"十四五"国家重点图书出版规划项目

国家出版基金项目

上海市促进文化创意产业发展财政扶持资金项目

CLINICAL ENDOCRINOLOGY

临床内分泌学

—— 第二版 ——

主编

陈家伦 宁 光

副主编

孟迅吾 潘长玉 刘建民

学术秘书

周丽斌

上海科学技术出版社

图书在版编目（CIP）数据

临床内分泌学 / 陈家伦，宁光主编. -- 2版. -- 上
海：上海科学技术出版社，2022.8（2024.1重印）
ISBN 978-7-5478-5711-3

Ⅰ. ①临… Ⅱ. ①陈… ②宁… Ⅲ. ①内分泌学
Ⅳ. ①R58

中国版本图书馆CIP数据核字（2022）第102168号

临床内分泌学（第二版）
主编　陈家伦　宁　光

上海世纪出版（集团）有限公司 出版、发行
上海科学技术出版社
（上海市闵行区号景路 159 弄 A 座 9F - 10F）
邮政编码 201101　www.sstp.cn
上海雅昌艺术印刷有限公司印刷
开本 889×1198　1/16　印张 111.5
字数 4700 千字
2011 年 8 月第 1 版
2022 年 8 月第 2 版　2024 年 1 月第 2 次印刷
ISBN 978 - 7 - 5478 - 5711 - 3/R · 2502
定价：498.00 元

内容提要

　　本书第一版出版于 2011 年，是我国内分泌学领域的经典之作。本版由陈家伦教授和宁光院士主编，全国 200 多位内分泌及相关专业专家学者共同编写，内容涵盖全身各内分泌器官和组织，涉及小儿内分泌、男性和女性内分泌、性分化及发育、妊娠内分泌、老年内分泌等不同人群和年龄阶段的内分泌疾病，以及与内分泌相关的心血管、肿瘤、免疫等方面内容，对各内分泌腺体及组织的生理生化、激素作用的分子机制，内分泌代谢疾病的发病机制、诊断、治疗，内分泌与生长、发育、衰老、生殖、代谢等的关系进行了阐述，是基础医学与临床医学的有机结合。

　　本版较第一版进行了较大幅度的修订，增加了新的篇章，着重介绍了新的激素、新的概念、新的药物及新的技术，综合体现了近年来内分泌学临床和基础研究的主要成果。

　　本书适用于临床医师和科研工作者，尤其是内分泌相关专业的医师，可为常见病及少见病的诊治提供指导和参考。

作者名单

主编

陈家伦　宁　光

副主编

孟迅吾　潘长玉　刘建民

学术秘书

周丽斌

编写者

（以首次出现之篇章节先后为序）

陈家伦·上海交通大学医学院附属瑞金医院,上海
　　　市内分泌代谢病研究所

宁　光·上海交通大学医学院附属瑞金医院,上海
　　　市内分泌代谢病研究所,中国工程院院士

苏　青·上海交通大学医学院附属新华医院

杨文斌·瀚森(上海)健康科技有限公司

孙晓建·上海交通大学医学院附属瑞金医院

卢　建·海军军医大学基础医学院

刘瑞欣·上海交通大学医学院附属瑞金医院

王卫庆·上海交通大学医学院附属瑞金医院

毕宇芳·上海交通大学医学院附属瑞金医院

蒋晶晶·复旦大学附属中山医院

李小英·复旦大学附属中山医院

殷　峻·上海交通大学附属第六人民医院

贾伟平·上海交通大学附属第六人民医院,上海市
　　　糖尿病研究所

乔　洁·上海交通大学医学院附属第九人民医院

朱　惠·上海交通大学医学院附属第九人民医院

刘　阳·上海交通大学医学院附属第九人民医院

宋怀东·上海交通大学医学院附属第九人民医院

潘柏申·复旦大学附属中山医院

李　果·上海交通大学医学院附属瑞金医院,上海

市内分泌代谢病研究所

倪　鑫·海军军医大学基础医学院

胡天晓·中国人民解放军联勤保障部队第 903 医院

陈克敏·上海交通大学医学院附属瑞金医院

钟历勇·首都医科大学附属北京天坛医院

吕朝晖·中国人民解放军总医院第一医学中心

潘长玉·中国人民解放军总医院第一医学中心

彭　璐·首都医科大学附属北京世纪坛医院

窦京涛·中国人民解放军总医院第一医学中心

闫慧娴·北京市海淀医院（北京大学第三医院海淀
　　　　院区）

李乐乐·首都医科大学附属北京儿童医院

范晓静·中国人民解放军总医院第一医学中心

孙青芳·上海交通大学医学院附属瑞金医院

卞留贯·上海交通大学医学院附属瑞金医院

孙昱皓·上海交通大学医学院附属瑞金医院

范长燕·江南大学附属医院

金冶宁·上海交通大学医学院附属瑞金医院

许荣焜·中国医学科学院基础医学研究所

刘志民·海军军医大学长征医院

陈向芳·海军军医大学长征医院

沈永年·上海交通大学医学院附属新华医院儿科研
　　　　究所

黄晓东·上海交通大学医学院附属上海儿童医学中
　　　　心

胡仁明·复旦大学附属华山医院

沈　隽·复旦大学附属华山医院

吴艺捷·上海交通大学医学院附属第一人民医院

王　曙·上海交通大学医学院附属瑞金医院

滕卫平·中国医科大学第一附属医院内分泌研究所

李　静·中国医科大学第一附属医院

李玉姝·中国医科大学第一附属医院

张　敏·上海交通大学医学院附属瑞金医院

李　彪·上海交通大学医学院附属瑞金医院

朱承谟·上海交通大学医学院附属瑞金医院

詹维伟·上海交通大学医学院附属瑞金医院

方文强·上海交通大学医学院附属瑞金医院

宋　琦·上海交通大学医学院附属瑞金医院

赵咏桔·上海交通大学医学院附属瑞金医院

周慧芳·上海交通大学医学院附属第九人民医院

赵家军·山东省立医院

张海清·山东省立医院

刘　超·江苏省中西医结合医院

付建芳·空军军医大学西京医院

姬秋和·空军军医大学西京医院

陈祖培·天津医科大学天津市内分泌研究所

钱　明·天津医科大学基础医学院

吴　毅·复旦大学附属肿瘤医院

向　俊·复旦大学附属肿瘤医院

叶　蕾·上海交通大学医学院附属瑞金医院

施秉银·西安交通大学医学院附属第一医院

沈　烨·复旦大学附属华山医院

邢家骝·中国人民解放军总医院第五医学中心

李宏为·上海交通大学医学院附属瑞金医院

陈　曦·上海交通大学医学院附属瑞金医院

黄海燕·上海交通大学医学院附属瑞金医院

武鲁铭·上海交通大学医学院附属瑞金医院

骆天红·上海交通大学医学院附属瑞金医院，上海
　　　　市内分泌代谢病研究所

林晓珠·上海交通大学医学院附属瑞金医院

徐学勤·上海交通大学医学院附属瑞金医院

张　淼·上海交通大学医学院附属瑞金医院

周薇薇·上海交通大学医学院附属瑞金医院

蒋怡然·上海交通大学医学院附属瑞金医院

刘礼斌·福建医科大学附属协和医院

高平进·上海交通大学医学院附属瑞金医院，上海
　　　　市高血压研究所

姜　蕾·上海交通大学医学院附属瑞金医院

王计秋·上海交通大学医学院附属瑞金医院

李　平·南京大学医学院附属鼓楼医院

田成功·南京大学医学院附属鼓楼医院

超楚生·中南大学湘雅二医院代谢内分泌研究所

孙首悦·上海交通大学医学院附属瑞金医院

曾正陪·北京协和医院

吴瑜璇·上海交通大学医学院附属瑞金医院

孙福康·上海交通大学医学院附属瑞金医院

钟久昌·首都医科大学附属北京朝阳医院

张振洲·上海交通大学医学院附属瑞金医院,上海市高血压研究所

朱鼎良·上海交通大学医学院附属瑞金医院,上海市高血压研究所

郝传明·复旦大学附属华山医院

张嵩阳·北京大学基础医学院

王宪·北京大学基础医学院

李江源·中国人民解放军总医院第一医学中心

李明·中国人民解放军总医院第一医学中心

杨军·上海交通大学医学院附属瑞金医院

伍学焱·北京协和医院

吴明章·上海交通大学医学院基础医学院

孙斐·浙江大学医学院附属邵逸夫医院

曾金雄·中国人民解放军联勤保障部队第900医院

母义明·中国人民解放军总医院第一医学中心

谢华·上海市儿童医院

陈方·上海市儿童医院

王益鑫·上海交通大学医学院附属仁济医院

李铮·上海交通大学医学院附属第一人民医院

陈国武·复旦大学附属妇产科医院

赵福军·上海交通大学医学院附属第一人民医院

陈军玲·复旦大学附属妇产科医院

鄢豫增·上海交通大学医学院附属第一人民医院

张以文·北京协和医院

田秦杰·北京协和医院

于传鑫·复旦大学附属妇产科医院

陶敏芳·上海交通大学附属第六人民医院

赵学军·上海市长宁区妇幼保健院

刘伯宁·上海交通大学附属第六人民医院

朱楣光·天津市中心妇产科医院

杜晓琴·天津市中心妇产科医院

崔琳琳·山东大学附属生殖医院

陈子江·山东大学附属生殖医院,中国科学院院士

徐苓·北京协和医院

戴钟英·上海交通大学附属第六人民医院

邵红芳·上海交通大学附属第六人民医院

龙晓宇·北京大学第三医院

黄铄·北京大学第三医院

乔杰·北京大学第三医院,中国工程院院士

徐晋勋·上海市卫生健康委员会

程利南·中国福利会国际和平妇幼保健院

沈镇宙·复旦大学附属肿瘤医院

柳光宇·复旦大学附属肿瘤医院

杨帆·复旦大学附属肿瘤医院

杨慧霞·北京大学第一医院

单忠艳·中国医科大学第一附属医院

齐建国·四川大学华西基础医学与法医学院

李秀钧·四川大学华西医院

邓尚平·四川大学华西医院

周丽斌·上海交通大学医学院附属瑞金医院,上海市内分泌代谢病研究所

张玉青·山东大学附属生殖医院

王晓·上海交通大学医学院附属瑞金医院,上海市内分泌代谢病研究所

汪启迪·上海交通大学医学院附属瑞金医院

胡吉·苏州大学附属第二医院

李光伟·北京中日友好医院

王琛·上海交通大学附属第六人民医院

金文胜·前海人寿广州总医院

翁建平·中山大学附属第三医院,中山大学糖尿病研究所

朱延华·中山大学附属第三医院

周智广·中南大学湘雅二医院代谢内分泌研究所

李　霞·中南大学湘雅二医院代谢内分泌研究所

吴松华·上海交通大学附属第六人民医院，上海市糖尿病研究所

洪　洁·上海交通大学医学院附属瑞金医院

林丽香·福建省立医院

陈　刚·福建省立医院

纪立农·北京大学人民医院

刘　蔚·北京大学人民医院

周　健·上海交通大学附属第六人民医院

徐　敏·上海交通大学医学院附属瑞金医院，上海市内分泌代谢病研究所

顾卫琼·上海交通大学医学院附属瑞金医院

陈凤玲·上海交通大学医学院附属第九人民医院

祝之明·陆军军医大学大坪医院

孙　芳·陆军军医大学大坪医院

奚　立·复旦大学附属儿科医院

罗飞宏·复旦大学附属儿科医院

张　波·北京中日友好医院

李照青·北京中日友好医院

李世蕊·北京中日友好医院

严　励·中山大学孙逸仙纪念医院

杨文英·北京中日友好医院

李　焱·中山大学孙逸仙纪念医院

张翼飞·上海交通大学医学院附属瑞金医院

彭永德·上海交通大学附属第一人民医院

洪天配·北京大学第三医院

杨　进·北京大学第三医院

陆菊明·中国人民解放军总医院第一医学中心

郭清华·中国人民解放军总医院第一医学中心

陈家伟·南京医科大学第一附属医院

付真真·南京医科大学第一附属医院

戚文航·上海交通大学医学院附属瑞金医院

张维忠·上海交通大学医学院附属瑞金医院，上海市高血压研究所

许樟荣·战略支援部队特色医学中心

蒋　松·东部战区总医院

刘志红·东部战区总医院，中国工程院院士

杨金奎·首都医科大学附属北京同仁医院

汤正义·上海交通大学医学院附属瑞金医院

万　荣·上海交通大学医学院附属第一人民医院

蒋巍亮·上海交通大学医学院附属第一人民医院

阮叶平·上海交通大学医学院附属瑞金医院

郭一峰·上海交通大学医学院附属新华医院

郑　捷·上海交通大学医学院附属瑞金医院

冯　凭·天津医科大学总医院

崔景秋·天津医科大学总医院

超　晨·中南大学湘雅二医院

章淼滢·复旦大学附属儿科医院

杨　刚·北京协和医院

张太平·北京协和医院

赵玉沛·北京协和医院

陈名道·上海交通大学医学院附属瑞金医院，上海市内分泌代谢病研究所

包玉倩·上海交通大学附属第六人民医院

胡　承·上海交通大学附属第六人民医院

韩峻峰·上海交通大学附属第六人民医院

于浩泳·上海交通大学附属第六人民医院

高　鑫·复旦大学附属中山医院

王　川·中山大学孙逸仙纪念医院

袁凌青·中南大学湘雅二医院

廖二元·中南大学湘雅二医院代谢内分泌研究所

张镜宇·天津医科大学内分泌研究所

刘建民·上海交通大学医学院附属瑞金医院

周学瀛·北京协和医院

邢小平·北京协和医院

李　梅·北京协和医院

孟迅吾·北京协和医院

王洪复·复旦大学放射医学研究所

朱国英·复旦大学放射医学研究所

丁桂芝·复旦大学放射医学研究所

徐竟英·北京协和医院

陈黎波·北京协和医院

夏维波·北京协和医院

王　鸥·北京协和医院

何　庆·天津医科大学总医院

尹　潍·天津医科大学总医院

朱　预·北京协和医院

孙立昊·上海交通大学医学院附属瑞金医院

朱汉民·复旦大学附属华东医院

程　群·复旦大学附属华东医院

郑厚峰·西湖大学

高　洁·海军军医大学长海医院

赵东宝·海军军医大学长海医院

赵红燕·上海交通大学医学院附属瑞金医院

樊继援·天津医科大学总医院

姜　艳·北京协和医院

章振林·上海交通大学附属第六人民医院

伍汉文·中南大学湘雅二医院代谢内分泌研究所

刘广华·北京协和医院

肖　河·北京协和医院

张寅生·北京协和医院

庞　静·同济大学附属同济医院

张克勤·同济大学附属同济医院

邵加庆·东部战区总医院

黄　洪·南京大学医学院附属鼓楼医院

樊代明·空军军医大学西京医院,中国工程院院士

曹军宁·复旦大学附属肿瘤医院

沈维娜·复旦大学附属肿瘤医院

肖　江·首都医科大学附属北京地坛医院

张福杰·首都医科大学附属北京地坛医院

前　言

　　《临床内分泌学》第一版出版已十年,在此期间,随着分子细胞生物学、遗传学等学科的迅猛发展,内分泌学的基础和临床研究也得以快速发展,新的激素的发现使经典内分泌系统的内涵不断扩展,目前的内分泌系统已不再限于传统的几个内分泌腺,还包括神经系统、心血管、肺、肝、肾、胃肠道、骨骼、皮肤、脂肪组织及免疫细胞等,几乎全身无处没有内分泌细胞、组织。随着基因组学、蛋白质组学、代谢组学和影像组学的发展,对机体内分泌代谢调控网络的认识更为深入。分子诊断技术在临床上的广泛应用助推了一批内分泌单基因疾病的诊断,已成为疾病亚型诊断[如青少年的成年发病型糖尿病(MODY)的亚型诊断]不可或缺的手段,并为其治疗提供依据。许多大规模循证医学临床试验的结果又为内分泌疾病的诊治提供了更为科学的依据,解决了一些长期存在的争议问题,使得各种内分泌代谢病诊治和预防的指南适时推出和更新。目前内分泌代谢病学科正进入亚学科细分、与相关学科融合、预防与临床诊治结合、基础研究与临床成果相互转化的阶段,如肠道菌群在肥胖和糖尿病等代谢性疾病中的作用已成为研究热点,也已成为代谢性疾病治疗的潜在手段之一;代谢手术为肥胖患者的治疗提供了有力的工具。因此,有必要对第一版《临床内分泌学》进行修订,以反映国内外内分泌代谢领域基础和临床研究的进展。

　　本书的篇章编排在第一版《临床内分泌学》的基础上进行了相应的调整,共分14篇212章,增加了20多个章节的新内容。其中,"生长发育"从第一版的"下丘脑及垂体"篇中分出独立成篇,"肾及心血管内分泌学"从"肾上腺"篇中分出独立成篇,"妊娠内分泌"也独立成篇,而第一版的第十篇"甲状旁腺、调钙激素"和第十一篇"骨质疏松症及代谢性骨病"合并为一篇,并对"原发性骨质疏松症"进行了精简,增加了"异位骨化和异位钙化病"一章。在第一篇中对多个章节进行了调整,增加了肠道菌群与内分泌代谢疾病、环境中有害物质对人体内分泌功能的不良影响、遗传性内分泌疾病概要、罕见糖尿病的诊治概要等内容;在第四篇中增加了甲状腺高功能结节及其他病因所致甲状腺毒症、先天性甲状腺功能减退症、甲状腺髓样癌等内容;在第五篇中增加了多种特殊类型库欣综合征等内容；在第九篇中增加了女性雄激素异常、经前期疾病、围绝经期综合征、诱导排卵与辅助生殖等内容；在第十一篇中增加了糖尿病与恶性肿瘤、钠-葡萄糖共转运蛋白 2 抑制剂等内容；在第十二篇中增加了肥胖、糖尿病的代谢手术治疗及伴肥胖的遗传综合征等内容。

本书参考最新出版的国际内分泌权威专著，结合国内外研究成果，力求被采纳的资料具有先进性、代表性。本书在第一版作者的基础上邀请了多名相关领域的著名专家参与编写，编写者共 240 多名，分布于 40 多个国内重要的内分泌临床、科研机构；由于本书涉及多门其他学科，我们还邀请了生理学、生物化学、分子生物学、心血管病学、消化病学、肾脏病学、肿瘤学、儿科学、外科学、妇产科学、核医学、影像学等学科著名的学者共同参与。对于上述专家、学者的支持和帮助，我们在此致以衷心的感谢。

内分泌学领域进展迅速，新的激素、新的概念、新的药物、新的技术不断涌现，本版就相关进展进行修订。由于我们的水平有限，经验不足，新增和修改的内容存在不妥甚至错误之处在所难免，敬请读者不吝批评和指正。

编者

2022 年 1 月

目 录

第三篇 · 生长发育

第四篇 · 甲状腺

第五篇 · 肾上腺

544

第六篇·肾及心血管内分泌学
716

第七篇·性分化及发育
746

第八篇·男性内分泌学
786

第九篇 · 女性内分泌学

892

第十篇 · 妊娠内分泌

1002

第十一篇 · 内分泌胰腺及糖尿病

1025

第十二篇 · 脂肪组织生物学与相关疾病

1387

第十三篇 · 甲状旁腺、调钙激素、骨质疏松与代谢性骨病

————————————————1476————————————————

第十四篇 · 内分泌肿瘤综合征和多内分泌腺病综合征

常用术语缩略词英汉对照

第一篇
内分泌学概论

第一章 · 内分泌学的发展概况

陈家伦 宁 光 苏 青

高等生物由为数众多的细胞组成,为使机体有序协调地进行生命活动,必须建立起高效的调节系统。内分泌系统就是这样一个调节系统,它在机体的各项生命活动中发挥着重要的作用。内分泌学就是研究内分泌系统的结构、功能及相关疾病的学科。

一、经验医学时代人们对内分泌学的认识

人们对内分泌学的认识可以追溯到十分久远的年代。一般认为,最早的内分泌学研究起自中国。中国古代典籍中有关内分泌疾病的记载可谓丰富多彩,尤以瘿(相当于现代医学中的甲状腺肿)和消渴症的记载为多。战国时期的《庄子》中即有瘿的记载。成书于公元前3世纪的《吕氏春秋》中有"轻水所,多秃与瘿人"的描述;西汉初年的《淮南子》中有"险阻之气多瘿人"的记载;西晋张华《博物志》谓"山居多瘿,饮泉水之不流者也";隋代巢元方《诸病源候论》谓"诸山水黑土中,出泉流者,不可久居,常食令人作瘿病,动气增患",说明我们的祖先很早就认识到甲状腺疾病与环境因素的关系。在甲状腺疾病的治疗方面,也有显著的成就。内分泌史学家Medvei认为,中国人早在公元前1600年就已用海绵及海藻灰治疗甲状腺肿了。晋代葛洪所著《肘后备急方》中对海藻疗瘿有较详细的记载,而西方直到1170年才由Roger倡用此法。

中国古籍中关于糖尿病的记载可谓历史悠久。在距今3000多年前的殷商时代的甲骨文中记载了22种疾病,其中一种被称为"尿病"。虽然目前尚不能肯定"尿病"的确切所指,但可能与糖尿病有关。《黄帝内经》曾记载有"脾瘅""消瘅""消渴",据今人分析,三者是同一类疾病,犹如现代医学的糖尿病。"消渴"是从临床表现角度取名,"消瘅"是从临床表现结合病因、病机角度取名,"脾瘅"则从病位结合病因、病机角度取名。《黄帝内经·素问·奇病论》指出"此肥美之所发也,此人必数食甘美而多肥也,肥者令人内热,甘者令人中满,故其

气上溢,转为消渴";《黄帝内经·素问·通评虚实论》谓"凡治消瘅、仆击、偏枯、痿厥、气满、发逆,肥贵人,则膏粱之疾也",说明早在《黄帝内经》著述时代我们的祖先就认识到饮食因素和肥胖在糖尿病发病中的重要作用及肥胖、糖尿病、心脑血管疾病之间的联系。令人惊奇的是,这些论述与现代医学的认识是高度一致的。唐初王焘(670—755年)在《外台秘要·消渴消中门》中引甄立言《古今录验方》"渴而饮水多,小便数,无脂似麸片甜者,此皆消渴病也",这是世界上最早的关于糖尿病尿甜现象的记载,比西方人Thomas Willis(1621—1675年)于1674年报道的糖尿病尿甜现象要早1 000多年。该书中还有服药后"得小便咸若如常"的记载,说明当时已将尿液有无甜味作为判断疗效的标准。治疗方面,隋代巢元方即已认识到运动疗法的重要意义,主张饭前"先行一百二十步,多者千步,然后食之"。隋唐之际的孙思邈(581—682年)认为"服枸杞汤即效,但不能常愈",认识到该病的治愈较难,常易复发。孙思邈在《千金方》中还指出"其所慎者三:一饮酒,二房事,三咸食及面。能慎此者,虽不服药而自可无它;不如此者,纵有金丹亦不可救,深思慎之""夫为医者,当须先晓病源,知其所犯,以食治之,食不愈,然后命药",不仅明确提出饮食疗法,而且把饮食疗法放在治疗的首位,比西方人John Rollo早了1 100多年。

中国古代关于性激素等方面的研究也很有成就。早在公元前2世纪左右淮南王刘安(公元前179—前122年)就已从人尿中提取性激素及垂体激素并用于治疗疾病。刘安热衷于炼丹,所炼丹药"色白质坚,号曰秋石"。据英国人李约瑟(1900—1995年)考证,秋石实际上是从童尿中提取的性激素制品。刘安之后,历代均有名士热衷于提炼秋石,至12世纪初已掌握用皂角苷(saponin)及石膏提取法。

古埃及和古印度对内分泌学也有卓越的认识。德国古埃及史学家Georg Ebers(1837—1898年)对公元前1550年的埃

及贵族墓群中发掘出来的纸莎草纸（papyrus）文献进行了研究，发现其中就有对多尿的详细描述，这可能是迄今最早的关于糖尿病症状的记载。古印度医生很早就发现"蜂蜜尿液"会吸引蚂蚁。5世纪，两位印度医生Sushruta和Charaka就已认识到糖尿病有两种不同的类型，一种主要影响年轻人，另一种主要发生于肥胖的成人。

经验医学时代人们对内分泌学的认识多限于对现象的观察。受制于当时整体科学水平，人们对观察到的现象往往缺乏科学的认识。例如，早在1563年意大利解剖学家Bartolomeo Eustachius（1514—1574年）就已描述肾上腺，但对于其功能在很长时间里都缺乏科学的认识。Jean Von Helmont（1577—1644年）认为肾上腺的功能是"分泌汁液防止形成肾结石"，Nathaniel Highmore（1613—1685年）认为肾上腺的功能是吸附附近大血管的"潮湿渗出物（humid exudates）"，Giovanni Morgani（1622—1671年）认为肾上腺"在胚胎期排出肠道的淋巴液"，Jean Baptiste Senac（1693—1770年）认为肾上腺"分泌胎粪"，Caspar Bartholin认为"肾上腺是空的，里面充满黑胆汁"。在糖尿病和垂体领域亦是如此，在很长时间里东西方的学者们都认为糖尿病的根本病因在肾脏，16世纪著名的解剖学家Andreas Vesalius根据垂体的解剖位置而臆测垂体的功能在于清除脑分泌的有害物质并将其下送到鼻腔化作黏液排出。

二、现代内分泌学的开端

现代内分泌学发端于19世纪中叶，解剖学、病理学、生理学、化学等学科的发展为内分泌学的萌芽奠定了基础。同以前的观察性研究和臆测不同，从19世纪中叶开始一些学者陆续采用动物实验的方法探索内分泌器官的功能。这种研究方法的革新极大地推动了内分泌学的发展。1849年，德国哥廷根的生理学家和动物学家Arnold Adolf Berthold首次用动物实验的方法研究了睾丸的功能，他发现去势可引起雄鸡鸡冠萎缩等性征变化和行为改变，而将睾丸移植到去势的雄鸡，则可阻止上述变化。由于移植的睾丸失去了神经联系，Berthold推测睾丸可分泌一种物质进入血流中从而影响鸡的性征和行为。1856年，著名的神经病学家Charles-Édouard Brown-Séquard发现切除动物双侧肾上腺可引起动物死亡，他据此认为肾上腺分泌一种维持生命的"因子"。Brown-Séquard进一步推测睾丸、甲状腺、肾上腺、胰腺、肾脏甚至肝和脾均有分泌功能，而且这些分泌物可用于治疗疾病。1889年6月1日，Brown-Séquard报道了自我试验的结果：他给自己皮下注射过滤的犬和豚鼠的睾丸提取液，发现可改善疲劳感、肌肉力量及尿流射程。虽然现在看来Brown-Séquard观察到的疗效很可能是安慰剂效应，但当时Lancet杂志还是发表了他的论文。Brown-Séquard的论文引起极大的轰动，此后采用器官提取物的所谓"器官治疗（organotherapy）"在欧洲风靡一时。"器官治疗"缺乏科学依据，在此基础上发展起来的各种长生之术则更加荒谬。但是，Brown-Séquard的研究也激起了人们分离纯化内分泌腺体活性物质的兴趣，在一定程度上催生了现代内分泌学。因此，有些学者将Brown-Séquard称为内分泌学之父。

临床内分泌学在19世纪也获得很大发展。1835年，爱尔兰医生Robert James Graves报道3例女性患者，她们有严重的心悸和甲状腺肿，这就是今天我们熟知的Graves病。1859年，德国生理学家Moritz Schiff发现切除动物甲状腺可引起死亡，而补充甲状腺提取物可逆转甲状腺切除引起的表现。1874年，伦敦Guy医院的William Withey Gull报道成人克汀病，并认为系甲状腺萎缩所致。1878年，Guy医院的William Ord使用黏液性水肿（myxedema）一词。1882年，瑞士外科医生Jacques-Louis Reverdin首次报道甲状腺全切除可引起反应迟钝、颜面水肿、乏力、贫血等迟发并发症，称为瑞士综合征（Swiss syndrome），引起伦敦临床学会（Clinical Society of London）的重视，后者组织了一个委员会调查此事。1888年，上述委员会向伦敦临床学会提交了著名的黏液性水肿报告（myxedema report），确认克汀病、黏液性水肿与甲状腺全切除后引起的表现皆由甲状腺功能低下引起。

1852年，英国生物学家Richard Owen在印度犀牛（Indian rhinoceros）体内发现甲状旁腺。1880年，瑞典的Ivar Viktor Sandström首次描述人类甲状旁腺。1891年，法国生理学家Marcel Eugène Émile Gley发现切除甲状旁腺可引起肌肉强直收缩（muscle tetani）。

1855年，Guy医院的Thomas Addison报道肾上腺皮质功能减退症，第一次将一种疾病确凿地和一个内分泌腺体联系起来。1865年，意大利医生Luigi De Crecchio首次报道先天性肾上腺皮质增生症。

1864年，法国医生Armand Trousseau报道尿崩症。1886年，法国神经病学家Pierre Marie报道肢端肥大症，并注意到患者的垂体"大如鸽蛋甚至苹果"。

至19世纪末，主要内分泌疾病和对应腺体的关系都已明确。

19世纪，内分泌疾病的治疗也获得很大的发展。受Brown-Séquard器官治疗的影响，George Redmayne Murray于1891年使用羊甲状腺制剂治疗1例患黏液性水肿的妇女，结果很快使患者的症状缓解，开启内分泌激素替代治疗的先河。在Murray的治疗下，这名妇女享年74岁，超过了当时英国妇女的平均寿命（其间共使用了870只羊的甲状腺组织）。

19世纪，内分泌疾病的外科治疗也有所发展，其中在甲状腺外科方面进展最大。19世纪50年代之前，外科医生对甲状腺手术往往心存畏惧，主要是甲状腺手术易于发生出血、感染。一些外科学家如Christian Albert Theodor Billroth、Emil Theodor Kocher等积极探索，努力提高手术疗效，降低死亡率。Kocher在开始的10年里甲状腺手术的死亡率为12.8%，到1889年将手术死亡率降低到2.4%，到1895年下降到1%左右。Kocher也因为在甲状腺生理学、病理学及甲状腺外科方面的成就获得1909年诺贝尔生理学或医学奖。Kocher培养了很多外科医生，如美国外科名医William Stewart Halsted，极大地促进了世界各地甲状腺外科的发展。

环境因素和营养因素对内分泌的影响也得到19世纪学者们的关注。1820年，瑞士医生Jean-François Coindet在日内瓦提倡用碘治疗甲状腺肿，取得很好的效果，但当时很多患甲状腺肿的日内瓦人所用碘剂量较大，造成次年碘甲亢的流行，使得这种治疗方法受到限制。1831年，旅居南美的法国化学家Jean-Baptiste Boussingault注意到哥伦比亚安蒂奥基亚（Antioquia）地区的居民几乎没有甲状腺肿，认为与当地居民摄入的碘量充足有关，他据此向政府提出用食盐加碘的方法预防甲状腺肿，惜未能实施。1850年，法国学者 Gaspard Adolphe Chatin 发现甲状腺肿流行地区饮水中碘的含量很低，认为是造成甲状腺肿的原因。他随后测定了法国各地食物、饮水、土壤和空气中的含碘量，于1852年提出甲状腺肿的碘缺乏学说。

19世纪中叶开始，代谢研究也极为活跃，尤以法国生理学家 Claude Bernard 的工作最为杰出。Bernard 认为肝脏可将葡萄糖以某种形式储存起来，在需要的时候再释放出来。通过大量的实验，Bernard 于1855年2月发现了肝脏中葡萄糖的储存形式，将其命名为 la matière glycogène（糖原）。Bernard 敏锐地认识到肝脏向血液中释放葡萄糖的现象和当时人们熟知的肝脏向肠道分泌胆汁的现象很相似，但又有明显的不同：相似之处在于它们都属于分泌现象，不同点在于前者并不需要形成专门的导管，分泌物直接在肝内释放到血液中，后者分泌物通过特定的导管释放到肝外（肠道）。他将肝脏分泌胆汁这种分泌方式称为外分泌，而将肝脏释放葡萄糖入血这种分泌方式称为"内部分泌（internal secretion）"。虽然肝脏释放葡萄糖入血并非真正的内分泌现象，但 Bernard 有关器官释放物质入血的思想为现代的内分泌概念奠定了基础，他后来提出的"内环境（milieu intérieur）"概念进一步被美国学者 Walter Bradford Cannon 发展为"内环境稳定（homeostasis）"学说，实为现代内分泌生理学的基石。Bernard 在研究中设置对照、采取重复测定（duplicate determinations）及离体灌流实验，极大地影响了后世的生物医学研究，他对实验结果的科学分析并及时升华为新的理论和概念也为后世树立了典范，时至今日对我们仍有重要的启迪意义。

糖尿病的研究在19世纪也得到很大的发展。1869年2月，年轻的德国学者 Paul Langerhans 在其博士论文中首次描述了胰岛（不过当时 Langerhans 错误地认为胰岛属于淋巴结）。1889年，两位德国学者 Joseph von Mering 和 Oskar Minkowski 发现切除犬的胰腺可造成糖尿病，这是糖尿病研究史上的里程碑式事件，不仅明确了胰腺在糖尿病发病中的关键作用，还为糖尿病研究提供了有效的模型。von Mering 和 Minkowski 的发现还激起了一批学者进一步探索胰腺提取物治疗糖尿病的可能，并最终促成了胰岛素的发现。

三、现代内分泌学的大发展：经典内分泌学时代

由于19世纪内分泌先驱者的积累，也由于生物化学等基础学科的进步，内分泌学科在进入20世纪后获得了空前的发展。1902年1月16日，英国生理学家 William Maddock Bayliss 及其妻舅 Ernest Henry Starling 在研究酸刺激胰液分泌现象时将实验犬的空肠游离出来，切断其所有神经，只保留动静脉与身体相连。按照他们的预想，向空肠注入酸是不会引起胰液分泌增加的，因为所有联系空肠的神经都已被切断。但是，结果出乎意料：酸进入去神经的空肠后胰液分泌同样增加。对于这一"反常"现象，两位学者没有拘泥于成见，而是大胆提出新的假说：使胰液分泌增加的信号可能由血液而非神经传到胰腺，但这种信号并非酸本身，而是酸刺激肠道后产生的一种化学物质，这种物质经由血循环到达胰腺发挥刺激胰液分泌的作用。他们随即用实验犬空肠黏膜的粗提物注入犬的静脉，70 s 后胰液分泌即增加，而注射没有接触酸的十二指肠或空肠黏膜提取物则无胰液分泌增加现象。他们进一步推测，肠壁本身就存在促进胰液分泌的物质，但是以无活性形式存在，酸进入肠道后使其转化为有活性的形式，释放入血，通过血循环到达胰腺，发挥刺激胰液分泌的效应。由于上述活性物质可促进胰液分泌，Bayliss 和 Starling 遂将其命名为促胰液素（secretin），而其前体则相应被称为促胰液素原（prosecretin），这也是第一次用 pro-这个前缀表示激素原（Bayliss 和 Starling 的激素原假说在将近70年后由 Steiner 所证实）。Bayliss 和 Starling 完成研究论文并提交给英国皇家学会，使得这一重大成果得到迅速传播。

Bayliss 和 Starling 当时用"化学信使（chemical messengers）"来表示促胰液素这类物质。Bayliss 和 Starling 的同事 William B. Hardy 在和他以前的同事、当时在剑桥大学的 W.T. Vesey 谈论此事时，后者想出一个新词"hormone"（该词源于希腊语 ὁρμή，意为"刺激""唤起"）。1905年6月20日，Starling 在伦敦皇家内科医师学院（Royal College of Physicians of London）发表 Croone 演讲（Croonian Lecture，用以纪念17世纪英国名医 William Croone）时第一次使用"hormone"一词。在激素概念提出不久（1913年），人们开始使用"endocrine"一词来表示激素的作用方式：在腺体内产生，由腺体分泌入血液中，随血循环转运到靶器官发挥作用。激素的发现和内分泌概念的提出是内分泌学发展史上极为重要的事件，为内分泌学在20世纪的大发展奠定了基础，是现代内分泌学作为一门独立学科的标志，Bayliss 和 Starling 完成上述研究的1902年实为现代内分泌学的"元年"。

激素的分离纯化、化学结构、人工合成及体内代谢途径的阐明是20世纪内分泌学的突出成就之一。1901年，旅美日本学者高峰让吉（Jokichi Takamine）得到纯化的肾上腺素，他称之为 adrenalin，这是人类有史以来分离纯化的第一个激素（虽然当时还没有激素的概念）。德国化学家 Friedrich Stolz 于1904年人工合成了肾上腺素，这是人类合成的第一个激素。

1914年，美国化学家 Edward Calvin Kendall 从甲状腺中分离到一种含碘量高达60%的化合物，并成功结晶。Kendall 认为该化合物为三碘氧吲哚衍生物（triiodooxyindol derivative），因而称之为"甲腺氧吲哚（thyro-oxy-indol）"。Kendall 随后和 Osterberg 将其命名为 thyroxin（其尾缀 in 即来自 indol）。1926年，英国化学家 Charles Robert Harington 阐明上述化合物的结构且完成人工合成，并将 Kendall 命名的 thyroxin 改为 thyroxine，即甲状腺素。甲状腺素是当时人们认为的甲状腺的活性成分，其化学结构为四碘甲腺原氨酸（T_4）。不过，后来的研究显示甲状腺素只是激素原，它在体内需转变为三碘甲腺原氨酸（T_3）才能发挥作用，而后者直到1952年才由 Gross 和 Rivers 分离成功。

类固醇激素的分离纯化和人工合成是20世纪20—30年代内分泌学的重大事件。1929年，Edward Adelbert Doisy 和 Adolf Friedrich Johann Butenandt 各自分离出一种具有雌激素活性的物质并成功结晶，Doisy 称之为"theelin"，

Butenandt 则将其命名为 progynon。1932 年，Butenandt 确定该物质的化学结构。同年，在伦敦召开的首次性激素标准化国际会议（International Conference on the Standardization of Sex Hormones）上将其命名为雌酮（estrone）。虽然 Doisy 发现雌酮比 Butenandt 还早 2 个月，但发现雌激素的诺贝尔化学奖于 1939 年授予了 Butenandt（Doisy 后来因为维生素 K 的研究获得 1943 年诺贝尔生理学或医学奖）。在雌酮发现后不久，雌三醇（estriol）和雌二醇（estradiol）也相继被分离纯化，其中雌三醇由 Marrian 于 1930 年被发现，雌二醇由 Schwenk 和 Hildebrant 于 1933 年被发现。孕激素孕酮也于 1934 年由 Butenandt 首次分离纯化并成功结晶。

雄激素的分离纯化也在 20 世纪 30 年代初取得突破。Butenandt 从 1 万多升男性尿液中提取出 15 mg 具有雄激素活性的物质，命名为雄酮（androsterone，前缀 andro 表示"雄"，词根 ster 表示"固醇"的意思，后缀 one 意为"酮"）。Butenandt 于 1931 年 10 月 23 日在汉堡化学会上报告了这一成果，并阐明雄酮的化学结构。1934 年，与 Butenandt 同获 1939 年诺贝尔化学奖的克罗地亚裔瑞士化学家 Leopold Ružička 人工合成了雄酮。1935 年，荷兰欧加农（Organon）公司的 Karoly Gyula David 等从睾丸中分离纯化到一种活性更强的雄激素，命名为睾酮（testosterone）。同年，Butenandt 人工合成了睾酮。

肾上腺皮质激素的发现稍晚于性激素。Kendall 实验室于 1935 年从牛肾上腺中分离出几种化合物，其中一种称为化合物 E（compound E），即现在我们熟知的可的松（cortisone）。由肾上腺提取化合物 E 的得率很低，45.36 kg（100 lb）肾上腺仅能得到 85～500 mg 化合物 E。因此，要广泛应用化合物 E 必须解决其人工合成的问题。该工作由年轻的美国有机化学家 Lewis Hastings Sarett 于 1946 年 11 月完成。

如大家所预期的，糖皮质激素可治疗艾迪生病（原发性慢性肾上腺皮质功能减退症）。不过，糖皮质激素在临床上大显身手的领域却是风湿病，其中美国风湿病学家 Philip Showalter Hench 以其细致的临床观察和敏锐的科学眼光发挥着重要的作用。1948 年 9 月 21 日，Hench 给予一位严重的关节炎患者化合物 E，至 28 日该患者关节疼痛、僵硬症状完全消失，并于当日上街购物。肾上腺皮质激素对风湿性疾病的神奇疗效震惊了全世界，这是基础科学家、工业化学家和临床专家这"三面手（triple-threat）"紧密合作取得成功的典范。Kendall、Hench 和 Reichstein 因发现肾上腺皮质激素并应用于临床同获 1950 年诺贝尔生理学或医学奖。

在类固醇激素化学蓬勃发展的同时，蛋白质和肽类激素的研究也不断深入。蛋白质和肽类激素分子较大且易于变性，其分离纯化及结构分析较类固醇激素复杂，这在某种程度上阻碍了肽类激素的研究。1945 年，旅美生物化学家李卓皓（Choh Hao Li）和美国学者 Herbert McLean Evens 完成生长激素的分离纯化。李卓皓对其他垂体激素的研究也做出重大贡献：1954 年分离纯化了促肾上腺皮质激素（adrenocorticotropic hormone，ACTH）；1955 年阐明 ACTH 的一级结构；1957 年分离纯化促黑细胞激素（又称黑素细胞刺激素，melanocyte stimulating hormone，MSH），并阐明其氨基酸序列；1959 年完成间质细胞刺激素（interstitial cell-stimulating hormone，即黄体生成素，luteinizing hormone，LH）的分离纯化；1961 年用化学方法人工合成了 ACTH 氨基端 19 肽并证明其具有全长 ACTH 的活性；1965 年从羊垂体分离纯化 β-促脂素（β-LPH），并阐明其一级结构；1967 年从羊垂体分离纯化 γ-促脂素（γ-LPH）；1970 年完成生长激素的全合成（这是迄今人类用化学法合成的最大的蛋白质分子）；1976 年阐明 β-LPH 具有内啡肽活性；1977 年完成 β-内啡肽的人工合成并阐明其镇痛作用；1978 年完成 β-LPH 的全合成；1983 年完成胰岛素样生长因子 1（insulin-like growth factor 1，IGF-1）的全合成。此外，李卓皓还是最先探讨肽类激素氨基酸序列与其活性关系的学者，也是最先提出激素家族概念的学者。

经过许多学者的努力，到 20 世纪 60 年代，经典内分泌腺分泌的主要激素及其功能基本得到阐明。不过，人们对探寻新激素的兴趣并不因此而减低。60 年代以后，学者们发现非经典内分泌器官亦具有内分泌功能，心脏、肝脏、肾脏、胃肠道等组织器官所产生的激素相继被发现，这使得内分泌系统大为扩展。

蛋白质和肽类激素的序列分析和人工合成具有重要的意义。胰岛素是人类阐明一级结构的第一个蛋白质。英国科学家 Frederick Sanger 于 1951 年和 1953 年分别完成胰岛素 B 链和 A 链的氨基酸序列分析。此后，其他一些蛋白质和肽类激素的一级结构也相继被阐明。1965 年，中国科学家率先用化学法人工合成胰岛素。

糖、脂代谢过程的阐明对认识糖、脂代谢性疾病具有重要的意义。1904 年，出身于上海的德国生物化学家 Georg Franz Knoop 巧妙地用苯环标记脂肪酸，提出脂肪酸的 β 氧化学说。1918 年，德国化学家 Otto Fritz Meyerhof 对肌肉呼吸和酵解过程做了深入的研究，发现肌肉呼吸所需要的辅酶和酵母生醇发酵的辅酶是相同的。到 20 世纪 30 年代，Gustav Georg Embden 和 Meyerhof 等将糖酵解过程中诸多的中间代谢物和酶科学地排列起来，阐明了完整的糖酵解途径。糖酵解途径的阐明倾注了诸多学者的心血，其中 Embden、Meyerhof 和 Jakub Karol Parnas 贡献突出，因此这一途径也被称为 Embden-Meyerhof-Parnas 途径，简称 EMP 途径。

糖酵解过程受严格的调控，捷克裔美国生物化学家 Carl Ferdinand Cori 及其夫人 Gerty Theresa Cori 在阐明糖酵解途径及其调控机制方面有重大贡献。Cori 夫妇发现肾上腺素可促进肌糖原分解，产生乳酸，乳酸在肝脏转变为葡萄糖，葡萄糖可在肝脏转变为肝糖原或释放入血，被肌肉细胞摄取而氧化利用或被用于合成肌糖原，这一过程称为乳酸循环或 Cori 循环。Cori 夫妇还发现糖原磷酸化酶及其调节机制。Cori 夫妇因在糖代谢研究中的杰出贡献而获得 1947 年诺贝尔生理学或医学奖，与他们一起获奖的还有阿根廷学者 Bernardo Alberto Houssay，后者因在 20 世纪 30 年代发现垂体前叶提取物具有致糖尿病作用及垂体前叶切除可缓解糖尿病而闻名。Cori 夫妇不仅在学术上贡献卓著，还培养了一大批优秀的学者，其中有 6 人获得诺贝尔奖（Severo Ochoa 和 Arthur Kornberg 1959 年获奖，Luis Leloir 1970 年获奖，Earl Sutherland 和 Christian de Duve 1974 年获奖，Edwin Krebs 1992 年获奖），他们带领的实验室被誉为酶学和糖代谢研究的"圣地"。

水溶性激素作用机制的研究在 20 世纪 50 年代后取得重

大进展,Cori 夫妇的学生 Earl Wilbur Sutherland 通过细致的实验研究提出第二信使(second messenger)学说。Sutherland 认为激素作为第一信使作用于细胞,在细胞内产生第二信使,第二信使再发挥特定的效应。第二信使学说不仅是内分泌学的基本理论之一,在整个生物学的历史发展中都具有重要的意义,Sutherland 因此而获得 1971 年诺贝尔生理学或医学奖。

Edwin Gerhard Krebs 和 Edmond Henri Fischer 使第二信使学说进一步完善。他们在 20 世纪 50 年代末发现,糖原磷酸化酶激酶和磷酸酶可催化糖原磷酸化酶磷酸化与去磷酸化两种形式的相互转化,其中糖原磷酸化酶激酶的活性依赖于环腺苷酸(cAMP)的存在。随后的研究表明,cAMP 是通过作用于一种激酶而激活糖原磷酸化酶激酶的,该酶被称为糖原磷酸化酶激酶。1968 年,Krebs 分离出糖原磷酸化酶激酶,因该酶的活性依赖于 cAMP 的存在,因此重新命名为"cAMP 依赖性蛋白激酶"(即蛋白激酶 A)。蛋白激酶 A 还可使其他很多蛋白质磷酸化而发挥广泛的作用。Krebs 和 Fisher 因上述研究而获得 1992 年诺贝尔生理学或医学奖。

cAMP 并非唯一的第二信使,二酰甘油和三磷酸肌醇也可作为第二信使。二酰甘油可激活蛋白激酶 C,蛋白激酶 C 也被称为 C 激酶,由日本学者西塚泰美(Yasutomi Nishizuka)最先发现,在细胞信号转导中发挥着重要的作用。三磷酸肌醇可开启细胞内钙库而使胞内 Ca^{2+} 浓度升高,从而产生一系列效应。华裔学者张槐耀(Wai Yiu Cheung)发现的钙调蛋白(calmodulin)在介导激素的作用中也具有重要的意义。

在亲水性激素作用机制逐渐阐明的同时,人们对亲脂性激素的作用机制的认识也逐渐深入。1958 年,Elwood Vernon Jensen 发现雌激素受体并证明其存在于细胞内。基于对雌激素受体的研究,Jensen 于 20 世纪 60 年代末提出类固醇激素作用的二步学说,认为类固醇激素的作用过程分为两步,第一步为激素透过细胞膜,随后与胞质受体结合;第二步是激素-受体复合物转位到核内,同染色质上特定的位点结合,再调节靶基因的转录。这一理论的核心是类固醇激素通过影响基因转录而发挥作用,因此也被称为基因组学说。70 年代,一些学者发现类固醇激素受体可与特定的脱氧核糖核酸(DNA)序列相结合,为基因组学说提供了有力的证据。

内分泌系统的调节特别是神经系统和内分泌系统的关系是经典内分泌学时代重要的研究课题。在 20 世纪 20 年代以前,人们普遍认为神经系统和内分泌系统是独立的、互不关联的两个系统。1928 年,年轻的德国学者 Ernst Scharrer 发现一种硬骨鱼的下丘脑神经细胞具有内分泌细胞的特征,Scharrer 称其为神经内分泌细胞。同年,在芝加哥大学的中国学者朱鹤年观察到美洲负鼠下丘脑室旁核一些大型三角形细胞的胞质里有许多灰色的小颗粒,并指出这些颗粒与细胞的分泌功能有关,这是人类首次在哺乳动物神经细胞中观察到内分泌颗粒,对神经内分泌学起到了重要的推动作用。此后,Ernst Scharrer 及其夫人 Berta Vogel Scharrer 研究了多种动物的下丘脑,得到相同的结果。但是,这些研究在当时并未得到重视。50 年代,英国学者 Geoffrey Wingfield Harris 和瑞典学者 Dora Elisabeth Jacobsohn 通过大量的实验研究提出下丘脑可分泌激素控制垂体功能的著名假说。Harris 的假说激起了人们对下丘脑激素的探寻,但下丘脑激素含量极微,分离纯化极为困难。经过漫长的艰苦工作,Roger Charles Louis Guillemin 和 Andrew Schally 这两个相互竞争的小组终于相继分离纯化出促甲状腺激素释放激素(thyrotropin-releasing hormone,TRH)等下丘脑促垂体激素,下丘脑-垂体-靶腺轴的调节模式遂完全确立。Guillemin 和 Schally 因为在下丘脑激素方面的研究而获得 1977 年诺贝尔生理学或医学奖。

在基础内分泌学不断突破的同时,临床内分泌学也蓬勃发展。1912 年,美国神经外科医生 Harvey Williams Cushing 发表名著《垂体及其疾病》(The Pituitary Body and Its Disorders),报道了 5 例"多腺体综合征(pluriglandular syndrome)",即现在所谓的库欣综合征。同年,日本学者桥本策(Hakaru Hashimoto)报道桥本甲状腺炎。1938 年,Henry Hubert Turner 报道 Turner 综合征。1937 年,Donovan James McCune 和 Fuller Albright 报道 McCune-Albright 综合征。1940 年,Albright 系统描述了肾小管酸中毒的代谢特征及治疗方法(肾小管酸中毒由 Lightwood 于 1935 年首次报道,故也称 Lightwood-Albright 综合征)。1941 年,Albright 及其学生 Harry Fitch Klinefelter 报道先天性曲细精管发育不全症(Klinefelter 综合征),同年 Saul Hertz 首次成功地用 ^{131}I 治疗 Graves 病,Edwin Bennett Astwood 首次报道用硫脲治疗甲亢。1942 年,中国学者刘士豪和朱宪彝在系统研究肾病患者钙磷代谢特点的基础上提出肾性骨营养不良(renal osteodystrophy)的概念,并证明双氢速变固醇(dihydrotachysterol,AT 10)治疗有效。同年,Albright 报道假性甲状旁腺功能减退症,并提出激素抵抗的概念。1952 年,Albright 报道假-假性甲状旁腺功能减退症。1955 年,Jerome W. Conn 报道原发性醛固酮增多症。1956 年,Deborah Doniach 等首次证明桥本甲状腺炎患者存在甲状腺自身抗体;Adams 和 Purvis 首次从 Graves 病患者血液中发现长效甲状腺刺激物(long-acting thyroid stimulator,LATS),随后证明 LATS 的本质是免疫球蛋白,从而明确了自身免疫在内分泌疾病发病机制中的重要作用。1957 年,Albright 的学生 Frederic Crosby Bartter 报道抗利尿激素分泌不当综合征。1958 年,Maurice S. Raben 用尸体垂体提取的人生长激素治疗生长激素缺乏症,获得成功。1960 年,Grant Winder Liddle 建立地塞米松抑制试验并用于库欣综合征的鉴别诊断。1962 年,Bartter 报道肾小球旁器增生合并醛固酮增多及低钾碱中毒综合征(Bartter 综合征)。1963 年,Liddle 报道高血压、低血浆醛固酮、低血浆肾素、低钾碱中毒综合征(Liddle 综合征)。1965 年,Liddle 提出异位激素分泌的概念并报道异位 ACTH 综合征。1966 年,Hillel J. Gitelman 报道低钾碱中毒合并低血镁、低尿钙综合征(Gitelman 综合征),同年 Zvi Laron 报道生长激素抵抗性侏儒(Laron 综合征)。

激素及其代谢产物的测定是经典内分泌学时代的突出成就。早年常用生物法测定激素,但生物法操作繁复、耗时费力且灵敏度很低。鉴于生物法的不足,很多学者致力于新测定技术的研究,各种以显色反应为基础的化学法便相继诞生,如尿 17-羟皮质类固醇、17-酮皮质类固醇等。化学法较生物法简便，但仍有一定缺点，如灵敏度不够高、难以测定肽类激素。20世纪50年代末，Solomon Aaron Berson 和 Rosalyn Sussman Yalow 将抗原-抗体反应的特异性和同位素的高度灵敏性有机地结合起来，创立放射免疫分析法（radioimmunoassay，RIA），Yalow 因此获得1977年诺贝尔生理学或医学奖。RIA 是微定量技术发展史上划时代的突破，极大地推动了内分泌学的发展，使临床诊断水平大为提高。但是，RIA 也有一些不足之处，如它尚不能反映 Graves 病患者血促甲状腺激素（thyroid stimulating hormone，TSH）水平的降低。1968年，Miles 和 Hales 建立免疫放射分析法（immunoradiometric assay，IRMA）。IRMA 较 RIA 的灵敏度进一步提高，用 IRMA 测定 TSH 可反映出 Graves 病患者 TSH 的受抑状态。RIA 和 IRMA 都以抗原-抗体反应为基础，故其测定结果反映的都是有免疫活性的激素水平，不一定能反映具有生物活性的激素水平。1970年，Lefkowitz 建立放射受体分析（radioreceptor assay，RRA），其测定结果反映的是能与受体结合的激素水平。

RIA、IRMA 和 RRA 均属放射性测定，放射污染是其共同缺点。为避免放射污染，各种酶免疫测定技术（enzyme immunoassay，EIA）应运而生。1971年，瑞典斯德哥尔摩大学的 Eva Engvall 和 Peter Perlmann 报道用酶联免疫吸附分析法（enzyme linked immunosorbent assay，ELISA）测定兔血清 IgG，同年荷兰学者 Anton Schuurs 和 Bauke van Weemen 独立地用 ELISA 测定孕妇尿绒毛膜促性腺激素。20世纪80年代后，各种化学发光免疫分析技术和时间分辨荧光免疫分析技术相继问世。这些测试技术和自动化技术结合起来，使内分泌临床检测水平大为提高。

在内分泌实验诊断技术快速发展的同时，内分泌影像学诊断技术也不断提高。传统的 X 线摄片对内分泌代谢疾病的诊断虽然有一定的帮助，但其意义有限。20世纪70年代以后，B超、计算机体层成像（computer tomography，CT）、磁共振成像（magnetic resonance imaging，MRI）、核素显像及正电子发射体层成像（positron emission tomography，PET）等新技术的运用使内分泌疾病（特别是内分泌肿瘤）的诊断水平大为提高。

四、分子内分泌学时代

20世纪70年代后随着分子生物学技术在内分泌领域的广泛应用，内分泌学的发展进入分子内分泌学时代。分子内分泌学时代最显著的成就是肽类激素基因的克隆、小分子激素生物合成及代谢酶基因的克隆、激素受体基因的克隆。1979年，Graeme I. Bell 等成功克隆人胰岛素基因。1985年，Yousuke Ebina 等克隆人胰岛素受体基因，Graeme I. Bell 等克隆人胰高血糖素基因，Ronald Mark Evans 等克隆人糖皮质激素受体基因。此后不久，盐皮质激素受体、甲状腺激素受体、雌激素受体、雄激素受体相继得到克隆。通过对克隆的类固醇激素受体和甲状腺激素受体氨基酸序列的分析，发现这些受体具有相当高的同源性，Evans 遂于1988年提出核受体超家族的概念。

信号转导（signal transduction）是分子内分泌学时代非常活跃的领域，对阐明亲水性激素的作用机制极为重要。亲水性激素作用于细胞的过程实际上就是膜受体的信号转导过程。运用各种分子生物学技术，大量的信号通路得到阐明，组成了复杂的信号网络。

在经典内分泌学时代，总是先发现激素，再寻找其受体。分子内分泌学的发展使得这一传统路线发生了很大变化，可以先克隆受体再寻找其配体。例如，Evans 实验室和 Pierre Chambon 实验室于1987年各自独立地克隆到一个相同的新受体，开始并不知道此受体的生理性配体，随后的体外结合实验显示此受体与维甲酸有很高的亲和力，遂证明克隆的新受体为维甲酸受体。有些受体克隆后在很长时间里都找不到其生理性配体，这类受体即所谓孤儿受体（orphan receptor）。核受体超家族和 G 蛋白偶联受体超家族都有大量的孤儿受体。孤儿受体的涌现将内分泌学从传统的"生理作用→激素→受体→基因"研究模式发展为"基因→受体→激素→生理作用"，有人将这种研究模式称为逆向内分泌学（reverse endocrinology）。

20世纪80年代以后，虽然发现新激素的难度加大，不过由于研究手段的进步使得新激素还有发现。1994年，Jeffrey Friedman 实验室用定位克隆技术成功克隆 ob 基因并由此发现瘦素（leptin）。瘦素是人类发现的第一个脂肪组织分泌的激素，极大地促进了脂肪组织内分泌学的发展。

分子内分泌学的发展使得阐明内分泌病的分子病因成为可能。一大批单基因遗传的内分泌代谢疾病的分子病因相继得到阐明，这不仅使这些疾病的诊断达到分子水平，也加深了人们对这些疾病的认识。

重组 DNA 技术的发展对蛋白质及肽类激素制药工业产生了深远的影响。以生长激素（growth hormone，GH）缺乏性侏儒症为例，该病以前采用人尸体垂体提取的 GH 进行治疗（GH 具有高度的种属特异性，人 GH 缺乏症必须用人 GH 治疗），不仅来源受限，且有可能引起 Creutzfeldt-Jakob 病。用基因工程技术生产的人 GH 不仅解决了人类 GH 的来源困难问题，还不会引起 Creutzfeldt-Jakob 病，给 GH 缺乏性侏儒症的治疗带来了革命性的变化。动物胰岛素虽然对人类有效，但毕竟不如人胰岛素好，用基因工程技术生产的人胰岛素的问世使糖尿病患者摆脱了动物胰岛素，在此基础上还开发出各种更符合生理需要的餐时和基础人胰岛素类似物，使大量糖尿病患者获益。

五、当代内分泌学的发展

当代医学发展迅速，各种新技术、新思想不断涌现，深刻地影响着内分泌学的各个方面。由于细胞分子生物学的进步，人们对激素作用的信号通路的认识日渐深入，这些研究不仅具有重要的理论价值，也为临床治疗提供了可能的新靶点。随着高通量筛选技术的成熟，药物研发的速度不断加快，一些新的治疗药物不断涌现，为内分泌代谢疾病的治疗带来了崭新的面貌。

由于社会的发展及由此引起的生活方式的变化，内分泌代谢疾病的疾病谱发生了重大的转变，如产后大出血引起的女性垂体前叶功能减退症在大多数地区已由常见病变为少见病，碘缺乏病由于食盐加碘而少有新发病例，肥胖、糖尿病等代谢疾病的患病率快速攀升。为掌握内分泌代谢疾病的患病情况及演变规律，人们对内分泌代谢疾病的流行病学开展了大样本的动态研究，我国学者在这方面做出了重要贡献。以糖尿病为例，1980年以来我国组织了多次全国性的大样本流行病学调查,这些研究显示我国在不到 30 年的时间里糖尿病的患病率增长了 10 余倍,引起举世的关注。近 10 余年开展的 4 次研究均发表于国际权威杂志,这些研究不仅为国家制订糖尿病防治策略提供了科学的依据,而且为全球糖尿病流行病学研究增添了中国数据,在国际学术舞台发出了中国声音。

20 世纪 90 年代以来,受循证医学(evidence-based medicine)的影响,内分泌代谢疾病的临床研究层出不穷。这些临床研究往往针对重要的临床问题,样本量大,设计严谨,其研究成果对临床具有重要的指导价值,使临床决策不再仅仅依靠医师个人的临床经验,而是建立在现有最佳临床研究证据基础上。一些专业学术机构组织多领域专家共同编写各种指南、共识并不断更新,及时给临床医师提供最新的学术指导,使临床诊治过程更加规范,对内分泌代谢疾病的科学防治起到了有益的作用。

进入新世纪以后,转化医学(translational medicine)、精准医学(precision medicine)等新思潮对内分泌学产生了巨大的影响,广大内分泌学工作者更加注重从临床实践中发现科学问题并及时将研究成果应用于临床。随着人工智能技术的快速发展,智慧医疗的时代已经来临。在不久的将来,人工智能技术将会被广泛地应用于内分泌学的研究和临床实践之中,为人们抗击内分泌代谢疾病增添一种有力的武器。

参考文献

[1] 陈家伦,许曼音.内分泌学的发展概况[M]//陈家伦.临床内分泌学.上海:上海科学技术出版社,2011:1 - 8.
[2] 孙孝忠.《黄帝内经》对糖尿病的认识[J].光明中医,2011,26(7):1313 - 1314.
[3] Loriaux DL. Claude Bernard 1813—1878 [J]. Endocrinologist, 1991, 1(6):362 - 364.
[4] Jörgens V, Grüsser M. Happy birthday, Claude Bernard [J]. Diabetes, 2013, 62(7):2181 - 2182.
[5] Sawin CT. Historical note: Jean Baptiste Boussingault (1802—1887) and the discovery (almost) of iodine prophylaxis of goiter [J]. Endocrinologist, 2003, 13(4):305 - 308.
[6] Simpson E, Santen RJ. Celebrating 75 years of oestradiol [J]. J Mol Endocrinol, 2015, 55(3):T1 - T20.
[7] Freeman ER, Bloom DA, McGuire EJ. A brief history of testosterone [J]. J Urol, 2001, 165(2):371 - 373.
[8] Delle Piane L, Rinaudo PF, Miller WL. 150 years of congenital adrenal hyperplasia: translation and commentary of De Crecchio's classic paper from 1865 [J]. Endocrinology, 2015, 156(4):1210 - 1217.
[9] Nusynowitz ML. The isolation of thyroxine (Edward C Kendall) [J]. JAMA, 1983, 250(15):2047 - 2048.
[10] de Herder WW. Heroes in endocrinology: Nobel Prizes [J]. Endocr Connect, 2014, 3(3):R94 - R104.
[11] Burns CM. The history of cortisone discovery and development [J]. Rheum Dis Clin North Am, 2016, 42(1):1 - 14.
[12] Jadreškic D. Some social aspects of discovery, synthesis and production of cortisone in the 1930s—1950s [J]. Acta Med Hist Adriat, 2016, 14(2):333 - 346.
[13] Rothschild M. Tadeus Reichstein: 20 July 1897—1 August 1996 [J]. Biogr Mem Fellows R Soc, 1999, 45:451 - 467.
[14] Wincewicz A, Sulkowska M, Sulkowski S. Tadeus Reichstein, co-winner of the Nobel Prize for Physiology or Medicine: on the occasion of the 110th anniversary of his birth in Poland [J]. Hormones (Athens), 2007, 6(4):341 - 343.
[15] Ellis H. The early days of thyroidectomy [J]. J Perioper Pract, 2011, 21(6):215 - 216.
[16] Dadan J, Nowacka A. A journey into the past — the history of thyroid surgery [J]. Wiad Lek, 2008, 61(1 - 3):88 - 92.
[17] Guaraldi F, Pasquali R. Thyroid: from 16th to 20th century [J]. J Assoc Physicians India, 2010, 58:646.
[18] DuBose J, Barnett R, Ragsdale T. Honest and sensible surgeons: the history of thyroid surgery [J]. Curr Surg, 2004, 61(2):213 - 219.
[19] Corner GW. Herbert McLean Evans 1882—1971 [J]. Biogr Mem Natl Acad Sci, 1974, 45:153 - 192.
[20] Cole RD. Choh Hao Li 1913—1987 [J]. Biogr Mem Natl Acad Sci, 1996, 70:221 - 239.
[21] Bing FC. Vincent du Vigneaud (1901—1978): a biographical sketch [J]. J Nutr, 1982, 112(8):1463 - 1473.
[22] Parascandola J, Jasensky R. Origins of the receptor theory of drug action [J]. Bull Hist Med, 1974, 48(2):199 - 220.
[23] De Meyts P, Rousseau GG. Receptor concepts. A century of evolution [J]. Circ Res, 1980, 46(6 Pt 2):I3 - I9.
[24] Maehle AH. "Receptive substances": John Newport Langley (1852—1925) and his path to a receptor theory of drug action [J]. Med Hist, 2004, 48(2):153 - 174.
[25] Kozminski MA, Bloom DA. A brief history of rejuvenation operations [J]. J Urol, 2012, 187(3):1130 - 1134.
[26] Schultheiss D, Denil J, Jonas U. Rejuvenation in the early 20th century [J]. Andrologia, 1997, 29(6):351 - 355.

第二章 · 内分泌学概述

陈家伦

内分泌学是生物学和医学中的一门重要学科。内分泌系统和神经系统、免疫系统构成了一个调控生物整体功能的系统,形成了神经-内分泌-免疫网络的概念。这一总的调控系统保持机体稳定、脏器功能协调、对环境变化的适应,既维护着生物自身的生存,又维系了种族的延续。

分子生物学、细胞生物学、免疫学、遗传学等学科的突飞猛进,极大地丰富了内分泌学的内容,使许多传统的经典内分泌概念受到冲击,得到更新,促使内分泌学进入分子细胞生物学时代。对体内生物活性物质信号传递的方式有了进一步了解,对膜受体信号转导路径的认识、核受体调控基因转录的机制都有了扩展和更新。从神经-内分泌-免疫网络的生理和病理生理发展到神经-内分泌-营养网络,对能量代谢生理调控的研究,将成为防治内分泌代谢疾病流行的基础。

经典的内分泌系统是由屈指可数的几个内分泌腺(垂体、甲状腺、甲状旁腺、肾上腺、性腺、胰岛)组成的,所分泌的激素也只有 10 余种。目前对内分泌的认识已大为深入,其外延也大大扩展。机体的内分泌细胞种类繁多,它们有的分布集中,形成内分泌腺;有的则散在分布,组成弥漫性内分泌组织。目前的内分泌系统已不限于传统的几个内分泌腺,它也包括神经系统、心血管、肺、肝、肾、胃肠道、皮肤、脂肪组织及免疫细胞等，几乎全身无处没有内分泌细胞、组织。

一、激素和内分泌系统概念的发展

机体在复杂的生命过程中使各部分分工不同的细胞协调活动，以保证生命活动的正常进行。调节系统执行的调节功能，实质上就是细胞-细胞信息传递或"通信"的过程。除了一些情况下使用电信号外，细胞-细胞通信主要依靠一些微量的化学物质或称化学信使。现发现除了经典的激素外，细胞因子、生长因子、神经递质、神经肽都是重要的化学信使。这些化学信使同经典的激素虽有一些不同，但都有如下共同的特征：① 都作为细胞-细胞通信的化学信使。② 其功能虽各有侧重，但在总体上是调节机体代谢，协调各器官、系统的活动以维持内环境的稳定，并参与细胞生长、分化、发育和死亡的调控。③ 都具有相同的作用模式，与靶细胞特定受体结合方可发挥作用，可以共用相同的信号传递途径。④ 在生物学效应上相互交叉，如胰岛素、生长激素属于经典的激素，但也可以作为生长因子；IGF-1是典型的生长因子，但也可作为经典的激素发挥作用；肿瘤坏死因子（tumor necrosis factor，TNF）为典型的细胞因子，但它也可如激素那样发挥全身性代谢效应；神经末梢释放的去甲肾上腺素属神经递质，而肾上腺髓质释放的则为激素；生长抑素可作为激素，也可作为神经肽。基于这些共性，细胞因子、生长因子、神经递质、神经肽都可归入广义的激素范畴。实际上，广义的激素相当于化学信使的总称，在一定意义上可以说广义的激素概念恢复了20世纪初Starling所创"激素"一词的本来面目。

在激素概念演化的同时，对其分泌方式的认识也在不断深化。广义的激素既可以传统内分泌的方式起作用，也可以邻分泌（paracrine）、并列分泌（juxtacrine）、自分泌（autocrine）、腔分泌（solinocrine）、胞内分泌（intracrine）、神经分泌（neurocrine）和神经内分泌（neuroendocrine）等方式发挥作用。

（一）邻分泌

激素、生长因子、细胞因子等由细胞释放后可扩散至周围细胞，并与其上的受体结合而发挥效应，称为邻分泌，也叫旁分泌。旁分泌的过程中，分泌物不入血循环，仅在局部以高浓度起作用。但旁分泌因子和激素存在共同的信号机制，所以激素在某些情况下也可以通过旁分泌的方式发挥作用，且由于作用部位的不同，其效应具有一定的特异性。例如，睾酮通常由睾丸间质细胞（Leydig细胞）分泌进入血液作为激素发挥作用，但也可以在睾丸局部发挥作用控制精子生成。IGF-1由肝脏或其他组织分泌入血液，但在其他很多组织中也可作为旁分泌因子，调控细胞的增殖。

（二）并列分泌

并列分泌是旁分泌的一种特殊形式，分泌物不出胞，而是以膜锚定的形式存在于细胞膜上，与靶细胞膜上的受体结合而发挥效应。一些生长因子和细胞因子如表皮生长因子（epidermal growth factor，EGF）、集落刺激因子1（colony-stimulating factor 1，CSF-1）、肿瘤坏死因子α（tumor necrosis factor-α，TNF-α）等合成后可以大分子前体的形式嵌入质膜，不需要通过被细胞加工处理为相应的小分子生长因子才发挥作用，而是和与其接触的细胞表面的相应受体结合调节后者的功能，从而发挥效应。并列分泌在免疫细胞的

相互作用、细胞的接触抑制、细胞-细胞黏附、胚胎分化过程中的细胞凋亡及基质-细胞相互作用等生命过程中均具有重要作用。

（三）自分泌

某些细胞分泌的激素可作用于其细胞本身，这称为自分泌。自分泌的过程中，分泌物亦不被血液稀释，故其局部浓度也很高。生长因子、细胞因子常以此种方式发挥作用。自分泌是一个细胞通过其分泌产物进行自我调控的一种形式，可兴奋、抑制或调节此细胞本身的生理活性、生长和增殖。

（四）腔分泌

腔分泌也是激素发挥作用的一种方式，如胃肠道细胞可将其产生的激素分泌入肠腔，调节肠道其他部位的功能。从表面上看，腔分泌与消化道中胃、胰腺外分泌很相似，但两者有区别：外分泌中活性物质多为酶类，它们一般不通过受体影响细胞的功能，而是由导管引入效应部位直接发挥作用，如使蛋白质、脂类等水解；而腔分泌的活性物质是激素，它们作用于靶细胞上的受体以调节靶细胞的功能。腔分泌也存在于支气管、泌尿生殖系统等处，具有管道的其他部位可能也存在腔分泌。

（五）胞内分泌

胞内分泌的概念最先是用来描述单细胞生物的。单细胞生物除对环境中存在的化学信使产生应答外，它本身可能还产生一些活性物质以调节其"体内"各"器官"的活动。这些活性物质并不出细胞，直接在细胞内发挥作用，称为胞内分泌。现认为，多细胞生物也存在胞内分泌的现象，如在细胞内发现了一些"孤儿核受体"，这些核受体可能也存在配基，配基并非来源于胞外而是在胞内由细胞自身合成，这就属于自分泌的范畴。

（六）神经分泌和神经内分泌

神经分泌可分为：突触式的，如神经递质由突触前膜分泌后作用于突触后膜；非突触式的，释放的化学信使可通过细胞外液或血液在近处或远处发挥效应，如下丘脑神经元合成的下丘脑神经激素由轴突输送到神经垂体再释放入血，这一方式称为神经内分泌。

反馈机制控制着许多经典的内分泌途径，而在许多组织中，旁分泌和自分泌作为局部调节系统的作用越来越受到关注。如胰岛β细胞分泌的生长抑素可抑制邻近β细胞胰岛素的分泌。胰岛素样生长因子（insulin-like growth factor，IGF）能增强甲状腺细胞膜上碘转运体的活性，加强甲状腺细胞对碘的摄取、转运和有机化，调节甲状腺球蛋白（thyroglobulin，Tg）和甲状腺过氧化物酶（thyroperoxidase，TPO）基因表达，从而促进甲状腺激素的合成和释放。卵母细胞分泌的生长分化因子9（growth differentiation factor 9，GDF-9），作用于邻近的颗粒细胞促进初级卵泡转化为次级卵泡。对旁分泌因子的调控往往在它分泌的部位，调控机制主要通过与结合蛋白相互结合，调控其弥散，防止其作用的扩大。例如，睾丸间质细胞分泌的高水平睾酮可作用于曲精小管，而支持细胞（Sertoli细胞）分泌的雄激素结合蛋白（androgen-binding protein，ABP）可阻抑局部高浓度的睾酮。活化素（activin）不仅在垂体中发挥旁分泌调节作用，刺激FSH的产生，在其他很多组织中也有生物活性，结合蛋白卵泡抑素（follistatin）可在局部中和并抑制其作用。细胞内的调节作用，以往多存在于信号和酶的调节途径，如产物和底物的浓度可调节一些限

速酶的活性。但最近人们发现在垂体的细胞内,存在着一个细胞因子对垂体激素分泌调节的完整环路。例如,白血病抑制因子(leukemia inhibitory factor,LIF)在垂体促肾上腺皮质激素(adrenocorticotropic hormone,ACTH)细胞中表达,通过Janus激酶-信号转导子和转录激活子(JAK-STAT)途径促进阿黑皮素原(proopiomelanocortin,POMC),即ACTH前体基因的表达及ACTH的分泌,同时LIF也促进ACTH细胞内细胞因子信号抑制物3(suppressor of cytokine signaling 3,SOCS3)基因的表达,该基因反馈抑制LIF诱导的POMC基因的表达及ACTH的分泌。

在经典内分泌学里,内分泌细胞与激素之间主要是一一对应的关系,即一种内分泌细胞只产生一种激素,一种激素也只由一种内分泌细胞产生。基于这种观点,也经常用激素来称呼内分泌细胞。新的研究成果已经改变了上述观点。一种内分泌细胞可产生几种激素,如胰岛β细胞既可产生胰岛素,又可产生与之拮抗的淀粉素(amylin),又如LH和FSH可由同一垂体细胞产生;一种激素由多种内分泌细胞产生的例子也很多,如不仅下丘脑神经元可产生生长抑素,甲状腺C细胞、胰岛δ细胞、肠上皮细胞及中枢和周围神经的许多神经元也能产生。再比如,腺垂体、下丘脑、脑部神经元、肾上腺及许多免疫细胞都能产生甘丙肽(galanin)、可卡因-苯丙胺调节转录肽(cocaine-and-amphetamine-regulated transcript,CART)和POMC(ACTH的前体)等。过去认为一种激素只由一种内分泌腺产生,故当发现其他部位的肿瘤也产生这种激素并引起疾病时,则称之为"异位激素综合征"。现在看来"异位分泌"一词可能不很确切,故目前多将非特定内分泌腺的肿瘤分泌该激素者称为伴瘤内分泌综合征。

过去以为一个基因只对应一种肽类激素,这种观点目前也已被修正。首先,某些肽类激素的基因可有多个启动子,其最后的蛋白质产物也就不一样;此外,某些肽类激素的初级转录本还可有"选择性剪接"的现象,这样就可产生不同蛋白质产物,如胃促生长素(ghrelin,又称食欲刺激素)和肥胖抑制素(obestatin);还有些肽类激素的初级翻译产物可裂解为几种不同的激素,如POMC在不同的细胞中,由于加工、修饰的不同,裂解产物可为ACTH、促黑细胞激素(MSH)或内啡肽。另外,有些肽类激素在不同的组织中,其存在的主要形式不同,这就形成同一基因产生不同形式激素的现象。例如,同一基因表达的高血糖素原(proglucagon)在胰岛α细胞中所释放的翻译后加工产物为胰高血糖素(glucagon),而在小肠L细胞中则为胰高血糖素样肽1(glucagon-like peptide 1,GLP-1)。

二、内分泌系统的进化和内分泌器官发育的调控

(一) 内分泌系统的进化

内分泌腺体的进化是细胞-细胞通信方式的进化。早期的多细胞生物,通过细胞释放的分泌蛋白质或配体实现细胞间的相互作用,而较复杂的生命体(如无脊椎动物)中出现了中枢神经系统,通过神经-细胞的直接通信调控机体的生理过程。当生命体继续进化时,机体需要合成和分泌一些调控分子,以克服神经-细胞通信方式的不足,实现对较远部位的调节。首先,神经末梢分化为特定的效应器官,出现直接的激素

分泌,如分泌抗利尿激素的神经垂体和分泌肾上腺素的肾上腺髓质。随后,具有神经分泌潜能的神经嵴细胞迁徙到机体其他部位,主要是前肠、中肠及其外翻等处,因此肠道、胰腺及中枢神经系统均能分泌生长抑素、血管活性肠肽、神经紧张素、P物质等分子。由于激素发挥生理作用需在作用的部位达到一定的浓度,故而机体又出现了一些远离中枢神经系统的分泌性腺体。为了调控这些腺体的功能,在中枢神经系统附近进化出一些能分泌受其激素调控的细胞,主要是腺垂体,其分泌功能直接接受下丘脑激素的调控。

内分泌系统进化的完善伴随一系列基因、蛋白质和激素功能的逐步同化,这些组分最终能够有效地协同发挥作用以完成某一内分泌调节作用。这些组分不仅包括激素本身,还包括调节激素水平和激素效应的其他因子,如作为代谢标志物的调节性配体cAMP及其下游的信号物质。在此过程中,生命体的基因组先进化出一些重复基因,其编码的蛋白质可能存在相似的氨基酸序列。在重复基因发生基因序列的突变、缺失或者其他基因序列的插入后,可进化出一些新的基因,最终新基因编码的蛋白质具有机体所需的调节功能。这些新的调节蛋白质能够使细胞更好地适应各种生存条件的变化,从而使生命体具有一定的选择性优势。例如,在低等生物大肠埃希菌中,当细胞内葡萄糖水平下降时,代谢性配体cAMP浓度升高,与产生的调节蛋白质形成复合物,促进那些参与其他糖类(如半乳糖、乳糖等)代谢的酶的生成,保证生物体在缺乏葡萄糖时利用其他碳水化合物作为能量的来源。而在哺乳动物中,cAMP作为重要激素的下游信使,当体内葡萄糖供应不足时,葡萄糖磷酸化及腺苷三磷酸(ATP)转化为腺苷一磷酸(AMP)过程受影响,ATP通过其他途径转化为cAMP,也作为体内葡萄糖供应不足的标志物,与某些特定蛋白质的调节性亚基相结合,促进调节亚基和催化亚基的分离,进而调节亚基改变葡萄糖代谢过程中酶的活性,维持内环境的稳定。

(二) 内分泌器官发育调控的分子机制

对内分泌器官发育调控的分子机制的研究有了进展,其中,垂体发育的分子机制是发展较快的领域。现认为,同源盒基因Lhx3和Lhx4在垂体发育的早期可能起重要的作用。发育后的垂体特异表达的转录因子Pit-1在垂体TSH、GH和催乳素细胞的特异化及扩增中起重要作用。胎儿垂体特异性表达的转录因子Prop1则在垂体其他类型细胞的特异化维持及调节这些细胞功能中起重要作用;同时,Prop1在Pit-1活性的发挥及Hesx1基因的调控中是必需的。在腺垂体多种激素缺乏的疾病中,已发现有Prop1和Pit-1基因的突变。而有Hesx1基因缺陷的人和鼠中均发现各种类型的垂体异常。

肾上腺和性腺发育的控制相近,类固醇生成因子1(steroidogenic factor 1,SF-1)和X染色体上剂量敏感的性反转-先天性肾上腺发育不良基因(DAX1)是两个孤儿受体,它们在肾上腺、性腺、下丘脑腹侧正中部及垂体促性腺细胞中表达的时空模式是相似的。SF-1对许多基因有调节作用,如DAX1,还有几种不同的类固醇激素合成酶、类固醇生成急性调节蛋白、米勒管抑制物质(Müllerian inhibiting substance,MIS)、抑制素(inhibin)及LH等。DAX1能直接与SF-1相互作用,抑制后者的功能,SF-1剔除的小鼠性腺和肾上腺完

全不发育,同时还有促性腺激素释放激素(gonadotrophin releasing hormone,GnRH)的缺乏。*SF-1* 基因的 DNA 结合区杂合突变,可使转录激活活性下降,引起原发性肾上腺功能低下。*DAX1* 在性分化和性决定中起重要作用。该基因突变可引起 X 连锁的肾上腺发育不全及低促性腺素性性功能低下。*DAX1* 转基因动物出现由雄性到雌性的性转化。

胰腺和甲状腺的发育研究也有一些进展,如发现在小鼠中转录因子 *IPF1/PDX1* 基因的纯合突变可引起选择性的胰腺不发育,但该基因在胰岛发育的早期并非必需。在人类,*IPF1/PDX1* 基因突变则是青少年的成年发病型糖尿病 4 型(MODY4)发病的原因。另外,同源盒基因 *HG9* 在背侧肠上皮向胰腺的定向发育中起重要作用。转录因子 TITF1、TITF2 和 PAX8 在甲状腺的发育中起重要作用,已在先天性甲状腺发育不全的患者中发现有 *TITF2* 和 *PAX8* 基因的突变。

发育生物学的研究已明确,生物体各器官的发育方向及发育成熟后的器官大小和部位都是由胚胎发育过程中一系列转录因子的开启所控制的。从一定意义上讲,在胚胎形成时的那一刻,就决定了各个器官的发育进程。通过对控制各器官发育特异性基因的寻找,将来有望使生物体的胚胎定向发育成不同的器官而非特异的生命,从而为今后的器官移植开辟广阔的前景。

三、激素作用的一般原理

内分泌学的进展更新了许多以往的观念,使内分泌研究领域日益拓展;然而,内分泌学的基本研究对象,仍是能协调控制各器官功能的激素信号,内分泌学还有其普遍性的原理和规律。激素作用的一般原理包括许多基本概念,如激素的合成和分泌、激素在循环中的转运、反馈调节、激素和受体的结合和细胞内的信号转导等。

(一)激素的合成和分泌

目前将激素分为 5 类:① 氨基酸衍生物,如多巴胺、儿茶酚胺和甲状腺激素;② 小分子神经肽类,如 GnRH、TRH、血管紧张素和生长抑素;③ 大分子蛋白质,如经典内分泌腺体产生的胰岛素、LH 和甲状旁腺激素(又称甲状旁腺激素,parathyroid hormone,PTH);④ 以胆固醇为前体合成的类固醇激素,如皮质醇和雌激素等;⑤ 维生素类的衍生物,如维甲酸和维生素 D。一般来说,氨基酸和肽类激素衍生物与细胞表面的膜受体相互作用,而类固醇激素、维生素 D、甲状腺素是可溶性的脂类激素,主要通过与细胞内的核受体相互作用而发挥调节作用。

大分子蛋白质激素在特定细胞中的合成过程与其他蛋白质在普通细胞中的合成过程基本类似,这些分泌性细胞通常包含其特有的分泌颗粒,并有大量的激素储存在这些分泌颗粒中。多肽类激素通常由前体多肽产生,在特征性的信号肽的引导下,通过分泌颗粒将这些肽类激素转运到细胞外。一些激素前体,如 POMC 和前胰高血糖素原,编码多种具有不同生物活性的肽类激素;而另一些激素前体,如前胰岛素原和抗利尿激素,由较大的前体蛋白质剪切,仅编码一种激素。细胞内接收的信号可以通过调节囊泡的转运,以及囊泡膜和质膜的融合,从而精确调控肽类激素向细胞外环境的分泌。类固醇激素则由胆固醇转变而成,其通过一系列酶催化的羟化、甲基化和去甲基化等修饰后转变为有生物活性的糖皮质激

素、雄激素和雌激素及其各种衍生物。这些酶特异性地表达于生成类固醇激素的组织,如肾上腺、性腺等,其活性受垂体的促激素(如 ACTH、LH 和 FSH)的调节。甲状腺激素的合成过程较为特殊,甲状腺细胞首先合成分子量为 660 000 的同二聚体蛋白质——甲状腺球蛋白,再通过酪氨酸的碘化,将合成的碘化原甲腺氨酸分子储存在甲状腺滤泡腔内。甲状腺球蛋白需要由甲状腺上皮细胞吞噬并通过组织蛋白酶分解,才能将甲状腺素(T_4)释放入血。

有些激素(如生长激素、胰岛素等)在被释放入血时便具有生物活性,而有些激素则需要在特定的细胞中被激活后才具有生物学功能,这些激活过程通常受到了严格的调控。例如,甲状腺分泌的 T_4 是 $3,5,3'$-三碘甲腺原氨酸(T_3)前体激素,T_4 只有在经过去碘化修饰后才能形成具有活性的 T_3。类似的激活反应还见于 5α-还原酶参与的激素转化过程,此酶能够特异性地催化睾酮转变为双氢睾酮,其靶组织主要为男性泌尿生殖道及其上皮、肝脏等。此外,维生素 D 在肝脏经过 25 位羟化后,又在肾脏发生 1 位羟化,这两个部位的羟化是活性 $1,25-(OH)_2-D$ 生成的必需步骤。

(二)激素分泌的节律和脉冲

激素的节律性分泌是为了使机体能够更好地适应环境的变化,如季节交替、昼夜规律、睡眠、进餐和应激等。人的月经周期是 28 日,反映了卵泡成熟和排卵所需的时间。血浆瘦素和胃促生长素的分泌也有一定的昼夜节律,在凌晨 2:00 时升至最高,后逐渐下降,至上午 9:00 时降至最低。胃促生长素浓度在餐前升高,而在餐后 20 min 开始下降,40 min 下降明显,至餐后 2 h 下降最多,而延长空腹时间则血浆胃促生长素浓度明显增高。昼夜节律是生物体对自然界适应的产物,它受到昼夜时程的调控,光线是调整体内生物钟的一个主要环境因素。位于下丘脑视上核的视网膜下丘脑纤维束是机体发生昼夜脉冲的起源,这些脉冲信号能够以程序化形式调整睡眠-清醒周期,并且可以调控激素的分泌形式和作用。基本上所有垂体激素的节律都与睡眠和昼夜节律保持一致,而后者也由日照时间决定。比如,下丘脑-垂体-肾上腺轴中,ACTH 和皮质醇的分泌在黎明前达到峰值,而在傍晚到午夜这段时间分泌最低。认识这些节律,对内分泌疾病的实验室检查结果的判断和治疗上用药的时间和剂量都有重要意义。库欣综合征的患者会表现出皮质醇分泌昼夜节律的紊乱,夜间皮质醇水平升高;而晚上服用糖皮质激素更易于对下丘脑-垂体-肾上腺轴产生抑制是因为可以削弱清晨 ACTH 分泌的高峰。正是由于这种昼夜节律的存在,在给予糖皮质激素进行生理性替代治疗时,宜上午剂量较大而下午剂量较小。昼夜节律紊乱可导致激素作用不全,从另一个侧面也可以反映出脉冲生成部位的损伤或障碍。比如,下丘脑或垂体损伤可导致人生长激素水平不足,而后者与 24 h 瘦素分泌总量的增加有关;在这种情况下,虽然患者分泌瘦素的脉冲数目减少,但是仍能维持其昼夜节律。生长激素替代疗法能够恢复瘦素的脉冲节律,降低体脂含量。大约 70% 的生长激素在慢波睡眠时间分泌,随着年龄的增长,慢波睡眠时程缩短,导致生长激素分泌下降而皮质醇分泌增多。

很多肽类激素以不连续的脉冲形式分泌,也反映了神经系统的调节作用。比如,下丘脑 GnRH 每 $1\sim2$ h 诱导 LH 的

分泌脉冲。维持垂体促性腺激素分泌需要间歇性的下丘脑GnRH分泌脉冲，而持续性的GnRH作用则抑制促性腺激素的分泌。促性腺激素调节的这一特点，为临床使用长效GnRH激动剂治疗中枢性性早熟或在前列腺癌中降低睾酮水平，奠定了理论基础。

激素的脉冲性和节律性分泌对于血循环中的激素水平测定结果具有重要的作用，因为激素水平在几小时中会有明显波动，仅做一次测定有时难以判断激素浓度是否正常或有异常。例如，收集 24 h 尿液进行游离皮质醇的测定可明确一个昼夜循环中的皮质醇分泌总量；而 IGF-1 则可作为一个相对稳定的生物学标志，用来衡量 GH 的分泌情况。

（三）激素在血液中的转运

血循环中的激素水平是由其分泌的速率和在血循环中的半衰期所决定的。蛋白质类激素与一些小分子激素（如儿茶酚胺）属于水溶性物质，可以在血液循环系统中传送，但其他一些非水溶性物质（如类固醇激素和甲状腺激素）则无法在血液中直接输送。激素结合蛋白可发挥与激素结合的作用，既可充当激素在血液中的储备池，保证非水溶性配体在血液中呈均匀分布状态，还可减缓小分子激素的快速降解及其在肾脏和胆汁中的排泄。激素结合蛋白多为血浆糖蛋白，分子量介于 50 000～60 000。T_4 和 T_3 可与甲状腺素结合球蛋白（thyroxine-binding globulin，TBG）、白蛋白及甲状腺素结合前白蛋白（thyroxine-binding prealbumin，TBPA）结合；皮质醇可与皮质醇结合球蛋白（corticosteroid-binding globulin，CBG）结合；雄激素和雌激素可与性激素结合球蛋白（sex hormone binding globulin，SHBG）结合。IGF-1 和 IGF-2 可与多种 IGF 结合蛋白（IGFBP）结合。生长激素结合蛋白（GHBP）与生长激素受体（GHR）胞外功能区的结构域序列完全一致，除了结合运输 GH 外，GHBP 能延长 GH 的半衰期，缓冲 GH 脉冲式分泌的波动，并通过增强或者减弱 GH 对 GHR 的结合力来促进 GH 在靶组织细胞中发挥作用。

非结合状态的游离激素参与反馈系统的调节并被细胞摄入后发挥效应，故激素结合蛋白的异常可以显著改变总激素的浓度，却很少出现明确的临床后果。例如，TBG 异常可使总的甲状腺素水平显著下降，而游离 T_3、T_4 水平仍保持正常。于先天性 TBG 缺乏的患者，其他蛋白质（TBPA 和白蛋白）能够替代 TBG 的功能协助甲状腺激素的运输，但这些次要结合蛋白与甲状腺激素的亲和力远较 TBG 为低，故而下丘脑-垂体负反馈系统是在血总甲状腺激素浓度很低的条件下保持游离激素处于正常范围。利用基因敲除技术，可以更清楚地明确激素结合蛋白的生理作用。例如，在维生素 D 结合蛋白基因敲除的小鼠体内，虽然血浆维生素 D 水平明显下降，小鼠却没有表现出明确的异常表型。但由于基因敲除小鼠维生素 D 储存量减低，其对低维生素 D 饮食的不良后果更加敏感。此外，由于基因敲除小鼠缺乏维生素 D 结合蛋白，肝脏摄取 25-OH-D_2 的速度增加，导致血 25-OH-D_2 半衰期明显缩短，对维生素 D 毒性作用的敏感性也出现了降低。

（四）内分泌系统生理功能的特点

机体维持内环境的稳定需要统一协调地完成各项生理功能，如动物在搏斗中不仅涉及肌肉骨骼系统，还需要动员呼吸及心血管系统；在能量利用上，需加速肝糖原的分解、葡萄糖的生成，以及由其他方式获取能量（如脂肪动员），并减少其他器官对葡萄糖的利用。内分泌系统经常通过以下几种方式完成多项生理功能：① 同一激素的整合作用；② 不同激素的协同作用；③ 其他激素的平衡拮抗作用；④ 依赖某些机制发挥减缓或终止此生理过程的作用。

1. 激素的整合作用·激素一般能选择性调节许多不同的生理过程，最终完成对同一生理过程的调控。这些生理过程可以在同一细胞内完成，也可在不同的靶细胞中同时进行。血管紧张素Ⅱ对血压的调控便是如此。同样，糖皮质激素在能量代谢分解方面的作用也类似，能够增加肝脏的糖酵解和葡萄糖生成，减少外周组织葡萄糖的摄取，增加蛋白质降解，减少脂肪、肌肉、淋巴及成纤维组织蛋白质的生成，刺激脂肪分解，最终减少其他组织对葡萄糖的利用，从而达到提升血糖浓度的目的。

2. 激素的协同作用·招募多种激素完成同一生理过程。内分泌系统是生命进化的产物，当受到某种刺激时机体能够同时改变多种激素水平，而且这些激素可以发挥相似的作用。比如，肾上腺素、胰高血糖素、糖皮质激素和生长激素通过增加肝脏和肌肉中葡萄糖的生成，减少其葡萄糖的利用，并动员其他能量来源的物质（游离脂肪酸），使合成葡萄糖的底物（甘油和乳酸）增加，协同升高血糖水平。尤其是在严重低血糖时，上述激素能够明显升高以提升血糖水平。休克同样可以导致儿茶酚胺、抗利尿激素、血管紧张素、糖皮质激素、盐皮质激素及其他激素水平的升高，最终使血管的反应性增加，加强水钠潴留和心脏功能，并引发其他纠正休克的生理作用。

3. 激素的拮抗作用——代谢的精细调节·激素之间也存在相互拮抗的现象，即某些激素能够对抗另外一些激素的作用。例如，胰岛素通过增加脂肪组织糖的摄取，增加糖原合成，抑制糖生成、脂肪分解和糖原分解，促进蛋白质合成并抑制蛋白质分解，可拮抗肾上腺素、糖皮质激素、α 受体激动剂及生长激素的升血糖作用。同样，孕激素可抑制雌激素的某些作用，而降钙素能够发挥与 PTH 相反的作用，降低血钙水平。但拮抗物并非总是发挥拮抗作用。比如，尽管胰岛素能够拮抗糖皮质激素的作用，但两者均能增加糖原的累积。α 与 β 受体激动剂对血管、肌肉及激素（胰岛素）分泌的作用截然不同，但它们均能增加糖原的分解和糖的生成，因而在不同的情况下，这两类激素既可以相互拮抗，也可以相互协同。

4. 减缓或终止生理过程的机制·目前发现，有多种机制参与激素效应的减缓和终止。首先，对大多数激素而言，尤其是因应激产生的激素，当分泌停止时这些激素会迅速从血液循环中清除，激素的效应也随之消失。其次，许多激素对其本身释放可以产生反馈抑制作用，这种抑制作用或通过其他激素介导（如甲状腺素能够抑制 TSH 的释放），或依赖于激素效应的发挥（如 PTH 诱发的血钙水平升高能够抑制 PTH 的释放）。再次，激素能够导致靶器官或靶细胞对其作用的敏感性下降。最后，机体在分泌该激素的同时可能会释放其他一些激素，这些激素能够阻断其效应，如因应激产生的糖皮质激素能够阻断其他激素的作用或分泌。

（五）内分泌功能的调节

在 20 世纪 20 年代以前，人们普遍认为神经系统和内分泌系统两者是独立的、互不关联的两个系统。1928 年，

Scherrer 发现硬骨鱼的下丘脑神经细胞具有内分泌细胞的特征，随后对多种动物的研究得到相同的结果。50 年代，Harris 和 Green 基于神经解剖、生理的研究提出了下丘脑可分泌激素控制垂体功能的著名论点。随后经过多组研究者漫长艰苦的工作，在 70—80 年代，相继从下丘脑分离纯化出 TRH、GnRH、生长激素释放激素（growth hormone releasing hormone, GHRH）、生长抑素和促肾上腺皮质激素释放激素（corticotropin releasing hormone, CRH）等。这些激素由下丘脑的神经元合成并通过垂体门脉系统进入垂体，以调节垂体激素的分泌，从而证明了神经系统对内分泌系统的调控作用。根据下丘脑对垂体调控的特点，人们早就预测，下丘脑可能分泌促进或抑制垂体催乳素（prolactin, PRL）的激素。但一直未能从下丘脑中分离出其特异性的调节激素。直到 1998 年 Hinuma 等人在用垂体新的七穿膜孤儿受体从下丘脑寻找其特异配基的研究中，发现了一种能特异性地促进 PRL 释放的激素——促催乳素释放激素（prolactin releasing hormone, PRL - RH），该基因编码一 81 个氨基酸的前肽，其 31 个和 20 个氨基酸的成熟肽段均能特异性地促进垂体 PRL 的分泌。至此，经过近 40 年的努力，垂体分泌的所有经典激素的特异性的调节激素均在下丘脑中被找到了，完善了垂体激素经典调控的概念。

现已明确，在下丘脑-垂体和靶腺之间，存在着相互依赖、相互制约的关系，这种关系称为反馈性调节作用。其有两种类型的反馈调节：① 负性反馈作用；② 正性反馈作用。

1. 负性反馈作用 下丘脑-垂体激素（TRH - TSH、CRH - ACTH、GnRH - FSH、LH）分别兴奋各自靶腺（甲状腺、肾上腺皮质、性腺）的分泌，当血中靶腺激素过高时，反过来抑制相应下丘脑-垂体激素的分泌，于是靶腺激素浓度降到正常；当血中靶腺激素浓度过低时，下丘脑-垂体相应促激素的分泌增加，使血中靶腺激素浓度升至正常。

垂体的分泌功能受到三个层次的调控。首先，来自中枢神经系统的信号，包括各种应激、传入神经刺激及神经肽类信号，这些信号能够调控下丘脑激素和神经肽类激素的合成，如 GHRH、CRH、TRH 和 GnRH，这些激素通过下丘脑-垂体门脉系统达到垂体，作用于相应的靶细胞，促进靶腺激素的分泌。其次，下丘脑还可以分泌生长抑素和多巴胺，前者能抑制 GH，后者抑制 PRL 和 TRH 的分泌。再次，垂体分泌的促外周内分泌激素，除了促进肾上腺、甲状腺和性腺激素的合成与分泌外，还能促进这些腺体细胞的增生，从而保证外周内分泌腺结构和功能的完整性。而外周内分泌腺分泌的激素（肾上腺皮质激素、甲状腺素及性激素）发挥强有力的负性反馈调节作用，而且这些激素对相应的下丘脑促垂体激素往往也能起到抑制作用。通过这种负性反馈调节，下丘脑-垂体及靶腺激素的分泌量和血中激素的浓度都保持相对稳定，恰当地满足机体对激素的需要。

2. 正性反馈作用 正性反馈作用与负性反馈作用相反，当血中靶腺激素浓度增高时，兴奋（而不是抑制）下丘脑-垂体相应促激素的分泌。这种类型的反馈作用，见于性腺激素和下丘脑-垂体促性腺激素之间的调节。在月经周期的滤泡期，在 FSH、LH 的兴奋下，卵巢雌激素的分泌逐渐增加，当增多到一定程度，接近排卵时，增高的雌激素对下丘脑-垂体促性腺激素的释放起兴奋作用（正性反馈），于是 LH、FSH 的分泌骤增，引起排卵。

下丘脑的内分泌功能又受神经系统其他部位的影响。下丘脑和更高级的中枢神经以及周围的感觉神经都有广泛的联系。例如，生活环境改变、焦虑可引起闭经，精神紧张可使肾上腺皮质激素分泌增加。感觉器官的刺激对内分泌功能的影响更为大家所熟知。例如，动物的性腺活动与嗅觉、视觉有密切关系，生殖道的机械刺激可引起排卵。肢体的痛觉（如灼伤）可通过传入神经引起下丘脑-垂体-肾上腺皮质分泌增加。内分泌系统一方面受神经系统的调节，同时也影响神经系统的功能。靶腺激素可反馈性地调节下丘脑的分泌功能。激素对维持高级神经系统的功能也起重要作用，一些激素（如甲状腺激素、皮质醇等）过多或过少都可引起神经系统功能障碍，或兴奋，或抑制，严重者可引起精神失常甚至昏迷。

多层次内分泌调节的另外一个重要生理意义是，形成一个逐步放大的激素合成及分泌系统，以应对激素在全身循环中的稀释、代谢与清除。下丘脑促垂体激素一般为小分子肽类，其分泌量以纳克计，半衰期较短，仅为几分钟；垂体激素的分泌量一般以微克计，其半衰期较长；而外周内分泌腺激素的分泌量则以毫克计，所以通过这个系统，信号可以放大近千万倍。

四、神经-内分泌-免疫网络和神经-内分泌-营养调节网络

（一）神经-内分泌-免疫网络

多年来由临床观察及动物试验已证实慢性肾上腺皮质功能减退症、垂体前叶功能减退症患者或切除肾上腺的动物对感染的抵抗力甚低，病死率较高；而正常人或动物发生感染后其垂体-肾上腺皮质轴的反应强烈，抵御感染的能力也较强。20 世纪 50 年代初可的松类糖皮质激素被应用于临床，证实有明显的免疫抑制功能，对患有自身免疫性疾病的患者有一定疗效。对于急性感染患者，在合用有效抗生素时，使用糖皮质激素有助于减轻过度免疫反应所致的组织损害。以上事实充分说明神经内分泌与免疫功能之间有着密切的联系。

20 世纪 80 年代分子生物学技术兴起后，人们发现神经、免疫和内分泌系统可共享信息分子及其受体，且其信号转导过程也是相似的。例如，GH 和 PRL 是经典的激素，但免疫细胞也可合成并分泌 GH 和 PRL；免疫细胞也含有 GH 和 PRL 的受体，故 GH 和 PRL 也可调节免疫细胞功能。又如，白细胞介素 1(IL - 1)和白细胞介素 2(IL - 2)是经典的免疫分子，但它们也具有调节内分泌系统的功能。近年发现的 TNF 家族成员护骨因子配体（osteoprotegerin-ligand, OPGL）在成骨细胞和激活的 T 淋巴细胞中均能产生。OPGL 基因剔除的研究提示 OPGL 既是破骨细胞形成的主要调节蛋白，也是淋巴结生成和 T 淋巴细胞激活所必需的细胞因子。神经、免疫和内分泌系统共享信息分子及其受体的现象是神经-免疫-内分泌网络存在的物质基础。

神经、免疫和内分泌系统之间有经常性的信息交流，这种联系对各系统的生理功能是必不可少的。神经、内分泌、免疫系统可感受机体内、外环境的变化，并可对感受的信息进行加工、处理、存储及整合，每一系统的功能都服从于机体整体功能需要。

在外界病原体侵袭下发生急性感染、炎症时，神经-内分

泌-免疫系统做出一系列的反应。免疫系统中的循环白细胞所产生的细胞因子介导中枢神经系统主要是下丘脑的反应。早期的研究证明 IL-1β 即内源性致热原可激活下丘脑-垂体-肾上腺轴,使糖皮质激素的分泌增多,同时还有神经、自主神经、内分泌、免疫系统之间的相互作用,有助于机体克服感染、恢复原态。

肾上腺糖皮质激素一方面对机体起保护作用,抵御应激,包括糖原异生、糖原分解、脂肪分解、免疫反应,加强升血压物质的效果,以及下丘脑对应激的反应、垂体对 ACTH 释放激素(CRH)的反应等。同时,糖皮质激素又对免疫系统的反应起负性反馈作用,使其不至于反应过度,否则将对机体产生不利影响,使组织、器官受损。糖皮质激素对炎性免疫反应的抑制作用是多方面的,包括淋巴细胞增生、免疫球蛋白、细胞因子的产生,以及细胞毒性作用等。感染、炎症时,糖皮质激素对免疫系统的负反馈调控对机体有益,在免疫系统和神经-内分泌系存在反馈性调控环路,免疫系统的淋巴细胞因子兴奋下丘脑-垂体-肾上腺轴,糖皮质激素又反过来对免疫反应起抑制作用,以调节炎症的强度。

感染、炎症时不同的下丘脑-垂体-靶腺轴的反应不一致,出现分离。炎症时,TSH 受抑制,激活的淋巴细胞产生的 IL-1β、TNF-α 可抑制 TSH,IL-1β 还兴奋生长抑素的分泌。另一方面,大量糖皮质激素也可间接地抑制 TSH,甲状腺轴功能降低可能起节约能量的作用。

有应激时,包括感染,下丘脑-垂体-性腺轴功能受到抑制,主要环节在下丘脑的 GnRH。

(二) 神经-内分泌-营养调节网络

神经系统能调节人的摄食行为,近十几年来,随着下丘脑大量参与食欲调节的神经肽的发现,人们对这一过程的理解更加深入。目前发现在下丘脑的弓状核和腹内侧核含有增强食欲神经肽 Y(NPY)、Agouti 相关肽(AgRP,又称刺鼠相关肽),以及抑制食欲的 POMC(为抑制食欲的 α-MSH 的前体)及 CART 神经元,下丘脑侧部也含有增强食欲的黑色素浓集激素(MCH)及促食欲肽(orexin)神经元。另外,位于弓状核的甘丙肽(galanin)也可使食欲增加;位于脑干孤束核的GLP-1,以及广泛表达于中枢及末梢神经元的神经抗利尿素(NT)、CRH 和铃蟾肽(bombesin)等均能抑制食欲。

1994 年,脂肪源性激素——瘦素的发现,成为食欲调控及脂代谢研究的一个里程碑。瘦素基因编码一个由 167 个氨基酸组成的分泌蛋白,由白色脂肪细胞合成和分泌后释放入血,在下丘脑通过其受体,激活 JAK-STAT 信号转导途径,对食欲进行调控。瘦素的受体主要表达在下丘脑,位于下丘脑腹内侧核(VMN)和弓状核(ARC)中的 NPY、AgRP、POMC、CART 的神经元,下丘脑侧部的 MCH 和促食欲素的神经元上均有瘦素受体的存在。饥饿或瘦素分泌减少时可使POMC、CART 的表达减少及 NPY 和 AgRP 的增加,而使食欲增加,促进摄食。反之,在饱食或瘦素分泌增加时,则通过促进 POMC 和 CART 的表达,减少 NPY 和 AgRP 的表达而使食欲下降,减少摄食。瘦素除调节食欲及能量平衡外,对生殖系统及其他系统的广泛效应已引起人们的关注。

1999 年,Kojima 等从大鼠胃黏膜细胞中分离纯化了一个新的脑肠肽——胃促生长素,为生长激素促分泌素受体(growth hormone secretagogue receptor, GHS-R)的内源性配体。以后的研究发现,除胃肠道黏膜外,机体的多个器官均有胃促生长素的表达。除具有较强的刺激生长激素释放的作用外,胃促生长素可使胃酸分泌增加,促进胃动力,并可以作用于下丘脑室旁核、弓状核、腹正中核、背侧核、穹隆区及第三脑室等部位的反应性神经元,通过突触传递作用支配下丘脑分泌 NPY 和 AgRP 的神经元,刺激并增加 NPY/AgRP 神经元的自发性活动,进而增加 NPY、AgRP 的释放,促进食物摄取和使能量消耗降低。在饥饿、神经性厌食和恶病质时,血浆胃促生长素水平显著升高,经过饮食干预,体重增加后血浆胃促生长素水平下降,恢复到正常对照组的水平,提示胃促生长素是一个反映机体营养状态的指标,并以负反馈的模式对维持能量平衡产生影响。更为有趣的是,2005 年,Zhang 等在胃促生长素前体(proghrelin)的 76～98 多肽段,发现了一种由23 个氨基酸残基组成的新的蛋白质,并将其命名为肥胖抑制素(obestatin)。肥胖抑制素是一种与胃促生长素有诸多相似之处的脑肠肽,是由激素前体物质 proghrelin 的蛋白质衍生而来,经过翻译后的不同片段剪切和不同类型的修饰产生不同的物质。胃促生长素能够刺激机体增加对食物的摄入,使体重增加;而肥胖抑制素可以抑制胃促生长素对食欲增加和空肠收缩的刺激作用,通过"肠-脑反射轴"在食欲调节中发挥相互拮抗、维持平衡的功能。

五、激素的作用机制

激素依据作用于膜受体和核受体可分为两大类。作用于膜受体的激素为亲水性,又称亲水性激素;作用于核受体的激素为脂溶性,又称脂溶性激素。膜受体按其结构不同可分为七穿膜片段受体、四穿膜片段受体和单一穿膜片段受体。七穿膜片段受体按其信号转导系统中效应器及第二信使的性质,可进一步分为以 cAMP 为第二信使的激素信号途径和以磷脂酰肌醇代谢物及钙离子为第二信使的信号途径;单一穿膜片段受体可进一步分为酪氨酸激酶型受体、酪氨酸激酶偶联受体、鸟苷酸环化酶型受体和丝氨酸/苏氨酸激酶型受体。

(一) 受体位于膜上的激素作用机制

受体位于膜上的激素为亲水性激素,不能自由透过脂性细胞膜,需要和细胞膜上特异性的受体结合,并将其激活后,进一步激活效应器,产生中间的化合物以调节靶细胞功能,这些中间物称为"第二信使",激素本身为第一信使。这类激素包括肽类激素、神经递质、生长因子、前列腺素等。

膜受体信号转导的几个主要途径如下。

1. 以 cAMP 为第二信使的激素信号途径·这类受体为 G蛋白偶联的七穿膜片段受体,信号转导的过程包括以下几个主要的环节。① 七穿膜片段受体。② G 蛋白:是将信息从受体传递至效应器的重要环节。③ 腺苷酸环化酶与 cAMP 的生成:腺苷酸环化酶(AC),通过 G 蛋白与激素受体偶联,被激活后催化 ATP 使之转变为环腺苷酸(cAMP)。④ 依赖cAMP 的蛋白激酶被激活:主要是蛋白激酶 A(PKA),为介导 cAMP 生物效应的主要载体,可使底物蛋白质中的丝氨酸/苏氨酸磷酸化,继而启动一系列的级联反应,实现激素的生物效应。⑤ cAMP 的生物效应:可分为两大类,第一类为快速反应或称核外效应;第二类为核内效应,促进基因转录,由cAMP 反应元件结合蛋白(CREB)所介导。⑥ cAMP 信号途径的调控：以 cAMP 为第二信使的激素信号转导系统的活性在不同层次上受以下因素的调节：激素与受体分离；受体可在活化的 PKA 作用下失敏；G 蛋白 α 亚基本身所含的 GTP 酶可使 α 亚基上的鸟苷三磷酸(GTP)水解为鸟苷二磷酸(GDP)而失去活性；cAMP 可被磷酸二酯酶水解为 $5'-$AMP 而失去活性；被磷酸化而激活的蛋白质可在磷酸酶作用下去磷酸而失活，磷酸酶又受其抑制蛋白的调控。

2. 以磷脂酰肌醇代谢物及钙离子为第二信使的信号传递途径

(1) 许多激素通过磷脂酰肌醇代谢物及钙离子的介导在靶细胞内发挥效应，激素与七穿膜片段受体相互作用后与 G 蛋白(Gq 或 Gi 家族的 Go)偶联而使 α 亚基活化，进而激活处于细胞膜上的效应器——磷脂酶 C，后者将膜上的磷脂酰肌醇二磷酸水解成二酰甘油(DAG)及三磷酸肌醇(IP₃)，两者皆为细胞内第二信使。在 IP₃ 作用下胞质内 Ca^{2+} 浓度增高，进而引发一系列生物学效应。

(2) DAG-PKC 信号转导系统：蛋白激酶 C(PKC)与前述的 PKA 一样，是一类重要的丝氨酸/苏氨酸激酶。在 DAG 的作用下，PKC 被激活，激活的 PKC 可产生广泛的生理效应。首先，PKC 可通过激活多种酶系而促进代谢，如脂肪细胞内脂肪生成、肝脏糖原分解等，发挥核外效应。其次，PKC 还可调节基因转录，可使转录因子 Fos 和 Jun 磷酸化，进而转位至细胞核内，形成同二聚体或异二聚体，与靶基因上的反应元件(TRE)相结合，启动基因转录，发挥核内效应。

(3) 钙离子信号转导系统：钙离子可作为激素在细胞内的信使而发挥作用。钙离子可与一种普遍存在的依赖钙离子的钙调蛋白(calmodulin)结合。依赖钙调蛋白的激酶可分为两类。① 多功能的蛋白激酶，可使多种蛋白质磷酸化，从而介导因钙离子升高而发生的多种生理功能，如基因转录的调控、蛋白质的合成、多种细胞的分泌功能、多种代谢途径的调节及多种激素信号传递相关酶的激活，如腺苷酸环化酶、磷酸二酯酶等；② 特定的依赖钙调蛋白的激酶，只作用于一种底物(酶)，使其磷酸化，包括肌蛋白轻链激酶、磷酸化激酶、延长因子2激酶，生理效应分别为调节肌肉收缩、糖原分解及蛋白质合成。

(4) DAG-PKC 途径与钙信号系统的相互关系：许多能兴奋 DAG 生成并激活 PKC 的激素受体往往同时促进胞质内钙离子的升高，钙离子能加强 PKC 的活化。钙离子所引起的效应往往比较短暂，而 DAG 所引起的 PKC 激活则可在激素的持续兴奋下延长细胞的反应。

3. 酪氨酸激酶型受体的信号转导·具促生长作用的激素(胰岛素、胰岛素样生长因子1)及多种生长因子利用此途径传递信息。此类受体为单一片段穿膜受体，其细胞外区为激素特异性结合区，细胞内区为酪氨酸蛋白的激酶区。活化受体的一项重要功能为启动 Ras 信号途径，又称丝裂原活化蛋白激酶(MAPK)途径。GTP-Ras 可作用于多种靶蛋白，最重要者为 Raf 蛋白。Raf 为一种激酶，被激活后可催化 MAPK 的激酶(MAPKK)磷酸化而使其激活，后者进而使 MAPK 激活。MAPK 可作用于胞质内的许多靶蛋白质(主要为酯类)而发挥效应，也可转位至核内，使一些转录因子磷酸化而调节基因转录。这一系列的信号传递过程的主要生物效

应包括物质代谢、细胞生长、分裂等过程。

4. 酪氨酸激酶偶联型受体的信号转导·此型受体本身不含酪氨酸激酶，但与胞质中的某些酪氨酸激酶偶联从而发挥生理效应。通过此类受体起作用的激素主要有生长激素、催乳素、促红细胞生成素、瘦素及一些细胞因子，如多种白细胞介素、干扰素等。此类受体与其特异性配基结合后，使得与其偶联的 JAK(Janus kinase)酪氨酸激酶上的酪氨酸磷酸化，并使 JAK 激活。JAK 激活后进而使其偶联受体的胞质区的一个酪氨酸残基磷酸化，正是受体上磷酸化的酪氨酸提供了一个选择性的泊位，与细胞质内的一类信号分子——信号转导和转录激活因子(signal transducers and activators of transcription, STAT)相互作用，将激素信号传递下去，该途径又称 JAK-STAT 信号途径。

5. 鸟苷酸环化酶型受体的信号转导途径·该类受体以环磷酸鸟苷(cGMP)为第二信号，受体的细胞内区含有鸟苷酸环化酶。一旦激素与受体结合后，鸟苷酸环化酶即被激活，催化三磷酸鸟苷酸转变为 cGMP。cGMP 进而激活依赖它的蛋白激酶 G(PKG)，后者可催化靶蛋白质的磷酸化，通过级联反应产生生物学效应；心房利尿钠肽就是通过该途径发挥作用。此外，一氧化氮(NO)可激活胞质中的可溶性鸟苷酸环化酶而使 cGMP 增加，从而实现其生物学效应。

6. 丝氨酸/苏氨酸激酶型受体的信号转导途径·转化生长因子 β(TGF-β)、激活素(activin)、抑制素(inhibin)、骨形成蛋白(BMP)等的受体具有丝氨酸/苏氨酸激酶活性，它们组成丝氨酸/苏氨酸激酶型受体家族。该家族受体均有Ⅰ型、Ⅱ型两型，Ⅱ型受体的功能是与配基结合，Ⅰ型受体的功能是传递信号。TGF-β 与Ⅱ型受体结合后，使Ⅰ型受体上的丝氨酸/苏氨酸激酶激活，激活的Ⅰ型受体通过 SARA(smad anchor for receptor activation)与 Smad2 或 Smad3 分子相互作用，形成受体-SARA-Smad 分子复合物，使 Smad 分子羧基端部位上的丝氨酸/苏氨酸残基磷酸化。磷酸化的 Smad2 或 Smad3 与 Smad4 分子结合，进而转位到细胞核内，激活其靶基因的转录。激活素的信号途径与 TGF-β 相同；而 BMP 则是通过 Smad1 或 Smad5 与受体结合，磷酸化的 Smad1 或 Smad5 再与 Smad4 形成复合物，进入到核内，发挥作用。

(二) 受体位于细胞内(核或胞质)激素的作用机制

此类激素包括肾上腺皮质及性腺的类固醇激素、甲状腺激素、维生素 A 代谢物维甲酸等。激素的核受体含有以下4个功能域：激素结合区、DNA 结合区、转录激活区和铰链区。激素结合区(BD)，位于受体蛋白质的羧基端(C 端)，其功能包括：① 识别相应的激素并与之进行特异性结合；② 受体的二聚化；③ 受体与热休克蛋白90(HSP90)相互作用，受体定位于核内；④ 激活转录。甲状腺素、维甲酸等受体不与 HSP90 相互作用，而直接进入核内与 DNA 相结合。

受体二聚化是核受体发挥作用的必要条件。二聚化的核受体对靶基因具有转录激活作用，这一过程主要是在共激活因子(coactivator, CoA)和共抑制因子(corepressor, CoR)的共同参与下完成的。CoA 是一组能与活化的核受体或转录因子结合的蛋白质复合物，通过组蛋白乙酰化和募集基本转录复合物，以激活特异性基因表达。主要有：CREB 结合蛋白(CBP)、腺病毒 EIA 相关蛋白 p300(p300)、p300/CBP 相关因

子(P/CAF)、p300/CBP 相互作用蛋白(P/CIF)、核受体共激活因子1(NCoA-1)、核受体共激活因子2(NCoA-2,又称TIF或GRIP-1)等,当活化的核受体与其识别的特定DNA序列(应答元件)结合后,即可募集CoA。通过CoA使其调控基因区的核小体组蛋白乙酰化,同时募集基本转录复合物到转录起始区,而使特定基因表达。CoA还能与核受体外的各种转录因子相互作用,将不同转录因子的调控相互联系起来,形成一个网络结构,在此网络中各种成分共用,相互竞争,使外来信号在转录水平相互交流,从而实现细胞中转录调控的协同性和准确性。

共抑制因子(CoR)能与特定的核受体结合,通过募集组蛋白去乙酰化酶使核组蛋白去乙酰化,从而抑制特异性基因的转录表达。目前发现的CoR主要有4种:核受体共抑制因子(nuclear receptor corepressor,NCoR)、甲状腺和维甲酸受体的沉默子介导物(silencing mediator of retinoid and thyroid receptor,SMRT)、Sin3和组蛋白去乙酰化酶(HDAC)。NCoR、SMRT和Sin3(Sin3A/Sin3B)的复合物与核受体结合,并且通过Sin3募集HDAC到特定基因的调控区,通过组蛋白去乙酰化而发挥抑制作用。

选择性雌激素受体或雄激素受体调节剂(SERM或SARM)的出现,使人们认识到核受体发挥作用的机制可能更加复杂。因这类物质与雌激素或雄激素受体结合后,在不同的组织或细胞可发挥拮抗或激活激素生理效应的功能,而这种在不同组织或细胞功能上的差异主要与靶组织内表达的蛋白质不同有关。最后,类固醇激素受体除了通过调节基因的转录而发挥作用外,还可以通过非基因组机制发挥作用。

总之,激素信号的转导及其调控的基因转录是维持细胞生命活动的重要基础。随着功能基因组学研究的深入,人们将能够在整体水平上了解细胞内的信号转导过程。对这些过程的研究无疑会加深对细胞生理功能的理解,同时加深对疾病发病机制的认识,并促进防治疾病药物的开发。据估计目前应用的药物其分子靶点约500个,其中受体和酶占75%左右。人体内可作为药物分子靶点的基因估计约有10 000个,也就是说大多数可用来开发药物的分子靶点尚不清楚。因此,对信号转导过程的认识,将会加速新药的开发。

参考文献

[1] 陈家伦. 内分泌学概述[M]//陈敏章.中华内科学.北京:人民卫生出版社,1999:2947-2969.

[2] Becker KL. General principles of endocrinology[M]//Becker KL. Principles and practice of endocrinology and metabolism. 2nd ed. Philadelphia: Lippincott, 1995:2-41.

[3] 陈家伦.世纪之交的内分泌学浅述(上)[J].中华内分泌代谢杂志,2000,16:337-341.

[4] Jameson JL, DeGroot LJ. Endocrinology: impact on science and medicine [M]//DeGroot LJ, Jameson JL. Endocrinology. 5th ed. Philadelphia: WB Saunders,2006:3-14.

[5] Kronenberg HM, Melmed S, Reed Larsen P, et al. Principles of endocrinology[M]//Kronenberg HM, Melmed S, Polonsky KS, et al. Williams textbook of endocrinology. 11th ed. Philadelphia: WB Saunders, 2008:1-11.

[6] Low MJ. Neuroendocrinology [M]//Kronenberg HM, Melmed S, Polonsky KS, et al. Williams textbook of endocrinology. 11th ed. Philadelphia: WB Saunders. 2008:85-154.

[7] Harris GW. Neural control of the pituitary [J]. Physiol Rev, 1948, 28: 139-179.

[8] Frohman LA, Felig P. Introduction to the endocrine, system[M]//Felig P, Frohman LA. Endocrinology and metabolism. 4th ed. New York: McGraw Hill, 2001:3-17.

[9] Zhang JV, Ren PG, Avsian-Kretchmer O, et al. Obestatin, a peptide encoded by the ghrelin gene, opposes ghrelin's effects on food intake [J]. Science, 2005, 310: 996-999.

[10] Nogueiras R, Tschop M. Biomedicine. Separation of conjoined hormones yields appetite rivals [J]. Science, 2005, 310: 985-986.

[11] Wiedmer P, Nogueiras R, Broglio F, et al. Ghrelin, obesity and diabetes [J]. Nat Clin Pract Endocrinol Metab, 2007, 3: 705-712.

[12] Wolfe MM. Gastrointestinal regulatory peptides: an overview [J]. Curr Opin Endocrinol Diabetes Obes, 2007, 14: 41-45.

[13] Murphy KG, Dhillo WS, Bloom SR. Gut peptides in the regulation of food intake and energy homeostasis [J]. Endocr Rev, 2006, 27: 719-727.

[14] Danial NN, Rothman P. JAK-STAT signaling activated by Abl oncogenes [J]. Oncogene, 2000, 19: 2523-2531.

[15] Savage C, Das P, Finelli AL, et al. Caenorhabditis elegans genes sma-2, sma-3, and sma-4 define a conserved family of transforming growth factor beta pathway components [J]. Proc Natl Acad Sci USA, 1996, 93: 790-794.

[16] Pessin JE, Saltiel AR. Signaling pathways in insulin action: molecular targets of insulin resistance [J]. J Clin Invest, 2000, 106: 165-169.

[17] Yang YS, Song HD, Li RY, et al. The gene expression profiling of human visceral adipose tissue and its secretory functions [J]. Biochem Biophys Res Commun, 2003, 300: 839-846.

第三章·循证医学、精准医学与内分泌代谢病

杨文斌　陈家伦

一、循证医学概述

15—17世纪,欧洲远洋船队出现在世界各地的海洋中,探索陆地与海洋的边界,寻找新的航海路线和贸易伙伴。大航海时代的远洋旅行意味着来自未知境地的冒险:地理、风暴、气候、船只、补给、疫病、人性等,探索极大地扩展了已知世界的范围,也遭遇了前所未见的难题,其中就包括远洋船员出现不明原因的坏血病(维生素C缺乏症)。1747年海军军医James Lind在海军军舰索尔兹伯里号对患病船员进行干预,即在共同饮食的基础上分别给予柠檬、苹果酒、海水、醋、麦芽汁等,成为最早具有科学意义的对照研究。与此同时,统计学作为一种统一知识体系的专业出现,以及接受其作为方法学的兴起,为基于概率的临床试验设计思路的形成提供了必要的条件(无偏倚的随机化、盲法、设置安慰剂等)。医药学的进步急需科学手段对临床结果进行辨别,使之回归理性,不受错觉、过度热情、想象力和欺诈的遮蔽。1948年10月《英国

医学杂志》发表了英国皇家医学研究理事会（Medical Research Council，MRC）在 Austin Bradford Hill 主持下，首次基于随机、盲法、安慰剂，以发热和 X 线胸片改善为主要终点、住院随访 6 个月的链霉素干预肺结核的研究。这是循证医学史上第一个具有现代意义的临床研究，此后的临床研究基本遵循以该研究奠定的方法学。

20 世纪中期以后，随着第二次世界大战的结束，经济快速恢复和增长，科学技术不断进步，工农业生产效率大幅度增加，民众生活水平显著提高，生活方式因之发生改变，医疗条件改善，预期寿命延长，疾病谱也逐渐发生变化。传统创伤和急性传染性疾病的流行得到遏制，而一些非传染性疾病的危害受到重视。体重增加、腹型肥胖、高血压、血脂异常症、糖尿病、代谢综合征、原发性骨质疏松症等疾病的发病率迅速提高，严重威胁人们的健康。

与此同时，在医疗实践中，对治疗措施效果的判断和评估发生了变化，从临床症状、体征及实验室检测指标的改善（如降压、降糖、调脂、治疗骨质疏松等药物研发时的对症疗效评价）转变为对疾病结局（终点）的有效性、能否降低严重的器官损害（临床事件）及降低病死率，如对降压、调脂药要求明确其能否降低心脑血管事件，降糖药能否降低微血管病变和大血管病变，防治骨质疏松症药物能否降低跌倒及重要部位（髋部、脊椎）骨折等事件的发生率和病死率。

观察疾病时间跨度的延长和全身空间跨度的扩大，决定对疾病的健康结局（health outcome）评估的内容和范围随之扩大。其中包括：① 临床医师报告的结局（clinician-reported outcome，ClinRO）和生物标志物定义的临床结局（biomarker outcome），包含全因死亡率、病死率、非致命性临床事件、器官病理/功能损害、住院率、再住院率、疾病的并发症、治疗措施的不良反应、并发症/合并症、重要临床指征/测试指标的变化。② 患者自身对疾病和治疗的感受，即患者汇报/判断的临床结局（patient reported outcome，PRO），包括疾病好转、消退、恶化，以及与疾病有关的生活质量、体能状态、精神状态、工作能力及对治疗方案的满意度、选择偏好等。③ 患者-医护人员以外的其他人观察测量报告的临床结局（observer-reported outcome，ObsRO），可以是能够定期观察并报告患者健康状况的父母、子女、配偶或其他非临床医护人员。ObsRO 措施不包括医学判断或解释，其意义在于对疾病和治疗的观察超越了医疗场所的空间限制和医患互动的时间限制。④ 筛查诊断和治疗措施的成本效益比（cost effectiveness），包含直接费用（医师检查与治疗、护理、药物、实验室检查、器械检查、手术治疗）、间接费用（误工时间、收入减少、家庭社会照护等）。对临床结局评估方式的转变说明临床医学模式逐渐从单纯"治病"的生物医学模式进化到"治人"的生物—心理—社会医学模式。

观察—猜想（假设）—验证是科学的研究方法。疾病时间跨度的延长和健康结局范围的扩大，决定了从少数的、个别的、特殊的病例观察出发，通过归纳总结经验而推导出一般原理的经验医学体系无法继续维系。经验医学的局限性在于一个人不可能穷尽所有临床类似病例并获得真知。以科学方法作为指导，从个别案例和知识背景推导提炼上升到猜想，对猜想假设进行验证，从而上升到科学理论和规则。

现代临床流行病学观察性研究得到广泛发展和应用，其内涵为观察不同组别在预防、医疗实施过程中的结局，包括不同的类型：队列研究（cohort studies）、病例-对照研究（case-control studies）、横断面研究（cross-sectional studies）。这些研究方法各有其应用范围、优点及限制性。观察性研究的不足之处为不能避免混淆因素所起的作用，不同组别可在临床及病理生理特征上有差别。根据观察所做出的推论必须审慎，因为多种混杂因素可能影响临床结局（终点）上的差别。

随着制药工业的蓬勃发展，不断研制、开发出多种治疗重大疾病（如高血压、糖尿病、心血管病）的新药，这些新药在经过严格的临床前基础研究后，必须在不同范围、不同要求、不同类型的临床试验中经受有效性及安全性方面的考验，符合药品临床试验管理规范（Good Clinical Practice，GCP）的要求。在监管部门的监督下，制药工业对进行必要的大型临床试验做了有力的支持。

临床医学研究方法逐渐完善，随机对照试验（randomized controlled trial，RCT）得到普遍采用。规范的 RCT 有明确的科学假设、研究目的、干预措施、疗效判定的结局（终点），可有主要终点及次要终点；按研究目的确定研究对象（病例的入选及排除标准）、病例数及观察期限。入选的病例被随机分配至试验组及对照组，以尽可能使两组在基线特征上具有可比性。试验组包括药物、手术或其他干预措施；对照组可用安慰剂、其他疗法或同一治疗的活性对照（如降血糖、降血压、调脂的不同强度）。安慰剂对照的优点为增强客观性、可比性，其限制性为仅适用于药物治疗，并必须符合医学伦理学的规定。

RCT 可采用盲法，即不知所用为试验药或安慰剂。单盲指患者不知；双盲指医患双方皆不知。另一类为前瞻性、随机开放、盲法终点评估（prospective randomized opened blind endpoints evaluation，PROBE），较为接近日常的医疗工作，费用较省，虽非盲性，也较为客观，可得出有价值的结论。

RCT 的主要优点为能够提供最强的因果关系，能最大限度地控制混杂因素。规范操作的 RCT 的结论可作为制定、修改疾病指南的重要依据。其限制性为：费用大、时间久，不适用于结局（终点）发生率甚低的研究；此外，在推广、应用上受到一定的限制。这是因为 RCT 有一定的入选、排除条件，而不能用于某一疾病的所有病例；医师在临床诊疗中需考虑个体化治疗的原则。

20 世纪 80 年代涌现出众多随机对照试验，在此基础上，1994 年加拿大 McMaster 大学健康科学中心以 Gordon Guyatt 为首的研究组在《美国医学会杂志》上发表了"循证医学"这一指导临床实践的新观念和方法。

有别于经验医学的是，循证医学更重视全面、系统的临床研究，强调以患者的临床事件或死亡预后作为终点评价；循证医学尤为重视确凿的规范的临床证据，而不是单凭个别医师的经验或来自动物实验及体外研究的个别结论。当然医师的经验也是重要的，在诊断方面尤其重要。

医学上许多疑难、悬而未决、有分歧的重要问题，往往依靠循证医学的成果得到解决。循证医学不但在操作上有其科学性，而且在伦理道义上有其崇高的目的性，这已极为明确地反映在世界卫生组织（World Health Organization，WHO）的论述之中。

WHO 的国际临床试验注册制度（ICTRP）指出，临床试验具有伦理和科学的意义,所有试验的参与者都期望他们对生物学认识的贡献能被用于改善社会的医疗保健。

循证医学有一套完整的证据质量体系,首先是规范的随机对照试验和同一类型规范临床随机对照试验的荟萃分析(meta-analysis),以及对有关问题的系统性综述(systemic review),相关内容依次为队列研究(cohort studies)、病例-对照研究(case controlled studies)、系列病例分析(case series)、病例报告(case report)、评论(narrative reviews)、观点(expert opinion, editorials)等,此外还有整体动物研究及体外试验研究。不同的试验有其特殊的意义及应用。以上不同来源的证据,依据质量组成证据"金字塔"。一般而言,相对高位的证据可信度高于相对低位的证据;不过也需要特别注意高位的证据都是经过筛选和二次分析的证据,因此证据筛选和二次分析的可靠性与证据可信度一样重要。在不同目的、不同性质的研究中,循证"金字塔"的次序有所不同。

例如,在2型糖尿病的遗传学研究中,采用病例-对照研究招募成千上万个大样本病例及对照者,用全基因组关联研究单核苷酸多态性获得了重要进展。

循证医学的精髓是在临床医疗实践中,对患者诊断、治疗

的决策及预后的判断应建立在最可靠科学依据的基础上,要求临床医师的专业技能与现代医学的最佳成就(证据)相结合;医疗的决策还必须与患者的期望和需求相结合,以保证患者的良好依从性,以达到循证医学的最佳效果。因此,循证医学在临床医学的各个方面,包括病因机制的探讨、诊断标准的确立、药物有效性和安全性评估、预后判断、疾病预测、预防措施的有效性与可行性,以及卫生经济学的研究、医学模式的转变等方面皆起着重要的作用。

二、循证医学与内分泌代谢疾病

内分泌代谢疾病最大的特点是"杠杆"调节效应,即几乎所有的内分泌代谢疾病的发病机制均以激素或代谢物作为杠杆,经年累月导致临床疾病;反之,从临床疾病反推到某一激素或代谢物的因果关系也可能需要长期、细致、全面的观察。

各种内分泌代谢疾病的诊断、预防、治疗、预后判断等方面的研究都在不断进展之中,积累了大量循证医学的成果;其中许多已体现在疾病的诊疗指南中,此处仅介绍几个例子,以显示循证医学在解决某些临床问题上所取得的成果。具体应用时,建议采用表1-3-1的"循证矩阵"进行分析。

表1-3-1 不同目的和证据级别的"循证矩阵"

项 目	探索治疗方案的研究	探索疾病预后/结局的研究	探索诊断试验的研究	探索卫生经济学-决策模型的研究
Ⅰa级证据	基于Ⅰ级证据随机对照研究进行的系统性综述和荟萃分析(基于同质性的Ⅰ级证据研究)	基于Ⅰ级证据的系统性综述和荟萃分析	基于Ⅰ级证据的系统性综述和荟萃分析	基于Ⅰ级证据的系统性综述和荟萃分析
Ⅰb级证据	前瞻性随机对照研究有显著统计学意义;虽未达到显著统计学意义,但可信区间窄	前瞻性研究	采用现有金标准作为参照,对同一患者群进行连续随访,对此前提出的诊断标准进行验证	临床合理费用和选择;参数采集自多个研究;多重敏感性分析
Ⅱ级证据	前瞻性队列研究 操作执行质量差的随机临床研究(如随访率低于80%的研究) 系统性综述 基于Ⅱ级证据随机对照研究 非同质性Ⅰ级证据研究	回顾性研究 此前前瞻性随机对照研究的随访队列研究 基于Ⅱ级证据的系统性综述和荟萃分析	采用现有金标准作为参照,对同一患者群进行连续随访,提出新的诊断标准 基于Ⅱ级证据的系统性综述	临床合理费用和选择;参数采集自个别研究;多重或全局敏感性分析 基于Ⅱ级证据的系统性综述
Ⅲ级证据	病例对照研究 回顾性队列研究 基于Ⅱ级证据研究的系统性综述		采用现有金标准作为参照,但未能对患者群进行连续随访 基于Ⅱ级证据的系统性综述	有限选择和费用
Ⅳ级证据	系列病例研究	系列病例研究	病例对照研究 设定参照标准非当前金标准	无敏感性分析
Ⅴ级证据	专家意见/个人观察	专家意见/个人观察	专家意见/个人观察	专家意见/个人观察

尽管在内分泌代谢领域的随机临床对照研究已经取得很大进展,但在控制偏倚(bias)方面仍需改进。

(一)循证医学对建立全球统一糖尿病诊断标准的贡献

内分泌代谢疾病的诊断在于定位、定性和定量三个不同层次,其中定位诊断仍依赖于解剖学和影像学手段开展工作,而循证医学的主要应用场景和价值在于定性和定量两个层次。

早年糖尿病诊断依靠典型的临床症状(多尿、多饮、多食、

消瘦)及并发症,但获诊断时已达疾病晚期。20世纪20年代末,口服葡萄糖耐量试验(oral glucose tolerance test, OGTT)逐渐被应用于临床,以期对糖尿病做出早期诊断,但诊断标准差别很大。美国糖尿病流行病学家Kelly West曾对美国及其他国家20位著名糖尿病学家征询OGTT后2h血糖值的异常最低值及正常最高值。结果,前者介于6.7~11.1 mmol/L,平均约8.9 mmol/L;后者介于6.1~10.0 mmol/L,平均值于11位美国学者为7.8 mmol/L,9位其他国家学者为7.3 mmol/L。

将各家的诊断标准应用于50岁以上的人群,糖尿病患病率最低者仅为2%,而最高者达73%。由此可见,糖尿病诊断标准的分歧之大,制定一项可为大家接受的、统一的糖尿病诊断标准已刻不容缓。糖尿病血管并发症的研究明确了微血管病变,主要是视网膜病变及肾脏病变,为糖尿病患者所具有的特征性损害。20世纪60—70年代,几项流行病学前瞻性研究观察了空腹及葡萄糖负荷后血糖水平与发生糖尿病性视网膜病变之间的关系,得出了有重要意义的结果。

美国国家关节炎、代谢、消化疾病研究所对亚利桑那州皮马印第安人的2项前瞻性研究得出了重要的结果,皮马印第安人是成年非胰岛素依赖糖尿病患病率高达50%的民族。一项是初诊时血糖与3年内发生视网膜病变关系的研究,对220例25岁以上、初诊时无视网膜病变、无蛋白尿者测空腹血糖(fasting plasma glucose, FPG)及口服75 g葡萄糖负荷后2 h后血糖,随访2~4年,平均3年。复查时基线2 h血糖<11.1 mmol/L的160例中无1例发生视网膜病变,而在2 h血糖>11.1 mmol/L的60例中有7例(12%)发生视网膜病变。在基线FPG<7.8 mmol/L的181例中,2例(1%)发生视网膜病变,而在FPG>7.8 mmol/L的39例中有5例(13%)。另一项皮马印第安人初诊血糖与6年后视网膜病变及明显蛋白尿(尿蛋白/肌酐>1,反映糖尿病肾脏病变)关系的研究显示,基线时2 h血糖<11.1 mmol/L的446例中,复查时6例出现视网膜病变(1%),其中3例仅1只眼有单一性病变。另外3例2 h血糖在经过随访后已上升至16.4~25.0 mmol/L;基线时2 h血糖>11.1 mmol/L的113例中,23例(20%)出现视网膜病变。复查时已在用降血糖药治疗的83例中,39%出现病变。出现严重蛋白尿者也与基线时服葡萄糖后2 h血糖水平密切相关,<11.1 mmol/L者仅4例,其中3例分别患肾结石、肾盂肾炎、高血压,可能与蛋白尿有关,另外1例在研究结束后3个月2 h血糖升至13.4 mmol/L。复查时接受降血糖治疗的患者中18%有显著蛋白尿。

英国伦敦Guy医院的社区医学部及代谢病科对贝德菲尔德地区愿意合作的居民做50 g的OGTT,将全部受试者人为地分为3类:① 2 h血糖为11.1 mmol/L及以上者105例为糖尿病,转其全科医师处做常规治疗;② 2 h血糖介于6.7~11.1 mmol/L者被视为"临界糖尿病"248例,做长期随访研究,定期复诊并做检查;③ 2 h血糖6.7 mmol/L以下者被视为正常。5年随访期后复查,包括扩瞳做眼底检查,结果糖尿病者视网膜病变发生率明显增加。在不同2 h血糖(>11.1 mmol/L、>13.3 mmol/L、>15.8 mmol/L、>18.3 mmol/L)组,由基线至5年后复查时病变发生率变化分别为0~11.8%、3.4%~22.7%、15.4%~26.3%、8.0%~33.3%,有数例演变为增殖性病变,伴视力障碍。而在"临界糖尿病"组中,视网膜病变发生率基线时为1.3%,5年后为3.3%,且仅限于眼底有1~3个小微血管瘤。同一研究组对伦敦政府公务员进行了另一项类似的研究,在查出的204例糖负荷后2 h血糖在6.1 mmol/L以上的男性中,61例血糖在11.1 mmol/L以上,被视为糖尿病,按糖尿病治疗,其余被视为"临界性糖尿病"。随访6~8年后复查,61例糖尿病者中13例已死亡,5例失去联系,43例回答了问卷,37例得以复查,了解到另1例已发生视网膜病变。38例中8例(21%)视网膜异常,符合糖尿病微血管病变者6例,

仅有渗出者2例。在发生视网膜血管病变的8例中,基线时2 h血糖最低者为12.7 mmol/L。基线时临界糖尿病组者在复查时糖耐量恶化,在变成糖尿病的34例及仍处于"临界糖尿病"的74例中,仅分别有2例及4例出现渗出,皆未观察到视网膜血管病变。

上述共4组前瞻性研究得出了相近的结果,糖负荷后2 h血糖11.1 mmol/L以上与发生糖尿病性微血管病变(视网膜病变及肾脏病变)密切相关。在这些研究结果的基础上,美国国立卫生研究院(NIH)组织了国际性专家研讨会。1979年糖尿病数据组(DDG)根据讨论结果制定并发表了糖尿病诊断标准及分型,称为美国国家糖尿病数据组(NDDG)标准,即75 g OGTT 2 h血糖在11.1 mmol/L以上,同时30 min、60 min和90 min血糖有1个时点血糖值在11.1 mmol/L以上。次年WHO专家组会议在NDDG标准的基础上,进行了协商、调整,主要是删除了将30 min、60 min和90 min血糖值作为诊断标准的组成部分,而简化为以FPG>7.8 mmol/L和(或)2 h血糖>11.1 mmol/L为诊断依据,并于1980年公布了WHO专家委员会糖尿病分型及诊断标准。

WHO文件的公布结束了以往多年糖尿病诊断标准不一、相差悬殊的状况,这一按循证医学原则,依据前瞻性研究OGTT 2 h血糖水平与发生糖尿病特征性微血管病变之间关系确定的诊断标准被普遍接受,成为国际统一的糖尿病诊断标准,极大促进了全球糖尿病研究的合作与比较,对提高糖尿病防治水平做出了重要贡献。

(二)绝经期后妇女激素替代疗法与心血管病的预后

20世纪50年代起在美国,越来越多的医师和患者认为在绝经期后补充缺失的激素可能防止老年的一些表现,包括冠心病、骨质疏松性骨折、认知功能减退和性功能下降,从而导致绝经期后雌激素替代治疗(hormone replacement therapy with estrogen, HRT-E)的应用逐渐得到推广。当时使用最多的雌激素制剂为结合型马雌激素(conjugated equine estrogens, CEE)。

至20世纪80年代,认识到单用雌激素替代疗法可引起子宫内膜增生和癌肿,如果同时采用可拮抗雌激素的孕激素,对子宫内膜癌有预防作用,而在不同的孕激素中,醋酸甲羟孕酮(medroxyprogesterone acetate, MPA)的合用可保持雌激素对血脂谱的有利作用。CEE-MPA成为美国最常用的雌孕激素替代疗法(hormone replacement therapy with estrogen/progestogen, HRT-EP)。

自80年代至90年代,多项回顾性或前瞻性观察性队列研究显示,采用HRT-E或HRT-EP疗法的绝经后妇女可使冠心病事件降低40%~60%,而且还可降低全因死亡率、骨质疏松性骨折。

类似的研究还观察到采用HRT-EP疗法者与未用者相比,阿尔茨海默病性痴呆的发生率较低。这些队列研究也显示发生乳腺癌的危险与对照组相比高20%~30%,但总体来说,激素替代疗法还是利大于弊,故使用者仍有增无减。

考虑到观察性队列研究有可能存在混淆因素,影响结果,有必要进行随机双盲安慰剂对照的临床试验以明确绝经后妇女激素替代疗法与心血管病的关系。

1998年一项包括20个医疗中心的随机、安慰剂对照双

盲试验心脏与雌激素/孕激素替代疗法研究（heart and estrogen/progestin replacement study，HERS）否定了已有冠心病的绝经后妇女使用激素替代疗法能够获益。HERS 入选了 2 763 例已有心肌梗死、已做冠状动脉搭桥或血管成形术，或冠状动脉造影已显示冠状动脉阻塞＞50％的患者，平均随访了 4.1 年，两组在心血管终点方面没有差别，总体风险比 0.99（95％CI 0.8～1.2）。在第一年时，激素替代组的心血管事件发生还多一些。此随机对照双盲试验并未证实激素替代疗法对冠心病事件的二级预防有效，此外，还增加卒中、肺栓塞、乳腺癌的风险。

2002 年起发表的妇女健康倡议（Women's Health Initiative，WHI）研究有两部分以安慰剂作为对照的临床随机研究（于 1993—1998 年入组）。第一部分为未接受子宫切除术、无心脏病的妇女 16 608 例，为绝经后平均约 12 年，随机分至雌激素/孕激素组或安慰剂组，此为 WHI HRT-EP，采用 CEE（0.625 mg/d）及 MPA（2.5 mg/d）。受试者皆无临床心血管病，原定观察时间 7 年，由于激素替代组已显示事件风险增加而在平均随访 5.2 年时提前中止。结果 HRT-EP 组冠心病事件、卒中、肺栓塞、乳腺癌的风险高于对照组，而结肠-直肠癌、髋部骨折的风险低于对照组，死亡与对照组无差别。总体事件指数（global index），即以上 7 事件中任一种第一次发生的总和，激素替代组的风险高于对照组。研究者认为前 4 种事件风险增加的危害重于骨折及结肠癌风险的降低。

WHI HRT-EP 于 2003 年发表的后续报道显示，年龄＞65 岁的受试者激素治疗组痴呆的发病率较对照组增加 2 倍，这一结果进一步引起人们对激素替代疗法的关注。

2004 年发表了 WHI 研究的第二部分，即将 10 739 例接受过子宫切除术的无心血管病的女性，随机分至单用雌激素（CEE，0.625 mg/d）或安慰剂组，即 WHI HRT-E，中位随访 7.2 年，其结果表明，HRT-E 组冠心病事件风险与对照组相仿，卒中、肺栓塞的风险增加，但乳腺癌减少，结肠癌的风险未降低，髋部骨折减少。与 WHI HRT-EP 相比，WHI HRT-E 前 4 种事件中，只有 2 种风险增加，而非 4 种皆增加。但对于有子宫者，HRT-E 增加子宫癌的危险，而且使子宫出血、活检、子宫切除术的频率增加。在 WHI HRT-E 中老年痴呆也增多，不过未达显著性，如将 WHI HRT-E 与 HRT-EP 合并统计，痴呆的风险增加即有显著性。基于 HERS 与 WHI 的结果，美国食品药品管理局（FDA）指出不推荐雌激素制剂用于预防冠心病，也不推荐作为预防骨质疏松症的一线用药。专业学会也修改了相关的防治指南，不推荐激素替代疗法用于预防疾病，仅推荐用于改善绝经期后症状，在使用时用最低剂量和最短疗程。

WHI 结果公布后，引起了一系列的疑问。首先是纳入受试者的年龄，其他还有激素的种类、用量、给药途径等。WHI 中受试者开始接受绝经后激素治疗（MHT）时的年龄平均为 63 岁，而通常在绝经后需做出决定用 MHT 的 50～54 岁的女性仅占 3.5％。主要从绝经 10 余年后开始接受 MHT 的妇女中所得出的结论，尤其是冠心病事件的危险性增加是否适用于年龄相对较小的绝经 10 年内的女性受到质疑。对 WHI 研究资料及另一些试验按不同年龄亚组进行分析的结果提示，在 WHI 总体分析所观察到的冠心病危险性增加源于绝经多

年的老年妇女开始用 MHT 的不良作用。此外，平均年龄在 60 岁以下或绝经开始 10 年以内者，MHT 组与安慰剂对照组相比较全因死亡风险降低近 40％。因此，2010 年美国内分泌学会发表的绝经后激素治疗的科学声明提出，对于年龄较轻、绝经不久的妇女，MHT 虽不推荐用来降低冠心病事件的危险，但如有其他应用 MHT 的适应证时，不必因顾虑增加心血管风险而不用。

WHI 结果公布以后，多项有关 MHT 的研究仍在进行中。WHI 的亚组和后续分析结果也提示，减少雌激素用量，使用经皮肤吸收途径，采用一些非传统的制剂可能使 MHT 效果增加。如能通过基因检测技术进一步了解某一个体对 MHT 有特殊的益处或害处，则有望进行个体化的 MHT，使广大的绝经后妇女受益。WHI 的后续随访也提示 65 岁以上的女性，没有必要常规进行骨密度筛查。根据 WHI 2 项随机试验累计中位数超过 20 年的长期流行病学随访研究，与安慰剂组相比，已接受子宫切除术且随机使用 CEE 的女性，乳腺癌发生率和因乳腺癌的死亡率显著降低；与安慰剂组相比，保留子宫且随机使用 CEE 和 MPA 的女性，乳腺癌发生率显著升高而因乳腺癌的死亡率无明显差异。

以 WHI 为代表的随机临床研究通过前后超过 60 年的时间，对绝经期后妇女激素替代疗法与多种肿瘤及心血管病的预后进行研究，得到近乎结论性的证据。虽然没有支持最初的假设，反而证实循证医学的方法论对长期预后终点的临床价值。循证医学的价值在于提供高质量的科学证据，而不仅仅是理论或专家经验或个人意见而做出临床决策的推荐。

（三）垂体生长激素瘤的治疗和病死率变迁

随着诊断、治疗方法的进步及长期随访资料的积累，垂体生长激素瘤的诊断、治疗及预后的判断已逐渐从经验医学发展到以循证医学为指导的阶段。自 20 世纪 70 年代初至 90 年代中期，肢端肥大症的病死率为标准病死率（SMR）的 2～3 倍，按 7 项报道共 1 084 例，为 SMR 的 2.25 倍。由于治疗方法和策略的进步，自 1998 年至 2005 年，10 项报道共 4 074 例的病死率降至 SMR 的 1.48 倍。

肢端肥大症患者的死亡原因，按一项 1990—2006 年中位数随访时间 13.9 年 501 例中死亡 162 例分析，全因死亡例数与 SMR 比较为 1.7 倍（$P=0.001$）；心血管死亡 77 例，1.9 倍（$P=0.001$）；脑血管死亡 25 例，2.7 倍（$P<0.001$）；呼吸系统疾病死亡 20 例，1.8 倍（$P<0.01$）；癌肿死亡 36 例，1.2 倍（$P=0.26$）。患者死亡多见原因为血管病变，此与患者合并高血压、糖尿病、心肌病变、血脂异常、睡眠呼吸暂停、放射治疗等因素有关。

治疗后血清 GH 降低值与长期预后、存活率相关，在观察期长达 30 年的研究中，GH＜5 µg/L 组存活率明显高于 GH＞5 µg/L 者，GH＜2.5 µg/L 存活率更高。血清 IGF-1 达正常值预示存活率的价值不如 GH 那样肯定，有学者认为价值不大，亦有学者认为与 GH 变化的意义相近。由于在 GH 受体拮抗剂治疗（见下文）后不能依靠 GH 的下降来判断预后，IGF-1 降至正常能否用于判断预后更显重要，尚有待积累更多的经验以明确此问题。

手术治疗（经蝶手术、开颅手术）总治愈率于微腺瘤约为 80％，大腺瘤＜50％；手术治疗后，血清 GH＜2.5 µg/L 者，总

治愈率达 56%～76%，其中微腺瘤达 72%～91%。

与手术及药物治疗相比较，放射治疗的病死率较高，主要是因为脑血管病变死亡者增多。

长效生长抑素类似物治疗 110 例患者 4 年，GH＜2.5 μg/L者达 72%，IGF-1 正常值为 75%。用各种类型生长抑素类似物治疗的 900 余例中，肿瘤缩小者约占 50%。

GH 受体拮抗剂培维索孟（pegvisomant）治疗 90 例患者 1 年血清 IGF-1 可下降至正常；随访 18 个月仍有效降低 IGF-1。此药作用为阻碍 GH 信号转导，其奏效并不依赖于肿瘤的缩小，也不会影响肿瘤生长的自然过程。应定期监测可能的肿瘤生长和不良反应（肝毒性、皮肤表现）。

治疗后发生腺垂体功能低下者的病死率增高，尤其是 ACTH 缺乏者，为独立的危险因素。在氢化可的松治疗过程中，每日剂量≥30 mg 者的病死率高于＜30 mg 者，表明激素补给量过多反而有害。

（四）控制血糖与防治糖尿病慢性并发症

严格控制血糖是否较一般控制血糖能延缓、减轻糖尿病并发症的发生与发展为一悬而未决的问题。美国国立卫生研究院（NIH）于 1993 年结束并发表的美国 1 型糖尿病并发症试验（diabetes control and complication trial, DCCT），强化治疗组使用了巨大的人力、物力和财力，患者每日注射胰岛素 3～4 次，或用胰岛素泵治疗，每日测血糖数次，按需随时调整剂量、每日医师随访（餐前血糖目标 3.9～6.7 mmol/L，餐后血糖目标＜10 mmol/L，HbA$_{1C}$维持正常水平即＜6.05%）。与每日注射 1～2 次中、长效或混合胰岛素、每日监测 1 次血糖或尿糖、每 3 个月医师随访的常规治疗组（只需没有 1 型糖尿病典型症状即可）相比，在平均疗程 6.5 年期间，两组 HbA$_{1C}$中位数相差 1.9%（7.2% 比 9.1%）。至试验结束时，与常规治疗组相比，强化治疗组视网膜病变一级预防及二级预防并发症相对风险的下降幅度分别如下：新发视网膜病变 76% 和 47%～56%，微量白蛋白尿 34% 和 43%，白蛋白尿 44% 和 56%，神经病变 69% 和 57%。除一级预防中白蛋白尿外，其他各项风险的下降皆有显著性差异。大血管病变（因心血管病变死亡、心肌梗死、重要的周围血管病变）若分别统计两组之间差异无显著性；如合并统计，强化治疗组降低 41%，但仍未达统计学显著性（P=0.06%）。这与患者年龄较小（开始时平均 27 岁）、大血管病变较少有关。DCCT 结束后，决定对参加此试验的患者继续进行随访，不再分常规治疗组及强化治疗组，皆鼓励患者做强化治疗，每年随访，了解并发症的进展情况及有关危险因子。此项研究称为"糖尿病干预治疗及并发症的流行病学"（epidemiology of diabetes interventions and complications, EDIC）。EDIC 研究发现两组 HbA$_{1C}$逐渐接近，第 4 年起已无明显差别，但原强化治疗组微血管病变仍继续获益，其颈动脉内膜中层厚度（IMT）明显较薄。DCCT/EDIC 研究中位随访时间为 17 年，原强化组中 31 例发生 46 次心血管事件，原常规组中 52 例发生 98 次事件，强化组相对风险降低 42%（P=0.02），非致死性心肌梗死、卒中及心血管原因死亡降低 57%（P=0.02）。首次证实早期严格控制血糖，可于后期大血管事件中获益，并提出了高血糖"代谢记忆"这一概念。进一步中位数随访至 29 年的证据提示，HbA$_{1C}$平均每升高 1%，首次心血管事件发生相对危险降低 38%，心血管事件再发相对风险

降低 28%；首次主要心血管事件发生风险降低 54%，主要心血管事件再发相对风险降低 89%。

1998 年总结发表历时 20 年的英国前瞻性糖尿病研究（United Kingdom prospective diabetes study, UKPDS），将新诊断的 4 000 余例 2 型糖尿病随机分为常规饮食治疗组及强化治疗组，后者分别用磺酰脲类（SU）、胰岛素、二甲双胍（仅肥胖患者）治疗。平均疗程为 10.4 年，2 组比较强化组（SU、胰岛素）中位数 HbA$_{1C}$较常规治疗组低 0.9%（7.0% 比 7.9%），全部糖尿病相关终点减少 12%，微血管病变（视网膜、肾、神经病变）减少 25%，白蛋白尿（至 12 年时）减少 33%，皆有显著性差别。大血管病变（心肌梗死）亦减少 16%，但未达统计学差异（P=0.052）。UKPDS 于 2 型糖尿病患者亦证实强化血糖控制可显著降低糖尿病微血管病变的发生率。对肥胖 2 型糖尿病患者，二甲双胍强化治疗组与常规治疗组相比较，所有糖尿病相关终点下降 32%，糖尿病相关死亡下降 42%，所有原因死亡下降 36%，心肌梗死下降 39%，以上差别皆有显著性，微血管病变虽也下降 29%，但未达统计学意义。

UKPDS 试验结束后，继续随访了 10 年，自随访期 1 年以后，强化组与常规组的 HbA$_{1C}$即无差别，而在观察期结束时 SU/胰岛素强化组与对照组比较，微血管病变获益仍然保持，相对危险性降低仍达 24%，而原来相对危险性下降不够显著的心肌梗死则降低 15%（P=0.01），全因死亡相对危险降低 13%（P=0.007）；在超重的二甲双胍组中，在观察结束时获益也仍然保持，所有糖尿病相关终点降低 21%（P=0.01），心肌梗死风险降低 33%（P=0.005），全因死亡率降低 27%（P=0.002）。UKPDS 在新诊断的 2 型糖尿病患者中观察到类似于 DCCT/EDIC 的远期效益，称为"后续效果"（legacy effect）。

总体来说，对于新诊断的糖尿病患者，严格控制血糖可降低微血管病变发生率，在远期可降低大血管事件发生率和死亡率。而对于年龄大（如 60 岁以上）、病程长（病史 10 年左右或更长）、高血糖严重（HbA$_{1C}$＞8%）、有多重心血管危险因子、既往发生心血管事件者，严格控制血糖能否达到降低大血管及微血管病变危险性的问题，一直缺乏有力的循证医学结论。从 2008 年结束的 3 项大规模、多中心随机强化或常规降血糖、平均随访时间约 5 年的临床试验：ACCORD（action to control cardiovascular risk in diabetes）、ADVANCE（action in diabetes and vascular disease）、VADT（veterans affairs diabetes trial）来看，强化血糖控制（ACCORD、VADT 的 HbA$_{1C}$目标值为 6.0%，ADVANCE 为 6.5%）与常规控制血糖（HbA$_{1C}$ 7.0%～7.5%）相比较，皆未能显著降低心血管事件的发生率。降糖目标值更低，降糖幅度更大，速度更快的 ACCORD、VADT 中严重低血糖的发生率高，体重增加幅度大，ACCORD 中甚而全因死亡率更高，主要是猝死的病例增多。至于对微血管病变的效果，只有在基线高血糖状态较轻（中位数 HbA$_{1C}$ 7.2%）、降糖速度较缓慢的 ADVANCE 中获得白蛋白尿进展的显著降低，而在高血糖严重（基线中位数 HbA$_{1C}$ 9.4%）的 VADT 中，微血管病变并未获益。

基于这些临床试验的结果，目前认为对符合上述条件的后期患者，尤其是血糖高、病情重、病程久者，降血糖的目标值不宜过低，HbA$_{1C}$在 7% 左右即可，降血糖速度不宜过快，降血糖药物的联合应用需合理选择。采取控制多重危险因素的措

施,诸如降体重、缩小腹围、降血压、调血脂、改善血栓形成、戒烟的综合治疗为降低血管事件及死亡率的关键。实施越早,效果越佳。丹麦 Steno-2 研究充分证实,及时控制多重危险因素对降低 2 型糖尿病的微血管、心血管事件及死亡率可取得良好的效果,且不良反应的发生率较低。

由以上几项研究可见,循证医学随机对照研究在解决疾病的诊断标准、判断预防措施的价值、治疗效果对预后的影响及干预危险因素在不同患者可能取得的益处及风险评估等方面都能发挥重要的作用。

三、精准医学与内分泌代谢疾病

现代医学在方法学的成功在于对复杂研究对象的无限细分;研究对象被细分到某一特定的单一基因、单一物质、单一路径;然而内分泌代谢疾病的复杂性在于人体调节机制的复杂性。从单一基因、单一物质、单一路径还原到分子、细胞、组织、系统层面,乃至完整的生物学和社会学意义的人和环境的交互作用。国际上主要针对肿瘤、糖尿病和自身免疫性疾病启动精准医学研究项目,精准医学正体现了对疾病认识从分到合、再从合到分的辩证过程。

随着对临床实践和对疾病本质理解的深入,人们对疾病精细化诊断和治疗的需求越来越高。例如,糖尿病是一类以单一变量血糖升高为诊断标准,包括视网膜病变在内的微血管病变为基本特征,个体间差异极其显著(表现在起病特征、疾病进展、口服药及胰岛素治疗反应、并发症风险等)的能量代谢紊乱综合征。Himsworth 于 1936 年根据患者对胰岛素-葡萄糖的反应将糖尿病分为胰岛素敏感型和非胰岛素敏感型两型,后来分型转变为 1 型和 2 型、特殊类型和妊娠糖尿病。

从诊断思路来讲,糖尿病细分诊断都应属于排除诊断。首先需排除病因明确的单基因糖尿病、继发性糖尿病(药物、原发疾病)等。1 型糖尿病需有临床诊断(高血糖、起病特点等)、免疫诊断(以胰岛素抗体阳性作为支持证据)、功能诊断(胰岛 β 细胞评估)和并发症风险评估。在 1 型糖尿病人群,哈佛大学 Joslin 糖尿病中心 Medalist 研究长病程随访发现,部分患者即使病程虽已超过 50 年,仍未曾出现视网膜病变。

还有类似长病程 1 型糖尿病队列研究发现,患者发生并发症的风险差异很大。从 1 型糖尿病临床治疗角度,依据空腹 C 肽水平、胰岛抗体、胰岛素治疗需求可以将 1 型糖尿病分为不同的亚型。多抗体阳性以更强的自身免疫反应为特征,多为典型 1 型糖尿病[体重指数(BMI)水平相对低、病程较短、C 肽水平更低],而单抗体阳性者通常 C 肽水平稍高,表明有更多残存 β 细胞功能。芬兰学者根据长期随访数据将 1 型糖尿病分为血糖良好控制型、高 HDL-C 型、肾病进展型、代谢综合征型、低胆固醇型、高血糖型 6 个亚型。

由于 1 型糖尿病、单基因糖尿病、继发性糖尿病等人数相对较少,而 2 型糖尿病人数众多,在大样本人群中开展自身抗体、胰岛素-C 肽水平、基因检测都不可能成为常规,因此 2 型糖尿病通常混杂很多,应进一步细分诊断的亚型。由于 2 型糖尿病的发病机制高度异质性,患者从空腹血糖受损、糖耐量受损、空腹血糖受损合并糖耐量受损等不同临床类型进展而来,不同患者接受口服葡萄糖负荷试验后不同时间点的血糖谱表现不同,随访发现 2 h 内血糖峰值更高的人群未来发生大血管病变的风险也更高。

瑞典学者在当地人群采用 HbA_{1C} 水平、发病年龄、谷氨酸脱羧酶抗体、BMI、确诊时是否酮症酸中毒、基于空腹血糖和空腹胰岛素水平测算的 β 细胞功能和胰岛素抵抗的稳态模型评估 6 个变量,将成年糖尿病分为轻症、重症两大类,轻症增龄亚型、轻症肥胖亚型、重症胰岛素抵抗亚型、重症胰岛素缺乏亚型、重症自身免疫亚型 5 个亚型。重症自身免疫亚型糖尿病,主要包括经典 1 型糖尿病和成人晚发自身免疫性糖尿病,特点是患者发病年龄相对较低,且诊断时多合并严重胰岛素不足和酮症酸中毒。重症自身免疫亚型以外的其余 4 类在现有临床分型中统称为 2 型糖尿病,其中重症胰岛素缺乏亚型患视网膜病变的风险最高。尽管在临床上轻症肥胖亚型、重症胰岛素抵抗亚型同样表现为中老年发病的高血糖+肥胖/超重,但是从并发症风险来看,重症胰岛素抵抗亚型在诊断时估算的肾小球滤过率(eGFR)水平已最低;且随访期间发生代谢性肝病、慢性肾病(大量蛋白尿、3A 期/3B 期慢性肾病、终末期肾病)、冠状动脉事件、卒中风险在所有 5 个亚型中也是最高的;而轻症肥胖亚型虽然 BMI 水平更高,但是在肾病(大量蛋白尿、3A 期/3B 期慢性肾病)、大血管(冠状动脉事件、卒中)风险方面反而是 2 型糖尿病人群中风险最低。这说明即使同样是糖尿病合并肥胖,在糖尿病并发症的风险方面仍存在极其显著的差异。

与既往 1 型糖尿病、2 型糖尿病、单基因糖尿病、继发性糖尿病非此即彼的临床思路不同,这种根据聚类分析进行的分型属于调色板式诊断分型。这种以某一主要矛盾为主,兼以其他代谢紊乱为辅进行分型的思路,在欧洲(瑞典、德国)、美国、亚洲(中国、日本)、跨区域多个临床研究队列(ADOPT、LEADER、RECORD、SUSTAIN6、DAVOTE)等不同人群中都得到验证。

四、循证医学的证据转化

经验医学在于从个体到个体;循证医学的关键在于从个体到群体,再从群体回到个体。循证医学经历"提出科学假设、收集证据、评估证据、实施证据、评估证据实施实效"的循环过程,其中最大的挑战在于实施证据。例如,DCCT 研究设计中强化干预组血糖目标为 HbA_{1C} 维持正常(<6.05%),UKPDS 研究设计中新诊断 2 型糖尿病患者强化干预组血糖目标为两次 FPG<6 mmol/L,ACCORD/VADT/ORIGIN 研究中强化干预组的 HbA_{1C} 目标值为 6.0%,ADVANCE 的目标值为 6.5%。即使在临床研究中也从未曾达到;也没有证明 HbA_{1C} 在 7.0% 以下更低的血糖目标值能够带来更多的获益。然而,从流行病学证据角度看,在患者预期寿命更久、发病年龄更早、病程更短、并发症/合并症风险更低的人群,应当设定更低的 HbA_{1C} 治疗目标。在临床工作中,这类低并发症风险的人群,设定并到达更低的 HbA_{1C} 治疗目标,意味着更多医患努力及医疗资源、社会资源的投入。迄今还没有高质量的相关研究能够提供相关证据。

在以上瑞典团队针对糖尿病的聚类分型中,重症胰岛素缺乏亚型与重症自身免疫亚型的主要差别在于谷氨酸脱羧酶抗体是否阳性;在临床实践中谷氨酸脱羧酶检测不足和精准度不足造成区分两个临床亚型的实际困难。轻症肥胖亚型和重症胰岛素抵抗亚型主要在根据空腹血糖和空腹胰岛素水平测算的稳态模型评估的胰岛素抵抗指数（HOMA-IR）有所差异，而 HOMA-IR 的意义更多在于人群层面，在个体层面的临床工作难以应用。轻症增龄亚型虽然根据血糖切点诊断糖尿病，但更可能反映机体代谢机制的自然衰竭，采取常规治疗即可，可能无须积极干预。如果没有行之有效的临床工具，现在离应用于临床仍有一定距离。

内分泌代谢性疾病多属于慢性疾病，要求疾病的干预措施在确保长期安全性的前提下有显著临床获益。糖尿病是累及人群广泛的疾病，自从 20 世纪 50 年代末期美国大学糖尿病研究组（university group diabetes program, UGDP）成立开始，到上文提及的 DCCT、UKPDS，确定了糖尿病强化干预可降低糖尿病并发症发病风险。由于 DCCT 和 UKPDS 共同证实，HbA_{1c} 降低至 7% 可显著降低微血管和（或）大血管病变发病风险。在此之后，为了证明进一步降低血糖水平至接近正常水平是否能够进一步获益，在企业和政府支持下，开展了 ACCORD-ADVANCE-VADT-ORIGIN（outcome reduction with initial glargine intervention）等一系列研究。系列研究没能证明进一步降低血糖能够带来更多获益。在以强化血糖达标为特征的临床研究遇到挫折时，2008 年美国 FDA 要求 2 型糖尿病新药研发上市必须提供心血管安全性证据。此后，针对 2 型糖尿病人群进行了近 20 个以心血管硬终点（心血管死亡、非致死性心肌梗死、非致死性卒中）或肾脏（eGFR 大幅下降、肌酐水平翻倍、终末期肾病、肾性死亡等）为首要终点，以证实临床干预手段安全性、有效性为特征的临床研究。从作用机制可以分为生活方式干预（LOOK AHEAD）、胰岛素类（DEVOTE）、钠-葡萄糖协同转运蛋白 2 抑制剂类（EMPA-REG, CANVAS, DECLARE TIMI58, CRENENCE, DAPA-CKD）、二肽基肽酶-4 抑制剂类（EAXAMINE, TECOS, CAROLINA, CARMELINA, SAVOR）、胰高血糖素样肽 1 受体激动剂类药物（ELIXA、LEADER、EXSCEL、HARMONY OUTCOE、SUSTAIN 6、PIONEER 6 和 REWIND）等。与以血糖治疗目标为导向的治疗思路不同，以上各类干预措施证明，某些药物干预在标准治疗的基础上可以提供进一步的心肾获益。既往糖尿病干预主要以血糖干预为单一维度；以一系列高质量临床证据作为支持，目前临床推荐在 2 型糖尿病患者群中，如合并充血性心力衰竭风险，则应首选钠-葡萄糖协同转运蛋白 2 抑制剂类；如合并动脉粥样硬化性心血管疾病，则应优选钠-葡萄糖协同转运蛋白 2 抑制剂类和（或）胰高血糖素样肽 1 受体激动剂类药物；如合并慢性肾病或微量/大量蛋白尿风险，则应优选钠-葡萄糖协同转运蛋白 2 抑制剂类和（或）胰高血糖素样肽 1 受体激动剂类药物。糖尿病的治疗由单一血糖维度的管理进展到局部靶器官保护的双重维度干预策略，是循证医学对糖尿病临床实践的最大贡献。

由于 2 型糖尿病在实际临床工作中主要采用联合用药，然而目前循证研究是从单一血糖管理维度过渡到全身血糖管理具备靶器官保护双重维度的阶段，但缺乏特定联合治疗方案在特定人群的前瞻性研究证据及其干预策略。结合上文提到的糖尿病精准策略，仍需要设计优化的联合治疗方案，设定糖尿病相关临床终点为观察终点的研究，以提供更多证据。这一切仍在不断发展过程中。临床研究的设计，从除外仅关

注心血管硬终点，扩大到包括心功能评估（心力衰竭住院）、肾功能评估（eGFR 和蛋白尿进展）；然而对视网膜病变、周围血管病变、视网膜以外的眼科改变（视力改善或恶化、光凝或玻璃体切除、白内障摘除）、神经病变（振动觉缺失、跟腱反射缺失、压力觉缺失等）及特定部位肿瘤/感染、复杂复合病变（痛性神经病变、神经性溃疡、糖尿病足、下肢截肢等）仍缺少足够评估，更缺少相应的循证治疗建议。

另外，有关糖尿病饮食行为干预和营养学干预，同样缺乏证据，同样缺乏治疗建议。在内分泌代谢领域，还有诸多领域需要填补知识的空白。

在过去，探索科学真知的好奇心驱动了医学研究和临床实践的进步；今天，循证医学、转化医学、精准医学的理念也以各种组学为基础，大通量数据作为支持的新时代不断深化和应用，共同探秘内分泌代谢领域的奥妙。

参考文献

[1] Austin Bradford Hill. Streptomycin treatment of pulmonary tuberculosis [J]. Br Med J, 1948, 2(4582): 769 - 782.

[2] Evidence-Based Medicine Working Group. Evidence-based medicine, a new approach to teaching the practice of medicine [J]. JAMA, 1992, 268: 2420 - 2425.

[3] 陈家伦.循证医学对糖尿病诊断的贡献及目前存在的分歧[J].中华内分泌代谢杂志,2003,19: 1 - 4.

[4] West KM. Substantial differences in diagnostic criteria used by diabetes experts [J]. Daibetes, 1975, 24: 641 - 644.

[5] Pettit DJ, Knowler WC, Lisse JR, et al. Development of retinopathy and proteinuria in relation to plasma glucose-concentrations in Pima Indians [J]. Lancet, 1980, 2: 1050 - 1052.

[6] Jarrett RJ, Keen H. Hyperglycaemia and diabetes mellitus [J]. Lancet, 1976, 2: 1099 - 1012.

[7] Sayegh HA, Jarrett RJ. Oral glucose tolerance tests and the diagnosis of diabetes: results of a prospective study based on the Whitehall survey [J]. Lancet, 1979, 2: 431 - 433.

[8] National Institutes of Health Diabetes Data Group. Classification and diagnosis of diabetes mellitus and other categories of glucose intolerance [J]. Diabetes, 1979, 28: 1039 - 1057.

[9] World Health Organization. Expert Committee Diabetes Mellitus: Second report [R]. WHO Technical Report Series 646. 1980, WHO, Geneva.

[10] 张以文.全面认识绝经妇女激素替代治疗的益处与风险[J].中华内分泌代谢杂志,2002,18: 423 - 425.

[11] Bulen SE, Adashi EY. Postmenopausal hormone replacement [M]// Kronenbeng HM, Melmed S, Polonsky KS, et al. Willams textbook of endocrinology. 11th ed. Philadelphia: Saunders, 2008: 599 - 605.

[12] Hulley S, Grady D, Bush T, et al. Randomized trial of estrogen plus progestin for secondary prevention of coronary heart disease in postmenopausal women. Heart and Estrogen/progestin Replacement Study (HERS) Research Group [J]. JAMA, 1998, 280: 605 - 613.

[13] Writing Group for the Women's Health Initiative Investigators. Risks and benefits of estrogen plus progestin in healthy postmenopausal women [J]. JAMA, 2002, 288: 321 - 333.

[14] Anderson GL, Limacher M, Assaf AR, et al. Effects of conjugated equine estrogen in postmenopausal women with hysterectomy: the Women's Health Initiative randomized controlled trial [J]. JAMA, 2004, 291: 1701 - 1712.

[15] Santen RJ, Allred DC, Ardoin SP, et al. Postmenopausal hormone therapy: An Endocrine Society Scientific Statement [J]. J Clin Endorcrinol Metal, 2010, 95: s1 - s66.

[16] Holdaway IM, Rajasoorya RC, Gamble GD. Factors influencing mortality in acromegaly [J]. J Clin Endocrinol Metab, 2004, 89: 667 - 674.

[17] Ayuk J, Clayton RN, Holder G, et al. Growth hormone and pituitary radiotherapy, but not serum insulin-like growth factor - I concentrations. Predict excess mortality in patients with acromegaly [J]. J Clin Endocrinol Metab, 2004, 89: 1613 - 1617.

[18] Bevan JS. Clinical review: The antitumoral effects of somatostatin analog

therapy in acromegaly [J]. J Clin Endocrinol Metab, 2005, 90: 1856 – 1863.

[19] Diabetes Control and Complications Trial Research Group. The effect of intensive treatment of diabetes on the development and progression of long-term complications in insulin dependent diabetes mellitus [J]. N Engl J Med, 1993, 329: 977 – 986.

[20] Nathan DM, Cleary PA, Beckund JY, et al. Intensive diabetes treatment and cardiovascular disease in patients with type 1 diabetes [J]. N Engl J Med, 2005, 353: 2643 – 2653.

[21] UK Prospective Diabetes Study (UKPDS) Group. Intensive blood glucose control with sulphonylureas or insulin compared with conventional treatment and risk of complications in patients with type 2 diabetes (UKPDS 33) [J]. Lancet, 1998, 352: 837 – 853.

[22] UK Prospective Diabetes Study (UKPDS) Group. Effect of intensive blood-glucose control with metformin on complications in overweight patients with type 2 diabetes (UKPDS 34) [J]. Lancet, 1998, 352 (9131): 854 – 865.

[23] Action to Control Cardiovascular Risk in Diabetes Study Group, Gerstein HC, Miller ME, et al. Effects of intensive glucose lowering in type 2 diabetes [J]. N Engl J Med, 2008, 358: 2545 – 2559.

[24] Advance Collaborative Group, Patel A, MacMahon S, C, et al. Intensive blood glucose control and vascular outcomes in patients with type 2 diabetes [J]. N Engl J Med, 2008, 358: 2560 – 2572.

[25] Duckworth W, Abraira C, Moritz T, et al. Glucose control and vascular complications in veterans with type 2 diabetes [J]. N Engl J Med, 2009, 360: 129 – 139.

[26] Holman RR, Paul SK, Bethel MA, et al. 10-year follow-up of intensive glucose control in type 2 diabetes [J]. N Engl J Med, 2008, 359: 1577 – 1589.

[27] Gaede P, Lund-Andersen H, Parving HH, et al. Effect of a multifactorial intervention on mortality in type 2 diabetes [J]. N Engl J Med, 2008, 358: 580 – 591.

[28] Skyler JS, Bergenstal R, Bonow RO, et al. Intensive glycemic control and the prevention of cardiovascular events: implications of the ACCORD, ADVANCE, and VA diabetes trials [J]. Diabetes Care, 2009, 32: 187 – 192.

[29] González-González JG, Dorsey-Treviño EG, Alvarez-Villalobos N, et al. Trustworthiness of randomized trials in endocrinology — a systematic survey [J]. PLoS One, 2019, 14(2): e0212360.

[30] NCD Risk Factor Collaboration (NCD-RisC). Effects of diabetes definition on global surveillance of diabetes prevalence and diagnosis: a pooled analysis of 96 population-based studies with 331 288 participants [J]. Lancet Diabetes Endocrinol, 2015, 3(8): 624 – 637.

[31] Crandall CJ, Larson J, Wright NC, et al. Serial bone density measurement and incident fracture risk discrimination in postmenopausal women [J]. JAMA Intern Med, 2020, 180(9): 1232 – 1240.

[32] van der Lely AJ, Hutson RK, Trainer PJ, et al. Long-term treatment of acromegaly with pegvisomant, a growth hormone receptor antagonist [J]. Lancet, 2001, 358: 1754 – 1759.

[33] Chlebowski RT, Anderson GL, Aragaki AK, et al. Association of menopausal hormone therapy with breast cancer incidence and mortality during long-term follow-up of the Women's Health Initiative Randomized Clinical Trials [J]. JAMA, 2020, 324(4): 369 – 380.

[34] Greene JA, Loscalzo J. Putting the patient back together-social medicine, network medicine, and the limits of reductionism [J]. N Engl J Med, 2017, 377(25): 2493 – 2499.

[35] Ahlqvist E, Tuomi T, Groop L. Clusters provide a better holistic view of type 2 diabetes than simple clinical features [J]. Lancet Diabetes Endocrinol, 2019, 7(9): 668 – 669.

[36] Himsworth HP. Diabetes mellitus: its differentiation into insulin-sensitive and insulin-insensitive types [J]. Diabet Med, 2011, 28(12): 1440 – 1444.

[37] Sun JK, Keenan HA, Cavallerano JD, et al. Protection from retinopathy and other complications in patients with type 1 diabetes of extreme duration: the Joslin 50-year medalist study [J]. Diabetes Care, 2011, 34(4): 968 – 974.

[38] Lithovius R, Toppila I, Harjutsalo V, et al. Data-driven metabolic subtypes predict future adverse events in individuals with type 1 diabetes [J]. Diabetologia, 2017, 60(7): 1234 – 1243.

[39] Hulman A, Witte DR, Vistisen D, et al. Pathophysiological characteristics underlying different glucose response curves: A latent class trajectory analysis from the prospective EGIR-RISC study [J]. Diabetes Care, 2018, 41(8): 1740 – 1748.

[40] Ahlqvist E, Storm P, Käräjämäki A, et al. Novel subgroups of adult-onset diabetes and their association with outcomes: a data-driven cluster analysis of six variables [J]. Lancet Diabetes Endocrinol, 2018, 6(5): 361 – 369.

[41] Ahlqvist E, Prasad RB, Groop L. Subtypes of type 2 diabetes determined from clinical parameters [J]. Diabetes, 2020, 69(10): 2086 – 2093.

[42] Zou X, Zhou X, Zhu Z, et al. Novel subgroups of patients with adult-onset diabetes in Chinese and US populations [J]. Lancet Diabetes Endocrinol, 2019, 7(1): 9 – 11.

[43] Zaharia OP, Strassburger K, Strom A, et al. German Diabetes Study Group. Risk of diabetes-associated diseases in subgroups of patients with recent-onset diabetes: a 5-year follow-up study [J]. Lancet Diabetes Endocrinol, 2019, 7(9): 684 – 694.

[44] Tanabe H, Saito H, Kudo A, et al. Factors associated with risk of diabetic complications in novel cluster-based diabetes subgroups: A Japanese retrospective cohort study [J]. J Clin Med, 2020, 9(7): 2083.

[45] Dennis JM, Shields BM, Henley WE, et al. Disease progression and treatment response in data-driven subgroups of type 2 diabetes compared with models based on simple clinical features: an analysis using clinical trial data [J]. Lancet Diabetes Endocrinol, 2019, 7(6): 442 – 451.

[46] Kahkoska AR, Geybels MS, Klein KR, et al. Validation of distinct type 2 diabetes clusters and their association with diabetes complications in the DEVOTE, LEADER and SUSTAIN – 6 cardiovascular outcomes trials [J]. Diabetes Obes Metab, 2020, 22(9): 1537 – 1547.

[47] Buse JB, Wexler DJ, Tsapas A. 2019 Update to: management of hyperglycemia in type 2 diabetes, 2018. A Consensus Report by the American Diabetes Association (ADA) and the European Association for the Study of Diabetes (EASD) [J]. Diabetes Care, 2020, 43(2): 487 – 493.

[48] Basu S, Sussman JB, Berkowitz SA, et al. Development and validation of Risk Equations for Complications of type 2 Diabetes (RECODe) using individual participant data from randomised trials [J]. Lancet Diabetes Endocrinol, 2017, 5(10): 788 – 798.

[49] Hallberg SJ, Dockter NE, Kushner JA, et al. Improving the scientific rigour of nutritional recommendations for adults with type 2 diabetes: A comprehensive review of the American Diabetes Association guideline-recommended eating patterns [J]. Diabetes Obes Metab, 2019, 21(8): 1769 – 1779.

第四章 · 激素及基因表达的分子机制

孙晓建

基因表达是激素合成的必要步骤。广义的基因表达是指一个基因将其遗传信息(即核酸序列信息)转变为具有生物学活性的产物的整个过程。弗朗西斯·克里克于 1958 年提出的中心法则(central dogma)已阐述了遗传信息从 DNA 传递给核糖核酸(RNA),再从 RNA 传递到蛋白质,即转录和翻译的过程。随着研究的不断深入,人们认识到这些过程都有着复杂的调控机制。激素的合成具有高度的时空特异性，正是充分利用了基因表达过程中的这些调控机制来实现的。这些过程中发生的错误或异常与多种内分泌和代谢疾病相关。激素中的多肽类激素由基因直接编码；非多肽类激素（如胺类激素和类固醇激素等）则需要一系列酶来合成，这些酶是由特定的基因编码的，因此它们的合成也与基因表达密切相关。基因的结构是其功能和表达调控的基础，因此我们着重从基因和基因组的结构以及基因表达调控的基本概念入手，结合某些多肽类激素基因的结构特点，阐述其表达调控的分子机制。对于非肽类激素合成的调节机制，我们将在其他章节中进行讨论。另外，类固醇激素等通过其核内的受体蛋白（即核受体，nuclear receptor）对基因转录起到重要调控作用，并代表了一种独特的基因转录调控方式，本书将专设章节进行阐述。

多肽类激素是体内一组有重要生理功能的调节分子，它们由基因组上特定的基因编码，合成分泌后，在细胞和细胞或器官和器官之间传递特定的信息。这种类型的分子间或细胞器官之间的信息沟通，在机体的生长、发育、生殖和代谢稳态中起重要的作用；这种信息传递方式在生命进化及机体发育的早期即已出现，在高等生物中的表现尤为重要。人体内大约存在 400 种或更多的这类小分子多肽类激素，它们中最小的是仅有 3 个氨基酸组成的 TRH，最大的在 200 个氨基酸之内。这些多肽类分子可以分泌入血，通过血液循环作用于远处的器官；也可以在局部以旁分泌（邻分泌）甚至自分泌的方式，在细胞和细胞之间传递某些信息。神经细胞中分泌的一些神经肽多以后一种方式来发挥作用。这类分子表达方式的多样性，引起人们对多肽类激素的功能及其合成和分泌调控机制研究的广泛关注。

近年来，随着人类基因组计划的完成，人们除了获得基因组 DNA 的序列之外，还对基因和整个基因组的结构、功能和调控机制有了更加全面和深刻的认识。首先，随着人类基因组信息的完善，估算出的基因数量在不断改变，体现了认识的发展过程。在人类基因组计划完成之前，大多数科学家认为人类基因组包含了 10 万个蛋白质编码基因；在 2001 年发表的人类基因组工作草图中，科学家们认为人类基因组大概有3 万～4 万个蛋白质编码基因；而人类基因组完成图的分析结果表明人类只有 2 万～2.5 万个基因，这使我们对于人类基因组的真实情况有了更准确的了解。其次，人们注意到由 DNA 和组蛋白组成的染色质的结构及其共价修饰对基因表达具有重要调控作用。再次，大量的非编码 RNA 的发现使得许多原来被称为"垃圾 DNA（junk DNA）"的基因组区域被赋予了重要的生物学功能。由于染色质共价修饰和非编码 RNA 等机制在不改变 DNA 序列的情况下，对基因表达的调控具有一定的遗传稳定性，即可以在细胞分裂的过程中得以维持，因此它们被统称为"表观遗传（epigenetics）"。这些表观遗传调控机制在基因表达调控、细胞命运决定及发育和疾病过程中扮演了重要角色，而且可以作为理想的药物作用靶点。因此，分析基因组在特定细胞或组织中的表观遗传模式，即表观基因组（epigenome），也成为生物医学常用的研究方法。在本章中，我们也将结合表观基因组方面的进展，探讨基因表达调控的分子机制。

第一节 · 基因和基因组的基本结构

基因的结构是功能和表达调控的基础。多肽类激素基因属于蛋白质编码基因，其结构和表达调控模式具有蛋白质编码基因的共性。然而，多肽类激素基因也具有某些特性，如它们大都属于一些基因家族的成员，而且有些基因在染色体上成簇分布，形成"基因簇"。这些特性一方面实现了它们在生物学功能上的多样性和特异性；另一方面，使得它们能够在某些情况下协同表达和发挥作用。另外，许多多肽类激素以前体的形式被转录和翻译出来，然后经过转录/翻译后加工形成有活性的激素，使得它们的表达具备高度多样性和时效性。本节将首先简要描述基因的基本结构、基因表达的一般规律，以及基因表达调控的关键步骤；并以某些多肽类激素基因为例，拓展到基因家族和基因簇的概念；然后进一步介绍人类基因组和表观基因组方面的进展；最后将涉及线粒体基因组及其变异在内分泌代谢疾病中的作用。

一、基因的基本结构

基因是控制生物遗传性状的基本单位，是一段负载特定遗传信息的 DNA 片段，能够被转录成 RNA，其中一部分 RNA 可以进一步被翻译成蛋白质。基因的转录是由 RNA 聚合酶（RNA polymerase）介导的。真核生物有三种 RNA 聚合酶，不同的 RNA 聚合酶负责转录不同类型的基因：① RNA 聚合酶Ⅰ主要负责核糖体 RNA（ribosomal RNA，rRNA）基因的转录；② RNA 聚合酶Ⅱ主要负责将蛋白质编码基因转录成信使 RNA（messenger RNA，mRNA），经过转录后加工成熟的 mRNA 可以被翻译成蛋白质；③ RNA 聚合酶Ⅲ主要负责转录转运 RNA（transfer RNA，tRNA）基因和一些其他小 RNA 基因。这些基因编码产物介导生物体内各种化学反应，成为生命活动的基础。蛋白质编码基因通常包含一个编码区域（coding region）和两侧的非编码区域（noncoding region）。编码区域从一个起始密码子 ATG 开始，到终止密码子（包括 TAG、TAA 和 TGA）结束。真核生物的蛋白质编码基因往往含有外显子（exon）和内含子（intron）。其中内含子在转录后的剪接（splice）过程中被去除，存在于外显子中的蛋白质编码序列被连接在一起，从而形成一个长的开放阅读框架（open reading frame，ORF）。外显子和内含子的边界往往具有一些序列上的特征，可以被剪接机制所识别。转录起始位点的上游是启动子（promoter），能够被 RNA 聚合酶及其辅助因子识别。增强子（enhancer）往往位于更远的上游和下游，与特定的转录因子（transcription factor）结合，调控基因转录的活性（图 1 - 4 - 1）。

二、基因表达的一般规律

人体几乎所有种类的细胞所包含的基因组都是相同的，它们含有的基因数量也是相同的（只有极少数细胞种类，如生殖细胞和特定免疫细胞等，包含不完全相同的基因数量），但是在机体的不同组织细胞内，基因的表达谱是不同的。机体个体发育的不同阶段和不同组织内，基因组中只有一部分基因处于表达状态，这种基因表达差异的实现依赖于特异的基

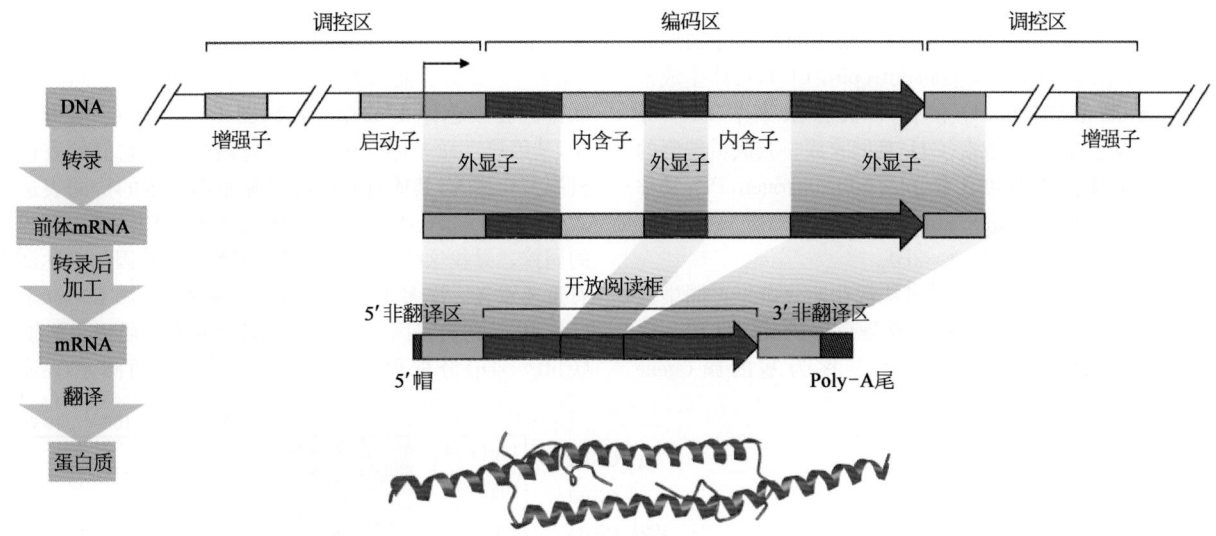

图1-4-1 蛋白质编码基因的基本结构

显示了基因的主要元件在基因转录和转录后加工过程中在一级结构上的变化,包括内含子的去除及mRNA的5′加帽和3′加尾等过程

因表达调节机制。所有生物的基因表达都有严格的时间和空间的特异性。生物物种越高级,基因表达的调控越复杂、越精细,这是生物进化的需要。机体在从受精卵发育成为个体所经历的不同发育阶段中,都会有不同的基因严格按照自己特定的时间顺序开启或关闭,表现为与分化发育阶段一致的时间性。这就是发育过程中基因表达的时间特异性或阶段特异性。同时,在机体某一生长发育阶段,同一基因产物在不同的器官和组织内表达的多少是不同的,这种差异就是基因表达的空间特异性(或称组织细胞特异性)。

按基因表达的方式不同,人们将体内的基因表达分为两大类。一类基因对生命全过程是必需的,这类基因的表达水平受环境因素的影响较小,在机体各个生长阶段的大多数或几乎全部组织中持续表达,或变化很小。这类基因的表达被称为组成性基因表达(constitutive gene expression),这类基因被称为管家基因,如β肌动蛋白和三羧酸循环过程中的一些酶等。但实际上,组成性基因表达水平也不是一成不变的,所谓的不变是相对的,如β肌动蛋白在饥饿时胃组织中的表达是增加的。另一类基因的表达很容易受环境变化的影响。随着环境信号变化,这类基因的表达水平可以出现明显的升高或降低现象。这类基因的表达被称为可诱导或可阻遏的基因表达。多肽类激素几乎均属于可诱导或阻遏的基因表达。例如,胰岛素基因,其在高血糖状态下表达增加,在低血糖状态表达下降,从而维持血糖的稳定。

三、基因表达调控的关键步骤

基因的表达过程需要将基因的DNA序列信息经过RNA的传递转变为蛋白质的氨基酸序列信息,并对RNA和蛋白质进行特定的加工修饰,最终产生成熟的有活性的蛋白质分子。这些过程涉及基因转录、转录后加工、翻译、细胞内转运、定位和翻译后加工等关键步骤,正是对这些步骤的精细调控形成了基因的高度特异性的表达模式(图1-4-1)。

(1)转录(transcription):基因转录即以基因DNA为模板合成RNA的过程。蛋白质编码基因的转录由RNA聚合酶Ⅱ催化。其重要调控因素包括顺式作用元件(cis-acting element)和反式作用因子(trans-acting factor)。前者指基因组本身的调控序列,如启动子、增强子等;后者则包括一系列参与转录调控的蛋白质分子,如转录因子和辅因子(cofactor)等。另外,最近的研究发现,一些非编码RNA也可作为转录调节因子。

(2)转录后加工(post-transcription processing):由基因DNA转录成的RNA前体需要经过剪接(splicing)(即剪掉内含子并将外显子连接起来)的过程形成成熟的mRNA。同时还需要在5′端加7-甲基鸟嘌呤帽和3′端加多聚腺嘌呤(Poly-A)尾,以及对RNA内部的某些碱基进行化学修饰,这些加工过程对于mRNA的稳定性、细胞内转运及正确翻译有重要作用。

(3)翻译(translation):翻译即mRNA的三联体密码子信息转换成蛋白质的氨基酸序列的过程。氨基酸由tRNA携带,在核糖体的作用下,依据mRNA的三联体密码子聚合成肽链。

(4)细胞内转运(intracellular trafficking)、定位(localization)和翻译后加工(post-translation processing):细胞内转运即将不同种类的蛋白质进行区分并将它们转运到发挥功能的位置。翻译产生的肽链可能需要经过肽链的剪切,使蛋白质前体转变成其成熟形式。特定的共价修饰作用(如糖基化、磷酸化、乙酰化、豆蔻酰化等)及正确的折叠对于蛋白质的功能也是非常重要的。

四、基因家族与基因簇

基因家族(gene family)是指在进化上同源,具有相似结构和功能的一组基因。基因家族的不同成员是由共同的祖先基因经过复制和进化而产生的,这个过程为生物体由简单到复杂的演变提供了重要的物质基础。高等真核生物的许多基因都是以基因家族的形式存在的。从基因家族的角度对基因进行分类和分析可以帮助我们系统地理解基因的功能。人类的多肽类激素基因就包括几个典型的基因家族。例如:① 糖蛋白激素(glycoprotein hormone)β链基因家族。其成员编码的蛋白质均可与同一条α链结合，以二聚体的形式分别形成绒毛膜促性腺激素(chorionic gonadotropin, CG)、黄体生成素(LH)、卵泡刺激素（FSH）和促甲状腺激素（TSH）等（图1-4-2A）。② 生长激素(GH)基因家族。其成员编码的激素包括生长因子、胎盘催乳素(placental lactogen, PL；又称绒毛膜生长激素 chorionic somatomammotropin hormone, CSH)和催乳素(PRL)（图1-4-2B）。

同一个基因家族的不同成员可能散地分布于不同染色体上，也可彼此靠近地串联排列在染色体的某一区段。这种彼此靠近的串联排列的基因家族称为基因簇（gene cluster）。例如，上述编码绒毛膜促性腺激素β链和黄体生成素β链的7个基因串联排列在染色体19q13.33区域（图1-4-2A）。而人类生长激素基因及其4个同源基因串联排列在染色体17q23.3区域（图1-4-2B）。值得注意的是，基因簇这样一种特殊的基因排列方式与它们的表达调控机制密切相关，其成员基因往往显示出特定的协同表达的模式（图1-4-2A，B），提示它们可能受到共同的基因调控元件的调控。寻找这些调控元件对于理解这些基因的表达调控具有重要意义。许多表观基因组学分析技术，如 DNaseⅠ超敏感位点、特定转录因子或组蛋白修饰的染色质免疫沉淀测序(ChIP-seq)分析和转座酶可接近性染色质测序（assay for

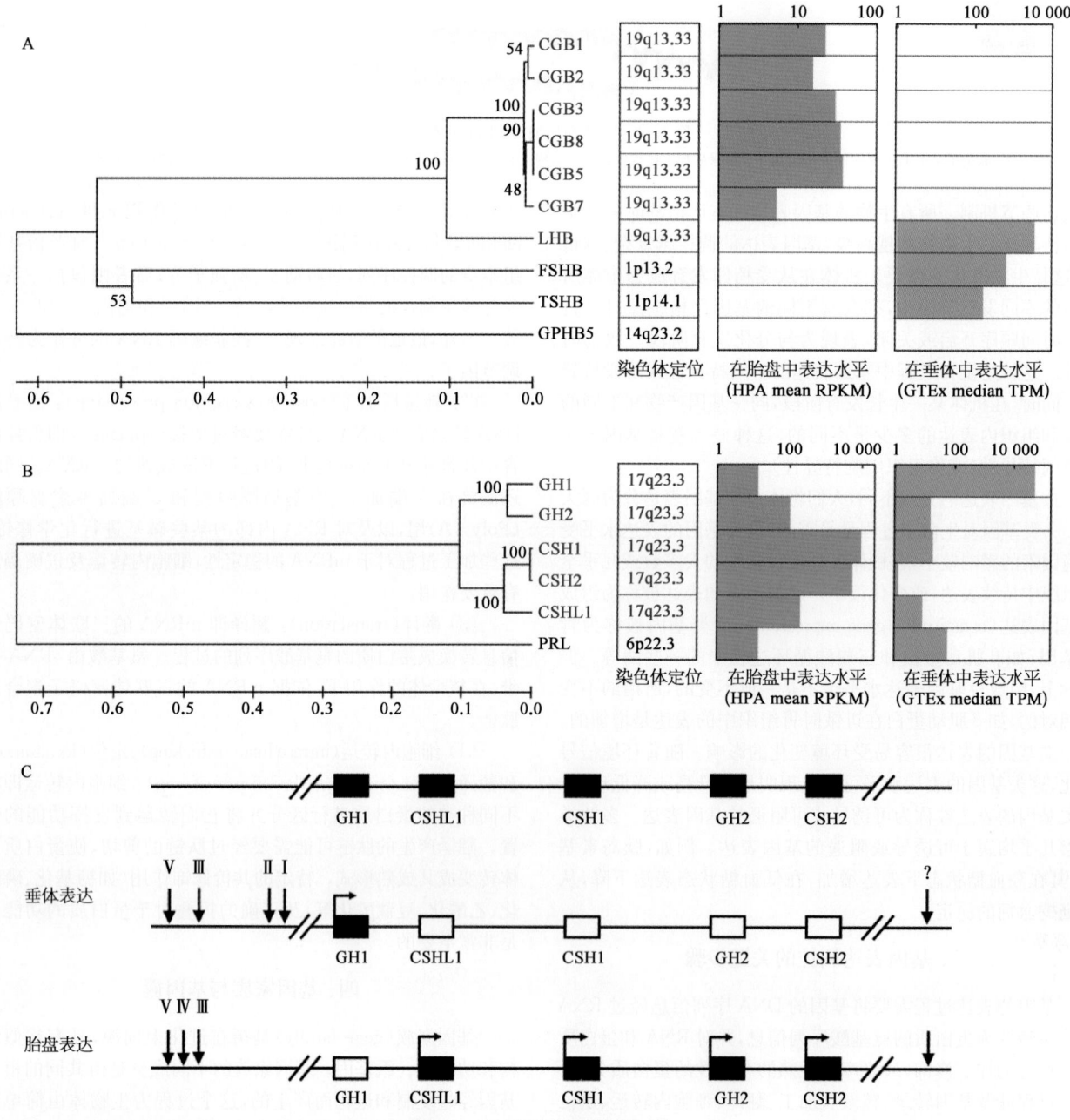

图1-4-2 基因家族和基因簇示例

A. 糖蛋白激素β链基因家族，其中编码6个绒毛膜促性腺激素β链及黄体生成素β链的基因(绿色)位于同一个染色体区段，形成一个基因簇，它们的表达显示出组织特异性并与染色体定位相关，基因表达谱数据分别来源于 HPA 正常组织 RNA-seq 结果（www.ncbi.nlm.nih.gov/gene/）和 GTEx 基因表达结果（gtexportal.org/home/）；B. 生长激素基因家族，其中5个基因(绿色)形成基因簇，GH1 显示相对特异的垂体表达；C. GH 基因簇表达调控的机制研究显示在垂体和胎盘中该基因簇的5′LCR的多个 DNaseⅠ超敏感位点（Ⅰ～Ⅴ）的激活模式不同。问号指示一个尚不明确的3′DNaseⅠ超敏感位点

transposase-accessible chromatin using sequencing, ATAC-seq)分析等,都有助于寻找这些调控元件。有研究表明,人类 GH 基因簇的多个基因虽然有各自的启动子,但是又受到共同调控元件的协同控制,这样的调控元件往往被称为基因座控制区(locus control region, LCR)(图 1-4-2C)。

五、基因组与人类基因组计划

基因组是一个生命体遗传信息(DNA)的总和。例如,人类单倍体基因组含有 3.2×10^9 个碱基对的 DNA 序列,分布于 22 条常染色体和 X、Y 性染色体。基因组不仅包括编码蛋白质分子和 RNA 分子的基因(这些基因仅占整个基因组的一小部分),还包括许多其他的功能元件。这些功能元件对于基因组的复制、重组、修复及控制基因的表达等具有重要的意义。人类基因组的信息在很大程度上决定了人类发育、生长、生殖、疾病、衰老、死亡等所有生命现象。有意思的是,人类基因组中只含有约 21 000 个蛋白质编码基因,不到线虫和果蝇的 2 倍;这么少的基因如何实现人类高度复杂的生物学和社会学功能,仍然是一个未解之谜。

为了解析人类基因组的全部遗传信息,人类基因组计划(human genome project, HGP)于 1990 年正式启动,这是人类历史上具有重要意义的一项国际合作的生物学研究计划。中国也参加了人类基因组计划,以贡献人类基因组的 1% 作为目标。2003 年,参与人类基因组计划的 6 个国家(美国、英国、日本、法国、德国和中国)的科学家共同宣告人类基因组测序完成。人类基因组计划从提出伊始,所确立的目标就是为理解人类疾病的遗传因素提供有力的工具,并为建立疾病诊断、治疗和预防的新策略铺平道路。虽然这一计划在酝酿和提出时颇受争议,在实施过程中也遇到了一些未曾预料的技术难题,但事实证明,人类基因组计划对生物学和医学的发展产生了巨大的推动作用。举例来说,根据美国国立卫生研究院(National Institutes of Health,NIH)公布的信息,人类基因组信息已经帮助人们发现了超过 1 800 个疾病相关基因;结合新的 DNA 测序技术,现在研究者鉴定一个遗传病的致病基因可能只需要数日时间,而在人类基因组测序以前则需要至少几年;现在已经有超过 2 000 种遗传学检测被应用于临床上的疾病诊断和遗传风险评估;人类基因组计划直接相关的生物技术产品已有 350 种以上进入了临床试验;在人类基因组计划的基础上,已经衍生出多个直接与人类健康和疾病直接相关的计划,包括旨在鉴定不同人群之间多态性位点的国际单体型图谱计划(International HapMap Project),以及旨在界定出人类基因组中所有的功能元件(包括转录区域、转录因子结合区域、染色质特征结构区域和组蛋白修饰区域等)的 DNA 元件百科全书(Encyclopedia of DNA Elements, ENCODE)计划等。

在人类基因组计划推进过程中,除了基因组 DNA 的测序以外,转录组(transcriptome)测序,即针对基因组在不同组织中转录出的 RNA 分子进行测序以及对其测序片段进行基因组定位和定量分析等,为我们解析基因组的结构和功能提供了重要信息,这一方法也得以广泛应用于生物医学研究当中。例如,上海交通大学医学院附属瑞金医院陈家伦等采用表达序列标签(expressed sequence tag, EST)文库测序的方法,在国际上首次建立了人下丘脑-垂体-肾上腺轴的基因表达谱,为深入理解人体神经内分泌系统的功能和调控机制建立了基础;在人类基因组计划尚未完成的时代,这项工作中鉴定和克隆的大量新基因对于完善人类基因组信息也是一个重要的贡献。

六、表观基因组

真核生物的基因组 DNA 在细胞内是以染色质(chromatin)的形式存在的。染色质主要由基因组 DNA 和组蛋白组成。大约 146 个碱基对长度的双链 DNA 缠绕组蛋白核心(4 种组蛋白 H2A、H2B、H3 和 H4 形成的八聚体)形成核小体(nucleosome)结构,是真核生物染色质的基本结构单位。这些由核小体组成的念珠状结构又可以进一步有规则地折叠和压缩,形成更为紧密的染色质结构,从而使大量的 DNA 能够被容纳在一个细胞核内。越来越多的证据表明,染色质的结构对于基因表达具有重要调控作用,而染色质的结构与以下几个因素密切相关:① 染色质的可接近性(accessibility);② 染色质的共价修饰,包括组蛋白的乙酰化、甲基化和泛素化,以及 DNA 的甲基化等;③ 非编码 RNA 对染色质结构的调控。由于这些因素对基因表达的调控都具有相对的稳定性,它们一般被归类为表观遗传调控。随着近年来大量新的高通量技术方法(包括染色质免疫沉淀和高通量测序等)的建立,从全基因组水平上对这些因素进行系统的描绘,即表观基因组学研究,为我们理解基因表达调控的机制提供了新的切入点。

首先,染色质的紧密折叠、压缩是关闭基因转录活性的一种手段。细胞分裂时,染色质高度折叠、压缩,形成典型的染色体结构。在细胞分裂间期,细胞核大部分区域的染色质折叠、压缩程度比较小,这一部分染色质叫常染色质(euchromatin);而着丝粒等部位的染色质折叠、压缩得非常紧密,叫异染色质(heterochromatin)。异染色质又可以分为两类:① 组成性异染色质(constitutive heterochromatin),在不同细胞时相都处于异染色质状态,其 DNA 转录受到抑制;② 兼型异染色质(facultative heterochromatin),这些异染色质在某些情况下为常染色质状态。位于异染色质中的基因被转录因子结合的机会少,因此往往处于沉默状态;而活跃表达的基因的调控区域染色质处于开放状态,容易被转录因子和辅因子结合。染色质特定区域的开放程度被称为染色质可接近性。在基因组水平上,染色质可接近性可以用多种方法进行检测,包括基于 DNA 酶 I 超敏感位点的 DNase-seq(DNase I hypersensitive sites sequencing)、基于甲醛交联效率的 FAIRE-Seq(formaldehyde-assisted isolation of regulatory elements sequencing)和基于转座酶可接近性的 ATAC-seq 技术等。

其次,染色质上的组蛋白携带多种翻译后水平的共价修饰,包括乙酰化、甲基化、泛素化、类泛素蛋白修饰(SUMO)化等。这些组蛋白修饰对染色质结构和基因转录活性的调控作用具有很强的特异性,如组蛋白 H3 第 4 位赖氨酸(H3K4)和第 36 位赖氨酸(H3K36)上的甲基化与转录激活相关,而 H3 第 9 位赖氨酸(H3K9)和第 27 位赖氨酸(H3K27)上的甲基化与转录抑制相关,而且赖氨酸上修饰 1 个、2 个或 3 个甲基(me1、me2 和 me3)也可能具有不同的功能。另外,这些组蛋白修饰在基因组上的分布也具有高度特征性（图1-4-3A），如H3K4me1位于活跃表达基因的增强子区域，H3K4me3位于它们启动子区域，H3K36me3位于它们的编码区，且沿着基因转录的方向有升高的趋势，而H3K9me3位于异染色质区域。这些组蛋白修饰之所以具有功能上的如此高度特异性，是因为它们有不同的酶特异性修饰（书写者，writer）和清除（擦除者，eraser），且可以被不同的蛋白质特异性识别（阅读者，reader）。这些特异性因子的发现，对于表观遗传学的发展具有重要意义。笔者课题组在国际上率先克隆和鉴定了人的组蛋白H3K36甲基转移酶SETD2，并对其生理、生化功能进行了一些开拓性的研究。

再次，DNA的甲基化对于基因的表达也具有重要的调控作用，其中研究较多的是5-甲基胞嘧啶（5mC），即胞嘧啶上第5位碳原子上的甲基化。在哺乳类基因组中，大部分5mC发生在胞嘧啶-鸟嘌呤碱基对（CpG）上；由于5mC经过自发的脱氨基作用会变为胸腺嘧啶从而导致突变，因此CpG在基因上出现的频率较低，远远低于根据GC比例推算出的频率。然而，基因组上仍有一些区域相对富含CpG称为CpG岛（CpG island），其中的CpG甲基化水平相对较低。在基因组的不同区域，甲基化CpG的分布、调控机制及生物学功能各不相同（图1-4-3B）。例如，一部分基因的启动子区域含有CpG岛，这些CpG岛的高甲基化水平能够抑制基因的表达；而在基因编码区的CpG甲基化水平往往与基因转录水平呈正相关，其机制可能是负责DNA甲基化的酶（DNMT3A和

DNMT3B）能够结合基因编码区的组蛋白甲基化H3K36me3，从而使得这两种不同的甲基化（DNA和组蛋白甲基化）具有相似的趋势。

最后，很长时间以来，人们一直认为基因组中只有很少一部分区域能够进行转录，其中包括蛋白质编码基因和一些经典的RNA基因（如rRNA、tRNA和snRNA等）；不能进行转录的基因组区域被称为"垃圾DNA"。但随着人们对基因组结构和功能的认识逐步深入，以及一些新技术，特别是高通量测序技术的发展，现在人们发现基因组中能够进行转录的区域高达80%以上。从这些新发现的区域转录出的RNA多种多样，包括微小RNA（microRNA，miRNA）、反义RNA（antisense RNA）、长链非编码RNA（long non-coding RNA，lncRNA）及增强子RNA（enhancer RNA，eRNA）等。在这些新发现的RNA中，已经有许多被证实对基因表达具有重要的调控作用，但大部分的功能尚不明确，有待于进一步研究。

七、线粒体基因组和线粒体病

除细胞核内的染色体基因组外，人体内还有线粒体基因组，属核外遗传物质。与染色体DNA不同的是，线粒体DNA是在生殖细胞融合时由一个亲本细胞（卵细胞）的细胞质提供的，而与减数分裂无关。人类线粒体DNA的编码密码子和染色体的密码子不同，它是有独特的编码密码的。由于线粒体DNA是由卵细胞细胞质提供的，因此线粒体DNA遗传病表现为母系遗传的特征。例如，临床上发现的线粒体糖尿病，就是

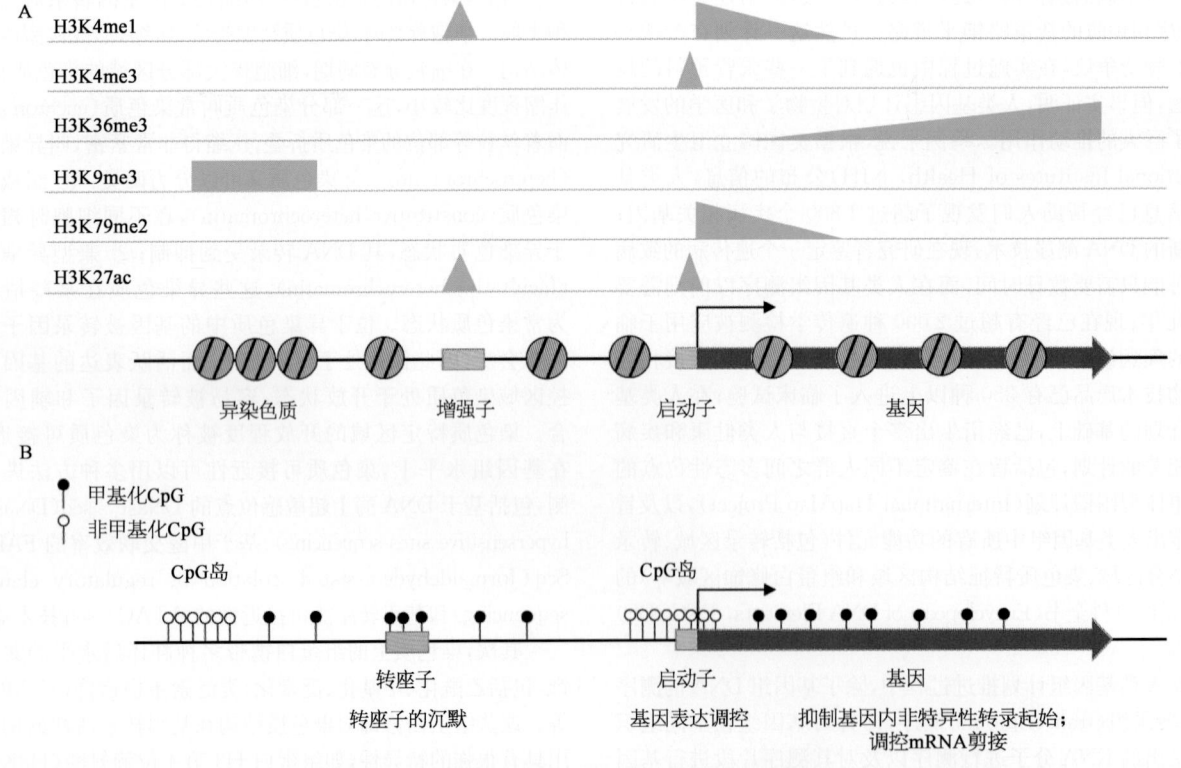

图1-4-3 染色质表观遗传修饰在基因组上分布的模式图

A. 组蛋白H3不同氨基酸上的甲基化和乙酰化在基因组上的分布，核小体分布情况仅为示意图；激活状态的增强子和启动子虽包含染色质开放区域，但也存在一定数量核小体，因此可检测到其组蛋白修饰情况；B. DNA甲基化在基因组上的分布，此处DNA甲基化特指发生在CpG上的5mC，其他类型DNA甲基化被忽略，核小体分布亦未显示；CpG岛含有较高密度的CpG，但甲基化水平一般较低。最下面一行内容标注不同区域的DNA甲基化具备不同的功能

一类典型的线粒体基因突变引起的遗传性疾病。这类线粒体遗传病目前尚不能治愈,而且遗传筛查也很难进行诊断。一种潜在预防策略是线粒体取代疗法(mitochondrial replacement therapy,MRT),一般是通过原核移植(pronuclear transfer,PNT)将患者供体受精卵的原核(细胞核 DNA)移植到健康受体的去核受精卵中,但这一方法很难避免在移植过程中携带部分供体线粒体。另一种方法是纺锤体-染色体移植(spindle-chromosome transfer,ST),可降低携带供体线粒体的机会,但操作稳定性较低。复旦大学附属华山医院(以下简称华山医院)朱剑虹等首创的极体(polar body)移植的方法,可以最大限度地避免移植过程中携带供体线粒体,小鼠实验显示极体移植后的 F1 和 F2 代均表现正常线粒体表型。这一方法对于预防线粒体疾病具有显著意义。

第二节·基因表达调控的环节及其分子机制

基因表达的每一个特异的过程都是由特定的酶和复杂的生化反应共同协调完成的。这些过程在人体内进化得相当完善:一方面,机体可以通过一些高度保真性的调控机制,来保证细胞内基因组 DNA 编码的遗传信息能够忠实地被表达出来;另一方面,虽然体内绝大部分细胞所携带的遗传信息是一致的,但不同细胞类型表达出来的基因有很大差异,因此机体必须具备高度特异性调控机制,来控制基因的差异表达,从而使细胞的特异性表型能够表现出来。以下将介绍细胞内在不同水平对基因表达调控的分子机制。

一、基因组 DNA 的扩增或缺失对基因表达的影响

大量遗传信息以基因的形式储存在 DNA 分子中。基因拷贝数越多,其表达产物也会越多,因此基因组 DNA 的部分扩增(amplification)或缺失(deletion)均可影响基因表达。这种扩增或缺失可发生在整个染色体水平,称为非整倍体(aneuploidy);它们也可发生在染色体的一条臂上或局限在一个区域。这种机制在肿瘤的发生中特别常见,能够使得某个或多个基因的表达水平发生改变,尤其是癌基因(oncogene)表达增加和抑癌基因(tumor suppressor gene)表达降低,从而促进肿瘤的发生。例如,PI3K 催化亚基基因(PIK3CA)在多种肿瘤中存在基因组 DNA 的扩增,使其基因拷贝数增加,进而引起 PIK3CA 基因的表达增加,这可能是这些肿瘤发生的关键机制之一。相反,如果染色体上某些基因的拷贝数减少,将引起基因表达的下降。

二、转录调控

(一)基因转录的基本模型
典型的真核生物蛋白质编码基因的转录一般需要两种顺式作用元件,即启动子和增强子。处于基因转录起始位点上游的核心启动子(core promoter)能够被 RNA 聚合酶Ⅱ及其辅助因子结合。这些辅助因子称为基本转录因子(general transcription factor,GTF),它们与 RNA 聚合酶Ⅱ合称基本转录机器(general transcription machinery)。在没有其他调

控蛋白存在的情况下,核心启动子一般不能结合基本转录机器(某些应激表达的基因的核心启动子能够结合基本转录机器的某些成分,但不能起始转录)。核心启动子上游是调控启动子(regulatory promoter),而增强子位于更远的上游或下游。调控启动子和增强子是转录因子的结合位点。单个转录因子与 DNA 的结合力往往较弱,而多个转录因子通过彼此之间的相互作用可以增强与 DNA 的结合能力。因此,转录因子与 DNA 的结合往往是多个转录因子的共同作用。这种多个转录因子与 DNA 形成的结构称为增强体(enhanceosome)。增强体能够招募基本转录机器到核心启动子形成预起始复合物(preinitiation complex,PIC),进而启动转录(图 1-4-4)。值得注意的是,大部分情况下,增强体与基本转录机器不能直接相互作用,它们之间需要其他蛋白质的连接,这些连接蛋白则属于辅因子(cofactor)的范畴。

此外,一个基因及其调控元件所处的染色质区域必须经过重塑(remodeling)才能允许该基因的转录。例如,该区域的染色质需要变得松散,启动子和增强子所在的核小体能够允许转录因子的靠近,转录区域的核小体能够使 RNA 聚合酶Ⅱ顺利通过。许多不同的酶参与了这种染色质重塑的过程,其中包括 ATP 依赖的染色质重塑复合物以及一系列能够修饰组蛋白的酶。一般情况下,染色质重塑作用仅仅发生在与被调控基因相关的较小区域。然而有时候多个基因(如一个基因簇)需要同时受到调控,它们跨越的染色质区域可能超过 100 kb,这时往往需要基因座控制区(locus control region,LCR)等元件参与调控。这些调控元件有助于在一个较大的区域进行染色质重构并增加该区域对转录因子的可接近性;另一方面,由于增强子和基因座控制区等元件能够在较远的距离控制基因的活性,因此需要某种机制来限制这些调控元件对其他无关基因的影响。其中一种机制是通过边界元件(boundary element)来实现的。边界元件也称为绝缘子(insulator),它可以通过结合特定的蛋白质来阻断一侧的增强子与另一侧的基因之间的联系。另外一种可能的机制是通过基质附着区(matrix attachment region)来实现的。位于活跃的基因或基因座两侧的基质附着区将该区段固定在核基质上形成环状(loop)结构,从而使这些基因不受其他调控元件的影响。这些机制还有待于进一步研究。

(二)核心启动子和基本转录机器
典型的核心启动子位于转录起始位点上游 40 bp 到下游 50 bp 处,能够结合预起始复合物并决定转录起始位点和转录方向。核心启动子可能包含下面几个功能域。

1. TATA 盒(TATA box)·TATA 盒一般位于转录起始位点上游 25~30 bp,含有 TATAAA 的共有序列。TATA 盒能够直接结合 TATA -结合蛋白(TATA - binding protein,TBP),而 TBP 与多个 TBP 相关因子(TBP - associated factor,TAF)组成基本转录因子 TFⅡD 复合物。TATA 盒与 TFⅡD 的结合可以招募其他的基本转录因子和 RNA 聚合酶Ⅱ。

2. 起始子(initiator)·起始子与 TATA 盒具有类似的功能,可以指导预起始复合物的形成并决定转录起始位点。然而与 TATA 盒不同的是,起始子涵盖了转录起始位点。起始子含有 PyPyAN$^T/_A$PyPy 的共有序列,能够被 TAFⅡ和 RNA 聚合酶Ⅱ所识别,它的功能可能不依赖于 TATA 盒。

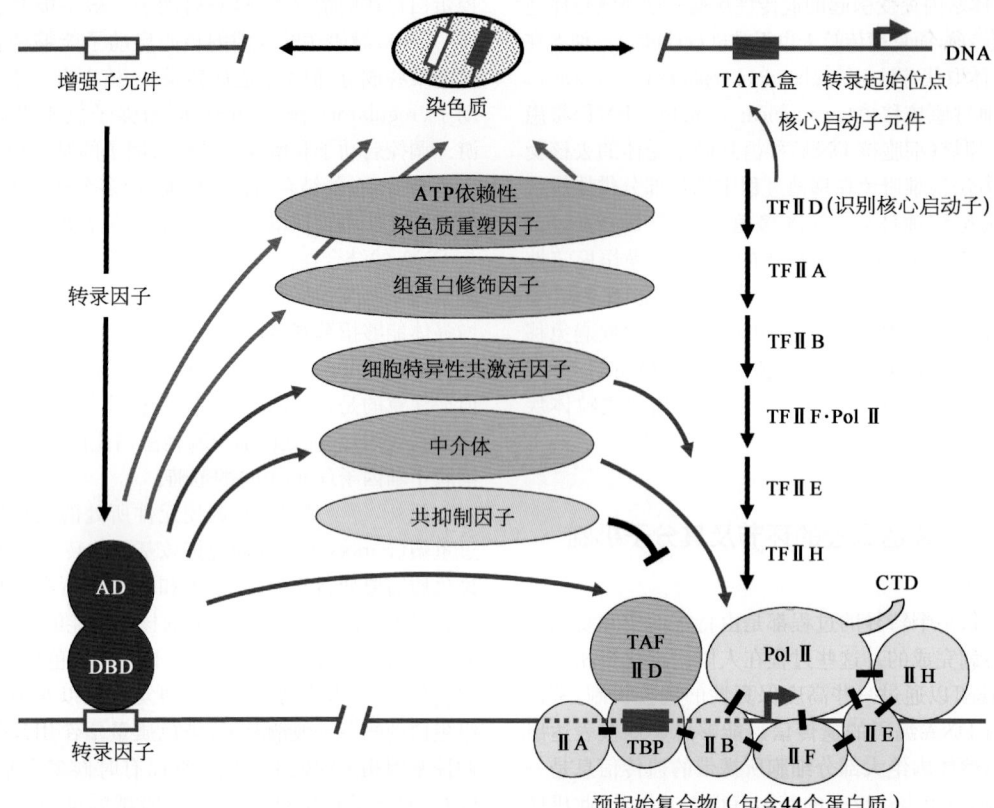

图 1-4-4　真核基因转录的基本模型

以 RNA 聚合酶 Ⅱ（Pol Ⅱ）介导的蛋白质编码基因的转录为例，真核基因的转录调控包括以下几个基本步骤：① 转录因子通过其 DNA 结合结构域（DNA binding domain，DBD）识别增强子中的 DNA 元件；② 转录因子通过其转录激活结构域（activation domain，AD）与染色质重塑因子及组蛋白修饰因子等辅因子相互作用，调控染色质结构并促进与其他因子的结合；③ 转录因子与辅因子共同促进基本转录机器的招募，通过 TFⅡD 对 TATA 盒的识别，在核心启动子区域逐步形成预起始复合物（preinitiation complex，PIC），从而启动基因的转录。TAF 为 TBP 结合因子（TBP-associated factor），是 TFⅡD 的亚单位。

修改自 Roeder RG. Nat Med，2003，9：1239-1244

3. 下游核心启动子元件（downstream core promoter element，DPE）· DPE 存在于果蝇和哺乳类的许多基因中，位于转录起始位点下游大约 30 bp 处，含有 $RG^A/_TCGTG$ 的共有序列。DPE 可能与起始子协同发挥功能，也不依赖于 TATA 盒。

4. TFⅡB 识别元件（TFⅡB recognition element，BRE）· TFⅡB 识别元件存在于许多真核基因中，含有 $^G/_C{}^G/_C{}^G/_A$ CGCC 的共有序列，位于 TATA 盒上游（−32～−38 bp）。此外，还有一类基因的启动子既没有 TATA 盒，也没有起始子，而是具有几个转录起始位点、一个富含 G/C 的区域及多个 Sp1（一个广泛的哺乳类转录因子）结合位点。这类基因往往属于管家基因。Sp1 能够导致在其结合位点下游 40～100 bp 处形成预起始复合物。

综上所述，不同基因的核心启动子在结构上有很大的差异，这可能与基因转录调控的多样性有关。

基本转录机器包括 RNA 聚合酶 Ⅱ 和基本转录因子。其中基本转录因子包括 TFⅡA、TFⅡB、TFⅡD、TFⅡE、TFⅡF 和 TFⅡH 等。值得注意的是，这里的基本转录因子不属于转录因子的范畴。RNA 聚合酶 Ⅱ 由多个亚基组成，其最大亚基的 C 末端含有一段很长的 7 肽重复序列。这段序列内的丝氨酸可以被不同的激酶广泛磷酸化，从而为其他转录调控因子提

供结合位点。纯化的基本转录因子和 RNA 聚合酶 Ⅱ 能够在体外结合核心启动子并起始基本水平的转录。TFⅡD 通过 TBP 直接与 TATA 盒相互作用，被认为是基本转录因子结合核心启动子的第一步，随后是 TFⅡA 和 TFⅡB 的结合并增加 TFⅡD 与结合核心启动子结合的强度。然后 TFⅡF 与 RNA 聚合酶 Ⅱ 形成的复合物被招募，最后 TFⅡE 和 TFⅡH 也被招募进来。在这个过程中，该转录复合物的结构会发生一些改变，如 DNA 会发生明显的弯曲和解链，TFⅡH 的解旋酶亚基在这个过程中发挥了重要作用（图 1-4-4）。

（三）转录因子

上述基本转录机器对大部分蛋白质编码基因的转录都是必需的，但不足以实现对时空特异性表达的大量基因的精细调控。而具有序列特异性的众多转录因子则在这种复杂的转录调控中扮演了重要的角色。转录因子能够特异性地结合一段 DNA 序列（调控启动子或增强子）并对靶基因的转录具有激活或抑制作用，包括激活因子（activator）和抑制因子（repressor）。典型的转录激活因子包含一个 DNA 结合结构域（DNA binding domain，DBD）和一个转录激活结构域（activation domain，AD）。根据转录因子的 DNA 结合结构域，可以将它们分成许多家族，如锌指（zinc finger）家族、螺旋-折叠-螺旋（helix-turn-helix）家族、亮氨酸拉链（leucine zipper)家族等。DNA 结合结构域识别的 DNA 片段往往具有显著的序列特征。著名的转录因子数据库 TRANSFAC 包含了转录因子的分类及其结合位点的 DNA 序列特征等重要信息（http://www. gene-regulation. com/pub/databases/transfac/cl. html）。转录因子的转录激活结构域可能直接或间接地与基本转录机器相互作用（图 1-4-4）。许多转录激活因子包含不止一个转录激活结构域，提示它们的转录激活机制具有多样性，如 NF-κB 的 p65 亚基既可以结合辅因子 p300，又可以与基本转录机器的某个亚基相互作用。最近的观点认为，转录激活因子可以是多个蛋白质形成的复合物，其 DNA 结合作用或转录激活作用是由不同亚基以及多个亚基的协同作用实现的。例如，笔者从白血病细胞中鉴定的转录因子复合物 AETFC（AML1-ETO-containing transcription factor complex），就是由多个转录因子和辅因子形成的一个稳定的蛋白质复合物，它通过这些不同的转录因子协同识别和调控靶基因，从而维持白血病细胞的转录调控网络，控制白血病的发生。

转录因子在控制靶基因转录的过程中，其自身活性也受到许多机制的调控。蛋白质的共价修饰作用可以正向或负向地影响转录因子的活性，这些修饰包括磷酸化（phosphorylation）、乙酰化（acetylation）、甲基化（methylation）、糖基化（glycosylation）、泛素化（ubiquitination）和 SUMO 化等。例如，cAMP 反应元件结合蛋白（cAMP responsive element binding protein, CREB）的磷酸化可以导致 CREB-结合蛋白（CREB-binding protein, CBP）的招募；而 CBP 作为一种辅因子，可以对其他转录因子及组蛋白进行乙酰化。另外，转录因子在细胞内的定位情况也会影响它们的功能。例如，NF-κB 的亚细胞定位受到细胞凋亡和增殖相关的多种信号通路的调控。甾类反应元件结合蛋白（sterol-response element binding protein, SREBP）附着在内质网上，低胆固醇信号会引起 SREBP 的释放以及进核，从而激活胆固醇合成和代谢相关基因的表达。

（四）辅因子

除了基本转录机器和序列特异性的转录因子，还有一些因子在基因的转录调控过程中扮演重要角色。这些因子一般不能直接识别 DNA 上的顺式作用元件，而是通过蛋白质相互作用被招募到靶基因的调控区域。这些转录调控因子统称为辅因子。它们对靶基因的转录具有正向或负向调控作用，分别称为共激活因子（CoA）或共抑制因子（CoR）。目前我们对辅因子的功能和作用机制的了解还不完善，但是已有的研究结果提示辅因子的作用机制至少包括：① 连接转录因子和基本转录机器；② 控制染色质的结构（图 1-4-4）。

中介体（mediator）主要以第一种机制发挥辅因子的作用。中介体是一个进化上保守的、由多个亚基组成的蛋白质复合物。它既可以结合转录因子，又可以结合 RNA 聚合酶 II，因此在转录调控过程中扮演共激活因子的角色。人类的中介体成分最早发现于一个甲状腺素受体相关蛋白（thyroid hormone receptor-associated protein, TRAP）复合物。该复合物的 220 000 亚基 TRAP220 能够与多种核受体相互作用，而且其他亚基也可以结合许多不同的转录激活因子（如 SREBP1a、VP16、p65、Sp1 等）。这种一个共激活因子复合物与多种转录因子结合的机制有助于解释多个转录因子之间的

协同效应（即"增强体"理论）。

另外一类辅因子能够通过影响染色质的结构来协同控制基因的表达，这类辅因子主要包括对组蛋白具有修饰作用的酶及其复合物。最早鉴定的组蛋白乙酰转移酶（histone acetyltransferase, HAT）和组蛋白去乙酰化酶（histone deacetylase, HDAC）分别属于已知的共激活因子 Gcn5 复合物和共抑制因子 Rpd3 复合物的组分，这些发现使人们认识到了组蛋白修饰对转录调控的重要意义。随后发现的一系列组蛋白甲基转移酶（histone methyltransferase, HMT）、组蛋白去甲基化酶（histone demethylase, HDM）及组蛋白泛素连接酶（histone ubiquitin ligase）等更加证实了这一点。对这类辅因子在转录调控过程中的作用机制的研究近年来已经取得长足进展，成为一种重要的表观遗传调控机制。另外，这类辅因子由于具备酶活性，从而容易被小分子药物抑制，因此也成为疾病治疗的重要靶标。

（五）染色质在转录调控中的作用

1. 染色质重塑和组蛋白修饰 · 核小体除了作为染色质的一种基本结构单位，它与基因的转录调控也有着密切的关系。在基因转录激活和关闭过程中，存在染色质重塑（chromatin remodeling）的过程。一些具有酶活性的蛋白质复合物在这个过程中具有重要的作用，这些复合物包括 SWI/SNF、INO80、ISWI 和 CHD 家族，它们可能控制核小体的移动、去除和重新沉积等作用，从而影响染色质的空间结构及其对转录调控因子的可接近性（accessibility）。例如，SWI/SNF 蛋白质复合物的一个亚基具有 ATP 酶活性，该复合物在染色质重塑过程中扮演重要角色，并且可以促进转录因子靠近染色质上的靶位点。

另外，核小体本身也为一些重要的调控因子提供了识别和结合位点。由于组蛋白 H2A、H2B、H3 和 H4 的 N 端处于核小体的外围，它们可以被一些调控因子所识别。特别是组蛋白的多种共价修饰（乙酰化、磷酸化、甲基化、泛素化等）极大地增加了这些识别位点的结构多样性，成为一种调控基因表达的重要信息编码，即"组蛋白密码（histone code）"。值得注意的是，最近得到快速发展的染色质免疫沉淀（chromatin immunoprecipitation, ChIP）技术，特别是该技术与基因芯片、大规模测序等技术的联合应用，使我们可以检测基因组上任何区域的组蛋白修饰状态，从而进一步分析它们的作用机制和生物学意义。

2. DNA 甲基化 · 高等真核生物的 DNA 中有少量胞嘧啶被甲基化。主要的甲基化位置在 CpG 二核苷酸序列上，产生 5-甲基胞嘧啶。在哺乳类细胞中，许多处于抑制状态的基因的启动子区域的 CpG 存在高度甲基化（hypermethylation），而活跃表达的基因则低甲基化（hypomethylation），提示 DNA 甲基化与基因的转录抑制密切相关。实验表明，使用 DNA 甲基转移酶的抑制剂（如阿扎胞苷等）处理细胞可以降低许多基因的甲基化水平，并引起这些基因的转录激活。另外，DNA 甲基化还被证实与基因印记（gene imprinting）和哺乳类雌性个体的 X 染色体失活（X inactivation）有关。DNA 甲基化的转录抑制效应有可能是通过招募甲基化 CpG-结合蛋白（methyl-CpG-binding protein, MeCP）或抑制特定的转录因子来实现的。最近有证据表明 MeCP2 蛋白与组蛋白去乙酰化酶复合物 SIN3

相互作用，提示 DNA 甲基化与组蛋白去乙酰化可能协同抑制基因的表达。在基因组复制和细胞分裂的过程中，DNA 的甲基化状态能够在 DNA 甲基转移酶（DNA methyltransferase，DNMT）的作用下进行"复制"，因此 DNA 甲基化的状态被认为是一种可以遗传的信息。这种不依赖于 DNA 序列的、可遗传的、能够控制基因表达的信息被称为表观遗传信息。由于"组蛋白密码"在某些情况下也具有可遗传的性质，所以组蛋白修饰对基因表达的调控作用通常也被纳入表观遗传调控机制的范畴。

（六）非编码 RNA 的转录调控作用

表观遗传调控基因转录活性的一个经典例子是 X 染色体失活，即女性的两条 X 染色体中的一条在其体细胞中失去转录活性，以保持细胞内 X 染色体上有活性的基因拷贝数的平衡。研究表明，调控这一过程的一个关键因子是一条非编码 RNA，称为 Xist（X inactive-specific transcript）。Xist 由 X 染色体的特定区域编码，然后结合在编码它的那条 X 染色体上，并招募多种转录共抑制因子（包括 PRC 复合物和 HDAC 复合物等），使得编码它的那条 X 染色体保持失活状态，而且这种失活状态能够在细胞分裂过程中传递到子代细胞。

随着基因组测序的完成以及表观基因组学研究的深入开展，人们能够较容易地发现基因组中存在的新的非编码 RNA。根据人类基因组中非编码 RNA 的结构和功能特征，它们可以被分为不同类别，其中长链非编码 RNA（long noncoding RNA，lncRNA）已被证实能够直接调控基因转录。lncRNA 是指长度＞200 个碱基的不能编码蛋白质的 RNA。目前在人类基因组中已发现约 1 000 个 lncRNA 基因，它们都是由 RNA 聚合酶 II 编码的，大多经过剪接和加 Poly-A 尾等转录后加工过程，且具有很高的组织特异性。lncRNA 在基因组上的定位多种多样，许多 lncRNA 基因位于蛋白质编码基因的反义链，也有的位于基因间区域。由于 lncRNA 可以通过序列互补结合 DNA、RNA，也可以跟蛋白质直接相互作用，因此很多 lncRNA 在细胞中扮演脚手架分子（scaffold molecule）的作用。lncRNA 的功能和作用机制具有高度多样性，在基因转录调控方面既可以起转录抑制作用，又可以起转录激活作用，其作用模式既可以是顺式作用，也可以是反式作用（图 1-4-5）。例如，两个 HOX 基因家族相关的 lncRNA，HOTAIR（HOX transcript antisense RNA）和 HOTTIP（HOXA transcript at the distal tip），就是以不同的方式行使功能：HOTAIR 基因位于 12 号染色体上的 HOXC 基因簇并且与该基因簇协同表达，其表达产物 HOTAIR lncRNA 以反式作用方式结合于 2 号染色体上的 HOXD 基因簇，招募PRC2（polycomb repressive complex 2）复合物和组蛋白去甲基化酶 LSD1，建立转录抑制型的组蛋白 H3K27 甲基化模式，从而在表观遗传水平上抑制 HOXD 基因簇的表达；HOTTIP 位于 7 号染色体的 HOXA 基因簇的上游，它能够以顺式作用方式招募 WDR5（WD repeat-containing protein 5）和 MLL（mixed lineage leukemia）等转录共激活因子到 HOXA 基因簇，建立转录激活型组蛋白 H3K4 甲基化，从而促进 HOXA 基因簇中某些基因的表达。

目前非编码 RNA 的研究是一个非常活跃的领域，已有研究提示激素基因的表达受非编码 RNA 的调控。例如，Maass

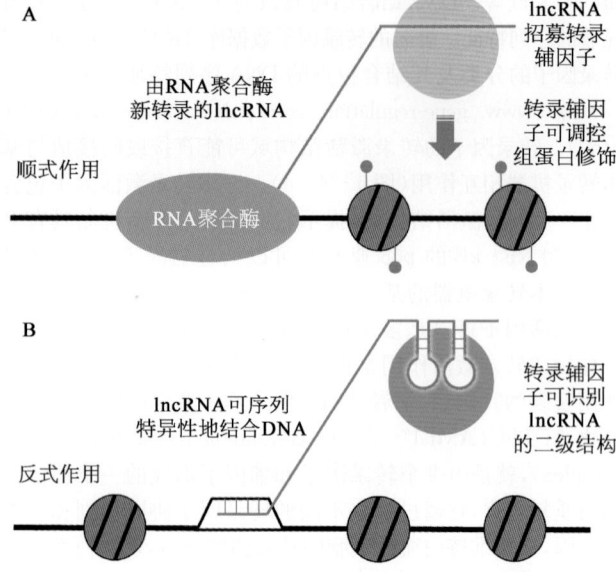

图 1-4-5 lncRNA 调控基因转录的多种作用机制模式图

lncRNA 可以介导顺式作用模式（A. 新转录出的 lncRNA 调控附近基因的表达，也可以以反式作用模式发挥作用；B. lncRNA 通过序列特异性结合其他基因组 DNA 位置）。lncRNA 与蛋白质的作用方式也具有多样性（A. 蛋白质识别 lncRNA 序列；B. 蛋白质识别 lncRNA 二级结构）。lncRNA 可以与多种不同蛋白质相互作用，包括许多能够调控染色质结构的转录辅因子（A）

等在研究两个 E 型短指者家系时，发现其致病染色体易位 t(8;12)(q13;p11.2) 导致了调控软骨发育的关键激素——甲状旁腺素样激素（parathyroid hormone-like hormone，PTHLH）基因的低表达。进一步的研究发现，在正常情况下，PTHLH 基因的表达受其附近 lncRNA DA125942 的调控，DA125942 能够以顺式作用结合在 PTHLH 基因区域，维持染色质结构及 PTHLH 的表达水平；而在染色体易位发生之后，DA125942 与 PTHLH 基因被分离到两个不同染色体上，DA125942 失去对 PTHLH 基因表达的调控，导致后者的表达水平降低。由此可见，lncRNA 等非编码 RNA 对激素基因表达的调控在发育和疾病发生过程中可能扮演了重要角色。另外，一些异常表达的非编码 RNA 还可以作为病变组织（如肿瘤）的生物标志物及疾病治疗的靶点，这些方面均值得深入研究。

三、转录后加工

真核基因的转录产物在形成有功能的 mRNA 之前需要进行几个加工过程：5′端加帽（capping）、3′端多聚腺嘌呤化（polyadenylation）及 RNA 的剪接。这些过程是在细胞核内完成的，加工完成的产物以某种机制从细胞核转运到细胞质内。

1. 5′端加帽　在新合成的 RNA 分子的长度达到 25～30 个碱基以后，它们的 5′端会被加上一个 7-甲基鸟嘌呤，称为 5′帽子（5′-cap）。这个过程由加帽酶（capping enzyme）催化，该酶与磷酸化的 RNA 聚合酶 II 相互作用，从而将转录与转录后加工过程偶联在一起。mRNA 的 5′帽子是核糖体的组装位点，因此对 mRNA 的翻译非常重要。另外，它还可能与mRNA 的稳定性有关。

2. 3′端加多聚腺嘌呤尾　真核生物的大部分 mRNA 的 3′端都具有多聚腺嘌呤尾，其长度为 200～250 bp。多聚腺嘌呤尾不是由 DNA 编码的，而是在多聚腺嘌呤聚合酶[poly(A)

polymerase,PAP]的催化下,以 ATP 为前体,将腺嘌呤聚合到 mRNA 的 3′端。而且,在加尾之前,转录产物的 3′端需要由一些酶切除一段,然后再由 PAP 催化加上多聚腺嘌呤尾。这些酶能够识别切割位点上游的 AAUAAA 序列以及下游的一段富含 G/U 的序列。3′多聚腺嘌呤尾可能与 mRNA 的稳定性有关,还可能有助于成熟的 mRNA 从细胞核到细胞质的转运。

3. mRNA 的化学修饰 · 真核生物 mRNA 内部的一些碱基会被特定的酶所修饰,如 m6A、m1A、m6Am 和 hm5C 等。其中 m6A 分布最为广泛和丰富,在生物体的不同发育阶段和外界应激下,m6A 在细胞内的动态变化可影响 mRNA 的代谢水平。m6A 在 mRNA 中的分布具有一定的序列保守型,大多位于 RRm6ACH([G/A/U][G>A]m6AC[U>A>C])共有序列中,且主要集中在终止密码子和 3′- UTR 附近。现在一般认为伴随着转录的发生,m6A 在 METTL3(m6A 的修饰)的催化下完成,并可由 FTO 或 ALKBH5(m6A 的清除)逆转;在细胞内也存在着能特异识别 m6A 修饰的蛋白质(m6A 的识别),借由此种修饰调控不同生理状态下特定基因的表达水平。m6A 不仅可以影响 mRNA 的稳定性,而且与后续 mRNA 的转运和蛋白质的表达密切相关。

4. 剪接 · 由于真核基因的外显子和内含子都转录在一条转录产物 RNA 分子中,所以需要把内含子切除而把外显子连接起来才能产生成熟的 mRNA 分子,这个过程叫剪接(splicing)。外显子和内含子的位置可以通过比较基因组 DNA 和 cDNA(由 mRNA 逆转录形成的 DNA)的序列来判断。外显子-内含子边界(剪接位点)的序列具有一定的特征,高等真核生物的大部分内含子的两端分别是 GU(5′)和 AG(3′);另外,一个富含嘧啶的区域往往位于 3′剪接位点的上游。对多种 mRNA 前体进行的缺失分析表明,一般内含子两端的 30~40 个碱基对于正常的剪接是必需的,而大量的中间序列对此并无太大影响。

剪接过程需要多种 RNA 和蛋白质分子的参与。其中 RNA 至少包括 5 种(U1、U2、U4、U5 和 U6),它们的长度在 107~210 个核苷酸,富含尿嘧啶,属于核内小 RNA(small nuclear RNA,snRNA)。这些 snRNA 与 6~10 种蛋白质结合形成小核内核糖蛋白颗粒(small nuclear ribonucleoprotein particle,snRNP)。剪接过程中需要 RNA 之间的互补配对作用。例如,U1 snRNA 的 5′端与 mRNA 前体的 5′剪接位点配对;U2 snRNA 的一个区段与 mRNA 前体的分支点(branch point)序列配对;以及 U6 snRNA 的中间区域与 U4 snRNA 的 5′端的配对等。许多实验证据表明,5 种 snRNA 可能有序地与 mRNA 前体结合组装成一个大的核糖核蛋白复合物,称为剪接体(spliceosome)。剪接体可以催化两次酯基转移反应(transesterification)完成剪接过程,释放一个套索状的内含子(lariat intron)。值得注意的是,除了上述机制外,还有至少 100 种蛋白质参与了 mRNA 前体的剪接调控,剪接位点也不一定符合"GU - AG 规律",可见剪接是一个受到精细调控的复杂过程。

5. 选择性剪接与基因表达产物的多样性 · 蛋白质编码基因的外显子-内含子结构丰富了基因表达调控的层次,一个基因可以通过不同的剪接方式产生不同的蛋白质分子,如增加

或排除一个外显子,或选取部分内含子转变成外显子等。同时,剪接位点的改变还可以形成新的阅读框架。这些变化可以归结为两种模式:① 外显子跳跃(exon skipping),即对不同外显子进行选择性连接,从而增加或排除 mRNA 中的某些外显子;② 内含子滑动(intron slippage),即将部分可编码的内含子剪接入外显子,或将部分外显子剪接出成为内含子,或者对某个可编码的内含子不再进行剪接而连同两侧的外显子当作一个外显子处理。

降钙素(calcitonin)基因经过选择性剪接,在不同组织中产生不同的 mRNA。该基因具有两个多聚腺嘌呤尾信号(AAUAAA)。在甲状腺 C 细胞中,其 mRNA 前体在第一个信号处切割和加尾,结果编码出降钙素前体;而在下丘脑中,其 mRNA 前体选择了第二个信号,则编码一种称为降钙素基因相关多肽(calcitonin gene-related peptide,CGRP)的神经肽。用免疫细胞化学的方法可以分析该神经肽在脑和其他组织中的分布,结果提示它可能在感知疼痛、摄食行为及自分泌和内分泌系统的调控过程中发挥作用。

P 物质(substance P)基因 mRNA 前体的选择性剪接包括两种方式:一种剪接方式形成的 mRNA 可以编码 P 物质和 K 物质的共同前体。另外一种剪接方式会排除 K 物质的编码区域。缓激肽(bradykinin)基因也存在选择性剪接的调控。3′末端外显子的不同选择,使得该基因编码的高分子量和低分子量的激肽原(kininogene)具有不同的羧基端。mRNA 前体的选择性剪接所导致的蛋白质序列的差异可能存在于一些关键功能区域。例如,GH、黄体生成素-绒毛膜促性腺激素(lutropin-choriogonadotropin)和瘦素的受体基因的选择性剪接涉及它们的跨膜区域。排除跨膜区域的编码序列,这些蛋白质将从膜蛋白变为分泌蛋白。

6. mRNA 稳定性的调控 · mRNA 在细胞内的浓度不仅取决于它的合成速率,也取决于它的稳定性。同时,mRNA 的稳定性还在一定程度上决定了其编码蛋白质的合成过程何时停止。对于稳定的 mRNA 来说,即使基因的转录已经关闭,其蛋白质合成过程仍然可以保持很长的时间。高等真核生物的 mRNA 大都比较稳定,半衰期可以达到数小时。然而,对于一些仅需要在较短时间内发挥功能的蛋白质(如某些激素和细胞因子)来说,它们的 mRNA 往往具有较短的半衰期。许多不稳定的 mRNA 在它们的 3′非翻译区含有 AUUUA 序列,可能与它们的降解有关。其机制还有待于进一步研究。

有一些 mRNA 的降解速率与细胞外信号有关。例如,大鼠的乳腺组织在体外培养的情况下,如果有催乳素的存在,每个细胞中大约有 3 万个酪蛋白(casein)mRNA。如果没有催乳素,每个细胞中酪蛋白 mRNA 的数量下降为 300 个。体外的试验已经证实,催乳素的处理只能使乳腺组织中酪蛋白 mRNA 的合成增加 3 倍,因此酪蛋白 mRNA 总量的增加主要是由于其稳定性的提高。

四、翻译调控

在 mRNA 的翻译过程中,mRNA 上的密码子与氨酰-tRNA(aminoacyl - tRNA)的反密码子(anticoden)相互配对,从而使相应的氨基酸被连接成一条肽链。核糖体(ribosome)控制着 mRNA 与氨酰- tRNA 的相互作用,沿着 mRNA 模板

移动并催化肽键的生成。这个过程还需要一些重要的辅助因子(如氨酰-tRNA合成酶、起始因子、延伸因子等)的参与。

1. 氨酰-tRNA·各种物种的tRNA均含有70~80个碱基。从二级结构上看,tRNA分子含有5个臂(碱基配对形成的颈环结构):① 5′端和3′端配对形成携带氨基酸的受体臂(acceptor arm);② TψC臂,与识别核糖体上的rRNA有关;③ 反密码子臂(anticoden arm),负责与mRNA上的密码子配对;④ 双氢尿嘧啶臂(D arm);⑤ 附加臂(extra arm)。荷载氨基酸的tRNA称为氨酰-tRNA,它是由氨酰-tRNA合成酶催化合成的。真核生物40种以上的tRNA能够分别结合20种氨基酸,tRNA分子上决定其携带氨基酸的区域称为副密码子(paracodon)。氨酰-tRNA合成酶可能通过识别副密码子和氨基酸的构象来催化两者的结合。mRNA上不同的密码子可以编码同一个氨基酸,而tRNA上的反密码子则常常可以识别对应于同一个氨基酸的多个密码子,即反密码子与密码子的配对具有摇摆性,这主要是由它们的结构特点所决定的。

2. 核糖体·核糖体是由RNA和蛋白质共同组成的,在原核生物和真核生物中,其RNA含量分别占到约66%和60%。所有的核糖体都包括大小两个亚基。在真核细胞中,许多核糖体并不处于游离状态,而是与内质网膜结合在一起。核糖体上有三个tRNA结合位点:A位点是氨酰-tRNA进入并与mRNA上的密码子配对的位置;P位点是肽基-tRNA(peptidyl-tRNA)占据的位置;E位点是脱酰基的tRNA(deacetylated tRNA)退出的位置。肽基转移酶的活性位点位于P位点和A位点之间。

3. 肽链的合成·对于真核生物来说,翻译起始的第一步是将40S核糖体亚基组装到mRNA的5′甲基鸟嘌呤帽子处。然后,核糖体亚基从5′到3′沿mRNA滑动,直到遇到一个处于合适的上下文的起始密码子(AUG),招募60S核糖体亚基以及其他一些重要的翻译起始因子,开始进行蛋白质合成。AUG既是起始密码子,又负责编码甲硫氨酸。识别起始AUG和内部AUG的工作是由不同的tRNA担任的。翻译起始过程还需要多种真核起始因子(eukaryotic initiation factor, eIF)的参与。

翻译的延伸过程需要真核延伸因子(eukaryotic elongation factor, eEF)和GTP的参与,主要包括转肽(peptide transfer)和转位(translocation)两个过程。转肽过程是指核糖体上的肽基转移酶把位于P位点的肽基转移到A位点的氨酰-tRNA的氨基上并形成新的肽键,该过程需要eEF1α、eEF1βγ(分别对应于原核生物的EF-Tu和EF-Ts)和GTP的参与。在转位过程中,核糖体沿着mRNA移动一个密码子,新合成的肽基-tRNA从A位点转移到P位点,脱酰基的tRNA从E位点退出,空出的A位点接受下一个氨酰-tRNA。这个过程需要eEF2(对应于原核生物的EF-G)和GTP的参与。

三种终止密码子UAG、UAA和UGA都不能被氨酰-tRNA所识别,而是由特殊的蛋白因子促成翻译终止作用,这类蛋白因子叫释放因子(releasing factor, RF)。真核生物的释放因子eRF具有类似tRNA的结构,能够识别三种终止密码子。释放因子可以将水分子的羟基转移到肽键上,从而终止肽链的延伸。

4. 选择性翻译起始与基因表达产物的多样性·选择性翻译起始,即选用mRNA上不同的起始密码子,是产生分子多样性的一个重要因素。如果一个5′端的AUG不完全具备一个强的翻译起始密码的上下文,则有可能会使得40S核糖体亚基继续寻找下游的AUG。在这种情况下,不同的AUG都有可能被选用,从而翻译出不同的蛋白质序列。另外,翻译的重新起始(translational reinitiation)是指一个翻译过程结束后,在一个下游起始密码子重新起始翻译。在这个过程中,原来的40S核糖体亚基有可能继续沿mRNA滑动直到下一个AUG起始翻译;也可能原来的核糖体解聚后,在下一个AUG处完全重新组装。内部核糖体进入位点(internal ribosomal entry site, IRES)属于后一种情况。

一些碱性亮氨酸拉链(basic leucine zipper, bZIP)转录因子家族的成员,如CREB、CREM、C/EBPα和C/EBPβ,采用了选择性的翻译起始位点。在大鼠的精子发生过程中,CREB基因同时采用了mRNA的选择性剪接和翻译重新起始的机制。在输精管发育的第4和第5阶段,CREB基因的一个外显子(外显子W)被剪接入mRNA,导入一个终止密码子,使得该mRNA的翻译在其DNA结合结构域之前提前终止。有意思的是,这个终止密码子下游的两个起始密码子可以重新起始翻译,产生两个新的蛋白质。由于这两个蛋白质包含DNA-结合结构域,但没有转录激活结构域,所以能够显性负性抑制CREB和CREM的功能,称为I-CREB。在这个过程中,外显子W的选择性剪接阻断了CREB基因在精子发生过程中的正反馈通路。同样地,CREM、C/EBPα和C/EBPβ基因的mRNA也利用这种重新起始的机制产生它们自身的抑制因子。CREM的抑制因子(S-CREM)在大脑发育过程中表达,C/EBPα的抑制因子(C/EBPα-30和C/EBPα-20)在脂肪前体细胞(adipoblast)和脂肪细胞(adipocyte)中表达,C/EBP的抑制因子肝脏抑制蛋白(liver inhibitory protein, LIP)在肝脏发育过程中表达。这些抑制因子同样具有DNA结合结构域而缺失转录激活结构域。

五、蛋白质的细胞内转运、定位和翻译后加工

1. 蛋白质的细胞内转运和定位·真核细胞不但有细胞核、细胞质和细胞膜,还有许多细胞器及特定的功能区域。在细胞质内合成的各种蛋白质需要被运输到细胞的不同部位才能发挥其生物学功能。这种细胞内的运输和定位在很大程度上取决于蛋白质本身的结构特征,即许多蛋白质所包含的特定转运信号。

膜蛋白、分泌蛋白和溶酶体蛋白具有指导其穿膜的信号肽(signal peptide)。多肽类激素及其膜受体都属于这类蛋白质。信号肽位于蛋白质的N端,含15~30个氨基酸;最靠近N端含有几个极性氨基酸,而内部是一个由大部分疏水氨基酸组成的疏水核心。这一结构可以在信号识别颗粒(signal recognition particle, SRP)的帮助下插入内质网(endoplasmic reticulum, ER)的膜中。SRP是一个RNA-蛋白质复合物,它可以结合新合成的信号肽,同时使肽链的延伸暂时停止;也可以结合位于内质网膜上的SRP受体,从而把核糖体定位在内质网表面。这种表面附着有大量核糖体的内质网称为粗面内质网(rough ER, RER),而没有附着核糖体的称为滑面内

质网(smooth ER，SER)。SRP与SRP受体结合以后，就不再阻止核糖体控制的翻译过程。新合成的带有信号肽的肽链在SRP受体的作用下通过转位子(translocon)插入内质网膜，随后信号肽被信号肽酶(signal peptidase)切除，合成的蛋白质进入内质网。如果蛋白质含有跨膜结构域(transmembrane domain)，即由20～26个氨基酸组成的疏水α螺旋，它很可能会停留在膜上而成为膜蛋白。这种一边翻译一边转运过程称为共翻译转运(co-translational translocation)。

这些蛋白质进入内质网后，在内质网腔内进行肽链的折叠，并进行初步的糖基化，然后形成转运小泡，依次进入顺面高尔基体(cis-face Golgi)、中间高尔基体(medial Golgi)和反面高尔基体(trans-face Golgi)。在反面高尔基体中，这些蛋白质完成糖基化过程并进行分选(sorting)，然后进入分泌小泡或溶酶体。分泌小泡中的蛋白质最后可以被分泌出细胞。

2. 蛋白质的翻译后加工 · 蛋白质的翻译后加工过程包括肽链的剪切，某些氨基酸上的共价修饰，以及正确的折叠等。这些过程可能影响蛋白质的细胞内转运和定位、生物学活性、多样性和稳定性。肽链的剪切是多肽类激素的一种重要的翻译后加工方式。因为多肽类激素基因表达的最初产物是无活性的前激素原(preprohormone)，经剪切加工成为激素原(prehormone)，有时需要再经过某些激活作用，才能成为有活性的激素。例如，胰岛素基因表达产生由105个残基构成的前胰岛素原(preproinsulin)，在内质网中切除信号肽成为胰岛素原(proinsulin)。胰岛素原由A链(21个氨基酸)、B链(31个氨基酸)和C链(33个氨基酸)3个连续的片段构成，由3个二硫键将其弯曲成环形结构。当胰岛素原被转运到胰岛细胞的囊泡中时，C链被切除，成为由3个二硫键连接A、B两条链构成的成熟胰岛素。有一些原激素包含多个相同的肽段。例如，TRH前体编码4个拷贝的多肽，类似的例子还有原脑啡肽(proenkephalins)、阿黑皮素原(proopiomelanocortin)和胰高血糖素原(proglucagon)等。

在有些情况下，肽链的剪切具有组织特异性。在垂体的前叶和中叶，阿黑皮素原的加工具有显著的差别。在垂体的前叶，其加工的主要产物是促肾上腺皮质激素(ACTH)和β-内啡肽(β-endorphin)，而在垂体中叶，其主要产物是α-促黑细胞激素(α-MSH)。胰高血糖素原的加工在胰腺α细胞和肠道L细胞中也是不同的。在胰腺α细胞中，胰高血糖素原的加工产物主要是胰高血糖素，而不能有效加工另外两种胰高血糖素样肽(glucagon-like peptide 1和2，GLP-1和GLP-2)。在肠的L细胞中，胰高血糖素原的加工产物称为肠高血糖素(glicentin)，该分子包括了胰高血糖素原的氨基端延伸区域、胰高血糖素区域及一个羧基端的短肽，称为介入肽Ⅰ(intervening peptide Ⅰ)。因为肠高血糖素没有胰高血糖素样活性，所以在肠的L细胞中发挥生物学作用的应该是GLP-1和GLP-2。实际上，含有31个氨基酸的GLP-1(7～37)是一种很强的促胰岛素激素，能够刺激胰腺β细胞分泌胰岛素。进食后，这种肽由肠释放入血流，增强胰岛素的分泌；而在静脉注射营养时，GLP-1释放不明显。这说明GLP-1是一种肠促胰素因子(intestinal incretin factor)。

六、小 结

多肽类激素基因的表达是一个多步骤的、精细调控的过程，具有高度的特异性、时效性和多样性。其特异性首先来自转录调控。基因本身的调控元件，细胞所具备的特定转录因子和所受到的特定信号，使得大部分多肽类激素基因只在某些组织和细胞中表达。另外，mRNA选择性剪接和蛋白质的翻译后加工过程也可能具有组织特异性，产生出只在某些组织中存在的异构体(isoform)。多步骤的调控使多肽类激素基因的表达能够满足实效性的要求。虽然从基因转录到成熟多肽的产生需要较长的时程，但是从细胞内预先储存的mRNA直接翻译成蛋白质则迅速得多，而通过肽链剪切和共价修饰等方式使多肽具有活性则是最为快捷的选择。实效性的另一方面要求迅速消除不再需要的分子，mRNA和蛋白质的选择性降解可以实现这一目的。多肽类激素基因表达产物的多样性在多个步骤都有体现。首先，这类基因在长期的进化过程中形成了基因家族，各个成员的结构、功能和表达调控上既有相似性又有差别。其次，一个基因有可能产生不同的表达产物。在转录过程中使用不同启动子或不同多聚腺嘌呤尾信号，在转录后加工过程中进行选择性剪接，以及选择性的翻译起始和翻译产物的选择性加工和修饰，都可以导致基因表达产物的多样性。

本章所讲的内容包含了多肽类激素基因表达调控的多个层次，但似乎仍然不能涵盖所有的机制。最近有许多与基因表达调控相关的新的机制被发现，但由于尚未被广泛接受，因此本章没有进行详细论述。除此以外，还可能有许多基因表达调控的机制尚未被发现和阐明。对基因表达调控机制的深入研究和充分理解，将使我们有可能对这些过程中的异常情况进行干预，从而有助于攻克人类疾病和维护人类健康。

参考文献

[1] Carey M, Smale ST. Transcriptional regulation in eukaryotes: concepts, strategies, and techniques [M]. Cold Spring Harbor: Cold Spring Harbor Laboratory Press, 2000.

[2] Consortium EP. An integrated encyclopedia of DNA elements in the human genome [J]. Nature, 2012, 489: 57-74.

[3] Han ZG, Zhao GP, Chen Z. Transcriptome study in China [J]. C R Biol, 2003, 326: 949-957.

[4] Ho Y, Liebhaber SA, Cooke NE. Activation of the human GH gene cluster: roles for targeted chromatin modification [J]. Trends Endocrinol Metab, 2004, 15: 40-45.

[5] Hu RM, Han ZG, Song HD, et al. Gene expression profiling in the human hypothalamus-pituitary-adrenal axis and full-length cDNA cloning [J]. Proc Natl Acad Sci U S A, 2000, 97: 9543-9548.

[6] International HapMap Consortium. A haplotype map of the human genome [J]. Nature, 2005, 437: 1299-1320.

[7] Jameson JL, De Groot LJ, de Kretser D, et al. Endocrinology: adult & pediatric [M]. 7th ed. Philadelphia: Saunders, 2016.

[8] Krebs JE, Goldstein ES, Kilpatrick ST. Lewin's genes XII [M]. Burlington: Jones & Bartlett Learning, 2018.

[9] Lodish H, Berk A, Kaiser CA, et al. Genes, genomics, and chromosomes[M]//Lodish H, Berk A, Kaiser CA, et al. Molecular cell biology. New York: W. H. Freeman and Company, 2016.

[10] Maass PG, Rump A, Schulz H, et al. A misplaced lncRNA causes brachydactyly in humans [J]. J Clin Invest, 2012, 122: 3990-4002.

[11] Melmed S, Polonsky KS, Larsen PR, et al. Williams textbook of endocrinology [M]. 13th ed. Philadelphia: Elsevier, 2016.

[12] Morris KV, Mattick JS. The rise of regulatory RNA [J]. Nat Rev Genet,

2014，15：423-437.

[13] Roeder RG. The eukaryotic transcriptional machinery: complexities and mechanisms unforeseen [J]. Nat Med, 2003，9：1239-1244.

[14] Roundtree IA, Evans ME, Pan T, et al. Dynamic RNA Modifications in Gene Expression Regulation [J]. Cell, 2017，169：1187-1200.

[15] Shen H, Laird PW. Interplay between the cancer genome and epigenome [J]. Cell, 2013，153：38-55

[16] Sun XJ, Chen Z, Chen SJ. Mutations in DNA Methyltransferases and Demethylases[M]//Boffetta P, Hainaut P. Encyclopedia of cancer. 3rd ed. Oxford: Academic, 2019: 528-537.

[17] Sun XJ, Wang Z, Wang L, et al. A stable transcription factor complex nucleated by oligomeric AML1-ETO controls leukaemogenesis [J]. Nature, 2013，500：93-97.

[18] Sun XJ, Wei J, Wu XY, et al. Identification and characterization of a novel human histone H3 lysine 36-specific methyltransferase [J]. J Biol Chem, 2005，280：35261-35271.

[19] Venkatesh T, Suresh PS, Tsutsumi R. Non-coding RNAs: Functions and applications in endocrine-related cancer [J]. Mol Cell Endocrinol, 2015, 416：88-96.

[20] Wang T, Sha H, Ji D, et al. Polar body genome transfer for preventing the transmission of inherited mitochondrial diseases [J]. Cell, 2014，157：1591-1604.

[21] 陈竺.医学遗传学[M].北京：人民卫生出版社,2005.

[22] 孙乃恩,孙东旭,朱德熙.分子遗传学[M].南京：南京大学出版社,1990.

[23] 孙晓建.编码多肽类激素基因的表达调控[M]//陈家伦.临床内分泌学.上海：上海科学技术出版社,2011：25-35.

第五章·肽类激素的合成和分泌

苏 青

一、肽类激素的生物合成

肽类激素从本质上说属于蛋白质或由蛋白质裂解而来，其生物合成遵从蛋白质生物合成的一般规律，即由编码该激素的基因通过转录形成特定的 mRNA，mRNA 加工处理后转位到细胞质中，并与核糖体形成复合物，再翻译成特定的蛋白质（图 1-5-1、图 1-5-2）。

所有肽类激素基因的原始翻译产物都含有信号肽。信号肽的主要功能是使肽链转位到粗面内质网内。信号肽在执行这一功能时还需要信号识别颗粒（signal recognition particle, SRP）、SRP 受体、蛋白转位器（translocon）等的共同参与（图 1-5-2）。

基因组 DNA $\xrightarrow{\text{转录}}$ 原始 mRNA $\xrightarrow{\text{加工}}$ 成熟 mRNA $\xrightarrow{\text{转位}}$ 内质网核糖体复合物 $\xrightarrow{\text{翻译}}$

原始蛋白质产物 $\xrightarrow{\text{加工、处理、运输(内质网→高尔基体)、包装}}$ 分泌颗粒 $\xrightarrow{\text{刺激}}$ 胞吐 $\longrightarrow$ 激素释放

图 1-5-1 肽类激素的生物合成和分泌的基本流程

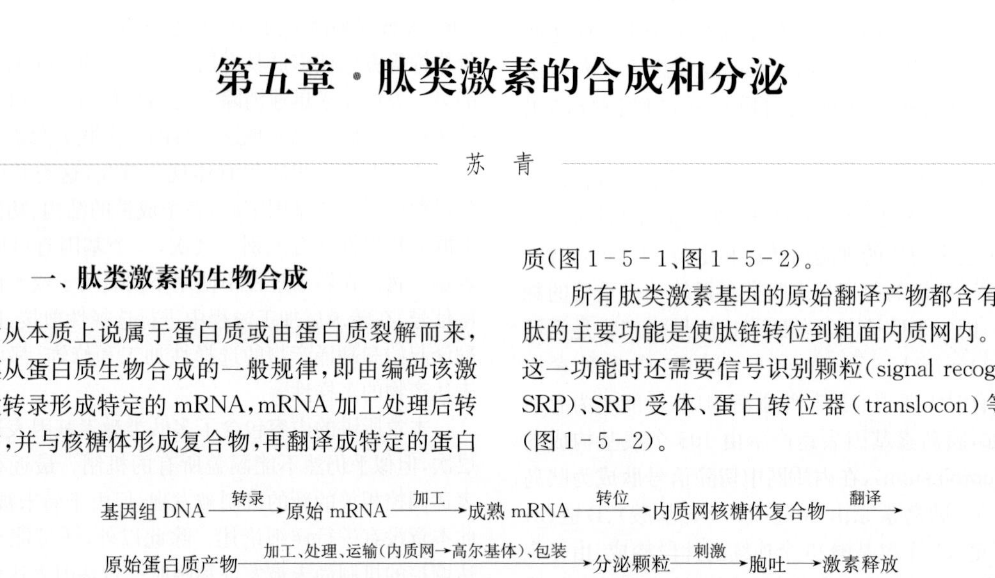

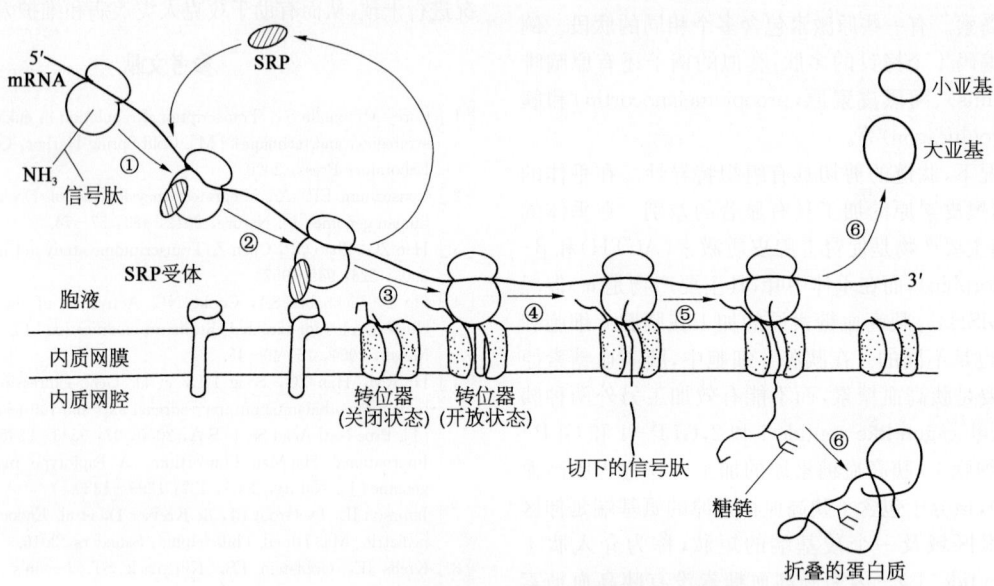

图 1-5-2 肽链在核糖体上的合成和释放过程示意图
① SRP 与信号肽结合,形成新生肽链-核糖体-SRP 复合物;② SRP 与其受体结合,形成新生肽链-核糖体-SRP-SRP 受体复合物;③ SRP 与其受体解离,转位器的门打开;④ 信号肽被内质网腔内的信号肽酶(图中未显示)切除;⑤ 肽链继续延长,进入内质网腔;⑥ 翻译完成,核糖体解聚,肽链释放到内质网腔

新生肽链进入转位器经过以下几个步骤：① SRP-GDP 与处于核糖体上的信号肽结合；② GDP-GTP 交换，SRP 处于

GTP 结合状态；③ 新生肽链-核糖体-SRP-GTP 复合物与处于 GTP 结合状态的 SRP 受体结合，形成新生肽链-核糖体-

SRP-SRP受体复合物;④ 与 SRP 和 SRP 受体结合的 GTP 水解,释出的能量使转位器的门打开,新生肽链进入转位器孔,同时 SRP-SRP 受体复合物(均处于 GTP 结合状态)与核糖体-转位器复合物解离;⑤ SRP-SRP 受体复合物解离。

二、肽类激素的加工处理

肽类激素的加工处理过程可分为以下几步骤:二硫键形成、折叠、多聚体组装、化学修饰和裂解。二硫键形成、折叠及多聚体组装发生于粗面内质网。化学修饰包括糖基化、硫酸化、乙酰化、氨基化等几种,其中以糖基化最重要,主要在粗面内质网,尤其是在高尔基体中进行,高尔基体由内到外依次为顺面高尔基体网、中间高尔基体和反面高尔基体网(trans-Golgi network,TGN);裂解则主要发生于分泌器阶段,但与高尔基体也有关。以下介绍肽类激素的糖基化和裂解过程。

(一) 糖基化

糖链和多肽链之间有两种连接方式:O-连接和 N-连接。O-连接由 N-乙酰半乳糖胺(GalNAc)和多肽链丝氨酸或苏氨酸残基的羟基相连;N-连接则由 N-乙酰葡萄糖胺(GlcNAc)和多肽链天冬酰胺残基的酰胺氮相连。组成糖链的单糖有以下几种:葡萄糖(Glc)、半乳糖(Gal)、甘露糖(Man)、岩藻糖(Fuc)、N-乙酰半乳糖胺、N-乙酰葡萄糖胺和 N-乙酰神经氨酸(即唾液酸)。这些单糖需先形成核苷酸-单糖复合物才能参加反应。常见的核苷酸-单糖复合物有 UDP(尿苷二磷酸)-Gal、UDP-GlcNAc、UDP-GalNAc、GDP(鸟苷二磷酸)-Man、GDP-Fuc、CMP(胞苷单磷酸)-唾液酸等,均在胞液中合成。

O-连接糖基化的第一步是在 GalNAc 转移酶(位于粗面内质网和顺面高尔基体的膜上)的作用下,UDP-GalNAc 的 GalNAc 转移到多肽链的丝氨酸或苏氨酸残基的羟基上。随后半乳糖转移酶将 UDP-Gal 上的半乳糖加到已与多肽链相连的 GalNAc 上,形成所谓的二糖核心(图 1-5-3)。随后在相应的糖转移酶的作用下逐个加上糖基,糖链不断延长。反应过程中,核苷酸-单糖复合物经特异的反向转运蛋白(antiport protein)由胞液转运到内质网和高尔基体内发挥作用,而生成的 UDP 经磷酸酶作用产生 UMP 和无机磷酸盐,UMP 经反向转运蛋白转运到胞液(与核苷酸-单糖复合物运进内质网腔偶联),无机磷酸盐经特异的转运蛋白转运至胞液(图 1-5-3)。

N-连接糖基化需要长萜醇(dolichol)作为糖链的载体。N-连接糖基化的第一步是 UDP-GlcNAc 的 GlcNAc 转移到位于粗面内质网膜的磷酸长萜醇上,形成长萜醇-焦磷酸-GlcNAc 复合物。该反应在粗面内质网膜的胞液面进行。此后,在相应的特异性糖基转移酶作用下逐个加上糖基(糖基由核苷酸-单糖复合物提供),使与长萜醇-焦磷酸酯相连的糖链不断延长。在初始阶段,与长萜醇-焦磷酸酯相连的糖链面向胞液。当糖链延长到一定程度时,长萜醇-焦磷酸-寡糖复合物发生翻转(flip),糖链遂朝向内质网腔。

糖链的延长是有限度的,当达到(Glc)₃(Man)₉(GlcNAc)₂结构时糖链即停止延长,此时寡糖蛋白转移酶(oligosaccharide-protein transferase)将与长萜醇-焦磷酸相连的寡糖链转移到正在延长的多肽链上。多肽链上接受糖链的部位为天冬酰胺残基,其酰胺氮与糖链的 GlcNAc 以共价键相连。研究表明,只有天冬酰胺-X-丝/苏-序列(X代表任一氨基酸残基)的天冬酰胺残基才能接受寡糖链。

在粗面内质网形成的多肽链寡糖复合物通过转运小泡依次转运到顺面高尔基体、中间高尔基体和 TGN 进一步加工处理,最后形成各种 N-连接糖蛋白。糖基化结束后,多肽链寡糖复合物在 TGN 通过特定的机制被分拣到新生分泌颗粒。

(二) 裂解

肽类激素最原始的前体为前激素原(preprohormone),切去信号肽后成为激素原(prohormone)。激素原进一步裂解,遂成为有活性的激素。激素原向激素的转化由特定的激素原转化酶(prohormone convertase)催化,该过程起始于 TGN,一直持续到成熟分泌颗粒,但大部分发生于未成熟分泌颗粒阶段,因为此处的 pH 较低而 Ca^{2+} 浓度较高,适合激素原转化酶发挥作用。

激素原转化酶1(prohormone convertase 1,PC1)和激素原转化酶2(prohormone convertase 2,PC2)在肽类激素的裂解成熟过程中具有重要的作用,它们可在成对的碱性氨基酸残基处切断肽链。PC1 和 PC2 的原始翻译产物在粗面内质网切除信号肽后成为 pro-PC1 和 pro-PC2,两者均没有活性,需要经过特定的处理才能成为有活性的酶。pro-PC2 的成熟需要一种称为 7B2 的分子伴侣参与。7B2 的原始翻译产物在内质网切去信号肽后分子量为 27 000,称为 27 kDa 7B2。在内质网,27 kDa 7B2 可通过其羧基端与 pro-PC2 结合而抑制 pro-PC2 的活性,以免 PC2 提前成熟。在 TGN,弗林蛋白酶或 PACE4 将 27 kDa 7B2 切成两部分,氨基端分子量为 21 000,称为 21 kDa 7B2;羧基端称为 7B2-CT 或 7B2-C。21 kDa 7B2 不能与 pro-PC2 结合,而 7B2-CT 仍与 pro-PC2 结合在一起。7B2-CT 为 PC2 特异性抑制剂,与 7B2-CT 结合在一起的 pro-PC2 仍没有活性,但是这种结合有助于 pro-PC2 分拣到分泌颗粒。在未成熟分泌颗粒,7B2-CT 进一步裂解,遂不能与 pro-PC2 结合,pro-PC2 于是游离出

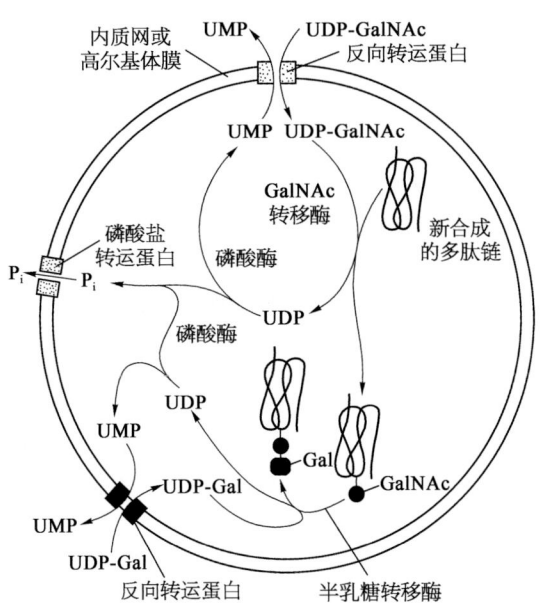

图 1-5-3 O-连接糖基化二糖核心的合成及相关物质的转运

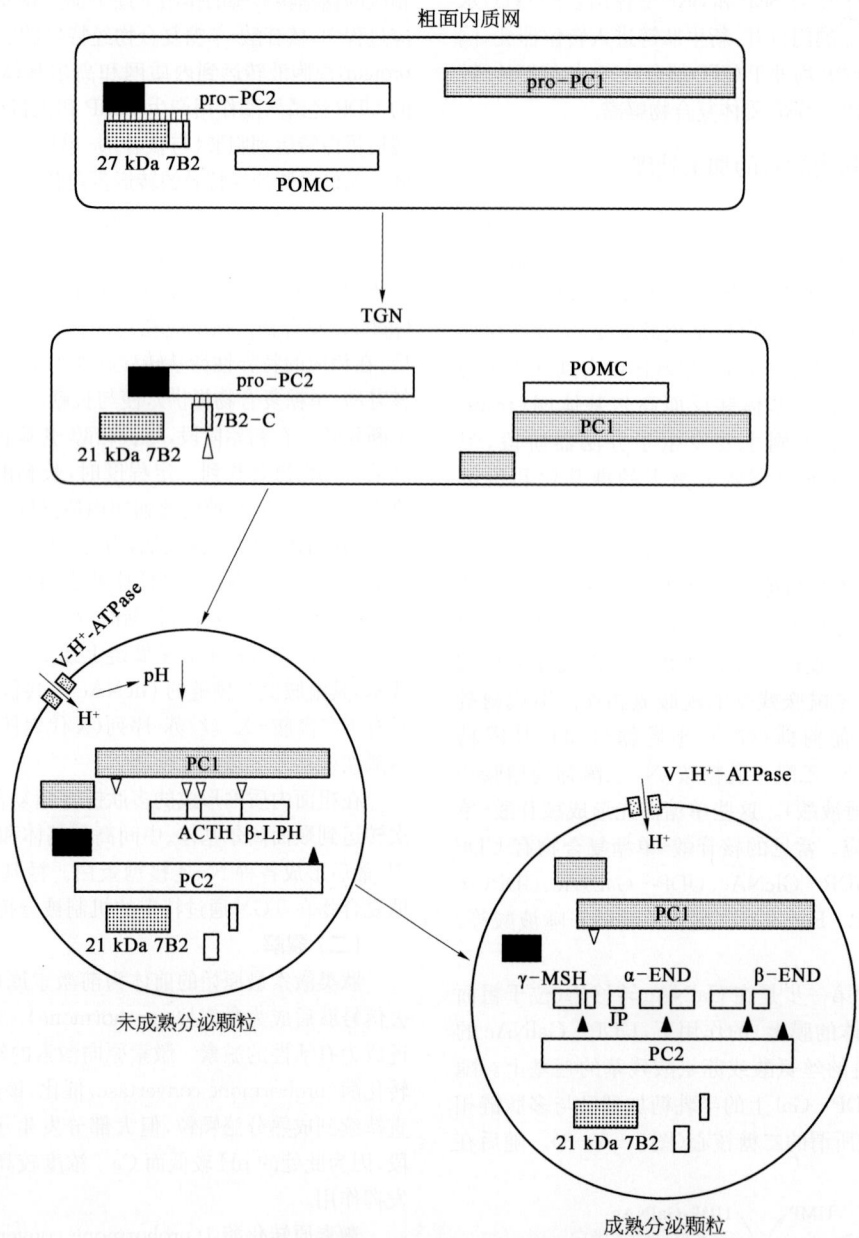

图 1-5-4 垂体中间叶细胞 PC1 和 PC2 的成熟及 POMC 的裂解

来。游离的 pro - PC2 可发生自身裂解（autolysis），转变为有活性的 PC2（图 1-5-4）。与 PC2 的成熟过程相比，PC1 的成熟过程要简单得多：pro - PC1 在 TGN 通过自我催化转变为有活性的 PC1（图 1-5-4）。

研究显示，PC1 和 PC2 在 pH 5.0～6.5 时活性较高。TGN 和分泌颗粒的膜上含有小泡型 H$^+$- ATP 酶（vacuolar-type H$^+$- ATPase，V - H$^+$- ATPase），它不断泵入 H$^+$ 以维持 TGN 和分泌颗粒的酸化环境（图 1-5-4），以利于 PC1 和 PC2 发挥作用。

激素分子每经 PC1 或 PC2 作用 1 次，可得到两个产物，其中上游产物的羧基端带有两个碱性氨基酸残基，这两个碱性氨基酸残基可被羧肽酶 E（carboxypeptidase E，CPE）切去。

有些肽类激素前体含有多个成对的碱性氨基酸残基，可被 PC1 或 PC2 反复作用，产生多种有生物活性的激素以及一

些没有生物活性的"副产品"，而且在不同的细胞或组织其产物也不一样。阿黑皮素原（proopiomelanocortin，POMC）即是如此。POMC 分子内含有 8 个成对的碱性氨基酸残基和 1 个 KKRR（K 代表赖氨酸，R 代表精氨酸）序列，这些部位为潜在的 PC1 或 PC2 切割位点。垂体 ACTH 细胞只表达 PC1，可在 4 个部位切断 POMC（最后一个位于 β-促脂素内的部位切割不完全）。因此，POMC 在垂体 ACTH 细胞内的主要裂解产物为氨基端肽、铰链肽、ACTH、β-促脂素，同时产生少量的 γ-促脂素和 β-内啡肽。两栖类动物垂体中间叶的促黑素细胞（melanotrope）既表达 PC1 又表达 PC2，其裂解产物更加多样，但最主要的产物为促黑细胞激素（MSH）。POMC 在裂解的过程中，其部分产物同时发生化学修饰。例如，在 α - MSH 前体转变为 α - MSH 的过程中就要经历羧基端酰胺化和氨基端乙酰化。

三、肽类激素在细胞内的转运

同其他分泌性蛋白质一样,肽类激素的加工处理与其在胞内的转运过程也是同步进行的,即一边由粗面内质网向高尔基体转运,一边加工处理,最后在 TGN 形成分泌器(图1-5-5)。正常情况下,肽类激素在细胞内的转运路线为:粗面内质网→顺面高尔基体→中间高尔基体→TGN→分泌器,这称为顺向转运(anterograde transport)。有时激素分子也可发生反方向的转运,称为逆向转运(retrograde transport)。逆向转运也具有重要的意义,一些未经过加工处理或处理错误的激素分子可借此途径重新回到内质网,然后经转位器进入胞液内降解。

肽类激素在胞内是如何转运的呢? Palade 基于对胞内膜性结构的电镜超微结构研究提出小泡转运假说(vesicle transport hypothesis),认为分泌性蛋白质合成后被胞内的膜性结构包裹,形成转运小泡。转运小泡是通过所谓出芽或芽生(budding)作用由膜性结构形成的,它可移向特定的部位(如高尔基体)并与该部位的膜(即靶膜)融合,从而将其携带的"货物"转运到该部位进一步处理。处理后的蛋白质又可通过出芽作用形成新的转运小泡,并继续转运到新的部位,直至在 TGN 形成分泌器。分泌器形成后,逐渐成熟并移向细胞膜,最后与细胞膜融合,将其内容物吐出细胞外(图1-5-5)。

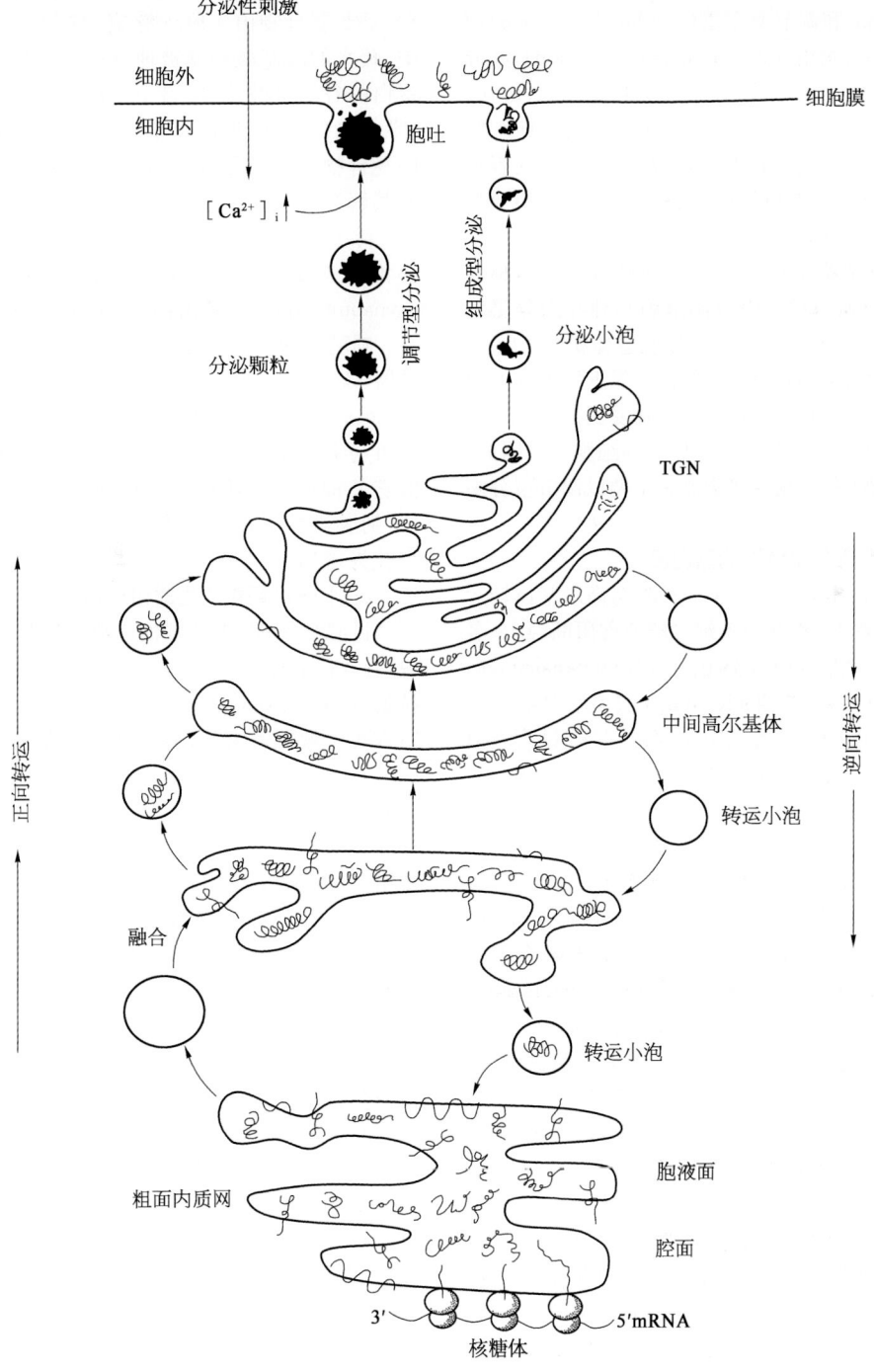

图 1-5-5 肽类激素合成和分泌过程示意图

分泌小泡与细胞膜融合并将其内容物吐出细胞外的现象称为胞吐或出胞，它是蛋白质和其他亲水性物质分泌至细胞外的主要方式。

芽生和膜融合是小泡在细胞内转运的两个基本步骤。芽生是在既有的膜性结构上形成新的膜结构，是一分为二的过程；膜融合则是两个膜系统合二为一的过程。无论是顺向转运还是逆向转运，转运小泡都是通过芽生的方式形成的。芽生可视为转运的起点，膜融合则为转运的终点。

四、肽类激素的分泌

（一）肽类激素分泌的基本模式

根据胞吐是否受调节可将蛋白质分泌分为组成型分泌（constitutive secretion）和调节型分泌（regulated secretion）两种。组成型分泌也称持续型分泌（continuous secretion），其分泌器较小，直径一般为 40～100 nm，称为分泌小泡（secretory vesicle）。分泌小泡由 TGN 芽生而成，持续不断地移向细胞膜。小泡一旦与细胞膜靠近立即与细胞膜融合，并将内容物释放到细胞外，此过程不需要触发信号（图 1-5-5）。组成型分泌速度较快，分泌小泡的半衰期约为 20 min。

调节型分泌的分泌器较大，直径多在 100 nm 以上，称为分泌颗粒（secretory granule）。内分泌细胞和神经内分泌细胞内含有大量的分泌颗粒，分泌颗粒占细胞总体积的 10%～20%。分泌颗粒亦起自 TGN，成熟后储存于靠近细胞膜的地方，它们平时停留在分泌过程的最后阶段，在受到某些特定的刺激时与细胞膜快速融合并将内容物释放到细胞外。因此，调节型分泌是一种脉冲性分泌。肽类激素主要以调节型分泌的方式分泌。

（二）参与肽类激素分泌过程的蛋白质

1987 年，Rothman 实验室鉴定了一种参与高尔基体转运的蛋白质，其作用可被 N-乙基顺丁烯二酰亚胺阻断，故命名为 N-乙基顺丁烯二酰亚胺敏感因子（N-ethylmaleimide-sensitive factor, NSF）。1990 年，Rothman 实验室鉴定了一种与 NSF 密切相关的蛋白质，称为 α-可溶性 NSF 结合蛋白（α-soluble NSF attachment protein, α-SNAP）。除 α-SNAP 外，后来又发现 β-SNAP 和 γ-SNAP，统称 SNAP。SNAP 使 NSF 结合到膜上，可视为 NSF 的辅因子。1993 年，Sollner 和 Rothman 又鉴定了三种与膜融合有关的蛋白质：小泡相关膜蛋白 [（vesicle-associated membrane protein, VAMP），或称突触短蛋白（synaptobrevin）]、突触融合蛋白（syntaxin）、25 kDa 突触小体相关蛋白（synaptosome-associated protein of 25 kDa, SNAP-25，因分子量为 25 000 而得名）。这三种蛋白质均为膜蛋白，可与 SNAP 蛋白结合，因此命名为 SNAP 受体（SNAP receptor, SNARE）。

SNARE 由三部分组成：面向胞质的氨基端、SNARE 基序（SNARE motif）和羧基端疏水的穿膜区。SNARE 基序是 SNARE 蛋白共同的结构特点。SNARE 基序多位于分子的中部，由 60～70 个氨基酸残基组成，这些氨基酸残基形成 α 螺旋或卷曲螺旋（coiled-coil）。SNARE 蛋白通过其羧基端穿膜区锚着于膜上，其氨基端则面向胞液。

SNARE 根据其定位分为小泡 SNARE（v-SNARE）和靶膜 SNARE（t-SNARE），前者位于作为供体的小泡膜或颗粒膜上，后者位于靶膜上。近年有人根据 SNARE 基序中心的氨基酸残基为谷氨酰胺（Q）还是精氨酸（R）而将 SNARE 分为 Q-SNARE 和 R-SNARE。一般来说，t-SNARE 总是 Q-SNARE，v-SNARE 总是 R-SNARE。SNAP-25 和突触融合蛋白属于 Q-SNARE，VAMP 属于 R-SNARE。

SNAP-25、突触融合蛋白和 VAMP 三者可通过各自的 SNARE 基序相互结合在一起，称为 SNARE 复合物（SNARE complex）或核心复合物（core complex）。此复合物的沉降系数为 7S，因此也称为 7S SNARE 复合物。在 7S SNARE 复合物中，联结素、SNAP-25 和 VAMP 的分子比为 1∶1∶1。由于突触融合蛋白含有一个含 Q 的 α 螺旋，SNAP-25 含有两个含 Q 的 α 螺旋，VAMP 含有一个含 R 的 α 螺旋，所以 SNARE 复合物由 4 股 α 螺旋"拧"成。在 SNARE 复合物中，疏水的氨基酸残基被埋在里面，SNAP-25 和突触融合蛋白的谷氨酰胺残基（带负电荷）同 VAMP 的精氨酸残基（带正电荷）之间形成离子键。研究显示，这种 3Q∶1R 螺旋复合物是非常稳定的，只有在 ATP 供能的情况下才能使其解开。

除上述 NSF、SNAP 和 SNARE 外，其他一些蛋白质对于小泡或分泌颗粒的融合也很重要，如突触结合蛋白（synaptotagmin）、SM 蛋白（sec1/munc18-like protein）、Rab 等。哺乳类的突触结合蛋白相当于酵母的 Sec1p，为 Ca^{2+} 感受器（Ca^{2+} sensor）。SM 蛋白包括 munc18-1、munc18-2 和 munc18-3 三种，其中与胞吐关系最密切的是 munc18-1，它可与突触融合蛋白结合使突触融合蛋白处于活性状态，但它又抑制 SNARE 复合物的形成。Rab 是一种小 G 蛋白，哺乳类的 Rab 蛋白有 60 多种，其中 Rab3 与胞吐的关系较为密切。

（三）分泌颗粒的生成和成熟

目前对分泌颗粒生成的详细机制尚不十分清楚。总的来说，有颗粒本身和颗粒外两方面因素。就颗粒本身而言，嗜铬粒蛋白 A（chromogranin A, CgA）可能起着主要的作用。CgA 属于颗粒素家族，有人认为它是分泌颗粒的组装因子（assembly factor），甚至有学者视其为分泌颗粒生成的"开关（on/off switch）"。其他的颗粒素家族成员，如嗜铬粒蛋白 B（chromogranin B, CgB）等在分泌颗粒的形成中也有一定的作用。在颗粒外因素中，ADP 核糖化因子（ADP-ribosylation factor, ARF）及某些胞液蛋白质因子受到较多的重视。ARF 是一种小 G 蛋白，可调节衣被蛋白的组装和细胞骨架成分的活性，从而促进分泌颗粒的芽生。

为什么分泌颗粒内只包含特定的激素分子以及一些相关分子呢？目前认为，分泌颗粒内容物的这种选择性是通过蛋白质分拣来实现的。分拣的效率很高，于胰岛素细胞，超过 99% 的新合成的胰岛素原被选入分泌颗粒中。关于分拣过程，现已提出三种模式，分别称为拣入（sorting-for-entry）、拣留（sorting-by-retention）和拣出（sorting-for-exit）。拣入模式目前最为流行，该模式认为只有肽类激素分子（或其他的分泌性蛋白质）及与其相关的蛋白质才能进入新生分泌颗粒内，而其他蛋白质在新生分泌颗粒形成的时候就被排除在外。目前对拣入模式详细的分子机制尚缺乏完美的解释，有人提出分拣受体（sorting receptor）的概念以说明拣入的机制。据认为，肽类激素分子内含有所谓分拣信号(sorting signal)。分拣受体位于待形成分泌颗粒的膜上,它通过与激素分子的分拣信号相互作用而使激素分子进入新生分泌颗粒内,其他的无关分子因不能与膜上的分拣受体相互作用而被排除在分泌颗粒外(图1-5-6)。有研究显示,位于分泌颗粒膜上的CPE可能就是肽类激素的分拣受体。

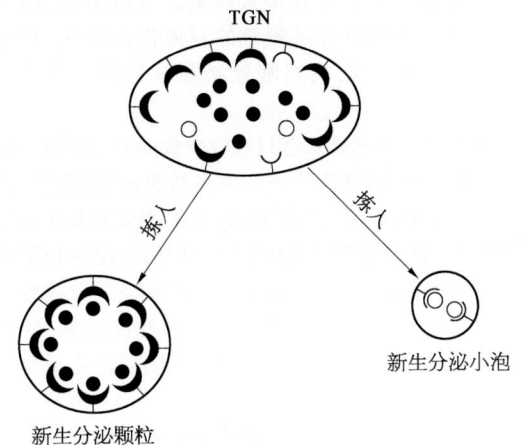

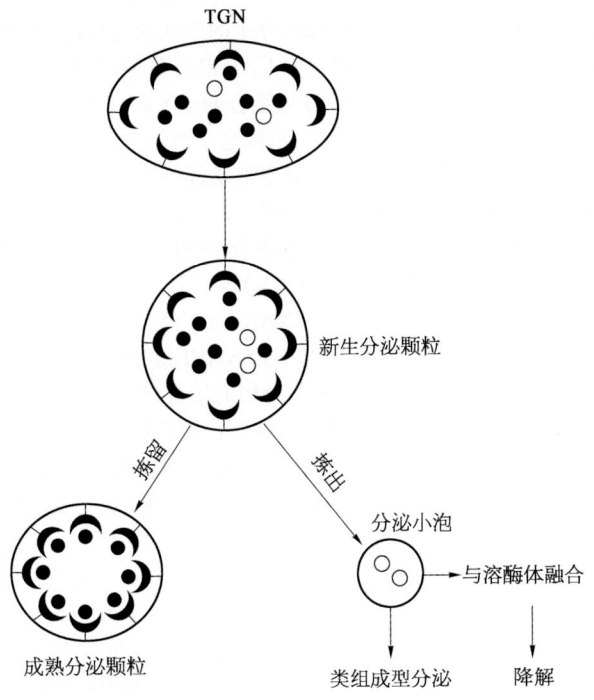

图1-5-6 肽类激素分拣过程示意图

拣留模式由Arvan等提出,认为在分泌颗粒成熟过程中,分泌颗粒特异的成分(肽类激素及与其相关的蛋白质)被保留下来,而无关的成分则通过芽生而移去(图1-5-6)。一般认为,激素及其相关蛋白质是通过浓缩作用而被保留下来的,因此拣留模式也被称为缩拣模式(sorting-by-condensation model)。

拣入模式和拣留模式的最大差异在于前者认为分拣过程发生于分泌颗粒形成之前,而后者则认为分拣可以发生于分泌颗粒形成之后。实际上,拣入模式和拣留模式可能是共存的。在分泌颗粒形成之前主要是拣入模式发挥作用,在分泌颗粒形成之后主要是拣留模式发挥作用。

除拣入和拣留两种模式外,有些学者还提出拣出模式以解释肽类激素的分拣机制。他们认为,分泌颗粒在成熟过程中可以芽生方式产生小的分泌小泡,在此过程中分泌颗粒中的部分内容物进入芽生的分泌小泡中,此种分泌小泡可转运到细胞膜处,最后通过胞吐将内容物释放到胞外(图1-5-6)。该种分泌方式也被称为类组成型分泌(constitutive-like secretion)。研究显示,于胰岛β细胞,C肽可通过此种类组成型分泌方式分泌。不过,以类组成型分泌方式分泌的C肽量并不大,多数C肽还是以调节型分泌的方式与胰岛素一起分泌到β细胞外的。

刚形成的原始分泌颗粒称为未成熟分泌颗粒(immature secretory granule),它必须经过一系列的加工处理过程才能成为成熟分泌颗粒。分泌颗粒的成熟过程包括颗粒的相互融合、误拣内容物的移去、内容物的浓缩等。未成熟分泌颗粒之间的融合与突触融合蛋白6(syntaxin6)有关,该蛋白质在分泌颗粒成熟过程中通过膜的芽生而移去,故不存在于成熟颗粒中。因此,成熟颗粒之间不能相互融合。

在分泌颗粒成熟过程中,其内容物常被浓缩很多倍甚至形成结晶。例如,胰岛素即以结晶形式(由Zn^{2+}螯合成六聚体)存在于胰岛β细胞的成熟分泌颗粒中(但C肽以可溶性形式与胰岛素共存于成熟分泌颗粒中)。目前认为,分泌颗粒内容物的浓缩是通过聚集(aggregation)作用而实现的。分泌颗粒含有的颗粒素类蛋白质可促进颗粒内激素分子的聚集。研究显示,低pH、高Ca^{2+}的微环境有助于分泌颗粒内容物的浓缩和聚集。此外,激素原转变为激素也促进聚集作用的发生。例如,胰岛素原裂解为胰岛素利于胰岛素聚集(图1-5-7)。

(四) 分泌颗粒的释放

1. 分泌颗粒的释放过程。在调节型分泌中,分泌颗粒的释放分为三步:入坞(docking)、引发(priming)及融合孔(fusion pore)的形成。入坞也称为附着(attachment),指的是分泌颗粒靠近细胞膜的现象,一般将分泌颗粒与细胞膜之间的距离小于分泌颗粒的直径作为入坞的标志。入坞后,munc18-1蛋白与突触融合蛋白形成复合体使联结素处于紧密型构象。引发也称预融合(prefusion),需要低水平Ca^{2+}和MgATP的参与。在引发过程中,munc18-1与突触融合蛋白解离,突触融合蛋白遂变为开放型构象并与SNAP-25结合形成异二聚体。随后v-SNARE结合上来,形成异三聚体7S SNARE复合物。此复合物形成后迅速发生膜融合,融合处形成一个小孔,称为融合孔,分泌颗粒的内容物即由此孔进入细胞外(图1-5-8)。在上述过程中,链状的SNARE复合物如拉链一样,将颗粒膜和质膜拉到一起,使两者融合。因此,这种膜融合模型也称为拉链模型(zipper model)。研究表明,这一模型不仅适用于分泌颗粒的胞吐,也适用于其他涉及膜融合的过程,如内质网向高尔基体的转运、高尔基体向内质网的逆向转运、葡萄糖转运体4(GLUT4)由胞内向质膜的转运等。

在异三聚体7S SNARE复合物刚形成时尚未发生膜融合,这时复合物的三个蛋白质分子分别来源于颗粒膜和靶膜(VAMP位于颗粒膜,突触融合蛋白和SNAP-25位于靶膜),因此也称为双侧SNARE复合物(t-SNARE复合物)或

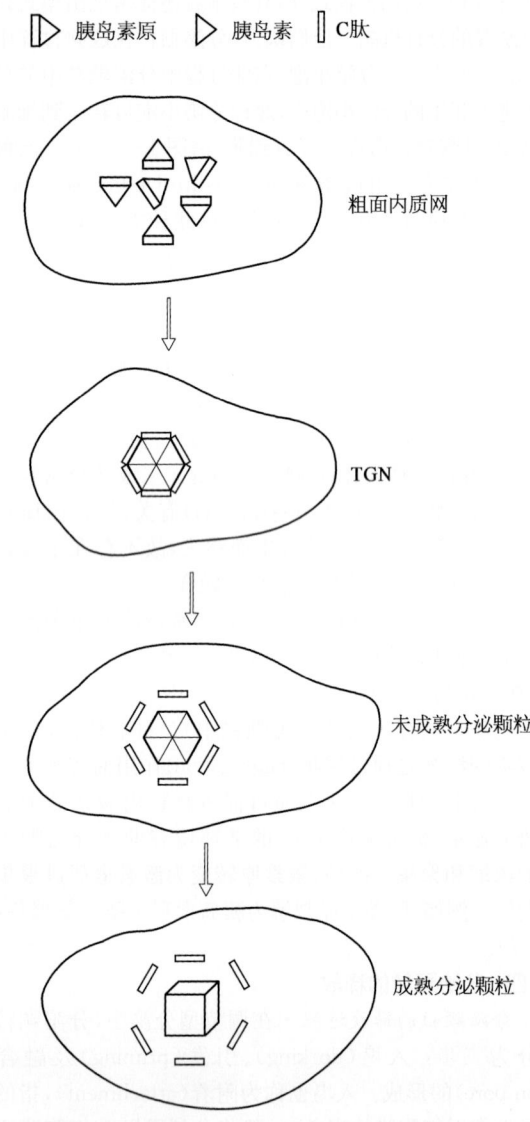

▷ 胰岛素原　　▷ 胰岛素　　▯ C肽

粗面内质网

TGN

未成熟分泌颗粒

成熟分泌颗粒

图1-5-7　胰岛β细胞分泌颗粒内胰岛素结晶的形成

近年来一些学者运用原子力显微镜观察胰岛β细胞和垂体生长激素（GH）细胞，发现这些细胞的顶端质膜表面有一些直径为400～1 200 nm的圆形凹陷区（pit）。这些圆形凹陷区内含有3～4个呈杯形的小窝（depression），每个小窝的孔径为100～150 nm，深度为15～30 nm。Jena等认为这些杯形小窝可能就是胞吐时的融合孔，称其为孔体（porosome）。

不同细胞的胞吐速度可有很大差别。一般来说，内分泌细胞和神经内分泌细胞分泌颗粒的释放慢而持久，神经细胞突触小泡的释放和肥大细胞分泌颗粒的释放快速而短暂。

2. Ca^{2+} 的作用·在基础状态只有极少数的分泌颗粒与质膜发生膜融合（形成所谓基础分泌），大多数分泌颗粒停留在分泌过程的最后阶段，处于"待命"状态，当细胞受到刺激时胞液 Ca^{2+} 浓度升高，触发这些停留在最后阶段的分泌颗粒迅速释放。Ca^{2+} 的作用犹如信号灯：处于"待命"状态的分泌颗粒犹如遇到"红灯（red light）"，而 Ca^{2+} 浓度的升高犹如"绿灯（green light）"，使分泌颗粒在分泌途径中继续前进直至释放到胞外。

目前认为，胞液 Ca^{2+} 浓度的升高对分泌颗粒胞吐的触发作用与突触结合蛋白有关。突触结合蛋白的氨基端为较小的穿膜域，羧基端为较大的 C2 域，分子的中间为连接序列。C2 域为整个分子最保守的部分，由 C_2A 和 C_2B 两部分组成，其中 C_2A 可结合三个 Ca^{2+}，C_2B 可结合两个 Ca^{2+}。研究发现，突触结合蛋白 C_2A 部分的突变可使它不能结合钙，但对小泡融合影响不大，而 C_2B 的相应突变则显著影响小泡的融合，说明 C_2B 的作用更为重要。

Ca^{2+} 与突触融合蛋白的结合可引起膜的变化，使 t-SNARE（即突触融合蛋白和 SNAP-25）与 v-SNARE（即 VAMP）相互靠近，进而形成 SNARE 复合物。也有人认为，在静息状态突触融合蛋白可与 7S SNARE 复合物结合，从而干扰 α-SNAP 与 7S SNARE 复合物的结合，使 SNARE 不能再循环。Ca^{2+} 与突触融合蛋白的结合使得突触融合蛋白与 7S SNARE 复合物解离，α-SNAP 遂能与 7S SNARE 复合物结合，进而形成具有自我解体特性的 20S SNARE 复合物，SNARE 得以再循环，膜融合遂能持续进行。

在刺激结束后，细胞膜上的 Ca^{2+} 泵发挥作用，将分泌过程中进入胞液中的 Ca^{2+} 泵出细胞，细胞遂回复到基础状态。

在不同的细胞，引起分泌颗粒或小泡胞吐所需要的胞液 Ca^{2+} 浓度可有较大差异。内分泌细胞分泌颗粒的胞吐所需要的胞液 Ca^{2+} 浓度较低（1～30 μmol/L），神经细胞突触小泡胞吐所需要的胞液 Ca^{2+} 浓度则较高（可达 200 μmol/L）。

除胞液 Ca^{2+} 外，其他一些因素对分泌颗粒的胞吐也有调节作用。例如，蛋白激酶 C（PKC）可刺激分泌颗粒的胞吐。现已发现，munc 18 和 SNAP-25 都可作为 PKC 的底物。PKC 的作用可能是由这两种蛋白质介导的。

3. 分泌颗粒的再循环·分泌颗粒的再循环对于细胞分泌功能的维持是非常重要的。不同细胞分泌颗粒的再循环机制亦有差异。在内分泌细胞和神经内分泌细胞中，分泌颗粒胞吐后残存的膜成分可形成小泡，这些小泡可转运到 TGN 并与 TGN 的膜融合，然后又通过芽生形成新的分泌颗粒。在神经细胞中，突触小泡胞吐后残存的膜成分可形成新

SNARE 钉（SNARE pin）。随着膜融合的发生，颗粒膜和靶膜融为一体，复合物的三个蛋白质分子都位于靶膜上，因此称为单侧 SNARE 复合物（cis-SNARE 复合物）。单侧 SNARE 复合物可作为 α-SNAP 的高亲和力受体，α-SNAP 随即结合到此复合物的边缘，紧接着 NSF 四聚体通过 α-SNAP 与 SNARE 复合物结合，从而形成 NSF/α-SNAP/VAMP/SNAP-25/突触融合蛋白复合物。此复合物的沉降系数为 20S，因此也称为 20S SNARE 复合物。20S SNARE 复合物具有自我解体的特性，这是由于复合物中的 NSF 具有 ATP 酶活性，可催化 ATP 水解，所释出的能量使单侧 SNARE 复合物的四股螺旋束解开，VAMP、SNAP-25 和突触融合蛋白随即解离，α-SNAP 因失去其赖以结合的受体（即 7S SNARE 复合物）很快从复合物上脱落下来，NSF 随后亦游离出来，至此 20S SNARE 复合物完全解体。解离后的 VAMP、SNAP-25 和联结素又可进入下一轮膜融合，而 α-SNAP 和 NSF 亦进入下一轮循环（图1-5-8）。可见 α-SNAP 和 NSF 并不直接参与膜融合，其主要功能是诱发 SNARE 复合物的解体，促进 SNARE 的再循环（recycling），使膜融合持续下去。

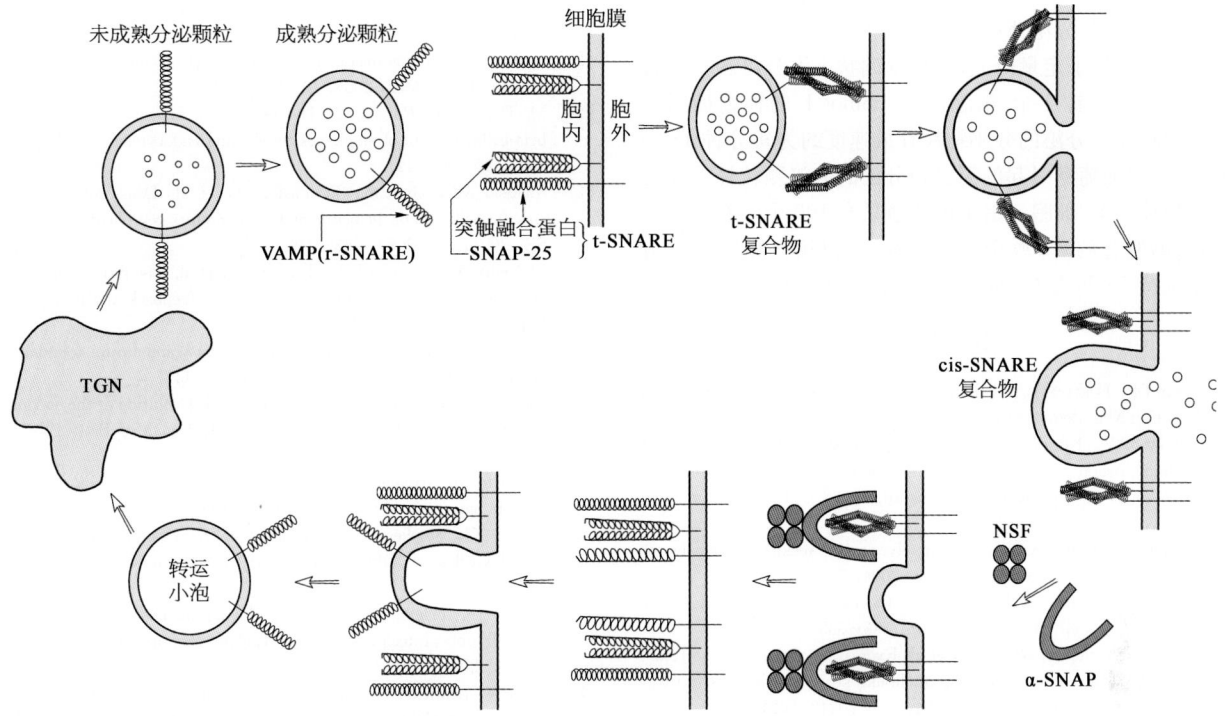

图 1-5-8 分泌颗粒的胞吐和 SNARE 循环

的小泡,这些小泡在突触局部即可重新摄入神经递质而成为新的突触小泡。可见,内分泌颗粒的再循环需要 TGN 参与,而突触小泡的再循环不需要 TGN 参与,它们是在突触局部再循环的。

4. 分泌颗粒释放和激素分泌的时相性

(1) 分泌颗粒释放的时相性:研究表明,多数内分泌细胞受到刺激后大约只释放1%的分泌颗粒。这是因为内分泌细胞在基础状态只有极少数的分泌颗粒靠近质膜(即入坞),大多数分泌颗粒距离质膜较远,处于"待命"状态。当细胞受到刺激时,也不是所有处于"待命"状态的分泌颗粒都同时释放出去。可见,细胞内的分泌颗粒在释放特性方面是不均一的。少数已经引发的分泌颗粒在受到刺激时可迅速释放出去,这部分分泌颗粒构成所谓的快释池(readily releasable pool),而那些距离质膜较远尚未入坞的分泌颗粒构成所谓的储存池(reserve pool)。有人还进一步提出入坞池(docked pool)的概念,指的是已经入坞但尚未引发分泌的分泌颗粒。快释池和入坞池共同组成可释放池(releasable pool)。以小鼠β细胞为例,每个细胞约含有13 000个分泌颗粒,其中快释池约100个,入坞池约1 300个,储存池约11 600个。可释放池的总数约为1 400个,约占分泌颗粒总数的10%(图1-5-9)。

近年有人将绿色荧光蛋白标记在激素分子的羧基端,用共聚焦显微镜观察分泌颗粒在活细胞内的转运行为,发现分泌颗粒大约以50 nm/s的速度向质膜移动,但在接近质膜处停留下来。如果细胞受到分泌性刺激,最前面的分泌颗粒(快释池)释放掉,后面的分泌颗粒(储存池)随即前移补充,这一过程相当快速,颗粒的补充可在1 min至数分钟内完成。目前对储存池分泌颗粒在分泌途径中停留下来而不继续前进的机制尚不十分清楚,有人认为与肌动蛋白(actin)有关。肌动

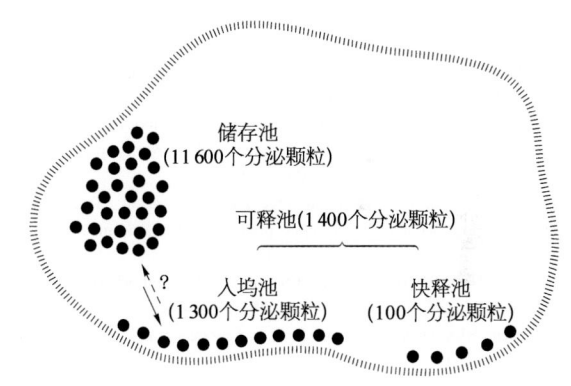

图 1-5-9 β细胞分泌颗粒释放特性的异质性

蛋白可在质膜附近形成一道"屏障",阻止分泌颗粒继续向质膜靠近。

(2) 激素分泌的时相性:众所周知,一些内分泌激素的分泌具有时相性。例如,葡萄糖刺激的胰岛素分泌就有两个时相。当β细胞受到葡萄糖刺激时,胰岛素迅速分泌但持续时间较短,有人形象地描述为胰岛素释放的一过性迸发(transient burst),此即第一相胰岛素分泌(first-phase insulin secretion)。如果β细胞继续处于高糖环境,则胰岛素持续地分泌,但幅度低于第一相,为第二相胰岛素分泌(second-phase insulin secretion)。第一相胰岛素分泌使培养液或血液胰岛素浓度出现一个高而陡峭的峰,但持续时间很短;第二相胰岛素分泌,随后形成一个略低而平坦的峰,持续时间较长。

分泌颗粒释放特性的异质性是形成双相胰岛素分泌的基础。研究显示,第一相胰岛素分泌是快释池分泌颗粒释放所形成的。快释池分泌颗粒释放后,入坞池及部分储存池分

泌颗粒通过转位进入快释池而释放，从而形成第二相胰岛素分泌。由于第二相胰岛素分泌涉及入坞池及储存池分泌颗粒的转位，所以其分泌速度低于第一相。有人对小鼠 β 细胞胰岛素分泌进行了定量研究，发现基础状态下分泌颗粒的释放速度约为每分钟 1 个/细胞，16.7 mmol/L 的葡萄糖引起的第一相胰岛素分泌的分泌颗粒释放速度约为每分钟 18 个细胞，该浓度葡萄糖引起的第二相分泌的分泌颗粒释放速度约为每分钟 6 个/细胞。由于快释池只有 100 个左右的分泌颗粒，入坞池有约 1 300 个分泌颗粒，所以第一相胰岛素分泌只能维持 5 min 左右，而第二相分泌则可维持 4 h 左右。

参考文献

[1] Allison DP, Doktycz MJ. Cellular secretion studied by force microscopy [J]. J Cell Mol Med, 2006, 10: 847-856.

[2] Andreeva AV, Kutuzov MA, Voyno-Yasenetskaya TA. A ubiquitous membrane fusion protein alpha SNAP: a potential therapeutic target for cancer, diabetes and neurological disorders? [J]. Expert Opin Ther Targets, 2006, 10: 723-733.

[3] Arvan P, Halban PA. Sorting ourselves out: seeking consensus on trafficking in the beta-cell [J]. Traffic, 2004, 5: 53-61.

[4] Barclay JW, Morgan A, Burgoyne RD. Calcium-dependent regulation of exocytosis [J]. Cell Calcium, 2005, 38: 343-353.

[5] Beuret N, Stettler H, Renold A, et al. Expression of regulated secretory proteins is sufficient to generate granule-like structures in constitutively secreting cells [J]. J Biol Chem, 2004, 279: 20242-20249.

[6] Bickford LC, Mossessova E, Goldberg J. A structural view of the COPII vesicle coat [J]. Cur Opin Struct Biol, 2004, 14: 147-153.

[7] Bonifacino JS, Lippincott-Schwartz J. Coat proteins: shaping membrane transport [J]. Nat Rev Mol Cell Biol, 2003, 4: 409-414.

[8] Bonifacino JS, Glick BS. The mechanisms of vesicle budding and fusion [J]. Cell, 2004, 116: 153-166.

[9] Bradley RL, Cleveland KA, Cheatham B. The adipocyte as a secretory organ: mechanisms of vesicle transport and secretory pathways [J]. Recent Prog Horm Res, 2001, 329-359.

[10] Bratanova-Tochkova TK, Cheng H, Daniel S, et al. Triggering and augmentation mechanisms, granule pools, and biphasic insulin secretion [J]. Diabetes, 2002, 51(Suppl 1): S83-S90.

[11] Brunger AT. Structure and function of SNARE and SNARE-interacting proteins [J]. Q Rev Biophys, 2005, 38: 1-47.

[12] Burgoyne RD, Morgan A. Secretory granule exocytosis [J]. Physiol Rev, 2003, 83: 581-632.

[13] Dannies PS. Protein hormone storage in secretory granules: mechanisms for concentration and sorting [J]. Endocr Rev, 1999, 20: 3-21.

[14] Day R, Gorr SU. Secretory granule biogenesis and chromogranin A: master gene, on/off switch or assembly factor? [J]. Trends Endocrinol Metab, 2003, 14: 10-13.

[15] Duman JG, Forte JG. What is the role of SNARE proteins in membrane fusion? [J]. Am J Physiol Cell Physiol, 2003, 285: C237-C249.

[16] Fasshauer D. Structural insights into the SNARE mechanism [J]. Biochim Biophys Acta, 2003, 1641: 87-97.

[17] García AG, García-De-Diego AM, Gandía L, et al. Calcium signaling and exocytosis in adrenal chromaffin cells [J]. Physiol Rev, 2006, 86: 1093-1131.

[18] Gerber SH, Südhof TC. Molecular determinants of regulated exocytosis [J]. Diabetes, 2002, 51(Suppl 1): S3-S11.

[19] Guo W, Novick P. The exocyst meets the translocon: a regulatory circuit for secretion and protein synthesis? [J]. Trends Cell Biol, 2004, 14: 61-63.

[20] Gurkan C, Koulov AV, Balch WE. An evolutionary perspective on eukaryotic membrane trafficking [J]. Adv Exp Med Biol, 2007, 607: 73-83.

[21] Hong W. SNAREs and traffic [J]. Biochim Biophys Acta, 2005, 1744: 120-144.

[22] Jahn R, Lang T, Südhof TC. Membrane fusion [J]. Cell, 2003, 112: 519-533.

[23] Jahn R, Scheller RH. SNAREs — engines for membrane fusion [J]. Nat Rev Mol Cell Biol, 2006, 7: 631-643.

[24] Jena BP. Fusion pore or porosome: structure and dynamics [J]. J Endocrinol, 2003, 176: 169-174.

[25] Leabu M. Membrane fusion in cells: molecular machinery and mechanisms [J]. J Cell Mol Med, 2006, 10: 423-427.

[26] MacDonald PE, Rorsman P. The ins and outs of secretion from pancreatic beta-cells: control of single-vesicle exo-and endocytosis [J]. Physiology, 2007, 22: 113-121.

[27] Malosio ML, Giordano T, Laslop A, et al. Dense-core granules: a specific hallmark of the neuronal/neurosecretory cell phenotype [J]. J Cell Sci, 2004, 117(Pt 5): 743-749.

[28] McNeilly AS, Crawford JL, Taragnat C, et al. The differential secretion of FSH and LH: regulation through genes, feedback and packaging [J]. Reprod Suppl, 2003, 61: 463-476.

[29] Mellman I, Warren G. The road taken: past and future foundations of membrane traffic [J]. Cell, 2000, 100: 99-112.

[30] Mironov AA, Banin VV, Sesorova IS, et al. Evolution of the endoplasmic reticulum and the Golgi complex [J]. Adv Exp Med Biol, 2007, 607: 61-72.

[31] Molinete M, Irminger JC, Tooze SA, et al. Trafficking/sorting and granule biogenesis in the β-cell [J]. Cell Dev Biol, 2000, 11: 243-251.

[32] Palmer KJ, Stephens DJ. Biogenesis of ER-to-Golgi transport carriers: complex roles of COPII in ER export [J]. Trends Cell Biol, 2004, 14: 57-61.

[33] Presley JF. Imaging the secretory pathway: the past and future impact of live cell optical techniques [J]. Biochim Biophys Acta, 2005, 1744: 259-272.

[34] Rossi V, Banfield DK, Vacca M, et al. Longins and their longin domains: regulated SNAREs and multifunctional SNARE regulators [J]. Trends Biochem Sci, 2004, 29: 682-688.

[35] Rutter GA, Hill EV. Insulin vesicle release: walk, kiss, pause ... then run [J]. Physiology, 2006, 21: 189-196.

[36] Salaün C, James DJ, Greaves J, et al. Plasma membrane targeting of exocytic SNARE proteins [J]. Biochim Biophys Acta, 2004, 1693: 81-89.

[37] Silver RB, Kriebel ME, Keller B, et al. Porocytosis: secretion from small and medium-diameter vesicles and vesicle arrays without membrane fusion [J]. J Neurocytol, 2003, 32: 277-291.

[38] Stephens DJ, Pepperkok R. Illuminating the secretory pathway: when do we need vesicles? [J]. J Cell Sci, 2001, 114(Pt 6): 1053-1059.

[39] Stojilkovic SS. Ca^{2+} - regulated exocytosis and SNARE function [J]. Trends Endocrinol Metab, 2005, 16: 81-83.

[40] Sztul E, Lupashin V. Role of tethering factors in secretory membrane traffic [J]. Am J Physiol Cell Physiol, 2006, 290: C11-C26.

[41] Tanaka S. Comparative aspects of intracellular proteolytic processing of peptide hormone precursors: studies of proopiomelanocortin processing [J]. Zoolog Sci, 2003, 20: 1183-1198.

[42] Taupenot L, Harper KL, O'Connor DT. The chromogranin-secretogranin family [J]. N Engl J Med, 2003, 20: 348: 1134-1149.

[43] Thevenod F. Ion channels in secretory granules of the pancreas and their role in exocytosis and release of secretory proteins [J]. Am J Physiol Cell Physiol, 2002, 283: C651-C672.

[44] Tooze SA. Biogenesis of secretory granules in the trans-Golgi network of neuroendocrine and endocrine cells [J]. Biochim Biophys Acta, 1998, 1404: 231-244.

[45] Tucker WC, Weber T, Chapman ER. Reconstitution of Ca^{2+} - regulated membrane fusion by synaptotagmin and SNAREs [J]. Science, 2004, 304: 435-438.

[46] Ungar D, Hughson FM. SNARE protein structure and function [J]. Annu Rev Cell Dev Biol, 2003, 19: 493-517.

[47] van Vliet C, Thomas EC, Merino-Trigo A, et al. Intracellular sorting and transport of proteins [J]. Prog Biophys Mol Biol, 2003, 83: 1-45.

[48] Verhage M, Toonen RF. Regulated exocytosis: merging ideas on fusing membranes [J]. Curr Opin Cell Biol, 2007, 19: 402-408.

[49] Yoshihara M, Adolfsen B, Littleton JT. Is synaptotagmin the calcium sensor? [J]. Cur Opin Neurol, 2003, 13: 315-323.

[50] Zhao C, Slevin JT, Whiteheart SW. Cellular functions of NSF: not just SNAPs and SNAREs [J]. FEBS Lett, 2007, 581: 2140-2149.

第六章·作用于膜受体激素的作用机制

苏 青

第一节·膜受体的分类、结构和功能

根据膜受体穿膜域及信号转导的特征可将膜受体分为三大类：单穿膜片段受体、四穿膜片段受体和七穿膜片段受体。四穿膜片段受体的配体主要是神经递质，与内分泌学关系不大。这里主要讨论单穿膜片段受体和七穿膜片段受体。

一、单穿膜片段受体超家族

本族受体的穿膜域只含有一个穿膜片段。有些受体由几个亚单位或几条多肽链组成，虽然全受体（holoreceptor）有多个穿膜片段，但每个亚单位或多肽链只含有一个穿膜片段，也属于单穿膜片段受体。单穿膜片段受体的配体主要是一些生长因子、细胞因子和少数肽类激素。

本族受体多数成员的胞内域具有内在的酶活性。单穿膜片段受体最常表现出酪氨酸激酶活性。有些受体则具有丝氨酸/苏氨酸激酶、鸟苷酸环化酶、磷酸酪氨酸磷酸酶的活性。还有一些受体胞内域不具有酶活性，但与某些酪氨酸激酶偶联，通过后者完成信号转导。

单穿膜片段受体的胞外域和胞内域都较大。受体胞外域往往含有一些特殊结构如半胱氨酸（Cys）富集区、免疫球蛋白（Ig）样结构、纤连蛋白Ⅲ型样组件（fibronectin type Ⅲ-like module）等。

根据单穿膜片段受体的结构特点及信号转导特征，可将其分为以下几个亚族。

（一）蛋白酪氨酸激酶型受体家族

很多生长因子受体的胞内域具有酪氨酸激酶活性，它们组成酪氨酸蛋白激酶型受体（protein tyrosine kinase receptor）家族，也称受体性酪氨酸激酶（receptor tyrosine kinase，RTK）。该家族受体的过度激活与某些肿瘤的发病有关。近年已开发出很多特异性的受体酪氨酸激酶抑制剂，用于治疗肿瘤。

该受体家族可分为若干亚族，其结构如图1-6-1所示。

胰岛素受体和胰岛素样生长因子1受体（IGF-1R）是本族受体中比较特殊的成员，两者均呈杂四聚体结构，由两个α亚单位和两个β亚单位组成。两个β亚单位均穿越质膜，各有一个短的胞外域、一个穿膜片段和一个较长的胞内域，其胞内域含有酪氨酸激酶区；两个α亚单位则位于胞外（图1-6-1）。胰岛素受体和IGF-1R都含有三个二硫键，其中一个位于两个α亚单位之间，另两个则位于α、β之间，它们共同维持受体分子的杂四聚体（$\alpha_2\beta_2$）构象（图1-6-1）。受体合成时先合成一条长的肽链，后裂解成两种共四个亚单位。胰岛素受体和IGF-1R可视为两个αβ功能单位组成的"二聚体"，"二聚体"内每个"单体"（αβ）均由α、β两个亚单位组成。活性受体虽含有两个穿膜片段，但每个"单体"仍只有一个穿膜片

段，故仍被归入单穿膜片段受体家族内。

（二）酪氨酸激酶偶联型受体

有些单穿膜片段受体胞内域不具有酶活性，但与Janus酪氨酸激酶（Janus kinase，JAK）或局部黏附激酶（focal adhesion kinase，FAK）偶联，借助后者完成信号转导。酪氨酸激酶偶联型受体包括细胞因子受体和整合素（integrin）受体两大类，前者与JAK偶联，后者与FAK偶联。

JAK是一族非受体酪氨酸激酶，包括JAK1、JAK2、JAK3和Tyk2，其分子量为120 000～130 000。JAK通过非共价键与受体结合，与信号转导转录激活因子（signal transducers and activators of transcription，STAT）一起组成JAK-STAT信号途径。

许多细胞因子受体如IL-2Rα、IL-2Rβ、IL-4R、IL-6R、IL-7R、IL-9R、G-CSFR、IFN-γR等均以膜锚定（即位于质膜上）和可溶性两种方式存在，以后一种方式存在的称为可溶性细胞因子受体（soluble cytokine receptor）。可溶性细胞因子受体有两种形成方式：由受体胞外域裂解脱落形成，或因mRNA选择性剪接使受体失去穿膜域和胞内域而形成。可溶性细胞因子受体一般含有配体结合区，故能结合配体，因而也常被称为配体结合蛋白。

可溶性细胞因子受体既可模拟也可抑制相应配体的效应。可溶性IL-4R能抑制IL-4的作用。可溶性IL-6R同膜锚定的IL-6R一样能与gp130胞外域结合并启动信号转导，故IL-6也可通过可溶性IL-6R发挥作用。可溶性细胞因子受体也可作为细胞因子运载蛋白，将细胞因子转运至机体有关部位，使相应的细胞因子在局部处于高浓度，以利于其发挥效应。

由于一些可溶性细胞因子受体能抑制相应配体的效应，故它们可直接用于某些疾病的治疗中。如可溶性IL-4R可延长移植器官的存活时间；可溶性IL-1R可用于关节炎及自身免疫性糖尿病的治疗等。

（三）鸟苷酸环化酶受体家族

其包括海胆卵肽受体、利钠肽受体和细菌热稳定肠毒素受体，这些受体从本质上说都是鸟苷酸环化酶（guanylyl cyclase，GC）。GC型受体胞内域含有GC活性区，为受体信号转导所必需。

细胞内还有一种可溶性鸟苷酸环化酶（soluble GC），为α、β两亚单位组成的杂二聚体。α、β亚单位的羧基端含有GC活性区，具有催化功能。两亚单位的氨基端保守性较低，可与血红素结合。一氧化氮（NO）可与可溶性GC的血红素辅基结合而激活可溶性GC，因此可溶性GC被视为NO的受体。

（四）丝氨酸/苏氨酸激酶型受体

其包括转化生长因子β（TGF-β）受体、激活素（activin）

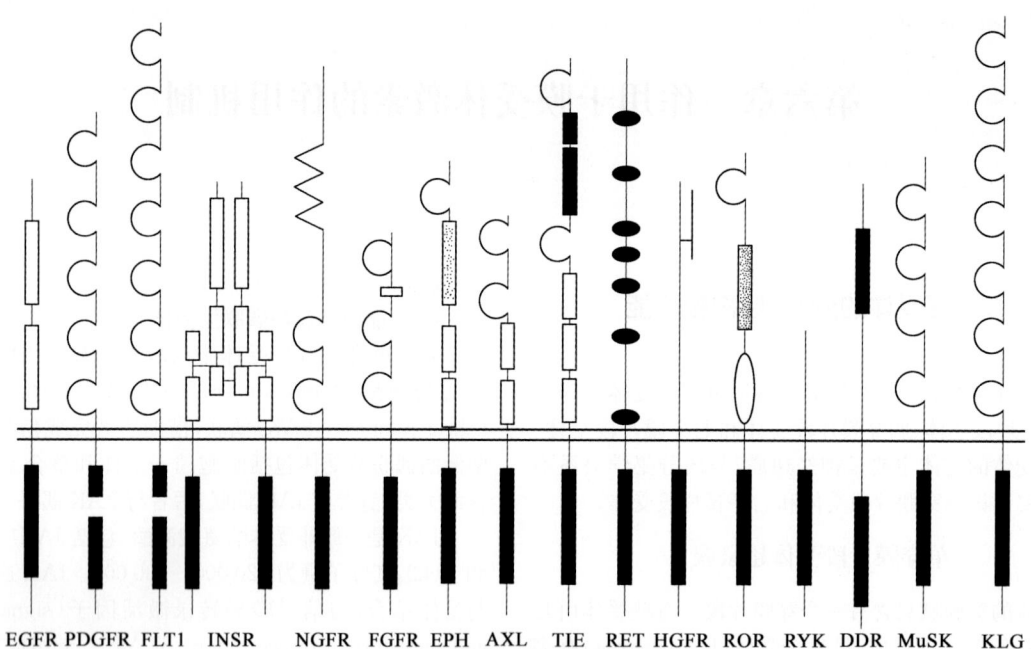

图 1-6-1　蛋白酪氨酸激酶型受体家族

图例		
催化域	纤连蛋白III型组件	酸盒(acid box)
半胱氨基酸富集区	Ig样域	EGF样重复
VIII因子样域	亮氨基酸富集区	钙黏蛋白样重复
		Kringle域

EGFR：表皮生长因子受体；PDGFR：血小板源性生长因子受体；FLT1：血管内皮生长因子受体；INSR：胰岛素受体；NGFR：神经生长因子受体；FGFR：成纤维细胞生长因子受体；HGFR：肝细胞生长因子受体

受体、抑制素(inhibin)受体、骨形成蛋白(bone morphogenetic protein)受体等，其特点是具有丝氨酸/苏氨酸激酶活性。本族受体均可分为Ⅰ、Ⅱ两型，Ⅰ型受体的分子量约为 55 000，其主要的功能是信号转导；Ⅱ型受体的分子量约为 70 000，其主要的功能是结合配体，从而启动信号转导。Ⅰ、Ⅱ两型受体的胞内域均含有蛋白激酶域，因此Ⅰ、Ⅱ两型受体均具有内在的丝氨酸/苏氨酸激酶活性。

(五) 肿瘤坏死因子(TNF)受体

TNF 受体家族包括 55 000 TNF 受体(p55 TNFR)、75 000 TNF 受体(p75 TNFR)、淋巴毒素 β 受体、Fas、CD27、CD40 等。TNF 受体家族的胞外域一般含有 3～6 个半胱氨酸富集区，其

胞内域差异较大，某些受体含有一个由约 60 个氨基酸残基组成的"死亡区"(death domain)，此区与凋亡效应有关。

二、七穿膜片段受体超家族

七穿膜片段受体总是与 G 蛋白偶联，通过 G 蛋白进行信号转导，故也称 G 蛋白偶联受体(G protein-coupled receptor, GPCR)。

七穿膜片段受体的 N 端均在胞外。受体的 C 端位于胞内，也称为胞内羧基尾。受体的 7 个穿膜片段使受体固定于质膜上，有人分别将其称为 TMⅠ、TMⅡ、TMⅢ、TMⅣ、TMⅤ、TMⅥ和 TMⅦ(图 1-6-2)。受体由于有 7 个穿膜片

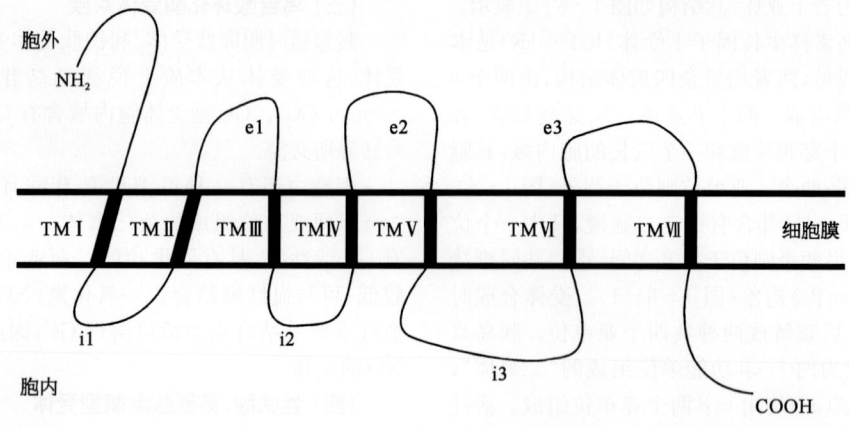

图 1-6-2　七穿膜片段受体结构示意图

段,故在胞外、胞内分别形成 3 个襻(loop),分别称为 e1、e2、e3 和 i1、i2、i3。有人还将胞内羧基尾称为第 4 胞内襻(i4)。受体胞外襻一般较小,胞内襻中 i1 和 i2 较小,i3 一般较大。受体胞外的 N 端、各胞外襻及穿膜片段的胞外部分共同组成受体胞外面,其主要功能是结合配体。受体胞内羧基尾、各胞内襻及各跨膜片段的胞内部分共同组成受体胞内面,其主要功能是与 G 蛋白偶联并在适当条件下激活 G 蛋白。

G 蛋白是一族具有结合 GTP 能力的蛋白质的总称,可分为大 G 蛋白和小 G 蛋白两大类。大 G 蛋白由 α、β、γ 三个亚单位组成,又称杂三聚体 G 蛋白。小 G 蛋白只有一条多肽链,它实际上相当于大 G 蛋白的 α 亚单位。

与七穿膜片段受体偶联的为杂三聚体大 G 蛋白。根据 α 亚单位的不同可将其分为四组:Gs、Gi、Gq、G12。Gs 即刺激性 G 蛋白(stimulatory G protein),其 α 亚单位有 α_s 和 α_{olf} 两种。与 α_s 偶联的效应器为腺苷酸环化酶(AC)、Ca^{2+} 通道和 Na^+ 通道。Gi 即抑制性 G 蛋白,其 α 亚单位有 α_i、α_o、α_t、α_g、α_z。与 Gi 偶联的效应器有多种,包括 AC、cGMP 特异的磷酸二酯酶、磷脂酶 A_2、Ca^{2+} 通道、K^+ 通道等。Gq 的 α 亚单位有 α_q、α_{11}、α_{14}、α_{15} 和 α_{16}。与 Gq 偶联的效应器多为磷脂酶 C - β。G12 的 α 亚单位有 α_{12} 和 α_{13} 两种,与其偶联的效应器分别为磷脂酶 C 和磷脂酶 D。

第二节 · 作用于膜受体激素的作用机制

亲水性激素不能自由透过细胞膜,它们携带的信息必须经细胞膜的"处理""转换"后方可传入细胞内,这一过程称为信号转导(signal transduction)。亲水性激素作用于细胞的过程实际上就是膜受体的信号转导过程。以下分别扼要叙述七穿膜片段受体和单穿膜片段受体的信号转导过程。

一、七穿膜片段受体的信号转导

七穿膜片段受体信号转导的基本过程是:配体与受体结合使受体活化,活化的受体激活 G 蛋白,G 蛋白再激活效应器,产生第二信使,启动复杂的级联反应(cascade),最后达到一定的效应。

(一) G 蛋白的活化

静息状态下(没有配体时),G 蛋白以 GDP - αβγ 形式存在(图 1 - 6 - 3)。此时受体与 G 蛋白之间存在相互作用但不足以激活 G 蛋白,即处于偶联状态。受体一旦与配体结合,受体的构象即发生变化使其胞内面"张开",某些静息状态下被遮盖的疏水氨基酸残基暴露出来,它们可与 G 蛋白 α 亚单位的某些部位相互作用,通过变构机制使 α 亚单位的核苷酸结合部位发生构象变化,其对 GDP 的亲和力下降,于是 GDP 释出,GTP 与 α 亚单位结合。结合了 GTP 的 α 亚单位与 βγ 二聚体亲和力下降,杂三聚体解离,形成 GTP - α 与 βγ 两个功能单位(图1 - 6 - 3)。因此,活化的受体实际上起着 G 蛋白激活物的作用。

(二) 效应器的活化及其信号传递

解离的 GTP - α 和 βγ 二聚体可激活多种效应器。

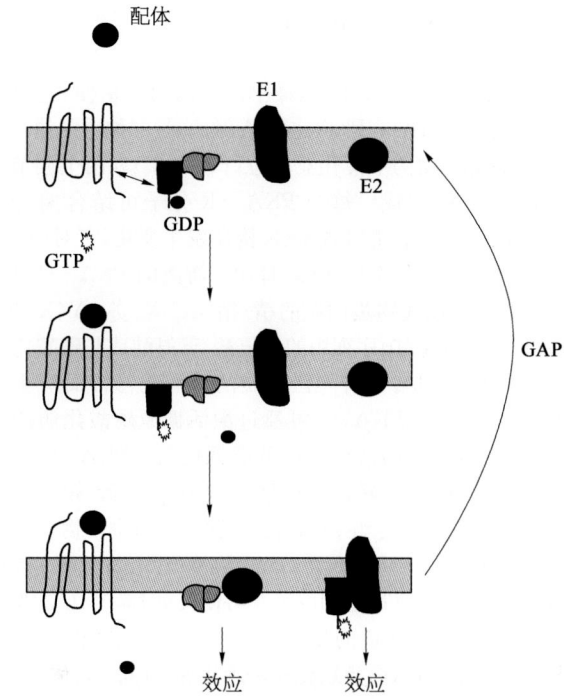

图 1-6-3　G 蛋白激活-失活循环

E1 和 E2 为效应器;GTP: 鸟苷三磷酸;GDP: 鸟苷二磷酸;GAP: 鸟苷三磷酸酶激活蛋白

1. G 蛋白通过 cGMP - PDE 的作用·视杆细胞的视紫红质实际上是一种光子受体,与之偶联的 G 蛋白为 G_t,效应器为 cGMP - PDE。当视紫红质接收了光子后,其构象发生变化,激活 G_t,产生 GTP - α_t,后者可激活 cGMP - PDE。cGMP - PDE 活化后使 cGMP 分解,导致胞内 cGMP 水平下降。于是 cGMP 门控的 Na^+ 通道关闭,细胞超极化,光信号遂转变为电信号。

2. G 蛋白通过 AC 的作用·AC 含有两个穿膜区(M1 和 M2)和两个胞质区(C1 和 C2)。M1 和 M2 均由 6 个穿膜片段组成,因此整个 AC 分子含有 12 个穿膜片段。M1 和 M2 的主要功能是使 AC 固定于细胞膜上。C1 区和 C2 区为 AC 分子的催化部位。

AC 可催化 ATP 转变为 cAMP,这一过程需要两个 Mg^{2+} 参与。于 I 型 AC,C1 区 354 位门冬氨酸残基与 ATP 的 3′羟基之间形成氢键,在 Mg^{2+} 的作用下使 ATP 的 3′羟基活化。C2 区 1007 位门冬酰胺残基与 ATP 的 α 磷酸基、1011 位精氨酸残基与 ATP 的 β 磷酸基、1047 位赖氨酸残基与 ATP 的 γ 磷酸基之间存在直接的相互作用,在另一个 Mg^{2+}(此 Mg^{2+} 与 ATP 的 α、β 和 γ 磷酸基之间有直接的相互作用)的帮助下使 ATP 的 α 磷酸基活化。最后,在活化的 ATP 3′羟基和 α 磷酸基之间形成共价键,所得产物即 cAMP。

G 蛋白为 AC 活性最重要的调节者。AC 的 C1 区和 C2 区之间有一沟,GTP - α_s 可结合于此处,从而引起 C1 区和 C2 区构象的变化,使一些重要的氨基酸残基处于最适宜的位置,导致 AC 活化。GTP - α_i 可与 V 型和 VI 型 AC 结合(GTP - α_i 的结合部位可能与 GTP - α_s 的相同),但引起的构象变化与 GTP - α_s 的相反,因而可选择地抑制 V 型和 VI 型 AC 的活性。Gβγ 二聚体可与某些 AC 结合,其结合位点与 GTP - α_s 的相近但无重叠。在 GTP-α_s 存在的情况下，G$\beta\gamma$ 二聚体可激活 II 型 AC。

AC 的催化产物 cAMP 是最早发现的第二信使，它可激活蛋白激酶 A(PKA)。PKA 也称 A 激酶，是一种重要的丝氨酸/苏氨酸激酶，由两个催化亚单位(PKA-C)和两个调节亚单位(PKA-R)组成。每个 PKA-R 分子可结合两分子 cAMP，结合了 cAMP 的 PKA-R 构象发生变化，它对 PKA-C 的亲和力下降，于是 PKA-C 释出。游离的 PKA-C 具有催化活性，它可使底物蛋白质的精-精-X-丝/苏-Y(X 和 Y 代表非保守性氨基酸)序列中的丝氨酸/苏氨酸残基磷酸化。

PKA-C 通过对多种靶蛋白质的磷酸化修饰而产生广泛的生物学效应。PKA-C 可通过激活糖原磷酸化酶激酶并抑制糖原合成酶的活性而调节糖原代谢。PKA-C 可通过对多种离子通道的磷酸化修饰而调节其功能，如它可使一种 Cl$^-$ 通道——囊性纤维化跨膜电导调节物(cystic fibrosis transmembrane conductance regulator，CFTR)磷酸化而使其开放。*CFTR* 基因的突变可使其对 PKA-C 的反应降低，管腔上皮细胞 Cl$^-$ 的分泌减少，分泌物因水分减少而变得黏稠、不易排出，从而导致囊性纤维化症。PKA-C 也可使微管蛋白质磷酸化而促进细胞的分泌功能。PKA-C 还可通过对七穿膜片段受体的磷酸化修饰，使受体与 G 蛋白解偶联，从而对受体信号产生负调控。PKA-C 还可使一种重要的转录因子——cAMP 反应元件结合蛋白(CREB)133 位丝氨酸残基磷酸化。CREB 磷酸化后活性增强 10～20 倍，它可以二聚体的形式同靶基因上游的 cAMP 反应元件(CRE)结合而发挥转录调控作用。不同靶基因上游的 CRE 序列也不完全一样，其共有序列(consensus sequence)为 TGACGTCA。

cAMP 还可直接调节离子通道，如 cAMP 可激活 cAMP 门控的 Na$^+$ 通道，使细胞去极化。

3. G 蛋白通过磷脂酶 C-β(phospholipase C-β, PLC-β)的作用·Gq 可激活 PLC-β，PLC-β 活化后可产生两个重要的脂类第二信使：三磷酸肌醇(IP$_3$)和二酰甘油(DAG)，它们可发挥广泛的作用，具体过程参见后文"脂类第二信使和钙信号系统"。

PLC-β 还可作为 Gq 的 GTP 酶激活蛋白，促进 GTP-α_q 的水解，对 Gq 的信号传递起负调节作用。

4. G 蛋白通过 PLA$_2$ 的作用·cPLA$_2$ 可使胆碱磷脂水解，产物为溶血磷脂和不饱和脂肪酸(多为花生四烯酸)，两者均可作为第二信使，参见后文"脂类第二信使和钙信号系统"。

5. G 蛋白对离子通道的直接作用·G 蛋白除通过第二信使调节离子通道的活性外，它对离子通道还有直接的作用。现已发现，有不少离子通道可作为 G 蛋白的效应器，其中以 N 型和 L 型 Ca^{2+} 通道最为常见。K$^+$ 通道也常与 G 蛋白偶联，Na$^+$ 通道和 Cl$^-$ 通道则较少与 G 蛋白偶联。在 G 蛋白中，G$_i$ 常与离子通道偶联，Gs 有时也可与离子通道偶联。G 蛋白不仅通过 α 亚单位调节通道活性，其 βγ 二聚体对通道亦有调节作用。不同 G 蛋白的作用也不同，Gs 可增强 Ca^{2+} 通道的活性，Gi 则抑制 K$^+$ 通道。G 蛋白对离子通道的直接作用常见于神经细胞，显然，这与电活动在神经细胞中的重要性是分不开的。

6. G 蛋白对 Ras 信号通路的作用·G$_i$ 的 βγ 二聚体可直接作用于酪氨酸激酶 Src，Src 可使受体性酪氨酸激酶磷酸化而使之激活，从而启动 Ras 信号途径。Src 还可直接作用于 Shc-Grb2-SOS 复合物，使 Ras 活化。

此外，G 蛋白 βγ 二聚体可直接作用于磷脂酰肌醇-3-激酶而使之激活。

(三) G 蛋白的失活

α 亚单位具有内在的 GTP 酶活性，GTP-α 在与效应器相互作用的同时也在执行着 GTP 酶的功能，这样 GTP-α 就转变为无活性的 GDP-α，后者与效应器的亲和力低而与 βγ 二聚体亲和力高，于是重新形成 GDP-α$\beta\gamma$ 异三聚体，整个系统恢复到基态，这一过程称为 G 蛋白循环(图 1-6-3)。

G 蛋白信号调节物(regulator of G protein signaling，RGS)可显著增强 G 蛋白的 GTP 酶活性。RGS 并不直接参与 GTP 的水解，而是通过稳定 Gα 的催化构象而间接增加 GTP 的水解。

二、单穿膜片段受体的信号转导

(一) 鸟苷酸环化酶型受体的信号转导

GC 主要参与利钠肽和 NO 的信号转导。利钠肽受体是膜锚定的 GC，NO 受体为胞内可溶性 GC。这些 GC 性受体与其配体结合后，通过变构作用使自身激活，催化 GTP 转变为 cGMP，后者可激活蛋白激酶 G(protein kinase G，PKG)。PKG 也称为 cGMP 依赖蛋白激酶(cGMP dependent protein kinase)，可使靶蛋白质磷酸化而发挥功能。cGMP 还可直接作用于细胞膜上的某些离子通道，产生直接的效应。

(二) 蛋白酪氨酸激酶型受体的信号转导

此类受体于静息时不具有酪氨酸激酶活性或具有很低的酪氨酸激酶活性。配体与受体的结合使受体形成二聚体，这一过程称为受体二聚化(dimerization)。二聚化使两受体单体的酪氨酸激酶区相互靠近并发挥激酶活性，使受体发生自身磷酸化。事实上，受体二聚化是单穿膜片段受体激活的普遍机制，不仅酪氨酸蛋白激酶型受体激活时需要形成二聚体，其他受体激活时也需要形成二聚体。配体或受体的某些突变可使受体不能形成二聚体，受体就不能被激活。反之，有些突变使得受体在没有配体的情况下也能形成二聚体(即所谓配体非依赖性二聚化)，受体的激活也就不依赖配体(即所谓组成性激活)。

配体诱导的受体二聚化有几种基本模式。第一种模式以生长激素受体(GHR)为代表(图 1-6-4)。GH 分子内有两个参与 GHR 结合的位点(结合位点 1 和结合位点 2)，各能结合 1 个 GHR 分子。结合位点 1 为高亲和力位点，结合位点 2 为低亲和力位点。GH 的两个结合位点与 GHR 的结合是一个序贯的过程：结合位点 1 先与一个 GHR 分子结合，随后位点 2 再与另一个 GHR 分子结合，这样两个 GHR 单体借助 GH 形成二聚体(如果将 GH 也算在内，则是三聚体)。GHR 的二聚化需要合适的 GH 浓度，如果 GH 浓度过高，则结合位点 2 没有机会与 GHR 结合，每个 GH 分子只能结合一个 GHR 分子。因此，过高浓度的 GH 反而抑制 GHR 的信号转导。

第二种模式以胰岛素受体为代表。胰岛素为单体二价配体，即有两个配体结合位点(其中一个为高亲和力位点，另一

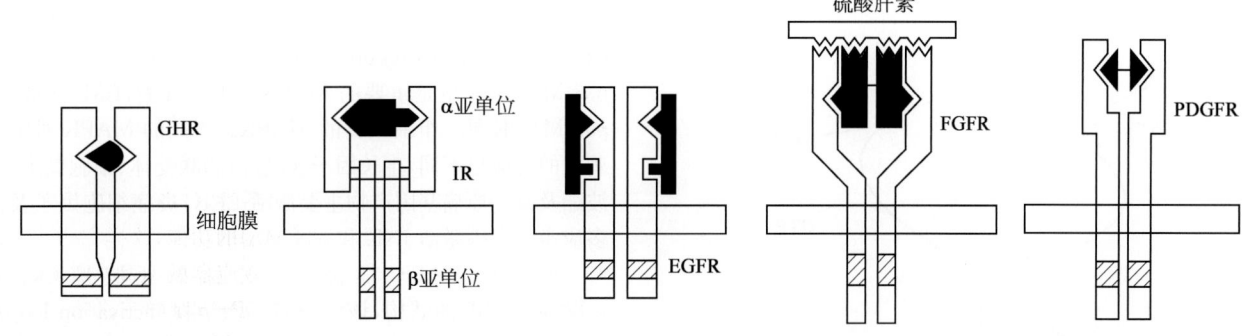

图 1-6-4 受体二聚体形成示意图

图中黑色区域示配体;斜线部分示酪氨酸激酶域;IR:胰岛素受体;GHR:生长激素受体;EGFR:表皮生长因子受体;FGFR:成纤维细胞生长因子受体;PDGFR:血小板源性生长因子受体

个为低亲和力位点)。胰岛素分子通过两个配体结合位点与胰岛素受体分子的两个 α 亚单位相结合,形成"βα-胰岛素-αβ"这样的配体受体复合物(图 1-6-4)。该复合物形成后两个 β 亚单位的酪氨酸激酶区相互靠近,其酪氨酸激酶活性遂显现出来。如果胰岛素浓度达到 10^{-7} mol/L(这一浓度在体内是无法达到的),则只有高亲和力位点与 α 亚单位结合,低亲和力位点没有机会与 α 亚单位结合,形成"胰岛素-αββα-胰岛素"形式的配体受体复合物,此种配体受体复合物并不能使 β 亚单位的酪氨酸激酶活性表现出来。因此,胰岛素在很高浓度时反而不能激活其受体。

第三种模式以表皮生长因子受体(EGFR)为代表。表皮生长因子(EGF)同 TGFα、双调素(amphiregulin)、β 细胞素(betacellulin)和表调素(epiregulin)等共同组成一个家族。EGFR 即 ErbB1,它同 ErbB2、ErbB3 和 ErbB4 共同组成一个受体家族。EGF 家族的配体可诱导其受体形成同二聚体或杂二聚体,这些二聚体共有 10 种组合:ErbB1-ErbB1、ErbB1-ErbB2、ErbB1-ErbB3、ErbB1-ErbB4、ErbB2-ErbB2、ErbB2-ErbB3、ErbB2-ErbB4、ErbB3-ErbB3、ErbB3-ErbB4 和 ErbB4-ErbB4。EGF 家族的配体也含有两个受体结合位点,但每个配体分子只结合一个受体分子。受体与配体结合后发生构象变化,使两个受体分子形成二聚体(图 1-6-4)。

第四种模式以成纤维细胞生长因子受体(FGFR)为代表。成纤维细胞生长因子(FGF)诱导 FGFR 二聚化的过程需要硫酸肝素的参与。硫酸肝素可结合 FGF 和 FGFR,FGF-FGFR 受体复合物借硫酸肝素这样一个接合分子(adaptor)而完成受体二聚化(图 1-6-4)。

第五种模式以血小板源性生长因子受体(PDGFR)为代表,其特点是配体形成二聚体。每个配体单体可结合一个受体单体,二聚体配体可结合两个受体单体,从而诱导两受体单体形成二聚体(图 1-6-4)。PDGF 有 A,B 两条多肽链,可形成 AA、AB 和 BB 三种二聚体。PDGFR 也有两条多肽链,分别称为 α 和 β。PDGF A 只结合 PDGFRα,而 PDGF B 既结合 PDGFRα 又结合 PDGFRβ。因此,PDGF AA 只激活 PDGFRαα,PDGF AB 既激活 PDGFRαα 又能激活 PDGFRαβ,而 PDGF BB 能激活所有三种 PDGFR 二聚体。

受体二聚体形成后随即发生受体自身磷酸化。受体自身磷酸化是通过交互磷酸化(transphosphorylation)作用实现

的,即二聚体中两单体相互使对方胞内域特定的酪氨酸(Tyr)残基磷酸化。磷酸化受体的磷酸酪氨酸(Tyr-P)可作为选择性的入坞点(docking site),同胞内某些信号分子相互作用。胰岛素和 IGF-1 受体本身不直接与信号分子相互作用,它们可使胰岛素受体底物 1(IRS-1)和胰岛素受体底物 2(IRS-2)的 Tyr 残基磷酸化,IRS-1 和 IRS-2 的 Tyr-P 遂与信号分子相互作用。

现已清楚,各种信号分子是通过 SH2 域(Src homology 2 domain)同受体或 IRS-1、IRS-2 的 Tyr-P 相互作用的。SH2 域在蛋白质-蛋白质相互作用中具有重要作用。此外,SH3 域(Src homology 3 domain)和 PH 域(pleckstrin homology domain)也介导蛋白质-蛋白质相互作用。

活化的受体通过其 Tyr-P 与含 SH2 域的蛋白质结合,从而调节这些蛋白质的功能。受体的 Tyr-P 与磷脂酶 C-γ(PLC-γ)的 SH2 域结合后将 PLC-γ 征集到受体处,PLC-γ 可作为受体酪氨酸激酶的底物。于是 PLC-γ 某些酪氨酸残基被磷酸化,PLC-γ 遂激活。受体的 Tyr-P 与 PI3K p85 调节亚单位的 SH2 域结合后可激活 PI3K p110 催化亚单位。关于 PLC-γ 和 PI3K 活化后产生的效应参见后文。

活化受体最重要的功能是启动 Ras 信号系统。Ras 是一种重要的小 G 蛋白,它存在于细胞膜的内侧面。Ras 羧基端的半胱氨酸残基可与膜脂中的法尼基形成法尼半胱氨酸甲酯,Ras 借此与细胞膜相连。Ras 既可结合 GDP,又可结合 GTP。GTP-Ras 是 Ras 的活性形式,可和 GDP-Ras 相互转换。GTP-Ras 具有内在的 GTP 酶活性,但活性很低。GTP 酶激活蛋白(GTPase-activating protein,GAP)可使 GTP-Ras 的 GTP 酶活性增加 1 000 倍。GTP-Ras 在 GAP 的作用下水解 GTP,变成无活性的 GDP-Ras。反之,GDP-Ras 在 SOS 蛋白的作用下转变为 GTP-Ras。可见,Ras 的激活和失活是一个循环的过程(图 1-6-5)。

SOS 蛋白是在研究果蝇 sevenless 受体时发现的,此受体信号转导过程中有一种下游分子可使 GDP-Ras 向 GTP-Ras 转换,称为"son of sevenless",缩写为 SOS。SOS 实际上是一种鸟苷酸交换因子,它也存在于哺乳动物的细胞中。在细胞内,SOS 是同一种称为生长因子受体结合蛋白 2(Grb2 或 GRB2)的蛋白质结合在一起的。Grb2 的分子量约为 25 000,分子内有两个 SH3 域和一个 SH2 域。SOS 分子内有两个脯

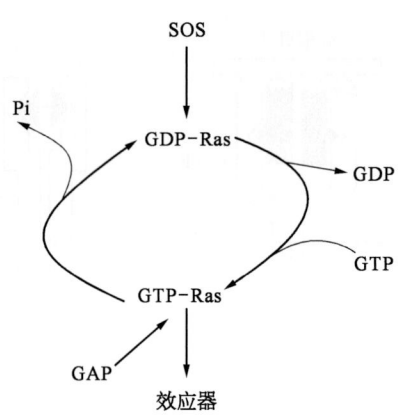

图 1-6-5 Ras 的激活和失活(Ras 循环)示意图

氨酸富集区，它们可和 Grb2 的两个 SH3 域相结合，形成 Grb2-SOS 复合物。在静息状态下，此复合物存在于胞质内而 GDP-Ras 存在于质膜内侧面，故它们难以相互作用。活化受体可通过其 Tyr-P 与 Grb2 分子的 SH2 域相结合，从而将 Grb2-SOS 复合物"征集"到质膜内侧面，使 SOS 与 GDP-Ras 相互靠近，SOS 遂发挥鸟苷酸交换因子的作用，使 GTP 取代 GDP 与 Ras 结合，Ras 遂活化。多数情况下，受体的 Tyr-P 并不直接与 Grb2 分子的 SH2 域结合，它先同 Shc 蛋白的 SH2 域相作用，使后者的 Tyr 残基磷酸化，磷酸化的 Shc 再通过其 Tyr-P 与 Grb2-SOS 相结合，形成 Shc-Grb2-SOS 复合物，此复合物再激活 Ras。上述过程中，Grb2 和 Shc 都起连接的作用，故它们也被称为连接分子或接合分子(adaptor)。

GTP-Ras 可作用于多种靶蛋白质，其中最重要的是 Raf 蛋白激酶。Raf 是一种重要的丝氨酸/苏氨酸激酶，它同 14-3-3 蛋白有一定的关系。14-3-3 蛋白可形成二聚体，每个二聚体可结合二分子 Raf，形成大分子复合物。GTP-Ras 可与 Raf 的 N 端结合从而将此大分子 Raf 复合物"征集"到质膜内侧面，使 Raf 分子相互靠近，形成二聚体，Raf 遂活化。

Raf 也称丝裂原激活蛋白激酶激酶激酶(mitogen-activated protein kinase kinase kinase, MAPKKK)，它可催化丝裂原激活蛋白激酶激酶(mitogen-activated protein kinase kinase, MAPKK)磷酸化而使其激活，而 MAPKK 又可催化丝裂原激活的蛋白激酶(mitogen-activated protein kinase, MAPK)磷酸化而使其激活。MAPK 可作用于胞液内的靶蛋白质而发挥效应，如它可使 PLA₂ 磷酸化而使之激活；它也可转位到核内，使 p90rsk、c-myc 和 Elk 等转录因子磷酸化而调节基因转录。上述信号级联反应称为 Ras-MAPKKK-MAPKK-MAPK 信号途径，简称 Ras 信号途径。

MAPK 在信号转导中占有极为重要的地位，它实际上并非一种酶，而是一组酶的总称。胞外信号调节激酶(extracellular signal-regulated kinase, ERK)为最重要的 MAPK，它有两种，分别称为 ERK1 和 ERK2。ERK1 的分子量为 44 000，也称为 p44 MAPK；ERK2 的分子量为 42 000，也称为 p42 MAPK。MAPK 和 ERK 常合写为 MAPK/ERK。MAPKK 即 MAPK/ERK 激酶(MAPK/ERK kinase)，缩写为 MEK。因此，上述信号途径也称为 Ras-Raf-MEK-ERK 信号途径。

除 ERK1、ERK2 外，c-Jun 氨基端激酶/应激活化的蛋白激酶(c-Jun NH2-terminal kinase/stress-activated protein

kinase，JNK/SAPK)、大丝裂原激活的蛋白激酶 1/胞外信号调节的激酶 5(big mitogen-activated protein kinase-1/extracellular signal-regulated kinase 5，BMK-1/ERK5)和 p38 MAPK 等也是重要的 MAPK。于哺乳类，ERK、JNK 和 p38 MAPK 是三组最重要的 MAPK。不同的 MAPK 对胞外刺激的反应也不同，生长因子、G 蛋白偶联受体、细胞黏附、佛波酯及某些原癌基因产物主要激活 ERK，炎症细胞因子及许多应激因素则激活 JNK 和 p38 MAPK。

所有的 MAPK 都含有一个激酶亚域 Ⅷ(kinase subdomain Ⅷ)的结构，该区域有一激活襻(activation loop)。激活襻也被称为 T 襻(T loop)，含有苏-X-酪基序(于 ERK，X 代表谷氨酸残基；于 JNK，X 代表脯氨酸残基；于 p38 MAPK，X 代表甘氨酸残基)，因此既可被丝氨酸/苏氨酸激酶磷酸化，又可被酪氨酸激酶磷酸化。MAPK 激活襻的苏氨酸残基或酪氨酸残基被相应的激酶磷酸化后 MAPK 即活化。

酪氨酸蛋白激酶型受体的信号转导受到蛋白酪氨酸磷酸酶(protein tyrosine phosphatase)的负调节。蛋白酪氨酸磷酸酶可作用于磷酸化的受体，使其去磷酸化，从而使受体失活，及时终止信号转导，避免细胞反应过度。

(三) 酪氨酸激酶偶联型受体的信号转导

本族受体主要通过 JAK-STAT 途径进行信号转导。首先，配体与受体的结合诱导受体形成二聚体，使与受体相连的两个 JAK 分子相互靠近，导致 JAK 分子间出现交互磷酸化。磷酸化的 JAK 活性增强，使受体胞内域某些酪氨酸残基(靠近受体的羧基末端)磷酸化，磷酸化的受体通过其 Tyr-P 与特定 STAT 分子的 SH2 域相结合。结合到受体上的 STAT 分子与 JAK 靠近，其 700 位酪氨酸残基附近的 Tyr 也被磷酸化。随后，两个 STAT 分子通过 Tyr-P 和 SH2 域结合在一起形成二聚体。STAT 二聚体形成后很快就离开受体并转位到核内，与靶基因上游特定的反应元件结合，从而调节其转录。

在 JAK-STAT 信号途径的激活过程中，有三个序贯的磷酸化反应：JAK 的磷酸化、受体的磷酸化和 STAT 的磷酸化。这三个磷酸化反应均发生于酪氨酸残基，它们对于 JAK-STAT 信号途径的激活具有极为重要的作用。JAK 的磷酸化为受体磷酸化所必需，受体的磷酸化为 STAT 分子提供了入坞点，进而使 STAT 分子磷酸化；磷酸化为 STAT 分子之间提供了入坞点，从而形成二聚体，而二聚体的形成是 STAT 分子转位到核内发挥转录调控作用的基础。

JAK-STAT 信号途径虽然是在研究细胞因子受体信号转导时认识的，但它也参与某些生长因子受体(如 EGF 受体和 PDGF 受体)的信号转导，而细胞因子受体可能也能利用 Ras 信号途径和其他的信号途径。一般来说，STAT1、STAT3 和 STAT5 与酪氨酸激酶型受体的信号转导关系较为密切。近年研究还表明，某些肽类激素(如血管紧张素Ⅱ)与其受体结合后也能启动 JAK-STAT 信号途径，说明该信号途径也参与肽类激素的信号转导。

(四) 丝氨酸/苏氨酸激酶型受体的信号转导

该族受体均由Ⅰ、Ⅱ两型受体组成，两者均可结合配体。该族受体的配体一般以二聚体形式存在，每个配体单体可结合一个Ⅰ型受体和一个Ⅱ型受体。因此，形成的活性受体复合物为杂四聚体结构，含有两个Ⅰ型受体和两个Ⅱ型受体。

该族受体与配体的结合有两种模式：序贯结合和协同结合。Ⅱ型受体先同配体结合，随后Ⅰ型受体才与配体结合，此即序贯结合模式。Ⅰ、Ⅱ两型受体同时与配体结合且彼此加强，即协同结合模式。在序贯结合模式中，Ⅱ型受体可同游离的配体结合；Ⅰ型受体则不能与游离的配体结合，但可同结合了Ⅱ型受体的配体结合。在协同结合模式中，Ⅰ、Ⅱ两型受体单独与配体的亲和力都很低，但两者共同存在时与配体的亲和力则很高。TGF-β受体、激活素受体一般以序贯结合的方式与配体结合，骨形成蛋白则以协同结合的方式与配体结合。

在杂四聚体受体复合物中，Ⅱ型受体可发挥丝氨酸/苏氨酸激酶活性，使Ⅰ型受体胞内域的GS区的丝、苏氨酸残基发生磷酸化。磷酸化的Ⅰ型受体构象发生变化，其丝氨酸/苏氨酸激酶活性增强，并产生底物结合点，Ⅰ型受体乃使底物磷酸化。Ⅰ型受体最重要的底物为SMAD（或smad）蛋白。SMAD最先发现于果蝇，当时称为Mad（mothers against dpp）。后来，从线虫鉴定出三个Mad的同源蛋白质，分别称为sma-2、sma-3和sma-4（sma基因突变后可使线虫体形变小，故得名）。其后不久，从脊椎动物也鉴定到Mad和sma的同源基因，命名为SMAD，意为"SMA/MAD相关的"。目前已发现的SMAD有8种，分别称为SMAD1、SMAD2、SMAD3、SMAD4、SMAD5、SMAD6、SMAD7和SMAD8。

根据SMAD蛋白的功能可将其分为三组：① 受体调节的SMAD（receptor regulated SMAD，R-SMAD），此类SMAD为Ⅰ型受体的底物，其活性受Ⅰ型受体的调节。属于R-SMAD的有SMAD1、SMAD2、SMAD3、SMAD5和SMAD8。不同的Ⅰ型受体激活的SMAD也不同，骨形成蛋白的Ⅰ型受体可激活SMAD1、SMAD5和SMAD8；TGF-β和激活素的Ⅰ型受体可激活SMAD2和SMAD3。② 共同SMAD（common SMAD，Co-SMAD），此类SMAD可与R-SMAD结合，共同发挥转录调节功能。Co-SMAD与R-SMAD很相似，但Co-SMAD不被Ⅰ型受体磷酸化。SMAD4属于Co-SMAD。③ 抑制性SMAD（inhibitory SMAD，I-SMAD），可抑制R-SMAD与Co-SMAD复合物的转录调节功能，也称为拮抗剂性SMAD（antagonistic SMAD）。属于I-SMAD的有SMAD6和SMAD7。

SMAD蛋白的氨基端为MH1域，羧基端为MH2域，两者之间为连接区。连接区含有MAPK的磷酸化位点，因此SMAD蛋白的活性受MAPK的调节。MH1域约由130个氨基酸残基组成，最主要的功能是参与DNA的结合。MH2域约含有200个氨基酸残基，功能较为复杂。MH2域具有内在的转录激活功能，MH1域对其有抑制作用，而MH2域也能抑制MH1域结合DNA的能力。MH2域之间可相互作用，使SMAD蛋白形成寡聚体复合物。MH2域还可与某些核内的DNA结合蛋白（如Fast-1）相互作用。对于R-SMAD来说，MH2域还参与Ⅰ型受体和R-SMAD的相互作用，且R-SMAD的MH2域可与Co-SMAD（即SMAD4）的MH2域相互作用，形成复合物。R-SMAD的MH2域羧基端含有丝-丝-缬/蛋-丝序，激活的Ⅰ型受体可使此序列的丝氨酸残基磷酸化。Co-SMAD和I-SMAD则不含此序，不能被Ⅰ型受体磷酸化。

R-SMAD被Ⅰ型受体磷酸化后与Ⅰ型受体的亲和力降低，与SMAD4的亲和力则增强，于是R-SMAD-Ⅰ型受体复合物解离，R-SMAD与SMAD4形成复合物。R-SMAD的磷酸化对复合物的形成至为重要，丝-丝-缬/蛋-丝基序如发生突变可使R-SMAD不能被Ⅰ型受体磷酸化，则不能形成R-SMAD/SMAD4复合物。R-SMAD/SMAD4复合物形成后很快转位到细胞核内，与靶基因启动子上游特定的反应元件结合，调节靶基因的转录。近年研究显示，R-SMAD的MH2域还可与DNA结合蛋白Fast-1的羧基端相互作用形成R-SMAD/SMAD4/Fast-1三元复合物，此三元复合物可与特定的反应元件结合以调节靶基因的转录。SMAD4通过其MH1域促进复合物与反应元件的结合，通过其MH2域激活转录，因此在靶基因的转录调节中发挥着重要的作用。

脊椎动物的SMAD6、SMAD7及果蝇的Dad蛋白均属I-SMAD。I-SMAD羧基端无丝-丝-缬/蛋-丝序，因而不能被激活的Ⅰ型受体磷酸化。但I-SMAD可与Ⅰ型受体结合，阻碍R-SMAD与Ⅰ型受体的结合，干扰R-SMAD的磷酸化，从而发挥抑制作用。此外，I-SMAD也可与R-SMAD结合，所形成的复合物无转录调节作用，但影响了R-SMAD与Co-SMAD的结合，这是I-SMAD抑制作用的另一机制。一般认为，I-SMAD的非选择性抑制作用主要通过与R-SMAD竞争Ⅰ型受体而发挥；I-SMAD的选择性抑制作用主要通过与Co-SMAD竞争R-SMAD而发挥。

三、脂类第二信使和钙信号系统

（一）脂类第二信使的产生

1. 来源于甘油酯的脂类第二信使·大多数脂类第二信使来源于甘油磷脂（图1-6-6）。细胞接受胞外刺激信号后，可使胞内的磷脂酶活化，它们作用于某些膜磷脂，使其分解产生多种脂类第二信使（图1-6-6）。

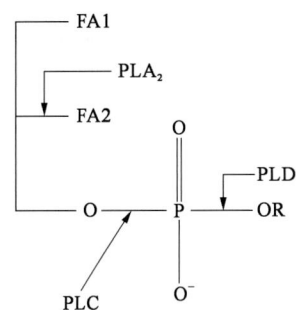

图1-6-6 甘油磷脂的结构及磷脂酶作用位点
FA1，FA2：脂肪酸；R：取代基团；PLA$_2$：磷脂酶A$_2$；
PLC：磷脂酶C；PLD：磷脂酶D

（1）经PLC产生的脂类第二信使：PLC有三种主要的亚型：PLC-β、PLC-γ和PLC-δ。不同亚型PLC的激活机制也不同，PLC-β主要为G蛋白激活；PLC-γ主要为酪氨酸蛋白激酶型受体激活；PLC-δ在Ca^{2+}（10^{-9}~10^{-5} mol/L）存在的情况下可被不饱和脂肪酸激活。PLC-β有四种异形体，分别称为PLC-β$_1$、PLC-β$_2$、PLC-β$_3$和PLC-β$_4$。PLC-β$_1$和PLC-β$_3$分布广泛，PLC-β$_2$主要分布于造血细胞，PLC-β$_4$主要分布于神经组织和视网膜。Gq家族G蛋白（包括Gq、G11、G14和G16）的α亚单位活化后对PLC-β$_1$、PLC-β$_3$和

PLC-β₄ 有很强的激活作用,对 PLC-β₂ 也有一定的激活效应(但作用较弱)。G 蛋白的 βγ 二聚体也能激活 PLC-β,强度依次为 PLC-β₃＞PLC-β₂＞PLC-β₁。

PLC 活化后可催化一种重要的膜脂——磷脂酰肌醇-4,5-二磷酸(phosphatidylinositol-4,5-bisphosphate, PtdIns-4,5-P₂ 或 PIP₂)水解,产生 1,4,5-三磷酸肌醇(inositol-1,4,5-trisphosphate,1,4,5-IP₃ 或 IP₃)和二酰甘油(diacylglycerol,DAG)。

大多数 PLC 作用于肌醇磷脂,称为肌醇磷脂特异的 PLC(PI-PLC)。细胞内还有一种胆碱磷脂特异的 PLC(PC-PLC),它可催化磷脂酰胆碱(PC)水解为 DAG 和磷酸胆碱,这是胞内 DAG 的另一重要来源。此途径所产生的磷酸胆碱也可作为第二信使发挥作用。PC 也可被 PLA₂ 和 PLD 水解产生第二信使。

(2) 经 PLA₂ 产生的脂类第二信使:PLA₂ 在哺乳类体内有两种存在方式:一种存在于体液中,称为分泌性 PLA₂(sPLA₂);另一种存在于细胞内,称为胞液 PLA₂(cPLA₂)。cPLA₂ 可水解 PC 2 位酯键。由于 PC 2 位所连的一般为不饱和脂肪酸,故 cPLA₂ 的水解产物为溶血 PC(LysoPC)和不饱和脂肪酸(多为花生四烯酸),两者均可作为第二信使。花生四烯酸还可进一步被代谢为前列腺素、白三烯等生物活性物质,这些代谢物统称为类二十碳酸(eicosanoid),在细胞功能的调节中具有重要作用。

cPLA₂ 的激活途径有多种:Gi 的 α 亚单位可使其激活;G 蛋白 βγ 二聚体也可使其激活;MAPK 可通过使 cPLA₂ 505 位丝氨酸残基磷酸化而使其激活。

(3) 经磷脂酶 D(PLD)产生的脂类第二信使:PLD 可水解 PC,产生磷脂酸和胆碱。磷脂酸可直接作为第二信使,它还可被磷酸单脂酶水解为 DAG。胆碱可被胆碱激酶磷酸化为磷酸胆碱而作为第二信使。

PIP₂ 为 PLD 的辅因子,它在 PLD 的激活中具有重要作用。小 G 蛋白 ARF 和 Rho 可激活 PLD,蛋白激酶 C(PKC,也称 C 激酶)可通过使 PLD 磷酸化而使其激活。此外,酪氨酸蛋白激酶型受体还可能通过使 PLD 的酪氨酸残基磷酸化而直接激活 PLD。

(4) 经 PI3K 等产生的脂类第二信使:在形成磷脂酰肌醇时,肌醇环上 1 位羟基已被磷酸化,这样还剩下 5 个羟基(图 1-6-7)。研究发现,2 位和 6 位的羟基不能被磷酸化,而 3 位、4 位和 5 位羟基可在相应的脂激酶的作用下磷酸化,形成相应的磷脂酰肌醇(图 1-6-7),包括磷脂酰肌醇-3-磷酸(PtdIns-3-P)、磷脂酰肌醇-4-磷酸(PtdIns-4-P)、磷脂酰肌醇-5-磷酸(PtdIns-5-P)、磷脂酰肌醇-3,4-二磷酸(PtdIns-3,4-P₂)、磷脂酰肌醇-3,5-二磷酸(PtdIns-3,5-P₂)、磷脂酰肌醇-4,5-二磷酸(PtdIns-4,5-P₂)和磷脂酰肌醇-3,4,5-三磷酸(PtdIns-3,4,5-P₃)。

PI3K 并非一种激酶,而是一族激酶,可催化磷脂酰肌醇肌醇环 3 位羟基磷酸化。根据 PI3K 的序列同源性可将其分为三类。Ⅰ类 PI3K(class Ⅰ PI3K)呈杂二聚体结构,含有一个催化亚单位和一个调节亚单位。催化亚单位的分子量约为 110 000,称为 p110,共有 p110α、p110β、p110γ 和 p110δ 四种。

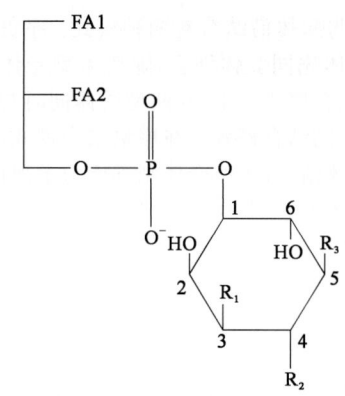

项　目	R₁	R₂	R₃
PtdIns	OH	OH	OH
PtdIns-3-P	OPO₃⁻	OH	OH
PtdIns-4-P	OH	OPO₃⁻	OH
PtdIns-5-P	OH	OH	OPO₃⁻
PtdIns-3,4-P₂	OPO₃⁻	OPO₃⁻	OH
PtdIns-3,5-P₂	OPO₃⁻	OH	OPO₃⁻
PtdIns-4,5-P₂	OH	OPO₃⁻	OPO₃⁻
PtdIns-3,4,5-P₃	OPO₃⁻	OPO₃⁻	OPO₃⁻

图 1-6-7　磷脂酰肌醇及其衍生物的结构

Ⅰ类 PI3K 的催化亚单位分为 Ⅰa 和 Ⅰb 两个亚类,p110α、p110β 和 p110δ 属 Ⅰa 亚类,而 p110γ 则属 Ⅰb 亚类。调节亚单位包括 p85α、p85β、p55γ 和 p101 四种。p85α 和 p85β 的分子量均为 85 000,其氨基端含有一个 SH3 域和 BCR 同源域(breakpoint cluster region homology domain),羧基端含有两个 SH2 域。两个 SH2 域之间的部分为催化亚单位的结合点。p55γ 的分子量为 55 000,缺少氨基端的 SH3 域和 BCR 同源域。p85α、p85β 和 p55γ 为 Ⅰa 亚类 PI3K 的调节亚单位,它们具有相当高的同源性。p101 为 Ⅰb 亚类 PI3K 的调节亚单位。Ⅰa 亚类 PI3K 调节亚单位的 SH2 域可与酪氨酸激酶型受体的磷酸酪氨酸相结合,此种结合可使催化亚单位激活。调节亚单位 SH2 域与受体的磷酸酪氨酸的结合也使得 PI3K 被征集到细胞膜附近,便于其接触细胞膜上的底物。Ⅰb 亚类 PI3K 可与 G 蛋白的 βγ 二聚体相互作用,在 G 蛋白偶联受体的信号转导中发挥作用。Ⅰ类 PI3K 的最适底物为 PtdIns-4,5-P₂,但也可作用于 PtdIns、PtdIns-4-P 和 PtdIns-5-P。

Ⅱ类 PI3K 包括 PI3K-C2α 和 PI3K-C2β 两种,两者皆无调节亚单位。PI3K-C2α 的最适底物为 PtdIns,它对 PtdIns-4-P 也有相当的作用,对 PtdIns-4,5-P₂ 的作用则较弱。PI3K-C2β 的最适底物也是 PtdIns,它对 PtdIns-4-P 的作用很弱,对 PtdIns-4,5-P₂ 几乎无作用。

Ⅲ类 PI3K 也由催化亚单位和调节亚单位共同组成,它只能以 PtdIns 为底物。Ⅲ类 PI3K 在囊泡运输、胞吞作用及渗透压调节中发挥作用。

PI3K 不仅可催化脂类磷酸化,也可催化蛋白质磷酸化。例如,p110α 可使调节亚单位 p85α 608 位丝氨酸残基磷酸化。

据报道，I 类 PI3K 可借助其蛋白激酶活性而激活 MAPK。

细胞内除 PI3K 外，还存在磷脂酸肌醇-4-激酶(PI4K)和磷脂酸肌醇-5-激酶(PI5K)，分别催化肌醇环 4 位和 5 位羟基磷酸化，形成 4-磷酸肌醇酯和 5-磷酸肌醇酯(图 1-6-8)。

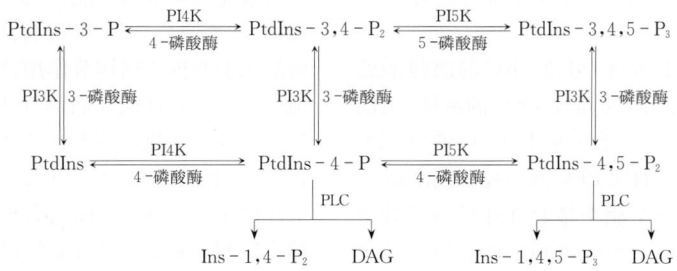

图 1-6-8 肌醇磷脂衍生物的相互转化及相应脂类第二信使的产生

3-磷酸肌醇酯、4-磷酸肌醇酯和 5-磷酸肌醇酯可在相应的磷酸酶的作用下脱磷酸(图 1-6-8)。

近年研究显示，肌醇磷脂和胆碱磷脂之间可相互转化，这一作用由磷脂酰肌醇转移蛋白(phosphatidylinositol transfer protein, PITP)执行。PITP 在胞液中含量丰富，在体内分布广泛。PITP 实际上是一种酶，可催化细胞膜脂质双层中磷脂酰胆碱和磷脂酰肌醇之间的转换，在磷脂酰肌醇的代谢中具有重要的作用。

2. 来源于鞘磷脂的脂类第二信使·鞘磷脂(sphingomyelin, SM)可被鞘磷脂酶(SMase)降解为神经酰胺(ceramide)和磷酸胆碱，两者均可作为第二信使。

此外，鞘氨醇激酶可将 SM 的代谢产物鞘氨醇(sphingosine)磷酸化为鞘氨醇-1-磷酸(sphingosine 1-phosphate)。胞内产生的鞘氨醇-1-磷酸可透过细胞膜，到胞外。细胞膜上有一种 G 蛋白偶联受体，为内皮分化基因(endothelia differentiation gene, EDG)产物，它可作为鞘氨醇-1-磷酸的受体。EDG 与 Gq 偶联，其效应器为 PLC-β。鞘氨醇-1-磷酸与 EDG 结合后可使其活化，通过 Gq 的介导进一步使 PLC-β 活化，产生 IP_3 和 DAG。

(二)脂类第二信使的作用

不同的脂类第二信使循不同的途径发挥作用。

1. IP_3 的作用·IP_3 可与内质网膜上的 IP_3 受体结合而使其活化。IP_3 受体实际上是一种 Ca^{2+} 通道，它活化后使内质网 Ca^{2+} 库开放，导致胞内 Ca^{2+} 浓度显著升高，产生广泛的效应。

2. DAG 通过蛋白激酶 C 的作用·DAG 可激活蛋白激酶 C(PKC)，由此组成 DAG-PKC 信号系统。PKC 由 Nishizuka 于 1977 年发现，亦称 C 激酶，可作为多种脂类第二信使的"靶"。除 DAG 外，LysoPC、不饱和脂肪酸、PIP_3、PA 和磷脂酰丝氨酸也可激活某些亚型的 PKC。

(1)PKC 的结构和分类：PKC 有多种亚型和异形体，根据其酶学特性可分为三组：寻常 PKC(conventional PKC, cPKC)，亦称典型 PKC(classical PKC)，包括 PKCα、PKCβⅠ、PKCβⅡ(PKCβⅠ 和 PKCβⅡ 为 PKCβ 的两种异形体，两者的羧基端不同而其余部分相同)和 PKCγ，其活性依赖于 Ca^{2+} 和 DAG；新 PKC(new PKC 或 novel PKC, nPKC)，包括 PKCδ、PKCε、PKCη 和 PKCθ，其活性依赖于 DAG 但不依赖于 Ca^{2+}；非典型 PKC(atypical PKC, aPKC)，包括 PKCζ 和 PKCι(小鼠 PKCι 亦称 PKCλ)，对 DAG 和 Ca^{2+} 均不依赖。

PKC 为单链多肽，其分子的氨基端为调节域，羧基端为催化域。PKC 分子内含有 4 个高度保守的区域(C1、C2、C3、C4)和 5 个可变区(V1、V2、V3、V4、V5)。C1 区约由 150 个氨基酸残基组成，含有假底物(pseudosubstrate)序列和两个半胱氨酸富集区。假底物也称为自身抑制域(autoinhibitory domain)，假底物的序列与 PKC 底物磷酸化位点的基序很相似，但以不可磷酸化的氨基酸残基(如丙氨酸残基)代替丝氨酸/苏氨酸残基，因此假底物可与 PKC 催化域的底物结合位点结合，从而阻碍底物与催化域的结合，发挥出自身抑制作用。半胱氨酸富集区可与 DAG 及其类似物佛波酯(phobol ester)结合，因此 PKC 也被视为 DAG 和佛波酯的受体。

C2 区含有钙/磷脂结合(calcium/phospholipid-binding, CaLB)域，此域可与 Ca^{2+} 结合。C3 区可结合 ATP，此 ATP 可作为磷酸供体。C4 区可结合底物。基础状态下，C4 区的底物结合位点被 C1 区的假底物所占领，底物不能与 PKC 结合，整个酶处于无活性状态。

(2)PKC 活性的调节

1)脂类物质：在磷脂类辅因子存在的情况下，DAG 与 C1 区的半胱氨酸富集区结合，使得 PKC 分子的构象发生变化，假底物与 C4 区底物结合位点的亲和力下降，底物结合位点乃能与底物结合，于是 PKC 被激活。PKC 激活的过程往往伴随着其亚细胞位置的变化，即发生转位(translocation)。无活性的 PKC 一般位于胞液中，活化后则转移到质膜上。假底物在 PKC 的转位过程中具有一定的作用：假底物从底物结合位点释出后可通过其碱性氨基酸残基与膜脂结合，从而使激活的 PKC 定位于膜上。

除 DAG 外，其他脂类物质亦能调节 PKC 的活性。游离脂肪酸可与 DAG 协同激活 PKC；磷脂酰胆碱、溶血磷脂酸及磷脂酰肌醇-3,4,5-三磷酸也能激活 PKC。

2)Ca^{2+}：Ca^{2+} 与 PKC 的结合可诱导 PKC 发生构象变化。结合了 Ca^{2+} 的 PKC 与酸性磷脂的亲和力增加，有利于 PKC 的激活。Ca^{2+} 还可加强 PKC 与质膜的相互作用，从而促进 PKC 的转位。

3)磷酸化：PKC 可被其他的蛋白激酶磷酸化，也可发生自身磷酸化。

3-磷酸肌醇依赖性激酶 1(3-phosphoinositide-dependent kinase-1, PDK1)是一种广谱 PKC，几乎能使所有 PKC 亚型磷酸化而使其激活。PKC 被 PDK1 磷酸化后其羧基端还可发生自身磷酸化。例如，PKCα 被 PDK1 磷酸化后其

638 位苏氨酸残基和 657 位丝氨酸残基可被自身磷酸化；PKCβⅡ被 PDK1 磷酸化后其 641 位苏氨酸残基和 660 位丝氨酸残基可被自身磷酸化。上述位点的自身磷酸化对 PKC 的活化具有重要的意义。

一些酪氨酸激酶（如 Src、Lyn 等）可使 PKC 的酪氨酸残基磷酸化。酪氨酸残基的磷酸化既可增加 PKC 的活性，也能降低 PKC 的活性。近年 Nishizuka 还发现，H_2O_2 可诱导 PKC 催化域的酪氨酸残基磷酸化，从而使 PKC 发生持续性激活。

4）PKC 结合蛋白：PKC 除与脂类结合外还可与多种蛋白质结合。PKC 结合蛋白（PKC binding proteins）指的是那些不通过 PKC 底物结合位点而与 PKC 直接结合的蛋白质。有些 PKC 底物也可与 PKC 底物结合位点以外的区域结合，它们也可作为 PKC 结合蛋白。常见的 PKC 结合蛋白有：活化的 C 激酶受体（receptors for activated C kinase，RACK）、与 C 激酶相互作用的底物（substrates that interact with C kinase，STICK）、Bruton 酪氨酸激酶（Bruton tyrosine kinase，Btk）、共结合聚糖 4（syndecan - 4）、GAP - 43、Nef 蛋白、P59fyn 等。某些支架蛋白（scaffolding proteins）如小窝蛋白（caveolin）、A 激酶锚着蛋白（A kinase anchoring proteins，AKAP）、p62/ZIP、INAD 和 14 - 3 - 3 蛋白等也可作为 PKC 结合蛋白。PKC 还能与某些细胞骨架蛋白质如 F 肌动蛋白（F - actin）等结合。

属于 PKC 结合蛋白的 PKC 底物有 STICK、AKAP、Btk、GAP43 等，而 RACK、Nef 蛋白、P59fyn 等则非 PKC 底物。RACK、STICK 等与激活状态的 PKC 结合，而 AKAP、14 - 3 - 3 蛋白则与无活性的 PKC 结合。某些 PKC 结合蛋白需要辅因子，如 STICK 需要磷脂酰丝氨酸作为辅因子，GAP - 43 需要 Ca^{2+} 作为辅因子。

RACK 为最先鉴定的 PKC 结合蛋白，包括 RACK1 和 RACK2 两种。RACK1 主要与 PKCβⅡ结合，而 RACK2 主要与 PKCε 结合。PKC 主要通过 C2 区与 RACK 结合，而 RACK 则通过所谓 WD40 重复片段（WD40 repeat）与 PKC 相互作用。RACK1 含有 7 个 WD40 重复片段，RACK2 序列中的 40% 为 WD40 重复片段。RACK 与活化的 PKC 结合后可将其转位到质膜处，因此 RACK 被视为 PKC 穿梭蛋白（PKC shuttling protein）。

STICK 为另一类重要的 PKC 结合蛋白，它需要磷脂酰丝氨酸作为辅因子。STICK 有多种，包括 MARCK、α - 内收蛋白、β - 内收蛋白、γ - 内收蛋白、血清剥夺反应（serum deprivation response，sdr）蛋白、可结合 C 激酶的 sdr 相关基因产物（sdr-related gene product that binds C kinase，SRBC）和 clone72 等。STICK 为 PKC 底物，可被 PKC 磷酸化。

小窝蛋白可使某些蛋白质定位于质膜表面的小窝（caveolae）处。PKCα 和 PKCζ 可与小窝蛋白结合，这是它们位于小窝处的基础。此外，小窝蛋白通过与 PKCα 和 PKCζ 的结合而抑制两者的活性。某些 AKAP（如 AKAP79）可与 PKC 结合而发挥抑制 PKC 的作用，Ca^{2+} 和 DAG 可使 PKC - AKAP 复合物解离，从而激活 PKC。

14 - 3 - 3 蛋白在 PKC 活性的调节中具有重要的作用。14 - 3 - 3 蛋白与无活性的 PKC 结合形成复合物，因此它被视为未活化的 PKC 受体（receptor for inactive C kinase，

RICK）。

（3）PKC 活化后产生的效应：PKC 可使多种细胞骨架成分磷酸化而调节其功能；PKC 可通过使某些代谢过程中的关键酶（如糖原合成酶、磷酸化酶激酶、HMG - CoA 还原酶等）磷酸化而发挥代谢调节作用；PKC 可使一些离子通道如钙通道（Ca^{2+} 通道）磷酸化而调节其活性；PKC 可使酪氨酸蛋白激酶型受体磷酸化而调节这些受体的活性；PKC 可使 Raf 磷酸化，从而激活 Raf - MAPKK - MAPK 信号途径；PKC 还可调节核因子 NF - κB 活性，NF - κB 是一种多功能转录因子，在静息细胞内它是与其抑制物（IκB）结合在一起的，处于无活性状态。PKC 可催化 IκB 磷酸化，磷酸化的 IκB 和 NF - κB 解离，游离的 NF - κB 转位到核内调节多种基因的转录。

PKC 最重要的功能是通过转录因子 fos、jun 来完成的。PKC 既增加 fos 和 jun 的表达又可使其磷酸化，磷酸化 fos 和 jun 可转位到核内并形成同或杂二聚体。fos-jun 杂二聚体即活化蛋白 1（AP - 1），它可与 TPA（即 12 - O - 十四烷酰佛波醇 - 13 - 乙酯）反应元件（TRE）结合，启动特定基因的转录。fos 和 jun 同二聚体亦有此作用。值得注意的是，TRE 共有序列为 TGAC/GTCA，与 CRE 序列只差一个核苷酸。事实上，CREB 也能与 TRE 结合并发挥转录调节作用，而 fos 和 jun 同或杂二聚体也可通过 CRE 发挥转录调节作用；PKA 可调节 fos、jun 的活性，而 PKC 也可调节 CREB 的活性。这些反映了 cAMP - PKA 信号途径和 DAG - PKC 信号途径的交互作用（cross-talk）。

虽然 PKC 在机体的多项生理活动中发挥着重要的作用，但是 PKC 的异常激活也可以产生严重的后果。现已清楚，很多内分泌疾病与 PKC 的失常有关。例如，DAG - PKC 信号通路的过度激活是形成糖尿病慢性并发症的重要机制。晚近有学者也发现，G_o - PKC 信号系统的异常激活与甲状腺功能减退性脑损害有关。

3. 肌醇磷脂类第二信使的作用·肌醇磷脂类第二信使在信号转导中的作用近年受到高度的重视。在 PI3K 等脂类激酶的作用下，产生若干肌醇磷脂类第二信使，其中以 PtdIns - 3,4 - P_2 和 PtdIns - 3,4,5 - P_3 最为重要。肌醇磷脂类第二信使可作用于特异的靶蛋白质，产生特定的效应。

（1）PH 域：在肌醇磷脂类第二信使和靶蛋白质的相互作用中，血小板 - 白细胞 C 激酶底物蛋白同源（pleckstrin homology，PH）域发挥着重要的作用。PH 域是一种磷脂结合域，由 120 个左右的氨基酸残基组成，含有一个保守的色氨酸残基及 7 个 β 片层结构。含 PH 域的蛋白质可通过其 PH 域与肌醇磷脂相结合，从而使含 PH 域的蛋白质功能发生显著的改变。现已清楚，PH 域氨基端的赖 - X - 7 - 13 - 精/赖 - X - 精 - * 基序（X 代表非保守氨基酸残基，* 代表疏水氨基酸残基）参与 PH 域与肌醇磷脂的结合，此基序中的碱性氨基酸残基（带正电荷）可与肌醇磷脂的磷酸基团（带负电荷）相互吸引。目前发现的含有 PH 域的蛋白质不下 150 种，其中绝大多数与 PtdIns - 3,4 - P_2 和 PtdIns - 3,4,5 - P_3 高亲和力地结合，而与其他肌醇磷脂的亲和力则很低。

（2）蛋白激酶 B：蛋白激酶 B（PKB）是一种丝氨酸/苏氨酸激酶，其分子量约为 57 000，有三种亚型：PKBα、PKBβ 和 PKBγ。PKB 为细胞癌基因 *c - Akt* 的产物，所以又以它称为 Akt。

PKBα 即 Akt-1,PKBβ 即 Akt-2,PKBγ 即 Akt-3。PKB 与 PtdIns-3,4-P₂ 和 PtdIns-3,4,5-P₃ 亲和力较高,而与其他肌醇磷脂亲和力较低。各型 PKB 的结构很相似,其氨基端为 PH 域,羧基端为调节区,分子的中部为激酶域。PKB 分子内有两个易于磷酸化的位点,其一为 308 位苏氨酸残基(Thr308),位于激酶域;另一为 473 位丝氨酸残基(Ser473),位于羧基端的调节区。

(3) 3-磷酸肌醇依赖性激酶 1:PDK1 也是一种表达非常广泛的丝氨酸/苏氨酸激酶,其分子量约为 63 000。PDK1 的氨基端为激酶域,羧基端为 PH 域。PDK1 可通过其羧基端的 PH 域与 PtdIns-3,4-P₂ 和 PtdIns-3,4,5-P₃ 高亲和力地结合而激活 PDK1,其他肌醇磷酸脂与 PDK1 的亲和力则很低,因而不能有效激活 PKD1。PDK1 可与细胞膜上的 PtdIns-4,5-P₂ 结合,这是 PDK1 连接于细胞膜的重要机制。

PDK1 可直接使 PKB 的 Thr308 磷酸化而激活 PKB。PDK1 还可与 PKC 相关激酶 2(PKC-related kinase 2,PRK2)的羧基端相互作用,进而使 PKB 的 Ser473 磷酸化。PRK2 的羧基端因这一作用而被称为 PDK1 相互作用片段(PDK1-interacting fragment,PIF)。PRK2 通过 PIF 与 PDK1 形成复合物,从而使 PDK1 既能磷酸化 PKB Thr308,又能磷酸化 PKB Ser473。有人将既能磷酸化 Thr308 又能磷酸化 Ser473 的 PDK1 称为 PDK2,目前认为 PDK2 为 PDK1 的修饰形式。

有人认为,PDK1 可使其自身 241 位丝氨酸残基磷酸化,此种磷酸化作用可增强 PDK1 的活性。

(4) PKB 的激活机制及其活化后的效应:在静息状态下,PKB 存在于细胞液中,且处于低活性构象。当细胞受到某些胞外信号的刺激时,PI3K 被激活,产生 PtdIns-3,4-P₂ 和 PtdIns-3,4,5-P₃,这两种第二信使与 PKB 的 PH 域相结合,使 PKB 由胞液转位到细胞膜的内面,并导致 PKB 的构象发生变化,暴露出 Thr308 和 Ser473,使 PKB 能作为 PDK1 的底物。PI3K 激活后产生的 PtdIns-3,4-P₂ 和 PtdIns-3,4,5-P₃ 也可与 PDK1 的 PH 域结合而激活 PDK1,活化的 PDK1(PDK1 主要存在于细胞膜上)使 PKB 的 Thr308 和 Ser473 磷酸化,于是活化 PKB。可见,PKB 的活化需要双重信号:肌醇磷脂(PtdIns-3,4-P₂ 和 PtdIns-3,4,5-P₃)与 PKB 的 PH 域结合;Thr308 和 Ser473 被 PDK1 磷酸化(图 1-6-9)。这两个信号皆来自 PI3K 的活化。可见,在上述过程中信号是

顺着 PI3K、PDK1、PKB 传递的。有人将这一信号系统称为 PI3K-PDK1-PKB 信号通路。

PKB 的激活发生于细胞膜上。如使 PKB 带上膜定位序列,则其活性大增。

近年有不少研究指出,PKB 的激活也可不依赖于 PI3K。例如,胞内 Ca²⁺ 水平升高后可激活 CAMKK,后者可使 PKB 的 Thr308 磷酸化(这一作用不需要 PtdIns-3,4,5-P₃),从而使 PKB 活化。

PKB 可使许多蛋白质磷酸化,其磷酸化位点的基序为精-X-精-X-X-丝/苏-*(X 代表非保守氨基酸残基,* 为大的疏水氨基酸残基)。现已发现的 PKB 底物有 18 种之多,包括 Bcl-2/Bcl-XL-拮抗剂(Bcl-2/Bcl-XL-antagonist,Bad)、胱天蛋白酶-9(caspase-9)、叉头盒转录因子、IκB 激酶、糖原合成酶激酶 3(glycogen synthase kinase 3,GSK3)、磷酸二酯酶-3B(phosphodiesterase-3B,PDE-3B)、TSC2、胰岛素受体底物 1(IRS-1)、Raf 激酶、内皮细胞型一氧化氮合酶(eNOS)、乳腺癌易感基因 1(breast cancer susceptibility gene 1,BRCA1)产物等。

PKB 激活后可有力地抑制细胞凋亡,其机制如下:① 通过使 Bad 磷酸化发挥作用。Bad 可与抗凋亡蛋白 Bcl-2 或 Bcl-XL 形成杂二聚体,从而阻止 Bcl-2 和 Bcl-XL 发挥抗凋亡作用。PKB 可使 Bad 112 位和 136 位丝氨酸残基磷酸化,磷酸化的 Bad 不能与 Bcl-2 和 Bcl-XL 形成杂二聚体,于是发挥抗凋亡作用。② 通过使半胱氨酸蛋白酶-9 磷酸化发挥作用。caspase-9 是一种在凋亡中发挥重要作用的蛋白酶,PKB 可使其磷酸化而抑制其功能。③ 通过 FH 转录因子发挥作用。FH 转录因子可增加 Fas 配体的表达,从而促进凋亡。PKB 可使 FH 转录因子磷酸化,磷酸化的 FH 转录因子活性降低,于是 Fas 配体表达下降,从而抑制凋亡。④ 通过使 IκB 激酶磷酸化而发挥作用。IκB 可与 NF-κB 结合而使 NF-κB 定位于胞液中,从而发挥抑制 NF-κB 的作用。PKB 可使 IκB 磷酸化,磷酸化的 IκB 易于降解,从而失去对 NF-κB 的抑制作用,NF-κB 乃转位到核内。NF-κB 在核内可增强一些抗凋亡蛋白如凋亡抑制蛋白(inhibitor-of-apoptosis,IAP)的表达,从而抑制细胞的凋亡。⑤ 通过哺乳动物雷帕霉素靶蛋白(mammalian target of rapamycin,mTOR)途径发挥促增殖作用(详见下文)。

PKB 激活后可产生明显的代谢效应,这与 O 组叉头盒转录因子(class O of forkhead box transcription factors,FOXO)和 mTOR 有关。mTOR 和 FOXO 不仅参与 PKB 的代谢效应,也与 PKB 的促增殖效应密切相关。

于哺乳类,FOXO 包括 FOXO1、FOXO3、FOXO4 和 FOXO6 四个成员,其结合 DNA 的共有序列为 5′-TTGTTTAC-3′。FOXO 的靶基因包括磷酸烯醇式丙酮酸羧激酶(phosphoenolpyruvate carboxykinase,PEPCK)、葡萄糖-6-磷酸酶等。FOXO 可上调 PEPCK 和葡萄糖-6-磷酸酶,从而增加糖异生。FOXO 还可抑制参与糖酵解、磷酸戊糖途径和生脂过程的基因。可见,FOXO 从转录水平对抗胰岛素的作用。此外,FOXO 还可抑制细胞增殖。PKB 通过磷酸化 FOXO 而使其失活,从而增加细胞对胰岛素的反应,促进细胞增殖。

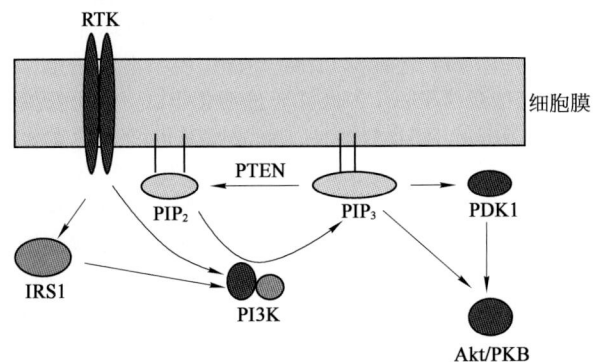

图 1-6-9　Akt/PKB 的激活过程示意图

mTOR 系统较为复杂。20 世纪 70 年代,有人从复活岛(Easter Island,当地土语称为 Rapa Nui)的土壤样品中分离到一种称为吸湿链霉菌(*Streptomyces hygroscopicus*)的菌株,该菌可产生一种抗真菌的代谢产物,以当地地名命名为雷帕霉素(rapamycin)。雷帕霉素为大环内酯类化合物,具有抑制细胞增殖及免疫抑制作用。此后,有人通过基因突变的方法从酿酒酵母中鉴定了两种称为雷帕霉素靶(target of rapamycin,TOR)的蛋白质,分别命名为 TOR1 和 TOR2,它们可介导雷帕霉素的作用。进一步的研究发现,雷帕霉素发挥作用时还需要一种称为 FKBP12 的细胞内辅因子。FKBP12 为 FK506 的结合蛋白,因分子量为 12 000 而得名,它可作为雷帕霉素的细胞内受体。雷帕霉素进入胞内后与其受体 FKBP12 相结合,而 FKBP12 又可和 TOR 的羧基端结合,从而形成大分子复合物并抑制 TOR 的活性。

哺乳类也含有 TOR,称为 mTOR。同酵母不同,高等动物只有一种 TOR。mTOR 含有 2 549 个氨基酸残基,分子量达 280 000。如图 1-6-10 所示,mTOR 分子从氨基端到羧基端依次为 HEAT 重复、FAT 域、FRB(FKB12-rapamycin binding)域、激酶域、NRD 域和 FATC 域(即羧基端 FAT 域)。mTOR 往往同其他蛋白质形成复合物,称为 mTOR 复合物(mTOR complex,mTORC)。mTORC 有两种,分别称为 mTORC1 和 mTORC2。mTORC1 主要由 mTOR、mLST8 和 raptor 组成,mTORC2 主要由 mTOR、mLST8 和 rictor 组成。mTOR 以 mTORC 的形式发挥作用。

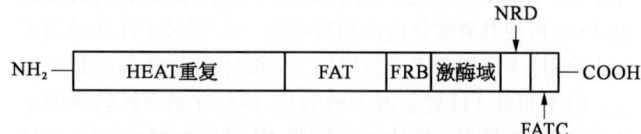

图 1-6-10 mTOR 一级结构示意图

mTOR 与 PKB 之间是通过 TSC2 和 Rheb 联系起来的。TSC2 也称为结节蛋白(tuberin),由结节性硬化复合体 2(tuberous sclerosis complex 2)基因编码,它和 TSC1 都是与结节性硬化综合征有关的蛋白质。TSC1 也称为 hamartin,由结节性硬化复合体 1(tuberous sclerosis complex 1)基因编码。TSC1 和 TSC2 形成杂二聚体,对 mTOR 有负调节作用。Rheb 为小 G 蛋白,它可直接与 mTOR 的激酶域相结合,以 GTP 依赖的方式激活 mTORC1。TSC1-TSC2 二聚体中的 TSC2 可作为 Rheb 的 GTP 酶激活蛋白,使 Rheb 失活。PKB 则通过使 TSC2 磷酸化而使其失活,从而对 mTOR 系统有正调节作用(图 1-6-11)。

mTOR 系统不仅受 RTK 调节,还受营养素、细胞能量状况及应激的调节。mTOR 的下游靶分子有多种,其中以 40S 核糖体蛋白 S6 激酶 1(40S ribosomal protein S6 kinase 1,S6K1)和真核起始因子 4E-结合蛋白 1(eukaryotic initiation factor 4E-binding protein 1,4EBP1)最为重要。S6K1 是一种蛋白激酶,mTOR 可将其 389 位苏氨酸残基磷酸化而使其激活。活化的 S6K1 可使 40S 核糖体蛋白 S6 磷酸化,从而促进蛋白质的翻译。mTOR 还可使 4E-BPs 磷酸化,从而释出真核起始因子 4E(eukaryotic initiation factor 4E, elF4E),进一步促进蛋白质的翻译。

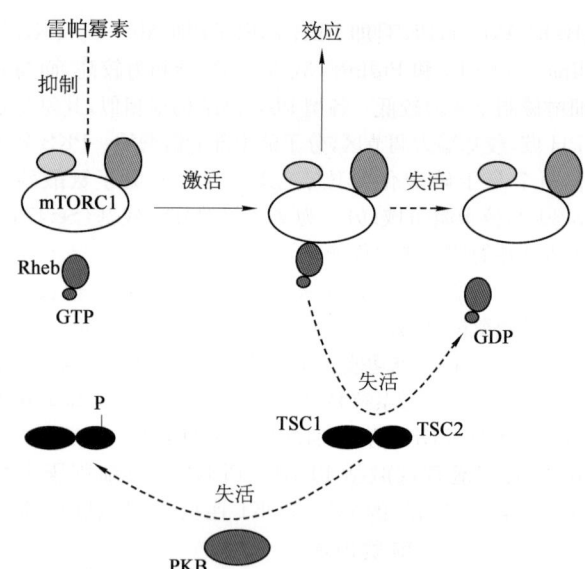

图 1-6-11 PKB 调节 mTOR 系统示意图(虚线箭头示负调节)

mTOR 系统的代谢调节作用近年受到高度的重视。mTOR 系统为节俭途径,促进脂肪的储存。mTOR 系统亦与胰岛素抵抗有关。此外,mTOR 系统还参与转录、核糖体生成、细胞骨架成分组装及自吞噬等过程的调控。

(5) PDK1 不依赖于 PKB 的作用:PKB 与 PKA、PKC、PKG、70 000 S6 激酶(70 000 S6 kinase,p70-S6K)、90 000 核糖体 S6 激酶(90 000 ribosomal S6 kinase,p90-RSK)、血清和糖皮质激素诱导的蛋白激酶(serum- and glucocorticoid-induced protein kinase,SGK)、丝裂原和应激激活的蛋白激酶(mitogen- and stress-activated protein kinase,MSK)的氨基酸序列有一定的同源性,它们共同组成所谓的 AGC 蛋白激酶家族。PKB 的 308 位为 Thr,该 Thr 在所有 AGC 蛋白激酶家族都很保守,它所在的区域称为激活襻或 T 襻。PKB 的 473 位为 Ser,此 Ser 在所有 AGC 蛋白激酶家族也很保守,它位于羧基端的疏水基序(hydropholic motif)内。如同 PKB 一样,其他 AGC 家族成员 T 襻和疏水襻内的丝氨酸/苏氨酸残基也能被磷酸化,这种磷酸化在 AGC 的激活中具有重要的作用。PDK1 也属于 AGC 蛋白激酶家族成员。

除 PKB 外,PDK1 也能使其他 AGC 蛋白激酶家族成员 T 襻和疏水襻的丝氨酸/苏氨酸残基磷酸化,使得这些激酶活化,进而产生一系列效应。

4. 其他脂类第二信使的作用·LysoPC 也可通过激活 PKC 而发挥多种效应。此外,LysoPC 还有直接作用:LysoPC 是一类表面活性剂,它能使细胞膜破坏而产生细胞毒作用;LysoPC 还能激活 Na^+ 通道,使平滑肌松弛。磷脂酸可直接激活 PKC,它也可通过活化 PLC-γ 而发挥作用,它还能抑制 GAP 的活性。磷酸胆碱也是一种重要的脂类第二信使,它在生长因子的丝裂效应中具有重要作用,但具体机制尚不很清楚。鞘磷脂代谢产物神经酰胺可通过激活两类酶——神经酰胺激活的蛋白激酶(CAPK)和神经酰胺激活的蛋白磷酸酶(CAPP)而发挥广泛的作用。此外,神经酰胺还可使 IκB 降解而激活 NF-κB,神经酰胺也能直接激活 PKC。

PIP3 和 PIP2 虽然不及膜磷脂总量的 1%,但具有重要的作用。PIP_3 可直接激活 PKC，从而产生一系列的效应。近年研究显示，PIP_3 和 PIP_2 可与 PH 域结合。PH 域是一种重要的功能域，约见于 100 种以上的蛋白质中，在细胞骨架及细胞膜的运动中具有重要的作用。PIP_3 和 PIP_2 可与含 PH 域的蛋白质相互作用，从而调节这些蛋白质的功能，进而发挥特定的效应。晚近的研究表明，PIP_3 和 PIP_2 在细胞膜的融合、细胞骨架蛋白功能的调节中具有重要的作用。

（三）钙信号系统

胞内 Ca^{2+} 在细胞功能的调节中具有重要作用，组成所谓钙信号系统。钙信号系统和脂类第二信使之间具有密切的联系：一方面，脂类第二信使（主要是 IP_3）在胞内 Ca^{2+} 浓度的调节中具有重要作用；另一方面，很多脂类第二信使在产生和发挥效应时需要有 Ca^{2+} 的存在。

静息状态下，胞质内游离钙离子浓度 $[Ca^{2+}]_i$ 约为 100 nmol/L，较细胞外液中 Ca^{2+} 浓度约低 4 个数量级。内质网及肌细胞的肌质网内 Ca^{2+} 浓度为 0.1～1 mmol/L，也较 $[Ca^{2+}]_i$ 高很多。此外，线粒体内 Ca^{2+} 浓度也很高。因此，内质网、肌质网和线粒体常被视为细胞内钙库。胞外 Ca^{2+} 或细胞内钙库只要向胞质中稍微释放一些就可显著改变胞质 Ca^{2+} 水平，这一特点使 Ca^{2+} 非常适于作为第二信使。无论是胞外 Ca^{2+} 的内流还是细胞内钙库的释放，都可以在瞬间使 $[Ca^{2+}]_i$ 从 100 nmol/L 升高到 10 μmol/L。

胞内 Ca^{2+} 水平受多种因素的调节（图 1-6-12）。细胞膜上有 3 种 Ca^{2+} 通道：电压控制的 Ca^{2+} 通道（voltage-operated Ca^{2+} channel，VOCC）、受体控制的 Ca^{2+} 通道（receptor-operated channel，ROC）和储库控制的 Ca^{2+} 通道（store-operated Ca^{2+} channel，SOCC）。VOCC 主要存在于可兴奋细胞，对膜电位敏感，细胞膜的去极化可使其开放。VOCC 有多种亚型，包括 T 型、L 型、N 型、R 型等，其中以 T（transient）型和 L（longacting）型最重要。SOCC 受细胞内钙库容量的调节：细胞内钙库储量不足可激活 SOCC。

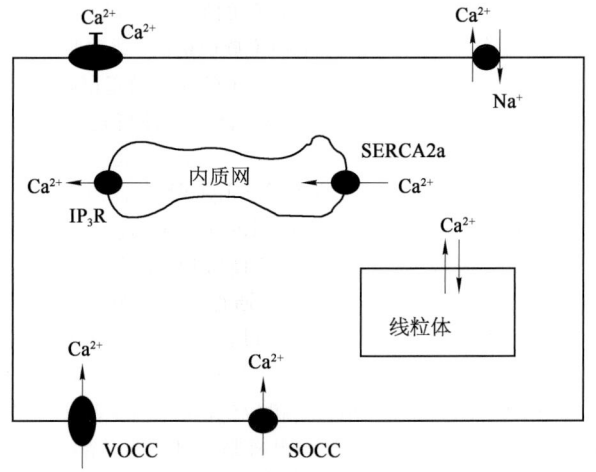

图 1-6-12 细胞内 Ca^{2+} 的调节

内质网膜上有脂类第二信使 IP_3 的受体，此受体实际上是一种受体控制的 Ca^{2+} 通道，IP_3 与其结合后可使其开放，这是调节胞内 Ca^{2+} 浓度最重要的机制之一。IP_3 受体由 4 个相同的亚单位通过非共价键结合在一起，形成同四聚体。每个亚单位的分子量超过 300 000，含有 6 个穿膜片段，其氨基端和羧基端都朝向胞质。IP_3 受体有三种亚型，其中 I 型受体分布广泛。IP_3 受体的 Ca^{2+} 通道活性不仅受 IP_3 的调节，也受胞质 Ca^{2+} 浓度的调节。胞质 Ca^{2+} 浓度升高可增强 IP_3 受体的 Ca^{2+} 通道活性。

骨骼肌细胞肌质网含有雷诺丁受体（ryanodine receptor，RyR），它与内质网 IP_3 受体具有同源性，也由 4 个相同的亚单位组成，受胞质 Ca^{2+}、环 ADP 核糖（cyclic ADP ribose）的调节。胞质 Ca^{2+} 可激活 RyR，形成所谓钙诱导的钙释放。除骨骼肌外，胰岛 β 细胞也有 RyR。

细胞受到刺激时，线粒体也可向胞质释放钙，但目前对其机制尚不十分清楚。

细胞受到刺激时通过上述诸机制使胞质 Ca^{2+} 浓度快速升高，称为细胞内钙瞬变（$[Ca^{2+}]_i$ transient）。但是，胞质 Ca^{2+} 浓度持续升高对细胞是不利的，细胞必须快速清除进入胞质的 Ca^{2+}。细胞清除胞质内多余 Ca^{2+} 的机制有：质膜钙离子 ATP 酶（plasma membrane Ca^{2+} ATPase，PMCA）逆电化学梯度将 Ca^{2+} 从胞质泵出胞外；细胞膜 Na^+-Ca^{2+} 交换蛋白（Na^+-Ca^{2+} exchanger，NCX）将 Ca^{2+} 从胞质转运至胞外；肌质网/内质网钙离子 ATP 酶（sarco/endoplasmic reticulum Ca^{2+}-ATPase，SERCA）将 Ca^{2+} 从胞质泵入内质网腔；线粒体膜上的 H^+-Ca^{2+} 交换蛋白将胞质 Ca^{2+} 转运至线粒体。这些机制共同发挥作用，使胞质 Ca^{2+} 浓度迅速衰减，直至兴奋前水平。胞质钙离子浓度快速升高，随后又快速衰减至基础水平，这种现象称为钙离子振荡（Ca^{2+} oscillation）。

PMCA 也称为 Ca^{2+}-Mg^{2+}-ATP 酶（Ca^{2+}-Mg^{2+}-ATPase），为细胞膜上的钙泵，由 ATP 供能。NCX 由跨膜 Na^+ 浓度梯度供能。由于跨膜 Na^+ 浓度梯度由钠钾泵消耗 ATP 维持，故 NCX 活动时消耗的能量也间接来自 ATP。SERCA 为位于内质网或肌质网膜上的钙泵，它在使胞质 Ca^{2+} 浓度衰减的同时使胞内钙库得到补充。毒胡萝卜素（thapsigargin）不可逆地抑制 SERCA，它可使内质网/肌质网钙库耗竭，这是因为内质网/肌质网钙库有自发的 Ca^{2+} 外漏（正常情况下 SERCA 的活动可补充内质网/肌质网钙库外漏的 Ca^{2+}）。

胞质 Ca^{2+} 水平的升高可产生很多效应。例如 Ca^{2+} 可触发细胞的分泌反应；在肌细胞 Ca^{2+} 可引起肌肉收缩；促进细胞增殖和分化，参与细胞的运动等。胞内很多酶的激活过程也需要 Ca^{2+} 参与，Ca^{2+} 可借此发挥作用。例如 Ca^{2+} 可协助 DAG 激活 PKC 并由此发挥效应。不过，Ca^{2+} 最重要的作用则是通过钙调蛋白（calmodulin，CaM）来完成的。CaM 是体内分布最广泛、含量最丰富的 Ca^{2+} 结合蛋白，它可灵敏地感受细胞内 Ca^{2+} 浓度的变化，有人也称其为细胞内钙受体（intracellular calcium receptor）。CaM 由 148 个氨基酸残基组成，分子量约为 17 000。CaM 分子内含有所谓 EF 手（EF hand）结构，此结构为钙结合基序。CaM 分子内有 4 个 Ca^{2+} 结合位点，这 4 个 Ca^{2+} 结合位点能快速、可逆地结合 Ca^{2+}。Ca^{2+} 的结合可引发 CaM 的构象变化，从而激活 Ca^{2+}/CaM 依赖的蛋白激酶（Ca^{2+}/calmodulin-dependent protein kinase，Ca^{2+}/CaMK）。现已发现的 Ca^{2+}/CaMK 有肌球蛋白轻链激酶（myosin light chain kinase，MLCK）、CaM 激酶（CaMK）Ⅰ、CaMKⅡ和 CaMKⅣ。

目前对 Ca^{2+}/CaM 激活 Ca^{2+}/CaMK 的机制已有所了解。Ca^{2+}/CaMK 分子内含有自身抑制域（autoinhibitory domain），此域可将激酶的活性中心"遮盖"起来，因此 Ca^{2+}/CaMK 处于无活性状态。Ca^{2+}/CaMK 的氨基端含有 CaM 结合域（CaM binding domain），它可与 CaM 羧基端疏水袋（hydrophobic pocket）结合，形成复合物。激酶的 CaM 结合域和自身抑制域之间有部分重叠，不过，在基础状态下 CaM 尚不足以通过作用于 CaM 结合域而影响自身抑制域的活性。CaM 结合 Ca^{2+} 后，其构象发生变化，使得其羧基端疏水袋与激酶 CaM 结合域的相互作用加强，与 CaM 结合域部分重叠的自身抑制域与疏水袋靠近并受到 CaM 的影响，使得自身抑制域从激酶活性中心处移开，激酶遂活化。

MLCK 的底物很特异；CaMKⅠ、CaMKⅡ和 CaMKⅣ的底物谱很广，它们可使许多蛋白质的丝氨酸/苏氨酸残基磷酸化而调节其功能。

Ca^{2+}/CaMK 可使糖原合成酶、磷酸化酶激酶、丙酮酸羧化酶、丙酮酸脱氢酶、α-酮戊二酸脱氢酶等磷酸化而调节多种代谢途径；Ca^{2+}/CaMK 可使 AC、PLA_2、Ca^{2+}-Mg^{2+}-ATP 酶等磷酸化而调节多种信号途径；Ca^{2+}/CaMK 可使平滑肌细胞的肌球蛋白轻链磷酸化而促进平滑肌的收缩；Ca^{2+}/CaMK 可使酪氨酸羟化酶、色氨酸羟化酶磷酸化而加速儿茶酚胺、5-羟色胺等神经递质的合成；Ca^{2+}/CaMK 也可使微管蛋白、微丝蛋白等磷酸化而调节细胞的形态及移动。

四、磷酸化和去磷酸化在信号转导中的作用

近年研究显示，蛋白质的磷酸化和去磷酸化在信号转导中具有极为重要的作用。磷酸化是由各种蛋白激酶催化的，而去磷酸化则由磷酸酶催化。激酶催化的磷酸化和磷酸酶催化的去磷酸化之间处于平衡状态，这种平衡对于维持细胞正常的生理活动具有极为重要的意义，有人将其视为分子水平上的"阴阳"平衡。

根据底物磷酸化位点的不同，蛋白激酶可分为丝氨酸/苏氨酸激酶和酪氨酸激酶两大类，前者使底物的丝氨酸残基或苏氨酸残基磷酸化，后者使底物的酪氨酸残基磷酸化。PKA、PKB、PKC、PKG 和 Ca^{2+}/CaMK 等属于丝氨酸/苏氨酸激酶，其作用已于前文叙述。酪氨酸激酶又可分为受体酪氨酸激酶和非受体酪氨酸激酶（nonreceptor tyrosine kinases，NRTK）两类：前者即具有酪氨酸激酶活性的膜受体，位于细胞膜上；后者位于细胞内，不能结合配体。NRTK 包括 Abl、Zap70、JAK、Btk、Fak、Src、Csk、Fes 几个亚族，它们在细胞的信号转导中发挥着重要的作用。据推测，人基因组中约有 2 000 个蛋白激酶基因。

根据底物脱磷酸化位点的不同，参与细胞信号转导过程的磷酸酶可分为蛋白磷酸酶（protein phosphatases，PP）和蛋白酪氨酸磷酸酶（protein tyrosine phosphatases，PTP）两类，前者催化丝氨酸/苏氨酸残基脱磷酸，后者催化酪氨酸残基脱磷酸。PTP 中还有一个亚类，既可催化丝氨酸/苏氨酸残基脱磷酸，又可催化酪氨酸残基脱磷酸，称为双重特异性磷酸酶（dual specificity phosphatases，DSP）或双重特异性蛋白酪氨酸磷酸酶（dual specificity PTP）。

目前发现的 PP 有 PP1、PP2A、PP2B、PP2C 等，其中 PP1、PP2A 和 PP2B 结构相似，而 PP2C 的结构与前三者相差较大。各种 PP 皆含有金属成分，常见的有 Fe、Zn 和 Mn，它们以离子形式存在，对 PP 的功能极为重要。PP 催化蛋白质脱磷酸，对多种信号系统有负调节作用。

PTP 为一大的蛋白质家族，种类繁多，现已发现的 PTP 不下百种。据推算，人类基因组约含有 500 种 PTP 基因，目前对其中的大多数尚未充分认识。PTP 的催化域（catalytic domain）很保守，约由 240 个氨基酸残基组成。与 PP 不同，PTP 不含金属。PTP 催化域内含有一保守的组-半胱-X-X-甘-X-X-精-丝/苏基序，此序列对 PTP 的功能极为重要。PTP 氨基端含有一 SH2 域，它可和 PTP 的催化域相互作用，从而抑制催化域的功能。PTP 氨基端 SH2 域与含有 Tyr-P 的序列结合后，整个分子的构象发生变化，氨基端 SH2 域不再与催化域相互作用，PTP 遂活化。

有些 PTP 为穿膜蛋白质，含有胞外域、穿膜域和胞内域三部分，其结构犹如膜受体，称为受体样 PTP（receptor-PTP，RPTP），其磷酸酶区位于胞内域。RPTP 在细胞-细胞及细胞-基质的黏附中具有重要的作用，其生理性配体可能是某些细胞表面分子。有些 PTP 不含有穿膜结构，不能锚定于细胞膜上，它们对生长因子、细胞因子的信号转导有重要的调节作用。

RPTP 分子内含有两个 PTP 域，其一靠近细胞膜，称为近膜 PTP 域（membrane-proximal PTP domain）；另一在分子的远端，称为远端 PTP 域（distal PTP domain）。RPTP 与特异的配体结合后亦可形成二聚体。二聚体内两个单体的近膜 PTP 域可相互作用，这种相互作用可阻止底物与催化中心的结合。因此，单体 RPTP 为 RPTP 的活性形式，而二聚体 RPTP 为非活性形式，这一点与受体性酪氨酸激酶不同。

磷酸化和去磷酸化不仅见于蛋白质，也见于脂类。前已述及，PI3K 等激酶可催化磷脂酰肌醇肌醇环的磷酸化，产生一系列脂类第二信使。细胞内还存在作用于多磷酸肌醇的磷酸酶（inositol polyphosphate phosphatase），它们可使多磷酸肌醇去磷酸化。此类磷酸酶有两类，其一使肌醇环 3 位去磷酸化，称为多磷酸肌醇-3-磷酸酶（inositol polyphosphate-3-phosphatase）；另一使肌醇环 5 位去磷酸化，称为多磷酸肌醇-5-磷酸酶（inositol polyphosphate-5-phosphatase）。于人类，多磷酸肌醇-3-磷酸酶为抑癌基因 *PTEN* 的产物。*PTEN* 的产物也有蛋白酪氨酸磷酸酶活性，说明它具有双重功能：既能催化脂类去磷酸化，又能催化蛋白质去磷酸化。多磷酸肌醇-5-磷酸酶有两型，Ⅰ型酶催化细胞内可溶性的 $1,4,5$-IP_3 和 $1,3,4,5$-IP_4 去磷酸化，其活性受 PKC 调节。Ⅱ型酶不仅催化 $1,4,5$-IP_3 和 $1,3,4,5$-IP_4 去磷酸化，还能催化 $PtdIns$-$4,5$-P_2 和 $PtdIns$-$3,4,5$-P_3 去磷酸化。Ⅱ型多磷酸肌醇-5-磷酸酶又可分为三个亚组，各有其特点。

参考文献

[1] Alemany R, Perona JS, Sanchez-Dominguez JM, et al. G protein-

coupled receptor systems and their lipid environment in health disorders during aging [J]. Biochim Biophys Acta, 2007, 1768: 964 - 975.

[2] Anand - Srivastava MB. Natriuretic peptide receptor - C signaling and regulation [J]. Peptides, 2005, 26: 1044 - 1059.

[3] Aslan M, Ozben T. Oxidants in receptor tyrosine kinase signal transduction pathways [J]. Antioxid Redox Signal, 2003, 5: 781 - 788.

[4] Avruch J. MAP kinase pathways: the first twenty years [J]. Biochim Biophys Acta, 2007, 1773: 1150 - 1160.

[5] Bai L, Wang Y, Fan J, et al. Dissecting multiple steps of GLUT4 trafficking and identifying the sites of insulin action [J]. Cell Metab, 2007, 5: 47 - 57.

[6] Bixby JL. Ligands and signaling through receptor-type tyrosine phosphatases [J]. IUBMB Life, 2001, 51: 157 - 163.

[7] Bose R, Holbert MA, Pickin KA, et al. Protein tyrosine kinase-substrate interactions [J]. Curr Opin Struct Biol, 2006, 16: 668 - 675.

[8] Boss WF, Davis AJ, Im YJ, et al. Phosphoinositide metabolism: towards an understanding of subcellular signaling [J]. Subcell Biochem, 2006, 39: 181 - 205.

[9] Brown KA, Pietenpol JA, Moses HL. A tale of two proteins: differential roles and regulation of Smad2 and Smad3 in TGF - beta signaling [J]. J Cell Biochem, 2007, 101: 9 - 33.

[10] Chiarugi P. PTPs versus PTKs: the redox side of the coin [J]. Free Radic Res, 2005, 39: 353 - 364.

[11] Conti M, Beavo J. Biochemistry and physiology of cyclic nucleotide phosphodiesterases: essential components in cyclic nucleotide signaling [J]. Annu Rev Biochem, 2007, 76: 481 - 511.

[12] Coulombe P, Meloche S. Atypical mitogen-activated protein kinases: structure, regulation and functions [J]. Biochim Biophys Acta, 2007, 1773: 1376 - 1387.

[13] Cuevas BD, Abell AN, Johnson GL. Role of mitogen-activated protein kinase kinase kinases in signal integration [J]. Oncogene, 2007, 26: 3159 - 3171.

[14] Cuenda A, Rousseau S. p38 MAP - kinases pathway regulation, function and role in human diseases [J]. Biochim Biophys Acta, 2007, 1773: 1358 - 1375.

[15] De Meyts P. Insulin and its receptor: structure, function and evolution [J]. Bioessays, 2004, 26: 1351 - 1362.

[16] Dickinson RJ, Keyse SM. Diverse physiological functions for dual-specificity MAP kinase phosphatases [J]. J Cell Sci, 2006, 119(Pt 22): 4607 - 4615.

[17] Doyle ME, Egan JM. Mechanisms of action of glucagon-like peptide 1 in the pancreas [J]. Pharmacol Ther, 2007, 113: 546 - 593.

[18] Dummler B, Hemmings BA. Physiological roles of PKB/Akt isoforms in development and disease [J]. Biochem Soc Trans, 2007, 35: 231 - 235.

[19] Engelman JA, Luo J, Cantley LC. The evolution of phosphatidylinositol 3 - kinases as regulators of growth and metabolism [J]. Nat Rev Genet, 2006, 7: 606 - 619.

[20] Eswarakumar VP, Lax I, Schlessinger J. Cellular signaling by fibroblast growth factor receptors [J]. Cytokine Growth Factor Rev, 2005, 16: 139 - 149.

[21] Feng XH, Derynck R. Specificity and versatility in TGF-beta signaling through Smads [J]. Annu Rev Cell Dev Biol, 2005, 21: 659 - 693.

[22] Foord SM, Bonner TI, Neubig RR, et al. International Union of Pharmacology. XLVI. G protein-coupled receptor list [J]. Pharmacol Rev, 2005, 57: 279 - 288.

[23] Foskett JK, White C, Cheung KH, et al. Inositol trisphosphate receptor Ca^{2+} release channels [J]. Physiol Rev, 2007, 87: 593 - 658.

[24] Garbers DL, Chrisman TD, Wiegn P, et al. Membrane guanylyl cyclase receptors: an update [J]. Trends Endocrinol Metab, 2006, 17: 251 - 258.

[25] Gekle M. Renal tubule albumin transport [J]. Annu Rev Physiol, 2005, 67: 573 - 594.

[26] Giacomello M, Drago I, Pizzo P, et al. Mitochondrial Ca^{2+} as a key regulator of cell life and death [J]. Cell Death Differ, 2007, 14: 1267 - 1274.

[27] Goldsmith ZG, Dhanasekaran DN. G protein regulation of MAPK networks [J]. Oncogene, 2007, 26: 3122 - 3142.

[28] Haan C, Kreis S, Margue C, et al. Jaks and cytokine receptors — an intimate relationship [J]. Biochem Pharmacol, 2006, 72: 1538 - 1546.

[29] Hancock JF, Parton RG. Ras plasma membrane signalling platforms [J]. Biochem J, 2005, 389(Pt 1): 1 - 11.

[30] Hawkins PT, Anderson KE, Davidson K, et al. Signalling through Class I PI3Ks in mammalian cells [J]. Biochem Soc Trans, 2006, 34(Pt 5): 647 - 662.

[31] Hirsch E, Costa C, Ciraolo E. Phosphoinositide 3 - kinases as a common platform for multi-hormone signaling [J]. J Endocrinol, 2007, 194: 243 - 256.

[32] Hofmann F, Feil R, Kleppisch T, et al. Function of cGMP - dependent protein kinases as revealed by gene deletion [J]. Physiol Rev, 2006, 86: 1 - 23.

[33] Hollmann MW, Strumper D, Herroeder S, et al. Receptors, G proteins, and their interactions [J]. Anesthesiology, 2005, 103: 1066 - 1078.

[34] Hubbard SR, Miller WT. Receptor tyrosine kinases: mechanisms of activation and signaling [J]. Curr Opin Cell Biol, 2007, 19: 117 - 123.

[35] Hubbard SR, Till JH. Protein tyrosine kinase structure and function [J]. Annu Rev Biochem, 2000, 69: 373 - 398.

[36] Iino M. Regulation of cell functions by Ca^{2+} oscillation [J]. Adv Exp Med Biol, 2007, 592: 305 - 312.

[37] Itoh S, ten Dijke P. Negative regulation of TGF - beta receptor/Smad signal transduction [J]. Curr Opin Cell Biol, 2007, 19: 176 - 184.

[38] Jenkins GM, Frohman MA. Phospholipase D: a lipid centric review [J]. Cell Mol Life Sci, 2005, 62: 2305 - 2316.

[39] Johnson GL, Nakamura K. The c-jun kinase/stress-activated pathway: regulation, function and role in human disease [J]. Biochim Biophys Acta, 2007, 1773: 1341 - 1348.

[40] Katz M, Amit I, Yarden Y. Regulation of MAPKs by growth factors and receptor tyrosine kinases [J]. Biochim Biophys Acta, 2007, 1773: 1161 - 1176.

[41] Kim C, Vigil D, Anand G, et al. Structure and dynamics of PKA signaling proteins [J]. Eur J Cell Biol, 2006, 85: 651 - 654.

[42] Kita Y, Ohto T, Uozumi N, et al. Biochemical properties and pathophysiological roles of cytosolic phospholipase A_2 [J]. Biochim Biophys Acta, 2006, 1761: 1317 - 1322.

[43] Kobilka BK. G protein coupled receptor structure and activation [J]. Biochim Biophys Acta, 2007, 1768: 794 - 807.

[44] Kondoh K, Nishida E. Regulation of MAP kinases by MAP kinase phosphatases [J]. Biochim Biophys Acta, 2007, 1773: 1227 - 1237.

[45] Lanning NJ, Carter - Su C. Recent advances in growth hormone signaling [J]. Rev Endocr Metab Disord, 2006, 7: 225 - 235.

[46] Lee EH, Kim do H, Allen PD. Interplay between intra- and extracellular calcium ions [J]. Mol Cells, 2006, 21: 315 - 329.

[47] Leicht DT, Balan V, Kaplun A, et al. Raf kinases: function, regulation and role in Parekh AB. On the activation mechanism of store-operated calcium channels [J]. Pflugers Arch, 2006, 453: 303 - 311.

[48] Lin SJ, Lerch TF, Cook RW, et al. The structural basis of TGF - beta, bone morphogenetic protein, and activin ligand binding [J]. Reproduction, 2006, 132: 179 - 190.

[49] Luttrell LM. Transmembrane signaling by G protein-coupled receptors [J]. Methods Mol Biol, 2006, 332: 3 - 49.

[50] Lytton J. Na^+/Ca^{2+} exchangers: three mammalian gene families control Ca^{2+} transport [J]. Biochem J, 2007, 406: 365 - 382.

[51] Machida K, Mayer BJ. The SH2 domain: versatile signaling module and pharmaceutical target [J]. Biochim Biophys Acta, 2005, 1747: 1 - 25.

[52] Majeti R, Weiss A. Regulatory mechanisms for receptor protein tyrosine phosphatases [J]. Chem Rev, 2001, 101: 2441 - 2448.

[53] Manning BD and Cantley LC. AKT/PKB signaling: navigating downstream [J]. Cell, 2007, 129: 1261 - 1274.

[54] Massague J, Seoane J, Wotton D. Smad transcription factors [J]. Genes Dev, 2005, 19: 2783 - 2810.

[55] Mauviel A. Transforming growth factor-beta: a key mediator of fibrosis [J]. Methods Mol Med, 2005, 117: 69 - 80.

[56] McCudden CR, Hains MD, Kimple RJ, et al. G - protein signaling: back to the future [J]. Cell Mol Life Sci, 2005, 62: 551 - 557.

[57] McKay MM, Morrison DK. Integrating signals from RTKs to ERK/MAPK [J]. Oncogene, 2007, 26: 3113 - 3121.

[58] Milligan G, Kostenis E. Heterotrimeric G - proteins: a short history [J]. Br J Pharmacol, 2006, 147(Suppl 1): S46 - S55.

[59] Misono KS, Ogawa H, Qiu Y, et al. Structural studies of the natriuretic peptide receptor: a novel hormone-induced rotation mechanism for transmembrane signal transduction [J]. Peptides, 2005, 26: 957 - 968.

[60] Mohammadi M, Olsen SK, Ibrahimi OA. Structural basis for fibroblast

growth factor receptor activation [J]. Cytokine Growth Factor Rev, 2005, 16：107-137.

[61] Montalibet J, Skorey KI, Kennedy BP. Protein tyrosine phosphatase：enzymatic assays [J]. Methods, 2005, 35：2-8.

[62] Moustakas A, Heldin CH. Non-Smad TGF-beta signals [J]. J Cell Sci, 2005, 118(Pt 16)：3573-3584.

[63] Murad F. Shattuck Lecture. Nitric oxide and cyclic GMP in cell signaling and drug development [J]. N Engl J Med, 2006, 355：2003-2011.

[64] Murray PJ. The JAK-STAT signaling pathway：input and output integration [J]. J Immunol, 2007, 178：2623-2629.

[65] Murthy PP. Structure and nomenclature of inositol phosphates, phosphoinositides, and glycosylphosphatidylinositols [J]. Subcell Biochem, 2006, 39：1-19.

[66] Mustelin T. Protein tyrosine phosphatases in human disease [J]. Adv Exp Med Biol, 2006, 584：53-72.

[67] Oldham WM, Hamm HE. Structural basis of function in heterotrimeric G proteins [J]. Q Rev Biophys, 2006, 39：117-166.

[68] Omori K, Kotera J. Overview of PDEs and their regulation [J]. Circ Res, 2007, 100：309-327.

[69] O'Sullivan LA, Liongue C, Lewis RS, et al. Cytokine receptor signaling through the Jak-Stat-Socs pathway in disease [J]. Mol Immunol, 2007, 44：2497-2506.

[70] Oude Weernink PA, Han L, Jakobs KH, et al. Dynamic phospholipid signaling by G protein-coupled receptors [J]. Biochim Biophys Acta, 2007, 1768：888-900.

[71] Owens DM, Keyse SM. Differential regulation of MAP kinase signalling by dual-specificity protein phosphatases [J]. Oncogene, 2007, 26：3203-3213.

[72] Paul S, Lombroso PJ. Receptor and nonreceptor protein tyrosine phosphatases in the nervous system [J]. Cell Mol Life Sci, 2003, 60：2465-2482.

[73] Periasamy M, Kalyanasundaram A. SERCA pump isoforms：their role in calcium transport and disease [J]. Muscle Nerve, 2007, 35：430-442.

[74] Poulos TL. Soluble guanylate cyclase [J]. Curr Opin Struct Biol, 2006, 16：736-743.

[75] Rajalingam K, Schreck R, Rapp UR, et al. Ras oncogenes and their downstream targets [J]. Biochim Biophys Acta, 2007, 1773：1177-1195.

[76] Sasaki T, Sasaki J, Sakai T, et al. The physiology of phosphoinositides [J]. Biol Pharm Bull, 2007, 30：1599-1604.

[77] Satrustegui J, Pardo B, Del Arco A. Mitochondrial transporters as novel targets for intracellular calcium signaling [J]. Physiol Rev, 2007, 87：29-67.

[78] Schaloske RH, Dennis EA. The phospholipase A₂ superfamily and its group numbering system [J]. Biochim Biophys Acta, 2006, 1761：1246-1259.

[79] Schindler C, Levy DE, Decker T. JAK-STAT signaling：from interferons to cytokines [J]. J Biol Chem, 2007, 282：20059-20063.

[80] Schulz S. C-type natriuretic peptide and guanylyl cyclase B receptor [J]. Peptides, 2005, 26：1024-1034.

[81] Shaul YD, Seger R. The MEK/ERK cascade：from signaling specificity to diverse functions [J]. Biochim Biophys Acta, 2007, 1773：1213-1226.

[82] Shi Y, Azab AN, Thompson MN, et al. Inositol phosphates and phosphoinositides in health and disease [J]. Subcell Biochem, 2006, 39：265-292.

[83] Spieker LE, Luscher TF. Protection of endothelial function [J]. Handb Exp Pharmacol, 2005, (170)：619-644.

[84] Stoker AW. Protein tyrosine phosphatases and signalling [J]. J Endocrinol, 2005, 185：19-33.

[85] Strosberg AD, Nahmias C. G-protein-coupled receptor signalling through protein networks [J]. Biochem Soc Trans, 2007, 35(Pt 1)：23-27.

[86] Sudano I, Spieker LE, Hermann F, et al. Protection of endothelial function：targets for nutritional and pharmacological interventions [J]. J Cardiovasc Pharmacol, 2006, 47(Suppl 2)：S136-S150.

[87] Taylor SS, Kim C, Vigil D, et al. Dynamics of signaling by PKA [J]. Biochim Biophys Acta, 2005, 1754：25-37.

[88] Thirone AC, Huang C, Klip A. Tissue-specific roles of IRS proteins in insulin signaling and glucose transport [J]. Trends Endocrinol Metab, 2006, 17：72-78.

[89] Tiganis T, Bennett AM. Protein tyrosine phosphatase function：the substrate perspective [J]. Biochem J, 2007, 402：1-15.

[90] Tilakaratne N, Sexton PM. G-Protein-coupled receptor-protein interactions：basis for new concepts on receptor structure and function [J]. Clin Exp Pharmacol Physiol, 2005, 32：979-987.

[91] Tonks NK. Protein tyrosine phosphatases：from genes, to function, to disease [J]. Nat Rev Mol Cell Biol, 2006, 7：833-846.

[92] Uhlik MT, Temple B, Bencharit S, et al. Structural and evolutionary division of phosphotyrosine binding (PTB) domains [J]. J Mol Biol, 2005, 345：1-20.

[93] van der Horst A, Burgering BM. Stressing the role of FoxO proteins in lifespan and disease [J]. Nat Rev Mol Cell Biol, 2007, 8：440-450.

[94] Vogel WF, Abdulhussein R, Ford CE. Sensing extracellular matrix：an update on discoidin domain receptor function [J]. Cell Signal, 2006, 18：1108-1116.

[95] Ward CW, Lawrence MC, Streltsov VA, et al. The insulin and EGF receptor structures：new insights into ligand-induced receptor activation [J]. Trends Biochem Sci, 2007, 32：129-137.

[96] Weston CR, Davis RJ. The JNK signal transduction pathway [J]. Curr Opin Cell Biol, 2007, 19：142-149.

[97] Whitmarsh AJ. Regulation of gene transcription by mitogen-activated protein kinase signaling pathways [J]. Biochim Biophys Acta, 2007, 1773：1285-1298.

[98] Willars GB. Mammalian RGS proteins：multifunctional regulators of cellular signalling [J]. Semin Cell Dev Biol, 2006, 17：363-376.

[99] Wullschleger S, Loewith R, Hall MN. TOR signaling in growth and metabolism [J]. Cell, 2006, 124：471-484.

[100] Wymann MP, Marone R. Phosphoinositide 3-kinase in disease：timing, location, and scaffolding [J]. Curr Opin Cell Biol, 2005, 17：141-149.

[101] Xu L. Regulation of Smad activities [J]. Biochim Biophys Acta, 2006, 1759：503-513.

[102] Yeagle PL, Albert AD. G-protein coupled receptor structure [J]. Biochim Biophys Acta, 2007, 1768：808-824.

[103] Youngren JF. Regulation of insulin receptor function [J]. Cell Mol Life Sci, 2007, 64：873-891.

[104] Zalk R, Lehnart SE, Marks AR. Modulation of the ryanodine receptor and intracellular calcium [J]. Annu Rev Biochem, 2007, 76：367-385.

[105] Zebisch A, Czernilofsky AP, Keri G, et al. Signaling through RAS-RAF-MEK-ERK：from basics to bedside [J]. Curr Med Chem, 2007, 14：601-623.

第七章·核受体介导配体的作用机制

卢　建

与膜受体的配体是蛋白质或肽类不同，核受体的配体是一些小分子（分子量小于1000）的亲脂性化合物，包括经典的激素、维生素、内源性的代谢中间物或产物，以及在环境中存在的天然和非天然的化合物。它们多能通过被动扩散的方式进入细胞，因此核受体在未与配体结合时就存在于细胞核或胞质，核受体由此得名。

20世纪60年代后期Jensen等采用氚标记的配体雌二醇，首次证实了子宫等靶组织中雌激素受体的存在，就此拉开了类固醇激素受体研究的序幕。70年代初期O'Malley和他的同事证实类固醇激素受体的功能是直接调节特异mRNA表达。1985年Evans实验室首次克隆成功了糖皮质激素受体(GR)，之后其他类固醇激素受体也相继克隆成功。这一时期的研究还发现甲状腺激素受体、活性维生素D_3受体及维甲酸受体等与类固醇激素受体具有相似的结构和激活机制，从而提出了核受体超家族(nuclear receptor superfamily)的概念。1988年，报道了第一个与核受体超家族成员高度同源的孤儿受体，开辟了通过受体寻找新配体并研究其生理功能的反向内分泌学这一新领域。迄今已有多种孤儿受体找到了它们的配体，并已证明这些配体是营养物质、内源性的代谢中间物和产物，以及环境化合物。

核受体作为转录调节因子，能直接或者间接地调节基因表达(基因组作用)，导致生物效应。核受体的绝大多数作用是配体依赖性的，此外核受体还具有非基因组作用。近年来越来越多的报道显示核受体的信号通路与跨膜信号转导通路之间存在复杂的相互作用。核受体可以通过改变跨膜信号转导通路中多种成分的表达和活性状态而影响其效应，而跨膜信号通路中的成分也可通过对核受体的翻译后修饰影响其转录活性。

核受体存在于所有脊椎动物及昆虫，但不存在于单细胞生物(如酵母)。在维持多细胞生物的稳态，调节细胞的增殖、分化、黏附、运动和凋亡，进而在调控有机体的生殖、生长、发育、代谢和行为中发挥重要作用。核受体信号转导异常与多种疾病，如特定激素抵抗症、代谢综合征(肥胖、糖尿病、高血脂等)、神经退行性改变和肿瘤等的发生和发展密切相关。

第一节·核受体的分类、结构与功能

一、核受体的分类

核受体超家族是迄今发现的最大的转录因子家族。已知至少有60多个成员，根据其配体，可将它们分为不同的家族(表1-7-1)。还有一种分类方式是根据受体的作用方式将受体分为I类核受体(类固醇激素受体)和II类核受体(为非类固醇激素核受体)。多数核受体具有不同的亚型或同种型(isoform)。如雌激素受体(ER)因编码基因的不同，有α和β两种类型。还有些受体的亚型由同一基因编码，但因转录或翻译起始部位不同，或转录后的剪切方式(alternative splicing)不同产生的，如糖皮质激素受体(GR)α和β。这些不同亚型和同种型在发育不同时期表达，并有一定的组织分布。它们除有共同的配体外，一些核受体的亚型还有其特异性的配体，并有其独特的作用。核受体的多样性与配体作用的多样性和特异性有关。

(一)经典的激素受体

经典的激素受体包括类固醇激素受体(steroid hormone, SR)亚家族和甲状腺素受体。前者又被称为I类核受体家族，

表1-7-1 核受体的分类及其天然配体

受 体	主要天然配体
经典的激素受体	
糖皮质激素受体(GR)	皮质醇(人)和皮质酮(鼠)
盐皮质激素受体(MR)	醛固酮
雌激素受体(ER) α、β	雌二醇
孕激素受体(PR)	孕酮
雄激素受体(AR)	睾酮和双氢睾酮
甲状腺激素受体(TR) α、β	甲状腺素
维生素A衍生物和维生素D的受体	
视黄酸/维甲酸受体(RAR)α、β、γ	全反式维甲酸，9-顺式视黄酸
视黄类X受体(RXR) α、β、γ	9-顺式视黄酸
维生素D受体(VDR)	$1,25\text{-}(OH)_2\text{-}D_3$
代谢中间物和产物的受体	
过氧化物酶体增殖物激活受体(PPAR)α、δ、γ	不饱和及饱和脂肪酸等
肝X受体(LXR) α、β	氧类固醇
胆汁酸受体(BAR/FXR)	胆汁酸
类固醇生成因子1(SF-1)和肝受体类似物1(LRH-1)	磷脂
异生素受体(PXR和CAR)	异生素
孤儿核受体	

包括糖、盐皮质激素受体和性激素受体(雌激素、雄激素和孕激素的受体)。未与配体结合的类固醇激素受体，如GR和雄激素受体(androgen receptor, AR)主要以非活性的形式存在于胞质，它们与作为其伴侣蛋白(chaperone)的热休克蛋白(heat shock protein, HSP) 90、HSP70等形成复合物。HSP90结合在受体的配体结合区。受体-HSP90复合物中还含有一些HSP90的共伴侣蛋白，如亲免素FK506结合蛋白51(The immunophilins FK506 binding protein 51, FKBP51)和FKBP52、亲环素40(cyclophilin 40, Cyp40)、蛋白磷酸酶5(PP5)，以及HSP40、HSP组织蛋白(HSP organizing protein, HOP)和HSP90结合的伴侣p23等。这些伴侣蛋白对受体与配体结合的亲和力、受体的稳定性、受体在细胞质和核间的穿梭过程以及受体的转录活性有重要的调节作用，并有可能为受体调节下游蛋白的生物活性提供多样性及特异性。类固醇激素与受体结合导致受体激活，后者发生构象改变，与其伴侣分子解离，转入核内调节基因表达。

甲状腺素受体(thyroid receptor, TR)分为TRα和TRβ两型，分别由位于不同染色体的*TRα*和*TRβ*基因编码。它们因转录起始不同或转录后加工不同进一步生成TRα1和TRα2、TRβ1和TRβ2(详见本书的相关章节)。与类固醇激素不同的是，TR没有与激素结合前就存在细胞核。与配体结合后TR以与视黄类X受体(retinoid X receptor, RXR)形成异二聚体的形式与同向重复(direct repeat, DR)的激素反应原件(hormone response element, HRE)结合，因此它们也被归为II类核受体。

(二)维生素A衍生物和维生素D的受体

1. 维生素A衍生物受体·其配体是维生素A的代谢产物和衍生物，包括视黄酸/维甲酸受体(retinoic acid receptor, RAR)和RXR。RAR和RXR都具有α、β和γ三种同型。维

生素 A 又称视黄醇，在体内可被氧化为视黄醛，并被进一步转变成活性的全反式视黄酸（all-trans-retinoic acid，ATRA）/维甲酸及 9-顺式视黄酸/维甲酸（9-cis-RA，9CRA）。ATRA 和 9CRA 可以互相转换，并都能以旁分泌和内分泌的方式起作用。全反式视黄酸只能结合 RAR，而 9-顺式视黄酸能结合 RAR 和 RXR。RXR 在核受体超家族中的地位非常重要，因为它不仅可与 RXR 形成 RXR-RXR 同二聚体，还可以与其他核受体超家族成员形成异二聚体，进而调节基因表达，是这类核受体的共同伴侣或辅助蛋白（详见第二节）。

2. 维生素 D 受体（vitamin D receptor，VDR）·维生素 D_3 可从食物中直接摄取或由 7-脱氢胆固醇在紫外线照射下转化而成。维生素 D_3 可在肝脏微粒体的 P450 羟化酶作用下转化成 25-OH-D_3，之后在肾脏被 1-羟化酶进一步转化成活性更强的 1,25-$(OH)_2$-D_3。后者能作为循环中的内分泌激素起作用，是 VDR 最强的天然配体。

RAR 和 VDR 属于 Ⅱ 类核受体，它们定位在核，与配体结合后与 RXR 形成异二聚体，调节靶基因的表达，从而发挥它们各自配体的作用。维甲酸有诱导细胞分化的作用，能诱导多种肿瘤细胞分化。我国学者首先利用全反式维甲酸在临床上治疗急性早幼粒细胞白血病，明显提高了该病的缓解率和患者的长期生存率。1,25-$(OH)_2$-D_3 能促进体内对钙的吸收，维持血清钙磷浓度的稳定，被用于治疗骨质疏松和佝偻病。此外研究表明它还能调节细胞的增殖和分化，以及免疫和炎症反应等。

（三）代谢中间物和产物的受体

一些核受体能对内源性代谢中间物和产物，如脂肪酸、氧类固醇、胆汁酸、血红素、磷脂等起反应，被称为代谢性核受体。这些核受体的信号转导异常与肥胖、糖尿病、肿瘤等疾病的发生发展有关。

1. 过氧化物酶体增殖物激活受体（peroxisome proliferator-activated receptor，PPAR）·PPAR 包括 α、δ 和 γ 三种亚型，分别由不同基因编码。它们的天然配体为多聚不饱和脂肪酸和类二十烷酸，被称为脂肪酸的感受器。PPARα 主要在肝脏、心脏及肌肉等组织中表达，因能诱导肝脏过氧化物酶体的增殖而得名。除天然配体脂肪酸外，具有降脂作用的贝特（fibrate）类药物是 PPARα 的外源性配体。PPARα 能在肝脏刺激脂肪酸的氧化。PPARγ 除高表达于脂肪组织外，还在结肠细胞、巨噬细胞和血管内皮细胞中表达。受体的靶基因包括编码参与脂质和糖代谢相关蛋白和酶的基因。在脂肪细胞中的功能是促进脂肪特异性的基因表达和脂肪生成。PPARγ 还是噻唑烷二酮（thiazolidinedione，TZD）类抗糖尿病药物和一些非类固醇激素类抗炎药物的靶分子，能以配体依赖性的方式抑制转录因子 NF-κB 等因子的促炎活性，在糖脂代谢、炎症和肿瘤等生理和病理过程中发挥重要作用。PPARδ 也称为 PPARβ，分布比 α 和 γ 更为广泛，刺激 PPARδ 能在骨骼肌和脂肪组织中增加脂肪酸氧化和能量解偶联，并能抑制巨噬细胞依赖的炎症通路。

2. 肝 X 受体（liver X receptor，LXR）·LXR 包含 α 和 β 两种亚型，LXRα 高表达于肝、肾、小肠和肾上腺，而 LXRβ 则分布在全身各组织。LXRα 和 LXRβ 的同源性很高，作用有很大的重叠，并能在许多情况下功能互补。LXR 的内源性配体是氧化固醇类，因而被称为胆固醇的感受器。它们能调节与胆固醇代谢相关的多种基因，如肝脏的将胆固醇转化为胆汁酸的限速酶胆固醇 7α-羟化酶 1（cholesterol 7α-hydroxylase，CYP7A1）以及人胆固醇酯转移蛋白等的表达，促进胆固醇合成胆汁，减少小肠胆固醇的吸收，并能促进胆固醇从动脉壁移出，因此 LXR 特异性激动剂被认为是一种潜在抗动脉粥样硬化药物。LXR 不仅能调节胆固醇的稳态，还能刺激脂肪酸合成和参与调节糖代谢。此外，研究还表明激活的 LXR 能通过配体依赖性的转录抑制作用，减少一系列促炎因子的基因表达，抑制炎症反应和调节免疫。

3. 类固醇生成因子 1（steroidogenic factor 1，SF-1）和肝受体类似物 1（liver receptor homologue-1，LRH-1）·两者的结构和功能很相似，结合的靶基因 DNA 序列也相同，都能调节各种类固醇生成相关基因的表达，并都能诱导非类固醇生成的干细胞分化为类固醇生成细胞，在性腺和肾上腺类固醇激素的生成以及性腺和肾上腺等内分泌组织的发育中起重要作用。近年来的研究表明，磷脂是 SF-1 和 LRH-1 的生理性配体，因此 SF-1 和 LRH-1 有可能在磷脂的信号转导和胆固醇代谢，特别是肝脏胆汁酸的稳态调节中起整合作用。

4. 胆汁酸受体（bile acid receptor，BAR）·又称法尼酯 X 受体（farnesoid X receptor，FXR），胆汁酸是其内源性配体。FXR 由于基因的转录起始点不同，可有 α1、α2、β1 和 β2 四种转录产物。它们主要表达在与胆汁酸合成、代谢和排泄相关的组织，如肝、肾、肠等。作为胆汁酸的感受器，FXR 能调节参与胆固醇代谢及胆汁酸代谢的相关基因表达，在调节胆固醇的稳态和胆汁酸的合成、代谢及转运等过程中起重要的调控作用。已知激活的 FXR 能：① 抑制胆汁酸生成限速酶（如 CYP7A1 和 CYP8B）基因的表达，减少胆汁酸的合成；② 上调转运蛋白（如 BSEP 等），促进肝脏对胆汁酸的分泌和肠道对胆汁酸的重吸收；③ 下调肝脏胆汁酸重吸收载体表达，抑制肝脏重吸收胆汁酸。FXR 功能缺陷会损害胆汁酸的肠肝循环，导致包括胆汁淤积性肝病在内的一系列代谢性疾病。激活的 FXR 还能与 LXR 相互协同，通过调节肝脏和肠道中许多其他基因的表达，降低血中增高的甘油三酯水平和增加葡萄糖的稳态。除了 FXR 外，已知其他一些核受体如 PXR、LRH-1 及孤儿核受体 SHP 等也具有调节胆汁酸的生成和代谢的作用。

5. REV-ERB·分为 α 和 β 两种类型，由不同的基因编码，但两者高度同源。它们最初是作为核受体的孤儿受体被发现的，后来发现它们的内源性配体是血红素分子。已知 REV-ERBα 作为哺乳动物生物钟基因的负性转录调节因子能抑制正调控因子（如 *clock* 和 *bmal*）基因的表达，在哺乳动物分子钟的功能调控中发挥重要作用。REV-ERBα 还能抑制肝脏糖异生基因的表达和葡萄糖输出，因而能以组织特异性的方式调节哺乳动物生物周期节律和代谢，有可能在周期节律和代谢通路的转录调控中起连接作用。

（四）异生素受体 PXR 和 CAR

孕甾烷 X 受体（pregnane X receptor，PXR）/固醇和异生素受体（sterol and xenobiotic receptor，SXR）和组成型雄甾烷受体（constitutive androstane receptor，CAR）最早被发现是作为异生素的感受器（xenosensors）和机体解毒机器发挥作用

的,因此被称为异生素受体。它们的配体除了被称为异生素(xenobiotics)的各种非天然的外源性化合物、药物或毒物外,还包括一些进入体内的天然物质,如植物中的药用物质和毒性物质等。PXR 和 CAR 同源性很高,它们主要表达在肝脏和肠道,作用有重叠。已证明这些受体与配体结合后,能以与 RXR 形成的异二聚体或单体(如 CAT)形式与靶基因中的特定 DNA 结合,通过诱导一系列参与药物代谢的酶(如肝脏的细胞色素 P450 家族酶)和转运子的表达,促进对化合物的代谢和解毒,在机体的稳态调节中发挥重要作用。由于这类核受体的配体众多,进入细胞内的浓度明显高于激素,因此它们与配体结合的亲和力比经典激素受体要低。CAR 具有不依赖配体的转录激活功能(组成型转录激活作用),这是它与绝大多数核受体的不同之处。除了外源性刺激外,一些内源性的物质,如体内高水平的胆汁酸也能激活 PXR 和 CAR,因此它们有可能与胆汁酸受体 FXR 在作用时互补,增加肝脏对胆红素的清除,从而防止胆汁淤积的发生。近年来发现异生素受体还能与其他代谢核受体协调作用,通过直接或间接调节基因表达,参与能量代谢、细胞增殖和迁移,以及免疫与炎症等生理和病理性过程。

(五)孤儿核受体

孤儿核受体(orphan nuclear receptor)是指那些在结构上和核受体超家族成员相似,但至今未发现其配体的核受体样蛋白质分子。它们是核受体超家族中较独特的一类,如DAX1、SHP、TLX、PNR、NGFI-B/Nur77α、β、γ、RORα、β、γ、ERRα、β、γ、RVRα、β、γ、GCNF、TR-2、4、HNF-4、COUP-TFs 等。由于上述代谢中间物和产物受体以及异生素受体最早也是作为孤儿受体被发现的,只是后来的研究证实它们是有其内源性或外源性配体的。因此随着研究进展,还有一些孤儿受体的内源性和外源性配体被逐渐发现。但有研究显示确实有些孤儿受体发挥转录激活作用并不需要配体,它们可能为一类组成型转录增强或抑制因子,或存在配体非依赖性的激活途径(如通过受体的磷酸化激活),或不能对自然存在的配体起反应。对人和小鼠多种孤儿受体突变分析表明,一些孤儿受体在细胞分化、胚胎发育过程中起重要作用,为维持生命和特异性器官的发育所必需。如肝细胞核因子 4(hepatocyte nuclear factor 4,HNF-4)在肝细胞的分化中发挥重要作用;COUP-TF 为神经和心血管发育和能量代谢所必需;而 DAX1 则参与了下丘脑-垂体-性腺轴和下丘脑-垂体-肾上腺轴的发育过程。小异二聚体伴侣(small heterodimer partner,SHP)和 DAX1 缺乏典型的 DNA 结合域,它们都具有转录抑制作用。SHP 能直接与多种核受体形成二聚体并抑制它们的转录活性。在肝脏过多的胆汁酸可激活 FXR,诱导 SHP 的表达。SHP 与 LRH-1 形成异源二聚体,抑制 LRH-1 对其靶基因 *Cyp7a1* 和 *Cyp8b1* 的诱导,减少胆汁酸的产生。

二、核受体的功能域

来自不同种属的同一核受体具有很高的同源性,以类固醇激素受体为例,其同源性可高达 85% 以上。同样,不同种类的核受体之间也具有同源性。它们都含有 N 端区、DNA 结合区、铰链区和 C 端的配体结合区(图1-7-1)。作为转录因子,核受体有两个转录激活功能(activation function,AF)区,分别位于 N 端(AF-1)和 C 端(AF-2)。前者的功能是非配体依赖性的,而后者则是配体依赖性的。以下是核受体的功能域。

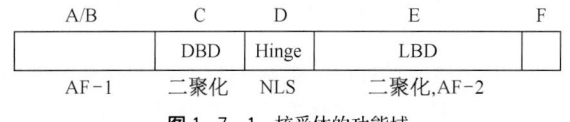

图 1-7-1 核受体的功能域

1. N 端区或 A/B 区·N 端区(N-terminal domain,NTD)为长度不一的高度可变区。类固醇激素受体的 N 端区较长,由 400~600 个氨基酸残基组成,其中醛固酮受体(MR)可超过 600 个氨基酸残基;而非类固醇激素受体的 NTD 区比较短,如 VDR 只有 24 个氨基酸残基。该区序列的差异可能与核受体对细胞、组织和种属特异性地调节靶基因表达的能力差异有关。许多核受体该区存在被称为 AF-1 的转录激活区。与 AF-2 激活依赖于配体不同的是,AF-1 为配体非依赖性的组成性转录激活区,能介导受体与其共调节因子的相互作用。NTD 还具有核受体翻译后(如磷酸化)修饰的位点。来自细胞内多种不同通路中的信号分子能通过对核受体该区的翻译后修饰进行信号的汇聚和整合,进而调节受体的功能。已证实 GR 和 ER 的主要磷酸化位点都集中在 AF-1 内,该部位某些位点(如 ER 的 S118 和 S167)的磷酸化能导致激素非依赖性的 AF-1 激活。

2. DNA 结合区/C 区·DNA 结合区(DNA binding domain,DBD)位于核受体的中部,是受体各功能域中保守程度最高的。该区能特异性识别并结合靶基因中被称为激素反应元件(HRE)的特定 DNA 序列,并是受体二聚体的形成区域。DBD 由 66~68 个氨基酸残基组成,其结构包含两个锌指组件(two zinc finger modules)和一个可变的 C 端延伸区(C-terminal extension,CTE)。每个锌指由 4 个半胱氨酸残基(Cys)络合一个 Zn 离子维系。两个锌指组件和 CTE 的 C 末端各有一个 α 螺旋。第一个锌指组件中含有的被称为 P 盒(proximal box)的一组氨基酸残基和识别 α 螺旋能以序列特异性的方式与由 6 个核苷酸组成的 HRE 半位点相互作用,是决定受体与 HRE 结合特异性的关键因素。而第二锌指组件中的 α 螺旋的位置与第一个锌指组件中的识别 α 螺旋垂直,在受体的 DBD 与磷酸骨架的非特异性相互作用、DNA 依赖性的受体二聚体化形成以及对 HRE 两个半位点间的间距要求方面发挥重要作用。CTE-α 螺旋能与 DNA 的小沟接触从而稳定受体与 DNA 的结合,并在与 DNA 结合的受体的二聚化中发挥作用。

3. 铰链区/D 区·铰链区位于 DBD 和配体结合区之间,是个灵活可变的区域。许多核受体的铰链区含有核定位信号(nuclear localization signal,NLS),因此大部分受体在胞质合成后就进入核中,是名副其实的核受体。也有少数核受体,如 GR 在合成后先定位于胞质,以单体形式与分子伴侣复合物结合。与激素结合后,通过变构激活,与分子伴侣蛋白解离,暴露出核定位信号后再转入核内。除了 NLS 外,铰链区还是核受体翻译后修饰,如磷酸化、乙酰化、甲基化和泛素化的部位。

4. 配体结合区/E区 · 配体结合区（ligand binding domain, LBD）位于受体的 C 端。不同核受体结合的配体不同，因而它们的 LBD 序列差别很大。但是不同核受体的 LBD 有相似的三维结构，即由 12 个 α 螺旋片段（H1～H12）高度折叠而成。其中配体结合在由 H3、H4 和 H5 组成的疏水性口袋中，该口袋大小从 390～1 440 埃不等，取决于所结合的配体的大小。位于该区 C 端的 α 螺旋 H12 含有配体依赖性的转录激活区 2（AF-2）。受体在没有与激动剂结合时，H12/AF-2 呈伸展状态。受体与激动剂结合导致 H12/AF-2 内折（AF-2 的活性构象），形成一个帽状结构关闭了配体结合口袋，以稳定受体与配体的结合（图 1-7-2A、B）。变构的 H12/AF-2 还与 H3、H4、H5 一起，形成一个新的能与共激活因子分子中具有的核受体盒（NR box）相互作用的部位（图 1-7-2D）。非类固醇激素受体的 LBD 还含有与共抑制因子相互作用的基序（motifs）。它们未与配体结合前与共抑制因子结合，配体/激动剂结合导致受体构象变化，从而与共抑制因子解离，转而结合共激活因子（图 1-7-2C、D）。除了结合配体外，绝大多数核受体的 LBD 还有其他一些功能，如介导受体 LBD-依赖性的二聚化以及介导类固醇激素受体与

热休克蛋白的结合。受体的 C 末端是非螺旋的，不同受体该部位的长度和序列差异很大，也被称为 F 区。目前该区的确切功能还不清楚。

核受体由不同的功能区组成，但这些不同功能区并非完全独立，而是之间具有相互作用，最终以整体的方式发挥作用。如核受体的 AF-1 内在活性较弱，但能与结合了配体的受体的 AF-2 产生协同作用，使受体发挥最大限度的转录激活功能。这种配体依赖的 N-C 端相互作用有可能形成了一个功能序列，为核受体与其特异的共激活因子提供了相互作用的平面。再如 AR 的 DBD 与 HRE 结合后能诱导 NTD 的结构变化使之能增加与某些共激活因子的结合从而调节基因表达。

以上是典型核受体的结构。已发现由于编码部分核受体 C 端的 mRNA 不同的剪接会产生缺乏完整或者部分配体结合区（LBD）的不同变异体。如人的 TRα2、GRβ、ERβcx、PPARαtr、CAR（sv5）、Nurr2 等。这些变异体不能结合内源性的配体，没有转录激活功能。不仅如此，有些变异体如 GRβ 和 TRα2 还能干扰和抑制其野生型受体的转录激活功能，表现显性抑制活性（dominant-negative activity），起野生型受体内源性拮抗剂的作用，如已证明细胞中 GRα/GRβ 是影响细

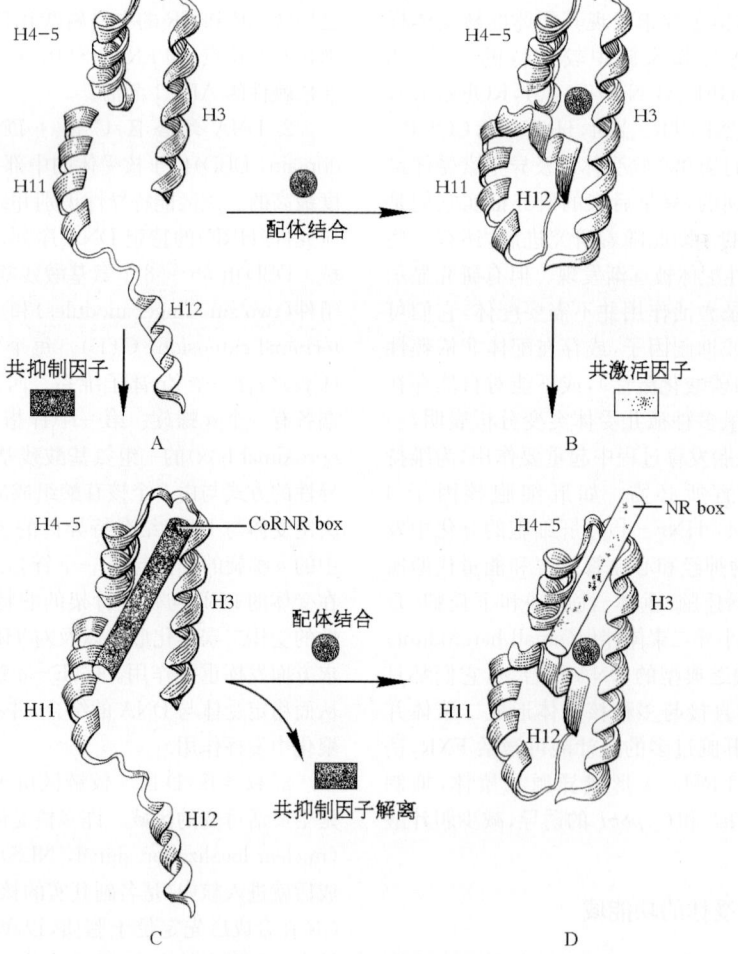

图 1-7-2　核受体与配体结合和募集共调节因子的结构基础

A. 未结合配体的核受体 LBD 的空间结构；B～D. 配体结合诱导核受体 LBD 的结构变化，使其
能与共激活因子中的核受体盒（NR box）结合；C、D. 非类固醇激素受体未与配体结合前能与
共抑制因子的核受体盒结合，与配体结合后与共抑制因子解离，与共激活因子结合

胞对糖皮质激素(GC)反应性的重要因素。GRβ表达增多,使GRα/GRβ值降低,可导致细胞对GC的反应性减低,这与GC抵抗症的发生有关。

第二节·核受体的作用机制

核受体超家族是最大的转录因子家族。它们最主要的功能是在核内选择性地与靶基因中被称为激素反应元件(HRE)的特定DNA序列结合并调节靶基因转录。绝大多数核受体与配体结合前是没有转录活性的。配体结合诱导核受体变构激活。激活的核受体在靶基因的HRE上募集转录辅因子(如共激活因子),调节基因表达。因此,核受体也被认为是配体依赖性的转录调节因子。

一、核受体的二聚化和对靶基因的识别

HRE通常是由两个核心六核苷酸半位点(half site)构成。多数HRE位于靶基因的启动子附近,但也有些距转录起始点较远,有的甚至位于靶基因的外显子内。如大鼠子宫珠蛋白等靶基因中的糖皮质激素反应元件(glucocorticoid response element, GRE)距转录起始点达1~2kb,而生长激素基因中的GRE则位于第一个外显子内。多数靶基因5′侧存在数个HRE,它们既可以连续排列在一起,也可以相距较远。根据核受体与HRE结合后是促进还是抑制靶基因转录,将HRE分为正性HRE(简称HRE)和负性HRE(negative hormone response elements, nHRE)。前者具有增强子性质,而后者具有减弱子(dehancer)或静息子(silencer)的性质。

(一) 类固醇激素受体与HRE的结合

已知雌激素反应元件(ERE)的半位点为六核苷酸序列5′AGGTCA 3′,而其他类固醇激素的HRE,如糖皮质激素反应元件(GRE)、孕激素反应元件(PRE)、雄激素反应元件(ARE)、盐皮质激素反应元件(MRE)的半位点为5′AGAACA 3′;两半位点呈反向重复或内翻转式重复(inverted repeat, IR)排列,中间由3个非特异核苷酸(N)间隔(IR3),形成一回文(palindromes)结构(图1-7-3A)。HRE的3′半位点是高度保守的,而5′半位点则相对具有较大的可变性。除了能与多种核受体结合的HRE外,还发现了部分核受体特异性的HRE。HRE中碱基序列小的差异就可改变核受体与HRE结合的优先选择性。

类固醇激素受体主要以同源二聚体的形式与HRE结合。其二聚化主要由DBD介导,但LBD也参与作用。磁共振和X线衍射分析表明,类固醇激素受体的同二聚体以头对头的方式与HRE结合,每个单体分别结合在不同的半位点上,这种结合有协同效应。它们的HRE半位点间的3个非特异碱基间距对受体二聚体与HRE的特异结合也有重要调节作用,因为研究表明增加或减少半位点间的间距均可使GR对靶基因的转录激活作用完全丧失。

(二) 非类固醇激素受体与HRE的结合

非类固醇激素核受体的HRE通常是由两个核心六核苷酸(AGGTCA)半位点构成的同向重复(direct repeat, DR)结构,两半位点之间由1~5个非特异性碱基(用N_1~N_5表示)

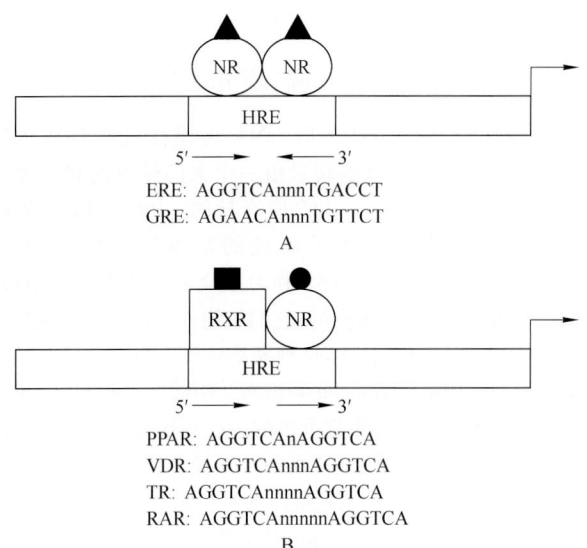

ERE: AGGTCAnnnTGACCT
GRE: AGAACAnnnTGTTCT

A

PPAR: AGGTCAnAGGTCA
VDR: AGGTCAnnnAGGTCA
TR: AGGTCAnnnnAGGTCA
RAR: AGGTCAnnnnnAGGTCA

B

图1-7-3 核受体与靶基因的HRE结合
A. 类固醇激素受体(Ⅰ类核受体)以同源二聚体的形式与反向重复的HRE结合;B. 非类固醇激素受体(Ⅱ类核受体)与RXR形成异二聚体与同向重复的HRE结合

间隔。半位点之间间隔为N_1的同向重复HRE用DR1表示,间隔为N_2的用DR2表示,依此类推。半位点的间距也就是中间非特异性碱基数目决定了HRE结合核受体的特异性。此外,DR形式HRE的六核苷酸顺序的微细差异及其5′侧的延伸序列对受体的特异结合也很重要。除了DR形式外,非类固醇激素受体的HRE还有其他一些形式,如由核心六核苷酸顺序以外翻转式重复(everted repeat, ER,即尾对尾重复)构成或以内翻转式重复/反向重复(IR,即头对头重复)构成。由于核受体靶基因中的HRE具有DR、ER或IR等不同形式,因此受体的DNA结合区需在空间上有很大的可塑性。这种可塑性保证了受体的DNA结合区能够根据各种半位点的方向而进行不同程度的旋转,使每一DNA结合区的头部与其激素结合区形成的角度至少在180°以上。

非类固醇激素核受体主要以与RXR结合成为异源二聚体的形式与HRE相互作用(图1-7-3B)。受体的异源二聚体之间的相互作用由受体的LBD和DBD介导,但前者介导的作用更强。通常RXR与HRE中的5′侧半位点(上游半位点)结合,而非类固醇激素核受体则与3′侧半位点特异结合,结合HRE采用头对尾的极性方式。如已知VDR/RXR优先结合DR3,TR/RXR及孤儿受体BXR、PXR和SXR结合DR4,而RAR/RXR能以高亲和力与DR5结合。此外,还有些代谢性核受体,如SF-1和FXR能以单体的形式与HRE结合。有些孤儿受体也可以同二聚体形式与DR样HRE结合或以单体形式与单一的六核苷酸核心序列特异结合。如HNF4以同二聚体的形式与DR1结合。

为何HRE中两半位点间距决定核受体结合的特异性呢?因为半位点间距每相差一个碱基,就会使一个半位点相对于另一个旋转,导致RXR围绕DNA双螺旋旋转36°,相当于旋转移动3.4埃。RXR旋转移动的结果是使其不能与任意一核受体形成异二聚体界面,而必须根据旋转移动的程度与适当的核受体形成异二聚体,才能与相应间距的半位点呈高亲和力特异结合。不同核受体LBD结构中的细微差异能不同程

度地影响它的 DBD 与旋转程度不同的半位点相互作用。

二、参与核受体转录调节作用的共调节因子

基因转录是利用染色质 DNA 为模板直接合成信使 RNA。哺乳类动物的基因转录由一个大的转录前起始复合物（preinitiation complex，PIC）所介导的。PIC 包括由 RNA 聚合酶 Ⅱ 和基本转录因子组成的基本转录机器（basal transcription machinery，BTM）和为数众多的辅因子所组成。由于靶基因 DNA 不是裸露的，它们缠绕在组蛋白上形成核小体，并高度浓缩形成染色质，这种凝集状态会妨碍 PIC 在特异靶基因启动子中的组装，因此染色质结构的重塑和 DNA 模板的裸露对于转录起始是非常重要的。已知核受体作为转录因子能在与 HRE 结合后通过募集各种共调节因子（coregulator）或辅因子（cofactor）以形成多蛋白的复合物，在局部改变染色质的结构和控制特定 DNA 的可接近性（accessibility），从而调节转录。而已知 HRE 也能反过来诱导与其结合的核受体发生不同的构象变化，使受体能与不同的辅因子和转录因子发生作用。

迄今已发现的共调节因子有 400 多种，如已报道的能与雄激素受体（AR）相互作用共调节因子就多达 150 多种。大部分共调节因子以大的多蛋白复合物的形式起作用。根据它们对转录的激活和抑制作用，又分为共激活因子（coactivator，CoA）和共抑制因子（corepressor，CoR）。它们分子中具有被称为核受体盒（NR box）的短的 α 螺旋序列，能与核受体相互作用。一些共调节因子本身具有组蛋白修饰酶的活性或者能够募集组蛋白修饰酶，如组蛋白乙酰化酶和去乙酰化酶以及组蛋白甲基化酶和去甲基化酶。这些酶通过对组蛋白的共价修饰，改变染色体的结构，影响 RNA 聚合酶Ⅱ、基本转录因子进入靶基因启动子和与之结合，从而增强或抑制核受体的转录功能。除了参与核受体的作用外，它们也参与其他转录因子如 AP-1、NF-κB、SRF、p53 等的转录调节作用。

（一）共激活因子

作为转录因子，核受体与配体结合后在核中与靶基因中的 HRE 结合，在此募集共激活因子，促进基因转录。共激活因子一般不直接与 DNA 结合，也不影响基础转录效率，但能以激素/配体依赖的方式提高核受体的转录活性。共激活因子通常具有：① 被称为核受体盒（NR box）的能与核受体相互作用的氨基酸基序—— LXXLL（L 为亮氨酸，X 为其他氨基酸）；② 与其他辅助因子或蛋白质作用的区域，介导共激活因子之间以及共激活因子与基础转录成分间的相互作用，并能作为共激活因子复合物组装的支架；③ 一些共激活因子具有酶的活性区，如组蛋白乙酰基转移酶（histone acetyltrasferase，HAT）和组蛋白甲基转移酶（histone methyltransferase，HMT）活性，能够使组蛋白乙酰化或甲基化，导致染色质重塑（remodeling），使其从紧密的抑制状态转为疏散的易于转录的激活状态，允许转录起始复合物中的成分能接近靶基因的特定 DNA 序列并与其结合，从而激活转录（图 1-7-4A）。已知参与核受体转录调节作用的共激活因子有以下几类。

1. 具有组蛋白乙酰化酶作用的共激活因子

（1）SRC/p160 家族：类固醇激素受体共激活因子（steroid receptor coactivator，SRC）或核受体共激活因子

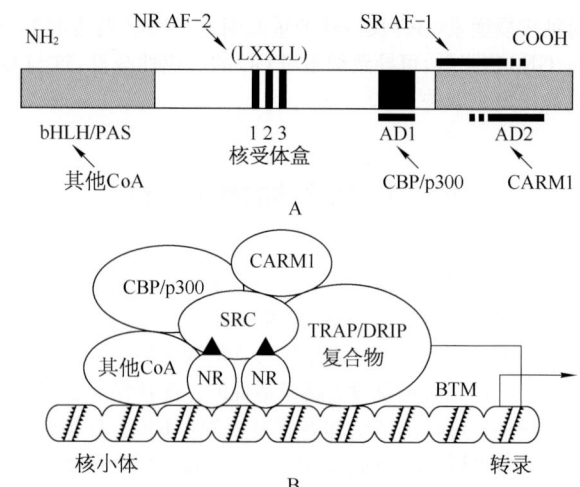

图 1-7-4 SRC/p160 的功能域和核受体与共激活因子作用的示意图
A. SRC/p160 家族共激活因子的功能域；B. 核受体通过募集共激活因子激活转录；NR：核受体；SR：类固醇激素受体；CoA：共激活因子；AD1、AD2 为激活区；CARM1：共激活因子相关的精氨酸甲基转移酶 1；SRC：类固醇受体共激活因子

（nuclear receptor coactivator，NCoA）家族包括 3 个成员，即 SRC-1/NCoA-1、SRC-2/NCoA-2 和 SRC-3/NCoA-3，它们的分子量在 160 000 左右。其中 SRC-1 是第一个被鉴定出的核受体的共激活因子。它们具有 N 端的 bHLH-PAS 功能域（the basic helix-loop-helix-Per-Arnt-Sim，bHLH-PAS），以及居中的能与核受体相互作用的功能区域（the receptor interaction domain，RID 或称为核受体盒）和 C 端的两个转录激活区，即 AD1 和 AD2。其中核受体盒含有 3 个 LXXLL 基序（motifs），能与核受体的配体结合区（LBD）结合。结合部位在与配体结合后形成的疏水性口袋中（AF-2）。而 AD1 和 AD2 区能分别与具有 HAT 的 p300/CBP 以及具有 HMT 活性的 CARM1 和 PRMT1 相互作用。bHLH-PAS 也能与其他共激活因子结合（图 1-7-4A）。因此，SRC 是核受体的初级共激活因子。当核受体与靶基因中的 HRE 结合后，能通过与 SRC 结合，再与次级共激活因子作用，在核受体和其他共激活因子复合物之间起桥梁或中介作用。此外，SRC-1 和 SRC-3 的 C 端还含有微弱的 HAT 活性，能使组蛋白 H3 和 H4 乙酰化。

（2）CBP、p300 和 p/CAF：CREB 结合蛋白（CREB binding protein，CBP）和与其高度同源的 p300 及 p300/CBP 结合因子（p300/CBP associated factor，p300/CBP，p/CAF）是重要的共激活因子。已知 CBP/p300 具有 N 端的核受体相互作用区（NRID）、4 个锌指区、单个的 KIX 区、嗅区（能特异地与乙酰化的赖氨酸残基结合）、HAT 区和干扰素结合区（IBiD）。CBP/p300 能与核受体募集的多种共激活因子，如 SRC-1 和 p/CAF 等结合，在共激活因子复合物组装中起支架作用。它们具有很强的 HAT 活性，能乙酰化组蛋白，导致染色体松散。其锌指区中含有的反式激活区（transactivation domains，TAD）能与一系列与 DNA 结合的转录激活因子以及基本转录因子的 TAD 相互作用，募集 BTM 到启动子，在转录因子（如核受体）和 GTM 之间起桥梁的作用。CBP/p300 不仅在核受体的转录激活中发挥重要作用，还参与了数百种转录因子的转录激活作用。除了能乙酰化组蛋白外，CBP/p300 还能

乙酰化包括核受体在内的非组蛋白,并调节它们的活性。

2. 具有组蛋白甲基化酶作用的共激活因子·组蛋白的甲基化和去甲基化在调节基因表达方面也有重要作用。蛋白甲基化酶(protein methyltransferases,PMT)分为蛋白精氨酸甲基转移酶(protein arginine methyltransferase,PRMT)和蛋白赖氨酸甲基转移酶(protein lysine methyltransferases,PKMT)两大类,它们可使组蛋白的精氨酸或赖氨酸甲基化。此外,PMT还可使多种非组蛋白,如一些转录因子、核受体和共激活因子甲基化。

(1) CARM1/PRMT1:已知核受体能以配体依赖性的方式通过 SRC/p160 家族成员募集 PRMT,包括共激活因子相关的精氨酸甲基转移酶 1(coactivator-associated arginine methyltransferase 1,CARM1)、PRMT4 和 PRMT1。它们能与 p160 家族成员 C 端的 AD2 区结合。CARM1 能使组蛋白 H3 的第 17 和 26 位的精氨酸甲基化;PRMT1 主要作用于组蛋白 H4。这些酶所致的组蛋白或转录起始复合物中某些蛋白甲基化,与乙酰化作用协同,帮助染色体重构或激活转录。此外,CARM1 等还能通过甲基化 p160 及 CBP/p300 等共激活因子来调节它们的活性,从而影响转录,故又被称为次级共激活因子(secondary coactivator)。

(2) ASC2 复合物:激活的信号共整合因子 2(activating signal cointegrator 2,ASC2)含有两个与核受体相互作用区域,并具有促进转录的作用,是近年来证实的核受体和其他一些转录因子(如 AP-1、NF-κB 等)的共激活因子。含有 ASC2 的复合物(activating signal cointegrator-2-containing complex,ASCOM)中有一甲基转移酶(MLL3),能甲基化组蛋白 H3 第 4 位的赖氨酸残基。核受体与配体结合后能募集 ASCOM 到靶基因的特定部位,其中的 MLL3 通过对组蛋白 H3 的甲基化修饰,激活转录。

3. SWI/SNF 染色质重构复合物(SWI/SNF chromatin-remodeling complex)·是一种在进化上保守的 ATP 依赖的多亚基染色质重塑复合物,是许多共调节因子复合物中的关键成分,具有 9～12 个亚基,其核心亚基 BRG1 和 BRM 具有 DNA 依赖性的 ATP 酶活性。SWI/SNF 染色质重塑复合物能被核受体等转录因子募集到众多靶基因的启动子部位,在此 BRG1 和 BRM 通过水解 ATP 产生能量来改变核小体位置和结构,使核小体重塑,并导致 DNA 拓扑结构改变,从而促进 RNA 聚合酶 II 的进入和转录的起始。

4. 中介子复合物(mediator complex)·在哺乳动物中最早发现的中介子(MED1)是能与配体激活的甲状腺激素受体(TR)和维生素 D 受体(VDR)相互作用的 TR 结合蛋白(TR associated protein,TRAP)和 VDR 相互作用蛋白(VDR interacting protein,DRIP)。中介子复合物由约 25 种分子量为 70 000～230 000 的多肽组成。MED1/TRAP220/DRIP205/PBP 是中介子复合物中的一个亚基,含有两个 LXXLL 基序(NR 盒),能与多种核受体结合,是核受体重要的共激活因子。配体结合的核受体能通过与 TRAP220 相互作用募集中介子复合物成分,并通过后者与 RNA 聚合酶 II 及基本转录因子组成的基本转录机器(BTM)相互作用,在转录前起始复合物的形成中起桥梁或平台作用。它们与 CBP 一样,也属于作用广泛的共激活因子。

总之,上述不同种类的共激活因子能被核受体依次募集

到靶基因启动子部位,通过它们改变染色质结构,使染色质转为疏散的易于转录的激活状态,并引导 BTM 中的成分进入靶基因的特定部位,从而激活转录(图 1-7-4B)。除了已发现的共激活因子以外,新的共激活因子还在不断被发现,包括一些作用相对比较特异的共激活因子,如雄激素受体结合蛋白(androgen receptor associated proteins,ARA)等,它们主要介导雄激素受体的转录激活作用,而对其他核受体的作用较弱。

(二) 共抑制因子

共抑制因子是能通过与核受体和其他转录因子相互作用从而抑制基因转录的细胞内蛋白质。迄今了解最多的能与核受体相互作用的是核受体共抑制因子(nuclear receptor corepressor,NCoR)和维甲酸受体和甲状腺素受体的静息介导子(silencing mediator for retinoid and thyroid hormone receptors,SMRT),两者均为核内的大分子(～270 000)蛋白质,有很高的同源性。它们具有一个能与核受体相互作用的功能域和三个独立的抑制域。其中与核受体相互作用的基序被称为 CoRNR 盒,常见的为 LXXXIXXXI/L 基序(L 为亮氨酸,I 为异亮氨酸,X 为任意氨基酸)。该螺旋基序与共激活因子的 LXXLL 基序一样,也能与核受体 LBD 中由 H3 和 H5 形成疏水性的口袋结合。不同的是,LXXXIXXXI/L 肽链为三圈 α 螺旋,比共激活因子的 LXXLL(2 圈 α 螺旋)长,因此在与口袋结合时,就侵入了原被 H12/AF-2 占据的空间,使受体的 AF-2 不能内折(它的活性位置)而处于非活性状态(图 1-7-2C)。NCoR 和 SMRT 能与未与激素/配体结合的核受体(主要是 II 类核受体)结合,尽管它们本身没有酶的活性,但它们能募集多种组蛋白去乙酰化酶(histone deacetylase,HDAC),如 HDAC3 至靶基因,通过使组蛋白去乙酰化,导致染色体呈高度浓缩状态,从而介导转录抑制。

除了上述能与未结合配体的核受体结合的共抑制因子外,近年来还陆续发现了一些配体依赖性的共抑制因子(ligand dependent corepressor,LCoR),如 RIP140、LCoR、PRAME、REA、MTA1、NSD1 和 COPR1,它们的结构和抑制基因表达的机制不尽相同。其中一些分子(如 LCoR、PRAME 和 COPR1)中含有一个或多个与共激活因子相同的基序(LXXLL)或核受体盒,能与配体结合了的 I 类和 II 类核受体相互作用,并通过募集 HDAC 发挥转录抑制作用。还有一些 LCoR(如 REA)可能通过与共激活因子竞争结合核受体,使共激活因子与核受体解离,从而逆转共激活因子的作用,导致染色质恢复到高度浓缩状态而抑制转录。

与共激活因子一样,共抑制因子也是以复合物的形式发挥作用的。而且越来越多的研究发现,作用相反的共激活因子与共抑制因子并不是按我们以往认为的分属于不同的复合物,它们可以存在于同一个复合物中,从而使得调控转录更为有效。

三、核受体和共调节因子对基因表达的调节

作为转录调节因子,核受体最重要的作用是调节基因表达。

(一) 核受体配体依赖性的转录激活机制

配体分为激动剂和拮抗剂,激动剂或激素与受体结合导致其激活。激活的核受体结合在靶基因的 HRE 上,通过募集共激活因子复合物,导致染色体重塑,使得 BTM 中的成分能

够进入转录部位,从而促进基因表达。

1. 类固醇激素受体·类固醇激素受体没有与激素结合前主要存在于胞质,与热休克蛋白和亲免素等分子伴侣形成复合物。受体与激素结合后导致受体构象改变,与分子伴侣解离,暴露了 NLS,受体转入核内,以同源二聚体的方式与靶基因中的 HRE 结合。已证明与核受体结合的激动剂能诱导受体 LBD 区的 AF-2 发生构象变化,使得原来呈伸展状态的 H12/AF-2 发生内折,形成帽样结构关闭与配体结合的口袋(由 H3、H4、H5 组成),同时 H12 还与 H3、H4、H5 一起形成了一个能与共激活因子分子中 LXXLL 基序(NR box)结合的疏水性隙缝(图 1-7-2A、B、D)。激活的核受体在 HRE 部位首先募集 SRC/p160 家族成员的共激活因子,后者再结合具有组蛋白乙酰化酶活性的 CBP/p300 和 PCAF 以及具有甲基转移酶活性的 CARM1/PRMT1 和 ASC2 复合物等,通过它们对组蛋白进行部位特异性的乙酰化和甲基化修饰。募集的 SWI/SNF 染色质重塑复合物则能通过水解 ATP 产生能量来改变核小体位置和结构,导致染色质重构,核小体解旋构。最后,核受体再通过 TRAP/DRIP 等募集中介子复合物至特定启动

子部位,它们与基本转录因子和 RNA 聚合酶 Ⅱ 组成的基本转录机器(BTM)成分相互作用,促进基因的转录(图 1-7-4B、图 1-7-5A)。

2. 非类固醇激素受体·这类受体未与配体结合前就存在于核内,以与 RXR 形成的异二聚体形式与靶基因中的 HRE 结合,通过结合的共抑制因子 NCoR 和 SMRT 等,间接与组蛋白去乙酰化酶(HDAC)形成一种激素敏感的、含有多种亚单位的抑制性复合物,使组蛋白脱乙酰化从而抑制靶基因转录,可使靶基因的转录低于无受体作用时的基础转录水平(如只有基因基础转录水平的10%)。配体/激动剂与受体结合诱导受体发生构象变化,使 AF-2 发生内折(AF-2 激活),导致受体与共抑制因子解离,而转为与共激活因子结合,进而促进基因的转录(图 1-7-2A、C、D,图 1-7-5B)。配体/激动剂激活的核受体可将基因转录提高至基础转录水平的 10 倍,即激素/配体作用前后的转录速率差 10 倍。核受体去除共抑制因子是需要泛素化和依赖于蛋白酶体的过程。

(二) 核受体配体依赖性抑制基因转录的机制

与配体结合的核受体除了能直接促进靶基因转录外,还

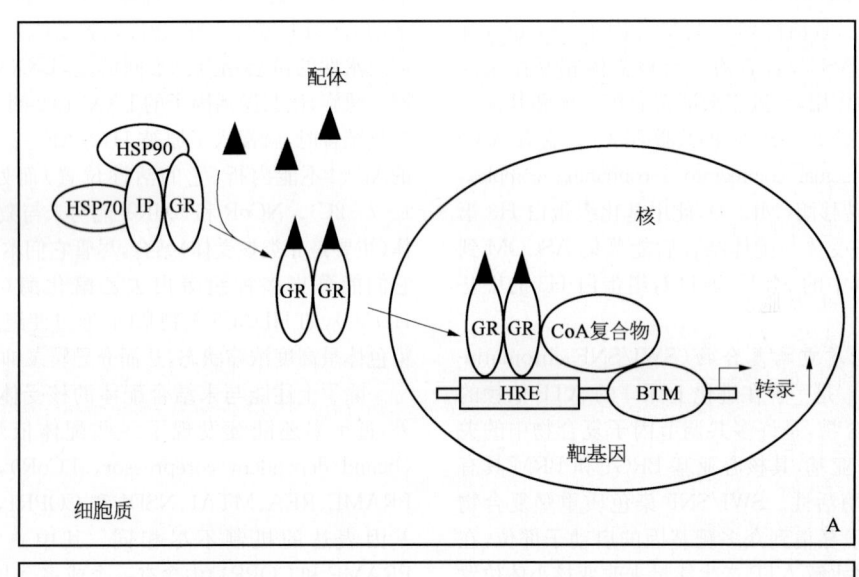

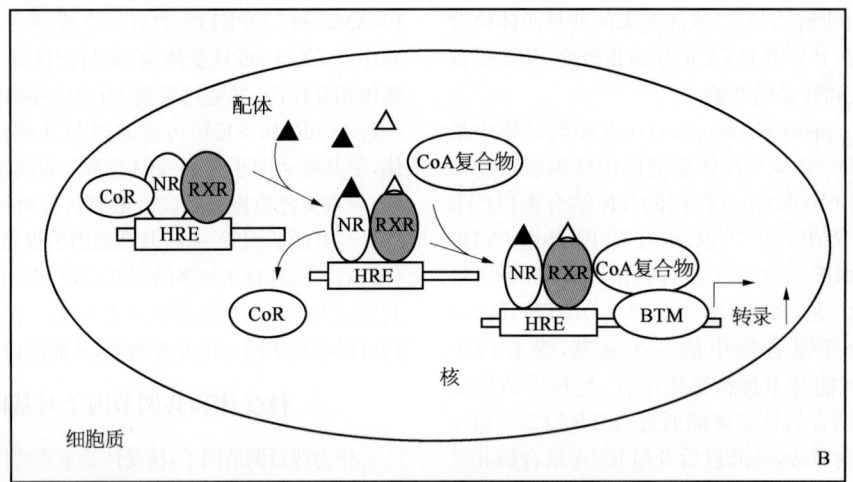

图 1-7-5 核受体促进靶基因转录的模式图

A. 类固醇激素受体促进靶基因转录的模式图;B. 非类固醇激素受体激活和促进靶基因转录的模式图;GR:糖皮质激素受体;HSP:热休克蛋白;IP:亲免素;CoA:共激活因子;CoR:共抑制因子;BTM:基本转录机器;HRE:激素反应原件;NR:核受体;RXR:视黄素 X 受体

能直接抑制靶基因的转录,但是对其机制还了解不多,已知的有以下两种方式。

1. 核受体直接抑制基因转录·已发现靶基因中存在负性激素反应元件(nHRE),它们与 HRE 序列有很大的不同,能介导核受体 DNA 依赖性的转录抑制。如迄今已在数百个基因的启动子中证实了负性糖皮质激素反应元件(negative GRE, nGRE)存在,这些基因编码许多重要的分子,如胰岛素及其受体、促炎细胞因子 IL-1β、促肾上腺皮质激素释放激素(CRH)、骨组织中的骨钙素(osteocalcin)及催乳素等。有报道 GR 与 nGRE 结合后能选择性地募集共抑制因子 NCoR 和 SMRT 及 HDAC,进而抑制靶基因转录。近年来的研究还表明 nGRE 和 GRE 除序列不同外,中间间隔的核苷酸也数量不等,导致 GR 在与 nGRE 结合时,不能形成二聚体,而只能以两个分开的单体形式与 nGRE 结合,因而不能激活转录。还有可能是这种 nHRE 和其他转录因子的反应元件(或结合位点)有重叠,因此与配体结合的核受体能通过与其他转录因子竞争结合 nHRE,或形成一种无活性的复合物,导致靶基因的转录抑制。

2. 核受体间接抑制基因表达·近年来的研究显示核受体能在转录水平与其他多种转录因子,如 AP-1、NF-κB、p53、STAT、IRF3 及 β-catenin/TCF 等直接或者间接的相互作用,调节启动子中不含特定 HRE 的基因表达。这种作用不需要核受体与 DNA 结合,而主要通过蛋白质-蛋白质的相互作用来实现。已证明这是核受体抑制基因表达的重要机制之一,以 GC/GR 与 NF-κB 的相互作用为例说明之。NF-κB 是调节细胞增殖、凋亡,并参与免疫、炎症与应激反应的重要转录因子,激活的 NF-κB 从胞质转入核内,通过与 NF-κB 反应元件结合促进基因表达。已知 GR 可以通过与 NF-κB 的相互作用,在以下多个层面抑制 NF-κB 的转录活性和其靶基因的表达:① 抑制 NF-κB 与 DNA 结合;② 与已结合在 DNA 上的 NF-κB 相互作用,干扰其转录功能;③ 通过与 NF-κB 竞争共激活因子(如 p300)抑制其转录功能等。此外,作为转录因子,激活的 GR 还能诱导 NF-κB 的抑制性亚基 IκBα 的合成,后者能与 NF-κB 结合阻止 NF-κB 从胞质入核。反之,NF-κB 也能通过与核受体的相互作用抑制包括 GR 在内的多种类固醇激素受体的转录激活功能。

四、核受体的非核作用或非基因组作用

除了核受体介导的基因组作用外,越来越多的报道显示一些激素,如雌激素和糖皮质激素(GC)等还能通过与近膜的或胞质中的受体发挥快速非基因组作用。尽管核受体的非基因组作用机制至今还不很清楚,但已知核受体 ER 和 GR 等能与 G 蛋白、离子通道及蛋白激酶等多种膜上的蛋白质,以及跨膜信号转导通路中的分子相互作用,快速改变丝裂原激活的蛋白激酶(MAPK)、PI3K-AKT 及 Ca^{2+} 等信号通路的活性。这些通路不仅可介导上述激素和受体的快速作用,还可以通过调节其下游转录因子活性,导致细胞内基因表达的改变。近年来的研究还表明,在核受体配体发挥特定作用时,基因组和非基因组作用能够相互整合,其中在非基因组作用中激活的信号转导通路对于受体调节基因表达也是需要的。

第三节·影响核受体活性和特异性的因素

一、核受体的激动剂和拮抗剂

核受体的配体分为激动剂(agonist)、部分激动剂和拮抗剂(antagonist)。受体与配体结合后因配体性质不同导致受体发生不同的构象改变。如上所述,内源性的激素和作为激动剂的配体能激活核受体,诱导其变构,从而使它们能与共激活因子相互作用而激活转录。一些合成的药物/激动剂能模拟内源性配体的作用,而且与特定受体结合的亲和力更高,特异性更强,作用更加明显。如临床常用的抗炎和免疫抑制性药物地塞米松就是人工合成的 GR 激动剂,它的作用比内源性糖皮质激素更强和更特异。拮抗剂是指与受体结合后本身不引起生物学效应,但能阻断该受体激动剂作用的配体。如 ER 拮抗剂他莫昔芬(tamoxifen)、AR 的拮抗剂氟他胺(flutamide)、GR 和孕激素受体(PR)拮抗剂米非司酮(mifepristone)等。过去认为,拮抗剂是通过与激动剂竞争相应受体上的配体结合位点而发挥作用的。但近年来对类固醇激素受体研究表明,受体激动剂和拮抗剂在受体中的结合部位虽有交叉,但还是有明显差异的。它们的不同主要在于它们能诱导核受体发生不同的构象变化。拮抗剂诱导的受体变化使其不能与共激活因子结合。如已发现在受体配体结合区(LBD)中的 H12/AF-2 自身有一段与共激活因子中核受体盒类似的序列,能与自身受体形成的结合共激活因子的疏水性缝隙结合,结果因空间占据作用阻止了受体与共激活因子结合。此外,还发现拮抗剂在一些情况下可以促进受体与共抑制因子结合。还有些化合物有激动剂和拮抗剂混合的特性,它们在某些组织中起拮抗剂的作用,但在另外的组织中起部分或完全激动剂的作用。例如,他莫昔芬就是选择性的 ER 调节剂,它在乳腺组织中为 ER 的拮抗剂,但在子宫和骨组织中为激动剂。

二、核受体的浓度调节和翻译后修饰

(一) 核受体的浓度调节

核受体存在不同的时空表达,多种因素,包括同种和异种配体可调节受体的数量。使受体数量增多的,称为向上调节(up-regulation);反之,为向下调节(down-regulation)。如给未成年或去卵巢大鼠雌激素可使其子宫的雌激素受体增多,进而使子宫组织细胞对配体的反应性增高。而当体内某种配体(如激素或同类药物)长时间作用后可其受体下调,导致组织细胞对配体的反应性减弱。除了配体对自身受体的调节外,一些配体也可改变异种受体的数量和亲和力,这被称为异种特异性调节。如雌激素可上调子宫组织的孕激素受体(PR)水平。受体调节是机体维持内环境稳定和功能、代谢的需要,如受体下调可缓冲体内某种激素/配体水平剧烈变化导致的代谢紊乱和对细胞的伤害。核受体浓度的调节除了与受体的表达有关外,还受其降解速率的影响。

(二) 核受体的翻译后修饰

除了受体浓度调节外,核受体还有多种翻译后的修饰,如磷酸化、甲基化、乙酰化、泛素化等,它们在调节受体蛋白

的稳定性和细胞内定位，受体对激素/配体的敏感性、受体与DNA和共激活因子的结合以及其转录活性方面也发挥重要作用。

1. 核受体的磷酸化·磷酸化是最早发现的核受体和其他转录因子活性调节的重要方式。多种跨膜信号转导通路中激活的蛋白激酶和磷酸酶能对核受体进行可逆性磷酸化修饰。磷酸化对受体功能的影响依作用的蛋白激酶、核受体、受体功能域及磷酸化位点的不同而异，可以是促进，也可以是抑制。磷酸化的方式可以是配体依赖性的或非依赖性的（如被肽类生长因子激活的信号转导通路诱导）。已在核受体，如 ER 和 GR 上鉴定了多个丝氨酸残基（S）和苏氨酸残基（T）的磷酸化位点，这些位点主要集中在受体的 N 端区。能使 GR 的 N 端磷酸化的蛋白激酶有周期素依赖性蛋白激酶（CDK）、PI3K-AKT 下游的糖原合成酶激酶 3β（GSK3β）和 MAPK 家族成员等。如有报道在淋巴细胞中 GC 能激活 p38MAPK，后者可使位于受体 N 端 AF-1 中的 S211 磷酸化，从而增加 GR 对靶基因的转录活性。这个磷酸化事件是 GC 诱导淋巴细胞凋亡所必需的。还有研究表明除了雌二醇（E_2）可使 ERα 磷酸化外，表皮生长因子（EGF）和胰岛素样生长因子 1（IGF-1）也能通过激活细胞外信号调节的蛋白激酶（ERK），使 ERα N 端区的 Ser118 磷酸化，导致 ER 激素非依赖性激活。该部位的磷酸化能功能性地介导 ERα 与共激活因子 p160 家族成员以及 CBP/p300 相互作用，从而激活受体的转录功能。对于核受体中的孤儿受体而言，由于没有发现它们的内源性配体，这些受体如何作用还不清楚。有报道跨膜信号转导通路中激活的蛋白激酶对它们的磷酸化修饰可能是导致其激活的机制之一。此外，某些膜受体介导的信号转导通路还可通过对与核受体结合的共激活因子或共抑制因子的可逆磷酸化修饰而间接地调控核受体的转录功能。

2. 核受体的其他翻译后修饰·除了磷酸化外，核受体的翻译后修饰还有乙酰化、甲基化和泛素化等。已知细胞内参与乙酰化和甲基化的酶类除了能作用于组蛋白外，还能作用于非组蛋白，其中就包括核受体。如有报道位于 ERα 的 DNA 结合区和铰链区交界处的 5 个赖氨酸残基（K266、K268、K299、K302 和 K303）能被 p300/CBP 乙酰化，乙酰化的结果因位点不同而异。K266 和 K268 的乙酰化能增强受体与DNA 的结合，促进 ERα 对靶基因的转录，而 K299、K302 和 K303 的乙酰化则能抑制 ERα 对靶基因的转录。还有研究表明，雄激素受体（AR）一些位点的乙酰化能够促进受体的核转位和与靶基因中的雄激素反应元件（ARE）结合，并可增加 AR 与共激活因子结合，进而增强 AR 的转录活性。

三、配体/核受体作用的组织细胞特异性

许多内源性的激素通过核受体以组织细胞特异性的方式发挥作用，这方面的机制和影响因素尚未完全阐明，迄今所知配体/核受体的特异性与以下因素有关。

（1）不同靶组织细胞中激素种类、浓度及功能不同。

（2）不同组织细胞中受体表达水平/浓度以及种类和亚型的差异。

（3）不同组织细胞中核受体翻译后修饰（如磷酸化）的差异。

（4）不同靶基因启动子环境的不同，如不同 HRE 的结构、侧翼序列等。

（5）不同细胞调节的靶基因的差异。由于核受体的作用主要通过调节靶基因表达来实现，因此不同细胞中受体调节的靶基因不同，也决定了不同组织细胞对激素/核受体作用的不同反应性。

（6）不同细胞分子环境的差异。如组蛋白和非组蛋白可因靶基因不同或细胞不同而异，特定靶基因周围 DNA（1 kb 或 1 kb 以上）的差异，细胞特异性的共调节因子，如共激活因子和共抑制因子表达的浓度差异，以及核受体与共激活因子间特异性的相互作用的差异等，也都可影响基因表达的特异性。

第四节·核受体的病理学

综上所述，核受体通过基因组作用和非基因组作用在有机体的生殖、生长、发育、代谢和行为以及维持内环境的稳态等方面发挥重要作用。核受体信号转导异常与多种疾病，如特定激素抵抗症、代谢综合征（肥胖、糖尿病、高血脂等）、神经退行性改变和肿瘤等的发生和发展密切相关。对核受体的研究不仅有助于阐明疾病的发生发展机制，对疾病的临床治疗及对新药的开发也具有重要意义。

一、核受体的信号转导障碍与激素抵抗综合征

激素抵抗综合征是指由于特定激素受体异常或受体后信号转导异常导致激素作用得不到充分发挥所引起的一组临床综合征。作为代偿，患者体内的激素水平通常是增高的。临床上，由于核受体遗传性突变造成受体表达减少或者结构和功能异常所致的激素抵抗综合征并非罕见，已报道的有 AR 突变引起的雄激素不敏感综合征（AIS）、GR 突变引起的全身性糖皮质激素抵抗症、TR 突变引起的全身性甲状腺激素抵抗症、VDR 突变引起的 1,25-$(OH)_2$-D_3 抵抗性佝偻病（VDRR）及雌激素抵抗症。目前，在这些疾病中所证实的核受体突变主要为各种形式的点突变，受体基因的大片段缺失或插入等突变类型比较少见。突变大都发生在受体的激素结合区或 DNA 结合区，使受体与激素或 HRE 的结合能力降低或丧失，受体不能介导激素的效应，从而导致靶细胞对激素不敏感或反应性丧失。雄激素抵抗症或雄激素不敏感综合征（androgen insensitivity syndrome, AIS）是一种 X 连锁隐性遗传病，患者染色体核型为 XY，有睾丸，主要表现为不同程度的男性假两性畸形，严重的称为睾丸女性化综合征。此外，还有一些特发性无精症和少精症，以及一种由于运动神经元变性所致的延髓脊髓性肌萎缩（spinal and bulbar muscular atrophy, SBMA）也属于 AIS。笔者所在的实验室曾在 2 例 AIS 患者中发现了在 AR 配体结合区的两种新的单碱基缺失突变（T2919 缺失，G2882 缺失），并证实了这两种突变导致的移码使受体丧失了与雄激素结合及转录激活功能。在常染色体显性遗传的全身型甲状腺激素抵抗症患者体内，还报道存在 TR 的显性失活突变体（dominant-negative mutant），这种受体不仅自身无转录激活功能，还能干扰或抑制野生型核受

体的作用。如与野生型受体竞争配体,竞争受体在 DNA 上的结合部位或与之作用的共调节因子等,使靶细胞对相应激素不产生反应。此外,体内还存在一些没有配体结合功能的核受体的变异体,如 TRα2、GRβ 等,这些变异体对野生型受体具有转录抑制作用,如它们表达增多,也可降低组织对相应激素的敏感性。

二、核受体的信号转导异常与激素依赖性肿瘤

激素依赖性肿瘤主要有雌激素依赖性乳腺癌及雄激素依赖性的前列腺癌等。已证明大部分乳腺癌和前列腺癌细胞也表达 ER 和 AR,它们与各自配体结合后能通过调节靶基因,如编码细胞生长因子、受体、信号转导蛋白、细胞周期调节蛋白等的表达促进肿瘤的发生发展。内分泌治疗,即通过手术或药物去势减少激素的产生或采用相应激素或其受体的拮抗剂抑制肿瘤细胞的增殖或诱导其凋亡,是这类肿瘤治疗中的重要手段。如乳腺癌的内分泌治疗包括去势或用芳香化酶抑制剂(AI)减少雌激素的产生,或用 ER 拮抗剂他莫昔芬(tamoxifen)等阻断雌激素作用,从而抑制乳腺癌细胞的增殖和进展。但有一些患者在治疗过程中会出现对内分泌治疗的不敏感,表现为肿瘤在低激素环境或应用激素拮抗剂后能增殖。多年来的研究表明,肿瘤对内分泌治疗不敏感或抵抗的机制非常复杂,有些与相关激素及核受体的信号转导通路异常有关,有些通过核受体旁路方式起作用。核受体信号通路的改变主要为受体表达增多或突变造成受体的结构异常,导致受体的转录激活功能增强,使肿瘤细胞对激素的敏感性增高,从而能在低激素的环境中生长。突变还可改变受体的特异性,使得部分激动剂或拮抗剂对受体表现激动剂样作用。此外,还发现在激素依赖性的肿瘤中有共激活因子的表达增多,以及共激活因子和共抑制因子的相对水平改变。如已在乳腺癌组织及乳腺癌细胞系中,发现了多种 ER 突变体,它们能改变雌激素的信号转导及雌激素的作用,导致肿瘤对内分泌治疗的抵抗。笔者所在实验室从中国人的前列腺癌(PC)组织中发现了 AR 的 5 种新的错义突变,这些 AR 基因突变均可导致 AR 不同的功能异常或改变,如受体的转录激活功能增强、特异性改变及受体与共激活因子相互作用能力的变化等,这些改变具有明显的病理意义。如突变后 AR 的转录激活功能增强,则具有这种 AR 的 PC 对雄激素更为敏感,去势后体内残留的肾上腺来源的雄激素仍可能促进 PC 细胞的增殖。而如 AR 的特异性改变,则能使 AR 拮抗剂的作用转为 AR 激动剂,因此若对这类患者使用 AR 拮抗剂治疗不仅无益,反而会促进肿瘤的发展。突变还能改变 AR 与共激活因子的相互作用,如肿瘤同时有某种共激活因子的表达改变,它们就可与突变核受体协同作用,导致肿瘤激素非依赖性增殖。对肿瘤中核受体的研究不仅有助于阐明激素依赖性肿瘤的发生、发展机制,还能预测患者对内分泌治疗的敏感性,以提高内分泌治疗的疗效。

三、Ⅱ类核受体与代谢和发育的异常

核受体有一类是代谢中间物和产物的受体,它们调节代谢,在代谢综合征(肥胖、糖尿病、高血脂等)和胆汁酸代谢障碍等的发生发展中起重要作用。以这些核受体作为靶点开发

的药物有治疗代谢综合征的作用,因此是近年来核受体生理和病理研究的热点。如 PPARα 被其内源性配体脂肪酸激活后,能在肝脏促进脂肪酸氧化。贝特类药物是 PPARα 的外源性配体,具有降脂作用。PPARγ 激活后能通过调节参与脂质和糖代谢的相关蛋白和酶的基因表达,在糖脂代谢中发挥重要作用。已报道在一些罕见的常染色体显性遗传病中发现有 PPARγ 突变,患者由于该受体的显性负性突变出现早发的糖尿病、严重的胰岛素抵抗和脂肪代谢障碍。噻唑烷二酮(thiazolidinediones)是一种 PPARγ 激动剂,是目前治疗 2 型糖尿病的主要药物。最近,PPAR 激动剂也被报道具有抗炎和抗肿瘤作用。肝 X 受体(LXR)的配体是胆固醇和胆固醇类代谢物。它们能通过调节与胆固醇代谢相关的多种基因的表达,刺激脂肪酸合成和促进胆固醇合成胆汁,并减少小肠胆固醇的吸收。因此,LXR 特异性激动剂被认为是一种潜在抗动脉粥样硬化药物。胆汁酸受体(FXR)的内源性配体是胆汁酸,胆汁酸激活的 FXR 能通过调节基因表达减少胆汁酸的合成,促进肝脏对胆汁酸的分泌和肠道对胆汁酸的重吸收。实验显示 FXR 功能缺陷会损害胆汁酸的肠肝循环,导致包括胆汁淤积性肝病在内的一系列代谢性疾病。因此,FXR 激动剂被认为有潜在治疗胆汁淤积性黄疸的作用。

近年来的研究表明除了类固醇激素受体外,Ⅱ类核受体和孤儿核受体在机体的发育和组织器官形成中也具有重要作用,它们的异常可导致发育障碍。如 SF-1 和孤儿受体 DAX1 在肾上腺和性腺的发育中发挥关键作用。临床研究发现 DAX1 功能缺失与 X 连锁的先天性肾上腺发育不全及因低促性腺激素导致的性功能减退和精子形成障碍有关。SF-1 突变导致的原发性肾上腺功能不全比较少见,更多的是导致性腺发育紊乱,表现为染色体核型 46,XY 患者部分睾丸发育不全或雄激素生成减少、尿道下裂,以及女性不孕或原发性的卵巢功能不全。

参考文献

[1] Lazar MA, Birnbaum MJ. Principles of hormone action[M]//Melmed S, Polonsky KS, Larson PR, et al. Williams textbook of endocrinology. 13th ed. Philadelphia: WB Saunders, 2016: 37-48.

[2] Mckenna NJ, Moore DD. Nuclear receptors: structure, function, and corgulation. Part I. Principles of endocrinology and hormone signaling [M]//Jameson JL, De Groot LJ: Endocrinology. 6th ed. Philadelphia: WB Saunders, 2010: 106-117.

[3] Yen PM. Classical nuclear hormone receptor activity as a mediator of complex biological responses: a look at health and disease [J]. Best Pract Res Clin Endocrinol Metab, 2015, 29(4): 517-528.

[4] Ratajczak T, Cluning C, Ward BK. Steroid receptor-associated immunophilins: A gateway to steroid signaling [J]. Clin Biochem Rev, 2015, 36(2): 31-52.

[5] Yazawa T, Imamichi Y, Miyamoto K, et al. Regulation of steroidogenesis, development, and cell differentiation by steroidogenic factor-1 and liver receptor homolog-1 [J]. Zoolog Sci, 2015, 4: 323-330.

[6] Everett LJ, Lazar MA. Nuclear receptor Rev-erbα: up, down, and all around [J]. Trends Endocrinol Metab, 2014, 25(11): 586-592.

[7] Mackowiak B, Hodge J, Stern S, et al. The roles of xenobiotic receptors: beyond chemical disposition [J]. Drug Metab Dispos, 2018, 46(9): 1361-1371.

[8] Helsen C, Claessens F. Looking at nuclear receptors from a new angle [J]. Mol Cell Endocrinol, 2014, 382(1): 97-106.

[9] Rohira AD, Lonard DM. Steroid receptor coactivators present a unique opportunity for drug development in hormone-dependent cancers [J]. Biochem Pharmacol, 2017, 140: 1-7.

[10] Holmqvist PH, Mannervik M. Genomic occupancy of the transcriptional co-activators p300 and CBP [J]. Transcription, 2013, 4(1)：18-23.

[11] Wolf SS. The protein arginine methyltransferase family：an update about function, new perspectives and the physiological role in humans [J]. Cell Mol Life Sci, 2009, 66：2109-2121.

[12] Ananthanarayanan M1, Li Y, Surapureddi S, et al. Histone H3K4 trimethylation by MLL3 as part of ASCOM complex is critical for NR activation of bile acid transporter genes and is downregulated in cholestasis [J]. Am J Physiol Gastrointest Liver Physiol, 2011, 300(5)：G771-G781.

[13] Wang X, Haswell JR, Roberts CW. Molecular pathways：SWI/SNF (BAF) complexes are frequently mutated in cancer — mechanisms and potential therapeutic insights [J]. Clin Cancer Res, 2014, 20(1)：21-27.

[14] Sumitomo A, Ishino R, Urahama N, et al. The transcriptional mediator subunit MED1/TRAP220 in stromal cells is involved in hematopoietic stem/progenitor cell support through osteopontin expression [J]. Mol Cell Biol, 2010, 30(20)：4818-4827.

[15] Watson PJ, Fairall L, Schwabe JW. Nuclear hormone receptor co-repressors：structure and function [J]. Mol Cell Endocrinol, 2012, 348 (2)：440-449.

[16] Hudson WH, Youn C, Ortlund EA. The structural basis of direct glucocorticoid-mediated transrepression [J]. Nat Struct Mol Biol, 2013, 20(1)：53-58.

[17] Bekhbat M, Rowson SA, Neigh GN. Neigh checks and balances：the glucocorticoid receptor and NF-κB in good times and bad [J]. Front Neuroendocrinol, 2017, 46：15-31.

[18] Anbalagan M, Huderson B, Murphy L, et al. Post-translational modifications of nuclear receptors and human disease [J]. Nucl Recept Signal, 2012, 10：e001.

[19] Anbalagan M, Rowan BG. Estrogen receptor alpha phosphorylation and its functional impact in human breast cancer [J]. Mol Cell Endocrinol, 2015, 418 Pt 3：264-272.

[20] Zhang X, Huang Y, Shi X. Emerging roles of lysine methylation on non-histone proteins [J]. Cell Mol Life Sci, 2015, 72(22)：4257-4272.

[21] Chen G, Wang X, Zhang S, et al. Androgen receptor mutants detected in recurrent prostate cancer exhibit diverse functional characteristics [J]. Prostate, 2005, 63(4)：395-406.

[22] Suntharalingham JP, Buonocore F, Duncan AJ, et al. DAX-1 (NR0B1) and steroidogenic factor-1 (SF-1, NR5A1) in human disease [J]. Best Pract Res Clin Endocrinol Metab, 2015, 29(4)：607-619.

第八章·肠道菌群与内分泌代谢疾病

刘瑞欣　王卫庆

第一节·肠道菌群概述

人体微生态系统主要分布于与外界环境相通的口腔、消化道、呼吸道、泌尿生殖道和体表。其中肠道微生态系统在微生物种类和数目上最为庞大复杂，广泛参与人体代谢及各种生理病理调节。这些寄居在人体胃肠道内与宿主互利共生的活性微生物群落统称为肠道菌群。

一、肠道菌群分类

肠道菌群自出生后开始形成，随着机体生长至成年期趋于稳定。成人体内肠道菌群约有1000余种，绝大部分为厌氧菌，主要由厚壁菌门、拟杆菌门、放线菌门、变形菌门和疣微菌门5个门类组成，其中厚壁菌门和拟杆菌门占到90%。根据肠道菌群代谢产物对宿主的影响，可分为有益菌、有害菌和中性菌三类，其中有益菌的数量是有害菌的1000倍到1万倍，健康状态下有益菌可通过激活肠道黏膜免疫系统、营养竞争、分泌细菌素等机制抑制条件致病菌的生长及外来有害菌的入侵，从而维持肠道的微生态平衡。由于胃肠道微生态环境和黏膜屏障的差异，菌群数量由近端到远端呈从无到急剧增加趋势，细菌浓度在结肠部位可高达$10^{11} \sim 10^{12}$ CFU/ml，菌群种类也显著增多，由需氧菌为主逐渐转变为厌氧菌为主。研究发现人体肠道菌群总重量达$1 \sim 2$ kg，几乎占粪便干重的1/3。肠道菌群数量是人体细胞总数的10倍左右，肠道菌群可编码约1000万个基因，基因数目是人类基因数目的500倍左右，因此肠道菌群又被称为人体的"第二基因组"。肠道菌群庞大的基因数目，编码基因与人体自身基因的差异，决定了肠道菌群能执行多种人体自身不能进行的代谢活动，比如处理食物中的多糖，影响能量代谢相关宿主基因的活性，调节代谢与免疫，参与多种人体疾病的病理生理过程。

二、肠道菌群的影响因素

肠道菌群构成处于动态变化之中，受到饮食、药物、运动、遗传、年龄、性别、昼夜节律、温度等多种因素的影响。母乳喂养的婴儿停止母乳后，婴儿肠道内双歧杆菌会迅速减少，而厚壁菌增加，随着婴儿接触食物的增加，不同的营养物质会改变肠道内微生物群落。抗生素及一些药物的使用会干扰甚至杀灭肠道中的一些益生菌，婴幼儿使用抗生素会对肠道菌群的正常建立产生很大影响。因此，不良生活方式及环境因素的改变可能打破肠道菌群的平衡，使有益菌数量减少，有害菌数量增多，从而导致健康的受损和疾病的发生。

三、肠道菌群与宿主的生理关系

肠道菌群对宿主的影响很大程度上是通过其产生的小分子代谢物，其作用于局部或进入血液循环到达机体各组织器官发挥生理调节作用。肠道菌群感知机体摄入的食物成分，比如碳水化合物（糖类）、蛋白质、胆固醇、脂类等，通过菌群含有的各种酶类将这些成分进一步分解生成不同的小分子代谢物。细菌发酵碳水化合物的主要产物是短链脂肪酸（short-chain fatty acid, SCFA），主要包括乙酸、丙酸和丁酸。SCFA不仅能够作为能量来源参与糖异生和脂肪生成，对机体能量稳态调节也具有重要作用；而且可与肠上皮细胞上的G蛋白偶联脂肪酸受体GPR41、GPR43等结合诱导肠道激素，如胰高血糖素样肽1（glucagon-like peptide 1, GLP-1）和酪酪肽（PYY）的分泌。这些激素具有降低血糖、抑制食欲、减少摄食的作用，在肥胖和糖尿病干预中发挥重要作用。宿主肝细胞以胆固醇为原料合成初级胆汁酸,初级胆汁酸进入肠道后,可在肠道菌群的作用下,转变为次级胆汁酸。越来越多的研究表明,胆汁酸除了参与小肠的脂质吸收,在机体代谢与免疫调节中也发挥重要作用。法尼醇 X 受体(farnesoid X receptor,FXR)和 G 蛋白偶联胆汁酸受体 1(G-protein-coupled bile acid receptor 1,GPBAR1,即 TGR5)是胆汁酸的主要结合受体,研究表明,胆汁酸可与 TGR5 受体结合,促进 GLP - 1 分泌,促进白色脂肪组织棕色化,改善糖脂代谢。肠道菌群还可将食物中的蛋白质、宿主内源性酶、黏蛋白,以及脱落的肠上皮细胞等分解为氨基酸、短肽、短链和支链脂肪酸等物质,并且可合成多种人体生长发育所必需的维生素如 B 族维生素和维生素 K。另外,细菌自身组成成分[如细胞壁成分脂多糖(lipopolysaccharide,LPS)]及其产生的细菌毒素等能够使肠屏障功能受损,激活机体免疫应答与炎症反应。因此,肠道菌群不仅促进机体对营养物质的消化和吸收,而且在机体代谢稳态、免疫应答、神经活动等多个系统中扮演重要角色。

四、肠道菌群与疾病的关系

近年来研究表明,肠道菌群结构或功能的改变在多种疾病的发生和发展中起着重要作用,包括肥胖、糖尿病、非酒精性脂肪肝、心血管疾病、结肠炎、神经退行性疾病及癌症等。肥胖人群菌群结构和功能发生明显改变,表现为基因数目降低、多样性下降、拟杆菌门减少而厚壁菌门增多,这些改变在体重减轻后明显恢复。而且将胖瘦不同的双胞胎粪便分别移植入无菌小鼠体内,小鼠即出现相应的胖瘦表型。2 型糖尿病患者产丁酸菌丰度显著下降、致病菌丰度升高。非酒精性脂肪肝患者肠道菌群丰度和多样性也显著降低,拟杆菌门和瘤胃球菌属丰度改变与非酒精性脂肪肝严重程度以及肝纤维化水平相关。肠道菌群有害代谢产物氧化三甲胺(trimethylamine N-oxide)可增加心血管疾病的发生风险。菌群失调可通过菌源代谢物、细菌毒素、菌群异位等机制影响肠道屏障功能和机体免疫反应,从而导致局部或远处器官炎症乃至肿瘤的发生。研究发现益生元和益生菌的直接摄入或粪便移植可调节能量平衡、血糖水平及脂质代谢,并且能够协助癌症的免疫治疗。因此,以肠道菌群作为生物标志物评估疾病进展,开展基于肠道菌群的疾病发病机制及干预靶点的研究将为多种疾病的防治带来新的契机。

第二节 · 肠道菌群与糖尿病

近几十年来,营养过剩、静坐不动的生活方式及人口老龄化使 2 型糖尿病的发病率和患病率迅速攀升,成为全球性的健康问题。2 型糖尿病的特征是胰岛 β 细胞功能异常和靶器官的胰岛素抵抗引起的相对胰岛素缺乏。最新研究表明,在中国汉族人群,相较于胰岛 β 细胞功能异常,肥胖和胰岛素抵抗程度与糖尿病风险相关性更明显。越来越多的证据表明,炎症与胰岛素抵抗的发展密切相关。营养过剩和各种环境因素的应激可通过改变肠道菌群,导致糖脂代谢的改变和肝脂肪变性,引起全身性炎症的改变。因此,肠道菌群成为 2 型糖尿病病理生理过程的重要调节因素。另一方面,肠道菌群能

够参与人体的免疫调节,对于自身免疫因素导致的 1 型糖尿病也具有重要影响。

一、肠道菌群改变与糖尿病的关系

2012 年,中国科学家首次对中国糖尿病人群和对照人群的肠道菌群进行宏基因组测序分析,并结合临床相关数据,完成了第一个 2 型糖尿病患者肠道菌群的全基因组关联研究(MGWAS)。该研究表明 2 型糖尿病患者的肠道菌群结构改变,尤其是一些能够产生丁酸盐的细菌,如 Clostridiales sp. SS3/4、Eubacterium rectale、Faecalibacterium prausnitzii 及 Roseburia intestinals 等丰度相较于正常对照人群减少,而机会性致病菌如大肠杆菌等丰度明显增加。随后,瑞典研究小组报道了欧洲女性糖尿病人群的肠道菌群宏基因组结果,发现相比糖耐量正常人群,2 型糖尿病患者存在肠道菌群结构和功能失调,表现为 4 个乳酸菌(Lactobacillus)菌种丰度增加,5 个梭菌(Clostridium)菌种丰度降低;Lactobacillus 丰度与空腹血糖和糖化血红蛋白(HbA_{1C})水平呈正相关,而 Clostridium 丰度与空腹血糖、HbA_{1C}、胰岛素、C 肽及甘油三酯水平呈负相关,但与脂联素和高密度脂蛋白胆固醇(HDL - C)呈正相关,提示 Clostridium 除了参与 2 型糖尿病患者血糖调控,还可能与其并发的血脂异常有关。该研究组近来进一步对人群糖代谢状态进行细分,发现肠道菌群紊乱主要发生于糖耐量受损和糖尿病患者,而空腹血糖异常人群尚未出现明显的肠道菌群改变,并且研究再次验证了糖尿病前期和糖尿病患者肠道内产丁酸菌和相关代谢通路的下降,以及菌群改变与胰岛素抵抗的相关性。来自上海交通大学医学院附属瑞金医院的研究也证实肥胖人群肠道菌群改变如 Bacteroides thetaiotaomicron、Akkermansia muciniphila 的下降也与胰岛素抵抗相关。此外,英国一项研究采用双向孟德尔随机化分析证明肠道菌群及其代谢产物短链脂肪酸的改变可能与胰岛素敏感性和代谢疾病存在因果关系。荷兰的一项研究向患有代谢综合征男性患者灌服瘦供体肠道菌群,结果改善了患者的胰岛素敏感性,并且其胰岛素敏感性随着肠道产生丁酸盐菌群的丰度增加而增加,此研究证实了肠道菌群影响胰岛素抵抗的因果关系。

二、肠道菌群影响糖尿病发生的可能机制

慢性低度炎症是 2 型糖尿病的重要特征。脂多糖(LPS)是革兰阴性菌细胞壁的主要成分,可在肠道中产生,并通过受损的肠黏膜屏障进入血液循环到达不同组织器官。LPS 能够通过激活 Toll 样受体(Toll-like receptors,TLR)和炎症调节的核因子 κB(NF - κB)通路增加促炎性细胞因子的产生。在正常饮食中添加 LPS 也会引起胰岛素抵抗并导致体重增加。

肠道菌群调节宿主代谢的另一重要途径是产生各种次级代谢产物。肠道菌群能够分解进入结肠的膳食纤维、少量的蛋白质和多肽,产生 SCFA 来调节机体的代谢状态。SCFA 主要包括乙酸盐、丙酸盐和丁酸盐,近年研究表明,SCFA 对体重、葡萄糖稳态和胰岛素敏感性具有重要调节作用。丁酸盐饮食补充剂可能通过增加能量消耗和线粒体功能来降低小鼠饮食诱导的胰岛素抵抗。SCFA 亦可以作用于结肠部位的肠道内分泌细胞促进肠道激素如 PYY、抑胃肽(gastric inhibitory peptide，GIP）、GLP-1的分泌，调节糖代谢。

也有研究显示肠道菌群还可以通过调节氨基酸代谢影响宿主代谢。将胰岛素抵抗人群中富集的 *Prevotella copri* 细菌灌胃给高脂饮食喂养的小鼠，能够增加支链氨基酸（branched-chain amino acids，BCAA）的浓度从而进一步降低胰岛素敏感性。此外，有研究表明2型糖尿病患者的肠道菌群能够代谢组氨酸产生高浓度的咪唑丙酸盐，进而抑制胰岛素信号通路，降低葡萄糖耐量，参与2型糖尿病的发生。

胆汁酸是另一大类依赖于肠道菌群代谢的小分子化合物，其中初级胆汁酸主要在肝脏合成，进入肠道后，约95%在回肠远端重吸收进入肝脏，完成肠肝循环。未被重吸收的胆汁酸进入大肠，在肠道菌群一系列酶的作用下，经过水解、7α-脱羟基等反应转化为次级胆汁酸。近年来，大量研究证明了不同胆汁酸组分在糖代谢中的调节作用。胆汁酸主要通过结合FXR和TGR5来调节脂质、葡萄糖和能量代谢稳态。FXR具有组织特异性，肝脏FXR激活可改善糖尿病小鼠的高血糖，起到代谢保护作用；而有报道表明肠道FXR激活则可促进肥胖和胰岛素抵抗。TGR5是广泛表达的胆汁酸结合膜受体，其激活可促进肌肉和棕色脂肪的能量消耗，促进肠道L细胞分化，以及L细胞分泌GLP-1，起到改善葡萄糖代谢作用。

三、口服降糖药对肠道菌群的调节

大量研究表明，口服降糖药物亦可调节肠道菌群组成及相关代谢产物水平，可能是其发挥降糖作用的潜在靶点。瑞典研究团队发现，一线降糖药二甲双胍治疗可改变2型糖尿病患者肠道菌群与胆汁酸谱组成，并且将服药后患者的粪便灌胃高脂喂养的无菌小鼠可改善小鼠糖耐量，提示肠道菌群-胆汁酸代谢途径可能参与二甲双胍的降糖作用。随后，中国科学家进一步证明二甲双胍可以通过脆弱拟杆菌和甘氨熊脱氧胆酸（GUDCA）抑制肠道FXR作用，以改善包括高血糖在内的代谢紊乱。此外，另一项来自中国研究团队的数据表明，降糖药阿卡波糖可增加肠道菌群中乳酸杆菌和双歧杆菌等参与胆汁酸代谢的细菌丰度，并改变胆汁酸代谢谱，从而改善糖代谢和胰岛素抵抗；阿卡波糖的治疗结果取决于治疗前肠道菌群的组成，富含拟杆菌属的患者在阿卡波糖治疗后，血浆胆汁酸变化更大，代谢参数改善更明显。这表明，未来可能通过肠道菌群分型以实现糖尿病的个体化治疗。另外，该研究团队在一项多中心双盲的小檗碱（抑菌剂）降糖干预临床试验中，进一步证明中药单体小檗碱的降血糖作用可能通过抑制溴代球菌对脱氧胆酸的生物转化来介导。这些研究表明，肠道菌群可能是传统降糖药物新的作用靶点，从中可能发现新的降糖治疗方法。

四、肠道菌群与1型糖尿病

1型糖尿病是一种慢性自身免疫性疾病，由免疫介导的胰岛β细胞破坏，导致内源性胰岛素分泌减少所致。遗传和环境因素的改变共同参与1型糖尿病的发生。第二次世界大战以来，伴随环境变化和生活方式的改变，1型糖尿病的发病率也迅速增加。与此同时，肠道菌群在过去的70年中也发生了巨大的改变。肠道菌群与免疫系统之间存在紧密的相互作用，是多种免疫细胞亚群成熟和维持的重要因素，这为肠道菌群在1型糖尿病发生过程中的参与作用提供了可能。人群研究表明，1型糖尿病前期和糖尿病患者的肠道菌群与健康个体肠道菌群不同；1型糖尿病前期个体的肠道菌群在门水平以拟杆菌为主，缺乏产生丁酸盐的细菌，肠道菌群多样性降低，群落的稳定性降低。但是，这些变化似乎是1型糖尿病的自身抗体出现后才发生的，这表明肠道菌群可能参与了从β细胞自身免疫到临床疾病的进展。肠道菌群如何影响β细胞自身免疫，以及1型糖尿病发生的具体机制，有待于更多深入研究来揭示。

第三节·肠道菌群与肥胖症

随着营养摄入增加、生活方式改变，肥胖症的发病率在世界范围内迅猛增加，已成为全球面临的公共卫生问题。肥胖症是由遗传和环境因素共同导致的复杂疾病。近年研究表明，肠道微生态系统作为连接外环境因素与机体内环境的桥梁，能够分解食物、感知营养状态、辅助热量吸收、调节宿主代谢免疫等，与宿主相互作用，维持宿主能量代谢稳态，是肥胖症新的影响因素。

一、肠道菌群改变与肥胖症的关系

2004年，美国华盛顿大学Jeffrey I. Gordon研究团队将肠道菌群移植入无菌小鼠体内可以显著增加小鼠全身脂肪含量以及胰岛素抵抗，促进单糖在肠道内的吸收，提示肠道菌群是促进能量摄取和储存的重要因素。由此，拉开了肠道菌群与肥胖症研究的序幕。随后，该团队先后报道了肥胖小鼠和肥胖症人群肠道菌群的改变，主要表现于拟杆菌门细菌减少，厚壁菌门细菌增多，细菌多样性降低。随着测序技术的发展，深度鸟枪法二代测序和宏基因组关联分析能够在更加精细的水平探究肠道菌群的种属变化、功能与疾病的关系。2013年，欧洲研究团队利用宏基因组测序分析了丹麦和法国肥胖症人群的肠道菌群改变，发现肠道菌群的基因数目在肥胖症人群显著下降，且低基因数目人群患代谢综合征风险明显增加，而给予限制饮食治疗后，肠道菌群基因数目升高。2017年，来自上海交通大学医学院附属瑞金医院（以下简称上海瑞金医院）的王卫庆团队进一步分析了中国年轻肥胖症人群的肠道菌群改变，发现中国汉族肥胖人群肠道菌群的基因数目和细菌多样性亦显著降低，代谢碳水化合物的功能通路明显增强，并且从菌种水平筛选出一系列肥胖人群显著改变的肠道共生菌，主要来自拟杆菌属、阿克曼菌属的细菌，而这些改变在进行袖状胃切除减重手术后得到一定程度改善。肠道菌群改变是否与肥胖症的发生存在因果关系？Jeffrey I. Gordon研究团队通过粪便移植将胖、瘦不同的双胞胎个体粪便分别移植入无菌小鼠体内，发现接受肥胖个体肠道菌群移植的受体小鼠脂肪重量明显高于移植瘦个体菌群小鼠，并且这种现象在两种小鼠共饲后得到改善，提示肥胖个体肠道菌群改变可直接促进脂肪堆积。此外，有研究显示，接受胃旁路减重手术的患者，体重下降同时，肠道菌群明显改变，而将术后粪便移植给无菌小鼠亦可减少受体小鼠的脂肪含量。近来也有临床研究显示,以肥胖症患者接受胃旁路减重手术的术后粪便作为供体移植,可改善代谢综合征患者的胰岛素敏感性。这些研究结果说明肥胖症患者肠道菌群在基因、功能和种属结构上均发生了明显改变,是肥胖症新的致病因素。

二、肠道菌群影响肥胖发生的可能机制

能量摄入增加而消耗减少所导致的能量稳态失衡是肥胖发生的重要病理过程。肠道菌群在宿主能量吸收、食欲调节、能量消耗各个过程均发挥重要调节作用。

1. 肠道菌群与能量吸收·碳水化合物、蛋白质、脂肪三大供能物质主要在小肠完成吸收,但仍然有 $10\%\sim30\%$ 的能量来源需要在大肠借助肠道菌群的作用完成。在结肠,肠道菌群可分解人体自身不能消化的复杂碳水化合物和植物性多糖,如菊粉、木聚糖等,产生 SCFA,作为重要的底物,给人体和微生物供能。

Jeffrey I. Gordon 实验室最早建立了 SCFA 和能量代谢的关系,发现与常规饲养的含有肠道菌群的小鼠相比,无菌鼠体重和脂肪含量都明显降低,肠道对单糖的吸收减少,SCFA 含量减少;而 ob/ob 肥胖小鼠的肠道菌群比瘦小鼠能够获取更多的能量,同时产生更多的 SCFA。SCFA 作为重要的供能底物被宿主所利用,可能是肠道菌群促进能量吸收的潜在原因之一。

SCFA 主要包括醋酸盐、丙酸盐和丁酸盐。其中,丁酸盐是结肠上皮细胞代谢活动非常重要的供能物质,研究发现无菌小鼠的结肠上皮呈现出严重能量缺失的表型,同时,三羧酸循环中的关键酶基因表达降低。醋酸盐和丙酸盐大部分被肝脏摄取利用,作为脂质合成和糖异生的能量底物。除了作为直接的供能物质,SCFA 入血进入组织器官也可以作为信号分子发挥代谢调节作用。有研究表明,在高脂喂养的小鼠饲料中加入一定剂量的丁酸盐,可以上调腺苷酸环化酶和 p38 MAPK 的活性,增加骨骼肌和棕色脂肪中的线粒体功能和生物合成,提高产热和脂肪酸氧化,增加胰岛素敏感性,可阻止高脂诱导的胰岛素抵抗和肥胖发生。耶鲁大学 GeraldI Shulman 研究团队揭示肠道菌群产生的乙酸可通过激活副交感神经系统促进胰岛素分泌,导致食欲旺盛和肥胖。SCFA 作为供能物质或者信号分子的作用也受到饮食结构、组织器官特异性的影响,因此其对于肥胖和宿主代谢的调节作用,需要进一步深入认识。

此外,肠道菌群还可通过调节甘油三酯的吸收和节律调节肥胖。有研究表明,梭状芽孢杆菌在肥胖、代谢综合征小鼠模型明显降低,而重新给予梭状芽孢杆菌灌胃处理后,肥胖小鼠体重和脂肪含量得到显著改善,并证明梭状芽孢杆菌可抑制肠道脂质的吸收,降低脂肪酸转运蛋白 CD36 及脂质合成基因的表达。肠道菌群亦可通过调节肠道上皮转录调控蛋白 NFIL3 调节脂质代谢基因的节律,进而影响肠道脂质吸收,达到体重调节的作用。此外,多形拟杆菌被证明可促进脂肪酸的氧化分解来达到降低体重的作用。

2. 肠道菌群与食欲调控·食欲和能量摄入的调节中枢主要在下丘脑和脑干,该两个区域的神经核团接受来自外周的激素和神经信号并做出适应性反应以调节摄食行为。其中,肠道的神经、内分泌信号如各类肠道激素对于中枢摄食的快

速调节具有重要作用,形成摄食行为的"肠脑轴"调节。近年研究表明,肠道菌群及其分泌的代谢产物对于肠道内分泌细胞及大脑的直接调节成为"肠脑轴"调控的重要物质基础。SCFA 主要由膳食纤维中的多糖经肠道菌群发酵产生,有报道表明 SCFA 可作用于结肠 L 细胞的 G 蛋白偶联受体 41 和 43(G-protein-coupled receptor 41/43,GPR41 和 GPR43)从而促进 PYY、GIP、GLP-1 的分泌,而这类激素通过内分泌方式进入大脑作用于中枢相应受体,起到抑制食欲作用。此外,给予富含高膳食纤维的饮食可降低小鼠摄食量,增加 GLP-1 水平。也有报道表明直接给予人或小鼠服用 SCFA 可发挥食欲抑制作用。此外,肠道菌群产生的次级胆汁酸也可以作用于结肠相应受体如 TGR5 促进 L 细胞分泌 GLP-1,提示肠道菌群也可能通过胆汁酸代谢参与食欲调节。

3. 肠道菌群与能量消耗·能量摄入与能量消耗的平衡共同维持机体的能量代谢稳态,近年研究表明,肠道菌群在宿主能量消耗过程也具有重要调节作用。暴露于低温环境或者接受β3受体激动剂处理后可以促进白色脂肪组织向棕色脂肪组织转变(白色脂肪棕色化),产热耗能增加,达到减重和代谢获益的目的。研究表明,低温状态可以明显改变肠道菌群结构,进一步将低温冷冻小鼠的肠道菌群移植无菌小鼠后,受体小鼠出现明显的白色脂肪棕色化,能量消耗增加以及脂肪含量下降的表现,提示肠道菌群在低温状态的重塑可能通过增加白色脂肪棕色化能力达到改善肥胖和代谢的作用。

此外,胆汁酸作为细菌代谢产物,除了如前所述的调节肠道激素作用,亦能够结合其受体 FXR 或者 TGR5 起到调节白色脂肪棕色化及棕色脂肪活性作用。来自法国的研究团队最早发现胆汁酸或 TGR5 激动剂 INT-777 激活 TGR5 后能够增加细胞内环腺苷酸(cAMP)水平,增加 Dio2 基因表达及其编码蛋白脱碘酶 D2 水平,进而促进甲状腺素 T_4 向 T_3 转化,增加棕色脂肪组织活性和能量消耗,改善肥胖及胰岛素抵抗。此后,有研究表明胆汁酸/TGR5 信号通路激活亦可促进白色脂肪棕色化与线粒体生成过程。

综上,无论是人群研究还是动物研究都建立了肠道菌群对宿主能量代谢调控和肥胖的关系,未来筛选发挥作用的具体菌株及菌株组合,阐明精细调节机制,将对靶向肠道菌群干预肥胖、改善代谢提供新的方向。

第四节·肠道菌群与其他内分泌代谢疾病

除了糖尿病和肥胖,其他内分泌代谢疾病与肠道菌群的研究相对较少,一些人群研究的结果也一定程度上揭示了肠道菌群在甲状腺疾病和肾上腺疾病的变化。

一、肠道菌群与甲状腺疾病

甲状腺激素对机体的生长、神经发育及新陈代谢至关重要,甲状腺激素合成分泌过多或过少都会对机体造成不利影响,分别表现为高代谢、神经精神兴奋性增高(即甲状腺功能亢进症)或机体代谢降低(即甲状腺功能减退症)。甲状腺疾病已成为影响人类健康的全球性问题,碘营养状态是甲状腺疾病的重要发病因素,近年来研究发现肠道菌群可通过影响

甲状腺激素和机体免疫状态等多种机制参与甲状腺功能稳态的维持。

甲状腺功能亢进症以 Graves 甲亢最为常见。16s rRNA 测序发现，相比健康人群，甲亢患者双歧杆菌和乳酸菌丰度显著降低，粪肠球菌丰度增加。中国西南地区汉族人群研究发现，Graves 甲亢患者肠道菌群多样性降低，厚壁菌门、变形菌门和放线菌门的丰度增加，厚壁菌门和拟杆菌门的比值增高，属水平惰性嗜血杆菌、保加利亚乳杆菌、艰难杆菌和奥里杆菌的丰度升高。对于甲状腺功能减退症，Lauritano 等研究发现自身免疫性甲状腺炎引起的甲状腺功能减退患者有明显的小肠细菌过度增殖，并伴有腹部不适、胃肠胀气等症状。最新一项研究显示原发性甲状腺功能减退患者肠道菌群 α 和 β 多样性降低，韦荣球菌、普雷沃菌减少，而奈瑟菌、伦黑墨菌增多，拟杆菌丰度降低，短链脂肪酸含量减少，粪菌移植试验显示接受甲状腺功能减退粪菌移植的小鼠甲状腺激素水平明显降低。

目前研究认为，肠道菌群通过影响甲状腺激素的合成、代谢及吸收过程参与甲状腺疾病的发生发展。碘是合成甲状腺激素的重要原料，肠道菌群参与碘的吸收、降解及肠-肝循环等过程，从而影响甲状腺激素的合成。脂多糖是细菌细胞壁的主要成分，研究发现应激刺激能够改变肠道屏障功能，使脂多糖及其他细胞因子激活肠道上皮细胞表面 Toll 样受体，继而产生炎性细胞因子激发炎症反应。脂多糖及其继发效应可抑制 T_4 向 T_3 的转化，降低活性 T_3 水平，并降低肝脏中甲状腺激素受体的表达。低剂量脂多糖能够升高脱碘酶活性从而加速 T_4 代谢水平。脂多糖还可增强甲状腺球蛋白基因的表达，并影响其转录和转录后修饰作用。因此，肠道菌群可能通过脂多糖影响甲状腺激素水平。另外，多巴胺可抑制促甲状腺激素的分泌，而肠道菌群可通过影响多巴胺水平调节下丘脑-垂体-甲状腺轴，从而影响甲状腺功能。

二、肠道菌群与肾上腺疾病

肾上腺功能活动受到神经中枢和垂体的双重调节，下丘脑-垂体-肾上腺轴（简称 HPA 轴）被认为是机体最大的神经内分泌系统，能够调控机体应对心理及生理压力反应。研究发现肠道菌群可影响 HPA 轴的功能活动。

相比常规饲养的含有肠道菌群的小鼠，无菌小鼠在轻微的束缚应激状态下，能够释放更多的皮质酮和促肾上腺皮质激素，粪菌移植或者给无菌小鼠灌胃双歧杆菌 Bifidobacterium infantis 可逆转这一过度应激反应，但是给无菌小鼠定植致病性大肠杆菌反而加剧 HPA 轴应激反应。这项研究提示肠道菌群对机体 HPA 轴和应激反应的建立非常重要。另外，无菌小鼠大脑皮质和海马中脑源性神经营养因子（BDNF）及 N-甲基-D-天冬氨酸（NMDA）受体表达降低，这些受体影响下丘脑促肾上腺皮质激素释放激素的分泌，从而影响 HPA 轴功能活动。长期处于应激状态下的小鼠肠道菌群构成与对照组相比有显著差异。应激刺激可显著降低小鼠拟杆菌丰度，升高梭菌丰度。

肠道菌群影响 HPA 轴的机制尚不清楚，可能与肠屏障功能受损和细菌所致的促炎状态有关。细菌来源的肽聚糖穿透肠壁进入中枢系统，可能激活固有免疫系统的特异性模式受体，从而影响脑发育和神经行为功能。另外，应激状态下脂多糖可通过识别 Toll 样受体，激活免疫应答以及 HPA 轴。

第五节 · 靶向肠道菌群的治疗展望

基于新一代测序技术和多组学手段的发展应用，肠道菌群领域的研究由最初聚焦于某些微生物的组成特征与临床之间的关联性分析迅速发展为深入揭示不同微生物群落及其功能对宿主生理病理调控的因果关系层面，肠道菌群组成和功能的协调性及可塑性使其成为极具潜力的治疗靶标。随着对全身微生物功能和生理作用越来越深入的认识，越来越多的方法正在被开发，到目前为止，针对肠道微生物的调节策略主要涉及 3 种思路：通过粪菌移植或菌株活体生物药实现整个微生物群落或某些单个微生物分类单元的转移及补充；利用饮食及益生元干预改善或重塑肠道菌群结构组成；采用噬菌体疗法在菌株层面对特定病原菌进行靶向消除（图 1-8-1）。

一、粪菌移植

粪菌移植（fecal microbiome transplantation，FMT）是将健康供体粪便移植入受体肠道达到重建肠道微生态的一种治疗方法，迄今其最成功的应用是治疗顽固性艰难梭菌感染（CDI），而在对其他包括炎症性肠病、造血干细胞移植和自闭症谱系障碍等多种疾病的试验中也具有明确证据支持其可行性。在代谢综合征治疗方面，也有两项研究报道了粪菌移植的效果，移植 6 周后能够改善肥胖患者的肝脏胰岛素敏感性。虽然 FMT 为一些疾病的治疗带来了新希望，展示了操纵微生物组的前景，同时也要注意到其中潜在的风险性和问题，如健康供体选择的问题、疗效长期的代谢获益等，都需要大量的研究来证明。

二、新一代益生菌

随着人们在更加精细水平对微生物的认识，越来越多的研究将关注点转移到多菌株活体混合制剂和新一代益生菌产品的开发中，这些新一代活体微生物药的第一波浪潮主要集中于肠道益生菌新物种的筛选鉴定和功能验证方面。目前基础研究发现的一些新的肠道细菌比如 Akkermansia muciniphila、Bacteroides the taiotaomicron 等，被证明具有减轻体重、降低脂肪含量、改善糖代谢的作用，是未来益生菌干预代谢性疾病的新的候选菌株。活体微生物疗法在临床试验阶段遇到的挑战主要体现在菌株活体在宿主体内的定殖存活率，以及与宿主内源性肠道菌群的互作方面，因此更加深入全面地探究肠道菌群在宿主体内发挥作用的分子机制，成为提高这一疗法稳定性和高效性的重要突破口，同时也开启了"合理设计微生物组，定制工程化菌株"的时代。

利用合成生物学，单菌的定制改造已初步实现，已有相关的研究证实工程化单菌株能够在小鼠体内产生递送靶标分子用于治疗代谢性疾病，杀死病原菌及激发宿主免疫反应对抗癌症，但目前这些研究仍处于临床前试验阶段。研究者们正在努力优化希望实现工程菌的多功能化，尤其是其对宿主内环境的监测性和基因表达环路的调控性，以规避抗性标签等

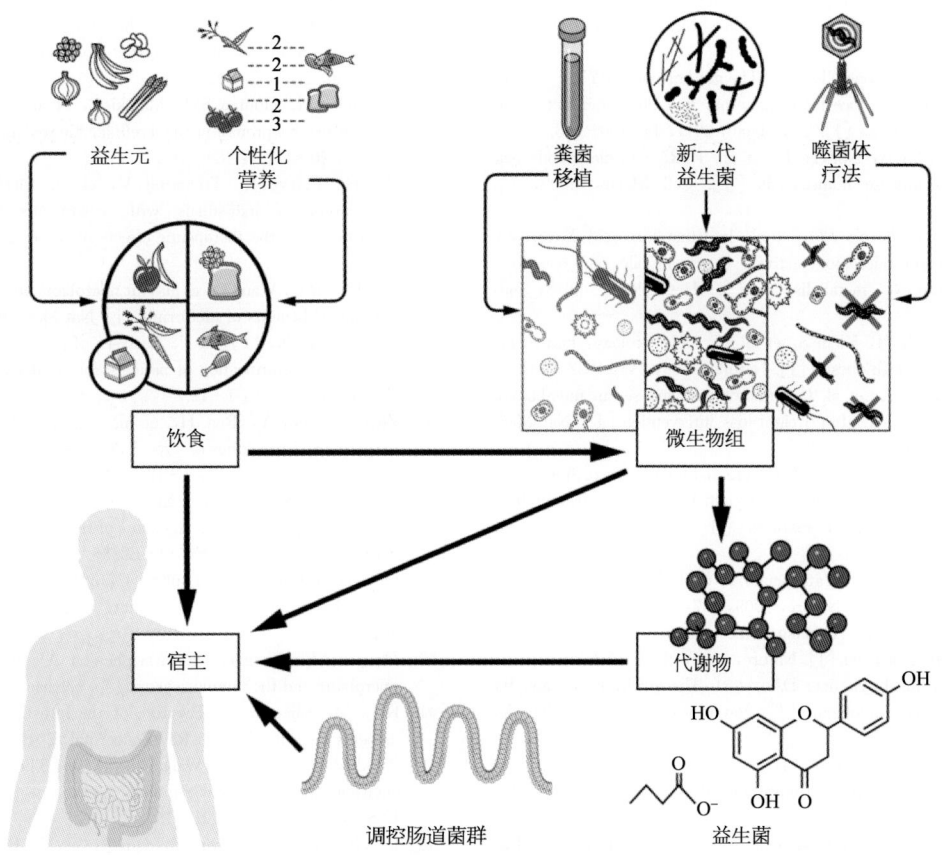

图 1-8-1 靶向肠道菌群的治疗方法
引自 Niv Zmora et al. Sci Transl Med, 2019

转基因元件在微生物间发生横向转移的风险。鉴于肠道菌群的复杂性和宿主特异性,工程菌的应用还需要结合合成生态学观点,由工程菌和天然菌组成的关键菌群的定制将会成为新活体疗法更好的实现方式。

三、益生元

肠道菌群调节的另一个重要手段是饮食和益生元,益生元是一种膳食补充剂,能够被肠道菌群所发酵,增加有益菌的生长与活性,寻找能够增加具有降低体重、改善代谢作用的细菌或代谢物含量的益生元或饮食干预方案可能是未来膳食干预治疗疾病的一个方向。许多饮食干预方案及益生元补充剂(如菊粉、抗性淀粉、多酚、花青素等)的使用均处于研究阶段。短期研究表明饮食的巨大改变和益生元的有效补充能够显著改变肠道微生物的结构和丰度,以及代谢物的产生,进而影响肠道菌群与宿主的系统互作关系,调控宿主的生理状态。对于肠道微生态失调的个体而言,这些方法也有望成为一种独立的干预方案。未来的研究应着重建立大规模人群队列研究,对膳食干预进行周期较长的有效性和安全性评估。

四、噬菌体

噬菌体是一类专一侵袭细菌的病毒,具有高度宿主特异性,只能侵染特定细菌,具备未来精准干预肠道特定菌种的潜质。利用噬菌体清除致病菌是调控肠道菌群的另一重要手段,在耐药菌逐渐增多的后抗生素时代,用噬菌体治疗因菌群

改变导致的感染性疾病受到研究者越来越多的关注。目前已有噬菌体疗法靶向杀伤促肿瘤肠菌提高化疗效率及靶向去除粪肠球菌缓解小鼠酒精性肝病的研究报道。噬菌体疗法因其高度特异性获得了较好的安全保证,然而因剂量、自身变异、与菌群互相作用及被宿主抗体中和等原因也使其在体内的作用效果远低于体外预期,通过基因工程改造噬菌体的宿主范围决定区,建立噬菌体文库将是重要的应对策略。

未来在将靶向肠道菌群治疗手段拓展至临床试验的过程中需充分考虑到临床前动物模型和人体在生理学和微生物组组成方面的差异,建立样本采集、存储、处理、测序分析的标准化操作方案,并扩展除肠道外的其他器官作为治疗靶点,更好地实现肠道菌群疗法的个性化干预。

参考文献

[1] Li J, Jia H, Cai X, et al. An integrated catalog of reference genes in the human gut microbiome [J]. Nat Biotechnol, 2014, 32: 834-841.

[2] Adak A, Khan MR. An insight into gut microbiota and its functionalities [J]. Cell Mol Life Sci, 2019, 76: 473-493.

[3] Human Microbiome Project C. Structure, function and diversity of the healthy human microbiome [J]. Nature, 2012, 486: 207-214.

[4] Schroeder BO, Backhed F. Signals from the gut microbiota to distant organs in physiology and disease [J]. Nat Med, 2016, 22: 1079-1089.

[5] Cani PD, Van Hul M, Lefort C, et al. Microbial regulation of organismal energy homeostasis [J]. Nat Metab, 2019, 1: 34-46.

[6] De Vadder F, Kovatcheva-Datchary P, Goncalves D, et al. Microbiota-generated metabolites promote metabolic benefits via gut-brain neural circuits [J]. Cell, 2014, 156: 84-96.

[7] Singh V, Chassaing B, Zhang L, et al. Microbiota-dependent hepatic

lipogenesis mediated by stearoyl coa desaturase 1 (SCD1) promotes metabolic syndrome in TLR5 - deficient mice [J]. Cell Metab, 2015, 22: 983 - 996.

[8] De Silva A, Salem V, Long CJ, et al. The gut hormones PYY 3 - 36 and GLP- 1 7 - 36 amide reduce food intake and modulate brain activity in appetite centers in humans [J]. Cell Metab, 2011, 14: 700 - 706.

[9] Thomas C, Gioiello A, Noriega L, et al. TGR5 - mediated bile acid sensing controls glucose homeostasis [J]. Cell Metab, 2009, 10: 167 - 177.

[10] Pathak P, Xie C, Nichols RG, et al. Intestine farnesoid X receptor agonist and the gut microbiota activate G-protein bile acid receptor-1 signaling to improve metabolism [J]. Hepatology, 2018, 68: 1574 - 1588.

[11] Ley RE, Turnbaugh PJ, Klein S, et al. Microbial ecology: human gut microbes associated with obesity [J]. Nature, 2006, 444: 1022 - 1023.

[12] Liu R, Hong J, Xu X, et al. Gut microbiome and serum metabolome alterations in obesity and after weight-loss intervention [J]. Nat Med, 2017, 23: 859 - 868.

[13] Furet JP, Kong LC, Tap J, et al. Differential adaptation of human gut microbiota to bariatric surgery-induced weight loss: links with metabolic and low-grade inflammation markers [J]. Diabetes, 2010, 59: 3049 - 3057.

[14] Turnbaugh PJ, Hamady M, Yatsunenko T, et al. A core gut microbiome in obese and lean twins [J]. Nature, 2009, 457: 480 - 484.

[15] Qin J, Li Y, Cai Z, et al. A metagenome-wide association study of gut microbiota in type 2 diabetes [J]. Nature, 2012, 490: 55 - 60.

[16] Tripathi A, Debelius J, Brenner DA, et al. The gut-liver axis and the intersection with the microbiome [J]. Nat Rev Gastroenterol Hepatol, 2018, 15: 397 - 411.

[17] Wang Z, Klipfell E, Bennett BJ, et al. Gut flora metabolism of phosphatidylcholine promotes cardiovascular disease [J]. Nature, 2011, 472: 57 - 63.

[18] Zhao L, Zhang F, Ding X, et al. Gut bacteria selectively promoted by dietary fibers alleviate type 2 diabetes [J]. Science, 2018, 359: 1151 - 1156.

[19] Vetizou M, Pitt JM, Daillere R, et al. Anticancer immunotherapy by CTLA-4 blockade relies on the gut microbiota [J]. Science, 2015, 350: 1079 - 1084.

[20] Chatterjee S, Khunti K, Davies MJ. Type 2 diabetes [J]. Lancet 2017, 389: 2239 - 2251.

[21] Wang T, Lu J, Shi L, et al. Association of insulin resistance and β - cell dysfunction with incident diabetes among adults in China: a nationwide, population-based, prospective cohort study [J]. Lancet Diabetes Endocrinol, 2020, 8: 115 - 124.

[22] Kau AL, Ahern PP, Griffin NW, et al. Human nutrition, the gut microbiome and the immune system [J]. Nature, 2011, 474: 327 - 336.

[23] Qin J, Li Y, Cai Z, et al. A metagenome-wide association study of gut microbiota in type 2 diabetes [J]. Nature, 2012, 490: 55 - 60.

[24] Karlsson FH, Tremaroli V, Nookaew I, et al. Gut metagenome in European women with normal, impaired and diabetic glucose control [J]. Nature, 2013, 498: 99 - 103.

[25] Wu H, Tremaroli V, Schmidt C, et al. The gut microbiota in prediabetes and diabetes: a population-based cross-sectional study [J]. Cell Metab, 2020, 32: 379 - 390 e3.

[26] Sanna S, van Zuydam NR, Mahajan A, et al. Causal relationships among the gut microbiome, short-chain fatty acids and metabolic diseases [J]. Nat Genet, 2019, 51: 600 - 605.

[27] Martin AM, Sun EW, Rogers GB, et al. The influence of the gut microbiome on host metabolism through the regulation of gut hormone release [J]. Front Physiol, 2019, 10: 428.

[28] Pedersen HK, Gudmundsdottir V, Nielsen HB, et al. Human gut microbes impact host serum metabolome and insulin sensitivity [J]. Nature, 2016, 535: 376 - 381.

[29] Koh A, Molinaro A, Stahlman M, et al. Microbially produced imidazole propionate impairs insulin signaling through mTORC1 [J]. Cell, 2018, 175: 947 - 961 e17.

[30] Li T, Chiang JY. Bile acid signaling in metabolic disease and drug therapy [J]. Pharmacol Rev, 2014, 66: 948 - 983.

[31] Zhang Y, Lee FY, Barrera G, et al. Activation of the nuclear receptor FXR improves hyperglycemia and hyperlipidemia in diabetic mice [J].

Proc Natl Acad Sci U S A, 2006, 103: 1006 - 1011.

[32] Jiang C, Xie C, Lv Y, et al. Intestine-selective farnesoid X receptor inhibition improves obesity-related metabolic dysfunction [J]. Nat Commun, 2015, 6: 10166.

[33] Watanabe M, Houten SM, Mataki C, et al. Bile acids induce energy expenditure by promoting intracellular thyroid hormone activation [J]. Nature, 2006, 439: 484 - 489.

[34] Wu H, Esteve E, Tremaroli V, et al. Metformin alters the gut microbiome of individuals with treatment-naive type 2 diabetes, contributing to the therapeutic effects of the drug [J]. Nat Med, 2017, 23: 850 - 858.

[35] Sun L, Xie C, Wang G, et al. Gut microbiota and intestinal FXR mediate the clinical benefits of metformin [J]. Nat Med, 2018, 24: 1919 - 1929.

[36] Gu Y, Wang X, Li J, et al. Analyses of gut microbiota and plasma bile acids enable stratification of patients for antidiabetic treatment [J]. Nat Commun, 2017, 8: 1 - 12.

[37] Zhang Y, Gu Y, Ren H, et al. Gut microbiome-related effects of berberine and probiotics on type 2 diabetes (the PREMOTE study) [J]. Nat Commun, 2020, 11: 1 - 12.

[38] Franzosa EA, Morgan XC, Segata N, et al. Relating the metatranscriptome and metagenome of the human gut [J]. Proc Natl Acad Sci U S A, 2014, 111: E2329 - E2338.

[39] Quercia S, Candela M, Giuliani C, et al. From lifetime to evolution: timescales of human gut microbiota adaptation [J]. Front Microbiol, 2014, 5: 587.

[40] Hooper LV, Littman DR, Macpherson AJ. Interactions between the microbiota and the immune system [J]. Science, 2012, 336: 1268 - 1273.

[41] Knip M, Siljander H. The role of the intestinal microbiota in type 1 diabetes mellitus [J]. Nat Rev Endocrinol, 2016, 12: 154 - 167.

[42] Backhed F, Ding H, Wang T, et al. The gut microbiota as an environmental factor that regulates fat storage [J]. Proc Natl Acad Sci U S A, 2004, 101, 15718 - 15723.

[43] Le Chatelier E, Nielsen T, Qin J, et al. Richness of human gut microbiome correlates with metabolic markers [J]. Nature, 2013, 500: 541 - 546.

[44] Cotillard A, Kennedy SP, Kong LC, et al. Dietary intervention impact on gut microbial gene richness [J]. Nature, 2013, 500: 585 - 588.

[45] Ridaura VK, Faith JJ, Rey FE, et al. Gut microbiota from twins discordant for obesity modulate metabolism in mice [J]. Science, 2013, 341: 1241214.

[46] Tremaroli V, Karlsson F, Werling M, et al. Roux-en-Y Gastric bypass and vertical banded gastroplasty induce long-term changes on the human gut microbiome contributing to fat Mass Regulation [J]. Cell Metab, 2015, 22: 228 - 238.

[47] de Groot P, Scheithauer T, Bakker GJ, et al. Donor metabolic characteristics drive effects of faecal microbiota transplantation on recipient insulin sensitivity, energy expenditure and intestinal transit time [J]. Gut, 2020, 69: 502 - 512.

[48] Turnbaugh PJ, Ley RE, Mahowald MA, et al. An obesity-associated gut microbiome with increased capacity for energy harvest [J]. Nature, 2006, 444: 1027 - 1031.

[49] Donohoe DR, Garge N, Zhang X, et al. The microbiome and butyrate regulate energy metabolism and autophagy in the mammalian colon [J]. Cell Metab, 2011, 13: 517 - 526.

[50] Perry RJ, Peng L, Barry NA, et al. Acetate mediates a microbiome-brain-beta-cell axis to promote metabolic syndrome [J]. Nature, 2016, 534: 213 - 217.

[51] Wang Y, Kuang Z, Yu X, et al. The intestinal microbiota regulates body composition through NFIL3 and the circadian clock [J]. Science, 2017, 357: 912 - 916.

[52] Chambers ES, Viardot A, Psichas A, et al. Effects of targeted delivery of propionate to the human colon on appetite regulation, body weight maintenance and adiposity in overweight adults [J]. Gut, 2015, 64: 1744 - 1754.

[53] Li Z, Yi CX, Katiraei S, et al. Butyrate reduces appetite and activates brown adipose tissue via the gut-brain neural circuit [J]. Gut, 2018, 67: 1269 - 1279.

[54] Chevalier C, Stojanovic O, Colin DJ, et al. Gut microbiota orchestrates energy homeostasis during cold [J]. Cell, 2015, 163: 1360 - 1374.

[55] Velazquez-Villegas LA, Perino A, Lemos V, et al. TGR5 signalling

promotes mitochondrial fission and beige remodelling of white adipose tissue [J]. Nat Commun, 2018, 9: 245.

[56] Taylor PN, Albrecht D, Scholz A, et al. Global epidemiology of hyperthyroidism and hypothyroidism [J]. Nat Rev Endocrinol, 2018, 14: 301 - 316.

[57] Frohlich E, Wahl R. Microbiota and Thyroid Interaction in Health and Disease [J]. Trends Endocrinol Metab, 2019, 30: 479 - 490.

[58] Zhou L, Li X, Ahmed A, et al. Gut microbe analysis between hyperthyroid and healthy individuals [J]. Curr Microbiol, 2014, 69: 675 - 680.

[59] Yang M, Sun B, Li J, et al. Alteration of the intestinal flora may participate in the development of Graves' disease: a study conducted among the Han population in southwest China [J]. Endocr Connect, 2019, 8: 822 - 828.

[60] Lauritano EC, Bilotta AL, Gabrielli M, et al. Association between hypothyroidism and small intestinal bacterial overgrowth [J]. J Clin Endocrinol Metab, 2007, 92: 4180 - 4184.

[61] Ait-Belgnaoui A, Durand H, Cartier C, et al. Prevention of gut leakiness by a probiotic treatment leads to attenuated HPA response to an acute psychological stress in rats [J]. Psychoneuroendocrinology, 2012, 37: 1885 - 1895.

[62] Farzi A, Frohlich EE, Holzer P. Gut microbiota and the neuroendocrine system [J]. Neurotherapeutics, 2018, 15: 5 - 22.

[63] Bailey MT, Dowd SE, Galley JD, et al. Exposure to a social stressor alters the structure of the intestinal microbiota: implications for stressor-induced immunomodulation [J]. Brain Behav Immun, 2011, 25: 397 - 407.

[64] Arentsen T, Qian Y, Gkotzis S, et al. The bacterial peptidoglycan-sensing molecule Pglyrp2 modulates brain development and behavior [J]. Mol Psychiatry, 2017, 22: 257 - 266.

[65] Allegretti JR, Mullish BH, Kelly C, et al. The evolution of the use of faecal microbiota transplantation and emerging therapeutic indications [J]. Lancet, 2019, 394: 420 - 431.

[66] Everard A, Belzer C, Geurts L, et al. Cross-talk between Akkermansia muciniphila and intestinal epithelium controls diet-induced obesity [J]. Proc Natl Acad Sci U S A, 2013, 110: 9066 - 90671.

[67] Ainsworth C. Therapeutic microbes to tackle disease [J]. Nature, 2020, 577: S20 - S22.

[68] Zheng DW, Dong X, Pan P, et al. Phage-guided modulation of the gut microbiota of mouse models of colorectal cancer augments their responses to chemotherapy [J]. Nat Biomed Eng, 2019, 3: 717 - 728.

[69] Duan Y, Llorente C, Lang S, et al. Bacteriophage targeting of gut bacterium attenuates alcoholic liver disease [J]. Nature, 2019, 575: 505 - 511.

第九章 · 环境中有害物质对人体内分泌功能的不良影响

毕宇芳

肥胖和 2 型糖尿病等慢性代谢性疾病是由多种环境和遗传因素共同作用导致的复杂性疾病。饮食和生活方式的转变是近年来代谢性疾病发病率急剧上升的主要原因。与此同时,随着工业化、城市化和全球化进程的加快,环境污染所带来的健康问题已经引起全社会的极大关注。越来越多的证据表明,环境中多种有害物质如内分泌干扰物、重金属、大气颗粒物、噪声和电离辐射等可以干扰机体正常的内分泌系统,在肥胖、2 型糖尿病、代谢综合征、甲状腺功能异常及生殖功能紊乱等代谢性疾病的发生、发展或表型改变过程中起到重要作用。环境中有害物质对个体生理的作用可以贯穿其整个生命周期,包括胎儿期至成年期的各个时间段。不同有害物质所致的具体内分泌干扰效应和表型取决于其暴露时间和暴露剂量。生命早期如胎儿或婴幼儿期不良环境暴露能够产生持续的健康效应,从而增加儿童期及成年期代谢性疾病的发病风险。本章将基于已有的研究以及人群流行病学证据,重点围绕与人体内分泌和代谢关系较为密切的几类常见环境有害物质进行阐述。

一、环境内分泌干扰物

环境内分泌干扰物(environmental endocrine disruptors, EED)是一类能够干扰机体维持自身稳态及调节发育过程中激素合成、释放、代谢、结合及清除的外源性化学物质。EED 通过结合相应激素受体模拟或阻断内源性激素的生理作用,或通过改变受体的结合活性或体内激素水平继而产生干扰效应。EED 种类繁多,除了自然和人工合成激素外,大多数为工业化学品或工业废物,包括双酚 A、邻苯二甲酸酯类、持久性有机污染物如二噁英、多氯联苯、有机氯杀虫剂、溴化阻燃剂及全氟有机化合物等。其中双酚 A 和邻苯二甲酸酯是最常见的两类非持久性 EED,持久性有机污染物则具有亲脂性,在生物体内难以降解并长期蓄积于脂肪组织。EED 可经消化道、呼吸道及皮肤接触等多种途径进入人体,其在普通人群的检出率可达 90% 以上。大量证据表明 EED 能够造成机体内分泌与代谢失调,在甲状腺、性腺功能异常及肥胖和 2 型糖尿病等慢性疾病的发病过程中扮演了重要角色。尤其是发育关键期暴露对子代内分泌功能的影响已经成为当前研究的焦点。值得注意的是,在生命早期发育阶段,低剂量或处于常规安全范围剂量内的 EED 暴露亦可导致健康损害。

1. EED 与肥胖 · 近年来,EED 被认为是一类重要的环境"致肥胖因子(obesogens)",其可通过改变代谢设定值、促进脂肪生成及影响食欲调控等途径引发肥胖。美国国家健康与营养调查(National Health and Nutrition Examination Survey, NHANES)显示成人及儿童尿中双酚 A 或邻苯二甲酸酯浓度与肥胖和腰围呈正相关。来自国内社区人群的研究显示成人尿中双酚 A 浓度与全身性肥胖、腹型肥胖及胰岛素抵抗显著相关。在多种持久性有机污染物中,有机氯农药如二氯二苯三氯乙烷(dichlorodiphenyltrichloroethane, DDT)及其代谢物与肥胖的关联证据较为明确。子宫内有机氯农药暴露能够引起儿童期的体重增加和肥胖风险增高。妊娠期全氟类化合物暴露能影响母体的脂质代谢,并与女性子代 20 岁时超重有关。EED 还可作用于下丘脑-垂体-肾上腺轴,引发肾上腺糖皮质激素分泌异常,改变机体正常的能量代谢。

2. EED 与糖尿病 · EED 能直接损伤胰岛 β 细胞,并作用于肝脏和脂肪细胞,诱发糖脂代谢紊乱、高胰岛素血症和胰岛素抵抗,从而促进糖尿病的发生、发展。国内社区人群研究显示,基线成人尿中双酚 A 浓度与 2 型糖尿病的患病率呈非线性相关。其后的 4 年随访研究进一步发现在高遗传风险评分人群中双酚 A 可导致血糖明显上升,提示糖尿病遗传易感人群的血糖水平更容易受到双酚 A 影响。前瞻性研究同样发现双酚 A 和邻苯二甲酸酯暴露与中年女性 2 型糖尿病有关。与非持久性 EED 相比,持久性有机污染物与糖尿病的关联效应更为显著。大量证据表明有机氯农药、多氯联苯、二噁英及全氟类化合物暴露可导致糖调节异常和糖尿病的风险增加。此外,生命早期(胎儿期和婴幼儿期)EED 暴露可能与妊娠糖尿病和儿童 1 型糖尿病存在一定关联。

3. EED 与性腺·EED 被认为是人类生育能力减退及泌尿生殖系统疾病高发的重要危险因素之一。大部分 EED 具有环境雌激素或抗雄激素作用,能够抑制急性调节蛋白(StAR)、细胞色素 P450 胆固醇侧链裂解酶(P450scc)、17β-羟类固醇脱氢酶(17β-HSD)和 3β-羟类固醇脱氢酶(3β-HSD)等激素生成途径关键酶活性,干扰性激素合成。EED可直接作用于下丘脑-垂体-性腺轴,干扰 Kisspeptin(吻素)系统和促性腺激素释放激素分泌,影响两性正常的性腺发育和功能。研究显示育龄妇女体内双酚 A 浓度与雌二醇以及卵泡刺激素水平呈负相关,而与催乳素水平呈正相关;多氯联苯则与青少年男性的睾酮水平呈负相关。长期接触 EED 可能引发各种生殖功能障碍,包括月经周期紊乱、黄体期缩短、青春期发动提前或延迟、卵巢早衰、绝经期提前、男性精子数减少和精子质量下降等。胚胎期接触 EED 暴露可导致男性尿道下裂、隐睾和女性子宫形态异常。双酚 A、邻苯二甲酸酯、二噁英等 EED 还与多囊卵巢综合征、子宫内膜异位症、子宫肌瘤等激素依赖性疾病相关。己烯雌酚(diethylstilbestrol)是一种人工合成非甾体类雌激素,农业上常用于家畜禽的促生长剂。妊娠期接触己烯雌酚可致子代出现子宫肌瘤和阴道透明细胞腺癌。

4. EED 与甲状腺·甲状腺激素对于维持机体正常发育和生理功能至关重要。EED 可作用于下丘脑-垂体-甲状腺轴,从多个环节影响甲状腺激素的稳态。邻苯二甲酸酯类暴露与血清中降低的游离或总甲状腺素(T_4)及升高的促甲状腺激素(TSH)有关。在伴有高甲状腺过氧化物酶抗体和低碘状态的人群中,全氟类化合物与游离或总三碘甲状腺原氨酸(T_3)降低及 TSH 升高存在显著关联,提示该类人群对全氟类化合物诱导的甲状腺功能异常更加敏感。妊娠期全氟类化合物暴露能同时影响母亲和新生儿甲状腺激素,降低其游离或总 T_4 水平。

二、重金属

重金属是一类重要的环境污染物,具有较强的迁移性和富集性,能通过饮食和水摄入、空气吸入和皮肤接触进入人体。由于受各种因素的影响,环境中重金属的化学形态可发生转化,从而影响其在环境中的迁移转归、毒性大小及人体吸收的程度。当重金属在体内蓄积超过机体的处理负荷后即可造成急、慢性中毒,给人体健康带来严重危害。常见的重金属包括汞、铅、镉、铬、砷、锰、镍、铊等,其中汞、铅、镉、砷与内分泌关系较为密切,故本节主要探讨以上 4 种重金属对人体内分泌功能的影响。

1. 重金属与糖尿病、肥胖·镉、砷、汞可通过氧化应激和炎性反应等机制损伤胰岛 β 细胞,阻止或抑制胰岛素分泌,干扰糖脂代谢通路。研究表明人体砷负荷水平与高血糖、高甘油三酯和高胆固醇显著相关。砷的毒性作用受其代谢状态的影响。无机砷在人体内经过甲基化代谢过程主要转变为水溶性的一甲基砷酸和二甲基砷酸,其中较高比例的二甲基砷酸与 BMI 和糖尿病风险增加有关。镉能引发血糖调控异常,生活在镉污染地区或职业暴露人群的血糖浓度以及 2 型糖尿病发病率显著上升,而妊娠早期镉暴露则是妊娠糖尿病的潜在危险因素。此外,镉可直接或间接影响骨的矿化,较低水平的镉暴露即可造成中老年妇女骨密度下降、骨质疏松和骨折风险增加。人体汞和铅负荷与代谢综合征、糖尿病或肥胖存在一定关联,但研究结果尚不一致。

2. 重金属与性腺·铅、镉、砷、汞等重金属对性腺和生殖系统具有损伤作用。铅和镉可在男性生殖器官中蓄积,导致精子总数减少、浓度降低、活动精子数减少。在处于青春期前的女孩中,体内高浓度铅和镉与抑制素 B(一种卵泡发育指标)的下降存在显著关联,并且两者具有协同效应。铅、镉浓度升高还会影响育龄期妇女卵泡刺激素和孕酮的水平。汞导致女性月经周期紊乱,无排卵期延长。汞在胎盘的蓄积能力较强,并通过胎盘屏障对胎儿产生不良影响,过量接触可致子代出现中枢神经系统功能障碍如发育迟缓。砷能引起精子数减少,受孕率下降,流产及胎儿畸形。

3. 重金属与甲状腺·甲状腺是重金属作用的重要靶器官之一。铅、汞、镉、砷可通过抑制甲状腺素运载蛋白、减少促甲状腺激素释放、干扰脱碘过程或诱导自身免疫等发挥其甲状腺毒性作用。研究表明持续铅暴露能够导致孕妇体内甲状腺过氧化物酶抗体升高,激发甲状腺自身免疫从而引起妊娠期甲状腺功能异常。美国 NHANES 显示成人尿镉与总 T_4、游离和总 T_3 及甲状腺球蛋白上升有关,而血汞与总 T_4、游离和总 T_3 水平下降有关,并且甲状腺球蛋白自身抗体阳性率在女性群体中明显增加。

三、空气污染

空气污染已成为全球性的重大环境和公共卫生问题,是导致全球疾病负担的主要危险因素。工业、交通工具尾气排放和室内固体燃料燃烧是空气污染的重要来源。常见的空气污染物包括颗粒物(particulate matter, PM)、氮氧化物(nitric oxides, NO_x)、一氧化碳(carbon monoxide, CO)、臭氧(ozone, O_3)、硫氧化物(sulfur oxides, SO_x)和挥发性有机化合物如多环芳烃。空气动力学直径小于 10 μm 和 2.5 μm 的 PM 称为可吸入颗粒物(PM_{10})和细颗粒物($PM_{2.5}$),后者粒径小、比表面积大、易于吸附有毒有害物质,对人体健康危害尤为显著。空气污染与心血管病、呼吸系统疾病和癌症密切相关。近年来,空气污染对人体内分泌与代谢的影响开始引起广泛关注,各种污染物可能通过诱发氧化应激、内质网应激、免疫炎性反应、表观遗传改变等造成线粒体功能障碍以及糖脂代谢信号通路异常。

多项流行病学研究均表明空气污染与糖尿病之间存在关联。一项近期的荟萃分析结果显示,$PM_{2.5}$ 每增加 10 μg/m^3,2 型糖尿病发病风险上升 10%;NO_2 每增加 10 μg/m^3,2 型糖尿病发病风险上升8%,两种污染物在女性中的关联更强,提示空气中有害物质对机体代谢健康的不良效应可能受到男女生理差异的影响。空气污染能够引起糖尿病相关表型的改变,如NO_2、PM_{10}、O_3可降低机体对胰岛素的敏感性,引发成人或儿童出现胰岛素抵抗;在非糖尿病患者中,$PM_{2.5}$、PM_{10}与升高的血糖及糖化血红蛋白水平显著相关。妊娠期$PM_{2.5}$、O_3、NO_x暴露还可导致妊娠糖尿病风险增加。

空气污染是儿童肥胖的潜在危险因素,多种污染物与儿童肥胖患病率升高有关。前瞻性研究显示,二手烟暴露和交通型空气污染均能促进儿童肥胖的发展,且两者具有协同作用。此外,生命早期$PM_{2.5}$暴露可增加儿童超重或肥胖风险,这种促肥胖效应在妊娠前肥胖母亲所生育的子代中更为明显。

空气污染物影响两性生殖细胞的发育和成熟。部分污染物如多环芳烃具有内分泌干扰效应,能模拟或拮抗内源性激素的生理作用,从而干扰正常的激素调控。空气污染还能引发胎儿甲状腺激素紊乱,并与多种不良妊娠结局如早产、低出生体重、流产、胚胎停育等有关。

四、噪声污染和电离辐射

噪声是一种重要的环境应激源。环境噪声主要来源于居住或工作地点周围的交通工具,也包括施工及职业噪声暴露。噪声可以刺激人体的交感神经系统和下丘脑-垂体-肾上腺轴,导致血压上升、心率加快及皮质醇等应激性激素水平升高。皮质醇持续升高能抑制胰岛素分泌,降低肝脏、肌肉和脂肪组织对胰岛素的敏感性,引起葡萄糖调控异常和体重增加等一系列代谢改变。噪声同时会导致睡眠障碍,不仅影响正常糖代谢,还能影响体内瘦素和胃促生长素(ghrelin)水平,增加食欲和减少能量消耗,促进脂肪堆积。

队列研究显示交通噪声能增加糖尿病的发病风险,两者效应不受交通相关的空气污染的影响。长期暴露于交通噪声与腰围和BMI增加,以及成人超重或中心性肥胖显著相关,并且相比于单一的暴露源,暴露于不同来源环境噪声(道路噪声、铁路噪声、飞机噪声)所致的中心性肥胖风险更大。以上证据表明不同来源的噪声暴露能够共同作用于机体内分泌系统,加剧糖脂代谢紊乱和慢性代谢性疾病的进展。噪声同时可刺激中枢神经系统,使中枢神经系统机能失调,通过下丘脑-垂体-性腺轴的调节作用,对生殖内分泌激素的合成和分泌产生影响。

电离辐射是一切能引起物质发生电离的辐射总称,分为天然辐射和人工辐射,后者包括医疗照射、工业探伤、核工业产生的放射性废物或突发性核事故等。电离辐射具有波长短、频率高、能量高等特点,大剂量辐射可造成组织和器官损伤,危害人体健康。电离辐射是甲状腺癌发病的重要危险因素,如日本原子弹爆炸核辐射地区、切尔诺贝利核泄漏污染区居民中甲状腺癌的发病率明显增高。过多暴露于诊断性放射影像学检查或治疗可能与甲状腺癌发病有关。儿童对电离辐射的敏感性远高于成人,$50\sim100$ mGy 平均剂量的暴露即可导致儿童甲状腺癌的风险显著上升,并伴有剂量-效应关系。此外,长期低剂量电离辐射也可能会对放射工作人员的甲状腺形态和功能产生影响。

环境污染对人类健康构成了严重的威胁。证据显示以EED为代表的众多环境污染物具有内分泌毒性作用,可干扰机体的内分泌系统。目前人群流行病学研究资料仍然有限,前瞻性的因果关联证据相对不足,且环境污染物种类繁多,作用机制复杂,其对内分泌功能的影响及潜在机制还有待进一步研究和证实。亟待在此基础之上制定合理的污染防治措施,从而有效地降低或改善环境有害物质对人体内分泌与代谢健康的不良效应。

参考文献

[1] Trasande L, Attina TM, Blustein J. Association between urinary bisphenol A concentration and obesity prevalence in children and adolescents [J]. JAMA, 2012, 308(11): 1113-1121.

[2] Stahlhut RW, van Wijngaarden E, Dye TD, et al. Concentrations of urinary phthalate metabolites are associated with increased waist circumference and insulin resistance in adult U. S. males [J]. Environ Health Perspect, 2007, 115(6): 876-882.

[3] Wang T, Li M, Chen B, et al. Urinary bisphenol A (BPA) concentration associates with obesity and insulin resistance [J]. J Clin Endocrinol Metab, 2012, 97(2): E223-E227.

[4] Tang-Peronard JL, Andersen HR, Jensen TK, et al. Endocrine-disrupting chemicals and obesity development in humans: a review [J]. Obes Rev, 2011, 12 (8): 622-636.

[5] Halldorsson TI, Rytter D, Haug LS, et al. Prenatal exposure to perfluorooctanoate and risk of overweight at 20 years of age: a prospective cohort study [J]. Environ Health Perspect, 2012, 120(5): 668-673.

[6] Matilla-Santander N, Valvi D, Lopez-Espinosa MJ, et al. Exposure to perfluoroalkyl substances and metabolic outcomes in pregnant women: evidence from the Spanish INMA Birth Cohorts [J]. Environ Health Perspect, 2017, 125(11): 117004.

[7] Ning G, Bi Y, Wang T, et al. Relationship of urinary bisphenol A concentration to risk for prevalent type 2 diabetes in Chinese adults: a cross-sectional analysis [J]. Ann Intern Med, 2011, 155(6): 368-374.

[8] Bi Y, Wang W, Xu M, et al. Diabetes genetic risk score modifies effect of bisphenol A exposure on deterioration in glucose metabolism [J]. J Clin Endocrinol Metab, 2016, 101(1): 143-150.

[9] Sun Q, Cornelis MC, Townsend MK, et al. Association of urinary concentrations of bisphenol A and phthalate metabolites with risk of type 2 diabetes: a prospective investigation in the Nurses' Health Study (NHS) and NHSII Cohorts [J]. Environ Health Perspect, 2014, 122 (6): 616-623.

[10] Lee DH, Porta M, Jacobs DR Jr, et al. Chlorinated persistent organic pollutants, obesity, and type 2 diabetes [J]. Endocr Rev, 2014, 35(4): 557-601.

[11] Miao M, Yuan W, Yang F, et al. Associations between bisphenol A exposure and reproductive hormones among female workers [J]. Int J Environ Res Public Health, 2015, 12(10): 13240-13250.

[12] Schell LM, Gallo MV, Deane GD, et al. Relationships of polychlorinated biphenyls and dichlorodiphenyldichloroethylene (p, p'-DDE) with testosterone levels in adolescent males [J]. Environ Health Perspect, 2014, 122(3): 304-309.

[13] Gore AC, Chappell VA, Fenton SE, et al. EDC-2: The endocrine society's second scientific statement on endocrine-disrupting chemicals [J]. Endocr Rev, 2015, 36(6): E1-E150.

[14] Smith EK, White MC, Weir HK, et al. Higher incidence of clear cell adenocarcinoma of the cervix and vagina among women born between 1947 and 1971 in the United States [J]. Cancer Causes Control, 2012, 23(1): 207-211.

[15] Mahalingaiah S, Hart JE, Wise LA, et al. Prenatal diethylstilbestrol exposure and risk of uterine leiomyomata in the Nurses' Health Study II [J]. Am J Epidemiol, 2014, 179(2): 186-191.

[16] Meeker JD, Ferguson KK. Relationship between urinary phthalate and bisphenol A concentrations and serum thyroid measures in U. S. adults and adolescents from the National Health and Nutrition Examination Survey (NHANES) 2007-2008 [J]. Environ Health Perspect, 2011, 119(10): 1396-1402.

[17] Webster GM, Rauch SA, Marie NS, et al. cross-sectional associations of serum perfluoroalkyl acids and thyroid hormones in U. S. adults: variation according to TPOAb and iodine status (NHANES 2007 - 2008) [J]. Environ Health Perspect, 2016, 124(7): 935 - 942.

[18] Preston EV, Webster TF, Oken E, et al. Maternal plasma per- and polyfluoroalkyl substance concentrations in early pregnancy and maternal and neonatal thyroid function in a prospective birth cohort: Project Viva (USA) [J]. Environ Health Perspect, 2018, 126(2): 027013.

[19] Mendez MA, González-Horta C, Sánchez-Ramírez B, et al. Chronic exposure to arsenic and markers of cardiometabolic risk: a cross-sectional study in Chihuahua, Mexico [J]. Environ Health Perspect, 2016, 124(1): 104 - 111.

[20] Kuo CC, Moon KA, Wang SL, et al. The association of arsenic metabolism with cancer, cardiovascular disease, and diabetes: a systematic review of the epidemiological evidence [J]. Environ Health Perspect, 2017, 125(8): 087001.

[21] Tinkov AA, Filippini T, Ajsuvakova OP, et al. The role of cadmium in obesity and diabetes [J]. Sci Total Environ, 2017, 601 - 602: 741 - 755.

[22] Engström A, Michaëlsson K, Vahter M, et al. Associations between dietary cadmium exposure and bone mineral density and risk of osteoporosis and fractures among women [J]. Bone, 2012, 50(6): 1372 - 1378.

[23] Park SS, Skaar DA, Jirtle RL, et al. Epigenetics, obesity and early-life cadmium or lead exposure [J]. Epigenomics, 2017, 9(1): 57 - 75.

[24] Roy C, Tremblay PY, Ayotte P. Is mercury exposure causing diabetes, metabolic syndrome and insulin resistance? A systematic review of the literature [J]. Environ Res, 2017, 156: 747 - 760.

[25] Gollenberg AL, Hediger ML, Lee PA, et al. Association between lead and cadmium and reproductive hormones in peripubertal U. S. girls [J]. Environ Health Perspect, 2010, 118(12): 1782 - 1787.

[26] Pollack AZ, Schisterman EF, Goldman LR, et al. Cadmium, lead, and mercury in relation to reproductive hormones and anovulation in premenopausal women [J]. Environ Health Perspect, 2011, 119(8): 1156 - 1161.

[27] Kahn LG, Liu X, Rajovic B, et al. Blood lead concentration and thyroid function during pregnancy: results from the Yugoslavia prospective study of environmental lead exposure [J]. Environ Health Perspect, 2014, 122(10): 1134 - 1140.

[28] Chen A, Kim SS, Chung E, et al. Thyroid hormones in relation to lead, mercury, and cadmium exposure in the National Health and Nutrition Examination Survey, 2007 - 2008 [J]. Environ Health Perspect, 2013, 121(2): 181 - 186.

[29] Gallagher CM, Meliker JR. Mercury and thyroid autoantibodies in U. S. women, NHANES 2007 - 2008 [J]. Environ Int, 2012, 40: 39 - 43.

[30] Eze IC, Hemkens LG, Bucher HC, et al. Association between ambient air pollution and diabetes mellitus in Europe and North America: systematic review and meta-analysis [J]. Environ Health Perspect, 2015, 123(5): 381 - 389.

[31] Thiering E, Heinrich J, et al. Epidemiology of air pollution and diabetes [J]. Trends Endocrinol Metab, 2015, 26(7): 384 - 394.

[32] Lucht SA, Hennig F1, Matthiessen C, et al. Air pollution and glucose metabolism: an analysis in non-diabetic participants of the Heinz Nixdorf Recall Study [J]. Environ Health Perspect, 2018, 126(4): 047001.

[33] Hu H, Ha S, Henderson BH, et al. Association of atmospheric particulate matter and ozone with gestational diabetes mellitus [J]. Environ Health Perspect, 2015, 123(9): 853 - 859.

[34] Malmqvist E, Jakobsson K, Tinnerberg H, et al. Gestational diabetes and preeclampsia in association with air pollution at levels below current air quality guidelines [J]. Environ Health Perspect, 2013, 121(4): 488 - 493.

[35] McConnell R, Shen E, Gilliland FD, et al. A longitudinal cohort study of body mass index and childhood exposure to secondhand tobacco smoke and air pollution: the Southern California Children's Health Study [J]. Environ Health Perspect, 2015, 123(4): 360 - 366.

[36] Mao G, Nachman RM, Sun Q, et al. Individual and joint effects of early-life ambient $PM_{2.5}$ exposure and maternal prepregnancy obesity on childhood overweight or obesity [J]. Environ Health Perspect, 2017, 125(6): 067005.

[37] Janssen BG, Saenen ND, Roels HA, et al. Fetal thyroid function, birth weight, and in utero exposure to fine particle air pollution: a birth cohort study [J]. Environ Health Perspect, 2017, 125(4): 699 - 705.

[38] Clark C, Sbihi H, Tamburic L, et al. Association of long-term exposure to transportation noise and traffic-related air pollution with the incidence of diabetes: a prospective cohort study [J]. Environ Health Perspect, 2017, 125(8): 087025.

[39] Christensen JS, Raaschou-Nielsen O, Tjønneland A, et al. Road traffic and railway noise exposures and adiposity in adults: a cross-sectional analysis of the Danish Diet, Cancer, and Health Cohort [J]. Environ Health Perspect, 2016, 124(3): 329 - 335.

[40] Pyko A, Eriksson C, Lind T, et al. Long-term exposure to transportation noise in relation to development of obesity — a cohort study [J]. Environ Health Perspect, 2017, 125(11): 117005.

[41] Sinnott B, Ron E, Schneider AB. Exposing the thyroid to radiation: a review of its current extent, risks, and implications [J]. Endocr Rev, 2010, 31(5): 756 - 773.

[42] Ron E, Lubin JH, Shore RE, et al. Thyroid cancer after exposure to external radiation: a pooled analysis of seven studies 1995 [J]. Radiat Res, 2012, 178(2): AV43 - 60.

第十章·遗传性内分泌疾病概要

蒋晶晶　李小英

遗传性内分泌疾病是由于编码激素合成、受体或调节蛋白等的基因缺陷，引起激素合成、分泌、作用障碍的一大类内分泌疾病。遗传性内分泌疾病涉及全身各个内分泌腺体，种类繁多，临床表现多样，病情复杂，其诊断较为困难。由于基因测序的普及，尤其全外显子和全基因组测序的出现，越来越多的遗传性内分泌疾病得到基因诊断。然而，了解遗传性内分泌疾病的发病基本规律、临床特点与实验室检查要点，对明确遗传性内分泌疾病的种类，选择合适的遗传学检测手段，做到合理的诊治十分必要。

一、遗传学基本原理

早在亚里士多德时期，人们就发现了一些身体特征（疾病或非病理特征）与遗传有关。1865 年，孟德尔通过数十年对豌豆的实验研究，基于大量的证据，提出了现代遗传学的概念。孟德尔提出了表型（体内多个基因共同作用的结果）从亲代向子代传递的特定遗传法则，使人们能够预测子代的表型特征。20 世纪初期，人们发现一些特定疾病的表型也遵循孟德尔提出的遗传法则，这类疾病被称为孟德尔遗传病。

随后近一个世纪的大量研究发现，生物体的遗传学特征由基因决定，而基因是染色体上能够编码蛋白质多肽或产生功能 RNA 的核苷酸序列。不同个体体内任何一个基因上都存在自然发生的可遗传的序列变异（遗传多态性）。而正是这种 DNA 序列的多态性导致了个体间表型的差异。通过追踪这种基因多态性在家系中的传递规律,可以发现孟德尔遗传病的致病基因。镰状细胞贫血是首个明确了分子机制的孟德尔遗传病,该病是由单个基因突变所致。然而大多数疾病都是多基因疾病,而非孟德尔遗传病。大多数常见的表型(如身高和血压)也不遵循孟德尔遗传规律。目前认为,多基因表型是由多个基因上的多种变异共同决定的,而每一种变异对于疾病或表型仅产生非常微小的影响。随着人类基因组计划(1990—2003年)和国际人类基因组单体型图谱计划(2002—2005年,Ⅰ期)的完成,人们对于常见多基因疾病的遗传机制的认识也在逐步加深。

(一)遗传度

在遗传学中,常常采用遗传度来评判遗传因素在疾病发病中的重要性。直系亲属之间往往在诸如身高、疾病等很多方面具有一定的相似性。而遗传度是指亲人之间这种相似性在多大程度上由遗传因素决定。如果一项特征完全不受遗传因素影响,那么它的遗传度就是0;而如果一项特征完全由遗传因素决定,那么它的遗传度就是100%。大多数重要临床特征的遗传度都在20%~80%。评估一项临床特征的遗传度有助于我们解读遗传风险因素在疾病发生中的贡献:相对于遗传度低的疾病,遗传因素对于遗传度高的疾病可能具有更好的风险预测作用。

过去,遗传度评定的金标准是比较同卵双胞胎和异卵双胞胎在某一疾病/特征上的一致率。这类研究的理论依据是:与基因只有50%相似性的异卵双胞胎相比,遗传背景完全相同的同卵双胞胎之间增加的疾病关联性是由遗传因素导致的。然而,这种方法基于一个前提假设:不管同卵双胞胎还是异卵双胞胎,环境因素的作用都是相同的。不论采用哪种方法来评定遗传度,都应当明确,任何一种疾病/特征的遗传度都不是固定不变的。任何一项研究中测定的遗传度都是由测定当时的人群、年代和环境(如社会经济和营养环境)等多种因素决定的。例如,2型糖尿病的遗传度在芬兰人群中为40%,而在日本人群中为80%。

(二)DNA的序列变异

每个人的基因组都包含了两个版本,分别来自父亲和母亲,而每一个版本又都包含约30亿个DNA碱基对的遗传信息。当我们比较同一个人或不同人的两个版本的DNA序列时,会发现99.9%的遗传信息是相同的。换句话说,只有1/1 000的碱基序列存在差异。

最常见的DNA序列变异形式为单核苷酸多态性(SNP),是指个体间DNA序列同一位置的单个碱基构成不同。SNP随着存在部位和对DNA序列功能的影响不同,能够产生非常广泛的生物学效应。一些SNP位于蛋白质的编码区域。同义SNP编码的是同一种氨基酸,这种形式的变异通常不影响基因功能。而错义SNP会导致蛋白质序列上的某个氨基酸改变。一些错义SNP会严重影响基因功能,如人类编码铁稳态调节蛋白的HFE基因上282位由半胱氨酸转变为酪氨酸(C282Y)会导致血色病,而另一些则对基因的功能没有任何影响。一些SNP能够改变基因剪切位点,从而改变转录出的mRNA的结构。例如,孤立性生长激素缺陷症最常见的发病机制就是位于GH1基因3号内含子剪切位点的单个碱基突变,这一突变造成该位点不能被剪切,从而使表达出的GH1基因缺失了3号外显子。某些SNP还能够形成终止密码子,导致蛋白质翻译提前终止。这种无义突变会严重影响蛋白质的功能,甚至造成蛋白质功能的完全丧失。改变蛋白质序列并非SNP(及其他遗传变异)影响基因功能的唯一方式。基因组中的大多数序列并不编码蛋白质,而大多数遗传变异也发生在基因组中的非蛋白质编码区。一些非编码区变异可以影响基因表达的水平、时间和空间,而并不影响其编码蛋白质的序列。

插入突变和缺失突变(合称插入缺失突变)指向DNA序列中插入或去除一个或多个碱基。当插入或删除的碱基对数目非3的倍数时,发生于蛋白质编码基因上的插入缺失突变就称为移码突变。由于遗传密码子均由连续三对碱基构成(每三个碱基对对应一个氨基酸),因此移码突变将造成突变位点之后全部遗传密码的改变,从而显著影响编码蛋白质的氨基酸序列和其生物学功能。例如,经典失盐型先天性肾上腺皮质增生症常由CYP21A2基因的缺失突变引起,这种移码突变使该基因丧失其原有功能。重复多态性(重复数较大时常称为拷贝数变异或者CNV)是一种特殊类型的插入缺失突变,这种情况下DNA序列常重复串联排列,而重复序列的拷贝数存在变异。例如,AR基因上(编码雄激素受体的基因)存在CAG密码子(编码谷氨酰胺)的重复多态性,CAG序列的拷贝数在11~31。结构性变异包括大片段DNA序列的插入、缺失和重排(转位和其他复杂形式的遗传变异)。1型家族性醛固酮增多症就是由于基因结构性变异造成的。CYP11B1基因的ACTH反应性启动子转位至醛固酮合成酶基因(CYP11B2)附近,从而造成ACTH刺激下醛固酮的大量分泌。

(三)影响遗传变异效应的因素

如前所述,遗传变异对于基因功能的影响取决于变异的类型及变异发生的位点。例如,CYP21A2基因的移码缺失突变造成21-羟化酶功能的完全丧失,而该基因的错义突变则保留了21-羟化酶的部分功能。然而,即使位于同一位点的单核苷酸突变也可能在不同人群中产生不同的生物学效应。任何一种特定遗传突变(基因型)对于表型的影响都可能受到诸如其他基因(基因-基因相互作用)、环境因素(基因-环境相互作用)或者一些随机因素的影响。对于某一个个体来说通常很难将这些因素定量,但在群体层面可以将这些因素的综合效应用外显率来定量。外显率是指携带某一遗传变异的人群中出现相应表型的个体所占的比例。某一遗传变异的外显率的高低与如何定义表型有关。例如,由HFE基因C282Y变异所致的血色病,出现铁蛋白升高这一生化表型的外显率很高(60%以上的纯合子表现为铁蛋白水平升高),但出现肝硬化这一临床表型的外显率很低,只有2%。病程/年龄也是一项重要的影响因素,因为疾病的患病率通常随着年龄的增长而增加。携带MEN1基因突变的个体在40岁时发生甲状旁腺腺瘤的外显率接近100%,然而在20岁时这一表型的外显率仅有20%。

携带有相同致病基因的家系成员,其疾病表型也并不完全一致。这种特定基因型产生的表型差异称为差异表达,与基因外显率类似,这一现象与特定遗传变异的生物学效应有关,同时也受到遗传背景(基因-基因相互作用)、环境因素(基因-环境相互作用）以及随机因素的影响。例如，雄激素受体基因的 S703G 突变可能导致不同程度的雄激素不敏感，严重者可表现为完全的女性化，被当作女性抚养，而轻症者则不会有明显的女性化。

嵌合现象是指同一个人体内的细胞存在不同的基因型，这是导致基因差异表达的另一机制。大多数已知的影响疾病发生的突变为生殖系突变，这种突变来源于精子或卵子，且存在于子代的每一个细胞中。然而某些疾病可以由体细胞突变引起，体细胞突变是指受精后出现的仅存在于体内部分细胞的突变，这一现象被称为嵌合现象。在这种情况下，疾病的临床表型取决于携带突变的组织器官。最常见的由嵌合突变导致的疾病是内分泌肿瘤，包括肾上腺肿瘤引起的原发性醛固酮增多症、库欣综合征等。另一种由嵌合突变导致的经典例子是 McCune‐Albright 综合征，相同的 *GNAS1* 基因的激活性突变（gain of function）可能导致不同的临床表型，这取决于哪些组织受累，以及受累组织中携带 *GNAS1* 突变的细胞比例。少数患者（24%）可表现为典型的三联征：皮肤咖啡牛奶色素斑、多发性骨性纤维性结构不良和不依赖 GnRH 的性早熟等；而大多数患者仅表现出典型特征中的一项或两项。这种临床表型的差异可能与突变发生的时间有关；胚胎发育过程中较早出现的突变更有可能随着分化和迁移进入更多的组织中。嵌合体所携带的突变并不存于体内每一个体细胞中，因此如果发生突变的胚胎细胞没有发育为血细胞，那么通过外周血样品检测将难以发现突变。导致多发性骨纤维营养不良的 *GNAS1* 基因突变仅能在 8%~46% 的患者外周血样品中检出，但不管患者临床表型如何，该突变在受累组织中的检出率均高达 90%。

值得一提的是，DNA 序列中的碱基构成并非决定表型性状的唯一因素。DNA 容易受到序列变异之外许多其他形式修饰的影响（称为表观变异），如胞嘧啶甲基化或通过多种组蛋白的生化修饰包装成核小体，这些都会改变基因表达和功能。因此，同一种 DNA 序列的变异可能由于表观修饰的不同而对细胞功能和表型产生不同影响。事实上，表观修饰是发育过程的一部分，也是体内拥有完全相同 DNA 序列的不同细胞能够具备不同生物学功能的原因。表观遗传效应的一个典型例子就是印记基因，即遗传基因以一种亲本特异性的方式表达。例如，父源印记基因就是指子代细胞内来源于父亲的该基因拷贝不表达，而只有来源于母亲的拷贝被特异性表达。印记基因会对致病突变的效应产生影响。例如，*SDHD* 基因的失活突变可以引起家族性的副神经节瘤，而 *SDHD* 基因是母源印记基因。因此，如果该基因突变遗传自母亲则不会发病，而如果遗传自父亲则具有极高的外显率。印记基因也可以是组织特异性的。例如，遗传自父亲的 *GNAS1* 基因的失活突变可以导致多发性骨营养不良（AHO，假-假性甲状旁腺功能减退症）。而同样的突变，如果遗传自母亲，则不仅会引起 AHO，还将导致继发于甲状旁腺激素抵抗的低钙血症（1b型假性甲状旁腺功能减退症），这是因为只有母源性 *GNAS1* 基因会在肾脏近端小管表达。

进化可以通过自然选择对影响人类表型的变异频率产生影响。那些显著增加疾病风险并且不利于生育的变异传递给下一代的可能性会大大降低，并且在人群中的频率也较低（除

非这些变异携带者体内存在代偿机制，如镰状细胞贫血的患者对疟疾具有抵抗性）。如果一种疾病对进化仅有轻微的不利影响，那么与之相关的大多数常见变异都只会轻度增加这种疾病风险。这是因为，如果那些常见变异能显著增加疾病风险，那么就会在进化的过程中被筛选掉，因此其频率不可能很高，自然也无法成为常见变异。相反，那些罕见的或新近出现的变异则有可能对表型产生更大的影响，并显著增加疾病风险。对于个体而言，患病的风险取决于所携带的致病的基因变异的数目，以及每一种基因变异对疾病风险的影响。

（四）遗传变异的检测方法

基因检测的临床应用包括诊断、预后评估、风险预测及个体化治疗等。随着测序技术的革命性进步，以及测序成本的不断降低，基因检测在临床上的应用将会越来越普遍。为了让患者获益最大化的同时将假阳性和假阴性的结果降到最低，临床医师需要选择合适的患者，采用合适的基因检测技术，并对结果进行分析。

如果不考虑费用问题，可以对所有的患者进行全基因组测序使敏感度最大化，从而发现每个病例的致病基因。这种情况相当于临床上对每个内分泌病的患者均进行全部激素水平的测定。这种方法并不值得推荐，因为每一次检测都可能产生假阳性的结果。检测的次数越多，产生至少一次错误结果的概率就越高。相同的逻辑也适用于基因检测和全基因组测序。就算能以 100% 敏感度和特异度检测到基因突变，但由于存在不完全外显率、差异表达和对于基因型-表型相关性认识不足等情况，基因检测在临床上对于诊断疾病的敏感性和特异性也会大大下降。因此，靶向测序（检测某一组基因的变异或者仅仅报告所要求检测的基因序列的变异）可以减少假阳性的结果。此外，专门研究和检测某些特定基因的实验室可能特别精于解读这些基因的突变，从而提高敏感性和特异性。当然，当靶向测序结果为阴性时，可能需要更全面的检测来进行诊断。

即使不考虑假阳性结果，靶向测序也能进行更好的分析。在现有的全基因组测序的技术下，由于同时要检测数百万的突变体，导致检测结果可能产生较大的差异。因此，常常需要在能够检测到的突变数量和检测单个突变的敏感度和特异度之间进行权衡和取舍。这种分析的敏感度/特异度涉及测序范围（即测序的深度），或单次检测中每个碱基被检测的次数。检测深度在基因组中差异很大。比如，一项全基因组测序的临床研究提出临床级别的基因组测序水平在"平均每个碱基检测 30 次，95% 以上的碱基检测至少 8 次"。这意味着在人类基因组 30 亿的碱基里，平均每个碱基独立检测了 30 次，同时超过 95% 的碱基被检测了至少 8 次。然而仍然有 5% 的碱基没有进行多次重复检测或者漏检了。因此，如果临床需要检测某些特定的基因或者一段序列，靶向检测可能具有更高的敏感度和特异度。上述的临床级别的基因组测序足够检测到种系来源的杂合突变（平均 50% 的 DNA 中包含突变碱基），但如果需要对合子后阶段出现的突变进行检测，如肿瘤中的体细胞突变，则需要更高的覆盖率。

基因突变的分子类型（单个碱基改变或者更复杂的变异，如碱基插入、缺失、重复）很大程度上影响了分析的敏感性和

特异性。目前最常用的靶向测序（panel）和基因组测序依赖于二代测序技术，该技术能够较好地检测单个或多个碱基变异，但是不能充分检测到结构性变异（染色体重排）、三联体重复扩增及拷贝数变异。伴随二代测序技术的进步和生物信息学分析手段的不断完善，对于更为复杂的基因变异的检测能力也将逐步提高，从而进一步提高基因检测的准确率，减少假阳性和假阴性。

（五）基因型与表型

单拷贝基因的基因型与表型的相关性及其等位基因的异质性与临床表型及其异质性相对应，一个典型的例子就是由 *CYP21A2* 基因缺陷引起的先天性肾上腺增生。现已发现多种 *CYP21A2* 基因的遗传变异类型，包括移码突变、剪切位点改变、错义突变等。这些不同的变异类型在生化指标上可以导致不同程度的 21-羟化酶活性的改变，进而导致不同程度的盐皮质激素缺乏、雄激素过多及糖皮质激素不足等临床表现。对于这一疾病，可以根据基因型对疾病的临床表型（失盐型、单纯男性化和非经典型）做出预测。如果一种变异类型会对 *CYP21A2* 基因功能产生显著影响并且能够引起严重的疾病表型（失盐型），那么这一变异的阳性预测价值就较高（接近 100%）。而如果一种变异类型仅对 *CYP21A2* 基因功能产生轻微影响并造成较为温和的疾病表型（非经典型），那么这一变异的预测能力就较弱（约 60%）。目前，基因型-表型的关联需要根据经验来确立，但在许多疾病中，这一关联仍然无法确立。即使某一疾病存在多种不同严重程度的分子变异类型，这些变异也不一定能够预测表型。例如，已在人群中发现 *SRDA2* 基因（编码 5α-还原酶）存在多种不同严重程度和不同位点的变异，但是这些变异与临床男性化表型的严重程度均没有显著相关性。

基因型-表型关联性还可用于预测无症状的基因突变携带者的发病风险。在发现鉴定和克隆出 *RET* 原癌基因之前，通常会对 MEN2 家系成员进行降钙素刺激试验以监测甲状腺髓样癌（MTC）的发生。在明确 *RET* 基因是导致 MEN2A、MEN2B 和家族性甲状腺髓样癌的共同的致病基因后，就不难将 *RET* 基因的特定突变与不同的临床表型关联起来。*RET* 基因编码一种细胞膜表面的酪氨酸激酶受体，改变蛋白胞外段编码序列的基因变异，将导致 MEN2A（表现为 MTC、嗜铬细胞瘤和甲状旁腺功能亢进），而改变胞内酪氨酸激酶区域的基因突变将导致 MEN2B（表现为 MTC、嗜铬细胞瘤和黏膜神经瘤）。甲状腺髓样癌是这三类综合征的必要条件，甲状腺髓样癌的侵袭性在 MEN2B 中最强，在 MEN2A 中次之，而在家族性 MTC 患者中其生长和转移的倾向性最低。*RET* 基因突变与临床 MTC 侵袭性之间这种明确的基因型-表型关系，对于指导 *RET* 基因突变携带者进行预防性甲状腺切除术的时机具有重要意义。

基因型-表型的相关性还有助于临床药物靶点的发现和治疗。等位基因上存在的激活型或失活型突变常与其对应的临床表型相一致，这为我们通过调控基因功能从而达到治疗目的提供了依据。例如，*KISS1R* 受体基因的失活型突变会导致低促性腺激素性性腺功能减退症，而该基因 386 位（Arg-Pro）的错义突变则与中枢性性早熟有关。因此，*KISS1R* 受体的激活型配体 Kisspeptin 有望应用于不育症的治疗。

二、内分泌疾病遗传学

（一）垂体疾病

1. **垂体瘤**·目前已知合并垂体瘤的家族遗传性疾病主要包括以下四种。

（1）多发性内分泌腺瘤病 1 型（MEN1）：是一种常染色体显性遗传性疾病，由于抑癌基因 *MEN1* 突变所致。典型的临床表现包括甲状旁腺肿瘤、垂体前叶肿瘤和胰岛细胞肿瘤。其中垂体腺瘤（又称垂体瘤）最常见的类型为催乳素瘤，也可出现生长激素瘤、ACTH 瘤、TSH 瘤及无功能腺瘤，极个别情况下可出现多发性垂体瘤，分泌不同的激素类型。

（2）多发性内分泌腺瘤病 4 型（MEN4）：在临床表现为 MEN1 样的多发性内分泌肿瘤，然而又找不到 *MEN1* 基因突变的患者中，有一部分人能够检测到编码细胞周期蛋白 p27 的 *CDKN1B* 基因突变。这种由于 *CDKN1B* 基因突变导致的 MEN1 样的综合征被命名为 MEN4。目前已知的临床表现包括：垂体瘤（包括生长激素瘤和 ACTH 瘤）、甲旁亢、颈部的类癌、双侧肾上腺无功能腺瘤，以及位于十二指肠及胰腺的胃泌素瘤等。

（3）Carney 综合征：是一种常染色体显性遗传疾病，由于编码 PKA 的 1α 调节亚单位的 *PPKR1A* 基因突变所致。该病的典型特征包括皮肤的蓝痣、心房黏液瘤，以及多种内分泌肿瘤。其中垂体生长激素瘤是 Carney 综合征常见的三种内分泌肿瘤之一，另外两种是肾上腺小结节样增生（PPNAD）和睾丸大细胞钙化性支持细胞瘤。

（4）家族性孤立性垂体瘤：在大约 15% 的家族性孤立性垂体瘤患者，可以检出 *AIP* 基因突变，而在家族性的生长激素瘤患者，这一比例增加到 50%。与没有 *AIP* 突变的患者相比，携带突变的患者发生垂体瘤的年龄更小，且肿瘤更大。

2. **尿崩症**·包括中枢性尿崩和肾性尿崩，与垂体有关的主要是中枢性尿崩。目前已知的导致中枢性尿崩的主要有两个遗传性疾病。

（1）家族性中枢性尿崩症：是一种常染色体显性遗传疾病，通常是由于编码抗利尿激素（ADH）的 *AVP-NP2* 基因突变所致。ADH 是由下丘脑视上核和室旁核的大细胞神经元合成的。比较特别的是，*AVP-NP2* 基因突变大多位于精氨酸血管加压素（AVP）前体上编码 AVP 以外的区域，如信号肽。这些突变导致 AVP 前体无法形成正常的蛋白质，内质网中错误折叠的 AVP 前体大量蓄积，最终导致大细胞性神经元死亡，类似于其他神经变性疾病。最终机体因为缺乏 AVP 而出现多尿、多饮及高钠血症。

（2）Wolfram 综合征：又名尿崩症、糖尿病、视神经萎缩和耳聋（diabetes insipidus, diabetes mellitus, optic atrophy, and deafness，DIDMOAD）综合征，本病是常染色体隐性遗传，伴不完全外显。致病基因为 *WSF1*，该基因编码一种叫 Wolframin 的内质网膜嵌入蛋白，此蛋白在胰岛 β 细胞和神经元内表达并发挥功能。基因突变导致 Wolframin 蛋白功能受损，患者通常在童年期就会出现糖尿病（胰岛素依赖型）和视神经萎缩，在青少年时期或成年时发生尿崩症。尿崩症的发生主要与视上核中分泌抗利尿激素的神经元缺失及抗利尿激素前体物质加工受损有关。患者还可出现进行性感音神经性耳聋、肾积水（部分源于尿崩症中的多尿）及神经功能障碍等其他临床表现。

3. 垂体前叶功能减退·临床上常见的垂体功能减退大多数由于继发性原因（如手术、外伤、炎症、肿瘤、缺血等），先天性的垂体前叶功能减退十分罕见。垂体前叶受下丘脑调控产生 ACTH、TSH、LH、FSH、PRL 及 GH 一共 6 种激素，作用于全身的靶器官，功能十分重要而复杂，胚胎期垂体前叶的发育和成熟受到大量转录因子的调控。这些关键转录因子的遗传缺陷可导致相应垂体前叶细胞的成熟障碍，进而引起先天性的一种或多种激素缺乏，其中部分转录因子的表达不仅限于垂体，当这些转录因子发生缺陷时，就可以引起临床表现多样的各种综合征。表 1-10-1 列出了导致垂体激素分泌缺陷的一些基因突变及其主要临床表型。PROP-1 基因在除了促肾上腺皮质激素细胞以外的垂体激素前体细胞的分化成熟中发挥了重要作用，该基因突变可能是家族性和散发性先天性联合性垂体激素缺乏的最常见病因；TPIT 是促肾上腺皮质激素细胞分化和 POMC 产生必不可少的转录因子，该基因突变可能是新生儿孤立性 ACTH 缺乏最常见的病因。

表 1-10-1　导致垂体激素分泌缺陷的基因突变及其主要临床表型

孤立性的激素缺乏		
GH1	单纯 GH 缺乏	常染色体隐性或显性
GHRHR	单纯 GH 缺乏	常染色体隐性
TSHB	单纯 TSH 缺乏	常染色体隐性
TRHR	单纯 TSH 缺乏	常染色体隐性
TPIT	单纯 ACTH 缺乏	常染色体隐性
GnRHR	低促性腺激素性性腺功能减退	常染色体隐性
PC1	ACTH 缺乏，低血糖，低促性腺激素性性腺功能减退，肥胖	常染色体隐性
POMC	ACTH 缺乏，肥胖，毛发呈红色	常染色体隐性
DAX1	先天性肾上腺发育不良，低促性腺激素性性腺功能减退	X 连锁
CRH	CRH 缺乏	常染色体隐性
KAL1	Kallmann 综合征，肾脏发育不良，不自主运动	X 连锁
FGFR1	Kallmann 综合征，唇腭裂，面部畸形	常染色体显性或隐性
Leptin	低促性腺激素性性腺功能减退，肥胖	常染色体隐性
Leptin-R	低促性腺激素性性腺功能减退，肥胖	常染色体隐性
GPR54	低促性腺激素性性腺功能减退	常染色体隐性
Kisspeptin	低促性腺激素性性腺功能减退	常染色体隐性
FSHB	原发性闭经，精子发生缺陷	常染色体隐性
LHB	青春期延迟	常染色体隐性
PROK2	Kallmann 综合征，严重睡眠障碍，肥胖	常染色体显性
PROKR2	Kallmann 综合征	常染色体显性或隐性

（续表）

同时合并多种激素缺乏		
POU1F1	GH、TSH、PRL 缺乏	常染色体隐性或显性
PROP1	GH、TSH、LH、FSH、PRL 缺乏，进行性的 ACTH 缺乏	常染色体隐性
一些综合征		
HESX1	de Morsier 综合征：视神经发育不良，垂体功能减退，透明隔缺如	常染色体隐性或显性
LHX3	GH、TSH、LH、FSH、PRL 缺乏，颈部旋转受限	常染色体隐性
LHX4	GH、TSH、ACTH 缺乏，伴小脑异常	常染色体显性
SOX3	垂体功能减退，智力缺陷	X 连锁
GLI2	前脑无裂畸形伴多发中线部位组织器官缺陷	常染色体显性
SOX2	无眼畸形，垂体功能减退，食管闭锁	常染色体显性
GLI3	Pallister-Hall 综合征：多指（趾），并指（趾），下丘脑错构瘤（可影响垂体），气道畸形，肾脏异常	常染色体显性
PITX2	Rieger 综合征：瞳孔异常，青光眼，宽眼距，塌鼻梁，垂体功能减退	常染色体显性
IGSF1	中枢性甲减，睾丸增大	X 连锁

垂体柄阻断综合征（pituitary stalk interruption syndrome，PSIS）是一种先天性的缺陷，典型患者的垂体影像学表现为三联征：垂体柄细小或缺如，神经垂体缺如或异位，腺垂体发育不良。患者的临床表现主要为垂体前叶功能减退，垂体前叶激素中生长激素缺乏最常见，导致骨龄落后、身材矮小；其次为促性腺激素缺乏，主要表现为性器官发育不良、第二性征缺失；促甲状腺激素及促肾上腺皮质激素缺乏见于部分患者。PSIS 的发病机制并不清楚，仅有约 5% 的患者与遗传有关，已发现的致病基因包括 HESX1、LHX4 等。

（二）甲状腺疾病

甲状腺是人体内最大的内分泌器官，在机体能量代谢调控中发挥着十分重要的作用。与甲状腺有关的遗传性疾病可大致分为三大类：先天性甲状腺激素合成障碍、甲状腺发生或发育障碍和甲状腺激素抵抗。

1. 甲状腺激素合成障碍·甲状腺激素的合成通路涉及多个复杂的环节，每个环节的异常均可以不同程度地影响到甲状腺激素的合成，导致甲状腺激素的缺乏。甲状腺是体内唯一能够主动富集碘的器官，碘的摄取主要依赖于甲状腺滤泡上皮细胞膜上的钠碘同向转运蛋白（NIS），如编码 NIS 的 SLC5A5 基因突变则可导致甲状腺的碘摄取障碍；碘被从外周循环摄取到甲状腺滤泡上皮细胞后，需要跨过另一侧的细胞膜才能进入合成和贮存甲状腺激素的滤泡中，这一跨膜转运过程由 Pendrin 蛋白介导，如编码 Pendrin 的 SLC26A4 基因突变，则可导致甲状腺滤泡侧细胞膜的碘转运障碍；在滤泡中，无机碘需要在甲状腺球蛋白及甲状腺过氧化物酶的协同作用下完成碘的有机化，甲状腺球蛋白和过氧化物酶的编码基因（TG 和 TPO）如发生突变，则可导致碘的有机化障碍，直接影响到甲状腺激素的合成。此外，甲状腺过氧化物酶正常功能的发挥需要依赖 NADPH-氧化酶为之提供过氧化氢,而 NADPH-氧化酶发挥正常功能需要依赖其辅助因子,如上述两个蛋白的编码基因 DUOX2 和 DUOXA2 发生突变,则也会影响到过氧化物酶的功能及甲状腺激素的合成。在中国人群中,DUOX2 突变是导致先天性甲状腺功能减退症(简称先天性甲减)最常见的原因。

甲状腺激素合成通路障碍中最具代表性的疾病是由于编码 Pendrin 的 SLC26A4 基因突变导致的 Pendred 综合征。该疾病于 1896 年被报道,和导致甲状腺激素合成障碍的其他基因突变一样,Pendred 综合征是一种常染色体隐性遗传疾病。Pendrin 蛋白是一种在甲状腺和内耳发挥作用的多功能阴离子交换蛋白,主要与碘离子和氯离子的转运有关。在甲状腺上皮细胞的滤泡侧细胞膜上,Pendrin 蛋白主要将碘化物转运到合成和贮存甲状腺激素的滤泡中。Pendrin 也在内耳表达,在内耳淋巴组成和耳蜗电位的维持中起重要作用。基因突变导致 Pendrin 蛋白功能缺陷,直接影响了内耳和甲状腺的功能。Pendred 综合征的临床特征是先天性感音性耳聋伴甲状腺肿,合并有不同程度的甲状腺功能减退。

2. 甲状腺的发生或发育障碍·甲状腺在器官发生和胚胎发育过程中受到很多关键基因的调控,这些基因的缺陷会不同程度地影响到甲状腺的器官形成。值得一提的是,这些关键基因的表达和作用往往并不局限于甲状腺。因此,除了甲状腺外,其他一些组织和器官也会受累,这些基因突变往往引起临床表现多样的各种综合征。

(1) TSHR 基因失活突变:为常染色体隐性遗传疾病,由于 TSH 作用削弱导致 T_3 和 T_4 的合成与分泌减少,而 TSH 分泌则代偿性增加。由于 TSH 对甲状腺的作用缺陷,这类患者主要表现为甲状腺发育不良而无甲状腺肿。此类突变并不罕见,但其很少引起严重的先天性甲减,患者血清 TSH、T_3 和 T_4 的变化幅度与 TSH 受体功能的受损程度有关。

(2) PAX8 基因突变:为常染色体显性遗传疾病,PAX8 是与甲状腺发育及功能密切相关的转录因子,直接参与调控甲状腺球蛋白(Tg)、甲状腺过氧化物酶(TPO)及 NIS 等关键基因的表达,在启动甲状腺细胞分化和维持滤泡上皮细胞形态方面发挥着重要作用。临床上,杂合突变的患者表型差异较大,即使是同一家系内携带相同突变的不同个体,其临床表现可以从严重的甲减(甲状腺发育不良)到基本正常的甲状腺功能(甲状腺大小和结构基本正常)。

(3) TTF1 基因突变:为常染色体显性遗传病,TTF1 又名 NKX2.1,是一种在多种组织中表达并发挥重要作用的转录因子。该基因突变可导致一种多器官受累的综合征,主要临床表现包括舞蹈病、先天性甲状腺功能减退症和新生儿呼吸窘迫,这三种表型的严重程度因人而异,并可以形成不同的组合,如同时存在上述三联征则称为脑-甲状腺-肺综合征。TTF1 突变导致的舞蹈病也称为良性遗传性舞蹈病,通常于婴儿期开始起病,随着时间推移逐渐减轻,一般到成年早期即可消退。肺部受累主要由于 TTF1 基因与多种肺泡表面活性物质的表达有关。患者在新生儿期可能因呼吸窘迫就诊,随后进展为呼吸衰竭。其他患者可缓慢发病,以反复肺部感染为特点。

(4) Bamforth-Lazarus 综合征(TTF2 基因突变):

TTF2 基因在甲状腺的发生和发育过程中发挥着重要作用,一种常染色体隐性遗传的综合征是由 TTF2 基因突变引起的,患者的主要临床表现包括先天性甲状腺功能减退、腭裂、鼻后孔闭锁、会厌分叉、卷缩发等。特别值得一提的是,该基因突变可引起甲状腺的缺如(thyroid agenesis)。

(5) GLIS3 基因突变:该基因广泛表达于多个组织器官中,主要包括胰腺 β 细胞、甲状腺、眼睛、肝脏和肾脏,并在这些器官的胚胎发育过程中发挥着重要作用。一种罕见的常染色体隐性遗传综合征是由该基因的突变引起的,受累患者因甲状腺发育缺陷而发生先天性甲减,其他的临床表现包括新生儿糖尿病、先天性白内障、肝纤维化、多囊肾、胎儿宫内发育迟缓等,已报道的多数患者均于幼年时夭折,仅有个别对基因功能影响较小的突变患者能长期存活。

3. 甲状腺激素抵抗(resistance to thyroid hormone, RTH)·甲状腺激素对靶器官或靶细胞的作用涉及甲状腺激素的跨膜转运,甲状腺激素的活化(即 T_4 向 T_3 的转化),以及最终甲状腺激素与其受体的结合。如果这一通路涉及的三个环节中的任何一个出现问题,则表现为甲状腺激素抵抗。

(1) 甲状腺激素跨膜转运障碍(MCT8 基因突变):MCT8 基因编码的是一种甲状腺激素转运蛋白,在甲状腺激素转运进入脑的过程中有重要作用,MCT8 突变导致 Allen-Hendal-Dudly 综合征,该病为 X 染色体连锁隐性遗传,因此受累患者均为男性,主要表现为严重的精神运动障碍,伴甲状腺功能异常。该病的早期标志性特征为出生后肌张力过低、喂养困难,以及甲状腺激素水平异常。患儿出生时通常头围、体重和身长正常。随着年龄增长,可逐渐表现为小头畸形、体重增加滞后,但身高一般正常。虽然躯干张力过低会持续存在,患儿也会进行性地发生肢体强直。患儿的肌肉偏少,有全身肌无力表现。大多数受累儿童都无法自行坐立及行走,并有语言障碍。实验室检查的特征性表现是血清 T_3 水平升高、rT_3 水平降低,T_4 水平偏低,而 TSH 水平则为正常或轻度升高。目前没有针对该病的特异性治疗方法。有研究发现,甲状腺激素类似物 3,5-二碘甲状腺丙酸(diiodothyropropionic acid, DITPA)进入脑组织不需要依赖 MCT8 转运,从而缓解脑组织中的甲状腺激素缺乏,但出生后补充 DITPA 对于改善患者精神运动障碍的作用不明显。

(2) 甲状腺激素的活化代谢障碍(SBP2 基因突变):目前唯一已知的导致甲状腺激素代谢障碍的遗传性疾病与硒代半胱氨酸插入序列结合蛋白 2 基因(selenocysteine insertion sequence-binding protein 2, SECISBP2,又称 SBP2)有关。该病为常染色体隐性遗传疾病,SBP2 位于 9 号染色体。甲状腺激素主要通过脱碘酶来代谢(包括甲状腺激素的激活和灭活),而脱碘酶是需要硒代半胱氨酸来行使其酶功能的硒蛋白。SBP2 失活突变会阻止硒代半胱氨酸氨基酸整合进入新合成的硒蛋白,导致整体的脱碘作用缺陷。SBP2 突变会干扰 T_4 向 T_3 的转化,典型的实验室发现是高 T_4、低 T_3、高 rT_3,以及正常或轻度升高的血清 TSH。患者血清中硒元素、硒蛋白 P 以及其他硒蛋白的浓度均降低。SBP2 部分缺乏的患者在儿童时期就会因身材矮小和骨龄延迟而就医。在 SBP2 缺乏更严重的患者中,患者可能会出现更多种类的异常,包括无精子症、中轴肌营养不良、伴运动协调能力受损、智力障碍、听力受损、光过敏、免疫细胞功能异常、全身和细胞对胰岛素的敏感性增加等。患者的其他激素通常并无明显异常，如血清胰岛素样生长因子1（IGF-1）的浓度是正常的。目前没有针对该病的特异性治疗，生长迟缓可以通过补充 T_3 纠正。

（3）甲状腺激素受体缺陷：人体内存在两种甲状腺激素受体（TR），即 TRα 及 TRβ，分别由 THRA 及 THRB 基因编码，广泛分布于体内所有细胞中。TR 的突变影响了与甲状腺激素的结合，导致靶器官中的甲状腺激素不能正常发挥作用。大部分的 RTH 患者是由于编码 TRβ 的 THRB 基因突变导致的，称为 RTH-β。此类患者最常见的临床表现为甲状腺肿，其次是活动过度和心动过速，注意力缺乏和学习障碍的发生率也较高。部分 RTH-β 患者可有感音神经性耳聋。RTH-β 患者实验室检查的特征是高浓度的血清游离 T_3 和 T_4 水平，以及未被抑制的 TSH，血清 rT_3 水平通常也较高。由于 T_3 和 T_4 水平的升高基本可以代偿机体对甲状腺激素的低敏感性，因此大多数的 RTH-β 患者并不需要治疗。编码 TRα 的 THRA 基因突变于 2012 年由英国学者首次报道，称为 RTH-α。此类患者的表现类似于未经治疗的先天性甲状腺功能减退症。患者可出现低骨龄、身材矮小、便秘、心动过缓，以及中枢神经系统症状（孤独症、精神发育迟滞等）。与 RTH-β 患者不同，RTH-α 患者实验室检查的特征是血清 T_4 降低、T_3 升高至临界水平、rT_3 极低，有 TSH 正常或轻度升高，游离 T_3 与游离 T_4 的比值升高是一种常见表现。治疗上，口服补充甲状腺激素对一些症状的改善可能有效。

（三）肾上腺疾病

肾上腺由皮质和髓质构成，皮质又可进一步分为束状带、球状带和网状带。累及束状带的遗传性疾病中，最为人熟知的是先天性肾上腺增生；而累及球状带的遗传性疾病，最常见的是家族遗传性的原发性醛固酮增多症（简称原醛症）；累及网状带的遗传病较罕见。累及肾上腺髓质的遗传性疾病，主要是遗传性嗜铬细胞瘤。

1. 先天性肾上腺增生（CAH）·是最常见的常染色体隐性遗传疾病，其中 90% 以上的病例是由于 21-羟化酶缺乏引起的，其他引起 CAH 的不常见病因包括 11-羟化酶缺乏、17-羟化酶缺乏、3β-羟类固醇脱氢酶、类固醇激素合成急性调节蛋白（StAR）和 P450 氧化还原酶缺乏等。

（1）21-羟化酶缺乏：由于 CYP21A2 基因突变引起，患者体内孕酮转化为 11-脱氧皮质酮，以及 17-羟孕酮转化成 11-脱氧皮质醇受阻，导致醛固酮及皮质醇合成减少，严重者可引起容量不足。而皮质醇不足导致对垂体的反馈抑制削弱，使 ACTH 分泌反馈增加，刺激肾上腺皮质网状带合成雄激素增加，导致男性化。本病的临床表现差异较大，其严重程度与突变对酶活性的损害程度有关，大致可分为 3 种临床表型：经典失盐型（患者新生儿期即可出现肾上腺危象，表现为低钠血症、高钾血症和生长迟滞，女孩在新生儿期外生殖器性别无法判断）、单纯男性化型（由于肾上腺产生雄激素过多，在儿童期即出现青春期的体征，骨骼闭合提早，影响最终身高）和非经典迟发型（突变对酶活性的损害较轻，主要见于青春期及成年女性，表现为痤疮、多毛症和月经不规则，这些症状难以和 PCOS 鉴别）。患者体内 17-羟孕酮及 21-脱氧皮质醇的水平明显升高。

（2）11-羟化酶缺乏：由于 CYP11B1 基因突变所致，患者体内 11-脱氧皮质酮转化为皮质酮，以及 11-脱氧皮质醇转化为皮质醇受阻，导致性激素合成大量增加（尤其是雄激素），因此患者会出现骨骺闭合提前，身高偏矮，性早熟及明显的男性化，由于 11-脱氧皮质酮（DOC）有很强的盐皮质激素样作用，因此患者会出现明显的高血压和低血钾。患者体内 17-羟孕酮的水平明显升高。

（3）17-羟化酶缺乏：由于 CYP17A1 基因突变所致，是 CAH 的罕见类型。患者体内孕烯醇酮转化为 17-羟孕烯醇酮，以及孕酮转化为 17-羟孕酮受阻，导致醛固酮合成通路中间产物大量堆积，尤其是 11-脱氧皮质酮（DOC）及皮质酮，引起高血压及低血钾。此外，由于性激素合成受阻（包括雄激素和雌激素），男性患者表现为女性外生殖器和盲端阴道，而女性患者则表现为原发性闭经和第二性征缺如。与 21-羟化酶缺乏和 11-羟化酶缺乏不同，17-羟化酶缺乏患者的 17-羟孕酮水平无升高，肾上腺增生的程度亦不如前两者明显。

2. 家族性醛固酮增多症（familial hyperaldosteronism，FH）·是原发性醛固酮增多症的一个亚型，比较罕见。目前 FH 可分为三种类型。

（1）Ⅰ型家族性醛固酮增多症（FH-Ⅰ）：即糖皮质激素可抑制的原醛症（GRA），GRA 为常染色体显性遗传。正常人只能在球状带合成醛固酮，而 GRA 患者的束状带也能合成和分泌醛固酮。GRA 患者的基因突变为 CYP11B1 基因启动子和 CYP11B2 基因的编码序列发生嵌合，导致醛固酮合成酶受 ACTH 调控，而非受肾素-血管紧张素-醛固酮系统调控。GRA 患者的低血钾往往并不明显，有一半以上的 GRA 患者血钾在正常范围。临床上，提示 GRA 的主要线索有：年轻起病（20 岁以前）的高血压，阳性的家族史，以及使用噻嗪类利尿剂后发生严重的低钾血症。GRA 患者也有肾素活性降低及醛固酮升高，但醛固酮/肾素升高往往不如典型的醛固酮瘤那么显著。对于 GRA 的患者，可口服糖皮质激素治疗，建议睡前使用中效糖皮质激素（如泼尼松）的最小有效剂量，以抑制 ACTH 的晨峰。通过减少 ACTH 释放来纠正醛固酮的过度分泌，可以有效控制血压。此外，口服盐皮质激素受体拮抗剂也有一定的治疗效果。

（2）Ⅱ型家族性醛固酮增多症（FH-Ⅱ）：是 FH 中最常见的亚型，致病基因目前仍不清楚，可能为常染色体显性遗传。在 FH-Ⅱ 的家系中，有些成员表现为单侧的醛固酮瘤，而其他成员则表现为双侧肾上腺增生。除了阳性家族史以外，FH-Ⅱ 和非家族性的原醛症无论在生化上还是在组织病理学上都没有明显区别。

（3）Ⅲ型家族性醛固酮增多症（FH-Ⅲ）：极为罕见，呈常染色体显性遗传，由于编码钾通道（Na^+ 通道）亚单位的 KCNJ5 基因突变所致。KCNJ5 突变可促使细胞去极化，引起更多钙离子进入球状带细胞，刺激醛固酮合成释放，以及球状带细胞大量增殖。临床上，对于确诊原醛症的儿童，以及影像学提示双侧肾上腺极度增生的患者，应考虑 FH-Ⅲ 的可能性。治疗上，由于患者表现为双侧肾上腺增生，因此首选药物治疗，对于大剂量醛固酮受体拮抗剂治疗效果仍不理想的患者，可以考虑腹腔镜下双侧肾上腺切除。

3. 嗜铬细胞瘤·是源于肾上腺髓质的肿瘤，另一种与之有类似起源的肿瘤源于分布于全身的副神经节,两者的组织学起源皆为胚胎期的神经嵴(neural crest),本文将两者放在一起论述。嗜铬细胞瘤和副神经节瘤是已知所有肿瘤中与遗传关系最密切的肿瘤,目前认为,至少有约 1/3 的肿瘤是由于种系突变引起的,已发现的致病基因包括 *SDHx*、*VHL*、*RET*、*NF1*、*MAX*、*TEME127*、*FH*、*MDH2* 等。本章节简要介绍几个比较常见的致病基因及相关疾病的临床特征。

(1) *SDH* 基因突变:家族遗传性副神经节瘤是一种常染色体显性遗传疾病,这些副神经节瘤大多位于颅底和颈部,也可见于纵隔、腹部、盆腔及膀胱内。这些肿瘤是否分泌儿茶酚胺与其位置有关,大约 5% 的颅底和颈部肿瘤分泌儿茶酚胺,而约有超过 50% 的腹部副神经节瘤分泌儿茶酚胺。大多数家族性副神经节瘤是由于编码琥珀酸脱氢酶的各个亚基的 5 个基因(*SDHB*、*SDHC*、*SDHD*、*SDHAF2*、*SDHA*)突变导致的。琥珀酸脱氢酶是呼吸链上的复合体 Ⅱ 的重要组成部分,也是三羧酸循环中的重要一环。这些基因突变会影响呼吸链上的电子传递,并导致三羧酸循环中间产物的蓄积。*SDHD*、*SDHC* 和 *SDHAF2* 基因突变导致的副神经节瘤大多位于颅底和颈部。而 *SDHB* 突变导致的副神经节瘤多位于胸、腹或盆腔,且约有 1/3 为恶性。此外,*SDHD* 和 *SDHAF2* 的遗传突变只有来自父亲时才会发病,而遗传自母亲时则不会发病(母系印记现象)。

(2) *VHL* 基因突变:von-Hippal Lindau 综合征(VHL综合征)是由于 *VHL* 抑癌基因失活突变引起的常染色体显性遗传病,患者的临床表现包括嗜铬细胞瘤(多为双侧)、副神经节瘤(纵隔、腹部、盆腔、颈部及颅底)、血管母细胞瘤(小脑、脊髓及脑干)、视网膜血管瘤、透明细胞癌、胰腺神经内分泌肿瘤、中耳内淋巴囊肿瘤、胰腺浆液性囊腺瘤、附睾及子宫阔韧带囊腺瘤等。按照是否发生嗜铬细胞瘤,VHL 综合征被分为 Ⅰ 型和 Ⅱ 型,Ⅰ 型不会发生嗜铬细胞瘤,而 Ⅱ 型又被进一步分为 A 型(不伴有肾癌)、B 型(伴有肾癌)和 C 型(仅有嗜铬细胞瘤)。绝大多数嗜铬细胞瘤是由 *VHL* 基因的错义突变引起的,某些特定位点的错义突变会引起 ⅡC 型的 VHL 综合征。

(3) *RET* 基因突变:多发性内分泌腺病 2 型(MEN2)是由于原癌基因 *RET* 激活突变导致的常染色体显性遗传病,可进一步分为 MEN2A 和 MEN2B 两个亚型。MEN2A 的表型包括甲状腺髓样癌(见于所有患者)、嗜铬细胞瘤(见于50%的患者)、原发性甲旁亢(见于 20% 的患者)及皮肤苔藓淀粉样变性(见于 5% 的患者)。绝大多数 MEN2A 患者的基因突变位于编码 RET 跨膜蛋白胞外段的 10 号外显子(609、611、618 和 620 号半胱氨酸)和 11 号外显子(630 和 634 号半胱氨酸),突变往往导致与蛋白功能密切相关的这 6 个半胱氨酸中的一个发生改变,其中 C634 位点的突变(C634R)最常见,约 85% 的 MEN2A 患者可以检测出该位点的突变。MEN2B 约占所有 MEN2 的 5%,临床表型包括甲状腺髓样癌(见于所有患者)、嗜铬细胞瘤(见于 50% 的患者),以及黏膜皮肤神经瘤(一般位于舌、唇及眼睑,常见于大多数患者)。MEN2B 相关的肿瘤主要由于 RET 蛋白胞内段的突变所致,约 95% 的 MEN2B 由于 16 号外显子编码的 M918T 突变导致,另有 4% 是由于 15 号外显子编码的 A883F 突变所致。

(4) *NF1* 基因突变:1 型家族遗传性神经纤维瘤病是一种由于 *NF1* 抑癌基因失活突变导致的常染色体显性遗传病,主要临床表现包括广泛分布于皮肤的神经纤维瘤和牛奶咖啡斑,以及虹膜错构瘤(Lisch 结节)、骨骼畸形、中枢胶质瘤、嗜铬细胞瘤/副神经节瘤、认知障碍等。不同个体之间的临床表现差异较大。大约 3% 的 1 型神经纤维瘤病患者可以出现嗜铬细胞瘤,通常为单侧肾上腺的良性嗜铬细胞瘤,偶尔可见于双侧,肾上腺外的副神经节瘤极其罕见。

(四) 性腺疾病

性腺(男性的睾丸和女性的卵巢)的分化和发育需要依赖胚胎各个时期大量转录因子的精细网络调控,与之对应的是种类繁多的各种基因异常导致的性发育异常。不同于其他腺体,性腺在青春期还需要经历一次成熟和启动的过程,主要依赖于中枢下丘脑产生 GnRH,并作用于垂体前叶分泌 LH 及 FSH,参与这一环节的基因异常则主要引起性腺的成熟障碍。这两个不同的环节对应了两大类遗传性疾病,本章节先介绍与遗传有关的中枢性性腺功能障碍,然后再探讨较为复杂的性发育异常。

1. 特发性低促性腺激素性性腺功能减退(IHH)·是指下丘脑神经元分泌 GnRH 功能存在缺陷,或由于 GnRH 受体水平异常,导致下丘脑产生的 GnRH 对垂体促性腺细胞的作用存在缺陷。IHH 主要见于男性,男女发病比例约为 5:1,任何年龄均可发病。起病症状和体征与年龄以及下丘脑-垂体-性腺轴的缺陷程度有关,不同患者的临床表现有较大的差异。在青春期,男女患者均可表现为不同程度的性成熟障碍,一些患者可经历一定程度的青春期发育,而后停止。一些患者可有完全正常的青春期发育,仅在随后的成年期出现促性腺激素水平降低,导致不孕不育和性功能障碍。IHH 患者还可出现几种先天性异常,包括:面中线缺陷(如唇、腭裂)、单侧肾缺如、单侧或双侧隐睾、并指(趾)畸形或其他骨骼畸形、嗅觉减退或嗅觉丧失。伴有嗅觉异常的 IHH 被称为 Kallmann 综合征。IHH 可表现为常染色体显性遗传、常染色体隐性遗传或 X 连锁遗传。已发现大量的基因突变与 IHH 有关,如 *KAL1*、*FGF8*、*FGFR1*(也称 *KAL2*)、*PROK2*、*PROKR2*、*Kisspeptin*、*KISS1R*(也称 *GPR54*)、*GnRH1*、*GnRHR*、*TAC3*、*TAC3R*、*CHD7*、*SEMA3A* 等。这些基因中,有的主要引起 Kallmann 综合征,有的主要引起不伴有嗅觉异常的 IHH,还有一些基因突变在两种情况均可出现。

2. 性发育异常(disorders of sex development,DSD)·外生殖器、性腺和染色体性别之间不一致的婴儿被归类为性发育异常。在胎儿发育早期,携带 XX 与 XY 的胎儿具有类似生殖结构原基(尿生殖嵴),该阶段称为性发育的性别未分化期。到妊娠 7 周形成了具备双性分化潜能的性腺,此时携带 Y 染色体的胎儿开始形成睾丸,从而与无 Y 染色体的胎儿产生性别差异。此后,性腺的分化及功能进一步决定了生殖器表型。正常的性别决定和性分化需要大量基因的协同作用,这些基因的突变会导致各种各样的性发育异常。

(1) 性别决定异常(disorders of sex determination)

1) *SRY* 基因突变:SRY 是决定男性性别的主要调控基因。妊娠 6 周左右,性腺中的 Y 染色体即开始表达 SRY 蛋白,从而启动睾丸的形成及性腺的发育。如 *SRY* 基因突变或缺失,则导致男性的性腺形成障碍,绝大多数的 *SRY* 基因突变导致细胞核中的 SRY 蛋白变少，转录活性缺失，无法启动相关下游 SOX9 等基因表达，致使患者虽有 XY 核型，但无法形成正常的男性性腺。

2）SOX9 基因突变：SOX9 基因在 SRY 表达后不久开始在睾丸中表达，SOX9 基因为睾丸支持细胞分化和 II 型胶原产生所必需。在 XY 核型的患者，SOX9 的单倍剂量不足（haploinsufficiency）可以导致骨骼发育不良伴性反转。反之，SOX9 基因的重复拷贝（导致过度表达）则可导致 XX 核型患者表现为性反转（表型为男性）。提示 SOX9 在性分化过程中发挥着重要的作用。

3）SF-1/NR5A1 基因突变：该基因编码类固醇生成因子 1，是一种关键的性腺转录因子，能够影响类固醇合成、生育和男性性分化。SF-1 突变可导致无性腺症、肾上腺发育不全伴肾上腺皮质功能减退症、低促性腺激素型性腺功能减退症、隐睾、小阴茎，核型为 XY 个体可出现性反转（表型为女性）。

4）DHH 基因突变：DHH 信号通过上调 SF-1 来触发睾丸分化，DHH 基因突变可导致核型为 XY 的受累个体发生性腺发育不全和性反转（表型为女性）。

5）DAX1/NR0B1 基因突变：该基因位于 X 染色体，编码一种在肾上腺和性腺中高表达的转录因子。在核型为 XY 的男性患者，DAX1/NR0B1 基因突变可以引起一种主要表现为先天性肾上腺发育不全，同时伴有低促性腺激素型性腺功能减退症的综合征。此外，DAX1/NR0B1 基因的编码产物还有拮抗 SRY 的作用，该基因的重复拷贝（导致过度表达）在 XY 核型的个体可引起性反转（表型为女性）。

（2）性分化异常（disorders of sex differentiation）：雄激素合成及作用缺陷。

1）先天性脂样肾上腺增生：主要由于 StAR 基因或 CYP11A1 基因突变所致，为常染色体隐性遗传性疾病，是 CAH 中最罕见也是最严重的类型。上述基因突变导致胆固醇不能转变为孕烯醇酮，即胆固醇向类固醇转变的源头被阻断，因此所有主要的类固醇激素（包括糖皮质激素、盐皮质激素和性激素）合成均受阻，镜下可见肾上腺中脂质样空泡大量堆积。大多数突变的新生儿会出现严重的失盐型肾上腺危象，表现为喂养困难、呕吐、嗜睡、容量不足、呼吸窘迫、低钠血症、高钾血症、低血糖及代谢性酸中毒等。男性患儿由于缺乏雄激素，外生殖器通常表现为女性化，而女性患儿出生时则基本正常，仅表现为肾上腺皮质功能不足的症状。另外，StAR 基因突变的患者会表现为明显的肾上腺增生，而 CYP11A1 基因突变的患者往往肾上腺体积增大不明显。

2）2 型 3β-羟类固醇脱氢酶缺陷症：由于 HSD3B2 基因突变导致的常染色体隐性遗传疾病，是 CAH 的罕见类型。由于机体以胆固醇为原料合成糖皮质激素、盐皮质激素及性激素的三大通路上均需要该酶的参与。因此，该酶的缺陷会导致所有的类固醇激素合成均受影响，糖皮质激素、盐皮质激素和活性雄激素均缺乏。大多数患者在新生儿或婴儿期早期即出现症状，临床表现包括喂养困难、呕吐、血容量不足、低钠血症和高钾血症（与皮质醇和醛固酮缺乏有关）。女性患者可能有轻度男性化（与 DHEA 堆积有关。在性激素合成通路上，2 型 3β-羟类固醇脱氢酶催化 DHEA 转变为雄烯二酮），而男

性患者有不同程度的生殖器发育异常，可从尿道下裂到更加严重的外生殖器性别无法辨认。

3）17-羟化酶缺乏：如前所述，17-羟化酶缺乏是由于 CYP17A1 基因突变引起的常染色体隐性遗传病，17-羟化酶缺乏导致雄激素和雌激素合成均受阻，因此男性患者因缺乏雄激素表现为女性化，而女性患者则表现为原发性闭经和第二性征缺如。

4）P450 氧化还原酶缺陷症：由于 POR 基因突变所致，为常染色体隐性遗传疾病，也是 CAH 的一种罕见类型。P450 氧化还原酶的主要作用是转移电子到 21-羟化酶（CYP21A2 基因编码）和 17α-羟化酶（CYP17A1 基因编码），因此该酶的缺陷导致上述两种酶活性的部分缺乏。受累女孩出生时外生殖器可有男性化表现，提示子宫内雄激素过多；然而，与经典 CAH 相反，患者出生后血清雄激素浓度较低，男性化不再进展。而在受累男孩则可能存在男性化不全。患病胎儿的母亲在妊娠期间可能出现男性化表现，这主要与胎儿的芳香化酶活性下降，导致循环中睾酮水平升高有关。另外，患儿偶尔可合并出现骨骼异常，主要累及头部和四肢（Antley-Bixler 骨骼异常）。

5）靶器官中雄激素活化障碍：主要由于编码 2 型 5α-还原酶的 SRD5A2 基因突变所致，5α-还原酶的主要作用是将睾酮转化为双氢睾酮（DHT），该病为常染色体隐性遗传，主要影响男性。双氢睾酮为男性外生殖器分化所必需，体内睾酮转化为双氢睾酮需要 5α-还原酶的催化。胚胎形成时，SRD5A2 突变导致表达该基因的雄激素靶组织中的 5α-还原酶活性不足，双氢睾酮合成减少，因而男性泌尿生殖道的男性化分化过程受到损害。男性患者在出生时外生殖器常常明显偏女性，不同患者男性化不足的程度可出现明显的差异，轻者可表现为仅有单纯的阴茎短小和不同程度尿道下裂，而严重者则可表现为完全的女性生殖器外观。尽管外生殖器男性化程度不同，到青春期后，其他的组织器官（如肌肉等，主要表达 SRD5A1）会有正常的男性化。

6）雄激素不敏感综合征：以往也称为睾丸女性化，主要是由于编码雄激素受体的 AR 基因失活突变导致的雄激素作用缺陷。AR 由 X 染色体上的基因编码，因此所有 AR 基因突变都是 X 连锁隐性遗传。46,XY 的男性患者会出现严重的性发育障碍，尽管出现双侧睾丸，血清睾酮浓度在正常男性范围或者更高，但不会正常地男性化。患者的表型主要与 AR 功能受损的程度有关，严重者称为完全型雄激素不敏感综合征，其临床表现包括：正常乳房发育的女性表型，原发性闭经，腋毛或阴毛稀少或缺如，无子宫，但有睾丸，盲袋状阴道，而血清睾酮浓度在正常成人男性范围。出现上述表现的青春期或年轻成年女性应考虑该病。

（3）雄激素过量

1）21-羟化酶缺乏：如前所述，由于 CYP21A2 基因突变引起的常染色体隐性遗传病，21-羟化酶缺乏导致以胆固醇为原料合成糖皮质激素和盐皮质激素受阻，继而导致性激素（主要是脱氢表雄酮和雄烯二酮）合成过量，在女性患者可引起明显的男性化和假两性畸形。

2）11-羟化酶缺乏：如前所述，由于 CYP11B1 基因突变引起的常染色体隐性遗传病，与 21-羟化酶缺乏类似，11-羟

化酶缺乏导致以胆固醇为原料合成糖皮质激素和盐皮质激素受阻,因此分流至性激素合成通路增多,脱氢表雄酮和雄烯二酮合成增多,在女性患者可引起明显的男性化和假两性畸形。

3) P450 芳香化酶基因突变:由于编码芳香化酶的 *CYP19A1* 基因突变引起的常染色体隐性遗传病,芳香化酶缺陷导致雄激素不能转化为雌激素(雄烯二酮转化为雌酮,睾酮转化为雌二醇受阻),对男性和女性均有影响。由于雄激素不能转化为雌激素,怀有突变患儿的母亲在妊娠期可因为循环中雄激素水平升高而出现男性化的表现。女性患儿出生时往往会有男性化表现,由于缺乏雌激素,女性患者不能正常进入青春期,常合并有多囊卵巢和闭经,没有乳腺发育。而男性患者虽然能够正常启动青春期,但由于精子的发生与成熟需要雌激素的参与,因此患者通常不能正常生育。

(五) 遗传性内分泌肿瘤

内分泌肿瘤涵盖的疾病较广,涉及全身所有经典及非经典的内分泌腺体,而其中有一部分的内分泌肿瘤与遗传的关系十分密切,这其中代表性的例子包括多发性内分泌腺瘤病(1 型和 2 型)、VHL 综合征、Carney 综合征等。

1. MEN1·是一种由于 *MEN1* 基因失活突变导致的常染色体显性遗传病。患者易发生甲状旁腺肿瘤、垂体前叶肿瘤和肠-胰腺内分泌细胞肿瘤。MEN1 最常见的表现是引起甲状旁腺功能亢进症的多发性甲状旁腺肿瘤,到 40~50 岁时的外显率接近 100%。不同于散发性甲旁亢,MEN1 患者的甲旁亢没有性别差异,平均起病年龄更早。垂体前叶肿瘤最常见的为催乳素瘤,这一点与散发性垂体瘤类似。此外,MEN1 患者也可出现生长激素瘤、ACTH 瘤及无功能腺瘤,极个别情况下可出现多发性垂体瘤。大约 1/3 的 MEN1 患者可表现出有临床症状的肠-胰腺内分泌细胞肿瘤,引起症状的最常见原因是胃泌素瘤(主要位于十二指肠)导致的多发性消化性溃疡,其次是引起低血糖的胰岛素瘤,而血管活性肠肽瘤和胰高血糖素瘤极为罕见。在无症状的患者中,无功能的胰腺神经内分泌肿瘤并不少见。目前,甲旁亢和垂体瘤通常可获得有效的治疗,危及患者生命的主要是具有恶性潜能的胰腺神经内分泌肿瘤。皮肤肿瘤在 MEN1 患者亦十分常见,其中比较具有代表性的是多发性血管纤维瘤和胶原瘤。除了以上部位的肿瘤外,MEN1 患者中类癌(胸腺、支气管、胃等部位)通常无功能,肾上腺肿瘤(皮质无功能腺瘤)和脂肪瘤等其他肿瘤也比一般人群更常见。

2. MEN2·是一种由于 *RET* 基因激活突变导致的常染色体显性遗传病。MEN2 包括 A 型和 B 型两种不同的综合征。MEN2A 的典型特征是甲状腺髓样癌(MTC)、嗜铬细胞瘤及原发性甲旁亢,其临床表现取决于受累的器官,而后者取决于特定的 *RET* 突变类型。虽然在 MEN2A 中,MTC 的外显率接近 100%,但 MEN2A 的其他临床表现存在很大差异。根据临床表现 MEN2A 又可进一步细分为四种亚型:① 经典型 MEN2A,也是最常见的类型,具有发生上述三种肿瘤的遗传易感性;② 伴有皮肤苔藓淀粉样变性(cutaneous lichen amyloidosis,CLA)的 MEN2A,主要由 *RET* 基因 634 号氨基酸突变所致,CLA 的诊断可能会早于 MTC;③ 伴有先天性巨结肠(Hirschsprung disease,HD)的 MEN2A,MEN2A 患者中 HD 的发生频率取决于特定突变位点,HD 和 MEN2A 共存主

要与 *RET* 基因 609、611、618 和 620 号氨基酸突变有关;④ 家族性甲状腺髓样癌(FMTC),这一类型的患者仅有 MTC,而没有 MEN2A 常见的其他肿瘤。MEN2B 的典型特征是 MTC 和嗜铬细胞瘤,但无甲旁亢。几乎所有 MEN2B 患者均会发生 MTC,然而与 MEN2A 相比,MEN2B 患者的 MTC 起病更年轻,且侵袭性更强,手术难以根治,是 MEN2B 患者的首要死因。此外,MEN2B 还可合并 MEN2A 中不存在的其他临床表现,如黏膜神经瘤、小肠神经节细胞瘤、骨骼畸形、关节松弛、马方样体型及角膜神经髓鞘化等。不同于包括 MEN1 在内的大多数遗传性肿瘤,MEN2 的基因突变为原癌基因 *RET* 的激活突变(gain of function),而非抑癌基因的失活突变(loss of function)。绝大多数 MEN2A 患者的突变位于编码 RET 跨膜蛋白胞外段的 10 号外显子(609、611、618 和 620 号半胱氨酸)和 11 号外显子(630 和 634 号半胱氨酸),其中 634 位点的突变(C634R)最常见,约 85% 的 MEN2A 患者可以检测出该位点的突变。MEN2B 约占所有 MEN2 的 5%,MEN2B 患者的突变主要位于 RET 跨膜蛋白的胞内段,约 95% 的 MEN2B 由 16 号外显子编码的 M918T 突变导致,另有 4% 由 15 号外显子编码的 A883F 突变所致。

3. Carney 综合征·是一种常染色体显性遗传疾病,由于编码 PKA 的 1α 调节亚单位的 *PPKR1A* 基因突变所致。Carney 综合征患者存在多种色素沉着异常,包括面部、颈部和躯干的色素沉着雀斑样痣和蓝痣。其他的典型特征包括一些多发的肿瘤,包括内分泌肿瘤和非内分泌肿瘤。心房黏液瘤,以及多种内分泌肿瘤。其中最常见的三种内分泌肿瘤分别是肾上腺小结节样增生(PPNAD)、垂体生长激素瘤和睾丸大细胞钙化性支持细胞瘤。非内分泌肿瘤中最具特征性的是心房黏液瘤,Carney 综合征患者的心脏黏液瘤诊断时的年龄通常比散发性黏液瘤更小,且更容易复发。另外,临床上还有两个命名十分相似的 Carney 相关的综合征,应注意避免混淆。一个是 Carney Stratakis 综合征,也是一种罕见遗传病,由某一 *SDH* 基因发生遗传突变所致,患者同时患有副神经节瘤和间质瘤(GIST)。另一个是 Carney 三联征,表现为间质瘤、副神经节瘤及肺部软骨瘤,该病十分罕见,以年轻女性受累为主,尚未发现与遗传有关的证据。而且,这两种疾病都没有心脏肿瘤。

(六) 代谢性疾病(糖尿病和血脂紊乱)

代谢性疾病中包含了大量的单基因遗传性疾病,碳水化合物、脂类、氨基酸、微量元素等各种物质代谢通路上的遗传缺陷均可致病。本文以临床上比较常见的糖代谢和脂代谢通路异常为例,举例对相关的单基因遗传病作简要介绍。

1. 糖尿病·导致糖代谢异常的遗传性疾病种类繁多,本文以相对比较常见的青少年的成年发病型糖尿病(maturity onset diabetes of young,MODY)为例,该病其实是很多临床表现各不相同的一系列疾病的总称,其共同特征是:常染色体显性遗传、缺乏自身抗体及 25 岁前诊断为非胰岛素依赖型糖尿病。MODY 是单基因糖尿病的最常见形式,在糖尿病中占 2%~5%。MODY 分型和种类繁多,且在不断增加中,根据不同的致病基因及其临床表现归类为不同的 MODY 亚型。患者的临床表现具有很大的异质性,由于临床医师对该病的认识不足,很多患者被错误地归类为 1 型或 2 型糖尿病。目

前已知至少有 14 个致病基因的异常可以导致 MODY（表 1-10-2），这些基因大多与胰岛 β 细胞的发育、功能和调节有关，基因突变可导致葡萄糖感知及胰岛素分泌缺陷。特别值得一提的是，在中国人群中，只有一小部分符合 MODY 诊断标准的患者找到了致病基因突变，大多数患者的致病基因仍不清楚。现将比较常见的几个 MODY 亚型简介如下。

表 1-10-2　MODY 致病基因及其临床特征

MODY	致病基因（染色体定位）	蛋白质功能	其他特征
1	HNF4A(20q12)	转录因子	新生儿高胰岛素血症伴低血糖，血脂降低，对磺脲类降糖药敏感
2	GCK(7p13)	糖酵解酶	空腹血糖升高，通常无症状，妊娠期糖尿病
3	HNF1A(12q24.2)	转录因子	肾糖阈降低，对磺脲类降糖药敏感
4	PDX1/IPF1(13q12.1)	转录因子	纯合子表现为胰腺不发育
5	HNF1B(17q21)	转录因子	糖尿病合并泌尿生殖系统畸形
6	NEUROD1(2q31.3)	转录因子	肥胖和胰岛素抵抗
7	KLF11(2p25)	转录因子	可表现为糖耐量受损或显性糖尿病
8	CEL(9p34)	脂肪酶	糖尿病合并胰腺外分泌及内分泌功能缺陷
9	PAX4(7q32)	转录因子	有酮症倾向
10	INS(11p15.5)	激素	可表现为新生儿糖尿病，抗体阴性的糖尿病，或 MODY
11	BLK(8p23)	酪氨酸激酶	常伴有肥胖
12	ABCC8(11p15.1)	ATP 敏感钾通道调节亚基	通常表现为新生儿糖尿病，偶尔表现为 MODY，对磺脲类降糖药敏感
13	KCNJ11(11p15.1)	ATP 敏感钾通道调节亚基	通常表现为新生儿糖尿病，偶尔表现为 MODY，对磺脲类降糖药敏感
14	APPL1(3p14.3)	丝氨酸/苏氨酸激酶	多于成年后发生糖尿病

（1）MODY1：由于编码肝细胞核因子 4α 蛋白的 HNF4A 基因突变所致，HNF4A 在肝脏和胰岛 β 细胞中均可表达。HNF4A 缺陷导致高血糖的确切机制仍不清楚，目前认为主要与胰岛素分泌有关，缺陷的胰岛 β 细胞受葡萄糖刺激后分泌的胰岛素减少，且这种分泌缺陷随着时间的推移进行性加重。患者常常在青春期或儿童期已出现高血糖，虽然磺脲类药物治疗的初始效果良好，但随着胰岛素分泌缺陷的进展，患者最终往往需要胰岛素治疗。

（2）MODY2：由于编码葡萄糖激酶的 GCK 基因突变所致，葡萄糖激酶的主要功能是将葡萄糖磷酸化为葡萄糖-6-磷酸，并能充当胰岛 β 细胞的葡萄糖感受器。该酶的缺陷会导致葡萄糖刺激胰岛素分泌的阈值升高，这种情况造成的高血糖通常稳定且轻微，患者通常不会出现糖尿病大血管和微血管并发症。因此，MODY2 患者通常可以单纯依靠饮食控制。

（3）MODY3：由于编码肝细胞核因子 1α 蛋白的 HNF1A 基因突变所致，是欧洲白种人中最常见的 MODY 亚型。HNF1A 是 β 细胞中胰岛素基因的一个弱反式激活因子，HNF1A 突变可导致胰岛素分泌异常，另外，HNF1A 还调控肾小管上皮细胞中 SGLT2 的表达，该基因突变可导致肾糖阈降低，类似于临床上使用 SGLT2 抑制剂。在未发病的基因突变携带者中也可检测到葡萄糖负荷引起的糖尿。和 MODY1 类似，MODY3 患者没有明显的胰岛素抵抗，磺脲类药物的效果优于二甲双胍。与 2 型糖尿病相比，磺脲类药物对 MODY3 的降糖效果更好，部分使用胰岛素治疗的患者在检出 HNF1A 基因突变后，可成功转换为磺脲类药物单药治疗。

（4）MODY4：由于编码胰十二指肠同源框 1 的 PDX1 基因突变所致，突变可能直接影响了 β 细胞中胰岛素基因的转录活性，也可能改变 β 细胞中成纤维细胞生长因子信号的传递而致病。对功能影响不大的 PDX1 突变可仅仅表现为迟发型 2 型糖尿病。另外，由于 PDX1 作为重要的转录因子在胰腺的发育过程中起到了重要作用，因此 PDX1 的纯合突变可导致整个胰腺的发育障碍，内外分泌腺均受累。

（5）MODY5：由于编码肝细胞核因子 1β 蛋白的 HNF1B 基因突变所致，患者的临床表现包括：早发糖尿病、胰腺萎缩、肾脏发育异常（如肾脏体积偏小、单个或多发的肾囊肿等）、缓慢进展的肾功能不全、低镁血症及生殖器畸形等。肾脏的发育和功能异常是 MODY5 的一个临床特征。在肾脏中，PKHD1 基因的启动子上有 HNF1B 的结合位点，而 PKHD1 基因突变是导致遗传性多囊肾的常见原因。HNF1B 突变抑制了 PKHD1 的表达，因而导致了肾囊肿的形成。

2. 遗传性高甘油三酯血症·机体脂代谢过程十分复杂，目前已发现的导致脂代谢异常的遗传疾病不下百余种。本文仅以临床上比较常见的高甘油三酯血症为例，对导致该临床表型的单基因遗传病作简要介绍。临床上，严重的高甘油三酯血症一般指血清甘油三酯水平超过 10 mmol/L。除高血脂外，患者还可表现为反复发作的胰腺炎、发作性的黄色瘤（eruptive xanthomas）及乳糜色视网膜血管（lipaemia retinalis）等。遗传因素和生活方式（主要是饮食）均可引起高甘油三酯血症，目前已知的可以导致严重高甘油三酯血症的主要包括 5 个致病基因，分别为：编码脂蛋白脂肪酶（lipoprotein lipase，LPL）的 LPL 基因，编码载脂蛋白 CⅡ（ApoC Ⅱ）的 APOC2 基因，编码载脂蛋白 AV（ApoA V）的 APOA5 基因，编码脂蛋白脂蛋白成熟因子 1（lipase maturation factor 1）的 LMF1 基因，以及编码糖基磷脂酰肌醇锚定高密度脂蛋白结合蛋白 1（glycosylphosphatidylinositol-anchored high-density lipoprotein 1）的 GPIHBP1 基因。

脂蛋白脂肪酶（LPL）缺陷是导致遗传性的严重高甘油三酯血症的最常见原因。LPL 的主要功能是水解循环中乳糜微粒（食物中的脂质）和 VLDL（肝脏输出的脂质）中的甘油三酯。LPL 主要位于需要脂肪酸供能（如心脏、骨骼肌）和需要存储脂肪酸(如脂肪)的组织器官的毛细血管内皮细胞表面。LPL 的功能缺陷会导致严重的高甘油三酯血症。ApoCⅡ是 LPL 发挥正常功能所必需的重要辅助因子,而 ApoAⅤ则是 LPL 发挥功能的重要调节因子。此外,LMF1 对于 LPL 和肝脂酶(HL)的成熟发挥着关键的作用,LMF1 的纯合突变会导致 LPL 和 HL 两个脂肪酶的双重缺陷,引起严重的高甘油三酯血症;而 GPIHBP1 的主要功能是促使 LPL 转运到内皮细胞表面,同时提供一个甘油三酯水解的平台,已报道的突变导致 LPL 不能与 GPIHBP1 结合,LPL 不能正常发挥水解甘油三酯的功能。这 5 个基因中,LPL 的杂合突变可引起不同程度的高甘油三酯血症,而 LPL 的纯合突变则可引起严重的乳糜微粒血症。其余 4 个基因均以常染色体隐性遗传的模式致病。这些基因的纯合或复合杂合突变均可引起 Fredrickson Ⅰ型(以乳糜微粒为主)或 Fredrickson Ⅴ型(包括乳糜微粒和 VLDL)的高脂血症,血甘油三酯水平极度升高。

综上所述,遗传性内分泌疾病种类繁多,临床表现多种多样,其诊断往往需要通过仔细询问病史,尤其家族遗传史,结合实验室检查和基因检测。由于许多临床医师对于此类疾病认识不足,因此确诊率低,误诊误治十分常见。近年来,由于基因测序技术的迅速普及,各种遗传性疾病的诊断迎来了前所未有的契机,尤其基因诊断机构的出现,大大降低了基因诊断的门槛,增加了基因检测的覆盖面。各种检测技术与平台的发展,包括全外显子组测序与全基因组测序的普及,使得一些罕见遗传性内分泌疾病的发现越来越容易。在不久的将来,随着测序方法的不断改良升级以及成本的降低,全基因测序检测很可能成为一般常规检查项目,越来越多以前难以诊断的罕见遗传性疾病将被确诊,这些疾病的诊治和积累将极大推进临床医师对于罕见病的认识,也将极大推进遗传性内分泌代谢疾病的诊断水平。

参考文献

[1] De Sousa SM, Hardy TS, Scott HS, et al. Genetic testing in endocrinology [J]. Clin Biochem Rev, 2018, 39(1): 17 - 28.

[2] Goodarzi MO. Genetics of common endocrine disease: The present and the future [J]. J Clin Endocrinol Metab, 2016, 101(3): 787 - 794.

[3] Caimari F, Korbonits M. Novel genetic causes of pituitary adenomas [J]. Clin Cancer Res, 2016, 22(20): 5030 - 5042.

[4] Salpea P, Stratakis CA. Carney complex and McCune Albright syndrome: an overview of clinical manifestations and human molecular genetics [J].

Mol Cell Endocrinol, 2014, 386(1 - 2): 85 - 91.

[5] Beckers A, Aaltonen LA, Daly AF, et al. Familial isolated pituitary adenomas (FIPA) and the pituitary adenoma predisposition due to mutations in the aryl hydrocarbon receptor interacting protein (AIP) gene [J]. Endocr Rev, 2013, 34(2): 239 - 277.

[6] Babey M, Kopp P, Robertson GL. Familial forms of diabetes insipidus: clinical and molecular characteristics [J]. Nat Rev Endocrinol, 2011, 7 (12): 701 - 714.

[7] Fang Q, George AS, Brinkmeier ML, et al. Genetics of combined pituitary hormone deficiency: roadmap into the genome era [J]. Endocr Rev, 2016, 37(6): 636 - 675.

[8] Persani L, Rurale G, de Filippis T, et al. Genetics and management of congenital hypothyroidism [J]. Best Pract Res Clin Endocrinol Metab, 2018, 32(4): 387 - 396.

[9] Refetoff S, Bassett JH, Beck-Peccoz P, et al. Classification and proposed nomenclature for inherited defects of thyroid hormone action, cell transport, and metabolism [J]. J Clin Endocrinol Metab, 2014, 99(3): 768 - 770.

[10] Medici M, Visser WE, Visser TJ, et al. Genetic determination of the hypothalamic-pituitary-thyroid axis: where do we stand? [J]. Endocr Rev, 2015, 36(2): 214 - 244.

[11] Merke DP, Poppas DP. Management of adolescents with congenital adrenal hyperplasia [J]. Lancet Diabetes Endocrinol, 2013, 1(4): 341 - 352.

[12] Dutta RK, Söderkvist P, Gimm O. Genetics of primary hyperaldosteronism [J]. Endocr Relat Cancer, 2016, 23(10): R437 - R454.

[13] Else T. 15 years of paraganglioma: Pheochromocytoma, paraganglioma and genetic syndromes: a historical perspective [J]. Endocr Relat Cancer, 2015, 22(4): T147 - T159.

[14] Lenders JW, Duh QY, Eisenhofer G, et al. Pheochromocytoma and paraganglioma: an endocrine society clinical practice guideline [J]. J Clin Endocrinol Metab, 2014, 99(6): 1915 - 1942.

[15] Topaloğlu AK. Update on the genetics of idiopathic hypogonadotropic hypogonadism [J]. J Clin Res Pediatr Endocrinol, 2017, 9(Suppl 2): 113 - 122.

[16] Achermann JC, Domenice S, Bachega TA, et al. Disorders of sex development: effect of molecular diagnostics [J]. Nat Rev Endocrinol, 2015, 11(8): 478 - 488.

[17] Ahmed SF, Achermann JC, Arlt W, et al. Society for Endocrinology UK guidance on the initial evaluation of an infant or an adolescent with a suspected disorder of sex development (Revised 2015) [J]. Clin Endocrinol (Oxf), 2016, 84(5): 771 - 788.

[18] Thakker RV, Newey PJ, Walls GV, et al. Clinical practice guidelines for multiple endocrine neoplasia type 1 (MEN1) [J]. J Clin Endocrinol Metab, 2012, 97(9): 2990 - 3011.

[19] Wells SA Jr, Pacini F, Robinson BG, et al. Multiple endocrine neoplasia type 2 and familial medullary thyroid carcinoma: an update [J]. J Clin Endocrinol Metab, 2013, 98(8): 3149 - 3164.

[20] Yang Y, Chan L. Monogenic diabetes: what it teaches us on the common forms of type 1 and type 2 diabetes [J]. Endocr Rev, 2016, 37(3): 190 - 222.

[21] Surendran RP, Visser ME, Heemelaar S, et al. Mutations in LPL, APOC2, APOA5, GPIHBP1 and LMF1 in patients with severe hypertriglyceridaemia [J]. J Intern Med, 2012, 272(2): 185 - 196.

第十一章·罕见糖尿病的诊治概要

殷 峻 贾伟平

根据 2017 年报道的糖尿病全国流行病学调查结果,中国糖尿病患病率已由 1980 年的 0.67% 上升到 2013 年的10.9%,而糖尿病前期患者高达 35.7%。40 岁以下人群中糖尿病患者占比 5.9%,我国糖尿病表现出患病率高、发病年龄早的特点。

1999 年世界卫生组织(WHO)将糖尿病分为 4 型:1 型糖尿病、2 型糖尿病、其他特殊类型糖尿病和妊娠糖尿病。其他特殊类型糖尿病约占各型糖尿病的 3%,又细分为胰岛β细胞功能的基因缺陷、胰岛素作用的基因缺陷、胰腺外分泌疾病、内分泌疾病、药物或化学品所致糖尿病、感染、不常见的免疫介导糖尿病和可能与糖尿病相关的遗传性综合征 8 类。在所有糖尿病中受遗传因素影响最大的为可能与糖尿病相关的遗传性综合征，其次为胰岛 β 细胞功能的基因缺陷、胰岛素作用的基因缺陷、2 型糖尿病、1 型糖尿病等、不常见的免疫介导糖尿病、妊娠糖尿病、内分泌疾病、胰腺外分泌疾病、药物或化学品所致糖尿病和感染，同时这也是环境因素致病由小到大的排序。本文重点关注与糖尿病相关的遗传性综合征、胰岛 β 细胞功能的基因缺陷和胰岛素作用的基因缺陷三大类，对其临床诊断进行介绍。

一、胰岛 β 细胞功能的基因缺陷

这类疾病常分为青少年的成年发病型糖尿病（maturity-onset diabetes of the young，MODY）和线粒体基因突变两大类。

1. MODY·是一种单基因所致的糖尿病，已知的主要发病机制为胰岛 β 细胞分泌缺陷。临床特征为：① 发病年龄小于 25 岁；② 有 3 代或 3 代以上糖尿病家族遗传史，糖尿病在家系中的传递符合常染色体显性遗传（AD）规律；③ 确诊后至少 2 年内不需用胰岛素。

目前发现 14 个 MODY 相关致病基因，包括：HNF4α、GCK、HNF1α、PDX1、HNF1β、NEUROD1、KLF11、CEL、PAX4、INS、BLK、ABCC8、KCNJ11、APPL1，根据发病机制又可分为胰腺/胰岛细胞转录因子缺陷和胰岛 β 细胞胰岛素分泌的信号缺陷。由于部分 MODY 致病基因表达于胰岛外的组织器官，因此除胰岛 β 细胞分泌缺陷外，部分亚型的 MODY 可有特殊表现：MODY1 由于 HNF4α 杂合突变可通过增加宫内胰岛素分泌导致巨大儿及新生儿高胰岛素血症，MODY3 患者可出现肾性糖尿，MODY5 患者可有肾和生殖器官等发育异常。

对于符合 MODY 临床特征的患者或存在早发和（或）多发糖尿病的家系，可以通过基因测序确定有无已报道的突变，若已有相关报道，可在确定致病基因或位点后，查阅相关文献报道中对该突变的功能学研究或致病原因解析，确定基因分型，从而明确诊断、指导个体化治疗。

若无相关报道，可在收集先证者及家系成员的信息，包括基本资料、体检资料、生化检查和糖尿病分型后，确定家系是否符合 MODY 家系的特征，对家系进行测序并与正常对照组对照比较以确定突变，根据对该突变的研究决定下一步诊疗方案。如刘丽梅等曾对 96 个家族性早发 2 型糖尿病先证者及其家系成员进行调查，对符合常染色体显性遗传，具有至少 3 代糖尿病家族史，至少 1 名成员在 40 岁之前发病的家系，在排除线粒体突变糖尿病后进行了 KCNJ11 编码及侧翼序列测序，发现 3 个新突变：R27H、R192H、S116F117del，其中 R192H 及 R27H 突变显著降低 K_{ATP} 通道活性，在磺脲类药物处理后，K_{ATP} 通道活性在野生型及突变组间无显著差异，认为药物可有效关闭 K_{ATP} 通道并刺激胰岛素分泌。因此，对于这些患者，磺脲类药物控制血糖效果优于胰岛素。

分子诊断在 MODY 的诊断中十分必要。以 MODY2 为例，多数 GCK 基因突变携带者的临床特征是空腹血糖终身仅轻度升高，多在 5.5～8.0 mmol/L，口服葡萄糖耐量试验（OGTT）中 2 h 血糖比空腹血糖的增加量通常小于 3 mmol/L，血管并发症少见，仅约 2% 携带者需用胰岛素治疗，可见大多患者血糖接近正常，无需药物治疗，明确基因分型后可避免过度治疗。另一方面，携带 GCK 基因突变的妇女在妊娠期间的治疗决策则取决于胚胎生长情况，只有存在巨大儿证据时才需使用胰岛素，在产后多不需要药物治疗。

2. 线粒体基因突变·在中国糖尿病患者中 0.4%～1.8% 是由于线粒体 DNA 缺陷造成的，其中 85% 为 mt tRNA$^{Leu(UUR)}$ 基因 nt3243A＞G 的点突变。线粒体基因突变糖尿病患者具有发病早、体型正常或消瘦、胰岛 β 细胞分泌功能进行性衰退、神经性耳聋及母系遗传糖尿病等特点。

mt tRNA$^{Leu(UUR)}$ 基因 nt3243A＞G 突变最早发现于线粒体脑病伴乳酸性酸中毒及卒中样发作（mitochondrial encephalomyopathy with lactic acidosis and stroke-like episodes，MELAS 综合征）。后报道发现该突变可引起从单纯的糖尿病或听力丧失，到母系遗传的糖尿病伴耳聋（maternally inherited diabetes and deafness，MIDD），再到最严重的 MELAS 综合征，轻重及各种组合均有可能，表现出高度异质性和连续变化的特征。

除 mt tRNA$^{Leu(UUR)}$ 基因 nt3243A＞G 突变外，MTTL1 基因 C3256T、A3260G 突变，MTTK 基因 A8296G、T8356C 突变，MTTE 基因 T14709C 突变等线粒体基因突变皆可出现糖尿病，同时伴有不同程度的心肌病、肌病、耳聋、MIDD 和 MELAS 综合征等。

线粒体基因突变的致病机制主要认为是由于活性氧簇（reactive oxygen species，ROS）产生增加所致。ROS 在线粒体呼吸链代谢和电子转运过程（ETC）中产生，包括 O_2^-、H_2O_2、·OH 等，突变造成 ETC 受抑制，电子堆积，ROS 产量增加。长期暴露于大量 ROS 导致线粒体和细胞内蛋白质、脂质和核酸的氧化损害，而急性暴露于 ROS 可导致 ETC 复合物Ⅰ、Ⅱ、Ⅲ和三羧酸循环某些成分和酶失活，加之线粒体功能下降引起的能量生成减少，最终导致线粒体渗透性转运孔的激活并启动细胞凋亡。

对于具有下列 1 种尤其是多种情况者应怀疑线粒体突变糖尿病的可能：① 有母系遗传家族史的糖尿病患者；② 起病早，体重指数（BMI）低的 2 型糖尿病患者；③ 病程中胰岛 β 细胞分泌功能明显进行性减低，需胰岛素治疗的糖尿病者；④ 伴神经性耳聋的糖尿病者；⑤ 伴中枢神经系统、骨骼肌表现、心肌病、视网膜色素变性、视神经萎缩、眼外肌麻痹或乳酸性酸中毒的糖尿病患者或家族中有上述表现者。

mt tRNA$^{Leu(UUR)}$ 基因 nt3243A＞G 突变的临床检出率常受样本的杂胞质程度和突变检测方法影响。线粒体基因突变仅存在于部分细胞部分线粒体的部分 DNA 中，因而基因突变的 DNA 与野生型 DNA 会共存于同一个细胞中，即杂胞质性（heteroplasmy）。而杂胞质性在机体不同组织的不同细胞中也有不同：在 MIDD 患者尿沉渣中 mt tRNA$^{Leu(UUR)}$ 基因 nt3243A＞G 突变的比例一般最高，其次为唾液，外周血最低。

由于不同组织 mt tRNA$^{Leu(UUR)}$ 基因 nt3243A＞G 突变的杂胞质程度不同，因此对于杂胞质程度不同的样本须选用不同的方法。对于杂胞质程度＞5% 的样本，可选择限制性片段长度多态（PCR - RFLP）技术、直接测序和高分辨率熔解曲线分析（HRM）等方法，对于杂胞质程度 1%～5% 的样本，可选择焦磷酸测序（pyrosequencing）进行检测。PCR - RFLP 通过对突变的片段进行扩增，然后用限制性内切酶酶切，溴化乙啶染色,染色后可见微弱条带。一般对于 RFLP 检测阳性者,可用一代测序的方法复核,提高阳性结果的可靠性。此外,需鼓励患者以家系为单位进行检测以提高检出率。

即使是健康受试者的白细胞中也有极低水平的 mt tRNA$^{Leu(UUR)}$ 基因 nt3243A$>$G 突变,且随着年龄的增长而增加,此外突变量在疾病状态下也会增加。研究发现新生儿的突变率为 0,20～60 岁人群的突变率为 0.005%,1 型糖尿病人群的突变率为 0.033%,2 型糖尿病人群的突变率为 0.02%。然而 MIDD 患者白细胞中 mt tRNA$^{Leu(UUR)}$ 基因 nt3243A$>$G 突变的杂胞质性每年下降约 1.48%,与年龄的增长成反比。与 17 岁者相比,75 岁者的突变线粒体拷贝数可减少 50% 左右,这可能是由于白细胞更新率较高所致。其他组织如肌肉组织更新率较低,因而保持相对稳定的突变率,且肌肉组织的杂胞质性在体内一般最高,但肌肉活检在临床工作中开展相对困难,因此尽早让可疑患者做基因检测对于保证最大检出率仍十分必要。

由于基因检测仅提示 mt tRNA$^{Leu(UUR)}$ 基因 nt3243A$>$G 突变是否为阳性,对于怀疑为线粒体基因突变糖尿病但检测提示阴性的患者,可能存在两种情况:① 存在 mt tRNA$^{Leu(UUR)}$ 基因 nt3243A$>$G 突变,但该患者的杂胞质性低于该检测方法的检测阈值;② 其他基因如 MTTK 基因、MTTE 基因突变所致疾病。此时可对该可疑线粒体突变糖尿病患者进行家系检查提高检测阳性率,对于高度怀疑的患者,可行肌肉活检进行基因筛查。

在治疗线粒体基因突变糖尿病患者时可适当放宽饮食,轻度运动,不宜剧烈运动。对于发病急或重者,诊断明确后即用胰岛素;病情轻,进展慢者,可在一段时期内口服磺脲类降糖药。线粒体基因突变糖尿病治疗以胰岛素治疗为主,由于 MIDD 的病理生理机制在于胰岛 β 细胞功能缺陷,而非胰岛素抵抗,因此并不主张用双胍类药物。对于伴发耳聋的患者,为延缓耳聋的发生,应避免使用耳毒性药物,如氨基糖苷类抗生素,也要避免过度噪声对听力的损伤。一旦确诊,应及时、定期检查听力,必要时早期即可使用辅助听力设备,听力严重受损时可行耳蜗移植。由于辅酶 Q10 是线粒体呼吸链上的电子载体,服用辅酶 Q10 理论上可改善 MIDD 患者的线粒体功能缺陷。临床上常用剂量为 150 mg/d,持续 2～3 年及以上。一些研究提示辅酶 Q10 能延缓糖尿病及听力丧失的进程,但辅酶 Q10 对于 MIDD 的确切疗效尚缺乏随机双盲对照研究。

二、胰岛素作用的基因缺陷

胰岛素受体基因共 22 个外显子,全长约 120 kb 以上。其中,最短的是外显子 11,仅 36 bp;最长的是外显子 22,超过 2 500 bp。外显子 1～11 为 α 亚单位编码区,外显子 12～22 为 β 亚单位编码区。胰岛素受体基因产物的 α 亚单位主要包含与胰岛素结合相关的同源亮氨酸富集重复结构域及半胱氨酸富集区,β 亚单位则主要含信号分子磷酸酪氨酸结合区。胰岛素受体在组织细胞广泛表达,但表达程度有很大差异。胰岛素通过胰岛素受体发挥细胞内多种生物学效应,包括细胞糖脂摄取及代谢、蛋白质合成、基因表达,以及细胞分化生长和生存。胰岛素与胰岛素受体结合形成复合体后被转移到

由包涵素包被的小泡内。复合体被吞入细胞内形成核内体。由于核内体膜上的质子泵使核内体酸化,胰岛素与受体分离。两者均可经溶酶体降解,但大部分胰岛素受体可被回收而再循环到胞膜面。不论胰岛素受体的翻译、加工或循环、降解异常均会导致胰岛素成熟受体数目的改变。

1. 胰岛素受体基因缺陷・到 2009 年为止,已报道的胰岛素受体基因突变 80 余种。80% 是错义或无义突变,其他为小缺失和(或)插入、拼接错误或大段缺失。突变致细胞表面胰岛素受体数减少或致胰岛素受体功能缺陷。这类疾病常表现为严重胰岛素抵抗和发育异常。患者表现为餐后或葡萄糖负荷后高血糖而空腹时却可出现低血糖。患者餐后或葡萄糖负荷后血胰岛素水平明显增高且延续时间较长。胰岛素水平可增高 10～100 倍,空腹血胰岛素水平$>$25 mU/L,葡萄糖负荷后胰岛素峰值$>$250 mU/L,然而此时的胰岛素/C 肽增高,提示胰岛素清除降低,所以在餐后 2～5 h 亦可呈现低血糖。同时患者会出现黑棘皮病及多囊卵巢及卵巢源性高雄激素状态,颈背、腋窝、腹股沟等皮肤皱褶处或身体受压处出现略高出于皮面的细绒毛状色素沉着病变,卵巢卵泡膜细胞增殖,呈多囊卵巢变化。患者可出现闭经及血睾酮水平增高、阴蒂肥大及多毛、肌肉型体态。男性可有早年阴茎发育。

矮妖精貌综合征,又称 Donohue 综合征,通常由胰岛素受体 α 亚单位或 β 亚单位突变纯合子或复合突变杂合子所致,受体功能缺陷最严重,胰岛素结合力不及野生型的 10%。患者有明显宫内发育迟缓及异常,多在早年夭折。出生时可见面貌怪异,眼距增宽、鞍鼻及低后位耳。皮下脂肪少,皮肤在转折处的皱褶多而深,可有乳房肥大。患儿有严重胰岛素抵抗综合征表现,如高胰岛素血症、糖尿病、黑棘皮病、多毛、阴蒂肥大等,可见空腹低血糖,餐后多有明显高血糖。

Rabson - Mendenhall 综合征由胰岛素受体突变纯合子或复合突变杂合子引起,胰岛素结合力不及野生型的 20%。该病多在儿童期确诊,患者多在 20 岁前死亡。出生后患者可有明显生长发育延迟,皮下脂肪少而呈早老面容。具有出牙早且伴齿列不整、指(趾)甲增厚及腹部膨隆、松果体肥大等特征性表现。同时伴有高胰岛素血症、空腹低血糖及餐后高血糖、多毛、阴蒂或阴茎增大等严重胰岛素抵抗表现。高胰岛素正葡萄糖钳夹试验提示胰岛素敏感性低于正常,精氨酸试验一般提示患者 β 细胞功能尚未受损。

A 型胰岛素抵抗最为多见,其中 10% 由胰岛素受体基因突变引起,该病多为女性患病,常在青春期甚至成年后被确诊,以胰岛素抵抗症状为主,通常不伴肥胖,即有严重的高血糖及高胰岛素血症,伴有黑棘皮病、多毛、阴蒂肥大和多囊卵巢改变等。A 型胰岛素抵抗有一变异型,即高雄激素-抗胰岛素-黑棘皮病综合征(HAIR - AN 综合征),又称 C 型胰岛素抵抗,胰岛素抵抗程度轻,常伴明显肥胖,在减脂治疗后,组织细胞的胰岛素受体结合功能即有改善。

在这一类胰岛素受体基因缺陷所致糖尿病中,除矮妖精貌综合征和 Rabson - Mendenhall 综合征都有典型样貌提示诊断外,对于严重胰岛素抵抗伴有黑棘皮病的患者,应考虑这类疾病的可能,在血清学检查要排除胰岛素受体抗体和其他自身免疫异常后,可进行基因突变筛查,明确胰岛素受体基因序列是否存在纯合或杂合突变。常用方法有 PCR 扩增直接

测序、PCR-SSCP或cDNA探针杂交等方法。同时还可进行胰岛素受体功能的测定，帮助明确诊断。

2. 其他胰岛素作用的基因缺陷　脂肪萎缩型糖尿病常自幼起病，有阳性家族史。发病机制虽尚未明确，但目前认为主要是 AGPAT2 基因和 SEIPIN 基因突变所致，主要表现为全身脂肪包括皮下脂肪及其他部位储存的脂肪组织完全性萎缩，患者的糖尿病有抗胰岛素性，但不采用胰岛素治疗亦不易发生酮症，有显著的高脂血症伴有黄色瘤，肝脏或脾脏肿大，基础代谢率升高，但甲状腺功能正常，常伴有黑棘皮症和多毛。根据其全身性脂肪萎缩的特殊表现、抗胰岛素性糖尿病及明显的高脂血症等特点即可做出诊断。

胰岛素信号转导基因和蛋白降解酶基因突变较为罕见，这一类患者均有严重的胰岛素抵抗综合征，基因筛查可及突变。

Akt2/PKB 基因 R274H 突变位于 Akt2/PKB 丝氨酸激酶的催化结构域。患者有明显空腹高胰岛素血症且钳夹试验表明患者有明显胰岛素抵抗，部分患者可伴部分性脂肪营养不良症，然而并非所有患者均有糖尿病。

TBC1D4 是一种 Rab-GTP 酶激活蛋白，GTP-Rab 促进葡萄糖转运蛋白4（GLUT4）向细胞膜转位，辅助完成胰岛素刺激下的骨骼肌细胞和脂肪细胞葡萄糖摄取增加。TBC1D4 基因 R363X 突变蛋白可与野生型形成二聚体，发生显性负性效应，减少胰岛素刺激下 GLUT4 向细胞膜转运。

PPP1R3A 基因产物为蛋白磷酸酶1的肌肉特异性调节亚单位3，是糖原代谢调节的关键分子，PPARG 的基因产物过氧化物体增殖物激活受体 γ 与脂肪细胞分化有关。在对一个严重胰岛素抵抗综合征患者的家系进行分析后发现，若仅有 PPARG 或 PPP1R3A 突变时，临床表现仅为2型糖尿病伴血脂异常和（或）高血压，甚至可无临床表现且空腹血胰岛素水平正常，若为两基因复合突变杂合子，则出现黑棘皮病及明显高胰岛素血症。

TRIM37 为锌指蛋白超家族成员之一，TRIM37 基因突变可能导致细胞泛素依赖性蛋白质降解途径功能障碍，罹患Mulibrey矮小症。患儿在胎儿时期生长发育障碍，可伴肌肉、肝脏、脑及眼等表现，有严重胰岛素抵抗综合征，但因病情多不严重，可存活到成年。

三、胰岛素受体自身免疫病

本病又被称为B型胰岛素抵抗，胰岛素受体抗体是一种多克隆IgG抗体，与胰岛素受体 α 亚单位 C 端氨基酸残基540～601的免疫源结构域结合后能阻断受体生物学效应或致复合体内化，促使受体降解，细胞表面胰岛素受体数减少。

本病80%见于女性，确诊年龄多在成人甚至老年人，常伴有自身免疫疾病，其中以系统性红斑狼疮最为常见，其次为未分化结缔组织病，常在本病确诊前出现。患者有严重的胰岛素抵抗综合征及自发性低血糖，循环胰岛素水平可达200 mU/L以上，伴有黑棘皮病、卵巢增大及卵巢性高雄激素状态，常伴明显体重下降。经1年或数年可能自发缓解或在应用免疫抑制剂后缓解，缓解后循环内胰岛素受体抗体消失。半数以上患者游离脂肪酸水平增高，但甘油三酯水平降低。部分患者可伴造血系统恶性肿瘤如骨髓瘤、霍奇金病及单克隆 γ 球蛋白病。由于条件限制难以普及胰岛素受体自身抗体的检测，因此 B 型胰岛素抵抗的诊断多根据病史及临床表现。

四、与糖尿病相关的遗传性综合征

这类遗传性综合征的糖尿病患病率不一，通常仅在部分患病的家系和（或）家系成员内见到。

Wolfram 综合征又称 DIDMOAD 综合征，DIDMOAD 即尿崩症（diabetes insipidus）、糖尿病（diabetes mellitus）、视神经萎缩（optic atrophy）和耳聋（deafness）的总称，是一种进行性神经退行性疾病，在家系内的传递多符合常染色体隐性遗传。该疾病多由于染色体 4p16.1 的 Wolfram 综合征1基因（WFS1）突变所致。目前已发现100多种突变，中国人中已报道两个 WFS1 突变纯合子，分别为 F417del 和 Y534D。两个家系均有近亲通婚史。患者临床特征可见：① 糖尿病一般最早出现，大多需用胰岛素治疗，胰岛 β 细胞分泌功能多明显减损，但相较于1型糖尿病患者，本病患者 HbA1c 水平较低，每日胰岛素治疗需要量也较少，胰岛及甲状腺自身抗体结果常为阴性。② 早期视力即可逐渐减退至失明。检查可见视野缩小、视神经萎缩及视觉诱发电位异常，但无视网膜色素变性。③ 典型尿崩症症状及检查结果，对垂体后叶抗利尿激素效果较好。约半数以上患者有泌尿道扩展及膀胱功能异常。④ 高频神经性耳聋。⑤ 脑电图检查可见异常。磁共振检查常见小脑、脑干或全脑萎缩伴第三脑室扩张，垂体后叶及视神经信号缺如。患者可有眼球震颤及小脑性共济失调。⑥ 其他内分泌功能异常。其中，糖尿病及视神经萎缩较早出现，确诊须有此两项表现。尿崩症及神经性耳聋仅见于2/3患者。仅12%～54%患者均具备4个表现。

Werner 综合征是一种早老疾病，呈常染色体隐性遗传，主要是由于位于染色体 8p12～p11.2 的 Werner（WRN）基因突变所致，在日本人中发病较高。临床特征为发育异常（青春期体重身长没有激增）、结缔组织老化表现[鸟头状或面具状面容、肢体皮下脂肪少伴肌肉萎缩、长骨骨质疏松、指（趾）远端关节溶骨性病灶伴指（趾）端骨硬化]、糖尿病、代谢综合征和动脉粥样硬化、恶性肿瘤。半数患者在30岁以后出现继发性性腺功能减退。小于40岁者约40%可有脑萎缩，伴痴呆，10%可有精神分裂症，15%的患者有甲状腺功能亢进或减退。亦可见抗 DNA 抗体、抗核抗体、类风湿因子低滴度阳性。

Alström 综合征患病率为1/10万，男女之间患病率亦无差异。约1/3的 Alström 综合征家系因染色体 2p13.1 的 ALMS1 基因突变纯合子或复合突变杂合子致病。该病特征性表现有视网膜锥-杆细胞营养不良、听力障碍、肥胖、糖尿病和代谢综合征、心肌病、性功能减退、青春期生长发育异常、肾功能不全、排尿障碍、肺功能异常等，但通常无多指（趾）畸形，智力发育基本正常。其临床表现随个体发育情况和病程进展陆续出现。婴儿及儿童期以锥-杆细胞营养不良而致视力减退及失明、肥胖伴胰岛素抵抗、扩张型心肌病及神经性耳聋为主要表现，青少年期可出现高甘油三酯血症、糖尿病等代谢综合征表现；成年期男性可有明显性功能减退，而女性可有月经紊乱，并呈现肾、肝、肺组织进行性纤维化及功能不全以致衰竭。

硫胺素反应性巨幼细胞贫血（thiamine-responsive megaloblastic

anemia，TRMA），又称 Roger 综合征，为 *SLC19A2* 基因突变所致的常染色体隐性遗传病。TRMA 有三个主要表现：① 贫血，巨幼细胞贫血，血红蛋白在 20~110 g/L，有时可表现为再生障碍性贫血或低色素小细胞贫血。骨髓检查可见巨幼红细胞伴环状铁粒幼红细胞，外周血中性粒细胞和血小板可中度减少。患者血清叶酸、维生素 B_{12} 和 B_1，以及铁水平正常，对维生素 B_6、维生素 B_{12} 和叶酸治疗无效。应用大剂量硫胺素治疗可见网织细胞迅速上升，但骨髓检查仍可见巨幼红细胞和环状铁粒幼红细胞。② 糖尿病，起病早于贫血，空腹血糖可达 13 mmol/L 以上，但仍可测得空腹 C 肽。无胰岛自身抗体、肥胖或黑棘皮病。病程中常需应用胰岛素以控制血糖。应用大剂量硫胺素（>25~30 mg/d）可使胰岛素用量减少，同时血糖及 HbA_{1c} 亦有所下降。③ 耳聋，呈进行性高频（>2 000 Hz）神经性耳聋，多在 1 岁内出现。此外，可有视力减退、心脏发育异常、生长发育延迟等表现。

卟啉病是一组涉及血红素合成步骤中酶缺陷的遗传病。其中，急性间歇性卟啉病（acute intermittent porphyria，AIP）及迟发型皮肤卟啉病（porphyria cutanea tarda，PCT）与糖尿病有关，这两种卟啉病均呈常染色体显性遗传。AIP 临床表现为便秘、阵发性腹绞痛、呕吐等肠梗阻症状伴外周运动神经障碍，可有肌无力或弛缓性轻瘫，严重者可因呼吸肌麻痹致死。诱因有饮酒、感染、饥饿及应用磺胺药等。发作时尿中有大量卟胆素原排出，血糖增高伴酮酸及乳酸增高，输注血红素可缓解发作。PCT 表现为光敏性皮炎，成年期起病。肝内可见铁沉积，伴肝损害及纤维化，尿内有大量尿卟啉排出。据报道在 40 例美国 PCT 患者中 15% 有糖尿病。

以上 5 种皆为经典孟德尔遗传的综合征型糖尿病，下面介绍 3 个伴有糖尿病的三核苷酸重复扩展遗传综合征。

强直性肌营养不良症由染色体 19q13.1 的强直性肌营养不良蛋白激酶基因的 3′ 非翻译区 CTG 三核苷酸重复序列动态扩展引起，一般在 10~30 岁起病，男性患者的病情重于女性。主要表现为肌肉萎缩伴肌无力及行走困难。本病患者常见负荷后高胰岛素血症。行高胰岛素正糖钳夹试验见到患者的葡萄糖置率降低 15%~25%。胰岛素抵抗主要见于骨骼肌。

Friedrich 共济失调症由 *FRDA* 基因的内含子 1 中的 GAA 三核苷酸重复序列动态扩展引起。多在 20 岁前起病，少数可迟至 30 岁。男女患者比例约为 1:1。疾病缓慢进行性发展，最初一般为小脑共济失调，步态不稳伴闭目难立征、构音障碍、肌张力低及腱反射消失。后期锥体束损害明显，多数患者有眼球震颤，几乎全部患者有脊柱后侧凸及弓形足。约 1/5 的患者有糖耐量受损，8% 的患者合并糖尿病，一般呈胰岛素依赖状态。尸检可见胰岛萎缩。

Huntington 病为 Huntington 基因外显子 1 编码区 CAG 三核苷酸重复序列动态扩展引起，呈常染色体显性遗传。一般成年起病，先出现缓慢加重的不自主舞蹈样动作，后逐渐出现精神异常、智力下降以致痴呆。约 1/10 的患者有糖尿病。在小于 60 岁的患者中糖尿病患病率明显高于普通人群，患者胰岛中胰岛素和胰高血糖素水平均减少。

另一类与糖尿病有关的染色体单体病及三体病为 Turner 综合征、Klinefelter 综合征及 Down 综合征，此类疾病的确诊主要依靠染色体核型检查。

Turner 综合征的核型主要为 45，X。患者表现为身长及骨发育异常、性发育异常、典型外貌、心血管及肾畸形、自身免疫病等特征。Turner 综合征中确诊糖尿病的患者较少，但血糖正常的 Turner 综合征者在糖负荷后血糖水平高于正常对照者，胰岛素分泌反应低于正常对照者。无糖尿病的患者进行高胰岛素正糖钳夹试验后可发现外周组织存在胰岛素抵抗。

Klinefelter 综合征的主要核型是 47，XXY。患者性腺发育异常、生长发育较差，可有乳房发育及女性体态，学习及语言障碍较常见。Klinefelter 综合征患者中 15%~40% 有糖耐量异常，8%~10% 有糖尿病。高胰岛素正糖钳夹试验表明患者胰岛素抵抗程度与血浆睾酮水平呈负相关。

Down 综合征的主要核型为 21 号染色体三体。患者主要表现有典型外貌、智力发育异常和生长发育迟缓，半数患者可有先天性心脏病、神经性或混合性耳聋等。Down 综合征所伴糖尿病患者的起病年龄一般小于 3 岁，胰岛自身抗体阳性率与 1 型糖尿病患者相近，但可见甲状腺过氧化酶抗体及乳糜泻抗体。

最后介绍一种涉及基因组或基因印记的综合征型糖尿病：Prader-Willi 综合征。Prader-Willi 综合征患者染色体 15q11~q13 的印记中心中涉及母方印记基因。本病临床上以肌张力低下（hypotonia）、智力低下（hypomentia）、性腺功能减退（hypogonadism）及肥胖（obesity）为特征，又称为 HHHO 综合征。约 1/4 的患者伴有糖耐量受损或糖尿病。无糖尿病的本病患者呈现肥胖与胰岛素抵抗分离现象，即存在肥胖但无胰岛素抵抗，且糖负荷后胰岛素分泌反应减低，伴清除胰岛素增加。由于患者细胞内 *SNRPN* 基因均无表达，故可用 SNRPN 表达试验来诊断本病。

参考文献

[1] 项坤三.特殊类型糖尿病[M].上海：上海科学技术出版社，2011：99 - 100.

[2] Liu L, Nagashima K, Yasuda T, et al. Mutations in KCNJ11 are associated with the development of autosomal dominant, early-onset type 2 diabetes [J]. Diabetologia, 2013, 56(12): 2609 - 2618.

[3] Polonsky KS. Lilly Lecture 1994. The beta-cell in diabetes: from molecular genetics to clinical research [J]. Diabetes, 1995, 44(6): 705 - 717.

[4] Murphy R, Turnbull DM, Walker M, et al. Clinical features, diagnosis and management of maternally inherited diabetes and deafness (MIDD) associated with the 3243A>G mitochondrial point mutation [J]. Diabet Med, 2008, 25(4): 383 - 399.

[5] 殷峻.特殊类型糖尿病的诊治[J].中华内科杂志，2017，56(2)：134 - 135.

[6] 殷峻，包玉倩.线粒体糖尿病的临床特征与应对[J].中国糖尿病杂志，2017，9(6)：342 - 345.

[7] Zhang C, Linnane AW, Nagley P. Occurrence of a particular base substitution (3243 A to G) in mitochondrial DNA of tissues of ageing humans [J]. Biochem Biophys Res Commun, 1993, 195(2): 1104 - 1110.

[8] Nomiyama T, Tanaka Y, Piao L, et al. Accumulation of somatic mutation in mitochondrial DNA and atherosclerosis in diabetic patients [J]. Ann N Y Acad Sci, 2004, 1011: 193 - 204.

[9] Suzuki Y, Atsumi Y, Matsuoka K, et al. Mitochondrial tRNA Leu (UUR) mutation at position 3243 detected in patients with type 1 diabetes [J]. Diabetes Res Clin Pract, 2005, 67(1): 92 - 94.

[10] Suzuki S, Hinokio Y, Ohtomo M, et al. The effects of coenzyme Q10 treatment on maternally inherited diabetes mellitus and deafness, and mitochondrial DNA 3243 (A to G) mutation [J]. Diabetologia, 1998, 41

(5)：584-588.

[11] Taylor SI. Lilly Lecture：molecular mechanisms of insulin resistance. Lessons from patients with mutations in the insulin-receptor gene [J]. Diabetes, 1992, 41(11)：1473-1490.

[12] Karen T, Kimber WA, Jian'An L, et al. Analysis of genetic variation in Akt2/PKB-beta in severe insulin resistance, lipodystrophy, type 2 diabetes, and related metabolic phenotypes [J]. Diabetes, 2007, 56(3)：714-719.

[13] Hardy C, Khanim F, Torres R, et al. Clinical and molecular genetic analysis of 19 Wolfram syndrome kindreds demonstrating a wide spectrum of mutations in WFS1 [J]. Am J Hum Genet, 1999, 65(5)：1279-1290.

[14] 方启晨,贾伟平,张蓉,等.中国人Wolfram综合征WFS1基因的新突变[J].中华医学杂志,2005,85(35)：2468-2471.

[15] 李青,贾伟平,方启晨.Wolfram综合征二例[J].中华内科杂志,2005,44(11)：860-861.

[16] Cano A, Molines L, Valéro R, et al. Microvascular diabetes complications in Wolfram syndrome [diabetes insipidus, diabetes mellitus, optic atrophy, and deafness (DIDMOAD)]：an age- and duration-matched comparison with common type 1 diabetes [J]. Diabetes Care, 2007, 30(9)：2327-2330.

[17] Goto M. Werner's syndrome：from clinics to genetics [J]. Clin Exp Rheumatol, 2000, 18(6)：760-766.

[18] Shurong H, Lin L, Hanson NB, et al. The spectrum of WRN mutations in Werner syndrome patients [J]. Hum Mutat, 2010, 27(6)：558-567.

[19] Marshall JD, Bronson RT, Collin GB, et al. New Alström syndrome phenotypes based on the evaluation of 182 cases [J]. Arch Inter Med, 2005, 165(6)：675-683.

[20] Marshall JD, Beck S, Maffei P, et al. Alström syndrome [J]. Eur J Hum Genet, 2007, 15(12)：1193-1202.

[21] Ricketts CJ, Minton JA, Jacob S, et al. Thiamine-responsive megaloblastic anaemia syndrome：long-term follow-up and mutation analysis of seven families [J]. Acta Paediatr, 2006, 95(1)：99-104.

[22] Mehmet Akif O, Mustafa A, Selim K, et al. TRMA syndrome (thiamine-responsive megaloblastic anemia)：a case report and review of the literature [J]. Pediatr Diabetes, 2010, 3(4)：205-209.

[23] Fleming MD. The genetics of inherited sideroblastic anemias [J]. Semin Hematol, 2002, 39(4)：270-281.

[24] Grossman ME, Bickers DR, Poh-Fitzpatrick MB, et al. Porphyria cutanea tarda：Clinical features and laboratory findings in 40 patients [J]. Am J Med, 1979, 67(2)：277-286.

[25] Palau F. Friedreich's ataxia and frataxin：molecular genetics, evolution and pathogenesis (Review) [J]. Inter J Mol Med, 2001, 7(6)：581-589.

[26] Voncken M, Ioannou P, Delatycki MB. Friedreich ataxia—update on pathogenesis and possible therapies [J]. Neurogenetics, 2004, 5(1)：1-8.

[27] Andreassen OA, Alpaslan D, Violeta S, et al. Huntington's disease of the endocrine pancreas：insulin deficiency and diabetes mellitus due to impaired insulin gene expression [J]. Neurobiol Dis, 2002, 11(3)：410-424.

[28] Farrer LA. Diabetes mellitus in Huntington disease [J]. Clin Genetics, 2010, 27(1)：62-67.

[29] Bakalov VK, Clara C, Jian Z, et al. X-chromosome gene dosage and the risk of diabetes in Turner syndrome [J]. J Clin Endocrinol Metab, 2009, 94(9)：3289-3296.

[30] Ota K, Suehiro T, Ikeda Y, et al. Diabetes mellitus associated with Klinefelter's syndrome：a case report and review in Japan [J]. Intern Med, 2002, 41(10)：842-847.

[31] Yesilova Z, Oktenli C, Sanisoglu SY, et al. Evaluation of insulin sensitivity in patients with Klinefelter's syndrome [J]. Endocrine, 2005, 27(1)：11-15.

[32] Rohrer TR, Hennes P, Thon A, et al. Down's syndrome in diabetic patients aged ＜20 years：an analysis of metabolic status, glycaemic control and autoimmunity in comparison with type 1 diabetes [J]. Diabetologia, 2010, 53(6)：1070-1075.

[33] Wevrick R, Francke U. Diagnostic test for the Prader-Willi syndrome by SNRPN expression in blood [J]. Lancet, 1996, 348(9034)：1068-1069.

第十二章·性发育异常概要

乔洁 朱惠 刘阳

一、性发育异常的定义和分类方法

性发育异常（disorder of sexual development, DSD）是由不同病理过程导致的表型复杂的一组疾病，是先天性染色体异常、性腺发育异常和（或）附属性器官解剖学异常的状态。DSD常出现在新生儿，表现为外生殖器模糊、性别难辨；也有患者在婴幼儿期症状不明显，直至青少年时期因青春期异常的性征发育而就诊。以往这类疾病常被称为"两性畸形""雌雄间体""性反转"等。为了规范诊断和治疗，根据2006年欧洲儿科内分泌协会（European Society for Pediatric Endocrinology, ESPE）和Lawson Wilkins儿科内分泌协会（Lawson Wilkins Pediatric Endocrine Society, LWPES）的国际共识，摒弃以往带有歧视性的称谓，将胚胎期性别决定和性别分化过程异常而导致患者染色体性别、性腺性别、表现型性别及社会性别之间不一致的一系列疾病，统称为性发育异常疾病（表1-12-1）。

染色体核型检查在DSD的诊断中至关重要。根据最新共识，以患者的染色体核型为依据，将DSD分为性染色体异常DSD、46,XY DSD和46,XX DSD三大类，表1-12-1显示

表1-12-1　根据染色体核型的性发育异常疾病分类

分　类	疾　病
性染色体异常DSD	45,X 特纳综合征及变异型 47,XXY 精曲小管发育不全（克氏综合征）及其变异型 45X/46XY 混合性性腺发育不全症（MGD） 卵睾性 DSD 46,XX/46,XY 嵌合型或镶嵌型
46,XY DSD	睾丸发育异常 雄激素合成/作用异常
46,XX DSD	卵巢发育异常 胎儿时期雄激素过多

的是新的命名分类。这一命名是建立在对于染色体核型分析在众多DSD诊断中核心地位的认识，以及人们对于性染色体普遍认知的基础上。应注意的是，DSD作为保护性术语，代替了雌雄间性等描述，但其本身包括了众多病理状况，缺乏特指性，仅能够作为一个诊疗的起点，缺乏诊断意义，也不能指导长期治疗方案的选择。

在新的命名体系中，保留了性染色体异常导致的DSD作

为一个主要分类,其中 Turner 和 Klinefelter 综合征患者通常不伴有出生时的外生殖器异常。卵睾性 DSD 这一描述性术语用来代替真两性畸形,其定义基于组织学检查中同时出现卵巢和睾丸结构,并且用核型作为诊断的前缀,如 46,XX 卵睾性 DSD。根据新的分类方法,性染色体异常 DSD 包括 45, X(Turner 综合征及其亚型)、47,XXY(Klinefelter 综合征及其亚型)、45,X/46,XY(混合型性腺发育不良)及 46,XX/46, XY(嵌合体)。46,XY DSD 包括性腺(睾丸)发育异常、雄激素合成或功能异常及其他病因(如泄殖腔外翻或环境干扰物等)。染色体异常导致的 DSD 其诊断分类见图 1-12-1。性腺(睾丸)发育异常可分为完全型或部分型性腺发育不良、46,

XY 卵睾性 DSD 和性腺退化。雄激素合成或功能异常主要包括雄激素不敏感综合征(AIS)、5α-还原酶 2 型缺陷、LH 受体缺陷等。46,XX DSD 则分为性腺(卵巢)发育异常、胎儿期雄激素过多及其他病因(如子宫异常或米勒管不发育/发育不全等)。与 46,XY DSD 类似,卵巢发育异常同样包括性腺发育不全、卵睾性 DSD 和睾丸性 DSD。根据其来源,胎儿期雄激素过多可分为胚胎性,如 21-羟化酶缺陷、11β-羟化酶缺陷 (cytochrome P450 family 11 subfamily B member 1, CYP11B1); 胚胎胎盘性,如芳香化酶缺陷症、氧化还原酶缺陷症 (cytochrome P450 oxidoreductase, POR);母体性,如黄体瘤、雄激素类药物作用等(表 1-12-2)。

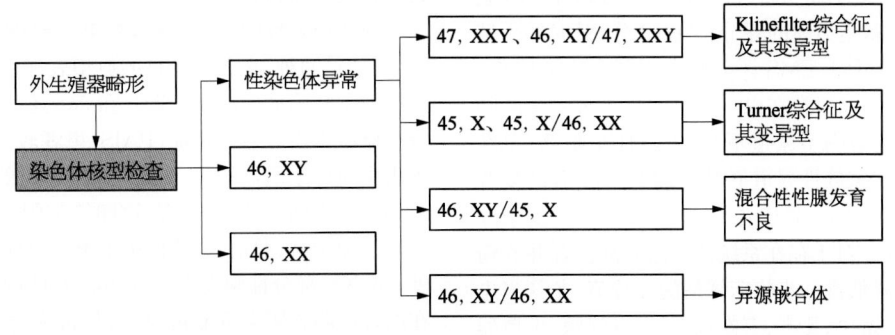

图 1-12-1 性染色体异常 DSD 的分类

表 1-12-2 各种类型 DSD 的分类和主要病因

性染色体异常 DSD	46,XY DSD		46,XX DSD	
	A. 睾丸发育障碍	B. 雄激素合成/作用障碍	A. 卵巢发育障碍	B. 胎儿期雄激素暴露
A. 45,X Turner 综合征及其变异型	1. 完全性性腺发育不全或部分型性腺发育不全(SRY、SOX9、SF-1、WT-1 基因突变等) 2. 卵睾型 DSD 3. 睾丸退化	1. 雄激素合成障碍: LH 受体缺陷、StAR 缺陷、Smith-Lemli-Optiz 综合征、CYP11A1 缺陷、HSD3B2 缺陷、POR 缺陷、CYP17A1 缺陷、HSD17B3 缺陷、5α-还原酶缺陷	1. 性腺发育不全 2. 卵睾型 DSD 3. 睾丸型 DSD(SRY 阳性、SOX9 和 RSPO1 重复)	1. CAH: CYP21A2 缺陷、POR 缺陷、CYP11B1 缺陷、HSD3B2 缺陷 2. 非 CAH: 糖皮质激素受体缺陷、芳香化酶缺陷
B. 47,XXY Klinefilter 综合征及其变异型		2. 雄激素作用障碍: 雄激素不敏感综合征、药物与环境调节	3. 母体因素: 母体男性化肿瘤(黄体瘤)、服用雄激素类药物	
C. 45,X/46,XY 混合性性腺发育不全 (MGD)	C. 其他 1. 男性生殖发育异常综合征(泄殖腔异常) 2. 米勒管永存综合征(AMH 或 AMHR 异常) 3. 双侧无性腺综合征 4. 尿道下裂 5. HH 或 Kallmann 综合征 6. 隐睾症(NSL3、GREAT) 7. 环境影响		C. 其他 1. 泄殖腔异常 2. 米勒管退化/发育不全(MUKS) 3. 子宫畸形 4. 阴道闭锁 5. 阴唇融合	
D. 46,XX/46,XY 异源嵌合体				

二、对于新生儿 DSD 患者的临床评估

DSD 发病率约为 1/4 500。在所有病因中,先天性肾上腺皮质增生(congenital adrenal hyperplasia, CAH)是患儿外生殖器模糊的最常见原因,占新生儿外生殖器性别难辨的 50%。而在 46,XY DSD 中,完全雄激素不敏感综合征 (complete androgen insensitivity syndrome, CAIS)的发病率

最高。然而,目前新一代测序技术发展迅速,但总体来说能够得到明确诊断的患者不超过 DSD 总数的 50%,新生儿 DSD 的诊断仍然面临着挑战。外生殖器模糊的新生儿主要包括两类,即表象为男孩的外生殖器异常以及表象为女孩的外生殖器异常。应当注意的是,患有 CAH 的女婴,可能表现为阴蒂肥大的女孩,也可以表现为双侧睾丸未降的男孩。在各种病因导致的胚胎期男性化不足的症状中,几乎所有患者均有小

阴茎(指阴茎伸直状态下长度小于正常同龄男性2.5标准差以上)。女性胎儿暴露于过高水平的雄激素也会导致外生殖器期不同程度的男性化,轻者仅出现阴蒂肥大,重者阴唇融合形成阴茎型尿道。内生殖器异常在女性可表现为始基子宫或子宫卵巢缺失,代之以男性睾丸或卵睾混合性腺。

当评估这些婴儿时,需要检查的外生殖器临床特征包括性腺在阴唇阴囊皱褶中的位置、阴唇阴囊皱褶的融合、阴茎的大小和尿道内口在阴茎的部位(虽然有时尿道内口的真正位置只有在手术探查时才能清晰显示)等。对于外生殖器畸形的量化描述一直以来存在困难,为此英国内分泌学会的DSD指南建议将这些外部特征分别计数来获得一个总得分——外生殖器男性化得分(external masculinization score, EMS,表1-12-3)。健康足月新生男婴的评分多在12分,根据外生殖器男性化缺陷程度的不同,EMS评分会有不同程度的降低。对于拟诊DSD的婴儿,如果存在以下情况需进行进一步的临床评估,包括:单纯性会阴型尿道下裂、单纯性小阴茎、单纯性阴蒂肥大、任何形式家族性尿道下裂及EMS<11分的复合型生殖器异常。在25%的受累患者中,DSD仅为某些复杂综合征的部分临床表现。对于存在系统性代谢紊乱合并有畸形的患儿,可以适当降低进一步临床评估的评分值,尤其当患者家族中具有近亲结婚史、死产、多次流产、生育问题、生殖器异常、疝、青春期延迟、生殖器手术、不明原因的死亡及需要糖皮质激素替代治疗的病史等,也需要进行进一步的临床评估。此外,妊娠期间母亲的健康状况、药物服用史及妊娠史本身也是关键信息。母亲在妊娠早期使用雄激素制剂,或患有分泌雄激素的肿瘤可导致女性胎儿出现外生殖器男性化表现。母亲妊娠期间出现阴蒂增大、毛发增多、嗓音变粗等男性化表现,而分娩后男性化症状迅速消退者则提示胎盘芳香化酶(CYP19A1)缺陷症。

表1-12-3 外生殖器男性化评分(EMS)

特 征	根据"是/否"或"情况"评分
阴囊融合	3/0
小阴茎	0/3
尿道口位置	
正常	3
阴茎头部	2
阴茎	1
会阴	0
左、右侧睾丸位置(分别评分)	
阴囊	1.5
腹股沟	1
腹腔	0.5
缺失	0

三、对于青春期DSD患者的临床评估

青春期初诊的DSD患者通常表现为以下三种情况之一:原发性闭经(伴或不伴乳房发育)的女孩、青春期男性化的女孩及青春期延迟的男孩。应根据其社会性别,考虑泌尿外科和(或)妇科更全面的体格检查。对于已诊断为DSD的青少

年,转至成人科进行治疗时应对诊断重新进行考量,并进行进一步检查。原发性闭经的女孩如果没有任何青春期发育的迹象,可在14岁时进行全面检查;如果已有青春期其他特征的正常发育(尤其是乳房发育),应于16岁时进行检查。病史应该包含有对患者家族史、存在的其他慢性疾病、体育活动情况及体重变化的评估。体格检查应包括血压、身高、体重的测量及第二性征(包括阴蒂肥大)的评估,必要时应由妇科医师评估阴道长度。初步的实验室检查应包括血清电解质、LH、FSH、催乳素、TSH、FT₄、性激素结合球蛋白(SHBG)、雄烯二酮、雌二醇、睾酮(T)等的测定,以及经腹的盆腔超声。如果患者促性腺激素升高或乳房正常发育但无子宫,提示应该进行染色体核型检查。

对于原发性闭经的女孩,如果青春期出现阴蒂肥大和多毛,通常是两种46,XY DSD的典型表现——17β-羟类固醇脱氢酶3型缺陷症(17β-HSD3)和5α-还原酶2型缺陷症。部分型雄激素不敏感综合征(PAIS)患者较少有这种表现,而多为出生时外生殖器畸形。这些病因导致的46,XY DSD患者多不存在米勒管结构(子宫、输卵管和阴道的上1/3),盆腔超声显示无子宫、卵巢,少数情况下患者可能存在痕迹子宫。此外,46,XY部分性腺发育不良和卵睾型DSD的患者出生时存在的轻度阴蒂肥大可能被忽视,但进入青春期后成为一个越来越显著的特征。鉴别诊断包括CAH及卵巢或肾上腺分泌雄激素的肿瘤。检查应包括血清LH、FSH、脱氢表雄酮(DHEAS)、SHBG、雄烯二酮、睾酮、双氢睾酮(DHT)和17-羟孕酮(17-OHP)的测定,24h尿类固醇激素水平的测定(USP)会明确5α-还原酶2型缺陷症、CAH或肾上腺皮质肿瘤的诊断。盆腔超声检查会评估子宫的存在并决定是否需要染色体核型测定。

四、46,XX性发育异常

46,XX DSD可以分为卵巢发育异常、雄激素过多及其他综合征(通常与其他发育异常相关)。

在新生儿期或婴儿早期,CAH是外生殖器性别不清的46,XX DSD最常见的原因,根据酶缺陷的环节和酶活性缺失的程度,患者表现出雄激素过多、伴有糖皮质激素和盐皮质激素异常,以及特定类固醇激素改变等特征。根据患者类固醇激素水平,46,XX DSD患者可以确定的酶缺陷包括有21α-羟化酶缺陷(占90%~95%)、11β-羟化酶缺陷、3β-羟类固醇脱氢酶2型缺陷(罕见)和P450氧化还原酶缺陷(P450 ORD,患病率未知)。P450 ORD在生化上表现为明显的CYP17A1和CYP21A2联合缺陷。不同于其他类型的CAH,P450ORD的特点是只有在出生前和新生儿早期雄激素浓度升高,但性激素缺乏迅速发展(见先天性肾上腺增生症章节)。

母亲在妊娠前3个月由于习惯性流产等原因使用雄激素或孕激素药物或者妊娠期间出现可分泌雄激素的肿瘤(多为肾上腺或卵巢来源),可能导致3%的女性胎儿出现外生殖器男性化。应注意的是,由于胎儿来源的雄激素过多而导致的46,XX DSD还包括芳香化酶缺陷症和糖皮质激素受体突变。

46,XX DSD病因中的性腺发育异常包括46,XX卵睾型DSD和46,XX睾丸型DSD。46,XX卵睾型DSD通常表现为

出生时外生殖器性别难辨以及青春期进行性男性化。相比之下，46,XX 睾丸型 DSD 的个体通常会有接近正常男性的表型，无米勒管结构，大多因男性不孕不育检查染色体核型后被诊断。在 46,XX 睾丸型 DSD 的患者中，80%～90% 的患者会有 Y 染色体异常，包括 SRY 基因转位；而在 46,XX 卵睾型 DSD 患者中则很少发现 SRY 基因转位。在 46,XX 睾丸型 DSD 的其他病例中，可能存在 SOX9 或 SOX3 基因的重复或者 RSPO1 基因的突变。对于疑似 46,XX 卵睾型 DSD 的患者，性腺功能评估往往需要结合生化检测、影像学检查及手术探查对睾丸/卵巢组织进行活检。此外，米勒管发育异常综合征是 46,XX DSD 的另一大类，也称 Mayer - Rokitansky - Kuster - Hauser(MRKH)综合征。在这些病例中，患者卵巢功能通常是正常的，这种状态多与泄殖腔异常和其他畸形相关。疾病的诊断流程见图 1 - 12 - 2。

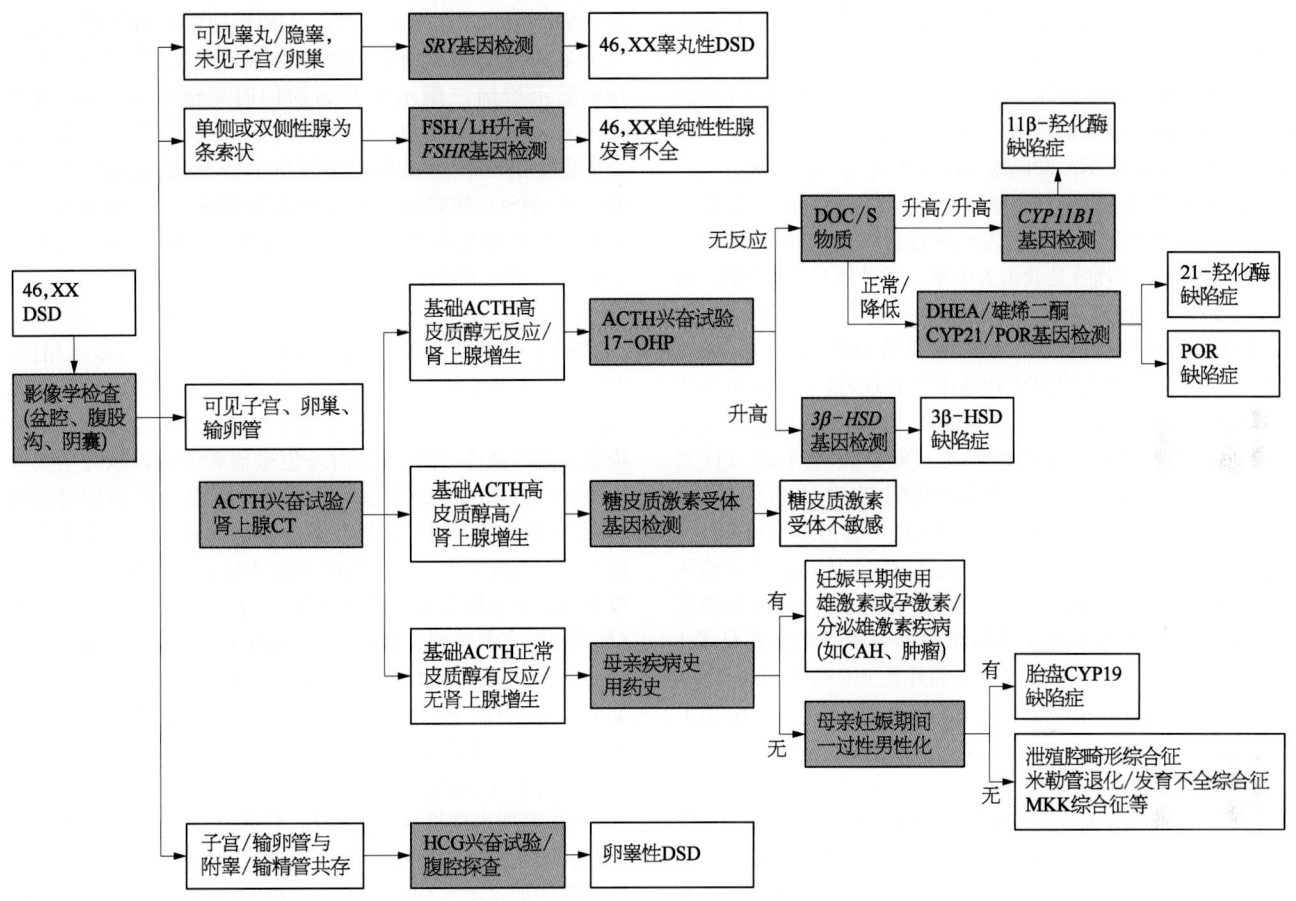

图 1 - 12 - 2 46,XX DSD 的诊断流程

五、46,XY 性发育异常

46,XY DSD 是指染色体或性腺性别为男性，生殖管道和外生殖器却出现男性化不全。这类疾病既往被称为"男性假两性畸形"，其主要病因较 46,XX DSD 更为复杂，包括睾丸发育缺陷、雄激素合成缺陷、雄激素作用缺陷或存在影响外生殖器发育的其他因素等。由于男性胎儿发育过程中，睾丸分泌的米勒管抑制因子和睾酮(后在靶细胞中转化为双氢睾酮)发挥重要作用，睾酮及其前体物质的测定对于疾病的诊断非常重要。

1. **完全性或部分性性腺发育不良** · 睾丸的决定和分化过程是需要多种转录因子共同作用的复杂调控网络，其中某种重要因子的突变可导致睾丸发育不良，引起胎儿外生殖器男性化不足，其表型可以由轻到重，最严重的类型称为完全性睾丸发育不良。46,XY 完全性性腺发育不良(Swyer 综合征)以女性表型伴女性外生殖器、米勒管结构持续存在和条索状性腺为特征。15%～20% 的 Swyer 综合征患者由于 Y 染色体上的

SRY 基因的失活突变所导致。此外，也有报道显示该病可能与 X 染色体上的 NR0B1、12 号染色体上的 desert hedgehog (DHH)、类固醇生成因子 1(SF - 1 或 NR5A1)、WNT4 及 MAP3K1 等基因突变有关。患者抗米勒管激素(AMH)水平极低甚至检测不到，多存在雄激素水平的低下，青春期后 FSH 和 LH 水平升高并且可观察到睾丸对 HCG 兴奋弱或无反应。由于条索状性腺的存在与肿瘤发生风险相关，因此建议切除。

46,XY 部分性性腺(睾丸)发育不良可表现为阴蒂肥大、外生殖器两性难辨或重度尿道下裂，米勒管结构可存在或缺如，伴有不同程度的隐睾。如果未注意到婴儿期的轻度阴蒂肥大，那么部分性性腺发育不良的 46,XX 儿童在青春期可能会以进行性男性化为首发症状。基因分析及相关特征有助于确定某些类型性腺发育不良的分子病因。WAGR 综合征是由于染色体 11p13 的缺失导致，与 WT - 1 的杂合缺失有关，其表型包括 Wilms 瘤、无虹膜或虹膜缺失、泌尿生殖道发育异常、肾脏不发育、马蹄肾、尿道闭锁、尿道下裂和隐睾等。

SOX9 基因杂合突变主要造成肢体弯曲和性腺发育不良，肢体弯曲包括长骨弯曲、肩胛骨发育不良、骨盆畸形、肋骨只有 11 对、腭裂、下颌小、眼距宽及不同程度的心血管和肾脏发育异常。部分性性腺发育不良患者接受 HCG 兴奋试验时可以出现不同的睾酮反应性，部分患者可有一定的 Leydig 细胞储备功能，表现为 HCG 兴奋后睾酮及其前体物质升高，AMH 水平多低于同年龄正常对照。基因诊断和性腺组织学检查对于这类患者的诊断非常重要。

2. 雄激素合成或作用障碍 · 与低睾酮伴有低前体物质相关的 46,XY DSD 的鉴别诊断包括：类固醇合成的"早期缺陷"，如类固醇合成急性调节蛋白（StAR）和细胞色素 P450 胆固醇侧链裂解酶（P450scc 或 CYP11A1）缺陷，有时是 Smith - Lemli - Optiz（DHCR7）缺陷或 LH 受体缺陷（LHCGR）。

完全型或部分型 17α-羟化酶/17,20-裂解酶联合缺陷（CYP17A1）在我国人群中的发病率远远高于欧洲，该病仅次于 21-羟化酶缺陷症，是我国人中第二常见的 CAH 类型。典型的 CYP17A1 缺陷患者表现为女性外生殖器，DHEA、雄烯二酮和睾酮均降低，盐皮质激素（主要是 DOC）合成增加，皮质醇缺乏但少有肾上腺皮质功能不全表现，这主要是由于皮质酮可以结合并激活糖皮质激素受体。这类患者除了性发育异常外，还存在高血压和低血钾，通过测定 ACTH、ACTH 兴奋后皮质醇、血浆肾素活性、脱氧皮质酮、皮质酮、醛固酮、D5 类固醇（孕烯醇酮，17OHPreg）和 D4（17-羟孕酮，17OHP）或者尿液类固醇气相色谱分析就能获取对肾上腺功能的评估从而做出诊断。在目前已报道的 17α-羟化酶/17,20-裂解酶联合缺陷患者中，发现我国人群最常见的突变类型是外显子 8 的 Asp487 - Ser488 - Phe489 缺失和外显子 6 的 329fs。Yang 等和 Han 等通过单倍型分析发现这两种突变类型在中国人群中具有祖先效应，这也是导致该病是我国人群 CAH 中第二大病因的原因之一。

P450 氧化还原酶缺陷可通过多种类固醇激素水平测定以及尿液类固醇气相色谱分析等做出判断。在 P450 ORD 的病例中，多种性激素水平降低或在正常低限，而由于 CYP21A2 和 CYP17A1 活性表达的联合阻滞，孕烯醇酮和孕酮及其代谢产物出现积聚。对受累个体而言，盐皮质激素的代谢产物比糖皮质激素相对较高，但高血压仅在青少年或成年后才表现出来。在大部分病例中，患者对 ACTH 的应激反应明显减弱，往往需要应激剂量的氢化可的松或永久糖皮质激素替代治疗。同时伴有骨骼系统发育异常者称为 Antley - Bixler 综合征（ABS），表现为头短畸形、颅缝早闭、面部发育不全、长骨弓形改变、指间关节融合和髂翼薄畸形等。目前见诸文献报道的多数患者为欧洲或日本裔，我国患者的报道仅为个例。

LH 受体缺陷（Leydig 细胞发育不全）通常会导致基础 LH 升高、LH 对 GnRH 兴奋呈现高反应性、睾酮及前体物质水平低下以及雄激素对 HCG 兴奋的减弱，患者肾上腺功能正常。其临床表型包括外生殖器畸形和小阴茎，且没有米勒管结构（表现为无子宫、输卵管和盲端阴道）。在一些病例中，当下丘脑-垂体-性腺轴（HPG 轴）处于相对静止或休眠状态时（6 个月至儿童晚期），基础 LH 可能不会升高。笔者所在医院曾于 2009 年报道中国人第一例 LH 受体突变导致的 46,XY DSD 患者。患儿 9 岁时社会性别为女性，临床表现为阴蒂肥

大、腹股沟肿块、盲端阴道、无子宫及卵巢。HCG 兴奋试验显示睾酮不能被兴奋，且无明显雄烯二酮/睾酮升高，患者至青春期以后才表现出 LH 水平的显著升高。经基因检测，该患者明确诊断为 LH/CGR 基因的复合杂合突变所致——一个等位基因含有外显子 5 的杂合错义突变 I152T 而另一等位基因存在内含子 6 的剪切位点突变 IVS6 - 3 C→A，从而对受体功能产生影响。3β - HSD2（也被称为 Δ⁴ - Δ⁵ 异构酶）缺陷会导致糖皮质激素缺乏及不同程度的盐皮质激素缺乏，性腺雄烯二酮向睾酮转化障碍。17β - HSD3 缺陷导致雄烯二酮转化为睾酮障碍，但对肾上腺类固醇激素分泌没有影响，生化检测显示雄烯二酮水平升高的同时睾酮水平降低，这在 HCG 兴奋后更为明显。应注意的是，在性腺发育不良的病例中也会出现睾酮/雄烯二酮较低的情况，因此用该比值诊断 17β - HSD3 缺陷是否可靠还有待商榷。在尿液检查中，该病患者的典型表现是雄激素（和雄烯二酮）代谢物、雄酮（An）和本胆烷醇酮（Et）水平升高。

5α-还原酶 2 型同工酶（SRD5A2）在雄激素敏感组织中高度表达，并且将睾酮转化双氢睾酮（DHT）。与睾酮相比，双氢睾酮对雄激素受体（AR）的亲和力更强，对于男性外生殖器的发育是必需的。5α-还原酶 2 型缺陷症的遗传方式为常染色体隐性遗传，患儿出生时外生殖器表型可以从完全女性表型到严重尿道下裂或仅有小阴茎。以往诊断该病时常将 HCG 兴奋后 T/DHT 的大于 30：1 作为标准，而后有研究者提出将切点降为 10：1。然而，由于 DHT 的检测较难排除免疫学检验的抗体交叉性问题，因此这个诊断切点与其他 DSD（如 PAIS）多有重叠。研究表明，采用气相色谱尿液样本检测 5α/5β - C21 和 C19 类固醇激素比值，较免疫学方法检测血清 T/DHT 更有助于该疾病的诊断。然而，目前国内医疗机构中基于质谱技术的激素检测平台还比较少，因此早期基因诊断就显得十分重要，因为如果受累患者按照女性社会性别抚养，在青春期出现男性化表现后，往往需要经历社会性别的转变。目前对于这种疾病尚缺乏确切的发病率统计，近年来的报道表明这类疾病在中国人群中并不少见。5α-还原酶 2 型缺陷症的主要临床表现为小阴茎、尿道下裂和隐睾，典型患者为阴囊会阴型尿道下裂，也有以女孩阴蒂肥大就诊的患者。青春期后多数患者出现声音变粗、喉结增大等男性第二性征发育，但胡须稀疏，且无男性乳房发育。笔者所在医院诊断的 25 例 SRD5A2 缺陷患者中有 18 例（72%）初诊时的社会性别为女性，其中 17 例（94%）在明确诊断后将社会性别改为男性，有 1 例患者还通过辅助生殖技术成功地生育了 1 名健康女婴。根据既往的研究，这类患者选择作为男性其社会心理适应性更好。因此，对于这类患者如果能够早期诊断，在婴儿期或儿童期采用局部双氢睾酮软膏，可以在一段时间内评估生殖器男性化潜力，并且配合尿道下裂手术，有助于减少并发症，提高手术的成功率。

雄激素信号转导缺陷很有可能由于 AR 的功能障碍或者突变所致。依据临床表现和受体抵抗程度的不同，该疾病分为以下亚型：完全性雄激素不敏感综合征（CAIS）、不完全性雄激素不敏感综合征（PAIS）以及轻微或轻度的雄激素不敏感综合征（不育或其他）（MAIS）。CAIS 的"女孩"，儿童期可表现为腹股沟肿块、疝气，青春期则表现为原发性闭经伴正常

乳房发育、盲端阴道、无子宫等,部分患者可有阴毛发育。患者血 LH 和睾酮水平升高,雌二醇水平高于男性正常值范围,FSH 水平正常或轻度升高。AR 基因的某些突变会造成受体功能部分残留和不同程度的男性化,表现为外生殖器出现男性化不完全,如小阴茎、会阴阴囊型尿道下裂、阴囊对裂、隐睾等 PAIS 的表型。虽然 PAIS 的儿童在 HCG 兴奋后睾酮、DHT 反应多正常,但一些患儿对 HCG 兴奋反应不良,血清 AMH 浓度可正常或出现升高。

在血清睾酮水平正常或升高的情况下 LH 水平也升高,反映出雄激素抵抗的状态。尽管 1/3 的病例是 AR 基因的新生突变所致,但 X 连锁遗传的家族史还是极为重要的。对雄激素受体敏感性的功能评估方法,包括对小阴茎患儿阴茎短期应用睾酮或双氢睾酮临床疗效的观察,有时也采用 HCG 兴奋试验。然而,在雄激素的剂型、剂量、执行方式、时机、治疗时长的选择以及对阴茎发育良好反应的定义上还没有达成共识。SHBG 是一种雄激素反应蛋白,通常在雄激素暴露后会降低,因此有研究通过测量 SHBG 的变化来评估雄激素敏感性。SHBG 在 CAIS 患者中多无下降,而在 PAIS 中其水平是可变的。但对于体内 SHBG 高度变化的婴儿来说这一检测方法并不适用。通过 AR 基因检测,在约超过 80% CAIS 病例和 30% PAIS 病例中发现了基因突变。对于 AIS 的常规诊断,不必要进行雄激素受体结合研究。然而目前的临床困境是,一些性腺功能、雄激素合成或雄激素作用方面无明确生化变化或基因异常的 46,XY DSD 病例,就会被轻易地诊断为"PAIS"。46,XY DSD 的诊断流程见图 1-12-3。

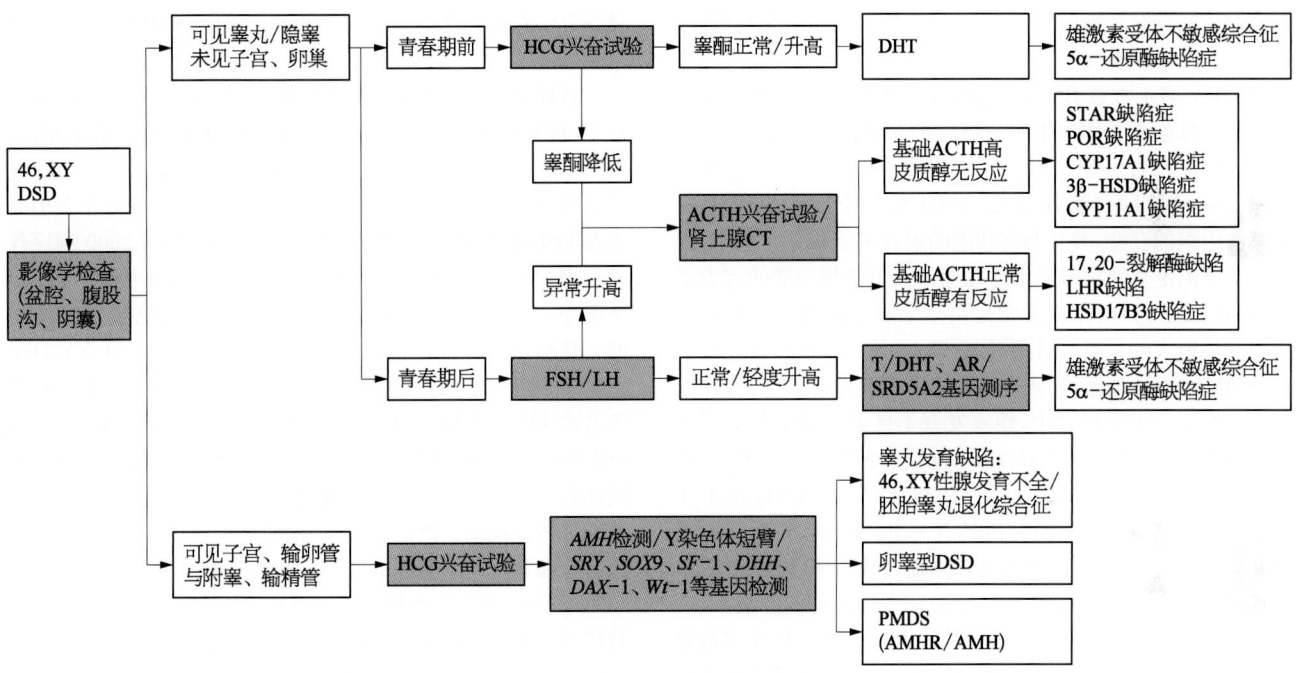

图 1-12-3　46,XY DSD 的诊断流程

六、影像学检查

超声是临床常用成像方式,可在适当的方位上对肾上腺、肾脏、盆腔、腹股沟区和阴囊等进行检查,多数情况下还可以检查子宫、卵巢和肾上腺。应注意的是,儿童期存在子宫并不意味着成年后的子宫功能正常,而腹腔睾丸和条索状性腺往往很难通过超声进行辨别。各种病因导致的幼稚子宫有时难以在超声显像,但 6 个月雌激素治疗后需要重复超声检查。当出现超声难以辨别的米勒管结构以及泌尿系统异常等情况时,可以采用磁共振成像(MRI)。高分辨率 MRI 扫描应包括骨盆和会阴,在三个平面上使用有/无脂肪饱和度高分辨率 T_2 加权和 T_1 加权成像。MRI 能确定腹腔外异位睾丸和精索的位置,但在确定腹腔内异位睾丸或条索状性腺的位置或性状时价值较小。此外,MRI 可以显示结构异常,如子宫阴道积水或肾盂积水,并且可以鉴别分泌性肿瘤。对于 46,XY DSD,腹腔镜检查能够清晰显示性腺及其降到阴囊的位置,并能对腹腔内性腺进行直接观察、活检或切除。然而,腹腔镜只能观察腹膜内结构,对深达盆腔或紧贴膀胱的米勒管残余物的检查则有困难。

七、类固醇激素的检验

类固醇激素分析是生化检查的一个重要组成部分,但是分析方法的不同对于结果会产生较大的影响。目前,常用的检测方法均为通过自动化平台、采用基于免疫测定的非色谱方法,但由于抗体针对结构相似的类固醇激素往往存在交叉性,故其特异性较为有限。液相色谱-串联质谱联用(LC-MS/MS)能在保持分析特异性的同时,从单一样品中进行多个类固醇激素的分析。因此,对于 DSD 病例来说,血浆或血清类固醇激素水平的测定应在有机溶剂萃取后通过 LC-MS/MS 方法或者免疫方法完成。通过气相色谱-质谱分析(GC-MS)进行的尿类固醇成分分析能够为体内类固醇代谢物排泄提供定性和定量数据。GC-MS 是一种检测改变了的类固醇代谢物的理想方法,对于 CAH 罕见疾病(如 P450 氧化还原酶缺陷)的诊断,使用尿液 GC-MS 分析能够同时测定所有肾上腺源性类固醇激素代谢产物。

八、血清抗米勒管激素(AMH)和HCG兴奋试验

抗米勒管激素，又称为米勒管抑制物质(MIS)，男性从睾丸分化时期到青春期在Sertoli细胞高度表达AMH，而女性从出生到绝经期在卵巢粒层细胞较低程度表达，目前常用AMH来评估卵巢储备功能。由于在免疫分析标准和测定单位方面的差异，关于体内AMH浓度的信息应当谨慎解读。相比于女孩，男孩在出生时能检测到体内更高浓度的AMH，并且在婴儿期逐渐上升、在青春期前逐渐下降。因此，与年龄、性别和检测方法相关的参考值范围对于AMH数值的解读来说非常必要。对于双侧隐睾的男孩来说，血清AMH和抑制素B与睾丸组织是否存在相关，如这两者均检测不到，则高度提示睾丸组织缺如。对于XY患者，当睾丸分化异常(包括完全性和部分性性腺发育不全)导致外生殖器两性难辨时，AMH通常表现为水平低下；但在睾酮分泌受损的患者，AMH水平多正常或升高，而这两类患者的血清睾酮水平均低下。由雄激素受体不敏感所导致的雌雄间性个体，在出生后第1年以及青春期时，AMH水平也会升高。对于生殖器不明的46,XX DSD患者，血清AMH水平高于75 pmol/L提示睾丸组织的存在，并且与有功能的睾丸实质相关。总之，血清AMH测定是评估雌雄间体儿童Sertoli细胞功能的有力手段，并且有助于区分睾丸异常是由于睾酮分泌缺陷还是睾丸作用受损造成的。我院近期对77例46,XY DSD患者进行了血AMH水平的测定，发现AMH水平在青春期前、后有较大差异。在0~11岁患者中，性腺发育不良者AMH水平明显低于其他病因的患者($P=0.014$)；隐睾患者的AMH水平，明显低于睾丸位于阴囊的患者($P=0.029$)，提示AMH水平在性腺发育不良患者的诊断方面具有一定的价值，并且有助于判断睾丸的存在以及隐睾状态。然而，AMH检测对雄激素合成缺陷和作用障碍的46,XY DSD患者诊断价值有限。

对于睾酮合成缺陷的青春期前患者，可通过HCG兴奋睾酮产生来精确检测睾酮合成过程中的异常以及判断睾丸组织的功能。应测量T、DHT和AMH的基础值以及HCG兴奋72 h后的相应数值，正常情况下，HCG兴奋后血清T的增高应至少是基础值的3倍。T对HCG兴奋无反应、LH/FSH水平升高、AMH水平低下甚至无法检测到，均提示为无睾症或性腺发育不全。在46,XY DSD的病例中，持续低水平的AMH对于HCG兴奋后的低睾酮浓度可能有较高的预测价值；而正常水平的AMH对于HCG兴奋后的正常睾酮浓度的预测价值有限。在HCG兴奋后睾酮反应不良的情况下，应对所有病例考虑使用标准ACTH兴奋试验来对肾上腺功能进行评估。虽然目前没有足够的临床证据建议每一个46,XY DSD患者去进行ACTH兴奋试验，但是临床专家应该认识到一些DSD类型与原发性肾上腺功能不全之间的联系，并应当考虑在诊断过程中进行全面的肾上腺功能评估，这两者之间的关系在临床疑似肾上腺功能不全的病例，尤其是那些在USP中，检测出低类固醇前体的病例中早有描述。

九、对于DSD患者的基因诊断

DSD的分子病因极其复杂，以往多采用Sanger测序方法进行基因诊断，但仅有20%左右的患者可获得较为精确的分子诊断。近年来，随着新一代测序技术的发展，DSD的潜在致病基因逐渐被发现。与Sanger测序相比，第二代测序单次运行所产生的数据量大，故又称为高通量测序技术。自从2005年出现以来，第二代测序技术在基因组从头测序、基因组重测序和转录组测序(RNA - seq)等方面开始应用。2014年，Baxter等在40例基因诊断未明的46,XY DSD患者中采用外显子组测序方法，对64个DSD候选基因的测序数据进行提取分析。结果发现，35%患者(14例)的基因诊断明确，其中9例患者发现致病性突变，5例为可能致病性突变，另外有6例患者发现临床意义不明的突变。2016年的另一项大型国际研究选择了64个候选基因，对278例46,XY DSD和48例46,XX DSD患者分别进行靶向基因组测序，结果显示46,XY DSD患者中AR、NR5A1和SRD5A2三种基因的突变最为常见，57%的患者发现与临床相关的DSD致病基因突变，诊断率为43%。

近期，我院采用微阵列芯片系统(Access Array System)对70例基因诊断未明的46,XY DSD患者进行80个基因、共620个外显子区域的捕获。80个基因中包括33个DSD候选基因，以及47个在动物模型中被发现与性腺发育相关但尚未在DSD患者中报道突变的基因。通过Hiseq 2500测序仪进行靶向测序后，共在52例患者的40个基因中检测到113个突变——包括86个新发突变和27个先前已报道过的突变。其中，有37个突变发生在19个以往从未在46,XY DSD患者中报道的基因里，包括EGF、LHX9和CST9等。70例患者中最常见的三种突变基因分别为AR、NR5A1和SRD5A2，诊断率可达到43%(30/70)，均与先前的一项大型国际研究结果相吻合。以往认为，DSD是一种单基因突变导致的遗传性疾病。然而，在我们的研究中发现47%(33/70)的患者存在双(多)个基因的突变。患者多个突变基因的发现提示DSD可能存在一种潜在的双基因(多基因)遗传模式，不同缺陷基因共同发挥作用从而导致错综复杂的临床表型。这种遗传模式的揭示，对患者长期治疗方案的选择、性别决定和遗传咨询都将有重要的指导作用。

十、肿瘤发生的风险

与普通人群相比，DSD患者发生恶性生殖细胞肿瘤(或生殖细胞癌)的风险明显升高。尽管癌前病变发生于胚胎阶段或出生后的早期阶段，但肿瘤的侵袭性生长往往出现于出生后，这也是推迟手术时机的重要原因。研究表明，一些相关指标可以用来预测患者的肿瘤发生风险，包括：① 基因组中出现Y染色体的性腺母细胞瘤区域(gonadoblastoma on the Y chromosome，GBY)及目前最明确的候选基因TSPY；② 超过1岁后性腺持续表达胚胎生殖细胞标记OCT3/4(POU5F1)和(或)KITL(干细胞因子)；③ 性腺的解剖学定位。癌前病变的组织学改变有赖于性腺向睾丸分化的程度，如发育不良的睾丸中出现原位癌/未分类的小管内生殖细胞瘤(CIS/IGCNU)可能为高危性，而发育不良的性腺中出现性腺母细胞瘤(GB)则可能为低危性。在最早期阶段的性腺母细胞瘤可能会被误认为未分化的性腺组织。

尽管在同一个性腺组织中可以出现双阳性的表现，但通

常 CIS/IGCNU 的支持细胞为 Sertoli 细胞（SOX9 阳性），而 GB 的支持细胞多为颗粒细胞（FOXL2 染色阳性）。应当在充分获悉临床资料和参数标记的情况下，由经验丰富的病理学家进行诊断，通过免疫组织的检查结果予以支持。组织学结果多数从性腺活检或者组织切除的手术中获得。应注意的是，儿童早期或者睾丸未降情况下可能推迟性腺成熟。

一项设计良好的分层研究发现，可以自发进入青春期的患者甚至可以终身保留无危险（或低危）的性腺。目前认为，在 46,XY 性腺发育不良或 45,X/46,XY 混合性性腺发育不良的患者中，由于睾丸发育不全合并胚胎干细胞成熟的完全阻滞，发育不良的性腺存在较高的肿瘤发生风险（30%～50%）。EMS 评分可从一定程度上反映性腺向睾丸分化的程度，男性化程度低者说明性腺分化较差。综合分析潜在的条件，有助于预测睾丸生殖细胞瘤（GCC）的风险。相反，睾酮生物合成障碍或作用缺陷的患者显示出较低的儿童期 CIS 发生率（在 1%～15% 及以下）以及病变侵袭性发展的趋势，这可能由睾酮暴露/作用的程度与其呈负相关导致的。近年，有文献建议用模型来预测 GCC 发生的表观遗传学和环境因素的综合作用（表 1-12-4）。

表 1-12-4 对于 DSD 患者生殖细胞肿瘤的风险的评估和处理

	男性	女性	性别不清
性腺发育不良（45,X/46,XY 和 46,XY）	睾丸未降 睾丸固定术＋睾丸活检 自我检查 每年超声检查（青春期后） 青春期后活检 根据超声和第一次活检结果；如果原位癌变成性腺母细胞瘤，建议切除	双侧睾丸切除	若外生殖器介于两性之间，根据情况，倾向性腺切除（阈值低） 若外生殖器发育良好，根据社会性别决定
男性化不足（部分性雄激素不敏感 AIS；完全性雄激素不敏感；睾酮合成障碍）	睾丸未降 睾丸固定术＋睾丸活检 自我检查 每年超声检查（青春期后） 青春期后活检 双侧原位癌，建议切除/放疗 10 岁时重复活检 避免男性乳房发育或患者已用睾酮替代治疗，考虑性腺切除	部分性 AIS 或睾酮合成不足 青春期前性腺切除手术 完全性 AIS 青春期后性腺切除或随访；生殖细胞瘤（癌）危险性低，可有自发性青春期发育	部分性 AIS 或睾酮合成不足 双侧活检 性腺切除阈值低 加强心理咨询和随访

十一、关于 DSD 的手术问题

尽管有了 2006 年芝加哥共识，但对于病因复杂的 DSD 而言，手术指征、手术时机及手术方案等的选择还存在很多悬而未决的问题。对 DSD 患者进行手术的目的为：① 恢复生殖器官功能，使患者未来具有性生活能力，并使生育成为可能，尽可能使其能够婚育；② 减少泌尿生殖解剖异常带来的泌尿系不良因素，如由于潜在上尿路原因导致尿路感染和尿失禁；③ 避免血或体液等潴留在宫腔或阴道；④ 对于女性社会性别患者避免青春期后的男性化，而对于男性社会性别患者避免青春期后的乳房发育；⑤ 降低性腺肿瘤的发生风险；⑥ 促进个体以及社会性别的发育；⑦ 尽量减少异常解剖对患者的心理影响，结合父母意愿，让患者尽最大可能健康成长。

DSD 手术主要包括 4 个部分：① 生殖结节的手术，包括进行缩减的阴蒂成形、重建的尿道下裂修复术或阴茎成形术；② 米勒管结构（阴道和子宫）的手术，包括连接阴道到盆底、阴道成形和扩张手术，以及切除米勒管残余结构；③ 性腺手术，包括下降（睾丸固定术）、切除（肿瘤风险/后期男性化）、性腺组织活检或者冷冻以保存生育；④ 会阴再造（会阴成形术）。

1. 对于男性化 46,XX 患者的手术问题·这类患者主要包括 46,XX 的 CAH 患者，多数以女性社会性别抚养。而对于 46,XX 卵睾性 DSD 或 46,XX SRY 阴性的外生殖器非对称性发育（46,XX 性腺发育不良）的患者而言，性别选择则较为艰难。

对患者进行的"女性化"手术主要包括 3 个步骤。

（1）阴道成形术：将阴道连接于盆壁，并使阴道开口与尿道开口分开，这一过程实施需明确阴道腔与尿道汇合处的位置。在大多数情况下，通过会阴入路将尿道向外延伸至与阴道的交汇处（部分或全部尿生殖窦的外移）；或者用尿道组织的前壁、侧壁和会阴皮肤后部的皮瓣形成阴道口。

（2）阴蒂成形术：随着尿道板的外移，将支配阴蒂的神经血管束完整地分离，阴茎海绵体下移埋入耻骨，然后阴蒂固定于残桩。这一治疗的优点在于完整移除阴茎海绵体，即使患者后期激素治疗依从性差，阴蒂组织不会再次生长。

（3）会阴成形术：用生殖器结节的多余皮肤重建两个小阴唇和阴蒂帽。最后对双侧大阴唇（生殖褶）进行缩减成形，以重建一个几乎正常的女性会阴。

这种手术通常在 2～6 个月的年龄之间进行，也有报道对此手术方式变异，多基于患者的阴道和尿道汇合口的位置较高。接受这种术式的患者在青春期发现狭窄的阴道口是很常见的，在 86% 的病例中需要进行辅助性的阴道口成形术或阴道再造手术。两个主要的问题仍有较大争议，即何时进行手术？生殖结节应当缩减到多少合适？主张早期手术的研究者认为，在出生后到 6 个月，生殖器组织的质量和获得性较好，有利于采用尿道组织形成下位的生殖管道，而且在青春期前后进行生殖重建手术对患者和家庭的心理冲击往往超过婴幼儿期间的手术。目前，对于这一手术还缺乏长期的随访结果。法国 Saint Vincent de Paul 医院的研究发现，20 年前手术的女性患者手术后性生活质量差。近年的研究结果则发现失盐型 CAH 患者的治疗结果往往不及非失盐型患者，尤其是在生育率上。

46,XX 卵睾性 DSD 患者多以女性社会性别抚养，应在早期切除发育不良的睾丸，以防止青春期后雄激素的分泌以及降低发生肿瘤的风险。若患者以男性社会性别抚养，则可考虑切除全部性腺，可能的话应一并切除米勒管残余结构。46，XX 睾丸发育不良的患者，性别选择尤为困难，家长的抉择对于最终选择至关重要。

2. 对于男性化不全的 46，XY 患者的手术问题·尽管该类疾病背后病因错综复杂，但手术的目标主要是修复尿道下裂的阴茎，其步骤主要包括 3 步。

（1）阴茎下弯的纠正：首先涉及阴茎的皮肤剥离，完整地分离阴茎腹侧和侧面；在某些情况下，背部形成阴茎海绵体的白膜。

（2）尿道下裂修补手术：阴茎伸直后，尿道可以从尿道海绵体的分裂水平修复到龟头顶端，即尿道外口的正常位置。技术的选择本质上取决于尿道板的质量，它是从异位的尿道裂口伸向龟头顶端条状尿道黏膜。如果尿道板发育良好且比较宽，它通过 Thiersch - Duplay 术式进行管化。如果尿道板发育良好但不够宽，不足以形成足够的管腔，可以采用 Snodgrass 术式，纵向切开但保留中区区域，该区域可重新上皮化；或者从背部包皮内侧带出一些多余的组织，有蒂的向下到阴茎的基部并向腹侧转移到现存的尿道板（Onlay 术式）。也有采用翻转皮瓣技术从阴茎腹侧的获得矩形组织，或从包皮或口腔黏膜的游离移植来嵌套尿道板。

（3）阴茎腹侧重建：这需要通过尿道成形术、龟头塑形、海绵状成形术和阴茎体的皮肤覆盖等。

手术者的最佳年龄取决于外科医师，但大多数泌尿科医师推荐在 6～24 个月进行手术。若存在明显的阴茎发育不良，术前予以激素治疗可以增加阴茎的大小。目前认为在 2 岁以内的短期应用，对骨骼成熟影响较小。3 个主要常用的雄激素治疗方法有：① 人绒毛膜促性腺激素，有报道降低了尿道下裂的严重性；② 全身睾酮应用，可能对阴茎发育影响最明显；③ 局部二氢睾酮，对骨龄影响较小。术前 3 个月以下给予 DHT 刺激，可能显著降低并发症的发生率。皮肤科专家则提出雌激素有改善愈合过程降低并发症发生率的作用。

3. 对于发育不良性腺的处理·对于 45，XO/46，XY 混合性腺发育不良，46，XX 卵睾性性腺发育不良和 46，XX/SRY（＋）的男性化个体，性别选择和手术方案的决定都是一个艰难抉择的过程。需要考虑的是，是否切除睾丸以及何时进行切除？

（1）混合性腺发育不良的患者多存在非对称性生殖器，即一侧性腺位于阴囊中（多在右侧），而另一侧在大阴唇或生殖褶中不能触及，为存在于腹股沟中发育不良的性腺，多由基质组成，无小管和卵泡结构。对于男性社会性别的患者，应在雄激素短期治疗后进行尿道下裂修补手术。由于发生肿瘤风险高，腹腔中条索状的性腺应予以切除，阴囊中的性腺也应进行严格随访。以女性社会性别抚养的患者，可以按照 CAH 女性患者的手术进行，多数患者需要青春或青春期后的阴道扩张手术。

（2）卵睾性 DSD：由于同时存在男性和女性的结构，性别选择较为复杂。在诊断时，需要多学科的专家团队对内（外）生殖器的解剖异常、染色体核型、激素分泌情况及父母对病情的知晓度等进行全面评估。在确定社会性别后，对于发育不良条索状的性腺应予以切除。

（3）雄激素不敏感综合征：CAIS 患者多在青春期由于原发性闭经就诊，部分由于腹股沟疝手术而早期明确诊断。由于患者以女性社会性别抚养，有研究者建议早期性腺切除，减少性腺恶变率。但目前较为一致的意见是性腺可保留至青春期后，可使过高的雄激素在芳香化酶作用下转变生成较多雌激素，以促进骨骼成熟和乳房发育。手术首选经腹腔镜的性腺切除术，其次根据患者情况采取不同的阴道再造手术。对于 PAIS 患者，其表型可从肥大阴蒂、阴唇融合到不同程度的男性化外观外生殖器畸形，如尿道下裂、小阴茎和睾丸未降。多数 PAIS 患者以男性抚养，可根据雄激素受体的突变采用高剂量的雄激素促进生殖结节的发育。PAIS 患者发生 GCC 的风险很高（15％），因此建议密切随访。

4. 阴道再造手术·对于女性性别抚养的 CAH、AIS 及卵睾性 DSD 患者，青春期后多存在阴道狭窄的问题，需要进行阴道再造手术。主要的手术方式包括：皮片移植法、前庭黏膜上移法、皮瓣转移法、腹膜法和异体材料法和肠管法等。

皮片移植法：手术简单，损伤小，成功率高，但术后皮片发生收缩可以导致阴道狭窄。为此患者在术后还需放置阴道模具，取皮区将留有瘢痕。

前庭黏膜上提法：1969 年由 Vecchietti 首创，适用于外阴发育良好，尿道口位置相对较高的患者，尤适宜于指压前庭黏膜能出现 2 cm 以上凹陷者。该术式的黏膜由前庭黏膜再生而成，保留了神经功能，对性激素有反应，保持正常女性外阴形态。

皮瓣转移法：1972 年 Harii 首先提出轴形皮瓣的概念，即皮瓣内含轴心动静脉血管，可设计为仅保留有血管蒂相连于知名动静脉的岛状皮瓣，也可设计为具有轴心血供的带蒂或带皮下组织蒂皮瓣。皮瓣再造法的优点为皮瓣有良好的血供，术后形成的阴道柔软、有弹性，不必长期佩戴并有腺体分泌功能。缺点为小阴唇等邻近皮瓣破坏了原有的外阴形态，腹部皮瓣等较臃肿，以及供皮区将留有瘢痕。

腹膜法：腹膜来源于自体，不会产生排异反应，且再生能力强，可以快速修复性生活导致的损伤。但受盆底腹膜的完整性及弹性所限，目前多应用于先天性无阴道患者，尚未能用于因其他需要而重建阴道的患者。腹膜法形成的阴道壁黏膜化时间较长，愈合时间较长，术后需佩带阴道模具较长时间。

异体材料法：早期主要有羊膜法，一般取术前 24 h 内健康正常分娩或剖宫产的羊膜，目前已渐被废用。近年来，脱细胞异体真皮（acelluar dermal allograft，ADM）作为一种新兴创伤修复材料已被用于阴道再造术。ADM 作为一种天然生物材料支架，种属差异小，抗原性弱，具有良好的生物相容性和生物降解性。应用 ADM 行阴道再造术所用材料来源方便，避免了自体移植的损伤和其他异体材料准备的繁琐，手术方法简单，可缩短手术时间及减少术中出血，手术风险降低，在阴道再造术的应用中具有一定前景。

肠管法：主要有小肠法及乙状结肠法。肠管阴道成形术的优点在于形成的阴道能分泌黏液、可达到足够的深度和宽敞度、术后不需放置模具、手术不受年龄限制、患者外阴形态不被破坏。但肠管形成阴道要考虑到术后肠炎、消化、肠梗阻、腹膜炎等肠手术并发症。

目前，对于 DSD 疾病的文献报道样本量较少，缺乏长期的预后观察，证据级别较低。因此，关于手术的时机和方案选择还缺乏相关的临床共识,但较为一致的是,此类患者的诊疗需要在具有多学科的专家团队的临床中心进行。在 CAIS 患者可保留性腺至青春期后。在儿童期避免阴道扩张手术,在儿童期可保留无症状的米勒管残余结构,后期需要时予以切除,切除活检证实的条索状性腺,对 46,XY 泄殖腔外翻的患者保留男性社会性别。

参考文献

[1] Hughes IA. Disorders of sex development: a new definition and classification [J]. Best Pract Res Clin Endocrinol Metab, 2008, 22(1): 119 - 134.

[2] Lee PA, Nordenström A, Houk CP, et al. Global DSD Update Consortium. Global Disorders of Sex Development Update since 2006: Perceptions, Approach and Care [J]. Horm Res Paediatr, 2016, 85(3): 158 - 180.

[3] Ono M, Harley VR. Disorders of sex development: new genes, new concepts [J]. Nat Rev Endocrinol, 2013, 9(2): 79 - 91.

[4] Ahmed SF, Achermann JC, Arlt W, et al. Society for Endocrinology UK guidance on the initial evaluation of an infant or an adolescent with a suspected disorder of sex development (Revised 2015) [J]. Clin Endocrinol (Oxf), 2016, 84(5): 771 - 788.

[5] Ahmed SF, Achermann JC, Arlt W, et al. UK guidance on the initial evaluation of an infant or an adolescent with a suspected disorder of sex development [J]. Clin Endocrinol (Oxf), 2011, 75(1): 12 - 26.

[6] Öçal G. Current concepts in disorders of sexual development [J]. J Clin Res Pediatr Endocrinol, 2011, 3(3): 105 - 114.

[7] Ostrer H. Disorders of sex development (DSDs): an update [J]. J Clin Endocrinol Metab, 2014, 99(5): 1503 - 1509.

[8] Zhu H, Liu W, Han B, et al. Phenotypic and molecular characteristics in eleven Chinese patients with 5α - reductase Type 2 deficiency [J]. Clin Endocrinol (Oxf), 2014, 81(5): 711 - 720.

[9] Mouriquand PD, Gorduza DB, Gay CL, et al. Surgery in disorders of sex development (DSD) with a gender issue: If (why), when, and how? [J].

[10] Zhu WJ, Cheng T, Zhu H, et al. Aromatase deficiency: a novel compound heterozygous mutation identified in a Chinese girl with severe phenotype and obvious maternal virilization [J]. Mol Cell Endocrinol, 2016, 433: 66 - 74.

[11] Zhang M, Sun S, Liu Y, et al. New, recurrent, and prevalent mutations: Clinical and molecular characterization of 26 Chinese patients with 17alpha-hydroxylase/17, 20-lyase deficiency [J]. J Steroid Biochem Mol Biol, 2015, 150: 11 - 16.

[12] Yang J, Cui B, Sun S, Shi T, et al. Phenotype-genotype correlation in eight Chinese 17alpha-hydroxylase/17, 20 lyase-deficiency patients with five novel mutations of CYP17A1 gene [J]. J Clin Endocrinol Metab, 2006, 91(9): 3619 - 3625.

[13] Han B, Liu W, Zuo CL, et al. Identifying a novel mutation of CYP17A1 gene from five Chinese 17α - hydroxylase/17, 20-lyase deficiency patients [J]. Gene, 2013, 516(2): 345 - 350.

[14] Baxter RM, Arboleda VA, Lee H, et al. Exome sequencing for the diagnosis of 46, XY disorders of sex development [J]. J Clin Endocrinol Metab, 2015, 100(2): E333 - E344.

[15] Eggers S, Sadedin S, van den Bergen JA, et al. Disorders of sex development: insights from targeted gene sequencing of a large international patient cohort [J]. Genome Biol, 2016, 17(1): 243.

[16] Kim JH, Kang E, Heo SH, et al. Diagnostic yield of targeted gene panel sequencing to identify the genetic etiology of disorders of sex development [J]. Mol Cell Endocrinol, 2017, 444(3): 19 - 25.

[17] Wang H, Zhang L, Wang N, et al. Next-generation sequencing reveals genetic landscape in 46, XY disorders of sexual development patients with variable phenotypes [J]. Hum Genet, 2018, 137(3): 265 - 277.

[18] Vidal I, Gorduza DB, Haraux E, et al. Surgical options in disorders of sex development (dsd) with ambiguous genitalia [J]. Best Pract Res Clin Endocrinol Metab, 2010, 24(2): 311 - 324.

[19] Gearhart J, Rink R, Mouriquand P. Pediatric Urology [M]. 2nd ed. Philadelphia: Saunders Elsevier, 2010: 472e3.

[20] Nakhal RS, Hall-Craggs M, Freeman A, et al. Evaluation of retained testes in adolescent girls and women with complete androgen insensitivity syndrome [J]. Radiology, 2013, 268: 153 - 160.

J Pediatr Urol, 2016, 12(3): 139 - 149.

第十三章 · 基因组学研究对医学发展的影响

宋怀东

人类基因组计划(human genome project，HGP)在 1990 年正式启动,旨在阐明人类基因组 DNA 长达 3.2×10^9 个碱对的序列,发现所有人类基因并阐明其在染色体上的位置,从而在整体上破译人类遗传信息。2000 年人类基因组的草图完成;2004 年公布的人类基因组的精细完成图覆盖了约 99% 的常染色质区域,准确率高达 99.999%。确定人类基因组中的全部基因是人类基因组学研究的重要目标。随着人类基因组计划的进展,估算出的基因数量在不断改变,体现了认识的发展过程。在基因组计划完成之前,大多数科学家认为人类基因组包含了 100 000 个蛋白质编码基因;在 2001 年发表的人类基因组工作草图中,科学家们认为人类基因组大概有 30 000～40 000 个蛋白质编码基因;而人类基因组完成图的分析结果表明,在人基因组中,有 19 599 个已经获得确定的蛋白质编码基因,2 188 个预测的基因,因此估计人类只有 20 000～25 000 个基因,可能不到线虫和果蝇的 2 倍,这使我们对于人类基因组的真实情况有了更准确的了解。

同时,在基因组研究的过程中,通过多学科的交叉、融合,产生一批在整体水平上研究基因功能和基因组变异的新的技术和算法,如 DNA 芯片技术、蛋白质组、代谢组学技术、全基因组单核苷酸变异(SNP)分析技术,以及二代测序技术等。这些新的技术平台及其对基因组结构的认识,将对目前的临床医学及其今后医学发展的模式产生深远的影响。

一、基因组学研究对单基因遗传病致病基因识别鉴定的影响

单基因遗传病是一组种类繁多、症状多样的少见病、罕见病。到 2008 年 4 月,人类孟德尔遗传病数据库(Online Mendelian Inheritance in Man，OMIM 库)中收录的单基因遗传病已达 18 575 种,其中常染色体遗传病 17 425 种,性染色体连锁遗传病 1 085 种,线粒体遗传病 63 种。在这些单基因遗传性疾病中,致病基因明确的有 14 875 种,致病基因不明的有 3 699 种。在致病基因不明的单基因病中,有 1 604 种疾病的致病基因所在的染色体位点已经明确。仔细对 OMIM 库中的数据进行分析发现,随着人类基因组计划的完成,发现的

单基因遗传病的数量迅速地增加，而且致病基因识别的速度明显加快。这主要因为人类基因组计划的完成，使得基因组上的遗传标记明显增多，使定位克隆致病基因的技术更容易实现。

定位克隆是指通过染色体上一定的遗传标记，用统计学分析某一生物学症状是否与遗传标记相连锁；若发现连锁，意味着该遗传标记附近存在决定该生物学性状的基因，通过对该区域的基因突变的检测，从而找到引起该生物学性状的基因。这个过程称为定位克隆。其原理是利用遗传学的连锁和重组规律，也就是说，在染色体上两个相邻的基因座位距离越近，在减数分裂时发生交换（重组）的机会越小，两者连锁在一起遗传给后代的机会越大；反之，两个相邻的基因座位在染色体上的距离越远，在减数分裂时发生交换的机会越大，两者连锁在一起遗传给后代的机会越小（图1-13-1）。

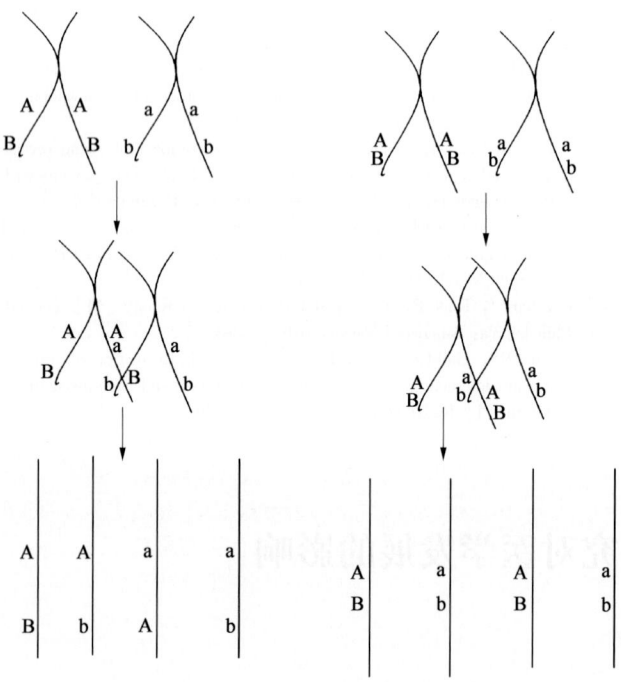

图1-13-1　定位克隆应用的连锁和交换规律示意图

进行单基因遗传病定位克隆研究的先决条件，首先是在染色体上有足够的遗传位点的标记，其次要有高质量的遗传家系（一般要求家系中至少有10个的患者，才能将致病基因定位到肯定的染色体区段）。因此，在人类基因组计划尚未开始的时候，基因组上的遗传标志非常少，进行定位克隆的研究非常困难。但随着基因组计划的深入，染色体上的遗传标志逐渐增加，使定位克隆技术逐渐成熟。理论上只要有足够大的遗传家系，人们就能够将致病基因定在足够小的范围内，进而很快找到致病基因。但事实上，人类的遗传疾病，由于家系的成员和患者数量较少，很难将致病基因定在很小的范围内，一般多是将致病基因定在2到十几或几十个兆碱基的较大范围内。在基因组计划完成之前，对这样的区域进行测序，以明确致病基因几乎是不可能的。但随着基因组计划的完成，定位克隆技术逐渐演变为定位候选克隆。就是说，我们首先通过连锁分析，将致病基因定位到某一特定染色体区段，然后在该区段内挑选可能的候选基因，进行突变筛选，从而明确其致

病基因。第一个多发性内分泌腺瘤1型（MEN1）的致病基因的发现，见证了人类基因组计划对定位克隆技术影响的全过程。该综合征由 Underwood 和 Jacobs 在 1963 年首次描述，直到 1980 年 Farid 首次对 MEN1 进行了遗传学研究，提示该病可能与 HLA 相连锁。1987 和 1989 年，Bale 等对一个MEN1 大家系进行连锁分析，发现它与多个遗传标志相连锁，其中位于 11q13 区域的 INT2 基因与 MEN1 连锁紧密。1989年 Thakker 等在 3 个 MEN1 家系的连锁分析中，证实了MEN1 疾病和 INT2 基因紧密连锁，连锁的最高 LOD 值为3.3。随后的一系列研究均将该病的致病基因定位在 11q13区。1989 年 Nakamura 等在 11q13 区域发现 6 个紧密连锁的相邻的分子标志，应用这 6 个多态性标志，将 MEN1 的致病区域缩小到 12 厘摩（centimorgan，cM）的范围。1992 年Fujimori 等进一步将 MEN1 致病基因缩小到 8 cM 的范围。1996 年由法国和美国科学家共同完成了由 5 264 个微卫星标记组成的、分辨率高达 0.6 cM 的遗传图谱，极大地促进了人们对遗传性疾病定位克隆的研究。1996 年 Courseaux 等对包含 MEN1 致病位点在内的 11q13 附近 5 cM 的范围进行了精细的物理作图，明确了该区段内的一些遗传标志的顺序，并将MEN1 的致病基因进一步缩小到 2 cM 狭小的区段。Guru 等对该区域的基因组进行了遗传作图和基因测序，发现在这2 cM 的区域内有 33 个转录的基因。随后，人们通过 MEN1患者肿瘤组织内该 2 cM 区域的遗传标志的杂合缺失（LOH）的研究，进一步将致病基因缩小到 PYGM 到 D11S4936 范围内。通过对该区域的基因进行测序，并与当时的 EST 数据库进行比对及生物信息学预测，发现该区段仅有 8 个转录的基因。1997 年 Chandrasekharappa 等对这 8 个候选基因的一个进行突变筛选，终于明确了该病的致病基因，并将它命名为MEN1 基因。随后大量的研究均证实该基因就是 MEN1 综合征的致病基因。

值得注意的是，虽然已经明确 MEN1 基因是 MEN1 综合征的致病基因，但不是所有的 MEN1 综合征的家系中都有该基因的突变。如 2004 年 Hao 等报道了 2 个随访 20～30 年的MEN1 大家系，在这两个家系中，共有 30 个 MEN1 患者，其中93%的患者有甲状旁腺瘤，40%有垂体瘤（大多数是催乳素瘤），肠道或胰腺内分泌肿瘤占 27%。在这两个大家系中，没有发现 MEN1 基因的突变。这表明 MEN1 综合征可能是一种异质性的疾病，还有其他尚未发现的致病基因，在 MEN1综合征的发生中起关键性的作用。

单基因病研究的临床意义：单基因遗传病在临床上多是少见病、罕见病，因此明确单基因病的致病基因从临床的诊断和治疗上考虑，其意义有限。但是由于单基因遗传病的家系相当于天然基因剔除（功能丧失性突变）和转基因（获得功能性突变）的模型，因此为人们对重要基因的功能研究提供了非常宝贵的资源。更重要的是，单基因遗传病致病基因的发现，及其产生病理表型的分子机制的阐明，将为开发治疗有相同病理生理改变的一组疾病的新药提供分子靶点。如最近人们发现的一例侏儒症患者，通过分子生物学技术研究发现他是由生长激素（GH）第 77 位密码子精氨酸突变为胱氨酸所致。但意外的是，当给这例患者注射外源性 GH 治疗时，其血中的IGF-1 不升高，且临床效果不明显。进一步通过体外重组含

该位点突变的 GH 发现,77 位精氨酸突变为胱氨酸的 GH 与 GH 受体的亲和力比正常 GH 的高 10 倍;但这种突变后的 GH 和受体结合后,不能激活 GH 受体,发挥正常的生物学功能,表明 77 位氨基酸突变的 GH 可能是正常 GH 的天然拮抗剂,从而为开发新的治疗肢端肥大症等生长激素过多的疾病提供了重要的线索。

二、基因组学研究对多基因病研究的影响

多基因病是临床上的常见病、多发病,是一类严重威胁着人类生命安全的疾病。如 2 型糖尿病、高血压、冠心病、弥漫性甲状腺肿伴甲亢(Graves 病)等。这类疾病多是由遗传因素和环境因素联合作用引起的。其中遗传因素在疾病的发生中起重要的作用,但这些疾病的遗传因素,与单基因遗传病不同,是非常复杂的,可能由多个基因联合起来才能导致疾病的发生,因而为寻找遗传易感基因的研究带来很大的挑战。

仔细对多基因遗传性疾病致病分子机制的研究进行分析,可以将其大致分为两个不同层次的研究。一种是多基因病遗传易感基因的识别和鉴定,这类研究是通过各种手段寻找导致疾病的易感基因,易感基因的发现是疾病发生的源头性研究。这些基因的发现可能用于多基因疾病的分子分型、治疗方案的选择等。另一层次是多基因病发生的病理生理机制的研究,也就是明确易感基因引起病理表型作用的分子途径的识别,在易感基因发挥其病理作用的分子网络中的关键分子的发现,有可能用于开发治疗这类疾病新药的分子靶点。

1. 基因组学研究对多基因病致病易感基因识别鉴定的影响·如上所述,人类基因组计划的完成,使单基因遗传病的定位克隆技术获得突破性进展,大多数单基因病的致病基因被迅速识别和发现,我国在单基因病的定位克隆中也取得了一些重要的成果,如耳聋基因、2 型牙本质发育不良基因、先天性白内障基因、房颤基因、短指基因等的克隆。但目前多基因病易感基因的识别和鉴定仍然是国际学术界面临的严重挑战之一。这主要因为,与单基因疾病比较,多基因疾病涉及的易感基因数量多,常由多个微效基因联合作用,或 1~2 个主效基因和多个微效基因共同作用的结果。事实上,每一种多基因遗传病可能是由不同致病易感基因的组合导致的一组异质性疾病,因此使多基因病易感基因的识别鉴定非常困难,因为人们目前还不能将某种多基因病通过表型的差异,将其分为不同的、由不同易感基因决定的亚型。但由于多基因遗传病多是常见病、多发病,严重威胁人类的健康,因此成为国际上研究的热点和重点,也是我们必须研究和面对的。

随着全基因组关联分析(genome-wide association analysis, GWAS)技术的出现,多基因易感基因的识别和鉴定取得了长足的进步。该技术主要依赖于 Affymetrix 和 Illumina 公司研发的 DNA SNP 芯片技术,使人们一次可以对机体内 50 万~100 万个 SNP 位点进行基因型分析,从而在全基因组水平上,研究遗传变异对疾病的影响。2007 年,由哈佛大学、麻省理工学院等及 Wellcome Trust Case Control Consortium(WTCCC)应用全基因组 SNP 分析技术,分别独立地对 2 型糖尿病的易感基因进行了研究,在哈佛大学的研究中,包括了 1 464 例 2 型糖尿病患者和 1 467 例正常对照人群,WTCC 的研究包括了 1 924 例患者和 2 938 例正常人群;

同时在大样本的芬兰(Finland-United States Investigation of NIDDM Genetics, FUSION)和英国人群中进行了全基因组 SNP 分析结果的验证,有意思的是,在 4 组不同人群的大样本 2 型糖尿病人群中,发现并证实了一些 2 型糖尿病发病相关的易感 SNP 位点,其中包括一个 CDK2A 和 CDKN2B 附近非编码区的位点,两个在 IGF2BP2 和 CDKAL1 基因内含子上的 SNP。同时,还重复了一个最近通过全基因组 SNP 分析发现的位于 HHEX 和 SLC30A8 基因附近的 SNP 位点。但值得注意的是,在重复的这些位点中,携带患病易感等位基因的患者,发生 2 型糖尿病的相对风险(OR)值多是很低的,均在 1.3 以下,提示这些易感基因对 2 型糖尿病发生风险的贡献率较小,可能是微效基因。2007 年,WTCCC 研究组对 14 000 例患者和 3 000 名正常人进行全基因组 SNP 分析,这些患者包括 7 种不同的常见疾病,每种疾病的例数至少 1 500 例。发现了和 7 种疾病独立相关的 SNP 区段有 21 个,其中包括 7 个 1 型糖尿病、3 个 2 型糖尿病、9 个克罗恩病和 1 个冠心病易感基因位点。其次,在 WTCCC 的研究中,有些以前被广泛研究的与这些疾病密切相关的基因,也被重复出来。如 1 型糖尿病中的 HLA-DRB1、CTLA4、PTPN22、IL2RA 和 IFIH1,2 型糖尿病的 PPARG、KCNJ11 和 TCF7L2,以及克罗恩病的 NOD2 基因等都被重复出来(表 1-13-1)。但值得注意的是,在这些重复的易感基因中,同一个易感基因在不同人群中,有显著性差异的 SNP 位点是不同(表 1)。这就提出了一个多基因病易感基因的研究结果如何在不同人群中重复的严峻的问题。目前的研究结果提示,要想能够重复多基因病易感基因研究的结果,首先必须在大样本患者人群中进行,小样本的重复结果是不可信的;同时,对一个易感基因的重复,不能仅对别人发现的有差异的 SNP 位点进行重复,而必须对该基因所在区段的尽量多的 SNP 位点进行分析,才有可能得出可靠的结论。这就像单基因遗传病致病基因的研究一样,不能仅对别人报道的致病基因的突变位点进行分析一样,必须对整个基因进行突变分析,才能明确研究的家系是否由该致病基因引起。

在 GWAS 技术的推动下,在全球科学共同体的努力下,目前大多数多基因的致病易感基因的研究均取得了突破性的进展。多数疾病的致病易感基因多在几十到 100 之间,而 2 型糖尿病发现的致病易感位点数近 200 个,主要是因为所用的 2 型糖尿病的样本量巨大。令人欣慰的是,目前 GWAS 发现的多基因易感基因的位点,多数能在多个人群中,可以被反复重复证实的多基因病的致病易感位点。我国在多基因病易感基因的研究中也取得一些重要的进展,如贺林院士在精神疾病、顾东风院士在心血管疾病和张学军教授在皮肤病等的致病易感基因的识别和鉴定中都取得了一些重要的进展。我们课题组在弥漫性甲状腺肿伴甲亢(Graves 病,GD)的致病易感基因的识别和鉴定中也取得了一些进展。我们应用定位候选克隆和 GWAS 技术,识别鉴定了 9 个新的,并验证了 6 个以前报道的 GD 致病易感基因,使目前学术界认可的 GD 易感基因增加到 22 个。这些易感基因的发现,使人们明确了 GD 是一个以 T 细胞为主的自身免疫性疾病,而且和其他自身免疫性疾病不同,GD 有其特异性的致病易感基因,如甲状腺球蛋白(Tg)和 TSH 受体基因(TSHR)。这两个基因编码

表 1 - 13 - 1　全基因组 SNP 分析结果对以前报道的各种疾病相关 SNP 位点的验证

收集的疾病	基因名称	染色体位置	报道的 SNP	WTCCC 分析的 SNP	SNP 连锁度 r^2	P 值
CAD	APOE	19q13	*	rs4420638		1.7×10^{-1}
CD	NOD2	16q12	rs2066844	rs17221417	0.23	4.0×10^{-11}
CD	IL23R	1p31	rs11209026	rs11805303	0.01	5.9×10^{-12}
RA	HLA-DRB1	6p21	*	rs615672		7.5×10^{-27}
RA	PTPN22	1p13	rs2476601	rs6679677	0.75	5.6×10^{-25}
T1D	HLA-DRB1	6p21	*	rs9270986		2.3×10^{-122}
T1D	INS	11p15	rs689	#		
T1D	CTLA4	2q33	rs3087243	rs3087243	1	1.8×10^{-5}
T1D	PTPN22	1p13	rs2476601	rs6679677	0.75	5.4×10^{-26}
T1D	IL2RA	10p15	rs706778	rs2104286	0.25	4.3×10^{-5}
T1D	IFIH1	2q24	rs1990760	rs3788964	0.26	7.6×10^{-3}
T2D	PPARG	3p25	rs1801282	rs1801282	1	5.4×10^{-3}
T2D	KCNJ11	11p15	rs5219	rs5215	0.9	5.6×10^{-3}
T2D	TCF7L2	10q25	rs7903146	rs450656	0.92	5.1×10^{-12}

注：CAD，冠心病；CD，克罗恩病；RA，类风湿关节炎；T1D，1 型糖尿病；T2D，2 型糖尿病；* 指以前的报道与疾病相关的是单倍型而不是单个 SNP 位点；# 指在全基因组分析中，该基因区域没有检测质量满意的 SNP。引自 Nature，2007，447（7145）：661 - 678。

的蛋白，是 GD 发病重要自身抗体产生的靶蛋白。而这些易感 SNP 位点，通过影响 Tg 和 TSHR 的不同剪接体的形成，进而促进 GD 自身抗体的产生。有意思的是，我们的研究发现 GD 有不同的分子亚型，不同的分子亚型，可能有不同的治疗反应和临床转归。如发现药物治疗后，TRAb 持续阳性还是转阴性，是由不同的致病易感基因导致的，药物治疗后 TRAb 持续阳性的 GD 患者，和 TSHR 及 MHC Ⅱ 类分子相关更强；TRAb 转阴性的患者，和 TSHR 基因不相关。这提示携带有 TSHR 和 MHC Ⅱ 分子易感 SNP 的 GD 患者，治疗后 TRAb 容易持续阳性，可能停药后更容易复发。甲亢伴低钾周期性麻痹（TPP）是一种严重的威胁患者生命的甲亢并发症。我们的 GWAS 研究发现，TPP 和不伴低钾周期性麻痹的 GD 患者，可能有不同的发病机制，有 3 个基因与 TPP 的发生相关，而和不伴有低钾周期性麻痹的 GD 的发生相关性较弱，有 2 个基因只和 TPP 的发生相关，是 TPP 的特异性致病易感基因。值得注意的是，TPP 患者虽然甲状腺肿大不明显，甲亢也不严重，但 TPP 药物治疗后，约 90% 的患者 TRAb 持续阳性，提示这类患者停药后甲亢更容易复发。我们应用 11 个特异性和 TPP 发生相关的 SNP 位点建立 TPP 的预测模型，可以很好地在 TPP 没有发生的时候，将其从普通甲亢患者中预测出来，预测模型的 AUC 达到 0.8。

值得指出的是，虽然大量的多基因病致病易感基因被大量地识别和鉴定出来，而且有些位点在多个大样本人群中被广泛地验证出来，表明这些位点是真正的多基因病致病易感基因。但由于这些单个位点对多基因病发生的贡献是有限的，而且这些易感 SNP 位点多是在基因的内含子或距离编码基因很远的基因上游或下游的部位，这些 SNP 位点如何调控易感基因的功能，促进疾病发生的研究，成为目前多基因病研究领域的巨大的挑战。近年来，人们试图应用基因表达数量性状基因位点（expression quantitative trait loci，eQTL）分析

和染色体构象捕获技术（chromosome conformation capture，3C），来明确这些距离编码基因很远部位的 SNP 位点，影响哪些易感基因的表达和功能，并明确这些 SNP 位点调控基因表达可能的分子机制。eQTL 是在基因组水平上研究人体内 SNP 位点变异，对相关基因表达水平影响的一种方法，通过 eQTL 分析，可以明确发现疾病的易感 SNP 位点对那些可能的致病基因表达产生影响。而染色体构象捕获技术是用来检测染色体上两个 DNA 是否存在相互作用的。目前推测相近很远的 SNP 位点，可能通过染色体立体构象的变化，靠近距离很远的附近基因，进而调控这些基因的表达，通过染色体构象捕获技术，可以检测 SNP 位点，是否可以调控相距较远的附近基因的表达。虽然这些方法，可以检测疾病的致病易感基因是否能过影响附近基因的表达，来促进疾病的发生，但在动物模型，模拟多疾病的发生是目前的巨大挑战。这可能需要新的技术的出现。

2. 基因组学研究对多基因病发生的病理生理机制研究的影响·在人类基因组计划完成之前，对多基因病发生的病理生理机制的研究多是在假设驱动之下，对单个基因、单个过程的研究。这种研究只能理解某一生理过程的部分环节，缺乏对整个生理过程的系统、全面的了解；同时，如果我们对某一生理现象了解很少的时候，假设就非常局限，也很难形成。随着人类基因组计划的实施和完成，在这一过程中产生一些新的观念和新的学科，如转录组学、蛋白质组学和代谢组学等。转录组学是一门对某一生物或细胞所有基因表达的 RNA（如 mRNA）进行全面分析的科学；蛋白质组（proteome）是指某一生物或细胞在各种不同环境条件下表达的所有蛋白质。蛋白质组学是一门对某一生物或细胞在各种不同环境条件下表达的所有蛋白质进行定性和定量分析的科学。转录组学和蛋白质组学是分别在基因的转录和转录后的蛋白质翻译与修饰两个水平上研究基因的功能。而代谢组指某一生物或细胞中所

有的低分子量代谢产物。代谢组学是一门对某一生物或细胞所有低分子量代谢产物进行定性和定量分析,以监测活细胞中化学变化的科学。这三种不同的组学研究的对象不同,应用的研究方法和技术不同,但它们都有一些共同的特征,如整体性、系统性,都希望在整体水平上了解生物体或某一类细胞的病理生理过程。与传统的研究方法不同,这些新兴的研究策略不是在假设驱动下的研究设计,它们首先对某一病理生理现象影响的基因、蛋白质表达或低分子量代谢产物质和量变化的信息进行大规模的收集,然后通过数据分析和可视化以及建模和仿真等,发现某一病理生理过程的相互作用的分子网络、代谢效应,从而提出引起这一病理生理现象的假设。事实上,以基因、mRNA、蛋白质、代谢产物为研究对象的基因组学、转录组学、蛋白质组学、代谢组学自然也是一个有机的整体,它们都是系统生物学(systems biology)特别是分子系统生物学(molecular systems biology)研究的重要组成部分。系统生物学是后基因组研究最具挑战性的一个研究领域。它除了包括转录组、蛋白质组、代谢组学分析等分子生物学研究外,数学分析、计算机应用、模型建立和仿真等在系统生物学的研究中也起着关键的作用。

由于系统生物学的研究策略不是在假设驱动下进行的研究,因此它们对那些我们缺乏了解或了解不多的现象的研究中发挥重要作用。如在转录组学研究过程中发展的 DNA 芯片技术,就可以使我们在整体水平上,研究某一细胞或组织中所有表达的 mRNA 的质和量的差异,从而在整体水平上了解基因与基因之间的相互作用。显然这种方法对多基因疾病发病机制和药物作用机制的研究有重要的价值。同时,它将促进某些组织新的生理功能的研究。

3. 基因组学研究对新药开发及其药物选择的影响·基因组学的研究,促进了人们对基因的结构和功能的理解。新的基因及其生理功能的发现,为新药开发提供了大量的分子靶点,这无疑将促进新药的开发。2001 年 Science 杂志曾做过一个统计,在临床应用的药物中,其作用的分子靶点仅约 500个,其中受体和酶约占 75%。人类基因组完成后,发现在人体内至少包括 300 个以上的 G 蛋白偶联受体,500 个以上的激酶和超过 500 个不同的蛋白酶,这些基因均有可能作为开发新药的分子靶点。近年来,新药的开发多采用大规模、高通量筛选技术,从而使新药的研制和开发周期明显缩短,加快了新药的问世。但大规模、高通量新药筛选需要具备两个基本的条件,首先我们必须有足够的化合物库,这是保证能够筛选到可能调控某一基因的先导化合物的基础;其次要有简单的可以进行高通量筛选的基因或细胞模型。新的药物靶点的发现,使人们可以构建简单的人工修饰的细胞模型,从而加快药物筛选的过程。如美国 Meker 研究所通过细胞模型从 50 000个化合物中筛选出 2 个能直接激活胰岛素受体酪氨酸激酶的小分子非肽类化合物,并在多种糖尿病动物模型中证实了它们的降血糖作用;这为 1 型糖尿病口服降糖药的治疗提供了新的希望。我们国内在新药的筛选方面也取得了一些进展,如国家新药筛选中心的研究者们,将 GLP-1 受体(GLP-1R)及一个在多种反应元件和 cAMP 反应元件共同驱动的荧光素酶报告基因的质粒共同转染 HEK293 细胞株,构建稳定表达这两个载体的 HEK293 细胞株,这样就可以通过测定细胞内的荧光素酶的活性,来快速筛选可以激活 GLP-1R 的新的小分子化合物。他们通过筛选 48 160 个不同的化合物,发现有 2 个化合物,SH14800 和 SH17249 具有激活细胞内荧光素酶活性,增加细胞内 cAMP 浓度的作用,进一步发现它们可以竞争性抑制 GLP-1 与 GLP-1R 的结合,提示这两种化合物可能是新的 GLP-1R 的激动剂。随后,他们通过对化合物 SH14800 的结构进行改造,获得了两个新的衍生物 S4P 和 Boc5。发现这两种新的化合物都有激活 GLP-1R 的功能,但 Boc5 的作用更强,可能是 GLP-1R 的完全激动剂。而且给小鼠短期腹腔注射 Boc5,可抑制动物的进食,GLP-1R 拮抗剂可以逆转其对动物进食的影响。长期(6 周)给 db/db 小鼠腹腔注射 Boc5,可以使动物的糖化血红蛋白(HbA$_{1C}$)恢复到接近野生型动物的水平。提示 Boc5 是一种有可能用于糖尿病治疗的新的 GLP-1R 激动剂。而近年来发现的治疗糖尿病的新药利拉鲁肽和坎格列净(canagliflozin),就是针对 GLP-1R 和肾脏葡萄糖重吸收的关键转运蛋白 SGLT2 开发的新药。

基因组学研究成果除了对新药的开发产生巨大的影响外,还将对药物治疗的选择,尤其个体化治疗产生重要的影响。目前发现,在人类的基因组上存在大量单核苷酸多态性位点(SNP),推测正是这些不同的 SNP 变化,影响了基因的表达和功能,进而决定了不同个体对药物反应的差别,如药物的疗效、代谢速度、毒副作用等。这也是近年来兴起的药物基因组学研究的主要内容。理想的结果是能够通过对单个个体的基因组变异的研究,预测个体罹患某些疾病的风险、对某些药物治疗的疗效反应、是否会出现明显的毒副作用等进行预测,从而达到个体化医疗的目的,但这尚需要长期艰苦的努力。

目前,人们在药物基因组学方面已经进行了大量的研究,也取得了某些进展。如人们发现在 Klinefelter 患者中,雄激素受体基因上有一个微卫星多态性位点(CAG),其在不同患者体内的重复次数不同,微卫星多态性的长度就不同;有意思的是,该微卫星长度短的男性患者,给予睾酮治疗后,LH 受抑制的程度、前列腺增加的体积、血红蛋白的浓度均较该微卫星多态性片段长的患者明显,说明前者对睾酮治疗的反应性较强。Drazen JM 等研究发现,脂加氧酶(ALOX5)基因调控区的多态性变化影响机体对药物 ABT-761 的反应。ABT-761 是一种治疗哮喘的新药,它能够选择性抑制 ALOX5 酶的活性,使机体内白三烯的合成减少,扩张支气管。但 ALOX5 基因调控区的某些位点 SNP 的纯合携带者,将使 ALOX5 基因的表达下降,这些患者对 ALOX5 抑制剂 ABT-761 治疗的反应明显低于携带杂合和野生型 ALOX5 基因的患者。当然,这些研究结果尚需要大规模循证医学研究来进一步证实。事实上,通过基因分析指导临床治疗获得成功的实例是对白血病的治疗。目前已经明确,在携带 PML-RARα 融合基因的急性早幼粒细胞白血病的患者,给予维甲酸和三氧化二砷治疗,可以使 95% 以上的患者获得完全缓解,甚至治愈,但对不携带该融合基因的其他类型的白血病,维甲酸和三氧化二砷疗效不显著。

虽然,人们对药物基因组学的研究给予很多的关注,但由于该领域研究刚刚起步,许多研究均是小样本、初步研究的结果,其对临床的指导意义尚待观察。基因组测序的完成、基因组上大量 SNP 的发现以及大规模 SNP 分析技术的问世,将促进药物基因组学的发展,人们有理由相信,在不久的将来,应用全基因组、大规模 SNP 分析进行的多中心药物基因组学研究成果将不断涌现,将使个体化医疗成为可能。

三、基因组学研究对疾病分子诊断和精准医学的影响

基因组计划的完成,使大量的单基因遗传病的致病基因得以明确,从而使遗传性疾病的分子诊断成为可能。对于已知致病基因的单基因遗传病,笔者所在的实验室可以在 3～5 个工作日完成疾病的分子诊断,基本可以满足临床诊断的需求。但这些都是基于 Sanger 自动化测序技术来实现的。这种方法是基于 PCR 扩增技术进行目的基因的突变检测技术。只能对单个或少数基因的外显子进行突变检测,费时耗力。当年全球科学共同体应用该技术,完成一个个体的人类基因组测序,花了近 10 年的时间。而一些单基因遗传病如性分化异常可能有 60 个以上的基因突变引起,先天性甲减由近 40 个基因突变导致,耳聋目前发现的致病基因接近 200 个,对于这样的遗传性疾病,应用传统的 Sanger 自动化测序技术,进行分子诊断几乎不可能。2007 年,以 Illumina 公司为代表,研发的二代测序技术,逐渐成熟,极大地促进了人们对生命现象的理解。该技术最大的特点是通量大,速度快,目前的费用也很低,完成一个人类基因组全长测序的费用,在 1 000 美元以下,而且在 1 周内可以完成,这完全可以用于临床的分子诊断。而针对某一种遗传性疾病的几十到 200 个基因的全外显子的靶向测序,费用可以控制在 2 000 元人民币的范围,因此可以广泛用于遗传病的分子诊断。目前已经开发了先天性甲减、单基因糖尿病、性分化异常、唇腭裂、耳聋、肥厚型心脏病和甲状腺癌鉴别诊断的分子标志等靶向二代测序的方法,用于这些疾病的常规的分子诊断。

二代测序技术的问世,极大地促进了单基因病致病基因的识别和鉴定,以前的单基因病致病基因的识别和鉴定,多是依赖定位克隆或定位候选克隆技术,但这种技术需要同一个家系有大量的患者(10 个以上患者),因此阻碍了对单基因遗传病致病基因的识别和鉴定。而二代测序技术问世,使人们可以不依赖大的遗传家系,直接通过对父母、患者,或父母、患者及健康的同胞这样核心的 3 联或 4 联家系的全基因组或全外显子测序,识别患者体内的致病突变。这种技术可以对性分化异常、先天性甲减等散发的单基因遗传病进行致病基因的识别和鉴定。事实上,近年来,利用二代测序技术,大量的单基因遗传病的致病基因被发现,促进了人们对这些先天性疾病发病机制的理解。

二代测序技术在单基因病致病基因识别及肿瘤发病机制研究中取得的重要进展,催生了精准医学的问世。精准医学是根据每一个患者或一种疾病的某一个亚群的特征,给予针对性的治疗。其重要目的是发现同一类疾病如糖尿病等的亚型,并给予针对性的治疗。由于多基因病的发病机制复杂,目前在糖尿病、高血压等这些常见疾病的精准治疗领域尚未能取得重要的进展,这主要因为我们很难用现有的手段,将这些疾病分为不同的亚型;但精准医学在单基因病和肿瘤的诊疗

领域取得了一些突破性的进展,使这些疾病的精准治疗成为可能。

随着基因组技术尤其二代测序技术在临床上的广泛应用,一批致病基因明确的新的疾病或亚型不断被识别鉴定出来,在这些新的疾病或亚型的诊断中,分子诊断已经成为不可或缺的手段之一,可以说有些疾病的诊断必须依赖分子生物学的手段才能确诊;更有意义的是,有些疾病或亚型,缺乏分子生物学技术的帮助,就很难得到合理有效的治疗。比如,2004 年人们发现一种特殊类型的糖尿病,其占 6 个月以下婴幼儿持续高血糖患者的 30%～50%,该种类型的糖尿病临床表现很像 1 型糖尿病,患者可以血糖很高,有酮症酸中毒发生,发病年龄很小,患者葡萄糖刺激后,血中 C 肽浓度很低,且对刺激无反应。以前多将其误诊为 1 型糖尿病,而采用胰岛素治疗,但治疗效果很差。但最近的研究发现,该类患者是由于 ATP 敏感的 K^+ 通道基因($KCJN11$)发生获得功能的突变,使 K^+ 通道持续处于开放状态,导致血糖不能刺激胰岛 β 细胞胰岛素的分泌和释放,从而引起糖尿病的发生。而这类婴幼儿糖尿病用胰岛素治疗效果较差,这类患者给予优降糖治疗 12 周,其 HbA_{1C} 从 8.1% 下降到 6.4%,治疗 1 年内血糖均控制在良好的范围内。2018 年发表的一项针对 $KCJN11$ 基因突变导致的新生儿持续性高血糖的大规模多中心、前瞻性临床研究发现,应用大剂量优降糖治疗,10 年后 93%(75/81)的患者血糖仍能达到理想的控制状态,10 年内 HbA_{1C} 维持在 5.9%～6.4%。10 年间仅有 9% 的患者出现微血管并发症,没有大血管并发症的发生,从而使这种类型的糖尿病获得理想的控制。这是因为磺脲类药物与其受体结合后,促进开放的 ATP 敏感的 K^+ 通道的关闭,使 β 细胞内葡萄糖感受器的功能恢复,进而在高血糖状态下,使胰岛素的合成和分泌增加,血糖降低。只有应用分子生物学技术才能将这类患者从婴幼儿糖尿病人群中准确地鉴别出来,并给予患者最合理的治疗方法。随着分子诊断技术在临床上的广泛应用,MODY 的发现越来越多,MODY 大概占糖尿病的 1.5%～3%。虽然目前导致 MODY 的致病基因越来越多,但 99% 的 MODY 患者是由 $HNF1A$、GCK、$HNF4A$ 和 $HNF1B$ 4 个基因突变导致的,这 4 个基因突变在 MODY 中的突变频率分别为 52%、32%、10% 和 6%,是最常见的 MODY 亚型。这些不同基因突变导致的 MODY 的治疗方法是不同的,$HNF1A$/$HNF4A$ 突变导致的 MODY,采用小剂量磺脲类药物治疗可以达到理想的效果;而 $HNF1B$ 突变导致 MODY,则必须采用胰岛素治疗;GCK 突变导致的 MODY,多是不需要治疗的。

肿瘤的治疗是精准医学成功的典范。在肿瘤的精准治疗领域我国走在国际的前列,如我国科学家发现的维甲酸和三氧化二砷联合治疗携带 $PML-RAR\alpha$ 融合基因的 M_3 型白血病,可以使这种白血病 5 年无病生存率大于 90%,而对其他类型的白血病治疗无效。这是国际上第一个靶向治疗成功的先例。随后人们又开发了针对 $BCR-ABL$ 融合基因,治疗慢性粒细胞性白血病的靶向药物格列卫(glivec, imatinib)和达沙替尼(dasatinib)等。再如,目前临床上应用的一种治疗肺癌的靶向药物,表皮生长因子受体(EGFR)拮抗剂(gefitinib 和 erlotinib),它们对携带 EGFR 基因突变的肺癌患者的治疗是有效的,但对 EGFR 没有突变的肺癌患者是无效的。目前

人们已经发现在 *EGFR* 基因上至少有 15 个不同位点的突变可以增加患者对 *EGFR* 拮抗剂的敏感性；但最近的研究发现，*EGFR* 基因 T790M 和 E884K 两个位点的突变，反而减弱患者对药物的敏感性，这是因为 T790M 位点的突变使 *EGFR* 基因的酪氨酸激酶活性域的三维结构发生变化，阻止 gefitinib 和 erlotinib 与 EGFR 的结合，从而引起药物的抵抗。而最近开发的一种酪氨酸激酶受体抑制剂：克唑替尼（赛可瑞），对表达 *EML4 - ALK* 或 *NPM - ALK* 融合基因的非小细胞肺癌有效。但这些类型的肺癌，在临床表现上几乎无法鉴别，因此对于这些肺癌的分型只有依靠分子生物学的手段才能完成。

近年来开发的肿瘤免疫治疗的新药 pembrolizumab 和 nivolumab，用于晚期黑色素瘤、非小细胞肺癌、霍奇金淋巴瘤和头颈部鳞癌的治疗，取得了很好的治疗效果。该药主要是针对免疫杀伤过程中的一个关键免疫分子 PD - L1 的靶向治疗药物。正常情况下，T 细胞表面表达的 PD - 1 和肿瘤细胞上表达的 PD - L1 一旦结合，将会抑制 T 细胞对肿瘤细胞的杀伤作用。pembrolizumab 和 nivolumab 是开发的针对 PD - L1 的单克隆抗体，一旦这种抗体和 PD - L1 结合，将阻断 T 细胞膜上的 PD - 1 和 PD - L1 的结合，从而使 T 细胞可以杀伤肿瘤细胞，达到治疗的效果。事实上，目前的研究发现，在肿瘤组织高表达 PD - L1 的患者，应用 pembrolizumab 和 nivolumab 的治疗效果越显著。同时，通过二代测序技术发现，肿瘤细胞中携带改变氨基酸的突变越多，pembrolizumab 和 nivolumab 的治疗效果越显著。这可能是因为携带改变氨基酸的突变越多，肿瘤细胞和正常细胞的差异越明显，免疫细胞越容易识别肿瘤细胞。这被称为肿瘤突变负荷，肿瘤突变负荷越高，免疫治疗效果越好。

二代测序技术的出现，促进了人们对肿瘤发病机制的理解，通过对肿瘤细胞内的体细胞突变的分析，发现了大量的新的肿瘤致病基因，为肿瘤的靶向治疗提供了新的靶点。重要的是，通过对肿瘤细胞的体细胞突变分析，发现同一个患者的肿瘤细胞内，携带有不同的体细胞突变，提出了肿瘤发生的异质性问题，这些发现不仅加深了人们对肿瘤起源的理解，重要的是将促进人们对肿瘤治疗理念的改变。如果一个患者肿瘤细胞内既带有靶向基因的变异细胞，又有不带有靶向基因的变异细胞，单用靶向治疗将不可能达到理想的治疗效果。对这样的肿瘤，将需要采取靶向药或与其他治疗手段联合治疗，才能达到理想的治疗目的。

参考文献

[1] Bale SJ, Bale AE, Stewart K, et al. Linkage analysis of multiple endocrine neoplasia type 1 with INT2 and other markers on chromosome 11 [J]. Genomics, 1989, 4(3): 320 - 322.

[2] Courseaux A, Grosgeorge J, Gaudray P, et al. Definition of the minimal MEN1 candidate area based on a 5-Mb integrated map of proximal 11q13. The European Consortium on Men1（GENEM 1; Groupe d'Etude des Néoplasies Endocriniennes Multiples de type 1)[J]. Genomics, 1996, 37 (3): 354 - 365.

[3] Guru SC, Agarwal SK, Manickam P, et al. A transcript map for the 2. 8-Mb region containing the multiple endocrine neoplasia type 1 locus [J]. Genome Res, 1997, 7(7): 725 - 735.

[4] Chandrasekharappa SC, Guru SC, Manickam P, et al. Positional cloning of the gene for multiple endocrine neoplasia-type 1 [J]. Science, 1997, 276(5311): 404 - 407.

[5] Hao W, Skarulis MC, Simonds WF, et al. Multiple endocrine neoplasia type 1 variant with frequent prolactinoma and rare gastrinoma [J]. J Clin Endocrinol Metab, 2004, 89(8): 3776 - 3784.

[6] Wellcome Trust Case Control Consortium. Genome-wide association study of 14,000 cases of seven common diseases and 3,000 shared controls [J]. Nature, 2007, 447(7145): 661 - 678.

[7] Diabetes Genetics Initiative of Broad Institute of Harvard and MIT, Lund University, and Novartis Institutes of BioMedical Research. Genome-wide association analysis identifies loci for type 2 diabetes and triglyceride levels [J]. Science, 2007, 316(5829): 1331 - 1336.

[8] Zeggini E, Weedon MN, Lindgren CM, et al. Replication of genome-wide association signals in UK samples reveals risk loci for type 2 diabetes [J]. Science, 2007, 316(5829): 1336 - 1341.

[9] Chu X, Pan CM, Zhao SX, et al. A genome-wide association study identifies two new risk loci for Graves' disease [J]. Nat Genet, 2011, 43 (9): 897 - 901.

[10] Zhao SX, Xue LQ, Liu W, et al. Robust evidence for five new Graves' disease risk loci from a staged genome-wide association analysis [J]. Hum Mol Genet, 2013, 22(16): 3347 - 3362.

[11] Zhao SX, Liu W, Liang J, et al. Assessment of molecular subtypes in thyrotoxic periodic paralysis and Graves disease among Chinese Han: A population-based genome-wide association study [J]. JAMA Network Open, 2019, 2(5): e193348.

[12] Ye XP, Yuan FF, Zhang LL, et al. ITM2A Expands Evidence for Genetic and Environmental Interaction in Graves' Disease Pathogenesis [J]. J Clin Endocrinol Metab, 2017, 102(2): 652 - 660.

[13] Liu W, Wang HN, Gu ZH, et al. Identification of BACH2 as a susceptibility gene for Graves' disease in the Chinese Han population based on a three-stage genome-wide association study [J]. Hum Genet, 2014, 133: 661 - 671.

[14] Liu BL, Yang SY, Liu W, et al. Refined association of TSH receptor susceptibility locus to Graves' disease in the Chinese Han population [J]. Eur J Endocrinol, 2014, 170(1): 109 - 119.

[15] 邱德有，黄璐琦.代谢组学研究-功能基因组学研究的重要组成部分[J].分子植物育种, 2004, 2(2): 165 - 177.

[16] Kitano H. Systems biology: a brief overview [J]. Science, 2002, 295 (5560): 1662 - 1664.

[17] Tyers M, Mann M. From genomics to proteomics [J]. Nature, 2003, 422 (6928): 193 - 197.

[18] Chen D, Liao J, Li N, et al. A nonpeptidic agonist of glucagon-like peptide 1 receptors with efficacy in diabetic db/db mice [J]. Proc Natl Acad Sci U S A, 2007, 104(3): 943 - 948.

[19] Dollery CT. Beyond genomics [J]. Clin Pharmacol Ther, 2007, 82(4): 366 - 370.

[20] Zitzmann M, Depenbusch M, Gromoll J, et al. X-chromosome inactivation patterns and androgen receptor functionality influence phenotype and social characteristics as well as pharmacogenetics of testosterone therapy in Klinefelter patients [J]. J Clin Endocrinol Metab, 2004, 89(12): 6208 - 6217.

[21] Drazen JM, Yandava CN, Dubé L, et al. Pharmacogenetic association between ALOX5 promoter genotype and the response to anti-asthma treatment [J]. Nat Genet, 1999, 22(2): 168 - 701.

[22] Gloyn AL, Pearson ER, Antcliff JF, et al. Activating mutations in the gene encoding the ATP-sensitive potassium-channel subunit Kir6. 2 and permanent neonatal diabetes [J]. N Engl J Med, 2004, 350(18): 1838 - 1849.

[23] Pearson ER, Flechtner I, Njølstad PR, et al. Switching from insulin to oral sulfonylureas in patients with diabetes due to Kir6.2 mutations [J]. N Engl J Med, 2006, 355(5): 467 - 477.

[24] Bowman P, Sulen Å, Barbetti F, et al. Effectiveness and safety of long-term treatment with sulfonylureas in patients with neonatal diabetes due to KCNJ11 mutations: an international cohort study [J]. Lancet Diabetes Endocrinol, 2018, 6(8): 637 - 646.

[25] Paez JG, Jänne PA, Lee JC, et al. EGFR mutations in lung cancer: correlation with clinical response to gefitinib therapy [J]. Science, 2004, 304(5676): 1497 - 500.

[26] Lynch TJ, Bell DW, Sordella R, et al. Activating mutations in the epidermal growth factor receptor underlying responsiveness of non-small-cell lung cancer to gefitinib [J]. N Engl J Med, 2004, 350(21): 2129 - 2139.

第十四章·内分泌疾病的临床医学检验

潘柏申

内分泌学实践在很大程度上依赖于临床医学检验提供的准确信息。内分泌疾病相关临床症状往往呈多系统乃至全身性表现，激素水平与其他相关生物标志物的微小变化常早于临床症状出现，较疾病典型症状及体征更为灵敏特异，有助于疾病的早期诊断与鉴别。

20世纪中叶，现代免疫分析技术的崛起为内分泌学的发展带来了重要机遇。以放射性核素作为示踪标记的内源性血浆胰岛素检测方法的诞生，开创了微量生物活性物质定量技术的先河，并因此获得了诺贝尔生理学或医学奖。这一突破将帮助人们对内分泌疾病的理解应用从动物功能实验观察水平提升到了对体液激素水平的直接检测及其与临床症状的关联分析上。如今，有效的内分泌疾病诊疗在很大程度上依赖于临床检测项目的正确选择、检测结果的准确性与合理解释。适用于评估内分泌疾病的检测方法正越来越多，许多不同以往的生物标志物与传统的激素水平检测协同互补，为临床确诊、病情随访、治疗调整和预后判断等提供了有价值的依据。

对临床医师而言，理解内分泌常用检验项目的检测技术原理与质量控制原则，有助于临床检验项目的正确选择以及检测结果的合理解释，增进临床与检验部门之间的交流合作，尤其在就某些临床表现与检测结果"不符"的特殊病例进行沟通探讨时。本章将介绍常用的内分泌疾病诊疗检测分析物、检测技术及特性、检测方法验证的基本原则及项目参数，以便临床医师更好地理解其正在使用的检测系统性能；同时将简要介绍临床实验室用于控制并确保检测结果及服务质量的质量控制措施，这有助于临床医师如何就与临床表现不符的检测结果与检验部门进行有效的沟通查证。

一、内分泌疾病的实验室诊断技术

（一）内分泌疾病常用检测分析物

1. 激素及其代谢物、相关结合蛋白·过去，内分泌疾病临床诊疗主要寻求对体液中激素水平的检测，相应结果可为疾病诊断提供直接客观依据。常用的激素检测分析物在健康人体内的浓度水平远低于酶及蛋白质等常用的生化检测分析物，分布于 $10^{-6} \sim 10^{-12}$ mol/L（即 μmol 至 pmol 水平），这要求检测方法需具备极高的灵敏度。在不同病理生理状态下，人体激素水平（如性激素、HCG）可出现大幅变化，故方法技术还需能同时涵盖极宽的检测范围。

许多激素在血液中与血浆蛋白结合形成无活性形式，结合态不仅便于体内运输，同时可作为维持浓度稳定的储存池。而激素的游离态及某些疏松结合形式具有生物活性。游离激素水平可通过检测总激素及蛋白质结合形式经计算获得，需运用不同的检测技术及策略（见"游离激素的检测方法"部分）；运用质谱分析技术可对部分激素的未结合形式进行直接检测。对半衰期较短的激素（如促肾上腺皮质素、胰岛素、儿茶酚胺类物质）可检测其前体物质、协同产物、代谢物（如阿黑皮素原、C肽、香草扁桃酸），但在检测时需注意结构类似分析物所产生的干扰问题。

激素在人体内遵循周期性、节律性、脉冲式等不同分泌模式，且上下游器官的分泌功能受激素的正负反馈影响调节，形成轴性调节。临床常开具多个项目多个时点的检测组合或利用动态功能实验针对内分泌腺轴中某一环节施加刺激或抑制因素（如体位、药物、体液容量调节等）观察反馈调节效应，从而确定内分泌疾病的病变部位及性质。

2. 激素所调节的病理生理过程及生化标志物·内分泌腺轴的分泌水平还可通过检测其所调节的特异性病理生理过程及相应生化标志物来进行评估。例如，胰岛素分泌异常可影响血糖、甲状旁腺功能紊乱可影响血钙等。这类检测结果为疾病诊断提供了间接证据，但特异性较为有限，常用于辅助疾病严重度及并发症评估或疗效监测。检测方法多为常规生化检验技术，可参考《全国临床检验操作规程》，在本章中不做赘述。

3. 自身抗体·研究已证实多种内分泌疾病的发病机制中均有自身免疫反应参与，自身抗体检测在疾病病因诊断中得到广泛应用，如现在临床常规开展的糖尿病相关抗体（抗胰岛细胞抗体、抗胰岛素抗体、抗蛋白酪氨酸磷酸酶抗体、抗锌转运蛋白 8 等）、甲状腺疾病相关抗体（抗甲状腺球蛋白抗体、抗甲状腺过氧化物酶抗体、促甲状腺激素受体抗体等）检测等。

4. 核酸遗传物质·近年来，越来越多单基因遗传性内分泌疾病的致病基因相继被克隆和定位，分子诊断技术的应用提高了对这类疾病的诊断水平，如多发性内分泌腺瘤病 RET、MEN1 基因检测、遗传性嗜铬细胞瘤的 SDHx 基因检测等。

5. 组学·质谱技术的代谢组学、脂质组学和蛋白质组学诊断在内分泌疾病中具有令人兴奋的应用前景。已有多项研究指出，基于质谱技术的类固醇谱（亦称"类固醇组"）对于肾上腺皮质疾病的诊断极具意义，类固醇谱的不同模式有助于鉴别肾上腺皮质癌与其他皮质病变患者。但基于组学的多标志物检测项目组合在方法验证及结果解释方面较单一标志物检测的考量要复杂得多。

（二）内分泌疾病常用检测技术

实验室检测技术正飞速地改进更迭。除各类分析物的检测相关特性外，内分泌科医师有必要对当下所采用的检测技术有所了解，理解不同检测方法间的差异、优势与局限。以激素检测为例，放射免疫分析法的出现最早是在小分子物质检测灵敏度上实现了突破，运用酶法、荧光、化学发光等标记免疫分析技术摒弃了放射性核素带来的污染问题，手工方法向自动化免疫分析系统的集成在加快检测速度的同时提升了检测通量，更为适应临床诊疗的节奏需求，在这一过程中免疫化学发光技术的出现实现了对检测过程中发光信号系统的时间与空间可控性,使检测灵敏度与线性范围迈上了新台阶。但基于抗原抗体结合的检测原理,免疫分析技术始终无法规避其易受到交叉反应、嗜异性抗体干扰及钩状效应(带效应)影响的固有局限性,影响检测的特异性及分析物可测量范围。例如,临床在采用免疫分析技术评估儿童及女性低浓度睾酮水平时易出现高估,即所谓"低值不低";在检测妊娠期 HCG 水平时可能因钩状效应呈现假阴性(抗原过量导致后带效应),即"高值不显"。理解这类信息有助于临床医师准确判断检测结果报告的准确性并做出正确解读。

1. 基于抗原抗体反应原理的免疫分析技术·免疫分析技术以抗体或抗原作为试剂,利用抗原抗体反应的高特异性与高亲和力,识别特定分析物,检测物质浓度而非生物活性。经典免疫分析技术通过抗原抗体交联反应,使分析物由亲水胶体转化为疏水胶体,形成可见的抗原抗体复合物,再经由比浊法、吸光法等识别检测信号,进而计算出分析物浓度。现代免疫分析技术在这一基础上引入了各类标志物,为免疫反应过程示踪并提供检测信号,大幅提升了检测灵敏度。为提高检测性能,免疫分析技术不断衍生,但按反应模式可归纳为竞争性与非竞争性免疫分析法,按反应步骤可归纳为均相与非均相免疫分析法。本节将在此基础上对目前临床检验部门较为常用的检测方法原理进行简要介绍。

(1) 竞争性与非竞争性免疫分析法:① 竞争性免疫分析法,三个基本组分是抗体、标记分析物与未标记分析物。以检测抗原(分析物)为例,整个检测体系同时或相继混合在一起,试剂中的标记抗原与检测样品中的未标记抗原竞争结合试剂中有限的抗体,抗体对标记抗原或未标记抗原的亲和力相同。当结合反应达到平衡时,抗体结合标记抗原的概率和未标记抗原(分析物)的浓度成反比。检测识别结合状态的标记抗原所产生的信号,与未标记抗原(分析物)的浓度成反比。② 非竞争性免疫分析法,仍以抗原(分析物)检测为例,按经典步骤,"捕获"抗体首先被吸附或共价结合在检测耗材固相载体的表面。加入检测样品后,抗原(分析物)被固相载体上的抗体所捕获。洗脱其他未结合组分后,再加入标记抗体识别被结合抗原(分析物)的第二表位。洗脱未结合标记抗体后,检测已结合标记抗体直接与抗原(分析物)浓度成正比。

(2) 免疫分析法中的标记示踪技术:最早的标记免疫检测技术为利用放射性物质(^{125}I 或 ^{131}I)进行标记的放射免疫分析法。20 世纪 70 年代酶联免疫分析方法诞生后,采用非放射性示踪标志物的各类标记技术蓬勃发展(表 1 - 14 - 1),如今多数商业试剂盒及所有自动化免疫分析仪均采非同位素信号系统对激素进行检测。这类检测技术利用比色、荧光或化学发光信号而非放射性来定量分析物的相对量,许多检测方法已完全实现自动化。与放射免疫分析法相比,优点包括生物安全性、试剂保质期更长,降低了检测成本。但放射性信号采集不受蛋白质浓度、溶血、颜色或药物(除外其他放射性化合物)影响,非放射性标记信号系统更易受到标本基质的干扰。

表 1 - 14 - 1　常用标记免疫分析法

方　法	标记类型	标记物质
放射免疫法	同位素	^{125}I、^{3}H
化学发光免疫分析法	化学发光物质	吖啶酯、磺酰吖啶酯、异氨基苯二酰肼
酶联免疫分析法	酶	碱性磷酸酶、海洋细菌荧光素酶、β-半乳糖苷酶、萤火虫荧光素酶、葡萄糖氧化酶、葡萄糖-6-磷酸脱氢酶、辣根过氧化物酶、溶菌酶、苹果酸脱氢酶、过氧化物酶、尿素酶、黄嘌呤氧化酶
胶体金法	金属	金溶胶
免疫磁珠法	磁珠颗粒	乳胶磁珠
荧光标记免疫分析法	荧光基团	量子点、铕螯合物、荧光素、藻红蛋白、铽螯合物

(3) 非均相与均相免疫分析法:免疫分析法对检测信号的获取依赖于对抗原抗体复合物的识别,根据检测过程中是否需要从结合标志物中分离去除游离物质,可分为非均相免疫分析法与均相免疫分析法。

1) 非均相免疫分析法:可利用吸附、沉淀离心、电泳、凝胶过滤等多种理化技术对免疫反应体系中的结合与游离抗原抗体进行分离。临床检测以固相吸附法应用最为广泛。抗体可通过疏水作用直接附着于载体,也可以通过抗体 Fc 部分的氨基酸基团或糖类基团共价键连接载体。固相载体以微量滴定板(96 孔板)、聚苯乙烯或乳胶颗粒、顺磁颗粒微粒较为常用。板式洗板机、洗珠机、磁性洗涤站、微流体技术的应用帮助临床检测实现了批量处理或全自动化。

2) 均相免疫分析法:在检测过程中无须对游离标记抗原或抗体进行分离。抗体结合状态可直接调节标记抗原的标记活性,调节强度与非标记抗原浓度成正比。因此可直接检测标记活性,在操作上更为快捷,易于自动化、机械化。均相电化学发光法(electrogenerated chemiluminiscence, ECL)是当下全自动免疫分析仪中应用最为广泛的信号系统。以三联吡啶钌 $Ru(bpy)_3^{2+}$ 作为抗体示踪标记为例,钌与体系缓冲液中的三丙胺(TPrA)于检测电极表面经电压刺激发生电子得失,形成不稳定的激发态电活性物质并迅速产生光辐射,捕获信号经计算处理后可反映样品抗原(分析物)浓度。该方法利用自动化检测技术,重现性好,反应可控性强,检测仅需 5~15 min 且检出浓度范围可跨多个数量级。

(4) 免疫分析技术中的其他要素

1) 抗体:利用抗体识别抗原表位的高度特异性,可对复杂混合物中极低浓度的分析物进行检测。检测试剂抗体根据所含免疫克隆数量可分为多克隆与单克隆,其特异性与亲和力是方法开发过程中重要的调节要素。多克隆抗体经免疫动物产生,为多个免疫克隆的复合物,各个克隆具有不同的抗原表位特异性与亲和力,其抗血清或纯化免疫球蛋白制剂在检测过程中对抗原(分析物)的亲和力是所有克隆的总和。由垂体分泌的激素(包括 LH、FSH、GH、TSH、HCG)具有同源性,其 α 亚基相同,所用免疫分析方法必须能识别 β 亚基上的特异性片段,早期免疫检测技术所用的多克隆抗血清具有明显的交叉反应性。商品化试剂的批量化生产需求高,且检测性能需经过严格的验证,故目前多数商品化免疫分析方法多采用单克隆抗体。单克隆抗体针对单一抗原表位,具有更高特异性,利用杂交瘤技术可快速大批量生产。单克隆抗体的运用虽可提高检测特异性、减少交叉反应,但对于具有多态遗传特性的蛋白质、激素前体及代谢物检测的准确性仍存在问题。例如,以维生素D结合蛋白(vitamin D binding protein, DBP)为例,它是所有维生素D代谢物的主要结合蛋白,可协助评估维生素D的代谢水平。DBP经等焦电泳鉴定存在120余种异构体,其主要亚型在人群中呈纬度相关性分布。运用单克隆抗体进行的免疫学检测结果提示黑种人血清DBP水平低于白种人,但换用多克隆抗体或质谱方法检测后则证实黑种人和白种人的DBP血清水平无显著差异。

2) 双抗体检测应用:对于具有多个非重叠抗原表位的大分子物质,可将抗原表位明确的单克隆抗体设计组成抗体对,混合制成多克隆试剂用于非竞争性免疫分析,具有更高的灵敏度和特异性。例如,参与调节骨钙代谢的甲状旁腺素(parathyroid hormone, PTH)在人体中的活性形式为完整分子(intact PTH, iPTH)及N端片段,生物效应半衰期不足5 min。采用多克隆抗体检测血浆PTH时,总免疫反应中识别iPTH的仅占5%~25%,余75%~95%识别无活性C端片段。目前检测采用分别针对N端与C端的抗体对,通过夹心免疫法识别完整PTH。通常抗体识别的抗原表位为5~10个氨基酸残基大小的线性肽段,免疫检测技术会设计采用针对蛋白质三级结构的单克隆抗体。例如,HCG由α与β亚基非共价结合形成,在人体内存在6种异构体形式,包括完整HCG、裂口HCG(nicked HCG, HCGn)、游离α亚基(HCGα)、游离β亚基(HCGβ)、缺口游离β亚基(nicked free β subunit, HCGβn)、β核心片段(β core fragment, HCGβcf)。目前HCG定性分析常采用抗HCGα与HCGβ抗体对;而HCG定量分析设计采用针对β亚基及αβ异源二聚体桥接位点的抗体对。采用抗体对的检测方法可确保低交叉反应性,避免识别到游离亚单位形式的激素,其特异性取决于所设计的抗体组合,故不同试剂方法间的检测结果可能存在一定差异。

3) 促激素释放解离剂:激素结合蛋白可阻碍结合态激素抗原位点的暴露,免疫分析方法常在检测体系加入释放物质,促进激素解离以便于检测。释放物质根据不同机制可分为:① 具有高亲和力的蛋白结合剂,竞争激素结合蛋白上的结合位点,如8-苯胺-1-萘磺酸(ANS)对甲状腺结合球蛋白具有更高的亲和力,用于甲状腺激素检测;双溴雌二醇、美睾酮可竞争性结合激素结合蛋白及白蛋白,分别用于睾酮、雌二醇等检测;② 改变离子浓度(氢氧化钠);③ 裂解蛋白质二硫键(二硫苏糖醇)。

4) 干扰因素:除脂血、溶血、药物等常见分析前干扰因素外,免疫检测技术无法避免抗原抗体分析物相关的内源性干扰,常见因素包括嗜异性抗体、类风湿因子、自身抗体、生物素等。这些干扰因素会造成假阳性或假阴性结果。

嗜异性抗体(heterophilic antibody, HA)是由已知或未知抗原物质刺激人体产生的针对动物免疫球蛋白的内源性抗体,存在于>10%个体体内。HA可与试剂抗体Fc或F(ab)

区域的决定簇结合干扰免疫反应,常因直接接触动物、接种疫苗、接受含动物免疫球蛋白的药物治疗(单抗类药物)所产生。

内分泌疾病相关的肽类激素和生物标志物偶可诱发健康个体产生内源性抗体。例如经大规模临床筛查提示10%~26%的高催乳素血症患者体内存在无生物学活性的巨催乳素(催乳素与其IgG型抗体结合形成的免疫复合物),因其分子量巨大无法通过毛细血管,易在循环中累积,令检测结果假性升高。合并有自身免疫性疾病或处在特殊病理生理过程(如妊娠)的患者体内可能具有可干扰特异性免疫分析法的自身抗体。例如,癌症患者体内可带有抗甲状腺球蛋白抗体(Anti-Tg),干扰对甲状腺球蛋白的检测。

免疫检测技术可通过添加阻断蛋白质、片段化捕获、使用跟踪抗体或嵌合抗体的手段进行抗干扰设计。个别敏感项目可采用经人源化修饰的抗体来最大限度地降低干扰的可能。在临床检测过程中,运用聚乙二醇沉淀法、稀释法比对检测结果同样有助于甄别有无干扰情况的发生。部分免疫检测技术采用链霉亲和素-生物素信号放大系统,对于高于常规剂量口服生物素(维生素B_7)的患者,血液中高浓度的游离生物素可能会通过竞争使检测结果产生偏差,故建议参考生物素代谢时间在摄入8 h后再行检测。

5) 钩状效应:抗原抗体特异性反应时,免疫复合物的量与反应物的浓度水平有关,但只有在抗原抗体分子比例合适时才会出现最强的抗原抗体反应。钩状效应(Hook效应,亦称带效应)形象概括了抗体过剩(前带效应)或抗原过剩(后带效应)情况下所出现的反应曲线形态(图1-14-1)。

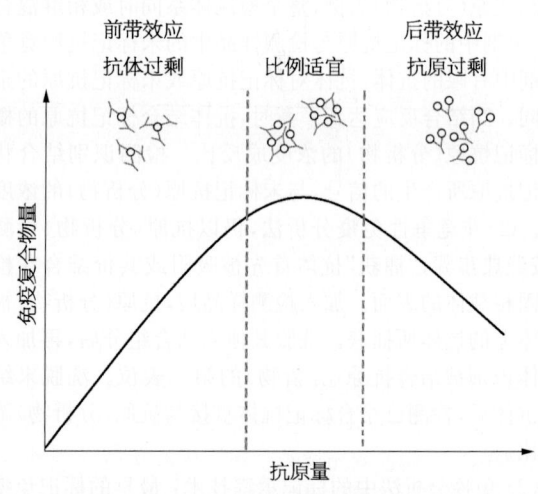

图1-14-1 钩状效应示意图

在临床检测方法的可测量范围内,抗原浓度与免疫复合物形成数量呈单向函数关系。当检测系统中分析物浓度极高时,可同时与捕获抗体及标记抗体发生反应从而消耗体系中的有效结合能力,减少复合物形成,令检测信号响应值下降,临床检测应注意甄别钩状效应可能引起的结果假阴性或偏低。对于激素分泌性肿瘤患者,某些激素含量会非常高,钩状效应已广泛报道于催乳素、HCG、甲状腺球蛋白、降钙素和甲胎蛋白检测中。在早于临床表现而检测结果不符而怀疑钩状效应影响时,对样品进行稀释可帮助获得更为准确的测量结果。

6) 结果定量：免疫分析技术通过采集已知浓度标准物的检测信号，绘制剂量-反应曲线并对检测系统进行校准。检测未知浓度样本时，利用所采集到的信号对照剂量-反应曲线定量样本分析物浓度。将检测信号转化为浓度水平需经过一系列数据统计处理。这些剂量-反应曲线常为非线性，需借助曲线拟合算法，如今多由计算机处理完成。目前大多数临床实验室所使用的商品化免疫分析仪器均为封闭式系统，操作人员与临床医师只能看到特定样本检测最终所获得的信号值及经计算后的分析物浓度。作为系统的用户须了解检测方法本身的局限性，并注意数据处理期间程序所提示的所有数据警告信息。

（5）游离激素的检测方法：许多激素在血液中通过与血浆蛋白结合来进行运输，通常包括与特异性血浆结合蛋白的密切结合和与白蛋白的疏松结合。未结合（游离）形式及某些疏松结合的形式具有生物活性。对于性类固醇激素、皮质醇和甲状腺激素，游离激素检测能更好地反映功能活性。有多种方法可用于检测激素的游离或生物活性形式。理论上，最理想的方法是通过平衡透析、超滤或凝胶过滤将游离形式与结合形式的激素通过物理方法区分开，再直接检测游离激素浓度。但这类方法操作繁琐，易因技术操作产生误差。因此，目前常用技术基于总激素及其结合形式激素水平经计算得出游离激素浓度，根据不同策略可分为：间接指数法、两步标记激素法、一步标记激素类似物法与抗体标记法。过去 20 年间，该法已被更为准确的游离激素直接检测法所取代，质谱检测技术的发展在这一领域具有充分优势。

2. 基于物质特性的检测技术·免疫分析技术主要检测分析物所产生的次级信号，常为化学或物理反应结果，易受非特异性反应的影响。直接检测分析物本身的基本物理性质，可回避这一问题。基于物质分子特性的质谱技术、基于核酸序列的分子检测在临床内分泌疾病诊疗中的应用正日益普遍。

（1）分析物提取技术：检测前从血清和尿样中提取激素是一项可提高免疫分析或质谱分析灵敏度及特异性的技术。免疫分析技术已较少采用提取步骤，但在基于质谱技术的分析前处理中仍是关键要素。类固醇萃取常基于分子极性或水溶性，蛋白质/肽的抽提则常基于分子大小与极性。无论采取何种提取方法，同批标本的提取回收率应一致，否则会影响到结果的准确性。向各待测样品中添加内标物质，可根据其最终检测信号评估同步提取回收率。

（2）色谱分离技术：利用不同物质在不同相态中的选择性分配，以流动相对固定相中的混合物进行洗脱，混合物中不同的物质会以不同的速度沿固定相移动，最终达到分离的效果，再结合吸光度、荧光、电化学等多种检测信号实现对物质的定量分析。该技术的优势在于可同时检测多种形式的分析物，且不依赖特异性的免疫试剂。在临床检测中常以高效液相色谱系统（high performance liquid chromatography, HPLC）与质谱分析技术相联用。HPLC 法曾是生物体液中儿茶酚胺类物质检测的首选方法，可同时分析肾上腺素、去甲肾上腺素及多巴胺三类物质。

（3）质谱分析技术：包括目标分子的碎片化，继以分离并

检测各组分的质量/电荷。与前期色谱纯化步骤相结合，可根据化学结构及分子量对物质进行定量分析，与基于抗体的技术相比具有高特异性与高灵敏度优势，是睾酮和其他性激素检测的首选方法，已列入循证指南。气相色谱串联质谱（GC-MS）已被证实极适用于类固醇谱检测，但由于其样本制备流程复杂，制备 50 个样品需要花费技术人员 8 h，故不适用于常规实验室检测应用。液相色谱串联质谱（LC-MS/MS）可实现更高通量，是目前临床检测的常用方法，可胜任大多数小分子定量检测。以甲状腺球蛋白检测为例，利用蛋白酶解及肽特异性免疫捕获法，LC-MS/MS 能实现对甲状腺球蛋白特异性肽段的定量检测，克服免疫检测中因嗜异性抗体及自身抗体引起的问题。目前，这一复杂昂贵的检测技术主要由商业参考实验室及大型医院检验部门在使用，但随着技术变得更为经济易用，其使用范围将显著扩大。

3. 基于核酸的分子检测方法·随着人类基因组测序与分子检测方法及知识的发展，分子检测技术手段同样正渗透入内分泌疾病诊疗实践中。个体遗传物质的变化所导致的致病相关蛋白表达或功能变化，可对内分泌系统的各个功能环节产生影响，是重要的检测目标。尽管这些检测方法可能仍处于临床应用的早期阶段，其结果解读需要专门的信息学支持，但内分泌癌症、遗传性疾病和个体化治疗应用中的分子检测项目正蓬勃发展。

基于核酸的分子方法可主要归为三类：① 染色体可视化检测，利用显微镜观察（染色体核型分析），或应用序列选择性酶切片段对染色体进行片段化，经凝胶电泳和印迹技术进行检测；② 核酸探针标记检测，利用序列特异性杂交配对与示踪标记信号系统；③ DNA 或 RNA 直接测序。具体技术种类繁多，在此不做展开赘述，可参阅《临床分子诊断学》。其中的关键环节包括杂交、限制酶片段化、分离、扩增和核酸测序，利用这些关键环节组成的方法可用于扫描新变异的 DNA 序列，对已知变异的 DNA 序列进行评分，以及对 DNA 或 RNA 靶序列进行表达分析。直接测序有效地评估已知变异并识别新变体。

（1）杂交法：核酸分子具有以高亲和力与互补碱基对序列结合的独特能力。当已知序列（探针）的片段在特定条件下与含有互补序列的样本混合时可发生杂交，类似于免疫分析法中的抗体-抗原结合反应。许多免疫分析技术经改良后被用于核酸检测，包括相同的信号系统（如放射性、荧光、化学发光）及固相捕获系统（如磁珠、生物素-链霉亲和素系统）。原位杂交技术可反映探针与完整组织细胞的结合，可提供类似于免疫组织化学技术的形态定位信息。而将杂交法与酶法结合用于 DNA 分析物检测显著提高了核酸检测的灵敏度和特异性，非常适合于临床检验自动化设备的应用。

（2）限制性片段长度多态性：限制性核酸内切酶可根据 DNA 序列在特定位点进行切断，利用特定的限制性酶或组合进行消化可产生不同长度的 DNA 片段。发生于酶切位点的突变将改变片段大小模式，即产生限制性片段长度多态性（restriction fragment length polymorphism, RFLP），利用凝胶电泳或其他分离方法令片段分离后可进行检测。对于已知突变，可在 RFLP 分析前扩增靶片段序列。目前已有

大量在线工具可用于支持研究人员设计使用限制性内切酶的方法。

（3）扩增：核酸检测的优势在于定量前可对低浓度核酸进行体外扩增。目前以聚合酶链式反应（PCR）应用最为广泛。这技术包含三个主要步骤：① 变性，目标双链 DNA 在高温下解离成两条单链 DNA 片段；② 退火，温度降低时，对目标区域特异的寡核苷酸引物退火使其结合于 DNA；③ 延伸，引物 DNA 在 DNA 聚合酶作用下沿分析物扩增区域延伸，使拷贝数量翻倍。利用温度变换调节以上三个步骤进行快速反应并循环，在确保 85%～90% 扩增效率时，目标片段经 20 次循环可扩增 25 万倍。但实验室扩增过程中引入的 DNA 污染可严重影响检测结果，故临床实验室需严格遵循基因检测实验室管理办法，重视日常检测开展过程中的各项避免核酸片段污染措施。

（4）测序：自 1977 年 Sanger 发明双脱氧链终止法（Sanger 法）、Maxam 与 Gilbert 发明化学降解法测序技术以来，测序技术不断发展。一代测序技术适用于相对较小长度的 DNA 定向测序，结果直接而可靠，具有代表性的荧光标记自动核酸分析仪使一代测序技术实现了自动化，推动了临床应用项目的开展，在单基因疾病诊断、个体化用药检测方面发挥了一定良好的作用。

二代测序（next generation sequencing，NGS）基于大规模平行标记测序技术，能实现对全基因组的高通量、低成本、快速化检测。可采用靶向 panel 组合（运用包含针对若干基因的探针捕获目标 DNA 并进行测序）对复杂疾病进行检测分析，相关技术的自动化及产品的商品化推动了其在临床领域的应用。但目前在应用于临床时，NGS 的结果仍需以一代测序技术作为金标准来进行验证。同时，NGS 数据的生物信息学分析与报告解读也面临巨大挑战。随着对基因组信息理解层次的加深、测序技术的进步和生物信息学分析软件的革新，临床检测及诊疗水平将大幅提升。

二、实验室检测技术的有效性及质量控制

临床医师若想就结果报告数值的可靠性及稳健性进行评估，并与检验部门就不符合临床表现的检测结果进行有效协商，就必须了解方法验证与质量控制的基本原则。

（一）检测项目的有效性保障：分析验证

方法验证是对检测结果在使用范围内的准确性及可重复性等基本性能进行确认的过程，确保实验室检测方法的有效性与检测结果的准确性和可靠性。对于内分泌疾病诊断而言，特定的检测方法和项目只有在特定情况下应用于特定的样品类型（如血液、尿液、脑脊液等）、适宜的浓度范围（经验证的可报告区间）时，其结果才是可信而具有诊疗参考意义的。

方法验证过程应始于检测方法的设计研发阶段。商品化检测系统（仪器及试剂）由厂商进行验证并负责后续试剂批次和仪器更换的质量控制，检验部门在引进检测系统的过程中，需进行一定的试验对厂商申明检测性能进行验证，必须记录所有操作的分析准确度、精密度、可报告范围和参考值范围。近年来，随着临床疾病诊疗的需求，质谱检测、分子检测等方法领域出现了一些实验室自建方法（laboratory developed test，LDT），在采用这些实验室自主研发、改进的检测方法

时，则需进行全面验证。本节将概述方法验证中的基本要素，这些要素构成确保内分泌检测项目结果准确的前提，适用于第一部分所述的各类定量检测方法。

1. **方法学比较**·理想情况下对于待验证的检测系统，应与性能已经确立的参考方法进行比较。但不少内分泌检测项目并未确立参考方法，许多实验室也未开展参考方法甚至缺乏检测所需设备。作为最基本的要求，待验证的检测方法应至少与一种已经经过临床验证的检测系统进行比较，检测所用标本包括健康个体与患者，推荐采用 100～200 个分布于检测范围内不同水平的标本来进行。在比对不同检测方法时，可采用配对 t 检验、相关分析、回归分析、Bland-Altman 法进行评估。在比较结果时，可以新方法为纵坐标、参考方法为横坐标，运用配对 t 检验联合同一线、参考直线和回归来进行统计。Bland-Altman 图直接绘制验证方法与参考方法检测结果间的差值，有助于直观了解检测差值与检测均值的关系，并清楚显示极端情况。应确定方法比较的可接受标准，出现以下情况需进行检验：① 任何严重不一致的检测结果；② 回归曲线的离散程度；③ 垂直方向上的回归偏移大小；④ 两种方法间在低、正常、高水平交叉的点数。

2. **精密度**·精密度是评估同一标本重复检测结果重复性的标准，受重复时间间隔和分析物浓度的影响。应对临床适宜浓度水平上的短期精密度（同批或一天内）与长期精密度（不同校准批次和不同试剂批次间）进行记录。检测结果数值的准确性及可重复性水平可能受限于所用检测技术。

一般来说，精密度研究选择正常范围与非正常高低值进行观察，但某些分析物可能更适合针对重要的医疗决策值水平。验证短期及长期精密度时，在各浓度水平需至少重复 20 次检测。精密度通常以变异系数来表示，为 100×标准差/重复检测的均值。精密度的性能标准目前并没有达成一致意见，制定该标准主要需参考：① 与生物变异度进行比较；② 临床医师如何看待因精密度水平所产生的检测结果变异对临床医疗决策的实际影响。

临床通过实验室检测所观察到的结果总体变化是患者相关生物学变化与检测方法学变异的总和。通常推荐将精密度维持在小于生物变异度 1/4 或 1/2 的水平。

3. **线性**·患者标本中通常包含几种不同形式的激素需要进行检测。这与参考标准品和用来建立分析剂量-反应曲线的校准品中所含的纯品形式不同。当一个患者标本被稀释后，这些稀释物的测量值应与剂量-反应曲线平行并给出与稀释呈比例的结果。线性的评估可利用高浓度患者标本用合适的稀释液进行系列稀释后进行检测。检测值与稀释因子的乘积应接近于理论值。对多数激素检测项目来说，稀释检测结果差异应控制在理论值±10%范围内。

4. **回收率**·评估回收率的两种方法包括：① 检测高浓度与低浓度样品混合所造成的比例变化；② 检测添加分析物后检测结果的增加。一些分析物以多种形式参与血液循环，其中部分可能与蛋白质结合。如果检测方法无法识别非结合形式，则将分析物添加到患者样品中所得出的回收率可能偏低。如果其中一个标本含有自身抗体等交叉反应物质时，则可能无法正确检测患者标本混合物。在评

估回收率时有必要全面了解分析物的化学形式及其在检测中的交叉反应性。

5. 分析干扰·应记录一个检测系统中其他可能参与反应的分析物的交叉反应性和干扰潜力。选择必须评估的潜在干扰物要求对分析系统和被评估分析物的病理生理均有所了解。例如,在免疫检测中,应对具有相似结构的复合物以及前体、降解产物进行评估。相应疾病中的常用药物也应进行评估,可在样本中加入药物或对服药前后的患者标本进行检测。溶血、脂血和黄疸是常规评估项目。检测中的交叉反应可定义为类似分析物所产生的信号,通常为可界定、可预测的特性。在基于抗体的检测中,交叉反应缘于抗体结合位点特异性对结构类似干扰物质的区分不足,如结构相似的类固醇激素衍生物可竞争抗体结合。交叉反应的概念同样适用于质谱检测技术,因为不同分析物可能产生相同的碎片离子。

如前所述,干扰可能由样品成分影响目标分析物产生信号或干扰物质产生信号所致。在后一种情况下,干扰与交叉反应的区别在于干扰物质的信号产生缺乏平行性。干扰物质或干扰机制是已知的。在其他情况下,机制和干扰物质都是未知的;在这种情况下,干扰被称为基质效应。基质效应通常只有在验证准确性时才可被识别出。它们可以是样本特异性的,在这种情况下,只有在调查与临床病情或其他检测结果不一致的报告时才能识别出它们。临床实验室必须记住,任何分析方法都可能受到未知或无法经由常规质控检测提示出的样品特异性干扰。因此,尽管经验证的检测方法所报告的结果数值常精确到小数点后几位,但任何一个标本的检测结果都必须基于整个临床情况下进行解释。

众所周知,依赖于光或荧光信号传导的检验干扰可能源于溶血、脂血和黄疸标本。例如,严重的脂血程度会导致水溶性分析物的检测不准确。干扰也可以是物理影响系统的功能,可以是分析物特异性的,如对蛋白水解敏感的蛋白质在溶血标本中无法准确检测(溶血标本中除对光检测的颜色干扰外,还可受到溶血产生的蛋白酶影响)。

6. 携带污染·目前许多检测系统采用自动化样品处理装置,非一次性加样部件及反应元件通过自动化冲洗程序清洗检测残留物质。如待测标本在一极高浓度样本后进行检测,可能因分析物痕量残留令检测结果显著升高。临床工作中如何判断检测携带污染的浓度水平,取决于对相应疾病病理生理学的掌握。某些内分泌疾病可能产生极高的分析物结果,应对高浓度进行评估。较为谨慎的处理是在出现极高水平结果时,对其后的标本均进行重复检测。

7. 稳定性

(1) 标本稳定性:验证样品稳定性通常需检测一系列等分样本,以确定分析物检测结果是否随时间变化。该评价常包含代表所有待测样本类型、样本收集并转运到实验室的预期处理时间及保存温度,以及实验室处理、上机检测时间本身。这是方法验证的关键方面,可能需耗费大量资源及人力。

分析物的稳定性取决于储存条件和标本种类。尽管大部分血浆及尿液激素经快速冷冻并密闭储存于$-70℃$时可保持相对稳定,但多次冻融可破坏分析物。带有除霜功能的冰箱会重复循环于解冻温度,降低其储存标本的稳定性。由于

EDTA可螯合作为蛋白酶辅酶的钙离子和镁离子,与血浆或肝素化采集的血液标本相比,经EDTA管采集的血液标本常更为稳定。在血液标本中加入蛋白酶抑制剂(如抑肽酶)也可增加样品的稳定性。

(2) 试剂稳定性:检测中所用试剂的稳定性也必须经过验证。验证包括装载入仪器后的上机稳定性及在库房中的储存稳定性。尽管厂商会提供明确的试剂有效期,但必须结合实验室实际工作条件进行验证,并将工作流程中具体步骤纳入考虑(如冻干校准品再溶、重新冷冻等分试样等)。对于实验室所开发的方法,如LC/MS-MS,实验室必须确定所有试剂组分及耗材的有效期。

(3) 检测稳定性:检测稳定性是检测方法随时间推移的稳定情况,其中受试剂批次变化、设备变化及技术人员技能相关变化的影响。验证检测稳定性为日常检测方法应用的持续可信确立了性能规范。这些规范是设置变异限度的基础,实验室有必要就超越相关限度的检测相关变化告知临床医师,如检测方法变更需修改参考区间等。

8. 标本类型·临床激素检测多采集血液或尿液样本进行,其他如唾液、经皮监测手段也偶有使用。生物基质是临床检测中无法控制的、不断变化而且具有迷惑性的分析前变量,对不同标本类型进行严格验证对于确保准确的检测结果非常重要。检测方法的有效性不能在不同的样本类型间简单进行类推,可能存在临床上显著的偏差。参考区间和临床决策限必须针对所用的样本类型进行验证。

(1) 血液标本:传统上最常用于内分泌检测的标本类型是血清或血浆。血液标本可反映采集时刻体循环内的激素水平,尤其适用于反映激素浓度经兴奋/抑制试验后所发生的快速变化。但许多激素分泌水平呈昼夜节律、月经周期性波动,单一时刻采样难以全面反映整体分泌水平。

1) 全血标本:利用全血标本的检测无需分析前处理,可实现快速检测,能有效解决不稳定分析物的标本稳定性问题。针刺手指或足跟部位后利用滤纸收集血滴是一种便于采集、运输和检测的系统,操作需遵循标准化的采集条件及提取技术,可确保其检测结果与血清样本的良好相关。免疫化学与芯片技术的联合也实现了利用微量全血标本于单张芯片上同时检测多种分析物。

采用全血标本受到部分因素的制约:① 在检测过程中为避免全血凝结需使用抗凝剂,可能对结果造成干扰;② 全血标本中物质组分复杂,可能对检测方法产生直接干扰。其解决途径包括:① 在检测过程中对全血样品进行稀释,这就需要其中分析物浓度相对较高或所采用的检测方法非常灵敏;② 通过前处理去除细胞组分或降低标本基质的复杂性。

2) 血浆标本:利用化学抗凝剂阻断凝血过程,然后经离心去除全血中的细胞成分,即可获得血浆。最常见的抗凝剂包括乙二胺四乙酸(EDTA)、柠檬酸盐或肝素。这些化学剂同时具有抑制蛋白水解的附加作用(尤其EDTA),利于不稳定分析物如ACTH或PTH的检测。对于特殊检测物质,还可向血浆中加入其他添加剂,如血浆标本检测血糖时可利用氟化钠抑制糖酵解。添加剂具有检测方法特异的干扰性,如EDTA可螯合钙离子,肝素可抑制PCR反应。利用凝胶分离

系统可协助分离抗凝血中的细胞组分,此类采集管适用于标本自动分装系统,但所用凝胶同样可能因吸附分析物而对检测结果产生干扰。

3) 血清标本:血液凝固后可析出血清,令全血凝结在采集管中,通过离心可方便地对血清进行分离。所产生的血清标本不含细胞与凝血蛋白,是蛋白质大分子分析物(如免疫球蛋白)或较为稳定的分析物(如类固醇激素)的首选方法。当全血在塑料管中无法快速凝固时需添加凝血激活剂或增强剂。这些因素可能会干扰许多检测方法,必须仔细验证。

4) 采血顺序:采用多种采血管进行血样采集时,必须按特定顺序,以避免添加剂相关的检测干扰。这类难以识别的错误可能导致明显的检测差错,在检测环节较难加以识别。标准的采集管帽颜色可指示管内所包含的添加剂,常用的采血管采集顺序推荐采用:血培养→蓝头管(枸橼酸钠抗凝)→黄头管(促凝剂与惰性分离胶)/红头管(硅酮促凝)→绿头管/浅绿头管(肝素锂促凝)→紫头管(K_2-EDTA 抗凝)→灰头管(血糖降解抑制剂草酸钾或 Na_2-EDTA 抗凝)。

(2) 尿液标本:24 h 尿液标本被用于许多内分泌检测,尿液标本代表了一段时间内的激素平均水平,可以很好地整合全天中呈节律性或脉冲式分泌的激素水平。尿液同时可用于评估具有或不具有生物活性的重要代谢产物。24 h 尿样中的某些激素和代谢物还具有更高的检测灵敏度。许多激素经尿液排泄前与载体蛋白结合,因此肝肾功能在一定程度上可能会改变尿液中的激素分析物水平。

其缺点包括 24 h 标本收集不便,送检前耗时长,难以确定患者收集是否完全。同步检测尿肌酐浓度有助于监测样本收集的完整性,特别是将该值与患者肌肉质量进行比较时。采集容器需注意根据检测目的添加相应化学防腐剂,并进行冷藏保存,目前皮质醇、雌激素、类固醇项目检测常采用硼酸进行防腐,17-羟皮质类固醇、17-酮类固醇、儿茶酚胺项目检测则采用盐酸。

(3) 唾液标本:唾液可用于非蛋白结合激素及小分子检测。血液中的小分子待检物质穿过毛细血管壁和基膜,透过亲脂性的上皮细胞膜进入唾液,这一运输过程涉及被动扩散、超滤和(或)主动转运,常常是多种形式的组合。唾液分析物的浓度取决于血液中非蛋白结合分析物的浓度、唾液 pH、分析物的解离常数(pKa)及大小。经被动扩散进入唾液的分析物分子量常<500,呈非蛋白结合状态。研究报道唾液标本与血液标本在皮质醇、孕酮、雌二醇和睾酮检测中的结果相关性良好,在甲状腺、垂体激素检测中的相关性差。唾液样本用于各类分析方法时同样需进行全面的验证并制定参考区间。

有多种分析前因素会影响唾液检测结果。咀嚼或使用含有促分泌因素(如柠檬酸)的糖果或滴剂可刺激口腔产生液体并稳定 pH,但可能会改变一些分析物的浓度。唾液也是获取基因组 DNA 及其他核酸的有效标本类型。已有一些商业设备可用于收集口腔液体,但这些设备还需在各种分析物及分析系统中进行验证并制定参考区间。

9. 可检测范围·可检测范围通常指检测下限至最高检测浓度。可检测范围的最低限是在统计上能与零区分的最小浓度。这个浓度是由数学决定的,即空白标准品(0 浓度水平)的

重复测量值的上 95% 可信限,它可用平均信号加上 2 SD 进行计算。可检测范围的最低限只对多次重复检测的平均值是有效的。当检测一个实际浓度正好等于可检测范围最低限的标本时,单次检测值超过该分析噪声水平的概率只有大约 50%。

用于分析可靠检测最低水平的另一个术语是定量范围(功能可检测范围)。要明确该参数,需建立许多低浓度标本并反复检测。以检测结果的变异系数对浓度作坐标图可获得精密度概况。对应于 20% 的变异系数的浓度即定量范围(功能可检测范围)。该术语通常用于表示分析批间变异,但如果使用单次检测结果(如激发或抑制试验),它也可用于计算分析批内变异。

10. 可报告范围·在临床检测操作中,对超过可检测范围最高浓度的样本需经稀释后重新检测,结果为经稀释后的检测结果与稀释因子的乘积。这一步骤在全自动化检测仪器中常自动完成,但在 ELISA 等平板检测体系中依赖手工进行。除操作因素外,样本稀释本身会改变原有的基质及干扰物效应。利用在可检测范围内经过精确验证的检测方法所获取的稀释检测定量结果仍可能存在不准确的情况,故需利用线性及回收率研究记录检测范围的有效性,明确可报告范围。无论哪种情况下,评估稀释样本检测的准确性是方法验证中的重要方面。对某些可导致分析物水平极度升高的内分泌疾病,报告超出可报告范围的检测结果数值可能引起临床对报告错误的类比与解读。另外应明确结果报告的有效位数,就四舍五入确立明确的规则,以获得具有意义的结果,避免结果报告中过多的小数位点引起临床对检测方法精度的误解。

11. 参考区间·参考区间通常亦称为正常范围,是对健康受检个体预期检测结果分布的描述。它不同于为识别具有特定疾病状况的患者而确立的临床决策限(请参阅下文中的"诊断效能")。内分泌检测项目的参考区间开发与验证可能是非常复杂的任务,因为健康人群的筛选需通过临床评估确定及大量实验室检测,这需要获得知情同意并付出昂贵的成本。试剂厂商常常会提供参考区间,但未必能很好地代表检验部门所服务的亚群。

多数实验室检测项目的参考区间基于健康人群检测结果中央 95 百分位数限。可靠界定单一数据集的 2.5、97.5 百分位至少需要 120 个参考个体。许多内分泌检测项目还具有性别、年龄、发育状态、生理周期性差异,需进行分层研究,需收集更大的参考人群。笔者建议在确定需检测的正确参考个体数量并根据年龄等影响变量制定参考范围的统计模型时需咨询统计学家。在评估健康参考人群和患者时,应注意确定和控制他们的分析前条件。

12. 诊断效能·确定检测方法的临床实用性通常是方法验证的最后一步。检验部门在开展新的检测项目时应验证其临床灵敏度与特异性,这一过程中需根据该项目旨在明确的临床状况,收集已知具有或不具有相应状况个体的标本,根据参考区间或临床决策值就定量结果提供阳性或阴性结论。实验室验证过程需参照与正常工作流程相一致的方式进行标本采集与处理,所有这些步骤都可能是昂贵且具有挑战性的,需要与检测报告所服务的医师进行密切协作来加以完成。由于这一过程需要收集准确的临床信息,可能涉及伦理与知情同

意,所以从具备已知状况的患者处获取用于检测验证/验证目的的标本是具有挑战性的。

实验室采用自主开发的质谱及分子检测项目一般需确定临床决策限(临界值)。任何情况下,作为实验室质量控制和质量保证计划的一部分,实验室应定期验证临床应用效能。临床灵敏度和特异性以及临床决策限可帮助临床医师基于患者整体临床状态权衡检测结果的重要性,但有必要深刻地理解这些程序。

为了确定临床灵敏度和特异性,临床医师必须明白,实验室就检测项目所发布的临床灵敏度和特异性受许多潜在偏倚影响。即便采用临床诊断明确的患者个体来提供疾病阳性标本,若健康人群未达到年龄或性别匹配,也可以产生偏倚。使用临床决策限或参考区间来定义阳性或阴性检测结果还会受到正态或非正态分布等统计偏倚的影响。

(二)检测结果的准确性保障:质量控制

检测结果的准确性是检验部门的生命,检测质量是医学实验室管理的重要环节。国际标准化组织(International Organization for Standardization, ISO)所颁布的《医学实验室质量和能力的专用要求》即 ISO15189 通过规范实验室的质量控制程序与临床检测操作程序来确保实验室的检测能力。

质控程序是实验室验证日常检测在经过方法验证的限定应用范围内正常运作的流程。质控程序依赖于已知浓度的分析物或材料和相应的统计分析方法,目标在于发现相应检测结果不准确的情况,以此反映可能存在的检测误差。目前实验室多采用 Westgard 多规则法对质控结果进行监控管理,近年来 Sigma VP 也较为常用。无论采用何种规则判断,实验室检测误差主要有两种形式:随机误差与系统误差。其中随机误差主要与再现性相关,而系统误差源自检测结果与参考值的实际偏倚或偏差。日常质控失败所涉及的常见问题包括仪器问题(硬件或仪器故障)、试剂问题、校准失败、人为错误(试剂或标本处理不当、交班沟通),了解何时发生错误通常会提供对问题的重要见解。

影响实验室检验结果质量的因素亦来自分析前、分析中和分析后三个过程。只有严格做好这三个过程的质量控制,才能保证检验结果的质量。实际检测过程中发生的错误不到实验室测试相关错误的1/3。

1. 分析前质量控制 · 分析前阶段又称检验前过程,按时间顺序该阶段始于临床医师的申请,至检验分析过程开始时结束。因此,分析前质量保证包括:保证检验项目申请的科学、合理;患者的正确准备;样本的正确采集及运送。

(1)检验项目的正确选择:检验项目的选择应尽量遵循有针对性、有效性、时效性、经济性和项目的科学、合理组合等原则。当然,检验项目的选择主要由临床医师决定,为使检验项目的选择更加正确、合理,临床实验室应做到以下几点。

1)向临床提供本实验室开展检验项目的清单且不定期更新,必须保证所开展的项目均为临床准入项目。已淘汰、临床价值不明、技术不成熟的项目不应开展。

2)本实验室尚未开展需外送的项目,如有些实验室不能开展 HIV 检测、某些需用放射免疫技术检测的项目等,必须明确委托实验室,并将外送项目同样列出清单。

3)因临床诊治需要拟新开展的项目应符合规定。对于新项目,实验室人员应积极向临床医师介绍,使之在临床广泛应用。

(2)患者的正确准备:患者状态是影响检验结果的重要生物因素,其影响因素很多,包括以下几种。

1)生理和生活因素的影响:如年龄、性别、种族、饥饿、运动、应激、生物钟、生理周期、妊娠等对免疫检验结果均有影响。

2)吸烟和药物的影响:吸烟会使血清 CEA 和 CRP 浓度明显增高,免疫球蛋白降低;药物一般通过直接参与检测反应、激活或抑制检测反应、颜色干扰等影响检测结果。

3)异常生理物质的影响:异常生理物质一般包括类风湿因子、嗜异性抗体、高浓度的非特异免疫球蛋白、交叉反应物质、脂血、溶血等,对临床免疫各项检测的干扰范围广,极易产生假阳性或假阴性结果,因此应高度重视。

4)生物节律性:某些激素的分泌具有明显的节律性,如生长激素、肾上腺皮质激素等。这对样本采集时间的确定和结果的判断非常重要。

5)年龄:激素水平因人群年龄的不同而异。如青春期、绝经期和老年期妇女甲状腺激素、垂体激素的分泌水平不同,可直接影响疾病的诊断和治疗。

6)体位:与维持血压有关的激素(如醛固酮等)在血液中浓度随体位而改变。

7)饮食及药物:饮食及某些药物对激素的分泌有明显影响。餐后血中胰岛素的浓度会发生改变;口服避孕药可导致甾体激素分泌的改变。

8)妊娠:妊娠期各种激素的生物参考区间和临界值与非妊娠妇女不同,应注意孕妇体内激素的变化。

9)样本保存:有些激素,如促肾上腺皮质激素、肾素等,可因继续代谢、分解,在放置后会失去激素活性,应尽快测定或分离血浆后低温保存。

(3)标本的正确采集和运送:免疫检测的标本包括血液、尿液及其他体液,其中血液标本最常用。标本的采集和运送过程是保证标本质量的重要环节,其影响因素包括采血时间、采血姿势、止血带使用时间、抗凝剂与血的比例等。

标本采集完成后,应尽量减少运输和储存时间,确保在规定时间内送达检测实验室。在运送过程中,应注意安全性,采用加盖容器,保证标本不受污染,特别是对怀疑有高生物危险性的标本应严密包装,防止传染他人。

(4)标本的验收、储存和分析前处理

1)标本验收:检验部门收到标本后应立即核对患者资料,对不合格标本(如贴错条码、试管选择错误、严重溶血、标本量不足、标本类型错误、容器破裂等)应立即与相关科室医护人员说明原因,按程序退回,处理过程应有记录。

2)标本储存和分析前处理:当标本不能及时送达实验室时,要注意标本的储存。不同项目的保存条件不同,标本储存时间和温度,以及处理过程都会引起分析前误差。

2. 分析中质量控制 · 免疫分析校准包括使用一系列已知浓度校准品测定后组成的一条直线或曲线,在可测量范围内建立了信号与浓度之间的关系。该剂量-反应曲线可用于检测样本分析物的浓度。校准曲线上连续连接的点常采用数学方程式，通常会使用几种拟合方法。插值法通过直线（线性内插）或曲线（曲线内插）连接连续的点。当使用后者时，三次多项式（$y=a+bx+cx^2+dx^3$）将信号（y）和校准浓度（x）联系起来，通过一系列的重复计算获得最适合的迭代次数，使得曲线上连续点的连接较平滑。结果方程式被称为样条函数。实际操作上，曲线拟合方法使用不同的数学模型，包括双曲线、多项式、双对数及其各种变化（如四参数双对数曲线），来模拟适合校准数据的曲线。很明显，所有曲线拟合方法误差的来源是校准曲线形状不确定性和每个校准品检测不精密度。不精密度在校准品的浓度范围内并非恒定不变，这种反映变化的情况定义为异方差。

3. 分析后质量控制·参考区间：参考区间可能基于参考人群的选择及检测方法、统计方法而出现很大的差异。因此，我们应谨慎采用根据检测结果在/超出参考区间来判断"是/否""患病/非病"的二分类解读模式。即便采用相同方法，不同实验室也可能得出不同参考区间，因为纳入和排除标准不同、抽取受试者样本的参考人群基本特征差异、所用的统计技术（参数与非参数统计分析、分组、曲线拟合、离群值的判断方法）和固有的抽样变异。

（三）不一致检测报告的调查

内分泌系统疾病的诊疗广泛依赖于可靠和准确的测定值，即便最高水平的实验室也可能报告出"错误"的结果。检验结果与临床症状的不符合、不同试剂或方法检测结果的相背离、不同次检验结果比对的不一致、系列检验项目的结果前后矛盾、因极度偏离而难以置信的检验结果，均提示检测结果可能受到了干扰。重复检测同一个标本是非常有价值的第一步。按统计学分析，若分析物实际水平恒定（标本储存条件稳定），首次检测与复测结果的差异绝对值有 95% 概率在 $\pm 3\,SD$ 水平内，超出这一水平的结果差异很可能提示首次检测结果错误。线性和回收率也是评估检测有效性的有效方法。如果首次检测结果非常高，可考虑系列稀释后复检；如首次结果偏低，可考虑将已知浓度分析物与部分标本进行混合后复检。这可帮助我们评估可重复性和回收率，辨别免疫分析技术中常见的钩状效应。如重复检测、稀释或回收试验均显示通过，则需根据所采用的检测方法选取不同策略进一步

排查故障。例如，免疫分析技术可能还会受到嗜异性抗体的干扰，加入嗜异性抗体阻断剂可中和效应。在一种检测方法中疑似受到干扰的标本可换用其他检测方法复检。

有些报告可能在检测流程上是正确的，但在其他方面发生了错误。较为常见的分析前影响因素包括样本采集方式错误，如采血管误用、采集过程中发生溶血；样本采集不完整，如 24 h 尿液漏存；采样前患者未重视准备工作，如未空腹、未停药等，需通过仔细的病史询问来加以排查。理解实验室检测中的一些细微门道，将有助于增进临床医师与检验部门的合作，尤其在解读个别临床所见与检测结果不符的特殊病例时，可要求实验室进行一些简单的验证操作来调查这些可疑的检测结果。

参考文献

[1] 尚红,王毓三,申子瑜.全国临床检验操作规程[M].4 版.北京：人民卫生出版社,2015.

[2] Taylor DR, Ghataore L, Couchman L, et al. A 13-steroid serum panel based on LC-MS/MS: use in detection of adrenocortical carcinoma [J]. Clin Chem, 2017, 63: 1836 - 1846.

[3] Hines JM, Bancos I, Bancos C, et al. High-resolution accurate-mass (HRAM) mass spectrometry urine steroid profiling in the diagnosis of adrenal disorders [J]. Clin Chem, 2017, 63: 1824 - 1835.

[4] Powe CE, Evans MK, Wenger J, et al. Vitamin D-binding protein and vitamin D status of black Americans and white Americans [J]. N Engl J Med, 2013, 369: 1991 - 2000.

[5] Bouillon R, Jones K, Schoenmakers I. Vitamin D-binding protein and vitamin D in blacks and whites [J]. N Engl J Med, 2014, 370: 879.

[6] Henderson CM, Lutsey PL, Misialek JR, et al. Measurement by a novel LC-MS/MS methodology reveals similar serum concentrations of vitamin D - binding protein in blacks and whites [J]. Clin Chem, 2016, 62: 179 - 187.

[7] Spencer C, Fatemi S. Thyroglobulin antibody (TgAb) methods—strengths, pitfalls and clinical utility for monitoring TgAb-positive patients with differentiated thyroid cancer [J]. Best Pract Res Clin Endocrinol Metab, 2013, 27: 701 - 712.

[8] Ketha H, Kaur S, Grebe SK, et al. Clinical applications of LC-MS sex steroid assays: evolution of methodologies in the 21st century [J]. Curr Opin Endocrinol Diabetes Obes, 2014, 21: 217 - 226.

[9] Netzel BC, Grebe SK, Algeciras-Schimnich A. Usefulness of a thyroglobulin liquid chromatographytandem mass spectrometry assay for evaluation of suspected heterophile interference [J]. Clin Chem, 2014, 60: 1016 - 1018.

[10] 潘世扬.临床分子诊断学[M].北京：人民卫生出版社,2013.

第二篇
下丘脑及垂体

第一章 · 下丘脑、垂体形态学及发育

李　果

一、下丘脑的解剖和结构

下丘脑为间脑最下部的一个微小的楔形组织,主要由灰质组成,其功能广泛,包括从自动调节的自主功能到需在更高水平进行整合的行为功能。间脑内有一垂直的裂隙样腔室即第三脑室,在大脑的矢切面上,可见第三脑室侧壁的后方有一突出部分,此为丘脑,其下即为下丘脑。间脑的第三脑室经室间孔与两侧脑室相通,间脑后部通向导水管,其上为松果体,间脑后下方与大脑脚相接。在间脑的脑室面,有一条自前上向后下的浅沟,由室间孔连至中脑导水管,称丘脑下沟,为丘脑与下丘脑的分界线。从脑的腹侧面看,下丘脑为一明显的隆起,在其后是成对的乳头体,中间是漏斗部的隆起。下丘脑的界限不甚分明,前方为视交叉和前联合,以及连接两者的终板组织;后部与成对的乳头体及脑脚间窝相邻,后缘延伸与中脑相融;下丘脑的背部为丘脑覆盖,正中与第三脑室接近,构成第三脑室的底部;下丘脑的侧面与丘脑底部相接,构成第三脑室侧壁的下部;下丘脑向下伸展与漏斗部和垂体柄相连;下丘脑内存在许多神经核并借助传入和传出神经纤维与脑及脑干联系(图2-1-1)。下丘脑可分4个区,由前向后为视前区、视上区、结节区和乳头区;每区分为3带,由第三脑室往外侧分别为室旁带、内侧带和外侧带。表2-1-1列出了下丘脑的一些主要神经核及其在下丘脑的分布位置。

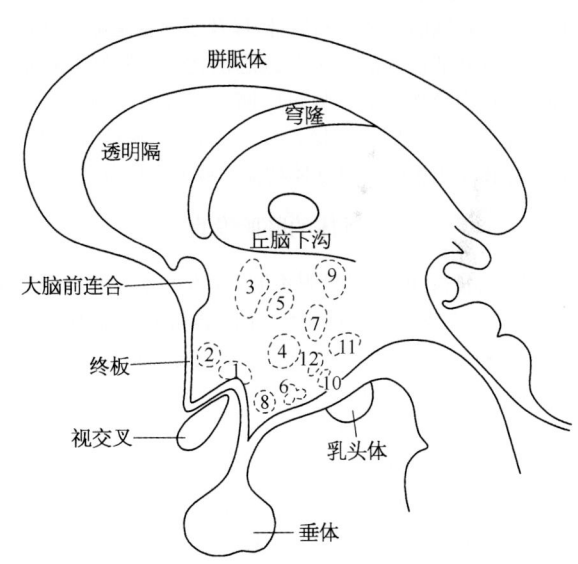

图2-1-1 下丘脑的解剖关系和下丘脑神经核的位置

1:视上核;2:视前核;3:室旁核;4:腹内侧核;5:背内侧核;6:结节外侧核;7:下丘脑外侧核;8:漏斗核(又称弓状核);9:下丘脑后核;10:乳头前核;11:乳头上核;12:结节乳头核

表2-1-1 下丘脑的主要神经核及其分布		
	室旁带(periventricular zone)	内侧带(medial zone)	外侧带(lateral zone)
视前区 (preoptic region)	视前室旁核(preoptic periventricular nucleus)、前室旁核(anterior periventricular nucleus)	内侧视前核(medial preoptic nucleus)	外侧视前核(lateral preoptic nucleus)
视上区 (supraoptic region)	视交叉上核(suprachiasmatic nucleus)、室旁核(paraventricular nucleus)	前下丘脑核(anterior hypothalamic nucleus)、视上核内侧部(medial portion of supraoptic nucleus)	视上核外侧部(lateral portion of supraoptic nucleus)

（续表）

	室旁带（periventricular zone）	内侧带（medial zone）	外侧带（lateral zone）
结节区 （tuberal region）	弓状核（arcuate nucleus）［漏斗核（infundibular nucleus）］	下丘脑背内侧核（dorsomedial hypothalamic nucleus）、下丘脑腹内侧核（ventromedial hypothalamic nucleus）	下丘脑外侧核（lateral hypothalamic nucleus）
乳头区 （mamillary region）	下丘脑后核（posterior hypothalamic nucleus）	乳头前核（premamillary nucleus）、乳头内侧核（medial mamillary nucleus）	乳头外侧核（lateral mamillary nucleus）、嵌核（intercalatus nucleus）

二、下丘脑及其神经核的功能

下丘脑具有十分重要的功能，它与机体的生长繁殖、体温调节、内环境的恒定及思维情绪有密切的关系。视上核及室旁核具有调节水代谢的功能，损坏或刺激视上核、室旁核分别会导致尿崩症、特发性高钠血症或不适当的抗利尿激素分泌综合征（SIADH）。视前区的下丘脑前部及下丘脑后部与体温调节有关，这些部位受损会导致体温升高、低体温或体温不恒定的变化。腹内侧核为饱食中枢，下丘脑外侧区是进食中枢，两者都与食欲的调节有关，这些部位的病变可能导致下丘脑性肥胖、恶病质、神经性厌食、间脑综合征、间脑性糖尿病等。下丘脑前部的睡眠中枢、下丘脑后部的觉醒中枢及视交叉上核与睡眠-觉醒周期、昼夜节律有关，这些部位的病变可导致嗜睡、睡眠-觉醒周期的逆转、无动性缄默症，甚至昏迷。下丘脑后内侧区为交感区域，视前区的下丘脑前部为副交感区域。腹内侧核、下丘脑的内侧区和后部，以及下丘脑尾部与情绪和行为有关，这些部位的病变可导致恐惧、淡漠、假怒及性欲亢进等情感、行为异常。下丘脑腹内侧区及乳头体与记忆功能有关，病损会导致短期的记忆丧失。弓状核、视前核、视交叉上核、室旁核及正中隆起对垂体功能的调节发挥重要作用。

三、垂体的胚胎发育

根据胚胎发育的组织起源不同，垂体可分为上皮部和神经部两部分。上皮部包括远侧部、中间部和结节部，由拉特克囊（Rathke's pouch）的口凹外胚层外翻发育而形成；神经部包括漏斗部、垂体柄和垂体神经部，起源于间脑底部（图2-1-2）。垂体起源于喙侧神经板（rostral neural plate）内。妊娠4~5周，原始外胚层凹陷至口腔顶部的前方形成拉特克囊，该囊直接与垂体柄及下丘脑的漏斗相连，最终成为与口腔和鼻咽部不同的结构，拉特克囊的远端变窄形成颅咽管，颅咽管在胚胎发育过程中消失，但有时可持续存在至出生前，甚至在出生后仍保留存在。拉特克囊朝着第三脑室方向增殖与发育中的间脑腹侧憩室融合，之后囊腔消失，以拉特克裂（Rathke's cleft）的形式持续存在。垂体前叶由拉特克囊形成，拉特克囊近侧的前壁细胞分裂较快形成垂体远侧部；后壁发育成中间部，前外侧部分于两侧向上生长在漏斗部的前面形成结节部（图2-1-2）。垂体后叶由间脑憩室生成，妊娠第3个月，垂体雏形已形成，漏斗部变长，垂体深陷于蝶鞍。神经垂体分化为近侧的正中隆起（median eminence）和远侧的垂体后叶，两者由垂体柄相连。垂体的剩余组织可持续存在于鼻咽部的中线处，偶尔在鼻咽部形成激素异位分泌的肿瘤。神经垂体起源于神经外胚层，随第三脑室一同发育。

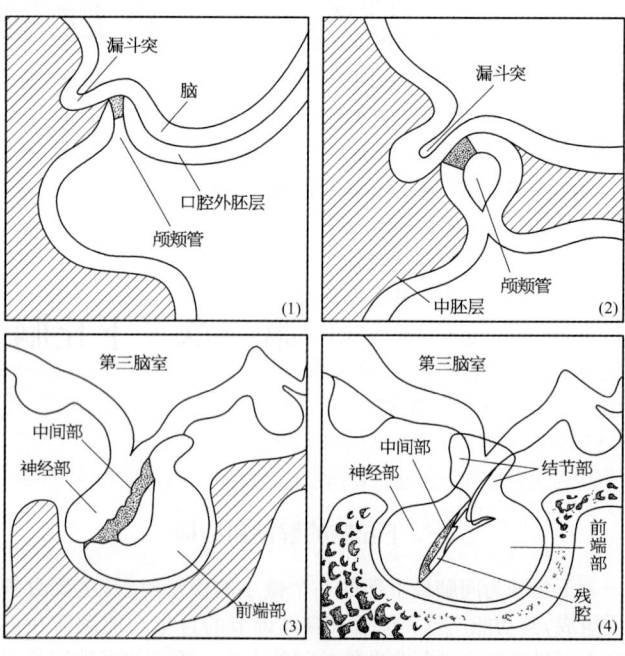

图2-1-2 垂体的胚胎期发育

在人类，胎儿第3周，拉特克囊显现；第7周，垂体血管开始发育；第20周，完整的垂体门脉系统建立；第12周，除催乳素（PRL）细胞外，垂体前叶主要分泌细胞已在结构和功能上完成分化。由全能垂体干细胞产生的嗜酸性细胞（催乳生长激素细胞、生长激素细胞和催乳素细胞）、嗜碱性细胞（促肾上腺皮质激素细胞、促甲状腺激素细胞和促性腺激素细胞）分别清楚地出现在不同的细胞分化阶段。免疫组化鉴定结果显示，第7周，发现促肾上腺皮质激素（ACTH）细胞；第8周，发现促生长素（GH）细胞；第12周，发现糖蛋白激素共有的α亚基和促甲状腺激素（TSH）、卵泡刺激素（FSH）、黄体生成素（LH）各自的β亚基。完全分化的表达PRL的催乳素细胞出现在妊娠24周之后，在此之前免疫反应性的PRL仅出现在催乳生长激素细胞，反映了PRL和GH的共同遗传起源。

垂体前叶各类细胞的功能发育涉及复杂的细胞谱系（cell lineage）时空调控，包括特异性转录因子在多能垂体干细胞中的表达，以及局部作用的可溶性因子的动态梯度。组成垂体形态发生的背侧动态梯度变化的重要神经外胚层信号包括漏斗骨形态发生蛋白4（infundibular bone morphogenetic protein 4，BMP4）、FGF-8、FGF-10、Wnt5和Wnt4。垂体腹侧发育的模式和转录因子的表达由BMP2和SHH（sonic hedgehog）蛋白在空间和梯度表达所决定，它们对早期细胞的增殖模式十分重要。发育为拉特克囊的原始外胚层的最初内陷也需要BMP4蛋白。

垂体转录因子对垂体的胚胎发育至关重要。同源域转录因子（homeodomain transcription factors）的时间调控级联对垂体细胞谱系形成起决定性作用。早期细胞分化需要细胞内的 Hesx1 和 Pitx 表达。拉特克囊表达数种 LIM 同源域家族转录因子，包括 LHx3、LHx4 和 Is11，这些转录因子在垂体功能发育的早期起决定性作用，而且是垂体祖细胞存活和增殖的必要条件。垂体细胞的多样性是由 Wnt/β-catenin 双重信号介导决定的，它们导致了 Hesx1 的抑制，诱导 Pit1（PROP1），这些特异垂体前叶转录因子参与了高度协调的级联过程，最终产生 5 种不同类型的垂体细胞。bicoid 同源域蛋白 Pitx1 和 Pitx2 作为垂体的万能调控因子，激活所有垂体主要激素的转录。Pitx1 最早在口腔外胚层表达，之后在所有类型的垂体细胞均有表达。*Pitx2* 基因的突变导致 Rieger 综合征，该综合征表现为眼、齿、脐带受损和垂体发育缺陷。Lhx3 对 GH、PRL 和 TSH 细胞的分化发挥决定性作用。PROP1（配对样同源域转录因子家族成员）在拉特克囊发育早期表达，其对 Pit1 至关重要。Pit1 为 POU 同源域转录因子，其与特异的 DNA 序列结合，激活和调节生长激素细胞、催乳素细胞和促甲状腺激素细胞的发育及其分泌功能的成熟，决定 GH、PRL 和 TSH 的时空表达。信号依赖的共激活因子与 Pit1 协同发挥作用，决定特异激素的表达。在含有 POU1F1 的细胞，高水平的雌激素受体诱导了 PRL 的表达，促甲状腺细胞胚胎发育因子（TEF）促进了 TSH 表达。经由 Pit1 与其自身的 DNA 调节元件及 GH、PRL 和 TSH 基因调节元件的结合，垂体细胞类型的特异性得以延续。类固醇生成因子 1（SF-1）和 DAX1 决定促性腺细胞的发育。在 GATA2 的调控下，TSH 细胞和促性腺激素细胞表达同样的 α 亚基（αGSU）；Fox12（一种叉头转录因子）调节 αGSU 表达细胞——促甲状腺激素细胞和促性腺激素细胞的分化以及 αGSU 及 FSHβ 基因的转录。在胚胎发育过程中，促肾上腺皮质激素细胞的形成最早，独立于 PROP1 决定的细胞谱系，Tpit 蛋白对于 POMC 的表达必不可少。这些转录因子的遗传学突变可以导致单独的或多种垂体激素缺乏综合征。

成人的垂体显现出可塑和再生的营养性特征，如妊娠期垂体催乳素细胞的扩增，靶器官切除后垂体促激素细胞的增生。成人垂体细胞更新和扩增的机制尚不清楚，可能包括垂体细胞的转分化、未分化的"裸"细胞的分化及已经分化细胞的扩增。一些证据显示，成人垂体存在具有干细胞和祖细胞特性的细胞。垂体祖细胞具有干细胞表型的一些特征，如有克隆性、存在未分化的基因谱、具有形成克隆的能力等。垂体祖细胞还表达已知的干细胞标记，其中有些细胞标记如 Notch、Wnt 和 SHH 是有关细胞类型决定和垂体细胞系扩增的重要转录因子；具有 SOX2、SOX9 和 OCT4 细胞标记的祖细胞具有分化为多能垂体细胞的特性；表达巢蛋白的小鼠垂体细胞符合器官特异性多能干细胞的标准。这些细胞形成分化的垂体表达后代，形成了有别于胚胎前体细胞的垂体干细胞。细胞示踪分析证实，表达 SOX2、SOX9 的祖细胞能自我更新，在体内产生垂体内分泌细胞，并被动员朝着对生理应激发生反应的特殊细胞分化。现今，体外垂体分化研究已取得了进展，3D 培养的胚胎干细胞已被成功地分化为拉特克囊样 3D 结构，包括有功能的促肾上腺皮质激素和生长激素

细胞在内的各种内分泌细胞已相继制备，为多能干细胞治疗垂体功能减退开辟了新的途径。

四、垂体的解剖学

垂体位于大脑底部的蝶鞍内，周围由蝶骨包围。垂体为椭圆形、豆状、双侧对称的器官，横径约为 13 mm，前后径约为 9 mm，上下径为 6 mm。垂体重 400～900 mg，新生儿出生时垂体约 100 mg，老年人垂体重量减轻，妊娠及哺乳期垂体重量增加，经产妇的垂体较未产妇及男性的垂体为重。

在解剖上垂体分为腺垂体和神经垂体两部分，腺垂体（又称垂体前叶）较神经垂体（又称垂体后叶）大，约占整个垂体的 80%。垂体切面，腺垂体呈棕红色，神经垂体呈浅灰色，两者可明显区分。腺垂体包括远侧部、中间部和结节部；而神经垂体由正中隆起、垂体柄和垂体后叶组成。远侧部占腺垂体的大部分，为垂体激素合成和分泌的主要场所。人类的垂体中间部已退化，功能不详；结节部腺垂体向上延伸的部分，包绕垂体柄的两侧，由腺垂体细胞、原始促性腺激素细胞、原始促甲状腺激素细胞组成。神经垂体为大脑向下延伸的部分，经垂体柄与下丘脑相连（图 2-1-3）。

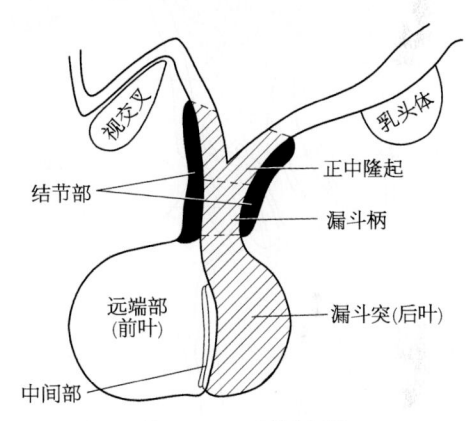

图 2-1-3 垂体的解剖

蝶鞍上面覆盖着含有致密结缔组织的硬脑膜，称鞍膈。在鞍膈的中央有一个直径约 5 mm 的小孔，垂体柄通过该孔。蝶鞍的侧壁为海绵窦的骨质及硬脑膜包绕，第 Ⅲ、Ⅳ、Ⅵ 对脑神经及颈内动脉穿越其中，因此海绵窦内的组织易因鞍内的膨胀而受到损伤。鞍膈保护垂体免受脑脊液压力波动的影响，视交叉位于垂体柄的前方、鞍膈的上方，垂体体积的增大导致的压力增加常易损伤视束和中枢结构。垂体后叶直接受垂体柄后部的视上垂体束和结节垂体神经束支配，下丘脑神经元受损、垂体柄阻断、下丘脑的转移病灶常导致精氨酸加压素和催产素分泌的减少。

五、垂体的血液供应

垂体的血液供应来自多条动脉。垂体上动脉自颈内动脉发出为下丘脑供血，其分支在正中隆起形成血脑屏障之外的下丘脑漏斗部微血管丛，由神经纤维输送至此的下丘脑激素，透过毛细血管壁进入血液，呈平行走向的多条垂体长门静脉汇集下丘脑漏斗部微血管丛的血液，沿垂体柄下行至垂体前叶，形成垂体前叶微血管丛，供应血液给垂体前叶细胞。垂体柄断裂、长门静脉血流阻断将会导致垂体前叶的大部分细胞

死亡。另有垂体上动脉分支在垂体柄下部形成垂体柄微血管丛，并汇合成垂体短门静脉，进入垂体前叶，参与形成垂体前叶微血管丛。垂体前叶的血供，70%～90%来自长门静脉，其内携带高浓度下丘脑激素；10%～30%由短门静脉提供，其中也带有下丘脑激素至垂体前叶的一小部分细胞。由垂体上、下动脉，漏斗部、垂体柄微血管丛及垂体长、短门静脉构成的垂体门脉系统为垂体提供了丰富的血液供应；下丘脑分泌的神经内分泌激素未经循环稀释，由该系统直接输送到垂体前叶，灵敏地同步调控垂体前叶激素的分泌（图2-1-4）。此外，由垂体上动脉发出的垂体小梁动脉（loral artery）不经漏斗直接下行至垂体前叶，为前叶供给动脉血。垂体下动脉主要为垂体后叶供血，其有分支维持垂体的系统供血。垂体被膜动脉发自垂体下动脉，为被膜及其下的少量细胞供血。

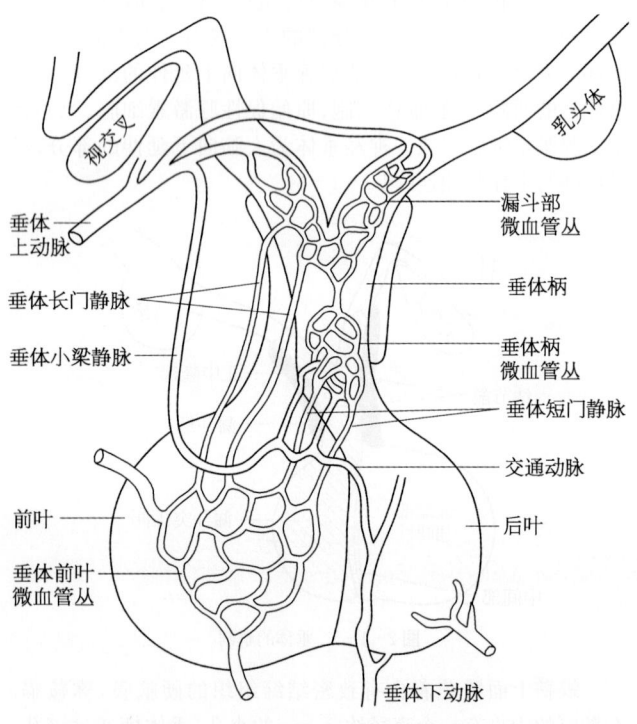

图2-1-4 垂体的动脉及门静脉系统

下丘脑激素在血管内的输送受gomitoli毛细血管丛局部调节。gomitoli毛细血管丛位于垂体柄上半部和正中隆起，起源于垂体上动脉的垂体柄分支，该结构的中央动脉与毛细血管丛相连的短小分支包绕有可收缩的括约肌。垂体门脉系统的血液可逆向流动，垂体的血液可逆流至正中隆起，为下丘脑-垂体间的双向功能调节提供了条件。垂体的静脉血经由邻近的静脉窦回流至颈静脉。

六、垂体的神经支配

除一些交感神经纤维随血管一起分布于垂体前叶外，垂体前叶无直接的神经支配。这些交感神经纤维会影响腺垂体的血液供应，对垂体的激素分泌无直接调节作用。下丘脑产生的兴奋性或抑制性激素经由门静脉血管系统输送至垂体前叶，对垂体的功能发挥有着调节作用。神经垂体有丰富的神经分布，下丘脑的视上-垂体束和结节-垂体束经由垂体柄进入垂体后叶。视上-垂体束的纤维起源于下丘脑前部的视上

核和室旁核的大细胞神经元，神经分泌颗粒经此途径的神经纤维至神经垂体。结节-垂体束的神经纤维起源于下丘脑的中部和后部。

七、垂体的细胞学

免疫组化和电镜技术的发展促进了根据细胞结构和功能关系的功能细胞分类命名法。根据这种命名法，垂体前叶细胞分为以下5类。

1. **生长激素细胞**·分泌生长激素（GH），细胞为嗜酸性，占垂体前叶细胞的50%左右，主要位于腺垂体的两侧翼。电镜观察显示，该细胞粗面内质网及高尔基体发达，细胞内有许多分泌颗粒，直径为300～600 nm。人生长激素细胞的数量、分布及形态特征相当恒定，年龄、性别及各种疾病对其均无明显的影响。生长激素细胞减少可见于克汀病患者而在成人原发性甲状腺功能减退症则少见；青春期前患有生长激素缺乏的矮小症患儿，生长激素细胞的数目、大小及形态均正常，所以当采用生长激素释放激素（GHRH）治疗时生长激素水平能升高，患者的身高能增加；下丘脑分泌GHRH的肿瘤可导致垂体GH细胞的增生，甚至形成肿瘤。

2. **催乳素细胞**·分泌催乳素（PRL），为嗜酸性细胞或嫌色细胞，四碘荧光素、胭脂红染色阳性。该细胞染色不恒定，采用免疫组化证实细胞高尔基体存在催乳素及其分泌颗粒为最可靠的鉴定方法。催乳素细胞占垂体细胞总数的15%～20%，散在分布于垂体前叶，在垂体前叶后外侧边缘，接近神经垂体部，催乳素细胞呈密集分布。在电镜下，催乳素细胞的分泌颗粒大而密，颗粒可大至700 nm；也可表现为稀疏、分散的，圆形、椭圆形或不规则的分泌颗粒，颗粒为150～300 nm。分泌颗粒密集的细胞为静止休息的细胞，分泌颗粒稀少的细胞为正在分泌激素的细胞。错位胞吐（misplaced exocytosis）是催乳素细胞的特征性超微结构表现，分泌颗粒由远离毛细血管的细胞侧面挤出，分泌颗粒的基底膜向细胞内延伸。在胎儿发育过程中，催乳素细胞为最后出现的腺垂体细胞。由于母体雌激素的影响，新生儿腺垂体的催乳素细胞数量很多，以后随着雌激素影响的消失，细胞数量迅速减少。妇女妊娠期及哺乳期催乳素细胞数目增加，细胞增生，因此多次经产妇的垂体重量较重。未经产妇女的催乳素细胞数与男性没有区别，老年人的催乳素细胞也不消失。雌激素治疗及病程长的原发性甲状腺功能减退患者，催乳素细胞可能增生。

3. **促肾上腺皮质激素细胞**·为嗜碱性细胞，苏木精铅、希夫过碘酸（PAS）染色阳性。该细胞集中于垂体前叶中部，合成和分泌促肾上腺皮质激素（ACTH）及阿黑皮素原（POMC）的其他片段，如β促脂素、内啡肽等。ACTH细胞呈PAS染色阳性，与激素前体中所含的碳水化合物有关。在垂体中间部的囊腔内面也分布有ACTH细胞。含有免疫反应性的ACTH细胞常会播散至垂体后叶，称为碱性细胞侵入，其生理学意义不清。在电镜下，ACTH细胞含有广泛播散的、中等发育的粗面内质网，明显的高尔基体，成囊的微丝状，以及许多圆形或不规则分泌颗粒。这些分泌颗粒的电子密度不一，为300～600 nm，沿细胞膜线状排列。长期糖皮质激素缺乏的患者，垂体的ACTH细胞数量增加，体积增大，并形成空

泡。ACTH 释放激素(CRH)促进垂体 ACTH 细胞增生。克鲁克玻璃样变性(Crooke hyaline change)是 ACTH 细胞的一种特殊的形态变化,胞质内有均一的、玻璃样的、PAS 染色阴性的沉淀物质,但不含 ACTH,电镜下可见微丝的积聚。克鲁克玻璃样变性是由于皮质醇过多所导致的,见于库欣病、产生糖皮质激素的肾上腺肿瘤、异位 ACTH 综合征及长期糖皮质激素治疗等情况。这种变性是可逆的,一旦病因去除或停止糖皮质激素治疗,玻璃样物质即会消失。

4. 促甲状腺激素细胞·为腺垂体中最少的一类细胞,占垂体前叶细胞数的 5% 左右,嗜碱性,PAS 染色阳性,品红染色及硫堇染色阳性。该细胞主要分布于垂体远侧部的前中部。电镜下,该细胞通常有大的细胞质皱褶,粗面内质网短,高尔基体发育良好,有为数众多的微管,圆形的分泌颗粒沿细胞膜排列,分泌颗粒直径为 100～250 nm。在长期的原发性甲状腺功能减退患者,由于甲状腺细胞严重减少,甲状腺激素分泌量低,促甲状腺激素细胞数目增加,体积增大,而且细胞的形态和结构发生一系列变化,转变为一种称为"去甲状腺细胞"的特征性细胞。去甲状腺细胞是一种大的促甲状腺激素细胞,胞质内有空泡,内质网池扩张增大,大的 PAS 阳性溶酶体。在长期未曾治疗的原发性甲状腺功能减退患者,促甲状腺激素细胞可呈弥漫性或结节性增生,有时发生腺瘤。在甲状腺功能亢进患者,促甲状腺激素细胞小而稀少。

5. 促性腺激素细胞·促性腺激素细胞约占垂体细胞总数的 10%,其中许多细胞位于腺垂体的中央,也有的细胞散在地分布于垂体的侧翼,常靠近催乳素细胞。促性腺激素细胞为嗜碱性细胞,PAS 染色阳性,多数细胞能合成和分泌卵泡刺激素(FSH)和黄体生成激素(LH),有些细胞仅能产生 FSH 或 LH。电镜下,促性腺激素细胞的细胞核呈圆形,胞质丰富,粗面内质网发育良好,有明显的高尔基体,以及两种分泌颗粒,一种直径为 400 nm,另一种为 250 nm 左右,但有的细胞仅有一种 250 nm 左右的分泌颗粒。切除性腺后,垂体会出现特征性的去势细胞,这种细胞是一种大的促性腺激素细胞,胞质色淡而有空泡,细胞核位于细胞周边。有的去势细胞的全部胞质变成一个大空泡,如一枚印章戒指。电镜下的去势细胞最明显的特点是内质网扩张、分泌颗粒的数目减少。

神经垂体为中枢神经系统的下延部分,内含神经纤维、轴突终端、胶质细胞(垂体细胞,pituicyte)及以神经分泌颗粒形式储存于神经轴突末端的神经分泌物。神经分泌颗粒呈果莫里-铬-苏木精染色阳性、品红染色阳性、硫堇染色阳性。免疫组化技术证实垂体后叶的神经分泌物包括抗利尿激素、催产素及它们各自的神经垂体素。垂体柄连接下丘脑、正中隆起与垂体,内含无髓鞘的神经纤维,这些神经纤维终止于神经垂体和门静脉系统,下丘脑各种释放激素和抑制激素由此输送到腺垂体。

参考文献

[1] 陈家伦.下丘脑的解剖、组织学[M]//邝安堃,陈家伦.临床内分泌学(上).上海:上海科学技术出版社,1979:26-31.
[2] 陈家伦.垂体的胚胎、解剖、组织学[M]//邝安堃,陈家伦.临床内分泌学(上).上海:上海科学技术出版社,1979:40-44.
[3] Acron DC, Findling JW, Tyrrell JB. Hypothalamus & pituitary [M]// Greenspan FS, Gardner DG. Basic & clinical endocrinology. 6th ed. 英文影印版.北京:人民卫生出版社,2001.
[4] Thorner MO, Vance ML, Laws ER, et al. The anterior pituitary[M]// Wilson JD. Williams textbook of endocrinology. 9th ed. 英文影印版.北京:科学出版社,2001:249-332.
[5] Reichlin S. Neuroendocrinology[M]//Wilson JD. Williams textbook of endocrinology. 9th ed. 英文影印版.北京:科学出版社,2001:165-249.
[6] Asa SL, Horvath E, Kovacs KT. Functional pituitary anatomy and histology[M]//De Groot LJ, Jameson JL. Endocrinology. 4th ed. Philadelphia: WB Saunders, 2000:167-182.
[7] Molitch ME. Neuroendocrinology [M]//Felig P, Frohman LA. Endocrinology & metabolism. 4th ed. 英文影印版.北京:人民卫生出版社,2002:109-171.
[8] Kaiser U, Ho KKY. Pituitary physiology and diagnostic evaluation[M]// Melmed S, Polonsky KS, Larsen PR, et al. Williams textbook of endocrinology. 13th ed. Philadelphia: WB Saunders, 2015:176-231.
[9] Stanfield JP. The blood supply of the human pituitary gland [J]. J Anat, 1960, 94:257-273.
[10] Bergland RM, Page RB. Pituitary-brain vascular relations: a new paradigm [J]. Science, 1979, 204:18-24.
[11] Scully KM, Rosenfeld MG. Pituitary development: regulatory code in mammalian organogenesis [J]. Science, 2002, 295:2231-2235.
[12] Reynaud R, Gueydan M, Saveanu A, et al. Genetic screening of combined pituitary hormone deficiency: experience in 195 patients [J]. J Clin Endocrinol Metab, 2006, 91:3329-3336.
[13] Castinetti F, Davis SW, Brue T, et al. Pituitary stem cell update and potential implications for treating hypopituitarism [J]. Endocr Rev, 2011, 32:453-471.
[14] Suga H, Kadoshima T, Minaguchi M, et al. Self-formation of functional adenohypophysis in three-dimensional culture [J]. Nature, 2011, 480:57-62.

第二章·下丘脑与腺垂体的内分泌功能及调控

倪 鑫 胡天晓

第一节·下丘脑对腺垂体激素释放的调节

下丘脑是哺乳动物大脑进化上高度保守的部分,是机体各内分泌器官直接或间接联系的调控中枢,其位置、结构、与神经和血液联系特殊,在体内的生理学功能广泛,包括对饮食、水平衡、体温、睡眠、情绪、感觉、性功能、垂体激素释放、昼夜节律等的调节。本章节主要介绍下丘脑对腺垂体激素释放的调节及下丘脑活动的调控。

一、下丘脑-垂体的解剖结构及血液循环

(一)下丘脑-垂体的解剖结构

下丘脑位于丘脑下方,构成第三脑室的两侧及脑室基底部,属于间脑的基底部分,大致分为前区、内侧区、外侧区和后

区。垂体位于下丘脑下方、蝶骨的蝶鞍内，分为腺垂体和神经垂体两部分，腺垂体包括远侧部（pars distalis）、中间部（pars intermedia）和结节部（pars tuberalis）；神经垂体包括垂体神经部、漏斗柄、正中隆起；腺垂体结节部环绕漏斗柄并共同组成垂体柄。下丘脑的底部形成灰结节，其中央部位向正中隆起伸出，与腺垂体结节部环绕漏斗柄的结构共同组成垂体柄；正中隆起也被视为在功能上连接下丘脑和腺垂体的结构，其内部结构包括血管及神经末梢。

（二）下丘脑-垂体的血液循环

下丘脑-垂体血液循环的经典模式是：由上垂体动脉流入联系下丘脑、正中隆起区的初级毛细血管，经门静脉到远侧部（腺垂体），再经体侧垂体静脉流入硬脑膜窦，最后进入体循环静脉。下垂体动脉则供应神经垂体，由下垂体静脉排出。1951 年 Green 进一步证实，远侧部确无直接的动脉进入，所有到达此部位的血液，都首先经正中隆起而来，下丘脑释出的神经内分泌活性物质，则由它携带进入腺垂体。这是目前仍为人们所接受的下丘脑-垂体之间自上而下的血流途径。除这种模式外，还有一些血液循环途径存在，如有人报道下丘脑和腺垂体功能连接区域的正中隆起部分的血供主要来自颈内动脉的分支垂体上动脉，垂体上动脉发出的细小分支在形成毛细血管襻后进入正中隆起，形成血管吻合后汇入血窦并形成垂体门静脉，最终进入垂体的血管网。下丘脑-垂体系统内的血管允许下丘脑分泌的多种激素扩散进入腺垂体并发挥相应的生物学作用。还有人提出，从垂体上动脉进入正中隆起的血流，可经门静脉到达远侧部，部分血液从腺垂体交叉流入神经垂体和漏斗干，下垂体动脉进入神经垂体后，部分血液经下垂体静脉排入海绵窦，部分血液则可逆向流入正中隆起，继而进入腺垂体或下丘脑。可见下丘脑-垂体的血液联系新模式，不但有由下丘脑到垂体的途径，也有垂体逆向到下丘脑的血循环，而腺垂体和神经垂体的血流也都相互流通的。

二、下丘脑对垂体激素释放的调节激素

下丘脑神经内分泌细胞包括以下 3 种不同类型：① 定位于室旁核（paraventricular nucleus，PVH）和视上核（supraoptic nucleus，SON）的大细胞神经元，分泌抗利尿激素（antidiuretic hormone，ADH）和催产素（oxytocin，OXY）；② 定位于 PVH 和室周核（periventricular nucleus，PeVH）的小细胞促垂体神经元，分泌促甲状腺激素释放激素（TRH）、促肾上腺皮质激素释放激素（CRH）、生长抑素（SS），以及定位于弓状核（Arc）的小细胞促垂体神经元，分泌促性腺激素释放激素（GnRH）、生长激素释放激素（GHRH）；③ 定位于 PVH 的投射神经元，分泌 ADH 及 OXY；定位于下丘脑外侧部的投射神经元，分泌黑色素浓集激素（MCH）及下丘脑分泌素（ORX）；定位于 Arc 的投射神经元，分泌促阿黑皮素原（POMC）及 AgRP。下丘脑所释放的激素通过门静脉系统和下丘脑-垂体束调节腺垂体及神经垂体的活动；下丘脑 PVH、SON 大细胞神经元分泌的 ADH、OXY 经下丘脑-垂体束到达神经垂体并调节其活动，下丘脑 PVH、PeVH、Arc 分泌的 TRH、CRH、SS、GnRH、GHRH 经门静脉系统到达腺垂体并调节其激素的分泌。

（一）下丘脑调节激素的特性

我们将那些已知分子结构的释放激素称为激素，而那些一级结构尚不清楚但生活学活性已知的物质称为因子。下丘脑激素或因子不仅能够调控腺垂体激素的释放，部分因子还能调控垂体细胞的分化、增殖及垂体内激素的合成。在下丘脑释放的调节激素中，除了多巴胺外均为多肽，具体分为两类，一类为单一分泌的释放激素，对某种腺垂体激素的释放具有促进作用；另一类为成对分泌的释放激素，其中一种对某种腺垂体激素的释放具有促进作用，另一种则具有抑制作用，两者共同调节腺垂体某种特定激素的释放。下丘脑释放激素或因子的命名，大多数是依据最初认识的生理功能来决定的，按目前的研究进展看来，这种命名对某些释放激素或因子已经不甚确切，因为部分下丘脑释放激素或因子参与了多种垂体激素分泌的调控，如 TRH 既能促进腺垂体 PRL、TSH 的分泌，又能在特定的环境下促进腺垂体 ACTH、GH 的分泌；GnRH 促进腺垂体内 LH 和 FSH 的释放；SS 抑制腺垂体 GH、TSH 的释放及体内多种非垂体激素的释放；PRL 分泌的主要抑制因子多巴胺同时还能抑制 TSH、LH、FSH、GH 的释放。反之有些腺垂体激素也不只受一种下丘脑激素或因子的调控，如促肾上腺皮质激素同时受 CRH 和 ADH 等的调控。

迄今已经从下丘脑分离出近 10 种释放激素或因子（表 2-2-1），其中已经明确化学结构的包括 TRH、CRH、GnRH、SS、催乳素释放激素（PRL - RH）、GHRH；分子结构尚未最后确定或不明者有催乳素释放因子（PRF）和催乳素释放抑制因子（PIF）、促黑素细胞激素释放因子（MRF）和抑制因子（MIF）。下丘脑释放激素同时还分布于下丘脑外，尤其在消化道有高浓度，并被认为是典型的脑肠肽；反之，一些脑肠肽也存在于下丘脑，有的在门静脉血中有较高的浓度，它们也参与腺垂体激素释放的调控。目前已知的可能是一种释放因子的有血管活性肠肽（VIP）和促胃动素（motilin，又称胃动素）等，前者称为催乳素释放因子，后者称为生长激素释放因子。此外，下丘脑除有诸多调节激素外，还有许多目前尚未定为经典激素而暂称神质的活性物质，它们对腺垂体激素释放的调节也有重要生理意义。例如，下丘脑中的多种脑肠肽除上述的 VIP、胃动素外，还有促胃液素、促胃液素释放肽、胆囊收缩素、甘丙肽、组异肽（PHI）、阿片肽等，它们对腺垂体激素的释放都有显著的影响。

表 2 - 2 - 1　下丘脑的释放激素或因子

下丘脑的释放激素或因子	促进腺垂体激素的释放	抑制腺垂体激素的释放
TRH	TSH、PRL、ACTH、GH	
CRH	ACTH、MSH	
GnRH	LH、FSH	
SS		GH
GHRH	GH	
PRF	PRL	
PIF		PRL
MRF	MSH	
MIF		MSH

哺乳动物体内几乎所有生物学功能均呈现周期性变化的规律,而这一规律的产生与神经系统存在密切关系。体内大多数的生理性节律(circadian rhythm)变化以大约 24 h 为周期,而每日出现超过 1 次的节律称为次昼夜节律(ultradian rhythm)、出现频率超过 1 日的节律称为超昼夜节律(infradian rhythm),常见的超昼夜节律包括每月 28 日的月经周期及每年的繁殖周期。体内内分泌激素的分泌同样存在节律,调节内分泌节律的神经结构是位于下丘脑前区、视交叉上方的视交叉上核(SCN)。SCN 内的细胞具有调节生理性节律的活性,该活性的产生与细胞自主性的转录-翻译反馈环路(cell-autonomous transcription-translation feedback loop)所参与的转录因子 CLOCK 和 BMAL1 调节 period(PER)和隐花色素(cryptochrome,CRY)基因表达有关。体内大多数的内分泌节律是以 24 h 为周期的生理性节律,如 GH 和 PRL 在睡眠后有一过性的分泌高峰,皮质醇的分泌高峰出现在凌晨 2:00—4:00,TSH 在上午 9:00—12:00 分泌最少,而在夜间 20:00—24:00 分泌达到高峰;成人促性腺激素在夜间的分泌升高。LH、GH、PRL、ATCH 同时还具有阵发式分泌(episodic secretion)的节律特征,以 LH 为例,LH 分泌达到峰值的节律约为 90 min,青春期 LH 的阵发式分泌以夜间最为显著且呈现出峰值高、达峰速度快的特点,而成人 LH 的阵发式分泌贯穿全天 24 h 且峰值较低。

下丘脑释放激素对腺垂体激素的调控受到腺垂体、靶腺体等各个水平激素的反馈调控,负反馈减少下丘脑释放激素的分泌,正反馈增加下丘脑释放激素的分泌。反馈调控系统包括长环反馈、短环反馈和超短环反馈。长环反馈是指靶腺激素对下丘脑释放激素和腺垂体激素的调节;短环反馈是指腺垂体激素对下丘脑释放激素的调节,从而控制本身激素的释放;超短反馈调控是指下丘脑释放激素释出达一定浓度后反馈抑制自身激素的释放。快速的长环负反馈是新发现的反馈调控系统,具有作用速度快的特点,其发生难以用激素和受体结合经基因转录介导来解释,可能与某种快速作用机制有关,如膜离子内流的变化等。传统观点认为下丘脑与腺垂体无直接的神经联系,下丘脑的释放激素或因子只能通过门静脉血去调节腺垂体激素的释放;而我国的科学工作者发现,腺垂体分泌促肾上腺皮质激素和生长激素的细胞有神经纤维支配,构成典型的突触联系,已发现这些神经末梢分泌的调质有 P 物质(SP)、降钙素基因相关肽(CGRP)、甘丙肽等。进一步的研究发现,支配腺垂体的这些神经纤维来自下丘脑腹前区。下丘脑的释放激素或因子大多数属于水溶性聚多肽,只有少数属于氨基酸衍生物,它们调节腺垂体激素的释放必须通过与垂体细胞膜受体的特异结合,把激素所携带的信息转变为胞内信使分子的激活,才能完成信息的跨膜传递。目前对激素受体的分子结构尚未完全明了,但已知主要的胞内信使分子有 3 类,即 $3',5'$-环腺苷酸及 $3',5'$-环鸟苷酸、胞内钙离子$[(Ca^{2+})_i]$及钙调素、三磷酸肌醇(IP_3)及二酰甘油(DG),由以上这些第二信使系统介导,可进一步激活细胞内各自的酶系统和一系列胞内的生化过程,影响细胞膜通透性的改变和激素释放等诸多生物学效应。

(二)下丘脑主要释放激素或因子的结构及功能

1. 促甲状腺激素释放激素(TRH)·TRH 是第一个明确了化学结构的下丘脑促垂体激素,由谷氨酸、组氨酸和脯氨酸 3

个氨基酸组成,3 种氨基酸的比为 $1:1:1$,它们结合成三肽,成为焦谷氨酰-组氨酰-脯氨酰胺(pyroGln - His - Pro - NH_2),分子量为 362.4。人 TRH 基因编码的产物为 TRH 前体,在激素原转化酶 PC1 和 PC2(prohormone convertases)的作用下脱去羧基端并成为拥有 6 个重复 Gln-His-Pro-Gly-Lys/Arg-Lys 序列的多肽片段,该多肽在羧肽酶 E(Carboxypeptidase E,CPE)的催化下脱去 Lys/Arg-Lys,保留 Gln-His-Pro-Gly 序列的多肽在肽基甘氨酸 α 酰胺化酶(peptidylglycine α - amidating monooxygenase,PAM)的催化下,以 Gly 为氨基供体,在羧基端发生酰胺化并生成 Gln - His - Pro - NH_2,最终环化成为 pyroGln - His - Pro - NH_2(图 2 - 2 - 1)。

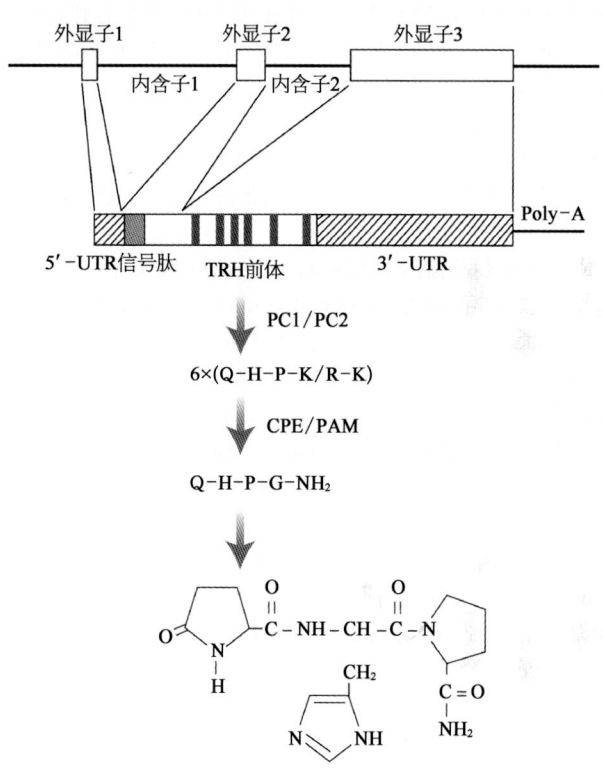

图 2 - 2 - 1 人 *TRH* 基因、mRNA 示意图及激素生成过程

下丘脑 TRH 的生理功能主要是促进腺垂体促甲状腺激素(TSH)的合成和释放。正常人静脉注射 TRH,大约 15 min 后可测得血中 TSH 升高,TRH 的剂量在 $15\sim100\,\mu g$ 范围内升高 TSH 的反应呈剂量相关效应;相应血清中 T_3 含量也显著升高。TRH 促进 TSH 释放的效应同时还受到甲状腺激素的影响,甲状腺激素预处理能够拮抗 TRH 增加腺垂体 TSH 释放的效应;甲状腺激素对腺垂体 TSH 的释放具有负反馈调节作用,甲状腺激素升高会抑制 TRH 兴奋 TSH 释放的反应,而甲状腺激素降低会增加 TSH 的释放。TRH 同时还具有催乳素释放因子的活性,能够促进腺垂体 PRL 的合成和释放;在哺乳大鼠的垂体门脉系统血液内能够检测到 TRH,但人类血液内 PRL 的变化与 TSH 的变化并不相关并且在缺乏 TRH 小鼠仍然具有正常的催乳激素细胞(lactotroph)、能够正常分泌 PRL,由此提示 TRH 并不参与哺乳过程中 PRL 分泌的生理性调控过程。在正常人体内,TRH 除了调控 TSH 和 PRL 的分泌外,不影响其他垂体激素的分泌。在肢端肥大症和库欣病患者体内,TRH 分别能够增加垂体 GH 和 ACTH

的分泌；在部分尿毒症、肝病、神经性厌食、精神性抑郁患者及部分甲状腺功能减退患儿中，TRH 同样能够增加 GH 的释放。另有研究表明，持续 GHRH 的刺激会增加正常垂体对 TRH 促进 GH 分泌效应的敏感性。

TRH 不仅参与垂体激素释放的调控，近年来的研究还发现 TRH 分布于多种下丘脑-垂体系统外的组织中，包括神经系统内的大脑皮质、室周结构（circumventricular structure）、神经垂体、松果体及外周组织中的胰岛细胞、胃肠道均检测到 TRH。尽管下丘脑外的组织内 TRH 浓度较低，但其分布广泛，因而下丘脑外组织内 TRH 的总量超过了下丘脑内 TRH 的含量。TRH 在下丘脑-垂体系统外的生物学效应被越来越多的发现并关注，神经末梢内存在的 TRH 能够起到神经递质（neurotransmitter）或神经调质（neuromodulator）的作用；胃肠道内的 TRH 能够增加胃酸分泌和结肠的运动。

下丘脑 TRH 的释放受到甲状腺激素的负反馈调控，大鼠下丘脑室旁核注射 T_3 能够降低 TRH 分泌神经元内 TRH 的 mRNA 含量，以及 TRH 前体的蛋白质含量。血液循环内 T_4 通过脑脊液作用于下丘脑内的 TRH 分泌神经元并影响 TRH 的释放：侧脑室脉络丛的上皮细胞吸收 T_4 后，促使局部生成甲状腺素运载蛋白（transthyretin），并与该蛋白质结合，从而穿过血脑屏障进入大脑；进入大脑的 T_4 在 II 型脱碘酶的作用下转化为 T_3，进一步与室旁核神经元或其他脑细胞中的甲状腺激素受体 TRα1、TRβ1、TRβ2 结合并决定下丘脑内垂体-甲状腺轴的调定点（set point）。血液循环内 T_3 并不通过与 T_4 相同的方式作用于 TRH 分泌神经元，而是通过穿过血脑屏障的方式直接作用于室旁核 TRH 神经元。

2. 促肾上腺皮质激素释放激素·1955 年，Schally 和 Guillemin 实验室证实下丘脑提取物能够促进垂体 ATCH 的释放；1981 年，Vale 等首次从绵羊的下丘脑分离和纯化出一个 41 肽的促肾上腺皮质激素释放激素，其一级结构为 41 个氨基酸组成的直链多肽，有游离的氨基末端和氨基化的羧基末端。CRH 基因编码的产物 CRH 原的前体（pre-proCRH）在 PC1 和 PC2 的裂解下成为 CRH 原（proCRH），后者在肽酰甘氨酸 α 酰胺化单加氧酶（peptidylglycine alpha-amidating monooxygenase, PAM）的催化下发生酰胺化并生成有氨基化羧基末端结构的 CRH，化学结构如图 2-2-2 所示。CRH 的结构在进化上高度保守，人类 CRH 的序列与小鼠及大鼠 CRH 的序列完全一致。哺乳动物的 CRH 及 3 种 Urocortin 多肽、鱼的 Urotensin 多肽、两栖动物的蛙皮降压肽（Sauvagine）、昆虫的利尿肽（diuretic peptides）均属于同一多肽家族、具有相似的序列结构，该家族均由 5 亿年前多细胞动物体内的前体进化而来。脊椎动物内的上述多肽根据序列进一步可以分为 CRH - Urocortin - Sauvagine 及 Urocortin2 - Urocortin3 两组。CRH 的基因及其生成的过程如图 2-2-3 所示。

NH₂—丝₁—谷氨酰胺—谷—脯—脯₅—异亮—丝—亮—天冬—亮₁₀
谷₂₀—亮—缬—谷—精—亮₁₅—亮—组—苯丙—苏
甲硫—苏—赖—丙—天冬₂₅—谷氨酰胺—亮—丙—谷氨酰胺
亮—亮—赖—精₃₅—天冬酰胺—丝—组—丙—谷氨酰胺₃₀
天冬—异亮₄₀—丙₄₁—COOH

图 2-2-2 CRH 的分子组成

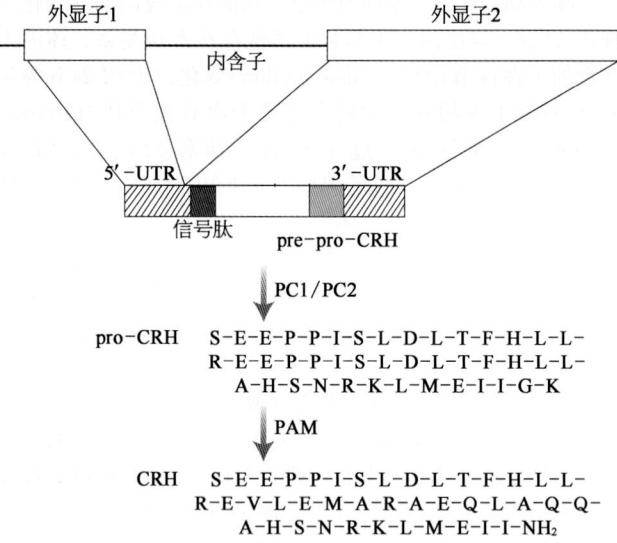

图 2-2-3 人 CRH 基因、mRNA 及蛋白质生成的示意图

目前已知，CRH 不但存在于下丘脑，也存在于中枢神经系统的其他部位及外周组织。下丘脑内向垂体正中隆起投射的 CRH 神经元主要位于室旁核，此外室旁核内的部分 CRH 神经纤维还向脑干投射。非促垂体的 CRH 神经元大量存在于室旁核以外的其他部位，最主要的部位就是处理感觉信号以及调节自主神经系统的边缘结构（limbic structure），此外还包括大脑皮质的额叶、岛叶、扣带回及杏仁核、黑质体（substantia nigra）、中脑导水管周围灰质（periaqueductal gray）、蓝斑（locus ceruleus）、臂旁核（parabrachial nuclei）等中枢神经系统内的组织。在外周组织中，胎盘、淋巴细胞、自主神经系统、胃肠道组织内均能检测到 CRH。Urocortin 在人体内的分布广泛，其中在额叶皮质、颞叶皮质、下丘脑内的含量最高，此外在胎盘、胃肠道、黏膜炎症细胞、淋巴细胞、心肌细胞外周组织和细胞中也表达 Urocortin；Urocortin2 在小鼠下丘脑神经内分泌细胞及应激相关细胞中表达，Urocortin3 则在下丘脑、杏仁核及胰岛 β 细胞中表达。

CRH 的生理功能主要是兴奋 ACTH，注射 CRH 能够增加垂体 ACTH 的释放；此外，CRH 增加 β-促脂解素（β-LPH）和 β-内啡肽（β-EP）的释放。CRH 肽链的羧基末端是 CRH 的活性片段，分子组成中第 15～41 肽片段具有 CRH 活性。在两性分子环境中，CRH 分子约有 80% 可形成稳定的 α 螺旋构象，其生物学意义是此构象与细胞膜及其受体更具高亲和力，是 CRH 与胞膜和受体相互作用的先决条件。体内 CRH 的受体包括 CRHR1 和 CRHR2 两类，CRH 与受体结合后通过激活下游 Gs 蛋白及腺苷酸环化酶来发挥生物学效应。人类 CRHR2 拥有 CRH-R2α、CRH-R2β 和 CRH-R2γ 3 种不同的剪切变异体，具有不同的细胞外氨基末端结构域。CRH、Urotensin、Sauvagine 能够激动 CRHR1，Urocortin 能够同时激动 CRHR1 和 CRHR2，Urocortin2 和 Urocortin3 则能特异性激动 CRHR2。CRH 对 HPA 轴的激活效应依赖于 CRHR1 受体来实现。

CRH 及 Urotensin 也有许多垂体外功能。在中枢神经系统，CRH 及 Urotensin 能够影响心境、觉醒、运动、摄食、哺乳等行为活动，抑郁症患者体内 HPA 轴活性较强、血液循环及脑脊液内 CRH 含量更高。在外周组织,CRH 及 Urotensin 能够影响免疫系统、心功能、胃肠道功能及生殖功能。例如,CRH 可抑制胃酸的分泌,影响促胃液素、胰岛素和胰高血糖素等的分泌,抑制胃排空等。此外,CRH 也可能参与血压、耗氧量的调节,中枢神经系统内注射 CRH 或 Urotensin 能够通过激活相应的神经元来升高血压、心率及心排血量;而静脉注射 CRH 或 Urotensin 则能够降低血压、心率。已有研究表明,神经节阻滞不会影响静脉注射 CRH 或 Urotensin 升高血压及心率的作用,但敲除 Crhr2 基因能够使静脉注射 CRH 或 Urotensin 升高血压及心率的作用消失。这就说明静脉注射 CRH 或 Urotensin 主要通过外周组织来实现升高血压及心率的作用。关于 Urocortin2 和 Urocortin3 功能的动物研究表明,Urocortin2 能够抑制 HPA 轴的基本节律、影响机体应对慢性应激的行为机制,Urocortin3 能够增加热量过量摄入条件下的胰岛素分泌。

3. 生长激素释放激素·1960 年 Reichlin 等认为下丘脑可能有促进 GH 释放的生长激素释放因子(GRF)。与此同时,Franz 和 Dueben 等也分别经过 6 年多的努力,于 1964 年首先从下丘脑分离出具 GRF 活性的物质。下丘脑内 GHRH 的形式包括 GHRH(1-44)-NH$_2$ 及 GHRH(1-40)-OH 两种,均由 GHRH 基因编码产物经一系列转录后修饰生成(图 2-2-4),GHRH(1-44)-NH$_2$ 氨基末端的酪氨酸直接影响 GHRH 的生物学活性,而羧基末端则不影响 GHRH 的生物学活性。GHRH(1-44)-NH$_2$ 在二肽基肽酶-4(dipeptidyl peptidase 4,DDP-4)催化下转化为更为稳定的 GHRH(3-44)-NH$_2$,可在血液循环中被检测到。GHRH 除了下丘脑表达外,也在卵巢、子宫、胎盘中表达,但其具体的生物学功能尚未明确。

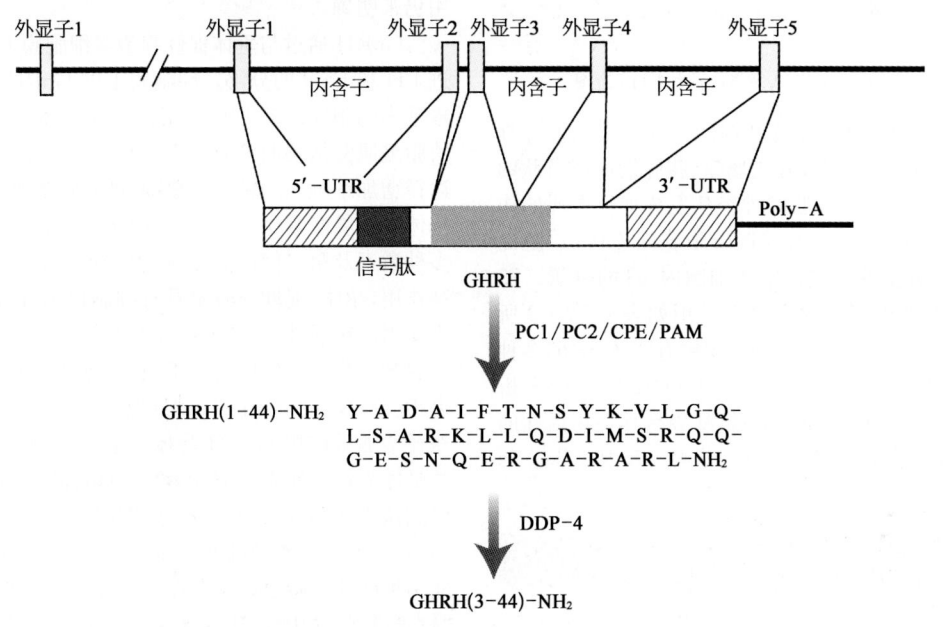

图 2-2-4 人 GHRH 基因、mRNA 及蛋白质生成示意图

GHRH 的主要生理功能是兴奋腺垂体 GH 的释放,它与 GIH(SS)抑制 GH 的释放相反,是共同维持 GH 释放的双重调节。GHRH 通过与 GHRH 受体结合来发挥生物学作用,GHRH 受体是一类 G 蛋白偶联受体,GHRH 与其受体结合后能够通过偶联 G$_s$ 蛋白来激活腺苷酸环化酶,增加 cAMP 水平并促进 GH 的释放。静脉注射 GHRH 能够以剂量依赖性的方式增加 GH 释放,注射 GHRH 后 15~45 min 出现 GH 释放的高峰,90~120 min 后恢复到基础水平。雌激素、糖皮质激素、饥饿能够增强 GHRH 刺激 GH 释放的效应,生长抑素、肥胖、高龄则能够抑制 GHRH 刺激 GH 释放的效应。GHRH 同时还具有调节睡眠的垂体外功能,夜间 GHRH 释放脉冲频率及幅度的增加能够直接影响睡眠分期,正常人接受夜间 GHRH 注射能够增加慢波睡眠的密度。另外,有研究报道 GHRH 能够促进大鼠进食,但 GHRH 对人类进食的影响仍未明确。

4. 生长抑素·生长激素释放抑制因子是在下丘脑提取物 GHRH 的分离过程中被首次鉴定得到的,McCann 和 Krulich 发现下丘脑内含有能够抑制生长激素释放的因子,但化学结构并未明确;Brazeau 最终于 1973 年从下丘脑中分离出 SS 并明确了具体的序列及结构,该激素是含有 14 个氨基酸的环形多肽,又称为 somatostatin-14(SS-14)。随后,又发现了 SS 的第二种形式、是分泌型产物,肽链在 SS-14 的氨基末端延伸并增加了 14 个氨基酸,称为 somatostatin-28(SS-28)。SS-14 和 SS-28 这两种 SS 均含有一个环形结构,由共价二硫键连接肽链中的半胱氨酸而形成;体内成熟的 SS-14 和 SS-28 是由激素原转化酶 PC1、PC2 及羧肽酶 E 加工 SS 基因编码产物而生成(图 2-2-5)。SS 在体内的分布具有组织特异性,SS-14 是大脑组织中 SS 的主要形式,SS-28 则是消化道内 SS 的主要形式。

下丘脑 SS 的生理功能主要是抑制腺垂体 GH 的释放,它与 GHRH 呈拮抗作用,调节垂体 GH 的基础分泌和各种刺激引起的释放。SS 也参与腺垂体 TSH 释放的调节,对 TSH 的基础分泌无抑制作用,只抑制 TRH 刺激的 TSH 和 FSH 释放。体外实验结果还显示,SS 可抑制催乳素的释放,降低肢端肥大症患者血中催乳素的水平,抑制肾病综合征患者及垂体瘤患者的 ACTH 过度释放。除此之外,SS 还具有多种垂

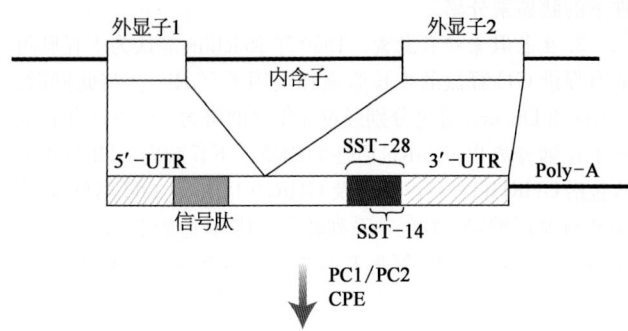

图 2-2-5　人 SS 基因、mRNA 及蛋白质生成的示意图

SS-28　S-A-N-S-N-P-A-M-A-P-R-E-R-K-A-G-C-K-N-F-F
　　　　　　　　　　　　　　　　　　　　　　　　C　　　 W
　　　　　　　　　　　　　　　　　　　　　　　S-T-F-T-K

SS-14　A-G-C-K-N-F-F
　　　　　　 S　　　　 W
　　　　　　 S　　　　 K
　　　　　　 C-S-T-F-T

体外的功能，包括在中枢神经系统和周围神经系统内发挥神经递质或神经调质的作用，以及在胃肠道、胰腺发挥调节肽的作用。在消化道内，SS 主要在肌间神经丛发挥神经递质的作用，在黏膜上皮中以旁分泌的形式调节细胞间连接；在胰岛内，SS 能够通过自分泌的方式影响 δ 细胞内 SS 的分泌。SS 在中枢神经系统以外组织中的生物学作用如表 2-2-2 所示。血浆、上述中枢神经组织和外周组织中有降解 SS 的多种肽酶，因此它在血中的半衰期较短，大约 4 min；结构活性分析发现，苯丙$_6$、色$_8$、赖$_9$ 等分子组成中的氨基酸是其生物活性的重要组成部分，而肽酶主要在色$_8$、赖$_9$、苯丙$_6$、苯丙$_7$、苏$_{10}$、苯丙$_{11}$ 等键位裂解 SS。

表 2-2-2　SS 在外周组织的生物学作用

受抑制的组织及激素	腺垂体：GH、TSH、ACTH、PRL
	胃肠道：促胃液素、胃动素、肠促胰素、胰高血糖素样肽 1、血管活性肠肽
	胰腺：胰岛素、胰高血糖素、SS
	泌尿系统：肾素
受抑制的胃肠道功能	胃酸分泌、胃液和肠液的分泌、胃排空
	胰酶分泌、胰腺的碳酸氢盐分泌
	分泌性腹泻
	胃肠道血流
受抑制的胃肠道外功能	免疫细胞激活
	肿瘤生长

5. 促性腺激素释放激素·自从 1960—1964 年 McCann 和 Harris 两个实验室首先发现下丘脑存在黄体生成激素释放激素（LHRH）和卵泡刺激素释放因子（FSHRF）以后，20 世纪 70 年代初 Schally 和 Guillemin 两个研究组首先分别用猪和绵羊的下丘脑分离出一种由 10 个氨基酸组成的有释放 LH 活性的十肽 LHRH，由于这种活性肽也释放 FSH，故统称为促性腺激素释放激素（GnRH）。关于下丘脑是否有 LHRH 和 FSHRF 之分，或者只存在一种 GnRH，长期以来一直未有定论，甚至还有人认为可能三者都同时存在于下丘脑。事实上，目前仅明确下丘脑只有一种促性腺激素释放激素，它既兴

奋 LH 也促进 FSH 的释放，至于未来能否再有新的分子结构的促性腺激素释放激素被发现，尚难预测。体内 GnRH 的生成如图 2-2-6 所示，基因编码产生的前体分子在激素原转化酶的作用下脱去氨基端的信号肽以及羧基端的 GnRH 相关肽（GnRH associated peptide，GAP）后成为 GnRH 原，后者在 PAM 的催化下生成氨基末端为焦谷氨酸（pyroGlu）、羧基末端为赖氨酸酰胺（Gly-amide）的含有 10 个氨基酸的 GnRH。哺乳动物体内编码 GnRH 的基因包括 GnRH1 和 GnRH2 两种。GnRH1 基因的编码产物为含有 92 个氨基酸的前体蛋白，该基因主要分布在下丘脑神经元，编码产物加工生成 GnRH 后发挥调节垂体促性腺激素分泌的作用；GnRH2 基因的编码产物是含有 10 个氨基酸的多肽，该基因主要分布于中脑，主要发挥神经递质的作用，并且不调控垂体促性腺激素的分泌。大脑以外的组织中也发现了 GnRH，但生物学作用仍未明确。

GnRH 通过与垂体促性腺激素细胞膜上的受体结合来促进 LH 和 FSH 的分泌。细胞膜上的 GnRH 受体是一类胞内羧基末端胞质区缺失的 G 蛋白偶联受体，该受体激活后通过磷脂酰肌醇依赖的磷脂酶 C（PI-PLC）-甘油二酯-蛋白激酶途径增加细胞内的钙离子浓度，进而刺激促性腺激素的释放。垂体促性腺激素细胞膜上 GnRH 受体的下游信号转导受到多种激素及第二信使的影响，例如雌激素同时具有促进和抑制作用，孕酮、促性腺激素具有抑制作用，PKC 和钙则具有促进作用。在哺乳、营养不良等生理条件下，GnRH 刺激垂体促性腺激素释放的作用会发生减弱，垂体中 GnRH 受体的数目也相应减少；而连续的 GnRH 脉冲则能够通过钙离子依赖的途径增加垂体内 GnRH 受体的数目。GnRH 诱导垂体内自身受体表达的作用又被称为"自身增强"（self priming）。目前研究认为，GnRH 的"自身增强"作用与 GnRH 脉冲的频率有关，只有特定频率的脉冲才能够实现"自身增强"作用，并且不同物种间这一特定频率存在较大差异。GnRH 除了具有上述"自身增强"作用外，还具有"脱敏"（desensitization）效应，具体是指垂体持续暴露于 GnRH 会造成 GnRH 受体表达下调，LH 和 FSH 释放减少。GnRH"脱敏"作用被用于下丘脑引起的性早熟（特别是过早 GnRH 分泌引起的性早熟）的治疗，通过长效 GnRH 激动剂治疗来减少 GnRH 受体的数目并抑制性腺轴的功能。

6. 催乳素调节因子·1963 年 Pasteels 和 Meites 等首先发现下丘脑有催乳素抑制因子（PIF），1972 年 Valverde、Reichlin 和 Krulich、McCann 两个研究组又分别发现下丘脑存在催乳素释放因子（PRF）。目前对腺垂体 PRL 释放起调节作用的最重要的 PRF 包括 TRH、VIP、催产素，而 PIF 则主要包括多巴胺（DA）、γ-氨基丁酸（GABA）、SS、降钙素。此外，抗利尿激素、血管紧张素Ⅱ、神经肽 Y、甘丙肽、P 物质、神经降压素也能在不同的生理条件下发挥促进 PRL 释放的作用。2015 年 Tachibana 从牛的下丘脑中分离出催乳素释放肽（prolactin-releasing peptide，PrRP），PrRP 与垂体中的 G 蛋白偶联受体 GPR10 结合促进 PRL 的释放。但是，在弓状核和正中隆起中没有检测到 PrRP。关于 PIF 和 PRF 对 PRL 的功能请见以下 PRL 部分。

7. 促黑素细胞激素释放因子和抑制因子·1965 年

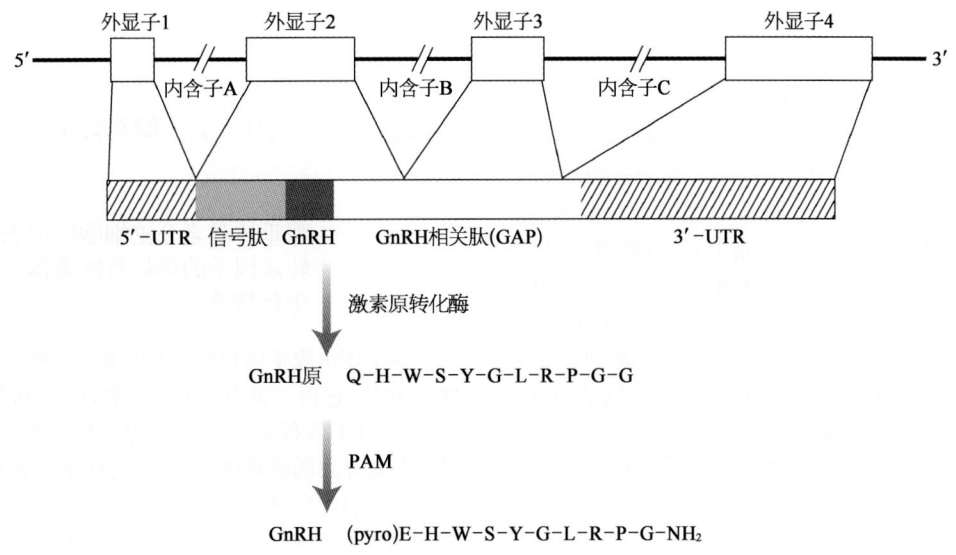

图 2-2-6 人 *GnRH1* 基因、mRNA 及蛋白质生成示意图

Taleisnik 和 Orias 首先发现下丘脑中的促黑素细胞激素释放因子(MRF),1966 年 Kastin 和 Schally 又发现了下丘脑存在促黑素细胞激素释放抑制因子(MIF),两者构成腺垂体促黑素细胞激素释放的双重调节。目前关于 MRF 和 MIF 的化学本质尚未最终确定,有人提出 MRF 和 MIF 的化学结构可能分别为以下的五肽和三肽,即分别为半胱-酪-异亮-谷-门冬-OH 和脯-亮-甘氨酰胺。关于 MRF 和 MIF 的化学和生化过程,长期以来有过许多研究工作,一般认为调节 MSH 释放的下丘脑因子的产生,主要是以催产素为“激素原”(该激素的前体)经酶降解产生的,因为下丘脑有两种酶,一种在微粒体及上清,另一种在线粒体,分别称 E1 和 ER,前者可降解催产素并使其 C 末端断裂出上述的三肽,ER 则使催产素的 N 末端裂解出上述的五肽。两种酶的活性均与雌激素密切相关;除催产素外,其相似分子结构的底物或抗利尿激素也可作为这两种酶的作用基质。另外,似乎还有多种天然存在的具 MIF 活性的多肽;MRF 和 MIF 的降解和失活主要受肽酶的分解,代谢产物经尿排出体外。MRF 和 MIF 的主要生理功能分别是兴奋和抑制腺垂体和垂体中间部 MSH 的释放和合成,正常情况下 MIF 起主要作用。

三、下丘脑内脑-肠肽对腺垂体激素释放的调节

(一) 脑-肠肽

既往的科学史告诉我们,内分泌学的诞生与胃肠内分泌学的发展是分不开的。内分泌学的诞生,实际上是始于 1902 年 Bayliss 和 Starling 发现第一个胃肠激素——促胰液素,并于 1905 年提出激素一词。此后,内分泌领域的研究发现许多过去只认为存在于消化道的胃肠激素也存在于神经系统;反之,一些原先认为只是经典的内分泌激素也发现于消化系统中,因而 20 世纪 70 年代末期便提出一个新的概念,即脑-肠肽。P 物质则是 1931 年 von Euler 和 Gaddum 首先发现的第一个脑肠肽,当时他们用兔空肠做生物测定,以探索乙酰胆碱(ACh)在马的各种组织中的分布时,意外地发现脑和肠的提取物中都有一种相同活性的物质,但不是 ACh,因它可被胰蛋白酶灭活,故推测是一种肽类。直到 20 世纪 70 年代初,研究者们才把这种活性物质从脑和肠中分离出来并鉴定它是一种含 11 个氨基酸的聚多肽,从而启发后来人们把一大类相似的多肽划归为脑-肠肽。目前已发现既存在于胃肠等消化道也存在于脑等神经组织的这类具双重分布的脑-肠肽大约有 40 种,鉴于目前对脑-肠肽尚无比较合适的分类,因此我们仍然按照 Dockray 对胃肠激素的分类法,将脑-肠肽同样分为 7 类:① 促胃液素-胆囊收缩素类;② 促胰液素-血管活性肠肽类,包括胰高血糖素、抑胃多肽、组异肽和生长激素释放因子等;③ 速激肽类,包括 P 物质、K 物质和神经激肽 β;④ 蛙皮素-促胰液素释放肽类;⑤ 胰多肽类,尚包括 YY 肽和神经肽 Y;⑥ 阿片肽类,包括三大类阿片肽,如脑啡肽、内啡肽和强啡肽等;⑦ 其他类,如生长抑素、神经降压素、促胃动素和甘丙肽等。

(二) 脑-肠肽对腺垂体激素释放的调节

脑-肠肽参与腺垂体激素等其他经典的内分泌激素释放的调节,甚至有些脑-肠肽已被证明是某种腺垂体激素的释放因子,并进一步发现它们两者之间密不可分的相互关系,已越来越显示这一领域的工作对临床内分泌和消化系统等疾病的病因、诊断、预防和治疗都具有开拓性的意义。以下按顺序分别介绍 7 类脑-肠肽对腺垂体激素释放的调节,也介绍部分脑-肠肽对腺垂体激素基因表达及激素合成的影响。

1. 促胃液素-胆囊收缩素类·促胃液素-胆囊收缩素在胃肠道有丰富的含量并有重要作用,1978 年 Rehfeld 通过放射免疫测定证实促胃液素和胆囊收缩素在猪中枢神经系统(CNS)的分布;同年,McCann 等给摘除卵巢的清醒大鼠第三脑室内微量注射促胃液素(1~17)后发现腺垂体激素 PRL、LH、TSH 的释放受到抑制,而较高剂量(脑室一次给药 5 μg)促胃液素(1~17)促进 GH 的释放,提示促胃液素在下丘脑内可能作为一种比较重要的神经肽,经某些作用途径调节 PRL、LH、GH 的释放。关于 CCK 调节腺垂体激素释放的研究资料表明,CCK 能够抑制 LH、TSH 的释放,兴奋 PRL、ACTH

和 GH 的释放。

2. 促胰液素-血管活性肠肽类·促胰液素-血管活性肠肽类脑-肠肽的成员比较多，其中 VIP 是重要的 PRL 释放因子，第三脑室内或在体外培养的腺垂体细胞中，给予 VIP 都兴奋 PRL 的释放。VIP 作用于垂体细胞并兴奋 PRL 释放主要依赖于第二信使 Ca^{2+}，VIP 能够兴奋胞内钙贮库释放游离 Ca^{2+} 并造成 Ca^{2+} 浓度的急剧升高；也有 VIP 能够增加垂体细胞 PRL 基因的表达，提示 VIP 不仅兴奋 PRL 的释放，也促进 PRL 的合成。关于促胰液素对腺垂体激素释放的调节，就目前大多数的结果看，一般都认为促胰液素兴奋 PRL 的释放；Samson 等在 20 世纪 80 年代初发现促胰液素抑制 PRL 的释放，对 GH、TSH、LH、FSH 无作用，而后续的研究则证明较高剂量的促胰液素兴奋 PRL 的释放。

3. 速激肽类·速激肽类成员较多，P 物质（SP）是速激肽类的重要成员，比较广泛地参与激素释放的调节，除调节腺垂体一些激素的释放外，也调节神经垂体抗利尿激素和胰岛激素如生长抑素、胰岛素和胰高血糖素的分泌。SP 对腺垂体 GH、PRL、LH 的释放具有调节作用，但具体的效应尚无定论。法国 Lemamy 的研究认为 SP 能够通过速激肽 NK2 受体增加 GH 的释放，而日本 Arisawa 的研究认为 SP 能够抑制清醒自由活动大鼠 GH 的释放。另外，Wormald 的研究认为，SP 通过 SP 受体能够抑制垂体 LH 的释放。

4. 蛙皮素-促胃液素释放肽类·此类脑肠肽的成员较多，对激素释放的作用范围也较广。离体试验时，蛙皮素样肽（bombesin-like peptides，BLP）及促胃液素释放肽通过促胃液素释放肽受体兴奋 GH 的释放，提示蛙皮素及促胃液素释放肽的中枢作用可能促进 GH 释放；Pontiroli A 通过给健康男性志愿者注射蛙皮素[5 ng/(kg·min)]，连续 2.5 h 后观察到，TSH、LH、GH 均未发生明显变化，提示蛙皮素可能不参与 TSH、LH、GH 释放的调控。

5. 胰多肽类·这一类脑-肠肽对腺垂体激素释放的调节，尚无统一认识。20 世纪 80 年代末期，Ottleczt 等发现，第三脑室给予人和鸟类胰多肽（HPP 和 APP）均抑制摘除卵巢（OVX）雌性大鼠 GH 和 LH 的释放，对 FSH 没有作用；HPP 也抑制 PRL 的释放，但 APP 无效。中枢给予神经肽 Y 抑制 GH 和 LH 的释放，不影响 PRL、ACTH 和 FSH 的释放；外周给予神经肽 Y 刺激 GH、LH 和 FSH 的释放。

6. 阿片肽类·阿片肽类对腺垂体激素释放的影响，已有较多报道。早在英国的 Hughes 发现内源性脑啡肽之前，就有过许多研究发现吗啡涉及 ACTH、PRL、GH、UH 释放的调节。20 世纪 80 年代初，法国的 Rossier 报道over β-EP 促进 PRL 的释放，Grandison 等也证明脑啡肽刺激 PRL 的释放等。

7. 其他类·凡不属于上述 6 类中的脑-肠肽都归入这一大类，因此也是重要的一类，该类脑-肠肽的常见成员包括胃动素、甘丙肽。胃动素可能是一种 GH 释放因子，第三脑室给予胃动素及其抗血清，分别兴奋和抑制 GH 的释放；静脉内给予胃动素，以及半垂体或培养的腺垂体细胞与其共孵育，均刺激 GH 的释放。甘丙肽是 1983 年 Tatemoto 等发现的另一种脑-肠肽，因其 N 末端和 C 末端的氨基酸分别为甘氨酸和丙氨酸，故称甘丙肽。Ottlecz 证明，第三脑室给予甘

丙肽，显著兴奋 OVX 雌性大鼠 GH 的释放，对 PRL、LH 和 FSH 无影响。

第二节·腺垂体激素

一、腺垂体激素分泌细胞的形态分类、转录因子的调控及腺垂体激素的生化特性

脑垂体由腺垂体和神经垂体组成。腺垂体约占整个脑垂体的 80%，它由三部分组成：远侧部、中间部和结节部。其中，远侧部的体积最大，且产生激素的细胞大多位于远侧部，故本节要介绍的腺垂体，主要指远侧部。腺垂体激素分别由不同的细胞产生，按常规染色法分类，可把腺垂体细胞分为嫌色细胞和嗜色细胞，嗜色细胞又可分为嗜酸性细胞和嗜碱性细胞；进一步通过免疫组化、免疫荧光和电子显微镜的观察，区分为具有不同功能的细胞。因此，根据不同细胞分泌的激素不同，将嗜酸性细胞分为生长激素细胞和催乳素细胞，嗜碱性细胞分为促甲状腺激素细胞、促性腺激素细胞、促肾上腺皮质激素细胞和促黑色素细胞激素细胞。

在腺垂体发育的过程中，受各种转录因子的综合作用，不同细胞出现的顺序为：促肾上腺皮质激素细胞、生长激素细胞、促甲状腺激素细胞、促性腺激素细胞和催乳素细胞。Pit-1 是一种重要的转录因子。Pit-1 蛋白的分子量为 33 000，它可以和大鼠 *PRL* 基因、*GH* 基因的特异性 DNA 元件相结合。在胚胎期 15 日大鼠腺垂体的大多数细胞中都可以检测出 *Pit-1* 基因的转录，但 Pit-1 蛋白仅出现于催乳素细胞、生长激素细胞和促甲状腺激素细胞中。它通过结合于 *GH* 基因和催乳素基因 5′侧翼启动子区的特异部位来调节各种组织的发育和激素的表达。大量实验发现，催乳素细胞、促甲状腺激素细胞和生长激素细胞在一些侏儒症小鼠中（包括 Jackson、Snell 和 Ames strains）不能形成和发育。通过各种分子生物学方法检测发现，Jackson 小鼠的 *Pit-1* 基因丢失，Snell 小鼠的 *Pit-1* 基因有点突变，但在 Ames 小鼠体内的 *Pit-1* 基因是正常的。在人类 *Pit-1* 基因突变可引起 TSH、GH 和 PRL 缺乏。当然，在腺垂体发育过程中，也要其他转录因子的调控，如何由一种限制机制来控制不同激素在同一细胞中的表达，这需要进一步的研究。

腺垂体至少可以释放 10 种激素，TSH、LH、FSH 和人绒毛膜促性腺激素（HCG）同属于糖蛋白类激素，它们的结构组成相似，各激素间有一定的交叉免疫反应；TSH、LH 和 FSH 都由 α、β 两个亚单位组成。其中，α 亚单位相同，β 亚单位有很大区别，这决定了其各自功能的特异性。另外，ACTH、MSH、β-LPH 都源于同一基因编码的产物阿黑皮素原（POMC），通过翻译后加工而产生。腺垂体的各种激素由于其结构的差异，功能有很大不同。各激素的作用广泛，其释放的调节也十分复杂。总的来说，腺垂体激素主要受下丘脑调节激素调控，而且除催乳素外，都受其靶腺分泌激素的负反馈调节。另外，腺垂体激素还可通过短环反馈，作用于下丘脑，从而减少自身的分泌。

二、腺垂体激素的化学结构、功能及其分泌的调控

(一) 促肾上腺皮质激素(ACTH)

1. ACTH 的化学结构及其合成·1930 年 Smith 首先证实了垂体具有 ACTH 活性;1954 年 Bell 发现 ACTH 是直链结构的 39 肽;1964 年和 1976 年 Li 分别从垂体中分离得到了 β-促脂解素(β-lipotropic pituitary hormone,β-LPH)和 β-内啡肽(β-endorphin,β-EP);1978 年 Eipper 证实 POMC 是 ACTH、β-EP、β-LPH 的前体,1 年后 Inoue 确认了 POMC 的基因序列。POMC 基因的编码产物为激素原的前体 POMC,POMC 在垂体激素原转化酶作用下断裂为 ACTH、β-LPH、β-EP、α-MSH 和中间叶促皮质样肽等(图 2-2-7)。

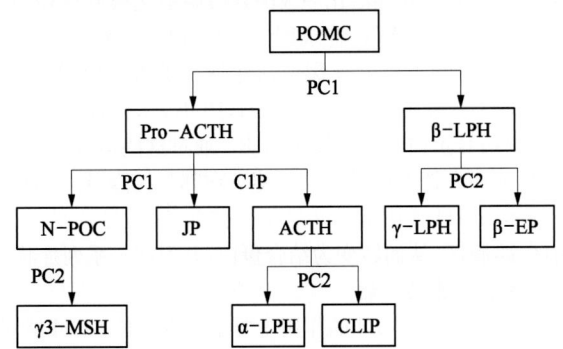

图 2-2-7　POMC 分解为 ACTH、β-LPH、β-EP 等的流程图

ACTH 包含 39 个氨基酸的单链多肽链,分子量为 4 500,各种属之间 ACTH 氨基末端的 12 个氨基酸高度保守。结构活性分析发现,其氨基末端 26 个氨基酸的肽链为生物活性中心。若把氨基末端的第一个氨基酸残基丝氨酸氧化为乙醛酰,ACTH 的促肾上腺皮质活性就完全消失;但以甘氨酸取代丝氨酸,则不影响其活性。故推测完整的 α-NH₂ 是 ACTH 活性所必需的,不一定需要丝氨酸基团。另外,羧基末端的 13 肽则被认为对分子结构起稳定作用。

2. ACTH 的生理作用

(1) 对肾上腺的作用:ACTH 的主要生物学作用是通过与 ACTH 受体的结合来促进肾上腺皮质增生、促进肾上腺皮质激素的合成和释放及迅速增加肾上腺血流等。ACTH 受体属于黑皮质素受体家族,具有 7 次跨膜的 G 蛋白偶联结构;ACTH 与肾上腺中的黑皮质素 2 受体(melanocortin-2 receptor,MC2R)结合后增加 cAMP 激活蛋白激酶 A,使蛋白质磷酸化,进而通过调节相关酶类基因的转录来发挥功能,具体表现为促进肾上腺皮质的束状带分泌的糖皮质激素、网状带分泌的雄性激素和少量糖皮质激素,以及球状带分泌的醛固酮和脱氧皮质酮等盐皮质类固醇激素释放。除此之外,ACTH 还具有引起皮肤色素沉着的效应,纳尔逊综合征(Nelson 综合征)、原发性慢性肾上腺皮质功能减退症(Addison 病)、异位 ACTH 综合征患者体内持续升高的 ACTH 能够通过肽链中的 MSH 序列与皮肤中黑皮质素受体结合来引起皮肤色素沉着。

(2) 肾上腺外作用:ACTH 对肾上腺外组织也有十分广泛的作用,主要包括以下几个方面:ACTH 可反馈抑制下丘脑;另外,它对其他神经和内分泌系统、心、肝、肾、肾上腺髓质及肾上腺素的合成和分泌,以及对氨基酸和蛋白质、脂质和糖的代谢也有比较重要的影响。

3. ACTH 分泌的调控

(1) 中枢神经系统的影响:下丘脑释放的 CRH 和抗利尿激素(ADH)是 ACTH 分泌的主要刺激物。CRH 与其受体结合后通过激活蛋白激酶 A 来增加 ACTH 的分泌。ADH 通过激活蛋白激酶 C 来增加 ACTH 的分泌,但直接促进 ACTH 释放的作用较弱;ADH 还能够协同 CRH 增强 ACTH 的释放。此外,AVP 参与应激所引起的 ACTH 释放。中枢神经系统的一些递质和其他激素也通过影响 CRH 的释放以调节 ACTH 分泌,如儿茶酚胺通过 β 及 α₁ 受体增加 CRH 的释放,5-羟色胺通过 5-HT1A、5-HT2A、5-HT2C 受体增加 CRH 的释放,乙酰胆碱通过毒蕈碱受体或烟碱受体增加 CRH 的释放。

(2) 糖皮质激素的负反馈调节:糖皮质激素通过经典的负反馈作用抑制 CRH 和 ACTH 的分泌。ACTH 促进肾上腺皮质醇释放的效应直接决定了发挥负反馈效应的皮质醇含量。除此之外,肝脏和脂肪组织中 11β-HSD1 所介导的可的松向皮质醇的转化也影响皮质醇的含量及其对 CRH、ACTH 分泌的负反馈作用。糖皮质激素能够从多个方面抑制 HPA 轴的活性,包括抑制 ACTH 对 CRH 的反应,通过阻断 POMC 基因的转录和合成来抑制 ACTH 的释放,以及抑制 CRH 和 ADH 的合成和释放等,但具体的机制仍未完全明确。

(3) 应激及生理性节律的影响:生理和心理性的应激可以激活下丘脑-垂体-肾上腺轴,ACTH 和糖皮质激素增加,对机体起保护作用。ADH 参与应激所引起的 ACTH 释放。血液中 ACTH 的分泌有明显的昼夜波动规律,正常情况下早上 6:00—8:00 为高峰,午夜时刻达到最低点,但其机制不明。

(4) 其他因素的影响:近年对肥胖的研究有很大的进展,瘦素是由脂肪细胞产生的肽类激素,它通过抑制 CRH 合成来调节 ACTH 的分泌,且它还可抑制肾上腺皮质酶的活性。近来,已知饥饿时血液中瘦素降低与皮质激素增加有关。因此,推测饥饿时血液中瘦素水平下降可能是高皮质激素血症产生的原因,此为适应机体的代谢过程,有待进一步证实。另外,免疫系统也参与 ACTH 释放的调节,如炎症时释放的干扰素、白细胞介素 2(IL-2)及 gp130 细胞因子家族成员白血病抑制因子(leukemia inhibitory factor,LIF)、IL-6 等能明显刺激 ACTH 和皮质激素的释放。

(二) 促脂解素(LPH)、β-内啡肽(β-EP)和促黑素细胞激素(MSH)

LPH、β-EP、MSH 与 ACTH 都源于一个含 241 个氨基酸残基的共同前体物质,即 POMC,由垂体的 ACTH 细胞合成和释放。编码人类 POMC 的基因位于 2 号染色体短臂 23.3,包括一个 400~700 bp 的启动子,3 个外显子和 2 个内含子。其中外显子 2 编码信号肽和氨基末端的 18 个氨基酸,外显子 3 编码其余被翻译的序列。POMC 经过复杂的翻译后加工过程,包括糖基化、在酶作用下裂解和磷酸化、NH₂ 末端乙酰化等,这一过程有种属和组织特异性。在人的腺垂体内,POMC 经激素原转化酶 1(PC1)的催化发生裂解并生成 β-LPH、ACTH 原(pro-ACTH),进一步裂解后生成

ACTH、γ-LPH、β-EP、α-MSH、CLIP 等。β-LPH 位于 POMC 的羧基末端,在垂体前叶经激素原转化酶 2(PC2)的催化裂解为 γ-LPH、β-EP,该过程在垂体前叶内受到显著抑制,因而血液循环中 LPH 的主要形式是 β-LPH,而 γ-LPH、β-EP 的含量较低。ACTH 在垂体中叶经 PC2 的催化裂解为 α-MSH 和 CLIP,α-MSH 包含 $ACTH_{1-13}$ 的序列,CLIP 包含 $ACTH_{18-39}$ 的序列。

人类 MSH 有 α-MSH 和 β-MSH 两种。α-MSH 的生成首先由 ACTH 的羧基端裂解为 13 肽($ACTH_{1-13}$),再经羧基端的酰胺化和氨基端的乙酰化生成 α-MSH;大鼠和小鼠体内的 α-MSH 主要在垂体中间叶的黑色素细胞内产生,但成人体内的腺垂体中间叶已退化,因而无法成为体内 α-MSH 的主要来源。目前,人类血液循环中 α-MSH 的主要来源仍未明确。β-MSH 为 γ-LPH 裂解产物,由 22 个氨基酸残基组成,而 γ-LPH 是 β-LPH 裂解而成的一种 58 肽。ACTH、α-MSH、β-MSH 有共同的 7 个氨基酸组成的核心序列,推测它们可能是 MSH 的活性片段。MSH 的分泌与 ACTH 分泌的调控有相似之处,但主要受下丘脑 MRF 和 MIF 的调节,平时以 MIF 作用为主。MSH 可通过短环反馈抑制垂体分泌 MSH。

β-LPH 在高浓度时有促进脂肪分解的作用,当其被降解后可产生内啡肽。β-内啡肽在神经系统中存在较强的阿片样活性,它对腺垂体、神经垂体和内脏一些功能,如疼痛、睡眠、食欲、饥渴和性欲等有一定的影响,同时也具有促进 GH、PRL 释放及抑制 TSH、促性腺激素(gonadotropic hormone, Gn)释放等的作用。MSH 的生理功能包括通过与黑素细胞(黑素细胞主要分布于皮肤、毛发、眼球虹膜、视网膜色素层及软脑膜等处)上的黑素皮质激素受体 1 结合,激活腺苷酸环化酶和酪氨酸激酶,从而引起黑色素的合成。因此,可加深皮肤和毛发的颜色。另有研究发现,MSH 可以刺激去垂体大鼠醛固酮的分泌和肾上腺皮质球状带的生长,促进促性腺激素释放,增加 ACTH 对醛固酮分泌的急性刺激作用和减少炎症的发生等。MSH 也可能作为一种神经递质或神经调质在中枢神经系统发挥作用,包括抑制 PRL 和 LH 分泌,刺激 GH 分泌,起退热、促进学习、引发性行为、刺激觉醒、增加大脑血流量等作用。近几年动物实验研究发现,α-MSH 通过作用于大脑黑皮质素受体,调节食物的摄入。对墨西哥裔美国人研究发现,2 号染色体 POMC 区域与血清瘦素浓度、肥胖的遗传之间存在一定的联系。POMC 基因突变可导致肥胖早期发生,以及肾上腺功能不足和红头发等单基因紊乱。

CRH 和糖皮质激素是调节腺垂体 POMC 转录的主要调控因子。CRH 通过增加 cAMP,激活蛋白激酶 A,刺激 POMC 转录,糖皮质激素则抑制其转录。而多巴胺和 5-HT 则是调节垂体中间叶 POMC 转录的主要调控因子。

（三）生长激素(GH)

1. GH 的化学结构及其合成·生长激素是垂体生长激素细胞产生的多肽激素,它和催乳素及人类胎盘催乳素都属于催乳素-生长激素家族成员,其核酸和氨基酸的组成有很高的同源性,说明它们可能来源于一个共同的始祖基因。GH 有种属特异性,且是一种可以不经靶腺直接产生生理效应的激素。编码人类 GH 的基因位于第 17 号染色体长臂 22~24

区,并由两个相似的基因组成,每个基因长约 1.6 kb,包括 5 个外显子,4 个内含子。人类 GH 以多种形式存在,其中主要包括 22 000 的 GH 和 20 000 的 GH 两种。前者分子量为 22 000,含 191 个氨基酸残基,占垂体 GH 的 90%~95%;后者分子量为 20 000,含 176 个氨基酸残基,占垂体 GH 的 5%~7%,它是 22 000 的 GH mRNA 剪切掉第 32~46 位的氨基酸后形成的变异体。也有人认为,GH 存在形式的多样性是由于分析中的人为因素造成。

GH 受体(GHR)的广泛分布(肝脏中分布最多)对 GH 生理作用的发挥有重要作用。近几年研究发现,GHR 是细胞因子受体家族成员之一,1 个 GH 分子通过与 2 个 GHR 分子结合,并诱导其形成二聚体,从而引发一系列信号传递。首先是通过 Janus 激酶 2(JAK2)与 GHR 胞内富含脯氨酸的部分结合,随后由 JAK2 介导活化多级酪氨酸磷酸化级联途径,其中包括 JAK2 本身、GHR、转录因子 STAT1、STAT3、STAT5、胰岛素受体底物 1 和 2、丝裂原活化蛋白激酶(MAPK)、蛋白激酶 C(PKC)、磷脂酰肌醇-3 激酶(PI3K)途径,以及一些未知的胞内信号蛋白质和连接蛋白质。通过这些途径激活基因的转录,从而发挥 GH 的生理功能。在部分拉隆(Laron)综合征患者体内 GH 受体基因外显子 8 被剪切后,导致受体失去胞内区、跨膜区,从而转变为结合蛋白,并引起一系列症状。

2. 生长激素的功能

(1) 促进生长:GH 的作用主要是促进生长。GH 能促进软骨细胞的分化和增殖,故可明显促进骨、软骨的生长,延长骨干。研究发现,这一作用主要通过一种 GH 依赖因子,即"硫化因子"介导。硫化因子后被命名为生长介素,包括生长介素 A、B、C,它们主要产生于肝脏和肾脏。进一步的研究很快发现生长介素是 IGF-1 和 IGF-2。其中 IGF-1,即生长介素 C,主要介导 GH 的作用。IGF 通过 IGF 结合蛋白调节其在血清中的浓度,从而调节其生理功能。

(2) 促进蛋白质的合成:GH 能增加氨基酸和蛋白质的合成,减少尿中尿素、肌酸氮的排出量,从而形成正氮平衡。GH 能直接刺激体外组织合成蛋白质,在胰岛素的协同作用下,其效应加强。而胰岛素在缺乏 GH 的情况下,尽管它能增加氨基酸进入细胞,却无促生长效应。

(3) 对碳水化合物、脂肪、水盐代谢的影响:GH 能动员周围脂肪的分解,减少体内碳水化合物的利用和氧化。给正常人持续注入 GH 8 h 可引起血清中游离脂肪酸、酮体增加和糖耐量异常。这一作用的机制可能是 GH 在受体后位点拮抗胰岛素所致。给 GH 缺乏的儿童生理剂量的 GH,可提高正氮平衡,减少尿素的生成,重新分布机体脂肪,减少碳水化合物的利用。另外,GH 还可引起肾脏钠和磷的潴留,从而使水分潴留。

3. 生长激素分泌的调节·主要包括神经调节、反馈调节和体液调节。

(1) 中枢神经系统的调节作用:下丘脑的 GHRH 和 SS 是 GH 分泌的主要调节因素。近几年的研究发现生长激素释放肽 GHRP(主要是胃促生长素)可能也是调节 GH 分泌的另一主要因素。GHRP 是一类 5~6 个氨基酸残基组成的短肽,它们有明显的促 GH 释放的作用。早在 20 世纪 80 年代初就发现了该类物质的原型 GHRP-5 和 GHRP-6,以后又合成了多种肽类和非肽类似物。GHRP还有轻微的促进ACTH和PRL释放的作用。在1996年克隆出GHRP受体后,发现了该受体的一种天然配体,即胃促生长素。胃促生长素主要分布于下丘脑和胃,它被认为是调节GH分泌的潜在物质。它对GH分泌的作用依赖于GHRH系统,而且GHRH和GHRP在体情况下有协同作用。GHRP对GH的主要作用部位是下丘脑,同时对垂体也有微弱的作用。GHRP调节GH分泌的确切机制还有待进一步探讨。

(2) IGF-1和GH的反馈作用:IGF-1通过长反馈、GH通过短反馈作用于下丘脑影响GHRH和SS的产生,从而影响GH分泌。

(3) 神经递质的调节作用:一些神经递质如DA、NE、5-HT、ACh、GABA和组胺;还有一些脑-肠肽,如胃动素、VIP、SP和阿片肽等对GH释放也有不同程度影响。此外,年龄的变化、雌激素、神经内源性节律、睡眠、应激及营养代谢信号对GH分泌也有一定程度的调节。

(四) 促甲状腺激素(TSH)

1. TSH的化学结构及其合成·TSH是糖蛋白激素家族成员之一,如前所述,这一家族还包括FSH、LH和HCG。它们都由两个不同的亚单位α、β构成,每一个亚单位包括1个多肽核心,该核心由内部二硫键和特异残基糖基化来稳定。各激素的α亚单位是相同的且不同种属有高度保守性;β亚单位决定了激素的特异性。然而单独分离出的α和β亚单位无生物活性。TSH由211个氨基酸残基组成,分子量约为28 000。一般人血中TSH的半衰期为30~70 min,主要在肾内降解,肝内降解只占少数。

编码α亚单位和β亚单位的基因分别位于人的第6号染色体和1号染色体,因此TSH的基因转录需要不同的DNA调节元件来调控。TSH本身可通过激活特异性转录调节因子来刺激2个亚单位的基因转录,而T_3能引起亚单位基因转录的快速下降。在对TSH的调控中,β亚单位的合成似乎是限速步骤和主要调节点。研究发现,在α和β亚单位基因中已发现了T_3抑制基因转录的调控区(即负性T_3反应元件,TRE)。TSH受体是G蛋白偶联受体超家族成员之一。当TSH与受体结合后,可刺激受体与Gs蛋白的α亚单位结合,从而激活腺苷酸环化酶,使细胞cAMP增加,激活蛋白激酶A。当TSH水平较高,其受体可能同其他G蛋白结合,激活细胞内其他信号途径,如Ca^{2+}、磷脂酰肌醇、PKC级联反应途径等。TSH受体位于第14号染色体,含10个外显子,其脱辅基核心蛋白质分子量为84 500,其功能重组受体已能稳定表达于被转染的中国仓鼠卵细胞,并且被用于TSH生物分析及甲状腺刺激免疫球蛋白活性分析。

2. TSH的生理功能

(1) 对甲状腺的作用:TSH促进甲状腺的生长和功能。其早期效应是促甲状腺素释放。它通过滤泡中的溶酶体系,使胶质小滴的甲状腺球蛋白分解,释放出甲状腺素(T_4)、三碘甲状腺素原氨酸(T_3)和碘化酪氨酸。TSH稍后出现的效应为促进T_4、T_3合成,包括加强碘泵的活性,促进摄碘和T_4及T_3的合成。TSH还可作用于甲状腺的中间代谢,包括促进甲状腺细胞摄取葡萄糖、钠、水和氧,促进磷脂和RNA,以及包括甲状腺球蛋白在内的蛋白质的合成,改变甲状腺细胞膜的通透性。

(2) 对甲状腺以外组织的作用:TSH对甲状腺以外组织的作用包括促离体脂肪组织中的脂肪溶解;引起眶后水肿液堆积,使眼球突出。但毒性甲状腺肿的患者,虽出现眼球突出,可是血中TSH的水平却很低;而在小鼠实验性垂体肿瘤模型中虽TSH增多,却未见突眼。因此,目前认为突眼并非TSH本身所致,可能是腺垂体内一种TSH降解的致突眼物质所致,现已知它由TSH的β亚基和α亚基N末端的一部分组成。关于导致眼球突出的确切原因尚待进一步阐明。

3. TSH分泌的调控·TSH的分泌和释放主要受下丘脑激素TRH的刺激和TSH的反馈抑制。这一反馈抑制作用是通过T_3与核受体结合后发生的。由于单脱碘酶在垂体中活性很高,50%~60%垂体内T_3源于T_4转化。因此,血清中TSH浓度可能更多依赖于血清中T_4而非T_3,T_3还可减少促甲状腺激素细胞上的TRH受体。体液中的另一些激素和细胞因子也调节TSH分泌,包括SRIF可能是TSH分泌的生理抑制剂;皮质醇激素可能是通过调节促甲状腺素细胞上的TRH受体影响TSH分泌;IL-1、TNF-α也对其分泌有一定的调控作用等。另外,生理性的因素如年龄、性别、日节律、应激、禁食等通过作用于中枢神经系统调节下丘脑激素量,以调节TSH分泌的多种神经递质包括多巴胺、内源性阿片肽和神经肽等。

(五) 催乳素

1. 催乳素的合成过程及化学结构·PRL是第一个分离提纯并明确化学结构的垂体激素,Friesen和Lewis在1971年首先分离纯化出人类催乳素(hPRL)。编码PRL前体(pre-PRL)的mRNA序列是包含了684个碱基的开放阅读框架,编码产物pre-PRL共有227个氨基酸,N端信号肽裂解后生成成熟的PRL,共有199个碱基,分子量约23 000。成熟的PRL能够折叠形成三级结构并由3个链内二硫键连接。体内成熟的PRL具有不同的生物化学形式,PRL在血循环中主要以单体形式存在,又称为"小催乳素",也有部分PRL能够通过多聚体化、糖基化或与其他蛋白的交联作用形成二聚体、多聚体等"大催乳素"的形式。尽管多聚体形式的PRL可以减少PRL受体的亲和力和生物活性,但这些不同形式的催乳素的生物意义还不太清楚。PRL既能通过组织的摄取来代谢,又能通过蛋白质水解来代谢,蛋白质水解所产生的16 000的PRL片段能够拮抗PRL的生物学活性。人类PRL结构与GH有部分同源性,这也许可以解释GH的催乳素活性;PRL受体和GH受体的序列同样具有同源性,其受体是细胞因子受体,而不是G蛋白偶联受体超家族成员,不同形式的PRL,其受体胞内结构域长度不同。

2. 催乳素的生理功能·催乳素可与多种组织的催乳素受体结合发挥作用,这些组织包括乳腺、肝脏、卵巢、睾丸和前列腺等。

(1) 对乳腺的作用:PRL最重要的作用是促进乳腺发育生长、始动和维持泌乳。女孩青春期乳腺的发育主要由于雌激素的刺激,当然也有GH、IGF-1等其他激素和细胞因子的协调作用。在妊娠过程中,乳腺小叶腺泡的上皮细胞在PRL、胎盘催乳素(placental lactogens, PL)、孕酮及RANKL、IGF-2等局部生长因子的作用下发生显著增殖,腺垂体的其他激素、肾上腺皮质激素等也有协同作用；而在此期间，哺乳过程则被雌激素和孕激素高度抑制。在分娩过程中及分娩后，PRL明显升高且孕酮和雌激素显著减少，乳腺小叶腺泡的上皮细胞向分泌表型转化，乳汁蛋白及乳汁生成催化酶的合成增多，进而能够引起乳汁的生成和分泌。

（2）对生殖组织的作用：人类PRL对卵巢类固醇激素的生物合成有协同作用，也调节卵巢内LH受体数目，刺激LH受体的生成，间接调节卵巢类固醇类激素的合成。近来的研究发现，随着卵泡的成熟，其PRL的含量逐渐升高，初期可高达5～6倍，以后逐渐下降；与PRL水平变化同时，卵泡液中孕酮的浓度则先减后增，排卵前达高峰，随后急剧下降。体内高水平的PRL能够通过减少垂体来源的LH分泌，抑制卵泡形成，降低颗粒细胞的芳香化酶活性及雌二醇的合成来抑制生殖功能。此外，哺乳女性体内PRL分泌增多还会造成哺乳性不孕（lactational infertility），同时也会降低GnRH、LH、雌激素的分泌并引起闭经。

高PRL水平对男性生殖功能的抑制作用与PRL对女性生殖功能的影响类似，能够降低GnRH和LH的分泌，男性高催乳素血症的常见症状是性欲减退及阳痿。PRL对睾丸中LH和FSH受体表达具有促进作用，但PRL对睾丸的作用尚有争议。有人曾报道PRL有增强LH对睾丸间质细胞的作用，从而增加睾酮的生成；而多数人则认为，人类PRL对睾酮的作用不明显，如人青春期的睾丸显著发育，而PRL却无明显变化就是一个明显的例子。总之人体内PRL对睾丸的作用还有待进一步确证。

（3）对心血管的作用：关于PRL对人类心血管活动的影响资料还不多。动物实验曾证明，PRL可引起心律失常和心动过缓，但临床上尚未见过类似的报道；不过曾看到，心肌梗死患者或某些手术后患者因精神紧张，可引起血中PRL水平明显上升，推测PRL的升高可能与紧张性刺激引起的心律失常有某种关联。

（4）对造血和免疫功能的作用：PRL受体在骨髓、脾脏、胸腺等主要造血组织中的大多数免疫前体细胞及免疫效应细胞内均有表达，PRL具有免疫调节功能，具体表现为促进淋巴细胞和髓样细胞的增殖，增强其生物学效应，增加造血细胞因子受体的表达并促进下游信号转导。虽然动物研究和细胞研究已经证实PRL具有正性免疫调节作用，但PRL缺乏并不显著影响免疫功能及造血功能。人类PRL的分泌与自身免疫性疾病系统性红斑狼疮的严重程度有关，此外男性和女性PRL的差异也被认为与不同性别间免疫反应的差异有关。

（5）对大脑和行为的作用：大脑是PRL发挥生物学效应的靶器官，PRL对大脑功能的调节能够影响亲代抚育后代的行为。最早关于PRL是一类大脑调节激素（brain-regulating hormone）的证据是在鸟类中发现的，全身或颅内注射PRL能够促进鸟类的繁殖和迁徙；另有研究证实，缺乏PRL受体的小鼠抚育后代的能力明显减退。但是，介导PRL调节哺乳动物亲代抚育后代行为的神经解剖结构及神经化学底物仍未明确。

3. PRL的分泌及其调控·PRL的分泌受抑制和刺激因子的双重调控，与其他垂体激素的分泌不同，PRL主要处于下丘脑紧张性抑制的控制之下。破坏垂体柄正中隆起结构或将腺垂体移植到异位位置均会明显增加PRL的释放，同时抑制ACTH、GH、TSH、LH、FSH的释放。

多巴胺（dopamine，DA）是最重要的PRL抑制因子，分泌多巴胺的神经元位于结节漏斗部多巴胺能（tuberoinfundibular dopaminergic，TIDA）细胞，该细胞的胞体位于下丘脑弓状核。多巴胺对垂体PRL分泌的抑制作用通过细胞膜上的2型多巴胺（D2）受体来发挥，D2受体是G蛋白偶联受体超家族成员，与多巴胺结合后造成α1亚单位活化，进而抑制腺苷酸环化酶的活性，减少cAMP的生成并抑制PRL释放。此外，D2受体与多巴胺结合能够激活G蛋白偶联的内向整流钾离子通道，造成催乳素细胞的细胞膜发生超极化并关闭电压门控的钙离子通道，进而减少细胞外钙离子的内流，降低细胞内钙离子的浓度并影响分泌小泡的胞吐过程。大部分能引起PRL释放的药物或是通过阻断多巴胺受体（如氟哌啶醇、吩噻嗪），或将结节漏斗神经元中多巴胺耗竭（如利舍平、α-甲基多巴）。其他能够抑制PRL分泌的分子包括SS、降钙素、内皮素-1、TGF-β1等，但具体的作用机制仍未明确。

PRL分泌的刺激因子包括类固醇激素如雌激素，下丘脑多肽如TRH、催产素、VIP、垂体腺苷环化酶激活肽（pituitary adenylate cyclase activating peptide，PACAP）、甘丙肽（galanin），局部垂体因子如EGF、FGF-2等生长因子及血管紧张素Ⅱ、PACAP、甘丙肽等。2015年Tachibana从牛下丘脑中分离出的催乳素释放肽（prolactin-releasing peptide，PrRP）包含20个氨基酸，能够引起下丘脑细胞中PRL的快速释放，但不影响催乳激素细胞中PRL的释放；进一步的研究证实PrRP能够通过抑制DA分泌的方式来增加PRL的释放。另外，睡眠、应激、饮食和运动等都可通过作用于中枢神经系统，调节PRL分泌。

（六）促性腺激素（Gn）

1. Gn的化学结构·腺垂体释放的Gn包括卵泡刺激素（FSH）和黄体生成素（LH）。它们由腺垂体的促性腺细胞合成和分泌。FSH和LH与TSH和HCG相似，都是糖蛋白类激素，且都由α、β两个亚单位构成。这4种激素的α亚单位完全相同，而β亚单位差别很大，这种差别决定了这些二聚体分子的生物功能。LH由204个氨基酸残基组成，分子量为28 000；FSH由210个氨基酸残基组成，分子量为33 000，其相同的α亚单位分子量为14 000。近几年，对Gn研究的一大进展是Gn的cDNA在哺乳动物的培养细胞中能稳定表达，这种重组技术生产的激素纯度远远高于从人垂体和尿中提取的激素。重组合成的人LH、FSH促进了对Gn缺乏患者的治疗，并协助辅助生殖技术中的卵巢处理过程，如体外受精等。

2. Gn的生理功能

（1）对女性生殖系统的作用：FSH对女性性腺的主要功能是调节卵泡的早期发育，并在LH和雌二醇（E_2）的协同作用下促进卵泡的最后成熟。FSH通过与FSH受体结合，促进颗粒细胞的增殖、卵泡的生长和卵泡液的分泌。E_2可能协同FSH作用于卵泡，促进其生长成熟，增加颗粒细胞FSH和LH的受体表达。成熟的卵泡也必须在FSH、LH和E_2的共同作用下才能引起排卵。LH主要是协同FSH起作用，促进卵泡成熟、雌激素的合成和分泌、排卵。排卵后LH可促进卵泡转为黄体，并促进间质细胞的生长和黄体的生成，以及孕激素和雌激素的分泌。

(2) 对男性生殖系统的作用:FSH 对男性生殖腺的主要功能是促进精子生成,但它的这一作用需要睾酮的协同,且主要在精子成熟的最后阶段起作用,即促进次级精母细胞转化为精子细胞和成熟的精子。研究表明,FSH 受体存在于支持细胞,已知这种细胞对精子的生成有重要作用,且由它构成了血-睾屏障,以保护成熟的精子。FSH 能刺激支持细胞合成一种促使生殖细胞发育并分化为成熟精子的蛋白质。LH 则主要作用于睾丸的间质细胞,即促进这种细胞增殖,合成和分泌睾酮,FSH 能增强 LH 的上述过程。

3. Gn 分泌的调控·Gn 的分泌和释放受许多因素调节。首先,Gn 的分泌主要受下丘脑 GnRH 的控制,它通过与促性腺细胞上的受体结合引起 Gn 的释放。其次,研究发现,机体中一些内源性物质和神经递质对 Gn 的分泌也有重要调控作用。例如,阿片类物质通过作用于 GnRH 调节 Gn 分泌;去甲肾上腺素有刺激作用,而多巴胺、5 - HT、γ -氨基丁酸、肾上腺素、PRL、糖皮质激素、抑制素、孕酮等有抑制作用。然而,这些结果还有待进一步确认。另外,雌激素对 Gn 的分泌既有抑制作用,又有刺激作用,这主要决定于服药的时间和剂量。

参考文献

[1] 万选才,杨天祝,徐承焘.现代神经生物学[M].北京:北京医科大学中国协和大学联合出版社,1999:432 - 454.
[2] 陈家伦.世纪之交的内分泌学浅述(上)[J].中华内分泌代谢杂志,2000,16:337 - 341.
[3] 陈家伦.世纪之交的内分泌学浅述(中)[J].中华内分泌代谢杂志,2001,17:1 - 4.
[4] 陈家伦.世纪之交的内分泌学浅述(下)[J].中华内分泌代谢杂志,2001,17:65 - 68.
[5] Gary KA, Sevarino KA, Yarbrough GG, et al. The thyrotropin-releasing hormone (TRH) hypothesis of homeostatic regulation: implications for TRH-based therapeutics [J]. J Pharmacol Exp Ther, 2003, 305: 410 - 416.
[6] Chen R, Lewis KA, Perrin MH, et al. Expression cloning of a human corticotropin-releasing-factor receptor [J]. Proc Natl Acad Sci U S A, 1993, 90: 8967 - 8971.
[7] Claes SJ. Corticotropin-releasing hormone (CRH) in psychiatry: from stress to psychopathology [J]. Ann Med, 2004, 36: 50 - 61.
[8] Keck ME, Holsboer F, Müller MB. Mouse mutants for the study of corticotropin-releasing hormone receptor function: development of novel treatment strategies for mood disorders [J]. Ann N Y Acad Sci, 2004, 1018: 445 - 457.
[9] Giustina A, Veldhuis JD. Pathophysiology of the neuroregulation of growth hormone secretion in experimental animals and the human [J]. Endocr Rev, 1998, 19: 717 - 797.
[10] Müller EE, Locatelli V, Cocchi D. Neuroendocrine control of growth hormone secretion [J]. Physiol Rev, 1999, 79: 511 - 607.
[11] Obal F Jr, Krueger JM. GHRH and sleep [J]. Sleep Med Rev, 2004, 8: 367 - 377.
[12] Blake AD, Badway AC, Strowski MZ. Delineating somatostatin's neuronal actions [J]. Curr Drug Targets CNS Neurol Disord, 2004, 3: 153 - 160.
[13] Sherwood NM, Lovejoy DA, Coe IR. Origin of mammalian gonadotropin-releasing hormones [J]. Endocr Rev, 1993, 14: 241 - 254.
[14] Clayton RN. Mechanism of GnRH action in gonadotrophs [J]. Hum Reprod, 1988, 3: 479 - 483.
[15] Conn PM, Crowley WF Jr. Gonadotropin-releasing hormone and its analogs [J]. Annu Rev Med, 1994, 45: 391 - 405.
[16] Lahlou N, Carel JC, Chaussain JL, et al. Pharmacokinetics and pharmacodynamics of GnRH agonists: clinical implications in pediatrics [J]. J Pediatr Endocrinol Metab, 2000, 13: 723 - 737.
[17] Freeman ME, Kanyicska B, Lerant A, et al. Prolactin: structure, function, and regulation of secretion [J]. Physiol Rev, 2000, 80: 1523 - 1631.
[18] Bole-Feysot C, Goffin V, Edery M, et al. Prolactin (PRL) and its receptor: actions, signal transduction pathways and phenotypes observed in PRL receptor knockout mice [J]. Endocr Rev, 1998, 19: 225 - 268.
[19] Ben-Jonathan N, Mershon JL, Allen DL, et al. Extrapituitary prolactin: distribution, regulation, functions, and clinical aspects [J]. Endocr Rev, 1996, 17: 639 - 669.
[20] Shingo T, Gregg C, Enwere E, et al. Pregnancy-stimulated neurogenesis in the adult female forebrain mediated by prolactin [J]. Science, 2003, 299: 117 - 120.

第三章 · 垂体、下丘脑和松果体影像学检查

陈克敏

第一节 · 垂体和下丘脑

垂体及下丘脑区域的影像学检查在评估内分泌及代谢性疾病中起着重要作用,因为该区域不同疾病可表现为相似临床症状,而影像学检查的重要性在于能通过显示不同解剖病理特征做出病因诊断。例如,引起垂体功能减退的病因很多,可继发于先天性腺垂体分泌不足、视隔发育不全、垂体柄横断、巨大垂体肿块、鞍上池蛛网膜囊肿、下丘脑胶质瘤或嗜酸性肉芽肿等,这些可能存在的病因改变可通过影像学检查明确。另外,对于那些已知内分泌疾病的患者,如肢端肥大症患者,影像学检查可发现其他重要的解剖病理信息,如肿块大小、视交叉及海绵窦受累程度等。同时,影像学检查还有助于制订鞍区手术及放疗计划,以及进行术后评估。

一、影像学检查方法

(一) X 线检查

X 线检查技术应用于垂体鞍区影像学检查具有无创及经济方面的优点,但它只能提供某些相关骨性结构信息,对于一些软组织结构的重要继发改变,除了钙化特征其他只能靠推测得出,因此目前头颅 X 线平片已不作为常规检查。

(二) CT 检查

CT 可直接显示垂体、下丘脑和视交叉等软组织结构及鞍区骨性结构。与头颅 X 线平片和磁共振成像(magnetic resonance imaging, MRI)相比,CT 观察显示软组织钙化最敏感,为了提高组织对比及区别血管成分,通常需注射造影剂行增强检查。CT 最主要的缺点是颅底骨质引起的 X 线硬化伪影会使软组织结构模糊,某些冠状面图像会受到诸如金属义齿(假牙)伪

影等干扰，另外行增强检查时造影剂会产生某些副作用。

（三）MRI检查

MRI是综合评估垂体区结构的重要影像学检查技术，能同时清楚显示软组织、脑脊液间隙和血管组织。检查序列多样化且各有优点，如MRI血管成像（magnetic resonance angiography，MRA）在大多数情况下可取代传统的血管造影。除了临床常规序列和动态增强检查外，近年来一些新的技术包括扩散加权成像、灌注成像、磁共振波谱、磁共振弹性成像等也开始应用于垂体及下丘脑病变中，在鉴别诊断、手术规划等方面有一定的价值。MRI也存在一些由骨骼、空气界面及金属义齿导致的磁化伪影，但影响程度不及CT明显。MRI可进行多平面成像且无辐射效应，同时造影剂的副作用也远低于CT造影剂。由于上述优点，MRI观察垂体及邻近软组织结构具有优越性。MRI禁忌证主要包括心脏起搏器、关键部位（如眼球、椎管及大血管旁）金属异物及一些金属植入物，对于这些患者可选择CT作为替代检查方法。

（四）脑血管造影

脑血管造影仍然是一项重要的检查技术，是评估血管结构的"金标准"，适用于鞍区或鞍上区的血管性病变的诊断，以及经蝶窦手术术中或术后怀疑继发于蝶腭动脉或颈内动脉损伤引起的不明原因出血检查。脑血管造影的主要缺点是会产生严重并发症，虽然一般情况下并发症发生概率不高，但后果会异常严重（梗死或血管阻塞）。有时静脉造影亦会有严重并发症，如脑干梗死等。对患者而言，该项检查技术会有痛苦或不适感，且存在由辐射及造影剂引起的并发症。

（五）核医学显像

核医学显像在鞍区病变中应用较少，主要原因是常规显像剂在鞍区病变的诊断中缺乏特异性。既往有一些如生长抑素受体的SPECT显像、^{18}F-FDG及^{68}Ga-DOTATATE的PET-CT显像应用于垂体瘤的报道，但在临床上应用不广。

二、垂体和下丘脑区的影像学解剖

（一）垂体和下丘脑区正常解剖

垂体位于颅中窝垂体窝内，借垂体柄与下丘脑相连，垂体被鞍膈分为鞍膈上部和鞍膈下部。根据垂体发生和组织学特征，可分为腺垂体（adenohypophysis）和神经垂体（neurohypophysis）。腺垂体包括远侧部、结节部和中间部，一般将结节部和远侧部称为垂体前叶。神经垂体包括神经部、漏斗干和正中隆起。通常中间部和神经部称为垂体后叶。漏斗干和正中隆起合称漏斗（infundibulum）。腺垂体的结节部包绕漏斗干合称为垂体柄（pituitary stalk，PS）。

垂体由门静脉和动脉双重供血。供应垂体的动脉包括垂体上动脉和垂体下动脉，均起自颈内动脉海绵窦段。垂体上动脉起自颈内动脉眼段，经视交叉下行向后内方，至垂体柄处分成许多分支，围绕垂体柄形成动脉环，并发出分支进入下丘脑的正中隆起和垂体柄上部，形成第一微血管丛。然后向下汇集成数支长门静脉，沿垂体柄两侧及后方下行，进入腺垂体远侧部，形成第二微血管丛。垂体下动脉由颈内动脉脑膜垂体干发出，主要分布在垂体后叶和垂体柄，部分分支汇集成多支短门静脉，进入第二微血管丛，与垂体上动脉发生吻合。垂体门静脉指正中隆起和漏斗干区域的毛细血管网汇集而成的

若干小静脉，下行至垂体远侧部，再次形成毛细血管网，称第二微血管丛，第二微血管丛的毛细血管网汇集才形成垂体静脉。腺垂体和神经垂体的微血管丛汇集成数条输出静脉和漏斗静脉，将垂体血液引流至海绵窦，然后汇至岩上和岩下窦，最后进入乙状窦。

垂体的邻近结构包括鞍旁的海绵窦、鞍膈上方的鞍上池及下方的蝶窦。垂体病变较大或有侵袭性时会累及邻近结构；反之，邻近组织的病变亦会累及垂体和下丘脑。因此，有时当病灶巨大至整个鞍区受累时，很难判断其病灶来源。

（二）影像学正常表现

1. X线平片·一般拍摄头颅侧位和后前位，通过观察蝶鞍的形态、大小和有无骨质结构异常来提示有无病变存在。因X线在垂体及下丘脑病变诊断中可提供的信息有限，目前临床应用较少。

2. CT·在CT图像中，骨骼及钙化表现为高密度，气体为低密度，脑脊液为中等密度。大脑实质及垂体组织密度较脑脊液密度稍高。注射对比剂后，血管、静脉窦、垂体及垂体柄都能明显强化，密度增高，这有助于将垂体与海绵窦中的脑神经鉴别开来。通常增强后直接冠状位扫描提供的信息量最丰富，如果不能直接行冠状位扫描，那么可将横断面图像进行冠状面及矢状面重建，当然重建后的图像清晰度会有所下降。

在冠状位CT图像中，鞍底为蝶窦上方扁平或轻微下凹的骨性结构，有时可见增厚、倾斜或明显膨隆等变异。左右床突大致呈圆形致密结节影，可不对称，应注意与钙化鉴别。蝶鞍两侧紧邻海绵窦，内含颈内动脉海绵窦段及分支、第Ⅲ、Ⅳ、Ⅴ、Ⅵ对脑神经。海绵窦多对称，增强后明显强化，但其内穿行的脑神经及脑脊液间隙无强化。冠状位增强CT可清楚显示垂体形态，一般左右对称，位于蝶鞍垂体窝内，蝶鞍结构变异亦可使垂体变形。垂体上缘通常扁平，但在成人及月经期妇女中常可见向上轻微突起，这在小肿瘤中也能见到，男性比较少见。通常认为垂体高径不会超过8 mm，但生育期和哺乳期妇女垂体可达12 mm。垂体柄或漏斗通常表现为位于中线水平的细小管状结构，起始于下丘脑的正中隆起，终止于垂体前上缘。垂体密度与脑组织相似，通常密度均匀，但生育期妇女也可有不均匀表现。静脉注射造影剂后垂体和漏斗均可见强化。鞍上池在冠状面呈倒三角或倒梯形。

蝶鞍CT图像中可显示蝶鞍前后壁和前后床突。鞍底一般不对称。在老年人中常可见到位于海绵窦内的颈内动脉管壁钙化。海绵窦与正常垂体的分界不是很清晰，海绵窦内常可见到脂肪沉积，应与空气鉴别。垂体形状通常很规则。鞍上池为五角形或六角形，前部可见视神经和视交叉断面，中部可见颈内动脉断面，鞍背前后方分别可见垂体柄断面和基底动脉。

3. MRI·MRI是评估鞍区及鞍上区结构的重要检查方法。成像原理是氢质子的磁共振现象，因此不存在离子辐射。决定图像质量的参数较多，主要有质子密度、弛豫时间（T_1及T_2）、磁敏感性及质子运动等。MRI对氢质子成像，因此缺乏氢质子的骨骼及空气没有信号（信号流空）。另外，组织在各序列上显示的信号是不同的，如富含甘油三酯的脂肪成分（眶周脂肪、黄骨髓）在常规自旋回波T_1加权像中为高信号，脑脊液在T_1加权像中为低信号，大脑实质为中等信号；而在T_2加

权像中,脂肪为低信号,大脑实质为中等信号,含水成分如脑脊液,囊性病变则表现为高信号。质子运动也可以影响组织信号,如移动质子的信号可高可低或不规则,主要取决于运动的类型和成像序列。

在 MRI 图像中,蝶鞍的骨性结构除一些黄骨髓成分在 T_1 表现为高信号外,其余无信号产生。垂体大小随年龄而变化,青少年可出现生理性肥大。>50 岁的成人,平均垂体高度为 5.7±1.4 mm。平均宽度为 10.8±1.2 mm。<6 周的新生儿,垂体上缘通常微凸,呈半卵圆形改变。6 周至 2 岁的婴幼儿,46% 表现凸起,43% 表现为扁平。56% 成人的垂体上缘是扁平的,而 56% 的月经期妇女可表现为凸起。<6 周的新生儿,垂体前后叶均为高信号,而 6 周至 2 岁的婴幼儿,前叶有 52% 表现为低信号,43% 为中等信号,后叶 55% 表现为中等信号,37% 表现为高信号。成人的垂体组织信号与脑白质信号相似,在 T_1 加权像中垂体后叶通常为高信号,这在矢状位中显示最佳,可见到腺垂体后方的点状高信号,占据蝶鞍的后 1/3 部分。

关于神经垂体高信号的形成机制推测与神经分泌颗粒有关,当腺体异位时,可看到沿垂体柄分布的白色小点,提示这些物质在下丘脑积聚。漏斗的正常厚度在下丘脑起始部约 3.5 mm,中部约 2.8 mm。矢状位上可见垂体柄自起源处稍倾斜向下延伸至垂体上缘前 1/3 处,冠状位上垂体柄处于中线位置,从下丘脑延伸至垂体上缘。注射造影剂后,垂体及漏斗由于缺乏正常的血脑屏障而表现为明显强化,进行动态增强扫描造影剂流经垂体门静脉系统导致垂体强化具有特征性:漏斗首先强化,然后延伸至垂体中央部,最后垂体周边两侧强化。动态增强梯度回波序列要优于传统的自旋回波增强扫描序列,因为前者能清晰勾画出肿瘤边缘。

视交叉和下丘脑紧密相连,横断面图像中不易区分。在冠状面图像中,垂体、漏斗及视交叉的形态同 CT 影像学表现类似。在大多数自旋回波 MRI 图像中,海绵窦内的颈内动脉由于流空效应表现为管状低信号,而在某些序列中可为高信号,其中最常见的是时间飞跃法磁共振血管造影(time-of-flight MRA)。静脉注射造影剂后海绵窦明显强化,而内含脑神经不强化,相对海绵窦呈低信号。

三、垂体和下丘脑区病变的影像学表现

(一)正常解剖变异及先天发育异常

1. 空蝶鞍 • 由于鞍膈缺损或垂体体积发生改变,蛛网膜下腔伸展至鞍内,垂体受压缩小变扁,从而形成空蝶鞍,常在无意中发现,认为是正常解剖变异。空蝶鞍的病因可分为原发性和继发性两类。最常见的原发病因是鞍膈的先天变异缺损。继发原因可见于垂体的坏死、手术、放疗或脑外伤后感染、垂体梗死等。空蝶鞍综合征是指一系列与空蝶鞍相关的临床症状,如头痛、内分泌代谢紊乱、视觉障碍等。

空蝶鞍在 CT 和 MRI 上可显示为蝶鞍球形或卵圆形扩大,但一般在正常范围之内;可见脑脊液间隙延伸至鞍内;垂体体积缩小。视神经、视交叉及视束可疝入空蝶鞍内(图 2-3-1)。空蝶鞍有时需要与鞍区-鞍上囊性病变(如蛛网膜囊肿等)鉴别,其中垂体柄进入鞍内是其主要的鉴别点。

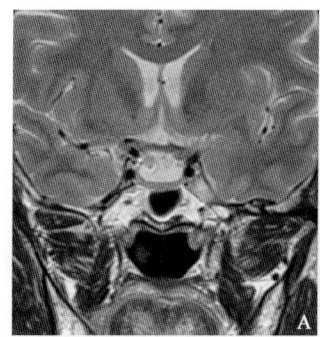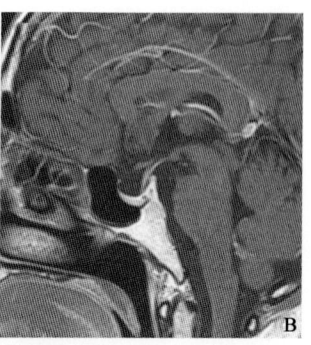

图 2-3-1 空蝶鞍

女性,55 岁,发现肾上腺腺瘤,常规行垂体 MRI 检查。A. 平扫冠状面 T_2WI;B. 增强矢状面 T_1WI

2. 垂体发育不良 • 垂体可有先天性发育不良,许多患者儿童期即表现有内分泌缺陷。CT 和 MRI 可见蝶鞍缩小,垂体窝浅,失去正常形态。垂体前叶体积减小,高度低于同年龄同性别组 2 个标准差(图 2-3-2)。下丘脑及邻近组织通常表现正常。

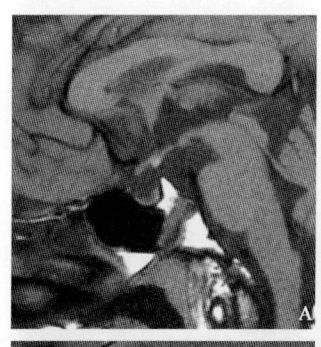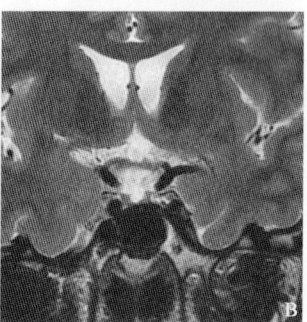

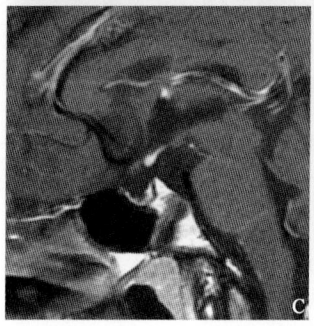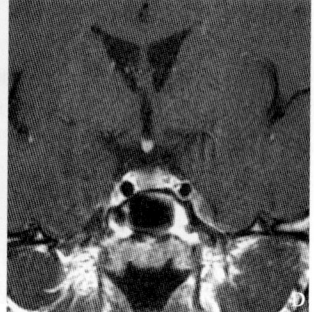

图 2-3-2 垂体柄中断

男性,30 岁,性发育迟缓。磁共振显示垂体前叶发育不良,垂体后叶异位于正中隆起处,垂体柄未见显示。A. 平扫矢状面 T_1WI;B. 冠状面 T_2WI;C、D. 增强矢状面及冠状面 T_1WI

3. 垂体后叶异位 • 垂体后叶异位是导致垂体功能低下、尿崩症及生长激素分泌紊乱等内分泌症状的重要病因。X 线及 CT 显示垂体窝体积可正常或减小,垂体形态本身可正常或发育不全。由于 X 线平片及 CT 不能区别垂体前后叶及显示下丘脑旁结节,因此这两项检查对判断本变异不及 MRI 敏感。

正常垂体后叶在 MRI 的 T_1WI 中表现为位于蝶鞍后部的圆形或卵圆形高信号,垂体后叶异位时则该部位的高信号消失,取而代之常可在正中隆起(漏斗进入下丘脑部位)见到小结节样 T_1WI 高信号突出于下丘脑下缘(图 2-3-2)。

4. 拉特克囊肿 • 拉特克囊肿起源于垂体前叶胚胎前体组织,囊肿具有上皮组织,病变较小时一般无症状,常在无意中

发现;当病变较大时可引起包括头痛、垂体功能减退、视力视野障碍(压迫视交叉视束)等症状。

病变通常位于垂体前后叶之间,也可向上突向鞍上池。CT 中蝶鞍可表现正常或轻度扩大,囊肿一般呈脑脊液样低密度,有时呈稍高密度。MRI 对病变的显示和定性十分有效,较小的囊肿通常表现为脑脊液样信号,即 T_1WI 低信号、T_2WI 高信号;囊肿较大时常因囊液富含蛋白质成分而使信号复杂,T_1WI 呈高信号,T_2WI 则可表现为高、中、低信号或高低混杂信号;增强扫描病变无强化(图 2-3-3)。

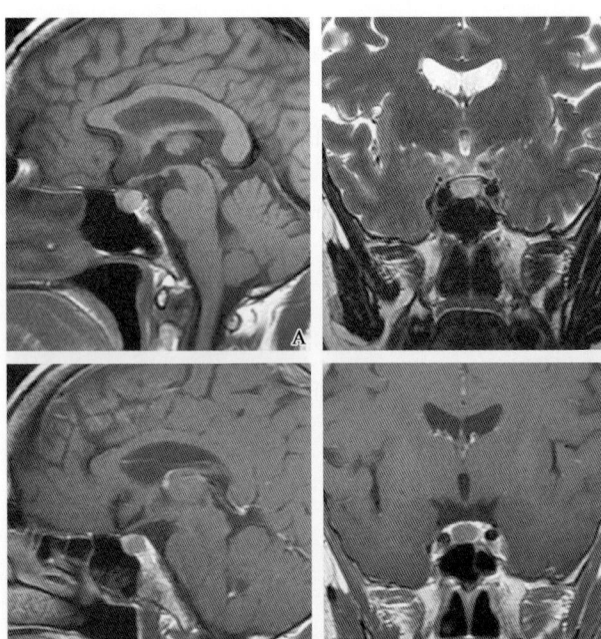

图 2-3-3　垂体拉特克囊肿
女性,62 岁,头痛 1 月余。MRI 示垂体前后间 8.0 mm×9.0 mm 类圆形异常信号,T_1WI 呈稍高信号,T_2WI 高信号,增强扫描未见强化。A. 平扫矢状面 T_1WI;B. 平扫冠状面 T_2WI;C、D. 增强矢状面及冠状面 T_1WI

5. 脑膨出·脑膨出是由于颅骨及硬膜缺陷而造成的脑实质或脑膜疝。它分为先天性和后天性两类。先天性脑膨出通常为大脑中线结构发育异常,表现为颅前窝、上鼻部及蝶鞍的骨性发育畸形,该型比较少见,常出现于亚洲人群。脑膨出也可同时伴有面部畸形。

CT 可观察到骨性结构缺陷及疝入蝶鞍内的组织。MRI 表现与 CT 相似,但显示脑实质相对骨骼要清晰。

脑疝及异常血管需与鼻息肉或肿块等鉴别,因为脑疝被误诊为鼻腔肿块而施行穿刺检查会造成严重不良后果。

6. 鞍上蛛网膜囊肿·鞍上蛛网膜囊肿临床上较少见,可引起内分泌功能失调,常表现为青春期早熟。

CT 中可见囊肿位于鞍旁或鞍上池内,边界清楚,呈脑脊液密度,囊肿可使视交叉、鞍背及床突变形;可压迫第三脑室上部造成脑积水,当骨骼未完全发育成熟患者存在脑积水时,由于囊肿通常为脑脊液密度,当存在严重脑积水时就很难将囊肿与扩大的脑室区别,此时可寻找突入至第三脑室内的囊肿壁作为鉴别点。MRI 除骨性结构较难显示外其他表现同 CT 相似,囊肿信号与脑脊液相同,表现为 T_1WI 低信号、T_2WI 高信号,可

见邻近脑实质受压表现(图 2-3-4)。与 CT 相比 MRI 优点是可以更好地显示囊肿边界,将病灶与扩大的第三脑室区别开来;其次,多平面成像能更直观地勾勒出囊肿轮廓。

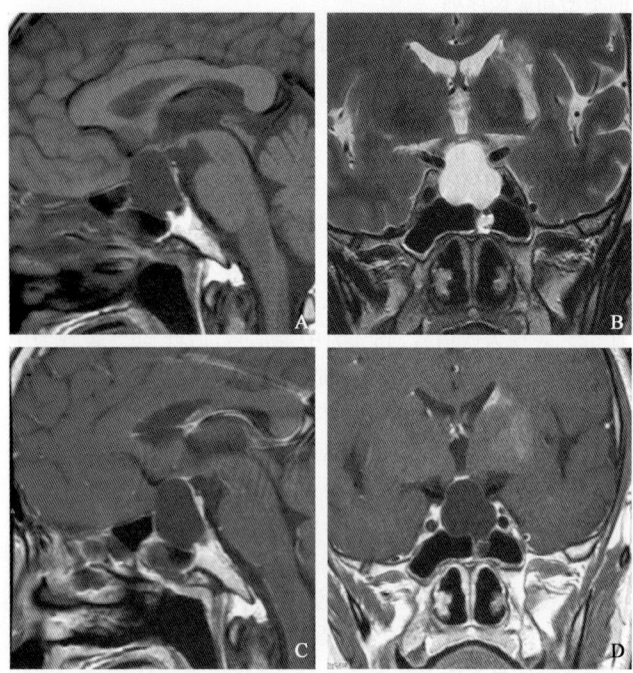

图 2-3-4　鞍区蛛网膜囊肿
男性,53 岁,视物模糊 10 日。磁共振示鞍区 2.7 cm×2.2 cm 不规则囊性灶,T_1WI 呈低信号,T_2WI 明显高信号,增强扫描未见强化。垂体受压向后推移。A. 平扫矢状面 T_1WI;B. 平扫冠状面 T_2WI;C、D. 增强矢状面及冠状面 T_1WI。另见左侧基底节区陈旧性脑梗死

7. 视隔发育不全·视隔发育不全属于先天性中线结构发育畸形,表现为透明隔缺失,视神经、视交叉及垂体发育不良。视隔发育不全被认为是前脑无裂畸形的最轻型表现,患者内分泌功能紊乱程度不一,常伴有尿崩症。X 线通常表现正常,鞍膈有时表现为减小。CT 可见透明隔缺失,视交叉发育较细,而垂体体积可表现正常或发育不良。MRI 表现与 CT 相似,可见透明隔缺失及视交叉和视神经发育不良。

(二)垂体和下丘脑区肿瘤

1. 垂体腺瘤·垂体腺瘤常见于成人,儿童少见。腺瘤按照大小可分为微腺瘤(直径<1 cm)和大腺瘤(直径>1 cm),按照有无内分泌功能可分为有功能性和无功能性。无功能性腺瘤约占所有腺瘤的 40%;功能性腺瘤中最常见的是催乳素瘤,其他功能性腺瘤包括生长激素瘤、促肾上腺皮质激素瘤、促性腺激素瘤和促甲状腺激素瘤。部分腺瘤分泌两种或两种以上激素称为混合性功能腺瘤。不同功能性垂体腺瘤会存在其相应内分泌改变特征,如生长激素肿瘤会出现巨人症或肢端肥大症,X 线或体格检查可发现头皮增厚、下颌骨增大等表现,因起病隐匿通常发现时肿瘤已较大。库欣(Cushing)腺瘤通常为小腺瘤,可出现压缩性椎体骨折和"水牛背"等临床表现。催乳素瘤体积可大可小,通常为小腺瘤,也可为大腺瘤。而无功能性腺瘤则通常体积较大。

(1)垂体微腺瘤:垂体微腺瘤是最常见的鞍内肿瘤,发生率远高于垂体大腺瘤。影像学检查首选 MRI 或直接冠状面增强 CT 扫描。微腺瘤的影像表现可分为肿瘤本身引起的直

接征象和继发性间接征象。

直接征象指肿瘤本身在 CT 和 MRI 图像上的密度和信号异常。CT 平扫图像中微腺瘤为等或稍低密度,快速团注造影剂后冠状薄层扫描,由于大多数腺瘤强化较正常垂体组织延迟,故表现为垂体前叶内类圆形边界清晰的低或稍低密度区。少数微腺瘤早期强化,CT 呈等或略高密度区,此时诊断较难。微腺瘤在 MRI 平扫图像中通常表现为 T_1WI 低信号,T_2WI 等或高信号,发生囊变坏死时肿瘤内可出现长 T_1 长 T_2 信号。MRI 动态增强扫描有助于微腺瘤的检出,与周围正常垂体组织相比,动态早期微腺瘤呈低信号,延迟期呈高信号,但是仍有少部分微腺瘤由于信号强度及强化方式与正常垂体组织相似而漏诊(图 2-3-5)。

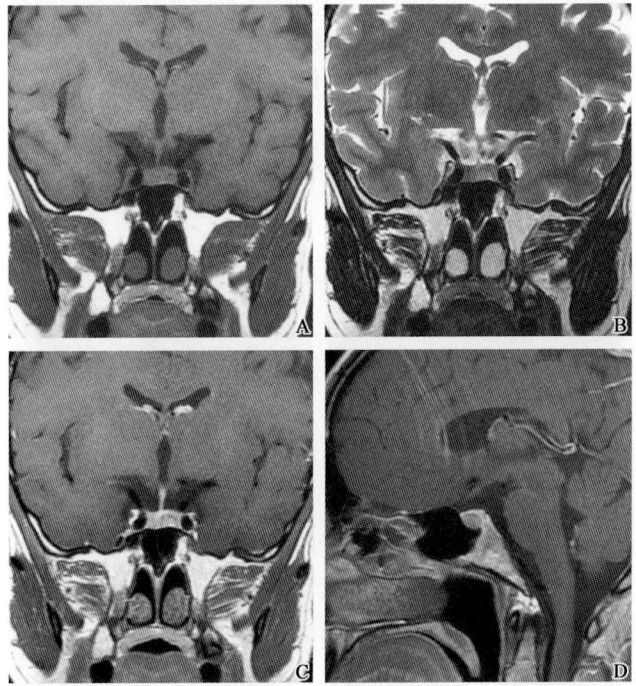

图 2-3-5 垂体微腺瘤
女性,27 岁,高催乳素血症,月经紊乱。MRI 示左侧翼 8.0 mm×5.0 mm 类圆形异常信号,T_1WI 呈低信号,T_2WI 呈高信号,增强扫描强化比周围正常垂体组织弱。A、B. 平扫冠状面 T_1WI 及 T_2WI;C、D. 增强冠状面及矢状面 T_1WI

间接征象包括垂体增大,高径大于正常值,垂体上缘不对称隆起,垂体柄倾斜偏移,鞍底骨质变薄、倾斜下陷等。间接征象有较高的敏感性,对于微腺瘤诊断具有重要参考价值,但需密切结合临床和实验室生化指标检查,因为正常垂体也可出现某些间接征象。

(2)垂体大腺瘤:CT 平扫中肿瘤密度与正常脑组织相似,呈等或稍高密度,少数呈低密度。随着肿瘤体积增大,容易发生囊变、坏死和出血,此时肿瘤呈混杂密度。坏死囊变表现为肿瘤内部不规则的低密度,急性出血则为高密度。CT 诊断急性出血较 MRI 敏感,但在鉴别亚急性出血、慢性出血和坏死囊变方面,MRI 要优于 CT。肿瘤内部钙化不多见,主要发生在催乳素瘤和生长激素瘤,呈点片或蛋壳样高密度影。增强后肿瘤常呈中等程度强化,坏死囊变及出血成分无强化,腺瘤内部的纤维组织或一些无功能性肿瘤组织亦无明显强化。肿瘤在横断面图像中呈类圆形或椭圆形,冠状面图像中

呈典型的"腰身征",这是由于肿瘤向上生长受到鞍膈限制所形成的特殊征象。当肿瘤向上生长进入鞍上池后可使鞍上池前部甚至大部闭塞,有时还可突入第三脑室前部造成脑积水。肿瘤向下生长进入蝶窦,可在蝶窦内见到软组织团块影。CT 骨窗可显示蝶鞍扩大,鞍背变薄,骨质吸收。但 CT 对于显示肿瘤对视交叉和海绵窦的侵犯无 MRI 敏感。

MRI 检查对显示肿瘤大小、范围及与周围结构关系明显优于 CT。垂体大腺瘤的信号一般在 T_1WI 中呈等信号,T_2WI 中呈等或高信号,当内部发生坏死囊变及出血时,信号变得不均匀,有时可出现液-液平。MRI 中坏死囊变常呈长 T_1 长 T_2 信号;合并出血时,血肿在不同演变时期具有不同信号特征,急性出血时细胞内为脱氧血红蛋白,血肿在 T_1WI 和 T_2WI 上均呈低信号;亚急性出血早期由于正铁血红蛋白形成,呈 T_1WI 高信号、T_2WI 低信号,亚急性晚期血肿在 T_2WI 上逐渐转变为高信号;慢性期铁血黄素沉积在 T_1WI 与 T_2WI 均显示为低信号。钙化在 MRI 各序列中均表现为低信号,需与鞍旁动脉瘤的血管流空表现鉴别(图 2-3-6)。

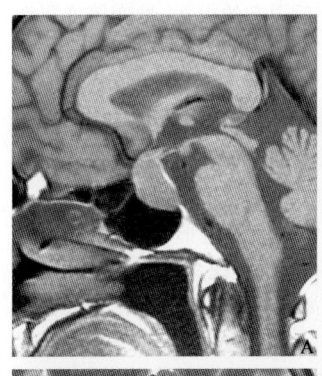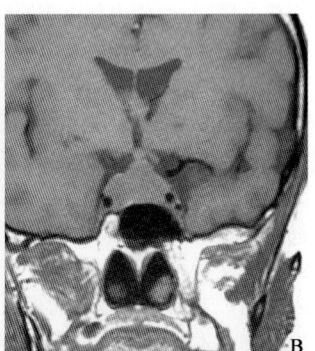
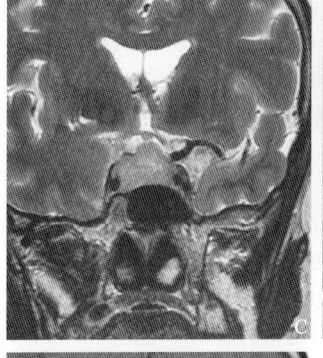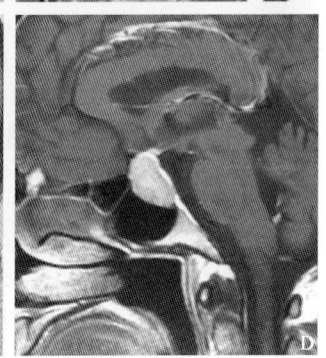
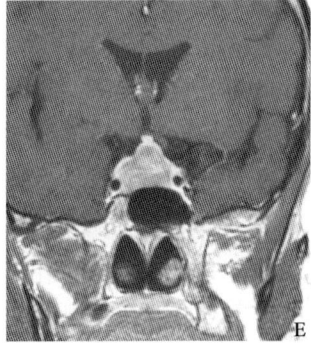

图 2-3-6 垂体大腺瘤
女性,55 岁,视力减退半年。鞍区见不规则肿块影,突向鞍上,2.0 cm×1.6 cm,呈明显"腰身征",T_1WI 呈等低信号,T_2WI 不均匀高信号,增强扫描不均匀强化,相对正常垂体组织呈低信号;双侧颈内动脉被部分包绕。A. 平扫矢状面 T_1WI;B、C. 平扫冠状面 T_1WI 及 T_2WI;D、E. 增强矢状面及冠状面 T_1WI

尽管垂体大腺瘤为良性肿瘤,但有些呈侵袭性生长,可向鞍上、鞍旁、鞍下和鞍前后扩展,侵犯周围结构。相比 CT,MRI 能更清楚地显示肿瘤与邻近结构的关系。鞍上扩展常可见肿瘤穿过破坏和扩大的鞍膈孔突入鞍上池内,视交叉受压抬起,

变薄；第三脑室前部及侧脑室额角受压变形，室间孔阻塞时可引起脑积水；冠状面显示最佳，可见肿瘤呈明显的"腰身征"。鞍旁扩展可见两侧海绵窦轮廓异常或膨隆，肿瘤可包绕颈内动脉海绵窦段，使其变细，移位。但由于海绵窦内侧硬膜壁较难显示，海绵窦的早期侵犯与单纯压迫的鉴别存在一定难度。若腺瘤和海绵窦之间仍然存在受压的正常垂体组织，则可排除海绵窦受侵。由于第Ⅲ～Ⅵ对脑神经位于海绵窦较外侧，所以这些神经受损症状不常见。鞍下扩展时肿瘤破坏鞍底侵入蝶窦，蝶窦内可见软组织团块影。鞍前、后扩展主要依据肿瘤是否超过鞍结节或斜坡后缘，并据此判断有无颅前窝、颅后窝侵犯。

（3）腺瘤治疗后改变：通过影像学检查对腺瘤治疗效果进行随访并观察有无并发症是非常重要的一项措施，其中又以MRI检查最佳，因为其无放射辐射，且可多平面成像，对观察肿瘤治疗后变化有重要意义，尤其适用于妊娠和产后垂体腺瘤复查。

垂体治疗方法主要有药物治疗、手术治疗和放射治疗。

药物治疗可降低血清激素水平和减小肿瘤体积，影像学检查一般在药物开始治疗后2周至1个月开始显示肿瘤体积变化。同时，肿瘤内部由于治疗后引起的出血、囊变等亦可在影像中反映出来。

许多垂体手术路径为经蝶鞍，垂体术后患者鞍底通常有变形。蝶窦内可填充凝胶海绵或生物材料如肌肉或脂肪。垂体本身形态可改变，或推移至旁边位置，漏斗可有移位。如果为经额手术，可见额骨部分缺如，额叶局部含水量增加，提示局部脑损伤。鞍上巨大肿块可使视交叉变形，但是当肿块移除后视交叉可恢复至正常大小和位置。视交叉被拉伸后可疝入鞍内。若术前发现肿瘤侵入海绵窦，则可能存在残余或复发肿瘤。术后蝶窦可部分空虚。由于这些术后改变，推荐术后随访时间为4～6个月，这时血肿、积液和填充物基本吸收，残余或复发的肿瘤可以更容易被发现。

放射治疗除了使肿瘤体积减小外，会对邻近组织产生损伤作用，出现放疗并发症，比如照射部位毛发脱落、头痛或视野改变、视神经和视交叉的放射性坏死、继发性垂体功能低下等。

2. 视交叉及下丘脑胶质瘤·肿瘤沿着视束或视神经生长是视路胶质瘤的特征性生长方式，此时较容易判断其来源。儿童好发这些肿瘤，组织学主要为缓慢生长型毛细胞性星形细胞瘤。视神经胶质瘤在神经纤维瘤病Ⅰ型中多见，而成人的视神经胶质瘤具有侵袭倾向，通常为胶质母细胞瘤。

头颅X线常无明显阳性发现，但当肿瘤沿视神经生长时，可引起视神经管扩大。CT和MRI可见视交叉及下丘脑增粗增大并见占位性肿块，在冠状面显示较佳。这些肿瘤通常易发生囊变，使得密度或信号不均；增强扫描可见肿瘤的实性部分及囊壁强化。另外，有时可见到异常信号或强化延伸至视束及视放射部位。

3. 颅咽管瘤·颅咽管瘤起源于胚胎时期拉特克囊的上皮残余组织，可发生于第三脑室底（下丘脑）至咽扁桃体的任何部位，常见于鞍上区。该肿瘤有两个发病高峰，分别为10～20岁和50～60岁。临床病理主要分为釉质瘤型和鳞状上皮型，前者多见于儿童，后者多见于成人。临床表现主要为视力障碍、头痛、脑积水及下丘脑和垂体功能紊乱。

当肿瘤体积增大到一定程度时，头颅X线可见蝶鞍及床突变形。在大多数儿童及近半的成人中X线及CT可显示肿

瘤内不规则或弧形钙化影。

颅咽管瘤在CT上常表现为囊实性肿块，且实性部分常有强化。颅咽管瘤常发生在鞍上池，随着其不断生长，可压迫推移视交叉、垂体及漏斗，同时侵犯两侧海绵窦，甚至包裹或阻塞颈内动脉。

MRI的影像表现与肿瘤组织成分相关，可为囊性、囊实性或实性。当囊性部分T_1WI和T_2WI均为高信号时提示组织成分为胆固醇或亚急性出血。若含有大量角蛋白，T_1WI可表现为低信号，有时可看到液平。釉质瘤型颅咽管瘤趋向于囊性或囊实性，而鳞状上皮型趋向于实性或囊实性。釉质瘤型容易复发，两者预后具有差异。MRI有助于两者鉴别：釉质瘤型通常为分叶状，囊性成分为高信号，易包裹侵犯血管。鳞状上皮型通常为类圆形，囊性成分为低信号，且实性成分组织居多。MRI可进行多平面成像，发现肿瘤敏感性较高，可为临床制定手术计划提供重要信息（图2-3-7）。

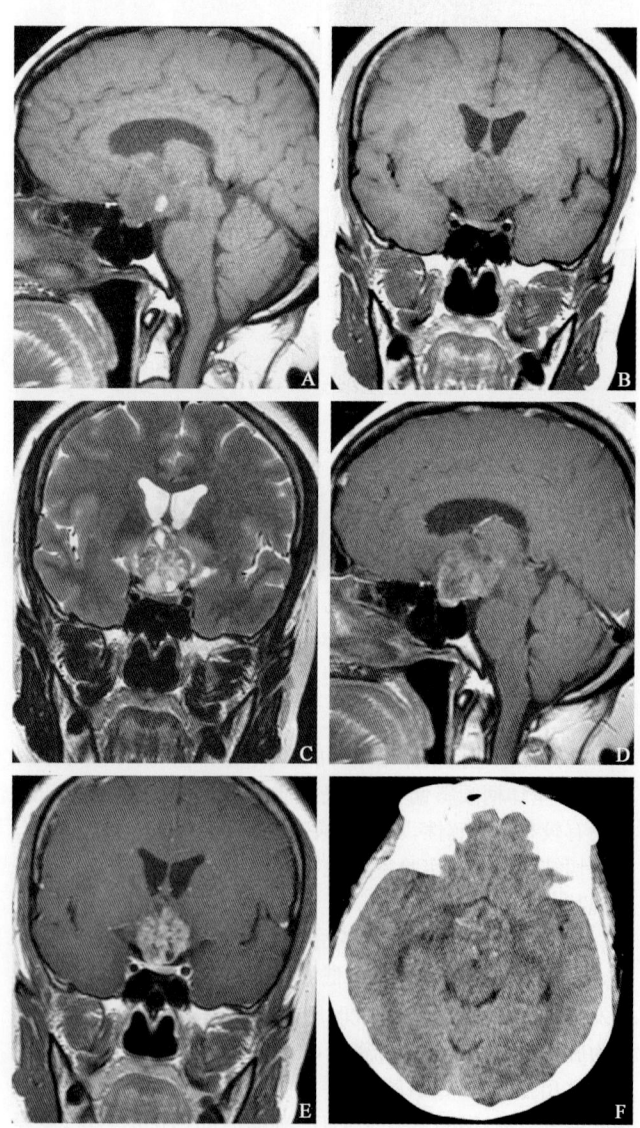

图2-3-7 颅咽管瘤
女性，43岁，反复头痛1年。鞍上区不规则囊实性肿块影，边界不清，垂体及视交叉受压，T_1WI低信号为主内见局部高信号，T_2WI不均匀高信号，增强扫描明显不均匀强化。CT可见病灶内少许点状钙化。A. 平扫矢状面T_1WI；B、C. 平扫冠状面T_1WI及T_2WI；D、E. 增强矢状面及冠状面T_1WI；F. 横断面CT平扫

4. **漏斗部病变** · 正常垂体柄在正中隆起处平均粗约 3.5 mm，中段约 2.8 mm，注射造影剂后可见强化。影像学上漏斗部病变主要表现为垂体柄增粗或肿块(图 2-3-8)。最常见的相关临床症状是尿崩症，MRI 有时可显示垂体柄横断，同时垂体后叶高信号消失。

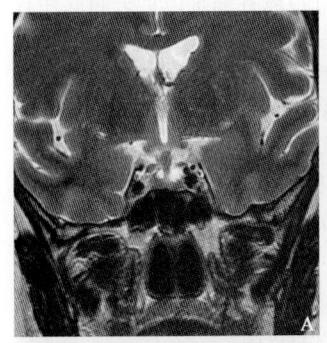
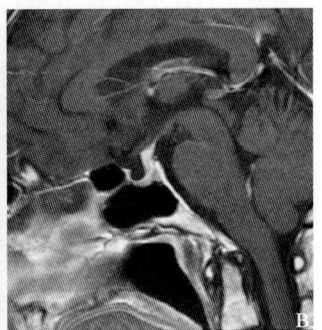
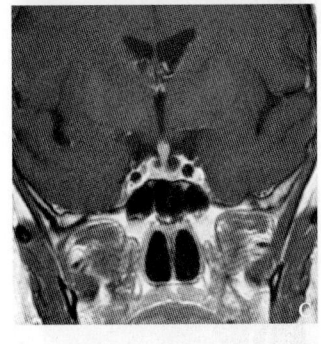

图 2-3-8 淋巴细胞性垂体炎
女性，63 岁，口干、多饮、多尿 2 个月。垂体柄增粗，均匀强化。A. 平扫冠状面 T_2WI；B、C. 增强矢状面及冠状面 T_1WI

垂体柄增粗的鉴别诊断包括结节病、结核、组织细胞增生症 X、垂体后叶异位及生殖细胞瘤等。另外，下丘脑胶质瘤侵入亦可使垂体柄增粗。

对于结节病和结核浸润患者，胸片或胸部 CT 常有异常表现，较易与组织细胞增生症 X 鉴别，后者在临床上常表现为皮肤和骨骼病变、中耳炎及肺部间质性改变。

5. **下丘脑错构瘤** · 下丘脑错构瘤又称灰质结节错构瘤，多伴儿童性早熟表现。该病预后良好，所以与下丘脑胶质瘤的鉴别非常重要。MRI 冠状及矢状位薄层扫描显示病变最佳，通常可见特征性表现：病变起源于下丘脑下缘，通常体积较小，直径<1 cm；当病变向外生长，可下垂至鞍上池内，毗邻乳头体。T_1WI 为等信号，与正常脑实质一致，T_2WI 为稍高或等信号，注射造影剂后通常无强化(图 2-3-9)。

6. **鞍内及鞍旁脑膜瘤** · 脑膜瘤起源于脑膜细胞，发生在鞍旁部位的概率要多于鞍内，与硬脑膜关系密切，可发生在蝶骨面、鞍膈、视神经鞘、床突或海绵窦内。X 线有时可见到钙化。CT 通常表现为等或稍高密度肿块，有时会被误诊为破裂的动脉瘤，其内常有大小不等的钙化，邻近骨质增生肥厚或吸收是其特征性表现，增强后肿瘤呈明显均一强化。MRI 中 T_1WI 表现为与脑灰质相似的等信号，故平扫时不易显示，肿瘤内钙化较多时则呈混杂信号。注射造影剂后则表现为显著均一强化，邻近脑膜可强化形成"脑膜尾征"。

7. **神经鞘瘤和神经纤维瘤** · 神经鞘瘤起源于周围神经髓鞘，常累及海绵窦及鞍上区内的脑神经。垂体功能一般不受累，但海绵窦、鞍上区及脑桥前池区域的第Ⅲ、Ⅳ、Ⅵ对脑神经常受累。当存在多灶性病变时，应考虑神经纤维瘤病诊断。

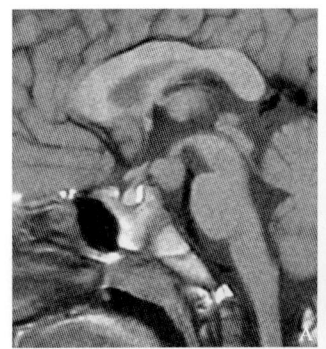
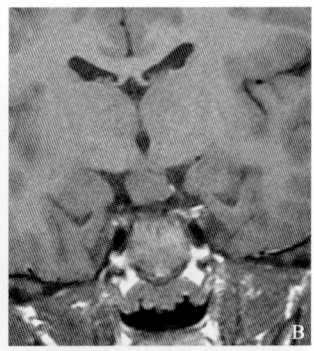
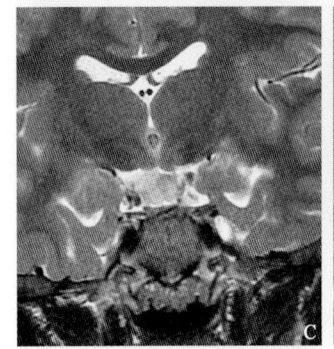
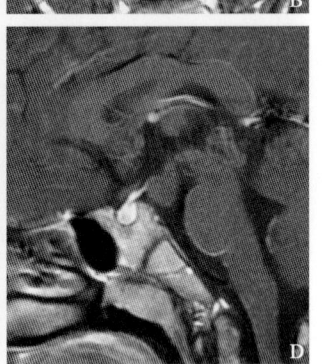
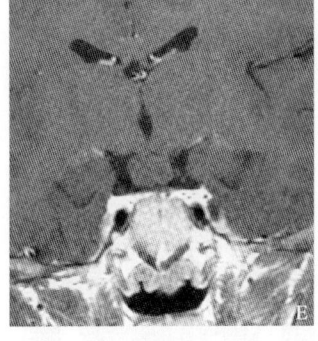

图 2-3-9 下丘脑错构瘤
男性，4 岁，性发育早熟。下丘脑见直径 1.0 cm 不规则异常信号，T_1WI 呈低信号，T_2WI 稍高信号，增强扫描未见强化。A. 平扫矢状面 T_1WI；B、C. 平扫冠状面 T_1WI 及 T_2WI；D、E. 增强矢状面及冠状面 T_1WI

8. **转移瘤** · 位于鞍内、鞍上及鞍旁区域的转移瘤通常来源于蝶骨或蝶窦、海绵窦、垂体或邻近软组织。垂体转移瘤的异常内分泌症状不常见，但当累及下丘脑时则可出现。单凭影像很难将垂体转移瘤与其他肿瘤或非肿瘤性病变进行区别，但当存在骨质破坏或原发肿瘤病史时可协助转移瘤的诊断。转移瘤的影像学表现无特征性，肿瘤较小时表现为垂体内低密度或异常信号灶，肿瘤较大时可引起蝶鞍扩大，颅底骨质破坏(图 2-3-10)。

9. **生殖细胞瘤** · 生殖细胞瘤属胚细胞肿瘤，最常见的部位是松果体区，其次为鞍上区。鞍上区生殖细胞瘤包括原发和继发两类，5%～10% 的颅内生殖细胞瘤可在松果体区和鞍上区同时发生。生殖细胞瘤包括精原细胞瘤、畸胎瘤、胚细胞瘤、绒毛膜癌及混合组织肿瘤。男孩好发，有侵犯垂体柄倾向。当生殖细胞瘤仅累及垂体柄时很难与累及漏斗的其他原发垂体病变鉴别，如果同时存在松果体区肿块，几乎均可诊断为生殖细胞瘤。CT 主要表现为鞍上类圆形肿块，等或高密度，呈明显均一强化。MRI 中肿瘤常为 T_1WI 等信号，T_2WI 等、稍高信号，呈均匀强化(图 2-3-11)。肿瘤较小仅累及垂体柄时可见垂体柄局部增粗。

(三) 垂体和下丘脑区其他病变

1. **垂体卒中** · 垂体卒中继发于垂体前叶坏死。产后妇女

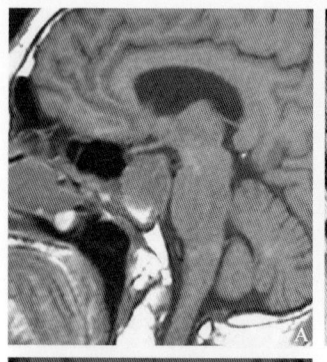
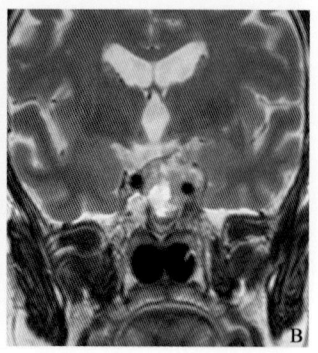
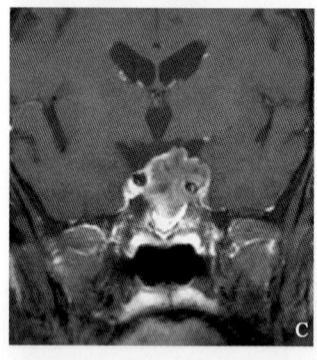

图 2-3-10 鞍区转移瘤

男性,67 岁,肺癌术后 2 年,头痛 3 个月。鞍区见不规则肿块影,边界不清,3.2 cm×2.9 cm,侵犯左侧海绵窦、颈内动脉及蝶窦,T₁WI 呈高低混杂信号,T₂WI 混杂高信号伴局部囊变,增强扫描不均匀强化。A. 平扫矢状面 T₁WI;B. 平扫冠状面 T₂WI;C. 增强冠状面 T₁WI

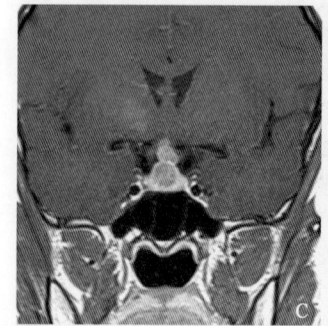
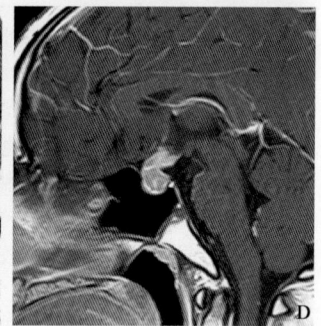

图 2-3-11 生殖细胞瘤

男性,18 岁,垂体柄不均匀增粗,累及垂体前叶,T₁WI 呈低信号,T₂WI 高信号,增强扫描轻度不均匀强化。A、B. 平扫冠状面 T₁WI 及 T₂WI;C、D. 增强冠状面及矢状面 T₁WI

的垂体卒中称为席汉综合征(Sheehan 综合征),通常由于垂体出血造成。垂体卒中虽然可发生于正常垂体内,但一般以腺瘤继发出血比较多见。CT 诊断急性出血很敏感,但很难观察到垂体组织的变化。MRI 诊断出血也很敏感,在 T₁WI 上呈高信号,另外 MRI 还能显示可能受到压迫的视交叉。

2. 蝶窦疾病·蝶窦可发生以下疾病:扩张(黏液囊肿)、炎症(Wegener 肉芽肿)、感染(脓囊肿)或肿瘤(鳞状细胞癌或淋巴瘤)。炎症可刺激或直接侵入蝶鞍,尤其是免疫缺陷和糖尿病患者的坏死性感染(如毛霉菌病),此时很难将炎症与其他肿瘤鉴别,如鳞状细胞癌或腺癌、斜坡脊索瘤。

3. 动脉瘤·动脉瘤可发生于颅内任何血管,血管分支处多见。鞍内及鞍上区动脉瘤可压迫视交叉,患者表现为双颞侧偏盲,也可压迫垂体或漏斗,表现为尿崩症和其他内分泌功能异常。若合并蛛网膜下腔出血,患者可有严重头痛或伴有血管痉挛引起的神经系统缺陷。

X 线有时可显示动脉瘤壁弧形或环形钙化,大动脉瘤可使颅底变形和侵蚀床突。CT 平扫动脉瘤呈等或高密度,静脉注射造影剂后显著强化,动脉瘤内若存在血栓,则血栓成分无强化。动脉瘤破裂后,CT 多不能显示瘤体,但显示并发症。CTA 诊断动脉瘤的敏感性很高(图 2-3-12),可帮助发现多发非血栓性动脉瘤。在自旋回波 MRI 图像中,动脉瘤信号很低,具有流空效应,但也可存在相位编码和流动伪影导致信号不均,动脉瘤内的血栓依时间长短可呈多种表现。MRA 可将动脉瘤与其他 MRI 表现低信号的病变鉴别(如钙化),且无创。MRI 的优越性在于可提供一个很好的无创筛查手段。DSA 仍旧是评估动脉瘤的金标准,但是难以发现完全血栓化的动脉瘤和并发症。

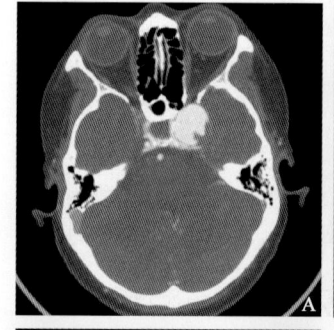
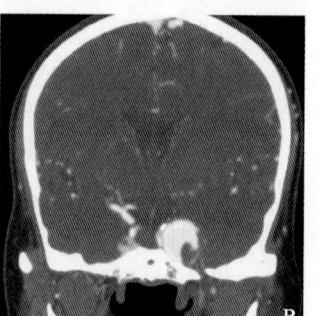
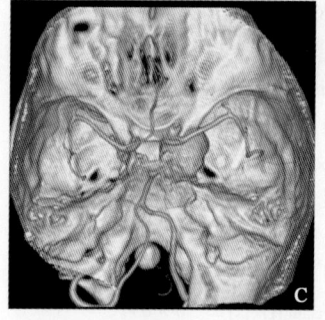

图 2-3-12 颈内动脉动脉瘤

女性,52 岁,头痛伴呕吐 4 日。左侧颈内动脉见瘤样突起,瘤体内见低密度附壁血栓形成。A、B. 增强 CT 横断面、冠状面;C. 容积重现 VR 重建图像

4. 结节病·结节病是一种多系统受累的慢性全身性肉芽肿疾病,病因不明。特征是多发非干酪样肉芽肿,有缓慢纤维化趋势。中枢神经系统结节病属全身性结节病的一部分,可侵犯基底池、垂体、垂体柄、视交叉、下丘脑等。CT 和 MRI 可见脑底池粘连、变形、封闭,鞍上池内及附近脑实质内可见单发或多发结节,呈稍长 T₁ 稍长 T₂ 改变,增强扫描后,结节呈明显均一强化。另外,还可显示其可能合并的脑梗死、脑积水等继发改变。

5. 原发性甲状腺功能减退和 Nelson 综合征·原发性甲状腺功能减退和 Nelson 综合征均可见到垂体肥大。原发性甲状腺功能减退由于下丘脑甲状腺素反馈抑制消失使得促甲状腺激素释放激素释放增加。Nelson 综合征通常发生在库欣综合征患者手术切除肾上腺后,皮肤色素沉着,垂体肿瘤样增

大,过度分泌促肾上腺皮质激素,肿瘤可有浸润性表现,甚至转移至颅窝以外。

第二节 · 松果体

松果体(pineal body)体积较小,位置深在,是一个具有多方面生理功能的神经内分泌器官。随着松果体内分泌功能的逐渐揭示,人们对它的影像学检查要求在日益提高。

一、影像学检查方法

1. **X线检查** · 主要包括头颅正侧位片。松果体为软组织器官,不钙化时X线平片不能显示。

2. **CT检查** · 常规头颅CT平扫用5 mm层厚,对松果体的显示效果欠佳,为更好地显示松果体本身及其附近结构应行薄层扫描。

3. **MRI检查** · MRI是迄今显示松果体最好的影像学检查方法。MRI具有软组织分辨率高和多方位、多参数成像的特点,可以很好地显示松果体本身及其邻近结构。松果体区MRI检查主要包括常规SE、FSE序列,扫描方位有矢状位、冠状位、轴位,以矢状位SE序列T_1WI显示效果最为满意。由于人类松果体体积较小,因此宜采用3 mm的薄层扫描。松果体血运丰富且不具有血脑屏障,因此增强后呈明显强化,与邻近组织对比更加明显,更能显示松果体的形态及大小。

4. **脑血管造影** · 对于血管性病变、动静脉畸形、动静脉瘘等,脑血管造影可以明确诊断,并且在诊断的同时可以进行介入治疗。

二、松果体区的影像学解剖

(一) 松果体区的解剖

1. **松果体的形态** · 松果体为灰红色卵圆形小体,长5~10 mm,宽1~4 mm,重50~150 mg,外形类似松子。松果体大体上分为3个部分,中间膨大的部分为体部,后端逐渐变细为尖部,前方为松果体柄。松果体柄又分为上、下唇,上唇将松果体连于缰联合和缰核,下唇将松果体连于后联合。上、下唇之间为松果体隐窝。

2. **松果体的位置及毗邻** · 松果体位置深在,居于大脑中央,轴位毗邻许多重要结构,包括神经组织、脑池、血管等。松果体上方为胼胝体压部和穹隆体;两侧为丘脑向后延伸的部分,即丘脑后结节;下方为小脑幕及其下方的小脑上蚓部的中央小叶和顶上小叶;前方为中脑顶盖的四叠体板。松果体位于上丘水平,并部分掩盖上丘,因此大体解剖上必须将松果体向上推移才能显示上丘。鉴于松果体和四叠体板关系密切,常将两者合称为松果体区或四叠体区。四叠体板在头侧止于顶盖前区和缰三角。第三脑室后壁构成松果体的前界,自下向上依次为中脑导水管开口、联合下器及后联合、松果体隐窝、缰联合及松果体上隐窝。松果体位于四叠体池中央,后者头侧延续为中间帆池,尾侧与小脑上池相通,两侧为环绕中脑的环池。松果体周围脑池有许多重要血管,因此手术操作难度较大。两侧大脑内静脉呈竖琴状包绕松果体,两侧大脑内静脉在松果体的尖部汇合成大脑大静脉及Galen静脉。此

外,左右基底静脉、小脑前中央静脉也在此处汇入Galen静脉。松果体周围的动脉多较细小,包括脉络膜后内侧动脉、四叠体动脉、迂曲行走的大脑后动脉,少数情况大脑前动脉的终末支——胼周动脉绕过胼胝体压部,经松果体上面进入中间帆池。

3. **松果体的组织结构** · 松果体表面有结缔组织软脑膜包裹,并深入腺体内部,将松果体分为若干小叶,小叶间隔内含有血管和神经组织。松果体实质主要由松果体细胞、胶质细胞(包括星形细胞和室管膜细胞)、钙化、胶质性空洞或囊肿组成。在松果体腺体中部,部分松果体细胞排列紧密,呈小叶状,其间隔是由结缔组织形成的小叶间隔;而在腺体的周边,尤其是腺体的下部,松果体细胞散在分布,并不形成小叶,其间可见星形细胞分布。松果体钙化多位于腺体中部和背侧,除钙盐外还有镁盐沉着。关于松果体钙化发生的意义目前尚有争议。有学者认为松果体钙化是腺体具有内分泌功能的标志,但多数学者认为钙化是松果体细胞逐渐退化的结果。目前比较一致的看法认为钙化并不影响松果体的激素分泌功能,不是松果体萎缩的表现。此外,松果体内还可见单发或多发的囊变,多数囊壁由胶质细胞构成,偶尔为室管膜细胞构成,与第三脑室发育不全有关。若是松果体内囊变区较大,将松果体实体挤压成带状。

4. **松果体的血供**

(1) 动脉:脉络膜后内侧动脉为松果体的主要供血动脉。主要分支包括:① 松果体外侧动脉,左右各一,起自脉络膜后内侧动脉环池段,沿松果体侧面由前向后行走,沿途发出分支供应顶盖前区、缰三角、松果体外侧面,终末支达松果体尖部。② 松果体嘴动脉,起自脉络膜后内侧动脉环池段和中间帆池段移行处,为多个细小的分支,供应松果体的上面和侧面。③ 松果体内侧动脉,较少见,起自脉络膜后内侧动脉,沿松果体下面中线区走行达松果体尖部。松果体供血动脉的终末支在松果体尖部下面形成软脑膜下动脉丛。松果体动脉变异较大,约70%仅有一侧松果体外侧动脉。此外,有学者发现胼周动脉也可向松果体供血。

(2) 静脉:松果体外侧静脉沿松果体外侧走行,汇合成松果体中央静脉,注入Galen静脉。松果体外侧静脉由上、下两个属支组成,上支引流松果体及松果体上隐窝的血流,下支主要引流顶盖前区和上丘的血流。松果体周围由两组静脉围绕,一组为两侧大脑内静脉,另一组为大脑内静脉的松果体外侧静脉。

松果体的动脉和静脉相互伴行穿过松果体腺体,并在腺体内形成纵行的血管轴。在腺体中央,较大的毛细血管和血窦位于小叶间隔之内,并由此发出毛细血管干或血管网进入小叶;腺体周边部,毛细血管稀少且较细小。

(二) 影像学正常表现

1. **X线检查** · 传统观点认为松果体在6岁以后发生钙化,颅脑X线平片易于显示。6岁以后其钙化出现率与年龄呈对数关系,成人钙化显示率约为40%。一般认为松果体正常位于大脑中线,但近期研究表明正常松果体有87%偏离中线,其位置与半球宽度有关。松果体钙斑在侧位片位于岩骨后上方,正位片位于近中线处,位置恒定,可根据其移位方向判断颅内占位病变的大致位置。松果体钙斑可小如针尖,但

多数在 0.5 cm 左右，一般认为若直径超过 1 cm，应考虑为异常。钙斑可为点状、斑点状堆积、圆形或卵圆形致密影。松果体钙化并不影响其分泌激素的功能，因此单纯钙化不能被认为是松果体退变性或萎缩的表现。

2. CT 检查　松果体呈卵圆形小体，与脑皮质等密度，边界清楚，位于间脑顶端、缰联合与后联合之间、四叠体上方的凹陷内。松果体没有血脑屏障，强化后呈明显强化，但由于分辨率的限制，常规头颅 CT 常不能显示松果体的强化。因此，如果头颅 CT 增强扫描在松果体区发现明确强化，则高度提示存在松果体肿瘤的可能。

3. MRI 检查　正常松果体的平均直径约为 6.1 mm，多数研究认为 2 岁以内的儿童的松果体体积较小，2～20 岁松果体大小无显著性变化，男女之间亦无差别。也有研究显示自婴儿至老年人松果体的大小基本一致。人类松果体分 3 种形态：环形占 22%，半月形占 26%，结节形最多，占 52%。正常松果体在 T_1WI 和 T_2WI 均与脑皮质等信号，其中实性者占 40%，囊性者占 60%。囊性者其囊性部分在 T_1WI 呈低信号，T_2WI 呈高信号。增强后实性松果体呈弥漫性或部分强化，囊性松果体呈环形强化或周边强化。正常松果体呈弥漫性强化者一般直径<9 mm，如>15 mm 则应考虑松果体部位肿瘤的可能。囊性松果体囊变区直径一般<5 mm，>5 mm 时应考虑松果体囊肿的可能。

三、松果体区病变的影像学表现

（一）生殖细胞瘤

生殖细胞瘤又称不典型畸胎瘤，占全部颅内肿瘤的 1%～2%，却为松果体区最常见的肿瘤，约占松果体区肿瘤的 40%。除松果体外，该肿瘤还可见于鞍上、丘脑和基底节区。生殖细胞瘤多发生于青少年，男性患者明显多于女性，多数在 10～30 岁发病，幼儿和老年人罕见。

松果体区生殖细胞瘤主要产生 3 组症状：① 颅内压增高，肿瘤压迫中脑导水管造成梗阻性脑积水，发生颅内压增高，患者出现头痛、呕吐、视乳头水肿等症状，儿童则可表现为头颅增大、前囟饱满等。② 邻近结构受压，肿瘤压迫四叠体上丘可致眼球上下运动障碍、瞳孔扩大或不等大、光反射消失、调节反射存在，该组症状由 Parinaud 首先报道，因此称为 Parinaud 综合征。此外，肿瘤压迫下丘及外侧膝状体可产生耳鸣及听力下降；肿瘤向后压迫小脑上蚓部和小脑上脚，可出现共济障碍、眼球震颤、Romberg 征阳性；肿瘤沿脑脊液播散至丘脑下部可以产生尿崩症及嗜睡表现。③ 内分泌紊乱症状，主要是性征发育紊乱，以性早熟最常见。肿瘤破坏松果体细胞，使褪黑素的合成和分泌减少，出现性早熟表现。

1. X 线表现　主要是颅内压增高表现和松果体区异常钙化。10 岁以下儿童松果体钙化少见，若出现钙化或 10 岁以上松果体钙化直径>1 cm 时，应高度怀疑松果体区肿瘤的可能，需进一步行 CT 或 MRI 检查。

2. CT 检查　肿瘤表现为第三脑室后部边缘清楚的圆形或类圆形较均质的高密度肿块，其内可见单个或多个小结节状钙化，松果体钙斑增大，被包埋为特征性表现。肿瘤向下侵犯四叠体，压迫中脑导水管致幕上脑室系统积水扩张。增强后，肿瘤明显均一强化，少数不均或厚环状强化。室管膜及

蛛网膜下腔转移呈均一线状或结节状强化。

3. MRI 检查　肿瘤在 T_1WI 多为均匀等信号或略低信号，T_2WI 与脑皮质等信号或呈略高信号，信号强度均一或不均。肿瘤内小的囊变区呈长 T_1、长 T_2 信号，完全的瘤内钙化灶在所有序列均呈低信号。肿瘤边界清楚，表面可呈分叶状。MRI 增强后多数肿瘤呈明显均一强化，少数强化不均，室管膜及蛛网膜下腔转移呈均一线状或结节状强化（图 2 - 3 - 13）。

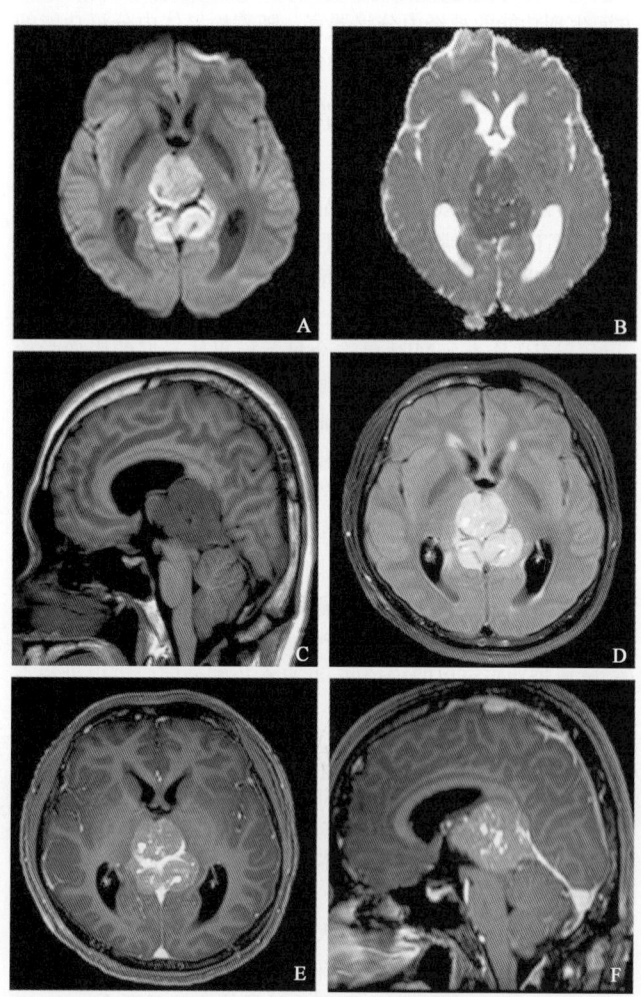

图 2 - 3 - 13　松果体生殖细胞瘤

MRI 示松果体区一不规则团块影，压迫邻近双侧侧脑室、第三脑室、中脑导水管，幕上脑室系统积水扩张，T_1WI 等、低信号，T_2 FLAIR 高信号，DWI 高信号，ADC 图信号明显下降，增强后明显不均匀强化，并包绕邻近脑动静脉。A. 横断面 DWI；B. ADC 图；C. 矢状面 T_1WI；D. 横断面 T_2 FLAIR；E. 增强横断面 T_1WI；F. 增强矢状面 T_1WI

（二）畸胎瘤

松果体区是颅内畸胎瘤最好发的部位。畸胎瘤占颅内肿瘤的 0.3%～0.7%，小儿及 20 岁以下青年多见，占 70% 左右。男女发病比为 2:1。肿瘤最好发于松果体区，其次为鞍上，也可发生在颅后窝、第四脑室等靠近中线的区域。病理上畸胎瘤分为成熟型和不成熟型两种类型。肿瘤由 3 个胚层衍生组织构成：① 内胚层，包括消化道、呼吸道组织及各种黏液分泌腺；② 中胚层，包括骨、软骨、肌肉、脂肪等；③ 外胚层，包括皮肤、皮脂腺、神经组织。神经组织为颅内畸胎瘤最常见的组成成分。肿瘤中未成熟组织的出现并不意味着肿瘤为恶性，相反成熟的组织成分亦有发生恶变的可能。恶性畸胎瘤的诊

断取决于肿瘤兼有生殖细胞瘤或绒毛膜癌的成分。

1. X线检查·头颅X线平片检查,常可见松果体区有肿瘤钙化或牙齿、骨骼等形成的致密影像。此外还可见颅内压增高表现。

2. CT检查·平扫,肿瘤位于第三脑室后部,呈类圆形或分叶状肿块,边界清楚,表面光滑。肿瘤密度不均为其特点,常同时含有脂肪性低密度、软组织密度及钙化性高密度影。肿瘤占位表现明显,常压迫四叠体、中脑导水管等结构,还可突入第三脑室后部,常伴幕上脑室系统扩张。肿瘤囊腔破裂,含有脂肪的囊液可进入蛛网膜下腔及脑室,可见脂肪-液平面或散在脂肪滴状影像,这些脂肪成分的密度明显低于脑脊液,易于辨认。增强后肿瘤的实体部分明显强化,而囊变区无强化。

3. MRI检查·松果体区畸胎瘤通常表现为混合信号肿块,其中所含的脂肪组织在 T_1WI 呈特征性高信号并可被脂肪抑制序列所抑制,囊变区呈长 T_1 长 T_2 信号,完全钙化则在所有序列上均呈低信号。肿瘤实体部分在 T_1WI 于脑皮质等信号或略低信号,T_2WI 则为高信号。肿瘤边界清楚整齐,表面光滑或呈分叶状。增强后肿瘤的实体部分明显强化,囊变区则无强化。恶性畸胎瘤呈浸润性生长,实体部分强化不规则,可侵犯室管膜下及蛛网膜下腔,表现为相应部位室管膜和(或)脑膜增厚,呈线状强化。

(三) 松果体实质细胞肿瘤

松果体实质肿瘤是松果体细胞来源的实质性细胞肿瘤,占松果体区肿瘤的 14%～27%。根据 WHO 中枢神经系统肿瘤分类,可将松果体实质细胞肿瘤分为:WHO Ⅰ级的松果体细胞瘤、WHO Ⅱ/Ⅲ级的中分化松果体实质肿瘤及 WHO Ⅳ级的松果体母细胞瘤。松果体细胞瘤属良性肿瘤,多见于成人,年龄分布范围较广,平均发病年龄为 30 岁左右。松果体细胞瘤生长缓慢,组织学上非常类似正常松果体,很少发生脑脊液播散。中分化松果体实质肿瘤在任何年龄均可发病,无明显性别差异,生长速度和生物学行为不一,成人是发病高峰期。瘤体多呈膨胀性生长,边界不清,因占位效应引起颅内压增高。松果体母细胞瘤属恶性肿瘤,多见于儿童,女性多于男性。松果体母细胞瘤由未分化的原始松果体细胞组成,组织学上类似髓母细胞瘤、室管膜母细胞瘤等胚胎性肿瘤,可发生脑脊液播散。与松果体区生殖细胞瘤一样,松果体实质肿瘤也可有颅内压升高、邻近脑实质受压表现。此外,肿瘤还可引起内分泌紊乱,与生殖细胞瘤不同,松果体实质肿瘤主要表现为性征发育停滞或不发育。这是因为肿瘤分泌过多的褪黑素,后者能抑制腺垂体的功能,减少腺垂体促性腺激素的合成和释放,从而抑制性腺的发育。

1. X线检查·头颅X线平片检查时,松果体细胞肿瘤主要表现为颅内压增高。肿瘤发生病理性钙化者少见,此特点有别于生殖细胞瘤。

2. CT检查·平扫,松果体细胞瘤表现为第三脑室后部边界清楚类圆形肿块,呈均一等或稍高密度或高、等混杂密度。肿瘤内偶见散在小的钙化。有些松果体细胞瘤表现类似松果体囊肿。中分化松果体实质肿瘤的影像学表现缺乏特异性。肿瘤大多边界不清,呈分叶状,可广泛侵及邻近组织结构。CT检查显示肿瘤可为等密度或高密度,部分肿瘤可能存在钙

化。部分肿瘤可伴有囊变、出血或坏死。松果体母细胞瘤为高或等密度肿块,中心可有囊变性低密度灶。松果体实质肿瘤均可向前突入第三室后部向下压迫四叠体,致中脑导水管狭窄,幕上脑室系统扩张。松果体母细胞瘤可发生室管膜和蛛网膜转移。增强后,松果体细胞瘤多呈明显均一强化,松果体母细胞瘤呈均一或不均一强化。室管膜和蛛网膜转移病灶呈线状强化。

3. MRI检查·松果体细胞瘤和松果体母细胞瘤信号强度类似,在 T_1WI 和 T_2WI 均与脑皮质等信号,边界清楚整齐,中分化松果体实质细胞瘤表现类似于松果体细胞瘤,但肿瘤体积通常较松果体细胞瘤大,可出现部分小囊变,较少出现大片状及多发的囊变坏死。此外,中分化松果体实质细胞瘤可出现中枢神经系统或其他部位转移,但相对罕见。松果体母细胞瘤信号可以不均,其中可见小的囊变区,呈长 T_1 长 T_2 信号。肿瘤可以侵犯四叠体,压迫中脑导水管致幕上脑室系统积水扩张,胼胝体可受压移位。发生室管膜和蛛网膜转移时表现为相应部位室管膜和脑膜增厚,信号强度与原发病灶相同。增强后,松果体母细胞瘤明显均一强化,中分化松果体实质细胞瘤强化程度略高于松果体细胞瘤,松果体母细胞瘤均一或不均一强化。室管膜和蛛网膜转移呈线状强化,形状规则或不规则,表现类似增强CT检查(图 2-3-14)。

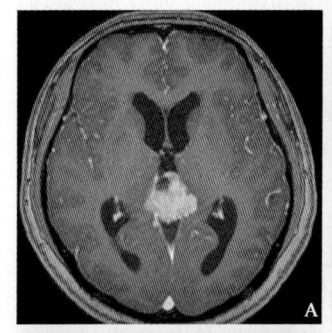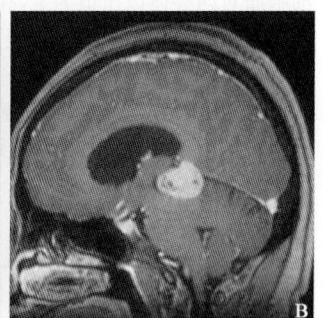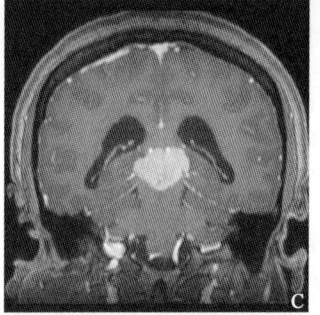

图 2-3-14 松果体细胞瘤
增强 MRI 示松果体区明显强化不规则团块影,压迫第三脑室、中脑导水管,幕上脑室系统积水扩张。A～C. 增强横断面、矢状面、冠状面 T_1WI

(四) 脑膜瘤

松果体区脑膜瘤多起自小脑幕缘,也可起自第三脑室脉络丛,少数起自松果体本身的结缔组织。女性多于男性,中年多见。

1. CT检查·松果体区脑膜瘤表现类似其他部位脑膜瘤,呈圆形或卵圆形肿块,边界清楚整齐,均一等或高密度,其内常可见钙化,坏死和囊变少见。肿瘤可直接压迫四叠体致中脑导水管狭窄,幕上脑室系统扩大。增强后,肿瘤明显均一强化。

2. MRI检查·肿瘤在 T_1WI 和 T_2WI 均与脑皮质等信号,信号强度均一。起自小脑幕者还可见肿瘤广基与小脑幕

相连,肿瘤多从后方压迫胼胝体压部,具有一定的特征性。增强后,肿瘤明显均一强化,邻近硬脑膜可见线状强化,呈"硬膜尾征"。

(五) 胶质瘤

松果体区胶质瘤较少见,多起源于四叠体板或第三脑室壁,亦可起源于松果体含有的纤维星形细胞成分。主要病理类型包括星形细胞瘤、多形性胶质母细胞瘤、室管膜瘤等。男女发病率相同,可见于任何年龄。

1. CT检查·松果体区胶质瘤的表现与病理类型有关。毛细胞型星形细胞瘤为有壁结节的囊性肿块,边界清楚整齐。肥胖细胞型星形细胞瘤多为实性肿块,密度均一或轻度不均,与脑皮质等密度或略低密度。多形性胶质母细胞瘤则形状不规则或呈分叶状肿块,为等、低混杂密度,边界不清。增强后毛细胞型星形细胞瘤囊壁及壁结节可见增强,肥胖细胞型星形细胞瘤常强化不明显,多形性胶质母细胞瘤呈明显不均一强化。

2. MRI检查·松果体区毛细胞型星形细胞瘤的囊性部分呈长 T_1、长 T_2 信号,壁结节与皮质等信号,边界清楚。肥胖细胞型星形细胞瘤多呈等 T_1、略长 T_2 信号,信号强度均一或不均。多形性胶质母细胞瘤则形状不规则,T_1WI 呈低、等混杂信号,T_2WI 呈高、等混杂信号,边界多不清楚。低度星形细胞瘤对四叠体以压迫为主,肿瘤和四叠体之间分界清楚;而多形性胶质母细胞瘤则直接侵犯四叠体,肿瘤与四叠体分界不清。可伴有幕上脑室系统扩张。增强后,与CT增强表现类似,毛细胞型星形细胞瘤囊壁及壁结节可见增强,肥胖细胞型星形细胞瘤常强化不明显,多形性胶质母细胞瘤呈明显不均一强化。

(六) 松果体囊肿

正常松果体内可有小的囊变区,但直径多<5 mm,超过这一数值时应考虑松果体囊肿的可能。松果体囊肿也叫非肿瘤囊肿。MRI检查显示松果体囊肿的发生率为1.5%~4.3%,尸检发现率更高。松果体囊肿可以为单囊或多囊,囊壁的内层多为神经胶质组织或室管膜,外侧为松果体实质细胞。松果体囊肿的女性发病率高于男性,尤以20~40岁的女性多见,原因不详。多数松果体囊肿不引起临床压迫症状,仅极少数较大的囊肿(>10 mm)或囊肿合并出血时才引起症状,需手术治疗(图2-3-15)。

1. CT检查·松果体囊肿表现为第三脑室后部圆形或卵圆形囊性低密度影,CT值接近脑脊液,无明显占位效应。囊壁为等密度,具有光滑完整均匀的囊壁,囊壁菲薄。囊肿较大时可有占位表现。囊肿合并出血时,囊液密度较高,有时可见液-液平面。增强后,囊壁呈环状强化。

2. MRI检查·松果体囊肿呈脑脊液样长 T_1 长 T_2 信号,信号强度均一。囊壁在 T_1WI 和 T_2WI 与脑皮质等信号,厚度均一,形状规则,边缘清楚、光整,无明显占位效应。囊肿较大时可向下压迫四叠体。囊肿合并出血时信号不均。增强后,囊壁呈环状强化,边界更加清晰。

(七) Galen 静脉畸形

Galen静脉畸形是指Galen静脉的动脉瘤样扩张,临床上以心力衰竭、脑积水和中脑受压为主要症状,多见于儿童。Galen静脉畸形主要见于两种情况:① 颈内动脉或椎基底动

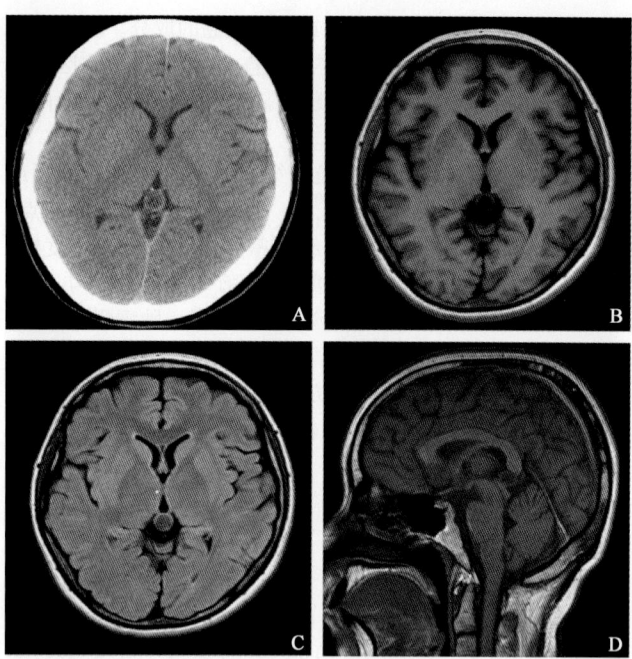

图2-3-15 松果体囊肿

CT平扫示松果体区圆形囊性低密度影。MRI示松果体区 T_1WI 低信号、T_2 FLAIR低信号影。A. CT平扫;B. 横断面 T_1WI;C. 横断面 T_2 FLAIR;D. 矢状面 T_1WI

脉系统的动静脉瘘直接引流至扩大的 Galen 静脉,常合并静脉系统的引流不畅;② 丘脑或中脑的动静脉畸形引流至脑深部静脉系统至 Galen 静脉扩张,可伴有静脉系统引流不畅。

1. 脑血管造影·动静脉瘘时供血动脉多来自脉络膜后动脉、脉络膜前动脉及大脑前动脉的分支,动脉血经动静脉瘘,即中央静脉囊直接引流至 Galen 静脉。中央静脉囊为胚胎期Galen静脉的前身,是一原始的静脉通道。动静脉畸形时供血动脉多为丘脑穿支动脉。Galen 静脉呈动脉瘤样扩张,可伴有或不伴有远端的狭窄。

2. CT检查·Galen 静脉瘤表现为第三脑室后部中线区四叠体池内类圆形等或高密度肿块,壁可见弧线状钙化。肿块较大时可压迫第三脑室并伴有脑积水。增强后,病灶腔内均一强化,病变与扩张的直窦和窦汇相连或见基底节、丘脑区弧线状强化血管影指向肿块。

3. MRI检查·扩张的 Galen 静脉在所有序列均呈流空信号,受血流速度以及血流方式的影响,其内信号可以不均或表现为 T_1WI 高信号。病灶较大时可压迫四叠体、第三脑室,并有脑积水。可合并基底节、丘脑区缺血性改变或软化灶。MRA检查还可显示合并的动静脉瘘或动静脉畸形。

参考文献

[1] Turcu AF, Erickson BJ, Lin E, et al. Pituitary stalk lesions: the Mayo Clinic experience [J]. J Clin Endocrinol Metab, 2013, 98(5): 1812-1818.

[2] Kyriacou V, Mavridou C, Bintoudi A, et al. Pituitary stalk interruption syndrome: the role of MRI and review of the literature [J]. Neuroradiol J, 2010, 23(5): 607-612.

[3] Famini P, Maya MM, Melmed S. Pituitary magnetic resonance imaging for sellar and parasellar masses: ten-year experience in 2598 patients [J]. J Clin Endocrinol Metab, 2011, 96(6): 1633-1641.

[4] Choi SH, Kwon BJ, Na DG, et al. Pituitary adenoma, craniopharyngioma, and Rathke cleft cyst involving both intrasellar and suprasellar regions:

differentiation using MRI [J]. Clin Radiol, 2007, 62(5): 453-462.

[5] Alt C, Shevell MI, Poulin C, et al. Clinical and radiologic spectrum of septo-optic dysplasia: review of 17 cases [J]. J Child Neurol, 2017, 32 (9): 797-803.

[6] 张敏鸽, 王芳芳, 张京刚, 等. 40 例鞍区囊性病变的 MRI 鉴别诊断分析 [J]. 临床放射学杂志, 2012, 31(2): 163-166.

[7] 侯欣怡, 高培毅. 儿童下丘脑错构瘤的临床及影像学表现 [J]. 中国当代儿科杂志, 2009, 11(5): 364-366.

[8] 刘智惠, 林超, 李静伟, 等. 松果体先天性囊肿的 CT 与 MRI 诊断 [J]. 临床放射学杂志, 2001, 20: 92-94.

[9] 韩仰同, 戴建平, 王雅洁. 松果体细胞肿瘤的 MR 与 CT 诊断 [J]. 中国医学影像技术, 2001, 17: 620-621.

[10] 邱士军, 张雪林, 李祖国. 松果体区生殖细胞瘤的 CT、MRI 诊断 [J]. 实用放射学杂志, 2002, 18: 740-742.

[11] 吴汉斌, 刘芳, 许林峰. 松果体区肿瘤的 CT 诊断 [J]. 放射学实践, 2002, 17: 315-317.

[12] Senft C, Raabe A, Hattingen E, et al. Pineal parenchymal tumor of intermediate differentiation: diagnostic pitflls and discussion of treatment options of a rare tumor entity [J]. Neurosurg Rev, 2008, 31(2): 231-236.

[13] Louis DN, Ohgaki H, Wiestler OD, et al. WHO classification of tumors of the central nervous system [R]. 4th ed. Lyon: International Agency for Research on Cancer, 2007, 122-127.

[14] 张鹏幸, 刘楠, 刘波延, 等. WHO 2016 中枢神经系统肿瘤分类概述 [J]. 转化医学电子杂志, 2017, 4(6): 9-15.

[15] 袁菁, 高培毅. 松果体实质细胞肿瘤的 CT 和 MRI 诊断 [J]. 中国临床医学影像杂志, 2009, 20(9): 657-660.

[16] 于洮, 王光华, 任晓辉, 等. 松果体实质肿瘤的诊断与治疗 [J]. 中华神经外科杂志, 2012, 28(5): 504-508.

[17] Komakula S, Warmuth-Metz M, Hildenbrand P, et al. Pineal parenchymal tumor of intermediate differentiation: imaging spectrum of an unusual tumor in 11 case [J]. Neuroradiology, 2011, 53 (8): 577-584.

第四章 · 下丘脑内分泌综合征

李 果

一、下丘脑的生理和病理生理特征

下丘脑很小,体积仅为 4 ml 左右,从前向后可分为 4 个区:视前区、视上区、结节区和乳突区;由第三脑室向外侧分为 3 个区:室周区、中间区和外侧区。下丘脑内含有多组由神经细胞组成的神经核,这些神经核具有独特的结构和生理功能,它们通过传入和传出神经纤维与大脑和脑干连接。下丘脑和垂体通过垂体柄相连,形成特殊的解剖和功能结构,其主要的内分泌功能是调控垂体前叶激素的合成和分泌。下丘脑同时接受来自脂肪组织、胃肠道、肝脏和胰腺 β 细胞等外周组织的传入信号,并经由交感和副交感神经将输出信号送达同一器官和肌肉;下丘脑还具有重要的代谢稳态机制,包括水和电解质的代谢、能量的消耗和储存,以及通过控制食物的摄入来调节体重。下丘脑的主要非内分泌功能有:体温调节、睡眠/觉醒周期、昼夜节律以及行为和认知,如情绪和记忆等。表 2-4-1 列出了已确定的下丘脑的区域和核的功能,以及相应的损害导致的异常。

下丘脑综合征为由各种病理因素导致的一系列的内分泌、代谢、神经及其他系统的症状和体征。由于下丘脑体积小而在其内的神经核和神经纤维在解剖上和功能上是相互关联的,下丘脑综合征可由范围广泛的病理过程导致(表 2-4-2)。下丘脑综合征导致的内分泌代谢损害临床上可表现为功能激活或丧失:前者如中枢性性早熟、肢端肥大症、库欣病等;后者包括高催乳素血症、生长激素缺乏、继发性垂体功能减退、低促性腺激素性性腺功能减退症、继发性肾上腺功能减退、中枢性甲状腺功能减退及尿崩症。下丘脑综合征其他系统的表现包括体温失调、活动减少和嗜睡。这些不同的临床表现可同时发生在同一患者。

下丘脑结构和功能上的特点决定了其病理生理表现有以下特征:① 下丘脑内的神经核和神经纤维有密切联系,因此各种不同的病理刺激造成的神经和下丘脑功能异常可导致同

表 2-4-1 下丘脑功能有关的神经核和区域及其受损时导致的异常		
下丘脑功能	有关的神经核和区域	病损造成的异常
水代谢	视上核、室旁核、室周器	尿崩症、原发性高钠血症、SIADH
体温调节	前下丘脑视前区、后下丘脑	高体温、低体温、变温
食欲调控	腹内侧核(饱腹感中枢)下丘脑外侧区(摄食中枢)	下丘脑性肥胖、恶病质、神经性厌食、间脑综合征、间脑性糖尿病
睡眠/觉醒周期和昼夜节律	脑外侧视前区、前下丘脑区(睡眠中枢),包括结节区的后下丘脑区(觉醒中枢)、视交叉上核	嗜睡、睡眠/觉醒周期逆转、运动不能性缄默、昏迷
内脏自主功能	后内侧区(交感)、前下丘脑视前区(副交感)	交感激活、副交感激活
情绪表达和行为	腹内侧核、中和后下丘脑、下丘脑尾部	假怒、害怕或恐惧、冷漠、性欲亢进行为
记忆	腹内侧核、乳头体	短期记忆丧失
垂体前叶的调控	弓状核、视前核、视交叉上核、室旁核、神经血管区(正中隆起)	功能亢进综合征、功能减退综合征

注:引自参考文献[2]。

样的症状和体征。导致下丘脑损伤的肿瘤、炎症性疾病、脑外伤、放射线、压迫性脑动脉瘤及某些心理药物的副作用均可导致严重的肥胖;下丘脑的肿瘤常导致神经系统的症状和体征,出现反复呕吐、头痛、神经系统眼科异常、锥体束或感觉神经的功能紊乱、锥体外系小脑症状等。下丘脑受损还常表现为性腺功能的异常(功能低下或性早熟)、尿崩症、嗜睡、体温失调、食欲亢进或厌食、消瘦等能量失衡的表现。② 在一些全

表2-4-2　下丘脑功能异常的病因

先天性	浸润性疾病
获得性	朗格汉斯组织细胞增多症
发育畸形	白血病
无脑	结节病
脑穿通畸形	营养和代谢
胼胝体发育不全	神经性厌食
透明隔-视神经发育不良	核黄疸（胆红素脑病）
鞍上蛛网膜囊肿	Wernicke - Korsakoff 综合征
第三脑室胶样囊肿	减肥
错构瘤	退行性病变
中脑导水管狭窄	胶质瘢痕
外伤	帕金森病
脑室内出血	感染
遗传性（家族性或散发病例）	脑膜炎
下丘脑性垂体功能减退	肺结核
家族性尿崩症	梅毒
Prader - Willi 综合征	病毒
Bardet - Biedl 及其相关综合征	脑炎
DIDMOAD 综合征	脊髓灰质炎
Pallister - Hall 综合征	水痘
瘦素/瘦素受体基因突变	巨细胞病毒
肿瘤	痉挛性假硬化（Jakob - Creutzfeldt disease）
原发性颅内肿瘤	新几内亚震颤病（Kuru）
第三脑室血管瘤	血管病变
颅咽管瘤	动脉瘤
室管膜瘤	动静脉畸形
神经节细胞瘤	垂体卒中
生殖细胞瘤	蛛网膜下腔出血
多形性胶质母细胞瘤	外伤
神经胶质瘤	出生创伤
错构瘤	头颅损伤
血管瘤	神经外科术后
脂肪瘤	功能性
淋巴瘤	间脑性癫痫
髓母细胞瘤	药物
脑膜瘤	Hayek - Peake 综合征
神经母细胞瘤	特发性 SIADH
松果体瘤	Kleine - Levin 综合征
浆细胞瘤	Wolff 周期综合征
肉瘤	心理社会剥夺综合征
转移性肿瘤	其他
免疫性	辐射
特发性尿崩症	卟啉症
淋巴细胞性漏斗神经垂体炎	甲苯暴露

身性的疾病如朗格汉斯细胞组织细胞增多症、淋巴瘤或结节病，下丘脑综合征可与下丘脑外的疾病同时存在；少数情况下，下丘脑的症状和体征可能是系统性疾病的最初临床表现。⑥ 下丘脑病损有时也会影响远处神经核，因为从下丘脑神经核发出的或进入神经核的神经纤维都要穿越下丘脑和脑，因此当这些神经纤维受损时可导致多个下丘脑神经核的功能受损。④ 多数下丘脑的病损涉及一个以上的神经核。大多数下丘脑的功能受一个以上神经核的调控，因此当一个神经核受损时，往往能得到其他神经核的某种程度的代偿。由于大多数神经核是成对的，因此单独一个神经核受损往往不至于导致临床综合征。⑤ 下丘脑的病理过程和临床表现通常为隐匿性。下丘脑病变的进展速度往往影响临床表现，发展慢的病损在影响范围没达足够大以前，患者可无临床症状；大范围的损害可造成认知能力的降低和内分泌功能的变化；而急性的、小的病损则可导致意识的变化、尿崩症及体温调节的失

调等临床表现。⑥ 病损的性质可为损伤性或兴奋性，涉及同样的下丘脑神经核或神经纤维的临床综合征可以是不同的，如视前区的慢性、损伤性的病损可导致低体温和失眠症，而该部位急性、兴奋性的病损则导致高体温和嗜睡。⑦ 下丘脑疾病的临床表现也与年龄有关。青春期前的促性腺激素不足导致性幼稚，然而青春期后的促性腺激素不足则造成性征的退化，但第二性征不会消失。青春期前由于下丘脑病损影响了生长激素释放激素（GHRH）功能，患者可因生长激素缺乏导致身材矮小，而在成人则仅仅表现为生长激素缺乏。⑧ 解剖位置也影响临床表现，下丘脑基底结节区受损的临床表现较外侧部分受损更为明显。

二、下丘脑综合征的临床表现

（一）内分泌和代谢疾病

下丘脑的损伤或疾病可能引发下丘脑神经元的激活，结果导致一些下丘脑-垂体激素过度分泌，如性早熟、肢端肥大症、库欣病及高催乳素血症；也可能导致下丘脑功能丧失，造成下丘脑性垂体功能减退和高催乳素血症。

1. 下丘脑-垂体-性腺轴

（1）性早熟（precocious puberty）：女孩 8 岁前（男孩 9 岁前）出现同性别的青春期发育并伴有第二性征提前出现为性早熟，通常为下丘脑-垂体-性腺轴的提前激活所致。中枢性性早熟的病因见表 2 - 4 - 3。大多数患者属特发性，仅为功能异常，无器质性病变。少数患者可患有下丘脑错构瘤、颅咽管瘤、神经胶质瘤和星形细胞瘤，或存在邻近下丘脑的浸润性、炎症性病变。其中有些病损可通过颅内压的增加或刺激下丘脑基底部导致下丘脑-垂体-性腺轴的早期激活。涉及灰结节的下丘脑错构瘤可能提前激活下丘脑促性腺激素释放激素（GnRH）的分泌释放机制；错构瘤神经细胞可表达和产生GnRH。生殖细胞瘤可能分泌人绒毛膜促性腺激素（HCG）导致性早熟，HCG 兴奋睾丸分泌睾酮。性早熟表现为早期生长增速，骨成熟增加，生长停止提前，最终导致青春期和成人后的身材矮小，身材矮小的程度取决于起病年龄。除非观察到下丘脑受累的症状和体征，特发性和器质性性早熟的临床表现是相似的。性早熟也发生于多发性骨纤维性发育不良综合征（McCune - Albright 综合征），该征还有骨损坏和皮肤色素沉着的临床表现。

表2-4-3　中枢性性早熟的病因

特发性	神经纤维瘤
先天性异常	星形胶质细胞瘤
下丘脑错构瘤	室管膜细胞瘤
蛛网膜囊肿	漏斗瘤
脊髓脊膜突出	松果体瘤
脑水管狭窄伴脑积水	神经胚组织瘤
结节样硬化	胚细胞瘤
先天性视神经发育不良	颅咽管瘤
先天性肾上腺增生	炎症
McCune - Albright 综合征	结核
透明隔-视神经发育不良	结节病
肿瘤	脑膜脑炎
视神经胶质瘤	硬膜下血肿
下丘脑胶质瘤	原发性甲减

（2）下丘脑性性腺功能减退：下丘脑-垂体-性腺轴的生理功能是以下丘脑促性腺激素释放激素（GnRH）的脉冲型释放为基础的。GnRH 调控垂体前叶的促性腺细胞分泌 FSH 和 LH，控制青春期的发动、配子的发生和女性的月经周期，GnRH 是调控生殖轴的主要激素。先天性低促性腺激素性性腺功能减退（congenital hypogonadotropic hypogonadism，CHH）是一种罕见的由促性腺激素释放激素（GnRH）产生、分泌或发挥作用的缺陷而引起的疾病。CHH 的临床特点为青春期缺失和不孕。成人发病者，女性临床表现为继发性闭经、性欲下降、不孕症和骨质疏松，男性则表现为性欲下降、缺少清晨勃起、勃起功能障碍、活动无力、抑郁、疲劳和不孕症。CHH 临床表现有异质性，可单独表现为先天性 GnRH 缺乏症，或伴发其他发育异常如唇腭裂、牙发育不全、耳畸形、先天性听力障碍、肾发育不全、双侧联合运动或骨骼异常等。伴有嗅觉缺失或嗅觉减退时，CHH 被称为 Kallmann 综合征（Kallmann syndrome，KS），是由于起源于嗅板的 GnRH 神经元在迁移至前脑的过程中发生了异常。CHH/KS 主要发生于男性，男女比例为（3～5）∶1。因为 CHH 与其他原因导致的青春期延迟很难鉴别，多数 CHH/KS 患者在青春期晚期或成年早期被确诊，早期诊断和及时治疗以诱导青春期有利于性、骨骼、代谢和心理的健康。CHH/KS 患者垂体功能正常，男性和女性患者都可通过有效的治疗以发展第二性特征（男性化或雌激素化）和诱导生育。以往该症被认为是一种不可逆转的疾病，需长期的激素治疗，近 10 余年来的进展显示 10%～20% 的男性患者在接受雄激素治疗后出现性腺功能减退的逆转，停止治疗后表现为正常的表型，LH 脉冲分泌自然恢复，睾酮水平正常，可能与 GnRH 神经元的可塑性有关。CHH/KS 具有明显的遗传异质性，既有散发性病例，也有家族性病例。已经确定的遗传模式包括 X 染色体连锁隐性遗传、常染色体隐性遗传和显性遗传。传统上 CHH 被归类为单基因疾病，迄今发现的 CHH/KS 致病基因超过 30 个，近年的研究表明至少 20% 的病例属于寡基因遗传。

FSH 分泌正常的单纯性 LH 缺乏症，又称有生育的阉人综合征（Ferileeunuch 综合征），患者主要表现为在青春期雄性化程度降低，第二性征发育较差。由于缺乏性类固醇激素诱导的长骨骨骺闭合，患者呈类无睾的临床表现，但患者的睾丸在青春期仍可增大，精子仍可生成，说明患者的 FSH 分泌是正常的。先天性促性腺激素缺乏也见于基于下丘脑原因的全垂体功能减退症及一些复杂的下丘脑疾病，其中包括 Prader-Willi 综合征、Bardet-Biedl 综合征和 Laurence-Moon 综合征。CHARGE 综合征为常染色体显性遗传，临床表现为眼组织残缺、心脏畸形、鼻孔闭锁、生长发育延迟及耳异常。CHD7 是与 CHARGE 综合征有关的主要基因，其与 SOX2 相互作用在早期对胚胎干细胞发挥调控作用。CHARGE 综合征的临床表现与 Kallmann 综合征有重叠，患者有嗅觉丧失和促性腺激素缺乏。低促性腺激素性性腺功能减退也见于瘦素及其受体、GPR54 和 DAX1 基因突变患者。性腺功能低下是下丘脑的肿瘤及下丘脑浸润性疾病的常见表现，尤其在病损累及第三脑室底部和正中隆起时。此外，肥胖、尿崩症及神经眼科异常也常伴有性腺功能减退。

2. 下丘脑-垂体-肾上腺轴

（1）库欣病：许多证据表明库欣病的病理生理与下丘脑有关。① 库欣病起病通常在身心应激事件之后，长期受到来自下丘脑 CRH 的刺激可能导致产生垂体促肾上腺皮质激素细胞瘤和库欣病。此外，在成功切除 ACTH 腺瘤之后库欣病仍可复发，也提示病因在下丘脑。② 大剂量的外源性糖皮质激素可以抑制该症患者的 ACTH 分泌，推测在库欣病患者的下丘脑，糖皮质激素负反馈抑制的阈值提高。③ 某些库欣病患者在应用赛庚啶、溴隐亭、丙戊酸钠等作用于下丘脑的药物后，ACTH 和皮质醇水平降低，症状减轻。库欣病通常由分泌 ACTH 的垂体腺瘤导致，少见原因是分泌 CRH 的颅内肿瘤，如神经节细胞瘤。

（2）下丘脑性肾上腺皮质功能减退：先天性或获得性的单一的促肾上腺皮质激素（ACTH）缺乏少见，在颅咽管瘤、鞍上生殖细胞瘤和视隔发育不良的患者，ACTH 缺乏常常与其他垂体前叶激素缺乏同时发生。在临床上，中枢性 ACTH 缺乏不如原发性慢性肾上腺皮质功能减退症严重，因为醛固酮的分泌功能未受损害。在下丘脑性肾上腺功能减退症，轻度的非特异症状有恶心、呕吐、低血压、低血糖，但患者无原发性肾上腺皮质功能减退所导致的色素沉着和电解质紊乱，因此常会导致延误诊断，甚至在应激时发生肾上腺皮质危象。单一性 ACTH 缺乏患者可能发生功能性生长激素缺乏（GHD），因为皮质醇有兴奋 GH 分泌作用，糖皮质激素替代治疗可以恢复生长激素的储备（Giustina 效应）。

3. 下丘脑性甲状腺功能减退·单一性甲状腺激素（TSH）缺乏同样非常少见，然而在颅咽管瘤、鞍上生殖细胞瘤及视神经发育不良等疾病，约 1/3 的患者存在 TSH 缺乏。患者表现为皮肤干燥、肿胀、苍白、嗜睡、心动过缓、体温降低、体重增加，以及甲状腺萎缩。血浆 FT_4 水平降低，TSH 水平不适当低水平，由于生物活性降低的 TSH 糖化增加，TSH 水平甚至可稍有升高。继发性和三发性的甲状腺功能减退的鉴别诊断根据注射促甲状腺激素释放激素（TRH）后 TSH 的水平，垂体损伤者的 TSH 水平低而平，而下丘脑性者的 TSH 水平呈现延迟、延长的明显增加。

4. 生长激素

（1）肢端肥大症：下丘脑分泌生长激素释放激素（GHRH）进入门静脉系统，与生长激素细胞表面的特异受体结合，诱发细胞内信号转导，介导垂体生长激素的合成和（或）分泌。下丘脑的肿瘤，如错构瘤、迷芽瘤、神经胶质瘤和神经节细胞瘤，可产生过多的 GHRH，导致生长激素细胞过度兴奋，生长激素分泌增加。免疫活性的 GHRH 在类癌、胰腺癌、小细胞肺癌、肾上腺腺瘤和嗜铬细胞瘤的细胞很少表达，这些疾病的患者很少罹患肢端肥大症。研究表明，下丘脑 GHRH 肿瘤的患者外周血 GHRH 水平并不升高，说明过多的正位分泌 GHRH 进入门静脉系统后没有明显地进入体循环系统，因此测定血浆 GHRH 水平能准确地诊断异位分泌导致的肢端肥大症。GHRH 肿瘤患者的 MRI 通常显示垂体肿大，切除肿瘤能逆转 GH 的高分泌。正位 GHRH 高分泌可用长效生长抑素类似物治疗。

（2）生长激素缺乏：生长激素以脉冲方式由垂体前叶的生长激素细胞产生和分泌，由生长激素和外周胰岛素样生长因子1(IGF-1)参与的长反馈和短反馈机制对生长激素的合成和分泌发挥调节作用。生长激素的产生主要受下丘脑调控,下丘脑 GHRH 和生长激素抑制激素分别兴奋和抑制 GH 的分泌。胃促生长素(ghrelin)是由胃产生的一种多肽,为生长激素促分泌受体的天然配体,其在下丘脑通过促进 GHRH 神经元的活动和抑制生长激素抑制激素的神经元的活动兴奋 GH 分泌,同时还直接刺激垂体生长激素细胞释放生长激素。

先天性下丘脑的结构缺损如无脑畸形、前脑无裂畸形、脑膨出和透明隔-视神经发育不良等会导致 GH 缺乏(GHD)。GHD 可为单一性,也可同时伴有其他垂体前叶激素的缺乏。由下丘脑 GHRH 生成和分泌缺乏导致的单一性 GHD 可为散发性或家族性。先天性 GHD 患儿,在出生后的第1年就表现为生长迟缓,身高和骨龄都呈现延迟;儿童期可显现皮下脂肪增加和匀称性的身材矮小;即使在促性腺激素细胞正常的患儿,青春期通常也是延迟的;生长激素治疗可促进患者的线性生长,减少皮下脂肪,改善糖耐量,以及兴奋青春期的进展。由下丘脑肿瘤或浸润性疾病导致的 GHD 患儿,表现为生长速度减慢或生长停止,一些生长发育辅助参数有助于获得性 GHD 的诊断。在缺少生长发育体征时,成人 GHD 的诊断更为不易,兴奋性试验可显示 GH 的储备不足,有助于诊断。成人 GHD 可能增加下丘脑综合征的临床症状,包括生活质量下降、身体成分变化、骨质减少、骨质疏松和心血管风险的增加等。这些表现至少可用 GH 部分逆转,但有活动性肿瘤者禁用。

5. 高催乳素血症·催乳素的分泌受下丘脑的张力性抑制性调控。催乳素呈脉冲式分泌,有昼夜波动,在非快速眼球运动睡眠期呈现高水平。兴奋 PRL 分泌的生理性刺激为吸吮乳头、应激和以雌激素为主的卵巢类固醇激素。下丘脑精准地产生催乳素释放因子(PRF)和催乳素抑制因子(PIF),在门静脉系统存在大量的最重要的 PIF-多巴胺,其通过 D2 亚型多巴胺受体抑制 PRL 的合成和分泌。神经递质血清素和去甲肾上腺素通过降低结节漏斗部多巴胺系统的活动,增加催乳素分泌。应激经由肾上腺素能调节,诱导催乳素分泌。促甲状腺激素释放激素(TRH)、催产素和血管活性肠肽(VIP)是已知的 PRF。甘丙肽(galanin)促进催乳素的分泌,甘丙肽为一种神经肽,在下丘脑神经细胞和垂体前叶表达。

多种下丘脑的疾病可导致高催乳素血症,资料显示 79% 的鞍上生殖细胞瘤患者、36% 的颅咽管瘤患者、14% 的松果体生殖细胞瘤患者存在高催乳素血症的表现。这些患者中多数的血浆 PRL 水平不超过 100 ng/ml,女性可出现闭经和泌乳,男性可出现阳痿;有时泌乳可不出现,可能与同时存在的性腺功能减退有关。特发性高催乳素血症,患者下丘脑和垂体无结构异常,病因不能确定,推测可能与下丘脑多巴胺缺乏有关,长期随访显示催乳素水平可能自发恢复正常,或者仍然处于升高的状态,有的最终证实为催乳素微腺瘤。手术成功切除垂体微腺瘤,催乳素分泌恢复正常;之后,催乳素瘤又可复发,提示垂体瘤的病因与下丘脑有关。

6. 水代谢紊乱

(1) 中枢性尿崩症(central diabetes insipidus, CDI):尿崩症特征性地表现为多饮、多尿和烦渴,通常有3种类型:① 中枢性尿崩症(垂体抗利尿激素缺乏);② 肾性尿崩症(肾脏对抗利尿激素的反应降低);③ 原发性烦渴(摄入水过多抑制了抗利尿激素分泌)。中枢性尿崩症可由于位于室旁核和视上核的产生抗利尿激素(ADH)的大细胞神经元的破坏或垂体柄的中断导致。中枢性尿崩症常见于急性和慢性的下丘脑疾病,前者如颅脑创伤,后者常见的有鞍上生殖细胞瘤、松果体生殖细胞瘤、结节病、淋巴细胞性漏斗神经垂体炎和朗格汉斯细胞组织细胞增多症,后者常伴有肥胖和性腺功能减退。中枢性尿崩症可散发或呈家族性,家族性者主要为常染色体显性遗传,与位于 20 号染色体的抗利尿激素基因突变有关。自身免疫是尿崩症的一个重要原因,研究显示至少在 1/3 的"特发性"患者发现了针对 ADH 细胞的抗体。中枢性尿崩症用 1-去氨,8-右旋精氨酸血管加压素(DDAVP)治疗,DDAVP 为 ADH 的类似物,能减少尿量增加尿液渗透压,制剂有舌下含剂、鼻腔滴剂、口服片剂及皮下注射剂供不同临床需要选择。

(2) Wolfram 综合征(Wolfram syndrome):又名 DIDMOAD,是一种罕见的常染色体隐性遗传的神经退行性疾病。患者表现为中枢性尿崩症、1 型糖尿病、视神经萎缩、双侧神经性耳聋,可伴有共济失调和膀胱自主神经功能紊乱,可与垂体前叶功能障碍等其他内分泌代谢疾病同时存在。

(3) 渴感缺乏性高钠血症(adipsic hypernatreamia):通常发生于部分性尿崩症患者,当位于下丘脑前内侧带和前外侧带的视前区渗透压感受器受肿瘤、浸润性疾病或炎症损伤,会发生渴感缺乏性高钠血症。受累患者的渴感代偿机制受损,尽管有高钠血症,仍摄水不足,但他们没有脱水的临床表现,细胞外液容量仍然正常。临床主要表现为慢性血清钠升高,血压正常,脉率、血清肌酐及肌酐清除率也均正常。禁饮可导致 ADH 释放和尿液浓缩。当血钠水平在 160 mmol/L 以下时,很少出现临床症状;高血钠在 160~180 mmol/L 时,患者表现为疲乏、软弱、昏睡、肌肉柔软、痉挛、厌食、抑郁及易怒等;血钠>180 mmol/L 时,患者表现为神志恍惚,甚至昏迷。患者可同时患有下丘脑性肥胖和垂体前叶激素缺乏。

(4) 不适当的抗利尿激素分泌综合征(syndrome of inappropriate secretion of antidiuretic hormone, SIADH):指在肾、肾上腺及甲状腺功能均正常,体液容量没有增加的情况下,患者表现为低钠血症、低血浆渗透压、尿渗透压不适当升高、血浆 ADH 水平升高或不能充分抑制的一种综合征。临床表现决定于血钠水平下降的速度及血钠的绝对水平。血钠>120 mmol/L 时,临床症状轻微而无特异性,表现为厌食、恶心、头痛、软弱及昏睡;血钠水平<120 mmol/L 时,患者表现为恶心、呕吐、意识模糊、精神紊乱;严重的低钠血症导致惊厥和昏迷。最常见的病因为起源于神经内分泌的肿瘤的异位分泌,如小细胞肺癌。抗抑郁药等药物诱发 ADH 分泌过多也可诱发该征。颅内的肿瘤(颅咽管瘤、生殖细胞瘤、松果体瘤)、颅内炎症(脑膜炎、脑炎)、颅脑外伤和血管损害均可能导致 SIADH。特发性的 SIADH 见于年轻妇女,表现为月经不规则,SIADH 周期性发生,结构上的缺损尚未被证实。

(5) 大脑失盐综合征(syndrome of cerebral salt wasting):也会出现低钠血症及 SIADH 的临床表现,主要出现在蛛网膜下腔出血、颅脑外伤和颅内血管瘤的神经外科手术后患者。与 SIADH 不同,大脑失盐综合征患者表现为细胞外液容量降低,低容是由于输入肾脏的交感神经系统通路中断所导致的盐和水的丢失及异常脑钠肽的分泌。

7. 食欲调控和能量平衡异常

(1) 下丘脑性肥胖(hypothalamic obesity):下丘脑接收并解读来自周围组织的传入信号、发送传出信号调控能量的消耗或储存,维持食物摄入、能量消耗和体脂储存之间的平衡,在调节体重方面发挥着重要作用。下丘脑参与能量调节的主要区域在下丘脑内侧区[包括腹内侧核(VMN)、弓状核(ARC)、室旁核(PVN)]和下丘脑外侧部(LH)。弓状核产生 Agouti 相关肽和神经肽 Y(NPY)发挥促进食欲作用,分泌阿黑皮素原(POMC)、可卡因-苯丙胺调节转录肽(CART)等起抑制食欲作用。POMC 是抑制食欲肽 α-MSH 的前体,α-MSH 与室旁核的黑皮质 4 受体(MC4R)相互作用发挥体重调节作用。PVN 表达黑皮质 3、4 受体和 NPY 受体,并分泌促肾上腺皮质激素释放激素,催产素和抗利尿激素等具有抑制食欲作用的神经肽。来自脂肪组织的瘦素、胰腺分泌的胰岛素、胃肠道分泌的胃生长素和 YY 肽等传入信号,作用于下丘脑的食欲抑制中枢,发挥抑制食欲作用。下丘脑神经核的传出信号还包括生长激素释放激素、生长抑素和促甲状腺激素释放激素,它们通过调节垂体激素控制脂肪组织的代谢和代谢速率。交感神经系统调节失调、刺激迷走神经导致的胰岛素高分泌和 11β-羟类固醇脱氢酶 1(11β-HSD1)调节失调所致的高皮质激素血症也可能影响下丘脑性肥胖的发生。

下丘脑结构损伤是导致下丘脑性肥胖的重要原因,在下丘脑结构性损伤的患者中,约 25% 会出现食欲过盛和肥胖,其中多数患有肿瘤,特别是颅咽管瘤,其他损伤有炎症、肉芽肿、创伤、浸润性疾病、神经外科手术、放射治疗等。脂肪细胞产生的瘦素(leptin)在下丘脑水平介导厌食信号,其与突触前 GABA 能神经元结合,通过增加交感神经张力和能量产生,降低迷走神经活动,导致食欲下降和能量积累。瘦素对体重的调节作用至关重要,瘦素缺乏者表现出强烈的食欲过盛和寻求食物的行为,罕见的先天性瘦素缺乏可在生命的早期(出生后 6 个月)就导致肥胖,血清瘦素水平不能测得,重组瘦素治疗可逆转临床表现,人瘦素受体(LEPR)基因的纯合突变导致早发性病态肥胖,伴促性腺激素降低、生长激素(GH)缺乏和促甲状腺激素缺乏。下丘脑瘦素信号转导的缺陷——“瘦素抵抗”在下丘脑性肥胖的发病中发挥重要作用,下丘脑肥胖患者体重指数(BMI)校正的瘦素水平高于单纯性肥胖患者,表明下丘脑性肥胖患者瘦素抵抗更严重。瘦素信号转导的遗传缺陷,包括瘦素受体突变、POMC 剪接突变、激素原转化酶 1(PC-1)缺陷、黑皮质 3 受体(MC3R)突变、MC4R 突变和 sigle-minded 1(SIM-1)突变,特征性地表现为非常高的瘦素水平,目前尚无治疗方法。损伤位于腹内侧区域的下丘脑核也会导致肥胖,因为瘦素不能在下丘脑发挥抑制食欲作用,结果导致饱腹感消失,能量储存增加。一些单基因肥胖综合征存在下丘脑调节体重途径的遗传缺陷,如 Bardet-Biedl 综合征(BBS)与下丘脑性肥胖有关,52% 的患者肥胖,16% 患有病态肥胖;Prader-Willi 综合征(PWS)的下丘脑内分泌功能障碍加剧了体重的增加,患者空腹和餐后胃生长素水平明显升高,血清瘦素水平较高,且与体重呈显著的正相关。

Rohhad 综合征(rapid-onset obesity with hypoventilation, hypothalamic dysfunction, and autonomic dysregulation)的显著临床特征是快速发病的肥胖,发病年龄在 2~4 岁,伴有迟发性低通气,临床表现为皮质醇缺乏、GH 缺乏、中枢性甲状腺功能减退、低促性腺激素性性腺功能减退和高催乳素血症,下丘脑无结构损伤,可能系遗传原因造成。许多精神药物,包括抗抑郁药、情绪稳定剂、抗精神病药物和抗癫痫药物都会导致严重的体重增加,与控制食欲的神经递质、神经调节剂、细胞因子、激素网络有关,一些药物会增加外周胰岛素抵抗或胰腺 β 细胞分泌胰岛素。氯氮平和奥氮平及其他一些不典型的抗精神病药物较传统药物更易增加体重,出现明显的高瘦素血症和高胰岛素血症。

下丘脑性肥胖患者的食欲极度旺盛,临床表现为不正常的觅食行为,如搜寻食物、偷食或偷钱换食物等,类似于 PWS 或 MC4R 缺乏症患者的行为。患者发生糖耐量受损、2 型糖尿病、高血压、睡眠呼吸暂停、非酒精性脂肪肝及心血管疾病的风险增加。下丘脑性肥胖患者可发生源自下丘脑的其他功能障碍,表现为头痛、视力减退、活动减少、嗜睡、明显乏力、腺垂体功能减退和尿崩症等,个别患者有癫痫发作及反社会行为、假怒等行为异常。单基因肥胖患者可并发其他内分泌功能障碍,如低促性腺激素性性腺功能低下(瘦素缺乏)、GH 缺乏和促甲状腺激素缺乏(瘦素受体缺乏),低促性腺激素性性腺发育不良和 GH 缺乏也见于 PWS 患者。下丘脑肥胖患者可发生多种内分泌功能障碍,如高瘦素血症、高胰岛素血症、交感神经系统张力降低、11β-HSD1 和褪黑素调节失调、基础代谢率降低等。在单纯性肥胖患者,外周胰岛素抵抗是导致代偿性 β 细胞反应的主要缺陷;而在下丘脑肥胖,系由于 β 细胞的神经调节缺陷导致了胰岛素分泌亢进。交感神经系统(SNS)是通过脂肪动员和产热来调节脂肪组织代谢速率的关键调节因子,资料显示患有颅咽管瘤的下丘脑肥胖患者尿高香草酸和香草扁桃酸下降,表明下丘脑性肥胖患者的交感神经张力降低,SNS 的调节失调被认为与弓状核的破坏有关。下丘脑肥胖患者尿游离和结合皮质醇与可的松及其代谢物的比值显著增高,与内脏脂肪和皮下脂肪的比值显著相关,表明下丘脑肥胖时可的松-皮质醇转换增强。儿童颅咽管瘤患者出现睡眠障碍,白天嗜睡,与夜间褪黑素水平下降有关,夜间褪黑素水平与颅咽管患者的肥胖程度有关。

传统的肥胖治疗措施限制热量、运动疗法或药物治疗对下丘脑肥胖没有效果,过度食欲过盛很难控制,大多数改变行为的尝试都被证明是不成功的。药物治疗的重点是传出神经通路的改变,如拟交感药物、三碘甲状腺原氨酸和生长抑素类似物。下丘脑损伤降低了 SNS 的活性和基础代谢率,拟交感是一种很好的治疗方法,有研究显示硫酸右旋苯丙胺、麻黄碱和咖啡因有助于减轻或保持体重,有待进一步证实。生长抑素类似物奥曲肽抑制胰岛素的释放,有研究显示奥曲肽可促进下丘脑肥胖患者的体重减轻或稳定,糖耐量改善和瘦素水平的下降,生活质量改善。甲状腺激素在调节能量平衡中起着重要作用,资料显示补充 T_3 可促进下丘脑肥胖患者体重下降。最新资料显示:肠促胰素-胰高血糖素样肽 1(GLP-1)的类似物艾塞那肽(exenatide)可导致下丘脑性肥胖患者体重显著下降;减肥手术是治疗病态肥胖症最有效的治疗方法,术后胰岛素和瘦素水平可恢复到正常。

（2）婴儿期间脑综合征（diencephalic syndrome of infancy）：婴儿期患有的下丘脑或视神经低分化胶质瘤，或较少见的室管膜瘤、神经节神经胶质瘤或无性细胞瘤可能损伤下丘脑腹内侧核，导致患儿在1岁左右会发生一种少见的综合征，开始表现为皮下脂肪消失、体重减轻，但维持良好进食及正常生长。患儿表现为多动症和愉快的情绪，常有眼球震颤、面色苍白、呕吐、震颤和视神经萎缩等临床表现；内分泌系统的评估通常是正常的，或可存在非特异性的异常。患儿如能存活到2岁以上，体重会逐渐增加，变成肥胖。他们在情感上也发生变化，精神愉快和高兴的情绪消失，将被烦恼和发怒所取代，嗜睡和青春期提前也可能发生。

（3）成人下丘脑性恶病质（hypothalamic cachexia in adults）：丘脑外侧的损伤可导致体重迅速减轻、活动减少、食欲降低、肌肉萎缩，进而发展为恶病质、死亡，该征通常的原因为肿瘤。恶性多发性硬化症（malignant multiple sclerosis）也可能导致外侧丘脑综合征（lateral hypothalamic syndrome）。

（4）神经性厌食症（anorexia nervosa）：神经性厌食症为常见的疾病，多见于年轻女性，一般于25岁前发病。患者无下丘脑结构上的缺损，但存在下丘脑功能异常。患者体形扭曲异常，过度运动，自我诱导呕吐，闭经，呈青春期前促性腺激素释放模式。患者有获得性生长激素抵抗，表现为基础生长激素水平增加，IGF水平降低；下丘脑-垂体-肾上腺轴功能异常，显示血浆皮质醇浓度升高，ACTH水平降低，ACTH对CRH的反应减弱。CRH介导的高皮质醇血症可能导致了厌食的持续，其在下丘脑、杏仁核、海马和脑岛等大脑食物诱发区抑制了食欲驱动。患者甲状腺激素、三碘甲酰原氨酸水平降低，rT$_3$升高，TRH兴奋试验显示TSH水平正常或高峰延迟，与下丘脑性甲状腺功能减退是一致的。患者可有高催乳素血症、溢乳、体温调节异常表现及部分性尿崩症。一旦患者体重增加，神经内分泌及下丘脑功能的紊乱的临床表现即可缓解。

（5）间脑性糖尿（diencephalic glycosuria）：颅底骨折造成的结节漏斗区急性损伤、颅内出血或第三脑室周围神经外科手术都可能导致暂时性高血糖和糖尿。虽然许多对抗血糖调节的应急激素水平升高，但似乎都与该征的血糖升高无关。

（二）非内分泌疾病

1. 体温调节障碍·中枢性体温感受器位于下丘脑前部的视前区，包括温热感受器、受血液温度升高刺激而兴奋，以及冷感受器，对血液温度降低发生反应。在外周，机体有外周温热感受器和冷感受器，感受外界的温度，传入信号经中央前脑束到达下丘脑后部；下丘脑经过温觉和冷觉感受器整合来自外周感受器的信号，实施体温调节。当外界温度升高、血液温度升高时，经上述途径温觉感受器激活下丘脑后部的外侧部分，导致血管扩张和出汗以促进热量的散发；相反，兴奋下丘脑冷觉感受器导致下丘脑后部的内侧神经元激活，通过肌肉颤抖产生热量，血管收缩储存热量。

（1）高体温（hyperthermia）：下丘脑前部和视前区的急性损伤会导致患者的体温迅速升高，可高达41℃，患者有心动过速和由于散热机制的丧失导致的神志不清。结节漏斗区损伤的患者，临床上表现为长期的体温升高，与由炎症、感染引起的体温升高不同，患者通常没有不适，并有周围血管的收缩。Wolff等曾报道一种高体温综合征，患者周期性发生寒战、发抖、发热、高血压、呕吐和周围血管收缩，每次发作约间隔3周，有些患者高体温发作无周期性，下丘脑无病灶发现，此症可能是间歇性癫痫的一种变型。恶性精神抑制药综合征（neuroleptic malignant syndrome，NMS）发生于服用精神抑制药物的患者，发生率约为0.2%。该症的临床特征为体温升高至38℃或更高，有严重的锥体外系症状，如"铅管样"肌肉僵硬、颤抖等，以及交感神经功能紊乱症状，表现为面色苍白、心动过速、心律失常、血压不稳定、多汗。此外，患者可有精神状态的变化，表现为哑症、谵妄及昏迷。类似的综合征可以在脑水肿和脑炎患者见到。精神抑制药物诱发的多巴胺受体封闭，导致了黑质纹状体系统的多巴胺神经传导阻断，为NMS的主要病理生理异常，Taq1 DRD多态性与该综合征的易感性有关。尸检证实，患者视前区的中间核和结节核受到了损伤，下丘脑去甲肾上腺素耗竭。几乎每一种神经安定药可导致NMS，对多巴胺D2受体的拮抗作用越强，NMS发生的概率也越大。NMS通常发生在用抗精神药物2周内，发病后24～72 h病情进一步进展。常见的并发症有横纹肌溶解，可导致肌球蛋白尿和急性肾衰竭。各种多巴胺受体激动剂对NMS的治疗效果肯定，该症的病死率不到10%。5-羟色胺综合征与NMS有密切的关系，为ICU常见的诊断，临床表现为精神状态的改变（嗜睡、意识模糊、焦躁不安、抽搐、昏迷）、自主神经系统不稳定（发热、出汗、心动过速、瞳孔变大），以及异常的神经肌肉活动（阵挛、强直、反射亢进）。高体温或低体温系对下丘脑的产热作用的直接或间接作用所导致。升高中枢5-羟色胺的药物或多种药物联合应用可导致该综合征，如选择性5-羟色胺再摄取抑制剂（SSRIs）、三环类抗抑郁药、单胺氧化酶抑制剂、可卡因、安非他明（苯丙胺）、阿片类药物（芬太尼）及止吐药。

（2）低体温：下丘脑前区和后部的大范围的破坏性损伤可导致经血管收缩和肌肉颤抖产热的功能丧失。在各种原因导致的下丘脑损害中，有10%～15%的患者会发生低体温，尤其是下丘脑肿瘤、浸润性疾病和感染患者。帕金森病和韦尼克（Wernicke）脑病患者也可发生低体温，它们分别伴有下丘脑后部和乳头体的损伤。间脑自发性癫痫症（diencephalic autonomic epilepsy）系指一种发作性低体温的疾病，发作时患者的体温降到32℃或更低，持续数分钟至数日，同时伴有交感神经系统功能紊乱，包括潮热、出汗、低血压、心动过缓、流涎、流泪、瞳孔扩大、潮式呼吸、恶心、呕吐、扑翼样震颤、共济失调和感觉迟钝。发作时患者有脑电图异常。尸检发现，一些患者有神经胶质增生及弓状核和乳头体前区的消失，而另外一些患者存在侵害第三脑室下部和底部的肿瘤。在发作性低体温患者，其中约半数患者的胼胝体消失，这些患者可能有尿崩症、渗透压阈值重置、生长激素缺乏、性腺功能减退或性早熟。Shapiro综合征在临床上罕见，表现为反复低温、多汗和先天性胼胝体发育不良三联征。

（3）变温（poikilothermie）：当热量散发和热量保存所构成的热量内环境恒定机制受损时体温会发生大幅度波动，患者不会出现热不适。这种称为变温的情况见于下丘脑前部和后部的病损，也见于涉及下丘脑后部和中脑的较大范围的病损。

在罕见的情况下,威尼克脑病(Wernicke's encephalopathy)患者也可能发生变温。

2. 睡眠-觉醒周期和昼夜节律异常(sleep-wake cycle and circadian abnormalities)·大脑起步神经元(pacemaker neurons)损伤性研究证实哺乳动物的主要神经时钟(master neural clock)位于下丘脑视交叉上核(SCN),研究显示生物钟网络在脊椎动物的几乎每一种组织/细胞类型中广泛表达。SCN 控制生理和行为的昼夜节律,并通过激素和神经信号对外周时钟发挥协调作用。SCN 主要神经时钟与中枢神经系统中参与控制食欲、能量消耗调节和行为活动的脑室下区、弓状核和下丘脑外侧区在解剖关系上有着密切的联系。大量的证据显示,昼夜节律和睡眠的变化对代谢、免疫和心血管系统有明显的影响,睡眠不足会导致促进饱腹感的瘦素水平降低、增食欲素胃促生长素水平增加;与昼夜节律有关的激素褪黑素对胰岛素分泌和血糖水平发挥调节作用。昼夜节律系统的破坏可导致代谢综合征和心血管并发症。

视交叉上核损伤会导致睡眠-觉醒周期的改变,以及体温调控和认知功能的变化。嗜睡常见于下丘脑后部损伤患者,常伴发低体温;多数患者患有肿瘤,特别在颅咽管瘤、松果体上皮瘤及鞍上生殖细胞瘤患者。嗜睡更常见于与下丘脑性肥胖有关的病程中。脑炎及 Wernicke 神经性脑病也可导致下丘脑性嗜睡。在有下丘脑疾病的患者中,约 10% 的患者有嗜睡的临床表现;而在病程中的某些时候有嗜睡表现的患者可达 30% 左右。40% 的嗜睡症患者同时有下丘脑性肥胖。发作性睡病(narcolepsy)是指一种突然发生的发作性睡眠症,持续数分钟至数小时。该症有时可能与下丘脑病损有关,可见于第三脑室肿瘤、多发性硬化症、头颅外伤及脑炎患者。已证实,发作性睡病患者下丘脑外侧的下丘脑分泌素神经元丢失,脑脊液中的下丘脑促食欲素(orexin)和下丘脑分泌素 1(hypocretin-1)缺乏。下丘脑前部和视前区的神经核病损时,患者可表现为活动过度和失眠,或者表现为更为常见的睡眠-觉醒周期(sleep-wake cycles)的变化,患者在白天睡眠、夜间活动过度,典型的病例见于囊性颅咽管瘤患者。下丘脑结节区前部的病损也可能导致睡眠-觉醒周期变化及运动不能性缄默症(akinetic mutism)。运动不能性缄默症为该综合征的一种类型,患者尽管醒着,但不能对言语等刺激产生反应,几乎没有自发性运动。致死性家族性失眠征表现为失眠和深睡眠的丧失,伴有自主神经/运动过度活动(激动性失眠)、锥体系的症状、肌阵挛性构音障碍/吞咽困难、共济失调。PET-CT 显示丘脑代谢低下和丘脑神经核内严重的神经元丧失。基因分析证实 PRNP 基因发生了突变,归类为朊病毒疾病。

3. 情绪行为异常·下丘脑腹内侧核的病损可导致攻击性行为,患者表现伴有情绪不稳定的假怒,明显的激动和挑衅性,以及出现破坏性的习性,发作期间交感神经系统兴奋。乳头体损伤或下丘脑中后部病损的患者则表现为冷漠、嗜睡、活动低下,对言语和声音无反应,运动不能性缄默症等。下丘脑尾部受损的患者表现为性欲亢进。Kleine Levin 综合征是一种下丘脑功能异常的综合征,通常累及青春期男孩,表现为反复发作的嗜睡和周期性觉醒。在觉醒期,患者表现为食欲过盛、易怒、异常的言语、健忘、手淫、性欲亢进、抑郁及自主神经障碍。发作可能以 3～6 个月的间隔发生,一般持续 5～7 日。

该症通常在青春期后期和成人期早期自发缓解。痴笑性癫痫(gelastic seizures)是间脑性癫痫的一种类型,通常由于乳头区和第三脑室底部的病损导致,尤其是灰结节部位的错构瘤。患儿开始发病时通常不丧失意识,但停止活动,开始傻笑,或得意地发出响声,因面部肌肉变紧导致的怪相,发作时脑电图异常。

(三)下丘脑疾病的特殊类型

1. 先天性低促性腺激素性性腺发育不良/Kallmann 综合征·先天性低促性腺激素性性腺发育不良(congenital hypogonadotropic hypogonadism, CHH)是一种罕见的疾病,是由于促性腺激素释放激素(GnRH)分泌或作用不足导致青春期延迟或消失和不孕,而下丘脑-垂体-性腺轴(HPG轴)的结构和功能正常。CHH 伴有嗅觉缺失或嗅觉减退时被称为 Kallmann 综合征(KS)。KS 约占 CHH 的 50%,是由于起源于嗅板的 GnRH 合成神经元在胚胎迁移过程中发生异常所致。CHH/KS 主要临床表现为青春期缺失(或不完全)和不育。男婴患儿迷你青春期缺失,临床表现为隐睾、小阴茎,女性新生儿患者无特异性临床表现。CHH/KS 青少年患者表现为青春期缺失或部分性青春期(青春期发动,然后停止);青春期骨骼的突发生长不出现,表现为稳定的线性增长;骨骺闭合延迟,呈类无睾体态。青少年 CHH/KS 患者,男性临床表现为男性化缺乏或不足、性欲减退、性功能缺乏;女性则表现为乳房不发育、原发性闭经。患者常存在自卑、性心理障碍及焦虑抑郁。成人 CHH/KS 者常因不育或骨质疏松性骨折而就诊。CHH/KS 临床表现有明显的异质性,可为单独的先天性 GnRH 缺乏症,或伴发其他发育异常,如唇腭裂、牙发育不全、耳畸形、先天性听力障碍、肾发育不全、双手同步运动(镜像运动)、骨骼异常等。CHH/KS 的诊断需排除颅咽垂体肿瘤、多种垂体激素缺乏、结节病、组织细胞增多症、Bardet-Biedl 综合征、透明隔-视神经发育不良及摄食异常和过度运动等功能性原因导致的性腺发育不良。

早期诊断和及时治疗以诱导青春期,有利于性、骨骼、代谢和心理的健康。迷你青春期为早期诊断 CHH/KS 提供一个短暂的机会,隐睾无论并发小阴茎与否,常提示 CHH 诊断,在这种情况下可测定出生后 4～8 周的促性腺激素、性激素和抑制素 B(inhibin B)进行诊断。父母为 CHH/KS 患者的女婴在迷你青春期检测 FSH 是诊断 CHH/KS 最灵敏的指标。在儿童时期,CHH/KS 的诊断是很有挑战性的,因为这段时间是生理上性腺发育不足的时期。在儿童时期无法检测到的 FSH 水平(但不包括 LH)或对 GnRH 试验没有反应提示可能为 CHH/KS。CHH/KS 诊断通常在青春期或成年早期进行,自诉嗅觉减退是可靠的,但声称"嗅觉良好"并不总是与正规的嗅觉测试结果一致。多数 Kallmann 综合征患者在脑部 MRI 上表现为嗅球发育不全和(或)不发育,但与嗅觉并不完全一致。对家族史的评估对于确定家庭病例是很重要的。需要进行详细的体检,特别注意生殖器官评估和发育异常的体征,注意睾丸体积、乳房和阴毛发育情况,CHH/KS 患者常为类无睾体态。CHH/KS 为孤立性的低促性腺激素性性腺发育不全,男性患者特征性地表现血清睾酮水平降低,LH、FSH 水平降低或正常,垂体其他功能正常;女性患者表现为促性腺激素水平降低或正常,而雌二醇水平低下或测不到,雌二醇水平与乳房发育相关。CHH/KS 与体质性生长和青春期延迟(constitutional delay of growth and puberty, CDGP)的鉴别常有困难,因为两者都为孤立性的低促性腺激素性性腺发育不良,单独的 GnRH 兴奋试验的鉴别价值不大,已有的鉴别诊断检查包括 GnRH 和 HCG 联合兴奋试验、血清抑制素-B、抗米勒管激素(AMH)和 INSL3 测定,但至今尚无鉴别两者的金标准诊断试验。

CHH/KS 传统上被归类为单基因障碍,具有遗传异质性,既有散发性病例,也有家族性病例。已经确定的遗传模式包括 X 染色体连锁隐性遗传、常染色体隐性遗传和显性遗传。迄今发现的致病基因超过 30 个,Kallmann 综合征的致病基因包括:① X 连锁遗传,KAL1(ANOS1);② 常染色体显性遗传,FGFR1(编码成纤维细胞生长因子受体 1)、FGF8、CHD7、HS6ST1(编码肝素-硫酸盐 6-O-磺基转移酶 1)、SOX10、SEMA3A(编码导向蛋白 3A)、WDR11(编码 wd 含有重复序列的蛋白质 11)和 IL17RD(编码白细胞介素 17 受体 D);③ 常染色体隐性遗传:PROKR2 和(或)PROK2 和 FEZF1,大多数携带 PROKR2 或 PROK2 突变的患者处于杂合子状态。嗅觉正常的 CHH 相关基因包括:GNRHR(编码促性腺激素释放激素受体)、GNRH1(编码促性腺激素释放激素 1)、KISS1R、KISS1、TACR3 和 TAC3。FGFR1 或 PROKR2 可在 Kallmann 综合征或 CHH 患者中发生突变。资料显示基因突变者占病例总数的不到 10%,至少 20% 的病例属于寡基因遗传。基因检测对 CHH/KS 的诊断、预后评估和遗传咨询都有价值。

许多 CHH/KS 相关表型,如嗅觉缺陷、双侧协同性自动运动或肾发育不全,均没有治疗方法。其他表型,如唇腭裂、听力丧失或各种骨骼缺损,在生命早期需要外科和(或)专家干预。CHH/KS 治疗的方法在很大程度上取决于治疗目标,如只发展男性化或雌激素化,或者为诱导生育。在婴儿和儿童时期,隐睾尤其是双侧者应在出生后 6~12 个月时进行外科矫正,小阴茎应在早期用短期的小剂量睾酮诱发生长。促性腺激素可用于小阴茎和迷你青春期缺失的患儿。青少年和成人的治疗目的是诱导第二性征和正常的性功能,促进生长及心理健康。为减少性幼稚导致的心理负担,一经确诊应迅速应用睾酮制剂诱导男性化,通常从 12 岁开始用小剂量睾酮制剂注射治疗,经 18~24 个月逐步增加至成人剂量。对青春期后期和早期的成人患者则采用较高剂量的睾酮制剂以迅速诱发男性化,根据血清睾酮水平决定注射频率,重新评估下丘脑-垂体-性腺轴的功能需在停止治疗时进行。10%~20% 的 CHH/KS 患者会自发恢复生殖功能,但并非永久性,也无预测指标,需持续监控。男性和女性患者都可通过有效的治疗以发展第二性征(男性化或雌激素化)和诱导生育。GnRH 脉冲治疗和促性腺激素(HCG 单独或与 FSH 联合治疗)诱导生育治疗也有促男性化功效,治疗是终身的,需定期检测评估以取得最好的疗效。精子计数或质量严重损害的患者可采用辅助生殖技术改善生育。低剂量雌二醇模拟性腺功能初发时的水平以诱导女孩患者的青春期,在年龄较大的女孩可从较大的剂量起始,以保证乳房的发育,雌二醇剂量需在 12~24 个月内逐步增加,首次来月经后周期性加用孕激素以最大限度促进乳房发育。成年女性用雌激素加孕激素周期治疗以

防止子宫内膜增生,此治疗方案将使多数女性患者的乳房和生殖器官协调发育,获得满意的性生活。女性 CHH/KS 患者不育与卵泡成熟不充分导致的长期无排卵有关,没有证据显示患者存在卵巢储备的减少,她们的不育是可治的,生殖功能的预后良好。在不存在其他影响因素的情况下,采用促性腺激素或 GnRH 治疗不育有确切效果。

2. Prader-Willi 综合征(PWS)·PWS 是一种复杂的神经发育障碍疾病,全球患病率为 1/30 000~1/15 000 新生儿。PWS 在临床上特征性地出现发育异常,婴儿早期出现严重的肌张力减退,吸吮乏力和喂养困难,运动和语言进步延迟,不同程度的认知障碍,固执、操纵欲和强迫行为。男孩在出生时就表现为性腺发育不良,隐睾、阴囊发育不良和小阴茎;女孩表现为小阴唇和阴蒂发育不良;青春期不完全或延迟,极罕见表现为性早熟。性激素和促性腺激素水平降低,促性腺激素对 GnRH 的反应减弱,以及不育症可能。身材矮小常见,与生长激素缺乏有关,对生长激素治疗的反应良好。面部特征性地表现为双颞直径狭窄、杏仁状眼睑裂、口下垂、斜视及脊柱侧凸。睡眠障碍的发生率增加。2 型糖尿病特别常见于肥胖患者和年轻患者(平均发病年龄约在 20 岁)。38% 的成人患者发生高血压,在儿童则不常见。

PWS 成人患者的死亡率增加,与肥胖的心肺并发症有关,如心脏和呼吸衰竭、阻塞性和中枢性呼吸停止。皮肤及呼吸道的严重感染也常导致死亡。缺少监护和迅速摄入大量食物与窒息和胃损伤的风险增加有关。睡眠障碍和体温调节异常可为这些患者下丘脑综合征的一部分。SPECT 和 PET 检查提示 PWS 患者存在某些脑区的灌注不足(左侧脑岛、前扣带和上颞区),与这些患者的行为和心理异常有关。

营养方面,PWS 患者从出生开始经历了数个阶段,婴儿期没有肥胖,存在进食困难和生长发育停滞;大约从 2 岁开始体重增加,食欲和热量的摄入均没有明显变化;之后,在 4~5 岁体重增加,同时对食物的兴趣增加,储存和搜寻食物,食用不能食用和丢弃的食物,偷食物吃或偷钱买食物。PWS 患者进餐结束延迟,饱腹感缺失,进餐后饥饿感出现早,进餐量约为对照组的 3 倍以上,所有这些都会在短期内导致体重增加。由这些习性和总热量消耗的减少(因肥胖体力活动减少、嗜睡症、持续的肌张力减退,以及瘦体重的减少)导致的肥胖,与 PWS 患者的遗传背景有密切关系。

PWS 区域定位于 15 号染色体近端长臂(15q11.2~q13)上的 5~6 mb 基因组区,为一个较小的 2.5 mb 差异印记区。5q11.2~q13 区的相关基因依赖于亲本,PWS 是一种连续的基因紊乱,完整的表型是由于失去了多个基因的表达所致。造成 PWS 的主要分子机制有 3 种:父系缺失(paternal deletion)、母源单亲二体症 15(maternal uniparental disomy 15, Maternal UPD 15)和印记缺陷(imprinting defect, ID)。大多数 PWS 病例是缺少父系表达的基因所致,占 PWS 个体的 65%~75%;母源单亲二体症 15 是指有两条母亲染色体,没有父亲染色体的情况,在患有 PWS 的个体中占 20%~30%,与高龄产妇有关;印记缺陷影响父系遗传的 15 号染色体上的印记过程,只占 PWS 个体的 1%~3%。大多数 ID 源于表观遗传的原因(表观突变),尽管存在双亲等位基因(即双亲本遗传),但仅显示母亲的 DNA 甲基化模式。印记缺陷者

的 DNA 序列未发生改变,系为父亲精子发生过程中或体细胞嵌合体早期胚胎发生过程中的随机错误。

根据公认的诊断标准可做出 PWS 的临床诊断(表2-4-4),确诊需通过基因测试。亲本特异性 DNA 甲基化分析将检测到99%以上的患者;运用染色体微阵列(CMA)和荧光原位杂交(FISH)可进一步对 PWS 进行分子分型。PWS 可进行产前诊断。PWS 患者的管理主要为支持治疗,患者常有生长激素不足,GH 替代治疗有助于改善生长、身体成分和身体素质。PWS 的肥胖,无论在男性或女性,主要是中心性肥胖,已发现核仁组织 RNA 基因(nucleolar organizing RNA gene)SNORD116 的丢失与 PWS 患者的食欲过盛和肥胖有关。在食欲旺盛的成人 PWS 患者和年龄较大的儿童患者,胃促生长素(ghrelin)水平升高,它是一种由胃产生的促进食欲的激素,在肥胖和食欲旺盛发生前这种激素的升高是否已经存在仍有争论。

表2-4-4 Prader-Willi 综合征诊断标准

主要标准(每条1分)	次要标准(每条0.5分)
新生儿/婴儿肌张力低下和吸吮能力差	胎儿运动减少、婴儿嗜睡
喂养困难、婴儿时期未能茁壮成长	典型的行为问题
1~6岁体重增加、肥胖、食欲过盛	睡眠呼吸暂停
特征性的面部畸变	家庭身材矮小
小生殖器、青春期延迟和发育不足	家庭色素减退
发育延迟、智力障碍	小手和小足(相对身高)
	窄手、直尺缘
	内斜视、近视
	唾液厚稠
	讲话发音缺陷
	抓抠皮肤

临床诊断:年龄<3岁,需要5分(其中主要标准至少占4分);3岁及以上者,需要8分(其中主要标准至少占5分)

主要措施为尽早限制食物总热量,均衡膳食营养成分和纤维素的摄入,患者及其家庭的心理和行为的咨询,以及适当的运动方案。生长激素治疗可减少脂肪量和增加肌肉量,最近的指南推荐对遗传学确诊的 PWS 的儿童和成人患者在进行生长激素动态试验和多学科专家评估后,在生活方式干预的同时应考虑采用生长激素治疗。生长激素在儿童和成人均无改善食欲旺盛作用,对经选择的患者可考虑外科减肥。有建议采用 GLP-1 激动剂艾塞那肽(exenatide)和利拉鲁肽(liraglutide)治疗 PWS 糖尿病,但延缓胃排空作用可能限制了这些药物的长期应用。

3. Bardet-Biedl 及相关综合征 · Bardet-Biedl 综合征、Laurence-Moon 综合征[无多指(趾)畸形]、Biemond 综合征(没有视网膜色素营养不良)及 Alstrom 综合征,都存在不同程度的第三脑室室管膜细胞纤毛缺损,有相似的临床表现,可能存在相似的遗传缺陷。

(1) Bardet-Biedl 综合征(BBS):是一种罕见的常染色体隐性纤毛病,有显著的家族间和家族内变异的多向性遗传。纤毛是一种高度保守的细胞结构,为多数细胞顶端向外伸出的细长突出物。纤毛分为两类:活动纤毛和不动纤毛。活动纤毛受损可导致原发性纤毛运动障碍,出现在支气管扩张、不孕或左右不对称患者。不动(原发)纤毛主要为调节信号转导途径的感觉细胞器,这类纤毛的缺陷临床上特征性地表现为视网膜色素变性、多指、内脏逆位、学习困难,以及肾、肝、胰囊性变等。BBS 是一种不动纤毛疾病,第三脑室室管膜细胞纤毛缺损可能是导致 BBS 表型的主要病因。

BBS 估计发病率在北欧为 1/160 000,在某些阿拉伯人群为 1/13 500,这些地方的血缘关系水平较高。该征以视网膜营养不良、肥胖、轴后多指(趾)畸形、肾功能障碍、学习困难和性腺功能减退为特征。诊断可根据临床表现,许多相关特征有助于做出诊断,对 BBS 的临床治疗具有重要意义。BBS 的表型通常在出生后10年缓慢发展,多数患者在儿童晚期和成人早期被诊断。轴后多指(趾)常见,可能是出生时唯一明显的特征性畸形,可发生在四肢,也可能仅影响上肢或下肢,常并发短指(趾)及并指(趾)畸形。采用视网膜电图描记术检测视锥细胞营养不良的发展是最常用的诊断手段,最初是杆状光感受器损耗,随后是锥状光感受器的消亡。这是一种不典型视网膜色素变性伴早期黄斑病变,临床表现为逐渐发生的夜盲,然后是畏光、中央视力及色觉的丧失。肥胖为另一种主要的临床表现,80%左右的患者有肥胖症,出生时体重通常正常,其中2/3在1岁时发生肥胖,儿童表现为广泛的弥散性肥胖而成人患者则倾向于躯干性肥胖。造成下丘脑瘦素抵抗的高瘦素血症是 BBS 患者摄食神经内分泌调控的主要异常,导致该系统普遍向促进食欲信号功能转移,结果食欲增加而肥胖。

80%的患者可通过已知的致病基因测序来证实,目前已知约20个基因与 BBS 有关。纤毛固定在基底体上,BBS 基因编码位于纤毛和基底体的蛋白质,这些蛋白质与纤毛的生物合成和功能有关。基因突变造成了纤毛缺陷,部分性地导致了在 BBS 中观察到的多效性作用。患者需定期进行眼科评估,监测肾脏、肝、血糖、血脂和内分泌状况,定期测量体重和血压。

至今尚无针对 BBS 的治疗手段,需多学科参与管理。BBS 相关的并发症应像一般人群那样进行对症治疗。对有血压增高证据的患者应定期监测血压,酌情应用抗高血压和调脂药。所有患者至少进行1次基础肾脏超声检查,以排除任何明显的畸形。BBS 患者常患有尿崩症,需注意询问尿崩症的有关症状,肾脏损害的患者应转诊肾病医师。需进行详细的眼科评估,包括视网膜电图,以确定视锥细胞和视杆细胞营养不良的发生和程度,并检查其他视力缺陷,如屈光不正、糖尿病视网膜病变或白内障。视觉辅助器具及活动训练可显著改善视力受损者的生活质量。有效的体重管理是避免代谢综合征等相关疾病的必要条件,BBS 患者可能对此特别敏感。运动及饮食评估可协助提供减肥策略。需要定期进行教育评估,以确保患者最佳的学习环境。许多患者受益于临床心理学家的评估,以帮助解决 BBS 患者常见的焦虑、抑郁或行为问题。内分泌评估必须包括糖尿病、甲状腺功能、血脂和第二性特征等,必要时做进一步的垂体功能测试,酌情进行激素替代治疗。根据情况转诊口腔科医师评估牙齿拥挤、缺如或心脏病医师评估任何结构性心脏异常。

根据传统的常染色体隐性发病风险可为患者和家庭提供遗传咨询，任何 BBS 患儿的兄弟姐妹都有 25％ 的患病风险，无症状的携带者的风险为 50％，不受影响也不是携带者的概率为 25％。在已知致病突变的家庭中，胚胎植入前的基因诊断或产前检测是可行的。在突变未知的高危家族中，有针对性地进行妊娠中期超声可显示轴后多指（趾）和肾畸形，以提示 BBS 诊断。患者和父母应被告知 BBS 的异质性。家庭间和家庭内部的大量变异阻碍了对患者个人教育程度、视力恶化或其他与 BBS 相关异常的预测。虽然 BBS 患者通常患有不孕症，但也不能断定，因为有一些研究报告显示 BBS 的男性和女性都可能生育孩子。

（2）Laurence - Moon 综合征：临床表现为色素性视网膜炎、智力发育迟缓、低促性腺激素性性腺发育不良，无多指（趾）畸形。患者有进行性强直性下身轻瘫，以及四肢肌肉软弱。

（3）Biemond 综合征：是常染色体隐性遗传疾病，患者智力发育迟缓，多指（趾）畸形或指（趾）过短，肥胖，促性腺激素缺乏性性腺发育不良。患者不出现色素沉着性视网膜发育不良，而表现为虹膜缺损。

（4）Alstrom - Hallgrem 综合征：是常染色体隐性遗传，临床表现为不典型的色素沉着性视网膜发育不良和神经性耳聋。与本综合征有关的基因是 *ALMS1*，该基因广泛表达，不仅编码与第三脑室室管膜细胞纤毛功能有关的蛋白质，而且编码细胞周期的调控蛋白和细胞内转运蛋白。本综合征的内分泌代谢表现有肥胖、胰岛素抵抗伴高胰岛素血症、2 型糖尿病、黑棘皮病、甲状腺功能减退、性腺功能减退、生长激素缺乏、身材矮小。

4. 神经性厌食（anorexia nervosa，AN）· 是一种因精神性异常导致的严重营养不良，通常是一种慢性的、致残性的综合征，临床特点为摄食行为异常、慢性饥饿、极度追求瘦弱和扭曲的身体形象。神经性厌食的病因复杂，有较高的家族聚集率和显著的遗传性，但基因组分析和候选基因研究尚未确定任何重要的致病基因，说明其受遗传和环境因素共同影响。神经性厌食常发生在青春期女性，资料显示该年龄组中有 0.7％ 的人可能受到影响，此病的终身患病率估计约为 0.3％。根据饮食相关的行为，神经性厌食可分为两种类型：① 限制型神经厌食（R - AN），仅仅通过节食和运动来减轻体重，而不暴饮暴食，无清除行动（诱吐、导泻等）；暴饮暴食型神经厌食（BP - AN），患者也限制食物摄入和强化运动以减轻体重，但定期进行暴饮暴食和（或）清除行动。随着科学研究的深入，对神经性厌食的定义和理解有了很大的发展。2013 年修订的《美国精神障碍诊断和统计手册Ⅴ》(DSM - 5)，不再将闭经作为诊断的必要条件（表 2 - 4 - 5），因许多神经性厌食妇女继续存在规律的月经周期。神经厌食患者对进食产生深刻的焦虑而进食困难，他们通常否认疾病和抵抗治疗，常因退出治疗计划和继续有害的饮食行为而复发，持续的限制饮食和营养不良导致大多数器官系统的紊乱，包括心血管、胃肠道、内分泌的并发症和代谢紊乱。内分泌系统并发症包括下丘脑性闭经、骨量减少、获得性生长激素抵抗、胰岛素样生长因子 - 1

（IGF - 1）水平降低、高肾上腺皮质激素血症、脂肪因子和食欲调节激素分泌的改变。神经性厌食常并发电解质紊乱，尤其在有清除行为的患者。约有 20％ 的患者发生低钠血症和低钾血症，严重低钠血症可引起惊厥，可能是由 SIADH 或原发性烦渴导致。严重体重过低者可出现全血细胞减少。神经性厌食患者的死亡风险和自杀风险高，酗酒、老年、企图自杀史、疾病严重程度和时间长短、利尿剂使用都会增加疾病死亡的风险。

表 2 - 4 - 5　神经性厌食症的 DSM - 5 诊断标准
A. 限制能量摄入导致在年龄、性别、发育轨迹和身体健康方面的体重明显偏低。显著的低体重被定义为体重低于最低标准，或者对于儿童和青少年来说体重低于最低预期
B. 对体重增加或变胖的强烈恐惧，或妨碍体重增长的持续行为，即使体重已明显偏低
C. 体验一个人体重或体形的方式的紊乱，体重或体形对自我评价的不当影响或持续缺乏对当前低体重严重性的认识

编码注释：神经性厌食症的 ICD - 9 - CM 编码为 307.1，这与亚型无关，ICD - 10 - CM 代码取决于子类型（见下文）

具体说明：
（f 50.01）：限制型：在过去的 3 个月中，个人没有发生暴饮暴食或清除行为的反复发作（即自我诱发的呕吐或滥用泻药、利尿剂或灌肠剂）。这种亚型描述了减肥主要是通过节食、禁食和（或）过度运动来完成的
（f 50.02）：暴饮暴食/净化型：在过去的 3 个月中，个人经常出现暴饮暴食或清除行为（即自我诱发的呕吐或误用泻药、利尿剂或灌肠剂）

具体说明：
部分缓解期：在先前完全符合神经性厌食症的标准后，A（低体重）标准在一段时间内仍未达到，但标准 B（对体重增加的强烈恐惧或影响体重增长的行为）或标准 C（对体重和形状的自我感知障碍）仍未得到满足
完全缓解：在以前完全符合神经性厌食症的标准后，没有一项标准在持续一段时间内得到满足

具体说明当前严重程度：
对成人来说，最低严重程度是基于目前的 BMI，对于儿童和青少年，则是基于 BMI 百分位数。以下范围来自世界卫生组织关于成人消瘦程度的分类；对于儿童和青少年，应使用相应的 BMI 百分位数。严重程度可能增加，以反映临床症状、功能残疾程度，并需要监督
轻度：BMI≥17 kg/m²
中度：BMI 16～16.99 kg/m²
重度：BMI 15～15.99 kg/m²
极限：BMI<15 kg/m²

注：ICD - 10 - CM，国际疾病分类标准编码第 10 次修订版；引自 Am Fam Physician，2015，91(1)：46 - 52。

许多神经性厌食女性会发生下丘脑性闭经，增加体重可恢复正常的生殖功能，但约有 15％ 的患者闭经持续存在。瘦素是神经性厌食症下丘脑性闭经的重要原因。实验显示禁食引起的瘦素急性下降是饥饿引起的生殖功能受损的原因之一；患有闭经的神经性厌食症妇女的血清瘦素水平低于对照。神经性厌食患者的食欲调节激素水平发生了变化，抑制食欲的激素如脂肪细胞分泌的脂联素和瘦素、小肠 L 细胞分泌的酪酪肽（PYY）和促进食欲的胃促生长素都发生了改变。青少年和成人 AN 患者的瘦素水平较低，与皮下脂肪的减少有关，这是一种对饥饿的适应性反应，以减少对食欲的抑制。低水平的瘦素会导致促性腺激素和骨密度降低。成人和青少年 AN 患者的胃促生长素水平增加，是饥饿时刺激食物摄入的一种适应性反应，结果导致 GH 和皮质醇分泌增加，促性腺激素的分泌受抑制。胃促生长素促进骨合成代谢，AN 患者的

骨密度是降低的,表明 AN 患者存在胃促生长素抵抗。研究显示神经性厌食女性的脂联素,特别是低分子量脂联素多聚体水平升高,高脂联素可导致促性腺激素分泌受损和骨密度降低;AN 患者 PYY 水平升高,即使体重增加 PYY 仍持续升高,较高的 PYY 水平与低骨密度和骨转换标志物水平降低有关,神经肽 Y(NPY)- PYY 食欲调节系统失调可能在神经性厌食症的发生中起作用。

神经性厌食导致了多种神经内分泌改变,如获得性促性腺激素低下、生长激素抵抗与低胰岛素样生长因子1(IGF-1)、相对的高肾上腺皮质激素血症、脂肪因子瘦素的降低、脂联素的升高,以及肠肽激素胃促生长素、PYY 水平升高和胰淀素(amylin)降低等,这些变化都会对骨骼产生损害,导致骨的丢失、骨密度降低及骨折风险增加。此外,AN 患者身体成分变化也导致了骨的丢失:肌肉对骨骼拉力的力学效应降低和骨髓脂肪组织的增加导致的骨密度降低,以及骨髓前脂肪细胞因子1(pref-1)增加对骨髓祖细胞间充质干细胞(marrow progenitor mesenchymal stem cell, MSC)向骨细胞转化的抑制作用。神经性厌食患者棕色脂肪组织(BAT)活性降低,与 pref-1 增加和骨密度降低有关,BAT 可能影响 MSC 向成骨细胞分化的调控机制。青春期是生殖系统成熟和骨量的累积关键时期,始于青春期的骨密度降低往往不完全可逆,即使在神经性厌食消失后。

神经性厌食的治疗目标是恢复心理健康和体重,需多学科协作。恢复营养和体重是关键,有助于避免严重的并发症,改善认知功能,使心理干预更有效。复食治疗(refeeding)开始时需缓慢,随着患者耐受性的增加而逐步加速。治疗初期患者呈代谢亢进状态,食物的热效应增加,热量转化为组织的效率降低,需要摄入更多的热量才能维持健康,增加体重。治疗过程中,随着时间的推移,热量摄入量需逐渐递增,才能保持持续的体重增长。这种增加热量的要求可能是由于运动(通常是这种疾病的标志)和神经内分泌变化的关系。增加食物量也会增加焦虑和抵抗力,应提供一种较少产生焦虑的方法,注重营养摄入,结合心理治疗鼓励增加食物的数量和多样性。恢复进食治疗期间需改变患者日常错乱的饮食模式,包括缓慢和不规律的饮食、素食主义和有限的食物范围。对极端的进食抵抗者,如需采用肠外静脉或肠道喂养,营养的供应应该慢慢进行,从不超过 500 kcal/d 开始,在几日内以完全的液体饮食的形式开始,然后逐步增加热量负荷。对 BMI<12 kg/m² 、呕吐、滥用泻药、暴饮暴食及有共患病的等高危患者,需在严密监测下用1个月或更长的时间来逐步恢复体重,达到一个可以接受的水平(通常是体重增加 10%),然后可以在门诊的基础上进行口服复食治疗。营养治疗开始时要考虑的一个重要副作用是饥饿状态下快速进食引起的复食综合征(refeeding syndrome),该征通常是慢性的。复食综合征的生化特征是低磷血症、低镁血症、低钾血症、葡萄糖不耐受、液体超载和硫胺素缺乏。临床可发生心律失常、充血性心力衰竭、低血压、呼吸衰竭、横纹肌溶解、昏迷、癫痫、骨骼肌无力、脑病、代谢性酸中毒和共济失调。为避免复食综合征,在复食治疗前5日应检测血磷、镁、钾和钙水平,之后数周行隔日测定,并进行心电图检查。如提示该征,在复食治疗的前几日,应提供大量多种维生素和矿物质,特别是钾、硫胺素、磷酸盐和镁。

同时需严密监测,以防止维生素 A 和 D 补充过量导致中毒。长期营养不良会导致身体肌肉变化、肠壁完整性和肠道消化酶系统完整性的改变,以及机体应对营养不良而发生的代偿性代谢变化,结果热量摄入会增加导致肠道病态,因为身体需要时间来适应食物摄入增加的过程。

体重增加和月经恢复是改善骨骼健康的关键,随着体重增加和月经恢复,骨丢失也有逆转的趋势,但在有些患者往往持续存在。雌激素增加青少年神经性厌食患者的骨量,二膦酸盐改善成人的骨密度,重组人胰岛素样生长因子1(rhIGF-1)和特立帕肽已在一些研究中被用于促进骨的合成。尽管性腺功能低下在导致低骨密度方面起着重要作用,但口服雌激素并不能有效地提高神经性厌食症患者的骨密度,可能是口服雌激素降低了肝脏产生的 IGF-1 的缘故,IGF-1 是一种重要的骨骼营养激素,神经性厌食症患者的 IGF-1 水平已经明显降低。生理性雌激素替代,如采用 100 μg 经皮给药的雌二醇贴片(结合周期性孕酮)可增加脊柱和髋部的骨密度,并可维持骨密度 Z 评分。虽然生理性雌激素替代可以防止神经性厌食症持续的骨质丢失,但它并不能完全恢复骨密度,可能是因为其他激素缺乏持续存在。IGF-1 替代治疗可改善雌激素充足状态下的骨密度,一项 rhIGF-1 联合雌二醇经皮给药对神经性厌食症女孩骨量增加影响的研究正在进行。最近一项试验报告显示利塞膦酸盐降低了骨吸收,增加了骨密度。由于二膦酸盐的半衰期长和潜在的致畸性,在其有效性和安全性得到确立之前,不应将其用于育龄妇女。永久性生殖功能障碍者可采用辅助生殖技术。

5. Wolfram 综合征 · 又称 DIDMOAD,是一种罕见的常染色体隐性遗传的神经退行性疾病。呈不完全性外显率,估计发病率为 1/770 000,在青少年起病的胰岛素依赖糖尿病患者的发生率为 1/150。患者表现为中枢性尿崩症、1型糖尿病、视神经萎缩、双侧神经性耳聋,可伴有共济失调和膀胱自主神经功能紊乱。Wolfram 综合征也可能与垂体前叶功能障碍等其他内分泌代谢疾病同时存在。

该征由 Wolfram 和 Wagener 于 1938 年首次报道,估计患病率为 1/77 万~1/16 万。糖尿病是 Wolfram 征的第一典型表现,通常在6岁左右确诊。该征患者在 11 岁左右发生以色觉和周边视力缺失为标志的视神经萎缩;大约 70% 的 Wolfram 患者有中枢性尿崩症;约 65% 的患者有不同严重程度的神经性耳聋,有的患儿出生时就存在耳聋,有些到青春期发生轻度听力丧失,随着时间的推移而加重;60%~90% 的患者存在各种尿道疾病,包括肾脏与膀胱之间的管道阻塞、大容量弛缓性膀胱、排尿中断、膀胱括约肌协同失调和尿流难以控制;超过 60% 的 Wolfram 综合征患者出现退行性的神经表现,最常见的为从成年早期开始的共济失调,脑干萎缩是该征的特征,会导致中枢性呼吸暂停甚至死亡。情绪障碍和自主神经功能障碍的临床表现常见,可能与神经递质和神经营养因子分泌缺陷所致的神经元功能障碍和(或)死亡有关。目前该综合征的预后不良,多数因严重的神经障碍而过早死亡,死亡的中位年龄为 30 岁(25~49 岁)。

及时准确地诊断 Wolfram 综合征可以尽早为患者提供支持和教育,并采取适当的干预措施。Wolfram 综合征影响身体的不同器官和系统,需要有关专科医师和保健专业人员进行多学科的治疗和管理。对 16 岁前确诊为糖尿病的患者出现视神经萎缩应高度怀疑是否患有 Wolfram 综合征，诊断通常基于病史和临床表现。基因检测有助于确诊，多数患者 WFS1 基因存在隐性突变，显性突变也有报道，少数患者携带 CISD2（WFS2）基因的隐性突变。位于染色体 4p 的 WFS1 基因编码 Wolframin 蛋白，该蛋白质是位于内质网的一种钙调素结合蛋白。

糖尿病和尿崩症是 Wolfram 综合征最常见的临床表现，一些患者有性腺功能减退，按照标准的方式进行随访和管理。低钠血症是 Wolfram 综合征患者常见的临床问题，治疗尿崩症时增加抗利尿激素剂量需加以注意。对于 Wolfram 综合征患者的尿道、听觉、视力、神经和精神等可能出现的异常，应每年进行定期评估。肾功能检查、超声测量残尿量、肾脏超声和尿动力学检查有助于发现肾脏和尿路的结构和功能异常。膀胱功能障碍用抗胆碱能药物和间歇性清洁导尿治疗，电刺激和理疗对部分患者有效。反复尿路感染（UTI）是 Wolfram 综合征最常见的临床表现，与中枢和周围神经功能障碍导致的膀胱功能障碍有关，对有发热和头痛的患者应及时进行尿液培养。Wolfram 综合征首先影响患者的高频感音，听觉脑干反应（auditory brainstem response，ABR）测听有助于诊断和疗效评估。助听器和人工耳蜗可改善患者的听力。

Wolfram 综合征的患者可有多种神经系统疾病，包括共济失调、继发于脑干萎缩的中枢性呼吸暂停、自主神经病变、周围神经病变、嗅觉减退或丧失、味觉减退或丧失、嗜睡、头痛和癫痫。共济失调最为常见，应由神经科医师每年 1 次或 2 次进行小脑性共济失调评估。患者常有构音和吞咽障碍，语言病理学家对吞咽的治疗有利于预防吸入性肺炎，食管扩张和食管平滑肌切开术在一些患者有效。吞咽困难可能导致细菌清除障碍和致病菌定植，口腔卫生和牙齿护理十分重要。多导睡眠图和隔夜血氧测定试验用于筛查中枢性呼吸暂停，中枢性呼吸暂停需胸肺专科治疗。详细地询问病史和体格检查会发现多数 Wolfram 综合征的患者患有自主神经病变，包括立位性低血压、无汗、低汗、多汗、便秘、胃轻瘫、体温过低和高热。调整饮食，少食多餐，增加纤维和饮水摄入有助于胃肠道症状的改善。患者可发生类似三叉神经痛的单侧剧烈的头痛，与自主神经功能障碍或神经病变有关，需咨询神经科医师，有资料显示卡马西平或阿米替林有效。有些患者会出现焦虑和抑郁精神症状，需与精神病医师进行协商以标准的方式治疗，Wolfram 综合征患者的认知功能通常是正常的。

Wolfram 综合征最初被归类为线粒体疾病，现有研究证实该征是一种内质网（ER）疾病。WFS1 基因编码一种定位于 ER 的跨膜蛋白，ER 钙的耗减和随后钙蛋白酶（calpain）的激活在 Wolfram 综合征的神经变性和 β 细胞死亡中发挥作用。WFS2 基因也编码定位在 ER 上的跨膜蛋白。WFS2 突变的患者患有糖尿病和听力障碍，但没有尿崩症，患者有上部肠道溃疡和血小板聚集缺陷，提示 WFS1 和 WFS2 的功能既不相同又有重叠。治疗 Wolfram 综合征的药物可以针对 ER 功能障碍的几个领域发挥作用，包括 ER 应激调节剂、钙稳态调节剂和细胞蛋白稳定因子。化学伴侣（chemical chaperones）是一种小分子化合物，在蛋白折叠过程中能稳定蛋白质构象，改善突变蛋白在 ER 的转运。4-苯基丁酸（PBA）和牛磺熊去氧胆酸（tauroursodeoxycholic acid，TUDCA）是两种美国 FDA 批准的化学伴侣，在 WFS1 缺陷型 B 细胞模型，它们可使升高的 ER 应激水平和降低的胰岛素含量恢复正常。在 β 细胞中，ER 应激可引起 ER 钙耗竭，导致 β 细胞死亡，可以通过药物恢复 ER 钙水平来预防。丹曲洛林（dantrolene）是一种 ER 钙稳定剂，为治疗恶性高热的特效药物，其通过抑制肌质网内钙离子释放使骨骼肌松弛。研究证实丹曲洛林能抑制动物模型和细胞模型中的 β 细胞死亡和神经变性，其靶点是位于 ER 膜上的 ryanodine 受体。控制 Wolfram 综合征的 ER 动态平衡的小分子及 Wolfram 综合征的再生治疗与基因治疗技术也都在积极研发之中。越来越多的证据表明，ER 应激和 ER 功能障碍在常见疾病如 1 型和 2 型糖尿病及多种神经退行性疾病的发病中起着重要作用，Wolfram 综合征作为一种单基因疾病更易于揭示 ER 应激介导的细胞死亡的机制，对 Wolfram 的研究不仅可能在 Wolfram 综合征的治疗取得突破，还可能导致一些包括 ER 功能障碍常见疾病的治疗突破，如 1 型糖尿病、2 型糖尿病和神经变性。

6. 透明隔-视神经发育不全（septo-optic dysplasia，SOD）· 是一种罕见的先天性疾病，又名 De Morsier 综合征，其相对发病率为 1/万活婴。SOD 的表型呈高度异质性，根据三联征中的两项进行确定：视神经发育不良（ONH）、中线异常（midline abnormalities）和下丘脑-垂体内分泌缺陷。只有 30% 的患者会出现完整的三联征。60% 的视神经发育不良患者存在神经学异常和内分泌功能缺陷，因此必须对有该综合征的任何组分的个体进行其他特征的全面筛查。

大多数 SOD 病例为散发，可能的病因包括病毒感染、妊娠糖尿病、环境致畸因子、血管疾病、退行性损伤和基因突变。资料显示低孕龄与 SOD 的发病有关，但尚无定论。对 100 例 ONH 患者进行的回顾性研究发现，其中早产儿 21%，胎儿酒精综合征 9%，母亲糖尿病 6%，内分泌异常 6%。对小鼠的研究表明，同源盒基因 HESX1 的破坏可产生与 SOD 相似的表型；一项家系研究在一个存在高度血缘关系的家庭发现 HESX1 基因错义突变与 SOD 相关。已发现 HESX1 基因的 13 种不同的新突变，导致了该征的不同表型，这些突变相当罕见（1%）。有研究发现 SOD 患者的一些早期发育基因发生了突变，如 SOX2、SOX3 和 OTX2。

视神经发育不良（optic nerve hypoplasia，ONH）通常是该综合征的最早表现，常为节段性或部分性，约占 71%，其余的为弥散性或完全性。ONH 可以是单侧的或双侧的，70% 以上为双侧性。视神经发育不良是导致儿童先天性失明的重要原因，其中半数患者存在发育和神经学障碍，1/4 的患者有内分泌异常。近来的研究更显示：与视神经发育不良关联的异常，如发育和认知的滞后、交流的困难，以及自闭症等，可能与透明隔的发育无关。视神经发育不良患者的垂体激素的缺乏可能发生在随访的过程中。大多数患者表现为视力低下和眼球震颤，80% 为法定盲人，散光也常见。

中枢神经系统的中线异常的表型谱很广，包括胼胝体发育不全、透明隔膜缺失、小脑发育不良、穹隆发育不全及最常见的脑裂畸形。磁共振成像（MRI）的结果呈异质性，包括皮质形态学异常和海马旋转不良，大约半数的患者没有透明隔膜和（或）胼胝体。大多数 SOD（70%）患者存在轻度至中度神经疾病,从发育迟缓到局灶性缺陷,如癫痫和偏瘫。在发育迟缓的患者中,脑积水或癫痫更常见,癫痫和发育延迟的发生可能与 SOD 患者的代谢和(或)神经解剖学疾病有关,特别是在有低血糖或高钠血症的情况下。

垂体发育不良表现为不同程度的激素缺乏,从单一的激素缺陷到全垂体功能不足。随着时间的推移,缺陷也会逐渐演变。生长激素(GH)缺乏是最常见的,其次是促肾上腺皮质激素(ACTH)和促甲状腺激素(TSH)缺乏。促性腺功能一般保留着,尿崩症罕见。垂体功能低下在新生儿期就有发病迹象,确诊过晚会导致大脑损伤和死亡的风险增加。低血糖、与睾丸发育不良同时存在的小阴茎和(或)隐睾、长期黄疸或尿崩症的表现提示可能存在垂体功能减退,有助于早期诊断。尿崩症、肾上腺皮质功能减退及体温调节紊乱可导致意外死亡。垂体功能低下可能系继发于下丘脑损伤。

7. 环境剥夺综合征(environmental deprivation syndrome) · 是一种罕见的综合征,又称心理社会性矮小症(psychosocial dwarfism),发生于生活在不正常亲子关系环境中的儿童。患儿于 2 岁前发病,临床表现为身材矮小、骨龄延迟、生长激素兴奋试验异常;患者低体重但食欲特好,伴有暴食呕吐、粪便恶臭、烦渴、习性怪僻、情绪或智力障碍、腹部隆凸。ACTH 兴奋试验证实患者的反应低下。患者甲状腺功能和尿浓缩功能正常。当患儿处于良好的养育环境时,这些临床表现可以完全逆转。

8. 假孕(pseudocyesis) · 为典型的功能性下丘脑疾病。患病女性自己认为怀孕,有早孕反应,但实际没有怀孕。患者表现为闭经、早晨呕吐、乳房增大、贪食及由于结肠胀气导致的腹部膨隆,可有高催乳血症和泌乳,黄体持续处于活动致使 LH 水平升高状态。患者一旦得知确切的诊断,临床表现迅速消失。

9. 下丘脑错构瘤(hypothalamic hamartoma) · 是由神经元、胶质细胞和与乳头体相关的有髓纤维组成的罕见的良性异位增生性畸形,通常发生于灰结节和乳头体之间的部位。痴笑样癫痫是该症的特征性标志,通常出现在儿童早期,错构瘤本身也会引起癫痫。临床表现还包括进展性认知的(神经发育延缓)、行为的(活动过度)和情绪的(不稳定)功能异常。主要的内分泌异常为同性性早熟,至童年晚期或青少年,许多患者会发生肥胖。性早熟采用长效 GnRH 激动剂治疗有效,该药有下调 GnRH 受体的作用。错构瘤一般无需手术治疗,颅内压增高或进展性生长并侵犯神经为手术指征。神经外科手术切除技术已被开发用于治疗癫痫综合征,并已被证明能改善认知和性早熟。术前认知障碍严重和癫痫持续时间短者的手术预期效果更好。

下丘脑错构瘤患者可能表现为 Lennox - Gastaut 综合征,可根据三联征确诊:多重广泛的癫痫发作类型、脑电图显示慢棘波和智力迟钝。与原因不明的或其他病因的综合征患者相比较,这些患者的手术治疗较好。Pallister - Hall 综合征呈现特征性的异常谱,轻度的表现为下丘脑错构瘤、多指(趾)畸形及无症状的会厌分叉,严重的可发生喉气管裂和新生儿死亡;患者也可能发生肛门闭锁和肾脏异常。受累个体可能患有垂体功能减退,未明确诊断和未予治疗的肾上腺功能减退的新生儿存在死亡风险。该综合征可为散发或为与染色体

7p13 的 GLI3 基因突变有关的常染色体显性遗传。

10. 胚细胞瘤(germ cell tumors) · 约 65% 的颅内胚细胞瘤为生殖细胞瘤(germinomas),通常发生于鞍上区域;约 35% 为非生殖细胞性的胚细胞瘤,如畸胎瘤、胚胎细胞肿瘤、内胚窦瘤和绒毛膜癌,多数发生于松果体区域。鞍上生殖细胞瘤通常在儿童期或青少年期发病,表现为尿崩症、垂体功能减退,累及视交叉者出现视野缺损;患者常出现头痛、衰弱、生长迟缓、性腺功能减退、高钠血症等。非生殖细胞胚细胞瘤患者主要表现为神经系统症状,如脑积水、向上凝视麻痹(Parinaud 征)、迟钝、锥体束体征和共济失调。非生殖细胞胚细胞肿瘤与鞍上生殖细胞瘤患者不同,前者发生尿崩症或下丘脑垂体异常不到 20%,而后者则分别达到 90% 和 80%,但两者均可发生性早熟。生殖细胞瘤对放射线敏感,预后好,而非生殖细胞胚细胞瘤则用放疗或以顺铂为主的化疗,或者放化疗结合应用。

11. 颅咽管瘤(craniopharyngioma) · 为起源于拉特克囊残余的一种少见中枢神经系统肿瘤,病病率约为 1.7/(100 万人·年),可发生于咽和蝶鞍之间的任何部位,多数位于鞍上区。肿瘤通常生长缓慢并紧密地附着于周围组织结构。颅咽管瘤存在 2 个发病高峰,一个是儿童期至 19 岁,另一个为 40~79 岁的成人。在儿童,垂体和视交叉区域的肿瘤约有一半以上是颅咽管瘤,突出的临床症状由颅内压增高所致,表现为恶心、呕吐、头痛、视神经乳头水肿、脑积水、视力下降及视野缺损;患儿通常有嗜睡、睡眠-觉醒周期异常、生长激素缺乏、尿崩症。儿童期的颅咽管瘤常多包含实质和囊性组分,多数伴有钙化。成人患者主要表现为神经症状、视力异常、视野缺损、头痛、认知减退、个性改变、肥胖和性腺功能减退。患者通常有多种垂体前叶激素缺乏,肿瘤多为实质性,肿瘤有钙化表现的不到 1/4。该症 3 年短期生存率超过 85%,但长期标准化的总体死亡率有所上升。颅咽管瘤患者尤其是女性,心血管疾病死亡率较一般人群增加。组织学显示颅咽管瘤为良性或轻度恶性。有研究显示,至少在颅咽管瘤的造釉细胞型亚组,发病机制与 Wnt/β - catenin 信号通路异常有关。

颅咽管瘤的治疗传统上首选外科根治术,因可获得最长的生存期,但受限于肿瘤的侵蚀性、位置(涉及蝶鞍或下丘脑)、肿瘤大小和钙化,存在发生视觉、下丘脑和内分泌并发症的风险。手术损伤的并发症会导致患者的生活质量下降,如下丘脑性肥胖,神经行为异常(抑郁症、易怒、冲动、攻击性和情绪暴发),社交障碍(退缩、内化行为、学校功能障碍)和情绪障碍等,这些在颅咽管瘤儿童存活者中是相当普遍的。对于肿瘤的次全切除是否可以改善长期存活者下降的生活质量和病痛一直存在争论。次全切除的缺点是即使术后影像学检查为阴性仍存在肿瘤的复发和进展的风险。保留下丘脑的次全切除手术与放射外科相结合可限制肿瘤的复发和进展,同时可减少相关的术后并发症。垂体功能减退的患者术后通常无改善,表现为永久性的尿崩症和生长激素缺乏,重组生长激素替代治疗安全有效,但在病变生长的情况下是禁忌的,只有在术后残留肿瘤的体积稳定的情况下才能进行 GH 治疗。高达 75% 的存活者会发生肥胖,而且特征性地表现为热量限制和生活方式干预在预防和治疗方面几乎无效。肥胖程度与 MRI 显示的下丘脑损伤程度相关。在病理生理方面,颅咽管瘤患

者的肥胖与神经内分泌异常有联系，如高瘦素血症和瘦素抵抗，结果导致中枢交感张力的降低和能量消耗的减少。有研究报道，在并发白天睡眠和昼夜节律紊乱的肥胖颅咽管瘤患者，下丘脑水平的 α-MSH、胃促生长素、促食欲素的分泌和作用紊乱。

12. 鞍上脑膜瘤（suprasellar meningioma）·蝶骨平面及鞍结节的脑膜瘤可能压迫下丘脑。多数患者表现为神经眼科方面的异常和头痛，记忆力减退、神志迷乱、认知力下降，伴有性腺功能减退、甲减、偶有尿崩症。手术切除为该症首选的治疗方法。

13. 鞍上蛛网膜囊肿（suprasellar arachnoid cyst）·为一种少见的蛛网膜发育异常，约占全部颅内蛛网膜囊肿的10%，该病可为脑部MRI的偶然发现，没有临床症状。充满脑脊液的囊肿可能堵塞室间孔导致脑积水和颅内压升高，患者会出现头痛、呕吐、嗜睡、头部增大。囊肿也可能压迫脑干造成痉挛状态、共济失调和震颤；也可能压迫视神经和视交叉导致视力下降和视野缺损。内分泌异常包括生长激素和ACTH缺乏、性早熟和SIADH。在有症状的患者中，内视镜下神经外科脑室开窗加脑池造口引流术是首选的方法。该方法的技术相对较简单，创伤最小，死亡率低，复发风险低，能有效降低颅内压。

14. 浸润性疾病（infiltrative disorders）

（1）结节病（sarcoidosis）：又名肉样瘤病，为一种侵犯多脏器的免疫性肉芽肿，主要侵犯中青年，常受影响的脏器为肺、皮肤和淋巴结，内分泌并发症少见，但下丘脑和垂体为常受影响的腺体。资料显示在结节病患者，垂体前叶功能异常较尿崩症更为常见，最常见的垂体前叶异常按顺序为促性腺激素缺乏、中枢性甲状腺功能减退和高催乳素血症，半数以上的患者在明确诊断前下丘脑-垂体已经受累。下丘脑基底部和第三脑室底部受累可导致视力减退、视野异常、热量调节失调、嗜睡、肥胖和个性改变。垂体柄增粗是常见的MRI表现。神经放射学异常对糖皮质激素治疗的反应好于内分泌功能异常，后者仅偶尔逆转。

（2）朗格汉斯细胞组织细胞增生症（Langerhans cell histiocytosis, LCH）：是一种主要累及肝、脾、淋巴结、皮肤、肺、骨髓和内分泌器官的疾病，主要表现为一种特殊的树突状细胞（称为朗格汉斯细胞）的增生及浸润器官。涉及内分泌器官的LCH非常罕见，自然病程多变，从自发性缓解到伴有明显死亡风险的进展性全身播散。成人患者少于儿童，约占报告病例的30%。根据最近制定的分类方案，LCH明确诊断需证实病变细胞表面存在CD1a抗原表达。LCH的发病机制尚不清楚，肿瘤和免疫功能障碍为两大争议性假说。LCH具有广泛的临床表现，结合临床表现和影像学检查，朗格汉斯细胞向组织或器官的病理浸润是诊断LCH的关键因素。

约有半数的儿童患者发生下丘脑-垂体并发症。发生多系统疾病和颅面部受累，尤其是耳、眼和口腔区受累，LCH患者发生尿崩症的相对风险增加4.6倍。尿崩症是主要的神经内分泌异常，通常在LCH病程的第1年发生，或者为LCH的一种临床表现特征。免疫组织化学染色显示单克隆朗格汉斯细胞浸润，多尿和烦渴是垂体后叶功能障碍的主要表现，尿崩症通常为永久性，若在对基础疾病化疗后仍未缓解，则需对尿

崩症进行治疗。LCH影响下丘脑也可导致睡眠障碍、食欲旺盛和肥胖、体温调节失调和行为异常。儿童和成人LCH患者都可患有垂体前叶功能减退。一项12例患有尿崩症的成人LCH平均随访10年的回顾性研究显示，67%的患者在确诊后4.5年左右时出现一种或多种垂体前叶激素缺乏症，发生率依次为生长激素（GH）缺乏（8/12）、卵泡刺激素-黄体生成素缺乏（7/12）、促甲状腺激素-促肾上腺皮质激素（TSH-ACTH）缺乏症（5/12）和全垂体功能减退（5/12），另一项研究也得出了类似的结论。有些患者可能同时患有轻度的高催乳素血症。内分泌的功能不足可能发生于LCH发展的病程中，对单独的或部分性的垂体激素缺乏患者应定期随访监测。长春碱和泼尼松联合长期治疗可改善多系统LCH患者存活期和再活化率。

LCH对下丘脑垂体浸润的X线表现为垂体柄增粗、下丘脑病变和垂体后叶亮点消失。小剂量化疗可避免LCH初始过程中的疾病进展和多系统器官的累及。累及垂体的LCH往往是不可逆转的，无论是化疗还是放射治疗都不能改善垂体激素缺乏的症状，应定期和长期评估内分泌激素和适当的激素替代。其他内分泌器官包括甲状旁腺、肾上腺和卵巢也可能受累。Xie J等报道1例多发性LCH，首先表现为甲状腺性甲状腺肿，接着垂体和肝脏也受累，经甲状腺次全切除手术，结合甲状腺放疗和肝的化疗和放疗，患者的临床得到缓解，随访10年余患者未出现新的LCH病损。LCH的慢性播散型，又称Hand Schuller Christian病，具有3个典型的特征性病损：膜状骨的病损、突眼和尿崩症。此外，患者可有生长延迟、高催乳素血症、性腺功能减退和渴感缺乏或减退。

15. 脑部放射线照射·全脑的放射线照射及颅脑部和颈部肿瘤的局部放疗常会导致迟发性下丘脑功能异常和内分泌功能减退，如白血病患者进行预防性颅脑放疗，造血干细胞移植的急性血液病患者的全身性放疗，肺癌脑转移患者的全脑放疗，颅内、颅底、鼻、鼻窦和鼻咽部肿瘤患者的局部放疗。这些继发于脑部放射线照射的内分泌功能不足为隐匿性、进展性，而且通常为不可逆的，可延迟至放射线暴露10年后发病。它们常对生长、骨骼、生育、性功能及生理和心理健康产生负面影响。这些内分泌异常是源于下丘脑损伤继发垂体功能不足或直接因垂体损伤仍有争议。下丘脑损伤与肥胖、不活动、日间睡眠、个性改变、渴感异常等发生风险增加有关。儿童较成人更易发生下丘脑损伤。

随着外科、放疗和化疗等癌症治疗技术的发展，儿童期肿瘤患者的存活率有了很大改善，越来越多的幸存者面临癌症治疗晚期影响的风险。头颅放疗（cranial radiotherapy, CRT）或脑脊髓放射治疗（craniospinal radiotherapy, CSR）及全身放疗（total body irradiation, TBI）可能会导致下丘脑-垂体轴的损伤，造成一个或多个垂体前叶激素缺乏。CRT影响的严重性与总剂量和治疗方案有关，较低的辐射剂量（18～50 Gy）导致单纯的生长激素缺乏，而较高剂量（>60 Gy）则可能产生全垂体激素缺乏症，在较短的时间内以较少次数的分剂量给予相同的总剂量，可能会导致更多的垂体激素缺乏发生。下丘脑对辐射更加敏感，较低剂量的头颅照射后（<50 Gy）辐射损伤的主要部位是下丘脑，通常导致单纯的生长激素缺乏（GH），而较高剂量则可能直接损伤垂体前叶，导致照射后早

期的多发性垂体激素缺乏症。由于放疗的延迟效应或先期的下丘脑损伤导致了继发性垂体萎缩,激素缺乏的发生和严重程度随放疗后时间延长而增加,因此需对颅脑放疗患者延长随访时间,每年进行垂体功能检查。下丘脑神经元和垂体细胞对辐射的敏感性不同,GH 细胞最易受辐射影响,其次依次为促性腺激素、ACTH、TSH 细胞。资料显示:儿童比成人对辐射更敏感,年幼的较年长的儿童发生 GHD 的风险更大;化疗加剧辐射对垂体的损伤,先前存在的下丘脑-垂体轴病变增加辐射对下丘脑-垂体轴损伤。尚无有关 CRT 导致尿崩症的报道。

研究显示,放射损伤下丘脑-垂体轴后 GH 神经分泌异常特征性地表现为 GH 的生理性分泌受损而 GH 对兴奋试验的反应峰值仍然存在,因此 GH 分泌异常的检出率受研究检测方法影响。儿童 CRT 剂量超过 30 Gy,放疗后 2~5 年内胰岛素耐量试验(ITT)的结果几乎 100% 表现为 GH 反应减弱;GH 兴奋试验受损最早可出现在儿童脑瘤放疗后的 3 个月。CRT 剂量超过 50 Gy 可能会使儿童发生促性腺激素缺乏。当治疗脑瘤的 CRT 剂量超过 50 Gy 时,促性腺激素缺乏的发生率逐渐增加,长期随访的结果显示促性腺激素缺乏发生率达 20%~50%,严重程度从轻微的、较低的正常性激素水平亚临床异常到激素水平低于正常的严重损害。较低的 CRT 剂量则可能导致青春期提前,辐射后青春期提前是由于皮质对下丘脑的抑制性作用解除,下丘脑 GnRH 脉冲分泌的频率和幅度增加。小剂量 CRT 主要影响女孩,导致青春期提前,如急性淋巴细胞性白血病的中枢神经系统预防性放疗;采用较大剂量(25~50 Gy)治疗脑瘤,男孩和女孩都会发生青春期提前。辐射照射时年龄越小,青春期发生的年龄越早。脊柱放射治疗时发生的散射辐射可能损伤性腺,女孩表现为性激素水平降低,无法进入青春期或青春期不能进展,后期可表现为更年期的症状出现过早;在男性,精子生成可能受损。

垂体-肾上腺轴受辐射影响较晚,73 例患有未累及下丘脑-垂体的脑瘤儿童,接受 CRT 治疗后随访 15 年后,19% 出现下丘脑-垂体-肾上腺轴异常,之前 12 年的随访资料仅显示轻微的异常。ACTH 缺乏的诊断受诊断试验方法影响。胰岛素耐量试验(ITT)是诊断 ACTH 缺乏的金标准,但有癫痫发作史者禁忌;胰高血糖素兴奋试验(GST)可同时评估 GH 和 ACTH 储备,尽管与 ITT 相比,GST 引起的 GH 反应不那么明显,但健康人或垂体病患者对这两种试验的皮质醇反应在程度上是相当的。短 24 肽促皮质素试验(short synacthen test, SST)的特异性较差,对 SST 试验显示 CRT 患者 ACTH 正常的结果需持谨慎态度。下丘脑-垂体-甲状腺轴最不易受到放射损伤,有研究认为采用甲状腺功能的基础值诊断中枢性甲减敏感性差,主张采用 TRH 试验和 TSH 夜间峰值存在与否进行诊断,但其特异性受到质疑。甲状腺对辐射十分敏感,尤其是儿童,CRT 后发生甲状腺功能减退、甲状腺结节、甲状腺功能亢进都有报道。资料显示甲状腺结节在 CRT 人群中经常发生,幸存者中含恶性细胞的甲状腺结节百分比为 14%~40%,年幼的儿童和女性的风险更高。在低至中等辐射剂量,甲状腺癌的发生风险与辐射剂量增加呈线性关系,较高剂量时趋于平稳。辐射诱发的甲状腺肿瘤出现在照射后 5~10 年,风险可持续数十年,多为高分化的乳头状癌,滤泡

细胞癌也会发生。许多中心的标准做法是对脑肿瘤幸存者每年随访,在 TSH 轻度升高者行 T4 替代治疗。

肥胖是癌症幸存者的晚期效应,一项对脑瘤幸存者的研究发现任何治疗导致的下丘脑损害,尤其是 50 Gy 或更高的 CRT 辐射剂量,与治疗后 10 年 BMI 异常增加有关。肥胖的发生可能是由于损伤了下丘脑的腹内侧核(VMH),VMH 整合外周循环系统中瘦素、胃促生长激素和胰岛素等激素信息,调节机体的能量平衡,其功能障碍会导致热量摄入过多和消耗减少,造成无休止的体重增加。奥曲肽改善高胰岛素血症,可使下丘脑损伤的肿瘤幸存者的体重增加减少。此外,高剂量的糖皮质激素、GHD 及活动的减少也与脑瘤幸存者的肥胖等代谢异常有关。辐射影响脑瘤幸存者的身高,头颅脊髓射线照射会损害脊柱的生长,影响患者的最终身高。在青春期,脊柱生长超过腿部的长度增长,接受过头颅脊髓放疗的患者由于脊柱生长已经受损,导致了最终身高严重不成比例。导致肿瘤存活者生长不理想的因素还包括营养不良、肿瘤复发、化疗、辐射诱导的 GHD、青春期早发和其他内分泌异常等。据报道 40% 的脑瘤儿童幸存者身高低于第 10 百分位。脑瘤患者的最终身高与确诊肿瘤时的年龄有关,年幼者更有可能发生成人身高矮小。辅助化疗与最终身高矮小有关,在接受颅脊髓照射后的头 4 年,同时接受辅助化疗的儿童比单纯接受颅脊髓照射的儿童,生长受到的影响更严重,化疗加剧了放疗所致的生长不足。细胞毒药物可能直接影响肝脏胰岛素样生长因子 1(IGF-1)的产生和(或)削弱 IGF-1 在生长板上的作用,最终放大辐射对下丘脑-垂体轴的损伤。GH 替代可改善 GHD 患者的身高,虽然 GH 替代不增加肿瘤复发,但存在继发性肿瘤增加的风险,长期安全性是一个需要始终考虑的问题。GnRH 类似物(GnRHa)可延缓过早的或快速的青春期,以便有更多的时间保证线性生长,改善患者的最终身高。有研究表明,在那些因辐射导致的 GHD 和青春期早发患儿,GnRHa 和 GH 替代联合治疗使最终身高有了明显的改善,有待进一步前瞻性随机研究验证。

辐射引起的下丘脑-垂体轴损伤一直持续到成人,并可有不同程度的进展。因此,儿童时期接受 CRT 的患者,在从儿童向成人过渡期间,必须继续进行随访、激素的检测和激素替代治疗管理。最终身高的目标达到后,必须对 GHD 的严重程度进行重新评估,使那些严重 GHD 的患者在从童年到成年的过渡时期和成人阶段继续接受 GH 治疗,可显著改善儿童期肿瘤成人幸存者的生活质量,有助于身体成分、血脂异常及骨密度的改善。

头颅放疗同样损害成人下丘脑-垂体轴,一项包括 18 项研究、813 例鼻咽癌和脑内肿瘤患者的系统性回顾和荟萃分析的结果显示,成人非垂体肿瘤患者 CRT 后垂体功能减退普遍存在,各种垂体功能减退的时点患病率为 0.66,GH 缺乏为 0.45,LH 和 FSH 为 0.3,TSH 为 0.25,ACTH 为 0.22,高催乳素血症为 0.34。垂体功能减退发生率受辐射剂量和技术等因素影响,辐射剂量的累积与垂体功能减退增加有关;CRT 后随访延续过程中,垂体功能减退的发生率增加;基础疾病对垂体功能减退的发生没有影响。资料显示,垂体功能减退在 CRT 后第 1 年即可出现,治疗后 11 年仍有发生。所有接受 CRT 治疗的患者都应定期进行垂体功能评

估，考虑到患者生存率提高的因素，CRT 后至少随访 15 年是合理的，应包括基础水平的激素测定和下丘脑-垂体-靶腺轴的动态测试。

16. 下丘脑神经胶质瘤（hypothalamic glioma）· 儿童期，侵蚀视交叉、视神经束或下丘脑的低分化神经胶质瘤，临床可表现为视野缺损、脑积水、尿崩症、婴儿间脑综合征、视神经萎缩及垂体前叶功能不良等，20% 的患者有多发性神经纤维瘤。神经胶质瘤生长缓慢、病程多变，常需密切观察随访，对进行性发展的病损需进行放射线治疗。

17. 淋巴瘤· 全身广泛播散的非霍奇金淋巴瘤可导致继发性中枢神经系统损害，预后差。原发性中枢神经系统淋巴瘤（PCNSL）少见，有侵蚀性，没有全身性疾病局限于颅脑-脊柱的病灶有治愈可能性。PCNSL 不仅影响免疫抑制患者和AIDS 患者，也影响有免疫力的患者，PCNSL 患者的垂体和下丘脑可能受累，表现为垂体前叶功能减退和尿崩症。高催乳素血症患者可无临床症状或并发腺功能减退。在蝶鞍或蝶鞍周围肿块的患者，伴发严重的头痛，同时存在垂体功能减退和尿崩症症状和（或）脑神经受累，在鉴别诊断时需考虑垂体淋巴瘤。

18. 炎症· 淋巴细胞性垂体炎是一种导致腺体不同程度损伤的垂体局部或弥散性炎性浸润病变。临床及实验室的发现提示该症的发病机制为自身免疫。当炎症侵犯神经垂体和垂体柄时即为淋巴细胞性漏斗神经垂体炎（lymphocytic infundibuloneurohypophysitis，LINH）。男性和女性均会患LINH，平均诊断年龄为 47 岁，但儿童也会罹患。LINH 的全身和眼科的症状表现为头痛、视力障碍、恶心或呕吐、乏力、软弱、厌食；内分泌症状包括部分性或全垂体功能减退、高催乳素血症，极可能发生的尿崩症。在 LINH，MRI 的 T_1 加权图像显示垂体柄弥漫性增粗，无论采用钆增强与否垂体后叶的"亮斑"强化信号消失。炎性病变有自限性，约在 2 年自发缓解，糖皮质激素治疗有效，但尿崩症可能为永久性。

19. 创伤性脑损伤· 创伤性脑损伤（traumatic brain injury，TBI）指由外力引起的脑功能或病理性改变。最常见的原因包括：机动车事故（占近 50%）、跌倒、暴力行为、运动有关的头部创伤（如游泳、曲棍球、足球）、格斗运动（如拳击、跆拳道）及爆炸有关的伤害。TBI 常造成独立生活能力丧失、失业和生活质量显著下降等破坏性后果，年轻人是最常见的受影响人群，幸存者在慢性期常有生理和神经心理伤残的长期后遗症。文献资料显示，TBI 是最常见的导致成人垂体功能减退症的原因。TBI 后垂体功能减退与一些代谢疾病有关，如血糖水平变化、胰岛素抵抗、高甘油三酯血症，患者可能会出现生理、心理和认知缺陷等各种临床后遗症，生长激素缺乏（GHD）是最常见的内分泌功能障碍。TBI 后垂体功能障碍在 90 多年前首次报道，但长久以来一直是一个被忽视的内分泌问题。轻度垂体功能减退症的症状进展缓慢，无特异性，因此许多患者未被诊断，长期未予治疗。由于内分泌检查方法、垂体功能减退诊断切点及患者病情的不同，有关 TBI 后垂体功能减退的患病率各家报道有很大的区别。2015 年，一项在 1 429 篇初筛文章基础上，按检索策略最终对包括 1 203 例慢性期 TBI 患者（TBI 后至少 3 个月）的系统评估的结果显示，

慢性期 TBI 患者任何垂体激素缺乏和多种垂体激素缺乏的总患病率分别为 28% 和 6%；其中严重 TBI 患者（苏醒后格拉斯哥昏迷评分，GCS≤8 分）分别为 24% 和 8%。313 例 TBI 患者再经试验确诊的结果显示分别为 15% 和 4%，生长激素缺乏（GHD）是最常见的缺陷，患病率为 9%，其次是 ACTH（6%）、LH/FSH（5%）和 TSH（1%）缺乏。导致 TBI 后垂体功能减退的危险因素不清楚，有研究称重度 TBI 患者（GCS<9 分）垂体功能减退的发生率最高（35.5%）；脑部弥漫性肿胀、弥漫性轴突损伤等影像学表现可能预警垂体功能减退的发生；爆炸是导致 TBI 后垂体功能减退的特殊危险因素；其他如颅内压升高、缺氧、低血压和老龄都可能与 TBI 后垂体功能减退有关，但这些观点都缺少足够的证据支持。

TBI 后垂体功能障碍的确切病理生理机制未完全阐明。前瞻性临床研究显示相当大比例的急性（TBI 后最初 2 周）垂体激素缺乏是短暂的，在 3~12 个月恢复正常，短暂的急性垂体功能障碍可能与机械性损伤、低血压、可逆性水肿、颅内压增加及可逆性血管痉挛有关，垂体功能障碍可逆性的病理生理机制尚不清楚。急性期垂体激素变化，如促性腺激素[FSH和（或）LH]和促甲状腺激素（TSH）降低，下丘脑-垂体-肾上腺（HPA）轴活动增加，可能只是对危重疾病的适应性生理反应。TBI 导致的慢性垂体功能减退一般认为是由于垂体腺体的缺血性损伤，下丘脑-垂体柄-垂体及其门静脉长血管的解剖特点易遭受机械性损伤，伴随 TBI 发生的低血压、缺氧和脑肿胀可导致垂体缺血和梗死，病理研究显示高达 42% 的 TBI患者存在下丘脑缺血性/出血性病变。一些临床和放射学研究也支持 TBI 后垂体病理改变与血管损伤有关。在 TBI 急性期，患者的垂体明显增大，可有出血、梗死、信号异常及垂体柄部分横断；放射影像学出现弥漫性轴突损伤、颅底骨折、弥漫性脑肿胀、脑内血肿或多处挫伤的患者，至少在 6 个月内会出现垂体功能减退；在 80% 以上的 TBI 后垂体功能减退患者，至少存在一种提示血管病变的放射学异常，包括垂体体积减小或空蝶鞍、异常垂体信号的异质性和灌注缺损。也有假说认为 TBI 后垂体功能减退是由于机械冲击、加速力和减速力对垂体的直接损伤。有资料显示，TBI 后患者（特别是轻度TBI 患者）持续存在垂体激素的动态变化，已出现的垂体激素异常可恢复，也可能出现新的垂体激素缺乏，"血管假说"难以解释。一些研究表明自身免疫及遗传倾向在 TBI 所致的垂体功能减退症的发展中可能发挥作用。一项对 TBI 患者外伤后随访 3 年的结果显示，44.8% 的患者抗垂体抗体（APA）阳性，而对照组无 APA 阳性，APA 阳性者垂体功能障碍的发生率明显高于 APA 阴性者，较高的 APA 滴度与 GHRH/GHRP-6 试验中较低的 GH 反应相关。对 TBI 患者的前瞻性研究结果显示：在第 5 年，28% 的患者抗下丘脑抗体（AHA）呈强阳性，20% 抗垂体抗体（APA）强阳性，两者强阳性的存在与垂体功能减退低之间存在显著的相关性。自身免疫异常可能与TBI 后血脑屏障破坏，脑蛋白（垂体和下丘脑抗原）从受损/坏死组织中泄漏到循环系统引起免疫反应有关。资料显示遗传多态性也可能与 TBI 后垂体功能减退有关，对 93 例 TBI 患者（其中 25.8% 因交通事故、拳击、跆拳道等原因致垂体功能障碍）进行了评估，APO E3/E3 基因型患者垂体功能障碍发生率（17.7%）明显低于非 APO E3/E3 基因型者（41.9%）。

APOE 是促进神经系统内脂质运输和代谢的关键蛋白,在神经元的修复和维持中起着重要的作用,是下丘脑-垂体区域最丰富的蛋白质。APOE 具有抑制外周和脑内炎性细胞因子、减少神经炎症反应的作用,创伤引起的神经炎症反应和 APOE 相关神经元修复机制的个体变化可能会影响 TBI 引起的垂体功能减退的发病机制。运动相关的 TBI 具有慢性、重复性、低能性的特点,脑震荡是最常见的急性损伤类型,主要的病理生理机制是由于脆弱的轴突因拉伸而受伤导致的弥散性轴突损伤(diffuse axonal injury,DAI)。动物模型证实脑震荡和 DAI 具有累积效应,重复的、微弱的 TBI 会导致轴突的损伤,使大脑更易受脑震荡伤害,导致垂体的急性血管损伤,伴随炎症活性增加。一项有关的大型临床研究显示,拳击手的拳击运动时间和退休年龄与垂体功能减退显著相关。磁共振及其扩散加权成像证实慢性脑损伤可导致大脑微结构和微血管的损伤,大脑微结构的损伤可能是运动性 TBI 引起的慢性神经内分泌紊乱的原因之一。

TBI 所致的垂体功能减退症的诊断,与经典的垂体功能减退症相似。对生长激素和促肾上腺皮质激素轴的评估需经动态兴奋试验,每个地方实验室需建立自己的诊断标准。胰岛素耐量试验(ITT)可评估下丘脑-垂体功能的完整性,是评估 GH 和肾上腺轴的"金标准",但不能用于严重心血管疾病和癫痫发作患者(约占 TBI 患者的 30%)。资料显示,在 TBI 后的最初几日里,垂体功能减退的患病率高达 53%~78%,GH 和促性腺激素异常最为常见。根据有关评估垂体功能的前瞻性研究的结果,大多数垂体激素变化是短暂的,特别是 FSH/LH、GH 和 TSH 缺乏,一般在伤后 3~12 个月恢复。至今,没有证据表明在危重的 TBI 患者急性期(TBI 后最初的 10~14 日)对 GH、FSH/LH 和 TSH 缺乏进行替代治疗是有益的。然而在头颅外伤急性期,糖皮质激素缺乏的及时诊断至关重要,因为它会危及生命。资料显示,TBI 后 10 日内下丘脑-垂体-肾上腺轴功能障碍的发生率较高(52%~78%),因此在 TBI 急性期,须鉴别急性皮质激素缺乏的患者,他们有可能出现危及生命的并发症,如强心升压药耐受性低血压、低血糖和低钠血症。对出现低血压、低钠血症、需要大剂量的升压药,以及低血糖的 TBI 患者应采取必要的干预措施,病情稳定者初始可用替代生理剂量的氢化可的松(30 mg/d),当出现严重应激(尤其是需在 ICU 治疗)且病情不稳定时需用应激剂量氢化可的松,每 8 h 静脉注射氢化可的松 50~100 mg(150~300 mg/d)或静脉滴注 15 mg/h 左右。地塞米松或甲泼尼龙则以氢化可的松的同等剂量替代使用。皮质类固醇补充应当持续到患者的临床状况得到改善、不需升压治疗时,出院前需重新评估 ACTH 轴功能。有研究建议以清晨基础皮质醇 11 μg/dl(300 nmol/L),作为急性期 ACTH 缺乏症的诊断标准;危重期得到解决(至少在 TBI 后 2 周)且病情稳定,如基础皮质醇水平在 3.5 μg/dl(98 nmol/L)~18 μg/dl(500 nmol/L),临床表现仍提示存在 ACTH 缺乏者,应在出院前进行适当的动态检测。ACTH 缺乏的患者应使用生理剂量的糖皮质激素治疗,直到第二次随访。TBI 急性期,垂体后叶功能障碍发生率为 20%~26%,与更严重的头颅外伤有关,一般为短暂性(<1 个月),很少有患者需要长期去氨加压素治疗,有研究显示尿崩症的发生与死亡率增加有关。SIADH 多数为一种暂时性现象,低钠血症最常见于伤后第 1 周,与多种因素有关。

在 TBI 的慢性期(至少 TBI 后 3 个月),生长激素缺乏(GHD)和低促性腺激素性性腺功能低下是最常见的两种内分泌缺陷,出现性腺功能障碍的症状是 TBI 后 6 个月以上患者发生垂体功能减退最可靠的预测因素,蛛网膜下腔出血幸存者可能发生垂体功能减退,尤其是 GHD。有研究建议,在 TBI 的慢性期,需对复杂的轻度 TBI 患者和中度/重度 TBI 患者每年进行垂体功能评估,包括基础激素测定和临床评估,必要时对 ACTH 和 GH 缺乏进行动态测试,对垂体激素缺乏者进行适当的替代治疗。头部创伤严重程度通常采用格拉斯哥昏迷量表(GCS)进行评估,在 3~15 等级的范围内评估眼睛张开、语言和运动的反应。轻度 TBI(GCS 13~15 分)患者存在以下条件至少一项为复杂的轻度 TBI:① 初始 CT 或 MRI 存在任何解剖学变化;② 存在急性垂体激素变化[ACTH 缺乏和(或)中枢性尿崩症];③ 需要住院超过 24 h;④ 需要 ICU 监护和(或)需要进行任何神经外科干预;⑤ 存在垂体和下丘脑自身抗体。中度/重度 TBI 的诊断标准:GCS≤12 分;无 GCS 记录时,如患者"失去知觉和(或)精神错乱和定向障碍超过 30 min"或"创伤后健忘症超过 24 h"可被视为严重的 TBI。TBI 后存在原先缺乏的垂体激素恢复正常和新发垂体激素缺乏的可能性,轻度 TBI 患者的临床和激素的评估应至少持续 5 年。中度和重度 TBI 患者的垂体功能障碍的恢复非常罕见,需在常规随访中随时调整替代治疗;如果中重度 TBI 患者在第 12 个月证实没有垂体激素缺乏,可停止随访评估,但需告知患者有关垂体功能减退症状和体征,可疑时可在 TBI 后的任何时间进行垂体功能评估筛查。

垂体功能减退的患者需进行缺乏激素替代治疗,糖皮质激素、甲状腺激素和性类固醇的充分替代通常能逆转相关垂体激素缺陷导致的症状和体征,并使相关的风险正常化。头颅创伤可导致患者的认知功能和生活质量受损,代谢参数改变,身体成分的异常,心血管危险因素增加,肌肉力量和有氧代谢能力下降。成人 GHD 是 TBI 和运动相关头部创伤后最常见的异常。非创伤患者的资料表明,TBI 后的某些缺陷实际上可能是 GHD 的直接结果,至少部分是可以治疗的;GH 替代治疗对 TBI 患者的神经认知/神经心理功能和生活质量的改善有益。因此,对严重的和持续性 GHD 患者(通过适当的动态检查和相关的临床特征诊断)应进行个体化生理剂量的 GH 替代治疗。须对 GH 替代治疗的轻度 TBI 患者每年进行 GH 状态评估,因为 GHD 可在 TBI 后的 5 年内恢复至正常。重组 GH 治疗对 TBI 患者的康复、功能恢复、代谢和心血管危险因素改善,以及神经认知/神经心理功能的益处,需进行进一步更大样本的安慰剂对照研究。研究了解垂体功能恢复过程中可能的神经保护机制,如门静脉血管的再生能力和垂体干细胞/祖细胞活化有助于 TBI 后永久性垂体功能障碍的防治。

参考文献

[1] 陈家伦.下丘脑[M]//邝安堃.临床内分泌学(上册).上海:上海科学技术出版社,1979:26-39.

[2] Giustina A, Braunstein GD. Hypothalamic syndrome[M]//Jameson JL, Degroot LJ, de Kretser DM, et al. Endocrinology adult and pediatric. 7th ed, Philadelphia: WB Saunders, 2015: 174-187.

［3］ Braunstein GD. Hypothalamic syndrome［M］//DeGroot LJ, Jameson JL, Burger HG, et al. Endocrinology 4th ed. Philadelphia：WB Saunders, 2001：269 - 281.

［4］ Cassidy SB, Schwartz S, Miller JL. Prader-Willi syndrome ［J］. Genet Med, 2012, 14(1)：10 - 26.

［5］ Forsythe E, Beales PL. Bardet-Biedl syndrome ［J］. Eur J Humn Genet, 2013, 21：8 - 13.

［6］ Maury E, Ramsey KM, Bass J. Circadian rhythms and metabolic syndrome：from experimental genetics to human disease ［J］. Circ Res, 2010, 106(3)：447 - 462.

［7］ Boehm U, Bouloux PM, Dattani MT, et al. Expert consensus document, European Consensus Statement on congenital hypogonadotropic hypogonadism-pathogenesis, diagnosis and treatment ［J］. Nat Rev Endocrinol, 2015, 11：547 - 556.

［8］ Topaloğlu AK. Update on the genetics of idiopathic hypogonadotropic hypogonadism ［J］. J Clin Res Pediatr Endocrinol, 2017, 9(Suppl 2)：113 - 122.

［9］ Kim SH. Congenital hypogonadotropic hypogonadism and Kallmann syndrome：past, present, and future ［J］. Endocrinol Metab（Seoul）, 2015, 30：456 - 466.

［10］ Tan CL, Alavi SA, Baldeweg SE, et al. The screening and management of pituitary dysfunction following traumatic brain injury in adults：British Neurotrauma Group guidance ［J］. J Neurol Neurosurg Psychiatry, 2017, 88：971 - 981.

［11］ Xie J, Li Z, Tang Y. Successful management of multiple-systemic Langerhans cell histiocytosis involving endocrine organs in an adult, a case report and review of literature ［J］. Medicine, 2018, 97：26 - 31.

［12］ Bihan H, Christozova V, Jean-Luc Dumas JL. Sarcoidosis：Clinical, hormonal, and magnetic resonance imaging （MRI） manifestations of hypothalamic-pituitary disease in 9 patients and review of the literature ［J］. Medicine, 2007, 86：259 - 268.

［13］ Ferran KD, Paiva IA, Gilban DL, et al. Septo-optic dysplasia ［J］. Arq Neuropsiquiatr, 2010, 68(3)：400 - 405.

［14］ Kim JH, Choi JH. Pathophysiology and clinical characteristics of hypothalamic obesity in children and adolescents ［J］. Ann Pediatr Endocrinol Metab, 2013, 18：161 - 167.

［15］ Gleeson HK, Shalet SM. The impact of cancer therapy on the endocrine system in survivors of childhood brain tumours ［J］. Endocr Relat Cancer, 2004, 11：589 - 602.

［16］ Appelman-Dijkstra NM, Kokshoorn NE, Dekkers OM. Pituitary dysfunction in adult patients after cranial radiotherapy：systematic review and meta-analysis ［J］. J Clin Endocrinol Metab, 2011, 96：2330 - 2340.

［17］ Tanriverdi F, Schneider HJ, Aimaretti G, et al. Pituitary dysfunction after traumatic brain injury：a clinical and pathophysiological approach ［J］. Endocr Rev, 2015, 36：305 - 342.

［18］ Mckee AC, Daneshvar DH. The neuropathology of traumatic brain injury ［J］. Handb Clin Neurol, 2015, 127：45 - 66.

［19］ Urano F. Wolfram syndrome：diagnosis, management, and treatment ［J］. Curr Diab Rep, 2016, 16：6 - 13.

［20］ Singhal V, Misra M, Klibanski A. Endocrinology of anorexia nervosa in young people：recent insights ［J］. Curr Opin Endocrinol Diabetes Obes, 2014, 21(1)：64 - 70.

［21］ Marzola E, Nasser JA, Hashim SA. Nutritional rehabilitation in anorexia nervosa：review of the literature and implications for treatment ［J］. BMC Psychiatry, 2013, 13：290 - 302.

第五章 · 腺垂体功能减退

李 果

垂体功能减退症由 Simmonds 于 1914 年首先描述，是指由于垂体激素生成缺陷或下丘脑释放激素不足导致的一种或多种垂体激素缺乏。疾病缓慢进展，在某种应激下可能诱发多种类型严重后果，如低温性昏迷、重度低血糖、循环虚脱等。已报道的垂体功能减退患病率为 290/100 万～455/100 万，发病率为 42/（100 万人·年）。多数为多种垂体激素缺乏，促性腺激素缺乏最为常见，80％～90％的垂体功能减退者有促性腺激素缺乏，60％以上的患者存在 TSH、ACTH 和 GH 缺乏，20％有抗利尿激素（ADH）缺乏。垂体功能减退症的患病率随年龄增加，男性与女性相似。生长激素缺乏的发病率约为 20/（100 万人·年）。

腺垂体功能减退的严重程度与垂体被毁的程度有关，临床表现受潜在病因的类型、疾病的严重度及垂体激素缺乏发生速度等因素的影响。成人垂体功能减退症采用激素替代治疗继发性的糖皮质激素、甲状腺激素及性激素缺乏。以往认为，在儿童停止生长后生长激素无生理意义，基因工程的发展和重组人生长激素的应用，导致了对成人生长激素的生理作用的重新评估。尽管进行了激素缺乏综合征的治疗，垂体功能减退仍与病患伤害及死亡率的增加有关。近来的资料表明该症患者的标化死亡率为一般人群的 1.1～1.4 倍，女性患者的死亡率较高，主要的原因是心脑血管疾病。

造成垂体功能减退死亡率较高的原因是多方面的，病因和治疗模式都对死亡率有影响，颅咽管瘤较垂体腺瘤的预后差，经颅垂体手术和放疗与垂体疾病患者的死亡率增加有关，也许是治疗的结果但至少部分反映了基础疾病更为严重。放疗患者死亡率的增加主要继发于脑血管疾病，但也有的患者晚期死于新发的恶性脑瘤。过度治疗和治疗不足都可能影响死亡率，较高剂量的糖皮质激素替代治疗与所有原因导致的死亡及心血管疾病导致死亡有关。研究报道，未治疗的促性腺激素缺乏与男性患者的死亡率增加有关。垂体功能减退症的诊断和治疗的改善使该症的死亡率明显下降。

一、病 因

垂体功能减退的主要病因见表 2 - 5 - 1，最常见的原因是垂体腺瘤及其外科手术或放射治疗。

（一）垂体和下丘脑肿瘤

最常见的垂体实质性损害是腺瘤，以微腺瘤多见，尸检和放射学检查的发现率为 10％～20％，但微腺瘤极少与垂体功能减退有关。大腺瘤少见，但常与垂体激素缺乏有关，大系列的研究显示约 90％的经垂体手术的大腺瘤患者至少有一种垂体激素的缺乏。垂体功能减退的发生率随肿瘤增大而增加，大腺瘤可直接或间接通过增加蝶鞍内压力压迫垂体柄门静脉血管，肿瘤直径＞4 cm 的患者都患有垂体功能减退症。起源于发育异常的颅咽管瘤和拉特克囊肿是常见的导致垂体功能减退的下丘脑-垂体实质性损害病变。颅咽管瘤位于垂体周围，起源于拉特克囊，可为实质性或囊性，常伴有钙化，半

表 2-5-1　垂体功能减退的病因

下丘脑和垂体肿瘤
　垂体腺瘤、颅咽管瘤、神经胶质瘤、转移性肿瘤

手术和创伤
　下丘脑和垂体肿瘤手术、头颅外伤、围生期创伤

放射治疗
　下丘脑-垂体轴的肿瘤、脑部肿瘤、头颈部肿瘤、急性淋巴细胞性白血病

血管性疾病
　席汉综合征、垂体卒中、蛛网膜下腔出血

遗传和发育异常
　多种垂体激素缺乏、单一垂体激素缺乏、脑中线和颅脑发育畸形

感染
　脑炎、垂体脓肿

浸润性疾病
　结节病、结核病、朗格汉斯组织细胞增多症、韦格纳肉芽肿、血色素沉着症、含铁血黄素沉积病

自身免疫
　淋巴细胞性垂体炎

特发性

数在 15 岁前发病，通常患有生长激素缺乏和尿崩症，可有视野缺损。其他垂体的、蝶鞍周围的及下丘脑的实质性损害也能导致垂体功能减退。继发性垂体肿瘤可从乳腺、肺、结肠和前列腺癌肿转移而来。垂体周围的占位病变如软骨瘤、脊索瘤、蝶鞍上脑膜瘤、视神经星形细胞瘤及第三脑室原发性肿瘤也可导致垂体功能减退。

（二）手术

垂体手术是导致垂体功能减退的常见原因，手术操作或损伤可导致垂体功能减退，发生的危险性与肿瘤大小、侵蚀程度及手术经验有关。经蝶手术后垂体功能减退新病例的发生率差异较大，已报道的垂体术后 ACTH 缺乏症新病例的发生率为 1%～45%。经蝶手术患者的垂体功能减退症发生率低于经颅手术的患者。垂体术后垂体功能可能得到恢复，无功能的垂体腺瘤手术切除后，常导致垂体功能的快速恢复；缩减肿瘤体积的手术能使门静脉血管迅速减压，导致垂体功能恢复；垂体的小肿瘤，术前垂体功能减退不严重，手术的预后一般较好。据统计，垂体肿瘤术后生长激素分泌功能恢复的可能性最小，可能与术前严重的生长激素缺乏发生率较高有关。门静脉血管的长期受压可能造成垂体缺血坏死及持久的垂体功能减退。经蝶手术后，约有 50% 的术前垂体功能减退患者至少一条垂体轴的功能得到恢复；如果肿瘤没有扩散性，术后的影像学检查没有肿瘤发现，术后恢复更有可能。垂体功能恢复通常在手术后的 2～3 个月可得到证实，在 3～12 个月可进一步恢复。

（三）放射治疗

当下丘脑-垂体轴在放射治疗范围内时，常会导致一种或多种垂体激素的缺乏。传统的垂体腺瘤分次放疗或立体定向放射治疗会导致垂体功能减退。此外，鼻咽癌、蝶鞍旁肿瘤、原发性脑部肿瘤放疗、急性淋巴细胞性白血病患儿进行预防性头颅照射或为各种肿瘤进行全身性照射都能导致垂体功能

减退。放疗导致垂体功能减退的机制尚未完全阐明，可能是由于离子照射直接造成了神经元损伤或变性。放疗的放射生物学影响决定于放射治疗的总剂量、疗程及实施的次数。同样的剂量条件下，较短时间内分配于较少次数内实施，垂体激素缺乏症发生的概率增加。放射线对垂体功能的影响取决于：① 放疗的剂量，下丘脑垂体部位接受的剂量越大，垂体功能减退发生得越早，垂体激素缺乏的程度也越重；② 年龄，年轻人的中枢神经系统对放射线更为敏感。证据显示，照射剂量小于 40 Gy 可造成垂体功能障碍，而大于 40 Gy 时则同时损害下丘脑和垂体。

分次放疗对不同类型的垂体细胞的放射生物学影响是不一样的，与放射剂量、分次治疗的次数、患者的年龄及随访持续时间有关。生长激素细胞是对射线伤害最为敏感的垂体细胞，是唯一受 20 Gy 以下剂量影响的细胞，20～50 Gy 的放射剂量使 GH 缺乏发生得更为迅速，同时可造成其他垂体激素的缺乏，促甲状腺激素细胞对射线伤害的抵抗力最强。放疗对儿童促性腺激素细胞的影响复杂，高剂量的头部照射可能造成促性腺激素缺乏，导致青春期延迟；而低剂量可能与青春期提前有关。放射线照射后青春期提前机制可能与大脑皮质对下丘脑的去抑制有关。儿童生长激素细胞对射线照射较成人更敏感，可能与儿童需要更多的生长激素储备有关。放射治疗后垂体功能减退的患病率随着时间的推移而逐渐增加，最高的患病率出自一个随访 10 余年的研究报告。立体定向适形放疗（stereotactic conformal radiotherapy）是一种更为精准的局部放疗技术，可降低照射对脑部正常结构的损伤，但垂体功能减退仍然是一种常见的并发症。大多数患者是在长期随访的过程中发生垂体功能减退的，因此对所有进行垂体放疗的患者应每年进行内分泌检查，至少持续 10 年，15 年时再检查 1 次。

（四）外伤性脑损伤和蛛网膜下腔出血

由于解剖位置和丰富易损的血供系统，脑垂体易受颅脑外伤的伤害，尸检发现 1/3 的致死性外伤性脑损伤患者存在下丘脑-垂体损伤。由于十分接近基底部的大脑动脉环（circle of Willis），当发生蛛网膜下腔出血时，下丘脑-垂体-肾上腺轴易受伤害。外伤性脑损伤和蛛网膜下腔出血都与垂体功能减退有关，垂体功能减退常见于严重的外伤性脑损伤和颅内压增高的患者，儿童不易罹患长期的垂体功能减退。患病率各家报道不一，一项大型的荟萃分析显示，27.5% 的外伤性脑损伤患者及 47% 的蛛网膜下腔出血患者发生垂体功能减退；多数患者为单一垂体前叶激素缺乏，最常见的是 GH 缺乏，8% 的患者为多种垂体激素缺乏；急性外伤性脑损伤常导致尿崩症，但一般为暂时性。颅脑损伤以减速导致的垂体柄损伤尤为严重，常导致尿崩症。产期损伤也可导致单纯性的垂体激素缺乏，常见的是生长激素缺乏或促性腺激素缺乏。外伤性脑损伤和蛛网膜下腔出血后的垂体前叶功能减退的自然病程多变，垂体功能可能恢复但垂体功能减退也可能晚发。对于中度和严重的外伤性脑损伤和蛛网膜下腔出血患者应进行垂体功能减退的筛查，需立即进行糖皮质激素不足的临床评估和早晨血浆皮质醇测定，早晨血浆皮质醇<300 nmol/L 提示存在糖皮质激素不足。在疾病发生后的 3～6 个月患者应进行全面的下丘脑-垂体功能评估。

（五）血管病变

产后垂体坏死为引起女性腺垂体功能减退的常见原因。分娩时发生大出血或其他并发症，特别容易造成垂体坏死。在妊娠期垂体增生肥大，分娩后血液中由胎盘分泌的各种激素水平骤然降低，兴奋垂体增生肥大的因素突然消失，垂体迅速复旧，腺垂体的血流减少；在此种情况下，一旦发生全身循环衰竭，腺垂体容易发生缺血性坏死。席汉综合征的垂体梗死是继发于严重的产后出血及随后发生的循环衰竭。分娩时大出血、虚脱，腺垂体及垂体柄的动脉发生痉挛而致闭塞，垂体门静脉系统的血液供应断绝，都会导致产后腺垂体缺血性坏死。动脉痉挛的原因与休克时的交感神经兴奋有关，部分患者有曾经使用麦角碱、垂体后叶激素等缩血管药物史。此外，胎盘早期剥离、羊水栓塞、感染性休克等都可引起弥散性血管凝血（DIC），产后垂体坏死与 DIC 有关。非分娩出血，如严重上消化道出血等，甚少引起腺垂体功能减退症。神经垂体的血供不依靠垂体门脉系统，除少数患者同时累及神经垂体，产后垂体坏死一般不累及神经垂体。除产后垂体缺血性坏死外，其他血管病变偶尔也可导致腺垂体功能减退，如糖尿病性血管退行性病变、海绵窦血栓形成、颞动脉炎、颈动脉瘤等。

（六）垂体卒中

垂体卒中是一种伴有或不伴有意识水平变化的，以突发性严重头痛、视力减退和垂体功能减退为特征的临床综合征。该症是由于梗死或出血进入脑垂体，垂体组织突然损坏所造成，结果迅速导致垂体激素缺乏，多数患者有潜在的垂体肿瘤。席汉综合征的垂体梗死继发于严重的产后出血和随后的循环衰竭，一度常见，现在这种并发症主要局限于产科服务较差的地区。

（七）空蝶鞍

空蝶鞍（empty sella）并不少见，是由于蛛网膜经有缺损的鞍膈突入垂体窝，结果导致脑脊液充满垂体窝。空蝶鞍可能是由于原发性先天性鞍膈薄弱的结果，高达 50％的原发性空蝶鞍患者伴有良性颅内压升高；垂体瘤栓塞、手术、放射照射导致的鞍膈损伤可造成继发性空蝶鞍。MRI 显示垂体组织被压向鞍底，垂体柄侧偏。空蝶鞍通常为偶然发现，当 90％以上的垂体组织被压或萎缩时一般会表现为垂体功能减退，约有 10％的患者在被压缩的垂体组织发生 GH 或 PRL 小腺瘤。多数空蝶鞍患者的垂体功能正常，约 15％的患者有高催乳素血症，常伴有头痛、生长激素缺乏（见于儿童）和视力障碍。继发性空蝶鞍患者通常有原发疾病导致的内分泌功能异常。

（八）遗传

近 20 年来，垂体发育生物学取得了较大的进展，许多导致垂体功能减退的遗传学原因得以确定。

1. 多种垂体激素缺乏。胚胎发育期间，来自间脑腹部的神经外胚层细胞与来自口腔的外胚层细胞联合形成垂体，前者形成垂体后叶，后者形成垂体前叶。拉特克囊和原始垂体前叶结构的形成及垂体细胞的分化成熟，都由特殊的转录因子组成复杂的级联系统在时间和空间上进行调控。

在这个级联系统早期发挥作用的转录因子基因突变会导致多种垂体激素的缺乏和神经缺损。HESX-1 是在外胚层早期表达的同源盒基因，在视神经和垂体前叶的发育中发挥重要的作用。HESX-1 突变与中线前脑缺陷、透明隔-视束形成异常及垂体功能减退有关。神经和内分泌的表型多变，垂体功能减退可以是单独的 GH 或促性腺激素缺乏至全垂体功能减退。许多其他编码早期垂体转录因子的基因突变也能导致各种程度的垂体功能减退，以及神经和（或）骨骼的缺陷，如 SOX2、SOX3、LHX3、LHX4、OTX2、GLI2。

POU1F1(Pit-1)为转录因子 POU 同源域家族成员，作用于级联系统较晚，不导致神经缺陷，在前体细胞分化成生长激素细胞、催乳素细胞和促甲状腺激素细胞中发挥作用。在全球，POU1F1 突变仅导致少数垂体功能减退病例，特征性地与 GH、PRL、TSH 缺乏有关，表型多变，单独的 GH 缺乏也有报道。PROP1 是一种新的垂体配对同源域因子，调节 POU1F1 表达。PROP1 突变是多种垂体激素缺乏的最常见原因，但有明显的种族差异，发生 PROP1 突变的多种垂体激素缺乏病例从 0～70％。PROP1 突变以常染色体隐性方式遗传，纵向的影像学检查显示垂体在退化前经历一段增生期。因为 PROP1 调控 POU1F1，多数 PROP1 突变患者在儿童期发生 GH 和 TSH 缺乏；PROP1 也介导促性腺激素细胞分化，患者通常有促性腺激素缺乏，常需进行青春期诱导治疗。然而促性腺激素缺乏程度是多变的，即使在同一家庭，携带同一突变的不同个体。50％的 PROP1 突变患者有 ACTH 缺乏，其发生晚于 TSH 缺乏和 GH 缺乏。

2. 单一性垂体激素缺乏

（1）单一性生长激素缺乏（isolated GH deficiency，IGHD）：最常见的遗传学原因为生长激素编码基因 GH1 突变或生长激素释放激素受体（GH-releasing hormone receptor，GHRHR）基因突变。GH1 位于 17 号染色体。GH1 突变见于 7％～10％的 IGHD 患者，在家族性 IGHD 中发生率较高。GHRHR 是 G 蛋白偶联受体家族成员，GHRHR 基因突变见于 3.7％的 IGHD 患者。家族性 IGHD 有 4 种亚型，IGHD Ⅰ A 通常继发于 GH1 突变，常染色体隐性遗传，与严重的身材矮小有关，血清 GH 不能测得，GH 治疗后产生 GH 抗体。IGHD Ⅰ B 与 GH1 或 GHRHR 的突变有关，常染色体隐性遗传，身材矮小不太严重，GH 治疗不会引起抗体产生。IGHD Ⅱ 与 GH1 突变有关，常染色体显性遗传，临床症状严重多变，可伴有其他垂体激素缺乏。IGHD Ⅲ 为 X 连锁异常，常伴有低丙球蛋白血症，可能由其他基因缺陷导致。垂体转录因子 HESX1、SOX3 基因突变也会导致 IGHD。

（2）单一促性腺激素缺乏：以往认为的特发性低促性腺性性腺功能减退症（idiopathic hypogonadotropic hypogonadism，IHH）实际与遗传学异常有关，特别是家族性 IHH。促性腺激素释放激素神经元起源于嗅板，胚胎发生过程中随嗅神经迁移至下丘脑。许多基因与促性腺激素神经元的发生、迁移和功能有关，至少 19 种涉及此过程的基因的突变被确定为人 IHH 的病因。约 60％的 IHH 患者同时存在嗅觉丧失或嗅觉减退，称为 Kallmann 综合征。KAL1 基因突变为首个被确定的导致 IHH 的遗传学原因，该突变几乎总是与嗅觉丧失有关，有严重的生殖表型，并通常伴有联带运动（synkinesia）和单侧肾脏发育不全，X 连锁隐性遗传。IHH 有关的其他基因突变包括成纤维细胞生长因子及其受体（FGF8、FGFR1）、前动力蛋白2和前动力蛋白受体2，以及CDH7。遗传模式为常染色体显性，但越来越多的研究认为是寡基因遗传。FGF8、FGFR1 突变与牙发育不全及指骨异常有关。CDH7 与听力丧失有关。

低促性腺激素性性腺功能减退也可是以垂体外的临床表现为特点的遗传性内分泌综合征的一部分。DAX1 基因编码的转录因子涉及垂体促性腺激素细胞和肾上腺皮质的发育。DAX1 基因突变导致 X 连锁隐性遗传低促性腺激素性性腺功能减退和肾上腺发育不全。低促性腺激素性性腺功能减退还与某些遗传性肥胖有关，如瘦素缺乏或抵抗、编码前蛋白转换酶1的基因突变，以及 Prader - Willi 和 Bardet - Biedl 综合征。

（3）单一 ACTH 缺乏和单一 TSH 缺乏：T 盒垂体限制性转录因子（T-box pituitary-restricted transcription factor, TPIT）在垂体阿片黑素皮质素前体的基因转录和细胞分化中起着重要的作用，2/3 的新生儿单一 ACTH 缺乏病例可能由 TPIT 突变所致，但在新生儿阶段后发生的单一 ACTH 缺乏病例并未发现 TPIT 突变。遗传原因导致的单一 TSH 缺乏少见，TSH - β 亚基基因编码区突变和促甲状腺激素释放激素（TRH）受体基因突变可导致单一 TSH 缺乏。

（九）垂体炎

垂体炎是一种慢性炎症性疾病，垂体炎可能是多系统炎性疾病的一部分，或由药物治疗的副作用导致，或是对其他病理状态的局部反应（继发性垂体炎），更为常见的是没有可确定的原因（原发性垂体炎）。根据组织学可对垂体炎进行分类：淋巴细胞性垂体炎是最为常见的原发性垂体炎，肉芽肿垂体炎是第二常见的垂体炎。垂体炎多见于女性，通常表现为垂体肿块的症状，常导致垂体功能减退，黄色瘤型和坏死型垂体炎少见。淋巴细胞性垂体炎（自身免疫性垂体炎）是一种自身免疫介导的原发性垂体炎，腺体有 T 淋巴细胞、B 淋巴细胞和肥大细胞弥漫性浸润。主要发生于女性，通常在妊娠或分娩后首次发病，典型的临床表现为围生期垂体功能减退，患者可表现为症状性的垂体肿块、垂体功能减退或高催乳素血症，患者通常有继发性的肾上腺皮质功能减退，延误诊断治疗往往是致命的。

与其他传统的垂体功能减退相反，在垂体炎导致的垂体功能减退症，ACTH 缺乏最常见，其次是 TSH 和促性腺激素缺乏。该症早期，垂体肿大，可能被误诊为垂体腺瘤，MRI 的特点有助于淋巴细胞性垂体炎诊断，包括垂体柄中心部分增厚，鞍底完整，强化前 T_1 加权图像呈匀质表现，注射钆后出现明显的均匀强化。随时间推移，垂体可能萎缩，留下空蝶鞍，组织学检查可确定诊断，但淋巴细胞性垂体炎通常根据临床和放射学检查做出诊断。在一些垂体炎患者能检测到细胞质自身抗原，但也存在于正常人，灵敏度不足以用于临床常规。由于该症可能自发缓解，外科手术往往会导致不可逆的垂体功能衰竭，因此该症通常采取保守治疗。如有失明危险，应考虑大剂量糖皮质激素或手术治疗。一项未设对照的临床试验显示，9 例淋巴细胞性垂体炎采用大剂量的甲泼尼龙治疗 6 周，其中 7 例垂体肿块缩小、4 例垂体前叶功能减退得到改善、4 例尿崩症患者全部得到改善。糖皮质激素抵抗患者采用其他免疫抑制剂治疗有效也有报道。

（十）发育异常

先天性垂体缺失，部分性垂体发育不全或异位退化器官临床罕见。垂体的发育伴随中线细胞从拉特克囊的迁移，中线受损异常（如前脑不能分裂、前联合和胼胝体缺陷）会导致结构性垂体异常，包括无脑畸形在内的颅面发育异常可导致唇腭裂、基底脑膨出、眼距过宽和视神经发育不全，同时伴有不同程度的垂体发育异常和发育不良。这些婴儿如能成活将需垂体激素终身替代治疗。MRI 能显示垂体功能减退的一些解剖特征，获得性垂体损毁的证据通常可在 MRI 清楚显示。未确定病因的垂体功能减退患者可能表现为腺体体积缩小、部分或完全的空蝶鞍、蝶鞍结构受损、垂体柄缺失或横断及垂体后叶强化信号缺失或异位。资料显示，92 例垂体柄损伤的患者中，32% 为偶然发现，其中约 15% 为先天性（异位垂体后叶、拉特克囊肿），33% 为炎症性（结节病、组织细胞增多症、垂体炎），50% 以上的原因为肿瘤（颅咽管瘤、垂体腺瘤、转移性疾病）。漏斗缺失的 MRI 图像与垂体激素缺乏有关。在原因不明的生长激素缺乏患者，影像学显示约 40% 存在轻度的垂体柄损伤，提示中线发育异常。先天性基底脑膨出可能使垂体通过蝶窦顶部造成垂体疝，导致垂体功能衰竭和尿崩症。

垂体柄中断综合征（pituitary stalk interruption syndrome, PSIS）是导致垂体功能减退的重要病因。PSIS 是一种罕见的先天性缺陷，多为散发，家族性少见，主要表现为不同程度的垂体激素缺乏，其特征性 MRI 表现为垂体柄变细或中断，垂体后叶异位，以及垂体前叶发育不全或萎缩。有资料显示 11.2% 的成人垂体功能减退患者存在垂体柄发育不良，63% 特发性生长激素缺乏患者存在 PSIS，一经确诊需终身激素替代治疗。

PSIS 主要见于婴儿和儿童，症状常易被忽视。新生儿阶段可表现为小阴茎、隐睾、低血糖和黄疸；儿童期主要表现为生长延迟和性发育障碍。一些研究报道 PSIS 可伴发面部畸形，如眼间距缩短、头发稀疏、宽鼻根、厚鼻翼、前部隆起的宽前额、短下巴和单个中切齿等；PSIS 可有中线发育畸形如小脑扁桃体下疝畸形Ⅰ型（Chiari Ⅰ malformations）、透明隔发育不全、部分性胼胝体发育不全、中脑导水管硬化、视神经发育不良、视网膜缺损、视神经发育不良、唇裂、腭裂等。垂体外异常主要为肾脏异常如单侧肾缺失或发育不全等。

PSIS 多表现为多种垂体激素缺乏，生长激素缺乏为最常见，有的患者可有 PRL 水平升高或降低。PSIS 并发尿崩症的情况各家报道不一，可能与异位垂体后叶的血供有关。PSIS 的发生机制尚未完全阐明，可能与围生期事件有关，臀位分娩时垂体柄的机械性损伤或缺血可能是导致 PSIS 的主要原因，因为与单独的垂体发育不良比较，臀位分娩与 PSIS 的相关程度更高。近来的研究提示胚胎发育早期的分子缺陷可能与 PSIS 有关，已在某些患者证实一些与下丘脑-垂体发育有关的信号通路基因与 PSIS 有关，如 PIT1、PROP1、LHX3/LHX4、PROKR2、OTX2、TGIF 和 HESX1 等，但大部分 PSIS 患者的致病原因仍然不清楚。

中国人民解放军总医院内分泌科对 114 例 PSIS 的回顾性分析显示，患者中男性占 89.4%，平均年龄 21.1±6.1 岁；其中91.9%为异常产位生产;71.8%表现为身材矮小,骨龄延迟6.1±5.1年,普遍有第二性征发育不良;生长激素缺乏、性功能低下、肾上腺功能低下、甲状腺功能低下的比例分别为100.0%、94.0%、84.2%、74.6%;高催乳素血症比例为28.1%,92.1%的患者存在3种以上垂体激素异常。在中国汉族112例散发PSIS患者观察到的形态畸形仅为头发稀疏和单个中切齿形态异常。

(十一)浸润性疾病

肉芽肿疾病包括结节病、结核病和朗格汉斯细胞组织细胞增多症,可能影响下丘脑-垂体轴导致腺垂体和垂体后叶功能减退。与垂体腺瘤相反,肉芽肿疾病导致尿崩症非常常见,25%~35%的神经类肉瘤病患者患有尿崩症,朗格汉斯细胞组织细胞增多症的儿童可高达25%,尿崩症也可能发生在成人朗格汉斯细胞组织细胞增多症。

机体铁负荷过度如血色病及因β珠蛋白生成障碍性贫血反复接受输血的患者,可因血铁过多和垂体细胞数减少导致垂体功能减退,通常促性腺激素细胞最易受到损害,其他如ACTH、GH垂体激素细胞也可受损而缺乏。

二、临床表现

垂体功能减退的临床表现可以是非特异的,对高度可疑者需进一步诊断。垂体功能减退症的临床特征变化多变,受程度、类型及垂体激素缺乏发生的速度等影响。突然发病者,如垂体卒中,临床的突出表现为由于ACTH缺乏导致的严重低血压。如果垂体功能减退是逐渐发生的,症状的发生是隐匿性的,典型的症状有嗜睡、乏力、冷漠、体重增加、情绪低落和性欲降低。这些症状有时会被误认为是抑郁症。偶然可因ACTH缺乏患者表现为厌食和体重下降导致广泛地查找隐蔽的恶性肿瘤。垂体肿块的局部压迫和垂体激素的高分泌使临床表现更为复杂。由扩张的肿块和射线治疗导致的垂体功能减退表现为典型的临床演变进程,首先出现GH分泌丧失,然后是LH和FSH,最后是ACTH和TSH分泌的衰竭。除在席汉综合征外,催乳素缺乏罕见;高催乳素血症常见,是由于对催乳素细胞起张力性抑制作用的多巴胺的分泌或释放受到了干扰,或者是催乳素瘤高分泌的结果。腺垂体疾病通常不发生尿崩症,除因下丘脑或垂体手术,尿崩症的发生一般提示存在下丘脑或垂体柄疾病。

(一)与病因有关的临床表现

1. *产后垂体坏死者*·有分娩时因难产而大出血、昏厥、休克或并发感染的病史。患者产后极度虚弱,乳房不胀,无乳汁分泌。可有低血糖症状、脉搏增速、尿少、血中尿素氮水平可升高,易并发肺炎等感染。患者月经不再来潮,逐渐出现性功能减退及甲状腺、肾上腺皮质功能减退症状。

2. *垂体肿瘤引起者*·可有头痛、视力障碍,有时可出现颅内压增高的症状和体征。病变累及下丘脑时可出现神经性厌食或多食、渴感减退或缺失、嗜睡或失眠、发热或低温、多汗或少汗,以及间脑性癫痫等下丘脑功能异常症状。

(二)与垂体激素缺乏有关的临床表现

腺垂体多种激素分泌不足的现象大多逐渐出现,一般先出现催乳素、促性腺激素、生长激素不足的症状,继而促甲状腺激素,最后促肾上腺皮质激素,有时肾上腺皮质功能不足症状的出现可早于甲状腺功能减退。由垂体腺瘤或放疗导致的垂体功能减退,激素分泌减退的出现一般呈特征性顺序,GH分泌不足首先出现,以后是LH和FSH,最后出现的是ACTH和TSH分泌不足。尿崩症出现通常提示下丘脑或垂体柄的病损。

(三)各垂体激素缺乏导致的特征性临床表现

1. *ACTH缺乏的临床表现*·ACTH缺乏主要症状和体征为虚弱,疲倦,站立头晕,皮肤苍白及低血糖。功能性ACTH缺乏往往发生于停用外源性糖皮质激素或ACTH后。ACTH缺乏是垂体功能减退症的一个潜在威胁到生命的组分,突然发病会导致严重的低血压,不及时治疗会迅速致死。慢性垂体功能减退的患者通常表现为逐渐进展的症状:乏力、厌食、体位性低血压和体重减轻,体格检查显示皮肤苍白、女性患者性毛脱落。严重的ACTH缺乏,尤其是儿童,可发生低血糖,是由于皮质醇缺乏导致了胰岛素敏感性增加和内源性葡萄糖产生减少。低钠血症也可能是ACTH缺乏表现的一个特征,尤其在老年患者,但不如在原发性肾上腺皮质功能减退那样常见,因为醛固酮分泌的功能仍然保留着。

2. *生长激素缺乏的临床表现*·儿童期生长激素缺乏呈现特征性变化:患儿皮下脂肪增加,尤其是躯体部位。由于生长激素不足,颅底部、枕骨部及蝶骨的软骨生长受到影响,患儿表现为额部凸出,面部发育受抑,出牙延缓;青春期延迟,男孩有小阴茎的临床表现。

成人GH缺乏症:身体生长是GH刺激一系列复杂而完整的代谢过程的结果,这些代谢过程在身体生长停止后的成人一生中继续进行。由于长骨中生长板的融合,青春期结束时停止生长。然而GH在一生中继续产生,而且是成人垂体中含量最丰富的激素。激素通过与组织的特异受体结合发挥作用,身体的各种组织都有大量的GH受体表达。GH的作用广泛,在维持许多组织的代谢过程和完整性方面发挥作用。儿童GH缺乏最多见的病因是特发性(实际上其中可能包括了未诊断的*GH*基因和垂体生长发育有关基因的突变,以及尚未知道原因的先天性异常)。成人GH缺乏症的病因与儿童不同,大约50%是由于垂体肿瘤,18%为垂体外肿瘤。5%由于炎症或浸润性疾病,15%属于特发性。2/3的患者与垂体及垂体外的肿瘤手术有关。成人GH缺乏,无论是在儿童时期发生的或成人后获得的,都表现为一系列的代谢的、身体成分的,以及身体的和精神的异常。成人GH缺乏症患者有特征性的病史、症状、体征和实验室检查结果。临床症状表现为:体脂增加、肌肉量减少、体能和体质下降、出汗减少及心理健康受损(抑郁、焦虑、难以集中、体力和活力降低、社会孤立加剧);体格检查可发现:超重、脂肪增加(尤其腹部为显著)、肌肉发育不良、运动能力下降、皮肤薄而干燥、情绪抑郁;实验室检查可发现:低血糖兴奋试验,所有患者的GH峰值$<3\,\mu g/L$,IGF-1水平降低(约60%的患者),血脂异常(高LDL-C、低HDL-C),空腹胰岛素水平升高,骨密度降低。患者身体成分发生变化,体脂增加,瘦体组织减少,中心性肥胖,胰岛素抵抗、糖耐量减退;脂肪肝患病率高,骨密度降低、骨折风险增加2~3倍;患者的总胆固醇和低密度脂蛋白(LDL)胆固醇、载脂蛋白B(ApoB)及炎性细胞因子(CRP、IL-6、TNF-α)的水平均升高;血管内膜中层增厚和大血管

早期动脉粥样硬化,纤溶酶原激活抑制剂(PAI)活性和纤维蛋白原水平升高,提示存在动脉粥样硬化性血栓倾向,GH缺乏与垂体功能减退患者心血管疾病导致的死亡率增加有关。成人GH缺乏者体能和肌肉力量明显下降,运动时最大氧气摄取量下降约30%。GH缺乏患者的皮肤萎缩、干燥。出汗减少会导致运动时体温容易升高,限制了运动能力。身体成分和功能异常通常伴有心理健康的损害和生活质量的下降,常见的症状有乏力、精力不足、容易衰竭。

总之,缺乏GH的成人患有代谢异常,身体成分紊乱,身体素质下降,心理健康受损和生活质量下降。GH缺乏的特征可以识别但并不特别明显,类似于衰老的身体成分的变化,因此临床可疑者必须经准确的生化检查确定,以保证GH缺乏患者的正确认定和治疗。

3. TSH缺乏的临床表现·儿童TSH缺乏主要表现为生长迟缓。在大多数垂体功能减退患者,TSH缺乏出现较晚,症状同原发性甲状腺功能减退所见到的,包括易疲劳、皮肤干燥、体重不易减轻、便秘,以及对寒冷不能耐受等。由于仍保留一些残余的TSH分泌功能,与原发性甲状腺功能减退相比症状较轻。

4. 促性腺激素缺乏的临床表现·促性腺激素缺乏是由于垂体促性腺激素分泌缺乏导致,下丘脑GnRH的分泌缺陷和高催乳素血症会导致GnRH脉冲释放受损,继发性腺功能不足。生理功能变化也会导致促性腺激素分泌减少,通常多见于女性,如过度减肥或运动。继发性腺功能减退和原发性者的临床表现相似。男性促性腺激素缺乏主要表现为性欲下降、阳痿、不育、睾丸小而软、面部和体毛减少;女性促性腺激素缺乏主要表现为闭经、月经稀发、痛经、不育和乳房萎缩。

促性腺激素缺乏的症状取决于该症发生在青春期之前或以后。男性青春期前的促性腺激素缺乏导致阴茎和睾丸不增大以及类无睾体型(两臂伸展距离超过身高>5 cm);男性青春期后促性腺激素缺乏者表现为睾丸缩小,面部和身体的毛发脱落;皮肤变薄,呈现"老年青年"特征性的细纹面部皮肤;骨骼肌质量减少,骨密度下降,性欲降低以及总体健康状况差;无精症是促性腺激素缺乏性性腺功能减退症的必然结果,但在部分性LH缺乏患者,睾丸内的睾酮水平足以维持精子生成。青春期前的女孩,促性腺激素缺乏性性腺功能减退症与原发性闭经、乳房不发育有关;成年女性患者表现为闭经、月经稀发、不育、乳房萎缩、阴道干燥、性交困难,在ACTH水平正常的情况下阴毛和腋毛一般是正常的。

三、诊 断

垂体功能减退症的正确诊断主要依据病史、临床表现、内分泌功能检查及影像学等实验室检查。分娩时大出血、休克的病史对于产后垂体功能减退症的诊断很有价值,身高、体重及青春期性发育情况能提示垂体功能减退发生的原因和持续时间。计算机辅助视野检查具有敏感性高的优点,能发现其他检查法不能发现的视野缺损。临床有生化检查结果异常或视野缺损的患者需进行影像学检查。

(一) 内分泌评估

垂体功能减退症的内分泌学评估包括基础激素水平的测定和观察生理和药理刺激后的激素水平变化。基础激素水平测定包括电解质、皮质醇、T_4、TSH、PRL、IGF-1、LH、FSH及睾酮(男性)或雌二醇(女性)。基础血液水平测定对于诊断TSH和促性腺激素缺乏可靠,而ACTH和GH缺乏的确诊则需进行动态试验。

1. ACTH缺乏·由于ACTH缺乏威胁生命,怀疑ACTH缺乏的重病患者在采集样本测定ACTH和皮质醇同时应立即开始替代治疗,动态试验可根据需要安排在稍后进行。早晨8:00的血浆皮质醇水平能提供下丘脑-垂体-肾上腺(HPA)轴的完整信息,>500 nmol/L提示HPA轴正常,<100 nmol/L说明皮质醇缺乏,动态试验可能不需要进行,血浆皮质醇在100~500 nmol/L需进行动态试验。

(1) 胰岛素耐量试验(ITT):评估整个HPA轴对低血糖的反应,是诊断ACTH缺乏的金标准,静脉注射胰岛素0.1~0.15 U/kg,在2 h内连续测定血浆皮质醇,在达低血糖标准(<2.2 mmol/L)时皮质醇反应峰值在500~600 nmol/L为正常。ITT的局限性包括需要一定的设备和技术条件,令患者不舒服,并且有轻微的惊厥或失去意识的风险。

(2) 二十四肽促皮质素($ACTH_{1-24}$)试验:不良反应较少,逐渐被作为ACTH缺乏的代表性试验。此试验是检测肾上腺而非垂体储备量的试验,但能提供在缺乏ACTH刺激时肾上腺萎缩的信息。因为肾上腺萎缩的发生需要一定的时间,兴奋试验不能诊断急性ACTH缺乏。ACTH试验的灵敏度低于ITT,正常反应不能排除轻度的ACTH缺乏。临床资料显示,在ACTH试验获得足够峰值的垂体疾病患者几乎没有发生临床皮质醇缺乏的。

2. GH缺乏·有GH缺乏临床特征的下丘脑-垂体疾病患者需考虑进行GH缺乏的生化试验,包括有器质性下丘脑-垂体功能异常病史的患者、已知的儿童期起病的垂体功能减退患者、头部放疗和外伤性脑损伤患者。儿童期起病的GH缺乏患者在决定进行长期治疗前也应该重做生化试验。

激发试验:成人GH缺乏症的诊断需经GH分泌激发试验确立。试验前应对患者缺乏的其他激素进行足量和稳定的替代治疗。首选胰岛素耐量试验(ITT),当达到适当的低血糖水平(<2.2 mmol/L),ITT能区分GH缺乏和GH分泌减少,后者见于正常衰老和肥胖。ITT应在有监管的、有经验的内分泌诊疗单位进行。该试验禁用于癫痫或缺血性心脏病患者。对于胰岛素诱发的低血糖(<2.2 mmol/L),正常人的GH水平峰值>5 μg/L,严重GH缺乏患者的GH峰值<3 μg/L。切点是经由多克隆竞争性放射免疫测定确定的,不同方法的GH免疫分析结果有区别,此时切点值需适当校正。

在器质性下丘脑-垂体疾病患者,GH缺乏与垂体激素缺乏的数目有明显的关系。没有其他垂体激素缺乏时,GH缺乏的发生率为25%~40%;当存在3种以上垂体激素缺乏时,GH缺乏为95%~100%。3种或3种以上的垂体激素缺乏而且IGF-1水平低于正常范围时,GH缺乏的发生率>97%,因此不需要进行GH兴奋试验。由儿童过渡到成人的年轻患者,并非都需要用兴奋试验确诊GH缺乏。

胰岛素样生长因子1(IGF-1)、IGFBP-3作为GH作用的标记。血清IGF-1浓度需参照年龄校正的正常范围才有意义。尽管IGF-1在成人GH缺乏症是降低的,但正常水平不能排除该症的诊断。IGF-1 水平低于正常的患者同时患有垂体激素的缺乏，强力提示存在 GH 缺乏，特别当不存在已知的导致 IGF-1 降低的情况如营养不良、肝脏疾病、未控制的糖尿病和甲状腺功能减退。GH 缺乏患者与正常人之间 IGF-1 水平的差别在年轻人最大，随着正常人衰老 IGF-1 水平逐渐下降，50 岁以上的患者 IGF-1 水平与正常人水平有重叠，IGF-1 作为 GH 的生物标记的可靠性降低。测定 IGFBP-3 和 IGF-1-BP 复合物的酸不稳定亚基并不优于 IGF-1 测定。

成人 GHD 的诊断需综合依据垂体疾病、垂体功能减退和 IGF-1 水平下降，以及 GH 对各种刺激的反应降低。损及 3 个及以上垂体轴的患者同时 IGF-1 水平低于年龄和性别正常值可诊断为 GHD。专家共识确定，在胰岛素诱发的低血糖状态下，GH 反应峰值<3 μg/L 为严重 GHD，由于受试剂、方法等因素的影响，各实验室应建立自己的参考值。其他 GH 兴奋试验有 GH 释放激素（GH-releasing hormone, GHRH）＋精氨酸、GHRH＋GH 释放肽（GH-releasing peptide, GHRP-6）、胰高血糖素，或长时间口服葡萄糖试验（long oral glucose test）。ITT 兴奋试验足以诊断成人 GH 缺乏症。ITT 对下丘脑-垂体轴进行整体性评估，具有同时兴奋 ACTH 的优点；GHRH 和（或）GHRP 等其他诊断试验直接兴奋垂体释放 GH，可能会遗漏由下丘脑疾病导致的 GH 缺乏。放射照射、炎性和浸润性疾病的患者，可在最初的损害多年后发生 GH 缺乏，因此对有临床表现的这类患者应随访较长时间并重复兴奋试验。

3. TSH 缺乏·TSH 缺乏的特点为 T₄ 或 FT₄ 降低，血清 TSH 水平降低或呈不适当的正常。T₃ 水平的意义不大，因为此时 T₄ 的外周脱碘发生上调。促甲状腺激素释放激素的动态试验不能提供更多的临床信息，通常不再在成人使用。

4. 成人促性腺激素缺乏·绝经后妇女的促性腺激素水平没有升高提示促性腺激素缺乏。在绝经前妇女，闭经、月经稀发，同时有雌激素水平降低及促性腺激素水平降低或正常，促性腺激素缺乏诊断的依据充足。同样，在男性成人促性腺激素缺乏者，睾酮水平降低，促性腺激素水平降低或正常。

（二）影像学检查

计算机化数字成像彻底改变了垂体功能减退症的病因诊断技术，MRI 为垂体影像学诊断首选，MRI 能发现直径 3 mm 的微腺瘤，能提供垂体内部的由垂体发育缺陷导致的形态学异常及其与垂体功能动态试验的关系，特别是 GH 缺乏。CT 用于有 MRI 禁忌的带有动脉夹或起搏器的患者。

四、治　疗

垂体功能减退症的治疗包括基础疾病的治疗和激素替代治疗。

1. ACTH 缺乏·ACTH 缺乏采用糖皮质激素替代治疗，目的是模拟生理激素水平，保证在急性疾病时有充足的糖皮质激素，同时要防止替代治疗过量。当并发其他疾病时，ACTH 缺乏患者可因皮质醇不足发生突然死亡；而皮质醇过量替代治疗可导致心脏和代谢的异常以及死亡率增加。同位素稀释试验显示健康成人皮质醇的分泌量为平均 5.7 mg/

（m²·d），相当于一个 70 kg 成人每日产生 10 mg 皮质醇。不同形式的糖皮质激素各有优缺点。氢化可的松直接替代缺失的激素，为常用的糖皮质激素，由于现有的糖皮质激素制剂不能模拟皮质醇的生理分泌，通常糖皮质激素替代剂量略高于生理剂量，患者能耐受的最低剂量一般为氢化可的松 15～20 mg/d。血浆皮质醇的半衰期不到 2 h，口服氢化可的松一日 3 次较为合理，较为合理的起始剂量为上午 10 mg，中午 5 mg，晚上 5 mg。但即使分成 3 次服用，皮质醇水平的峰谷变化仍不能模拟生理性分泌。醋酸可的松需首先经 11β-氢化类固醇脱氢酶 1 代谢成皮质醇，导致较低的皮质醇峰值，起效较慢，降低至最低水平也较氢化可的松慢。该药的活性受 11β-氢化类固醇脱氢酶 1 活性的变化影响。泼尼松龙和地塞米松半衰期较长，可每日 1 次使用，由于缺少监测手段剂量调整不易，还可能对心脏和代谢造成不利影响。

新近研发的糖皮质激素，能较传统的氢化可的松更好地模拟皮质醇分泌的正常昼夜节律。Plenadren（Viropharma, Brussels Belgium）为一日 2 次释放的氢化可的松片剂，该药有一个立即释放的外衣和延迟释放的内核。与传统的氢化可的松相比较，该药具有减轻体重、降低血压和降低高血糖的特点，欧洲药品管理局已批准用于临床。患者的教育至关重要，必须让患者明白在并发其他疾病时，糖皮质激素的剂量必须增加 2～3 倍，在严重疾病或手术时可能需要更大的替代剂量。患者应穿戴适当的医学警示手环或项圈，以便在急诊室引起医师注意；同时应发放肌内注射的氢化可的松药包并教会患者在长期呕吐的情况下如何自助使用。

2. 成人生长激素缺乏（growth hormone deficiency, GHD）·从 1980 年开展重组人生长激素替代治疗以来，大量的资料表明生长激素替代治疗可改善和逆转许多症状和体征，对身体成分、骨骼结构、生活质量和若干心血管危险因素有肯定的好处。研究显示 GH 治疗可降低脂肪量，增加瘦体组织量，GH 治疗持续 3 年后停用 4 个月，结果腹部的皮下和内脏脂肪增加，大腿肌肉量减少；荟萃分析证实 GH 治疗组的瘦体组织量增加和脂肪量减少明显优于安慰剂组，并与 GH 剂量存在依赖关系；GH 治疗使 GHD 患者的肌力和运动能力得到明显增加。GH 替代治疗可导致 GHD 成人患者的骨密度增加，有助于在青春期过渡至成人阶段持续处于 GH 缺乏状态的患者获得最理想的骨峰值，对椎骨骨密度的作用大于股骨颈。儿童期起病的 GHD 患者在停止生长后继续 GH 治疗 2 年，其骨密度较未治疗者明显增加，GH 治疗改善多数患者的生活质量，主要见于女性及基线生活质量较差的患者。有肢端肥大症导致 GHD 过去史的患者，生活质量往往明显恶化，GH 治疗能改善其生活质量。GH 治疗能改善 GHD 患者的心血管危险因素，包括血脂谱、内皮功能和心血管炎症标志物。GH 治疗后 HDL-C 增加、总胆固醇和 LDL-C 降低；治疗 3 年多后停止治疗 4 个月，总胆固醇和 LDL-C 水平升高，长达 15 年的前瞻性研究也证实了 GH 治疗对血脂谱的有益影响，GH 治疗能降低 C 反应蛋白、TNF-α 和 IL-6。颈动脉内膜中层增厚是冠心病的重要预测指标。GH 替代能降低 GHD 患者的颈动脉内膜中层厚度。GH 治疗未增加垂体腺瘤和颅咽管瘤复发的风险。GH 替代治疗的儿童患者的癌症发生风险及死亡率没有升高,白血病的风险也不高于一般人群。2个制药厂的资料库数据显示,总数超过 2 万的患者用 GH 治疗 3.7~4.8 年,原发性恶性肿瘤的发病率与一般人群相仿。

但 GH 对 GHD 成人治疗效果有一定的局限性,一些研究在方法学上还存在明显缺陷,GH 导致的身体成分变化并非都是有益的,长期治疗存在一定的风险。瘦体重包括瘦肉和组织内的水分,尽管 GH 治疗伴随着瘦体重的增加,但多数研究未对细胞外水分与细胞内的质量加以鉴别。一些研究显示 GH 治疗导致腰围和 BMI 增加。一项包括 23 项前瞻性研究的系统性评估结果显示,GH 治疗 5~15 年导致 BMI、腰围和腰臀比的增加。GH 治疗对骨骼的最佳反应见于男性患者、骨密度较低者及治疗起始阶段。儿童起病的 GHD 患者有骨量的减少,成人起病者则没有骨量减少,而且有关研究未详细说明钙剂、维生素 D 或抗骨吸收药物的使用情况,难以得出结论;至今尚无有关 GH 治疗对骨折影响的随机对照研究。生活质量改善与 GH 治疗的潜在指标有关,治疗前生活质量较差者的治疗反应最佳。因此,基线水平生活质量正常的患者不能从 GH 治疗获益。已有的研究结果显示并非所有的 GH 治疗成人的生活质量都得到改善,在所有已评估的社会-心理学领域都未得到改善。有些研究甚至显示儿童起病的 GHD 成人在某些领域变得更糟,如社会功能和精神健康。有研究显示 GH 治疗显著升高 LPa 的水平,该指标是心血管疾病的独立危险标记。近年来的许多大型研究显示 GH 治疗会导致胰岛素敏感性降低,血糖和 HbA_{1C} 水平的升高和糖尿病发病的增加,肥胖者和有 2 型糖尿病家族史的患者在 GH 治疗过程中更易患上糖尿病。

法国 SAGhE 研究的资料库分析肿瘤发生风险的结果显示,对病因不增加肿瘤发生风险的 6 928 例 GHD 患者,结束治疗后平均随访 7.8 年,骨和软骨肿瘤的标准死亡率达到引人注目的数字 5.00(1.01~14.61)。HypoCCS(Hypopituitary Control and Complications Study)显示,6 840 例成人的肿瘤发生率为 0.88(0.74~1.04),但当分析 35 岁以下患者时上升至 3.79(1.39~8.26),儿童起病 GHD 者为 2.74(1.18~5.42)。这些研究的结果提示成人原发性肿瘤的风险总体上没有增加,但某些亚组存在高风险。虽然已有的资料显示,垂体功能减退患者的死亡率增加,生长激素缺乏与其有密切的关系,但至今无资料显示 GH 治疗会延长患者的生存期。近来的研究显示,GH 治疗会导致儿童癌症存活者发生第二肿瘤的风险明显增加,尤其是白血病。此外 GH 本身有不良反应,GH 治疗导致 5%~18% 的患者发生水滞留,患者表现为水肿、关节痛、皮肤感觉异常、肌肉痛和腕管综合征。老年人、女性和超重的患者发生的风险更高,这些症状通常是轻微的,与剂量有关,多数患者自动缓解或在减量后症状缓解。视网膜病变和良性的颅内高压症为 GH 治疗的非常罕见的并发症。

为最大限度地减少不良反应,GH 治疗须注意以下事项:① GH 治疗仅适用于经充分诊断试验证实的严重的 GHD 成人;② 从低剂量起始,根据临床反应和 IGF-1 水平逐步调整剂量,对每位患者采用最低的有效剂量,老年和糖尿病患者采用更低的起始剂量;③ 避免 IGF-1 水平超过患者年龄和性别正常范围的上限;④ 注意监控 GH 治疗的副作用。定期监

测血糖、HbA_{1C} 和血脂谱,调整剂量后需注意监测上述指标;⑤ 对有下丘脑-垂体肿瘤既往史的患者应进行垂体 MRI 评估;⑥ 注意国内外成人 GHD 治疗指南。

GH 的分泌量,年轻人大于老年人,女性大于男性。年轻男性和女性的起始剂量分别为 0.2 mg/d 和 0.3 mg/d,老年人为 0.1 mg/d,不采用按照体重决定剂量。GH 在晚上使用以模拟 GH 夜晚较高的分泌量,剂量应根据临床和生化反应逐步增加、个体化。详细的病史,生活质量问题的调查及人体指标的监测对监管治疗有重要价值。GH 替代治疗期间,需常规监测体重、血压、HbA_{1C}、血脂、IGF-1 及体脂分布状况(如腰围、腰臀比、皮肤褶皱等),需定期随访患者、采用问卷调查评估患者的生活质量。血清 IGF-1 是最有价值的 GH 反应的生化标志,该指标水平应保持在经年龄校正的正常范围,临床监测应包括双 X 线吸收法的人体成分分析。并非所有采用生长激素替代的患者都能获得生活质量的明显改善,对那些主要为改善生活质量进行生长激素替代者应进行试验性治疗的疗效评估,通常于采用维持剂量治疗 6 个月后进行。

GH 可能影响许多物质的代谢,包括激素和药物。GH 兴奋肝脏细胞色素 P450 系统,该系统是包括抗惊厥药物在内的多种药物的主要氧化代谢途径。皮质醇也经肝脏细胞色素 P450 系统代谢,生化证据显示 GH 增加皮质醇的代谢倾向,增加发生肾上腺皮质功能减退症的风险;此外 GH 抑制 11β-羟类固醇脱氢酶 1(11β-HSD1),该酶将无活性的皮质素转变为活性的皮质醇。对接受 GH 治疗的 GH 缺乏者,应告之在患病时需增加糖皮质激素的剂量。GH 促进 T_4 在外周转变为 T_3,因此常能出现 T_4 降低的情况,特别在因垂体功能减退进行甲状腺素替代治疗的患者,此时如不测定 T_3,可能导致不必要地增加甲状腺激素替代量。性激素对 GH 的作用有明显的调节作用,雌激素抑制 GH 受体功能。雌激素对肝功能有明显影响,作用取决于给药的途径,与经皮给药途径比较,口服雌激素降低 IGF-1 和脂肪的氧化,此作用与 GH 相反。性腺功能减退的 GH 缺乏女性,在 GH 替代同时应经非口服途径摄入雌激素,因为口服雌激素减弱 GH 的生物学作用。为维持相等 IGF-1 水平,口服雌激素剂量需较经皮途径 GH 替代剂量增加 50%,当用避孕药代替替代剂量时 GH 剂量需增加更多。相反,雄激素促进 GH 的代谢作用,雌激素和雄激素对 GH 的不同作用可能解释女性对 GH 的反应较男性差。在 10 年治疗的资料显示,女性的体重校正的平均剂量较男性高 30%~40% 才能将 IGF-1 水平维持正常;而脂肪量的降低、瘦肉量和骨密度的增加,女性较男性差。妊娠不是 GH 替代的禁忌证,但由于胎盘能产生 GH,妊娠中期应停止 GH 替代治疗。已有多种 GH 长效制剂正处在不同的研制阶段,包括药性持久的制剂,聚乙二醇化制剂,以及非共价白蛋白结合 GH 和生长激素融合蛋白化合物。如果功效和安全性得到证实,这种剂量学的变化在临床上特别受欢迎。这些制剂的安全问题之一是 GH 和 IGF-1 超生理性增高及非生理性的组织分布。

3. TSH 缺乏 · 类似于原发性甲减,TSH 缺乏用甲状腺激素治疗。多数患者的正常起始剂量约为 1.6 μg/(kg·d),老年人及缺血性心脏病患者应采用较低的起始剂量。开始甲

状腺激素治疗前必须首先排除或治疗 ACTH 缺乏，因为甲状腺激素加速皮质醇代谢，可能在未治疗的 ACTH 缺乏患者促发肾上腺危象。甲状腺激素治疗的目标为将 FT_4 的水平升高至正常偏高范围。TSH 监测对监控 T_4 替代治疗没有帮助。对于同时进行雌激素替代治疗的女性患者，由于甲状腺激素结合球蛋白的增高，血浆甲状腺激素水平往往偏高，此时应以游离甲状腺激素水平为准。治疗过程中应避免甲状腺激素过量，长期的超生理水平的甲状腺激素会导致骨质疏松，增加骨折的危险性，增加心房颤动的发生。

4. 促性腺激素缺乏 类固醇性激素替代治疗对维持男性和女性的正常身体成分、骨骼肌健康和性功能都很重要，对不需生育的患者是最适合的替代治疗形式。

（1）雌激素替代：雌激素替代制剂很多，包括片剂、贴片、胶体及皮下植入等，替代不能超过生理剂量，早期应用有利于预防骨质疏松。有关长期雌激素替代治疗对心血管系统的影响目前仍有争议，一般认为雌激素替代持续到 50 岁较为理想，以后根据利弊综合考虑。对有完整子宫的女性必须给予孕酮（周期或连续给药），以防止由于暴露在无拮抗雌激素环境下导致的功能失调出血及子宫内膜癌。一般不采用明显超生理剂量的雌激素制剂如口服避孕药，除非患者强烈要求，或患有部分性促性腺激素缺乏，偶有月经周期需要避孕。建议用非口服雌激素制剂，因为口服雌激素降低胰岛素样生长因子 IGF-1 和 GH 的作用。

（2）雄激素替代：雄激素制剂的选择根据患者的意愿和药品的供应。每 10～14 周注射 1 次的十一酸睾酮（750 mg/ml），能获得稳定的血清睾酮水平，避免了睾酮水平的波动和短效肌内注射睾酮制剂导致的症状，少数可能发生肺油微栓塞或过敏，需在医院监护情况下注射。十一酸睾酮 250 mg，庚酸睾酮或环戊丙睾酮酸 200～300 mg 肌内注射，2～3 周 1 次。由于睾酮水平的变化，有些患者用药后会出现性功能及情绪的异常变化，改用较小的剂量、增加注射频率或改用其他制剂可以改善症状。采用贴片经皮摄入睾酮时有些患者不能达到足够的水平，需注意检测睾酮的水平，贴片常会导致皮肤刺激症状。可供皮下植入的睾酮药丸含睾酮 200 mg，3～6 颗能维持正常睾酮水平 6 个月，少数患者可并发局部感染和瘢痕。口服十一烷酸睾酮，是睾酮的 17α-羟酯，需每日服药 2～4 次，由于吸收的波动，睾酮水平往往低于正常。17α-甲基睾酮有严重的肝脏毒性作用，已不应用。雄激素替代治疗需定期监测以使睾酮水平在正常生理范围，在每次注射十一酸睾酮前测定血清睾酮水平，定期测定血细胞比容，超生理剂量可能造成红细胞增多。使用生理剂量的睾酮替代治疗的垂体功能减退患者可依照按年龄建议的意见监测前列腺癌。

女性的雄激素治疗是一研究领域。同时患有 ACTH 和促性腺激素缺乏的女性，因肾上腺和卵巢的雄激素合成受阻，血清雄激素水平明显降低。生理性的睾酮替代可改善垂体功能减退症女性的骨密度、身体成分、性功能和认知功能的某些方面。有研究报道脱氢表雄酮能改善垂体功能减退症成人女性患者的性趣，一项女性青少年队列研究显示脱氢表雄酮能改善青春期的成熟和心理健康。

（3）促性腺激素和促性腺激素释放激素治疗：促性腺激素治疗能使促性腺激素缺乏性腺功能减退症的男性或女性患者成功生育。在男性患者，只要不存在原发性睾丸功能障碍，促性腺激素治疗能获得很好的成功率。治疗前停用睾酮替代治疗，男性的 LH"活动"由人绒毛膜促性腺激素（HCG）提供，1 500～2 000 U 每周 2 次肌内或皮下注射；每周监测精子计数 6～8 次，6 个月后如仍存在严重的少精症，加用人绝经期促性腺激素（HMG）或重组 FSH，联合治疗 6 个月后如精子数仍不足，增加 HMG 剂量。治疗 6～24 个月后 95% 的患者可获得精子生成，治疗前睾丸体积较大的患者反应较好。促性腺激素治疗应持续到妊娠中期，此时流产率降低。需冻存一些精子标本以备以后妊娠使用。HMG 的不良反应主要来自其中的 LH 组分，包括痤疮、体重增加和乳房发育。促性腺激素释放激素（GnRH）脉冲治疗已用于 GnRH 缺乏患者（如 Kallmann 综合征）以促进精子生成。GnRH 经由与微型泵连接的导管进行皮下注射，在男性该方案并不优于促性腺激素治疗。

女性 GnRH 缺乏，首选脉冲型 GnRH 治疗，排卵率为 60%～80%，妊娠率 30%/排卵周期，5% 的病例可能发生多胎妊娠。促性腺激素治疗可用于促性腺激素缺乏患者或未使用 GnRH 治疗者，但妊娠率较低，多胎妊娠发生率为 15%～25%。已有资料表明促性腺激素不足的女性患者，经促性腺激素治疗后 83% 可以妊娠。至于促性腺激素替代疗法和 GnRH 泵脉冲疗法的选择应根据具体情况而定，对那些有足够垂体促性腺激素细胞的女性患者应采用 GnRH 脉冲疗法，该疗法较 HMG 的优点是更可能促进单个卵泡发育和排卵，减少了过度刺激卵泡，导致多重妊娠的危险性。遗憾的是，50% 以上的垂体器质性疾病的女性患者的残余垂体促性腺激素细胞的功能不足，不适宜 GnRH 泵治疗。

参考文献

[1] Lissett CA, Shalet SM. Hypopituitarism[M]//DeGroot LJ, Jameson JL. Endocrinology. 4th ed. Philadelphia: WB Saunders, 2000: 281-298.

[2] Burt MG, Ho KKY. Hypopituitarism and growth hormone deficiency [M]//Jameson JL, DeGroot LJ, de Kretser DM, et al. Endocrinology adult and pediatric. 7th ed. Philadelphia: WB Saunders, 2015: 188-208.

[3] Higham CE, Johannsson G, Shalet SM. Hypopituitarism [J]. Lancet, 2016, 388(10058): 2403-2415.

[4] Wang CZ, Guo LL, Han BY, et al. Pituitary stalk interruption syndrome: from clinical findings to pathogenesis [J]. J Neuroendocrinol, 2017, 29(1): doi: 10.1111/jne.12451.

[5] 韩白玉, 张倩, 李乐乐, 等. 114 例垂体柄中断综合征临床分析[J]. 中国医学科学院学报, 2016, 38(5): 534-538.

[6] Diez JJ, Sangiao-Alvarellos S, Cordido F. Treatment with growth hormone for adults with growth hormone deficiency syndrome: benefits and risks [J]. Int J Mol Sci, 2018, 19: 893-911.

[7] Molitch ME, Clemmons DR, Malozowski S, et al. Evaluation and treatment of adult growth hormone deficiency: an endocrine society clinical practice guideline [J]. J Clin Endocrinol Metab, 2011, 96: 1587-1609.

[8] Pinzone JJ. Hypopituitarism[M]//Becker KL. Principle and practice of endocrinology and metabolism. 3rd ed. Philadelphia: JB Lippincott, 2001: 177-192.

[9] Synder PJ. Disease of anterior pituitary [M]//Felig P, Frohman LA. Endocrinology & metabolism. 4th ed. 英文影印版. 北京: 人民卫生出版社, 2002: 173-216.

[10] Zueger T, Kirchner P, Herren C, et al. Glucocorticoid replacement and mortality in patients with nonfunctioning pituitary adenoma [J]. J Clin Endocrinol metab, 2012, 97: E1938-E1942.

第六章 · 垂体腺瘤概述

钟历勇 吕朝晖 潘长玉

垂体腺瘤(又称垂体瘤)特指一组来源于垂体前叶细胞的肿瘤,一般起源于鞍内,偶有异位垂体腺瘤。既往所谓的"广义的垂体腺瘤"中起源于垂体胚胎发育残余组织拉特克囊鳞状上皮细胞的颅咽管瘤、拉特克囊肿闭合不全并缓慢增大发生囊肿者,均不属于"垂体腺瘤"的范畴。鞍区的其他肿瘤包括各种组织来源的囊肿、脑膜瘤、生殖细胞瘤、下丘脑肿瘤、炎症瘤和肉芽肿疾病、血管瘤等易与垂体腺瘤混淆,需加以鉴别。

腺垂体主要的分泌细胞大约有 5 种:生长激素(GH)细胞占正常垂体前叶细胞的 50%,催乳素(PRL)细胞占 10%~30%,促甲状腺激素(TSH)细胞占 5%,促肾上腺皮质激素(ACTH)细胞占 20%,促性腺激素(Gn)细胞占 15%。正常腺垂体各类细胞的特点见表 2-6-1 所示。此外,垂体腺瘤还可以来源于低分化或未分化垂体细胞,这些细胞在正常垂体少量存在。不同起源的垂体腺瘤其生物学行为复杂多变,增殖分化能力不一,功能状态各异,临床表现多种多样,极少数肿瘤为多种细胞来源的混合肿瘤,或者释放多种激素的单克隆来源的腺瘤。

表 2-6-1 正常垂体细胞的构成及其特点

	GH 细胞	泌乳生长细胞	PRL 细胞	TSH 细胞	ACTH 细胞	Gn 细胞
占垂体体细胞数量	50%	少量,属中间过渡细胞	10%~30%	5%	20%	15%
形态学	中等大小,椭圆形	体积较大	中等大小,多边形	长条形或多边形	多边形	中等或偏小,椭圆形
分布	腺垂体两侧翼		散在分布于远侧,在侧后方有聚集		腺垂体中间部分	
常规染色	嗜酸	嗜酸	嗜酸	PAS 阳性、嗜碱	PAS 阳性、嗜碱	PAS 阳性、嗜碱
免疫组化阳性物质	GH、α 亚基、核内 Pit-1	GH、PRL 双显色,Pit-1	PRL,Pit-1,ERα	TSH-β 亚基、α 亚基、Pit-1	POMC,ACTH$_{1-39}$,β-LPH,CUTE(NeuroD/beta2)	FSH 及 LH β 亚基、α 亚基、核内 SF-1
亚细胞器	RER 在细胞周边,高尔基体发达	与 GH 细胞类似	高尔基体发达,透亮区有 RER、高尔基体和 200~350 nm 的颗粒	RER 轻度扩张,高尔基体呈球状,有颗粒附着	RER 发达,分布散,轻度扩张	RER 发达,占细胞 15% 面积,高尔基体环状,线粒体呈杆状
分泌颗粒	致密,直径 350~450 nm	致密,但不均一,花斑状	疏松颗粒,少数致密,椭圆形,直径 400~700 nm	球形,不透明,近细胞膜处变疏松,直径 100~250 nm	致密程度不一,形状不规则,周围有溶酶体及角蛋白,直径 250~400 nm	密度低,直径 250~300 nm,大者可到 400~450 nm
其他	细胞数量及超微结构一般稳定,不随年龄变化	沿侧方细胞膜吐而分泌颗粒,"异位分泌"为其标志	妊娠、哺乳及雌二醇使细胞变大,此时部分 PRL 细胞来自泌乳生长细胞	甲状腺功能减退或甲状腺切除后细胞肥大,合成功能旺盛	Crook 透明样变由角蛋白组成,通常是由于可的松反馈抑制所致	性腺切除后出现细胞肥大,颗粒排空,RER 扩张 50%,高尔基体肥大,分泌颗粒疏松化并沿细胞膜分布

垂体腺瘤是常见的颅内肿瘤,也是常见的鞍区肿瘤,占颅内肿瘤的 10%~15%,有的报道达 25%,人群发病率为(8.2~14.7)/10 万。近 20 年来,随着神经影像学、神经内分泌学的发展,垂体腺瘤的临床病例明显增多,在普通人群,无论是尸检还是利用高分辨率 CT 或 MRI 证实垂体腺瘤的患病率为 20%~30%,在 50~60 岁的人群当中,患病率在 30% 以上,是一种极为常见的经典内分泌腺瘤,但所发现的肿瘤绝大多数是无症状或无功能垂体瘤,因此垂体腺瘤具有如下临床内分泌学特征:垂体腺瘤的 MRI 检出率极高,但有临床意义的少,大多数的垂体微腺瘤(<10 mm)不发展为大腺瘤,无功能(无激素分泌)的较有功能性的腺瘤多,绝大多数为良性肿瘤,罕见有恶性肿瘤,虽然是肿瘤,但与下丘脑保持部分生理性联系,功能性垂体腺瘤所分泌的激素具有生理活性,其激素的结构与正常生理激素相同,使用模拟具有下丘脑调节肽作用的药物来抑制激素的分泌,可缩小肿瘤体积,消除占位效应。

无功能的垂体腺瘤大多为促性腺激素细胞或催乳素细胞来源。在临床中所遇各种垂体腺瘤,以催乳素瘤多见,占 45%~60%,GH 瘤占 20%~30%,ACTH 瘤占 5%~15%,TSH 瘤与 GnA(分泌性)罕见,小于 1%,无功能瘤占 20%~35%(实际上无功能瘤更多,但大多数为微腺瘤,又无激素分泌,无任何临床症状,仅仅意外地被头颅影像学检查时检出)。临床上青少年垂体腺瘤相对少见,仅有 5% 左右的垂体腺瘤发生在 20 岁以下的人群,且女孩多见,瘤体一般较小,生长较慢,侵袭性较弱。儿童 PRL 瘤罕见,但儿童 GH 瘤几乎都伴有 PRL 的分泌增多，单纯 GH 分泌瘤少见。

第一节·垂体腺瘤的分类及临床表现

一、分类

（一）功能分类

垂体腺瘤按功能分为功能性垂体腺瘤和无功能垂体腺瘤（无症状瘤）。功能性垂体腺瘤分泌相应的激素，使其血浆水平升高，导致靶腺功能亢进或出现激素过多的临床表现；同时免疫组化发现有相关激素的阳性染色，电镜发现超微结构含有不同类型的激素分泌囊泡。功能性垂体腺瘤以催乳素细胞腺瘤（PRL 瘤）、生长激素细胞腺瘤（GH 瘤）、促肾上腺皮质素细胞腺瘤（ACTH 瘤）为常见。无功能垂体腺瘤无激素过多引起的内分泌症状，但无功能瘤在免疫组化和电镜下瘤细胞合成和分泌激素的亚细胞结构分化差，功能低下，主要指零位细胞瘤（null cell adenoma）（免疫组化没有任何垂体激素或亚单位显色），以及非嗜酸细胞瘤（nononcocytoma）和嗜酸细胞瘤（oncocytoma）（腺瘤细胞内布满密集、膨大的线粒体），一般没有明显的形态学、超微结构标志，细胞器分化差。目前有较多证据表明零位细胞瘤具有促性腺激素细胞腺瘤（GnA）的一些特点，有些甚至有糖蛋白 α 和 β 亚基或 FSH 染色阳性，可能也来源于 Gn 细胞。每一种腺垂体功能细胞均有相对应的无症状瘤，但无症状瘤以糖蛋白激素瘤多见，特别是 GnA，几乎所有的 Gn 细胞腺瘤能表达激素的亚基片段，但临床上几乎都不引起激素相关的症状，原因是肿瘤分泌产物仅有免疫活性而没有生物活性，这可能与糖蛋白激素亚基受不同启动子调控有关，两种亚基在翻译后加工上要进行配对，瘤细胞在翻译水平和高尔基体装配上的错误都能导致激素生物活性的消失。有些无功能腺瘤（无症状瘤）可能是有功能瘤的发展前期。

（二）形态学分类

按照垂体腺瘤的生长解剖和影像学特点进行分类，可分为微腺瘤、大腺瘤和巨大腺瘤，瘤体直径 <10 mm 为微腺瘤，微腺瘤相对容易完全切除，复发较少；直径在 10~30 mm 为大腺瘤；>30 mm 以上者为巨大腺瘤。上述腺瘤在显微镜下结构并无区别。也可根据瘤体大小和与周围组织的关系将垂体腺瘤分为以下 5 级（Knosp 分级）：0 级，海绵窦未受侵袭，肿瘤局限于鞍内和颈内动脉内侧壁连线内；Ⅰ级，肿瘤位于颈内动脉中央连线内，内侧静脉丛受侵袭已消失；Ⅱ级，肿瘤位于颈内动脉外侧壁连线内侧，内侧和上方或下方的静脉丛已消失；Ⅲ级，肿瘤长到颈内动脉外侧壁连线外，突出到海绵窦外，海绵窦内外侧静脉丛将消失；Ⅳ级，海绵窦内颈内动脉被肿瘤包裹，静脉丛消失。所谓的侵袭性是一个相对概念，侵袭性腺瘤往往生长较快，与垂体周围结构（如周围硬脑膜、蝶骨，以及海绵窦结构、鞍上脑结构等）有接触，产生挤压或占位效应、浸润甚至界限不清等效果。因此，侵袭性瘤大多都为大腺瘤与巨大腺瘤。

（三）组织学分类

组织学分类的依据是瘤细胞的光镜和免疫组化表现。常规染色可将垂体腺瘤分为嗜碱细胞、嗜酸细胞和嫌色细胞瘤，既往认为嗜酸细胞瘤多为生长激素瘤，嗜碱细胞瘤多为 ACTH 瘤，嫌色细胞瘤往往没有功能，但目前认为嫌色细胞也有功能者，因此这种分类方法目前已经不再应用，已被免疫组化分类替代。免疫组化能够区分瘤体细胞含有何种激素，可以将垂体腺瘤分为 GH 瘤、PRL 瘤、ACTH 瘤、促甲状腺激素细胞腺瘤（TSH 瘤）和 GnA。对其他抗原标志物如 α 亚基、角蛋白、生长抑素受体（SSTR）的亚型、雌激素受体及多巴胺受体等进行免疫组化测定可了解垂体腺瘤对药物的敏感性质并可指导靶向药物治疗策略的制定（表 2-6-2）。

表 2-6-2　垂体腺瘤组织学分类

细胞来源（根据组化阳性激素）	其他阳性反应标志物
GH-PRL-TSH 家族	Pit-1
GH 瘤	α 亚基
伴纤维小体形成的 GH 瘤	角蛋白螺纹
GH/PRL 瘤（泌乳生长细胞瘤）	α 亚基，雌激素受体
PRL 瘤	ER
伴 GH 阳性的 PRL 瘤	ER
TSH 瘤（β-TSH 和 α 亚基阳性）	甲状腺胚胎因子（TEF）
GH、PRL、TSH 多激素腺瘤	ER、TEF
ACTH 家族	CUTE（NeuroD1/beta2）
ACTH 瘤	角蛋白
GnA	SF-1、ER
FSH/LH 瘤（β 亚基和 α 亚基阳性）	
未分类腺瘤	
少见类型的多激素腺瘤	
组化激素阴性腺瘤	

（四）超微结构分类

超微结构主要根据瘤细胞的亚细胞结构进一步分类，就目前它的实际应用而言，主要是根据分泌颗粒的密度对 GH 瘤和 PRL 瘤进行分类。致密颗粒型 PRL 瘤极少见，PRL 瘤主要为疏松颗粒型；致密颗粒型 GH 瘤分化较好，疏松颗粒型 GH 瘤可见角蛋白阳性的纤维小体形成。对无症状瘤糖蛋白激素瘤，以往单纯使用 α 亚基抗体进行免疫组化染色不能鉴别具体来源于哪一种糖蛋白激素细胞，使用电镜观察超微结构有所帮助；对零位细胞瘤和嗜酸细胞瘤，电镜能发现其特征性的亚细胞结构。

（五）临床病理学分类

既往临床病理学综合肿瘤的功能和形态学特征对垂体腺瘤分类，也被公认为较合理的分类方法，垂体腺瘤曾被分为以下 9 种：① GH 瘤；② 催乳素细胞腺瘤及 PRL 和 GH 细胞混合腺瘤；③ PRL 瘤；④ 嗜酸干细胞瘤；⑤ TSH 瘤；⑥ ACTH 瘤；⑦ GnA；⑧ 零位细胞瘤和嗜酸细胞瘤；⑨ 多激素腺瘤。

2017 年 WHO 内分泌系统肿瘤分类系统关于垂体肿瘤的病理分类作了重新阐述（表 2-6-3）。垂体前叶/腺垂体肿瘤分类的重大变化如下：① 根据垂体腺瘤细胞分化（来源）谱系对其进行新分类；② 改变垂体腺瘤的组织学分级，取消"非典型腺瘤"这一术语；③ 引入新的实体，如垂体母细胞瘤，重新定义旧的实体,如零位细胞腺瘤。新分类主要是在形态学基础上,结合特定激素和转录因子的免疫组化染色,绝大多数垂体腺瘤便可分类,不需要常规进行超微结构分析,因为这些肿瘤的大多数超微结构特征可以通过免疫组织化学方法来识别。新分类虽摒弃"非典型腺瘤"的术语,却强烈建议通过评估肿瘤增殖潜能,如计数核分裂象和 Ki-67 指数,以及周围组织有无肿瘤侵犯等其他临床参数,来评估个体病例是否考虑为具有侵袭性生物学行为的腺瘤。依据有无侵袭性生物学行为,将以下 5 种腺瘤归为"高危型垂体腺瘤",包括稀疏颗粒型生长激素细胞腺瘤、男性催乳素细胞腺瘤、多激素 Pit-1 阳性腺瘤(以前称为静止性第三亚型腺瘤)、静止性促肾上腺皮质激素细胞腺瘤和 Crooke 细胞腺瘤。新分类也提及了垂体非神经内分泌肿瘤分类的变化,特别是发生于垂体后叶的垂体细胞瘤、颗粒细胞瘤及梭形细胞嗜酸细胞瘤。

表 2-6-3　WHO 2017 年版与 2014 年版垂体腺瘤病理分类对照表

2017 年版分类	2014 年版分类
生长激素细胞腺瘤	分泌生长激素的腺瘤
催乳激素细胞腺瘤	分泌催乳激素的腺瘤
促甲状腺激素细胞腺瘤	分泌促甲状腺激素的腺瘤
促肾上腺激素细胞腺瘤	分泌促肾上腺激素的腺瘤
促性腺激素细胞腺瘤	分泌促性腺激素的腺瘤
零位细胞腺瘤	零位细胞腺瘤
多激素和双激素细胞腺瘤	多激素腺瘤

二、临床表现

垂体腺瘤的临床表现主要包括:① 肿瘤占位效应对周围组织的压迫引起的症状;② 功能性垂体腺瘤引起激素分泌增多症状;③ 垂体其他细胞继发于直接受压迫和(或)垂体柄受压引起的激素分泌功能异常;④ 下丘脑受压相关的下丘脑综合征;⑤ 垂体卒中。

(一)肿瘤占位效应和局部压迫症状

主要见于大腺瘤和侵袭性腺瘤。肿瘤大小与生长时间和生长速度成正比。侵袭性肿瘤、分化差、无功能肿瘤相对生长较快;无功能瘤由于没有明显激素分泌亢进症状,发现时间较晚,常因为肿瘤压迫症状而就诊,压迫症状是其主要的临床表现。同样,激素过多症状表现不明显的功能性腺瘤,由于发现时间晚,生长时间较长,也容易表现为大肿瘤,发现时肿瘤占位症状较明显。如男性 PRL 瘤的激素分泌亢进临床症状不如女性,发现较晚;成人 GH 瘤临床发病也比较隐匿,不如儿童的 GH 增多的临床表现显著,发现时间也晚。侵袭性腺瘤的生长主要向组织较疏松、局部压力较低的区域生长,生长方向不确定,与周围组织分界不清,不像压迫性生长形成相对规则球形。最常见侵袭性腺瘤包括 TSH 瘤、无症状 ACTH 瘤、无症状多激素腺瘤亚型等,一般都为大腺瘤;同样大腺瘤也常常表现为侵袭性腺瘤。肿瘤起初在鞍内生长,后逐渐向周围硬脑膜方向展开,使蝶鞍前后径增大,两侧海绵窦受压,鞍区

底部下陷加深,同时挤压使鞍膈上抬;向鞍上生长的肿瘤可以填满鞍内。肿瘤的鞍上部分与鞍内部分比较可大可小,形状不规则,在鞍膈部相对狭窄形成腰征,特大肿瘤的鞍上部分可以向后压迫脑桥,导致导水管闭塞引起脑水肿。肿瘤产生的压迫症状如图 2-6-1 所示。

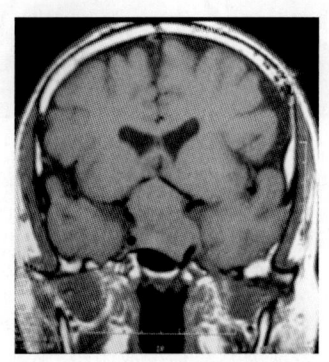

图 2-6-1　压迫症状(垂体无功能瘤)

44 岁,男性,头痛,右眼视力下降 7 年,视野粗测双颞侧偏盲。MRI 示鞍内、鞍上等 T_1、长 T_2 不均匀信号,45 mm×26 mm×30 mm 占位,侵及双侧海绵窦,包绕左侧颈内动脉。向上突入鞍上池,视交叉抬高移位,压迫第三脑室前部,第三脑室轻度扩张

头痛的主要原因多与肿瘤对硬脑膜的挤压和牵张作用有关,导水管受压后,还将出现头痛、恶心、呕吐等颅内压升高症状。头痛起初呈持续性钝痛或胀痛,不甚剧烈,可有间歇性加剧,多位于双颞、前额、眼球后或鼻根部。头痛是因包裹垂体的硬脑膜囊壁压力增高所致,当垂体肿瘤生长突破鞍膈后,头痛反而有减轻。如果肿瘤生长累及痛觉敏感组织如大血管壁等,头痛则呈顽固性。颅内压升高的头痛常较剧烈且持续,不易缓解。

肿瘤向上生长压迫视神经系统,包括视交叉、视神经和视束,由于解剖关系,以视交叉前端受压最常见,约占视神经受累的 80%。视交叉前端纤维支配双鼻侧视网膜神经纤维,导致双颞侧偏盲。起初肿瘤压迫视交叉前端下部,使双颞侧外上象限偏盲,后逐渐波及外下象限,最后完全双颞侧偏盲。肿瘤压迫视交叉后端少见,后端压迫损害从此部位走行的黄斑神经纤维,引起双侧中心视野暗点。同向性偏盲为肿瘤向后上方生长压迫一侧视束所致,也少见。视交叉在垂体上方向前下方向走行,且视交叉前端间隙明显,后端无明显间隙,因此肿瘤向后上方生长产生的压迫症状少见,且多半有脑干受压迫。当视交叉位置靠后,肿瘤向上生长可以压迫一侧或双侧视神经,引起视神经萎缩、视力减退(图 2-6-2)。在阻塞性脑水肿患者,眼底检查可见到视神经乳头水肿,此为视网膜静脉回流受阻所致。

肿瘤波及侧方海绵窦引起海绵窦内走行的神经功能障碍。海绵窦内走行第Ⅲ、Ⅳ、Ⅵ对脑神经和第Ⅴ对脑神经的眼支,这些神经功能障碍导致海绵窦综合征。第Ⅲ、Ⅳ、Ⅵ脑神经受累引起眼球运动异常,出现复视,三叉神经眼支受累可发生三叉神经痛和面部麻木。肿瘤向下方或下前方侵犯可以破坏鞍底的蝶骨骨质结构,出现脑脊液鼻漏。

(二)激素分泌亢进症状

功能性垂体腺瘤有激素分泌过多的临床表现,这些肿瘤包括 GH 瘤、PRL 瘤、ACTH 瘤、TSH 瘤与 GnA 瘤。PRL 增

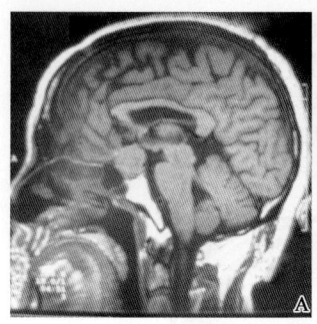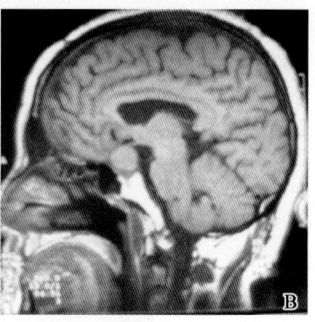

图 2-6-2 视神经系统受压

70 岁，男性，头痛，双眼视力下降 6 年。视野测定显示双颞侧偏盲。MRI 显示鞍内、鞍上等 T_1、长 T_2 不均匀信号，27 mm×26 mm×31 mm 占位，侵及双侧海绵窦，包绕左侧颈内动脉。向上突入鞍上池，视交叉抬高移位，压迫第三脑室前部，第三脑室轻度扩张

高在男性主要引起性功能低下，出现阳痿、性欲减退，偶尔有泌乳；在女性则表现为月经稀少或闭经、泌乳、不育等症状。高 GH 血症在儿童引起巨人症，在成年人引起肢端肥大症，表现为肢体变粗，面容粗陋，前额突出，下颌前凸，声调变高，多毛、多汗，常伴有糖耐量异常，有 20% 发生糖尿病。呼吸困难和睡眠呼吸暂停现象也相当常见，并有肢端肥大症特异性的心肌损害。尽管患者体格粗壮，但由于骨骼肌病变，常感疲乏无力。其他症状包括腕管综合征、关节损害等。ACTH 增高引起库欣综合征，有体重增加、向心性肥胖、满月脸、腹部或大腿上部紫纹等表现，皮肤菲薄易受擦伤，远端肢体肌肉萎缩，其他还有高血压、糖尿病、骨质疏松等。TSH 升高引起少见的中枢性甲状腺功能亢进。GnA 瘤多数表现为无功能垂体腺瘤，但也有少罕见的分泌性 GnA 瘤（功能性），女性可引起卵巢过刺激综合征，男性表现为阴茎硕大症，儿童可表现为性早熟。

（三）对垂体其他细胞功能的影响

对垂体其他细胞功能影响的原因可能包括 3 个方面：① 肿瘤压迫垂体柄，使下丘脑对垂体的功能调控作用减弱或消失；② 肿瘤对正常垂体组织的直接压迫作用，考虑到空泡蝶鞍垂体组织即使严重受压多数能保持正常功能，提示直接压迫所起的作用不大；③ 向上压迫下丘脑，使下丘脑神经内分泌纤维功能异常，这种情况往往伴有下丘脑综合征，临床上比较少见。最常见的垂体功能改变是 PRL 水平升高，此为垂体柄受压多巴胺张力性抑制作用减弱引起（又称垂体柄效应）；肿瘤压迫引起功能低下最敏感的细胞是促性腺激素细胞，出现性腺功能低下，随着肿瘤的发展可出现全垂体功能逐步低下；ACTH 分泌不足比较少见，一旦出现则说明病情严重，危及生命。

（四）下丘脑综合征

巨大腺瘤（>30 mm）鞍上生长突入第三脑室侵袭下丘脑，使下丘脑内部神经纤维与神经内分泌细胞分泌核团受累，可以出现尿崩症、体温调节、食欲调节、渴感中枢、睡眠调节功能异常、行为异常及自主神经功能紊乱等临床综合征。

（五）垂体卒中

体积较大、生长速度较快的垂体腺瘤易发生垂体卒中。垂体卒中一般是指垂体肿瘤出血，而非垂体梗死，但

关于垂体腺瘤出现垂体卒中的概念仍有争议。在生长较快的肿瘤，小灶性缺血性坏死和鞍膈对垂体上动脉压迫都与垂体出血性卒中有关，其他一些因素比如溴隐亭治疗、抗凝治疗、糖尿病酮症酸中毒、头颅外伤、雌激素治疗、垂体放疗等也与垂体卒中有一定关系。但也有很多卒中患者预先没有这些因素存在。有明显临床症状的垂体卒中发生于 1%～2% 的垂体腺瘤患者，也有报道其发生率在 5%～10%。病理结果表明相当部分的垂体腺瘤患者（10%）存在无症状或亚临床的垂体梗死、出血或囊性变。有些学者认为功能活跃的肿瘤如 GH 瘤和 ACTH 瘤易发生卒中，有些则认为无功能肿瘤发病的风险较大。较大样本的研究发现无功能 ACTH 瘤可能是最常见的发生垂体卒中的肿瘤。垂体卒中发生前多有瘤体及周围组织梗死，继之出现垂体出血、水肿，肿瘤内部压力和体积骤然增加，压迫海绵窦结构和视神经组织，出血灶在肿瘤内部囊化，也常破裂到蛛网膜下腔，大腺瘤的出血可以进一步导致阻塞性脑积水，特别是那些鞍上体积已经明显较大的肿瘤。垂体卒中造成垂体组织和功能不同程度的破坏，导致部分性或完全性、一过性或永久性腺垂体功能低下。但由于腺垂体代偿功能充分，腺垂体破坏 75%～90% 以上才有明显的内分泌功能低下。垂体后叶功能一般不受影响，合并尿崩症少见。临床上起病急促，出现额部或一侧眶后剧痛，可放射至面部，并迅速发生不同程度的视力障碍，视乳头水肿，严重者短期内双目失明；常伴有眼外肌支配神经麻痹，眼球活动异常（图 2-6-3）。垂体卒中导致垂体危象时还可以出现急性肾上腺皮质功能衰竭，发生休克、昏迷，甚至死亡。当出血灶破裂到蛛网膜下腔，脑脊液可呈血性。

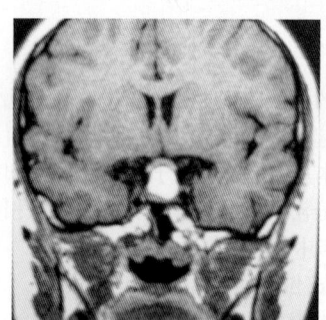

图 2-6-3 垂体卒中

MRI 的 T_1 WI 可见垂体腺瘤内部高信号，视交叉受压向上隆起

（六）实验室检查

功能性垂体腺瘤一般都有激素高分泌的生化表现，激素的基础水平升高。腺瘤分泌激素有相对的自主性，动态试验往往肿瘤对相应的生理性刺激因素和抑制因素的反应不如正常人明显，如 PRL 瘤多不受多巴胺受体激动剂的抑制，不受多巴胺受体阻断剂的兴奋，对 TRH 的刺激也反应迟钝；GH 瘤对葡萄糖的抑制作用不敏感，但是部分 GH 瘤对非生理性的调节因素有反应，溴隐亭可使 15%～20% 患者的 GH 水平下降一半，50% 以上的患者 GH 水平在 TRH 的刺激下可显著增加；ACTH 瘤仍然保持了相当程度的下丘脑-垂体-靶腺的调节机制，尽管 ACTH 分泌不受小剂量地塞米松的抑制，

但可被大剂量地塞米松的抑制,提示其自主性分泌的相对性,且 CRH 也能有效刺激大多数 ACTH 瘤患者的 ACTH 分泌,且抑制靶腺激素的合成可使 ACTH 分泌增加,利用这些特点可以与异位 ACTH 综合征进行鉴别。而 TSH 瘤对下丘脑调节因素不敏感,但保持了对靶腺激素的反馈抑制的敏感性,TRH 兴奋试验在 TSH 瘤患者反应低下,因此 T_3 抑制试验也往往不能抑制,如果通过手术、药物减少靶腺甲状腺激素的分泌,TSH 分泌将会增强。ACTH 瘤也有类似的特点。检测糖蛋白激素的 α 和 β 亚单位及完整激素水平对无功能瘤的定性诊断有重要意义,如果生化或临床水平的甲亢合并 α 亚单位水平升高,提示 TSH 瘤。血浆 IGF-1 水平对 GH 瘤的诊断也有一定意义,特别是对于判断病情是否属于活动性。全部功能性垂体腺瘤其高分泌的激素水平都有生物活性,引起靶腺功能的亢进,有相关激素水平的增加,而某些垂体腺瘤,特别是占位效应明显的肿瘤,垂体其他细胞的功能可能受到明显影响,因此还应当注意评估对垂体其他细胞功能的影响,如 PRL 轻微上升与较大的瘤体占位病变不匹配,可能是由于垂体柄受无功能大腺瘤压迫引起的垂体柄效应,PRL 可升高;对于多激素腺瘤,评估全垂体功能也十分必要。详细的实验室检测指标的改变请参见各类型垂体瘤的章节。

(七)影像学检查

影像学检查主要包括 MRI 和 CT 扫描。MRI 对软组织显影良好,对病灶及其与周围组织的空间关系显示较清,比增强 CT 效果更好,因此 MRI 在神经系统检查时更有优势,是垂体腺瘤定位诊断的首选检查,但 CT 检查可作为辅助鉴别诊断,如与有钙化可能的颅咽管瘤和脑膜瘤鉴别时配合使用。鞍区 MRI 薄层扫描加增强或动态增强可以检出 2～3 mm 的垂体微腺瘤,在 T_1 加权像多表现为低信号,或等信号,T_2 加权像为高信号,可有垂体柄偏斜,但正常垂体的垂体偏斜发生率有 20%～30%;垂体的高度,一般正常男性垂体为 4～8 mm,女性可略高,青春期可呈生理性增大,垂体高度一般不超过 12 mm,妊娠女性可到 8～12 cm,围生期女性可到 10～13 mm。垂体上缘可向上局限性隆起,但向下的灶性侵蚀比向上的轮廓改变更可靠。垂体大腺瘤 T_1 多为等信号,T_2 呈等信号或高信号,向上生长的肿瘤可有明显的鞍膈上抬切迹。肿瘤向上发展可压迫视交叉和垂体柄,向后上方可压迫脑干,向下可使鞍底下陷加深、蝶窦受侵蚀,向侧方可侵袭海绵窦,大/巨大腺瘤内部可出现出血或坏死,T_1 呈高信号改变,与周围等信号或低信号形成鲜明对比。PRL 瘤在女性多为微腺瘤,靠一侧,男性患者由于发现较晚,大/巨大腺瘤多见。GH 瘤大腺瘤占一半以上,ACTH 瘤绝大多数为微腺瘤,位置偏中间,无功能腺瘤或 FSH/LH 瘤常常为大腺瘤,TSH 瘤也多为大腺瘤,但随着 MRI 的广泛应用和对其认识的提高,早期发现的微腺瘤也逐渐增多。尽管 MRI 加动态增强可以确定直径 2 mm 左右的病灶,但极少数高度怀疑垂体功能性 ACTH 微腺瘤而 MRI 阴性的病例,可以进行岩下窦采血进行肿瘤相对定位。

CT 的优点是对骨质显像清楚,能观察周围骨质受肿瘤侵袭和破坏的情况,也能发现肿瘤是否有钙化灶。CT 检查可见垂体腺瘤呈低密度或等密度表现,但等密度肿瘤通常显影不佳,与正常垂体组织难以分别清楚。

利用多数垂体腺瘤共表达生长抑素受体的特点,采用放射标记的生长抑素类似物对肿瘤进行显像目前临床运用还较少,主要原因是鉴于 MRI 和 CT 的影像学分析的高度有效性,可以对绝大多数鞍区肿瘤进行定位,甚至确定其构象。垂体腺瘤的影像学和外科分类详见本章"垂体腺瘤的分类"。

第二节 · 鞍区占位病变

鞍区及鞍旁的组织主要有垂体、下丘脑、骨骼及其他血管、脑膜、神经、退化的拉特克囊等软组织。鞍区肿瘤,既可以来自该区域正常的组织细胞,如垂体、下丘脑、脑膜、神经等,也可以是这些组织的结构异常,如拉特克裂囊、下丘脑错构瘤、血管瘤,或形成其他的囊性变,还可以由各种浸润性病变、炎症变形成局部的瘤样或肉芽肿样病灶,或者是恶性肿瘤向该区域转移而形成转移灶(表 2-6-4)。了解肿块不同的组织来源、病变性质具有不同的特点,对鉴别诊断有重要价值。

表 2-6-4　鞍区肿块的分类
垂体细胞来源的肿瘤
功能细胞的分泌性肿瘤
功能细胞的非分泌性肿瘤
非功能细胞来源的肿瘤(颅咽管瘤)
下丘脑神经节垂体肿瘤
神经节细胞瘤
胶质瘤
星状细胞瘤
错构瘤
生殖细胞瘤
鞍旁非垂体组织来源的肿瘤
颗粒细胞瘤(垂体迷芽瘤或施万细胞瘤)
脊索瘤
脑膜瘤
血管瘤及动脉瘤
炎症、肉芽肿和浸润性疾病
淋巴细胞性垂体炎
组织细胞增生症 X
结节病
淋巴瘤
巨细胞肉芽肿
结核
感染和脓肿
恶性肿瘤的转移

一、鞍区占位病变的临床后果

鞍区占位病变主要是指下丘脑垂体周边的占位病变。这些占位病变可以改变局部结构,对周围重要组织产生压迫作用（表2-6-5），或者引起下丘脑综合征的相关表现和激素分泌的紊乱，甚至引起全身性症状。

表2-6-5 下丘脑垂体肿块的压迫作用

受压结构	临 床 表 现
视神经系统	红色觉丧失、双颞侧偏盲、上部或双颞侧视野缺失、盲点、失明
下丘脑	体温调节异常、食欲异常、肥胖、渴感异常、尿崩症、睡眠障碍、自主神经系统失调
海绵窦	眼睑下垂、复视、眼肌瘫痪、面部麻木
颞叶受累	抽搐
额叶受累	人格障碍、嗅觉丧失
中枢	头痛、脑积水、精神病、痴呆、笑痉挛

来自下丘脑和垂体的占位病变大多数为良性肿瘤，少数是恶性或恶性肿瘤的远处转移。但良性肿瘤也可表现为快速生长并具有侵袭性。占位病变偶尔出血、梗死，特别是在妊娠过程中，进而引起局部水肿。糖尿病和高血压与垂体梗死有关，下丘脑和垂体的出血或梗死可导致垂体危象，出现低血压、低体温、低血糖甚至死亡。普通尸检表明，生前垂体功能正常者也存在所谓的无症状垂体梗死。大面积的梗死引起部分或完全性空泡蝶鞍，患者往往垂体功能正常，但需要注意的是，垂体囊肿影像学也可表现为空泡蝶鞍。偶尔功能性垂体瘤发生在空泡周围剩余的垂体组织，其体积常常较小，不易被MRI发现。下丘脑垂体占位病变合并急慢性感染或脓肿形成少见。鞍区占位病变对腺垂体激素分泌常有明显影响，特别是腺垂体激素分泌不足比较多见，激素分泌亢进则少见，以PRL轻微上升为主。垂体激素分泌减少既可以是由于占位病变对垂体直接压迫造成的，也可以是下丘脑激素合成和分泌减少所致。

垂体来源的肿瘤和其他鞍区肿瘤的治疗和预后显著不同，因此区分这两种肿瘤十分重要。起源于鞍内的垂体肿瘤大多数为功能性或无功能腺瘤，经过恰当治疗预后相对较好；来源于鞍旁组织的肿瘤恶性和侵袭性程度高，预后较差。

二、鞍区肿块的检测手段

在高分辨率MRI影像上，垂体前叶（腺垂体）呈等信号，垂体后叶（神经垂体）呈比较明亮的高信号（富含磷脂）。MRI平扫或钆增强可以发现90%以上的垂体微腺瘤，多数无功能瘤为大腺瘤，影像学表现明确。MRI能帮助确认肿瘤对视交叉和其他周围组织的影响，但不能区分垂体腺瘤和鞍内其他占位病变。MRI与数字减影血管造影（DSA）联合分析对诊断鞍区颈动脉瘤也有一定价值。

CT可以观察鞍区骨质有无受到侵犯，同时能发现钙化灶，钙化常发生于颅咽管瘤、脑膜瘤、脊索瘤及动脉瘤，如果MRI不能明确排除这些性质的占位病变，则应进行CT检查。

生长激素瘤表达丰富的生长抑素受体，其他垂体肿瘤，包括无功能瘤，也不同程度地表达生长抑素受体，利用正电子CT（PET）可以进行生长抑素受体放射显影扫描，可以发现1mm左右的病变，这种技术有时也用来预测肿瘤对生长抑素类似物的治疗效果。

同样，由于PRL瘤表达丰富的多巴胺（DA）2受体，利用放射标记的DA2受体拮抗剂与DA2受体结合，PRL瘤在PET下进行放射自显影，这种方法叫多巴胺受体放射显影扫描。虽然一些无功能肿瘤也表达DA2受体，但这种方法对肿瘤的显影效果并不好，原因可能是无功能瘤的DA2受体密度较低。

三、鞍区占位病变的临床处理

在评估鞍区占位病变的时候，特别要注意垂体意外瘤。据报道，在普通非选择性尸检中发现垂体腺瘤有20%～30%的患病率，同时发现垂体囊肿、出血、梗死也不少见，提示在普通人群中垂体存在大量的无症状占位病变。随着CT和MRI的广泛应用，这些无症状病变发现的机会越来越大。对鞍内占位病变进行鉴别诊断时应注意到，大部分病变为垂体腺瘤，有些腺瘤有功能，有些可能无功能，还有一些可能是功能腺瘤的前期病变，以后可向功能性腺瘤转变。

评估与明确鞍区占位病变的内分泌功能状态对鉴别诊断十分重要，部分无功能肿瘤，可能有相应激素分泌的异常，但没有引起显著的临床症状。对于无症状腺瘤是否进行内分泌激素的筛查已无争议，无症状而具有激素高分泌功能的垂体腺瘤临床较为少见，有些肿瘤即使有分泌功能，如α亚单位瘤和PRL瘤，但临床症状可以不明显，其远期预后相对良好。

如果不存在激素高分泌现象，则要注意占位病变的局部压迫效应。一般而言，微腺瘤演变为大腺瘤的可能性很小，不必急于手术，可以定期观察。对于起源不明的垂体外鞍区占位病变，MRI和CT检查有助于鉴别诊断，但病理组织学检查则是获得确诊的唯一手段。如果占位病变生长较快，需要进行经蝶手术活检，以明确病因。如果生长较慢，可以定期进行影像学随访检查。无症状大腺瘤应定期随访，检查视力视野改变，如果正常，可行密切影像学随访。

第三节·垂体腺瘤的发病机制

垂体腺瘤的发病机制目前还不完全清楚，以往有两种学说，一种认为垂体腺瘤的发病与下丘脑调控激素的分泌异常有关，刺激性激素分泌过多而抑制性激素分泌减少，导致细胞发生转化；另一种学说认为垂体真性瘤的形成主要是由于细胞的单克隆特性改变，包括原癌基因的活化、抑癌基因的失活、与生长关系密切的信号转导分子的异常有关。目前明确的共识是，单纯的下丘脑调控激素的作用增强或减弱不能引起垂体腺瘤，垂体腺瘤发病的根本原因是细胞出现单克隆基因异常，众多的对垂体细胞生长、分化、增殖有影响的激素和生长因子及其受体的异常进一步刺激是其辅助因素（图2-6-4）。与垂体发病的有关因素和相关基因分别见表2-6-6和表2-6-7。

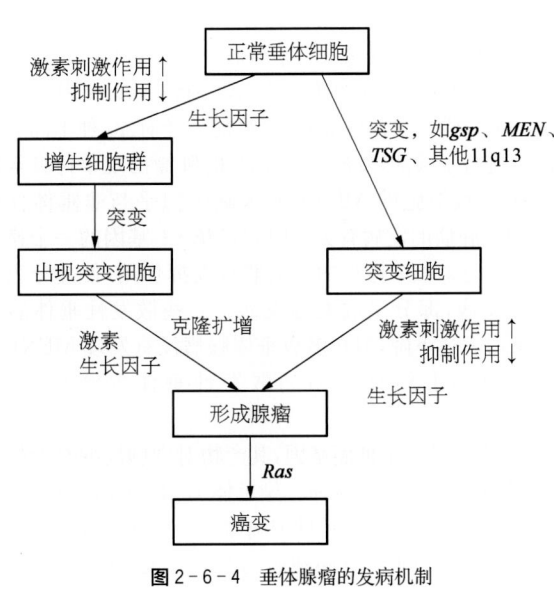

图 2-6-4　垂体腺瘤的发病机制

表 2-6-6　垂体腺瘤发病的有关因素
遗传性因素 　　MEN1 　　转录因子缺陷(如 Prop 过量) 　　Carney 综合征
下丘脑因素 　　GHRH 或 CRH 分泌过多 　　受体激活? 　　多巴胺耗竭?
垂体因素 　　信号转导相关的突变(如 gsp,CREB) 　　旁分泌因子和其他细胞因子作用异常(如 FGF-2、FGF-4、LIF、 　　　EGF、NGF) 　　原癌基因激活和细胞周期紊乱(如 PTTG、Ras、p27) 　　垂体内旁分泌下丘脑激素的作用(如 GHRH、TRH) 　　肿瘤抑制基因的功能丢失(11q13)
环境因素 　　雌激素 　　放射线
外周因素 　　靶腺(卵巢、甲状腺、肾上腺)功能衰竭

表 2-6-7　与垂体腺瘤发病有关的基因异常

基　因	蛋 白 质	肿 瘤 类 型	高表达或失活机制	功 能 异 常
激活或高表达				
Gsp	GNAS	40%GH 瘤 McCune-Albright 综合征 少数其他类型	点突变	信号转导:cAMP 增加
PTTG$_1$	PTTG	全部垂体腺瘤	不清楚,雌激素?	染色体分离:调节 bFGF 释放,破坏细胞周期,染色体不稳定,bFGF 介导的有丝分裂和血管生成
Hst	FGF-4	PRL 大腺瘤	不清楚	血管生成:过度表达
CREB		GH 瘤	gsp 过表达刺激 CREB 丝氨酸磷酸化增加	与 cAMP 反应元件形成二聚体
H-ras	Ras	仅转移性垂体癌	点突变,作用增强	信号转导:刺激酪氨酸激酶途径
失活				
MEN1	Menin	家族性 MEN1 中的 PRL 瘤	11q13 杂合性缺失	核肿瘤抑制因子:功能失活突变
13q14	RB	高度侵袭性垂体腺瘤	13q14 杂合性缺失	不均一的 Rb 蛋白丢失:破坏细胞周期的调控
CDKN24	p16	全部被检的垂体腺瘤类型	基因甲基化后 p16 缺乏,使 Rb 磷酸化和细胞周期加速	细胞周期调控:缺乏 p16 导致细胞周期调控失常
CIP1/KIP1	p27	转基因小鼠模型	基因甲基化后 p27 缺乏	调节多个 CDK 酶,包括 CDK$_{4/6}$-周期素 Ds;缺乏 P27 蛋白

一、细胞的单克隆异常

(一)原癌基因激活

对 X 染色体的研究发现多数垂体腺瘤起因于单克隆细胞的异常,目前的研究仅在少数垂体腺瘤能够检测到垂体腺瘤细胞分子水平的单克隆变化,包括 Gsα、ras、p53、PKC、c-erbB2(neu)、Rb 基因、MEN1 基因的突变。目前已知有 3 种 G 蛋白与腺苷酸环化酶(AC)活性相关的信号转导有关,它们是 Gs、Gi 和 Gq。Gs 参与 GHRH 信号转导,Gi 参与 SS 信号转导,Gq 参与 TRH 和 GnRH 的信号转导。已经发现 Gsα 的

两个重要区域的点突变,导致 Gsα 氨基酸序列的改变:密码子 201 的 Arg 被 Cys 替换,密码子 227 的 Gln 被 Arg 替换。这两个突变致 GTP 酶失活,使 AC 持续处于活化状态。G 蛋白的这个突变首先在一组 GH 瘤细胞中发现,但随后发现它也存在于无功能垂体腺瘤或糖蛋白激素瘤。Gαq 突变可以导致磷脂酶 C 的激活,使细胞获得转化的潜能,对各型垂体腺瘤细胞的 Gαq 高度保守的 GTP 结合和水解区域突变筛查没有发现突变位点。在无功能垂体腺瘤发现抑制性 Gi2α 偶联蛋白 gip2 的 α 亚基的失活突变,该突变使密码子 205 位精氨酸替换为谷氨酰胺。

Ras 家族包含 3 个原癌基因：H-ras、K-ras 和 N-ras，都表达分子量 21 000 的蛋白质，有 GTP 酶活性。有报道在垂体腺瘤发现 H-ras 第 12 号密码子 Gly 向 Val 的突变，虽然 ras 突变最早报道发现于进展性 PRL 瘤，目前似乎认为 ras 突变仅限于垂体癌，这提示 ras 突变只在特别少见的垂体恶性肿瘤的发病中起作用。

PKC 属于钙和磷脂依赖性蛋白激酶，参与细胞的多种功能调控，包括细胞分化和激素释放。与正常垂体细胞相比，垂体瘤细胞的 PKC 活性和蛋白质表达水平更高，在一些侵袭性垂体腺瘤发现 PKCα 的 V3 区域带负电荷的天门冬氨酸被非极性甘氨酸替代。

与垂体腺瘤形成有关的垂体腺瘤转化基因（PTTG）主要是 PTTG1。PTTG1 位于染色体 5q33，由 201 个氨基酸组成，分子量约 26 000。正常情况下 PTTG1 在增殖活性较高的组织如睾丸、胸腺等有高表达，脾、结肠、小肠、脑、肺、胎肝等呈低表达，但在多种肿瘤组织表达显著增高。没有发现 PTTG 的突变，估计与肿瘤发生有关的主要是由于其表达水平的增高。正常垂体表达 PTTG1 mRNA，但不表达其蛋白质产物。PTTG 与垂体腺瘤发病有关的证据主要在于：① 垂体瘤组织出现 PTTG1 的高水平表达，而正常垂体没有 PTTG 表达。有学者对一组垂体腺瘤的 PTTG1 表达进行了研究，发现绝大多数垂体腺瘤（23/30 无功能瘤、13/13GH 瘤、9/10PRL 瘤、1/1ACTH 瘤）PTTG1 的表达增高 50% 以上，部分增高 10 倍以上。② 体外和在体研究发现，转染 PTTG 基因可以诱导细胞转化或肿瘤形成。③ PTTG mRNA 的表达水平与肿瘤大小和侵袭程度有关。目前 PTTG 导致垂体腺瘤形成的确切机制不详，但是已有的研究表明，在 PTTG 的作用下，一些有利于肿瘤形成的细胞因子和生长因子增加，包括 FGF-2、碱性成纤维细胞生长因子（bFGF）和 VEGF 等，提示 PTTG 在肿瘤形成的机制链条中处在上游，E_2 可以刺激 PRL 细胞 PTTG 表达增加，提示其亦可在一些致瘤因素的下游起作用。

最近，Ezzat 等发现一种 N 端截短型纤维母细胞生长因子受体 4（ptd-FGFR-4）具有致垂体腺瘤的作用。从人类垂体腺瘤能够提取到 ptd-FGFR-4，野生型 FGFR-4 表达后定位于细胞膜，而这种截短型受体定位于胞质。体外研究发现，定向转染 ptd-FGF-4 的垂体细胞向垂体腺瘤细胞发生转化。对 137 例散发的垂体腺瘤分析发现，60% 左右垂体腺瘤细胞胞质出现 ptd-FGFR-4，表达 GH、ACTH、FSH/LH 的垂体腺瘤多数表达 ptd-FGFR-4，而表达 PRL 的垂体则少有表达。同时与微腺瘤比较，大腺瘤表达 ptd-FGFR-4 多见，表达水平也较高。这种 ptd-FGFR-4 的来源和促转化的机制还不完全清楚。

（二）抑癌基因失活

肿瘤形成的"两次打击学说"认为，两个具有抑癌作用的等位基因必须同时失活，才能有利于前体细胞向肿瘤细胞转化。目前已知的抑癌基因有 MEN1、Rb、p53、结直肠癌基因。MEN1 基因位于染色体 11q13，通过与 11q13 连锁的标志基因发现，11q13 区域的杂合性缺失（LOH）出现于大多数 MEN1 患者的甲状旁腺瘤、10%～30% 的散发性甲状旁腺瘤、胰岛、类癌和垂体腺瘤，以及散发性甲状腺癌。因此，11q13 区域抑癌基因的改变与家族性 MEN1 和其他散发性内

分泌肿瘤有关。MEN1 蛋白大约含 610 个氨基酸，其功能尚不清楚。结构分析发现它没有信号肽、没有跨膜区域、没有核内结合序列。根据"两次打击学说"，体细胞 MEN1 基因的丢失可能与散发性内分泌肿瘤有关，目前已经对 40 种不同类型的垂体瘤进行了检测，发现大约 10% 肿瘤出现单拷贝基因丢失。而生殖细胞的 MEN1 基因缺失似乎与非垂体性的 MEN1 相关肿瘤的发病有关。因此，MEN1 基因的一个拷贝的突变失活与第二个拷贝的丢失联合发挥作用，使部分患者呈家族性发病，部分呈散发性发病。一些散发性垂体腺瘤 MEN1 蛋白表达下降，但在多数垂体腺瘤没有发现 MEN1 蛋白减少。总体上约有 20% 的散发性垂体腺瘤有 11q13 的 LOH。

Rb 基因也是一个抑癌基因，其产物对细胞周期有调控作用，控制细胞分化和生存寿命。染色体 13q14 上两个 Rb 等位基因的同时失活导致视网膜母细胞瘤。染色体 13q 的杂合性缺失还与乳腺癌和非内分泌肿瘤的发病有关。研究发现，小鼠 Rb 基因杂合性的丢失可使表达 POMC 的垂体腺瘤发病率达到 100%。但是在人类的良性垂体腺瘤还没有发现 Rb 基因的缺失或突变，而是 Rb 基因的缺失可能与垂体腺瘤的恶变、侵袭性或转移有关。然而也有迹象表明垂体腺瘤的恶性变不是缘于 Rb 基因缺失，而是由于 13q 上 Rb 基因附近一个未知的抑癌基因的缺失。

众多的细胞周期蛋白和细胞周期蛋白依赖激酶（CDK）调控细胞周期的进展。其中细胞周期蛋白 D（CDK4）和 E（CDK2）复合物在 G_1 晚期有催化活性并调节 G_1/S 期的进程。CDK4 促进 Rb 蛋白磷酸化失活，并使 Rb 蛋白失去对细胞周期的调节作用。p16 是 CDK4 的特异性抑制物，在人类的几个肿瘤细胞系已经发现 p16 的失活，在垂体瘤表达也明显降低。但是还没有发现 p16 基因的突变或缺失。p27 是另一个周期蛋白——CDK 复合物的抑制物，并且抑制细胞周期的进程。缺乏 p27 编码序列的小鼠生长成巨大小鼠，其 GH 和 IGF-1 水平则正常。这种小鼠出现多个器官肥大、垂体中间叶肥大，甚至出现中间叶垂体腺瘤、视网膜发育不良、雌性小鼠不育等现象。但是如果 Rb 基因和 p27 基因同时敲除，则仅出现垂体中间叶肿瘤，提示 Rb 和 p27 相互影响，共同调控垂体细胞的增殖和分化。p53 编码的核蛋白通过调节 $p21^{Cip1/Waf1}$ 控制 G_1/S 期的进程，后者是 CDK 的抑制物。体外研究显示，当 DNA 受到损伤，p53 基因使 G_1 或 G_2 期细胞生长中止，或者促进细胞凋亡，因而保护正常细胞不能复制损伤的 DNA。因此 p53 突变后细胞基因组很容易产生突变，并使突变积累，而突变的积累程度是肿瘤生长速度的主要决定因素。因此，p53 基因的突变或缺失是人类肿瘤最常见的抑癌基因的失活形式，大约与 50% 的癌症有关。但是在分泌性或非分泌性垂体腺瘤或垂体癌，没有发现最常见的外显子 5～8 的突变。因此 p53 基因可能与垂体腺瘤的发病关系不大。嘌呤结合因子 nm23 也是一种肿瘤抑制基因，在人类一些具有高度转移特性的恶性肿瘤，包括乳腺癌、肝癌、结直肠癌，其表达都显著减低。在神经母细胞瘤发现其有结构变异。体外和在体研究均发现，转染完整 nm23 基因后肿瘤细胞的转移性减弱。垂体腺瘤也表达 nm23，在侵袭性垂体腺瘤 nm23 的表达明显下降，在垂体腺瘤没有发现 nm23 的结构变异。

二、激素及其受体

下丘脑激素在垂体腺瘤发病中的作用有支持的证据,也有相反的证据。以下几个证据支持激素可能是垂体腺瘤的病因之一:① 垂体腺瘤对某些外源性激素刺激的反应不同于生理反应;② 过度的下丘脑激素的刺激或靶腺激素反馈抑制作用的减弱,可以促进垂体腺瘤的形成;③ 有证据表明垂体本身也分泌下丘脑激素,这些激素的过度刺激可能在垂体腺瘤的发病中有促进作用。但也有证据不支持下丘脑激素或其他激素在垂体腺瘤发病中的作用:① 腺瘤周围很少能见到增殖性改变;② 长期的下丘脑激素的刺激不能使垂体发生腺瘤样改变;③ 垂体腺瘤全切除后复发率很低。

(一) 有兴奋性刺激作用激素的增多

在异位 GHRH 释放患者,长期的 GHRH 刺激可以导致垂体 GH 细胞的增生和肥大,而且下丘脑 GHRH 释放瘤可引起疏松颗粒型的 GH 瘤。还有些研究发现正常垂体本身或垂体瘤患者的垂体在局部自分泌释放 GHRH,且局部自分泌或旁分泌的 GHRH 可能促进肿瘤生长速度。体外研究发现,人 GH 瘤细胞对 GHRH 刺激有反应,提示 GH 瘤细胞膜上有 GHRH 受体,但这些受体在 GHRH 过度刺激时没有降调节特性,这可能使 GH 细胞受到 GHRH 的过度刺激而增生形成肿瘤。在高表达 GHRH 的转基因小鼠也发现,单纯的高 GHRH 可以导致肿瘤转化。但是,无论是在人还是在小鼠,GHRH 的过度刺激形成的 GH 瘤都伴有 GH 细胞的增生,而在散发性的 GH 瘤患者中则很少见到 GH 细胞的增生,且在人类,异位 GHRH 释放一般不导致真性腺瘤的形成。GHRH 受体的克隆可以帮助进一步研究 GHRH 对 GH 细胞的作用。已经发现,缺乏 GHRH 受体信号转导的 lit/lit 小鼠呈侏儒表型。在 GH 瘤细胞及其他垂体细胞分离出一种具有部分信号转导活性的截短型 GHRH 受体,说明这种截短型受体并不具有 GH 细胞特异性。与其他一些受体组成性激活引起的内分泌功能亢进的情况不同,还没有发现 GHRH 的组成性激活的变化形式。

CRH 于 1981 年分离纯化,此后对临床上具有库欣病表现的垂体外肿瘤进行的 CRH 分析发现,有些患者出现 ACTH 细胞的增殖。有人报道下丘脑释放 CRH 的神经元细胞瘤与 ACTH 细胞增生及库欣病有关。这些研究表明可能是 CRH 促进了 ACTH 细胞的增殖。动物研究证实,持续的 CRH 注射可增加垂体 ACTH 细胞的数量,但是 CRH 是否可以单独导致 ACTH 腺瘤的转化有待证实。体外研究发现,CRH 刺激后 ACTH 腺瘤细胞表达 ACTH 和 POMC 的 mRNA 水平增加,地塞米松则减少两者 mRNA 表达水平。而且,ACTH 腺瘤细胞不仅表达完整的 CRH 受体,在 CRH 刺激之后,CRH 受体的表达还进一步增加。目前还没有发现 ACTH 腺瘤存在 CRH 受体的组成性激活,抗利尿激素受体 V3 也没有突变,但有些 ACTH 腺瘤 V3 受体有高表达现象,提示 V3 受体可能也与肿瘤的发生有关。

长期甲减患者由于 TRH 过度刺激而出现 TSH 细胞和 PRL 细胞增生,或者有不同程度的垂体增生和(或)肿瘤的形成,提示 TRH 可以直接引起 TSH 腺瘤的形成。还有研究报道垂体本身的细胞和几种垂体腺瘤细胞,如 PRL 瘤、GH 瘤

及无功能瘤都能表达和自分泌 TRH,提示自身分泌的 TRH 对于垂体腺瘤的形成发挥作用。研究发现,TRH 与垂体腺瘤的 TRH 受体结合正常,能分别刺激 TSH 细胞和 PRL 细胞分泌 TSH 和 PRL,因此垂体腺瘤 TRH 受体及其信号转导途径可能正常。不同的垂体腺瘤表达的 TRH 受体不尽相同,但基本上与正常 TRH 受体相似。总体上,功能性垂体腺瘤的 TRH 受体结构正常,即使在 TSH 瘤也没有发现 TRH 受体有组成性激活突变。有些截短型受体丢失外显子 3,以致其既不能结合 TRH 也不能被 TRH 激活。在 PRL 瘤发现截短型 TRH 受体的表达比完整 TRH 受体表达多,这可能是 PRL 瘤在体内条件下对 TRH 有异常反应的原因。

性腺功能低下的患者能发生促性腺激素细胞腺瘤,提示长期的 GnRH 水平升高对促性腺激素细胞腺瘤的发生有一定的促进作用。然而,绝大多数的促性腺激素细胞腺瘤与性腺功能低下引起的 GnRH 升高无关,似乎是自发发病。有人发现一种截短型 GnRH 受体,但是体外研究发现该受体不能被 GnRH 激活。没有发现 GnRH 受体的激活突变。

PRL 瘤的发病可能与抑制性因素下丘脑多巴胺的作用缺陷或 PRL 释放因素如 TRH、VIP 的过度刺激有关,在有些患者发现瘤体周围可见 PRL 细胞的增生,支持这一观点。已知妊娠期间 PRL 细胞出现增殖反应,雌激素可能是 PRL 的刺激因子。雌激素于正常细胞是一种有丝分裂原,其配基为雌激素受体(ER)。雌激素能诱导大鼠 PRL 细胞增殖和瘤变。雌激素对 PRL 分泌可以通过基因转录水平发挥调节作用。雌激素随着血液循环到达垂体组织后,首先和细胞内的雌激素受体结合,形成二聚体后作用于靶基因,启动或修饰基因转录。研究资料表明,雌激素可诱导 PRL 基因高表达,是雌激素致催乳素瘤形成过程的重要特征。在雌激素诱致 SD 大鼠形成催乳素瘤的过程中,雌激素作用 120 日后,垂体 PRL mRNA 水平比对照组高 3.1 倍,血浆 PRL 浓度比对照组高 100 倍以上。将垂体移植到远离下丘脑的肾囊内,在雌激素的作用下,远离下丘脑的移植垂体也发生催乳素瘤,而且异位垂体瘤中 PRL 基因同样呈现高水平表达,PRL mRNA 水平比对照组高 3.5 倍。雌激素调控 PRL 基因表达的可能分子机制有:雌激素与 ER 二聚体结合后,ER 的构象发生变化,从而使 ER 与 DNA 的结合力增加 7 倍。雌激素与雌激素受体反应元件(ERE)结合后,在 ERE 旁侧序列或蛋白质的作用下,DNA 双链局部打开,编码链卷曲,使其与雌激素的结合力增加 60 倍,形成雌激素刺激 PRL 基因转录的基础。雌激素与 ERE 结合后,可促进 PRL 基因远端增强子和近端启动子之间形成一个染色质环,使两个调控区并行排列,便于雌激素-雌激素受体复合物与结合在近端启动子上的 RNA 聚合酶 II 相互联系,促进与增强子、启动子相关的转录因子间的相互作用,从而激活基因转录。雌激素还可促使 PRL 基因 DNA 甲基化水平下降,DNA 甲基化水平与基因的表达呈负相关,促进了 PRL 基因的表达。也有资料表明雌激素可通过抑制下丘脑多巴胺的产生而导致垂体 PRL mRNA 水平的增高。口服避孕药曾被认为与 PRL 瘤的增大及释放能力增加有关,并且其广泛使用可能与 PRL 瘤的发病率增加有关。虽然大剂量雌激素对 PRL 细胞有明显刺激作用,也有少数人妊娠期间出现 PRL 瘤,但总体

上 PRL 瘤在正常妊娠人群并不显著增加，妊娠也不显著增加肿瘤的大小，同时也没有明确证据表明小剂量口服避孕药可以促进垂体 PRL 瘤的发生。

（二）抑制性激素的作用减弱

研究发现，在深入 PRL 细胞群而生长的新生血管中，多巴胺的浓度很低，因此考虑作为抑制因子的多巴胺作用不足可能与 PRL 瘤发病有关。多巴胺的信号转导由刺激腺苷酸环化酶（AC）的 DA1 受体和抑制 AC 的 DA2 受体（DA2R）介导。多巴胺受体家族存在复杂的生化、生理及药理学差异，不过，垂体前叶的多巴胺受体主要是 DA2R，DA2R 的激活引起 cAMP、钾和钙通道的离子流动、磷脂酰肌醇的代谢，以及细胞内游离钙浓度等多方面的改变。DA2R 基因敲除的小鼠缺乏 DA2R 介导的作用，这种小鼠有 PRL 细胞的增生，并出现腺瘤形成。在 TSH 瘤也发现多巴胺调节作用的异常，有些 TSH 瘤发现多巴胺作用下降，原因是在这些肿瘤发现多巴胺受体的缺乏或其他改变引起多巴胺抵抗。到目前为止，在 PRL 瘤及分泌 GH 或 TSH 的垂体腺瘤，还没有发现多巴胺受体的结构异常。多巴胺作用的改变在致垂体腺瘤中的作用还需要对 DA2R 及其偶联蛋白进行更深入的研究。

GH 的释放受到 GHRH 的刺激作用和 SS 的抑制作用的双重调控。在 GH 瘤有 SS 特异性受体表达。早期的研究发现 GH 瘤细胞上 SS 受体的密度与 SS 对其分泌作用的影响之间存在密切关系，但是对奥曲肽有抵抗的 GH 瘤细胞仍有 SS 的结合位点，这可能是由于 SS 受体有 5 个亚型，它们对下游 AC 的作用的偶联机制各不相同，而且在不同的垂体腺瘤这些受体的 mRNA 也呈异质性表达。此外，与正常的垂体细胞相比，侵袭性 GH 瘤 SS 受体的表达减少。总之，SS 对 GH 细胞功能和增殖活性的影响可能涉及多种旁分泌、自分泌及内分泌机制的作用。

在肾上腺皮质功能不全、长期的糖皮质激素缺乏、垂体 ACTH 细胞增生患者，垂体可出现类似于肾上腺切除后出现的细胞，也有证据表明这些患者有肿瘤形成的早期改变，CRH 可能在这些细胞增殖反应中发挥了一定的作用。有研究发现糖皮质激素不能抑制 ACTH 瘤的分泌活性，这可能是库欣病和 Nelson 综合征 ACTH 病理性分泌的主要机制，然而，临床上 ACTH 瘤多数（约 80% 以上）为微腺瘤，其 ACTH 分泌活性虽然不被小剂量地塞米松抑制，却可被大剂量地塞米松抑制，提示 ACTH 微腺瘤对糖皮质激素的反馈抑制作用并非完全没有反应，但敏感性下降，需要大剂量的糖皮质激素才有反应，而 ACTH 大/巨大腺瘤，其 ACTH 分泌即使是大剂量地塞米松也不被抑制。人类的糖皮质激素受体（GCR）有 α 和 β 两种异构体，β 异构体 C 端 50 个氨基酸与 α 异构体不同，它含有一个独特的有 15 个氨基酸组成的序列，该序列可以减少糖皮质激素与受体的结合及基因的转录活性。在正常垂体和垂体腺瘤两种 GCR 异构体之间功能上的相互调节作用可能是以后需要深入研究的重点。糖皮质激素敏感性降低的分子机制与受体功能减低有关，但受体突变使 GCR 功能下降的报道较少。在一些家族性糖皮质激素抵抗的病例中已经发现受体的点突变影响其与配体的结合，最近在库欣病也发现一个类似的新的突变位点。在 Nelson 综合征和异位

ACTH 综合征，由于 GCR 点突变而使糖皮质激素抑制作用减弱的报道也很少。

长期的原发性甲减可以导致 TSH 瘤的发病，这是靶腺激素的负反馈作用具有抑制垂体腺瘤形成的又一个证据。甲状腺激素通过与其核受体 THR 结合，再与特异性的激素调控反应元件结合而发挥作用。THR 有 α 和 β 两类，其 mRNA 经过不同的剪切最后翻译成不同的异构体，包括 α1 和 α2、β1 和 β2，仅有 β2 异构体在下丘脑-垂体轴中发挥作用，其他三种异构体在体内多种组织表达。有人发现，与正常垂体相比，无功能垂体腺瘤 β1 和 β2 异构体的表达较低，这提示由于 THR 表达减低，甲状腺激素的反馈抑制作用减弱，进而垂体细胞功能和增殖活性增强，形成垂体腺瘤。但是，还需要进一步阐明垂体细胞不同 THR 异构体具有哪些不同的激素调控作用以及促细胞增殖作用。

此外，长期的原发性性腺功能低下可以引起垂体 GnA 瘤的发生，这也提示负反馈作用的减弱可以导致垂体肿瘤的形成，但是在 GnA 瘤的发病中，GnRH 和性激素可能都发挥了作用。

三、生长因子

生长因子在正常细胞的复制、有丝分裂、生长分化、功能发育过程中发挥重要的调控作用。有些原癌基因的产物即为生长因子。生长因子分泌和效应的异常在肿瘤的发病中也发挥作用。有些生长因子影响激素的分泌，另一些则直接通过受体作用于靶细胞。垂体不仅分泌生长因子，也是生长因子的调控对象，这些生长因子包括 IGF-1、IGF-2、EGF、NGF、TGF-α、TGF-β 和 bFGF 等。目前有一些证据提示生长因子可能在垂体腺瘤的发病中起作用。

TGF-α 作为一种膜结合蛋白而在正常垂体细胞和垂体瘤细胞表达，它既可以影响细胞的增殖，也能影响 GH、PRL 和 TSH 的分泌，并介导雌激素对垂体的某些作用。利用 PRL 启动子定向过表达 TGF-α 可以导致 PRL 瘤的形成，提示 TGF-α 在 PRL 瘤形成中的作用。免疫组化发现多数垂体细胞表达 EGF，其 mRNA 在功能性或非功能性垂体腺瘤也有不同程度的表达。体外研究发现，EGF 可刺激大鼠非瘤性垂体细胞 PRL 和 ACTH 的释放，抑制 GH 释放。因此，垂体细胞可能是 EGF 的一种重要的靶细胞。在人类的一些癌症中已经发现 EGF-R 的过度表达，并常常伴有 TGF-α 的表达，这种表达可能与肿瘤的侵袭性有关。在复发的 GH 瘤和亚型 3 无症状垂体腺瘤，可见到 EGF-R 的高水平表达。因此，EGF 及其受体可能与垂体腺瘤侵袭性生长有关。垂体 TGF-β 家族有多个成员，抑制素（inhibin）A（α-βA）和抑制素 B（α-βB）可以选择性地抑制垂体促性腺激素细胞的 FSH 释放，但激活素（activin）（βA-βB）、激活素 A（βA-βA）和激活素 B（βB-βB）则促进 FSH 的释放。已经发现抑制素的亚基在垂体促性腺激素细胞瘤中表达，激活素可以刺激这类肿瘤的激素释放。激活素可以结合两个膜蛋白起作用：激活素受体和卵泡抑素（follistatin）。结合前者起激活作用，结合后者起抑制作用。抑制素受体可表达于 GnA 瘤，而卵泡抑素的表达缺乏或减少，提示激活素及其受体系统参与一些垂体腺瘤的发病。bFGF 具有促有丝分裂、促血管生成、调节激素分泌的作用。

在人类垂体细胞和垂体腺瘤细胞均可分泌 bFGF，并刺激 PRL 细胞的增殖，但抑制垂体腺瘤细胞的 DNA 合成，提示有些生长因子具有生长抑制作用。在 MEN1 和散发性垂体腺瘤患者发现 bFGF 的免疫活性浓度升高。bFGF 相关的 hst 促进 PRL 细胞的增殖，转染 bFGF 的小鼠发生几种垂体细胞的增生，但没有出现明显的瘤样改变。这些发现也提示 bFGF 在垂体腺瘤发病中起一定作用。NGF 可以诱导人类 PRL 瘤细胞 DA2 受体的表达，NGF 可能有一定的抗肿瘤形成作用。

第四节 · 垂体腺瘤的治疗概述

一、治疗目的

垂体腺瘤的治疗是一个复杂的过程，需要多学科的合作，包括内分泌科、神经外科、放射治疗科及神经影像科等多方面的知识和技能，并根据患者的年龄、一般情况、肿瘤的性质、既往治疗史、对生育和发育的影响、治疗者的个人经验统筹安排、权衡治疗计划。治疗的目的为：① 尽可能去除肿瘤组织；② 消除肿瘤的占位效应，特别是对视神经系统的影响；③ 纠正激素自主性高分泌状态，缓解临床表现；④ 尽可能保护腺垂体的储备功能，恰当和及时地对已出现的垂体-靶腺轴功能低下进行相应的靶腺激素替代治疗；⑤ 防治肿瘤复发，或者临床和生化水平的复发；⑥ 治疗过程还应尽可能减少治疗带来的局部和全身并发症。

垂体腺瘤的治疗有 3 种方法：手术切除、放射治疗和药物治疗。总体上而言，除催乳素瘤外，多数垂体腺瘤的治疗以经蝶手术为主。对于大腺瘤和侵袭性肿瘤，手术可以有效纠正激素的高分泌状态和缓解肿瘤的鞍区局部占位效应及引起的相关症状。现已证明，放射治疗引起的全垂体功能或部分垂体功能不全发病率可高达 50% 以上，且随放疗后的时间延长发病率逐渐增加（放疗后效应），因此严重制约了放疗在垂体腺瘤治疗中的运用，特别是对于有青春期发育需要的儿童和青少年患者以及有生育需求的女性患者，但是对于不能切除干净、手术后肿瘤残余较多患者，而药物控制不理想，或者受经济条件制约不能长期用药，放射仍是一种理想的补充治疗手段，可以进一步控制激素的高分泌，并减少肿瘤的复发。尽管以溴隐亭为代表的多巴胺受体激动剂在 PRL 瘤、生长抑素类似物在 GH 瘤的治疗中有理想的疗效，不仅可以控制激素高分泌及其症状，且能有缩小肿瘤，虽手术治疗仍可以作为 GH 瘤的首选，但已不再作为治疗 PRL 瘤的首选，仅仅在出现严重溴隐亭抵抗、垂体腺瘤卒中、囊性催乳素瘤及脑脊液鼻漏时作为备选治疗方案。其他肿瘤，如 ACTH 瘤以微腺瘤居多，经蝶手术效果好，切除成功率高，术后复发率低，一般其他方式仅作为辅助；而 TSH 瘤在微腺瘤阶段手术也有特效且复发率低，大腺瘤阶段手术切除肿瘤是解决占位效应的唯一办法。FSH/LH 肿瘤以无功能大腺瘤居多，激素分泌症状不明显，而以肿瘤的占位效应为主要症状，手术也是有效缓解占位症状的唯一手段。值得强调的是，无功能的微腺瘤可以根据临床情况给予适当时间的临床动态观察。

二、外科手术

（一）经蝶手术

目前随着神经外科技术的发展，90% 以上的垂体腺瘤采用经蝶手术治疗。其优点是创伤小、并发症少而轻、住院病程短、术后恢复快，对大部分的以鞍内病变为主或向下发展的肿瘤治疗效果肯定，肿瘤越小、越局限，治疗效果也越好。其指征包括：① 局限于鞍内的肿瘤；② 伴有脑脊液漏的肿瘤；③ 垂体腺瘤卒中；④ 向蝶窦扩张的肿瘤；⑤ 向鞍上轻度扩张的肿瘤；⑥ 囊性肿瘤放液后向鞍内塌陷者。反指征有：① 哑铃形肿瘤，经蝶不能有效切除；② 巨大的鞍上肿瘤；③ 肿瘤向鞍上一侧扩张；④ 蝶窦气化不良。内镜下经蝶入路手术是在鼻内镜外科发展的基础上逐渐开展起来的，近年来获得了广泛应用。

据国外报道手术并发症比较少见，主要是一过性尿崩症（10%）和腺垂体功能低下（20%），死亡在 0～1.0%，其他并发症包括脑脊液漏、术后出血、脑膜炎、永久性尿崩症（总共为 2.6%）。国内一组 678 例经蝶入路的垂体腺瘤手术治疗，直径 10 mm 以内的微腺瘤 188 例，10～30 mm 441 例，≥30 mm 的巨大腺瘤 49 例。在这组以大腺瘤居多的病例中，80.1% 全切除，17.4% 次全切除，术后仅有 3.1% 出现蛛网膜下腔出血、脑脊液漏、局部感染等并发症，无一例死亡，随访 0.5～2 年，98% 的患者症状改善，复发仅有 4 例。说明经蝶手术疗效好、并发症少，是除催乳素瘤外其他类型垂体腺瘤治疗的首选方案。

（二）经额入路

有些肿瘤需要经额入路或者结合经额入路手术，这些情况包括：① 哑铃形肿瘤，鞍上部分不能回落到蝶鞍内；② 肿瘤向鞍上扩张压迫视交叉；③ 累及周围血管的肿瘤。经额手术并发症多且严重，死亡率高，住院时间长，垂体功能低下和永久性尿崩症多见，亦可出现癫痫、记忆丧失等并发症。自 1986 年 Roberts 使用神经导航技术以来，不仅能准确定位中线、蝶窦前壁和鞍底，而且可以迅速定位与了解手术三维位置。对于向鞍上、鞍旁生长的大/巨大垂体腺瘤，除了在手术入路阶段利用神经导航定位鞍底等结构外，在切除肿瘤时还可随时应用导航探头了解肿瘤切除程度。对于侵袭性生长的巨大垂体腺瘤，导航系统可以准确定位颈内动脉、海绵窦等重要结构，从而能最大限度地切除肿瘤而不至于损伤重要结构。神经导航辅助技术治疗垂体腺瘤，更能提供术中的准确定位，有助于尽可能切除病灶，因而也扩大了经蝶手术适应范围。尤其适用于以往认为手术困难者如蝶窦发育不良者、再次经蝶手术者、巨大垂体腺瘤向鞍上、鞍旁、前颅底等方向不规则生长等情况。

三、放射治疗

放射治疗主要作为手术的辅助治疗，指征包括：① 手术后肿瘤残余量比较大，且药物不能有效控制；② 肿瘤于术后复发；③ 鞍上病变，患者拒绝经额手术；④ 影像学检查局部阴性，但生化指标和临床症状明显者也可进行放疗。放射源有 ^{60}Co 产生的 γ 射线、直线加速器产生的 X 线和高能质子束。传统放疗采用双侧同轴照射加顶部照射，或者进行 360° 旋转照射，在 CT 和 MRI 等影像学技术的辅助下，可根据肿瘤的立体构象进行照射，减少重复照射产生的照射野误差，一般此误差要求＜2 mm。照射剂量应个体化，以减少对脑组织的影响。总剂量＜40 Gy 肿瘤控制率太低，而＞50 Gy 或每日＞2 Gy 并发症（视交叉损伤和垂体功能低下）发生率较高，因此推荐总剂量为 45～50 Gy。如果手术后肿瘤残余量较多，或者属于肿瘤复发、鞍上病变，剂量可适当增加。如果是术后少量残余照射，剂量可适当减少。决定疗效的因素除照射剂量外，放疗的操作经验对疗效也有重要影响。

放疗的并发症主要是部分或全垂体功能低下，进行垂体放疗的患者中大约有一半发生全垂体功能低下，其他一些研究发现有 35%～45% 出现 ACTH 缺乏，40%～50% 出现 FSH/LH 缺乏，5%～20% 出现 TSH 缺乏。垂体功能低下随照射后时间的延长而增加，在一组平均随访 8 年的研究中，100% 的垂体照射患者出现 GH 缺乏，96% 出现 FSH/LH 缺乏，84% 出现 ACTH 缺乏，49% 出现 TSH 缺乏。故在放疗前也要评估垂体功能，放疗后对垂体功能应当密切随访，如有必要，及时给予恰当靶腺激素替代治疗。其他的副作用还有视交叉或视神经的放射性损伤，比较少见的有大脑皮质放射性损伤，放射诱导的颅内肿瘤，如脑膜瘤、星状细胞瘤。X 刀和 γ 刀属于立体放射外科技术，将 X 射线或 γ 射线精确聚焦于肿瘤的区域，给予一次性放射剂量摧毁肿瘤。立体放射外科需要两种技术结合：射线聚焦技术和对肿瘤病灶的立体成像技术。使用立体放射外科治疗，要求肿瘤相对较小，直径 3 cm 以下，肿瘤距视交叉或视神经至少有 5 mm 的距离，否则疗效和副作用都不理想。对立体放射外科技术的临床应用价值可能还需要积累更多的临床资料。

四、药物治疗

垂体腺瘤细胞表面共表达特异性受体，可选择性地与相应的配体结合，利用受体和配体结合的特异性，可以实现药物的靶向性治疗，在提高治疗效果的同时，降低了对正常垂体细胞的损伤。多巴胺受体激动剂和生长抑素均参与了正常垂体细胞的负性调控，通过与垂体细胞表面的受体结合，抑制正常垂体细胞和垂体腺瘤的激素分泌，相应配体药物如多巴胺受体激动剂与生长抑素类似物在临床上已成功地用于功能性垂体腺瘤的治疗。

垂体腺瘤治疗中最常用的药物是溴隐亭和卡麦角林（多巴胺受体激动剂），以及生长抑素类似物（奥曲肽、兰瑞肽与帕瑞肽），前者可在 PRL 瘤、GH 瘤、ACTH 瘤、GnA 使用，但在 PRL 瘤和 GH 瘤的运用较多，特别是对 PRL 瘤有显著疗效，后者可在 GH 瘤、TSH 瘤、ACTH 瘤与 GnA 使用，以 GH 瘤与 TSH 瘤使用较多且疗效较好。药物可以作为 PRL 瘤和 GH 瘤治疗的主要方法，而其他功能性垂体腺瘤药物仅作为辅助治疗（表 2-6-8），具体的用法详见个垂体瘤的章节。

表 2-6-8 垂体瘤的治疗药物

药 名		疗 效	使用情况
PRL 瘤	麦角碱类	几乎全部有效	常用
	溴隐亭	治疗效果好	
	培高利特	停药易反跳	
	（pergolide）		
	卡麦角林	10%～25% 耐药	
	（cabergoline）		

（续表）

药 名		疗 效	使用情况
GH 瘤	生长抑素类似物	几乎全部有效	常用
	奥曲肽	疗效好	
	奥曲肽缓释剂	需长期用药	
	兰曲肽	耐药少见	
	溴隐亭	20% 的患者疗效好	不常用
		治疗剂量偏大	
	GH 受体拮抗剂	不单独使用	目前运用尚不多
	pigvisoment	作为奥曲肽补充治疗	
		降低 IGF-1 效果好	
ACTH 瘤	作用于中枢		
	赛庚啶	一半患者有效	不常用
	溴隐亭	20%～30% 的患者有效	不常用
	丙戊酸钠	少数患者有效	使用少
	作用于外周	仅作为辅助治疗	不常用
	米替拉酮		
	米托坦		
	氨基导眠能		
	酮康唑		
TSH 瘤	生长抑素类似物	可使多数患者甲状腺功能正常	不常用
	抗甲状腺药物	仅作为术前用药	不常用
	甲巯咪唑		
	丙基硫氧嘧啶		
GnA	生长抑素类似物	药物对缩小肿瘤效果不佳	很少用
	溴隐亭		
	GnRH 激动剂类似物		

参考文献

[1] Wilson DJ, Foster DW, Kronenberg HM, et al. Williams textbook of endocrinology [M]. 9th ed. Harcourt Asia: WB Saunders, 1998: 272-288.

[2] Melmed S. The pituitary [M]. 2nd ed. Malden, MA: Blackwell Publishing, 2002: 3-44, 405-418, 593-609.

[3] 潘长玉.腺垂体[M]//陈敏章.中华内科学.北京：人民卫生出版社,1999: 2983-3000.

[4] 陈家伦.垂体肿瘤[M]//邝安堃,陈家伦.临床内分泌学(上).上海：上海科学技术出版社,1979：123-139.

[5] Arafah BM, Nasrallah MP. Pituitary tumors: pathophysiology, clinical manifestations and management [J]. Endocr Relat Cancer, 2001, 8: 287-305.

[6] 韩玉淑,纪新,刘国良,等.垂体瘤临床与病理分类(附388例分析)[J].中国医科大学学报,1994,23：607-609.

[7] 王任直,任祖渊,苏长保,等.垂体卒中的诊断与治疗(附49例分析)[J].中华神经外科杂志,1995,11：255-258.

[8] Asa S, Ezzat S. The Cytogenesis and Pathogenesis of Pituitary Adenomas [J]. Endocr Rev, 1998, 19: 798-827.

[9] Heaney AP, Melmed S. New pituitary oncogenes [J]. Endocr Relat Cancer, 2000, 7: 3-15.

[10] Ray D, Melmed S. Pituitary cytokine and growth factor expression and action [J]. Endocr Rev, 1997, 18: 206-228.

[11] 张作洪,白祥军,雷霆,等.垂体瘤与细胞内信号转导异常[J].中华实验外科杂志,1999,16：190-191.

[12] 黄昉,胡仁明,陈家伦.垂体瘤发病的分子基础[J].国外医学内分泌分册,2000,20：95-98.

[13] 张龙,汪新华,薛德麟.PTTG——一种新的垂体瘤转化基因[J].国外医学神经病学神经外科学分册,2001,28：162-164.

[14] 王明芳,孙启根,隋邦森,等.垂体瘤 γ 刀治疗前后内分泌改变[J].中华内分泌代谢杂志,1997,13：27-29.

[15] 张纪,魏少波,许佰男.714 例垂体瘤的显微外科治疗及长期随访[J].中华

神经外科杂志,1995,11:251-254.

[16] Ezzat S, Zheng L, Zhu XF, et al. Targeted expression of a human pituitary tumor-derived isoform of FGF receptor - 4 recapitulates pituitary tumorigenesis [J]. J Clin Invest, 2002, 109:69-78.

[17] Qian ZR, Sano T, Asa SL, et al. Cytoplasmic expression of fibroblast growth factor receptor - 4 in human pituitary adenomas: relation to tumor type, size, proliferation, and invasiveness [J]. J Clin Endocrinol Metab, 2004, 89:1904-1911.

[18] 张亚卓,王忠诚,刘业剑,等.内镜经鼻蝶入路手术治疗垂体瘤[J].中国微侵袭神经外科杂志,2007,12:51-54.

[19] Fang HJ, Li YF, Fu Y, et al. Immunohistochemical expression of somatostatin receptor subtypes 2 and 5 in thyrotropin-secreting pituitary adenomas: a consecutive case series of pituitary adenomas [J]. Int J Clin Exp Pathol, 2017, 10(1):479-488.

[20] Fang HJ, Fu Y, Wu HW, et al. Short-term preoperative octreotide for

[21] thyrotropin secreting pituitary adenoma [J]. Chin Med J, 2017, 130: 936-942.

[21] Zhang CF, Liang D, Zhong LY. Efficacy of the long-acting octreotide formulation in patients with thyroid-stimulating hormone-secreting pituitary adenomas after incomplete surgery and octreotide treatment failure [J]. Chin Med J, 2012, 125(15):2758-2763.

[22] Fang HJ, Tian R, Wu HW, et al. Cushing disease after treatment of nonfunctional pituitary adenoma: A Case report and literature review [J]. Medicine(Baltimore), 2015, 94(51):e2134.

[23] 方红娟,张亚卓,钟历勇.基于共表达受体策略的功能性垂体腺瘤内分泌治疗进展[J].中华医学杂志,2016,96:3273-3276.

[24] Fang HJ, Xu J, Wu HW, et al. Combination of Klinefelter syndrome and acromegaly: A rare case report [J]. Medicine (Baltimore), 2016, 95 (17):e3444.

[25] 宁光,周智广.内分泌内科学[M].2版.北京:人民卫生出版社,2014:10.

第七章 · 生长激素细胞腺瘤

彭 璐　窦京涛　潘长玉

生长激素细胞腺瘤(简称生长激素瘤或 GH 瘤)是由于垂体前叶生长激素释放细胞异常增殖形成实体瘤的一种病变,伴有生长激素(GH)分泌的增多,是临床上引起 GH 分泌过多的主要原因。也有 GH 释放不多或在正常上限的生长激素瘤,既往认为这种情况较为罕见,或属于疾病早期,但近年研究显示这种"正常"GH 水平生长激素瘤所占比例明显增加。GH 过多分泌在成人可导致全身多系统的组织增生、结构改变、功能和代谢异常,生存寿命的缩短等,即所谓的肢端肥大症,在青春期前发病则引起青少年身高明显增加,即巨人症。垂体前叶细胞从功能学上主要有 5 种激素释放细胞,不同细胞的激素释放存在交叉现象,少量的中间分化细胞和较原始的前体细胞在一定因素的作用下也能够释放 GH,故释放 GH 的垂体腺瘤其来源不单限于分化成熟的 GH 细胞,也可来自其他交叉分泌 GH 的垂体功能细胞和未分化成熟的细胞。本章讨论的生长激素释放细胞瘤,包括所有能够释放 GH 的、腺垂体来源的各种细胞的腺瘤样病理改变,以及无症状的生长激素瘤,同时还包括多发性内分泌腺瘤 1 型(MEN1),McCune - Albright 综合征也可合并生长激素瘤。异位生长激素细胞瘤(如垂体异位)的报道极罕见,其他肿瘤如类癌、非 GH 细胞分泌 GH 则不属于生长激素细胞瘤。

一、生长激素瘤的相关病因及流行病学

超过 99% 的肢端肥大症归因于垂体良性生长激素瘤,其他与本病相关的病因包括下丘脑原位、垂体部位、异位 GHRH 释放肿瘤,异位生长激素瘤,无症状垂体生长激素瘤,生长激素细胞癌等。

(一)病因

GHRH 分泌过多是引起高 GH 血症和肢端肥大症的原因之一。下丘脑原位 GHRH 分泌过多主要由下丘脑有神经内分泌功能的肿瘤引起,如神经节细胞瘤、错构瘤。异位 GHRH 分泌报道甚多,主要由支气管、肺、肠道的类癌引起,胰岛细胞肿瘤、小细胞肺癌、肾上腺肿瘤、甲状腺髓样癌、嗜铬

细胞瘤等也可以分泌 GHRH。类癌分泌 GHRH 有时可以伴有其他下丘脑-垂体激素的合成和分泌,比如 ACTH,引起包括肢端肥大等在内的两种激素分泌过多的症状。下丘脑调控腺垂体的神经纤维一般在垂体柄中上部终止于门静脉一级毛细血管网,不深入腺垂体内部。但是在一组 476 例肢端肥大症的研究中发现有 6 例腺垂体内部的神经节细胞瘤,分泌 GHRH。此 6 例患者均有生长激素瘤的形成,提示深入垂体的 GHRH 瘤能促进生长激素瘤形成。GHRH 刺激垂体肥大,甚至可向鞍上扩展,压迫视交叉。原位、异位或垂体部位的 GHRH 分泌所致的肢端肥大症患者占总患者人数的 2%～4%。异位生长激素分泌肿瘤报道甚少,迄今比较肯定的是 1 例分泌 GH 的胰岛细胞癌,手术切除肿瘤后症状缓解,术后若干年肿瘤复发,肢端肥大等临床症状亦相应加重。若 GHRH 明显升高,要注意引起肢端肥大症的 GHRH 来源,反之,则考虑 GH 来源。

GH 水平不高或者在正常值上限的生长激素瘤,临床可有/无明显的肢端肥大症的表现,早期研究认为此类生长激素瘤可能瘤体较小,仍处于疾病的早期阶段,但最新研究证实此类生长激素瘤可占全部生长激素瘤的 1/3,且此类生长激素瘤患者 24 h 平均 GH 水平与年龄呈负相关。因此,有学者提出疑问,此类 GH 水平正常患者究竟是疾病早期阶段所致,还是属于临床无症状生长激素瘤的范畴。当然也有分泌胰岛素样生长因子 1(IGF - 1)肿瘤的报道。一例肝细胞癌患者分泌高水平 IGF - 1,但临床无明显肢端肥大表现,有可能是病程短所致,也有可能单独 IGF - 1 不足以引起明显的临床表现,或者被其他症状掩盖。生长激素细胞癌甚为罕见,可能在于垂体瘤的良恶性之分不能依据病理、组化甚至超微结构,而主要根据其生物学行为,主要是有无远处转移。

(二)流行病学

近年报道生长激素瘤的患病率明显增加,达(36～86)/100 万,年发病率为(0.03～0.04)/万。我国缺乏近年关于本病患病率的大样本流行病学调查,按照较早的一组 31 110 例

的人群调查结果，本病的患病率为 2.25/万（7 例患者），累计患病率为 0.96/万（3 例），这与目前美国的患病率相近（0.88/万）。生长激素瘤起病隐匿，发病过程缓慢，不少患者不能获得早期诊断，实际患病率可能比登记的患病率要高出许多。

生长激素瘤可以发生在任何年龄，好发年龄在 30～50 岁，平均发病年龄为 41～51 岁。巨人症在生长激素瘤中大约占 5%。总体上本病发病在性别上无明显差异，但在 41 岁以下发病者，以男性多见，41 岁以后发病则以女性多见。

垂体瘤占颅内肿瘤的 7%～15%，根据临床和功能分类，分泌 GH 的垂体腺瘤约占垂体瘤的 25%。国内一组有病理结果的 1 385 例的垂体瘤患者中单独分泌 GH 的腺瘤约占 6%（83 例），200 例混合腺瘤中免疫染色生长激素瘤占 82%（164 例）。

二、病理学分型

生长激素瘤主要以大腺瘤为主，微腺瘤占 5%～25%；多为嗜酸细胞，少数为嫌色细胞；如果合并分泌其他激素，可以同时存在嗜酸细胞和嫌色细胞。随着免疫组织化学和电镜超微结构在垂体瘤病理中的应用，对生长激素瘤病理分型更为细致。

（一）致密颗粒型腺瘤

致密颗粒型腺瘤细胞分化良好，嗜酸，PAS 阴性。合成和分泌激素的细胞器发达，粗面内质网和高尔基体分化良好，GH 组化染色阳性。在细胞内有数量众多的 GH 分泌颗粒；颗粒呈致密状，较大，少部分较小，直径为 150～600 nm，呈圆形或卵圆形，形状比较规则、均一；生长较慢、局限，与非瘤组织界限分明，非浸润生长，手术容易完整切除。大体来说，这型细胞的结构与正常 GH 细胞比较类似。

（二）疏松颗粒型腺瘤

疏松颗粒型与正常 GH 细胞相差较大。其特点为分泌颗粒疏松化，内部呈斑片状，数量较少，形状不规则，直径约为 250 nm；功能性的细胞器相对不发达，粗面内质网和高尔基体数量较少，故合成、加工 GH 表达产物及颗粒的包装功能偏低下，分泌颗粒中 GH 含量稀少。同时结构性细胞器异常增多，常常可以见到纤维小体的形成或细胞微丝的聚集，以及角蛋白阳性的中间丝、中心粒、线粒体等异常增多。这型腺瘤引起的临床表现基本上与致密颗粒型相似，但生长速度较快，常常成为大腺瘤，在年龄较轻的人多见。瘤体呈侵袭性生长，手术不易切除干净，往往有残留以致日后复发。

（三）生长激素细胞和催乳素细胞混合腺瘤

这型分泌 GH 的腺瘤含有两种细胞：PRL 细胞和 GH 细胞，组化染色表明 GH 和 PRL 分属于两种不同的细胞，但也可以在同一细胞内两种激素组化阳性。细胞可以嗜酸或者嫌色，或者在一个细胞内同时有嫌色和嗜酸部分。分泌颗粒也可以是疏松型或致密型，其中 GH 细胞多含有致密型颗粒，而 PRL 细胞颗粒为疏松性，这与各自的正常形态相似。

（四）嗜酸干细胞腺瘤

嗜酸干细胞为 GH 细胞和 PRL 细胞的原始祖细胞，光镜下多呈嫌色或轻度嗜酸，无 PAS 阳性物质。该型腺瘤为同一细胞分泌两种激素，组化染色可见单个细胞内同时有 GH 和 PRL 阳性。这型腺瘤以分泌 PRL 为主，但部分患者的 GH 血浆水平也可以高出正常范围，出现肢端肥大症的表现。电镜下也有两种细胞各自的特点，如可见纤维小和异位分泌现象。临床上常见于年轻人，比其他类型腺瘤生长快，大腺瘤多见，手术相对不易切除干净。

（五）泌乳生长细胞腺瘤

泌乳生长细胞腺瘤属于同一细胞分泌两种激素的腺瘤，但是与嗜酸干细胞不同，此型以分泌 GH 为主，分泌 PRL 较少。瘤细胞分化良好，与致密颗粒型的生长激素瘤细胞相似，亚细胞结构分化良好，粗面内质网和高尔基体丰富，含有大量的致密型颗粒，部分颗粒有异位分泌现象。此型腺瘤肿瘤生长缓慢，多见于儿童或青少年患者，是巨人症的常见病理类型。

（六）多激素分泌腺瘤

多激素分泌腺瘤为同一肿瘤细胞分泌多种激素或激素成分。肿瘤除了分泌 GH 外，还可以分泌一种或多种糖蛋白激素，或者 α 亚基，临床少见。TSH 分泌过多可以引起甲状腺功能亢进。肿瘤也可以分泌 PRL、FSH、LH，致其血浆水平升高，但 FSH 和 LH 分子常常表现为无功能，一般不引起性腺功能的异常。这型瘤细胞可能来源于同一原始细胞的转化和增殖。其中 Pit-1（垂体特异性转录调节因子）共同调控 GH、PRL、FSH、LH 的表达，Pit-1 的活性增强可能是这些激素共同表达的主要原因。以往认为不存在 GH 与 ACTH 共同分泌的腺瘤，但是最近有报道两者可以在同一腺瘤分泌，伴有糖蛋白激素或其亚基成分的分泌，因此对于 ACTH 和 Pit-1 调控激素的关系有待深入研究，有可能还有其他的转录因子能同时调控包括 ACTH 和 GH 在内的多种激素的表达。

（七）其他少见类型

生长激素细胞癌少见，生长激素癌细胞往往与腺瘤细胞难以明确区分。一些腺瘤细胞可以表现为多形性，含有多个核分裂象，呈侵袭性生长，且速度快。这些特点与恶性细胞类似，但是一般不会发生转移。如果在上述细胞形态和生物学行为的基础上出现了垂体外转移，要充分考虑生长激素癌的可能。

三、发病机制

（一）家族孤立性生长激素瘤

AIP 基因定位于 11q13.3，其功能可视为一种肿瘤抑制基因。在 15%～20% 的家族孤立性生长激素瘤（FIPA）患者中均可见 AIP 基因突变。在 2006 年一项基于芬兰北部人口的研究中，首次将 AIP 突变与生长激素瘤的发生发展相关，而后不断有研究证实 AIP 基因关键位点突变在 FIPA 发病过程中的重要性。最近两项将 96 例 AIP 基因突变阳性生长激素瘤患者与 232 例 AIP 基因突变阴性生长激素瘤患者进行比较的临床研究发现，AIP 基因突变阳性患者年龄明显年轻，且超过 50% 患者在青春期及青春期前发病。

（二）X 染色体相关性巨人症

X 染色体相关性巨人症（X-LAG）患者平均发病年龄为 12 个月，几乎全部患者在发病时即伴有高催乳素分泌表现。与绝大部分 AIP 基因突变不同，Xq26.3 基因微重复主要发生在胚胎发育初始阶段。GPR101 在垂体病灶表达增高，并通过 GNAS1 通路强烈激活 cAMP，可能是 X-LAG 的致病原因。在 GH 分泌细胞系模型中，观察到 GPR101 过表达引起

GH 分泌增加。虽然两项对生长激素瘤患者进行 GPR101 基因位点突变筛查的队列研究结果不支持 GPR101 刺激 GH 分泌的说法，但最新的证据也指出 GPR101 或可影响 GHRH 分泌，进而影响 GH 分泌。

（三）Carney 综合征

Carney 综合征（CNC）是一种常染色体显性遗传疾病，常见临床表现包括皮肤斑点、心脏黏液瘤、肾上腺大结节样增生致库欣综合征及 GH 分泌增多等。Carney 综合征主要由位于 $17q22\sim24$ 的 *PRKAR1A* 基因（CNC1 位点）突变引起，约 79% 的 CNC 患者可见肢端肥大表现，其 GH 分泌增多主要归因于垂体 GH 分泌细胞增生而非腺瘤。

（四）多发内分泌腺瘤 1 型

MEN1 基因位于 11q13，包含负责编码肿瘤抑制核蛋白的 10 个外显子，该基因突变可引起包括垂体腺瘤、甲状旁腺腺瘤和胰腺神经内分泌肿瘤在内的多种肿瘤。迄今已报道该基因在全编码区域超过 1 300 种胚系突变形式。该病患者中约 10% 合并生长激素瘤。

（五）多发内分泌腺瘤 4 型

MEN4 主要与定位于染色体 $12p13\sim14$ 的 *CDKN1B* 基因胚系突变致杂合子功能缺失有关。野生型 *CDKN1B* 基因 $5'$ 非编码区表现为 "茎-环" 二级结构，包含 -29/-26AGAG 序列，该区域富含尿嘧啶（u），可与 mRNA 结合蛋白相互影响，调节核糖体补充。在细胞培养中，*CDKN1B* $5'$ 非编码区突变引起 *CDKN1B* mRNA 结构改变及水平降低；而在 *CDKN1B* $5'$ 非编码区杂合子突变巨人症患者可观察到，*CDNK1B* mRNA 水平降低约 70%。

（六）McCune-Albright 综合征

McCune-Albright 综合征（MAS）临床特点包括骨纤维结构发育不良、牛奶咖啡斑及外周性性早熟等，主要由嵌合体 *GNAS1* 基因功能获得性突变引起。肢端肥大症可见于 20%~30% 的 MAS 患者，中位诊断年龄为 24.4 岁，常同时伴有高催乳素分泌。

另有其他与 GH 分泌增多相关的基因突变及分子通路，如 *NF1* 基因突变、JAK-STAT 通路等。

四、病理生理学

早期研究发现 GH 对骨骺软骨细胞增生的刺激依赖体内肝脏分泌的一种生长介素，在体外 GH 对骨骺软骨细胞增生没有直接的刺激作用。现在已经清楚，所谓的生长介素即为 IGF-1，在 GH 的刺激下，除了在肝脏表达外，还在其他多种组织表达。生长激素瘤患者 GH 水平升高的同时伴有 IGF-1 的升高，在血液中，IGF-1 与酸性不稳定蛋白（ALP）、胰岛素样生长因子结合蛋白 3（IGFBP-3）结合成三聚体，GH 同时刺激 IGFBP-3 的表达，使游离 IGF-1 减低。血液中 GH 的浓度与 IGF-1 的浓度并不呈线性关系，研究发现 GH 的常用对数与 IGF-1 呈线性相关，即大约 10 倍 GH 的升高才有 1 倍 IGF-1 的升高。血浆 IGF-1 对 GH 的刺激没有明显的量效关系，有可能是 IGF-1 在局部组织分泌后发挥自分泌和旁分泌的作用，并不一定释放到血液中。不同组织依 IGF-1 含量多少顺序为：肾、肺、肝、睾丸等。生长激素瘤细胞表达 IGF-1 受体，持续注射 IGF-1 可以抑制 GH 分泌，也有类似

生理性的 GH-IGF-1 轴的负反馈调控。可能由于 GH 刺激 IGF-1 分泌不呈级联放大效应，客观上使 IGF-1 对 GH 分泌的反馈抑制不能发挥显著作用。这种特性或许与生长激素瘤多数表现为大腺瘤有关。

生长激素受体分布广泛，在皮肤及其附属器如汗腺、毛囊、皮脂腺等，在皮下纤维组织、脂肪细胞、骨骼肌细胞、血管内皮细胞、中层平滑肌细胞、神经轴突的施万细胞，以及成骨细胞等，都有 GH 受体 mRNA 的表达。因此，GH 能够刺激多种组织的结构性增生、蛋白质合成增加、细胞增殖和分化加速，直接导致组织器官的肥大，如皮肤和软组织、肌肉骨骼系统、心血管系统、内脏等。在某些组织或器官由于过度增殖甚至引起功能的亢进和异常，如出现毛囊增生、毛发增多，皮脂腺和汗腺发达，皮肤多汗，油腻；心肌肥厚和血管平滑肌的增生与高血压有关；骨组织异常增生导致负重关节骨刺形成；肋软骨增多，肋骨延长，胸廓前后径增宽，加上肺泡增大，出现桶状胸；椎骨和椎间盘增生导致脊柱后突、背痛等；滑膜细胞和关节面软骨增生导致关节疼痛。面容的异常改变涉及皮肤和骨骼的形态变化；面容变化和四肢远端骨骼变粗、皮肤及软组织增厚、粗糙是本病的典型表现。

IGF-1 也有刺激蛋白合成的作用。有报道血浆 IGF-1 升高而 GH 正常的生长激素瘤没有症状，提示临床表现不能由 IGF-1 单独升高引起；也有一组患者 GH 水平不高、IGF-1 增高，临床症状明显，提示 IGF-1 是全身病变的主要原因。间接的证据表明，IGF-1 对宫内和机体的早期发育极为重要，且随着年龄的增加有明显的变化趋势，在青春期前达到高峰，后急剧下降到低水平，25~30 岁停止下降，维持原有的分泌水平或有一小峰，30 岁之后随年龄逐渐下降。而 GH 水平随年龄变化并不明显。女性的 IGF-1 年龄变化曲线显著低于男性，据认为与女性雌激素有关。雌激素可以诱导 GH 受体对 GH 抵抗，IGF-1 分泌减少。因此，在女性 IGF-1 随 GH 的变化可能不如男性敏感。例如有一组研究指出，通过降低 GH 来控制女性 IGF-1 水平所需的药物剂量比男性高。IGF-1 随年龄变化的趋势与身高增长有明显的关系，出生后 IGF-1 水平缓慢增加，到青春期达高峰，此后逐渐下降，提示 IGF-1 与骨骼的纵向延长关系密切。女性骨骺闭合较早、IGF-1 合成对 GH 敏感性低于男性及雌激素诱导 GH 抵抗的作用可以部分解释两性身高的差别。

IGF-1 虽然为 GH 的下游产物，但功能上有相近之处，除了引起组织增生、正氮平衡外，两者还促进肾小管上皮的钙磷重吸收，使血磷增加，血钙处在正常或正常高限水平，甲状旁腺素和降钙素则正常，骨密度正常或增加；同时还促进钠离子重吸收，血容量增加，对引起高血压有一定作用。在能量代谢方面，两者作用明显不同，IGF-1 有拟胰岛素样作用，与胰岛素受体有交叉结合能力，促进糖原和脂肪的合成。但 GH 则刺激脂肪组织分解，使血浆脂肪酸升高，抑制肝脂酶和脂蛋白脂肪酶，甘油三酯浓度增高，诱导胰岛素抵抗和高胰岛素血症，甚至出现糖耐量异常和糖尿病。肢端肥大症动脉粥样硬化危险因子的改变有高有低，血浆胆固醇和 LDL 胆固醇降低，而纤维蛋白原则增加，亦存在胰岛素抵抗、高胰岛素血症和甘油三酯的异常。经治疗降低 GH 浓度后这些改变恢复正常。虽然肢端肥大症患者多死于心血管疾病，但似乎与冠心

病关系不大。

内分泌方面，除了甲状腺肿比较多见外，单纯的 GH 增多一般对其他内分泌功能没有直接的影响。但生长激素瘤多半是大腺瘤，局部的占位效应可引起腺垂体功能减退。对肿瘤压迫最敏感的是促性腺激素细胞，出现性腺功能障碍；垂体柄受压可致 PRL 升高，PRL 升高也是性腺功能异常的影响因素。在女性表现为闭经或月经减少、泌乳、性欲减退，男性表现为性欲减退、性功能低下、阳痿。多激素或双激素腺瘤释放多种有生物活性的垂体激素，可直接影响靶腺的功能。

五、临床表现

（一）起病及病史

生长激素瘤起病隐匿，病程迁延，起病初患者没有典型的自觉症状，或者仅有乏力，以致 GH 逐渐刺激机体多部位的组织和器官增生，待出现显著的外貌改变、功能异常或者肿瘤压迫症状后才寻求诊疗。男女发病率相近，可以在任何年龄发病，好发年龄在 30～50 岁，平均诊断年龄为 40～50 岁。在诊断前患者往往有多年病史，平均病史为 10 年左右，一般在 6～15 年，长者可达 15～20 年。诊断前的病史长短与发病年龄有明显的关系，起病年龄越小，病史越短，获得诊断越早；反之，起病年龄越晚，病史越长，获得诊断越晚。青春期前起病者，可在 2 年以内得到诊断，20 岁左右起病者在 3～5 年得到诊断，而 40～60 岁获得诊断者，往往可以追踪到 10 年左右的病史。这很大程度上在于不同年龄起病的患者对高 GH 水平的敏感性有差异，同时 IGF-1 水平的变化也是一个重要原因。随着年龄增加，机体对 GH 敏感性减弱，IGF-1 水平递减到较低水平，临床上需要较长时间的累积才有显著的改变。而年轻患者在较短时间就可以出现显著的临床改变，以致求医获诊。生长激素瘤生长速度也是影响病史长短的一个重要因素，在成人生长激素瘤一般生长缓慢，患者有时以肿瘤压迫症状来就诊，但在年轻患者，肿瘤生长速度较快，这也是其病史较短的原因之一。

生长激素瘤的症状主要有两方面，瘤体占位引起的局部压迫症状和长期 GH-IGF-1 分泌过多引起的生物学效应（表 2-7-1）。后者又包括：① 过度组织增生引起的外形改变；② 一些重要脏器的结构变化同时伴有明显的功能异常；③ 代谢效应；④ 内分泌改变；⑤ 致肿瘤作用，这一点尚存争议。青春期前发病的患者表现为巨人症，亦可合并有肢端肥大症的其他表现（图 2-7-1）。

表 2-7-1	190 例肢端肥大症的临床表现		
临床表现	概率(%)	临床表现	概率(%)
肢端肥大	100	皮肤粗糙	55.7
鼻大	98.1	皮肤多汗	51.3
唇厚	93.3	溢乳（女性）	48
舌大	88.7	关节疼痛	42.6
下颌延长	82.4	继发性不育	37.1
眉弓前突	82.0	蝶鞍扩大	36.4
皮肤增厚	75.6	甲状腺肿大	33.9

（续表）

临床表现	概率(%)	临床表现	概率(%)
头痛	72.6	视野缺损	33
月经稀少或闭经	69.7	多毛（男/女）	9.9/10.0
枕骨粗隆增大	69.0	毛发稀少（男/女）	9.9/28.0
性功能异常	67.9	原发性不育	9.7
头皮皱褶	65.2	脊柱侧突	7.2
桶状胸	60.0	脊柱后突	4.9
咬合错位	57.1	睾丸变小、变软	4.8

注：引自史轶蘩等.肢端肥大症 190 例的临床表现：对病情活动指标进行探讨.中华内科杂志，1982，21：206。

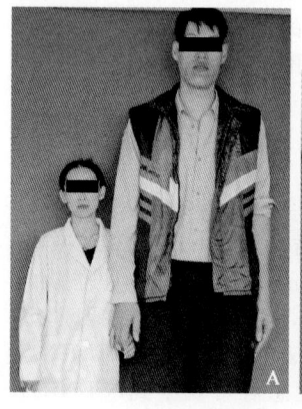
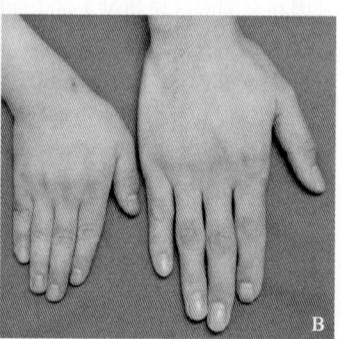

图 2-7-1 巨人症
A. 身材明显高于一般水平；B. 手指尚没有显著粗大，但明显变长，毳毛增粗、变长

（二）肿瘤占位效应

垂体来源的肿瘤如果大到一定的程度，特别是大腺瘤或巨腺瘤（直径＞30 mm），都可以产生占位效应。生长激素瘤中 75%～95% 为大腺瘤，对周围组织产生压迫，引起相应的症状，包括头痛、视野缺损即脑神经功能障碍。有人认为生长激素瘤的头痛可能不单与局部组织的受压有关，因为生长抑素治疗早期即使没有解除压迫头痛亦可缓解。这可能是生长抑素具有镇痛作用。肿瘤的压迫还可以引起垂体前叶功能的下降。

（三）肢端肥大

功能性生长激素瘤和高 GH 血症的一般都有肢端肥大的表现，由皮肤及皮下软组织生长过度和骨骼变粗所致。患者手足变大，戴手套和穿鞋较紧，被迫更换更大号码的手套和鞋袜；手掌和足弓变厚，皮下组织厚而坚实，手指和足趾变粗，呈香肠样改变，不能从事一些精细的动作，如拾针。

（四）面容改变

生长激素瘤具有特征性的面容，也是由于局部骨骼和皮肤软组织过度增生引起。头颅增大，面部整体宽大，轮廓粗犷，皮肤及皮下组织增厚。同时眉毛增多，鼻变大，双唇变厚，鼻唇沟变深，舌肥大（巨舌症）。额骨、颧骨和下颌骨增生向前明显突起，使颞窝相对加深，咬合错位，齿间隙相对加宽（图 2-7-2）。

（五）皮肤及软组织变化

皮肤及皮下组织有明显的肥厚增生，特别是足底皮肤层增厚,足跟部皮垫厚实,皮肤附属器的功能增强。患者汗多,味臭;皮脂分泌增多,皮肤油腻;毛囊下2/3有GH受体表达,毛发生长受到刺激,往往多毛。严重时可出现皮肤畸形,皮肤纹理变粗,皮赘形成,头部出现"回状头皮"。GH对棘皮层细胞的刺激可使皮肤出现黑棘皮样变。此外,口腔、气道黏膜及声带肥厚,音调变低沉、洪亮。

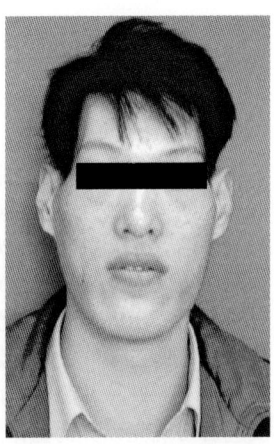

图2-7-2 肢端肥大症患者典型的面容改变

局部组织增多压迫正中神经引起的腕管综合征,可出现在一半左右的患者,使远端出现感觉和运动障碍,大鱼际萎缩,握持乏力。椎骨的增生使椎间孔变窄,神经根受压,致下肢运动和感觉异常。有些患者出现对称性周围神经感觉运动的异常,原因不清。施万细胞有GH受体分布,其增生可能与这种神经功能异常有关。患者看似肌肉发达,实际上不能达到相应的牵引力量,病理研究发现肢端肥大症患者有骨骼肌病理学变化,可能与神经病变引起的营养不良有关。

(六)骨关节改变

全身骨骼具有不同程度的肥大,患者整体骨架变大,体重增加。在负重关节可以见到骨刺形成。同时软骨增生,包括肋软骨、关节软骨等。肋骨延长、肋软骨增生、胸椎后突使胸廓呈桶状。关节疼痛是本病的常见表现,主要是由于关节软骨增生不均衡、滑膜增生,导致关节腔狭窄,关节面摩擦受损。约有一半的患者出现关节疼痛,严重的关节痛使患者活动减少,影响生活和工作。有时关节疼痛是生长激素瘤的首发症状。关节疼痛往往由于机械应力的作用而逐渐加重,因此多见于负重关节。经过降GH治疗可以减轻关节症状,但不能完全逆转病理变化。腰背痛可能也是关节痛的一种表现,在女性这也可能是雌激素缺乏引起的骨质疏松所致。如果瘤体本身没有影响促性腺激素的分泌,雌激素分泌尚正常,则一般不会出现骨质疏松。在部分女性患者,脊椎骨和骨盆骨密度甚至可以增加。如果起病在骨骺闭合之前,GH的刺激导致骨的纵向延长,则不存在骨质堆积,因此巨人症不会有骨密度增加。

(七)甲状腺肿大

生长激素瘤有80%～90%合并甲状腺肥大或功能异常。甲状腺功能的变化相对少见。一组258例的生长激素瘤患者临床研究报告提示,有202例(78%)患者出现甲状腺病变,而150例非功能性垂体瘤或PRL瘤的对照组中,仅有27%有甲状腺病变。在这组生长激素瘤患者中,甲状腺病变主要以非毒性甲状腺肿为主(149例,占57.7%),其中结节性甲状腺肿占40%,弥漫甲状腺肿占16.7%。毒性甲状腺肿共有38例(结节性37例,弥漫性1例),占14.7%。此外合并THS瘤2例,甲状腺癌3例,桥本甲状腺炎12例,可见甲状腺病变表现形式多样。患者甲状腺的大小主要与生长激素瘤病程有关,而与年龄、GH、IGF-1、TSH水平无关。

(八)心血管系统

心血管病变主要包括心脏改变和高血压。在GH和

IGF-1的长期作用下,有30%的患者出现心肌病变。心脏明显增大,X线片显示心胸比值增高。超声心动图显示主要以左右心室肥大为主,心室腔呈向心性肥厚,与肥厚梗阻性心肌病明显不同,没有流出道梗阻现象。平均左心室的重量显著增加。病理学发现出心肌间质纤维增生,伴有淋巴细胞浸润和心肌细胞坏死。心肌病变的严重程度主要与病程有关。由于心肌向心性肥厚,心室舒张功能障碍,充盈减少,心室舒张末期容积减少。心肌收缩功能尚可,收缩末期容积虽低于正常,但左心室射血分数减少,心输出量减少;10%的患者诊断时已经存在心力衰竭。不少患者出现血压增高,但血压升高与心肌肥厚关系不大。手术切除生长激素瘤后心肌形态和功能都有一定程度的改善。对冠状动脉病变的研究较少,目前已经有研究发现肢端肥大症患者颈动脉内膜中层厚度增加,但冠心病在本病中并不常见,也没有直接的证据表明冠状动脉粥样硬化的危险增高。血压升高据认为与以下6个因素有关:① GH和IGF-1具有抗利钠作用,直接或间接促进肾小管上皮钠离子重吸收增加,血容量扩张;② 胰岛素抵抗和高胰岛素血症,也是钠潴留,血容量扩张;③ 交感张力增加,使血压调节失去正常的昼夜节律;④ 心肌病变可能与高血压有内在的关系,早期心功能亢进或许是血压升高的原因之一;⑤ GH刺激血管平滑肌的增生,外周阻力增加使血压升高;⑥ 睡眠呼吸暂停引起缺氧,引起反射性血管收缩,因此睡眠呼吸暂停往往和高血压合并存在。

(九)睡眠呼吸暂停

睡眠呼吸暂停可以是周围性原因所致,也可合并有呼吸中枢性的异常。GH增高可能通过神经内分泌机制抑制呼吸中枢的兴奋性。周围性因素主要是呼吸道出现梗阻或狭窄。舌和舌根肥大、下颌骨肥大变形、咽喉部气道黏膜肥厚及吸气相气管塌陷是气道梗阻的主要原因。有将近2/3的患者出现打鼾、睡眠呼吸暂停。纯粹由舌根肥大、咽喉部黏膜肥厚引起的周围性睡眠呼吸暂停可出现在一半左右的患者。经过治疗GH水平下降,症状可以明显改善。

(十)糖耐量异常

GH刺激脂肪细胞甘油三酯的分解,释放游离脂肪酸,刺激胰岛素释放,同时抑制肝脂酶和脂蛋白脂肪酶活性,血浆甘油三酯增高,降低外周组织葡萄糖利用,影响肝脏糖代谢。有研究指出GH增多症主要引起肝脏胰岛素抵抗,但晚期也出现外周组织的胰岛素敏感性下降。依病程长短的不同,大约有60%的患者出现糖耐量异常,30%的患者出现糖尿病,10%的患者需要胰岛素治疗。有意思的是,使用生长抑素治疗一方面可使糖耐量异常者恢复正常,另一方面又使部分糖耐量正常者发生糖耐量减低。这大概是生长抑素也能抑制胰岛素释放的缘故。

(十一)钙磷代谢

生长激素通过两个途径影响钙磷代谢:① 刺激肾脏1α-羟化酶活性,使1,25-(OH)$_2$-D$_3$合成增多,刺激胃肠道钙磷吸收;② GH和IGF-1还直接刺激肾小管上皮磷的重吸收。血磷明显增加,血钙处于正常水平或正常高限。但是甲状旁腺素和降钙素的水平没有受到明显影响,一般处在正常范围。由于尿钙排泄增多,有小部分患者发生尿路结石。生长激素和活性维生素D$_3$对骨转换都有影响,成骨细胞活性增强,骨

转换指标水平升高。部分患者有骨密度增加。骨质疏松多半由于继发性雌激素缺乏引起。

（十二）内分泌功能改变

女性可出现月经周期紊乱或泌乳，部分患者出现潮热和阴道萎缩。男性可出现阳痿、性欲减退、胡须减少、前列腺增生和睾丸萎缩。部分生长激素瘤合并分泌 PRL，可以加重性腺功能障碍。肿瘤的压迫还可致垂体前叶功能低下。

（十三）肿瘤

GH 和 IGF-1 升高是否会促进肿瘤尤其是恶性肿瘤的发生目前还有争议，临床观察到生长激素瘤患者恶性肿瘤的发病率增高，但也有证据显示 GH 和 IGF-1 并不促进肿瘤转化，肿瘤危险性增高可能是在患者原有肿瘤发病倾向的基础上，GH 和 IGF-1 促使其进入临床水平的病变。最近有报道对一组 1 634 例患者随访 15～28 年，有 177 人发生恶性肿瘤。与预期的癌症标准发病率比较，生长激素瘤癌症的发病率是它的 1.5 倍，其中消化系统癌症为 2.1 倍（小肠癌为 6.0 倍，结肠癌为 2.6 倍，直肠癌为 2.5 倍），甲状腺癌和肾癌分别为 3.7 和 3.2 倍，骨肿瘤的发病风险最高，为 13.8 倍。大脑肿瘤为 2.7 倍，这与生长激素瘤的放射治疗有关。

（十四）影响寿命的因素

生长激素瘤的总体死亡率是普通人群的 2～4 倍。有 50% 的患者寿命不到 50 岁，近 90% 的患者不到 60 岁。平均寿命大约减少 10 年。死亡的主要原因为心血管疾病（38%～62%）、呼吸道疾病（0～25%）和恶性肿瘤（9%～25%）。与寿命有显著关系的因素包括 GH 控制水准、血压水平、心脏病、糖尿病及病程。生存分析发现，如果 GH 水平能控制在 2.5 ng/ml 以下，则寿命与普通人群相似。

六、GH 分泌的功能检查

（一）GH 测定

在生理状态下，GH 呈脉冲式分泌，血浆浓度波动大，可 >5 ng/ml，也可低于检测的灵敏度，比如 <1 ng/ml（化学发光法和免疫荧光法比放免法敏感）；单次测定正常值范围可在 1～15 ng/ml，故意义不大。可以在静脉穿刺后维持 4～6 h，每 30～60 min 取血测定一次 GH，取其平均值，能反映 GH 分泌的总体水平。勿频繁多次穿刺，或穿刺后立即抽血查 GH。因为穿刺引起的疼痛反应可以刺激 GH 释放，影响测定结果。如果平均 GH>5 ng/ml，要考虑有分泌功能的亢进，如 >20 ng/ml，则比较肯定。

（二）IGF-1 测定

IGF-1 血浆浓度稳定，单次 IGF-1 测定可以帮助判断有无 GH 分泌异常。不过，IGF-1 的正常范围受到性别和年龄的影响。不同的试剂盒或测定方法、不同的实验室应当建立自己的年龄和性别特异性的正常值范围。国外测定方法不统一，表示单位也不一致，以往多以"U/ml"表示，新的文献多用"ng/ml"。就 30～50 岁的中年人而言，IGF-1 的正常参考值应 <450 ng/ml，女性较低。

（三）葡萄糖抑制试验

该试验对 GH 分泌亢进的诊断有重要意义。正常状态下，口服 75 g 葡萄糖后，GH 水平 2 h 内谷值应下降到检测的敏感性以下，通常 <1 ng/ml。但是在生长激素瘤的患者，几乎都 >1 ng/ml。具体方法是，晨起静脉置管（盐水维持或肝素抗凝），1 h 后测第一次基础值，再过 30～60 min 测第二次基础值，然后口服 75 g 葡萄糖，每间隔 30 min 采血 1 次，共 4 次。

（四）TRH 兴奋试验

正常 GH 细胞的功能不属于 TRH 调控，但有 50%～60% 的生长激素瘤患者对 TRH 有反应。静脉注射 TRH 500 μg 后，GH 增加 50% 为阳性。应注意在大腺瘤特别是巨腺瘤患者，TRH 兴奋试验可诱发垂体卒中。

（五）多巴胺类抑制试验

左旋多巴 500 mg 或溴隐亭 2.5～5 mg 口服后有一半左右的患者 GH 浓度下降约 50%。多巴胺受体激动剂试验有反应者可确立该类药物作为辅助治疗的地位。

（六）IGFBP-3 和 ALP 测定

IGFBP-3 和酸性不稳定蛋白（ALP）与 IGF-1 在血浆中形成三联体，且 IGF-1 和 ALP 的水平亦受到 GH 的刺激。IGFBP-3 和 ALP 的诊断价值目前还有争议。有研究发现两者的测定对生长激素瘤诊断的敏感性和特异性并不优于 IGF-1。然而游离 IGF-1 的测定则比总 IGF-1 的测定诊断价值略好。

七、影像学检查

如前所述，95% 以上的高 GH 血症为垂体生长激素瘤来源，对垂体进行影像学检查可以明确大部分肢端肥大症的病变来源。MRI 可以有效发现直径 <10 mm 的微腺瘤，经过增强扫描甚至能发现直径 2 mm 左右的病变。对于大腺瘤通过横轴位、冠状面、矢状面扫面，能帮助明确肿瘤的立体形状及对周围组织的影响。绝大部分生长激素瘤为大腺瘤（图 2-7-3）。非侵袭性大腺瘤呈膨胀性生长，对周围组织造成挤压和推移。侵袭性肿瘤形状不规则，破坏鞍底和鞍背的骨质结构，与侧方的海绵窦分界不清，可包绕海绵窦结构生长，压迫颈内动脉和其内的脑神经。GH 细胞位于垂体前叶的侧翼，微腺瘤一般不居中生长，大腺瘤也往往不对称。少数生长激素瘤可与空泡蝶鞍合并，瘤体位于被挤压成弯月状的垂体内，特别需要仔细鉴别。颅骨侧位 X 线摄片可以帮助了解蝶鞍的变形，大腺瘤常常有此表现。相对而言 CT 扫描对微腺瘤诊断的敏感性较差，对局部软组织的相对空间关系显示欠佳，且扫描方位局限，一般仅作为辅助。

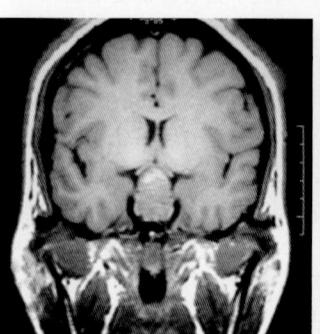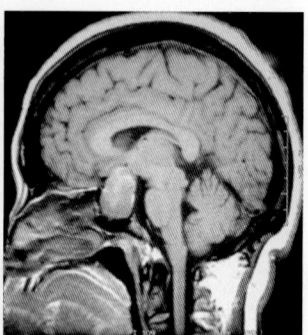

图 2-7-3 生长激素大腺瘤

34 岁女性，主诉肢端肥大、视力减低、闭经 1 年，伴有复视、头痛、关节疼痛、面容粗陋。曾误诊为类风湿关节炎进行中药治疗。诊断为生长激素瘤，PRL 为 38.6 ng/ml，GH 水平不详。MRI 冠状位和矢状位可见鞍区明显占位肿块，向上压迫视交叉，向下侵蚀鞍底，侧方与海绵窦结构分解不清

近年有采用生长抑素受体显像(SRS)对本病行定位诊断,生长抑素受体(SSTR)是位于细胞膜表面的 G 蛋白偶联受体,有 5 种亚型,分别是 SSTR1、SSTR2、SSTR3、SSTR4 和 SSTR5。人工合成的生长抑素类似物,如奥曲肽(octreotide)等,能与全身的肿瘤和非肿瘤部位的 SSTR 特异性结合,使生长激素瘤显像,进而可协助本病诊断及鉴别来源。

如果未能发现垂体部位的占位改变,则要考虑其他原因的 GH 增多症。下丘脑神经节细胞瘤和错构瘤在鞍区扫描时应同时兼顾,异位生长激素分泌瘤极为罕见。异位 GHRH 分泌肿瘤多来源于肺、肠道、胰岛肿瘤,对胸腹部的相应部位要进行 MRI 或 CT 检查。如果仍未发现病变,静脉导管分段取血测定激素浓度对确定激素分泌的来源有所帮助。GHRH>3 ng/ml 提示存在 GHRH 分泌性肿瘤。

八、诊 断

对于有典型临床表现、GH 水平增高,并伴有垂体影像学改变的患者,诊断较易,不过此时患者病情多已持续相对较长时间;对早期症状不典型的患者,如仅有乏力、性功能降低,四肢和面部改变尚属早期,垂体占位病变不明显,则首要目的是检查有无 GH 分泌异常增高,再次为判断其来源。由于 GH 水平波动大,常规检测的敏感度不高等原因,需结合血浆浓度更为稳定的 IGF-1 水平进行疾病诊断。目前认为葡萄糖抑制试验结果阳性诊断价值最高,即 2 h 内 GH 谷值不能抑制到 1 ng/ml 以下,则存在 GH 异常高分泌并呈活动性。

GH 多次或持续性升高或平均 GH 升高,高出正常上限伴 IGF-1 升高,或者同时有激素分泌增加和临床表现者,应进行定位诊断。GH 定位诊断以 MRI 为首选,常见的肿瘤一般呈等或低 T_1 信号,长 T_2 信号;增强扫描可帮助识别可疑病变。如垂体部位无阳性发现,对头颅应扩大扫描范围,以排除异位垂体即下丘脑神经节细胞瘤。对于怀疑胸腹部肿瘤来源的异位 GHRH 或 GH 分泌性肿瘤者,对这些部位要进行 CT 或 MRI 检查。诊断流程图见图 2-7-4。

确定了 GH 高分泌及其来源(多为垂体生长激素瘤)后,还应评估垂体的整体内分泌功能。明确生长激素瘤为单纯性还是多激素性,有无垂体其他细胞的功能受损等。靶腺功能也应列入检查范围。全面的诊断还应包括全身状况的评估,特别是心肺功能和糖耐量的变化。视野检查可帮助了解肿瘤对视神经系统的影响。生长激素瘤患者罹患恶性肿瘤的概率增加,对有癌前病变如结肠管状腺瘤样息肉者宜定期做肠镜检查;对甲状腺肿块亦要排除甲状腺癌。肠道癌尤其是小肠癌的风险最高,若伴有消化道症状,应给予必要的检查。实验室检查可发现患者多有血磷升高,血钙正常或升高,PTH 和降钙素正常;空腹血糖升高或糖耐量异常,甚至发生糖尿病,伴有高胰岛素血症。还可有甘油三酯升高,胆固醇和低密度脂蛋白胆固醇降低,纤维蛋白原升高。

生长激素瘤一经诊断,即需要进一步判断病情的活动情况。临床提示病情活动的指标包括:① 肢端呈进展性肥大;② 体重持续增加;③ 头痛持续或进行性加重;④ 多汗、溢乳;⑤ 短期视野缩小明显;⑥ 糖代谢异常;⑦ 出现血压升高和动脉硬化表现;⑧ 高血磷、高血钙;⑨ IGF-1 明显增高;⑩ GH 高于正常且不被葡萄糖抑制;⑪ 靶腺功能异常进行性加重。具备以上三项者,高度提示病情活动。

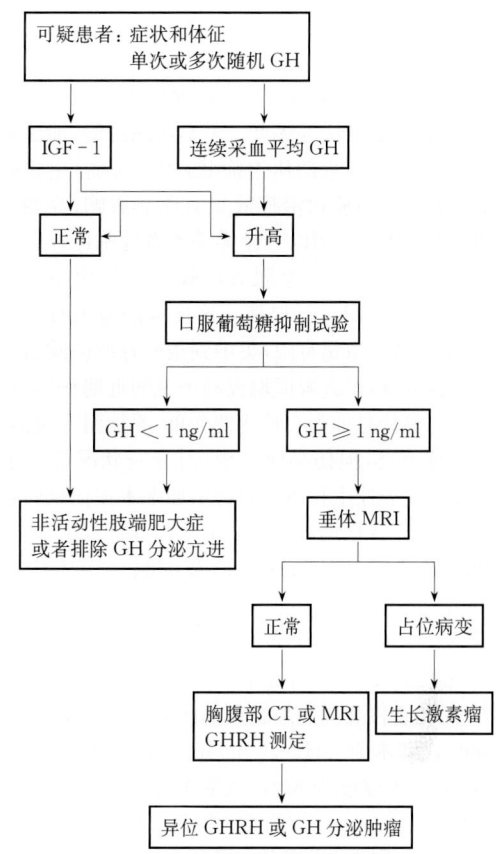

图 2-7-4 GH 分泌功能异常的诊断流程

九、治 疗

(一)治疗目的与控制目标

生长激素瘤的治疗目的与其他垂体瘤大同小异,主要包括:① 抑制 GH 高分泌;② 通过手术切除肿瘤,对于未能切除干净的肿瘤,使用放射和药物治疗缩小肿瘤,防治肿瘤增大或复发;③ 解除肿瘤对蝶鞍周围组织结构的压迫作用,保存这些组织的功能和结构的完整性;④ 尽可能保持垂体的内分泌功能,特别是对于尚未生育的年轻女性。

从肿瘤局部而言,控制目标首先要求能够有效解除肿瘤引起的局部压迫症状,头痛可消除,视野缺损应当恢复正常。侵袭性生长激素瘤常不能切除干净,有时肿瘤即使切除,仍然可残留头痛症状。由肿瘤压迫造成的不可逆的功能改变如垂体前叶功能低下,应当进行替代治疗;而继发于手术或放疗引起的视交叉损伤、垂体功能低下应当尽可能避免。对治疗方法的选择既要考虑病情本身的特点,亦要考虑治疗的经验和水平,以充分估计治疗本身益处和可能带来的风险。目前治疗方法已经越来越多,可以根据具体病情的不同和技术特长制订综合治疗方案。

从控制激素的高分泌水平而言,指南推荐控制水平为 GH 水平<2.5 ng/ml,葡萄糖抑制试验 GH 谷值<1 ng/ml,IGF-1 浓度正常。有 meta 分析显示治疗后 GH<2.5 ng/ml 患者的标准化死亡率(SMR)接近理想状态(1.1,95% CI 0.9,1.4),而 GH>2.5 ng/ml 患者的 SMR 明显增加(1.9,95% CI 1.5,2.4)。IGF-1 随年龄和性别有明显的变化,所谓的 IGF-1 正常是要求 IGF-1 处在相应年龄和性别的正常范围之内。

（二）手术切除

经鼻蝶入路微创切除手术，具有创伤小、术中死亡率低、临床疗效好、患者恢复快等优点。手术切除肿瘤，能迅速解除对视神经、视交叉或视束的压迫症状，缓解头痛，生化指标改善快。术者的临床经验对治疗效果有明显影响，经历 100 例以下、100～200 及 200 例以上经蝶手术者的临床疗效有显著差异。对手术经验的要求会限制经蝶窦瘤体切除技术的推广，但应当在两者之间进行权衡。该技术的应用有一定的硬件要求，如果患者的数量有限，集中到条件好的医院可以使医师经验上达到要求，最大限度地提高手术的近期和远期效果。

手术的主要禁忌证为心肺病变严重、不能耐受麻醉者，就经蝶手术本身而言，损伤小而局限，对全身状况的要求并不高。大腺瘤和侵袭性生长激素瘤会增加手术损伤蝶鞍周围重要结构的风险，亦要根据病情和技术条件进行权衡；术前和术后考虑使用其他方法的治疗可以帮助制订个体化的手术方案。

按照一般控制标准，经蝶手术对微腺瘤的效果可以达到 90%，大腺瘤的疗效在 50% 左右。按照严格标准，手术效果与肿瘤大小、是否侵袭周围组织和术前 GH 水平呈负相关，肿瘤＞20 mm 或者术前 GH＞30 ng/ml 者疗效较差，微腺瘤的控制率为 84%，大腺瘤为 64%；大腺瘤中直径在 11～20 mm 的控制率为 73%，＞20 mm 的瘤体控制率仅为 20%。术前对葡萄糖抑制试验无明显反应者和 TRH 试验可兴奋者能预测术后的控制率，阳性结果术后控制的可能性大。对 TRH 兴奋试验和葡萄糖抑制试验的反应与肿瘤大小有关，肿瘤越大，TRH 的可兴奋性越低，而葡萄糖的可抑制性则较佳。侵袭性生长激素瘤不易完全切除，多需其他辅助治疗以控制术后复发。手术后 TRH 兴奋试验可以预测生长激素瘤的复发。不论术前 TRH 兴奋试验结果如何，术后短期内 THR 兴奋试验预测肿瘤复发的敏感性为 75%，特异性为 100%（以 GH 增加到基础值的 1.5 倍为阳性）。一些患者术后 GH 葡萄糖抑制试验和 IGF-1 仅有一项达标（严格控制），随着时间延长，两项达标率逐渐增加。

大约 10% 的患者出现手术后并发症，包括永久性尿崩症、脑脊液漏、脑膜炎、海绵窦炎及垂体功能低下。手术本身的死亡率很低，远期观察也不增加患者的死亡风险。术后有少数患者立即出现垂体功能低下，系手术直接损伤正常垂体所致。侵袭性生长激素瘤手术后往往需要放射或药物做辅助治疗，对于 20 mm 以上的肿瘤术后也需要辅助治疗。生长抑素可以缩小肿瘤达 30%，术前使用生长抑素治疗或许能改善手术的切除效果，但还需要进一步的研究证实。应当强调达到严格控制标准的重要性，不达标者远期的相对死亡风险为 3.5 倍，而达标者与一般人群无异。

（三）药物治疗

1. 生长抑素类似物（SSA） SSA 主要用于不能耐受手术者及手术治疗不能达标者，控制激素分泌水平。侵袭性肿瘤或大腺瘤手术切除不完全者，可以考虑使用该类药物。对肿瘤生长快、复发可能性较大或术后影像学检查有明显残余者，则倾向于先放射治疗后再以该类药物控制激素水平。若肿瘤切除较完全，复发性较小，而激素控制不满意者，可直接使用该类药

物治疗。术前使用该类药物缩小肿瘤，能否改善手术效果还不肯定；但如果并发症比较严重，则主张术前先用生长抑素类似物控制症状，增加患者对手术的耐受性。

生理状态下 GH 分泌调控主要受到生长抑素的抑制性作用，GH 的分泌脉冲也主要与生长抑素的波动有关。生长抑素可以抑制包括 GHRH、TRH、运动、胰岛素诱发的低血糖、精氨酸等在内的多种 GH 分泌刺激因素的作用，同时还能抑制 GH 细胞的分化增殖，是理想的生长激素瘤治疗药物，但其血浆半衰期仅有 3 min。奥曲肽是人工合成的生长抑素八肽类似物，血浆半衰期可以达到 90 min，皮下注射生物学作用可以持续 8 h。奥曲肽能使 95% 的肢端肥大症患者的 GH 水平下降 50%，70% 的患者平均 GH 水平下降到 5 ng/ml 以下，55% 的患者＜2 ng/ml，同时有 50% 患者肿瘤体积缩小，平均缩小 30%，局部压迫症状缓解，全身症状得到不同程度的改善。奥曲肽治疗可以从 50～100 μg 每日 3 次皮下注射开始，在 1～2 周内将剂量增加到 100 μg 每日 3 次。注射 2 h 后 GH 水平下降到最低值，一般要求＜2 ng/ml。如果未达此标准，2 周后可开始逐渐将剂量加大，最大剂量可到每日 1 500 μg。不改变总剂量而增加皮下注射的频率也可以加强疗效。

奥曲肽缓释剂（slow release octreotide）已经用于临床，药代动力学显示奥曲肽缓释剂一次性皮下注射后，1 周以内 GH 迅速下降，第 14 日 GH 被降低到 2 ng/ml 以下，并维持到第 49 日。其抑制 GH 分泌达到严格标准可以持续 35 日，因此一般主张 1 个月注射 1 次。使用的剂量从 10 mg 开始，可逐渐加量到每月 40 mg。开始可以以短效奥曲肽过渡，根据对短效制剂的反应确定缓释剂的用量。增加缓释剂注射的频率也可以加强疗效，如 1 周、10 日或 2 周注射 1 次。长效制剂能更好地长期控制 GH 水平，其疗效显著优于短效制剂，且副作用并不增加，使用方便。短效奥曲肽治疗 24 周，可使近 40% 的患者 GH＜5 ng/ml，1/3 患者 IGF-1 正常，2/3 以上腺瘤体积明显缩小，改用奥曲肽缓释剂继续治疗 24 周后 80% 的患者 GH 水平＜5 ng/ml，一半患者 IGF-1 正常，腺瘤体积还能在短效制剂治疗的基础上继续下降 24%。远期疗效观察发现奥曲肽缓释剂可以使 90% 的患者 GH＜5 ng/ml，70% 的患者＜2.5 ng/ml，65% 的患者 IGF-1 恢复正常，瘤体的体积缩小 30%。头痛、关节疼痛、睡眠呼吸暂停、心脏肥大、多汗、疲乏等症状也随生化指标的降低而明显改善。

兰曲肽（lanreotide SR）是另一种生长抑素类似物的长效制剂，其疗效与奥曲肽缓释剂相仿，剂量为 30～60 mg 每 2～4 周注射 1 次。帕瑞肽（pasireotide LAR）是新一代生长抑素类似物长效缓释剂型，与多种 SSTR 结合，剂量为 20～60 mg 每月肌内注射 1 次，目前欧盟委员会和美国 FDA 均已批准其用于临床治疗肢端肥大症，两项 3 期临床试验结果均表明，与第一代生长抑素类似物（奥曲肽缓释剂或兰瑞肽）治疗组相比，帕瑞肽治疗组有更多的患者显著获得了生化控制（通过 GH 和 IGF-1 水平测定）。

生长抑素类似物还抑制 TSH 分泌，在外周抑制胰高血糖素、胰岛素及多种胃肠道激素的分泌，出现相应的副作用。抑制 TSH 分泌或许能改善甲状腺肿大，还没有见到引起甲状腺功能减退的报道。抑制 GH 和胰高血糖素可以改善糖耐量，但抑制胰岛素分泌亦可诱发糖耐量减低，空腹血糖水平升高。

奥曲肽长效制剂治疗1年后,22例患者中有5例糖耐量异常者血糖明显好转,但糖耐量正常的患者中又有4例糖耐量异常,其中1例为糖尿病。国外报道有25%的患者出现胆囊收缩障碍,胆汁排泄减慢,泥沙样变,形成结石。我国的胆结石发病率很高,间断治疗可以减少结石的形成。肝内胆管系统的胆汁排泄可能也受到影响,少数患者有肝内胆管结石形成。故我国指南推荐使用SSA期间需定期行胆囊超声检查。胃肠道运动受抑制,出现厌食、恶心、呕吐、腹胀、大便不成形等症状。营养吸收不良和心动过缓也偶有报道。

2. 多巴胺受体激动剂·多巴胺受体激动剂大剂量对生长激素瘤有效,如溴隐亭每日10~30 mg,或者卡麦角林(cabergolin)每周2~7 mg,可使10%~15%的患者GH恢复正常,20%的患者GH<5 ng/ml,对IGF-1的控制率不到10%,单独使用临床疗效不理想。但对于伴有PRL分泌增高的生长激素瘤可以考虑使用,对生长抑素类似物疗效欠佳者可以合用,还可与GH受体拮抗剂pigvisoment合用。副作用主要为胃肠道症状、鼻塞、睡眠障碍等,偶有心律失常。

3. GH受体拮抗剂·新近开发的一种GH受体拮抗剂pigvisoment已开始用于临床。常规剂量为每日20 mg。该药能有效地降低IGF-1水平,且能明显改善生长激素瘤相关高血糖。一组204例患者的治疗调查发现,pigvisoment使超过75%的患者IGF-1水平降至与性别年龄匹配的正常值范围,治疗效果及IGF-1降至正常值范围的时间在单用pigvisoment及pigvisoment用作术前辅助治疗的患者均无明显差异。由于IGF-1无论在生理状态还是在生长激素瘤患者,都能反馈抑制GH分泌,故单用反而GH水平会上升。有一组160例患者的治疗观察发现,多数患者GH水平升高,还有2例肿瘤进行性扩大。少数患者对生长抑素类似物存在抵抗,pigvisoment可作为奥曲肽的补充治疗,能有效降低IGF-1水平,不主张单独使用。pigvisoment的主要副作用是可能引起肝功能损伤,因此须监测患者在接受培维索孟治疗过程中转氨酶是否升高。

(四) 放射治疗

放射治疗能迅速抑制肿瘤的生长,也能一定程度地缩小肿瘤,但其缺点是激素水平下降十分缓慢,副作用发生率高。GH水平大约每年下降20%,18年后才有90%的患者GH水平在5 ng/ml以下。GH下降的速度和程度与治疗前的GH水平有关。单纯使用放疗多数患者不能达到严格控制标准,葡萄糖抑制试验谷值往往在1 ng/ml以上。放疗10年后仅有16%的患者IGF-1正常,GH仅有12%<2.5 ng/ml。虽然在随访过程中可以见到GH水平逐年下降,但血浆IGF-1的浓度变化不大,7年后甚至不能下降到治疗前水平的80%。然而适当增加剂量可以改善疗效。有一组67例生长激素瘤患者的观察发现,使用剂量最大达到7500 rad,平均随访8年有58%的患者GH<2.5 ng/ml。平均随访12年,有55%的患者IGF-1正常;在随访15年以上的患者中,有65% GH和IGF-1均达标。然而副作用也十分明显。在67例患者中,分别有25、20、23和7人出现ACTH、TSH、Gn和GH缺乏;还有2例出现脑膜瘤,1例并发松果体瘤。副作用的发生率在50%以上。因此,放射治疗目前一般不作为生长激素瘤的首选治疗,但可作为辅助治疗,防止肿瘤的复发。

放射治疗的放射源来源有3种:直线加速器产生的X射线、回旋加速器产生的质子束、^{60}Co放射的γ射线。质子束较少使用。一般使用的放射剂量为4 500~5 000 rad,剂量大小与副作用成正比,现在也有使用到7 500 rad剂量的报道。总剂量分配成25次,每次180~200 rad,每周5次。通过立体定向技术或者经过计算机技术对肿瘤进行仿真成像,可以提高放射治疗的效果,保护周围组织免受放射损伤。将射线聚焦技术和立体定向技术结合而形成的所谓"放射外科技术"已经在临床使用,其疗效和副作用可能优于传统放射技术,但其远期效果还需要进一步观察。目前主张,即使使用"放射外科"技术,也要求肿瘤的上缘与视交叉至少有2~5 mm的最短距离,否则视交叉受损伤的风险很大。

(五) 生长激素瘤的综合治疗及随访

对于微腺瘤和局限性、边界清晰的大腺瘤,经蝶手术相对容易达到全切除的效果。在技术条件较好的单位,术后影像学检查一般不会有明显的残余;激素控制率也较高。如果GH、IGF-1和葡萄糖抑制试验不能达到严格标准,尚需要生长抑素类似物治疗。若经过调整剂量和注射频率还不能达标,可考虑加用多巴胺受体激动剂。单项IGF-1不达标者,使用GH受体拮抗剂pigvisoment为宜。

对特大肿瘤和侵袭性肿瘤,手术往往有残留,后续治疗不当者肿瘤或有复发,甚至有再次手术的适应证。激素控制的达标率也仅有50%左右。如果术后病理显示为分化差、生长较快的类型,影像学有残余则应当对残余病灶进行放射治疗。也可直接使用生长抑素类药物,但要观察残余病灶对药物的反应。总之,术后应根据具体情况、技术条件和个人经验在放疗和生长抑素治疗之间进行权衡。

一般而言,生长激素瘤无论是大腺瘤还是小腺瘤,是否有侵袭,经蝶手术治疗为首选。对于条件不佳的患者,应创造条件力争手术。奥曲肽有时需要终身用药,且费用昂贵,而放疗起效慢、达标率低,副作用发生率高,故多作为二线辅助治疗。GH半衰期较短,有临床研究证实术后第一日清晨GH水平即能有效反映手术效果。术中检测GH以帮助判断切除的程度还有待积累经验。术后IGF-1的下降速度相对慢些。术后1周内如果葡萄糖抑制试验GH谷值能下降到1 ng/ml之下,则随后IGF-1也将多半恢复正常。术后3个月应对激素分泌功能进行全面评估,如果此时不能严格达标,可开始药物治疗。对于全切除把握小或有明显残余的肿瘤,多在术后早期就进行放疗。术后6个月和12个月应复查MRI,以后结合GH分泌功能的检查,每1年随访1次。随访过程中如患者准备妊娠,国际指南指出生长抑素类似物和pigvisoment须停药2~3个月以上,必要时短效奥曲肽可不停药直至妊娠前。妊娠期间的治疗应以药物治疗为首,卡麦角林可能是相对安全的。尽管有病例报道称妊娠期间继续使用生长抑素类似物治疗的女性患者分娩的胎儿未发现畸形,但妊娠期间生长抑素类似物治疗的安全性尚待考证。国际指南推荐患者妊娠期间一旦出现视交叉受压、视力视野改变等腺瘤生长症状,应立即考虑行经蝶窦微创手术。

参考文献

[1] Matsuno A, Sanno N, Tahara S, et al. Silent somatotroph adenoma,

detected by catalyzed signal amplification and non-radioisotopic in situ hybridization [J]. Endocr J, 1999, 46 (Suppl)：S81 - S84.

[2] Yamada S, Sano T, Stefaneanu L, et al. Endocrine and morphological study of a clinically silent somatotroph adenoma of the human pituitary [J]. J Clin Endocrinol Metab, 1993, 76：352 - 356.

[3] Butz L B, Sullivan S E, Chandler W F, et al. "Micromegaly": an update on the prevalence of acromegaly with apparently normal GH secretion in the modern era [J]. Pituitary, 2016, 19(6)：1 - 5.

[4] Kurosaki M, Saeger W, Ludecke DK. Intrasellar gangliocytomas associated with acromegaly [J]. Brain Tumor Pathol. 2002, 19：63 - 67.

[5] Altstadt TJ, Azzarelli B, Bevering C, et al. Acromegaly caused by a growth hormone-releasing hormone-secreting carcinoid tumor: case report [J]. Neurosurgery, 2002, 50：1356 - 1359.

[6] Ezzat S, Ezrin C, Yamashita S, Melmed S. Recurrent acromegaly resulting from ectopic growth hormone gene expression by a metastatic pancreatic tumor [J]. Cancer, 1993, 71：66 - 70.

[7] Faglia G, Arosio M, Bazzoni N. Ectopic acromegaly [J]. Endocrinol Metab Clin North Am, 1992, 21：575 - 595.

[8] Reid TJ, Post KD, Bruce JN, et al. Features at diagnosis of 324 patients with acromegaly did not change from 1981 to 2006: acromegaly remains under-recognized and under-diagnosed [J]. Clin Endocrinol, 2010, 72(2)：203 - 208.

[9] Capatina C, Wass JA. 60 Years of neuroendocrinology：Acromegaly [J]. J Endocrinol, 2015, 226(2)：141 - 160.

[10] Yamaguchi M, Tate G, Yoshizawa Y, et al. Hepatocellular carcinoma in a patient with acromegaly and high serum levels of insulin-like growth factor I: report of a case [J]. Surg Today, 2002, 32：1008 - 1011.

[11] Shao S, Li X. Clinical features and analysis in 1385 Chinese patients with pituitary adenomas [J]. J Neurosurgical Sci, 2013, 57(3)：267 - 275.

[12] 陆小平, 韩松, 崔岚, 等. 肢端肥大症患病率的调查[J]. 中华内科杂志, 1997, 36：623 - 624.

[13] 韩淑玉, 纪新, 刘国良, 等. 垂体瘤的临床与病理分类——附 388 例分析 [J]. 中国医科大学学报, 1994, 23：607 - 609.

[14] Hannah-Shmouni F, Trivellin G, Stratakis CA. Genetics of gigantism and acromegaly [J]. Growth Horm IGF Res, 2016, 30 - 31, 37 - 41.

[15] Vierimaa O, Georgitsi M, Lehtonen R, et al. Pituitary adenoma predisposition caused by germline mutations in the AIP gene [J]. Science, 2006, 312(5777)：1228 - 1230.

[16] Daly AF, Tichomirowa MA, Petrossians P, et al. Clinical characteristics and therapeutic responses in patients with Germ-line AIP mutations and pituitary adenomas：an international collaborative study [J]. J Clini Endocrinol Metab, 2010, 95(11)：373 - 383.

[17] Trivellin G, Daly AF, Faucz FR, et al. Gigantism and acromegaly due to Xq26 microduplications and GPR101 mutation [J]. N Engl J Med, 2014, 371(25)：2363 - 2374.

[18] Ferraù F, Romeo PD, Puglisi S, et al. Analysis of GPR101, and AIP, genes mutations in acromegaly：a multicentric study [J]. Endocrine, 2016：1 - 6.

[19] Lecoq AL, Bouligand J, Hage M, et al. Very low frequency of germline GPR101 genetic variation and no biallelic defects with AIP in a large cohort of patients with sporadic pituitary adenomas [J]. Eur J Endocrinol, 2016, 174(4)：523 - 530.

[20] Daly AF, Lysy PA, Desfilles C, et al. GHRH excess and blockade in X - LAG syndrome [J]. Endocrine Related Cancer, 2016, 23(3)：161 - 170.

[21] Stratakis CA, Kirschner LS, Carney JA. Clinical and molecular features of the Carney complex：diagnostic criteria and recommendations for patient evaluation [J]. J Clin Endocrinol Metab, 2001, 86(9)：4041 - 4046.

[22] Thakker RV, Newey PJ, Walls GV, et al. Clinical practice guidelines for multiple endocrine neoplasia type 1 (MEN1) [J]. J Clin Endocrinol Metab, 2012, 97(9)：2990 - 3011.

[23] Sambugaro S, Di RM, Ambrosio MR, et al. Early onset acromegaly associated with a novel deletion in CDKN1B 5'UTR region [J]. Endocrine, 2015, 49(1)：1 - 7.

[24] Salenave S, Boyce AM, Collins MT, et al. Acromegaly and McCune - Albright syndrome [J]. J Clin Endocrinol Metab, 2014, 99(6)：1955 - 1969.

[25] Parkinson C, Ryder WD, Trainer PJ, et al. The relationship between serum GH serum IGF - 1 in acromegaly is gender-specific [J]. J Clin Endocrinol Metab, 2001, 86：5240 - 5244.

[26] 邓洁英, 史轶蘩, 高素敏, 等. 肢端肥大症患者血清生长激素和生长介素的相互关系及在评定病情活动中的价值[J]. 中华内分泌代谢杂志, 1995, 11：69 - 71.

[27] Centurion SA, Schwartz RA. Cutaneous sign of acromegaly [J]. Inter J Dermatol, 2002, 41：631 - 634.

[28] Dimaraki EV, Jaffe CA, DeMott-Friberg R, et al. Acromegaly with apparently normal GH secretion: implications for diagnosis and follow-up [J]. J Clin Endocrinol Metab, 2002, 87：3537 - 3542.

[29] Eden Engstrom B, Burman P, Karlsson FA. Men with acromegaly need higher doses of octreotide than women [J]. Clin Endocrinol, 2002, 56：73 - 77.

[30] Freda PU, Landman RE, Sundeen RE, et al. Gender and age in the biochemical assessment of cure of acromegaly [J]. Pituitary, 2001, 4：163 - 171.

[31] Colao A, Amato G, Pedroncelli AM, et al. Gender-and age-related differences in the endocrine parameters of acromegaly [J]. J Endocrinol Invest, 2002, 25：532 - 538.

[32] Colao A, Marzullo P, Lombardi G. Effect of a six-month treatment with lanreotide on cardiovascular risk factors and arterial intima-media thickness in patients with acromegaly [J]. Eur J Endocrinol, 2002, 146：303 - 309.

[33] Kaji H, Sugimoto T, Nakaoka D, et al. Bone metabolism and body composition in Japanese patients with active acromegaly [J]. Clin Endocrinol, 2001, 55：175 - 181.

[34] Gasperi M, Martino E, Manetti L, et al. Prevalence of thyroid diseases in patients with acromegaly：results of an Italian multi-center study [J]. J Endocrinol Invest, 2002, 25：240 - 245.

[35] Vitale G, Pivonello R, Galderisi M, et al. Cardiovascular complications in acromegaly：methods of assessment [J]. Pituitary, 2001, 4：251 - 257.

[36] Damjanovic SS, Neskovic AN, Petakov MS, et al. High output heart failure in patients with newly diagnosed acromegaly [J]. Am J Med, 2002, 112：610 - 616.

[37] Vianna CB, Vieira ML, Mady C, et al. Treatment of acromegaly improves myocardial abnormalities [J]. Am Heart J, 2002, 143：873 - 876.

[38] Brevetti G, Marzullo P, Silvestro A, et al. Early vascular alterations in acromegaly [J]. J Clin Endocrinol Metab, 2002, 87：3174 - 3179.

[39] Colao A, Spiezia S, Cerbone G, et al. Increased arterial intima-media thickness by B - M mode echodoppler ultrasonography in acromegaly [J]. Clin Endocrinol, 2001, 54：515 - 524.

[40] Bondanelli M, Ambrosio MR, degli Uberti EC. Pathogenesis and prevalence of hypertension in acromegaly [J]. Pituitary, 2001, 4：239 - 249.

[41] Fatti LM, Scacchi M, Pincelli AI, et al. Prevalence and pathogenesis of sleep apnea and lung disease in acromegaly [J]. Pituitary, 2001, 4：259 - 262.

[42] Hidaka H, Katakami H, Miyazono Y, Matsukura S. MRI findings in the hypopharynx and the larynx of a patient with acromegaly associated with severe obstructive sleep apnea syndrome [J]. Endocr J, 1999, 46 (Suppl)：S105 - S108.

[43] Ayuk J, Stewart SE, Stewart PM, et al. Long-term safety and efficacy of depot long-acting somatostatin analogs for the treatment of acromegaly [J]. J Clin Endocrinol Metab, 2002, 87：4142 - 4146.

[44] Ronchi C, Epaminonda P, Cappiello V, et al. Effects of two different somatostatin analogs on glucose tolerance in acromegaly [J]. J Endocrinol Invest, 2002, 25：502 - 507.

[45] Fairfield WP, Sesmilo G, Katznelson L, et al. Effects of a growth hormone receptor antagonist on bone markers in acromegaly [J]. Clin Endocrinol, 2002, 57：385 - 390.

[46] Jenkins PJ, Besser M. Acromegaly and cancer：a problem [J]. J Clin Endocrinol Metab, 2001, 86：2935 - 2941.

[47] Melmed S. Acromegaly and cancer：not a problem? [J]. J Clin Endocrin Metab, 2001, 86：2929 - 2934.

[48] Bari D, Gridley G, Ron E, et al. Acromegaly and cancer risk: a cohort study in Sweden and Denmark [J]. Cancer Causes Control, 2002, 13：395 - 400.

[49] Parkinson C, Renehan AG, Ryder WD, et al. Gender and age influence the relationship between serum GH and IGF - I in patients with acromegaly [J]. Clin Endocrinol, 2002, 57：59 - 64.

[50] Sneppen SB, Lange M, Pedersen LM, et al. Total and free insulin-like growth factor I, insulin-like growth factor binding protein 3 and acid-labile subunit reflect clinical activity in acromegaly [J]. Growth Horm IGF Res, 2001, 11：384 - 391.

[51] Melmed S, Casanueva FF, Cavagnini F, et al. Acromegaly Treatment Consensus Workshop Participants. Guidelines for acromegaly management [J]. J Clin Endocrinol Metab, 2002, 87: 4054 - 4058.

[52] Holdaway IM, Bolland MJ, Gamble GD. A meta-analysis of the effect of lowering serum levels of GH and IGF - I on mortality in acromegaly [J]. Eur J Endocrinol, 2008, 159(2): 89 - 95.

[53] Shimon I, Cohen ZR, Ram Z, et al. Transsphenoidal surgery for acromegaly: endocrinological follow-up of 98 patients [J]. Neurosurgery, 2001, 48: 1239 - 1243.

[54] De Marinis L, Mancini A, Bianchi A, et al. A Preoperative growth hormone response to thyrotropin-releasing hormone and oral glucose tolerance test in acromegaly: a retrospective evaluation of 50 patients [J]. Metabolism, 2002, 51: 616 - 621.

[55] Biermasz NR, Smit JW, van Dulken H, et al. Postoperative persistent thyrotrophin releasing hormone-induced growth hormone release predicts recurrence in patients with acromegaly [J]. Clin Endocrinol, 2002, 56: 313 - 319.

[56] Espinosa-de-los-Monteros AL, Mercado M, Sosa E, et al. Changing patterns of insulin-like growth factor - I and glucose-suppressed growth hormone levels after pituitary surgery in patients with acromegaly [J]. J Neurosurg, 2002, 9: 287 - 292.

[57] Pita-Gutierrez F, Pertega-Diaz S, Pita-Fernandez S, et al. Place of preoperative treatment of acromegaly with somatostatin analog on surgical outcome: a systematic review and meta-analysis [J]. PLoS One, 2013, 8 (4): e61523.

[58] Fougner SL, Bollerslev J, Svartberg J, et al. Preoperative octreotide treatment of acromegaly: long-term results of a randomised controlled trial [J]. Eur J Endocrinol, 2014, 171(2): 229 - 235.

[59] 潘长玉, 陆菊明. 奥曲肽治疗肢端肥大症[J]. 中华内分泌代谢杂志, 1995, 11: 79 - 82.

[60] Bevan JS, Atkin SL, Atkinson AB, et al. Primary medical therapy for acromegaly: an open, prospective, multicenter study of the effects of subcutaneous and intramuscular slow-release octreotide on growth hormone, insulin-like growth factor-I, and tumor size [J]. J Clin Endocrinol Metab, 2002, 87: 4554 - 4563.

[61] Amato G, Mazziotti G, Rotondi M, et al. Long-term effects of lanreotide SR and octreotide LAR on tumour shrinkage and GH hypersecretion in patients with previously untreated acromegaly [J]. Clin Endocrinol, 2002, 56: 65 - 71.

[62] Ambrosio MR, Franceschetti P, Bondanelli M, et al. Efficacy and safety of the new 60-mg formulation of the long-acting somatostatin analog lanreotide in the treatment of acromegaly [J]. Metabolism, 2002, 51: 387 - 393.

[63] Colao A, Bronstein MD, Freda P, et al. Pasireotide versus octreotide in acromegaly: a head-to-head superiority study [J]. J Clin Endocrinol Metab, 2014, 99(3): 791 - 799.

[64] Gadelha MR, Bronstein MD, Brue T, et al. Pasireotide versus continued treatment with octreotide or lanreotide in patients with inadequately controlled acromegaly (PAOLA): a randomised, phase 3 trial [J]. Lancet Diabetes Endocrinol, 2014, 2(11): 875 - 884.

[65] Shi YF, Zhu XF, Harris AG, et al. Prospective study of the long-term effects of somatostatin analoge (octriotide) on gallbladder function and gallstone formation in Chinese acromegalic patient [J]. J Clin Endocrinol Metab, 1993, 76: 32 - 37.

[66] 朱显峰, 史轶蘩, 高素敏, 等. 对长期用生长抑素激动剂治疗肢端肥大症停药后生长激素分泌和胆囊收缩功能的观察[J]. 中华内科杂志, 1994, 33: 87 - 91.

[67] Higham CE, Atkinson AB, Aylwin S, et al. Effective combination treatment with cabergoline and low-dose pegvisomant in active acromegaly: a prospective clinical trial [J]. J Clin Endocrinol Metab, 2012, 97(4): 1187 - 1193.

[68] Kopchick JJ, Parkinson C, Stevens EC, et al. Growth hormone receptor antagonists: discovery, development, and use in patients with acromegaly [J]. Endocr Rev, 2002, 23: 623 - 646.

[69] Friend KE. Acromegaly: a new therapy [J]. Cancer Control, 2002, 9: 232 - 235.

[70] Tritos NA, Chanson P, Jimenez C, et al. Effectiveness of first-line pegvisomant monotherapy in acromegaly: an ACROSTUDY analysis [J]. Eur J Endocrinol, 2017, 176(2): 213 - 220.

[71] van der Lely AJ, Hutson RK, Trainer PJ, et al. Long-term treatment of acromegaly with pegvisomant, a growth hormone receptor antagonist [J]. Lancet, 2001, 358(9295): 1754 - 1759.

[72] Wahid ST, Marbach P, Stolz B, et al. Partial tachyphylaxis to somatostatin (SST) analogues in a patient with acromegaly: the role of SST receptor desensitisation and circulating antibodies to SST analogues [J]. Eur J Endocrinol, 2002, 146(3): 295 - 302.

[73] Drake WM, Parkinson C, Akker SA, et al. Successful treatment of resistant acromegaly with a growth hormone receptor antagonist [J]. Eur J Endocrinol, 2001, 145: 451 - 456.

[74] Mahmoud-Ahmed AS, Suh JH, Mayberg MR. Gamma knife radiosurgery in the management of patients with acromegaly: a review [J]. Pituitary, 2001, 4: 223 - 230.

[75] Cozzi R, Barausse M, Asnaghi D, et al. Failure of radiotherapy in acromegaly [J]. Eur J Endocrinol, 2001, 145: 717 - 726.

[76] 张福泉, 周觉初, 史轶蘩, 等. 肢端肥大症的放射治疗[J]. 中华放射肿瘤学杂志, 1994, 3: 234 - 2336.

[77] Kim EH, Oh MC, Lee EJ, et al. Predicting long-term remission by measuring immediate postoperative growth hormone levels and oral glucose tolerance test in acromegaly [J]. Neurosurgery, 2012, 70(5): 1106 - 1113.

[78] Epaminonda P, Porretti S, Cappiello V, et al. Efficacy of radiotherapy in normalizing serum IGF - I, acid-labile subunit (ALS) and IGFBP - 3 levels in acromegaly [J]. Clin Endocrinol, 2001, 55: 183 - 189.

[79] Katznelson L, Atkinson J, Cook D, et al. American Association of Clinical Endocrinologists medical guidelines for clinical practice for the diagnosis and treatment of acromegaly - 2011 update [J]. Endocr Pract, 2011, 17(Supplement 4): 1 - 44.

[80] Katznelson L, Laws Jr ER, Melmed S, et al. Acromegaly: an endocrine society clinical practice guideline [J]. J Clin Endocrinol Metab, 2014, 99 (11): 3933 - 3951.

[81] Cheng V, Faiman C, Kennedy L, et al. Pregnancy and acromegaly: a review [J]. Pituitary, 2012, 15(1): 59 - 63.

[82] Cheng S, Grasso L, Martinez-Orozco JA, et al. Pregnancy in acromegaly: experience from two referral centers and systematic review of the literature [J]. Clin Endocrinol, 2012, 76(2): 264 - 271.

[83] Kristof RA, Neuloh G, Redel L, et al. Reliability of the oral glucose tolerance test in the early postoperative assessment of acromegaly remission [J]. J Neurosurg, 2002, 97: 1282 - 1286.

[84] Bronstein MD, Salgado LR, de Castro Musolino NR. Medical management of pituitary adenomas: the special case of management of the pregnant woman [J]. Pituitary, 2002, 5: 99 - 107.

[85] Neal JM. Successful pregnancy in a woman with acromegaly treated with octreotide [J]. Endocr Pract, 2000, 6: 148 - 150.

第八章 · 高催乳素血症及催乳素细胞腺瘤

闫慧娴　吕朝晖　潘长玉

催乳素(prolactin, PRL)由垂体催乳素细胞合成和分泌, 催乳素细胞占腺垂体细胞的 10%～30%。垂体细胞合成和分泌的催乳素是血液循环中催乳素的主要来源, 是产生高催乳素血症的条件。生理状态下催乳素的释放主要受下丘脑多巴胺神经系统紧张性抑制，下丘脑分泌的多巴胺通过垂体门静脉系统进入垂体与催乳素细胞多巴胺 D_2 受体结合抑制其合成和分泌。雌激素、促甲状腺激素释放激素、表皮生长因子和多巴胺受体拮抗剂等均可以促进催乳素的合成与分泌。20 世纪 20 年代，生理学家证实并命名了催乳素，1970 年首次用放射免疫方法检测到人血清中存在催乳素，不久成功地进行了人催乳素的分离、鉴定、分子测序和基因定位。生理状态下催乳素的主要作用是促进和维持乳腺泌乳。

高催乳素血症是由于各种原因引起的外周血清催乳素水平持续增高及其导致的一系列病理生理改变，正常育龄期妇女催乳素水平一般<30 $\mu g/L$。生理性、病理性和药物性因素都可引起高催乳素血症，其中催乳素分泌性垂体腺瘤（催乳素细胞腺瘤）是最常见的病理性因素。催乳素细胞腺瘤是无功能性垂体瘤之外最常见的垂体瘤，占成人功能性垂体瘤的 $40\%\sim66\%$，以 20～50 岁女性多见，成人患者男女比例约 $1:10$；其主要临床表现为高催乳素血症引起的性腺功能减退，可因发病年龄、性别、持续时间及催乳素水平增高程度不同而有所差异，催乳素大腺瘤患者除表现性腺功能减退相关的症状外，还可以出现肿瘤压迫症状和占位效应，如垂体前叶功能受损、头痛和视功能障碍（包括视力下降和视野缺损）等。除催乳素细胞腺瘤以外，生理性（妊娠和哺乳）、药物性（如抗精神病类药物）、系统性疾病（如肾功能和肝功能衰竭），内分泌疾病（甲状腺功能减退、库欣病）及其他垂体或垂体柄区域肿瘤引起垂体柄中断和巨催乳素血症等均可以引起高催乳素血症。最近有研究发现催乳素基因突变也是导致高催乳素血症的原因之一，仅在排除其他一切可能引起高催乳素血症的病因后方可诊断特发性高催乳素血症。

无论哪种原因引起的高催乳素血症，均可引起以下临床症状或体征，即女性主要表现为月经异常（稀发或闭经）、溢乳和不孕，男性则有性欲下降、阳痿和乳房女性化，亦有少部分可无任何症状。高催乳素血症导致的性腺激素水平低下还可引起骨量流失，约有 25% 的高催乳素血症女性可出现脊柱骨密度降低，即使随着催乳素降至正常水平其骨密度也不能恢复正常。高催乳素血症的诊断主要依靠实验室和影像学检查，同时需排除其他疾病、药物及妊娠等因素引起的高催乳素血症。高催乳素血症的治疗包括药物、手术和放疗。药物治疗首选多巴胺受体激动剂，多数情况下药物治疗能够有效恢复性腺和生育功能、缩小肿瘤体积和抑制肿瘤生长；治疗过程中需定期随访，对出现药物耐受或不敏感者可加大药物剂量或选择手术治疗。手术适用于不稳定性垂体卒中、药物治疗失败及有妊娠愿望者。40 多年来，高催乳素血症的诊治受到内分泌科、妇产科及神经外科专家的共同关注，并发布了各自的指南，目前国内外在高催乳素血症和垂体催乳素细胞腺瘤的诊治方面有了长足的进步并积累了丰富的临床经验。

高催乳素血症是青年女性常见的下丘脑-垂体轴内分泌紊乱，不同人群高催乳素血症的发生率不尽相同。未经选择的正常人群中约 0.4% 患有高催乳素血症，在计划生育门诊就诊的人群中发生率约为 5%。2009 年 Kars 等运用药物流行病学方法估算高催乳素血症的发病率和患病率，结果显示女性高催乳素血症的高峰年龄为 25～34 岁，年发病率为 23.9/10 万；男性年龄与患病率之间并无明显相关性。多巴胺受体激动剂治疗的患者中女性发病率为 8.7/10 万，男性为 1.4/10 万。25～34 岁女性患病率最高为 93.9/10 万，约为男性（19.6/10 万）的 5 倍。然而，绝经后女性与同龄男性患病率无显著差异。继发性闭经及闭经伴溢乳患者中高催乳素血症分别为 $10\%\sim25\%$ 及 $70\%\sim80\%$，月经正常但伴溢乳为 27%。无排卵妇女中 15% 存在高催乳素血症，无排卵伴溢乳者则高达 43%。$3\%\sim10\%$ 无排卵的多囊卵巢综合征患者伴有高催乳素血症。此外，调查显示美国总人口中高催乳血症的患病率不到 1%，继发性闭经者中发生率为 $5\%\sim14\%$，溢乳伴闭经者中约为 75%。

催乳素细胞腺瘤占所有垂体功能性肿瘤的 $40\%\sim45\%$。2004 年一项荟萃分析显示垂体肿瘤在尸检中患病率约 14.4%，放射性影像中约 22.5%。2006 年 Daly AF 等与 2010 年 Fernandez A 等研究均显示有显著临床症状垂体肿瘤的年发病率为（6～10）/10 万～50/10 万，如果包含尸检时发现的微腺瘤，催乳素细胞腺瘤发病率预计会更高。

第一节·高催乳素血症

生理情况下，催乳素分泌受中枢或外周催乳素释放因子和抑制因子的双重调控。正常状态下，下丘脑多巴胺能神经元分泌的多巴胺起主导作用，抑制垂体 PRL 的释放；儿茶酚胺及 γ-氨基丁酸（GABA）也具有抑制 PRL 释放的作用。外源性麦角衍生物具有激动 PRL 细胞多巴胺 2 型受体（DA2）的作用，因而能抑制 PRL 的合成和释放。促进 PRL 释放的因子主要有促甲状腺激素释放激素（TRH）、雌激素、血管活性肠肽（VIP）、抗利尿激素（加压素）、催产素、血清素、乙酰胆碱、褪黑素、内源性阿片类物质、P 物质、蛙皮素、缓激肽、表皮生长因子（EGF）、成纤维细胞生长因子（FGF）、促胃液素、胆囊收缩素、血管紧张素 II 等对 PRL 释放也有不同程度的刺激作用。这些因素参与了运动、应激、24 h 生物周期、性别、妊娠、产褥期、疼痛、性交和性高潮、乳头刺激等因素引起的 PRL 变化。由于 TRH 也是催乳素释放的主要因子之一，临床中可以看到原发性甲减患者可出现高泌素血症。下丘脑激素和神经内分泌因子通过垂体门静脉系统的输送调控 PRL 释放，当垂体柄受到破坏或损伤、下丘脑和垂体之间出现功能性分离时，多巴胺对催乳素细胞的抑制作用降低，临床上可表现为催乳素的释放增多。

一、生理性催乳素升高

妊娠是血清 PRL 水平升高最常见生理性因素。因此，女性催乳素水平升高，首先要排除妊娠。生理情况下，催乳素细胞占腺垂体细胞总数的 $10\%\sim30\%$，妊娠期则显著增多（可达 70%）使垂体体积增大近 2 倍甚至更多。妊娠期间胎盘分泌的雌激素不仅可以刺激催乳素的合成和分泌，还可诱导催乳素细胞增殖，进而导致垂体体积增大。妊娠期间催乳素水平呈逐渐升高的趋势，分娩时达高峰，升高程度因人而异，最高可达正常非妊娠期的 10～15 倍，但不超过 300～400 μg/L。子宫内膜也可合成和分泌催乳素，羊水催乳素来源于蜕膜，虽然其免疫、化学特性与垂体催乳素相同，但调控机制完全不同，羊水催乳素水平可达孕妇和胎儿血液的 100 倍。

产后血清催乳素水平逐渐下降，不哺乳者 3～4 周后可恢复正常，哺乳者则在产后 6～12 个月时逐渐恢复正常，哺乳时间延长则导致高催乳素状态相应延长。此外，吸吮乳头可使哺乳期妇女血清催乳素升高达 8.5 倍，其机制是吸吮乳头时造成的刺激可通过脊髓传入神经、脊髓中脑束和中脑，最后到达下丘脑刺激 VIP 分泌、抑制多巴胺分泌，进而引起催乳素释放。然而，放乳现象(the milk let-down phenomenon)并不会导致催乳素水平升高。另外，随着哺乳时间的延长，尽管血清催乳素水平呈逐渐下降的趋势，但吸吮动作仍可以导致催乳素水平间断升高。一项针对 8 名健康产妇为期 24 周的随访研究发现，产后 2～4 周时平均血清催乳素水平为 162 μg/L，5～14 周和 15～24 周分别为 130 μg/L 和 77 μg/L。然而，目前有关产后催乳素水平逐渐下降但仍可以保持持续产乳的确切机制仍不明确。

尽管妊娠期间雌激素水平升高可刺激催乳素细胞增生并导致高催乳素血症，然而雌激素替代治疗与口服避孕药物通常不会对催乳素水平产生明显影响。乳房及胸壁刺激可通过神经反射使催乳素分泌升高，其他生理性因素还包括应激状态如情绪紧张、寒冷、麻醉、手术、低血糖和性生活等，运动时催乳素分泌可有短暂性升高。尽管心理压力、应激可以引起催乳素水平短暂性轻度升高，但是目前没有证据表明心理状态与持续的高催乳素血症之间存在相关性。

二、药物性催乳素升高

很多常用药物均可引起催乳素水平升高，其中抗精神病类药物是最常见的非肿瘤性高催乳素血症原因。任何可以影响多巴胺系统或干扰多巴胺受体作用的药物都可以引起催乳素水平的升高，包括抑制多巴胺再摄取类药物(如单胺氧化酶抑制剂、三环类抗抑郁药物和 5-羟色胺再摄取抑制剂等)、消耗多巴胺类药物(如利血平、甲基多巴)、促进催乳素转录基因表达药物(雌激素)和拮抗多巴胺受体药物(如利培酮、甲氧氯普胺和氟哌啶醇等)。一项纳入 106 例正在服用不同抗精神病药物受试者的研究显示利培酮组、奥氮平组、氯氮平组和经典抗精神病类药物组分别有 81%、35%、39% 和 38% 的患者存在高催乳素血症。许多新型、非经典抗精神病药物(不包括利培酮、amilsulpride 与吗啉酮)一般不会引起催乳素水平升高。常用剂量时药物引起的高催乳素血症程度与剂量相关，多数为轻度升高，一般不超过 100 μg/L。氯丙嗪和甲氧氯普胺的作用最强，25 mg 氯丙嗪可使正常人血清催乳素水平增加 5～7 倍。长期应用甲氧氯普胺治疗时，催乳素水平升高可达 15 倍以上。无论何种药物及升高程度，停药后数日至数周催乳素水平均可以恢复正常。可引起血清催乳素水平升高的常用药物详见表 2-8-1。

表 2-8-1　影响催乳素水平的常用药物

抗精神病类药物	传统药物(经典药物) 　吩噻嗪类 　氟哌啶醇类 非经典药物 　利培酮 　氯氮平 　奥氮平
抗抑郁药物	三环类药物 单胺氧化酶抑制剂 选择性 5-羟色胺再摄取抑制剂(SSR)
降压药物	维拉帕米 利血平 α-甲基多巴
止吐药	甲氧氯普胺 多潘立酮
H₂受体阻滞剂	西咪替丁 雷尼替丁
麻醉剂	吗啡 美沙酮
其他药物	雌激素、可卡因、海洛因、酒精、大麻

三、病理性催乳素升高

鞍区或鞍旁部位的病变包括垂体肿瘤性(催乳素瘤、生长激素/催乳素混合瘤及促肾上腺皮质激素/催乳素混合瘤)、非垂体肿瘤性及浸润性疾病(如结节病、颅咽管瘤、空泡蝶鞍综合征、血管畸形、垂体转移癌和无功能垂体瘤压迫垂体柄等)均可能导致高催乳素血症，其机制主要是通过机械压迫或直接破坏、损伤下丘脑多巴胺能神经元和(或)垂体柄，阻断垂体与下丘脑间通路进而阻断或减少催乳素抑制因子多巴胺的释放，导致催乳素水平升高。一项大样本研究显示垂体柄功能障碍者血清 PRL 水平多不超过 100 μg/L，而催乳素瘤可以波动在任何水平。

(一)下丘脑性疾病

1. 下丘脑肿瘤·下丘脑肿瘤位于鞍膈之上，可引起多种内分泌功能异常。已知颅咽管瘤、Rathke 裂囊肿(此两者亦可发生于鞍内但较少见，有时跨鞍膈呈哑铃形生长)、下丘脑错构瘤、生殖细胞瘤、胶质瘤及恶性肿瘤的转移灶均通过机械压迫或直接破坏、损伤下丘脑多巴胺能神经元和(或)垂体柄，导致 PRL 抑制因子多巴胺的释放减少、催乳素水平升高。

2. 炎症和肉芽肿性疾病·结节病由 T 淋巴细胞异常浸润形成肉芽肿性结节，组织细胞增生症以嗜酸细胞浸润为主形成炎性肉芽肿，两者可在全身形成多个部位甚至反复发生的病变。在下丘脑垂体柄区域的炎症性肉芽肿病变，包括结核病，既可以破坏神经元，亦可压迫下丘脑神经元和垂体柄而使催乳素释放抑制因子减少，导致催乳素升高。

3. 颅内其他占位病变·起源于颅内其他细胞的肿瘤，在下丘脑垂体柄区域通过单纯的机械压迫，垂体和下丘脑联系中断，多巴胺经门静脉到达垂体减少，催乳素升高。造成机械压迫、颅内起源的肿瘤包括脑膜瘤(如起源于鞍膈附近的硬脑膜）、脑假瘤（局限性脑积水）、脑室囊肿（特别是第三脑室，其在下丘脑内部）及颈内动脉血管瘤等。

（二）垂体疾病

1. 催乳素瘤·是引起催乳素升高最常见的病因，也是最常见的功能性垂体瘤。部分催乳素瘤（约20%）以1型多发内分泌腺瘤病（MEN 1）的形式存在，其侵袭性较散发性催乳素瘤更强。

2. 空泡蝶鞍综合征·空泡蝶鞍可致PRL升高但较少见。尸检资料显示空泡蝶鞍的发生率为5.5%～23.5%，以多产妇和中年肥胖妇女居多。空泡蝶鞍包括原发性和继发性两类，原发性因蝶鞍先天性解剖缺陷所致；继发性则因鞍内肿瘤经放疗、手术或自发梗死或妊娠时垂体增大产后恢复等情况使鞍内空间增大，以及某些致颅压升高的因素引起脑脊液进入鞍内所致。其机制主要是通过机械压迫，阻断垂体与下丘脑间通路、阻断或减少催乳素抑制因子多巴胺的释放，导致催乳素水平升高。

3. 肢端肥大症·高达50%的生长激素瘤患者可伴有催乳素水平升高，明确高催乳素血症患者是否合并存在肢端肥大症非常重要。一方面是因为GH是潜在的催乳素，当GH明显升高时可以引起溢乳；另一方面，生长激素瘤可与催乳素瘤以混合瘤的形式存在。

4. 无功能瘤·部分大腺瘤可压迫垂体柄引起PRL升高。无功能瘤伴发的高催乳素血症，82%催乳素水平<100 μg/L，极少数情况下也可以>250 μg/L。如果PRL升高，垂体又发现明显占位，易误诊为功能性催乳素瘤。当给予多巴胺受体激动剂治疗时，常常是催乳素水平可有不同程度的降低，但肿瘤无明显缩小。

5. 头部创伤·严重的头部创伤可以导致高催乳素血症，多伴发尿崩症或抗利尿激素不适当分泌综合征（SIADH）及其他垂体前叶功能减退的表现。头颅、下丘脑放射治疗后50%的患者会有重度高催乳素血症。

6. 头面部外照射·颅面部肿瘤、或颅内肿瘤的外照射治疗对下丘脑垂体柄亦具有破坏作用。白血病骨髓移植前进行的全身照射，特别是针对颅内浸润灶的照射，产生的破坏效果也能使PRL升高。

四、特发性高催乳素血症

部分催乳素异常升高但不能发现任何明确导致催乳素升高的原因，如无垂体或下丘脑区域的占位、无全身性疾病和外照射病史等，称为"特发性高催乳素血症"。其原因可能是催乳素分泌中枢调节障碍如结节漏斗区神经内分泌功能异常，或可能是正在形成中的微腺瘤尚无明显影像学改变，或可能为催乳素细胞弥漫性增生。一项针对特发性高催乳素血症患者为期6年的随访研究显示20%可自行恢复正常，10%～15%发展为微腺瘤，发展为大腺瘤者罕见。特发性高催乳素血症患者催乳素水平通常<100 μg/L，多数对于多巴胺受体激动剂的治疗有耐药性。

五、巨催乳素血症

巨催乳素血症（macroprolactinoma）是指循环血中含有大量大或巨大催乳素分子（特别是150 000的催乳素）。巨催乳

素血症可能与抗催乳素自身抗体有关，巨催乳素通常是催乳素与IgG的复合物，特别是抗-催乳素自身抗体与催乳素（分子量为23 000）结合，组成大分子免疫复合物（巨催乳素）。由于其分子量大，不易被清除，造成催乳素分泌增多的假象。一项回顾性研究发现约40%高催乳素血症为巨催乳素血症。巨催乳素生物活性显著下降，通常缺乏典型的高催乳素血症症状，但也出现部分表现如性腺功能减退、溢乳和骨质疏松等。由于巨催乳素生物活性非常低，如果游离催乳素水平正常，该类患者既不需要药物治疗也不需要进一步检查。

由于巨催乳素血症是常见的高催乳素血症原因，因此常规进行巨催乳素的检查可以减少不必要的检查和治疗。鉴于真正高催乳素血症与巨催乳素血症很难通过常规临床检验进行区分，2011年版美国高催乳素血症指南建议在无症状性高催乳素血症患者中进行性巨催乳素筛查。因此，当缺乏典型高催乳素血症症状时，应考虑到巨催乳素血症的可能。聚乙二醇沉淀法是鉴别巨催乳素血症的价廉物美的方法。

六、其他全身性疾病

慢性肾衰竭与肝硬化使催乳素清除率下降从而使催乳素水平增加。约1/3肾脏疾病患者会出现高催乳素血症。透析并不能改善高催乳素血症，但肾移植术后催乳素水平可以恢复正常。肝硬化、肝性脑病患者中5%～13%有高催乳素血症。

原发性甲状腺功能减退由于TRH的升高导致中度（moderate）高催乳素血症。原发性甲状腺功能减退患者如果长期未治疗或治疗不充分，可能会出现垂体增生、类似于肿瘤样影像改变，易被误诊为催乳素瘤。因此，明确高催乳素血症病因时排除原发性甲状腺功能减退至关重要。原发性甲状腺功能减退引起的高催乳素血症和垂体增大可以通过甲状腺素替代治疗而缓解。

甲状腺功能亢进时也可伴有血清催乳素水平升高。2016年Sanjari等研究显示高催乳素血症也常见于女性甲状腺功能亢进患者。该研究发现甲状腺功能亢进患者血清催乳素水平不仅高于正常对照组，还有部分患者存在高催乳素血症；此外，研究还发现血清催乳素水平随着雌激素水平增加而升高，但随年龄的增加而下降，甲状腺功能亢进对催乳素水平的影响独立于年龄和雌激素之外。然而，这些因素导致的影响非常轻微，不会使血清催乳素显著升高而类似于催乳素瘤样改变。

此外，多囊卵巢综合征患者中6%～20%可出现溢乳及轻度高催乳素血症，可能与持续的雌激素刺激及催乳素分泌细胞敏感性增高有关。子宫内膜异位症患者中21%～36%血清催乳素水平轻度升高，尤其伴不孕者，可能为痛经、不孕造成的精神刺激所致。异位催乳素分泌见于支气管癌、肾癌、卵巢畸胎瘤等。胸壁或乳腺慢性刺激如创伤、带状疱疹、神经炎、乳腺手术及长期乳头刺激等也可以导致高催乳素血症。

第二节·催乳素细胞腺瘤

催乳素细胞腺瘤（简称催乳素瘤或PRL瘤）是最常见的功能性垂体腺瘤，年发病率约为30/10万。如果考虑尸检资料时其发病率预计更高，因为尸检发现垂体微腺瘤的患病率

为 11％,其中 46％ 免疫组化显示 PRL 阳性。根据直径的大小,催乳瘤分为微腺瘤、大腺瘤和巨大腺瘤。催乳素瘤发病的性别构成与肿瘤直径有关,微腺瘤存在显著的性别差异(男∶女＝1∶20),大腺瘤则比例相当。大腺瘤可能是微腺瘤的晚期表现,或者是微腺瘤在雌激素刺激下增大的结果。然而,临床影像随访研究显示仅有 7％～14％ 的微腺瘤继续生长并向大腺瘤转变,提示瘤体大小相对稳定,微腺瘤和大腺瘤可能有不同的生物学行为。此外,尽管部分患者 PRL 水平随病程延长可能出现自行降低,甚至在停止多巴胺受体激动剂治疗后瘤体消失,催乳素瘤的相对稳定还表现在于多数患者 PRL 水平保持稳定状态,只有不到1/5的患者 PRL 水平可能逐渐增高。甚至,还有报道显示较小的催乳素瘤可能在妊娠和哺乳期后自行消失的现象。

PRL 大腺瘤通常会继续生长和增大,肿瘤体积与 PRL 水平密切相关。通常情况下 100～250 μg/L 提示微腺瘤,250 μg/L 以上提示大腺瘤,1 000 μg/L 以上则提示巨大腺瘤。因此,PRL 水平>200 μg/L 时强烈提示垂体催乳素瘤的可能性。尽管女性垂体瘤中催乳素瘤占大多数(75％ 以上),而男性患者肿瘤体积更大。一项包括 45 例男性和 51 例女性催乳素瘤患者的研究显示,男性和女性 PRL 水平分别为(2 789±572) μg/L 和(292±74) μg/L,肿瘤最大直径分别为(26±2) mm 和(10±1) mm,男性患者肿瘤侵袭性更强,生长更快。催乳素巨大腺瘤是指直径>4 cm 且 PRL 水平>1 000 μg/L 的肿瘤,常见于男性患者。

PRL 水平>200 μg/L 时并非总见于催乳素瘤,也可能是药物性高催乳素血症如抗精神病药物维思通(risperidol)所致。然而,当 PRL 水平>500 μg/L 时仅见于催乳素瘤。当发现存在垂体大腺瘤而 PRL 水平<200 μg/L 时,提示催乳素瘤的可能性较小。垂体大腺瘤导致高催乳素血症的原因为垂体肿瘤压迫垂体柄或阻断门静脉系统,使下丘脑催乳素抑制因子(PIF)即多巴胺不能到达垂体所致。值得注意的是,微腺瘤患者 PRL 水平通常波动范围较大,可以从轻度升高至数百以上(μg/L)。因此,针对初诊为垂体大腺瘤且 PRL 水平为 200 μg/L 左右时,首选药物治疗是明智之举。如果多巴胺受体激动剂治疗后 PRL 水平明显下降且瘤体显著缩小则可确诊为催乳素瘤;否则,该肿瘤为无功能性可能性大,高催乳素血症为垂体肿瘤压迫垂体柄所致。

一、病理生理

PRL 细胞位于垂体前叶侧翼,微腺瘤因而多位于垂体一侧,偏离垂体中线。肿瘤呈局限生长,同侧垂体变大、扩张,或见鞍膈受压局限性上突。垂体柄被挤向对侧,或者同侧海绵窦受挤压。鞍底亦可受累,变宽、骨质变薄。大腺瘤瘤体大小可相差很大。较小者可局限在鞍内,较大者向周围组织压迫侵袭,如向上可压迫视交叉和垂体柄,向侧方可压迫和侵袭海绵窦及其内结构(Ⅲ、Ⅳ、Ⅵ、Ⅴa、Ⅴb 脑神经),向下方侵袭鞍底骨质结构,向后方压迫脑桥,巨大催乳素瘤甚至通过压迫脑桥使导水管闭塞,导致脑水肿。

绝大多数催乳素瘤表现为疏松颗粒型,细胞呈嫌色或轻度嗜酸,分泌颗粒分布均匀,偶尔呈乳头状结构。瘤体内可见钙化,这点可以成为 PRL 的重要鉴别诊断特点。在颅内还有

脑膜瘤和颅咽管瘤有钙化现象,但脑膜瘤和颅咽管瘤亦具有各自的特点。电镜下细胞呈多形性,形状不规则,中等大小。细胞核较大,核仁宽大、致密,粗面内质网和高尔基体发达。分泌颗粒大小为 150～300 nm,电子密度疏松,欠成熟,抗 PRL 组化染色阳性,可见胞溢现象。偶尔在高尔基体的扁平囊区域出现 PRL 组化阳性物质。致密颗粒型为临床较少的类型,胞质明显嗜酸,粗面内质网和高尔基体不如疏松颗粒型发达,细胞内分泌颗粒多而致密,大小在 200～700 nm 不等,分布在高尔基体内或胞质其他区域。胞吐现象活跃,为此型的重要特点。致密颗粒型多见于曾经使用多巴胺受体激动剂治疗的患者。

尽管 99％ 以上的催乳素瘤均为良性肿瘤、边界清晰且没有局部浸润的证据,但有近半数会出现局部侵袭现象。侵袭性肿瘤可能具有更高的丝裂活性及更多的细胞和多形性(more cellular and pleomorphic)等特点,侵犯周围脑膜(dura)、骨质或静脉结构(海绵窦)可能代表了一种中间类型即肿瘤性质介于界限清晰的良性变异型(benign variety)和极端罕见的恶性肿瘤之间。没有远处转移的侵袭性肿瘤仍属于良性肿瘤的范畴。免疫组化 PRL 染色阳性可证实催乳素瘤的诊断,肿瘤不同于周围正常垂体组织而缺乏真正的包膜,常常具有由受压的腺垂体细胞和网状纤维结构组成的假包膜。约有 20％ 的大腺瘤瘤体包含有与卒中无关的出血区,常可以完全吸收。

多数催乳素瘤为单纯性 PRL 分泌瘤,少部分属于分泌多激素的混合型腺瘤,其中以合并 GH 分泌最为多见,可出现相应的激素过多症状如肢端肥大症、库欣病和甲状腺功能亢进等。催乳素瘤大多生长缓慢,呈散发性,也是 MEN1 中最常见的垂体瘤类型,约占所有催乳素瘤的 20％。合并 FSH/LH 分泌的儿童催乳素瘤患者可有性早熟现象。家族性催乳素瘤没有 MEN1 其他特点,罕见情况下也会出现在遗传性 AIP 基因突变患者中。

多巴胺受体激动剂对催乳素瘤的功能和形态具有明显的抑制作用,治疗后在瘤细胞内几乎不能见到免疫组化阳性成分,瘤细胞也明显缩小,呈异嗜性,核变得不规则、不居中、向一侧胞膜贴近,占据细胞大部分面积,使另一侧呈现为明显的胞质区域,但胞质区比胞核区明显小,其中粗面内质网和高尔基体萎缩,仍可见数量不等的分泌颗粒和胞溢现象。有些肿瘤治疗后表现为部分细胞受到抑制,另一部分细胞仍有分泌活性,还有部分细胞出现坏死现象。少数肿瘤对多巴胺受体激动剂不敏感,表现为治疗后激素水平无明显下降、形态学上变化也不明显。催乳素瘤细胞可有雌激素受体表达增加,多巴胺受体激动剂治疗后雌激素受体减少,这可以降低雌激素对 PRL 细胞的作用。多巴胺受体激动剂治疗还可以诱导 DA2 受体的表达,使肿瘤对药物的敏感性增强。药物抵抗性肿瘤也可见到 DA2 受体表达,但其 mRNA 水平较低,提示表达水平不高。因此,对药物的抵抗可能是由于多巴胺受体激动剂不能诱导 DA2 受体进一步表达,或存在受体后抵抗。催乳素瘤常需要多巴胺类药物的长期治疗,停药后 2 周就可见到 PRL 细胞恢复瘤细胞形态、肥大及功能增强,也有些肿瘤在撤药后 1 个月才出现细胞肥大。长期溴隐亭治疗可使瘤体出现明显钙化和淀粉样蛋白沉积,并有间质纤维增生,增加手

术的难度。

二、临床表现

催乳素瘤患者常常因高催乳素血症、肿瘤占位效应和鞍区周围侵袭性症状或体征就诊（表2-8-2）。

表2-8-2 催乳素瘤的症状和体征

肿瘤占位相关的症状和体征	高催乳素相关的症状和体征
视野异常	闭经、月经稀发、不育
视物模糊或视力下降	性欲减退、阳痿、早泄、勃起功能障碍、少精
垂体功能低下相关症状	溢乳
头痛	骨量减少
脑神经麻痹	
垂体卒中	
癫痫（颞叶）	
脑积水	
单侧突眼	

1. 高催乳素血症 催乳素瘤不论体积大小均可以有高催乳素血症导致的症状和体征。月经不规律、性功能障碍、溢乳、骨量减少和生活质量下降均与高催乳素血症和肿瘤占位等有关。升高的催乳素通过短的反馈弧效应影响促性腺激素的脉冲，抑制GnRH和LH的脉冲频率和振幅。高催乳素水平还可直接抑制卵巢和睾丸功能。女性患者可有原发性或继发性闭经、月经稀发、经血量过多和月经延迟，或即使月经规律但因黄体期缩短而导致不孕。此外，还可以有性欲下降和阴道干燥。男性性功能或性腺障碍常表现为性欲减退或缺乏、阳痿、早泄、少精或无精。高达50%的女性和35%的男性催乳素瘤患者有溢乳现象，两者存在差异是因为男性乳腺组织对高催乳素血症所致的促泌乳作用反应更弱。除非有明显的触发性溢乳，溢乳症状常常被忽略。高催乳素血症导致的男性或女性性类固醇激素缺乏或下降，还可导致骨密度降低甚至骨折风险增加。

2. 肿瘤占位效应 催乳素瘤亦可以肿瘤占位或侵袭性症状为主要临床表现。微腺瘤可无任何症状，仅在尸检中发现，直径2～3 mm或更大但仍<10 mm。微腺瘤尽管瘤体很小但仍具有侵袭性。大腺瘤可以表现为非侵袭性大腺瘤（>10 mm）直至巨大（>40 mm）侵袭性肿瘤并突入鞍上结构。大腺瘤或巨大腺瘤导致的症状或体征主要是视神经受压导致的视功能障碍。一项包括1 000例患者的研究显示视功能障碍中最常见的主诉是视力下降，而客观检查则为双颞侧视野缺失、双颞侧偏盲和视力下降。头痛也是常见症状，但癫痫（肿瘤累及颞叶）和脑积水罕见，单侧突眼也是如此。许多肿瘤侵犯海绵窦，但脑神经麻痹罕见。垂体瘤卒中是导致脑神经麻痹更常见的原因，常有相应的临床表现。催乳素瘤还可以因其他疾病进行头颅MRI或CT检查时意外发现。

三、评 估

所有垂体腺瘤患者都要进行PRL水平检测。PRL水平升高者如果不能确定是常见并显而易见的原因（如妊娠、使用抗精神病药物）所致时，需要进行垂体影像学检查以明确是否存在垂体肿瘤。此外，催乳素瘤可与其他导致高催乳素血症的原因并存，如使用抗精神病药物（见本章第一节）。即使轻到中度水平的升高都应该仔细评估，因为有可能是垂体大腺瘤的提示线索（压迫垂体柄导致PRL水平升高）。PRL水平不仅与肿瘤体积相关，还存在显著性别差异即男性患者更高。少见情况下，巨大腺瘤PRL水平可高达数万μg/L，如果血标本没有稀释时检测结果可能处于完全"正常"水平，此时应警惕特高PRL血症的"高剂量钩状效应"（high-dose hook effect）。高剂量钩状效应是由于抗原明显高于检测抗体导致的检验误差，对受检血清进行稀释后再次检测即可得出真实结果，当然还应注意与无功能瘤进行鉴别。另外，存在大分子PRL时血清PRL也可以升高。大分子PRL较正常PRL分子致溢乳作用更弱。尽管临床上常没有活性表现，巨催乳素血症也可以在垂体瘤患者中出现。20%的巨催乳素血症患者存在垂体腺瘤，部分患者溢乳、月经稀发或闭经、勃起功能障碍和性欲减退等与其有关。因此，PRL水平升高但相应的临床表现很少或缺乏时应通过聚乙二醇沉淀法来评估是否存在巨催乳素血症。

细致询问病史可以发现肿瘤占位相关的症状和体征，如视野异常、视力受损、视物模糊或复视、脑脊液鼻漏、头痛、尿崩症和垂体功能减退等。此外，还应仔细询问患者性腺功能及性发育情况，如月经初潮年龄、月经周期是否规律、生育情况、性欲、勃起及其维持时间。此外，还应明确是否存在溢乳现象，因为闭经和溢乳同时存在时提示垂体性肿瘤，除非有其他明确并显而易见病因的存在。

高达50%的肢端肥大症患者伴有血清PRL水平升高，但疾病早期、轻症或嗜酸性干细胞腺瘤（acidophilic stem cell adenomas）患者临床表现中几乎没有GH分泌过多的典型体征。由于人GH分子与PRL具有类似的致溢乳作用，单纯性生长激素瘤患者可以出现与催乳素瘤相同的症状和体征。因此，应该测定IGF-1水平进行鉴别。罕见情况下，PRL水平升高也可见于促甲状腺激素瘤患者。另外，还应该评估其他垂体激素水平以明确是否存在垂体功能减退。此外，必须进行垂体MRI检查以协助催乳素瘤的诊断。

四、治 疗

催乳素瘤治疗方法包括药物（多巴胺受体激动剂）、手术和放射治疗。理想疗效是PRL水平恢复正常（包括相关症状和体征）、肿瘤完全切除或缩小使肿瘤占位相关性症状和体征完全缓解（表2-8-3），尤其是受损的性腺功能和生育能力得到恢复、溢乳消失、受损的骨密度得到改善，而下丘脑-垂体功能还没有受到损伤及视力恢复（如果受到影响的话）。

（一）药物治疗

多巴胺受体激动剂广泛应用于催乳素瘤的治疗，是首选治疗策略，我国2014年版《中国垂体催乳素腺瘤诊治共识》推荐的治疗方案见图2-8-1。目前主要有溴隐亭和卡麦角林，另外还有培高利特（pergolide）和喹高利特（quinagolide）。多巴胺受体激动剂能使绝大多数患者PRL水平正常和肿瘤体积显著缩小，且药物治疗适用于各种大小的肿瘤。

表 2-8-3 催乳素瘤的多巴胺受体激动剂治疗(%)

项 目	溴隐亭 (2.5~7.5 mg/d)	卡麦角林 (0.5~1 mg 2次/周)
微腺瘤		
PRL 恢复正常	70%	80%
月经恢复	70%	80%
大腺瘤		
PRL 恢复正常	65%	70%
月经恢复	85%	80%
肿瘤缩小		
无	20%	20%
<50%	40%	55%
50%及以上	40%	25%
视野改善	90%	70%
药物耐受性	15%	5%

注：长效卡麦角林改善患者依从性和具有更少的胃肠道反应。针对生育需求，首先推荐溴隐亭，因为短效且可在发现妊娠后立即停药。

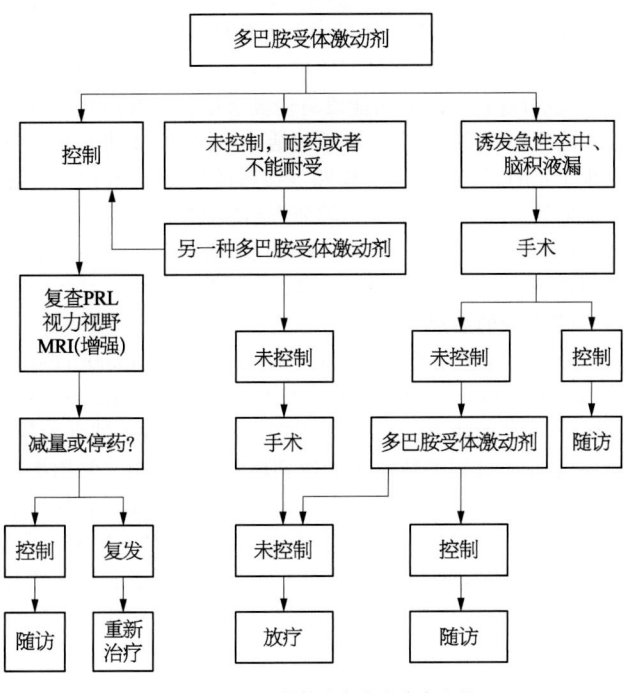

图 2-8-1 推荐催乳素瘤的治疗流程

1. 溴隐亭·溴隐亭是一种半合成麦角生物碱类多巴胺受体激动剂，是第一个应用于临床的多巴胺 D1 和 D2 受体激动剂，通过抑制垂体 PRL 分泌和催乳素细胞增殖从而使血 PRL 水平降低或恢复正常及缩小瘤体。自临床应用溴隐亭治疗催乳素瘤和高催乳素血症以来，尽管疗效因选择人群不同而略有差异，总体上可使 60%~80% 患者的 PRL 水平降至正常、异常泌乳消失或减少、80%~90% 恢复排卵月经、70% 恢复生育，大腺瘤患者视野改善或恢复可达 80%~90%，60% 瘤体缩小 50% 以上。然而，停药可能导致肿瘤迅速增大。仅少数情况下，溴隐亭治疗期间缩小的肿瘤在停药后不会出现肿瘤增大。令人感兴趣的是，部分高催乳素血症在长期随访期间可能自行恢复正常。罕见情况下，还可出现多巴胺受体激动剂治疗期间 PRL 水平降低但肿瘤仍呈持续增大

的现象，而通常情况下应该是肿瘤持续生长同时伴有 PRL 继续升高。当然，这种情况下要注意排除无功能性垂体瘤压迫垂体柄导致的 PRL 水平升高。

尽管使用大剂量溴隐亭，部分患者可存在部分或完全性药物抵抗。药物性抵抗的定义是标准或最大耐受剂量仍不能使 PRL 水平恢复正常和(或)肿瘤体积明显缩小(>50%)。卡麦角林也存在类似现象。多巴胺受体激动剂抵抗可能反映了 D2 受体结合位点减少、受体基因多态性或受体后抵抗。少见情况下，尽管肿瘤体积明显缩小及性腺功能显著改善，部分治疗前 PRL 水平很高的患者治疗后 PRL 水平难以完全恢复正常。尽管其中部分患者在进一步增加剂量或改用其他多巴胺受体激动剂后 PRL 水平可恢复正常，但多数患者 PRL 水平仍不会有进一步改善并保持升高状态。催乳素瘤完全性或部分性药物抵抗并不常见，大多数为部分性(肿瘤体积缩小及 PRL 水平降低但未恢复正常)。随着药物治疗后肿瘤生长得到控制，此时应关注并评估和治疗持续高催乳素血症带来的症状。

溴隐亭可以使催乳素瘤体积显著缩小甚至完全消失。溴隐亭通过缩小细胞质、细胞核和核仁区体积达到缩小肿瘤细胞进而缩小肿瘤体积。由于细胞体积缩小且细胞核成簇出现，组织切片上显示溴隐亭治疗后肿瘤组织结构非常致密。此外，PRL mRNA 与 PRL 合成受到抑制、胞吐减少，PRL 分泌颗粒体减少，粗面内质网结构和高尔基体消失。最终导致肿瘤体积缩小，甚至肿瘤坏死。

溴隐亭治疗使肿瘤血管周围纤维化增加了肿瘤切除的难度。然而，对于经蝶微创手术治疗的 PRL 大腺瘤，也有研究显示术前使用溴隐亭对手术成功率没有明显影响。针对使用溴隐亭 2.5 mg 3 次/日且疗效良好的巨大催乳素瘤或 PRL 水平非常高的患者，增加剂量通常不会带来更佳的疗效。一旦药物治疗对于肿瘤大小、闭经和溢乳有良好的疗效，部分患者可以采用较小剂量药物维持疗效，但很少可以停止药物治疗。

溴隐亭临床应用时间比较久，是一种安全、价格相对便宜并且有效的药物，我国大部分医院可以提供，因此溴隐亭为我国推荐治疗催乳素瘤的首选药物。溴隐亭剂量范围为 2.5~15 mg/d(平均剂量 7.5 mg/d)。不同的给药方式和服药方法可能避免或使潜在的副作用发生率降至最低。我国 2014 年版《中国垂体催乳素细胞腺瘤诊治共识》中推荐治疗的初始剂量为 0.625~1.25 mg/d，建议晚上睡前进食少许食物后服用药物。每周间隔增加 1.25 mg 直至达到 5 mg/d 或 7.5 mg/d。7.5 mg/d 为有效治疗剂量，如果肿瘤体积和 PRL 控制不理想，则可以逐步加量至 15 mg/d。继续加量并不能进一步改善治疗效果，不建议使用 15 mg 以上的大剂量，溴隐亭疗效不佳时可改为卡麦角林进行治疗。

2. 卡麦角林·化学结构为 6-烯丙基-N-[3-(二甲基氨基)丙基]-N-(乙基氨基甲酰基)麦角林-8-甲酰胺，是高选择性多巴胺 D2 受体激动剂，也是溴隐亭的换代药物，作用更强大且不良反应相对减少。由于卡麦角林具有更长作用时间，通常为每周 1~2 次给药方式，已超越溴隐亭成为大部分患者的首选，但妊娠期患者除外。卡麦角林半衰期长与其和催乳素细胞 D2 受体有更高的亲和力有关，药物更易于在垂体

组织内保留并发挥作用。药效动力学研究显示卡麦角林以剂量相关的方式降低 PRL 水平。一项包括 459 例使用卡麦角林治疗（0.5～1 mg，2 次/周）的女性高催乳素血症的研究中，83％的患者 PRL 水平恢复正常，溴隐亭治疗组（2.5～5 mg，2 次/日）仅 52％恢复正常。此外，研究还显示卡麦角林在恢复排卵周期和生育能力方面也优于溴隐亭（72％比 52％，$P<0.001$），且副作用更少，耐受性更佳。

卡麦角林可以使 95％的微腺瘤和 80％的大腺瘤患者 PRL 水平恢复正常、肿瘤缩小及性腺功能恢复正常。鉴于卡麦角林疗效更佳、缩小肿瘤概率更大、依从性更佳及副作用更少，2011 年美国内分泌学会推荐优先考虑使用卡麦角林而非其他多巴胺受体激动剂。有研究显示卡麦角林可使 80％～95％患者 PRL 水平恢复正常，溴隐亭组仅为 75％；另有多项研究表明溴隐亭能使 2/3 患者肿瘤体积缩小约 50％，而卡麦角林组缩小率可高达 90％。Colao A 等研究显示 19 例对其他多巴胺受体激动剂抵抗的大腺瘤患者改用卡麦角林后，15 例患者 PRL 水平恢复正常。卡麦角林还可以使催乳素瘤相关的头痛得到显著改善。卡麦角林使用方法：初始剂量为每周 0.25～0.5 mg（0.5 mg/片），每月在原来的基础上增加 0.25～0.5 mg 或每隔 2～4 个月根据血清 PRL 水平增加 0.25～0.5 mg，直到 PRL 恢复正常，通常很少需要剂量超过 3 mg/周。

3. 喹高利特（quinagolide）·喹高利特是一种非麦角类多巴胺受体激动剂，是具有高度选择性多巴胺 D2 受体激动剂，抑制催乳素作用更强大而不良反应相对较少，作用时间更长。喹高利特通常用于卡麦角林和溴麦角林不能耐受者，目前在我国较少使用。对溴隐亭抵抗（15 mg/d 且疗效不理想）或不耐受者改用这些新型多巴胺受体激动剂有效率可达 50％以上。喹高利特使用方法：每日 1 次，75～300 µg/d。

4. 培高利特（pergolide）·由于在啮齿类动物试验中能增加子宫肿瘤的发生率，故未被美国 FDA 批准用于治疗高催乳素血症。此药国内无供应。由于使用培高利特存在增加心脏瓣膜损害的风险，2007 年中国及美国等已经将甲磺酸培高利特制剂撤出市场。

5. 药物使用方法·关注多巴胺受体激动剂给药方式和服药方法可以避免或减少潜在的药物不良反应。溴隐亭常用起始剂量为 1.25 mg/d 或卡麦角林 0.25 mg/周，耐受后药物剂量可逐渐增加，或根据耐受情况逐渐减量，应该小剂量起始并在睡前进食少许食物后服用药物。患者在服药初期应该避免导致外周血管扩张的活动如洗热水澡，这样可以降低体位性低血压的发生风险。如果副作用明显并严重影响日常生活，应将剂量减半。之后，缓慢增加剂量直至有效剂量。也可以考虑换用另一种药物。提倡阴道内用药，可以减少胃肠道不良反应。

6. 药物不良反应·多巴胺受体激动剂副作用常见，包括恶心、头痛、头晕、腹痛、晕厥及体位性低血压等。高达 50％的患者可出现恶心，还有鼻塞、抑郁和数字性血管痉挛（digital vasospasm）类似于帕金森病患者的表现，后者更多见于高剂量时。体位性低血压严重时可以引起意识丧失，但不常见，通常可通过精细调整药物剂量而避免。服用溴隐亭的患者出现精神错乱或原有的精神病症状和体征加重概率可达 1.3％。

其他多巴胺受体激动剂如卡麦角林也可以引起精神错乱。因此，在使用这类药物之前应仔细询问是否有精神性疾病病史。如果必须使用多巴胺受体激动剂治疗的患者出现了精神错乱症状，可以联合使用没有 PRL 潜在刺激作用的抗精神病药物如奥氮平进行治疗。6.1％的大腺瘤患者在使用多巴胺受体激动剂治疗过程中出现脑脊液外漏，其中部分患者对多巴胺受体激动剂存在明显抵抗现象。其他严重的罕见副作用包括肝功能不全和心律失常。腹膜后纤维化、胸腔积液和胸膜增厚、限制性二尖瓣反流等也见于使用高剂量溴隐亭治疗的患者。

高剂量多巴胺受体激动剂导致心瓣膜反流风险增加与其拟血清素样特性有关。高剂量源于麦角碱的多巴胺受体激动剂可能增加帕金森病患者发生中重度心瓣膜反流的风险，然而常规剂量并不导致这种不良反应的发生。有临床意义的心瓣膜反流（中重度，3～4 级）也见于培高利特和卡麦角林治疗的患者，提示对这些患者应该选择更低的治疗剂量。尽管增加轻度三尖瓣反流的风险，一些研究并没有发现小剂量卡麦角林导致患者发生显著的瓣膜疾病。然而，最近也有研究显示瓣膜疾病可能与标准剂量的卡麦角林有关。此外，研究还发现使用多巴胺受体激动剂治疗至少 1 年以上的患者发生瓣膜钙化的风险增加，但功能没有受到影响。卡麦角林还可引起亚临床心瓣膜纤维化。一项包括 51 例患者、卡麦角林治疗至少 1 年的研究发现二尖瓣和三尖瓣微量反流、轻度三尖瓣反流的发病增加。在随机对照研究结果证明小剂量卡麦角林的心瓣膜安全性之前，医师应该建议患者每年进行超声心动图检查。

（二）放射治疗

放射治疗包括外照射治疗（external beam radiotherapy，EBRT）和立体定向放射外科治疗（stereotactic radiosurgery，SRS）。直线加速器放射治疗可有效控制和缩小催乳素瘤。然而，放射治疗需要数年才能达到最大治疗效果。常用推荐剂量为 4 500～4 600 cGy。Tsagarakis S 等研究显示使用这一剂量平均 7.3 年后，36 例患者中 18 例 PRL 水平恢复正常。2011 年美国内分泌学会建议对于术后残余肿瘤或侵袭性恶性催乳素瘤可以给予放射治疗，2016 年我国《女性高催乳素血症诊治共识》指出放射治疗主要适用于侵袭性大腺瘤、术后肿瘤残留或复发、药物治疗无效或不耐受、有手术禁忌或拒绝手术及不愿长期服药的患者。

放射治疗的副作用主要是垂体功能减退。当下丘脑-垂体位于放射治疗区域内时，发生垂体功能减退的风险增加。常规放射治疗后 10～20 年，垂体功能低下的累积风险可超过 50％，甚至高达 100％。通常需要每隔 10 年或根据相应临床症状对垂体前叶功能进行评估。Tsagarakis S 等研究显示放射治疗（3 750～4 250 cGy）5 年后，165 例患者均出现 GH 分泌受损，GnRH、ACTH 和 TSH 分泌受损的比例分别为 91％、77％和 42％。另有一项包括 36 例催乳素瘤患者的研究发现放射治疗前仅有 83％的患者 GH 对胰岛素诱导的低血糖都有正常应答，放射治疗后 9～12 年，34 例患者出现了 GH 分泌不足的表现。因此，尽管放射治疗能有效控制肿瘤的生长，但疗效差于多巴胺受体激动剂，高催乳素水平正常化仅为 30％左右。使用直线粒子加速器进行立体定向治疗（SRS）时定位性更好、辐射区域更小，单次剂量 SRS（靶区周边 12～16 Gy）对体积较小的肿瘤足以控制肿瘤生长。然而，高催乳素正常化则需要更高剂量，肿瘤周边剂量可达 20～35 Gy。目前仍缺乏使用 γ 刀对垂体瘤治疗的大规模临床数据。

（三）外科手术

尽管药物治疗越来越多见于垂体催乳素瘤的治疗选项中，经蝶窦外科手术仍是部分患者的一种选择。我国 2014 年版《中国垂体催乳素细胞腺瘤诊治共识》中明确指出选择手术治疗需根据以下情况综合判断：肿瘤大小、血催乳素水平、全身情况、药物治疗反应、患者意愿及对生育的需求。同时强调微腺瘤占垂体催乳素瘤的大部分，绝大多数不会进一步生长，所以手术干预通常不作为首选。外科治疗目的包括迅速缓解内分泌异常、催乳素降至正常范围、保留正常垂体功能、尽可能减少肿瘤复发及作为脑脊液漏修补术。

手术指征包括垂体瘤卒中、严重的神经系统症状和内科药物治疗失效。内科药物失效是指尽管使用最大耐受剂量的多巴胺受体激动剂仍不能使催乳素水平恢复正常或使肿瘤缩小。手术可以使 65%～85% 微腺瘤和 30%～40% 大腺瘤患者 PRL 水平恢复正常，但是术后高催乳素血症的复发率也比较高，10 年以上复发率为 20%。手术成功率取决于肿瘤的大小和血清 PRL 水平，即手术效果与肿瘤大小及 PRL 水平呈负相关。一项包括 31 篇研究的荟萃分析显示 1 224 例微腺瘤中 71% 的患者血清 PRL 水平恢复正常。此外，尽管微腺瘤手术治愈率高，但高催乳素血症复发率亦相对较高，约为 17%。相反，完全切除大腺瘤尤其是侵袭性大腺瘤几乎不可能成功，术后仅有 31% 的患者 PRL 水平可以恢复正常，复发率为 19%。手术疗效与术者经验、肿瘤大小、侵袭程度及病程等有关，其中外科医师的经验至关重要，成功率取决于术者的经验和熟练程度。

多巴胺受体激动剂抵抗是手术适应证。如果只能部分切除肿瘤时，应考虑进行辅助性放射治疗。如果妊娠期间肿瘤较大并存在威胁视力的潜在风险时，应考虑预防性经蝶手术。不能耐受多巴胺受体激动剂、拒绝药物治疗并愿意选择手术治疗均为手术适应证。经蝶窦手术的并发症包括垂体前叶功能低下、一过性或持续性尿崩症及抗利尿激素分泌不当。经蝶窦手术死亡率非常低（<1%），出血、脑脊液漏及脑膜炎等并发症罕见。推荐患者到有丰富垂体手术经验的医院完成手术，以减少术后并发症、保留残存垂体功能及提高手术疗效。

（四）化疗

对于各种治疗无效的侵袭性催乳素瘤，化疗越来越受到关注。烷化剂-替莫唑胺曾用来治疗侵袭性催乳素瘤和肿瘤不能完全切除的患者。替莫唑胺是一种烷基化化合物，易穿过血脑屏障，个别情况下可以控制肿瘤生长。疗效可以通过对肿瘤进行 6-甲基鸟嘌呤-DNA-甲基转移酶（MGMT）染色法进行预测。

多巴胺受体激动剂抵抗包括最大可耐受剂量时 PRL 水平未降至正常和（或）肿瘤体积缩小<50%，治疗未能恢复患者生育能力也是药物抵抗的表现。部分患者可能出现疗效不一致的现象，如肿瘤体积缩小达到标准而血清 PRL 水平未降至正常，反之亦然。另外，部分患者呈现部分性抵抗即需要高于标准剂量的药物才能取得疗效。多巴胺受体激动剂抵抗与

药物不耐受不同，后者是指药物的副作用使患者无法继续使用药物。多巴胺受体激动剂抵抗的具体机制目前还不完全清楚，微腺瘤比大腺瘤更少出现抵抗。使用卡麦角林治疗的患者中，PRL 水平未能降至正常的微腺瘤和大腺瘤患者分别为 10% 和 18%。男性比女性患者更可能出现多巴胺受体激动剂抵抗。2011 年美国内分泌学会建议针对溴隐亭抵抗者可以改用卡麦角林。

手术失败、侵袭性或恶性催乳素瘤，建议考虑放射治疗。另外，恶性催乳素瘤亦可给予替莫唑胺治疗。恶性催乳素瘤指肿瘤发生于中枢神经系统内或远处转移性蔓延。恶性催乳素瘤非常罕见，组织学上无法鉴别腺瘤与癌，也没有可靠的病理学标志物可以预测催乳素瘤的恶性潜力。恶性肿瘤的治疗非常棘手，生存期大约只有 1 年。手术对减轻病变的压迫症状有益。

五、随访与停药

催乳素瘤的治疗目标是使 PRL 水平恢复正常或至少达到可以使性腺功能/生殖功能恢复正常的 PRL 水平以及肿瘤缩小。一旦 PRL 水平恢复正常或接近正常，第一年每隔 3～6 个月，之后每隔 6～12 个月进行随访复查，并根据 PRL 水平调整药物剂量。如果微腺瘤患者 PRL 水平保持在正常范围内，是否需要进行第二次垂体 MRI 扫描目前还存在一定争议，因为肿瘤没有增大而 PRL 水平明显升高的情况极其罕见。大腺瘤患者需每 3 个月进行 MRI 检查，此外还应在 PRL 持续升高或存在垂体压迫症状时及时复查。由于大腺瘤可能会压迫视交叉，应定期进行视野评估，直到恢复正常或进入稳定状态后停止复查。

关于催乳素瘤的停药时机，各国指南或专家共识不尽相同。2006 年垂体协会（The Pituitary Society，TPS）指南建议 PRL 水平恢复正常范围至少 3 年且瘤体显著缩小时可以考虑药物逐渐减量直至停药；2011 年内分泌协会（The Endocrine Society，TES）建议 PRL 水平恢复正常且 MRI 证实垂体瘤消失至少 2 年时可以考虑停药；2014 年《中国垂体催乳素细胞腺瘤诊治共识》指出，当 PRL 水平保持正常至少 2 年且肿瘤体积缩小超过 50% 时才考虑逐步减量。因为这种情况下，小剂量多巴胺受体激动剂能维持稳定的 PRL 水平和肿瘤体积。然而，停止药物治疗可能导致瘤体的迅速增大和高催乳素血症复发。基于这一原因，大腺瘤或巨大腺瘤患者药物减量或停用后必须进行严密随访。

2016 年 Sema Ciftci Dogansen 研究结果显示催乳素瘤复发的重要预测因子是停药时肿瘤最大直径及基线时 PRL 水平，疾病缓解率还可能与治疗时间有关，即治疗时间越长缓解率更高。疾病复发多出现在停药后第 1 年内，特别是前 6 个月。因此，停药后密切监测随访至关重要。

六、催乳素瘤与妊娠

90% 以上的闭经和无排卵性高催乳素血症女性在使用多巴胺受体激动剂后可以恢复正常排卵。正常情况下妊娠期间垂体体积呈现生理性增大，催乳素瘤体积在妊娠期间也可能进一步增大。目前认为多巴胺受体激动剂在妊娠早期的使用是安全的，美国 FDA 将多巴胺受体激动剂在妊娠期间使用确

定为B类药物（没有证据显示对人类有害）。尽管如此，在权衡多巴胺受体激动剂对胎儿存在较高的潜在风险和妊娠期间催乳素瘤生长的风险较低后，2011年美国内分泌学会与2016年中国《女性高催乳素血症诊治共识》均建议催乳素瘤女性患者在一旦确认妊娠后应立即停止服用多巴胺受体激动剂（溴隐亭与卡麦角林）。

妊娠期间微腺瘤和大腺瘤均存在增大的风险，临床研究结果均证实大腺瘤患者肿瘤增大的风险明显高于微腺瘤。仅仅只是对视野是否出现异常进行评估，妊娠期间微腺瘤和大腺瘤增大的发生率分别为1.4%和16%；其他研究亦显示了类似的结果即肿瘤增大的风险分别为2%~3%和21%。然而，一项包括57例微腺瘤患者的前瞻性研究中，妊娠期间通过标准视野检查进行随访，没有发现视功能障碍的现象；与之相反，8例初产的大腺瘤患者中有6例出现视力下降。这些患者在妊娠前没有接受进行手术治疗的建议，笔者因而认为结果可能存在偏移。因此，使用多巴胺受体激动剂治疗的部分大腺瘤患者妊娠前未接受手术或放射治疗时，需确认肿瘤缩小后方可考虑妊娠。此外，妊娠期应继续谨慎使用多巴胺受体激动剂治疗，尤其是对于侵袭性肿瘤或肿瘤邻近视交叉的患者。

尽管使用多巴胺受体激动剂可以预防肿瘤的进一步生长，妊娠期间尽量避免或减少胎儿暴露于药物作用的时间仍是明智之举。针对接受多巴胺受体激动剂治疗的高催乳素血症或催乳素瘤女性患者，建议在月经周期恢复正常3~4个月之后再考虑妊娠，因为如果再次出现停经现象时应考虑为已经受孕的可能性。因此，在计划妊娠前应采取器具避孕措施。如果因病情需要妊娠期继续使用药物治疗，多巴胺受体激动剂对胎儿的生长发育以及妊娠期雌激素水平升高对肿瘤体积的影响是不回避的关注点。

1. 多巴胺受体激动剂对胎儿生长发育的影响·人类研究显示溴隐亭可以通过胎盘，动物研究中卡麦角林可以通过胎盘，但缺乏人类研究的证据。妊娠期间任何药物治疗的基本原则都是尽可能减少药物对胎儿的暴露时间。妊娠期前4周是胎儿早期器官发育非常重要的阶段，如果期间使用药物则可能使胎儿暴露于药物的作用。因此，建议在HCG测试阳性证实妊娠后立即停药，或至少在几日至1周内停药。2006年Molitch ME等通过观察采用确认妊娠后几日至1周内停药的6 239次妊娠中，没有发现溴隐亭治疗与流产、停育、早产、多胎或新生儿畸形有关，即与正常人群比较上述风险无明显增加。由于缺乏类似的证据，目前认为其他多巴胺受体激动剂的安全性数据有限。催乳素瘤患者妊娠期间出现视力受损（视功能障碍）时的治疗选择包括溴隐亭、大剂量类固醇激素和手术。一项包括53例接受溴隐亭治疗孕妇的研究中，新生儿平均出生体重正常，4名新生儿发生先天性畸形，9岁之前身体和智力发育均没有发现有害的影响。另一项包括380例使用卡麦角林治疗孕妇的观察性研究发现，胎儿早期的药物暴露没有增加流产和胎儿畸形的风险。91例妊娠期采用卡麦角林治疗的高催乳素血症患者共有143次妊娠，6周时停药，随访最多达60个月时没有发现增加流产和胎儿畸形的风险。

2. 妊娠期间催乳素瘤的评估与处理·正常情况下妊娠期

间胎盘分泌越来越多的雌激素可刺激催乳素细胞增生，PRL水平逐渐增加，垂体体积增大可达2倍以上。妊娠期间催乳素水平可增加10~15倍，达到300~400 ng/ml。妊娠早期停止服用多巴胺受体激动剂后，血清催乳素水平开始升高，但是升高的催乳素水平并不能准确地反映肿瘤的生长及活动情况。此外，催乳素瘤患者血清催乳素水平在妊娠期间也可能并不升高，甚至还有可能得到改善。因为有研究发现妊娠后血清催乳素水平通常都低于妊娠前，部分高催乳素血症甚至在妊娠后可能完全缓解。

MRI扫描显示妊娠过程中垂体体积从妊娠第2个月开始逐渐增大，在产后第1周到达峰值，垂体最后高度可达12 mm。针对大多数微腺瘤或鞍内大腺瘤患者，如果无头痛或者视野改变，通常不建议妊娠期间常规进行垂体MRI检查和视野检查。对于未接受手术治疗的大腺瘤患者，应适时进行仔细的临床及视野评估。进行相应评估时，首先要考虑影像学检查对胎儿的潜在风险，其次要考虑肿瘤可能导致的压迫或侵犯，故建议采用没有潜在风险的检查手段如视野检查而非MRI扫描。然而，如果出现严重的头痛或视野异常时建议及时进行MRI检查，这种情况下应首先考虑避免永久性的视力损害，未经证实的MRI潜在风险放在其次。

如果肿瘤在妊娠期间明确增大并引起相应症状，如视野缺损、头痛、视力下降，尤其是视野缺损或海绵窦综合征时，应选择多巴胺受体激动剂或者手术。尽管目前尚缺乏两者疗效的对比性数据，现有文献多推荐首选溴隐亭治疗。不能耐受溴隐亭可换用卡麦角林。如果再次使用多巴胺受体激动剂1周之内病情没有改善且有加重趋势时，2016年我国《女性高催乳素血症诊治共识》建议尽早手术；如果胎儿已近足月时应尽早终止妊娠。为避免妊娠期间肿瘤增大导致神经并发症，推荐妊娠前进行多巴胺受体激动剂敏感性试验，如果肿瘤对多巴胺不敏感时应考虑手术治疗。如果是邻近视交叉的大腺瘤，妊娠期间出现视功能障碍的风险高，妊娠前考虑手术是明智之举。

2011年美国内分泌学会建议女性大腺瘤患者，多巴胺受体激动剂治疗后瘤体无明显缩小或不能耐受时，计划妊娠前应可以考虑手术。然而，手术可能会导致垂体功能低下，这种情况下患者只能通过辅助生殖技术实现妊娠目的，同时需要终身使用激素替代治疗。对于产后有再次妊娠意愿者，若非妊娠相关的肿瘤生长必须治疗，可以考虑在哺乳期结束后再给予多巴胺受体激动剂治疗。

参考文献

[1] Melmed S, Casanueva FF, Hoffman AR, et al. Diagnosis and treatment of hyperprolactinemia: an Endocrine Society clinical practice guideline [J]. J Clin Endocrinol Metab, 2011, 96(2): 273-288.

[2] Colao A. Pituitary tumours: the prolactinoma [J]. Best Pract Res Clin Endocrinol Metab, 2009, 23(5): 575-596.

[3] Klibanski A. Clinical practice. Prolactinomas [J]. N Engl J Med, 2010, 362(13): 1219-1226.

[4] Schlechte J, el-Khoury G, Kathol M, et al. Forearm and vertebral bone mineral in treated and untreated hyperprolactinemic amenorrhea [J]. J Clin Endocrinol Metab, 1987, 64(5): 1021-1026.

[5] 中华医学会妇产科学分会内分泌学组.女性高催乳素血症诊治共识[J].中华妇产科杂志,2016,51(3): 161-168.

[6] 中国垂体腺瘤协作组.中国垂体催乳素腺瘤诊治共识(2014版)[J].中华

医学杂志,2014,31：2406-2411.

[7] Kars M, Souverein PC, Herings RM, et al. Estimated age- and sex-specific incidence and prevalence of dopamine agonist-treated hyperprolactinemia [J]. J Clin Endocrinol Metab, 2009, 94(8)：2729-2234.

[8] Ezzat S, Asa SL, Couldwell WT, et al. The prevalence of pituitary adenomas：a systematic review [J]. Cancer, 2004, 101(3)：613-619.

[9] Daly AF, Rixhon M, Adam C, et al. High prevalence of pituitary adenomas：a cross-sectional study in the province of Liege, Belgium [J]. J Clin Endocrinol Metab, 2006, 91(12)：4769-4775.

[10] Fernandez A, Karavitaki N, Wass JA. Prevalence of pituitary adenomas：a community-based, cross-sectional study in Banbury (Oxfordshire, UK) [J]. Clin Endocrinol (Oxf), 2010, 72(3)：377-382.

[11] Raber W, Gessi A, Nowotny P, et al. Hyperprolactinemia in hypothyroidism：clinical significance and impact of TSH normalization [J]. Clin Endocrinol (Oxf), 2003, 58：185-191.

[12] Melmed S, Kleinberg D. Pituitary Masses and tumors [M]//Kenneth S, Polonsky P, Larsen R, et al. Williams textbook of endocrinology. 13th ed. Philadelphia：WB Saunders, 2016：260-264.

[13] Johnston JM, Amico JA. A prospective longitudinal study of the release of oxytocin and prolactin in response to infant suckling in long term lactation [J]. J Clin Endocrinol Metab, 1986, 62：653-657.

[14] Romijn JA. Hyperprolactinemia and prolactinoma [J]. Handb Clin Neurol, 2014, 124：185-195.

[15] Wong A, Eloy JA, Couldwell WT, et al. Update on prolactinomas. Part 1：Clinical manifestations and diagnostic challenges [J]. J Clin Neurosci, 2015, 22(10)：1562-1567.

[16] Capozzi A, Scambia G, Pontecorvi A, et al. Hyperprolactinemia：pathophysiology and therapeutic approach [J]. Gynecol Endocrinol, 2015, 31(7)：506-510.

[17] Agha A, Sherlock M, Brennan S, et al. Hypothalamic-pituitary dysfunction after irradiation of nonpituitary brain tumors in adults [J]. J Clin Endocrinol Metab, 2005, 90：6355-6360.

[18] Shimatsu A, Hattori N. Macroprolactinemia：diagnostic, clinical, and pathogenic significance [J]. Clin Dev Immunol, 2012, 2012：167132.

[19] Kars M, Dekkers OM, Pereira AM, et al. Update in prolactinomas [J]. Neth J Med, 2010, 68：104-112.

[20] Sanjari M, Safi Z, Tahroodi KM. Hyperthyroidism and hyperprolactinemia：is there any association? [J]. Endocr Pract, 2016, 22(12)：1377-1382.

[21] Oh MC, Kunwar S, Blevins L, et al. Medical versus surgical management of prolactinomas [J]. Neurosurg Clin N Am, 2012, 23：669-678.

[22] Chahal HS, Stals K, Unterländer M, et al. AIP mutation in pituitary adenomas in the 18th century and today [J]. N Engl J Med, 2011, 364(1)：43-50.

[23] Mazziotti G, Porcelli T, Giustina A. Vertebral fractures in males with prolactinoma [J]. Endocrine, 2011, 39：288-293.

[24] Casanueva FF, Molitch ME, Schlechte JA, et al. Guidelines of the Pituitary Society for the diagnosis and management of prolactinomas [J]. Clin Endocrinol (Oxf), 2006, 65(2)：265-273.

[25] Bonert VS, Melmed S. Acromegaly with moderate hyperprolactinemia caused by an intrasellar macroadenoma [J]. Nat Clin Pract Endocrinol Metab, 2006, 2(7)：408-412.

[26] Thorner MO, Martin WH, Rogol AD, et al. Rapid regression of pituitary prolactinomas during bromocriptine treatment [J]. J Clin Endocrinol Metab, 1980, 51：438-445.

[27] Molitch ME. Pharmacologic resistance in prolactinoma patients [J].

Pituitary, 2005, 8：43-52.

[28] Filopanti M, Barbieri AM, Angioni AR, et al. Dopamine D2 receptor gene polymorphisms and response to cabergloine therapy in patients with prolactin secreting pituitary adenomas [J]. Pharmacogenomics J, 2008, 8：357-363.

[29] Biswas M, Smith J, Jadon D, et al. Long-term remission following withdrawal of dopamine agonist therapy in subjects with microprolactinomas [J]. Clin Endocrinol (Oxf), 2005, 63：26-31.

[30] Molitch ME. Management of medically refractory prolactinoma [J]. J Neurooncol, 2014, 117：421-428.

[31] Colao A, Ferone D, Marzullo P, et al. Effect of different dopaminergic agents in the treatment of acromegaly [J]. J Clin Endocrinol Metab, 1997, 82：518-523.

[32] 中华医学会神经外科学分会, 中华医学会妇产科学分会, 中华医学会内分泌学分会. 高催乳素血症诊疗共识[J]. 中华医学杂志, 2011,91(3)：147-154.

[33] 叶碧绿, 林金芳, 梁晓燕, 等. 高催乳素血症对女性生殖功能的影响及其治疗[J]. 中华妇产科杂志, 2008,4(4)：310-312.

[34] Suliman SG, Gurlek A, Byrne JV, et al. Nonsurgical cerebrospinal fluid rhinorrhea in invasive macroprolactinoma：incidence, radiological, and clinicopathological features [J]. J Clin Endocrinol Metab, 2007, 92：3829-3835.

[35] Schade R, Andersohn F, Suissa S, et al. Dopamine agonists and the risk of cardiac-valve regurgitation [J]. N Engl J Med, 2007, 356：29-38.

[36] Molitch ME. Diagnosis and Treatment of Pituitary Adenomas: A Review [J]. JAMA, 2017, 317(5)：516-524.

[37] Tsagarakis S, Grossman A, Plowman PN, et al. Megavoltage pituitary irradiation in the management of prolactinomas：long-term follow-up [J]. Clin Endocrinol (Oxf), 1991, 34：399-406.

[38] Rogers A, Karavitaki N, Wass JA. Diagnosis and management of prolactinomas and non-functioning pituitary adenomas [J]. BMJ, 2014, 349：g5390.

[39] Molitch ME. Management of medically refractory prolactinoma [J]. J Neurooncol, 2014, 117(3)：421-428.

[40] Delgrange E1, Daems T, Verhelst J, et al. Characterization of resistance to the prolactin-lowering effects of cabergoline in macroprolactinomas：a study in 122 patients [J]. Eur J Endocrinol, 2009, 160(5)：747-752.

[41] Kars M, Roelfsema F, Romijn JA, et al. Malignant prolactinoma：case report and review of the literature [J]. Eur J Endocrinol, 2006, 155(4)：523-534.

[42] Dogansen SC, Selcukbiricik OS, Tanrikulu S, et al. Withdrawal of dopamine agonist therapy in prolactinomas：which patients and when? [J]. Pituitary, 2016, 19(3)：303-310.

[43] Molitch ME. Endocrinology in pregnancy：management of the pregnant patient with a prolactinoma [J]. Eur J Endocrinol, 2015, 172(5)：R205-R213.

[44] Molitch ME. Pituitary disorders during pregnancy [J]. Endocrinol Metab Clin North Am, 2006, 35(1)：99-116.

[45] Divers Jr WA, Yen SS. Prolactin-producing microadenomas in pregnancy [J]. Obstet Gynecol, 1983, 62：425-429.

[46] Jeffcoate WJ, Pound N, Sturrock ND, et al. Longterm follow-up of patients with hyperprolactinaemia [J]. Clin Endocrinol (Oxf), 1996, 45：299-303.

[47] Dinc H, Esen F, Demirci A, et al. Pituitary dimensions and volume measurements in pregnancy and postpartum MR assessment [J]. Acta Radiologica, 1998, 39：64-69.

第九章 · 促肾上腺皮质激素系细胞腺瘤

李乐乐　窦京涛　潘长玉

一、概　述

促肾上腺皮质激素系细胞腺瘤(简称促肾上腺皮质激素瘤或 ACTH 瘤)是由于垂体 ACTH 分泌过多、刺激肾上腺皮质过度合成和分泌肾上腺皮质激素引起的一系列综合征,由 Harvey Cushing 于 1932 年首次描述,临床表现包括满月脸、水牛背、多血质、皮肤紫纹、近端肌肉无力、高血压、糖尿病及骨质疏松等,也称库欣病,属于皮质醇增多症（库欣综合征）的一种。

库欣病是一种少见病,约占垂体腺瘤的 10%,患病率为(1.2~2.4)/(100 万·年),好发于 25~45 岁人群。女性多见,男女比例 1∶(3~8),约占成人内源性库欣综合征的 70%,在儿童库欣综合征患者中占 30%。虽是少见病,但其诊断、治疗相对困难。在 20 世纪 50 年代前,由于缺乏有效的治疗手段,库欣综合征患者的生存期仅有 4.6 年,目前其标化死亡率仍是正常人群的 1.7~4.8 倍,持续或复发性的高皮质醇血症患者死亡率明显高于正常人群,给患者的健康、家庭及社会带来了较大影响。

二、发病机制

目前对于库欣病的发病机制尚不完全清楚。近年来针对库欣病的分子水平研究主要集中在肿瘤的发生、发展、侵袭性及激素分泌功能等方面。① 基因突变: *USP8* 基因属于泛素化蛋白酶家族,是一种可以编码去泛素化酶的基因,其与 14-3-3 蛋白结合基序的突变增强 USP8 的蛋白质水解及其催化活性,促进其底物表皮生长因子受体（EGFR）的去泛素化,使得 EGFR 信号持续激活,从而增强了 POMC 启动子的活性以致产生过量的 ACTH。在敲除 *USP8* 基因后可明显抑制 ACTH 的分泌。*USP8* 基因突变致库欣病机制见图 2-9-1。*AIP*（aryl hydrocarbon receptor interacting protein）基因位于 11q13,编码芳烃受体相互作用蛋白,是一种可诱导的配体转录因子,可通过 cAMP 途径调节细胞增殖。其他相关基因突变还包括多发性内分泌腺瘤 1 型（*MEN1*）、McCune-Albright 综合征相关基因（*GNAS*）、Carney 综合征相关基因（*PRKAR1A*）及 *MEN4*,但研究病例数少,突变率低,还需后续深入研究。② microRNA 是一类具有转录后调控功能的非编码微小 RNA 分子,通过对垂体腺瘤及正常垂体组织进行 microRNA 芯片检测、转录组测序及免疫荧光定量 PCR 验证,发现多种 microRNA 表达异常,包括 miR-493、miR-15a、miR-16、miR-21、miR-26a、miR-141、miR-143、miR-145、miR-150 及 let-7a 等表达量降低。③ 相关受体:EGFR 在垂体腺瘤的发生发展过程中发挥重要作用,尤其在库欣病患者中特异性高表达,与肿瘤细胞 ACTH 的表达水平显著相关。研究证实 EGFR 所介导的信号通路是 POMC 合成的关键通路。在体外实验中,给予 EGFR 抑制剂吉非替尼可以明显降低 POMC 的表达进而使 ACTH 分泌受抑制。促肾上腺皮质激素受体（ACTH-R）是一种 G 蛋白偶联受体,库欣病患者肿瘤中 ACTH-R 表达缺失可能是其对糖皮质激素负反馈调节异常的重要原因。除上述机制外,亦有研究报道垂体瘤转化基因（PTTG）、胰岛素样生长因子结合蛋白 6（IGFBP-6）及细胞周期蛋白 p27kip1 蛋白、p16 蛋白等增殖因子参与库欣病肿瘤的发生发展、侵袭及激素的分泌。但确切的发病机制尚不清楚,还需要更深入的机制研究为库欣病的早期诊断和治疗提供理论基础。

三、病理生理和临床表现

库欣病的临床表现由 ACTH 增多和靶腺激素增多引起,靶腺激素的增多不仅包括糖皮质激素,也包括盐皮质激素。

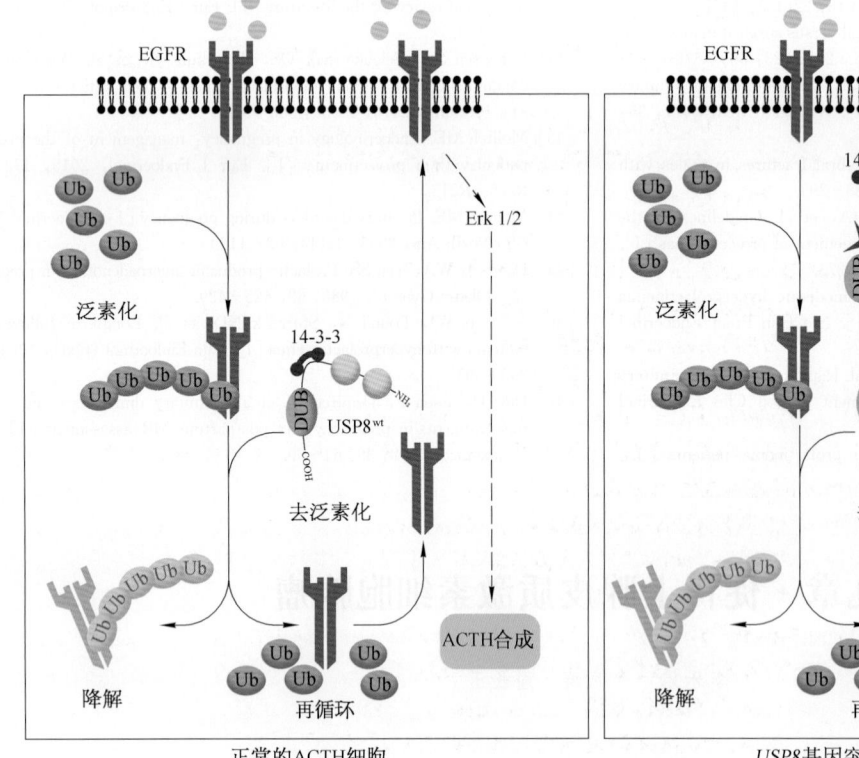
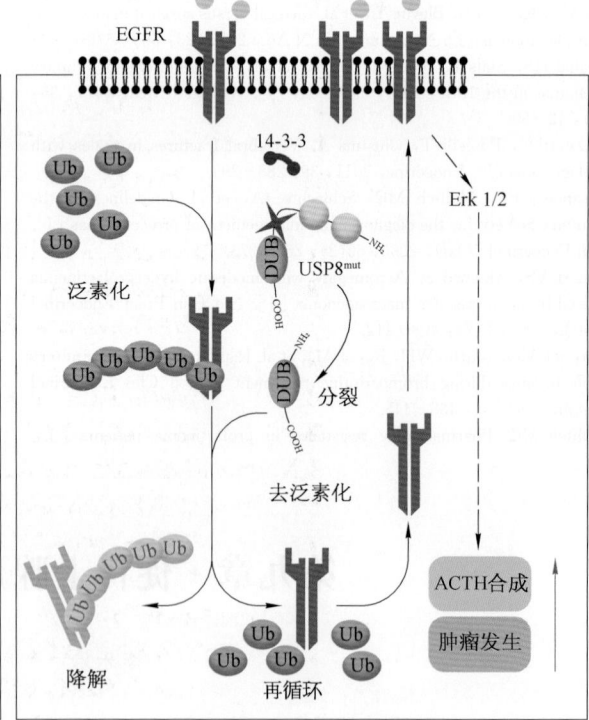

图 2-9-1 *USP8* 基因突变致 CD 机制

去泛素化酶基因 *USP8* 突变主要位于 14-3-3 蛋白结合基序,导致 USP8 的酶切活性增加,使 EGF 受体的去泛素化增强,促进其信号活性得以维持,通过活化 EGF 受体信号导致 ACTH 分泌增多。引自 Nat Genet,2015,47:31-38

常见的临床表现包括体重增加、向心性肥胖、满月脸、水牛背、皮肤紫纹、瘀斑、近端肌肉无力、抑郁等(图2-9-2)。儿童或青春期前患者常常表现为肥胖或生长迟缓,特征性表现为体重增加显著而身高增长缓慢。女性患者体重增加、月经紊乱和抑郁比较明显,少数患者仅有皮肤表现,如皮肤变薄、瘀斑、伤口愈合慢等,甚至通过X线发现病理性骨折而获得诊断。病理性骨折常发生于肋骨,肋骨的无痛性骨折要考虑库欣综合征的可能。

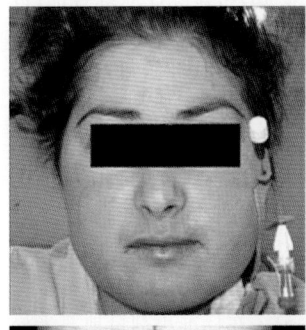
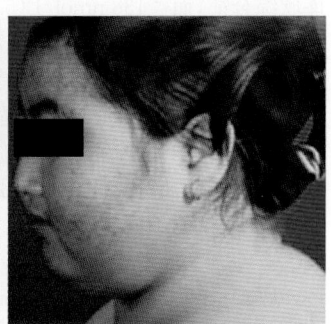
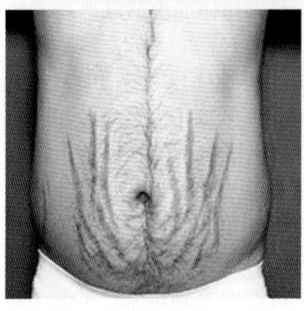

图2-9-2 库欣综合征的临床表现

(一) 代谢

1. 碳水化合物、脂肪、蛋白质的代谢异常 · 糖皮质激素为胰岛素拮抗激素,约有75%的患者出现糖耐量异常,8%~10%出现糖尿病。糖皮质激素促进外周脂肪分解,血清游离脂肪酸水平增加,后者刺激胰岛素的分泌,由于躯干和周围组织对胰岛素的敏感性不同,胰岛素促进脂肪在内脏和腹部合成,导致脂肪转移,出现向心性肥胖。腹部脂肪沉积引起皮肤张力增大,皮肤内纤维断裂形成紫纹,紫纹常常宽大,宽度有时可超过1 cm,在下腹部和大腿近端多见,这种紫纹与快速肥胖或妊娠的条纹不同,后者相对较窄,呈白色或粉红色。糖皮质激素还可促进蛋白质分解,导致肢体骨骼肌萎缩、皮肤弹力纤维和胶原纤维分解、断裂,皮肤变薄,血管蛋白质成分减少、变脆、易破裂,毛细血管通透性增高,出现下肢水肿。患者的血管变薄,脆裂,易于出现自发性瘀斑或受触碰后瘀斑。皮肤的表现尤其以四肢,特别是四肢远端及下腹部多见。

2. 水钠代谢紊乱 · ACTH亦可以刺激醛固酮的分泌,因此糖皮质激素和盐皮质激素水平均可能升高,另外糖皮质激素对盐皮质激素受体有交叉作用,因此多数患者出现水钠潴留,血压升高,血钠水平正常或偏高,较重者甚至出现低血钾、碱中毒。血压升高还与皮质醇加强肾上腺素的血管活性有关。

3. 钙磷代谢紊乱 · 糖皮质激素具有抑制维生素D活化、抑制肠道钙吸收、促进骨吸收的作用,长期高皮质醇血症引起尿钙排泄增多,进而导致骨质疏松和病理性骨折。病理性骨折以脊柱变形和肋骨无痛性骨折常见。而血液碱化使尿钙排泄也增多,故可发生尿路结石。

(二) 内分泌紊乱

ACTH促进肾上腺皮质网状带合成过多雄激素,雄激素和皮质醇增多反馈抑制垂体促性腺激素的释放,在女性患者常出现月经紊乱,经期延长、停经,或者经量少、卵泡成熟障碍,出现多毛、毳毛增多、痤疮,甚至多毛症。男性患者性欲下降、抑郁。

(三) ACTH的作用

ACTH及腺瘤同时分泌的其他POMC片段有促黑色素细胞的作用,患者出现胫前色素斑、瘢痕、皮肤皱褶处黑色素沉着。

(四) 心理障碍

几乎所有的库欣病患者均有不同程度的心理障碍和情绪异常,最常见的是抑郁,精神病倾向和躁狂行为也可出现。严重的抑郁症患者有自杀倾向。

四、诊 断

(一) 疑诊库欣综合征

库欣综合征的临床表现谱很广,仅少数症状及体征具有鉴别诊断意义,如新发皮肤紫纹(宽度>1 cm)、多血质、近端肌肉无力、非创伤性皮肤瘀斑、与年龄不相称的骨质疏松、儿童生长发育停滞等;而其他一些症状或体征诸如肥胖、抑郁、糖尿病、高血压及月经紊乱等在非库欣综合征人群也很常见,其临床表现缺乏特异性。

美国内分泌协会推荐对以下人群进行筛查:① 年轻患者出现骨质疏松、高血压、糖尿病等与年龄不相称的临床表现;② 具有库欣综合征的临床表现,且进行性加重,特别是有典型症状如肌病、多血质、紫纹(宽度>1 cm)、瘀斑及皮肤变薄;③ 体重增加而身高百分位数下降、生长停滞的肥胖儿童。通常,临床上对疑诊患者,在除外源性糖皮质激素应用后,应着重筛查是否为内源性皮质醇分泌过多。指南中推荐进行以下试验中的任何一种作为初步实验室筛查。

1. 24 h尿游离皮质醇(UFC) · 可以反映24 h内皮质醇的整体分泌水平。检测的是不与皮质醇结合球蛋白(CBG)结合的游离皮质醇,故不受引起CBG波动的状态或药物(雌激素)的影响。其诊断敏感性及特异性取决于诊断切点选择,国内外指南及共识推荐使用各实验室正常值上限作为阳性标准,其诊断库欣综合征的敏感性可达到91%~96%,临床上应至少测定2次以提高检测结果的可信度。饮水量过多(≥5 L/d)及任何增加皮质醇分泌的生理病理状态都会使UFC升高而出现假阳性结果;中重度肾功能不全,肌酐清除率低于60 ml/min时可出现UFC明显降低的假阴性结果。目前,采用最多的是放射免疫分析(RIA)和化学发光法,局限性在于UFC会受到皮质醇代谢产物及合成的糖皮质激素交叉反应的影响。

2. 午夜唾液皮质醇测定(salivary cortisol,SC) · 唾液皮质醇主要以游离形式存在,与血液中游离皮质醇有较好的相关性,不受唾液流速的影响,且避免了取血时可能的应激状态,可作为门诊筛查的一种无创性检查手段,美国指南推荐其为一线筛查试验;国内仅少数儿童医院对此有研究,尚未广泛普及。国外多项研究确立了午夜唾液皮质醇诊断的敏感性为92%~100%,特异性为93%~100%,其在成人的诊断准确性与 UFC 相同。在收集唾液前应避免食用甘草和吸烟。抑郁症、值夜班者和危重病患者皮质醇昼夜节律也可有所改变，需进行鉴别。

3. 地塞米松抑制试验·于正常人应用超生理剂量的糖皮质激素即可抑制 ACTH 和皮质醇的分泌，库欣综合征患者由于其皮质醇分泌呈自主性，往往不能被小剂量地塞米松抑制。

午夜 1 mg 地塞米松抑制试验(overnight 1 mg dexamethasone suppression test，1 mg - DST) 可作为门诊患者的有效筛查试验。需要 2 日时间，第 1 日晨 8：00 取血后，于次日 0：00 口服地塞米松 1 mg，晨 8：00 再次取血测定血清皮质醇水平。切点为 138 nmol/L(5 µg/dl)时特异性大于 95％，但敏感性较差；切点降为 50 nmol/L(1.8 µg/dl)时可使敏感性提高到 95％以上，特异性为 80％。为提高诊断试验的敏感性，目前采用 50 nmol/L(1.8 µg/dl)作为切点。

小剂量地塞米松抑制试验 (low-dose dexamethasone suppression test，LDDST) 口服地塞米松 0.5 mg，每 6 小时 1 次，连续 2 日，服药前和服药后第 2 日分别留 24 h 尿测 UFC，同时测定服药前后血清皮质醇水平。对于体重<40 kg 的儿童，地塞米松剂量调整为 30 µg/(kg·d)，分次给药。目前国内存在 2 种不同的判定方法，一种为血清皮质醇抑制率<50％作为库欣综合征的诊断标准，另一种则以抑制后血清皮质醇>138 nmol/L(5 µg/dl)作为诊断标准。国内瑞金医院王毅峰等分析比较了两者对库欣综合征的诊断及病理学诊断符合率，发现以血清皮质醇>138 nmol/L(5 µg/dl)作为库欣综合征的诊断标准与病理诊断的符合率更高(96.3％比84.0％)。目前国际指南推荐诊断切点为地塞米松抑制后血清皮质醇<50 nmol/L(1.8 µg/dl)，采用此诊断切点敏感性可达到 96％，该切点也同样适用于体重>40 kg 的儿童。

临床上，对不同人群，上述试验各有优劣，应根据患者具体情况选择试验项目。如正常孕妇血清皮质醇存在昼夜节律，妊娠期地塞米松对皮质醇的抑制作用减弱，可能增加 DST 的假阴性，故妊娠妇女推荐应用 UFC，妊娠中晚期 UFC 高于正常值上限 3 倍即提示库欣综合征；抗癫痫药物如苯妥英钠、苯巴比妥和卡马西平可通过 CYP3A4 诱导肝酶对地塞米松的清除而增加 DST 假阳性，建议对癫痫患者应用午夜血清或唾液皮质醇或 UFC 来排除库欣综合征；中重度肾功能不全，肌酐清除率<60 ml/min 时可出现 UFC 明显降低的假阴性结果，故而对此类患者不建议应用 UFC 检查；抑郁症、酗酒、肥胖和糖尿病患者，HPA 轴活性增强，故 LDDST 较 UFC 更适于这些病例；轻度库欣综合征患者 UFC 水平可正常，而唾液及血清皮质醇更有诊断价值。

（二）确诊库欣综合征

如果 2 项以上检查异常则高度怀疑库欣综合征，需要进一步行确诊试验。包括以下几点。

1. 血清皮质醇昼夜节律及午夜血清皮质醇(midnight serum cortisol，MSC)·在正常人体内，皮质醇呈脉冲式分泌，且具有昼夜节律，即在早上 6：00—8：00 血清皮质醇达到高峰而在正常睡眠的前半期降低，即午夜达最低值。库欣综合征患者午夜血清皮质醇低谷会消失。皮质醇水平升高及昼夜分泌节律异常是库欣综合征的重要诊断依据。解放军总医院和上海瑞金医院内分泌科均对库欣综合征的多种检查方法

进行比较研究，结果提示，血清皮质醇昼夜节律消失为筛选库欣综合征敏感性最强的检测指标，其与 24 h UFC 结合敏感性可达 100％。检查时需测定 8：00、16：00、午夜 24：00 时的血清皮质醇水平，在进行午夜血清皮质醇测定时应尽量保证采血时处于睡眠状态。国内外研究一致认为在 3 个时间点的血清皮质醇中，午夜 0：00 血清皮质醇对库欣综合征的诊断价值最高。国内外对血清皮质醇界值的确定一直存在争议。1995年 Orth 认为，午夜血清皮质醇>207 nmol/L(7.5 µg/dl)提示库欣综合征，而<138 nmol/L(5 µg/dl)可排除库欣综合征；近年有学者认为，以 207 nmol/L(7.5 µg/dl)作为午夜血清皮质醇切点对库欣综合征诊断的特异性为 100％，敏感性仅为88％；解放军总医院研究结果提示午夜血清皮质醇最佳切点为 249 nmol/L(敏感性为 96.2％，特异性 91.6％)，切点取值不同试验敏感性及特异性有所差别。不过各研究中心由于地区差异、试验试剂不同应制定自己实验室的诊断切点值。

2. 小剂量地塞米松抑制试验联合 CRH 兴奋试验(combined low-dose dexamethasone suppression corticotrophin-releasing hormone test，LDDST - CRH test)·在标准小剂量地塞米松试验 2 h 之后静脉给予 CRH(1 µg/kg，Ⅳ)，15 min 后抽血测定血清皮质醇水平。试验原理是：假性库欣状态患者 HPA 轴活跃，但皮质醇对 HPA 轴的正常负反馈仍旧存在，ACTH 细胞对 CRH 反应较弱。LDDST - CRH 试验外源性给予糖皮质激素后 HPA 轴受抑制，此后尽管给予 CRH，皮质醇分泌仍处于抑制状态。而轻度库欣综合征患者，皮质醇对 ACTH 的抑制作用弱于 CRH 对 ACTH 的刺激作用，故 LDDST - CRH 试验可将库欣综合征从假性库欣状态中鉴别出来。Yanovski等于 1993 年首次提出该试验并对其诊断效能进行了研究，他们认为 LDDST - CRH 试验后血清皮质醇<38 nmol/L(1.38 µg/dl)时诊断库欣综合征的特异性和敏感性均可达到100％。但该研究纳入患者大多数为轻度库欣病患者，故推测该试验鉴别库欣病与假性库欣状态诊断效能较高。1998 年，他们又以正常人及轻度库欣病患者为研究对象做过研究，认为取相同的切点值，LDDST - CRH 试验有助于鉴别轻度库欣病和正常人。但是近年来研究认为与经典的小剂量地塞米松抑制试验，LDDST - CRH 试验的敏感性较好(98％比 96％)，但特异性欠佳(60％比 70％)。目前国内因无 CRH 而尚未开展此项试验。

（三）明确是否为 ACTH 依赖性库欣综合征

确诊库欣综合征者进一步测定血浆 ACTH 水平可以帮助确认皮质醇增多症是否属于 ACTH 依赖性。原发于肾上腺疾病者，ACTH 分泌受抑制，低于正常范围的下限值；异位 ACTH 综合征 ACTH 分泌受高皮质醇水平反馈抑制有限，ACTH 水平通常高于正常值上限。垂体 ACTH 分泌过多者，ACTH 的分泌一定程度受到靶腺皮质醇的抑制，ACTH 水平通常略高于正常，相当部分处在正常范围以内。因此如果 ACTH 水平正常或高于正常，多半要考虑 ACTH 依赖性皮质醇增多。通常认为，若血浆 ACTH<2.2 pmol/L(10 pg/ml)则考虑 ACTH 非依赖性库欣综合征，若 ACTH>4.4 pmol/L(20 pg/ml)则考虑为 ACTH 依赖性库欣综合征。

（四）鉴别库欣病和异位 ACTH 综合征

在 ACTH 依赖性库欣综合征中，库欣病与异位 ACTH

综合征的血浆 ACTH 水平具有较大差异,可协助鉴别两者,但仍存在一些重叠和交叉,鉴别时需要谨慎。在内分泌功能方面,垂体促肾上腺皮质激素瘤保存了对主要调节因素的反应性,如对 CRH 的兴奋和靶腺激素的反馈抑制,而异位 ACTH 综合征不具备此种生物学反应,利用这种差别也可以将两者鉴别开来。相关内分泌功能试验如下。

1. 大剂量地塞米松抑制试验(high-dose dexamethasone suppression test,HDDST)·口服地塞米松 2 mg,每 6 小时 1 次,服药 2 日,于服药前和服药第 2 日测定 24 h UFC,服药前后测血清皮质醇水平,与基础皮质醇相比,服药后血、尿皮质醇抑制率>50% 为阳性标准。库欣病患者不能被小剂量地塞米松抑制试验抑制,却能被大剂量地塞米松抑制试验抑制,这是基于库欣病患者皮质醇对 ACTH 的负反馈作用仍然存在,需重新设定于一个较高的水平,但是对异位 ACTH 分泌则不能抑制,因此可将垂体促肾上腺皮质激素瘤与异位 ACTH 综合征鉴别开来。如果高度怀疑垂体库欣病,但标准的大剂量地塞米松抑制试验为不抑制,可以将地塞米松总剂量增加到 32 mg 乃至 64 mg。少数库欣病患者需要大剂量地塞米松才能抑制 ACTH 分泌。也可以使用隔夜 8 mg 大剂量地塞米松抑制试验,晚上 23:00 口服地塞米松后次日早上 8:00 取血查血清皮质醇,与试验当日早上 8:00 的血清皮质醇比较,下降50% 以上表示可抑制,提示库欣病,反之提示异位 ACTH 综合征。标准大剂量地塞米松抑制试验和隔夜大剂量地塞米松抑制试验的敏感性和特异性相当(以抑制 50% 判断),都在90% 左右,隔夜法特异性可达 100%,标准法敏感性略高。观察两种抑制试验前后的 ACTH 变化也有助于判断 ACTH 来源,ACTH 受抑制提示垂体来源。

2. CRH 兴奋试验·以晚上 20:00 ACTH 分泌水平最低时为试验时间,CRH 的剂量是 1 μg/kg,在注射前抽血检查 ACTH 基础值,注射后 15、30、60、90 min 抽血检测 ACTH 水平。大多数垂体促肾上腺皮质激素瘤患者 ACTH 水平在刺激后明显升高,异位 ACTH 综合征患者 ACTH 升高不明显,但仍处于高于正常水平,而原发于肾上腺疾病的患者 ACTH 也不被兴奋,仍处于极低的抑制水平。

3. 去氨加压素(DDAVP)兴奋试验·DDAVP(1-脱氨-8-精氨酸血管加压素)是一种长效的抗利尿激素类似物,与肾脏 V2 受体亲和力高,库欣病 ACTH 肿瘤细胞表达肾脏 V2 和 V3 受体,异位 ACTH 综合征几乎不表达此受体,外源性给予 DDAVP 后,观察血浆 ACTH 变化,可以将库欣病和异位 ACTH 综合征区别开来。外周血 ACTH 峰值多出现在静脉注射 DDAVP 后 15~30 min,ACTH 峰值超过基础值的 1.5 倍为阳性判断标准,考虑库欣病的可能性大,若 ACTH 升高到基础值 3 倍以上,可确诊为库欣病。

目前国内应用的主要是 HDDST 和 DDAVP 兴奋试验。华西医院余叶蓉教授团队回顾性收集 2010 年 1 月至 2015 年 9 月 30 日间确诊的 85 例库欣病和 10 例异位 ACTH 综合征患者临床资料,对 DDAVP 兴奋试验与 HDDST 的诊断价值进行对比分析,结果显示 DDAVP 兴奋试验的敏感性和特异性分别为 87% 和 100%,HDDST 敏感性和特异性分别为79% 和 80%,两者结合可提高诊断的准确性。

异位 ACTH 综合征约有 50% 来源于小细胞肺癌和燕麦细胞癌,其次为胸腺癌(10%)、胰腺癌(10%)和支气管类癌(5%)。恶性程度高、病情进展快、ACTH 和 POMC 相关肽的分泌水平高,病灶易于定位,容易与库欣病鉴别。另一类恶性程度较低的肿瘤,如支气管类癌、胸腺癌、嗜铬细胞瘤、甲状腺髓样癌,约占异位 ACTH 综合征的 20%,此类肿瘤发展缓慢,肿瘤体积小、发展慢、病情隐匿,病灶不明确,临床表现酷似库欣病,没有明显的低血钾中毒、消瘦等,ACTH 水平轻中度升高,且 ACTH 的释放一定程度受糖皮质激素的负反馈调节,故动态试验的结果也类似于库欣病,而近一半的库欣病患者垂体影像学阴性,此时鉴别异位 ACTH 综合征和库欣病比较困难。可通过以下手段加以鉴别:① 岩下窦静脉取血(BIPSS),对于 ACTH 依赖性库欣综合征如临床、生化、影像学检查结果不一致或难以鉴别病因时,应进一步行 BIPSS 测定 ACTH 来区别病灶来源于垂体还是外周,如果岩下窦 ACTH 浓度明显高于外周,提示垂体来源,反之提示异位 ACTH 分泌。注射 CRH/DDAVP 可以增加检查的阳性率;采用催乳素(PRL)校正可提高诊断的准确性。岩下窦与外周血浆 ACTH 比值在基线状态≥2 和(或)DDAVP 刺激后≥3 提示库欣病。技术因素的影响和静脉回流的异常可导致库欣病患者出现假阴性结果。在经验丰富的医疗中心,BIPSS 诊断库欣病的敏感性可达到 95%~99%,特异性为 95%~100%。采用 BIPSS 联合 DDAVP 刺激试验具有很好的可行性,是确诊库欣病的金标准,但是其对垂体微腺瘤的左右侧定位意义有限。术后严重并发症包括深静脉血栓、肺栓塞、蛛网膜下腔出血等较为少见。② 胸腺和肺部进行 CT 或 MRI 扫描以排除胸腺或支气管类癌。如果结果正常,还应进行腹部的 CT 或 MRI 检查,以排除胸腹部肿瘤。胸腹部的影像学检查能发现 90% 左右异位 ACTH 综合征的病灶来源。

五、影像学检查

库欣病是垂体 ACTH 分泌腺瘤所致,影像学检查的主要目的是发现并定位腺瘤。

1. 鞍区 MRI 检查·MRI 对软组织显影更佳,能清楚地显现肿瘤、血管、视神经、海绵窦等结构以及相互之间的关系。库欣病多数为微腺瘤,常需要进行鞍区动态增强 MRI 以提高肿瘤检出率。表现为腺瘤位置靠近垂体中线,鞍膈向上膨起,垂体柄偏移、鞍底倾斜凹陷,病灶呈低信号或可增强。库欣病大腺瘤少见,且多表现为侵袭性,治疗难度大。部分患者鞍区动态增强 MRI 检查阴性,此时应考虑到肿瘤极其微小未达到 MRI 的空间分辨率。

2. ^{18}F-脱氧葡萄糖正电子发射计算机断层显像(^{18}F-FDG PET-CT)·检查时正常垂体组织对 ^{18}F-FDG 的摄取较低,而垂体腺瘤对 ^{18}F-FDG 的摄取高于周围组织,所以尽管分辨率有限(2~6 mm),仍有可能发现 MRI 难以检出的垂体微腺瘤。因此,在怀疑库欣病而其他检查无阳性发现或不确定或在术后复发而 CT、MRI 很难与术后改变区分时可选用。

3. 生长抑素受体显像(SRS)·生长抑素受体(SSTR)是位于细胞膜表面的 G 蛋白偶联受体,有 5 种亚型,分别是SSTR1、SSTR2、SSTR3、SSTR4、SSTR5。人工合成的生长抑素类似物,如奥曲肽等,能与分布于全身的肿瘤和非肿瘤部位的 SSTR 特异性结合。异位分泌 ACTH 的神经内分泌肿瘤组织高度表达 SSTR2，放射性核素标记的奥曲肽被引入体内后，能与肿瘤细胞表面的 SSTR2 特异性结合使异位肿瘤显像，进而可协助鉴别 ACTH 来源。

六、治　疗

与其他垂体瘤的治疗一样，促肾上腺皮质激素瘤的治疗目的也主要是切除功能活跃的肿瘤，降低皮质醇水平，恢复下丘脑-ACTH-肾上腺轴的正常功能，避免治疗引起垂体功能不足，对于少数大腺瘤，还要求解除局部压迫症状，保存垂体功能。

（一）手术治疗

1. 手术入路的选择·库欣病多为微腺瘤，根据肿瘤的大小、部位、生长方式等选择经蝶窦入路或经颅入路。侵袭性垂体腺瘤常向鞍外、鞍旁生长，传统经蝶窦入路显露不够充分。近年来神经内镜技术逐渐进步，尤其是成角镜头的运用，对侵犯海绵窦及鞍旁结构的垂体腺瘤有较好的显露，可提高肿瘤的切除率。

2. 手术并发症·包括：① 垂体前叶功能减退，术后 $8.6\%\sim53\%$ 的患者出现至少一类垂体前叶激素不足，大多数患者可在术后 $6\sim18$ 个月恢复；② 尿崩症，$9\%\sim23.5\%$ 的患者为短暂性，而 $5\%\sim5.9\%$ 为持续性；③ 脑脊液漏，$1.3\%\sim3.9\%$ 的患者术中或术后可观察到脑脊液漏；④ 脑膜炎，多见于合并脑脊液漏的患者，发生率为 $0.8\%\sim3.1\%$。

3. 术后疗效判断·经蝶窦入路手术早期术后缓解率为 $65\%\sim98\%$，长期随访中肿瘤复发率为 $2\%\sim35\%$。术后应严密监测患者的激素水平变化并观察临床症状和体征的改善程度以评估手术效果。术后晨起血清皮质醇水平是一项简单易行、效果可靠的生化指标。目前多数学者认为血清皮质醇水平 <140 nmol/L（$5\ \mu g/dl$）者为缓解。术后血浆 ACTH 也常被作为评估手术效果的指标。

4. 围手术期糖皮质激素替代治疗·术前、术中不需要使用糖皮质激素。术后 3 日内检测清晨血清皮质醇。如果血清皮质醇 <55 nmol/L（$2\ \mu g/dl$）时需立即补充糖皮质激素直到下丘脑-垂体-肾上腺轴功能恢复为止；如果血清皮质醇在 $55\sim276$ nmol/L（$2\sim10\ \mu g/dl$）时患者出现血压下降，不明原因发热、低钠血症等肾上腺皮质功能减退表现，尽可能先抽血留取皮质醇、ACTH 血样标本，之后尽快补充糖皮质激素，建议给予静脉输注氢化泼尼松 $100\sim200$ mg，症状缓解后可开始常规口服糖皮质激素替代治疗；如血清皮质醇 >276 nmol/L（$10\ \mu g/dl$）根据患者是否出现肾上腺皮质功能减退症状来决定是否补充糖皮质激素。若明确合并感染者还应选用相应的抗生素。

（二）复发性库欣病的治疗

对于首次治疗未缓解的患者，再次经蝶窦入路垂体腺瘤切除加瘤周垂体组织切除手术常被视为一线治疗方案。因术后正常解剖结构的破坏和瘢痕组织的形成，再次经蝶窦入路手术难度更大，治愈率低，据报道再次手术能够使 $37\%\sim61\%$ 的患者达到缓解，但可能增加脑脊液漏及垂体功能低下的风险。

目前对于再次手术的时机选择尚存有争议。部分学者提倡早期再次手术。早期再次手术可避免瘢痕组织对正常解剖结构的影响，术者较易回忆起前次手术解剖细节，可提高再次手术的成功率。而近年来一些病例分析显示，部分患者表现为延迟缓解，即初次经蝶窦入路手术后其生化指标需要较长时间方可降至缓解水平。术后早期再次手术可能会使延迟缓解的患者接受过度治疗，术后适当延长观察期可避免不必要的干预。

（三）放射治疗

放射治疗通常不作为库欣病的首选治疗方案。对术后完全缓解的患者不推荐预防性放疗，但对术后病理为"不典型垂体腺瘤"的患者建议术后放疗以降低复发率。适应证：手术残留和（或）复发的库欣病；不适宜和（或）不接受手术的垂体微腺瘤患者；复发的侵袭性垂体癌的辅助治疗；Nelson 综合征。包括：① 常规放射治疗，库欣病放射治疗可以选用常规照射技术、三维适形放疗技术及调强放疗技术。推荐采用三维适形放疗技术或调强放疗技术进行精确放疗。以 MRI 和 CT 图像融合确定照射区及周围可能累及器官精确评估剂量分布。照射总剂量为 $45\sim50$ Gy，常规分割 $20\sim25$ 次。起效缓慢，一般为 6 个月至 2 年，生化缓解率为 $42\%\sim83\%$，肿瘤控制（影像学上肿瘤体积稳定或缩小）率为 $93\%\sim100\%$。最常见的并发症为垂体前叶功能低下，发生率为 $19\%\sim25\%$，少见的并发症为视路损伤，约 0.8%。② γ 刀放射治疗，控制垂体腺瘤生长的边缘处方剂量为 $12\sim16$ Gy，达到生化指标缓解的处方剂量为 $18\sim35$ Gy。建议采用平均 25 Gy 的周边剂量。生化缓解率为 $40\%\sim80\%$，肿瘤控制率为 $91\%\sim100\%$，平均缓解时间为 $10\sim25$ 个月。垂体前叶功能低下的发生率为 $23\%\sim31.5\%$，发生高峰为治疗后的 $4\sim8$ 年；视神经和海绵窦内脑神经损伤比例为 $4\%\sim5.2\%$。

（四）药物治疗

国内治疗库欣病的有效药物不多，临床证据多数来源于小样本回顾性单中心研究，总体疗效不佳，因此药物治疗多作为库欣病的辅助治疗用于不宜手术的患者、需术前改善高皮质醇血症相关并发症的患者或作为放疗起效前的辅助治疗。目前临床上常用的药物按照其作用机制不同可以分为以下几类：① 抑制垂体 ACTH 分泌的药物，帕瑞肽为生长抑素类似物，对垂体 ACTH 腺瘤高表达的 SSTR5 具有较高的亲和力。一项将帕瑞肽用于复发性或初治库欣病的 Ⅲ 期临床试验中 162 例患者被随机分为 600 mg 2 次/日组和 900 mg 2 次/日组，两组中分别有 15% 和 26% 的患者 24 h 尿游离皮质醇水平恢复正常，下降比例分别为 68% 和 62%，常见不良反应包括胃肠道反应和高脂血症。卡麦角林为多巴胺 D_2 受体拮抗剂，作用于 ACTH 腺瘤表达的 D_2 受体从而抑制 ACTH 分泌。Vilar 等报道 12 例复发性或持续性库欣病患者使用起始剂量为 1 mg/周的卡麦角林治疗，共 3 例（25%）24 h 尿游离皮质醇水平恢复正常，其中 9 例尿游离皮质醇水平有 $15\%\sim48.4\%$ 的下降。② 抑制肾上腺皮质激素合成的药物，酮康唑可阻断皮质醇合成过程中的多种酶，被广泛地作为抗皮质醇合成药物应用。并发症包括肝脏转氨酶升高及消化道症状；米托坦不但具有抗皮质醇作用还可导致肾上腺皮质坏死，可以长期降低皮质醇水平。③ 阻断组织皮质醇受体反应性的药物，米非司酮通过竞争性结合糖皮质激素受体而发挥抗皮质醇作用。不同药物的治疗靶点见图 2-9-3。

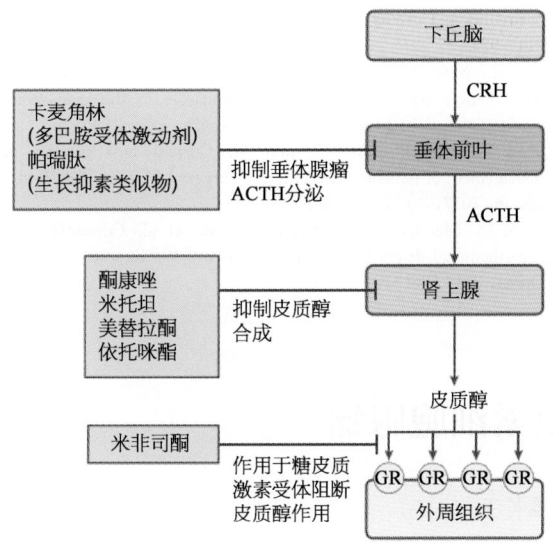

图 2-9-3 库欣病药物的治疗靶点
引自 J Am Med Assoc,2017,317(5):516-524

(五) 双侧肾上腺切除术

双侧肾上腺切除术即通过手术方法直接切除皮质醇合成靶器官,降低血清皮质醇水平以减少相关并发症的发生,从而改善患者的生活质量,但患者必须终身服用激素替代治疗,并且在某些应激状态下可能导致肾上腺皮质危象,因此需要严格掌握适应证。双侧肾上腺切除后因缺乏皮质醇对下丘脑的负反馈作用致使垂体肿瘤生长,增大的肿瘤压迫垂体导致垂体功能减退及 ACTH 分泌增多而出现皮肤色素沉着等症状成为 Nelson 综合征,发生率为 21%(0~47%)。双侧肾上腺切除后应严密监测血浆 ACTH 水平和垂体 MRI,如影像学发现垂体肿瘤则应手术切除或放射治疗。

七、库欣病的治疗后随访

库欣病患者无论是手术、放疗还是药物治疗后均需密切随访。分为短期随访(1 个月内)和长期随访。短期随访内容包括高皮质醇血症状态的缓解情况及评估是否出现水电解质紊乱、感染、血栓风险及手术相关并发症等。长期随访应规律地评估病情的缓解情况(包括皮质醇水平、鞍区肿瘤的缓解及复发等)、垂体前叶其他轴系功能、血压、血脂、血糖、电解质水平及骨质疏松等并发症的改善和治疗情况。

八、Nelson 综合征

在双侧肾上腺切除后,糖皮质激素反馈抑制解除,ACTH微腺瘤或隐匿 ACTH 微腺瘤会迅速扩大。以往由于库欣综合征以双侧肾上腺切除为主要治疗方式,其中大部分为库欣病,故发生率较高。随着对垂体促肾上腺皮质激素和库欣病认识的加深,经蝶窦垂体瘤摘除术治疗已经成为库欣病主要治疗方法,Nelson 综合征随之少见。但仍有一些库欣病患者,垂体影像学检查阴性,生化检查证据不充分而进行肾上腺全切除或一侧切除,本病仍有一定的发生率。据报道肾上腺全切后进行垂体放疗可以预防本病的发生。

本病的主要临床表现为垂体肿瘤迅速增大产生占位效应

和 ACTH 分泌过多引起的色素沉着,包括头痛、视野缺损、视力模糊、眼外肌麻痹等。皮肤黏膜色素沉着进行性加重,常见于颜面、手背、腋窝、口唇、齿龈、口腔、外阴、瘢痕等处。化验检查血 ACTH 水平显著增高,通常在 220 pmol/L(1 000 pg/ml)~2 200 pmol/L(10 000 pg/ml),但 ACTH 水平与肿瘤的大小并不成正比。CT 和 MRI 扫描发现垂体肿块,垂体瘤通常是大腺瘤。根据上述典型的病史、体征、化验和影像学检查,诊断 Nelson 综合征并不难。

如果库欣病肾上腺全切除,可进行垂体外照射来预防本病。一旦诊断本病后,则治疗应当积极,首选手术治疗,以经蝶窦肿瘤摘除术为主。Nelson 综合征的促肾上腺皮质激素瘤常常大且呈侵袭性,手术多难以彻底切除,此时应当给予放射治疗,特别是对于那些没有进行过预防性照射的患者。同时口服长效糖皮质激素(如地塞米松)抑制下丘脑刺激 ACTH细胞增生的因子 CRH 和 AVP 等。

参考文献

[1] Melmed S, Polonsky KS, Larsen PR, et al. Williams textbook of endocrinology [M]. 12th ed. Philadelphia: WB Saunders, 2011: 229-289.

[2] 冯铭,卢琳,王任直.规范库欣病的诊疗以提高其诊治水平[J].中华医学杂志,2016,96(11):833-834.

[3] 中国垂体腺瘤协作组.中国库欣病诊治专家共识(2015)[J].中华医学杂志,2016,96(11):835-840.

[4] Perez-Rivas LG, Reincke M. Genetics of Cushing's disease: an update [J]. J Endocrinol Invest, 2016, 39: 29-35.

[5] Reincke M, Sbiera S, Hayakawa A, et al. Mutations in the deubiquitinase gene USP8 cause Cushing's disease [J]. Nat Genet, 2015, 47: 31-40.

[6] Hayashi K, Inoshita N, Kawaguchi K, et al. The USP8 mutational status may predict drug susceptibility in corticotroph adenomas of Cushing's disease [J]. Eur J Endocrinol, 2016, 174: 213-226.

[7] Huang CX, Shi YY, Zhao Y. USP8 mutation in Cushing's disease [J]. Oncotarget, 2016, 6: 18240-18241.

[8] Ma ZY, Song ZJ, Chen JH, et al. Recurrent gain-of-function USP8 mutation in Cushing's disease [J]. Cell Res, 2015, 25: 306-317.

[9] Jian FF, Li YF, Chen YF, et al. Inhibition of ubiquitin-specific peptidase 8 suppresses adrenocorticotropic hormone production and tumorous corticotroph cell growth in AtT20 cells [J]. Chin Med J, 2016, 129: 2102-2108.

[10] 孙博文,冯铭,王宁,等.库欣病的分子水平研究进展[J].中华医学杂志,2016,96(3):234-236.

[11] Nieman LK, Biller BMK, Findling JW, et al. The diagnosis of Cushing's syndrom: an endocrine society clinical practice guideline [J]. J Clin Endocrinol Metab, 2008, 93: 1526-1540.

[12] 高明,邹效漫,谷伟军,等.午夜血清皮质醇对库欣综合征诊断价值的评价[J].山西医科大学学报,2012,43:212-215.

[13] 张炜,汤正义,王卫庆,等.诊断库欣综合征时多种检查方法的比较[J].中华内分泌代谢杂志,2005,21:402-404.

[14] Yanovski JA, Cutler GB Jr, Chrousos GP, et al. Corticotropin releasing hormone stimulation following low-dose dexamethasone administration. A new test to distinguish Cushing's syndrome from pseudo-Cushing's states [J]. JAMA, 1993, 269: 2232-2238.

[15] Yanovski JA, Cutler GB Jr, Chrousos GP, et al. The dexamethasone-suppressed corticotrophin-releasing hormone stimulation test differentiates mild Cushing's disease from normal physiology [J]. J Endocrinol Metab, 1998, 83: 348-352.

[16] Barbot M, Trementino L, Zilio M, et al. Second-line tests in the differential diagnosis of ACTH-dependent Cushing's syndrome [J]. Pituitary, 2016, 19(5): 488-495.

[17] 张微微,余叶蓉,谭慧文,等.精氨酸血管加压素刺激试验与大剂量地塞米松抑制试验在库欣病与异位促肾上腺皮质激素综合征诊断中的价值[J].中华医学杂志,2016,96:845-859.

[18] 周薇薇,苏颋为,姜蕾,等.改良岩下窦静脉采血在库欣病诊断中的应用[J].中华内分泌代谢杂志,2016,32:196-200.

[19] Pivonello R，De Leo M，Cozzolino A，et al. The treatment of Cushing's disease [J]. Endocr Rev, 2015, 36(4)：385－486.

[20] Molitch ME. Diagnosis and treatment of pituitary adenomas：a review [J]. JAMA, 2017, 317(5)：516－524.

[21] Abu Dabrh AM，Singh Ospina NM，Nofal AA，et al. Predictors of biochemical remission and recurrence after surgical and radiation treatments of cushing disease：a systematic review and meta-analysis [J]. Endocr Pract, 2016, 22(4)：466－475.

[22] 李仁达，冯铭，王任直.复发性库欣病的诊治进展[J].中华神经外科杂志，2015,31(10)：1071－1073.

[23] Colao A，Petersenn S，Newell-Price J，et al. A 12-month phase 3 study of pasireotide in Cushing's disease [J]. New Eng J Med, 2012, 366(10)：914－924.

[24] Vilar L，Naves LA，Azevedo MF，et al. Effectiveness of cabergoline in monotherapy and combined with ketoconazole in the management of Cushing's disease [J]. Pituitary, 2010, 13(2)：123－129.

[25] Prete A，Corsello SM，Salvatori R. Current best practice in the management of patients after pituitary surgery [J]. Ther Adv Endocrinol Metab, 2017, 8 (3)：33－48.

[26] Ciato D，Mumbach AG，Paez-Pereda M，et al. Currently used and investigational drugs for Cushing's disease [J]. Expert Opin Investing Drugs, 2016, 26(1)：75－84.

第十章 · 促甲状腺激素细胞腺瘤

范晓静　吕朝晖　潘长玉

一、概　述

促甲状腺激素细胞腺瘤(简称促甲状腺激素瘤或 TSH 瘤)是一种少见垂体腺瘤，也是导致甲状腺功能亢进的罕见病因。促甲状腺激素瘤临床上主要表现为甲状腺功能亢进症(简称甲亢)，伴或不伴头痛、视功能障碍等占位效应及垂体前叶功能受损；甲亢症状与原发性甲亢相似，但缺乏眼病、胫前黏液水肿等 Graves 病的典型特征，早期易被误诊为原发性甲亢而可能接受不适当治疗(如抗甲状腺药物、^{131}I 或手术等)。旨在减少内源性甲状腺激素的治疗方法特别是甲状腺次全切除或^{131}I 治疗，不仅不能使甲亢得到有效的控制，还可能使肿瘤体积增大甚至呈侵袭性生长导致占位效应如头痛及视功能障碍等，进而增加肿瘤手术难度和复发风险。促甲状腺激素瘤实验室检查主要表现为甲状腺激素水平增高的同时伴 TSH 水平不适当升高或保持正常水平，临床上有时难以与甲状腺激素抵抗(resistance to thyroid hormone, RTH)鉴别，如误诊可导致 RTH 患者接受不必要的手术或^{131}I 治疗。手术是 TSH 瘤的首选治疗方案，微腺瘤多可以获得理想疗效，而侵袭性大腺瘤多难以完全切除。因此，早期诊断有助于改善手术效果，提高治愈率。

二、流行病学

自 1960 年 Jailer 和 Holub 首次报道促甲状腺激素瘤以来，国外文献迄今报道约 450 余例，国内则于 1981 年由施法兴首次报道 1 例完整病例。据估计促甲状腺激素瘤的患病率约为 1/100 万，以往资料表明促甲状腺激素瘤占所有垂体腺瘤的 0.5%～3%，然而近期有关垂体瘤的临床和外科病理研究显示促甲状腺激素瘤占比可能被低估了。尤其是近 30 年来，随着超敏 TSH 检测方法的应用、影像学技术的发展和认识水平的提高，国内外有关促甲状腺激素瘤的报道显著增多。2013 年瑞典一项研究表明该国促甲状腺激素瘤患病率从 1990—1994 年的 0.05/100 万增长至 2005—2009 年的 0.26/100 万，2010 年则为 0.28/100 万。根据中文检索，1980—2015 年我国已有文献报道 160 余例。2006—2016 年解放军总医院内分泌科临床确诊 26 例，约占同期所有垂体腺瘤的 0.6%(26/4 162)，与 2008 年天坛医院报道的 1.2%(12/1 000)和 2011 年协和医院的 1.0%(19/1 849)相当。

促甲状腺激素瘤可发生于各个年龄段，国外资料显示诊断年龄多为 50～60 岁。国内促甲状腺激素瘤患者发病时可能更年轻，解放军总医院和华山医院诊断时的年龄相当，分别为 39.5±14.1 岁和 40.0±14.5 岁，与天坛医院和协和医院的报道基本一致(分别 41.2 岁和 40.5 岁)。然而，瑞金医院报道的 16 例患者诊断时年龄为 51.6±13.2 岁，与国外报道相似。关于促甲状腺激素瘤好发年龄是否确实存在国内外差异还需要更多资料进一步明确。

与多数甲状腺疾病好发于女性不同，促甲状腺激素瘤的发病没有明显性别差异。解放军总医院报道的病例中女性略多见(57.7%，15/26)，而华山医院则以男性略多见(55.0%，11/20)。如果将两组患者及天坛医院、协和医院和瑞金医院报道的所有病例作为一个整体进行分析时，亦没有明显性别差异(男：女为 49：44)。

三、发病机制

同大多数垂体肿瘤一样，促甲状腺激素瘤发病的确切分子机制仍不明确。已证明促甲状腺激素瘤细胞为单克隆起源，其发生机制可能与某些因素即由于基因突变使 TSH 细胞获得了快速增殖并向肿瘤方向发展的潜力有关。肿瘤的发生与原癌基因激活和(或)抑癌基因失活有关。然而，通过对可能导致 TSH 细胞异常增生的原癌基因(如 *Ras* 基因)和抑癌基因(*p53* 基因)等进行筛选，迄今尚未发现有明确突变。此外，也没有发现 TRH 受体和 G 蛋白亚单位基因突变。促甲状腺激素瘤患者 TSH 呈自主性分泌且不被循环中高水平甲状腺激素反馈抑制的现象提示可能存在甲状腺激素受体缺陷或基因突变，然而，迄今只有 1 例促甲状腺激素瘤缺乏 TRα1、TRα2 和 TRβ1 表达的病例报道。转录因子 Pit-1 在细胞分化和 PRL、GH 和 TSH 基因表达中起重要作用，已证明 *Pit-1* 基因在促甲状腺激素瘤中也存在过度表达，但是 *Pit-1* 在促甲状腺激素瘤发病机制中的作用还需更多研究进一步明确。

促甲状腺激素瘤细胞可以表达数量不等的生长抑素和多巴胺受体。几乎所有促甲状腺激素瘤细胞均可表达生长抑素受体,尤其是混合型 GH/TSH 瘤细胞,目前临床上用于治疗促甲状腺激素瘤的生长抑素类似物和多巴胺受体激动剂正是基于这一发现。尽管促甲状腺激素瘤细胞可以表达多巴胺受体,但是原代培养和体内研究表明不同个体对多巴胺受体激动剂的反应存在很大的异质性。

四、病理生理

尽管促甲状腺激素瘤可呈浸润性,但几乎均为良性肿瘤,迄今只有 1 例恶性并远处转移的病例报道。光镜下,肿瘤多为嫌色性,少数为嗜碱性或嗜酸性;细胞形态不规则,细胞核较大,有时可发现核分裂象。免疫组化染色显示瘤细胞可被抗 TSH 抗体或抗 α 亚单位抗体染色。电镜下,细胞形态均一;分化良好的促甲状腺激素瘤细胞与正常 TSH 细胞极为相似,分化较差的促甲状腺激素瘤细胞则与正常 TSH 细胞有较大的差异,瘤细胞呈纺锤形,内质网和高尔基体发育不佳,分泌颗粒较小,直径为 80～200 nm,主要位于靠近细胞膜的区域,要注意与 TSH 细胞癌鉴别。除了发生远处转移可以明确诊断 TSH 细胞癌外,目前还没有诊断 TSH 细胞癌的明确标准。有研究提示,TSH 细胞癌分泌 TSH 和 α 亚基能力低下。免疫组化分析发现促甲状腺激素瘤细胞含有游离的 TSH-β 亚基或与 α 亚基结合的 β 亚基。有学者使用双标记抗体,发现 TSH 和 α 亚基混合性腺瘤,其中部分细胞仅分泌 α 亚基,另一些细胞既分泌 α 亚基也分泌 TSH;TSH 除了与 α 亚基一同分泌外,还可与其他垂体激素在同一细胞甚至在同一分泌颗粒中共同分泌。然而,一个或多个激素免疫组化染色阳性并不意味着这些激素分泌水平升高,如有报道促甲状腺激素瘤细胞有 ACTH 和 Gn 阳性,但其血浆水平却正常。

70%～80% 的肿瘤为单纯性促甲状腺激素瘤,仅分泌 TSH,尤其是微腺瘤中更是以单纯性腺瘤多见。20%～25% 是混合型腺瘤,主要是 GH/TSH 或 PRL/TSH 混合瘤。以往临床诊断的促甲状腺激素瘤中 80%～90% 为大腺瘤或侵袭性巨大腺瘤,常常向鞍上扩展或向蝶窦内侵犯且纤维化程度严重,究其原因一方面可能与误诊为 Graves 病的时间长有关(本院资料显示 3 例误诊时间为 6～16 年,协和医院报道的 4 例误诊者平均诊断时间为 4 年),另一方面可能与误治尤其是甲状腺手术或 ¹³¹I 治疗有关。随着超敏 TSH 检测方法的应用、影像学技术的发展和认识水平的提高,微腺瘤越来越多见。近几年国内的大样本病例报道中微腺瘤比例最高近 50%。然而,大腺瘤可能也不完全是误诊误治的结果。解放军总医院报道的病例中 2 例巨大腺瘤均无误诊病史,而华山医院报道的 4 例巨大腺瘤中亦仅 2 例有误诊病史;另外,解放军总医院报道的病例中 2 例微腺瘤确诊之前分别被误诊 42 个月和 48 个月,华山医院报道的 4 例微腺瘤患者中也有 2 例曾被误诊。因此,推测大腺瘤或巨大腺瘤与微腺瘤可能具有不同的发生机制,即仅有一部分微腺瘤可能进展为大腺瘤,类似于催乳素瘤即只有 7%～14% 的微腺瘤可能进展为大腺瘤。

促甲状腺激素瘤细胞与正常 TSH 细胞分泌的 TSH 具有不同生物活性,瘤细胞分泌的 TSH 活性更强。此外,促甲状腺激素瘤患者血清 TSH 和甲状腺激素水平变异很大,两者之间没有明显的相关性。瘤细胞合成的 α 亚单位较 β 亚单位多,多余的 α 亚单位也可由瘤细胞分泌入血,故外周血中可检

出 α 亚单位。体外研究显示 80% 的 TSH 瘤患者 α 亚单位/TSH 摩尔比明显增加(通常＞1)。促甲状腺激素瘤细胞一般不表达 TRH 受体,对 TRH 的刺激几乎没有反应。

五、临床表现

促甲状腺激素瘤可以发生在任何年龄(11～84 岁),大部分发生于 20～60 岁,男女发病机会相当。临床表现主要包括三方面的症状和体征:甲状腺毒症、甲状腺肿、肿瘤占位效应伴或不伴垂体前叶功能紊乱,其中甲状腺毒症为最常见的临床表现,其次是肿瘤占位效应,这些症状和(或)体征往往是患者就诊的主要原因。

甲状腺功能亢进的症状和体征是促甲状腺激素瘤最常见的临床表现,包括怕热、心悸、多汗、心律失常、体重减轻、手抖和甲状腺肿等。与原发性甲亢即 Graves 病不同,促甲状腺激素瘤导致的甲状腺毒症严重程度与激素水平不呈正相关,相对较轻;部分 TSH/GH 或 TSH/PRL 混合型腺瘤患者的甲亢症状可被肢端肥大症或高催乳素血症的相关症状所掩盖。因此,所有垂体占位者都应该进行全面的甲状腺功能检查。此外,由于临床表现与原发性甲亢类似,促甲状腺激素瘤早期常常被误诊。若患者合并自身免疫性甲状腺功能减退时诊断更加困难,对于此类患者可先给予足量甲状腺激素替代治疗,如 TSH 不被抑制则提示促甲状腺激素瘤的可能性较大。令人感兴趣的是,目前也有 Graves 病与促甲状腺激素瘤并存的病例报道。另外,有文献报道 1 例伴有头痛、视力进行性减退及泌乳等症状的垂体肿瘤经免疫组织化学染色证实为促甲状腺激素瘤,但其临床表现和实验室检查均没有甲状腺毒症的证据,推测可能与肿瘤分泌的 TSH 分子生物活性差有关。促甲状腺激素瘤甲亢引发的心脏毒性作用(如心房颤动、心力衰竭等)和周期性麻痹较原发性甲亢明显少见,迄今没有合并胫前黏液水肿的报道。促甲状腺激素瘤不会导致甲状腺相关性突眼,但有文献报道极少数因肿瘤浸润眼眶导致单侧突眼的病例。

绝大多数(93%)患者都有甲状腺肿大。即使先前因误诊接受过甲状腺切除术,残留甲状腺组织仍可在 TSH 过度刺激下再次增生肿大。研究发现 70% 的患者有单发或多发性甲状腺结节,但毒性结节罕见。促甲状腺激素瘤患者可以发生甲状腺癌,Perticone 等研究发现促甲状腺激素瘤患者甲状腺癌的患病率为 4.8%(3/62 例),认为其原因可能与高水平 TSH 的慢性刺激有关。因此,建议对所有促甲状腺激素瘤患者均应常规进行甲状腺结节的筛查,超声提示有恶性征象者需进一步进行细胞学检查。

部分促甲状腺激素瘤患者甲状腺毒症的临床表现不明显,主要表现为肿瘤的占位效应。当肿瘤向蝶鞍外或鞍上侵袭性生长时,可出现头痛、视力下降和视野缺损等症状。Beck-Peccoz 等报道 20%～25% 的患者可出现头痛,50% 存在视野缺损,25% 出现部分或全垂体前叶功能减退。垂体前叶功能受损以性腺轴受累最为常见,研究显示所有 TSH/PRL 混合型腺瘤和 1/3 纯促甲状腺激素瘤的女性患者有月经紊乱。促甲状腺激素瘤和(或)TSH/FSH 混合型腺瘤的男性患者或出现青春期性发育延迟,或性欲减退。当促甲状腺激素瘤为大腺瘤并压迫垂体柄时,可引起高 PRL 血症。家族性发病促

甲状腺激素瘤可以是 MEN1 的部分表现,因此应注意其他相应的临床表现。

六、实验室检查及功能试验

(一) 血清 TSH 和甲状腺激素

促甲状腺激素瘤和甲状腺激素抵抗的典型特点是甲亢的同时伴有 TSH 的升高或处在正常水平。对于甲状腺切除术后进行左旋甲状腺素替代的患者,需要在 TSH 水平稳定之后进行判断。一般情况下,TSH 水平在甲状腺素替代治疗 4～6 周后才逐渐稳定,如果替代剂量变化较大,或者患者服药的顺应性差,则 TSH 水平也变化不定,因此不能判断 TSH 水平的升高是由于促甲状腺激素瘤的过度分泌所致还是替代不足所致。如果在甲状腺切除术后较大剂量甲状腺素替代仍不足以抑制 TSH 水平,要充分考虑促甲状腺激素瘤的可能性。众多垂体-甲状腺轴的异常也可以有类似于中枢性甲亢的生化改变,如遗传性、药物性或雌激素诱导的 TBG 增加、白蛋白或甲状腺转运蛋白水平增加,导致甲状腺激素特别是 T_4 的增加,而 TSH 水平并不减低,此时需要与促甲状腺激素瘤鉴别,鉴别要点在于前者游离甲状腺激素的水平正常。因此,评估甲状腺功能一定要检测游离甲状腺激素的水平,特别是 FT_4。FT_4 水平对于诊断促甲状腺激素瘤有重要价值。有些含碘药物、碘摄取过多或全身状况不佳可能抑制 T_4 向 T_3 的转化,此时 TSH 水平也没有明显降低,但是 T_3 正常或偏低与促甲状腺激素瘤不同。

甲状腺激素和 TSH 水平同时升高也可能是实验室检验的误差。影响检测的常见因素是抗 TSH、T_3 和 T_4 抗体,使总 TSH 水平和总 T_3、总 T_4 水平升高,但游离甲状腺激素不受影响,而促甲状腺激素瘤患者往往有甲亢症状,且游离甲状腺激素水平升高。此外,血循环中存在的嗜异性抗体如抗鼠 γ 球蛋白抗体(用于 TSH 测定)可导致血清 TSH 水平假性升高。

促甲状腺激素瘤患者血清 TSH 和甲状腺激素水平的变异很大,曾行甲状腺切除术的患者,其 TSH 水平比未行手术者高,总甲状腺激素和游离甲状腺激素虽有下降但仍显著高于正常,或在 TSH 作用下很快恢复过度分泌状态。这提示甲状腺切除后靶腺负反馈减低,导致 TSH 升高,类似情况见于抗甲状腺药物治疗表现,表明促甲状腺激素瘤细胞对靶腺激素的负反馈作用较敏感。

虽然促甲状腺激素瘤患者的甲状腺激素过度分泌是 TSH 水平增高,但即使是在未治疗的患者中,血浆 TSH 水平和甲状腺激素水平也没有明显的相关性。这可能与肿瘤分泌的 TSH 分子生物活性与正常 TSH 不同有关。有人曾发现促甲状腺激素瘤患者 TSH 的生物活性/免疫活性值明显高于正常对照,但也有研究发现促甲状腺激素瘤患者的这一比值或正常、升高或减低,提示肿瘤细胞合成的 TSH 分子发生了变异。

(二) 糖蛋白激素 α 亚基

促甲状腺激素瘤合成和分泌大量的 α 亚基,约 2/3 的患者血浆 α 亚基水平明显升高。α 亚基的分泌不仅相对于 TSH-β 亚基过剩,相对于完整 TSH 分子也过剩,α 亚基与 TSH 的比值常常＞1。以往认为 α 亚基/TSH＞1 提示促甲状腺激素瘤,但现在发现一些正常人也＞1,特别是绝经后女性。微

腺瘤的 α 亚基多半正常,但 α 亚基/TSH 值可以升高。极高浓度的 α 亚基可能是肿瘤恶变的先兆,而 TSH 和 α 亚基均显著减低则提示肿瘤分化程度低,且与侵袭性生长和转移有关。

(三) 功能试验

临床表现和实验室检查提示促甲状腺激素瘤时需行功能试验进一步明确诊断。常用功能试验包括 T_3 抑制试验和促甲状腺激素释放激素(TRH)兴奋试验,近年来生长抑素试验在一些医院也开始应用于临床。

1. T_3 抑制试验•正常人当给予超生理剂量的甲状腺激素制剂时,垂体 TSH 的分泌可被显著抑制,而促甲状腺激素瘤患者血清 TSH 水平常常无明显变化,更不可能被抑制到不可测水平。试验方法一:口服干燥甲状腺片,40 mg,4 次/日,连服 14 日,分别在服药前、后测定血清 TSH;试验方法二:当使用 T_3 片剂时,每日 80～100 μg 分 3 次给药并持续 10 日,分别在服药前、服药后第 5 日和第 10 日测定血清 TSH。单纯亚临床甲减患者补充 T_3 后 TSH 水平可明显下降,促甲状腺激素瘤患者血清 TSH 不能被 T_3 抑制,而 RTH 可被抑制。需要注意的是,T_3 抑制试验是诊断促甲状腺激素瘤灵敏度和特异度最高的功能试验之一,但老年人或冠心病患者禁用。

2. TRH 兴奋试验•促甲状腺激素释放激素(TRH)是由焦谷氨酰、组氨酰和脯氨酰胺组成的三肽激素,具有刺激垂体分泌 TSH 和 PRL 的双重作用。注射一定剂量外源性 TRH,观察 TSH 的分泌反应,可以评估垂体促甲状腺细胞的储备功能和自主分泌能力。试验方法:受试者不需做特殊准备,如禁食、卧床过夜等,静脉快速推注 400 μg TRH(将 TRH 200 μg 溶于 2 ml 生理盐水中,5 min 内静脉注入),分别于注射 0、30、60、90 和 120 min 采血测定 TSH。注射外源性 TRH 20～30 min 后 TSH 升高达峰,10～30 mIU/L,平均增加 12 mIU/L,2～3 h 恢复至基线水平。临床意义:① 甲亢时,TSH 无分泌呈现一条低平曲线;② 原发性甲减时,因基值较高呈现一条高平曲线;③ 中枢性甲减时有两种情况:下丘脑性甲减时,TSH 分泌曲线呈现高峰延迟(在注射后的 60～90 min 出现),并持续高分泌状态至 120 min;垂体性甲减时,TSH 反应迟钝,呈现一条低平曲线(增高＜2 倍或者增加≤4.0 mIU/L);④ 垂体 TSH 肿瘤时,90% 的患者血清 TSH 无反应或反应低下(TSH 水平较基础值增加＜5 mIU/L,定义为对 TRH 无反应);⑤ RTH 时 TSH 呈现正常反应。糖皮质激素、多巴胺、生长抑素类似物、抗甲状腺药物和甲状腺激素等药物对本实验结果有影响,需要停药 1 个月。

3. 生长抑素试验•TSH 分泌瘤细胞可表达生长抑素受体,尤其是混合型 GH/TSH 瘤细胞表达更丰富,生长抑素类似物在临床上用于治疗 TSH 分泌瘤正是基于这一机制。2013 年欧洲甲状腺协会《TSH 分泌瘤诊治指南》建议使用长效生长抑素类似物至少 2 个月以鉴别中枢性甲亢的病因,国内则是瑞金医院于 2012 年首先提出类似的建议。然而,瑞金医院所使用的生长抑素类似物剂型和方案完全不同于欧洲甲状腺协会的推荐,其方案为生长抑素类似物奥曲肽 0.1 mg,皮下注射,1 次/8 h,测定注射前及第 1 次注射后 2、4、6、8 和 24 h 血清 TSH。由于该试验应用于临床的时间不长,还没有大规模普及,用于结果判定的血清 TSH 抑制率尚没有统一标准。因此,国内外关于生长抑素抑制试验的方法和结果判定

尚缺乏统一认识。解放军总医院和华山医院采用瑞金医院推荐的奥曲肽抑制试验,分别有 9 例患者进行了奥曲肽抑制试验,24 h 时 TSH 抑制率范围相当(分别为 37.39%~91.80%和 46.5%~94.1%),但显著窄于瑞金医院报道的 5.19%~99.15%。此外,瑞金医院另一项研究还比较了促甲状腺激素瘤与甲状腺激素抵抗综合征患者奥曲肽抑制结果,24 h 时 TSH 平均抑制率分别为 77.02%±13.43% 和 52.33%±15.02%,两组存在一定的重叠。因此,如何制定奥曲肽抑制试验方案及结果判断标准还需更多大样本的对照研究。

七、影像学检查及核素显像

临床上一旦考虑促甲状腺激素瘤的诊断时,应及早进行垂体影像学检查。垂体影像学检查首选 MRI 扫描,当有 MRI 检查禁忌如佩戴心脏起搏器时,可选用高分辨率 CT 检查。

以往促甲状腺激素瘤确诊时肿瘤通常较大,质地较韧,约 2/3 患者可见肿瘤向鞍上及海绵窦有不同程度的侵犯,预后相对不佳。近年来随着影像学技术的发展和超敏 TSH 检测方法的应用,越来越多促甲状腺激素瘤在疾病早期即被确诊,使微腺瘤检出率明显增加。与其他类型垂体瘤不同,促甲状腺激素瘤体大小与血清 TSH 水平没有明显相关性。除经典部位即垂体促甲状腺激素瘤外,目前国内外还有极少数鼻咽部异位促甲状腺激素瘤的报道。如果 MRI 及 CT 检查均未发现肿瘤征象,可进行生长抑素受体显像扫描。生长抑素受体显像是一种利用放射性核素标记的生长抑素及其类似物与肿瘤细胞膜上特异性受体相结合的特性,从而使肿瘤显像的无创性检查方法。临床上常用 ^{99m}Tc-奥曲肽扫描,但属于非特异性检查,即仅能证明肿瘤细胞表面有生长抑素受体表达,却不能确定肿瘤具有何种激素分泌功能。对于影像学检查仍不能明确定位的微腺瘤,岩下窦取血测定 TSH 对肿瘤定位有一定的价值。

八、诊断和鉴别诊断

垂体促甲状腺激素瘤是一种少见甚至罕见的疾病。甲状腺素异常升高的同时伴血清 TSH 不适当分泌即正常或升高称为 TSH 不适当分泌综合征,包括垂体促甲状腺激素瘤(垂体性甲亢)和甲状腺激素抵抗综合征。当患者以甲状腺毒症表现就诊时,超敏 TSH 检测方法可以很容易区别正常和抑制状态的 TSH 水平,即对于有典型甲亢症状者,甲状腺激素水平明显升高同时伴有不适当分泌 TSH 时可排除 Graves 病和其他类型的原发性甲亢。然而,某些甲减患者因服药依从性差,即使服用较大剂量甲状腺激素替代治疗时血清 TSH 水平仍较高,这种情况下要注意排除合并促甲状腺激素瘤的可能性。因此,当存在以下情况时,应考虑促甲状腺激素瘤的可能性:① 存在明显甲状腺毒症的临床表现;② 甲状腺激素水平升高的同时伴 TSH 不适当分泌;③ MRI 显示垂体占位或肿瘤性病变;④ 不适当分泌的血清 TSH 可被生长抑素抑制;⑤ 合并垂体其他激素水平升高;⑥ 口服大剂量外源性甲状腺激素(如 T₃)后血清 TSH 不被抑制;⑦ TSH 对 TRH 的刺激反应低下。

垂体促甲状腺激素瘤(垂体性甲亢)诊断的最终确立,尚需与甲状腺激素抵抗综合征(RTH)进行鉴别。RTH 是机体各靶组织对甲状腺激素敏感性降低或抵抗的一组综合征,以

血清甲状腺激素水平升高的同时并不被抑制的 TSH 为显著特征,90% 以上具有家族遗传性,属于常染色体显性遗传性疾病。甲状腺激素受体(TR)有 α 和 β 两种亚基,大多数源于编码甲状腺激素受体 β($TR\beta$)基因的突变。突变的 $TR\beta$ 与甲状腺激素亲和力降低,表现为甲状腺激素水平代偿性升高,TSH 水平不受抑制。由于对甲状腺激素不敏感组织分布的不同以及缺陷和代偿程度各异,RTH 临床表现具有极大的异质性,可从无任何症状到症状极为严重,可表现为甲亢、甲减或正常状态。按照抵抗部位的不同可分为垂体性(pituitary resistance to thyroid hormone, PRTH)、周围性(peripheral tissue resistance to thyroid hormone, PTRTH)和全身性甲状腺激素不敏感综合征(generalized tissue resistance to thyroid hormone, GRTH),其中 GRTH 最常见,PTRTH 最少见。甲状腺肿大是 RTH 最常见的临床表现,为 TSH 增多刺激甲状腺增生所致。不同类型 RTH 的临床表现又各具特征,PRTH 者因外周组织对甲状腺激素相对敏感,故常有甲亢症状,临床上与促甲状腺激素瘤极为相似。GRTH 甲状腺毒症不明显,可以表现为甲状腺功能减退或正常,外源性甲状腺激素制剂不能纠正甲减,过量甲状腺激素亦不引起甲亢相应的症状。

PRTH 常常有明显甲状腺毒症和甲状腺肿,临床表现与促甲状腺激素瘤极为相似,因而鉴别促甲状腺激素瘤(垂体性甲亢)和 RTH 实际上就是针对促甲状腺激素瘤和 PRTH 进行鉴别。

第一,RTH 综合征有家族性发病倾向,患者一级亲属中常常有类似病史,少数为散发性,而单纯促甲状腺激素瘤尚无家族发病的报道。

第二,颅内占位效应(头痛、视力视野受损)及合并其他垂体激素分泌过多(肢端肥大症、月经紊乱)的临床表现提示促甲状腺激素瘤的可能性,若 CT 或 MRI 发现垂体占位或肿瘤性病变时强烈支持促甲状腺激素瘤的诊断。然而,肿瘤体积很小时亦难以与 RTH 鉴别,同时还需考虑 RTH 合并垂体意外瘤的可能。Beck-Peccoz 等报道约有 20% RTH 患者影像学检查可见垂体病变。此外,国内近期还有 1 例促甲状腺激素瘤合并 RTH 的报道,提示 RTH 患者对促甲状腺激素瘤可能存在易感性。

第三,功能试验对促甲状腺激素瘤与 RTH 的鉴别具有重要意义。RTH 患者血清 TSH 水平可被 T₃ 部分抑制,目前尚无 1 例促甲状腺激素瘤血清 TSH 能被完全抑制的报道,其原因可能是 TSH 肿瘤细胞可自主性分泌 TSH。TRH 试验亦具有鉴别诊断价值,90% 促甲状腺激素瘤患者血清 TSH 对 TRH 的刺激不敏感,而 RTH 患者或正常人注射 TRH 后血清 TSH 可显著升高。

第四,生长抑素试验也有一定鉴别价值。促甲状腺激素瘤细胞表达生长抑素受体,较 RTH 对生长抑素更为敏感。然而,目前国内外尚没有有关生长抑素试验的方法、结果判定(TSH 抑制率)及临床意义的公认标准。文献显示连续 2~4 个月使用长效生长抑素类似物(20~30 mg,肌内注射,1 次/4 周)可使甲状腺激素水平显著下降或 FT₃/FT₄ 恢复正常,而 RTH 患者则无反应。因此,连续使用长效生长抑素类似物至少 2 个月可以帮助鉴别中枢性甲亢的病因(促甲状腺激素瘤或 RTH)。

第五，促甲状腺激素瘤和 RTH 在年龄、性别、血清 TSH 或甲状腺激素水平等方面没有显著差异。经典情况下，促甲状腺激素瘤患者血清 α-GSU 浓度和（或）α-GSU/TSH 摩尔比明显增高，而 RTH 患者往往正常；血清 TSH 水平处于正常范围者更多见于 RTH。另外，一些反映甲状腺激素作用于外周组织（如肝脏和骨骼）的生物标志物具有一定临床价值，如性激素结合球蛋白（SHBG）和 I 型胶原羧基末端交联肽（ICTP）。促甲状腺激素瘤患者血清 SHBG 常常升高，而 RTH 为正常水平，即使是伴有典型甲状腺毒症的垂体型抵抗患者。然而，一些特殊情况如 TSH/GH 混合型腺瘤，由于 GH 对 SHBG 的合成和分泌有抑制作用，SHBG 水平可在正常范围；RTH 患者使用雌激素或伴有重度性腺功能减退时 SHBG 常可升高。

第六，基因检测是 RTH 诊断的金标准。由于该技术难度大、费用高，临床上尚难以普及和广泛应用。此外，有大约 15% 的 RTH 患者不存在基因突变，对于基因检测未发现突变的疑似 RTH 病例，仍需联合临床特点、实验室检查和功能试验明确诊断。

九、治疗

旨在减少内源性甲状腺激素的治疗方法包括抗甲状腺药物、甲状腺次全切除和 [131]I 治疗，不仅不能使中枢性甲亢得到有效控制，还可能使垂体瘤呈侵袭性生长而增加垂体瘤手术难度和复发风险。因为促甲状腺激素瘤患者血清 TSH 呈自主性分泌，上述治疗虽可降低血清甲状腺激素水平，但使甲状腺激素对垂体的负反馈作用进一步减弱，从而导致垂体促甲状腺激素瘤进一步生长。如果因为误诊而行手术或 [131]I 治疗导致甲减，则应给予足量甲状腺激素替代治疗，使血清 TSH 水平尽可能降低或降至正常范围。目前促甲状腺激素瘤的主要治疗方案包括手术和非手术治疗两大类。

（一）手术治疗

促甲状腺激素瘤的手术治疗方案随时间推移不断改进和完善。过去数十年间，经蝶窦垂体瘤手术切除仍是促甲状腺激素瘤的一线治疗方案，治疗目标为彻底切除肿瘤的同时尽可能保护垂体前叶功能。由于越来越多的患者在疾病早期如微腺瘤阶段即得到确诊，最佳治疗方案尚有待进一步评估。然而，不论采用哪一种治疗方案都应坚持个体化原则。如出现头痛、视力视野受损等明显肿瘤占位效应时则应尽快手术治疗，否则需全面评估患者病情，根据甲亢严重程度决定手术时机。手术时应尽可能将肿瘤彻底切除，但肿瘤较大时往往因质地坚韧、侵袭海绵窦和颈内动脉、压迫视交叉无法完全切除，此时应在术后辅以放疗或药物治疗。国外文献显示绝大多数微腺瘤可以彻底切除，大腺瘤只有 60% 可以完全治愈。

充分的术前准备是手术成功的重要保障。术前准备旨在使甲状腺功能恢复正常、预防甲亢危象并减少围手术期死亡率。普萘洛尔是术前准备的基本用药，可有效控制甲亢症状，但不能降低血清甲状腺素水平。值得注意的是，抗甲状腺药物通过阻断甲状腺激素的合成而降低激素水平不仅可以导致 TSH 反馈性分泌增加，还可诱导垂体 TSH 腺瘤呈侵袭性生长及增加纤维化程度，因此仅限于术前联合 β 受体阻滞剂和（或）生长抑素类似物短期使用。关于围手术期中枢性甲亢的控制，长效生长抑素类药物较抗甲状腺药物有明显优势，但该类药物价格昂贵，术前可使用短效生长抑素类似物替代，大多数患者甲状腺激素水平可恢复正常，TSH 水平亦可以显著减低。术后应对病理组织进行免疫组化染色，如结果显示 TSH 阳性则更支持促甲状腺激素瘤诊断；出现其他垂体激素免疫染色阳性时，血清中相应激素水平可以不升高。术后并发症有头痛、脑脊液漏、暂时性尿崩症、电解质紊乱、嗅觉减退、部分或完全性甲状腺功能减退、垂体前叶减退、甲亢危象和感染等。

（二）非手术治疗

1. 生长抑素类似物（SSA）·19 世纪 70 年代初有研究指出生长抑素不仅能抑制 GH 分泌，还对 TSH 分泌同样有抑制作用。1975 年 Weeke 等首次证明正常人注射生长抑素 2 h 后血清 TSH 水平显著下降。1989 年 Levy 等报道了 1 例明确存在生长抑素受体表达的促甲状腺激素瘤，并证明生长抑素类似物（SMS 201-995）可阻断 TRH 触发的肌醇磷脂蓄积，能有效抑制促甲状腺激素瘤患者的 TSH 水平。目前已知的生长抑素受体主要有 SSTR2 和 SSTR5，第一代生长抑素类似物（奥曲肽和兰瑞肽）对 SSTR2 亲和力高，而对 SSTR3、SSTR5 亲和力较低。Gatto 等提出 SSTR5/SSTR2 可预测治疗结果。生长抑素类似物不仅可用于促甲状腺激素瘤的术前准备，还可用于术后肿瘤残留、复发及拒绝手术或身体状况不能耐受手术的患者。

促甲状腺激素瘤的药物治疗主要是基于生长抑素类似物可以非常有效地抑制 TSH 的自主性分泌。目前更多应用于临床上的生长抑素类似物是长效制剂包括 Octreotide LAR、Lanreotide SR 和 Lanreotide Autogel，研究证明生长抑素类似物几乎可以使所有病例都获得良好疗效，即显著降低血清 TSH 和 α-GSU 水平并使其甲状腺功能恢复正常。不仅如此，生长抑素类似物还可使 40%～50% 患者的肿瘤体积和 30% 患者的甲状腺肿瘤体积显著缩小，70%～75% 患者视力明显改善，部分促甲状腺激素瘤患者甚至因其显著抑制 TSH 的分泌而导致生化甲减还需给予 LT4 替代治疗。2012 年 Fliers 等首次报道了 1 例促甲状腺激素瘤在连续使用生长抑素类似物治疗 4 年后痊愈的病例。生长抑素类似物使用过程中要注意监测其不良反应如胆石症和高血糖，应根据疗效和对胃肠道反应的耐受性进行剂量调整。长效生长抑素类似物的胃肠道不良反应通常是一过性的，因而耐受性良好。部分患者也可以出现对生长抑素类似物的抵抗、TSH 分泌对抑制作用的逃逸或不能耐受药物副作用而停药等现象。总之，生长抑素类似物的疗效明确、安全性和耐受性良好，甚至有妊娠期间使用的报道。然而，由于促甲状腺激素瘤患病率低，有关生长抑素类似物的大样本临床研究有限，其有效性和安全性尚需更多研究。

2. 多巴胺受体激动剂·TSH 肿瘤细胞表面存在 DA2 受体，为多巴胺受体激动剂（溴隐亭和卡麦角林）的应用提供了可能。尽管有不少相关研究，但结果并不一致。大多数病例仅显示 TSH 可被部分抑制，其中 TSH/PRL 混合型腺瘤疗效最好。溴隐亭仅可以暂时抑制小部分促甲状腺激素瘤患者过度分泌的甲状腺激素水平，但 Mulinda 等报道了 1 例 TSH/PRL 混合型腺瘤患者使用卡麦角林后成功抑制了高分泌的甲状腺激素水平。Gatto 等发现 SSTR5/SSTR2 值高的患者使用奥曲肽疗效优于卡麦角林,即使联合使用奥曲肽和卡麦角林并不能取得更好的疗效。多巴胺受体激动剂和生长抑素类似物的疗效与多巴胺/生长抑素受体构成表达有关。

3. 放射治疗·放射治疗包括传统的局部放疗和近年来常用的立体定位伽马刀治疗。过去放疗作为二线治疗,能使大多数患者肿瘤得到控制,常作为术后肿瘤残余的辅助治疗、应用于术后复发不耐受或不愿意接受二次手术的患者。传统的局部放疗总剂量不少于 45 Gy,按每日 2 Gy 分次使用。如使用立体定向伽马刀治疗,单次剂量可为 10~25 Gy。有研究显示这两种放疗的疗效有明显差异,然而有关两者疗效比较的研究仍很少。需注意放射治疗后常发生垂体前叶功能减退。随着药物治疗的进展,临床上放疗的应用明显减少。

(三) 治愈标准及预后

促甲状腺激素瘤手术或放疗后的痊愈标准尚未统一。甲状腺毒症缓解、神经系统症状消失、影像学检查没有肿瘤残余、血清甲状腺激素和 TSH 水平或 α - GSU/TSH 摩尔比恢复正常等均应作为评估手术或放疗疗效的指标。然而,这些疗效评价指标不适用于曾行甲状腺手术或 [131]I 治疗的患者。甲状腺毒症缓解和激素水平恢复正常并不意味着促甲状腺激素瘤完全切除,因为有研究发现这些可能是短暂性的改变。神经系统症状和体征的消失提示预后良好,然而部分肿瘤切除(减瘤性手术)也可以缓解神经系统症状和体征。术后 1 周时血清 TSH 处于不可测水平提示肿瘤极有可能被完全切除,但是如果使用抗甲状腺药物或短效生长抑素类似物进行术前准备时,术前至少停药 10 日,否则将影响结果的判定。评估肿瘤是否完全切除敏感性和特异性最高的方法是 T_3 抑制试验。实际上,只有 T_3 能够完全抑制基础和 TRH 刺激下 TSH 分泌时才真正意味着疾病的彻底治愈。

目前尚缺乏关于促甲状腺激素瘤经手术或放疗完全治愈后复发情况的临床研究。肿瘤复发并不常见,至少在术后 1 年中。总体上,术后第 1 年要进行 2~3 次评估包括临床症状和生化检查,之后每年都要评估。生化检查项目包括血清 TSH、甲状腺激素和其他垂体激素水平。每 2~3 年进行一次垂体影像学检查,如果血清 TSH 和甲状腺激素水平再次升高,或有相应临床症状时应立即复查。对于大腺瘤持续存在的患者,要密切观察视野的变化以免视力受到损害。

参考文献

[1] Amlashi FG, Tritos NA. Thyrotropin-secreting pituitary adenomas: epidemiology, diagnosis, and management [J]. Endocrine, 2016, 52: 427 - 440.

[2] Beck-Peccoz P, Persani L, Lania A. Thyrotropin-secreting pituitary adenomas [M]//Feingold KR, Anawalt B, Boyce A. Endotext [Internet]. South Dartmouth (MA): MDText. com, Inc., 2019.

[3] Malchiodi El, Profka E, Ferrante E, et al. Thyrotropin-secreting pituitary adenomas: outcome of pituitary surgery and irradiation [J]. J Clin Endocrinol Metab, 2014, 99(6): 2069 - 2076.

[4] Jailer JW, Holub DA. Remission of Graves' disease following radiotherapy of a pituitary neoplasm [J]. Am J Med, 1960, 28: 497 - 500.

[5] Onnestam L, Berinder K, Burman P, et al. National incidence and prevalence of TSH-secreting pituitary adenomas in Sweden [J]. J Clin Endocrinol Metab, 2013, 98(2): 626 - 635.

[6] Mindermann T, Wilson CB. Age-related and gender-related occurrence of pituitary adenomas [J]. Clin Endocrinol (Oxf), 1994, 41(3): 359 - 364.

[7] Dong Q, Brucker-Davis F, Weintraub BD, et al. Screening of candidate oncogenes in human thyrotroph tumors: absence of activating mutations of the G alpha q, G alpha 11, G alpha s, or thyrotropin-releasing hormone receptor genes [J]. J Clin Endocrinol Metab, 1996, 81(3): 1134 - 1140.

[8] Beck-Peccoz P, Lania A, Beckers A, et al. 2013 European thyroid association guidelines for the diagnosis and treatment of thyrotropin-secreting pituitary tumors [J]. Eur Thyroid J, 2013, 2(2): 76 - 82.

[9] Gatto F, Barbieri F, Gatti M, et al. Balance between somatostatin and D2 receptor expression drives TSH-secreting adenoma response to somatostatin analogues and dopastatins [J]. Clin Endocrinol (Oxf), 2012, 76(3): 407 - 414.

[10] Foppiani L, Del Monte P, Ruelle A, et al. TSH-secreting adenomas: rare pituitary tumors with multifaceted clinical and biological features [J]. J Endocrinol Invest, 2007, 30(7): 603 - 609.

[11] Beck-Peccoz P, Persani L, Mannavola D, et al. Pituitary tumours: TSH-secreting adenomas [J]. Best Pract Res Clin Endocrinol Metab, 2009, 23(5): 597 - 606.

[12] Losa M, Mortini P, Minelli R, et al. Coexistence of TSH-secreting pituitary adenoma and autoimmune hypothyroidism [J]. J Endocrinol Invest, 2006, 29(6): 555 - 559.

[13] Kamoun M, d'Herbomez M, Lemaire C, et al. Coexistence of thyroid-stimulating hormone-secreting pituitary adenoma and graves' hyperthyroidism [J]. Eur Thyroid J, 2014, 3(1): 60 - 64.

[14] Banerjee AK, Sharma Bs, Kak VK. Clinically and biochemically silent thyrotroph adenoma with oncocytic change [J]. Neurol India, 2000, 48(4): 374 - 377.

[15] Gesundheit N, Petrick PA, Nissim M, et al. Thyrotropin-secreting pituitary adenomas: clinical and biochemical heterogeneity. Case reports and follow-up of nine patients [J]. Ann Intern Med, 1989, 111(10): 827 - 835.

[16] Abs R, Stevenaert A, Beckers A. Autonomously functioning thyroid nodules in a patient with a thyrotropin-secreting pituitary adenoma: possible cause — effect relationship [J]. Eur J Endocrinol, 1994, 131(4): 355 - 358.

[17] Perticone F, Pigliaru F, Mariotti S, et al. Is the incidence of differentiated thyroid cancer increased in patients with thyrotropin-secreting adenomas? Report of three cases from a large consecutive series [J]. Thyroid, 2015, 25(4): 417 - 424.

[18] Sy RA, Bernstein R, Chynn KY, et al. Reduction in size of a thyrotropin- and gonadotropin-secreting pituitary adenoma treated with octreotide acetate (somatostatin analog) [J]. J Clin Endocrinol Metab, 1992, 74(3): 690 - 694.

[19] Koulouri O, Moran C, Halsall D, et al. Pitfalls in the measurement and interpretation of thyroid function tests [J]. Best Pract Res Clin Endocrinol Metab, 2013, 27(6): 745 - 762.

[20] Zweig MH, Csako G, Spero M. Escape from blockade of interfering heterophile antibodies in a two-site immunoradiometric assay for thyrotropin [J]. Clin Chem, 1988, 34(12): 2589 - 2591.

[21] 姜晓华,蔡洁,王卫庆,等. 垂体促甲状腺素瘤的临床特点与诊治分析[J]. 中华内分泌代谢杂志,2012,28(9): 729 - 733.

[22] 叶蕾,韩如来,姜晓华,等. 促甲状腺激素不适当分泌综合征 61 例病例总结[J]. 中华内分泌代谢杂志,2015,31(11): 925 - 931.

[23] Sanno N, Teramoto A, Osamura RY. Thyrotropin-secreting pituitary adenomas. Clinical and biological heterogeneity and current treatment [J]. J Neurooncol, 2001, 54(2): 179 - 186.

[24] 陈家伦. 临床内分泌学[M]. 上海: 上海科学技术出版社,2011: 459 - 461.

[25] 廖二元. 内分泌代谢病学[M]. 3 版. 北京: 人民卫生出版社,2012: 490 - 493.

[26] Yamada S, Fukuhara N, Horiguchi K, et al. Clinicopathological characteristics and therapeutic outcomes in thyrotropin-secreting pituitary adenomas: a single-center study of 90 cases [J]. J Neurosurgery, 2014, 121(6): 1462 - 1473.

[27] Wu SY, Sadow PM, Refetoff S, et al. Tissue responses to thyroid hormone in a kindred with resistance to thyroid hormone harboring a commonly occurring mutation in the thyroid hormone receptor beta gene (P453T) [J]. J Lab Clin Med, 2005, 146(2): 85 - 94.

[28] Mannavola D, Persani L, Vannucchi G, et al. Different responses to chronic somatostatin analogues in patients with central hyperthyroidism [J]. Clin Endocrinol (Oxf), 2005, 62(2): 176 - 181.

[29] Persani L, Preziati D, Matthews CH, et al. Serum levels of

carboxyterminal cross-linked telopeptide of type I collagen (ICTP) in the differential diagnosis of the syndromes of inappropriate secretion of TSH [J]. Clin Endocrinol (Oxf), 1997, 47(2): 207-214.

[30] Kronenberg H, Melmed S, Polonsky KS, et al. 威廉姆斯内分泌学[M]. 11版. 向红丁, 译. 北京: 人民军医出版社, 2011: 257-259.

[31] Siler TM, Yen SC, Vale W, et al. Inhibition by somatostatin on the release of TSH induced in man by thyrotropin-releasing factor [J]. J Clin Endocrinol Metab, 1974, 38(5): 742-745.

[32] Weeke J, Hansen AP, Lundaek K. Inhibition by somatostatin of basal levels of serum thyrotropin (TSH) in normal men [J]. J Clin Endocrinol Metab, 1975, 41(1): 168-171.

[33] Levy A, Eckland DJ, Gurney AM, et al. Somatostatin and thyrotrophin-releasing hormone response and receptor status of a thyrotrophin-secreting pituitary adenoma: clinical and in vitro studies [J]. J Neuroendocrinol, 1989, 1(5): 321-326.

[34] Gatto F, Barbieri F, Castelletti L, et al. In vivo and in vitro response to octreotide LAR in a TSH-secreting adenoma: characterization of somatostatin receptor expression and role of subtype 5 [J]. Pituitary, 2011, 14(2): 141-147.

[35] Beck-Peccoz P, Persani L. Medical management of thyrotropin-secreting pituitary adenomas [J]. Pituitary, 2002, 5(2): 83-88.

[36] Fliers E, van Furth WR, Bisschop PH. Cure of a thyrotrophin (TSH)-secreting pituitary adenoma by medical therapy [J]. Clin Endocrinol (Oxf), 2012, 77(5): 788-790.

[37] Blackhurst G, Strachan MW, Collie D, et al. The treatment of a thyrotropin-secreting pituitary macroadenoma with octreotide in twin pregnancy [J]. Clin Endocrinol (Oxf), 2002, 57(3): 401-404.

[38] Spada A, Bassetti M, Martino E, et al. In vitro studies on TSH secretion and adenylate cyclase activity in a human TSH-secreting pituitary adenoma. Effects of somatostatin and dopamine [J]. J Endocrinol Invest, 1985, 8(3): 193-198.

[39] Mulinda JR, Hasinski S, Rose LI. Successful therapy for a mixed thyrotropin-and prolactin-secreting pituitary macroadenoma with cabergoline [J]. Endocr Pract, 1999, 5(2): 76-79.

第十一章 · 促性腺激素细胞腺瘤

钟历勇　吕朝晖　潘长玉

一、概　述

促性腺激素细胞腺瘤（gonadotroph adenomas, GnA）是来自垂体促性腺激素细胞的良性肿瘤，是垂体腺瘤中最常见的类型，占垂体腺瘤的40%~50%，临床上绝大多数GnA表现为无功能促性腺细胞瘤（nonfunctioning gonadotroph adenomas, NFGnA），仅极少数表现为功能性促性腺激素细胞瘤（functioning gonadotroph adenomas, FGnA）。既往并不知道大多数无功能垂体腺瘤（nonfunctioning pituitary adenomas, NFPA）来源于垂体Gn细胞。在NFPA病例中，免疫组化结果表现为促性腺激素β亚单位阳性的为最大宗，其次为无功能性ACTH瘤。Yamada通过免疫组化研究213例NFPA患者，发现其中NFGnA占64%，NFGnA大多数不具有分泌功能，即使有分泌功能，也只是分泌没有生物活性、变异的促性腺激素分子或其β亚单位（FSH-β/LH-β）。而FGnA的发病率非常低。FGnA在育龄女性可引起卵巢过度刺激综合征（ovarian hyperstimulation syndrome, OHSS），成年男性表现为巨大睾丸症，儿童可表现为性早熟。绝经后女性由于卵巢功能开始衰竭，FSH与LH可生理性增高，功能衰竭的卵巢对高FSH刺激不敏感，因此尚无绝经后女性FGnA的报道。NFGnA与FGnA各有不同临床特征与治疗策略。鉴于多数NFGnA没有激素紊乱的内分泌症状，临床确诊较晚，多数为大腺瘤或巨大腺瘤、在引起鞍区占位效应症状后才就医。FGnA则需要针对FSH自主性分泌的垂体腺瘤进行积极处理。

二、发病机制

GnA的发病机制仍不清楚。通过对体细胞和肿瘤细胞X染色体上次黄嘌呤磷酸核糖转移酶的限制性内切酶片段长度多态性的比较，发现肿瘤起源于单个细胞的基因突变，进而形成单克隆肿瘤。病理观察发现，GnA为真性实体瘤，瘤细胞高度一致，呈窦状分布。虽然发现GnA与 MEN1 基因、Gsα 基因突变有关，但还没有发现与GnA有关的基因异常。

有限的研究资料表明，在GnA患者中，无论NFGnA抑或是FGnA患者肿瘤均表达GnRH受体，但NFGnA患者肿瘤GnRH受体基因表达率仅为37.5%，而FGnA患者肿瘤中GnRH受体基因表达率则高达88%，表明FGnA的发病可能与GnRH受体基因表达关系密切，并观察到GnA患者使用GnRH拮抗剂后可以降低FSH水平，但GnRH在GnA发病中的作用仍不十分清楚。性腺功能低下的患者可能发生GnA，提示长期的GnRH水平升高对GnA的发生有一定的促进作用。然而，绝大多数的GnA与性腺功能低下引起的GnRH升高无关，似乎是自发发病。有人发现一种截短型GnRH受体，但体外研究发现该受体不能被GnRH激活，也没有发现GnRH受体的激活突变。

体外培养FGnA患者肿瘤组织细胞，发现FGnA瘤细胞存在正常的促性腺激素信号蛋白和包裹蛋白，且主要分泌FSH，所分泌的FSH不受共同培养的雌二醇、抑制素A或这两种激素组合的抑制，因此FGnA患者自主性高分泌的FSH可能不受循环水平靶腺性激素的负反馈抑制。

鉴于人类胚胎早期腺垂体促性腺激素主要为FSH，胚胎后期（约18周后）及成人腺垂体才可分泌FSH及LH，而FGnA患者腺垂体促性腺激素主要分泌FSH，所以FGnA有可能起源于胚胎早期，并且进展缓慢，在遗传因素与环境因素相互作用后可能才出现临床症状。尽管个别女性FGnA患者FSH可为正常水平，但表现为OHSS，在垂体腺瘤手术后OHSS症状可完全消失。因此，FGnA患者可能分泌生物学活性高于正常的FSH。

三、病　理

鉴于近70%NFPA为NFGnA，因此GnA无论在组织标本上还是在光镜和电镜下观察,与 NFPA 无太大差别。通过免疫组化检测出瘤细胞表达 FSH-β、LH-β 及 α 亚单位为诊断 GnA 的准确方法,或在瘤细胞培养后其上清液中存在有 FSH-β、LH-β 分泌,以及瘤细胞有 FSH-β、LH-β 的 mRNA 表达也为明确诊断 GnA 的可靠方法。光镜下 GnA 细胞无正常的腺体结构,细胞呈索状或片状排列,有时有不同数量的纤维组织散在分布。需要强调的是,GnA 需要免疫组化加以证实,因为不仅 FSH-β/LH-β、α 亚单位血浆水平升高的腺瘤其 FSH-β/LH-β、糖蛋白 α 和 β 亚单位免疫组化阳性,而且约 70% 的其他任何腺垂体激素或亚单位血浆水平正常的垂体腺瘤,其 FSH-β/LH-β、糖蛋白 α 和 β 单位的免疫组化也可能是阳性,只不过 FSH-β/LH-β、糖蛋白 α 和 β 亚单位免疫组化阳性的细胞所占腺瘤细胞的百分比较其他功能性垂体腺瘤要低。

既往(2014 年 WHO 分类)如腺瘤细胞免疫组化为阴性,即没有其他激素免疫组化及超微结构特征的腺瘤,但瘤细胞培养可分泌完整 FSH/LH 和(或)α 亚单位,被称为"零细胞腺瘤(null cell adenoma)"或"嗜酸细胞瘤(oncocytoma)"(胞质密布线粒体);实际工作中只采用常规激素免疫组化将零细胞腺瘤与其他垂体腺瘤进行区分,但证据表明,零细胞腺瘤的诊断不仅只是激素阴性。基于以上原因,2017 年 WHO 分类对"零细胞腺瘤"重新定义为"对垂体激素和转录因子均没有细胞特异性免疫组化证据的腺瘤"。因此,零细胞腺瘤的诊断不再适用于激素阴性垂体腺瘤,新分类法需要应用垂体转录因子来评估所有激素阴性的垂体腺瘤。依照 2017 年 WHO 新标准,只有少数腺瘤仍被诊断为零细胞腺瘤。由于 GnA 为嫌色至透明的肿瘤细胞排列成小乳头状结构,其免疫组化染色可以是局部弱阳性,α 亚单位也可以仅有很少的阳性表达,FSH/LH 也可为无阳性表达,但可表达转录因子 SF-1,即使在几乎激素免疫组化为阴性的腺瘤中也证实了明确的促性腺激素细胞谱系。所以,GnA(促性腺激素细胞腺瘤)与零细胞腺瘤在 2017 年 WHO 新分类中分别为垂体腺瘤的不同特殊类型。

FGnA 在病理组织形态上亦与 NFGnA 无明显差异。FGnA 血供较丰富,质地稍软,多为棕褐色肿瘤,表面可见出血或缺血梗死灶,瘤体相对大。光镜下可见瘤细胞形成窦隙状排列、乳头状和(或)弥漫性排列,大多数瘤体由均匀、稍高和有极性的细胞组成,并具有假菊形团状的包绕血管征。FGnA 细胞染色多为嫌色,过碘酸雪夫染色(PAS)为阴性。部分散在腺瘤细胞的胞质中可以含有细的 PAS 阳性颗粒或大的 PAS 阳性小球(溶酶体),稍大的细胞核与 FSH-β/LH-β 和类固醇生成因子 1(SF-1)共存。在电镜下,FGnA 细胞粗面内质网呈絮状扩张,高尔基体多为球状位于邻近细胞膜处,内含分泌颗粒;高分化的腺瘤细胞变长、细胞核与分泌颗粒积聚在相对的各一边,而低分化腺瘤细胞常无极性、呈卵圆形或多角形。

四、病理生理

GnA 的分泌功能无论是在基础研究还是临床研究、在基础水平还是动态功能试验(刺激状态)都可见到如下特点:① 分泌效能低下:如直径约 20 mm 的 PRL 瘤分泌 PRL 可使其血浆浓度升高 100～1 000 倍,而同样大小的 GnA 只能使 FSH 浓度升高不足 10 倍,甚至正常;② 分泌的激素不完整:分泌完整的 FSH 和 LH 十分少见,多数 GnA 不同程度地分泌 FSH、α 亚单位、FSH-β 亚基、LH-β 亚基中的一种或多种;③ 分泌的不均一性:不同病例 GnA 分泌完整 FSH 和 LH 或其 α 亚单位的相对含量不一致。

临床上 50%～70% 的 GnA 患者有一个或几个上述激素分泌特点。基础水平升高的激素最多见的是完整 FSH,其水平从轻度升高到正常上限 10 倍不等;其次为 α 亚单位、FSH-β 亚基或 LH-β 亚基,约有 15% 的男性 GnA 上述不完整片段升高,其中单纯的 α 亚单位升高需要与 TSH 瘤鉴别;再次为完整 LH 水平的升高,比较少见,如果以测定 α 亚单位代表 LH 水平,可能误认为 LH 升高,使用免疫放射法或免疫荧光法测定可以增加对完整 LH 检测的特异性。

GnA 的另一个生物学特性可能为:在体情况下,正常 FSH/LH 细胞对 TRH 兴奋试验没有反应,但 GnA 对 TRH 兴奋试验有反应,完整的促性腺激素及其亚单位在 TRH 刺激后都可升高,特别是 LH-β 亚单位较为明显。尽管 GnRH 也能刺激 GnA 患者 FSH 和 LH 升高,但个体差异大,结果也难以解释,因为正常 FSH/LH 细胞在 GnRH 刺激下也能分泌 FSH 或 LH,难以与正常鉴别。

GnA 细胞体外培养也能分泌完整激素或亚单位,对 TRH 刺激也有反应,特别是 LH-β 亚单位升高明显。有些 GnA 在体水平未能检测到的分泌蛋白,在体外培养能检测到其分泌。在体条件下如仅有 FSH 水平的升高,体外细胞培养发现不仅能分泌 FSH,还能分泌 LH,有些 GnA 在体条件检测仅有 α 亚单位分泌,体外培养则发现还可能分泌完整激素。另有一些肿瘤,体内条件检测激素及其亚单位都正常,仅发现在 TRH 刺激下 LH-β 升高,但体外培养可以分泌大量的完整 FSH 及 LH-β 亚单位。在培养条件下,TRH 和 GnRH 刺激 GnA 细胞分泌 FSH 和 LH,而生长抑素类似物和溴隐亭可抑制促性腺激素及其亚单位分泌。

五、诊 断

(一)临床表现

GnA 的临床表现主要有鞍区腺瘤占位效应症状、MRI/CT 意外发现及下丘脑-垂体-靶轴系功能异常等三个方面:① 鞍区大/巨大腺瘤占位效应症状,包括视力视野障碍、头痛、复视、癫痫、脑脊液漏等;② 因其他原因进行头颅影像学(MRI/CT)检查意外发现鞍区占位病变;③ 下丘脑-垂体-靶轴系功能异常所导致的症状,在 NFGnA 常为垂体-各靶腺轴系激素低下的症状,少见的 FGnA 症状也包括育龄女性的卵巢过刺激综合征(OHSS)症状、儿童的性早熟、成年男性巨睾丸症等。

NFGnA 多为大腺瘤,常由于大/巨大垂体腺瘤占位效应压迫鞍上视交叉或视束系统导致视力视野障碍而就医,或在头颅影像学检查时意外发现鞍区占位病变,由于激素分泌异常而就诊者相对不多。有一组 100 例 GnA 瘤的临床研究报道发现,就诊时腺瘤直径 11～45 mm,平均 25±7 mm。大腺瘤常导致腺垂体正常的激素分泌功能减低,但引起的临床症状不太明显,多数也不因垂体-靶腺激素低下而就诊。视野缺损是最常见的症状，多为双颞侧偏盲，但不对称视野缺损也不少见；如果视神经受压严重，可能出现中央视力模糊。其他症状包括头痛（鞍区扩大鞍膈上抬）、复视（腺瘤向侧翼生长致动眼神经受压）、脑脊液漏（腺瘤侵袭破坏鞍底骨质与硬脑膜），垂体卒中引起剧烈的头痛和复视。在临床病史采集中常可了解到鞍区占位症状出现之前已有部分激素分泌不足的症状，其中 LH 缺乏最常见，可能由于正常 FSH/LH 细胞受肿瘤压迫后出现功能低下。LH 缺乏在男性可表现为睾酮水平下降，出现乏力、性欲下降，女性则表现为月经减少。也可出现垂体-甲状腺轴和垂体-肾上腺轴功能低下如 TSH/ACTH 分泌不足和相应靶腺激素甲状腺激素和糖皮质激素水平降低。

FGnA 表现为功能性自主分泌 FSH 水平增高的症状，育龄女性患者有时因 FSH 升高致月经稀少或停经，或者出现 OHSS，男孩可因 LH 升高而出现性早熟或巨睾丸症。

FGnA 在青春期女性与育龄女性均可发病。育龄女性 FGnA 多为大腺瘤，常有鞍区占位症状（头痛和视力下降及视野障碍），可侵袭海绵窦和视交叉，其他症状包括继发性闭经、月经稀发、阴道点滴出血、月经过多、不育、溢乳等。OHSS 较常见于育龄女性 FGnA 大腺瘤人群中，并以 OHSS 综合征为首发表现。OHSS 多表现为恶心、呕吐、腹部不适、体重增加、卵巢囊肿、子宫内膜增生、血浆雌二醇水平明显增高、FSH/α 亚单位增高、并可伴有胸腹腔积液、少尿、水电解质平衡紊乱、肾衰竭、血栓形成等，严重的可危及生命。一般 FGnA 导致的 OHSS 病情发展较缓慢，可表现为卵巢囊肿引起的腹部疼痛、腹围增加及液体渗入第三间隙导致的腹膜刺激征。FGnA 男性患者的临床症状与女性不同，表现为血清 FSH、LH、睾酮、游离睾酮与双氢睾酮浓度增高，由于 FSH 分泌过多会导致睾丸体积增大或巨大睾丸，睾丸曲细精管的长度增加，患者睾丸中位数体积超过 25 ml（39～108 ml），但患者睾丸体积的增大较为缓慢，多数患者起病初期并无睾丸增大的主诉，FGnA 男性患者性功能可正常或减退。

（二）辅助检查

GnA 的诊断须详细询问病史、体格检查与辅助检查相互结合，除高度重视临床症状外、首先应明确定位诊断，主要采用 MRI 检查发现和鉴别鞍区大/巨大肿瘤占位病变、性腺体检并结合 B 超检查以发现（或排除）卵巢囊肿、睾丸体积增大等，鉴于 GnA 多数为大腺瘤。因此，对鞍区病变的占位效应症状一定要进行系统评估，如对视野和视力的检查，明确对视束系统的影响程度。

其次是应明确鞍区垂体腺瘤的内分泌功能状态，即该腺瘤是否具有促性腺激素细胞的分泌功能与激素生物活性。如垂体腺瘤患者 PRL 水平<100 ng/ml，无肢端肥大症的表现，血浆 IGF-1 水平不高，也没有库欣综合征的表现，尿游离皮质醇正常，则要高度考虑糖蛋白激素瘤，包括 GnA 和 TSH 细胞瘤。有 1/2～3/4 的 GnA 患者出现一个促性腺激素或其 α 亚单位的基础或 TRH 刺激后的水平升高。男性垂体大腺瘤患者，如果其血浆基础 FSH 或 α 亚单位等水平升高，TRH 刺激试验有反应，则强烈支持 GnA。FSH、α 亚单位、FSH-β、LH-β 基础水平升高较为常见，这些激素或亚单位基础水平升高的患者，TRH 刺激后至少有一项明显升高。女性患者基础 FSH 或 α 亚单位等水平的检测对诊断帮助不大，因为 50

岁以上或绝经后女性这些激素本身可以升高，而且 GnA 多发生于 50 岁以上的女性，较难鉴别血浆 FSH 或 α 亚单位等水平升高是来源于 GnA 腺瘤还是正常 FSH/LH 细胞。但有些情况下，还是可以根据激素分泌水平来鉴别肿瘤分泌 FSH/LH 还是属于无功能瘤，比如 FSH 水平升高幅度较大而 LH 正常，或者 FSH-β、LH-β 水平很高，而 LH 和 FSH 正常，要考虑为 GnA。女性患者的诊断还可以参照肿瘤对 TRH 是否有无反应，因为正常 FSH/LH 细胞对 TRH 没有反应，而 FGnA 患者的 FSH、LH 和 LH-β 亚单位对外源性 TRH 有反应性增加。

另外，女性 FGnA 患者雌激素水平增高为主要的生化指标，但雌激素水平的变化呈高度异质性，有的轻度增高，有的显著增高，有的患者雌激素水平也正常，或呈周期性波动，且与 FSH 无关。血清 FSH 水平一般正常或轻度升高，尽管在部分 FGnA 患者术后行免疫组化检查提示 LH 具有免疫性，但循环水平的 LH 通常被抑制，可表现为 LH 正常或增高。LH 多数不会增高的原因可能为正常的促性腺激素细胞的功能受损，或者是高雌激素水平抑制了 LH 分泌。α 亚单位和抑制素水平可以正常或增加，部分患者血中孕酮和雄激素增加（可能由于通过 LH 刺激内膜细胞导致），而高 PRL 血症较常见，可能与高雌激素水平有关。在男性 FGnA 瘤患者其 FSH 水平均高，LH 和睾酮可以下降、正常或增高，仅 α 亚单位及抑制素正常或轻度增加。

女性 FGnA 患者 B 超检查可见双侧卵巢多囊性增大（>5 cm），卵巢囊肿为无回声或低回声，增大的卵泡排列在周边围绕着卵巢壁，卵巢基质被压缩，发现卵巢大小可以随着雌激素水平的改变而变化。较常见子宫内膜增生及少量腹水。MRI 检查表现为低 T_1 和高 T_2 信号。囊肿可表现为"肥皂泡"或"车轮轮辐"样改变。组织学上，卵巢囊肿与卵泡颗粒细胞囊肿壁可有黄体化，也可无黄体化。男性 FGnA 患者 B 超检查显示阴囊及睾丸增大，性质为非囊性及实性肿块样肿大，FSH 增高的患者中，睾丸活检可见曲细精管长度增加，精子生成不足，睾丸间质细胞形态学正常。

（三）鉴别诊断

GnA 需要与其他类型的垂体腺瘤（GH 瘤、ACTH 瘤、TSH 瘤和 PRL 瘤）、非垂体来源的鞍区病变（如脑膜瘤、颅咽管瘤、生殖细胞瘤、动脉瘤等）、靶腺功能低下（包括甲状腺功能低下或性腺功能低下）导致的垂体病理性增生相鉴别。根据临床表现和腺垂体激素与相应靶腺激素水平的高低和内分泌长反馈轴动态功能试验较容易鉴别 GH 瘤、ACTH 瘤、PRL 瘤和 TSH 瘤。根据 MRI 结合 CT 影像学改变可以鉴别非垂体来源的病变，鉴别病变来源于垂体还是垂体外其他组织对治疗有重要意义，因为垂体腺瘤属于硬膜下病变，多数垂体病变可经蝶手术治疗，而非垂体来源的鞍区肿瘤，如脑膜瘤属于鞍膈/硬膜上病变，多需要经颅骨手术。NFGnA 的 FSH 或 α 亚单位水平没有变化，TRH 刺激后 FSH、LH 或其 α 亚单位也没有变化。性腺功能低下的腺垂体多表现为增生，MRI 增强检查为均匀强化，但占位病变没有 GnA 明显。动态观察 GnA 瘤分泌的糖蛋白激素或 α 亚单位的变化有助于评估手术效果。

女性 FGnA 患者临床表现缺乏特异性，需要与 PCOS 及导致 OHSS 的其他原因，如卵巢肿瘤等进行鉴别。在 PCOS 患者中，LH 通常较高，FSH 受抑制，即 LH/FSH 值明显增加，而在 FGnA 女性患者中，FSH 常增高，LH 常降低，即 FSH/LH 值增加。在 PCOS 患者中，高雄激素（T）血症多见，而 FGnA 患者则表现为高雌激素（E_2）血症；PCOS 卵巢增大，但卵巢囊肿直径很少＞10 mm，通常被膜下存在中央基质强回声，而 FGnA 患者中，卵巢通常增大，囊肿直径可＞15 mm，相邻囊肿之间间质被压缩。FGnA 患者于 GnRH 激动剂作用后 FSH 会异常增加，相反，在 PCOS 患者，GnRH 激动剂应用后促性腺激素反会下调。而男性 FGnA 导致的睾丸增大，应该与包括恶性睾丸病变、睾丸微石症、先天性睾丸囊肿（囊性睾丸发育不良）、骨髓纤维化、淋巴瘤、急性淋巴细胞白血病等其他原因导致的睾丸增大鉴别。

儿童 FGnA 极为罕见，其临床特征主要表现为性早熟。儿童在青春期前出现性征发育，伴 FSH/LH 升高，雌二醇或睾酮水平也增高，影像学表现为垂体大腺瘤。男童主要表现为成年男性生殖器（睾丸体积增大/阴茎增长显著）、射精现象出现，同时表现为视力视野障碍；女童可表现为 OHSS（卵巢增大、腹胀、恶心、月经紊乱、溢乳）及乳房发育，阴毛/腋毛 Tanner 分期为 I 期等，同时伴视力视野障碍。鉴别诊断包括排除可能导致性早熟的其他原因（而 GnRH 依赖/非 GnRH 依赖），如基底节/松果体区/鞍区生殖细胞瘤、鞍区颅咽管瘤、下丘脑错构瘤、蛛网膜囊肿、胶质瘤等。

六、治 疗

GnA 多为大/巨大腺瘤，治疗目的主要是解除鞍区肿瘤占位效应症状，最大限度地恢复视力和改善视野，尽可能保护腺垂体的储备功能。目前主要治疗措施应首选神经外科经蝶手术切除肿瘤。尽管 GnA 对放疗也敏感，但放疗仍为辅助治疗手段，如在术后仍有残留或肿瘤复发者可酌情选用。药物治疗对 NFGnA 基本无效，不能明显缩小肿瘤，但 FGnA 有个案报道在多巴胺受体激动剂、生长激素抑制素类似物、GnRH 受体激动剂和拮抗剂治疗后部分可改善 OHSS 或性早熟的临床症状。

（一）手术治疗

GnA 患者无论是 NFGnA 还是 FGnA，如出现视力视野障碍、伴严重头痛、复视、视交叉受压明显、脑脊液鼻漏或其他神经系统症状者，经蝶手术为首选。垂体腺瘤在硬膜下，与开颅手术相比，经蝶手术引起的严重并发症少，因此无论 GnA 的鞍上范围有多大，经蝶手术都优于开颅手术。但如果经蝶手术不能缓解症状，残余的鞍上部分仍然较大而有压迫作用，则需要进行开颅手术。经蝶手术可改善 70%～80% 患者的视野受损，20% 左右维持不变，但也有 5% 的患者症状加重。术后 4～6 周建议复查鞍区增强 MRI 和垂体-靶腺激素与糖蛋白激素水平，同时评估垂体后叶的功能，以观察手术效果及并发症。尽管经蝶手术并发症少见，但如果肿瘤很大或术者经验不足，并发症可相对增多。并发症主要包括：颈内动脉损伤、中枢神经损伤、视力下降、复视、眼肌麻痹、残余肿瘤的出血或水肿、脑脊液漏、脑膜炎及死亡。垂体前叶功能低下和尿崩症较多见，可达到 18% 左右。二次垂体手术比初次手术并发症发生率较高，而第一次手术经颅比经蝶入路的并发症

发生率高。

（二）药物治疗

鉴于大多数 GnA 在临床上表现为 NFPA（NFGnA）大/巨大腺瘤，仅极少数为功能性促性腺激素瘤（FGnA），尽管基础研究表明起源于 GnA 瘤的 NFPA 瘤细胞存在 SSTR、DA2R 等共表达受体，但如奥曲肽、溴隐亭与卡麦角林、GnRH 激动剂类似物等药物用于临床表现为 NFPA 的治疗均不能有效缩小肿瘤，因此基本无太多临床使用药物成功治疗 NFPA 的临床报道。近数十年来，有文献报道，临床广泛用于治疗胶质瘤的烷基化细胞抑制剂替莫唑胺（temozolomide），在试用于经手术、放疗后仍多次复发的高度侵袭性 NFPA（多起源于 GnA）时部分患者对替莫唑胺有良好的治疗反应，甚至获得意想不到的显著疗效，基础研究发现其疗效可能取决于低水平表达的 DNA 修复酶 MGMT（O - 6 - methylguanine DNA methyltransferase）。目前，已有不少综述和临床报道总结了替莫唑胺治疗难治性多次复发且侵袭性较强的垂体腺瘤（包括功能性/无功能垂体腺瘤）的成功案例。烷基化细胞抑制剂替莫唑胺由于毒副作用较小，多数患者耐受性较好，可能给难治性垂体腺瘤尤其是经多种治疗手段（手术/放疗）后仍复发的 NFGnA 患者带来了新的药物治疗手段。

尽管 FGnA 的治疗策略首选经蝶手术治疗，但已有成功应用生长抑素类似物奥曲肽治疗育龄期 FGnA 大腺瘤诱导的 OHSS 的个案报道，无论是短效奥曲肽短期皮下注射治疗抑或是随后序贯治疗中使用的长效奥曲肽都能有效地控制 FGnA 过量分泌的 FSH 以及 E_2 水平，鞍区肿瘤与卵巢体积在随后的 MRI 和 B 超动态随访中逐渐缩小。但有报道尽管生长抑素类似物奥曲肽可降低 FGnA 患者的 FSH 与靶腺水平，但对控制鞍区肿瘤的生长并不太理想，也无生长抑素类似物治疗 FGnA 诱导的儿童性早熟有效的临床报道。亦有研究表明，多巴胺受体激动剂也可降低 FGnA 女性患者 OHSS 性激素水平，但对男性 FGnA 患者作用欠佳，也对缩小肿瘤体积无显著效果。临床报道未观察到 GnRH 激动剂治疗 FGnA 诱导的 OHSS 有明显疗效，相反却有使卵巢体积增大、OHSS 加重的风险，对鞍区肿瘤的生长控制作用不大。由于 FGnA 少见，治疗方案多无统一原则和临床共识，药物治疗经验目前仅从病例个案报道中总结获得，因此药物多不作为首选治疗方案推荐。

（三）放射治疗

垂体外照射的标准方案是：总剂量 45～50 Gy，每日 2 Gy。立体定向放射外科技术包括回旋加速器产生的质子束、直线加速器产生的 X 线（X 刀）和 ^{60}Co 产生的 γ 射线（γ 刀），与传统外照射相比，其疗效可能更好，副作用更少。传统外照射主要用于预防肿瘤的术后复发，有研究发现，在 15 年的随访中，一组男性 NFPA 接受术后照射肿瘤复发率（4/63）显著低于未照射的患者（42/63）。可能立体定向技术使用效果更好，但还有待远期观察。放疗的短期副作用包括恶心、嗜睡、味觉和嗅觉减低、照射部位的头发脱落，恶心和嗜睡 2 个月内能缓解，味觉和嗅觉减低和头发脱落可能需要 6 个月才能恢复，有些患者甚至永久存在。放疗的疗效与并发症多表现为"后效应"，其远期慢性并发症包括下丘脑-垂体-靶腺轴系功能低下和神经系统与视束受损等并发症。垂体功能低下

常在放疗 1 年以后出现，但也可以在 1 个月以后发生，放疗后 10 年，约一半的患者出现 ACTH、TSH 或 LH 的缺乏。神经并发症比较少见，主要为放射性视神经炎导致的失明、颅内肿瘤、放疗相关的动脉粥样硬化病变而出现的脑血管疾病。立体定向放射技术的使用可能有助于降低此类并发症的发生。放疗后 6 个月和 12 个月复查鞍区 MRI 并评估下丘脑-垂体-靶腺轴系的功能，以观察疗效和副作用，如果肿瘤逐渐缩小，可以间隔 1～2 年复查一次。同时，如果既往有眼部神经的异常，在放疗后也要定期复查，以评估治疗效果及治疗并发症。

（四）靶腺激素替代治疗

无论在手术治疗、放疗和药物治疗前后，均需要恰当评估垂体-靶腺轴系的功能状态，如明确有腺垂体功能低下或中枢性尿崩症，须恰当及时地应用相应靶腺激素进行替代治疗，儿童与青少年须密切关注生长发育状态。

参考文献

[1] Lopes MBS. The 2017 World Health Organization classification of tumors of the pituitary gland: a summary [J]. Acta Neuropathol, 2017, 134(4): 521-535.

[2] Mete O, Lopes MB. Overview of 2017 WHO classification of pituitary tumors [J]. Endocr Pathol, 2017, 28(3): 228-243.

[3] Korbonits M, Carlsen E. Recent clinical and pathophysiological advances in non-functioning pituitary adenomas [J]. Horm Res, 2009, 71 (Suppl 2): 123-130.

[4] Halevy C, Whitelaw BC. How effective is temozolomide for treating pituitary tumours and when should it be used? [J]. Pituitary, 2017, 20: 261-266.

[5] Ortiz LD, Syro LV, Scheithauer BW, et al. Temozolomide in aggressive pituitary adenomas and carcinomas [J]. Clinics (Sao Paulo), 2012, 67 (Suppl 1): 119-123.

[6] Tatsuoka H, Inano S, Hamamoto Y, et al. Male gonadotroph adenoma: Report of three cases and a review of the literature [J]. Intern Med, 2013, 52: 1199-1202.

[7] Halupczok J, Bidizinska-Speichert B, Lenarcik-Kabza A, et al. Gonadotroph adenoma causing ovarian hyperstimulation syndrome in a premenopausal woman [J]. Gynecol Endocrinol, 2014, 30 (11): 774-777.

[8] Halupczok J, Kluba-Szyszka A, Bidzinska-Speichert B, et al. Ovarian hyperstimulation caused by gonadotroph pituittary adenoma-review [J]. Adv Clin Exp Med, 2015, 24: 696-703.

[9] Karapanou O, Tzanela M, Tamouridis N, et al. Gonadotroph pituitary macroadenoma inducing ovarian hyperstimulation syndrome: successful response to octreotide therapy [J]. Hormones, 2012, 11(2): 199-202.

[10] Sy RA, Bernstein R, Chynn KY, et al. Reduction in size of a thyrotropin- and gonadotropin-secreting pituitary adenoma treated with octreotide acetate (somatostatin analog) [J]. J Clin Endocrinol Metab, 1992, 74: 690-694.

[11] Snyder PJ. Gondotroph adenomas[M]//Melmed S. The Pituitary. 2nd ed. Blackwell Publishing, 2002: 575-591.

[12] Atkin SL, White MC. Gonadotrophin-secreting pituitary adenomas// Grossman A(ed). Clinical Endocrinology [M]. 2nd ed. Oxford: Blackwell Science Ltd., 1997: 192-203.

[13] Ho DM, Hsu CY, Ting LT, et al. The clinicopathological characteristics of gonadotroph cell adenoma: a study of 118 cases [J]. Hum Pathol, 1997, 28: 905-911.

[14] Valimaki MJ, Tiitinen A, Alfthan H, et al. Ovarian hyperstimulation caused by gonadotroph adenoma secreting follicle-stimulating hormone in 28-year-old woman [J]. J Clin Endocrinol Metab, 1999, 84: 4204-4208.

[15] Christin-Maitre S, Rongieres-Bertrand C, Kottler ML, et al. A spontaneous and severe hyperstimulation of the ovaries revealing a gonadotroph adenoma [J]. J Clin Endocrinol Metab, 1998, 83: 3450-3453.

第十二章·下丘脑-垂体肿瘤的神经外科处理

孙青芳　卞留贯　孙昱皓　范长燕

一、概　述

垂体及其周围结构的疾病通常可以通过随访观察或药物治疗进行有效的处置，但是其中一部分仍需要手术干预才能明确诊断、恢复神经和（或）内分泌功能、逆转疾病进程、改善生活质量。同时，通过手术得到病理诊断，可进行后续的药物化学和物理放射治疗。在过去的 1 个世纪中，多项技术和理念的转变推动了下丘脑-垂体手术方式的演变。

二、垂体肿瘤的分类和分级

依据组织病理学，将垂体腺瘤分为：生长激素瘤、催乳素瘤、促肾上腺皮质激素瘤、促甲状腺激素瘤、促性腺激素瘤、卵泡刺激素瘤及黄体生成素瘤，还包括多激素腺瘤和无分泌功能腺瘤。

依据垂体腺瘤的影像学大小，最大径＜10 mm 为微腺瘤，10～30 mm 为大腺瘤，＞30 mm 为巨腺瘤。

依据垂体腺瘤的影像学形态，Knosp 分级将其分为 5 级；

Hardy 分级为 4 级（表 2-12-1），局限型（0 级、Ⅰ级、Ⅱ级）和侵袭型（Ⅲ级、Ⅳ级）。

表 2-12-1　垂体瘤 Knosp 和 Hardy 分级

Knosp 分级	Hardy 分级
0 级：肿瘤不超过颈内动脉床突上段和海绵窦段内侧缘的切线	Ⅰ级：鞍膈上 0～10 mm，肿瘤侵犯鞍上池
1 级：肿瘤不超过颈内动脉床突上段和海绵窦段的中线连线	Ⅱ级：鞍膈上 11～20 mm，肿瘤使第三脑室底部受压和移位
2 级：肿瘤不超过颈内动脉床突上段和海绵窦段外侧缘的切线	Ⅲ级：鞍膈上 21～30 mm，肿瘤压迫第三脑室前部
3 级：肿瘤超过颈内动脉床突上段和海绵窦段外侧缘的切线	Ⅳ级：鞍膈上＞30 mm，肿瘤压迫 Monro 孔并伴有脑积水
4 级：肿瘤完全包绕颈内动脉海绵窦段	

三、非垂体腺瘤的鞍区常见肿瘤的鉴别诊断和外科治疗

1. 颅咽管瘤·鞍区常见的肿瘤,占脑肿瘤的 1%～3%,是儿童最常见的颅内肿瘤。常表现为视力障碍、内分泌异常(尿崩症、发育迟缓等),以及颅内压增高引起的头痛症状。影像学 CT 和 MRI 多见含有钙化和囊性变。治疗以手术切除为主,目的是明确诊断,缓解肿瘤占位效应。

2. Rathke 囊肿·是发生于 Rathke 囊残余部分的良性囊性肿瘤。通常无症状,由检查偶然发现,部分患者可有头痛、垂体功能减退、视交叉受压引起视力障碍等症状,需手术方能确诊。

3. 鞍上脑膜瘤·鞍上的脑膜瘤患者常有头痛、视野缺损,内分泌症状较为少见。CT 可见鞍结节附近骨质增生,MRI 检查肿瘤信号通常比垂体腺瘤更强且更均匀,其中心位于鞍上而不是以鞍区为中心,常见"脑膜尾征"。肿瘤引起症状时,应采取手术切除。

4. 生殖细胞瘤·鞍上生殖细胞肿瘤发病高峰在 10～19 岁。最常表现为尿崩症和垂体功能减退。MRI 的 T_1 为稍低或等信号、T_2 为高信号,增强后可见较均匀强化,伴有囊肿时为不均匀强化。血清和脑脊液中的 AFP 和 β - HCG 的测定对于鉴别诊断至关重要,尤其对于肿瘤标志物阴性的患者,应当通过活检手术获取组织病理学诊断。

5. 脊索瘤·颅底脊索瘤源于斜坡或鞍背残余的脊索,常见症状头痛伴有复视和视野缺损,以及其他脑神经麻痹等。影像可见斜坡区域骨质破坏和钙化,质地不均匀,伴有囊变或坏死。手术治疗既可获取组织病理明确诊断,又可解除肿瘤占位效应,最理想的手术方式是通过经鼻内镜入路切除肿瘤。但对于手术难以根治的肿瘤,需要辅助放射治疗(包括质子、重离子治疗等)或立体定向放射治疗。

6. 下丘脑错构瘤·又称灰结节错构瘤,是临床极为罕见的先天性脑组织发育异常性病变。主要于婴幼儿及儿童期发病,平均发病年龄为 22 个月。临床表现以性早熟、痴笑性癫痫为特征,也可见行为异常和认知障碍。MRI 常见占位于垂体柄后方、视交叉与中脑之间,灰结节和乳头体区圆形或椭圆形肿物,边界清晰,有蒂或无蒂;信号均匀,大多与脑皮质相似,注射增强剂后无强化。对于单纯以性早熟为表现的患者可以药物治疗,而出现共济失调、发作性癫痫等神经系统症状的患者可选择手术治疗。

7. 视交叉和下丘脑胶质瘤·视交叉、下丘脑胶质瘤,通常是分化良好的低级别肿瘤(大多为毛细胞型),主要见于儿童患者,占颅内胶质瘤的 2%,约 75% 的患者在 10 岁前得到确诊。大约 1/3 的患者与神经纤维瘤病 1 型(NF1)相关。10%～20% 的患者会出现内分泌功能的改变。在影像学上多表现为 T_1 低信号,T_2 高信号,包含囊性和实性成分,实性成分通常在 MRI 增强时出现延迟强化。治疗方案通常根据患者的年龄、是否有神经纤维瘤病的基因改变、肿瘤的大小和位置,来决定是否保守治疗。仅当肿瘤导致梗阻性脑积水时,需要进行肿瘤切除和(或)脑室分流,其他情况下根治性切除对于提高患者的长期生存率仍有争议。

四、术前评估

1. 病史采集·垂体肿瘤的类型较多,不同类型的临床症状及发病过程均有不同,主诉各异。头痛及视力视野障碍起病常见,女性患者以月经紊乱、闭经或非哺乳期溢乳为首发症状多见,男性患者可能因性功能障碍或不育检查发现,部分患者因面容或体形改变(如肢端肥大症或库欣病)就诊,少数患者因行神经影像学检查意外发现,对于儿童或青少年需要注意询问生长发育、第二性征、月经来潮时间等。畏寒、怕热、体重、食欲、性格改变、精神状态、大小便情况等也应详细采集。

2. 神经系统检查·垂体肿瘤患者的神经系统检查需要做到全面完整。整体上要注重患者精神状态、性格、定向力、面容、脂肪分布、体形、四肢骨关节、皮肤(颜色、紫纹、皮疹、痤疮等)等。重点要注意视力视野改变、眼球活动、面部感觉、第二性征发育、乳房溢乳等。

3. 视力视野检查·采用视力表及自动视野计检查,术前基线视力和视野对评估围手术期和术后的视力变化至关重要。

4. 基础内分泌评估

(1) 肾上腺轴检查:皮质醇昼夜节律(8:00、16:00、0:00);24 h 尿游离皮质醇;ACTH 水平。

(2) 甲状腺轴检查:T_3、T_4、FT_3、FT_4 和 TSH 等。

(3) 性腺轴:FSH、LH、雌二醇(E_2)、睾酮(T)和孕酮(P)等。

(4) 催乳素:要注意妊娠期、绝经期等不同时期的水平变化。

(5) 生长激素:单次随机 GH 测定可能不能反映真实水平,因此建议同时检测 IGF - 1 和 OGTT。

5. 特殊内分泌试验

(1) 库欣综合征

1) 小剂量地塞米松抑制试验(2 mg DST):试验日开始连续 2 日口服地塞米松,服药时间为每 8 h 1 次。服药的第 2 日、第 3 日连续留取 24 h 尿游离皮质醇,同时早上 8:00 抽血测皮质醇、ACTH。抑制率＝[(试验前 8:00 血清皮质醇水平－试验后 8:00 血清皮质醇水平)/试验前 8:00 血清皮质醇水平]×100%,通常以抑制率<50% 为诊断参考。

2) 大剂量地塞米松抑制试验(8 mg DST):试验日开始连续 2 日口服地塞米松,服药时间为每 6 h 1 次。服药的第 2 日、第 3 日连续留取 24 h 尿游离皮质醇,同时早上 8:00 抽血测皮质醇、ACTH。95% 库欣病患者的血清皮质醇水平可降至基础值的 50% 以下,而异位 ACTH 或肾上腺肿瘤不抑制。但值得注意的是,仍有部分库欣病患者不出现 8 mg DST 抑制反应。

3) CRH 兴奋试验:一次性静脉推注 CRH(0.1 μg/kg),每隔 15 min 检测 1 次,库欣病患者血清 ACTH 及皮质醇明显升高,异位 ACTH 及肾上腺肿瘤患者无反应。

4) BIPSS＋DDAVP 兴奋试验:BIPSS 属于有创性血管内介入检查,经股静脉插管至双侧岩下窦,并分层取血。岩下窦与外周血清 ACTH 比值在基线状态≥2 和(或)DDAVP 刺激后≥3 提示库欣病。因目前中国国内没有 CRH,所以一般以 DDAVP 兴奋试验代替 CRH 兴奋试验。

(2) 肢端肥大症:口服葡萄糖耐量试验(OGTT);口服

75 g 葡萄糖后分别在 0、30、60、90 及 120 min 取血测定血糖及 GH 水平。如果 OGTT 试验中 GH 谷值<1 ng/ml,则判断为被抑制。

6.神经影像学检查

(1) MRI:垂体肿瘤的首选检查,一般采用鞍区(或垂体)MRI 平扫+增强,对于怀疑微腺瘤的患者可采用动态增强 MRI 扫描提高敏感性。大部分肿瘤 T_1 表现为低信号,T_2 表现为高信号,但部分不典型,甚至出现相反的征象。MRI 增强扫描时最先出现强化的是正常垂体,约 30 min 后才会出现肿瘤的延迟强化。因此,在 MRI 图像上垂体肿瘤一般显示为不强化。

(2) CT:目前应用于部分不宜行 MRI 检查的患者,如体内金属异物或幽闭恐惧症患者,或者行冠状位 CT 以判断鞍底及蝶窦发育情况。

五、手术适应证

手术的总体目标是:缓解占位效应,特别是针对视神经压迫和梗阻性脑积水;使异常的激素正常化;获得组织病理学诊断;保存或恢复正常的垂体功能;使肿瘤细胞数目和肿瘤复发率达到最小化。

尽管手术为鞍区病变提供了有效的治疗手段,但某些激素分泌性肿瘤对药物治疗是非常敏感的,尤其是催乳素瘤对多巴胺受体激动剂反应显著,即使瘤体很大造成占位效应,如视力丧失,也可以进行药物治疗。部分患者多巴胺受体激动剂治疗可导致严重恶心、顽固性头痛和体位性低血压,提示需要更换药物。在帕金森病的治疗中使用多巴胺受体激动剂的剂量要高于催乳素瘤,其与心脏瓣膜病的风险增加有关,因此患者需谨慎选择催乳素瘤的治疗药物并进行监测。生长抑素在生长激素瘤的使用也越来越常规,特别是术前代谢紊乱的患者。

六、手术应用解剖

垂体由垂体前叶的腺垂体和后叶的神经垂体以及中间叶组成。垂体上动脉起源于颈内动脉床突上段,垂体下动脉起源于颈内动脉的脑膜垂体干,垂体上动脉和下动脉之间有吻合支,形成一个血供复杂的门静脉系统。

垂体位于骨性蝶鞍的垂体窝内,上方有床突间硬膜-鞍膈与颅腔分隔,侧方为海绵窦,与视神经相邻。蝶鞍本质上是蝶骨内发育过程中气化形成的陷窝,约 80% 的患者充分气化,称为鞍型。气化不良在儿童中较为常见,少数患者形成甲介型蝶鞍,则在经蝶手术过程中需要更多地磨除鞍底的骨质。蝶鞍与筛骨水平板毗邻,后方与斜坡相接。垂体窝前方的隆起为鞍结节,鞍结节前方的浅沟称为视交叉前沟,沟的两侧有视神经管和前床突。窝的后方为鞍背,其两侧向上的突起为后床突。蝶鞍的腹侧面即为蝶窦的后壁,往往有一个或多个蝶窦分隔。与筛骨垂直板或犁状骨不同,蝶窦分隔可能不位于中线,且约 20% 的分隔延伸至颈动脉隆起。

硬脑膜在垂体上方形成鞍膈,漏斗和垂体门静脉系统通过其中央开口(鞍膈孔)使垂体和下丘脑相连接。若鞍膈不完整,鞍上蛛网膜腔进入蝶鞍,在脑脊液的长期压力作用下引起漏斗的向后移位并将垂体向后下挤压,蝶鞍内空间逐渐

扩大,则在影像学上出现空蝶鞍。正常情况下,视交叉位于垂体和鞍膈中部的上方,前置型视交叉前缘位于鞍结节或其前方,后置型则是视交叉的后缘位于鞍背或其后方。

海绵窦位于蝶窦的两侧,前方借由前海绵间窦相通,在后方借由后海绵间窦相通,因而在蝶鞍的周围,形成了一个完整的环状静脉窦,称为环窦。窦内有许多结缔组织小梁,将窦腔分隔成为许多相互交通的小腔隙,这些小梁状的静脉间隙内还容纳了颈内动脉,以及动眼神经、滑车神经、展神经及三叉神经的第一和第二支。展神经从脑桥腹侧的延髓脑桥沟发出,出脑桥后斜向上 30°~45° 行走,沿岩骨床突韧带(又叫 Gruber 韧带,是后床突与岩骨嵴之间的结缔组织结构)的下方穿行,经 Dorello 管(一个静脉的汇合处)进入海绵窦内,与颈内动脉毗邻。海绵窦内的其他脑神经大都靠近海绵窦的外侧壁,并受其保护,展神经位于颈内动脉附近,因此更容易受到各种病变的压迫。

七、手术路径

1. 经蝶神经内镜/显微镜手术。垂体肿瘤的经鼻蝶手术切除可以使用显微镜或者神经内镜进行。两者的区别在于,前者通常利用扩张器(Hardy 窥器)张开鼻腔组织,通过显微操作切除肿瘤,但是视角可能受限。而神经内镜技术,特别是有角度镜的应用提供了更为宽广的视野和灵活性,可以从筛板一直向下到颅颈交界处探查颅底的病变,并且不再受到传统显微手术中视神经和海绵窦外侧的局限,明显降低了正常组织损伤的发生率。

2. 经颅手术。对于鞍区病变,多种手术入路可以采用,包括最常用的为翼点入路和额下入路,通常经视交叉前间隙、视神经颈动脉间隙、颈动脉外侧间隙及终板等作为手术通道进行外科操作。

(1) 翼点入路:翼点(或称为额颞入路)由 Yasargil 推广应用,与采用直接额下入路相比的优势是提供了鞍区外侧的操作通道,并可向海绵窦方向扩展,可控制上方的血管,以及可获更多上方的操作空间。病变向海绵窦方向侵袭时,翼点入路是最基本的入路。腰池引流可作备选,但有利于硬膜内手术操作中脑组织的塌陷。头部 30° 方向后仰,使颧骨隆突位于最高点。该体位通常可将同侧视神经置于与地板垂直的位置。建议在术中行体感诱发电位(somatosensory evoked potentials, SSEP),并根据鞍区病变位置做 Ⅲ~Ⅵ 脑神经或后组脑神经的监护。

标准的翼点骨瓣跨过外侧裂,常规向额部充分扩大并接近眶上缘。蝶骨嵴由外向内充分磨除使颅前窝和颅中窝齐平。该入路的颅底改良包括游离部分眶顶和眶外侧壁,减少额叶的牵拉,游离颧弓以增加对鞍区向颅中窝方向侵袭病变的显露。

翼点骨瓣翻开后,磨除前床突,可及颈动脉床突下段,扩大视神经-颈动脉间隙,便于进入鞍内。切开外环、游离颈内动脉。磨除前床突后可打开动眼神经三角进入海绵窦上壁。翼点入路亦可进入海绵窦外侧壁。前床突磨除后,从硬膜外剥离海绵窦外侧壁的颞侧硬膜,显露三叉神经分支和眶上裂。通过该方法,若鞍内肿瘤侵犯海绵窦,可通过硬膜外入路经 Parkinson 三角,即滑车神经和三叉神经第一支之间

到达。

跨外侧裂C形剪开硬膜,翻向前方,通过腰池引流和(或)打开额底蛛网膜池使脑组织进一步塌陷。打开颈动脉池和鞍上池,轻柔抬起额叶,广泛打开外侧裂。此步骤需耐心,逐步充分释放出脑脊液,使脑组织塌陷减少牵拉。广泛打开侧裂后额叶和颞叶间的工作通道更宽广。有多种手术通路可作选择,大多数肿瘤位于视神经和鞍结节之间。视神经-颈动脉池通过磨除前床突后颈内动脉向外侧牵拉可予以扩大,该方法是切除鞍区病变的标准方法。经终板可达三脑室,通过磨除前床突后经动眼神经三角可达海绵窦,或分离外侧壁的颞侧硬膜后可从侧方进入海绵窦。

(2)额下(眶上锁孔)入路——单侧或双侧:额下入路是针对鞍区病变最经典的经颅手术入路,其最大的优点是沿额叶下方的路径"直视"视交叉和鞍区,因儿童患者颞叶往往较额叶体积更大。尤其适合该入路。术前腰池置管引流便于术中脑组织塌陷。患者取平卧位,头稍后仰使额叶可以借助重力作用自然向下沉,传统采用发际线内3/4或全冠切口分别用于单侧或双侧额下入路。采用单侧还是双侧取决于肿瘤的形态。近年来推荐采用眶上锁孔单侧额下入路,在低处横向打开硬膜,如果是双侧则跨过结扎后的矢状窦,翻向下方。辨识嗅束,从额叶分离后避免撕脱。轻抬额叶后即可见视神经和视交叉,以及神经之间的肿瘤。该入路可获得后方和上方的操作通道,向脑室方向可经终板予以扩展;该入路的限制包括视交叉前置,外侧向海绵窦方向/上方向脑实质侵袭。腰池引流联合游离眶顶可避免额叶的过度牵拉。额瓣开颅后硬膜外分离对于部分病例能增加显露;可将蝶骨平台和鞍结节磨除以增加前置视交叉下方的显露,视神经管打开后可增加视觉通路周围的操作空间。任何向鞍旁或蝶窦方向扩展的病变在切除的同时,用大的骨膜瓣覆盖。

3.联合手术·侵袭性垂体腺瘤可呈哑铃型生长,压迫视神经、颈内动脉及海绵窦,单纯经蝶入路很难达到肿瘤全切除的目的,而联合采用经蝶和经颅入路可提高肿瘤全切除的可能性;可进行同期或者分期手术经颅和经蝶入路手术。

八、手术并发症和预后

总体上说,垂体手术尤其是经蝶垂体手术是相对安全的,手术死亡率<1%。常见并发症包括鼻腔并发症(鼻窦炎、鼻中隔穿孔、鼻出血等)、脑脊液漏、垂体功能减退(尿崩症)、视力损害、颅内感染、血管损伤等。对于再次手术的患者,各类并发症的发生率均有所增加。

1.视力·视力和视野缺损,通常在手术后尤其是较大的肿瘤切除后获得一定程度的改善。对于开颅手术,肿瘤切除过程中容易损伤视通路周围的微小血管供应,造成视力损害的可能性较经蝶手术更大。

2.垂体功能减退·经蝶手术和经颅入路手术的患者都可能会在术后新出现垂体功能减退或原有垂体功能减退症状加重。垂体腺瘤经蝶切除术后1%~5%发生新的垂体功能减退,肿瘤越大则风险越高。经颅手术发生该风险的概率似乎更高。然而,对于术前存在激素功能障碍的患者,切除垂体腺瘤后,约50%的患者得到改善。

3.尿崩症·通常在垂体手术后,可能发生一过性尿崩,多

数患者在下丘脑神经元恢复稳态之后,尿量逐渐恢复正常。垂体手术后发生尿崩发生率为1%~3%,而颅咽管瘤手术后,尿崩的发生率可以达到14%~56%。手术中发生脑脊液漏,是术后发生尿崩的主要危险因素。对于术前已存在尿崩的患者,术后尿崩症状恢复的可能性不大。

九、结论

下丘脑-垂体手术随着各种外科技术的更新,已经变得越来越安全有效,达到明确诊断,减轻肿瘤压迫,改善神经内分泌功能的作用。鉴于垂体疾病的复杂性,多学科的模式对于大多数患者的诊治显得至关重要。单纯的手术治疗还不足解决所有的问题,长期的随访对于下丘脑垂体肿瘤的患者必不可少。

参考文献

[1] Mittal S, Mittal M, Montes JL, et al. Hypothalamic hamartomas. Part 1. Clinical, neuroimaging, and neurophysiological characteristics [J]. Neurosurg Focus, 2013, 34(6): E6.
[2] Aihara Y, Chiba K, Eguchi S, et al. Pediatric optic pathway/hypothalamic glioma [J]. Neurol Med Chir (Tokyo), 2018, 58(1): 1-9.
[3] Devin JK. Hypopituitarism and central diabetes insipidus: perioperative diagnosis and management [J]. Neurosurg Clin N Am, 2012, 23(4): 679-689.
[4] Knosp E, Steiner E, Kitz K, et al. Pituitary adenomas with invasion of the cavernous sinus space: a magnetic resonance imaging classification compared with surgical findings [J]. Neurosurgery, 1993, 33: 610-618.
[5] Baskin DS. Neurosurgical management of pituitary-hypothalamic neoplasm [M]. Becker KL. Principles and Practice of Endocrinology and Metabolism. 3rd ed. Philadelphia: JB Lippincott, 2001: 254-264.
[6] Freda PU, Nuruzzaman AT, Reyes CM, et al. Significance of "abnormal" nadir growth hormone levels after oral glucose in postoperative patients with acromegaly in remission with normal insulin-like growth factor-I levels [J]. J Clin Endocrinol Metab, 2004, 89(2): 495-500.
[7] Haddad PM, Wieck A. Antipsychotic-induced hyperprolactinaemia: mechanisms, clinical features and management [J]. Drugs, 2004, 64(20): 291-314.
[8] Couldwell WT, Weiss MH, Rabb C, et al. Variations on the standard transsphenoidal approach to the sellar region, with emphasis on the extended approaches and parasellar approaches: Surgical experience in 105 cases [J]. Neurosurgery, 2004, 55(3): 539-549.
[9] Cappabianca P, Cavallo LM, de Divitiis E. Endoscopic endonasal transsphenoidal surgery [J]. Neurosurgery, 2004, 55(4): 933-941.
[10] Kauppinen-Mäkelin R, Sane T, Reunanen A, et al. A nationwide survey of mortality in acromegaly [J]. J Clin Endocrinol Metab, 2005, 90(7): 4081-4086.
[11] Feelders RA, Bidlingmaier M, Strasburger CJ, et al. Postoperative evaluation of patients with acromegaly: clinical significance and timing of oral glucose tolerance test and measurement of (Free) insulin-like growth factor 1, acid-labile subunit, and growth hormone-binding protein levels [J]. J Clin Endocrinol Metab, 2005, 90(12): 6480-6489.
[12] Abbassioun K, Amirjamshidi M, Mehrazin A, et al. A prospective analysis of 151 cases of patients with acromegaly operated by one neurosurgeon: a follow-up of more than 23 years [J]. Surg Neurol, 2006, 66(1): 26-31.
[13] Nielsen EH, Lindholm J, Laurberg P, et al. Nonfunctioning pituitary adenoma: incidence, causes of death and quality of life in relation to pituitary function [J]. Pituitary, 2007, 10(1): 67-73.
[14] Beshay VE, Beshay JE, Halvorson LM. Pituitary tumors: diagnosis, management, and implications for reproduction [J]. Semin Reprod Med, 2007, 25(5): 388-401.
[15] Schlechte JA. Long-term management of prolactinomas [J]. Clin Endocrinol Metab, 2007, 92(8): 2861-2865.
[16] Matsko DE, Vogel G, Ulitin Alu, et al. Invasive giant pituitary adenomas [J]. Arkh Patol, 2007, 69(2): 46-50.

第十三章·垂体和下丘脑肿瘤的放射治疗

金治宁

内分泌肿瘤可发生于体内多种器官，垂体和下丘脑是最常见的部位。相关部位的肿瘤可引起神经内分泌和（或）神经系统症状。放射治疗是治疗这类肿瘤的主要手段之一。放射治疗的目的是控制肿瘤生长，同时抑制激素分泌亢进，达到改善症状、提高生存质量的目的。放射治疗应用光子（X线或伽马线）和质子作为治疗射线，常用设备有钴-60治疗机、电子直线加速器、质子加速器、伽马刀、射波刀等。这些设备发射出射线的放射生物学性状没有明显差异，但是由于其能量（穿透力）、入射角度（共面或非共面）、应用计算机系统软件不同，或照射野数目不同造成了疗效和不良反应方面的差异。本节重点介绍垂体和下丘脑常见肿瘤的常用放疗技术和新技术及其并发症。

一、垂体肿瘤

垂体位于颅底蝶鞍窝内，通过垂体柄连接下丘脑，垂体上方是视交叉，两侧为静脉海绵窦，下方为蝶窦。垂体可分为腺垂体和神经垂体两部分。腺垂体分泌多种调节机体基本功能的激素，如促肾上腺皮质激素（ACTH）、促甲状腺激素（TSH）、卵泡刺激素（FSH）、生长激素（GH）、黄体生成素（LH）和催乳素（PRL）。其激素分泌主要由下丘脑分泌激素所控制。垂体肿瘤最多见发生于腺垂体细胞的腺瘤，大部分肿瘤的性质属于良性肿瘤。少数为临床上呈浸润性生长的肿瘤，常伴有 Ki-67 标记指数（labeling index, LI）的增加（>3%）和 p53 基因的过度表达，预后较差。按肿瘤体积的大小垂体腺瘤可分为微腺瘤和大腺瘤。一般肿瘤在 10 mm 以下者称为微腺瘤，多因内分泌异常表现就诊，主要见于催乳素腺瘤、ACTH 腺瘤或 Nelson 综合征。大于 10 mm 者称为大腺瘤，常侵犯垂体周围结构，多因视觉障碍和头痛等压迫症状就诊。其常见于无分泌功能腺瘤、生长激素瘤，也见于催乳素瘤（表 2-13-1）。

表 2-13-1	垂体腺瘤激素分泌过多所致的临床综合征
激 素	临 床 综 合 征
催乳素	停经、泌乳、性欲下降
生长激素	肢端肥大症、巨人症
促肾上腺皮质激素	库欣病、Nelson 综合征
促甲状腺激素	甲状腺功能亢进

（一）放射治疗的适应证

放射治疗主要用于以下两种情况。

1. 辅助放射治疗·① 内科治疗失败或肿瘤切除后，激素水平持续增高者；② 大腺瘤特别是内分泌非活跃病变可以侵犯邻近结构，如海绵窦、视交叉或第三脑室，肿瘤次全切除后

放疗可以解除肿瘤占位效应，使残余肿瘤萎缩，预防肿瘤复发并降低激素水平。

2. 单纯放射治疗·因各种因素未能施行手术或内科治疗的情况下，放射治疗在控制肿瘤生长和抑制激素水平方面都有一定作用。尽管放射治疗在垂体腺瘤治疗中的地位似乎明了，但就其疗效仍然缺乏前瞻性临床大样本随机对照试验的支持。最近一项欧洲的多中心回顾调查表明，无分泌型垂体腺瘤对放射治疗敏感性较好。295 例随访的重要结果见表 2-13-2，肯定了术后放疗的辅助治疗意义。

表 2-13-2	295 例垂体腺瘤单纯手术与术后放射治疗的随访结果		
项 目	295 例	复发例数	时 间
手术	98%	术后无残留 19.2% 术后有残留 58.4%	7.5±2.6 年 5.3±4.0 年
术后放疗	41%	术后有残留 18.4%	8.1±7.3 年

既往文献也报道放射治疗对非功能性、催乳素分泌性和生长激素分泌性腺瘤的生长控制率>90%。Sheline 和 Tyrrell 报道对于较大的无功能性或催乳素分泌性腺瘤同时伴有视野缺损者，术后如有残留，其 5 年无复发生存率为 38%（以肿瘤体积变化为终点观察指标）。加用放疗后无复发生存率达 96%，而单纯放疗无复发生存率为 93%。一项 141 例回顾性研究观察术后放疗和单纯放疗均能较好地控制肿瘤生长。随访 10 年的肿瘤控制率分别是 95% 和 90%，统计学上的差异不显著（$P=0.58$）。预后因素分析发现具有分泌功能的肿瘤较无分泌功能的肿瘤更难控制。表 2-13-3 总结了国际上近 20 年大宗报道放射治疗的疗效，以影像学和血生化指标为标准，包括手术后的辅助放疗和术后复发的放疗，还有单纯放疗的病例。

表 2-13-3		垂体腺瘤放射治疗的局部控制率			
研究者	时间（年）	例 数	控制率（%）		
			5 年	10 年	>10 年
Flickinger	1989	112	97	89	87
Hughes	1993	121	90	82	
Tsang	1994	128		91	
McCord	1997	141		90	
Minniti	2005	92（包括分泌功能型）	95	95	95
Kong	2007	125	97(4 年)		

一般说来，放疗在控制垂体腺瘤生长方面效果较好，但在

控制内分泌亢进方面疗效出现较晚。放疗能使 80%～85% 的肢端肥大症患者血清生长介素 C(Somatomedin - C)和生长激素水平降至正常(基础生长激素小于 5 ng/ml 和葡萄糖抑制生长激素小于 2 ng/ml),生长激素水平每年下降 10%～30%。生长激素水平约在放疗结束后的 2 年下降至原水平的一半,5 年后降至原水平的 20%,10 年后降至原水平的 10%(图 2 - 13 - 1)。故需数年才能降至正常水平,恢复正常的可能性与治疗前生长激素水平有关。放疗前生长激素水平升高较低(30～50 ng/ml)的肿瘤效果较好,而生长激素水平高的肿瘤疗效较差。放疗能控制 50% 以上的成人皮质醇增多症。对于儿童库欣病,放疗后约有 80% 的病例可在 6～9 个月出现疗效。

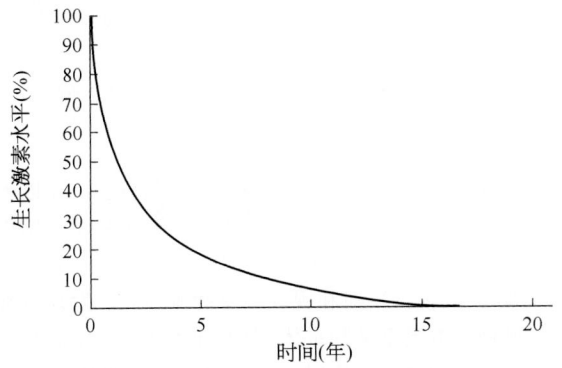

图 2 - 13 - 1　生长激素水平在放疗结束后逐渐下降

关于放射治疗的时机,一般认为在手术后尽早开始。但也有人认为放疗不一定要在手术后立即实施,原因是术后复发可能出现较晚,特别是对于那些切除干净或仅有少量肿瘤残留的病例可能不发生复发。由于放疗效果确切,可以在影像学或血清学明确复发时开始放疗,同样可以获得明确疗效。

(二) 放射治疗技术及并发症

垂体腺瘤放射治疗较早方法为三野照射技术,用钴 - 60 或直线加速器完成。常用定位技术比较简单,模拟定位时颈部要求位于前屈位,经体位固定后(一般采用热塑面罩),应用双侧加楔形板的对穿野和一个前野或顶部照射野,一般应用两维的模拟定位机即可完成。因为颅底及鞍区的骨性标志在普通 X 线平片清晰可见,肿瘤大小相对各骨性标志位置容易定位。一般选择 4 cm×4 cm 或者 5 cm×5 cm 即可包括肿瘤,并留有足够大小的安全边界。但是照射野是方形或是矩形,常需要挡铅保护不需要照射的区域。宜应用 4 mV 以上高能 X 线,总剂量 45～50 Gy,1.8～2 Gy/次,共 25 次。每次照射 3 个射野的剂量权重可按 1:1:1 分配,也可依照治疗计划系统(treatment planning system, TPS)的计算结果分配,根据 95% 等剂量线计算剂量。这种放疗方案可使 90% 以上患者的肿瘤获得长期控制。采用此剂量分次治疗方案,较少发生因放射线引起的视觉器官和邻近脑组织的损伤。适形放疗(conformal radiotherapy)是近 20 年来逐渐成熟的放疗技术。采用多叶准直器(multi-leaf collimator, MLC)取代挡铅技术,在射线的投影方向上用 MLC 拼出肿瘤的形状。依赖 CT 定位,增加了传统放射治疗的精确度,使正常组织得到充

分的防护,降低放疗并发症。由于垂体瘤照射时不需要更多地考虑肿瘤的亚临床病灶,而更适合于应用该方法治疗各类垂体肿瘤,目前已成为垂体瘤放射治疗的主要手段。既往有报道称肢端肥大症患者视交叉对放射线损伤特别敏感。Bloom 和 Kramer 报道 40 例肢端肥大症患者中有 5 例出现视力损害,且视力损伤多发生在分次剂量 2 Gy,总剂量 50 Gy 的患者中。McCord 报道的 141 例中在原有的视力障碍获得明显改善的同时,却仍出现 4 例与放射相关的视交叉损伤。近年采用高能 X 线立体定向适形放疗,视力损伤极为罕见。偶有单眼单个象限受损的个别报道,采用立体定向适形放疗,非共面 4 野照射 1.8 Gy,25 次,总量 45 Gy,发生率为 1%。分析损伤产生原因可能与靶区内部剂量不均匀有关。如个别高剂量热点位于视神经通路,则可能引起相应视力障碍。三维调强适形放疗(3D intensity modulated radiotherapy, IMRT)技术使得不仅在照射的投影方向上精确包绕肿瘤,而且在剂量三维空间上精确包绕肿瘤。该技术通过 CT 横断面逐层勾画靶区、周围重要器官和体表外轮廓,并三维重建起身体模型。人为给定肿瘤靶区剂量和肿瘤周围重要器官的耐受剂量,经过特定的放射治疗计划系统软件,可以自动完成包括照射野设置、剂量权重和多种计划比较的复杂计算,最终获得最优化组合治疗方案。在经网络系统将治疗信息传递到加速器,通过加速器准直系统的多叶光栅完成各种形式治疗。Mackley 等报道 34 例应用 IMRT 技术治疗垂体腺瘤的结果。平均随访 42.5 个月,肿瘤的无疾病进展生存率达 97%。所有的有分泌功能性肿瘤的生化指标均有改善。仅 1 例患者在放疗结束 8 个月后出现视力障碍。

近 10 年来,三维立体定向放射外科技术(伽马刀和射波刀)在垂体瘤治疗方面应用也有远期疗效报道。由于应用三维立体定向技术,定位准确,肿瘤体积较小,允许单次较大剂量照射,通常一次性给予 20～25 Gy。视神经交叉规定为危险器官,受照射总剂量应 <8 Gy。与分次放疗比较,三维立体定向放射外科技术,治疗时间短,近期疗效和副作用相似。特别是针对晚反应组织应用单次大剂量放疗,放射生物学效应更高,对肿瘤的间质血管内皮细胞杀伤作用破坏了肿瘤生长环境,达到抑制肿瘤生长目的。目前已经有越来越多的临床报道提示,这一方法疗效可靠,副反应明确、可控。

表 2 - 13 - 4 列出自 2007—2016 年以来较大样本报道,应用放射外科技术治疗垂体腺瘤的疗效。报道中无功能型垂体腺瘤的控制率在 90%～100%。其中 Sheehan 2013 年一组 512 例无功能型垂体腺瘤报道了多中心研究结果,中位随访 36 个月(1～223 个月),总体肿瘤控制率为 93%。研究发现年龄大于 50 岁,肿瘤体积小于 5 cm³ 预后好。另外既往无放疗史的患者预后好,且神经功能保留更完整。

应用质子射线治疗垂体肿瘤的尝试刚刚开始,初步显示质子射线的优点在于射线的物理特性,在体内肿瘤局部形成的 Bragg 峰,使肿瘤靶区剂量的覆盖更加完全和精确。与 IMRT 技术比较,正常组织损伤可能性更小,脑干剂量更低,射野更简单易行(单个照射野即可达到较为理想的剂量分布)。设备投资规模巨大,目前还未能普及应用,主要用于儿童肿瘤的治疗,但仍有近 1/3 患儿出现垂体功能低下。

表2-13-4 伽马刀治疗垂体腺瘤的近期报道结果

研究报道	例数	中位随访(月)	肿瘤边缘剂量(Gy)	控制率(%)
Liscak 等	140	60	20	100
Jagannathan 等	90(库欣病)	45	23	54(激素水平下降)
	95(肢端肥大)	57	22	53(激素水平下降)
Pollock 等	62	64	16	96.8
	8(库欣病)	73	20	87(激素水平下降)
	46(肢端肥大)	63	20	50(激素水平下降)
Park 等	125	62	13	90
Wan 等	68(库欣病)	67.3	23	27.9(激素水平下降)
	103(肢端肥大)	67.3	21.4	36.9(激素水平下降)
Starke 等	140	50.4	18	90
Sheehan 等	512	36	16	93
	82(库欣病)	31	24	54(激素水平下降)
	130(肢端肥大)	31	24	53(激素水平下降)

垂体功能减退是一种最常见的放疗晚期并发症，可发生在放疗结束数年后。长期随访发现，手术加术后放疗的患者，垂体功能减退和神经认知功能障碍发病率比单纯手术或单纯放疗高。但也有报道术后总量50 Gy的分次放射治疗，与单纯手术比较，并不造成患者生活质量下降，特别是不会引起患者的认知能力下降。因为垂体功能减退大部分可用激素替代疗法加以纠正，所以垂体腺瘤治疗后，患者要由内分泌医生进行终身监控。垂体腺瘤患者生存期较长，存在放疗后诱发脑肿瘤的可能，但发生率较低。加拿大一组160例长期随访结果，仅有2例分别于第10和第15年发生在照射野内的脑干胶质瘤。肿瘤复发时如距第一次放射治疗的间隔时间已经相当长，且其他治疗方法失败，则可以考虑再次放疗。Schoenthaler等报道15例再次放疗患者的疗效（中位剂量42 Gy），中位随访时间10年，虽然未见眼部视力并发症，但所有患者均出现垂体功能低下，2例出现颞叶损害。肿瘤局部控制率仍可达到80%。《美国临床肿瘤学杂志》综述近十几年来应用伽马刀治疗无功能性垂体腺瘤2 000例左右，3年后垂体功能下降的发生率在8.8%（0～40%）。其中Sheehan等的大样本多中心研究提示垂体功能下降比例约为21%，表2-13-5具体描述垂体功能低下类型。

表2-13-5 放疗后各类垂体功能低下发生率

功能减退	发生率
垂体功能低下新发或加重	92/435(21%)
皮质醇	29/293(9.9%)
甲状腺	40/246(16.3%)
促性腺激素	24/288(8.3%)
生长激素	31/369(8.4%)

二、颅咽管瘤

颅咽管瘤属于良性肿瘤，没有内分泌功能。本病主要见于儿童。肿瘤多起源于漏斗柄和垂体腺交界处，来自残余Rathke囊的细胞团。大多数肿瘤只有长到直径3 cm以上时才出现症状，颅咽管瘤可以引起颅内压增高，垂体下丘脑视交叉功能失调症状表现。儿童可以出现肥胖、发育迟缓、视力下降和视盘萎缩、视野缺损和视乳头水肿等症状。发现时常为囊性。肿瘤压迫视交叉和垂体，向上伸入第三脑室。肿瘤内常见钙化，通过CT或MRI影像可以做出临床诊断。

（一）放射治疗适应证

颅咽管瘤对射线敏感，其放射治疗适应证与垂体瘤相似。放疗可用于术后的辅助治疗，也可用于术后复发的挽救治疗。Stripp等报道平均随访7.6年的75例颅咽管瘤患者，57例单纯手术，18例手术后加放疗，10年的局部控制率分别为42%和84%（P<0.004），提示放疗有效。但两组的总生存率无明显差异，原因是术后复发的22例经挽救性放疗均获得肿瘤控制。颅咽管瘤根治性切除手术的切除范围目前尚有争议，多数报道认为颅咽管瘤根治性切除术与次全切除、大部切除，甚至活检或囊液抽吸术后辅以放射治疗，肿瘤局部控制率和生存率均相似。肿瘤单纯全部切除与肿瘤不全切除后辅以放疗的患者中，肿瘤10年局部控制率分别为70%和75%。另一组肿瘤不全切除或活检后辅以放疗报道10年和20年的局部控制率分别是89.1%和54%，实际生存率则达到100%和92.3%。无并发症生存率也分别达到80.1%和72.1%。主要并发症为垂体功能低下。多因素分析发现无论是局部控制率还是主要并发症均与照射剂量相关。推荐单次小剂量照射（1.6～1.7 Gy），总剂量为50～60 Gy。

（二）放射治疗技术

放射治疗技术宜应用适形放疗，靶体积主要根据CT和MRI扫描设定，根据残余肿瘤的大小和部位而确定照射野，将可见肿瘤及其周边相对较少正常组织（1 cm）包括在照射野内。照射技术与垂体瘤的治疗相似。放疗期间及放疗结束之后，病灶都可能出现囊性变，有时可能出现病灶增大，甚至出现压迫症状。要及时应对，调整靶区范围。三维立体调强适形放疗和立体定向放射外科技术可以更好地保护周围正常组织，但其大样本的长期治疗结果尚未见报道。

近年也有应用质子束治疗颅咽管肿瘤的报道，美国 MD 安德森肿瘤医院对比三维立体调强适形放疗与质子放疗的疗效。共收集年龄小于 18 岁患者 52 例，中位随访时间 59.6 个月；质子组 21 例（随访 33 个月），调强适形放疗组 31 例（随访 106 个月）。结果显示 3 年总生存率为 96%，无论在生存率、肿瘤控制率和不良反应方面两组均无显著性差异。值得注意的是，40% 的患者出现局部病灶囊性变。多因素分析发现，下丘脑功能低下及视力障碍均与囊性变有关。与肿瘤术后复发接受放疗的患者相比，接受术后辅助放疗（切除宏观肿瘤）的患者预后更好。

三、室管膜瘤

室管膜瘤起源于室管膜细胞，儿童与成人均可发病，见于幕上、颅后窝、脊髓等，常见于脊髓的中央管。大多数脑室内肿瘤位于侧脑室内，少数位于第三脑室。发生于后者的室管膜瘤可向下压迫视神经和垂体，影响内分泌系统。常可引发颅内压增高和脑积水，表现为头痛、恶心、呕吐、视乳头水肿、闭经等。室管膜瘤可分为低度恶性，即分化较好的肿瘤（室管膜瘤或黏液乳头状室管膜瘤）和较少见的间变性室管膜瘤，其恶性程度较高，有沿脑脊液循环通路播散的倾向。近年来肿瘤的分子分型进一步提示肿瘤的性状与发生部位相关，关于室管膜瘤放疗的国际共识认为，只有发生于 1 岁以上儿童位于颅后窝的室管膜瘤（PF-EPN-A 型），在微创外科术后需要放疗。尽管没有随机对照研究结果，但回顾性分析研究认为术后放疗可能提高室管膜瘤患者的生存率。术后放疗（45 Gy）患者的 5 年生存率在 40%～87%，10 年总生存率和无复发生存率可达 47% 和 42%。肿瘤的恶性程度是决定肿瘤预后的最重要因素。而低度恶性室管膜瘤患者更多从放疗中获益。由于管膜瘤较其他垂体和下丘脑肿瘤的侵袭程度高，放射野应包括多大范围的安全边界，以及是否要预防性全脑脊髓放疗仍是目前争论焦点。在 Vanuystl 和 Brada 报道中，肿瘤椎管内种植与是否行预防性脊髓放疗无关。接受全脑全脊髓放疗的高度恶性肿瘤患者中约 9.4% 发生了椎管内种植，而在仅行局部放疗的患者中发生率只有 6.7%。同样，在低度恶性肿瘤中，接受全脑全脊髓放疗后椎管内种植率为 9.3%，而未行预防性放疗的患者为 2.2%。局部控制率与椎管内种植也有关，在原发肿瘤得到控制的患者中其发生率为 3.3%，而在肿瘤未能控制的患者中为 9.5%（$P<0.05$）。发生肿瘤椎管内种植率与肿瘤发生部位有关，发生于幕下的肿瘤较发生于幕上的更容易发生肿瘤椎管内种植。尽管室管膜瘤可能发生远处播散，但其治疗失败的最主要原因仍是局部肿瘤复发，无肿瘤局部复发的情况下发生蛛网膜下腔转移很少见。笔者认为只有在脑脊液检查发现恶性细胞或影像学（PET-CT）发现肿瘤扩散时，才有必要行全脑全脊髓放疗。肿瘤原发部位可给予 54 Gy 的剂量，全脑和脊髓给予 36 Gy 剂量，以上均为常规分次照射。一般放疗照射野采用三段照射技术。全脑照射野下界在第 2～3 颈椎，和脊髓上段照射野相衔接，后者与脊髓下段照射野衔接。关键在于衔接处不能形成热点（高剂量区），避免出现放射性脊髓炎。具体办法可考虑移动衔接点或应用半野照射技术。

参考文献

[1] Kontogeorgos G. Classification and pathology of pituitary tumors [J]. Endocrine, 2005, 28: 27-35.

[2] Ferrante E, Ferraroni M, Castrignanò T, et al. Non-functioning pituitary adenoma database: a useful resource to improve the clinical management of pituitary tumors [J]. Eur J Endocrinol, 2006, 155: 823-829.

[3] Sheline GE, Tyrrell JB. Pituitary tumors [M]//Perez CA, Brady LW. Principles and practice of radiation oncology. Philadelphia: JB Lippincott, 1987: 1123.

[4] McCord MW, Buatti JM, Fennell EM, et al. Radiotherapy for pituitary adenoma: long-term outcome and sequelae [J]. Int J Radiat Oncol Biol Phys, 1997, 39: 437-444.

[5] Flickinger JC, Nelson PB, Martinmez AJ, et al. Radiotherapy of non-functional adenomas with a pituitary gland: results with long term follow-up [J]. Cancer, 1989, 63: 2409-2414.

[6] Hughes MN, Llamas KJ, Yellang ME, et al. Pituitary adenomas: long-term results for radiotherapy alone and post-oprative radiotherapy [J]. Int J Radiat Oncol Biol Phys, 1993, 27: 1035-1043.

[7] Tsang RW, Brierley JD, Panzarella T, et al. Radiation therapy for pituitary adenoma: treatment outcome and prognostic factors [J]. Int J Radiat Oncol Biol Phys, 1994, 30: 557-565.

[8] Minniti G, Jaffrain-Rea ML, Osti M. The long-term efficacy of conventional radiotherapy in patients with GH-secreting pituitary adenomas [J]. Clin Endocrinol (Oxf), 2005, 62: 210-216.

[9] Kong DS, Lee JI, Lim DoH, et al. The efficacy of fractionated radiotherapy and stereotactic radiosurgery for pituitary adenomas: long-term results of 125 consecutive patients treated in a single institution [J]. Cancer, 2007, 110: 854-860.

[10] Barrande G, Pittino-Lungo M, Coste J. Hormonal and metabolic effects of radiotherapy in acromegaly: Long-Term results in 128 patients followed in a single center [J]. J Clin Endocrinol Metab, 2000, 85: 3779-3785.

[11] Cannavò S, Almoto B, Dall'Asta C, et al. Long-term results of treatment in patients with ACTH-secreting pituitary macroadenomas [J]. Eur J Endocrinol, 2003, 149: 195-200.

[12] Jennings AS, Liddle GW, Orth DN, et al. Results of treating childhood Cushing's disease with pituitary irradiation [J]. N Engl J Med, 1977, 297: 957-962.

[13] Park P, Chandler WF, Barkan AL, et al. The role of radiation therapy after surgical resection of nonfunctional pituitary macroadenomas [J]. Neurosurgery, 2004, 55: 100-107.

[14] Bloom B, Kramer S. Conventional radiation therapy in the management of acromegaly [M]//Black PM, Zervas NT, Ridgeway ED. Secretory tumors of the pituitary gland. Vol 1. New York: Raven Press, 1984: 179.

[15] Minniti G, Traish D, Ashley S, et al. Fractionated stereotactic conformal radiotherapy for secreting and nonsecreting pituitary adenomas [J]. Clin Endocrinol (Oxf), 2006, 64: 542-548.

[16] Attanasio R, Epaminonda P, Motti E, et al. Gamma-knife radiosurgery in acromegaly: a 4-year follow-up study [J]. J Clin Endocrinol Metab, 2003, 88: 3105-3112.

[17] Mackley HB, Reddy CA, Lee SY, et al. Intensity-modulated radiotherapy for pituitary adenomas: the preliminary report of the Cleveland Clinic experience [J]. Int J Radiat Oncol Biol Phys, 2007, 67: 232-239.

[18] van Beek AP, van den Bergh AC, van den Berg LM, et al. Radiotherapy is not associated with reduced quality of life and cognitive function in patients treated for nonfunctioning pituitary adenoma [J]. Int J Radiat Oncol Biol Phys, 2007, 68: 986-991.

[19] Schoenthaler R, Albright NW, Wara WM, et al. Re-irradiation of pituitary adenoma [J]. Int J Radiat Oncol Biol Phys, 1992, 24: 307-314.

[20] Viswanathan V, Pradhan KR, Eugster EA. Pituitary hormone dysfunction after proton beam radiation therapy in children with brain tumors [J]. Endocr Pract, 2011, 17: 891-896.

[21] Sheehan JP, Yen CP, Lee CC. Cranial stereotactic radio-surgery: current status of the initial paradigm shifter [J]. J Clin Oncol, 2014, 32: 2836-2846.

[22] Stripp DC, Maity A, Janss AJ, et al. Surgery with or without radiation therapy in the management of craniopharyngiomas in children and young adults [J]. Int J Radiat Oncol BiolPhys, 2004, 58: 714-720.

[23] Wen BC, Hussey DH, Staples J, et al. Acomparison of the roles of

surgery and radiation therapy in the management of craniophyngiomas [J]. Int J Radiat Oncol Biol Phys, 1989, 16：17 - 24.

[24] Varlotto JM, Flickinger JC, Kondziolka D. External beam irradiation of craniopharyngiomas: long-term analysis of tumor controland morbidity [J]. Int J Radiat Oncol Biol Phys, 2002, 54：492 - 499.

[25] Bishop AJ, Greenfield B, Mahajan A. Proton beam therapy versus conformal photon radiation therapy for childhood craniopharyngiomas: multi-institutional analysis of outcomes, cyst dynamics, and toxicity [J]. Int J Radiat Oncol Biol Phys, 2014, 90(2)：354 - 361.

[26] Leibel SA, Sheline GE. Radiationtherapy for neoplasms of the brain [J]. JNeurosurg, 1987, 66：1 - 22.

[27] Oya N, Shibamoto Y, Nagata Y, et al. Postoperative radiotherapy for

intracranial ependymoma: analysis of prognostic factors and patterns of failure [J]. JNeurooncol, 2002, 56：87 - 94.

[28] Metellus P, Barrie M, Figarella-Branger D, et al. Multicentric French study on adult intracranial ependymomas: prognostic factors analysis and therapeutic considerations from a cohort of 152 patients [J]. Brain, 2007, 130：1338 - 1349.

[29] Vanuyste L, Brada M. The role of prophylactic spinal irradiation in localized intracranial ependymoma [J]. Int J Radiat Oncol Biol Phys, 1991, 21：823 - 830.

[30] Pajtler KW, Mack SC, Ramaswamy V, et al. The current consensus on the clinical management of intracranial ependymoma and its distinct molecular variants [J]. Acta Neuropathol, 2017, 133：5 - 12.

第十四章·抗利尿激素和催产素的生理、生化

李 果

第一节·抗利尿激素、催产素和渴感

一、抗利尿激素、催产素及其神经元

垂体后叶的抗利尿激素（ADH，又称血管升压素或血管加压素）和催产素都为 9 肽，分子的第 1 位及第 6 位的半胱氨酸经二硫键相连，组成一个 6 个氨基酸的环和 3 个氨基酸的尾。人类及大多数哺乳动物均为精氨酸血管加压素（arginine vasopressin, AVP），在猪和河马，加压素的第 8 位为赖氨酸，故称赖氨酸血管加压素（LVP），AVP 的抗利尿作用强于 LVP。催产素（oxytocin）与 AVP 的分子结构十分相似，AVP 分子的第 3 位和第 8 位分别为苯丙氨酸和精氨酸，而在催产素分别为异亮氨酸和亮氨酸。因此，AVP 有弱的催产作用，催产素也具有一定的抗利尿作用（图 2 - 14 - 1）。

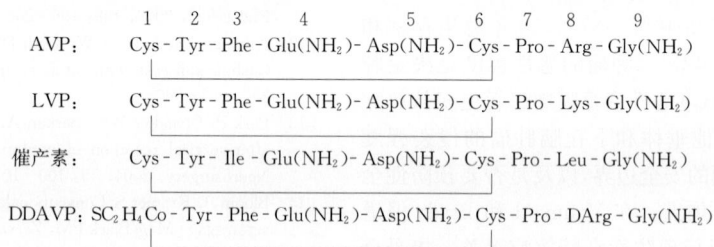

图 2 - 14 - 1 精氨酸血管加压素及其相关肽的分子结构
DDAVP 为人工合成的 1 - 去氨, 8 - 右旋精氨酸血管加压素

AVP 和催产素大部分由各自特异的下丘脑大细胞神经元合成，约有 3% 的大细胞神经元两种激素均有表达。在视上核，80%～90% 的神经元合成 AVP，所有的轴突经下丘脑-神经垂体束移行至垂体后叶。在室旁核情况较为复杂，且存在物种间差异。人类的室旁核有 5 种亚核和小细胞神经元能合成其他激素，包括促肾上腺皮质激素释放激素（CRH）、促甲状腺激素释放激素（TRH）、生长激素抑制激素（somatostatin）和类阿片活性肽（opioids）。室旁核小细胞神经元的轴突经正中隆起投射至垂体前叶的门静脉系统，分泌 AVP 和促肾上腺皮质激素释放因子（CRF），刺激垂体前叶分泌 ACTH。一些 AVP 小细胞神经元投射到前脑、脑干和脊髓，发挥各种神经内分泌的自主功能。释放进入中枢神经系统的 AVP 发挥神经递质（neurotransmitter）和（或）神经调质（neuromodulator）的作用。位于第三脑室基底部前方的视交叉上核也产生抗利尿激素，有调节昼夜节律和季节性节律的作用。

在神经垂体，主要的兴奋性神经递质是谷氨酸，去甲肾上腺能神经刺激兴奋谷氨酸的产生，谷氨酸受体占大细胞神经元树突受体的 25%；主要的抑制性输入神经递质为 γ－氨基丁酸（GABA），占大细胞神经元抑制性输入神经刺激的 20%～40%。时相性激动（phasic firing）是 AVP 神经元轴突释放 AVP 的最有效模式，谷氨酸和类阿片活性肽分别对时相性的活动起兴奋性和抑制性的调控作用。强啡肽（dynorphin）在时相性激动模式中发挥作用，其由 AVP 神经元合成，由 AVP 神经元的树突释放，以自分泌的方式抑制 AVP 神经元的活动。神经刺激延长时大细胞神经元有明显的可塑性（plasticity），在哺乳和分娩过程中有极重要的意义。

二、AVP 和催产素基因

抗利尿激素前体基因主要在下丘脑表达，在肾上腺、性腺、小脑及垂体后叶的垂体细胞也有表达。抗利尿激素和催产素的基因位于 20 号染色体，两者间有约 12 kb 的插入序列，

呈尾对尾排列,转录方向相反。AVP 的基因称为 AVP 原前体基因(prepro‐AVP‐NP Ⅱ基因),全长 2.6 kb,由 3 个外显子和 2 个内含子组成。AVP 原前体(prepro‐AVP‐NP Ⅱ)包括:信号肽、AVP、神经垂体素Ⅱ(neurophysin Ⅱ,NP Ⅱ)及糖肽(glucopeptide)和肽素(copeptine)(图 2‐14‐2)。NP 由 95 个氨基酸残基组成,分子量 10 000,为 AVP 的结合蛋白,是 AVP 生物合成过程中的移行载体,同时对 AVP 起保护作用,以防蛋白酶对 AVP 的水解破坏,NP Ⅱ为 AVP 的特异神经垂体素。催产素的神经垂体素 NP Ⅰ与 NP Ⅱ的第 10~74 位氨基酸序列完全相同。和肽素为 AVP 分子前体羧基端

由 39 个氨基酸组成的糖肽,分子中有一个特异部分与甘露糖分子相连接(图 2‐14‐2)。在 AVP 前体由下丘脑移行至垂体后叶的过程中,和肽素与 NP Ⅱ一起发挥载体蛋白作用,并对 AVP 前体分子的水解发挥重要作用。和肽素与 AVP 及 NP Ⅱ储存在垂体后叶,受刺激后随 AVP 和 NP Ⅱ释放。和肽素在血液循环中的作用仍然不清楚,其在人体内的降解十分缓慢,提示可能没有重要功能。在健康人及严重疾病的患者血液循环中,和肽素与 AVP 以等克分子数分泌,因此能作为 AVP 的替代物和 AVP 分泌的生物标记。

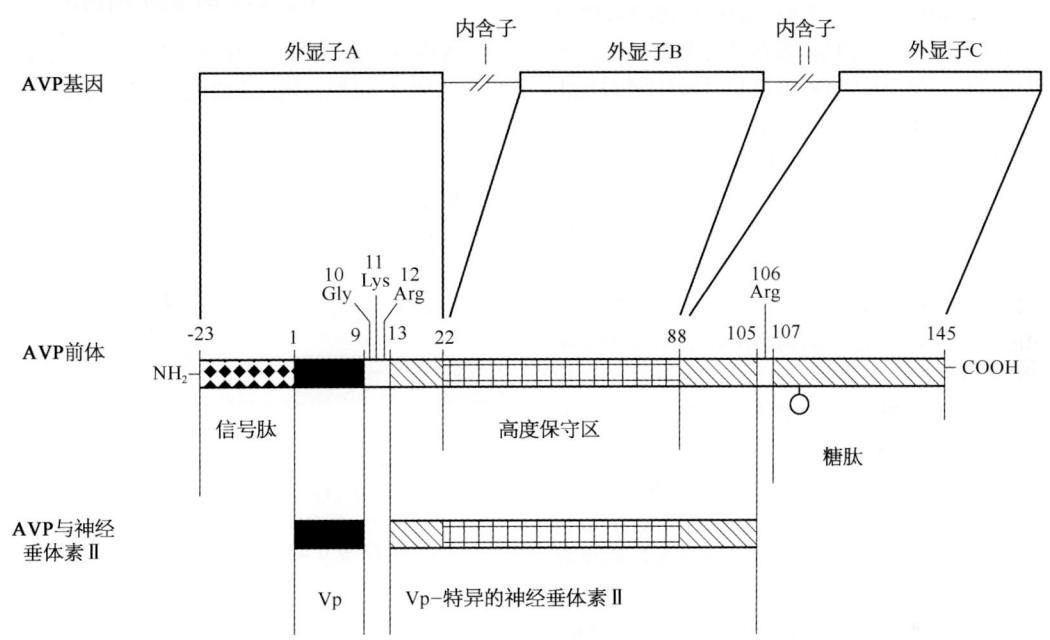

图 2‐14‐2 AVP 基因、AVP 前体及 AVP、AVP 特异的神经垂体素Ⅱ
引自 Baylis 和 Thompson

三、AVP 和催产素的合成和分泌

AVP 和催产素的前体分子被组装进分泌颗粒,经大细胞神经元轴突组成的下丘脑‐神经垂体束移行至垂体后叶。AVP 前体由 166 个氨基酸残基组成,在内质网脱去信号肽,成为 AVP 原,后者经进一步加工,形成二硫键(AVP 内 1 个,NP Ⅱ内 7 个),糖肽的特异部位与富含甘露糖的侧链结合(糖化),然后进入高尔基体。在高尔基体,AVP 原组装进入分泌颗粒。在分泌颗粒移行过程中,前体分子经酶消化裂解为各自的产物。

兴奋 AVP 和催产素的刺激分别作用于相应的大细胞神经元,产生动作电位沿轴突和下丘脑‐神经垂体束下传至垂体后叶,使神经末端的电压门控钙离子通道开放,钙离子内流,导致分泌颗粒与神经末端细胞膜融合,神经分泌颗粒内容物全部释放入周围的血管间隙,然后进入垂体后叶的毛细血管网。在生理 pH 范围,AVP 和催产素不与各自的神经垂体素结合,两者以游离的形式进入循环系统。AVP 降解迅速,半衰期为 5~10 min,妊娠期间,胎盘合胞体滋养层可产生活性极强的半胱氨酸氨肽酶,加速 AVP 降解。

激素合成的调控发生在转录水平,导致 AVP 和催产素分泌的刺激也兴奋该基因的转录,增加大细胞神经元的 mRNA 含量。

在大鼠观察到,脱水促进了转录,导致 AVP 和催产素 mRNA 水平的增加,而低渗使 AVP mRNA 含量减少。神经分泌颗粒从合成的部位沿微管通路转运至垂体后叶也在调控下进行,合成结束,转运停止,合成增加,转运也上调。激素的释放、转运和合成间存在着一种不同时性的协调关系。动物试验表明,脱水或钠盐的负荷造成的延长强力刺激可导致垂体后叶已储存激素的耗竭;恢复正常饮水后,需经 7~14 日垂体后叶存有的激素才能逐步恢复到基线水平。强力的刺激在兴奋抗利尿激素释放的同时也立即兴奋 AVP mRNA 的转录,但需数日 mRNA 的水平才能达到峰值,蛋白质的翻译是缓慢增加的;当兴奋性刺激消退,已经升高了的 mRNA 水平逐步缓慢降低,而激素的合成仍继续进行,以补充垂体后叶的激素储备。垂体后叶的激素储存量惊人,可维持基础分泌 30~50 日,供最大释放 5~10 日。

四、AVP 受体和水通道蛋白(APQ2)

AVP 的主要生理作用是调节渗透压和压力/容量,其靶器官的受体有 3 种亚型。V_1a 受体主要分布于血管平滑肌细胞、血小板、肝脏、腺垂体及肾上腺髓质等部分,主要与 AVP 的血管的收缩及糖原分解作用有关。V_1a 受体通过以肌醇磷脂代谢为基础的双信使系统 IP_3/Ca^{2+} 和 DG/PKC 途径发挥作用。肌醇磷脂为细胞膜特有组成成分,主要包括磷脂酰肌

醇(phosphatidylinositol，PI)、磷脂酰肌醇-4-磷酸(PIP)及磷脂酰肌醇-4,5-二磷酸(PIP₂)。AVP与AVPR₁结合，激活磷脂酶C，后者催化PIP₂水解产生1,2-二酰基甘油(DG)和1,4,5-三磷酸肌醇(IP₃)，IP₃使细胞内Ca^{2+}浓度升高，Ca^{2+}一方面和DG共同激活蛋白激酶C(PKC)，另一方面激活钙-钙调蛋白激酶系统，最终诱导细胞反应。V₂受体主要分布于肾脏集合管细胞的基底部，介导AVP的抗利尿作用，此外还与兴奋凝血因子Ⅷ及von Willebrand因子的生成有关。V₂受体的信号传递系统为腺苷酸环化酶-cAMP系统。AVP与V₂受体结合，经G蛋白介导，激活腺苷酸环化酶，催化ATP脱去一个磷酸形成cAMP，后者激活蛋白激酶A(PKA)，PKA再将代谢途径中的一些靶蛋白中的丝氨酸或苏氨酸残基磷酸化，使它们激活或钝化。整个系统不仅传递信号，而且通过胞内信使的级联反应系统将胞外信号扩增放大。V₁b受体与抗利尿激素的非经典生物学作用有关，兴奋垂体前叶分泌ACTH，在许多周围组织及脑的不同部位均发现存在V₁b受体。

人V₂受体基因较小，长度不到2 kb，位于X性染色体(Xq28)，包括3个外显子和2个较小的内含子。V₂蛋白由371个氨基酸残基组成，具有典型的G蛋白偶联受体的结构，有7个疏水性的跨膜区结构，这些结构在配体的结合中发挥重要作用。在细胞内有4个区域，另有4个区域分布于细胞膜外。V₂的氨基端有糖化位点，羧基端存在的许多色氨酸和丝氨酸可能与磷酸化的调节有关。

在正常生理情况下，AVP与集合管上皮的主细胞V₂受体结合，激活腺苷酸环化酶-cAMP系统，兴奋蛋白激酶A，使水通道蛋白2(aquaporin 2，AQP2)磷酸化、活化并从胞质移动进入管腔膜，集合管对水的通透性增加；AVP消失则导致水通道蛋白经由泡饮作用内化，从管腔面细胞膜消退。AQP2是表达最广泛的水通道蛋白家族成员之一，具有介导水分快速通过细胞膜的作用；在肾脏，水从集合管移出至高渗的髓质，尿液得到浓缩。除促进AQP2移动进入管腔膜外，V₂受体的活化还兴奋AQP2的合成及增加AQP2对水的通透性。在主细胞的基底膜有大量AQP3和AQP4表达，两者与基底膜对水的高通透性有关。含有水通道蛋白的囊泡保持在顶膜之下，在cAMP水平发生变化时，囊泡能快速反应在膜内外来回穿梭。因此，对于血浆AVP水平的变化，肾脏能随时调控水的排泄。长时间的高水平AVP水平会诱导集合管AQP2和AQP3的合成和水平的升高，此过程至少需24 h且不能迅速逆转，长时间的脱水会导致机体强力的保水反应。

人体AQP2基因与大鼠集合管的AQP有高度的同源性。人AQP2为有4个亚基组成的纯合四聚体蛋白，基因位于第12对染色体长臂(12q13)，包含4个外显子及3个内含子，编码271个氨基酸残基组成的水通道蛋白。水通道蛋白(aquaporins，AQP)为主要内在蛋白(major intrinsic protein，MIP)家属成员，为机体内多种转运蛋白的一种。至今已发现的AQP有600种以上，哺乳动物的AQP有10种，广泛分布于肾、脑、肺、心、胃肠道等组织器官。已证实AQP促进渗透压有关的水流通，与组织间的水分及某些小分子如甘油等的流通及交换有关。已有的研究结果提示，AQP参与肾脏水分的重吸收、脑脊液的分泌与重吸收、肺脏的分泌、泪液的分泌及体液的分泌和重吸收等多种生理过程。AQP2为至今了解

较为深入的一种水通道蛋白，受AVP调节。AVP对AQP2的调节方式有两种，一种为速效的，AVP与肾脏受体的结合促进集合管细胞内的AQP2转位至集合管管腔面主细胞的顶端表面，使水由低渗的管腔流到高渗的髓质；此外，AVP可增加集合管AQP2的表达，为AVP对AQP2的长效调节。已证实AQP2与某些疾病的发病有关，如遗传性肾性尿崩症、充血性心力衰竭、肝硬化、肾病综合征及SIADH等，继发性肾性尿崩症AQP2的表达减少，小鼠动物实验研究证实，先天性白内障起因于晶状体AQP的基因突变。

五、AVP的生物学作用

AVP具有多种生物学作用，表2-14-1根据受体类型列出了AVP的各种作用。AVP是机体最重要的水代谢调节激素，主要生理作用是保留机体的水分，浓缩尿液。血浆渗透压增高兴奋下丘脑-垂体后叶分泌AVP，AVP的抗利尿作用通过肾脏实现。AVP的分泌受血浆渗透压调节，AVP对肾脏游离水的排泄起调节作用，肾脏游离水的排泄程度又直接影响血浆渗透压，AVP的抗利尿作用在维持血浆渗透压的恒定方面发挥主导作用。

表2-14-1 AVP的生物学作用

经V₁受体介导
血管收缩
刺激肝糖原分解
兴奋肾髓质、集合管细胞合成前列腺素，拮抗AVP抗利尿作用
兴奋髓襻厚壁升支的NaCl重吸收
抑制肾素分泌，反馈调节血管紧张素Ⅱ兴奋AVP分泌作用
增加ACTH分泌(V₁b)
经V₂受体介导
增加集合管的水通透性
增加集合管的尿素通透性
增加血浆因子Ⅷ水平及Von Willebrand因子水平
降低舒张压

AVP抗利尿作用的正常发挥有赖于肾脏髓质的高渗状态，只有当髓质是高渗时，集合管腔的游离水才能从低渗液经由水通道进入髓质被回吸收。肾脏髓质的高渗建立依靠肾脏的逆流倍增系统的完好，其中肾脏亨利襻厚壁升枝对钠的主动重吸收是保证髓质高渗的关键。AVP经V₁受体介导的兴奋肾小管厚壁升枝的NaCl重吸收作用及经V₂受体介导的增加集合管尿素通透性的作用对肾髓质高渗状态的建立有重要的意义。

药理剂量时，AVP有刺激平滑肌收缩的作用。AVP可使血管平滑收缩，血压升高，冠状动脉供血减少，皮肤、黏膜变得苍白，使肠蠕动增强，导致腹部绞痛，还可使子宫收缩、射乳增强。AVP具有CRH样作用，由室旁核小细胞神经元产生的AVP经神经轴突至垂体门静脉系统兴奋ACTH的分泌。此外，AVP及其人工合成拟似物DDAVP可使血浆因子Ⅷ及Von Willebrand因子的水平升高，舒张压下降。

六、AVP分泌的调节

(一) AVP分泌的渗透压调节

AVP分泌主要受血浆渗透压调节，血浆渗透压则主要决

定于血钠浓度。动物实验的结果强力提示渗透压感受器位于终板血管器（organum vasculosum of lamine terminalis, OVLT）以及邻近第三脑室前壁的下丘脑前部。毁损 OVLT, AVP 分泌和渴感对高渗的反应消失，对低容的反应仍存在，在 OVLT 周围区域受损的患者，连正常基础状态的血浆渗透压都不能维持；而当视上核和室旁核的大细胞神经元受到损伤时，脱水诱发的 AVP 分泌消失，而渴感未受影响。当血浆渗透压升高时，渗透压感受器细胞内的水分外移，细胞脱水、皱缩导致神经冲动功能传至视上核和室旁核。

正常人的血浆渗透压维持在 $280 \sim 295$ mOsm/kg H_2O, 血浆渗透压的维持有赖于血浆渗透压对 AVP 分泌的灵敏调控机制，以及尿渗透压和排尿量对血浆 AVP 水平变化的灵敏的反应性。基础状态下，人的血浆 AVP 水平在 $0.5 \sim 2.0$ pg/ml, 血浆渗透压 1% 的升高或降低变化将导致垂体后叶 AVP 分泌的迅速增加或减少。血浆 AVP 的代谢很快，半衰期约为 15 min, 因此血浆 AVP 水平的变化十分迅速。在人体，血浆渗透压与血浆 AVP 呈线性正相关（图 2-14-3），随着血浆渗透压的上升，血浆 AVP 水平相应升高，即使当血浆渗透压高于正常范围时（如输注高渗盐水、明显的脱水等），这种关系仍然存在。人体每日需排出一定量的溶质，对尿量和尿渗透压有一定的影响，通常尿渗透压随着血浆 AVP 水平的上升而逐渐升高，但受制于肾脏最大浓缩能力，尿渗透压最高达 1 200 mOsm/kg H_2O。当血浆 AVP 浓度在 $1 \sim 5$ pg/ml 时，尿渗透压水平为 $100 \sim 1 200$ mOsm/kg H_2O, 尿量维持在 2 L/24 h 左右的水平。AVP 与尿量的关系有明显的特点，当血浆 AVP 在低水平状态时，AVP 轻微的变化将导致尿量明显的改变；当血浆 AVP 水平低于 1 pg/ml 时，尿量明显增加，尿渗透压显著降低，当 AVP 水平低于 0.5 pg/ml 时，尿量可急剧增加到 $15 \sim 20$ L/24 h。图 2-14-3 显示了血浆渗透压与血浆 AVP 间的关系。

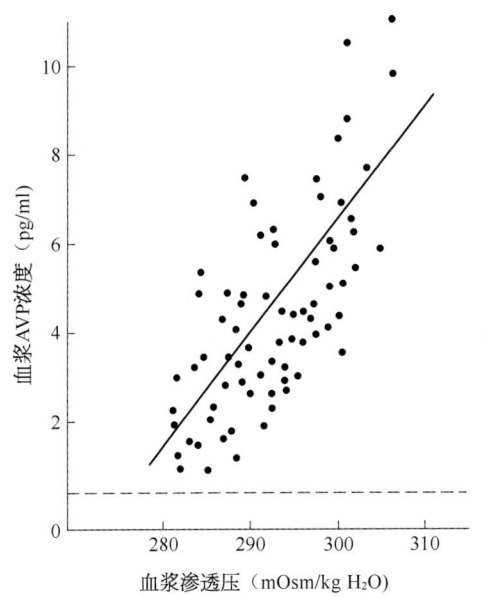

图 2-14-3 正常人血浆渗透压与血浆 AVP 浓度的关系
－－－－－ 为血浆 AVP 最小可测值

（二）影响 AVP 分泌渗透压调节的因素

1. **遗传** · 研究资料表明，AVP 分泌的渗透压调节的阈值

和灵敏度有明显的个体差异，而在同一个体则是恒定的。对孪生子的研究结果显示，AVP 分泌的渗透压调节回归直线的斜率和阈值，在单合子是高度一致的，而在双合子则不一致。

2. **年龄** · 老年人的肾小球滤过率降低，肾集合管对 AVP 的反应也降低，自由水的排泄受到限制。在老年人，夜间的 AVP 分泌减少，而摄入 DDAVP 的作用时间延长。老年人的水和电解质紊乱还与共生病及同时使用多种药物有关。研究显示，$75 \sim 80$ 岁老年人的体液量仅为正常年轻人的 50%；脱水状态时老年人的渴感减退，在脱水恢复过程中老年人的摄水量也少；另一方面，在水负荷时，老年患者的排泄水能力明显小于年轻者，部分与抑制 AVP 分泌的作用减弱有关。总之，年龄相关的体液量和肾功能的变化使老年人易发生水、电解质紊乱，各种常见的老年病及治疗这些疾病的药物又影响或加剧了这种紊乱，渴感下降和肾脏浓缩、稀释功能的降低，导致老年人易发高钠血症或低钠血症。必须注意老年人的水代谢平衡，未发现的高钠血症或低钠血症可导致老年人致残率和死亡率的增加。

3. **血容量** · 血容量降低时，AVP 分泌渗透压调节阈值降压，如选择性醛固酮缺乏症、充血性心力衰竭、肝硬化腹水等。血容量增加时，AVP 分泌的渗透压调节阈值升高，如在原发性醛固酮增多症，去除病因，纠正容量后，阈值又恢复正常。

4. **溶质** · AVP 分泌的渗透压调节具有溶质特异性，AVP 的分泌对钠离子、甘露醇特别敏感，而对尿素和葡萄糖的反应就很差。此系由于前者不易透过细胞膜，细胞外高渗导致细胞水分外移，细胞皱缩，电活动增加，兴奋 AVP 分泌，而葡萄糖和尿素能迅速穿过细胞膜进入细胞内，不可能产生细胞内外的渗透压梯度，神经元的细胞体积没有缩减，也就不能导致 AVP 的分泌。在 1 型糖尿病患者，由于胰岛素的绝对缺乏，葡萄糖不能进入细胞内，高血糖可兴奋 AVP 的分泌。

5. **妊娠** · 妊娠第 $5 \sim 8$ 周时，AVP 分泌的渗透压调节阈值较正常降低，因此妊娠妇女的血浆渗透压较正常人低 10 mOsm/kg H_2O 左右，持续于整个妊娠期，分娩后 2 周恢复正常。血浆渗透压阈值的降低可能与血浆容量的增加有关，妊娠时血管明显扩张，导致全身水量增加 $7 \sim 8$ L。动物实验证实，妊娠时的容量增加与松弛素（relaxin）有关。relaxin 为妊娠时的正常激素，其使一氧化氮增加，进而导致血管扩张；雌激素也促进一氧化氮的合成。胎盘分泌一种半胱氨酸氨肽酶，又称催产素酶，该酶对催产素和 AVP 具有同样的降解作用。妊娠 20 周，催产素酶的活性明显增加，并继续增加至妊娠 40 周，分娩后数周逐渐下降至正常。

6. **神经-内分泌系统** · 神经-内分泌系统对 AVP 分泌的影响结果多数来源于动物实验。血管紧张素 Ⅱ 直接作用于脑部的受体，兴奋 AVP 分泌；乙酰胆碱作用于菸碱受体，影响 AVP 的渗透压调节，兴奋 AVP 分泌；去甲肾上腺素抑制 AVP 分泌，一方面是由于去甲肾上腺素可导致血压升高，抑制 AVP 的分泌；另一方面是由于去甲肾上腺素对 AVP 神经元 AVP 分泌的直接抑制作用；糖皮质激素抑制 AVP 的分泌，低渗对 AVP 分泌的抑制作用需有糖皮质激素的存在；前列腺素 E 兴奋 AVP 分泌，前列腺素合成酶抑制剂吲哚美辛（indomethacin）则降低渗透压对 AVP 分泌的兴奋作用；内皮素脑室内注射兴奋 AVP 的分泌，心钠素减弱 AVP 的作用。

7. 药物及电解质·兴奋 AVP 分泌药物包括麻醉剂、氯磺丙脲、菸碱、长春新碱、环磷酰胺等。抑制 AVP 分泌的药物有苯妥英钠、氯丙嗪、乙醇。有些药物及电解质对 AVP 分泌和肾脏对 AVP 的反应呈相反的影响。锂制剂、高血钙增加 AVP 分泌的渗透压调节敏感性，降低肾脏对 AVP 作用的敏感性。酰胺咪嗪降低 AVP 分泌的渗透压调节敏感性，增加肾脏对 AVP 作用的敏感性。低血钾对 AVP 分泌渗透压调节的敏感性、肾脏对 AVP 的反应均有抑制作用。

8. 其他·饮水本身可导致非渗透性、非容量介导的 AVP 分泌的快速抑制，此因经咽喉感受器，通过神经反射的快速抑制作用。恶心、呕吐对 AVP 分泌有十分强烈的兴奋作用，机制不明，可能与催吐中枢的兴奋有关。低血糖兴奋 AVP 的分泌，可能与神经细胞的葡萄糖缺乏有关。吸烟兴奋 AVP 的分泌，可能由呼吸道有关的机制所致。

七、容量及血压对 AVP 分泌的影响

容量和血压对 AVP 的分泌有调节作用。高压压力感受器位于颈动脉窦和主动脉弓，低压容量感受器位于心房和肺静脉，由这些感受器发出的传入冲动经由舌咽神经和迷走神经传送到脑干。容量和压力感受器系统对 AVP 的分泌起张力性抑制作用，阻断或损坏该系统将兴奋 AVP 的分泌。容量和压力感受器的敏感性明显低于渗透压感受器，在肾素-血管紧张素及交感系统能维持动脉血压的情况下，血压和中心静脉压的变化对 AVP 分泌几乎不起作用，一旦容量降低到足以导致血压降低时血浆 AVP 水平将呈现急剧的大幅度升高。

容量及血压降低与 AVP 分泌呈指数函数关系。血压下降 5% 导致血浆 AVP 水平升高 1 pmol；血压下降 15%，血浆 AVP 水平达最大抗利尿水平；血压降低 30% 导致 AVP 分泌急剧增加，血浆 AVP 水平明显上升，血压升高以维持血容量。血容量减少在 7% 以下，不影响 AVP 的分泌，容量减少 10%～15% AVP 分泌略有增加；容量减少大于 20%，血压明显下降，AVP 分泌急剧增加。正常生理状态下，AVP 的分泌主要受血浆渗透压调节，血压及容量的变化对 AVP 分泌的影响不大。在急剧及长期低血容量状态下，容量、血压对 AVP 分泌的调节占优势，以保持体液的容量，此时血浆渗透压与 AVP 分泌的正常关系发生分离。

八、渴 感

1. 渴感的测定·渴感是一种主观的感觉，不易用科学的手段进行定量。传统的观点认为，渴感是"全或无"式的，是一种想要喝水的有意识的感觉，渴感的血浆渗透压阈值在 294 mOsm/kg H₂O 左右。视觉模拟刻度（visual analogue scale）测定渴感是一种十分简便的方法，受试者根据自己的渴感的程度在一段 10.0 cm 长的线段上划线（线段的一端标明为极度口渴，另一端为完全不渴），测量划线处至完全不渴端的距离即为渴感模拟刻度（cm）——渴感等级。实际应用的结果表明，视觉模拟刻度法是一种可靠的渴感测量方法，测量结果在同一个体有很好的重复性，与饮水量也有很好的相关性；渴感并非"全或无"式的，渴感是一个逐渐的不断的变化过程，当血浆渗透压在生理范围内变化时，渴感的程度也发生了改变。

2. 渴感的调节·机体的代谢溶质需排出，尿的排泄可降到最低但不能完全没有，同时非显性水分丢失持续存在，补充这些固有的失水才能维持水代谢的平衡，渴感在这方面发挥调控作用。与 AVP 类似，血浆渗透压升高与渴感等级呈正相关（图 2-14-4），渴感的渗透压感受器位于下丘脑的前部。低容量兴奋渴感，位于胸部的低压和高压压力感受器介导渴感刺激，在严重的血管性低容压状态，血管紧张素 II 也发挥刺激渴感的作用。在人类，日常的摄水量往往超过实际需要量，而血浆渗透压仍然维持在基础水平的 1%～2% 变化范围内，低于渴感兴奋的渗透压阈值，说明在人体正常生理水平衡的维持中，AVP 调控的自由水排泄较渴感调控的水的摄入发挥更大的作用。但在高钠血症和低钠血症病理状态时，渴感具有极其重要的意义。

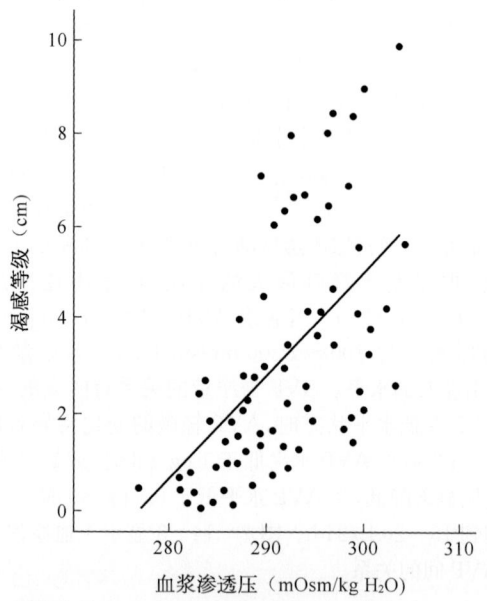

图 2-14-4 正常人血浆渗透压与渴感等级的关系

第二节·催产素

一、催产素及其神经元

催产素（oxytocin）与抗利尿激素一样同为垂体后叶激素，由下丘脑的大细胞神经元合成，储存于垂体后叶。

在下丘脑合成催产素的神经元数量较抗利尿激素神经元少，主要分布于室旁核及其周围，视上核也有催产素神经元。催产素神经元的神经轴突大部分终止于神经垂体，部分则投射到下丘脑血管器和正中隆起。此外，还有些相对较粗的催产素神经元轴突与抗利尿激素神经元的纤维相伴移行，与延髓和脊髓相连。

催产素与抗利尿激素的分子结构相似，都为九肽，都有由第 1 位和第 6 位半胱氨酸经二硫键相连而形成的环状结构。催产素的分子结构与抗利尿激素仅有 2 个氨基酸残基不同，其余的 7 个氨基酸残基则完全一样。在催产素第 3 位为异亮氨酸，第 8 位为亮氨酸；而在抗利尿激素第 3 位为苯丙氨酸，

第 8 位为精氨酸(图 2 - 14 - 1)。催产素与特异的神经垂体素 I 结合,催产素的神经垂体素 I 与抗利尿激素的神经垂体素 II 的结构也十分相似。激素与神经垂体素结合的最适 pH 为 5.2~5.8,解离常数 kd 约为 $5×10^5$,因此两者在神经分泌颗粒内能牢固结合,一旦分泌进入血浆或体液则能完全解离。

二、催产素的合成

与抗利尿激素相似,催产素的基因位于第 20 号染色体,该基因编码催产素原前体,也有 3 个外显子分别编码前体分子的不同部分,但催产素前体基因的第 3 个外显子较短,仅编码神经垂体素 I 和一个组氨酸残基,没有编码糖肽的基因。

与抗利尿激素相似,催产素也首先合成分子量约为 20 000 的大分子多肽,包括催产素及其特异的载体蛋白神经垂体素 I (Type I neurophysin NPI)。催产素也组装于分泌颗粒内,储存于垂体后叶,兴奋时经胞吐作用进入门静脉系统。与抗利尿激素不同,催产素的分泌是在持续分泌活动的基础上暴发明显的电活动;而抗利尿激素分泌模式则是时相性的电活动释放及神经元的逐步恢复。

三、催产素的释放

兴奋催产素的释放主要因素为生殖道的机械扩张和乳头吸吮刺激等。当胎儿进入产道,子宫下段、子宫颈及阴道均扩张,结果导致催产素反射性释放;子宫强烈的收缩促使胎儿进一步下降,后者又导致生殖道进一步扩张,催产素进一步释放。吸吮及其他因素刺激乳头也会经由神经-体液的反射导致催产素的释放,导致乳腺管肌上皮细胞收缩,乳汁分泌。在非哺乳妇女,乳头刺激兴奋催产素分泌的作用较弱,兴奋男性催产素分泌的因素尚未证实。

动物实验研究显示,兴奋抗利尿激素分泌的一些因素,也能兴奋催产素分泌。血浆渗透压升高导致催产素水平升高与抗利尿激素相仿;低容量兴奋催产素分泌程度则不及抗利尿激素。内源性阿片类物质抑制催产素分泌,除对神经元直接作用外,阿片类物质可能通过抑制去甲肾上腺素的分泌间接地抑制催产素分泌。血管紧张素 II 兴奋视上核的神经元、第三脑室前壁细胞及穹隆下器分泌催产素。恶心、饱食及缩胆囊素经迷走神经通路兴奋催产素的分泌。松弛素为卵巢分泌的激素,具有抑制子宫收缩和松弛盆腔结缔组织的作用。体外实验显示松弛素抑制神经垂体分泌催产素和抗利尿激素;静脉或脑室内注射松弛素可抑制哺乳大鼠的射乳反射。此外,血管活性肠肽(VIP)兴奋催产素分泌,心钠素抑制催产素分泌。

四、催产素的生物学作用

研究显示,在不同的哺乳动物模型催产素的分泌及功能存在显著的区别;在不同物种,卵巢和子宫组织合成催产素的部位也各不相同。由于孕妇和人体组织研究的困难,至今对人催产素的分泌和功能的了解不及其他物种。催产素的基本作用是兴奋平滑肌,促进哺乳时的射乳和促进分娩时的子宫肌收缩。泌乳是哺乳动物的特征,除催产素外,另一个与泌乳有关的激素是催乳素,两者都受性激素的影响和调控。

乳腺乳液的产生单元是腺泡,腺泡为包绕着特殊肌上皮细胞的多束成串的乳液生成细胞,腺泡直接与腺导管相连,导管再聚集通向乳头。腺泡的腺体细胞产生乳液,腺体细胞的表面分布有催产素受体,催产素作用于这些受体导致肌上皮细胞收缩。催产素也作用于沿导管分布的肌上皮细胞,使导管缩短变粗以加快乳液从导管输送至乳头。婴儿吸吮乳头时,传入信号经由乳腺的机械感受器和触觉感受器传送至脊髓,最终上传至视上核和室旁核的大细胞神经元。催产素呈脉冲式释放,对腺泡产生脉冲泵作用,促进腺泡排空乳液。

催产素对维持乳液的分泌十分重要,敲除该基因以抑制催产素分泌后,小鼠能妊娠产子并有乳液生成,但是正常的乳头吸吮不能导致泌乳,幼崽最终因脱水死亡;给予催产素后,乳液分泌,幼崽得以成活。临床上也观察到催产素有促进泌乳作用,在没有催产素分泌的情况下哺乳是仅分泌出 20%~30%储存的乳液。哺乳时催产素水平下降,但吸吮刺激的催产素分泌脉冲继续存在,甚至有所增加。AVP 缺乏的尿崩症患者,甚至于在外伤性垂体柄切断的患者,催产素的分泌功能仍然保留着。

催产素与分娩有关。分娩是一个十分复杂的过程,妊娠期间子宫必须生长长大,雌激素有促进子宫生长的作用。在人类,妊娠期间催产素的水平无法确定,直至分娩时的第二产程,催产素的水平明显上升。子宫肌层有固有的收缩活动,妊娠期间在孕酮和松弛素的作用下子宫肌处于静止状态,松弛素由黄体和蜕膜组织产生。分娩开始时伴有雌激素活性增加和孕激素的活性减少,催产素受体的变化和胎盘产生的催产素可能较血液中的催产素更为重要。分娩早期,子宫的催产素受体 mRNA 上调,催产素受体的数量增加。催产素受体主要分布在子宫底部和蜕膜,分别发挥促进子宫肌的收缩和刺激前列腺素生成的作用。分娩时,子宫底部的催产素活性增加将胎儿推向子宫颈,而前列腺素则使宫颈松弛变薄。分娩时,子宫内的炎症过程是十分重要的,前列腺素在这过程中发挥关键作用,细胞因子诱导消化细胞外基质的酶以促使子宫颈变软成熟。孕酮不仅通过对催产素受体的作用,还通过对炎症反应的拮抗作用使子宫保持在静止状态。

即将出生的胎儿也对分娩产生影响。动物研究证实羊胎儿的下丘脑-垂体-肾上腺轴对于分娩的开始十分重要。人促肾上腺皮质激素释放激素(CRH)在分娩中发挥重要作用,CRH 由胎盘生成,在妊娠期成倍增加,于分娩时达峰值。随着妊娠的发展,进入母体血循环的 CRH 刺激 ACTH 和皮质醇的生成,后者促进胎儿肺的成熟,胎儿的肺分泌表面活性蛋白和脂类进入羊水,促进细胞因子的释放和炎症反应的进展。

催产素广泛用于诱导和促进分娩,单独或与普萘洛尔或前列腺素联合应用以减少剖宫产及其并发症,催产素还用于治疗产后出血。用于预防早产的催产素拮抗剂尚在研发中。

参考文献

[1] Robertson GL. The regulation of vasopressin function in health and disease [J]. Recent Prog Horm Res, 1976, 33: 333 - 385.

[2] Baylis PH, Thompson CJ. Osmoregulation of vasopressin secretion and thirst in health and disease [J]. Clin Endocrinol, 1988, 29(5): 549 - 576.

[3] Baylis PH. Investigation of suspected hypothalamic diabetes insipidus [J]. Clin Endocrinol, 1995, 43(4): 507 - 510.

[4] Reeves WB, Bichet DG, Andreoli TE. The posterior pituitary and water metabolism[M]//Wilson JD, Foster DW, Kronenberg HM, Larson PR. Williams textbook of endocrinology [M]. 9th ed. 英文影印版.北京:科学

出版社,2001:341-387.

[5] 李果,郭明,邝安堃,等.健康人加压素释放和渴感的渗透压阈值[J].上海第二医科大学学报,1994,14(3):233-237.

[6] Baylis PH. Vasopressin, diabetes insipidus, and syndrome of inappropriate antidiuresis[M]//DeGruot LJ, Jameson JL. Endocrinology, 4th ed. Philadelphia: WB Saunders, 2000:363-376.

[7] Robertson GL. Physiology of vasopressin, oxytocin, and thirst[M]// Becker Kl. Principle and practice of Endocrinology and metabolism, 3th ed. Philadelphia: JB Lippincott, 2001:276-285.

[8] Robertson GL. Posterior pituitary[M]//Felig P, Frohman LA. Endocrinology &. Metabolism. 4th ed.英文影印版.北京:人民卫生出版社,2002:217-258.

第十五章·垂体后叶抗利尿激素分泌功能的检查

李 果

人体的抗利尿激素（antidiuretic hormone, ADH）为精氨酸加压素（arginine vasopressin, AVP），是垂体后叶分泌的激素,在机体水代谢平衡的调节中发挥重要作用,检查垂体后叶的 AVP 分泌功能对了解机体水代谢的情况及诊断水代谢异常的病因有重要意义。

一、抗利尿激素的测定

体液 AVP 测定直接反映体内抗利尿激素水平,有助于了解水代谢的状况、病因和治疗,尤其对难以鉴别的部分性中枢性尿崩症、部分性肾性尿崩症和精神性烦渴症的临床诊断有特殊的意义。

AVP 为小分子九肽,分子量在 1 000 左右,人体血浆 AVP 浓度很低。血浆 AVP 的测定十分困难,原因在于:① 由于 AVP 的半衰期为 24 min,因此血液中 AVP 是不稳定的;② 血液中的 AVP,90% 以上与血小板结合,使得准确的测定十分困难,血浆标本中的血小板清除不完全或者未处理的血标本存放时间较长,都能导致 AVP 测定值的假性升高;③ 在已经分离的血浆标本,即使存放在 −20℃,AVP 仍然不稳定;④ AVP 分子量小,对测定方法的灵敏度和准确性的要求高。尽管人体体液 AVP 的放射免疫测定和酶联免疫测定已有试剂盒,但其测定仍受干扰物质明显影响,样本必须经预处理纯化。商品化的硅酸和 C18 Sep-pak 固相萃取柱显著提高了样品提取纯化的效率和准确性,但步骤费时、质控难度较大及测试费用较高等原因,人体体液 AVP 的测定仍未在临床广泛开展应用。

二、和肽素的测定

近年来,人体和肽素（copeptin）测定方法的建立为 AVP 的定量提供了新指标。和肽素是 AVP 前体分子的组成成分——糖肽（glucopeptide）,以等克分子同 AVP 一起释放进入血液,可以作为 AVP 分泌的生物标记和替代物。与 AVP 不同,体液中的和肽素十分稳定,EDTA 血浆常温存放 14 日,枸橼酸或肝素血浆存放 7 日,其中的和肽素仍然十分稳定。不需经过分析前的抽提或其他复杂的分析前预处理步骤,采用手工或全自动的化学发光技术就能对和肽素进行测定,血液标本量很少,测定用时仅半小时。

有资料显示,健康人血浆和肽素水平在 1.7～11.25 pmol/L,个体内变异微小,女性低于男性;28 h 禁饮导致血浆和肽素水平增加 2 倍,低渗盐水输注和肽素浓度下降 2～3 倍。和肽素水平与年龄及 eGFR 无相关性。在一些威胁到生命安全的情况,如严重的急性心力衰竭、严重的败血症、败血性休克、出血性休克、缺血性卒中和急性心肌梗死等,血浆和肽素水平明显升高,甚至达 100 pmol/L。在尿崩症、低钠血症和其他伴有 AVP 水平降低情况,和肽素水平降低。体内和肽素的代谢清除机制尚不清楚,尿液中可测得和肽素,推测其部分经肾脏清除。

三、水代谢检查

抗利尿激素的主要生理功能是调节机体的水代谢,体液以电解质溶液的形式存在,因此抗利尿激素在体液的内环境平衡中发挥着极其重要的作用。水代谢影响体液的渗透压（osmolality）,渗透压反映的是体液的溶质浓度,是指溶质与水的比值。血、尿渗透压间接反映了垂体后叶分泌抗利尿激素的功能。

（一）血浆渗透压

在生理情况下,渗透压兴奋抗利尿激素分泌,当渗透压在分泌阈值以上时,血浆 AVP 水平随渗透压的升高而上升,两者呈线性正相关。正常人的血浆渗透压保持在 280～300 mOsm/kg H$_2$O 的狭窄范围。中枢性尿崩症、肾性尿崩症患者血浆渗透压偏高,精神性烦渴者则偏低,血浆渗透压有助于后者的鉴别诊断。

有效渗透压（effective osmolality）或称张力（tonicity）指能导致生物膜两侧水分移动的渗透活性物质所产生的渗透压。一些溶质如尿素能穿过生物膜自由弥散,虽然对体液的渗透压有影响,但不影响水的分布,因此有效渗透压的计算不包括尿素。

总渗透压及有效渗透压的计算公式如下:

$$\text{血浆总渗透压}(\text{mmol/L}) = 2(Na^+ + K^+)\,\text{mmol/L} + \frac{\text{葡萄糖}(mg\%)}{18} + \frac{\text{血尿素氮}(mg\%)}{2.8}$$

$$\text{血浆有效渗透压}(\text{mmol/L}) = 2(Na^+ + K^+)\,\text{mmol/L} + \frac{\text{葡萄糖}(mg)}{18}$$

（二）尿渗透压

在生理情况下,尿渗透压与抗利尿激素水平也呈线性正相关,但肾脏的浓缩功能是有限的,尿渗透压达 1 200 mOsm/

kg H_2O 时,肾脏达最大抗利尿水平。肾集合管对 AVP 的敏感性、肾脏本身的疾病及肾脏血流动力学的变化均会影响尿渗透压。在肾性尿崩症患者,血浆 AVP 水平相对于尿渗透压呈不对应的高水平,对肾性尿崩症与中枢性尿崩症,尤其与精神性烦渴症的鉴别有特殊意义。抗利尿激素不适当分泌综合征(SIADH)存在排钠倾向,尿渗透压高于血渗透压是该征的诊断和鉴别诊断的重要指标。

(三) 尿量

在生理情况下,血浆抗利尿激素通过肾脏调节排尿量,尿量虽有变化,但变化不大。AVP 分泌减少或肾集合管对 AVP 的敏感性降低时,尿量明显增加;完全型的中枢性尿崩症、肾性尿崩症,尿量急剧增加,尿渗透压在 200 mOsm/kg H_2O 以下。

(四) 游离水廓清率

游离水即不含溶质的那部分尿液,以游离水廓清率(清除率)表示,具体计算公式为:

$$C_{H_2O}(ml/min) = V-Cosm = V-\frac{Vosm \times V}{Posm}$$

式中 C_{H_2O} 为游离水廓清率,V 为尿量(ml/min),Vosm 和 Posm 分别代表尿、血渗透压。Cosm 为渗透压廓清率,为将尿中溶质以等渗状态排泄所需水量,游离水廓清率 C_{H_2O} 则代表实际排尿量与 Cosm 的差别。C_{H_2O} 反映 AVP 对肾小管重吸收水的作用。C_{H_2O} 为正值表示游离水的排泄,负值则表示游离水的重吸收。

(五) 血浆(清)钠浓度

正常人的血浆(清)钠浓度在 135～145 mmol/L。钠离子是细胞外液的主要阳离子,在水电解质和酸碱平衡的内环境稳定和神经肌肉的正常兴奋性中发挥重要作用,血钠浓度基本上反映了血浆渗透压水平。

四、垂体后叶抗利尿激素分泌功能试验

(一) 禁饮试验

禁止饮水可使血浆渗透压升高,从而兴奋抗利尿激素的分泌,导致尿量减少、尿渗透压升高。禁饮条件下,观察和分析尿量和尿渗透压的变化,可间接地评估垂体后叶的抗利尿激素分泌功能。试验开始前,排尿、称体重、测尿渗透压;试验期间禁止饮水和禁食,每小时排尿,测定和记录尿量、尿渗透压和体重。当连续 2 次的尿渗透压差别不超过 10% 时,皮下注射水剂 AVP 5 U 或肌内注射 DDAVP 2 μg,每小时测尿量、尿渗透压,连续 2 次。试验必须在严密观察下进行,儿童试验须由儿科医师进行,防止患者擅自饮水和进食,当患者有脱水表现、体重减少超过 3% 时或血钠超过正常,应立即终止试验并做好有关测定工作。试验可能较费时间,因为不同个体达到最大抗利尿水平的时间有别,从 4～18 h 不等。对于轻度多尿的患者,禁饮试验可从傍晚开始,主要的禁饮安排在夜间;如患者有夜间多尿史,试验应安排在白天,以方便观察和监护。

正常人禁饮后尿量减少,尿渗透压升高达血浆渗透压的 2～4 倍,注射 AVP 后尿渗透压的升幅不到 10%;禁饮后,完全性中枢性尿崩症患者的尿渗透压始终低于血浆渗透压,注射 AVP 后尿渗透压升高 50% 以上;在完全性的肾性尿崩症,禁饮和注射 AVP 后尿渗透压都低于血浆渗透压。一般而言,精神性烦渴症者禁饮后及注射 AVP 后的尿渗透压变化与正常人相同或接近。

部分性中枢性尿崩症和部分性肾性尿崩症患者,禁饮后的尿渗透压均可轻度升高;注射 AVP 后,尿渗透压可上升 10%～50%。一些精神性烦渴者,由于肾髓质渗透压的降低,禁饮后及注射 AVP 后的尿渗透压反应类似于部分性中枢性尿崩症和部分性肾性尿崩症。禁饮试验不能对部分性中枢性尿崩症、部分性肾性尿崩症患者及精神性烦渴进行鉴别,采用灵敏的放射免疫测定方法测定禁饮后的血浆 AVP 水平有助于三者的鉴别。

(二) 血浆 AVP 水平的测定

测定血浆 AVP 水平可直接反映垂体后叶的抗利尿激素分泌功能,对禁饮试验难以鉴别的尿崩症患者及提高禁饮试验的准确性有重要意义。随机测定血浆 AVP 水平价值不大,动态试验则能提供更有价值的信息。血浆 AVP 水平的临床意义判断需根据血浆渗透压与血浆 AVP 浓度关系的计算图,需注意各种因素如恶心、呕吐等对抗利尿激素分泌的影响。

1. 禁饮试验加血浆 AVP 测定 · 禁饮试验加测血浆 AVP 水平是诊断尿崩症的金标准。禁饮的方法和注意事项完全与前述的禁饮试验一样,该方法在禁饮试验开始前和禁饮结束后(注射 AVP 前),采血样测血钠、血浆渗透压和血浆 AVP 浓度。在严重的中枢性尿崩症患者,禁饮后尿渗透压无明显升高,仍保持在低水平;注射 AVP 后,尿渗透压明显升高,至少升高 50%,常可达 200%～400%;禁饮结束时,血浆 AVP 仍然测不到。严重的肾性尿崩症患者,禁饮后尿渗透压也无明显升高,注射 AVP 后尿渗透压仍然不能升高;禁饮后,能测得高水平的血浆 AVP,常在 5 pg/ml 以上。部分性中枢性尿崩症患者血浆 AVP 水平低于正常,完全性者血浆 AVP 水平往往测不到。肾性尿崩症者的血浆 AVP 水平正常或高于正常,精神性烦渴症患者则为正常。在肾性尿崩症患者,血浆 AVP 水平与对应的血浆渗透压失去正常关系,表现为不适当的高水平,该特征对肾性尿崩症与精神性烦渴症的鉴别有诊断价值。禁饮后,上述血浆 AVP 水平的特征更为显著,有助于各类尿崩症的鉴别诊断。

2. 高渗盐水输注试验 · 输注高渗盐水逐步升高血浆渗透压,随着血浆渗透压的升高,垂体后叶的 AVP 分泌增加,血浆 AVP 水平逐步升高,分析两者的关系评估垂体后叶的功能。试验采用 3% 氯化钠注射液静脉滴注,滴速为每分钟 0.1 ml/kg 体重,共滴注 2 h,每 30 min 采血样测血浆渗透压和 AVP 浓度。试验过程中严密观察,监测心率和腘动脉血压,出现头痛、血压骤升等明显不适症状立即停止试验。高血压和心脏病患者禁忌做此试验。肾性尿崩症和精神性烦渴患者的 AVP 分泌对血浆渗透压升高的反应正常,而中枢性尿崩症患者表现为没有反应或反应低下。

(三) 血浆和肽素测定

研究显示,烦渴多饮患者基础和肽素水平＞21.4 pmol/L 可确诊为肾性尿崩症。高渗盐水或精氨酸输注试验能有效鉴别精神性烦渴和中枢性尿崩症,后者更为安全、方便。

参考文献

[1] Makaryus AN, Mcfarlane SI. Diabetes insipidus: diagnosis and treatment of a complex disease [J]. Cleve Clin J Med, 2006, 73(1): 65-71.

[2] 李果,郭明,金燕,等.血浆精氨酸加压素测定在尿崩症诊断中的作用[J].中华内分泌代谢杂志,1998,14(1): 59-60.

[3] 李果,郭明,陈家伦,等.人血浆精氨酸加压素放射免疫测定及其应用[J].放射免疫杂志,2000,13(4): 193-196.

[4] Robertson GL. Posterior pituitary//Felig P, Frohman LA. Endocrinology & Metabolism [M]. 4th ed.英文版.北京: 人民卫生出版社,2002: 217-258.

[5] Lidija Dobša, Kido Cullen Edozien. Copeptin and its potential role in diagnosis and prognosis of various diseases [J]. Biochemia Medica, 2013, 23(2): 172-190.

[6] Miller M, Dalakos T, Moses AM, et al. Recognition of partial defects in antidiuretic hormone secretion [J]. Ann Intern Med, 1970, 73(5): 721-729.

[7] Robertson GL. Diabetes insipidus [J]. Endocrinol Metab Clin North Am, 1995, 24(3): 549-572.

[8] Zerbe RL, Robertson GL. A comparison of plasma vasopressin measurements with standard indirect test in the differential diagnosis of polyuria [J]. N Engl J Med, 1981, 305(26): 1539-1546.

第十六章 · 尿崩症

李 果

一、定 义

尿崩症是由于尿浓缩功能障碍导致的,以低渗性多尿为临床特征的综合征。尿崩症的多尿不同于溶质性利尿导致的多尿,尿崩症患者常规的尿糖检查为阴性,溶质的排泄率在正常范围[<15 mmol/(kg·24 h)]。尿崩症需与尿频鉴别,后者尿量及尿渗透压均在正常范围。

二、病 因

尿崩症是由于抗利尿激素缺乏或机体对抗利尿激素反应的不足所造成,存在4种类型: ① 中枢性尿崩症(central diabetes insipidus, CDI);② 肾性尿崩症(nephrogenic diabetes insipidus, NDI);③ 原发性烦渴症(primary polydipsia, PP);④ 妊娠尿崩症(gestational diabetes insipidus, GDI)。各类尿崩症的病因见表2-16-1。

(一) 中枢性尿崩症

中枢性尿崩症(CDI)是由于下丘脑-垂体后叶产生AVP的大细胞神经元遭受严重破坏、AVP产生不足或缺乏导致,原因可为获得性、遗传性或特发性。成人CDI多为获得性,内分泌领域最常见的原因是垂体肿瘤手术。资料显示,18%~30%的病例术后立即发病,多数在术后前2日出现症状,绝大多数经2~5日自然恢复正常;而在一些患者AVP缺乏变得永久,尿崩症持续存在,经蝶手术的永久性CDI的发生率可降低至1%~8%。已发表的资料多数为回顾性,且单用多尿作为诊断依据,有研究显示采用禁饮或高渗盐水滴注试验进行正规的筛查,经颅手术的垂体瘤患者的永久性CDI的发生率为30%,颅咽管瘤患者则高达90%。这些患者许多为部分性尿崩症,得益于治疗干预,临床症状轻微。垂体瘤术后尿崩症的发生与垂体瘤的类型有关,尿崩症常见于颅咽管瘤和ACTH瘤术后。少数垂体术后尿崩症患者呈"三期相反应",

表2-16-1 尿崩症的分类及病因

中枢性尿崩症	肾性尿崩症	原发性烦渴症	妊娠尿崩症
获得性 　下丘脑-垂体手术 　头部外伤 　肿瘤(颅咽管瘤、生殖细胞瘤、肿瘤转移灶) 　肉芽肿(结核、肉瘤、组织细胞增多症X) 　感染(脑炎、脑膜炎) 　先天性畸形 　血管疾病(席汉综合征、动脉瘤、蛛网膜下腔出血) 　垂体炎(自身免疫性、淋巴细胞性) 　化学性中毒(河豚毒、蛇毒)	获得性 　药物(锂制剂、去甲金霉素) 　电解质紊乱(高血钙、低血钾) 　肾脏疾病(多囊肾、尿路梗阻) 　血管性疾病(镰型细胞病) 　肉芽肿(结节病) 　肿瘤(骨髓瘤) 　浸润(淀粉样变性) 遗传性 　X连锁隐性(AVPV2受体基因) 　常染色体隐性(AQP2基因) 　常染色体显性(AQP2基因) 特发性	精神性 　精神分裂症 　躁狂症 　神经功能疾病 渴感异常 　肉芽肿(神经肉样瘤) 　感染(结核性脑膜炎) 　自身免疫 　药物(锂、卡马西平) 　头颅外伤 特发性	
遗传性 　常染色体显性(AVP-NPⅡ基因) 　常染色体隐性(AVP-NPⅡ基因) 　X连锁隐性(致病基因未确定) 　Wolfram综合征(DIDMOAD)			
特发性			

术后临床上前后相继表现为低渗性多尿期、抗利尿期和永久性尿崩症。垂体腺瘤极少导致尿崩症，发生在鞍上下丘脑基底部的颅咽管瘤和生殖细胞瘤常并发尿崩症。侵袭下丘脑和垂体柄的肿瘤转移灶可导致尿崩症，特别常见于乳腺癌、支气管癌，此外见于松果体瘤、生殖细胞瘤和蝶鞍旁的脑膜瘤。非垂体颅脑肿瘤放疗常造成垂体前叶功能障碍，一般不导致尿崩症。浸润性疾病影响神经垂体，通常表现为垂体柄增粗，可导致尿崩症，见于漏斗-神经垂体炎的淋巴细胞浸润、T淋巴细胞和血浆嗜酸性细胞的炎性浸润，成人朗格汉斯细胞组织细胞增多症患者的 CDI 发生率高达 30%。颅脑损伤导致约 20% 的患者发生急性尿崩症，有些呈"三期相反应"，此类急性 CDI 几乎都是短暂的，绝大多数半年后恢复正常。经禁饮试验筛查，约有 7% 的颅脑外伤存活者发生永久性尿崩症。在颅脑损伤急性期，尿崩症持续存在强力提示预后不良，急性死亡可能发生。正常孕妇偶可发生 CDI，可能由于胎盘分泌氨肽酶 AVP 酶活性增加，加剧了原有的部分性中枢尿崩症的症状。

常染色体显性遗传中枢尿崩症是由于位于 20 号染色体的抗利尿激素原前体基因 AVP-NP Ⅱ 基因突变所致，已报道的突变有 80 种以上，均为杂合子，所有的突变均涉及编码区。这些突变导致蛋白前体中一个或多个氨基酸的缺失或替换，干扰了前体蛋白的折叠，产生折叠无能肽前体（folding-incompetent peptide precursor）。这种突变前体在大细胞神经元分泌通路的堆积，引起细胞自噬过程，逐渐损伤神经元，导致 AVP 神经元的丢失。常染色体隐性遗传中枢性尿崩症，是由于 AVP-NP Ⅱ 基因第一外显子发生了突变，最终产生了亮氨酸血管加压素，这种产物与肾脏受体的结合率下降 30 倍。有研究报道了 X 连锁隐性遗传中枢性尿崩症，但致病基因未确定。Wolfram 综合征（DIDMOAD）是一种罕见的常染色体隐性遗传疾病，表现为尿崩症、糖尿病、视神经萎缩和耳聋，尿崩症通常较晚发生，患者视上核和室旁核的大细胞神经元减少。该病是由于位于 4 号染色体的 Wolframin 基因缺陷所致，Wolframin 蛋白存在于内质网，对蛋白质的折叠发挥重要作用，影响 β 细胞增殖、细胞内蛋白质加工及钙离子内环境稳定，与许多内分泌和中枢神经系统疾病有关。

特发性中枢尿崩症的诊断已较少应用，由于影像学技术和自身免疫病原学的发展，以往诊断为特发性 CDI 的患者中有 1/3 的病因为自身免疫。自身免疫性尿崩症表现为年轻发病、血液中存在 AVP 细胞的抗体以及 T_1 加权 MRI 显示垂体柄增粗，常伴有其他器官特异的自身免疫内分泌疾病，尤其是甲状腺疾病。特发性中枢性尿崩症有时为某些疾病的一种分离的表现，如神经肉瘤、淋巴性漏斗神经垂体炎等，这些疾病往往在尿崩症出现前或后很长时间才能在磁共振显像上看到。

（二）肾性尿崩症

肾性尿崩症（NDI）是由于肾脏集合管对抗利尿激素不敏感或无反应而致病。锂制剂治疗是最常见的获得性肾性尿崩症原因，接受治疗者中的发生率高达 30%，停药可以使多尿症状消失，但小部分患者可发生间质性肾炎和永久性 NDI。低钾血症和高钙血症会导致肾性尿崩症，这些代谢异常纠正后此类 NDI 是可逆的。血糖控制差的糖尿病患者由于水通

道蛋白募集受损，肾脏可发生 AVP 抵抗。

已知的遗传性肾性尿崩症有 3 类：常见的为 X 连锁隐性肾性尿崩症，另外为常染色隐性和常染色体显性。X 连锁隐性遗传肾性尿崩症是由于 AVP 的肾脏受体（AVPR2）基因发生了突变，至今已发现至少 100 种以上的突变，突变部位分布于受体的各个区域。突变可能影响了受体生理功能，包括受体的表达、配体的结合及 G 蛋白偶联等。多数突变导致功能完全丧失，在婴儿就发病。

常染色体隐性遗传肾性尿崩症是由于水通道蛋白 2（AQP2）的基因发生了突变，突变多发生在水通道蛋白穿膜部分的编码区。常染色体显性遗传肾性尿崩症是由于 AQP2 蛋白细胞内区段的羧基端编码基因发生了突变，突变等位基因和野生等位基因产物形成的混合寡聚体被阻隔在高尔基体或者误移至基底膜而不能到达顶膜。

特发性的肾性尿崩症少见。在特发性的患者中，一些患者为先天性，由于很少有人做过相应的遗传学检查，因此不能排除存在隐性突变的可能性。而在另一些特发性患者，发病年龄较晚，有可能受一些药物或化学物质的尚未认识的集合管毒性作用而致尿崩症。

（三）原发性烦渴

原发性烦渴症（PP）可分为精神性烦渴和致渴性尿崩症两类。精神性烦渴（psychogenic polydipsia）通常为精神分裂症的晚期表现，据报道 10%～40% 的精神分裂症患者会发生精神性烦渴症。这些患者喝水的动因是迷信大量喝水有益于健康，多饮并非由于口渴，精神抑制药物既不加剧也不减轻病症。采用锂制剂治疗的患者，鉴别诊断往往较困难，因锂可能导致肾性尿崩症或致渴性尿崩症。精神性烦渴可发生于双相性情感障碍的狂躁期，但通常是短暂的。神经症可表现为强制性饮水。

致渴性尿崩症（dipsogenic diabetes insipidus，DDI）患者表现为渴感的渗透压阈值降低，强制性饮水，口渴反应剧烈，饮水不能抑制口渴，摄水量超过正常需要。这些患者似乎没有什么基础疾病，仔细的渗透压调节检查可发现许多渴感调节方面的异常，典型的 DDI 存在渴感的渗透压阈值降低，当大量饮水导致血浆渗透压低于 AVP 分泌阈值时，尿崩症发生。少数患者与下丘脑和垂体后叶的刺激性结构异常有关，如下丘脑结节病、颅咽管瘤，但通常影像学检查正常。特发性致渴性尿崩症患者的下丘脑区域存在不能为 MRI 显示的多灶性病变。本病可由疾病、损伤或药物引起，往往影响中枢神经系统的多个部位，这些因素包括神经肉瘤、结核性脑膜炎、多发性硬化症、头颅损伤、锂制剂、卡马西平等。神经肉瘤、严重的头部外伤除影响渴感调节功能外，还会影响 AVP 的分泌。

（四）妊娠尿崩症

妊娠期，胎盘产生半胱氨酸氨肽酶，该酶能迅速降解 AVP 和催产素，故又称 AVP 酶或催产素酶。妊娠尿崩症（GDI）是由于妊娠期 AVP 降解酶导致 AVP 破坏过快而导致的，胎盘排出后 2～3 周，AVP 的代谢及质量均能恢复正常。第一种类型为 AVP 抵抗妊娠尿崩症（vasopressin-resistant diabetes insipidus of pregnancy），是由于 AVP 酶在肝脏的代谢减少，AVP 酶活性极度升高，患者同时患有先兆子痫、急性脂肪肝和凝血疾病，可表现为 HELLP 综合征（溶血、肝酶升

高、血小板减少）。这些患者以后妊娠通常不会再出现尿崩症和急性脂肪肝。第二种妊娠尿崩症患者通常患有某些特殊疾病，如轻度的肾性尿崩症、部分性中枢性尿崩症等，AVP 功能处于临界状态，当 AVP 降解加速时，神经垂体 AVP 分泌跟不上需求的增加。患者妊娠、分娩和哺乳均正常。

三、病理生理

中枢性尿崩症是由于 AVP 神经元分泌 AVP 受损，血浆 AVP 水平降低，导致尿渗透压降低、尿量增加。当神经元的损害不太严重，垂体后叶仍保留有 10%～20% 的正常 AVP 分泌能力时，患者表现为部分性尿崩症。在早期、轻度的部分性尿崩症，尿量增加不太多，而且持续时间很短，因为多尿很快导致轻度的高渗脱水，后者刺激剩余的 AVP 神经元，增加 AVP 分泌，从而尿量和尿渗透压可恢复到正常。如若下丘脑-神经垂体的损害继续发展，上述的代偿调节机制就难以维持，患者的血浆渗透压会进一步升高，以致刺激渴感，增加饮水，防止水分进一步的丢失，摄水增加也阻止了 AVP 分泌的进一步代偿性增加，患者表现出尿崩症的症状。在禁饮等强烈的刺激下，部分性尿崩症患者的垂体后叶仍能释放出相当数量 AVP。随着疾病的发展，用强烈的刺激如严重的高渗脱水仍不能兴奋垂体后叶释放足够的激素使尿液浓缩，表明已发展到严重的尿崩症阶段，此时垂体后叶分泌抗利尿激素的能力仅为正常的百分之几，在严重型尿崩症患者的尿中仍能测到少量的 AVP，AVP 完全缺乏罕见。

中枢性尿崩症患者的白昼和夜间的尿量均增加，但仍保持正常的昼夜变化，夜尿量为白日尿量的一半左右。尿量的昼夜变化主要决定于溶质的变化，同时夜间的渴感及饮水量都有减少，结果使患者的高渗脱水状态稍有增强，最终使尿液的浓缩加强。因此，临床上不应用空腹晨尿用来做尿崩症的筛查。

渴感功能正常的中枢性尿崩症患者一般不会发生脱水，但呕吐、意识丧失或短时间断绝饮水的供应等情况，将对未治疗的患者产生严重的威胁，尤其对于严重型中枢性尿崩症。婴幼儿尿崩症患者由于不能独立地通过增加摄水来满足自己的需要，往往容易发生脱水。少数中枢性尿崩症患者同时并发渴感的损害，极易发生脱水，临床处理也极为困难。AVP 缺乏导致的多尿可降低肾脏的最大浓缩能力，此是由于多尿损坏了髓质的渗透压梯度，这种渗透压梯度是集合管重吸收游离水的动力所在。肾髓质渗透压梯度的损伤会钝化肾脏对 AVP 的反应，影响临床鉴别诊断动态试验的结果。

在肾性尿崩症，肾脏 AVP 敏感性降低对水代谢平衡的影响类似于 AVP 分泌缺乏。如肾脏的缺陷较轻，高渗刺激 AVP 分泌的增加足以将这种缺陷克服，使尿渗、尿量恢复正常。若肾脏对 AVP 不敏感的程度较严重，当高渗刺激的程度达到克服这种严重的 AVP 不敏感状态前，渴感已被兴奋，烦渴开始，结果尿崩症发生了。此时，当强烈的兴奋刺激进一步升高血浆 AVP 浓度时，患者的肾脏能进一步浓缩尿液，此为部分性肾性尿崩症。在严重型的肾性尿崩症患者，肾脏对 AVP 完全缺乏反应，即使当血浆 AVP 浓度为正常水平的 100 倍时，也不能使尿液浓缩。肾性尿崩症患者的尿量昼夜变化正常。肾性尿崩症患者也同中枢性尿崩症患者一样会发生高

渗脱水的危险性，不同的是婴幼儿肾性尿崩症患者更易发生高渗性脱水，因为他们一出生就发病，肾性尿崩症患者通常不伴有渴感的异常。

原发性烦渴症患者由于过度摄水，血钠、血浆渗透压偏低，结果抑制了 AVP 的分泌，导致多尿。多尿对机体排出水分、防止水中毒是有利的，但由于精神性烦渴仍存在，患者表现为烦渴、多尿。在精神性烦渴患者，垂体后叶分泌 AVP 的功能及肾脏对于 AVP 作用的反应均正常或略有增强。但当内源 AVP 分泌过多或给予外源性的 AVP 后，患者会发生水中毒，表现为低钠血症、意识模糊、昏迷，甚至死亡。

在致渴性尿崩症，患者的烦渴、摄水过多等由于渴感的渗透压调节阈值降低所致。患者的渴感仍受血浆渗透压调控，但当血浆渗透压、血钠浓度没有降低至该阈值以下水平时渴感不能完全被抑制。血浆渗透压在达到渴感阈值水平前，AVP 的分泌已被完全抑制，尿液呈最大限度的稀释，血钠浓度得以基本保持在正常范围。因此，患者处于烦渴、多饮、多尿的状态。致渴性尿崩症的病理生理机制与精神性烦渴是相似的，AVP 的分泌及作用均正常，但血浆 AVP-渗透压的关系处于正常低限，因此致渴性尿崩症患者的血浆渗透压、血钠的基础水平受抑制的程度不如精神性烦渴者严重。与其他各种类型的尿崩症一样，致渴性尿崩症患者的尿量昼夜变化正常。有研究报道，致渴性尿崩症患者在患有急性感染（如流感）时易发生水中毒，因为感染会导致 AVP 不适当地分泌。

妊娠尿崩症的水代谢变化是由于妊娠期 AVP 代谢增加所造成的，基本的病理生理过程与中枢性尿崩症相似。妊娠尿崩症水代谢变化的特点如下：① 由于妊娠时 AVP 分泌的渗透压调节阈值较正常人低约 10 mOsm/kg H_2O 左右，因此水代谢的变化均发生在较低血浆渗透压和较低的血钠阈值基础之上；② 妊娠时，AVP 降解酶增加，因此 DDAVP 的治疗效果较 AVP 好，因为 DDAVP（1-去氨-8-右旋精氨酸）不仅抗利尿作用较 AVP 强，而且能抵抗酶的降解；③ 妊娠结束，胎盘排出体外后，尿崩症的症状及体征迅速缓解，同时血尿 AVP 升高，逐步恢复正常。

四、临床表现

尿崩症的主要临床症状为多尿、烦渴及多饮，患者通常主诉夜尿增多，夜尿症往往是成人尿崩症患者求诊的原因，儿童尿崩症患者常常表现为夜间遗尿。

在大多数情况下尿崩症本身并不伴有任何异常的体征，由于尿量增加与摄水增加相当，患者的水代谢基本保持平衡，成人尿崩症患者通常无可觉察到的皮肤弹性改变及体位性血压异常。常规的实验室检查结果除尿比重低外没有其他异常，血氯、钠、钾等电解质及尿素水平均在正常范围。尿崩症患者发生昏迷或伴有渴感缺乏，婴幼儿不能自己调节饮水等都可导致严重的高渗症群。

尿崩症患者白天及夜间的尿量均增加，但昼夜变化仍然存在，夜尿量约为白天尿量的 50%，因为昼夜尿量变化与溶质的排泄量有关。

中枢性尿崩症及肾性尿崩症患者的每日尿量基本稳定，逐日尿量变化较小，血钠、血渗水平偏高，患者喜饮凉水。未获得治疗久病者往往可有轻度脱水的临床表现，皮肤干燥、汗

液及唾液减少、食欲减退、便秘、消瘦等,并可出现焦虑、失眠、情绪低落等精神症状。精神性烦渴症患者往往有精神疾病的病史和临床表现,每日的饮水量、排尿量变化较大,患者无脱水表现,血钠、血渗透压偏低。遗传性尿崩症自幼发病,尤其是遗传性肾性尿崩症患者出生时就发病,未及时治疗者易发生高渗状态,往往可导致患者智力和体格发育的迟缓,长期的低渗、多尿可致尿生殖道增生。

五、诊断和鉴别诊断

临床病史收集对于尿崩症的诊断和鉴别十分重要。白天多尿、无夜尿增多提示原发性烦渴症;小量的频繁排尿提示前列腺疾病、尿路感染和膀胱功能异常;锂制剂和利尿剂应用史对诊断有特殊意义;尿崩症患者的蝶鞍肿块通常是颅咽管瘤或生殖细胞瘤。

首先需确定是否"多尿",测定 24 h 尿量,成人超过 40 ml/(kg·24 h),婴儿超过 100 ml/(kg·24 h)提示尿崩症;其次需排除多尿是由渗透性溶质或肾脏疾病所导致的,常规的临床和实验室检查即能明确,尿糖隐性可排除多尿是由糖尿病所致,尿渗透压超过 700 mOsm/kg H_2O 说明 AVP 的分泌和作用都正常,中枢性尿崩症和肾性尿崩症患者的血浆渗透压往往升高,血浆渗透压在正常低限提示原发性烦渴症。

典型尿崩症的诊断和鉴别并不困难。临床表现为高渗性脱水、低渗尿同时存在,原发性烦渴症(精神性烦渴及致渴性尿崩症)的诊断可排除。采用常规剂量的水剂 AVP 或 DDAVP 进行试验性治疗可鉴别中枢性尿崩症和肾性尿崩症,前者用 AVP 治疗后,尿量明显减少,尿渗透压、尿比重明显升高,后者则无反应。对妊娠性尿崩症患者后采用 DDAVP 进行试验性治疗,DDAVP 不易为 AVP 酶破坏。

临床表现有助于尿崩症的鉴别诊断。下丘脑-垂体区术后及头颅外伤(尤其是颅骨骨折伴意识丧失)后立即发生烦渴多尿者,极有可能中枢性尿崩症;中枢性尿崩症患者通常表现为症状突然发生,烦渴日夜持续存在,喜饮冷水,多有轻度脱水,肾小球滤过率下降,尿量通常为 6~12 L/d。尿崩症患者的血钠通常在正常高水平,而原发性烦渴症者则正常偏低。由于肾脏清除率的增加,中枢性尿崩症和原发性烦渴患者都表现为血清尿素氮水平偏低,但两者的血清尿酸浓度有明显区别。在中枢性尿崩症患者,由于 AVP 缺乏、AVP 经由肾脏 V_1 受体介导的尿酸清除率降低,以及体液容量轻度的缩减,导致血清尿酸水平增高;而在原发性烦渴症,容量轻度增加和肾脏 V_1 受体间歇性地受到 AVP 的兴奋,促进了尿酸的排泄清除。因此当血清尿酸浓度大于 5 μg/dl 时可将中枢性尿崩症与原发性烦渴症区分开来。24 h 尿量超过 18 L 高度提示原发性烦渴症诊断,因为这已超过了输送到集合管的尿量。

部分性尿崩症的鉴别往往较为困难,多数患者需进行动态试验。禁饮-AVP 试验有助于鉴别。为确保禁饮-AVP 试验的准确、有效及安全,有两个方面必须予以注意。首先禁饮必须达到最大抗利尿水平(平顶状态),即连续 2 次尿渗透压的差别不超过 10%,然后注射 AVP。因为在未达最大抗利尿水平时,外源性的 AVP 必然使尿液进一步浓缩,以致无法鉴别肾脏对 AVP 的反应性。其次,整个禁饮过程中需对患者严

密监护,以防患者发生严重脱水,体重减少达 3% 以上或血钠水平超过正常范围者应停止禁饮试验。禁饮至"平顶"状态需 10~12 h,甚至更长。以尿渗透压为观察指标的间接法禁饮-AVP 试验的缺点是不能对部分性中枢性尿崩症、部分性肾性尿崩症、精神性烦渴症及致渴性尿崩症进行鉴别,因为在禁饮情况下,上述三类尿崩症患者的尿液都能达到一定程度的浓缩。

禁饮试验结合试验前后的血浆 AVP 测定是尿崩症鉴别诊断金标准,有助于三者的鉴别。禁饮后严重型 CDI 患者的尿液几乎没有浓缩,注射 AVP 后尿渗透压至少升高 50%,通常可增加 2~4 倍,试验结束时血浆 AVP 测不到,而在严重型 NDI 患者,禁饮和注射 AVP 后尿渗透压都几乎没有升高,试验结束时可测得高水平的血浆 AVP,通常高于 5 pg/μl。图 2-16-1 显示一组尿崩症患者禁饮试验加测 AVP 的结果。在测定正常人不同水代谢情况下血、尿渗透压及血浆 AVP 浓度确定正常范围的基础上,测定禁饮前后尿崩症患者血、尿渗透压及血浆 AVP 水平。结果显示中枢性尿崩症患者的血浆渗透压-血浆 AVP 浓度对应关系均在正常范围的右侧,表明血浆渗透压升高不能正常地兴奋垂体后叶分泌 AVP,AVP 的产生或分泌受损,而肾性尿崩症及原发性烦渴症患者的血浆渗透压-血浆 AVP 浓度对应关系在正常范围。图 2-16-2 反映血浆 AVP 浓度与尿渗透压水平的关系,对于肾性尿崩症与原发性烦渴症的鉴别有特殊价值。肾性尿崩症的垂体后叶能正常分泌 AVP,在禁饮后血浆抗利尿激素水平能进一步升高,但由于肾脏不能正常地对 AVP 作用做出反应,尿液不能浓缩,尿渗透压始终处于很低的水平。病理生理特点决定了肾性尿崩症呈现特别的血浆 AVP-尿渗透压模式:血浆 AVP 相对于尿渗透压呈现为不适当的高水平。原发性烦渴症患者,血浆 AVP 的分泌完全正常,肾脏对 AVP 的反应也正常,禁饮后原发性烦渴患者的尿渗透压能正常地升高,根据血浆 AVP-尿渗透压的关系,很容易将其与肾性尿崩症准确地区分开来(图 2-16-2)。在图 2-16-2 中可以看出,相当部分的中枢性尿崩症患者的血浆 AVP-尿渗透压关系的对应点位于正常范围,甚至高于正常范围,表现为尿渗透

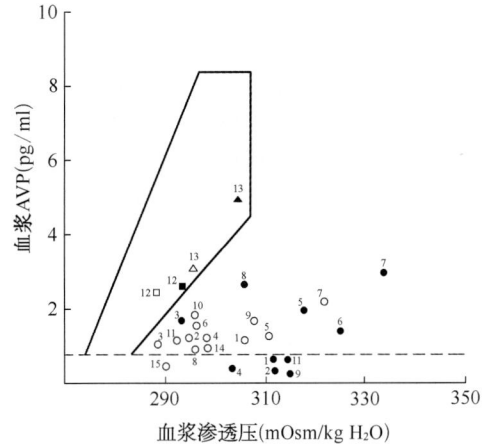

图 2-16-1 尿崩症患者血浆渗透压和血浆 AVP 的关系

禁饮试验前:○ 中枢性尿崩症;□ 精神性烦渴症;△ 肾性尿崩症
禁饮试验后:● 中枢性尿崩症;■ 精神性烦渴症;▲ 肾性尿崩症
实线划出部分为正常范围;--- 为 AVP 最小可测量;数字为病例编号

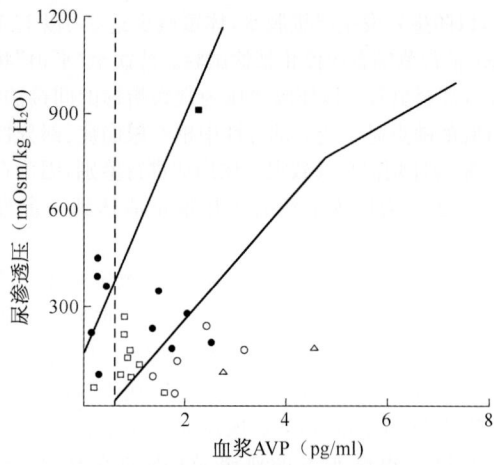

图 2-16-2 尿崩症患者血浆 AVP 与尿渗透压的关系
禁饮试验前：○ 中枢性尿崩症；□ 肾性尿崩症；△ 精神性烦渴症
禁饮试验后：● 中枢性尿崩症；■ 肾性尿崩症；▲ 精神性烦渴症
实线划出部分为正常范围；—————— 为 AVP 最小可测量

压相对于血浆 AVP 浓度呈不适当的增高，可能与血浆 AVP 长期处于低水平导致肾集合管 AVP 受体上调有关。

高渗盐水滴注过程中直接测定血浆 AVP 浓度能更精确地对尿崩症进行鉴别而且可同时进行渴感测定，评估患者的渴感功能。正常渴感功能是尿崩症患者维持水代谢平衡的重要机制，在解剖上渴感中枢与产生分泌抗利尿激素的视上核、室旁核十分贴近，易同时受到各种病因的侵袭。视觉模拟刻度渴感等级测定方法的建立为客观地、科学地判别渴感功能提供了手段。采用高渗盐水的滴注［3% NaCl，0.1 ml/（kg·min）］，可准确揭示血浆渗透压与血浆 AVP 水平、渴感等级之间的关系，对于尿崩症的鉴别诊断和渴感功能的判别有重要价值。我们对一组尿崩症患者进行高渗盐水滴注试验，用 5% NaCl 以 0.06 ml/（kg·min）速度滴注，滴注前及滴注开始后每半小时采血测血浆渗透压、血浆 AVP 水平 1 次，同时测定渴感等级。结果显示，中枢性尿崩症患者的血浆 AVP 浓度分布于正常范围的右侧，AVP 分泌对血浆渗透压的反应低于正常（图 2-16-3），根据血浆渗透压-血浆 AVP 的关系能更深入揭示中枢性尿崩症的病理生理特点。如图 2-16-3 所示，部分性中枢性尿崩症的病理类型有：① 垂体后叶储备功能降低，AVP 的产生、分泌受损，在持续兴奋刺激下，AVP 分泌减少，甚至耗竭（图 2-16-3，病例 1、3、6、8、9、11、14）；② AVP 分泌的渗透压调节阈值升高（病例 5）；③ AVP 分泌的渗透压调节敏感性降低（病例 7）。图 2-16-4 为一组中枢性尿崩症患者渴感的测试结果，渴感正常的中枢性尿崩症患者的血浆渗透压-渴感的相应关系均在正常范围（病例 3、5、6），一部分中枢尿崩症患者的渴感功能同时受累（病例 1、8、11、14），此类病例临床治疗时应予以重视。

对于鉴别仍然困难的患者，应采用 DDAVP 或其他 AVP 制剂进行诊断性治疗并通过恰当的随访以明确患者对治疗的反应。患者经治疗后出现尿量减少、渴感改善、血钠水平正常，中枢性尿崩症可确诊；如若治疗后烦渴症状未曾改善，并且出现低钠血症，患者则诊断为原发性烦渴症。

近年来，和肽素测定应用于临床和研究，但其对尿崩症鉴别诊断的价值仍未确定。有研究显示，禁饮 8 h 血浆和肽素

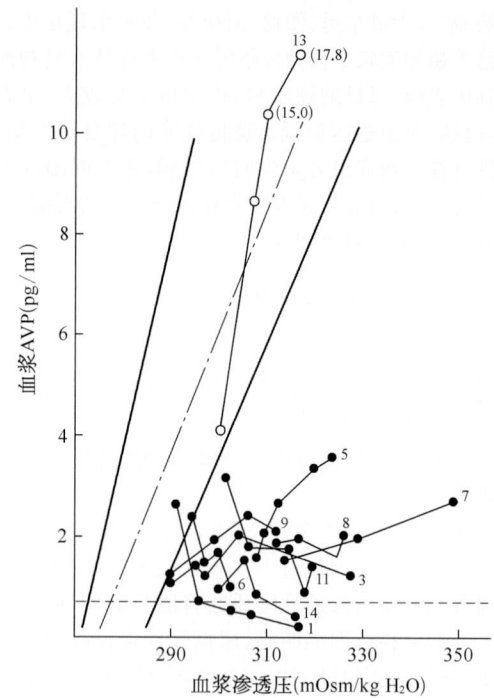

图 2-16-3 尿崩症患者滴注高渗盐水［5% NaCl 0.006 ml/（kg·min）］过程中血浆渗透压和 AVP 浓度之间的关系
—————— 为血浆 AVP 最小可测值；●—● 为部分性中枢性尿崩症；○—○ 为肾性尿崩症
数字为病例编号；实线划出部分为正常范围；·-·-·- 为回归直线

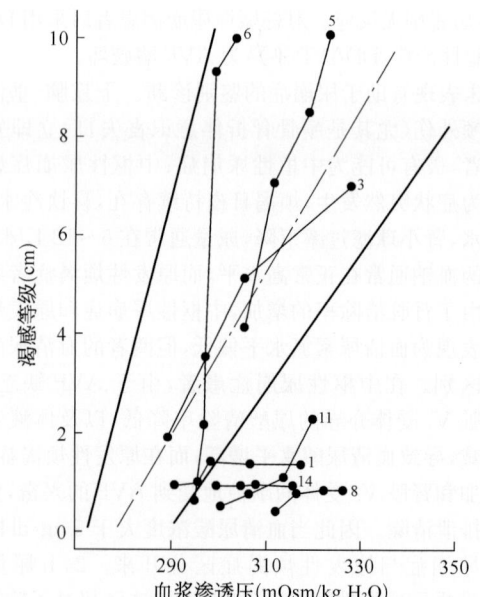

图 2-16-4 中枢性尿崩症患者的渴感等级测定［5% NaCl 0.06 ml/（kg·min）］
实线划出部分为正常范围；·-·-·-为回归直线

浓度＜2.6 pmol/L 者为完全性中枢性尿崩症，＞20 pmol/L 则提示为肾性尿崩症；2.6~20 pmol/L 的患者再行 8 h 禁饮并计算和肽素指数，该指数＜20 者为部分性中枢尿崩症，＞20 者为原发性烦渴症。和肽素指数为 8 h 禁饮期间和肽素水平的增加值与禁饮 16 h 后血钠浓度的比值［ΔCopeptin(8~

16 h)/S-Na(16 h)],该指数鉴别部分性中枢尿崩症与原发性烦渴症的特异性和灵敏度分别达到 100% 和 86%。新近研究显示,多尿烦渴症患者的和肽素基础水平>21.4 pmol/L 即可确诊肾性尿崩症;输注 3% 盐水,血钠水平升高 150 mmol/L 或以上时血浆和肽素>4.9 pmol/L 或输注精氨酸 60 min 时和肽素>3.8 pmol/L 可准确鉴别原发性烦渴和中枢性尿崩症。输注高渗盐水需严密监测,以防血钠水平过度升高,精氨酸试验安全、简便;和肽素水平还可以预警蝶鞍区域手术并发尿崩症的可能性。

中枢性尿崩症一经确诊,患者须进行下丘脑-垂体区的 MRI 扫描检查,以排除结构性的病损,明确病因。在 T_1 加权的 MRI 垂体后叶显现特征性的明亮加强信号,其反映 AVP 和垂体神经素Ⅱ(NPⅡ)的含量,存在于 80% 的正常人,在大多数中枢性尿崩症患者该信号消失。有些中枢性尿崩症患者的垂体后叶存在加强信号,一种可能是处于疾病早期,尤其是部分性中枢性尿崩症,随着疾病的加重加强信号消失;另一种可能是来源于垂体后叶储存的催产素。MRI 垂体后叶强化信号减弱见于 AVP 分泌长期受到刺激状态,原发性烦渴者的强信号通常可见。肾性尿崩症垂体后叶强信号存在与否的报道不一,因为长期多尿脱水兴奋 AVP 分泌,可导致垂体后叶 AVP 储备耗竭。在未经治疗的糖尿病和妊娠尿崩症患者,渗透性应激也可导致垂体后叶 AVP 耗竭,强化信号的消失,一旦病情恢复强化信号又再现。垂体后叶强化信号减弱见于老年人、神经性厌食、败血性休克、控制欠佳的糖尿病及透析患者。垂体柄 MRI 对于神经垂体疾患有鉴别诊断价值。垂体柄增粗见于生殖细胞瘤、颅咽管瘤、下丘脑恶性肿瘤转移灶(如乳腺癌、肺癌等)、肉芽肿病病(朗格汉斯细胞组织细胞增多症、结节病、韦格纳肉芽肿等)、结核病和淋巴细胞性漏斗垂体炎等。在中枢性尿崩症,垂体柄增粗通常同时存在垂体后叶强化信号的消失,往往提示存在全身性疾病;垂体柄增粗与垂体前叶功能减退同时存在也提示病因为全身性疾病。对病因不明的垂体柄增粗患者,尤其是儿童,在最初的 2 年时间需每 3~6 个月复查 MRI,垂体柄增粗可能是生殖细胞瘤;随访中显示垂体柄缩小者可能是漏斗淋巴细胞性垂体炎。对于特发性中枢性尿崩症患者需常规监测甲状腺激素、维生素 B_{12} 和自身抗体,以明确自身免疫性病因。对于临床可疑者,需进行原发性肾上腺皮质功能减退的检查。结节病可疑者进行血清血管紧张素转换酶浓度测定和胸部 CT 检查。首次下丘脑-垂体 MRI 正常者需每年复查,因为有些蝶鞍周围的肿瘤,如生殖细胞瘤,在放射学异常出现前已经存在。

六、治　疗

尿崩症的治疗目标是减少多尿、烦渴症状,使患者能保持正常的生活方式。药物剂量和治疗时间应个体化,且方便患者执行;为避免发生低钠血症,药物的安全性和避免过度治疗是需首先考虑的问题。

中枢性尿崩症治疗首选 DDAVP(1-去氨,8-右旋精氨酸血管加压素,国内制剂名为弥凝片),该药是人工合成的长效 AVP 类似物,升压作用微弱,抗利尿作用为 AVP 的 2 倍。制剂包括鼻腔给药的溶液喷雾剂、口服的片剂(0.1 mg/片、0.2 mg/片)、舌下给药的冻干制剂(60、120、240 μg)及注射用溶液制剂。初次给药后 1~2 h 出现尿量减少,作用可持续 6~18 h。当用足够的剂量得到稳定的治疗反应时,再增加剂量仅能延长作用几小时。通常中等剂量就可取得满意的疗效,最大剂量极少超过 0.2 mg/次(片剂)或 20 μg/次(鼻腔喷雾),片剂常用一日 3 次,喷雾剂为一日 2 次。片剂可切分,剂量调整较喷雾灵活,后者的剂量固定在 10 μg/100 μl。DDAVP 注射剂(2 ml/瓶,4 μg/ml)每次 0.5~2.0 μg 皮下注射,该制剂经皮下、静脉或肌内给药疗效完全一样,注射给药的作用为鼻腔给药的 5~20 倍,在妇女和老年人 DDAVP 的抗利尿作用更强。日尿量小于 4L 的部分性中枢尿崩症患者可仅在睡前用药以防止夜尿过多影响睡眠,白天适量饮水止渴。鞣酸 AVP 注射液为 AVP 与鞣酸结合物的混悬油剂(300 U/5 ml),用前先摇匀,天冷时应预先加温,仅供肌内注射,不可静脉给药,开始以 0.1 ml 肌内注射,待第一剂作用消失再用第二剂,逐步调整剂量,剂量个体化,1 周注射 1~2 次。该制剂吸收缓慢,作用持续 36~72 h,剂量过大、注射过勤易致水中毒,治疗期间停药观察尿量有助了解病情和防止水中毒,治疗过程中可能发生无菌性脓肿和变态反应。病情较轻的部分性尿崩症患者采用口服噻嗪类利尿剂和氯磺丙脲治疗也能消除症状。结合低钠饮食,氢氯噻嗪对中枢性尿崩症的症状控制有一定效果,该药降低肾小球滤过率,导致近曲小管水、钠重吸收增加,能使尿量减少 50%~75%。氯磺丙脲主要增加残存 AVP 对肾小管的作用,但其在严重型的中枢性尿崩症也能发挥明显的抗利尿作用,常用剂量 250~500 mg/d,1~2 日起效,约在第 4 日发挥最大抗利尿作用。该药可能导致严重的低血糖,多发生在参加剧烈运动和饮食控制者,禁用于垂体前叶功能减退者、孕妇和儿童。

DDAVP 等 AVP 制剂治疗的主要并发症为稀释性低钠血症,定期监测血清电解质,每周停药 1 次造成低渗性多尿有助于防止和减少低钠血症的发生。非甾体抗炎药(NSAIDs)抑制前列腺素 E_2,延长水通道蛋白 2(AQP2)在细胞膜停留的时间,增加患者体内 DDAVP 及 AVP 制剂的作用时间,有明显的保留水分作用,NSAIDs 与 DDAVP 等 AVP 制剂同时应用,需注意发生低钠血症的可能。此外,一些具有保留水分作用的药物,如卡马西平、安妥明、吲哚美辛、阿米洛利、吲达帕胺等,可强化中枢性尿崩症患者体内 DDAVP 等 AVP 制剂的作用,导致过度水潴留和低钠血症。婴儿进食液体食物,DDAVP 口服片剂和鼻腔喷雾剂常导致血钠水平大范围波动,存在导致症状性低钠血症的风险,采用冻干品制剂口腔含药或皮下注射制剂有助于降低风险。老年人的尿液浓缩功能和排泄水负荷功能均降低,需特别注意避免低钠血症的发生;由于服用 NSAIDs 的机会增加,对同时使用 NSAIDs 与 AVP 制剂的老年尿崩症患者需特别告知低钠血症风险。

DDAVP 不被妊娠期间的催产素酶(半胱氨酸氨肽酶)降解破坏,为治疗妊娠尿崩症的唯一药物,已有的资料显示该药对母婴均安全、无明显不良反应,在分娩时可继续服用。该药对子宫的催产素受体有微弱的兴奋作用,约为 AVP 作用的 25%。孕妇体液容量增加和 AVP 渗透压调节阈值降低,妊娠尿崩症的治疗需将血钠维持正常范围较低的水平,谨防分娩时补液过多导致低钠血症。分娩后催产素酶水平降低,患者即恢复正常。

对于严重型的先天性肾性尿崩症，保证充足的水分尤为重要，具有挽救生命的作用。低钠饮食联合噻嗪类利尿剂治疗可缓解肾性尿崩症的多尿症状，抗利尿机制与细胞外液容量缩减、肾小球滤过率降低及输送至集合管的液体量减少有关，噻嗪类利尿剂还具有直接增加水通道蛋白2（APQ2）的功能。同时补钾或应用保钾利尿剂有助于防止低钾血症。NSAIDs 可进一步增强抗利尿作用，但有发生十二指肠溃疡和胃肠道出血的风险。获得性肾性尿崩症应针对原发病进行治疗，功能恢复后注意摄入足量的液体。先天性和不可逆的肾性尿崩症的治疗药物和措施有：噻嗪类利尿剂，如氢氯噻嗪 25 mg/d；前列腺素抑制剂，如非甾体类抗炎药布洛芬 200 mg/d；低钠饮食。这些措施降低了肾小球滤过率和干预了远侧肾单位的稀释功能。有时 DDAVP 也对肾性尿崩症有益。动物实验显示西地那非（sildenafil）对肾性尿崩症有效，但目前尚无有关人的资料。

药物导致的肾性尿崩症，应在病情允许的情况下停用有关药物。持久性的肾性尿崩症可用氢氯噻嗪和阿米洛利治疗，治疗中需注意由于容量缩减可能导致的原治疗药物对肾脏的损害及其他毒性作用。例如，噻嗪类利尿剂所致的容量缩减使锂排泄减少，可能使锂制剂导致的肾性尿崩症患者发生锂中毒；而阿米洛利阻断集合管的钠离子通道，抑制锂的重吸收，同时增加 AQP2 和尿素转运体的水平，更适合治疗锂导致的肾性尿崩。近年的进展显示药理伴侣分子可挽救突变的肾脏 AVP 受体。有些突变仅导致肾脏 AVP 受体的转运受损，功能并未受影响，如在 2 型常染色体显性遗传肾性尿崩症，折叠错误的受体蛋白被阻滞在内质网，不能到达细胞膜。V$_2$ 受体拮抗剂 vaptans 可与发生错误折叠的受体结合，改变构象使其成熟并转运至细胞膜，在高水平 vaptans 的条件下，AVP 可激活这些受体；一种非肽类受体激动剂可与阻滞在内质网的突变受体结合，激活突变受体并插入细胞膜，AVP 或 DDAVP 能兴奋这些受体产生足量的 cAMP，促使 AQP2 从胞质转移到细胞膜，促进水的转运；非肽拮抗剂对部分性肾性尿崩症也有较好的疗效。肾性尿崩症家庭成员应进行基因测序，在 X 连锁肾性尿崩症家庭，可检出女性携带者，以对高危的后代加强观察、采取措施；对新生儿的分子检测有助于明确肾性尿崩症的诊断，及时采取治疗措施以防并发症。

对原发性烦渴症需努力寻找病因，但往往十分困难。减少液体的摄入是原发性烦渴症最合理的基本治疗措施，临睡前小剂量 DDAVP 或赖氨酸加压素以减少夜尿，保证睡眠，严格调整剂量使抗利尿作用不持续至次日以免发生水中毒。切换治疗替代药物可能有助于慢性精神分裂症伴有低钠血症史的患者。有报道称用普萘洛尔（propanolol）治疗原发性烦渴症取得一些成功，可能与其抑制肾素-血管紧张素系统的作用有关。

七、特殊临床类型

（一）遗传性尿崩症

1. 常染色体显性遗传中枢性尿崩症（autosomal dominant central diabetes insipidus, ADCDI）· 是由于 AVP 前体发生突变导致，有关的突变在 80 种以上。突变的激素原滞留在细胞内导致了下丘脑 AVP 神经元的变性和缺陷。AVP 基因缺

陷大多数发生在外显子1和外显子2，影响 AVP 前体分子的信号肽和没有活性的神经垂体素，缺陷仅发生在一个等位基因，临床表型为常染色体显性。信号肽不能从 AVP 前体正常解离以及前体分子的异常折叠导致了内质网的纤维聚集造成了对 AVP 神经元的毒性。体外转染细胞研究显示突变导致在内质网出现了由二硫键连接的激素寡聚体和小纤维聚合体，提示发生了淀粉样蛋白聚集的退行性神经病变；有研究显示突变导致了异常 AVP 前体在大细胞神经元分泌通路堆积，促发了细胞自噬过程，造成了 AVP 神经元的进行性损伤和丢失。中枢性尿崩症通常在儿童期发病，出现烦渴多饮症状，婴儿期无症状；也有的直至成人后才发病，此是由于下丘脑视上核和室旁核的大细胞神经元逐渐蜕化，患者的血浆 AVP 浓度逐渐下降的缘故。成年发病者一般病情较轻，病情的程度与症状的持续时间无直接关系；幼年发病者的症状持续时间越长，病情越严重。磁共振显示患者垂体后叶的强化斑点消失，此斑点相当于合成 AVP 神经元轴突的末端。

2. 常染色体隐性遗传中枢性尿崩症· 一种罕见的常染色体隐性遗传中枢性尿崩症，1999 年美国得克萨斯州西南医学中心大学 Willcutts MD 等首先报道了一个患有常染色体隐性遗传家族性神经垂体尿崩症家系。患儿出生就出现症状，激素前体的 AVP 区域发生突变，导致产生和分泌无活性的 AVP，激素前体的折叠没有异常，患儿为纯合突变，双亲为杂合子；该症家族成员的 MRI 变化不定，儿童患者 MRI 一般都显示垂体后叶强化信号，随时间推移逐渐消失；对受累家庭无症状儿童进行基因检测可避免繁复的禁饮试验，有利于早诊断早治疗。

3. X 连锁遗传肾性尿崩症· 90% 以上的肾性尿崩症（NDI）为 X 连锁的肾性尿崩症，它是一种少见的、隐性 X 连锁疾病，男性受影响发病，女性一般不受累及。但杂合子的女性可因 X 失活表现为不同程度的多尿和烦渴。已有关于女性幼年发病，突变的 AVPR2 基因为杂合子的报道。X 连锁的 NDI 患者在出生后第 1 周即发病，患儿烦躁不安，持续哭闹；哺乳后不久即发生吐奶，先喂水再哺乳可改善吐奶症状。此外患儿有持续便秘，不规则发热及体重不增加。若不采取有效措施，患者会出现反复发作的脱水、高钠血症、高血渗，甚至导致惊厥或死亡。患者常有下尿道扩张和梗阻，可能与尿量过多有关。有报告显示 X 连锁的 NDI 患者神经发育延迟发生率高达 90% 左右，在出生后早期诊断和及时保证患者足够的摄水量可使患儿的身体和神经正常发育。已发现涉及不同种属家系的 200 种以上的 AVPR2 突变与 X 连锁的 NDI 发病有关。这些突变影响受体的表达、配体的结合及 G 蛋白的偶联，大多数造成受体功能的完全丧失，少数为部分性。根据对功能的影响突变有 3 种类型，大多数突变导致受体不能转运至细胞表面滞留在细胞内，此外有些突变造成受体虽能转运至细胞表面但与 AVP 的结合受损，另一些突变则导致 AVP 受体不稳定、迅速降解。

4. 常染色体隐性遗传肾性尿崩症· NDI 存在异质性，少数 NDI 家庭没有典型的 X 连锁隐性遗传的模式，男性及女性均受累及，两者均有严重的症状和临床表现，婴儿期间的反复脱水及神经发育迟缓。一些 NDI 患者对输注 DDAVP 的反应与 X 连锁的 NDI 显然不同，表现为血凝及纤溶指标（因子Ⅷ，

Willebrand因子)可正常升高2~3倍,但尿渗透压不能升高仍处于低于正常的水平,显然受体后缺损是NDI的又一发病机制。

1994年APQ2基因的克隆为研究NDI的发病机制提供了又一个候选基因,研究表明AQP2基因突变是这种非X连锁的NDI发病的基础。荷兰Deen等首先报道常染色体隐性遗传肾性尿崩症,患者出生后即患有典型的肾性尿崩症,DDAVP试验显示血凝、纤溶指标都正常,双亲近亲婚配,家系分析排除X连锁的NDI,测序证实APQ2基因发生了纯合型的突变,双亲的APQ2为相应的杂合子,患者为APQ2基因突变引起的常染色体隐性遗传肾性尿崩症。以后的研究发现,患者可能是2个隐性突变的杂合子也可以是来自双亲的同一个突变的纯合子。突变的部位多发生在水通道蛋白穿膜部分的基因编码区。

5. 常染色体显性遗传肾性尿崩症·常染色体显性遗传肾性尿崩症是由于AQP2蛋白羧基端的细胞内区域发生了功能丧失性突变,突变等位基因的蛋白质产物与野生型等位基因产物形成了杂合四聚体,结果被滞留在高尔基体或被误导至基底部,导致顶膜的AQP2数量严重缺少。常染色体显性遗传肾性尿崩症与常染色体隐性遗传肾性尿崩症的临床表现有明显区别:① 隐性遗传者出生时即发病,表现为明显的多饮多尿,而显性遗传则在出生6个月后甚至更晚发病;② 隐性遗传患者的尿渗透压不超过200 mOsm/kg H_2O 而显性遗传者尿渗透压较高;③ 常染色体显性遗传肾性尿崩症患者摄入DDAVP或禁饮有时能出现短暂的尿液浓度升高。

6. Wolfram综合征·Wolfram综合征又称DIDMOAD综合征(WS)是一种常染色体隐性遗传进行性神经退行性疾病,主要临床表现为家族性尿崩症、糖尿病、视神经萎缩和双侧神经性耳聋,其他可能出现的异常包括:性腺衰竭;继发于膀胱壁神经纤维减少的肾输出道扩张;进行性共济失调伴脑干萎缩。患者常因继发于膀胱张力减退导致的上行性尿路感染和肾积水而早亡。虽然已有的资料显示WS的尿崩症发生率为1/3,高渗盐水试验结果显示所有患者的反应都低于正常。WS是由于WFSI基因发生功能失活突变所致。该基因位于Ch.4p16.1,编码890个氨基酸的糖蛋白Wolframin。已发现的WFSI基因新突变位点在Ch.4q22~24,该征存在遗传异质性。

(二)中枢性尿崩症伴渴感功能障碍

1. 尿崩症并发渴感不足或缺乏·常见于下丘脑侵蚀性肿瘤、经额垂体下丘脑手术后,由于分泌AVP的神经元、下丘脑渴感中枢同时受损。渴感缺乏的尿崩症患者,持续多尿将导致高钠血症,而摄入AVP制剂、鼓励饮水往往易导致低钠血症,血浆渗透压呈大幅波动,通常临床的主要表现为持续的高钠血症。治疗药物首选氯磺丙脲,为药物说明书使用范围外用药,该药对尿崩症有效并能增加渴感反应。若氯磺丙脲不能奏效,则需采用AVP制剂和控制摄水量进行治疗。每日严格执行固定剂量的AVP制剂以维持持久的抗利尿状态,每6~8 h定量饮水,以每日的体重估算摄水量,定期测定血钠浓度,确保患者血钠维持在正常水平。尿崩症患者常并发脑死亡,这些患者如果为器官捐献者,注意维持液体的内环境平衡对于保持器官的健康状态是必需的,通常参照术后尿崩症的治疗方法,采用低剂量AVP制剂持续静脉滴注。

2. 特发性高钠血症·患者的AVP分泌和渴感的渗透压调节阈值均升高,通常在300 mOsm/kg H_2O 以上,血浆渗透压在此阈值以下,AVP不分泌,患者也无渴感。此类患者表现为长期的轻度高钠血症,无多饮多尿表现,高渗盐水输注试验有助于明确诊断,患者应每日摄水2 L左右,并根据季节和气候进行调整,氯磺丙脲250 mg/d口服可改善渴感。

(三)下丘脑或垂体手术或损伤后尿崩症

手术过程中AVP仍然分泌,经补液等摄入的液体可能滞留于体内;术后随着手术应激的消退,AVP水平下降,潴留体内的水分排出,出现利尿。此时,若为平衡液体出入量而继续补液,持续性的多尿会误认为是尿崩症,有些患者表现为三期相尿。为明确诊断,应首先排除渗透性多尿(输注葡萄糖过多、隐性糖尿病患者大量使用氢化可的松等),可暂停补液至血钠水平轻度升高,如尿量减少且血钠维持在正常水平,说明术后多尿是生理性潴留水分的排泄。如果停止补液后,尿量不减,尿渗透压降低,血钠继续升高,并且能被AVP制剂改善,尿崩症诊断可确立。有时尿崩症为暂时性,仅需补液或饮水(如患者清醒、渴感正常)即可达到治疗目的。术后尿崩症治疗,DDAVP 0.5~2.0 μg皮下、肌内或静脉给药,一般采用静脉途径给药,因为不存在吸收问题。用药后1~2 h尿量减少,作用持续6~24 h。在清醒的患者,渴感程度可指导液体的补充。使用AVP制剂者,液体(尤其低渗液体)补充不可过量,以防发生严重的低钠血症。鉴于尿崩症可能十分短暂,AVP制剂应在上一剂作用消失、患者回复多尿状态时再次给予。

头部钝性外伤后的急性尿崩症的处理类似于下丘脑-垂体术后尿崩症,但患者通常处于昏迷状态,不能对渴感做出反应,更易发生高钠血症。对于此类昏迷患者,通常在补液的同时持续给予小剂量的AVP制剂滴注,以使液体摄入量与多尿及不显性失水的量相当。已报道的DDAVP用量为0.25~2.7 mU/(kg·h)。治疗中需定时监测血钠水平,以防发生低钠血症。垂体柄损伤可表现为典型的"三期尿",范围较小的颅脑手术可仅表现为暂时性尿崩症,范围较大、损伤较重的颅脑手术可导致持久性尿崩症。该型尿崩症可由于神经轴突末梢与毛细血管的联系重建而自行缓解恢复,多发生于第1年,个别患者可在术后2、3年,甚至10年缓解。

(四)中枢性尿崩症合并垂体前叶功能减退

下丘脑-垂体的肿瘤、炎症及手术可累及垂体前叶,统计显示手术导致的中枢性尿崩症患者中,80%并发垂体前叶功能减退。并发垂体前叶功能减退的中枢性尿崩症患者的尿崩症临床表现较轻,一方面是由于糖皮质激素分泌减少时,该激素对肾集合水分返回弥散的阻止作用消失,另一方面当糖皮质激素缺乏时,溶质排泄的减少也是一个原因。尿崩症合并垂体前叶功能不足患者,当补充糖皮质激素以纠正垂体前叶功能不足时,尿崩症病状会加重,治疗尿崩症的药物剂量需增加。当中枢性尿崩症患者的临床症状突然减轻,需考虑合并垂体前叶功能减退的可能性。垂体前、后叶激素作用的平衡对人体水代谢内环境稳定十分重要,甲状腺激素和肾上腺皮质激素具有促进肾脏排水的作用,甲状腺功能减退症和肾上腺皮质功能减退症患者的肾脏排水功能受阻。尿崩症并发垂体前叶功能减退者必须保持同时治疗前后叶的功能不足,在治疗尿崩症时停止甲状腺、肾上腺皮质激素替代治疗，患者会发生低钠血症，肾上腺皮质激素的影响尤其显著。

参考文献

[1] Bolignano D, Cabassi A, Fiaccadori E, et al. Copeptin (CTproAVP), a new tool for understanding the role of vasopressin in pathophysiology [J]. Clin Chem Lab Med, 2014, 52(10): 1447-1456.

[2] Oiso Y, Robertson GL, Norgaard JP, et al. Clinical review: treatment of neurohypophyseal diabetes insipidus [J]. J Clin Endocrinol Metab, 2013, 98(10): 3958-3967.

[3] Fenske W, Allolio B. Current state and future perspectives in the diagnosis of Diabetes Insipidus: a clinical review [J]. J Clin Endocrinol Metab, 2012, 97: 3426-3437.

[4] Fenske W1, Quinkler M, Lorenz D, et al. Copeptin in the differential diagnosis of the polydipsia-polyuria syndrome — revisiting the direct and indirect water deprivation tests [J]. J Clin Endocrinol Metab, 2011, 96(5): 1506-1515.

[5] Babey M, Kopp P, Robertson GL. Familial forms of diabetes insipidus: clinical and molecular characteristics [J]. Nat Rev Endocrinol, 2011, 7(12): 701-714.

[6] Sands JM, Bichet DG. Nephrogenic diabetes insipidus [J]. Ann Intern Med, 2006, 144(3): 186-194.

[7] Robben JH, Knoers NV, Deen PM. Cell biological aspects of the vasopressin type-2 receptor and aquaporin 2 water channel in nephrogenic diabetes insipidus [J]. Am J Physiol Renal Physiol, 2006, 291: F257-F270.

[8] Robertson GL. Posterior pituitary [M]//Felig P, Frohman LA. Endocrinology & Metabolism. 4th ed.英文影印版.北京：人民卫生出版社,2002: 217-258.

[9] Baylis PH, Thompson CJ. Diabetes insipidus and hyperosmolar symdromes//Becker KI. Principle and Practice of Endocrinology and Metabolism [M]. 3th ed. Philadelphia: JB Lippinmcott, 2001: 285-293.

[10] Baylis PH. Vasopressin, diabetes insipidus, and syndrome of inappropriate antidiuresis//DeGroot LJ, Jameson JL (eds). Endocrinology [M]. 4th ed. Philadelphia: WB Saunders, 2000: 363-376.

[11] Mckenna K, Thompson E. Osmoregulation in clinical disorders of thirst appreciation [J]. Clin Endocrinol, 1998, 49: 139-152.

[12] 李果,郭刚,金燕,等.血浆精氨酸加压素测定在尿崩症研究中的作用[J].中华内分泌代谢杂志,1998,14（1）: 59-60.

[13] Fujiwara TM, Morgan K. Molecular biology of diabetes insipidus [J]. Annu Rev Med, 1995, 46: 331-343.

[14] Robertson GL. Diabetes insipidus [J]. Endocrinol Metab Clin North Am, 1995, 24(3): 549-572.

[15] Robinson AG, Verbalis. Posterior Pituitary//Melmed S, Polonsky K, Larsen PR, et al. Williams Textbook of Endocrinology [M]. 13th ed. Philadelphia: WB Saunders, 2016: 300-313.

[16] Fenske W, Refardt J, Chifu I, et al. A copeptin-based approach in the diagnosis of diabetes insipidus [J]. N Engl J Med, 2018, 379(5): 428-439.

第十七章 · 抗利尿激素不适当分泌综合征

李　果

抗利尿激素不适当分泌综合征（syndrome of inappropriate antidiuretic hormone secretion，SIADH）又称不适当抗利尿综合征（syndrome of inappropriate antidiuresis，SIAD），是一种以低渗性低钠血症和尿液稀释功能障碍为特征性表现的水钠平衡异常。低钠血症是指血钠浓度低于 135 mmol/L，根据体钠总量分为 3 个临床类型：① 低容性低钠血症；② 高容性低钠血症；③ 正常容量性低钠血症，其中正常容量性低钠血症约占 60%，SIADH 为最常见的正常容量性低钠血症。

一、病　因

已知多种原因与 SIADH 的发病有关，主要伴发疾病可归纳为五大类：肿瘤、药物、神经疾病、肺部疾病及其他各种原因等（表 2-17-1）。

1. 肿瘤·许多肿瘤与 SIADH 有关，其中最明显的是小细胞支气管肺癌，11% 的患者发生低钠血症，其中严重低钠血症病例高达 33%，对原因不明的 SIADH 成人患者必须进行以肺癌为重点的全面检查。头颈部癌肿患者也伴有较高的 SIADH 发生率，有些肿瘤合成分泌 AVP。

2. 中枢神经系统疾病·多种中枢神经系统疾病与 SIADH 有关。AVP 大细胞神经元接受来自位于下丘脑前部的渗透压感受器的兴奋性冲动，同时又接受来自脑干心血管调节中枢和呕吐中枢的神经支配，其中许多神经通路同时具有兴奋性和抑制性的组分。中枢神经系统的任何弥散性疾病可通过刺激这些通路的兴奋灶或通过阻断神经通路使抑制性组分作用降低，最终导致 AVP 的过度分泌。

表 2-17-1　SIADH 的主要病因

肿瘤	神经疾病
肺癌	脑膜炎
胰腺癌	脑炎
膀胱癌	脑部肿瘤
白血病	蛛网膜下腔出血
胸腺瘤	大脑和小脑萎缩
淋巴瘤	颅脑损伤
肉瘤	急性间歇性卟啉症
间皮瘤	急性感染性多神经炎
药物	胸肺疾病
抗利尿激素	肺炎
催产素	肺结核
长春花生物碱	气胸
顺铂	正压换气
氯磺丙脲	其他
卡马西平	急性精神症
酚噻嗪	手术后
摇头丸	获得性免疫缺陷综合征
安妥明	特发性

3. 药物·药物是导致低钠血症的常见原因，可能导致低钠血症的新药仍在不断增加。一些药物可兴奋 AVP 分泌、兴奋肾脏 V_2 受体或加强 AVP 抗利尿作用。这些药物导致低钠血症的机制尚未完全阐明，其中许多药物是通过多种机制发挥作用的。临床上较重要的药物有选择性 5-羟色胺重摄取抑制剂

（SSRIs），此类药物导致的低钠血症几乎都发生在老年人，大系列的研究报道患病率约为 1/200，有报道患病率高达 22%～28%。摇头丸（3,4 - methylenedioxymethamphetamine，MDMA，Ecstasy）具有强烈的 5-羟色胺活性，可导致致命的低钠血症。

4. 肺部疾病 · SIADH 常见于肺结核、急性肺炎和严重的慢性阻塞性肺病，在其他肺部疾病偶有发生。动物实验显示低氧兴奋 AVP 分泌，人的高碳酸血症与异常的水潴留有关。发生 SIADH 的非肿瘤肺部疾病患者通常有明显的缺氧或广泛渗出的影像学表现，明显呼吸衰竭的患者可发生 SIADH。机械性通气可导致 SIADH，系因静脉回流减少，AVP 不适当分泌所致。

5. 其他 · 在获得性免疫缺陷综合征（AIDS）和 HIV 感染人群，低钠血症在成人和儿童的发生率分别高达 30% 和 38%。某些 AIDS 治疗药物可因肾毒性或诱发不适当抗利尿激素分泌造成 SIADH。老年人低钠血症的发生率高，而且常常原因不明，提示随着年龄的增长常伴有水平衡调节的异常和 AVP 分泌的异常，因此老年人发生药物导致的低钠血症风险也增加。一项包括 50 例老年 SIADH 患者的连续性系列研究结果显示，尽管采取了严格诊断和评估措施仍有 60% 的患者为特发性，在老年 SIADH 患者，如果经过常规的病史采集、体格检查和实验室检查未能明确病因，没有必要再进行进一步的诊断检查。

二、病理生理

SIADH 的基本病理生理变化是抗利尿激素不适当的分泌过多和肾脏游离水排泄障碍。所谓抗利尿激素不适当的分泌过多是指抗利尿激素分泌的渗透压调节功能发生了异常变化，两者失去了正常的正相关的对应关系，血浆抗利尿激素水平相对于血浆渗透压水平呈现为不对应的高水平，抗利尿激素浓度的绝对值可明显高于正常或在正常范围，但相对于血浆渗透压而言为不适当的高水平。抗利尿激素过多导致肾集合管水的重吸收增加，肾稀释功能受阻，水潴留，总体液量增加；总体液量的增加导致肾小球滤过压增加，近曲肾小管对钠的重吸收减少，肾素-血管紧张素-醛固酮系统轻度受抑制，排钠因子分泌增加，最终尿钠排泄增加。SIADH 最终表现为体液容量基本正常，低渗、低钠，尿钠偏高。

在 SIADH 的发生发展过程中，机体发生适应性反应，尿钠排泄和抗利尿脱逸，前者对细胞外液容量发挥调节作用，使容量不至于进一步扩张，后者则防止了低钠低渗继续加剧。摄入抗利尿激素的 SIADH 动物模型显示，尿钠排泄并非由抗利尿激素导致而是继发于水潴留造成的容量扩张，但继发性尿钠排泄并未加剧低钠血症；临床研究显示 SIADH 发生过程中存在钠的负平衡，但最终尿钠的排泄仅反映钠的摄入量，同位素示踪技术也证实 SIADH 患者不存在容量扩张。SIADH 的继发性尿钠排泄是一种细胞外液容量的调节机制，是一种新的稳定的钠代谢平衡状态。

在 SIADH 除排泄尿钠使容量趋向正常外，肾脏也发生适应性变化以排泄更多的水分。长期的抗利尿激素刺激会导致 AQP2 及其插入集合管主细胞膜数量的急剧增加，水潴留增加，低钠血症加剧；然而，由此诱发的容量增加作用于集合管的细胞，导致了 AQP2 数量和作用的降低，水的重吸收减少，

即肾脏发生了抗利尿脱逸。最终血钠水平稳定，偶尔有所升高，虽然血钠水平通常不能升高至正常生理范围，但防止了严重低钠血症的发生。由水负荷造成的容量扩张导致肾脏灌注压力升高对于启动抗利尿脱逸是十分重要的。研究证实抗利尿脱逸时肾脏的抗利尿激素 V_2 受体表达发生了降调，集合管的 cAMP 水平下降，AQP2 蛋白表达下降。减少 AQP2 囊泡的穿梭活动的短期调控和通过 AQP2 mRNA 表达下调的长期调控在抗利尿脱逸中发挥作用。尿钠排泄和抗利尿脱逸使 SIADH 患者在低钠血症状态下达到一种新的稳定的水钠平衡状态。

低渗时，在细胞水平也发生适应性变化。低渗状态时，细胞外液低渗，细胞内渗透压较高，细胞外液的水分沿渗透压梯度进入细胞导致细胞水肿，细胞通过排出钾离子等细胞内溶质以维持细胞正常容量。动物实验和临床研究证实，在低渗状态的脑细胞容量调节过程中除电解质丢失外还存在有机渗透分子的丢失，此丢失过程发生在 24～48 h，约占脑溶质丢失的 1/3。细胞通过排出电解质和有机渗透分子以调节细胞的体积，防止细胞进一步水肿。细胞内电解质和有机渗透分子的排出使低渗状态下的脑体积得到了有效的调控，有效地调节了慢性低钠血症状态的大脑体积，限制了脑水肿的发生与发展。

根据高渗盐水输注试验研究的结果，抗利尿激素分泌的渗透压调节异常有 4 种类型（图 2-17-1）。

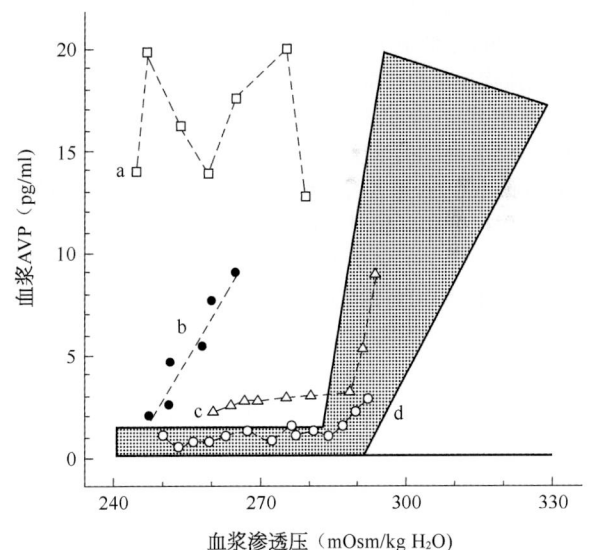

图 2-17-1　SIADH 患者 AVP 分泌渗透压调节的不同类型
阴影部分为正常人的血浆渗透压与血浆 AVP 水平的关系，引自 Robertson

1. a 型（不规则抗利尿激素分泌型）· 占 40% 左右，大量的抗利尿激素分泌完全不受渗透压调节，血浆抗利尿激素水平呈快速、剧烈波动。已在肺癌、中枢神经系统疾病及精神病患者发现该型。本型可能与间歇性的异位分泌及快速变化的非渗透性刺激有关。

2. b 型（抗利尿激素释放阈值降低型）· 约占 30%，抗利尿激素分泌仍受渗透压调节，但阈值降低，见于胸肺疾病和肿瘤患者。与低容和低血压时的渗透压阈值降低类似，推测这些患者的压力调节的传入通路受到了干扰，正常时该通路对抗利尿激素分泌起抑制作用。

3. c型（"抗利尿激素漏出"型）。占20%左右，在正常渗透压范围，抗利尿激素分泌的渗透压调节完全正常，但当渗透压低于阈值时，抗利尿激素仍持续分泌，偶尔见于恶性肿瘤患者。该型可能是由于下丘脑的抑制性神经元功能受损，导致低水平基础性AVP持续分泌；也可能是由于存在持续性、非渗透性的兴奋抗利尿激素分泌的刺激。

4. d型（"低抗利尿激素抗利尿"型）。约占不到10%，低水平AVP水平，甚至不可测得，渗透压调节抗利尿激素分泌正常，但当水负荷使血浆渗透压低于抗利尿激素分泌阈值时，患者仍不能最大程度稀释尿液。机制不明，有资料显示AVP的V_2受体拮抗剂对该类患者有效，提示肾脏对低水平AVP敏感性增加。近来有研究发现该型患者V_2受体发生的激活突变与不适当抗利尿有关，有学者提议将该型称为"肾脏不适当抗利尿综合征"，该型可在儿童或成年发病，至今尚无资料显示该型与SIADH的各种病因的联系。

三、临床表现

SIADH基本呈现正常容量性低钠血症的临床表现，患者血钠降低，无血容量降低的临床表现；尽管体液总量增加，但患者无水肿，尿渗透压通常不超过600 mmol/L。无论何种病因，低渗的临床表现大多相似，主要导致神经系统异常表现，与脑水肿有关，非神经系统的症状相对少见。轻度非特异性表现有恶心、呕吐、头痛、乏力、厌食等，较明显的异常包括定向障碍、意识模糊、反应迟钝、局灶性神经功能缺损、惊厥等。通常当血钠降至低于125 mmol/L时出现明显的神经系统症状，低钠血症症状的严重性与血钠降低的速度及血钠的水平有关，血钠水平降低越快（如每小时降低的速度大于0.5 mmol/L），血钠的浓度越低，症状就越严重。血钠浓度低于110 mmol/L时，患者可出现嗜睡、意识模糊、反射抑制、抽搐，甚至昏迷、死亡。相对于基础疾病的严重程度，血钠降低的速度与死亡率的关系更为密切，因为容量适应过程的完成需要一定的时间，而血钠下降速度更迅速，在脑容量的调整完成前，脑水肿逐渐加剧。严重的低钠血症脑病患者可因脑疝和脑干受压导致呼吸衰竭而死亡。在血钠低于125 mmol/L的患者中发生惊厥者高达1/3，因此当病情严重的患者发生无法解释的惊厥时应立即检查血钠，以确定低钠血症的可能性。一旦经溶质丢失脑容量进行了调整，脑水肿减退，神经症状就不再明显，甚至消失，因此临床上可见到一些相对无症状的严重低钠血症患者。长期低钠血症的患者通常有神经系统症状，包括头痛、恶心、情绪障碍、抑郁、难以集中、反应迟钝、步态不稳、容易摔倒、意识模糊及定向障碍等。即使在一些经神经检查没有症状的患者，仍有可能存在以往未被认识的由长期低钠血症导致的有害影响，如步态不稳、容易摔倒等。研究证实低钠血症与骨质丢失有关，与50岁以上的股骨颈骨折风险增加有关，长期低钠血症的主要临床意义在于提示老年人群跌倒和骨折发生率和病死率的增加。有SIADH患者发生横纹肌溶解症的报道，为低渗诱发肌纤维溶解所致。

四、诊　断

SIADH是正常容量低渗症的最常见原因，也是临床上最常见的低渗类型，占全部低渗患者的20%~40%。SIADH的

临床诊断沿用Bartter和Schwartz于1967年制定的标准。

（1）细胞外液有效渗透压降低，血浆渗透压<275 mOsm/kg H_2O。有效渗透压减低需注意与假性低钠血症及高血糖导致的稀释性低钠血症鉴别。

（2）低渗状态下尿液呈不适当浓缩，尿渗透压>100 mOsm/kg H_2O，肾功能正常。尿液不适当浓缩并非意味着尿渗透压必须高于血浆渗透压，仅提示尿液未达到最大稀释；在AVP分泌阈值重置型的SIADH患者，当血浆渗透压低于阈值时尿液可达到最大稀释。

（3）临床上确定容量正常，即无低容体征（体位性低血压、心动过速、皮肤弹性降低、黏膜干燥），无高容体征（皮下水肿、腹水等）。

（4）正常饮水量和正常摄钠量状态下，尿钠排泄增加，尿钠>30 mmol/L。尿钠增加有助于SIADH与低容性低钠血症的鉴别。但需注意，当细胞外液容量增加时低容性低钠血症患者尿钠排泄会增加；在严格限制摄水量和摄盐量时，SIADH患者可能发生溶质损耗或低容，可表现为低尿钠排泄。

（5）不存在其他可能导致正常容量低渗的原因，特别需排除甲状腺功能减退、肾上腺皮质功能减退和利尿剂的应用。糖皮质激素抑制AVP分泌，ACTH不足、糖皮质激素缺乏的患者游离水排泄受损导致低钠血症，生化表现与SIADH一样。神经外科的患者普遍存在低钠血症，通常都归类为SIADH，近来的证据显示颅脑损伤、蛛网膜下腔出血常并发急性垂体功能障碍，严重的ACTH缺乏可导致类似于SIADH的生化表现，对突发脑部疾病的SIADH患者应与急性垂体功能不足鉴别。甲状腺功能减退导致低钠血症的原因是多方面的，甲状腺激素促进肾脏排泄游离水和钠的重吸收，甲状腺功能减退时肾小球滤过率降低，AVP对轻微的容量缩减的反应增加导致AQP2的募集增加，甲状腺激素替代治疗能纠正低钠血症。

此外，低尿酸血症支持SIADH诊断，由于容量扩张及AVP作用于肾脏V_1受体导致了尿酸清除增加，SIADH血浆尿酸的水平可低于4 mg/dl（0.24 mmol/L）。确诊有疑问的轻度正常容量低钠血症，可采用水负荷试验鉴别，不能正常排泄标准水负荷提示存在游离水排泄受损。

五、治　疗

纠正低钠血症能明显改善严重低钠血症患者的神经功能预后和慢性低钠血症的症状。SIADH的治疗包括确定和治疗原发病，以及去除体内多余的水分，2005年AVP受体拮抗剂（vaptan）被批准应用于临床以来，低钠血症的基础研究和临床治疗取得了新的进展。

2013年美国低钠血症专家组发布了新的低钠血症诊断、评估和治疗建议。SIADH的治疗措施包括输注高渗盐水、限制摄水量及药物治疗，治疗必须个体化，有时仅需停用一种造成低钠血症的治疗就足以纠正低钠血症。治疗低钠血症必须遵循疾病的病理生理机制，血钠降低时水进入细胞或细胞排出溶质以保持细胞内外的渗透压相等，在几小时内迅速发生的低钠血症，脑细胞的适应过程往往落后于血钠的变化，水进入相对高渗的脑细胞可导致脑水肿和脑疝。急性低钠血症

（＜48 h）患者常有明显的神经症状，有时可因脑疝而死亡。慢性低钠血症（＞48 h）时，脑组织通过排出有机溶质以保证细胞内外渗透压平衡，脑水肿轻微，患者通常症状轻微不会发生脑疝，但易因过度治疗受到伤害。当纠正低血钠过快时，脑细胞重新摄取有机溶质的速度落后于细胞外液钠水平升高的速度，将会导致渗透性脱髓鞘综合征（osmotic demyelination syndrome, ODS），有时急性高钠血症也会导致ODS。专家组建议为了减少发生ODS的风险，治疗过程中必须严密监测血钠水平，密切注意控制纠正低钠血症的目标值（goal）和纠正低钠血症的限度（limits）。ODS高危患者（表2-17-2）的低钠血症纠正目标为 4～6 mmol/（L·24 h），最大限度为 8 mmol/（L·24 h）；ODS 低危患者的低钠血症纠正目标为 4～8 mmol/（L·24 h），最大限度为 10～12 mmol/（L·24 h）（图2-17-2、表2-17-3）。需注意，治疗低钠血症只要将血钠适当降至安全范围（血钠＞120 mmol/L），不需将血钠纠正到完全正常。

表2-17-2	纠正慢性低钠血症时患者发生渗透性脱髓鞘征的高危因素（美国低钠血症专家组推荐，参考文献[1][2]）
血钠浓度＜105 mmol/L	
低血钾	
酒精中毒	
营养不良	
肝病晚期	

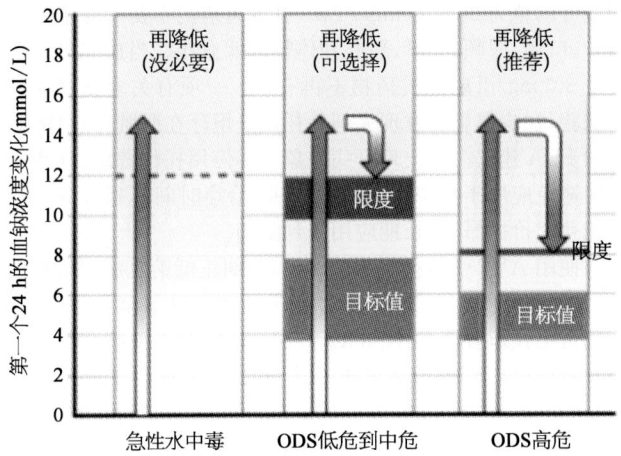

图 2-17-2 根据 ODS 发生风险控制纠正低钠血症的目标值和纠正低钠血症的限度以及在血钠低于 120 mmol/L 的患者，当第一个 24 h 纠正血钠超过限度时将血钠再降低到目标值的建议（美国低钠血症专家组建议，参考文献[1]、[2]）。ODS，渗透性脱髓鞘综合征

急性低钠血症的治疗：伴有严重神经系统症状的急性低钠血症威胁生命，应迅速输注 3% 高渗盐水（[Na⁺] = 513 mmol/L）纠正。起始输注速率可用简易公式计算，3% NaCl 输注速率（ml/h）= 患者体重（kg）× 需要纠正的速率 [mmol/（L·h）]，例如 70 kg 的患者需以 0.5 mmol/（L·h）的速度升高血钠，应输注 3% 高渗盐水 35 ml/h。在更为紧急的情况下，可采用 100 ml 的 3% NaCl 10 min 静脉推注，30 min

后临床无改善者可重复 2 次。静脉注射这些量的高渗盐水可使血钠水平升高 2～4 mmol/L，低于专家组建议的纠正低血钠最大限度。大脑容积增加大约超过 8% 将会发生脑疝，在急性低钠血症血钠迅速稍微升高 2～4 mmol/L 就能有效地降低脑水肿和颅内压。减轻水负荷可用呋塞米 20～40 mg 静脉注射，对有发生心力衰竭风险者可行预防性治疗。所有进行高渗盐水治疗的严重症状性低钠血症患者每 2～4 h 进行血钠和尿量测定，评估细胞外液的容量状态，以确保在治疗活动期低血钠的纠正速度不超过安全限度（图2-17-2、表2-17-3）。

表2-17-3	慢性低钠血症患者渗透性脱髓鞘征的防治（美国低钠血症专家组建议），参考文献[1][2]

- 危险人群：血钠水平≤120 mmol/L，持续时间＞48 h（如常规饮水或利尿剂治疗的门诊患者，住院后发生的低钠血症＞48 h）
- 对高危 ODS 患者需提高警惕
- 纠正低血钠目标值
  - 至少纠正血钠 4～8 mmol/（L·24 h），ODS 高危者 4～6 mmol/（L·24 h）
- 纠正低钠血症不能超过的限度
  - ODS 高危险患者：任何时候不能超过 8 mmol/（L·24 h）
  - ODS 正常危险度患者：任何时候不能超：10～12 mmol/（L·24 h）、18 mmol/（L·48 h）

最初的治疗之后，治疗目的是纠正脑水肿、治疗和预防低血钠性惊厥、改善意识清醒的水平，高渗盐水的静脉给药的速度需严格根据血钠水平进行调整，在首个 24～48 h 治疗活跃期须经常监测血钠水平，以确保血钠的升高在纠正目标和限度范围之内。输注等渗盐水会加剧 SIADH 患者的低钠血症，不能用于 SIADH 治疗。确诊的急性水中毒患者无需限制低钠血症纠正速度，过度纠正也无须采取再降血钠措施。在无法确定低钠血症是急性或慢性时，应遵照慢性低钠血症的纠正限度处理。在某些情况下患者可能发生水利尿导致低血钠自发纠正，自我诱发的水中毒急性低钠血症患者接下来没有发生 ODS 风险，但在自发性纠正之后血钠迅速上升的慢性低钠血症（如停用 DDAVP 治疗、皮质醇不足的替代治疗），应按照纠正低钠血症的目标和限度积极采取措施控制血钠上升的速度和幅度（图2-17-2，参见下文低钠血症纠正过度的处理）。

慢性 SIADH 的治疗涉及多种可供选择的治疗措施。渗透压阈值重置患者的低钠血症不会进展，血钠浓度在阈值水平波动，无需特殊治疗。

1. 限制液体摄入·多数轻中度 SIADH 患者，首选的治疗措施为限制液体摄入，需特别注意以下几点：① 限制液体摄入不仅仅指水，应包括所有的液体，如为给予药物由静脉输注的液体、经胃肠道或胃肠道外途径给予的营养支持及含水的食物和饮料；② 限水程度需小于尿量与非显性失水之和，通常非食物水应限制在 500 ml/d，低于每日的平均尿量；③ 一般而言血浆渗透压明显上升出现在限制液体摄入数日之后；④ 限制液体摄入仅仅指限制液体，不限制钠和蛋白质摄入，溶质缺乏显著限制自由水的排泄。由于尿钠偏高，SIADH 患者常呈体钠负平衡状态，在无禁忌证的情况下应补充较多的 NaCl。如果限制液体摄入数日，患者保持液体的负平衡状态但血钠无明显升高，提示限制液体摄入失败，应考虑

其他可能的原因，如溶质的丢失或临床表现不明显的低容量。限制液体摄入治疗一经启动，立即停用或更换一切与 SIADH 有关的药物。一般而言，尿渗透压越高提示存在高水平 AVP，限制液体摄入治疗成功的可能性越小；尿渗透压超过 500 mOsm/kg H_2O，单纯的限制液体摄入不太可能将血浆渗透压升高至目标值。提示限制液体摄入治疗可能失败的情况见表 2-17-4。继发于肿瘤的 SIADH，在成功治疗了潜在的恶性病变后，通常就消除或减少了不适当的 AVP 分泌，可能就不必进行特殊的治疗来纠正低钠血症，如造成低钠血症的病因继续存在，限制液体摄入又无效或不可行，应考虑药物治疗。在一些经选择的患者适当应用限制液体摄入可有效升高血钠，但增速十分缓慢[1~2 mmol/(L·d)]，而且该疗法通常伴有口渴增加导致患者不能耐受，长期治疗的顺应性差，对于那些难以耐受或不愿意接受严格的限制液体摄入的患者可用药物治疗。某些患者不宜限制液体摄入，特别是在 ICU 治疗的患者，摄入大量的液体是他们的治疗组成部分，药物和盐水更适于这些患者。

表 2-17-4　提示限制摄入液体治疗可能失败的情况（美国低钠血症专家组建议）

尿渗透压＞500 mOsm/kg H_2O
尿钾和尿钠浓度之和超过血钠水平
24 h 尿量＜1 500 ml/d
在限制液体摄入≤1 L/d 的情况下 24~48 h 血钠升高＜2 mmol/(L·d)

2. 药物治疗

（1）地美环素（demeclocycline）：又名去甲金霉素，为四环素衍生物，可造成肾性尿崩症，降低尿液渗透压，剂量为 600~1 200 mg/d，分次服用。治疗需持续数日以获得最大的利尿作用，因此必须等待 3~4 日才能决定增加剂量。地美环素可导致可逆性的氮质血症和肾毒性，尤其在肝硬化患者。因此，用药期间需常规监测肾功能，当氮质血症增加时即需停药。此外，有些患者可发生光敏性皮疹。

（2）尿素：尿素为治疗 SIADH 和其他低钠血症的另一种口服药，尿素主要通过溶质性利尿纠正低钠血，其不仅增加自由水的排出而且降低尿钠的排泄。剂量为 15~60 g/d 时通常能见效，剂量须每周增加 15 g/d，逐步调整直至血钠正常。采用尿素治疗，即使水平衡尚未完全恢复正常，患者也可实行较宽松的限制液体摄入措施。尿素的缺点为：口味差，可将其溶解于橙汁或其他口味较浓液体口服；较大剂量可导致氮质血症；缺少可靠实用的制剂。在尿素治疗期间血尿素氮水平可增加 1 倍，但并不代表肾功能障碍。一项小型的队列研究显示，尿素逆转慢性低钠血症的效率与托伐普坦相当。低钠血症患者不应采用低蛋白饮食，溶质缺乏显著限制自由水的排泄。

（3）AVP 受体拮抗剂（vaptan）：95% 的 SIADH 患者存在血清 AVP 水平升高，AVP 受体拮抗剂特异性针对 SIADH 的病理生理靶点。考尼伐坦（conivaptan）和托伐普坦（tolvaptan）已应用于临床治疗，美国 FDA 批准用于正常容量低钠血症和高容性低钠血症，欧洲药品管理局（EMA）仅批准用于正常容量低钠血症。考尼伐坦和托伐普坦都不需限制液

体摄入有效治疗低钠血症。北美和欧洲分别开展了 SALT-1 和 SALT-2 随机安慰剂对照临床研究，治疗对象包括心力衰竭、肝功能衰竭的低钠血症及 SIADH 患者，结果显示在不限制液体摄入的情况下托伐普坦能逐步升高血钠，基础血钠最低者血钠增加最多，虽然有 2% 的患者血钠升高速度超过了专家组推荐的最大纠正速度，但没有 1 例发生 ODS；SIADH 亚组分析显示托伐普坦能增加游离水的清除、升高血钠并没有严重的副作用。长期随访研究显示口服托伐普坦治疗 4 年仍然是安全有效的。由于 SALT 研究设计中纳入血钠＜120 mmol/L 的患者太少，高渗盐水仍然是治疗有症状的严重低钠血症的首选。

考尼伐坦（conivaptan）为 V_1a 受体和 V_2 受体混合拮抗剂，仅有静脉注射用制剂，负荷剂量为 30 min 输注 20 mg，然后持续输注 20~40 mg/d。通常第一个 24 h 用 20 mg/d 速率输注，若血钠纠正不足（＜5 mmol/L），提高至 40 mg/d。因与其他经肝脏 CYP3A4 同功酶代谢的药物存在相互作用，考尼伐坦最长疗程为 4 日。考尼伐坦最常见的不良反应为头痛、口渴和低血钾。托伐普坦（tolvaptan）为选择性 V_2 受拮抗剂，口服片剂。类似于考尼伐坦，托伐普坦的起始治疗必须住院进行，以仔细监测血钠的纠正速度。在美国，血钠低于 125 mmol/L 的患者首选托伐普坦，也可用于血钠在 125 mmol/L 以上、有低血钠导致的症状、拒绝限制液体摄入者。在欧洲托伐普坦仅用于正常容量低钠血症，不管血钠水平及以往对于限制摄水的反应，有症状的正常容量低钠血症都适用。治疗第一日首剂用托伐普坦 15 mg，如血钠水平仍然低于 135 mmol/L，或前一个 24 h 血钠升幅小于 5 mmol/L，剂量可调整为 30~60 mg/24 h。托伐普坦的不良反应主要有口干、口渴、尿频、头晕、恶心和体位性低血压。当血肌酐水平高于 3.0 mg/dl 时此类药物不再有效。一项有关多囊肾的临床试验，在少数患者发现大剂量托伐普坦存在肝脏毒性作用，美国 FDA 建议一旦出现肝病迹象立即停用托伐普坦，托伐普坦应避免应用于有潜在肝病的患者，治疗时间不超过 30 日。托伐普坦价格昂贵，长期应用受到限制。

使用 AVP 受体拮抗剂需注意，在纠正低钠血症的活跃期（通常为治疗的首个 24~48 h）经常监测血钠是至关重要的，使用考尼伐坦者至少 6~8 h 测一次血钠，对有脱髓鞘征危险因素者应更加频繁。如果第一个 24 h 的血钠纠正速率超过 10~12 mmol/(L·d)，则应停止输注并密切监测血钠，必要时经静脉输注 5% 葡萄糖或饮用足量的水再降血钠，以避免纠正低钠速度超过 10~12 mmol/L，对存在脱髓鞘征危险因素（表 2-17-2）的患者，低钠纠正速率应控制在不超过 8 mmol/(L·d)（图 2-17-2、表 2-17-3）。需注意，vaptan 不应与高渗盐水等其他治疗措施联合应用或即刻先后使用，因存在血钠纠正过度发生 ODS 的风险。托伐普坦与考尼伐坦一样，在纠正低钠血症的活跃期，尤其是对有脱髓鞘征危险因素者，严密地监测血钠至关重要，低血钠的纠正目标值、纠正的速率及纠正过速的校正方法同高渗盐水治疗和考尼伐坦治疗。在托伐普坦治疗活跃期可采用不限制液体摄入量，利用患者的渴感来弥补过度的大量排水，有助于防止纠正血钠纠正过速。

纠正低钠血症速度超过限度，依据发生 ODS 的危险程度

进行治疗(表2-17-5)。低血钠持续时间越长,血钠水平越低,更应注意过度纠正低钠血症造成的损害。除自我诱发的水中毒外,血钠≤120 mmol/L的患者,特别是ODS高危者,应每4~6 h监测一次血钠,监测尿量,直至血钠≥125 mmol/L。ODS高危者,超过8 mmol/(L·d)的纠正速度应积极避免,如果每日血钠增加超过8 mmol/L,在第二个24 h任何进一步积极升高血钠的治疗应予以避免。对不存在ODS危险因素的患者,首日纠正血钠8~12 mmol/L虽超过需要,但如果2日的血钠增加不超过18 mmol/L,其不至于造成伤害。

表2-17-5　低钠血症过度纠正的处理(美国低钠血症专家组推荐)

- 初始血钠≥120 mmol/L,可能不必要干预
- 初始血钠<120 mmol/L:
  - 在治疗的第1个24 h纠正血钠6~8 mmol/L后,补充丢失的水分或使用DDAVP
  - 如果治疗的第1个24 h纠正血钠>8 mmol/L,停用下一剂vaptan
  - 如果超过了治疗纠正限度,考虑治疗性再降低血钠
  - 在过渡纠正血钠后,考虑应用大剂量糖皮质激素24~48 h,如用地塞米松4 mg q6h
- 再降低血钠
  - DDAVP 2~4 μg q8h注射,以防止水分进一步丢失
  - 饮水补充水分或静脉输注5%葡萄糖液3 ml/(kg·h)
  - 持续输注5%葡萄糖液,每小时监测血钠,直至血钠降低至目标值

为防止纠正过度,一旦达到每日升高血钠的治疗目标,高渗盐水或vaptan等继续升高血钠的治疗应该暂停;为防止在当天剩余的时间里因经尿液的自由水的排泄导致的血钠进一步升高,可采用输注5%葡萄糖液或饮水补充丢失的水分,或注射DDAVP 2~4 μg以终止自由水经尿液丢失。此外,可采用每6~8 h摄入DDAVP联合3%高渗盐水输注的方法将血钠升高速度调整在6 mmol/(L·d),血钠升至128 mmol/L时,停用dDAVP。在采用vaptan纠正低钠血症者,DDAVP作用不可靠,但当vaptan被代谢后尿液的水分丢失也将停止。采用vaptan单药治疗(不同时采用盐水治疗)血钠很少超过12 mmol/(L·d),无1例ODS发生。当血钠增加较多时,谨慎起见停用第二日的vaptan,然后重新采用相同剂量或较低剂量继续治疗。

如果过度纠正低钠血症已经发生,可考虑血钠再降低治疗(表2-17-5)。动物实验显示再降低治疗可防止ODS,小样本的研究显示患者的耐受性良好,但尚未在临床对照试验中得到验证。再降低血钠可采用摄入2~4 μg DDAVP联合在1 h内以3 ml/kg的剂量重复输注5%葡萄糖液,每剂输注后监测血钠以决定是否需要输注下一剂5%葡萄糖,直至血钠水平回到患者的治疗限度以下。没有ODS危险因素的患者,治疗限度为在任何一个24 h时段血钠的升高不超过10~12 mmol/L或在任何的48 h时段不超过18 mmol/L;在ODS高危患者,在任何一个24 h时段血钠纠正超过8 mmol/L为采用再降低治疗的正当理由。动物实验显示,大剂量糖皮质激素有益于稳定血脑屏障,防止渗透性毁坏,但其功效尚未在人体证实。

由于低钠血症的病程常难于确定,专家组提出了基于低钠血症患者的神经症状的严重程度的治疗方案。首先应进行神经病学病史采集和评估,以确定除低血钠外导致临床症状

的其他原因。该方案根据现有的症状将患者分为3组:①严重症状:昏迷、意识迟钝、惊厥、呼吸窘迫或骤停和原因不明的呕吐,通常提示较为急性的低钠血症发病或恶化需立即积极治疗,需快速升高血钠水平以减轻脑水肿,减少脑疝发生风险。②中度症状:精神状态改变、定向障碍、意识模糊、原因不明的恶心、步态不稳和跌倒,一般提示一定程度的脑容量调节,尚无临床上明显的脑水肿。这些症状可能是慢性的或急性的,但尚有时间推敲和选择治疗方案。③轻度症状或无症状:集中困难、易怒、情绪改变、抑郁和原因不明头痛,或者没有可识别的症状,说明患者可能有慢性的或逐步进展的低钠血症。这些症状必须加以警惕,特别对有共存性疾病的患者。

有严重症状的患者首选3%高渗盐水治疗,然后采取限制液体摄入治疗,联合或不联合vaptan治疗。鉴于高渗盐水治疗的患者中有10%发生过速纠正低钠血症,因此需严密监控。有些学者提议同时进行DDAVP治疗以降低纠正速度,使血钠升高仅仅由高渗盐水产生,该方法的有效性和安全性有待更大样本的临床验证。在用高渗盐水成功升高血钠后应停止采取任何积极的升高血钠的治疗措施。

中度症状的患者的治疗依据细胞外液的容量决定。低容性低钠血症患者输注等渗盐水或口服钠盐补充溶质。正常容量低钠血症患者,尤其是SIADH患者可采用vaptan、有限的高渗盐水输注或尿素进疗。之后可采用限制液体摄入,如预期导致SIADH的原因属慢性则采用vaptan长期治疗。患有高容性低钠血症的心力衰竭患者,vaptan是最佳的治疗选择,因为限制液体摄入治疗罕见成功,盐水会导致水的潴留加剧水肿,尿素可能在肝功能障碍的患者造成氨在胃肠道积聚。虽然中度神经症状可能说明患者处于急性低钠血症的早期,但通常提示脑容量已充分适应,防止了由脑水肿导致的明显的神经症状,多数患者为慢性低钠血症,纠正低钠血症的目标和限度必须遵循(图2-17-2、表2-17-3)。这类患者需留院监护直至症状改善或稳定。

轻度症状或没有症状的患者可使用限制液体摄入起始治疗,但多数改善血钠失败,其中有些患者存在对限制液体摄入反应差的临床特点(表2-17-4),选用vaptan或尿素等药物治疗可能较为合适。

一些特殊病例会发生低钠血症迅速自发纠正,如低钠血症患者停用抗利尿激素制剂、肾上腺皮质功能减退患者用糖皮质激素替代治疗、利尿剂诱发的低钠血症患者补充了溶质,以及暂时性SIADH自发恢复。如果前期的低钠血症已持续足够时间(≥48 h),脑容量的调节已发生,脱髓鞘征会在这种情况下发生。此时如纠正低血钠的参数已超过或纠正低血钠较计划的更快,摄入低渗液可降低脱髓鞘征的风险,也可与dDAVP联用。动物研究和临床病例报道提示,这种措施是有效的,即使在有明显症状的患者也同样有效。起始阶段过快地纠正低血钠后,再重新降低血钠仅向脱髓鞘征高危的患者推荐,脱髓鞘征中、低危的患者可视情况选择使用,急性水中毒患者则没有必要(图2-17-2)。

需注意临床症状的变化,开始表现为中度症状的患者可能为处于低钠血症早期,轻度症状者可因摄水增加而发展为更多症状的低钠血症,因此低钠血症治疗需防止由低水平症状性低钠血症发展为高水平症状性低钠血症,尤其是对那些

有症状性低钠血症过去史者。

六、血钠监测

低钠血症治疗期间需严密监测血钠，检测频率依据低钠血症的严重度和治疗方法而定。所有进行高渗盐水治疗的严重的症状性低钠血症应每2～4 h进行血钠和尿量测定，评估细胞外液的容量状态，以确保在治疗活动期低血钠的纠正速度不超过安全限度（图2-17-2、表2-17-3）。采用 vaptan 治疗的轻度或中度的低钠血症患者，在治疗的活动期（通常为治疗的首个24～48 h），应每6～8 h检测一次血钠。在纠正低钠血症的过程中，出现以下变化时，任何积极的治疗措施应立即停止：① 患者低钠血症症状消失；② 血钠达到安全水平（> 120 mmol/L）；③ 血钠纠正速度达到最大限度［10～12 mmol/(L·24 h)或者18 mmol/(L·48 h)；ODS 高危患者为 8 mmol/(L·24 h)］（图2-17-2、表2-17-3）；④ 经限制液体摄入治疗或经除高渗盐水外的其他治疗血钠达到稳定水平者，每日测定血钠就足够了，因为在没有积极治疗措施或摄水量发生很大变化的情况下血钠水平不会变化。

参考文献

[1] Verbalis JG, Goldsmith SR, Greenberg A, et al. Diagnosis, evaluation, and treatment of hyponatremia: expert panel recommendation [J]. Am J Med, 2013, 126(10 Suppl 1): S1-S42.

[2] Robinson AG, Verbalis JG. Posterior pituitary//Melmed S, Polonsky KS, Larsen PR, et al. Williams textbook of endocrinology [M]. 13th ed. Elsevier, 2016: 313-324.

[3] Robertson GL. Regulation of arginine vsopressin in the syndrome of inaooropriate antidiuresis [J]. Am J Med, 2006, 119 (7 Suppl 1): S36-S42.

[4] Robertson GL. Regulation of arginine vasopressin in the syndrome of inappropriate antidiuresis [J]. Am J Med, 2006, 119 (7A): S36-S42.

[5] Freda BJ, Davidson MB, Hall PM. Evaluation of hyponatremia: a little physiology goes a long way [J]. Cleve Clin J Med, 2004, 71: 639-650.

[6] Goh KP. Management of hyponatremia [J]. Am Fam Physician, 2004, 69: 2387-2394.

[7] Baylis PH. The syndrome of inappropriate antidiuretic hormone secretion [J]. Int J Biochem Cell Biol, 2003, 35: 1495-1499.

[8] Robertson GL. Posterior pituitary [M]//Felig P, Frohman LA. Endocrinology & Metabolism. 4th ed. New York: McGraw-Hill Companies, Inc USA, 2001: 109-171.

[9] Adrogue HJ, Madias NE. Hyponatremia [J]. N Engl J Med, 2000, 342 (21): 1581-1589.

[10] Baylis PH. Vasopressin, diabetes insipidus, and syndrome of inappropriate antidiuresis[M]//DeGruot LJ, Jameson JL. Endocrinology. 4th ed. Philadclphia: WB Saunders, 2000: 363-376.

[11] Kudler JP, Hustead T. Hyponatremia and hypernatremia in the elderly [J]. Am Fam Physician, 2000, 61: 3623-3636.

[12] Hirshberg B, Ben-Yehuda A. The syndrome of inappropriate antidiuretic hormone secretion in the elderly [J]. Am J Med, 1997, 103(4): 270-273.

[13] Fraser CL, Arieff AI. Epidemiology, pathophysiology, and management of hyponatremic encephalopathy [J]. Am J Med, 1997, 102(1): 67-77.

[14] 李瑞芬,李果,郭明,等.慢性阻塞性肺病中血浆精氨酸血管加压素浓度与低钠血症[J].上海医学,1993,16(10): 587-588.

[15] Sterns RH. Severe symptomatic hyponatremia: treatment and outcome. A study of 64 cases [J]. Ann Intern Med, 1987, 107(5): 656-664.

[16] Daggett P, Deanfield J, Moss F. Neurological aspects of hyponatraemia [J]. Postgrad Med J, 1982, 58(686): 737-740.

[17] Zerbe R, Stropes I, Robertson G. Vasopressin function in the syndrome of inappropriate antidiuresis [J]. Annu Rev Med, 1980, 31: 315-327.

[18] Moses AM, Miller M. Drug-induced dilutional hyponatremia [J]. N Engl J Med, 1974, 291(23): 1234-1239.

第十八章·松果体生理及临床

第一节·松果体的生理、生化

许荣焜

松果体(pineal body)被认识至今已有2 000多年了，但遗憾的是，它曾被错误地认为在个体发育成年之后就成为一个退化器官，而且这种认识历经一段漫长的岁月，以致它的真正生理和病理功能一直不为人们所熟知。直到1958年Lerner等从牛的松果体提取出褪黑素(melatonin, MLT)，才重新引起人们对它的注意。目前，已知松果体是一个原始的视觉器官。但在人和哺乳动物中，它已失去感光功能，且有大量钙化脑砂沉积，因此才被误认为是一个无特殊功能的残余器官。其实，松果体不但有丰富的血液供应，可能是身体内单位重量接受血液最多的一个器官，其血流量仅次于肾脏，而且有大量的神经支配。此外，松果体本身从幼年到老年期都能合成丰富的MLT，MLT是体内一种有效参与调节机体多种重要功能的激素之一；松果体内的活性物质除激素外还有酶、氨基酸、脂肪、糖原等；松果体的主要生理功能是

通过其多种生物活性物质发挥作用，这些物质包括上述的褪黑素、多肽、去甲肾上腺素(NE)、组胺、5-羟色胺(5-HT)和其他吲哚胺等化合物。实验证明，松果体的分泌物或组织提取物对大脑、下丘脑、垂体、甲状腺、肾上腺皮质和性腺等都有作用，是一个重要的神经内分泌器官；它能把光照、声、温度、嗅以及季节变化的刺激转变为内分泌激素释放信息，从而调节许多器官的功能活动，是机体"生物钟"节律调节的组成部分，参与机体诸多重要的生命活动过程。以下简要介绍松果体的解剖和组织学、神经支配、褪黑素及其代谢、生理及病理生理功能。

一、解剖和组织学

顾名思义，松果体之称谓是因其形状与松树坚果相似（拉丁文为 pineas）。它位于间脑顶部、缰联合与后联合之间、四叠体上方的凹陷内，故又称脑上体（epiphysis cerebri；图2-18-1），其外有结缔组织软脑膜包裹，且伸入腺体内构成支架。松果体由柄与基部连接，第三脑室顶部部分伸入柄

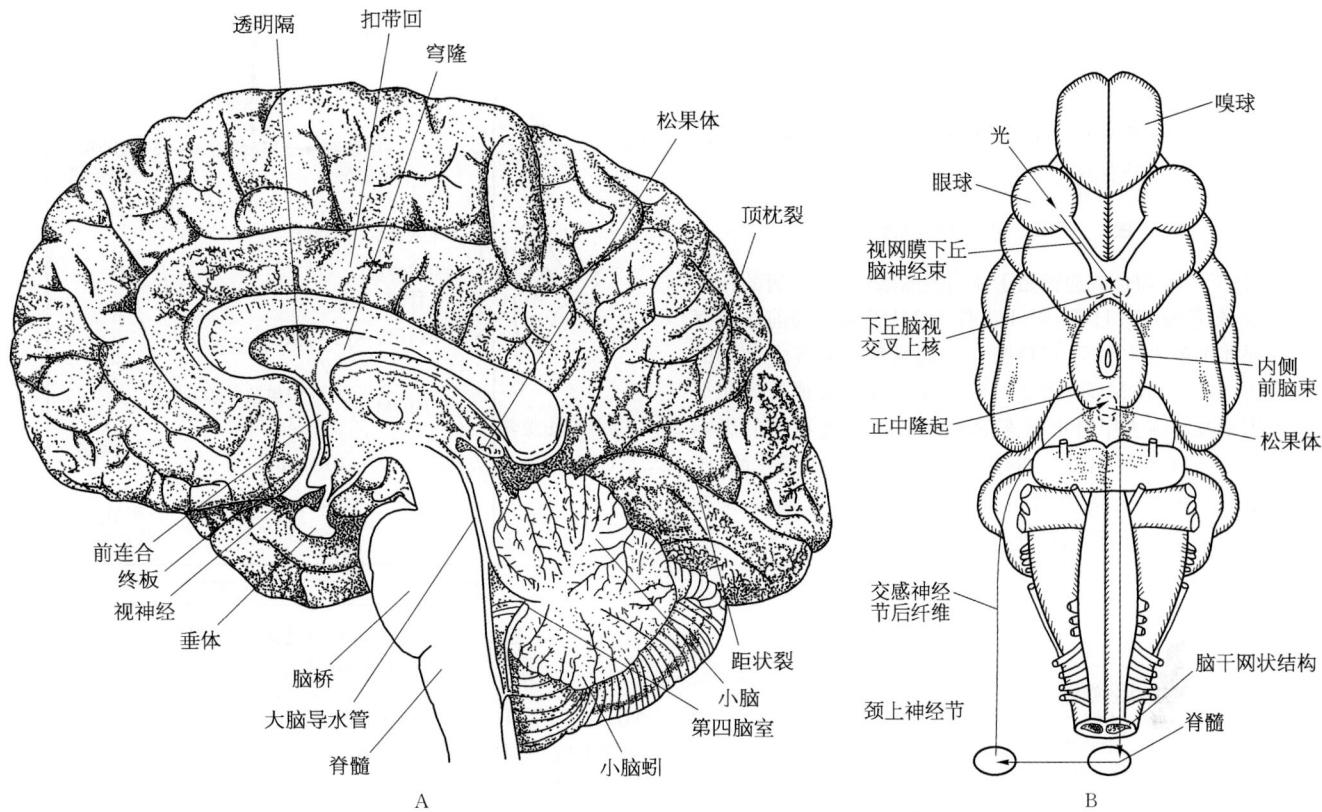

图 2-18-1 人脑内松果体的位置(A. 引自 Reiter RJ. 2001)和啮齿类动物脑内松果体位置示意图(B. 引自罗自强等.神经内分泌学,1986)

内,将松果体柄分为上板层和下板层两部分。松果体腔原与第三脑室相连,但随胚胎发育而腔逐渐变小,且随细胞的增生而逐渐成为实质性内分泌器官。

从胚胎起源看,松果体来源于神经外胚层,在胚胎发育的早期已开始显现,约于排卵后 33 日的胚胎已出现一个很薄的突起,即后来的松果体。人及各种动物之间的松果体特征相差很大,甚至于有的动物没有松果体。例如,其大小、重量不但因动物的种属不同而有所差别,也因性别、年龄和季节而异;成人的松果体呈卵圆形,灰红色,长与宽大约分别为 1 cm 与 0.5 cm,重量为 0.1～0.2 g。人和多种哺乳动物的松果体为实质性器官,其细胞组成主要有松果体细胞,多位于中央区,这类细胞胞体呈多边形、圆形或不规则形;另有占 5% 的神经胶质细胞,属星状胶质细胞,小星形、核卵圆形、胞突可伸入松果体细胞之间;靠近脑室的一侧有室管膜细胞。此外,还有少量成纤维细胞、组织细胞、肥大细胞、浆细胞、黑色素细胞和横纹肌。

二、神经支配

松果体的神经支配包括交感神经、副交感神经、连合神经和肽能神经。交感神经纤维来自双侧颈上神经节,节后神经纤维终止于腺体的血管周隙或细胞上,不形成突触联系,分布有种属差异。终止于神经节的节前纤维细胞体位于上胸脊髓的中外侧细胞柱,此细胞柱的神经元接受来自下丘脑核周体,可能是室旁核发出的神经末梢,并与视上核联系,接受来自视网膜的信息,使视网膜与松果体的功能相关联。因此,松果体的交感神经支配对其吲哚胺类化合物的节律性代谢和内分泌

功能十分重要,起介导作用的交感神经递质是去甲肾上腺素。人和其他灵长类、鼠、兔等松果体有副交感神经支配,节前纤维来自脑干上泌涎核,节后纤维终止于腺体实质和血管周隙,也不形成突触联系。松果体除交感和副交感神经支配外,还接受经大脑脚来自大脑的轴突支配。连合神经纤维在松果体内的分布有明显的种属差异,如人、兔和羊等的胎儿期可见松果体与大脑之间有直接神经连接,出生后消失;但成年猴、猫等仍保持联系。松果体的肽能神经支配,其神经纤维也是连合神经纤维之一,大多来自室旁核,具有神经内分泌功能。应用免疫细胞化学和放射免疫的方法,已证明松果体内具有如下肽能神经纤维,包括降钙素基因相关肽(CGRP)、亮氨酸脑啡肽(L-ENK)、神经肽 Y(NPY)、生长抑素(SS)、P 物质(SP)、催产素(OT)、抗利尿激素(ADH)、血管活性肠肽(VIP)等。上述这些肽能神经纤维在松果体内的种类和分布也有种属差异;目前对它们的结构和功能意义尚不完全明了,有待进一步探讨。

三、褪黑素

以上已提及松果体内有许多生物活性物质,其中主要的也是了解比较清楚的属褪黑素。1958 年,Lerner 从牛松果体提取物中分离出可抑制两栖类动物皮肤色素生成的一种吲哚类化合物,其化学结构为 5-甲氧基-N-乙酰色胺(图 2-18-2),命名为褪黑素(melatonin,MLT)。经大量的实验证明,MLT 对中枢神经系统、内分泌系统、心血管系统、消化系统、呼吸系统、生殖泌尿系统、免疫系统等都有调节作用。尤其 MLT 具有诱导自然睡眠、延缓衰老、抗氧化和提高机体免疫力等作用的研究资料积累比较

多；近年的实验研究还发现，MLT 对部分肿瘤或癌症有抑制作用，但相关的临床资料较少，有待进一步确证。

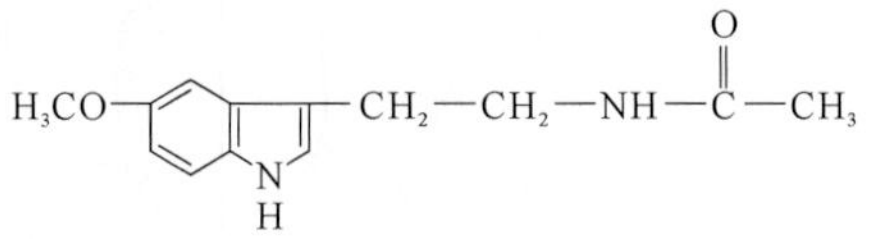

图 2-18-2　MLT 的化学结构

MLT 的生物合成途径始于体内色氨酸，经若干酶的作用形成 5-羟色胺(5-HT)，5-HT 作为 MLT 合成的前体储存于松果体细胞内。在 5-羟色胺-N-乙酰转移酶等多种酶的作用下，最终合成 MLT(图 2-18-3)，MLT 的合成受光照等环境因素及体内去甲肾上腺素(NE)等多种活性物质的影响(图 2-18-4)。MLT 在体内的主要代谢途径，经由羟化酶、脱乙酰化酶、脱氨基化酶等的作用逐步降解为最终产物(图 2-18-5)，由尿排出体外。

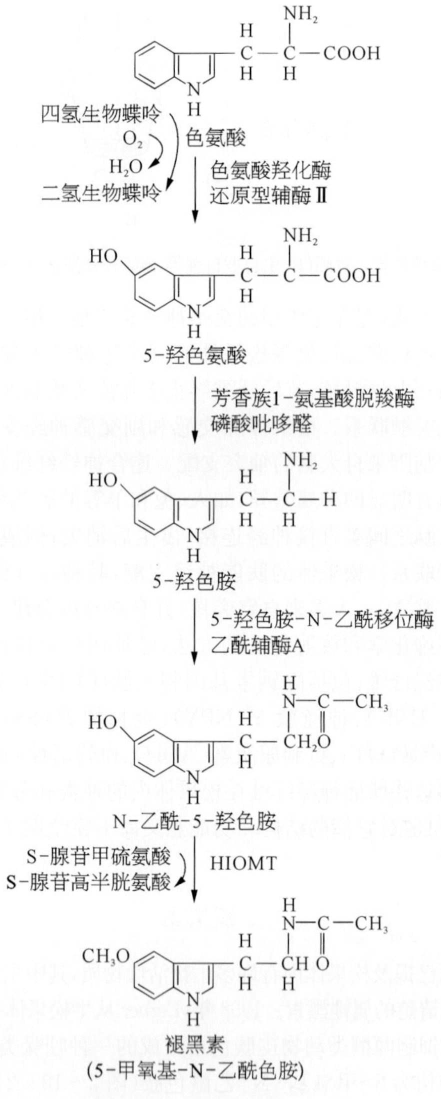

图 2-18-3　MLT 生物合成过程
引自程治平.内分泌生理学，1984

松果体及各种体液内 MLT 的含量因不同环境、时间和种属而异；有报道称，切除动物的松果体后，尿中仍然有

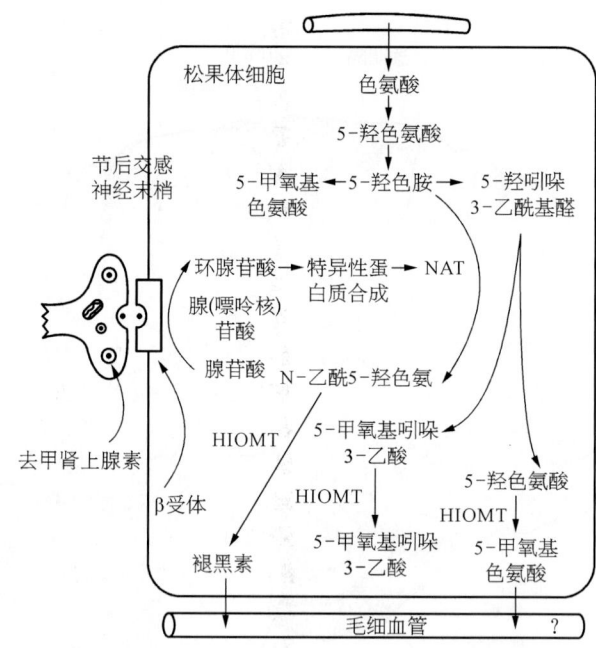

图 2-18-4　NE 对 MLT 合成和分泌的影响
引自 Reiter RJ. 1984

MLT，提示 MLT 有其他来源。目前已知，哺乳动物的视网膜和副泪腺，某些变温动物的眼睛、脑部和皮肤也合成 MLT，但松果体是人和哺乳动物 MLT 的主要来源。因此，目前讨论松果体的生理和病理生理功能也大多涉及 MLT 所发挥的作用。

（一）MLT 对中枢神经系统的作用

MLT 的生理功能比较广泛，就其对中枢神经系统的调节而言，实验研究表明，MLT 有催眠、镇静、镇痛、抗抑郁、改变精神状态、记忆、应激、调节下丘脑激素的释放以及影响昼夜节律等。上述各种作用中，研究比较多的是 MLT 对动物和人的催眠作用，已有研究结果表明，当白天给受试者每次口服 80～240 mg，1～2 h 后，受试者将很快进入睡眠状态，可持续约 5 h；而夜晚 21:00 每次只服用 3 mg，即可达到类似上述的结果。有报道称 MLT 可使正常人出现脑电 α 波，诱发睡眠，增加快速眼动(REM)睡眠量和缩短 REM 睡眠潜伏期，通过夜晚自然觉醒后脑电活动的再同步而参与睡眠调节。MLT 也常被用作一种治疗时差的药物，测试其影响时差的能力与其对生物节律的影响有关。由此可见，MLT 是一种生理性的睡眠诱导剂。关于 MLT 对睡眠的调节机制比较复杂，概括起来主要有以下几方面，即 MLT 对神经内分泌系统的作用，但 MLT 对神经内分泌系统的作用与 MLT 调节睡眠的关系，研究结果不甚一致。MLT 对神经递质及其受体的作用，已知脑内多种神经递质(NE、5-HT、GABA、DA 等)参与睡眠的调节，MLT 能影响这些递质的作用从而改善睡眠，如 MLT 可通过多种途径增强 GABA 的中枢抑制作用以改变睡眠状态。虽然松果体是位于下丘脑的视交叉上核(SCN)的一个下属受控器官，人和哺乳动物生物节律的改变主要由 SCN 调节，但松果体的主要激素 MLT 对 SCN 又有直接作用，以影响生物节律，参与睡眠时相的调节。另外，一些研究资料也提及 MLT 对体温和神经免疫调节与睡眠之间的关系，这将为进一步开展 MLT 催眠机制的研究提出一些新的方向。

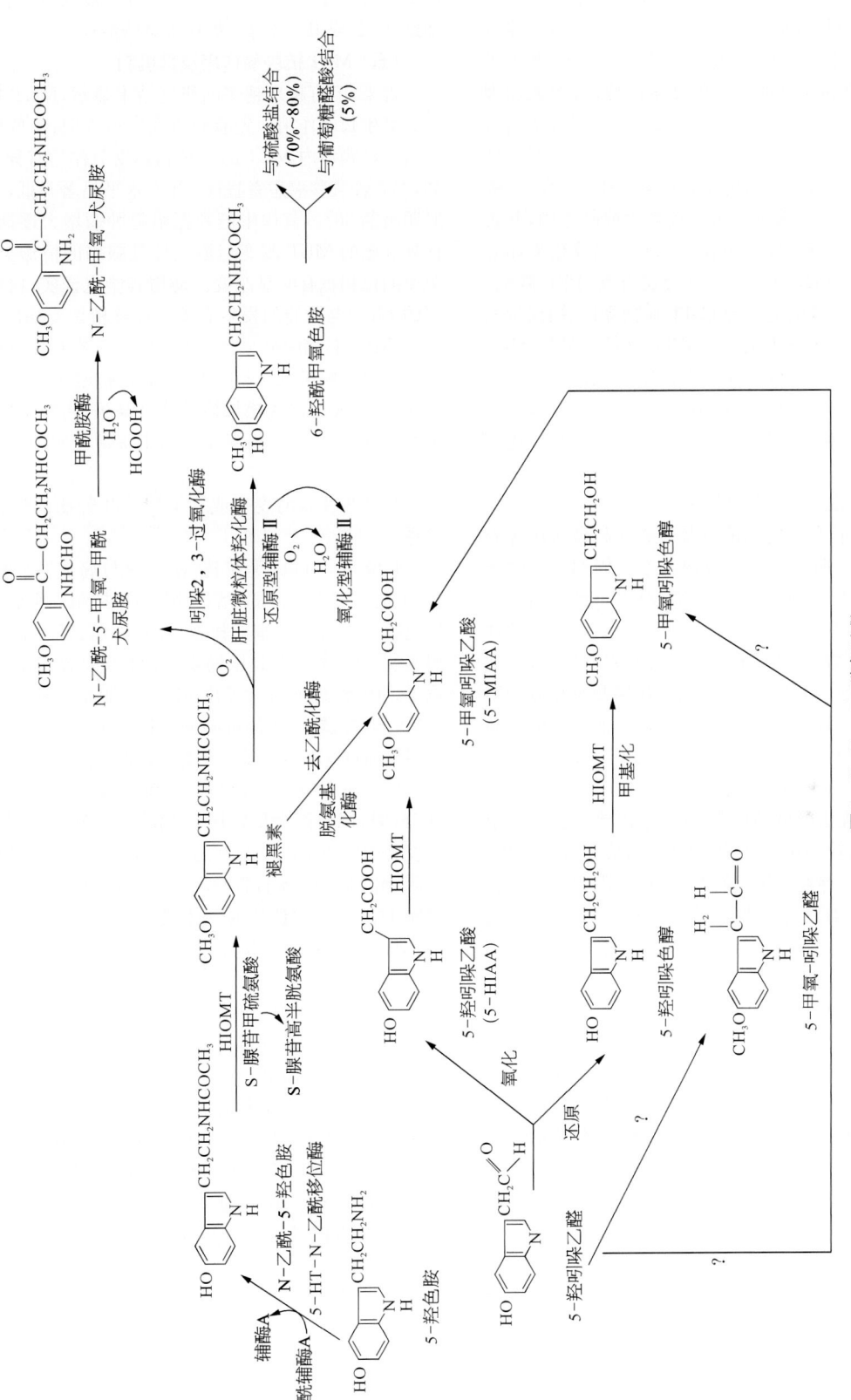

图 2 - 18 - 5　MLT降解过程
引自程治平.内分泌生理学.1984

（二）MLT 对内分泌和生殖系统的作用

MLT 对内分泌系统和生殖系统的作用，主要是 MLT 调节下丘脑激素的合成和释放，从而调节腺垂体激素的水平及其靶器官的活动。很早以前，已经发现 MLT 有抑制性腺发育的作用，这种作用与光照周期高度相关。给动物注入 MLT，抑制卵泡释放和与排卵相关的激素高峰值；给人药理剂量 MLT，也有相似的抗排卵作用。后来发现，给 MLT 后可引起促性腺激素如黄体生成素（LH）、卵泡刺激素（FSH）、催乳素（PRL）和甲状腺激素降低，但生长激素（GH）升高；实验结果还发现，MLT 对肾上腺皮质也有较强的抑制作用，并直接抑制睾丸分泌睾酮、抑制卵巢分泌雌二醇。摘除松果体后则引起垂体增大，ACTH、LH 和 FSH 分泌升高、PRL 降低；此外，还有报道称松果体的提取物可引起血糖降低、糖耐量增加；摘除松果体可导致抗利尿激素（ADH）降低。可见 MLT 不但影响腺垂体激素的分泌，还调节其他内分泌腺如甲状腺、肾上腺皮质、睾丸、卵巢、神经垂体和胰岛等的功能。以上的资料只是介绍一些普遍的看法，实际上也偶见一些与上述不甚一致的结果。

（三）MLT 对心血管系统的调节

众所周知，心血管系统的功能以及冠心病和高血压等心血管疾病的发病均呈明显的昼夜节律及季节周期。实验表明，摘除大鼠松果体可出现高血压，但给 MLT 可预防高血压的形成。MLT 也调节血管的活性，但选用的组织及实验条件不同，将出现不同的结果。MLT 对心血管的调节作用，通常被认为是 MLT 通过中枢神经系统的间接作用及对心血管系统直接作用的结果。目前，有关 MLT 影响心血管的机制尚未明了。已知心脏和一些血管上有 MLT 的结合位点，虽然有人认为 MLT 对心血管的调节作用可通过非受体机制，但已有人提出，MLT 经由受体的作用，其信息传导可通过 G 蛋白系统，也可通过门控系统起作用。MLT 的抗高血压作用，推测可能是通过自主神经系统，减少外周血管阻力或减少肾素-血管紧张素-醛固酮系统活性的结果。关于 MLT 对心血管的影响，常因不同的实验条件或所选用的动物不同，实验结果不甚一致，有待进一步探讨。

（四）MLT 对免疫系统的作用

MLT 对免疫系统的作用已经积累了不少资料。实验结果表明，MLT 具有免疫调节作用，MLT 如同免疫系统的一部分，对细胞免疫、体液免疫具有广泛刺激作用，如刺激具有免疫能力细胞的分裂增殖。MLT 可激活单核细胞，促进脾巨噬细胞的抗原递呈作用，增加巨噬细胞表面的 II 型主要组织相容性复合物，促进细胞毒性 T 受体的表达，增强抗体依赖性细胞毒性作用，增加自然杀伤细胞的活性。MLT 还刺激单核细胞分泌 IL-1 和 IL-2，增强急性期反应；促进 T 淋巴细胞增殖和生长；激活杀伤细胞（包括自然杀伤细胞和淋巴因子激活的杀伤细胞），促进 B 淋巴细胞产生免疫球蛋白；直接增强单核细胞功能，增加免疫细胞数量（包括淋巴细胞、CD_{25} 阳性细胞、T 淋巴细胞、自然杀伤细胞和嗜酸粒细胞），促进 T_4 辅助细胞分泌 IL-4，增强造血功能；促进 T 细胞分泌 MLT 诱导性阿片肽，以对抗类固醇激素或紧张引起的免疫抑制作用；促进淋巴细胞分泌肿瘤坏死因子 α（TNF-α）、干扰素 γ（IFN-γ）；增加胸腺内肾上腺皮质激素受体的亲和力，促进胸腺增

生，防止因紧张或类固醇类激素引起的胸腺退化等。此外，有一些临床资料认为，MLT 可直接作用于人淋巴细胞，提高机体免疫力；MLT 可提高化疗患者血小板和白细胞的计数、可辅助 TNF 或 IL-2 等对癌症患者的治疗。

（五）MLT 抗肿瘤作用及其机制

近来，已有越来越多的研究结果显示，MLT 具有抑制一些肿瘤生长的作用。先前的研究资料表明，一些癌症患者或者荷瘤动物体内 MLT 的水平和昼夜节律均有异常变化。例如，原发性乳腺癌患者昼夜 MLT 水平显著降低，其振幅只有对照组的 50%，节律中值和振幅随肿瘤增大逐渐下降；继发性乳腺癌的 MLT 改变与原发性乳腺癌的情形类似，且昼夜节律的位相也有明显改变。动物实验也证实，松果体及其分泌的 MLT 与肿瘤的发生有关。在移植黑变病的黑色素瘤 1 号（MM1）前，摘除松果体，促进二甲基苯并蒽（DMBA）诱致的叙利亚仓鼠黑色素瘤的生长；如果把刚出生的大鼠置于持续光照下，人为造成松果体功能性缺失，再以 DMBA 诱致大鼠发生乳腺癌，其发病率显著高于正常光照的对照组。类似的实验研究还有许多，说明松果体及其主要的分泌物 MLT 可能与某些肿瘤的发生或者抑制一些肿瘤的生长有密切的关系。

1988 年，Gupta 等在其《松果腺与癌症》一书中，已列出 MLT 的许多实验性抗肿瘤作用，包括抑制乳腺癌、前列腺癌、绒毛膜癌、结肠癌、卵巢肿瘤、肾脏肿瘤、肾上腺髓质瘤、B16 黑素瘤、埃尔希（Ehrlich）癌或小鼠 180 肉瘤、大鼠实验性乳腺癌等。因此，近期有人提出 MLT 可能是一种生理性的抗癌物质，具有比较广泛的抗肿瘤作用。实验研究显示，MLT 抑制甲基肼（DMH）、甲基硝基脲（NMN）等诱致的实验性肿瘤。给雌性大鼠 DMH，诱致发生消化道肿瘤；如果在第一次给 DMH 时，同时给大鼠饮用含 MLT 20 mg/L 的水，显著降低多发肿瘤的数量以及肿瘤的发生率。新近，我们的实验结果表明，给 SD 大鼠每日腹腔注射 0.25 mg 或 0.5 mg MLT，显著抑制 17β-雌二醇诱致的垂体催乳素瘤的增生。体外实验显示，MLT 明显抑制 TJ861 人脑恶性星形细胞瘤体外细胞系的细胞增殖。$10^{-11} \sim 10^{-9}$ mol/L 的 MLT 对人神经细胞癌 SK-N-SH 细胞有直接抗增殖作用。临床研究也表明，不同类型的肿瘤患者同时给予 MLT（20 h 内口服 40～50 mg）和 IL-2（每日皮下注射 300 万 U，5～6 次/周）联合治疗，肝细胞癌患者对这种联合给药的治疗效果明显，但对肠癌患者的治疗作用没有明显差别。对他莫昔芬治疗有效的乳腺癌转移患者，同时口服 MLT（每日 20 mg），可增强疗效。给 21 例转移性肾癌患者口服 MLT（每日 18 h 内 10 mg），同时肌内注射干扰素（每周 3 次，每次 300 U），其中 7 例增加疗效并降低药物的毒性。MLT（每 6 h 50 mg）对转移性黑色素瘤患者有稳定病情的作用，对部分患者有明显疗效。因此，Panzer 等提出，在肿瘤的治疗中，MLT 可能发挥的作用包括增强一些药物的疗效，减少某些治疗药物的副作用，减少感染并发症的发生，改善因化疗引起的血小板减少，降低因手术引起的淋巴细胞减少，提高卡氏评分的分值，改善其他细胞毒药物对免疫抑制的影响，也有助于肿瘤患者的睡眠，从而减轻患者的焦虑等。

目前已开展过许多 MLT 抗肿瘤机制的研究。一般认

为,MLT 抑制肿瘤的生长可能经由间接抗肿瘤和直接抑瘤机制。

1. MLT 的间接抗肿瘤机制

(1) MLT 的抗氧化作用在其抑制肿瘤增生过程中起多重效应:因为 MLT 是一种高效抗氧化剂,作为自由基清除剂,它清除超氧自由基的能力是维生素 E 的 2 倍,清除羟自由基的能力是谷胱甘肽的 5 倍。MLT 可通过预防自由基引起的 DNA 损伤,减弱氧化性 DNA 损伤引起的致癌作用。MLT 对肿瘤细胞的作用还可能经影响 NO 合酶的活性,抑制血管增生,从而抑制肿瘤的发展。已发现妇科肿瘤的恶性程度与 NO 合酶活性有关,其原因可能是 MLT 抑制 NO 合酶、降低 NO 水平,发挥其抗肿瘤作用。

(2) MLT 能显著增强免疫系统的功能:已知免疫系统是抑制肿瘤增生的重要因素,MLT 如同免疫系统的一部分,对细胞免疫、体液免疫具有广泛的刺激作用,因而具有抗肿瘤作用。

2. MLT 的直接抑瘤机制

(1) MLT 调节雌激素作用途径:研究已表明,MLT 能经由影响雌激素受体蛋白和雌激素受体 mRNA 的表达,阻断雌激素-雌激素受体复合物同 DNA 上雌激素反应元件的结合,抑制肿瘤的增生。因此,一般认为,MLT 抑制涉及雌激素受体有关的肿瘤增生最为有效。

(2) 对细胞生长周期的影响:MLT 对细胞生长周期的直接影响,推测可能阻止瘤细胞从 G_1 期向 S 期转换,但其机制尚待阐明。

(3) 对旁分泌和自分泌因子的作用:一些研究结果提示,MLT 对自分泌和旁分泌因子的作用,也可能是其参与抗肿瘤作用的另一途径。

(4) 对 PRL 基因的作用:新近我们的实验研究结果表明,MLT 通过减少 E_2 诱致的 PRL 基因的突变,抑制 PRL 瘤的增生。

(5) 其他:也有实验研究发现 MLT 的直接抑瘤作用,是通过增加细胞间缝隙连接、对钙调素和微管蛋白的作用,以及影响细胞的代谢,例如通过显著抑制肿瘤细胞摄取亚油酸,从而抑制肿瘤的生长。

总之,有关 MLT 的抗肿瘤作用及其机制,只是近年才被人们所关注的问题,值得进一步探讨。

第二节·松果体临床

刘志民　陈向芳

人松果体是一个活跃的内分泌器官,其发育和成熟主要在出生后 1 周内完成;一般自 7 岁开始退化,结缔组织增生,神经胶质细胞相对增加;成年后不断有钙盐沉着,形成一些大小不等的颗粒,即"脑砂(acerveli)";钙化形成钙斑,并随年龄增加而增加,可在 X 线上显示,临床上可根据其位置的改变作为诊断颅内病变的参考。松果体主要分泌褪黑素。松果体的活动受光照的影响,这种光照影响是种系发生保留下来的特性,通过分泌褪黑素水平的改变,将环境光照周期(昼夜节律和季节节律)的信息传递给体内有关的组织和器官,使其功能活动适应外界的变化,具有镇静催眠作用,被称为生理性催眠

剂。在两栖类动物,褪黑素是促使皮肤褪色的激素。在哺乳类已失去这个作用,主要抑制性腺激素的释放,从而使垂体的促性腺激素的释放,抑制生殖腺的发育和功能活动,可以用于防治性早熟。此外还具有免疫兴奋作用,以及抗衰老、抗肿瘤等作用。因此,褪黑素具有广泛的生物学作用,与人类多种疾病具有相对密切的关系。

一、松果体瘤

松果体位于第三脑室后部。起源于松果体的肿瘤可侵犯邻近结构,而邻近结构的肿瘤也可侵犯或推移松果体,常难以准确判断原发部位,故发生在松果体部位的肿瘤统称为松果体区肿瘤。该区肿瘤占颅内肿瘤的 0.4%～1%。组织类型包括:① 胚细胞瘤,生殖细胞瘤、畸胎瘤、胚胎细胞瘤和绒癌;② 松果体实质肿瘤,松果体细胞瘤、松果体母细胞瘤、神经节神经胶质瘤和化学感受器瘤、混合瘤及其他少见的神经胶质瘤;③ 邻近组织的肿瘤,脑膜瘤、血管外皮细胞瘤、第三脑室后部与胼胝体肿瘤;④ 松果体区转移癌,如来自胃肠道的腺癌。松果体区还可发生松果体退行性囊肿、海绵状血管瘤。松果体区肿瘤在组织学上还可分为实质瘤与非实质瘤两类。在儿童性早熟的病例中,以非实质瘤为主。

(一)症状和体征

松果体区肿瘤的症状与肿瘤生长速度、大小及生长方向有关。① 脑积水与颅内压增高,瘤体增大压迫中脑导水管,使第三脑室及四叠体变形,造成脑积水,颅内压升高。表现为恶心、呕吐、头痛、视乳头水肿、视力下降和视野缩小、记忆力减退等。② 眼部表现,Parinaud 综合征(上凝性共轭麻痹)或四叠体上丘综合征,眼球向上运动的麻痹,是由于皮质顶盖束终止于上丘,前内侧部受压,则出现两眼不能上视,动眼神经小神经元核受损,瞳孔对光反应迟钝或消失。③ 尿崩症,由于下丘脑视上核受损,尿崩症、视力损害和腺垂体功能减退是第三脑室底部生殖细胞瘤的"三联征"表现。某些松果体生殖细胞瘤以中枢性尿崩症的形式起病。④ 性早熟和青春期延迟,由于松果体瘤破坏了正常松果体而使松果体对促性腺激素的抑制解除,可引起性早熟。伴有性早熟的肿瘤并非松果体主细胞形成的肿瘤,而以畸胎瘤为主;松果体主细胞瘤则引起青春期发育延迟。⑤ 下丘脑垂体功能异常症状,当肿瘤侵犯第三脑室底部时除尿崩症外,还可出现嗜睡、多食、肥胖或畏食、消瘦等症状,也可出现烦渴、多饮或少饮,导致高钠血症。⑥ 马尾和神经根痛,约有 10% 颅内生殖细胞瘤可转移至脊髓。脊髓及马尾神经疼痛表明肿瘤已转移至脊髓。脊髓及马尾神经疼痛表明肿瘤已转移至脊髓蛛网膜下腔。⑦ 步态障碍,脑积水或肿瘤挤压小脑可产生步态不稳。松果体区肿瘤的诊断除了根据上述临床表现外,尚需结合实验室资料及影像学检查。

(二)实验室检查

1. 松果体区激素分泌性生殖细胞瘤·患者脑脊液内人绒毛膜促性腺激素(β-HCG)、甲胎蛋白(AFP)水平增高。

2. 脑脊液脱落细胞学检查·对诊断生殖细胞瘤、松果体母细胞瘤最有价值,因为两者肿瘤细胞易脱落,出现脑脊液内种植,如脑脊液脱落细胞学检查发现病理细胞,即可明确诊断。脑脊液内种植可刺激脑室脉络丛分泌过多脑脊液,导致

交通性脑积水,因此在肿瘤很小时即可合并显著性脑积水。

3.CT 引导活检·可于病灶局部获取组织,明确病理诊断。对颅内肿瘤的组织学诊断、制订合适的治疗方案很有必要。

4.羟基吲哚-氧-甲基转移酶(HIOMT)·是褪黑素生物合成最后步骤的关键酶。HIOMT 水平升高有助于诊断松果体实质瘤。

(三) 影像学检查

1.X 线平片及造影·头颅 X 线平片可显示颅内压增高。松果体细胞瘤发生病理性钙化较少,可与其他该部位好发肿瘤相鉴别。脑血管造影可提示脑积水,静脉期可见大脑大静脉抬高明显。脑室造影检查显示侧脑室及第三脑室前部对称性扩大,第三脑室后部有充盈性缺损。

2.CT 及 MRI 检查·CT 平扫肿瘤可呈低密度、等高混杂密度或均一稍高密度病灶,肿瘤呈边界清楚的类圆形病灶,可有散在小钙化灶。MRI 检查肿瘤在 T_1 加权像呈等信号,也可呈低信号,而在 T_2 加权像为高信号,矢状扫描有助于了解肿瘤的生长方向以及中脑受压的程度。现多根据临床表现选择 CT 或 MRI 检查:CT 是松果体肿瘤的首选检查,可做增强及冠状面扫描。MRI 对松果体母细胞瘤诊断具有独到优势。松果体母细胞瘤起源于松果体腺,具有浸润性、生长快、易转移的特点,恶性程度大,患者存活期短,早期诊断及治疗十分重要。

(四) 诊断

松果体区肿瘤的诊断应根据临床表现、实验室检查、影像学检查和病理为依据。而病理组织学分类最为重要,因为各型肿瘤的治疗方案和预后差别很大,而最大的困难是难以获得组织学标本,因此立体定向松果体病变活检十分重要。松果体区肿瘤的诊断和鉴别诊断见图 2-18-6。

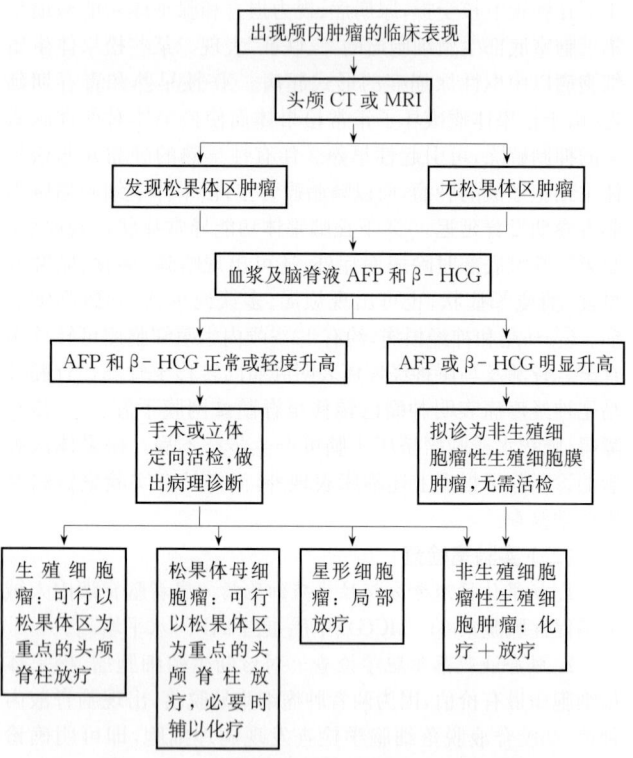

图 2-18-6 松果体区肿瘤的诊断和鉴别诊断步骤

(五) 治疗

视肿瘤的组织学类型、部位、有无转移或转移的程度及是否合并脑积水而定。松果体区肿瘤的手术切除方案必须根据病变部位、有无转移及患者的其他情况而定。除清除肿瘤外,当肿瘤阻塞中脑导水管引起脑积水时必须进行分流术,以缓解颅高压。近年有人提出对于松果体区肿瘤应优先考虑颅腔内镜或立体定向手术等微创方法进行活检或切除肿瘤,而"靶向放疗"则有望成为一个新的治疗途径。

生殖细胞瘤、松果体母细胞瘤、星形细胞瘤对化疗较敏感。生殖细胞瘤患者需给予头颅脊柱轴照射 25.5 Gy(分 17 次),另加松果体区强化照射 19.5 Gy(分 13 次)。松果体母细胞瘤患者需给予头颅脊柱轴照射 30~35 Gy(分 20 次),另加松果体区强化照射 20 Gy(分 12 次)。星形细胞瘤患者需在肿瘤局部照射 54 Gy(分 30 次)。合适的放疗特别是局部的强化照射有助于减少肿瘤的复发,改善预后。畸胎瘤对放疗不敏感而对化疗则可获得较好疗效。化疗只是治疗方案的一部分,患者常需另外接受手术或放疗。少数生殖细胞瘤患者在接受高剂量化疗后再予以骨髓移植,可显著延长患者的寿命。

松果体区肿瘤患者的预后因其组织学类型、病情的严重程度及治疗情况不同而异,生殖细胞瘤患者预后较好(5 年存活率约为 80%),而松果体母细胞瘤和混合性胚细胞瘤患者的预后较差。

(六) 异位松果体瘤

指位于松果体正常部位以外的松果体组织细胞肿瘤,可位于第三脑室附近、下丘脑、漏斗部等,而松果体本身正常。主要症状为尿崩症、视力障碍、下丘脑-腺垂体功能异常等。病理多属于不典型畸胎瘤,恶性度高,可经脑脊液播散至脑室壁、蛛网膜下腔、颅底等处。其诊断和治疗可参照松果体区肿瘤。

(七) 松果体的其他病变

在人的发育过程中,可出现松果体发育不全或不发育或松果体囊肿。临床上很少见,多伴有性早熟与垂体损害。由于患者缺乏褪黑素的抗氧化活性,动脉粥样硬化的风险增加。

松果体钙化是指随着年龄的增长,松果体出现的钙质沉着症。近年研究表明松果体钙化是多因素作用的结果。有些患者最早可于出生 1 年后即有松果体钙化,部分至青春期时已全部钙化。一般认为松果体钙化出现过早(如小于 6.5 岁)或超过 1 cm 者可视为异常。在肿瘤与钙化并存时,松果体钙化被吞灭或包绕提示肿瘤起源于松果体,如被推移则提示肿瘤起源于松果体之外或外向性生长,70%~80%的松果体区肿瘤尸检证实有钙化(肿瘤性钙化)。尽管以往认为松果体钙化并不影响其功能,但松果体钙化程度增加或提前可能提示褪黑素生成减少,从而导致 24 h 睡眠-觉醒周期紊乱,使患者在白天感到倦怠,此观点有待进一步研究证实。Kunz 等用头部 CT 建立了一套量化松果体钙化程度(degree of pineal calcification, DOC)的方法,通过分析 DOC 与整个松果体的体积,估算出未钙化的松果体体积,同时测定 24 h 尿中褪黑素代谢产物 6-硫氧褪黑素的含量以推定松果体的分泌功能。发现随年龄增加而减少的尿褪黑素代谢产物水平可用逐步加重的松果体钙化来解释。因此提示 DOC 可用于评估松果体分泌褪黑素的功能,也可能成为应用褪黑素制剂替代治疗有效的一个预测指标。

二、褪黑素与昼夜节律

所有的生物都是在有周期性变化的地球环境中发生、发展和进化起来的,在漫长的进化过程中,人体的许多生理指标,如体温、血压、脉搏、多种激素水平等,都随着昼夜的交替变化而呈节律性变化。由于内源性或外源性因素使昼夜节律被破坏时可能会引起各种生理功能的障碍。在临床上,昼夜节律的紊乱常常表现为睡眠与觉醒周期的失调,其临床特征是睡眠与觉醒周期不能与个体所期望的或按照社会活动所要求的睡眠与觉醒周期相同步。大量的实验和临床研究表明,褪黑素参与多种昼夜节律紊乱的病理生理过程,在调节昼夜节律紊乱方面具有重要临床价值。

(一) 飞行时差综合征(亦称"jet lag")

这是航空旅客在跨越时区高速飞行后,机体适应原来环境的昼夜节律不能立即调整以适应新的环境周期而出现的一种临床综合征。临床表现以睡眠障碍为主,伴有白天不适、疲倦、反应迟钝、容易激动、工作效率下降,运动员的竞技状况不良,容易引起工作失误或工伤事故等。多数研究认为飞行时差综合征的发生主要与飞行期间的睡眠剥夺有关,其严重程度与跨越时区的数量、速度、起飞和到达的时间,飞行期间剥夺睡眠时间的长短、个体敏感性等因素有关。跨越时区的数量越多,飞行速度越快和飞行期间剥夺睡眠时间越长,这种不适应症状就越明显。处理:旅客应按新时区的时间生活,包括睡眠、吃饭和社会交往。如果在新时区的起床时间仍想睡眠,则应强制自己起床并进行锻炼和日光浴。如果在暗时限后,暴露于日光或明亮的灯光之下,有利于加速飞行时差综合征患者对于新环境的适应能力。

褪黑素可以促进机体节律的再适应,能够显著缩短飞行时差综合征的持续时间,显著减轻其临床症状,改善睡眠障碍、疲倦和工作效率下降。Comperatore 等对于跨越洲际快速飞行的机组人员分别进行 10 mg 褪黑素与安慰剂的对比研究,测定并记录受试者执行任务之前和之后 13 日的认知功能、睡眠和觉醒周期。研究结果表明:褪黑素能够明显缩短入睡时间,褪黑素组发生差错的概率显著低于安慰剂组。褪黑素对于需要跨越洲际高速飞行的人员可以有效预防和治疗睡眠障碍,改善认知功能。此外,快速释放型褪黑素的疗效显著优于控释型的褪黑素,0.5 mg 和 5 mg 剂量对于提高睡眠质量、缩短睡眠潜伏期、减少洲际旅行后的疲劳和白天的嗜睡等方面都有显著的作用,5 mg 剂量的疗效更明显。因此,褪黑素对于改善客场比赛运动员的竞技状态具有重要意义。

(二) 轮班工作引起的睡眠障碍

某些工作需要连续 24 h 有人值班,连续轮班工作使得机体内在的生物节律与环境周期不能同步,机体不能迅速适应由于轮班工作引起的环境变化,从而出现睡眠障碍。连续轮班工作干扰了自然光照周期对于人体功能的调节作用(称为"光照扰乱"),光照周期是生命活动最主要的物理环境,作为外源性同步因子,昼夜光暗信号将体内众多固有生理节律引到自身的周期上来。在导引过程中,松果体起到重要作用,它分泌的松果体激素(褪黑素)作为机体生物钟的内源性同步因子,将光暗周期信号传递到视交叉上核,使得机体内源性节律与环境周期一致。由于轮班工作引起光照扰乱,首先使得机体的标志节律即褪黑素分泌的昼夜节律发生变化,进而引起其他节律的变化和机体功能下降。

轮班工作主要引起三方面问题:① 夜班时瞌睡;② 夜班后失眠,使得睡眠不足;③ 自主神经功能紊乱。夜班时瞌睡可引起意外工作事故,夜班后睡眠补偿不足可影响起床后的精神状态,自主神经功能紊乱可增加胃肠和心血管疾病发生率。

处理:正像光线有利于飞行时差综合征患者适应新环境一样,轮班工作人员在工作之前处于黑暗状态一段时间,工作时暴露于亮光之下,有助于机体的再适应。褪黑素对于轮班工作导致睡眠障碍患者具有良好的治疗作用。于睡眠之前 0.5~1 h 给予患者服用褪黑素 0.5~5 mg,可以显著加强其内源性节律与环境周期的同步效应,能够从根本上解决光照扰乱给机体带来的不良影响,显著提高轮班工作者在夜班时的清醒度,并能够改善其睡眠质量和维持正常的睡眠周期。因此,褪黑素对于提高轮班作业人员的工作质量和安全生产等方面具有重要价值。

(三) 睡眠时相提前综合征

睡眠时相提前综合征是指个体的入睡时间和觉醒时间均提前,临床表现为夜晚睡得早,清晨起得早,多见于老年人。老年人由于白天的活动减少或常打瞌睡,导致夜间慢波睡眠减少。老年人这种早睡早起可能会扰乱家庭常规的生活规律,引起家庭成员之间关系的紧张。该病的发生与褪黑素分泌时限提前有关。因此纠正方法是每晚以 7 000~12 000 lx 的强光(强度相当于太阳光)照明,以延迟褪黑素分泌时限,达到延迟睡眠时相目的,从而起到治疗作用。儿童也可患此综合征,可逐步向后推移儿童的入睡时间和起床时间,直至睡眠时相恢复正常。

(四) 睡眠时相延迟综合征

睡眠时相延迟综合征是指晚上难以入睡和早晨难以觉醒,但是假日的迟睡不受影响。机制:人类的生物钟都有一个自然的(不受约束的)内源性节律周期,这一节律稍长于 24 h。因此如果没有自然光照周期的影响或外界钟表时间的提示,或在不受时间约束的情况下,人体生物钟约为 25 h。这一长于 24 h 的周期导致睡眠时间进行性后移。所以人们的生活倾向于位相延迟,即晚睡晚起。在正常的工作和生活情况下,这一周期每日都必须重新调整,使其变短一些,以使它与睡眠和觉醒周期在时间上同地球自转和社会习惯的 24 h 周期保持一致。睡眠时相延迟综合征患者不能将睡眠时相提前,其原因在于:① 调节睡眠觉醒的内源性节律周期可能特别长。② 接触的外部时间信息不足。③ 偶尔也可能与精神疾病有关。自 20 世纪 80 年代初期以来,已经认识到光线是人类内源性节律周期的重要调节因素。因此,白光和自然光都被用来作为睡眠时相延迟综合征的治疗手段。Shibui 等研究发现睡眠时相延迟综合征患者的睡眠时限与褪黑素分泌节律比正常人显著后移,这为使用褪黑素治疗睡眠时相延迟综合征提供了基础。许多临床研究表明,褪黑素对于睡眠时相延迟综合征有良好的治疗作用。在 19:30 或 22:00 时服用 5 mg 褪黑素,可以使睡眠时相显著提前。Okawa 等的使用方法是,如果患者希望将睡眠时相提前,则在习惯就寝时间之前

1～2 h 服用褪黑素 1～3 mg，而如果患者仅仅希望在入睡时能够迅速起到催眠效果时，则在习惯就寝时间之前 0.5～1 h 服用褪黑素 1～3 mg。结果有半数患者能够得到满意的效果。

（五）非 24 h 睡眠觉醒周期综合征

非 24 h 睡眠觉醒周期综合征在普通人群中十分罕见。一般认为，非 24 h 睡眠觉醒周期综合征多见于盲人（高达40％），因此，亦称"盲人的睡眠障碍"。这些盲人存在周期性睡眠障碍的原因，是一些盲人的生物节律（包括睡眠觉醒节律）是自激运行的，不能与环境周期同步。睡眠的节律常常与体温、皮质激素的分泌节律一起自激运行。给予褪黑素治疗，可以调节睡眠觉醒周期和褪黑素分泌节律，从而改善这些患者的睡眠障碍。给患者每晚服用褪黑素 5 mg，连续服用 31 日，可以稳定入睡时间，不会影响其体温和皮质激素的正常节律。

三、褪黑素与性早熟和抗生育作用

松果腺分泌褪黑素具有昼夜节律性，夜间褪黑素增高的变化可产生促性腺作用，使动物具有生殖能力，也可产生抗性腺作用，使动物丧失生殖能力。许多证据表明，松果腺通过释放褪黑素影响许多种属的生殖行为。对性腺功能有很强季节性变化的种属，褪黑素有抗促性腺激素作用。每日黑暗时间的长短变化，褪黑素分泌的时间长短也随之变化，起着介导动物的生殖活动和季节之间的联系作用。例如，仓鼠是一种季节性繁殖动物，黑暗期较长时，褪黑素分泌增多，抑制其生殖系统，引起雄性睾丸退缩和雌性动情期缩短。外源性褪黑素改变生殖功能的作用在种属之间变化很大，随年龄和用药时间与主导的光-暗周期转换或动情周期之间关系的不同而变化。尽管人类不是季节性生殖动物，一些地区的流行病学研究发现受孕和生育有季节性分布，居住在北极的人群中，在黑暗的冬季，垂体-性腺功能和受孕率低于夏季。这就提示褪黑素可能参与人类的生殖功能和性成熟。

（一）褪黑素在性早熟中的作用

在人的一生中，褪黑素节律显著变化，足月新生儿褪黑素节律不明显，但在第 9 周和第 12 周开始出现，即使在校正胎龄后，早产儿的褪黑素节律仍晚 2～3 周出现；1 周岁时，循环褪黑素的昼夜差别很明显，整个儿童期褪黑素节律持续存在，但青春期夜间褪黑素水平降低，昼夜褪黑素水平比率降低；青春前期和成人期，褪黑素节律仍持续存在，但同龄个体间褪黑素节律的振幅变化很大；在 45～65 岁之间，夜间褪黑素水平逐渐下降；到老年，昼夜间褪黑素水平基本相同。褪黑素浓度与青春期发育有很好的相关性，性别之间无差异。

Ehrenkranze 等研究了青春期前、青春期、成年男性及特发性早熟患者 24 h 血清褪黑素的变化，结果发现各组之间血清褪黑素浓度无显著差异，不支持褪黑素在性早熟发病中的作用。但亦有不同研究提示早晨血清褪黑素浓度不随性成熟或年龄变化，而夜间褪黑素浓度则随成熟和年龄显著降低，认为褪黑素可抑制促性腺激素分泌和性腺成熟。后进一步研究发现 1～5 岁患者的血清褪黑素浓度显著低于同龄对照者；5～8 岁性早熟患者的夜间褪黑素水平与接近正常青春期的正常对照者相似。与内分泌正常的儿童相反，未治疗的早熟儿童的夜间褪黑素水平无年龄依赖性下降，而是随着性成熟

的出现血清褪黑素水平已经下降。长期 GnRH 治疗诱导的垂体-性腺抑制不能使褪黑素水平恢复至青春期前的水平，相反，在治疗期间夜间褪黑素水平降低。他们认为夜间褪黑素水平与性成熟有关，正常青春期夜间褪黑素水平的降低可能不依赖于青春期促性腺激素或皮质类固醇的分泌。还报道 1 例低促性腺激素性腺功能减退症的男性青春期延迟，促性腺激素分泌增高时血清褪黑素浓度较高，褪黑素分泌自发性降低后出现青春期发育。Cavallo 等研究发现青春期出现与年龄不一致（出现延迟、垂体功能减退和特发性性早熟），年龄与褪黑素峰值之间无明显线性相关，青春期与褪黑素峰值之间也无明显相关，认为年龄或青春期单一因素都不能引起在人体发育过程中出现的夜间褪黑素浓度下降。此后他们又研究了 113 例 5.5～17 岁人群的肾上腺功能初现与褪黑素分泌之间的关系，结果发现在正常人群肾上腺功能初现阶段，Tanner 1、2 和 3～5 期的褪黑素峰值逐渐降低，呈显著线性相关，在出现与年龄和青春期阶段相关的变化后，这种相关性消失。在所有受试者中，褪黑素峰值出现的时间与肾上腺功能初现的时间之间无显著相关性，褪黑素峰值与脱氢表雄酮硫酸酯（DHEAS）之间也无显著相关。不支持肾上腺功能初现在人松果体-青春期的关联中起作用。他们还发现，青春前期儿童褪黑素的代谢比成人快，褪黑素代谢产物排泄较高，认为青春前期松果体褪黑素的分泌率可能高于成年人。而一些青春期早熟的儿童的褪黑素分泌低于同龄儿童，儿童期夜间血清褪黑素水平显著下降，说明发育期间褪黑素的昼夜节律的幅度降低。以上这些发现支持褪黑素在青春期过程中起作用，但还需要进行纵向研究以确定血清褪黑素浓度降低与青春期发生的时间及其进展速度之间的因果关系。

松果体肿瘤多见于男性，常在青春期前或青春期期间发病，根据其起源细胞的不同，可促进或减慢性发育。已有人提出松果体肿瘤可能引起青春期提前，因为这些患者因肿瘤已进行了松果体摘除，褪黑素水平下降；而青春期延迟由松果体细胞肿瘤引起，他们的褪黑素分泌增高，但该假说缺乏临床支持。由于患松果体肿瘤，患者多早年即失明，而这种情况可使松果体最大限度地合成褪黑素。无明确的证据表明松果体和褪黑素与由性不成熟到成熟的转换之间有关。

在神经内分泌-生殖轴成熟的间期，夜间褪黑素水平下降，由于褪黑素对生殖活动有抑制作用，其下降与促性腺激素释放激素脉冲发生器脱抑制相符，对于最终释放成人水平的 FSH、LH 和周围生殖器官的生长很重要。不同的青春期 Tanner 阶段，夜间血清褪黑素水平或尿褪黑素代谢产物排泄均下降，尽管这些发现不能明确证实褪黑素与青春期之间的因果关系，但具有启示性。血褪黑素水平下降是否仅是松果体的褪黑素分泌不随体重而增加的结果，或者是否代表人的松果体生物合成褪黑素的能力在青春期期间显著降低，仍有争论，近来的资料提示这两种因素均可能引起青春期的褪黑素水平降低。

（二）褪黑素的抗生育作用

在季节性与非季节性繁殖的动物中，褪黑素均抑制垂体对促性腺激素释放激素或其脉冲式分泌的反应。在小鼠动情期的临界期给予褪黑素，可引致 LH 高峰的出现，从而抑制排卵。小剂量的褪黑素可以对抗由光照引起的卵子生长加速和

持续发情作用。褪黑素可能是调节性腺活动季节性变化的关键因子，与生育相关的昼夜节律紊乱可能激发季节性变化，褪黑素还可能是精子发生和卵泡发生所必需的。Gyllenborg 等发现精子供体的精子浓度有明显的季节性变化，冬春季最高，说明人的睾丸功能受季节影响。还发现季节性对人的体外受精过程和胚胎质量也有明显的影响，春季最高，秋季最低，与光照时间有关。因此，Partonen 提出暴露于亮光中，抑制循环褪黑素，来治疗配偶中有褪黑素代谢异常的男性或女性不育有效。

通常认为人有持续生殖能力，但实际上，总体人口资料分析显示出生率有季节性，根本原因在于怀孕率的季节性波动。在高纬度地区，怀孕能力随白天的长度而变化，长的白天（或短的夜晚）生殖力增强。在北半球的研究中，发现白天褪黑素水平每年有两个高峰，分别在 5 月和 12 月，最低在 8 月。在冬季，居住在北纬 65°以上的人群，月经周期的卵泡期夜间褪黑素水平较高，与血清 LH 水平相反。推测季节性的褪黑素增高可能抑制垂体分泌 LH，与另一结果相符，即在春季延长光照期使另一促性腺激素 FSH 和雌二醇（E_2）增高，伴卵泡刺激增强。在同样的研究中，发现在一年中最黑暗的季节，褪黑素指数增高，卵巢和男性激素活性减低。除了血褪黑素水平，居住在高纬度地区的妇女，排卵前期滤泡液中白天的吲哚浓度也有季节性差异，冬季最高。以上这些发现提示，居住在高纬度的人群中，生殖能力可能有残留的节律，受主导的光照周期驱动，因为它对夜间褪黑素产生的振幅和（或）持续时间有作用。褪黑素可能通过两种作用方式影响卵巢的功能：① 调节卵巢类固醇的合成（影响卵巢颗粒细胞内的酶系统）；② 抑制卵泡的增生（如对新生物的作用）。褪黑素也可能直接调节卵巢功能，卵巢的滤泡液中含有相当量的褪黑素，平均白天浓度为 36 pg/ml（160 pmol/L），卵泡细胞膜上有褪黑素受体，此外，在离体情况下，褪黑素刺激颗粒层黄体素细胞分泌孕酮。总之，这些发现提示褪黑素在卵巢内类固醇生成的调节中起作用。

褪黑素在中枢神经系统水平发挥对生殖的影响，是抑制垂体对 GnRH 的反应或间接抑制下丘脑 GnRH 的释放。研究发现，下丘脑性闭经妇女的血清褪黑素浓度增高，因此在高的褪黑素浓度与下丘脑-垂体-性腺功能低下之间可能有因果关系。在禁食或持续锻炼时血清褪黑素浓度也增高，而这两种情况若持续较长时间均可引起闭经。但褪黑素分泌过多也可能仅仅是巧合。在对正常年轻妇女进行的一项研究中，每日服用大剂量的褪黑素（300 mg），连续服用 4 周，可抑制中期黄体激素的大量分泌，部分抑制排卵，同时服用孕激素可增强这种作用。Cagnaci 等研究了外源性褪黑素对 6 名月经规律的妇女黄体期和卵泡期 LH 的影响，发现褪黑素可提高妇女卵泡期 LH 的水平，而对黄体期则无此作用。认为外源性褪黑素对 LH 的刺激效果受内分泌环境调节，且有选择地对月经周期的卵泡期产生影响。

总之，已证明在光照依赖性种属，光-暗周期显著影响松果腺和下丘脑-垂体-性腺轴的功能，对控制生殖活动有很大的影响。非人哺乳类中，褪黑素水平最高的季节可能与性能力的增强或下降有关，取决于种属特异的季节性生殖周期。在人类，褪黑素也有抗性腺作用或抗排卵作用，并有可能作为

新的避孕药，但尚未得到完全证实。随着方法学的发展，以及可以复制或对抗褪黑素作用的药物有效性的提高，可以精确探明 24 h 褪黑素节律在控制人类生殖活动中的作用。在此之前，毫无限制地采用褪黑素以求得任何一种作用都是不合理的。

四、褪黑素与肿瘤

随着研究的深入，科学家逐渐发现褪黑素与肿瘤有着密切的关系。不同组织类型的原发性肿瘤，无论是内分泌依赖性（如乳腺肿瘤、子宫内膜瘤、前列腺癌等），还是非内分泌依赖性（如肺癌、胃癌、结肠直肠癌等），患者其血循环中褪黑素浓度降低，尤其是在晚期局部原发性肿瘤如乳腺癌、前列腺癌患者的体内褪黑素减少最明显。研究发现褪黑素减少的程度与肿瘤的大小无相关性，外科切除原发肿瘤并不能使褪黑素的浓度恢复正常，而肿瘤复发的患者血液中的褪黑素浓度可以正常，这些说明有复杂的全身性改变参与了褪黑素的下调。目前还不清楚癌症患者褪黑素耗竭的原因是由于松果体分泌减少抑或是由于外周代谢过程的改变，因为还没有证据显示褪黑素在肝脏内向 6-羟基褪黑素硫酸盐（6-sulphatoxymelatonin，6-SMT）的转化增强（褪黑素的主要降解途径）。研究人员进行的肿瘤动物模型实验清楚表明，由于恶性肿瘤的生长，褪黑素的夜间分泌受到抑制。由于血循环中褪黑素浓度的减少，患者体内伴随出现神经内分泌的改变，腺垂体激素催乳素、生长激素、甲状腺刺激素等的昼夜分泌都受到影响。但是也有褪黑素浓度升高的情况。与上述肿瘤相比，很多卵巢癌患者褪黑素浓度显著升高，这可能是由于组织特异性凝血因子的产生能够影响松果体褪黑素的分泌。在化学诱导的乳腺癌大鼠和一系列肿瘤移植大鼠的详细研究显示，生长缓慢、分化较好的含有上皮细胞因子的肿瘤（腺癌和肉瘤）能导致褪黑素生成增加，这可能是由于恶性肿瘤的生长刺激细胞免疫，使交感神经活化引起的。与此相反，生长较快的乳腺癌移植大鼠夜间褪黑素被耗竭，可能是由于糖皮质激素诱导的肝脏色氨酸 2,3-加双氧酶降解了外周褪黑素，从而使褪黑素浓度减少。

虽然大多数专家认为褪黑素具有抗肿瘤作用，但是具体的作用机制目前并不十分清楚。推测可能的机制包括：① 控制原癌基因的表达；② 诱导癌细胞凋亡；③ 抑制自由基产生；④ 调节免疫活性。Mwtibe 等人发现在纳摩尔水平褪黑素能显著抑制雄激素依赖性前列腺癌细胞（LNCaP）的增殖，并且能影响细胞周期的分布，使处于 G_0/G_1 期的细胞增多而使 S 期的细胞减少。褪黑素可能通过影响细胞增殖和转化而阻止肿瘤的产生，抑制其发展。褪黑素和视黄酸都能抑制雌激素受体阳性的 MCF-7 乳腺癌细胞株的增殖。研究表明褪黑素与全反式视黄酸（ATRA）不但能抑制细胞增殖，而且如果先给予褪黑素 24 h 后再给予 ATRA，能诱导 MCF-7 细胞凋亡。试验还发现尽管有时间依赖性，先后给予褪黑素和 ATRA 可以降低凋亡抑制因子 Bcl-2 的蛋白质水平，增加凋亡促进因子 Bax 和 Bak 的蛋白质水平，而肿瘤抑制基因 p53 水平却没有变化。此外还证实 MCF-7 细胞对 ATRA 凋亡作用敏感性的增强不是由于视黄酸受体转录增强，而是由于视黄酸的翻译活性增强。这些结果提示，联合褪黑素和 ATRA 可以通过 Bcl-2 膜蛋白家族诱导细胞凋亡达到治疗肿瘤的目的。

大量证据显示活性氧簇（ROS）在肿瘤的产生和发展中起重要作用。ROS是在细胞内呼吸过程中产生的，特别是在氧化磷酸化过程中（包括过氧化氢、羟离子等）。这些普遍存在的分子对细胞内环境毒性很大，其中最重要的是对DNA的作用，ROS能导致各种DNA损伤，包括插入突变、点突变、基因缺失等。因此ROS能作用于细胞内的原癌基因和抑癌基因而参与恶性疾病的形成，且ROS还影响细胞凋亡和细胞增殖之间的动态平衡。如果细胞的凋亡机制被摧毁，不受控制的细胞增殖就会随之而来，潜在性地导致肿瘤的形成。无论在体内还是在体外，ROS清除剂、阻断剂都能显著减少ROS的毒性作用。这些化合物包括抗氧化性维生素A、C和E，营养性微量元素（硒），酶（过氧化物歧化酶、谷胱甘肽过氧化物酶、谷胱甘肽还原酶），激素（褪黑素），以及许多天然或合成化合物（别嘌醇、银杏提取物等）。由于褪黑素既是亲水性又是脂溶性的，可以自由通过细胞膜、线粒体膜等，因此，不仅能作用于每个细胞，而且能作用于细胞的每个细胞器。作为一种抗氧化剂，褪黑素已被证实在体外能够高效清除高毒性活性的羟自由基。20世纪90年代初期就有人发现褪黑素是一种高效自由基清除剂和全面的抗氧化剂。等摩尔的褪黑素清除羟基自由基的能力明显比已知的两种清除剂——谷胱甘肽和甘露醇强。褪黑素还能清除脂肪过氧化反应中产生的过氧化氢，其效能大约是维生素E的2倍。因此，褪黑素能够通过保护大分子，尤其是DNA免受损伤而保护细胞。给予大鼠化致癌物可以诱导自由基的产生，导致细胞核被自由基广泛损伤，如果同时给予褪黑素几乎可以完全阻断这些损伤。由于褪黑素有如此强大的抗自由基作用，可以对抗ROS的毒性，从而减少肿瘤的发生，抑制肿瘤的生长。

必需多不饱和脂肪酸亚油酸是一种重要的癌肿生长促进剂，它们被肿瘤组织快速摄取后，被脂质过氧化酶氧化成为生长信号分子13-羟-十八烯酸酶（13-HODE）。13-HODE是肿瘤细胞内重要的有丝分裂信号分子，能刺激上皮细胞因子依赖性的有丝分裂。Blask等研究发现，白天持续光照时，褪黑素水平最低，能刺激亚油酸的摄取、代谢，亚油酸和13-HODE的摄取和释放达到最高；夜间褪黑素水平最高时，亚油酸和13-HODE的摄取和释放最低。松果体切除后肿瘤摄取亚油酸和代谢产物的这种节律消失，可见褪黑素通过昼夜节律的方式调节亚油酸的摄取和转化。肝细胞癌7288CTC细胞同时表达脂肪酸转运蛋白和褪黑素受体，局部灌注褪黑素可以降低肿瘤组织13-HODE的摄取和DNA的含量，给予褪黑素拮抗剂或切除松果体则能去除褪黑素的抑制作用；褪黑素的这种抑制作用还可以被百日咳毒素、弗司扣林（forskolin）或者8-溴-cAMP逆转。因此，褪黑素和亚油酸是两种重要的环境信号，他们相互作用，调节肿瘤的进程和机体平衡。

褪黑素有增强免疫的作用。长期注射褪黑素可促进抗体反应和增加白细胞介素2的产生，并能诱导T辅助细胞和T抑制细胞的比率变化，提高自然杀伤细胞的活性，增强抗体依赖性细胞毒反应和淋巴细胞的分裂能力等。一些临床资料支持褪黑素直接作用于人的淋巴细胞以提高机体免疫力，并且可升高化疗所致的继发性骨髓造血障碍患者中血小板和白细胞的计数。由于对免疫系统功能的增强，褪黑素可以通过调

节机体的免疫力发挥抗肿瘤作用。褪黑素和化疗药物合用可以显著减少化疗引起的血小板减少症、神经毒素、心血管毒性、口腔炎、全身乏力等不良反应的发生率，并能预防化疗诱导的骨髓抑制。

从理论上讲褪黑素的替代治疗可能有效，因为观察发现褪黑素分泌的进行性减少与原发性乳腺癌和前列腺癌的生长相平行。但在种属之间并不完全相同，所以在动物实验中相似的结果在人类的应用仍受限制。褪黑素作为辅助疗法应用于晚期和终末期癌症患者虽然产生了令人鼓舞的结果，但还没有一篇文章的结果提示补充和替代治疗能改变乳腺癌患者的疾病进展。褪黑素的疗效仍需进一步临床双盲试验来证实。

五、褪黑素与抑郁症

褪黑素作为一种时间信号可调节生物的昼夜节律和年节律，与抑郁症有密切关系。

（一）褪黑激素与季节性情感障碍

季节性情感障碍（seasonal affective disorder，SAD）包括冬季抑郁和夏季抑郁。冬季抑郁主要表现为反复出现秋冬季抑郁而到春季完全缓解，患者的心境为抑郁与焦虑的混合，伴有疲劳、情欲丧失和社交减少；夏季抑郁表现为食欲减退、体重减轻和失眠。发病率在普通人群高达10%，在因抑郁而接受治疗的人群中高达20%。SAD的发病机制目前尚未完全阐明，认为一些随季节自然出现的环境变量如气候、纬度、光照，以及神经递质功能的变化等在SAD的发病中起重要作用，还可能与视网膜功能缺乏、体内昼夜节律紊乱有关。褪黑素是一种对行为，特别是昼夜节律和睡眠行为有很强作用的激素，可能与SAD的发病密切相关。褪黑素可以直接引起人体体温下降，但其如何引起精力丧失、无力、行动迟缓乃至最终出现抑郁，仍不完全清楚。对于褪黑素在SAD发病中的作用，有下列几种假说。

1. 褪黑素水平增高假说·该假说认为与对照者相比，SAD患者的褪黑素基础水平较高，治疗后则降低。足够强度的亮光能抑制人类褪黑素分泌而产生治疗作用。

2. 褪黑素节律幅度变动假说·该假说提出SAD患者褪黑素分泌的昼夜节律幅度降低，治疗后增加。

3. 褪黑素节律周期变动假说·该假说认为SAD患者的昼夜节律延迟，并认为使昼夜节律时相提前的晨光治疗可改善抑郁症状，而使昼夜节律时相延迟的夜光治疗则无作用。

4. 褪黑素生成的遗传控制假说·SAD患者具有对光高度敏感的遗传倾向，这种敏感型的生物学相关因素可包括褪黑素生成，认为褪黑素生成在遗传控制之下。有研究显示单一短暂脉冲光刺激能够引起神经元中昼夜时相相关基因的表达，可用光引起的这种基因表达变化来解释光疗产生抗抑郁作用这一特殊效应。

此外，学者们还发现SAD的发病可能与其他因素有关，即：① 视网膜机制假说（感光器功能障碍）；② 5-羟色胺（5-HT）假说（5-HT在抑郁症发病中起主要作用已得到公认，其可能参与SAD的发病，在调节睡眠、食欲中起作用，5-HT拮抗剂D-芬氟沙明和m-氯苯哌嗪可改善SAD的症状）。

SAD的褪黑素假说得到下列几点支持：① SAD的发病有季节性；② 褪黑素的分泌具有年和季节周期性，并有证据

表明 SAD 与光照期有关;③ SAD 的发病率和严重程度与纬度之间有相互关系;④ SAD 对于模拟夏季的人工亮光有反应(对抑郁症无效);⑤ 一些抗抑郁药可增加褪黑素的血浆浓度。但也有与这些发现不同的证据:光的作用不依赖褪黑素,一些抗抑郁剂发挥作用但不改变褪黑素水平;SAD 患者褪黑素分泌的一致性改变尚未得到确切证据,SAD 的发生和严重程度与纬度之间的相互关系提示褪黑素在 SAD 中有新的作用。

由于冬季光照时间较短,褪黑素分泌期较长,可能触发一些敏感个体出现抑郁症状。500 lx 以上的光通常抑制人体褪黑素分泌,其中最为肯定的是亮光治疗 SAD。光疗就是使患者暴露于不同强度的光中,患者坐在光盒附近,开灯睁眼,不需要看着光源,而是让患者面向光源自由地活动如阅读、写作或吃饭,每次治疗可持续 15 min 至 2 h,通常每日 1 次。目前,广泛应用的是 10 000 lx 的光,治疗后可使 SAD 症状完全缓解。Lee 等对 39 项光治疗 SAD 的研究进行 meta 分析,结果表明,不同的光强度对减轻 SAD 患者的特异性(典型)症状(Hamilton 抑郁量表评分)产生不同的作用,但强光、中度光和暗光在减轻 SAD 患者的非特异性(非典型)症状方面无明显差异;对特异性症状,光强度与抗抑郁剂的剂量呈正相关,但对非特异性症状并非如此。因此,光强度可能对 SAD 患者的典型症状与非典型症状有不同的治疗效果。

多数研究支持或部分支持晨光治疗优于晚光治疗,有些研究发现这两种治疗方式之间无明显差异,但无一研究发现晚光治疗优于晨光治疗。光疗和季节变化使患者的褪黑素节律时相提前,褪黑素水平的下降与 SAD 的特异性症状如食欲增强和喜食碳水化合物的改善相关,认为白天褪黑素水平增高可以作为冬季抑郁症的标志。他们还发现光照期的季节变化也可影响血清素的水平和昼夜节律。但 SAD 与褪黑素和光疗之间的关系仍不确定。一般认为光疗是一种良性治疗,副作用很少。但一研究显示,大约 20% 的患者报告有中度副作用,包括头痛、眼睛疲劳和紧绷感(feeling wired)等。因此,一些研究者要求在开始光疗前要对患者进行常规的眼科检查。但近来一篇文章报道,在对长期光疗的患者进行的 5 年前瞻性研究中未发现眼睛有任何临床和电生理变化。

此外,关于抗抑郁药对 SAD 的治疗作用显示:一开放研究表明安非拉酮治疗 SAD 有效,另一病例研究提示选择性 5 - HT 再摄取抑制剂西酞普兰和氟西汀与光疗一样有效。但氟西汀可使褪黑素水平显著减低,而三环类抗抑郁剂和氟伏沙明均使褪黑素水平增高。药物治疗与光疗相结合是否对 SAD 更有效尚不清楚。

(二)褪黑素与非季节性抑郁症

非季节性抑郁症(non-seasonal depression, NSD)是指情感障碍发作形式中不显示季节性特点的抑郁症。NSD 患者内在生物节律紊乱,包括醒-睡周期、激素节律和体温调节。比较一致的倾向是抑郁症患者发作期间褪黑素分泌下降,缓解后再度上升,并提出了"低褪黑素综合征"的概念,该综合征包括:褪黑素分泌降低、HPA 轴功能亢进(地塞米松抑制试验异常、皮质醇 24 h 周期节律紊乱等)。其产生原因可能与去甲肾上腺素能活动下降和 5 - HT 功能紊乱有关。

虽然强光治疗 NSD 的研究不如 SAD 深入,但研究结果还是肯定了强光对 NSD 的治疗作用。Kripke 用强光治疗 25 例 NSD 患者,连续治疗 1 周,受试者 Hamilton 抑郁量表和 Beck 抑郁量表评分均较对照组显著降低。Yamada 等的研究结果也相似。推测强光照射 NSD 患者进一步抑制褪黑素分泌,继褪黑素分泌抑制后又出现反跳性增高,从而恢复对 HPA 轴的抑制作用。Beauchemin 等对一组住院的抑郁患者随机进行强或弱的人工光治疗,发现单相和双相患者均对光疗有反应。情感改善程度与光强度相关,强光治疗症状改善比弱光治疗显著,提示光疗可用于抑郁症。

Watterberg 等描述了一组抑郁患者,褪黑素产生持续低下,与较高的可的松分泌相关。Lewy 等报道光对双相情感障碍患者的褪黑素抑制作用强于对照组。他们研究了 500 lx 的光对 35 例患者上午 2:00～4:00 褪黑素分泌的影响,发现不服药的 11 例内源性双相患者褪黑素分泌抑制的比例大于年龄匹配的正常对照者,Nurnberger 等发现双相患者的后代褪黑素抑制比无精神疾病的对照者的后代高,认为光对褪黑素的抑制可能是双相情感障碍的遗传标志。但另两项研究不支持双相患者光敏感性增高的假说。Lam 等报道 8 例双相患者基础褪黑素分泌降低,但与对照者相比,光抑制减弱;Whalley 等报道 15 例内源性双相患者与年龄、性别相匹配的对照者之间,光对褪黑素的抑制作用无差异。但 Nathan 等却报道 8 例锂盐治疗的双相患者的光抑制作用强于对照者。因此需要以更大的样本进行对照研究来进一步证实这种发现。

大量研究证实强光对 SAD 和 NSD 有治疗作用,虽然与抗抑郁药相比,光疗具有经济、无抗胆碱能副作用等优点,但光疗停止后数日内容易复发。在未将强光治疗与经典抗抑郁剂进行对照治疗研究,并获得良好的治疗结果之前,尚不能将强光治疗推荐给临床应用。Parfitt 和 Klein 研究发现 NE 回收阻滞药去甲丙咪嗪(DMI)诱导鼠松果体 5 -羟色胺- N -乙酰转移酶的活性,因此,能增加褪黑素的合成和分泌。

人工合成的褪黑素口服吸收迅速,20～30 min 后血浓度即可达到高峰,且近 10 多年来的研究发现其毒副作用相对较小,因此,对其广泛试用于临床具有可喜的前景。尽管 Rosenthal 等研究发现许多对光疗无效的 SAD 患者,服用褪黑素治疗 1 周有显著疗效,但支持口服褪黑素治疗抑郁症的报道不多。deVries 等发现缓释褪黑素对改善重性抑郁症患者的睡眠障碍有效,但对抑郁症状的改善无效。Julia 报道 1 例 10 岁的男孩,5 岁时诊断为双相情感障碍,用多种药物治疗无效,用褪黑素治疗后则失眠迅速缓解、躁狂发作停止,用褪黑素和阿普唑仑联合治疗 15 个月便未发作。进一步证明情感障碍患者昼夜节律失调,用褪黑素治疗可恢复正常的醒-睡周期。理论上说,作用于褪黑素受体的激动剂、阻断剂可增强或抑制褪黑素的作用,随着这些受体工具药的发现和研究,有望推动抑郁症的治疗。

褪黑素与抑郁症之间的关系较为复杂,多种证据表明褪黑素在 SAD 的发病过程中发挥重要作用,在 NSD(特别是双相 I 型)中起一定作用,并据此对患者进行光疗有效。但这些研究的结果仍不十分肯定,且结果往往相互矛盾,研究的样本也较小,尚需进一步研究证实褪黑素在抑郁症发病机制中的作用,并研究褪黑素及其受体调节药对抑郁症的治疗作用。

六、褪黑素与老年性痴呆

老年性痴呆是脑老化而引起的脑部不可逆损伤的器质性综合征性疾病，与神经内分泌功能退化密切相关。1987 年 Maurizi 总结了老年性痴呆的解剖、化学和病理生理，以及临床等方面的研究结果，首先提出褪黑素的缺失可能与老年性痴呆发病有关（即老年性痴呆的褪黑素学说）。由于脑组织神经元具有较高的代谢活性，线粒体极易发生超氧化损伤。患者脑组织线粒体的损伤与自由基损伤一致，氧化应激是目前较公认的老年性痴呆重要的病理生理机制之一。褪黑素作为强有力的自由基清除剂，具有神经保护作用。当脑室中褪黑素降低时，神经元失去这些保护作用，发生细胞死亡。临床实践中观察到老年性痴呆存在褪黑素合成和分泌下降、节律紊乱等多方面的异常。Dori 等检测青年、正常老年和老年痴呆组褪黑素和皮质醇浓度，正常老年和老年痴呆组褪黑素 24 h 曲线低平，尤以痴呆组最明显。Sandyk 等的研究也证实老年性痴呆患者的褪黑素分泌比同龄对照组降低，而帕金森病褪黑素夜间分泌的峰值和总量无显著差异，提示老年性痴呆更可能与褪黑素功能不足所致的老化加速有关。Liu 等测定 85 例病理确诊的老年性痴呆和 82 例同龄对照者死后的脑室内脑脊液中褪黑素含量，结果年龄大于 80 岁的对照组褪黑素水平（29 例，176 ± 58 pg/ml）为 41～80 岁者（53 例，330 ± 66 pg/ml）的一半（$P=0.016$），老年性痴呆患者脑脊液中褪黑素水平（55 ± 7 pg/ml）只有对照组（273 ± 47 pg/ml）的 1/5（$P=0.0001$）。老年性痴呆患者起病年龄、病程与脑脊液中褪黑素水平无显著相关，这类患者睡眠障碍、夜间不安、日落综合征和其他昼夜节律障碍更常见。老年性痴呆患者脑组织的病理改变有板层状、区域性特征，由于内嗅皮质、海马、背缝核和蓝斑神经元具有高代谢活性，极易遭受自由基的损伤，Maurizi 认为与脑室内褪黑素含量降低有关。痴呆者海马去甲肾上腺素、5-羟色胺减少，单胺氧化酶增多，REM 睡眠减少，羟自由基损伤大量的神经元，引起细胞凋亡、记忆形成障碍、脑萎缩。这些现象也可以用褪黑素缺乏解释，即慢性褪黑素缺乏可以引起痴呆。

目前老年性痴呆尚无有效治疗。由于认识到本病的主要临床表现是与认知功能下降和中枢乙酰胆碱神经系统功能低下有关，治疗探索集中于提高乙酰胆碱能功能。胆碱酯酶抑制剂是目前实现这一设想的主要治疗药物，通过抑制胆碱酯酶减少乙酰胆碱分解而提高中枢胆碱能活性改善认知功能。现经美国 FDA 批准上市的 3 种药物均为胆碱酯酶抑制剂，都只能提高认知，不能逆转和终止病程的进展，因而寻找新的有效治疗药物预防和治疗老年性痴呆是当务之急。首先从病因上进行防治是最理想的方法，由于老年性痴呆的病因不清，做到这一点较为困难。鉴于褪黑素与老年性痴呆的关系，以及褪黑素较好的抗衰老、抗氧化、易通过血脑屏障等特性，使用褪黑素防治老年性痴呆是一条有希望的途径，但其使用方法（包括剂量、使用时间）、疗效等尚不清楚。基础研究发现褪黑素能预防兴奋性和超氧化神经毒性，值得进行设计严格的正常人群和老年性痴呆病例大样本观察。其次，老年性痴呆的许多临床症状如日落综合征、体温、睡眠-觉醒障碍，以及休息-活动周期等多种节律紊乱症状较突出，正常老年人睡眠改

变也十分常见，12%～15% 有慢性失眠主诉，包括入睡困难、频繁或长时间的夜间觉醒、早睡后不能入睡，都是睡眠持续障碍所致，疾病状态下的失眠情况更为常见。日落激惹是痴呆老人难以管理的常见原因之一。常用药物如苯二氮䓬类无效，褪黑素可能是一条有希望的途径，结合控制日间睡眠时间、暴露于亮光、参加社区活动等方法。Brusco 给失眠、失眠合并抑郁、失眠合并老年性痴呆患者睡前服用 3 mg 褪黑素，共 21 日，2～3 日后睡眠质量改善，觉醒次数和夜间激惹显著减少，原发性失眠患者次日觉醒状态有所改善。但也有报道 14 例老年性痴呆患者 9 mg/d 褪黑素治疗 22～35 个月，治疗前后神经精神判定无差异。多数研究表明晚间口服褪黑素结合控制日间睡眠时间、暴露于亮光、参加社区活动可有效稳定昼夜休息-活动周期，改善情绪，一定程度上改善认知障碍。因此为了阻止老年性痴呆的发生，应该在衰老进行性发展、不可逆转前的足够时间开始干预。

七、褪黑素与癫痫

癫痫被认为是一种时辰生物学综合征，特征是昼夜节律周期性出现的癫痫发作和癫痫样的脑电活动。尽管没有发现夜间和昼间癫痫临床和电生理有任何变化，但 Hopkins 等认为首次癫痫发作在后半夜与成年后发展为进展性癫痫有关，所以推测癫痫的昼夜节律与褪黑素的功能有关，这点在动物实验和某些临床报道中得到证实。

通过动物模型证实松果体对中枢神经系统的兴奋有抑制作用，褪黑素能够预防癫痫。然而褪黑素作用的确切机制和作用位点仍不清楚。管理脑的兴奋性中枢作用涉及含有 γ-氨基丁酸（GABA）的神经元、促肾上腺皮质的多肽和类阿片多肽。褪黑素与促肾上腺皮质的多肽和线粒体苯二氮䓬类受体的相互作用可以导致神经类固醇参与管理 GABA 的活性和功能。最近的生物化学和电生理研究支持褪黑素的抗癫痫依赖于它的抗氧化和抗毒性作用，作为自由基清除剂和谷氨酸受体调节剂，褪黑素可以调节羟基和过氧化氢离子，同时也是高亲脂剂，可以穿过血脑屏障，周围给药容易被神经组织吸收，在下丘脑和细胞核成分结合，对细胞成分尤其是对细胞核提供氧化保护。褪黑素通过两个方法使氧化应激的反应不被激活：作为抗氧化剂，像过氧化物歧化酶（SOD）、过氧化氢酶、谷胱甘肽过氧化物酶所起的作用一样，作为抗氧化剂，如 α-生育酚、腺苷和抗坏血酸的作用一样。褪黑素本身是抗氧化剂并且还是抗氧化酶的激活剂。啮齿动物给予褪黑素后，谷胱甘肽过氧化物酶的活性增加，锰过氧化物歧化酶和铜锌过氧化物歧化酶 mRNA 水平增加。另外褪黑素的作用还依赖于其同某些神经递质系统的相互作用，作用水平在受体和（或）神经递质合成通路。同时褪黑素的作用和某些环境的变化有关，比如激素（CRH、ACTH）或神经肽（ACTH/MSH 衍生肽类，阿片肽）。现一般认为褪黑素抑制脑的活性主要通过以下途径：增加抑制性递质的活性（主要是 GABA-苯二氮䓬类受体复合物），降低毒性神经递质的活性（通过兴奋性氨基酸），还有一个可能性是改变膜通透性和随后的膜电位，和（或）作为第二信使系统。这些可能不是相互排斥的，而且有其相互的作用。

褪黑素临床应用与动物实验相比，研究的较少且缺乏对

照,而在有限报道中的结果也不一致。一般认为褪黑素有抗癫痫作用,可以改善癫痫的发作频率和脑电图表现。Ross 等用褪黑素治疗 24 例有学习和行为障碍的难治性癫痫儿童,治疗记录为 2.5～10 mg,发现在睡眠得到改善的同时,癫痫也得到部分控制;Fauteck 应用每晚 1 次褪黑素 5～10 mg 的剂量,也发现类似的结果,并且认为是褪黑素和其受体在新皮质相互作用的结果,由于其安全性,对指定的褪黑素剂量可以自由服用。1997 年西班牙学者报道 1 例肌阵挛癫痫女性儿童的治疗情况,自 1.5 个月起用不同的抗癫痫药物(包括丙戊酸、苯妥英钠、氯硝西泮、vigabatrin、拉莫三嗪和氯巴占)治疗均无效,在 29 个月时加用褪黑素,与苯巴比妥联合治疗,1 个月后患者的癫痫得到控制,褪黑素的剂量减少后,癫痫加重,恢复褪黑素治疗情况又有好转,治疗后第二年苯巴比妥撤药,癫痫发作的程度较以前轻,证明褪黑素与抗癫痫药物联合可有效控制严重的婴儿肌阵挛癫痫。另外还有成功治疗非癫痫性肌阵挛的报道,有 3 例儿童由于反复肌阵挛引起明显的睡眠困难,给予 3～5 年褪黑素治疗后,肌阵挛停止,可以入睡。

但在脑磁波描记的研究中,发现褪黑素在人体内与加重癫痫也有相关性。夜间褪黑素水平比白昼增加 5～8 倍时癫痫活动增加,月经前和妊娠期间褪黑素水平增高引起癫痫加重,在绝经期减弱,提示如苯二氮䓬类抗癫痫药物通过降低褪黑素分泌起作用。有些学者提出对于夜间癫痫或月经前癫痫加重的患者通过服用阻滞褪黑素分泌和作用的药物对癫痫的控制可能有益。Sheldon 于 1998 年的报道支持这个理论。他对 6 例年龄在 9 个月至 18 岁有多灶神经缺陷的患者,为了改善睡眠口服或胃造口给予 5 mg 褪黑素,结果发现对大部分儿童的睡眠有改善,但有 4 例临床和脑电图均证实出现癫痫发作或发作频率增加;所有的癫痫活动在停用褪黑素后又回到治疗前的水平,其中 3 例给予小剂量褪黑素(1 mg),仍观察到临床癫痫活性增加,停药后又回到治疗前水平。说明尽管褪黑素有促进睡眠的效果,但也有可能引起或加重癫痫,在治疗慢性神经伤残儿童的睡眠障碍时需要引起重视。

从以上国外的研究可以发现,哺乳动物昼夜节律与急慢性癫痫有一定的关系。已有证据显示癫痫易于受到昼夜节律的调控,这种调控与不同的癫痫综合征和癫痫病灶的部位有关。昼夜节律的时间系统和继发的激素分泌,睡眠和觉醒节律循环,近来的环境因素,也都是影响癫痫复发的潜在因素。实验设计应该考虑到癫痫阈值和复发的时间,进一步的工作需要决定癫痫易感性时间变化的机制。褪黑素的抗癫痫作用可能与增强 GABA 系统,使产生癫痫的神经元受到抑制等因素有关。但对癫痫患者是否有明确的效果还需进一步进行多中心的对照研究。

八、褪黑素与脑血管疾病

研究表明缺血性卒中患者夜间尿褪黑素排泄有障碍,其排泄下降可能与神经精神症状有关,同时可有细胞免疫功能损害和淋巴细胞亚群的变化。亦有研究提示急性脑梗死患者褪黑素受体结合容量降低,说明存在受体水平的褪黑素功能降低,使褪黑素抗应激作用不能充分发挥,这在疾病发生、发展中可能起到一定作用。此外,急性脑梗死对正常昼夜节律有显著影响。

在体内外脑卒中的研究中发现,褪黑素有明显的神经保护作用与抗自由基、抗凋亡和抑制一氧化氮(NO)产生有关。Manev 等发现,氧化损伤所致的局灶脑缺血模型鼠,在切除松果体后血液内源性褪黑素水平低下,缺血区脑损害加重,与假手术组有显著性差异,认为生理剂量的褪黑素能充分对抗自由基损伤。在动物有褪黑素产生的海马缺血保护作用可出现在缺血前 30 min,也可延迟到再灌注前 1 h。相关研究表明:褪黑素可以改善神经元的能量状态,支持褪黑素具有抗氧化的活性;褪黑素具有明显减少缺血性神经细胞死亡的作用,可能增加神经细胞 Bcl-2 的表达;可预防胎鼠脑缺血-再灌注诱导的氧化和 DNA 损害;可通过抑制一氧化氮(NO)合酶抑制 NO 产生;提高脑线粒体还原型谷胱甘肽含量,明显抑制线粒体内钙内流和积聚,提高 Na^+-K^+-ATP 酶和 Ca^{2+}-Mg^{2+}-ATP 酶活性,提高脑线粒体对缺血缺氧的耐受性,维持脑细胞线粒体结构和功能的稳态,保护缺血后脑神经元。褪黑素还是一种脑血管收缩因子,在脑卒中时褪黑素可以调节大脑循环,维持有效的血供。

褪黑素对脑缺血再灌注损伤有保护作用,其作用途径多种多样,具体机制不清,有待进一步研究。

九、褪黑素与骨代谢和骨关节疾病

有报道,褪黑素可调节人体生长激素的释放,且可预防放疗的新生大鼠的低钙血症,而钙离子是在肾上腺素能调节褪黑素合成作用中必要的因素,因而有人提出褪黑素对骨代谢有调节作用。体外试验研究褪黑素可呈剂量依赖性地促进骨细胞和成骨细胞的增殖,大剂量的褪黑素可促进成骨细胞的分化,提示褪黑素可能参与骨形成机制。

绝经后妇女骨量减少可能与褪黑素有关。Ostrowska 等研究了 26 名腹型肥胖和 18 名正常对照绝经后的妇女的血清褪黑素浓度和昼夜节律与骨代谢的关系。结果表明,褪黑素与骨代谢标志血清 I 型胶原羟基端前肽(PICP)和 I 型胶原交联羧基端肽(ICTP)呈显著负相关,提示褪黑素对绝经后骨量丢失有保护作用。

近年来很多研究发现,松果体切除后的鸡易患脊柱侧凸。Machida 等发现松果体切除后的鸡出现脊柱侧凸,而假手术组鸡却无此现象。Sadat-Ali 等在中午 12:00 测定了 20 名特发性脊柱侧凸的青少年和 10 名年龄相匹配的患儿同胞的褪黑素浓度,结果特发性脊柱侧凸的血清褪黑素浓度明显低于对照组,推测褪黑素与特发性脊柱侧凸的发病机制有关。Machida 等研究发现松果体切除后 2 足的鼠发生脊柱侧凸,而 4 足的鼠却未发生脊柱侧凸,给予褪黑素治疗后,只有 1/10 的 2 足大鼠发生脊柱侧凸,对于 4 足动物,即使切除松果体发生褪黑素缺乏,仍不能导致脊柱侧凸,而 2 足的鸡或人却可能发生脊柱侧凸,所以推测 2 足的站立姿势可能也与脊柱侧凸的机制有关。也有报道,松果体切除导致的褪黑素和 5-羟色胺缺乏与脊柱侧凸的发病机制有关,且 5-羟色胺治疗对其有防治作用。

长期黑暗的环境可加强小鼠对 II 型胶原的自身免疫反应,导致关节炎,褪黑素也有加重关节炎反应的作用,而切除松果体可明显改善其症状。预防和治疗性应用褪黑素均可明显提高类风湿关节炎大鼠的淋巴细胞功能和痛阈,抑制关节炎,呈现出较强的抗炎免疫调节和镇痛作用。类风湿关节炎患者的血清褪黑素水平降低,且褪黑素治疗有效,可能与褪黑素抗炎机制有关。褪黑素的抗炎机制可能是通过抑制腺苷酸环化酶活性和环磷酸腺苷水平有关,即 Gi 蛋白偶联的腺苷酸环化酶-环磷酸腺苷信号转导通路可能是褪黑素发挥免疫调节作用的重要机制之一。

从目前大量研究结果来看,松果体褪黑素的生物学作用具有广泛的临床应用前景,除上述作用外,临床上还有一些潜在应用可能性(如降血压,调节血脂,改善糖尿病相关微血管并发症等),但对于免疫功能过强患者(尤其是自身免疫性疾病)则为禁忌,以免加重病情。总之褪黑素的临床应用必须遵循循证医学和中国国家药物监督管理局(SDA)颁布的 GCP 原则进行随机双盲对照验证,而不能开放性使用数例即下结论。合理、客观地应用褪黑素必将对相关疾病的治疗带来益处,但具体的治疗剂量、疗程及联合用药方案的确定尚待时日。

参考文献

[1] Reiter RJ. Pineal gland [M]//Becker KL. Principles and Practice of Endocrinology and Metabolism. 3rd ed. Philadelphia: JB Lippincott, 2001: 98-102.
[2] Yu H-S, Reiter RJ. Melatonin: biosynthe, physiological effects, and clinical applications [M]. Boca Raton: CRC Press, 1993: 18-399.
[3] Pang SF, Allen AE. Extra-pineal melatonin in the retina: its regulation and physiological function [J]. Adv Pineal Res, 1986, 4: 55-57.
[4] Pang SF, Pang CS, Poon AMS, et al. Recent development of pineal melatonin and its receptors in human [J]. Front Horm Res, 1996, 21: 133-135.
[5] 彭树勋,席思川,汪晓飞,等.松果体激素及其分泌的调节[M]//谢启文.现代神经内分泌学,上海:上海医科大学出版社,1999: 333-350.
[6] 谢启文.神经内分泌学[M].沈阳:辽宁科学技术出版社,1990: 280-294.
[7] 程治平.内分泌生理学[M].北京:人民卫生出版社,1984: 120-132.
[8] 叶百宽,郭霞珍.松果体研究进展[J].解剖学进展,2000,6: 1-6.
[9] 饶煜,库宝善.褪黑素对睡眠的调节[J].生理科学进展,1998,29: 342-344.
[10] 应水旺,张家驹.褪黑素对脑机能的影响[J].生理科学进展,1987,18: 251-255.
[11] Fraschini F, Demartini G, Esposti D, et al. Melatonin involvement in immunity and cancer [J]. Biol Signals Recept, 1998, 7: 61-72.
[12] 高列,许荣焜.褪黑素抗肿瘤机制的研究进展[J].生理科学进展,2001,32: 160-162.
[13] Gupta D, Attanasio A, Reiter RJ. The Pineal gland and Cancer [M]. London: Tubingen, Brain Research Promotion, 1988: 1-375.
[14] 陈朝伦.松果体与肿瘤[J].生理科学进展,1982,13: 59-63.
[15] 许建宁,许建萍.褪黑素与肿瘤防治的研究进展[J].国外医学·卫生学分册,1999,26: 78-80.
[16] 高列,许荣焜.褪黑素抑制雌二醇诱致的垂体 PRL 瘤生长与血浆 PRL 和过氧化酯质含量的关系[J].生理学报,2001,53: 165-169.
[17] 赵瑛,刘志民,周晖.松果体与褪黑素[M].上海:上海科学技术文献出版社,2004: 101-163.
[18] 廖二元,超楚生.内分泌学[M].北京:人民卫生出版社,2001: 509.
[19] 汪晓飞,刘志民,彭树勋.褪黑素:一个多功能的光周期信号[J].生理科学进展,1998,29: 281-287.
[20] Claustrat B, Brun J, Chazot G. The basic physiology and pathophysiology of melatonin [J]. Sleep Med Rev, 2005, 9: 11-24.
[21] Arendt J, Skene DJ. Melatonin as a chronobiotic [J]. Sleep Med Rev, 2005, 9: 25-39.
[22] Macchi MM, Bruce JN. Human pineal physiology and functional significance of melatonin [J]. Front Neuroendocrinol, 2004, 25: 177-195.
[23] Abrial C, Kwiatkowski F, Chevrier R, et al. Therapeutic potential of melatonin in cancer treatment [J]. Pathol Biol (Paris), 2005, 53: 265-268.
[24] 晏建军,沈锋,吴孟超.褪黑素对 H22 肝癌小鼠的免疫调节及抗肿瘤作用[J].第二军医大学学报,1996,17: 427-430.
[25] Danilenko KV, Putilov AA. Melatonin treatment of winter depression following total sleep deprivation: waking EEG and mood correlates [J]. Gut, 2005, 54: 1402-1407.
[26] Schmid DA, Wichniak A, Uhr M, et al. Changes of sleep architecture, spectral composition of sleep EEG, the nocturnal secretion of cortisol, ACTH, GH, prolactin, melatonin, ghrelin, and leptin, and the DEX-CRH test in depressed patients during treatment with mirtazapine [J]. Neuropsychopharmacology, 2006, 31: 832-844.
[27] Bliwise DL. Sleep disorders in Alzheimer's disease and other dementias [J]. Clin Cornerstone, 2004, 6, 1A: S16-S28.
[28] Reiter RJ, Tan DX, Leon J, et al. When melatonin gets on your nerves: its beneficial actions in experimental models of stroke [J]. Exp Biol Med (Maywood), 2005, 230: 104-117.
[29] Peres MF. Melatonin, the pineal gland and their implications for headache disorders [J]. Cephalalgia, 2005, 25: 403-411.
[30] Cardinali DP, Garcia AP, Cano P, et al. Melatonin role in experimental arthritis [J]. Curr Drug Targets Immune Endocr Metabol Disord, 2004, 4: 1-10.
[31] 刘志民.我国临床受体研究工作的现状及发展趋势[J].第二军医大学学报,2001,22: 1051-1052.

第三篇

生长发育

第一章 · 正常的生长及评估

沈永年 黄晓东

人类自受精卵至成人期是一个生长发育的过程,它受多种因素调节和控制。个体生长和最终身高是遗传与出生时体重、身高、营养和内分泌激素相互作用的结果。生长是指细胞增多、增大,表现为组织、器官、身体各部大小、重量和身体化学组成成分的变化。发育是指功能的不断完善,心理、智力和体力的发展。机体的生长发育过程,是身体各系统、器官生长发育的总和,而各个系统、器官的生长发育都有一定的规律和速度,并不是齐头并进、完全一致。机体解剖、生理随着年龄增长有着特有的变化。

小儿生长发育是连续不断的,但在某个阶段可有某些特征性变化,因而形成不同的发育阶段,根据组织解剖、生理和心理功能特点,可将小儿生长发育过程分为几个年龄阶段。① 胎儿期:从受精卵至出生,在母体子宫内生活约280 日;② 新生儿期:从脐带结扎至生后 28 日,妊娠 28 周到出生后 7 日,称围生期;③ 婴儿期:出生后 28 日至 1 岁满;④ 幼儿期:1 岁后至 3 岁满;⑤ 学龄前期:从 3 岁后至6 岁满;⑥ 学龄期:从 6 岁到青春期(指下丘脑-垂体-性腺轴开始启动,第二性征出现);⑦ 青春期:通常女孩从 10～

12 岁开始到 17～18 岁;男孩从 12～14 岁开始到 18～20岁。此期个体差异很大,可提前或推迟 2～4 年,个体差异性一般符合正态分布。

生长发育的长期趋势指人群整体身高、体重随时间而增加。自 19 世纪后期,有学者观察到儿童的身高一代比一代高,性发育也较前提早,女孩月经初期逐步提前,这种现象称为发育的长期趋势(secular growth trend),这种趋势不仅仅局限于发达国家,发展中国家亦普遍见到。根据季成叶、李勇报道,其资料来自 1985 年、1991 年、1995 年和 2000 年 4 次全国学生体质健康调研,对象为 7～18 岁,均为汉族。分层随机整群抽样来自全国(除西藏和台湾)的 30 个省市、自治区。各省级单位分城市男性、城市女性、乡村男性、乡村女性 4 个群体,各年龄组人数为 118～156 例,4 个群体样本总人数均在 30 万以上。结果发现 1985—2000 年期间城市男性、城市女性、乡村男性、乡村女性身高平均增幅分别为 3.0 cm、2.3 cm、4.1 cm和 3.4 cm,即每 10 年增长 2.0 cm、1.6 cm、2.7 cm 和 2.2 cm,乡村增幅首次超过城市,这种趋势与人群整体的营养和健康改善有关(表 3-1-1～表 3-1-4)。

表 3-1-1 1985—2000 年中国城乡男生身高增长情况

年龄（岁）	城 市			乡 村		
	2000 年（cm）	1985 年（cm）	每 10 年增幅（cm）	2000 年（cm）	1985 年（cm）	每 10 年增幅（cm）
7～	124.5±5.7	122.4±5.2***	1.4	121.3±5.5	118.2±4.1***	2.1
8～	130.1±5.9	126.7±5.4***	2.3	126.6±5.9	122.6±6.1***	2.7
9～	135.0±6.2	131.8±5.7***	2.1	131.6±6.4	127.5±6.4***	2.7
10～	140.2±6.9	136.5±5.8***	2.5	136.3±7.1	132.2±7.6***	2.8
11～	145.5±7.2	141.9±6.3***	2.4	141.1±7.3	136.9±7.9***	2.8
12～	151.8±8.2	147.0±7.2*	3.2	147.3±6.6	141.7±7.5***	3.7

（续表）

年龄	城　市			乡　村		
（岁）	2000 年 （cm）	1985 年 （cm）	每 10 年增幅 （cm）	2000 年 （cm）	1985 年 （cm）	每 10 年增幅 （cm）
13～	159.8±8.4	155.6±8.0***	2.8	154.7±6.0	148.9±6.4***	3.9
14～	165.1±7.4	162.0±7.8***	2.1	160.9±5.7	156.1±5.9***	3.2
15～	168.9±6.3	165.9±5.9***	2.0	165.1±5.4	160.5±5.3***	3.1
16～	171.0±6.1	168.6±7.0***	1.6	168.0±5.5	164.1±5.6***	2.6
17～	171.8±6.0	170.3±6.1**	1.0	169.1±5.4	166.1±5.7***	2.0
18～	171.6±6.1	170.6±5.4**	0.7	169.2±5.4	167.2±5.6***	1.3
平均			2.0			2.7

注：2000 年和 1985 年比较，* $P<0.05$，** $P<0.01$，*** $P<0.001$。

表 3-1-2　1985—2000 年中国城乡女生身高增长情况

年龄	城　市			乡　村		
（岁）	2000 年 （cm）	1985 年 （cm）	每 10 年增幅 （cm）	2000 年 （cm）	1985 年 （cm）	每 10 年增幅 （cm）
7～	123.5±5.6	121.1±5.1***	1.6	120.3±5.7	117.0±3.3***	2.2
8～	128.9±6.1	126.0±5.3***	2.0	125.5±6.6	121.7±3.8***	2.5
9～	134.7±6.2	131.6±5.6***	2.1	131.0±6.7	126.9±4.0***	2.7
10～	140.9±6.7	137.2±5.7***	2.5	136.8±7.2	132.0±4.9***	3.2
11～	147.3±7.4	141.2±6.1***	4.0	143.0±7.7	137.9±5.1***	3.4
12～	152.5±8.4	149.6±6.8***	1.9	148.6±7.5	143.5±5.1***	3.4
13～	156.3±8.7	155.0±8.0***	0.9	152.9±6.1	150.2±2.7***	1.8
14～	158.2±8.2	156.9±8.1***	0.9	155.4±5.7	152.4±3.1***	2.1
15～	159.1±6.9	157.5±7.2***	1.1	156.6±5.6	154.2±2.4***	1.6
16～	159.6±6.3	158.5±6.5**	0.7	157.5±5.2	155.1±2.4***	1.6
17～	159.8±5.9	158.9±5.7**	0.6	157.6±5.5	155.8±1.9***	1.2
18～	159.4±5.5	158.8±5.5**	0.4	157.7±5.3	156.2±1.5***	1.0
平均			1.6			2.2

注：2000 年和 1985 年比较，* $P<0.05$，** $P<0.01$，*** $P<0.001$。

表 3-1-3　1985—2000 年中国城乡男生体重增长情况

年龄	城　市			乡　村		
（岁）	2000 年 （kg）	1985 年 （kg）	每 10 年增幅 （kg）	2000 年 （kg）	1985 年 （kg）	每 10 年增幅 （kg）
7～	24.6±3.1	22.0±2.9***	1.8	22.2±2.4	20.4±2.5***	1.2
8～	27.4±3.2	23.7±2.9***	2.5	24.6±3.2	22.3±2.9***	1.5
9～	30.2±3.5	26.2±3.4***	2.7	27.1±3.7	24.4±3.5***	1.8
10～	34.2±4.1	28.7±3.7***	3.6	30.0±4.6	26.7±4.1***	2.2
11～	37.8±4.5	31.8±4.5***	4.0	32.9±5.9	29.4±5.2***	2.3
12～	42.1±5.9	35.4±5.6***	4.5	37.0±5.7	32.4±5.8***	3.0
13～	47.8±6.9	41.5±6.8***	4.2	42.9±5.4	38.2±5.9***	3.1
14～	52.4±6.8	46.6±6.9***	3.8	47.2±5.5	43.1±5.7***	2.7
15～	56.6±6.3	50.5±6.5***	4.0	51.5±5.4	47.5±5.5***	2.7
16～	59.1±6.0	53.9±6.1***	3.5	54.8±5.4	51.5±5.3***	2.2
17～	60.9±5.7	56.1±5.8***	3.2	56.9±5.7	54.3±5.5***	1.7
18～	61.6±5.6	57.1±5.7***	3.0	58.1±5.5	55.8±5.4***	1.5
平均			3.4			2.2

注：2000 年和 1985 年比较，* $P<0.05$，** $P<0.01$，*** $P<0.001$。

表 3-1-4　1985—2000 年中国城乡女生体重增长情况

年龄 (岁)	城　市			乡　村		
	2000 年 (kg)	1985 年 (kg)	每 10 年增幅 (kg)	2000 年 (kg)	1985 年 (kg)	每 10 年增幅 (kg)
7～	23.1±4.2	20.1±3.7***	2.0	22.2±4.0	19.6±4.1***	1.8
8～	25.7±3.7	23.1±3.9***	1.8	24.6±3.4	21.5±4.9***	2.1
9～	28.9±4.3	25.7±4.4***	2.2	27.6±4.2	23.8±4.5***	2.6
10～	32.8±4.9	28.4±4.0***	2.9	31.1±5.1	26.4±4.2***	3.2
11～	37.3±5.9	32.5±4.7***	3.2	35.3±6.3	29.8±5.1***	3.7
12～	41.5±6.0	37.0±5.7***	3.0	39.5±6.7	33.8±5.3***	3.8
13～	45.1±6.3	42.1±6.8***	2.0	43.5±6.6	40.0±5.9***	2.3
14～	47.9±6.7	44.9±7.0***	2.0	46.5±6.2	42.9±6.5***	2.4
15～	49.9±6.5	46.7±6.5***	2.1	48.7±6.1	46.0±6.2***	1.8
16～	51.1±6.2	48.3±6.1***	1.8	50.4±5.8	48.0±5.9***	1.5
17～	51.4±6.0	49.2±5.8***	1.5	50.9±5.6	49.5±5.6***	1.0
18～	51.8±5.5	49.4±5.7***	1.6	51.4±5.9	50.1±5.5**	0.9
平均			2.2			2.3

注：2000 年和 1985 年比较，* $P<0.05$，** $P<0.01$，*** $P<0.001$。

身高最大增长年龄(maximum increment of age，MIA)反映群体生长突增的开端。在 1985—2000 年的 15 年中国大城市男性、女性 MIA 均提前 0.9 岁，而经济处于中下水平的农村男性、女性 MIA 提前幅度则均为 0.4 岁。1985—2000 年中国青少年 MIA 提前趋势见表 3-1-5。

调查同时发现女性初潮年龄及男性初次遗精年龄也呈下降趋势，分别提前了 0.5 岁和 0.7 岁(表 3-1-6)。

表 3-1-5　1985—2000 年中国青少年身高最大增长年龄(MIA)提前趋势

组别	男　生			女　生		
	1985 年	2000 年	提前幅度(岁)	1985 年	2000 年	提前幅度(岁)
大城市	13.0	12.1***	0.9	11.7	10.8***	0.9
中小城市	13.2	12.5***	0.7	12.0	11.2***	0.8
富裕农村	13.4	12.8**	0.6	12.2	11.6**	0.6
中下农村	13.8	13.4*	0.4	12.4	12.0*	0.4

注：2000 年与 1985 年比较，* $P<0.05$，** $P<0.01$，*** $P<0.001$。

表 3-1-6　1985—2000 年中国青少年女生月经初潮、男生首次遗精年龄提前趋势

组别	男　生			女　生		
	1985 年	2000 年	提前幅度(岁)	1985 年	2000 年	提前幅度(岁)
大城市	13.1	12.6	0.5	14.5	13.8***	0.7
中小城市	13.5	13.1**	0.4	14.7	14.2***	0.5
富裕农村	14.1	13.6**	0.5	15.6	15.0***	0.6
中下农村	14.1	13.9	0.2	15.7	15.5	0.2

注：2000 年与 1985 年比较，** $P<0.01$，*** $P<0.001$。

另一项采取随机整群抽样方法，调查北京、哈尔滨、西安、上海、南京、武汉、福州、广州、昆明九城市及其郊区农村 7 岁以下儿童体格发育状况的研究，分别在 1975 年、1985 年、1995 年、2005 年和 2015 年连续进行了 5 次调查(图 3-1-1)，结果显示，40 年来我国儿童体格生长水平有了大幅度的提高，城市与郊区的差异已明显缩小，九城市儿童的生长水平现已超过世界卫生组织(WHO)标准。但同时发现，与 1975—2005 年的增幅相比，2005—2015 年的 10 年间，我国儿童的生长发育水平已从快速增长期进入到缓慢增长期，与世界上一些发达国家的长期趋势相似，即社会经济发展到一定程度后，生长的长期趋势逐渐趋于稳定。

正常生长是健康的一个标志，而生长出现异常偏移常提示存在潜在疾病，所以定期、可靠的生长评估是临床工作中非常重要的方面。

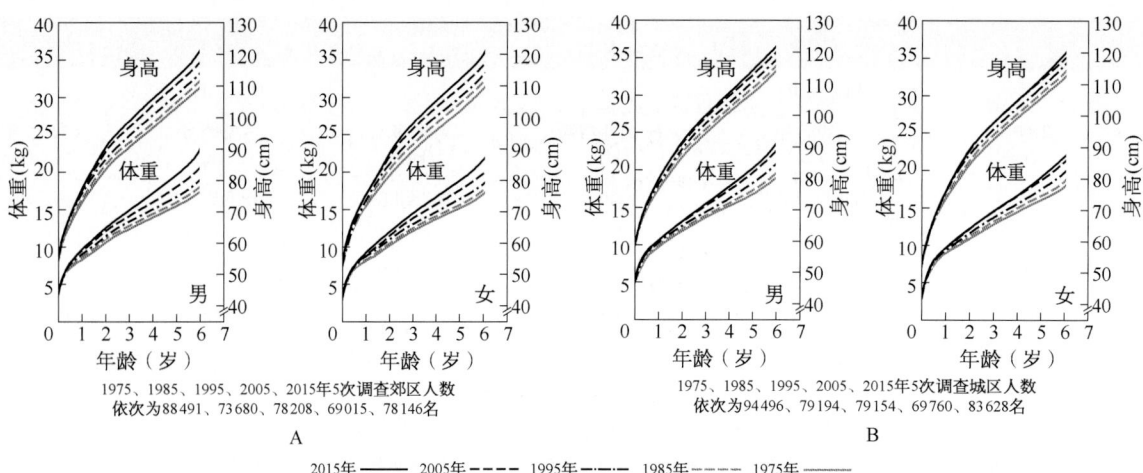

身高
体重
体重(kg)
身高(cm)
男
女
年龄（岁）
1975、1985、1995、2005、2015年5次调查郊区人数
依次为88491、73680、78208、69015、78146名
A
1975、1985、1995、2005、2015年5次调查城区人数
依次为94496、79194、79154、69760、83628名
B
2015年 2005年 1995年 1985年 1975年

图3-1-1 1975—2015年九城市儿童体重、身高变化趋势

A. 郊区；B. 城区

年 龄（岁）
日期 身高 生长速度
正常男孩生长曲线
身 高
体 重
cm
kg

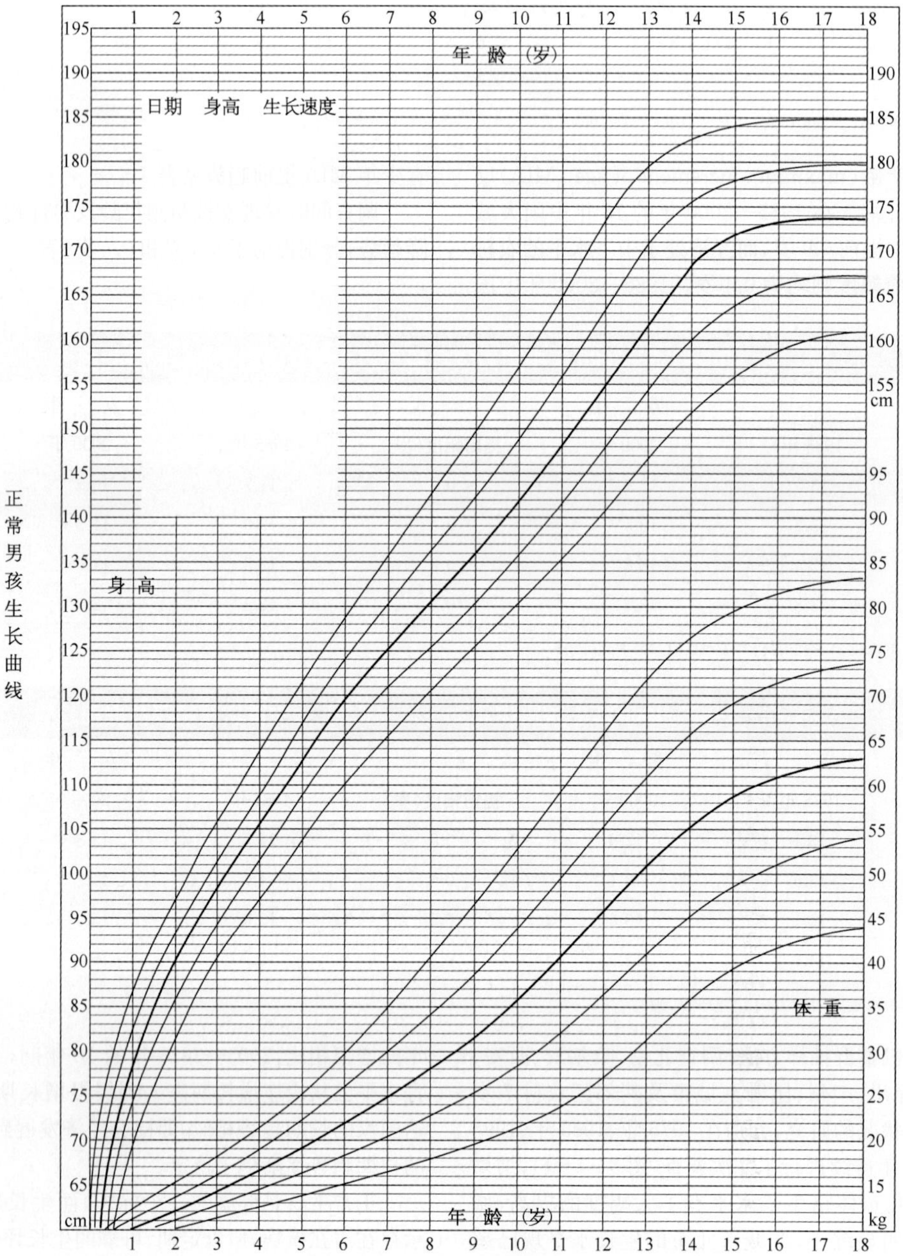

图3-1-2 正常男孩生长曲线

一、身高

身高代表头部、脊柱和下肢三者长度的总和。刚出生新生婴儿平均身长为 50.0 cm,城市新生男婴为 50.6±0.04 cm,女性为 50.0±0.04 cm,1 足岁时为 75.0～77.0 cm,出生第一年身长平均增加约 25 cm,生后头 3 个月内生长最快,每月平均长 3.0～3.35 cm,总共长 10 cm 左右;生后 4～6 个月每月长 2 cm;后 6 个月每月长 1.5 cm。第二年后身高增长速度减慢,身高增加 10～12 cm。2 岁以后生长速度急剧下降,但保持相对稳定,平均每年增长 5～7 cm。青春期出现生长的第二个高峰。不同年龄期身高曲线和生长速度见图 3-1-2 和图 3-1-3。

因为准确的数据是评估的基础,所以学习正确地测量身高是很重要的,应由经过培训的人员使用标准的测量器具进行。2 岁以下的幼童采取卧位,使用特制的测量床,头固定,垂直紧贴一侧的挡板,躯体伸展,背、臀、膝、足跟贴住底板,当足底平触移动板后读数。2 岁以上的孩子如果能够稳定维持站姿的话(有些孩子可能需至 3 岁),才选择立位,被测者脱鞋,其足跟、臀、枕部紧靠固定物(墙、板),眼睛平视(头不要上扬或下垂),当头顶平触移动板后读数。为避免误差,最好每次用同一量具,多次测量,一般为 3 次,取平均值。须知同一个孩子在同一天晨起与傍晚时测得的身高值可能相差 1～2 cm。测量结束后将数值画到标准的生长曲线图上,与同性别、同年龄标准进行比较。对于某些特殊疾病患者,如 21-三

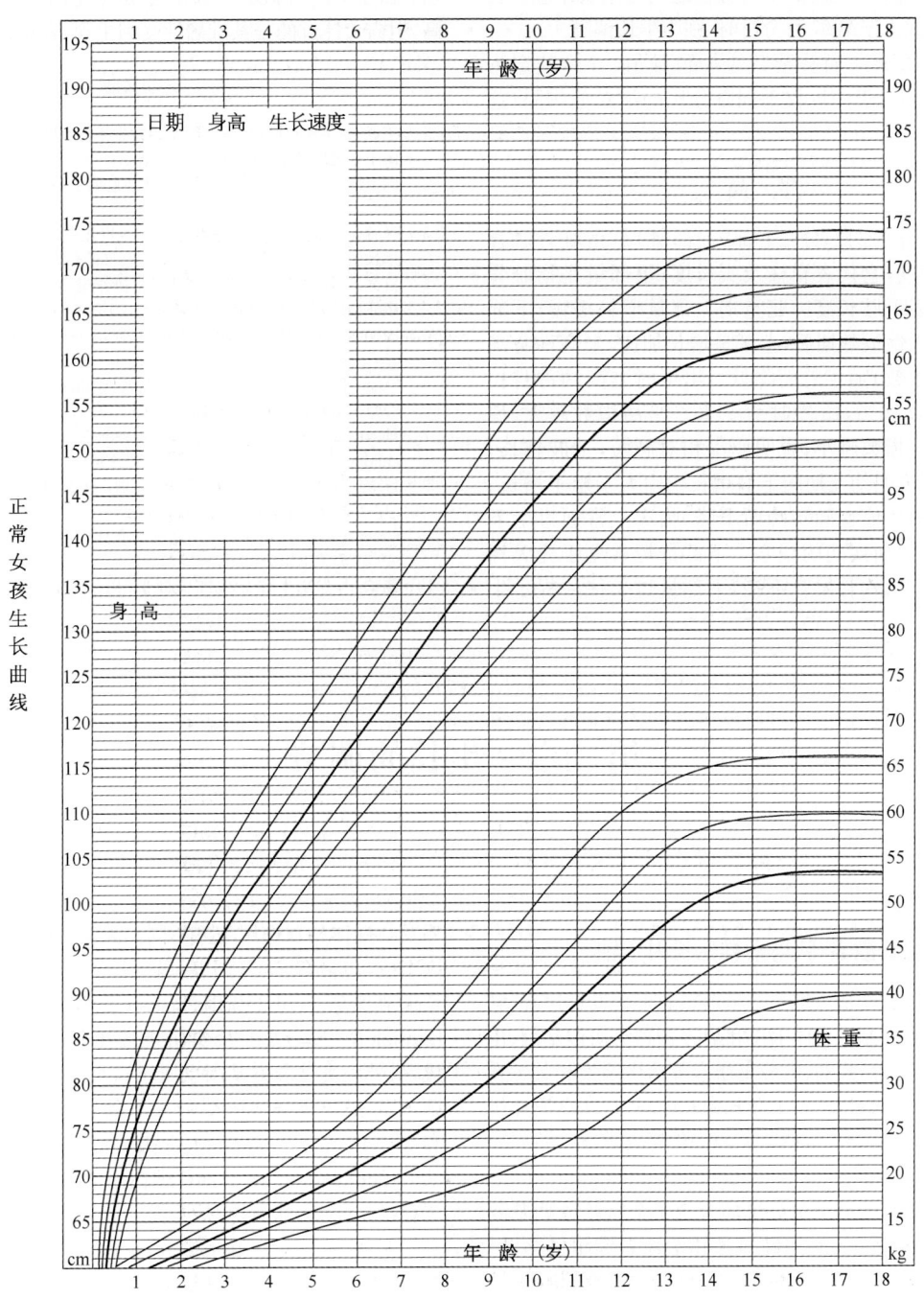

图 3-1-3　正常女孩生长曲线

体综合征、Turner 综合征、软骨发育不全需要根据其相应的生长曲线图进行比较。

对生长的评估一般采用均值标准差法、百分位法和中位数百分比三种方法表示。

1. 均值标准差法·正常儿童多数生长指标呈正态分布，而这种正态分布的范围与均值和标准差有一定关系，即 68.3％儿童生长水平在均值±1 SD 范围内，95.4％儿童在均值±2 SD 范围内，99.7％儿童在均值±3SD 范围内。

2. 百分位数法·采用第 3、25、50、75、97 百分位数 5 个等级定出特定人群儿童青少年生长发育曲线标准，当其指标在第 25 至第 75 百分位之间，则属生长中等，在第 3 至第 25 百分位之间为生长中下，在第 75 至第 97 百分位之间为生长中上。当小于第 3 百分位或大于第 97 百分位时，则为生长偏离。

3. 中位数百分比·首先要确定中位数值，并将其定为100％，然后计算相当于中位数不同百分比的绝对值，并将这些数值列成表。

二、坐 高

人体身高可分为两部分：上部（上部量）是指耻骨联合上缘到头顶的高度，它代表脊柱及头长度；下部量是指耻骨联合到足底，代表下肢长度。儿童期上部量增长缓慢，下部量增长迅速；进入性成熟期后，上部量增长加速，坐高占身高的百分数（坐高指数）随年龄而降低。出生时坐高约占身长的 66％，4 岁时为 60％，10 岁时为 54％。坐高指数越大，说明躯干相对越长；指数越小，说明躯干相对越短，下肢越长，坐高指数的递减说明幼儿期间下肢增长幅度大于躯干增长。同理，上下部量的比值也随年龄而下降，临床上常通过上下部量的比值获得诊断疾病的线索。下部量短常见于先天性甲状腺功能减退症、软骨发育不良，下部量过长往往提示生殖腺功能不全。

三、骨 龄

正常儿童骨骼中的骨化中心是一个有序的发育过程，因此根据其发生、成熟的规律，制定出不同性别骨成熟的标准年龄，即骨龄。临床上采用拍摄左手腕正位 X 线片并与 G-P 图谱（Greulich & Pyle）比较的方法来判定骨龄，另有一种对每个骨化中心进行计分从而得出骨龄的方法，称为 TW 法（Tanner-Whitehouse standards）。骨龄受甲状腺激素、生长激素、性激素、糖皮质激素等因素的影响，明显的骨龄落后提示可能存在甲状腺功能减退、生长激素缺乏症或垂体功能减退。在整个童年和青春期，骨龄可作为一种量化身体成熟的尺度，健康情况下，当女孩骨龄达到 10 岁，男孩骨龄达到 12 岁常预示青春发育启动。由于骨龄与剩余生长潜能成反比，它也被用于预测终身高，但需要注意的是其准确性受到主观、客观许多因素的影响。

参考文献

[1] 季成叶,李勇.1985—2000 年中国青少年青春期生长长变化趋势[J].中国生育健康杂志,2003,14:271-275.

[2] 国家体育总局群体司、国家国民体质监测中心.2000 年国民体质研究报告[M].北京:人民体育出版社,2003.

[3] 李辉,季成叶,宗心南,等.中国 0~18 岁儿童、青少年身高、体重的标准化生长曲线[J].中华儿科杂志,2009,7:487-492.

[4] 首都儿科研究所九市儿童体格发育协作组 2015 年中国九市七岁以下儿童体格发育调查[J].中华儿科杂志,2018,3:192-199.

[5] Brook CGD, Brown RS. Handbook of clinical pediatric endocrinology [M]. New York: Blackwell, 2008: 33-58.

[6] Cooke DW, Divall SA, Radovick S. Williams texbook of endocrinology [M]. 13th ed. Philadelphia: Elsevier, 2006: 965-970.

[7] Hermanussen M, Lange S, Grasedyck L. Growth tracks in early childhood [J]. Acta Paediatr, 2001, 90(4): 381-386.

[8] Heinrich C, Munson PJ, Counts DR, et al. Patterns of human growth [J]. Science, 1995, 268: 442-447.

[9] Greenspan FS, Strewler GJ.基础与临床内分泌学[M].施秉银,主译.西安:世界图书出版公司,2001:5.

[10] 杨钢.内分泌生理与病理生理学[M].天津:天津科学技术出版社,2000:145.

第二章·生长的调节

沈永年　黄晓东

一、生长激素-胰岛素样生长因子轴

人类自受精卵起至成人期是一个动态的生长发育过程，它受多种因素调节和控制。个体生长和最终身高与遗传基因、出生时体重和身高、营养、疾病、内分泌激素等诸多因素相关。在内分泌激素中，生长激素（growth hormone, GH）和胰岛素样生长因子（insulin-like growth factor, IGF）的作用很重要。

（一）GH

GH 是由腺垂体嗜酸细胞分泌的含 191 个氨基酸残基的非糖基化蛋白质激素。人类 GH 具生物活性者为单链多肽，含 191 个氨基酸残基，分子量为 22 000，占垂体 hGH 的 70％～75％，非 22 000 GH 的生物活性、结合特性、代谢清除率及与受体相互作用与之不同。人类 GH 基因家族由 5 个基因组成，包括 GH1 基因、胎盘生长激素（GH2 基因）、绒毛膜生长催乳激素 1 和 2 基因（human chorionic somatomammotropin hormone, CSH）及一个类绒毛膜生长催乳激素的假基因组成，另外人类催乳素基因也属于这个家族，GH 基因家族位于第 17 号染色体长臂的 q22～24，每个基因均含有 5 个外显子和 4 个内含子。GH1 和 GH2 的 mRNA 剪接模式不同：GH1 编码 20 000 和 22 000 蛋白质，而 GH2 编码的蛋白质与之存在 13 个氨基酸的差别。

多数学者认为胎儿生长与 GH 关系不大。其依据为：① 无脑儿血中 GH 含量极微，而身长正常；② 新生早期切除脑的鼠和兔，其生长继续；③ 除肝组织外，其他胚胎组织未能发现有 GH 受体。相反,认为胎儿生长与胎盘催乳素(hPL)和胎盘生长素(hPGH)、IGF 有关。因孕母血中 hPL 浓度与胎儿大小、胎盘重量相关,胎儿组织中有 hPL 受体。胎儿出生体重与母血中 IGF 水平呈正相关,与脐血中 IGF 成正比,小样儿脐血中 IGF 活性很低。

GH 的许多功能是通过自分泌、旁分泌和刺激产生 IGF-1 的内分泌作用来完成的。GH 对出生后小儿生长的影响很大程度上取决于骨骺软骨生长情况,GH 只对成年前骨骺软骨开放期有促进骨的生长作用。GH 作用不像其他激素通过靶腺起作用,而是经过 IGF-1 介导,共同刺激软骨、骨骺软骨生长。目前认为 GH 可直接作用于前软骨细胞,使其分化为软骨细胞,并刺激肝脏和局部的 IGF-1 合成,也刺激软骨细胞 IGF-1 受体表达。IGF-1 可刺激骺板软骨细胞增殖,促进胶原和硫酸黏多糖合成,从而介导 GH 促进长骨的纵向生长。另外,GH 可直接刺激成骨细胞代谢,使骨钙素(osteocalcin, OC)水平升高,刺激骨的生长。GH 还可通过 IGF-1 诱导维生素 D 活化,身高增长是通过软骨细胞增殖,使软骨细胞增大和形成栅状,以后在长骨骺部延长钙化。随着性成熟,骺板逐渐融合,骨长度不再增加,但 GH 对骨代谢和维持骨矿物质含量及骨密度仍起重要的作用。

除了主要的促生长作用外,GH 还参与机体碳水化合物、蛋白质、脂肪的代谢。因此,生长激素对于成人的身体组分、心血管、血脂的健康仍起着作用。

1. *GH* 基因转录调控·*GH* 基因的转录和其他真核生物基因一样,依赖于顺式作用元件(cis-acting elements)和反式作用因子(transacting factors)的作用,后者与特异的调控序列结合来调节转录起始的速率。研究发现一个编码几种转录因子的基因家系,其中 *POU1F1* 和 *PROP1* 被证明是编码主要影响 GH 细胞产生转录因子的两个基因,它们的表达对于垂体细胞系分化成最终合成及释放 GH 的细胞非常重要。GH 的分泌受营养、睡眠、运动、其他激素及下丘脑的 GHRH 和生长激素释放抑制素,GH 促分泌剂,如胃促生长素的调控。

2. GH 受体和 GH 结合蛋白·许多组织的细胞上都发现存在 GH 受体(GHR),如肝、肌肉、脂肪、肾脏、纤维细胞、软骨细胞、胰岛 β 细胞、淋巴细胞、卵泡膜细胞、肠上皮细胞、皮肤表皮细胞和脑神经元细胞等,而且在早期胚胎和胎儿组织也发现有 GHR。虽然大部分 GHR 在细胞表面或内质网中,但在核内也有。确立 GHR 对于生长的重要性来自在严重矮小患者中发现 GHR 基因突变。GHR 的氨基酸序列在 20 世纪 80 年代被确定,它是一个由 620 个氨基酸残基组成的跨膜糖蛋白,GHR 包括胞外区、跨膜区和胞内区。GHR 膜外部分的生物活性、氨基酸序列与血浆 GH 结合蛋白(GH Binding protein,GHBP)相同,现已证实血浆中可溶性 GHBP 是膜受体的片段。GHR 基因定位于 5p13～p12,由 10 个外显子组成,外显子 2～10 负责蛋白质编码区,外显子 2 编码分泌信号肽和受体蛋白成熟形式的前 6 个氨基酸,外显子 3～7 编码胞外区,外显子 8 编码跨膜区,外显子 9 和 10 编码胞内区。2 个 GHR 形成的一个对称的同源二聚体,能分别与 1 个分子 GH 上的 2 个不同位点结合。GH 与 GHR 结合后,受体的胞内部分与胞质中 Janus 激酶(JAK)结合,使受体羧基端酪氨酸磷酸化。JAK 的激活是 GH 诱导的信号转导系统的第一步。虽然

有 3 种 JAK 分子参与其中,但是 JAK2 的激活程度最大。GH 与 GHR 结合,诱导 GHR 分子形成 GHR 二聚体,GHR 二聚体使两个 JAK2 分子共定位,导致一个 JAK2 被另一个 JAK2 分子磷酸化,从而导致 JAK2 激活。活化的 JAK2 又在多个酪氨酸残基上磷酸化 GHR,从而为至少 3 条不同的信号通路:STAT、MAPK、P13K 的胞质成分提供了对接位点。另外发现 GH 与 GHR 结合后,可经细胞内吞作用进入胞质,并可越过核膜进入核内直接发挥作用,核染色质上存在 GHBP 或 GH 的结合位点。

3. 影响 GH 分泌的因素

(1) 脉冲式分泌:GH 以脉冲形式分泌,昼夜波动较大,在分泌低峰时,血循环中难以测到;白天 GH 血浓度常在 5 μg/L 以下,饭后有 1～2 次升高;深睡 1 h 左右,GH 分泌最旺盛,之后,可见到较低的 GH 峰,这些 GH 脉冲出现不受进食、血糖、类固醇激素、催乳素、TSH 等水平及应激因素所影响。GH 分泌的脉冲数和振幅在不同时间和不同人群中的差异可很大,一般 GH 分泌频率夜间比白天多,成人女性多于男性,青春发育期的青少年比成人多,幅度也大,青春前期和青春期的青少年 24 h 的 GH 脉冲有 6～8 次,每 3～4 h 1 次。由于 24 h 中血 GH 分泌脉冲和振幅与年龄有关,所以 24 h GH 分泌量随年龄不同而有所差异。

(2) 昼夜节律:正常人在入睡后 45～90 min,血浆 GH 水平有明显升高,最高可达 50～60 μg/L。GH 峰值出现与脑电图中的 Ⅲ～Ⅳ 级慢波相一致,如睡眠时间变化,其 GH 峰值出现时间也会相应变化,如醒后再入睡,2 h 内仍可出现 GH 高峰。与睡眠有关的 GH 峰值不受高血糖、肾上腺素能阻断剂、氯丙嗪和苯巴比妥等所抑制。这种与睡眠相关的 GH 特征性分泌,可作为儿科患者生理性 GH 分泌试验的依据,70%～80% 的正常儿童在入睡后 90 min 内取血,可测得一个 GH 高峰。

(3) 运动:正常人在基础代谢状态下,血清 GH 常不能测到,起床轻微活动后即可见 GH 水平升高,剧烈运动后可引起 GH 明显升高。运动试验已作为儿童 GH 缺乏症的筛选试验。50%～70% 正常儿童在运动试验中,血浆 GH 水平可达到 7 μg/L 以上。

(4) 应激状态:大多数应激状况可引起 GH 分泌,如外科手术、创伤、麻醉、穿刺、神经紧张和焦虑等,但儿童在慢性心理不适宜的环境下可引起可逆性 GH 分泌抑制。

(5) 代谢物质:急性低血糖是刺激 GH 分泌的强烈因素,如用胰岛素诱发低血糖(血糖水平<2.22 mmol/L,或低于基础值一半以上),可使 GH 明显升高;相反,高血糖可抑制 GH 分泌。高蛋白质饮食或口服、静脉点滴精氨酸、亮氨酸、甘氨酸和赖氨酸等可刺激 GH 分泌,其中精氨酸、亮氨酸作用最强。游离脂肪酸水平升高可抑制 GH 释放。肥胖患儿常可见到自发性和各种因素刺激 GH 分泌受到抑制。

4. GH 分泌的调控

(1) 下丘脑激素调节:GH 的合成与分泌受下丘脑生长激素释放激素(growth hormone releasing hormone,GHRH)和生长激素释放抑制激素(somatostatin,SS)双重控制。

GHRH 在 20 世纪 80 年代初首先从胰腺肿瘤细胞中分离出来,以后发现在脑内广泛存在,以下丘脑正中隆起的弓状核处含量最多,但在其他组织中也有少量合成,起着自分泌和

旁分泌的作用。GHRH 由下丘脑释放进入垂体门静脉循环，是腺垂体分泌和合成 GH 的最主要生理刺激物，人类 GHRH 基因位于第 20 号染色体，长约 10 kb，含 5 个外显子，与 GHRH 同属于一个同源肽家族的成员还包括肠促胰液素、胰高血糖素、胰高血糖素样肽、血管活性肠肽、垂体腺苷酸环化酶激活肽等，由于结构相似性，这些肽可以不同程度地相互激活受体。前 GHRH 原基因的外显子 1 决定组织特异性，外显子 2 编码 20 个氨基酸的信号肽和蛋白质水解部位，外显子 3、4 编码 GHRH 及 N 端蛋白质水解部位，外显子 5 编码 3′ 非翻译区。在人妊娠 29 周，胚胎的弓状核和腹内侧核中可测到 GHRH，在妊娠 31 周正中隆起的神经纤维含有免疫反应的 GHRH，出生后 GHRH 的合成和分泌逐渐增加。

GHRH 受体属于 G 蛋白偶联的膜受体，编码该受体的基因位于染色体 7p14～15，含 13 个外显子。垂体 GH 细胞上的 GHRH 受体是高亲和力、与 GHRH 特异结合的受体，GHRH 与受体结合后激活腺苷酸环化酶系统，使细胞内 cAMP 浓度增加，传递信号，引起 GH 分泌增加，同时促进 GH 基因转录，加速 GH 的合成。动物和人类研究证明 GHRH 受体基因突变可导致身材矮小。

SS 由 14 个氨基酸残基组成，是抑制垂体 GH 分泌的主要下丘脑激素，编码基因位于第 3 对染色体上，在中枢神经系统和消化系统中广泛表达。表达 SS 的细胞主要位于下丘脑的弓状核、室旁核，其次在大脑皮质、视前区、脊髓等神经元。另外，胃肠道黏膜、胰岛 D 细胞、甲状腺 C 细胞也能产生 SS。下丘脑 SS 的表达主要受 GH 和 IGF-1 的负反馈调节。SS 不但抑制 GH 的基础分泌，而且抑制 GH 对生理性、药理性刺激的反应，但对正常 GH 细胞的增殖不起主要调节作用，其抑制 GH 分泌的机制主要通过抑制细胞内的 cAMP 系统，研究发现 GH 脉冲式分泌可能与 GHRH 和 SS 两者脉冲式交替分泌有关。

（2）与垂体发育有关的转录因子：研究证明许多与胚胎发育有关的转录因子在腺垂体细胞分化过程中起着重要作用。

（3）神经递质的调节：来源于体内外环境的各种刺激，需要通过神经递质网络通路作用于下丘脑神经激素的特异性神经元上，然后再产生 GH 分泌或抑制反应。各种神经递质 GH 分泌的调节见表 3-2-1。

表 3-2-1　神经递质调节 GH 分泌

神经递质系统	种类	影响 GH 释放	
		内源性	兴　奋
胆碱能			
兴奋剂			
甲基胆碱、胞苷、二磷酸盐胆碱	人	轻度↑	
拮抗剂			
甲基东莨菪碱	人	↓（睡眠）	轻度↑（ITT）
赛庚啶	人	↓（睡眠）	
丙咪嗪	人	↓（睡眠）	
阿托品	人	↔（ITT）	
儿茶酚胺能			
兴奋剂			
L-多巴	人、猴	↑	
多巴胺	人、狒狒	↑	
吗啡、阿扑吗啡、溴麦角环肽	人	↑	
去甲肾上腺素	人	↑	
可乐定	人、猴	↑	
麻黄素	人、猴		↑
拮抗剂			
酚妥拉明	人		↔
匹莫齐特（pimozide）	人		↔
普萘洛尔	人		↑
丁氧胺（butoxamine）	狒狒		↑
5-羟色胺能			
兴奋剂			
L-色氨酸-5-羟色胺	人、猴		↑
褪黑素	人		↔
拮抗剂			
二甲麦角新碱	人		↔
赛庚啶	人	↓（睡眠）	↔
γ-氨基丁酸能			
兴奋剂			
γ-氨基丁酸　异鹅羔胺（muscinol）	人	↑	
拮抗剂	未进行试验		

注：↔指阻滞；↑刺激；↓抑制。

（4）生长激素促泌素：近年来,发现有几种能强烈地促进GH分泌的肽和非肽类类似物,这些物质参与调节和控制GH的分泌,称为生长激素促泌素（GH secretagogues, GHS）。1984年Bower等首次报道一种新合成的6肽,具有生物活性,作用于垂体,特异性促进GH释放,称为生长激素释放肽-6（growth hormone releasing peptide-6, GHRP-6）,实验证实GHRP不同于GHRH,但两者具有协同作用。1988年相继合成更强6肽类似物GHRP-1和GHRP-2,1992年合成Hexarelin首次应用于临床。之后的研究又成功克隆了GHS的受体,并在1999年发现了GHS受体的一个天然配体：胃促生长素（ghrelin）。胃促生长素主要在胃分泌,但在垂体、免疫细胞、肺、胎盘、睾丸、肾脏、胰腺、卵巢中也有表达,它作用于下丘脑,有很强的促GH释放作用,可使循环中GH迅速、显著地增加,其作用甚至大于GHRH。虽然循环中的胃促生长素可能直接或通过血脑屏障到达下丘脑核,但外周与脑干的连接可能在胃促生长素的作用中也起到重要作用。有研究认为下丘脑效应也可能依赖于它的局部生成,胃促生长素是促进食欲的脑肠肽,参与下丘脑、垂体和胃肠道共同对能量平衡的调节,还有促进细胞增殖、抗凋亡、脂肪生成等作用。胃促生长素是由28个氨基酸残基组成的多肽,在其N端的第3个氨基酸有一个独特的脂肪酸链修饰,发现该位点氨基酸羟基的酰化是胃促生长素经受体介导的促GH释放、钙动员和促食欲等生物效应所必需的。在人体中,短期限制热量期间,胃促生长素含量很高,进食后会立即下降；长期受体重影响,瘦者胃促生长素水平高,肥胖者水平低。胰岛素抵抗、高胰岛素血症情况下,胃促生长素呈低水平。

虽然其他GHS也有类似于胃促生长素的一些公认的效应,但是每个GHS对这些效应的相对重要性并不相同。比如胃促生长素和某些GHS被报道能提高催乳素、ACTH、皮质醇水平,但其他GHS在食欲、睡眠和心脏功能方面可能具有更大的特异性。GHS的这些特性为研发专门针对肥胖、胃肠动力、营养不良、衰老的口服药物提供了潜在可能。

（二）胰岛素样生长因子1

许多研究证实,GH促进骨骺生长的作用大部分不是GH的直接作用,而是刺激机体产生一种活性因子,后者存在于血清中,这种因子可促进软骨的生长,当GH增多时,这种因子水平升高；GH不足时,该因子水平下降,其下降能用外源性GH纠正。进一步发现这些因子能刺激DNA、RNA、蛋白质和羟脯氨酸的合成,促进细胞的增殖,而且对所有组织均具有胰岛素样活性。为反映此因子的最基本功能,即传递生长激素的促进生长作用,故命名为生长介素（somatomedin, SM）,因其结构与胰岛素原相似,而采用胰岛素样生长因子（IGF）的名称。

IGF-1、IGF-2和胰岛素原来源于多肽家族的同一前体,这三种肽都是在脑垂体出现之前便已产生。现已知有生物作用的IGF分为两类：IGF-1和IGF-2。IGF-1是由70个氨基酸残基组成的单一碱性肽链。IGF-1基因含6个外显子,第1和第2外显子编码5'端非翻译区和前前肽部分,外显子3编码远端前肽序列和与胰岛素B链同源的成熟肽,以及与C肽和A链同源区域。外显子4编码D肽段,外显子5和外显子6编码两个称为IGF-1a和IGF-1b的序列之一,

这种选择性剪接发生在多种组织中。GH经STAT5b通路调控IGF-1转录,数量最多的转录产物为6kb,含多个多聚腺苷化位点和长3'非翻译序列。IGF-2是中性肽,与IGF-1在结构上有同源性,有较强的胰岛素样活性。IGF-1和IGF-2对胎儿的生长和发育都很重要,以往一直认为仅IGF-1对出生后的生长继续发挥关键作用,最近报道了一个家族具有父系遗传的IGF-2突变和生长障碍,表明IGF-2不仅是宫内发育的中介,而且对产后发育也有作用。

循环中的IGF均与IGF结合蛋白（IGF binding protein, IGFBP）结合,两者具有高度亲和力,这种结合可以延长IGF的半衰期,调控IGF的转运,避免其胰岛素样作用,并且控制IGF在特异细胞的分布,从而调节后者的旁分泌作用。在IGF-1肽链上3、4、15、16位的氨基酸和IGF-2的6、7、18、19位的同源氨基酸是保证其与IGF结合蛋白的高度亲和力的关键,当发生突变时导致识别和结合力严重受损。IGFBP家族包括6个IGFBP,即IGFBP-1～IGFBP-6,均有着高度保守的蛋白质结构和与IGF的高亲和力,而其他与IGF结合能力低的蛋白质曾被命名为IGFBP-7～IGFBP-9等,其实它们属于IGFBP相关蛋白家族。虽然IGFBP家族成员具有显著的序列同源性,但它们都具有独特的结构特征,并发挥着不同的作用。这些IGFBP基因也具有不同的调控模式和不同的表达模式。

在6种IGFBP中IGFBP-3是血清中最丰富的IGFBP,它是血液中IGF-1和IGF-2的主要携带者,IGF-1与IGFBP-3结合再与另一种GH依赖的酸不稳定亚单位（acid-labile subunit, ALS）形成一种较大分子量的三元复合物,三元复合物中IGF-1和ALS是由肝细胞产生,而IGFBP-3由库普弗（Kupffer）细胞产生,IGFBP-3血清浓度依赖于GH和IGF-1,其水平反映健康儿童内源性GH的分泌,而且无明显昼夜变化,但受年龄影响。出生时水平低,之后随年龄增加而升高,青春期达高峰,成年后逐渐下降,与IGF-1不同,其受营养状态影响较小。GH是肝IGF-1和IGFBP-3分泌的主要刺激因子,肝衰竭使其分泌减少,肝功能恢复其分泌正常,但GH并不是控制循环中IGF-1浓度的唯一因素,胰岛素、甲状腺激素和雄激素都能刺激IGF-1的释放,而雌激素在低水平刺激其分泌,高水平则抑制其分泌。

IGFBP的功能是通过与IGF的结合来实现的。然而,在病理条件下,尤其是在癌症状态下,IGFBP在独立于IGF途径中的作用引起了越来越多的关注,其独立作用包括对细胞黏附和迁移、细胞生长和凋亡的影响。如在自身免疫性疾病中,IGFBP除了依赖IGF,也通过独立于IGF的机制在疾病的发展中发挥作用。

研究发现存在着2种IGF受体,即IGF-1和IGF-2受体,IGF-1受体由位于15号染色体远端q25～26基因编码,包含21个外显子。IGF-1受体的生化结构是由两个配体结合的亚基,α、β亚基组成的异四聚体糖蛋白,α亚基上有3个配体结合必需的结构域,而只有β亚基有跨膜结构域。IGF-1受体与IGF-1结合的亲和力明显高于IGF-2,更高于胰岛素。IGF-1和IGF-2的促有丝分裂作用几乎都是通过IGF-1受体介导的多条信号转导通路的激活来完成的。对于IGF-2与其受体结合的相互作用和效应目前尚不清楚。

IGF-1受体广泛存在于所有胚胎系的细胞类型中，增强了IGF-1刺激所有组织生长的能力，因而IGF-1受体数目的变化可能与肿瘤的发生相关。GH、FSH、LH、孕酮、雌二醇和甲状腺素等激素均能促进IGF-1受体的表达，另外血小板衍生生长因子（PDGF）、表皮生长因子（EGF）、成纤维细胞生长因子（FGF）等也能在特定细胞类型中上调IGF-1受体的表达。

关于生长激素与IGF的关系，目前有两种假说。一种认为IGF-1介导生长激素的所有合成作用。虽然这一理论在一定程度上是正确的，但GH还具有多种独立的代谢作用，如促进脂肪分解、刺激心脏中的氨基酸转运及促进肝脏蛋白质的合成等则无法完全得以解释。另一种双效应模型认为生长激素刺激前体细胞分化和分泌IGF，而IGF又通过调控细胞分化功能，维持细胞动态平衡，促进生长。

二、生长板

曾经GH-IGF-1轴一直被认为是调节儿童生长的核心系统，但是近些年的研究发现该轴只是很多控制生长板中软骨发生的调节系统之一，儿童的正常生长不仅依赖GH-IGF-1轴，还与其他调控生长板软骨细胞分化、增殖的许多激素、旁分泌因子、细胞外基质分子、细胞内蛋白有关。编码这些局部蛋白的基因发生突变会导致身高发生变化。同样，全基因组分析（GWAS）揭示身高的正常变异似乎很大程度上是由GH-IGF-1轴以外的基因并通过多种机制所致。

生长板是一层薄薄的软骨，存在于颅骨和面部以外的大部分骨中，包括长骨和脊椎骨。在生长板中，软骨细胞增生、肥大和分泌软骨细胞外基质，通过这些过程产生新的软骨组织，随后再被重塑为骨组织，最终在生长板上逐渐形成新的骨，使骨骼增长，身高增加。在过去的数十年里，各种新的实验方法的引入，尤其是基因技术的发展，可以深入研究某些矮小表型的潜在病因和发病机制，在正常生长板功能所必需的通路上发现了许多导致矮小的基因异常，揭示了生长板在调控人类生长中的关键位置。

证据表明，除了GH-IGF-1外，甲状腺激素、糖皮质激素、雌激素、雄激素这些内分泌因子中的每一种都部分通过对生长板的直接作用来调节生长。例如临床上，用生长激素治疗可部分补偿因原发疾病使用小剂量糖皮质激素治疗患者的生长速率，改善线性生长，但在使用大剂量糖皮质激素时增高作用不大。雌激素对生长板的作用比较复杂，一方面它能刺激增生，另一方面又加速休眠区祖细胞的丢失，加速生长板衰老的发育程序，导致生长的提前停止。因此，雌激素受体或将雄激素转化为雌激素的芳香化酶的突变失活，会使生长板的衰老过程变慢，从而延长青春期线性生长，研究发现一些调节生理性生长的雌激素可能是由生长板软骨细胞在局部产生的。

促炎细胞因子是生长板软骨细胞内源性产生的细胞因子，可能具有内在调节骨纵向生长的作用。证据表明肿瘤坏死因子α、白细胞介素-1β和白细胞介素-6可直接作用于生长板软骨抑制骨骼生长，且这些细胞因子具有协同效应。

电离辐射、外力压迫等物理因素会导致软骨细胞的增大减少；细胞外液的环境改变，如酸中毒等化学因素也会影响生长板的功能。

生长板软骨细胞或环绕软骨膜的细胞分泌的旁分泌因子局部作用于软骨细胞，调节后者的增殖和分化。研究发现多种成纤维细胞生长因子、骨形态发生蛋白等都是重要的旁分泌信号系统的成员，相关基因突变可严重影响动物和人类的骨生长。如编码甲状旁腺激素相关蛋白的基因发生突变会导致特征性的短肢和短手指。软骨细胞能分泌独特的细胞外基质，包括特异性胶原、非胶原蛋白和蛋白多糖，这对正常的生长板功能也至关重要。这种细胞外基质使得软骨具有弹性结构特性，并可与信号分子相互作用，以调节生长板软骨发生。因此，如果编码基质蛋白和蛋白多糖的基因突变常发生各种生长障碍性疾病。例如，编码X型胶原的 *COL10A1* 基因突变，导致一种称为干骺端软骨发育不良的骨骼发育不良症，*ACAN* 基因编码软骨细胞外基质中一个主要的蛋白聚糖组分，它的突变也会影响线性生长。纯合子突变会导致严重的骨骼发育不良，即脊椎干骺端发育不良。杂合子突变可以表现为轻度骨骼发育不良、脊椎骨骺发育不良，并且影响关节软骨，导致骨软骨炎和早发性骨关节炎。

多种细胞内通路也在生长板软骨形成中起重要作用。转录因子SOX5、SOX6和SOX9是软骨细胞分化的关键调节因子，失活突变会引起骨骼发育异常。SHOX是在生长板中表达的另一种转录因子，其突变会导致不同程度的身材矮小、肢中部发育不良等。有报道特发性矮小的个体中 *SHOX* 基因突变占2%~15%。而与此相反，当SHOX拷贝数增加则与Klinefelter综合征和其他类型的性染色体非整倍体个体的高身材有关。另一个对生长板软骨细胞增殖和分化有影响的细胞内通路是丝裂原活化的蛋白激酶（ras/mitogen activated protein kinase, Ras/MAPK）信号通路，该通路整合了多种生长因子的信号，通过 MAPK 级联磷酸化许多细胞质和核蛋白，调节细胞增殖和分化。这一途径的激活可导致许多临床重叠的综合征，包括努南综合征、LEOPARD 综合征、Costello综合征、Cardio-Facio-Cutaneous 综合征和神经纤维瘤-努南综合征，这些综合征的特征是神经皮肤表现，均伴有不同程度的出生后生长障碍。与此相对应的是以高身材为特征的Sotos综合征却与Ras/MAPK路径的失活突变有关。

随着对生长板在生长中作用的认知不断深入和丰富，将对生长障碍的病因和治疗带来突破。

参考文献

[1] Cooke DW, Divall SA, Radovick S. Philadelphia: Williams texbook of endocrinology [M]. 13th ed. Elsevier, 2006: 972-987.

[2] Cooke NE, Ray J, Watson MA, et al. Human growth hormone gene and the highly homologous growth hormone variant gene display different splicing patterns [J]. J Clin Invest, 1988, 82(1): 270-275.

[3] Cordoba-Chacon J, Gahete MD, Castano JP, et al. Somatostatin and its receptors contribute in a tissue-specific manner to the sex-dependent metabolic (fed/fasting) control of growth hormone axis in mice [J]. Am J Physiol Endocrinol Metab, 2011, 300(1): e46-e54.

[4] Binnefont X, Lacampagne A, Sandrachez-Hormigo A, et al. Revealing the large-scale network organization of growth hormone-secreting cells [J]. Proc Natl Acad Sci USA. 2005, 102(46): 16880-16885.

[5] Kojima M, Hosoda H, Date Y, et al. Ghrelin is a growth-hormone releasing acylated peeptide from stomach [J]. Nature, 1999, 402(6762): 656-660.

[6] Sun Y, Wang P, Zheng H, et al. Ghrelin stimulation of growth hormone

release and appetite is mediated through the growth hormone secretagogue receptor [J]. Proc Natl Acad Sci USA, 2004, 101(13): 4679 - 4684.

[7] Veldhuis ID, Roemmich JN, Rogol AD, et al. Gender and sexual maturation-dependent contrasts in the neuroregulation of growth hormone secretion in prepubertal and late adolescent males and females — a general clinical research center-based study [J]. J Clin Endocrinol Metab, 2000, 85(7): 2385 - 2394.

[8] Bidlingmaier M, Friedrich N, Emeny RT, et al. Reference intervals for insulin-like growth factor - 1 from birth to senescence: results from a multicenter study using a new automated chemiluminescence IGF - 1 immunoassay conforming to recent international recommendation [J]. J Clin Endocrinol Metab, 2014, 99(5): 1712 - 1721.

[9] Walenkamp MJ, Karperien M, Pereira AM, et al. Homozygous and heterozygous expression of a novel insulin-like growth factor - 1 mutation [J]. J Clin Endocrinol Metab, 2005, 90(5): 2855 - 2864.

[10] Abuzzahab MJ, Schneider A, Goddard A, et al. IGF - 1 receptor mutations resulting in intrauterine and postnatal growth retardation [J]. N Engl J Med, 2003, 349(23): 2211 - 2222.

[11] Constancia M, Hemberger M, Hughes J, et al. Placental-specific IGF - II is a major modulator of placental and fetal growth [J]. Nature, 2002, 417 (6892): 945 - 948.

[12] Lui JC, Nilsson O, Chan Y, et al. Synthesizing genome-wide association studies and expression microarray reveals novel genes that act in the human growth plate to modulate height [J]. Hum Mol Genet, 2012, 21 (23): 5193 - 5201.

[13] Kronenberg HM. Developmental regulation of the growth plate [J]. Nature, 2003, 423(6937): 332 - 336.

[14] Nilsson O, Marino R, De Luca F, et al. Endocrine regulation of the growth plate [J]. Horm Res, 2005, 64(4): 157 - 165.

[15] Lango Allen H, Estrada K, Lettre G, et al. Hundreds of variants clustered in genomic loci and biological pathways affect human height [J]. Nature, 2010, 467(7317): 832 - 838.

[16] Mushtaq T, Bijman P, Ahmed SF, et al. Insulin-like growth factor - I augments chondrocyte hypertrophy and reverses glucocorticoid-mediated growth retardation in fetal mice metatarsal cultures [J]. Endocrinology, 2004, 145(5): 2478 - 2486.

[17] Barnard JC, Williams AJ, Rabier B, et al. Thyroid hormones regulate fibroblast growth factor receptor signaling during chondrogenesis [J]. Endocrinology, 2005, 146(12): 5568 - 5580.

[18] Borjesson AE, Lagerquist MK, Liu C, et al. The role of estrogen receptor alpha in growth plate cartilage for longitudinal bone growth [J]. J Bone Miner Res, 2010, 25(12): 2690 - 2700.

[19] Quaynor SD, Stradtman EW Jr, Kim HG, et al. Delayed puberty and estrogen resistance in a woman with estrogen receptor alpha variant [J]. N Engl J Med, 2013, 369(2): 164 - 171.

[20] Sederquist B, Fernandez-Vojvodich P, Zaman F, et al. Impact of inflammatory cytokines on longitudinal bone growth [J]. J Mol Endocrinol, 2014, 53(1): T35 - T44.

[21] Martensson K, Chrysis D, Savendahl L. Interleukin - 1beta and TNF - alpha act in synergy to inhibit longitudinal growth in fetal rat metatarsal bones [J]. J Bone Miner Res, 2004, 19(11): 1805 - 1812.

[22] Couto-Silva AC, Trivin C, Esperou H, et al. Final height and gonad function after total body irradiation during childhood [J]. Bone Marrow Transplant, 2006, 38(6): 427 - 432.

[23] Lui JC, Nilsson O, Baron J. Recent research on the growth plate: Recent insights into the regulation of the growth plate [J]. J Mol Endocrinol, 2014, 53(1): T1 - T9.

[24] Minina E, Kreschel C, Naski MC, et al. Interaction of FGF, Ihh/Pthlh, and BMP signaling integrates chondrocyte proliferation and hypertrophic differentiation [J]. Dev Cell, 2002, 3(3): 439 - 449.

第三章 · 原发性生长延缓

沈永年　黄晓东

身材矮小,定义为身高低于同族群、同地区、同年龄、同性别人群平均身高的 $-2SD$ 或第 3 百分位。不管遗传背景如何,身材矮小可能是多种病理情况或遗传性疾病的征兆。检查患者的生长图对评估身材矮小至关重要。偏离先前的生长模式、生长速率低于同龄同性别 $-2SD$、明显偏离父母遗传区间常常提示需要进一步评估。对先前生长模式的分析有助于区分正常生长变异和病理性身材矮小。

身材矮小的主要病因,主要分为 GH - IGF - 1 轴及 GH - IGF - 1 轴外两个大类,GH - IGF - 1 轴异常的疾病包括 GH 缺乏症、GH 不敏感症、IGF - 1 及 IGF - 1 受体信号转导障碍;GH - IGF - 1 轴外病变包括慢性系统性疾病(包括内分泌系统疾病)、小于胎龄儿(SGA)、染色体(基因)异常疾病、营养不良、家族性矮小、骨骼发育异常疾病和特发性矮小等。从体型大致匀称与否也可做简略分类,匀称者中生长速率正常的有家族性矮小、体质性生长发育延迟。生长速率减低的可因社会心理因素(如情感剥夺、厌食症等)、系统性疾病(如哮喘、先天性心脏病、乳糜泻、自身免疫性肠炎、肾小管酸中毒、肾功能不全、中枢神经系统肿瘤或其他肿瘤接受头颅放疗)、慢性感染(如 HIV、营养不良)、内分泌疾病(如甲状腺功能减低症、生长激素缺乏症、垂体功能减低症、假性甲状旁腺功能减低症、库欣综合征等)。有特殊面容和(或)非匀称体型的

病因包括各种遗传综合征:如 Russell - Silver 综合征、Turner 综合征、Prader - Willi 综合征、Noonan 综合征、Bloom 综合征、Kabuki 综合征等,四肢短小的软骨发育障碍系列性疾病,肢体和躯干均短的变形性骨发育不良及以躯干变短为主的黏多糖症等。

诊断需要详细的病史询问,包括出生体重和身长(小于胎龄儿)、出生时有无淋巴水肿(Turner 综合征)、新生儿期有无低血糖、黄疸延迟及小阴茎(男婴)三联征(垂体功能减低症)、出生后身高和体重的情况追溯,发育里程碑,慢性系统性疾病史,颅脑外伤史和治疗史,药物史(如类固醇使用史),父母、同胞青春发育年龄(体质性生长发育延迟)。还要进行细致的体检:提示某些矮小综合征的特殊面容及骨骼、手足异常表型、上/下部量,心脏杂音,肝脾大,皮肤黏膜的异常色素沉着等提示系统性疾病的体征,Tanner 分期,身高相关的体重也是一个重要的线索,体重减损更明显的考虑慢性器质性疾病可能性大;反之,则更多考虑内分泌疾病。在实验室检查中,骨龄的评估非常重要。骨龄指骨骼发育年龄(BA),是人体成熟程度的良好指标,骨骼发育虽有一定种族、性别的差异,在正常儿童间也会有变异,但一般遵循特有的规律,各骨化中心的发生和成熟具有程序化的进程。临床上通常选用左侧手腕部进行 X 线正位摄片,通过观察骨化中心,并与相同性别的标准图

谱对照,判定骨龄,称为 Greulich - Pyle(G - P)图谱法;另一种方法是对各个骨化中心进行评分,根据总分得出相应的骨龄,称为 TW - Ⅱ、TW - Ⅲ法(Tanner-Whitehouse standards)。虽然骨龄本身并不能用来诊断疾病,但是如果患者骨龄明显落后于年龄,应考虑生长激素缺乏症、甲状腺功能减退症、垂体功能减退、体质性青春发育延迟,而 SGA、Turner 综合征、甲状旁腺功能减退症患者的骨龄与年龄一般是匹配的。根据患者的病史和体征,选择相应的实验室检查项目,包括常规的肝肾功能、三大常规、血糖、电解质系列、红细胞沉降率等以排除系统性疾病,检查游离甲状腺素、促甲状腺素、甲状旁腺素、皮质醇、促肾上腺素、IGF - 1 等排除内分泌激素异常,必要时进行染色体核型和相关基因检测以明确矮小患者的潜在病因。身材矮小分类见表 3 - 3 - 1。

表 3 - 3 - 1 身材矮小分类

原发性生长障碍性疾病
　骨软骨发育不良
　染色体异常
　宫内发育迟缓
继发性生长障碍性疾病
　营养不良
　慢性疾病
　内分泌疾病
　　甲状腺功能低下
　　库欣综合征
　　假性甲状旁腺功能减退症
　　佝偻病(抗维生素 D 性佝偻病)
　　下丘脑性 GH 缺乏症
　　垂体性 GH 缺乏症
　　GH 抵抗(原发性和继发性 GH 抵抗)
　　原发性 IGF 合成障碍
　　原发性 IGF 转运和清除缺陷
　　IGF 不敏感
　　　IGF 受体缺陷
　　　IGF 受体后缺陷

特发性矮小
遗传性矮小
体质性发育延迟
其他

骨软骨发育障碍(osteochondrodysplasia)的特征是软骨和骨生长异常,导致骨骼形状和大小异常及长骨、脊柱和头部比例失调。其特点为骨畸形和身材矮小,包括发育不良(hypoplasia)或发育异常(dysplasia)、骨发育障碍(dysostoses)和骨畸形(malformation of the bone)、特发性骨质溶解(idiopathic osteolysis)、骨病理性吸收(pathologic resorption of bone)、染色体畸变所致骨畸形等(表 3 - 3 - 2)。2015 年修订的疾病分类学和遗传骨骼疾病分类确认了由 364 个基因突变引起的 436 种遗传骨骼疾病,这些疾病分为 42 组。

一、软骨发育不全

软骨发育不全(achondroplasia, ACH)是最常见的遗传性身材不成比例的骨骼发育不良,属常染色体显性遗传。男女两性均可发病。发病率为 1/28 000～1/20 000 活产儿,80% 以上为散发病例,不足 20% 为家族性发病。

表 3 - 3 - 2 骨软骨发育障碍分类

管状骨和扁平骨或(和)中轴骨骼缺陷
　软骨发育不全
　软骨成长不全
　脊柱发育不良组
　短肋骨发育不良组(伴/不伴)多指(趾)畸形
　弯曲变形发育不良症
　Kniest 发育不良症
　先天性脊柱骨骺发育不良症
　其他脊柱上中骨骺发育不良
　成骨不全组
　脊椎干骺端发育不良
　骨骺发育不良症
　点状骨骺发育不良症
　干骺端发育不良
　短脊柱(短脊柱发育不良)
　肢中部发育不良
　肢体近端/近端中部骨发育不良
　骨发育不良伴膜状骨受损
　弯状骨发育不良组
　多发性脱位伴发育不良
　骨发育不良原基性侏儒症
　骨发育不良伴骨密度增加
　骨发育不良伴骨矿化缺陷

软骨和骨骼的纤维组织发育不良

特发性骨溶解症

(一) 病因

现已确认绝大多数 ACH 病因为成纤维细胞生长因子受体 3(FGFR - 3)基因编码序列突变所致。该致病基因定位于第 4 号染色体短臂(4p16.3),FGFR - 3 被认为是内源性软骨生长最重要的调节因素,介导碱性成纤维细胞生长因子促使软骨细胞分裂,对终末软骨细胞的分化和软骨基质钙化有抑制作用。FGFR3 基因有 1 个热点突变,为功能获得性突变,存在于 98% 的 ACH 患者中,即 380 位的甘氨酸被精氨酸替代(G380 R 突变),为 G1138A(1138 位的鸟嘌呤 G 被腺嘌呤 A 替代或 G1138C(1138 位鸟嘌呤 G 被胞嘧啶 C 替代)。G380R 突变致 FGFR3 基因功能增强,使软骨内骨化减少,抑制生长板的软骨细胞肥大、增殖及基质生成。

(二) 临床表现

妊娠期胎儿或出生时婴儿可发现肢体、躯干和头不成比例,并随年龄增长日益典型,表现为成年男性身高在 120～145 cm,女性 112～136 cm,头大塌鼻、腰椎前突、臀部后突、走路摇摆、手指粗短呈三叉戟样,躯干长度正常,上臂和下肢近端明显缩短,上/下部量增加,X 线示颅底短小,枕大孔变小、脊柱椎弓根间距从腰 1～5 逐渐变小(正常应逐渐增大),椎体发育差,其前缘可呈楔形而后缘可呈"C"形改变;骨盆髂翼呈方形;坐骨切迹变小,髋臼顶宽平,常伴髋内翻;四肢管状骨明显缩短,横径相对变宽,常伴弯曲,骨皮质变厚,长骨两端可见到较小的骺化骨核埋于增宽的干骺内。

由于头颈连接处结构异常、颈椎稳定性差可导致脊髓受压,枕大孔狭窄压迫颈动脉引发中枢性呼吸暂停,患婴存在猝死风险。患者可有非进展性脑积水,可能是由于颈静脉孔狭窄后颅内静脉压升高所致。颅脑 CT 示脑室扩大和胼胝体发育不全。另外患者可有关节,尤其是膝关节过伸,肘伸展和旋转受限，下肢弯曲，早发的退行性关节疾病和脊柱病。

因为头部偏大、整体肌肉张力差，患者 1 岁以内的运动发育里程碑通常延迟，如果没有传导性听力损失，语言发展是正常的，患者智力一般在正常范围，但视觉、空间能力方面可能有轻微的缺陷。

(三) 诊断

由于 ACH 的表型和 X 线表现的独特性，根据临床表现和影像学检查大多数能诊断，但与软骨发育不良的表型可有重叠，必要时行基因检测以确诊。

(四) 治疗

至今尚无根治办法，有研究者试图采用生长激素来增加患者成年身高，其依据生长激素是线性骨骼生长的调节因子，是软骨细胞生长和分泌的重要因子，GH 依赖的 IGF－1 在体外能刺激人类软骨细胞克隆增殖。重组人生长激素(rhGH)用于治疗软骨发育不全患者已超过 10 年，大部分报道治疗能提高骨生长速度，特别是在使用的第一年，生长速率较治疗前有明显的提高，但是随后下滑。目前还没有 rhGH 治疗 ACH 患者的长期、随机、对照的研究，以证明其对患者终身高的益处和长期安全性。另有报道采用下肢牵引骨生成术，可增加软骨发育不良患者的下肢长度，从而提高身高，但尚未广泛接受，报道的病例数还不多。此外，重组人利尿钠肽的临床研究已取得进展。

二、染色体和基因异常综合征

许多染色体、基因异常可导致患者身材矮小、内分泌异常及多系统受累的综合征，有些综合征如 Turner 综合征、Noonan 综合征和 Prader－Willi 综合征已经成为 rhGH 治疗的适应证，但因其本身原发疾病的关系，治疗中某些不良反应的发生率增加，如血糖升高、脊柱侧弯、甲状腺功能减退症等应加强监控并及时干预；有些因存在肿瘤高风险，需禁用、慎用 rhGH，如 Down 综合征、Bloom 综合征和 Fanconi 综合征。

(一) 21 三体综合征

21 三体综合征又称先天愚型(Down 综合征)是人类最早认识的常染色体畸变疾病，其发病率平均约为 1.5‰，新生儿期约为 0.7‰～2.0‰，我国上海市统计为 0.6‰，在智力落后疾病中占 10%～15%，男女无显著差异。

1. 发病机制·本病由常染色体畸变引起，因亲代之一配子形成时或受精卵卵裂时出现染色体不分离，导致一个配子含多余染色体，另一配子染色体有缺失，受精后形成三体型或单体型异常的子代。异常配子主要来源于母亲，约 1/5 来源于父亲。配子不分离与母亲年龄偏大、卵子老化或受放射线、病毒感染、化学药物或口服避孕药有关。目前关于 Down 综合征的发病机制有两种学说：① 基因剂量效应，即 21 号染色体上的基因在患者的组织和细胞过度表达，导致异常表型；② 在被称为 Down 综合征关键区域的 21q22.1～q22.3 携带一些基因与该症病理发生有关。

染色体核型常见表现有 3 种：① 标准型，约占 95%，所有细胞显示存在一个额外 21 号染色体，核型为 47, XX(XY)＋21 型；② 易位型，多为罗伯逊易位，此型占 2%，约 50% 为家族性；③ 嵌合型，此型占 2%，患者体内具有两种以上细胞系，90% 嵌合为 47, XY, ＋21/46, XY 或 47, XX, ＋21/46, XX，此

两种细胞系可有不同的比例。另有约 1% 为不同染色体重排。

2. 临床表现

(1) 特殊面容：表现头小而圆，枕骨扁平、两眼距离宽、眼裂外上斜、内眦赘皮、鼻梁低、颈短、伸舌状。

(2) 身材矮小：四肢短、肌张力低、手指短、第 5 指内弯、中节指骨短、关节松弛。

(3) 精神运动发育障碍：有不同程度智力低下，语言发育落后。

(4) 常见伴随疾病：有先天性心脏病，如房室联合通道、室间隔缺损、法洛四联症等；胃肠道畸形，如气管食管瘘、膈疝、幽门狭窄；癫痫，中耳炎，反复呼吸道感染等。

(5) 内分泌异常：先天性或自身免疫性甲状腺功能减退症，1 型糖尿病，肥胖症。

(6) 肿瘤：白血病、睾丸肿瘤的风险增高。

3. 实验室检查·染色体检查：诊断主要取决于染色体检查结果。

4. 治疗·至今尚无根治办法，主要针对先天性心脏和消化道畸形的纠正，训练患者生活自理或进行一些简单工作。由于该症白血病发生率较正常儿高出 20 倍，故不宜或慎用生长激素治疗矮小症。

(二) 先天性卵巢发育不良综合征

先天性卵巢发育不良综合征又称特纳综合征(Turner syndrome, TS)。TS 最早由 Otto Ullrich 于德国报道，1938 年 Turner 报道本症表现为身材矮小、性发育不良、骨骼畸形和器官异常等特点。现已知，在所有女性胎儿中有 3% 存在这种综合征，而仅有 1/1 000 存在 45, X 核型的胎儿可以存活降生。在流产的胎儿中有 15% 存在 45, X 染色体缺失。活产新生女婴中 TS 的发生率国外为 1/2 500。

1959 年证实本症是因性染色体畸变所致。常见异常染色体核型有：① X 单体(45XO)；② 嵌合体(45X/46XX)；③ 一条染色体短臂或长臂缺失 46, X del(Xp) 或 46, X del (Xq)；④ 极少数为 45, X/46, XY 嵌合体。

1. 发病机制 ·造成 TS 患者身材矮小原因不明，SHOX 基因单体不足可能是导致 TS 患者身材矮小原因之一。SHOX 基因又称矮小同源盒基因(short stature homeobox-containing gene, SHOX)，是同源盒基因大家族的成员，该基因家族在早期胚胎发育中发挥作用，控制许多结构的形成，SHOX 基因可能与骨骼线性生长的启动子和骨骺闭合的抑制因子相关，对手臂和腿部的生长和成熟具有重要作用。每条性染色体(X 和 Y)都携带一个拷贝的 SHOX 基因，该基因位于假常染色体区域，即 Xp22.33 和 Yp11.2，由于 Turner 综合征患者少了一条 X 染色体(或部分 X 染色体短臂结构)，造成 SHOX 基因拷贝数减少，编码的 SHOX 蛋白相应减少，从而导致 TS 患者的骨骼异常，但与颈蹼、淋巴水肿无关。

2. 临床表现 ·出生时表现为低体重、短颈、颈侧皮肤松弛，发际低和手足淋巴水肿。生后表现身材矮小，生长缓慢，无青春期生长加速；色素痣多、盾形胸、指(趾)发育不良、乳头距离宽、关节松弛、弓形足、肘外翻、第 4～5 掌骨短等，第二性征缺乏、原发闭经，可伴心脏、肾、尿道畸形、白内障、心理障碍和慢性自身免疫性甲状腺炎。智力大多正常。嵌合体患者临床表现可不典型。

3. 实验室检查

（1）对所有原因不明的矮小女性应考虑做染色体核型分析，排除该症。

（2）激素测定：青春期血 FSH、LH、E_2、甲状腺功能及其抗体测定。

（3）心脏、肾脏、卵巢超声检查。

（4）手腕关节、膝、肘关节摄片，观察第 4 掌骨长短、膝肘关节骨骼发育不良。

4. 治疗

（1）身材矮小的治疗：虽然该症矮小非 GH 缺乏所致，但证据表明 GH 治疗可以改善患者的成年身高，不同临床研究报道身高获益从 5～8 cm 至 15～17 cm，治疗开始时年龄越小，身高差值越小，疗程越长，剂量越大，父母身高越高则终身高越高。GH 治疗尚有协同促性腺激素作用，降低脂肪体块指数和改善心理状况。关于理想的治疗开始时间并无定论，一般建议当出现明显生长障碍和身高落后时可开始治疗。

（2）性激素替代：雌激素替代一般从 11～12 岁以小剂量开始逐步加大剂量，经 2～3 年达到成人量，当出现阴道出血或超声显示子宫内膜增厚，可行人工周期。应用雌激素诱导青春发育需遵循个体化原则。

（3）辅助生殖技术：基于 TS 患者的子宫完整性，性激素替代促使子宫发育，借助捐赠的供体卵子试管内受精，再接种于 TS 患者子宫内；促进胚胎发育，目前已有成功报道。近年有研究在患者儿童期取未退化卵巢组织并保存，以备将来生育之用。

（4）社会心理治疗：对 TS 女孩心理治疗是必不可少的组成部分，除医师给予支持以外，家庭和相关组织提供的支持亦非常重要。

定期进行心脏超声检查，及时干预可危及生命的主动脉病变。

其他常见遗传性矮小综合征的临床特征见表 3-3-3。

三、小于胎龄儿

小于胎龄儿（small for gestational age，SGA），有时也称宫内发育迟缓（intrauterine growth retardation，IUGR），是产科重要并发症之一，也是造成围生儿死亡的重要原因，如新生儿窒息、颅内出血、肺出血和低血糖等。它也是导致儿童和成年后身材矮小、智力障碍、行为心理异常、性发育迟缓、非胰岛素依赖性糖尿病、高血压和高血脂的原因之一。

SGA 一般指出生体重或身高低于同胎龄、同性别平均体重的第 10 百分位以下或 2 个标准差以下的新生儿。大部分 SGA 患者在生后 6 个月内开始呈现生长追赶，至 2 岁时身高进入同龄正常范围。但是有 10%～15% 的 SGA 患者不出现充分的生后追赶生长，儿童和青少年期持续身材矮小，如果不干预至成年后身高仍会低于正常平均身高的 2 个标准差。

（一）病因

导致 SGA 的原因是多因素的，胎儿生长障碍可以由胎儿、母体、胎盘等因素引起。约 30% 的 SGA 是由于胎儿先天性异常引起的，如基因改变包括单基因突变和印记基因、染色体畸变、某些综合征、先天缺陷、遗传代谢性问题、感染和多胎等。其次为胎盘功能不良，包括胎盘异常、胎盘断裂、梗死及

表 3-3-3 常见遗传性矮小综合征的临床特征

名 称	临床和实验室特点
Noonan 综合征	类特纳综合征面容、先天性心脏病（肺动脉瓣狭窄、发育不良、房间隔缺损、室间隔缺损、肥厚型心肌病）、学习困难，*PTPN11* 基因突变
Russell - Silver 综合征	大头、小三角脸、小下巴、口角向下、囟门迟闭、身体不对称、IUGR、SGA、喂养问题、低血糖，7 号、11 号染色体相关基因突变（涉及 20 多个基因）
Prader - Willi 综合征	肥胖、性发育不良、肌力减低、智力和行为问题。15 号染色体致病性改变（父源染色体 15q11.2～q13 区域印记基因功能缺陷、片段缺失、母源二倍体、印记中心微缺失及突变）
Williams 综合征	特征面容：前额宽而突出、眼距大、朝天鼻、耳位低、牙齿发育不良。IUGR、先天性心脏病、常见主动脉瓣上狭窄、婴儿期高钙、轻至中度智能落后、语言发育落后，7q11.23 缺失
Bloom 综合征	小鼻、窄脸、耳外突、光敏性皮炎、2 型糖尿病、生育力受损、肿瘤高风险，*BLM* 突变
Smith - Lemli - Opitz 综合征	小头、眼睑下垂、鼻短而上翻、小颌、内眦赘皮、高腭弓、耳低位并后旋、腭（唇）裂、多指（趾）/并指（趾）、外生殖器两性畸形、智能落后、行为异常、7-脱氢胆固醇升高为特异表现、总胆固醇水平降低也多见，*DHCR7* 突变
Cockayne 综合征	起病早、脂肪代谢障碍、老人貌、体重不增、脑白质营养不良、神经系统发育异常、智能落后、光敏皮炎、听力受损、DNA 修复缺陷，CSA 或 CSB 基因突变
Rothmund - Thomson 综合征	皮肤病变、头发、眉毛、睫毛稀疏、白内障、前臂、拇指的骨骼缺损、畸形，牙齿、指甲异常，婴儿期胃肠道疾病，肿瘤高风险，*RECQL4* 基因突变
Rubinstein - Taybi 综合征	小头、外眼角下垂、上颌骨发育不全、拇指（蹈趾）增大、小指内弯、中度至重度智能落后、肿瘤高风险，*CREBBP* 突变

血管异常。母体因素包括营养不良、子宫畸形、慢性全身性疾病如糖尿病、系统性红斑狼疮、肾病、母亲吸烟、药物滥用、酗酒等。但是仍有相当部分的 SGA 患者的病因不能明确。

SGA 出生后未能充分追赶生长的病因至今尚不明了。可能与整个机体的细胞生长和 GH-IGF-1 轴的异常有关。DeWoal 等调查 40 例 SGA，身高低于第 3 百分位的青春前期儿童的 GH-IGF 轴，结果发现 50%～60% 儿童有 24 h GH 分泌曲线异常和（或）精氨酸试验的不规则反应，血清 IGF-1 和 IGF-2 水平显著下降。Boguzewski 等发现不规则反应为 GH 低幅度的峰值，频率增加和 GH 分泌基值上升，IGF-1 和 IGFBP-3 水平显著降低。大多数出生 SGA 的矮小儿童表现为有正常的 GH 分泌，但对 GH 的敏感性下降，部分是由于 GH 受体基因突变减少了 GH 受体的亲和力所造成的。矮小的 SGA 儿童青春期前和青春期的 GH 分泌与正常儿不同，表现为分泌基线高，幅度低和频率。GH 分泌与年龄呈正相关，在 9 岁以后增加明显，但仍比正常儿低。Woods 等测定 2.5～3.0 岁的 SGA 患儿的空腹血糖、胰岛素、胰岛素敏感性、GH、IGF-1 和胰岛素原裂解片段等指标，结果发现 SGA 患儿夜间 GH 分泌量的最大值、最小值、平均值都比适于胎龄儿要高，胰岛素敏感性低，空腹血糖高，空腹胰岛素水平和胰岛素的敏感性与夜间 GH 分泌密切相关。推测夜间 GH 分泌的高水平可能直接引起胰岛素敏感性下降和空腹高血糖。

（二）临床表现

SGA 患儿出生时各器官的发育相对比较完善,但因宫内生长发育障碍,出生后常有以下表现。① 营养不良、消瘦、婴儿明显皮下脂肪薄、皮肤干燥;② 低血糖,由于肝内糖原储存不足,生后组织对糖的吸收和利用加快,约有 1/3 SGA 出生后 3 日内有低血糖发生;③ 宫内缺氧引起症状如羊水污染、黄疸、呼吸困难、脑病症状等;④ 酸中毒,由于组织缺氧、低氧代谢等引起代谢性酸中毒;⑤ 宫内感染症状:如肝脾大、黄疸期延长、视网膜脉络膜炎;⑥ 应激反应低下、肾上腺皮质功能低下;⑦ 其他染色体异常和综合征的特异表现。

（三）治疗

SGA 病因的多样性导致治疗的复杂性。除纠正营养不良和防治低血糖发生外,美国和欧洲分别在 2001 年和 2003 年批准对未能实现出生后追赶生长的 SGA 矮小患者使用 rhGH 以改善其成年身高。美国允许开始年龄为 2 岁,而欧洲需大于 4 岁。4 个随机、对照、开放的临床试验,纳入 209 例 2~8 岁 SGA 对象,随机给予每周 0.24 mg 或 0.48 mg/kg[34~69 μg/(kg·d)]rhGH 治疗共 2 年,结果高剂量组身高增加了 0.5 SDS,低剂量组与未治疗组相比也有效果。而且长程治疗可以改善终身高,一项荟萃分析显示 28 例 SGA 矮小患者经过 7~10 年的治疗,每周 0.24 mg/kg 和 0.48 mg/kg 组分别较未治疗组成年身高增加 1.0 SDS 和 1.4 SDS。从迄今已报道的数千例 SGA 患者使用 rhGH 的结果来看,疗效虽有差异,但总体能提高患者的生长速率,研究者还发现开始治疗的年龄、剂量与效果相关,治疗第 1 年的生长速率是最好的治疗效应的预测指标。

SGA 患者,尤其是出生后体重增长特别快者,存在胰岛素抵抗风险,所以 rhGH 治疗是否会加重这一风险,甚至造成非胰岛素依赖糖尿病的潜在风险一直受到关注,目前虽无确切的证据证明这种风险,但建议在治疗期间,加强对血糖、血胰岛素水平的监控。

参考文献

[1] Cooke DW, Divall SA, Radovick S. Williams texbook of endocrinology [M]. 13th ed. Philadelphia: Elsvier, 2006: 1012 - 1014.

[2] Wit JM, Oostdijk W. Novel approaches to short stature therapy [J]. Best Pract Res Clin Endocrinol Metab, 2015, 29 (3): 353 - 366.

[3] Rogol AD, Hayden GF. Etiologies and early diagnosis of short stature and growth failure in children and adolescents [J]. J Pediatr, 2014, 164(5S): S1 - S14. e6.

[4] Canton AP, Costa SS, Rodrigues TC, et al. Genome-wide screening of copy number variants in children born small for gestational age reveals several candidate genes involved in growth pathways [J]. Eur J Endocrinol, 2014, 171(2): 253 - 262.

[5] Bonafe L, Cormier-Daire V, Hall C, et al. Nosology and classification of genetic skeletal disorders: 2015 revision [J]. Am J Med Genet A, 2015, 167A (12): 2869 - 2892.

[6] Adam MP, Ardinger HH, Pagon RA, et al. Gene Reviews [R]. Seattle (WA): University of Washington, 1998.

[7] Foldynova-Trantirkova S, Wilcox WR, Krejci P. Sixteen years and counting: the current understanding of fibroblast growth factor receptor 3 (FGFR3) signaling in skeletal dysplasias [J]. Hum Mutat, 2012, 33(1): 29 - 41.

[8] Trotter TL, Hall JG, American Academy of Pediatrics Committee on Genetics. Health supervision for children with achondroplasia [J]. Pediatrics, 2005, 116 (3): 771 - 783.

[9] Dauber A, Rosenfeld RG, Hirschhorn JN. Genetic evaluation of short stature [J]. J Clin Endocrinol Metab, 2014, 99(9): 3080 - 3092.

[10] Murray PG, Clayton PE, Chernausek SD. A genetic approach to evaluation of short stature of undetermined cause [J]. Lancet Diabetes Endocrinol, 2018, 6(7): 564 - 574.

[11] Binder G. Short stature due to SHOX deficiency: genotype, phenotype, and therapy [J]. Horm Res Paediatr, 2011, 75(2): 81 - 89.

[12] Roberts AE, Allanson JE, Tartaglia M, et al. Noonan syndrome [J]. Lancet, 2013, 381(9863): 333 - 342.

[13] Lee BH, Kim JM, Jin HY, et al. Spectrum of mutations in Noonan syndrome and their correlation with phenotypes [J]. J Pediatr, 2011, 159 (6): 1029 - 1035.

[14] Bondy CA. Turner Syndrome Study Group. Care of girls and women with Turner syndrome: a guideline of the Turner syndrome study group [J]. J Clin Endocrinol Metab, 2007, 92(1): 10 - 25.

[15] van Pareren YK, de Muinck Keizer-Schrama SM, Stijnen T, et al. Final height in girls with Turner syndrome after long-term growth hormone treatment in three dosages and low dose estrogens [J]. J Clin Endocrinol Metab, 2003, 88(3): 1119 - 1125.

[16] Deal CL, Tony M, Hoybye C, et al. Growth Hormone Research Society workshop summary: consensus guidelines for recombinant human growth hormone therapy in Prader-Willi syndrome [J]. J Clin Endocrinol Metab, 2007, 92(4): 1195 - 1200.

[17] Ali O, Cohen P. Insulin-like growth factors and their binding proteins in children born small for gestational age : implication for growth hormone therapy [J]. Horm Res, 2003, 60(Suppl 3): 115 - 123.

[18] de Zegher F, Ong KK, Ibanez I, et al. Growth hormone therapy in short children born small for gestational age [J]. Horm Res, 2006, 65(Suppl 3): 145 - 152.

第四章 · GH－IGF－1 轴异常所致矮小症

沈永年　黄晓东

一、概　述

GH－IGF－1 轴异常引起儿童身材矮小病因包括具有生物活性的 GH 分泌不足、IGF－1 产生减少、外周组织对 IGF－1 产生抵抗。人体 GH 是垂体前叶生长激素细胞(嗜酸细胞)分泌的。人类垂体的正常发育依赖于一系列的转录因子如甲状腺转录因子 1、骨形态发生蛋白、成纤维细胞生长因子、LIM 同源结构域转录因子 LHX3 和 LHX4、HESX1、PROP1 和垂体特异性转录因子(POUIF1)。遗传性单纯生长激素缺乏症可由生长激素释放激素(GHRH)受体突变或 GH 基因缺失或突变所致,联合垂体激素缺乏症除垂体前叶特异的转录因子 PIT－1 突变引起外,近期发现 PIT－1 的祖蛋白 PROP－1 基因突变是最常见病因,约 50% 的病例由 PROP－1 基因突变引起。总之,各种单基因异常导致身材矮小症非常少见,但它可以为研究人类生长调节的分子机制提供有用的信息。GH－IGF－1 轴异常引起儿童身材矮小见示意图 3－4－1,下

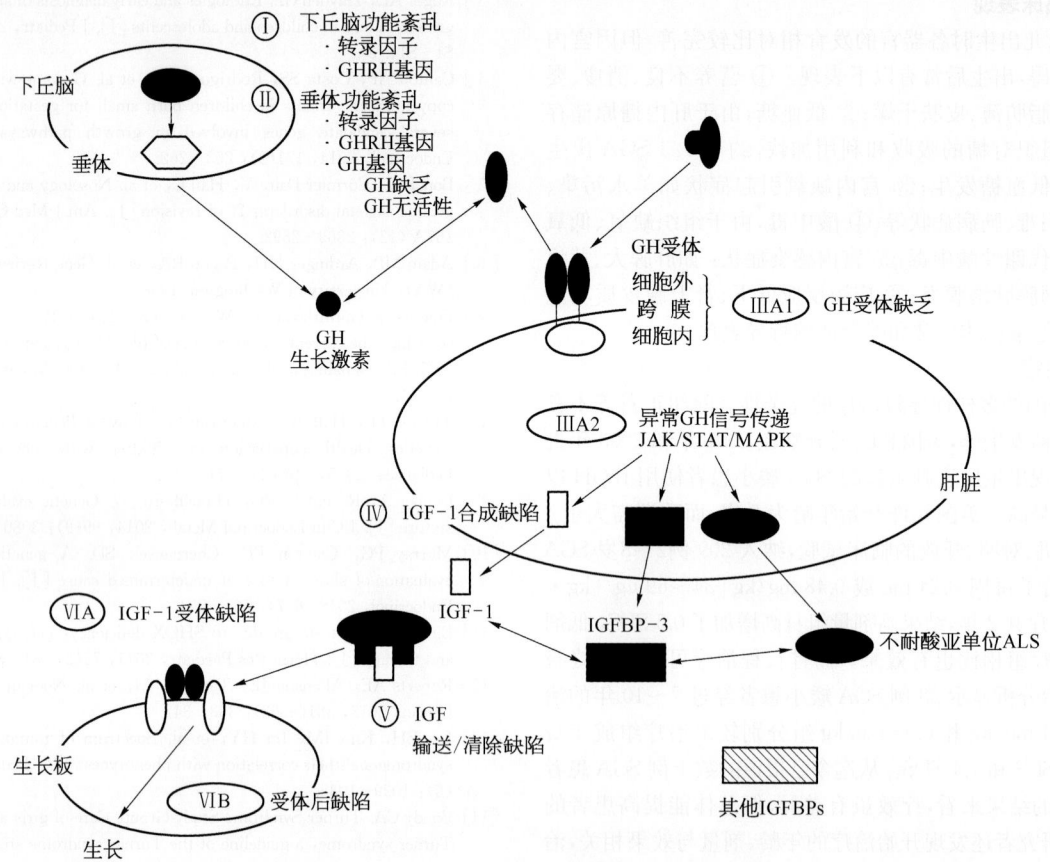

图 3-4-1　GH-IGF-1 轴异常引起儿童身材矮小示意图

丘脑功能紊乱（Ⅰ）、垂体功能紊乱（Ⅱ）、GH 受体（ⅢA1）、异常 GH 信号传递（ⅢA2）、IGF-1 合成缺陷（Ⅳ）、IGF 输送、清除缺陷（Ⅴ）、IGF-1 受体缺乏（ⅥA）和 IGF 受体后缺陷（ⅥB）。GH-IGF 轴异常病因见表 3-4-1。

　　生长激素缺乏的原因可以是先天性的，也可以是后天获得性的。下丘脑、垂体结构损害可引起 GH 缺乏，许多因素可造成下丘脑、垂体结构异常，如肿瘤性损害破坏或压迫下丘脑、垂体、垂体柄受压可影响垂体血液供应，使下丘脑激素减少。近蝶鞍的肿瘤如颅咽管瘤可导致垂体功能减退。儿科新生婴儿中产伤、臀位产、足先露等亦可影响下丘脑与垂体结构。北京协和医院报道 561 例 GH 缺乏症中，围生期存在异常的占 59.1%，上海新华医院报道 179 例 GH 缺乏症中，有围生期异常 77 例，占 43%，Bosch 报道非头位产所致颅内出血及脑幕撕裂发生率比头位产 GHD 高出 10 倍。浸润性病变如结节病、结核、组织细胞增生症一般是对下丘脑和垂体柄损害，而不是对垂体本身的浸润引起。自身免疫性垂体炎为大量淋巴细胞和浆细胞浸润导致垂体实质性损害，可见于女性妊娠期间或产后。在妊娠期间可呈肿块性损害，有视野缺损、头痛伴催乳素升高。放射治疗垂体腺瘤、颅咽管瘤、视神经胶质瘤、无性细胞瘤和脑膜瘤等可引起下丘脑功能减退，大剂量放射线照射也能直接损害垂体功能，放射线影响可在照射数年后出现，因此接受放射治疗的患者应每年评估下丘脑、垂体功能。空蝶鞍综合征（empty sella）是因鞍膈缺损，蛛网膜突入垂体窝，造成垂体受压，功能受损，原发性空蝶鞍多见于女性，常伴良性颅内压升高，垂体功能一般正常，约 15% 的病例

表 3-4-1　临床 GH-IGF-1 缺乏病因分类

下丘脑、垂体结构损害
　外伤
　肿瘤
　浸润性疾病（结核、结节病）
　血管性损害
　外科手术
　放射
　自身免疫性垂体炎

下丘脑垂体发育异常
　无脑性畸形
　前脑无裂畸形
　视-膈发育不良
　空蝶鞍

下丘脑垂体激素合成或分泌遗传异常
　常染色体隐性遗传 1 型 GH 缺乏症（GH1 基因突变或缺失）
　常染色体显性遗传 2 型 GH 缺乏症（GH1 基因突变或缺失）
　X 连锁遗传 GH 缺乏症（3 型）
　GHRH 受体缺陷
　联合垂体激素缺乏
　　PROP1 基因异常：常染色体隐性遗传
　　　常见 GH、PRL、TSH、FSH、LH 缺乏
　　POUIF1 基因异常：常染色体隐性或显性遗传
　　　常见 GH、PRL、TSH 缺乏
　　HESX1 基因异常：常染色体隐性遗传
　　　常见视隔发育不良、多种垂体激素缺乏

社会心理性身材矮小

GH 不敏感综合征

IGF 不敏感

可伴轻度高催乳素血症。继发性空蝶鞍常见于手术、垂体梗死和放疗后。另外，下丘脑、垂体激素合成或分泌异常也是重要的原因之一，在儿科常与先天解剖异常和围生期异常密切相关，多见于臀先露、足先露、横位产、产后窒息等。成人多为获得性，如垂体、蝶鞍旁的肿瘤。垂体手术和放射损伤、垂体坏死、细菌、寄生虫、病毒等感染、白血病细胞或含铁血黄素浸润、自身免疫性垂体炎及老年人器官功能退化性 GH 分泌功能下降等。

（一）特发性生长激素缺乏症

1. 病因·特发性生长激素缺乏症（idiopathic growth hormone deficiency，IGHD）在垂体性矮小症中最为常见，与下丘脑或垂体功能异常有关，一些研究报道指出：特发性生长激素缺乏症中有 40%～80% 病例对 GHRH 有反应，国内一项研究发现疑似垂体性矮小症中约 70% 病例对 GHRH 有反应，提示由于下丘脑合成或分泌 GHRH 缺陷所致多于垂体本身病变。IGHD 患者可伴其他垂体激素的缺乏，上海市儿科医学研究所曾报道在 25 例严重生长激素缺乏症中，单一生长激素缺乏占 3 例（12%），多种垂体前叶激素缺乏共 22 例（88%），包括促甲状腺素、卵泡刺激素和黄体生成素储存或分泌功能低下者 11 例（44%），促甲状腺素和促肾上腺皮质激素储存或分泌功能低下者 2 例（8%），促肾上腺皮质激素、促甲状腺素和黄体生成素同时有储存或分泌功能低下者 1 例（5.4%）。另外，应用高分辨率的磁共振（MRI）发现一些 IGHD 患者垂体前叶缩小，垂体柄断裂，垂体后叶可消失或异位，提示 IGHD 存在潜在的病因，随着分子检测技术的发展，相信未来可逐步明确"特发"的原因。

2. 临床表现

（1）生长障碍：出生时身长、体重与妊娠期大致平行。如有多种垂体激素缺乏，在新生儿期可出现反复低血糖发作，小阴茎，黄疸期延长。一般从出生后半年左右开始出现生长减慢，身高落后在 2～3 岁时已显现；随年龄增长，生长发育缓慢程度也增加。体型较实际年龄幼稚，皮下脂肪相对较多，脸圆、前额略突出，下颌小，上下部量比例正常，匀称。生长速率＜正常该年龄的生长速率的第 25 百分位。身材矮小，低于父母中位身高的−1.5 SD，低于人群平均身高−2 SD，严重时低于−3 SD 甚至更多。生长速率低于同年龄正常均值−1 SD 或 2 岁以上儿童生长速率较正常减少 0.5 SD，常提示生长激素不足或缺乏。

（2）骨成熟发育延迟和骨代谢异常：身高增长决定于长骨生长，患儿的骨龄均延迟，一般均落后年龄 2 年或 2 年以上，另外表现为牙发育延迟和蝶鞍发育较正常同年龄者为小。患儿不仅骨骼生长缓慢，而且骨代谢率降低，骨更新低下，表现为骨量明显减少，骨质疏松，骨密度降低。成人发病的 GHD 患者的骨折发病率比正常人高 3 倍。

（3）青春发育期延迟：青春发育期延迟指达到发育期年龄而尚无第二性征出现。青春发育年龄在男孩一般为 12～14 岁，女孩为 10～12 岁。GHD 男孩可至 16 岁，女孩至 14 岁仍无第二性征出现；典型 GHD 男性患者声音高尖，皮肤细腻，外生殖器发育差，睾丸小、松软，阴毛、腋毛不生长，女性乳房不发育，月经来潮延迟或闭经。部分病例成年后会不育。

（4）代谢紊乱：① 糖代谢，因肝和肌糖原合成降低、糖利用减少，糖耐量损害，周围组织对胰岛素敏感性降低，可出现

高胰岛素血症和胰岛素抵抗；② 脂代谢紊乱，可见血清胆固醇、甘油三酯、低密度脂蛋白（LDL）胆固醇、载脂蛋白 B 水平升高、高密度脂蛋白（HDL）胆固醇降低，游离脂肪酸减少和脂肪分解降低；③ 蛋白质代谢紊乱，蛋白质合成、储存能力降低；④ 基础代谢率降低，患者体力活动减少和运动能力下降。

（5）神经、精神功能紊乱：由于体力和肌肉发育不如同年龄人，一些患者可有自卑心理，甚至忧郁情绪。如仅有 GH 缺乏者，智力一般正常；如同时有促甲状腺素缺乏，则可有轻度智力低下。

（6）心血管功能紊乱：患者心脏体积缩小、心率减慢、心搏量、心排血量和心脏收缩力下降、外周阻力增加、循环血容量减少、血压下降、心肌耗氧量增加，可过早发生动脉硬化。近年有学者发现继发于垂体肿瘤放射治疗和手术以后的成人 GHD 患者心血管疾病的发生率和死亡率明显高于正常对照组。国内曾报道 32 例垂体发育不良所致 GHD 的心功能有明显改变，总体射血分数和左心室舒张末期高峰充盈率明显低于正常，容易早期发生动脉硬化。

（7）肾功能变化：肾小球滤过率常降低，肾血流量减少。

（8）骨代谢紊乱：患者成骨细胞活性降低，骨骼矿物质含量减少，有骨质疏松和骨折倾向。

（9）身体构成成分异常：患者身高对应的体重超出人群平均体重，脂肪量增加，尤其是腹部、内脏脂肪过多、肌肉量减少、肌肉强度减退。

（10）凝血机制异常：纤维蛋白原和纤维蛋白溶酶原活性异常，有导致动脉血栓形成倾向。

3. 实验室检查

（1）血清生长激素水平测定：因生长激素呈脉冲式释放分泌，其基础值常处于低值，而且波动亦较大，故随机取血测定生长激素浓度的意义较小，一般不能区别正常与缺乏者，故临床通常采用生长激素激发试验。

药物激发试验是指使用某些药物刺激 GH 分泌增加的方法，用于观察血液中 GH 动态变化，从而了解下丘脑、垂体合成和分泌 GH 能力。药物刺激试验常用胰岛素低血糖激发试验（胰岛素耐量试验，insulin tolerance test，ITT），本法优点可同时测定 ACTH-肾上腺轴，正常与异常间的数值差异明显和中度低血糖足以刺激 GH 分泌。缺点是缺乏正常儿童标准和可能出现严重低血糖反应。其他常用药物有左旋多巴、可乐定、精氨酸、胰高血糖素和 GHRH，后两者由于药物来源问题和过程长，国内甚少开展。详见表 3-4-2。

激发试验应在空腹标准化后使用，上述实验必须在有经验的人员监控下进行，对低龄儿童、疑似合并其他垂体激素缺乏和使用胰岛素时尤需小心。

关于 GH 峰值的评估，一般采用：① 如 GH 峰值＜5 ng/ml，则为完全性 GH 缺乏；② 如 GH 峰值在 5.1～9.9 ng/ml，则为部分性 GH 缺乏；③ 如 GH 值≥10 ng/ml，则为反应正常。由于不同药物刺激生长激素释放的反应不同，故其特异性偏低，其正常与异常间的切割值各实验室有一定的差异，因此要求各实验室尽量采用单克隆抗体，建立本实验室的切割值。另外，一些因素会影响激发试验结果，如甲状腺功能减退会降低 GH 峰值反应，故应在甲状腺功能减退纠正后再进行；在肥胖或超重者中也见到峰值减弱，且随着 BMI 的增加更降低，需在结果分析时有所考虑。

表 3-4-2　GH 缺乏常用确诊试验

药　物	方　　法	出现 GH 高峰时间	备　　注
可乐定	用量：0.15 mg/m²，最大量 0.15 mg，口服，服药后60、75 和 90 min 取血。服药前取一次血做基值	60～90 min	可乐定服用后可引起疲倦、入睡，少数可恶心、呕吐
L-多巴	用量：0.15 g/1.73 m² 或 10 mg/kg，最大量 500 mg，服药前后 30、60、75 和 90 min 取血	60～90 min	可引起恶心、呕吐，多在 1 h 内消失
精氨酸	10%精氨酸溶液按 0.5 g/kg，静脉滴注，30、60、90 和 120 min 取血	60～90 min	此药无特殊副作用
胰岛素	用量：正规胰岛素 0.075～0.1 U/kg，静注，注射后15、30、45、60、90 和 120 min 取血	45～90 min	注射前后测血糖，血糖＜40 mg/dl 或较基值下降一半为有效刺激。注射前后 60 min 取血测定皮质醇

目前的生长激素激发试验作为诊断 GH 分泌的方法，存在准确性和重复性差的缺陷，如一项研究对 699 个 GH 激发试验的 GH 峰值标本重新测试，发现平均差异在 2.7～5.1 μg/L，另一项研究发现在 132 例接受标准化胰岛素和精氨酸测试的受试者中，采用不同的检测方法可致 GHD 和非 GHD 诊断不一致，但尚无更好的替代方法。鉴于性激素预充被反复证明能提高 GH 激发试验的特异性，而不妨碍敏感性，欧美儿科内分泌协会已建议对年龄超过 11 岁的男孩和超过 10 岁的女孩在进行 GH 激发试验前常规给予性激素预充。

（2）胰岛素样生长因子 1（IGF-1）测定：胰岛素样生长因子（生长介质 somatomedin，SM）是一组结构上相关的多肽类生长因子，人类生长介质具有以下特点：① 其血清中浓度受 GH 调节；② 具有胰岛素样活性；③ 能促进软骨细胞的有丝分裂；④ 在血液中与一种或多种大分子携带蛋白结合而被输送。IGF-1 水平主要受 GH 的调节，IGF-1 的浓度在很大程度上与 GH 浓度一致，而 IGF-2 则只是轻度依赖于 GH。IGF-1 介导生长激素的促生长效应，是反映 GH-IGF 功能的另一个重要指标，是 GH 缺乏症诊断的重要指标。IGF-1 随年龄增长而上升，青春期达高峰，之后下降，所以 IGF-1 浓度与年龄和性发育程度密切相关。IGF-1 同时受甲状腺素、催乳素、糖皮质激素和营养状态影响。另外，IGF-1 测定还具有一定的鉴别诊断意义。如一个矮小儿童，GH 激发试验中 GH 峰值正常，而 IGF-1 低下，但在注射外源性 GH 后，IGF-1 升高，生长速率加快，表明该儿童的生长激素分子有变异；如 IGF-1 不升高，生长不加速，则表明生长激素分子无变异，系生长激素受体缺陷。

（3）胰岛素样生长因子结合蛋白 3（IGFBP-3）的测定：人体血循环中大部分的 IGF 是与特异性结合蛋白（IGF-binding proteins，IGFBP）相结合的，人体中有 6 种不同性质的结合蛋白（IGFBP-1～IGFBP-6），其中 IGFBP-3 与生长激素关系密切，是诊断生长激素缺乏症有价值的指标。

IGFBP-3 主要由肝脏合成和分泌，在血循环中以两种复合体形式存在：大分子量三聚体（150 000），它携带约 80% 的 IGF，该复合体难以通过毛细血管屏障，仅在 IGFBP-3 蛋白分解酶的作用下从复合体中释放出来的 IGF-1 才能通过血管内皮屏障到达组织血管发挥作用；小分子量二聚体（40 000），该复合体能通过毛细血管屏障，转运 IGF-1 到达

靶细胞。IGFBP-3 起着延长 IGF-1 半衰期的作用，可调整其对细胞的增殖、代谢和有丝分裂的作用。IGFBP-3 的产生受 GH 调节，其血中水平在日间无变化，但随着年龄而改变，健康儿童在青春期达到高峰，在吸收不良、肥胖、糖尿病、肝功能异常等情况下 IGFBP-3 下降。生长激素缺乏症患儿的 IGFBP-3 水平下降，经生长激素治疗后会升高。上述结果表明血清 IGFBP-3 降低常提示生长激素缺乏症，是筛查生长激素缺乏症的良好指标。不同年龄儿童血浆 IGF-1、IGFBP-3 正常值见表 3-4-3。

表 3-4-3　不同年龄、性别（7 岁后女/男）IGF-1 和 IGFBP-3 正常值（ng/ml）

年龄（岁）	平均 IGF-1	-2 SD IGF-1	平均 IGFBP-3	-2 SD IGFBP-3
0	27	5	1 874	1 040
1	35	8	2 058	1 107
2	56	20	2 153	1 248
3	59	20	2 203	1 180
4	69	25	2 321	1 578
5	97	37	2 628	1 789
6	119	45	2 862	1 862
7	172/170	44/54	3 913/3 329	2 190/1 699
8	236/170	50/52	3 840/3 478	2 497/2 371
9	227/192	44/64	3 413/3 604	575/2 265
10	270/131	94/37	3 982/3 244	2 371/3 244
11	308/137	93/30	4 540/3 396	2 494/2 041
12	387/219	126/63	4 413/3 666	2 074/2 167
13	459/329	216/83	4 134/4 334	2 260/2 616
14	481/519	271/183	4 354/4 354	2 592/1 946
15	473/518	254/335	4 332/4 028	2 710/1 495
16	431/519	192/401	4 570/4 842	3 225/3 435
17	412/372	253/210	4 001/4 152	2 183/2 065
18	408/499	223/206	4 078/4 810	1 846/3 235
19	335/397	182/168	4 218/4 752	2 049/2 495
20	255/434	86/267	4 398/4 554	2 446/3 214

注：参考 Fime Lifshitz. Pediatric Endocrinology. 4th ed. New York: Marcel Dekker, 2003.

(4) 生长激素自然分泌量测定:由于生长激素药物激发试验的局限性,曾有研究通过测定 GH 自然分泌量来诊断 GHD。上海市儿科医学研究所检测夜间 24:00 的生长激素分泌相结果表明:生长激素缺乏症与正常组夜间 24:00 GH 平均浓度差异显著,脉冲峰值和最高峰值之间也非常显著。但也有其他研究发现正常生长儿童在不同场合检测结果不一致。该测定需要频繁取样,临床实施上有限制,无法作为常规检测手段。

(5) 生长激素释放激素(GHRH)刺激试验:用 GHRH 刺激垂体分泌 GH 可以鉴别下丘脑性和垂体性 GH 缺乏症,但在鉴别下丘脑性和垂体性时,需注意单次 GHRH 刺激可呈假阴性反应,但经预充 GHRH 1 周或 1 个月后即可出现阳性反应。上海市儿科医学研究所资料,9 例生长激素缺乏症患儿 GHRH 预充 1 次和多次后 GH 变化见表 3-4-4。

表 3-4-4　9 例 GHD 不同时间 GHRH 预充后 GH 峰值(μg/L)

例号	GHRH 1 次预充后峰值	GHRH 持续预充后				
		1 周	2 周	1 个月	2 个月	3 个月
1	5.8	—	—	27.4	29.3	—
2	6.6	30.1	17.0	28.9	38.7	10.8
3	9.3	24.0	34.1	17.0	2.3	42.4
4	1.3	13.8	10.7	29.6	8.1	4.8
5	1.0	29.1	11.6	8.4	1.1	2.6
6	3.7	2.9	3.8	1.5	39.7	48.3
7	3.5	9.3	14.6	54.4	28.7	49.2
8	2.8	1.9	1.5	12.4	2.3	42.1
9	4.8	2.5	1.2	2.7	2.2	2.8

(6) 颅脑磁共振显像:磁共振显像可清楚地显示蝶鞍容积大小,垂体前、后叶大小、异位等,对 GHD 诊断具有重要意义。患者可表现为垂体缩小,垂体后叶消失、移位,垂体柄消失或中断。

(7) GH 基因诊断:疑似 GH 基因异常引起的矮身材,可进行基因分子水平分析,已知下丘脑垂体生长激素 IGF-1 轴突变基因见表 3-4-5。

表 3-4-5　下丘脑、垂体、生长激素、IGF-1 轴突变基因

基　因	染色体	表　型
D1T1	3p11	GH、PRL 缺乏、TSH 低、小垂体
PRCP1	5q	GH、PRL、TSH 低、FSH、LH 缺乏,垂体小或正常
HESX1	3p21	视膈发育不良
LHX3	9q34	GH、PRL、TSH、FSH、LH 缺乏,颈椎强直
GHRHR	7p14	GH 缺乏或低下
GH1	17q23	GH 缺乏或低下,IGF-1 低下
GHR	5p12~p13	GH 正常或增加,IGF-1 低下
IGF-1	12q22~24.1	GH 增加,IGF-1 缺乏或低下

(8) 染色体检查:对矮身材患儿具有体态发育异常者应进行核型分析,尤其是原因不明的女性矮小,或伴青春期发育延迟者,应常规做染色体分析,排除常见的染色体疾病如 Turner 综合征等。

(9) 其他垂体激素测定:特发性垂体性 GH 缺乏症中约有半数病例伴有其他垂体激素缺乏,而此类激素缺乏临床表现较隐匿或渐进性呈现出 ACTH、TSH 和 LH、FSH 等缺乏症状。

1) ACTH:可直接测定血清 ACTH 基础值,间接试验常采用胰岛素耐量试验,用胰岛素诱发血糖下降至基值血糖的 50% 或在 40 mg/dl 以下,可激发内源性 ACTH 释放,从而使血清皮质醇升高,注射前后 60 min 取血测皮质醇,如皮质醇<137 nmol/L(正常值 138~635 nmol/L)为 ACTH 储备或分泌不足。

2) 促甲状腺素激发试验:用促甲状腺素释放激素(TRH)激发腺垂体释放 TSH,若峰时>90 min,峰值<10 mIU/L,则表明垂体 TSH 储备或分泌功能不全。

3) 促性腺激素释放激素(LHRH):外源性 LHRH 能激活垂体促性腺细胞,释放 FSH 和 LH。青春期前 LH 增加 3~4 IU/L,FSH 增加 3 IU/L;青春前期 LH 反应男孩较女孩强烈,FSH 反应则女孩较男孩强烈。该试验对儿童有较高的假阳性或假阴性,故有人建议与 HCG 试验同时进行。HCG 是由胎盘绒毛滋养层细胞合成分泌的糖蛋白,其结构与 LH 相似,是胎内刺激睾丸间质细胞分泌睾酮的主要激素,本试验广泛用于男性睾丸间质细胞功能的评估。如 HCG 试验中的睾酮水平和 LHRH 试验中的 LH 水平均低于正常,则可能有促性腺激素缺乏。青春期前男孩注射 HCG 后血睾酮浓度较基值高 2~3 倍;原发性睾丸发育不全者则无反应,而促性腺激素缺乏者有正常反应。

(10) 其他:尿常规,观察肾脏浓缩和酸化能力,血清 T_3、T_4 和 TSH,血钙、磷和碱性磷酸酶、肝功能等,排除肾脏、甲状腺、肝脏疾病。

4. 诊断

(1) 具有诊断线索的病史:① 新生儿期有低血糖发作、黄疸延迟、小阴茎史;② 有颅内照射史;③ 颅脑外伤、放疗或中枢神经系统感染史;④ 有近亲家族史;⑤ 颅面中线异常史。

(2) 身材矮小:较同民族、同年龄、同性别身高均值低 2 SD 以上。

(3) 生长速率:低于正常速率 1 SD,2 岁以下生长速率减少 0.5 SD,一般指<2 岁,每年生长速率<7 cm,4 岁至青春期前生长速率<4.5 cm/年,青春期生长速率低于 6.0 cm/年。

(4) 临床表现:体型匀称,面容幼稚,皮下脂肪较丰满、面痣较多,智力正常。成人可表现为运动能力降低、社会活动减少、情绪反应低下、性生活障碍。

(5) 血清 IGF-1 和 IGFBP-3 测定:GH 缺乏时两者均下降,应注意肝病、营养不良、甲状腺功能减退可影响 IGF-1 和 IGFBP-3 的测定结果。

(6) GH 激发试验:应用两种药物做生长激素激发试验,GH 峰值均<10 μg/L,IGF-1 值降低(一般认为应低于-1 SD)。

(7) 排除其他疾病:除外先天性甲状腺功能低下、染色体畸变和慢性器质性疾病。

（8）MRI：磁共振显示垂体前叶缩小、垂体柄中断等。

（9）骨龄测定：儿童患儿骨龄较正常实际年龄＜2岁及以上。

5. 治疗

（1）重组人生长激素（recombinant human growth hormone，rhGH）：是治疗 GHD 的首选药物，无论特发性或继发性 GHD 均可使用。

最初使用动物生长激素，但证明对人无生物活性，1957 年采用人尸体垂体提取生长激素获得成功，但后来在使用者中发现慢性脑部海绵样变性（Creutzfeldt-Jakob 症）导致死亡，故在 20 世纪 80 年代已不再使用。20 世纪 70 年代末采用生物工程重组 DNA 技术将生长激素基因导入原核细胞或真核细胞内，这些细胞获得合成 hGH 信息后，产生大量生长激素，早期基因工程生产的 hGH 有 192 个氨基酸残基，比正常生长激素氨基末端多出一个蛋氨酸，治疗 GH 缺乏症有效，但受治者易产生抗体。此后，经除去蛋氨酸、纯化及现今应用哺乳动物细胞的新的重组 DNA 技术，显著提高纯度，而且二、三级结构与天然 GH 完全相同。

自 20 世纪 80 年代重组人生长激素开始使用至今已有 30 多年，与 GH 治疗有关的提前死亡、糖尿病、肿瘤和脑血管病的安全性问题越来越引起关注，近年一项来自 30 个国家 827 个调查地点的 22 311 例因各种生长疾病（63% GHD、13% ISS、8% Turner 综合征）在 1999—2015 年接受 rhGH 治疗的儿童的前瞻性多国观测研究提供了结论：GH 治疗具有良好的安全状况，在接受 GH 治疗的儿童中，死亡或原发性癌症的总体风险并没有增加，在没有危险因素的患者中也没有发生出血性卒中。2 型糖尿病的发病率高于一般人群，但多数病例本身存在糖尿病的危险因素。

GHD 患者经生长激素长程治疗后可达到正常成人身高均值−2SD 之内，但仍有部分患者不能达到应有成人期身高，其原因：① 诊断、治疗延迟；② 治疗时间过短；③ 生长激素治疗中产生抗体，使生长减慢；④ 有些患者在治疗过程中未能及时处理低甲状腺素水平；⑤ 原因不明，可能与 GH 受体或受体后缺陷有关。开始治疗的年龄越小治疗第一年的身高增加越多，疗程越长，遗传身高越高与终身高呈正相关。

1）剂量：目前多数学者推荐 rhGH 起始治疗剂量为每周 0.16～0.24 mg/kg（即每日 22～35 µg/kg），每晚临睡前皮下注射，最大效应是在开始治疗后的 6～12 个月；长期持续使用，生长速率会减慢，可根据生长速率个体化调节剂量，青春期剂量更要增加，但总量一般不超过每日 60 µg/kg。目前尚无很可靠的治疗剂量与效应的监控方法，曾有学者建议使用 IGF-1 作为标志，但是尚无长期或终身高的数据支持。

2）注射方式：肌内注射容易引起脂肪萎缩和抗体产生，皮下注射的上述反应减少，皮下注射达到峰值时间为 2～4 h，血清清除时间为 20～40 h。皮下注射 GH 的容量越小，峰值和血清 GH 的曲线面积越大。皮下注射容量一般应 0.5 ml/次左右，现已证明，每日夜间临睡前 30 min 皮下注射 GH 比白天更能增加生长速度，每周注射次数与生长效应呈正相关，每日注射比隔日注射更好，疗效不仅与脉冲数有关，而且与血清 GH 升高的时间有关。

国产长效生长激素已上市，为每周注射一次，长期疗效和

安全性有待继续观察。

3）疗程：生长激素替代治疗的目的是尽可能使患者的最终成人期身高达到正常范畴，因此以往常将患者的靶身高作为指标来决定疗程，也有将年身高增长率作为停药指征，即年增长率≤2～2.5 cm 时停药，或以骨骺基本闭合时停用。GH 治疗在有效基础上疗程可持续数年至青春发育期，一般说来，治疗时间越长，疗效也越好。

近年研究表明，生长激素缺乏症在成人期停止治疗是不符合生理的，因健康成人仍继续分泌 GH，后者在调节机体代谢方面具有重要作用。成人 GH 缺乏症替代治疗后，患者精神状态改善，肌肉容量增加，脂肪减少，蛋白质合成率增加，腰椎骨密度增加，血胆固醇水平降低，肾小球滤过率增加，T_4 向 T_3 转化增加，患者的智力、体力和认知能力均有改善，这些变化可能与 T_3 增加有关。至今对成人期 GH 应用剂量和方法研究尚不多，一般推荐夜间睡前皮下注射，剂量 0.012 5～0.025 U/(kg·d)，从小剂量开始，逐渐增加。治疗期间可能有轻度不良反应，尤其在治疗第一周，常见的有感觉异常、眼眶周围水肿、关节疼痛等，这些不良反应可能与钠、水潴留有关。另外，血 IGF-1 升高与骨刺形成有关，是骨关节产生疼痛的因素。有学者回顾分析 333 例 GH 缺乏症，其心血管疾病发生率、死亡率高与 GH 缺乏有关。故成人 GH 缺乏症应用 GH 治疗有助于降低心血管疾病发生率。

Miller 等观察 10 例年龄 21～39 岁的 GH 缺乏症患者进行的剂量与 GH 效应研究，结果指出 1～2 U/(m²·d) 的 GH 就足够了，该剂量比以前的 GH 替代剂量要小。GH 替代治疗的成年患者长期过量使用可增加肢端肥大症的发病率，故长期治疗者应定期体检。生长激素过多可造成软组织和骨增大，凸额、巨舌、面容丑陋、鼻窦增大、肌肉软弱、关节疼痛、脊柱后侧突等。所以，成人治疗前应重新进行 GHD 评估。

4）GH 治疗的不良反应：近年来，由于基因工程的迅速发展，基因工程生产的生长激素其纯度已非常之高，细菌蛋白污染极少。GH 以非脉冲方式给药后引起的局部和全身反应很少，但因 GH 制剂仍具有一定抗原性，故长期应用 rhGH，仍需注意不良反应的发生。

A. 局部反应：GH 皮下注射引起的局部皮肤反应与 GH 制剂纯度和个体反应性有关。一般在注射第 1 日出现局部皮肤红、肿，严重的可伴有局部热、痛，类似蜂窝织炎，第 2～3 日达高峰，以后逐渐减轻、消退，1 周后基本消失，绝大部分红肿直径小于 2 cm，早期 GH 产品的局部反应发生率比较高，现已明显下降，局部反应很少见到。

B. 抗体产生：抗体产生与制剂纯度关系密切，但亦曾发现极个别病例未曾注射过生长激素，但其 GH 抗体阳性，原因不明。

C. 甲状腺功能减退或亚临床甲状腺功能减退：患者治疗前血 T_4 或 TSH 均在正常范围内，经 rhGH 治疗后血 T_4 较基值下降 2/3 或 T_4 值低于 60 g/L，FT_4 低于 9.3 pmol/L，或仅 TSH 轻度上升，患者临床无明显甲状腺功能减退症状或只有轻度症状，如面部水肿、乏力、嗜睡，经甲状腺素片补充治疗后，血 T_4 恢复正常，症状消失。甲状腺功能减退发生原因尚未完全明了，可能与腺外组织将 T_4 脱碘转变成 T_3 增加，或因生长加速以致 T_4 消耗增加有关。

D. 股骨头滑脱、坏死：用 rhGH 治疗后，患儿骨骺生长加

速,肌力增加,运动增多和体重增加,可使髋关节出现股骨头滑脱,无菌性坏死而致跛行,有时亦可产生髋部、膝部疼痛,呈外旋性的病理状态,其发生率可达 239/10 万左右。日常应注意髋关节和(或)膝关节疼痛和步态的变化,一旦出现疑似状况,应进行仔细的身体检查、影像学检查,必要时应骨科专科咨询并干预。

E. 脊柱侧凸:是由于生长迅速,而不是作为 GH 本身的直接副作用。在接受 GH 治疗的患儿中,脊柱侧凸发生率为 0.2%,特纳综合征和 Prader-Willi 综合征发生率较高。对于接受 GH 治疗的患者,建议常规检查并随访脊柱侧凸的存在或进展。

F. 特发性颅内压升高:由于 GH 可引起钠、水潴留,个别患者可引起特发性颅内压升高,外周水肿和血压升高。国外报道,总发生率为每 10 万治疗年 28 例,在慢性肾功能不全、特纳综合征和器质性 GHD 中发病率较高。而肥胖和正在应用大量糖皮质激素治疗成人,出现颅内压增加的概率更大。通常发生在治疗开始或剂量增加时,如果出现严重头痛、视力模糊和呕吐等提示颅内压增高的症状时,建议由眼科医师进行眼底检查以明确。停止生长激素治疗后症状可逆转,GH 治疗通常可以在调低剂量的情况下重新尝试开始。

G. 其他:有部分报道 GH 应用后可出现暂时性转氨酶升高或镜下血尿,一般停药后能自行恢复。

(2) 生长激素释放激素(GHRH):1982 年,从人类下丘脑中提取和分离到 GHRH,同年又从 2 例肢端肥大症患者伴发的胰腺肿瘤中提取到不同分子量的 GHRH,如 GHRH1-44、GHRH1-40 和 GHRH1-27。许多研究报道指出:特发性 GH 缺乏症中,有 40%~80% 病例对 GHRH 刺激有反应,1985 年生长激素释放因子(GRF)欧洲联合中心报道 70% 原发性 GH 缺乏症对 GHRH 激素试验有反应,曾对 GH 缺乏症患者试用 GHRH 治疗。上海市儿科医学研究所应用生物工程合成 GHRH1-29(瑞典卡比公司产品),剂量分别为 60 μg/(kg·d)和 30 μg/(kg·d),脐周皮下连续注射(微泵注射器)6 个月。结果显示生长速率分别从原来的 3.4±0.8 cm/年和 2.8±0.6 cm/年增加到 9.1±2.9 cm/年和 8.5±2.9 cm/年,但低于 GH 应用组(生长速率由 3.4±0.7 cm/年增加到 13.8±3.0 cm/年)。由于给药方式复杂,治疗效果不及 rhGH,现已很少使用。

(3) 蛋白同化剂应用:蛋白同化类固醇的应用是由于 GH 或 GHRH 治疗费用昂贵,难以广泛应用,故可酌情使用雄激素衍生物,如氧甲氢龙(oxandrolone,1.25~2.5 mg/d)、吡唑甲氢龙[0.05 mg/(kg·d)]等治疗,6 个月为一疗程,间隔半年,根据骨龄,第二性征发育情况考虑是否继续用药。应用上述药物,应注意:① 用药年龄应大于 12 岁;② 骨龄较实际年龄落后 3 岁以上;③ 用药期间如出现明显男性化、骨龄明显加速,应减量用药或停止用药。

(二) 孤立性生长激素缺乏症

孤立性 GH 缺乏症(isolated growth hormone deficiency,IGHD)是由先天性或后天性原因引起的 GHD,但对大多数患者而言,其病因尚不清楚。已知先天性 IGHD 中一部分是由于编码 GH 的基因 *GH1* 发生突变所致,可分为 IGHD Ⅰ A 型、IGHD Ⅰ B 型、IGHD Ⅱ 型、IGHD Ⅲ 型。

IGHD Ⅰ A 型患者的 *GH1* 基因出现片段缺失,常见为大

的片段缺失,也有移码或无义突变导致 GH 合成和分泌障碍,该型以常染色体隐性方式遗传。有的患者在出生时身长即短,且婴儿时期有低血糖发生,一般至 6 个月都已成为严重的侏儒症,患者持续生长速度缓慢、骨骼成熟延迟,一般智力正常,不伴其他垂体功能缺陷。此类患者无内源性的 GH 合成,对外源性 GH 免疫不耐受并产生抗体,因产生抗体可使 GH 治疗失败,有建议这类患者可使用 IGF-1 治疗。

IGHD Ⅰ B 型患者的 *GH1* 基因发生突变或重排,但仍保留部分功能,临床表现类似 IGHD Ⅰ A 但较之轻,属常染色体隐性遗传,因对外源性 rhGH 免疫耐受,治疗不产生抗体,所以 GH 治疗有效。

生长激素释放激素受体(GHRHR)突变也归类于 IGHD Ⅰ B 型,GHRH 受体是具有 7 个跨膜结构域的 G 偶联蛋白,只存在于垂体。GHRHR 突变在世界多地的多个近亲婚配的家系中被证实,有的为无义突变导致编码的 GHRHR 穿膜区缺陷和丧失 G 蛋白结合点;有的为剪接位点突变破坏高度保守区。患者生后早期即出现明显的生长障碍,身高甚至可低于人群平均身高-8 *SD*,生长激素激发试验显示 GH 峰值非常低,甚至测不出,IGF-1、IGFBP-3 水平也很低。有些成年患者有总胆固醇、低密度脂蛋白胆固醇、C 反应蛋白、血压升高和内脏型肥胖等心血管病高风险状况。患者 GH 治疗效果好。

IGHD Ⅱ 型患者的 *GH1* 基因突变类型常见于第 3 内含子剪接位点失活,导致外显子 3 被跳过,产生无法正常折叠的一个 17 500 的 GH 异构体,该突变异构体对野生型 GH 的分泌产生显性的负面影响,而且患者表型的严重程度与 17 500 异构体的表达增加之间存在着良好的相关性。该型为常染色体显性遗传,患者临床表现轻重不一,对生长激素治疗有效。有研究发现这型患者不仅起病时间、严重程度不同,有些还会随年龄增大出现 ACTH、TSH 和促性腺激素缺乏,所以需终身随访。

IGHD Ⅲ 型是 X 连锁遗传,但在不同的家族中有不同的临床表现,有些家族中患者除有 IGHD 特征外,尚有丙种球蛋白缺乏,有些则无。这表明染色体 Xq21.3q22 邻近基因的缺陷可发生在某些病例中。令人兴趣的是,发现在其他 IGHD 病例中,存在着 Xq22.3 的间隔缺失或者 Xq13.3q21.2 的重复,在一个澳大利亚家族中发现存在 Xq25~Xq28 重复突变,患者还有其他不同的垂体激素缺乏,故本症可能与多位点缺陷有关。

(三) 联合垂体激素缺乏症

垂体在生长调节中起着核心作用,协调大量的中枢和外周信号来维持身体的内部平衡。近 20 年的研究表明,一系列的转录因子在特异时间、空间的表达调控着垂体的发育和成熟。编码这些转录因子的基因突变导致各种垂体激素缺乏。

联合垂体激素缺乏症(combined pituitary hormone deficiency,CPHD)特点是:除 GH 缺乏外,尚有 1 种或多种垂体激素(ACTH、FSH、LH、TSH、PRL)缺乏,可呈常染色体隐性遗传或显性遗传或 X 连锁遗传。转录因子 POU1FI(PIT1)、PROP1、Hesx1、Lhx3、Lhx4、SOX3 等的突变与 CPHD 发生有关,表型可能是孤立的垂体功能低下,或更复杂的疾病,如视中隔发育不良和全脑无裂畸形(表 3-4-6)。

表 3-4-6 CPHD 相关的转录因子、表型和遗传方式

名 称	基 因 功 能	临 床 表 型	遗传方式
PROP1	PIT1 表达所需的成对同源结构域转录因子 与 Hesx1 共表达	CPHD(GH、TSH、PRL、迟发型 ACTH 缺乏)促性腺激素缺乏或有正常青春发育迟发型	常染色体隐性
POU1F1(PiT1)	POU 转录因子家族成员 对激活 GH1、PRL 和 TSHβ 基因有重要作用	CPHD(GH、TSH、PRL、迟发型 ACTH 缺乏)早期 TSH 分泌可能正常，垂体发育不良	常染色体显性或隐性
Hesx1	成对同源框基因 垂体原基和 Rathke 囊的早期标记 需 Lhx 3 维持功能和 PROP1 抑制功能	IGHD 或 CPHD(GH、TSH、FSH/LH，包括尿崩症)；性发育延迟 视中隔发育不良 脑 MRI：垂体发育不良，后叶异位	常染色体显性或隐性
Lhx3	LIM-同源结构域基因调控蛋白家族成员 与 Rathke 囊存在增殖有关 与 PIT 1 共同作用激活 TSHβ 基因启动子	垂体前叶/中间叶发育不良，可有颈椎强直 CPHD(GH、PRL、TSH、FSH、LH)，可能累及 ACTH	常染色体隐性
Lhx4	与 Lhxs 类似的一种 LIM 蛋白 对垂体各细胞系增殖和分化有重要作用 与 PROP1 和 POU1F1 有重叠功能	CPHD(GH 最明显、PRL、TSH、FSH、LH、ACTH) 严重的垂体前叶发育不良，异位垂体后叶	常染色体显性
Otx2	前脑和眼发育所需同源结构域基因 可能有激活 Hesx1 作用	CPHD(GH、TSH、ACTH、FSH/LH)，严重的眼畸形，甚至无眼症	不明
SOX3	SOX 成员 在下丘脑和漏斗部发育中表达	CPHD 男性患者 Xq26~27 重复(女性携带者不受累)，不同程度的智力低下 MRI 示垂体发育不良，后叶异位，漏斗部发育不全	X 连锁

CPHD 患者的临床表现除 GHD 外，还可伴有其他垂体前、后叶激素缺乏的症状和体征，但有时表现较隐匿，需仔细分辨和检查。

治疗方面除了 rhGH 替代外，还需补充其他相应的激素，尤其是糖皮质激素和甲状腺素。研究发现 GH 可能降低肝脏 11β-HSD 1 介导的非活性皮质醇向活性皮质醇的转化，并可增加 CYP3A4 介导的皮质醇的分解代谢，所以 GH 治疗可能导致潜在的肾上腺功能不全；而 GH 可增加腺外组织将 T_4 脱碘转变成 T_3，因此对多垂体激素缺乏(MPHD)相关的 GHD 患者在开始治疗后应重新评估肾上腺和甲状腺轴，以及时发现异常并给予补充。

(四) 生长激素不敏感或抵抗综合征

1. 概述·生长激素不敏感综合征(GH insensitivity syndrome, GHIS) 又称 GH 抵抗综合征(GH resistance syndrome)，多数由 GH 受体(GHR)基因突变所致，少数由 GH 结合蛋白异常或受体后信号转导障碍所致。从 GH-IGF 轴来看，有 4 个潜在缺陷可引起 GH 不敏感：① GH 受体或 GH 结合蛋白异常；② 细胞内 GH 受体或 GH 受体后信号转导异常；③ IGF 合成缺陷；④ IGF 分泌缺陷。

GH 受体是由 638 个氨基酸残基组成的跨膜蛋白，包括含 18 个氨基酸信号肽，分子量为 130 000。N 端 216 个氨基酸残基位于细胞膜外，构成与 GH 结合的结构域，膜外部分生物活性和氨基酸顺序与 GH 结合蛋白相同，C 端含 350 个氨基酸残基位于胞质膜内侧，构成信号转导结构域，247~270 位氨基酸残基为强疏水性穿膜段。GHR 基因定位于 5p12~p13.1，有 10 个外显子组成，外显子 2 编码信号肽，外显子 3~7 编码 GHR 细胞外区，外显子 8 编码跨膜区，外显子 9 和外显子 10 一半编码胞内区。GHR 分布于各组织，主要为肝、肾、心、肌肉和骨骼等。在胚胎期各组织 GHR 表达非常低，出生后逐渐明显。GHR 表达调控有细胞和组织特异性。

1993 年 Laron 等提出 GH 不敏感综合征分类和 1999 年 Savage 提出的修正分类见表 3-4-7。

GHIS 临床表现特点为：① 生长与发育，出生体重接近正常，身高略下降，出生后生长速率非常缓慢，身高严重落后，体重受累相对轻，上下部量比值增加，四肢短更明显。儿童期常呈小阴茎，成年期可达正常，性功能和生育力正常。青春发育常延迟，骨龄亦延迟，但可能超过身高龄。② 颅面部，出生时即可见到面部特征；与小身材不相称的大头(虽头围正常)，头发稀疏，前额突出隆起，鼻梁发育差，下颌小，眼眶浅，蓝巩膜。可有单侧上睑下垂及面部不对称。③ 骨骼肌、代谢和其他方面特点，婴儿期、儿童期常有低血糖发作，成人期偶见，走路和运动发育延迟，可伴有髋关节发育不良，股骨头无菌性坏死，肘关节伸展受限，骨质疏松。其他可有第 4 指骨短、斜指(趾)、中指短、斜视、白内障、眼球震颤、先天性心脏病如主动脉狭窄、唇裂等。

各种病因 GHIS 的实验室检查特点见表 3-4-8。

表 3-4-7 生长激素不敏感综合征分类

原发性 GH 不敏感症(遗传缺陷)

GH 受体缺陷(或伴/不伴生长激素结合蛋白异常)

细胞外突变

胞质突变

细胞内突变

GH 信号传递缺陷(GH 受体远端至胞质域)

胰岛素样生长因子(IGF-1)合成缺陷(IGF-1 基因缺失)

IGF-1 转运缺陷

IGF-1 受体缺陷

无生物活性 GH 分子

继发性 GH 不敏感征(获得性缺陷)

循环中存在 GH 抗体、抑制 GH 活性

存在 GH 受体抗体

其他原因:如营养不良、肝病、能量负平衡状态等

其他原因引起的 GH 不敏感

补充修正分类:

GH 不敏感

临床和实验室特点符合 IGF-1 缺乏

对外源性 GH 抵抗

血清 GH 水平不低

GH 不敏感综合征:具有 Laron 综合征的临床特点

部分性 GH 不敏感:GH 不敏感但缺乏 Laron 畸形特征

表 3-4-8 各种病因 GHIS 的实验室检查特点

疾病	生长落后	GH	GHBP	IGF-1	IGFBP-3
遗传性					
GHRD 隐性型	严重	升高	无-低	很低	很低
GHRD 显性负性型	轻-中度	升高	增加	很低	低-正常
STAT5b 突变	严重	升高	正常	很低	很低
ALS 突变	无-中度	正常	正常	很低	很低
IGF-1 基因突变	严重	升高	正常	无或高	低-正常
IGF-1 受体突变	轻-中度	正常-升高	正常	正常-升高	正常-升高
获得性					
GH 抑制抗体	严重	无	正常	很低	低
营养不良	无-轻	升高	降低	可变	可变
糖尿病	无-轻	升高	降低	降低	增加
肾病	轻-重	正常	降低	正常	增加
肝病	轻-重	升高	正常-增高	降低	正常

注:GHRD,生长激素受体缺陷;ALS,酸不稳定性亚单位。

2. Laron 综合征 · 莱伦综合征(Laron syndrome)是一种罕见的主要以常染色体隐性遗传的生长障碍疾病,患者因生长激素受体(growth hormone receptor,GHR)缺陷引发对生长激素抵抗或不敏感而导致严重的生长迟缓。该病由以色列医师 Zvi Laron 于 1966 年首先报道而以其名字命名。随后在厄瓜多尔、巴基斯坦、沙特阿拉伯、黎巴嫩、美国、法国、意大利和日本等 20 多个国家和地区相继有报道。此病非常罕见,男女发病率基本相同,在全世界已报道的患者中,约 2/3 是阿拉伯人、亚洲人和中东犹太人,以色列和厄瓜多尔两国报道的患者数最多,占一半以上,我国也有个例报道。

(1)病因:患者由于生长激素受体基因突变,导致患者尽管血清中生长激素水平正常,或无法与受体正常结合,或不能激活 IGF-1 合成所需的通路功能。已报道的 GHR 基因突变中有无义突变、错义突变、移码突变、剪接突变和一种独特的内含子突变导致一个假基因的插入等。这些突变或影响胞外结构域,或造成细胞表面结合位点二聚化障碍,导致无法转导信号及合成 IGF-1;发生在跨膜区及邻近跨膜区的突变,导致转录异常,翻译产生不成熟的蛋白质,虽保留了 GH 的结合力,但无法稳定在膜上,从而影响其正常的功能。经典的 Laron 综合征多由 GHR 基因纯合子突变所致,患儿存在严重的 GHR 功能障碍,约 80% 以上有 GHBP 水平降低或缺失,血中 IGF-1 和 IGFBP-3 水平显著降低。

(2)临床表现:Laron 综合征患者的主要临床表现符合 GHIS 的特征,大多数患儿出生时身长可偏短,体重常超过 2 500 g。婴儿期就表现出严重的生长障碍,出生后前 3 年中,与正常同龄儿相比每年身高平均落后 2~3 SD,骨龄明显延迟,若不治疗成年身高可低于同地区、同种族、同性别均值的 −4~−12 SD,未治疗者最终成人身高男性为 106~142 cm,女性为 95~136 cm。患者具有 GHIS 的特殊面容,小手小足。患儿声音高尖,皮肤过早老化,代谢特点是空腹低血糖,至少 50% 的婴儿和儿童有过明显的低血糖症状,甚至惊厥,另有胆固醇和低密度脂蛋白-胆固醇(LDL-C)水平升高,可能增加患者成年时心血管疾病的风险。肥胖问题随年龄越发严重,尤其是女性患者,但是发生胰岛素抵抗,糖尿病或肿瘤的风险与未得病的普通人群或其亲人相比并不增加。男性患者常有小阴茎,青春期延迟,但男女生育力一般正常。关于智能发育状况的研究报道存在不一致,来自厄瓜多尔的一个有对照组的研究显示患者无明显智力受损或学习困难。虽然患者在儿童早期发生肺炎、腹泻、脑膜炎等常见感染的机会较其正常的同胞多,但是如果能度过该年龄期,患者的寿命一般与正常人群相似。

(3)实验室检查:① 随机血清 GH 水平升高,生长激素激发试验 GH 峰值更是明显超过 10 ng/ml。② IGF-1、IGFBP-3 降低。③ IGF-1 生成试验可能对某些患者的诊断有帮助,有许多方案,常用之一是连续每日晚上临睡前皮下注射 0.1 U/kg rhGH 连续 4 日,第 1 日注射前和第 5 日早晨分别测定血清 IGF-1 水平,若升高幅度未超过 50 ng/ml,则判定为生长激素不敏感。但是该反应结果受年龄、性别、营养状况、相关疾病及青春分期等多种因素影响,其特异性和重复性在不同研究中的报道也不一致。④ GHR 基因检测。

(4)诊断和鉴别诊断:虽然典型的患者通过家族史、临床表现和实验室检查即可拟诊,但确诊需借助检测 GHR 基因。临床上需进行鉴别的病症有:① 生长激素缺乏症,Laron 综合征患者与严重的 GHD 有相似的临床表现,出生后生长缓

慢、身高落后，年幼时可发生低血糖，实验室检查有骨龄落后、血清 IGF-1 和 IGFBP-3 水平降低等。但 GHD 患者没有 Laron 综合征患者的特殊面容，生长激素激发试验 GH 峰值低于 10 ng/ml 有助于鉴别。② 生长激素受体后缺陷的生长激素抵抗症，此症因生长激素受体后编码信号转导及功能产物相关的 STAT5b，ALS，IGF-1 或 IGF-1 受体等基因突变导致生长激素抵抗或不敏感而造成患者不同程度的生长障碍和部分实验室结果类似的一组疾病，根据各自的临床和实验室特点有助于与 Laron 综合征鉴别，但需通过相关基因检测才能明了病因并确诊。*STAT5b* 基因突变患者有严重的矮小，ALS 患者则为中度矮小，因为 STAT5b 旁路对免疫功能非常重要，所以 STAT5b 异常患者中大部分会发生严重的免疫问题或慢性肺部疾病。ALS 及 *STAT5b* 突变不造成智能损害，两者生长激素正常或升高，IGF-1 和 IGFBP-3 明显降低。*IGF-1* 突变者除严重矮小外，还存在严重的智能落后、感音神经性耳聋、小头、小颌畸形和宫内发育迟缓，患者 GH 水平升高，IGF-1 低（有的突变可导致合成异常 IGF-1 的增高），IGFBP-3 水平正常。现有报道的杂合型 IGF-1 受体突变患者存在不同程度的宫内和出生后生长障碍，认知发育正常或中度程度受损，生长激素和 IGF-1 正常或升高，IGFBP-3 水平正常。③ 获得性 IGF-1 缺乏，患者可因为营养不良、甲状腺功能减低、长期使用治疗剂量的类固醇制剂、肝肾疾病、糖尿病等原因造成不同程度的生长迟缓、身高落后或矮小，实验室检查 GH-IGF-1 轴的结果不一，鉴别主要依据患者的病史、原发病的临床表现、实验室证据、原发病治疗（或停药后）对生长的改善效果等以鉴别。

（5）治疗：研究表明，重组人 IGF-1（rhIGF-1）是可改善 Laron 综合征患者身高的唯一药物，在美国、日本及欧洲，该药已被批准用于 IGF-1 缺乏而 GH 正常患儿的治疗，但国内尚未使用。推荐剂量为每日 80～120 μg/kg，一日 2 次，皮下注射。建议从小剂量开始，至少观察 1 周，若无明显的副作用再增加剂量。治疗第一年的促线性生长效果最明显，第二年起生长速率虽下降但仍高于治疗前，且在以后继续治疗的数年中保持。尽管经过长期治疗后，患者的成年身高较未治者有所改善，但是大部分仍然落后于同种族同性别正常人群身高范围。治疗期间应定期随访，检测 IGF-1，监控副作用。低血糖是 rhIGF-1 用药期间最常见的不良反应，尤其在低龄患者中，有报道接近一半的治疗者发生过，甚至有 5% 出现抽搐，为避免发生注射引发的低血糖，有建议在进食含糖饮食 20 min 后再注射，治疗期间要严密观察，避免长时间不进食，保证定时且足够的食物供应，尤其运动后的补充。治疗期间淋巴组织增生也较多发生，且随疗程延长而增多，有些患者因扁桃体/腺样体增大引发鼾症，听力下降而需去耳鼻喉科施行手术。其他报道的副作用包括注射局部疼痛、头痛、良性颅高压、暂时性肝酶升高、过敏反应、腮腺肿大和面瘫等。与 GH 治疗不同，rhIGF-1 可能引起身体组分中脂肪的比例升高，故建议高蛋白，低脂饮食以预防肥胖。

参考文献

[1] Grimberg A, DiVall SA, Polychronakos C, et al. Guidelines for growth hormone and insulin-like growth factor-I treatment in children and adolescents: growth hormone deficiency, idiopathic short stature, and primary insulin-like growth factor-I deficiency [J]. Horm Res Paediatr, 2016, 86(6): 361-397.

[2] 张达青，胡绍文.下丘脑-垂体疾病[M].北京：科学技术文献出版社，2001: 366-369.

[3] 沈永年，叶军，黄晓东，等.特发性垂体生长激素缺乏症下丘脑-垂体-靶腺轴完整性探讨[J].临床儿科杂志，1996,14: 363-365.

[4] Gandrud LM, Wilson DM. Is growth hormone stimulation testing in children still appropriate? [J]. Growth Horm IGF Res, 2004, 14(3): 185-194.

[5] Stanley TL, Levitsky LL, Grinspoon SK, et al. Effect of body mass index on peak growth hormone response to provocative testing in children with short stature [J]. J Clin Endocrinol Metab, 2009, 94(12): 4875-4881.

[6] 沈永年，叶军，黄晓东，等.生长激素神经分泌功能不全患儿夜间 12 小时生长激素分泌相和治疗的初步探讨[J].中华儿科杂志，1993, 6: 333-336.

[7] 叶军，沈永年，黄晓东，等.GHRH 预先试验在判断生长激素缺乏症病因定位中价值[J].临床儿科杂志，1993, 1: 296-298.

[8] 叶军，朱杰明，沈永年，等.生长激素缺乏症与磁共振影像检测(附 34 例报道)[J].临床儿科杂志，1992,10: 299-300.

[9] Ranke MB, Lindberg A. Predicting growth in response to growth hormone treatment [J]. Growth Horm IGF Res, 2009, 22(6): 501-509.

[10] Cohen P, Rogol AD, Howard CP, et al. Insulin growth factor-based dosing of growth hormone therapy in children: a randomized, controlled study [J]. J Clin Endocrinol Metab, 2007, 92(7): 2480-2486.

[11] Reiter EO, Price DA, Wilton P, et al. Effect of growth hormone(GH) treatment on the near height of 1258 patients with idiopathic GH deficiency: analysis of a large international database [J]. J Clin Endocrinol Metab, 2006, 91(6): 2047-2054.

[12] 沈永年，叶军，陈崇毅，等.生物工程人生长激素释放激素(GHRH1～29) 对下丘脑 GH 缺乏症疗效观察[J].中华内分泌代谢杂志，1995,11: 83-85.

[13] Cogan JD, Phillips JA. GH1 gene deletions and IGHD type 1A [J]. Pediatr Endocrinol Rev, 2006, 3 (Suppl 3): 480-488.

[14] Alatzoglou KS, Kular D, Dattani MT, et al. Autosomal dominant growth hormone deficiency (type II) [J]. Pediatr Endocrinol Rev, 2015, 12(4): 347-355.

[15] Mehta A, Dattani MT. Developmental disorders of the hypothalamus and pituitary gland associated with congenital hypopituitarism [J]. Best Pract Res Clin Endocrinol Metab, 2008, 22(1): 191-206.

[16] Woods KS, Cundall M, Turton J, et al. Over- and underdosage of SOX3 is associated with infundibular hypoplasia and hypopituitarism [J]. Am J Hum Genet, 2005, 76(5): 833-849.

[17] Kelberman D, Dattani MT. Role of transcription factors in midline central nervous system and pituitary defects [J]. Endocr Dev, 2009, 14: 67-82.

[18] Pfaffle R, Klammt J. Pituitary transcription factors in the aetiology of combined pituitary hormone deficiency [J]. Best Pract Res Clin Endrcrinol Metab, 2011, 25(1): 43-60.

[19] Savage MO, Burren CP, Blair JC, et al. Growth hormone insensitivity, pathophysiology, diagnosis, clinical variation and future pergpectives [J]. Horm Res, 2001, 55(Suppl 2): 32-35.

[20] Coutant RI, Dörr HG, Gleeson H. et al. Diagnosis of endocrine disease: limitations of the IGF-1 generation test in children with short stature [J]. Eur J Endocrinol, 2012, 166(3): 351-357.

[21] Laron Z. Laron Syndrome (primary growth hormone resistance or insensitivity): the personal experience 1958—2003 [J]. J Clin Endocrinol Metab, 2004, 89: 1031-1044.

[22] Laron Z. Lessons from 50 years of study of Laron syndrome [J]. Endocr Pract, 2015, 21(12): 1395-1402.

[23] Backeljauw PF, Kuntze J, Frane J, et al. Adult and near-adult height in patients with severe insulin-like growth factor-1 deficiency after long-term therapy with recombinant human insulin-like growth factor-1 [J]. Horm Res Paediatr, 2013, 80(1): 47-56.

[24] Chernausek SD, Backeljauw PF, Frane J, et al. Long term treatment with recombination insulin-like growth factor (IGF-1) in children with severe IGF-1 deficiency due to growth hormone insensitivity [J]. J Clin Endocrinol Metab, 2017, 92(3): 902-910.

第五章 · 其他原因引起的矮小症

沈永年　黄晓东

一、家族性身材矮小

家族性身材矮小(familial short stature，FSS)亦称遗传性身材矮小(genetic short stature，GSS)是指身材矮小，生长速率正常，有父母或至亲身材矮小家族史的儿童。

(一) 病因

以往该症常被认为是正常变异，但是近年来有报道 FSS 患儿有管状骨的改变，包括第 5 掌骨缩短，第 5 指(趾)骨缩短(rhizomelia)，手臂、肢体有不成比例矮小，且第 1 掌骨与第 5 掌骨缩短程度与身高有关，FSS 患者管状骨改变提示本症与遗传性软骨骨化障碍有关。也有报道在某些 FSS 患者中阐释了分子水平的改变。因而有学者建议将其归入特发性矮小症，但尚存在争议。

(二) 临床表现

患儿一般出生时身高、体重正常，但出生后 6～18 个月生长曲线下降至 P3 附近，虽之后生长速率正常，在自身生长曲线百分位上，其生长曲线与正常儿童平行，但至成人身高始终处在矮小状态，患者面容无特殊，体态大多匀称，少数有轻度不匀称，生活年龄(chronological age，CA)与骨龄(bone age，BA)一致，青春发育正常年龄出现，患者终身高常与父母身高遗传范围相符。

(三) 治疗

本症大多数不需要治疗。如身高在第 3 百分位以下或患儿及家长对身材矮小有较大精神心理压力时，可使用生长激素治疗，治疗结果存在异质性。

二、社会心理性身材矮小

(一) 病因

社会心理性身材矮小(psychosocial short stature，PSS)是一种身材矮小或生长严重障碍和(或)存在婴儿、儿童和青少年发育延迟的疾病，与成长中的情感剥夺、不良心理社会环境有关，常发生在结构混乱的家庭中，如父母离异、患儿与监护人关系不良、患儿父母有精神心理疾病和药物滥用等。PSS 的病理生理复杂，涉及多种营养因素和多种内分泌功能障碍，情感剥夺的心理因素已被证明是导致 PSS 儿童暂时性 GH 缺乏的原因之一，而非仅仅缺乏营养或热量不足导致患者的生长发育异常。

(二) 临床表现

患儿出生时体重大多偏低，婴儿早期喂养较困难，睡眠不安，2～4 岁时表现为明显生长速率减慢，其身高常在正常均值的第 3 百分位以下，可有低体重，也可正常或超重；患者常表现出一些异常(古怪)行为，如在食物获取方面：喜欢囤积、藏匿食物，偷食，向他人乞讨，在垃圾堆中寻找食物，暴食等。精神心理方面患者可焦虑、脾气暴躁、抑郁、冷漠、缄默、退缩，有失眠、夜游等睡眠障碍，有些患者还有痛觉差、自我伤害、意外倾向。

体检身高符合矮小症，一般身材匀称，无其他先天性、器质性疾病表现，有些患者可发现被虐的痕迹。

实验室检查常发现骨龄延迟，骨龄与身高龄相符，有的颅缝暂时加宽，在长骨中观察到生长阻滞线。GH 药物刺激试验 GH 峰值可正常或低下，但大部分 IGF-1 值降低，还可有甲状腺功能减退。

(三) 诊断

对患者成长环境的详细询问，有利于找寻此病的线索，存在被虐待、忽视和情感剥夺史是 PSS 诊断的关键因素。观察到或有异常心理行为记录，体格检查和一般实验室检查排除其他器质性疾病。PSS 的诊断有赖于通过将儿童从不安全或不良养育环境中移除后，随时间推移可观察到出现追赶生长，行为改善和相关激素正常化。

(四) 治疗

无特殊药物和激素治疗，使 PSS 患者脱离危险或不良养育环境是最关键的干预措施。这种干预加上适当的心理健康治疗，患者的症状会逐渐消失。

三、特发性身材矮小

特发性身材矮小(idiopathic short stature，ISS)是指一组目前暂无法明确病因的身材矮小者，即排除了有诊断方法可明确的器质性疾病、慢性系统性疾病、先天性遗传代谢疾病、先天性骨软骨关节性疾病、染色体畸变和严重精神心理障碍。它可能包括生长激素不敏感症、正常变异性身材矮小(normal variant short stature)、家族性矮小和体质性生长发育延迟、生长激素神经分泌功能障碍(growth hormone neurosecretory dysfunction，GHND)、GH-IGF-1 轴外的身材矮小等。

(一) 发病机制

随着分子生物学研究深入，发现一些 ISS 患者与 GH 受体(GHR)基因杂合突变有关，已收集到证据表明 5% 以上 ISS 与 GH 受体基因突变有关，这些突变可干扰 GHR 正常功能所需的二聚化和旋转，造成 GH 作用受损致生长障碍。Garlsson 报道 573 例 ISS 患者中大约有 90% 病例的血清 GH 结合蛋白低于同年龄、性别正常对照组的平均水平，20% 低于正常范围。Rappold 报道 75 例矮小患者有 9 人存在 SHOX(矮小身材同源框)编码的隐性、错义和无义突变和微缺失。矮小身材患者中 SHOX 基因突变的发生率与生长激素缺乏症和 Turner 综合征相似。Salerno 报道 14 例 ISS 患者中 6 例 IGF-1 水平比基值增加 40%，GH 受体基因序列分析仅 1 例出现杂合性突变，GH 刺激后出现异常的酪氨酸磷酸化，提示部分性 GH 不敏感。

ISS 只是按照人群身高统计学数据来定义的，事实上这组患者存在很大的异质性，至今其中大部分的发病机制仍不明确。

（二）诊断

标准：① 身高低于同性别、同年龄、同地区、同种族均值－2 SD（美国采用－2.25 SD）；② 出生时身高和体重正常，而且身材匀称；③ 未发现慢性器质性疾病（肝、肾、心肺、内分泌代谢病和骨骼发育障碍）；④ 无心理和严重的情感障碍，摄食正常；⑤ 生长速率稍慢或正常，一般每年生长速率＜5 cm；⑥ 染色体检查正常；⑦ 两项标准 GH 激发试验，GH 峰值≥10 ng/ml 和正常的 IGF－1 浓度；⑧ 骨龄正常或延迟；⑨ 可有家族史。

（三）治疗

2003 年，美国 FDA 批准 rhGH 用于 ISS 改善身高治疗，同意将身高低于－2.25 SD（≤1.2 百分位数），评估排除其他导致矮小的原因，并且其生长速度不可能最终达到正常成人身高范围，即男性为 160 cm，女性为 150 cm 的 ISS 患者作为 GH 适用者。在欧美儿科内分泌协会 2016 年颁布的更新指南中，建议以每周 0.24 mg/kg 剂量开始，根据治疗效应调整剂量，有些患者可达每周 0.47 mg/kg，目前没有证据支持使用更大剂量治疗。

虽然有证据表明长期应用 GH 治疗 ISS 可提高患者最终身高 3.5～7.5 cm，但 GH 对终身高的影响程度，因个体和治疗情况而异，存在很大的差异性，包括某些患者的 HtSDS 没有明显增加。那些父母身材高，骨龄延迟明显，开始治疗时预测身高更高的患者有更多的身高获益。由于治疗效果的非一致性，所以在开始 rhGH 治疗前，应充分告知患者及其监护人可能的结果，并共同讨论风险和获益后再决定。

其他可选择的治疗 ISS 的方法，如使用芳香化酶抑制剂以推迟骨骺闭合；使用 GnRHa 控制性发育来延长生长期等，但并未获得学术界的共识和推荐。

四、体质性生长延迟

体质性生长延迟（constitutional growth delay, CGD）常伴青春发育延迟，称为体质性生长发育延迟（CDGP），是导致矮小和青春期延迟的最常见的原因，在一项 80 000 名学童的研究中，共发现身高低于同龄同性别第 3 百分位数且生长速率低于 5 cm/年（555 人），男孩是女孩的 2 倍。其中体质性生长延迟的男孩占 28%，女孩占 24%，另外 18% 的男孩和 16% 的女孩兼有 CGD 和家族性矮小。大部分学者认为此症属于正常生长变异而非疾病。此症者出生后即出现线性生长缓慢，整个儿童期身高一直落后，骨龄也明显落后，青春发育晚，一般有正常的成人身高和性发育。由于生长和性发育方面的延迟可能会造成心理困扰，部分可能需要进行相关的干预，但是大都在学业表现和社会能力方面与正常身高的同龄人并无差异。

（一）病因

尚不明确，研究发现该症者的同性别或异性家庭成员中 60%～90% 具有相同的生长模式，认为可能与遗传机制有关。

（二）临床表现

该症者出生时的体重和身高通常正常，其线性生长速度

和体重增长从 3～6 个月起开始减缓，导致生长百分位数向下降落，并持续到 2～3 岁，之后其沿着低位百分位数，如第 3 百分位数附近生长，且在青春期前一直保持这样的生长模式。由于青春期的开始和青春期的突增发生时间常常晚于平均水平，其在青春期开始时身高与同龄人的差距比之前更加明显，在兼有体质发育迟缓和家族性矮小的患者中，生长迟缓的程度可能更严重，但成年时的身高一般与父母的遗传相符合。体格检查整体正常，上/下部量的比值可能大于年龄范围，但是与其骨龄对应的相符。由于腿部（长骨）生长时间较长，成人时上/下部量值经常降低。骨龄通常落后，典型者在儿童晚期一般落后年龄 2～4 岁，并且与其身高龄（身高在同性别第 50 百分位或均值所对应的年龄）相符。由于青春发育启动时的身高落后，到达突增的间隔短，最大生长速率峰值低可导致患者成年身高在家族遗传范围的低值。骨质减少也是另一个担忧之处：因为性激素和生长激素高峰延迟，错过骨矿化的最大化阶段，以致造成永久的骨量不足。

（三）治疗

有证据表明患者的终身高一般能达到靶身高的范围内，但部分患者身高可能在靶身高的低值水平。对于担心身材矮小的患者，可以采用性激素预充生长激素激发的方法评估其生长激素分泌，对于排除 GHD 的患者不推荐使用生长激素来提高生长速率。有使用芳香化酶抑制剂来延缓骨骺闭合，延长生长期来提高 CDGP 男孩终身高的临床研究报道，但鉴于其有效性和安全性仍存在不确定性，不建议常规使用。

参考文献

[1] Rothermel J, Lass N, Toschke C, et al. Progressive decline in height standard deviation scores in the first 5 years of life distinguished idiopathic growth hormone deficiency from familial short stature and constitutional delay of growth [J]. Horm Res Paediatr, 2016, 86 (2): 117 - 125.

[2] Rotoli G, Grignol G, Hu W, et al. Catecholaminergic axonal varicosities appear to innervate growth hormone-releasing hormone-immunoreactive neurons in the human hypothalamus: the possible morphological substrate of the stress-suppressed growth [J]. J Clin Endocrinol Metab, 2011, 96 (10): E1606 - E1611.

[3] Stanpone R, Gohlke B. Theetiology of growthfailure in psychosocial short stature [J]. J Pediatr Endocrinol Metab, 2003, 16: 365 - 366.

[4] Krajewska-Siuda E, Malecka-Tendera E, Krajewski-Siuda K. Are short boys with constitutional delay of growth and puberty candidates for rGH therapy according to FDA recommendations? [J]. Horm Res, 2006, 65 (4): 192 - 196.

[5] Quitmann JH, Bullinger M, Sommer R, et al. Associations between psychological problems and quality of life in pediatric short stature from patients' and parents' perspectives [J]. PLoS One, 2016, 11 (4): e0153953.

[6] Wilson TA, Rose SR, Cohen P, et al. Update of guidelines for the use of growth hormone in children: the Lawson Wilkins Pediatric Endocrinology Society Drug and Therapeutics Committee [J]. J Pediatr, 2003, 143(4): 415 - 421.

[7] Cohen P, Rogol AD, Deal CL, et al. Consensus statement on the diagnosis and treatment of children with idiopathic short stature: a summary of the Growth Hormone Research Society, the Lawson Wilkins Pediatric Endocrine Society, and the European Society for Paediatric Endocrinology Workshop [J]. J Clin Endocrinol Metab, 2008, 93(11): 4210 - 4217.

[8] Leschek EW, Rose SR, Yanovski JA, et al. Effect of growth hormone treatment on adult height in peripubertal children with idiopathic short stature: a randomized, double-blind, placebo-controlled trial [J]. J Clin Endocrinol Metab, 2004, 89(7): 3140 - 3148.

［9］ Albertsson-Wikland K, Aronson AS, Gustafsson J, et al. Dose-dependent effect of growth hormone on final height in children with short stature without growth hormone deficiency［J］. J Clin Endocrinol Metab, 2008,

93(11)：4342 - 4350.

［10］ Zayed S, Madlon-Kay DJ. Growth hormone for treatment of idiopathic short stature in children［J］. Am Fam Physician, 2015，92（1）：64.

第六章 · 身材高大

沈永年 黄晓东

一般把身高超过同年龄、同性别、同种族、同地区人群平均身高 2 个标准差或第 97 百分位者定义为身材高大，但是在北欧等人群普遍高大的国家，也有将身高超过 3 个标准差作为身材高大的标准。常见的原因有遗传、内分泌及某些综合征，其中最常见为家族性高身材和体质性生长发育提前。根据生长速率，身材高大诊断流程见图 3 - 6 - 1。

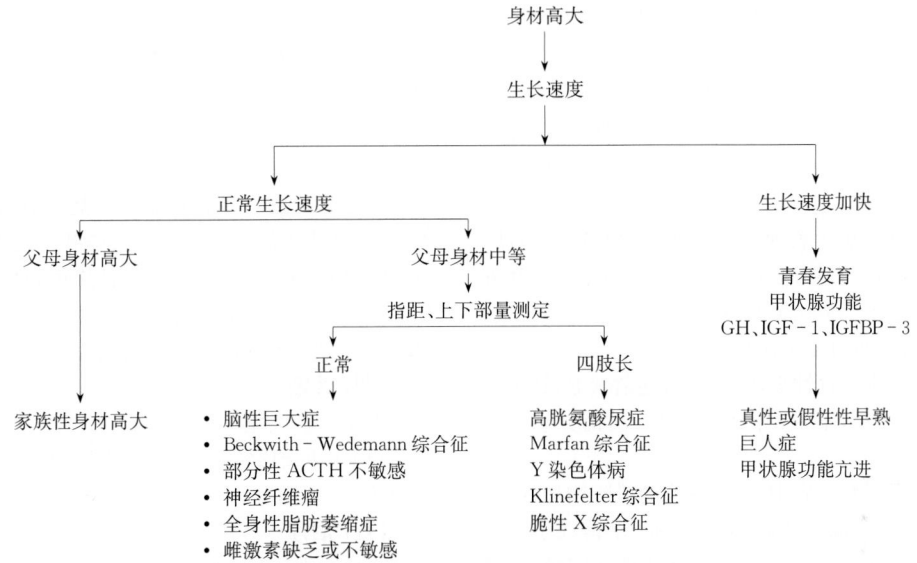

图 3 - 6 - 1 身材高大诊断流程

一、巨人症和肢端肥大症

巨人症（gigantism）和肢端肥大症（acromegaly）是少见病，多数为 IGF - 1 过度作用引起的疾病。常见的原因为垂体分泌过多的 GH，下丘脑 GHRH 分泌过多或调控紊乱，或可能由于 IGF 结合蛋白产生过多致外周循环中的 IGF - 1 的半衰期延长。大多数患者的病因是存在分泌 GH 的垂体腺瘤或垂体增生，其他如下丘脑肿瘤引起的 GHRH 增加，非肿瘤性异位 GH 或 GHRH 分泌，但两者比较少见。发生于青春期前骨骺尚未闭合者产生巨人症，发生于青春期后骨骺已闭合者则产生肢端肥大症。儿童巨人症常有一定程度的肢端肥大症特征，任何年龄均可发病，多数在青春期发现。

（一）发病机制

在过去的 20 年中，人们对垂体巨人症和肢端肥大症的分子和遗传病因的认识日益加深，已经发现了一些基因缺陷会导致巨人症或肢端肥大症，包括 1 型和 4 型多内分泌肿瘤（MEN1 和 MEN4）、McCune - Albright 综合征、家族性孤立垂体腺瘤、家族性琥珀酸脱氢酶基因缺陷引起的垂体腺瘤等。最近发现的 X 连锁肢端肥大巨人症（X-linked acrogigantism，X - LAG），其发病可以是家族性或散发性，是由于 X 染色体

Xq26.3 区域微重复所致，且在青春期前的巨人症患者中常见。一项回顾性的、多中心国际研究纳入了 208 例巨人症患者，其中男性 163 例，占 78.4%。中位发病年龄为 13 岁，女性明显早于男性；大于 10 mm 的大腺瘤占 84%，其中鞍外扩展 77%，侵袭性 54%。该队列中有 29% 患者检测出 AIP（aryl hydrocarbon receptor interacting protein）基因的突变，在两个家族性垂体腺瘤家系和 10 个散发性垂体腺瘤患者中，发现 X - LAG 改变，存在基因改变的患者起病及诊断年龄均明显早于未发现基因突变的巨人症患者，但仍有超过 50% 的患者未发现分子病因。

（二）临床表现

通常儿童巨人症的表现比较突出，而成人肢端肥大症有时起病比较隐匿。临床表现与 GH 过多造成的组织、器官过度生长及引发的代谢作用有关。

1. 面容和体形 · 身材高大，手足粗大，指（趾）骨较厚，头大，鼻宽，大下巴，性发育延迟或不发育。肢端肥大症的发病年龄以 20～29 岁为多见，无性别差异，表现以骨骼、软组织、内脏增生肥大为特征。表现有特征性外貌，眶上嵴、颧骨及下颌骨增大突出，额骨增生肥大、眉弓外突、下颌突出、牙咬合错位、鼻窦及额窦显著增大、枕骨粗隆凸出、咽喉增大增宽。胸

部呈桶状胸，胸骨突出，椎体延长、增宽，椎间孔四周骨质增生，可压迫神经根引起腰背痛，骨盆增宽，四肢长骨变粗。

2. 皮肤和软组织·面部、手足等部位软组织增厚、增粗，颜面部、额部有深皱纹，鼻肥大，鼻内组织增生可引起呼吸受阻，睡眠时发出鼾声，嗅觉减退，唇厚舌大，舌刺肥大，咽鼓管阻塞，偶可伴耳鸣、耳聋，皮脂腺增生肥大并分泌过度，皮肤多油脂，出汗多。部分患者可伴皮赘及多发性神经纤维瘤。

3. 糖代谢·常伴糖代谢异常，糖耐量受损可达35%～50%，继发性糖尿病发生率可达92%～93%，病情多为轻至中度，酮症酸中毒、远期并发视网膜、肾和神经病变较少见。

4. 心血管系统·心血管系统病变是肢端肥大症最主要的死亡原因。高血压发生率可达30%～63%，但病情多为轻度，并发症少，如伴发嗜铬细胞瘤或醛固酮瘤则严重。活动性肢端肥大症多有心脏肥大、心肌肥厚，主要左心室肥厚，有31%～51%病例有左心射血分数降低，少数患者可发展为心力衰竭。

5. 呼吸系统·由于上呼吸道黏膜增生变厚、充血，舌大，声带肥大，导致上呼吸道阻塞，有活动后呼吸困难，阻塞性睡眠呼吸暂停，有嗜睡、打鼾、憋气，严重时可出现重度呼吸困难和心律失常。

6. 神经肌肉系统·患者表现情绪急躁，精神紧张，多汗，肌无力，神经肌肉疼痛及腕管综合征，运动耐力下降，尤其近端肌萎缩无力。肌电图可呈肌病样改变，可有多发性周围神经病变，导致肢体远端肌肉萎缩和肌无力。

7. 生殖系统·早期男性性欲增强，以后逐渐减退，甚至发展成阳痿；女性性欲减退，不孕，月经紊乱，闭经，部分患者可有溢乳。

8. 肿瘤·肢端肥大症患者中，发生肿瘤的风险增加，结肠腺癌、胃癌、乳腺癌、甲状腺乳头状癌、胸腺癌、子宫或子宫颈癌、肾癌、脑膜瘤、神经鞘瘤、神经节瘤、骨肉瘤、多发性骨髓瘤、胰腺癌等。其中以结肠息肉及腺癌与肢端肥大症关系最为密切。

9. 垂体卒中·多因垂体腺瘤生长迅速，发生出血、梗死或坏死。垂体卒中可自发产生或因放疗、颅内压增高、糖尿病和抗凝治疗诱发。表现为：① 颅内压增高，剧烈头痛、呕吐，视交叉受压引起视野缺损，海绵窦受损引起动眼神经麻痹；② 脑膜刺激征，血液流入蛛网膜下腔可引起发热、颈项强直、脑膜刺激征，甚至昏迷；③ 垂体激素缺乏。

（三）实验室检查

1. GH·肢端肥大症 GH 基础值可升高数倍至数十倍，GH 脉冲分泌峰频率增多 2～3 倍。因为 GH 呈脉冲性分泌，其半衰期较短，肢端肥大症患者与健康者之间的 GH 浓度存在重叠，所以随机的血清 GH 检测往往无法做出诊断的。一般需要进行口服葡萄糖抑制 GH 试验，口服葡萄糖后 1 h 测定血清GH，若 GH >10 ng/ml，结合临床表现，可确诊肢端肥大症，而 GH <5 ng/ml 则排除诊断，对于 GH 水平为 5～10 ng/ml 的疑似患者，则需进行其他检查。

2. IGF-1·血清 IGF-1 水平是反映慢性 GH 过度分泌的指标，绝大多数活动性肢端肥大症 IGF-1 水平增高，被认为是提示肢端肥大症最可靠的生化指标，不仅对诊断，而且可用于治疗期间有效性的监测。但需注意饥饿、肥胖、性激素、糖尿病、营养不良、肝病等会影响 IGF-1 水平，而且 IGF-1 浓度与年龄、检测方法有关，另外青春期 IGF-1 会有生理性的升高，可能导致误判。如临床疑有肢端肥大症而 IGF-1 水平正常，应排除 IGFBP 缺乏、GH 分泌瘤栓塞、病情处于非活动期。若血清 IGF-1 浓度持续升高，应警惕结肠、直肠、甲状腺和胃部肿瘤，男性较女性具有更大危险性。

3. IGFBP-3·IGFBP-3 是由 GH 通过 IGF-1 诱导产生，因此 IGFBP-3 测定有助于巨人症和肢端肥大症的诊断。研究表明，肢端肥大症活动期 IGFBP-3 升高。在判断疾病是否处在活动期及手术疗效方面，IGFBP-3 测定比 IGF-1 更有价值。

4. GHRH·测定 GHRH 浓度可用于鉴别病灶，当 GHRH 高于 300 pg/ml 水平时，通常提示异位性分泌，而 GHRH 依赖性的垂体疾病时，GHRH 的浓度通常正常或下降。

5. PRL·有些分泌 GH 的垂体腺瘤同时分泌 PRL，所以测定 PRL 显示升高。

6. 垂体腺瘤·也可能伴有其他垂体激素异常，故应同时评估肾上腺、甲状腺和性腺轴。

7. 影像检查·多数肢端肥大症患者颅骨 X 线片蝶鞍显著扩大，可破坏鞍背。下颌骨长度和厚度增加，颅骨增厚，囟门、乳突和筛窦扩大，肋软骨和骨连接处增生导致肋骨拉长，脊椎骨骨膜生长及关节边缘骨赘增生，喉软骨增生。CT 及 MRI 可见到肿瘤局部或广泛侵入周围组织。

（四）诊断

诊断：① 典型的面部特征、肢端肥大和蝶鞍区压迫症状；② IGF-1、IGFBP-3 升高；③ GH 升高，口服葡萄糖耐量试验 GH 不被抑制。

（五）治疗

治疗原则：① 去除病因，如切除肿瘤；② 尽可能减轻肢端肥大症症状、体征和代谢改变；③ 预防肿瘤复发；④ 消除并发症。

治疗方案有手术、放射、药物和联合治疗，选择何种方案主要取决于病情和客观条件。

1. 手术治疗·是首选的治疗方法。一般选择经蝶骨切除垂体肿瘤，手术效果取决于肿瘤大小、范围、术前 GH 水平及手术者经验和技术。术后 12 周复查 IGF-1 水平及头颅 MRI 以了解残留情况。如果初次手术后仍有鞍内病灶残留，应考虑重复手术。有选择地对某些患者术前使用生长抑素药物治疗，以减少外科手术并发症风险。对于不可能完全手术切除的鞍旁疾病患者，采取部分切除以改善后续的药物疗效。

2. 放射治疗·主要用于无法手术，或术后存在残余肿瘤而药物治疗无法获得、不成功或不能耐受的情况下，可采用立体定向放射治疗。

3. 药物治疗·是辅助性的治疗，主要用于：① 手术困难或患者拒绝手术；② 放疗困难或患者拒绝放疗；③ 手术或放疗效果差或无效；④ 作为手术或放疗的辅助治疗。

生长抑素类似物是治疗生长激素（GH）过度分泌最有效的药物，应用最广泛的是奥曲肽（octreotide），其与生长抑素受体结合，抑制 GH 分泌。静脉注射半衰期为 43 min，皮下注射半衰期为 113 min，可使 GH 受抑制达 8 h，而且无 GH 反跳现象。

肢端肥大症对奥曲肽治疗反应取决于垂体 GH 瘤上生长抑素受体数目和亲和力。若患者受体数目减少,则对奥曲肽治疗反应差。奥曲肽皮下注射常用剂量为 50～100 μg,每日 2～4 次,平均剂量为每日 300 μg,以后根据血 GH 水平调整剂量。报道最高剂量每日可达 1 500 μg,但超过 750 μg 的大剂量治疗需谨慎并严密观察。奥曲肽治疗不良反应主要为胃肠道功能紊乱,可表现为纳呆、胀气、恶心、呕吐、腹痛、腹泻、头痛、眩晕、乏力、肌肉和关节痛等也有发生,一般持续 1～3 周不良反应消失。其他不良反应有心动过缓、血糖升高和胆结石形成。

长效奥曲肽(long-acting octreotide,LAR)无需频繁注射,可提高依从性和患者的生活质量。LAR 每 4 周肌内注射 20 mg 或 30 mg,注射 2 周后血浓度达高水平,维持 28～35 日,GH 受抑制可维持 21～28 日。一般起始治疗时先用奥曲肽控制症状,再转为 LAR,并且需要 2 周重叠期。副作用为注射局部疼痛不适,消化道紊乱同短效,但胆结石发生率减少。

若患者血清 IGF-1 水平仅中度升高,GH 过多的临床症状和体征轻微,尤其是同时分泌 PRL 的患者,可以试用多巴胺受体激动剂作为初始辅助药物治疗。其可能的抑制机制是 GH 瘤上有多巴胺 D2 受体。临床上应用多巴胺能激动剂有溴隐亭、长效溴隐亭、培高利特(硫丙麦林,pergolide)、麦角乙胺(lysuride)、卡麦角林(cabergoline)。溴隐停的副作用有恶心、呕吐、腹痛、体位性低血压、眩晕、失眠、便秘、精神症状和肥胖等,其副作用随剂量增加而增多。为减少副作用的发生,开始治疗应从低剂量开始,根据治疗效应和副作用逐步调整。与溴隐亭相比,卡麦角林出现严重副作用少,剂量调整方便,目前更多选用。其副作用呈剂量相关,主要是恶心、便秘、口干、胃肠激惹、低血压、睡眠问题、罕见心律失常、抑郁、无症状肝酶、肌酐升高等。

二、家族性身材高大

家族性身材高大是一种生理性变异,是身材高大最常见的原因。

临床表现:① 身材高大,生长速度高于同龄平均水平,自儿童期身高持续居于同地区、种族、年龄和性别第 97 百分位以上;② 青春发育适时启动;③ 有身材高大的家族史;④ 体检体形匀称,无特殊面容,无骨骼或其他器官异常,上/下部量一般下降;⑤ 骨龄正常或提前,预测终身高在靶身高范围内。

治疗:一般无需治疗,但是如果因身高造成心理困扰时,也可以提前进行干预以降低终身高。曾经采用大剂量雌激素(雌二醇)和雄激素(庚酸睾酮)治疗,以加快骨骺闭合,但是因副作用大,如雌激素造成体重增加、头痛、恶心、血脂和凝血指标异常;雄激素引起肌肉疼痛、乳房肥大、多毛症、痤疮、勃起、行为改变;尤其是大剂量雄激素对女性生育能力和雌激素相关肿瘤风险的担心,近 20 年该治疗方法已经弃用。另一种方法是采取经皮股骨远端和胫腓骨近端骨骺切除术,荷兰的一项多中心、回顾性研究共纳入手术治疗者 77 人,结果术后男孩终身高比术前预测减少 7.0±6.3 cm,女孩减少 5.9±3.7 cm,未发生严重或长期的手术并发症。因是创伤性的治疗,仍存在争议。

三、Sotos 综合征

Sotos 综合征是一种罕见的遗传性疾病,病因为 NSD1 基因突变,呈常染色体显性遗传,但大部分为散发病例。

临床表现:① 出生时体重、身长、头围均超过均值,自婴儿始至青少年早期,生长特别迅速,成年身高一般在正常范围内;② 巨头,有轻度至中度脑室扩大;③ 特殊面容,尤在儿童早期明显,前额突出、睑裂向外下倾斜、眼距过宽、高腭弓、下颌小而突出;④ 不同程度的智力落后,动作、认知、社会能力、语言发育迟缓;⑤ 精神行为异常,ADHD,孤独症,攻击行为。

治疗:无特殊治疗方法,主要为对症。

四、马方综合征

马方综合征(Marfan syndrome)是一种常染色体显性遗传病,男女均可发病,常有家族史,但约 1/4 病例为新发突变。致病原因系 FBN1 基因突变,FBN1 编码纤维蛋白-1 的蛋白质,该蛋白质互相连接并与其他分子一起形成丝状细丝,成为纤维的一部分,为结缔组织提供力量和柔韧性,所以突变会累及全身结缔组织,主要为骨骼、心血管、眼等器官,患者的疾病严重度差异大。

临床表现:① 身材瘦高,长脸,皮下脂肪薄,四肢长,尤指(趾)细长(蜘蛛指),双臂平伸指距超过身长;② 肌张力降低,韧带松弛,关节活动范围超常;③ 眼部可表现为晶状体脱位,青光眼,近视,视网膜剥离,虹膜炎,眼球震颤;④ 心血管常见主动脉扩张,可形成动脉夹层、动脉瘤,另有主动脉反流、二尖瓣脱垂;⑤ 骨骼脊柱后凸侧突、鸡胸、漏斗胸、扁平足等。

治疗:主要针对潜在并发症进行监测和治疗,如脊柱侧突、心脏瓣膜疾病、眼部疾病等。本症患者平均寿命低于正常平均值,主要是心血管合并症风险增加,但是如果及早发现并干预,可以获得人群期望寿命。女性患者妊娠可加重心血管异常,如有主动脉病变应考虑避孕。

五、Beckwith-Wiedemann 综合征

Beckwith-Wiedemann 综合征是一种先天过度生长的疾病,患病率无性别差异,大部分为散发病例。病因尚不完全清楚,主要与 11p15.5 区域的一组基因的异常调节有关,包括 CDKN1C、H19、IGF-2、KCNQ1OT1 等基因,基因变化有甲基化异常、单亲二倍体及染色体易位、重复和缺失等。

临床表现:患者症状轻重程度不一。① 特殊面容:巨舌,突眼,耳朵裂隙、折痕、凹陷,颌骨异常;② 肝脾增大,肾脏增大,胰腺过度增生,腹壁缺损,脐膨出,脐疝,半身肥大,双侧肢体不对称(随年龄而减轻);③ 胎儿即生长快,生后持续,儿童期身材一直比同龄人高大,但成人身高一般在正常范围;④ 新生儿低血糖;⑤ 肿瘤风险:约 10% 的患者会发生肿瘤,多发生在儿童期,肾脏、肝脏肿瘤最常见。

治疗:无特异治疗,需要时手术纠正先天畸形。儿童期需密切监控肿瘤发生,如定期进行肝脏、肾脏 B 超。

参考文献

[1] Davies JH, Cheetham T. Investigation and management of tall stature [J]. Arch Dis Child, 2014, 99(8): 772-777.

［2］ Kumar S. Tall stature in children: differential diagnosis and management [J]. Int J Pediatr Endocrinol, 2013, (Suppl 1): 53.

［3］ Sabine E. Hannema, Lars Sävendahl. The evaluation and management of tall stature [J]. Horm Res Paediatr, 2016, 85: 347 - 352.

［4］ Visser R, Kant SG, Wit JM, et al. Overgrowth syndromes: from classical to new [J]. Pediatr Endocrinol Rev, 2009, 6: 375 - 394.

［5］ Sotos JF, Argente J. Overgrowth disorders associated with tall stature [J]. Adv Pediatr, 2008, 55: 213 - 254.

［6］ Katznelson L, Atkinson JL, Cook DM, et al. American association of clinical endocrinologists medical guidelines for clinical practice for the diagnosis and treatment of acromegaly — 2011 update: executive summary [J]. Endocr Pract, 2011, 17(4): 636 - 646.

［7］ Amos-Levi AM, Marazuela M. Cardiovascular comorbidities in acromegaly: an update on their diagnosis and management [J]. Endocrine, 2017, 55(2): 346 - 359.

［8］ Powlson AS, Gurnell M. Cardiovascular disease and sleep-disordered breathing in acromegaly [J]. Neuroendocrinology, 2016, 103(1): 75 - 85.

［9］ Benke K, Agg B, Szilveszter B, et al. The role of transforming growth factor-beta in Marfan syndrome [J]. Cardiol J, 2013, 20(3): 227 - 234.

［10］ Bolar N, Van Laer L, Loeys BL. Marfan syndrome: from gene to therapy [J]. Curr Opin Pediatr, 2012, 24(4): 498 - 504.

［11］ Hendriks AE, Drop SL, Laven JS, et al. Fertility of tall girls treated with high-dose estrogen, a dose-response relationship [J]. J Clin Endocrinol Metab, 2012, 97: 3107 - 3114.

［12］ Benyi E, Kieler H, Linder M, et al. Risks of malignant and non-malignant tumours in tall women treated with high-dose oestrogen during adolescence [J]. Horm Res Paediatr, 2014, 82: 89 - 96.

［13］ Benyi E, Berner M, Bjernekull I, et al. Efficacy and safety of percutaneous epiphysiodesis operation around the knee to reduce adult height in extremely tall adolescent girls and boys [J]. Int J Pediatr Endocrinol, 2010, 2010: 740629.

［14］ Goedegebuure WJ, Jonkers F, Boot AM, et al. Long-term follow-up after bilateral percutaneous epiphysiodesis around the knee to reduce excessive predicted final height [J]. Arch Dis Child, 2018, 103(3): 219 - 223.

第四篇

甲状腺

第一章 · 甲状腺的解剖学、组织学和胚胎学

苏　青

第一节 · 甲状腺的解剖学

甲状腺(thyroid gland)为最表浅的内分泌腺。人类的甲状腺近似"H"形,由左、右两个侧叶和峡部组成。峡部位于中间,使左、右两个侧叶连为整体。人类甲状腺侧叶宽2～2.5 cm,高4～5 cm,其中右叶略大于左叶,其位置亦略高于左叶。峡部大多为方形,长宽各约2 cm。

正常人甲状腺存在一定的变异,其中以峡部缺失及出现锥体叶(pyramidal lobe)最为常见(图4-1-1)。据统计,约7%的中国人无峡部。锥体叶为一舌状的突出,由峡部向上伸展。约70%的中国人存在锥体叶,且多连于左侧叶。甲状腺功能亢进症患者施行甲状腺切除术后,锥体叶可显著增大,并可被触及。

甲状腺的两侧叶位于喉下部和气管上部的前外侧,上极平甲状软骨中点,下极至第6气管软骨。有时侧叶的下极可

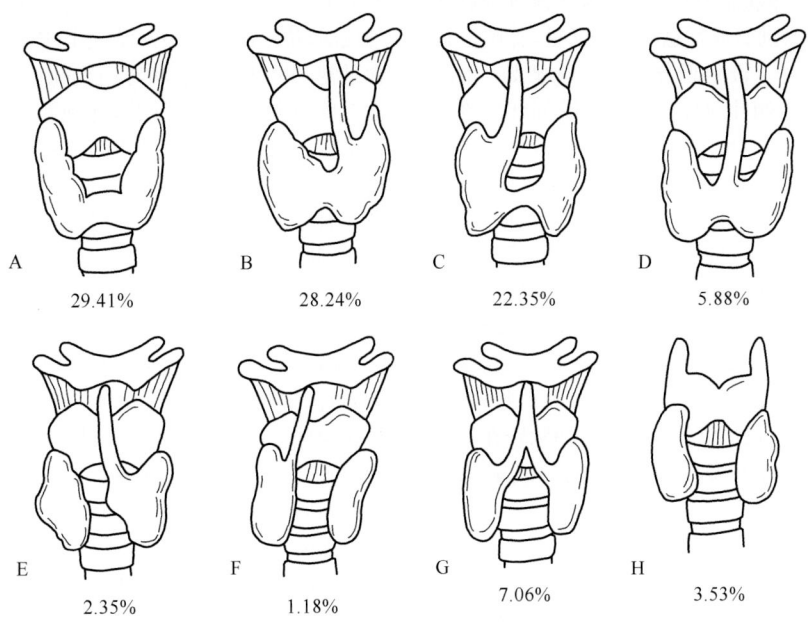

A　29.41%　　B　28.24%　　C　22.35%　　D　5.88%

E　2.35%　　F　1.18%　　G　7.06%　　H　3.53%

图4-1-1　中国人甲状腺的形态变异
A～C为常见甲状腺形态,D～H为少见的形态。A. 无锥体叶,左右两叶借峡部相连;B. 有锥体叶,左右两叶借峡部相连,锥体叶连于左叶;C. 有锥体叶,左右两叶借峡部相连,锥体叶连于右叶;D. 有锥体叶,左右两叶借峡部相连,锥体叶亦连于峡部;E. 有锥体叶,无峡部,锥体叶连于左叶;F. 有锥体叶,无峡部,锥体叶连于右叶;G. 峡部与锥体叶融合;H. 无锥体叶,无峡部,左右两叶彼此独立

伸向胸骨柄的后方,称为胸骨后甲状腺。甲状腺峡部位于第2~4气管软骨前方。甲状腺前面由浅入深依次为皮肤、浅筋膜、颈筋膜浅层、舌骨下肌群和气管前筋膜。甲状腺峡部前面正中处无肌肉覆盖,宽0.5~1.0 cm。甲状腺侧叶的后内侧与喉、气管、咽、食管及喉返神经等相邻;侧叶的后外侧与颈动脉鞘及鞘内的颈总动脉、颈内静脉、迷走神经及位于椎前筋膜深面的颈交感干相邻。甲状腺肿大时,可向后压迫气管,引起呼吸困难,严重时向后压迫食管,引起吞咽困难。肿大的甲状腺也可压迫喉返神经,引起声音嘶哑。甲状腺如向后外方压迫交感干,可出现 Horner 综合征,表现为患侧瞳孔缩小、上睑下垂和眼球内陷。

人类甲状腺在将达青春期时即发育完全。正常成人甲状腺重20~25 g,触诊时不能触及。女性甲状腺体积较男性略大。如甲状腺重量超过30 g,触诊时即可触及。

气管前筋膜包绕甲状腺形成腺鞘,又称甲状腺假被膜。甲状腺自身的外膜称为真被膜或包膜,又称纤维囊。此囊伸入甲状腺内,将甲状腺分为大小不等的小叶。腺鞘与纤维囊之间为囊鞘间隙,内有疏松结缔组织、血管、神经及甲状旁腺。在甲状腺两侧叶和峡部后面,腺鞘增厚并与甲状软骨、环状软骨及气管软骨环的软骨膜融合,形成甲状悬韧带,甲状悬韧带将甲状腺固着于喉与气管壁上。因此,吞咽时甲状腺可随喉上下移动,为判断甲状腺是否肿大以及判断颈部肿块是否与甲状腺有关的依据之一。不过正常情况下,甲状腺即使在吞咽时亦不能窥见。喉返神经常穿过甲状悬韧带或在甲状悬韧带的后面经过,甲状腺手术时偶可损伤喉返神经。

甲状腺的血供十分丰富,正常人甲状腺每分钟的血流量为100~150 ml,平均每克组织每分钟的血流量为4~6 ml,为人体平均血供的50倍左右。甲状腺的动脉血供主要来自2对甲状腺上动脉(superior thyroid artery)及甲状腺下动脉(inferior thyroid artery)。甲状腺上动脉多数起于颈外动脉起始部的前面,少数起自颈总动脉或颈总动脉分叉处,伴喉上神经外支行向前下方,至侧叶上极附近分为前后两腺支。前腺支沿侧叶前缘下行,分布于侧叶前面。后腺支沿侧叶后缘下行,与甲状腺下动脉的分支吻合。甲状腺下动脉多数起于锁骨下动脉的甲状颈干,少数直接起于锁骨下动脉或椎动脉。甲状腺下动脉沿前斜角肌内侧缘上行,至第6颈椎平面,在颈动脉鞘和椎血管之间弯向内下,近甲状腺侧叶下极再弯向内上,至侧叶后面分为上下两支,分布于甲状腺下部的后面及气管和食管等处。约10%的人存在甲状腺最下动脉,该动脉可起自头臂干、主动脉弓、右颈总动脉或胸廓内动脉。甲状腺最下动脉沿气管前方上升,达甲状腺峡部。此外,喉动脉、气管动脉及食管动脉亦有小分支抵达甲状腺。上述动脉皆在甲状腺的表面分支,进入腺体的深部,在滤泡周围形成毛细血管床。

甲状腺的静脉引流始自滤泡周围静脉丛,汇合成甲状腺上、中、下3对静脉。甲状腺侧叶上部的血液由甲状腺上静脉(superior thyroid vein)引流,后者与甲状腺上动脉并列,在颈总动脉分叉处进入颈内静脉。侧叶前部及中部的血液经甲状腺中静脉进入颈内静脉。侧叶下极的静脉血液由甲状腺下静脉引流至无名静脉。

甲状腺的淋巴管很丰富,淋巴液由滤泡周围丛引流至颈深部、胸骨后、气管及喉前部淋巴结。

甲状腺的神经支配也很丰富,在滤泡之内及其周围有神经纤维形成的密网,神经纤维有交感神经及副交感神经两种,前者起源于颈部交感神经节,随血管进入甲状腺内;后者起源于迷走神经,经由喉上神经而抵甲状腺。喉返神经由甲状腺附近经过,并无纤维支配甲状腺。

第二节 · 甲状腺的组织学

甲状腺质软,呈棕红色,表面覆有薄层结缔组织包膜,包膜中含有血管。包膜伸入甲状腺实质中,在甲状腺内形成菲薄的结缔组织隔(septa),这些结缔组织隔将甲状腺分成许多界限不明显的小叶。结缔组织隔内有丰富的血管及淋巴管和神经。甲状腺小叶由滤泡(follicle)组成,每个小叶含20~40个滤泡。滤泡为甲状腺基本的组织结构,滤泡的体积可有较大的差异,其直径可小至20 μm,大至900 μm,平均约200 μm。一般来说,功能活跃的滤泡往往较小,功能不太活跃的滤泡往往较大。

甲状腺滤泡多呈圆形或椭圆形,也可为不规则形。滤泡的壁由单层的滤泡上皮细胞(follicular epithelial cell)围成。滤泡壁围成的腔称为滤泡腔,其内充满透明的胶质(colloid)。胶质呈均质状,嗜酸性,HE 染色呈粉红色,染色的深浅与胶质的浓稠程度相关。胶质实际上是滤泡上皮细胞分泌的甲状腺球蛋白,PAS反应阳性。滤泡上皮细胞和胶质之间可有浅染的空泡,可能为胶质被滤泡上皮细胞吸收后所致。

甲状腺滤泡上皮细胞简称甲状腺细胞(thyrocyte),为甲状腺最主要的细胞类型。犬的甲状腺中,滤泡上皮细胞约占细胞总数的70%,内皮细胞约占20%,成纤维细胞约占10%。滤泡上皮细胞通常为立方形,高度约15 μm。细胞核呈圆形,染色浅,位于细胞中央。滤泡上皮细胞的形态及滤泡内胶质含量常因甲状腺功能状态而变化。当甲状腺功能活跃时,滤泡上皮细胞增高呈高柱状,滤泡腔内胶质减少;反之,细胞变低呈扁平状,滤泡腔内胶质则增多。

甲状腺滤泡上皮细胞的生理特点是将合成的激素释放出来,储存在滤泡腔内(而不像其他内分泌细胞将合成的激素储存在细胞内),在分泌时再由滤泡腔吸收胶质,加以分解,然后将甲状腺激素释放入血。滤泡上皮细胞的超微结构特征也反映了这种生理特点。

电镜下,滤泡上皮细胞胞质内有较发达的粗面内质网,其上附有大量的核糖体。内质网有多处扩张成池状,其内储有甲状腺球蛋白的前体物质。线粒体和溶酶体也较多,散在于胞质各处,核上区有高尔基体。高尔基体的特点是伴有许多小泡,其内容物是进一步合成的甲状腺球蛋白前体物质。一些较大的泡其内容物和胶质很相近。顶部胞质内有电子密度中等、体积较小的分泌颗粒,直径为150~200 nm;还有电子密度低、体积较大的胶质小泡(vacuole),直径约为1 000 nm。分泌颗粒来源于高尔基体的小泡,其内容物(即甲状腺球蛋白)释放入滤泡腔内。胶质小泡则由滤泡上皮细胞吞饮滤泡腔内的胶质所形成。滤泡上皮细胞的游离面(即腔面或滤泡面)含有微绒毛。微绒毛伸向滤泡腔的边缘,长约350 nm。

微绒毛由两层膜组成,其中夹有细胞质。在 TSH 兴奋下,微绒毛增多,变得粗大,形成伪足,通过胞饮作用将胶质摄入细胞内,在细胞顶部形成较大的胶质小泡。胶质小泡逐渐向溶酶体靠近,最后与溶酶体融合。

滤泡上皮细胞周围有完整的基底膜、少量结缔组织和丰富的有孔毛细血管。基底膜介于滤泡细胞与微血管之间,由黏多糖组成,有 3 层。内层与滤泡上皮细胞底部的细胞膜相接,外层与微血管内皮相接,内外层之间为一亮的区域。微血管内皮细胞有的部位极薄,形成直径约 45 nm 的小孔,使得血浆与基底膜直接接触,有利于物质的自由弥散。

除甲状腺滤泡上皮细胞外,甲状腺还含有另一种内分泌细胞,即滤泡旁细胞(parafollicular cell)。滤泡旁细胞常成群分布,有些位于滤泡上皮基底部,有些则位于滤泡之间的间隙组织内。HE 染色时滤泡旁细胞的胞质着色浅,也称为明亮细胞(clear cell),简称 C 细胞。滤泡旁细胞富含分泌颗粒,因此又称为基底部含颗粒细胞。滤泡上皮内的滤泡旁细胞一般为卵圆形,其长轴与基底膜平行。滤泡旁细胞不与滤泡腔相接,有一层薄的滤泡上皮细胞的胞质将滤泡旁细胞和滤泡腔内的胶质隔开。滤泡旁细胞内有许多被薄膜包绕的致密分泌颗粒,在细胞底部更为多见,内含降钙素。注射钙剂使血钙升高时,颗粒即明显减少。镀银染色时滤泡旁细胞染成褐黑色,核呈空泡状。

滤泡旁细胞属于产生多肽激素和生物胺类的 APUD 细胞系统,这些细胞都起源于神经嵴,有一些共同的组织化学特征,可摄取生物活性胺类的前体物质(如多巴、5-羟基色氨酸),并能在细胞内将前体物质进行脱羧,形成胺类。APUD 细胞除滤泡旁细胞外,还包括胰岛的 α 和 β 细胞、垂体前叶的细胞、胃肠道的内分泌细胞等。

第三节・甲状腺的胚胎学

甲状腺起源于内胚层,是胚胎发育中最早出现的内分泌腺。于人类,胚胎第 3 周在原始咽部形成甲状腺原基(thyroid primordium)。甲状腺原基分为正中原基(median anlage)和侧原基(lateral anlage),两者的起源不同。正中原基起自前咽底的中部,由内胚层细胞增生变厚而形成,位于第 1 腮弓(branchial arch)和第 2 腮弓之间。侧原基又称终腮体(ultimobranhial body),在正中原基的外侧,共有 2 个,起自第 4 或第 5 咽囊(pharyngeal pouch)。侧原基以后形成滤泡旁细胞。

正中原基向尾侧生长,在第 1 或第 2 咽囊平面处分为左右 2 个芽突。约于第 4 周末,芽突继续向颈下方生长,其根部借甲状舌管(thyroglossal duct)与原始咽底壁相连。随着原基的进一步发育,左右芽突的末端细胞增生,形成两个细胞团,以后发育为甲状腺的两个侧叶,其中间部成为峡部。约于胚胎第 10 周,细胞之间出现间隙,间隙逐渐融合成为一个大的空腔,即形成原始的滤泡。胚胎 12 周后,滤泡中出现胶体物质,提示甲状腺功能已初步形成。

如果胚胎期发育不正常,可引起甲状腺位置异常,即甲状腺出现于颈前部以外的地方,称为异位甲状腺(ectopic

thyroid)。如甲状腺部分或全部未下降而停留在舌咽部,即形成舌甲状腺(lingual thyroid)。舌甲状腺为最常见的异位甲状腺,约占异位甲状腺的 90%。如甲状腺位于胸骨后,则称为胸骨后甲状腺(retrosternal thyroid)。在正常甲状腺部位有甲状腺,同时存在异位甲状腺,此异位甲状腺称为副甲状腺(accessory thyroid)。如正常甲状腺部位无甲状腺,则异位的甲状腺称为迷走甲状腺。人类的迷走甲状腺可上起舌部,下达横膈。

关于甲状腺发育的分子机制,近年进展迅速。目前认为,一些转录因子在甲状腺的发育中发挥着重要的作用,其中以 Titf1/Nkx2-1、Foxe1、PAX8、Nkx2-5、Hhex 和 Hoxa3 最为重要。Titf1 以前称为甲状腺转录因子 1(thyroid transcription factor 1,TTF1),也称为 NK2 同源盒 1(NK2 homeobox 1,NKX2-1)。Titf1/Nkx2-1 是一种同源域转录因子(homeodomain transcription factor),为甲状腺发育过程中最先表达的转录因子。Titf1/Nkx2-1 在胚胎甲状腺的早期发育和晚期发育中都发挥着重要的作用。除甲状腺外,Titf1/Nkx2-1 还参与肺等器官的发育。Titf1/Nkx2-1$^{-/-}$ 小鼠还伴有其他发育异常,常于出生后即死亡。

叉头盒蛋白 E1(forkhead box protein E1,FOXE1)属于叉头盒转录因子家族,也称为甲状腺转录因子 2(thyroid transcription factor 2,TTF2),它通过叉头域(forkhead domain)与 DNA 结合。Foxe1$^{-/-}$ 小鼠能形成甲状腺原基,但不能发育为甲状腺,原因是甲状腺前体细胞不能适时迁移以致最后退化。Foxe1$^{-/-}$ 小鼠还伴有其他发育异常,常于生后 48 h 死亡。

PAX8 即成对盒基因 8(paired box gene 8),也是一种重要的参与甲状腺发育的基因。PAX8 促进甲状腺细胞的极化(polarization)及滤泡发生(folliculogenesis),PAX8$^{-/-}$ 小鼠的甲状腺没有滤泡结构及滤泡上皮细胞,不过其滤泡旁细胞不受影响。人 PAX8 基因突变的表型不如 PAX8$^{-/-}$ 小鼠严重,其甲状腺大小甚至可以正常,但激素合成障碍。

Hhex 也参与甲状腺的早期发育。Hhex$^{-/-}$ 小鼠可形成甲状腺原基,但原基逐渐退化,不能发育为甲状腺,其原因尚不太清楚。

Hoxa3 基因可能与甲状腺的晚期发育有关。Hoxa3 为同源域转录因子 Hox 家族的成员。Hoxa3$^{-/-}$ 小鼠的甲状腺表型不稳定,可有峡部缺如、滤泡细胞数目减少、一叶缺如或萎缩。除甲状腺发育异常外,Hoxa3$^{-/-}$ 小鼠还有胸腺和甲状旁腺缺如。Hoxa3$^{-/-}$ 小鼠还出现终腮体发育和迁移障碍,以致终腮体不能与甲状腺原基融合,使甲状腺内的滤泡旁细胞数目减少甚至缺如。有人认为,Hoxa3 本身在甲状腺的发育中不起什么作用,但它影响终腮体的发育和迁移,从而间接影响甲状腺的发育。Eya1、PAX3 和内皮素-1 在甲状腺发育中的作用与 Hoxa3 相似。此外,Tshr 基因(TSH 受体)可能也参与甲状腺的晚期发育。敲除 Tshr 基因的 Tshr$^{-/-}$ 小鼠和带有 Tshr 基因失活性突变的 Tshr$^{hyt/hyt}$ 小鼠在出生时甲状腺的大小和结构并不受影响,但甲状腺过氧化物酶(TPO)基因和钠碘同向转运体(NIS)基因的表达显著降低,而且成年后会出现甲状腺萎缩。

近年研究显示,成纤维细胞生长因子(FGF)和骨形成蛋白(bone morphogenetic proteins，BMP)在甲状腺的发育中也起着重要的作用。

参考文献

［1］王怀经.颈部［M］//王怀经.局部解剖学.北京：人民卫生出版社，2005：48－60.

［2］苏青.甲状腺的解剖学、组织学和胚胎学［M］//陈家伦.临床内分泌学.上海：上海科学技术出版社，2011：277－279.

［3］De Felice M，Di Lauro R.Thyroid development and its disorders：genetics and molecular mechanisms［J］.Endocr Rev，2004，25：722－746.

［4］Nilsson M，Fagman H. Development of the thyroid gland［J］. Development，2017，144(12)：2123－2140.

［5］Liang S，Johansson E，Barila G，et al. A branching morphogenesis program governs embryonic growth of the thyroid gland［J］.Development，2018，145(2)：pii: dev146829.

第二章·甲状腺激素的生物化学

苏 青

第一节·甲状腺激素的化学

甲状腺激素(thyroid hormone)是一组具有激素活性的碘甲腺原氨酸(iodothyronine)的总称，包括$3,5,3',5'$-四碘甲腺原氨酸(T_4)、$3,5,3'$-三碘甲腺原氨酸(T_3)、$3,3',5'$-三碘甲腺原氨酸(rT_3)、$3,5$-二碘甲腺原氨酸(T_2)等，其中以$3,5,3',5'$-四碘甲腺原氨酸和$3,5,3'$-三碘甲腺原氨酸最为重要。值得注意的是，甲状腺激素和甲状腺素(thyroxine)是有区别的，前者是总称，后者则特指T_4。

甲状腺激素的基本结构为甲腺原氨酸(thyronine)。甲腺原氨酸由两个酪氨酸分子缩合而来，其分子内有两个苯环，靠近丙氨酸的称为内环(inner ring)，也称为酪氨酰环(tyrosyl ring)；在分子外侧的则称为外环(outer ring)，也称为酚环(phenolic ring)。内环和外环通过醚键相连。甲腺原氨酸的内环和外环都可被碘化，所得产物即碘甲腺原氨酸。需要强调的是，在生物体内碘甲腺原氨酸并不是通过甲腺原氨酸的碘化而产生的，而是由两个碘化的酪氨酸在甲状腺球蛋白分子上缩合而成。碘酪氨酸有两种：3-单碘酪氨酸(3 - monoiodotyrosine，MIT)和$3,5$-二碘酪氨酸($3,5$ - diiodotyrosine，DIT)，两者均为碘甲腺原氨酸合成的前体。一个MIT和一个DIT缩合为T_3，两个DIT则缩合为T_4(图4-2-1)。因此，从本质上说甲状腺激素属于酪氨酸衍生物。

碘甲腺原氨酸在代谢过程中可产生甲腺乙酸(thyroacetic acid)和甲腺胺(thyronamine，TAM)。甲腺原氨酸、甲腺乙酸和TAM三者的区别在于侧链：甲腺原氨酸的侧链为丙氨酸，甲腺乙酸的侧链为乙酸，TAM的侧链为乙胺(ethylamine)。甲腺乙酸主要有两种：$3,5,3',5'$-四碘甲腺乙酸(TETRAC，T_4A)和$3,5,3'$-三碘甲腺乙酸(TRIAC，T_3A)。TAM根据所含碘原子的数目及位置分为9种：无碘甲腺胺(T_0AM)、3-单碘甲腺胺($3 - T_1AM$)、$3'$-单碘甲腺胺($3' - T_1AM$)、$3,5$-

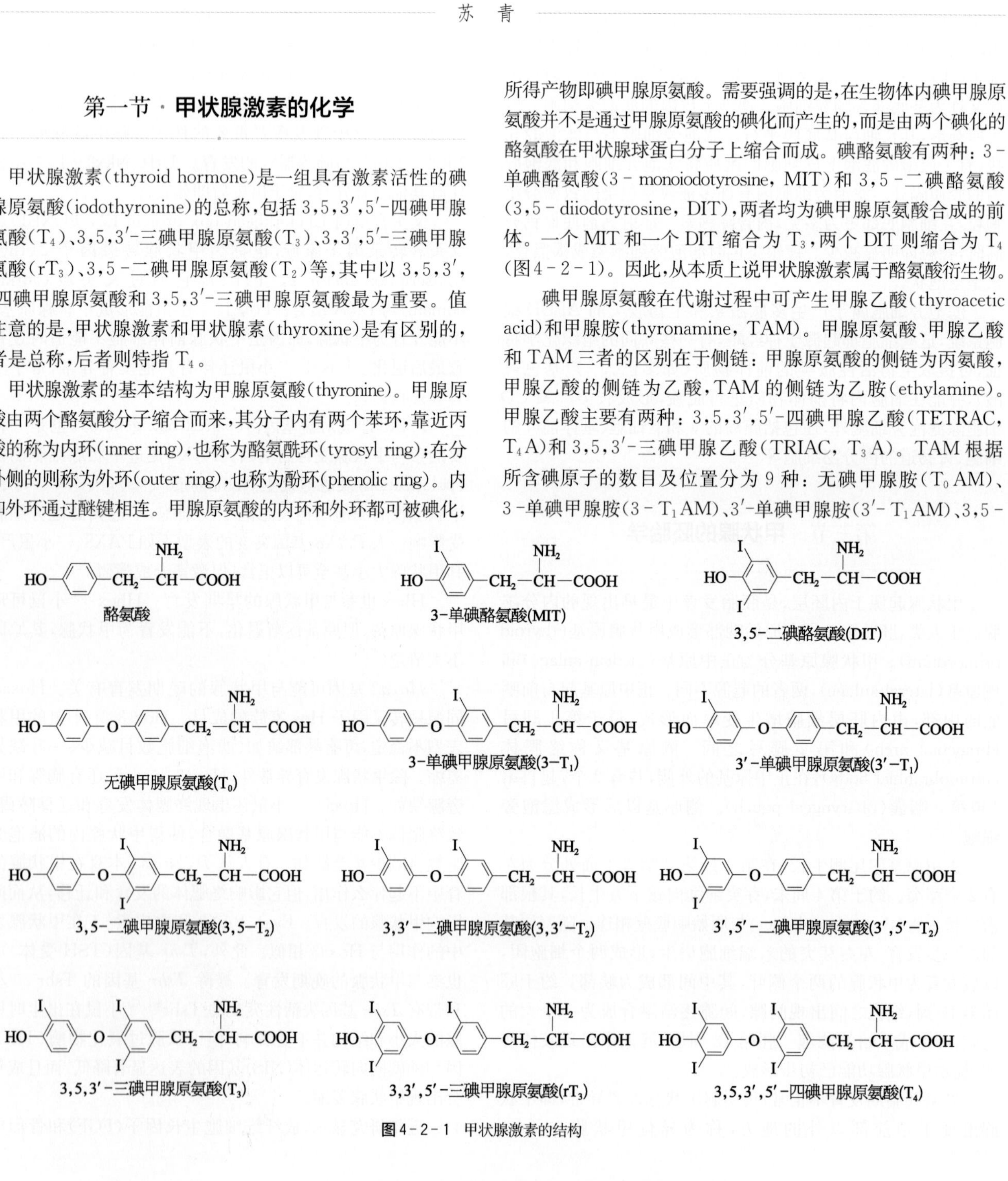

图4-2-1 甲状腺激素的结构

二碘甲腺胺(3,5 - T_2AM)、3,3′-二碘甲腺胺(3,3′- T_2AM)、3′,5′-二碘甲腺胺(3′,5′- T_2AM)、3,5,3′-三碘甲腺胺(3,5,3′- T_3AM)、3,3′,5′-三碘甲腺胺(3,3′,5′- T_3AM,rT_3AM)、

3,5,3′,5′-四碘甲腺胺(3,5,3′,5′- T_4AM)。

正常成人血清中甲状腺激素及相关化合物的浓度如表 4 - 2 - 1 所示。

表 4 - 2 - 1　正常成人血清中甲状腺激素及相关化合物浓度*

名　称	缩　写	分　子　量	正　常　范　围**	
			ng/dl	pmol/L
3,5,3′,5′-四碘甲腺原氨酸	T_4	777	5 000~12 000	64 000~154 000
3,5,3′-三甲腺原氨酸	T_3	651	80~190***	1 200~2 900
3,3′,5′-三碘甲腺原氨酸	rT_3	651	14~30	220~480
3,5-二碘甲腺原氨酸	3,5- T_2	525	0.20~0.75***	3.8~14
3,3′-二碘甲腺原氨酸	3,3′- T_2	525	1.0~8.0***	19~150
3′,5′-二碘甲腺原氨酸	3′,5′- T_2	525	1.5~9.0***	30~170
3-单碘甲腺原氨酸	3- T_1	399	<0.5~7.5	<13~190
3′-单碘甲腺原氨酸	3′- T_1	399	0.6~4.0	15~100
3,5,3′,5′-四碘甲腺乙酸	TETRAC, T_4A	748	8~60	105~800
3,5,3′-三碘甲腺乙酸	TRIAC, T_3A	622	1.6~3.0	26~48
3,5-二碘酪氨酸	DIT	433	1.0~23	23~530
3-单碘酪氨酸	MIT	307	90~390	2 900~12 700
甲状腺球蛋白	Tg	660 000	<100~2 500	1.5~38

注:* 不同检测方法所得结果可有一定差异;** 不同文献的数值可有一定差异;*** 随年龄而降低。

第二节·甲状腺激素的生物合成

一、甲状腺激素生物合成中一些重要的蛋白质

(一)甲状腺球蛋白

1. 分子特性·Tg 是甲状腺最重要的蛋白质,也是甲状腺内含量最丰富的蛋白质。据报道,Tg 占甲状腺滤泡腔胶质成分的 20% ~ 30%,它在滤泡腔胶质中的浓度最高可达 800 mg/ml。Tg 为大分子含碘糖蛋白,由两条相同的多肽链组成二聚体(dimer),分子量达 660 000。甲状腺激素是在 Tg 上合成的,因此 Tg 可视为甲状腺激素合成的载体。可以说,甲状腺激素生物合成的过程就是 Tg 被化学修饰的过程。

Tg 的特性如表 4 - 2 - 2 所示。

表 4 - 2 - 2　Tg 的特性

多肽链数目	2
分子形式	二聚体
分子形状	卵圆形或圆柱形
分子体积	约 1 500 nm³
标准沉降系数	19S
分子量	660 000
等电点	4.4~4.7
扩散系数(diffusion coefficient)	$2.6×10^{-7}$ cm²/s

(续表)

比容(specific volume)	0.72
轴比(axial ratio)*	4.8~9.0
特性黏度(intrinsic viscosity)**	0.047 dl/g
水化水(water of hydration)***	0.322 g/g
碳水化合物含量	10%
碘含量	0.1%~1.0%
氨基酸残基数	5 498
酪氨酸残基数	132
半胱氨酸残基数	244
平均每分子含 MIT 数	6.45
平均每分子含 DIT 数	4.78
平均每分子含 T_4 数	2.28
平均每分子含 T_3 数	0.29

注:不同文献报道的数字可略有差异。* 旋转轴与垂直轴之比,是表征大分子不对称性的指标;** 无限稀释时黏度降低的极限值,在数值上等于溶质微分比容和黏度增量的乘积;*** 围绕溶质分子并与之相结合的水分子,也称结合水。

人 Tg 为大分子蛋白质,其原始翻译产物含有 2 768 个氨基酸残基,其中氨基端 19 个氨基酸残基为信号肽。成熟的人 Tg 每条多肽链含有 2 749 个氨基酸残基,其中酪氨酸残基为 66 个。Tg 肽链起始 250 个氨基酸残基和末尾 180 个氨基酸残基的酪氨酸含量高于其余部分,它们在甲状腺激素合成中的作用更重要。Tg 的分子分为 3 个部分:氨基端(第 1~

1176 位氨基酸残基)、羧基端(第 2208~2749 位氨基酸残基)和中间部分(除氨基端和羧基端以外的部分)。Tg 羧基端含有 10 个五肽重复序列(半胱-色/酪-半胱-缬-门冬),其功能尚不很清楚。

Tg 分子内约有 20 个潜在的糖基化位点,其中约 15 个可以被糖基化。Tg 糖基化后形成的糖链具有重要的功能,与肽链折叠、分子转运、降解、抗原性等有关。糖基化还与激素合成有关,未糖基化的 Tg 难以作为甲状腺激素合成的载体。于大多数哺乳动物,糖链占 Tg 总分子量的 8%~10%。组成 Tg 糖链的单糖包括半乳糖、甘露糖、岩藻糖、唾液酸、N-乙酰葡萄糖胺和 N-乙酰半乳糖胺。Tg 的糖链有两种主要的类型,分别称为 A 型和 B 型。A 型含有多个甘露糖和两个 N-乙酰葡萄糖胺,也称为多甘露糖型或高甘露糖型(high mannose type)。B 型含有多种单糖,包括半乳糖、岩藻糖、唾液酸和 N-乙酰葡萄糖胺,也称为复杂型。B 型糖链还含有硫酸基,与 Tg 的转运有关。除硫酸基外,人、大鼠和牛 Tg 还含有磷酸基,磷酸基一般以甘露糖-6 磷酸的形式存在。每个 Tg 分子含有 10~12 个磷酸基。

人 Tg 还含有 C 型糖链和硫酸软骨素。人 C 型糖链由 13 个 N-乙酰半乳糖胺组成。硫酸软骨素含有 11 个二糖单位,由 N-乙酰半乳糖胺和葡萄糖醛酸组成,前者的 4 位或 6 位羟基连有 1 个硫酸基。

沉降系数是反映 Tg 特性的重要物理量。成熟的 Tg 二聚体的标准沉降系数($S^{\circ}_{20,w}$)约为 19S。Tg 的沉降系数受种属、碘化程度、糖基化程度、是否形成聚合体等多种因素影响。甲状腺内含有 37S、27S、19S、17S、12S、3~8S 等多种形式的 Tg,但以 19S Tg 含量最高。经研究 3~8S 组分为新合成的 Tg,12S 组分为未碘化的 Tg 单体,17S 组分为未碘化的 Tg 二聚体,19S 组分为成熟的充分碘化的 Tg 二聚体,27S 组分为碘化的 Tg 四聚体,37S 组分为碘化的 Tg 多聚体。在 Tg 二聚体和多聚体中,亚单位之间通过二硫键或二酪氨酸桥(dityrosine bridge)相连。

Tg 分子含有大量的半胱氨酸残基,其中游离的巯基很少,提示多肽链内和亚单位间有很多二硫键。Tg 分子的形状与碘摄入量有关。在碘摄入量正常的情况下,大多数 Tg 分子呈卵圆形,少数呈圆柱形。随着碘摄入量的降低,圆柱形分子的比例增加。在明显碘缺乏的情况下,圆柱形分子占 80% 以上。用丙基硫氧嘧啶(PTU)使 Tg 的碘含量降至 0.005%,则几乎所有的 Tg 分子都呈圆柱形。

Tg 分子的稳定性与环境 pH、温度、离子强度等因素有关。Tg 分子在 pH 5.0~9.0 稳定。在 pH>12 时,Tg 发生不可逆性变性,产生 8S 成分。温度降至 1℃ 时,Tg 二聚体解离为 12S 单体,当温度升高至 25℃ 时,又恢复为 19S 二聚体。紫外线照射及低离子强度都促进 Tg 二聚体解离。胶质中的 Tg 具有异质性,不同 Tg 分子的激素含量和糖基化程度可有较大的差异。

2. Tg 的基因结构及转录调节 人 Tg 基因位于 8 号染色体的 8q24 区,全长约 260 kb,含有 48 个外显子。Tg 基因启动子上游含有 A、B、C、K 等调节位点,一些特定的转录因子可与这些位点作用而调节 Tg 基因的转录。转录因子 TIF1 可与位点 A、B 和 C 相作用而促进 Tg 基因的转录,转录因子 TIF2 作用于位点 K 而增加 Tg 基因的转录,转录因子 PAX6 则通过作用于位点 C 而激活 Tg 基因的转录。此外,cAMP 也增加 Tg 基因的转录。Tg 基因的转录还受一些激素和细胞因子的调控,TSH 和胰岛素增加 Tg 基因的转录,而 T_3 和干扰素 γ 则抑制 Tg 基因的转录。Tg 对其自身的转录还有自我调节作用:它通过降低 TIF1、TIF2 和 PAX6 的表达而抑制其自身的表达。

(二) 钠碘同向转运体(Na$^+$/I$^-$ symporter, NIS)

甲状腺滤泡上皮细胞具有主动摄取 I$^-$ 的功能。生理状态下,甲状腺可使 I$^-$ 浓集 20~40 倍(与血浆相比)。人们对甲状腺聚碘功能的认识已有较长时间,而且这一功能早已在临床应用(如摄碘率的测定、放射碘治疗等)。但是,人们对甲状腺聚碘的分子机制在相当长时间内缺乏深入的认识。1996 年,美国 Carrasco 实验室成功克隆大鼠 NIS 基因。人 NIS 基因位于 19 号染色体的 19p13 区,含有 15 个外显子,其编码的蛋白质含有 643 个氨基酸残基。不同物种的 NIS 有很高的同源性。NIS 属于钠/溶质同向转运蛋白(sodium/solute symporter)家族或溶质载体(solute carrier, SLC)家族。SLC 家族包括很多成员(如钠葡萄糖同向转运体等),其共同功能特点是利用 Na$^+$ 的跨膜电化学梯度将特定的溶质转运到细胞内。在 SLC 家族内,NIS 被命名为 SLC5A5。

NIS 含有 13 个穿膜片段,其氨基端朝向胞外,羧基端朝向胞内。NIS 为糖蛋白,大鼠 NIS 第 225 位、第 485 位(相当于人 NIS 第 489 位)和第 497 位(相当于人 NIS 第 502 位)的门冬酰胺残基可被糖基化。NIS 合成后在内质网内进行糖基化。

NIS 成熟后很快组装到滤泡上皮细胞基底侧细胞膜上,这一过程需要 TSH 的作用。如果没有 TSH,NIS 则保留在细胞内,这提示 NIS 的膜定位是一个 TSH 依赖性过程。有研究显示,TSH 通过蛋白激酶 A 使 NIS 羧基端第 551 位、第 552 位、第 568 位和第 581 位丝氨酸残基发生磷酸化。NIS 的磷酸化可能与其膜定位有关。细胞膜上的 NIS 可形成寡聚体。TSH 不仅影响 NIS 的膜定位,而且影响其半衰期。有 TSH 时,NIS 在滤泡上皮细胞的半衰期为 5 日;没有 TSH 时,NIS 的半衰期为 3 日。

除甲状腺外,唾液腺、胃黏膜、乳腺、脉络丛和睫状体也可表达 NIS。甲状腺外的 NIS 也具有摄碘功能,但所摄取的碘并不能有机化,而且这些部位的摄碘功能不受 TSH 的调节。乳腺的碘转运使碘进入乳汁,可为婴儿提供碘,因而具有重要的意义。

NIS 的基本功能是逆电化学梯度进行 I$^-$ 的跨膜转运。每转运 1 个 I$^-$ 进入细胞内,同时有 2 个 Na$^+$ 进入细胞内。I$^-$ 跨膜转运的直接能量来源是 Na$^+$ 的跨膜电化学梯度。由于 Na$^+$ 跨膜电化学梯度的维持有赖于细胞膜上 Na$^+$-K$^+$-ATP 酶的活动,因此 I$^-$ 跨膜转运最终由 Na$^+$-K$^+$-ATP 酶水解 ATP 提供能量。

(三) 甲状腺过氧化物酶

甲状腺过氧化物酶(thyroperoxidase, TPO)具有重要的生物学功能,在生物界分布甚广。根据起源、分布、结构及同源性等特征,一般将过氧化物酶分为两大类:微生物和植物的过氧化物酶组成一个超家族;动物过氧化物酶(animal peroxidase)则组成另一个超家族,其中以哺乳类过氧化物酶研究得最为透彻。哺乳类过氧化物酶包括髓过氧化物酶(myeloperoxidase,MPO)、嗜酸细胞过氧化物酶(eosinophil peroxidase,EPO)、乳过氧化物酶(lactoperoxidase,LPO)和甲状腺过氧化物酶(TPO)。人 MPO、EPO 和 LPO 的基因都位于 17 号染色体,而 TPO 基因位于 2 号染色体,全长约 150 kb,含有 17 个外显子和 16 个内含子。人 TPO 通过选择性剪接产生多种异形体(isoform),其中最长的含有 933 个氨基酸残基,称为 TPO-1。除 TPO-1 外,还有 TPO-2、TPO-3、TPO-4、TPO-5 和 TPO-6 等,这些异形体的表达水平远较 TPO-1 为低。

TPO 为血红素蛋白(hemoprotein),其血红素辅基与其他血红素蛋白的不一样,为双羟血红素 b(bis-hydroxylated heme b),它与 399 位谷氨酸残基和 238 位门冬氨酸残基通过酯键共价相连。人 TPO 有 5 个潜在的糖基化位点,即 129、307、342、478 和 569 位天冬酰胺残基,只有 4 个可以被糖基化。

TPO 在核糖体合成后,进入内质网腔,折叠成特定的构象,然后进入高尔基体进行糖基化,最后组装到顶端细胞膜上。不过,组装到顶端细胞膜上的 TPO 只占合成量的 2% 左右,而大多数 TPO 因折叠得不充分在内质网被丝氨酸蛋白酶和半胱氨酸蛋白酶降解。TPO 为 1 型穿膜糖蛋白,含有 1 个穿膜片段。细胞膜上的 TPO 为二聚体,两个亚单位通过二硫键相连,活性部位朝向滤泡腔。

TPO 可催化 Tg 多肽链上酪氨酸残基的碘化反应,形成 MIT 和 DIT。TPO 还能催化 MIT 和 DIT 及 DIT 和 DIT 的偶联反应,形成 T_3 和 T_4。

(四) NADPH 氧化酶(NADPH oxidase)

研究显示,TPO 的活性有赖于 H_2O_2 的存在。如果没有 H_2O_2,TPO 即失去活性。因此,甲状腺细胞内 H_2O_2 的产生是甲状腺激素生物合成过程中极为重要的一环。甲状腺细胞内 H_2O_2 的产生是在甲状腺 NADPH:O_2 氧化还原酶(NADPH:O_2-oxidoreductase)的介导下完成的,该酶简称甲状腺 NADPH 氧化酶,它是一种位于甲状腺滤泡上皮细胞顶端细胞膜上的黄素蛋白,其活性有赖于 Ca^{2+} 的存在。

1996 年,Virion 等从猪甲状腺纯化到一个具有 NADPH 氧化酶活性的黄素蛋白。在此基础上,他们于 1999 年从人甲状腺克隆到一个 cDNA,编码的蛋白质含有 1 210 个氨基酸残基,其猪同源物含有 1 207 个氨基酸残基,两者的分子量约为 138 000,称为 p138 甲状腺氧化酶(p138^{Tox})。稍后,Deken 等从人甲状腺组织克隆了两个氧化酶基因,分别称为 THOX1 和 THOX2,两者的同源性达 83%。人 THOX1 蛋白含有 1 551 个氨基酸残基,THOX2 含有 1 548 个氨基酸残基。序列分析的结果显示,p138^{Tox} 和 THOX2 为同一个基因,只是前者氨基端缺失 338 个氨基酸残基。

THOX 不仅具有 NADPH 氧化酶的活性,还含有过氧化物酶活性域,因此命名为双功能氧化酶(dual oxidase,DUOX)。DUOX 的过氧化物酶样结构域和 NADPH 氧化酶结构域之间有一个 EF 手基序(EF-hand motif),Ca^{2+} 可与其结合而调节其功能。DUOX 的表达并不局限于甲状腺,呼吸道、唾液腺和肠腺上皮细胞亦可表达 DUOX。

DOUX1 和 DOUX2 均为穿膜蛋白,它们合成后必须转位到甲状腺细胞顶端细胞膜上才能发挥功能,这一过程由 DUOX 激活因子(DUOX activator,DUOXA)介导。DUOXA 包括 DOUXA1 和 DOUXA2 两种,皆可促进 DUOX 转位到甲状腺细胞顶端细胞膜上,因此也称为 DUOX 成熟因子。近年的研究显示,DUOXA 除发挥 DUOX 成熟因子的作用外,还起着 DUOX 辅因子(cofactor)的作用。在甲状腺细胞顶端细胞膜上,DUOX 的第一胞外襻(也称为 A 襻)和 DUOXA 的氨基端相互结合形成杂二聚体,起着稳定 DUOX 构象的作用。DUOX 和 DUOXA 的相互作用有一定的选择性:DUOX1 和 DUOXA1 形成复合物,DUOX2 和 DUOXA2 形成复合物。DUOX2 和 DUOXA2 的突变均可引起先天性甲状腺功能减退,提示 DUOX2-DUOXA2 复合物在甲状腺内 H_2O_2 的生成中起着主要的作用。

(五) Pendrin 蛋白等顶端碘转运蛋白

由基底侧细胞膜进入滤泡上皮细胞内的碘并不能直接有机化,必须由顶端细胞膜转运到滤泡腔始能发挥作用。甲状腺滤泡上皮细胞将细胞内的碘运至滤泡腔的过程称为碘的外流(I efflux),由 Pendrin 蛋白、氯离子通道 ClC-5、囊性纤维化跨膜电导调节物(cystic fibrosis transmembrane conductance regulator,CFTR)、穿膜成员 16A(transmembrane member 16A,TMEM16A)、钠离子偶联的单羧酸转运子 1(sodium-coupled monocarboxylate transporter 1,SMCT1)有关。

Pendrin 蛋白是 Pendred 综合征致病基因编码的蛋白质,为溶质载体家族的成员。按照溶质载体家族的命名,称为 SLC26A4。Pendrin 蛋白是一种阴离子转运蛋白,含有 12 个穿膜片段,其基本功能是进行阴离子交换。Pendrin 蛋白工作时可将 1 个 I^- 运出细胞,同时将 1 个 Cl^- 运入细胞,即进行 Cl^- 和 I^- 交换,因此也称为 Cl^-/I^- 转运蛋白(Cl^-/I^- transporter)。Pendrin 蛋白也可以介导 Cl^- 和甲酸根离子,以及 Cl^- 和 HCO_3^- 的交换。在内耳,Pendrin 蛋白介导 Cl^- 和甲酸根离子的交换。在甲状腺滤泡上皮细胞,Pendrin 蛋白介导顶端细胞膜 Cl^- 和 I^- 的交换,从而实现碘的外流。PDS 基因敲除的小鼠虽然听力丧失,但甲状腺方面并无功能障碍,说明可能还有其他蛋白质参与甲状腺滤泡上皮细胞顶端碘的外流。

TMEM16A 也称为 anoctamin-1,是一种电压敏感的、钙激活的氯离子通道,由 ANO1 基因编码。人 ANO1 基因位于 11 号染色体的 11q13.3 区。SMCT1 也称为顶端碘转运蛋白(apical iodide transporter,AIT),也属于溶质载体家族,按照溶质载体家族的命名,称为 SLC5A8。人 SLC5A8 基因位于 12 号染色体的 12q23 区,与 NIS 有 70% 的同源性。

(六) 碘化酪氨酸脱卤酶(iodotyrosine dehalogenase,DEHAL)

甲状腺激素是在 Tg 上合成的。要使 Tg 上的甲状腺激素释放出来,必须使 Tg 充分水解。在甲状腺滤泡上皮细胞内,Tg 的水解是由溶酶体蛋白酶完成的。Tg 不仅含有甲状腺激素,还含有甲状腺激素的前体 MIT 和 DIT。据报道,Tg 上 MIT 和 DIT 的量超过甲状腺激素的量(因为只有一部分缩合为甲状腺激素),前者约占 Tg 总碘量的 2/3。因此,Tg 水解不仅使甲状腺激素释放出来,同时还释出 MIT 和 DIT。释放到甲状腺滤泡上皮细胞内的游离 MIT 和 DIT 已离开 Tg，所以不可能再缩合为甲状腺激素，其内含有的碘必须重新利用起来。游离 MIT 和 DIT 中碘的再利用由 DEHAL 介导，它可使 MIT 和 DIT 脱碘，脱下碘的再经 Pendrin 蛋白或 AIT 重新进入滤泡腔发挥作用。显然，DEHAL 具有重要的生理意义，它增加了碘的利用效率，避免了碘的浪费。

人们对 DEHAL 功能的认识已有半个多世纪的时间。1956 年，著名甲状腺学者 Stanbury 发现 DEHAL 活性不足可引起家族性先天性甲状腺肿。1957 年，Stanbury 等发现 NADPH 为 DEHAL 的辅因子。1979 年，Rosenberg 和 Goswami 从牛甲状腺微粒体成分中纯化出 DEHAL 并证明其为黄素蛋白。2002 年，Moreno 等从人甲状腺成功克隆了 DEHAL 基因，并将其定位于 6 号染色体的 6q24～25 区。人 DEHAL 基因编码的蛋白质有 3 种异形体，分别称为 DEHAL1、DEHAL1B 和 DEHAL1C，其中 DEHAL1 为活性形式。

人 DEHAL 1 含有 289 个氨基酸残基，其前 23 个氨基酸残基为信号肽，分子量约为 33 000。DEHAL 1 为单链膜蛋白，含有 1 个穿膜片段。DEHAL 1 合成后组装于甲状腺滤泡上皮细胞顶端细胞膜上，其氨基端朝向滤泡腔，羧基端位于细胞内。由于 DEHAL1 分子第 213～229 位序列为穿膜片段，所以其胞外域远大于胞内域。除顶端细胞膜外，细胞内也有 DEHAL1。细胞内的 DEHAL1 可能是细胞膜 DEHAL1 内化形成的，也可能是新合成尚未组装到细胞膜上造成的。

人 DEHAL1 含有硝基还原酶（nitroreductase）结构域，属于硝基还原酶家族。DEHAL1 为黄素蛋白，以黄素单核苷酸（FMN）为辅基，以 NADPH 为供氢体使底物还原。DEHAL1 既可催化 MIT 脱碘，又可催化 DIT 脱碘。

二、甲状腺激素的生物合成和释放

甲状腺激素的生物合成和释放是一个连续的多步过程，包括 Tg 的合成和加工、Tg 在胞内的转运（trafficking）、Tg 的分泌、DIT 和 MIT 的形成、T_3 和 T_4 的形成、Tg 的摄取、Tg 的降解及甲状腺激素的释放等步骤。正常情况下，这些步骤都能有序、协调地进行，使得甲状腺激素能按需合成。

（一）Tg 的合成、加工、转运和分泌

Tg 作为一种分泌性蛋白质，其生物合成遵循分泌性蛋白质生物合成的一般规律。首先，在特定转录因子的作用下，Tg 基因转录成 mRNA，原始的 mRNA 通过加工处理形成成熟的 mRNA。成熟的 Tg mRNA 转位到胞液中，并与核糖体形成复合物，再翻译成 Tg 蛋白。在合成的开始阶段，新生的 Tg 肽链位于胞液中。在信号肽的介导下，新生肽链穿过内质网膜，进入内质网腔。在内质网腔，肽链一边延长，一边进行折叠加工，以使肽链成熟。在肽链成熟过程中，蛋白质二硫键异构酶和分子伴侣 BiP、GRP94 等起着重要的作用。肽链的成熟过程也会发生错误，那些折叠错误的 Tg 不能继续下一步的加工程序，它们积聚在内质网内，最后重新回到胞质中，并在蛋白质体（proteosome）降解。折叠好的 Tg 形成二聚体，迁移到高尔基体进行糖基化、硫酸化等化学修饰。

作为分泌性蛋白，Tg 的加工处理与其在胞内的转运过程是同步进行的，即一边由粗面内质网向高尔基体转运一边加

工处理，最后在反面高尔基体网形成分泌囊泡，囊泡内含有大量成熟但未碘化的 Tg。分泌囊泡形成后逐渐向顶面细胞膜转运，最后通过胞吐（exocytosis）分泌到滤泡腔。Tg 的分泌属于调节性过程，而非组成性过程（constitutive process）。目前对于 Tg 分泌的详细过程所知不多，推测可能与其他分泌性蛋白质的分泌过程相似，即通过 SNARE 复合体的介导而出胞。滤泡腔内的 Tg 浓度很高，远远超出其溶解度，故大多数呈非溶解状态。不过，由于滤泡腔内的 Tg 已超过其饱和浓度，故溶解状态的绝对量仍很高。正常情况下，Tg 的分泌和摄取是相等的，维持动态平衡。

（二）DIT 和 MIT 的形成

分泌到滤泡腔的 Tg 在 TPO 的作用下发生碘化（iodination）。所谓碘化，就是碘加到 Tg 的酪氨酸残基形成 DIT 和 MIT 的过程。在碘化过程中，无机碘结合到 Tg 上成为有机碘，所以 Tg 的碘化过程实际上就是碘的有机化（organization）过程。

1. H_2O_2 的生成·碘化反应是在 H_2O_2 存在的情况下由 TPO 催化的。H_2O_2 的产生既为碘化反应所必需，又是碘化反应的限速步骤。甲状腺 H_2O_2 的生成是由 DUOX-DUOXA 复合物（主要是 DUOX2-DUOXA2 复合物）介导的，它起着 H_2O_2 发生器（H_2O_2 generator）的作用。作为 NADPH 氧化酶家族的成员，DUOX 可催化生成超氧阴离子（O_2^-）。

DUOX 以外的 NADPH 氧化酶只能产生 O_2^-，但甲状腺内 DUOX 的终产物为 H_2O_2。目前对甲状腺内 O_2^- 转变为 H_2O_2 的确切机制尚不清楚，可能与 DUOXA2 氨基端有关。研究显示，除去 DUOXA2 氨基端或用 DUOXA1 氨基端替换 DUOXA2 氨基端，则终产物由 H_2O_2 变为 O_2^-。

2. Tg 的碘化·碘化就是碘加到 Tg 分子上形成 MIT 和 DIT 的过程，由 TPO 催化。I^- 不能直接使 Tg 碘化，必须先形成活性碘。关于活性碘的化学本质，曾提出 3 种学说：碘自由基、碘正离子（iodinium ion）和次碘酸（hypoiodite）。碘自由基学说由 Nunez 等于 20 世纪 70 年代初提出，认为在碘化过程中先形成活泼的碘自由基（I·）和酪氨酸自由基（Tyr·），随后 I· 与 Tyr· 结合，形成 MIT 和 DIT。I· 为碘的活性形式，它与 Tyr· 都是在氧化型 TPO 的作用下形成的。碘正离子学说由 Morris 和 Hager 等于 20 世纪 60 年代提出，后来为其他一些学者所完善。该学说认为在碘化过程中先形成 TPO-I^+ 复合物，I^+ 作为活化的碘与酪氨酸残基发生亲电取代反应，最后形成 MIT 和 DIT。次碘酸学说由 Taurog 等于 20 世纪 80 年代提出，认为在碘化过程中形成次碘酸-酶中间体[TPO-OI]$^-$，次碘酸根 OI$^-$ 为碘的活性形式。

碘自由基学说认为碘的活化是单电子过程（I^- 失去 1 个电子变为 I·），而碘正离子和次碘酸学说都认为碘的活化是双电子过程（从 I^- 到 I^+ 或[TPO-OI]$^-$ 都要失去 2 个电子）。目前有较多的证据显示碘通过 TPO 的活化是双电子过程，因此多数学者不支持碘自由基机制。目前也没有 I^+ 存在的证据。关于次碘酸机制，不仅有[TPO-OI]$^-$ 存在的证据，而且该机制较好地解释了 H_2O_2 在碘化反应中的作用。因此，目前倾向于用次碘酸学说来解释碘化反应。

根据次碘酸学说，碘化过程大致如图 4-2-2 所示。在

H_2O_2 的作用下,基态的 TPO - Fe^{III}(基态 TPO 中的 Fe 为 3 价,故写作 TPO - Fe^{III})丢失 2 个电子,氧化为 π 阳离子自由基(π cation radical)π$^+$ - Fe^{IV}(3 价 Fe 丢失一个电子成为 4 价铁,卟啉环丢失一个电子成为 π 阳离子),也称为化合物 I(compound I),同时 H_2O_2 被还原为 H_2O。π$^+$ - Fe^{IV} 具有氧化性,可使 I$^-$ 氧化,其自身的卟啉环获得一个电子(Fe 仍为 4 价),形成次碘酸-酶中间体[TPO - OI]$^-$。随后[TPO - OI]$^-$ 再获得一个电子,Fe^{IV} 还原为 Fe^{III},[TPO - OI]$^-$ 中的碘转移到 Tg 酪氨酸残基的苯环上,形成 MIT,同时 TPO 回到基态。如果 MIT 的苯环作为受碘体,那么形成的就是 DIT。

图 4 - 2 - 2　MIT 的形成

人 Tg 多肽链内共有 66 个酪氨酸残基(Tg 二聚体含有 132 个酪氨酸残基),但只有少数酪氨酸残基能够发生碘化进而合成激素,这些酪氨酸残基称为激素生成位点(hormonogenic site)。

碘化反应发生于靠近顶端细胞膜的细胞-胶质界面(cell-colloid interface)处。甲状腺滤泡上皮细胞内含有触酶(catalase)和谷胱甘肽过氧化物酶,可清除漏回细胞内的 H_2O_2,避免胞内其他蛋白质被意外碘化。

(三)T_3 和 T_4 的形成——偶联

T_3 和 T_4 的形成是通过 MIT/DIT 和 DIT 的偶联而完成的。同碘化反应一样,偶联反应也发生于 Tg 上,而且偶联反应也是在 H_2O_2 存在的情况下由 TPO 催化。

1 分子 MIT 和 1 分子 DIT 偶联为 T_3,2 分子 DIT 偶联为 T_4,两者的反应历程相似。现以 2 分子 DIT 偶联为 T_4 为例简要说明偶联反应的反应过程:

1. DIT 自由基的产生·以 DIT 为例说明其自由基的形成机制(MIT 自由基形成机制相同):首先,H_2O_2 将基态的 TPO - Fe^{III} 氧化为 π$^+$ - Fe^{IV}(即化合物 I)。随后,化合物 I 发生单电子还原形成 TPO - Fe^{IV}(卟啉环得到一个电子),即化合物 II(compound II),同时 Tg 上一个 DIT 失去一个电子形成 DIT 自由基(Tg - DIT·)。Tg 上另一个 DIT 再失去一个电子,形成两个 DIT 自由基(·DIT - Tg - DIT·),同时化合物 II 的 Fe^{IV} 还原为 Fe^{III},即回到开始的 TPO - Fe^{III} 状态。DIT 自由基有两种,一种为苯自由基,另一种为苯氧自由基。

2. 醌醚中间体的产生·苯 DIT 自由基和苯氧 DIT 自由基可自动发生加成反应(图 4 - 2 - 3),生成醌醚中间体,该过程不需要酶的参与。

3. 重排(rearrangement)·醌醚中间体不稳定,自动发生分子内重排,形成 T_4(图 4 - 2 - 3)。重排过程中,原来的苯 DIT 自由基部分发生断裂,形成脱氢丙氨酸(dehydroalanine)。因此,重排过程除产生 T_4 外还产生脱氢丙氨酸,两者的摩尔比为 1∶1。

在偶联过程中,提供苯 DIT 自由基的酪氨酸残基为供体(donor),提供苯氧 DIT 自由基的酪氨酸残基为接受体(acceptor)。人 Tg 多肽链内含有 5 个主要激素生成接受位点(major hormonogenic acceptor site),分别为第 5 位酪氨酸残基(Tyr)、第 1291 位 Tyr、第 2554 位 Tyr、第 2568 位 Tyr 和第 2747 位 Tyr,其中以第 5 位 Tyr 最重要。主要的供体为第 130 位 Tyr、第 847 位 Tyr 和第 1448 位 Tyr,其中以第 130 位 Tyr 最重要。

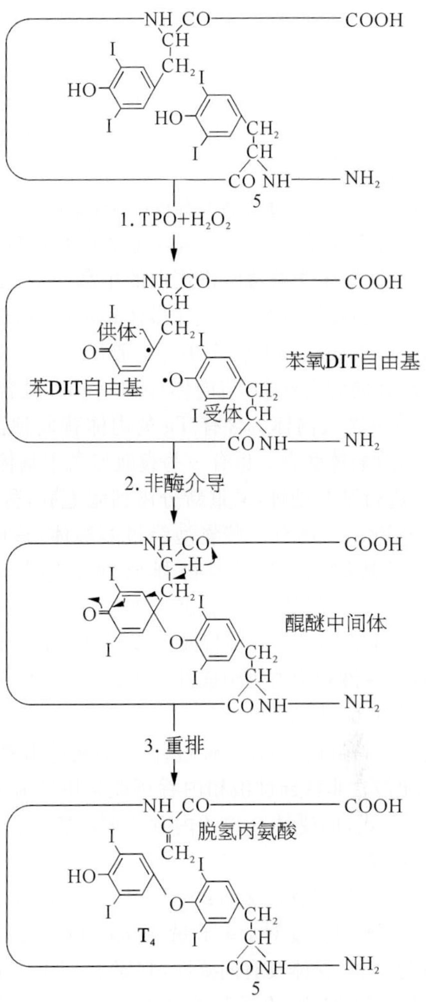

偶联反应结束后,作为供体的酪氨酸残基转变为脱氢丙氨酸,作为受体的酪氨酸残基为碘甲腺原氨酸,两者仍位于 Tg 分子内(图 4 - 2 - 3)。如果供体和受体都是 DIT,偶联的产物为 T_4;如果供体是 MIT,受体是 DIT,偶联的产物则为 T_3。T_3 的外环来自供体 MIT,T_4 的外环来自供体 DIT,两者的内环都来自受体 DIT。

在偶联反应中,供体和受体可来自同一条多肽链,也可来自不同的多肽链,前者称为分子内偶联,后者称为分子间偶联。研究显示,分子内偶联可能是碘甲腺原氨酸合成的主要形式。

(四)Tg 的摄取

合成好的 T_3 和 T_4 存在于 Tg 分子上,这些带有 T_3 和 T_4 的 Tg 以胶质的形式储存于滤泡腔内,它们必须重新回到甲状腺滤泡上皮细胞内进一步处理才能释出 T_3 和 T_4。携带有甲状腺激素的 Tg 重新回到甲状腺滤泡上皮细胞内的过程称为摄取。在啮齿类,Tg 的摄取是通过所谓的大吞饮(macropinocytosis)作用完

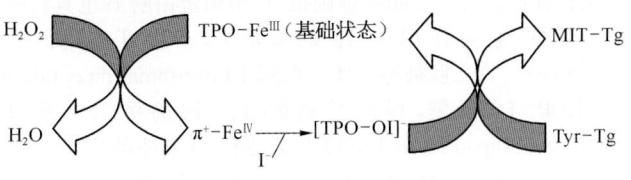
图 4 - 2 - 3　DIT 的偶联

成的。早在 1965 年，Wetzel 就发现 TSH 可促进大鼠甲状腺滤泡上皮细胞吞饮胶质。吞饮时，顶端细胞膜先伸出伪足（pseudopod），将一部分滤泡腔内的胶质包裹起来，形成较大的胶滴。胶滴背向顶面细胞膜迁移，最后与溶酶体融合，经溶酶体酶水解后释出 T_3 和 T_4。

Tg 的摄取还可通过所谓微吞饮（micropinocytosis）作用而实现。微吞饮也称为胞吞（endocytosis），是非啮齿类 Tg 摄取的主要形式。微吞饮发生于被覆网格蛋白的小窝（clathrin-coated pit）处。吞饮时，顶端细胞膜先发生内陷（invagination），将胶质成分包裹起来，形成较小的胶质小泡。胶质小泡迅速失去网格蛋白衣被，并向胞内迁移，与内体（endosome）融合，这样内吞的 Tg 就被包裹入内体。含有 Tg 的内体背向顶面细胞膜迁移，最后与溶酶体融合。也有一些囊泡与高尔基体结合，并在高尔基体进行某些处理，又重新分泌到滤泡腔，称为 Tg 的再循环（recycling）。还有一些囊泡绕过溶酶体，移向基底侧细胞膜，并与其融合，将内容物释放到细胞外，称为跨吞（transcytosis）。通过跨吞，Tg 进入血循环。

微吞饮有两种方式：非特异性液相内吞和受体介导的内吞。非特异性液相内吞为组成性过程，其速度取决于局部 Tg 浓度，不受调节，无可饱和性。受体介导的内吞需要 Tg 受体参与，是一种特异的、可调节性过程，具有可饱和性（当全部受体被占领时）。非特异性液相内吞可能是甲状腺激素释放的主要内吞方式，而受体介导的内吞主要与跨吞及未成熟 TG 的再循环有关。

受体介导的内吞需要 Tg 受体参与。Megalin 是一种研究得比较多的 Tg 受体，分子量为 330 000，又称为 gp330。Megalin 与 LDL 受体具有同源性，它属于 LDL 受体家族。大鼠 megalin 基因编码的蛋白质由 4 665 个氨基酸残基组成。Megalin 为单穿膜片段膜蛋白，其胞外域特别大，带有 4 个富含半胱氨酸的配体结合域。Megalin 的胞内域较小，含有引起内吞的信号。免疫组织化学研究结果显示，Megalin 位于甲状腺滤泡上皮细胞的顶端细胞膜上，而且 TSH 可刺激滤泡上皮细胞表达 Megalin。Megalin 可与 Tg 的羧基端结合，此种结合需要 Ca^{2+}，其 Kd 为 9.2 ± 0.6 nmol/L。甲状腺 Megalin 的主要功能是介导 Tg 的跨吞：Tg 与 Megalin 结合后通过内吞作用内化到细胞内，但并不进入溶酶体内降解，而是绕过溶酶体，移向基底侧细胞膜，最后穿过基底侧细胞膜释放到细胞外，进入血循环。跨吞的 Tg 不在溶酶体内降解，因此在一定程度上减少了甲状腺激素的释放。一般认为，外周血中的 Tg 是 Megalin 介导的跨吞结果。正常情况下，甲状腺 Megalin 的表达水平较低，外周血中 Tg 水平也较低。在某些情况下，TSH 水平升高，刺激甲状腺滤泡上皮细胞表达 Megalin，这样经 Megalin 介导的跨吞增加，外周血 Tg 水平随之升高。Megalin 也是自身免疫性甲状腺疾病的自身抗原，约 50％ 的自身免疫性甲状腺炎及约 10％ 的 Graves 病患者外周血可检出抗 Megalin 抗体。

关于 Tg 摄取的次序，Schneider 于 1964 年提出"后来先处理"假说（last come first served hypothesis）。该假说认为，新碘化的 Tg 为溶解状态且靠近界面，因此易于被摄取。那些没有及时摄取的 Tg 逐渐远离界面，进入胶质中，并逐渐浓缩，形成不溶性的共价交联的多聚体。Schneider 认为，大多数 Tg 呈浓缩的多聚体状态，它们离细胞膜-胶质界面远，较难被摄取。这些浓缩的 Tg 多聚体只有在缺碘或受到 TSH 刺激时才被摄取，它们可能作为 Tg 的储库。

（五）碘化 Tg 的降解

目前对碘化 Tg 在溶酶体内降解释出甲状腺激素的过程了解不多。据报道，Tg 先由溶酶体内的组织蛋白酶 B（cathepsin B）和组织蛋白酶 L（cathepsin L）降解为碘肽（iodopeptide）。组织蛋白酶属于半胱氨酸蛋白酶，它降解 Tg 产生的碘肽再由外肽酶处理。Nakagawa 和 Ohtaki 曾报道一种具有外肽酶活性的组织蛋白酶 H 样蛋白酶 TP1，此酶可降解碘肽释放出 T_4。Dunn 等则报道，组织蛋白酶 B 也具有外肽酶活性，它可作用于 Tg 的氨基端，产生 T_4 二肽（T_4 dipeptide）。T_4 二肽被溶酶体二肽酶Ⅰ（lysosomal dipeptidase Ⅰ，LDP Ⅰ）降解，释出游离的 T_4。溶酶体二肽酶Ⅱ（lysosomal dipeptidase Ⅱ，LDP Ⅱ）则介导其他部位 T_4 的释出。LDP Ⅰ属于金属蛋白酶，LDP Ⅱ则属于丝氨酸蛋白酶。一般认为，Tg 分子的非碘化部分在溶酶体内并非全部降解为氨基酸，其间可产生一些小肽。这些小肽在甲状腺滤泡上皮细胞内如何代谢尚不清楚。

（六）甲状腺激素的释放

碘化的 Tg 在甲状腺滤泡上皮细胞溶酶体内降解释放出游离的甲状腺激素以及 MIT、DIT 及氨基酸，游离的甲状腺激素穿过溶酶体膜进入细胞质中，然后再穿过基底侧细胞膜，到达细胞间液，最后透过毛细血管壁，进入血循环中。

传统的观点认为，甲状腺激素为亲脂性化合物，可自由透过生物膜，因此甲状腺激素的跨膜转运无需特殊的转运系统。近年的一些研究显示，甲状腺激素运出细胞的过程需要位于基底侧细胞膜表面的特定转运蛋白介导，其中以单羧酸转运子 8（monocarboxylate transporter 8，MCT8）最为重要。人 MCT8 蛋白由 SLC16A2 基因编码，在甲状腺激素的跨膜转运中发挥着重要的作用。

甲状腺激素的合成和分泌过程总结于图 4-2-4。

第三节·甲状腺激素的转运

甲状腺激素的转运包括跨膜转运和血液中转运两方面，而跨膜转运又包括甲状腺激素运出甲状腺滤泡上皮细胞和进入靶细胞两个环节。这里主要讨论甲状腺激素在血液中的转运和进入靶细胞时的跨膜转运。

一、甲状腺激素在血液中的转运

同类固醇激素一样，甲状腺激素也属于亲脂性分子，在血浆中的溶解度很低，它们需要和特定的蛋白质结合在一切，以利于在血液中转运。这些帮助甲状腺激素在血液中转运的蛋白质称为甲状腺激素的血浆载体（carrier），它们因能结合甲状腺激素也称为甲状腺激素结合蛋白。这些蛋白质影响甲状腺激素的分布，有些学者也称其为甲状腺激素分布蛋白（thyroid hormone distributor protein）。

根据是否与血浆载体结合，血液中的甲状腺激素分为游离和结合两部分。游离的激素可和血浆载体结合，成为结合

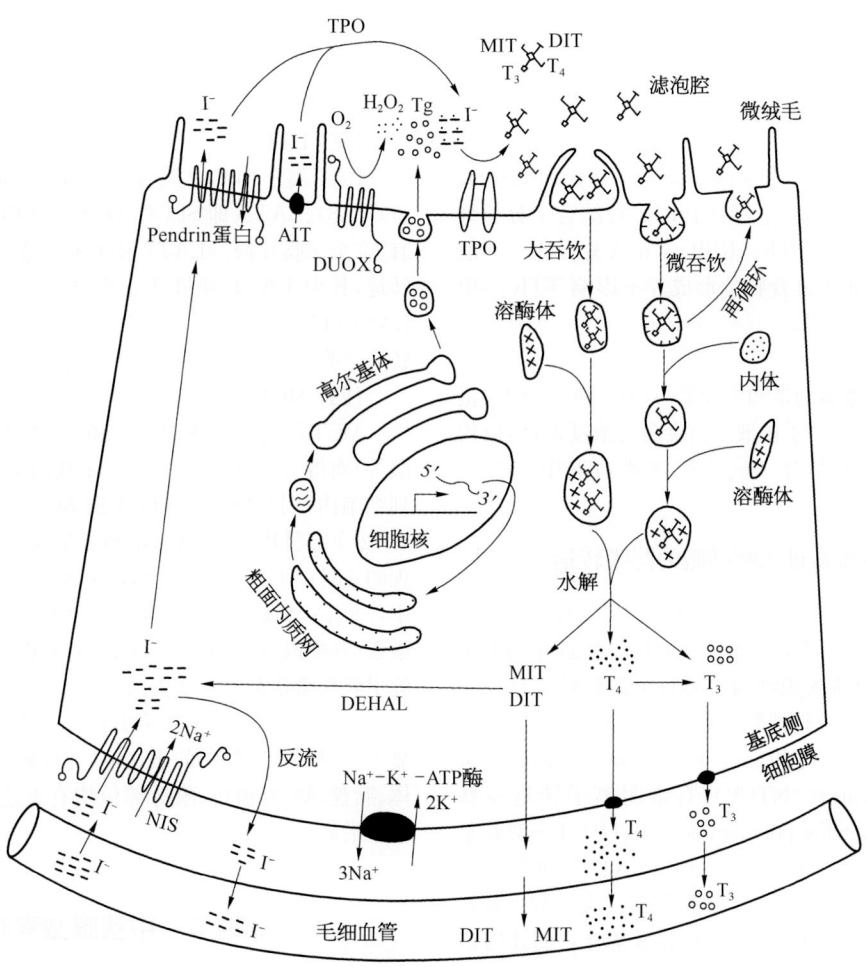

图 4-2-4　甲状腺激素的合成和分泌过程示意图

DEHAL：碘化酪氨酸脱卤酶；NIS：钠碘同向转运体；AIT：顶端碘转运蛋白；MIT：3-碘酪氨酸；DIT：3,5-二碘酪氨酸；TPO：甲状腺过氧化物酶；DUOX：双功能氧化酶

的激素，而处于结合状态的激素也能同它所结合的载体蛋白解离，重新回到游离状态。也就是说，游离状态的激素和结合状态的激素可互相转化，处于动态平衡之中。

据测算，人类血液中的 T_3 只有 0.3% 呈游离状态，其余的都处于结合状态。游离 T_4 占总 T_4 的百分比更低，只有0.03%。总之，血液中绝大部分的甲状腺激素都处于结合状态，游离激素只占很少一部分。但是，只有游离状态的甲状腺激素具有生物学活性，处于结合状态的甲状腺激素因同大分子的载体结合在一切而不能直接发挥生物效应，它们必须同载体蛋白解离重新回到游离状态才能发挥效应。既然如此，为何绝大多数甲状腺激素要与载体蛋白结合呢？这是由于甲状腺激素同血浆载体蛋白的结合可极大地提高血液转运甲状腺激素的能力，而且结合态的激素可作为巨大的贮库。其次，甲状腺激素与其血浆载体结合形成大分子复合物可减少其从尿中丢失。再者，甲状腺激素的血浆载体可起到缓冲的作用，有助于减轻血浆游离甲状腺激素水平的波动。

根据在甲状腺激素转运中的重要性，甲状腺激素的血浆载体可分为主要载体（major carrier）和次要载体（minor carrier）两大类。主要载体有 3 种：甲状腺素结合球蛋白（thyroxine-binding globulin, TBG）、甲状腺运载蛋白（transthyretin,

TTR）和白蛋白；次要载体种类很多，包括脂蛋白、免疫球蛋白等。

（一）TBG

TBG 属于 SERPIN 蛋白酶抑制物家族，是大动物（包括人类）主要的甲状腺激素血浆载体。TBG 为糖蛋白，其分子量的 20% 为碳水化合物。糖链对 TBG 与甲状腺激素的结合影响不大，但可影响其代谢清除。于人类，约 70%的 T_4 由 TBG 转运。人类血液中的 TBG 约 20% 携带有甲状腺激素。TBG 与 T_4 的亲和力较 T_3 高 10～20 倍，它同T_4 解离的速度则较 T_3 为慢。在脓毒症时，多形白细胞释放一种丝氨酸蛋白酶将 TBG 羧基端分子量约 5 000 部分切除，使得 TBG 对 T_4 的亲和力降低，这可解释脓毒症时FT_4 与 TT_4 之比升高。

（二）TTR

TTR 主要由肝脏合成，是一种四聚体蛋白，分子量为54 980。TTR 的电泳迁移率较清蛋白略大，因此原来称为前清蛋白（prealbumin），为避免与清蛋白的前体清蛋白原（proalbumin）混淆，国际生化学会遂将其命名为 transthyretin，它是啮齿类中主要的结合甲状腺激素的非受体性蛋白质。TTR 为四聚体，有两个甲状腺激素结合位点。这两个位点在结合甲状腺激素方面具有负协同效应，因此通常只有一个位点被甲状腺激素占领。TTR 与甲状腺激素的亲和力低于 TBG，只有约 0.3％的 TTR 携带有甲状腺激素。TTR 与 T_4 的亲和力较 T_3 高 10 倍，人类血液中 10％～15％的 T_4 由 TTR 转运。

约 1/3 的 TTR 与 1 分子视黄醇结合蛋白（retinol-binding protein，RBP）结合在一起，由于每分子 RBP 可结合 1 分子维生素 A（Vit A），从而形成 TTR–RBP–Vit A 复合物。一般认为，TTR–RBP–Vit A 复合物的形成并不影响 TTR 与甲状腺激素的结合。

（三）白蛋白

白蛋白与甲状腺激素的亲和力较低，只有 0.003％的白蛋白携带有甲状腺激素，但由于血液中白蛋白的浓度很高，故约 10％的甲状腺激素与其结合。据报道，人类血液中 15％～20％的 T_4 由白蛋白转运。

二、甲状腺激素进入靶细胞的跨膜转运

传统的观点认为，甲状腺激素为亲脂性化合物，可自由透过细胞膜，进入细胞，不需要特殊的转运系统。但近年的大量研究表明，甲状腺激素进入靶细胞需要特定的膜转运系统介导。介导甲状腺激素进入靶细胞的膜转运系统有多种，主要的有钠离子/牛磺胆酸盐共转运多肽（Na$^+$/taurocholate cotransporting polypeptide，NTCP）、有机阴离子转运多肽（organic anion transporting polypeptide，OATP）、L-型氨基酸转运子（L-type amino acid transporter，LAT）和单羧酸转运子（monocarboxylate transporter，MCT）等。大多数甲状腺激素跨膜转运系统没有特异性，除甲状腺激素外它们还转运其他化合物。

（一）NTCP

NTCP 属于钠离子依赖性有机阴离子转运蛋白。除 NTCP 外，钠离子依赖性有机阴离子转运蛋白家族还包括顶端钠依赖性胆酸转运蛋白（apical sodium-dependent bile acid transporter，ASBT）和钠依赖性有机阴离子转运蛋白（sodium-dependent organic anion transporter，SOAT）。除 SOAT 外，NTCP 和 ASBT 都属于溶质载体家族 10（solute carrier family 10，SLC10），NTCP 即 SLC10A1，ASBT 即 SLC10A2。

人 NTCP 基因位于 14 号染色体的 14q24.1 区，其蛋白产物含有 349 个氨基酸残基，表观分子量为 50 000。人 NTCP 为膜蛋白，含有 7 个穿膜片段。NTCP 只表达于肝细胞，位于肝细胞基底侧细胞膜上，它是结合胆酸跨膜转运最主要的转运蛋白，它同时也介导非结合胆酸及某些非胆酸类物质的转运。研究显示，NTCP 可以钠离子依赖性方式将胞外的 T_4、T_3、rT_3 和 T_2 转运到细胞内。NTCP 对 T_4 和 T_3 的转运能力相似，超过其转运 rT_3 和 T_2 的能力。目前尚不清楚 ASBT 和 SOAT 能否转运甲状腺激素。

（二）OATP

OATP 包括一大类膜转运蛋白，这些蛋白都可以将胞外的两亲性（amphipathic）化合物转运到细胞内，而且转运时无需钠离子。OATP 转运的化合物有很多种，包括胆盐、胆红素等。OATP 为大分子穿膜蛋白，含有 652～848 个氨基酸残基。OATP 含有 12 个穿膜片段，其氨基端和羧基端都位于胞内。并非所有的 OATP 都有转运甲状腺激素的能力。于人

类，具有转运甲状腺激素功能的 OATP 有 OATP1C1、OATP3A1、OATP4A1。以前将 OATP 归在 SLC21 家族内，目前将其归入 SLCO 超家族。

（三）LAT

LAT 属于 SLC 家族，包括 LAT1（即 SLC7A5）、LAT2（即 SLC7A8）、LAT3（即 SLC43A1）和 LAT4（即 SLC43A2），皆含有 12 个穿膜片段。LAT1 和 LAT2 参与甲状腺激素的跨膜转运，其中 LAT1 可将 T_4、T_3、rT_3、$3,3'-T_2$ 转运入胞内，LAT1 可将 T_3、$3,3'-T_2$ 转运入胞内，LAT1 还可将 $3,3'-T_2$ 转运到胞外。

（四）MCT

MCT 因转运单羧酸（如乳酸、丙酮酸、乙酰乙酸、β-羟丁酸等）而得名。MCT 转运 1 分子羧酸的同时将 1 个 H$^+$ 转运到细胞内，因此胞外低 pH 增加 MCT 的转运效率。MCT 含有 12 个穿膜片段，其氨基端和羧基端都位于细胞内。目前发现的 MCT 有 14 种，它们都属于 SLC16 家族。在 14 种 MCT 中，MCT8（SLC16A2）和 MCT10（SLC16A10）可转运甲状腺激素，其中以 MCT8 研究得最多，可能是目前发现的最重要的甲状腺激素跨膜转运蛋白。

人 MCT8 基因位于 X 染色体的 Xq13.2 区，含有 6 个外显子。MCT8 在体内的表达很广泛，脑、肝、肾、心、甲状腺、垂体、胎盘、肺、骨骼肌、眼等部位均有表达，其中以脑和肝表达水平最高。

第四节·甲状腺激素的代谢

甲状腺激素在体内的代谢较为复杂，包括脱碘和非脱碘两个方面。脱碘是甲状腺激素在体内最重要的代谢方式，它既可使甲状腺激素激活，又可使之失活。甲状腺激素的非脱碘代谢包括结合（conjugation）、丙氨酸侧链的化学修饰和醚键的断裂。

一、甲状腺激素的脱碘代谢

脱碘可以发生在甲状腺内，也可以发生在其他组织。甲状腺激素的脱碘为单脱碘（monodeiodination），即每次只脱去一个碘原子。根据碘原子位置的不同，甲状腺激素的脱碘反应分为内环脱碘（inner-ring deiodination）和外环脱碘（outer-ring deiodination）两种。内环脱碘脱去的是酪氨酰环上的碘，也称为酪氨酰环 5-（3-）脱碘[tyrosyl ring 5-（3-）deiodination]，简称 5-脱碘（5-deiodination），它使甲状腺激素失活。外环脱碘脱去的是酚环上的碘，也称为酚环 5′-（3′-）脱碘[phenolic ring 5′-（3′-）deiodination]，简称 5′-脱碘（5′-deiodination），T_4 借此转变为 T_3 而活化。

（一）脱碘酶

甲状腺激素的脱碘由碘甲腺原氨酸硒脱碘酶（iodothyronine selenodeiodinase）催化，该酶简称脱碘酶（deiodinase）。现已发现的脱碘酶有 3 种，分别称为 I 型脱碘酶（type I deiodinase，D1）、II 型脱碘酶（D2）和 III 型脱碘酶（D3），其中 D2 为外环脱碘酶，D3 为内环脱碘酶。D1 既是内环脱碘酶，又是外环脱碘酶。D1、D2 和 D3 这三种脱碘酶虽

然功能不同,但在体内它们是协调活动的,以使碘甲腺原氨酸的脱碘符合机体的需要(图4-2-5)。

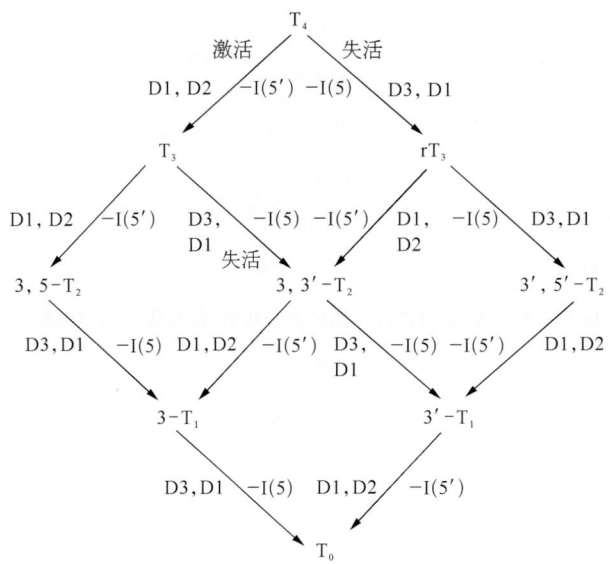

图4-2-5 三种脱碘酶催化的碘甲腺原氨酸脱碘反应
T_0为不含碘的甲腺原氨酸

1. D1·人D1基因(Dio1)位于1号染色体的1p32~p33区,含有4个外显子,其编码的蛋白质含有249个氨基酸残基。D1 mRNA含有乳白密码子(opal codon)UGA,该密码子翻译为硒半胱氨酸(selenocysteine,Sec)。Sec为硒取代半胱氨酸分子中的硫后所形成的化合物,其化学性质较半胱氨酸略有不同。于人类,Sec位于肽链的127位。Sec对于D1的催化活性至为重要。不过,Sec的存在也使翻译速度大为降低。

根据氨基酸序列推测D1的分子量约为27 000,但实测分子量为50 000~60 000,提示D1可能形成二聚体。D1的表达很广泛,其中以肝脏、肾脏、甲状腺和垂体的表达水平较高。小肠、胎盘、哺乳期乳腺和中枢神经系统(人类的中枢神经系统不表达D1)也可表达D1,但表达水平较低。人Dio1基因启动子区域含有两个正性甲状腺激素反应元件(TRE),T_3借之上调D1的表达。因此,甲状腺功能亢进患者D1活性显著升高,而甲状腺功能减退则引起D1活性降低。甲状腺激素对D1的调节作用具有一定的意义,有助于在甲状腺功能减退状态下维持尽可能高的T_4水平,以利于一些重要的组织器官(如脑)有尽可能多的底物供另一种脱碘酶D2将其转化为T_3。此外,甲状腺内的D1还受TSH诱导。

丙基硫氧嘧啶(propylthiouracil,PTU)可通过S-Se键和D1活性中心的Sec相连,进而干扰D1的活性。不过,PTU的这一作用只有在较大剂量时才表现出来。另一种抗甲状腺药物甲巯基咪唑则无此作用。抗心律失常药物胺碘酮及金硫葡萄糖(aurothioglucose)也可抑制D1。

D1为穿膜蛋白,含有1个穿膜片段。曾经认为,成熟的D1位于内质网膜上。但后来的研究显示,成熟的D1位于细胞膜上,氨基端朝向胞外,羧基端朝向胞内,其催化中心位于胞质中。

D1为双功能脱碘酶,既可催化T_3、T_4和rT_3等外环脱碘,也可催化它们内环脱碘。D1催化T_4外环脱碘的能力和内环脱碘的能力相近。不过,无论是内环脱碘反应还是外环脱碘反应,T_4都不是D1的优势底物。D1催化rT_3外环脱碘的能力为其催化T_4外环脱碘能力的100倍。此外,底物硫酸化后D1催化内环脱碘效能增强。因此,硫酸化会使T_3和T_4的失活加快。

生理状态下D1的主要作用是使rT_3外环脱碘及T_3S内环脱碘,从而清除rT_3及硫酸化的碘甲腺原氨酸,并使脱下的碘再利用。此外,D1对维持循环T_3水平也有一定的作用。

2. D2·人D2基因(Dio2)位于14号染色体的14q24.3区,含有两个外显子。Dio2编码的蛋白质含有273个氨基酸残基,单体分子量约为31 000,含有两个Sec。Dio2基因调节区含有负性甲状腺激素反应元件,甲状腺激素借之抑制Dio2的转录。因此,甲状腺功能亢进可使Dio2表达降低,甲状腺功能减退则使Dio2表达增加。T_3和T_4对D2的作用有一定的差异:T_3主要作用于翻译前水平,它主要降低D2 mRNA水平;T_4则主要作用于翻译后水平。于Graves甲状腺功能亢进,甲状腺内D2 mRNA水平反而升高,这是由于TSH受体自身抗体刺激甲状腺细胞产生cAMP,胞内cAMP水平的升高可促进D2的转录。交感神经系统与D2活性有密切的关系,寒冷刺激或注射去甲肾上腺素后1~2 h棕色脂肪组织D2 mRNA水平及D2活性即升高,这一效应主要也由cAMP介导。

D2含有1个穿膜片段。与D1不同,D2位于内质网膜上。D2的氨基端朝向内质网腔内,羧基端朝向胞质中。因此,D2催化产生的T_3离细胞核较近,易于扩散到核膜处并穿过核膜进入核内。D2为专一性外环脱碘酶,它催化T_4转化为T_3,还催化rT_3转化为$3,3'-T_2$。

缺碘或甲状腺功能减退使外周D2的表达增加,活性增强,于是T_4向T_3的转化增加,这在脑部和棕色脂肪组织尤其明显。D2的激活不仅有助于维持局部T_3水平不至于过低,而且尽可能维持血浆T_3水平于正常范围。

3. D3·D3为内环脱碘酶,使T_4转变为rT_3,使T_3转变为$3,3'-T_2$。人D3基因(Dio3)位于14号染色体的14q32区,其编码的蛋白质含有278个氨基酸残基。与D1和D2基因结构不同的是,D3基因没有内含子。Dio3基因调节区含有正性甲状腺激素反应元件,甲状腺激素借之增加Dio3的转录。此外,甲状腺激素还增加D3的活性。D3的生理功能是使T_3和T_4失活,从而调节局部T_3水平,避免细胞内T_3产生过多。

甲状腺功能减退时,某些脑区(如大脑皮质、海马和小脑)D3活性下降达90%,使得T_4向rT_3转化减少,这些节约下来的T_4通过D2转化为T_3,以满足机体对T_3的需求。

妊娠期子宫、胎盘、胚胎和新生期脑组织和新生期皮肤D3活性较高,提示D3与发育有关。妊娠期子宫和胎盘的高D3活性限制了母体甲状腺激素(特别是T_4)向胎体的转运,避免母体的甲状腺激素过多地作用于胚胎。某些胚胎组织的高D3活性可起到调节局部T_3浓度的作用。

人类3种脱碘酶的功能特点如表4-2-3所示。

表 4-2-3　人类 3 种脱碘酶的特点

项　目	D1	D2	D3
脱碘位置	内环脱碘＋外环脱碘	外环脱碘	内环脱碘
单体分子量	29 000	30 500	31 500
染色体定位（人类）	1p32～p33	14q24.3	14q32
半衰期	超过 12 h	约 20 min	数小时
是否形成聚合体	同二聚体	同二聚体	同二聚体
活性中心	硒半胱氨酸	硒半胱氨酸	硒半胱氨酸
组织分布	肝、肾、甲状腺、垂体、WAT、脑	垂体、脑、BAT、心脏、甲状腺、骨骼肌	胎盘、胎儿组织、脑、皮肤、子宫、β细胞
亚细胞定位	细胞膜	内质网	细胞膜
反应动力学	乒乓机制	序贯机制	序贯机制
优势底物	$5'$：rT_3，$T_3S > T_2S \gg T_4$ 5：$T_4S > T_3S \gg T_3$，T_4	$T_4 > rT_3$	$T_3 > T_4$
K_m（DTT 作为辅因子）	$rT_3(5')$：0.06 μmol/L $T_4(5')$：2.3 μmol/L $T_4S(5)$：0.3 μmol/L	$T_4(5')$：1 nmol/L	$T_3(5)$：6 nmol/L $T_4(5)$：37 nmol/L
体外辅因子	8 mmol/L DTT	28 mmol/L DTT	Ca^{2+}，70 mmol/L DTT
对 TH 的反应 　转录水平 　翻译后水平	↑↑ ?	↓ ↓↓↓（泛素化）	↑↑ ?
生理及病理调节因素 　诱导 　抑制	T_3 禁食，较重疾病	寒冷、过食、儿茶酚、胺、胆酸、cAMP、去泛素化、VDU1/VDU2	组织损伤、T_3、TGF-β、aFGF、bGFG、PDGF、EGF、ERK 激活剂
抑制剂	硫脲类＋＋＋（竞争性） 　胺碘酮＋＋＋ 　碘番酸＋＋＋ 　黄酮类＋＋＋ ATG＋＋＋（竞争性）	硫脲类－/＋ ? 碘番酸＋＋＋ 黄酮类＋＋＋ ATG＋＋（非特异性）	硫脲类－ ? 碘番酸＋＋＋ 黄酮类＋＋＋ ATG＋＋（竞争性）
生理功能	rT_3 和 T_3S 脱碘，血 T_3 的来源（尤其在甲亢时），碘的再利用	细胞内 T_3 的来源，血 T_3 的来源（50%），产热，发育	使 T_3 和 T_4 失活，避免细胞内 T_3 产生过多
与疾病的关系 　甲状腺功能亢进 　甲状腺功能减退 　低 T_3 综合征	↑（肝、肾、甲状腺） ↑（甲状腺），↓（肝、肾） ↓	↑（甲状腺），↓（其他） ↑（所有组织） 无变化	↑（脑） ↓（脑） 无变化

注：WAT，白色脂肪组织；BAT，棕色脂肪组织；T_3S，硫酸化 T_3；T_4S，硫酸化 T_4；DTT，1,4-二硫苏糖醇；TH，甲状腺激素；ATG，金硫葡萄糖。

（二）脱碘酶在维持甲状腺激素稳态中的作用

1. 甲状腺激素的代谢特点·一个体重 70 kg 甲状腺功能正常的成人，每日 T_4 产量约为 110 nmol(85 μg)，T_3 产量约为 50 nmol(31 μg)，rT_3 产量约为 60 nmol，3,3'-T_2 产量约为 50 nmol，3',5'-T_2 产量约为 20 nmol，3,5-T_2 产量约为 7 nmol，3'-T_1 产量约为 30 nmol。其中 T_4 只能由甲状腺产生（甲状腺外不产生 T_4），其他碘甲腺原氨酸则主要由脱碘酶在甲状腺外产生。

在体重 70 kg 的成人，T_4 的分布容积约为 10 L。血浆总 T_4 的浓度约为 100 nmol/L，因此甲状腺外 T_4 总量约为 1 μmol(800 μg)。T_4 的半衰期约为 6.7 日，它在外周周转(turnover)的比例约为每日 10%。每日代谢清除的 T_4 量与产生的 T_4 量相等，以维持 T_4 的稳态。

T_3 的分布容积远高于 T_4，约为 40 L。血浆总 T_3 的浓度约为 1.8 nmol/L，甲状腺外 T_3 总量约为 72 nmol。T_3 的半衰期约为 1 日，它在外周周转的比例约为每日 65%。于正常成人，每日甲状腺的 T_3 分泌量约为 10 nmol。据报道，Tg 分子上的 T_4 与 T_3 之比为 15：1，而甲状腺分泌物中 T_4 与 T_3 之比为 11：1，说明甲状腺分泌的 T_3 中有一部分来自甲状腺内 T_4 向 T_3 的转化。除甲状腺的分泌外，T_3 也可来自外周 T_4 向 T_3

的转化,这种转化由 D1 或 D2 催化。正常成人 T_4 向 T_3 的平均转化率为 $30\%\sim40\%$,每日外周 T_3 的产量约为 40 nmol,其中 D1 介导的外周 T_3 产量约 10 nmol/d,D2 介导的外周 T_3 产量约 30 nmol/d。正常人每日产生 T_3 约 50 nmol,其中甲状腺的分泌占 20%,D2 介导的外周 T_4 向 T_3 的转化占 60%,D1 介导的外周 T_4 向 T_3 的转化占 20%。于大鼠,每日 T_3 的产量约为 415 pmol,甲状腺的分泌占 40%,D2 介导的外周 T_4 向 T_3 的转化和 D1 介导的外周 T_4 向 T_3 的转化各占 30%。甲状腺功能亢进患者甲状腺源 T_3 的贡献率接近 50%(其余 50% 来自外周 T_4 向 T_3 的转化),严重甲状腺功能亢进患者甲状腺源 T_3 的贡献率接近 70%。

人类 95% 以上的 rT_3 来源于 T_4 的外周内环脱碘,由甲状腺直接分泌的不到 5%。

缺碘时甲状腺内 T_3/T_4 约为正常的 25 倍,血浆 T_3/T_4 也显著增加,此种变化的原因是 T_4 含量降低而非 T_3 含量升高。缺碘或甲状腺功能减退状态下 T_4 向 T_3 的转化率可达 50%,可见,缺碘或甲状腺功能减退状态下血浆和局部 T_3 水平的维持是以牺牲 T_4 为代价的。

2. 血浆 T_3 的来源·传统观点认为 D1 催化产生的 T_3 为血浆 T_3 的主要来源,这是因为 D1 位于细胞膜上,经它催化产生的 T_3 靠近细胞膜处,易于透过细胞膜进入到细胞外。此外,在相当一段时间内,人们认为 D2 的表达局限于中枢神经系统和垂体,这也使得人们认为 D2 催化产生的 T_3 不是血浆 T_3 的主要来源。但是,近年研究显示 D2 催化 T_4 外环脱碘产生 T_3 的能力为 D1 的 700 倍,而且骨骼肌、心肌也可表达 D2 且表达水平相当高,使得人们重新评估 D1 和 D2 在甲状腺外 T_4 向 T_3 转化中的作用。

综合近年的研究,目前认为 D1 和 D2 对哺乳动物血循环 T_3 水平都有贡献,但不同物种两者的贡献率存在较大差异。Maia 等的研究显示,正常情况下 D2 催化产生的 T_3 为血浆 T_3 的主要来源。虽然肝脏 D1 催化 T_4 外环脱碘的活性(约为 8 pmol T_4/mg 蛋白/min)超过骨骼肌 D2 催化 T_4 外环脱碘的活性(约为 1 fmol T_4/mg 蛋白/min),但由于骨骼肌总重量远远超过肝脏重量,所以正常情况下 D2 催化产生的 T_3 量还是要超过 D1 催化产生的 T_3 量。据报道,血液通过肝脏 1 次,肝脏摄取的 T_4 中的 98% 重新回到血循环,只有 2% 经 D1 催化转化为 T_3。

由于甲状腺激素对 D1 和 D2 的调节有很大差异,所以不同甲状腺功能状态也影响 D1 和 D2 对甲状腺外 T_3 的贡献。据 Maia 等估测,一个体重 70 kg 的成人在 FT_4 浓度为 2 pmol/L 时(相当于严重甲状腺功能减退),肝脏每日经 D1 产生的 T_3 约 2 nmol,骨骼肌经 D2 产生的 T_3 约 5 nmol,D1 和 D2 对甲状腺外 T_3 的贡献率分别为 29% 和 71%;FT_4 浓度为 20 pmol/L 时(相当于正常),肝脏每日经 D1 产生的 T_3 约 15 nmol,骨骼肌经 D2 产生的 T_3 约 29 nmol,两者的贡献率分别为 34% 和 66%;FT_4 浓度为 200 pmol/L 时(相当于甲状腺功能亢进),肝脏每日经 D1 产生的 T_3 约 150 nmol,骨骼肌经 D2 产生的 T_3 约 77 nmol,两者的贡献率分别为 67% 和 33%(表 4-2-4)。可见,在甲状腺功能正常或甲状腺功能减退时,经 D2 产生的 T_3 为甲状腺外 T_3 的主要来源,但甲状腺功能亢进时经 D1 产生的 T_3 为甲状腺外 T_3 的主要来源。

表 4-2-4 不同 T_4 浓度下人甲状腺外 T_3 产量及 D1 和 D2 的相对贡献

FT_4 浓度 (pmol/L)	D1			D2		
	2	20	200	2	20	200
T_3 产量(nmol/d)	2	15	150	5	29	74
占甲状腺外总 T_3 产量的百分比(%)	29	34	67	71	66	33

胎儿组织 D3 活性高,而 D1 活性低,所以胎儿血 T_3 水平低而 rT_3 水平高。

3. 细胞核 T_3 的来源·虽然近年也有研究显示甲状腺激素可通过膜受体发挥作用,但目前仍然认为甲状腺激素主要通过作用于其核受体而发挥效应。由于 T_3 与核受体的亲和力远大于 T_4,因此讨论细胞核 T_3 的来源对于全面理解甲状腺激素的生理功能具有重要的意义。

血液中的 T_3 和 T_4 可快速透过毛细血管,进入组织中。组织液中的 T_3 和 T_4 通过特异的载体迅速透过细胞膜,进入细胞质。细胞质中的一部分 T_4 在脱碘酶的作用下转化为 T_3,这些 T_3 来源于 T_4 的局部转化,常称为 $T_3(T_4)$,而那些直接由血浆转运而来的 T_3 则称为 $T_3(T_3)$。细胞质中的 $T_3(T_3)$ 和 $T_3(T_4)$ 一起扩散到细胞核处并经核膜上的特定载体进入到核内,最后与核甲状腺激素受体结合,发挥转录调节作用。可见,细胞核内的 T_3 有两个来源:直接由血浆转运而来的 $T_3(T_3)$ 以及由细胞内 T_4 外环脱碘产生的 $T_3(T_4)$。

虽然 D1 和 D2 都可以催化 T_4 向 T_3 转化,但细胞内的 $T_3(T_4)$ 主要由 D2 催化产生。这是由于 D1 位于细胞膜上,所以经它催化产生的 T_3 离细胞核较远,不易进入细胞核内;而 D2 位于内质网膜上,经其催化产生的 T_3 离细胞核较近,易于进入细胞核内。因此,D2 表达水平高的细胞其 $T_3(T_4)$ 占总细胞内 T_3 的比例也高,而不表达 D2 的细胞其细胞内 T_3 主要为 $T_3(T_3)$。

在一定的血浆 T_3 浓度下,不同细胞的 $T_3(T_3)$ 虽有差异但差异的程度并不很大,但 $T_3(T_4)$ 于不同细胞则可有很大的差异。因此,不同组织其细胞内 T_3 水平是不同的,这使得核甲状腺激素受体(TR)被结合(亦称占领)的比例也因组织而异(表 4-2-5),这些差异主要由细胞 D2 活性不同而引起。在不表达 D2 的组织(如肝脏和肾脏),核 T_3 主要来自血 T_3,在这种情况下约一半的核 TR 被占领。脑部 T_3 与血浆的交换比肝脏和肾脏慢,故脑组织的 $T_3(T_3)$ 低于肝脏和肾脏的 $T_3(T_3)$。大脑皮质的 D2 活性很高,超过 3/4 的核 T_3 来自 $T_3(T_4)$,其核 TR 被占领的百分比高达 97%。

如果没有 T_4 的细胞内外环脱碘,则在同一血浆 T_3 水平下不同细胞的细胞内 T_3 水平并无很大差异。但是,不同细胞对 T_3 的需求量是不同的。D2 催化的 T_4 细胞内脱碘使得在相同的循环 T_3 水平下不同细胞的细胞内 T_3 水平可有较大的不同,以满足各种细胞特定的 T_3 需求。从某种意义上说,D2 催化的 T_4 细胞内内环脱碘是甲状腺功能的局部调节手段。

如果血浆 T_3 水平不变,则同一细胞的 $T_3(T_3)$ 不会因其他因素的影响而发生大的变化,但 $T_3(T_4)$ 则可显著改变。例如,从室温到低温状态棕色脂肪组织的 D2 活性显著升高,其

细胞内 $T_3(T_4)$ 随之明显升高。这种变化具有重要的意义，它使得在不改变血浆 T_3 水平的情况下就可使棕色脂肪细胞内 T_3 水平升高，进而使核 TR 被占领的百分比显著增加，于是通过促进 UCP1 表达而大幅增加适应性产热，以使机体适应寒冷状态。有人将这种作用形象地称为局部甲状腺功能亢进。上述调节作用显然比通过增加血浆 T_3 水平而增加细胞内 T_3 浓度的方法对机体有利得多，因为 T_3 是一种"广谱"激素，几乎可影响所有细胞，血浆 T_3 水平升高势必使进入其他细胞的 T_3 增加，从而产生一些机体不需要的反应。

表 4-2-5 不同组织器官核 TR 被占领的比例及细胞内 T_3 的来源（TR）

项　　目	核 TR 被结合的百分比	$T_3(T_3)$	$T_3(T_4)$
肝脏	48%	35%	13%
肾脏	53%	46%	7%
大脑皮质	97%	20%	77%
小脑	63%	25%	37%
垂体	78%	38%	40%
棕色脂肪			
室温	75%	33%	42%
寒冷	100%	38%	62%

注：$T_3(T_3)$ 为来自血 T_3 的细胞内 T_3；$T_3(T_4)$ 为来自血 T_4 的细胞内 T_3（T_4 在细胞内经 D2 催化转变为 T_3）。

4. 脱碘酶与胎盘·胎盘富含 D3，也含有 D2，但 D2 活性仅为 D3 的 1/200。胎盘 D2 的作用是在局部产生 T_3。胎盘 D3 的作用是控制母胎甲状腺激素转运，避免 T_3 过多地进入胎儿体内。在妊娠期，胎盘 D3 比活性随孕龄增加而降低，但总活性则随孕龄增加而增加（因为胎盘大小和转运面积增大）。胎盘的屏障作用十分强大，有人向临产的人羊膜腔注入 700 μg 的 T_4，新生儿血清 T_3 浓度并无明显增加。

二、甲状腺激素的非脱碘代谢

甲状腺激素的非脱碘代谢包括酚羟基的结合（conjugation）、丙氨酸侧链的化学修饰和醚键的断裂。以下分别叙述。

（一）结合

结合作为一种甲状腺激素非脱碘代谢方式，指的是甲状腺激素外环上的酚羟基与某些也带有羟基的化学物质之间发生的脱水缩合反应。生理状态下，与甲状腺激素结合的化学物质主要有两种：硫酸和葡萄糖醛酸，前者与甲状腺激素的结合也称为甲状腺激素的硫酸结合（sulfoconjugation）或硫酸化（sulfonation），后者与甲状腺激素的结合也称为甲状腺激素的葡萄糖醛酸结合或葡萄糖醛酸化（glucuronidation）。硫酸化和葡萄糖醛酸化可增加甲状腺激素及其代谢物的水溶性。

1. 甲状腺激素的硫酸化·甲状腺激素的硫酸化由硫酸转移酶（sulfotransferase，SULT）催化。SULT 有很多种，分为 SULT1、SULT2 和 SULT3 三个家族，其中 SULT1 催化酚类化合物的硫酸化，SULT2 催化羟基类固醇的硫酸化，SULT3 催化某些胺类的硫酸化。甲状腺激素属于酚类化合物，催化其硫酸化的酶属于 SULT1 家族，也称为酚硫酸转移酶

（phenol sulfotransferase）。不过，不同 SULT 的作用可有一定的重叠，如催化雌激素硫酸化的 SULT 也可催化甲状腺激素的硫酸化。

一般来说，外环含有两个碘原子的碘甲腺原氨酸易于葡萄糖醛酸化，外环只含有一个碘原子的碘甲腺原氨酸易于硫酸化。因此，碘甲腺原氨酸硫酸化的次序为：$3'-T_1 = 3,3'-T_2 > T_3 > rT_3 > T_4$。

催化甲状腺激素硫酸化的 SULT1 位于细胞质中，由两个亚单位组成，每个亚单位分子量约 34 000。硫酸化反应中的硫酸基供体为 $3'-$磷酸腺苷 $5'-$磷酸硫酸（$3'-$ phosphoadenosine $5'-$ phosphosulfate，PAPS）。

硫酸化的甲状腺激素还可通过去硫酸化而回到非硫酸化状态，该反应由芳基硫酸酶（arylsulfatase）催化。因此，硫酸化的甲状腺激素可作为甲状腺激素的储库。

硫酸化对甲状腺激素的脱碘代谢有重要的影响。一般来说，硫酸化会增加 D1 催化的甲状腺激素内环脱碘，其中以 T_4 最为明显（硫酸化 T_4 的内环脱碘能力较未硫酸化 T_4 增强约 200 倍）。硫酸化对外环脱碘的影响较为复杂：硫酸化几乎完全阻断 T_4 的外环脱碘，但可增加 $3,3'-T_2$ 和 $3,3'-$二碘甲腺乙酸（$3,3'-$ diiodothyroacetic acid，DIAC）的外环脱碘，对 rT_3 的外环脱碘则没有影响。硫酸化对甲状腺激素脱碘代谢的影响主要限于 D1 催化的反应，对 D2 和 D3 催化的反应影响甚微。就 T_4 来说，硫酸化促进其失活，阻断其激活。对其他碘甲腺原氨酸来说，硫酸化促进其脱碘。这些脱下的碘可以再利用，避免其由尿液丢失，这在缺碘的情况下具有一定的意义。

胎儿体内硫酸化碘甲腺原氨酸的浓度显著高于母体（表 4-2-6），提示硫酸化在胎儿组织特别活跃。关于胎儿体内活跃的硫酸化作用的意义，尚不十分清楚，有人推测与维持胎儿 T_3 于较低水平有关。随着胎儿的不断发育，胎儿甲状腺功能日渐成熟，至足月时胎儿血 T_4 浓度已接近母血，但胎儿血 T_3 浓度则远低于母体血。据称正常成人血浆 T_3 水平对胎儿来说太高了，必须将胎儿血 T_3 维持于远低于成人的水平。维持胎儿血 T_3 于较低水平的机制有两个：① 胎肝等组织及胎盘富含 D3，可使 T_3 和 T_4 失活；② 胎儿组织通过活跃的硫酸化作用抑制 T_4 向 T_3 转化并加速 T_3 的脱碘失活。可见，胎儿体内活跃的碘甲腺原氨酸硫酸化作用有助于维持胎儿 T_3 于较低水平以利于胎儿的正常发育。

表 4-2-6 母体、胎儿血清及羊水碘甲腺原氨酸浓度

碘甲腺原氨酸	妊娠中期母血	羊水 20 周	羊水 足月	胎儿血 20 周	胎儿血 足月
总 T_4 (ng/dl)	12 000	250	570	3 100	11 000
总 T_3 (ng/dl)	200	8.6	6.6	13	49
总 $3,3'-T_2$ (ng/dl)	2.2	5.8	6.2	—	11
总 rT_3 (ng/dl)	24	130	69	250	270
总 T_4S (ngl)	1.8	28	—	—	21
总 T_3S (ng/dl)	2.9	6.6	—	6.6	12
总 rT_3S (ng/dl)	3.8	8.6	—	—	50

由于胎血硫酸化碘甲腺原氨酸水平显著高于母血,因此胎儿体内的硫酸化碘甲腺原氨酸可通过胎盘进入母体血中,其中一部分可随母尿排泄。在这些硫酸化碘甲腺原氨酸中,有一种称为化合物 W(compound W),它与 T_2S 抗体有很高的交叉反应,可能是 T_2S 侧链修饰后的产物。化合物 W 可进入孕母血中,并可排入孕母尿中。孕母血尿化合物 W 水平显著高于非妊娠妇女,而且随孕龄的增加而升高。因此,测定孕母血尿化合物 W 水平可间接反映胎儿甲状腺功能。

2. 甲状腺激素的葡萄糖醛酸化·甲状腺激素的葡萄糖醛酸化指的是碘甲腺原氨酸外环的酚羟基与葡萄糖醛酸的缩合反应。葡萄糖醛酸不能直接与甲状腺激素外环的酚羟基反应,它需要活化成尿苷二磷酸葡萄糖醛酸才能参加反应。在尿苷二磷酸葡萄糖醛酸基转移酶(uridine diphosphate-glucuronosyltransferase, UDP-GT, UGT)的作用下,尿苷二磷酸葡萄糖醛酸的葡萄糖醛酸基转移到碘甲腺原氨酸分子上,葡萄糖醛酸 1 位羟基和碘甲腺原氨酸的酚羟基脱水缩合,形成葡萄糖醛酸化的碘甲腺原氨酸。在各种葡萄糖醛酸化碘甲腺原氨酸中,葡萄糖醛酸化的 T_4(T_4G)和葡萄糖醛酸化的 T_3(T_3G)最为重要。于人类,T_3G 的量要显著低于 T_4G。无论是 T_4G 还是 T_3G,都可被脱碘酶催化脱碘。

同其他物质的葡萄糖醛酸化一样,甲状腺激素的葡萄糖醛酸化也主要发生于肝脏。肝脏形成的葡萄糖醛酸化碘甲腺原氨酸随胆汁排入肠道,肠道厌氧菌产生的 β-葡萄糖醛酸酶(β-glucuronidase)可催化葡萄糖醛酸化碘甲腺原氨酸水解,使碘甲腺原氨酸重新游离出来。这些游离出来的碘甲腺原氨酸又可被肠道吸收,通过门静脉重新进入肝脏,形成所谓肝肠循环。机体很多组织也表达葡萄糖醛酸酶,它们也可催化葡萄糖醛酸化碘甲腺原氨酸的去葡萄糖醛酸化。

UGT 为肝微粒体酶,因此影响肝微粒体酶的药物对甲状腺激素的葡萄糖醛酸化都有一定的影响。抗惊厥药苯妥英钠和卡马西平以及抗结核药利福平均可通过诱导肝酶而促进甲状腺激素的葡萄糖醛酸化而增加其清除,可引起血 T_4 水平降低,但 T_3 和 TSH 水平一般不受影响。对于服用上述药物的甲状腺功能减退患者,应该监测甲状腺功能以调整激素替代量。

(二)丙氨酸侧链的脱氨和脱羧

甲状腺激素丙氨酸侧链的脱氨由甲状腺激素氨基转移酶(thyroid hormone aminotransferase)催化,其脱羧反应由 L-氨基酸氧化酶(L-amino acid oxidase, LAO)催化。甲状腺激素脱氨脱羧可产生碘甲腺乙酸和甲腺胺(TAM),两者可继续进行其他代谢(如脱碘、硫酸化和葡萄糖醛酸化)。实际上,T_3 的脱氨脱羧产物 TRIAC 和 T_4 的脱氨脱羧产物 TETRAC 较 T_3 和 T_4 更易被 D1 脱碘,它们也较 T_3 和 T_4 更易被葡萄糖醛酸化。

不仅甲状腺激素可发生脱氨和脱羧,其硫酸化和葡萄糖醛酸化产物也可发生脱氨和脱羧。T_3S 脱氨和脱羧的产物为硫酸化 TRIAC(TRIACS),T_4S 脱氨和脱羧的产物为硫酸化 TETRAC(TETRACS)。当然,TRIACS 和 TETRACS 也可分别来自 TRIAC 和 TETRAC 的硫酸化。

$1\%\sim2\%$ 的 T_4 转化为 TETRAC,约 14% 的 T_3 转化为 TRIAC。于正常成人,每日生成的 TETRAC 为 $1\sim2~\mu g$,每日生成的 TRIAC 约 $5~\mu g$。

TRIAC 和 TETRAC 都具有甲状腺激素活性,属于甲状腺激素拟似剂(thyromimetic),其中以 TRIAC 更受关注。TRIAC 的活性只相当于 T_3 的 6% 左右,可能与 TRIAC 代谢较快(半衰期 $6\sim8~h$)、与 TR 结合时间较短有关。TRIAC 与体外表达的 TRα1 的亲和力与 T_3 相当,与 TRβ1 和 TRβ2 的亲和力约为 T_3 的 3.5 倍,可见 TRIAC 对 TRβ 的作用要超过 TRα。正因为这一点,TRIAC 的作用较 T_3 更有选择性,即对 TRβ 占优势的组织作用更强。垂体 TSH 细胞主要表达 TRβ2,甲状腺激素对 TSH 的反馈抑制即由 TRβ2 介导,因此 TRIAC 抑制 TSH 分泌的作用就很强。肝脏以 TRβ1 为主,心脏和骨骼肌以 TRα1 为主,故 TRIAC 对肝脏的作用较强而对心脏和骨骼肌的作用就较弱。TRIAC 这种作用特点具有一定的临床意义,用 TRIAC 治疗甲状腺激素抵抗综合征和甲状腺癌可能更有优势:在有效抑制 TSH 的同时而不会带来外周甲亢的副作用。目前已有 TRIAC 制剂供应,商品名为 Tiratricol。

TAM 是另一类重要的甲状腺激素衍生物,根据其所含碘原子数目及位置分为 9 种。不含碘原子的 TAM 为 T_0AM,仅内环含有一个碘原子的 TAM 为 $3-T_1AM$,仅外环含有一个碘原子的 TAM 为 $3'-T_1AM$,仅内环含有两个碘原子的 TAM 为 $3,5-T_2AM$,只外环含有两个碘原子的 TAM 为 $3',5'-T_2AM$,内、外环各含有一个碘原子的 TAM 为 $3,3'-T_2AM$,内环含有两个碘原子、外环含有一个碘原子的 TAM 为 T_3AM,外环含有两个碘原子、内环含有一个碘原子的 TAM 为 rT_3AM,内、外环各含有两个碘原子的 TAM 为 T_4AM。某些 TAM 具有调节能量代谢和血脂等作用,这些作用并不是通过核 T_3 受体发挥的,可能与某些 G 蛋白偶联受体如痕量胺相关受体(trace amine-associated receptor 1, TAAR)有关。

(三)醚键的断裂

在过氧化物酶的作用下,甲状腺激素外环和内环之间的醚键可发生氧化断裂。就 T_4 来说,醚键断裂后内环部分形成 DIT,这些 DIT 可进入血循环。不过正常情况下这种方式形成的 DIT 不是血浆 DIT 的主要来源,因为给予大剂量的 T_4 可使血浆 DIT 水平降低。醚键断裂后外环部分迅速脱碘,形成不稳定的醌。脱下的碘一部分与某些蛋白质结合,另一部分则形成无机碘。

肝细胞和中性粒细胞等都可发生上述反应。有人发现,在感染的时候感染部位会有甲状腺激素的浓集,而且血尿 DIT 水平升高,提示感染时中性粒细胞激活可使甲状腺激素醚键断裂增加。

参考文献

[1] 苏青.甲状腺激素的生物化学[M]//陈家伦.临床内分泌学.上海:上海科学技术出版社,2011:280-296.
[2] Deshpande V, Venkatesh SG. Thyroglobulin, the prothyroid hormone: chemistry, synthesis and degradation[J]. Biochim Biophys Acta, 1999, 1430:157-178.
[3] Venkatesh SG, Deshpande V. A comparative review of the structure and biosynthesis of thyroglobulin[J]. Comp Biochem Physiol C Pharmacol Toxicol Endocrinol, 1999, 122:13-20.
[4] Marino M, McCluskey RT. Role of thyroglobulin endocytic pathways in the control of thyroid hormone release[J]. Am J Physiol Cell Physiol, 2000, 279:C1295-C1306.
[5] Dunn JT, Dunn AD. The importance of thyroglobulin structure for thyroid

hormone biosynthesis[J].Biochimie, 1999, 81：505 - 509.

[6] Furtmuller PG, Zederbauer M, Jantschko W, et al. Active site structure and catalytic mechanisms of human peroxidases [J]. Arch Biochem Biophys, 2006, 445：199 - 213.

[7] Ruf J, Carayon P. Structural and functional aspects of thyroid peroxidase [J].Arch Biochem Biophys, 2006, 445：269 - 277.

[8] Mitchell AM, Tom M, Mortimer RH. Thyroid hormone export from cells：contribution of P-glycoprotein[J].J Endocrinol, 2005, 185：93 - 98.

[9] Riesco-Eizaguirre G, Santisteban P. A perspective view of sodium iodide symporter research and its clinical implications[J]. Eur J Endocrinol, 2006, 155：495 - 512.

[10] Mondal S, Raja K, Schweizer U, et al. Chemistry and biology in the biosynthesis and action of thyroid hormones[J]. Angew Chem Int Ed Engl, 2016, 55(27)：7606 - 7630.

[11] Carvalho DP, Dupuy C. Thyroid hormone biosynthesis and release[J].Mol Cell Endocrinol, 2017, 458：6 - 15.

[12] Fong P. Apical iodide efflux in thyroid [J].Vitam Horm, 2015, 98：33 - 62.

[13] Ortiga-Carvalho TM, Chiamolera MI, Pazos-Moura CC, et al. Hypothalamus-pituitary-thyroid axis [J]. Compr Physiol, 2016, 6 (3)：1387 - 1428.

[14] De Deken X, Corvilain B, Dumont JE, et al. Roles of DUOX-mediated hydrogen peroxide in metabolism, host defense, and signaling [J]. Antioxid Redox Signal, 2014, 20(17)：2776 - 2793.

[15] Ueyama T, Sakuma M, Ninoyu Y, et al. The extracellular A-loop of dual oxidases affects the specificity of reactive oxygen species release[J].J Biol Chem, 2015, 290(10)：6495 - 6506.

[16] Köhrle J. Thyroid hormones and derivatives：endogenous thyroid hormones and their targets[J].Methods Mol Biol, 2018, 1801：85 - 104.

[17] Cichero E.Opportunities and challenges in the design of selective TAAR1 agonists：an editorial[J].Expert Opin Ther Pat, 2018, 28(6)：437 - 440.

[18] Hoefig CS, Zucchi R, Köhrle J. Thyronamines and derivatives：physiological relevance, pharmacological actions, and future research directions[J].Thyroid, 2016, 26(12)：1656 - 1673.

[19] Senese R, Cioffi F, de Lange P, et al. Thyroid：biological actions of 'nonclassical' thyroid hormones[J].J Endocrinol, 2014, 221(2)：R1 - 12.

[20] Köhrle J, Biebermann H. 3 - Iodothyronamine — a thyroid hormone metabolite with distinct target profiles and mode of action [J]. Endocr Rev, 2019, 40(2)：602 - 630.

[21] Braun D, Schweizer U. Thyroid hormone transport and transporters[J]. Vitam Horm, 2018, 106：19 - 44.

[22] Groeneweg S, Visser WE, Visser TJ. Disorder of thyroid hormone transport into the tissues [J]. Best Pract Res Clin Endocrinol Metab, 2017, 31(2)：241 - 253.

[23] Krause G, Hinz KM. Thyroid hormone transport across L-type amino acid transporters：What can molecular modelling tell us? [J]. Mol Cell

Endocrinol, 2017, 458：68 - 75.

[24] Bernal J, Guadaño-Ferraz A, Morte B. Thyroid hormone transporters — functions and clinical implications[J]. Nat Rev Endocrinol, 2015, 11(7)：406 - 417.

[25] Bianco AC, Salvatore D, Gereben B, et al. Biochemistry, cellular and molecular biology, and physiological roles of the iodothyronine selenodeiodinases[J].Endocr Rev, 2002, 23：38 - 89.

[26] Bianco AC, Larsen PR. Cellular and structural biology of the deiodinases [J].Thyroid, 2005, 15：777 - 786.

[27] Kuiper GG, Kester MH, Peeters RP, et al. Biochemical mechanisms of thyroid hormone deiodination[J].Thyroid, 2005, 15：787 - 798.

[28] Huang SA.Physiology and pathophysiology of type 3 deiodinase in humans [J].Thyroid, 2005, 15：875 - 881.

[29] Wu SY, Green WL, Huang WS, et al. Alternate pathways of thyroid hormone metabolism[J].Thyroid, 2005, 15：943 - 958.

[30] Köhrle J. Selenium and the control of thyroid hormone metabolism[J]. Thyroid, 2005, 15：841 - 853.

[31] Strott CA.Sulfonation and molecular action[J]. Endocr Rev, 2002, 23：703 - 732.

[32] Bianco AC, Kim BW. Deiodinases：implications of the local control of thyroid hormone action[J].J Clin Invest, 2006, 116：2571 - 2579.

[33] Hennemann G.Notes on the history of cellular uptake and deiodination of thyroid hormone[J].Thyroid, 2005, 15：753 - 756.

[34] Koenig RJ. Regulation of type 1 iodothyronine deiodinase in health and disease[J].Thyroid, 2005, 15：835 - 840.

[35] Chidakel A, Mentuccia D, Celi FS. Peripheral metabolism of thyroid hormone and glucose homeostasis[J].Thyroid, 2005, 15：899 - 903.

[36] St Germain DL, Hernandez A, Schneider MJ, et al. Insights into the role of deiodinases from studies of genetically modified animals[J]. Thyroid, 2005, 15：905 - 916.

[37] Obregon MJ, Escobar del Rey F, Morreale de Escobar G. The effects of iodine deficiency on thyroid hormone deiodination[J].Thyroid, 2005, 15：917 - 929.

[38] Köhrle J. Thyroid hormones and derivatives：endogenous thyroid hormones and their targets[J].Methods Mol Biol, 2018, 1801：85 - 104.

[39] Cichero E.Opportunities and challenges in the design of selective TAAR1 agonists：an editorial[J].Expert Opin Ther Pat, 2018, 28(6)：437 - 440.

[40] Bianco AC, da Conceição RR. The deiodinase trio and thyroid hormone signaling[J].Methods Mol Biol, 2018, 1801：67 - 83.

[41] Citterio CE, Targovnik HM, Arvan P. The role of thyroglobulin in thyroid hormonogenesis[J].Nat Rev Endocrinol, 2019 Mar 18. doi：10.1038/s41574 - 019 - 0184 - 8.

[42] Köhrle J, Biebermann H. 3 - Iodothyronamine：a thyroid hormone metabolite with distinct target profiles and mode of action[J]. Endocr Rev, 2019, 40(2)：602 - 630.

第三章·甲状腺激素的生理

苏 青

第一节·甲状腺激素的生理作用

甲状腺激素是一种广谱激素,对许多器官细胞都有影响。不过甲状腺激素的效应虽多,但可以归为代谢效应和生长效应两大方面。

一、甲状腺激素对代谢的影响

（一）甲状腺激素对产热的影响

1. 机体的产热及其调节·细胞的各种代谢活动在较狭窄的温度范围内进行,因此维持正常的体温对于高等动物特别

重要。机体每时每刻都在产生和散发热量,而且产生的热量和散发的热量处于平衡,从而保持正常的体温。如果机体的产热超过散热,则体温升高,反之则体温降低。在某些情况下（如暴露于寒冷环境中）,散热增加,这时机体会及时增加产热以使体温维持于正常。

机体的产热包括必然产热（obligatory thermogenesis）和随意产热（facultative thermogenesis）两个部分。必然产热指的是机体正常生命活动时所产生的热量,主要构成基础代谢率。从能量代谢的角度看,机体的生命活动可分为两个过程：ATP 的生成和 ATP 的消耗。细胞氧化能量物质（葡萄糖、脂肪和蛋白质等）通过线粒体呼吸链使质子（即 H^+）由线粒体

基质泵入线粒体内外膜之间的腔,从而产生跨膜质子梯度。质子顺浓度梯度经线粒体内膜的 ATP 合成酶重新流入线粒体基质,所释出的能量使 ADP 转化为 ATP。生成的 ATP 为各耗能过程供能,以维持生命活动的正常进行。但是,也有一部分质子通过所谓线粒体质子漏(mitochondrial proton leak)的方式进入线粒体基质。线粒体质子漏绕过了 ATP 合成酶,并不生成 ATP。

无论是 ATP 的生成,还是 ATP 的消耗,从本质上说都是能量转化的过程,而能量转化的效率不可能达到 100%,必然有一部分损失,这部分损失的能量就转化为热能,构成所谓必然产热。据推算,线粒体呼吸链 ATP 合成的效率约为 65%(即 35% 的能量以热能形式散发出去),而 ATP 水解供能的效率只有 45%,总的能量转化效率只有 30% 左右。

必然产热在维持体温方面具有重要的作用。但是,单靠必然产热是不够的。据报道,在环境温度为 26~28℃ 时,必然产热可维持中心温度于 37℃。如果环境温度降低,仅靠必然产热是不能维持正常体温的,这时机体就通过随意产热来增加总的产热量。随意产热为机体适应环境变化的过程,也称为适应性产热(adaptive thermogenesis),包括寒战和非寒战两方面。在大动物(包括人类)中,环境温度的降低可刺激骨骼肌发生不自主收缩,从而增加产热(即寒战性适应性产热)。但是,寒战也增加了散热,对于小动物(如大鼠、小鼠)尤其如此(因为小动物的相对体表面积较大)。因此,寒战作为机体的适应性产热措施并不经济。实际上,小动物通常利用非寒战性适应性产热来应对寒冷刺激。在非寒战性适应性产热中,棕色脂肪组织起着重要的作用。棕色脂肪组织的脂肪细胞富含线粒体,其线粒体内膜含有解偶联蛋白 1(uncoupling protein 1,UCP1)。UCP1 在棕色脂肪细胞线粒体内膜中的含量很高,约占内膜总蛋白量的 10%。UCP1 可作为质子载体,形成绕过 ATP 合成酶的质子漏,使氧化和磷酸化解偶联,从而降低线粒体 ATP 合成的效率,增加产热。在寒冷环境中,棕色脂肪细胞 UCP1 活性增强,产热增加,以维持正常的体温。

2. 甲状腺激素对机体产热的影响・甲状腺激素对机体产热的影响久为人知。甲状腺激素既增加适应性产热,又增加必然产热。

甲状腺激素增加适应性产热的作用与交感神经系统和 2 型脱碘酶(D2)有密切的关系。寒冷刺激使交感神经系统兴奋,释放大量的儿茶酚胺(主要是去甲肾上腺素)。儿茶酚胺使棕色脂肪组织 D2 mRNA 水平及其活性升高,从而使局部 T_3 产生增加。T_3 和去甲肾上腺素都使棕色脂肪组织 UCP1 表达增加,且两者有协同作用。在没有 T_3 的情况下,去甲肾上腺素可使棕色脂肪组织 UCP1 表达增加 1~2 倍。如果没有去甲肾上腺素,T_3 单独只能使 UCP1 的表达轻度增加。如果去甲肾上腺素和 T_3 同时作用,可使棕色脂肪组织 UCP1 表达增加近 20 倍。在大鼠和小鼠 UCP1 基因启动子上游都发现了甲状腺激素反应元件(TRE)和 cAMP 反应元件(CRE),两者分别介导 T_3 和 cAMP(儿茶酚胺可使靶细胞 cAMP 产生增加)对 UCP1 基因的转录激活效应,且有协同作用。

甲状腺激素也刺激必然产热,从而增加基础代谢率。早在 1936 年 Dubois 就发现,切除甲状腺的动物基础代谢率降低约 40%,提示约 40% 的必然产热依赖于甲状腺激素。甲状腺激素一方面刺激 ATP 的消耗,另一方面降低线粒体 ATP 合成的效率,两者均增加机体的必然产热。甲状腺激素刺激 ATP 消耗的机制较为复杂,涉及很多方面。甲状腺激素增加蛋白质、脂肪和碳水化合物的代谢,从而使能量产生增加。物质代谢的活跃势必使物质的跨膜转运需求增加。研究显示,甲状腺激素增加 Na^+-K^+-ATP 酶的表达并增强其功能,这样既刺激了物质转运,又增加了 ATP 的消耗,两者均使产热增多。此外,甲状腺激素还增加肌肉细胞肌质网 $Ca^{2+}-ATP$ 酶活性。这一方面直接增加了 ATP 的消耗,另一方面通过使肌质网 Ca^{2+} 库增加而增强肌肉的收缩,导致肌肉收缩所消耗的 ATP 增多。此外,甲状腺激素兼有生脂和脂解作用,形成生脂-脂解无效循环(lipogenesis-lipolysis futile cycle),这也使产热增加。总之,甲状腺激素可通过促进物质代谢及肌肉收缩而增加产热。

目前认为,降低线粒体 ATP 合成的效率是甲状腺激素刺激必然产热增加基础代谢率的主要机制。与适应性产热不同的是,甲状腺激素对必然产热的效应涉及许多组织器官(适应性产热仅涉及棕色脂肪组织)。除 UCP1 外,近年又克隆了两种 UCP,分别称为 UCP2 和 UCP3,两者也分布于线粒体内膜。UCP2 和 UCP3 的表达远较 UCP1 广泛,但其表达水平远低于 UCP1(UCP2 和 UCP3 占线粒体内膜总蛋白量的 0.01%~0.1%)。UCP2 和 UCP3 可能与甲状腺激素的产热效应没有太大的关系,原因为:① 肝细胞线粒体存在质子漏,但不表达 UCP2 和 UCP3。② 于人类骨骼肌,甲状腺激素使 UCP2 和 UCP3 表达增加,并不伴有质子梯度的降低。③ UCP2 和 UCP3 基因敲除的小鼠并无产热缺陷。④ 给 UCP3 基因敲除的小鼠注射 T_3,也可引起耗氧增加,其反应与野生型小鼠相同。

除 T_3 外,其他碘甲腺原氨酸(如 3,5-T_2)也有刺激机体产热的作用,且作用更快。

曾经认为,甲状腺激素对变温动物(ectotherm)的产热和体温没有明显的影响。但是,近年的不少研究显示,甲状腺激素也可刺激变温动物的能量代谢并升高其体温。

(二)甲状腺激素对物质代谢的影响

甲状腺激素使糖代谢速率加快,糖的吸收、利用、糖原的合成与分解均加速,肝糖异生也增加。甲状腺激素也增加细胞对葡萄糖的摄取及代谢。甲状腺激素对葡萄糖摄取的刺激作用在时间上可分为两相:早期(6 h 以内)通过使胞质葡萄糖转运子(GLUT)转位到细胞膜而发挥作用,不涉及基因表达的变化,后期(6~48 h)则通过使 GLUT 表达增加而发挥作用。甲状腺激素对血糖的影响较为复杂,既使葡萄糖在肠道的吸收加快并刺激糖异生,也增加外周组织对葡萄糖的利用,不过前一作用往往超过后一作用。因此,总的效应是使血糖升高(尤其是餐后血糖)。

甲状腺激素对脂代谢有广泛深入的影响。甲状腺激素促进前脂肪细胞分化为白色脂肪细胞。甲状腺激素可诱导一些成脂关键酶(如乙酰辅酶 A 羧化酶、苹果酸酶、6-磷酸葡萄糖脱氢酶、脂肪酸合酶),从而增加脂肪酸的合成。新合成的脂肪酸主要用于合成膜磷脂,而不是作为甘油三酯储存起来。甲状腺激素通过增加膜脂的合成而促进生物膜的形成,这是它发挥促线粒体增生作用和促分裂作用的基础。甲状腺激素也增加甘油三酯的分解及脂肪酸的 β 氧化,因而也具有脂解作用。于棕色脂肪细胞,甲状腺激素促进 UCP1 的表达,从而发挥产热效应。

甲状腺激素刺激羟甲戊二酰-辅酶 A(HMG-CoA)还原酶的表达并增强其活性。据报道,给予甲状腺切除的大鼠 T_3,可使 HMG-CoA 还原酶活性增强 30 倍,这一效应约发生于给药后 36 h,而且蛋白质合成抑制剂环己亚胺(cycloheximide)对此有抑制作用,说明该效应可能与转录和蛋白质合成有关。甲状腺激素通过刺激 HMG-CoA 还原酶而增加胆固醇的生物合成,新合成的胆固醇主要用于生成膜脂,这也有助于其发挥促分裂及促线粒体增生效应。

甲状腺激素同时促进胆固醇降解和排泄,而且后一作用超过其对合成的促进作用,故总的效应是使血胆固醇水平降低。因此,甲状腺功能亢进的患者血胆固醇水平降低,而甲状腺功能减退则引起高胆固醇血症。甲状腺激素增加 LDL 受体的表达,故降低血浆 LDL 水平。甲状腺激素促进载脂蛋白 A1 的表达,故可升高 HDL 水平。

甲状腺激素对蛋白质代谢也有显著的作用。生理量的甲状腺激素可促进 mRNA 转录,加速细胞对氨基酸的摄取,增加蛋白质的合成。甲状腺激素对蛋白质代谢的作用受剂量、机体甲状腺功能状态及蛋白质摄入量的影响。如果机体缺乏甲状腺激素,补充甲状腺激素可增加蛋白质的合成。如果机体不缺乏甲状腺激素,给予甲状腺激素则促进蛋白质的分解,造成负氮平衡。如果膳食中含有足够的蛋白质,则甲状腺激素促进蛋白质的分解;如果膳食中蛋白质含量不足,则甲状腺激素促进体内蛋白质的合成。

甲状腺激素对肌酸代谢也有显著的影响。甲状腺功能亢进患者的尿肌酸排泄量常常明显增多,伴尿肌酐排泄量减少。

生理剂量的甲状腺激素有利钠排水作用。甲状腺功能减退时,水钠潴留,组织间隙中含大量黏蛋白,黏蛋白可吸附水分和盐类,从而引起黏液性水肿,补充甲状腺激素可促进水的排泄。

甲状腺激素可影响钙磷代谢。甲状腺功能亢进时可引起负钙、负磷及负镁平衡,但血浓度一般正常。

二、甲状腺激素对生长发育的影响

(一) 甲状腺激素对脑发育的影响

甲状腺激素对于哺乳类中枢神经系统的正常发育是必不可少的,胚胎晚期及生后早期如果缺乏甲状腺激素又未及时补给将造成永久性脑损害,严重者可引起智力减退、运动功能障碍及耳聋等症,临床上称为克汀病(cretinism)。

1. 甲状腺激素调节脑发育作用的时相性·甲状腺激素对脑发育的调节作用具有明显的时相性,即在脑发育的某一阶段作用特别显著,在其他时间作用很轻微甚至没有作用。甲状腺激素对脑发育作用特别显著的时期通常称为"关键期"(critical period)。此期的脑在发育方面具有一些共同的特点:无论是大脑还是小脑,神经突起的形成、突触发生、胶质形成和髓鞘化均极为活跃;此期大脑神经细胞的增生和迁移已基本停止,但小脑神经细胞的增生和迁移仍很活跃。因此,这一时期的脑对环境因素的影响非常敏感,可能正因为这一点它才成为甲状腺激素作用的关键期。不同物种的关键期的跨度

也不同,如大鼠的关键期为自妊娠 18 日至生后第 21 日,人的关键期为自妊娠晚期至生后 1~2 年。关键期的跨度决定于该物种脑发育的相对速度,如大鼠脑发育的速度较人脑的快,大鼠出生时脑发育的程度只相当于人类 5~6 个月龄的胎脑,而人出生时脑发育的程度相当于大鼠生后 10 日的水平,故大鼠脑的关键期较人脑的要早,这一特点使大鼠成为研究甲状腺激素影响脑发育最常用的动物模型。

2. 解剖和组织学变化·实验动物出生后如立即摘除甲状腺,其大脑的生长将严重受损,脑重减轻,脑体积缩小。由于大脑神经元的增生和迁移在关键期已完成,故甲状腺激素的缺乏不影响大脑神经元的增生和迁移,但大脑神经胶质细胞的数目则减少,且神经细胞之间排列较正常紧密,这可能是脑体积缩小的主要原因。关键期甲状腺激素的缺乏对小脑的影响较大脑显著,主要表现在小脑外颗粒层细胞向内颗粒层迁移的减慢,而小脑神经细胞的增生则代偿性增加。正常情况下,大鼠小脑外颗粒层细胞在生后 20 日就失去增生活性,甲状腺功能减退大鼠则可持续到 20 日以后。

甲状腺功能减退动物脑内神经突起的旁枝(outgrowth)显著减少,延伸(elongation)障碍,神经元之间的突触形成(synaptogenesis)也相应减少。甲状腺功能减退动物神经细胞髓鞘形成(myelination)延迟,而胶质形成(gliosis)则增加。

3. 生化改变·甲状腺功能减退脑主要的生化改变有:氧耗降低,葡萄糖的转运降低、代谢减少,鸟氨酸脱羧酶活性下降,微管蛋白合成减少,微管蛋白-酪氨酸连接酶活性下降,髓鞘蛋白合成减少,半乳糖转移酶、唾液酸转移酶、硫酸基转移酶、髓鞘碱性蛋白甲基转移酶及 $2'-3'$ 环核苷酸-$3'$-硫酸水解酶的活性均下降,酸性磷酸酶和碱性磷酸酶活性也下降。

(二) 甲状腺激素对骨骼的影响

甲状腺激素对于骨的正常生长和发育是必需的。儿童期甲状腺激素不足且未及时补给,可引起生长停滞、骨骺闭合延迟、骨龄延迟、身材矮小。

甲状腺激素影响骨生长的机制较为复杂,它一方面通过胰岛素样生长因子 1(IGF-1)间接发挥作用,另一方面可直接影响骨细胞,发挥直接作用。IGF-1 为体内重要的生长介质,以前称为生长介素 C(somatomedin C),为垂体生长激素(GH)作用于靶细胞后产生的一种具有促进生长作用的生长因子。GH 基因为甲状腺激素反应基因,其调节区域含有正性甲状腺激素反应元件,甲状腺激素借之增强 GH 基因的转录。因此,甲状腺激素可增加垂体 GH 的分泌。GH 一方面作用于肝细胞,刺激其产生更多的 IGF-1,使血 IGF-1 水平升高,于是经血循环到达骨骼的 IGF-1 增多。GH 另一方面直接作用于骨细胞,使其产生的 IGF-1 增多。IGF-1 是一种重要的促进骨生长的因子,其产生的增多必然使骨生长加快。

生理水平的甲状腺激素对骨的线性生长有正性作用。甲状腺激素过多虽然在一段时间内加速骨生长,但同时也使骨龄增加,严重者生长板和颅骨骨缝提前闭合,此种个体成年身高反而低于正常。

甲状腺激素既促进骨形成,又促进骨吸收,总的效应是使

骨周转(bone turnover)加快。甲状腺激素增加成骨细胞表达碱性磷酸酶和骨钙素(osteocalcin),这两者都是骨形成的标志。甲状腺激素也使骨胶原合成的标志如Ⅰ型原胶原羧基端肽产生增加。此外,甲状腺激素还使骨形成和随后的骨矿化之间的时间间隔缩短。甲状腺激素亦刺激破骨细胞,使尿羟脯氨酸、尿胶原吡啶啉(pyridinoline)和胶原脱氧吡啶啉(deoxypyridinoline)水平升高。过量甲状腺激素对破骨细胞的作用超过成骨细胞,导致骨吸收超过骨形成,这在皮质骨更为明显,引起骨量丢失、骨小梁及骨皮质变薄,最后可导致骨质疏松和骨折。临床上,甲状腺功能亢进患者常常有骨量丢失,其中腰椎丢失12%~15%,髋骨丢失13%~17%,前臂丢失15%~20%,跟骨丢失25%。由于骨吸收增加,甲状腺功能亢进患者可有轻度高钙血症,尿钙和粪钙排泄增加,小肠钙磷吸收减少。

三、甲状腺激素对心血管系统的影响

早在1785年,英国医师Parry就注意到甲状腺肿大与心悸、心脏扩大和心力衰竭有关。约半个世纪后,Graves和Basedow相继注意到甲状腺功能亢进与心脏的关系。

甲状腺激素对心脏有正性肌力作用和正性频率作用,故使心输出量增加。甲状腺激素还使血管舒张,降低血流阻力,增加血流量。甲状腺激素使收缩压升高,舒张压降低,脉压加大。

甲状腺激素的心脏效应是通过调节特定基因的转录而实现的。现已明确,甲状腺激素对肌球蛋白重链(MHC)α、肌动蛋白、肌钙蛋白、肌质网Ca^{2+}-ATP酶(即SERCA2)、β1受体、Na^+-K^+-ATP酶、电压门控钾通道等基因有上调作用,对肌球蛋白重链(MHC)β、钠钙交换蛋白等基因有下调作用。甲状腺激素对MHC表达的调节是其发挥正性肌力作用的重要机制。肌球蛋白总分子量约为500 000,由2条MHC和4条轻链组成。MHC有α、β两种亚型,形成V1(α/α)、V2(α/β)和V3(β/β)3种不同类型的肌球蛋白。MHCα基因调节区域含有正性甲状腺激素反应元件(TRE),MHCβ基因含有负性TRE,故甲状腺激素缺乏时以V3为主,补充甲状腺激素后则以V1为主。V1的ATP酶活性较V3强,其缩短纤维的速度也较V3快。因此,甲状腺激素可增强心肌收缩力。甲状腺激素增加Na^+-K^+-ATP酶的表达,这为其正性肌力作用奠定了能量基础。

甲状腺激素对肌膜(sarcolemma)的钠钙交换蛋白的负调控具有一定的意义。肌膜钠钙交换蛋白和肌质网SERCA2的功能都是清除收缩期进入心肌细胞胞质的Ca^{2+},以使心肌舒张,并为下一次收缩作准备。于新生大鼠,心脏肌质网发育不充分,胞质Ca^{2+}的清除主要靠肌膜钠钙交换蛋白。出生后1周,随着肌质网的成熟,经肌质网SERCA2转运的Ca^{2+}逐渐占据主导地位,而肌膜钠钙交换蛋白的作用则逐渐减弱。甲状腺功能减退时SERCA2表达降低,而肌膜钠钙交换蛋白表达增加。肌膜钠钙交换蛋白表达的增加有助于维持心肌细胞的Ca^{2+}平衡。

甲状腺激素对心脏的正性频率作用可能与促进某些离子通道及β1受体表达有关。

第二节·甲状腺功能的调节

一、下丘脑-垂体-甲状腺轴

下丘脑可分泌促甲状腺激素释放激素(TRH),刺激垂体分泌促甲状腺激素(TSH),TSH再作用于甲状腺滤泡上皮细胞的TSH受体,刺激甲状腺滤泡上皮细胞的增殖及甲状腺激素的合成和释放。反过来,甲状腺激素对垂体TSH及下丘脑TRH也有反馈抑制作用。由此构成下丘脑-垂体-甲状腺轴(hypothalamus-pituitary-thyroid axis),简称HPT轴。HPT轴为经典的内分泌功能轴之一,在甲状腺功能调节中具有核心地位。

(一)下丘脑TRH的作用及分泌调控

TRH由下丘脑室旁核的TRH神经元产生,其原始翻译产物前TRH原(preproTRH)为分子量29 000的蛋白质,切除信号肽后转变为26 000的TRH原(proTRH),后者经进一步的裂解、修饰,产生有活性的TRH。TRH分子很小,为3个氨基酸残基组成的三肽(焦谷-组-脯-NH_2),分子量为362。TRH作用于垂体前叶的促甲状腺激素细胞(thyrotrope)而发挥作用,该细胞也称TSH细胞,细胞膜上富含TRH受体(TRHR)。TRHR有两种,分别称为TRHR1和TRHR2,均为G蛋白偶联受体。人类只有TRHR1,与其偶联的G蛋白为Gq。TRH与TRHR结合后通过G_q激活磷脂酶Cβ(PLCβ),PLCβ可促进细胞膜上的磷脂酰肌醇-4,5-二磷酸的分解,产生1,4,5-三磷酸肌醇(IP_3)和二酰基甘油(DAG),两者均为重要的第二信使。

下丘脑分泌的TRH具有强大的促进TSH分泌的作用。纳摩尔水平的TRH即有明显的促进TSH分泌的作用。此外,TRH还可促进TSH基因的转录及TSH亚单位的合成。因此,持续输注TRH可观察到双相反应:早期促进甲状腺内已存在的TSH的释放,晚期则通过促进TSH的生物合成而增加其分泌。

除促进TSH合成和分泌外,TRH也促进TSH细胞的增殖。于胚胎期,TRH还是胚胎垂体TSH细胞发育的必需因子。

TRH的分泌受T_3的强烈调控,循环T_3和局部D2催化T_4脱碘产生的T_3均有作用。TRH神经元不含D2,局部产生的T_3主要来自伸长细胞(tanycyte)。伸长细胞是一类特殊分化的胶质细胞,主要位于第三脑室底部腹侧壁和正中隆起处室管膜上。伸长细胞富含D2,催化T_4脱碘产生T_3。伸长细胞产生的T_3可通过弥散作用进入TRH神经元,抑制TRH的合成和分泌。

(二)垂体TSH对甲状腺的影响

TSH对甲状腺的影响极为广泛,几乎涉及甲状腺的每个方面。

1. TSH对甲状腺发育的影响·于大鼠和小鼠,到胚胎第16日始有TSH及其受体的表达。敲除TSH受体(TSHR)基因的$Tshr^{-/-}$小鼠和带有Tshr基因失活性突变的$Tshr^{hyt/hyt}$小鼠在出生时甲状腺的大小和结构并不受影响,不过成年后会出现甲状腺萎缩,提示TSH非胚胎期甲状腺发育所必需,但在出生后的甲状腺发育中具有一定的作用。

2. TSH 对甲状腺激素生物合成的影响·TSH 具有强大的促进甲状腺激素合成的作用，这一效应比其刺激甲状腺激素释放出现稍晚。TSH 对甲状腺激素合成过程的每个步骤几乎都有促进作用：增加 Tg 的合成；增加碘的转运；增强 DUOX 活性，使 H_2O_2 的生成增加；促进 *TPO* 基因表达并增强其 TPO 活性，从而加速碘的有机化并促进 DIT 和 DIT/MIT 的缩合。

TSH 通过作用于 NIS 而发挥其刺激摄碘的效应。TSH 不仅增加 NIS 的表达，还促进成熟的 NIS 组装到滤泡上皮细胞基底侧细胞膜上。如果没有 TSH，NIS 则保留在细胞内。研究显示，长期缺乏 TSH 刺激的 FRTL-5 细胞几乎失去摄碘能力，但细胞内的膜囊泡组分则有摄碘能力，支持 TSH 促进 NIS 膜定位的观点。此外，TSH 还能延长 NIS 的半衰期。

TSH 不仅刺激甲状腺细胞摄碘，还促进甲状腺细胞内的碘进入滤泡腔（即碘的外流）。TSH 的早期作用可能为滤泡细胞顶端细胞膜通透性增加的结果。随后，TSH 促进甲状腺细胞顶端细胞膜 Pendrin 蛋白及 AIT 的表达，以增加碘的外流。TSH 增加 Pendrin 蛋白的作用可能与其促进 Tg 转录有关（Tg 可增加 Pendrin 蛋白的表达）。

3. TSH 对甲状腺激素释放的影响·TSH 的早期效应是促进甲状腺激素的释放。给实验动物注射 TSH，在电镜下可见甲状腺滤泡上皮细胞在顶端向滤泡腔伸出伪足吞饮胶质微粒，在胞内形成胶质小滴。与此同时，位于滤泡上皮细胞基底部的溶酶体移向胶质小滴并与之融合，溶酶体内的蛋白酶遂作用于胶质小滴中的 Tg，使之降解而释出 T_3、T_4。

4. TSH 对甲状腺细胞代谢的影响·TSH 可增加甲状腺滤泡上皮细胞对葡萄糖的摄取，增强葡萄糖 6-磷酸脱氢酶的活性，并促进三羧酸循环。因此，TSH 既增加葡萄糖的有氧分解，又促进葡萄糖经磷酸戊糖途径代谢。TSH 对葡萄糖代谢的这种作用是其发挥促甲状腺作用的基础。此外，TSH 还能增强溶酶体 N-乙酰葡萄糖胺酶、β-半乳糖酶、NAD 激酶及 RNA 多聚酶的活性，增加蛋白质及 DNA 的合成。

5. TSH 对甲状腺细胞生长和凋亡的影响·TSH 可促进甲状腺滤泡上皮细胞生长，可视为甲状腺细胞的生长因子。TSH 还可影响甲状腺滤泡上皮细胞的形态，它使甲状腺滤泡上皮细胞由立方形转变为高柱状。有人采用微注射技术将抗细胞周期素 D3 抗体注入原代培养的犬甲状腺细胞，可阻断 TSH 的促增生效应，提示 TSH 的促增生效应可能由细胞周期素 D3 介导。此外，TSH 的促增生效应可能还与细胞周期素 D1 有关。研究显示，于 FRTL-5 细胞，TSH 可使细胞周期素 D1 水平升高，并抑制细胞周期素抑制蛋白 p27^{kip1} 的表达。

TSH 还可抑制甲状腺细胞凋亡，这一作用可能由蛋白激酶 A（PKA）介导。

6. TSH 对甲状腺血流的影响·TSH 可增加 NO 合酶的活性，促进 NO 的生成，使甲状腺内的血管扩张、血流加速，故增加甲状腺的血流。较长时间给予 TSH 可促进甲状腺内的血管增生，这一作用可能与成纤维细胞生长因子有关。腺体内血管增生。

(三) TSH 的作用机制

TSH 与甲状腺滤泡上皮细胞的 TSH 受体结合使得与 TSH 受体偶联的 G 蛋白激活。Gs 是与 TSH 受体偶联的最主要的 G 蛋白，它活化（Gs 的活性形式为 α_s）后使腺苷酸环化酶（AC）激活，活化的 AC 使胞内的 ATP 转化为 cAMP，胞内 cAMP 水平遂升高，从而激活 PKA。PKA 活化后使 cAMP 反应元件结合蛋白（cAMP response element binding protein，CREB）133 位丝氨酸残基磷酸化，磷酸化的 CREB 直接发挥转录激活作用或与 CREB 结合蛋白（CREB-binding protein，CBP/p300）相结合协同发挥作用，结果使 *Tg*、*TPO* 和 *NIS* 等基因的转录增加。活化的 PKA 还使一些胞质蛋白磷酸化，从而调节这些蛋白质的功能。Gs-AC-cAMP 信号系统激活的主要效应是使甲状腺滤泡上皮细胞对碘的摄取增加，促进甲状腺激素的合成，并刺激甲状腺滤泡上皮细胞顶端细胞膜对胶质的摄取进而增加甲状腺激素的释放。此外，该信号系统的激活还促进 DNA 的合成，刺激甲状腺滤泡上皮细胞的增生。TSH 刺激甲状腺增生的效应主要由 cAMP 介导，包括 PKA 依赖性作用和 PKA 非依赖性作用两方面（PKA 抑制剂不能完全阻断 TSH 的促增生效应）。PKA 依赖性效应主要通过 CREB-CBP/p300 对靶基因的转录调控作用，以及对细胞周期依赖性蛋白激酶的调节而实现；PKA 非依赖性效应的机制较为复杂，可能是通过一种 cAMP 结合蛋白实现的，此种蛋白质与 cAMP 结合后可发挥鸟苷酸交换因子的作用，因此称为 cAMP-鸟苷酸交换因子（cAMP-guanine nucleotide exchange factors，cAMP-GEF）或 cAMP 激活的交换蛋白（exchange protein activated by cAMP，Epac）。与 cAMP 结合后，cAMP-GEF 可激活小 G 蛋白 Rap1 和 Rap2，进而激活 p38MAPK 途径。cAMP-GEF 还能激活磷酸肌醇酯-3-激酶（phosphoinositide 3 kinase，PI3K），该酶活化产生磷脂酰肌醇-3，4-二磷酸（PtdIns-3，4-P_2）和磷脂酰肌醇-3，4，5-三磷酸（PtdIns-3，4，5-P_3），后两者可激活 3-磷酸肌醇酯依赖性激酶-1（3-phosphoinositide-dependent kinase-1，PDK1），活化的 PDK1 可使蛋白激酶 B（PKB）308 位苏氨酸残基磷酸化从而激活 PKB。可见，cAMP 可通过 PKA 非依赖性方式激活 p38MAPK 信号途径和 PI3K-PDK1-PKB 信号途径。这两条信号途径激活后可使 70 kDa S6 激酶（70 kDa S6 kinase，p70-S6K）、90 kDa 核糖体 S6 激酶（90 kDa ribosomal S6 kinase，p90-RSK）、血清和糖皮质激素诱导的蛋白激酶（serum- and glucocorticoid-induced protein kinase，SGK）、糖原合成酶激酶-3（glycogen synthase kinase-3，GSK-3）等重要的靶蛋白磷酸化，从而发挥促增生效应。

实验证明，甲状腺细胞内某些蛋白质的磷酸化是 cAMP 非依赖性的，说明除 cAMP 信号系统外还有其他的信号系统参与 TSH 的作用。现已清楚，TSH 与其受体的结合信号还可通过 Gq（Gq 的活性形式为 α_q）传递给磷脂酶 Cβ（PLCβ）促进细胞膜上的磷脂酰肌醇-4，5-二磷酸的分解，产生 1，4，5-三磷酸肌醇（IP$_3$）和二酰基甘油（DAG），两者均为重要的第二信使。IP$_3$ 可使胞内的钙库开放，使细胞内 Ca^{2+} 浓度升高，Ca^{2+} 可作用于钙调蛋白（calmodulin）发挥作用；DAG 可激活蛋白激酶 C（PKC），活化的 PKC 使靶蛋白磷酸化，进而发挥特定的作用。Gq-PLCβ-DAG/IP$_3$ 信号系统的激活可使 TPO 活性增加，刺激 H_2O_2 的产生和 Tg 的碘化。此外，该信号系统的激活还使甲状腺滤泡上皮细胞顶端细胞膜对碘的通透性增加，这一效应可能是通过作用于 Pendrin 蛋白而实现的。Gq-PLCβ-DAG/IP$_3$ 信号系统的激活可能会增强

Pendrin 蛋白的功能,从而增加滤泡上皮细胞顶端细胞膜碘的外运,以利 Tg 的碘化。

Gs - AC - cAMP 信号系统和 Gq - PLCβ - DAG/IP₃ 信号系统都参与 TSH 受体的信号转导,但其侧重点有所不同。一般认为,Gs - AC - cAMP 信号系统激活后的主要效应是刺激摄碘、甲状腺激素释放和细胞增生,Gq - PLCβ - DAG/IP₃ 信号系统激活后的主要效应是促进甲状腺激素的合成。此外,两者活化所需要的 TSH 浓度也不同。于人类,激活 Gq - PLCβ - DAG/IP₃ 信号通路所需要的 TSH 浓度为激活 Gs - AC - cAMP 信号通路所需要的 TSH 浓度的 5～10 倍。犬 TSH 几乎只激活 Gs - AC - cAMP 信号通路(激活 Gq - PLCβ - DAG/IP₃ 信号通路所需要的 TSH 浓度较激活 Gs - AC - cAMP 信号通路所需要的 TSH 浓度高 3 个数量级),因此在生理情况下,犬 TSH 的效应都是由 Gs - AC - cAMP 信号通路执行的。此外,人类刺激性 TSH 受体抗体只激活 Gs - AC - cAMP 信号通路,对 Gq - PLCβ - DAG/IP₃ 信号通路几乎没有作用。因此,对甲状腺细胞来说 Gs - AC - cAMP 信号通路可能较 Gq - PLCβ - DAG/IP₃ 信号通路更为重要。

(四) TSH 的分泌调节

同其他垂体激素一样,TSH 也呈脉冲式释放。在人类,2～6 h 释放一次。TSH 的分泌还具有昼夜节律性,夜间 TSH 脉冲分泌的频率减小,振幅增高,所以夜间 TSH 的分泌多于白天。研究显示,晚 23:00 至凌晨 4:00 TSH 的分泌最为活跃,上午 9:00 至 12:00 分泌最少。

除 TRH 外,很多因素可影响 TSH 的分泌。多种甲状腺功能亢进症可使 TSH 分泌受抑,其昼夜节律亦消失。库欣综合征、抑郁症及严重的全身性疾病均可使 TSH 的分泌减少,并损害其昼夜节律。

甲状腺激素对垂体 TSH 的分泌具有强烈的抑制作用,发挥这一作用的是 T₃,T₄ 需转变为 T₃ 始可发挥作用。垂体 TSH 细胞内含有 T₃ 受体,T₃ 可与其结合,通过一系列复杂的机制抑制 TSH 的合成和分泌。有人认为,T₃ 作用于垂体 TSH 细胞的 T₃ 受体后使 TSH 细胞产生一种蛋白因子,此蛋白因子可抑制 TSH 的释放。T₃ 可减少下丘脑 TRH 的释放,这是 T₃ 抑制 TSH 分泌的另一机制。

T₃ 对 TSH 分泌的抑制作用具有双相反应:早期抑制储存的 TSH 的释放,晚期则通过抑制 TSH 的生物合成而降低其分泌。一次给予大剂量的 T₃ 可在 4～5 h 将血 TSH 水平降至给药前的 10% 以下,即为早期反应;此后如连续给药,可使血 TSH 水平进一步缓慢地下降,即为晚期反应。

二、碘对甲状腺功能的调节

在缺碘的情况下,进入甲状腺内的碘减少。由于底物(碘)的缺乏,甲状腺激素的合成减少,使得垂体 TSH 的分泌增加(血 TSH 水平不一定超过正常范围),刺激甲状腺的摄碘功能,以代偿碘的不足。当机体摄入的碘增加时,进入甲状腺内的碘也增加,甲状腺激素的合成和释放轻度增加,反馈抑制垂体 TSH 的分泌(血 TSH 水平不一定低于正常范围),避免甲状腺摄入过多的碘,使得甲状腺功能维持在正常范围。可见,机体通过调整甲状腺摄碘功能以适应碘摄入量的变化,从而使血浆甲状腺激素水平保持于正常范围。

但是,甲状腺的上述调节能力是有限的。如果碘严重缺乏且持续较长时间,使机体的碘库存耗尽,即使这时甲状腺的摄碘功能非常活跃,也不能代偿碘的严重缺乏,血甲状腺激素水平显著降低,出现甲状腺功能减退症。

大剂量碘对甲状腺功能的影响较为复杂。早在 1923 年,Plummer 就发现高剂量的碘可降低甲状腺功能。1944 年 Morton 等发现,在羊甲状腺切片的悬浮介质中加入高浓度无机碘可抑制碘掺入有机化合物中,提示大剂量碘在体外可抑制甲状腺激素的合成。1948 年,Wolff 和 Chaikoff 进一步证明,给大鼠腹腔内注射碘化钾,当血浆无机碘水平升高到一定水平(25～30 μg/dl)时,甲状腺内碘的有机化可以被完全阻断,血浆碘浓度降低后,碘的有机化重新恢复,说明大剂量碘在体内也可抑制甲状腺激素的合成。以后的文献就将大剂量碘对甲状腺内碘有机化的阻断作用称为 Wolff - Chaikoff 效应(Wolff - Chaikoff effect)。在人类,正常人血碘达到 10 μg/dl 时可发生 Wolff - Chaikoff 效应,而 Graves 甲状腺功能亢进患者发生 Wolff - Chaikoff 效应的血碘阈值较低(约 5 μg/dl)。

Wolff - Chaikoff 效应的机制尚未完全阐明。早在 1949 年 Raben 就发现,如果用硫氰酸盐阻断甲状腺碘的转运,即使血碘很高也不出现 Wolff - Chaikoff 效应,这说明是甲状腺内的碘而非血浆碘抑制了碘的有机化。那么,甲状腺内的碘是如何发挥抑制作用的呢? 目前认为,碘可能是通过碘脂(iodolipid)发挥抑制作用的。碘在甲状腺内不仅使 Tg 发生碘化,还能使一些脂类发生碘化,这些碘化的脂类称为碘脂。甲状腺细胞内有多种碘脂,α-碘棕榈醛(α- iodohexadecanal,α- IHDA)和 δ-碘内酯(δ- iodolactone)是其中最重要的两种。α- IHDA 也称为 2-碘棕榈醛(2 - iodohexadecanal, 2 - IHDA),为棕榈酸衍生物;δ-碘内酯为花生四烯酸衍生物。α- IHDA 和 δ-碘内酯从多个环节抑制碘的有机化:① 抑制甲状腺滤泡上皮细胞苷酸环化酶- cAMP 信号系统;② 抑制甲状腺滤泡上皮细胞磷脂酰肌醇信号系统;③ 抑制甲状腺滤泡上皮细胞 DUOX 活性及 DUOX 的表达,减少 H₂O₂ 的生成;④ 抑制甲状腺滤泡上皮细胞 TPO 活性;⑤ 抑制甲状腺滤泡上皮细胞生长,促进其凋亡。在上述诸机制中,碘抑制甲状腺滤泡上皮细胞 DUOX 活性并减少 H₂O₂ 生成可能最为重要。

Wolff - Chaikoff 效应具有时间依赖性。早在 1949 年 Wolff 和 Chaikoff 等就发现,如果持续给予大鼠无机碘使血浆碘维持高水平,则上述抑制作用消失。实际上,Wolff - Chaikoff 效应仅持续 26～50 h,随后甲状腺就适应了高碘状态,碘的有机化遂恢复,称为脱逸(escape)或适应(adaption)现象。1963 年,Braverman 和 Ingbar 发现已适应动物的甲状腺摄碘能力显著低于未适应动物,因此认为适应现象为甲状腺摄碘能力降低使得甲状腺内的碘量不足以继续发挥抑制作用所致。如果给予 TSH,增强甲状腺摄碘能力,则可推迟脱逸现象的发生,也支持上述观点。近年随着 NIS 的克隆,人们尝试从分子水平认识适应机制。Eng 等发现,大鼠腹腔注射 2 mg KI 后 6 h 甲状腺 NIS mRNA 水平即降低,24 h 后 NIS 蛋白水平也降低,说明大剂量碘可通过抑制 NIS 表达而使甲状腺摄碘能力降低,而大剂量碘抑制 NIS 表达可能也与碘脂有关,因为抗甲状腺药物可阻断碘诱导的摄碘降低现象。

Wolff-Chaikoff 效应及脱逸现象构成了高度特异而灵敏的甲状腺自身调节机制，避免了过量碘负荷带来的有害影响，也保证了适量的碘用于激素的合成。

大剂量碘还抑制甲状腺激素的释放，其机制尚不很清楚，可能与碘抑制甲状腺滤泡上皮细胞吞饮胶质及碘化 Tg 在溶酶体内降解有关。碘对甲状腺激素释放的抑制作用具有重要的临床意义，这是临床用大剂量碘剂治疗甲状腺功能亢进危象的理论基础。

碘的效应可被抑制碘转运的物质（如过氯酸）或抑制碘有机化的物质（如甲巯咪唑）所缓解，称为 van Sande 规则（van Sande criteria）。

三、药物对甲状腺功能的影响

药物可以在 4 个水平影响甲状腺功能：① 影响甲状腺激素的合成、分泌；② 通过影响甲状腺激素与载体的结合（或者影响结合蛋白的水平，或者影响甲状腺激素与结合蛋白的亲和力）而影响其血清浓度；③ 影响靶细胞摄取甲状腺激素或影响甲状腺激素的代谢；④ 直接在靶细胞水平影响甲状腺激素的作用。有些药物只在某一个水平影响甲状腺功能；有些药物则同时在几个水平影响甲状腺功能，如胺碘酮既影响甲状腺激素的合成和分泌又影响其作用。

（一）硫酰胺（thionamide）类抗甲状腺药物

此类药物为含有亚硫脲基（thioureylene）的杂环化合物，因此国内多称为硫脲（thiourea）类药物。实际上，这类药物都

$$-N-\overset{\overset{S}{\|}}{C}-R-$$

具有 这一基本结构，英文文献多称为 thionamide（硫酰胺）。

硫酰胺类药物与甲状腺的关系可追溯到 20 世纪 40 年代，美国 Hopkins 医学院的 Richter 和 Clisby 在研究动物味觉时发现，大鼠摄入一种带苦味的物质苯硫脲可引起甲状腺肿。几乎与此同时，MacKenzie 发现磺胺胍也可引起动物甲状腺肿。不久 Astwood 指出，这些致甲状腺肿物质具有抗甲状腺作用并可用以治疗甲状腺功能亢进。随后，一些学者在此基础上开发出一系列药物。目前应用于临床的硫酰胺类抗甲状腺药物分为咪唑类和硫氧嘧啶（thiouracil）两组，前者包括甲巯基咪唑（MMI）和卡比马唑（CMZ），后者包括甲基硫氧嘧啶和丙基硫氧嘧啶（PTU），其中以 MMI、PTU 和卡比马唑较常用。CMZ 在体内很快代谢为 MMI（10 mg CMZ 可产生 6 mg MMI），它与 MMI 的作用基本相同。硫酰胺类药物是目前临床应用最广的抗甲状腺药物。

甲状腺具有浓集硫酰胺类药物的能力。甲状腺功能亢进患者的甲状腺摄取硫酰胺类药物超过正常，提示甲状腺浓集硫酰胺类药物的能力与甲状腺功能状态有关。目前对硫酰胺类进入甲状腺细胞内的详细机制尚不很清楚，有人认为它们可能以主动转运的方式进入甲状腺细胞内。TSH 增强甲状腺浓集硫酰胺类药物的能力，而碘则使其减弱，故缺碘时甲状腺摄取硫酰胺类药物增多，碘摄入增加则抑制甲状腺对此类药物的摄取。这些现象似乎提示甲状腺摄取硫酰胺类药物与摄碘之间有一定的联系。

进入甲状腺内的硫酰胺类药物可被甲状腺降解。研究表明，碘促进硫酰胺类药物在甲状腺内的降解。缺碘时硫酰胺类药物在甲状腺内降解很慢，高碘时则降解较快。

硫酰胺类药物主要通过作用于 TPO 抑制碘的有机化及碘酪氨酸的偶联而发挥抗甲状腺作用。目前对硫酰胺类药物与 TPO 相作用的详细分子机制尚不很清楚。有人认为，硫酰胺类药物本身及其在甲状腺细胞内的部分氧化代谢产物都可影响 TPO 的功能。硫酰胺类药物本身既可与底物竞争 TPO 的活性中心，又可与其竞争 Tg 分子上的酪氨酸残基，从而作为碘化和偶联反应的竞争性抑制剂。可见，硫酰胺类药物本身对碘化和偶联的抑制属于竞争性可逆抑制。部分氧化的药物则通过与 TPO 血红素辅基共价结合，使 TPO 失活，遂不可逆地阻断碘化和偶联反应。研究显示，硫酰胺类抑制偶联反应所需要的浓度低于抑制碘有机化所需要的浓度。

硫酰胺类的抗甲状腺作用与甲状腺细胞内的药物浓度及碘量有极大的关系。同样的药物浓度，在低碘时可能为不可逆抑制，在高碘时则可能表现为一过性可逆抑制。碘量之所以影响药物的效应，可能在于碘可影响药物的代谢。如果甲状腺细胞内药物浓度和碘浓度之比高，药物被部分氧化，使 TPO 失活，遂不可逆地阻断碘化和偶联反应。如果甲状腺细胞内药物浓度和碘浓度之比较低，药物被快速代谢为氧化程度高的产物，表现为一过性可逆抑制。药物一旦被完全代谢，碘化和偶联又恢复。

此外，硫酰胺类药物在甲状腺内氧化后还可与 Tg 结合，从而改变 Tg 的构象，导致 Tg 不易碘化和裂解。硫酰胺类药物在高浓度（10^{-3} mol/L）时还能抑制 Tg 的生物合成，它们还抑制甲状腺滤泡上皮细胞的生长。不过这些机制在硫酰胺类药物的抗甲状腺效应中的作用有限。

PTU 可通过硒硫键与 D1 共价结合使其失活，从而抑制外周 T_4 向 T_3 转化，但 MMI 和 CMZ 无此作用。此外，PTU 还通过与脱碘反应所需要的辅因子竞争巯基而抑制 D1 的脱碘反应。不过，PTU 发挥这一作用所需要的剂量较大，它主要还是通过抑制甲状腺内甲状腺激素的合成而发挥治疗作用。据估计，PTU 的外周效应对其降 T_3 作用的贡献率为 20%~30%。

硫酰胺类药物还具有免疫抑制作用，这是它们治疗 Graves 甲状腺功能亢进的又一机制。支持这一观点的证据有：① 硫酰胺类药物治疗过程中患者 TSH 受体抗体及其他甲状腺自身抗体的水平下降，且血清 IL-1β、可溶性 IL-2 受体、可溶性 IL-6 受体等免疫学指标降低；② 硫酰胺类药物在体外可抑制淋巴细胞转化及 IL-2 和干扰素 γ 的产生，还能抑制甲状腺细胞 MHC Ⅰ类分子和Ⅱ类分子的表达（甲状腺细胞 MHC Ⅰ类分子和Ⅱ类分子的表达是 Graves 病发生与发展的重要因素）。不过也有学者指出，硫酰胺类药物在 10^{-4}~10^{-5} mol/L 水平时有免疫调节作用，但患者甲状腺内药物浓度难以达到这一水平，治疗过程中免疫学指标的改善可能与甲状腺激素水平降低有关，不一定是药物本身的作用。目前多数学者认为，硫酰胺类抗甲状腺药物具有器官特异性免疫抑制作用，它们可抑制甲状腺内的自身免疫反应，但对全身性免疫反应没有影响。不过，这一作用需要较大的剂量。

（二）其他药物

锂盐对甲状腺功能的影响与碘剂相似，其主要作用是抑

制储存甲状腺激素的释放,不过对甲状腺激素的合成也有一定的抑制作用。锂盐的作用不强,和碘剂一样存在脱逸现象,且有诱发尿崩症等副作用。

一些氨基杂环化合物(如氨基水杨酸)和取代酚类(如间苯二酚、水杨酰胺)可抑制甲状腺激素的合成;地塞米松可抑制外周 T_4 向 T_3 转化;苯二氮䓬类和钙通道阻滞剂可抑制细胞摄取 T_3;利福平和苯妥英钠通过诱导肝混合功能氧化酶而加速甲状腺激素的代谢。不过,这些药物的作用一般都不太强。

四、无机离子及其他环境甲状腺破坏化合物(thyroid disrupting chemical)对甲状腺功能的影响

早在 1936 年,Barker 等就报道硫氰酸盐可引起甲状腺肿大和甲状腺功能减退。硫氰酸盐解离后形成的硫氰酸根离子(SCN^-)和高氯酸根离子(ClO_4^-)和 I^- 带的电荷相等,大小相近。ClO_4^- 的作用较 SCN^- 强 $10 \sim 100$ 倍,ClO_4^- 的 K_i 约为 $1.7~\mu mol/L$。两者的作用机制可能不同,因为 SCN^- 可通过 NIS 进入细胞内,而 ClO_4^- 并不能通过 NIS 进入细胞内,因此 ClO_4^- 不能作为底物发挥作用。ClO_4^- 可能作为抑制剂阻断 NIS 的作用,而非作为底物与 I^- 竞争 NIS。

除 SCN^- 和 ClO_4^- 外,还有环境甲状腺破坏化合物,如多氯联酚(polychlorinated biphenyls,PCB)、多溴联苯醚(polybrominated diphenyl ethers,PBDE)等。PCB 可干扰甲状腺激素的代谢,PBDE 则抑制甲状腺激素的合成。

参考文献

[1] 苏青.甲状腺激素的生理[M]//陈家伦.临床内分泌学.上海:上海科学技术出版社,2011:296-302.
[2] 苏青,罗敏.甲状腺激素对脑发育的重要影响[J].中华内分泌代谢杂志,2003,19(5):339-340.
[3] Hulbert AJ. Thyroid hormones and their effects: a new perspective[J]. Biol Rev Camb Philos Soc, 2000, 75: 519-631.
[4] Wrutniak-Cabello C, Casas F, Cabello G. Thyroid hormone action: the p43 mitochondrial pathway[J].Methods Mol Biol, 2018, 1801: 163-181.
[5] Iwen KA, Oelkrug R, Brabant G. Effects of thyroid hormones on thermogenesis and energy partitioning[J]. J Mol Endocrinol, 2018, 60(3): R157-R170.
[6] Lage R, Fernø J, Nogueiras R, et al. Contribution of adaptive thermogenesis to the hypothalamic regulation of energy balance [J]. Biochem J, 2016, 473(22): 4063-4082.
[7] Cicatiello AG, Di Girolamo D, Dentice M. Metabolic effects of the intracellular regulation of thyroid hormone: old players, new concepts[J]. Front Endocrinol (Lausanne), 2018, 9: 474.
[8] Louzada RA, Carvalho DP. Similarities and differences in the peripheral actions of thyroid hormones and their metabolites[J]. Front Endocrinol (Lausanne), 2018, 9: 394.
[9] Bloise FF, Cordeiro A, Ortiga-Carvalho TM. Role of thyroid hormone in skeletal muscle physiology[J]. J Endocrinol, 2018, 236(1): R57-R68.
[10] Taylor E, Heyland A.Evolution of thyroid hormone signaling in animals: Non-genomic and genomic modes of action[J].Mol Cell Endocrinol, 2017, 459: 14-20.
[11] Hannoush ZC, Weiss RE.Defects of thyroid hormone synthesis and action [J].Endocrinol Metab Clin North Am, 2017, 46(2): 375-388.
[12] Davis PJ, Leonard JL, Lin HY, et al. Molecular basis of nongenomic actions of thyroid hormone[J].Vitam Horm, 2018, 106: 67-96.
[13] Wolff J, Chaikoff IL.Plasma inorganic iodide as a homeostatic regulator of thyroid function[J].J Biol Chem, 1948, 174: 555-564.
[14] Wolff J.Iodide goiter and the parmacologic effects of excess iodide[J].Am J Med, 1969, 47: 101-124.
[15] Ingbar SH. Autoregulation of the thyroid. Response to iodide excess and depletion[J].Mayo Clin Proc, 1972, 47: 814-823.
[16] Hershman JM. Perchlorate and thyroid function: what are the environmental issues? [J]. Thyroid, 2005, 15: 427-431.
[17] Burman KD, Wartofsky L. Iodine effects on the thyroid gland: biochemical and clinical aspects[J]. Rev Endocr Metab Disord, 2000, 1(1-2): 19-25.
[18] Soldin OP, Braverman LE, Lamm SH.Perchlorate clinical pharmacology and human health: a review[J].Ther Drug Monit, 2001, 23: 316-331.
[19] Szkudlinski MW, Fremont V, Ronin C, et al. Thyroid-stimulating hormone and thyroid-stimulating hormone receptor structure-function relationships[J].Physiol Rev, 2002, 82: 473-502.
[20] Cooper DS.Antithyroid drugs[J].N Engl J Med, 2005, 352: 905-917.
[21] Fekete C, Lechan RM. Central regulation of hypothalamic-pituitary-thyroid axis under physiological and pathophysiological conditions[J]. Endocr Rev, 2014, 35(2): 159-194.
[22] Hoermann R, Midgley JEM, Larisch R, et al.Recent advances in thyroid hormone regulation: toward a new paradigm for optimal diagnosis and treatment[J].Front Endocrinol (Lausanne), 2017, 8: 364.
[23] Roelfsema F, Boelen A, Kalsbeek A, et al. Regulatory aspects of the human hypothalamus-pituitary-thyroid axis [J]. Best Pract Res Clin Endocrinol Metab, 2017, 31(5): 487-503.
[24] Ortiga-Carvalho TM, Chiamolera MI, Pazos-Moura CC, et al. Hypothalamus-pituitary-thyroid axis[J].Compr Physiol, 2016, 6(3): 1387-1428.

第四章 · 甲状腺激素的作用机制

胡仁明　沈　隽

甲状腺激素为亲脂性激素,可自由进入细胞,其受体位于细胞核内,通过调节靶基因的转录而发挥作用,即"基因组作用"。近年研究显示,甲状腺激素亦可作用于膜受体,发挥快速的"非基因组作用"。

一、甲状腺激素通过核受体的作用机制

(一) 甲状腺激素受体

甲状腺激素的核受体简称甲状腺激素受体(thyroid hormone receptor,TR)或核 T_3 受体(NT_3R),为核受体超家族的重要成员。TR 有两种亚型:TRα 和 TRβ。人 TRα 基因位于 17 号染色体上,TRβ 基因位于 3 号染色体上。TRα 和 TRβ 与各种类固醇激素受体、维生素 D 受体和维 A 酸受体等具有较高的同源性,它们组成一个受体超家族。如图 4-4-1 所示,TR 分子可分成 6 个区,从氨基端到羧基端依次为 A~F 区,它们组成 3 个功能域。A 区和 B 区合称为 A/B 区,组成转录激活域。C 区形成 DNA 结合域(DNA binding domain,DBD)。E 区形成配体结合域(ligand binding domain,LBD),有人认为 D 区和 F 区也参与配体结合。

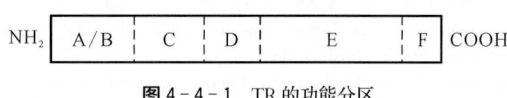

图 4-4-1　TR 的功能分区

A/B 区可与一些转录因子（如 TFIIB）和共激活因子（coactivator）相作用，从而发挥转录激活作用。A/B 区的羧基侧为 C 区，其序列特别保守。C 区的氨基端由 66～70 个氨基酸残基组成，其内有 9 个保守的富含 Cys 的区域（Cys1～Cys9），其中 Cys1～Cys4、Cys5～Cys8 各与一个 Zn^{2+} 形成配位键，组成"锌指（zinc finger）"结构。C 区内有两个特征性结构：P 盒和 D 盒。P 盒位于第一锌指内，决定与受体相互作用的 DNA 序列的特异性；D 盒位于第二锌指内，决定反应元件两半位（half site）的间隔并在受体二聚体的形成中发挥作用。在第二锌指的羧基侧有羧基端延伸区（carboxy-terminal extension, CTE），约由 25 个氨基酸残基组成，其内有 A 盒和 T 盒。CTE 具有重要的功能，它既参与核受体与 DNA 的相互作用，也参与蛋白质与蛋白质间的相互作用。

D 区位于 C 区和 E 区之间，如同两者之间的铰链，故也称铰链区（hinge region）。D 区内含有核定位序列，它可使受体在合成后不久就转运到细胞核内。D 区的挠性很强，可允许 DBD 旋转 180°。由于 D 区的存在，受体得以弯曲、旋转以改变构象。研究显示，D 区可作为辅阻遏因子（corepressor）的入坞点（docking site），参与核受体和辅阻遏因子的相互作用。

E 区是 TR 分子中另一个重要的保守区，它位于分子的羧基端，其主要功能是结合配体，故也称配体结合域（LBD）或激素结合域（hormone binding domain, HBD）。E 区约由 250 个氨基酸残基组成，含有多个 α 螺旋结构。这些 α 螺旋折叠成 3 层，其中疏水的氨基酸残基组成配体结合袋。近年用高分辨率 NMR 技术分析，发现 E 区羧基端的螺旋 12 对于配体与受体的结合特别重要。一旦受体与配体结合，螺旋 12 即由开式构象转变为闭式构象，于是配体就深埋于配体结合袋内。TR 的 E 区也有转录激活功能。在 E 区内鉴定了 3 个具有转录激活作用的亚区，分别称为 τ2、τ3 和 τ4。其中 τ4 区位于螺旋 12 内，其序列与其他核受体 E 区内起转录激活作用的 AF-2（activation function-2）区具有很高的同源性，相当于其他核受体 AF-2 区。τ4 区参与 TR 与辅阻遏因子和辅激活因子的相互作用，这可能是 E 区具有转录激活作用的基础。只有配体存在时 AF2 区才能发挥功能，因此其转录激活作用是配体依赖性的。E 区不仅可与配体结合，还具有结合辅调节因子的能力。E 区一经结合配体，其构象即发生变化，其结合辅调节因子的特性随之改变。AF2 区在这一过程中发挥着重要的作用。

TRα 和 TRβ 基因因选择性剪接或转录起始位置的不同而产生若干异形体。TRα 有 TRα1 和 TRα2 两种主要的异形体。TRα2 羧基端与 TRα1 有较大的差异，这使得它不能结合 T_3。TRβ 基因因启动子位置的不同而产生 TRβ1 和 TRβ2 两种异形体，两者的差别在于氨基端。TRα1、TRα2、TRβ1 和 TRβ2 为 4 种主要的 TR 异形体，其中 TRα1、TRβ1 和 TRβ2 可结合 T_3，为功能性受体。虽然各 TR 异形体的表达都很广泛，但不同组织器官的表达特点有差别。心脏以

TRα1 为主，肝脏以 TRβ1 为主，垂体以 TRβ2 为主。脑内各种 TR 异形体都有较高水平的表达，不过 TRα1 的表达水平最高（尤其在小脑）。

（二）TR 与甲状腺激素的相互作用

T_3 和 T_4 是两种主要的甲状腺激素。T_3 与 TR 的结合较 T_4 为慢，但它和 TR 的亲和力比 T_4 高 10 倍以上，而且 T_3 可由 T_4 转化而来，因此有人认为 T_3 才是真正执行功能的激素，T_4 实际上起着激素原的作用。

不同 TR 异形体与配体的亲和力有一定的差异。TRα1 与 T_3 的亲和力较 TRβ1 略高。三碘甲腺乙酸（Triac）与 TRα1 的亲和力和 T_3 相似，但它与 TRβ1 的亲和力较 T_3 高 2～3 倍，说明 Triac 对 TRβ1 的作用较 TRα1 为强，即具有一定的异形体选择性。近年开发出一些甲状腺激素类似物，或称甲状腺激素模拟剂（thyromimetic），如 GC-1，CGS23425 等，它们的选择性较 Triac 更强。GC-1 与 TRβ1 的亲和力较 T_3 高 10～50 倍，但与 TRα1 的亲和力很低，属于选择性 TRβ 激动剂。前已述及，心脏以 TRα1 占优势，肝脏以 TRβ1 占优势，因此 GC-1 对肝脏的作用很强而对心脏的作用很微弱。这使得 GC-1 具有潜在的治疗高胆固醇血症的作用（肝脏 TRβ1 激活后可引起血 LDL 水平降低）。3,5-二溴-4-（3′,5′-二异丙-4′-羟苯氧）-苯甲酸的化合物，它几乎不能激活 TRα，其激活 TRβ 的能力亦很微弱，但可阻断 TR 与 T_3 的结合，因而可作为甲状腺激素的拮抗剂，它具有潜在的治疗甲状腺功能亢进的作用。

（三）不同 TR 异形体在介导甲状腺激素效应中的作用

在 TR 基因剔除模型中，TRα$^{-/-}$ 小鼠（不表达 TRα1 和 TRα2）的异常最为显著，此种小鼠有明显的甲状腺功能减退、小肠和骨发育不良、生长停滞，在断奶后不久即死亡，补给 T_3 可延长其生命但不能完全使其正常。TRα1$^{-/-}$ 小鼠（不表达 TRα1，但表达 TRα2）有轻度甲状腺功能减退，心率减慢，QT 间期延长。说明 TRα1 对心脏功能的维持有重要的意义（这与 TRα1 在心脏的优势表达是一致的），TRα2 可能参与小肠和骨的发育。TRα1$^{-/-}$ 小鼠血 TSH 轻度降低，可能是因为垂体对 T_3 的敏感性增加。此外，选择性剔除小鼠 TRα2 后 TRα1 的表达增加，此种小鼠出现混合性甲状腺功能减退甲状腺功能亢进的表现，提示 TRα1 和 TRα2 之间的平衡对于维持正常的功能具有重要的意义。

TRβ$^{-/-}$ 小鼠（不表达 TRβ）血 TSH 和甲状腺激素均升高，甲状腺增生，伴耳聋。TRβ2 选择性剔除的小鼠（TRβ2$^{-/-}$）血 TSH 和甲状腺激素升高，而听力不受影响。这说明 TRβ1 在听觉的发育中具有重要的作用，而 TRβ2 在甲状腺激素对 TSH 的反馈调节中具有重要的作用。

（四）甲状腺激素反应元件（TRE）及其与 TR 的相互作用

TRE 是与 TR 结合的 DNA 序列。TRE 属顺式作用元件，一般位于靶基因启动子上游（即 5′侧），偶尔也可位于编码区的下游。虽然单个 TR 分子即可与 TRE 结合，但是这种结合不牢固，而 TR 分子形成二聚体后与 TRE 的结合就较为牢固。两个 TR 分子形成的二聚体称为同二聚体。维 A 酸 X 受体（RXR）、维 A 酸受体（RAR）、雌激素受体（ER）和 PPAR 皆可与 TR 结合形成异二聚体，其中以 RXR 最为重要，TR-RXR 异二聚体是 TR 执行功能的主要形式。目前对 TR 二聚

体的形成过程已有所了解。TR 的 LBD 内含有参与受体二聚化的序列,此序列提供受体一个二聚化表面,两个受体借助各自的二聚化表面形成二聚体。TRα2 缺乏二聚化表面,因而难以有效地与 RXR 形成异二聚体,这是它没有转录激活活性的重要原因。除 LBD 外,DBD 和 D 区也与受体二聚化有关。配体可调节 TR 二聚体的形成。T₃ 促进 TR - RXR 异二聚体的形成,但抑制同二聚体的形成。

每个 TR 分子结合的一段 DNA 序列称为半位点(half site)。由于 TR 主要以二聚体形式发挥作用,因此 TRE 由两个半位点组成。每个半位点一般长 6 bp,其共有序列(consensus sequence)为 AGGTCA。TRE 两个半位点可以回文(palindrome)、同向重复(direct repeat)或反向回文(inverted palindrome)的方式排列,分别简写为 TRE_pal、DRs 和 IPs,其中以 DRs 最为常见,因为 TR 二聚体与 DRs 类型 TRE 的结合力最强。

TRE 两个半位点的间隔与其排列方式有一定的关系。一般来说,呈回文结构的 TRE 两个半位点间隔为 0(记为 TRE_pal0),呈同向重复的 TRE 两个半位点间隔为 4 bp(记为 DR4),呈反向回文结构的 TRE 两个半位点间隔为 6 bp(记为 IP6)。研究显示,DRs 型反应元件两个半位点间隔决定所结合的受体种类,DR4 对应于 TR,DR3 对应于维生素 D₃ 受体,DR5 对应于 RAR,此即所谓"3 - 4 - 5 规则"。不过,这一规则不是绝对的:TR 与 DR5 和 DR6 亦能结合,而 RAR 也可结合 DR4,惟亲和力较低。

TR - RXR 异二聚体的两个受体分子各与 TRE 的一个半位点结合。TRE_pal 和 IPs 性反应元件两个半位点是对称的,因此 TR 异二聚体与其结合没有方向性。DRs 性反应元件两个半位点是不对称的,TR 异二聚体与其结合具有方向性。研究显示,TR - RXR 异二聚体中的 TR 与 DR4 下游半位点结合,而 RXR 与上游半位点结合。

TR 第一锌指内的 P 盒可结合于反应元件 DNA 双螺旋的大沟处,此种结合是非常精确的。AGGACA 和 AGGTCA 这两段序列只相差一个碱基,前者与糖皮质激素受体结合,后者则与 TR 或雌激素受体结合,足见 P 盒与 TRE 半位点结合的精确程度。第二锌指下游的羧基端延伸区(CTE)可与反应元件 DNA 双螺旋的小沟接触,在受体与 TRE 的结合中也有一定的作用。受体 D 区的挠性使得受体可以弯曲、旋转,从而有利于受体二聚体与 TRE 的结合。

大多数 TRE 属于正性反应元件,即对靶基因的转录有激活作用。正性 TRE 多由两个半位点组成,它与 TR 二聚体结合并有转录激活功能。少数 TRE 属于负性反应元件,对靶基因有转录抑制作用。TSH、TRH 和垂体糖蛋白激素 α 亚单位基因启动子区域的 TRE 就属于负性 TRE。负性 TRE 有时只有一个半位点,可与 TR 单体结合。

(五) 与 TR 有关的共阻遏因子和共激活因子

一些共阻遏因子和共激活因子可与 TR 结合进而调节其功能。这些共因子本身并不与 DNA 结合,但它们可通过 TR 而影响基因的转录。

1. 共阻遏因子·早期的研究显示,在正性 TRE,未结合配体的 TR 可抑制靶基因的基础转录。继而证明,未结合配体的 TR 对基础转录的抑制作用是通过共阻遏因子实现的,

包括核受体共阻遏因子(NCoR),又称维 A 酸 X 受体相互作用蛋白 13(RIP13),维 A 酸和甲状腺激素受体沉寂作用介导物(SMRT),又称甲状腺激素受体结合共因子(TRAC)。TR 分子 LBD 的氨基端有与共阻遏因子结合的区域,称为 CoR 盒。共阻遏因子的羧基端含有与 TR 相作用的肽段,氨基端和分子的中部可与阻遏蛋白相互作用。与 TR 有关的阻遏蛋白有 Sin3 和组蛋白去乙酰化酶 1(HDAC1)。

2. 共激活因子·TR 的配体依赖性转录激活作用需要共激活因子,后者可增强核受体的转录激活效应。最先鉴定者为类固醇受体共激活因子 1(SRC1)。随后又相继发现 SRC2 和 SRC3。三者的结构相似,分子中部的亮-X-X-亮-亮基序与 TR 的结合有关。

(六) TR 和 T₃ 对基因转录的调控

没有结合配体的 TR 对靶基因的基础转录有抑制作用。此时 TR 主要以 TR - RXR 异二聚体的形式结合于染色质上,通过 CoR 盒与 NcoR、SMRT 等共阻遏因子结合在一起。这些共阻遏因子可与 HDACs 等阻遏蛋白形成复合物,HDACs 等使局部的组蛋白去乙酰化,从而使局部染色质变得紧密,进而抑制靶基因的转录。激活性配体(T₃)与 TR 结合后,TR 的构象发生变化,NcoR、SMRT 等共阻遏因子与 TR 解离,TR 对靶基因的转录抑制作用随之解除。随后共激活因子与 TR 结合,形成复杂的激活复合物,有内在的组蛋白乙酰转移酶活性,可使局部组蛋白乙酰化。组蛋白的乙酰化可使局部染色质变得松散,从而有利于靶基因的转录。局部染色质由紧密变为松散,称为染色质重塑(chromatin remodeling),在核受体对靶基因的转录调节中具有重要的作用。综上所述靶基因转录并翻译成蛋白质,后者发挥生理作用(图 4 - 4 - 2)。

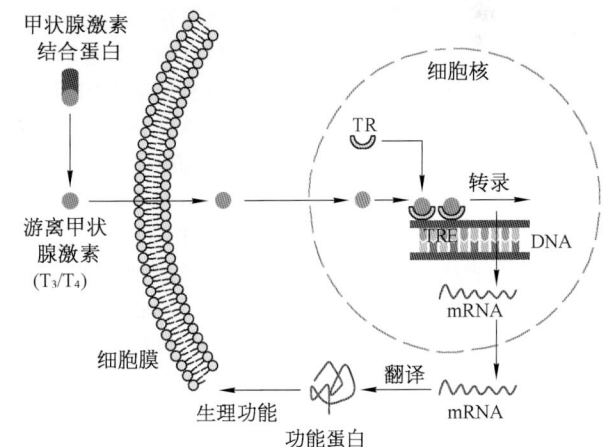

图 4 - 4 - 2 甲状腺激素受体的作用机制
T₃ 进入细胞核与 TR 结合后,TR 的构象发生变化,共阻遏因子与 TR 解离,靶基因转录并翻译成蛋白质,发挥生理功能

二、甲状腺激素的非基因组作用

甲状腺激素也可以通过非基因组途径发挥作用。同基因组机制相比,非基因组途径需要的时间较短(数分钟)。

1. 甲状腺激素经核受体的非基因组作用·近年研究显示甲状腺激素可通过其核受体 TRβ 而激活 PI3K 信号系统,这

是一种快速非基因组作用。如果破坏 TRβ 的配体结合域，可消除甲状腺激素激活 PI3K 信号系统的作用。如果破坏 TRβ 的 DNA 结合域，则不能消除此种作用。

2. 甲状腺激素对线粒体的作用·很早以前已知甲状腺激素可影响线粒体的功能，促进线粒体产热。曾提出甲状腺激素通过线粒体甲状腺激素受体发挥作用，但并不了解该受体的本质。近年发现一种分子量 43 000 的线粒体蛋白，它同 TRα$_1$ 的 LBD 结构很相似，可与线粒体 DNA 的 TRE 序列结合并调节转录，这说明甲状腺激素可能通过作用于线粒体甲状腺激素受体而调节线粒体基因的转录。

3. 甲状腺激素的经膜作用机制·甲状腺激素的非基因组作用虽已认识相当长时间，但其作用机制一直不甚清楚。近年对甲状腺激素膜受体的研究取得了进展。甲状腺激素可与一种称为 αVβ3 的整合素（integrin）相结合。整合素 αVβ3 为膜蛋白，甲状腺激素与其结合后可激活丝裂原激活的蛋白激酶（MAPK），并产生相应的效应（如血管生成等）。与核受体不同的是，T$_4$ 与 αVβ3 的亲和力超过 T$_3$。

甲状腺激素的非基因组作用与包括 cAMP、磷脂酰肌醇和蛋白激酶在内的细胞信号转导通路有关，涉及细胞呼吸、细胞形态学、血管紧张度和离子动态平衡。甲状腺激素的作用靶器包括质膜、线粒体、血管平滑肌的收缩元素。甲状腺激素可使心肌细胞 Na$^+$ 通道失活，提高红细胞 Ca^{2+} - ATP 酶活性，改变血管平滑肌细胞的收缩元素而导致舒张。脑内 T$_4$ 依赖的对 Ⅱ 型脱碘酶活性的调节不受转录和翻译抑制剂的影响。甲状腺激素还可在早期宿主防御中起调节细胞因子的作用。

4. 甲状腺激素调控微小 RNA（miRNA）·MicroRNA（miRNA）是在真核生物中发现的一类内源性的具有调控功能的非编码 RNA，其大小长 20~25 个核苷酸。通过碱基互补配对的方式识别靶 mRNA，并根据互补程度的不同指导沉默复合体降解靶 mRNA 或者阻遏靶 mRNA 的翻译。研究表明 miRNA 参与各种各样的调节途径，包括负调控 TR 和脱碘酶的表达。研究表明 miR-224 及 miR-452 负调控 1 型脱碘酶，miR-21、miR-221 及 miR-146a 负调控 THRB，T$_3$ 抑制上述 miRNA 表达，T$_3$ 通过调控上述 miRNA 增加 1 型脱碘酶及 THR-β 的表达，提示此为 T$_3$ 的正反馈机制。T$_3$ 促进 miR-181a 表达，后者负调控 THR-β，另外 T$_3$ 抑制 MiR-214 表达，MiR-214 负调控 Ⅲ 型脱碘酶。T$_3$ 通过影响 miR-181a 和 MiR-214 表达，导致 THR-β 下调和 Ⅲ 型脱碘酶的

增加，从而降低 T$_3$ 的生成和效应，可能是 T$_3$ 重要的负调控生理机制（图 4-4-3）。

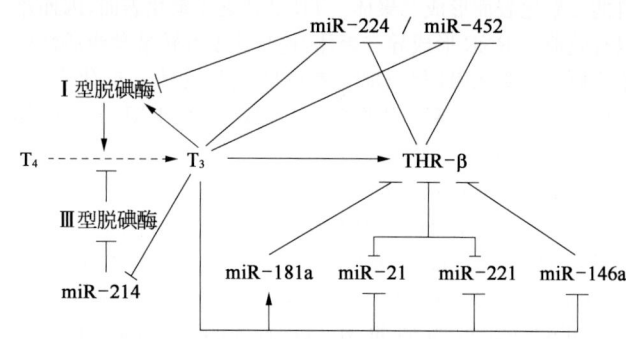

图 4-4-3　微小 RNA 参与调控 T$_3$ 信号系统

miR-224 及 miR-452 负调控 Ⅰ 型脱碘酶，miR-21、miR-221 及 miR-146a 负调控 THR-β，T$_3$ 抑制上述微小 RNA 表达；T$_3$ 促进 miR-181a 表达，后者负调控 THR-β；T$_3$ 抑制 miR-214 表达，后者负调控 Ⅲ 型脱碘酶

参考文献

[1] Lazar MA. Thyroid hormone receptors: multiple forms, multiple possibilities[J].Endocr Rev, 1993, 14: 184-193.

[2] Flamant F, Baxter JD, Forrest D, et al. International Union of Pharmacology. LIX. The pharmacology and classification of the nuclear receptor superfamily: thyroid hormone receptors [J]. Pharmacol Rev, 2006, 58: 705-711.

[3] Moore JM, Guy RK. Coregulator interactions with the thyroid hormone receptor[J].Mol Cell Proteomics, 2005, 4: 475-482.

[4] Liu Y, Xia X, Fondell JD, et al. Thyroid hormone-regulated target genes have distinct patterns of coactivator recruitment and histone acetylation [J].Mol Endocrinol, 2006, 20: 483-490.

[5] Yen PM, Ando S, Feng X, et al. Thyroid hormone action at the cellular, genomic and target gene levels [J]. Mol Cell Endocrinol, 2006, 246: 121-127.

[6] Cheng SY. Isoform-dependent actions of thyroid hormone nuclear receptors: lessons from knockin mutant mice[J]. Steroids, 2005, 70: 450-454.

[7] Boguslawska J, Piekielko-Witkowska A, Wojcicka A, et al. Regulatory feedback loop between T3 and microRNA in renal cancer[J]. Mol Cell Endocrinol, 2014, 384: 61-70.

[8] 刘红,曾芳芳.甲状腺疾病[M]//哈里森内分泌学.胡仁明,李益明.北京:科学出版社,2018:55-84.

[9] Salvatore D, Davies T, Schlumberger MJ, et al. Thyroid physiology and diagnostic evaluation of patients with thyroid disorders[M]//Melmed S, Polonsky KS, Larsen RP, et al.Williams textbook of endocrinology. 13th ed.Philadelphia: WB Saunders, 2016: 333-368.

[10] Hu RM, Wu LM, Frank HJ, et al. Insulin stimulates thyoid hormone receptor alpha gene expression in cultured bovine aortic endothelial cells [J].Mol Cell Endocrinol, 1994, 103: 65-71.

[11] Hu RM, Sakurai A, Miyamoto T, et al. Expression and function of a human thyroid hormone receptor derived DNA-binding domain protein[J]. Mol Cell Endocrinol, 1992, 84: 209-217.

第五章·垂体-甲状腺轴功能检查

吴艺捷　王　曙

垂体-甲状腺轴功能检查在甲状腺疾病处理中具有举足轻重的地位，其方法有多种，包括血清及体液中激素水平测定、甲状腺激素在组织中作用的评估、动态评估下丘脑-垂体-甲状腺轴功能、观察碘营养状况、甲状腺影像学检查等。这些

检查各具特色,可从不同角度反映疾病时垂体-甲状腺轴功能变化,在应用时要注意结合相应的临床情况,选择恰当的评估方法。

第一节 · 血清甲状腺激素及含碘化合物测定

在垂体分泌的促甲状腺素(TSH)调控下,甲状腺合成、释放的甲状腺激素在组织器官发挥效应,并经脱碘代谢生成一系列含碘代谢产物。因此,检测血清甲状腺激素、含碘化合物及 TSH 水平变化,可直接反映机体甲状腺功能状态,是临床上最常用的评估垂体-甲状腺轴功能的方法。

一、方法学的变迁

碘是甲状腺激素分子中的一部分,早在 60 多年前便采用测定血浆蛋白结合碘(PBI)来评估甲状腺功能。由于 PBI 中大约 3/4 的碘来源于甲状腺素(T_4),故测定 PBI 可间接反映循环中甲状腺激素水平,这是最早应用于临床的甲状腺功能检测方法。但 PBI 测定方法繁杂,存在非激素碘的干扰,实验误差较大,特异性差,灵敏度低,目前已被淘汰。

1960 年,美国学者 Yalow 和 Berson 创立了放射免疫分析(RIA)技术,首先用于血浆中胰岛素测定。这种方法学的出现是医学和生物学领域中的一项重大突破,开辟了医学检测史上的新纪元。这种检测技术的原理是在分析实验中,加入超量的采用放射性核素标记的抗原和未标记抗原(即血样中待测激素)与较少量的抗体竞争性结合,观察结合物的放射活性,通过标准曲线获得待测物(激素)的浓度。实验方法相对较简单,可在大多数临床实验室中完成,而且具有较好的敏感性和特异性。随后又从 RIA 基础上发展起来免疫放射分析(IRMA)技术,其特点为核素标记的是抗体而不是抗原,标记的抗体直接与受检抗原发生反应,并用固相免疫吸附剂作为实验产物结合或游离部分的分离手段。反应模式 RIA 为竞争抑制,测得放射性的量与受检抗原成反比。IRMA 为非竞争结合,剂量反应曲线为正相关的直线关系。抗体也从多克隆改为单克隆,敏感性和特异性也进一步得到提高。随着这种技术的诞生与发展,20 世纪 70 年代初,各种商品化的试剂盒问世,可在临床实验室中直接测定包括甲状腺激素在内的多种血清激素,使临床内分泌学有了飞跃的发展。由于其所需血液样本量较少,一次能完成较大批量标本的定量检测,故在临床上得到广泛应用。

与采用放射性标志物不同,近年来又不断发展出各种无污染的非核素标志的检测方法。如酶联免疫分析、荧光免疫分析、时间分辨荧光免疫分析、化学发光免疫分析等免疫测定新技术。这些技术的发展不仅避免了放射性的污染,还使得检测体系变得更加简便、检测时间缩短,所需要的血清样本量进一步减少,更便于在临床实验室中普及。此外在一些特定条件下,还采用高效液相色谱法、气相色谱法、质谱法、平衡透析法(equilibrium dialysis)、同位素稀释液相色谱串联质谱法(isotope dilution liquid chromatography tandem mass spectrometry)等检测新技术来进行激素检测,尽管获得结果可能更为精准,但毕竟这些方法较复杂、昂贵,在一般临床实

验室中仍难以普及。

在解读甲状腺激素的检测结果时,一些问题亦需注意。例如,由于实验条件不同,正常参考值在不同的实验室中有所差异。在采用化学发光法等检测体系时要警惕由于摄入生物素等(常见的营养补充剂)对实验结果的干扰,从而误导为甲状腺功能亢进。接受左旋甲状腺素(LT_4)治疗者,如在口服药物后 2~3 h 采集血样,由于正值血药浓度最高,亦可能出现所检测到的 T_4 结果偏高的假象。

二、血清总甲状腺激素测定

循环中的甲状腺激素包括与血浆蛋白结合和未结合(游离)的两部分,两者共同构成了总的甲状腺激素。

(一)血清总甲状腺素(TT_4)测定

血清中的 T_4 全部由甲状腺分泌而来,占甲状腺所分泌的激素产物量的 70%~80%,故测定血清 TT_4 浓度是反映甲状腺功能状态的较好指标。在正常健康成人中,在血清甲状腺结合球蛋白(TBG)水平正常条件下,多数实验室检测到的血清 TT_4 水平通常在 64~142 nmol/L(5~11 μg/dl)范围内。年龄不同与性别差异对血清 TT_4 水平无明显影响,但有报道季节的变换,海拔高度的不同,环境温度如严寒、酷暑等变化,可对血清 TT_4 水平产生一定的影响。正常情况下,99.98% 以上的 T_4 在血循环中与蛋白结合进行运输,其中 60%~75% 与 TBG 结合,15%~30% 与甲状腺素运载蛋白(TTR)结合,不到 10% 与白蛋白结合。因此,血清 TBG 水平的高低可影响 TT_4 的测定结果。在妊娠期间或接受雌激素治疗的个体,由于 TBG 的增加,可导致甲状腺功能正常者出现血清 TT_4 水平增高的假象。与非孕妇相比,进入妊娠中期后的孕妇血清 TT_4 水平可出现 1.5 倍的增高。反之,伴有血清 TBG 浓度下降的状况时则出现血清 TT_4 水平的降低。在足月新生儿脐带血中,由于血清 TBG 浓度升高,血清 TT_4 平均值可达 150 nmol/L(12 μg/dl)水平。而在早产儿中,可能由于下丘脑-垂体-甲状腺轴发育不良,则出现与孕周密切相关的血清 TT_4 水平降低。因此,在判断血清 TT_4 结果时,要注意不同的甲状腺功能状态及其他一些病理生理因素的影响。

1. 血清 TT_4 水平增高

(1)血清 TT_4 水平增高常提示存在甲状腺功能亢进状态,可见于:① 各种类型的甲状腺功能亢进症;② 甲状腺激素从滤泡中漏出,如在亚急性甲状腺炎早期;③ 摄入过多的外源性 T_4;④ 异位 T_4 分泌,如卵巢甲状腺肿;⑤ 垂体性甲状腺激素抵抗综合征。

(2)在某些情况下虽有血清 TT_4 增高,但并无甲亢存在,称为"正常甲状腺功能状态的高甲状腺素血症"。可见于:① 先天性或获得性高 TBG 血症;② T_4 结合白蛋白样变异;③ 存在内源性 T_4 抗体;④ 全身性甲状腺激素抵抗综合征;⑤ 仅用 D-T_4 替代治疗。

(3)在严重的全身性甲状腺激素抵抗综合征时虽然测定血清 TT_4 值可以增高,但机体却处于甲状腺功能低下状态。

2. 血清 TT_4 水平降低

(1)由于甲状腺功能低下,故血清 TT_4 水平降低。可见

于：① 各种类型的甲状腺功能减退症,包括原发性、继发性和三发性甲状腺功能衰减;② 严重的碘缺乏。

(2) 在下述情况时虽然测定血清 TT_4 值可以降低,但机体甲状腺功能正常。可见于：① 先天性或获得性低 TBG 血症;② 存在内源性 T_4 抗体;③ 长期居住在碘缺乏地区、先天性甲状腺肿等,可伴有血清 T_3 轻度升高;④ 服用与 T_4 竞争血浆蛋白结合的药物。

(3) 在摄入过量的 T_3 (假性甲状腺毒症)时,虽然测定的血清 TT_4 水平降低,但临床可有甲状腺功能亢进的表现。

3. 血清 TT_4 水平正常·在某些特殊临床状况下,血清 TT_4 水平正常并不代表机体甲状腺的功能正常。

(1) 在下列情况中,需要注意是否存在甲状腺功能亢进状态。例如：① 先天性或获得性低 TBG 血症;② 未治疗或治疗后复发的 T_3 型甲状腺功能亢进(在碘缺乏地区更常见);③ 服用与 T_4 竞争血浆蛋白结合的药物;④ 非甲状腺起源的高代谢状态(Luft 综合征)。

(2) 先天性或获得性高 TBG 血症,单独性外周组织对甲状腺激素抵抗等,虽然测定血清 TT_4 水平正常,仍可能存在甲状腺功能减退。

(二) 血清总三碘甲腺原氨酸(TT_3)测定

$10\%\sim20\%$ 的血清 TT_3 直接来自甲状腺,其余约 80% 则在外周组织中由 T_4 在脱碘酶的催化下经脱碘代谢转化而来。在正常健康成人中,在血清 TBG 水平正常条件下,多数实验室检测到的血清 TT_3 水平通常在 $1.1\sim2.9$ nmol/L($70\sim190$ ng/dl)范围内。在出生时,脐带血清 T_3 水平大约仅为正常成人的一半水平,中位数为 0.9 nmol/L(50 ng/dl),随后几小时有急剧的升高,大约在 24 h 达到高峰,可达到正常成人范围的低限。在健康老年人中,由于随着增龄甲状腺出现重量减轻、滤泡缩小、胶质减少,纤维化与淋巴细胞浸润等变化,血清 TT_3 水平可有所下降。由于循环中 99.7% 以上的 T_3 与蛋白,主要是 TBG 相结合,因此 TBG 水平变化同样可影响血清 TT_3 的测定结果,上述一些影响 TT_4 测定结果的病理生理因素同样可以导致 TT_3 的改变。一般而言,血清 TT_3 水平变化常常与 TT_4 的改变平行,其在甲状腺功能亢进时增高,甲状腺功能减退时降低。但是在甲状腺功能亢进时,血清 TT_3 水平的增高常常较 TT_4 更突出,而在甲状腺功能减退时,血清 TT_3 水平降低则不如 TT_4 明显,从而使 TT_3/TT_4 增高。在甲状腺功能亢进或甲状腺功能亢进复发的早期血清 TT_3 水平增高常常较快、较早,因此 TT_3 测定对诊断甲状腺功能亢进较敏感。

虽然通常血清 TT_3、TT_4 水平变化具有一致性,但在某些状况下亦可出现不一致的变化。表 4-5-1 小结了这些原因和常见的临床状况。

表 4-5-1	导致血清 TT_3、TT_4 水平一致性或非一致性变化的因素
激素水平变化	**临床状况**
TT_3、TT_4 均增高	高 TBG 血症 甲状腺功能亢进 甲状腺激素抵抗综合征

(续表)

激素水平变化	临床状况
TT_4 增高、TT_3 正常或降低	家族性白蛋白异常性高甲状腺素血症 前白蛋白增加或前白蛋白的结合率增加 胺碘酮、大剂量普萘洛尔、口服胆囊造影剂 全身性疾病,尤其是精神性疾病 苯丙胺药物依赖 T_4 型甲状腺功能亢进、甲状腺功能亢进伴 T_4 向 T_3 转换障碍
TT_3 增高、TT_4 正常	T_3 型甲状腺功能亢进
TT_4 正常、TT_3 降低 　生理性 　病理性 　药物性	 刚出生的新生儿,高龄老年人 长期禁食、营养不良 肝、肾功能障碍 严重的全身性疾病(低 T_3 综合征) 严重创伤、大手术后 丙基硫氧嘧啶、糖皮质激素、普萘洛尔、胺碘酮
TT_4 降低、TT_3 增加	LT_3 导致的医源性甲状腺功能亢进
TT_4 降低、TT_3 正常	轻到中度甲状腺功能减退 碘缺乏 部分孕妇(碘、铁摄入不足?) 服用苯妥英钠、卡马西平
TT_4 和 TT_3 均降低	严重甲减 严重的全身性疾病(低 T_3 综合征) TBG 降低 服用大剂量水杨酸制剂(>2 g/d)

三、血清游离甲状腺激素测定

临床上血清游离甲状腺激素测定主要指测定血清游离 T_4、T_3(FT_4、FT_3)水平。循环中 99% 以上甲状腺激素与血浆蛋白相结合进行运输,未与蛋白质结合、游离的甲状腺激素极少,FT_4 大约仅占 T_4 总量的 0.02%,FT_3 大约仅占 T_3 总量的 0.3%。尽管数量较少,但这些游离激素是甲状腺激素的活性部分,在下丘脑-垂体-甲状腺轴的反馈调节中起重要作用(详见相关章节),而且其不受血清 TBG 浓度变化的影响,最直接反映甲状腺的功能状态。因此,如方法学稳定,血清 FT_4、FT_3 测定较测定 TT_4、TT_3 有更好的敏感性和特异性。正常成人血清 FT_4、FT_3 水平在不同实验室中有所不同,但在大多数情况下,血清 FT_4 水平为 $9\sim25$ pmol/L($0.7\sim1.9$ μg/dl),FT_3 为 $2.1\sim5.4$ pmol/L($0.14\sim0.35$ μg/dl)。Onsesveren 等经文献分析后认为,在学龄儿童血清 FT_4 水平下限为 $13.6\sim14.2$ pmol/L,上限为 $20.2\sim23.0$ pmol/L。

临床上引起血清 FT_4、FT_3 水平增高的常见原因包括：① 甲状腺功能亢进,是诊断甲状腺功能亢进的主要指标。由于其不受 TBG 的影响,故对妊娠妇女怀疑合并甲状腺功能亢进时,尤其适用;② 甲状腺激素抵抗综合征;③ 低 T_3 综合征,由于 T_4 在外周组织中脱碘障碍可出现 FT_4 增高;④ 药物影响,如胺碘酮、肝素等可使血清 FT_4 增高。

临床上引起血清 FT_4、FT_3 水平降低的常见原因包括：① 各种类型的甲状腺功能减退,但在甲状腺功能减退的早期或病情较轻者可仅有 FT_4 的降低;② 低 T_3 综合征时可仅出现 FT_3 降低;③ 药物影响,如苯妥英钠、利福平等可加速 T_4 在肝脏代谢,使 FT_4 降低。

四、血清反 T_3 测定

血清反 T_3(reverse T_3,rT_3),即 3,3′,5′-三碘甲腺原氨酸,主要(95%～98%)由 T_4 在外周组织中经 5-脱碘酶催化,在内环脱碘生成,由甲状腺直接分泌的仅占极小部分。在循环中 98% 的 rT_3 与 TBG 结合,故凡是引起 TBG 水平变化的因素均可影响血清 rT_3 浓度。采用 RIA 法测定正常成人血清总 rT_3 水平通常为 0.22～0.46 nmol/L(14～30 ng/dl)。除 TBG 外,游离脂肪酸亦干扰 rT_3 的 RIA 测定。正常成人血清游离 rT_3 水平通常为 0.77～1.5 pmol/L(50～100 pg/dl)。血清中总 rT_3 水平与游离 rT_3 水平密切相关。

通常血清 rT_3 水平与 TT_3 和 TT_4 的变化相一致,即甲状腺功能亢进时增加,甲状腺功能减退时降低,但也有所谓的"分离"现象。这种现象的发生是机体主动降低代谢的后果,由于 rT_3 几乎没有生物活性,当 T_4 在外周组织进行脱碘代谢时,若生成 T_3 则使代谢增强,若生成 rT_3 则使代谢降低。在某些情况下,如在新生儿期、长期禁食、严重的营养不良或全身性疾病时,机体能量代谢降低,使外周组织中 T_3 生成减少,rT_3 生成增加,从而使血清 T_3 降低,rT_3 增高(即所谓低 T_3 综合征)。此外,丙基硫氧嘧啶、糖皮质激素、普萘洛尔、胺碘酮等药物,以及含碘造影剂等可使 T_4 转换为 T_3 受到抑制,而转换为 rT_3 增强,从而使血清 rT_3 增高。测定血清 rT_3 水平有助于各种急慢性疾病时所伴发的低 T_3 综合征与甲状腺功能减退鉴别,前者血清 T_3、T_4 降低,rT_3 增高,TSH 大多正常,而后者 T_3、T_4、rT_3 均降低,TSH 升高。

五、血清甲状腺激素代谢产物测定

检测血清 TT_3、TT_4、FT_3、FT_4、rT_3 水平,是临床上作为判断甲状腺功能最常用的指标。此外,血清中还存在一些由 T_3、T_4 演变而来的含碘激素代谢产物,测定其水平变化通常被应用于一些特定的研究,对了解甲状腺激素的代谢具有一定的意义。

1. 3,5-二碘甲腺原氨酸(3,5-T_2)测定·血清中 3,5-T_2 由 T_3 脱碘生成,正常成人血清 3,5-T_2 水平为 3.8～14.0 pmol/L(0.20～0.75 ng/dl)。它与血清 T_3 水平的变化相一致,在甲状腺功能亢进时增高,甲状腺功能减退时降低。在新生儿、禁食期间,以及肝硬化患者中水平亦降低。

2. 3,3′-二碘甲腺原氨酸(3,3′-T_2)测定·血清 3,3′-T_2 由 T_3 或 rT_3 经脱碘代谢生成。在正常成人中血清 3,3′-T_2 水平为 19～150 pmol/L(1～8 ng/dl)。在新生儿及甲状腺功能亢进患者中水平增高,在一些严重的全身性疾病时,血清水平可正常或降低。

3. 3′,5′-二碘甲腺原氨酸(3′,5′-T_2)测定·血清 3′,5′-T_2 水平为 30～170 pmol/L(1.5～9.0 ng/dl)。其主要由 rT_3 衍生而来,故凡是有 rT_3 增高的状况均可出现 3′,5′-T_2 水平增高。例如,在新生儿、禁食期间,在一些严重的全身性疾病时,以及甲状腺功能亢进患者中血清 3′,5′-T_2 水平增高。给予地塞米松亦可使血清 3′,5′-T_2 水平增高。

4. 3′-一碘甲腺原氨酸(3′-T_1)测定·正常成人血清 3′-T_1 水平为 15～58 pmol/L(0.6～2.3 ng/dl)。血清 3,3′-T_2 和 3′,5′-T_2 分别在 3 和 5′位上脱碘形成 3′-T_1。血清 3′-T_1 在

甲状腺功能亢进时明显升高,在甲状腺功能减退时显著下降。所有存在血清 rT_3 水平增加的病理生理状态,如在新生儿、禁食期间,在一些严重的全身性疾病时,由 rT_3 依次转换为 3′,5′-T_2、3′-T_1 增加,使血清 3′-T_1 水平增高。肾衰竭时,由于 3′-T_1 的前体清除障碍而在体内堆积,亦可使血清 3′-T_1 水平增高。

5. 3-一碘甲腺原氨酸(3-T_1)测定·正常成人血清 3-T_1 水平为 13～190 pmol/L(0.5～7.5 ng/dl)。其可由 3,3′-T_2 和 3,5-T_2 脱碘衍生而来,在甲状腺功能亢进患者及脐带血中 3-T_1 水平增高。

6. 3,5,3′,5′-四碘甲腺乙酸(T_4A,TETRAC)和 3,5,3′-三碘甲腺乙酸(T_3A,TRIAC)测定·血清中的 T_4A 和 T_3A 分别是 T_4 和 T_3 在外周经氧化脱羧形成的降解产物。正常成人血清 T_4A 为 105～800 pmol/L(8～60 ng/dl),T_3A 为 26～48 pmol/L(1.6～3.0 ng/dl)。在禁食期间、严重全身性疾病,尽管 T_4 向 T_4A 转换增强,但血清 T_4A 水平是降低的。在用 T_4 或 T_3 替代治疗时,血清 T_4A 水平无明显变化。

7. 3,5,3′-三碘甲腺原氨酸硫酸盐(T_3S)测定·甲状腺激素可通过硫酸化而失活,加速从尿液和胆汁中排泄。正常成人血清 T_3S 水平为 50～125 pmol/L(4～10 ng/dl)。新生儿中水平较高,而妊娠妇女则较低。在甲状腺功能亢进,服用抑制剂量的甲状腺素、胺碘酮等药物,严重全身性疾病时,血清 T_3S 水平升高。

8. 血清一碘酪氨酸(MIT)和二碘酪氨酸(DIT)测定·正常成人血清 MIT 水平为 2.9～12.7 nmol/L(90～390 ng/dl),DIT 水平为 0.02～0.5 nmol/L(1～23 ng/dl)。血清 MIT 和 DIT 主要来自甲状腺,由碘化甲腺原氨酸在外周组织中脱碘降解生成的比例极低。正常人给予大剂量的 T_4 后血清 DIT 并不升高,反而降低。妊娠妇女血清 DIT 水平降低,脐带血中 DIT 增高。

六、血清甲状腺球蛋白(Tg)测定

甲状腺球蛋白(Tg)是一种分子量大约为 660 000 的糖蛋白,由甲状腺滤泡上皮合成,并储存在滤泡腔中。它是甲状腺激素合成的场所,含有大约 130 个酪氨酸残基,在碘化物存在时和甲状腺过氧化物酶(TPO)催化下,生成 MIT 和 DIT,进而偶联结合成 T_4 和 T_3,每个 Tg 上大约有 2 个 T_4 和 0.5 个 T_3 分子。甲状腺细胞在合成及转送 Tg 到滤泡腔的过程中,有少量 Tg 可进入血流。因此,无甲状腺疾病的健康个体血清中也能检出低浓度 Tg。血清 Tg 水平没有昼夜节律和季节变化。影响血清 Tg 水平的 3 个主要因素为:① 甲状腺大小;② 甲状腺存在炎症或损伤(滤泡结构破坏导致 Tg 被释放入血);③ 甲状腺滤泡细胞上的 TSH 受体受到 TSH、HCG 或 TRAb 等刺激的强度。

(一)测定方法与正常值

血清 Tg 测定方法经历了血凝法、放免法(RIA)等演变过程,目前更流行的是免疫分析法(immunometric assays,IMA)。IMA 包括用同位素的免疫放射法(IRMA)和非同位素的化学发光法(ICMA),具有实验中温育时间较短、标记的是抗体、测定范围宽、更灵敏等优点。但容易受患者血清中甲状腺球蛋白抗体(TgAb)的干扰,当 TgAb 阳性时,血清 Tg 测

定的数值可出现偏低或偏高。为了获得可靠的结果，美国甲状腺协会（ATA）指南推荐在进行血清 Tg 检测时应以欧洲共同体标准物质局（BCR）的有证参考物质 CRM－457 作为标准校准，而且每次测定时应同步检测血清 TgAb 水平。如果结果有疑问，可进行 Tg 回收试验（如采用 Elecsys Tg Ⅱ 验证试验）或行抗 Tg 检测进行验证。在血清 TgAb 阴性、TSH 水平正常（0.4～4.0 mU/L）时，正常人血清 Tg 水平通常为 3～40 μg/L。若 TSH＜0.1 mU/L，血清 Tg 水平则为 1.5～20 μg/L。

（二）临床应用

1. 甲状腺良性疾病·单纯性甲状腺肿、大多数 Graves 甲状腺功能亢进患者可有血清 Tg 水平增高，而服用外源性的甲状腺激素所导致的甲状腺功能亢进时，血清 Tg 水平不升高，从而可作为鉴别诊断的指标。在甲状腺炎，包括亚急性甲状腺炎、氨碘酮诱致的甲状腺炎时血清 Tg 水平升高。由于甲状腺炎时，Tg 水平升高持续时间较长，有报道甚至在长达 2 年才最后恢复正常，是提示既往有甲状腺炎病史的有用指标。甲状腺物理性损伤，如甲状腺手术、细针穿刺等亦可使血清 Tg 水平短暂升高。在先天性甲状腺功能减退症时，血清 Tg 水平不高。此外，测定群体中 Tg 水平变化，还可作为反映该人群碘营养水平状态的参数。UNICEF/ICCIDD 研究报告认为，当儿童尿碘中位数在 100～299 μg/L 时，血清 Tg 可敏感地反映碘缺乏或过多。Bath 等对一组英国孕妇分别在 3 个不同妊娠期，即在妊娠 12、20、35 周测定血清 TSH 和 Tg 水平，血清 Tg 中位数分别为 21、19、23 μg/L，当尿碘＜150 μg/g 肌酐时（提示低碘状态）血清 Tg 水平较高，说明碘不足存在对甲状腺刺激增强，使甲状腺容积增大，Tg 升高。并认为血清 Tg 水平是反映孕妇碘营养状态的敏感指标，甚至可能优于 TSH。

2. 甲状腺分化癌（DTC）·DTC 具有分泌 Tg 的能力，在手术前，大约 2/3 患者有 Tg 升高。但由于许多甲状腺良性疾病亦有血清 Tg 水平的升高，故作为 DTC 手术前的鉴别诊断缺乏特异性。但在接受甲状腺切除手术治疗后，血清 Tg 水平变化则是一个很好的随访监测的标志。通常，手术后 3～4 日血清 Tg 水平可明显下降。当 TSH 水平正常时，1 g 甲状腺组织可释放 1 μg/L 的 Tg 进入循环，如 TSH 被抑制（＜0.1 mIU/L），则释放不足 0.5 μg/L。在 TSH 被抑制情况下，切除一叶甲状腺后血清 Tg 水平＜10 μg/L，次全切除者＜2 μg/L，全切除者应该检测不到 Tg。因此，如 TSH 被抑制，甲状腺全切除者血清 Tg 升高常提示原肿瘤治疗不彻底、有复发或存在转移灶。DTC 患者手术后接受 LT₄ 抑制治疗中，如 TSH 被抑制、TgAb 阴性，血清 Tg 检测不到时，采用 TSH 刺激 Tg 分泌试验来判断是否有复发比仅测定基础 Tg 水平更敏感。此时，可采用停用 LT₄ 后 2～3 周，待体内 TSH 自行升高，或不停用 LT₄，给予重组人 TSH 注射，如血清 Tg 升高提示有残余的甲状腺组织或病灶存在。

鉴于血清 Tg 用于甲状腺癌全切除术及 ¹³¹I 清灶治疗后随访，监测复发，有较好的敏感性和特异性。ATA 2015 版《甲状腺结节与分化型甲状腺癌诊治指南》中推荐手术后经过放射性碘（RAI）清甲治疗，颈部超声检查阴性的中低危患者，在甲状腺激素抑制治疗中，每隔 6～18 个月应行灵敏（＜0.2 ng/ml）或 TSH 刺激后 Tg 检测，来证实肿瘤未残留。

已行甲状腺全切除、次全切除、或全切除后未行 RAI 消融的 DTC 患者，在抑制治疗中应定期检测血清 Tg 水平。虽然鉴别是正常甲状腺组织残留还是癌的血清 Tg 临界值尚不明确，但在一段时间内血清 Tg 水平呈现持续升高，则应怀疑有甲状腺组织或癌在生长。

七、体外激素摄取试验

体外激素摄取试验根据方法学的不同有 T₃ 树脂摄取试验、甲状腺摄取试验（T－Uptake）。其原理是基于血清中大部分甲状腺激素与转运蛋白（TBG、前白蛋白、白蛋白）结合（主要是与 TBG 结合），因此仅当血清中甲状腺素的蛋白结合能力正常时，其检测结果才可靠。游离甲状腺素与蛋白结合甲状腺素之间呈动态平衡。TBG 浓度的变化会使 TT₄ 浓度升高或降低，但并不影响 FT₄ 的水平。体外激素摄取试验测定甲状腺激素与蛋白结合的能力，即甲状腺激素在 TBG 上未结合位点，采用免疫检测原理进行检测。先在反应体系中加入外源性的 T₄，以及生物素化 T₄ 半抗原，T₄ 与血清 TBG 的空闲位点结合，随后加入标记的 T₄ 特异性单克隆抗体，形成抗原-抗体复合物，再加入链霉素包被的磁珠形成复合体，在一定条件下产生化学发光，通过仪器测定其结果。通常正常人中位数为 1.0，第 2.5～97.5 百分位数范围为 0.85～1.15。＜0.85 提示甲亢或低 TBG 水平，＞1.15 提示甲减或 TBG 水平升高。

八、游离 T₄ 指数

游离 T₄ 指数（FT₄I）是血清 TT₄ 测定值与 T₃ 摄取试验的乘积。FT₄I 与实际检测的 FT₄ 之间呈高度正相关，可反映血清 TBG 与 TT₄ 水平的变化。由于血清 TT₄ 测定受血清 TBG 浓度干扰，采用 FT₄I 可减少这种干扰，了解是否存在血清 TBG 水平的变化，提高诊断的准确性。FT₄I 的正常值范围较相对应的 TT₄ 值要稍狭窄，在 TBG 水平正常状态下，多数实验室获得的正常成人 FT₄I 值为 6.0～10.5 U（77～135 nmol/L）。FT₄I 在甲状腺功能亢进时升高，甲状腺功能减退时降低。

第二节·体液及组织中甲状腺激素及其代谢物测定

在临床上血清甲状腺激素水平测定是最常用的评估甲状腺功能状态的方法，但在一些特殊的情况下，测定体液（排泄物）、组织中甲状腺激素及其代谢物的水平，可弥补仅进行血清检测时的不足，具有一定的意义。

一、尿液甲状腺激素测定

因为经肾小球滤过甲状腺激素主要为游离部分，故检测 24 h 尿液中排出的甲状腺激素的总量，可间接估算血液中游离激素的浓度。正常成人尿液 T₄ 排出量为 4～13 μg/24 h，T₃ 为 2.0～4.0 μg/24 h。这两种激素在尿中排泄量随季节不同而有明显变化，在夏季炎热的数月中，血清 TT₃ 和 TT₄ 水平可没有明显改变，但尿中激素水平达到最低点。甲状腺功能亢进患者中尿液甲状腺激素水平升高，甲状腺功能减退患者中降低，而妊娠期和非甲状腺疾病（低 T₃ 综合征）时，尿激素水平正常。在大量蛋白尿和肾功能受损的患者中,该项检查结果可能受到影响。

二、羊水甲状腺激素测定

从妊娠12周开始,胎儿血清 T_4 和 TSH 水平稳步升高,其水平变化独立于母体血清甲状腺激素水平,与羊水中甲状腺激素水平相关。评判胎儿甲状腺功能状态在临床上是一个巨大的挑战,尽管此时采集脐带血样在技术上可行,但存在引起胎儿心动过缓和出血的风险。而相比之下,羊膜囊穿刺术则相对便捷、容易、安全。所有血液中能够检测到的碘化甲腺原氨酸,均可在羊水中检测到。除 T_3、$3,3'-T_2$ 和 $3'-T_2$ 外,足月胎儿羊水中碘化甲腺原氨酸的浓度均低于脐带血清中的浓度。该现象尚不能完全用羊水中 TBG 浓度较低来解释。羊水中 TT_4 浓度均值为 0.5 $\mu g/dl$(65 nmol/L),范围为 0.15~1.0 $\mu g/dl$,明显低于母体血和脐带血中的水平,但 FT_4 几乎是血清水平的2倍。羊水和脐带血中 TT_3 水平较低,平均仅为 30 ng/dl(0.46 nmol/L),明显低于母体血。另一方面,rT_3 水平却非常高,在妊娠前半期平均可达 330 ng/dl(5.1 nmol/L),但在 30 周时却陡然降到 85 ng/dl(1.3 nmol/L),到足月时仍可检测到。

新近有报道采用自动免疫检测仪获得的羊水中正常甲状腺激素参考值,TT_4 中位数为 40 nmol/L(3.3 $\mu g/dl$),FT_4 中位数为 5 pmol/L(0.4 ng/dl),TSH 中位数为 0.1 mIU/L。

尽管在羊水中各种碘化甲腺原氨酸的来源不详,但其各种水平高低的分布模式与母体血的差距较大,而更接近胎儿血。羊水中甲状腺激素测定作为临床应用的一种方法,主要用于先天性甲状腺疾病和对接受抗甲状腺药物治疗的孕妇进行监测。

三、脑脊液甲状腺激素测定

与血清水平相比,人类脑脊液中 TT_4、TT_3 水平可下降到 1/50,但 FT_4、FT_3 水平与血清水平相似。总 rT_3 只到血清的 2/5,但游离 rT_3 却比血清高 25 倍。引起这种变化的原因可能与脑脊液中存在较多的甲状腺运载蛋白(transthyretin,TTR)有关,其与 rT_3 有很高的亲和力。尽管浓度较低,但血清中存在的所有甲状腺激素结合蛋白,在脑脊液中均可发现。与血清甲状腺激素水平变化相一致,甲状腺功能亢进时脑脊液中 TT_4、FT_4 水平增高,甲状腺功能减退时降低,严重的全身性疾病时脑脊液中总 rT_3 和游离 rT_3 水平增高。

四、乳汁甲状腺激素测定

乳汁中 TT_4 水平为 0.03~0.5 $\mu g/dl$,TT_3 水平为 10~200 ng/dl(0.15~3.1 nmol/L),总 rT_3 水平为 1~30 ng/dl(15~460 pmol/L)。由此可见,乳汁中甲状腺激素水平较低,不可能通过乳汁给患先天性甲状腺功能减退的婴儿提供足够量的甲状腺激素,以缓解其症状。有报道在母乳喂养和人工喂养的婴儿之间,其血清 TT_4、FT_4、TT_3 和 TSH 水平无差异也间接说明乳汁中甲状腺激素水平较低。

五、唾液甲状腺激素测定

通常认为,只有一些分子量较小的非肽类激素的游离部分能够经唾液腺排泄,故测定其在唾液中的水平似乎是一种简单的、能够直接反映循环游离激素水平的方法。唾液 T_4 水平为 4.2~35.0 ng/dl(54~450 pmol/L),但其与血清 FT_4 水平的相关性并不理想,在一定程度上提示可能有少量、不恒定的、与血清蛋白结合的 T_4 亦可进入唾液中。

六、渗出液甲状腺激素测定

临床上获得的各种浆膜腔积液均可测定其 TT_4 水平,其与血清 TT_4 水平有较好的相关性,但要注意浆膜腔液中蛋白质浓度的影响。有报道测定胸腔积液中 Tg 水平,对于明确有无甲状腺癌肺转移具有一定的诊断价值。在甲状腺囊性结节穿刺液中,可测到极高水平的 Tg。

七、组织穿刺洗脱液 Tg 检测

近年来有报道,在怀疑有甲状腺癌转移的病灶、淋巴结等非甲状腺组织中,通过细针穿刺获得洗脱液,测定其 Tg 水平,对判断是否存在甲状腺癌的转移具有重要的意义。如果 Tg 水平明显升高,常提示存在转移灶。有认为对可疑的转移灶、淋巴结细针穿刺洗脱液 Tg 水平检测,可能成为 Tg 检测的新用途。韩国学者对 135 例 PTC 患者的 160 个淋巴结在外科手术前行细针穿刺洗脱液 Tg 检测,结果在良性淋巴结(未转移)与恶性淋巴结(有转移)两组间血清 Tg 水平无差异,但恶性淋巴结组细针穿刺洗脱液 Tg 明显升高,手术前淋巴结细针穿刺洗脱液 Tg 与血清 Tg 水平存在一定关联,血清 Tg 水平 1 $\mu g/L$ 可以作为解释细针穿刺洗脱液 Tg 结果的切点。淋巴结细针穿刺洗脱液 Tg 水平有助于评估是否存在转移。2015 ATA 指南认为,在一些选择性患者中,转移灶、淋巴结细针穿刺洗脱液 Tg 水平有助于评估是否存在肿瘤转移,但是对于甲状腺尚存的患者,对其结果的解释尚有难度。

八、组织中甲状腺激素测定

因为在细胞水平上对甲状腺激素的反应是经由核受体实现,故从逻辑上说,评估组织甲状腺激素浓度应该更与激素的作用相关。尽管已建立采用萃取、回收等测定组织中碘化甲腺原氨酸水平的方法,但关于在人体组织中甲状腺激素测定的资料依然有限。初步研究发现,在肝、肾、肌肉组织中测得的甲状腺激素水平与血清水平存在相关。在人类红细胞中测得的 T_3 水平为 20~45 ng/dl(0.31~0.69 nmol/L),或为血清水平的 1/4。在甲状腺组织水解液中可测得各种碘化甲腺原氨酸,在正常甲状腺组织中,T_4/T_3 为 10,T_4/rT_3 为 80,$T_4/3$,$5'-T_2$ 为 1 400,$T_4/3$,$3'-T_2$ 为 350,$T_4/3'$,$5'-T_2$ 为 1 100,$T_4/3'-T_1$ 为 4 400。尽管如此,在甲状腺组织水解液中测得的各种碘化甲腺原氨酸水平对于疾病的诊断价值仍不清楚。

第三节·甲状腺激素在组织中作用的评估

由于机体各种组织中广泛表达甲状腺激素受体,甲状腺激素可调控组织的各种各样的生化反应。因此,理论上组织对甲状腺激素的反应,而不是血清甲状腺激素水平,是评估激素是否适当的理想指标。然而,许多与甲状腺激素不足与过量无关的病理生理学机制的存在，使得组织对甲状腺激素反应的判断缺乏特异性，从而用在细胞水平上的甲状腺激素作用来评估甲状腺功能状态也就可能没有足够的可靠性。但甲状腺激素可改变机体的生物化学、生理学，调控物质代谢，因此机体的一些变化可用来评估代谢变化，尤其是在一些情况下，如非甲状腺疾病病态综合征、甲状腺激素与蛋白质结合能力发生改变、甲状腺激素抵抗等，血清甲状腺激素水平可能并不能很好地反映甲状腺功能状态时，评估甲状腺激素在机体组织中的作用则有较好的意义。

一、临床症状评分

一些临床症状体征评分量表，如 Billewicz 指数被设计用于判断甲状腺功能亢进或甲状腺功能减退。在这些评分量表，主要涉及 19 种不同的症状体征，经过加权处理，对鉴别甲状腺功能正常与亢进具有较好的敏感性。这些症状体征包括神经质、多汗、怕热、好动、颤抖、乏力、心搏增强、腹泻、食欲、日常功能受损等，每条症状体征可记 0～4 分，4 分为最严重。在新诊断、未治疗的 Graves 病中得分最高。此评分与血清甲状腺激素水平相关性不理想，但与甲状腺肿大小呈正相关，与年龄呈负相关。相比之下，对甲减的评分则较困难，仅踝反射、水肿、运动迟缓等三种体征有较好的阳性与阴性预测值。

二、基础代谢率（BMR）测定

临床上用 BMR 作为判断甲状腺功能状态的指标，已经有漫长的历史。甲状腺激素的主要生物学效应是促进组织新陈代谢，测定机体在过夜空腹、安静状态下的氧消耗可反映甲状腺的功能状态。这包括使用仪器测量耗氧量直接计算，或按脉率、脉压等变化间接推算等方法。BMR 的正常范围为 $-15\% \sim +15\%$，甲亢时增加，甲减时降低。但由于 BMR 测定影响因素众多，结果误差较大，故趋于淘汰。

三、跟腱反射松弛时间测定

骨骼肌收缩和松弛的速度可间接反映甲状腺的功能状态，用专门的仪器可以对其进行定量测定。临床上应用得较多的是测定跟腱反射松弛时间，正常成人为 230～390 ms，甲状腺功能亢进时缩短，甲状腺功能减退时延长。在不同的实验室中，测定值有一定差异。此外，性别、年龄、寒冷环境、发热、运动、肥胖、妊娠等均可影响实验结果。由于该测定缺乏特异性，而且影响因素较多，故不宜作为确诊的手段。

四、无创伤性心功能检查

心血管是甲状腺激素作用的主要靶器官，心功能变化可在组织水平反映甲状腺功能状态，甲状腺激素引起心血管系统的变化可用一些无创伤性的检查方法进行评估。用超声心动图或以心电图为基础的多道生理记录仪，可完成心脏收缩时间间期测定，并定量获得射血前期（PEP）、左心室射血时间（LVET）、PEP/LVET 等参数。甲状腺功能亢进时 PEP 缩短，PEP/LVET 变小，甲状腺功能减退时 PEP 延长，PEP/LVET 增加。研究发现即使是在没有明显心功能异常的亚临床甲状腺功能减退患者中，采用无创性心功能检查亦可发现异常，主要表现为等容舒张时间延长，左心室舒张期充盈受损。射血前期/左心室射血时间（PEP/LVET）增加，左心室收缩功能受损。泵功能受损，对运动的耐受性降低。外周血管阻力增加。随着有效的治疗后，这些参数均可逐步恢复正常。

五、代谢相关的生化参数

甲状腺功能变化可以引起血液生化指标的改变，由于缺乏足够的特异性，通常并不作为诊断依据，但在进行疾病筛查时，发现这些指标异常，如不能用相应疾病解释时，则应该怀疑是否存在甲状腺疾病。

（一）血清肌酸激酶测定

肌酸激酶（CK）存在于体内多种组织中，骨骼肌中为主要部位，其次为心肌、脑组织和甲状腺，其他组织中含量很少。CK 催化 ATP 分子中的高能磷酸键水解成为磷酸肌酸和 ADP。CK 中含有两个亚基 M 和 B，分别来源于肌肉和脑组织，两种亚基可以有 MM、MB 和 BB 三种不同的组合形式。心肌中除 MM 外，还含有 MB。临床上急性心肌梗死时，血清 CK 水平升高，已为人们所熟知。在甲状腺疾病，尤其是合并肌病时可伴有 CK 水平增高（主要来自骨骼肌），但要鉴别酶的变化是心肌梗死引起还是黏液性水肿所致，必须测定其同工酶。严重甲状腺功能减退患者，常有血清 CK 水平增高，可数倍高于正常值范围。以 MM 型为主，这种变化随着甲状腺功能减退的症状控制而逐渐恢复正常。测定血清 CK 及其同工酶水平对诊断与鉴别诊断、病情的监测有一定的意义。

（二）血清胆固醇测定

甲状腺激素对胆固醇的合成、排泄、降解均有影响，既促进合成，又促进降解和排泄。甲状腺激素可调控在胆固醇代谢通路起始部位的 β-羟基-β-甲基戊二酰辅酶 A 还原酶，促进胆固醇合成，增加肝脏的低密度脂蛋白（LDL）受体，促进胆固醇的降解。总体而言，甲状腺激素促进胆固醇降解的作用大于合成。因此，甲状腺功能亢进患者血清胆固醇水平下降，甲状腺功能减退时则相反，血清胆固醇水平升高。

（三）血糖

由于甲状腺激素对糖代谢有明显的影响，故甲亢或甲状腺功能减退患者由于甲状腺功能的变化，常可伴发糖代谢紊乱。通常情况下，空腹血糖的变化尚不明显，但若实施口服葡萄糖耐量试验（OGTT），则不少患者可出现异常，甲状腺功能亢进时一些患者 OGTT 曲线较陡峻，可出现糖耐量受损（IGT）或典型糖尿病样的曲线，而甲状腺功能减退患者可出现 OGTT 曲线低平。

临床上由于甲状腺功能状态改变所导致的一些常见生化参数的变化见表 4-5-2。

表 4-5-2　不同甲状腺功能状态时的生化参数变化

甲状腺功能亢进	甲状腺功能减退
增高	增加
骨钙素	肌酸激酶（MM 型）
尿吡啶胶原交联	低密度脂蛋白胆固醇
碱性磷酸酶（来自骨骼或肝脏）	
心房利钠激素	

（续表）

甲状腺功能亢进	甲状腺功能减退
性激素结合球蛋白	
铁蛋白	
血管假性血友病因子	
降低	降低
低密度脂蛋白胆固醇	抗利尿激素
脂蛋白 α	

第四节 · 下丘脑-垂体-甲状腺轴评估

下丘脑-垂体-甲状腺轴系统是机体重要的调节系统,下丘脑释放促甲状腺激素释放激素(TRH)促进腺垂体合成和释放促甲状腺激素(TSH),TSH 再促进甲状腺的生长和激素分泌,而甲状腺分泌的甲状腺激素又可反馈抑制 TRH 和 TSH 的分泌。由于血清 TSH 的分泌受到血清游离甲状腺激素水平的精确调节,血清 TSH 水平如同甲状腺疾病患者机体的"晴雨表",评估下丘脑-垂体-甲状腺轴系统在甲状腺疾病的诊断中起到关键性的作用。随着检测方法的进展,可以灵敏地检测血清 TSH 水平,而人工合成的 TRH 可用于进行 TRH 兴奋试验,从而使下丘脑-垂体-甲状腺轴功能的检查向前跨越了较大一步。不仅可对许多轻度的,亚临床的甲状腺功能紊乱做出诊断,还可以鉴别原发性、垂体性(继发性)和下丘脑性(三发性)的甲状腺功能异常。

一、血清 TSH 测定

(一) 测定方法

垂体分泌的 TSH 是一个分子量为 28 000 的糖蛋白,由 α 和 β 亚基组成,完整分子中的 β 亚基可与 TSH 受体结合从而产生生物学效应,但游离的 β 亚基并无活性。血清 TSH 测定是临床常用的甲状腺疾病的诊断方法,在其发展的过程中经历了不同的阶段。

第一代 TSH 测定,起始于 1965 年,主要采用 RIA 技术,功能灵敏度在 1~2 mIU/L,正常值范围为 0~10 mIU/L。这足以将正常人与甲状腺功能减退区别开来,但不能诊断甲状腺功能亢进。此外早期的 TSH - RIA 还存在一个重要的问题,由于 TSH 与 LH、FSH、HCG 等糖蛋白激素有相同的 α 亚基,受多克隆 TSH 抗体限制,进行 TSH 检测时常与这些激素发生交叉反应,从而影响结果的准确性。

第二代 TSH 测定发展于 1984 年,以免疫放射法(immunoradiometric assay,IRMA)为代表,与 RIA 不同,其用放射性核素标记抗体,用过量标记抗体与待测物反应,待反应平衡后去除未与抗原结合的标记抗体,此时结合的标记抗体反映了待测物中抗原(TSH)的量,此种方法又称为"夹心"法(sandwich method)。由于采用特异性针对 TSH 分子中 β 亚基的单克隆抗体,敏感性和特异性较 RIA 明显提高,灵敏度达到 0.1 mIU/L,故称为高敏 TSH(sensitive TSH,sTSH),用此法检测的正常值范围为 0.3~4.5 mU/L。由于能检测较低水平的 TSH,故能将甲状腺功能亢进与正常人鉴别。

第三代 TSH 测定出现于 1989 年,以免疫化学发光法(ICMA)为代表,测定的灵敏度可达 0.01 mIU/L,其特异性高,方法简便,快速可靠,而且无放射性污染是其较好的优点。第四代 TSH 测定发展于 1992 年,以时间分辨免疫荧光法(TRIFA)为代表,检测极限进一步提高,可达 0.001 mIU/L。与 ICMA 相比,TRIFA 克服了酶标志物的不稳定,化学荧光标记仅能一次发光,荧光标记干扰因素较多等不足,进一步降低背景"噪声"(noise)信号,与第二代 IRMA 相比,第三、四代 TSH 测定方法在灵敏度上有大幅度提高,故称为超敏 TSH(ultrasensitive TSH,uTSH)。用此法获得的正常值范围与 IRMA 等无明显不同,但由于其在检测较低水平或不可检测(undetectable)TSH 时,有较大的优势,应用这种方法在人群或住院患者中进行甲状腺功能筛查时,能更有效地筛查出甲状腺功能亢进,尤其是亚临床的甲状腺功能亢进患者。

(二) 正常值

尽管在不同的实验室中血清 TSH 的正常值存在一定差异,但对于大多数采用免疫分析方法而言,正常值范围多在 0.4~4.5 mIU/L,在严格筛选的甲状腺功能正常志愿者中,95％的 TSH 值为 0.4~2.5 mIU/L。正常人群的 TSH 水平呈非正态分布。值得注意的是,垂体 TSH 分泌存在一定的昼夜差异,在清晨最高,而下午最低。因此对处于临界点的检测结果应该在 1 周左右再次复查,以确定其结果是否有临床意义。如要确保 TSH<0.1 mIU/L 时检测结果依然可靠,要求实验室检测质量控制的变异系数(CV)应该<20％。此外人种不同、居住环境、碘营养水平等诸多因素亦可影响血清 TSH 的正常值范围。北京协和医院对 3 年间共 10 万余例行健康体检成人的数据进行分析,发现性别对 TSH 存在一定影响,女性 TSH 均值水平要高于男性,且数据分布较男性宽。年龄对血清 TSH 水平亦有影响,与年轻的成人相比,男性 65 岁、女性 50 岁以后血清 TSH 均值水平有所升高。新生儿出生后由于外界环境温度的变化,血清 TSH 水平迅速升高,在 2~4 h 达到高峰,其数值甚至可达 60 mIU/L,随后在 48 h 内恢复正常。Onsesveren 等经文献分析后认为,在学龄儿童血清 TSH 水平下限可为 0.64~0.96 mIU/L,上限为 4.30~5.62 mIU/L。季节变化也可在一定程度上影响血清 TSH 水平,在寒冷的冬季要高于其他季节。因此,在建立正常参考值时,要考虑性别、年龄,甚至季节的变化等可能的影响因素。

妊娠期的生理性变化亦带来一定的影响。妊娠期在雌激素的刺激下,TBG 产生增加,肝脏的清除减少,甲状腺激素的结合容量增加。妊娠期血清 HCG 水平急剧增加,其与 TSH 有相同的 α 亚单位,在高水平状态下对甲状腺具有一定的刺激、兴奋作用,使甲状腺激素分泌增加,从而反馈抑制 TSH 分泌,使血清 TSH 水平下降。再加上妊娠期对碘的需求增加,胎盘脱碘酶活性变化等因素,使妊娠期 TSH 水平出现生理性的波动,表现为妊娠早期降低,与非妊娠妇女相比,孕妇 TSH 平均降低 0.4 mIU/L,20％孕妇可以降至 0.1 mIU/L 以下,妊娠中、晚期逐渐恢复。由于妊娠期的生理性变化,使血清 TSH 水平发生相应改变,显然用非妊娠状态的正常值来评估孕妇的甲状腺功能状态是不适合的。故从 2011 年起,国内外多个学会推荐必须建立妊娠特异性的正常参考范围来评估孕妇的甲状腺功能状态。方法学上应采用美国临床生化研究院（NACB）方法进行，要求样本量至少 120 例，而且孕妇的碘摄入量要适当，无甲状腺肿、甲状腺疾病个人史和家族史，血清 TPOAb 和 TgAb 阴性，目前未服用药物者（雌激素除外）。采用 95% 可信区间，即 2.5^{th} 为下限，97.5^{th} 为上限作为参考值范围。如不能建立自己正常参考值时，2011 年及 2012 年美国及我国等学会均建议采用妊娠早期 0.1~2.5 mIU/L，妊娠中期 0.2~3.0 mIU/L，妊娠晚期 0.3~3.0 mIU/L 作为妊娠期特异性 TSH 正常参考值范围。但随着这种标准的应用，发现此数值可能过于严格，可能会导致应该是正常的孕妇被诊断合并亚临床甲状腺功能减退，因此 2017 年 ATA 指南基于更多的临床研究结果，对 TSH 的上限进行了调整，推荐妊娠各期均以 4.0 mIU/L 作为上限。这对大多数试剂盒而言，此 TSH 上限值仅比非妊娠期女性的 TSH 正常上限值大约降低了 0.5 mIU/L，可能更加准确。

（三）临床应用

1. 甲状腺疾病的筛选·由于灵敏的 TSH 检测方法的出现，推荐以 TSH 作为临床甲状腺疾病的一线检查策略，这在大规模人群中进行筛查时，具有经济、快速、简便的优点。当检测极限达到 ≤0.02 mIU/L 时，测定血清 TSH 可有效诊断临床及亚临床甲状腺功能亢进和减退。如 TSH 极低测不出者，拟诊甲状腺功能亢进，增高提示甲状腺功能减退。甲状腺自身免疫性异常、甲状腺手术、炎症等在临床很常见，所导致的甲状腺损伤可诱发甲状腺功能减退，而相对于甲状腺功能亢进而言，甲状腺功能减退患者常常症状不明显或不典型，采用 TSH 筛查则有助于早期诊断。在新生儿中，采集滤纸血斑样品，并完成 sTSH 检测，用于先天性甲状腺功能减退的筛查，这一方法在碘缺乏病区，不仅可发现永久性甲状腺功能减退的患儿，还可观察到存在暂时性 TSH 升高的群体，可作为碘缺乏疾病区人群碘营养状况的监控指标。

2. 治疗中的监测

（1）替代治疗：甲状腺功能减退患者在接受 LT_4 替代疗法中，需要不断评估治疗的效果。一般认为，原发性甲状腺功能减退 LT_4 替代治疗中，应维持血清 TSH 在 0.5~2.5 mIU/L 水平。如果超出此范围，应对替代剂量做适当调整。

（2）抑制治疗：TSH 可促进甲状腺的生长，故甲状腺分化癌（DTC）常采用 LT_4 抑制治疗，治疗中应保证血清甲状腺激素水平正常，而 TSH 低于正常。对于复发危险度为低危患者，可将 TSH 抑制到 0.1~0.5 mIU/L 即可，而对高危患者，则应抑制到 <0.1 mIU/L。在地方性甲状腺肿或多结节性甲状腺肿采用 LT_4 治疗时，亦需将 TSH 抑制到一个较低（0.5~1.0 mIU/L）水平，以利于甲状腺肿或结节缩小。

（3）疗效判断：Graves 甲状腺功能亢进患者在发病后血清 TSH 处于抑制状态，治疗后 TSH 水平可逐渐恢复正常。如果治疗后血清 T_3、T_4 等已经正常，但 TSH 依然处于抑制状态，提示其下丘脑-垂体-甲状腺轴系统功能尚未完全恢复，疾病尚未治愈，如果贸然停药，则会导致病情反复。

3. 中枢性甲状腺功能减退·典型的原发性甲状腺功能减退患者血清 FT_4 与 TSH 之间存在线性关系，当 FT_4 稍低于正常时，血清 TSH 值常 >10 mIU/L。若血清甲状腺激素水平极低，而 TSH 没有明显升高时，应考虑中枢性甲状腺功能减退的诊断。对于绝大多数病变在垂体、下丘脑的甲状腺功能减退（继发性和三发性甲状腺功能减退）患者，血清 TSH 水平常低于正常或处于极低水平。但 5%~20% 的中枢性甲状腺功能减退，尤其是从儿童期起病者中，TSH 水平可在正常或略有升高的范围。产生这种现象的原因有认为与存在仅有免疫原活性，但没有生物学活性的 TSH 有关。亦有认为患者血清中有针对小鼠蛋白的异嗜白细胞抗体，出现 TSH 假性升高。对于这种非典型病例，仅以 TSH 作为一线检查策略容易误诊，要采取 TSH 加 T_4 的检查策略，或者实施 TRH 兴奋试验。

4. 低 T_3 综合征·亦称为正常甲状腺病态综合征（euthyroid sick syndrome，ESS）、非甲状腺性病态综合征（nonthyroid illness syndrome，NTIS）。患者甲状腺本身无病变，是伴发于严重的全身性疾病时的改变，病程中可出现血清 TSH 轻度升高或降低。此时血清 TSH 水平可在 0.02~10 mIU/L 范围内变化，这并不意味着甲状腺功能本身发生改变。有怀疑者联合检测 FT_3、FT_4、rT_3 及甲状腺自身抗体，可有助于确诊。

5. 不适当 TSH 分泌综合征·不适当 TSH 分泌（inappropriate secretion of TSH）综合征包括两种类型的中枢性甲状腺功能亢进，即垂体 TSH 瘤和甲状腺激素抵抗综合征，共同特点是血清 T_3、T_4 升高，但 TSH 并未处于抑制状态。

（1）垂体 TSH 瘤：在所有垂体腺瘤中单纯的垂体 TSH 瘤占 0.5%~3%，由于肿瘤细胞主动分泌 TSH 刺激甲状腺的活动，故患者有甲状腺功能亢进的症状，血清 FT_3、FT_4 升高，血清 TSH 不被抑制。垂体磁共振（MRI）检查常可见到垂体大腺瘤，在 TRH 刺激试验中，TSH 无反应。

（2）甲状腺激素抵抗综合征：甲状腺激素抵抗综合征通常是由于甲状腺激素受体发育缺陷所致。在新生儿中的检出率为 1/50 000，患者表现为血清 FT_3、FT_4 升高，可呈轻度升高或超过正常值上限 2~3 倍，血清 TSH 正常或轻度升高，TRH 刺激后 TSH 可升高。这些患者由于组织对甲状腺激素缺乏反应，为维持正常代谢状态，需要甲状腺分泌更多的甲状腺激素，故引起 TSH 水平改变。甲状腺激素抵抗综合征有 3 个亚型，即全身不敏感型、垂体不敏感型和外周不敏感型，全身不敏感型居多。

二、血清促甲状腺激素释放激素（TRH）测定

下丘脑分泌的 TRH 在调控垂体 TSH 的分泌上起重要作用。目前已经建立了定量测定 TRH 的方法，但受一些因素的影响尚不能很好地应用于疾病的临床诊断。这些因素包括 TRH 由下丘脑分泌后到达体循环时被稀释，迅速被酶降解，组织分布广泛等。有报道血清 TRH 平均水平为 5~6 pg/ml。

三、TRH 兴奋试验

（一）原理

下丘脑分泌的 TRH 可促进垂体 TSH 的合成与释放，给予人工合成的外源性 TRH 前后，观察血清 TSH 基础值与最大值的变化，可反映垂体 TSH 分泌细胞的储备功能和对 TRH 的敏感性。

（二）方法

有报道 TRH 的给药途径可为静脉注射、滴注、肌内注射，甚至单次或重复口服。有报道即使剂量小至 6 μg 亦可引起 TSH 反应，血清 TSH 增加值与 TRH 剂量的对数值之间存在线性相关。标准试验方法按 200 μg 或 400 μg/1.73 m² 体表面积剂量，将 TRH 一次迅速静脉注射，在注射前、注射后 15 min，随后每间隔 30 min 时，直到 120～180 min，分别取血测定 TSH 水平；亦有在注射前、注射后 15、20 或 30 min 采血测定 TSH 的方法。

（三）正常值与影响因素

正常人注射 TRH 后血清 TSH 迅速升高，高峰出现在 15～40 min，高峰值平均为 16 mIU/L，或较基础值增加 5 倍，随后缓慢下降，3～4 h 恢复到基础水平。结果可用 TSH 达峰值、最大净增加值、高峰值与基础值的比值或 TSH 反应的曲线下面积等表达。

观察注射前和注射后 30 min TSH 水平可提供垂体是否存在反应的信息，但不能发现延迟或延长反应。女性 TSH 反应稍高于男性，尤其是在月经周期的滤泡期。老年人的 TSH 反应有所迟钝，但有不一致的结果报道。鉴于 TSH 分泌昼夜变化模式，TRH 试验在 23：00 至次日 11：00 TSH 反应最大。若对同一个体重复每日给予 TRH 可引起 TSH 的反应迟钝，其原因推测可能是甲状腺激素水平升高或 TSH 耗竭所致。许多药物和非甲状腺疾病亦可对 TSH 反应带来影响，如正在接受糖皮质激素、奥曲肽等治疗者，反应降低。用左旋多巴、多巴胺、溴隐亭者，反应可被抑制，故试验前应停用这些药物 2 周以上。

注射 TRH 后血清 TT_3、TT_4 水平可逐渐升高，高峰大约在 4 h 时出现，并伴有 Tg 水平升高。血清 TT_3 升高相对更明显，峰值较基础值平均升高 50%。此时血清 TT_3、TT_4 水平变化可作为评估甲状腺的完整性或内源性 TSH 生化活性的附加试验。口服大剂量的 TRH 亦可引起甲状腺摄碘率的轻度升高。

（四）临床应用

临床上行 TRH 兴奋试验的主要目的是：① 评估垂体促甲状腺的完整性，鉴别甲状腺功能减退是由于垂体本身还是下丘脑功能紊乱所致；② 用于其他方法不能确诊的轻度甲状腺功能亢进；③ 鉴别不适当的 TSH 分泌，尤其是怀疑 TSH 分泌瘤时。

1. 甲状腺功能亢进的鉴别诊断

（1）轻度（不典型）甲状腺功能亢进的诊断：临床上怀疑甲状腺功能亢进，但症状不典型，静脉注射 TRH 后，TSH 水平不增加，提示甲状腺功能亢进，若增加则可排除甲状腺功能亢进。近年由于超敏感的 TSH 检测方法的建立，甲状腺功能亢进时 TRH 兴奋试验正在失去其价值。

（2）甲状腺功能亢进病因的鉴别：垂体 TSH 瘤诱致的甲状腺功能亢进，基础 TSH 水平较高，对 TRH 多无反应，而垂体性甲状腺激素抵抗综合征虽然基础 TSH 水平同样较高，但对 TRH 有反应。

（3）疗效评估：甲状腺功能亢进治疗后，尽管血清 T_3、T_4 水平正常，但 TSH 仍较低，对 TRH 无反应，提示疾病尚未痊愈。若垂体对 TRH 有反应，提示停药后复发的可能性较小。

2. 甲状腺功能减退的病因诊断·原发性甲状腺功能减退，血清 TSH 升高，对 TRH 的刺激反应增强。继发性（垂体性）甲状腺功能减退，由于垂体功能受损，故对 TRH 无反应。三发性（下丘脑性）甲状腺功能减退，由于失去 TRH 的中枢调控作用，患者基础 TSH 水平较低，但注射外源性 TRH 后，多呈延迟反应（高峰后移）。

3. 垂体储备功能的评估·腺垂体分泌多种垂体激素，调控外周靶腺的功能。临床上垂体瘤、席汉综合征等患者常可存在一种或多种垂体激素分泌不足（缺乏）。其病变的发生发展过程，常呈渐进性，一些患者在平常情况下并不显示垂体功能低下（激素水平基本正常），但在某些情况下则可出现激素水平不足（储备功能降低）。因此，用 TRH 兴奋试验可了解患者垂体 TSH 细胞的储备功能，若注射 TSH 后高峰值较低，提示 TSH 储备功能不足。

此外，TRH 亦可刺激垂体催乳素分泌，在一些病理状况下，可引起生长激素、促肾上腺皮质激素的释放。因此，TRH 兴奋试验亦可用于甲状腺以外的垂体靶腺轴功能的评估。

（五）副作用

静脉注射 TRH 后患者可出现一些不良反应，包括恶心、潮红、潮热、头痛、口干、异味感、尿意感、排便感、胸部紧迫感及一过性血压升高等。其中以恶心最常见。这些症状大多较轻微，常发生在注射后 1 min 内，持续数秒至数分钟。另外，有注射 TRH 后发生垂体卒中的个案报道。

四、其他 TSH 储备试验

除了 TRH 兴奋试验外，其他一些药物，如左旋多巴、甲氧氯普胺（灭吐灵）、地塞米松等亦被试用于垂体 TSH 分泌储备状况的观察，可提供一些 TRH、甲状腺激素刺激或抑制试验所不能提供的信息。有研究表明，在不适当的 TSH 分泌患者中，对鉴别究竟是存在 TSH 自主分泌，还是对甲状腺激素抑制作用选择性不反应，具有诊断价值。

五、TSH 刺激试验

TSH 刺激试验可评估甲状腺组织对外源性 TSH 的反应，即聚碘与激素释放的增加。以往被用于鉴别甲状腺功能减退时是源于甲状腺本身衰竭还是 TSH 缺乏，现多与核素扫描结合，用于识别、定位残留的或被抑制的甲状腺癌组织。以往采用牛 TSH 肌内注射 5～10 U/（次·日），1～3 日，于注射前和注射结束后进行甲状腺摄 [131]I 率或 TT_3、TT_4 检查，观察其水平变化。但此异种 TSH 可引起不适甚至严重过敏反应，故不再使用。现美国 FDA 已经批准重组的人 TSH（rhTSH）用于甲状腺癌患者进行 TSH 刺激试验。在健康志愿者中 1 次注射 0.1 mg 剂量的 rhTSH（在甲状腺癌患者为 0.9 mg）可有效刺激 T_4、T_3 和 Tg 释放。在多结节性甲状腺肿患者用极低剂量（0.01 mg）亦可见到甲状腺摄 [131]I 率增加。

六、TSH 抑制试验

正常甲状腺的活动依赖于下丘脑-垂体-甲状腺轴功能的完整性，TSH 抑制试验可证实这种具有反馈调节的轴系统功能是否完整。正常情况下，如给予足够量的甲状腺激素，满足机体需要，就可抑制内源性 TSH，进而使甲状腺激素合成与分泌减少。而由于甲状腺激素过度分泌导致的甲状腺毒症，反馈机制不起作用或受到干扰，给予外源性甲状腺激素并不能有效抑制甲状腺的活动。该实验随着各种血清学检测方法的进展而已趋少用，主要用于甲状腺功能正常或轻度升高，但怀疑有异常的甲状腺刺激或存在功能自主状态，以及用于证实甲状腺激素抵抗的诊断。

试验通常采用碘塞罗宁（liothyronine，LT_3）50 µg 口服，每日 2 次，连续 7～10 日，在用药前及用药的最后 2 日行甲状腺 24 h 摄^{131}I 率测定。正常人用药后摄^{131}I 率与用药前相比，至少抑制（下降）50%，称为"被抑制或抑制试验阳性"。而用药前后摄^{131}I 率无变化或抑制不到 50% 则主要见于 Graves 病，亦见于甲状腺毒性腺瘤、功能性甲状腺癌和由滋养细胞病所致的甲状腺毒症等。临床上少数甲状腺相关眼病患者可以表现为单侧突眼，或以突眼为突出症状而血清甲状腺激素水平正常（甲状腺功能正常的 Graves 眼病）。此类患者由于存在垂体-甲状腺轴调节的异常，故 75%～88% 的患者甲状腺摄^{131}I 率不被抑制，而眼眶内肿瘤等疾病所引起的突眼则可被抑制。

TSH 抑制试验还可在无需放射性核素的情况下，通过在口服碘塞罗宁前及 2 周后检测血清 T_4 水平得以完成。虽然完全抑制 T_4 分泌，即使是在碘塞罗宁长期治疗时，也绝不会发生，但正常人至少可被抑制 50%。

有报道在 TSH 抑制试验中，采用比较用左旋甲状腺素（LT_4）或左旋三碘甲腺原氨酸（LT_3）对 TSH 抑制作用的差异，还可鉴别患者是否存在碘化甲腺原氨酸脱碘代谢缺陷。

在年龄较大、有心绞痛、充血性心力衰竭等患者中，口服碘塞罗宁实施 TSH 抑制试验具有潜在风险。加之近年来超敏 TSH 检测的广泛应用，故目前 TSH 抑制试验已较少应用。

七、生长抑素抑制试验

1. **试验原理**·奥曲肽是一种生长抑素类似物，其生理情况下可以负性调控 TSH。

2. **试验方法**·每 8 h 皮下注射生长抑素类似物（奥曲肽）0.1 mg，共 3 次。注射前基础值及第 1 次注射后 2、4、6、8、24 h 测定血清超敏 TSH（sTSH）。

3. **结果判定**·RTH 患者对生长抑素反应低下，具体机制并不明确。而垂体 TSH 瘤也表达生长抑素受体，生长抑素可以抑制 TSH 分泌，甚至可以使肿瘤缩小，临床上可用于 TSH 瘤的术前准备和术后复发及治疗。因此，生长抑素类似物试验亦可用于 TSH 瘤和 RTH 患者的鉴别诊断。

上海市内分泌代谢病临床医学中心对 11 例 RTH 和 9 例 TSH 瘤患者进行了善宁（醋酸奥曲肽）抑制试验，结果提示 TSH 瘤病例的 TSH 的分泌能很好地被抑制：在注射善宁 24 h 后 TSH 水平均被抑制至基础值的 36% 以下，而 RTH 患者在注射 24 h 后 TSH 值仍然在基础值的 36% 以上。欧洲的生长抑素抑制试验的方法与国内有所不同：先给予 RTH 患者皮下注射生长抑素奥曲肽 0.1 mg，6 h 后检查甲状腺激素，如果患者耐受良好，则每 4 周肌内注射生长抑素类似物长效奥曲肽（LAR）20 mg，8 周后再测定甲状腺激素水平。在 RTH 中，甲状腺激素水平不能被抑制，而在 8 例 TSH 瘤患者中，有 6 例甲状腺激素水平恢复正常。

目前临床上使用的生长抑素类似物奥曲肽，与 TRH 难以获得和价格昂贵相比，具有明显的优势，在临床上操作和推广相对简便。然而值得注意的是，生长抑素在甲状腺和垂体疾病的诊断和治疗中的应用是近年来才开展，试验方法和判定切点未统一，还有待进一步完善和规范。

第五节·甲状腺功能的体内试验

口服或静脉注射一定量的示踪剂 ^{131}I 或 ^{99m}Tc（亦有用 ^{123}I、^{125}I、^{132}I），用放射性核素探测仪在颈前甲状腺部位测量甲状腺对示踪剂的摄取率，可直接评估甲状腺的功能状态。

一、甲状腺摄^{131}I 率测定

甲状腺摄^{131}I 率是最为常用的甲状腺体内试验，通常口服 2 µCi 的^{131}I，特殊情况下亦可静脉注射，在给予示踪剂后的不同时间测定甲状腺对^{131}I 的摄取率。由于甲状腺对^{131}I 的摄取在 24 h 时达平台，故测定此时的数值意义最大。

（一）正常值

甲状腺摄^{131}I 率受环境及碘摄入量的影响，在不同地区及人群中差别较大，故在不同地区应建立相应的正常值范围。正常人甲状腺摄^{131}I 率高峰在口服^{131}I 后 24 h 出现，儿童及青少年摄^{131}I 率较成人高。年龄越小，增高越明显。

（二）甲状腺摄^{131}I 率增加

1. **甲状腺功能亢进**·各种类型的甲状腺功能亢进患者，包括 Graves 病、Plummer 病、毒性腺瘤、垂体 TSH 瘤致甲状腺功能亢进、垂体性甲状腺激素抵抗综合征等，甲状腺摄^{131}I 率增加，这些患者在服^{131}I 后各个时间阶段的摄^{131}I 率数值增高，有的患者仍表现为 24 h 达最高值，有的患者峰值可提前出现，24 h 反而略有降低，提示^{131}I 被甲状腺摄取，参与合成甲状腺激素并分泌入血的速度加快，此现象称为"高峰前移"。少数患者摄^{131}I 率增加不明显，但若 3 h 与 24 h 摄^{131}I 率比值>80% 或 6 h 与 24 h 比值>85%，亦可诊断甲状腺功能亢进。

2. **碘缺乏**·在碘缺乏病区居住的居民，由于长期碘摄入不足，进入体内的碘可迅速被甲状腺摄取，出现"碘饥饿"状态，呈现摄^{131}I 率增高，部分患者甚至有高峰前移。但 TSH 抑制试验阳性可使之与甲状腺功能亢进鉴别。孕妇（通常禁止做此检查）存在过量碘排出增加从而碘不足，亦可有摄^{131}I 率增高。

3. **非毒性甲状腺肿**·由于遗传性甲状腺激素合成缺陷所致非毒性甲状腺肿，可有摄^{131}I 率增高。

4. **全身性甲状腺激素抵抗综合征**·由于垂体和外周组织对甲状腺激素存在抵抗，此时尽管有高水平的甲状腺激素但仍不能抑制垂体 TSH 的分泌，TSH 增加刺激甲状腺的活动，呈现摄^{131}I 率增高。

5. **桥本甲状腺炎**·在疾病病程早期，由于甲状腺内依然有不少功能正常的滤泡，以及可能有 TSH 的升高，故甲状腺摄^{131}I 率可正常或轻度升高。

6. **大量甲状腺激素丢失**·可见于肾病、慢性腹泻、长期大量食用大豆类食物等。

7. **肾脏对碘清除降低**·见于慢性肾衰竭、严重的心力衰

竭等。

8. 注射 TSH 后 · 外源性的 TSH 可刺激甲状腺的活动，使摄^{131}I 率增高。

（三）甲状腺摄^{131}I 率降低

1. 甲状腺功能减退 · 原发性或继发性甲状腺功能减退患者甲状腺摄^{131}I 率均明显降低。

2. 甲状腺聚碘功能障碍 · 一些遗传性缺陷可导致甲状腺对碘的捕获能力下降，钠-碘同向转运体（NIS）缺陷使循环中的碘不能逆浓度差进入甲状腺，摄^{131}I 率降低。在亚急性甲状腺炎早期，由于甲状腺滤泡结构破坏，可引起聚碘功能障碍，摄^{131}I 率降低，出现与血清激素水平升高不一致的"分离"现象。

3. 甲状腺被抑制 · 长期摄入大剂量外源性甲状腺激素可对甲状腺功能产生抑制，导致摄^{131}I 率降低。卵巢甲状腺肿有甲状腺激素的异位分泌，抑制正常甲状腺的功能，使甲状腺摄^{131}I 率降低。

4. 碘过多 · 当摄入大量碘，包括从饮食、药物及含碘造影剂等，可使甲状腺内的碘处于饱和状态，可导致摄^{131}I 率降低，若每日摄碘量>5 mg，可几乎完全抑制甲状腺摄^{131}I 率。

5. 甲状腺发育不良 · 由于甲状腺异位、发育不良，导致功能障碍。

（四）注意事项

由于甲状腺摄^{131}I 率明显受到碘的影响，故凡是接受含碘药物，如复方碘液、碘化钾、胺碘酮、昆布、海藻、川贝、夏枯草等，或食用海带、紫菜等海产品者，行甲状腺摄^{131}I 率检查前应停用这些药物、食物 4~6 周。用碘油造影剂者应停用 1 年以上，其他 X 线造影剂亦应停用 4 周以上。接受抗甲状腺药物、皮质激素、抗结核药物者，应停用 2~4 周。

由于采用放射性核素在体内作示踪剂，故孕妇及哺乳期妇女禁止进行此项检查。

二、甲状腺摄^{99m}Tc 率测定

高锝酸盐（^{99m}Tc）与无机碘离子相似，可被甲状腺摄取，但不参与碘代谢。甲状腺对 ^{99m}Tc 摄取的变化可以反映甲状腺的功能状态。静脉注射 ^{99m}Tc 后 20 min，进行甲状腺部位的 γ 照相，测定甲状腺摄 ^{99m}Tc 率。这种给予放射性核素后甲状腺极早期的摄取率变化，可反映甲状腺对碘的捕获能力。正常人在 20 min 达到最高，大约占所给予剂量的 1%，而甲状腺功能亢进时明显增加。国内山西医学院报道正常人 20 min 摄 ^{99m}Tc 率为 2.49%±0.95%，甲状腺功能亢进患者达 22.32%±10.61%。此检查方法对甲状腺功能亢进的诊断阳性率较高，具有不受含碘食物、药物的影响，检测迅速等优点，但存在检测结果与单纯性甲状腺肿有较大交叉、对甲状腺功能减退诊断不够灵敏等不足。

三、过氯酸钾排泌试验

循环中的碘通过甲状腺滤泡上皮细胞上 NIS 的主动转运机制，进入甲状腺细胞，其一旦被甲状腺细胞"捕获"后，即被有机化，参与甲状腺激素合成，并结合于 Tg 上。因此，正常人中，放射性碘进入甲状腺后数分钟内，90% 以上以碘化酪氨酸或碘化甲腺原氨酸形式存在。过氯酸盐（ClO_4^-）具有卤族元

素相似的化学性质，亦可被甲状腺细胞摄取。它既可抑制 NIS 参与的碘转运过程，还可促使滤泡内未与 Tg 结合的碘释放入循环。在某些甲状腺激素合成障碍性疾病，由于甲状腺内碘的有机化障碍，摄取的碘不能与酪氨酸结合，而游离在甲状腺内。给予过氯酸盐可促使已进入甲状腺内，但未被有机化的碘离子置换（排泌）出来。在行甲状腺摄^{131}I 率测定时，给予过氯酸盐可使滤泡内未与 Tg 结合的 ^{131}I 排泌出来，此时观察摄^{131}I 率的变化，可有助于判断是否存在碘有机化障碍。

试验方法为口服放射性^{131}I（2 μCi）后，每 10 min 或 15 min 测定 1 次甲状腺部位的 γ 计数，于 2 h 时口服过氯酸钾（$KClO_4$）1 g（亦有用 500 mg，儿童多用 500 mg），继续重复观察甲状腺部位的 γ 计数的变化 2 h，并计算甲状腺摄^{131}I 率。

正常人口服过氯酸钾后，甲状腺摄^{131}I 率受到抑制，与口服过氯酸钾前的摄^{131}I 率相比，不再提高或稍有下降（<10%）。如果给予过氯酸钾后，甲状腺摄^{131}I 率明显下降，与口服过氯酸钾前的摄^{131}I 率相比，下降达 20% 以上；或者口服过氯酸钾后，甲状腺部位 γ 计数的数值降低 5% 以上，提示存在碘的有机化障碍。由于先天性的甲状腺过氧化物酶（TPO）缺陷或钠/碘转运蛋白（Pendrin）突变，以及 H_2O_2 生成酶、双氧化酶（DUOX2）及其成熟因子 DUOXA2 缺陷时，均可呈现阳性结果。临床上可见于 Pendred 综合征、慢性淋巴细胞性甲状腺炎（酪氨酸碘化受抑制）等疾病，其程度与病情有关。此外，接受碘有机化阻滞剂（如硫脲类药物）、放射性碘治疗后亦可出现阳性结果。

第六节·碘营养状态的评估

碘是甲状腺激素合成的原料，人体必须从外界摄入一定量的碘以维持正常的甲状腺功能。碘与甲状腺疾病关系密切，碘营养状态与甲状腺疾病谱之间存在"U"形关系，缺乏与过多均可导致甲状腺疾病。碘在体内处于动态平衡，摄入的碘可由肠道迅速进入循环，被甲状腺浓集。成人每日需要摄取 100~150 μg 碘以维持甲状腺功能正常，多余的碘主要经肾排出。正常成人体内有 15~20 mg 碘，其中 90% 存储于甲状腺，是人体的碘库，其储存的碘可供 3 个月左右的生理需要。测定甲状腺内碘含量，可提供长期碘平衡的指标，但由于取材困难，难以常规应用。通常采用测定尿液、血液、乳汁及毛发中碘含量评估机体碘营养水平，而血清 TSH、Tg 水平变化亦可间接反映碘营养状态（详见前相应章节）。

一、尿碘测定

肾脏是体内碘排泄的主要器官，当摄入碘足够时，多余的碘 90% 以上在吸收后 24~48 h 从尿中排出。故尿液中的碘含量在一定程度上可反映人体碘营养水平，而且尿液取样方便，故测定尿碘水平是常用的方法。

尿碘测定方法有多种。砷铈催化分光光度法是国家卫生行业标准推荐使用的方法。其仪器设备的成本较低，可定量测定获得较准确的结果，故广泛推广。其缺点是操作者需接触剧毒的三氧化二砷试剂，存在安全隐患。离子色谱脉冲安培法较传统比色法具有更强的抗干扰性和灵敏度。而且操作

简单快速、结果稳定、对操作者健康和环境无害等优点。但检测范围相对较窄，一般在 50～500 μg/L 范围内才有良好的线性关系。电感耦合等离子质谱法（inductively coupled plasma mass spectrometer，ICP‐MS）以其独特的接口技术将 ICP‐MS 离子源与质谱快速扫描、高灵敏度及干扰少的优点相结合，具有高速、高动态范围、前处理简单及试剂用量少等优点。目前已有商品化的尿碘测定试剂盒供应，配合半自动化的检测仪，从而降低了对操作实验的要求，使检测变得快速、简便。

需要注意的是，尿碘水平受近期饮食中碘含量影响很大，在不同的个体之间，或在同一个体的不同时期，由于碘摄入量不同可导致结果有较大波动。采用一次随机尿样检测碘水平时，还受到尿量、排汗量等影响。在妊娠期由于肾小球滤过率增加，肾脏对碘的清除增加，尿碘增多，均可使结果产生偏差。因此，用于个体碘营养评估时，尿碘测定可提供一定的近期碘摄入状况的信息，但上述因素的影响会造成检测结果不能真实反映个体碘营养水平的情况。当尿碘测定用于群体碘营养评估时，采用收集特定人群一组样本的方法，由于样本量较大，能够弥补这些因素的影响，故可评估该人群的碘营养状态。此外，为了纠正随机一次尿样结果的偏差，还有采用连续多日随机尿样、全天 24 h 尿样（要注意添加适当的防腐剂）、肌酐校正的方法。对于某个特殊人群而言，观察群体尿碘水平变化可从流行病学上提供该人群重要的碘营养状况指标。世界卫生组织（WHO）、联合国儿童基金会（UNICEF）和国际控制碘缺乏病理事会（ICCIDD）推荐的标准为：人群中儿童和成人尿碘中位数在 100～199 μg/L 时，提示该人群碘营养适宜（optimal）。在 50～99 μg/L 时提示有轻度碘缺乏；在 20～49 μg/L 时为中度碘缺乏；<20 μg/L 时，为重度碘缺乏。反之，当尿碘中位数在 200～299 μg/L 时，提示碘营养水平超过适宜量（more than adequate）；≥300 μg/L 为碘摄入过量（excessive）。孕妇尿碘中位数在 150～249 μg/L 为碘营养适宜，<150 μg/L 为碘缺乏，250～499 μg/L 为超适宜量，≥500 μg/L 为碘过量。碘摄入不足可导致地方性甲状腺肿、克汀病流行，而碘摄入过多则存在诱发碘致甲状腺功能亢进（IIH）和自身免疫性甲状腺疾病（AITH）增加的危险。

二、血清碘测定

经食物进入体内的碘可分为无机碘化物、元素碘、有机碘结合物 3 种形式。在消化吸收过程中，绝大部分有机碘及元素碘还原成无机碘化物，主要在胃和小肠被迅速吸收，并在血循环中运输，被甲状腺摄取用于合成甲状腺激素。而甲状腺激素又可在外周组织中经脱碘代谢，不断释放碘离子（I⁻）再回到血循环中。血清中的碘包括了这两部分的碘，可在一定程度上反映近期碘营养状况及甲状腺功能，不会随着饮食碘摄入量的变化而立即发生明显变化。测定的方法包括分光光度法、色谱法、石墨炉原子吸收法、ICP‐MS 等方法。

三、乳汁碘测定

哺乳期妇女血浆中部分无机碘可由 NIS 转运进入乳汁，乳汁碘与尿碘之间存在一定的相关性。因此，测定乳汁中的碘可反映哺乳期妇女的碘营养状态。但文献报道乳汁中的碘水平分布较宽，均值或中位数也不尽相同，其原因除了与长期

碘营养有关外，还可能与近期摄入大量碘有关。研究发现隔夜空腹状态下口服碘化钾 600 μg（含碘 465 μg），乳汁碘可较基础值增加 280.5 μg/L，高峰出现在 6 h，高峰中位数值可达 354 μg/L。新西兰学者 Mulrine 等采用双盲、安慰剂对照研究发现，碘缺乏妇女产后 6 个月中乳汁碘水平低下，尽管给予每日添加剂补充 75 μg 或 150 μg 碘，可使乳汁碘水平提高 1.3 倍或 1.7 倍，但可能依然不能确保碘营养状态适当。

四、毛发及指甲碘测定

近年研究发现，微量元素可累积于富含角质蛋白的组织中，如头发、指甲等，检测结果可提供一定时段内此微量元素的暴露情况。碘在循环中运输，毛发、指甲存在一定量碘积累，其含量随甲状腺含碘量的增加而增加。人体毛发、指甲中碘含量不受一次性饮食的影响，能够反映一段时期内的碘代谢情况。而且标本采集简单，便于携带。克罗地亚学者采用 ICP‐MS 测定了 870 例健康成人头发的碘水平，中位数为 0.499 μg/g，范围在 0.01～114 μg/g。笔者认为头发中的碘可作为一种评估长期碘营养状态的指标，当发碘处于 0.565～0.739 μg/g 范围时为碘适宜，处于 0.209～0.497 μg/g 时存在碘不足，低于 0.1～0.15 μg/g 时存在碘缺乏，而处于 0.857～1.222 μg/g 时为碘富足（但不是过量）。指甲中的碘含量较血尿中稳定，有认为测定人体指甲含量可反映检测前 6～12 个月的碘暴露情况，提供碘营养状况的信息。

第七节·甲状腺影像学检查

在垂体‐甲状腺轴功能检查中，甲状腺影像学检查亦占有一席之地（详见相关章节），现简述如下。

一、甲状腺超声检查

采用高分辨率的超声检查，可以发现一些临床不易触摸到的细小结节。而采用彩色多普勒可检测甲状腺血流的变化，而这种变化与甲状腺功能状态存在关联。甲状腺功能亢进时由于甲状腺功能亢奋，腺体内血流丰富，在超声显像时可呈现"火海征"；而亚急性甲状腺炎时，虽有血清激素水平升高，但由于甲状腺功能并不活跃，腺体内血流不丰富，并不会出现"火海征"，从而可提供鉴别诊断的依据。2017 年 ATA 指南建议对不能实施核素检查的孕妇，采用此项检查可有助于甲状腺毒症的鉴别诊断。此外需要注意的是，部分桥本甲状腺炎患者在疾病的早期阶段，亦可出现甲状腺血流丰富的现象。

二、甲状腺核素显像检查

给患者口服 ¹³¹I 或 ⁹⁹ᵐTc 后，通过分析甲状腺的扫描图像，可了解甲状腺的功能状态。还可确定甲状腺结节的功能，如高功能（"热"）结节、等功能（"温"）结节、低或无功能（"凉"或"冷"）结节，有助于判断结节的性质。

三、甲状腺 CT 和 MRI 检查

甲状腺 CT 和 MRI 检查可清晰地显示甲状腺内和甲状

腺与周围组织器官的关系,对甲状腺结节的鉴别诊断有较大的价值。眼眶 CT 和 MRI 检查可清晰地显示 Graves 眼病患者球后组织,尤其是眼肌肿胀的情况。对于非对称性的突眼(单侧突眼)的鉴别诊断,价值较大。

参考文献

[1] Weiss RE, Refetoff S. Thyroid function testing [M]//Jameson JL, DeGroot LJ. Endocrinology: adult and pediatric, 7th ed. Philadelphia: Elsevier, 2015: 1350 - 1398.

[2] Salvatore D, Davies T, Schlumberger MJ, et al. Thyroid physiology and diagnostic evaluation of patients with thyroid disorders[M]//Melmed S, Polonsky KS, Larsen PR, Kronenberg HM. Williams textbook of endocrinology. 13th ed. Philadelphia: Elsevier Saunders, 2016: 348 - 368.

[3] Braverman LE, Cooper DS. Werner & Ingbar's the thyroid a fundamental and clinical text [M]. 10th ed. Philadelphia: Wolters Kluwer, 2013: 257 - 320.

[4] Colucci P, Yue CS, Ducharme M, et al. A review of the pharmacokinetics of levothyroxine for the treatment of hypothyroidism[J]. Eur Endocrinol, 2013, 9(1): 40 - 47.

[5] Kummer S, Hermsen D, Distelmaier F. Biotin treatment mimicking Graves' disease[J]. N Engl J Med, 2016, 375(7): 704 - 706.

[6] Barbesino G. Misdiagnosis of Graves' disease with apparent severe hyperthyroidism in a patient taking biotin megadoses[J]. Thyroid, 2016, 26(6): 860 - 863.

[7] Kahric-Janicic N, Soldin SJ, Soldin OP, et al. Tandem mass spectrometry improves the accuracy of free thyroxine measurements during pregnancy [J]. Thyroid, 2007, 17(4): 303 - 311.

[8] Williams FLR, Watson J, Watson SA, et al. Maternal and umbilical cord levels of T_4, FT_4, TSH, TPOAb, and TgAb in term infants and neurodevelopmental outcome at 5.5 years[J]. J Clin Endocrinol Metab, 2013, 98(2): 829 - 838.

[9] Van den Berghe G. Non-thyroidal illness in the ICU: a syndrome with different faces[J]. Thyroid, 2014, 24(10): 1456 - 1465.

[10] Onsesveren I, Barjaktarovic M, Chaker L, et al. Childhood thyroid function reference ranges and determinants: a literature overview and a prospective cohort study[J]. Thyroid, 2017, 27(11): 1360 - 1369.

[11] Zimmermann MB, Aeberli I, Andersson M, et al. Thyroglobulin is a sensitive measure of both deficient and excess iodine intakes in children and indicates no adverse effects on thyroid function in the UIC range of 100 - 299 $\mu g/L$: a UNICEF/ICCIDD study group report[J]. J Clin Endocrinol Metab, 2013, 98: 1271 - 1280.

[12] Ma ZF, Skeaff SA. Thyroglobulin as a biomarker of iodine deficiency: a review[J]. Thyroid, 2014, 24(8): 1195 - 1209.

[13] Bath SC, Pop VJM, Furmidge-Owen VL, et al. Thyroglobulin as a functional biomarker of iodine status in a cohort study of pregnant women in the United Kingdom[J]. Thyroid, 2017, 27(3): 426 - 433.

[14] Spencer CA, LoPresti JS. Technology insigh: measuring thyroglobulin and thyroglobulin autoantibody in patients with differentiated thyroid cancers[J]. Nat Clin Pract Endocrinol Metab, 2008, 4(4): 223 - 233.

[15] Clark P, Franklyn J. Can we interpret serum thyroglobulin results? [J]. Ann Clin Biochem, 2012, 49: 313 - 322.

[16] Jeon MJ, Kim WG, Jang EK, et al. Thyroglobulin level in fine-needle aspirates for preoperative diagnosis of cervical lymph node metastasis in patients with papillary thyroid carcinoma: two different cutoff values according to serum thyroglobulin level [J]. Thyroid, 2015, 25(4): 410 - 416.

[17] 中华医学会内分泌学分会, 中华医学会外科学分会内分泌学组, 中国抗癌协会头颈肿瘤专业委员会. 甲状腺结节和分化型甲状腺癌诊治指南[J]. 中华内分泌代谢杂志, 2012, 28(10): 779 - 797.

[18] Haugen BR, Alexander EK, Bible KC, et al. 2015 American Thyroid Association management guidelines for adult patients with thyroid nodules and differentiated thyroid cancer: the American Thyroid Association Guidelines task force on thyroid nodules and differentiated thyroid cancer [J]. Thyroid, 2016, 26(1): 1 - 133.

[19] 韩静静, 吴艺捷. 甲状腺良性结节抑制性治疗的研究进展[J]. 中国全科医学, 2010, 13(11): 1249 - 1251.

[20] Ross DS, Burch HB, Cooper DS, et al. 2016 American Thyroid Association guidelines for diagnosis and management of hyperthyroidism and other causes thyrotoxicosis[J]. Thyroid, 2016, 26(10): 1343 - 1421.

[21] Garber J, Cobin R, Gharib H, et al. Clinical practice guidelines for hypothyroidism in adults: cosponsored by the American Association of Clinical Endocrinologists and the American Thyroid Association [J]. Thyroid, 2012, 22(12): 1200 - 1235.

[22] Jonklaas J, Bianco AC, Bauer AJ, et al. Guidelines for the treatment of hypothyroidism: prepared by the American Thyroid Association task force on thyroid hormone replacement[J]. Thyroid, 2014, 24(12): 1670 - 1751.

[23] 邱玲, 王丹晨, 徐涛, 等. 性别和年龄及季节对甲状腺激素参考区间的影响[J]. 中华医学杂志, 2018, 98(20): 1582 - 1587.

[24] 吴艺捷. 老年人亚临床甲减和甲亢的诊断与治疗[J]. 老年医学与保健, 2010, 16(1): 13 - 16.

[25] 李佳, 滕卫平, 单忠艳, 等. 中国汉族碘适量地区妊娠月份特异性 TSH 和 FT_4 的正常参考范围[J]. 中华内分泌代谢杂志, 2008, 24(6): 605 - 608.

[26] Yan YQ, Dong ZL, Dong L, et al. Trimester- and method-specific reference intervals for thyroid tests in pregnant Chinese women: methodology, euthyroid definition and iodine status can influence the setting of reference intervals[J]. Clin Endocrinol (Oxf), 2011, 74(2): 262 - 269.

[27] 蒋怡雅, 吴艺捷, 徐艳红, 等. 妊娠中晚期孕妇甲状腺功能异常和自身抗体筛查的研究[J]. 中华内分泌代谢杂志, 2011, 27(10): 816 - 820.

[28] Alexopoulou O, Beguin C, Nayer PD, et al. Clinical and hormonal characteristics of central hypothyroidism at diagnosis and during follow-up in adult patients[J]. Eur J Endocrinol, 2004, 150: 1 - 8.

[29] Persani L. Central hypothyroidism: pathogenic, diagnostic, and therapeutic challenges [J]. J Clin Endocrinol Metab 2012, 97(9): 3068 -3078.

[30] Verloop H, Louwerens M, Schoones JW, et al. Risk of hypothyroidism following hemithyroidectomy: systematic review and meta-analysis of prognostic studies[J]. J Clin Endocrinol Metab 2012, 97(7): 2243 - 2255.

[31] Beck-Peccoz P, Lania A, Beckers A, et al. 2013 European Thyroid Association guidelines for the diagnosis and treatment of thyrotropin-secreting pituitary tumors[J]. Eur Thyroid J, 2013, 2: 76 - 82.

[32] Stagnaro-Green A, Abalovich M, Alexander E, et al. Guidelines of the American Thyroid Association for the diagnosis and management of thyroid disease during pregnancy and postpartum[J]. Thyroid, 2011, 21(10): 1081 - 1125.

[33] 中华医学会内分泌学分会. 妊娠和产后甲状腺疾病诊治指南[J]. 中华内分泌代谢杂志, 2012, 28(5): 354 - 367.

[34] Alexander EK, Pearce EN, Brent GA, et al. 2017 Guidelines of the American Thyroid Association for the diagnosis and management of thyroid disease during pregnancy and the postpartum[J]. Thyroid, 2017, 27(3): 315 - 389.

[35] 关海霞, 陆汉魁. 重组人促甲状腺激素在甲状腺疾病诊治中的应用[J]. 中华核医学和分子影像杂志, 2012, 32(4): 311 - 314.

[36] WHO/UNICEF/ICCIDD. Assessment of iodine deficiency disorders and monitoring their elimination: a guide for programme managers[J]. World Health Organization, Geneva. 2007, 1 - 99.

[37] Montenegro-Bethancourt G, Johner SA, Stehle P, et al. Iodine status assessment in children: spot urine iodine concentration reasonably reflects true twenty-four-hour iodine excretion only when scaled to creatinine[J]. Thyroid, 2015, 25(6): 688 - 697.

[38] 郝文, 乔虹. 人体碘含量检测方法的应用[J]. 中华地方病学杂志, 2017, 36(11): 851 - 855.

[39] 申红梅. 个体碘营养评价方法现状及展望[J]. 中华地方病学杂志, 2017, 36(3): 162 - 165.

[40] 吴艺捷. 应该重视孕妇的碘营养与甲状腺功能及自身免疫状态[J]. 中华内分泌代谢杂志, 2014, 30(5): 447 - 448.

[41] 孙殿军, 杨晓光. 2016 年碘与甲状腺疾病大会共识[J]. 中华地方病学杂志, 2017, 36(2): 79 - 80.

[42] 苏晓辉, 刘鹏, 申红梅, 等.《2016 年碘与甲状腺疾病大会共识》的解读[J]. 中华地方病学杂志, 2017, 36(2): 81 - 86.

[43] Mulrine HM, Skeaff SA, Ferguson EL, et al. Breast-milk iodine concentration declines over the first 6 mo postpartum in iodine-deficient women[J]. Am J Clin Nutr, 2010, 92: 849 - 856.

[44] Leung AM, Braverman LE, He X, et al. Breastmilk iodine concentrations following acute dietary iodine intake[J]. Thyroid, 2012, 22(11): 1176 - 1180.

[45] Andersen SL, Møller M, Laurberg P. Iodine concentrations in milk and in urine during breastfeeding are differently affected by maternal fluid intake [J]. Thyroid, 2014, 24(4): 764 - 772.

[46] Momcilovic B, Prejac J, Visnjevic V, et al. Hair iodine for human iodine status assessment[J]. Thyroid, 2014, 24(6)：1018 - 1026.

[47] 叶蕾,韩如来,姜晓华,等.促甲状腺激素不适当分泌综合征 61 例病例总结[J].中华内分泌代谢杂志,2015,31：925 - 931.

第六章 • 甲状腺自身抗体的检测及其临床意义

滕卫平 李 静 李玉姝

自身免疫甲状腺病（AITD）包括 Graves 病（GD）和自身免疫甲状腺炎（AIT）、甲状腺相关眼病（TAO）。其中存在多种体液免疫和细胞免疫异常,针对甲状腺组织成分的多种甲状腺自身抗体就是体液免疫异常的标志之一。目前已知的主要自身抗原为促甲状腺激素受体（TSHR）、甲状腺过氧化物酶（TPO）、甲状腺球蛋白（Tg）及钠碘协同转运体（NIS）等。检测患者血清中相应的自身抗体-抗甲状腺过氧化物酶抗体（TPOAb）、抗甲状腺球蛋白抗体（TgAb）和促甲状腺激素受体抗体（TRAb）对于疾病的诊断、治疗和估计预后都有十分重要的临床意义。本文重点讨论与临床联系紧密的 TPOAb、TgAb 和 TRAb。

一、甲状腺过氧化物酶抗体（TPOAb）

（一）概述

过氧化物酶过去被称为微粒体抗原,是一种膜相关性糖蛋白,能够催化酪氨酸残基碘化合成甲状腺激素,该过程在 Tg 基底膜侧进行。正常人甲状腺过氧化物酶（TPO）主要表达于甲状腺细胞膜上和细胞膜内。一旦滤泡细胞结构受到破坏,TPO 会释放入血,在具有遗传易感性患者体内 TPO 可刺激机体产生甲状腺自身抗体,引发产生一系列的免疫反应如抗体依赖的细胞介导的细胞毒作用（ADCC）和补体依赖的细胞毒性作用（CDC）。它还可与 TPO 结合而抑制酶的活性,从而破坏甲状腺功能。但是,将补体结合的 TPOAb 转移到猴体内,并不能使猴发病,从母体接受了 TPOAb 的婴儿也并未发生永久性甲状腺功能减退。这些提示 TPOAb 可能会使甲状腺的损伤持续和加重,但并不是甲状腺免疫损伤的始动因素。

（二）检测方法和正常值的确定

TPOAb 是一组针对 TPO 中不同抗原决定簇的多克隆抗体,对甲状腺过氧化物酶分子免疫优势区具有较高的亲和力,放射性免疫分析法、酶联免疫吸附法、电化学发光免疫分析法都是传统的 TPOAb 检测方法。如果以高度纯化的天然甲状腺过氧化物酶或者重组人甲状腺过氧化物酶作为抗原,能够明显提高检测的灵敏度、特异度及可重复性。不同试验方法 TPOAb 的阳性切点值（cut-off value）差异很大,其阳性率取决于所选方法的灵敏度和特异度。在部分健康人群或非甲状腺自身免疫性疾病患者中,用竞争性免疫分析法检测 TPOAb 结果也可能为阳性。

美国临床生物化学学会（NACB）建议甲状腺自身抗体的正常参考范围应来源于符合以下条件的 120 名无任何甲状腺疾病病史的正常人,并应尽可能排除有自身免疫性甲状腺疾病倾向的个体：年龄＜30 岁的男性；血清 TSH 水平在 0.5～2.0 mIU/L；无甲状腺肿大；无甲状腺疾病的个人史或家族史；无非甲状腺的自身免疫性疾病（如系统性红斑狼疮或糖尿病等）。但同时 NACB 也承认目前参考范围的确定具有主观性,因此变化较大,只能保证绝大多数的 AITD 患者血清检测结果为阳性,而没有 AITD 临床表现的大多数人检测结果为阴性。随着年龄的增加,TPOAb 的阳性率逐渐升高。

（三）TPOAb 的流行病学及临床意义

世界各地报道的普通人群 TPOAb 阳性率在 7%～20% 间,除了与采用不同检测方法有关外,还与种族、性别分布、年龄构成及环境因素不同有关。TPOAb 是 AITD 的标志性抗体,主要来自甲状腺内浸润的淋巴细胞。研究显示 TPOAb 水平反映了淋巴细胞浸润的程度。桥本甲状腺炎中,TPOAb 参与了组织破坏的过程与甲状腺功能减退的发生相关。TPOAb 的存在提示有潜在的甲状腺功能损伤。一些流行病学研究提示即使甲状腺功能正常的人,TPOAb 阳性者 TSH 水平也显著高于抗体阴性者。

TPOAb 可在临床中广泛应用：① 对于 AITD 患者,TPOAb 阳性率可达 90% 以上；有研究表明血 TPOAb 滴度是 AIT 患者发生甲状腺功能减退的危险因素；TPOAb 的表达,特别是在脑脊液中检测阳性,还被用于辅助诊断 AIT 相关激素反应性脑病（SREAT）。② 用干扰素 α、白细胞介素 2（IL-2）或锂治疗时,检测 TPOAb 用于诊断 AIT 的发生风险和预测甲状腺功能减退的发生风险。③ 用胺碘酮治疗时,TPOAb 是发生 AITD 而非碘致甲状腺功能紊乱的危险因素。④ 唐氏综合征患者 TPOAb 阳性是发生甲状腺功能减退的危险因素。⑤ TPOAb 是妊娠期间母体发生甲状腺功能异常、产后甲状腺炎及不良妊娠结局的危险因素,TPOAb 阳性妇女妊娠期间出现 TSH 异常升高的可能性是 TPOAb 阴性妇女的 3～4 倍。⑥ TPOAb 阳性与后代不良结局（流产、早产、后代脑发育受损）有关。

二、甲状腺球蛋白抗体（TgAb）

（一）概述

甲状腺球蛋白（Tg）是由两个相同亚基组成、分子量为 660 000 的可溶性高分子糖蛋白。TgAb 是最早发现的甲状腺自身抗体,是一组针对 Tg 不同抗原决定簇的多克隆抗体,以 IgG 型抗体为主。人 Tg 具有 40 余个抗原决定簇,桥本病与正常人体内的 TgAb 针对 Tg 不同的抗原决定簇。TgAb 的病理意义仍不明确,体外实验发现能通过 ADCC 和

CDC参与甲状腺细胞的损伤。血TgAb与TPOAb的表达尽管显著相关,但相关系数仅有0.11～0.46。研究发现,在自发的实验性自身免疫性甲状腺炎的小鼠模型中,TgAb出现在TPOAb之前。目前认为TgAb反映的是甲状腺自身免疫反应的初期或起始阶段,而TPOAb反映的是晚期阶段免疫反应的扩散。在人类,很少能观察到疾病起病阶段,多数在起病至少7年后被确诊,因此TPOAb阳性者及其血清滴度明显高于TgAb。

(二) TgAb 的检测及正常值的确定

TgAb的测定方法经历了免疫荧光法、红细胞凝集法、免疫竞争法和非免疫竞争法的升级换代。20世纪70年代,放射免疫分析法开始用于检测TgAb,试验灵敏度、特异度都明显提高,但是这种方法耗时长、污染环境,逐渐被酶联免疫吸附法、化学发光免疫分析法等非同位素免疫学检测法代替,现后者已成为检测TgAb的常规方法。Tg制品的特性因提取人体甲状腺组织和纯化过程的不同而不同,即便采用国际参考制剂(MRC 65/93)进行校正,但试验阳性结果仍有显著差异。其正常值的确定与TPOAb相同。

(三) TgAb 的流行病学及临床意义

TgAb对于诊断AIT的意义存在争论。既往应用半定量的检测方法时,流行学研究常常报道TgAb的患病率低于TPOAb,在HT患者的阳性率仅有60%。但是最近应用敏感方法检测抗体的研究都报道TgAb的患病率与TPOAb相似。NHANESⅢ中TgAb阳性率为11.5%;我国IITD调查组的报道为9.1%。

TgAb具有重要的临床应用价值:① TgAb与TPOAb都具有提示甲状腺自身免疫的价值,自身免疫甲状腺炎动物模型以产生TgAb为主。慢性淋巴细胞性甲状腺炎TgAb阳性率为50%～60%。我国学者的5年前瞻研究证实,TgAb和TPOAb阳性人群5年发生TSH升高的危险性分别为1.63和1.65,提示两个抗体的意义是相同的。TgAb阳性患者发生甲状腺功能紊乱风险显著增加。② TgAb可预测甲状腺结节的发生,且分化性甲状腺癌患者血清TgAb阳性率明显高于健康人群。③ 15%～20%乳头状甲状腺癌(PTC)患者血清中可检测到TgAb,其存在可干扰对这部分患者术后Tg的监测,即使TgAb浓度较低时。因此,通常在检测血Tg之前,应先检测患者血清TgAb浓度,即便其浓度较低,也可干扰Tg检测结果,影响对分化型甲状腺癌复发的判断。另外,PTC患者术后随诊时,应注意观察TgAb的动态变化;术后1年血TgAb呈现下降的趋势是治疗有效的指征(行术后4～8周和放碘治疗后的前半年为例外情况),但如出现升高,提示有肿瘤复发的风险。在随诊时,还要注意观察TgAb水平的动态变化情况。研究表明乳头状甲状腺癌患者比滤泡状甲状腺癌患者TgAb阳性率高,伴淋巴结转移的甲状腺癌患者TgAb也可能阳性。在¹³¹I清甲治疗之前,TgAb阳性分化型甲状腺癌患者预后不良风险显著增加,有研究表明术后1年血清TgAb水平下降50%的患者比术后1年血清TgAb水平上升50%的患者复发可能性小。④ TgAb阳性妊娠妇女流产风险显著增加,应密切监测甲状腺功能。

三、TSH 受体抗体(TRAb)

(一) 概述

TRAb是G蛋白偶联受体家族成员,是由764个氨基酸构成的多肽,裂解形成两条肽链A、B,由二硫键连接而成。A亚基包含9个富含亮氨酸重复序列,而B亚基包含7个跨膜结构域和短胞内结构域。TRAb分为至少2种:① TSH受体刺激性抗体(TSHR stimulation antibody, TSAb),具有刺激TSH受体的作用;② TSH受体刺激阻断性抗体(TSHR stimulation-blocking antibody, TSBAb),具有阻断TSH刺激TSH受体的功能。分子机制研究显示:TSAb和促甲状腺激素受体胞外结构N端结合,模拟促甲状腺激素对甲状腺的激活作用;TSBAb与促甲状腺激素受体胞外结构C端结合,阻断促甲状腺激素对甲状腺的激活作用。

(二) TRAb 的检测方法学

受体分析法:主要包括以下3种方法:① 放射受体分析法,该方法可分为竞争性和非竞争性分析方法两种,前者原理即TRAb能与¹²⁵I-TSH竞争结合TSHR,根据¹²⁵I-TSH与TSHR结合情况就能定量分析TRAb浓度;后者原理是TRAb的Fab片段能与TSH受体结合,而其Fc片段能与葡萄球菌A蛋白结合的特性形成三联复合物,将¹²⁵I标记葡萄球菌A蛋白后分析三联复合物与TRAb关系即可测定TRAb。② 酶联免疫学分析法,TRAb与结合在固相载体上的TSHR结合后,再加入二抗和酶反应的底物后,根据有色底物的量可定量分析TRAb。③ 化学发光法,将带有cAMP反应元件和编码萤火虫荧光素酶基因的重组质粒转化入表达TSHR的中国仓鼠卵细胞,当TSAb作用于TSHR后,可改变cAMP水平继而激活cAMP的反应元件,下游萤火虫荧光素酶基因表达产生荧光,而TSBAb不能激活cAMP途径。竞争性受体分析法可分为三代:第一代方法采用猪甲状腺细胞膜提取物;第二代改为纯化猪TSHR或重组人TSHR;第三代方法利用重组人TSHR和生物素标记单克隆抗人TSHR刺激性抗体M22竞争结合TSH,高度的内在稳定性、解离速率低决定了该抗体对TRAb检测的适用性(图4-6-1)。

流式细胞术法:以人工重组TSHR表达的中国仓鼠卵细胞为靶细胞,采用流式细胞仪检测技术,以不加血清的样品为阴性对照,分别测定正常人和患者血清对TSHR的结合,结果以阳性细胞结合的百分数表示。这种方法培养周期短、步骤简单、灵敏度高,具有良好的应用前景。

生物学法(bioassay):TSAb体内、体外均有甲状腺刺激活性,TSAb与TSH受体结合刺激甲状腺细胞产生cAMP、T_3、T_4,甲状腺细胞摄碘增加。TSBAb与TSH受体结合后,可阻断外源性TSH与TSH受体结合,细胞内cAMP水平减低。细胞来源主要分为以下几种:人甲状腺细胞、鼠甲状腺细胞、猪甲状腺细胞和表达人重组TSH受体的非甲状腺哺乳细胞系。近几年国外采用表达TSHR的中国仓鼠卵细胞代替FRTL-5细胞,有待于进一步发展和推广。2010年Evans从一个女性甲状腺功能减退患者血清中发现同时具有刺激性和阻断性的TRAb,分别为刺激性单克隆抗体(KI-18)和阻断性单克隆抗体(KI70),Li等实践证明KI70检测TSBAb比

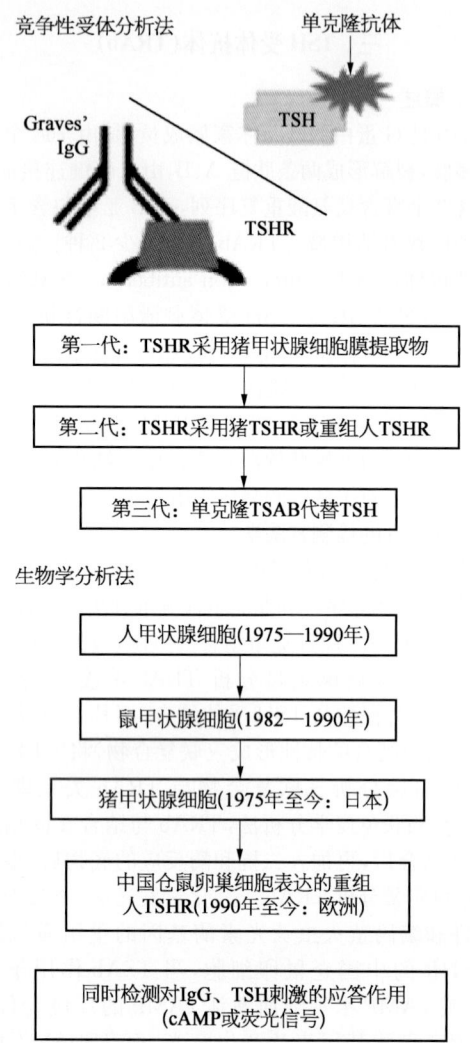

图 4-6-1 TRAb 检测方法的进展

传统方法的灵敏度约高 20 倍,目前两种单克隆抗体均已开始商品化应用。

(三) TSAb 和 TSBAb 检测的临床意义

1. TRAb 有助于甲状腺毒症的病因鉴别。TRAb 可与 TSH 受体富含亮氨酸区特异性结合,信号级联放大从而刺激甲状腺细胞合成并释放甲状腺激素。在 Graves 病患者中 TRAb 阳性率可达 90% 以上,TRAb 阴性就不能区分甲状腺毒症病因,病情极轻的 Graves 病患者血清 TRAb 也可为阳性。如果患者甲状腺对称性肿大、近期眼球突出,并有中至重度的甲状腺功能亢进症状,可以诊断为 Graves 病,不需要对甲状腺功能亢进症状的病因进一步检查;如果患者只是单纯表现为甲状腺毒症,无甲状腺结节和突眼,可以检测 TRAb、RAIU 来明确病因。TRAb 能有效提高 Graves 病诊断率,节约诊疗费用。

2. TRAb 是 Graves 病抗甲状腺药物治疗疗程监测和预后判断指标。TRAb 是停药后近期复发的指标,在停用抗甲状腺药物治疗之前,通过监测 TRAb 水平来决定哪些患者可停用抗甲状腺药物,TRAb 水平正常表明 Graves 病恢复正常的可能性更大。

3. TRAb 是妊娠期 Graves 病患者重要的监测指标。应用甲状腺全切除术治疗 Graves 病史、曾分娩甲亢新生儿史、妊娠期行甲状腺切除术史及妊娠期未治疗或应用抗甲状腺药物治疗的甲亢妊娠妇女均应密切监测 TRAb。对于既往应用手术或 [131]I 治疗 Graves 病的患者,建议在妊娠早期监测 TRAb 水平。如果妊娠早期母体血清 TRAb 升高,建议于妊娠 18~22 周再次复查;如果妊娠早期母体血清 TRAb 为阴性,则妊娠期间不需要再次检测。在确认妊娠时患者正在应用抗甲状腺药物治疗 Graves 病,建议检测母体 TRAb 水平。如果妊娠中期母体需要应用抗甲状腺药物治疗 Graves 病,建议于妊娠 18~22 周再次检测血清 TRAb,此时 TRAb 升高或妊娠晚期需应用抗甲状腺药物,应在妊娠 30~34 周时再次检测 TRAb 以评估是否需对后代进行监测。当妊娠后半期母体甲状腺功能亢进不能控制,或妊娠任何阶段检测到高血清 TRAb 水平(高于参考值上限 3 倍或 5 U/L)时,应密切监测胎儿,并咨询经验丰富的产科医师或者母胎医学专业医师。需应用超声监测的指标包括胎儿心率、生长发育情况、羊水量及胎儿甲状腺肿情况。

4. TSBAb 与甲状腺功能减退有关。10%~20% 桥本甲状腺炎患者体内可以检测到 TSBAb,40% 血清 TSBAb 恢复阴性的桥本甲状腺炎患者甲状腺功能恢复正常。TSBAb 对甲状腺功能发挥直接作用,是萎缩性甲状腺炎重要的致病抗体。母体 TSBAb 可以穿过胎盘引起新生儿甲状腺功能减退;Graves 病患者体内 TSAb 和 TSBAb 交替阳性是甲状腺功能波动明显的原因。患者以 TSAb 占优势时表现为甲状腺功能亢进,以 TSBAb 占优势时表现为甲状腺功能减退,两种甲状腺功能紊乱交替出现。

参考文献

[1] Baloch Z, Carayon P, Conte-Devolx B, et al. Guidelines Committee, National Academy of Clinical Biochemistry. Laboratory medicine practice guidelines. Laboratory support for the diagnosis and monitoring of thyroid disease[J]. Thyroid, 2003, 13: 3-126.

[2] Prummel MF, Wiersinga WM. Thyroid peroxidase autoantibodies in euthyroid subjects[J]. Best Pract Res Clin Endocrinol Metab, 2005, 19: 1-15.

[3] Hollowell JG, Staehling NW, Flanders WD, et al. Serum TSH, T(4), and thyroid antibodies in the United States population (1988 to 1994): National Health and Nutrition Examination Survey (NHANES III)[J]. J Clin Endocrinol Metab, 2002, 87: 489-499.

[4] Teng W, Shan Z, Teng X, et al. Effect of iodine intake on thyroid diseases in China[J]. N Engl J Med, 2006, 354: 2783-2793.

[5] Vanderpump MP, Tunbridge WM, French JM, et al. The incidence of thyroid disorders in the community: a twenty-year follow-up of the Whickham Survey[J]. Clin Endocrinol (Oxf), 1995, 43: 55-68.

[6] McLachlan SM, Rapoport B. Why measure thyroglobulin autoantibodies rather than thyroid peroxidase autoantibodies? [J]. Thyroid, 2004, 14: 510-520.

[7] Costagliola S, Morgenthaler NG, Hoermann R, et al. Second generation assay for thyrotropin receptor antibodies has superior diagnostic sensitivity for Graves' disease[J]. J Clin Endocrinol Metab, 1999, 84: 90-97.

[8] Feldt-Rasmussen U, Schleusener H, Carayon P. Meta-analysis evaluation of the impact of thyrotropin receptor antibodies on long term remission after medical therapy of Graves' disease[J]. J Clin Endocrinol Metab, 1994, 78: 98-102.

[9] Gerding MN, van der Meer Jolanda WC, Broenink M, et al. Association of thyrotropin receptor antibodies with the clinical features of Graves' opthalmopathy[J]. Clin Endocrinol, 2000, 52: 267-271.

[10] Bartelena L, Marcocci C, Bogazzi F, et al. Relation between therapy for hyperthyroidism and the course of Graves' disease[J]. N Engl J Med, 1998, 338: 73-78.

第七章·放射性核素的甲状腺功能和显像检查

张 敏 李 彪 朱承谟

一、甲状腺¹³¹I功能测定

(一)原理

放射性¹³¹I与碘具有相同的生化特性,并能释放γ射线,空腹口服¹³¹I后经胃肠道吸收入血液后,由甲状腺滤泡上皮细胞特异性摄取,摄取的量和速度与甲状腺功能密切相关,通过测量不同时间甲状腺部位的放射性计数率(通常以百分率表示,称摄¹³¹I率),可以一定程度地反映甲状腺功能。

正常甲状腺的摄¹³¹I率有一范围,通常20～30 min已有一定数量,24 h达高峰。甲状腺功能亢进者摄¹³¹I率高出正常范围和(或)高峰时间提早出现,甲状腺功能减退者则摄¹³¹I率降低,而高峰时间延迟至48 h甚至72 h。

(二)方法、正常值和影响因素

1. 方法

(1)患者准备:停服或停用一定时间含碘药物(包括碘油造影剂)及食物、含溴药物、甲状腺激素、抗甲状腺药物等一定时间;检查当日空腹;妊娠及哺乳期禁忌,若必须于哺乳期进行检查,服¹³¹I后需暂停哺乳48 h以上。

(2)检查方法:最常用的方法是动态测定,受检者空腹口服 Na¹³¹I溶液或胶囊174～370 kBq(2～10 μCi),且继续禁食1～2 h。服药后2 h、4 h(或6 h)和24 h分别测定本底、标准源计数及甲状腺部位的放射性计数率,并按以下公式计算摄¹³¹I百分率:

$$\text{甲状腺摄}^{131}\text{I百分率} = \frac{\text{甲状腺部位计数率} - \text{本底计数率}}{\text{标准源计数率} - \text{本底计数率}} \times 100\%$$

标准源计数率为将与受检者摄入相同量的¹³¹I置于直径为2.5 cm,高为18 cm的试管,并放入一蜡制颈部模型内,在相同条件下测得其计数率。

甲状腺早期功能测定用放射性⁹⁹ᵐTc进行,或可在甲状腺显像注射⁹⁹ᵐTc后两者一起进行。通常静脉注射⁹⁹ᵐTc后20或30 min用γ相机或单光子发射型断层显像仪(SPECT)探头进行测量,计算其摄⁹⁹ᵐTc率,正常时已可达1%。早期摄⁹⁹ᵐTc率测定虽有快速得出结果的优点,但设备和计算较复杂而且早期颈部本底值高为其缺点,故并不常用。

2. 正常值·以时间为横坐标,摄¹³¹I率为纵坐标,绘制的曲线称动态曲线。正常的摄¹³¹I率曲线随时间递增,24 h达到高峰,早期为晚期的50%左右。通常2～3 h为10%～20%、4～6 h为15%～25%,24 h为25%～40%。甲状腺摄¹³¹I率有地区、人群、年龄的差异,特别受饮食、饮水中含碘量的影响。正常青少年比成人高13%～20%。近年来由于在全国范围内实行加碘食盐,使甲状腺摄¹³¹I率的正常值有所下减,如广东医科大学附属医院报道食盐加碘后3 h和24 h的摄¹³¹I率正常值分别为14.1%±5.1%和26.0%±11.5%。由于地

区、饮食、生活及医疗条件差异等因素的影响,各实验室应建立当地的摄¹³¹I率的正常范围。

3. 影响因素·由于摄¹³¹I率受含碘食物或药物、甲状腺激素、抗甲状腺药物等因素的影响,因此受检前必须详细询问病史,以免出现各种影响因素所致的摄¹³¹I率降低,如服用含碘食物和药物者应停服一定时间才能进行检查。另外,由于甲状腺¹³¹I功能测定所用的放射性活度较低,近期内做过相关放射性核素检查者也应暂缓此检查。根据中华医学会核医学分会的总结与推荐,常见的影响甲状腺¹³¹I功能测定的因素治疗前停用时间见表4-7-1。

表4-7-1 影响摄¹³¹I率的食物和药物

影响因素	建议停用时间
甲巯咪唑	>3日
丙硫氧嘧啶	>2周
含碘复合维生素	7～10日
甲状腺激素(动物甲状腺组织提取或人工合成)	10～14日(T₃制剂),3～4周(T₄制剂)
海带、琼脂、卡拉胶、卢戈液、含碘中草药	2～3周
外科皮肤消毒用碘	2～3周
静脉用含碘增强造影剂	6～8周(水溶性造影剂),1～6个月(脂溶性造影剂)
胺碘酮	3～6个月
核素显像	⁹⁹ᵐTc标记药物显像>1周,¹³¹I及其标记药物显像>2周

(三)临床意义

甲状腺摄¹³¹I率试验较为灵敏,特别对早期甲状腺功能亢进有重要的临床价值。目前虽然体外免疫测定甲状腺激素的方法被首先应用于直接判断甲状腺的功能,但体内甲状腺摄¹³¹I率测定仍有其重要的应用方面。

一般儿童及青少年较成人摄碘率高,女性较男性高,正常摄¹³¹I率曲线规律是随时间逐渐递增,24 h达高峰(高峰值为25%～60%),6 h时摄碘率为24 h的50%左右。一般甲状腺功能亢进对甲状腺摄碘的功能增强,碘的转化加速,甲状腺功能亢进患者服¹³¹I后各个时期的摄¹³¹I率明显提高,高峰值仍在24 h,部分患者有早期摄¹³¹I率增加而24 h有所降称高峰值提前出现。甲状腺功能亢进时可有摄¹³¹I率增高,但增高的程度与甲状腺功能亢进的严重程度不成正比,但摄¹³¹I率增高并不都是甲状腺功能亢进,如缺碘状态下的缺碘性甲状腺肿大,单纯性甲状腺肿大和甲状腺肿呆小症和青春期也可有

摄^{131}I 率增高但无高峰值的提前（图 4-7-1），可用甲状腺摄^{131}I 抑制试验来鉴别（见后）。

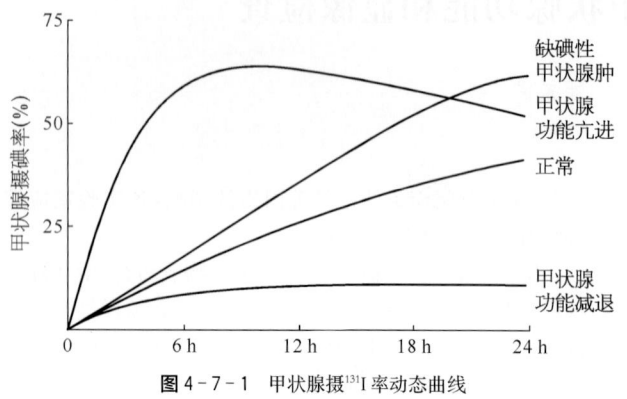

图 4-7-1 甲状腺摄^{131}I 率动态曲线

甲状腺功能减退可见摄^{131}I 率降低，但除食物和药物等外源性碘的影响因素外，以下原因也使其降低，如非甲状腺性呆小症、垂体功能减退所致的继发性甲状腺功能减退症等。

目前，甲状腺摄^{131}I 率测定，主要的临床意义如下。

1. 甲状腺功能亢进患者^{131}I 治疗前的甲状腺功能了解和剂量计算。包括摄^{131}I 率测定、甲状腺显像时^{131}I 的剂量计算，有效半衰期测定和甲状腺功能亢进^{131}I 治疗剂量计算。

2. 亚急性甲状腺炎的诊断。炎症使甲状腺细胞的摄碘功能受损，细胞通透性增加，甲状腺滤泡中储存的甲状腺素大量释放到血液，因此形成摄^{131}I 率降低而甲状腺素 T_3、T_4 增高的分离现象。

3. 缺碘性甲状腺肿的诊断。地方性或散发性甲状腺肿大，患者表现为弥漫性甲状腺肿大，无甲状腺功能亢进症状，但摄^{131}I 类似甲状腺功能亢进性增高而无高峰值前移，可根据临床症状，血 T_3、T_4 测定和甲状腺素抑制试验进行鉴别。

4. 高碘性甲状腺肿和缺碘性甲状腺肿的鉴别。前者摄^{131}I 率降低，但 T_4/T_3 值增高，后者则摄^{131}I 率增高而 T_3/T_4 值增高。

5. 外源性甲状腺激素性甲状腺功能亢进。血甲状腺素增高，sTSH 降低而摄^{131}I 率降低。

6. 结合药物介入诊断。可诊断下丘脑-垂体-甲状腺轴调节异常。

（四）药物介入性甲状腺摄^{131}I 试验

甲状腺合成和释放甲状腺激素，正常情况下如血中甲状腺激素过多，会反馈地抑制垂体分泌促甲状腺激素（TSH），于是甲状腺对碘的摄取和甲状腺素的合成减少；反之血中甲状腺激素过少则 TSH 增多，甲状腺摄碘增加而甲状腺素的合成增多，因而机体正常地调节代谢。此外，垂体分泌的 TSH 受下丘脑分泌的促甲状腺素释放激素（TRH）的调节，当血中甲状腺素增高时，抑制垂体 TSH 的分泌并同时阻断 TSH 对TRH 的反应，组成下丘脑-垂体-甲状腺轴体系。在甲状腺功能亢进时，上述轴系的调节机制破坏，甲状腺处于自主状态，因此甲状腺摄碘的合成、分泌不受抑制，给予药物后，观察服药前后的摄^{131}I 率变化，就可发现上述轴反馈机制的消失，摄^{131}I 率不受抑制，有利于一些甲状腺功能亢进患者的诊断和摄^{131}I 率增高患者的鉴别诊断。

1. 甲状腺素抑制试验。当第一次进行摄^{131}I 率测定后，口服 T_4 40 μg，一日 3 次共 7 日，再重复甲状腺摄^{131}I 率测定，按下式计算抑制率：

$$=\frac{第一次\ 24\ h\ 摄^{131}I\ 率 - 第二次\ 24\ h\ 摄^{131}I}{第一次\ 24\ h\ 摄^{131}I\ 率} \times 100\%$$

正常人由于存在甲状腺素和 TSH 间的反馈抑制，抑制率>50%，而甲状腺功能亢进患者的自主性，摄^{131}I 率得不到很好抑制，抑制率<25%，抑制率在 25%～50% 为部分抑制，应进一步检查。

目前由于血甲状腺素测定应用十分普遍，此抑制试验已很少应用，但尚可用于以下情况。

（1）鉴别突眼的性质：有些甲状腺功能亢进患者伴突眼者，临床症状不典型，T_3、T_4 正常，但下丘脑-垂体-甲状腺轴体系的破坏为其主要障碍，T_4 抑制试验表现为抑制率<25%。

（2）缺碘性甲状腺肿：常有摄^{131}I 率增高，但摄^{131}I 率被T_4 明显抑制>50%，属正常，而甲状腺功能亢进性摄^{131}I 率增高则不受抑制。

（3）诊断自主性甲状腺结节：当甲状腺显像示"热"结节，给予甲状腺素片 1 周后再行显像，正常甲状腺的摄^{131}I 被抑制而不显示，"热"结节有自主性而仍显示。

（4）自主性甲状腺结节 T_4 治疗期间评估 T_4 抑制的足够性：治疗有效者，摄^{131}I 率应不>1%～2%，此时不需再给予 T_4 或 T_3。

2. 过氯酸钾释放试验诊断有机碘合成障碍。正常甲状腺摄取的^{131}I 离子被有机化，因此不能为过氯酸钾竞争性释放，甲状腺内仍有较高的放射性。某些先天性过氧化酶缺失如彭德莱综合征（Pendred 综合征），使碘的有机化产生障碍，积聚的^{131}I 离子很容易被过氯酸钾释出，因而甲状腺放射性下降。方法为先测定 2 h 摄^{131}I 率，口服过氯酸钾 600 mg 后 1 h（服^{131}I 后 3 h）再测定摄^{131}I 率，有机碘合成障碍者摄^{131}I 率减少>5%。

此外，60% 的慢性淋巴性甲状腺炎患者也呈阳性，可协助诊断，但应注意与先天性缺陷鉴别。

3. 促甲状腺兴奋试验。注射外源性 TSH 后观察给药前后的摄^{131}I 率变化，正常人 TSH 促使摄^{131}I 增加，T_3、T_4 合成增多，而甲状腺细胞受损者则无吸^{131}I 增高。

方法为先进行一次摄^{131}I 率测定，然后肌内注射 TSH 10 IU，每日 3 次共 3 日，末次注射后 24 h 重复摄^{131}I 率测定，以第二次 24 h 摄^{131}I 率减去第一次 24 h 摄^{131}I 率，得到兴奋值，正常人应>11%。

提取的 TSH 可有过敏反应，应做过敏试验，有过敏体质和心脏病者禁用。重组 TSH 的获准应用使 TSH 兴奋试验使用前得到重视。

其主要应用如下。

（1）判断甲状腺的储备功能，甲状腺功能减退患者注射后摄^{131}I 率增高提示有储备功能；如不增高，说明必须应用 T_4 替代治疗。

（2）诊断自主性甲状腺结节，甲状腺显像呈现孤立的热结节不受抑制，正常甲状腺组织不显影，给予 TSH 注射后，重复显像，热结节周围正常组织显影而热结节不受抑制，有更多放射性浓集。此外，如仍不显影可能为先天性甲状腺缺如。

(3) 鉴别原发和继发甲状腺功能减低,前者 TSH 刺激后摄 ^{131}I 仍不增高;而后者继发于下丘脑和垂体病变,甲状腺被 TSH 兴奋后摄 ^{131}I 率增加。

二、甲状腺显像

甲状腺的影像学检查包括超声、CT、MR 和核医学影像等方法。目前最常用的检查是超声和核医学影像。核素甲状腺显像具有特殊的优势,它是根据放射性核素或其标志化合物经血液到达甲状腺部位后,被正常甲状腺组织浓聚而显示其大小、位置、形态和放射性在腺体内的分布,病变组织可不摄取放射性而出现放射性稀疏或缺损区(称"冷区")或有局灶性浓聚(称"热区"),故属功能性显像,对临床有重要的应用价值,至今已沿用半个多世纪,仍为甲状腺疾病必不可少的诊断方法。方法学上可分为甲状腺静态平面显像、断层显像、亲肿瘤显像、正电子断层显像(PET)。

(一) 甲状腺静态平面显像

1. 原理·正常甲状腺组织有很强的选择性摄取或浓聚 ^{131}I 或 ^{99m}Tc 的能力,多余的核素从肾脏排出,少数被唾液腺或胃腺细胞吸收。应用 SPECT 显像仪可显示甲状腺内核素所发射的 γ 射线的分布从而显示其形态。

2. 方法·有 3 种主要的甲状腺显像剂,其主要性能和特点见表 4-7-2。

表 4-7-2 甲状腺显像剂的性能和特点

名　　称	Na^{99m}TcO$_4$	Na^{131}I	Na^{123}I
半衰期	6 h	8.04 日	13 h
γ 射线主要能量 keV	140(88%)	364(82%)	159(84%)
β 射线主要能量 keV		334(7%)	
		606(89%)	
给药方式	口服或静脉	口服	口服
常用剂量 MBq(mCi)	185~370 (5~10)	3.7(0.1)	3.7~7.4 (0.1~0.2)
显像时间	25~30 min	24 h	3 h
吸收剂量(rad) 甲状腺 全身	0.1~1.0 0.005~0.04	60~80 0.2~0.4	3~12 0.006~0.012
特点	最常用 半衰期短 不能寻找功能性甲状腺癌	应用历史长 特异性强 本底低(24 h) 诊断甲状腺癌功能性转移灶和异位甲状腺	检查时间短 分辨率高 适宜儿童 来源不便 价格贵

方法上甲状腺平面显像最常用,通常采用低能高分辨率平行孔准直器;针孔型准直器可缩小准直器与器官的距离,提高分辨率,用于局部显像或全身扫描。断层显像可用于发现温结节和隐匿于甲状腺后面的小病灶。

3. 临床意义·正常甲状腺位于颈部正中气管前方,其形态可因发育而不一致,但一般呈蝴蝶状,二叶中右比左长而宽,中间相连处为峡部,重 20~30 g。面积为 20 cm² 左右,峡部上方有时可见细长的椎体叶。正常甲状腺放射性分布均匀,放射性从中间向边缘逐渐减少,峡部可显影或不显影(图 4-7-2)。

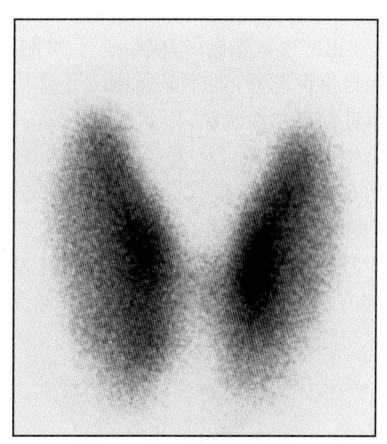

图 4-7-2　正常甲状腺显像

(1) 异位甲状腺:胚胎发育过程中甲状腺的递降异常引起甲状腺不在颈部出现,最常见于舌根部(图 4-7-3)、舌内、舌下、舌骨下,少数在气管内、胸骨后上纵隔,偶见于心包和心脏周围,又称迷走甲状腺,甚至见于卵巢组织或畸胎瘤组织内。异位甲状腺按形态学分可分为 3 类:① 真性异位,异位和正常部位同时存在;② 假性异位,异位甲状腺组织是正常组织的延伸;③ 完全异位,仅有异位甲状腺组织。真性异位,即同时有正常甲状腺组织存在时,一般迷走甲状腺不具摄碘功能。甲状腺弥漫性肿大或多发结节性肿大向胸内延伸,在胸骨后上纵隔出现放射性浓聚,应与上纵隔肿瘤所致 X 线上显示上纵隔增宽鉴别,后者不摄取放射性而呈现冷区。

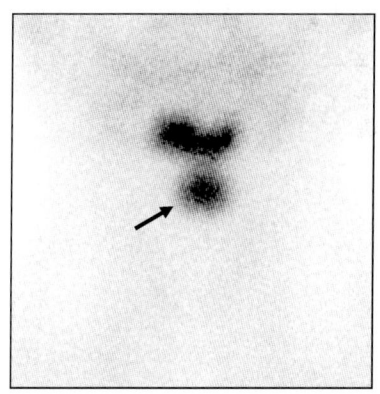

图 4-7-3　舌根部异位甲状腺

(2) 结节的局部功能、良恶性鉴别:甲状腺结节的发生率高,随着检测技术的进步,甲状腺结节的检出率也随之增高。根据体检摸到或 B 超检出的结节部位的放射性与周围正常甲状腺组织放射性比较来判断其功能状态,为病变的功能和良恶性鉴别提供信息。受 SPECT 分辨率的限制,甲状腺静态平面显像适用于评估直径>1 cm 的结节,通常按照结节局部放射性摄取可分为 4 类。

1) 热结节:为结节部位的放射性明显高于正常组织,而周围或对侧正常甲状腺组织又有两种表现:一为正常甲状腺组织摄取功能被抑制而不显影,放射性全部集中在结节内(图 4-7-4A);另一为正常甲状腺仍可显示,但较结节部位放射性明显减低（图4-7-4B）。如体检未摸及结节,仅显示一侧放射性浓聚,应与先天性甲状腺缺失鉴别,可通过B超或CT等其他影像学检查加以鉴别;或进行rTSH兴奋试验,注射rTSH后可见到正常甲状腺显影;或给予T4抑制,如结节仍显影表示为功能自主性腺瘤,如不显影则为正常甲状腺。热结节病理上多属良性自主性腺瘤,甲状腺癌罕见。应注意99mTc显像为热结节时,131I显像可呈无功能的冷结节,两者不一致的发生率约为5.02%,提示碘有机化功能遭到破坏,特别是功能不自主时,提示恶性可能大。反之,约0.34%的病例99mTc为冷结节,131I为热结节则良性可能大。临床上功能自主性腺瘤可伴或不伴有甲状腺功能亢进的症状,可给予131I治疗,但原则上以手术切除为宜。

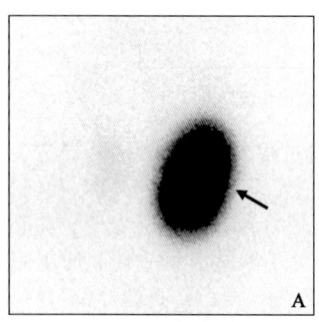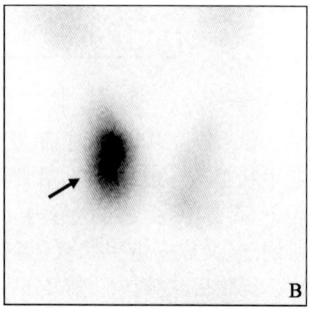

图4-7-4 热结节

A. 放射性浓聚于结节内,正常甲状腺未显影;B. 结节内放射性明显高于正常甲状腺组织

2) 温结节:指体检摸到或B超检出的结节部位的放射性与正常甲状腺组织相似,因此单凭图像难以确定有无结节(图4-7-5)。温结节属功能正常,多为良性腺瘤,但结节太小,或SPECT分辨率差,可将冷结节误判为温结节。

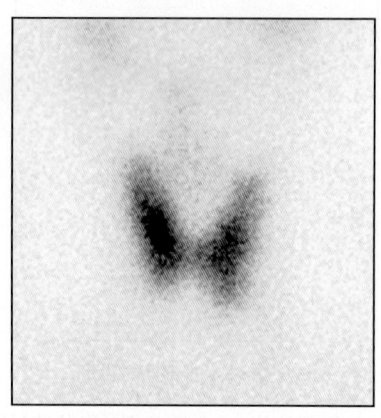

图4-7-5 温结节

3) 凉结节和冷结节:结节部位的放射性比周围正常甲状腺组织减少或无放射性浓聚分别称为"凉结节"和"冷结节",表示功能减退或无功能的结节(图4-7-6)。病理上恶性病变占20.3%(7.2%～54.5%),其次为良性病变,如甲状腺囊肿、腺瘤囊性变、出血或钙化等。凉结节或冷结节的良恶性鉴别可进一步用201Tl、99mTc-MIBI、67Ga、99mTc(V)DMSA等亲肿瘤显像剂,凉结节或冷结节将被放射性填充,但有假阳性或假阴性。凉结节或冷结节表示功能被破坏,应首先考虑手术,特别是B超高度怀疑恶性的结节。

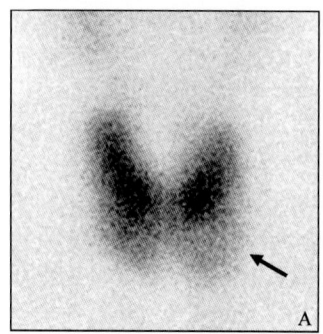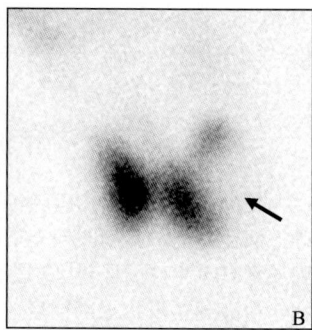

图4-7-6 凉结节与冷结节

A. 凉结节;B. 冷结节

(3) 甲状腺功能评估及鉴别诊断

1) 甲状腺功能亢进:甲状腺静态平面显像可用于甲状腺功能亢进的鉴别诊断、计算甲状腺功能亢进患者给131I量、功能自主性腺瘤131I治疗后随访。① 鉴别诊断:弥漫性毒性甲状腺肿(Graves病)示甲状腺弥漫性肿大伴放射性分布均匀性增高;结节性甲状腺肿示甲状腺不规则肿大,放射性分布不均匀;功能自主性腺瘤示热结节;急性或亚急性甲状腺炎性甲状腺功能亢进时甲状腺放射性弥漫性减少,慢性甲状腺炎时放射性分布不均匀。②计算甲状腺功能亢进患者给131I量:131I治疗前根据甲状腺显像图勾画感兴趣区得到甲状腺重量预估克数,再按以下公式进行计算:131I剂量(μCi)=计划量×甲状腺重量(g)/甲状腺最高摄碘率(%),其中计划量常用70～120μCi/g甲状腺。值得注意的是,甲状腺静态平面显像仅能显示甲状腺二叶的面积,无法显示甲状腺的厚度,所以甲状腺重量仅为预估值,如需计算准确的甲状腺重量可通过超声或CT按以下公式进行计算:甲状腺重量=π/6×(长×宽×高)。③ 功能自主性腺瘤131I治疗后随访,本病经131I治疗后随着症状好转,结节消失,被抑制的正常甲状腺重新显影。

2) 甲状腺功能减退的鉴别诊断:先天性甲状腺缺如显示未发现甲状腺组织,临床提示激素产生不能(dyshormonogenesis);甲状腺功能减退症示甲状腺形态缩小伴放射性分布均匀性减低,可因发育异常或长期甲状腺炎造成甲状腺组织破坏所致;异位甲状腺示非正常部位异常放射性摄取灶。

3) 甲状腺炎的辅助诊断:急性或亚急性甲状腺炎表现为甲状腺放射性弥漫性摄取减低,也可表现为单叶或局部放射性减低,吸131I率下降,而血FT3、FT4增高,称为分离现象,追问病史可知患者有着凉史,伴发热、咽痛等感染症状,局部可压痛,血象可示红细胞沉降率和白细胞增高,结合临床不难做出诊断。应用激素治疗后甲状腺摄取、血象均可恢复正常。

(4) 甲状腺癌术后评估:甲状腺癌以乳头状最常见(占75%),其次为滤泡状癌(占16%),其他为未分化癌(Hurthle细胞癌)、甲状腺髓样癌、甲状腺淋巴瘤和转移性甲状腺癌(由乳腺、肺、肾、胃肠道肿瘤等转移)。乳头状和滤泡状甲状腺癌分化良好,但也可伴有远处转移,其中乳头状癌常见颈部淋巴结转移,部分可伴肺及骨转移;滤泡状癌可伴肺、骨、脑等远处转移。随着甲状腺癌诊疗流程的规范和131I治疗甲状腺癌技术的成熟,甲状腺核素显像已越来越多地被用于临床,包括残留甲状腺的评估和转移灶的定位。

1) 残留甲状腺评估:在2009年由美国甲状腺学会(ATA)

发表的《修订的甲状腺结节和分化型甲状腺癌者的诊治指南》中指出对大多数DTC患者的治疗模式已由单纯手术治疗或手术＋甲状腺素抑制治疗发展为手术＋^{131}I核素内照射治疗＋甲状腺激素抑制治疗。可见术后加用^{131}I内照射治疗已成为DTC综合治疗的必要组成部分,而残留甲状腺组织可因^{131}I辐射而破坏水肿,如残留组织过多则有压迫气管甚至窒息的风险,所以^{131}I治疗前评估残留甲状腺组织的量尤为重要。为了避免应用小剂量^{131}I而使残留甲状腺组织或转移灶发生"顿抑"现象影响治疗剂量的^{131}I摄取,通常应用^{99m}Tc代替^{131}I进行残留甲状腺的评估。残留甲状腺组织在甲状腺平面显像中可表现为点状或条状放射性摄取,需要注意的是,为了避免口服LT$_4$对残留甲状腺组织摄取的抑制,应停止口服LT$_4$ 2～3周再进行显像。

2) 转移灶的定位诊断及功能判断:^{131}I内照射治疗前进行诊断性^{131}I全身显像(5 mCi)或^{131}I内照射治疗后2～10日进行全身显像可判断有无转移灶,以及对转移灶进行定位。分化良好的甲状腺癌远处转移灶可表现为^{131}I放射性浓聚(图4-7-7),而分化差的甲状腺癌转移灶则不摄取^{131}I。此外,小的转移灶也可因诊断性^{131}I全身显像剂量不足而不显影,但在治疗剂量下的全身显像中可显示。

全身显像应注意生理状态下的^{131}I摄取,包括唾液腺、胃肠道、膀胱等所致的放射性浓聚,也可因食管失弛缓症、食管狭窄等原因滞留于食管下部的被咽下的放射性唾液,以及乳房的放射性浓聚不能误认为转移灶;非特异性^{131}I摄取包括副鼻窦炎症、舌管囊肿、胸腺增生、肝囊肿、宫颈纳氏囊肿等不能误认为转移灶;其他病理性^{131}I摄取则有肿瘤、感染等。皮肤或衣物上被沾染的放射性更不应误认为转移灶。通过局部SPECT-CT断层显像可对以上疾病进行鉴别。

(二) 甲状腺断层显像

甲状腺属浅表小脏器,针孔准直器和多体位平面显像足以分辨0.5～1 cm的结节,因此一般无须断层。但计算甲状腺重量时,三维图像更为精确。此外,甲状腺平面显像不能明确结节的性质和部位,特别是位于后面深部的小结节或多发

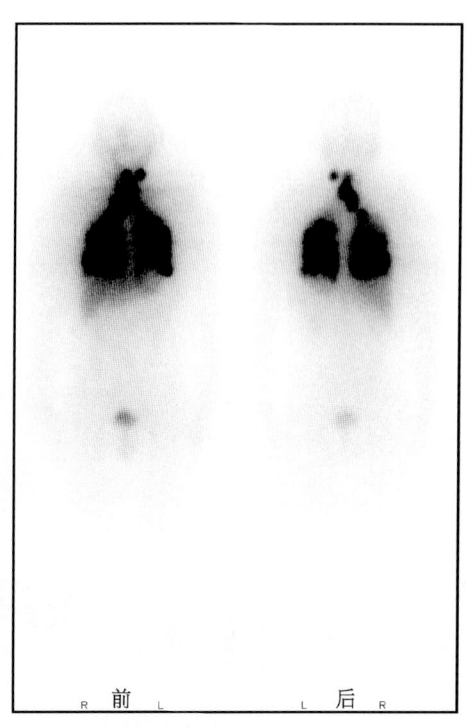

图4-7-7 甲状腺癌肺转移

结节需精确定位可进行断层显像。患者取仰卧位,注射370 MBq(10 mCi)^{99m}TcO$_4^-$,0.5 h后采用低能高分辨率平行孔准直器,旋转探头360°,共采集64帧图像,每帧15～20 s或每帧100 K计数,通过计算机分析处理得到水平/冠状/矢状断层融合图像和三维图像,并计算出甲状腺体积(图4-7-8)。

(三) 甲状腺癌的亲肿瘤显像

1. ^{99m}Tc-MIBI亲肿瘤显像·^{99m}Tc-MIBI在肿瘤细胞的摄取依赖于Na$^+$-K$^+$-ATP酶泵的主动转动。主要由于肿瘤细胞膜内外两侧的电位差及线粒体膜两侧的电位差进入胞浆而进入线粒体,故^{99m}Tc-MIBI主要聚集于线粒体(图4-7-9)。甲状腺癌及其转移灶部位可见到放射性浓集。^{99m}Tc-MIBI来源方便,对不摄^{131}I的甲状腺未分化癌,线粒

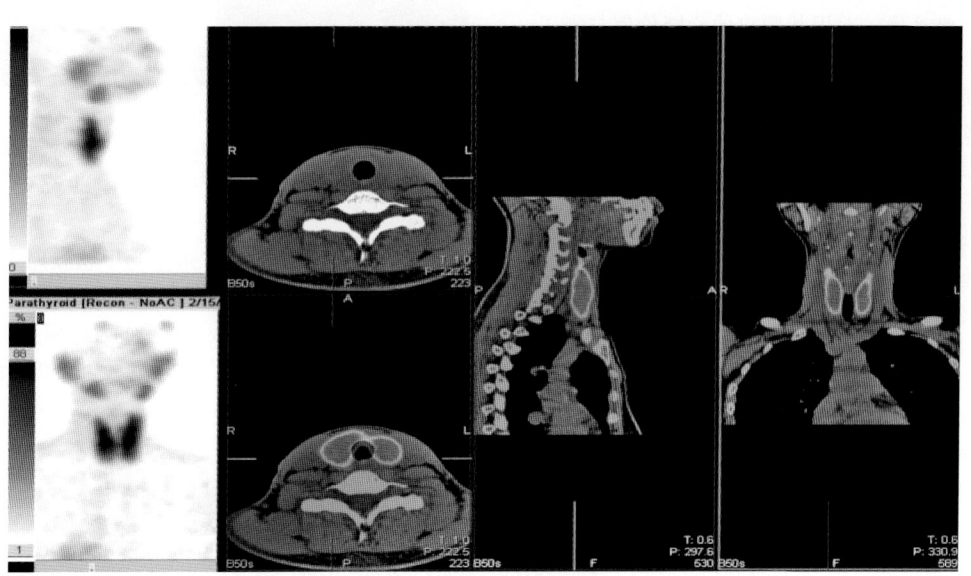

图4-7-8 甲状腺断层显像

体很丰富的 Hurthle 细胞癌更有价值，而且不需停服甲状腺素。既往 SPECT 显像受限于分辨率问题，灵敏度低，在 1 cm 左右；近来随着晶体分辨率的增高及 SPECT‑CT 的出现，其灵敏度得到极大提高。但是^{99m}Tc‑MIBI 在肿瘤内的集聚与清除受多种因素影响，属非特异性显像剂，有一定的假阳性和假阴性，应结合病史、体征和其他相关检查进行综合分析。

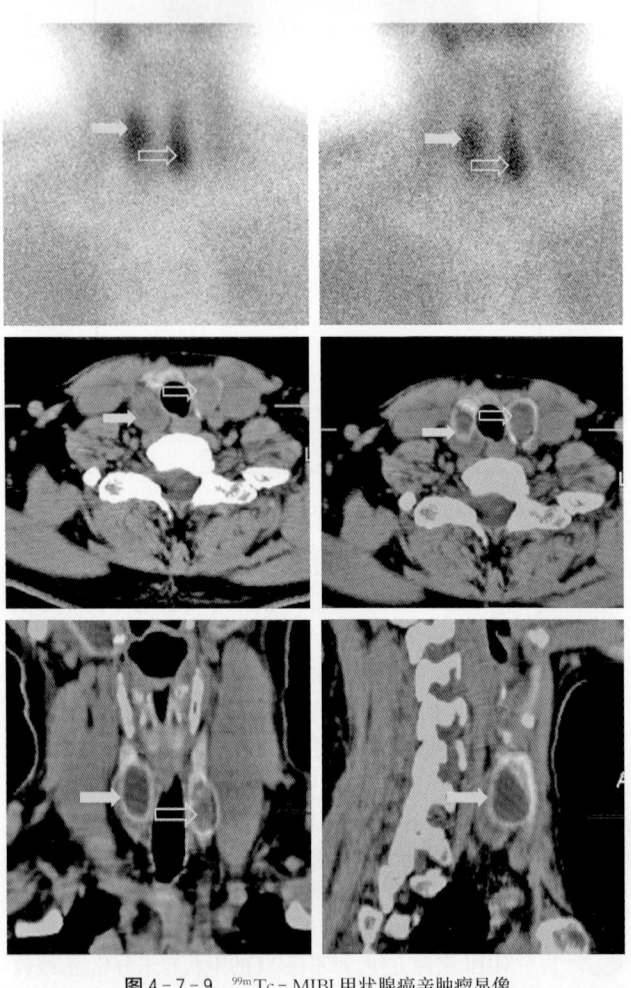

图 4‑7‑9 ^{99m}Tc‑MIBI 甲状腺癌亲肿瘤显像

2. ^{201}Tl 亲肿瘤显像 对甲状腺癌的诊断价值与^{99m}Tc‑MIBI 相似，对不浓集^{131}I 的甲状腺癌也有帮助，但^{201}Tl 为加速器生产，价贵而光子能量弱等为其缺点。

3. ^{67}Ga 柠檬酸盐亲肿瘤显像 ^{67}Ga 作为肿瘤显像剂已多年，但肿瘤组织积聚^{67}Ga 的机制至今尚未完全清楚。一般认为无载体^{67}Ga 类似 3 价铁离子，在血液中能与转铁蛋白等迅速结合，然后与肿瘤细胞表面的特异受体结合，部分进入肿瘤细胞而沉积在溶酶体中，正常或丰富的血液是实现此过程的必要前提。^{67}Ga 能浓集于分化不良的甲状腺癌灶内，但桥本甲状腺炎、甲状腺淋巴瘤也能浓集，特异性不高。

4. ^{99m}Tc(V)‑DMSA ^{99m}Tc(V)‑DMSA 可被肿瘤细胞摄取，确切机制有待阐明，它在血浆内可稳定存在，但在肿瘤细胞内水解，形成锝酸根，^{99m}Tc(V)‑DMSA 对甲状腺髓样癌显像特异性高。

5. ^{131}I‑MIBG 和^{111}In 生长抑素受体显像 因甲状腺髓样癌作为一种内分泌肿瘤，有丰富的受体表达。所以^{131}I‑MIBG

和^{111}In 生长抑素也会呈阳性。

（四）甲状腺 PET 显像

恶性肿瘤糖代谢活跃，因此氟‑18 标记的脱氧葡萄糖（^{18}F‑FDG PET）肿瘤显像已在临床上普及应用，包括肿瘤分期、疗效及预后评估。

正常甲状腺摄取^{18}F‑FDG 较低，通常不显影。在^{18}F‑FDG PET 显像上，甲状腺偶发结节的检出率可达 3.2%。恶性和良性甲状腺结节均可表现出局灶性的^{18}F‑FDG 高摄取，并且恶性结节的 SUV_{max} 大多高于良性结节，但两者 SUV_{max} 有较多的重叠范围，研究认为 $SUV_{max} > 8$ 强烈提示恶性甲状腺病变。另外，甲状腺炎则表现出双侧弥漫性的^{18}F‑FDG 摄取（图 4‑7‑10）。需要注意的是，直径 < 5 mm 的甲状腺微癌可存在^{18}F‑FDG PET 显像假阴性，这一方面是由于其恶性程度较低，肿瘤细胞数较少，糖酵解水平较低；另一方面则是受到 PET 分辨率的限制（> 4 mm）。

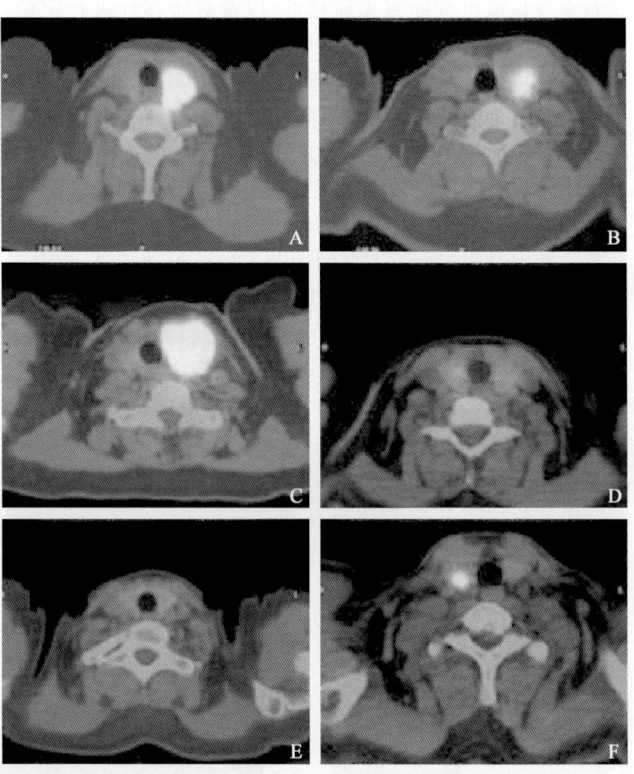

图 4‑7‑10 甲状腺 PET 显像

A. 乳头状癌，SUV_{max} 15.9；B. 滤泡状癌，SUV_{max} 8.2；C. 非霍奇金淋巴瘤，SUV_{max} 19.0；D. 桥本甲状腺炎，SUV_{max} 4.7；E. 滤泡状腺瘤，SUV_{max} 3.3；F. Hürthle 细胞瘤，SUV_{max} 7.8

因此，^{18}F‑FDG PET 可作为甲状腺癌^{131}I 显像的一种有益补充，特别是可在不停甲状腺激素的情况下应用。同时，^{18}F‑FDG 摄取水平（SUV_{max}）可作为疾病分期和预后判断的良好指标。SUV_{max} 高的患者表示疾病发展较快，预后较差。

参考文献

［1］谭建，蒋宁一，李林，等.^{131}I 治疗分化型甲状腺癌指南（2014 版）［J］.中华核医学与分子影像杂志，2014，34（4）：264‑278.
［2］朱承谟.核医学影像与实践［M］.上海：上海科技教育出版社，2002.
［3］潘中允.实用核医学［M］.北京：人民卫生出版社，2014：165‑166.
［4］中华医学会核医学分会.^{131}I 治疗格雷夫斯甲亢指南（2013 版）［J］.中华内分泌代谢杂志，2013，29（6）：448‑459.

［5］American Thyroid Association（ATA）Guidelines Taskforce on Thyroid Nodules and Differentiated Thyroid Cancer, Cooper DS, Doherty GM, et al. Revised American Thyroid Association management guidelines for patients with thyroid nodules and differentiated thyroid cancer［J］. Thyroid, 2009, 19：1167-1214.

［6］Zhai G, Zhang M, Xu H, et al. The role of 18F-fluorodeoxyglucose positron emission tomography/computed tomography whole body imaging in the evaluation of focal thyroid incidentaloma［J］. J Endocrinol Invest, 2010, 33(3)：151-155.

［7］Sarkar SD, Becker DV. Thyroid uptake and imaging［M］//Beker KL. Principles and practice of endocrinology and metabolism. 3rd ed. Philadelphia：JB,Lippincott, 2001：336-342.

第八章 · 甲状腺影像学检查

第一节 · 甲状腺的超声检查

詹维伟

甲状腺是成人体内最大的内分泌腺,分为左右两侧叶,中间由较狭窄的峡部连接,呈"H"形或蝶形横跨于气管上段。两叶多不对称,一般右叶稍大于左叶。成人甲状腺每叶长3~6 cm、宽2~3 cm、厚1~2 cm,峡部通常厚约2.0 mm。每叶又分为上下两极,内外两面和前后两缘,呈下宽上尖的锥形体。目前,超声作为甲状腺的一线检查方法,对甲状腺疾病的诊断起着重要作用。

一、正常甲状腺的超声表现

超声横切面扫查时(图4-8-1),甲状腺呈马蹄形或蝶形的实质性回声,两侧叶较厚,位于气管的两侧,中间由较薄的峡部相连,后方为气管衰减暗区。超声纵切面扫查时(图4-8-2),可显

示中间较厚、上窄下宽的侧叶甲状腺,左、右叶形态相仿,也有人描述侧叶的纵切面为不典型的长椭圆形或长豆形。

二、甲状腺疾病的超声表现

(一)弥漫性病变

1. 桥本甲状腺炎。典型的桥本甲状腺炎常累及整个甲状腺,腺体增大明显,呈弥漫性非均匀性肿大,多为前后径增大,有时呈分叶状。病变侵及范围广泛,可伴有峡部明显增厚(图4-8-3)。病程后期可出现萎缩性改变,即表现为甲状腺缩小,边界清楚,由于逐步的纤维化进程而出现回声不均。腺体内部异常回声改变以低回声为主,其病理基础是腺体内弥漫性炎性细胞(淋巴细胞为主)浸润,甲状腺滤泡破坏萎缩,淋巴滤泡大量增生,甚至形成生发中心。另一特征性超声改变是腺体内出现广泛分布条状高回声分隔,使腺体内呈不规则网格样改变。

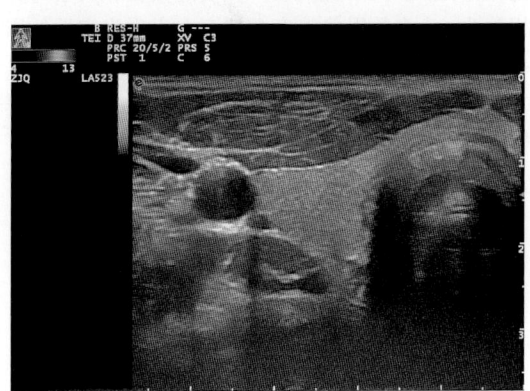

图4-8-1 甲状腺横切面

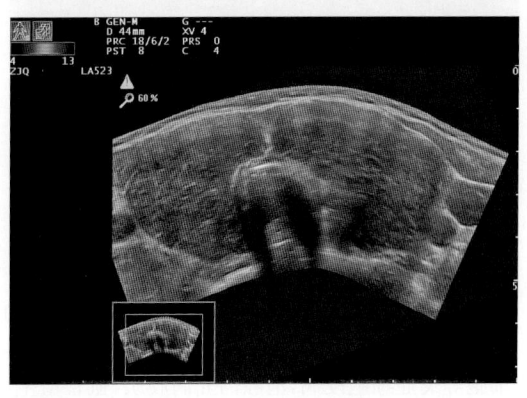

图4-8-3 桥本甲状腺炎

2. 亚急性甲状腺炎。亚急性甲状腺炎病变区的大小与病程的进展有关。疾病早期炎症细胞的浸润可使甲状腺内出现低回声区或偏低回声区;疾病进展过程中,部分低回声区可互相融合成片状,范围进一步扩大;而在疾病的恢复期或后期,由于淋巴细胞、巨噬细胞、浆细胞浸润,纤维组织细胞增生,病变区减小甚至消失。

病变区大部分边缘不规则,表现为地图样或泼墨样(图4-8-4)。在疾病早期,病灶边界模糊,但病灶和颈前肌尚无明显粘连,嘱患者进行吞咽动作可发现甲状腺与颈前肌之间存在相对运动。随着病变发展,低回声区的边界可变得较为清晰,但在恢复期炎症逐步消退后,病灶可逐步缩小,和周围组织回声趋于一致。疾病早期甲状腺实质内可出现单发

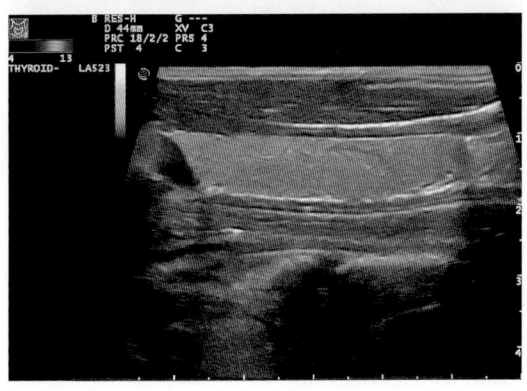

图4-8-2 甲状腺纵切面

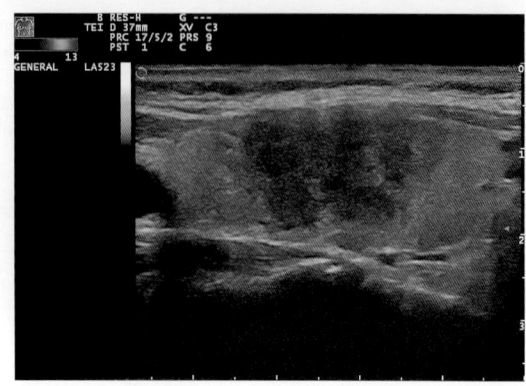

图4-8-4 亚急性甲状腺炎

或多发、散在的异常低回声区。

3. 甲状腺功能亢进症·甲状腺多有不同程度肿大，边缘往往相对不规则，可呈分叶状，包膜欠平滑，边界欠清晰，甲状腺实质呈弥漫性低回声（图4-8-5）。低回声表现多样，因以上病理改变程度而异，或是均匀性减低，或是局限性不规则斑片状减低，或是弥漫性细小减低回声，构成"筛孔状"结构。低回声和血清TSH高水平之间存在相关性，TSH水平越高，回声减低越明显。由于甲状腺激素分泌增多，其直接作用于外周血管，使甲状腺血管扩张，因而甲状腺上动脉内径增宽，部分走行迂曲，内径一般≥2 mm。

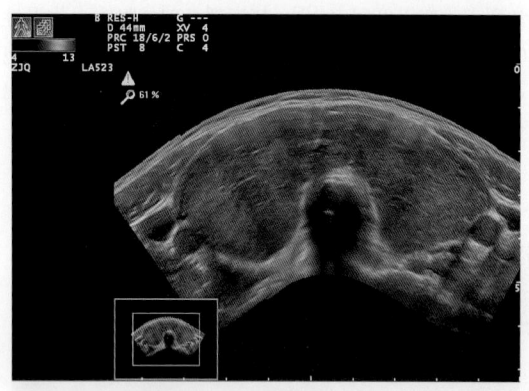

图4-8-5 甲状腺功能亢进症

4. 甲状腺功能减退症·甲状腺大小可有不同程度的增大或缩小，表面包膜欠规则，边界欠清，因腺体内有大量淋巴细胞、浆细胞等炎症细胞浸润，泡腔内充满胶质，血管增生所致。如果甲状腺功能减退是由桥本甲状腺炎引起，甲状腺实质内部回声有不同程度的减低，较甲状腺功能亢进减低更为明显，多数低于周围肌肉组织回声，甲状腺滤泡萎缩及淋巴细胞浸润可引起。回声降低程度与甲状腺激素水平呈正相关，与促甲状腺素水平呈负相关，与甲状腺滤泡萎缩及淋巴细胞浸润程度相关。甲状腺回声分布欠均。TSH水平越高，出现分布不均的概率越高，是甲状腺功能不全的可能征象之一。彩色血流信号的多少和患者TGAb和TPOAb水平呈密切相关，随着抗体水平的增加，血流密度也逐渐增加。

（二）结节性病变

1. 结节性甲状腺肿·结节性甲状腺肿是一种良性病变。大部分为多发，也可单发。可呈现出多种多样的超声表现。大多数结节性甲状腺肿的甲状腺大小及形态正常，超声图像

上表现为实性、囊性或囊实性的回声，边界较清楚，边缘较光整，纵横比<1，可伴有粗大或环状的钙化等（图4-8-6）。结节性甲状腺肿也可伴随甲状腺弥漫性病变同时存在，如结甲伴桥本等。在弥漫性病变的背景下，结节多呈现不规则或不清晰的边缘，此时应与甲状腺癌仔细鉴别。

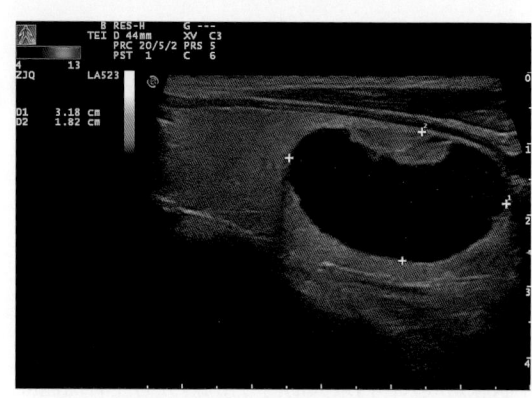

图4-8-6 结节性甲状腺肿

2. 甲状腺癌·甲状腺癌是最常见的内分泌系统恶性肿瘤，按细胞来源可分为滤泡上皮细胞源性甲状腺癌和C细胞源性甲状腺癌两类。滤泡上皮细胞来源甲状腺癌又有分化型甲状腺癌和未分化型甲状腺癌之分，前者包括乳头状癌和滤泡状癌。发生于神经内分泌C细胞的称髓样癌。临床上所见的大多数为乳头癌，占75.5%～87.3%。

灰阶超声是目前评估甲状腺癌最重要的手段。评估内容包括肿块的位置、数目、大小、形态、边缘、内部囊性或实性、有无钙化、血供程度等。目前认为，肿块的数目和大小与其良恶性无相关性。大多数甲状腺癌在超声上表现为实性低回声的肿块，伴有不规则的边缘、纵横比>1或微钙化等（图4-8-7）。血供方面，大多数微小癌为少血供的结节，较大的甲状腺癌可出现较丰富的血供，其血供分布多是杂乱无章的。

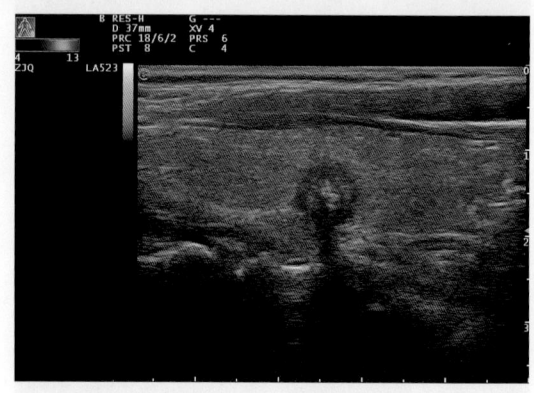

图4-8-7 甲状腺癌

参考文献

[1] Moon WJ, Jung SL, Lee JH, et al. Benign and malignant thyroid nodules: US differentiation — multicenter retrospective study[J]. Radiology, 2008, 247(3): 762-770.

[2] Chistiakov DA. Immunogenetics of Hashimoto's thyroiditis [J]. J Autoimmune Dis, 2005, 2(1): 1.

[3] Guarino V, Castellone MD, Avilla E, et al. Thyroid cancer and inflammation[J]. Mol Cell Endocrinol, 2010, 321(1): 94-102.

[4] Horvath E, Majlis S, Rossi R, et al. An ultrasonogram reporting system for thyroid nodules stratifying cancer risk for clinical management[J]. J Clin Endocrinol Metab, 2009, 94(5): 1748-1751.

[5] Cheng SP, Lee JJ, Lin JL, et al. Characterization of thyroid nodules using the proposed thyroid imaging reporting and data system (TI-RADS)[J]. Head Neck, 2013, 35(4): 541-547.

[6] Frates MC, Benson CB, Charboneau JW, et al. Management of thyroid nodules detected at US: Society of Radiologists in Ultrasound consensus conference statement[J]. Radiology, 2005, 237(3): 794-800.

[7] Gharib H, Papini E, Paschke R, et al. American Association of Clinical Endocrinologists, Associazione Medici Endocrinologi, and European Thyroid Association Medical Guidelines for Clinical Practice for the Diagnosis and Management of Thyroid Nodules[J]. Endocr Pract, 2010, 16 Suppl 1: 1-43.

[8] Sheth S. Role of ultrasonography in thyroid disease[J]. Otolaryngol Clin North Am, 2010, 43(2): 239-255.

[9] Sipos JA. Advances in ultrasound for the diagnosis and management of thyroid cancer[J]. Thyroid, 2009, 19(12): 1363-1372.

[10] Lew JI, Rodgers SE, Solorzano CC. Developments in the use of ultrasound for thyroid cancer[J]. Curr Opin Oncol, 2010, 22(1): 11-16.

[11] Hegedüs L. Clinical practice. The thyroid nodule[J]. N Engl J Med, 2004, 351(17): 1764-1771.

第二节 · 甲状腺的 CT 和 MRI 检查

陈克敏　方文强　宋琦

一、甲状腺病变影像学检查的选择

传统 X 线平片对甲状腺疾病也能提供一定的信息。X 线平片可以显示较大的甲状腺病变的部位、大小、边缘及内部的钙化情况，可以一定程度地显示与周围组织和器官的关系。但随着超声、CT、MRI 等设备的应用，X 线平片已不作为甲状腺病变的专门检查方法。

CT 具有较好的密度分辨率，也有较好的空间分辨率。多排 CT 可提供连续的薄层断层图像。CT 图像不仅可以显示甲状腺内的病灶，还可以显示胸内甲状腺肿以及甲状腺与周围结构的关系，对周围组织内的血管、神经、淋巴结可以很好地显示。但对于毫米级的结节，超声比 CT 敏感。为了明确诊断，CT 检查甲状腺时多需注入碘对比剂，但碘对比剂的注入可能会导致甲状腺功能亢进或甲状腺功能减退的发生，也可能会影响甲状腺癌患者[131]I 扫描和治疗，这是对 CT 广泛应用的最主要的限制。CT 不能作为甲状腺结节定性的诊断手段，但对病变范围的评估，特别是对于病灶累及组织的评估，优于超声及核素检查。CT 在检测小的淋巴结和肺的转移灶方面更为敏感。

MRI 图像具有很好的软组织对比度，可进行任意方向成像，已经成为诊断甲状腺形态学病变的重要手段。一个完整的甲状腺检查应该包括横断位 T_1WI 和 T_2WI，矢状位 T_2WI，必要时加做冠状位扫描及 Gd-DTPA 增强扫描。在 T_2WI 及增强后 T_1WI 扫描时采用脂肪抑制技术可以更好地显示病灶。和 CT 一样，MRI 对于甲状腺小结节的显示不如超声敏感，也不能作为甲状腺结节的定性诊断手段，但对病变范围的评估优于超声及核素成像。MRI 最大的优点是没有电离辐射和不需要使用碘对比剂，并且 MRI 对于区分术后瘢痕还是肿瘤复发有较大价值。MRI 的缺点是噪声大、检查时间长、检查费用相对较高，患有幽闭恐惧症和植入起搏器或部分金属假体置入的患者具有检查禁忌。

综上所述，对于甲状腺病变，应首选超声与核素检查。CT 与 MRI 检查主要应用于以下情况：① 超声与核素检查不能定性的病灶，CT、MRI 检查以帮助术前判断病变性质；② 明确甲状腺病变的范围及与周围组织的关系；③ 术前评估甲状腺癌的转移情况，包括对周围组织的直接侵犯和远处转移；④ 诊断胸内甲状腺等异位甲状腺；⑤ 在区分术后瘢痕和肿瘤复发时应首选 MR 检查。

X 线平片不能显示甲状腺形态及结构。CT 平扫由于甲状腺内碘成分蓄积而表现为密度均匀的高密度区，边界清楚（图 4-8-8）。肌肉、血管、神经、淋巴均呈中等密度。各组织间有结缔组织、脂肪组织充填，呈低密度区。增强后甲状腺均匀强化，强化明显。MRI 表现 T_1WI 和 T_2WI（图 4-8-9）甲状腺均呈中等偏高信号，比肌肉略高。皮及皮下脂肪均呈高信号，肌肉、神经、淋巴结均呈中等信号，动脉、静脉血管信号流空，组织间脂肪、结缔组织均呈高信号。

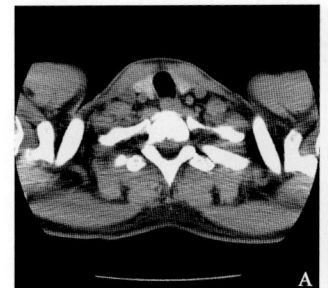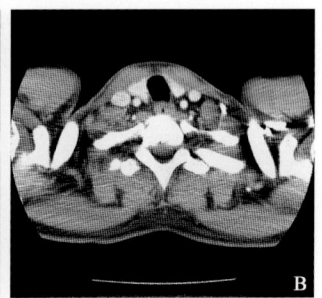

图 4-8-8　正常甲状腺 CT 图像

A. 平扫示甲状腺无肿大，呈高密度影，其内密度均匀，边界清楚；B. 增强后甲状腺均匀强化，强化明显

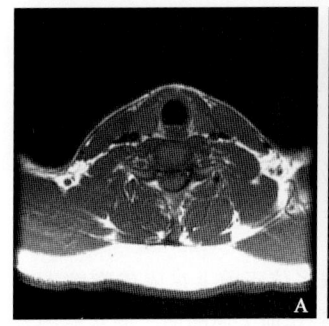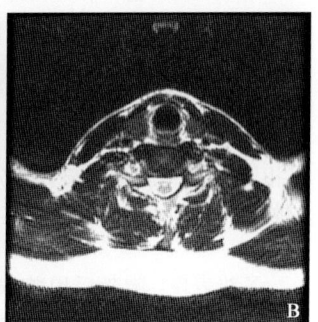

图 4-8-9　正常甲状腺 MRI 图像

A. T_1WI；B. T_2WI

甲状腺呈中等偏高信号，比肌肉略高，其内信号均匀

二、甲状腺病变的影像学表现

（一）甲状腺先天性发育异常

1. **甲状腺腺体异位**·在甲状腺正常位置以外出现的甲状腺组织称为异位甲状腺。可分布于从口腔至膈肌的任何部位，甚至出现于腹、盆腔内。常见的有舌甲状腺、胸内甲状腺和颈部异位甲状腺。

舌甲状腺（图 4-8-10）是最常见的有功能的异常甲状腺，多位于中线舌根部分，青年女性多见，多数有颈部甲状腺缺如。胸内甲状腺（图 4-8-11）是指全部或部分位于胸骨切迹以下的甲状腺，可发生于胸廓入口到横膈的纵隔任何部位，但最常见于前上纵隔。若胸内甲状腺和颈部甲状腺无组织学联系，称为完全型胸内甲状腺；若与颈部甲状腺相连，称为部分型胸内甲状腺。部分型胸内甲状腺坠入较少者，临床无任何症状；坠入较多或完全型胸内甲状腺，增大的腺体可产生压迫症状，最常见压迫气管，出现咳嗽、呼吸困难或哮喘。

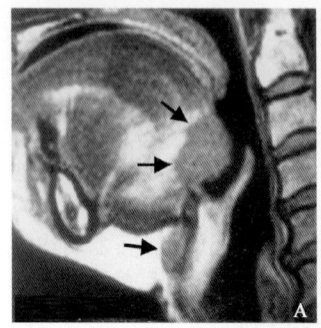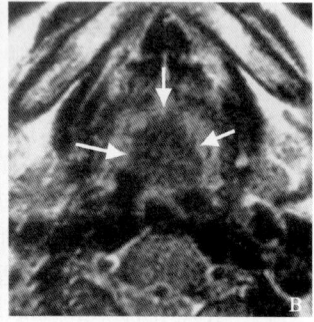

图 4-8-10　舌甲状腺 MRI 图像

A. 矢状位 T_1WI；B. 轴位 T_2WI

舌根部类圆形异常信号影，与甲状腺组织信号相仿，边界清晰

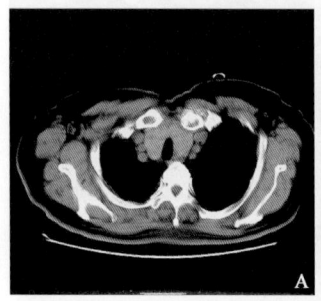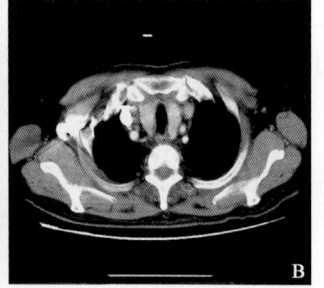

图 4-8-11　胸内甲状腺 CT 图像

A. 平扫；B. 增强

甲状腺组织延伸至胸骨后方

异位甲状腺 CT 平扫可见边缘清楚的圆形结节，密度高于邻近肌肉，增强后强化明显。MRI 示结节信号与甲状腺信号相仿，增强后强化明显。部分型胸内甲状腺可见前上纵隔的肿块与颈部甲状腺组织相连，MRI 矢状面扫描更易显示这一特征。

X 线表现：胸骨后甲状腺多位于前上纵隔或胸腔入口处，显示为边缘清楚的软组织影在前上纵隔向一侧或双侧突出，常位于主动脉弓前方。舌甲状腺增大时在颈部侧位片相当于舌底会厌上方可见软组织肿块，后缘可突入咽部使气道变窄。

2. 甲状舌管囊肿·甲状舌管始于甲状腺原基。胚胎第4周原基组织开始下降，并向颈前发育形成甲状舌管，正常第6周时退化。如果第10周后甲状舌管没有完全消失，成为长短不等的残留管状组织，以后便有可能发展成为甲状舌管囊肿。

本病多见于儿童和青少年。囊肿位于颈部正中线或近中线区，在舌盲孔与甲状腺之间的任何部位，以舌骨上下发生较多。肿块圆形，表现光滑，边界清楚，有囊性感，无压痛，与皮肤无粘连。做张口及伸舌动作时，肿块可向上移动。

超声表现（图 4-8-12A）：圆形或类圆形肿块，和鳃裂囊肿相似，其内部回声很少为完全的液性暗区，通常为无回声、伴碎屑的均质低回声、类似实性回声和不均质回声等几种类型，以类似实性回声为主。囊壁较薄，透声大多良好，后方回声增强，有瘘管的透声性较差，内有散在性小点状强回声，向两侧活动度大于上下活动度。

CT 表现（图 4-8-12B、C）：颈前部皮下液性密度病灶，多位于中线区，舌骨上下区域。圆形或扁圆形，边界清晰。其内密度均匀，增强后无强化。甲状腺显示正常。MRI 表现：T_1WI 呈低信号、T_2WI 呈高信号的液性病灶，边界清楚，信号均匀，增强后无强化。其余表现与 CT 相仿。X 线表现：舌骨区附近边缘光滑的软组织块影，在颈部侧位片上显示清楚。

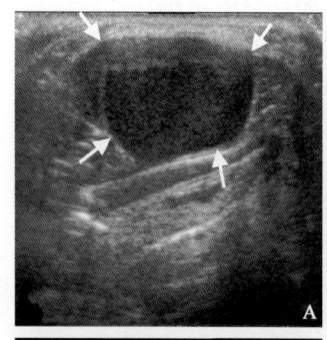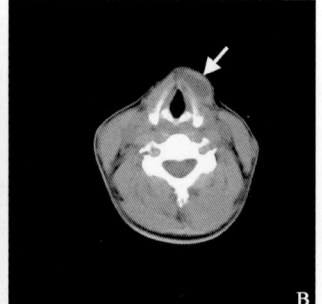

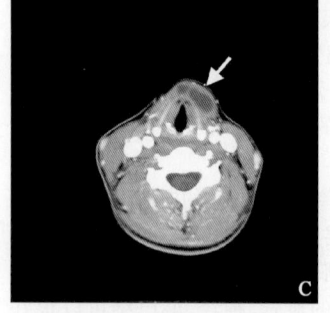

图 4-8-12　甲状舌管囊肿超声、CT 图像

A、B 超声显示颈前区囊性占位，囊壁较光，囊内透声较差；B. CT 平扫显示甲状软骨前方囊性密度灶，密度均匀；C. 增强后未见强化

（二）甲状腺肿瘤

1. 甲状腺腺瘤·最为常见，占甲状腺肿瘤的 70%～80%。常见于 20～40 岁女性。病理分型可分为滤泡型腺瘤、乳头状腺瘤和不典型腺瘤。

X 线表现（图 4-8-13A）：腺瘤较小时，X 线平片无任何发现。当肿瘤较大时，可见一侧颈前软组织密度增高或有气管压迫移位。瘤体内钙化可以显示。

CT 表现（图 4-8-13B、C）：病灶多单发，少数多发。腺瘤较小时，一般不引起甲状腺形态改变，平扫表现甲状腺组织内的低密度占位，边缘锐利光滑，密度均匀，部分腺体内可见钙化。出血时可见高密度影。增强后病灶有强化，但不如甲状腺实质强化明显。实质性腺瘤较小时呈均匀增强，较大时强化不均。囊性腺瘤表现为周边实质部分强化明显，中央黏液部分无强化，呈均匀低密度区。增强后腺瘤与周围组织关系更为清晰。肿块较大时对甲状腺组织和周围结构产生压迫、推移。

MRI 表现（图 4-8-13D～F）：腺瘤 T_1WI 信号不一，与正常甲状腺比较呈中、低信号，出血部分呈高信号。T_2WI 呈高信号。可以见到完整的低信号晕环（包膜），其厚薄不一。含有高蛋白质液体时 T_1WI 和 T_2WI 均为高信号。

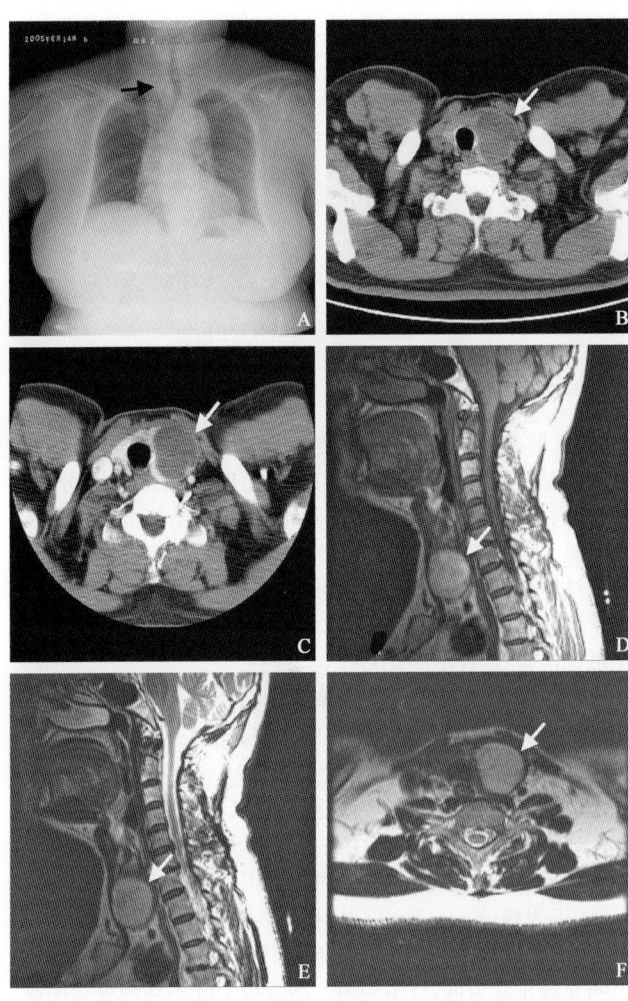

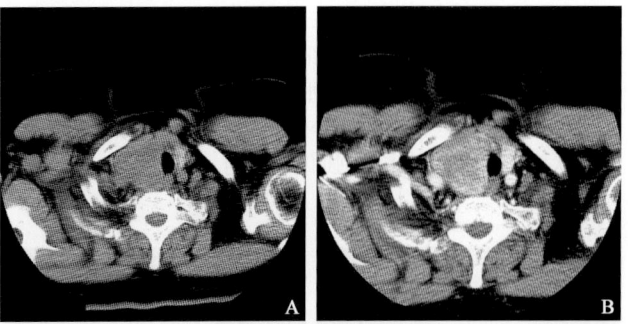

图 4-8-14 甲状腺癌CT图像
A. 平扫示甲状腺右侧见一低密度占位,边界欠清,其内密度不均匀,气管受侵左移;B. 增强后病灶不均匀强化

图 4-8-13 甲状腺瘤X线平片、CT及MRI图像
A. X线平片示右侧甲状腺腺瘤致气管向左移位。CT、MR图像示另一例甲状腺腺瘤;B~C. CT平扫呈低密度占位,边界清楚,增强后轻度强化;D~F. MRI图像上腺瘤 T_1WI 和 T_2WI 均呈高信号,其内信号不均匀,周围可见低信号包膜

2. 甲状腺癌。可发生在各种年龄,好发于 40~50 岁,女性较多。甲状腺癌占甲状腺肿瘤的 4.8%~30%。

临床上甲状腺癌表现为甲状腺肿块,病程短或近期肿物迅速或突然持续增长,质地坚硬,表面凹凸不平,不随吞咽移动。可伴有声音嘶哑等压迫症状,部分有颈淋巴结肿大。

甲状腺癌病理分型最常见的是乳头状腺癌。恶性程度较低,生长缓慢,预后良好。其次是滤泡状腺癌,未分化癌和髓样癌等类型少见。

CT 表现(图 4-8-14):肿瘤大小不一,病灶与周围正常甲状腺组织分界不清。通常为低密度,少数可见沙砾状钙化灶。增强后病灶虽有强化,但其密度往往低于正常甲状腺组织。肿瘤较大时常累及甲状腺一叶,甚至一侧或整个甲状腺明显增大,密度低而不均匀。晚期可见邻近脏器受侵犯和局部淋巴结转移,侵犯气管表现为气管壁显示不清,管腔狭窄、变形。淋巴结肿大多发生在颈动脉间隙区域。

MRI 表现(图 4-8-15),甲状腺癌在 T_1WI 可为略低信号、略高信号或等信号,而在 T_2WI 通常为不均匀高信号。肿块轮廓不规则,边界不清楚,增强后强化明显。MRI 有利于鉴别局部病变为复发或瘢痕,前者 T_2WI 为高信号,后者在 T_1WI 及 T_2WI 均为低信号。

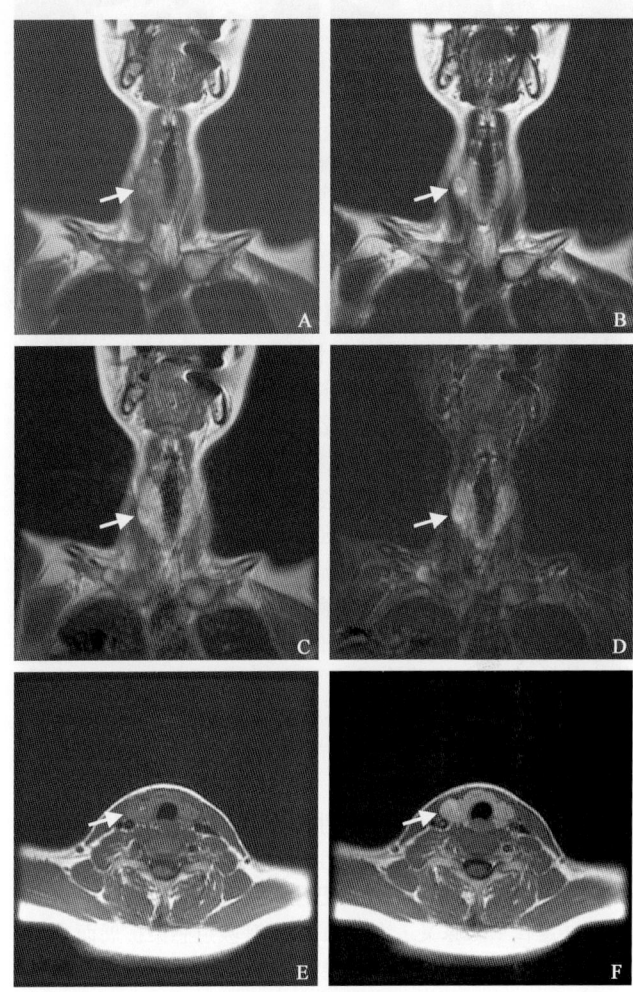

图 4-8-15 甲状腺腺癌MRI图像
A. 冠状位 T_1WI 平扫;B. 冠状位 T_2WI 平扫;C. 冠状位 T_1WI 增强;D. 冠状位 STIR 平扫;E. 轴位 T_1WI 平扫;F. 轴位 T_1WI 增强
甲状腺右侧叶占位,T_1WI 呈高低混杂信号,T_2WI、STIR 以高信号为主,信号不均匀。病灶边界不清。其内小片状 T_1WI 与 T_2WI 均呈高信号的区域为出血灶

X线表现:肿瘤较小时,X线平片无任何发现。肿瘤较大时,可见患侧软组织增厚、气管压迫移位等表现。有时可显示瘤体内砂粒状钙化。

主要应与甲状腺腺瘤和弥漫性甲状腺肿鉴别。

3. 甲状腺淋巴瘤。甲状腺原发性淋巴瘤少见,占甲状腺恶性疾病的 4%,多为非霍奇金淋巴瘤,老年人多见。表现为生长迅速的肿块,造成压迫症状,如呼吸困难和吞咽困难。

70%～80%的淋巴瘤先前存在慢性淋巴细胞性甲状腺炎，有亚临床型或明显的甲状腺功能减退症。

CT表现（图4-8-16）：平扫表现为甲状腺弥漫性边缘不清楚的低密度区，密度不均匀。增强后有强化，但相对于正常甲状腺组织仍呈低密度，强化不均匀。半数以上邻近结构受侵犯。

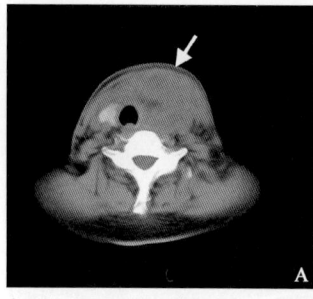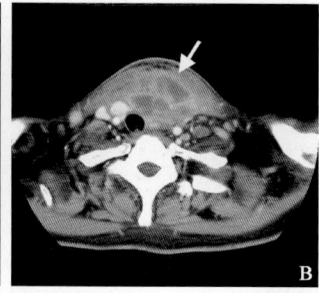

图4-8-17 甲状腺脓肿CT图像
A. 平扫示甲状腺肿左叶大片状低密度区；B. 增强后呈环状强化，强化不均匀。局部皮肤增厚，皮下脂肪层密度增高

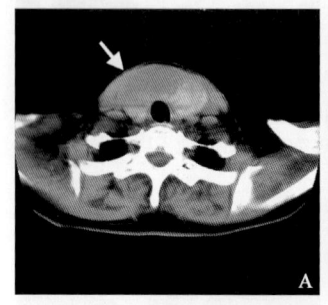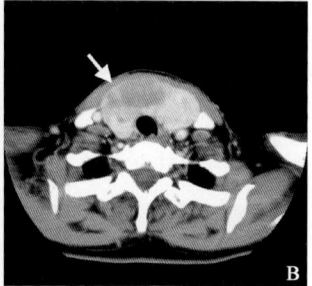

图4-8-16 甲状腺淋巴瘤CT图像
A. 平扫示甲状腺肿大，其内见边缘不清楚的低密度区，其内密度不均匀；B. 增强后轻度不均匀强化。病灶弥漫分布。气管受压

MRI表现：T_1WI呈等信号，T_2WI信号增高，均质或不均质。

4. **甲状腺囊肿** · 甲状腺囊肿多由单纯性甲状腺肿、甲状腺腺瘤退变而来。常见的有胶性囊肿和浆液性囊肿。胶性囊肿主要来源于胶性甲状腺肿，多因滤泡相互融合而成，其胶质成分多为未碘化的甲状腺球蛋白，较黏稠。浆液性囊肿可来源于实性结节状甲状腺肿和甲状腺腺瘤退行性变，液体稀薄。

CT表现：平扫见甲状腺实质内液体密度占位，边缘光滑、锐利。其内密度均匀。增强后无强化，与正常甲状腺组织密度差异明显增大，边缘更加清楚。胶性囊肿由于含较多的甲状腺球蛋白，所以密度较浆液性囊肿高。

MRI表现：囊肿T_1WI呈低信号，T_2WI呈高信号。内容物为胶体或出血性蛋白质含量高时，T_1WI呈中、高信号，T_2WI呈高信号，信号均匀或不均匀。其余位置、边缘及邻近结构改变与CT所见相同。

（三）甲状腺炎

甲状腺炎是由病毒、化脓性细菌、各种理化因素和自身免疫反应等引起的甲状腺炎症性改变。常见的有急性甲状腺炎、亚急性甲状腺炎和慢性淋巴性甲状腺炎等。

1. **急性甲状腺炎** · 多由颈部、上呼吸道感染扩展而来，少数为血行感染，以葡萄球菌、链球菌为多见。病情重、甲状腺局部有红、肿、热、痛，重者形成脓肿，并伴有全身中毒症状。

CT表现（图4-8-17）：甲状腺肿大，其内见低密度区，密度不均匀。增强后轻度不均匀强化，若有脓肿形成，可为环形强化。周围软组织肿胀，脂肪间隙欠清。

2. **亚急性甲状腺炎** · 又称病毒性甲状腺炎、肉芽肿性甲状腺炎等。本病多见于20～60岁女性，可能为病毒或过敏反应所致。临床发病初期有咽痛、上呼吸道症状、发热、甲状腺中度肿大和疼痛，数周后可自行缓解。在疾病早期可出现一过性的甲状腺功能亢进，随之出现一过性中等程度的甲状腺功能减退。组织学上间质渗出和细胞水肿是主要表现。

超声表现：在疾病的早期阶段，感染部分的甲状腺局部肿大，包膜增厚。实质内部出现低回声病灶，呈地图状。病灶

可多发、散在，并相互融合，境界清楚或不清楚。病程早期病灶内部呈均质稀疏低弱的点状回声，后期趋向于增粗、分布不均，其内可有大小不等、形态不规则、边境不清晰的低回声区。有时整个甲状腺呈弥漫性低回声。随着病变的进展，正常甲状腺结构的恢复可表现为假性结节形成。本病的特征是患侧甲状腺与其接近的颈前肌两者之间间隙消失，弥漫性粘连，可见低回声带（假性囊肿征）。

3. **慢性淋巴细胞性甲状腺炎** · 又称自体免疫性甲状腺炎、桥本甲状腺炎，是甲状腺炎中最多见的一种。它多见于有其他自身免疫性疾病者和女性。颈部压痛不适，甲状腺弥漫肿大，尤以峡部为明显。质地逐渐变韧、变硬，病程较长（1～2年），通常无明显结节。血中自身抗体滴定度升高，早期因抗体刺激导致的激素过量释放，可出现甲状腺毒症。

CT表现（图4-8-18）：甲状腺腺体弥漫性增大。包膜完整，边缘清楚。肿大的甲状腺体组织的密度在CT图像上明显较正常为低，且不均匀。增强后密度不均匀更为明显，腺体组织常呈片状或团块增强，增强程度不及正常甲状腺。

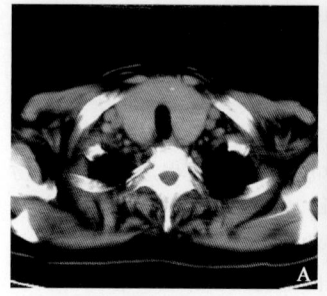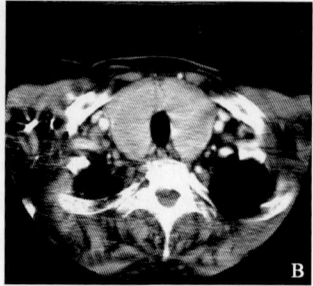

图4-8-18 慢性淋巴细胞性甲状腺炎CT图像
A. 平扫密度减低，且不均匀；B. 增强后呈轻度不均匀强化
CT示甲状腺体积增大，峡部增大明显

MRI表现：T_1WI为等低信号，T_2WI信号增高，其间有粗的低信号纤维带，可有或无扩张的血管。

（四）甲状腺肿和功能亢进

1. **甲状腺功能亢进症（简称甲亢）** · 是血中甲状腺激素过多引起的机体高代谢状态。大多数为甲状腺弥漫性增生通称原发性甲亢、毒性弥漫性甲状腺肿（Graves病）。由于甲状腺分泌甲状腺激素过多，机体代谢增加，临床上有甲状腺肿大、心动过速、神经过敏、体重减轻等症状。男女比例为1：5，好发于20～40岁。T_3、T_4升高。

CT表现（图4-8-19）：甲状腺弥漫增大，边缘清楚，其内密度较均匀，但密度较正常甲状腺低。增强后甲状腺组织

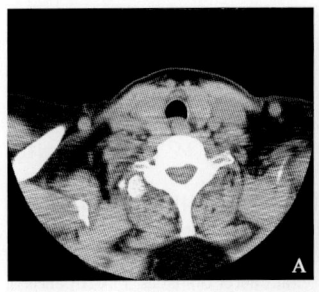
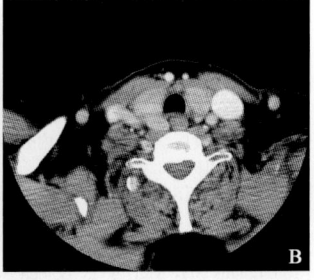

图 4-8-19 甲状腺功能亢进症 CT 图像

A. CT 平扫示甲状腺体积增大,其内密度减低,但较均匀;B. 增强后轻度强化

有轻度增强表现。肿大明显时,可压迫气管。

MRI 表现(图 4-8-20):甲状腺两侧对称性增大,仍维持正常形状。T_1W、T_2W 皆为均匀高信号,其内有时可见到低信号纤维间隔。

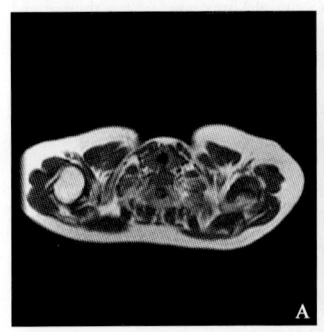
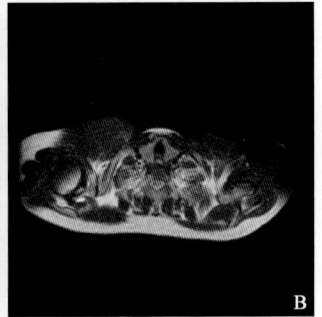

图 4-8-20 甲状腺功能亢进症 MRI 图像

A. T_1W;B. T_2W

甲状腺体积增大,形态正常。T_1W、T_2W 信号均增高

X 线表现:未经治疗和病程较长的甲亢患者,X 线平片可以显示全身性的骨质疏松。在儿童可见骨骺生长发育异常,表现为骨龄生长加快,骨骺提早闭合。少数患者可出现甲状腺肢骨病,表现为骨干部不规则的花边状骨膜新生骨增生,骨干中部梭形增粗。

2. 单纯性甲状腺肿·又称胶样甲状腺肿,包括地方性甲状腺肿、散发性甲状腺肿及高碘性甲状腺肿。当地方性甲状腺肿或弥漫性甲状腺肿大的基础上反复增生和不均匀的复旧反应,形成增生性结节,便形成结节性甲状腺肿,又称腺瘤样甲状腺肿,多见于女性。

CT 表现(图 4-8-21A、B):甲状腺轻度肿大时,其密度均匀但明显较正常为低,边界清。增强后有强化。甲状腺明显增大时,其内密度不均匀,弥漫性肿大者,其内可见多发更低密度灶,增强后无强化。部分病例形成胶性囊肿。结节性甲状腺肿除有甲状腺增大外,还可见甲状腺局部肿大形成结节状,增强后强化较周围甲状腺组织明显。结节发生坏死、囊变后中央呈低密度。结节性甲状腺肿常见钙化,为形态不规则钙化,少数为弧形,也有结节全部钙化者。

MRI 表现(图 4-8-21C~E):结节无包膜,边界不清楚。信号不均匀,其形态、信号取决于内部结构。T_1WI 可为低信号(囊变)、中或高信号(蛋白质含量高的胶体、出血),T_2WI 呈高信号,急性出血时可为低信号。钙化斑块为无信号区。

X 线表现:弥漫性甲状腺肿表现为双侧甲状腺弥漫性增

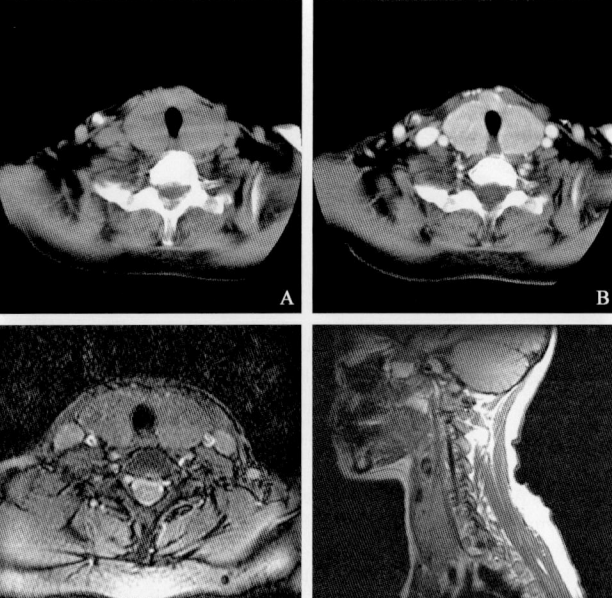

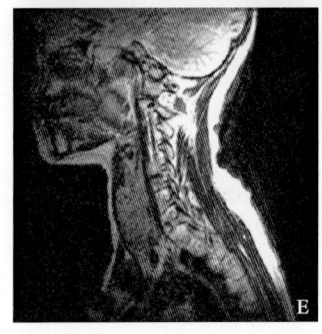

图 4-8-21 甲状腺肿 CT、MRI 图像

A. CT 平扫示甲状腺体积增大,密度减低,其内密度欠均匀,可见多个小片状密度减低区;B. CT 增强后不均匀强化,仍可见多发低密度区;C~E. MRI 扫描示甲状腺体积增大,信号不均

大,颈前软组织影增厚。结节性甲状腺肿表现为甲状腺非对称性增大,单侧的病变可压迫气管向对侧移位。可以显示钙化。

(五)甲状腺功能减退

甲状腺功能减退症(简称甲减),是由多种原因引起的甲状腺素(TH)合成、分泌或生物效应不足所致的一组内分泌疾病。其起病原因较复杂,以原发性者为多见,其次为垂体性,其他原因少见。原发性甲状腺功能减退症约占甲状腺功能减退症的 90% 以上,为甲状腺本身疾病所致,其原因可为自身免疫反应或病毒感染导致的炎症、^{131}I 治疗之后缺碘或高碘摄入,以及遗传因素或基因突变等所致。原发性甲状腺功能减退症的诊断依据为 T_3、T_4 降低,TSH 增高;并排除下丘脑或垂体病变所致的继发性甲减,除外慢性肝病或肾上腺疾病引起的甲减。病理表现为甲状腺显著萎缩,腺泡大部被纤维组织替代,淋巴细胞浸润,残余腺泡内胶质含量极少。

CT 表现(图 4-8-22):甲状腺体积增大,密度减低,且不均匀。增强后强化不均。

MRI 表现:T_1WI 为等/低信号,T_2WI 信号增高,信号不均匀。

X 线表现:骨骼生长发育迟缓,骨龄落后,骨骺畸形或发育不良。关节退行性变,头颅可见缝间骨,椎体前后径变短,椎体前缘呈鸟嘴状改变,脊柱驼背畸形。

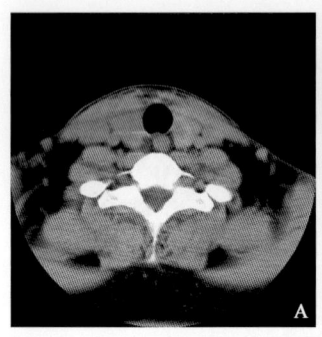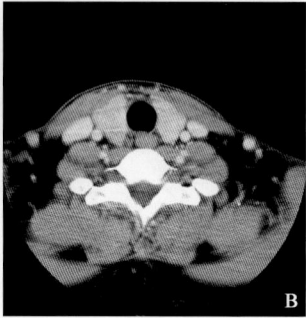

图 4-8-22 甲状腺功能减退症 CT 图像
A. 平扫示甲状腺体积增大，密度减低，且不均匀；B. 增强后不均匀强化

参考文献

［1］ King AD, Ahuja AT, To EW, et al. Staging papillary carcinoma of the thyroid: Magnetic resonance imaging vs ultrasound of the neck［J］. Clin Radiol, 2000, 55: 222-226.

［2］ Friedman M, Toriumi D, Mahmood F, et al. Diagnostic imaging techniques in thyroid cancer［J］. Am J Surg, 1998, 155: 215-223.

［3］ 龚新环,金亚萍.甲状腺病变的超声诊断探讨［J］.中国超声医学杂志,1996,12: 45-47.

［4］ 郝希山.简明肿瘤学［M］.北京: 人民卫生出版社,2001: 362-370.

［5］ 刘复生.中国肿瘤病理学分类(上卷)［M］.北京: 科学技术出版社,2001: 448-452.

［6］ Mc Call A, Jarosz H, Lawrence AM, et al. The incidence of thyroid carcinoma in solitary cold nodules and in multinodular goiters［J］. Surgery, 1986, 100: 1128-1130.

［7］ 陈文,张武,苗立英,等.甲状腺恶性肿瘤的二维及彩色多普勒超声征象及临床意义［J］.中国超声医学杂志,2000,16: 495-497.

［8］ Hatahu H, Kasagi K, Yamamoto K, et al. Cyst papillary carcinoma of the thyroid gland: a new sonographic sign［J］. Clin Radiol, 1991, 43: 121-124.

［9］ Katz JF, Kane RA, Reyes J, et al. Thyroid nodules: sonographic pathologic correction［J］. Radiology, 1984, 151: 741-745.

［10］ 全国继续医学教育委员会.内分泌学进展.第一辑［M］.长春: 长春出版社,2001: 16-33.

［11］ 钱蕴秋.超声诊断学［M］.西安: 第四军医大学出版社,2002: 174-178.

［12］ Wong CK, Wheeler MH. Thyroid noduler: rational management［J］. World J Surg, 2000, 24: 934-941.

［13］ Landis SH, Murray T, Bolden S, et al. Cancer Statistics［J］. CA Cancer J Clin, 1998, 48: 329.

［14］ Derwahl M, Broecker M, Kaniem Z. Clinical Review 101: thyrotropin may not be the dominant growth factor in the benign and malignant thyroid tumors［J］. J Clin Endocrinol Metab, 1999, 84: 829-834.

［15］ 韦哲为,翁于毅,沈军.甲状腺良恶结节临床鉴别方法分析［J］.上海医学,2001,24: 399-402.

［16］ Noguchi S, Yamashita H, Murakami N, et al. Small carcinoma of the thyroid. A long-term follow-up of 867 patients［J］. Arch Surg, 1996, 131: 187-191.

［17］ Khati N, Adamson T, Johnson KS, et al. Ultrasound of the thyroid and parathyroid glands［J］. Ultrasound Q, 2003, 19: 162-176.

［18］ 花蒨蒨,张雪林,陈翼.甲状腺病变的 CT 诊断及鉴别诊断［J］.放射学实践,2005,20: 159-161.

［19］ Weber Al, Randolph G, Aksoy FG. The thyroid and parathyroid glands. CT and MR imaging and correlation with pathology and clinical findings［J］. Radiol Clin North Am, 2000, 38: 1105-1129.

［20］ Tramalloni J, Leger A, Correas JM, et al. Imaging of thyroid nodules［J］. J Radiol, 1999, 80: 271-277.

［21］ 燕山,詹维伟.浅表器官超声诊断［M］.南京: 东南大学出版社,2005: 135-158.

［22］ 蒋黛蒂,刘文亚,贾文霄.CT 在甲状腺疾病诊断中的临床应用价值［J］.实用放射学杂志,2004,20: 688-691.

第九章·自身免疫性甲状腺病的发病机制

滕卫平　李　静

自身免疫性甲状腺病（autoimmune thyroid disease, AITD）主要包括 Graves 病、Graves 眼病和自身免疫甲状腺炎（autoimmune thyroiditis, AIT）。Graves 眼病（Graves ophthalmopathy, GO）又称恶性突眼、浸润性突眼或甲状腺相关眼病（thyroid-associated ophthalmopathy, TAO），近年来称为 Graves 眼眶病（Graves orbitopathy），其病因与眶周组织的自身免疫炎症反应有关。AIT 的临床病理分型已被学术界广泛接受，详见表 4-9-1。

表4-9-1　自身免疫甲状腺炎的分型
原发性
经典型（Hashimoto thyroiditis, HT）
纤维变异型（atrophic thyroiditis, AT）
无痛型甲状腺炎（painless thyroiditis）
产后甲状腺炎（postpartum thyroiditis, PPT）
局灶性甲状腺炎（focal thyroiditis）
IgG4 相关型（IgG4-related thyroiditis）
青少年型（juvenile thyroiditis）

（续表）

桥本毒症（Hashitoxicosis）
桥本脑病（Hashimoto encephalopathy, HE）
继发性
干扰素 α（interferon-α）
CTLA-4 阻断抗体
癌疫苗

AITD 属于器官特异性自身免疫病。它们共同的特点是：① 病变都累及甲状腺，一致性的改变是存在淋巴细胞浸润；② 血清中都存在针对甲状腺的自身抗体；③ 各种疾病可以相伴发生或相互转化；④ 存在遗传易感性的证据。但是这组疾病又表现出各自的临床表现特点。本章将就其共性和个性两个方面进行讨论。

一、共同的发病机制

（一）遗传因素

本组疾病病例的发生具有明显的家庭聚集现象。本病家族成员的患病率明显高于普通人群,同卵双生孪生患病的概率高达 20%～50%。AITD 的遗传易感性与人类白细胞抗原(HLA)复合体的某些等位基因(即 HLA 等位基因多态性)有关。HLA 等位基因的分布存在种族特异性,不同人群的 AITD 发病可能与特定的 HLA 基因型有关。除了 HLA 基因外,还有一些非 HLA 基因被发现也能影响 AITD 的发病,如 T 细胞受体基因、免疫球蛋白重链基因、CTLA-4 基因、甲状腺过氧化物酶(TPO)和 TSH 受体基因等。但在家系的连锁分析研究中,上述基因尚不能完全解释 AITD 发病机制中的遗传因素,故有待进一步研究和探讨。

(二) 环境因素

感染、应激、性激素和碘摄入水平等的变化均是影响本病发生、发展的重要环境因素。本病在遗传易感性基础上,在上述这些环境因素作用下,诱发体内的免疫功能紊乱,而发生自身免疫反应。

感染对 AITD 的影响可能与细菌或病菌与人体蛋白质之间有相同的抗原决定簇而引起交叉免疫反应,进一步可诱发针对自身抗原的自身免疫反应。这一机制又被称为分子模拟。目前研究认为小肠耶尔森菌(Yersinia enterocolitica)和人 TSH 受体之间存在分子模拟现象(molecular mimicry),该菌感染可能会诱导 Graves 病的发生。

急性应激事件的发生、强烈的精神刺激、严重外伤等可导致血中 CRH、ACTH、催乳素和皮质激素等激素水平的升高,而使整个免疫系统的功能发生普遍的非抗原特异性抑制,此即神经内分泌免疫调节网络。在这种急性免疫抑制过后,免疫系统随之会发生过度地代偿,这种反弹现象可能导致机体免疫功能较既往更强,对于那些 AITD 易感性者可诱发疾病。在 Graves 病的发生中应激事件的作用最为突出。与普通人群相比,Graves 病患者中有更多经受过应激事件的历史。

神经内分泌免疫调节网络对 AITD 发生的影响还体现在 AITD 的发病率女性明显高于男性。例如 Graves 病时男女之比为 1∶4～1∶7,桥本甲状腺炎为 1∶4。它们主要以生育期妇女发病为主,而且病情往往在妊娠期及分娩后发生变化。目前许多研究发现性激素(包括雌激素、催乳素、孕激素、雄激素)能够影响免疫细胞的功能,与包括 AITD 在内的多种自身免疫病的发生与发展相关。

碘摄入量对 AITD 的影响一直非常受关注,高碘及碘丰富地区甲状腺自身免疫病高于碘缺乏地区。最近国内学者的流行病学前瞻性研究证实碘过量可以导致自身免疫甲状腺炎的发病率显著增加。国际防治碘缺乏病权威组织也提出碘摄入量不宜超过尿碘中位数(MUI)300 μg/L(详见"碘摄入过量对甲状腺疾病的影响"章)。

(三) 自身抗原

AITD 是机体免疫系统针对甲状腺存在的一些特有的抗原成分发生自身免疫反应而导致的一组疾病。这些抗原成分主要包括促甲状腺激素受体、甲状腺球蛋白、甲状腺过氧化物酶(TPO)、钠碘共同转运体(NIS)、甲状腺激素、第二胶质抗原等甲状腺细胞膜及胶质成分。

1. 促甲状腺激素受体(TSHR)· TSHR 为 G 蛋白偶联受体超家族的成员之一,其编码基因位于 14 号染色体上(14q31),含有 10 个外显子。该蛋白质为一单肽链分子,由 744 个氨基酸残基组成,分子量为 84 000。结构上可分为胞外氨基酸、跨膜段和胞内氨基酸。胞外氨基酸是受体与 TSH 结合的部位,由第 1～9 个外显子编码,而 7 个跨膜段和胞内氨基端侧与 G 蛋白偶联并产生效应,由第 10 个外显子编码。TSH 与其受体结合后,经 G 蛋白介导,通过 cAMP 和(或)磷脂酰肌醇 Ca^{2+} 信号转导途径,产生相应的生物学效应。针对 TSHR 的特异性抗体——TSH 受体抗体(TRAb),如果作用于 TSH 受体不同部位,产生不同的生物学效应。研究发现,TSHR 基因的突变可能会导致甲状腺自身免疫。另外,TSHR 除了主要存在于甲状腺滤泡细胞膜上,也存在于球后组织中。球后成纤维细胞的一个亚型——前脂肪细胞性成纤维细胞在细胞因子刺激下分化为成熟的脂肪细胞,同时表达 TSHR。而且无论从 mRNA 水平还是从蛋白质水平都可以在 Graves 病患者球后结缔组织中检测到有全长的 TSHR 表达,而正常对照组表达极弱。因此目前认为在 Graves 病中 TSHR 是甲状腺和眼眶组织的共同抗原,从而可解释 Graves 病与 Graves 眼病共同发生的原因。

2. 甲状腺过氧化物酶(TPO)· TPO 是参与甲状腺激素合成的主要酶类,是微粒体抗原的主要成分。研究发现刺激机体产生 TPO 抗体的抗原是位于 HLA Ⅱ 类抗原表达阳性甲状腺细胞基底膜侧上的 TPO 分子。既往研究认为人 TPO 上有 7 个具有抗原性的肽段(即表位),目前还证实人 TPO 的 513～633 和 710～740 两个肽段中会有被自身抗体结合的表位,而且识别 513～633 片段的特异性自身抗体常出现于桥本甲状腺炎患者血清中,在 Graves 病患者血清中则少见。而且进一步的研究发现,人 TPO 的 589～633 片段是桥本甲状腺炎患者血清中的自身抗体特异性识别的部位,在此片段中替换任何一个氨基酸都会明显降低其与自身抗体的亲和力。

3. 甲状腺球蛋白(Tg)· Tg 是由甲状腺滤泡上皮合成与分泌的分子量为 670 000 的蛋白质,存在于甲状腺滤泡的胶质中,用于碘的储存及甲状腺激素的合成,为高分子量的含碘糖蛋白。Tg 是不被免疫系统所隔离的蛋白质,在末梢血中可以检测出来,但血液中 Tg 的碘化水平低于甲状腺组织中的 Tg。桥本甲状腺炎患者血清中的自身抗体通常识别 1 149～1 250 肽段上的一个特定表位,而正常人血清中的抗 Tg 抗体通常识别的是另一个表位。此外,研究发现 Graves 眼病患者球后脂肪组织有 Tg(但在肌肉组织中不存在),提示在一些 Graves 眼病患者中它可作为共同抗原。但眼球内不存在 Tg-抗 Tg 复合物,提示球后免疫反应可能为细胞免疫介导。

4. 钠碘共同转运体(NIS)· NIS 是表达于甲状腺滤泡细胞基底膜上的一种糖化膜蛋白。它依靠细胞膜上的 Na^+-I^--ATP 酶所产生的钠离子跨度差,使 Na^+-I^- 经膜进入细胞内。由于 NIS 在甲状腺摄碘过程中起关键作用,故 NIS 抗体在 AITD 中的致病作用正日益受到重视。目前研究认为 NIS 可能是除 TPO、Tg、TSH 受体以外的又一甲状腺自身抗原,其表位位于 NIS 分子的第 6 个胞外区环。研究发现 Graves 病患者甲状腺 NIS 的表达增加 3～4 倍,桥本甲状腺炎患者甲状腺内 NIS 的表达减少。这些作用可能与 TRAb

有关。Graves 病患者体内刺激性抗体通过 cAMP 介导促进 NIS 的表达；而从桥本甲状腺炎患者血清中提取出的阻断性抗体被发现可抑制 NIS 转染的中国仓鼠卵巢细胞中 NIS 的功能。

（四）甲状腺自身抗体

体液免疫在 AITD 的发病机制中具有重要作用。在 AITD 患者体内存在多种甲状腺自身抗体，这些抗体在 AITD 的发生与发展中扮演重要角色。

1. 促甲状腺激素受体抗体（TRAb）・TRAb 为一组异质性抗体的总和（表 4-9-2）。此类抗体均属于 IgG1 亚类。根据 TRAb 功能的不同，将其分为两类。一类称为甲状腺刺激抗体（TSAb）或甲状腺刺激免疫球蛋白（TSI），TSI 与 TSH 受体氨基端结合后，通过与受体偶联兴奋性 G 蛋白激活腺苷酸环化酶，使甲状腺细胞内 cAMP 增高，激发胞内的偶联反应，导致与甲状腺功能亢进及生长有关的酶被活化，从而刺激甲状腺滤泡的生长及其功能，引起甲状腺功能亢进症。另一类称为甲状腺刺激阻断抗体（TSBAb），它与 TSH 受体羧基端结合后，一方面可以抑制腺苷酸环化酶的活化，另一方面 TSBAb 还可阻碍 TSH 与受体的结合而使 TSH 的生物学作用减弱，引起甲状腺功能减退症。TRAb 存在于几乎所有未经治疗的 Graves 病患者体内。TRAb 可以通过胎盘而引起新生儿甲状腺功能亢进。有一部分自身免疫性甲状腺功能减退（包括桥本甲状腺炎和特发性黏液性水肿）和 Graves 病患者体内同时存在 TSAb 和 TSBAb。自身免疫甲状腺功能减退症可以自行转变成 Graves 病，反之亦然。这可能与 TSAb 和 TSBAb 之间的平衡有关。TSAb 占优势时表现为甲状腺功能亢进，TSBAb 占优势时表现为甲状腺功能减退。另外，TRAb 还可通过调节甲状腺细胞的凋亡而在 AITD 的发生中起一定作用。Graves 病时 TSAb 抑制 Fas 抗原在甲状腺细胞的表达，从而抑制 Fas 与 FasL 相互作用引起的甲状腺细胞凋亡，因而可能促进甲状腺细胞的生长而引起甲状腺肿大。TSH 可以下调 Fas 抗原在甲状腺细胞的表达，而 TSBAb 具有拮抗 TSH 的作用，使 TSH 抑制凋亡的作用减弱而增加甲状腺细胞对 Fas 介导的凋亡敏感性，以致造成萎缩性甲状腺炎时甲状腺的破坏及萎缩。在伴发眼病的 Graves 病患者中，TSAb 阳性率较不伴发眼病的患者高，严重的 Graves 病眼病患者常有高滴度的 TSAb。但 TSAb 在 Graves 病眼病中的作用仍有待于进一步探讨。

表 4-9-2　各种 TRAb 的功能特征

抗体	对 TSH 结合的影响	对 cAMP 水平的影响	干扰 cAMP 非依赖信号
刺激性	抑制	升高	是
阻断性	抑制	抑制	是
中性	没作用	没作用	是

注：引自 Front Endocrinol,2016,7：103。

2. TPOAb・TPOAb 以 IgG1 及 IgG4 亚类为主，在某些 AITD 尤其是桥本甲状腺炎患者体内存在既能结合 Tg，又能结合 TPO 的双特异性自身抗体 TgPOAb，TgPOAb 的产生可能是由于 TPO 与 Tg 有同源性的抗原决定簇所致。TPOAb

的致病作用包括：① TPOAb 可能是 AITD 时介导抗体依赖的细胞毒性作用（ADCC）的主要抗体。但由于 TPO 通常被隔绝于甲状腺滤泡细胞的顶膜处，抗体和抗原与之结合可能需要甲状腺细胞损伤作为条件，发生抗体介导的这种细胞毒性作用。② 与 TgAb 不同，TPOAb 可以结合补体。AITD 的甲状腺内存在丰富的被激活的补体，补体激活产物如膜攻击复合物可以引起甲状腺细胞损伤，即产生补体依赖的细胞毒性作用。而且被补体攻击的甲状腺细胞还可以释放炎症分子，包括反应性氧化代谢产物、前列腺素 E_2 等，可能会更进一步促进甲状腺细胞的直接损伤及淋巴细胞浸润、激活。③ TPOAb 与 TPO 结合后可以抑制 TPO 的酶活性，使甲状腺激素合成减少。因此，TPOAb 在 AITD 的发病中特别是在自身免疫性甲状腺功能减退的发病机制中具有十分重要的作用，是其最有代表性的自身抗体。

3. TgAb・此抗体没有限定某一特定的 IgG 亚类，而是包括 IgG1、IgG2、IgG3 和 IgG4 亚类，以 IgG1 和 IgG4 占优势，但以 IgG2 的功能活性最高。TgAb 在 AITD 中的致病机制包括：① TgAb 与 Tg 结合后，可以通过 Fc 受体与结合补体的相互作用激活 NK 细胞而攻击靶细胞，导致甲状腺细胞被破坏，即产生 ADCC。② TgAb 与 Tg 结合的位点上存在着酶的催化点，因此 TgAb 具有酶活性，可以催化 Tg 水解，导致血及甲状腺中的 Tg 减少。血中 Tg 的减少可以降低机体免疫系统对 Tg 的暴露，因而使 Tg 的自体免疫反应减弱。另一方面，由于甲状腺激素合成依赖 TPO 对天然 Tg 的识别，因此 Tg 的减少必然导致 T_3、T_4 的合成减少。③ TgAb 可以影响 Tg 的摄取、加工，从而可增强或抑制非显性致病性 T 细胞抗原决定簇的产生及递呈，进而影响 AITD 时的细胞免疫。

4. 抗 NIS 抗体・多种 AITD 患者体内存在抗 NIS 抗体，但是应用不同方法检测 Graves 病患者和桥本甲状腺炎患者血清中此抗体阳性率的结果并不相同。这两类患者的血清都可以抑制表达 NIS 的中国仓鼠卵巢细胞对碘的摄取。有人从对重组 NIS 有强烈反应的桥本甲状腺炎患者的血清中提取 IgG，并发现提取的 IgG 能抑制甲状腺 14%～60% 的摄碘活性。因此，抗 NIS 抗体被认为可能通过影响碘进入甲状腺细胞而有助于甲状腺功能减退的发生，但其确切的致病作用还需进一步研究证实。

5. 其他甲状腺自身抗体・主要有如下几种：① 抗 GP330 抗体，GP330 属于低密度脂蛋白受体家族，在甲状腺滤泡上皮细胞顶部表达。它是具有高亲和力的 Tg 受体，介导着甲状腺细胞对 Tg 的内吞作用，但抗 GP330 抗体是否会通过干扰此过程而在 AITD 中发挥致病作用还需进一步研究，该抗体在肾脏有表达，可能参与 AIT 相关肾病的发生。② 抗半乳糖（GaL）抗体，抗 GaL 抗体是一种多克隆抗体，占循环 IgG 的 1%。体外研究发现，抗 GaL 抗体可模拟 TSH 的效应而促进甲状腺细胞 cAMP 合成、摄碘率及细胞增殖，但此作用仅限于 Graves 病甲状腺细胞。因此，抗 GaL 抗体可能在 Graves 病发病中起一定作用。③ 抗 G2S 抗体，G2S 蛋白是一种新蛋白质，不仅表达于眼肌，也可表达于甲状腺。在 Graves 病并发 Graves 眼病且发病时间<3 年的患者中 70% 抗 G2S 抗体的患者阳性，而发病时间>3 年的患者有 53% 阳性，无 Graves

眼病的 GD 患者仅有 36% 阳性。因此抗 G2S 抗体可能是 Graves 眼病发生的一个早期指标,由甲状腺自身免疫产生抗 G2S 抗体与眼肌的交叉反应在 Graves 眼病的发生中可能起一定作用。④ 第二胶质抗体、抗 α 烯醇化酶抗体和抗热休克蛋白抗体等:这些抗体的性质及在 AITD 中的致病作用及机制尚不明确,有待于进一步研究。

(五) 细胞因子在 AITD 发病机制中的作用

细胞因子(CK)是一组由免疫细胞产生的具有多种生物学活性的蛋白质或肽类,在自身免疫反应中起关键作用。而 AITD 是在遗传基础上的一种自身免疫性疾病,故 CK 在 AITD 发病中的地位已逐渐受到重视。AITD 甲状腺内浸润的淋巴细胞是产生 CK 的重要来源,而研究发现甲状腺上皮细胞本身既可表达部分 CK 受体,也能分泌多种 CK。Graves 病、桥本甲状腺炎、Graves 眼病的 T 细胞致病机制不完全相同,CK 基因的表达也不同。有研究发现桥本甲状腺炎患者的甲状腺内有白细胞介素 2(IL-2)、干扰素 γ(IFN-γ)、IL-4、IL-5、IL-6、IL-10 mRNA 表达,而上述细胞因子有些也在 Graves 病甲状腺内表达。但总的情况是 Graves 病患者甲状腺内以分泌 IL-4 的 Th2 细胞浸润为主,而桥本甲状腺炎患者的甲状腺内则以分泌 IFN-γ 的 Th1 及分泌 IL-17 的细胞浸润为主。也有研究表明在 Graves 眼病早期 T 细胞在球后释放的细胞因子以 Th1 型(IFN-γ、IL-2 和 TNF-α)为主,后期则以 Th2 型(IL-4、IL-5、IL-10)为主。这种不同的 CK 表达模式表明 CK 可能直接影响 AITD 的发生与发展。几种常见细胞因子在 AITD 中的作用详述如下。

1. 肿瘤坏死因子(TNF)的作用·TNF-α 和 TNF-β 主要由巨噬/淋巴细胞分泌,结合于同一细胞表面受体。体外研究发现 TNF-α、IL-1、IFN-γ 可抑制 Graves 病患者甲状腺细胞 TPO mRNA 的表达,抑制人甲状腺细胞 Tg mRNA 的表达,还可抑制 TSH 促进细胞分泌 T_3 的作用。TNF-α 还可抑制 TSH 对 FRTL5 细胞摄碘的促进作用。

2. 干扰素(IFN)的作用·IFN 在病毒感染或应激刺激下,由多种细胞产生,它可募集免疫细胞,在抗原刺激的局部进入组织,激活巨噬细胞以清除携带抗原的细胞。故 IFN 可介导 AITD 的起病和发展。体外实验显示,IFN-γ、TNF-α 可对甲状腺上皮细胞表面 HLA II 类分子的异常表达起上调节作用;IFN-α、IFN-γ 单独或与 IL-1、TNF-α 联合还可增强细胞间黏附分子 1(ICAM-1)的表达。另外,研究还发现 IFN-γ 可以抑制体外培养的人甲状腺细胞的增殖。向小鼠体内注射 IFN-γ,注射后血清 T_3、T_4 降低,而 TSH 无变化。肝炎患者长期注射 IFN-α 可致甲状腺炎和甲状腺功能减退,并出现甲状腺自身抗体升高。

3. 白细胞介素(IL)的作用·IL 为多功能的 CK,T 细胞为其主要来源。此外,巨噬细胞及相关细胞也是产生 IL 的重要来源,如 IL-1、IL-8 等。甲状腺滤泡细胞也可分泌 IL-6。IL-6 可促使甲状腺局部淋巴细胞浸润,浸润的淋巴细胞也可分泌 IL-6 并诱使 MHC2 类分子抗原的异常表达,两者互为因果,呈恶性循环。此外,研究还发现来源于单核/巨噬细胞的 IL-1β 和 IL-6 对体外培养的甲状腺滤泡细胞的生长起抑制作用。IL-1β 还可诱导甲状腺滤泡细胞表达 Fas,引起甲状腺滤泡细胞凋亡。IL-1 可抑制 FRTL5 细胞摄碘。IL-6

可抑制 TSH 对人甲状腺细胞 TPO 基因表达的促进作用。给大鼠注射 IL-1 后可观察到血清 TT_3、TT_4、FT_4、TSH 浓度的下降。同样注射 IL-6 后,血清 TT_4、TSH 水平也下降,但其下降程度小于注射 IL-1 后。

总之,大量的体内外研究均已证实 CK 可能在 AITD 的发病过程中起重要作用。这些 CK 可影响甲状腺滤泡上皮细胞表面抗原的表达,产生甲状腺细胞的自身免疫性损伤,影响其增殖及凋亡,并可通过诱导一氧化氮的大量产生而直接损伤滤泡上皮细胞,而且甲状腺局部产生的 CK 又可增强免疫细胞的聚集和活性,促进其损伤作用。CK 在 AITD 中的作用比较复杂,且具有多样性和呈时相性,是由诸多 CK 共同作用的结果。目前多数研究认为,AITD 发病可能是在遗传背景下,环境因素触发体内甲状腺滤泡细胞、淋巴细胞等免疫细胞的活性,激发了与 CK 有关的 DNA 结合蛋白,导致 CK 基因表达;通过 CK 与免疫细胞共同作用导致 Graves 病或桥本甲状腺炎的发生。

(六) 细胞凋亡与甲状腺自身免疫性疾病

细胞凋亡,又称程序性细胞死亡,是由细胞内特定的基因操纵、调控的细胞自杀行为,在胚胎发育、组织转化、营养缺乏或某些因子诱导下均可发生。现已证实,细胞凋亡参与肿瘤、神经变性性疾病、自身免疫性疾病及心肌缺血性损伤等发病过程。

桥本甲状腺炎以甲状腺上皮细胞损伤为特征。现已检测出桥本甲状腺炎甲状腺中存在凋亡细胞,其凋亡百分数明显高于正常、Graves 病、多结节性甲状腺肿或单纯性甲状腺肿组织。其细胞中 Bcl-2 表达明显降低,而细胞表面 Fas 表达大量增加,从而易于发生凋亡,导致甲状腺组织受损。Graves 病患者甲状腺组织中也观察到凋亡现象,其 Bcl-2 的表达为强阳性,而 Fas 表达的方式及程度与正常和单纯性甲状腺肿的组织相同。此外,AITD 患者体内的 IgG 也能调节甲状腺细胞中 Fas 蛋白的表达及其介导的细胞凋亡。TSAb 可通过抑制 Fas 诱导的细胞凋亡参与 Graves 病甲状腺肿的发展过程,而 TSBAb 则通过抑制 TSH 作用,增加细胞对 Fas 介导凋亡的敏感性,导致萎缩性甲状腺炎患者的甲状腺萎缩。再者,AITD 患者甲状腺微环境中细胞因子的异常可明显影响 Fas 表达及其介导的凋亡过程。表明凋亡在 AITD 尤其是桥本甲状腺炎发病机制中占有重要地位。

凋亡的发生与某些细胞因子或者其配体的参与有关。近来注意到凋亡激活过程是通过特异性死亡配体结合到死亡受体被激活的途径来实现的,死亡受体是转膜信号蛋白的肿瘤坏死因子(TNF)受体超家族的成员。典型的凋亡过程产生形态学改变,如染色体浓集、细胞皱缩等。其生化特征是核酸内切酶活化,使染色质在核小体断裂,从而在 DNA 电泳时形成相差 180 个碱基的特征性梯形带。

1. 免疫介导的细胞凋亡·当某个细胞在体内不需要时或者当这个细胞对机体健康产生威胁时,生物体内就会自动启动凋亡过程。凋亡的异常抑制或者异常引发也会导致疾病的发生。免疫系统可通过凋亡途径从生物体内清除靶细胞介导的细胞毒性,假如免疫系统清除了正常细胞,那么就会出现自身免疫系统的紊乱,就可能导致自身免疫性疾病。触发细胞介导的细胞毒性可通过两种不同的途径:① 死亡受体(DR)

与某些特异性配体结合最终导致凋亡，DR 包括 Fas、TNF 受体 1、DR3、DR4、DR5 等。② 淋巴毒性 T 细胞释放穿孔素使靶细胞损伤，同时颗粒酶 B 进入靶细胞内，经蛋白水解酶致靶细胞凋亡。研究发现，在甲状腺滤泡细胞周围存在的淋巴细胞浸润越多，细胞凋亡越明显，表明在破坏性甲状腺炎中确实存在免疫介导的凋亡。

2. 甲状腺细胞 Fas/FasL 介导的凋亡·最近，Stassi 等发现，桥本甲状腺炎甲状腺内浸润的 T 淋巴细胞大都处于凋亡状态，并与甲状腺细胞产生大量 Fas 配基有关，这可能是机体的一种保护性调节。还有学者发现，AITD 患者体内可溶性 Fas(sFas)的血清浓度存在异常，这是一种因剪切异常缺乏跨膜区域的 Fas，可阻断 Fas 介导的细胞凋亡。Graves 病甲亢时 sFas 增加，Graves 病缓解期和桥本甲状腺炎甲状腺功能正常时降低，而在后者的甲减期和无痛性甲状腺炎甲亢期时保持正常。并且，sFas 水平与 Graves 病甲状腺刺激性抗体的活性相关。这一结论提示，Graves 病患者 Fas 剪切变异体表达的增加、正常 Fas 的减少，能通过防止甲状腺细胞凋亡，增加自身反应性 B 淋巴细胞产生甲状腺刺激性抗体，从而促进甲状腺生长。与此相反，桥本甲状腺炎中 sFas 的减少意味着正常 Fas 的表达增加，因而通过增加细胞凋亡导致甲状腺受损。凋亡与 Graves 眼病也有关系。据报道，Graves 病患者眼眶组织中表达 Fas 及其配基，烟酰胺能促进眶成纤维细胞中 Fas 抗原的表达，表明该药物在预防或治疗 GD 眼病中可能有效。但在某些病理情况下，甲状腺表达 FasL 与发病机制的相互关系方面仍有待证明。

3. TRAIL 可介导甲状腺细胞凋亡·目前认为，TRAIL 可能是导致甲状腺滤泡细胞凋亡的主要因素。TRAIL 是一个与 FasL 同源的死亡配体，而两者介导的途径并不相同，TRAIL 通过它的 DR_4 和 DR_5 诱导细胞凋亡。Bretz 等研究显示，这些死亡受体在甲状腺滤泡细胞上表达，且受到炎性细胞因子刺激后在破坏性甲状腺炎中表达增强。且还证明在炎性细胞因子存在的情况下，甲状腺滤泡细胞可自行诱导 TRAIL 表达。正常甲状腺组织的免疫组织化学染色也显示有 TRAIL 表达，但是破坏性甲状腺炎患者的甲状腺滤泡内表达增强。此外，在甲状腺浸润的淋巴细胞中存在 TRAIL mRNA 的表达。在破坏性甲状腺炎中，TRAIL 可能通过下述途径导致凋亡：① 激活免疫细胞产生 TNF-α 和 IL-1β，两者协同诱导甲状腺细胞对 TRAIL 的敏感性，进而杀死甲状腺细胞。② 甲状腺自身抗原激活的免疫细胞产生 TNF-γ 和 TNF-α，两者协同诱导甲状腺细胞表达 TRAIL，进而又增强了免疫细胞对 TRAIL 的敏感性，而致凋亡。③ 细胞因子 TNF-γ 与 TNF-α 导致甲状腺细胞表达 TRAIL，TNF-α 与 IL-1β 导致甲状腺对 TRAIL 的敏感，这两种诱导途径都可导致甲状腺细胞的自杀破坏。但当 TNF-γ、TNF-α、IL-1β 3 种细胞因子同时存在时，将抑制 TRAIL 诱导的对甲状腺细胞的杀伤力。

4. Bcl-2 在破坏性甲状腺炎中的作用·凋亡信号蛋白调节子家族的蛋白类成员 Bcl-2 属抗凋亡基因，当细胞中 Bcl-2 基因过度表达时，细胞不再正常死亡并最终形成肿瘤。有报道，在破坏性甲状腺炎的甲状腺滤泡细胞中 Bcl-2 表达比正常甲状腺组织低。Kawakami 等报道在体外培养的正常甲状腺细胞，用炎性细胞因子预先处理后可对 Fas 介导的凋亡敏感，但是 Bcl-2 表达量没有发生改变。Bcl-2 可能并不直接阻遏死亡受体的信号，而仅仅通过抑制该信号的扩增来减缓信号的传递。

（七）调节性 T 细胞与甲状腺自身免疫病

调节性 T 细胞(Tr)对维持自身耐受具有重要意义，是维持外周免疫耐受的重要部分。天然 Tr 是起源于胸腺的 CD4+ CD25T 细胞亚群，细胞表面组成性表达糖皮质激素诱导的肿瘤坏死因子受体(GITR)和细胞毒性 T 淋巴细胞相关抗原 4(CTLA-4)等。转录因子叉头蛋白(Foxp)3 的表达为天然 Tr 目前最特异的标志。这些蛋白质分子的表达与天然 Tr 的发育和抑制功能的发挥有密切关系。天然 Tr 可通过细胞直接接触和产生抑制性细胞因子(尤其是 TGF-β1 和 IL-10)等多种机制，抑制自身反应性 T 细胞的活化、增殖而防止自身免疫病的发生。获得性 Tr 是抗原诱导产生的、与天然 Tr 不同的 CD4+ T 细胞亚群。此类 Tr 并无典型的分子标志，主要通过产生 TGF-β1 和 IL-10 等抑制性细胞因子而发挥作用。Tr 的功能是抑制 CD4+ 或 CD8+ T 细胞的活化和增殖，在免疫应答中发挥重要的负调节作用。动物实验研究发现去除 CD4+ CD25+ 调节性 T 细胞能明显增加抗原诱导的实验性自身免疫性甲状腺炎的发生率，而且可增强 TSHR 诱导的 Graves 甲状腺功能亢进的易感性和严重程度。人类研究显示 AITD 患者外周的 Tr 存在抑制功能缺陷，不能下调体内的自身免疫反应。

二、Graves 病发病机制的特点

Graves 病的免疫反应呈 Th2 型，其免疫应答以体液免疫为主。TRAb 是人类特有的抗体，仅可在 AITD 患者中查出，它是引起 Graves 病的主要和直接原因。TRAb 模拟 TSH 的作用过度刺激甲状腺滤泡细胞，导致甲状腺功能亢进；并可抑制 Fas 抗原在甲状腺细胞的表达，从而可抑制 Fas 介导的甲状腺细胞凋亡，促进甲状腺细胞的生长而引起甲状腺肿大。在疾病的过程中尚伴随 TPOAb 和 TgAb 等自身抗体的滴度增高。应当指出的是，Graves 病中 Th1/Th2 细胞因子表达模式并不是一成不变的，在某些情况下 Th1/Th2 强势可以互相转化。这与 Graves 病有时以甲状腺功能亢进为主，有时以滤泡细胞破坏或功能受抑表现为甲状腺功能亢进自发缓解甚至甲状腺功能减退为主的临床所见是一致的，可能是后者发生的一种机制。

三、Graves 眼病发病机制的特点

临床上有 25%～50% 的 Graves 病患者伴有不同程度的突眼(称为 Graves 眼病或浸润性突眼，近年来称为 Graves 眼眶病)。少数桥本甲状腺炎和甲状腺功能正常者也可发生突眼。Graves 眼病也属于器官特异性自身免疫病，其病因与眶周组织的自身免疫炎症反应有关。其特异性组织学变化是淋巴细胞和巨噬细胞浸润，糖胺多糖堆积，眼外肌肿胀，球后脂肪细胞增加，后期结缔组织增生并发生纤维化。Graves 眼病的发病机制尚不十分清楚。

现将 Graves 眼病有关的自身抗原介绍如下：① 研究发现 TSHR 也存在于球后组织。无论从 mRNA 水平还是从蛋

白质水平都可以在 Graves 眼病患者球后结缔组织中检测到有全长的 TSHR 表达,而正常对照组表达极弱。有人认为成纤维细胞 TSHR 与其抗体结合后可分泌糖胺多糖。因此,TSHR 抗体可以看成是 Graves 眼病自身免疫反应的标志。② 最近研究表明有两种眼肌膜蛋白抗原与 Graves 眼病的发生有关,一种分子量为 55 000,即 G2s 蛋白(也存在于甲状腺滤泡细胞膜上);另一种分子量为 64 000,即黄素蛋白(Fp)。因为 G2s 在甲状腺和眼肌都有表达,对这两种组织中共同表位的免疫反应性可以较好地解释自身免疫性甲状腺病和眼病同时发生。Fp 在眼肌纤维损伤和线粒体破裂后产生,它的抗体是免疫介导的眼肌坏死的敏感标志。③ 有研究发现抗成纤维细胞分子量为 23 000 蛋白抗体在 Graves 眼病发病中有一定作用。④ 研究发现 Graves 眼病患者球后组织存在 Tg。在 Graves 眼病患者球后结缔组织中有 CD4[+] 和 CD8[+] T 细胞及少量 B 细胞和浆细胞存在,并可检测到免疫调节蛋白,包括 HLA-DR、ICAM-1 和热休克蛋白(HSP)72,在眼外肌或正常人眼球后则检测不到。说明 Graves 眼病是一种自身免疫性疾病。

目前认为细胞免疫是 Graves 眼病的主要发病机制。Graves 眼病早期(或活动期)球后浸润的淋巴细胞主要是 T 细胞受体(TCR)α/β 的 CD4[+] T 淋巴细胞(辅助性 T 细胞,包括 Th1 和 Th2 细胞),用流式细胞仪检测 Graves 眼病患者球后淋巴细胞发现,CD3[+]CD4[+]CD8[-] 的 T 淋巴细胞占 70%～80%,而且以 Th1 细胞为主;在晚期(或非活动期)淋巴细胞浸润则不明显。淋巴细胞进入眼球后的过程是由趋化细胞因子和黏附分子介导。趋化细胞因子刺激血管内皮和结缔组织表达黏附分子,黏附分子介导 T 淋巴细胞、球后成纤维细胞和细胞外基质的相互作用。球后浸润的这些 T 细胞能够识别球后组织内的上述抗原决定簇,释放大量的 IFN-γ、IL-1α、TNF-β 和 IL-4 等细胞因子。这些细胞因子能够促进球后成纤维细胞表面 HLA-DR 和黏附分子的表达,同时刺激其增殖及亲水性透明质酸的大量合成。其中糖胺聚糖(GAG)在眼外肌、眶内脂肪及结缔组织中积聚并可导致组织水肿,体积增大,进而压迫眼球向外突出,形成突眼。尽管严重突眼患者常常伴有 TRAb 滴度的增高,但 GAG 的积聚并非是 TRAb 与眶内细胞相互作用的直接后果。因为源于正常人的眶内脂肪和肌肉组织并不能中和突眼患者血清对甲状腺的刺激作用。目前认为在 Graves 突眼的发病机制中,Th1 和 Th2 型细胞因子共同参与了此自身免疫病的发生与发展。

四、桥本甲状腺炎发病机制的特点

在桥本甲状腺炎的发病机制中,Th1 型细胞因子所介导的细胞免疫反应起主要作用。其中代表性的细胞因子为 IFN-γ。它一方面促进甲状腺内的淋巴细胞浸润,另一方面促进浸润的淋巴细胞和巨噬细胞活化并释放 TNF-α、IL-1、IL-6 等细胞因子,以及氧自由基的产生,这些物质可造成甲状腺组织的破坏。其中 Fas 介导的细胞凋亡可能是桥本甲状腺炎甲状腺组织破坏的主要机制。此外,在 Th1 型细胞因子的作用下,巨噬和 NK 细胞可以直接杀伤甲状腺滤泡细胞。TPOAb 所介导的 ADCC 效应是导致已受损的甲状腺滤泡细胞被进一步破坏的一个重要机制。

HT 是公认的器官特异性自身免疫病,具有一定的遗传倾向,白种人 HT 与 HLA-DR3 和 DR5 相关,AT 与 HLA-DR3 和 HLA-B8 相关。我国学者则报道本病与 HLA-DR9 和 HLA-BW46 相关。本病的特征是存在高滴度的 TPOAb 和 TgAb。细胞毒性 T 细胞和 Th1 型细胞因子也参与了炎症损伤的过程。TSBAb 占据 TSH 受体,可进一步促进甲状腺的萎缩和功能低下。碘摄入量是影响本病发生与发展的重要环境因素。随碘摄入量增加,本病的发病率显著增加,特别是碘摄入量增加可以促进隐性患者发展为临床甲状腺功能减退。在由于缺碘而进行高碘摄入预防地方性甲状腺肿的地区,甲状腺自身免疫抗体阳性率上升至原来的 4 倍。而酒精可能是一个保护性因素,其可能的机制尚不清楚。在阿姆斯特丹的一项巢式病例对照研究中发现酒精摄入与甲状腺自身抗体 TPOAb 之间没有关联,而酒精对甲状腺功能减退有保护作用。另一项在丹麦的病例对照研究也证实了饮酒可减少自身免疫性甲状腺功能减退的风险,这项研究还发现适度的酒精摄入也可能是 Graves 甲状腺功能亢进的一种保护因素。最近韩国一项 6 685 例接受常规体检的研究显示,与 TPOAb 阴性的对照组女性相比,TPOAb 阳性的女性 25-OH-D 水平更低,而男性无统计学差异。在维生素 D 缺乏、不足、充足的女性中 TPOAb 的阳性率分别为 21.2%、15.5% 和 12.6% ($P=0.027$)。吸烟是 Graves 甲状腺功能亢进的危险因素,并且是 Graves 眼病的更高危因素。在一项基于丹麦国家登记的研究中,母亲妊娠早期吸烟,产后甲状腺功能亢进的风险比为 1.38 (95%CI 1.27～1.49),但该研究发现吸烟可能是甲状腺功能减退的保护性因素。戒烟 2 年内,自身免疫性甲状腺功能减退的风险明显增加,因此甲状腺功能减退患者戒烟应监测甲状腺功能。据 Friedrich 等报道,干扰素诱发的甲状腺炎发生率为 3.9%～27.2%,其平均发生率为 11.02%。另有报道 IL-2、抗 CD52 单抗、抗反转录药物等可能也是自身免疫性甲状腺炎的危险因素。目前报道的可能导致 AITD 的其他感染有丙肝病毒、耶尔森肠杆菌、细小病毒、风疹病毒、单纯疱疹病毒、EB 病毒、柯萨奇 B 病毒、反转录病毒、幽门螺杆菌、包氏螺旋体、人类 T 淋巴细胞病毒 1 型、刚地弓形虫等。其机制可能是分子模拟(即病毒抗原与自身抗原的交叉免疫反应)直接破坏甲状腺细胞或旁路激活引起自身免疫性反应。大量的回顾性研究表明,Graves 甲状腺功能亢进患者常伴有应激史,Graves 甲状腺功能亢进与应激相关。研究发现,切尔诺贝利核事故后,暴露儿童的甲状腺自身抗体较高,表明放射暴露与 AITD 相关。随着社会经济和工业水平的发展,环境污染越来越受到重视。环境污染物如多环芳烃、多卤联苯等可能是 AITD 的危险因素。

阿姆斯特丹 AITD 队列研究是一项 5 年随访研究,目的是研究普通人群发生 AITD 的危险。研究对象是 790 名健康妇女,平均为 36±12 岁,她们的 1～2 位一级或者二级亲属已经被诊断为 AITD,获得了预测甲状腺功能亢进和甲状腺功能减退发生的赋分表,即 THEA(Thyroid Events Amsterdam)(表 4-9-3)。该表对于预测具有遗传倾向家族成员的 AITD 发病可能有一定帮助。

表4-9-3　具有遗传倾向家族成员发生 GD 和 HT 预测

检 查 结 果	分 值
TSH（mU/L）	
<0.4	2
0.4～2.0	0
2.1～4.0	2
4.1～5.7	4
>5.7	6
TPOAb（kU/L）	
<100	0
101～1 000	4
1 001～10 000	8
>10 000	12
家族成员	
2 个 Graves 病亲属	1
2 个 HT 亲属	3

THEA（赋分）	发生概率（%）实测值/预测值
0～7（轻度危险）	2.7/2.6
8～10（中度危险）	14.6/13.1
11～15（高度危险）	27.1/32.9
16～21（极高度危险）	76.9/59.4

例如，1 例 23 岁女性近期拟妊娠。她的母亲患 Graves 甲状腺功能亢进，她的祖母患 HT。她的家族成员分值是 0 分。她的 TSH 2.5 mIU/L，TPOAb 500 kU/L。她的 THEA 总分是 6。她属于低危个体，在未来 5 年仅有 2.7% 的可能发生甲状腺功能异常。如果她的 TSH>6.0 mIU/L，TPOAb>1 100 kU/L，THEA 可以达到 12 分。那么她有 30% 的可能出现甲状腺功能异常。

HT 脑病的 TPOAb 的阳性率是 86%，TgAb 的阳性率是 46%。近年发现本病存在抗 α 烯醇化酶 NH_2 末端抗体（Alpha-Enolaps，NAE-Ab）。HT 脑病的 NAE-Ab 阳性率为 68%，HT 的 NAE-Ab 阳性率是 11%。提示本病是 IgG 自身免疫反应。部分研究发现 TPOAb 与神经组织的星型胶质细胞结合，提示该抗体可能有致病作用。糖皮质激素对本病有明确的治疗作用。

总之，AITD 是由各种环境因素与遗传因素共同作用，引起甲状腺的自身免疫性反应。而我们探究这些因素对 AITD 的可能的影响发病机制，为自身免疫性甲状腺病进一步研究提供新的方向和依据，为临床的预防、诊断、治疗提供更有力的科学依据。

参考文献

[1] Zaletel K, Gaberšček S. Hashimotos thyroiditis: from genes to the disease [J]. Curr Genomics, 2011, 12(8): 576-588.
[2] Hasham A, Tomer Y. Genetic and epigenetic mechanisms in thyroid autoimmunity[J]. Immunol Res, 2012, 54: 204-213.
[3] Greenspan FS, Gardner DG. Basic and clinical endocrinology[M]. 6th ed. New York: McGraw-Hill Medical Publishing Division, 2001: 226-227.
[4] Wilson JD, Foster DW, Kronenberg HM, et al. Williams textbook of endocrinology[M]. 9th ed. USA: Harcourt Publishers Limited, 1998: 432-435.
[5] Weetman AP, McGregor AM. Autoimmune thyroid disease: further developments in our understanding[J]. Endocr Rev, 1994, 15(6): 788-830.
[6] 滕卫平,李静.免疫-神经-内分泌调节网络[M]//谢启文.现代神经内分泌学.上海：上海第二医科大学出版社,1999: 350-356.
[7] Li J, Teng W, Shan Z. Effects of prolactin on HLA-DR and CD40 expressions by human thyrocytes[J]. Chinese Med J, 2001, 114(11): 1151-1156.
[8] Teng W, Shan Z, Teng X, et al. Effect of iodine intake on thyroid diseases[J]. N Engl J Med, 2006, 354: 2783-2793.
[9] 刘超,武晓泓.TSH 受体与甲状腺疾病[J].国外医学·内分泌学分册,2001,21(2): 62-65.
[10] 胡蜀红.Graves 眼病的发病机理[J].国外医学·内分泌学分册,2002,22(2): 98-101.
[11] Amino N, Tada H, Hidaka Y. Chronic (Hashimoto's) Thyroiditis[M]//DeGroot LJ, Jameson JL. Endocrinology. 4th ed. Philadelphia: Saunder, 2001: 1471-1480.
[12] 刘超,武晓泓.钠/碘转运体[J].国外医学·内分泌学分册,2000,20(2): 59-62.
[13] Saravanan P, Dayan CM. Thyroid autoantibodies[J]. Endocrinol Metab Clin North Am, 2001, 30(2): 315-337.
[14] Strieder TG, Tijssen JG, Wenzel BE, et al. Prediction of progression to overt hypothyroidism or hyperthyroidism in female relatives of patients with autoimmune thyroid disease using the Thyroid Events Amsterdam (THEA) score[J]. Arch Intern Med 2008;168: 1657-1663.
[15] Tahara K, Ishikawa N, Yamamoto K, et al. Epitopes for thyroid stimulating and blocking autoantibodies on the extracellular domain of the human thyrotropin receptor[J]. Thyroid, 1997, 7(6): 867-877.
[16] 朱显军,安振海.促甲状腺激素受体在 Graves 眼病发病中的作用研究进展[J].国外医学·内分泌学分册,2000,20(4): 179-182.
[17] Figueroa-Vega N, Alfonso-Pérez M, Benedicto I, et al. Increased circulating pro-inflammatory cytokines and Th17 lymphocytes in Hashimoto's thyroiditis[J]. J Clin Endocrinol Metab, 2010, 95: 953-962.
[18] Hiromatsu Y, Kaku H, Miyake I et al. Role of cytokines in the pathogenesis of thyroid-associated ophthalmopathy[J]. Thyroid, 2002, 12(3): 217-221.
[19] 刘超,武晓泓.细胞凋亡与甲状腺[J].国外医学·内分泌学分册,2000,20: 69-72.
[20] 高天舒,李静,滕卫平,等.中、轻度碘过量对大鼠甲状腺滤泡上皮凋亡及 Fas/FasL 表达的影响[J].中国地方病学杂志,2005,24: 267-270.
[21] Marazuela M, García-López MA, Figueroa-Vega N, et al. Regulatory T cells in human autoimmune thyroid disease[J]. J Clin Endocrinol Metab, 2006, 91: 3639-3646.
[22] Saitoh O, Nagayama Y. Regulation of Graves' hyperthyroidism with naturally occurring CD4+ CD25+ regulatory T cells in a mouse model[J]. Endocrinology, 2006, 147: 2417-2422.
[23] Effraimidis G, Wiersinga WM. Mechanisms in endocrinology: autoimmune thyroid disease: old and new players[J]. Eur J Endocrinol, 2014, 170(6): 241-252.
[24] Vojdani A. A potential link between environmental triggers and autoimmunity[J]. Autoimmune Dis, 2014, 2014: 437231.
[25] Gini B, Laura L, Riccardo C, et al. Novel autoantigens recognized by CSF IgG from Hashimoto's encephalitis revealed by a proteomic approach[J]. J Neuroimmunol, 2008, 196: 153-158.
[26] Blanchin S, Coffin C, Viader F, et al. Anti-thyroperoxidase antibodies from patients with Hashimoto's encephalopathy bind to cerebellar astrocytes[J]. J Neuroimmunol, 2007, 192: 13-20.
[27] Heufelder AE. Pathogenesis of Graves' ophthalmopathy: recent controversies and progress[J]. Eur J Endocrinol, 1995, 132: 532-541.
[28] 缪婕,赵咏桔,王曙,等.Graves 病患者甲状腺激素水平正常后 sTSH 长期抑制机制的探讨[J].中华内分泌代谢杂志,2008,24: 170-173.
[29] 缪婕,赵咏桔,王曙,等.Graves 病患者药物治疗复发的相关因素分析[J].中华内科杂志,2008,47: 185-188.
[30] 杨帆,李佳,单忠艳,等.不同碘摄入量社区甲状腺功能亢进症的五年流行病随访研究[J].中华内分泌代谢杂志,2006,22: 523-527.

第十章・甲状腺功能亢进症

赵咏桔

一、概 述

(一) 定义

甲状腺功能亢进症(hyperthyroidism),简称甲亢,是指甲状腺本身病态地合成与分泌过量甲状腺激素[甲状腺素(T_4)及三碘甲腺原氨酸(T_3)]导致血循环中甲状腺激素浓度过高,作用于全身组织引起一系列高代谢综合征。主要临床表现为多食、消瘦、畏热,多汗、心悸、易激动、失眠、甲状腺肿等。甲状腺毒症(thyrotoxicosis)是指任何原因(甲状腺疾病或非甲状腺疾病)所致的体内甲状腺激素过多,引起的代谢异常与甲亢相似。甲亢和甲状腺毒症这两个术语不能完全通用。甲亢是指甲状腺本身合成并释放甲状腺素过多,而甲状腺毒症则囊括了所有原因引起的高循环甲状腺激素血症。出于实用目的,目前这两个名称还是可以互换使用。

甲亢分为临床型与亚临床型。临床型甲亢是指血清 T_3、FT_3、T_4、FT_4 水平增高,而 TSH 水平降低,大多数患者具有典型甲亢的症状与体征。亚临床甲亢是指 T_3、FT_3、T_4、FT_4 水平正常,TSH 水平低于正常,大多数患者无明显甲亢的症状和体征。甲亢有时起病和发展迅速,有时发展缓慢;病程可短暂自限,也可持久反复;病情有的很轻,有的很重,甚至危及生命;甲亢诊断多不困难,结合临床表现通过一些简单的实验室检查即可确诊,而有的诊断较难,需要反复测定甲状腺功能、仔细鉴别并长期随访。

(二) 甲状腺毒症的类型

按引起甲状腺毒症的不同原因,甲状腺毒症可分为 4 种类型,① TSH 受体过度刺激致甲亢;② 甲状腺自主分泌甲状腺激素过多致甲亢;③ 甲状腺滤泡破坏伴甲状腺激素释放增加致甲状腺毒症;④ 甲状腺外来源的甲状腺激素致甲状腺毒症(表 4-10-1),前 2 类由于甲状腺本身合成并释放甲状腺素过多属于甲亢,而后 2 类由于不同原因引起高循环甲状腺激素血症致甲状腺毒症。甲亢最常见的病因是 Graves 病(或称 Basedow 病),其次是毒性多结节性甲状腺肿和毒性甲状腺瘤。还有其他一些类型比较少见,但也需注意识别,因为这些少见类型甲亢的治疗和一般甲亢有所不同。

表 4-10-1 甲状腺毒症的分类

甲状腺毒症的类型	发病机制
TSH 受体过度刺激致甲亢	
Graves 病	TSH 受体抗体(自身免疫性疾病)
妊娠相关性甲亢	HCG 刺激 TSH 受体
滋养细胞肿瘤:葡萄胎、绒毛膜癌	肿瘤分泌 hCG 刺激 TSH 受体
家族性妊娠期甲亢	TSH 受体突变对 hCG 高度敏感
垂体 TSH 分泌瘤	垂体瘤分泌过多 TSH 兴奋甲状腺

(续表)

甲状腺毒症的类型	发病机制
甲状腺自主分泌甲状腺激素过多致甲亢	
甲状腺毒性腺瘤	体细胞突变(*GNAS1* 基因突变)
毒性多结节性甲状腺肿	体细胞突变(*GNAS1* 基因突变)
遗传性非自身免疫性甲亢	胚系突变
滤泡破坏伴甲状腺素释放增加致甲状腺毒症	
亚急性甲状腺炎	病毒感染
桥本甲状腺炎	自身免疫
无痛性甲状腺炎/产后甲状腺炎	自身免疫
药物诱发的甲状腺炎	胺碘酮、干扰素、IL-2
甲状腺外来源的甲状腺激素致甲状腺毒症	
医源性甲状腺激素	过度补充甲状腺激素
人为甲状腺毒症	自行摄入过多甲状腺激素
摄入含甲状腺激素的食物或药物	天然活性碘添加食品、含碘药物
功能性甲状腺癌转移	转移的肿瘤细胞产生甲状腺激素

二、Graves 病

Graves 病(Graves disease,GD)是一种常见的自身免疫性内分泌疾病,是以甲亢、浸润性眼病和胫骨前黏液性水肿为特征的综合征。19 世纪 Caleb Hillier Parry、Carl Adolph von Basedow 和 Robert James Graves 分别报道了包含 3 个特征的综合征:① 甲状腺毒症的症状和体征;② 甲状腺肿大;③ 眼球突出。国际上将其命名格雷夫斯病(Graves disease,GD),使用德语国家称其为巴塞多病(Basedow disease)。GD 包括两大类症状:① GD 特有的自身免疫性疾病的表现,包括甲状腺肿大、眼球突出、胫骨前黏液性水肿及指端粗厚的皮肤改变。② 因过量甲状腺激素引起的甲状腺毒症的表现,这与任何其他原因引起的甲状腺毒症的临床表现相似。大多数 GD 患者有甲亢及弥漫性甲状腺肿大,部分患者存在眼病,而胫骨前黏液性水肿,尤其指端粗厚极为少见。

GD 是甲亢最主要的病因,占甲状腺毒症患者的 80% 左右。GD 的年发病率为每 10 万人中有 20～50 例。任何年龄均可发病,但发病高峰在 30～50 岁,女性的患病风险为 3%,男性为 0.5%。碘摄入的长期变化不会影响疾病的发生风险,但快速补充碘可以暂时增加发病率。

(一) GD甲亢的发病机制

流行病学数据表明,遗传易感性和环境因素之间的相互作用是导致 GD 患者免疫耐受崩溃、免疫调节紊乱及疾病发生发展的关键因素。

1. 促甲状腺激素受体刺激性抗体的致病作用・GD 患者血清中存在多种抗甲状腺自身抗原的抗体,如甲状腺球蛋白抗体(thyroglobulin antibody,TgAb)、甲状腺过氧化物酶抗体(thyroid peroxidase antibody，TPOAb)和促甲状腺素受体抗体(thyrotropin receptor antibodies，TRAb)，其中引起甲亢最重要的抗体是 TRAb，该抗体在患者血清中的阳性检出率可高达 80%～100%。1956 年 Adams 和 Parvis 采用垂体 TSH 生物学测定在 GD 患者血清中发现了一种能刺激甲状腺的长效刺激物，因为患者血清刺激豚鼠甲状腺后，豚鼠甲状腺释放标记放射性碘的时间远较垂体 TSH 的刺激长，故而得名。后来发现这种长效甲状腺刺激物属于血清中的 IgG。随着 TSH 和甲状腺细胞膜上 TSH 受体测定的发展，发现 GD 患者血清中的这种 IgG 能与 TSH 竞争结合 TSH 受体，并发挥与 TSH 类似的生物学效应。患者的甲状腺不再受垂体 TSH 控制，而被循环中的 TSH 样抗体持续刺激，此后将该长效刺激物命名为促甲状腺素受体抗体。

TSH 受体(TSHR)的结构：TSHR 是甲状腺细胞的一种特异性蛋白质，存在于甲状腺滤泡细胞膜上，TSH 通过 TSHR 调控甲状腺的生长及功能。1989 年 Rapoport 实验室首先用寡核苷酸探针分离出完整的人 TSH 受体的 cDNA。编码人类 TSHR(hTSHR)的基因位于第 14 号染色体长臂(14q31)。TSHR 有 7 个跨膜结构域，一个大的细胞外结构域和一个小的细胞内结构域。受体裂解(可能在激活后)为 α(或 A)和 β(或 B)亚单位。α 亚单位是水溶性的，具有 TSH 结合活性。TSH 和 TRAb 结合到 α 亚单位富含亮氨酸重复区域。β 亚单位为非水溶性，包含跨膜域及其 3 个细胞外环和 3 个胞浆环。β 亚单位与 LH/人绒毛膜促性腺激素(HCG)受体有 70%～75% 同源性。α 亚单位被认为可以从细胞表面脱落，是 GD 致病的重要抗原。hTSHR 属于 G 蛋白偶联受体基因超家族成员，主要存在于甲状腺细胞膜，也存在于人外周血淋巴细胞、眶后及皮下成纤维细胞、纤维细胞、脂肪细胞、垂体细胞等甲状腺外许多组织中。

TRAb 的作用方式：正常人 TSH 与甲状腺滤泡细胞上的 TSHR 结合，使 TSH 受体激活。TSH 受体激活后在人甲状腺内可通过 3 个途径产生生物学效应：① 腺苷酸环化酶(AC)- cAMP 级联反应；② 磷酸肌醇- Ca^{2+} 级联反应；③ 磷脂酶 A_2 途径。TRAb 的靶抗原是 TSH 受体，TRAb 激活受体的方式与 TSH 类似，但 TRAb 并非被受体识别，而是通过与受体表面抗原决定簇反应而激活受体，并以持续且不受甲状腺激素反馈调控的刺激影响刺激性 G 蛋白(Gs)含量，AC-cAMP 途径处于持续活跃状态，cAMP 生成增加，从而增加碘离子的主动转运及甲状腺素的合成，并增加甲状腺自身抗原甲状腺球蛋白和过氧化物酶的合成，刺激甲状腺生长，引起甲亢。

过去数十年间对 TRAb 的识别、定量测定及病理生理作用的研究取得一定的进展。目前认为 TRAb 有 3 种类型：甲状腺刺激抗体(thyroid stimulating antibodies，TSAb，或 TSI)、甲状腺刺激阻断抗体(thyroid stimulation blocking antibodies，TBAb)和干扰 TSH 与受体结合的 TRAb，又称 TSH 结合抑制免疫球蛋白(TBII)。① TSAb 与 TSH 受体结合，启动受体的腺苷环化酶和磷酸脂酶 A_2 功能，刺激甲状腺各方面功能引起甲亢。② TBAb 与受体上不同的表位结合从而可以阻断 TSH 与受体的结合，而其自身并不具有刺激功能，则可能诱发甲状腺功能减退。③ TBII 可以与受体结合，但既

不刺激也不抑制受体的功能，其主要是干扰 TSH 与受体结合的能力，并被识别为 TRAb 或 TBII。GD 患者体内可能都存在这些功能不同的 TSH 受体抗体。刺激和阻断抗体的水平决定患者甲状腺功能的状态。如果 TSAb 占主导地位，患者可能表现为甲亢，并被诊断为 GD。如果 TBAb 占主导，患者则可能表现为甲状腺功能减退，并被诊断为桥本甲状腺炎或特发性黏液性水肿。

目前常用的测定 TRAb 的方法主要有两种：① 放射受体法(RRA)，以 TRAb 竞争性抑制^{125}I - bTSH 与 TSH 受体结合的抑制率(^{125}I - TSH binding inhibiting index，TBII)表示，测定中需采用可溶性猪甲状腺膜制剂作为 TSHR。② 细胞生物法，以患者 IgG 对靶细胞产生或(和)释放 cAMP 量的多少表示，所应用的靶细胞有甲状腺细胞(如人、猪甲状腺细胞、FRTL-5 细胞株)、TSHR 转染细胞(CHO-TSH-R)等，该方法可对 TRAb 进行定性，即甲状腺刺激性抗体(TSAb)和甲状腺阻断性抗体(TBAb)。前者与 TSH 受体结合后可启动细胞内的级联反应，后者虽能与 TSH 受体结合，但不能刺激甲状腺细胞产生 cAMP 和分泌甲状腺激素，反而阻断 TSH 对甲状腺的兴奋作用。近年来关于 TSH 受体基因突变可能与甲状腺自身免疫相关的研究受到广泛关注。该研究推测由于 TSH 受体基因突变，使该受体的细胞外 TSH 结合区具有抗原性，导致刺激性和阻滞性两类不同的 TSH 受体产生，而不同的 TRAb 与 TSH 受体结合即出现不同的生物学效应。

GD 患者的外周血及甲状腺组织中的淋巴细胞在体内可产生 TRAb。几乎所有甲亢患者血清中都能检出 TSH 受体兴奋性抗体，即使血清中未检出，在甲状腺组织中也可检出。未经治疗的 GD 甲亢患者，正在接受抗甲状腺药物治疗而甲亢仍未控制的患者，使用敏感检测方法，90%～100% 的患者可检测到具有甲状腺刺激活性的 TRAb。有些患者在出现甲亢症状前即可在血清内检测到 TRAb，有些患者在经过药物治疗甲状腺功能恢复正常时也可检测到 TRAb。因此，TRAb 的存在不都提示有甲亢的存在，只有当它的数量多到足以取代正常数量的 TSH 时，才会出现甲亢症状。

TRAb 不仅兴奋甲状腺功能，也可刺激甲状腺生长，而引起甲状腺的肿大。其他影响 GD 甲亢患者甲状腺肿大的因素有淋巴细胞浸润的程度及甲状腺内淋巴组织生发中心的数目。另外，胰岛素样生长因子 1(IGF-1)、表皮生长因子(EGF)、转化生长因子 β、血小板源性生长因子、成纤维细胞生长因子及其他一些细胞因子(主要通过酪氨酸激酶受体介导的转导途径)也可刺激甲状腺细胞的生长和分化。

GD 甲亢患者体内可同时存在其他高浓度的抗甲状腺抗体，包括：TPOAb、TgAb 及抗 Na/I 共同转运体抗体。GD、桥本甲状腺炎和特发性甲状腺功能减退是密切相关的，实际上往往是重叠的。桥本甲状腺炎的典型特征是甲状腺肿大，特发性甲状腺功能减退通常是桥本甲状腺炎的结果。这些自身免疫性甲状腺疾病(AITD)均具有免疫异常、甲状腺组织学改变和遗传易感性。患者可以从一种 AITD 类型转变到另一种类型，这取决于患者所处疾病的阶段。例如，1 例最初甲状腺肿大，TgAb 或 TPOAb 阳性被诊断为桥本甲状腺炎的患者，若干年后出现甲亢且 TRAb 阳性，符合 GD 甲亢的诊断。或者，TRAb 阳性的 GD 甲亢患者可能合并桥本甲状腺炎，甲

亢控制后共存的甲状腺炎可逐渐破坏甲状腺组织,或出现阻断性抗体,最终发生甲状腺功能减退。

2. 甲状腺组织结构损伤·GD 中 TRAb 的致病作用已得到肯定,而甲状腺组织结构损伤是启动并维持 TRAb 产生的可能因素之一。

不同原因甲状腺组织的损伤均可诱发自身免疫性甲状腺疾病。如头颈部肿瘤放射治疗累及甲状腺后可发生 GD。有报道高浓度乙醇治疗甲状腺毒性腺瘤后发生 GD。放射碘治疗毒性多结节性甲状腺肿或毒性腺瘤后,约 1% 的患者发生 GD。这是由于损伤导致隐蔽抗原的暴露或自身抗原大量释放,启动了易感个体的自身免疫反应从而诱发 GD。此外,损伤可引起 TSH 受体胞外域结构改变而启动抗体的产生,如通过修饰 TSH 受体的碳水化合物,使之成为抗原从而刺激抗体产生。

3. 感染·对 GD 长期流行病学的观察发现病毒和细菌感染似有引发 GD 的现象。感染和 GD 之间的联系可以用分子模拟解释。分子模拟是指不同抗原之间在结构(如序列)或构象(形状)上存在相似之处,可能导致特异性交叉免疫原性。分子模拟可以激活 T 细胞释放细胞因子,引起交叉免疫反应。细菌、病毒和人类蛋白质之间的抗原相似性很普遍,在一项研究中,有 4% 的针对多种病毒所产生的单克隆抗体与组织中的抗原发生了交叉反应。研究最多的是小肠耶尔森菌,有研究报道 GD 患者血清抗耶尔森菌抗体的检出率较高,并发现该细菌的某些亚型有 TSH 的膜结合位点,抗耶尔森菌抗体可与甲状腺结构发生交叉反应。但这些交叉反应抗体与甲状腺的亲和力低,交叉反应持续时间短暂。目前无证据表明 GD 患者发病前体内存在抗耶尔森菌抗体,且耶尔森菌感染后自身免疫性甲状腺疾病的发生率不高。至目前为止仅在体外研究证明耶尔森菌和 TSHR 之间的分子模拟,但耶尔森菌感染作为 GD 的诱发因素尚无临床实证。有研究观察到 GD 患者血清抗幽门螺杆菌抗体阳性率高,且 85% 的自身免疫性甲状腺炎患者存在幽门螺杆菌感染,提示幽门螺杆菌抗原可能参与自身免疫性甲状腺疾病的发生,但在 GD 发病机制中可能的作用仍待证实。

病毒感染亦被认为是自身免疫性疾病的致病因素之一,因为病毒感染可以引起细胞破坏,抗原释放,改变蛋白质结构使其成为自身抗原;病毒蛋白在上皮细胞表面持续表达,诱导上皮细胞 HLAⅡ-DR 抗原的表达使其具有抗原加工递呈作用,或诱导 CD8+ T 细胞对膜表面表达病毒抗原的细胞产生分子模拟反应等。临床观察到 GD 起病前也有病毒感染的病史,但至今尚未发现病毒感染引起人 GD 的直接证据。近年来采用分子生物学技术在 GD 患者甲状腺和外周血细胞内发现了反转录病毒基因序列与 TSHR 的结构相似的证据。有学者用间接免疫荧光染色法,在 GD 患者甲状腺上皮细胞内发现了反转录病毒——人泡沫病毒的 gag 蛋白,在对照者甲状腺内未能观察到,提示反转录病毒感染与 GD 发病有关。但有关 GD 患者甲状腺中反转录病毒序列的报告未能得到复制,感染因子的致病作用仍未得到证实。然而,不同感染对多种易感基因遗传特性的潜在影响仍然是 GD 病因的主要推测。

4. 免疫调控异常·B 细胞具有产生抗体的能力,激活的

B 淋巴细胞可产生 TRAb,但 B 细胞必须受到不断刺激才能增殖分化为 TRAb 选择性细胞,保证抗体的产生。GD 患者的淋巴细胞在体外与 TSHR 共同孵育时淋巴细胞增殖,提示患者的淋巴细胞对 TSHR 有反应。GD 患者甲状腺组织中有活化 T 细胞浸润,其中包括 TSHR 特异性 T 细胞。根据细胞表面标志 GD 患者甲状腺内 T 细胞表现为辅助 T 细胞亚型 1 (Th1)和亚型 2(Th2)及 Treg 细胞。Th1 细胞主要分泌 IL-2、IFN-γ、TNF-β 等细胞因子,介导细胞免疫、细胞毒性 T 细胞(CTL)分化与激活、巨噬细胞活化,抑制 B 细胞等作用。Th2 细胞主要分泌 IL-4、IL-5、IL-6、IL-10、IL-13 等细胞因子,促进 B 细胞激活与分化并产生抗体,介导体液免疫反应。正常情况下,Th 亚型间通过分泌的细胞因子相互影响、相互制约,形成网络维持动态平衡,一旦平衡状态打破,就可能发生免疫功能失常及自身免疫性疾病。有研究发现 Th2 细胞在 GD 发病中起着重要作用。但目前对 GD 发病属于 Th1 还是 Th2T 细胞占主导尚无定论。

调节性 T 细胞(Treg)是一类可起负调节作用的 CD4+ CD25+ T 细胞亚群,表达 CD4、CD25、CD127 和 FoxP3 等特征性标志。Treg 可由胸腺细胞自然分化发育而来,也可受特异性抗原刺激由初始 T 细胞在特定微环境和某些细胞因子诱导下分化而成,发挥抑制 CD4+ T、CD8+ T 细胞增殖和分泌细胞因子,并抑制 DC 和单核细胞功能。大量研究表明 GD 中缺乏 Treg 细胞,GD 发病与 Treg 亚群的减少有关。目前较一致的观点认为,GD 发病是因 Th1/Th2 及 Treg 平衡的破坏改变了促炎和抗炎因子的表达,导致甲状腺淋巴细胞浸润及 B 细胞的激活,产生甲状腺自身抗体 TRAb,刺激甲状腺激素分泌导致功能亢进。

正常甲状腺上皮细胞不表达 HLAⅡ类抗原,而在 GD 患者的甲状腺细胞表面发现了 HLAⅡ类分子的表达。任何原因导致甲状腺损伤并诱导炎症浸润,可产生 INF-γ 及其他细胞因子从而诱导正常甲状腺上皮细胞 HLAⅡ类分子的表达。这些 HLAⅡ类分子可将甲状腺细胞上的自身抗原,如 TSH 受体降解产生的肽段或糖基化肽段呈递至 T 细胞,致使自身反应性甲状腺特异性 T 细胞活化并诱导自身免疫反应。某些外源性因子如病毒感染,亦可诱导甲状腺 HLAⅡ类分子表达。Ⅱ类分子与 TSH 受体抗原复合物与 T 辅助细胞上的抗原受体结合,在某些分子的协助下,激活 T 细胞。活化 T 细胞释放细胞因子刺激 B 细胞产生抗体。巨噬细胞可将那些与 TSH 受体有相同抗原决定簇的外源性抗体或甲状腺细胞由于损伤而暴露出的部分 TSH 受体胞外片段与 HLAⅡ类分子或正常表达在巨噬细胞上的共同刺激分子结合呈递给 T 细胞,从而激活上述过程。

(二) 与 GD 甲亢发病相关的风险因素

1. 性别·GD 在女性中的发病率是男性的 4～5 倍,有报道甚至达 10 倍,而男孩与女孩的发病率相似,因此认为女性发病率高与雌激素有关。已有研究表明,DR 基因启动子上可能存在特异性受体,使其对雌激素产生应答。然而,GD 在绝经后的发病率并没有下降,而男性患病也很常见。这些观察表明,可能是 X 染色体而不是性激素在女性患病易感性中起作用。女性有两条 X 染色体,可携带更多的易感基因。研究发现叉头盒 P3 基因(FOXP3)是调节性 T 细胞发育的关键基

因,位于 X 染色体位点(Xp11.23),并已在部分研究中显示与自身免疫性甲状腺疾病(AITD)有关。

2. 遗传因素·GD 在某些家族患病的聚集倾向和同卵孪生子中发病率增加提示遗传因素对 GD 的发病具有较大影响。研究发现,同卵孪生子患病的一致率较高,达 30%～60%,异卵孪生者为 3%～9%,均高于一般人群的患病率。GD 患者子女的甲状腺异常的发生率较非 GD 者子女高 1 倍。GD 患者的同胞中常见自身免疫甲状腺炎,或甲状腺炎患者同胞中常见 GD,提示该两种疾病共享相同的易感基因,但其表型取决于其他基因和环境因素。GD 的遗传模式是多基因的。近 20 年的研究,利用人类基因组计划的优势,采用微卫星和单核苷酸多态性进行连锁分析,或广泛的基因筛查。目前已经确定了几个主要的基因,包括甲状腺特异性基因(甲状腺球蛋白和 TSHR)和免疫调节基因。GD 的主要易感基因见表 4 - 10 - 2。

表 4 - 10 - 2 GD 的主要易感基因

基 因	染色体定位	可能的机制
HLA	6p21	改变抗原呈递
CD40	20q11	改变抗原呈递
CTLA - 4	2q33	改变抗原呈递
PTPN22	1p13	改变 T 细胞活性
PCRL3	1q23	改变 B 细胞活性
Tg	8q24	丢失耐受/改变抗原呈递
TSHR	14q31	丢失耐受

(1) 人类白细胞抗原复合物(the HLA complex):HLA 复合物定位于人类第 6 号染色体短臂,包含编码约 100 个基因的序列,这些基因大多参与免疫反应的调节。HLA 基因主要分为 3 类。① HLA Ⅰ类,表达在绝大多数细胞表面的组织相容性基因(HLA - A、HLA - B、HLA - C)。② HLA Ⅱ类,表达在白细胞和免疫细胞上的组织相容性基因(HLA - DR)。③ HLA Ⅲ类,编码免疫反应分子的组织相容性基因组及其他。HLA 基因大多为高度多态性,是自身免疫性疾病易感性的候选基因。早期人类的群体研究发现Ⅰ类基因与 GD 相关,白种人中 HLA - B8 及 BW3 阳性者 GD 易感性及发病风险增高,日本人中 BW35 及海外华人中 BW46 阳性者的易感性也增高。后来的研究表明 GD 与 HLA Ⅱ类基因 HLA - DR 的关系更大,HLA - DR3 已被证明是迄今发现的所有 GD 易感基因中风险最大的,其在不同种族和个体中表现出不同的遗传多态性。白种人 DR3 和 DQA1 * 0501 单倍体频率增加,中国 GD 患者 HLA - DR1 频率升高。

HLA - DR3 有 30 多个等位基因,有学者对 HLA - DR3 进行测序,以确定 GD 独特的序列特征。研究显示,HLA - DR β 链 74 位的精氨酸对 GD 的发展至关重要,该位点的谷氨酰胺具有保护作用。推测 HLA - DR β - Arg74 在 GD 的发展中起关键作用。计算机模拟研究表明,DR β 链 74 位精氨酸的存在构建了一个比 74 位为谷氨酰胺(疾病防护)更窄的带正电的结构 P4(30)。此外,HLA - DR β - Arg74 能够结合和呈递致病的甲状腺球蛋白肽或 TSHR 肽,触发 GD。

HLA 基因与 GD 的相关性已经很清楚,但确切的通路还不太确定。这些分子以二聚体的形式存在于抗原呈递细胞表面。在免疫反应的起始阶段,抗原呈递细胞在 DR 蛋白中显示特定的抗原表位复合体。T 细胞受体对这种双分子复合物的识别会激活 T 细胞。因此,HLA 抗原位点的表达对 T 细胞受体基因的选择性表达及甲状腺抗原的加工呈递可能有重要作用,影响 GD 的发生。

(2) CD40:是肿瘤坏死因子受体家族成员,表达在 B 细胞和其他抗原呈递细胞,是 B 细胞活化的关键,为 B 细胞增殖、分化和抗体的产生提供重要信号。关联研究已表明 CD40 基因与 GD 相关,CD40 变异可触发 GD 的发生。研究发现致病变异(CD40 的 C 等位基因 SNP)上调了 CD40 在 B 细胞和甲状腺细胞上的表达。在 C 等位基因的驱动下,CD40 在 B 细胞上表达的上调可能降低其激活的阈值,从而导致自身免疫性疾病的发生。另一种可能性是,CD40 在甲状腺细胞的表达上调可能导致疾病。甲状腺细胞中 CD40 的激活会触发细胞因子的分泌和常驻 T 细胞的激活,通过旁观者机制导致局部炎症反应和自身免疫,触发 GD。

(3) 细胞毒 T 淋巴细胞相关抗原 4(CTLA - 4)基因:CTLA - 4 是一种在 T 细胞上表达的共刺激分子,它通过与抗原呈递细胞上的 B7 分子结合而发挥下调 T 细胞活化的功能。CTLA - 4 在 Treg 细胞上也有表达,在 Treg 的抑制功能中起重要作用。此外,最近的数据表明,CTLA - 4 可以限制抗原呈递细胞与 T 细胞间的接触,从而减少 T 细胞的活化,其主要作用是降调节免疫反应。CTLA - 4 基因的多个多态性可能降低其表达或功能,从而促进自身免疫的发展,包括自身免疫性甲状腺疾病。某些研究提供了 CTLA - 4 与 GD、自身免疫甲状腺炎,以及产生抗甲状腺抗原自身抗体有关的证据。大量病例对照研究表明,GD 敏感性与不同 CTLA - 4 SNP 或微卫星标记之间存在相关性。目前认为,CTLA - 4 基因功能的变异使其作为控制自身免疫的抑制信号的有效性降低。

(4) 蛋白质酪氨酸磷酸酶- 22(PTPN22)基因:PTPN22 基因编码淋巴样酪氨酸磷酸酶(LYP)蛋白。LYP 通过与 Csk 蛋白相互作用及使涉及 T 细胞受体信号的 Lck 和 Fyn 激酶脱磷酸,是 T 细胞受体信号的强大负调控因子,因此 PTPN22 是 T 细胞活化的有力抑制剂。目前发现 PTPN22 基因的一个单核苷酸多态性 rs2476601(称为 1858C/T)导致 LYP620 位精氨酸(Arg)被色氨酸(Trp)取代(R620W),从而改变了蛋白质相互作用的基因序列。该单核苷酸多态性致使 PTPN22 活性异常,可破坏正常淋巴细胞的功能,与自身免疫甲状腺疾病 HT 和 GD 相关。但种族不同明显影响该相关性。

(5) 甲状腺球蛋白(Tg)基因:Tg 约占甲状腺总蛋白含量的 80%,储存在胶体中的 Tg 通常会渗漏到血液循环中,暴露于免疫系统,因此 Tg 是 AITD 的候选基因。虽然 Tg 抗体对自身免疫性甲状腺炎的诊断不是最敏感或最特异的,但 Tg 最近被认为可能是最早引发自身免疫性甲状腺炎的因素。连锁研究表明 Tg 可能是 AITD 易感基因,在 Tg 基因染色体 8q 上有一个显著的连锁峰。另一项全基因组连锁研究发现 Tg 基因是 AITD 的主要易感基因,并在不同的种族人群中得到复制。此外,已有研究报道了一种 *Tg* 变异和 *HLADRB1* 基因之间的遗传相互作用对 GD 发病的易感性增高。

(6) 促甲状腺素受体(TSHR):由于 *TSHR* 是 GD 免疫应答的主要靶基因,因此该受体基因和 *HLA* 基因是首批检测与 GD 相关的基因之一。在几个内含子区域发现了关联,在白种人中,最一致的变异出现在内含子 1 中,改变了基因的转录和剪接。该变异 rs2268458 与 GD(*OR* 1.7~1.8)有关,但与自身免疫性甲状腺功能低下无关,表明该 TSHR 区域代表一个 GD 特异性位点。随着人类基因组计划的完成和 SNP 密集图谱的发现,人们认识到 *TSHR* 基因与 GD 密切相关的致病变异位于该基因的内含子 1 内。尽管目前许多研究小组已经证实了 *TSHR* 基因中易于发生 GD 的内含子 1 SNP 的识别,但关于内含子 1 SNP 能够带来疾病风险的机制仍然存在疑问。有人推测这些 SNP 可能影响 *TSHR* 基因在胸腺中的剪接和(或)表达。如果胸腺中 *TSHR* 的表达确实因内含子 1 的变异而减少,这将使自身反应性 T 细胞在胸腺逃逸了对 TSHR 的免疫耐受,并在以后的生活中将 TSHR 作为靶点引发疾病。

(7) 表观遗传学:近年来对 GD 的全基因组关联研究(genome wide association study, GWAS)意外发现,除 HLA-DRβ1-Arg74 变异外,大多数已确定和可复制的遗传位点的优势比非常低。这些低优势比并不表明遗传易感性不是 GD 的重要危险因素。双胞胎研究表明遗传因素对 AITD 有显著的风险。因此,低优势比很可能表明,单靠遗传风险因素无法引发疾病,需有额外的因素共同起作用。近年来发现的主要修饰因子是在基因表达和功能上的非编码效应,被称为表观遗传效应。表观遗传效应是持久的,包括 DNA 甲基化、组蛋白修饰和 microRNA(miR)的 RNA 干扰。最近有研究发现,Tg 启动子组蛋白甲基化的表观遗传修饰与 AITD 相关。IRF-1 是一种转录因子,在存在与疾病相关的遗传变异情况下才能与 Tg 启动子结合,这种结合受组蛋白甲基化改变的调控。IRF-1 可被干扰素触发,而干扰素是在病毒感染过程中局部分泌的细胞因子,在甲状腺病毒感染时干扰素 α 水平升高,IRF-1 升高,Tg 启动子的易感等位基因可与 IRF-1 结合,因此推测是环境因素(即病毒感染)与 Tg 易感基因的表观遗传变异的作用诱发疾病。在与 AITD 相关的大多数易感性变异中,也存在类似的遗传-表观遗传相互作用。关于 GD 的遗传易感性,还有很多需要了解,但影响 TSHR 表达的表观遗传变化可解释 *TSHR* 基因与 GD 的关联。由于表观遗传变化可能受到感染和环境的影响,我们需要更多了解这种表观遗传-遗传相互作用。

3. 应激 · 临床观察到 GD 发病常因应激事件诱发,特别是患者在遭遇离异、失恋、失业或亲人去世等不幸事件后出现甲亢,因此心理创伤或压力一直被认为是 GD 的诱因。应激引起多种生理反应,包括焦虑、心动过速、烦躁不安等,与 GD 的症状相似。推测应激可促使肾上腺皮质激素分泌增加及交感神经系统激活。高皮质激素水平可导致急性免疫抑制状态,当应急缓解时免疫抑制解除,但免疫系统可能存在过度的代偿反应,这种反应会加速具有遗传易感性的个体发生 GD 或其他自身免疫性疾病。交感神经系统活性增强可能刺激甲状腺的分泌。

4. 碘和其他 · GD 发病与碘的摄入有关,在缺碘地区,碘过量会诱发多结节性甲状腺肿患者甲亢。碘和含碘药物,如胺碘酮和含碘造影剂,可促使易感个体发生 GD 或 GD 复发。在碘缺乏的 GD 易感人群中,碘最容易引起甲状腺毒症,因为高碘提供原料使 TRAb 得以有效地刺激更多甲状腺激素的合成。高碘也可增加 Tg 的碘化作用,而且高碘化 Tg 比低碘化 Tg 的免疫原性更强,可能诱发 AITD,包括 GD。过量碘也可能直接损害甲状腺细胞,并向免疫系统释放甲状腺抗原,但过量碘诱发 GD 和其他 AITD 的原理仍不清楚。

吸烟使 GD 发病的危险性增加 1.52 倍,而 GD 眼病则可增加 7 倍。

5. 妊娠 · 见妊娠与甲状腺疾病章节。

(三)GD 甲亢的自然病程

GD 甲亢的自然病程在不同的患者中不同。部分患者在几个月或几年内可自发好转,部分患者甲亢可为终身存在,另有一些患者可出现甲亢反复缓解与复发。

GD 患者若甲亢及 TRAb 均消失;或甲亢消失,而 TRAb 持续存在,但量少不足以引起过度 T_3、T_4 分泌,则说明其病情缓解。后一种情况表明病情缓解但疾病并未消失,暂无需抗甲状腺药物治疗。GD 甲亢的缓解率差异很大,为 30%~70%。可能与患者的年龄、遗传易感性、病情严重度及治疗的类型与疗程不同有关。对 GD 自然病程的评估,往往受抗甲状腺药物治疗的影响而混淆。抗甲状腺药物通过减少甲状腺素的合成分泌及免疫抑制作用可使病情缓解。而某些 GD 患者只用普萘洛尔或甚至不用治疗,随着时间的推移病情自行缓解。有些患者终止药物治疗甲状腺功能持续正常,有的则变为慢性自身免疫性甲状腺炎甚至发生甲状腺功能减退。偶尔有患者在出现甲亢前可表现为甲状腺功能减退,提示反向演变也会发生。

经放射性碘或甲状腺切除手术治疗的患者,TRAb 可逐渐下降。然而在次全切除后的数月内或放射性碘治疗后较长时间内 TRAb 也可升高,提示甲状腺损伤可引起短暂的自身免疫反应,但该反应并不引起 TRAb 持续产生,随着时间的推移,病情可逐渐减轻。

(四)眼病的发生机制

眼病发生率的统计受多种因素影响,如突眼度测定方法的敏感性,或是否将仅有眼睑变化的患者统计在内等。若不包括仅有眼睑变化者,眼病的发生率为 10%~25%,若包括眼睑变化者则为 30%~45%;若采用 CT 检查,70% 的甲亢患者眼外肌及球后结缔组织容量增加,但严重眼病的发生率<5%(眼病发生机制见"第十一章甲状腺相关眼病")。

(五)局部黏液性水肿的发生机制

仅少数 GD 患者出现局部黏液性水肿,最常见的部位为小腿下段胫骨前处,有时伸展至足背部或膝部。90% 局部黏液性水肿患者有甲亢病史,部分患者可有慢性自身免疫性甲状腺炎所致的甲减病史。临床有眼病的患者 4% 合并存在局部黏液性水肿,而严重突眼患者 12%~15% 有这种皮肤表现。

黏液性水肿皮肤的病理学特征是表皮肿胀,皮肤和皮下组织黏多糖聚集,胶原增多,结缔组织纤维损害。局部黏液性水肿的皮肤组织中,成纤维细胞活性和黏多糖产生在组织病理学上与 GD 球后组织中的变化十分相似。

甲亢是由于 TRAb 刺激甲状腺滤泡细胞 TSH 受体所致，而局部黏液性水肿患者血清中均含高浓度的 TRAb，故推测甲状腺、皮肤和纤维细胞间具有共同抗原性。目前采用 PCR 方法，已证实培养的眼病及皮肤黏液性水肿患者的眼肌、腹部皮肤和皮肤成纤维细胞中均有 TSH 受体细胞外区编码的 RNA 的表达，而黏液性水肿患者的血清在体外可刺激成纤维细胞黏多糖的产生。目前认为甲状腺滤泡细胞和皮肤成纤维细胞共同拥有一个可被 T 细胞识别的抗原，该抗原属于 TSH 受体的一部分，T 细胞被该抗原致敏后浸润人组织并释放细胞因子（IL-1α 和 TGF-α）。这些细胞因子刺激皮肤成纤维细胞合成黏多糖，进而激活免疫调节蛋白促使皮肤结缔组织自身免疫反应增强。局部黏多糖聚集致使水潴留，皮肤结缔组织膨胀及皮肤增厚，淋巴微循环阻塞又可加重皮肤损害。皮肤损害以下肢为主，研究表明，不同部位成纤维细胞黏多糖合成的调节不同，合成的黏多糖类型也不同。眶后成纤维细胞合成的黏蛋白为软骨硫酸酯，而皮肤成纤维细胞产生的黏多糖为硫酸软骨素 B 或 Heparan 硫酸酯。此外，球后和胫骨前成纤维细胞比其他皮肤成纤维细胞对 HLA-DR 的诱导更为敏感。半数患者胫前黏液性水肿可自发缓解，部分患者治疗后可好转，部分则为严重及难治性。

三、其他病因所致甲亢

（一）甲状腺炎

任何原因所致的甲状腺炎，均可因炎症导致滤泡的破坏，滤泡内储存的 T_3、T_4 从甲状腺中释放入血，引起高循环甲状腺素血症从而使患者出现甲状腺毒症的临床表现。由于甲状腺滤泡内储存的甲状腺激素有限，新的 T_3、T_4 合成障碍，因此甲状腺毒症只是暂时的。

1. 亚急性甲状腺炎・又称亚急性肉芽肿性甲状腺炎、De Quervain 甲状腺炎等，简称亚甲炎。约半数患者有呼吸道感染病史。疾病早期患者可有明显的全身非特异性炎症反应，如发热、不适、肌痛，以及甲状腺疼痛、肿大、质地变硬、压痛等局部炎症表现。近 50% 的亚甲炎患者可有暂时性甲状腺毒症的表现。数周后当炎症导致甲状腺滤泡内甲状腺激素耗竭，在甲状腺细胞尚未修复前，新的甲状腺激素合成障碍，血清甲状腺激素浓度可降至甲状腺功能减退的水平，患者可出现临床甲状腺功能减退的表现。待炎症消失，甲状腺损伤逐渐修复，90% 的患者甲状腺功能恢复正常，永久性甲状腺功能减退约 10%。

亚甲炎患者在疾病早期红细胞沉降率增快，血清 T_3、T_4、FT_3 与 FT_4 浓度升高，甲状腺球蛋白水平增高，但甲状腺摄 ^{131}I 率极低，甲状腺自身抗体 TRAb、TPOAb 多正常，甲状腺 B 超可提示炎症表现，据此可做出亚甲炎的诊断。对临床不典型病例行甲状腺穿刺细胞学检查可协助诊断。

2. 慢性淋巴细胞性甲状腺炎・有些慢性淋巴细胞性甲状腺炎患者，在疾病过程中，尤其在疾病早期可有滤泡破坏，甲状腺激素进入血循环，出现甲状腺毒症表现，又称亚急性桥本甲状腺炎。

3. 无痛性甲状腺炎・也称寂静性甲状腺炎或亚急性淋巴细胞性甲状腺炎，是不常见的甲状腺毒症的病因。患者可有

隐性甲状腺炎或其他自身免疫性疾病的个人或家族病史，间接支持该病为自身免疫性甲状腺炎。世界各地的发病率有较大的差别，患者多为 30～60 岁，男女患病比例为 1.5∶1。

无痛性甲状腺炎患者可突然出现甲状腺毒症，往往症状较轻，无近期上呼吸道感染病史，无全身炎症反应症状，无甲状腺疼痛及触痛，甲状腺体积不大或轻度对称性肿大，质地韧。无 GD 眼球突出及胫前黏液性水肿。甲状腺毒症期持续时间不等，大多数持续不到 1 年，平均 3.6 个月（范围 1～12.5 个月）。可在同一个体重复发生。该病的临床过程通常包括甲状腺毒症期，随后甲状腺功能减退期，此后甲状腺功能恢复正常状态。在甲状腺毒症期，血清 T_4、T_3 升高和血清 TSH 降低。甲状腺 ^{131}I 摄取率降低。部分患者甲状腺自身抗体升高，红细胞沉降率可增快，但与亚甲炎不同，一般不超过 40 mm/h。此外，约半数患者最终发展为永久性甲状腺功能减退。

4. 产后甲状腺炎・产后甲状腺炎被认为是无痛性甲状腺炎的亚型，见甲状腺与妊娠章节。

5. 其他类型的甲状腺炎・经 ^{131}I 治疗后，可发生放射性碘诱导的甲状腺滤泡的坏死及炎症，严重者可有甲状腺疼痛及甲亢的加重及恶化。该并发症多发生于 ^{131}I 治疗后 1～2 周，持续 1～2 周，然后逐渐好转。甲状腺外伤、手术和肿瘤浸润后也可出现伴有甲状腺疼痛的暂时性甲状腺毒症。

（二）外源性因素所致甲状腺毒症

1. 甲状腺激素・服用甲状腺激素剂量过大可引起甲状腺毒症，多见于长期服用甲状腺素制剂的患者，如甲状腺肿瘤或结节性甲状腺肿患者采用甲状腺素抑制 TSH 治疗、甲状腺功能减退患者甲状腺素替代剂量过大、用甲状腺激素减肥或治疗月经紊乱而自行加量时。当左旋甲状腺素（LT_4）剂量达到或超过 200 μg/d，T_3 剂量达到或超过 75 μg/d，或服用干甲状腺素片剂量达到或超过 120 mg/d 时应注意监测甲状腺功能及时调整剂量，尤其具有自主甲状腺功能的患者，较小剂量即可引起亚临床甚至临床甲状腺毒症。

单独服用 T_3 或服用 T_3 和 T_4 复合制剂，若仅监测血清 T_4 水平，可因低估了总甲状腺激素的摄入量，比较容易出现甲状腺激素所致的甲状腺毒症。若服用 T_4 制剂，在治疗过程中以 TSH 作为监测指标，则可避免甲状腺激素过量。

值得注意的是人为甲状腺毒症，某些抑郁或精神异常的患者，暗地服用甲状腺激素，出现甲状腺毒症症状时并否认服用，同时拒绝接受精神治疗。儿童误服或具有自杀倾向的成人一次服用大剂量甲状腺素制剂，如 0.5 mg/kg 或更多的 LT_4，可引起严重甲状腺素毒症。

肉类加工不当，将甲状腺组织当作颈部肌肉出售，也可引起甲状腺毒症。一些含有动物甲状腺提取物的营养品也可引起甲状腺毒症。

甲状腺激素致甲状腺毒症的诊断，根据甲状腺疾病及服用甲状腺激素治疗的病史不难判断。人为甲状腺毒症，可根据患者无甲状腺疾病病史，有典型甲状腺毒症表现，同时具有甲状腺萎缩的超声影像，摄 ^{131}I 率降低，以及甲状腺球蛋白水平降低可做出诊断。

2. 碘诱导的甲状腺毒症（IIT）・IIT 是指通过摄入大量含碘的食物、药物或其他含碘化合物等导致的甲状腺毒症。IIT 可发生在地方性甲状腺肿患者、非地方性多结节性甲状腺肿

患者、GD 患者和以前没有明显甲状腺疾病的患者中。在缺碘地区,补充碘可使地方性甲状腺肿患者的甲状腺缩小,甲状腺功能恢复正常,但继续大量补充碘则可诱发甲亢。某些地区的调查显示,补碘后甲亢的发病率增加了 7 倍,尤其是已有潜在甲状腺自主分泌功能异常的患者,如 GD、结节性甲状腺肿等,在充足碘摄入后可引起 T_3、T_4 的过度产生。

碘诱导的甲亢也可发生于非地方性甲状腺肿地区。患者甲状腺组织具有自主功能,如多结节甲状腺肿及甲状腺腺瘤,对碘化物的转运能力较差,在接受药理剂量的无机碘、含碘药物几周或几个月后可出现甲亢。无论碘的来源如何,只要血清碘化物的浓度升高到足以弥散进入甲状腺组织,就能使自主功能的甲状腺组织过度合成与分泌甲状腺素。

3. 药物及细胞因子诱发的甲状腺毒症

(1) 胺碘酮:是临床常用的抗心律失常药物,治疗室性及室上性心律失常疗效肯定。它的碘含量非常高,每摄入 100 mg 胺碘酮,约有 3 mg 碘被释放入血,远超过每日碘摄入 150 μg 的推荐剂量。胺碘酮在分子结构上与碘化酪氨酸相似,可干扰甲状腺激素进入细胞及在细胞内代谢和作用。胺碘酮抑制甲状腺素 $5'$-脱碘酶导致细胞内外 T_3 浓度下降。胺碘酮诱发的甲状腺毒症(AIT)有两种类型:① AIT Ⅰ 型,是由于高剂量碘引起的激素合成增加;② AIT Ⅱ 型,是细胞毒性破坏甲状腺细胞所致,临床类似无痛性甲状腺炎导致的甲状腺毒症。对一组接受胺碘酮治疗的患者进行 54 个月的随访观察,发现 12% 的患者发生 AIT,包括两种不同类型的 AIT。在这组患者中,原有结节性甲状腺肿的患者在用药的第 1 年内发生碘诱导的甲亢,甲状腺摄碘率正常或偏高,血清 IL-6 浓度正常。相反,胺碘酮诱导的甲状腺炎可发生于服药的任何时间,无或仅轻度甲状腺肿大,甲状腺摄碘率降低,血清 IL-6 浓度升高。前者可用抗甲状腺药物治疗,后者需要糖皮质激素治疗。

(2) 干扰素 α:用干扰素 α 治疗的患者,约有 2% 可发生甲状腺毒症,多表现为无痛性甲状腺炎性甲状腺毒症,少数为 GD。干扰素 α 能提高具有 GD 易感体质患者甲状腺组织 MHC Ⅰ 类抗原的表达,这些抗原的过度表达与导致细胞破坏的细胞毒 T 细胞激活密切相关。因此干扰素 α 可诱发自身免疫性甲状腺炎。干扰素 α 亦能将其转变为 Th1 型介导的免疫反应,后者将引起促炎性细胞因子干扰素 γ 及 IL-2 生成增多,进一步激发自身免疫反应。患者多表现为亚临床甲状腺毒症,通常始于干扰素 α 治疗 3 个月后,并存在于整个治疗过程中。使用 IL-2 和粒细胞-巨噬细胞集落刺激因子也可引起无痛性甲状腺炎及甲状腺毒症。

(3) 抗肿瘤药物:随着抗肿瘤多靶点药物酪氨酸激酶抑制剂的使用,如胃肠道间质细胞瘤或肾细胞癌使用舒尼替尼,因其对血管功能的影响,可使甲状腺内血流迅速减少,从而引起缺血性甲状腺炎,致甲状腺破坏及短暂性甲状腺毒症。随血流减少速度逐渐变缓,甲状腺将逐步被破坏而最终形成甲状腺功能减退。早期 TSH 水平被抑制,而后 TSH 将升高,最终进展到甲状腺功能减退。

(三) 毒性甲状腺腺瘤

毒性甲状腺腺瘤(toxic adenoma,TA)是指具有自主分泌甲状腺激素功能,引起甲亢症状和体征的甲状腺腺瘤。约占甲亢病例的 5%。毒性腺瘤甲亢的发生率在不同地理区域存在很大差别,并且在碘摄入不足的地区更常见。有研究报道自主腺瘤在缺碘地区的发生率(10.1%)高于碘充足地区(3.2%)。本病可发生于各年龄段的成人,偶尔也发生于儿童,但以女性和 40 岁左右的人群多见。

发病机制:毒性腺瘤的基本发病机制是体细胞 TSH 受体(TSHR)基因的点突变。这些突变通常位于受体的跨膜区,核苷酸的变化致使氨基酸的变化,导致在无 TSH 结合的情况下 TSH 受体出现构成激活,腺瘤自主合成甲状腺激素而不受 TSH 调控。少数自主腺瘤的 G 蛋白基因发生突变,引起类似的构成激活状态。

临床表现及诊断:患者可有多年缓慢增长的甲状腺结节病史,超声显示为单个低回声结节。甲状腺毒症的临床表现取决于腺瘤的增长及其分泌功能,最初甲状腺功能正常,进而出现亚临床甲亢,当出现明显甲亢症状时,腺瘤直径多在 3 cm 左右,腺瘤以外甲状腺组织的功能受到抑制。腺瘤若发生中央坏死和出血,甲状腺毒症则可自发缓解,毒性腺瘤以外甲状腺组织的功能可恢复正常。

早期检测甲状腺功能可仅有 TSH 降低,血清 FT_3、FT_4 水平正常;当有甲亢表现时血清 FT_3、FT_4 水平增高。患者有甲状腺激素过多引起的高代谢综合征,但无浸润性突眼及胫骨前黏液性水肿等表现。甲状腺核素扫描可见结节处有放射性核素浓集,呈热结节,而其余甲状腺组织的摄取程度与 TSH 抑制程度有关,TSH 明显抑制者几乎无摄取。病理上,腺瘤有完整的包膜。诊断甲状腺腺瘤时甲状腺功能正常或已有亚临床甲亢而未治疗者中,每年约 4% 进展为临床甲亢。

(四) 毒性多结节性甲状腺肿

多结节性甲状腺肿(toxic multinodular goiter)中的部分结节因具有自主功能因此也可发生甲亢,特别是年龄在 50 岁以上的女性。甲状腺功能正常的多结节性甲状腺肿患者,甲状腺容量与年龄、病程呈正相关,与 TSH 浓度呈负相关。一项研究提示,9% 原先甲状腺功能正常的患者 1~7 年可发生甲亢。

发病机制:毒性结节形成的机制是复杂的,但多结节性甲状腺肿内的自主功能腺瘤可能存在获得性 TSH 受体的体细胞突变。而在同一患者的多结节性甲状腺肿的多个腺瘤之间,突变可能不同。研究表明同一多结节性甲状腺肿内不同腺瘤具有不同的克隆起源。同一甲状腺肿的两个腺瘤中,一个含有 M453T 突变,另一个含有 T632I 替代。而另一患者两个毒性结节,具有相同的 I630L 突变。这些研究表明,高功能腺瘤的发病机制在单发毒性腺瘤和多结节性甲状腺肿之间并无差异。然而,大约仅 60% 的毒性结节报告有 TSHR 突变,极少数有 G 蛋白突变,仍有许多结节具有未确定原因的自主性,可能与信号通路的其他部分发生突变有关。

临床表现与诊断:典型患者具有甲状腺逐渐增大的病史,以及隐匿发展的亚临床甲亢或临床甲亢。患者无眼征及局部黏液性水肿的甲状腺外表现,无自行缓解倾向,若不治疗甲亢会持续存在。有时,患者的甲亢会突然发生,通常在暴露于含碘造影剂等过量碘后,类似于碘诱发甲亢。有些患者甲状腺肿大非常明显并向胸骨后发展,可能出现吞咽困难、呼吸短促、喘鸣或声音嘶哑等阻塞及压迫症状。触诊甲状腺肿的特征与常见的非毒性多结节性甲状腺肿相同,甲状腺坚韧而不规则。对所有多结节性甲状腺肿患者应每年进行血清 TSH 筛查，如果抑制，应测定 FT_3 和 FT_4。诊断方法类似于毒性腺瘤，甲状腺扫描和超声检查可证实为毒性多结节性甲状腺肿的诊断。对有可疑压迫症状的患者，需要行 CT 扫描和肺功能检查，以确定甲状腺肿是否压迫气管和周围组织及压迫程度。

（五）甲状腺癌转移

分化型甲状腺癌如乳头状癌、滤泡癌等可以合成甲状腺球蛋白，但不能转运碘化物，不能合成 T_4、T_3，因此甲状腺癌患者罕见发生甲亢。少数患者发生甲亢，提示出现了高分化甲状腺癌的转移。文献记载滤泡性甲状腺癌和乳头状甲状腺癌均可发生。甲状腺癌致甲亢的患者以 T_3 升高为主，甲状腺球蛋白水平升高。甲状腺全切除并行 TSH 抑制治疗的患者，在稳定剂量下出现甲亢，应警惕肿瘤转移，对可疑患者应逐渐减少或停用甲状腺激素，以排除替代激素过量。此后放射性碘全身扫描可协助诊断及定位功能亢进的转移病灶。

在分化良好的甲状腺癌中，Gsα 亚单位和 TSH 受体基因的突变很少发生。有研究发现一些甲状腺自主功能癌含有 TSH 受体的突变。在伴甲亢的放射性碘摄取增加的高分化滤泡癌中发现了可同时激活 cAMP 和 IP_3 通路的突变，但均尚待证实。

（六）卵巢甲状腺肿

卵巢甲状腺肿（struma ovarii）主要由卵巢畸胎瘤或皮样瘤中的甲状腺成分组成，具有良性和恶性两种病理学特征，约 8% 的卵巢甲状腺肿患者发生甲状腺毒症。

患者临床表现为腹部肿块、盆腔疼痛等局部症状及亚临床或临床甲状腺毒症症状。患者血 TSH 被抑制，T_3 和 T_4 水平升高，甲状腺球蛋白水平升高，恶性畸胎瘤 CA125 升高。放射性核素扫描显示盆腔内摄取，而甲状腺摄取减少或缺失。B超和 CT 可显示卵巢肿块。

（七）TSH 依赖性甲亢

TSH 依赖性甲亢，又称"TSH 分泌不当"综合征，主要指 TSH 分泌瘤和甲状腺素抵抗综合征（RTH），其定义为 TSH 水平正常或升高，同时 FT_4 和 FT_3 水平升高。

1. 垂体 TSH 分泌瘤（TSH-secreting pituitary adenoma）• 垂体 TSH 分泌瘤因自主分泌 TSH 引起甲亢，TSH 分泌瘤临床非常少见，仅占垂体瘤不到 2%。患者有甲亢和甲状腺肿大的症状和体征，影像学检查显示垂体大腺瘤或微腺瘤。血清 TSH 浓度正常或升高，也可伴有生长激素、催乳素及其他垂体激素分泌增多。TSH 分泌瘤需与垂体对甲状腺激素抵抗鉴别，后者因 TSH 细胞对高水平甲状腺激素有抵抗力，负反馈调节异常，也表现 TSH 正常或升高，甲状腺激素水平也升高。

垂体 TSH 瘤与垂体对甲状腺素抵抗所致 TSH 依赖的甲亢，两者鉴别主要靠影像学检查。垂体 TSH 分泌瘤患者垂体 MRI 显示有垂体瘤。垂体 TSH 分泌瘤患者，血清 TSH 及糖蛋白激素 α 亚单位的浓度升高，且 α 亚单位与 TSH 的比值升高。垂体对甲状腺素抵抗的患者，血清 TSH 水平及糖蛋白激素 α 亚单位的浓度正常或仅轻度升高，两者的比值正常。有时垂体瘤过小，影像学检查难以发现，需行 T_3 抑制试验鉴别，可用生长抑素类似物等药物诊断。

2. 垂体甲状腺素抵抗（pituitary resistance to thyroid hormone, PRTH）• PRTH 是甲状腺素抵抗综合征的类型之一，由于垂体对甲状腺激素反应降低，甲状腺激素对 TSH 的反馈抑制作用下降，导致 TSH 水平正常或升高状态下，循环游离甲状腺激素水平也升高。因外周组织对甲状腺激素反应正常，PRTH 患者可表现为甲亢，但一般甲亢症状较轻。患者通常表现心悸、心动过速并伴有甲状腺肿。PRTH 最常见的原因是甲状腺素受体 β（TRβ）基因突变所致。突变的 TRβ 不仅不能结合 T_3 本身失去功能，还会干扰正常 TRα 和 TRβ 的功能（显性负效应）。纯合子受体突变的显性负效应决定其表现为常染色体显性遗传，而杂合子突变失去显性负效应表现为常染色体隐性遗传。大约 15% 的 RTH 表现型患者的基因缺陷仍然未知。这些患者 RTH 的发病机制可能与正常 TR 功能所需的辅因子突变有关。

PRTH 与垂体 TSH 瘤在生化检测方面均表现为甲状腺激素水平增高，而 TSH 水平未被抑制，若垂体瘤在影像学检查中表现不明显时，两者的鉴别诊断有些困难。除检测 α 亚单位和 T_3 抑制试验可辅助鉴别外，家族史和突变基因检测可做出诊断。

（八）HCG 诱发的甲状腺毒症（HCG-induced gestational hyperthyroidism）

1. 妊娠相关的甲状腺毒症• 是由于妊娠期生理性 HCG 分泌增加，刺激 TSH 受体引起的甲状腺毒症。约 2% 的妊娠妇女在妊娠的头 3 个月可发生短暂性甲状腺毒症。患者甲亢的症状与体征常与妊娠的症状重叠，可有恶心、呕吐、体重减轻。妊娠剧吐患者体重减轻可达 5% 以上，与无孕吐的对照组相比，孕吐患者血清 HCG、FT_4、FT_3 和雌二醇的水平显著升高，血清 TSH 水平更低。由于孕吐是 HCG 诱导雌二醇水平显著升高所致，因此 FT_4、FT_3 增高的程度和 HCG 浓度与孕吐的严重程度直接相关。在妊娠 10～12 周后，随着 HCG 水平的下降，甲亢症状得到缓解。

2. 滋养细胞瘤（葡萄胎和绒毛膜癌）• 妊娠期滋养细胞疾病可引起甲状腺毒症的主要是葡萄胎和绒毛膜癌。葡萄胎和绒毛膜癌可分泌大量 HCG 而引起甲亢。伴有甲亢的绒毛膜癌和葡萄胎患者血清 HCG 水平 $>300 \times 10^3$ U/L，较甲状腺功能正常患者的水平高，且 HCG 浓度与甲亢的严重程度相关。部分葡萄胎孕妇在妊娠早期出现子宫出血，子宫体积大于孕周期正常子宫的大小。有些患者出现严重恶心和呕吐，甚至妊娠高血压或（先兆）子痫。绒毛膜癌患者多在妊娠后 1 年内出现。肿瘤可能局限于子宫，更常见的是多脏器转移。部分葡萄胎和绒毛膜癌患者，无明显甲亢症状，但血清 T_3、T_4 水平升高，TSH 水平降低。可能由于甲状腺过度分泌的时间较短，或甲亢的症状与体征被营养不良及肿瘤消耗引起的恶病质所掩盖。

诊断葡萄胎和绒毛膜癌需要测定血清 HCG 浓度，HCG 在诊断和治疗过程中作为敏感和特异的肿瘤标志物进行监测。子宫超声显示一个典型的"暴风雪"模式。甲状腺毒症的诊断依赖于 TSH、游离 T_4 和 T_3 的测定。甲状腺激素水平升高。甲状腺放射性碘摄入增加。

（九）家族性非自身免疫性甲状腺功能亢进

家族性非自身免疫性甲亢（familial non-autoimmune

hyperthyroidism)是由于 TSH 受体基因种系突变所致。据报道,*TSHR* 基因突变可导致不同家族间不同的 TSHR 组成性激活。这些功能突变基因主要位于 TSHR 的跨膜区域,类似于在毒性腺瘤中看到的体细胞突变,但发生在种系突变。种系突变致所有甲状腺滤泡细胞含突变基因,甲状腺呈现弥漫性增生,并自主分泌大量甲状腺激素,引起甲亢。

患者具有典型的高代谢症状及弥漫性甲状腺肿;生化测定血清低 TSH,高 FT_3、FT_4 水平,临床与 GD 相似。但患者 TSH 受体抗体阴性,无甲状腺眼病及黏液性水肿,甲状腺病理无淋巴细胞浸润等可与 GD 鉴别。该病呈常染色体显性遗传,发病年龄各异,部分取决于突变基因的活性。诊断需要对 TSH 受体基因进行检测。

(十)亚临床甲状腺毒症

1. 定义·亚临床甲亢(subclinical hyperthyroidism,SH),又称轻度甲亢,是指临床无甲状腺毒症的症状或体征,但血清 TSH 低于正常水平,而血清游离甲状腺激素浓度正常。有学者不赞同亚临床甲亢这一术语,认为亚临床是由生化特征定义的,最好使用轻度甲状腺功能障碍的术语。目前虽然有证据表明治疗亚临床甲亢是有临床意义的,尤其是老年人,但对其诊断和治疗的 TSH 水平及何时开始治疗仍有争议。

2. 病因和发病率·亚临床甲亢中超生理剂量的甲状腺激素有两个来源,内源性和外源性。内源性亚临床甲亢的常见病因包括毒性多结节毒性甲状腺肿、GD 和甲状腺毒性腺瘤。短暂的 TSH 抑制可能发生在亚急性、无痛性(寂静型),或产后甲状腺炎,此种类型严格地应称为"亚临床甲状腺毒症"。外源性亚临床甲亢多为甲状腺癌术后甲状腺激素抑制治疗,或甲状腺功能减退患者甲状腺激素替代过量。美国第三次全国健康和营养调查评估了可代表美国人口地域和种族分布,年龄>12 岁人口中 TSH,FT_4 和甲状腺抗体水平。TSH<0.1 mIU/L 的患病率为 0.7%,<0.4 mIU/L 的患病率为 1.8%。在缺碘地区 70 岁以上患者中,内源性亚临床甲亢的患病率高达 15%。在接受甲状腺激素替代治疗者中亚临床甲亢患病率可高达 20%。

3. 自然病史·亚临床甲亢患者年进展为显性甲亢率为 0.5%~7%,TSH 恢复正常水平者 5%~12%。有研究对 60 岁以上亚临床甲亢者中位随访 41 个月后发现,初始 TSH 为 0.1~0.4 mIU/L 的女性,仅 3% 发展为显性甲亢,而 TSH<0.1 mIU/L 的女性,27%在 2 年内发展为显性甲亢,表明 TSH 水平较低者发展为显性甲亢的概率较高。对 GD 亚临床甲亢者 36 个月的随访发现,患者可能缓解、无变化或进展为显性甲亢。但大多数毒性多结节性甲状腺肿患者倾向于发生亚临床甲亢,且自发性缓解的机会较低。

4. 亚临床甲亢的临床意义·亚临床甲亢是轻度甲亢,因此临床甲亢的不利影响也可发生于亚临床甲亢。亚临床甲亢对心血管的影响包括平均心率增加、心房颤动和心力衰竭的风险增加、左心室舒张功能障碍,以及心率变异性降低。在 65 岁以上患者中,亚临床甲亢的心血管事件发生率高于甲状腺功能正常者。有研究对 26 707 人进行了 12 年跟踪调查结果表明,亚临床甲亢增加心血管死亡率(389 人)。一项 17 个队列研究数据与一项 52 674 名参与者的数据分析,均得出亚临床甲亢增加心血管死亡风险的结论,风险比分别为 1.52 和 1.29,且 TSH 水平<0.1 的受试者比 TSH 水平 0.1~0.4 mIU/L 的受试者风险更大。Sawin 等报道年龄超过 60 岁的亚临床甲亢患者,心房颤动的发生风险增加 2.8 倍,此后诸多研究也证实,心房颤动在 SH 者中增加。SH 增加卒中的风险,50 岁以上者的危险比为 3.39,这些数据为老年受试者治疗 SH 以避免心律失常和后续可能的卒中提供了依据。

亚临床甲亢增加骨质疏松和骨折的风险。亚临床甲亢对绝经后女性骨密度(BMD)的影响最为显著。一项内源性亚临床甲亢(TSH 0.01~0.1 mU/L)妇女的横断面研究,绝经后妇女的股骨和腰椎区的骨密度有显著降低,而绝经前女性与匹配的甲状腺功能正常对照患者相比只有股骨区 BMD 适度降低。迄今最大的纳入 231 355 例受试者的研究报道,所有 SH 合并骨质疏松性骨折(髋关节、肱骨、前臂、脊柱)的风险率为 1.13(95% CI 1.014~1.26),风险随着 SH 持续时间的延长而增加,在中位随访 7.5 年后,13.5%的 TSH 水平较低的受试者至少发生过 1 次严重骨质疏松性骨折,而 TSH 正常受试者的发生率为 6.9%。与 TSH 0.1~0.44 mIU/L 组相比,如果 TSH 水平<0.1 mIU/L,且 SH 是由内源性病因所致,则风险进一步增加。一项 meta 分析收集了 10 个队列的 52 674 例参与者的数据,结果表明,SH 增加总体死亡率 24%。另一项涉及不同研究的荟萃分析得出结论,亚临床甲亢患者与正常甲状腺功能对照者相比,全因死亡率高 41%,而且这种风险随着年龄的增长而增加。这些研究均为 SH 的干预治疗提供了有力的证据。

5. 治疗·目前尚无证据表明血清 TSH>0.1 mIU/L 的 SH 患者能从治疗中获益,而决定 TSH<0.1 mIU/L 的 SH 患者的治疗,应基于对其病因、治疗的风险和受益进行评估。老年人,伴有绝经后骨质疏松症和各种心脏疾病的 SH 患者是治疗的主要适应证。月经紊乱或不孕的年轻女性若 TSH<0.1 mIU/L 应考虑治疗。

美国甲状腺学会(ATA)建议,如果患者年龄在 65 岁或以上,TSH 水平持续<0.1 mIU/L;未满 65 岁,有心脏病、骨质疏松、甲亢症状;或绝经后,<65 岁,没有服用雌激素或二膦酸盐者建议治疗。

治疗应根据亚临床甲亢的病因。对于毒性多结节性甲状腺肿或毒性腺瘤患者,应选择放射性碘或手术治疗,因为自发缓解的可能性极小。GD 患者可选择抗甲状腺药物和放射性碘治疗。

四、病 理

GD 特征性的病理改变表现在甲状腺、眼眶及其内容物、淋巴系统和皮肤;其他系统的病理学改变则是任何原因引起的甲状腺毒症所共有。

(一)甲状腺

1. 大体检查·甲状腺呈不同程度的肿大,两侧大致对称,腺体的质地可比正常更软,亦可结实、坚韧。包膜完整,无粘连。腺体内血管扩张,切面呈不透明牛肉色,可有分叶状。

2. 显微镜所见·甲状腺组织呈弥漫性增生。滤泡上皮细胞由正常时的立方形变成高柱状,细胞核较不规则,并存在分裂象。滤泡的增生一般具有两种形态:① 增生是滤泡体积变大，上皮细胞向腔内突出，呈乳头状，滤泡中胶质储量稀少，边缘部分常有大小不等的空泡，是胶质被吸收的形态学表现；细胞质染色浅，含有很多颗粒，线粒体及内网器增多，说明细胞活性增强。② 增生是滤泡数目增多，滤泡腔小，上皮细胞呈柱状排列，无乳头状突起，胶质甚少。甲状腺间质中血管丰富，并有明显充血及淋巴细胞和浆细胞浸润。整个甲状腺呈轻度弥漫性浸润，局部出现甲状腺炎性特点，有典型的单核细胞聚集及淋巴生发中心形成。少数 GD 组织学形态与桥本甲状腺炎相似。

术前经碘治疗后的甲状腺组织：弥漫性增生性甲状腺肿在数日内变为弥漫性胶质性甲状腺肿，滤泡上皮增生消退，细胞呈扁平低柱形或立方形，偶尔有一两堆乳头状突起可见。滤泡腔中胶质增多，染色也加深。

经 ^{131}I 治疗后：甲状腺常缩小，并可能留有瘢痕组织的束带，而伴结节性甲状腺肿的甲亢患者，由于原来已有纤维组织的存在，故缩小不显著。^{131}I 治疗数周后，甲状腺内基质水肿，滤泡破坏，胶质减少，上皮肿胀及空泡形成，细胞质内有不同程度的嗜酸性颗粒改变，以及细胞核的固缩。^{131}I 治疗数月后，甲状腺内有纤维化组织，淋巴细胞浸润，动脉内膜增厚和玻璃样变性，甲状腺滤泡细胞有退行性变。

经硫脲类药物治疗后：甲状腺形态与上述不同，滤泡上皮呈高柱状，并有乳头状突起，滤泡内胶质甚少，说明硫脲类药物能阻止激素的合成。此后甲状腺增生逐渐减少，血管收缩，乳头状突起消退，滤泡扩大，再次充满胶质。

超微结构观察甲状腺滤泡细胞大小及形态发生改变、柱状细胞出现及胶质减少。滤泡细胞之间排列了大量毛细血管、淋巴细胞和纤维细胞，滤泡细胞顶端膨起，杯状绒毛突出于腔内。绒毛中可发现空泡及游离核糖体。这些微绒毛结构可不断改变，有时可包绕胶质。细胞核靠近基底部。细胞中出现大量线粒体，结构肥大。内质网发育良好，出现许多核糖体。高尔基体增生。大量空泡存在于细胞间，表现为各种不同形状。多囊小体偶在高尔基体周围。出现水滴状、球状、致密小体，多为溶酶体，自噬性空泡增多。以上这些变化提示细胞内蛋白质合成、代谢、分泌等活动增强，与 TSH 慢性刺激甲状腺有关。

（二）其他器官、组织的病理变化

1. 横纹肌·常萎缩，肌纤维条纹消失，亦可有细胞浸润及脂肪浸润，以及退行性变。

2. 淋巴组织·全身淋巴组织包括淋巴结、胸腺、扁桃体、小肠的集合淋巴结及大肠的孤立淋巴结显著增生，脾脏常轻度肿大。

3. 肝脏·肝细胞脂肪变性颇为常见，有时也可发生小叶中心或边缘区的坏死。肝细胞退行性变的发生率颇高，亦可有肝硬化及门静脉区周围淋巴浸润伴纤维性变。

4. 心脏·心脏体积增大，心室扩张，心肌肥厚。早期心肌有局灶性坏死和淋巴细胞浸润，病程久的病例，心肌常呈细小局限性纤维化。

眼眶内组织　病理变化见"甲状腺相关眼病"。

五、病理生理和临床表现

甲亢常由于过度分泌的甲状腺素作用于一个或多个器官引起症状及体征而被发现。有时由于患者关注到甲状腺肿大及眼征而被发现。甲亢的起病可缓可急，病情可轻可重，最先出现的症状也可不同。典型病例在数周或数月内逐渐出现甲亢的表现，如心悸、性情急躁、多汗、畏热、食欲亢进、体重轻、乏力、颈部变粗、眼球突出等。有时起病甚急，呈"暴发型"，在数日内即出现严重的临床症状，这种情况往往发生于严重剧烈的精神创伤后。部分病例起病甚为缓慢，患者不能说出确切起病的时期。

影响甲亢临床严重性的因素包括起病的缓急、患者的年龄，以及不同器官对过量甲状腺素的敏感性。年轻患者，若起病缓慢，症状相对较轻，且耐受性好。某些患者甲亢时的感觉反而较甲状腺功能正常时好，如他们感觉精力更充沛，吃得多但不增肥，寒冷季节感觉更舒适等。仔细询问可以发现一些隐藏的症状，如颤抖、肌无力、情绪不稳定、活动后易疲劳、工作和学习效率降低。儿童及青少年的症状及体征与青年人相似，而儿童更容易出现体重增加及身高加速生长。

与年轻人相比，年纪稍长者的症状与体征有些差别，如胃纳增加、怕热、好动、情绪不稳定及颤抖较年轻患者轻，而体重减轻、房颤、情感冷淡较常见。淡漠型甲亢及隐匿型甲亢是用来形容那些缺乏神经兴奋症状及体征的老年患者，这类甲亢与"普通"甲亢没有任何病理生理上的区别，若仔细观察仍能发现高代谢及交感神经兴奋的症状与体征，如伴有心律失常的充血性心力衰竭，或明显的体重减轻。引起甲亢患者死亡的原因是心力衰竭及甲状腺危象。

（一）一般表现

体重减轻，表情亢奋或忧郁。眼睑退缩，甲状腺肿大。坐立不安，显得焦虑，注意力不能集中，语速很快。皮肤湿热，柔软，有时可有红斑及瘙痒。出汗增多。头发变细，质地变软，可能会有明显脱发。指甲变软，可与甲床分离。偶尔可发现色素沉着及白斑，后者多发生于 GD 患者。局部黏液性水肿见于 GD 患者。

（二）眼征

甲亢患者眼部异常分两种类型：非浸润性及浸润性。任何病因的甲亢患者都可有眼睑退缩、眼裂增宽的非浸润性眼征。上眼睑常对称性的退缩，使得虹膜上的巩膜可见，有时眼睑退缩是非对称性的，或累及下眼睑。眼睑退缩改变了外貌，但并不改变眼球的突出度（突眼），且常伴随有眼睛刺激症状。眼睑松弛也是一常见的表现。浸润性眼征将在第十一章甲状腺相关眼病中阐述。

（三）甲状腺

甲状腺肿大较常见，常可提示甲亢的病因。在 GD 中，甲状腺的两叶呈弥漫性、基本对称性的肿大，多为正常甲状腺的 2～4 倍（平均 30～60 ml），年轻患者可能更大一些，亦有 30% 的患者无甲状腺肿大。肿大甲状腺质地软而带韧，表面通常是光滑的，可随吞咽上下移动。一般无结节可触及，如甲亢发生在原有结节性甲状腺肿的患者，则可触及结节。

由于血管扩张，血流加速，甲状腺部位常可听到血管杂音，在两上极最为清晰，为一连续性的血管杂音，在收缩期明显加强。单纯性甲状腺肿甚少有血管杂音，此点有鉴别意义。甲状腺血管杂音需和颈部静脉嗡嗡音鉴别，后者亦为一连续性杂音，但在收缩期不加强。当头向左或向右转动时，静脉杂音即消失或减轻,而甲亢血管杂音不变。

弥漫性甲状腺肿,除特别巨大者外,较少引起局部压迫症状。一般不痛,极个别患者感到疼痛。

无痛性及产后甲状腺炎也常有轻度弥漫性甲状腺肿大;亚急性甲状腺炎甲状腺肿大,质地较硬,压痛明显。毒性多结节性甲状腺肿,甲状腺可肿大而不对称,质地不均匀,有的向胸骨下生长,引起胸骨后甲状腺肿大。能引起临床甲亢的甲状腺腺瘤,直径在 3 cm 以上,腺瘤外的甲状腺组织萎缩,触诊甲状腺不大,但可触及腺瘤。

(四)心血管系统

心血管功能紊乱是甲亢患者重要而常见的临床表现,包括心率加快、心收缩力增强及排血量增加;外周血管阻力降低,脉压增宽,心脏激惹性增高,心脏体积和血容量增加等一系列血流动力学改变。甲亢时出现心血管功能紊乱有两方面的因素。

1. 外周血管阻力的改变· 甲亢患者外周血管阻力可下降 $50\%\sim70\%$,引起皮肤、肌肉、肾脏和心脏的血流增加,这一作用适应了因甲亢代谢亢进,外周组织耗氧量增加,产热过多和散热作用加强,以及物质运输需要量增加的需求。甲亢时外周阻力下降是因为甲状腺素本身是一种血管扩张因子,可直接作用于血管平滑肌细胞引起血管扩张或作用于血管内皮细胞,通过 PI3K/AKT 信号通路使其增加一氧化氮生成引起血管扩张。此外,由于机体代谢增强,组织乳酸生成增多,也刺激外周血管的扩张。外周血管阻力下降,舒张压降低,可反射性引起心率增快,心脏每搏输出量增加,收缩压可增高。血管收缩压增高而舒张压降低,结果导致脉压增大。脉压增大使患者的脉搏搏动有力,并在抬高上臂时可扪及"水冲脉"。由于脉压增大,在大血管处有时可听到收缩期杂音。

2. 甲状腺素对心脏的影响· 甲亢时心脏收缩力增加,心室内压形成和收缩速度均加快。研究表明,心肌收缩过程受肌动和肌球两种收缩蛋白的调节,需要肌球蛋白催化 ATP 水解并需要 Ca^{2+} 的参与。心肌收缩力取决于肌纤维缩短速度与肌球蛋白分子内固有 ATP 酶的活性。心肌肌球蛋白有两种同工酶形式:α肌球蛋白和β肌球蛋白,而α肌球蛋白具更高的 ATP 酶活性。每一肌球蛋白由不同基因编码受不同的转录控制,甲状腺素通过转录水平的变化及转录后机制维持或增加α肌球蛋白基因的表达。因此,甲状腺素增加心肌纤维缩短率是其在细胞水平增加α肌球蛋白固有 ATP 酶活性的结果。心肌细胞 Ca^{2+} 从胞质内质网中释放和再摄取调节心室的收缩和舒张功能。甲状腺素激活调节舒张期胞质内质网内摄取(保留)钙的 $Ca^{2+}-ATP$ 酶基因,并抑制胞质内质网摄取 Ca^{2+} 的复调节因子。总之,由于甲状腺素使胞质内质网 Ca^{2+} 摄取增加,使甲亢患者的心脏收缩力和舒张功能增强,久病者由于心脏负荷过重,可致心肌肥厚和心脏增大。

甲亢患者心血管系统的症状和体征中有许多与β肾上腺素能活性增加相似,但血浆去甲肾上腺素和肾上腺素浓度正常,而尿儿茶酚胺代谢产物的排出也正常。这可能是由于甲亢时心肌β受体的密度增加;神经突触儿茶酚胺转换增加或肾上腺素受体对儿茶酚胺的亲和力增加;与腺苷酸环化酶结合的肾上腺素受体鸟核苷酸结合蛋白的量增加。总之,由于 T_3、T_4 与儿茶酚胺在结构上相似,甲状腺素的作用可能通过

一个与儿茶酚胺共同的信号通路,可被神经突触摄取和释放,发挥了交感神经递质的作用,引起交感神经兴奋的症状。

心动过速见于绝大多数甲亢者,心率通常在 $100\sim120$ 次/分,严重者可达 $120\sim140$ 次/分,发生危象时心率更快。甲亢的特征是休息时心率也加快,90%的患者于休息状态下心动过速,睡眠时心率仍可在 85 次/分以上。精神紧张患者的心动过速在睡眠时多消失。甲亢好转后,心率即减慢,这是病情得到控制的一个重要指标。

甲亢患者不仅心动过速,心脏收缩力也加强,患者常感"心悸"。视诊心前区可见心尖搏动,且范围弥散。触诊时感心尖搏动明显增强。听诊时心音亢进,尤以第一心音亢进更明显。在心尖部可闻及收缩期杂音,甚而舒张晚期或收缩前杂音,因而可误诊为风湿性二尖瓣病变。甲亢控制后,这种杂音即消失。

心律失常较为常见,多为室上性,以心房颤动(阵发性或持久性)最多见,也可发生房性期前收缩、心房扑动、阵发性室上性或室性心动过速。甲亢心房颤动,多累及老年患者,心房颤动可以是这些患者主要的临床表现。此外,约有 5%原因不明长期心房颤动的患者是临床或亚临床甲亢所致。心房颤动降低了心脏对任何循环需求增加的反应能力,并可能导致心力衰竭。在甲亢未控制时,企图使持久性心房颤动转变为窦性心律很难成功。经抗甲状腺药物治疗后,约有 60%的心房颤动患者可恢复窦性心律。

甲亢发生器质性心脏病变有两类情况:① 患者合并其他心脏病,如高血压性心脏病、动脉硬化性心脏病、瓣膜病变等,由于甲亢的存在使原有的心脏病病情加重。甲亢时血管扩张、血容量增加及节律依赖的冠状动脉舒张期充盈减少都会引起心力衰竭。② 因甲亢所引起,即甲亢性心脏病。这些患者多是病程较久,年龄较大,甲亢未得到适当治疗。除表现为心律失常(主要是房颤)外,还可发生心力衰竭,甲亢发生充血性心力衰竭的患者多数原来就有心脏疾病,而血管的扩张、血容量的增加及节律依赖的冠状动脉舒张期充盈的减少会引起心功能不全,一般为慢性心力衰竭,偶尔可发生急性肺水肿。

甲亢患者对洋地黄的反应和一般患者不同,有心房颤动者,用一般剂量的洋地黄后心室率不能明显减慢,有心力衰竭者,用洋地黄治疗效果也差,其原因大概是在甲亢时洋地黄的分解代谢加速以及甲状腺激素对心脏的不良影响。

(五)呼吸系统

甲亢患者常诉气急,劳累后加剧,而肺部体征并不明显。甲亢患者的肺泡及动脉氧、二氧化碳容量与气道阻力通常正常。肺功能检测表现为潮气量下降,肺顺应性下降及每分通气量增加。由于甲亢时代谢率增加,氧的消耗和二氧化碳的产生增加,促使肺加快气体交换以适应代谢的变化,因此患者通气量的增加是对氧消耗及二氧化碳增加的代偿性反应。甲亢患者出现气急和活动时加剧等症状与呼吸肌无力也相关。原有慢性肺部疾病的患者如果发生甲亢会使肺部疾病加重。

(六)精神变化

甲亢患者常表现为神经过敏、精神紧张、过度警觉、情绪不稳定、焦虑、焦躁及失眠。患者不能长时间保持安静,注意力不集中,记忆力下降,动作迅速、夸张、不平稳。患者可对日常琐事或挫折呈强烈反应,导致爱哭、易怒、失眠。精神状态

的变化常引起患者的工作或学习成绩下降,家庭关系恶化。老年患者可表现为另一极端:往往表情淡漠、冷漠、抑郁、回避。这些表现的确切原理尚不清楚,可能与甲状腺素过多促使肾上腺素活性增强有关,肾上腺素阻滞剂可改善上述症状。极少数患者出现严重的精神障碍,表现为躁狂、精神分裂或偏执。若甲亢治疗后不能完全恢复,很可能甲亢是潜伏精神病的诱发因素。

(七) 神经系统及肌肉

甲亢时明显的神经肌肉症状是震颤及肌无力。震颤为快速、均一、低振幅的,好发于手及手指,当双手平伸时尤为明显。舌、眼睑(微闭时)常有轻微而具节律性的震颤,也可累及四肢,做诸如握筷、写字等精细动作时常有困难,严重者可全身颤动。极少患者会出现舞蹈病样动作和周围神经病变。患者的膝腱反射亢进,跟腱反射松弛时间缩短,有时可出现关节痉挛。用普萘洛尔等 β 受体阻滞剂后,上述症状可以减轻。

甲亢累及的肌肉病变有以下 3 种类型。

1. 甲亢肌病·甲亢患者多有肌无力症状,常缓慢进展,并可见肌肉萎缩,称为慢性甲亢肌病。患者多为中年人,男性较女性多见。最易受累的是上下肢近端肌肉,以肩部、大腿及骨盆带肌无力最为显著,患者举臂困难,坐在矮凳上时,需借助手的支撑才能站起来。远端肌肉的肌力及耐力亦有减退,表现为抓物困难,手部大、小鱼际肌萎缩明显。肌病也可侵及呼吸肌及口咽肌,引起吞咽困难及声音嘶哑。甲亢的严重程度与肌肉功能障碍之间无明显关系,肌肉病变常在甲亢症状出现前已存在。由于甲亢多伴乏力、消瘦,而患者对肌肉方面的陈述又无特异性,故甲亢肌病常被忽视。患者初起尿肌酸排量增多,但增多程度不一定和肌无力严重度成比例,但随着肌肉萎缩,尿肌酸排量降低。血清肌酸激酶及肌红蛋白的浓度正常或偏低。肌动描记图检查可显示,电刺激诱导的单肌重复收缩无力并缺少正常的收缩效率。肌电图则显示动作电位周期缩短,运动单元点位呈低电压,多相电位增强,但无自发性点活动,偶尔类似于肌营养不良。肌肉活检示肌萎缩和脂肪细胞及淋巴细胞浸润。甲亢骨骼肌代谢的研究表明,肌肉耗氧量增加,ATP 转换增加,糖摄取和氧化均增加,肌糖原含量减少,脂肪氧化增强,蛋白质分解加速,提示大量甲状腺素使线粒体氧化过程加速,能量以热能形式消耗,而维持肌张力和肌收缩力的 ATP、磷酸肌酸不足,肌肉内乳酸进行磷酸化的功能减退。甲亢肌病在甲亢被控制后可好转。

2. 甲亢伴周期性麻痹(甲亢周麻)·临床表现和病理生理与家族性周期性低钾麻痹相似。甲亢伴发周期性麻痹在我国较多见,男性发病明显多于女性。约 3/4 甲亢伴发周期性麻痹患者在甲亢发病后短期内发生麻痹,但麻痹也可能先于甲亢而出现。麻痹发作时多有低钾血症。临床除甲亢症状外,患者出现下肢和骨盆带肌肉对称性弛缓性麻痹,以下肢麻痹最多见,个别严重低钾血症患者可有四肢瘫痪及呼吸肌麻痹,并可影响心脏,心电图出现 ST-T 改变、室性期前收缩、传导阻滞、QT 延长,甚至心室颤动,若呼吸肌麻痹或严重心律失常均可危及生命。麻痹发作时间,最短数十分钟,长者可达数日。发作频率,少则一年数次,多则一日数次。发作以夜间、劳累后休息时及饭后较多。劳累、强烈运动、酗酒、大量摄入碳水化合物、注射胰岛素等是周期性麻痹发作的常见诱因。

发作时腱反射随麻痹的程度轻重而减弱或消失,发作过去后腱反射恢复。发作时一般无感觉障碍,脑神经不受累,神志清楚。部分患者有心悸、出汗、胸闷、不安、恶心、腹胀、说话困难、气短等症状。随甲亢控制,麻痹发作也随之减少或消失。若患者在甲亢控制后仍有周期性麻痹发作,则可能同时有甲亢和散发性周期性麻痹两种疾病。

低钾性周期性麻痹的甲亢患者无胃肠道及肾脏丢失钾及肠道钾吸收障碍的依据,体内总钾含量正常,表明低钾血症的发生与细胞内外钾分布异常有关。研究显示甲状腺素可增加骨骼肌细胞 $Na^+ - K^+ - ATP$ 酶活性,加速钾从细胞外向细胞内转移;甲状腺素增加组织对 β 肾上腺素能刺激的敏感性,而 β 肾上腺素能是 $Na^+ - K^+ - ATP$ 酶的激活因子;胰岛素亦激活 $Na^+ - K^+ - ATP$ 酶,这可解释摄入大量碳水化合物或注射胰岛素后诱发低钾性周期性麻痹的原因。另外,甲亢患者同时有钙通道的异常,钙从细胞外转移至细胞内,可增加肌质膜钙浓度,降低肌质网钙泵活性。钙运转障碍,可影响肌肉的兴奋-收缩偶联,导致肌肉麻痹。甲亢时,低钾性周期性麻痹发作仅需补钾即可纠正。甲亢控制后,周期性麻痹即不再发作,普萘洛尔(心得安)可预防麻痹的发作。

3. GD 甲亢并存重症肌无力·GD 和重症肌无力均为自身免疫性疾病,两病往往合并存在。重症肌无力患者中 3%～5% 为 GD,而 GD 患者中 1% 患有重症肌无力。甲亢与重症肌无力并存者以女性更多见。

甲亢伴发的重症肌无力和一般重症肌无力的表现相同,在受累肌肉分布上,以眼肌和延髓肌无力最为多见,双眼睑下垂、面部肌无力、咀嚼、吞咽、说话等功能障碍为主要表现。颈、躯干和四肢肌肉也可累及,严重病例呼吸肌衰竭,可危及生命。在起病方式上,两种疾病可同时发生,也可甲亢先出现或重症肌无力先出现。甲亢并不使重症肌无力加重,也不使新斯的明的需要量增加,但甲亢肌病与重症肌无力并存则使肌无力症状加重。

甲亢伴发重症肌无力并非偶然,这两种疾病均为自身免疫性疾病,TSH 受体抗体、乙酰胆碱受体抗体与 T 细胞参与了这两种疾病的发病机制,两病患者的胸腺皆可增大。

重症肌无力需和甲亢肌病鉴别,在重症肌无力中:① 眼部及延髓肌受累为主要表现;② 肌萎缩不甚明显;③ 肌运动时很快即出现无力;④ 用新斯的明有效。

(八) 消化系统

由于代谢亢进,营养物质消耗加速,患者易饥多食。大多数患者食量虽增加,仍不能补偿消耗,故体重降低。少数病情不重的青少年,因进食增多,消耗不多,体重反而增加。少数患者,尤其是病情较重的老年人,食欲不亢进,反而减退。引起食欲减退的原因可能与血钙增高有关,往往还有恶心、呕吐,对这种患者,需做血钙测定。部分 GD 患者血中可检出针对胃壁细胞的抗体,并有胃酸缺乏,注射组胺后胃酸分泌不增多,与食欲减退亦有关。

甲亢患者往往大便次数增加,少数患者有腹泻、大便稀薄,常含不消化食物,但无脓血,部分患者有脂肪泻。甲亢患者大便次数增多是由于肠蠕动过快,食物在肠道排泄加速。研究发现,甲亢患者 [131]I-肠排空时间仅为正常人的 40%,胃肠电图显示小肠基础电活动或慢波活动增加,提示小肠收缩频率增加,推测过多甲状腺素加快了食物在肠腔内的移动。甲亢患者发生脂肪泻除脂肪摄入过多外,同时还存在脂肪吸收不良。以每日脂肪摄入 100 g 估算,正常人粪脂肪排出＜7 g/24 h,而甲亢患者粪脂肪排出＞20 g/24 h。患者胰腺外分泌功能正常,小肠活检中可见轻度淋巴细胞浸润和水肿,但肠黏膜绒毛结构正常。脂肪泻的发生是因食糜在小肠未能与胰液充分混合,消化液未能将脂肪、蛋白质等完全分解为肠黏膜可吸收的物质即已排出。普萘洛尔(心得安)可减少大便次数和脂肪泻,说明至少部分症状与 β 肾上腺素能作用有关。

甲亢时恶心和呕吐很少见,一旦发生严重恶心、呕吐,表示甲亢已发展到严重阶段。高代谢状态下,呕吐会迅速导致脱水、酮症,可能为危象先兆。

患者偶可发生局限性或弥漫性急腹痛,如溃疡穿孔、胆囊炎、胰腺炎和阑尾炎并可因此诱发甲亢危象。对于发生急腹症的甲亢患者,应密切观察,积极控制甲亢,并进行有关急腹症的必要检查及治疗。

甲亢患者可同时发生溃疡性结肠炎,这两种疾病均多见于青年、中年女性,又都有腹泻和体重减轻,因此需要加以鉴别。如甲亢患者大便中有脓血、黏液,甲亢控制后腹泻仍不消失,要考虑合并溃疡性结肠炎。

甲亢高代谢症状较重的患者,可引起肝脏损害及肝功能异常,包括血清转氨酶、碱性磷酸酶及胆红素的轻度升高,偶然以黄疸为主要表现。甲亢肝功能损害一般不重,在甲亢控制后即可恢复。甲亢时肝脏损害可能因为:① 肝脏相对缺氧。甲亢患者内脏血流量增加,动静脉氧差大于正常,但内脏氧消耗增多,如果代谢对氧的需求量超过供给量,即可造成相对的缺氧状态,尤其是肝小叶中心区的细胞供氧量相对不足,可以发生肝小叶中央坏死。② 分解代谢亢进。肝糖原、氨基酸和维生素消耗过多,若同时合并心力衰竭、感染,则加重肝脏损害。③ 甲状腺素对肝脏的影响。甲状腺素对肝脏的影响是多因素的,如干扰胰岛素样生长因子内平衡、NADPH P450 的调节、脂肪酸合成、刺激线粒体代谢改变等。④ 甲状腺素对胆汁酸代谢的影响。甲状腺素对肝脏阴离子转运和胆汁排泄有很大影响,促使血红素降解增加,并抑制葡萄糖醛酸转移酶,使非结合胆红素增加,引起黄疸。

肝脏生化指标异常的患者,肝脏活检组织病理显示可完全正常;有些患者组织病理显示淋巴细胞聚集,糖原减少,偶尔可见细胞坏死。电镜下线粒体体积增大,光滑内质网肥大,糖原减少。

肝功能损害不重的患者,在甲亢控制后即可恢复。甲亢特别严重者,尤其是伴有感染、危象、心力衰竭或原有肝脏疾病者,可出现黄疸、肝大、预后严重。

(九) 钙磷代谢和骨骼

甲亢患者尿液及粪便中钙、磷排量皆增多,钙处于负平衡状态。血钙、血磷水平多在正常范围。骨骼 X 线检查可显示骨矿化不足,骨密度测定显示骨量减少或骨质疏松,偶尔伴有病理性骨折,尤其是老年甲亢女性。

甲亢患者骨骼的变化受多种因素的影响,大量甲状腺激素使全身分解代谢亢进,骨基质蛋白分解加强,钙磷大量丢失,使骨骼脱钙。核素动态研究显示甲亢患者,无论内源性甲亢还是使用过量甲状腺激素治疗者,骨骼代谢的特点是骨的

吸收(溶解)加速,骨的形成也加速(代偿性),但是骨的吸收更为明显。破骨细胞与成骨细胞活动相比较,前者占优势。甲亢患者血清骨钙素、骨碱性磷酸酶、1 型胶原羧端肽、1 型原胶原 N 端肽升高,反映成骨、破骨过程均增强。尿羟基脯氨酸排量增高,说明骨骼中胶原的更新率加速。甲亢患者血浆 25-羟维生素 D 水平降低,这一改变可能导致患者肠道钙的吸收减少和出现骨软化症。甲状腺激素(T₃)已被证明能加速破骨细胞的活动,钙和碱性磷酸酶的变化与血清 T₃ 水平相关。

甲亢患者虽有钙、磷负平衡和骨吸收加速,X 线检查显示骨密度减低者并不常见,可能是因为一般甲亢患者的病情不重,治疗及时,高代谢持续时间不长,并且有代偿性的骨形成加速。病情重,或甲亢治疗不充分,致使甲亢长期未理想控制,病程迁延数年的患者;年龄大的甲亢患者,尤其是已绝经的女性患者,骨骼脱钙、骨量减少、骨质疏松可更为明显。可发生病理性骨折,主要累及脊椎骨和骨盆骨,尤其是椎体压缩性骨折,也可发生股骨颈骨折。甲亢的治疗可以恢复年轻患者的骨密度,但老年人的骨密度通常难以恢复。对骨质疏松,尤其骨折高风险的患者,还需要钙和维生素 D 或抑制骨吸收药物进行治疗。

甲亢患者治疗前的血钙较治疗后高,表明在甲亢时血钙有升高趋势。少数患者血钙明显高于正常,并可引起高血钙症状,如食欲减退、便秘、恶心、呕吐、嗜睡、多尿,甚而肾衰竭。高血钙的发生可能由于甲亢时骨吸收过度,钙由骨内释出,使血钙趋向升高。

甲亢患者可因血钙高、血清碱性磷酸酶高,尿钙、磷排量增多和骨骼损害而被误诊为甲状旁腺功能亢进症。少数甲亢患者的确可同时合并有甲状旁腺功能亢进症(简称甲旁亢),多为自主性甲状旁腺腺瘤引起。对于血钙增高的甲亢患者,需区分高血钙是由于甲亢本身还是甲旁亢所致,也可根据以下数点加以鉴别:① 血浆甲状旁腺激素测定,甲亢患者降低,甲旁亢患者升高。② 氢化可的松可使甲亢患者的高血钙下降,而对甲旁亢所致高血钙往往无效。③ 甲旁亢时肾小管对磷的重吸收率降低。④ 试验性治疗,用足量硫脲类药物治疗 8 周,如血钙回复正常,表明高血钙是由于甲亢所致,如甲亢控制后,血钙仍高,则要考虑甲旁亢。甲状旁腺瘤患者应行手术治疗。

(十) 血液系统

甲亢不常伴有临床明显造血因子的变化,但甲状腺素对造血功能有一定影响。由于代谢亢进、外周组织对氧的需求增加,组织相对缺氧,刺激肾脏促红细胞生成素分泌增加,从而刺激骨髓红细胞生成增加;甲状腺激素对红细胞的生成亦有直接的刺激作用。甲状腺可促使红细胞中 2,3-DPG 生成增多,使氧与血红蛋白的解离增加以适应组织对氧的需求。甲亢时红细胞寿命正常或轻度缩短,可能是由于网状内皮系统增生的结果,亦可能由于 G-6-PD 增多,红细胞的渗透脆性降低。患者的血细胞比容及血红蛋白水平可降低,红细胞偏小。血维生素 B₁₂、叶酸、铁及铁储备量均减少。骨髓检查可发现红系增生,偶有巨幼变。这些发现提示铁利用加速及红细胞生成速度加快,可能是对外周需氧增加的反应。少数有真性贫血的患者,可能由于营养不良缺少造血物质。部分

患者可有轻度大红细胞性贫血，与叶酸和维生素 B_{12} 缺乏有关。约有 1% 的患者有恶性贫血，其中 10% 的患者体内发现抗壁细胞抗体。

甲亢患者粒细胞及淋巴细胞计数通常正常，有些患者因外周血中性粒细胞减少，出现相对淋巴细胞增多，单核细胞计数增加。偶尔出现白细胞计数低于 $3\times10^9/L$ 和中性粒细胞计数低于 $2\times10^9/L$，如果与药物治疗无关，则在治疗期间往往会恢复正常。部分患者可有脾大，胸腺和淋巴结增大，多与自身免疫有关。在对 GD 及部分其他原因引起甲亢患者的研究发现，甲亢患者的黏附分子、白细胞介素、白细胞介素受体及可溶性 Fas 的浓度升高。

少数甲亢患者容易出现皮肤瘀斑，血液学检查可有轻度血小板减少，抗血小板 IgG 抗体水平升高，血小板聚集率下降。甲亢时因网状内皮系统增生使血小板破坏过多，血小板寿命缩短。甲亢合并自身免疫性血小板减少性紫癜，与体内存在血小板抗体有关，需要糖皮质激素治疗。

甲亢患者凝血功能通常正常，如有出血倾向多与甲亢并发心力衰竭和严重肝功能受损致凝血酶原时间延长有关。有研究发现甲亢可引起凝血能力增加，部分原因是抗血友病因子Ⅷ水平的升高。甲亢患者的脑静脉血栓形成，提示偶尔凝血倾向可导致严重后果。甲亢治疗后抗血友病因子Ⅷ恢复正常。

（十一）能量、营养及药物代谢

甲亢主要的特点是营养消耗增加，维持基本的生理功能及体力活动的效率降低。为了适应这些改变，食物的摄入、储能的利用、氧气的消耗均相应增加，同时伴有产热的增加，在临床上表现为怕热，胃纳及摄食增加，脂肪及肌肉消耗增加，体重减轻。老年人及肥胖者，体重减轻明显；而年轻人，可因胃纳及摄食的足够增加，体重变化不明显；青少年可摄食增加超过消耗，体重甚至可有适当的增加。

（1）能量代谢：过多的甲状腺素促进能量代谢和生热，因而甲亢患者的基础代谢率增高，食欲亢进，基础体温偶尔升高。过去一直认为甲状腺素的产热作用与线粒体中氧化磷酸化脱偶联有关，但研究表明 T_3 浓度相当高时才能发生脱偶联。近来的研究又发现，甲状腺素使细胞膜上 Na^+-K^+-ATP 酶活性增强，并促使耗氧和产热增加，因而认为甲状腺素的产热作用是通过 Na^+-K^+-ATP 酶活性增加而实现的。

（2）糖代谢：甲状腺素一方面增加周围组织中糖的消耗，另一方面又促进糖的异生。口服糖耐量试验显示峰值增高。患者一般空腹血糖和胰岛素水平正常，而餐后血糖和胰岛素水平可高于正常人。这种餐后血糖水平升高及胰岛素水平升高共存现象表明，甲亢患者体内存在胰岛素抵抗。甲亢时胰岛素抵抗的出现可能是胰岛素受体减少，或胰岛素受体降调节作用，使患者胰岛素受体与胰岛素亲和力下降，两者结合减少，增加了胰岛素抵抗。甲亢患者外周组织对胰岛素的敏感性正常或稍有降低，而肝脏对胰岛素敏感性降低更明显，肝糖异生可能增强。此外，甲亢与妊娠、库欣综合征一样，可发生胰岛素分泌相对不足。对于那些原有糖尿病的患者，胰岛素的代谢加速，对外源性胰岛素的需要量将会增加。

（3）脂肪代谢：甲亢时，胆固醇和甘油三酯的合成与分解均加快，但分解大于合成，于是胆固醇和甘油三酯水平可偏低，而游离脂肪酸和甘油水平偏高。脂肪组织的减少与瘦素水平下降相关。脂肪分解增加，游离脂肪酸的氧化增强，导致酮体生成增加。甲亢时胆固醇的清除大于合成，可能是低密度脂蛋白受体增加的结果。因此，常可以发现血清总胆固醇与低密度脂蛋白胆固醇的浓度呈中度降低；血清高密度脂蛋白与脂蛋白α的浓度一般也下降。血清甘油三酯的浓度可正常或偏低。肝脂酶的活性增加，而脂蛋白脂酶的活性通常正常。

（4）蛋白质代谢：甲亢时蛋白质的合成和分解都增强，而以分解增强占优势，引起组织蛋白分解，氮负平衡，体重下降，肌肉消耗，轻度低蛋白血症。总体结果是过度的蛋白质分解代谢，引起肌肉的消耗，从而导致负氮平衡及尿酸水平的升高。肝脏合成的蛋白质，如白蛋白、TBG 及其他转运蛋白的血清水平多正常或轻度降低。由于受甲状腺激素的刺激，甲亢患者血清性激素结合球蛋白水平增高；内皮起源的血清蛋白如纤维结合素（fibronectin）、冯威布兰特因子（von Willebrand 因子）及血管紧张素相关酶的浓度也增高。

（5）水、电解质代谢：甲亢时由于心排血量增加和外周血管阻力降低，肾内血管扩张，肾血流量和肾小球滤过率增加。肾内内源性缩血管物质内皮素含量降低也是肾内血管扩张的一个因素。由于肾小球滤过率增加，总尿蛋白排泄率可增多。部分甲亢患者常诉口干、多饮，24 h 尿量增多，甚至可达 3～4 L。甲亢患者水代谢异常并不多见，多尿并非由于溶质排出增多或渗透性利尿，而是由于渴感增加，多饮的结果。渴感增加是由于对热敏感、躯体及精神调节不稳定引起。尽管肾血流、肾小球滤过率、肾小管重吸收与分泌增加，血电解质浓度基本正常。血浆容量增加，血清心钠素水平增加，醛固酮水平降低。肾素、醛固酮及肾脏对限钠与容量过度的反应正常。在发生脱水及使用抗利尿激素后，可出现尿浓缩功能障碍。

少数患者可出现眼眶周围、手、足、踝、骶骨部凹陷性水肿，这是因为甲亢时有效动脉血容量减少，肾脏通过增加潴钠潴水以适应这一变化，致使血容量和静脉压都增加。患者如存在甲亢性心脏病或其他器质性心脏病，心脏负荷加重，心功能失代偿时可加重水肿。此外，甲亢患者可因营养障碍，伴低蛋白血症，而引起水肿。

约 1/3 的甲亢患者血清镁水平偏低，虽然患者尿镁排泄增加，但镁的代谢维持平衡。甲亢患者体内可交换镁增加，说明细胞摄取镁增多。研究表明低血镁的严重程度与甲亢的严重程度一致，镁代谢的异常很少有临床重要性，但可能与淡漠型甲亢的某些表现有关。

（6）药物代谢：甲亢患者，由于某些药物如地高辛、普萘洛尔等的分解与清除加快，故所需的剂量可能较大。相反，甲亢者所需华法林的剂量较小，这是由于维生素 K 依赖的凝血因子及与血浆结合的华法林的清除率降低所致。对于甲巯咪唑及 PTU 的代谢清除是正常的。

（十二）内分泌系统

1. 垂体激素的分泌·甲亢患儿的线性生长可能加速。成人的 24 h 平均生长激素（GH）水平及分泌的速率均可能增加；血清 GH 对生长激素释放激素及其他刺激因子（如胰岛素诱导的低血糖）的反应正常，但严重甲亢患者则可降低，提示由于能量代谢异常及 GH 清除加速，导致垂体 GH 储备不足。

此外,高血糖对 GH 的抑制不完全,反映长期热量不足。不同的研究报道的血清胰岛素样生长因子的浓度或高,或低,或正常,这可能与实验方法不同、患者营养状况不同及控制目标不同有关。血清催乳素水平正常或轻度降低。

2. 肾上腺功能·甲亢患者由于全身代谢亢进,皮质醇代谢及清除加速,由于 11-羟类固醇脱氢酶活性增加,11-羟基向酮基氧化增加,皮质醇加速失活,这些变化引起 ACTH 分泌增加,皮质醇分泌速率增高,尿皮质醇及尿 17-羟皮质类固醇排量可正常或轻度增高,但血浆皮质醇正常,血皮质醇结合球蛋白正常。基础垂体-肾上腺功能是正常的,表现为血浆皮质醇浓度正常,对胰岛素诱导低血糖的反应正常。但在甲亢进展期,由于皮质醇的清除速率加快,患者的肾上腺素皮质一直处于高负荷状态,久病且甲亢未能理想控制的患者肾上腺皮质的储备功能下降,机体如遇大的应激,可出现皮质功能不足的状态,这是甲亢危象发生的原因之一。

肾上腺素与去甲肾上腺素的血清浓度与分泌速率是正常的。甲亢时,由于甲状腺素可通过增加腺苷酸环化酶的合成或其他途径增加儿茶酚胺的作用,故甲亢的许多临床表现与肾上腺素活性增加有关,使用β受体阻滞剂,可改善这种临床症状。

醛固酮转换率增加,但血醛固酮水平正常。血浆肾素活性增加,但对血管紧张素 II 的敏感性降低。

3. 性腺功能·儿童甲亢患者尽管线性生长及骨骼生长加速,但可有性发育延迟。甲亢妇女可有月经紊乱,主要表现为周期延长或缩短,经量减少,或可发生闭经。生育率下降,即使怀孕,流产的危险性亦增加。甲亢妇女妊娠机会减少与甲状腺功能状态无明显相关,而自身抗体的存在被认为是预测流产的易感标志。

某些甲亢患者以无排卵性月经周期为主并伴月经稀少,可能由于在月经周期中期,LH 峰值低于正常。另一些患者则通过存在分泌期子宫内膜证实有排卵。文献报道育龄期甲亢妇女,血浆基础 LH 和 FSH 水平正常,但对 GnRH 的反应增加。

由于性激素结合球蛋白的浓度增高,总睾酮、双氢睾酮(DHT)和雌二醇水平升高,但游离性激素水平降低或处于正常低限。结合状态的性激素使睾酮和 DHT 的代谢清除率降低。但雌二醇的代谢清除率正常,提示激素的组织代谢增加。

雄烯二酮向睾酮、雌酮向雌二醇和睾酮向 DHT 转化率增加。雄激素向雌激素的转化率增加可致甲亢男性患者发生男性乳房发育及勃起功能障碍。女子月经紊乱的机制可能是甲状腺素影响 GnRH 的信号转导,干扰了 LH/FSH 脉冲频率和振幅。

4. 骨-甲状旁腺-维生素 D·甲亢通过直接刺激破骨细胞的骨吸收作用,从而使骨质丢失。骨形成继发性增加,但仍低于骨的吸收。代表骨形成的指标如血清骨钙素、骨特异性碱性磷酸酶,以及代表骨吸收的指标如尿吡啶酚及尿脱氧吡啶酚的排泄均增加。皮质骨及小梁骨的密度可能降低,而经抗甲状腺药物治疗后,甲状腺功能正常或接近正常情况下,骨密度会增高。在老年妇女中,正患或曾患过甲亢是发生髋关节骨折的危险因素。甲状腺素诱导的骨丢失可以通过给予二膦酸盐来预防。

偶尔有患者因为骨吸收增加而出现轻度的高钙血症。若高钙血症很严重,则需再考虑其他原因。血清磷水平多为正常的,过度的骨钙动员抑制了甲状旁腺素的分泌。因此,血清甲状旁腺素的水平降低,从而使血清 $1,25-(OH)_2-D_3$ 浓度下降,胃肠道钙吸收减少。血清 $25-OH-D_3$ 的浓度通常正常,但在有显著的营养缺陷及脂肪泻时可能降低。

六、病程演进

未经治疗的甲亢患者,病程演进可有不同的情况:① 自发性缓解,这类患者大多病情轻,甲状腺肿和突眼都轻微,其中少数患者以后可再复发。② 波动性进展,时轻时重,呈慢性病程。③ 病情逐渐加重,终可因某种并发症而死亡。总体来说,男性患者的病情较女性为重。

经过适当的治疗后,病情多能控制。用放射性碘或手术治疗的患者中,部分发生永久性甲状腺功能减退症。有少数药物治疗的患者自发地发展到甲状腺功能减退症,这大概是由于患者同时合并慢性甲状腺炎,甲状腺逐渐被破坏。

七、实验室检查

甲亢的生化检查特点是血清总的及游离的 T_3、T_4 水平升高,血清 TSH 水平降低。甲亢的临床严重程度与测定的激素水平变化相关性较差,故在评判甲亢的严重程度时,应以临床表现为主。

(一) 血清 TSH 浓度

早期 TSH 放射免疫测定由于敏感性不高,不能满意地将正常低值与低于正常的 TSH 测值区分开来,故用于甲亢的诊断意义不大。采用第三代免疫放射技术测定 sTSH,敏感性和特异性极大提高,可测出 <0.01 mIU/L 的 TSH 水平,能将正常人的最低浓度与甲亢患者的低浓度区分开来,为甲亢的诊断提供了手段(目前 sTSH 检测已取代以往 TSH 检测,以下 TSH 即指 sTSH)。例如,以上提到的 TBG、T_3 Ab、T_4 Ab 干扰 T_3、T_4 测定时,均可借助 T_3、T_4 增高和 TSH 降低得到正确诊断。另外,亚临床型甲亢的诊断 TSH 降低是较 FT_3、FT_4 更敏感的指标,若进一步行 TRH 兴奋试验,TSH 不被兴奋,则更支持亚临床型甲亢的诊断。TSH 对突眼的鉴别诊断尤为重要,特别是突眼出现在甲亢前的患者,血清甲状腺激素的水平可无任何变化,如若 TSH 浓度降低,高度提示为甲状腺相关眼病;若 TRH 兴奋后,TSH 无升高反应,则甲状腺相关眼病可以确诊。

几乎所有甲亢及亚临床甲亢患者,血清 TSH 浓度都降低。临床型甲亢患者,TSH 水平一般较亚临床型患者更低。某些非甲状腺疾病或中枢性甲状腺功能减退患者,TSH 水平也可降低,但血清 T_3、T_4 浓度也低。TSH 依赖的甲亢或全身甲状腺素抵抗患者,血清 T_4 水平升高,同时 TSH 水平正常或升高。

(二) 血清 T_4 及 T_3 水平

大多数甲亢患者,血清总 T_4(TT_4)及游离 T_4(FT_4)水平与总 T_3(TT_3)和游离 T_3(FT_3)水平增高。由于许多其他疾病也可出现血清 TT_4 及 TT_3 水平的增高,所以诊断时应以游离激素水平为准。由于家族性异常白蛋白血症所致高甲状腺素血症,全身甲状腺素抵抗、垂体 TSH 瘤或某些重症非甲状腺疾病患者（低 T_3 综合征），也可有游离 T_4 的增高，需注意鉴别。大多数甲亢患者血 T_3、T_4 水平的升高较一致，在青少年患者中，T_3 水平升高的程度较 T_4 升高更明显。测定 T_3 水平有助于与 T_4 水平正常的甲亢患者（T_3 型甲亢）鉴别。在 T_4 水平相近的甲亢患者中，甲状腺高分泌患者的 T_3 水平较甲状腺炎致甲状腺毒症者高，由于前者是甲状腺内合成 T_3 增加，后者则因甲状腺及外周的脱碘酶活性没有增加。某些服用 T_3 或干甲状腺素片的患者，T_3 水平可能增高。相反，有些甲亢患者特别是年长的患者，仅有 T_4 增高而 T_3 水平正常（T_4 型甲亢）。非甲状腺疾病或药物（如乙胺碘呋酮）可引起甲状腺外 T_4 向 T_3 转化障碍，患者甲状腺外 T_3 生成障碍。在其他非甲状腺疾病患者中，血清 T_4 可正常或稍增高，T_3 水平可正常或降低，但在疾病恢复后，两者皆可恢复正常。

（三）甲状腺摄碘率（RAIU）及核素显像

大多数甲亢患者由于甲状腺功能亢进，其摄碘率增高。而亚急性甲状腺炎、无痛性甲状腺炎及外源性甲状腺毒症患者，甲状腺摄碘率降低。GD 依据血清 TSH 水平降低，FT_4 和 FT_3 水平增高，TRAb 阳性即可确诊，RAIU 并非必需。目前 RAIU 主要被用来鉴别 GD 与无痛性甲状腺炎、亚急性甲状腺炎，或被用来作为隐瞒服用外源性甲状腺素所致甲状腺毒症的诊断（表 4 - 10 - 3）。

表 4 - 10 - 3　根据 TSH 和 RAIU 的甲状腺毒症的鉴别

TSH、RAIU	疾　　病
低 TSH，高 RAIU	Graves 病 毒性多结节性甲状腺肿、毒性腺瘤 绒毛膜促性腺激素诱发： 　妊娠期甲亢 　妊娠期生理性甲亢 　TSH 受体突变所致家族性妊娠期甲亢、滋养细胞肿瘤 与 TSH 受体或 G 蛋白突变相关的遗传性非免疫性甲亢
低 TSH，低 RAIU	碘引起的甲亢（Jod - Basedow 效应） 　胺碘酮相关的甲亢因碘化物释放过多 卵巢甲状腺肿 转移性功能性甲状腺癌 甲状腺炎 　自身免疫：淋巴细胞性甲状腺炎（寂静性甲状腺炎、无痛性甲状腺炎、产后甲状腺炎）、桥本病的亚急性加重、亚急性甲状腺炎 　药物诱发：胺碘酮、锂、干扰素 α、IL - 2、GM - CSF 外源性甲状腺激素 　医源性过度补充、人为甲状腺毒症、摄入含甲状腺激素的天然产物
正常或高 TSH	垂体 TSH 分泌瘤 垂体甲状腺激素抵抗

甲状腺核素扫描对于鉴别是甲状腺腺瘤还是毒性多结节性甲状腺肿引起的甲亢有帮助。对于弥漫性甲状腺肿的患者，该方法所能提供的信息并不多于甲状腺的仔细触诊。

（四）TSH 受体抗体（TRAb）及其他甲状腺抗体

TRAb 的测定结果并不能反映甲状腺功能。若结果为阳性，则可以肯定 GD 是引起甲亢的病因。

TRAb 测定有重要的临床意义。未经治疗的 GD 患者，

TRAb 检测的阳性率可达 90％以上。TRAb 仅存在于自身免疫性甲状腺疾病中，而其他甲状腺病或单纯性甲状腺肿大患者的血清检测不到 TRAb，因此 TRAb 测定可作为甲亢和甲状腺功能减退病因诊断的重要参考指标，并有助于突眼的鉴别诊断。

甲亢缓解停药时，TRAb 水平与 GD 的复发和缓解密切相关。研究表明，TRAb 阳性的 GD 甲亢患者停药后复发率高于 TRAb 阴性者；GD 缓解后，TRAb 随甲亢的复发而增高；停药时 TRAb 阳性且水平仍较高时，甲亢复发的可能性较大，水平越高，复发的时间越早。因此，TRAb 可作为停药指征及复发的预测指标。

抗甲状腺过氧化物酶抗体（TPOAb）和抗甲状腺球蛋白抗体（TgAb）是甲状腺自身免疫性疾病的敏感指标，甲亢患者有高浓度的 TPOAb 和（或）TgAb 强烈提示患者为自身免疫性甲状腺疾病，若无条件测定 TRAb，可协助诊断 GD。此外，GD 患者血 TPOAb 和（或）TgAb 水平居高不下，提示可能同时伴发桥本甲状腺炎。

（五）TRH 兴奋试验

正常个体中，静脉给予 TRH 后，血清 TSH 浓度升高。甲亢患者，由于过多甲状腺激素抑制了 TSH 的分泌，使得 TSH 对 TRH 的反应低下或无反应。这是判断垂体 TSH 受抑制的敏感指标，但其诊断价值并不优于基础 TSH 测值的降低。

（六）甲亢实验室诊断总结

对怀疑甲亢的患者，首先测定 TSH 及 FT_4 水平。若 FT_4 水平高而 TSH 水平低，则诊断成立，无须进一步检查；若 FT_4 浓度正常，TSH 浓度低，则可能存在 T_3 型甲亢或亚临床甲亢，需测 FT_3 水平进一步确诊。若血清 FT_4 水平升高而 TSH 水平正常或增高，提示可能存在家族性异常白蛋白血症伴高甲状腺素血症、TSH 依赖性甲亢或全身甲状腺素抵抗，这些情况皆少见。TSH 依赖性甲亢是由于 TSH 高分泌导致甲亢。家族性异常白蛋白血症伴高甲状腺素血症患者的甲状腺功能正常，若发现其家族中其他成员也有正常的 T_3 水平，T_4 水平升高，TSH 水平正常，低的 THBR（用标记的 T_4 代替标记的 T_3），则可确诊。

甲亢患者也可有许多其他的生理、生化、血清学异常。部分是由于过多的甲状腺素作用于组织引起，其他的则反映引起甲亢的各种病因。反映组织对甲状腺素反应的最敏感的检测是测定心率、心肌收缩力及血清性激素结合球蛋白水平。

八、诊断步骤

1. 诊断·凡临床上有高代谢及循环、神经、消化等系统功能亢进的表现，尤其有甲状腺肿和突眼者，要考虑甲亢的可能。需进行完整详细的病史采集及全面体检。

2. 辅助检查

（1）常规检测血 TT_3、TT_4、FT_3、FT_4、TSH。

（2）对临床表现和生化检查不典型的病例，应测定甲状腺摄 [131]I 率，必要时行 TRH 兴奋试验或 T_3 抑制试验。

（3）明显甲亢表现者，测定血 TRAb、TPOAb、TgAb、肝功能和血常规。

（4）甲状腺有结节者，可做甲状腺 B 超和（或）甲状腺核素显像。

（5）有气管受压迫表现的患者，或怀疑胸骨后甲状腺肿的患者，需做颈部正侧位 X 线摄片及食管吞钡检查，必要时做颈部及上纵隔 CT 检查。

（6）怀疑亚急性甲状腺炎引起的甲状腺毒症，应尽早行甲状腺摄[131]I 率检查、红细胞沉降率和 C 反应蛋白测定、甲状腺穿刺细胞学检查。对临床拟诊甲亢的患者应在生化诊断及甲亢原因明确之后开始抗甲状腺药物治疗。患者在诊断性检测期间可用 β 受体阻滞剂以减轻临床症状。

九、治 疗

甲亢理想的治疗目标是去除病因，从而使甲亢症状消失，垂体-甲状腺轴功能恢复正常。目前甲亢的治疗仍以抗甲状腺药物（ATD）、放射性碘（[131]I）和手术治疗这三种方法为主，目的在于减少甲状腺素的合成，改善甲亢的症状与体征，而针对甲亢病因（抑制 TRAb 及纠正自身免疫紊乱）的治疗尚缺乏有效的根治手段。GD 甲亢的治疗如下。

（一）一般治疗

甲亢确诊后，应对患者说明本病可以治愈，以提高患者的信心并争取患者在治疗中的配合。告知患者忌碘饮食，多进食高热量、高蛋白质、富含维生素的食品。告诫吸烟对疾病发生及治疗的危害，并劝告吸烟者戒烟。嘱患者调节情绪，注意休息，避免过强体力活动。必要时应用小剂量镇静剂，交感神经阻滞剂帮助患者改善焦虑等症状。

（二）药物治疗

1. 抗甲状腺药物（ATD） 最主要的抗甲状腺药物为硫脲衍生物，目前应用的有：① 丙硫氧嘧啶（6-丙基-2-硫脲嘧啶，PTU）；② 甲巯咪唑（1-甲基-2-巯基咪唑，MMI）；③ 卡比马唑（CBZ）在肝脏脱羧成 MMI 发挥作用，10 mg CBZ 代谢为 6 mg MMI。目前国内主要使用甲巯咪唑和丙基硫氧嘧啶。

（1）作用机制：硫脲类药物可逆浓度梯度主动在甲状腺中浓聚。药物在甲状腺内通过抑制过氧化物酶减少碘离子氧化/有机化；阻止甲状腺球蛋白中酪氨酸残基碘化合成 1 碘酪氨酸和 2 碘酪氨酸，并抑制碘化酪氨酸的偶联（T₃ 和 T₄ 合成的重要步骤），从而抑制甲状腺激素的合成；抑制甲状腺球蛋白的合成和滤泡生长。PTU 可以通过抑制 1 型脱碘酶从而阻断 T₄ 在甲状腺内和外周组织中转变为 T₃，但 MMI 和 CBZ 没有这种作用。硫脲类药物不影响甲状腺的摄碘功能，也不影响已合成的甲状腺素的释放。

硫脲类抗甲状腺药物可能具有免疫抑制作用。服用抗甲状腺药物的患者，血清 TRAb 的浓度随着甲亢的控制及用药时间的延长而下降，其他免疫分子，如细胞黏附分子、可溶性 IL-2 及 IL-6 受体浓度也下降。这种作用可能发生在药物集中的甲状腺内，对甲状腺细胞的作用降低了甲状腺抗原的表达，减少了前列腺素和细胞因子的释放。硫脲类药物还可以抑制 T 细胞、B 细胞，尤其是抗原呈递细胞中氧自由基生成，从而导致抗原呈递下降。有研究表明，抗甲状腺药物能诱导甲状腺内淋巴细胞的凋亡，以及 HLA Ⅱ 类基因表达的下降。某些研究还观察到在抗甲状腺药物治疗期间，血循环中

T 抑制细胞的数量增加，而 T 辅助细胞、自然杀伤细胞和甲状腺内活化 T 细胞的数量减少。

对抗甲状腺药物的免疫抑制作用仍有争议，有认为控制甲亢本身可能具有有益的免疫抑制作用，一是可降低甲状腺特异性自身免疫；二是甲状腺功能亢进的改善，可使失调的免疫状态恢复正常。

（2）临床药理学：甲巯咪唑（MMI）和丙硫氧嘧啶（PTU）都可在胃肠道被快速吸收，生物利用度高，血清峰浓度见于服药后 1～2 h。MMI 的血浆半衰期为 6 h，而 PTU 仅为 1.5 h。两种药都聚集在甲状腺内，特别是 MMI 在甲状腺内持续高浓度的时间比血清中要长得多，因此药物的血浆浓度与抗甲状腺作用几乎不相关。PTU 抑制甲状腺素合成的作用可持续 12～24 h，而 MMI 作用持续时间超过 24 h。MMI 可以每日给药 1 次；PTU 通常需要每日给药 2～3 次。两种药物与血浆蛋白的结合力大不相同。MMI 在血浆中基本呈游离状态，而 PTU 80％～90％与白蛋白结合。MMI 和 PTU 均经肾脏排泄，儿童、老年人或肾功能受损的患者应在严密监测下对剂量进行个体化调整，剂量尽可能低。肝病患者 MMI 的清除率可能下降，给药剂量也应尽可能低，并应严密监测患者的肝功能。减少碘摄入会增加患者对药物的治疗反应，而碘摄入过多或甲状腺内碘储备充足时，则药物的疗效降低。

（3）应用范围及指征：硫脲类药物治疗甲亢有以下优点：① 疗效肯定，对绝大多数患者有效；② 不损害甲状腺及周围组织，不引起持久性甲状腺功能减退症；③ 比较安全，严重并发症（粒细胞缺乏症、肝损害）的发生率不高，提高警惕，密切观察，可降低并发症的发生率；④ 某些特殊情况，如合并妊娠时可以应用；⑤ 方便，价廉，不需要特殊设备和条件。

硫脲类药物的主要不足之处是，如作为甲亢的决定性治疗方法，疗程很长，至少需 1 年以上，即使如此，停药后复发率仍较高。

硫脲类药物在甲亢中的应用范围包括：① 作为甲亢的决定性治疗；② 作为甲状腺次全切除术的术前准备，常与碘剂合用；③ 作为放射性碘治疗的辅助治疗。

作为甲亢的决定性治疗，抗甲状腺药物的指征如下：① 青少年及儿童甲亢患者；② 病情较轻，疗程较短，甲状腺肿大程度较轻者；③ 患甲亢的孕妇；④ 甲状腺次全切除后复发，又不适于用放射性碘治疗者；⑤ 甲亢伴严重突眼者，可先试用小剂量抗甲状腺药物；⑥ 甲亢伴心脏病、出血性疾病、不适于放射性碘或手术治疗者。

对于病情中等或较重，甲状腺肿中等大小，无明显结节，无压迫症状的患者，三种治疗方法（长期服用 ATD、甲状腺次全切除、[131]I 治疗）都可应用，应根据医疗条件、患者的具体情况及个人偏好选择治疗方法。可先试用抗甲状腺药物一个时期，再根据疗效继续服药或是改用手术或[131]I 治疗（见后）。

以下情况不适于用抗甲状腺药物作为决定性治疗：① 对药物有过敏反应者；② 甲状腺肿大特别明显，药物治疗往往难以获得持久缓解，在用药过程中，甲状腺可能增大，引起压迫症状；③ 患者的条件难以长期服药，随访观察者；④ 毒性结节性甲状腺肿或单一毒性腺瘤引起的甲亢。

（4）剂量、疗程、疗效：ATD 的给药方案有两种，滴定法和阻断-替代法。

阻断-替代方法：处方足量 ATD 和添加 LT₄ 的治疗方法。对少数仅靠 ATD 治疗很难维持甲状腺功能正常的患者，采用"阻断-替代"治疗方案，一是解决剂量不足甲亢难以控制，又可避免剂量过大引起甲减，并可减少随访次数。二是设想 ATD 的免疫抑制作用可能有助于减轻 GD 的自然病程。然而，诸多临床试验显示，大剂量 ATD 并不能改善自身免疫异常，只会增加药物副作用风险。因此，临床不推荐阻断-替代治疗作为常规治疗方案。

ATD 滴定方法：甲亢滴定法治疗，包括控制阶段、减量阶段和维持阶段。

控制阶段初始用药剂量应根据病情严重程度而定，症状严重，甲状腺肿大较明显，或结节性甲状腺肿患者，剂量宜较大；症状较轻，甲状腺肿大不显著者，剂量宜较小；合并妊娠者，剂量也宜较小。

MMI 的一般起始剂量为每日 15～30 mg（CBZ 15～40 mg/d），单次或分 2 次给药，PTU 一般起始剂量为每日 200～300 mg，分 2～3 次给药。MMI 与 PTU 的效价比为 10∶1（有报道 20∶1），很多患者用小剂量 MMI 就能控制病情。有指南建议（ATA）可根据 FT₄ 水平粗略估计起始每日 MMI 剂量：FT₄ 为正常值上限 1～1.5 倍，MMI 5～10 mg；FT₄ 为正常值上限 1.5～2 倍，MMI 10～20 mg；FT₄ 为正常值上限 2～3 倍，MMI 30～40 mg。这些粗略估计还应结合患者的症状、甲状腺体积大小和 T₃ 水平等情况确定起始剂量。在一项随机分组临床研究中，MMI 10 mg/d 组治疗 6 周，85% 的患者 T₄ 和 T₃ 水平恢复正常；40 mg/d 组治疗 6 周，92% 的患者恢复正常。使用 PTU，因其作用时间较短，每日剂量应分次服用；严重甲亢需要大量时，PTU 应每隔 4～6 h 给予 1 次。虽然 PTU 与 MMI 不同的是，PTU 具有抑制 T₄ 向 T₃ 转化的额外作用，但在通常剂量下单独使用这两种药物，起效时间似乎没有太大差异。这是因为 PTU 的甲状腺内和甲状腺外抑制 T₄ 转化为 T₃ 的效应在剂量 >600 mg/d 时更明显。这种效应在急性重症甲亢（甲亢危象）的治疗中可能是有利的。

由于 ATD 仅能部分抑制甲状腺激素的合成，而不抑制甲状腺激素的释放，因此开始用药后需等待甲状腺内原已合成的甲状腺激素逐渐释放耗尽，才能起效。开始 ATD 治疗后，患者应每 4 周随访并检测甲状腺功能 1 次。症状开始好转一般需要 2～4 周，此时心悸、多汗及紧张情绪减少，体力和体重增加；代谢恢复正常往往需要 4～8 周或更久，此时 ATD 治疗进入减量阶段。

ATD 治疗 4～12 周后，大多数患者的甲状腺功能有相当程度的改善或达到正常，ATD 逐渐减量，最终达到较小的维持剂量而使甲状腺功能保持正常。维持剂量因人而异，MMI 每日 2.5～10 mg 或 PTU 每日 50～100 mg。如果用药剂量过大或减量不当，则有可能发生医源性甲状腺功能减退或甲状腺肿大。但若给药不足，又可导致甲亢持续不缓解。治疗 3～6 个月后，随访间隔可以延长至每 2～3 个月 1 次或更长，ATD 的总疗程 18 个月至 2 年。

在治疗的最初几个月内，应以血清 FT₃、FT₄ 作为治疗的评估指标，因为此时尽管血清 FT₃、FT₄ 水平已恢复正常，甚至 FT₄ 低于正常时，血清 TSH 水平仍可处于抑制状态达数周至数月，取决于先前 TSH 水平受抑制的程度。待 TSH 抑制

状态解除后，方可以血清 TSH 水平作为评估指标。有些患者的血清 FT₄ 水平已经正常或甚至低于正常，但 FT₃ 水平仍然升高，这通常是由于甲状腺内碘缺乏和 GD 患者的甲状腺球蛋白中 T₃/T₄ 值升高所致，提示患者的甲亢并未控制，需要增加而不是减少 ATD 的剂量。

影响开始治疗到症状控制所需时间的因素：① 甲状腺内原有激素的储存量；② 甲状腺分泌率；③ 甲亢的严重程度；④ 甲状腺激素合成被抑制的程度，取决于药物剂量的大小。用药时间已久而甲亢症状仍未控制的因素：① 巨大结节性甲状腺肿，腺体内原有大量激素储存；② 患者事先服过碘剂或含碘丰富的药物，碘可抑制甲状腺激素的释放致甲状腺内激素储存量多；③ 患者依从性差，未按医嘱定时定量服药；④ 高滴度 TSHR 刺激性抗体；⑤ 用药剂量不足。为了避免甲亢长期得不到控制，除非作为手术前准备，不应随便给甲亢患者使用含碘药物或碘造影剂。应详细告知患者定时、定量服药的重要性；可采取单次给药使治疗简单化，以提高患者的依从性。对甲状腺肿大特别明显者、TSHR 刺激性抗体水平居高不下者，必要时需增加 ATD 剂量，PTU 每日 600 mg 或更多，MMI 每日 40 mg 或更多。但剂量愈大，药物的毒副作用愈大，更需严密观察。这类患者通过加大药物剂量虽可恢复甲状腺功能正常，但很难维持长期缓解，往往需要改用 ¹³¹I 治疗或手术治疗。

治疗过程中观察甲状腺的变化。治疗最初数周，甲状腺多无明显变化，经过数月治疗后，30%～50% 患者的甲状腺逐渐缩小，血管杂音逐渐减轻至消失。若发现患者在治疗过程中甲状腺逐渐增大，有两种不同情况需鉴别：① ATD 剂量过大，患者已发生甲状腺功能减退，血 T₃、T₄ 水平降低，垂体分泌 TSH 增多，刺激甲状腺细胞增生致甲状腺肿大。甲状腺增大往往很快，在 2～3 周可增大 1～2 倍，伴血管杂音和震颤。对此种情况应减少 ATD 用量，或合用甲状腺素制剂，甲状腺功能减退纠正后甲状腺可渐缩小。为避免治程中甲状腺增大，可在 T₃、T₄ 趋于正常时即合用甲状腺素制剂。② 甲亢未得到控制，患者甲亢症状仍较明显，对此需增加 ATD 剂量。这类患者的病情往往较为严重，需大剂量 ATD 才能控制病情。

治疗过程中观察突眼的变化。在 ATD 治疗过程中，多数轻度或中度突眼的患者突眼逐渐减轻。有部分患者突眼加重，可能与 ATD 剂量过大，血甲状腺激素水平下降过快有关。有些 ATD 合用 LT₄ 治疗的患者，在停用 LT₄ 后突眼加重。因此，对明显突眼患者，ATD 剂量宜偏小，控制甲亢症状不能过急。为避免突眼加重和甲状腺肿大，在 ATD 治疗甲状腺肿大，以及原有明显突眼或突眼有加重倾向的患者时宜合用 LT₄。

以 ATD 作为甲亢决定性治疗，疗程至少 1～2 年，停药后仍约有半数患者复发，这是因为硫脲类药物只抑制甲状腺激素的合成，而不破坏甲状腺组织，同时对病因的直接治疗作用尚未肯定。为了提高缓解率，减少复发，在治疗前应选择合适的病例，在治程中判断对治疗的反应，以决定是否继续 ATD 治疗。在治疗 6～12 个月后，可根据下述对治疗的反应，判断患者长期服药后是否能获得持久缓解：

1）治疗效果：如疗效好，奏效快，在 6 个月内症状完全缓

解,药物维持剂量小,如 MMI 2.5～5 mg/d,为有利因素。

2) 甲状腺变化:如甲状腺逐渐缩小,血管杂音消失,为有利因素。

3) 突眼变化:如突眼逐渐减轻,为有利因素。

4) TSH 的变化:治疗过程中血清 FT$_4$ 和 FT$_3$ 水平正常,TSH 水平也恢复正常的患者,为有利因素。

5) TSH 受体抗体的变化:TSH 受体抗体水平逐渐降低,为有利因素。

如在 ATD 治疗 6～12 个月后,患者对 ATD 的需要量仍较大,如 MMI 每日 20 mg 以上;甲状腺仍明显肿大,并有血管杂音;TSH 受体抗体水平仍高于正常;血清 FT$_4$ 和 FT$_3$ 水平正常,但 TSH 持续低于正常的患者,则停药后复发的可能性大,需考虑改用[131]I 治疗或手术治疗。如有其他因素不适于[131]I 治疗或手术治疗,或经解释后患者仍不愿意接受[131]I 或手术治疗,则需延长 ATD 疗程至数年,以长期控制病情。

ATD 治疗满 1.5～2 年后,如符合上述情况(主要根据临床判断),可试行停药,继续观察。停药后仍需避免精神创伤、过度紧张、感染、妊娠等诱发因素,不可服碘剂或大量含碘丰富的药物和食物。患者应在停药后每 6～8 周进行复查,若甲亢不复发,复查频率可以减少。复发通常发生在停药后的最初 3～6 个月。此后,复发率下降,在 1～2 年后达到平台状态,总复发率为 50%～60%。复发的患者如再用 ATD 治疗,病情仍可得到控制,但以后仍有复发的可能,故宜改用[131]I 或手术治疗。如有其他因素不宜作手术或[131]I 治疗,则需长期用 ATD 维持,以避免复发。病情缓解后的患者需要终身随访,因为其中一些患者在数十年后可能发生自发性甲状腺功能减退症。

(5) 抗甲状腺药物的不良反应:大多轻微,但少数不良反应相当严重甚至危及生命。MMI 的不良反应与剂量相关,而PTU 的不良反应与剂量关系不大。

1) 一般不良反应:文献报道,大约 5% 的患者发生轻微不良反应,包括皮肤荨麻疹或斑疹、发热、关节/肌肉疼痛和胃肠道症状、味觉异常和少见的涎腺炎,MMI 和 PTU 的发生率相同。轻微皮肤过敏反应(荨麻疹或黄斑性皮疹),在继续用药的同时增加抗组胺药物后皮肤过敏反应多可得到缓解;若不能缓解,患者可改用另一种 ATD,但 30%～50% 的患者可能存在两种药物的交叉反应。对严重过敏反应的患者不建议更换药物,应放弃 ATD 治疗,采用[131]I 治疗。当出现关节痛时,即使轻微反应,也应立即停止药物治疗,以防发生严重的暂时性游走性多关节炎(称为"抗甲状腺关节炎综合征")的前兆。

2) 粒细胞缺乏:粒细胞缺乏症(粒细胞绝对计数<500/mm^3)是 ATD 治疗中严重的不良反应。发生率为 0.3%～0.7%。粒细胞减少症(粒细胞计数<1 500/mm^3)可见于ATD 治疗的患者和 GD 未治疗的患者,因此在开始治疗之前,必须获得患者基线白细胞分类计数进行鉴别。大组研究中,接受 PTU 和 MMI 治疗的患者粒细胞缺乏症的发生率分别为 0.37% 和 0.35%。出现粒细胞缺乏症,PTU 平均剂量为 217 mg/d,MMI 平均剂量为 25 mg/d。

大多数粒细胞缺乏症的病例发生在 ATD 治疗最初 90 日内,此期间建议每周常规监测患者的全血细胞分类计数。但在开始治疗后 1 年或数年仍可发生。老年患者发生粒细胞缺乏症的危险性及死亡率较高。有些患者在初次治疗时未发生粒细胞减少或缺乏,但病情复发再次接受相同 ATD 治疗时,仍可发生粒细胞减少或缺乏。必须告知所有患者,一旦出现发热或咽痛,必须立即停止 ATD 治疗,与医师取得联系并急查粒细胞计数。如果粒细胞<500/mm^3,立即停药住院治疗;粒细胞<1 000/mm^3 立即停药并给予升高白细胞药物;粒细胞>1 000/mm^3 但<1 500/mm^3,合用升高白细胞药物并密切监测。

粒细胞缺乏症一旦发生,患者必须立即停用 ATD,并收入院。发热和咽痛是粒细胞缺乏症的最常见症状,如果发热迅速伴有寒战,则要考虑脓毒血症,必须静脉使用广谱抗生素。此外,粒细胞集落刺激因子可以缩短粒细胞恢复时间,应及时使用。研究已经证实,PTU 与 MMI 存在致粒细胞缺乏的交叉反应,因此一旦发生粒细胞缺乏,禁忌使用替换 ATD。

3) 药物性肝损伤:肝脏毒性反应是 ATD 治疗的另一主要不良反应。该不良反应发生率为 0.1%～0.2%。PTU 与暴发性肝坏死有关,是药物相关性肝衰竭的第三大常见原因,占所有药物相关性肝移植的 10%。儿童比成人面临更大的风险。正是因为这个原因,2010 年美国 FDA 发布了关于使用PTU 的安全警告,提出不应将 PTU 作为成人或儿童甲亢治疗的一线药物。仍建议妊娠前 3 个月,甲亢危象时使用 PTU(抑制 T$_4$ 向 T$_3$ 转换),或用于对 MMI 轻度不良反应和不能或不愿意接受[131]I 或甲状腺手术治疗者。

PTU 的肝脏毒性反应为变态反应性肝炎伴肝细胞损伤,活检显示广泛性或灶性肝坏死。接受 PTU 治疗基线氨基转移酶水平正常的患者中,约 30% 发生氨基转移酶的暂时急性升高(范围达正常值上限的 1.1～6 倍)。此外,未接受治疗的甲亢患者也经常发生血清氨基转移酶升高,但这并不能预测PTU 治疗后是否发生氨基转移酶的进一步升高。

MMI 肝毒性反应多为典型的胆汁淤积性,但也可发生肝细胞性。胆汁淤积性的活检标本显示,肝细胞结构保留完好,有小管内胆汁淤积和轻度门静脉周围炎。停用药物后,患者可以完全恢复,但恢复过程缓慢。最近我国台湾的药物流行病学研究对 MMI 肝毒性通常为胆源性,而 PTU 肝毒性通常是肝细胞性的这一概念提出了质疑。在 71 379 例中位随访196 日的 ATD 新用户中,MMI 的非感染性肝炎的诊断率高于 PTU(分别为 0.25% 和 0.08%),而胆汁淤积则无差异(0.019% 和 0.016%)。PTU 治疗致肝衰竭较 MMI 更常见(0.048% 对 0.026%)。中国最近也报道了类似的发现,是否MMI 及 PTU 相关肝毒性不同类型的发生存在种族或地域的差别,还需积累病例及数据的再分析予以证实。

肝脏毒性反应多发生在 ATD 治疗 3 个月内。治疗包括立即停用 ATD,保肝治疗并准备应对可能发生的肝功能衰竭。

4) 血管炎:中性粒细胞胞质抗体(ANCA)阳性的血管炎是 ATD 治疗罕见的严重毒性反应,PTU 治疗比 MMI 治疗更常见。偶有患者发生药物性狼疮。与其他毒副反应多在用药早期发生不同,血管炎的发生风险似乎随着治疗时间的延长而增加,近年来 ANCA 阳性血管炎的报道增多,尤其是采用PTU 的亚洲患者。大多数患者都有核周型抗中性粒细胞胞质抗体,其中多为抗髓过氧化酶抗体。推测抗甲状腺药物,尤其是PTU,能与髓过氧化酶发生反应而形成促进自身免疫性炎症的活性介质。有文献报道,尽管多达40%服用PTU的患者出现ANCA阳性,但绝大多数患者并未出现临床血管炎。停药后,大多数患者的ANCA逐渐消失。

药物引起的ANCA阳性的血管炎的临床特征包括:急性肾衰竭、关节炎、皮肤溃疡、脉管炎性皮疹、上下呼吸道症状(包括鼻窦炎和咯血)。虽然该综合征通常可在停药后缓解,但严重病例可能需要大剂量糖皮质激素或环磷酰胺治疗,甚至少数患者需要短期血液透析治疗。某些GD患者治疗前抗中性粒细胞胞质抗体检查可能就为阳性,在既往接受过ATD治疗但目前已不再继续接受治疗的患者中,30%也出现该抗体阳性。这些现象的临床意义尚不清楚。

在MMI治疗患者中,可发生罕见的低血糖症,称为胰岛素自身免疫综合征。

鉴于ATD上述毒副反应,在开始ATD治疗前,应常规检测患者基线血细胞分析和肝功能,以帮助判断治疗后实验室测值的变化。因为未治疗的GD患者中性粒细胞计数<2 000/mm³是常见的,而肝酶异常也较常见。虽然没有证据表明中性粒细胞减少或肝功能异常的患者增加ATD并发症的风险,但基线中性粒细胞绝对值<1 000/mm³或肝脏转氨酶水平升高超过正常值上限5倍的患者应该认真考虑是否启动ATD治疗。对所有初始ATD治疗的甲亢患者应该被告知药物可能的副作用,当出现发痒的皮疹、黄疸、粪便无胆汁或深色尿、关节痛、腹痛、恶心、发热或咽炎必须停止用药,并与医师取得联系。对有任何严重副反应临床表现的患者,应放弃ATD治疗,改为¹³¹I或手术治疗。

2. 碘和含碘制剂 碘和含碘造影剂对甲亢有以下几方面的作用:① 抑制甲状腺激素的释放,这是碘治疗甲亢的主要作用。甲亢患者应用碘后,甲状腺内有机碘储存量增多,T_4的分泌率迅速减慢。碘通过抑制滤泡内胶质被甲状腺细胞摄取,抑制溶酶体内甲状腺球蛋白的水解,从而抑制甲状腺激素的释放。② 抑制甲状腺内碘化物的转运、氧化与有机化。这种作用只是暂时的现象,在治疗甲亢上所起的作用不大。③ 使功能亢进的甲状腺血液供应减少,有利于手术操作。由此可见,碘的作用方式与硫脲类药物不同,碘并不抑制甲状腺激素的合成,而是抑制甲状腺激素的释放。用碘治疗甲亢的优点是碘的作用较硫脲类药物更快,在需要紧急控制甲状腺激素的分泌时,用碘可迅速奏效。

碘治疗甲亢最大的局限性在于它的逃逸作用。当单独给碘时,血清T_3、T_4水平可下降50%~75%,2~3周后碘的作用往往消失,血清T_3、T_4水平又升高。因此,不推荐单独使用碘作为甲亢主要的治疗手段。碘治疗失效后,给改用其他治疗带来困难,因为碘治疗后,甲状腺内储存大量激素,如改用硫脲类药物治疗,奏效甚慢。碘治疗对甲状腺聚碘能力的抑制可持续数周或更久,因而影响¹³¹I的治疗。单用碘治疗停药后,甲亢可加重。由于上述的缺点,目前碘治疗甲亢只限于以下情况:① 甲状腺手术的术前准备;② 甲亢危象;③ 严重甲状腺心脏病或外科急症患者。如果在这些情况下使用碘,应同时使用大剂量硫脲类药物。

碘的最低生理需要量为100 μg/d,抑制甲亢所需碘的最

小剂量约为每日6 mg(5~10 mg)。正常血清碘浓度约为0.3 μg/100 ml,起抑制作用的血清碘浓度为20 μg/100 ml。饱和碘化钾溶液(SSKI)每毫升含碘化物750 mg,复方碘化钾溶液(Lugol碘液)每毫升含碘化物100 mg。因此,最多每日复方碘化钾溶液0.5~1 ml,分2~3次服用,或SSKI剂量,每次2~3滴,每日2~3次。在甲亢危象等紧急情况下,可用碘化钾溶液在24 h内缓慢静脉滴注。

碘的副作用不常见,一般不严重,可有皮疹、药热、结膜炎、鼻炎、涎腺炎,也可能发生动脉周围炎样损害、血栓性血小板减少性紫斑或类白血病样嗜酸性粒细胞增多症。涎腺炎随剂量减少而改善,添加柠檬/酸橙糖可增加唾液量;其他反应,应停止碘的应用。碘作为手术前准备,可以和硫脲类药物同用,但不可和过氯酸钾合用,否则作用将抵消。

3. 其他抗甲状腺药物

(1) 碳酸锂:与碘一样可抑制甲状腺激素的分泌,但与碘不同的是不干扰放射性碘的聚集。碳酸锂每次250 mg,每日3~4次的剂量可能有效。锂也可发生逃逸作用,因此其阻滞甲状腺激素分泌的效应往往随时间的推移而消失。碳酸锂不作为常规使用药物,主要用于不能耐受MMI或PTU、近期接触过碘不能¹³¹I治疗的患者控制甲亢。锂的另一个短期用途是作为放射性碘治疗的辅助药物,因为这种药物可减缓甲状腺中碘的释放,增加¹³¹I的疗效。

(2) 考来烯胺:可在胃肠道与T_3、T_4结合,降低两种激素的肠肝循环,可致甲状腺激素水平迅速下降,是GD甲亢患者有效且耐受良好的辅助治疗。甲巯咪唑联合考来烯胺可使甲亢患者T_3、T_4下降速度更快。

(3) 过氯酸钾:可抑制甲状腺对碘的聚集,从而使甲状腺内碘缺乏,减少合成甲状腺激素所需的原料,故也有治疗甲亢的作用。过氯酸盐400~1 000 mg/d,配合MMI治疗碘诱发的甲亢,尤其是服用胺碘酮诱发的甲亢患者较有效。值得注意的是,过氯酸钾不能与碘同时服用,因为碘可通过弥散作用进入甲状腺内影响过氯酸钾的作用。如用过氯酸钾作为手术前准备,不宜合用碘剂来减少甲状腺的血流。

由于过氯酸钾可引发致命性再生障碍性贫血的严重毒性反应,目前已不用于甲亢的治疗,仅用于诊断甲状腺激素合成缺陷性疾病。

4. 抑制外周组织T_3生成的药物

(1) PTU能抑制外周组织T_4向T_3的转换,从而降低血清T_3浓度,改善甲亢的症状。但常规剂量的PTU无此效能,PTU 600 mg/d才能抑制T_4向T_3的转换。

(2) 普萘洛尔:为β受体阻滞剂,可以抑制甲状腺外组织T_4向T_3的转换,大剂量可以使血清T_3水平在7~10日下降20%~30%。其他β受体阻滞剂无此作用。

(3) 地塞米松:2 mg,每6 h 1次,可抑制外周组织T_4向T_3的转化。地塞米松抑制T_4转化为T_3的作用与PTU的抑制作用协同。对严重危及生命的甲状腺毒症患者同时给予PTU、SSKI和地塞米松,可使血清T_3浓度迅速降低,常常在24~48 h降到正常范围。

5. 减轻过多甲状腺素所致症状的药物 β肾上腺素能受体阻滞剂(β受体阻滞剂)可改善甲状腺毒症的某些症状,常作为甲亢治疗的辅助用药。药物通过阻断过量甲状腺激素引

起的交感神经系统兴奋性增加,可减轻震颤、心悸、多汗、眼睑退缩、心动过速及焦虑等症状。β受体阻滞剂用于甲亢患者ATD治疗或放射性碘治疗起效前后、甲状腺切除术前,以及甲亢危象及危象先兆时,可明显改善甲亢症状。

普萘洛尔为非选择性竞争抑制肾上腺素β受体阻滞剂,改善甲亢患者交感神经系统兴奋症状的作用更好,半衰期短,副作用相对较少,临床应用广泛。口服每 6 h 或 8 h 给药10~60 mg,可以在几日时间内改善甲亢的许多常见症状,适用于所有甲亢患者,尤其是老年患者,或同时共存心血管疾病的患者。普萘洛尔可加重支气管痉挛,禁用于哮喘或慢性阻塞性肺疾病患者;由于其心肌抑制作用,也禁止用于心脏传导阻滞和充血性心力衰竭(除因心动过速所致)患者。其他β受体阻滞剂对改善甲亢症状也有效,但药物的选择性和作用时间不同。高度选择性的长效阿替洛尔或美托洛尔,每日 1 次给药,可增加患者的依从性。对不能耐受或不适合使用β受体阻滞剂的患者,口服钙通道抑制剂维拉帕米和地尔硫草,也能有效控制甲亢患者的心率。

(三) 放射性碘治疗

用于治疗甲亢的放射性核素是^{131}碘(^{131}I),^{131}I 在衰变过程中释放β射线和γ射线,β射线的射程短,一般在 1 mm 之内(平均 0.8 mm),因此除照射甲状腺组织外,极少影响周围的其他器官和组织。β射线对甲状腺滤泡中心部位的破坏大于对滤泡周围部位的破坏,因此能破坏部分腺体并保留部分腺体,从而恢复甲状腺的正常功能。正常人的甲状腺是体内唯一具有摄取碘功能的器官,甲亢患者的甲状腺摄碘能力增强,可达内服量的 80%~90%。^{131}I 的物理半衰期为 8.05 日,在甲状腺内的有效半减期为 3.5~4.5 日,一次治疗剂量的^{131}I 的作用持续时间达 30~60 日。甲状腺组织在摄取^{131}I 后,可受到β射线的集中照射而被破坏。^{131}I 治疗后数小时,甲状腺发生肿胀,滤泡细胞出现空泡,核不正常,数日后滤泡细胞变性坏死。甲状腺伴有急性炎症的变化,如水肿、淋巴细胞和吞噬细胞浸润,以后甲状腺细胞萎缩,甲状腺体积缩小,甲状腺激素合成减少,使甲亢得以控制。^{131}I 在甲状腺外组织中分布少、滞留时间短,常规治疗甲亢的^{131}I 剂量对骨髓、性腺、肝、脾和胃肠道产生的辐射量很低。

1. ^{131}I 治疗的适应证和禁忌证
(1) ^{131}I 治疗的指征:① ^{131}I 可作为成人 GD 甲亢的首选治疗之一;② 手术后复发的 GD 甲亢患者;③ 对 ATD 过敏或有不良反应者;④ 长期 ATD 治疗疗效差或多次停药后复发者;⑤ 有手术禁忌证或手术风险高的老年人,合并肝功能异常、粒细胞及血小板减少、严重心力衰竭、心房颤动等不宜手术治疗者。
(2) ^{131}I 治疗的反指征:① 妊娠及哺乳期妇女,母体摄入^{131}I 后,可通过胎盘或乳汁而进入胎儿或婴儿的甲状腺,造成胎儿或婴儿呆小症。② 6 个月内计划妊娠的女性。③ 合并甲状腺癌的 GD 患者。
(3) 以下情况不宜首选^{131}I 治疗:① 伴结节性甲状腺肿的甲亢患者,宜首先考虑用手术治疗,因为^{131}I 治疗虽然也可奏效,但甲状腺肿一般缩小不显著,结节不易消除,为使甲状腺肿消除常需加倍剂量。② 毒性结节性甲状腺肿中少数人合并有甲状腺癌存在,因此也以手术治疗较妥。如甲状腺扫

描显示为热结节,则^{131}I 治疗的效果较好,如为冷结节,应做手术治疗。③ 甲状腺明显肿大,有压迫症状,或向胸骨后延伸者,如用^{131}I 治疗,压迫症状往往不易消除,有时反而加重。④ 重度甲亢,用^{131}I 治疗可因甲状腺破坏而致大量甲状腺激素释放入血,促发甲亢恶化,这种患者应先用抗甲状腺药物治疗,病情控制后再用^{131}I 治疗。⑤ 血白细胞在 2 000~2 500/mm^3 以下者。⑥ 有活动性肺结核及较重的肝、肾疾病者。⑦ 年龄在 20 岁以下者。

2. ^{131}I 治疗前的准备
(1) 妊娠期间禁忌^{131}I 治疗,在^{131}I 治疗前 48 h 内,应要求育龄妇女进行早孕试验并获得阴性结果。
(2) 人体内碘离子可与^{131}I 竞争进入甲状腺组织,影响^{131}I 的疗效。应告知甲亢患者在治疗前需忌碘饮食 1~2 周,避免摄入可能含有过量碘和海藻的营养补充剂,避免使用含碘造影剂和药物。如治疗前已有上述影响,治疗时间应相应推迟。
(3) 对合并严重基础疾病(严重心脑血管疾病、肝肾疾病、肺部疾病及控制较差的糖尿病等),^{131}I 治疗前与相关学科合作,给予规范治疗,使其病情相对稳定。
(4) ^{131}I 治疗后短期内甲状腺激素水平升高,可引起甲亢症状加重。严重甲亢(症状明显或 FT$_4$ 水平为正常值上限 2~3 倍)患者、老年人,以及患有严重伴发疾病者可能面临甲状腺毒症恶化的风险,为防止甲亢的临床恶化,对这些患者应考虑在^{131}I 治疗前使用 ATD 进行预治疗。治疗药物首选 MMI。丙基硫氧嘧啶含有硫氢基,对放射性损伤有保护作用,可降低甲状腺细胞对^{131}I 的敏感性。^{131}I 治疗前应停止 ATD 治疗,MMI 至少停药 3~7 天,PTU 需停药 2 周。
(5) β受体阻滞剂减慢心率、降低血压,改善肌震颤及不稳定情绪,因此对无药物禁忌的有甲亢症状的患者,尤其老年甲亢患者,在休息状态下心率超过 90 次/分,或合并心血管等全身性疾病的患者,^{131}I 治疗前均应使用β受体阻滞剂(普萘洛尔、阿替洛尔、美托洛尔等),以控制症状并增加对^{131}I 治疗后短暂甲状腺素水平增高的耐受性。
(6) 碳酸锂可抑制甲状腺激素释放,但不影响甲状腺对^{131}I 的摄取。^{131}I 治疗前用碳酸锂治疗可减少治疗所需^{131}I 的剂量,并可能阻止^{131}I 治疗后甲状腺激素水平升高。然而,没有足够的循证医学证据推荐这种做法,也未得到广泛应用,但对需要 ATD 预治疗而对 ATD 治疗有禁忌证的患者可考虑碳酸锂治疗。

3. ^{131}I 剂量和用法·甲状腺破坏的程度和速度与照射量大小有关。总的说来,^{131}I 剂量愈大,奏效愈快,缓解率愈高,甲状腺功能减退症的发生率也愈高。反之,剂量愈小,奏效愈慢,缓解率愈低,甲状腺功能减退症的发生率愈低。因此,需采用适当的^{131}I 剂量。
确定治疗 GD 甲亢^{131}I 剂量的方法有 3 种:计算剂量法、半固定剂量法和固定剂量法。
(1) 计算剂量法:以甲状腺大小与摄碘率为基础,但由于^{131}I 在甲状腺内存留的时间及放射敏感性不同,因此难以避免剂量误差。通常每克甲状腺组织的剂量范围为 2.59~4.44 MBq。^{131}I(MBq)=[计划量(MBq/g)×甲状腺质量(g)]/[最高 RAIU 或 24 h RAIU(%)]。这一公式是基于有效半衰

期为 5 日设计,如有效半衰期差异较大,应相应调整^{131}I剂量。

(2) 半固定剂量法:在估算甲状腺质量基础上进行计算。较小甲状腺(<30 g)剂量为 185 MBq;中等大小甲状腺(30～50 g)剂量为 370 MBq;较大甲状腺(>50 g)剂量为 555 MBq。

(3) 固定剂量法:给予固定的剂量,即^{131}I 370～740 MBq。此方法简单,一次缓解率高,但甲状腺功能减退的发生率也高。

国内多采用计算剂量法一次给药,某些国家多采用固定剂量法,但无论采用哪种剂量法,治疗前均应根据患者的情况进行剂量调整。增加^{131}I剂量的因素:① 甲状腺较大和质地较硬者;② 年龄大、病程较长、长期 ATD 治疗效果不佳者;③ 有效半衰期较短者;④ 首次^{131}I治疗疗效差或无效者;⑤ 伴有甲亢性心脏病、甲亢性肌病等严重合并症者等。减少剂量的因素:① 年龄小、病程短、甲状腺较小者;② 未进行任何治疗或术后复发者;③ 经 1 次^{131}I治疗后疗效明显,但未完全缓解者;④ 有效半衰期较长者。

甲状腺肿大特别明显,且症状严重的患者,一次给药剂量过大,可能诱发甲状腺危象或造成甲状腺功能减退,可改为多次给药法,即先给总剂量的 1/2～2/3,1 周后再给其余的剂量。

4. 疗效 · ^{131}I治疗为 GD 甲亢的对症治疗,治疗目的在于控制甲状腺毒症而非针对病因(如抑制 TRAb)的治疗,因此对^{131}I疗效的评估主要是患者甲亢症状是否缓解,缓解程度与复发,而非 GD 的治愈。

GD 甲亢疗效评价的参考标准:① 完全缓解(临床治愈),随访半年以上,患者甲亢症状和体征完全消失,血清 TT_3、TT_4、FT_3、FT_4恢复正常;② 部分缓解,甲亢症状减轻,体征部分消失,血清 TT_3、TT_4、FT_3、FT_4明显降低,但未降至正常水平;③ 无效,患者的症状和体征均无改善或反而加重,血清 TT_3、TT_4、FT_3、FT_4无明显降低;④ 复发,^{131}I治疗达到完全缓解标准之后再次出现甲亢症状和体征,血清甲状腺激素水平再次升高;⑤ 甲减,^{131}I治疗后出现甲减症状和体征,血清甲状腺激素水平低于正常,TSH 高于正常。通常①、②、⑤均被认为^{131}I治疗"有效"。

一般在服^{131}I后 3 周以上才开始出现疗效,症状逐渐减轻,甲状腺明显缩小,甲状腺功能检测亦有不同程度改善,但由于甲状腺内尚有残留的^{131}I,所以需在治疗后 2 个月才能测定甲状腺摄^{131}I率。1 次治疗仅有部分好转或未见改善者往往需要 2 次或以上的治疗才能治愈。研究显示,^{131}I治疗 GD 甲亢的疗效,一次性治疗缓解率为 50%～80%,总有效率达 95%以上。治疗后复发率为 1%～4%,无效率为 2%～4%,与其他治疗方法相比,^{131}I治疗 GD 甲亢的整体有效率较高,同时^{131}I治疗的价格效益比较高。除了剂量以外,其他可影响^{131}I疗效的因素有:^{131}I 在甲状腺中的分布,^{131}I 在甲状腺内的蜕变速度,事先应用硫氧嘧啶类药物及甲状腺对^{131}I的敏感性等。对一次治疗效果不佳的原因必须具体分析,具体解决。^{131}I治疗后,摄入无机碘可能有好处。

5. ^{131}I 治疗的反应和并发症 · ^{131}I 是一种比较安全的治疗方法,反应较少,可能发生的副作用如下。

(1) 早期反应:一般在服药后 2 周内出现。① 全身反应:不多见,以消化系统为主,如恶心、呕吐、食欲不振、皮肤瘙痒、皮疹等,对症处理后,数日即可消失。② 局部反应:较常见,颈部有膨胀及压迫感,吞咽疼痛,是由于^{131}I 治疗后引起暂时的放射性甲状腺炎所致,持续数日或数周。治疗可采用非甾体抗炎药,部分患者需用糖皮质激素缓解疼痛。③ 甲状腺毒症恶化:少见,是由于甲状腺放射性损伤,大量甲状腺激素释放入血所致。一般在^{131}I治疗 10～14 日后导致甲状腺毒症恶化,有时造成严重后果,包括严重甲亢或心功能不全患者病情加重,甚至甲亢危象发生。因此,在甲亢心脏病中,不仅^{131}I治疗前应给予 ATD 以消耗甲状腺激素的储存,并启动β受体阻滞剂治疗,如果发生甲状腺毒症恶化,除用β受体阻滞剂外,可在^{131}I治疗 1 周后重新给予 ATD(推荐甲巯咪唑)治疗,在患者甲状腺功能正常后逐渐减量停药。

(2) 后期并发症

1) 甲状腺功能减退症:是^{131}I治疗最主要的并发症,随着时间愈长,累计发病率愈高。无论如何计算放射性碘的剂量,治疗后 1～2 年内发生率增高,尤其使用固定剂量的患者80%在 6 个月内发生永久性甲状腺功能减退。即使使用计算剂量,甲状腺功能减退的发生率仍以每年约 5%的速度增长。后期甲状腺功能减退可能还与甲状腺滤泡细胞的修复能力及免疫性甲状腺损伤有关。

2) 浸润性眼病:^{131}I治疗后,大部分患者眼病可好转或无变化,少数患者发生眼病或眼病加重。由于甲状腺眼病是眶后抗原和甲状腺抗原(包括 TSHR 本身)特异性交叉免疫反应的结果。^{131}I治疗后,甲状腺内放射性损伤可引起甲状腺抗原释放增加,免疫抑制损伤,血 TRAb 水平明显升高,使眼眶免疫反应加重。^{131}I治疗后甲减也增加眼病发生或进展的风险,应在治疗 4 周后开始检测甲状腺激素水平,以便在出现明显甲状腺功能减退之前开始甲状腺激素替代治疗。有研究表明,在接受^{131}I治疗的甲状腺眼病患者中,约有 10%患者的眼病明显加重。为防止眼病的进展,临床医师推荐在^{131}I治疗的同时使用糖皮质激素。因此,所有伴甲状腺眼病的甲亢患者均应于^{131}I治疗前去眼科评估眼病的活动性及严重程度。非活动性眼病的甲亢患者^{131}I治疗时无需糖皮质激素治疗;轻度活动性眼病患者^{131}I治疗的同时应使用糖皮质激素;伴中度、重度活动性眼病或威胁视力的活动性眼病的甲亢患者不宜选择^{131}I治疗。

3) 致癌问题:在接受大剂量^{131}I治疗甲状腺癌的患者中放射性碘治疗后长期发展为恶性肿瘤的风险有轻微增加,但在 GD 患者中没有类似风险增加的报道。

4) 其他:^{131}I治疗对生育能力无影响,其他如诱发周期性麻痹、胫骨前黏液性水肿、甲状旁腺损伤等均极为少见。

6. 随访 · GD 甲亢患者^{131}I治疗后的随访非常重要。轻中度 GD 甲亢且无严重合并症,可在治疗后 1～3 个月随访,初步评价疗效;病情较重者或临床表现发生较大变化者需要密切观察。治疗后 6 个月应常规复诊,如确定已完全缓解,随访间隔时间可延长,建议至少每年随访复查 1 次。

随访内容:① 患者症状和体征。② 实验室检查,FT_3、FT_4、TSH,必要时可以检测 TPOAb、TgAb 和 TRAb 等。③ 伴有并发症的甲亢,应注意评估并发症治疗后各项指标的变化,相关疾病的症状、体征的控制情况等。

(四) 手术治疗

甲状腺手术是甲亢治疗的经典方法之一,经妥善准备和细致手术,死亡率低,并发症不多,大多数患者能获得甲亢的长期缓解。甲状腺手术的目的与^{131}I治疗一样,是为了减少功能亢进的甲状腺组织。

甲状腺切除术对甲亢有较高的治愈率,选择手术作为GD的主要治疗方法,目前主张甲状腺近全或甲状腺全切除术。以往多采用甲状腺次全切除术,术后5年内持续甲亢或甲亢复发的概率为8%,而甲状腺全切除术的复发率接近0。术后并发症有甲状腺功能减退、甲状旁腺功能减退(可为暂时性或永久性)、喉返神经损伤(可为暂时性或永久性)、术后出血及低钙血症等。为减少手术并发症的发生,手术应由有大量甲状腺手术经验的外科医师实行。

1. 手术指征·以下情况适于手术治疗:① 甲状腺明显肿大($\geq$80 g),尤其是伴压迫症状者;② 结节性毒性甲状腺肿或毒性腺瘤;③ 甲状腺肿有恶变可疑(结节增大特别迅速、可疑恶性或不确定的细胞学检查);④ 异位(如胸骨后)甲状腺肿;⑤ 严重甲亢,TRAb水平特别高,药物治疗不易完全控制;⑥ 经长期抗甲状腺药物治疗,停药物后复发;⑦ 用硫脲类有毒性反应,而拒绝^{131}I治疗,可考虑碘剂和β受体阻滞剂准备后行手术治疗;⑧ 计划6个月内妊娠、甲状腺激素水平已正常的女性;⑨ 中度到重度活动性GD眼病。

以下情况不宜手术治疗:① 病情轻,甲状腺肿大不明显者。② 手术治疗后复发者,如再手术,损伤喉返神经和甲状旁腺的风险增加。③ 年老体弱,或兼有较严重心、肝、肺、肾疾病及晚期恶性肿瘤者。④ 妊娠前3个月存在与麻醉剂相关的致畸及流产风险,妊娠第三个3个月早产风险增加,故均不宜手术。妊娠中期药物治疗或准备后可考虑手术治疗,但仍存并发症风险。⑤ 甲亢病情尚未完全控制,手术易诱发甲亢危象。

2. 术前准备

(1) ATD加碘化物准备:术前使用ATD可使GD的手术并发症和死亡率大大降低。ATD抑制甲状腺激素的合成,减少甲状腺内激素的储备,可纠正甲状腺毒症的代谢紊乱,改善甲亢症状。但ATD不能在短期内改善腺体增生、血管增多并减少血流量,术中出血风险仍较高。而碘化物可致滤泡退化变小,胶质潴留及血管增生减少。术前用碘化物可减少甲状腺激素的释放、甲状腺血流量和血管数量,从而减少术中出血量,使甲状腺切除术更容易操作。术前ATD应用至甲亢症状控制,心率降至80次/分左右,血清FT$_3$、FT$_4$正常,即可加用碘剂。由于碘会增加腺体激素的储存,在恢复正常甲状腺功能之前,不应开始碘治疗。碘剂于术前10～14日开始应用,第一周碘与ATD同时使用,第二周停用ATD单独服用碘剂至手术日。碘化钾(KI)的给药方式,Lugol溶液(含碘8 mg/滴)5～7滴(0.25～0.35 ml)或饱和碘化钾溶液(SSKI)(含碘50 mg/滴)1～2滴(0.05～0.1 ml),每日3次与水或果汁混合服用。

(2) β受体阻滞剂、KI、糖皮质激素准备:这种准备方法适用于在特殊情况下,当甲状腺切除术之前GD患者不可能达到甲状腺功能正常,而甲状腺切除的必要性迫在眉睫必须

缩短手术准备时间者,或对硫脲类药物过敏及有不良反应者。以β受体阻滞剂作为甲亢手术前准备,较硫脲类准备更为迅速,利用β受体阻滞剂降低周围组织对甲状腺激素的反应,控制甲亢症状,此时甲状腺激素的分泌量仍高,因此在手术前后皆需用药,一直到原来体内过多的甲状腺激素被逐渐清除为止。具体治疗可采用普萘洛尔(心得安),每次40～80 mg,每6 h口服1次,一般数日后症状可得到控制,心率降至85次/分以下。普萘洛尔每6 h 1次,一直到手术日清晨,还需服1次。手术后需继续服用,如患者不能口服,应缓慢静脉推注普萘洛尔,一次1～5 mg,每分钟推注0.5～1 mg,能口服时即改为口服。手术后如不继续用药,当日即可能发生危象。手术后数日,普萘洛尔剂量可视病情递减,如情况稳定,可在1周后逐渐停药。手术前后应密切观察,做好抢救甲亢危象的一切准备。

甲状腺充血,肿大明显者应合用复方碘溶液治疗数日。

糖皮质激素可以减少T$_4$到T$_3$的转化,并抵消因严重甲状腺毒症引起的肾上腺皮质储备功能的不足。给药方式同甲状腺危象,可先静脉注射负荷剂量的氢化可的松300 mg后,每8 h给予100 mg,或者地塞米松每日2次,每次2 mg,静脉注射或口服。

(3) 钙和维生素D的补充:术前应检测钙和25-OH-D水平。对术后低钙血症危险因素的meta分析发现,GD本身及术前维生素D缺乏是甲状腺术后低钙血症的危险因素之一。术前补充口服钙和(或)维生素D可降低术后甲状旁腺损伤或增加骨周转率导致的低钙血症的风险。尤其对于存在短暂性或永久性甲状旁腺功能减退风险的患者,术前应考虑补充钙和骨化三醇。

(4) 其他检查:有条件和必要时可做甲状腺扫描,以协助鉴别弥漫性甲状腺肿和毒性结节性甲状腺肿,并确定有无不正常位置的甲状腺组织,如锥体叶、舌根、舌骨、上纵隔等处。做间接喉镜检查以了解声带有无位置和功能上的异常。

3. 手术疗效及并发症·手术治疗后,大多数患者的甲状腺毒症症状消失,代谢恢复正常,仅有少数患者复发,另有部分患者发生甲状腺功能减退症。

(1) 甲状腺功能减退症:手术的疗效与术后残留甲状腺组织的多少有关,一般说来,残留组织愈少,复发机会也愈少,但甲状腺功能减退症的发生率增高。甲状腺近全或全切除术者甲状腺功能减退症的发生率几乎达100%,远高于甲状腺次全切除者。次全切除术,残留2～4 g甲状腺组织,甲状腺功能减退症的发生率达25%～40%,而部分甲状腺切除术,残留8～10 g甲状腺组织,甲状腺功能减退症的发生率为5%～10%。术后发生甲状腺功能减退症的另一因素为患者的自身免疫状态,同时合并桥本甲状腺炎的患者容易发生甲状腺功能减退症,与其甲状腺自身抗体浓度高,甲状腺组织大量淋巴细胞浸润,对甲状腺组织的破坏有关。大部分甲减发生于手术后3个月内,约90%发生于1年之内,在以后的10年内,甲状腺功能减退症的发生率缓慢地增加。发生持久性甲状腺功能减退症后,需终身用甲状腺激素治疗。

GD患者在甲状腺近全或全切除术后应开始补充甲状腺激素,每日剂量根据患者体重(0.8～1.6 μg/kg)计算,老年患

者需要量较少。术前若 TSH 被抑制,术后垂体-甲状腺轴的恢复可延迟,因此术后 6~8 周测量 FT$_4$ 和 TSH 调整 LT$_4$ 剂量。LT$_4$ 的剂量随患者 BMI 和 LT$_4$ 从肠道吸收的百分比而变化。

(2) 低血钙:手术后并发低血钙、手足搐搦,可能有两种情况:① 甲状旁腺功能减退症,可为暂时性或永久性的。暂时性甲状旁腺功能减退症多由于切除了部分甲状旁腺组织和(或)甲状旁腺血供受阻。低血钙症状往往在手术后 1~7 日发生,表现为四肢、口唇麻木、手足搐搦,严重时引起喉头痉挛,出现呼吸困难及喘鸣。血清钙降低,血清磷升高,需补充钙和维生素 D 治疗。暂时性甲状旁腺功能减退症在数周或数月后可逐渐恢复,对补充钙和维生素 D 的需要逐渐减少,最终可停用。永久性甲状旁腺功能减退症患者需终身用药。② 钙向骨骼内转移而致低血钙,常在手术后 24 h 内发生,可能由于甲亢时骨钙丢失,尤其合并骨质疏松症的患者,在甲状腺切除后,骨骼摄取大量钙(骨饥饿)所致。症状一般较轻,数日后可缓解。如果在术前即开始补充钙和维生素 D,可预防术后低血钙的发生。

补钙可口服钙(通常为碳酸钙 1 250~2 500 mg,相当于 500~1 000 mg 钙基质),每日 4 次,每 2 日逐渐减少 500 mg 的钙基质,或在耐受范围内每 4 日减少 1 000 mg。此外,骨化三醇的起始剂量为每日 0.5 μg,持续 1~2 周,并根据钙和(或)iPTH 水平增加或减少。无症状、血钙稳定者可出院。出院后 1~2 周随访评估,根据临床参数调整治疗剂量。

(3) 出血:手术过程中,如止血不完全,术后可并发出血。动脉出血在手术后迅速出现,压迫气管,引起呼吸困难、喘鸣,可致窒息,需立即排除血肿,结扎出血血管。静脉出血的进展较慢,引起颈部明显肿胀,压迫气管的威胁较动脉出血为小,但也需及时处理。

(4) 呼吸困难:手术后呼吸困难除了由出血引起者外,还可由于喉头水肿或喉返神经损伤所致,最严重的是因长期受压迫而软化的气管壁内陷,闭塞气管内腔。在发生呼吸困难时,必要时需立即做气管切开。

(5) 喉返神经麻痹:手术时如切断、结扎、挤拉喉返神经或有血肿压迫,瘢痕收缩等皆可引起轻重不等的喉返神经麻痹。除切断,结扎神经引起永久性麻痹外,其他原因多引起暂时性麻痹。一侧声带麻痹影响发音,两侧声带麻痹的后果严重,在最初数小时先出现松弛性麻痹,呼吸不受影响,数小时后出现痉挛状态,于是声带闭塞空气通道,导致严重的呼吸困难,甚至窒息,需立即做气管切开。

(6) 喉上神经麻痹:大块结扎甲状腺上动脉时,可损及喉上神经的外支(运动支),引起环甲肌麻痹,以致声带松弛,音调降低。

(7) 甲状腺功能亢进症复发:甲状腺次全切除术后甲亢的复发率约为 8%,以年轻患者较为多见。甲状腺近全或全切除后,复发率几乎为 0。复发时,残留的甲状腺组织往往增大。手术后复发多在 1~5 年发生,但也可在晚期复发,有报道复发患者的 10% 以上在 15 年后发生。手术后复发的患者不宜再做手术治疗,因手术并发症的发生率高。

(8) 甲亢危象:术前妥善准备,手术操作细致,甲亢危象是可以避免的,危象的临床表现和治疗见后。

(五) 其他类型甲亢的治疗

1. 甲状腺炎引起的甲状腺毒症的治疗·亚急性甲状腺炎,一般用非甾体抗炎药(NSAIDs)或阿司匹林对症治疗通常能缓解颈部疼痛症状及甲状腺炎症团块消失。一部分伴高热等全身炎症反应,且甲状腺局部疼痛、触痛明显的患者需要使用泼尼松治疗。口服泼尼松 20~40 mg/d,几周后逐渐减量,疗程 2~3 个月。应根据甲状腺毒性症状的严重程度,决定是否添加 β 受体阻滞剂。甲状腺功能减退阶段左甲状腺素治疗可能是必要的。虽然大多数患者完全康复,但约 10% 的患者出现永久性甲状腺功能减退。

无痛性甲状腺炎较难识别,诊断线索如前所述(见甲状腺炎)。由于症状是一过性的且较轻,故无须治疗。少数有明显甲状腺毒症症状的患者,可给予 β 受体阻滞剂直至甲状腺毒症症状消失。糖皮质激素及其他毒性较小的抗炎药物可以使无痛性甲状腺炎的血清 T$_3$、T$_4$ 水平快速降低。但是,绝大多数病情轻、病程自限的患者不需要用药。

胺碘酮诱导的甲状腺炎引起的甲状腺毒症可用糖皮质激素治疗。

2. 甲状腺毒性腺瘤(TA)的治疗·甲状腺毒性腺瘤有两种有效且相对安全的决定性治疗方案,RAI 治疗和甲状腺手术。治疗目标是迅速和持久地消除甲状腺功能亢进。高龄、伴随增加手术风险或降低预期寿命疾病的患者,以及不适合 RAI 治疗的患者,也可采用抗甲状腺药物治疗。

(1) RAI 治疗:TA 引起持久性甲亢,可选 RAI 治疗。理论上 TA 甲亢时 TSH 被抑制,TA 周围正常甲状腺组织摄取 RAI 的功能普遍受到抑制,给予 ^{131}I 后除 TA 摄取 ^{131}I 外,TA 外甲状腺组织基本不摄取,故认为 ^{131}I 是治疗 TA 的理想选择,可控制甲亢又不易发生甲状腺功能减退。然而 TA 治疗需要 ^{131}I 剂量相对较大(15~25 mCi)腺瘤体积才可能缩小或消失,甲亢持续或复发的可能性就小。对接受 ^{131}I 治疗的 TA 患者的观察发现,甲亢治愈率可达 80% 以上,甲亢持续的风险为 6%~18%,甲亢复发的风险为 3%~5.5%。RAI 治疗后甲状腺功能减退及亚临床甲状腺功能减退的发生是进行性的,有研究发现 1 年、5 年、10 年、20 年的甲状腺功能减退患病率分别为 7.6%、28%、46% 和 60%。甲状腺功能减退的风险增高可发生于在给 ^{131}I 治疗前经过 ATD 治疗 TSH 已经恢复正常的患者,这是由于腺瘤外甲状腺组织已恢复摄取 ^{131}I 的能力。此外,所用 ^{131}I 剂量过大,或存在抗甲状腺自身抗体均可导致甲减的发生。因此,对中青年 TA 患者在接受 ^{131}I 前一般不需要 ATD 预治疗,但如果症状明显,可用 β 受体阻滞剂控制甲亢症状。老年人、心血管疾病患者或严重甲亢的 TA 患者,在 RAI 治疗之前可考虑 ATD 预治疗,以防甲亢恶化而增加并发症风险。

(2) 手术治疗:TA 可通过手术切除而治愈,手术切除(同侧甲状腺腺叶切除术或峡部切除术)后治疗失败的风险小于 1%。术后几日甲状腺功能可恢复正常。TA 切除后甲减的发生率为 2%~3%,局限于峡部的腺瘤,峡部切除术后甲减的发生率更低。明显甲亢患者在手术前需经过 4~6 周 ATD 治疗,对 ATD 过敏者可单独使用 β 受体阻滞剂。术前不建议碘治疗,以防甲亢加重。TA 局部手术的并发症少见,甲亢复发率与甲减发生率均不高。

（3）经皮乙醇注射（PEI）：将乙醇经皮注入腺瘤，一般用95%乙醇注射1～5 ml，需4～8次，间隔1～2周，取决于腺瘤缩小的程度。多数患者腺瘤可部分或全部消除，甲亢症状可以消失，甲亢复发及甲减少见。对患者5年的随访研究，93%的患者实现了功能性治愈，92%的患者结节容积减少了50%。然而，由于需要多次治疗，乙醇外溢至结节外，引起疼痛及其他不良反应（包括永久性同侧面部感觉异常、结节旁纤维化、喉部及邻近皮肤坏死），其使用受到限制。

（4）射频消融（RFA）：射频消融术治疗TA的历史不长。有研究显示，RFA在减少疗程的情况下，可以使结节容积得到更大的减少。回顾性多中心研究报道，44例TA患者在超声引导下行射频消融治疗，平均随访20个月。结节体积减小82%，但20%的结节在闪烁扫描图像中仍显示自主性，18%的患者仍有甲亢症状。所有患者在手术过程中均有疼痛感，但无明显并发症。与外科手术或RAI相比，RFA保留了正常的甲状腺功能。但还需要更多数据来确定射频消融控制TA甲亢的成功率。

3. 毒性多结节性甲状腺肿（TMNG）的治疗

（1）RAI治疗：TMNG甲亢的治疗多选择^{131}I。由于这类患者的甲状腺摄碘率仅中度升高，且患者年龄较大，要尽量减少复发的风险，故所用^{131}I剂量较大（25～30 mCi）。RAI治疗TMNG 3个月后，约55%的患者甲亢得到缓解，6个月时80%的患者甲亢得到缓解，平均失败率为15%。3个月时甲状腺肿体积减小，24个月后进一步减小，总体积减小约40%。由于大多数TMNG甲亢患者年龄较大，伴随甲亢的心血管表现，故用^{131}I治疗前，常需4～6周的抗甲状腺药物治疗。这种方法可加速疾病的恢复，因为药物治疗比^{131}I治疗起效快，而且可以使^{131}I治疗后甲亢恶化的可能性降至最低，但甲状腺功能减退的发生率增加。TMNG进展为甲状腺功能减退的风险在1年内平均为3%，24年为64%。

（2）手术治疗：TMNG患者，甲状腺近全和甲状腺全切除术后治疗失败或需要重复治疗的风险<1%，而RAI治疗后需要再次治疗的风险为20%。伴有压迫症状的TMNG患者中，所有接受甲状腺全切除术的患者在治疗后均能缓解症状，而接受RAI的患者中仅有46%在症状上有改善。颈部出现压迫症状或体征，担心同时存在甲状腺癌、甲状腺肿大（>80 g）、胸骨后甲状腺肿，或需要迅速纠正甲状腺毒状态，若无手术禁忌证，可选择手术治疗。甲状腺近全/全切除术后甲状腺功能减退的风险为100%，并终身需要甲状腺激素治疗。明显甲亢患者在手术前需用ATD治疗，可联合应用β受体阻滞剂。术前不建议使用碘剂准备。手术推荐双侧甲状腺次全切除，与^{131}I治疗相比，手术能快速改善甲亢症状，且肿大的甲状腺体积缩小或消失，但可引起甲状腺功能减退并存在手术并发症的风险。

4. 家族性非自身免疫性甲亢的治疗·家族性非自身免疫性甲亢的治疗目标是达到甲亢的永久治愈，因此治疗需要破坏所有甲状腺组织，可在甲状腺切除术后放射碘治疗，或单独放射性碘治疗。对于较年轻的患者，可以考虑使用硫脲类进行临时治疗。本病常与GD混淆，使用硫脲类或放射性碘治疗剂量不足的患者经常复发。

十、甲亢的特殊表现

（一）甲状腺功能亢进危象

1. 定义·甲状腺功能亢进危象（简称甲亢危象）是甲亢病情极度加重并威胁患者生命的急性、严重并发症，临床不常见，但死亡率很高，为10%～20%。

2. 发生率·甲亢危象一般可占住院甲亢患者的1%～2%。北京协和医院在20世纪70年代以前的44年间收治甲亢患者2 479例次，其中甲亢危象36例，发生率为1.45%。近年来，随着医疗技术的普及提高及甲亢患者手术前的充分准备，甲亢危象已很少发生。根据日本全国调查，每年每10万人中有0.2人发生甲亢危象，约占全部甲状腺毒症患者的0.22%，占住院甲状腺毒症患者的5.4%。甲亢危象在女性中的发生率明显高于男性，可发生于任何年龄。

3. 病因及诱发因素·GD甲亢是甲亢危象最常见的病因，但也可发生在其他原因的甲亢患者中，如毒性多结节性甲状腺肿和甲状腺毒性腺瘤。偶然有甲亢危象发病之前从未被诊断过甲亢的患者。

多重因素可诱发甲亢危象，主要诱发因素有：① 甲亢治疗不充分，病情未控制者突然停用抗甲状腺药物。② 急性疾病，如甲亢患者发生各类严重感染、急性心肌梗死、心力衰竭、脑血管意外、糖尿病酮症酸中毒、肺栓塞、药物反应等。③ 甲亢患者妊娠及分娩。④ 准备不充分的甲状腺手术，或非甲状腺的外科大手术。⑤ 躯体重大创伤及严重精神创伤。⑥ 近期使用碘化造影剂。⑦ 放射碘治疗甲亢（罕见）。

4. 发病机制·甲亢危象发病的病理生理机制较为复杂，可能与下列因素有关。

（1）体内甲状腺激素水平骤增：甲亢危象的发生是体内甲状腺激素水平骤然增长所致，而与激素的绝对测值关系不大。临床甲亢危象多发生在感染、精神创伤、甲状腺手术挤压、放射性碘治疗或使用大剂量含碘造影剂，这些情况均可引起短时间内大量甲状腺激素释放入血，使患者原有的甲亢病情加重，出现甲亢危象。

（2）儿茶酚胺作用增强：甲亢的多种临床表现与交感神经的活性增加有关，研究发现甲亢患者经交感神经阻断术，或服用抗交感神经药物及β受体阻滞剂，均可使甲亢的症状和体征得到改善，表明甲状腺激素增多可使儿茶酚胺的作用增强。在甲亢危象的应激状态下，儿茶酚胺活性明显增强，此时体内甲状腺激素与儿茶酚胺作用协同，可显著增加机体的代谢率、产热及分解代谢亢进，引起严重代谢紊乱，多脏器负荷加重，危及患者生命。

（3）糖皮质激素储备不足：甲亢时肾上腺皮质激素代谢加速，尤其甲亢未控制的患者肾上腺长期负荷过重，尽管平时尚能通过增加分泌维持肾上腺皮质激素水平正常，但肾上腺激素的储备已不足。在应激情况下机体对皮质激素的需求增加，肾上腺皮质的负荷进一步加重，一旦其分泌功能失代偿，可导致肾上腺皮质功能衰竭，促发甲亢危象。

甲亢危象发生的病理机制是多因素的，以上因素尚不能概括全部发生机制，尚待更多的研究加以补充。

5. 临床特点·大多数患者有发病诱因。典型甲亢危象临床表现为高热、大汗淋漓、心动过速、频繁呕吐及腹泻、谵妄甚至昏迷,如治疗不及时最终多因休克、呼吸及循环衰竭及电解质紊乱而死亡。

(1) 发热：高热是甲亢危象的特征性表现,体温急骤升高,常在39℃以上,伴大汗淋漓,皮肤潮红;如脱水,则汗闭,皮肤苍白。

(2) 中枢神经系统：精神改变、焦虑、烦躁不安、震颤、谵妄、嗜睡,最后陷入昏迷。

(3) 循环系统：窦性心动过速,心率140～160次/分以上,与体温升高程度不成比例。可出现各类心律失常,包括房性期前收缩、室性期前收缩、房性心动过速、室性心动过速、心房颤动、心房扑动等。心脏失代偿可发生肺水肿或充血性心力衰竭,最终血压下降,循环衰竭。甲亢心脏病患者,一旦发生危象,则促使心脏功能进一步恶化。

(4) 消化系统：食欲极差、恶心、呕吐、腹痛、腹泻、体重锐减、肝功能异常、不明原因的黄疸,提示肝功能衰竭。黄疸出现则预示预后不良。

(5) 电解质紊乱：进食少、呕吐及腹泻、大量出汗,最终出现电解质紊乱,约半数患者有低钾血症,1/5的患者有低钠血症。

临床偶有患者甲亢危象的症状和体征不典型,其突出特点是极端虚弱、表情淡漠、嗜睡、反射降低、恶病质,无发热或仅有低热,这种类型临床上称为"淡漠型"甲亢危象。

6. 实验室检查·甲亢危象患者血清甲状腺激素测定的结果与临床表现可不一致。有学者观察到,危象发生时,患者血清游离T_3和T_4水平明显增高;也有学者发现危象发生时,血清甲状腺激素水平与一般甲亢差别不大;有学者则认为血清FT_3和FT_4的升高速度比浓度更重要。值得注意的是,有些患者血清T_3和游离T_3可在正常范围内,可能与同时存在非甲状腺疾病综合征有关。因此,甲亢危象的诊断不能单纯依赖血清甲状腺激素测定。但若检测到甲状腺激素水平显著高于正常,对判断预后有一定意义。此外,应监测血电解质、肝功能、肾功能、血糖和血浆皮质醇水平等,以评估病情及指导治疗。

7. 诊断·甲状腺危险的诊断以临床为依据,任何一个甲亢患者,当病情突然加重,并出现上述某些症状时即应想到有甲亢危象的可能。患者个人甲亢病史、家族史和一些特殊体征如突眼、甲状腺肿大或伴血管杂音,以及胫骨前黏液性水肿等表现有助于诊断。

目前甲亢危象尚无统一诊断标准,不同的地区和不同医师,有不同的认识和标准。北京协和医院通过多年的临床实践,将甲亢危象大体分为两个阶段：将体温＜39℃,脉率160次/分以下,多汗、烦躁、嗜睡、食欲减退、恶心及大便次数增多等定为甲亢危象前期;体温＞39℃,脉率＞160次/分,大汗淋漓、躁动、谵妄、昏睡或昏迷、呕吐及腹泻等,定为甲亢危象。当病情处于危象前期时,如未得到及时处理,会发展为危象。1993年Burch和Wartofsky曾提出以记分的方式,按患者临床表现进行定量评估,分为＞45分为甲亢危象,25～44分为危象前期,＜25分则排除甲亢危象(表4-10-4)。甲亢患者因各种原因使甲亢的病情加重时,若符合危象前期的诊断标准,应按危象处理。

表 4-10-4 甲亢危象的诊断标准

临 床 表 现	得 分 点
体温调节功能障碍[℉(温度℃)]	
99～99.5(37.2～37.7)	5
100～109(37.8～38.2)	10
101～101.9(38.3～38.8)	15
102～102.9(38.9～39.4)	20
103～103.9(39.5～39.9)	25
≥104(40)	30
心动过速(次/分)	
＜99	0
99～109	5
110～119	10
120～129	15
130～139	20
≥140	25
充血性心力衰竭	
无	0
轻微(踝部水肿)	5
中度(双肺底啰音或水泡音)	10
重度(肺水肿)	15
心房颤动	
无	0
存在	10
中枢神经系统	
无	0
轻度(焦虑)	10
中度(谵妄、昏睡)	20
重度(癫痫、昏迷)	30
消化系统	
无	0
中度(腹泻、恶心、呕吐、腹痛)	10
重度(黄疸)	20
诱因	
无	0
有	10
总分	
≥45	极有可能为甲亢危象
25～44	甲亢危象先兆
＜25	排除甲亢危象

8. 治疗·甲亢危象是内分泌急诊,一旦确诊甲亢危象前期或甲亢危象,无须等待实验室结果,应尽早开始治疗。治疗的目的是纠正严重甲状腺毒症所致的代谢紊乱和诱发疾病,保护重要脏器功能防止功能衰竭。具体措施是快速降低体内甲状腺激素的水平,包括抑制甲状腺激素的合成和已合成甲状腺激素的释放;拮抗甲状腺激素在外周组织的作用;加强支持和对症治疗,如有条件,应在内科ICU进行监护。

(1) 降低循环甲状腺激素水平

1) 抑制甲状腺激素的合成：立即使用抗甲状腺药物抑制甲状腺激素的合成。首选丙硫氧嘧啶(PTU),首次负荷剂量600 mg口服,不能口服者经胃管或灌肠注入,如无PTU可用甲巯咪唑(MMI)60 mg。随后给予PTU 200 mg或MMI 20 mg,每6～8 h 1次。症状减轻后每日剂量可减少至PTU 300～400 mg/d或MMI 30～40 mg/d,分次给药。与甲巯咪唑相比,PTU 的优势在于可以抑制外周组织中 T_4 脱碘转变为 T_3,改善症状快。鉴于抗甲状腺药物的潜在毒副作用,治疗期间应仔细观察及监测,如皮疹、粒细胞缺乏症和肝功能损坏等。

2) 抑制甲状腺激素的释放:大剂量无机碘通过抑制碘的氧化和有机化(Wolff - Chaikoff 效应)降低甲状腺激素的合成,并迅速抑制甲状腺滤泡释放甲状腺激素。理论上无机碘剂应该在服用抗甲状腺药物 1 h 后使用,以防止碘的有机化,但病情危重患者也可与抗甲状腺药物同时使用。一般口服复方碘溶液(Lugol 液)首剂 30～60 滴,以后 5～10 滴,每 6～8 h 1 次;饱和碘化钾溶液(SSKI)口服 5 滴(1 滴含碘 50 mg)。碘化钠 1～2 g 加入 5% 葡萄糖溶液中静脉滴注(0.25 g/6 h),碘化物的浓度过高或滴注过快易引起静脉炎。病情缓解后碘剂逐渐减量,通常使用 3～7 日。碘剂对口腔黏膜有刺激,最好滴于饼干或面包上服用。对碘剂过敏者,可选用碳酸锂,0.5～1.5 g/d,分次服用,连续服用数日。碘泊酸盐或 iopanoate 钠盐也有效。

3) 血浆置换和血液透析:有时患者通过 PTU、碘化物、糖皮质激素等治疗,病情仍在进展,甚至出现多脏器功能衰竭的征象,常提示血循环中甲状腺激素水平仍很高,需要迅速去除血循环中的甲状腺激素,此时可采用血浆置换、血液透析和腹膜透析等措施,以达到快速降低血浆甲状腺激素水平的目的。

(2) 拮抗甲状腺激素的外周作用:正常情况下,甲状腺分泌的甲状腺激素主要是 T_4 及少量 T_3,体内 T_3 绝大多数是 T_4 在外周组织中经脱碘酶脱碘转化而来,T_3 的生物活性是 T_4 的 5～6 倍,是甲状腺激素发挥生理作用的主要形式。因此阻断 T_4 向 T_3 的转换即可降低甲状腺激素的作用。PTH、β 受体阻滞剂普萘洛尔、糖皮质激素及碘剂均可抑制外周组织中 T_4 向 T_3 的转换。此外,碘剂可阻断 T_3 与细胞受体的结合,可降低甲状腺激素的生物活性。

1) β 受体阻滞剂:可抑制甲状腺激素的拟交感活性并降低周围组织对儿茶酚胺的反应,可减慢心率,降低心脏负荷,改善精神亢奋、谵妄、焦虑、震颤、发热及多汗等甲亢危象的症状。此外,β 受体阻滞剂可抑制外周组织 T_4 向 T_3 的转换,降低 T_3 水平。常用的 β 受体阻滞剂首选普萘洛尔,用药剂量需根据具体情况决定,危象时一般口服 40～80 mg,每 6 h 1 次,或 1～2 mg 经稀释后静脉缓慢注入,根据病情可重复使用。心率常在用药后数小时内下降,继而体温、精神症状,甚至心律失常均可有明显改善。普萘洛尔对心脏储备功能不全、心脏传导阻滞、心房扑动、支气管哮喘等患者,应慎用或禁用。使用洋地黄制剂心力衰竭已被纠正者,在密切观察下可以使用普萘洛尔。短效制剂如柳胺苄心定、拉贝洛尔较普萘洛尔安全。

2) 糖皮质激素:甲亢患者糖皮质激素的降解和清除加速,肾上腺皮质负担过重,本身已存在储备不足,在甲亢危象的应激状态下对糖皮质激素的需求增加,肾上腺皮质代偿性分泌增加,可导致肾上腺皮质功能衰竭。糖皮质激素具有退热、抗休克及增加机体对外环境变化的应激能力等重要作用。此外,大剂量糖皮质激素还可抑制外周组织中 T_4 向 T_3 的转换,抑制甲状腺激素的释放,降低周围组织对甲状腺激素的反

应,减弱甲状腺激素的作用。甲亢危象时可静脉滴注氢化可的松 50～100 mg,每 6～8 h 1 次,通常 24 h 200～400 mg,亦可用地塞米松 2 mg,每 6～8 h 1 次。经治疗,患者的病情可在 1～2 日内得到改善,此后激素逐渐减量至停用。应用大剂量糖皮质激素过程中注意其副作用的预防,尤其是消化道溃疡出血、高血压、高血糖的监测及治疗。

(3) 对症支持治疗,保护重要脏器功能。

1) 全身支持治疗:因代谢率明显增高,给氧是必要的。因高热、呕吐、腹泻及大量出汗,易发生脱水、电解质紊乱及酸碱平衡失调,需迅速补液、补充电解质及纠正酸碱平衡失调。补充葡萄糖及多种维生素提供充足的热量和营养素。每日补液量应根据病情在 3 000～6 000 ml。

2) 退热:高热患者必需积极降温,可采取物理降温,如冰袋、冰毯、电扇、空调。可用中枢性退热药对乙酰氨基酚等,但注意避免使用阿司匹林(可增高患者的代谢率,还可与 T_3 及 T_4 竞争结合 TBG 及 TBPA,使游离激素增多)。对烦躁不安、极度焦虑的患者可用地西泮 5～10 mg,肌内或静脉注射;必要时人工冬眠(哌替啶 50 mg、氯丙嗪及异丙嗪各 50 mg,混合后静脉持续泵入)。

3) 有心力衰竭或肺充血者,可使用洋地黄及利尿剂,心房颤动伴快速心室率者可使用洋地黄及钙通道阻滞剂如异搏定(维拉帕米)等。监测肝功能变化,对肝功能受损及黄疸患者,加强保肝治疗。监测尿量及肾功能变化,积极预防肾衰竭。

4) 治疗和预防诱发因素:对伴发感染的患者应选用有效抗生素积极控制感染。甲亢选择甲状腺切除术治疗者或患有其他疾病拟手术者,应先用 ATD 控制甲亢后再行手术。特殊情况必须立即手术者,应使用大剂量 ATD 及 β 受体阻滞剂进行短期准备后再行手术,术中、术后应按危象处理。计划妊娠的甲亢女性,应在甲亢完全控制、ATD 减至最小维持量后再考虑。妊娠和分娩过程中均应密切监测,防止诱发甲亢危象。

(二) 甲亢性心脏病

甲亢本身可引起心脏病,但有些甲亢患者同时伴有其他类型的心脏病。60% 的甲亢性心脏病,在甲亢治愈以后,心脏病随之自行缓解。临床观察到甲亢患者死亡,除甲亢危象外,主要是由于心血管事件,从而强调甲亢性心脏病防治的重要性。近几年,随着分子生物学技术的发展和研究进展,对甲亢心脏病发病机制的认识已更加深入。

1. 甲状腺激素对心脏作用的生化基础

(1) 心脏是甲状腺激素(T_3、T_4)作用的主要靶器官,T_3 所引起的心脏结构和功能改变可以是 T_3 直接或者是间接作用的结果。T_3 对心脏的直接效应包括:① 核外作用,促进氨基酸和葡萄糖向细胞内转运;使细胞膜上 Ca^{2+} - ATP 酶活性增强,心肌细胞 Ca^{2+} 外流加速;T_3 作用于线粒体促进氧化磷酸化,ATP 产生增多。② 核内作用,是通过 T_3 与特异性核受体蛋白结合所介导的,现已证实核内 T_3 受体即心肌细胞的成红细胞增多症 A(C - erb - A)原癌基因产物 C - erb - A 蛋白。T_3 与其受体结合后通过调控特异性基因转录或影响细胞质中 mRNA 稳定性而促进或抑制特定的心肌蛋白合成。

(2) 心律失常:甲亢时心律失常常见,据报道有 10%～20% 甲亢患者并发心房颤动。甲亢时心肌细胞 Na^+ - K^+ -

ATP 酶活性增强,促进 Na^+ 外流、K^+ 内流,影响心肌细胞电生理;实验性甲亢时,最显著的电生理异常是单个心房肌细胞的动作电位时间缩短,心房的电兴奋性增高,心房颤动即有可能随之发生。

(3) 心脏增大:以下因素可能是甲亢时心脏增大的原因。

1) 高动力循环状态:T_3、T_4 升高引起显著的血流动力学改变;外周组织及心肌耗氧量增多,循环血容量增加,心排血量增高,心脏长期处于容量负荷过重状态,可致心脏扩大。

2) 神经内分泌改变:T_3 升高可直接促进心肌细胞蛋白质的合成和心肌细胞的生长,引起心肌肥大。甲状腺激素过多和交感神经系统兴奋的表现极相似,推测甲亢时,可能伴有交感肾上腺素能系统的过度激活。也可能是甲亢时心肌 β 受体上调,增加了内源性儿茶酚胺的敏感性,通过 β 受体介导而致心肌肥大。文献报道甲亢时,肾素-血管紧张素-醛固酮系统(RAAS)激活,血浆肾素(PRA)活性升高,血管紧张原浓度升高,血管紧张素 II 浓度增高及心脏血管紧张素 II 受体密度上调。RAA 激活对心血管系统产生不利影响,血管紧张素 II 与心肌细胞或平滑肌细胞膜上的高亲和力的血管紧张素 II 受体结合,通过细胞内信号转导系统,刺激核内 C - foc 基因转录,C - fos 蛋白可促进心肌或血管平滑肌的生长,导致心肌肥大,此作用可被血管紧张素转换酶抑制剂(ACEI)或血管紧张素 II 受体阻滞剂所阻抑。T_3 升高可促进心钠素(ANP)的合成和释放,甲亢时血浆 ANP 显著升高,正常情况下,ANP 与 RAAS 的作用互相拮抗,故甲亢时血浆 ANP 的升高可能是机体为维持内环境稳定,针对 RAAS 激活而产生的一种代偿性调节反应。

(4) 心力衰竭:甲亢不仅能加重或恶化原有心脏病导致心力衰竭,亦可单独引起心律失常、心室扩大、心力衰竭,甚至引起猝死。其发生可能与下列因素有关:① 甲亢时高动力循环状态使心脏负荷长期过重,可致心脏增大,心排血量增加,但相对于循环血量的增加,机体仍处于充血状态。② 甲亢患者静息时尽管心肌收缩和舒张功能均增强,但已接近其最大极限,运动耐力下降;心肌耗氧量增加,ATP 产生增多,但更多的能量不是用于心肌作功而是转化为热能,能量的这种无效利用也是导致心力衰竭的原因之一。③ 心房颤动时,心房心室活动失调,心室充盈减少,致心排血量下降。④ 升高的 T_3 直接或间接通过神经内分泌的改变如交感肾上腺素能系统和 RAAS 激活,导致心肌肥大,长期过度心肌肥大,可使心功能失代偿。⑤ 血浆 ANP 的排钠及抗 RAAS 作用可减轻心脏负荷,甲亢时,ANP 的升高若不足以对抗已激活的 RAAS,则可诱发心力衰竭。

总之,甲亢对心血管系统的影响可以是升高的甲状腺激素直接作用的结果,也可通过血流动力学改变,交感肾上腺素能系统和 RAAS 激活,间接对心脏的结构和功能产生严重影响。

2. 甲亢性心脏病的主要类型

(1) 心律失常型:以心房纤颤最常见,其次为房性期前收缩。

(2) 心力衰竭型:表现全心衰竭,以右心衰竭为主,患者心动过速、下肢水肿,肝脾大、呼吸困难等。

(3) 心肌病类型:表现为心脏增大,往往是全心扩大,早期心功能正常,后期可能发生心力衰竭。

3. 临床表现·有心悸、期前收缩及阵发性心房纤颤等。检查时见心尖搏动增强,常可听到收缩期杂音。收缩压增加,舒张压略有下降,可有二尖瓣脱垂,少数患者有周围血管征。据报道 10%～20% 的甲亢患者合并心房颤动,发病以男性多见,45 岁以下较少发生。甲亢病程较长者,甲亢心脏病的发生率亦高,但与病情严重程度不一致。除非有心房纤颤或病前已有其他类型心脏病,否则甲亢单独引起心力衰竭不常见,据报道甲亢者充血性心力衰竭的发生率大约为 6%。

4. 诊断·美国纽约心脏病协会提出的甲亢性心脏病的诊断标准为:① 房性心律失常(房性心动过速、心房扑动或心房颤动)、心脏增大或心室衰竭。② 伴甲亢的临床体征和生化证据。③ 特殊治疗以后,以上所见消失。国内学者提出的诊断标准是,在甲亢诊断明确以后,具有下述心脏异常至少一项,可诊断甲亢性心脏病:① 心脏增大;② 心律失常,如阵发性或持续性心房颤动、心房扑动或频发的室性期前收缩;③ 充血性心力衰竭;④ 心绞痛或心肌梗死。诊断过程中还应注意除外同时存在的其他原因而引起的心脏改变。

5. 治疗·甲亢性心脏病的根本防治措施是尽快使甲状腺恢复正常功能。主要采用抗甲状腺药物(ATD)和放射性碘(RAI)控制甲亢。甲亢心脏病患者在 RAI 治疗之前,需要3～6 个月的 ATD 治疗,以消耗甲状腺中储存的甲状腺激素,防止 RAI 导致甲状腺激素释放使心脏病恶化。

对心脏病变进行对症处理。大多数患者在甲亢得到满意的治疗之后,心脏病变可自行消失。甲亢心房颤动治疗的主要目的是控制心室率、预防血栓栓塞和恢复窦性心律。2011年美国心脏病学会和美国心脏病协会指南对甲亢心房颤动的治疗建议:① β 受体阻滞剂,以控制心率,除非有特别禁忌证;② 当不能使用 β 受体阻滞剂时,建议使用非二氢吡啶钙通道阻滞剂;③ 口服抗凝药物(INR 2.0～3.0);④ 一旦甲状腺功能达到正常,抗血栓的预防与非甲亢患者相同。甲亢患者如果使用洋地黄控制心率,通常需要更高的剂量。对使用抗凝药物预防甲亢心房颤动卒中的适应证仍有争论。阿司匹林可用于无器质性心脏病的年轻患者;对不适合华法林治疗的患者,可选择凝血酶拮抗剂达比加群或 X a 因子抑制剂利伐沙班等新型抗凝血剂治疗。心房颤动的甲亢患者,如甲状腺功能控制在正常水平后,心房颤动持续存在半年以上,其自然恢复的可能性不大,此时可酌情用抗心律失常药物、射频消融、电除颤等方法控制心房颤动,恢复窦性心律。

甲亢心力衰竭会使许多临床状况恶化。出现心力衰竭时应寻找诱发原因,常见的原因包括心房颤动发作、未控制的高血压、盐摄入过多、不能坚持药物治疗、心肌缺血或心肌梗死等,对这些原因应予以相应治疗。心力衰竭的治疗原则是减轻心脏负荷,措施包括休息、限制钠盐摄入、应用利尿剂,适当的镇静剂及吸氧,效果不佳者可考虑采用洋地黄治疗。

(三) 甲亢伴周期性麻痹

甲亢伴周期性麻痹(thyrotoxic periodic paralysis, TPP)是亚洲人群甲状腺毒症的一种常见表现,但在西方国家的白种人和黑种人中少见。据报道,中国和日本甲亢患者中 TPP 的发生率分别为 1.8% 和 1.9%,而北美为 0.1%～0.2%。尽管 TPP 在亚洲人群的发生率(2%)是非亚洲人群发生率

(0.1%～0.2%)的 10～20 倍,但随着全球化和移民增加,西方国家 TPP 的发生率逐渐增加。甲亢发病在女性中占优势,但 TPP 发病男性占绝对优势,男女比例在 17∶1～70∶1。约 3/4 的 TPP 患者在甲亢发病后短期内发生麻痹,但其症状也可发生在明显甲亢症状出现之前。一般经治疗甲亢控制后,TPP 病情可缓解。TPP 也有死于严重低钾血症导致阿-斯综合征和呼吸肌麻痹者。

1. 诱因及发病机制

(1) 诱因:劳累、剧烈运动、摄入大量碳水化合物、寒冷、感染、精神压力等可诱发 TPP,也有无明显诱因可查者。

(2) 发病机制:1902 年,罗森菲尔德发现了第一例与甲状腺毒症相关的周期性麻痹病例,此后对 TPP 发病机制的推测和研究至今尚不十分明确。骨骼肌是人体钾离子总量最大的组织,在细胞外钾离子稳态中起着重要作用。骨骼肌中,Na^+-K^+-ATP 酶和 K^+ 通道[包括 K^+ 内流(Kir)和 K^+ 外流通道],分别提供 K^+ 在细胞膜上的内、外转运通路。据估计,在无 K^+ 从肌细胞排出的前提下,通过 Na^+-K^+-ATP 酶可以 125 mmol/min 的速率主动摄取 K^+,在 1 min 内使血清 K^+ 浓度降低 3 mmol/L。TPP 时甲状腺激素可使骨骼肌 Na^+-K^+-ATP 酶活性显著增加,加速钾从细胞外向细胞内转移,诱发低钾性麻痹。甲状腺素通过基因调控机制作用于甲状腺激素反应元件,上调编码 Na^+-K^+-ATP 酶的基因转录,激活骨骼肌中的 Na^+-K^+-ATP 酶;并可通过非基因机制增强 Na^+-K^+-ATP 酶的内在活性。甲状腺素增加组织对 β 受体刺激的敏感性,而 β 受体是 Na^+-K^+-ATP 酶的激活因子,可促使 Na^+-K^+-ATP 酶活性增加。TPP 急性发作时也出现高胰岛素血症,且 TPP 患者口服葡萄糖负荷后胰岛素释放增加,支持胰岛素参与 TPP 低钾血症发病机制的观点。胰岛素通过刺激 Na^+-K^+-ATP 酶的内在活性或嵌入细胞膜诱导细胞 K^+ 的转移。胰岛素的作用可解释高糖饮食促发 TPP 发生的原因。TPP 主要发生在男性中,表明雄激素对 Na^+-K^+-ATP 酶活性具有潜在作用。据报道,雄激素可增加 Na^+-K^+-ATP酶的表达和活性。睾酮促进肌细胞增大,从而使男性肌肉占身体质量的比例增加及总 Na^+-K^+-ATP 酶含量更丰富。肾上腺素是 Na^+-K^+-ATP 酶的激活因子,研究发现在应激状态下,男性释放的肾上腺素更多。

激活 Na^+-K^+-ATP 酶并不是 TPP 的唯一机制,因为只有少数(2%)甲亢患者出现低钾麻痹。目前研究报道,编码 *Kir2.6* 基因(骨骼肌特异性 Kir 通道)的突变与 TPP 有关,该基因突变的甲亢患者更易发生急性 TPP。有研究报道,在白种人和巴西人中,*Kir2.6* 突变者的患病率高达 33%。甲状腺激素通过通道基因启动子上游甲状腺激素反应元件上调 *Kir2.6* 的转录。有学者发现 TPP 患者 Kir2.6 通道中存在另外 3 种功能缺失突变,并伴有间歇性麻痹。研究也报道了 *Kir2.6* 与骨骼肌中另一个 Kir 通道 Kir2.1 形成功能同源四聚体和异四聚体。Kir2.6 突变体对 WT Kir2.1 和 Kir2.6 通道均有显著的负性影响。Kir2.6 功能的丧失及 Na^+-K^+-ATP 酶活性的增加可能会致 TPP 患者肌纤维反常去极化,Na^+ 通道失活和肌肉兴奋性降低。

2. 临床表现 甲亢伴周期性麻痹患者多为 20～40 岁男性。发病常因摄入过多碳水化合物、暴露于寒冷或剧烈运动诱发。发作特点是周期性、短暂的肌肉无力,从轻微无力到完全弛缓性麻痹。主要表现上肢、下肢、躯干软瘫;通常累及近端肌肉多于远端肌肉,腿部多于手臂。发作时肌张力降低或反射降低。患者常有心动过速,严重的低钾血症患者,甚至发生致命性心律失常,如窦性停搏二度房室传导阻滞、室性心动过速及心室颤动。TPP 每次发作时麻痹程度不完全相同,严重时所有骨骼肌,包括呼吸肌均麻痹,但表情肌、咀嚼肌、吞咽肌及动眼肌受累常较轻,平滑肌(肠道和膀胱功能)不受影响。明显的肌肉无力发作可持续数分钟至数日,在发作之间完全恢复;发作频率不尽一致,少则 1 年 1 次,多则 1 日数次。

3. 诊断与鉴别诊断 临床对原因不明的四肢麻痹,尤其在情绪激动,高糖饮食后症状加重者,应询问有无甲亢病史及甲亢表现以明确诊断。TPP 体格检查常发现轻中度肌无力、脑神经、感觉、谈话、吞咽等一般不受影响。实验室检查可发现低钾血症、血清钾水平通常<3.0 mmol/L,可<1.0 mmol/L。若患者处于麻痹的恢复期,血清钾可以正常。除低钾血症外,还有低磷血症和低镁血症。血清 T_3、T_4 水平升高,TSH降低。肌电图显示低动作电位。血清肌酸磷酸激酶升高,尤其因运动诱发的患者,甚至并发横纹肌溶解。TPP 患者心电图表现低钾血症,P 波振幅增加,PR 间隔延长,QRS 波群增宽,T 波振幅降低,出现 U 波。窦性心动过速在 TPP 中占主导地位,其他心电图异常包括房室传导阻滞、心房颤动,甚至心室颤动。

TPP 应与其他原因的低钾血症鉴别,除根据临床表现外,还应评估肾脏 K^+ 排泄和发作时的酸碱状态,结合纠正低钾血症所需的 KCl 量,对诊断 TPP 非常有帮助。低钾麻痹的鉴别诊断见表 4-10-5。

表 4-10-5 低钾麻痹的鉴别诊断

钾失衡类型	原因
细胞内外转移	药物(安胎药物、茶碱中毒、氯喹毒性、胰岛素过量) 甲亢周期性麻痹 家族性周期性麻痹 散发性周期性麻痹 钡中毒
肾脏丢失钾	药物:利尿剂 原发性醛固酮增多 假性高醛固酮血症:甘草摄入 巴特综合征 吉特曼综合征 肾小管酸中毒 其他:肾病综合征、急性肾小管坏死、糖尿病酮症酸中毒、输尿管乙状结肠造口术
胃肠道丢失钾	乳糜泻 热带口炎性腹泻 感染性腹泻:沙门菌肠炎、圆线虫肠炎、耶尔森菌肠炎 短肠综合征

4. 预防与治疗

(1) 预防:① 避免进高糖饮食;② 避免饱食;③ 睡前不宜进食;④ 避免寒冷、剧烈运动、情绪激动及感染;⑤ 血清钾经常处于 3.5 mmol/L 以下者,应用抗甲状腺药物治疗甲亢的同时,要酌情适量服用钾盐以预防。

（2）治疗：对 TPP 治疗一般只需口服钾盐来纠正低钾血症即可，发作严重者可静滴 KCl，每日 3～5 g，加入 5%葡萄糖或生理盐水 1 000～1 500 ml 静滴。每小时不超过 1 g 为宜。病情稳定后改用口服氯化钾（或枸橼酸钾）。对同时伴低镁血症者，应补充镁剂，以激活细胞膜上的"钠泵"，以利于细胞内外钾钠平衡，使病情得以控制。静脉注射 KCl 常伴发血清钾水平正常化延迟，因 TPP 时身体总钾量正常，如过多静脉注射钾，可能造成高钾血症。所以一般情况下尽量采用口服法。

普萘洛尔，可有效防止麻痹发作的复发或抑制由碳水化合物摄入引起的麻痹。普萘洛尔每日 4 次，每次 20～40 mg，通过抑制 Na^+-K^+-ATP 酶的活性，预防 TPP 的发生。

甲亢伴周期麻痹治疗的最根本措施仍是针对原发病的治疗。长期抗甲状腺药物治疗，甲状腺切除术或放射性[131]I 治疗对该病均适用。甲亢被有效控制后，周期性麻痹一般不再发作，如甲亢复发，周期性麻痹会随之再出现。

参考文献

[1] Davies TF, Laurberg P, Bahn RS. Hyperthyroid disorders[M]//Melmed S, Polonsky KS, Larsen PR, et al. Williams textbook of endocrinology. 13th ed. Philadelphia: Saunders, Elsevier, 2016: 369 - 415.

[2] McLachlan M, Nagayama Y, Rapoport B. Insight into Graves hyperthyroidism from animal models [J]. Endocr Rev, 2005, 26: 800 - 832.

[3] Holm IA, Manson JE, Michels KB, et al. Smoking and other lifestyle factors and the risk of Graves' hyperthyroidism[J]. Arch Intern Med, 2005, 165: 1606 - 1611.

[4] Schmidt M, Gorbauch E, Dietlein M, et al. Incidence of postradioiodine immunogenic hyperthyroidis/Graves' disease in relation to a temporary increase in thyrotropin receptor antibodies after radioiodine therapy for autonomous thyroid disease[J]. Thyroid, 2006, 16: 281 - 288.

[5] Hansen PS, Brix TH, Iachine I, et al. The relative importance of genetic and environmental effects for the early stages of thyroid autoimmunity: a study of healthy Danish twins[J]. Eur J Endocrinol, 2006, 154: 29 - 38.

[6] Hiratani H, Bowden DW, Ikegami S, et al. Multiple SNPs in intron 7 of thyrotropin receptor are associated with Graves' disease [J]. J Clin Endocrinol Metab, 2005, 90: 2898 - 2903.

[7] Dechairo BM, Zabaneh D, Collins J, et al. Association of the TSHR gene with Graves' disease: the first disease specific locus[J]. Eur Hum Genet, 2005, 13: 1223 - 1230.

[8] Marazuela M, Garcia-Lopez MA, Figueroa-Vega N, et al. Regulatory T cells in human autoimmune thyroid disease[J]. J Clin Endocrinol Metab, 2006, 91: 3639 - 3646.

[9] Hiromatsu Y, Fukutani T, Ichimura M, et al. Interleukin-13 gene polymorphisms confer the susceptibility of Japanese populations to Graves' disease[J]. Clin Endocrinol Metab, 2005, 90: 296 - 301.

[10] Kurylowicz A, Kula D, Ploski R, et al. Association of CD40 gene polymorphism (C- 1T) with susceptibility and phenotype of Graves' disease[J]. Thyroid, 2005, 15: 1119 - 1124.

[11] Saitoh O, Nagayama Y. Regulation of Graves' hyperthyroidism with naturally occurring CD4 + CD25 regulatory cells in a mouse model[J]. Endocrinology, 2006, 147: 2417 - 2422.

[12] Lima CS, Wittmann DE, Castro, et al. Pancytopenia in untreated patients with Graves' disease[J]. Thyroid, 2006, 16: 403 - 409.

[13] Abraham P, Avenell A, Park CM, et al. A systematic review of drug therapy for Graves' hyperthyroidism[J]. Eur J Endocrinol, 2005, 153: 489 - 498.

[14] Cooper DS. Antithyroid drugs[J]. N Engl J Med, 2005, 352: 905 - 917.

[15] Bonnema SJ, Bennedbaek FN, Veje A, et al. Continuous methimazole therapy and its effect on the cure rate of hyperthyroidism using radioactive iodine: an evaluation by a randomized trial[J]. J Clin Endocrinol Metab, 2006, 91: 2946 - 2951.

[16] Ceccarelli C, Canale D, Battisti P, et al. Testicular function after ^{131}I therapy for hyperthyroidism[J]. Clin Endocrinol(Oxf), 2006, 65: 446 - 452.

[17] Franklyn JA, Sheppard MC, Maisonneuve P. Thyroid function and mortality in patients treated for hyperthyroic [J]. JAMA, 2005, 294: 71 - 80.

[18] Jensen BE, Bonnema SJ, Hegedus L. Glucocorticoids do not influence the effect of radioiodine therapy in Graves' disease[J]. Eur J Endocrinol, 2005, 153: 15 - 21.

[19] Zweig SB, Schlosser JR, Thomas SA, et al. Rectal administration of propylthiouracil in suppository form in patients with thyrotoxicosis and critical illness: case report and review of literature[J]. Endocr Pract, 2006, 12: 43 - 47.

[20] Sherman J, Thompson GB, Lteif A, et al. Surgical management of Graves disease in childhood and adolescence: an institutional experience[J]. Surgery, 2006, 140: 1056 - 1061.

[21] Barrio R, Lopez-Capape M, Martinez-Badas I, et al. Graves' disease in children and adolescents: response to long-term treatment[J]. Acta Paediatr, 2005, 94: 1583 - 1589.

[22] Zimmermann MB, Boelaert K. Iodine deficiency and thyroid disorders[J]. Lancet Diabetes Endocrinol, 2015; 3: 286 - 295.

[23] Tomer Y. Mechanisms of autoimmune thyroid diseases: from genetics to epigenetics[J]. Annu Rev Pathol, 2014, 9: 147 - 156.

[24] Smith TJ, Hegedüs L. Graves' disease[J]. N Engl J Med, 2016, 375(16): 1552 - 1565.

[25] Tozzoli R, Bagnasco M, Giavarina D, et al. TSH receptor autoantibody immunoassay in patients with Graves' disease: improvement of diagnostic accuracy over different generations of methods. Systematic review and meta-analysis[J]. Autoimmun Rev, 2012, 12: 107 - 113.

[26] Hargreaves CE, Grasso M, Hampe CS, et al. Yersinia enterocolitica provides the link between thyroid-stimulating antibodies and their germline counterparts in Graves' disease[J]. J Immunol, 2013, 190: 5373 - 5381.

[27] Zha B, Huang X, Lin J, et al. Distribution of lymphocyte subpopulations in thyroid glands of human autoimmune thyroid disease[J]. J Clin Lab Anal, 2014, 28: 249 - 254.

[28] Glick AB, Wodzinski A, Fu P, et al. Impairment of regulatory T-cell function in autoimmune thyroid disease[J]. Thyroid, 2013, 23: 871 - 878.

[29] Morshed SA, Latif R, Davies TF. Delineating the autoimmune mechanisms in Graves' disease[J]. Immunol Res, 2012, 54: 191 - 203.

[30] Menconi F, Osman R, Monti MC, et al. Shared molecular amino acid signature in the HLA - DR peptide binding pocket predisposes to both autoimmune diabetes and thyroiditis[J]. Proc Natl Acad Sci USA, 2010, 107(39): 16899 - 16903.

[31] Menconi F, Huber A, Osman R, et al. Tg. 2098 is a major human thyroglobulin T-cell epitope[J]. J Autoimmun, 2010, 35: 45 - 51.

[32] Inaba H, Martin W, Ardito M, et al. The role of glutamic or aspartic acid in position four of the epitope binding motif and thyrotropin receptor-extracellular domain epitope slection in Graves' disease [J]. J Clin Endocrinol Metab, 2010, 95(6): 2909 - 2916.

[33] Yin X, Sachidanandam R, Morshed S, et al. mRNA-Seq reveals novel molecular mechanisms and a robust fingerprint in Graves' disease[J]. J Clin Endocrinol Metab, 2014, 99(10): E2076 - E2083.

[34] Fouad NA, Saeed AM, Mahedy AW. Association of CTLA - 4 + 49 A/G and CT60 gene polymorphism with Graves' disease[J]. Egypt J Immunol, 2017, 24: 63 - 70.

[35] Huber AK, Finkelman FD, Li CW, et al. Genetically driven target tissue overexpression of CD40: a novel mechanism in autoimmune disease[J]. J Immunol, 2012, 189(6): 3043 - 3053.

[36] Burn GL, Svensson L, Sanchez-Blanco C, et al. Why is PTPN22 a good candidate susceptibility gene for autoimmune disease? [J]. FEBS Lett, 2011, 585(23): 3689 - 3698.

[37] Mao C, Wang S, Xiao Y, et al. Impairment of regulatory capacity of CD4 CD25 regulatory T cells mediated by dendritic cell polarization and hyperthyroidism in Graves' disease[J]. J Immunol, 2011, 186(8): 4734 - 4743.

[38] Stefan M, Faustino LC. Genetics of thyroid-stimulating hormone receptor-relevance for autoimmune thyroid disease [J]. Front Endocrinol (Lausanne), 2017, 8: 57.

[39] Stefan M, Wei C, Lombardi A, et al. Genetic-epigenetic dysregulation of thymic TSH receptor gene expression triggers thyroid autoimmunity[J]. Proc Natl Acad Sci USA, 2014, 111: 12562 - 12567.

[40] Stefan M, Jacobson EM, Huber AK, et al. Novel variant of thyroglobulin promoter triggers thyroid autoimmunity through an epigenetic interferon

alpha- modulated mechanism[J]. J Biol Chem, 2011, 286(36): 31168 - 31179.

[41] Jungel A, Ospelt C, Gay S. What can we learn from epigenetics in the year 2009? [J]. Curr Opin Rheumatol, 2010, 22(3): 284 - 292.

[42] Yaron Tomer. Mechanisms of autoimmune thyroid diseases: from genetics to epigenetics[J]. Annu Rev Pathol, 2014, 9: 147 - 156.

[43] Bogazzi F, Bartalena L, Martino E. Approach to the patient with amiodarone-induced thyrotoxicosis[J]. J Clin Endocrinol Metab, 2010, 95: 2529 - 2535.

[44] Carle A, Pedersen IB, Knudsen N, et al. Epidemiology of subtypes of hyperthyroidism in Denmark: a population-based study [J]. Eur J Endocrinol, 2011, 164: 801 - 809.

[45] TSH Receptor Mutation Database. University of Leipzig, Leipzig, Germany, 2013. Available at: <http://endokrinologie.uniklinikumleipzig.de/tsh/>.

[46] Wolff EF, Hughes M, Merino MJ, et al. Expression of benign and malignant thyroid tissue in ovarian teratomas and the importance of multimodal management as illustrated by a BRAF-positive follicular variant of papillary thyroid cancer[J]. Thyroid, 2010, 20: 981 - 987.

[47] Seckl MJ, Sebire NJ, Berkowitz RS. Gestational trophoblastic disease[J]. Lancet, 2010, 376: 717 - 729.

[48] Sweeney LB, Stewart C, Gaitonde DY. Thyroiditis: an integrated approach[J]. Am Fam Physician, 2014, 90(6): 389 - 396.

[49] Rosario PW. Natural history of subclinical hyperthyroidism in elderly patients with TSH between 0.1 and 0.4 mIU/L: a prospective study[J]. Clin Endocrinol (Oxf), 2010, 72(5): 685 - 688.

[50] Selmer C, Olesen JB, Hansen ML, et al. Subclinical and overt thyroid dysfunction and risk of all-cause mortality and cardiovascular events: a large population study [J]. J Clin Endocrinol Metab, 2014, 99 (7): 2372 - 2382.

[51] Ross DS, Burch HB, Cooper DS, et al. 2016 American Thyroid Association guidelines for diagnosis and management of hyperthyroidism and other causes of thyrotoxicosis[J]. Thyroid, 2016, 26(10): 1343 - 1421.

[52] Selmer C, Olesen JB, Hansen ML, et al. Subclinical and overt thyroid dysfunction and risk of all-cause mortality and cardiovascular events: a large population study[J]. J Clin Endocrinol Metab, 2014, 99(7): 2372 - 2382.

[53] Collet TH, Gussekloo J, Bauer DC, et al. Thyroid Studies Collaboration. Subclinical hyperthyroidism and the risk of coronary heart disease and mortality[J]. Arch Intern Med, 2012, 172(10): 799 - 809.

[54] Gencer B, Collet TH, Virgini V, et al. Thyroid Studies Collaboration. Subclinical thyroid dysfunction and the risk of heart failure events: an individual participant data analysis from 6 prospective cohorts [J]. Circulation, 2012, 126(9): 1040 - 1049.

[55] Donangelo Ines, Suh SY. Allegheny Health Network, Pittsburgh, Pennsylvania (www. aafp. org/afp), June 1, 2017, Volume 95, Number 11.

[56] Evans M, Sanders J, Tagamj T, et al. Monoclonal autoantibodies to the TSH receptor, one with stimulating activity and one with blocking activity, obtained from the same blood sample[J]. Clin Endocrinol, 2010, 73: 404 - 412.

[57] Latif R, Teixeira A, MichaJek K, et al. Antibody protection reveals extended epitopes on the human TSH receptor[J]. PLos One, 2012, 7 (9): e44669.

[58] Li Y, Kim J, Diana T, et al. A novel bioassay for anti-thyrotrophin receptor autoantibodies detects both thyroid-blocking and stimulating activity[J]. Clin Exp Immunol, 2013, 173(3): 390 - 397.

[59] Bahn Chair RS, Burch HB, Cooper DS, et al. Hyperthyroidism and other causes of thyrotoxicosis: management guidelines of the American Thyroid Association and American Association of Clinical Endocrinologists[J]. Thyroid, 2011, 21: 593 - 646.

[60] Nakamura H, Miyauchi A, Miyawaki N, et al. Analysis of 754 cases of antithyroid drug-induced agranulocytosis over 30 years in Japan[J]. J Clin Endocrinol Metab, 2013, 98: 4776 - 4783.

[61] Rivkees SA, Szarfman A. Dissimilar hepatotoxicity profiles of propylthiouracil and methimazole in children[J]. J Clin Endocrinol Metab, 2010, 95: 3260 - 3267.

[62] Rivkees SA. 63 years and 715 days to the "boxed warning": unmasking of the propylthiouracil problem [J]. Int J Pediatr Endocrinol, 2010, 2010: 658267.

[63] Wang MT, Lee WJ, Huang TY, et al. Antithyroid drug-related hepatotoxicity in hyperthyroidism patients: a population-based cohort study[J]. Br J Clin Pharmacol, 2014, 78: 619 - 629.

[64] Yang J, Li LF, Xu Q, et al. Analysis of 90 cases of antithyroid drug-induced severe hepatotoxicity over 13 years in China[J]. Thyroid, 2015, 25: 278 - 283.

[65] Chiha M, Samarasinghe S, Kabaker AS. Thyroid storm: an updated review[J]. J Intensive Care Med, 2015, 30(3): 131 - 140.

[66] Bogazzi F, Giovannetti C, Fessehatsion R, et al. Impact of lithium on efficacy of radioactive iodine therapy for Graves' disease: a cohort study on cure rate, time to cure, and frequency of increased serum thyroxine after antithyroid drug withdrawal[J]. J Clin Endocrinol Metab, 2010, 95: 201 - 208.

[67] Stan MN, Durski JM, Brito JP, et al. Cohort study on radioactive iodine-induced hypothyroidism: implications for Graves' ophthalmopathy and optimal timing for thyroid hormone assessment[J]. Thyroid, 2013, 23: 620 - 625.

[68] Bartalena L. Steroid prophylaxis after radioiodine treatment for Graves' hyperthyroidism: selective or universal? [J]. Thyroid, 2014, 24(10): 1441 - 1442.

[69] Guo Z, Yu P, Liu Z, et al. Total thyroidectomy vs bilateral subtotal thyroidectomy in patients with Graves' diseases: a meta-analysis of randomized clinical trials[J]. Clin Endocrinol (Oxf), 2013, 79: 739 - 746.

[70] Sung TY, Lee YM, Yoon JH, et al. Long-term effect of surgery in Graves' disease: 20 years experience in a single institution [J]. Int J Endocrinol, 2015, 2015: 542641.

[71] Wilhelm SM, McHenry CR. Total thyroidectomy is superior to subtotal thyroidectomy for management of Graves' disease in the United States[J]. World J Surg, 2010, 34: 1261 - 1264.

[72] Edafe O, Antakia R, Laskar N, et al. Systematic review and meta-analysis of predictors of post-thyroidectomy hypocalcaemia[J]. Br J Surg, 2014, 101: 307 - 320.

[73] Di Donna V, Santoro MG, de Waure C, et al. A new strategy to estimate levothyroxine requirement after total thyroidectomy for benign thyroid disease[J]. Thyroid, 2014, 24: 1759 - 1764.

[74] Verloop H, Louwerens M, Schoones JW, et al. Risk of hypothyroidism following hemithyroidectomy: systematic review and meta-analysis of prognostic studies[J]. J Clin Endocrinol Metab, 2012, 97: 2243 - 2255.

[75] Ha EJ, Baek JH, Kim KW, et al. Comparative efficacy of radiofrequency and laser ablation for the treatment of benign thyroid nodules: systematic review including traditional pooling and bayesian network meta-analysis [J]. J Clin Endocrinol Metab, 2015, 100: 1903 - 1911.

[76] Sung JY, Baek JH, Jung SL, et al. Radiofrequency ablation for autonomously functioning thyroid nodules: a multicenter study [J]. Thyroid, 2015, 25: 112 - 117.

[77] Yano Y, Sugino K, Akaishi J, et al. Treatment of autonomously functioning thyroid nodules at a single institution: radioiodine therapy, surgery, and ethanol injection therapy[J]. Ann Nucl Med, 2011, 25: 749 - 754.

[78] Gozu HI, Lublinghoff J, Bircan R, et al. Genetics and phenomics of inherited and sporadic non- autoimmune hyperthyroidism [J]. Mol Cell Endocrinol, 2010, 322: 125 - 134.

[79] 中华医学会核医学分会. [131]碘治疗格雷夫斯甲亢指南(2013 版)[J]. 中华内分泌代谢杂志, 2013, 29(6): 448 - 459.

[80] Angell TE, Lechner MG, Nguyen CT, et al. Clinical features and hospital outcomes in thyroid storm: a retrospective cohort study [J]. J Clin Endocrinol Metab, 2015, 100(2): 451 - 459.

[81] Lee SY, Rhee CM, Leung AM, et al. A review: radiographic iodinated contrast media-induced thyroid dysfunction[J]. J Clin Endocrinol Metab, 2015, 100(2): 376 - 383.

[82] Akamizu T, Satoh T, Isozaki O, et al. Diagnostic criteria, clinical features, and incidence of thyroid storm based on nationwide surveys[J]. Thyroid, 2014, 22(7): 661 - 679.

[83] Ono Y, Ono S, Yasunaga H, et al. Factors associated with mortality of throid storm analysis using a national inpatient database in Japan[J]. Medicine, 2016, 95(7): 1 - 6.

[84] Grais IM, Sowers JR. Thyroid and the heart[J]. Am J Med, 2014, 127 (8): 691 - 698.

[85] Akamizu T. Thyroid storm: a Japanese perspective[J]. Thyroid, 2018, 28 (1): 32 - 40.

[86] Lin SH, Huang CL. Mechanism of thyrotoxic periodic paralysis[J]. J Am Soc Nephrol, 2012, 23: 985 - 988.

[87] Salih M, van Kinschot CMJ, Peeters RP, et al. Thyrotoxic periodic paralysis: an unusual presentation of hyperthyroidism[J]. Neth J Med, 2017, 75 (8): 315 - 320.

[88] Clausen T. Hormonal and pharmacological modification of plasma potassium homeostasis[J]. Fundam Clin Pharmacol, 2010, 24: 595 - 605.

[89] Ryan DP, da Silva MR, Soong TW, et al. Mutations in potassium channel Kir2.6 cause susceptibility to thyrotoxic hypokalemic periodic paralysis [J]. Cell, 2010, 140(1): 88 - 98.

第十一章 • 甲状腺相关眼病

赵咏桔　周慧芳

一、概　述

甲状腺相关眼病（thyroid-associated ophthalmopathy, TAO）是由多种自身免疫性甲状腺疾病引起的眼部损害。根据本病的病因和临床表现，甲状腺相关眼病曾有多种命名，如 Graves 眼病（Graves ophthalmopathy, GO）、甲状腺相关眼眶病（thyroid-related orbitopathy, TRO）、浸润性眼病（infiltrative ophthalmopathy）、甲状腺眼病（thyroid eye disease, TED）、内分泌性突眼、Graves 眼眶病等。而眼科学者为了强调本病与甲状腺功能的关系，又将甲亢伴有眼病的称为 Graves 眼病型，将甲状腺功能检测正常而仅有眼病的患者称为眼型 Graves 病。1991 年，Wall 和 Weetman 提出 Graves 眼病应称为甲状腺相关眼病，因为较多研究表明，本病可发生于不同甲状腺功能状态的患者中，包括甲亢和亚临床甲亢（Graves 病）、甲减（桥本甲状腺炎）及甲状腺功能正常者，后者在眼病随诊过程中可出现甲状腺功能的异常。甲状腺相关眼病（TAO）这一命名强调了眼病与多种甲状腺疾病的关系，已逐渐被不少学者所接受。目前 Graves 眼病（Graves ophthalmopathy, GO）和 TAO 是国内外文献中的常用命名。

典型 TAO 的临床表现为眼睑挛缩、眼睑肿胀、眼球突出、眼球活动受限、复视、角膜损伤、视神经功能障碍等，眼部外观和功能都受到不同程度的影响。不同 TAO 患者的症状和体征差别较大，具有多样性和隐匿性的特点：部分患者症状很明显，但眼征轻微；而另一部分患者可能发生了严重的威胁视力的眼部损害，但主观感觉症状并不明显。由于 TAO 的早期诊断和适时治疗与 TAO 的预后直接相关，因此提高内分泌科和眼科医师对眼病的发病机制、病程发展特点、临床特征、转归及病情影响因素的认识，对疾病早期诊断和治疗决策有重要意义。

二、病因和发病机制

（一）发病率

TAO 发生率的统计受多种因素影响，如突眼度测定方法的敏感性、是否将仅有眼睑变化的患者统计在内，以及不同国家、不同种族眼眶解剖学差异等。TAO 确切的发病率文献报道不多，Bartley 等（1996 年）进行了美国 TAO 的流行病学调查，年龄调整后美国 Graves 眼病的年发病率为女性 16/10 万，男性 2.9/10 万，估计年发病率为 0.25%。瑞典的一项研究显示，在普通人群中 Graves 病甲亢的年发病率为 21/10 万，Graves 眼病的年发病率 4.22/10 万，约为 Graves 病甲亢发

病率的 20.1%。英国 Graves 眼病女性的患病率为 2.7%，男性为 0.3%，女性是男性的 6～8 倍。我国目前尚未见 TAO 的流行病学资料。据统计 Graves 病女性患病远高于男性，女性与男性之比为 4：1～8：1。但 TAO 中女性与男性之比下降，为 1.8：1～2.5：1。Bartley 等报道 TAO 的诊断年龄最小为 8 岁，最大 88 岁，平均 43 岁。Dallow 等报道，TAO 的发病年龄在 15～86 岁（平均 52 岁）。女性高发年龄段为 40～45 岁和 60～64 岁，男性高发年龄段为 45～49 岁和 65～69 岁。笔者统计分析了 2002—2004 年在上海瑞金医院内分泌科和眼科共同诊治的 381 例 TAO 患者，其中女性 221 例，男性 160 例，女性与男性之比例为 1.38：1。平均年龄为 41.0±13.1 岁（12～76 岁）。男性组平均年龄为 42.50±12.87 岁，女性组平均年龄为 39.85±13.15 岁，随着年龄的增加，男性患者的比例增加。

文献统计 90% 的 TAO 患者伴发 Graves 病，其中 22.2% 出现于甲亢诊断前，20.3% 与甲亢同时诊断，57.4% 出现在甲亢后。本组 381 例 TAO 患者中，眼病与甲亢同时发生的有 191 例（50.13%）。甲状腺功能异常先于眼病的有 144 例（37.80%），间隔期为 18.8±28.3 个月（1～168 个月）；眼病发生早于甲状腺功能异常的有 46 例（12.07%），间隔期为 15.6±30.7 个月（1～192 个月）。此外，眼病伴有甲亢（或亚临床甲亢）329 例，占 86.35%；伴甲状腺功能减退（或亚临床甲减）12 例，占 3.15%；甲状腺功能正常 40 例，占 10.50%。

（二）发病机制

1. TAO 的研究背景 • TAO 并非简单地作为甲亢的一个临床表现，因为无论在动物或人，给予中毒剂量的外源性甲状腺素都不能复制出这种综合征。但给猪和鱼粗制 TSH 制剂时可诱发出与人类 TAO 相似的变化。这些动物的眼部脂肪和肌肉组织的变化在大体标本和显微镜下的表现均与人类突眼相似。用完整 TSH 或 TSH - α 亚单位片段也可诱发豚鼠眼眶类似人类 TAO 的变化。尽管有这些发现，研究者们仍然认为 TSH 或 TSH 片段不可能与 TAO 的发生直接相关。因为内源性 TSH 水平升高并不引起 TAO，垂体切除的患者仍可发生 TAO，更重要的是未经治疗的 Graves 病患者内源性 TSH 是被抑制的。

在 20 世纪 70 年代，研究的焦点集中在甲状腺球蛋白（Tg）在眼病中的致病作用。体外模型研究发现 Tg 和抗 Tg 免疫复合体选择性地与眼肌膜结合；眼外肌存在免疫介导的损伤，杀伤细胞与表面结合的免疫复合体反应，T 细胞也与表

面结合的 Tg 反应。Mullin 及其同事发现正常眼肌表面存在 Tg,并报道该物质可引起 TAO 患者 T 细胞发生延迟型过敏反应并分泌移动抑制因子。Kriss 提出 TAO 发病机制的假说:增生甲状腺滤泡上的 Tg 渗漏至区域淋巴管,随后转运至颈淋巴结,Tg 与 Tg 抗体(TgAb)形成的免疫复合体及致敏淋巴细胞可到达眼眶并黏附至眼外肌,引起局部组织损伤导致眼病。该假设未得到随后研究的支持,至今未被接受。

2. 目前对 TAO 发病机制的认识 · 目前认为 TAO 为一种自身免疫性疾病。绝大多数 TAO 患者伴有明确的自身免疫性甲状腺疾病。TAO 主要发生于 Graves 病甲亢,也可发生于典型桥本甲状腺炎、甲状腺功能正常或甲状腺功能减退的患者。某些甲状腺功能正常的 TAO 患者,常规检查血清中可无任何一种甲状腺自身抗体存在,但在随访过程中可出现与自身免疫相关的甲状腺疾病。

TAO 有三种主要病理变化:① 眼球后间隙中脂肪组织和结缔组织水肿、浸润、体积增大;② 眼外肌肌炎,表现为淋巴细胞浸润、肌纤维水肿、断裂、坏死、眼外肌体积增大;③ 球后组织体积和眼外肌体积增大使眼球向前移位,眼球突出。眼球凸出是缓冲球后压力增加的一种适应性变化,但其缓冲能力又受眼外肌和眶膈的限制。眼睑肌和眼外肌的增大及纤维化使眼肌自身活动障碍,引起睑挛缩和复视。睑挛缩和眼球凸出共存,促使暴露性角膜炎的发生和发展。球后组织增生肥大,压力增高,最终压迫视神经引起视神经病变。眼眶局部炎症及眶神经引流障碍,引起球结膜水肿和眶周水肿。

TAO 的发病机制除与遗传易感性(HLA - DPBl * 201 及 CTLA - 4 基因多态性)和某些环境因素(吸烟等)相关外,与以下几方面机制有关。

(1) TAO 中甲状腺组织与眼球后组织中存在共同的靶抗原,而针对这些靶抗原的抗体可引起自身免疫反应。活动期 TAO 伴甲亢患者的血循环中几乎均有 TSH 受体抗体(TRAb)、甲状腺球蛋白抗体(TgAb)和甲状腺过氧化物酶抗体(TPOAb),逐渐增加的证据表明 TSH 受体和胰岛素样生长因子 1 受体(insulin-like growth factor 1 receptor, IGF-1R)是 TAO 重要的自身抗原。

1) TSH 受体(TSH receptor, TSHR):不仅是 Graves 病引起甲亢的主要抗原,也是引起 TAO 的主要共同抗原。在正常眼眶纤维组织及脂肪组织标本和培养的细胞中有 TSHR 的表达,但表达水平较低。研究发现在 TAO 眼眶组织的前脂肪细胞或成纤维细胞上均有 TSHR 的 mRNA 和蛋白质水平的表达。免疫组化证实,在眶内组织的成纤维细胞中存在 TSHR 免疫反应;采用原位杂交和 Northern 印迹技术也证实了 TAO 患者眶周脂肪组织中有 TSHR 转录本。研究还发现,TAO 患者的眶内前脂肪细胞分化为成熟的脂肪细胞后,其 TSHR 的表达量增加。TRAb 或对 TSH 受体肽段敏感的 Th1 或 Th2 细胞与成纤维细胞结合,激活抗体介导的细胞免疫反应过程,并释放细胞因子,破坏成纤维细胞或肌细胞,引起眼部组织及眼肌的炎症和水肿;刺激成纤维细胞的增殖及向脂肪细胞的分化成熟,引起脂肪堆积。同样,采用 M22(一种刺激性抗 TSH 受体单克隆抗体)的研究发现,M22 通过激活 PI3K 信号通路从而刺激 TAO 患者眼眶脂肪细胞分化成熟,并增加透明质酸分泌;M22 还促进 TAO 患者眼眶成纤维

细胞表达促炎因子 IL-6,而 IL-6 可促进眼眶成纤维细胞表达 TSH 受体,从而加重自身免疫反应。目前,已建立了一种新的临床前 Graves 眼病雌性小鼠模型。该模型小鼠经人 TSH-α 亚单位免疫后,出现视神经周围大量炎性细胞浸润、脂肪生成增加、眼肌肥厚、突眼和球结膜水肿,支持 TSH-R 的致病作用。

虽然严重和活动期 TAO 患者体内 TSH 刺激性抗体(thyroid stimulating immunoglobulin, TSI)水平似乎更高,但在对照研究中,并未确立以 TSI 水平作为临床管理指南的作用,也未对其预后价值达成广泛共识。因为在少数严重 TAO 患者中无法检测到 TSI。这一现象提出了另一种致病性抗原也可能在 TAO 中起作用的可能性。

2) IGF-1R:目前认为 IGF-1R 是 TAO 第二种致病性自身抗原。IGF-1R 由 1 368 个氨基酸组成,属于酪氨酸激酶受体家族,是一种细胞表面的跨膜蛋白,广泛表达在人体大多数组织和细胞表面。IGF-1R 可被 IGF-1 和 IGF-2 激活,其过度表达与多种恶性肿瘤及自身免疫性疾病相关。有关 IGF-1R 可能与 TAO 有关的线索是 Weightman 和他的同事提出的。他们推测早期关于刺激眼眶成纤维细胞和成肌细胞的 Graves 病患者的 GD-IgG 可能是通过 IGF-1R 起作用的。他们发现 Graves 病患者(无论有无 TAO 临床表现)的 GD-IgG 都可以取代放射性标记的 IGF-1 与眼外肌成纤维细胞表面的位点结合,而来自健康对照组的 IgG 未能改变放射性标记的 IGF-1 与这些细胞表面位点的结合。此后 Pritchard 等使用特定 IGF-1 类似物,确认这些细胞的结合位点是 IGF-1R,并证明 GD-IgG 可以启动 mTOR/FRAP/Akt/p70S6K 通路介导的信号,该信号导致两个 T 细胞趋化分子 IL-16 和 RANTES 的诱导,而这些作用在健康人的成纤维细胞中并不存在。通过抑制型抗 IGF-1R 抗体可阻断 TAO 患者眼眶成纤维细胞过表达的 IGF-1R 的活性,从而阻断由 GD-IgG 启动的信号转导。IL-16 和 RANTES 的诱导可以阻止 IGF-1R 抑制型抗体(1H7)和转染显性负突变 IGF-1R(486/STOP)的作用。Smith 等研究还发现,GD-IgG 可识别 IGF-1R,可致 TAO 驱动成纤维细胞产生透明质酸,而在健康捐赠者的培养细胞中缺乏这种作用。目前对 IGF-1R 抗体的存在,特别是具有 IGF-1R 激活特性的抗体,一直存在争议。某些研究未能检测到这些抗体,而另一些研究显示抗 IGF-1R 抗体的存在。目前在类风湿关节炎患者中已经检测到 IGF-1R 激活性抗体,在 Graves 病动物模型中已检测到类似的抗 IGF-1R 免疫球蛋白,该动物模型还表现出 TAO 的一些特征。

眼眶成纤维细胞是 TAO 自身免疫的主要靶细胞和效应细胞,在眼眶成纤维细胞中过度表达的 TSHR 和 IGF-1R 两种受体在 TAO 发病机制中起重要作用。Ingbar 及其同事的研究提供了 IGF-1 和 TSH 通路可能在功能上相互作用的初步线索。后续的研究发现,条件敲除 IGF-1R 基因小鼠的甲状腺对 TSH 刺激的反应明显降低。相反在选择性表达 IGF-1 和 IGF-1R 的转基因小鼠的甲状腺对 TSH 刺激的反应更加敏感。最近,在 Graves 眼病患者眶后组织获得的原代成纤维细胞培养中已证明存在 TSHR 和 IGF-1R 信号之间的相互作用。免疫荧光和免疫沉淀研究表明,TSHR 和 IGF-1R 在

甲状腺细胞和眼眶纤维细胞中形成一种物理复合物，并在功能上相互交织。TSHR 和 IGF-1R 信号通路有重叠，TSHR 下游信号的激活依赖于 IGF-1R 活性，IGF-1R 的信号转导可增强 TSH 或 TSHR 激活性抗体的促细胞增殖效应。相反，用 IGF-1R 抑制性抗体阻断 IGF-1R 信号可以减弱 TSHR 下游信号对眼眶成纤维细胞的作用，证实了 TSHR/IGF-1R 信号的相互依赖。过表达的 TSHR 和 IGF-1R 两种受体可异常激活 TAO 眼眶的成纤维细胞，激活的成纤维细胞可合成和分泌大量透明质酸酶（糖胺聚糖），并可向脂肪细胞分化增加眼眶内脂肪的容积，还可诱导 T 细胞、B 细胞、单核细胞等炎性细胞浸润，产生大量细胞因子，启动炎症级联反应，导致 TAO 的病理和临床损害。

3）眼肌膜抗原：研究表明有两种眼肌膜蛋白抗原与 TAO 的发生有关，一种分子量为 55 000，即 G2s 蛋白（也存在于甲状腺滤泡细胞膜上）；另一种分子量为 64 000，即黄素蛋白（Fp）。G2s 在甲状腺和眼肌都有表达，对这两种组织中共同表位的免疫反应性可以较好地解释自身免疫性甲状腺病和 TAO。Fp 在眼肌纤维损伤和线粒体破裂后产生，其抗体是免疫介导的眼肌坏死的敏感标志。有研究发现抗成纤维细胞 23 000 蛋白抗体在 TAO 发病中有一定作用，眼眶成纤维细胞膜上有胶原Ⅷ，抗胶原Ⅷ抗体阳性是活动期 TAO 的新标志。

尽管在 TAO 发病过程中发现了不少新的自身抗原和抗体，但它们在 TAO 致病机制中可能起不同的作用，主要致病抗原还有待于确认。根据目前研究资料推测，成纤维细胞和脂肪细胞很可能是原发性致病细胞，而眼肌细胞可能是自身免疫反应所造成的继发性结果。目前对 TSHR 和 IGF-1R 是 TAO 致病的主要抗原已基本达成共识。

（2）从 TAO 患者球后组织可分离出自身抗体：将 TAO 患者球后组织移植给严重联合免疫缺陷（SCID）小鼠（无成熟的 T 细胞、B 细胞），在大多数移植小鼠血浆中可检测到甲状腺刺激性抗体（TSAb），而移植非 TAO 患者球后组织的对照小鼠的血浆中则未能检测到 TSAb。TAO 患者血清中含有直接抗球后组织成分的抗体，包括抗成纤维细胞和抗眼外肌抗体。球后炎症过程可随着细胞损伤后成纤维细胞或肌细胞抗原物质的释放，全身或局部产生的自身抗体的活性增加而加强。TAO 患者血清中的抗体包括与眼肌细胞及肌质膜反应的抗体、对眼肌细胞有细胞毒作用的抗体、刺激眶内成纤维细胞黏多糖及蛋白质的合成并刺激细胞增殖的抗体。但这些抗体的重要性尚不清楚，它们的产生可能仅为组织损伤的结果，而非引起组织损伤的原因。

（3）TAO 患者眼外肌间质中和球后结缔组织中有淋巴细胞浸润：大多数是 T 细胞，少数是 B 细胞。这些细胞产生多种细胞因子，刺激眶内成纤维细胞增殖并合成大量黏多糖。此外，细胞因子可刺激眶内成纤维细胞表达多种免疫调节蛋白［细胞间黏附分子 1（ICAM-1），72 000 热休克蛋白］，引起自身免疫炎症反应的局部扩散，最终导致眼病特征性组织学、解剖学和临床学表现。

TAO 不同活动度和眼病的不同阶段，CD4+ 和 CD8+ T 细胞的数量和比例不同，表明 TAO 中球后组织 T 细胞亚型依赖于疾病发展的阶段，而不依赖于组织来源。CD4+ T 细胞亚型 Th1、Th2 分别产生不同的细胞因子，前者主要介导细胞免疫，后者主要通过激活 B 细胞参与体液免疫，在 TAO 发展的急性期和慢性期有重要作用。在 TAO 早期阶段以 Th1 型细胞因子 IFN-γ、IL-1、IL-2、TGF-β 或 TNF-α 等产生为主。IFN-γ 可刺激人成纤维细胞产生氨基葡聚糖（GAG），并刺激人 HLA-DR 的表达。IL-1 不仅刺激眼部成纤维细胞产生 GAG，并可诱导氧自由基产生和诱导热休克蛋白 72（HSP72）及 ICAM-1 等黏附分子的表达，导致水肿和最终的纤维化。在疾病发展过程中，优势 T 淋巴细胞会发生改变。TAO 晚期阶段以 Th2 型细胞免疫占优势，产生 IL-4、IL-5、IL-10 等细胞因子。IL-4 可激活信号转导转录激活因子（STAT）6/JAK3 途径，抑制 Th1 型细胞因子（包括 IFN-γ）的产生，改善急性炎症损伤；也可刺激 TSH 依赖的 cAMP 产生，并刺激活性 B 细胞和抗体的生成，通过体液免疫使靶细胞数量下降，介导了晚期球后组织的纤维化。IL-6 是 B 细胞和 T 细胞的激动剂，通过刺激眼脂肪/结缔组织中 TSHR 的表达，在 TAO 的发病中起重要作用。IL-10 也可抑制 Th1 型细胞因子的产生，改善急性炎症损伤，并抑制巨噬细胞功能和细胞介导的免疫刺激作用，在 TAO 的慢性阶段起重要作用。

简言之，TAO 致病机制如下：自身免疫反应性 T 细胞（CD4+）识别甲状腺、眶内组织及眼球外的自身抗原，并与其抗体相结合而被激活，从而产生各种黏附分子和细胞因子，并激活 CD8+ T 细胞或 B 细胞，最终产生各种自身抗体。眶周浸润的 Th1 型和 Th2 型淋巴细胞分别分泌 IL-1、IL-2、INF-γ、TNF-α、IL-4、IL-5、IL-10 等细胞因子，可诱导人 HLA Ⅱ 型抗原、HSP72 和 ICAM-1 的表达；刺激成纤维细胞合成和分泌过多高渗亲水性的 GAG，使眶周组织及眼外肌水肿；并刺激成纤维细胞增殖，分化为成熟的脂肪细胞，使眶后脂肪组织容量增加，最终导致突眼。

三、病 理

TAO 导致眼窝组织，包括眼外肌、球后脂肪、泪腺和间质结缔组织的异常。

1. 大体观察·眼外肌肿大增粗，以肌腹增粗为主；坚硬，质地如橡皮样。

2. 显微镜下观察·病变眼外肌组织被淋巴细胞、浆细胞、巨噬细胞和肥大细胞浸润。肌细胞间隙增宽，间质水肿。晚期眼病呈现纤维化及眼外肌浸润同时存在。眼外肌受累大多不对称，内直肌较上直肌或外直肌更常累及。与早期的发现不同，后来的文献报道，在活动期眼病者球后脂肪的密度和容量无明显异常。泪腺常显示轻度单核细胞浸润和间质水肿，无纤维化发生。眼部组织特征性的间质水肿，是因眶成纤维细胞在激活的淋巴细胞刺激下增加 GAG 合成所致。

四、TAO 的临床表现与分级

TAO 在伴有甲状腺功能亢进或减退的患者中，常合并甲亢或甲减引起的全身症状和体征（见相关章节），本章主要叙述眼病的临床表现，包括症状和体征。

（一）临床表现

TAO 的症状主要有畏光、流泪、异物感、眼痛、复视、视力模糊、下降或失明等。TAO 眼部体征在不同患者或同一患者的双眼可表现不一，大多双眼受累，也可单眼受累。主要体征如下。

1. 眼睑征 · 是 TAO 最早出现的主要体征。主要包括眼睑挛缩、上睑迟落和眼睑肿胀。

（1）眼睑挛缩：多为上睑挛缩，也可上下睑或仅下睑挛缩，可为单眼或双眼。正常成人，上睑缘的位置是在瞳孔上缘和角膜上缘之间，角膜缘下 1～2 mm，下睑缘正好覆盖角膜下缘。当上睑缘在角膜缘处或上方，下睑缘在角膜下缘下 1～2 mm 时，可诊断为眼睑挛缩。患者表现为睑裂增大（Dalrymple 征），睑缘和角膜之间露出白色巩膜，巩膜可见部分增加和眼睛发亮或眼球突出的表现，但是测定突眼度并无真正突出。

（2）眼睑迟落：眼睑迟落表现为瞬目减少，凝视，眼球向下转动时上睑不能跟随下转（von Graefe 征）。由于瞬目减少，泪液不能均匀分布于角膜表面，角膜干燥，可有异物感。

（3）眼睑肿胀：属于软组织炎症，表现为眼睑水肿和眼睑前隆。其是因眼眶内压增高、静脉回流受阻、眶内脂肪堆积使眶隔前移所致。

上海瑞金医院的资料显示上睑挛缩（34.77%）的发生率高于眼睑迟落（11.83%），73.6% 存在眼睑肿胀。

上睑挛缩在疾病早期是因 Müller 肌对肾上腺素能反应增强而呈痉挛收缩，为可逆性眼睑挛缩；晚期多因提上睑肌炎、纤维化或下直肌纤维化所致，眼球突出亦可增加眼睑挛缩，很难完全逆转。下睑挛缩的原因与上睑挛缩相似，但常随眼球突出程度的变化而改变，可伴有球结膜水肿和流泪。严重眼球突出，可因提上睑肌松弛或完全断裂引起眼睑下垂，应与重症肌无力鉴别。

眼睑征在 TAO 的诊断上是有价值的，尽管对外观带来不良影响，但对眼的功能不造成威胁。这些表现随甲亢的控制而得到纠正，仅需随访而无需治疗。

2. 眼部软组织炎症 · 眼部软组织炎症的主要症状有畏光、流泪、异物感和眼眶疼痛等。体征有眼睑水肿、泪阜水肿、泪腺肿大、结膜充血及水肿等。眼睑特征性肿胀和肥厚，肿胀的眼睑硬而压之无凹陷。球结膜水肿，巩膜充血。水肿的结膜可突出在眼裂之外。软组织炎可引起 TAO 患者感觉不舒适和容貌受损，在评估 TAO 活动程度中具有重要价值，应予以重视。眼部充血水肿是因上直肌肥大和（或）眼眶内脂肪增加使静脉回流受阻所致，若行眼眶减压术使静脉回流障碍得到缓解，可迅速改善症状。

3. 眼球突出 · 眼球突出是指眼球突出度＞18 mm 或两眼相差≥2 mm 或以上。若用 Leudde 或 Hertel 突眼计测量突眼度超过正常范围 2 mm 或 3 mm 即表示存在真性突眼（正常范围与种族相关）。检查时，常常指压眼球不能向后移动，感觉球后组织坚硬而固定。泪腺增大。严重眼球突出可使眼球从眼裂脱垂，眼睑落在眼球后方。

在 Graves 病中眼球突出的发生率为 20%～30%。本组资料显示 TAO 中 70.0% 有眼球突出，眼球突出度平均 17.9±2.83 mm（12～28 mm）。眼球突出的主要原因为眶内组织中葡萄糖胺聚糖的聚积，导致眶内脂肪组织水肿及眼外肌肥厚。

个体间眼球突出度存在着差异，在判断患者是否眼球突出时要考虑发病前的眼球突出度和两眼球突出度的差值，以免漏诊眼球突出度已增加但在正常范围内的患者，或将某些高度近视，眼球突出度高于正常上限的患者误诊为 TAO。TAO 者的眼球突出随病情发展及治疗会有所改善，但较难完

全恢复至发病前。突眼引起角膜的暴露，如果患者睡觉时眼睑不能完全闭合，可发生角膜溃疡等严重并发症。

4. 眼外肌受累 · 眼外肌受累是仅次于眼睑征和软组织炎症的常见临床表现，可致眼外肌功能障碍。据文献报道 TAO 中眼外肌受累患者达 90% 以上。眼外肌受累在临床上主要表现为凝视、复视和眼球活动受限。患者可单眼外肌受累，亦可多眼外肌受累。根据受累眼外肌的条数及程度临床表现不同。疾病早期出现的复视往往是可变的，且持续的时间较短；随着病变的发展，逐渐变成持续性。某些患者因多条眼外肌同时受累，且双侧眼外肌受累的程度相似，即使眼球不能活动也可无复视症状。因此，不能仅根据复视来判断眼外肌是否受累及受累程度，应仔细检查患者的眼部体征并结合眼部超声、CT 或 MRI 等影像学检查做出诊断。

上海瑞金医院 381 例 TAO 资料中，复视者占 38.71%，眼球活动受限者占 28.71%。行 CT 检查的 111 例患者中，仅 7 例双眼无 1 条肌肉增粗（6.31%）。眼球活动障碍表现为上转受限为多，其次为下转受限，少数患者眼球位置固定，活动不能。某个方向的运动受累多表明其拮抗肌存在病变，如上转不足多提示下直肌受累为主。本组资料显示眼外肌中下直肌增粗最常见。眼外肌肿胀发生频数依次为下直肌、内直肌、上直肌和外直肌，与其他学者报道相同。本组资料中单眼有 2 条以上眼外肌受累者占 71.17%，单一眼肌肥大者仅占 18.02%，表明多条眼外肌增粗且双眼受累是 TAO 突出的 CT 检查特征之一（图 4-11-1，图 4-11-2）。

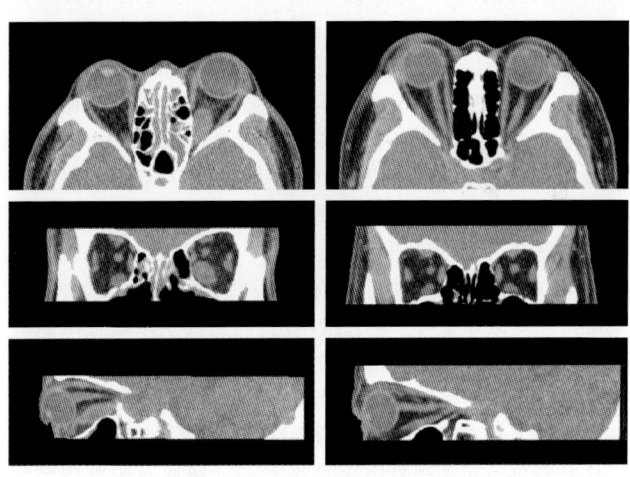

图 4-11-1 突眼患者三维 CT 图像
左侧为患者 1；上为横断面显示左眼球突出；中为冠状面显示各眼肌不同程度增粗；下为矢状面显示下直肌明显增粗；右侧为正常人；上为横断面；中为冠状面；下为矢状面

眼球运动受限的原因早期主要为炎性细胞的浸润、成纤维细胞的增殖和水肿，晚期则因进展为纤维化出现限制性眼肌病变。

对就诊时甲状腺功能无异常而仅有眼病症状和体征，尤其是单眼发病者，要注意鉴别诊断。影像学提示眼外肌肿大，应与眶内炎性假瘤、动-静脉血管畸形、肿瘤、血肿等鉴别。眶内炎性假瘤是以眶内肿块为临床特征的非特异性炎症，在影像学上常表现为单条眼外肌受累，多侵犯肌肉止点，呈球形肿胀，肌腹和肌腱均增粗，极少累及眼睑。颈动脉-海绵窦瘘由于眼眶静脉压增高，使眼眶软组织充血，可见多条肌肉肥大，

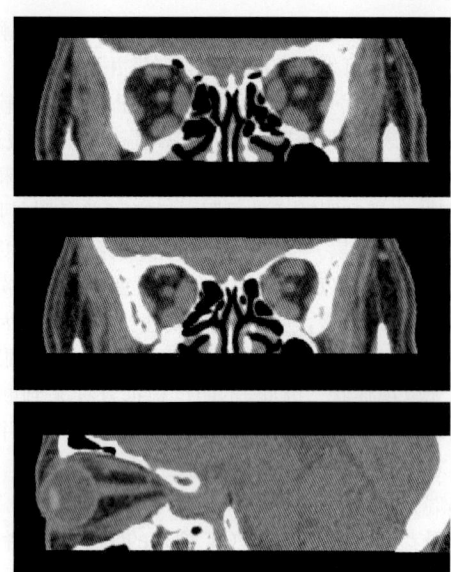

图 4-11-2　突眼患者多条眼肌水肿增粗

但多有搏动性眼球突出，眼上静脉扩张，无眼睑挛缩及迟落的体征。肿瘤、血肿等也可引起眼外肌增厚，应结合 CT 征象、MRI 信号特点及临床资料加以区别。此外，还要与脑血管病、脑肿瘤、多发性神经炎等引起的Ⅲ、Ⅳ、Ⅵ脑神经麻痹所表现的眼球运动障碍鉴别。

5. 眼压升高·我国正常人眼压为 10～21 mmHg，眼压升高指眼压测值＞21 mmHg。1897 年 Brailey 等首次报道了 TAO 可引起眼压升高。Cockerham 等对 500 例 TAO 患者进行统计分析，24% 的患者有眼压升高，大多数高于 22 mmHg，但低于 30 mmHg。本组 381 例资料显示 TAO 患者的眼压范围在 7.8～39.3 mmHg（平均 16.941±4.126 mmHg）。至少一眼眼压高于 21 mmHg 的患者有 45 例（14%），双眼高眼压的有 22 例（5.8%）。与正常眼压组比较，高眼压组年龄偏大，复视发生率高，突眼程度重。

TAO 发生眼压升高主要有两方面的因素。① 水肿增粗的眼外肌对眼球壁可产生直接压迫，而当发生限制性眼肌病变时，眼球在向眼肌运动受限的对侧转动时又可加重其对眼球壁的压迫。一些学者认为，若 TAO 患者眼球向下或向上凝视时眼压上升 4 mmHg 即提示存在限制性眼肌病变。因此，应注意观察不同注视野眼压的变化。② 眼肌及眼眶内结缔组织肥大、水肿，致使眼压增加。眶压增加到一定程度可导致上巩膜静脉压升高，使房水流出阻力增加而致眼压升高。

TAO 患者的眼压升高有其独特的临床特点，应与原发性青光眼鉴别。临床上一般不必治疗，但需要密切观察，定期随访眼压的变化，以避免对视功能的损害。大部分患者经过对 TAO 的积极治疗（如激素或放疗），眼压可下降。对于眶压升高、眼球高度突出、角膜暴露的高眼压患者，则应先行眶减压术。

6. 角膜受累·TAO 角膜受累通常为暴露性角膜炎，是由于角膜暴露和缺乏泪膜维持的结果。患者有明显的畏光、异物感等主诉症状及眼球突出、兔眼、眼睑迟落和睑裂增大等体征。多数 TAO 患者可见角膜的点状病变，但严重的角膜病变如溃疡和穿孔较少见。临床上可通过裂隙灯结合荧光素染色等检查评估患者角膜受累的程度。

7. 压迫性视神经病变·视神经病变是 TAO 中最严重的并发症，在 TAO 中的发生率可达 5%～10%。视神经病变的患者多为双眼（占 65%～85%），年龄偏大且男性多见。患者的视网膜可因静脉充血或出血而受损，偶可发生视野缺损，乳头水肿。若视神经受累，预示恶化的重要体征是视盘苍白及中心视力下降或缺失。目前认为 TAO 视神经病变主要是由于眼外肌肿大和眼眶结缔组织体积增加导致眶尖拥塞，压力增大的结果。对怀疑视神经病变的患者 CT 或 MRI 检查有预测价值，CT 或 MRI 显示有眶尖拥挤，明显的眼球突出，眼外肌直径增大，眼上静脉扩张和泪腺前移等表现提示有视神经病变存在的可能，有必要进行物理和电生理等检查以便明确视神经病变的诊断。

（二）TAO 分级

1969 年 Werner 最早提出 TAO 眼部改变的分级，后在美国甲状腺协会委员会等建议和修改下，1977 年提出较完整的 0～6 级的分级法。为了方便记忆，1981 年将该分级法称为 NOSPECS 分级（取每一级第一个英文字母缩写成），0 和 1 级为非浸润性（non-infiltrative），2～6 级为浸润性（SPECS，infiltrative）。Werner 又将每一级再分为无（0）、轻度（a）、中度（b）和重度（c）。NOSPECS 分级曾是应用最广泛的分级方法，其优点是表明了 TAO 的损害范围和程度，缺点是评价的客观标准不完全，尚不能反映疾病的活动性程度和缺乏对治疗的指导意义（表 4-11-1）。

分级	评分	评分建议
0		N(no physical signs or symptoms)：无症状和体征
1		O (only signs)：仅有体征
2		S(soft tissue involvement)：软组织受累
	0	无
	a	轻度
	b	中度
	c	重度
3		P(proptosis)：突眼度在正常值上限≥3 mm 有或无症状
	0	无
	a	突眼度较正常增加 3～4 mm
	b	增加 5～7 mm
	c	增加 8 mm
4		E(extraocular muscle involvement)：眼外肌受累（通常伴有复视）
	0	无
	a	凝视时运动受限
	b	活动明显受限
	c	眼球固定
5		C(corneal involvement)：角膜受累（主要由于眼裂闭合不全）
	0	无
	a	角膜点彩
	b	溃疡
	c	角膜混浊、坏死和穿孔
6		S(sight loss)：视力丧失（由于视神经受累）
	0	无
	a	视盘苍白、受压、视野缺损、视力 20/20～20/60
	b	相同，但视力 20/70～20/200
	c	失明，视力低于 20/200

表 4-11-1　NOSPECS 分级

五、TAO 活动性评估

(一) 活动期的概念

TAO 病程历经两个阶段：早期为活动期，患者表现为眼部充血、疼痛、肿胀、眼睑挛缩，进行性出现眼球突出、眼球运动障碍和视力减退。患者的临床症状从无到有或原有症状逐渐加重。活动期主要病理变化为眼部淋巴细胞浸润、水肿和成纤维细胞的活化。晚期为非活动期，患者眼部充血、疼痛、肿胀等症状逐渐消退，尽管仍有明显的眼球突出、眼球运动障碍和视力减退的症状，但相对于活动期而言，病情已经不再进展。TAO 非活动期组织病理改变是由于胶原纤维增生取代淋巴细胞浸润和组织的水肿、组织纤维化形成和脂肪沉积。研究发现，在活动期或非活动期病例，眼眶不同区域可能表现出不同阶段的病理改变，均可有淋巴细胞浸润、纤维细胞增生、胶原纤维形成及脂肪的沉积。但早期活动期以淋巴细胞浸润和组织水肿为主，而没有纤维组织形成；后期非活动期则出现大量胶原纤维和脂肪形成，而细胞浸润减少；此外还可见到介于活动期和非活动期之间的过渡期病变。

(二) 活动性评估的意义

TAO 疾病活动期的概念对选择患者治疗方案有重要意义。早期活动期病变，主要为淋巴细胞浸润、水肿和成纤维细胞活化，糖皮质激素、免疫抑制剂及球后放射治疗能有效抑制早期的炎症病理过程，从而改善患者的临床症状并阻断病程的进展。在疾病晚期，患者眼部已出现纤维化改变和脂肪积聚，而一旦形成纤维硬化后则对药物或放射治疗均不敏感，此时药物或放射治疗的疗效甚微，而副作用可能会超过疗效，即意味着患者失去了药物和放射治疗的机会。

某些晚期病例可采取手术治疗，如对视神经眶尖部受压，引起视神经病变威胁视力的患者手术可减轻眶内容积和压力，不仅减轻对视神经的压迫，又可减轻眼球突出程度，避免暴露性角膜炎。对因肌纤维纤维化，使眼球运动受限或固定引起严重复视的患者，可行斜视手术改善症状和体征。但手术治疗需要病情处于静止阶段才能实施，否则会影响手术效果。由此可见治疗方法的选择，决定于疾病的两个阶段和其严重程度，活动期的患者可以应用免疫抑制剂或放射治疗，而眼部症状处于非活动期且症状明显者，则考虑手术治疗。如果患者疾病的活动期和稳定期判断明确，则容易确定治疗方案。然而 TAO 眼病的病程表现是多种多样的，活动期和稳定期有时很难区别。因此，寻找一些方法来评判眼病的活动性，对治疗时机的选择和预后的估计有重要意义（图 4-11-3）。

(三) TAO 活动性评估方法

1. 临床活动性评分（CAS）· 1989 年 Mourits 等基于

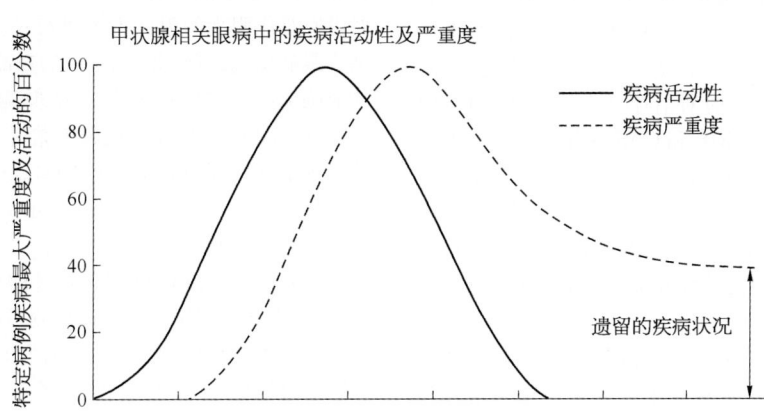

甲状腺相关病中的疾病活动性及严重度

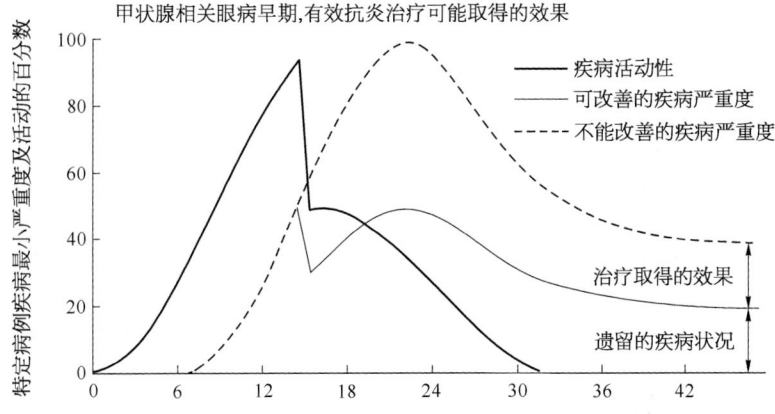

甲状腺相关眼病早期，有效抗炎治疗可能取得的效果

图 4-11-3 甲状腺相关眼病的活动性与严重度（按 Rundle 及 Wiersinga）
上图：甲状腺相关眼病的进程及转归；下图：在病情活动性达 95%、严重度达最重的 50% 时进行治疗（如箭头所指）可能获得的效果，如治疗得过晚，当眼病活动性已下降时才治疗，则对眼病严重度的效果要差得多

TAO 急性炎症的经典症状（疼痛、发红、肿胀和功能受损）提出的一种临床活动性评分（clinical activity score，CAS）方法，共 10 项，每一项计 1 分，共 10 分，CAS 评分（≥4/10）有 80% 的阳性预测值，但只有 64% 的阴性预测值。CAS 评分越高活动性越强，便于区分疾病的活跃期和静止期，并于 1997 年修订（表 4-11-2）。

表 4-11-2　TAO 的临床活动性评分（CAS）

首次 CAS，只按条目 1～7 打分

1. 自发性眼眶疼痛
2. 凝视诱发眼眶疼痛
3. 眼睑红肿，认为是活动期 GO
4. 眼睑红斑
5. 结膜发红，认为是活动期 GO
6. 球结膜水肿
7. 泪阜或褶皱炎症

随访（1～3 个月）后评估的患者可以纳入 8～10 项，从 10 项中进行评分

8. 突眼度增加＞2 mm
9. 在任何一个方向单眼视觉偏移＞8°
10. 视力下降（斯内伦视力表下降 1 行）

2. 辅助评判方法

（1）A 超检查：可以根据眼外肌回声强度判断 TAO 活动性。眼肌反射率（EMR）是指所测量的眼肌前后肌鞘之间所有反射波的平均高度与前巩膜峰的比值。在 TAO 活动期，由于眼肌的水肿和淋巴细胞浸润，EMR 数值较低，而纤维化的眼肌显示的 EMR 较高。Gerding 等对 56 例中、重度 TAO 患者的研究发现，EMR≤30% 时对治疗反应的阳性、阴性预测值分别是 85% 和 60%，而 EMR 和 CAS 评分之间未发现关联，可能是由于 EMR 反映眼肌的炎症，而 CAS 评分反映整个眶组织的炎症。研究表明若将眼病病程（＜18 个月）与 CAS 评分（≥4/10）联合应用，可以提高眼眶 A 超的阴性预测值，有利于发现那些不能从免疫抑制治疗获益的患者，以避免不必要的治疗。

（2）磁共振成像（MRI）检查：脂肪和含水组织在 MRI 的 T_1、T_2 加权像上显示高信号，常被用来探测眼外肌的水肿和炎症情况。但眼眶的背景基质主要是由脂肪组成，在常规 MRI 成像上也表现高信号，可干扰对眼肌水肿的判断。短 T 反转顺序 MRI 技术（STIR）能够选择性抑制眼部脂肪组织高信号表达。Sillaire 等比较了 37 例 TAO 患者在免疫抑制治疗前后 MRI 的变化，发现活动性 TAO 患者 MRI 的 T_2 加权像多表现高信号，在免疫抑制治疗后信号减弱或消失，而 MRI 的 T_2 加权表现非高信号的患者有 70% 处于非活动期。Mayer 等在对 22 例 TAO 患者的回顾性分析中发现，利用 STIR 技术获得的信号强度比值（SIR）与 CAS 评分有很强的关联性，SIR 值可作为判断眼病活动性及监测疗效的有效指标。

（3）眼眶核素扫描：用于反映眼眶部炎症程度的核素扫描有 3 种类型。① 奥曲肽扫描：眼眶部的炎症反应来源于淋巴细胞与成纤维细胞的激活。这些细胞的细胞膜表达的生长抑素受体能够与奥曲肽结合。因此，利用放射性核素标记的奥曲肽，就能显示其与眼眶各组织受体的结合情况。Burggasser 等的研究发现活动性 TAO 患者眼眶部 ^{99m}Tc-奥曲肽摄取率显著高于非活动性患者（$P<0.01$），摄取率和 CAS 评分也有很强的相关性。② ^{67}Ga 扫描：由于炎症导致毛细血管通透性增加，^{67}Ga 能以镓转铁蛋白复合物的形式透过毛细血管壁，被炎症区中性粒细胞和乳铁蛋白摄取，并可在体外扫描中显像。^{67}Ga 扫描已在临床中广泛应用于炎症性病变的检测和严重程度的评价。Konuk 等对 46 例 TAO 患者和 8 名正常人进行 ^{67}Ga 柠檬酸盐眼眶扫描，并对其中 8 例双侧活动性 TAO 患者给予激素治疗，比较各组及治疗前、后眼眶部 ^{67}Ga 摄取率。结果显示治疗前活动性 TAO 患者组的摄取率显著高于非活动组及对照组。治疗后随着眼征改善，摄取率也显著降低。眼眶部 ^{67}Ga 摄取率和 CAS 评分也有很好的相关性。③ ^{99m}Tc 标记人免疫球蛋白 C（^{99m}TcHIG）扫描：Durak 等在 23 例 TAO 患者中进行 ^{99m}TcHIG 扫描的分级与 TAO 的活动性有很好的关联性。Ortapamuk 等的研究也发现 TAO 的临床活动性和放射活性分级显著相关（$P<0.01$），提示该技术在 TAO 活动性评判中有广泛应用前景。

（4）免疫调节分子测定：细胞间黏附分子 1（ICAM-1）是免疫球蛋白超家族成员之一，可介导不同状态下细胞与细胞之间的黏附，在淋巴细胞移出、定位及与靶细胞黏附的过程中起重要作用。因此，测量这些进入血流的分子的可溶形式已用于评估眼病的活动性。Kulig 等发现活动性 TAO 患者较没有眼病或稳定眼病的患者，血中 sICAM-1 的水平明显升高，并在激素治疗后随炎症改善呈平行下降。DeBellis 等在对没有临床眼病的甲亢患者进行长达 2 年的随访中发现，在临床眼病出现之前 sICAM-1 的升高可以提示眼眶组织炎症的亚临床改变，对 sICAM-1 的监测有助于及时发现并评估活动性 TAO。L 选择素也属于黏附分子一类，最近 Mysliwiec 等发现活动性 TAO 患者血清中 L 选择素增高，对激素治疗缺乏反应者血 L 选择素较低，提示 L 选择素可能对免疫抑制治疗效果有预测价值。

（5）自身免疫抗体测定：目前研究认为眼外肌参与了 TAO 的发病。利用 Western 检测可以发现 TAO 患者血清中存在抗眼外肌抗体，分子量分别为 55 000、64 000 和 95 000。G2s 蛋白是 Gunj 等用 TAO 患者 55000 抗体免疫筛选人眼外肌文库获得的 55000 的特异性抗原片段。最近 De Bellis 观察了重度活动性 TAO 患者进行激素静脉治疗前后眼外肌抗体（EMAb）和 G2sAb 的变化，发现治疗无效者 EMAb 和 G2sAb 水平不降低，治疗有效者降低，而在眼征复发时 EMAb 和 G2sAb 浓度在降低后再次升高，提示 EMAb 和 G2sAb 可以作为激素治疗效果及疾病复发的预测指标。

目前为止的临床观察及研究表明，没有一种单一的评估 TAO 的方法能十全十美地用于疾病活动期或非活动期的判断，以预测免疫抑制剂、放射治疗或手术治疗的疗效。因此，主张应根据临床评分及其他辅助检测方法联合评价，指导临床医师对患者治疗的选择。

（四）评估 TAO 的 VISA 分级和 EUGOGO 分级

目前用于 TAO 评估的评分系统有 VISA 分级（视力、炎症、斜视和外观）和欧洲 GO 工作组（EUGOGO）分级。这两个系统都是基于 NOSPECS 和 CAS 分类，使用指标来评估眼病的活动性和严重程度。与 NOSPECS 不同的是，它们可用于指导临床医师对 TAO 患者的治疗。VISA 分级在北美和

加拿大地区常用,而 EUGOGO 则在欧洲更常用。

1. VISA 分级 · VISA 分级系统由 Dolman 和 Rootman 在 2006 年开发,并经国际甲状腺眼病协会(ITEDS)修改后采用。使用版本软件可从 ITEDS 网站下载。VISA 系统根据输入的症状和体征,评估 4 项眼病特征的严重程度: V(vision, 视力)、I(inflammation/congestion,炎症/充血)、S(strabismus/motility,斜视/活动受限)和 A(appearance/exposure,外观/暴露)。每项眼病特征独立评分,严重程度(最高 20 分)是每个特征独立评分的总和:视力 1 分;炎症/充血 10 分;斜视 6 分(复视 3 分+活动限制 3 分);外观/暴露 3 分。

视力(V)评估采用视力、瞳孔反射、色觉、视野、视神经检查和视觉诱发电位评估。由于甲状腺功能异常视神经病变常发生在眼球突出程度较轻或无突出的患者中,因此应在所有患者中进行上述检查。对可疑病例需 CT 扫描,以确定是否存在眶尖综合征或需手术减压。

软组织炎症/充血(I)评估根据眼睑炎症指数(表 4-11-3)。症状包括静止时或眼部运动时眼眶疼痛和日间变化(疼痛或复视晨轻暮重)。体征包括泪阜水肿、球结膜水肿、结膜发红、眼睑发红和眼睑水肿。球结膜水肿位于眼睑灰线后方 1 分;结膜位于灰线前方 2 分;眼睑水肿,但未导致组织突出为 1 分;眼睑水肿导致下眼睑着色,眼睑皮肤增厚为 2 分。炎症评分≤4/10 分的患者保守治疗。炎症评分≥5/10 分以上或有炎症进展的主观或客观证据的患者可以接受更积极的治疗。

表 4-11-3 VISA 炎症指数(I)(Dolman 和 Rootman 2006ITEDS 修改)

体征或症状		分 数
眼阜(泪阜)水肿	0	无
	1	有
球结膜水肿	0	无
	1	结膜位于眼睑灰线后
	2	结膜向前延伸至眼睑灰线
结膜发红	0	无
	1	有
眼睑发红	0	无
	1	有
眼睑水肿	0	无
	1	有,但无组织肿胀
	2	有,并导致眼睑皮肤肿胀,下眼睑着色
眼球后疼痛		
休息时	0	无;1 有
凝视时	0	无;1 有
日间变化	0	无
	1	有

注:炎症指数<4/10 的患者保守治疗,得分高(5/10 以上)或有炎症进展症状或体征的患者可接受更积极的治疗。

斜视/运动受限(S)评估包括 3 个方面:① 复视,0~3 级(0=无复视,1=水平或垂直凝视时复视,2=直视时间歇复视,3=直视时恒定复视)。复视在晨起时加重是眼病活动期常见现象。② 眼球转动测量,使用角膜光反射技术在 4 个方向检测。任何方向的任何改变≥12°都可认为是疾病进展。③ 眼球活动评估,根据转动范围 0~3 级:0 级,转动>45°;1

级,30~45°;2 级,15~30°;3 级,转动<15°。斜视可通过棱镜覆盖试验量化,以制定手术治疗方案。

外观/暴露(A)的评估:症状包括外观(眼睛肿胀、眼睑收缩、脂肪袋)和眼球暴露所致的症状(异物感、磨砂感、畏光、干燥及流泪)。体征包括眼睑退缩测量(从瞳孔光反射到睑缘 mm);巩膜显露(从角膜边缘到睑缘 mm);上睑提肌功能;兔眼(眼睑闭合不完全);用赫特尔突眼仪检查眼球突出度;角膜暴露征象使用裂隙灯进行评估,包括点状上皮糜烂、溃疡,严重情况下角膜变薄和穿孔。

2. EUGOGO 分级 · EUGOGO 成立于 1999 年。EUGOGO 分类是欧洲人根据 Graves 眼病活动度和严重程度参数制定的评估方案。临床活动评分根据修改后的 CAS 进行评估。而严重程度则通过与该小组研发的 Graves 眼病图像集进行比较来评估。新患者的随访表格、彩色图集可从 EUGOGO 网站下载。EUGOGO 是一种实用的 Graves 眼病分类方法。

(1) EUGOGO 眼病活动性评估:根据修改后 CAS10 项评估眼病活动性(表 4-11-2),10 项的每一项给 1 分,每项权重相同。10 项中具有 4 项为活动性 Graves 眼病。

软组织炎症(疼痛、发红和肿胀)根据前 8 项评分。眼眶疼痛(自发或凝视引起)应持续数秒以上,且频率不只是偶尔出现的情况下评分。EUGOGO 图谱对评估软组织炎症征象有很大帮助。眼睑肿胀和眼睑红斑被认为是活动性 Graves 眼病所致,应予以记分。当上下眼睑肿胀或出现红斑时,应评分更严重。仅"中度"或"重度",而非"轻微"眼睑肿胀应记录为 CAS 阳性。有些征象,如结膜发红为非特异性有时难以识别,应在离患者 1 m 远的地方,不使用裂隙灯进行评估。只有活动性 Graves 眼病引起的红肿才需要评分:红肿范围至少覆盖一个象限。由角膜点状脱落或溃疡引起的结膜发红不应被认为是眼眶组织炎症的迹象。"模棱两可"或"轻微"结膜发红不应予以 CAS 评分。真正的结膜水肿应与结膜的多余皱褶(结膜松弛症,CAS 阴性)区分开来。如果皱褶是通过闭合的眼睑或泪阜脱垂和(或)皱褶发炎,CAS 应记为阳性。在前 1~3 个月突眼度增加≥2 mm 是评估肿胀的可靠指标。

受损功能根据最后 2 项评分:单眼在任何一个方向活动偏移减少≥8°和前 1~3 个月内视力下降斯内伦视力表 1 行。在第一次就诊时,评估前 7 项,如果总分≥3/7,则为活动性眼病。随访 1~3 个月,纳入后 3 项进行 CAS 评分,如果评分≥4/10,为活动性眼病。

(2) EUGOGO 对 Graves 眼病严重程度评估(表 4-11-4):① 对除了疼痛以外的软组织炎症 CAS 项目进行评估。眼睑肿胀分为轻度、中度(明确的皮下水肿或皮肤增厚)和重度(紧张性皮下水肿或皮肤增厚,下眼睑或上眼睑皱褶向下凝视时仍呈圆形)。结膜发红分轻度/可疑、中度(<50%的结膜确定发红,排除皱襞和肉阜)和重度(≥50%的结膜确定发红)。② 眼睑测量包括眼睑裂、上眼睑和下眼睑退缩(角膜缘至眼睑缘距离)、提上睑肌功能。③ 用赫特尔突眼计测量眼球突出度。④ 通过远距、扭转、单目转向、双目及单目视野及棱镜覆盖试验评估眼球运动功能。⑤ 角膜完整性和角膜破裂风险的评估,通过检查有无兔眼(要求患者睡觉样闭上眼睛,用

笔形手电筒检查是否仍然可见巩膜或角膜的眼睑闭合不全）和贝尔现象。⑥ 视神经病变是根据视盘肿胀或萎缩、视敏度下降、传入瞳孔缺陷、色觉，以及必要的辅助检查判断。在获得进一步的数据之前，如果存在视盘水肿或存在两种其他临床特征，可认为有视神经病变。除了视盘肿胀外，色觉受损比其他特征意义更大。

表 4-11-4 评估 Graves 眼病（EUGOGO）严重程度的方案

软组织	眼睑肿胀 （Ⅰ）无 （Ⅱ）轻度：无中度或重度肿胀的特征 （Ⅲ）中度：明确肿胀，但无下眼睑花彩及向下 45°凝视时上眼睑皮肤无褶皱 （Ⅳ）严重：下眼睑花彩或向下 45°凝视时上眼睑皱褶仍呈圆形 眼睑红斑 （Ⅰ）无 （Ⅱ）有 结膜发红 （Ⅰ）无 （Ⅱ）轻度：模棱两可或轻微发红 （Ⅲ）中度：<50%的结膜明显发红 （Ⅳ）严重：>50%的结膜明显发红 结膜水肿 （Ⅰ）无 （Ⅱ）有：在睑裂 1/3 高度结膜与巩膜分离或睑缘灰线前结膜脱垂 泪阜或皱褶炎症 （Ⅰ）无 （Ⅱ）有：眼睑闭合皱褶下垂或泪阜和（或）皱褶炎症
眼睑测量	眼睑孔径（mm） 上/下眼睑退缩（mm） 提上睑肌功能（mm） 眼裂闭合不全（兔眼） （Ⅰ）无 （Ⅱ）有 贝尔现象 （Ⅰ）无 （Ⅱ）有
眼球突出	用赫特尔眼球突出计测量。记录间隔距离
眼球活动	棱镜覆盖测试 单眼转动 头位扭转 双眼单眼视力视野
角膜	角膜完整性 （Ⅰ）正常 （Ⅱ）点状角膜病 （Ⅲ）角膜溃疡 （Ⅳ）角膜穿孔
视神经病变	（Ⅰ）视觉敏感（对数视力表或斯内伦视力表） （Ⅱ）传入瞳孔缺陷（有/无） （Ⅲ）色彩视觉 （Ⅳ）视盘评估：正常/萎缩/水肿

注：有些迹象可以参考 EUGOGO 提供的图集进行比较来评估。

（3）EUGOGO 眼病严重程度分级：EUGOGO 眼病严重程度根据眼病对患者生活质量的影响和失明风险分为轻度、中-重度及视力威胁三级，见表 4-11-5。EUGOGO 的严重程度分类区分了管理类别，有助于决定每位患者具体的管理措施，非常实用。

VISA 和 EUGOGO 评估系统不仅提供了诊断分类，而且还提供了对患者管理具有实际指导意义的评估，比 NOSPECS

表 4-11-5 EUGOGO 眼病严重程度分级标准

Graves 眼病分级	临 床 表 现
轻度	患者的 Graves 眼病表现对日常生活仅有轻度影响，无需接受免疫抑制或手术治疗。通常有以下 1 项或多项表现：① 轻度眼睑退缩（<2 mm）；② 轻度软组织受累；③ 眼球突出度超过同种族和同性别人群正常值<3 mm；④ 无或仅有间歇性复视；⑤ 润滑剂治疗有效的角膜暴露
中-重度	患者的眼部病变对日常生活的影响已经达到使用免疫抑制治疗（活动期）或手术治疗（非活动期）的指征，但没有视力受损。通常有以下 2 项或更多的表现：① 眼睑退缩≥2 mm；② 中到重度软组织受累；③ 眼球突出度超过同种族和同性别人群正常值≥3 mm；④ 间歇或持续性复视
视力威胁	伴有甲状腺障碍视神经病变或暴露性角膜溃疡、破裂的患者，需要紧急眼眶减压治疗

分类更有临床应用价值。EUGOGO 不区分中度和重度 Graves 眼病患者，因为中度和重度都包含在同一个管理方案中。而 VISA 分级也没有具体说明什么是轻度、中度或严重的表现，VISA 在评估 Graves 眼病等级和进展时，更多是考虑患者对自己疾病的感受和看法，而 EUGOGO 主要是基于体征的分类。目前已设计了某些 Graves 眼病特定生活质量（QOL）问卷（GO-QOL）和 Graves 眼病生活质量量表（GO-QLS），但这些问卷（TED-QOL）均与眼病严重程度呈中度相关，表明客观与主观评价间存在差异，只有将两者结合评估才能为患者提供最佳管理方案。

六、TAO 的诊断和鉴别诊断

（一）诊断标准

国外的诸多学者曾提出过不同的 TAO 的诊断标准，1995 年 Bartly 等综合了各种 TAO 的诊断标准的特点后，提出了较为全面的 TAO 诊断标准。

1. 眼睑退缩·原位注视时，上睑缘在角巩膜缘或以上，并合并以下之一：① 甲状腺功能异常或调节异常；② 眼球突出（突眼度在正常值上限，一般≥20 mm）；③ 视神经功能障碍（包括视力下降、瞳孔反射、视野或色觉异常，无原因可解释）；④ 眼外肌受累（限制性眼肌病变或影像学显示眼外肌肥大）。以上眼部体征可为单眼或双眼，在排除其他原因时可做出诊断。

2. 无眼睑退缩·诊断 TAO 必须有甲状腺功能异常或调节异常，并有以下体征之一：① 眼球突出；② 眼外肌受累或视神经功能障碍；③ 排除其他眼病引起的类似体征。

（二）鉴别诊断

1. 眼睑挛缩的鉴别诊断·主要有神经源性、肌源性或机械性原因疾病所致眼睑挛缩，有时需要与神经科、眼科及内科医师共同讨论以明确诊断。

上睑挛缩主要与神经源性疾病，如中脑疾病、脑积水、Parinaud 综合征、第三脑室神经损伤或神经动脉瘤、Marcus-Gunn 综合征；使用拟交感神经药物；先天性异常；上睑下垂手术或眼睑重建手术后异常等鉴别。

下眼睑挛缩主要与脑神经病变、老年性下眼睑皮肤松弛、外伤性损伤、炎症后病变、先天性异常、眶骨骨折修复后及特发性下眼睑挛缩鉴别。

2. 眼球突出的鉴别诊断·主要与眼眶内和鼻窦的各种肿瘤、感染和非感染性炎症、血管异常、先天性或全身性疾病鉴别,这些疾病均有其自身的特点,可伴有眼球突出或眼肌肥大,但无眼睑挛缩,根据病史和体征可鉴别。

3. 眼外肌肥大的鉴别·主要与颈动脉海绵窦瘘、眼眶肌炎和炎性假瘤、眼眶感染、眼肌本身病变、眶内肿瘤(淋巴瘤、白血病、转移癌、横纹肌肉瘤等)、Wegener 肉芽肿等鉴别。这些疾病可引起眼外肌肥大和眼球突出,但临床有原发病的症状、体征、病理、实验室检查指标和影像学特征,且无眼睑挛缩和迟落等 TAO 体征,应详细分析病史,仔细体检做出鉴别诊断。

七、TAO 的治疗

(一) 治疗原则

大多数 TAO 患者(约 60%)仅有轻微的、非进展性眼征,其中 2/3 常有自发性缓解趋势,可不必给予特殊处理,仅 15% 的 TAO 患者病情可进一步加剧,需给予必要的治疗。临床上目前一般依据 TAO 的严重度分级和临床活动性评分(CAS)来判断 TAO 是否需要治疗,并选择治疗方法。

1. 非重度活动性 TAO(CAS<4/10 分或<3/7 分)·一般只需对症治疗,不需要进一步药物或手术治疗。

2. 活动性 TAO 患者(CAS≥4/10 分或≥3/7 分)·则需药物治疗(包括糖皮质激素)和(或)眼眶放疗。

3. 重度非活动性 TAO·眼球活动严重受限或严重突眼引起视功能障碍,药物治疗或眼眶放疗疗效甚微或几乎无效,此时需行手术治疗(眼眶减压术或整复手术)。

2016 年 EUGOGO 制定的 Graves 眼病指南,根据 Graves 眼病严重程度分类的治疗方案有助于临床医师对每位患者具体治疗方案的决策(表 4-11-6)。

(二) TAO 患者甲亢的治疗

TAO 患者若同时存在甲亢,恢复和维持甲状腺功能正常是 TAO 治疗的首要策略,因为甲状腺功能异常可影响 TAO 的进程。对 TAO 患者的甲亢治疗,是用抗甲状腺药物(ATD)来控制甲亢,还是通过放射性碘(RAI)或甲状腺切除手术消除甲状腺组织更具优势一直存在争论。虽然三种治疗方法各有优劣,但用于治疗甲亢的方法是否影响 TAO 的进程及 TAO 患者如何选择甲亢的最佳治疗方法是问题的关键。

1. 抗甲状腺药物(ATD)·一般认为,对活动性 TAO 患者,甲亢的治疗应以抗甲状腺药物为首选,对避免 TAO 加重,甚至促进 TAO 的改善是较好的治疗。ATD 通常起效较快,严重不良反应发生率较低,但其主要缺点是停药后甲亢的复发率高(约 50%)。在一项比较 RAI 和 ATD 的随机对照研究中,大多数患者在 ATD 治疗期间 Graves 眼病稳定,少数病例进展或缓解符合 Graves 眼病的自然病程,故认为 ATD 本身对 Graves 眼病病程的影响是中性的。另一项前瞻性观察研究证实,在完成了为期 18 个月 ATD 治疗的 237 例新诊断的 Graves 病患者中,基线时无 Graves 眼病的 194 例患者,5 例(2.6%)进展为中-重度 Graves 眼病;基线时有轻度及非活动性 Graves 眼病的 43 例患者中,仅 1 例(2.4%)进展为中-重度 Graves 眼病, 25 例(58.1%)完全缓解,提示对新诊断的 Graves 病甲亢患者,ATD 治疗可迅速恢复正常甲状腺功能,

表 4-11-6　Graves 眼病治疗方案		
所有患者	恢复甲状腺功能正常 避免吸烟 保守治疗或采取局部措施	
严重度	活动性	非活动性
轻度	人工泪液 太阳镜 床头略高 硒(200 μg/d×6 个月) 菲涅耳型棱镜 肉毒杆菌毒素肌内注射	人工泪液 棱镜 肉毒杆菌毒素肌内注射 Müller 肌切除术 眼睑整形术
中重度	静脉注射甲泼尼龙: 　500 mg/周×6 周 　250 mg/周×6 周 　如果活动持续:考虑延长治疗至最大累积剂量 8 g 　如 6 周后无反应,更换治疗方法 糖皮质激素耐药患者: 　联合环孢素 A[5 mg/(kg·d),2 剂]与口服糖皮质激素、甲氨蝶呤、托珠单抗(8 mg/kg,每 4 周 1 次)、利妥昔单抗(500~1 000 mg) 　如果主要累及眼肌肉:眼眶放疗(20 Gy)(不用于 35 岁以下或糖尿病患者) 复视(内直肌或下直肌)时考虑考虑眼外肌肉毒杆菌毒素 Müller 肌注射	眼眶减压术(2~3 壁,视眼球突出程度而定) 斜视手术(6 个月倾斜角稳定性) 眼睑手术 眼睑回缩术:提上睑肌回缩术,下眼睑牵引器 上眼睑、下眼睑或两者兼而有之的眼睑成形术
威胁视力甲状腺异常视神经病变	甲泼尼松 1 g 静脉注射×3 日,1 周后重复 如无反应:眼眶紧急减压(±静脉注射糖皮质激素,如果仍活动性±眼眶放疗)	眼眶内侧壁紧急减压睑板缝合术、眼眶减压术、角膜移植
严重暴露性角膜病	当眼眶有炎症表现时甲泼尼龙静脉注射;眼睑闭合,润滑,睑缘缝合术,肉毒杆菌毒素 Müller 肌注射,如果其他措施效率低下眶内减压术	

对 Graves 眼病病程是有益的。

ATD 治疗除能恢复并维持正常甲状腺功能外,在 ATD 治疗期间 TRAb 水平会逐渐减少,可能间接对 TAO 产生有益的影响。因此,伴 TAO 的甲亢患者用 ATD 治疗时,应使 TSH 维持在正常低水平,FT_4 在正常高水平以减少 TSHR 等抗原从甲状腺组织中释放及 TRAb 水平增高。ATD 治疗甲亢期间甲状腺功能的波动可能对 TAO 产生负面影响,药物调整不及时出现甲减或药物减量过程中甲亢反弹均可导致 TAO 的进展。因此,在 ATD 治疗的初始阶段,尤其在调整剂量之后应每 4~6 周对患者进行随访评估,在维持剂量期间也应定期(每 3~4 个月)随访评估甲状腺功能状况,以避免甲状腺功能状态的变化对 TAO 可能的有害影响。

2. 放射性碘(RAI)治疗·长久以来一直认为 RAI 治疗 TAO 患者的甲亢可使眼病加重。某些研究表明与抗甲状腺药物比较,RAI 治疗更容易使眼病加重;而另一些前瞻性研究未发现 3 种方式(药物、RAI 和手术)治疗后患者在原有眼病加重或改善、新发眼病的发生率等方面的差别。由于对照

研究的数量有限，RAI 对 TAO 的影响尚存争议。在一项观察 Graves 病甲亢患者三种治疗后 TAO 发生或进展情况的随机临床试验中显示，与甲状腺次全切除术（16%）或 ATD（10%）治疗相比，RAI 术后 TAO 发生及进展率更高（33%）。一项针对 450 例 Graves 病甲亢患者的大型随机临床试验中，在 RAI 治疗 2～6 个月后，约 15% 的患者发生 Graves 眼病或 Graves 眼病进展，其中大多为暂时性，仅 5% 的患者需要眼病的干预治疗，且这部分患者最常见于主动吸烟者；甲巯咪唑治疗的患者中 2% 眼病改善，3% 发生 Graves 眼病或 Graves 眼病进展。

Frank 等的随机临床试验表明，接受 RAI 治疗的患者中，TAO 发生或恶化的累积发病率（38.7%）明显高于 ATD 治疗的患者（21.3%，$P<0.001$）；RAI 和吸烟都是 TAO 发生和进展的相关风险因素，接受 RAI 治疗的吸烟者 TAO 的风险最高。Graves 病患者 RAI 治疗后眼病进展的风险因素包括吸烟、重度甲亢（血清 $T_3 \geqslant 5$ nmol/L）、TSH 受体抗体水平升高、治疗前已存在 TAO，RAI 治疗后出现甲减而未得到及时纠正。在所有眼病患者中，应消除或控制与眼病进展风险增加相关的因素。

RAI 后 TAO 的发生或进展被认为是辐射损伤甲状腺细胞，导致甲状腺抗原释放和自身免疫反应激活的结果。因此，提出对有 RAI 相关 TAO 发生或进展风险的患者予以口服糖皮质激素（GC）可预防 TAO 的发生或进展。一项小型随机临床试验，未同时接受口服泼尼松治疗的患者中，约有 1/3 在 RAI 后 Graves 眼病恶化，但在接受泼尼松治疗的患者中没有一例出现恶化。2 项前瞻性研究采取相同方法评估泼尼松对 RAI 治疗后甲亢患者眼病发生或进展的预防作用。1 项纳入 145 例 RAI 治疗的患者，在 RAI 治疗后 2～3 日，给予口服泼尼松（初始剂量 0.4～0.5 mg/kg）治疗 1 个月，而后 2 个月中逐渐减量并停药，结果基线时有轻度眼病的患者中 75 例（67%）眼病消退，25 例无变化，基线时无眼病的 70 例患者无眼病发生。另一项结果表明，16 例未用泼尼松的轻度 Graves 眼病患者中 9 例眼病加重，6 例无变化；21 例泼尼松治疗的轻度 Graves 眼病患者 11 例眼病改善，10 例无变化。此外，一项回顾性队列研究，观察采用口服低剂量泼尼松（约 0.2 mg/kg）于 RAI 后 1 日给予，逐渐减量，6 周后停用与文献报道的剂量（0.3～0.5 mg/kg），逐渐减量 2～3 个月后停药对预防眼病的疗效。结果显示两种疗效相同，较小剂量较短疗程（6 周）可能已足够。最近一项对 8 项临床研究（850 例患者）的荟萃分析结果，支持预防 RAI 后 Graves 眼病进展的分层方案：标准剂量泼尼松（0.4～0.5 mg/kg，逐渐减量，持续 3 个月）是得到验证的最好方案，应该用于轻度至中度 Graves 眼病患者并有疾病进展高风险的患者；低剂量泼尼松（0.2～0.3 mg/kg，逐渐减量，持续 4～6 周）可用于轻度 Graves 眼病患者，或先前无 Graves 眼病，但有 Graves 眼病发生风险因素并自愿选择糖皮质激素预防的患者；先前无 Graves 眼病，也不存在 Graves 眼病发生风险因素的患者不应采用糖皮质激素预防治疗。因此，接受 RAI 治疗的患者，若先前已存在轻微和活动性 TAO，或有发展为 RAI 相关 TAO 或 TAO 进展风险因素的患者应采用糖皮质激素预防性治疗；对无或非活动期轻-中度 TAO，但有 TAO 发生和进展风险因素的患者，在 RAI 治疗前也应

与患者充分讨论 RAI 治疗后糖皮质激素预防的利与弊，以利于患者的理解和治疗选择。

3. 甲状腺全切除（TTx）及甲状腺 TTx＋^{131}I 消除（total thyroid ablation, TTA）·甲状腺切除术是一种有效的，最终治愈甲亢的治疗。甲状腺切除的程度一直是一个有争议的问题。对包括 7 241 例患者在内的 35 项研究的荟萃分析发现，与甲状腺近全/全切除相比，甲状腺次全切除（保留 3～4 g 残余组织）后甲减的发生率较低，但甲亢复发率较高，且并未发现两种手术后并发症的发生率有显著差异。因此，Graves 病甲亢患者手术应首选甲状腺近全/全切除的手术方式。

手术和 RAI 治疗均可实现甲状腺全消除，而手术治疗甲亢可能对 TAO 的发生或进展无不利的影响。因为手术可完全去除可能参与 TAO 发病机制的甲状腺和眼眶组织共有的甲状腺抗原和自身反应性 T 细胞。一项前瞻性病例对照研究中，30 例接受甲状腺近全切除术的患者中，原有 Graves 眼病的 18 例患者 17 例术后眼病变化不明显，12 例无 Graves 眼病的患者未发生眼病。有前瞻性随机研究，入选 42 例中-重度 Graves 眼病患者，用 ATD 控制甲亢后均接受静脉糖皮质激素（总量 4.5 g，疗程 6 周）冲击治疗，随后随机分为甲状腺全切除组（TTx）及继续 ATD 治疗组，TTx 组术以后 LT$_4$ 纠正甲减，维持 TSH 0.4～1 mIU/L，两组患者平均随访 60 个月。结果 TTx 组甲状腺自身抗体明显减少，突眼度、眼睑间距、CAS 评分有明显改善。ATD 组甲状腺自身抗体减少不显著，而突眼度和 CAS 评分改善显著。故认为早期 TTx 和 ATD 治疗＋糖皮质激素静脉冲击治疗对中-重度 Graves 眼病患者同样有效。

有研究观察到分化型甲状腺癌患者血清甲状腺自身抗体在甲状腺近全切除术＋^{131}I 清甲治疗达到甲状腺全消除（TTA）后的 3～5 年内，抗 TG 和抗 TPO 抗体消失，自体免疫反应减弱。因此，20 世纪 60 年代 Catz 和 Perzik 提出 TTA（TTx＋^{131}I）治疗可能对 TAO 有益的想法，但很快受到其他学者质疑。1996 年，De Groot 和 Benjasuratwong 对一小组 Graves 眼病患者的回顾性评估，得出 TTA 可能对 Graves 眼病有益的结论。亦有研究对一系列 Graves 病合并轻度 Graves 眼病经历 TTx 和 TTx＋RAI 消融患者的回顾性研究验证了 TTA 可能对 Graves 眼病有益的假设。由于没有前瞻性随机研究，TTA 没有用于临床实践。为了阐明这一问题，一项随机临床试验，对 60 例轻中度活动期 Graves 眼病患者在甲巯咪唑治疗甲状腺功能正常至少 10 个月后随机接受单独 TTx 或 TTA（TTx＋^{131}I 30 mCi）治疗，并均在术后用 LT$_4$ 纠正甲减同时接受静脉糖皮质激素（累积剂量 6～10 g）治疗 Graves 眼病。结果表明 TTA 治疗后接受静脉糖皮质激素的轻-中度及活动性 Graves 眼病患者较 TTx 治疗有更好的转归。然而，同一系列的后续研究未能显示 TTA 与 TTx 间长期疗效的显著差异。最近的一项前瞻性、随机、单盲的临床研究（对 40 例中重度 Graves 眼病患者随机接受 TTx 和 TTA 后进行静脉糖皮质激素治疗）的结果表明，TTA 比单纯手术能更早期、更稳定地改善 Graves 眼病。该研究还在 2 组患者不停用 LT$_4$ 的情况下，采用重组人 TSH（rhTSH）刺激患者的甲状腺球蛋白水平及甲状腺摄碘率来评估患者甲状腺消除的

程度,证实 TTA 消除越完全,患者 Graves 眼病的改善程度更稳定。总的来说,这些研究证明,甲状腺完全消除对更严重或进展性 Graves 眼病患者的临床结局的改善有益。

综上所述,ATD 对 Graves 眼病的病程无直接影响,但控制甲状腺功能障碍后病情趋于好转;RAI 治疗有使 TAO 发生或进展的风险,特别是对吸烟者,而对 TAO 高风险的患者采用低剂量口服糖皮质激素预防通常有效;甲状腺切除术(全/近全甲状腺切除),通常不会引起 Graves 眼病的进展,并可能与眼部受累的改善有关;TTA 的有效性需要长期 RCT 的验证。

(三)一般治疗

1. 戒烟·鉴于临床发现吸烟与 TAO 的发生与恶化密切相关,Graves 病患者中吸烟者比非吸烟者的 TAO 严重;放射性碘治疗后吸烟者更易发生 TAO 或原有眼病的进展恶化;吸烟还影响免疫抑制剂治疗 TAO 的疗效,而戒烟可改善 TAO 患者的预后。因此,对 Graves 病甲亢患者,无论是否存在 TAO,均应告诫吸烟的危害,戒烟。

2. 对症治疗·症状处理包括:① 戴墨镜;② 睡觉时应取仰卧位,头高足低;③ 戴遮护镜或眼罩(伴角膜炎或角膜溃疡时);④ 遮盖复视眼;⑤ 人工泪液、抗生素眼液或眼膏;⑥ β受体阻滞剂滴眼液。

3. 脱水和利尿剂·利尿剂对于缓解局部水肿有一定的作用,如果患者眼部水肿明显,眼压高,或采用糖皮质激素治疗中出现水钠潴留,可使用利尿剂或脱水剂以减轻水肿并降低眼内压。应用利尿剂时应注意其对电解质平衡的影响,一般为间断用药,多采用氢氯噻嗪及螺内酯联合治疗。脱水剂能明显减轻眼部水肿和降低眼压,如果 TAO 患者伴有高眼压,可采用脱水剂。常用的脱水剂有甘露醇、甘油果糖等。

(四)药物治疗

1. 硒补充治疗·硒是一种微量元素,在人体以硒半胱氨酸的形式存在并被整合到多肽链中,含有硒半胱氨酸的蛋白质称为硒蛋白(SPs)。SPs 中谷胱甘肽过氧化物酶(GPx)和硫氧化蛋白还原酶(TxR)是两种主要的强效抗氧化酶,可消除细胞代谢中产生的活性氧(超氧离子)从而减轻氧化应激对机体的影响。硒缺乏导致包括 GPx 和 TxR 的 SPs 产生减少,致使 H_2O_2 与其他过氧化物,如脂质过氧化氢和磷脂过氧化氢的积累,引起组织炎症和疾病。在硒充足的环境中,这些环氧合酶和脂氧合酶途径的过氧化氢中间体被有效中和,使促炎因子前列腺素(PGs)和白三烯的生成减少。可以减少组织损伤。此外,SPs 在调节人体免疫系统中发挥重要作用,硒缺乏同时伴有细胞介导免疫和 B 细胞功能的失调。

硒与甲状腺:硒与碘相似,在甲状腺内的含量显著高于体内其他组织。硒半胱氨酸位于 GPx 及甲状腺脱碘酶的催化中心,参与甲状腺激素的合成与代谢。诸多研究已表明,硒营养状态与自身免疫性甲状腺疾病(GD、TAO、HT)密切相关,患者的血硒水平降低,在硒缺乏地区 TAO 的发生率亦较高。我国陕西省对血硒水平适当和血硒低水平两个县的人群调查结果也表明低硒水平与甲状腺疾病风险增加有关。此外,已有研究证明补充硒可降低 HT 患者的 TPOAb 及 Graves 病患者的 TRAb 水平。使用抗甲状腺药物联合硒治疗的 Graves 病患者比单独使用抗甲状腺药物的患者能更快

达到甲状腺功能正常。这些研究在一定程度上推动了硒在 Graves 病和 TAO 患者中的应用。

目前的研究揭示了硒改善桥本甲状腺炎(TH)、Graves 病和 TAO 严重程度的几种可能机制:① HLA-DR 在甲状腺滤泡细胞和自身抗原上的异常表达,通过抗体依赖、补体介导、直接或间接的细胞毒作用启动甲状腺及眼外肌的自身免疫反应,硒可抑制 HLA-DR 在甲状腺滤泡细胞上的表达;② 硒可降低 TRAb 和 TPOAb 水平;③ 预防细胞介导的免疫反应和 B 细胞功能失调;④ 活性氧和促炎因子可激活淋巴细胞、巨噬细胞、中性粒细胞、自然杀伤细胞参与急性和慢性眼眶炎症损伤,GPx 和 TxR 可中和减少活性氧形成,从而改善氧化应激导致的甲状腺和眼部组织的炎症损伤;⑤ 硒通过减少活性氧抑制促炎细胞因子的表达;⑥ 抑制前列腺素和白三烯的合成。

为评估补充硒对轻度 Graves 眼病的疗效,2011 年,Marcocci 等的多中心、随机、双盲、安慰剂对照研究,将病程较短的轻度 Graves 眼病患者随机分配至亚硒酸钠组(100 μg bid,元素硒 93.6 μg/d)、己酮可可碱组(600 mg,bid)或安慰剂组。治疗 6 个月后,硒治疗组眼部症状及生活质量(QoL)改善的比例显著高于己酮可可碱组和安慰剂组(分别 61% 比 35%、36%,$P<0.001$),停药 12 个月后疗效仍可维持,而且硒治疗组轻-中度 Graves 眼病患者进展为中-重度 GO 的比率明显低于另两组(分别 7% 比 10%、26%;$P<0.001$)。未发现硒的不良反应。基于该研究,2016 年欧洲甲状腺协会 Graves 病眼病管理指南建议对轻度 Graves 眼病患者进行为期 6 个月的硒补充治疗。但由于上述研究的受试者多来自缺硒地区,目前缺乏来自正常硒营养地区的临床证据,硒补充治疗对富硒地区轻度 Graves 眼病患者的获益及安全性仍待证实。

硒水平的评估:根据实验室设备,可以测定血浆、血清、肾脏和肝脏等组织中的硒含量;也可测定尿液、头发和指甲的硒水平。血浆硒水平代表循环中 SPs 和含硒酶的量。测定红细胞中 GPx 活性是评估个体硒营养状态的间接测量方法。目前绝大部分医疗机构都未将硒水平测定作为常规检测指标。

硒的补充:世界卫生组织建议,不同国家硒的每日摄入量不同,如加拿大 98～122 μg/d,美国 50～200 μg/d。中国营养学会建议硒每日摄入量 50～250 μg,安全摄入量 400 μg/d,中毒量 800 μg/d。硒制剂包括有机硒,如硒酵母;无机硒,如亚硒酸钠。有机硒优于无机硒。有研究表明,健康受试者要达到一个新的稳态血硒浓度,补充硒 200 μg/d,需要 6 个月的时间。目前国内硒治疗多采用硒酵母片或胶囊 100 μg/次,每日 2 次口服。疗程一般为 6～12 个月。

由于缺乏有力的证据确定补硒的最佳时间,临床医师多根据个人偏好,而非普遍认同的方案。在补硒之前或期间,通常不调查患者的硒营养状况。而补硒益处在硒营养不足者中才能更好地体现。给硒足够的人群补硒会增加患 2 型糖尿病的风险。慢性硒过量常表现为指甲变脆,表面出现白斑和纵向条纹;毛发改变和脱发。其他包括恶心、呕吐、腹泻、疲劳等症状。补硒治疗前应要评估患者的硒营养状态,在治疗过程中亦应定期评估,以防硒水平过高的潜在副作用。硒治疗还

需进一步的临床研究和基础研究，为科学补硒提供更多的理论依据。

2. 糖皮质激素治疗·糖皮质激素是治疗活动期中-重度TAO最常用的免疫抑制剂，具有多方面的抗感染和免疫抑制作用，可通过干扰T细胞、B细胞功能减少炎症和抑制免疫反应，减少中性粒细胞、单核细胞、巨噬细胞在炎症部位的聚集，抑制免疫活性细胞的功能及细胞因子等介质的释放，从而减轻局部炎性细胞的浸润和成纤维细胞增殖。糖皮质激素还可抑制眼眶成纤维细胞GAG的合成和分泌，减轻眶内水肿。在炎症早期糖皮质激素主要抑制炎性细胞向炎症区域移动、液体渗出、吞噬反应和分泌炎性介质，减轻组织水肿；在炎症后期则主要抑制毛细血管、成纤维细胞增生和肉芽组织的形成，减少粘连和瘢痕形成。

（1）方法：糖皮质激素的用药途径有口服、静脉、局部注射（球后、结膜下）。

1）口服给药：口服使用糖皮质激素的方法简便，疗效确切，费用低廉，是以往临床应用最广泛的方法。活动期中-重度TAO患者一般采用大剂量、长疗程的方案。常用初始剂量为泼尼松60～100 mg/d[或1 mg/(kg·d)]，待临床症状明显改善或使用1个月后逐渐减少剂量，首次减量以不超过原用剂量的1/3为宜，以后根据病情每1～2周减量1次，每次减量5 mg直至停药。可每日分次服用，亦可每日清晨1次服用。活动期轻-中度TAO患者口服泼尼松初始剂量40 mg/d[或0.8 mg/(kg·d)]，分次服用，获得疗效后逐渐减量。如果治疗无效或治疗过程中出现明显视力受损，应选择静脉糖皮质激素治疗，或联合（眶后放射治疗、其他免疫抑制剂）治疗。口服泼尼松治疗可缓解活动期症状，但如果减量过快或停药过早，部分患者眼部症状会有反复，因此疗程常需半年或更长。文献报道口服足量糖皮质激素单药治疗TAO，疗效可达50%～60%。而对于儿童活动期中-重度TAO患者，考虑到生活质量和依从性的重要性，口服泼尼松可能比静脉注射糖皮质激素更合适。

2）静脉给药：近年来静脉大剂量糖皮质激素治疗TAO的可信证据表明，静脉大剂量糖皮质激素比口服大剂量糖皮质激素治疗效果更好、不良反应更少、疗程更短、复发率更低。因此，2016年EUGOGO指南推荐将静脉糖皮质激素治疗作为活动期中-重度TAO的一线治疗。

目前静脉糖皮质激素治疗的方案较多，疗程长短不一（4周至6个月），累积剂量范围较广（4.2～12 g），还需要更多、更强的循证医学证据确定最佳治疗方案。临床静脉用药多采用甲泼尼龙（methylprednisolone，MP）治疗，常用方案如下。

A. 周治疗方案：静脉输注MP 500 mg，每周1次，持续6周；然后静脉输注MP 250 mg，每周1次，再持续6周，累积剂量4.5 g，总疗程为12周。

B. 日治疗方案：每日静脉输注MP 500 mg，连续3日/周，持续2周；然后每日静脉输注MP 250 mg，连续3日/周，持续2周，静脉MP累积剂量4.5 g，静脉疗程为4周。

C. 高剂量方案：静脉输注MP 750 mg，每周1次，持续6周，然后静脉输注MP 500 mg，每周1次，持续6周，累积剂量7.5 g，总疗程12周。

D. 静脉糖皮质激素＋口服糖皮质激素方案：每月第1周，静脉输注MP 500 mg/d，隔日1次，共2日，此后口服GC 40 mg/d，连续4日，第2周口服糖皮质激素30 mg/d，7日；第3周口服糖皮质激素20 mg/d，7日；第4周口服糖皮质激素10 mg/d，7日；循环6个月，累积剂量9.4 g，总疗程6个月。

上海瑞金医院的一项前瞻性临床研究比较了上述周治疗方案和日治疗方案的疗效和安全性，尽管静脉累积剂量相同（静脉输注MP 4.5 g），但长疗程12周周剂量组的疗效反应（76.92%）优于短疗程4周日剂量组（41.03%），且不良反应更少。目前静脉输注MP累积剂量4.5 g为期12周的周治疗方案已被EUGOGO指南推荐为活动期中-重度Graves眼病的标准治疗方案。

为确定疗效和安全性更好的12周静脉输注MP的累积剂量，一项多中心（8个EUGOGO中心）、随机、双盲试验，纳入159例活动期中-重度Graves眼病患者，随机接受12周3种不同累积剂量的MP（分别为高剂量7.47 g、中剂量4.98 g、低剂量2.25 g）静脉输注治疗。结果12周时3种剂量均显著降低了CAS，但整体眼病的改善患者比率在高剂量组（52%）较中剂量组（35%）和低剂量组（28%）更高。24周随访时3组间的差异不再明显，然而高剂量与不良事件发生频率略高相关。笔者得出结论，高剂量静脉输注MP较低剂量有短期优势，然而毒性稍强。大部分活动期中-重度Graves眼病患者应采用中等剂量（4～4.5 g）治疗，而对非常严重的Graves眼病患者应使用高剂量治疗。因此，上述C方案适用于更严重的活动期中-重度Graves眼病患者。

有研究采用上述D方案，即静脉MP联合口服糖皮质激素治疗活动期GO患者，6个月时中位CAS值从4.5下降到2；非吸烟者对治疗的有效率为83%，吸烟者为56%；复视改善42%，视力改善36%；6个月时复发率为6%，未发生严重不良反应。笔者认为该方案每月仅需1次去医院治疗，无需每周去医院，可方便患者并增加依从性，在静脉治疗间期口服泼尼松可降低复发率，并保持稳定的病情改善。

静脉糖皮质激素治疗需要注意的安全问题：尽管静脉糖皮质激素的总不良反应低于口服糖皮质激素，但静脉糖皮质激素可发生急性严重肝损害，导致肝衰竭甚至死亡。静脉糖皮质激素治疗致急性重度肝损害的可能机制为：① 药物直接毒性作用，累积剂量越大越易发生严重肝毒性损害；② 免疫抑制促发隐匿性病毒性肝炎暴发；③ 免疫抑制过后，随后的免疫系统重建，可唤醒易感个体的自身免疫反应，从而引起自身免疫性肝炎。

意大利研究组曾报道约800例重度活动期Graves眼病用静脉输注糖皮质激素冲击治疗，其中7例患者在治程中发生急性严重肝损害，其中3例死亡，这些患者在静脉输注糖皮质激素治疗前并无已知明确的肝病。有学者分析了50例静脉输注MP冲击治疗诱导的肝毒性病例（包括多发性硬化和Graves眼病接受静脉输注MP治疗者），发现与静脉输注MP相关的肝毒性通常在接受大剂量药物后的第1周，主要为肝细胞损伤型；其中4例死亡均为Graves眼病复发，且MP平均累积剂量达12 g。最近对14项研究（包括1 045例Graves眼病患者）的回顾，确定静脉输注MP治疗的发病率和死亡率分别为6.5%和0.6%。安全数据提示静脉单次剂量不应超过0.75 g，累计剂量应小于8.0 g，并应避免连续2日给药。根据经验,治疗后早期(2 周之内)显效与否是预测长期疗效的重要因素。如果出现临床不良反应,静脉输注 MP 治疗 0.5 g/周,6 周疗效不明显,可考虑停用 MP 治疗。

3) 局部给药:球后或球旁(眶周)注射糖皮质激素治疗,对全身糖皮质激素治疗有禁忌证及不能耐受治疗不良反应的活动期 TAO 患者,尤其是近期新发 TAO 患者不失为一种治疗的选择。局部注射糖皮质激素可快速与局部致病受体结合,抑制磷脂酶 A 对细胞膜上花生四烯酸的分解作用,减少前列腺素、白三烯等炎症因子的产生及释放,减轻细胞的免疫反应、降低血管通透性、抑制炎性细胞的趋化运动,以及吞噬细胞的功能,并阻止补体参与炎性反应,可以快速改善软组织炎症,缓解临床症状。

局部糖皮质激素治疗用药的选择对疗效有一定的影响,以往应用醋酸氢化可的松、甲泼尼龙、地塞米松等治疗,虽然有一定的疗效,但由于这些药物在眼部的作用时间较短(1~2日),药物浓度波动大,需频繁注射影响依从性,又因疗效不够理想且停止治疗后易反复,目前临床已很少应用。曲安奈德注射液为长效糖皮质激素,其效力是可的松的 20~30 倍,为混悬液,局部注射后缓慢释放,作用可维持 2~3 周,能发挥显著长效的抗感染作用。国内近年来的文献报道显示,根据自觉症状:畏光、流泪、眼胀、眼痛、视物模糊、复视等和眼部体征:眼球突出度、睑裂宽度、视力、斜视度及眼睑水肿、球结膜充血水肿情况进行曲安奈德局部注射的疗效判断。结果显示,绝大部分患者的自觉症状明显改善或消失;眼裂宽度缩小(≥2 mm)者占 87.7%;突眼度回缩(≥2 mm)者占 85.2%;视力改善 2 行及以上者占 86.7%;斜视和复视消失者占 22.4%,改善者占 46.1%。球结膜充血水肿是眼病活动期的表现,应用曲安奈德效果较明显,大多数患者能消除。但对眼睑水肿的疗效相对较差,大多数只能改善而难以消除。另一项研究使用球周注射曲安奈德治疗的活动期 TAO 患者(CAS≥4)的 CAS 改善情况与口服糖皮质激素患者相似,但副作用更少。有文献报道,局部曲安奈德联合眼眶放疗的疗效较单独局部曲安奈德疗效更好。总之,根据临床观察曲安奈德可改善或消除多数 TAO 患者的眼部症状和眼征,对发病时间较短(6 个月以内)的患者效果较明显,而对发病时间较长的患者,效果较差,但需要更多的研究来确定其疗效。

曲安奈德的常用剂量和疗程:曲安奈德注射液 40 mg 加 2% 利多卡因注射液 0.5 ml 行病眼球后注射或球周注射。每次注入曲安奈德 20~40 mg,每月 1 次,4 次为 1 个疗程,每次注射后 1 个月需观察比较。治疗 1 个疗程后,如果病眼基本恢复正常,则可停药观察;观察期间如出现眼征反弹,可追加治疗 1 个疗程;治疗 1 个疗程后,如果眼征有较明显改善,但并未恢复正常,可继续治疗 1 个疗程。如果治疗 1 个疗程后,眼征无明显变化,则停止治疗。

球后或眶周注射曲安奈德应由有经验的眼科医师操作,以避免操作不当造成的损伤。局部用药通常是安全的,少数患者发生轻度眶内出血,多在 1 周左右自行吸收,不影响视力;药物渗透到皮下及球结膜下可出现一过性眼睑及球结膜水肿,1 日后多可自行消退;为减轻疼痛加用麻醉药,部分患者因肌肉被麻醉而出现复视,一般数小时后恢复,注药后用纱布遮盖单眼数小时可消除复视。少数患者注射后出现明显眼

胀不适,是药液注射到眼肌内所致,一般数小时后消失。由此可见,局部糖皮质激素治疗 TAO 有以下优点:① 局部药物浓度高,作用强,效果较明显;② 用药量小,全身副作用小,禁忌证少;③ 使用长效制剂,注射 1 次可发挥作用 2~3 周,因此治疗次数少,患者痛苦小;④ 绝大部分患者眼部能耐受,安全性高。

(2) 糖皮质激素的不良反应及预防:长期大剂量应用糖皮质激素的副作用主要有医源性库欣综合征、高血压、体重增加、低钾血症、糖代谢异常或原有糖尿病加重;胃、十二指肠溃疡或原有溃疡加重,引起胃出血和穿孔;肝功能受损,肝酶及胆红素升高;中枢神经系统兴奋性增强,失眠、妄想、行为异常;骨质疏松、骨或股骨颈无菌性坏死;眼内压增高、青光眼;免疫功能及抗感染能力降低,易继发各类感染;长期糖皮质激素治疗,可产生急性肾上腺皮质功能不全。在治疗期间,每月监测肝酶、血糖和血压。可使用质子泵抑制剂来预防消化性溃疡,对具有多种骨质疏松危险因素的患者应给予骨保护治疗。

(3) 禁忌证:近期病毒性肝炎、明显的肝功能障碍、严重的心血管疾病、无法控制的高血压、控制不佳的糖尿病、严重的器质性精神病、活动期消化性溃疡或胃肠道出血、青光眼或感染等是大剂量糖皮质激素治疗的禁忌证。

3. 环孢素(CysA) 环孢素是一种亲脂性环状多肽,从土壤真菌中提取。环孢素可作用于细胞和体液免疫,能选择性作用于 T 淋巴细胞,抑制其早期活化。环孢素抑制 $CD4^+$ T 淋巴细胞分泌 IL-2,从而干扰淋巴细胞克隆扩增。环孢素作用于免疫反应的扩增阶段,可防止自身免疫循环周期的复发,从而维持 TAO 长期缓解。此外,TAO 患者的循环 $CD4^+$ T 淋巴细胞和组织巨噬细胞分泌 TNF-α,环孢素可抑制该两种来源的 TNF-α 分泌,阻断 TNF-α 驱动的眼眶成纤维细胞增殖及分泌糖胺聚糖和胶原蛋白所导致的 TAO 临床和病理损害,从而预防 TAO 眶内组织的纤维化和瘢痕形成。

环孢素单药治疗效果多不满意,有效率仅 20% 左右。有研究评估其单用或联合糖皮质激素治疗 TAO 的疗效,发现单独口服糖皮质激素的疗效优于单用环孢素,而口服糖皮质激素和环孢素联合治疗又比任一单药治疗效果更好。有研究报道,先后对 14 例严重 TAO 患者(其中 11 例神经受累)和 19 例伴有复视的严重 TAO 患者予以糖皮质激素和环孢素联合治疗:静脉注射甲泼尼龙 10 mg/kg(最大剂量 1 g),每隔 48 h 重复 1 次,共 3 次;此后口服泼尼松 30 mg/d 开始,2 年内逐渐减量。环孢素起始剂量为 2 mg/kg,每日 2 次,然后调整剂量,在激素停用后 6 个月停止使用。患者随访 3~6 年,结果所有患者视力、视野均得到恢复,除 1 例外所有患者的眼球运动功能均有明显改善,恢复速度慢于视敏度和视野(有时长达 2 年)。3 年后,所有患者均无症状或佩戴棱镜纠正复视,仅 1 例患者需要进行斜视手术。

环孢素治疗的不良反应较大,可能会出现高血压、肝脏、肾脏和神经毒性等,故口服激素与环孢素联合用药仅作为 TAO 的二线治疗,用药时应当谨慎决定环孢素剂量,并且监测血药浓度。

目前常用的联合治疗方案:环孢素起始剂量不超过 5 mg/(kg·d),维持剂量范围 2~3 mg/(kg·d)。口服泼尼

松剂量为 20 mg/d。

4. 甲氨蝶呤（methotrexate，MTX）· MTX 是一种免疫抑制剂，为抗叶酸类抗代谢药物，可以抑制参与四氢叶酸合成的二氢叶酸还原酶，从而抑制 DNA、RNA 和蛋白质的合成。高剂量治疗时可观察到细胞毒和抗增殖作用，而长期低剂量治疗具有抗感染和免疫调节作用。MTX 用于 TAO 的治疗是基于药物的免疫抑制作用，抑制二氢叶酸还原酶，阻断 DNA 的合成及细胞增殖，从而抑制 TAO 眶内 T 细胞和 B 细胞免疫应答所致的炎症反应。抑制二氢叶酸还原酶可增强腺苷的胞外释放，而腺苷通过至少 4 种受体作用于多个白细胞亚型，具有多种抗感染作用，有助于 TAO 的治疗。

甲氨蝶呤可用于糖皮质激素治疗无反应的 TAO 患者。Rubiniv 等观察了 19 例对静脉糖皮质激素治疗仅部分反应或无反应的活动期严重 TAO 患者，经 MTX 治疗后炎症评分的变化和治疗不良反应。研究平均随访 1 206±576 日，结果发现 MTX 治疗后平均 189±119 日，91% 的病眼临床显著改善，VISA 炎症评分<3 分；部分患者（29%）反应迅速，在 90 日内达到 VISA 炎症评分<3；1 例（5%）患者因肝酶升高停药，停药后肝酶恢复正常。随访期间，12 例患者（63%）TAO 达到非活动性而停 MTX 治疗；其中 1 例（8%）停药后炎症复发，重新 MTX 治疗又得到缓解。21% 的患者接受了糖皮质激素和（或）眼眶放疗的辅助治疗。

MTX 可用于因糖皮质激素不良反应停药后 TAO 复发的患者。Diego Strianese 等报道了 36 例接受静脉输注 MP＋口服糖皮质激素治疗因不良反应停药复发的 TAO 患者接受 MTX 治疗的疗效。两种 MTX 周剂量给药：体重≤60 kg 者 7.5 mg/周，体重>60 kg 者 10 mg/周。于基线和 MTX 治疗后 3、6、12 个月评估疗效。治疗 12 个月后 CAS 较基线明显改善（P<0.000 1）。12 个月时基线眼部活动受限者中 67% 眼部活动明显改善（P<0.001）。但视力、突眼度和眼裂变化不明显。笔者认为 MTX 可作为因糖皮质激素副作用或不耐受停药复发的活动期 TAO 患者的二线治疗，以控制炎症过程，防止纤维化。

MTX 可用于糖皮质激素依赖性 TAO 患者。Erick 等对病情稳定却无法停用泼尼松的 14 例糖皮质激素依赖性 TAO 患者给予 MTX 治疗（口服 15 mg/周或皮下注射 20 mg/周，同时补充叶酸 1 mg/d）。根据突眼度、眼部运动、视力改善及减少糖皮质激素用量衡量疗效。64% 患者完成 MTX 治疗，平均 7.5 个月后完全停用泼尼松（泼尼松平均 32 mg/d 至 0 mg/d）；58% 视力至少提高斯内伦视力表 2 行；38% 眼球活动改善；但突眼度无变化。MTX 是否可以作为糖皮质激素节约剂用于 TAO 的一线治疗？Sipkova 等回顾了 24 例活动期中-重度 TAO 患者数据，治疗前 VISA 炎症评分 5.5（10±1.98）分，所有患者同时开始静脉输注 MP 和 MTX 治疗，总的 MP 剂量平均为 2.72±1.4 g，38% 患者 MP≤1.5 g；仅 2 例 MP>4.5 g。中期评估（平均 25.2 周）：炎症评分均显著改善（2.7±2.8 分，P<0.001）；治疗平均 48 周随访，炎症评分 1.4±1.5 分（P<0.001），无严重或长期不良反应报告。研究表明 MTX 可作为糖皮质激素的节约剂在启动 TAO 一线治疗静脉输注糖皮质激素的同时应用 MTX，不仅显著降低中-重度 TAO 的活动性并可减少糖皮质激素的总剂量。

临床常规用于治疗 TAO 的口服 MTX 剂量为 7.5～15 mg/周。应用过程中应关注其不良反应，如胃肠道紊乱、增加机会性感染风险、骨髓抑制、间质性肺炎、肝毒性和粪便潜血等。补充叶酸可降低 MTX 的毒性，但不影响其有效性。为避免巨幼细胞性贫血和淋巴瘤的发生，使用 MTX 不应超过 2 年。

5. 霉酚酸酯（mycophenolate，MMF）· MMF 是麦考酚酸（MPA）的前体，是一种具有非竞争性、选择性和可逆性的次黄嘌呤单核苷酸脱氢酶（IMPDH）抑制剂。IMPDH 是鸟嘌呤从头合成中重要的限速酶，因此 MMF 可抑制鸟嘌呤核苷酸的从头合成途径。T 细胞和 B 细胞的增殖高度依赖鸟嘌呤从头合成途径。MMF 作为免疫抑制药，其对表达在活化淋巴细胞的Ⅱ型 IMPDH 抑制作用比表达在大多数细胞的Ⅰ型 IMPDH 抑制作用强 5 倍，因此能有效抑制 T 细胞和 B 细胞的增殖。这是 MMF 发挥免疫抑制作用的主要机制。细胞代谢越活跃、增殖越迅速，MMF 的抑制作用越强。MMF 可诱导活化的 T 细胞凋亡，从而消除对抗原刺激反应的细胞克隆。MMF 通过消耗鸟核苷酸，抑制糖蛋白和一些黏附分子的表达，从而减少淋巴细胞和单核细胞向炎症和移植排斥部位募集。通过消耗鸟核苷酸，MMF 也会消耗诱导型一氧化氮合酶（iNOS）辅助因子四氢生物蝶呤，抑制一氧化氮生成，从而抑制过氧亚硝酸盐介导的组织损伤。最近的研究还表明，霉酚酸盐对调节性 T 细胞/辅助 T 细胞平衡的不同作用，可能会促进免疫耐受。MMF 能抑制 T 细胞的分化生成，抑制免疫细胞表面免疫标志物的合成和 B 细胞的活化，对抗体的产生有很强的抑制作用。目前 MMF 除作为抗排异药物用于器官移植受者外，还用于某些严重自身免疫性疾病的治疗并取得一定成效。鉴于 MMF 上述的免疫抑制机制，对其用于治疗 TAO 的疗效和安全性也进行了临床研究。

我国学者王坚等将 74 例活动期中-重度 Graves 眼病患者随机分为 MMF 组（口服 MMF 0.5 g bid）或糖皮质激素组（口服泼尼松 40 mg/d 4 周、20 mg/d×4 周、10 mg/d×4 周）治疗。主要结果评估第 12 周和第 24 周的总体反应，包括 CAS 评分、软组织受累、疼痛、视力、眼球突出、复视和眼球运动。次要结果是患者个体参数的变化并记录不良反应。结果显示，与糖皮质激素组相比，MMF 组在第 24 周的总有效率更高（91.3% 比 67.9%，P=0.000）。MMF 组 CAS 改善率优于糖皮质激素组（92.5% 比 70.5%，P<0.05）。第 24 周 MMF 组复视和突眼度的改善率明显高于糖皮质激素组（90.4% 比 68.8%）。MMF 组患者未观察到疾病再活动，但糖皮质激素组 5 例患者出现疾病再活动。MMF 组患者中 4 例（5%）发生不良事件，均为轻度至中度。仅糖皮质激素组 1 例患者发生严重不良事件，而 MMF 组患者未见。该研究证实与糖皮质激素治疗相比，MMF 治疗活动期中-重度 Graves 眼病更有效、更安全。

此后 EUGOGO 在德国和意大利进行了一项随机、盲法、多中心的观察性研究，比较静脉 MP＋MMF 与单独静脉 MP 治疗中-重度 Graves 眼病的疗效和安全性。联合治疗组接受 MP（500 mg/周，共 6 周；250 mg/周，共 6 周）＋MMF（360 mg/d，持续 24 周）；单独 MP 组接受 12 周静脉输注 MP 治疗。主要终点为治疗 12 周时的反应率［至少降低 2 项眼科指数(眼睑肿胀、CAS、突眼度、眼睑裂宽度、复视和眼肌运动),且无任何指数恶化]及在24周和36周的复发率。结果显示,164例患者随机分组,单药组81例接受静脉输注MP治疗,联合组83例接受MP+MMF治疗。12周时,单药组患者49%和联合组患者63%出现疗效反应,优势比(OR)1.76。24周时,单药组53%、联合组71%有疗效反应(OR 2.16,P=0.026)。24周及36周时,单药组分别有11%、8%复发;联合组有8%、4%复发;两组24周及36周时复发率无差别。36周时,单药组46%的患者、联合组67%的患者疗效反应持续(OR 2.44,P=0.011)。

Lee等对上述两项研究中MMF治疗Graves眼病的安全性进行分析,发现所有接受MMF治疗的患者中,50例(29.4%)共有129次不良事件(AE)。这些AE均非严重事件(SE)。胃肠功能障碍、感染和肝功能障碍分别占所有MMF治疗患者的8.8%、7.1%和1.2%。与单药治疗相比,MMF+糖皮质激素并未显著增加感染或肝功能障碍的风险。无血细胞减少、严重感染或治疗相关死亡的报告。无论是单一治疗还是联合治疗,MMF的总反应都优于糖皮质激素单一治疗。因此,认为低剂量MMF治疗活性中-重度Graves眼病的风险效益比高,其疗效满意,安全性可靠,不良反应率低。

MMF治疗TAO已初步见到成效,其作为TAO治疗药物值得进一步研究。单药治疗和联合糖皮质激素治疗的剂量并不确定,尚待更多的临床研究和临床医师的经验积累,对那些糖皮质激素治疗效果不理想的患者,可以选择MMF治疗。

6. 环磷酰胺(cyclophosphamide, CTX)·CTX为烷化剂类免疫抑制剂,主要杀伤增殖期淋巴细胞,抑制受免疫刺激的B细胞和T细胞转化为淋巴母细胞,作用强且持续时间长,但抗感染效果稍差。文献报道用于治疗TAO,临床有一定疗效,如配合糖皮质激素使用,远期疗效较为满意。病例报告1例女性TAO患者经静脉糖皮质激素治疗和眼眶放疗,疗效满意,但TRAb水平仍高,治疗2个月后眼病复发,予以静脉CTX治疗4个疗程,症状完全改善,TSAb滴度恢复正常。国内有研究比较高剂量泼尼松[1.5~2.0 mg/(kg·d),最大200 mg/d],逐渐减量过渡到隔日治疗和COP[CTX 600 mg/m²,长春新碱(VCR)1.1 mg/m²,每2~4周静注1次;每次静脉输注后予以口服泼尼松1 mg/(kg·d),共7日]两种方案对活动期TAO的疗效。治疗10个月后结果显示,COP组治疗后在CAS减少、眼外肌厚度减少、24 h尿GAG排量减少等方面均优于泼尼松治疗组(均P<0.01)。治疗期间未见严重不良反应。COP方案较泼尼松更有效,提示COP方案治疗活动期TAO是可行的。由于该药物可导致骨髓抑制、胃肠道反应、出血性膀胱炎、心脏毒性等,临床已较少应用,但对糖皮质激素+放疗不敏感的患者仍可作为治疗的选择。

7. 特异性免疫抑制剂·目前TAO药物治疗首选的糖皮质激素属于非特异性免疫抑制剂,有高达20%的活动期TAO患者的疗效反应不尽人意,另有10%~20%的患者在停止治疗后病情复发,且有部分患者因不良反应不能耐受治疗。近十余年来,针对TAO发病机制的免疫治疗备受关注,包括抗B细胞、抗IGF-1R受体、抗IL-6受体(IL-6R)等单克隆抗体的免疫治疗。

(1)利妥昔单抗(rituximab, RTX)抗B细胞单克隆抗体:RTX是一种人鼠嵌合的单克隆抗体,其靶抗原是CD20。CD20是一种B细胞特异性抗原,表达于前B细胞到成熟B细胞及记忆B细胞,但不表达于骨髓造血干细胞、祖B细胞和正常浆细胞。RTX抗体Fc部分与细胞受体结合,通过抗体依赖细胞介导的细胞毒(ADCC)和Fab介导补体依赖的细胞毒(CDCC)两种途径破坏CD20⁺ B细胞,并诱导细胞凋亡,其结果是导致B细胞的溶解和清除。RTX最初用于治疗非霍奇金B细胞淋巴瘤,后用于类风湿关节炎、系统性红斑狼疮和ANCA相关血管炎等自身免疫性疾病,均取得一定疗效。受其启发有学者初步尝试用RTX治疗GD甲亢,但甲状腺功能改善甚微,却发现该药似可降低TAO患者眼病的活动性。迄今有关RTX治疗TAO的临床疗效证据不断增多,2016年欧洲甲状腺眼病指南推荐RTX可作为糖皮质激素治疗无效TAO患者的二线治疗药物。

RTX治疗TAO可能的作用机制:RTX治疗TAO的作用仍存争议,但其有清除患者血循环及受累组织中B细胞的作用:① 阻断自身抗体产生。B细胞可识别导致TAO致病的自身抗原TSHR和IGF-1R,产生自身抗体;同时提供浆细胞产生自身抗体所需的分子信号,从而启动免疫应答。TAO患者经RTX治疗清除B细胞,无疑破坏了B细胞识别自身抗原及不能提供浆细胞产生自身抗体的信号,从而阻断自身抗体的产生。对于RTX治疗后自身抗体水平变化的数据并不一致,有研究报道TRAb水平明显下降;亦有研究报道TRAb降幅不大,且与B细胞清除并不相关;也有研究发现,RTX对甲状腺及眼眶内TRAb和TSAb均无影响,提出RTX的疗效可能并非通过体液免疫的改变。② 消除B细胞的抗原呈递功能。B细胞可作为抗原呈递细胞,向T细胞提供抗原和细胞因子介导的共刺激分子介导细胞免疫。研究发现RTX治疗后临床获得改善的TAO患者体内B细胞的抗原呈递功能消失,导致CD4⁺ T细胞丧失对甲状腺自身抗原的识别能力,不能启动自身免疫反应。③ 阻断B细胞产生细胞因子。B细胞具备产生诸多细胞因子的能力,其中某些细胞因子参与TAO的病理过程,B细胞清除后即阻断了B细胞因子的产生。④ 改变T细胞表型。RTX可降低外周血和受累组织驻留T细胞的表型,并可增强调节性T细胞(Treg)的数量和功能,Treg可调节自身免疫反应,在TAO活动期Treg数量减少,RTX治疗后Treg数量增加。此外有研究发现,RTX治疗后TAO患者体内IGF-1R⁺ T细胞减少,表明该药物不仅通过B细胞耗竭,还通过T细胞的表型转变影响细胞介导的免疫。

利妥昔单抗治疗TAO的临床疗效:El Fassi等报道了2例对大剂量静脉糖皮质激素治疗无效的女性TAO患者,在2次静脉输注RTX 375 mg/m²后4~6周,2例患者的眼部炎症症状出现改善。8个月后,2例患者的临床活动性评分从5分和6分分别降低至1分和2分,软组织水肿消退、眼球运动明显改善,未经任何额外治疗且无疾病复发,表明RTX具有改善TAO病情的作用。此后有关RTX治疗TAO的报道逐渐增多。Salvi等将9例TAO患者纳入利妥昔单抗(RTX)组,2次静脉输注RTX 1 000 mg,间隔2周;20例TAO患者纳入糖皮质激素(GC)组,静脉输注甲泼尼龙500 mg,每周1次,连用16周。RTX组所有患者在首次输注RTX后外周血B细胞即被清除。RTX 组患者 CAS 由治疗前的 4.7 ± 0.5 分降至 $1.8\pm$ 0.8 分 $(P<0.000\ 1)$，GC 组 CAS 由治疗前 4.1 ± 0.3 分下降到 2.0 ± 0.4 分 $(P<0.05)$，显示 RTX 组优于 GC 组；RTX 组患者的突眼度由治疗前 22.4 ± 0.5 mm 降至 20.9 ± 0.6 mm $(P<0.000\ 1)$，GC 治疗组患者的突眼度由治疗前 22.6 ± 0.6 降至 22.1 ± 0.6 mm $(P<0.014)$，提示 RTX 组疗效强于 GC 组；而 RTX 组患者治疗后未出现病情复发，GC 组患者 10% 出现了病情反复，该研究结果表明 RTX 治疗 TAO 确有良好的疗效。Khanna 等报道 6 例活动期严重 Graves 眼病对糖皮质激素抵抗的患者，经 GC 治疗平均 7.54 个月，CAS 评分从 $5.3\pm$ 1.0 分升至 5.5 ± 0.8 分；予以 RTX（1 000 mg 静脉注射 2 次，间隔 2 周）治疗后 8 周，患者的 CAS 从 5.5 ± 0.8 分降至 $1.3\pm$ 0.5 分 $(P<0.03)$，治疗后 6 个月 CAS 仍保持低水平（0.7 ± 0.8 分，$P<0.000\ 1$）。眼外肌运动或眼球突出度无明显改善，但有 4 例甲状腺障碍视神经病（DON）患者在治疗后 8 周内视力恢复到病前水平。Mitchell 等报道了一项研究的结果，9 例糖皮质激素抵抗的活动期中-重度 TAO 患者经 RTX 治疗（2 例接受 1 000 mg，2 次；6 例接受 500 mg，2 次；1 例 50 mg，3 次），所有患者的 TSH 受体结合抑制免疫球蛋白（TBII）水平均显著降低，所有患者 CAS 均降低，1 例胫骨前甲状腺皮肤病变有显著改善。近期 Insull EA 等报道，采用低剂量 RTX 100 mg 治疗也能有效改善 TAO 患者的 CAS 评分。

尽管 RTX 治疗中-重度活动期 TAO 的文章日益增多，但多为小样本开放性研究、病例报道及文献荟萃分析。2015 年报道的 2 项随机双盲研究却得出了结论相悖的结果。Salvia 等的研究比较了 32 例活动期中-重度 GO 患者随机接受 RTX（1 000 mg 2 次或 500 mg 1 次）或静脉糖皮质激素（MP 总量 7.5 g）治疗的疗效差异。结果发现，2 组 CAS 均明显改善，RTX 组 Graves 眼病进入非活动期的比例较静脉 GC 组明显增加（100% 比 68.7%，$P=0.043$）；RTX 组治疗后 Graves 眼病未再出现活动状态，而静脉 GC 组 31% 的患者复现活动性；此外，RTX 组在改善眼球运动及 QOL 方面稍优于静脉 GC 组。然而 Stan 等的数据却显示，RTX 组与安慰剂组治疗 Graves 眼病的疗效，在 CAS 下降程度、临床定量参数和 NOSPECS 变化、治疗成功和失败患者的比率、治疗前后生活质量评分变化均无明显差异。2 例治疗前无明显甲状腺障碍性神经病变（DON）的患者，在 RTX 治疗后出现 DON。对于两项研究结果结论相悖的原因仍难以解释，可能与后者的病程较长有关。有文献报道 TAO 患者在发病 6 个月内接受 RTX 治疗，临床获益最大；而病程超过 1 年的患者 RTX 的疗效甚微。鉴于 B 细胞在 TAO 疾病早期的作用更大，TAO 确诊后如能早期采用消除 B 细胞的 RTX 治疗，切断导致 TAO 进一步发展的免疫级联反应，可望获得更好的疗效。因此，活动期中-重度 TAO 患者在标准免疫抑制剂治疗失败后，或在病程早期发现有进展性 TAO 倾向的 Graves 病患者，可尽早选择 RTX 治疗。

由于临床研究存在相悖的结论与争议，EUGOGO 指南建议暂不考虑将利妥昔单抗作为中-重度活动性 Graves 眼病的一线治疗，而将其推荐为静脉糖皮质激素治疗无效时的二线治疗方案。对于即将出现 DON 或病程较长的 Graves 眼病，不推荐使用利妥昔单抗。

治疗剂量：目前治疗 TAO 所用的 RTX 用药方案并未统一，多数参照标准淋巴瘤治疗方案（375 mg/m² 静脉滴注，每周 1 次，疗程 4 周）和标准的类风湿关节炎治疗方案（1 000 mg 静脉滴注，间隔 2 周，共 2 次）。有研究报道，接受单次低剂量的 RTX 100 mg 静脉注射，TAO 患者仍达到外周血 CD20⁺ B 淋巴细胞的有效清除和眼病的长期缓解。一项 RCT 研究 RTX 与静脉输注 MP 对照，治疗活动期中-重度 Graves 眼病，结果显示单次 RTX 500 mg，静注，其疗效优于大剂量静脉输注 MP 治疗。近期研究观察到 RTX 100 mg 单次治疗，6 个月和 12 个月后，患者的外周血 CD20⁺ B 淋巴细胞较治疗前明显减少（分别 $P<0.05$，$P<0.01$）。因此，标准淋巴瘤方案所用 RTX 的剂量最大，用于 TAO 治疗未必适当，需要更多 RCT 研究提供剂量证据。如果 TAO 患者使用较低剂量 RTX 与较高剂量 RTX 同样有效，可降低 RTX 的成本效益，则更有利于临床使用。

不良反应：RTX 治疗的患者，最常见的不良反应是发热、寒战、恶心、呕吐、低血压、过敏反应等与输液相关的急性反应，约 10% 的患者首次输注时可能发生。这是由于巨噬细胞、单核细胞、淋巴细胞和自然杀伤细胞释放促炎细胞因子所致。多数患者症状轻微，偶见症状严重者，但均是可逆的。治疗前 30 min 给予静脉注射甲泼尼龙 100 mg、抗组胺药（苯海拉明 50 mg）和（或）对乙酰氨基酚可预防或减轻其不良反应。严重的机会性感染很少见，多发生于 IgG 低的患者。心肌梗死和脑卒中的发生率与一般人群相似。长期观察未见恶性肿瘤风险的增加。

（2）抗 IGF-1R 单克隆抗体（teprotumumab）：IGF-1R 是目前公认的 TAO 第二种致病性自身抗原。TAO 患者眼眶成纤维细胞、甲状腺细胞和 T 细胞及 B 细胞中均有远高于正常人的 IGF-1R 表达。此外，在 Graves 病患者和 TAO 啮齿类动物模型中也检测到 IGF-1R 抗体。有证据表明这些抗体可能直接作用于 IGF-1R，以某种方式激活受体。眼眶成纤维细胞是 TAO 自身免疫的主要靶细胞和效应细胞，过表达的 IGF-1R 与 TSHR 可异常激活 TAO 眼眶的成纤维细胞，使其合成和分泌大量糖胺聚糖，并向脂肪细胞分化，从而增加眼眶内脂肪的容积，还可诱导 T 细胞、B 细胞，单核细胞等炎性细胞浸润，产生大量细胞因子，启动炎症级联反应，造成眼眶水肿、眼外肌炎、球后脂肪堆积、眼球突出等 TAO 的临床症状。

teprotumumab 是人 IGF-1R 单克隆抗体，体外研究证实 teprotumumab 可以减弱 IGF-1 和 TSHR 的作用，为其治疗 TAO 的临床应用奠定了基础。

teprotumumab 的作用机制：teprotumumab 是一个全人源阻断型单克隆抗体，以高亲和力和特异性与 IGF-1R 富含半胱氨酸的区域结合。teprotumumab 与 IGF-1R 结合后刺激受体/抗体复合物内化并进入降解途径。体外培养 TAO 患者的纤维细胞上表达丰富的 IGF-1R 和 TSHR 经 teprotumumab 处理后表达均明显减少，表明 teprotumumab 不仅可降低细胞表面 IGF-1R 的表达，还可降低 TSHR 的表达。

甲状腺细胞和眼眶成纤维细胞上的 TSHR 和 IGF-1R 可形成功能复杂的信号通路。有研究提出 TSHR 和 IGF-1R

形成不溶性复合物,IGF-1R的酪氨酸磷酸化位点可能介导TSHR信号的某些方面。最近一项研究用teprotumumab抑制了IGF-1和TSH诱导的Akt磷酸化,证实Teprotumumab可同时干扰IGF-1R和TSHR的作用,阻断IGF-1R会同时减少TSHR和IGF-1依赖的信号,从而阻断这两种受体启动TAO的病理活动。抑制TAO患者的IGF-1R可能导致眼眶脂肪、眼肌体积的减小。

TSHR和(或)IGF-1R的激活型抗体可通过受体触发信号并诱导促炎细胞因子的产生。IL-6和IL-8参与了TAO的发病机制。研究发现,培养的纤维细胞产生少量IL-6和IL-8,当在培养液中添加bTSH后IL-6和IL-8的浓度分别增加50倍和10倍,而用teprotumumab预处理后则显著降低了bTSH诱导的IL-6和IL-8的产生。近年研究发现TSH和M22(TSHR激活型单抗)可诱导健康人和GD患者纤维细胞产生TNF-α,经teprotumumab处理抑制IGF-1R信号,明显减少了TSH/M22诱导的TNF-α蛋白的产生。鉴于teprotumumab降低纤维细胞中IGF-1R和TSHR的表达及IGF-1和TSH依赖性磷酸化Akt的水平,还可抑制TSH诱导的与TAO致病相关的多种细胞因子的生成,加强了teprotumumab用于治疗活动期中-重度TAO患者的理念。

teprotumumab治疗TAO的临床证据:2017年,Smith等报道了teprotumumab治疗活动期中-重度TAO患者的多中心、双盲、随机、安慰剂对照的Ⅱ期临床研究结果。研究纳入甲状腺功能已正常、近期发病(入组时9个月内)的活动期中-重度TAO患者88例,随机分配到治疗组(接受8次teprotumumab静脉输注,每3周1次,首次剂量10 mg/kg,其余7次20 mg/kg)及对照组(接受8次0.9%氯化钠溶液静脉输注)。研究治疗24周,随访48周。主要和次要终点在24周进行评估,包括CAS改善≥2分、突眼度减少≥2 mm、GO-QOL评分的改善和复视的主观改善。结果在24周时,治疗组比安慰剂组有更高的临床疗效反应率(79%比22%,$P<0.001$);治疗组首次出现反应在第6周,明显早于安慰剂组($P<0.001$)。在第6、12、18和24周,治疗组每一时间点CAS和突眼度较基线明显减少(均$P<0.001$),而安慰剂组与基线无差异。治疗组基线CAS均值5.1分,24周降至0或1分者占69%,安慰剂组仅21%;治疗组40%的患者突眼度减少4 mm,安慰剂组为0;治疗组GO-QOL视觉功能评分显著升高,增幅比安慰剂组高12.8%～15.6%;GO-QOL外观评分有改善趋势(未达显著性);主观复视改善率也显著高于安慰剂组。治疗组28周较24周出现疗效反应患者的数量增加,突眼度和CAS进一步降低,并且未出现"反弹"现象。

2020年1月Douglas等报道了teprotumumab治疗TAO的多中心、随机、双盲、安慰剂对照的Ⅲ期临床试验结果。该研究的入选病例、随机入组及干预方法及时间与Ⅱ期研究相似。主要结局:第24周时突眼度减少≥2 mm。次要结局:第24周时总体应答率(CAS降低≥2分且眼球突出减少≥2 mm)、CAS评分为0分或1分、突眼度在试验期间(从基线至第24周)的平均变化、复视改善(复视减轻≥1级)以及Graves眼病特异性生活质量(GO-QOL)问卷总分在试验期间(基线至第24周)的平均变化(平均变化≥6分被视为有临

床意义)。结果显示,共有83例活动期中-重度TAO患者入组,其中41例随机分配到teprotumumab组(治疗组),42例分配到安慰剂组。24周时,治疗组突眼度减少≥2 mm的患者比率高于安慰剂组(83%比10%,$P<0.001$);试验期间每一时间点治疗组患者的应答率不断增加。治疗组首次应答出现在第6周(±3日),中位时间6.4周。24周时,治疗组突眼度较基线平均变化为-3.32 mm,且所有时间点的变化均超过安慰剂组。治疗组所有次要结果均优于安慰剂组,包括患者总体反应率(78%比7%),CAS为0或1分(59%比21%),平均突眼度变化(-2.82 mm比-0.54 mm),复视(减少≥1级)反应率(68%比29%);GO-QOL总分均值变化(13.79%比4.43%,$P<0.01$),且在整个试验期间均优于安慰剂组患者。治疗组6例患者接受了眼眶影像检查,观察到眼外肌均有缩小,平均缩小35%,受累最严重肌肉平均缩小45%;眼眶脂肪均有减少,有患者减少达40%～44%。

2项研究teprotumumab的安全性良好,大多数不良事件轻微,不影响治疗,并在继续接受干预期间得到解决。主要不良事件(包括输液反应、高血糖、肌肉痉挛、腹泻和听力损伤)为1级和2级。高血糖是明确与teprotumumab相关的不良事件,teprotumumab对胰岛素受体无明显的亲和力,某些糖尿病患者中观察到的高血糖可能是IGF-IR抑制的结果。

鉴于目前teprotumumab治疗活动期中-重度TAO患者的RCT研究提供的临床治疗证据,2019年12月13日美国FDA批准teprotumumab(静脉注射)用于活动性TAO的治疗。

(3)白细胞介素6受体(IL-6R)单克隆抗体(tocilizumab,TCZ):TCZ是由重组DNA技术生产的针对IL-6R的人抗IL-6R单克隆抗体。TCZ可与可溶性和膜结合型IL-6R结合并抑制IL-6R和IL-6介导的信号转导。TCZ已被FDA批准用于抗风湿药无效的类风湿关节炎的治疗。许多大规模的全球研究已经证明TCZ治疗类风湿关节炎的有效性和安全性。鉴于此,有学者对静脉糖皮质激素抵抗的活动期难治性TAO患者用TCZ治疗进行尝试。

TCZ治疗TAO可能的机制:IL-6是一种促炎细胞因子,可由多种类型的细胞产生,包括T细胞、B细胞、单核细胞和成纤维细胞。在TAO患者体内存在高浓度IL-6参与TAO的病理过程:① 在B细胞活化和产生抗体浆细胞的生成中IL-6起重要作用。TAO患者体内存在高浓度IL-6,TCZ可通过阻断IL-6R降低记忆B细胞和浆细胞功能,最终减少自身抗体的产生和体内抗体的水平。② 体外研究证实TSHR的激活可诱导眼眶成纤维细胞IL-6的表达,而IL-6又可刺激TAO患者眼眶成纤维细胞和前脂肪细胞TSHR的表达。眶内分化的脂肪细胞和成纤维细胞产生高浓度IL-6,刺激B细胞产生TRAb。眼眶内的成纤维细胞可被TRAb和TNF-β激活,并分化为成肌细胞或脂肪细胞,导致糖胺聚糖产生、脂肪生成和炎症反应或纤维化造成TAO典型的临床表现。TCZ直接抑制IL-6受体可降低IL-6的产生和功能,即可减少TRAb的生成降低循环及组织中TRAb水平,又可通过减少糖胺聚糖产生、脂肪生成和炎症反应或纤维化,从而改善眼球突出和眼外肌运动。③ 有证据表明,靶向阻断IL-6可能影响间充质细胞分化,从而改变细胞外基质

重构。鉴于 TAO 中 IL-6 对脂肪细胞、成纤维细胞和巨噬细胞的作用，以及目前使用不同靶向治疗的经验，推断抑制 IL-6 可通过直接减少炎症反应和纤维母细胞的活动，从而改变细胞外基质重塑可能是 TAO 治疗的有效方法。

TCZ 治疗 TAO 的疗效：Perez-Moreiras 报道了 18 例静脉糖皮质激素无效的活动期难治性 TAO 患者 TCZ 治疗的非随机研究结果。TCZ 使所有患者的临床活动评分得到显著改善（平均 CAS 评分下降 5.89±1.41 分，$P<0.00027$）；13 例患者（72.22%）突眼度降低（平均 $-3.92±1.54$ mm；$P=0.002$）；15 例（83.33%）患者眼外肌运动改善；7 例/13（53.85%）复视改善；治疗结束时 TSI 水平明显降低（平均 $-76.18\%±17.80\%$，$P=0.00007$），且在治疗后 27 个月患者的疾病保持稳定。Perez-Moreiras 最近报道 1 项随机、双盲临床试验，32 例糖皮质激素耐药的中-重度 TAO 患者随机进入 TCZ 组或安慰剂组，在第 0、4、8、12 周分别接受 TCZ 8 mg/kg 或安慰剂静脉注射，并随访 28 周。结果显示，16 周时，TCZ 组与安慰剂组获得 CAS<3 分的患者比例分别 86.7% 和 35.2%（$P=0.005$），综合眼科评分改善的比例分别 73.3% 和 29.4%，眼球突出度变化分别 -1.5 mm 和 0 mm（$P=0.01$）。不良反应报道 TCZ 组 1 例转氨酶升高，1 例肾盂肾炎。有研究报道 2 例糖皮质激素和眼眶减压术疗效不佳的难治性严重威胁视力的 TAO 患者，在使用 TCZ 后临床获得良好疗效，眼眶组织活检显示 TCZ 后脂肪组织炎症细胞消失。有研究报道 Graves 眼病继发视神经病变患者经 TCZ 治疗达到良好疗效。亦有研究应用光学断层成像技术评价 5 例活动期 Graves 眼病患者应用 TCZ 治疗后的眼外肌厚度及球结膜水肿的变化。结果证实患者眼外肌厚度和球结膜水肿减少。近期报道 2 例活动期中-重度 TAO 患者采用皮下注射 TCZ 达到满意疗效，为简化给药途径提供证据。

治疗 TAO 的 TCZ 剂量和方法：TCZ 8 mg/kg 静脉给药，每月 1 次，共 4 次。因为目前报道多为病例报告和小样本非随机观察性研究，仅 1 项 RCT 研究且样本较小。还需要更多的 RCT 研究提供 TCZ 的疗效和安全性证据。

8. 生长抑素类似物 生长抑素（生长激素释放抑制激素 GHRIH，或 somatostatin）是一种内源性的环状肽，对机体多种不同的系统具有广泛的抑制活性。许多不同的细胞类型，包括成纤维细胞和淋巴细胞均表达 GHRIH 受体。1993 年 Krenning 等通过骨扫描发现 TAO 患者眼眶组织中存在 GHRIH 受体，且其表达水平与 TAO 患者临床活动性相关。使用生长抑素类似物治疗 TAO 的基本原理是基于 GHRIH 具有抑制淋巴细胞活化、增殖、产生细胞因子的能力。此外，GHRIH 可以抑制 IGF 的释放，而成纤维细胞产生的 IGF 参与了 Graves 眼病的发病过程。Krassas 等的前瞻性研究显示，给 TAO 患者皮下注射奥曲肽 0.1 mg，一日 3 次，连续 3 个月。结果 12 例患者中 6 例双眼症状均好转，1 例单侧眼部症状好转。长效生长抑素类似物 lanreotide 上市后，Krassas 比较奥曲肽（0.1 mg 皮下注射，一日 3 次，连续 3 个月）和长效生长抑素类似物 lanreotide（肌内注射 30 mg，每 2 周 1 次，连续 3 个月）治疗 TAO 患者（奥曲肽眼眶扫描阳性）的疗效，结果表明两种剂型的疗效无明显差别。在欧洲 13 个中心进行的一项随机、双盲、安慰剂对照研究观察了长效奥曲肽（octreotide-

LAR）治疗活动期轻度 Graves 眼病患者的疗效，51 例患者以 LAR 或安慰剂 1:1 的比例随机分组，分别接受 LAR 30 mg 或安慰剂每 4 周 1 次肌内注射，共 4 次。结果 LAR 组患者的 CAS 评分降低，但与安慰剂组相比没有显著差异。但 LAR 组显著减少眼球突出度（$P=0.014$），其余与眼球运动相关的指标变化与安慰剂组无差别。经磁共振成像评估，眼外肌体积缩小，但无统计学意义。此后 Chang 等进行的前瞻性、随机双盲、安慰剂对照研究，观察 LAR 治疗 Graves 眼病的疗效，结果 60 例活动期 Graves 眼病患者随机分为 LAR 治疗组和安慰剂组（分别接受 LAR 30 mg 或安慰剂，每 2 周肌内注射 1 次，共 12 周）。主要疗效为 CAS 变化，并观察了眼球突出、复视、角膜糜烂或溃疡、视力、眼外肌运动和眼压的变化。结果在 12 周时，与安慰剂组相比，治疗组 CAS 均值无显著下降；2 组间平均突眼度变化的差异未达到显著水平；治疗组仅在向下凝视时复视改善较安慰剂组明显（$P=0.03$）。两组间其测值的变化均无差异。显示 LAR 治疗与安慰剂相比对 Graves 眼病无显著影响。此后有关生长抑素类似物治疗 TAO 的报道多为非随机小样本或病例报告，结果不一致。鉴于生长抑素类似物的价格昂贵，疗效不确定，缺乏 RCT 研究及长期临床应用的经验，目前临床不推荐常规使用。

9. 静脉注射免疫球蛋白（IVIGS） 在一些自身免疫性疾病中，大剂量 IVIGS 有一定效果，但其机制尚不完全清楚。免疫球蛋白可以结合多种抗体，并抑制免疫相关细胞释放细胞因子。可能通过抑制 Fc-gamma 受体下调免疫活性细胞，抑制细胞因子释放，调节细胞因子受体，溶解免疫复合物而发挥作用。

在一项比较 IVIGS 和口服糖皮质激素治疗 TAO 效果的研究中，19 例 TAO 患者接受 IVIGS 1 g/kg，连续 2 日，每 3 周 1 次，连续 20 次，结果显示，IVIGS 组有效率为 62%，糖皮质激素组为 63%，两者无明显差异，但 IVIGS 组抗自身甲状腺抗体滴度明显下降且副作用少。

免疫球蛋白用于 TAO 治疗，有主张采用大剂量静脉输注，每日 0.4~1 g/kg，连续治疗 3 周以上。但临床症状的改善与使用糖皮质激素治疗无明显差异。治疗费用昂贵，而且随着目前临床对血液制品安全性的重视，这种治疗方法会受到一定限制。

（五）血浆置换法

有报道，血浆置换法通过清除有致病作用的免疫球蛋白、免疫复合物，降低血黏度及补体成分，从而改善 TAO 症状。对血浆置换法的治疗效果报道不一致。同时，由于血浆置换法常合并糖皮质激素和免疫抑制剂治疗，故给疗效的判断带来了一定困难。但若 TAO 患者其他治疗均无效时，可以尝试血浆置换法。

（六）放射治疗

眼眶放射治疗（RT）是目前 TAO 的治疗方法之一。TAO 放射治疗的原理是利用 RT 的非特异性抗感染作用，由于淋巴细胞对放射治疗高度敏感，RT 可抑制眼眶内淋巴细胞的浸润和增殖及减少细胞因子的产生，抑制眼眶内成纤维细胞增殖及 GAG 合成，从而减轻眼眶的炎症反应、水肿及纤维化。

眼眶 RT 用于 TAO 治疗已有 70 余年的历史，1936 年

Thomas 和 Woods 首次报道了用 X 线对眼眶进行定向照射的病例,他们用这种方法减轻了 1 例严重眼球突出患者的眼部肿胀。1973 年 Donaldson 首次运用高电压直线加速器治疗了 23 例全身激素治疗效果差的严重 TAO 患者,其中 15 例(65%)取得较好效果。此后经数十年的临床研究和实践使该技术得到发展,目前采用三维适形放疗(3DCRT)及调强放疗(IMRT)技术治疗 TAO 已显示较普通直线加速器有更大的优势。三维适形放疗在临床上逐渐取代二维放疗,优点是用三维空间照射,对靶组织具有较强的靶区域照射覆盖能力和对正常结构更好的辐射保护,其重要性是提供对眼部结构的精确照射。调强放疗能够递送剂量分布至更不规则、更复杂的靶组织。可以在照射靶区域与正常结构之间实现更陡峭的剂量梯度,从而在不降低靶区域照射剂量的情况下减少对周围组织的照射量。因此,IMRT 可能比 3DCRT 更适用于治疗 TAO,因为 TAO 球后结构的靶区域相当不规则。IMRT 能更有效地治疗 TAO,达到更高的控制率,同时为相邻的正常结构(包括晶状体、眼球和视神经)提供更好的保护,可减少白内障、视神经损伤等副作用。

常用方案的照射总量为 20 Gy,在 2 周时间内分 10 等分的剂量照射。一般在放疗后 1~8 周发挥反应,3~6 个月达到最大效应。

近年研究发现 RT 具有双重作用,高剂量 RT 可诱导产生炎性细胞因子并导致受照组织的炎症反应,但低剂量 RT 可调节炎症反应,产生抗感染作用。TAO 与肿瘤不同,本身是一种炎症性疾病,需要抗炎的低剂量 RT,而非抗肿瘤所需的高剂量 RT。低剂量 RT 一般是指每次分剂量<1 Gy/d 和低总剂量(<10 Gy)。低剂量 RT 很少引起副作用,尤其是低分次剂量。

有临床研究发现放射治疗 TAO 较低总照射剂量与 20 Gy 总剂量同样有效,但报道的结果不一致。一项随机研究显示,总量 20 Gy,1 Gy/周,疗程 20 周的放疗方案比标准方案更有效,耐受性更好。一项随机、单盲研究比较三种放疗方案治疗中-重度 GO 患者的疗效和耐受性。A 组总量 20 Gy,每周 1 次,每次 1 Gy,分 20 次;B 组总量 10 Gy,每日 1 Gy,共 10 次 2 周内完成;C 组总量 20 Gy,每日 2 Gy,共 10 次 2 周内完成。结果辐射低剂量(B 组)和高剂量(A 组)的应答率无显著差异;但高剂量 1 周 1 次的方案(A 组)比每日给药(C 组)更有效,耐受性更好。最近的一项前瞻性、非随机化研究将 18 例 TAO 患者(36 只眼)行眼眶放疗,总剂量 10 Gy,每周 1 Gy,共 10 周。其中 9 例患者接受了糖皮质激素治疗。治疗后 6 个月对患者进行临床和放射学评估。临床评估采用体检、CAS 评分的变化和 10 个最常见体征和症状的问卷。放射反应通过磁共振成像进行评估。结果显示所有患者的眼部疼痛、眼睑水肿、视力和眼球运动均有改善。流泪、复视、结膜充血、眼沙砾感等症状明显减少。磁共振成像显示,大多数患者眼肌厚度和 T_2 序列信号强度下降。治疗的耐受性良好,迄今没有观察到治疗的并发症。单纯接受放射治疗的患者与接受放射治疗加糖皮质激素治疗的患者在临床和放射学反应方面无统计学差异。研究结论证实小剂量放射治疗 TAO 患者是有效的治疗策略。

眼眶放射治疗有效率的关键在于治疗的时期,选择早期活动期病变的患者有较好疗效,而在晚期非活动期病变的患者对放射治疗的反应差。因此目前主张眼眶放射应在 TAO 疾病的早期,尤其是疾病的活动期以及进展期施行。若患者临床表现虽并不严重,但疾病处于活动期(主要体征包括软组织炎症和视神经病变)或进展期,也主张及早治疗;相反,若患者虽有严重的眼球突出或眼外肌病变,但病情处于静止期则不主张治疗,因为即使治疗也不可能取得明显的效果。

单独眼眶放射治疗 TAO 的总有效率约为 63%。对活动性眼眶炎症和充血水肿等软组织炎症的治疗效果最好,有效率为 75%~85%;对视神经病变的疗效为 65%~85%,症状越严重视功能的改善越明显;对突眼的疗效较差,突眼度的回缩平均仅有 1~2 mm;而对眼外肌病变特别是复视的改善,效果不明显。

与糖皮质激素治疗相比,单独眼眶放射治疗的优点是:① 并发症较少;② 无全身免疫抑制作用;③ 治疗时间较短,一般可在门诊进行;④ 除糖尿病视网膜病变外无明显的禁忌证,特别适合于糖皮质激素不能耐受的患者。其主要缺点是:① 治疗 1 周内可因局部放射性炎症损伤,造成患者眼部症状加重或感觉不适;② 起效缓慢,对严重视神经病变的患者不如糖皮质激素疗效迅速。目前主张 TAO 眼眶放疗联合糖皮质激素全身治疗,或联合局部眼眶注射糖皮质激素治疗。联合治疗的优点是:① 提高疗效;② 减轻放射性炎症所致眼眶和结膜的水肿;③ 缩短起效时间;④ 降低糖皮质激素治疗的持续时间和停药后的复发率。

放射治疗可引起干眼症、白内障、放射性视网膜病,若本身因糖尿病存在全身微血管病变,其危险性显著提高,故为禁忌证。到目前为止,没有引起继发性肿瘤的报道。

总之,眼眶放射是治疗 TAO 安全和有效的方法之一,若联合糖皮质激素治疗,则疗效增加,并可减少放疗和糖皮质激素的不良反应,有条件可作为治疗 TAO 的首选方法。

(七)手术治疗

药物和放射治疗对改善甲状腺相关眼病活动期软组织炎症和控制病情发展是有效的,但对于高度眼球突出、角膜溃疡及压迫性视神经病变等极重度患者,或者是疾病发展到晚期出现的眼外肌和提上睑肌纤维化病变所引起的斜视、眼睑退缩及角膜暴露等药物治疗几乎无效,常需手术治疗。甲状腺相关眼病行手术的主要目的是维持视神经的功能,以及保护角膜不暴露;其次是维持患者的双眼单视以及恢复美观。

甲状腺相关眼病的患者通常需要一种以上的手术治疗。手术方案的制定、手术时机的选择与患者的预后关系十分密切。手术顺序通常需要遵循以下原则:首先应做眼眶减压术以解除视神经的受压症状,同时回退眼球和保护角膜,减压术后眼睑与眼球的相对位置会发生变化,并且可能会有斜视加重的可能,所以第一步需行眼眶减压手术;其次需行斜视矫正术,因为垂直肌的手术会影响到上、下眼睑的位置;最后行眼睑的各种矫正手术,包括眼睑退缩矫正术及眼睑成形术等。手术时机的选择十分重要,急性期如患者的视神经病变和暴露性角膜溃疡对视力造成严重威胁时可行急性期手术。否则一般主张甲状腺功能控制在正常范围内,且病情稳定 6 个月以上方考虑手术。另外,由于甲状腺相关眼病的复杂性及长期性，在手术前必须告知患者，一次手术可能达不到预期的效果，应做好多次手术的心理准备。

手术前必须对患者进行评估，以确定最佳的手术方式，包括：① 内科病史的评估，包括患者的甲状腺功能状态，既往治疗以及目前用药情况，是否曾患其他自身免疫性疾病等。② 眼部检查，包括眼睑肿胀和退缩，结膜及泪阜充血、水肿，角膜情况，眼球突出度，矫正视力、视野、瞳孔对光反射、视觉电生理等视功能评估，眼压，眼球运动和复视情况等，并进行 CAS 评分和严重度分级。③ CT 或 MRI 检查，CT 图像可以了解眶内脂肪和各条肌肉的情况，有无压迫视神经，眼眶壁和各个副鼻窦情况；MRI 图像可以更好地观察疾病是否处于活动期。

1. 眼眶减压术·眼眶减压术是指通过外科手术的方式去除部分眼眶脂肪和（或）骨壁，从而使眼眶内容物减少或向外膨出，主要目的是降低眼眶内压，使眼球后退。

眼眶减压术的手术适应证主要包括：① 压迫性视神经病变导致视力下降、视野损害，或严重暴露性角膜病变，经糖皮质激素或眼眶放射治疗无效者；② 不能接受眼球突出所导致的外观变化而要求手术的患者。在欧美国家，美容和修复外观已成为眼眶减压术的主要指征之一，占手术总量的 42.4%。除了进展性的视神经病变和角膜病变需紧急手术外，手术均应在病情稳定 6 个月以上施行。

眼眶减压术包括眶脂减压术和眼眶骨壁减压术，其中眼眶骨壁减压术又包括一壁、二壁、三壁甚至四壁减压术。自 1888 年 Krönlein 首次提出了经颞侧入路的眶外侧壁减压术后，眼眶减压手术方式经历了 100 多年的历史，并在 20 世纪得到了快速的发展。眶内壁减压、下壁减压术、眶顶减压术、内下壁联合减压术、内下壁联合外壁的三壁减压、经冠状切口的四壁眼眶减压术等术式陆续被提出并应用于治疗甲状腺相关眼病患者。近年来，眼眶梯度减压手术方案的提出，数字化眼眶外科技术的开发，内镜和计算机导航等手术辅助设备的应用，实现了眼眶减压范围的个体化精确设计、术中精准微创减压和术后客观评估，显著提高了眼眶减压术的疗效。

（1）眼眶脂肪减压：对于脂肪增生为主、不伴有压迫性视神经病变的 TAO 患者，眼眶脂肪减压被认为是首选减压方案。可以通过眼睑结膜切口，去除部分眶周、球后及肌锥内脂肪。根据具体情况，可取出 2～6 ml 的眶脂肪，眼球突出度可回退 2～5 mm。如果眶脂肪已经发生纤维化或血管严重增生，过多切除脂肪容易造成眶内出血或误伤视神经，减压效果也不理想。通过对 TAO 患者的眼眶 CT 和 MRI 影像分析，其中 48% 的患者为单纯眼外肌增粗，46% 为眼外肌增粗伴有眼眶脂肪结缔组织容积增加，6% 为单纯脂肪增加。因此，对于大部分患者，需要进行眼眶骨壁减压，或者眼眶骨壁减压联合脂肪减压。

（2）眼眶骨壁减压术：通过去除部分骨壁，扩大眼眶内空间，使眼眶肿胀增多的软组织进入邻近空间，解除对视神经和眼球的压力，并且回退眼球。通常可以根据患者的眼球突出度来选择手术方式。Kikkawa 等提出的眼眶梯度减压方案是：眼球突出度 <22 mm 者，行眼眶深外侧壁联合眶脂减压术；22 mm< 眼球突出度 <25 mm 者，行深外侧壁联合内侧壁平衡减压术；眼球突出度 >25 mm 者可在前者的基础上联合下壁减压。而对于压迫性视神经病变和暴露性角膜炎者属

于威胁视功能的极重度 TAO，通常都需要行三壁减压。下面介绍几种常用的眼眶骨壁减压术（图 4-11-4）。

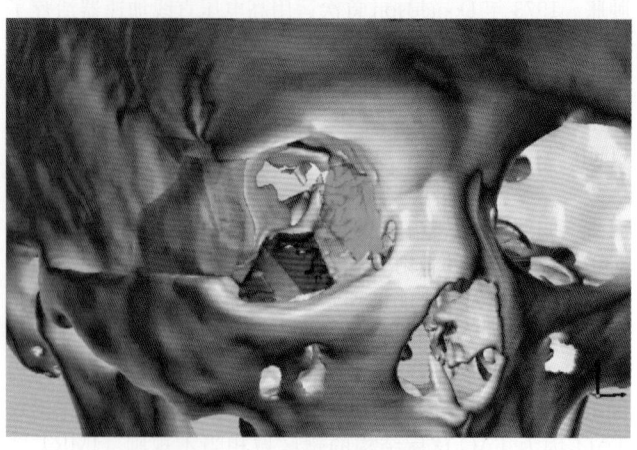

图 4-11-4 眼眶骨壁减压范围示意图
蓝色：外壁；绿色：内壁；红色和紫色：下壁；黄色：Strut；深蓝色：眶下神经沟

眼眶深外侧壁减压术：去除包括蝶骨大翼、蝶骨嵴、泪腺窝和眶下裂外侧骨质较厚区域在内的所有眶外侧骨壁，该区域位于眼球的正后方，去除后可释放 4.3～6.8 cm³ 的空间，使眼球回退 4～6 mm。同时术后发生复视的风险也较小。

眼眶内、外壁平衡减压术：去除眼眶外壁和内壁，使得眶内软组织同时向内侧和外侧空间膨出和移位，使眼球回退 4～8 mm。该术式可减少术后眼球发生内斜的发生率，从而减少术后复视的加重及新发复视。

眼眶内、下壁减压术：又称 Ogura 眼眶减压术，可通过穹隆结膜入路或者采用内镜鼻窦入路，将眶内侧壁和下壁眶去除，同时去除前组和后组筛窦，并放射状切开眶骨膜，使得眼眶内容物减压至上颌窦和筛窦，使眼球回退 4～5 mm。然而，眼眶内、下壁切除可能会引起术后眼球位置改变、眼球活动受限、复视及斜视等并发症。因此，眶内、下壁减压时应保留 Strut 结构，即筛窦和上颌窦之间的骨性连接结构，可避免眼球向下移位，减少复视发生。

眼眶内、外、下三壁减压术：适合高度眼球突出（>25 mm）的患者，以及伴有压迫性视神经病变或严重角膜病变的极重度 TAO 患者。手术同时去除眼眶的内壁、下壁和外侧壁，可以使眼球回退 5～10 mm。三壁减压手术可以有效解决患者的眼球突出、视神经压迫和角膜暴露问题，但是手术时间长，恢复期长，并且术中出血、术后血肿、眶周感觉减退、脑脊液漏等并发症发生率也较一壁或二壁减压手术高。

（3）内镜导航技术辅助下的眼眶减压手术：为提高眼眶减压手术的精确性和安全性，减少术中并发症，内镜与手术导航这两项技术被应用于辅助手术。研究表明内窥镜具备眶深部组织可视、视野清晰、切口小及损伤少等优点；而导航技术的应用可以实现术中精确定位和精准切除所需的眶壁，同时避免损伤眶内重要结构。上海交通大学医学院附属第九人民医院眼科范先群等研发了眼眶外科内镜导航软件及设备，将内镜的可视性与导航技术的空间定位特性良好结合。术前进行眶减压手术方案及减压范围的个性化定量设计、减压效果模拟预估；术中在内镜导航引导下精确定位减压范围、实现可视化操作，实时指导截骨及预警重要结构；术后通过影像学检

查及临床体征双重检测减压效果。显著提高了手术疗效和安全性,有助于眶减压手术适应证的拓宽,提高了眶减压手术在TAO治疗中的应用价值(图4-11-5和图4-11-6)。

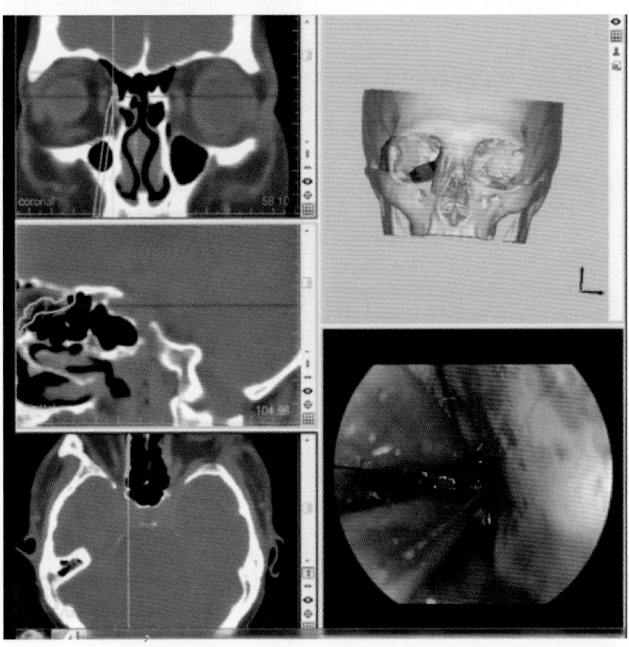

图4-11-5 内镜导航辅助下进行眼眶减压手术,术中实现精确定位减压范围、实时指导截骨及预警重要结构

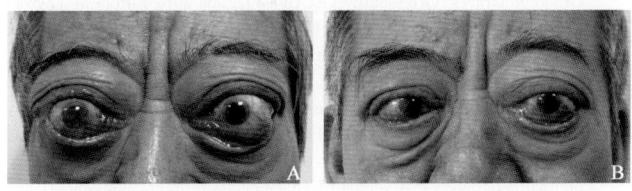

图4-11-6 甲状腺相关眼病患者眼眶减压手术
A. 术前照片,患者双眼极重度TAO,暴露性角膜炎,眼球高度突出;B. 双眼眼眶三壁减压术后照片,患者双眼眼球回退至正常范围,眶压降低,角膜得到保护,下睑退缩与松弛需要后续手术治疗

2. 斜视矫正手术·TAO早期因眼外肌炎性肿胀所致的复视经药物或放射治疗往往是可逆的。晚期因眼外肌纤维化造成的复视多为非对称性限制性眼球运动障碍,药物和放射治疗一般无效,需要眼外肌手术治疗。临床上病情分期并非界限分明,往往眼外肌炎性肿胀和纤维化同时存在,复视的程度可随病程及药物或放射治疗出现较大变化,在确定斜视手术前应予以对症治疗,如佩戴三棱镜。待病情稳定至少6个月再行斜视矫正手术。对某些处于非活动期的严重复视患者,因对患者的生活和工作影响太大,可考虑在病情稳定1~2个月后进行手术治疗。

TAO眼外肌病变几乎涉及所有的眼外肌,其中最常受累的是下直肌和内直肌病变引起下斜和内斜,其次是上直肌受累引起的上斜,外直肌病变引起的外斜较少见,另外,上斜肌也常被累及。不同的TAO患者,眼外肌不平衡的程度及相应临床表现的程度有极大的差异,斜视手术不可能减轻所有注视位的复视,因而手术的目的主要是使患者获得在向前水平注视位和向下注视位时眼肌的平衡,但向上注视和向外注视的复视很难同时解决。TAO斜视手术矫正的原则是:下斜

和内斜应轻微矫正不足,而上斜和外斜应轻微过度矫正。该原则是力求尽量使患者在眼原位和向下注视位的主要功能视野获得双眼单视以及预留眼球向下拉和内收的可能性。眼肌后退术是最常采用的手术方式,因几乎所有肌肉均可能部分受累,原则上不行肌缩短术。多数患者一次手术能获得较满意的效果(图4-11-7),但仍有相当一部分患者需要二次手术或者多次手术,还有少数患者病情仍有进展或者病情复发,更多的眼肌出现纤维化致使手术后复视再发。通常,对术后斜视度数仍超过8°~10°的患者,需要行第二次斜视矫正手术。第二次手术应在第一次手术6个月后方可进行。

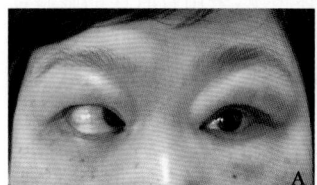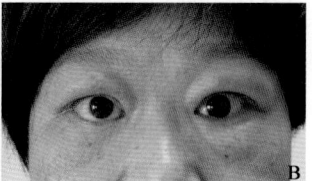

图4-11-7 甲状腺相关眼病患者斜视矫正手术
A. 术前照片,患者右眼内斜;B. 术后照片,患者右眼内斜被矫正,眼位正

3. 眼睑手术·眼睑退缩是TAO最常见的临床表现,不仅影响患者的外观,而且由于睑裂闭合不全和角膜暴露可引起干眼、角膜上皮脱落与视力下降,严重者可因眼睑闭合不全导致患者暴露性角膜炎、角膜溃疡甚至穿孔。发病初期或活动期患者全身或局部使用糖皮质激素、局部注射肉毒杆菌毒素等治疗有一定的疗效,但对于静止期或非手术治疗效果不好的患者宜行手术治疗。手术不但可以改善患者的容貌,而且还可以保护角膜和视力,提高患者的生活质量。实施眼睑退缩手术的时间通常在病情稳定6个月以上,如果患者需要行眼眶减压或眼肌手术,则应在这两种手术以后进行。

根据眼睑退缩量可分为轻度、中度、重度。其中上睑的分度标准为:轻度1~2 mm,中度3~4 mm,重度>4 mm;其中下睑的分度标准为:轻度1~2 mm,中度3 mm,重度>3 mm。已发生提上睑肌纤维化的眼睑退缩只能通过手术矫正。临床上可以根据眼睑退缩的不同程度来选择手术方式(图4-11-8)。上睑退缩的手术方式有:① 轻度采取Müller肌切除术;② 中度采用提上睑肌腱膜部分离断术;③ 重度采取提上睑肌自身延长术或植入物延长术,或者提上睑肌腱-Müller肌-结膜全层离断术。下睑退缩的手术方式有:① 轻度采用下睑缩肌离断或切除术;② 中重度采用下睑缩肌离断和植入物延长术。眼睑退缩术中采用的常用植入物包括:自体组织,如硬腭黏膜、耳软骨、鼻中隔软骨等;异体组织,如同种异体巩膜、异种脱细胞真皮基质等;人工合成材料:如高分子多孔聚乙烯薄片等。

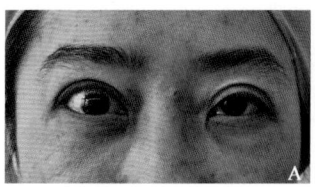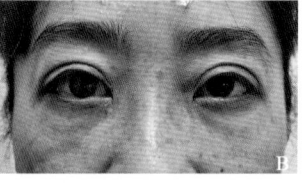

图4-11-8 甲状腺相关眼病患者上睑退缩矫正手术
A. 术前照片,患者右眼上睑退缩中度,暴露角膜上方巩膜;B. 右眼上睑提上睑肌部分离断术后,上睑退缩被矫正,双眼上睑位置和形态基本对称

除了眼睑退缩的手术治疗以外，根据 TAO 患者不同的眼睑症状，还常需要进行眼睑倒睫矫正、眼睑松弛矫正等手术。眼睑手术常见的并发症主要包括欠矫或者过矫，眼睑肿胀、伤口感染、眼睑植入物的排斥反应等。少数患者如果术后仍然存在明显的双侧眼睑不对称，则需要再次手术治疗。

另外，当 TAO 患者出现球结膜高度水肿、眼睑闭合不全、眼球突出，并且发生严重的暴露性角膜炎、角膜溃疡时，需要及时进行眼睑缝合术，从而有利于结膜水肿消退，角膜上皮生长，保护角膜，促进恢复。眼睑缝合术是治疗甲状腺相关眼病中的重要方法，一般作为配合内科治疗或者其他手术的暂时性缝合。临床上根据患者的具体情况，采用暂时性的眼睑部分缝合或者完全缝合。术中在进行上、下眼睑皮肤缝合的时候，要注意采用棉垫或者硅胶管保护眼睑皮肤，避免皮肤被缝线切割损伤。病情缓解后可拆除缝线，恢复正常眼睑外观。

八、预后和预防

（一）预后

TAO 具有自限和自愈的趋向，一般在起病后 3~5 年病情能够自行稳定。约 50% 眼睑挛缩的患者可得到不同程度的改善；结膜水肿、眼睑肿胀等软组织病变及其相关症状则相对持续时间较短；眼肌病变极少能迅速缓解，30%~40% 的患者可有所改善，有些反而加重；严重眼球突出很少自发性改善，即使改善也很难恢复到正常。多数患者发展到最大的程度后能够保持稳定，仅少数患者可发展为严重威胁视力的眼病，应积极治疗以防失明。

对 TAO 病情发展的预测，确定是否治疗和治疗方案的选择都相当困难，目前仍无一种理想的方法可治愈本病。若对眼病的活动性进行认真评估，及时采取免疫抑制剂或放射治疗等措施，可防止患者病情的发展、保存视功能、减轻痛苦和改善容貌。

（二）预防

根据长期积累的经验，TAO 的预防措施是戒烟和积极纠正甲状腺功能的紊乱。对甲亢伴急性期或严重 TAO 的患者，应首选抗甲状腺药物治疗，避免放射性碘治疗。药物治疗使甲状腺功能趋向正常后及时加用甲状腺素（LT4）对眼病的发生有一定的预防作用。对需要放射性碘治疗的甲亢患者可口服泼尼松预防恶性突眼的发生。放射性碘治疗甲亢后及时复查甲状腺功能，及时补充 LT4 以纠正甲减，预防 TAO 发生或加重对原有甲减的 TAO 患者，积极控制甲减。对甲状腺功能正常的 TAO 患者，应定期随访甲状腺功能，若发现甲状腺功能异常立即予以纠正。在 TAO 疾病活动性早期，采取必要的治疗措施以防止严重眼病的发生。

参考文献

[1] Wiersinga WM, Bartalena L. Epidemiology and prevention of Graves' ophthalmopathy[J]. Thyroid, 2002, 12: 855-860.
[2] Bartalena L, Baldeschi L, Dickinson A, et al. Consensus statement of the European Group on Graves' orbitopathy (EUGOGO) on management of GD[J]. Eur J Endocrinol, 2008, 158: 273-285.
[3] Moshkelgosha S, So PW, Deasy N, et al. Cutting edge: retrobulbar inflammation, adipogenesis, and acute orbital congestion in a preclinical female mouse model of Graves' orbitopathy induced by thyrotropin receptor plasmid-in vivo electroporation[J]. Endocrinology, 2013, 154:

3008-3015.
[4] Tabasum A, Khan I, Taylor P, et al. Thyroid antibody-negative euthyroid Graves' ophthalmopathy[J]. Endocrinol Diabetes Metab Case Rep, 2016, 2016: 160008.
[5] Minich WB, Dehina N, Welsink T, et al. Autoantibodies to the IGF1 receptor in Graves' orbitopathy[J]. J Clin Endocrinol Metab, 2013, 98: 752-760.
[6] Krieger CC, Neumann S, Place RF, et al. Bidirectional TSH and IGF-1 receptor cross talk mediates stimulation of hyaluronan secretion by Graves' disease immunoglobins[J]. J Clin Endocrinol Metab, 2015, 100: 1071-1077.
[7] Ock S, Ahn J, Lee SH, et al. IGF-1 receptor deficiency in thyrocytes impairs thyroid hormone secretion and completely inhibits TSH-stimulated goiter[J]. FASEB J, 2013, 27: 4899-4908.
[8] Tsui S, Naik V, Hoa N, et al. Evidence for an association between thyroid-stimulating hormone and insulin-like growth factor 1 receptors: a tale of two antigens implicated in Graves' disease[J]. J Immunol, 2008, 181(6): 4397-4405.
[9] Morshed SA, Ando T, Latif R, et al. Neutral antibodies to the TSH receptor are present in Graves' disease and regulate selective signaling cascades[J]. Endocrinology, 2010, 151: 5537-5549.
[10] Morshed SA, Latif R, Davies TF. Characterization of thyrotropin receptor antibody-induced signaling cascades[J]. Endocrinology, 2009, 150: 519-529.
[11] Smith TJ. New advances in understanding thyroid-associated ophthalmopathy and the potential role for insulin-like growth factor-I receptor[J]. F1000Research, 2018, 7(F1000 Faculty Rev): 134.
[12] Varewijck AJ, Boelen A, Lamberts SW, et al. Circulating IgGs may modulate IGF-I receptor stimulating activity in a subset of patients with Graves' ophthalmopathy[J]. J Clin Endocrinol Metab, 2013, 98: 769-776.
[13] Bartalena L, Baldeschi L, Boboridis K, et al. on behalf of the European Group on Graves' Orbitopathy (EUGOGO). The 2016 European Thyroid Association/European Group on Graves' Orbitopathy Guidelines for the Management of Graves' Orbitopathy[J]. Eur Thyroid J, 2016, 5: 9-26.
[14] Perros P, Hegedüs L, Bartalena L, et al. Graves' orbitopathy as a rare disease in Europe: a European Group on Graves' Orbitopathy (EUGOGO) position statement[J]. Orphanet J Rare Dis, 2017, 12: 72.
[15] Barrio-Barrio J, Sabater AL, Bonet-Farriol E, et al. Graves' ophthalmopathy: VISA versus EUGOGO classification, assessment, and management[J]. J Ophthalmol, 2015, 2015: 249125.
[16] Dolman PJ. Evaluating Graves' orbitopathy[J]. Best Pract Res Clin Endocrinol Metab, 2012, 26(3): 229-248.
[17] Dolman PJ, Rootman J. VISA classification for Graves orbitopathy[J]. Ophthalmic Plast Reconstr Surg, 2006, 22(5): 319-324.
[18] Dolman PJ, Cahill K, Czyz CN, et al. Reliability of estimating ductions in thyroid eye disease: an international thyroid eye disease society multicenter study[J]. Ophthalmology, 2012, 119(2): 382-389.
[19] Fayers T, Dolman PJ. Validity and reliability of the TED-QOL: a new three-item questionnaire to assess quality of life in thyroid eye disease[J]. Br J Ophthalmol, 2011, 95(12): 1670-1674.
[20] Tanda ML, Piantanida E, Liparulo L, et al. Prevalence and natural history of Graves' orbitopathy in a large series of patients with newly diagnosed Graves' hyperthyroidism seen at a single center[J]. J Clin Endocrinol Metab, 2013, 98: 1443-1449.
[21] Laurberg P, Wallin G, Tallstedt L, et al. TSH-receptor autoimmunity in Graves' disease after therapy with anti-thyroid drugs, surgery, or radioiodine: a 5-year prospective randomized study[J]. Eur J Endocrinol, 2008, 158: 69-75.
[22] Traisk F, Tallstedt L, Abraham-Nordling M, et al. The Thyroid Study Group of TT96 (2009) Thyroid-associated ophthalmopathy after treatment for Graves' hyperthyroidism with antithyroid drugs or iodine-131[J]. J Clin Endocrinol Metab, 2009, 94: 3700-3707.
[23] Bartalena L, Tanda ML. Clinical practice—Graves' ophthalmopathy[J]. N Engl J Med, 2009, 360: 994-1001.
[24] Shiber S, Stiebel-Kalish H, Shimon I, et al. Glucocorticoids regimens for prevention of Graves' ophthalmopathy progression following radioiodine treatment—systematic review and meta-analysis[J]. Thyroid, 2014(24): 1515-1523.
[25] Feroci F, Rettori M, Borrelli A, et al. A systematic review and meta-

analysis of total thyroidectomy versus bilateral subtotal thyroidectomy for Graves' disease[J].Surgery, 2014, 155: 529-540.

[26] Guo Z, Yu P, Liu Z, et al. Total thyroidectomy vs bilateral subtotal thyroidectomy in patients with Graves' disease: a meta-analysis of randomized clinical trials[J].Clin Endocrinol (Oxf), 2013, 79: 739-746.

[27] Wilhelm SM, McHenry CR. Total thyroidectomy is superior to subtotal thyroidectomy for management of Graves' disease in the United States[J]. World J Surg, 2010, 34: 1261-1264.

[28] Bartalena L. The dilemma of how to manage Graves' hyperthyroidism in patients with associated orbitopathy[J]. J Clin Endocrinol Metab, 2011, 96(3): 592-599.

[29] Bartalena L, Macchia PE, Marcocci C, et al. Effects of treatment modalities for Graves' hyperthyroidism on Graves' orbitopathy: a 2015 Italian Society of Endocrinology Consensus Statement[J]. J Endocrinol Invest, 2015, 38: 481-487.

[30] Erdoğan MF, Demir Ö, Ersoy RÜ, et al. Comparison of early total thyroidectomy with antithyroid treatment in patients with moderate-severe Graves' orbitopathy: A randomized prospective trial [J]. Eur Thyroid J, 2016, 5: 106-111.

[31] Leo M, Marcocci C, Pinchera A, et al. Outcome of Graves' orbitopathy after total thyroid ablation and glucocorticoid treatment: follow-up of a randomized clinical trial [J]. J Clin Endocrinol Metab, 2012, 97 (1): E44-E48.

[32] Menconi F, Marinò M, Pinchera A, et al. Effects of total thyroid ablation versus near-total thyroidectomy alone on mild to moderate Graves' orbitopathy treated with intravenous glucocorticoids[J]. J Clin Endocrinol Metab, 2007, 92: 1653-1658.

[33] Moleti M, Violi MA, Montanini D, et al. Radioiodine ablation of postsurgical thyroid remnants with recombinant huma TSH (rhTSH) in patients with moderate-to-severe Graves' orbitopathy (GO): a prospective, randomized, single-blind clinical trial[J]. J Clin Endocrinol Metab, 2014, 99: 1783-1789.

[34] Perros P, Hegedüs L, Bartalena L, et al. Graves' orbitopathy as a rare disease in Europe: a European Group on Graves' Orbitopathy (EUGOGO) position statement[J]. Orphanet J Rare Dis, 2017, 12: 72, 2-6.

[35] Negro R, Attanasio R, Grimaldi F, et al. A 2016 Italian surver about the clinical use of selenium in thyroid disease[J]. Eur Thyroid J, 2016, 5: 164-170.

[36] Negro R, Hegedüs L, Attanasio R, et al. A 2018 European thyroid association survey on the use of selenium supplementation in Graves' hyperthyroidism and Graves' orbitopathy[J]. Eur Thyroid J, 2019, 8: 7-15.

[37] Dharmasna A. Selenium supplementation in thyroid associated ophthalmopathy: an update[J]. Int J Ophthalmol, 2014, 7(2): 365-375.

[38] Anne D, Francoise A, Philippe C. Selenium and the thyroid gland: more good news for clinicians[J]. Clin Endocrinol, 2013, 78(2): 155-164.

[39] Hegedüs L, Bonnema SJ, Winther KH. Selenium in the treatment of thyroid diseases: an element in search of the relevant indications? [J]. Eur Thyroid J, 2016, 5: 149-151.

[40] Marcocci C, Kahaly GJ, Krassas GE. Selenium and the course of mild Graves' orbitopathy[J]. N Engl J Med, 2011, 64(20): 1920-1931.

[41] Marcocci C, Leo M, Altea MA. Oxidative stress in Graves' Disease[J]. Eur Thyroid J, 2012, 1: 80-87.

[42] Wu Q, Rayman MP, Lv H, et al. Low population selenium status is associated with increased prevalence of thyroid disease[J]. J Clin Endoc Metab, 2015, 100(11): 4037-4047.

[43] Zheng H, Wei J, Wang L, et al. Effects of selenium supplementation on Graves' disease: a systematic review and meta-analysis [J]. Evid Based Complement Alternat Med, 2018, 2018: 3763565.

[44] Calissendorff J, Mikulski E, Larsen EH, et al. A prospective investigation of Graves' disease and selenium: thyroid hormones, auto-antibodies and self-rated symptoms[J]. Eur Thyroid J, 2015, 4: 93-98.

[45] Anne D, Francoise A, Philippe C. Selenium and the thyroid gland: more good news for clinicians[J]. Clin Endocrinol, 2013, 78(2): 155-164.

[46] Schomburg L, Kohrle J. On the importance of selenium and iodine metabolism for thyroid hormone biosynthesis and human health[J]. Mol Nutr Food Res, 2008, 52(11): 1235-1246.

[47] Ferguson LR, Karunasinghe N, Zhu S, et al. Selenium and its' role in the maintenance of genomic stability[J]. Mutat Res, 2012, 733(1-2): 100-110.

[48] Ruggeri RM, D'Ascola A, Vicchio TM. Selenium exerts protective effects against oxidative stress and cell damage in human thyrocytes and fibroblasts[J]. Endocrine, 2020, 68(1): 151-162.

[49] Pedersen IB, Knudsen N, Carlé A, et al. Serum selenium is low in newly diagnosed Graves' disease: a population-based study[J]. Clin Endocrinol (Oxf), 2013, 79(4): 584-590.

[50] Dottore GR, Leo M, Casini G, et al. Antioxidant actions of selenium in orbital fibroblasts: a basis for the effects of selenium in Graves' orbitopathy[J]. Thyroid, 2017, 27(2): 271-278.

[51] Leo M, Bartalena L, Dottore GR, et al. Effects of selenium on short-term control of hyperthyroidism due to Graves' disease treated with methimazole: results of a randomized clinical trial[J]. J Endocrinol Invest, 2017, 40: 281-287.

[52] Khong JJ, Goldstein RF, Sanders KM, et al. Serum selenium status in Graves' disease with and without orbitopathy: a case-control study[J]. Clin Endocrinol (Oxf), 2014, 80(6): 905-910.

[53] Wang L, Wang B, Chen SR, et al. Effect of selenium supplementation on recurrent hyperthyroidism caused by Graves' disease: a prospective pilot study[J]. Horm Metab Res, 2016, 48(9): 559-564.

[54] Benvenga S, Feldt-Rasmussen U, Bonofiglio D, et al. Nutraceutical supplements in the thyroid setting: health benefits beyond basic nutrition [J]. Nutrients, 2019, 11(9): 2214.

[55] Penta L, Muzi G, Cofini M, et al. Corticosteroids in moderate-to-severe Graves' ophthalmopathy: oral or intravenous therapy? [J]. Int J Environ Res Public Health, 2019, 16(1): 155.

[56] Wang Y, Zhang S, Zhang Y, et al. A single-center retrospective study of factors related to the effects of intravenous glucocorticoid therapy in moderate-to-severe and active thyroid-associated ophthalmopathy[J]. BMC Endocr Disord, 2018, 18(1): 13.

[57] Zhu W, Ye L, Shen L, et al. A prospective, randomized, trial of intravenous glucocorticoids therapy with different protocols for patients with Graves' ophthalmopathy[J]. J Clin Endocrinol Metab, 2014, 99(6): 1999-2007.

[58] Beleslin BN, Ciric J, Zarkovic M, et al. Efficacy and safety of combined parenteral and oral steroid therapy in Graves' orbitopathy[J]. Hormones, 2014, 13(2): 222-228.

[59] Bartalena L, Krassas GE, Wiersinga W, et al. Efficacy and safety of three different cumulative doses of intravenous methylprednisolone for moderate to severe and active Graves' orbitopathy[J]. J Clin Endocrinol Metab, 2012, 97(12): 4454-4463.

[60] Zang S, Ponto KA, Kahaly GJ. Intravenous glucocorticoids for Graves' orbitopathy: efficacy and morbidity[J]. J Clin Endocrinol Metab, 2011, 96(2): 320-332.

[61] Zhao L, Yu D, Cheng J. Intravenous glucocorticoids therapy in the treatment of Graves' ophthalmopathy: a systematic review and Meta-analysis[J]. Int J Ophthalmol, 2019, 12(7): 1177-1186.

[62] Walasik-Szemplińska D, Kamiński G, Sudoł-Szopińska I. Life-threatening complications of high doses of intravenous methylprednisolone for treatment of Graves' orbitopathy[J]. Thyroid Res, 2019, 12: 13.

[63] Ueda-Sakane Y, Kanamoto N, Fushimi Y, et al. Overall safety and efficacy of high-dose and low-dose intravenous glucocorticoid therapy in patients with moderate-to-severe active Graves' ophthalmopathy [J]. Endocr J, 2016, 63(8): 703-714.

[64] 金晶,项楠,刘荣,等.球旁注射曲安奈德在甲状腺相关性眼病中的疗效观察[J].国际眼科杂志,2016,16(4): 779-781.

[65] Xie C, Xiao X, Zhou S. Observation of curative effect of triamcinolone acetonide periocular injection combined with retro-orbital radiation on TAO[J]. Med J West China, 2011, 23(3): 527-529.

[66] Miśkiewicz P, Kryczka A, Ambroziak U, et al. Is high dose intravenous methylprednisolone pulse therapy in patients with Graves' orbitopathy safe? [J]. Endokrynol Pol, 2014, 65(5): 402-413.

[67] Zoubek ME, Pinazo-Bandera J, Ortega-Alonso A, et al. Liver injury after methylprednisolone pulses: a disputable cause of hepatotoxicity. A case series and literature review[J]. United European Gastroenterol J, 2019, 7(6): 825-837.

[68] Topal F, Özaslan E, Akbulut S, et al. Methylprednisolone-induced toxic hepatitis[J]. Ann Pharmacother, 2006, 40: 1868-1871.

[69] Rivero FM, Riesco JM, Moreira VF, et al. Recurrent acute liver toxicity from intravenous methylprednisolone[J]. Rev Esp Enferm Dig, 2008, 100(11): 720-723.

［70］ Hofstee H, Nannayakkara P, Stehouwer C. Acute hepatitis related to prednisolone［J］. Eur J Intern Med, 2005, 16: 209 - 210.

［71］ Meyer PA. Avoiding surgery for thyroid eye disease［J］. Eye(Lond), 2006, 20(10): 1171 - 1177.

［72］ Altiparmak UE, Acar DE, Ozer PA, et al. Topical cyclosporine A for the dry eye findings of thyroid orbitopathy patients［J］. Eye(Lond), 2010, 24 (6): 1044 - 1050.

［73］ Dalmatova AB, Grineva EN. Evaluation of methylprednisolone pulse therapy versus combined therapy with prednisolone and cyclosporine in the treatment of infiltrative ophthalmopathy in Graves' disease［J］. Probl Endokrinol (Mosk), 2007, 53(5): 27 - 30.

［74］ Rivera-Grana E, Lin P, Suhler EB, et al. Methotrexate as a corticosteroid-sparing agent for thyroid eye disease［J］. J Clin Exp Ophthalmol, 2015, 6 (2): 422.

［75］ Strianese D, Iuliano A, Ferrara M, et al. Methotrexate for the treatment of thyroid eye disease［J］. J Ophthalmol, 2014, 2014: 128903.

［76］ Yong KL, Chng CL, Sie NM, et al. Methotrexate as an adjuvant in severe thyroid eye disease: does it really work as a steroid-sparing agent? ［J］. Ophthalmic Plast Reconstr Surg, 2019, 35(4): 369 - 373.

［77］ Genere N, Stan MN. Current and emerging treatment strategies for Graves' orbitopathy［J］. Drugs, 2019, 79(2): 109 - 124.

［78］ Sipkova Z, Insull EA, David J, et al. Early use of steroid-sparing agents in the inactivation of moderate-to-severe active thyroid eye disease: a step-down approach［J］. Clin Endocrinol (Oxf), 2018, 89(6): 834 - 839.

［79］ Rubinov A, Zommer H, Aghazadeh H, et al. Role of methotrexate in thyroid-related orbitopathy［J］. Can J Ophthalmol, 2018, 53(1): 34 - 38.

［80］ Sanyal P, Bing-You RG, Braverman LE. Use of methotrexate to treat isolated Graves ophthalmopathy developing years after thyroidectomy and iodine 131 treatment of papillary thyroid cancer［J］. Endocr Pract, 2008, 14(4): 422 - 425.

［81］ Staatz CE, Tett SE. Pharmacology and toxicology of mycophenolate in organ transplant recipients: an update［J］. Arch Toxicol, 2014, 88(7): 1351 - 1389.

［82］ Ye X, Bo X, Hu X, et al. Efficacy and safety of mycophenolate mofetil in patients with active moderate-to-severe Graves' orbitopathy［J］. Clin Endocrinol (Oxf), 2017, 86(2): 247 - 255.

［83］ Kahaly GJ, Riedl M, König J, et al. Mycophenolate plus methylprednisolone versus methylprednisolone alone in active, moderate-to-severe Graves' orbitopathy (MINGO): a randomised, observer-masked, multicentre trial［J］. Lancet Diabetes Endocrinol, 2018, 6(4): 287 - 298.

［84］ Lee ACH, Riedl M, Frommer L, et al. Systemic safety analysis of mycophenolate in Graves' orbitopathy［J］. J Endocrinol Invest, 2020, 43 (6): 767 - 777.

［85］ Tanikawa T, Okada Y, Tanaka Y. Intravenous cyclophosphamide pulse therapy is effective for refractory Graves' ophthalmopathy［J］. J UOEH, 2006, 28(2): 185 - 191.

［86］ Salvi M, Covelli D. B cells in Graves' Orbitopathy: more than just a source of antibodies? ［J］. Eye, 2019, 33: 230 - 234.

［87］ Wang C, Ning Q, Jin K, et al. Does rituximab improve clinical outcomes of patients with thyroid-associated ophthalmopathy? A systematic review and meta-analysis［J］. BMC Ophthalmol, 2018, 18: 46.

［88］ Salvi M, Vannucchi G, Beck-Peccoz P. Potential utility of Rituximab for Graves' orbitopathy［J］. J Clin Endocrinol Metab, 2013, 98(11): 4291 - 4299.

［89］ Hegedüs L, Smith TJ, Douglas RS, et al. Targeted biological therapies for Graves' disease and thyroid associated ophthalmopathy. Focus on B cell depletion with Rituximab［J］. Clin Endocrinol (Oxf), 2011, 74(1): 1 - 8.

［90］ McCoy AN, Kim DS, Gillespie EF, et al. Rituximab (Rituxan) therapy for severe thyroid-associated ophthalmopathy diminishes IGF - 1R + T cells［J］. J Clin Endocrinol Metab, 2014, 99(7): E1294 - E1299.

［91］ Ostrowski RA, Bussey MR, Shayesteh Y, et al. Rituximab in the treatment of thyroid eye disease: a review［J］. Neuroophthalmology, 2015, 39(3): 109 - 115.

［92］ Khanna D, Chong KKL, Afifiyan NF, et al. Rituximab treatment of patients with severe, corticosteroid-resistant thyroid-associated ophthalmopathy ［J］. Ophthalmology, 2010, 117(1): 133 - 139.

［93］ Vannucchi G, Campi I, Bonomi M, et al. Rituximab treatment in patients with active Graves' orbitopathy: effects on proinflammatory and humoral immune reaction［J］. Clin Exp Immunol, 2010, 161: 436 - 443.

［94］ Salvi M, Vannucchi G, Currò N, et al. Efficacy of B-cell targeted therapy with Rituximab in patients with active moderate to severe Graves' orbitopathy: a randomized controlled study［J］. J Clin Endocrinol Metab, 2015, 100(2): 422 - 431.

［95］ Stan MN, Garrity JA, Carranza Leon BG, et al. Randomized controlled trial of Rituximab in patients with Graves' orbitopathy ［J］. J Clin Endocrinol Metab, 2015, 100(2): 432 - 441.

［96］ Adamidou F, Anagnostis P, Boboridis K, et al. Enduring remission of active and sight-threatening Graves' orbitopathy with rituximab: report of two cases［J］. Endocr J, 2018, 65(9): 963 - 967.

［97］ Liu X, Guo H, Liu J, et al. Clinical efficacy of combined rituximab treatment in a woman with severe Graves' ophthalmopathy ［J］. Exp Therapeut Med, 2016, 12: 1093 - 1096.

［98］ El Fassi D, Nielsen CH, Hasselbalch HC, et al. Treatment-resistant severe, active Graves' ophthalmopathy successfully treated with B lymphocyte depletion［J］. Thyroid, 2006, 16: 709 - 710.

［99］ Mitchell AL, Gan EH, Morris M, et al. The effect of B cell depletion therapy on anti-TSH receptor antibodies and clinical outcome in glucocorticoid-refractory Graves' orbitopathy［J］. Clin Endocrinol (Oxf), 2013, 79: 437 - 442.

［100］ Khanna D, Chong KK, Afifiyan NF, et al. Rituximab treatment of patients with severe, corticosteroid-resistant thyroid-associated ophthalmopathy［J］. Ophthalmology, 2010, 117: 133 - 139.e2.

［101］ Salvi M, Vannucchi G, Currò N, et al. Small dose of rituximab for Graves' orbitopathy: new insights into the mechanism of action［J］. Arch Ophthalmol, 2012, 130: 122 - 124.

［102］ Insull EA, Sipkova Z, David J, et al. Early low-dose rituximab for active thyroid eye disease: an effective and well-tolerated treatment［J］. Clin Endocrinol (Oxf), 2019, 91(1): 179 - 186.

［103］ Eid L, Coste-Verdier V, Longueville E, et al. The effects of Rituximab on Graves' orbitopathy: a retrospective study of 14 patients［J］. Eur J Ophthalmol, 2019, 26: 1120672119845224.

［104］ Kumar S, Iyer S, Bauer H, et al. A stimulatory thyrotropin receptor antibody enhances hyaluronic acid synthesis in Graves' orbital fibroblasts: inhibition by an IGF-I receptor blocking antibody［J］. J Clin Endocrinol Metab, 2012, 97(5): 1681 - 1687.

［105］ Tsui S, Naik V, Hoa N, et al. Evidence for an association between thyroid-stimulating hormone and insulin-like growth factor 1 receptors: a tale of two antigens implicated in Graves' disease［J］. J Immunol, 2008, 181: 4397 - 4405.

［106］ Mohyi M, Smith TJ. IGF - I receptor and thyroid-associated ophthalmopathy［J］. J Mol Endocrinol, 2018, 61(1): T29 - T43.

［107］ Chen H, Mester T, Raychaudhuri N, et al. Teprotumumab, an IGF - 1R blocking monoclonal antibody inhibits TSH and IGF - 1 action in fibrocytes［J］. J Clin Endocrinol Metab, 2014, 99: E1635 - 1640.

［108］ Tsui S, Naik V, Hoa N, et al. 2008 Evidence for an association between thyroid-stimulating hormone and insulin-like growth factor 1 receptors: a tale of two antigens implicated in Graves' disease［J］. J Immunol, 2008, 181: 4397 - 4405.

［109］ Place RF, Krieger CC, Neumann S, et al. Inhibiting thyrotropin/insulin-like growth factor 1 receptor crosstalk to treat Graves' ophthalmopathy: studies in orbital fibroblasts in vitro［J］. Br J Pharmacol, 2017, 174: 328 - 340.

［110］ Smith TJ, Kahaly GJ, Ezra DG, et al. Teprotumumab for thyroid-associated ophthalmopathy ［J］. N Engl J Med, 2017, 376 (18): 1748 - 1761.

［111］ Douglas RS, Kahaly GJ, Patel A, et al. Teprotumumab for the treatment of active thyroid eye disease［J］. N Engl J Med, 2020, 382: 341 - 352.

［112］ Smith TJ. The insulin-like growth factor-I receptor and its role in thyroid-associated ophthalmopathy［J］. Eye, 2019, 33: 200 - 205.

［113］ Chen H, Shan SJC, Mester T, et al. TSH-mediated TNFα production in human fibrocytes is inhibited by Teprotumumab, an IGF - 1R antagonist ［J］. PLoS One, 2015, 10(6): e0130322.

［114］ Hodgson NM, Rajaii F. Current understanding of the progression and management of thyroid associated orbitopathy: a systematic review［J］. Ophthalmol Ther, 2020, 9: 21 - 33.

［115］ Azzam SH, Kang S, Salvi M, et al. Tocilizumab for thyroid eye disease ［J］. Cochrane Database Syst Rev, 2018, 11(11): CD012984.

［116］ Russell DJ, Wagner LH, Seiff SR. Tocilizumab as a steroid sparing agent for the treatment of Graves' orbitopathy［J］. Am J Ophthalmoly Case

Rep, 2017, 7: 146 - 148.

[117] Sy A, Eliasieh K, Silkiss RZ. Clinical response to tocilizumab in severe thyroid eye disease [J]. Ophthal Plast Reconstr Surg, 2017, 33(3): e55 - 57.

[118] Perez-Moreiras JV, Alvarez-López A, Gomez EC. Treatment of active corticosteroid-resistant Graves' orbitopathy [J]. Ophthal Plast Reconstr Surg, 2014, 30(2): 162 - 167.

[119] Perez-Moreiras JV, Gomez-Reino JJ, Maneiro JR, et al. Efficacy of Tocilizumab in patients with moderate-to-severe corticosteroid-resistant Graves orbitopathy: a randomized clinical trial [J]. Am J Ophthalmol, 2018, 195: 181 - 190.

[120] de-Pablo-Gómez-de-Liaño L, Fernández-Vigo JI, Troyano-Rivas J, et al. Response to Tocilizumab treatment in Graves' ophthalmopathy by measuring rectus muscle thickness and chemosis using optical coherence tomography [J]. Arch Soc Esp Oftalmol, 2018, 93(8): 386 - 391.

[121] Pascual-Camps I, Molina-Pallete R, Bort-Martí MA, et al. Tocilizumab as first treatment option in optic neuropathy secondary to Graves' orbitopathy [J]. Orbit, 2018, 37(6): 450 - 453.

[122] Copperman T, Idowu OO, Kersten RC, et al. Subcutaneous Tocilizumab for Thyroid Eye Disease: Simplified Dosing and Delivery [J]. Ophthalmic Plast Reconstr Surg, 2019, 35(3): e64 - e66.

[123] Krassas GE, Gogakos A, Boboridis K. Corticosteroids in the medical treatment of thyroid ophthalmopathy: when and how? somatostatin analogues: where we stand today [J]. Pediatr Endocrinol Rev, 2010, 7 Suppl 2: 204 - 209.

[124] Viani GA, Boin AC, De Fendi LI, et al. Radiation therapy for Graves' ophthalmopathy: a systematic review and meta-analysis of randomized controlled trials [J]. Arq Bras Oftalmol, 2012, 75(5): 324 - 332.

[125] Ruchała M, Hernik A, Zybek A. Orbital radiotherapy in the management of Graves' orbitopathy — current state of knowledge [J]. Endokrynologia Polska, 2014, 65(5): 388 - 396.

[126] Li YJ, Luo Y, He WM, et al. Clinical outcomes of Graves' ophthalmopathy treated with intensity modulated radiation therapy [J]. Radiat Oncol, 2017, 12: 171.

[127] Nicosia L, Reverberi C, Agolli L, et al. Orbital radiotherapy plus concomitant steroids in moderate-to-severe Graves' ophthalmopathy: good results after long-term follow-up [J]. Int J Endocrinol Metab, 2019, 17(1): e84427.

[128] Arenasa M, Sabaterb S, Jiménezc PL, et al. Radiotherapy for Graves' disease. The possible role of low-dose radiotherapy [J]. Rep Pract Oncol Radiother, 2016, 21(3): 213 - 218.

[129] San Miguel I, Arenas M, Carmona J, et al. Review of the treatment of Graves' ophthalmopathy: The role of the new radiation techniques [J]. Saudi J Ophthalmol, 2018, 32: 139 - 145.

[130] Li YJ, Yong, Xie XQ, et al. The efficacy of intensity modulated radiation therapy in treating thyroid-associated ophthalmopathy and predictive factors for treatment response [J]. Sci Rep, 2017, 7(1): 17533.

[131] Wang SC, Wu J, Xie XQ, et al. Comparison of IMRT and VMAT radiotherapy planning for Graves' ophthalmopathy based on dosimetric parameters analysis [J]. Eur Rev Med Pharmacol Sci, 2020, 24(7): 3898 - 3906.

[132] Gold KG, Scofield S, Isaacson SR, et al. Orbital radiotherapy combined with corticosteroid treatment for thyroid eye disease-compressive optic neuropathy [J]. Ophthalmic Plast Reconstr Surg, 2018, 34(2): 172 - 177.

[133] Rajendram R, Taylor PN, Wilson VJ, et al. Combined immunosuppression and radiotherapy in thyroid eye disease (CIRTED): a multicentre, 2 × 2 factorial, double-blind, randomised controlled trial [J]. Lancet Diabetes Endocrinol, 2018, 6(4): 299 - 309.

[134] Eckstein A, Dekowski D, Führer-Sakel D, et al. Graves' ophthalmopathy [J]. Ophthalmologe, 2016, 113(4): 349 - 366.

[135] Leong SC, Karkos PD, Macewen CJ, et al. A systematic review of outcomes following surgical decompression for dysthyroid orbitopathy [J]. Laryngoscope, 2009, 119(6): 1106 - 1115.

[136] Goldberg RA, Kim AJ, Kerivan KM. The lacrimal keyhole, orbital door jamb, and basin of the inferior orbital Fissure: three areas of deep bone in the lateral orbit [J]. Arch Ophthalmol, 1998, 116(12): 1618 - 1624.

[137] Shepard KG, Levin PS, Terris DJ. Balanced orbital decompression for Graves' ophthalmopathy [J]. Laryngoscope, 1998, 108(11 Pt 1): 1648 - 1653.

[138] Choi SU, Kim KW, Lee JK. Surgical outcomes of balanced deep lateral and medial orbital wall decompression in Korean population: clinical and computed tomography-based analysis Korean [J]. J Ophthalmol, 2016, 30(2): 85 - 91.

[139] Goldberg RA, Shorr N, Cohen MS. The medical orbital strut in the prevention of postdecompression dystopia in dysthyroid ophthalmopathy [J]. Ophthal Plast Reconstr Surg, 1992, 8(1): 32 - 34.

[140] Kikkawa DO, Pornpanich K, Cruz RC, et al. Graded orbital decompression based on severity of proptosis [J]. Ophthalmology, 2002, 109(7): 1219 - 1224.

[141] 范先群. 眼整形外科学 [M]. 北京: 北京科学技术出版社, 2009: 590 - 601.

[142] 张艺丹, 范先群, 周慧芳. 眼眶减压术治疗甲状腺相关性眼病的研究进展 [J]. 上海交通大学学报(医学版), 2016, 36(9): 1383 - 1387.

[143] 范先群, 周慧芳, 李寅炜. 内镜导航辅助眼眶深外侧壁减压术 [J]. 中华眼科杂志, 2019, 55(11): 875.

[144] Mourits MP, Sasim IV. A single technique to correct various degrees of upper lid retraction in patients with Graves' orbitopathy [J]. Br J Ophthalmol, 1999, 83(1): 81 - 84.

[145] Tucker SM, Collin R. Repair of upper eyelid retraction: a comparison between adjustable and non-adjustable sutures [J]. Br J Ophthalmol, 1995, 79(7): 658 - 660.

[146] Shorr N, Perry JD, Goldberg RA, et al. The safety and applications of acellular human dermal allograft in ophthalmic plastic and reconstructive surgery: a preliminary report [J]. Ophthalmic Plast Reconstr Surg, 2000, 16(3): 223 - 230.

[147] 庄艾, 孙静, 张硕, 等. 异种脱细胞真皮植入术治疗甲状腺相关眼病眼睑退缩的临床观察 [J]. 中华眼科杂志, 2019, 11: 821 - 827.

[148] Sun J, Liu X, Zhang Y, et al. Bovine acellular dermal matrix for levator lengthening in thyroid-related upper-eyelid retraction [J]. Med Sci Monit, 2018, 24: 2728 - 2734.

[149] Park E, Lewis K, Alghoul MS. Comparison of efficacy and complications among various spacer grafts in the treatment of lower eyelid retraction: a systematic review [J]. Aesthet Surg J, 2017, 37(7): 743 - 754.

第十二章 · 甲状腺高功能结节及其他病因所致甲状腺毒症

赵家军　张海清

除 Graves 甲状腺功能亢进,其他病因引起的甲状腺毒症见表 4 - 12 - 1。

一、甲状腺高功能腺瘤

自主分泌甲状腺激素的甲状腺瘤称为甲状腺高功能腺瘤。

1. 流行病学·甲状腺高功能腺瘤所致甲亢占所有甲亢的 1.5%~44.5%,地域差异显著,碘缺乏地区及女性多发。

2. 发病机制·高功能腺瘤的发病机制主要包括体细胞 TSH 受体和(或)Gsα 亚基基因激活性突变,以 TSH 受体基因突变为主,Gsα 基因突变少见,还可能存在其他基因突变。TSH 受体和 Gsα 突变均可激活 cAMP 途径,导致甲状腺滤泡细胞增殖及功能亢进。TSH 受体突变发生在受体的整个跨膜区以及

病　因	机　制
伴甲状腺功能亢进的甲状腺毒症	
高功能腺瘤	腺瘤体细胞 TSH 受体/Gsα 激活性突变
毒性多结节性甲状腺肿	结节体细胞 TSH 受体/Gsα 激活性突变
甲状腺癌	肿瘤细胞 TSH 受体激活性突变
家族性非自身免疫性甲状腺功能亢进症	生殖细胞 TSH 受体激活性突变
散发性非自身免疫性甲状腺功能亢进症	生殖细胞 TSH 受体新发(de novo)激活性突变
自身免疫性新生儿甲状腺功能亢进症	来自母体的 TSAb 刺激新生儿甲状腺
垂体 TSH 腺瘤	垂体瘤分泌 TSH
HCG 相关性甲状腺功能亢进	
妊娠期甲状腺功能亢进综合征	妊娠期 HCG 增多激活 TSH 受体
家族性 HCG 高敏感症	TSH 受体突变导致对 HCG 敏感性增强
葡萄胎和绒毛膜癌	肿瘤分泌 HCG 过多激活 TSH 受体
畸胎瘤	畸胎瘤内存在有自主功能的甲状腺组织
碘诱导性甲状腺毒症	过量碘致甲状腺激素合成增加或甲状腺组织破坏
不伴甲状腺功能亢进的甲状腺毒症	
甲状腺炎	甲状腺滤泡破坏，储存的甲状腺激素暂时释放
急性甲状腺炎	
亚急性甲状腺炎	
慢性淋巴细胞性甲状腺炎	
放射性甲状腺炎	
静息型甲状腺炎	
产后甲状腺炎	
药物引起的甲状腺炎	
外源性甲状腺激素	甲状腺激素摄入过量

表 4-12-1　甲状腺毒症的其他病因

胞外区的 C 端，目前已发现大量的突变位点。这些突变均能增加 cAMP 的基础水平，部分突变也同时激活磷脂酶 C（PLC）级联反应。高功能腺瘤中 TSH 受体突变率报道不一，最高达 80％。Gsα 亚基由 GNAS1 基因编码。Gsα 亚基激活性突变会破坏 GTP 水解成 GDP 的过程，从而导致腺苷酸环化酶持续性活化。此外，碘缺乏可能是高功能腺瘤发展的调节性因素。

3. 病理·本病多为单发腺瘤。组织学表现为有包膜的滤泡状腺瘤。瘤内常见出血、钙化及囊性变。腺瘤碘摄取增加，钠碘共同转运体（NIS）和甲状腺过氧化物酶（TPO）表达增加。腺瘤细胞增殖，分泌的甲状腺激素增多。恶性高功能腺瘤少见。

4. 临床表现·典型患者表现为甲状腺腺瘤合并甲亢。甲状腺腺瘤病史长，增长缓慢，甲亢症状较轻，往往起病隐匿。少见吞咽困难和声音嘶哑等压迫症状。不伴突眼、内分泌眼病、胫前黏液性水肿等 Graves 病的特征表现。高功能腺瘤是否出现甲亢与腺瘤的大小有关。甲状腺功能正常的腺瘤为期 6 年的观察发现，10％发展为甲亢。腺瘤体积≥16 cm³、直径＞3 cm 的更易发展为甲亢。

5. 诊断·诊断主要依据 ¹³¹I、¹²³I、⁹⁹ᵐTc 甲状腺扫描。推荐使用碘同位素，因为碘在甲状腺组织中被摄取并有机化。在核素扫描图像中，高功能腺瘤呈现增强的图像。3％～8％的甲状腺结节在 ⁹⁹ᵐTc 扫描时呈现高功能状态，而放射性碘扫描时未呈现高功能状态。甲状腺功能检查可表现为临床或亚临床甲亢，部分患者仅有 T₃ 型甲亢。甲状腺超声多发现甲状腺单个结节。甲状腺毒性结节不建议行甲状腺细针穿刺，因其罹患甲状腺癌的概率极低，也不能鉴别滤泡状腺瘤和甲状腺癌。

6. 治疗·主要治疗方式是 ¹³¹I 治疗和手术。

¹³¹I 治疗是最常用的疗法。主要缺点是造成永久性甲状腺功能低下，发生率为 0～35％。如 ¹³¹I 治疗前使用抗甲状腺药物，则 TSH 升高可能激活受抑制的甲状腺组织，导致其摄碘率增高，增加 ¹³¹I 对腺瘤周围甲状腺组织的破坏。因此，如果病情允许，可在 ¹³¹I 治疗 2 周前预先使用左甲状腺素，使毒性腺瘤周围的正常组织保持抑制。有时结节内摄取的 ¹³¹I 也可能损伤结节周围正常组织。

手术切除腺瘤可以快速而持久地控制甲亢。手术患者通常需在术前使用 β 受体阻滞剂及抗甲状腺药物进行准备。5％～10％患者术后发生甲状腺功能减退。主要风险是全身麻醉和甲状腺手术的各种并发症。

其他治疗措施，如激光或射频消融、乙醇消融可以用于不适合应用 ¹³¹I、手术或长期应用抗甲状腺药物的患者。

经皮激光或射频消融也用于治疗高功能腺瘤，疗效和安全性均好。与激光治疗相比，射频消融更能有效减小腺瘤大小。微波消融和高强度聚焦超声的临床疗效和安全性还有待临床验证。

超声引导下经皮甲状腺腺瘤内注射乙醇，可以导致小血管的坏死和栓塞，具体用量取决于被消融区域的大小。乙醇消融对于直径超过 3～4 cm 的较大腺瘤，尤其是伴有亚临床甲亢的患者，疗效显著。该方法也可用于 ¹³¹I 治疗后进一步缩小甲状腺腺瘤。主要并发症包括：乙醇外渗引起腺瘤外位置疼痛、短暂性喉返神经麻痹、脓肿或血肿、短暂性甲状腺毒症、永久性同侧面部感觉迟钝、腺瘤纤维化干扰随后的手术、喉部和邻近皮肤的毒性坏死等。

如患者不愿积极治疗，可以每年随访评估。对于有甲亢症状的患者，可以使用 β 受体阻滞剂缓解交感神经兴奋增强的症状。不建议常规应用硫脲类抗甲状腺药物，因其疗程较长，停药后几乎全部复发。在高龄、预期寿命有限、不能行手术及^{131}I治疗的患者,可以长期使用抗甲状腺药治疗,抗甲状腺药用量通常较低(甲巯咪唑5~10 mg/d)。

二、毒性多结节甲状腺肿

甲状腺内存在多个自主功能性结节(autonomously functioning thyroid nodule,AFTN)者称为毒性多结节甲状腺肿。

1. 发病机制·约60%的AFTN存在TSH受体基因激活性突变,极少数为$Gs\alpha$基因激活性突变,还可能存在其他基因突变。甲状腺的结节可以是多克隆,提示甲状腺不同结节的突变可能存在差异。

2. 临床表现·本病多发于50岁以上,男女比例约为1:6。甲亢症状体征往往较轻,心房颤动和心动过速等心脏表现比较突出。无突眼、胫前黏液水肿等Graves病的表现。部分患者在使用碘造影剂后出现甲亢。甲状腺较大时,还会出现吞咽困难、气促、喘鸣及胸廓入口梗阻等压迫症状。以TSH降低为主,T_3、T_4仅轻度升高,吸碘率仅轻度升高或正常。

3. 诊断·诊断方法与高功能甲状腺腺瘤相似。有压迫症状的患者应考虑计算机断层扫描(CT)和肺功能检查协助诊断。

4. 治疗·推荐手术或^{131}I治疗。对于甲状腺肿大有压迫症状、胸骨后甲状腺患者应首选手术治疗,如果有手术禁忌,^{131}I治疗或者^{131}I治疗前联合激光消融治疗也能缓解压迫症状。^{131}I治疗前应用人重组TSH(rhTSH)增加碘摄取,增强疗效。对于手术和^{131}I治疗无法实施的老年患者可以考虑长期小剂量抗甲状腺药维持治疗。有心脏病的患者^{131}I治疗前用抗甲状腺药控制甲亢,术前1周停用,术后1周继续应用,直至甲亢有效控制。

三、甲状腺癌

甲状腺癌细胞分泌过多的甲状腺激素可以导致甲亢,但非常罕见,一般是高分化型,其中以滤泡性癌多见,乳头状甲状腺癌较少。

1. 发病机制·自主功能性甲状腺癌主要由TSH受体基因激活性突变导致。也有Graves病合并甲状腺滤泡癌的报道,TSAb刺激癌细胞的TSH受体是导致甲亢的机制之一。

2. 临床表现·患者存在甲亢症状和体征。还有甲状腺癌的相应临床表现。

3. 诊断·甲状腺癌主要通过细针穿刺细胞学或手术病理诊断。甲状腺核素扫描可明确病变部位的功能。血T_3、T_4水平升高,TSH降低,部分患者可表现为T_3型甲亢。在甲状腺全切除术后的患者如使用左甲状腺激素替代治疗,则易掩盖自主功能性转移瘤。为了识别自主功能性转移瘤引起的甲亢,应逐渐减少或者停用左甲状腺素。全身放射性碘扫描可以协助对自主功能性转移瘤进行定位。

4. 治疗·治疗同甲状腺癌。甲状腺手术或^{131}I治疗前应预先使用β受体阻滞剂或抗甲状腺药物控制甲亢。

四、家族性非自身免疫性甲状腺功能亢进

家族性非自身免疫性甲状腺功能亢进是由生殖细胞系(germ line)TSH受体激活性突变所致。

1. 发病机制·生殖细胞系TSH受体突变是单等位基因显性突变,属常染色体显性遗传。同一家族携带相同突变患者的甲亢和甲状腺肿表现也有不同,可能其他遗传因素及碘营养状态也会影响表型的呈现。

2. 临床表现·有甲亢的症状和体征,甲状腺弥漫性肿大,无内分泌眼病、黏液性水肿等自身免疫的表现。在一项包括28个家族性非自身免疫性甲亢家系的研究中,甲亢的发病年龄从18个月到74岁不等,可能与突变的TSH受体活性的差异有关。

3. 诊断·血TSH水平降低,甲状腺激素水平升高,TRAb和TPOAb均阴性。该病易与Graves病混淆。家族史对诊断有重要意义,基因检测确认TSH受体单等位基因突变是诊断的关键。

4. 治疗·建议甲状腺切除联合^{131}I治疗或单独^{131}I治疗。如单用硫脲类抗甲状腺药治疗,甲亢会频繁复发。对于年龄较小暂不宜行手术或^{131}I治疗的患者,可以用抗甲状腺药作为过渡性治疗。老年甲亢患者也可用抗甲状腺药长期维持治疗。

五、散发性非自身免疫性甲状腺功能亢进

先天性非自身免疫性甲状腺功能亢进也可以散发,由生殖细胞系TSH受体新生(de novo)激活性突变所致。甲亢通常较重并持续存在,需要早期手术和^{131}I治疗。部分有严重新生儿甲亢的儿童存在轻度智力障碍,高水平甲状腺激素或颅缝过早关闭可能会影响脑发育。

六、自身免疫性新生儿甲状腺功能亢进

甲亢是母体的TSAb通过胎盘刺激胎儿甲状腺引起的。新生儿出生后,体内来自母体的TSAb逐渐减少,甲亢会在数周或数月后消退。自身免疫性新生儿甲状腺功能亢进极少见,在Graves病孕妇(患病率约为2‰)的子代中占1.5%~2.5%,但部分研究报道可达20%。

一般不需要治疗。严重者可以应用抗甲状腺药物治疗,可用β受体阻滞剂控制心率及抑制外周T_4向T_3的转化。重症患者可以使用碘化钾饱和溶液(每日1滴)或Lugol溶液(每日1~3滴)抑制甲状腺激素的合成及释放,应在使用甲巯咪唑至少1 h后使用,不可长期使用。还可以使用乙二酸钠(每3日500 mg)和糖皮质激素[氢化泼尼松2 mg/(kg·d)]抑制甲状腺激素分泌及T_4向T_3转化。在部分严重的病例中可以静脉注射用人免疫球蛋白。还可应用血浆置换辅以Lugol溶液治疗,血浆置换后血中甲状腺激素水平可以降低50%,来自母体的TSAb的半衰期大约为12日,只要该抗体仍为阳性则需持续治疗,治疗周期在3~12周不等。由于早产儿对抗甲状腺药物高敏感和甲状腺素储备能力低,血T_3、T_4的下降可能会更快,治疗过程中需要密切监测甲状腺功能。

七、垂体TSH瘤

垂体TSH瘤自主分泌TSH引起的继发性甲亢。TSH瘤在全部垂体腺瘤中<3%,普通人群中患病率约为1/100万,是甲亢的罕见病因。

1. 发病机制·TSH瘤形成的机制尚不清楚。TSH瘤为

单克隆，提示其起源于单细胞，该细胞存在影响增殖或 TSH 合成、分泌的单个或数个基因突变。

2. 临床表现·可有持续性甲亢，但症状和体征往往较轻，有时被伴随的其他垂体激素分泌过多的表现掩盖。甲状腺弥漫性肿大。老年患者多见，但在儿童中也有报道。

3. 诊断·血 T_3、T_4 水平升高，TSH 升高或正常。垂体 MRI 或 CT 检查可发现垂体瘤。异位 TSH 瘤罕见。TSH 瘤分泌的 TSH 与正常垂体分泌的 TSH 的氨基酸序列无差别，但其生物活性和分泌节律不同。TSH 分泌模式更加不规律，分泌的脉冲频率和基础分泌增加。需与甲状腺激素抵抗综合征（RTH）鉴别，TSHα 亚基可作为区分 TSH 瘤和 RTH 的标志之一，TSH 瘤患者 TSHα 亚基及其与 TSH 的比值通常升高。但临床发现超过 60% 的 TSH 瘤患者 TSHα 亚基水平正常，尤其是在微腺瘤更是如此。T_3 抑制试验敏感性和特异性更高，在 TSH 瘤患者中 T_3 分泌不能被完全抑制。TRH 兴奋试验中，TSH 瘤患者的 TSH 和 TSHα 亚基不增加。

4. 治疗·首选治疗是经蝶窦切除腺瘤。术前短期应用生长抑素类似物可减少 TSH 分泌，从而降低甲状腺激素水平，缩小肿瘤体积，提高手术安全性。术前还可应用抗甲状腺药物或 β 受体阻滞剂控制甲亢症状。手术治愈率不超过 60%，有时肿瘤侵入海绵窦或其他邻近结构，无法完全切除。有残留肿瘤组织和 TSH 持续分泌的患者，可选择生长抑素类似物如奥曲肽和兰瑞肽，γ 刀放射治疗。长期应用生长抑素类似物可使超过 90% 患者的 TSH 水平降低，约 30% 患者的甲状腺缩小，约 40% 患者的垂体瘤减小。

手术治疗后，会发生持续数周至数个月的暂时性中枢性甲减，也可发生永久中枢性甲减。因此，短期或长期的甲状腺素替代治疗是必需的。放射治疗后的患者，需要长期监测垂体轴功能，以及时发现和治疗垂体前叶功能减退。

八、HCG 相关性甲状腺功能亢进

（一）妊娠期甲亢综合征

人绒毛膜促性腺激素（HCG）刺激 TSH 受体引起的甲亢。本病见于约 1.4% 的孕妇，血 HCG 超过 70 000～80 000 U/L 时发生，多胎妊娠更常见。甲亢通常短暂，多发生在妊娠期前 3～4 个月。

1. 发病机制·HCG、TSH、LH、FSH 有共同的糖蛋白 α 亚基，β 亚基虽有不同，但高度同源。妊娠期高水平的 HCG 与 TSH 受体发生作用，激活 TSH 受体，导致 T_4 和 T_3 分泌增加，抑制 TSH 分泌，HCG 和 TSH 水平在妊娠早期呈负相关。

2. 临床表现·甲亢的症状和体征与正常妊娠期反应有重叠之处。妊娠剧吐的患者有时会出现严重甲亢表现，血 HCG、T_4、T_3 及雌激素水平高，血 TSH 低，且甲状腺功能亢进程度与 HCG 水平及呕吐的严重性直接相关。剧吐可能与 HCG 诱导的雌二醇水平升高有关。

3. 诊断·诊断基于血 TSH、T_4、T_3 及 HCG 检测。妊娠期甲亢综合征要与 Graves 甲亢鉴别，前者通常短暂存在，一般在妊娠 8～9 周开始出现，妊娠 18～20 周后恢复；后者甲亢持续存在，往往有突眼、TRAb 阳性。

4. 治疗·一般不需用抗甲状腺药物治疗。呕吐严重的可止吐和补液。有学者认为，总 T_4 水平高于参考范围上限 1.5 倍的患者，可应用抗甲状腺药物治疗，应用最小剂量抗甲状腺药物，控制血 T_4 在正常值上限或稍高，并且密切监测甲状腺功能的变化，积极调整用量及时停药，避免发生甲减。

（二）葡萄胎和绒毛膜癌

葡萄胎和绒毛膜癌可分泌大量 HCG 引起甲亢。葡萄胎和绒毛膜癌伴显著甲亢的患者，血 HCG 水平显著升高（$>3\times10^6\sim6\times10^6$ U/L）。血 HCG 水平轻度升高（$1.1\times10^5\sim3.1\times10^5$ U/L）者通常甲状腺功能正常。

1. 临床表现·葡萄胎患者多表现为妊娠前半期子宫出血和子宫异常增大，恶心、呕吐，部分发展为妊娠期高血压或子痫，有时子痫的体征可能掩盖甲亢的症状和体征。甲亢阶段通常较轻且持续时间较短。

女性绒毛膜癌常转移到肝、肺等多个器官。男性绒毛膜癌非常罕见，可以出现在睾丸，极少数发生在结肠。睾丸的绒毛膜癌通常初次发现时就有广泛转移，常伴男性乳房发育。

2. 诊断·葡萄胎和绒毛膜癌的患者中，测定 HCG 浓度和甲状腺功能检查有助于明确诊断。HCG 浓度远高于正常妊娠，血甲状腺激素升高，TSH 降低。超声显示特殊的落雪征。

3. 治疗·血清 T_4、T_3、TSH 和 HCG 水平在有效治疗葡萄胎和绒毛膜癌后迅速恢复正常。

（三）家族性 HCG 高敏感症

家族性 HCG 高敏感所致的妊娠期甲状腺功能亢进是一种特殊类型甲亢。报道的家系中先证者有 2 次流产病史，妊娠期均出现严重的呕吐，有甲亢，没有自身免疫甲状腺疾病的体征，TRAb 和 TPOAb 阴性，妊娠早期的 HCG 水平在正常范围内。先证者母亲有类似病史，有 1 次流产和 1 次伴有剧吐的妊娠。对先证者及其母亲的 TSH 受体基因分析发现单等位基因点突变，该突变导致 K183R 位点的错义突变。功能性研究显示，K183R 突变导致 TSH 受体对 hCG 敏感性增强，对 TSH 的敏感性无改变。

九、畸胎瘤

约 8% 的存在甲状腺组织的畸胎瘤患者会发生甲亢。

1. 临床表现·常见腹部包块、腹水、盆腔疼痛和罕见的伴胸腔积液的假梅格斯综合征。部分患者出现亚临床或临床甲亢。

2. 诊断·甲状腺激素水平升高，血 TSH 水平降低。盆腔摄碘增强，而甲状腺摄碘通常消失。CT 或 MRI 显示单侧或双侧卵巢肿块，血 CA125 可能升高。恶性的甲状腺组织病理表现为甲状腺乳头状癌或滤泡癌的特征，BRAF 基因突变检测可能阳性。恶性甲状腺肿样卵巢瘤的转移少见。

3. 治疗·卵巢切除术是首选治疗。甲亢可以应用抗甲状腺药物治疗，必要时应用 β 受体阻滞剂做手术准备。对于恶性甲状腺肿样卵巢瘤，患者应在甲状腺切除后用 ^{131}I 治疗。对甲状腺癌的残留或复发的监测原则与原发性甲状腺癌一致。

十、甲状腺炎

多种甲状腺炎可伴发甲状腺毒症。甲状腺炎症可破坏甲状腺滤泡，使滤泡内储存的甲状腺激素释放，导致暂时性甲状腺毒症。

1. 急性甲状腺炎·革兰阴性杆菌、革兰阳性杆菌或真菌感染可引起急性甲状腺感染伴脓肿形成或慢性感染。典型的急性感染多以突发甲状腺区疼痛等症状起病。甲状腺功能多正常，少数患者伴有暂时性甲状腺毒症。

2. 亚急性甲状腺炎·亚急性或肉芽肿性甲状腺炎，又称de Quervain甲状腺炎或巨细胞性甲状腺炎，是一种暂时性甲状腺炎。甲状腺功能的典型改变为：先出现甲状腺毒症，之后变为甲减，最终甲状腺功能恢复正常。甲状腺毒症期间，甲状腺摄碘率极低或不摄碘，超声可见一个或数个低回声区域伴低血流信号。甲状腺毒症一般持续数周，直至储存的甲状腺激素耗尽。甲状腺毒症期不需要抗甲状腺药物治疗，症状严重者需加用β受体阻滞剂。

3. 慢性淋巴细胞性甲状腺炎·慢性淋巴细胞性甲状腺炎（桥本甲状腺炎）在病程中可伴甲状腺毒症。部分甲状腺毒症由甲状腺组织破坏所致。桥本甲状腺炎也可合并甲亢。

4. 放射性甲状腺炎·[131]I治疗Graves病、毒性结节或甲状腺癌可致甲状腺细胞坏死和甲状腺激素释放，引起放射性甲状腺炎，出现暂时性甲状腺毒症。偶见于甲状腺外照射。

5. 静息型甲状腺炎·静息型或无痛性甲状腺炎以甲状腺淋巴细胞浸润为特征，可有短暂甲状腺毒症，甲状腺功能变化类似亚急性甲状腺炎。

6. 产后甲状腺炎·产后甲状腺炎发生在产后1年内，病情变化类似无痛性甲状腺炎。产后甲状腺炎的发生率为8%～10%，仅少数伴甲状腺毒症。

7. 药物引起的甲状腺炎·有些药物可以引起甲状腺炎，如胺碘酮、干扰素α、IL-2、锂及酪氨酸激酶抑制剂。胺碘酮可以通过细胞毒作用破坏甲状腺细胞，进而导致原来储存的甲状腺激素释放，出现甲状腺毒症。接受干扰素α治疗的患者5%～15%出现各种甲状腺炎，包括无痛性甲状腺炎和桥本甲状腺炎，原有自身免疫性甲状腺疾病的患者最常于治疗后约3个月出现甲状腺功能异常。接受白细胞介素2治疗的患者中约2%发生无痛性甲状腺炎。锂最常见的甲状腺相关副作用为甲状腺肿和甲减，也可引起甲状腺毒症。酪氨酸激酶抑制剂所致的甲状腺炎常发生甲减，也可出现甲状腺毒症。

十一、外源性甲状腺毒症

摄入超生理剂量的外源性甲状腺激素所致的甲状腺毒症。医源性因素引起的最常见，如甲状腺癌患者行TSH抑制时应用超量甲状腺素或甲减患者治疗过程中甲状腺素暂时过量。非医源性见于患者自行摄入过量甲状腺激素、含有甲状腺激素的减重、抗抑郁、治疗不孕的药物或保健品。食用牛颈部肌肉的食品也可出现甲状腺毒症，曾称为汉堡包甲状腺毒症（Hamburger thyrotoxicosis）。

1. 临床表现·患者有甲亢的症状和体征，但无内分泌性眼病等自身免疫的表现。甲状腺体积往往较小。

2. 诊断·往往有甲状腺素或含甲状腺激素的特殊食物、保健品的用药史。血T_3和T_4升高，TSH下降。T_4和T_3水平和比值取决于摄入甲状腺激素的种类。血清甲状腺球蛋白水平通常很低。摄碘率下降。多普勒超声显示血流信号缺失以及收缩期峰流速降低。

3. 治疗·大多数患者停用或调整甲状腺激素用量即可使

甲状腺激素水平恢复正常。可用β受体阻滞剂控制交感神经兴奋症状。大量摄入甲状腺激素导致的严重急性中毒，可采用催吐、活性炭、洗胃疗法，必要时可采用血浆置换和换血疗法。

十二、碘诱导的甲状腺毒症

过量碘摄入可以增加甲状腺激素合成导致甲亢，称为碘甲亢（IIT）。它还可以引起甲状腺组织破坏，甲状腺激素释放增多，导致甲状腺毒症。碘盐、高碘食品、碘化药物、造影剂等均可导致IIT。IIT的发病与碘摄取量相关。碘充足地区的AFTN患者高碘暴露时更易发生甲亢。慢性碘过量可以诱发自身免疫性甲亢。过量碘还可诱导甲状腺滤泡坏死。

甲亢的症状体征通常较轻。甲状腺可轻度肿大，质地较硬。血T_3、T_4升高，TSH降低，可见T_4型甲亢。甲状腺摄碘率降低。停止碘摄入后，甲状腺激素水平通常在数周到数月内恢复正常。甲亢持续时间长的患者可应用甲巯咪唑。可应用β受体阻滞剂减轻交感神经兴奋症状。

参考文献

[1] Orgiazzi J, Mornex R. Hyperthyroidism[M]//Greer M. The thyroid gland. New York: Raven, 1990: 442.

[2] Van Sande J, Parma J, Tonacchera M. Somatic and germline mutations of the TSH receptor[J]. J Clin Endocrinol Metab, 1995, 80: 2577-2585.

[3] Parma J, Van Sande J, Swillens S. Somatic mutations causing constitutive activity of the thyrotropin receptor are the major cause of hyperfunctioning thyroid adenomas: identification of additional mutations activating both the cyclic adenosine 3', 5' - monophosphate and inositol phosphate-Ca2+ cascades[J]. Mol Endocrinol, 1995, 9: 725-733.

[4] Kopp P. The TSH receptor and its role in thyroid disease[J]. Cell Mol Life Sci, 2001, 58: 1301-1322.

[5] Hebrant A, Van Staveren WCG, Maenhaut C, et al. Genetic hyperthyroidism: hyperthyroidism due to activating TSHR mutations[J]. Eur J Endocrinol, 2011, 164: 1-9.

[6] Takeshita A, Nagayama Y, Yokoyama N, et al. Rarity of oncogenic mutations in the thyrotropin receptor of autonomously functioning thyroid nodules in Japan[J]. J Clin Endocrinol Metab, 1995, 80: 2607-2611.

[7] Hamburger JI. Evolution of toxicity in solitary nontoxic autonomously functioning thyroid nodules[J]. J Clin Endocrinol Metab, 1980, 50: 1089-1093.

[8] Mariotti S, Martino E, Francesconi M, et al. Serum thyroid autoantibodies as a risk factor for development of hypothyroidism after radioactive iodine therapy for single thyroid 'hot' nodule[J]. Acta Endocrinol (Copenh), 1986, 113: 500-507.

[9] Bolusani H, Okosieme O, Velagapudi M, et al. Determinants of long-term outcome after radioiodine therapy for solitary autonomous thyroid nodules[J]. Endocr Pract, 2008, 14(5): 543-549.

[10] Gharib H, Hegedüs L, Pacella CM, et al. Nonsurgical, image-guided, minimally invasive therapy for thyroid nodules[J]. J Clin Endocrinol Metab, 2013, 98(10): 3949-3957.

[11] Ross DS, Burch HB, Cooper DS, et al. 2016 American thyroid association guidelines for diagnosis and management of hyperthyroidism and other causes of thyrotoxicosis[J]. Thyroid, 2016, 26(10): 1343-1421.

[12] Negro R, Greco G. Large multinodular toxic goiter: is surgery always necessary? [J]. Case Rep Endocrinol, 2016, 2016: 1320827.

[13] Giusti M, Caorsi V, Mortara L, et al. Long-term outcome after radioiodine therapy with adjuvant rhTSH treatment: comparison between patients with non-toxic and pre-toxic large multinodular goitre[J]. Endocrine, 2014, 45(2): 221-229.

[14] Basaria S, Salvatori R. Thyrotoxicosis due to metastatic papillary thyroid cancer in a patient with Graves' disease[J]. J Endocrinol Invest, 2002, 25(7): 639-642.

[15] Kasagi K, Takeuchi R, Miyamoto S, et al. Metastatic thyroid cancer presenting as thyrotoxicosis: report of three cases[J]. Clin Endocrinol,

1994，40(3)：429-434

[16] Steffensen FH, Aunsholt NA. Hyperthyroidism associated with metastatic thyroid carcinoma[J]. Clin Endocrinol, 1994, 41(5)：685-687.

[17] Mazzaferri EL. Editorial thyroid cancer and Graves' disease[J]. J Clin Endocrinol Metab, 1990, 70：826-829.

[18] Thomas JL, Leclere J, Hartemann P, et al. Familial hyperthyroidism without evidence of autoimmunity[J]. Acta Endocrinol, 1982, 100(4)：512-518.

[19] Gozu HI, Lublinghoff J, Bircan R, et al. Genetics and phenomics of inherited and sporadic non-autoimmune hyperthyroidism[J]. Mol Cell Endocrinol, 2010, 322(1-2)：125-134.

[20] Schaarschmidt J, Paschke S, Özerden M, et al. Late manifestation of subclinical hyperthyroidism after goitrogenesis in an index patient with a N670S TSH receptor germline mutation masquerading as TSH receptor antibody negative Graves' disease[J]. Horm Metab Res, 2012, 44(13)：962-965.

[21] Kopp P, Van Sande J, Parma J, et al. Congenital hyperthyroidism caused by a mutation in the thyrotropin-receptor gene[J]. N Engl J Med, 1995, 332(3)：150-154.

[22] Kopp P, Jameson JL, Roe TF. Congenital nonautoimmune hyperthyroidism in a nonidentical twin caused by a sporadic germline mutation in the thyrotropin receptor gene[J]. Thyroid, 1997, 7(5)：765-770.

[23] Holzapfel HP, Wonerow P, Von Petrykowski W, et al. Sporadic congenital hyperthyroidism due to a spontaneous germline mutation in the thyrotropin receptor gene[J]. J Clin Endocrinol Metab, 1997, 82(11)：3879-3884.

[24] van der Kaay DC, Wasserman JD. Management of neonates born to mothers with Graves' disease[J]. Pediatrics, 2016, 137(4).pii：e20151878.

[25] Kurtoğlu S. Fetal neonatal hyperthyroidism: diagnostic and therapeutic approachment[J]. Turk Pediatri Ars, 2017, 52(1)：1-9.

[26] Bahn Chair RS, Burch HB, Cooper DS, et al. Hyperthyroidism and other causes of thyrotoxicosis: management guidelines of the American Thyroid Association and American Association of Clinical Endocrinologists[J]. Thyroid, 2011, 21：593-646.

[27] Beck-Peccoz P, Persani L, Mannavola D, et al. Pituitary tumours: TSH-secreting adenomas[J]. Best Pract Res Clin Endocrinol Metab, 2009, 23(5)：597-606.

[28] Beck-Peccoz P, Lania A, Beckers A, et al. 2013 European thyroid association guidelines for the diagnosis and treatment of thyrotropin-secreting pituitary tumors[J]. Eur Thyroid J, 2013, 2(2)：76-82.

[29] Grob F, Deladoëy J, Legault L, et al. Autonomous adenomas caused by somatic mutations of the thyroid-stimulating hormone receptor in children[J]. Horm Res Paediatr, 2014, 81(2)：73-79.

[30] Tong A, Xia W, Qi F, et al. Hyperthyroidism caused by an ectopic thyrotropin-secreting tumor of the nasopharynx: a case report and review of the literature[J]. Thyroid, 2013, 23(9)：1172-1177.

[31] Sergi I, Medri G, Papandreou M J, et al. Polymorphism of thyrotropin and alpha subunit in human pituitary adenomas[J]. J Endocrinol Invest, 1993, 16(1)：45-55.

[32] Roelfsema F, Pereira AM, Keenan DM, et al. Thyrotropin secretion by thyrotropinomas is characterized by increased pulse frequency, delayed diurnal rhythm, enhanced basal secretion, spikiness, and disorderliness[J]. J Clin Endocrinol Metab, 2008, 93(10)：4052-4057.

[33] McDermott MT, Ridgway EC. Central hyperthyroidism[J]. Endocrinol Metab Clin, 1998, 27(1)：187-203.

[34] Socin HV, Chanson P, Delemer B, et al. The changing spectrum of TSH-secreting pituitary adenomas: diagnosis and management in 43 patients[J]. Eur J Endocrinol, 2003, 148(4)：433-442.

[35] Fang HJ, Fu Y, Wu HW, et al. Short-term preoperative octreotide for thyrotropin-secreting pituitary adenoma[J]. Chin Med J (Engl), 2017, 130(8)：936-942.

[36] Fukuhara N, Horiguchi K, Nishioka H, et al. Short-term preoperative octreotide treatment for TSH-secreting pituitary adenoma[J]. Endocr J, 2015, 62(1)：21-27.

[37] Glinoer D, De Nayer PH, Robyn C, et al. Serum levels of intact human chorionic gonadotropin (HCG) and its free a and β subunits, in relation to maternal thyroid stimulation during normal pregnancy[J]. J Endocrinol Invest, 1993, 16(11)：881-888.

[38] Yoshimura M, Hershman JM. Thyrotropic action of human chorionic

gonadotropin[J]. Thyroid, 1995, 5(5)：425-434.

[39] Glinoer D. Thyroid hyperfunction during pregnancy[J]. Thyroid, 1998, 8(9)：859-864.

[40] Glinoer D. The regulation of thyroid function in pregnancy: pathways of endocrine adaptation from physiology to pathology[J]. Endocr Rev, 1997, 18(3)：404-433.

[41] Goodwin TM, Montoro M, Mestman JH, et al. The role of chorionic gonadotropin in transient hyperthyroidism of hyperemesis gravidarum[J]. J Clin Endocrinol Metab, 1992, 75(5)：1333-1337.

[42] Stagnaro-Green A, Abalovich M, Alexander E, et al. Guidelines of the American Thyroid Association for the diagnosis and management of thyroid disease during pregnancy and postpartum[J]. Thyroid, 2011, 21(10)：1081-1125.

[43] De Groot L, Abalovich M, Alexander EK, et al. Management of thyroid dysfunction during pregnancy and postpartum: an Endocrine Society clinical practice guideline[J]. J Clin Endocrinol Metab, 2012, 97(8)：2543-2565.

[44] Nisula BC, Taliadouros GS. Thyroid function in gestational trophoblastic neoplasia: evidence that the thyrotropic activity of chorionic gonadotropin mediates the thyrotoxicosis of choriocarcinoma[J]. Am J Obstet Gynecol, 1980, 138(1)：77-85.

[45] Gleason PE, Elliott DS, Zimmerman D, et al. Metastatic testicular choriocarcinoma and secondary hyperthyroidism: case report and review of the literature[J]. J Urol, 1994, 151(4)：1063-1064.

[46] Rodien P, Brémont C, Sanson ML, et al. Familial gestational hyperthyroidism caused by a mutant thyrotropin receptor hypersensitive to human chorionic gonadotropin[J]. N Engl J Med, 1998, 339(25)：1823-1826.

[47] Joja I, Asakawa T, Mitsumori A, et al. I-123 uptake in nonfunctional struma ovarii[J]. Clin Nucl Med, 1998, 23(1)：10-12.

[48] Wolff EF, Hughes M, Merino MJ, et al. Expression of benign and malignant thyroid tissue in ovarian teratomas and the importance of multimodal management as illustrated by a BRAF-positive follicular variant of papillary thyroid cancer[J]. Thyroid, 2010, 20(9)：981-987.

[49] Koh LK, Greenspan FS, Yeo PP. Interferon-α induced thyroid dysfunction: three clinical presentations and a review of the literature[J]. Thyroid, 1997, 7(6)：891-896.

[50] Zweig MH, Weintraub TB. Thyroid dysfunction associated with immunotherapy for patients with cancer[J]. Cancer, 1991, 68：2384-2390.

[51] Torino F, Barnabei A, Paragliola R, et al. Thyroid dysfunction as an unintended side effect of anticancer drugs[J]. Thyroid, 2013, 23(11)：1345-1366.

[52] Makita N, Iiri T. Tyrosine kinase inhibitor-induced thyroid disorders: a review and hypothesis[J]. Thyroid, 2013, 23(2)：151-159.

[53] Lazarus J H. Lithium and thyroid[J]. Best Pract Res Clin Endocrinol Metab, 2009, 23(6)：723-733.

[54] Hamnvik OP, Larsen PR, Marqusee E. Thyroid dysfunction from antineoplastic agents[J]. J Natl Cancer Inst, 2011, 103(21)：1572-1587.

[55] Kang GY, Parks JR, Fileta B, et al. Thyroxine and triiodothyronine content in commercially available thyroid health supplements[J]. Thyroid, 2013, 23(10)：1233-1237.

[56] Mariotti S, Martino E, Cupini C, et al. Low serum thyroglobulin as a clue to the diagnosis of thyrotoxicosis factitia[J]. N Engl J Med, 1982, 307(7)：410-412.

[57] Bürgi H. Iodine excess[J]. Best Pract Res Clin Endocrinol Metab, 2010, 24(1)：107-115.

[58] Bürgi H, Kohler M, Morselli B. Thyrotoxicosis incidence in Switzerland and benefit of improved iodine supply[J]. Lancet, 1998, 352(9133)：1034.

[59] Vagenakis AG, Wang C, Burger A, et al. Iodide-induced thyrotoxicosis in Boston[J]. N Engl J Med, 1972, 287(11)：523-527.

[60] Teng W, Shan Z, Teng X, et al. Effect of iodine intake on thyroid diseases in China[J]. N Engl J Med, 2006, 354(26)：2783-2793.

[61] Bülow Pedersen I, Laurberg P, Knudsen N, et al. Increase in incidence of hyperthyroidism predominantly occurs in young people after iodine fortification of salt in Denmark[J]. J Clin Endocrinol Metab, 2006, 91(10)：3830-3834.

[62] Burman KD, Wartofsky L. Iodine effects on the thyroid gland: biochemical and clinical aspects[J]. Rev Endocr Metab Disord, 2000, 1(1-2)：19-25.

第十三章・甲状腺功能减退症和甲状腺功能减退危象

刘　超

第一节・甲状腺功能减退症

甲状腺功能减退症(hypothyroidism),简称甲减,是指由不同原因引起的甲状腺激素缺乏或生物学效应不足导致其靶器官或组织出现的一组以代谢紊乱和功能减退为特征的综合征,也是较常见的内分泌疾病。根据其发病部位的不同,本病被分为:① 原发性甲减或甲状腺性甲减,即因甲状腺本身疾病引起的功能减退,占甲减的99%;② 中枢性甲减或继发性与三发性甲减,即缘于垂体及下丘脑病变的甲减;③ 消耗性甲减,因Ⅲ型脱碘酶(D3)代偿性活性增加而致甲状腺素(T_4)灭活过多;④ 受体性或周围性甲减,属于甲状腺激素抵抗所致甲减。本病在各年龄层段均可罹患,起病于胎儿或新生儿者,称克汀病或呆小症;起病于儿童者,称幼年型甲减;起病于成年者称成年型甲减,也称黏液性水肿(myxedema)。

根据疾病严重程度,甲减又被分为临床甲减(overt hypothyroidism)和亚临床甲减(subclinical hypothyroidism),亚临床甲减属于生化学诊断,其特点是血中促甲状腺素(TSH)水平升高而甲状腺激素水平正常。

一、流行病学

甲减的患病率与TSH诊断切点值、年龄、性别、种族等因素有关。国外报道甲减的患病率为3.1%~10%,亚临床甲减患病率高于临床甲减。美国国家健康与营养状况调查(NHANESⅢ)以年龄>12岁的普通人群为调查对象,TSH正常值上限为4.5 mIU/L,亚临床甲减的患病率为4.3%,临床甲减患病率为0.3%。科罗拉多(Colorado)甲状腺疾病患病率调查以TSH 5.0 mIU/L为正常值上限,亚临床甲减及临床甲减的患病率分别为8.5%和0.4%。在Framingham研究中,年龄>60岁的人群,TSH>10 mIU/L的男性为5.9%,女性为2.3%。英国Whickham研究中,女性甲减年发病率为3.5‰,男性为0.6‰。抗体阳性且TSH升高的女性甲减的年发生风险为4%,而仅有抗体阳性或TSH升高者,年发病风险为2%~3%。根据2010年我国十城市甲状腺疾病患病率调查,以TSH>4.2 mIU/L为诊断切点,甲减的患病率为17.8%,其中亚临床甲减患病率为16.7%,临床甲减患病率为1.1%。女性患病率高于男性,随年龄增长患病率升高。我国甲减年发病率为2.9‰。

二、病因和发病机制

(一) 病因

导致甲减的原因十分复杂,以原发性甲减最多见,其中,自身免疫、甲状腺手术和甲亢^{131}I治疗三大原因占90%以上。中枢性甲减或继发性甲减是由于下丘脑和垂体病变引起的促甲状腺激素释放激素(TRH)或者TSH产生和分泌减少所致的甲减。垂体外照射、垂体大腺瘤、颅咽管瘤及垂体缺血性坏死是中枢性甲减的较常见原因。消耗性甲减是因为表达D3而致甲状腺激素灭活或丢失过多引起的甲减。甲状腺激素抵抗综合征(RTH)是由于甲状腺激素在外周组织实现生物效应障碍引起的甲减(表4-13-1)。

表4-13-1　甲减的病因

原发性甲减
　甲状腺组织受损
　　慢性自身免疫性甲状腺炎
　　可逆性自身免疫性甲状腺炎(产后甲状腺炎、细胞因子诱导的甲状腺炎等)
　　甲状腺全切或次全切术后
　　甲亢^{131}I治疗后或颈部放疗后
　　甲状腺浸润性病变、甲状腺感染性疾病、亚急性甲状腺炎
　　先天性甲状腺缺如、异位甲状腺
　甲状腺激素合成和释放障碍
　　甲状腺激素合成功能先天缺如
　　甲状腺激素合成相关基因异常(*NIS*基因突变、*pendrin*基因突变、*TPO*基因突变、*Tg*基因突变、碘化酶基因突变、脱碘酶基因突变等)
　　缺碘性地方性甲状腺肿、碘过量
　　药物(碳酸锂、硫脲类、磺胺类、对氨基水杨酸钠、过氯酸钾、保泰松、硫氢酸盐、酪氨酸脱酶抑制剂等)
　　致甲状腺肿物质(长期大量食用卷心菜、芜菁、甘蓝、木薯等)
　　TSH不敏感综合征

继发性甲减或中枢性甲减
　垂体和(或)下丘脑组织受损
　　肿瘤(垂体腺瘤、颅咽管瘤、脑膜瘤、无性细胞瘤、神经胶质瘤等)
　　外伤(手术、放射线、头颅外伤)
　　血管性(缺血性坏死、出血、垂体柄中断)
　　感染(脓肿、结核、梅毒、弓形虫)
　　浸润性疾病(肉芽肿性疾病、组织细胞增生症、血色素沉着)
　　慢性淋巴细胞性垂体炎
　　先天性(垂体发育不良、视神经中隔发育不良)
　TSH合成和释放障碍
　　基因突变(TRH受体、TSHβ或者垂体转录因子POUIFI、PROPI等)
　　药物[贝沙罗汀(bexarotene)、多巴胺、肾上腺皮质激素]

消耗性甲减
　血管瘤
　血管内皮瘤病
　体外循环手术后

甲状腺激素抵抗综合征
　基因突变(*MCT8*、*SECISBP2*、*TRβ*)

(二) 发病机制

根据甲减的起源和病因不同,其发病机制各异(请参考有关章节)。

1. 原发性(甲状腺性)甲减・原发性甲减缘于甲状腺本身的病变,主要由于甲状腺组织破坏或甲状腺合成释放甲状腺

激素障碍所致。

(1)甲状腺发育异常：母亲患有自身免疫性甲状腺疾病(AITD)，其体内的 TSH 受体阻断抗体等进入胎儿后，可以导致胎儿甲状腺发育不良或异常。此外，母亲接受放射性治疗或妊娠期胎内受到有毒物质的影响，亦可引起甲状腺组织发育异常。胚胎期间，胎儿因遗传缺陷等原因亦可导致自身 TSH 分泌减少，导致甲状腺组织发育不良，甲状腺组织可以完全未发育或部分发育。因甲状腺发育不良致甲状腺激素分泌不足，或者甲状腺完全缺如，不能合成甲状腺激素，从而引起甲减。胚胎时期甲状腺应在发育过程中逐渐下降至正常位置，若下降过程中出现异常，可形成异位甲状腺，如舌下、纵隔中、胸骨后等。

(2)甲状腺炎：最多见的是自身免疫性甲状腺炎，包括桥本甲状腺炎(HT)、萎缩性甲状腺炎、无痛性甲状腺炎和产后甲状腺炎(PPT)等。

1)萎缩性甲状腺炎和 HT：两种疾病的发病机制相似，请参考"甲状腺炎"一节。

2)PPT：PPT 的确切发病机制尚未明确，可能是一种原已存在的亚临床甲状腺自身免疫性疾病，产后由于机体免疫抑制作用减弱，病情则自行进入临床期。妊娠期间，为使与母体抗原性不同的胎儿能够存活，孕妇体内出现免疫减弱的现象，患者血清中自身抗体往往下降，分娩后再次上升。多发性硬化、系统性红斑狼疮及 Graves 病等在妊娠过程中均可自行缓解或减轻，产后又可复发或恶化。这种免疫反跳，对敏感的个体是一个明显的刺激，结果导致甲状腺过氧化酶抗体(TPOAb)等特异性抗体的出现及升高，引发 PPT，或使亚临床期的甲状腺炎进入临床状态。

目前认为，PPT 的发生与下列因素有关：① 自身免疫，PPT 多与其他自身免疫性疾病并存或先后发生。组织细胞学检查发现，PPT 患者甲状腺有弥漫性或局灶性淋巴细胞浸润，B 细胞升高而抑制性 T 细胞降低。而且，甲状腺以外组织及血液中也存在体液免疫与细胞免疫的异常。PPT 患者 TPOAb 阳性率为 85％左右，远远高于正常产妇。这一现象在产后 5～6 个月尤其显著，此时恰恰是 PPT 甲减的高峰期。妊娠早期及产后 TPOAb 的滴度与病情的严重程度和恢复密切相关。细胞免疫异常在 PPT 的发病机制中也起重要作用。PPT 患者外周血中活化的辅助性 T 细胞降低，抑制性 T 细胞升高，NK 细胞活性也明显降低。另外，患者甲状腺中抑制性 T 细胞与辅助性 T 细胞比例失调，由此可导致自身抗体的持续产生。② 遗传，20％～25％的 PPT 患者的一级亲属有自身免疫性疾病史。患者既往有甲状腺疾病，特别是自身免疫性甲状腺疾病，PPT 的发病率较高。提示 PPT 与机体的免疫遗传缺陷有关。此外，HLADR 抗原及其编码基因异常在 PPT 的发病中亦起一定作用。③ 其他因素，吸烟和高碘饮食可能会增加 PPT 发病的危险性。在免疫损伤初期，甲状腺高碘状态明显使甲亢期提早到来。因此，日本和北美这些高碘区患者多以甲亢为主要临床表现，而瑞典等低碘区则以甲减者居多。除自身免疫性甲状腺炎之外，其他类型的甲状腺炎也可导致甲减，其中较常见者为亚急性甲状腺炎。当甲状腺组织炎症破坏组织较为广泛时，甲状腺产生的甲状腺激素明显减少，从而引起甲减。但其甲减多数为暂时性，待甲状腺组织得

到有效修复后，甲状腺激素生成可以恢复正常。

(3)甲状腺放射性治疗或手术：常见于甲亢行放射性碘治疗后。因甲亢或甲状腺肿瘤行甲状腺部分或全部切除，残存的甲状腺过少或无甲状腺则引起甲减。桥本甲状腺炎可表现为甲状腺结节而实施手术治疗，因甲状腺细胞功能已有不同程度的损害，甲状腺切除虽然不多亦可导致甲减。

(4)碘缺乏或碘过多：胎儿时期孕妇服碘过多或服用抗甲状腺药物，使胎儿出现甲减。另外，碘缺乏使甲状腺激素合成原料减少而导致甲减，主要见于缺碘流行地区。

(5)抗甲状腺药物：硫脲类、碳酸锂等抗甲状腺药抑制甲状腺激素合成，从而引起甲减。磺脲类药对甲状腺激素的合成也有一定的抑制作用，剂量过大也可能导致甲状腺肿和甲减。药物性甲减一般属于可逆性，停药后甲减可以消失。

(6)甲状腺激素合成缺陷：早在 1897 年，Osler 第一次报道散发性克汀病伴有甲状腺肿，至 1950 年 Stanbury 才提出，这些甲状腺肿性克汀病是由先天性甲状腺激素合成障碍所引起的。因为甲状腺激素合成分泌不足，使 TSH 代偿性分泌增多，故患者迟早出现甲状腺肿，故又称为甲状腺肿性克汀病。本病相当常见，占先天性甲减的 25％～30％。其发病机制可以分为以下五种类型。

1)碘化物摄取障碍：是甲状腺激素合成的第一个步骤，为五种类型中最少见者。本型甲状腺肿大在组织学上呈明显的增生，而胶质少或缺乏，含碘量很低。甲状腺摄碘率降低，注射 TSH 无反应，而血中 TSH 增高。摄碘缺陷也可以是部分性的，患者可以合成少量甲状腺激素。目前认为，钠碘共同转运体(NIS)异常可能是导致这类疾病的关键因素。

2)碘有机化障碍：为甲状腺吸收碘化物后不能进行氧化形成有机碘，不能与酪氨酸结合，结果导致甲状腺激素合成缺乏或不足。未与酪氨酸结合的碘化物能被硫氰酸离子或过氯酸离子迅速排出甲状腺。硫氰酸盐或过氯酸盐释放试验阳性提示碘的有机化障碍。碘的有机化障碍至少有 3 种遗传类型。① Pendred 综合征：其特征为甲状腺肿及先天性神经性耳聋。绝大多数患者甲状腺功能正常，只有少数患者甲状腺功能低下。② 酶结构缺陷：过氧化物酶的辅基和酶蛋白的结合受到抑制，患者有甲状腺肿，但甲状腺功能和听力均可以正常。③ 过氧化物酶缺乏：是一种最严重的类型，患者表现为甲状腺肿性克汀病。

3)甲状腺球蛋白异常：由于甲状腺激素的合成步骤均在甲状腺球蛋白上进行，故甲状腺球蛋白缺乏或不正常时，碘的有机化障碍，甲状腺激素就无法合成。患者甲状腺内可以无甲状腺球蛋白，而被检出的是碘化白蛋白。此外，正常人和大鼠的甲状腺球蛋白和甲状腺白蛋白中证明有碘化组氨酸存在，后者不能被碘酪氨酸脱卤素酶脱碘，口服或静脉注射后大部分由尿排出。有人提出，甲状腺肿性克汀病患者如果尿中排出大量碘化组氨酸，就可以作为甲状腺球蛋白合成缺陷的诊断依据之一。

4)碘化酪氨酸的偶联障碍：单碘甲腺原氨酸(MIT)及二碘甲腺原氨酸(DIT)不能偶联成为 T_3 及 T_4 或者合成 T_3 及 T_4 很少。出现偶联障碍的原因多数学者认为是过氧化物酶的缺陷，但也可由甲状腺球蛋白异常所致。患者有甲状腺肿大伴代偿性甲减。

5) 脱卤素(碘)酶缺陷：脱卤素酶存在于甲状腺内及其他组织如肝脏、肾脏中。正常情况下甲状腺球蛋白要通过蛋白酶水解后释放甲状腺激素，同时未偶联的碘酪氨酸经过脱卤素酶脱碘，脱下来的碘重新用来合成甲状腺激素。如果脱碘酶缺乏，碘酪氨酸大量从尿中丢失，从而形成功能性缺碘。脱卤素酶缺乏患者注射放射性碘标记的 MIT 或 DIT 后，尿中排出大量的碘酪氨酸。患者的临床表现严重程度除与酶缺陷的程度有关外，还与饮食中的碘含量有关，如果碘化物供给充足，可以弥补或部分弥补碘的丧失。

2. 中枢性甲减(继发性和三发性甲减)．这类甲减较少见，是由垂体疾病使 TSH 分泌减少引起的，如垂体肿瘤、席汉综合征、垂体选择性 TSH 缺乏、卒中、垂体手术或放射治疗等。三发性甲减十分罕见，系下丘脑产生 TRH 减少，使垂体的 TSH 分泌不足引起。

3. 消耗性甲减．是因体内的甲状腺激素灭活速度过快并超过了正常甲状腺合成的速度而造成的，因为表达 D3 而致甲状腺激素灭活或丢失过多引起的甲减。

(1) D3 的过度表达和功能激活：D3 是甲状腺激素灭活通路中发挥主要作用的酶，可将甲状腺素、三碘甲状腺原氨酸分别转化为 rT_3 和二碘甲状腺原氨酸等失活形式。正常情况下，人体胎盘、皮肤、大脑等组织器官中均有 D3 表达，其中在胎盘中特异性高表达的 D3 可发挥阻止母体向胎儿转运 T_4 的作用，以防止胎儿体内的甲状腺激素过量。某些病理状态下，如血管内皮瘤，D3 表达明显增高，成为消耗性甲减的主要发病机制。

(2) 靶向药物的作用：有研究者认为，靶向药物可能会继发诱导 D3 表达，但还需要进一步研究以证实。

4. 甲状腺激素抵抗．主要系甲状腺激素受体(TR)基因尤其是位于 3 号染色体的编码甲状腺激素受体 β 链(TRβ)基因发生突变，导致 T_3 与受体结合障碍，甲状腺激素的生物活性减低。本病具有家族发病倾向，90% 的患者具有家族史，遗传方式大多数为常染色体显性遗传，极少数为常染色体隐性遗传。本病有 3 个亚型：① 全身型甲状腺激素抵抗综合征；② 垂体选择型甲状腺激素抵抗综合征；③ 外周选择型甲状腺激素抵抗综合征。有些甲状腺激素抵抗综合征或者类甲状腺激素抵抗状态并非 TRβ 突变所致，而与其他特殊基因异常有关，如单羧酸转运体 8(MCT8)或 *SECISBP2* 基因变异。

三、病 理

(一) 全身组织

甲减者全身组织间隙有黏液性蛋白(酸性黏多糖如透明质酸酶、硫酸软骨素和蛋白质)沉着，从而表现皮肤肿胀、心肌间质水肿、心肌纤维肿胀及坏死、肾小球基底膜增厚、骨骼肌间质水肿及肌纤维肿胀坏死。这些变化在原发性甲减较为明显，而在下丘脑垂体性甲减较轻。全身的组织细胞核酸与蛋白质合成、代谢及酶系统的活力均减弱，浆膜腔积液。严重者影响小儿生长发育，骨骼骨化及骨骺闭合均延迟，牙齿萌出晚。

(二) 甲状腺

根据甲减病因不同，甲状腺可表现为缩小、缺如或肿大。

1. 甲状腺缺如．见于先天性甲状腺未发育、发育不良或异位甲状腺者。

2. 甲状腺萎缩．甲状腺滤泡及胶质部分或全部消失，出现致密透明样变的纤维组织。萎缩性甲状腺炎者，早期腺体有大量淋巴细胞、浆细胞浸润，久之滤泡毁坏代以纤维组织，残余滤泡上皮细胞矮小，滤泡内胶质显著减少。放疗和手术后患者的甲状腺也明显萎缩。继发性甲减者常有腺体缩小，滤泡萎缩，上皮细胞扁平，但滤泡腔充满胶质。呆小症者除由于激素合成障碍致滤泡增生肥大外，一般均呈萎缩性改变。

3. 甲状腺肿大．早期见甲状腺滤泡细胞增生肥大，胶质减少或消失。病久者甲状腺肿呈结节状，常见于地方性甲状腺肿患者，由于缺碘所致，可见滤泡充满胶质，甲状腺上皮细胞呈扁平状。慢性淋巴细胞性甲状腺炎后期也可伴有结节；药物所致甲减者，甲状腺常呈代偿性弥漫性肿大。

(三) 垂体

原发性甲减由于甲状腺激素分泌减少，反馈抑制减弱而导致 TSH 细胞增生肥大，久之腺垂体增大，或发生腺瘤，或同时伴高催乳素血症。垂体 TSH 细胞数目增多，体积增大，分泌颗粒增多，且有大量空泡变性，促肾上腺皮质激素、生长激素细胞数目减少，分泌颗粒减少，催乳素细胞数目增多或正常。中枢性甲减患者因病变性质不同，垂体的改变不一，一般呈萎缩状态，并可发现肿瘤或肉芽肿等病变。

(四) 心脏

心肌细胞间有黏蛋白及酸性黏多糖沉积，间质水肿，心肌张力减退，心脏松弛，心肌假性肥大，心肌内毛细血管壁增厚。严重者有心肌纤维断裂和心肌细胞坏死等，并常伴心包积液。

(五) 脑

甲减影响中枢神经系统的形态和功能，使大脑发育不全，小脑及齿状核血管壁有浸润病变，故智力低下。成人患者脑细胞可萎缩和胶质化，呈退行性改变。黏液性蛋白沉积于下丘脑，导致体温调节异常。

(六) 其他

皮肤角化，真皮层有黏多糖沉积，PAS 或甲苯胺蓝染色阳性，形成黏液性水肿。内脏细胞间有同样物质沉积，严重病例有多浆膜腔积液。骨骼肌和平滑肌同心肌相似，出现间质水肿、肌纹消失、肌纤维肿胀断裂和空泡变性等。肾小球和肾小管基底膜增厚，内皮及系膜细胞增生。胃肠黏膜可见萎缩等。

四、临床特点

甲减的临床表现往往取决于起病的年龄。成年型甲减主要影响代谢及脏器功能，及时诊治多属可逆性。发生于胎儿和婴幼儿时，由于大脑和骨骼的生长发育受阻，可致身材矮小和智力低下，多属不可逆性。

(一) 常见临床表现

本病发病隐匿，病程较长，不少患者缺乏特异症状和体征。症状主要表现以代谢率减低和交感神经兴奋性下降为主，病情轻的早期患者可以没有特异症状。典型患者畏寒、乏力、手足肿胀感、嗜睡、记忆力减退、少汗、关节疼痛、体重增加、便秘、女性月经紊乱或者月经过多、不孕。

典型患者可有表情呆滞、反应迟钝、声音嘶哑、听力障碍；面色苍白、颜面和(或)眼睑水肿、唇厚舌大，常有齿痕；皮肤干燥、粗糙、脱皮屑、皮肤温度低、水肿、手脚掌皮肤可呈姜黄色；毛发稀疏干燥；跟腱反射时间延长；脉率缓慢。少数病例出现胫前黏液性水肿。本病累及心脏可以出现心包积液和心力衰竭。重症患者可以发生黏液性水肿昏迷。

1. 一般表现·常见的症状与体征为面色苍白、畏寒、无力、表情淡漠、反应迟钝、声音嘶哑、水肿、体重增加、鼻翼增大、唇厚和舌大等。

2. 皮肤及其附件·皮肤蜡黄或苍白，少汗，皮肤粗糙，落屑，缺乏弹性。可有毛发稀疏、脱落。指（趾）甲脆而增厚、变色、变硬、角化过度或凹凸不平。透明质酸聚积导致黏液水肿，以眼周、锁骨上窝、手足背较为明显。而下丘脑垂体性甲减病例皮肤征象较轻，一般无胡萝卜素血症及黏液水肿征象，皮肤粗糙较为少见。

3. 神经系统·常见智力减退，记忆力、注意力、理解力和计算力均减弱，严重者智力障碍，老年病例在脑血管病变的同时更易出现痴呆。成年型甲减患者常有听力下降，呆小症可以出现神经性聋哑。患者感觉灵敏度亦降低，有些患者有感觉异常，刺痛或灼痛；嗜睡十分常见，严重者出现昏迷。患者精神多安静温和，精神抑郁，有时多虑而有神经质表现，严重者发展为猜疑型精神分裂症。可以伴随痴呆、幻想、木僵、昏睡或惊厥等。黏蛋白沉积致小脑功能障碍时，出现共济失调和眼球震颤等。

4. 循环系统·心动过缓、心音低弱、脉压小、心脏增大、心包积液、心肌肥大。血胆固醇及甘油三酯水平增高。有时伴有心包、胸腔甚或腹腔等多浆膜积液。病程长者患冠心病的概率较高，但发生心绞痛者少见。部分患者伴有血压升高。

5. 消化系统·食欲不振、腹胀、便秘是最为常见的胃肠道反应。自身免疫性甲状腺炎病例可伴有胃壁细胞抗体，从而引起胃酸明显减少。

6. 呼吸系统·肺活量及弥散功能降低，可有呼吸困难。少量胸腔积液较为常见。严重甲减病例因黏液水肿累及呼吸致肺通气障碍或阻塞性睡眠呼吸障碍综合征（OSAS）而出现低氧血症和高碳酸血症。

7. 血液系统·1/4患者有不同程度的贫血。多为正细胞正色素性贫血，主要由于红细胞生成素减少所致，也可为小细胞贫血和大细胞贫血。小细胞贫血是由于铁吸收减少、铁丢失过多（月经增多）及铁利用障碍所致，约半数患者因体内存在抗胃泌素抗体而表现胃酸缺乏，从而导致铁的缺乏。大细胞贫血是由于维生素 B_{12} 吸收障碍所致。

8. 泌尿系统·肾功能减退，肾小球滤过率降低。水负荷排泄能力减弱，饮水过多可以导致水中毒。

9. 生殖系统·原发性甲减者1/3出现泌乳。性功能减低也较为常见，男性出现勃起功能障碍，女性常有月经过多、经期延长及不育症。儿童甲减偶见有性早熟。

10. 运动系统

(1) 肌肉：主要表现为肌软弱乏力，也可有暂时性肌强直、痉挛、疼痛等。咀嚼肌、胸锁乳突肌、股四头肌及手部肌肉可出现进行性肌萎缩。

(2) 关节：可见非炎性黏性渗出、软骨钙质沉着、关节破坏及屈肌腱鞘炎等。

(3) 腕管综合征：由于腕管中黏蛋白物质在神经外堆积，引起手指疼痛，或感觉异常。

(4) 骨骼生长缓慢及骨龄延迟：见于呆小症及幼年型甲减者。

11. 多系统功能障碍·原发性甲减可伴随自身免疫性肾上腺皮质功能减退和自身免疫性糖尿病，此为 Schmidt 综合征。或者，甲减缘于自身免疫性甲状腺疾病，并为自身免疫性多内分泌腺体病（APS）的多系统异常的一个表现。

（二）不同患病年龄甲减的临床特点

1. 呆小症·甲减症状一般在出生后 3～6 个月才出现。初生时体重较重，不活泼，逐渐发展为典型呆小病，起病越早，病情越重。早期征象为喂奶困难、便秘、哭声嘶哑、嗜睡、生长缓慢。以后，出现腹胀或腹部膨隆、皮肤干燥、头发及指甲生长迟缓。随着病情发展，甲减征象逐渐增多，程度日趋加重。出现鼻短上翘及鼻梁塌陷、唇变厚、舌变大、牙齿发育不良、智力障碍、身体增长缓慢、头大而四肢较短、骨龄延迟。青春期性腺发育可以明显延迟。

地方性呆小病综合征可分为三型：① 神经型，由于脑发育障碍，智力低下伴随聋哑，年长时生活仍不能自理；② 黏液性水肿型，以代谢障碍为主；③ 混合型，兼有前两型表现。甲状腺肿伴聋哑和轻度甲减，智力影响较轻者常为 Pendred 综合征。

2. 幼年性甲减·起病年龄较小的患者临床表现与呆小症相似，发病较晚者具有与成年性甲减相似的症状和体征。总体而言，这种类型的病例均有不同程度的智力障碍和生长迟缓。多数病例出现青春期延迟及性腺发育障碍。原发性甲减病例中少数可出现性早熟，还可有多毛症等特殊表现。

3. 成年性甲减·多见于中年女性，男女之比为 1：5～1：10。起病往往隐匿，且进展缓慢，可以历经数月或数年才表现明显的甲减征象。早期表现为乏力、困倦、畏寒、便秘、月经增多等。随着病情进展，逐渐出现反应迟钝、表情淡漠、毛发脱落、声音嘶哑、食欲不振或厌食、体重增加及皮肤粗糙等。较重病例出现黏液水肿征象，其面容为表情淡漠、眼睑及面颊水肿、面色苍白或蜡黄、舌增大及唇增厚等。

（三）甲减的特殊表现

1. 亚临床甲减·传统的观念认为，亚临床甲减是指患者无任何临床表现，但血循环中 TSH 升高，伴有或不伴甲状腺激素的异常。然而，目前多数学者主张，只要患者 TSH 水平高于正常，而甲状腺激素处于正常范围，不论有无临床症状，均可诊断为本病。与亚临床甲亢不同，亚临床甲减得不到及时治疗，容易转化为典型甲减。本病的病因与典型甲减相同。其中，HT 占 50% 左右。甲亢经抗甲状腺药物（ATD）、手术或放射性同位素治疗是亚临床甲减的第二类常见原因。甲状腺激素治疗临床甲减剂量不足时，患者也会出现亚临床甲减的特点。许多药物如锂剂、碘或含碘制剂及磺胺类等均可导致本病。另外，其他自身免疫性疾病如 1 型糖尿病和白癜风等常常伴发亚临床甲减。亚临床甲减可以出现多种类似临床甲减的症状，只是其程度较轻微而已。

2. 甲减性心脏病·是指甲状腺功能减退患者伴有心肌改变或心包积液，或者两者并存。患者心脏扩大、心搏出量减少。临床上表现为心率缓慢、心音低钝、心脏扩大。明显的心音遥远见于合并心包积液的患者。心电图可以见到低电压、窦性心动过缓、ST-T 改变以及期前收缩、房室传导阻滞、不完全性或完全性左束支传导阻滞等。甲减患者心电图常有心肌供血不足的表现,但因心肌代谢率低,心绞痛并不多见,而在甲状腺激素治疗后则可以因为心肌耗氧量增加,反而容易诱发心绞痛,甚至心肌梗死。甲减患者发生心力衰竭的并不多见。

3. 阻塞性睡眠呼吸暂停综合征·甲减患者有阻塞性睡眠呼吸暂停综合征者并不少见,这些患者的甲状腺功能减低程度多较严重。本征的原因是由于黏液性水肿使得上呼吸道(口、舌、咽、鼻)阻塞,气道狭窄,多导睡眠图监测示有特征性异常,甲状腺激素治疗后,甲减与呼吸暂停均明显改善或消失。

4. 浆膜腔积液·甲减患者以心包积液或严重腹水为主要表现来就诊者虽不多见,但其对于本病的诊断、鉴别诊断和处理等具有重要价值。甲减合并浆膜腔积液以腹水最为多见,其次为心包积液、胸腔积液和关节腔积液。浆膜腔积液可以单独存在,也可以表现为多发性浆膜腔积液。甲减合并浆膜腔积液起病比较缓慢,胸腔积液常为少量到中等量,心包积液极少发生心脏压塞症状。但因为积液中蛋白质、胆固醇及免疫球蛋白含量较高,对利尿剂治疗不敏感,吸收较慢。不过,在应用甲状腺激素治疗使甲状腺功能恢复正常后,积液可以逐渐吸收。多发性浆膜腔积液的甲减常被误诊为结核、恶性肿瘤、结缔组织病、尿毒症等疾病。因此,在临床工作中,对不明原因的浆膜腔积液,特别是病情稳定、病程较长、发展缓慢者均应检查甲状腺功能,以排除甲减的可能。

5. 垂体增大·病情远久或严重的甲减患者,可以合并垂体肥大的影像学特征。这是因为甲状腺功能低下时,外周血中 T_3、T_4 水平明显降低,兴奋腺垂体合成分泌 TSH 的细胞,使其代偿性肥大。另外,由于甲减时下丘脑分泌 TRH 增多,TRH 使垂体细胞过度增生,故甲减患者有 5%~15% 合并存在垂体肥大。严重的垂体肥大可以与垂体病变(如垂体瘤)引起的继发性甲减相混淆。当垂体增大明显时,可以压迫视神经造成视野缺损,中心视野特异性受到限制,而周围视野不受累,有中心盲点。经过一定时间的甲状腺激素补充治疗后,肥大的垂体可以明显缩小或恢复正常。

6. 黏液性水肿昏迷·见下节。

五、实验室和特殊检查

(一)一般检查

血红蛋白及红细胞有不同程度降低。由于甲状腺激素不足,影响促红细胞生成素合成,骨髓造血功能减低,可致轻、中度正常细胞型正常色素性贫血;月经过多可引起小细胞低色素性贫血;由于胃酸减少,缺乏维生素 B_{12} 或叶酸可致巨幼细胞贫血。所有肌酶如 AST、LDH、CPK、CKMB 等均可升高。血糖正常或偏低,而总胆固醇、甘油三酯、低密度脂蛋白胆固醇及载脂蛋白均可升高,但高密度脂蛋白胆固醇的含量改变不明显。

(二)甲状腺激素测定

正常情况下,循环中 T_4 约 99.97% 与特异的血浆蛋白相结合,包括甲状腺素结合球蛋白(TBG,占 60%~75%)、甲状腺素结合前白蛋白(TBPA,占 15%~30%)及白蛋白(Alb,占 10%),循环中 T_4 仅有 0.02% 为游离状态(FT_4);循环中 T_3 的

99.7% 特异性与 TBG 结合,约 0.3% 为游离状态(FT_3)。循环中甲状腺激素储存和运输的主要形式是结合型甲状腺激素,游离型甲状腺激素则是甲状腺激素的活性部分,直接反映甲状腺的功能状态,不受血清 TBG 浓度变化的影响。结合型与游离型之和为总 T_4(TT_4)、总 T_3(TT_3)。临床甲减患者血清总 T_3(TT_3)、总 T_4(TT_4)、游离 T_3(FT_3)、游离 T_4(FT_4)及反 T_3(rT_3)水平降低,其中以 FT_4 变化最敏感,TT_4 变化其次。正常老年人的血 T_4、T_3 及 FT_4 水平均较成人低,而 TSH 较成人的数值高,在分析结果时应予以考虑。

正常成人血清 TT_4 水平为 64~154 nmol/L(5~12 μg/dl),TT_3 为 1.2~2.9 nmol/L(80~190 ng/dl),不同实验室及试剂盒略有差异。目前多采用竞争免疫测定法,趋势为非核素标记(标志物为酶、荧光或化学发光物质)替代放射性核素标记。

正常成人血清 FT_4 为 9~25 pmol/L(0.7~1.9 ng/dl),FT_3 为 2.1~5.4 pmol/L(0.14~0.35 ng/dl),不同方法及实验室测定结果差异较大。将游离型激素与结合型激素进行物理分离(半透膜等渗透析、超滤、柱层析等)后行高敏感免疫测定被认为是金标准,但该技术复杂,测定成本昂贵,不能在临床普遍使用。目前,大多数临床实验室测定 FT_4 和 FT_3 所采用的方法并非直接测定游离激素,其测定结果在某种程度上仍受甲状腺激素结合蛋白浓度的影响,所以称为"游离激素估计值(free hormone estimate)"。

凡是能引起血清 TBG 水平变化的因素均可影响 TT_4、TT_3 的测定结果,尤其对 TT_4 的影响较大,如妊娠、病毒性肝炎、遗传性 TBG 增多症和某些药物(雌激素、口服避孕药、三苯氧胺等)可使 TBG 增高而导致 TT_4 和 TT_3 测定结果假性增高;低蛋白血症、遗传性 TBG 缺乏症和多种药物(雄激素、糖皮质激素、生长激素等)则可降低 TBG,使 TT_4 和 TT_3 测定结果出现假性降低。有上述情况时应测定游离甲状腺激素。

反 T_3(reverse T_3,rT_3)是由 T_4 在外周组织中经 5-脱碘酶的作用脱碘形成。rT_3 是 T_4 降解产生的无生物活性产物。血清中 98% 的 rT_3 与 TBG 结合,故凡影响 TBG 的因素均可影响 rT_3 的浓度。在通常情况下,rT_3 的浓度与 TT_3 和 TT_4 的变化平行。在重度营养不良和各种急慢性疾病伴发的甲状腺功能正常的病态综合征(euthyroid sick syndrome,ESS)可出现所谓的"分离现象",rT_3 可明显升高,而血清 T_3 明显降低,是因为 5'-脱碘酶活性下降,5-脱碘酶活性上升,导致 T_4 向 rT_3 增多有关。另外,丙硫氧嘧啶、糖皮质激素、普萘洛尔、胺碘酮等药物,以及碘造影剂均可抑制 T_4 向 T_3 转化,从而使血清 rT_3 升高。测定血清 rT_3 水平用于 ESS 与甲减的鉴别,前者血清 T_3、T_4 降低,rT_3 增高,TSH 在正常水平,而后者 T_3、T_4、rT_3 均降低,TSH 升高。用放射免疫分析(RIA)法测定正常成人血清总 rT_3 正常参考值为 0.2~0.8 nmol/L(13~53 ng/dl)。

(三)TSH 测定

血清 TSH 的检测是筛查甲状腺功能异常、调整原发性甲减甲状腺激素替代治疗剂量的主要依据。TSH 的分泌对血清中 FT_4 微小变化十分敏感,在甲减早期,FT_4 还未检测到异常时 TSH 已经发生改变。

血清 TSH 测定方法已经经历了 3 个阶段的改进。第一

代 TSH 测定,主要采用 RIA 技术,灵敏度较差(1～2 mIU/L),下限值为 0 mIU/L,可以诊断原发性甲减,但无法诊断甲亢;第二代 TSH 测定以免疫放射法(IRMA)为代表,敏感性和特异性明显提高,灵敏度达 0.1～0.2 mIU/L,称为敏感 TSH(sensitive TSH, sTSH)测定,其正常值范围为 0.3～4.5 mIU/L,该方法已经能够诊断甲亢;第三代 TSH 测定以免疫化学发光法(ICMA)为代表,灵敏度为 0.01～0.02 mIU/L,称为超敏感TSH(ultrasensitive TSH, uTSH)测定。目前,我国大多数实验室使用的是第二代和第三代 TSH 测定方法。建议选择第三代的测定方法。

TSH 每日都会在均值的 50% 左右波动,一日中同一时段连续采集血样,TSH 的变异率达 40%。TSH 最低值出现在傍晚,睡眠时最高。鉴于此,血清 TSH 水平在正常范围的40%～50%波动时并不能反映甲状腺功能的变化。

美国临床生物化学学会(NACB)建议,TSH 正常值应来源于 120 例经严格筛选的正常人。正常人的标准是:① TPOAb、甲状腺球蛋白自抗体(TgAb)阴性;② 无甲状腺疾病的个人史和家族史;③ 未触及甲状腺肿;④ 未服用除雌激素外的药物。TSH 参考值为 0.3～4.8 mIU/L,参考值还会因年龄、种族、性别、碘营养状态及采用的试剂盒不同有差异。

周围性甲减患者血清 TSH 一般高于正常范围,但 T₃、T₄也显著升高。FT₄ 降低而 TSH 正常或偏低,考虑为继发性甲减。有资料显示,中枢性甲减患者中,40%患者的 TSH 在正常范围,35%低于正常,25%稍高于正常。

(四) TRH 兴奋试验
静脉注射 TRH 200～500 μg,观察血清 TSH 的变化。垂体性甲减者 TSH 无反应,下丘脑性甲减则可呈正常反应或迟发反应;而原发性甲减的患者,TSH 本已升高,此时可呈过度反应。值得注意的是,TRH 试验的临床价值有一定的局限性,采用单次注射法一般很难鉴别下丘脑和垂体性甲减。一组研究表明,在下丘脑垂体性甲减病例中只有 31% TSH 对TRH 刺激的反应减低,而在所有 TSH 反应减低者中只有59%是下丘脑垂体性甲减,还有 41%属于正常甲状腺功能者。

(五) 甲状腺自身抗体测定
TgAb 及 TPOAb 测定是确定原发性甲减病因的重要指标和诊断自身免疫甲状腺炎(包括桥本甲状腺炎、萎缩性甲状腺炎等)的主要指标。一般认为 TPOAb 的意义较为肯定。自身免疫性甲状腺炎患者血清 TgAb、TPOAb 阳性率为 50%～90%,阻断性 TSH 受体抗体(TBAb)阳性率为 20%～30%。

(六) 甲状腺摄碘功能测定
一般均降低或明显减低。但在缺碘性甲减一般仅轻度降低或升高。

(七) 基因检测
基因检测在先天性甲减的诊断中占有重要位置。如碘转运异常者,可以通过检测钠碘同向转运体基因,发现其突变位点。甲状腺激素抵抗的患者可以检测到甲状腺激素受体β基因等异常。MCT8 基因突变者,可以通过检测 MCT8 基因得以确诊。

(八) 心电图和超声心动图
心电图表现为低电压,窦性心动过缓,PR 间期延长,T 波低平,可有完全性房室传导阻滞等。超声心动图示室间隔不对称性肥厚,心脏收缩时间间期,尤其射血前间期延长,并且可显示心包积液及其严重程度。

(九) 影像学检查
1. 甲状腺彩超·一般来说,对甲减诊断的临床价值有限。有时,可以发现甲状腺血流减少,对甲状腺结节可鉴别囊性和实质性。对 HT 或亚急性甲状腺炎者可见低回声征象,有时伴有单个或多发性结节。

2. 甲状腺核素扫描·对有甲状腺肿大的甲减观察甲状腺核素的分布有一定的临床价值。例如,桥本甲状腺炎的甲状腺同位素摄取分布不均匀。此外,甲状腺扫描对甲状腺异位和缺如有确诊价值。

3. CT 或 MRI·甲减者不必常规进行 CT 或 MRI 检查。对于下丘脑垂体性甲减可适当施行头颅或蝶鞍影像学检查,以期明确病因。

(十) 甲状腺穿刺病理学检查
在定位技术设备帮助下行粗针或细针穿刺检查,通过组织学或细胞学检查对自身免疫性甲状腺炎等的诊断确定有一定的参考价值,尤其是诊断 HT 和亚急性甲状腺炎具有较大的价值。

六、诊断和鉴别诊断

(一) 诊断
1. 诊断依据
(1) 病史特征:甲减的病因不同,病史特点各异。自身免疫性甲状腺疾病可以有阳性家族史。

(2) 临床表现:由于病程和严重程度的差异,甲减患者的临床表现并非完全相同。一般而言,甲状腺激素减少可引起机体各系统功能减低及代谢减慢,病情较严重时,出现典型的甲减临床征象。此外,不同患病年龄的临床综合征也有较大差异。有些患者以特殊表现为主,临床上应高度重视。

(3) 辅助检查:甲状腺功能(TSH、FT₄ 和 FT₃ 等)确定甲减的诊断,检测甲状腺自身抗体及必要时的甲状腺摄碘率、甲状腺穿刺细胞学检查等确定甲减的病因。

2. 诊断标准
(1) 原发性甲减:① 具有甲减的临床特征。② 血清FT₄降低,FT₃正常或降低。③ 血清 TSH 升高。TRH 兴奋试验,TSH 呈过度反应。亚临床甲减:① 血清 FT₃、FT₄正常。② 血清 TSH 升高。

(2) 继发性或三发性甲减:① 血清 FT₃、FT₄ 降低。② 血清 TSH 降低。部分患者 TSH 正常,甚至轻度升高。TRH 兴奋试验,TSH 无反应(垂体性甲减)或延迟反应(下丘脑性甲减)。

(3) 消耗性甲减:① 临床上多无特异性症状和体征。② 多无甲状腺疾病家族史。③ 体内 D3 过度表达,血清 TSH和 rT₃ 大量增加。消耗性甲减常作为一种副肿瘤综合征或靶向药物的不良反应出现,相关病史有助于明确诊断。

(4) 甲状腺激素抵抗综合征:① 缺乏甲减的临床表现。② 90%的患者具有家族史,遗传方式大多数为常染色体显性遗传。③ TT₄、TT₃、FT₄增高(从轻度增高到 2～3 倍的增高），TSH 增高或者正常。TRH 兴奋试验，TSH 增高，垂体 MRI 检查无异常。

3. 诊断步骤

(1) 明确是否为甲减（功能诊断）：根据典型临床表现，并参考实验室检查结果，如甲状腺激素及 TSH 水平等，甲减的诊断并不困难。

(2) 确定甲减的类型和病因（病因诊断）：是甲减诊断最为困难而关键的一步。临床上需借助病史、TSH、甲状腺自身抗体、甲状腺摄碘率测定等措施综合判断。必要时需要进行 TRH 兴奋试验、甲状腺穿刺细胞学检查及头颅或蝶鞍影像学检查方可确诊。

(3) 了解甲减的严重程度：确诊甲减的存在，并明确其类型后，还必须对患者有一个全面的评估，以了解有无甲减心脏病等严重并发症及相关合并症。此时，应进行相应的辅助检查，如心电图、超声心动图等。

图 4-13-1 为甲减的诊断思路。

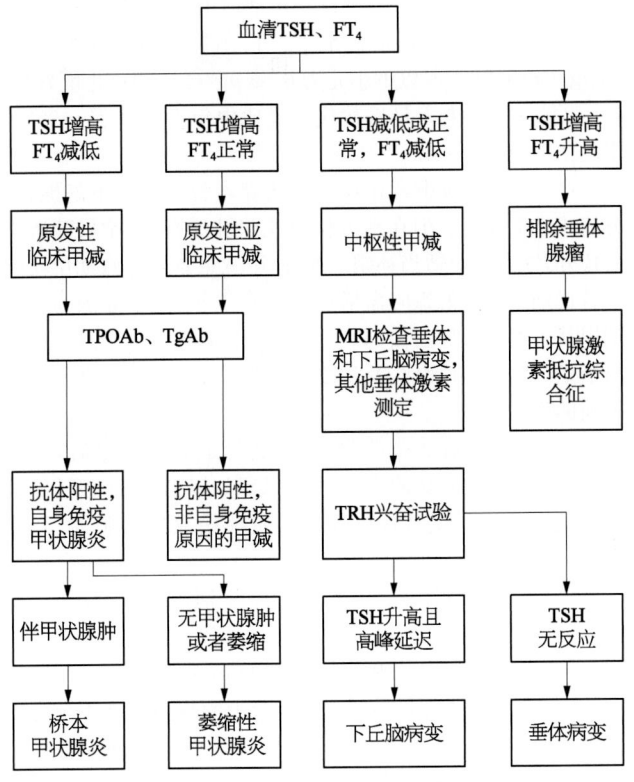

图 4-13-1 甲减的诊断思路

（二）鉴别诊断

1. 低甲状腺激素综合征的鉴别·主要需与低 T_3 综合征和肾上腺皮质功能减退症鉴别。

2. 甲减病因的鉴别·即区别原发性、中枢性和周围性甲减。

3. 甲减与亚临床甲减的鉴别·主要根据 FT_3、FT_4 和 TSH 检查结果确定。

4. 甲减常见症状的鉴别·主要包括水肿、贫血、高血压、浆膜腔积液和肝功能异常等。

5. 与其他系统疾病鉴别·如青春期延迟、垂体性侏儒、肾病综合征、冠心病和垂体瘤等。

七、治 疗

（一）一般治疗和对症治疗

甲减者应注意休息，给予高蛋白质和高热量饮食。有贫血者可补充铁剂、维生素 B_{12} 和叶酸等。自身免疫性甲状腺炎者宜适当控制碘的摄入。

（二）对因治疗

大多数甲减缺乏有效的对因治疗方法。对于缺碘引起的甲减，需及时补充适量的碘剂。药物所致者宜停用相关药品。

（三）甲状腺激素替代治疗

1. 治疗目标·原发性临床甲减的治疗目标是甲减的症状和体征消失，TSH、TT_4、FT_4 值维持在正常范围。继发性甲减主要根据 TT_4 和 FT_4 结果判断治疗效果。

2. 常用制剂·甲状腺激素制剂有甲状腺片、左旋甲状腺素（LT_4）、左旋三碘甲腺原氨酸（LT_3）及 LT_3/LT_4 的混合制剂，后两者作用强，持续时间短，心脏和骨骼不良反应较大，目前也没有充分的证据证明单用 LT_3 或者 LT_4 和 LT_3 联合疗法比单一药物疗法具有优越性。因此，不推荐常规使用 LT_3 或 LT_3/LT_4 的混合制剂治疗甲减。干甲状腺片是将猪甲状腺在去除结缔组织及脂肪组织后经纯化、干燥并制成的粉状产品。干甲状腺片中 T_4 与 T_3 比例约为 4.2：1，显著低于人体甲状腺分泌的比例 14：1，并且 T_3 含量不稳定。T_3 相对过剩将导致提供超生理剂量的 T_3。此外，由于 T_3 半衰期较短，给药后出现短暂峰值并且一日内 T_3 水平会发生波动。目前尚缺乏关于干甲状腺提取物应用的长期对照研究结果。故不推荐作为甲减的首选替代药物（表 4-13-2）。

表 4-13-2 三种甲状腺激素制剂的量效关系

甲状腺片(mg)	LT_4(μg)	LT_3(μg)
15	25	12.5
30	50	25
60	100	50
100	150	75
120	200	100
180	300	150

LT_4 是治疗甲状腺功能减退的主要替代药物，因其能有效地减轻甲状腺功能减退症的各种症状，长期应用经验证明 LT_4 具有不良反应少、依从性好、肠道吸收好、血清半衰期长、治疗成本低等优点。甲状腺功能减退的患者缺乏内源性甲状腺激素。正常人甲状腺每日大约分泌 85 μg 的 T_4，T_3 大约 80%（约 26 μg）由外周的 T_4 转换而来，仅有 20%（约 6.5 μg）来自甲状腺直接分泌。目前普遍认为，尽管 T_4 是甲状腺分泌的主要激素，甲状腺激素作用于外组织主要为 T_3 与其核受体结合。LT_4 治疗甲状腺功能减退症的基本原理是利用外源的甲状腺素（T_4）在外周组织转换为活性代谢产物 T_3。LT_4 片剂的胃肠道吸收率可达到 70%～80%。长半衰期（约 7 日）使得每日 1 次给药，便可以稳定血清 T_4 和 T_3 水平。

3. 用药方法

(1) 甲状腺片：本药常规剂型为每片 40 mg，开始作用时间为 4 日，作用持续时间为 10 日左右。对老年或病情较重的患者，甲状腺片的开始剂量为每日 10～20 mg。每 1～2 周后增加 10～20 mg，以后根据病情需要每 4 周增加 20 mg，直到临床症状缓解，甲状腺功能达正常范围，然后维持该剂量长期治疗。维持量一般为每日 40～120 mg。但甲状腺片中 T_4 与 T_3 比例显著低于人体甲状腺分泌的比例，并且 T_3 含量不稳定。此外，由于 T_3 半衰期较短，给药后出现短暂峰值并且一日内 T_3 水平会发生波动，T_3 相对过剩将导致提供超生理剂量的 T_3，因此临床已经逐渐被 LT_4 所代替。

（2）LT_4：我国常用剂型有 50 μg 和 100 μg 两种，开始作用时间和持续时间与甲状腺片相似。起始剂量为 25～50 $\mu g/d$，老年患者或合并严重心脏病患者可以 12.5 $\mu g/d$ 起始。补充 LT_4 治疗初期，每间隔 4～6 周测血清 TSH 及 FT_4。根据 TSH 及 FT_4 水平调整 LT_4 剂量，直至达到治疗目标。治疗达标后，至少需要每 6～12 个月复查 1 次上述指标。其维持治疗剂量一般成年患者 1.6～1.8 $\mu g/(kg \cdot d)$，儿童需要较高的剂量，大约 2.0 $\mu g/(kg \cdot d)$，老年患者则需要较低的剂量，大约 1.0 $\mu g/(kg \cdot d)$，妊娠时的替代剂量需要增加 30%～50%。

LT_4 服药方法是每日晨起空腹服药 1 次，如果剂量大，有不良反应，可以分多次服用。LT_4 在空肠与回肠被吸收，空腹条件下胃内呈酸性状态，其对后续的小肠吸收至关重要。如果以 TSH 的控制水平为标准，那么不同的服药时间相比较，从吸收最好到最差排序是早餐前 60 min、睡前、早餐前 30 min、餐时。还要考虑到患者的依从性，如尽管空腹服药可能促进 LT_4 吸收，但可能给患者带来不便。因此，如果早餐前 1 h 服用 LT_4 不可行的，睡前服药也可选择。

LT_4 与其他药物的服用间隔应当在 4 h 以上，因为有些药物和食物会影响 T_4 的吸收和代谢，如肠道吸收不良及氢氧化铝、碳酸钙、消胆胺、硫糖铝、硫酸亚铁、食物纤维添加剂等均可影响小肠对 LT_4 的吸收；苯巴比妥、苯妥英钠、卡马西平、利福平、异烟肼、洛伐他汀、胺碘酮、舍曲林、氯喹等药物可以加速 LT_4 的清除。甲减患者同时服用这些药物时，需要增加 LT_4 用量。

4. 治疗监测指标·补充甲状腺激素，重新建立下丘脑-垂体-甲状腺轴的平衡一般需要 4～6 周的时间，故原发性甲减治疗初期，每间隔 4～6 周测定血清 TSH 及 FT_4。根据 TSH 及 FT_4 水平调整 LT_4 剂量，直至达到治疗目标。治疗达标后，需要每 6～12 个月复查 1 次上述指标。

5. 注意事项

（1）替代治疗开始及随后增加剂量均有可能诱发心脏病，故甲状腺素最好从小剂量开始，有甲减性心脏病或 50 岁以上的患者以及冠心病者更应慎重，以免发生心律失常、心绞痛或急性心肌梗死。增加剂量过程中相隔时间不宜过短且增加剂量不宜过大。一旦出现心律失常、心绞痛或心电图示缺血加重，应给予相应治疗，并可减回原剂量，必要时暂停使用甲状腺激素。年轻患者，尤其是近期发病者亦可开始即用足量甲状腺片或 LT_4 替代治疗。

（2）替代治疗的目标是用最小剂量纠正甲减而不产生明显不良反应。原发性甲减疗效的观察应以血 TSH 水平达正常范围为标准，一般要求成人在 3～4 个月内调整至最佳替代剂量，少儿则应在 3～6 周内达标。大部分患者足量用药 2～3

周后开始利尿，身体轻松，体力增加，皮肤湿润，直至黏液性水肿完全消失。患者血 T_3、T_4 水平一般于 2～3 周恢复，但重新建立下丘脑-垂体-甲状腺轴的平衡往往需要 4～6 周的时间。由于 T_4 半衰期较长，调至满意剂量需要一定时间，在调节药量过程中应每 4～6 周测 TSH 及 FT_4。应该注意，部分 HT 甲减者，特别是水肿明显，年轻及有家族史的患者不一定需终身替代治疗。这类患者可于治疗的 1 年左右停服甲状腺激素 4～6 周，若见 TSH 正常，则可定期随访。此外，一些 HT 患者由于抗体类型的转变，可由甲减转为甲亢，治疗中应注意鉴别。

（3）替代用量受甲减病情及其合并症、患者的年龄、性别、生活环境及劳动强度等多种因素的影响，因此必须强调基础替代用量的个体化。患者如有吸收不良，使用抑酸药及服用含铝制剂、硫酸亚铁、洛伐他汀或糖皮质激素、利福平、卡马西平等药物时，甲状腺激素需要适当增加剂量。小儿用量一般较成人大（按体重计算），必须足量补充以防止影响生长和大脑的发育，需使血清 T_4 维持在正常值上限。如为原发性甲减，则 TSH 亦需达到正常水平。T_4 用量在新生儿为 10～15 $\mu g/(kg \cdot d)$，1 岁以下小儿为 6～8 $\mu g/(kg \cdot d)$，儿童为 2～4 $\mu g/(kg \cdot d)$。老人足量替代用量比中年人少 20%～30%，平均 1.0 $\mu g/(kg \cdot d)$。

（4）女性甲减患者在规范甲状腺素替代治疗下妊娠，可分娩正常的婴儿。但在地方性甲状腺肿流行区，孕妇除激素替代外，饮食还应适当补碘。此外，甲减患者在妊娠期甲状腺素替代剂量较未妊娠时需增加 30%～50%，主要原因为妊娠期甲状腺素结合球蛋白（TBG）增加。在妊娠首 3 个月即应开始增量，定期检查评估，及时按需调整。分娩后即应恢复至妊娠前的替代剂量。

（5）替代治疗常需终身服药，选择适宜维持量后，可每年测量 1～2 次甲状腺激素谱和 TSH，以监测药物剂量是否合适。长期过量替代可促使骨质疏松及心脏肥大、心律失常等。

（6）T_3 吸收和代谢均较迅速，半衰期短，需 1 日多次服用，且血中波动较大，一般不用以常规替代治疗。

（7）空腹服用甲状腺激素可增加其生物利用度。

（8）下丘脑垂体性甲减如伴有肾上腺皮质功能不全应先行补充糖皮质激素，3～5 日后方可开始甲状腺激素替代治疗，以免诱发肾上腺危象。

（四）黏液性水肿昏迷的治疗
见下节。

八、筛 查

目前，对于甲减在普通人群中的筛查未能达成共识。建议在下述高危人群积极筛查：有自身免疫病者；有恶性贫血者；一级亲属有自身免疫性甲状腺病者；有颈部及甲状腺的放射史，包括甲亢的放射性碘治疗及头颈部恶性肿瘤的外放射治疗者；既往有甲状腺手术或功能异常史者；甲状腺检查异常者；患有精神性疾病者；服用胺碘酮、锂制剂、酪氨酸激酶抑制剂、干扰素 α 或 IL-2 等者；高催乳素血症者；有心包积液者；血脂异常者。

九、预防和预后

(一) 预防

甲减主要由自身免疫性甲状腺炎、缺碘、放射治疗及手术等所致,如及早预防可减少发病。针对地方性缺碘者,采用碘化食盐并加强临床治疗,可使甲减的发病率明显减少。由药物引起者,应注意及时调整剂量或停用。此外,大力推广现代筛查诊断方法,进行甲减的宫内或产后早期诊治,将明显降低胎儿、新生儿先天性甲减的发病率,减少克汀病的危害,改善其不良预后。

(二) 预后

甲减患者的预后因其发病的原因不同而有差异,通常大部分甲减患者在补充甲状腺激素后,甲减症状消失,机体代谢恢复正常,预后良好。其中,一过性甲减患者有可能在临床症状缓解后停药,甲减症状和体征不再复发。但是,大部分甲减患者需要终身服用甲状腺激素制剂,以维持甲状腺功能在正常水平。假如患者同时合并心血管疾病,影响甲状腺激素的应用,对预后不利。幼儿型甲减延误治疗,会对生长发育和性成熟产生不良影响。克汀病的预后较差,患儿往往出现严重的智力障碍,并有体质和性腺发育的异常,但早期发现,及时治疗可使患者的总体发育水平接近正常。如果甲减患者未能及时诊断,合并有各种诱发因素,如感染、寒冷、麻醉或应用镇静催眠药物,则可能进一步加重甲减症状,甚至发展为黏液性水肿昏迷。

第二节·甲状腺功能减退危象

甲状腺功能减退危象(hypothyroid crisis)又称黏液性水肿昏迷(myxedema coma),是甲状腺功能减退罕见的危及生命的并发症,患者除有严重的甲减表现外,尚有多器官功能异常、进行性的精神状况的改变,包括嗜睡、麻痹、谵语或昏迷。事实上,多数甲状腺功能减退危象患者并无昏迷,而主要表现为精神状况的异常,因此延误了诊断与治疗。本病通常发生于冬季,见于未经治疗或病情控制欠佳的患者,老年患者好发。如果不能及时诊断和治疗,甲状腺功能减退危象的死亡率在50%以上,即使早期诊断和适当的治疗死亡率仍在25%以上。

一、病因和发病机制

甲状腺功能减退危象多见于原发性甲减患者。其基本的病理基础是甲状腺激素缺乏。如果未经妥善处理,甲状腺功能减退可以自发进展到危象状态,某些诱因则促使本病的发生。

(一) 常见诱因

1. 感染·是最常见的诱因。各种感染均可诱发昏迷,肺部感染尤甚。

2. 应激·外伤、手术、心脑血管意外如心肌梗死、充血性心力衰竭和脑血管意外等。

3. 药物·止痛镇静药、麻醉剂、巴比妥类、β受体阻滞剂、苯妥英钠、胺碘酮和利福平等药物过量使用,甚至一般剂量也可诱发昏迷。

4. 寒冷、低温。

(二) 发病机制

甲状腺功能减退危象的发生是由综合因素介导的。其中,体温过低、大脑酶系统功能障碍、二氧化碳潴留和糖代谢异常等起关键作用。由于甲状腺激素缺乏,机体基础代谢明显减低,热量产生不足,故而出现体温过低。低体温与甲状腺激素缺乏使脑细胞高度抑制,加上蛛网膜下腔或脉络膜水肿变性,使脑脊液压力升高,脑酶系统活性受到抑制。甲状腺激素不足及肾上腺皮质激素相对缺乏,导致低血糖,后者则加重脑水肿与缺氧。病情严重者,可出现呼吸肌无力,呼吸中枢功能降低,致使肺泡通气不足,机体缺氧,二氧化碳潴留,导致二氧化碳麻痹和呼吸性酸中毒。因此,低体温、低血糖、低血压和水中毒等共同促进了甲状腺功能减退危象的发生与发展。

二、临床特点

(一) 早期表现

畏寒、皮肤干燥、便秘、虚弱、嗜睡、抑郁、体重增加和月经紊乱等。患者可有肌肉痉挛、感觉异常、感情淡漠、共济失调和精神障碍等症状。老年甲减患者常缺乏典型临床表现,可能仅表现活动减少,部分患者由于甲减的代偿而缺乏症状。体检可见典型黏液性水肿外貌,表现为表情淡漠、面部水肿、苍黄、眶周水肿、上睑下垂、舌大;头发稀、干枯、缺乏光泽,眉少,往往外1/3脱落,皮肤弹性差、干燥、粗糙、无汗,四肢末端以非凹陷性水肿为主。甲状腺往往增大或有颈部手术瘢痕。

(二) 晚期表现

1. 昏迷·在诱因作用下,患者从嗜睡、意识不清,逐渐进入昏迷状态。昏迷一旦发生,常常难以恢复。

2. 低体温·是甲状腺功能减退危象的标志和特点,发生率约占80%,一般在36℃以下。一些患者在昏迷前即有体温下降,若予以足够重视并采取有效的治疗措施,可以防止发展为昏迷。

3. 低血糖·主要与甲状腺激素不足、肝糖原生成减少有关。若患者伴有肾上腺皮质激素相对不足,则促进低血糖的发生。

4. 低血压·危象早期患者舒张期血压升高,晚期血压下降,一旦出现任何程度的低血压都应当看作病情发展到了不可逆的不利征象。

5. 低血钠与水中毒·主要缘于低甲状腺激素状态对肾脏的直接影响以及血中抗利尿激素升高。

6. 呼吸抑制·呼吸浅而快,呈低换气状态,氧分压降低,二氧化碳分压升高,出现脑缺氧和呼吸性酸中毒。

7. 出血倾向·与毛细血管脆性增加有关。出血部位以皮肤、消化道黏膜和牙龈为主。

8. 其他·患者可因神经肌肉张力降低,出现尿潴留和麻痹性肠梗阻。晚期患者尚可有少尿、无尿表现。感染的症状与体征常常被严重的代谢紊乱所掩盖。如果昏迷持续时间长,患者合并感染,而体温在34℃以下,或者合并明显的呼吸循环功能衰竭等,则提示病情危重。

三、实验室和特殊检查

1. 血象·患者常无白细胞增高,白细胞分类异常可提示为感染或脓毒症,另外可有贫血的血象特点。

2. 甲状腺激素谱·患者一般显示血清甲状腺激素水平降低。对于继发性或三发性甲减,TSH 也明显低于正常或测不出,部分患者 TSH 水平正常或高于正常,而原发性甲减者,TSH 显著升高。低 T_3、T_4 综合征和一些药物(如多巴胺、糖皮质激素)作用下,TSH 因受到抑制可无增高。

3. 血气分析·可见低氧血症、高碳酸血症、呼吸性或混合性酸中毒等。

4. 血生化指标·血钠、血氯正常或减低,血钾正常或升高。血糖大多数正常,少数病例降低,个别升高。胆固醇常常升高,有 1/3 正常或降低。因肾灌注减低,血尿素氮、肌酸磷酸激酶均可升高。偶尔出现高血钙,其原因尚未明。

5. 心电图·心动过缓,各导联低电压,T 波低平或倒置,有时伴有传导阻滞。

6. 影像学检查·超声心动图可以发现心包积液,胸部 X 线显示心影扩大。蝶鞍 CT 或 MRI 可有鞍体增大的表现。

四、诊断和鉴别诊断

本病具有三大典型临床特征: ① 不同程度的意识障碍; ② 体温调节功能障碍; ③ 明确诱因(寒冷、感染、外伤、心力衰竭、脑卒中等)。结合甲状腺功能减退的病史、确切的诱发因素及相应的辅助检查,一般可以明确诊断。临床上尚需与垂体危象、低血糖昏迷、肾功能不全和某些心脏疾病鉴别。

五、治 疗

(一) 常规治疗

1. 积极改善呼吸循环状况·呼吸衰竭是甲减危象的第一死因,注意保持呼吸道通畅,监测血气。一旦发现有呼吸衰竭的征象,就应气管内插管或气管切开,及时吸氧和机械辅助呼吸。要及时纠正低血压,对心血管功能低下、血容量不足的患者,及时输血输液,预防休克的发生。

2. 保暖·可以通过提高环境中的温度或增加被褥而实现。一般而言,患者在接受甲状腺激素治疗后,体温可缓慢上升,不必采用体外加热的方法。

3. 纠正代谢紊乱,注意水电解质平衡·补液过多或过速可导致脑水肿、心力衰竭或水中毒。输液时须谨慎,限制补充液体,防止水中毒及加重低钠血症。即使中度低血钠也能使甲减患者的精神障碍加重,因此对低钠血症应有足够的重视。谨慎的水限制是避免这种并发症的最好方法。如无发热,一般每日 500～1 000 ml 即可。

4. 积极去除诱因·本病感染的征兆表现不够明显。所有患者都应防治感染,治疗心律失常。避免使用镇静剂和麻醉药。

(二) 特殊治疗

1. 甲状腺激素替代疗法·开始应当给予静脉注射甲状腺激素替代治疗。先静脉注射 LT_4 200～400 μg 作为负荷剂量,继之每日静脉注射 LT_4 1.6 $\mu g/kg$,直至患者的临床表现改善改为口服给药或者其他肠道给药。如果没有 LT_4 注射剂,可将 LT_4 片剂磨碎后胃管鼻饲。鉴于黏液性水肿昏迷患者甲状腺素转换为三碘甲腺原氨酸可能会减少,除了给予 LT_4 之外,有条件时还要静脉注射 LT_3。但避免 LT_3 剂量过高,因为治

疗中高 T_3 血症与致死性相关。可以予 LT_3 5～20 μg 负荷剂量静脉注射,随后维持剂量为每 8 h 静脉注射 2.5～10 μg,对于年幼或老年患者以及有冠状动脉疾病或心律失常病史的患者则采用较低的剂量。治疗可以持续到患者明显恢复(如患者恢复意识和临床指标改善)。临床也可以口服或鼻饲甲状腺片 40～80 mg/次,每日 2～3 次。对于有明确肾上腺皮质功能减退者,应该首先给予糖皮质激素,而后再应用甲状腺激素制剂。

2. 糖皮质激素·甲减患者往往伴有肾上腺皮质功能不足,应用甲状腺激素后,此现象更加明显。所以,在甲状腺功能减退危象治疗中适当应用糖皮质激素是可取的。可静滴氢化可的松 200～400 mg/d。如果合并休克、低血糖和低血钠,糖皮质激素的应用更为必要。

六、预 后

本病如未能及时治疗,预后差,呼吸衰竭是主要死亡原因。许多因素如体温明显降低、昏迷时间延长、低血压、恶病质及未能识别和及时处理等均影响预后。实验室检查结果,对于判断预后价值不大。

参考文献

[1] 张忠邦.甲状腺疾病[M].南京:江苏科学技术出版社,1987,90 - 144.
[2] 史轶蘩.协和内分泌和代谢学[M].北京:科学出版社,1999,1042 - 1051.
[3] 段宇,刘超,蒋须勤.自身免疫性甲状腺疾病遗传易感基因的新认识[J].国外医学(遗传学分册),2001,24(2): 102 - 104.
[4] 李倩,刘超,蒋须勤.甲状腺激素抵抗综合征的研究进展[J].江苏临床医学杂志,2001,5(5): 468 - 470.
[5] 刘超,狄福松,唐伟.内分泌和代谢性疾病诊断流程与治疗策略[M].北京:科学出版社,2007,105 - 135.
[6] 段宇,刘超,冯尚勇,等.江苏地区甲状腺功能减退症流行现状调查[J].中华内分泌代谢杂志,2008,24(3): 275 - 277.
[7] 刘超,杨昱,陈立立.甲状腺自身抗体的基础和临床进展[J].内科理论与实践,2010,5(2): 139 - 144.
[8] 刘超,陈立立,董吉祥.甲状腺过氧化物酶抗体检测的临床意义[J].中华内分泌代谢杂志,2010,26(2): 171 - 174.
[9] 李春睿,狄红杰,刘超,等.儿童亚临床甲状腺功能减退症[J].国际内分泌代谢杂志,2013,33(4): 234 - 236.
[10] 朱辉,刘超,蔡可英.甲状腺功能减退症替代治疗:使用左旋甲状腺素是否充足?[J].中华内分泌代谢杂志,2015,31(4): 296 - 299.
[11] 陈国芳,刘超.亚临床甲状腺疾病的新挑战:从指南到实践[J].中华内分泌代谢杂志,2017,33(1): 88 - 90.
[12] 孙洪平,谢绍锋,曹雯,等.甲状腺激素抵抗综合征合并 Graves 病一例临床分析[J].中华内分泌代谢杂志,2016,32(3): 224 - 226.
[13] 中华医学会内分泌学分会.成人甲状腺功能减退症诊治指南[J].中华内分泌代谢杂志,2017,33(2): 167 - 180.
[14] 蔡宜彤,关海霞.消耗性甲状腺功能减退症[J].中华医学杂志,2017,97(24): 1910 - 1912.
[15] Gregory AB, Anthony PW. Hypothyroidism and thyroiditis[M]//Shlomo M, Kenneth SP, Larsen PR, et al. Williams textbook of endocrinology. 13th ed.Philadelphia: Saunders, Elsevier Inc, 2016, 416 - 441.
[16] Wiersinga WM. Hypothyroidism and myxedema[M]//DeGroot LJ and Jameson JL. Endocrinology. 6th ed. Philadelphia: WB Sauders, 2010, 1607 -1621.
[17] Beck-Peccoz P, Rodari G, Giavoli C, et al. Central hypothyroidism — a neglected thyroid disorder[J]. Nat Rev Endocrinol, 2017, 13 (10): 588 - 598.
[18] Giorda CB, Carná P, Romeo F, et al.Prevalence, incidence and associated comorbidities of treated hypothyroidism: an update from a European population[J].Eur J Endocrinol, 2017, 176(5): 533 - 542.
[19] Hennessey JV. The emergence of levothyroxine as a treatment for hypothyroidism[J].Endocrine, 2017, 55(1): 6 - 18.
[20] Wirth EK, Rijntjes E, Meyer F, et al. High T3, Low T4 serum levels in

Mct8 deficiency are not caused by increased hepatic conversion through type ideiodinase[J].Eur Thyroid J, 2015, 4(Suppl 1)：87 - 91.

[21] Sharma B, Nehara HR, Saran S, et al. Coexistence of autoimmune disorders and type 1 diabetes mellitus in children：an observation from western part of India[J].Indian J Endocrinol Metab, 2019, 23(1)：22 - 26.

[22] Midgley JEM, Toft AD, Larisch R, et al. Time for a reassessment of the treatment of hypothyroidism[J].BMC Endocr Disord, 2019, 19(1)：37.

[23] Feller M, Snel M, Moutzouri E, et al. Association of thyroid hormone therapy with quality of life and thyroid-related symptoms in patients with subclinical hypothyroidism：a systematic review and meta-analysis[J]. JAMA, 2018, 320(13)：1349 - 1359.

[24] Boucai L, Hollowell JG, Surks MI.An approach for development of age-, gender-, and ethnicityspecific thyrotropin reference limits[J]. Thyroid, 2011, 21：5 - 11.

[25] Hennessey JV, Garber JR, Woeber KA, et al. American Association of Clinical Endocrinologists and American College of Endocrinology position statement on thyroid dysfunction case finding[J].Endocr Pract, 2016, 22 (2)：262 - 270.

第十四章 · 先天性甲状腺功能减退症

宋怀东

第一节 · 先天性甲状腺功能减退症的筛查、诊断和治疗

先天性甲状腺功能减退症简称先天性甲减，是儿童最常见的内分泌代谢性疾病，也是引起儿童智力障碍最常见的原因。如果不能早期发现，给予早期合理的治疗，将会引起患儿严重的智力发育障碍，给社会和家庭带来严重的精神负担。我国自 2006 年进行新生儿先天性甲减免费筛查以来，发现我国新生儿先天性甲减的患病率约为 1/2 000，明显高于欧美人群中 1/(3 000～4 500)的患病率。

一、先天性甲减的病因和分类

先天性甲减的病因主要分为永久性和暂时性。永久性先天性甲减主要是由单基因突变引起的甲状腺功能不足，按其发病的部位，可以分为中枢性、原发性和外周性先天性甲减三大类（表 4 - 14 - 1）。中枢性先天性甲减主要发生在下丘脑和垂体部位，最常见的是垂体发育异常导致的垂体促甲状腺激素(TSH)分泌不足引起的甲状腺功能减退，其主要是由于控制垂体发育过程中的关键基因突变导致，常见的有 Prop - 1、Pit - 1、LHX4、Hesx1 等基因突变。其次由促甲状腺激素释放激素(TRH)受体基因突变导致 TRH 不敏感，以及由垂体柄中断综合征和下丘脑病变引起的 TRH 激素分泌异常，也可以导致中枢性先天性甲减的发生。

外周性先天性甲减主要由于外周组织对甲状腺激素不敏感导致，最常见的是由于甲状腺激素受体 β 亚基突变(THRB)导致的甲状腺激素抵抗综合征和由转运甲状腺激素进入细胞内的转运蛋白 MCT8(又称 SLC16A2)基因突变导致的 Allan - Herndon - Dudley 综合征(AHDS)。

原发性先天性甲减是临床上最常见的一类先天性甲减，目前根据病因不同，大致分为两类：一类是由于甲状腺发育异常引起的先天性甲减，可以表现为甲状腺异位、缺如或发育不良，主要是由控制甲状腺发育过程中的关键基因如 PAX8、NKX2 - 1、FOXE1、NKX2 - 5 等突变导致，在欧美先天性甲减患者中，约 85% 的患者是由甲状腺发育异常引起的。另一类是由甲状腺激素合成障碍导致的先天性甲减，在欧美先天

性甲减中占 15% 左右，这种类型的先天性甲减，是由于甲状腺激素合成过程中的关键基因，如 TG、TPO、TSHR、DOUX2、Pendrin(又称 SLC26A4)和 NIS(又称 SLC5A5)等基因突变引起的。

暂时性新生儿先天性甲减多是由于母亲抗甲状腺药物治疗不当，母亲或新生儿缺碘或碘过量，以及母体内有针对 TSHR 的阻断性自身抗体引起的，这类先天性甲减多是短暂的，不需要终身治疗，需要及时将这类型患者鉴别出来。

我国自 1981 年开始对新生儿进行先天性甲减的筛查，1995 年列入母婴保健法，成为法定筛查的新生儿疾病。2006 年我国开展先天性甲减的新生儿免费筛查，发现了大量的患儿。目前我国先天性甲减筛查的总体覆盖率在 60% 以上。我们自 2014 年开始与国内多家单位合作，收集了部分先天性甲减的样本，建立了先天性甲减的遗传资源库和前瞻性随访的微信群，通过对目前已知的 21 个先天性甲减致病基因的外显子靶向测序，发现在中国先天性甲减的患者中，49%(94/192)患者携带有同一个基因的两个等位基因的突变，表明这些患者的致病基因是明确的。这些患者都是由控制甲状腺激素合成过程中的关键基因突变导致，其中中国人群中，最常见的致病基因是 DOUX2 基因突变，37% 的患者是由于该基因双等位基因突变导致，其次是 TG、TPO 和 TSHR 等基因突

表 4 - 14 - 1　先天性甲减的病因分类

病因分类	发病部位	常见原因
中枢性先天性甲减	垂体和下丘脑	垂体前叶发育异常(Prop - 1、Pit - 1、LHX4、Hesx1 基因突变) TRH 抵抗，如受体突变 TRH 分泌异常，如垂体柄中断综合征、下丘脑病变
原发性先天性甲减	甲状腺	甲状腺发育异常：异位、缺如和发育不全 甲状腺激素合成障碍：甲状腺激素合成过程中的关键基因突变
外周性先天性甲减	外周组织对甲状腺激素不敏感	甲状腺激素抵抗综合征(甲状腺素受体 β 突变) 甲状腺激素转运缺陷(MCT8 突变)

变引起。在我们收集的三联家系中，有 22 个家系的先证者是携带这些甲状腺激素合成过程中关键基因的双等位基因突变的，而他们的父母是携带这些基因的杂合突变，而且父母甲状

腺功能均是正常，证实了这些甲状腺激素合成过程中的关键基因导致的先天性甲减是符合常染色体隐性遗传规律的（图 4-14-1）。

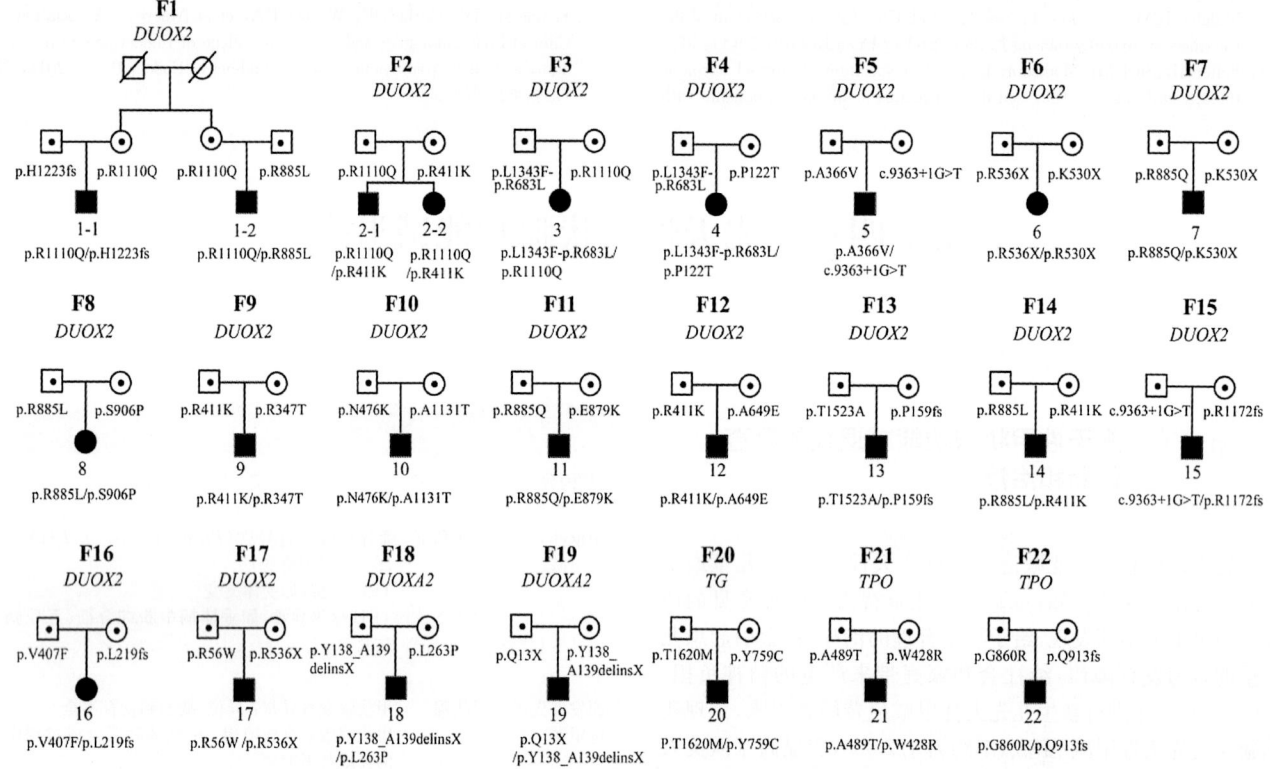

图 4-14-1 先天性甲减患儿的基因突变筛查

控制甲状腺发育过程中的关键转录因子突变导致的先天性甲减被认为是常染色体显性遗传性疾病，在我们的样本中，4.7% 的患者携带有这些基因的杂合突变，但对先证者携带有 FOXE1、PAX8 和 NKX2-1 基因杂合突变的 6 个三联家系分析发现，患者的父亲或母亲有一人携带和患者一样的杂合突变，但其甲状腺功能是正常的，提示这些控制甲状腺发育的关键基因突变导致的先天性甲减可能不是常染色体显性遗传性疾病，这和以前的文献报道不同。我们的研究发现，和欧美人群不同，中国先天性甲减患者至少有近 50% 是由于甲状腺激素合成过程中的关键基因突变导致，而在欧美人群中，先天性甲减主要是由于甲状腺发育异常导致（约占 85%）。同时，在中国人群中，至少有近 50% 的患者，致病基因是明确的，这远远高于欧美人群中先天性甲减的患者，在欧美先天性甲减患者中，仅有 5% 左右患者致病基因是明确的。这为我国进行先天性甲减的分子诊断和产前诊断提供了有利的条件，通过产前的分子诊断，有可能明显降低我国先天性甲减的患病率。

二、先天性甲减的筛查

先天性新生儿甲减患儿出生时缺乏特异性症状或症状轻微，只有进行新生儿先天性甲减的筛查，才能及时诊断和治疗。在进行新生儿甲减筛查之前，多数患儿出现身体和智力发育障碍等症状后才来就诊，往往失去治疗的最佳时机，多数患者治疗后将会遗留明显的智力障碍。

但仔细询问病史，在新生儿早期，有些症状是可以提示先天性甲减的存在，如母亲妊娠时常感到胎动少、过期产、巨大儿，生后可出现黄疸较重或者黄疸消退延迟、嗜睡、少哭、哭声低下、纳呆、吸吮力差、前后囟较大、便秘、腹胀、脐疝、心率缓慢、心音低钝等。中枢性先天性甲减可合并其他垂体激素缺乏，可表现为低血糖、小阴茎、隐睾等。

未治疗的先天性甲减患者导致的不可逆中枢神经系统的损伤，可能与新生儿时期脑的特异性快速生长发育的模式有关。在出生的前 6 个月，新生儿的脑容量有一个快速的生长期，随后脑组织生长减慢进入第二个生长发育阶段，一直维持到 3 岁左右。新生儿脑容量的快速增长期，也是脑神经元快速形成的时期，而甲状腺激素在该阶段脑神经元的发育和增殖中发挥关键的作用。因此，在这个时期，甲状腺激素的不足，将会使脑不能成熟，进而产生不可逆的智力发育障碍。

临床经验表明，在出生后几周内给予甲状腺激素替代治疗，可以预防或明显减轻先天性甲减导致的神经精神发育异常。因此，要抓住先天性甲减早期治疗的窗口期，实现患者治疗后无明显神经发育异常的目的，就必须建立简单可行的方法，对所有新生儿进行筛查，从而实现出生后快速诊断和早期及时治疗。

虽然在 20 世纪 70 年代中期以前，测定外周血中 T_4 和促甲状腺素（TSH）浓度的方法已经用于临床诊断甲状腺疾病，但要进行新生儿甲减的筛查是非常困难的，主要是因为这些方法需要的血清量大，因此样本采集和运输的困难，限制了新

生儿甲减筛查的可行性。直到法国裔加拿大医生 Jean Dussault 发明简易的用放射免疫测定方法(RIA)检测纸片中毛细血管血 T_4 浓度后,才使得人类历史上第一次新生儿先天性甲减筛查成为可能。1971 年,年轻的 Jean Dussault 医生在美国加州大学洛杉矶分校(UCLA)港口总医院 Fisher DA 和 Solmon DH 教授的实验室完成博士后训练,回到加拿大魁北克 Laval 大学医学院内分泌代谢病科建立自己的甲状腺疾病研究室。他的实验室和魁北克省筛查新生儿苯丙酮尿症的实验室紧邻,Dussault 医生注意到,医院将 1 滴新生儿毛细血管血滴在滤纸上,干燥后寄到加拿大魁北克实验室,实验室取出干燥的血斑,用于检测。因此,他就想能否建立一种敏感的方法,通过血斑检测体内的甲状腺激素,减少取血的麻烦以及血样本邮寄过程中的问题,从而达到在新生儿中进行先天性甲减筛选的目的。通过几年的努力,Dussault 医生第一次在国际上建立了血斑中 T_4 放射免疫测定方法,随后 Irie M 和 Larsen PR 教授分别独立地建立起血斑中 TSH 放射免疫测定方法,从而使新生儿先天性甲减的筛查成为可能。1974 年 Dussault 应用 T_4 为指标,在加拿大魁北克省进行了国际上第一个新生儿先天性甲减的筛查。Dussault 教授因为他在先天性甲减筛查中的贡献,曾经被提名诺贝尔生理学或医学奖。

在新生儿先天性甲减筛查的初期,应用 T_4 还是 TSH 作为筛选的指标曾经有争议,在北美的筛选过程中主要以 T_4 作为指标,异常的患者再测定 TSH;而欧洲的一些缺碘地区的筛选计划多是以 TSH 为主要标志,异常的患者再测定 T_4。应用 TSH 作为主要指标的缺陷是,不能诊断中枢性先天性甲减(1/75 000)的患者,以及 TSH 延迟升高的甲减;同时,出生 3 日内的新生儿将可能出现假阳性结果。而 T_4 作为主要筛选标志,将会使 TSH 升高,但 T_4 正常的患者漏诊。由于 TSH 作为指标诊断甲减的敏感性高,漏诊的中枢性先天性甲减的患病率非常低,目前国际上筛查的方法多数采用以 TSH 作为主要的筛选指标来进行,我国的新生儿先天性甲减的筛查也是采用 TSH 浓度来进行。

值得注意的是,血中 TSH 的浓度,在新生儿出生后的不同时段是不同的,一般脐带血中 TSH 浓度在 1～20 mIU/L,出生后 0～11 h,新生儿血中 TSH 浓度处于高峰;在出生后 12～96 h 逐渐降低;在出生后 5～7 日接近成人水平(0～5 mIU/L)。因此,在新生儿先天性甲减的筛查过程中,采血的时间对结果产生一定的影响,我国国家卫生健康委员会规定足月新生儿足跟采血的时间在出生后 72 h 后,7 日之前采血进行检查,要避免在出生后 12 h 内采血。考虑到顺产产妇住院的时间明显缩短,欧洲儿科内分泌协会推荐在出生 24 h 后采血(这可能因为欧洲等国顺产住院时间很短的原因),检测 TSH 浓度。

先天性甲减的筛查常规采用出生后 3～5 日的足跟全血中 TSH 浓度作为指标,但通知患儿进行确诊实验的 TSH 浓度的标准,在不同的筛查方案中是不同的。一般用 TSH 浓度>20 mIU/L、15 mIU/L 或 10 mIU/L 等。诊断标准采用的 TSH 水平越低,通知复诊的新生儿的病例将增加,确诊的比例会降低,但漏诊先天性甲减的可能性将明显减少。如在美国最近进行的一项研究中,他们对 2000 年 1 月至 2002 年 12 月出生的 311 390 例新生儿的筛选中发现,如果以初筛时 TSH 浓度>30 mIU/L 作为标准,发现有 173 例新生儿因为怀疑先天性甲减,需要复查,最终在这些新生儿中,有 114 例患者被确诊;而如果以 TSH 浓度>20 mIU/L 作为标准,有 376 例新生儿需要复诊,在这些新生儿中最终有 144 人被确诊为先天性甲减。但如果以 TSH 浓度>10 mIU/L 为标准,有 3 784 例新生儿需要复诊,其中有 200 例患者被确诊。虽然以 TSH 浓度>10 mIU/L 作为召回复诊的标准,增加了需要复诊的新生儿的数量,但漏诊的先天性甲减却明显减少,考虑到先天性甲减如不能早期及时治疗,将会产生严重的智力发育障碍,因此我们建议 TSH 浓度>10 mU/L 作为召回复诊的标准,是值得推广应用的一个指导新生儿复诊的指标。

三、先天性甲减的诊断

根据欧洲儿科内分泌协会的建议,如果滤纸法测定的 TSH 浓度大于 40 mIU/L 时,在抽取静脉血进行甲状腺功能检测时,不需要等待静脉血甲状腺功能的检测结果,就开始进行甲状腺激素的替代治疗。

若滤纸法测定的 TSH 浓度在 40 mIU/L 以下时,需要等待静脉血甲状腺功能检查的结果,如果静脉血 FT_4 低于正常,无论静脉血中 TSH 浓度的高低,建议开始药物治疗;如果静脉血 TSH>20 mIU/L,即使 FT_4 正常,也要开始药物治疗。

如果复查静脉血中 TSH 浓度在 6～20 mIU/L,且 FT_4 浓度在正常范围内,这类患者需要进一步对甲状腺进行影像学如 B 超、同位素显影检查,有条件的进行先天性甲减的分子诊断,如能明确诊断有甲状腺异位、缺如或有明确致病基因突变的患者,要及时开始药物治疗。病因不明确的患者,如果血清中的 TSH 浓度在 2～4 周仍然高于正常水平,考虑到在出生到 3 岁是患儿智力和脑发育的关键时期,在和患儿父母充分沟通的基础上,建议这些患儿要立即给予药物治疗,小心维持甲状腺功能在正常水平,待患儿 3 岁后,停药重新评估,是否需要继续治疗。

四、先天性甲减的治疗

先天性甲减的治疗原则和成人甲减不同,其治疗原则是甲状腺激素要早期、大剂量、迅速使甲状腺激素恢复正常,要求在治疗后 2 周内,使患儿的甲状腺激素恢复正常,4 周内使 TSH 浓度恢复正常。

药物治疗最好在患儿出生 2 周内开始,或在血清学诊断明确后立即开始。有研究表明,出生后 2 周内开始治疗,是新生儿神经发育和先天性甲减患儿智力达到正常水平的关键。因此,对于先天性甲减患儿,治疗越早越好。治疗的首选药物是左甲状腺素片(LT_4),这是因为 LT_4 在全球各地是一个应用最广泛的甲状腺激素药物,虽然 T_3 是体内甲状腺激素的活性形式,但以前的研究已经表明,联合应用 T_3 和 T_4,并不比单独应用 T_4 有更好的效果,这可能因为体内有大量的内源性脱碘酶的活性,可以将 T_4 转化为有生物学活性的 T_3。脑组织中的 T_3 主要是由于 T_4 在脑组织局部,通过脱碘酶 2(Dio2)转化而成,从而使脑细胞内具有生物学活性的 T_3,经过细胞内的精细调控,来满足机体内脑组织发育的需求。

大量的研究表明,LT_4 的起始治疗剂量低于每日 10 μg/kg,患儿成年后智力水平是明显受损的,因此目前推荐的 LT$_4$ 的起始治疗剂量是每日 10～15 μg/kg。对于 T$_4$ 和 FT$_4$ 浓度明显降低的严重的先天性甲减患儿,建议采用最大起始剂量的 LT$_4$ 治疗,而对于轻度和中度甲减的患儿,可以采取推荐剂量的较低剂量开始治疗。

自从我国进行了先天性甲减的筛查以来,先天性甲减的诊断及时性已经明显提高。在我们收集的 203 例先天性甲减的患儿中,81% 的患者可以在出生 1 个月内获得确诊,2 个月内获得确诊的患儿达到了 95.5%,这为我国先天性甲减的患儿的治疗提供了非常有利的条件(表 4-14-2)。但我国先天性甲减的治疗,尚不尽人意。在有长期随访资料的 143 例先天性甲减患者中,药物治疗后 1 个月内甲状腺功能恢复正常的仅有 7.7%,2 个月内恢复正常的仅有 25.9%,出生后 3 个月甲状腺功能恢复正常的也仅有 32.2%,大多数患者在出生 3 个月后甲状腺功能还未能恢复正常(表 4-14-2),这将可能对患儿的智力发育产生影响,因此我们要大力进行先天性甲减治疗方法的宣传教育,提高我国先天性甲减的治疗水平。

表 4-14-2	中国先天性甲减的诊断和治疗现状			
开始治疗时间	人数	比例(%)	TSH 恢复正常时间	比例(%)
<1 个月	164	81	<1 个月	7.7
1～2 个月	29	14.5	1～2 个月	18.2
2～3 个月	4	1.9	2～3 个月	6.3
3～6 个月	3	1.45	3～6 个月	
>6 个月	1	0.97	>6 个月	
总 数	203			143

图 4-14-2 是一例典型的先天性甲减患者的早期治疗过程。该患儿到我院就诊时年龄是 22 个月,身高体重正常。甲状腺 B 超和 ECT 检查显示异位甲状腺,患儿语言发育迟缓。妊娠 40 周,顺产,母亲患严重妊高症。患儿出生后黄疸持续 15 日。出生后第 12 日确诊为先天性甲减,第 15 日开始服用"优甲乐"(LT$_4$)治疗,首次剂量仅为 12.5 μg/d,在出生后 34 日和 60 日逐渐增加药物剂量,出生后 60 日 TSH 浓度仍高于正常,出生后 3 个月甲状腺功能才恢复正常,以后的治疗过

程中甲状腺功能时有波动。因此,早期快速使甲状腺功能恢复正常并维持甲状腺功能在正常范围,对于患儿的智力发育至关重要。

推荐使用 LT$_4$ 片剂,口服给药,目前国内常用的是优甲乐和雷替斯。在新生儿或婴幼儿,可以将 LT$_4$ 片剂碾碎后溶于几毫升水或母乳中,用小汤匙让患儿服下。给药的时间可以是早晨或睡前,可以在进食前,也可以在吃饭的时候,但每一个人尽可能每日的服药时间和方式固定不变,以便于药物剂量的调整。由于先天性甲减出生后几周内,机体对维生素 D 的敏感性明显升高,因此在 LT$_4$ 治疗开始的几周内,补充维生素 D 要慎重。由于大豆、铁和钙等影响甲状腺激素的吸收,因此在服用甲状腺激素时,应尽量避免同时服用。

药物的维持剂量必须根据检测血清中甲状腺激素及 TSH 浓度进行调整,剂量稳定后,要长期维持,不要随意减量或停药。甲状腺激素替代治疗的目标,是要维持患儿体内的 TSH 浓度在 2 mIU/L 以下,FT$_4$ 和 T$_4$ 浓度在正常值上限。

有文献报道,新生儿甲减治疗开始的 6 个月内,有 4 次以上 TSH 浓度大于 5 mIU/L 以上,将会导致患儿最终智力水平的下降,因此严密观察患儿甲状腺功能,维持患儿甲状腺功能在控制的目标范围内,对患儿预后非常关键。

笔者在 2016 年收治 1 例先天性甲减的患者,就诊时年龄 13 岁,主要表现为智力发育低下,学习能力差,交流障碍,行为异常到我院就诊,其身高 172 cm,体重 55 kg。回顾该患儿的治疗过程发现,患儿 2003 年 9 月 24 日出生,纸片法 TSH 浓度 62.82 mIU/L,出生 15 日复查静脉血清中 TSH 浓度 112 mIU/L,T$_3$、T$_4$ 和 FT$_3$、FT$_4$ 均在正常范围。出生后 25 日,复查静脉血清甲状腺激素正常,TSH 浓度 25.5 mIU/L,直到出生后 34 日,才开始给予优甲乐 25 μg/d 治疗,服药 2 周后,TSH 浓度降低到 2.59 mIU/L(纸片法),随后优甲乐减量到 20 μg/d,2 周后查 TSH 浓度 5.74 mIU/L(纸片法),随后在出生后第 70 日医师建议停药。停药 40 日期间,3 次甲状腺功能提示甲状腺激素水平正常,TSH 浓度在 10～30 mIU/L 波动,随即给予优甲乐 50 μg/d,服药 17 日后,甲状腺功能提示 TSH 浓度 3.66 mIU/L,再次停药,以后多次复查,甲状腺激素水平均在正常范围,TSH 浓度波动在 3～6 mIU/L,医生对患儿的治疗犹豫,未再应用药物治疗(图 4-14-3)。3 岁上幼

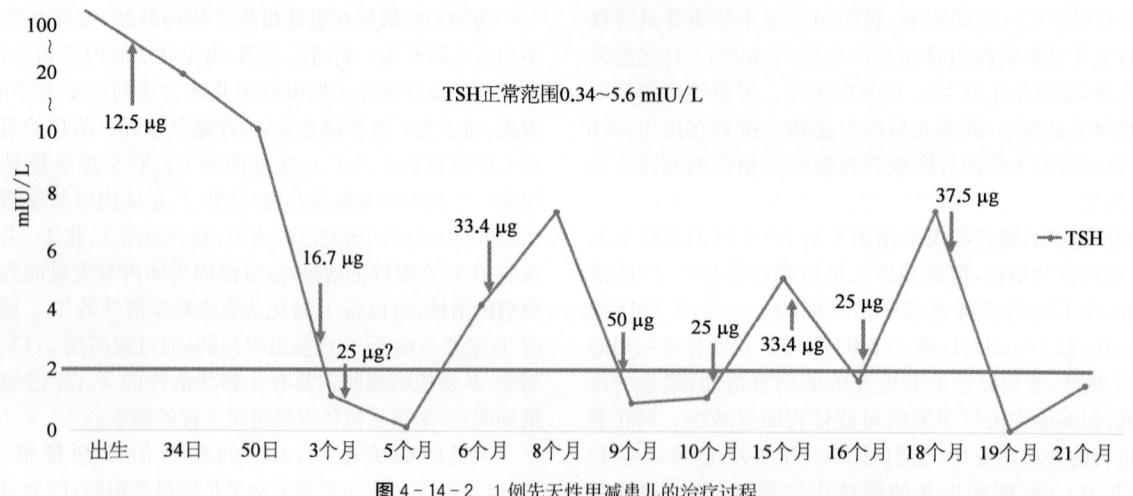

图 4-14-2 1 例先天性甲减患儿的治疗过程

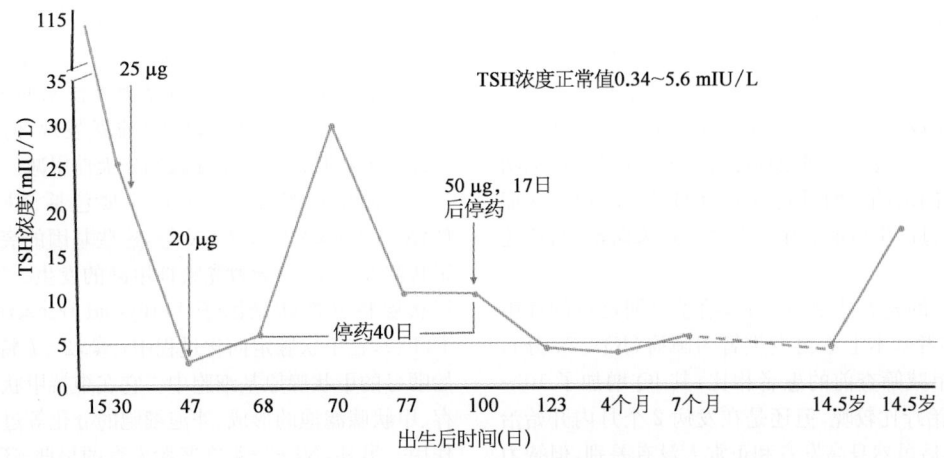

图4-14-3　1例先天性甲减患者的治疗过程

儿园时,因老师照顾困难,需家长专门聘请人员到幼儿园协助教育,小学期间学习困难,成绩差,行为异常。该患儿治疗失败的教训告诉我们,必须早期及时治疗,并严格控制患儿的TSH浓度在目标范围(2 mIU/L以下),才能达到理想的治疗目的。同时提示TSH浓度多次超过正常值上限的患儿,需要及时给予治疗。

五、药物剂量的调整和疗效观察

开始药物替代治疗后,尽量在2周内快速恢复甲状腺功能,并在1岁以内维持FT₄在相对较高的高水平,将会使患者的智力发育更完善。因此,在大剂量优甲乐[10～15 μg/(kg·d)]应用之后,每1～2周检测甲状腺功能,直到甲状腺功能完全恢复正常。在1岁以内,建议每1～2个月检测甲状腺功能。患儿在1～3岁建议每2～4个月检测甲状腺功能1次。3岁以上每6个月复查1次甲状腺功能,直到患儿生长发育完成。抽血检查甲状腺功能时不需要停用甲状腺激素,建议服药4 h后,抽血检测甲状腺功能。

一旦发现甲状腺激素剂量不合适,将根据甲状腺功能检测结果,及时调整甲状腺激素的用量。值得注意的是,甲状腺药物的减量,不能仅根据1次FT₄浓度高于正常就进行减量,建议力争将TSH浓度维持在理想的水平,尤其在出生后3岁之前。每次调整甲状腺激素剂量后,甲状腺功能的检测要加强,每2～4周测定甲状腺功能,尽快使甲状腺功能恢复正常,尤其是在出生后3岁之前,这是患儿智力和脑发育的关键时期。

六、先天性甲减治疗过程中停药评估

由于新生儿筛查诊断的先天性甲减患者中,有部分患儿是暂时性先天性甲减,这部分患者往往不需要终身服药。对这部分患者及时评估并识别出来,是非常重要的。2005年,Gaudino R对他们筛选的甲状腺位置正常的85例先天性甲减患者进行了重新评估,在有长期随访资料的79例患者中,38%的患者是暂时性甲减。2016年Ford GA对美国俄勒冈州(Oregon)新生儿筛查诊断的先天性甲减患儿进行重新评估发现,在他们应用24～72 h足跟血,以T₄为主要指标筛选诊断的105例先天性甲减患者中,14%(15/105)的患者被诊断

为暂时性甲减。在用出生后2～4周血样,进行的第二轮筛选发现的24例先天性甲减患者中,有17例(71%)患者是暂时性先天性甲减。因此,对新生儿筛查发现的先天性甲减进行甲状腺功能的再评估是非常重要的。

下列情况可以考虑停药进行甲状腺功能评估:① 开始治疗时,未进行过病因诊断,病因诊断不明确。② 或者患儿是早产、低出生体重儿或新生儿期患其他疾病的患儿。③ 开始诊断时,甲状腺位置正常或新生儿期甲状腺自身抗体阳性者。④ 儿童患者,自婴儿期后甲状腺激素替代剂量不需要增加者。⑤ 儿童患者,未进行过分子诊断或分子诊断未发现有明确致病基因突变的患者。

以下患者,不需要停药重新评估,需要终身替代治疗:① 影像学明确有甲状腺缺如、异位或发育不良导致的先天性甲减。② 在出生后1年内,由于甲状腺激素替代剂量不足,或不遵循医嘱,导致外周血中TSH浓度高于正常者。③ 经分子诊断,致病基因明确的患者。

磁共振成像(MRI)显示,人中枢神经系统中神经髓鞘的形成在出生后36～40个月才能完成,在这个过程中,甲状腺激素发挥重要的作用。因此,先天性甲减的患者,停药评估建议在3岁以后进行。评估的方法是,停药4～6周,进行甲状腺功能、甲状腺影像学检查,明确先天性甲减的病因,评估患儿是否为暂时性甲减;如果患儿不需要进行病因诊断,仅仅是判断是否为暂时性甲减,可以将LT₄剂量减少30%或减半,1个月后复查甲状腺功能,如果TSH升高>10 mIU/L,表明永久性甲减;如果甲状腺激素减量期间,甲状腺功能仍然正常,可以停用甲状腺激素,1个月后再次检测甲状腺功能,并每月检测,连续观察半年以上,方可停药。

七、先天性甲减的预后

甲状腺素替代治疗的目的,除了保证患儿的身高体重的发育外,更重要的是希望使患儿的精神神经和语言智力发育达到正常,使患儿能够接受正常的教育。因此,要对治疗后的患儿的精神神经症状、语言发育和在学校学习能力、智力等进行定期随访。

一般地,先天性甲减的患儿,如果能够坚持长期药物替代治疗,患儿的生长速度和成年后的最终身高多是正常的。与

治疗开始较晚，药物起始剂量较低的患儿相比，甲状腺激素起始剂量大于 $9.5\ \mu g/(kg \cdot d)$，且在出生后 2 周内开始治疗的先天性甲减患儿，其最终的结果是最好的。早期开始足量治疗的患儿，成年后的智力、教育水平和神经心理学测试等均与正常的同学或同胞没有大的区别。但是，即使早期治疗的患儿，也可能会残留一些视觉空间处理能力、某些选择性记忆功能、感觉运动功能的缺陷。而且这些残留的微小的神经功能缺陷，是否可以通过出生后最优化的药物治疗来防治，目前还是有争议的。

新生儿筛查后的先天性甲减患者，给予早期足量的优甲乐替代治疗后，患者基本上不再发生智力障碍（IQ≤70 分），与新生儿先天性甲减筛查前的患者相比，其 IQ 增加了 10～30 分。如果患儿治疗比较晚，但还是在发病 2 个月内开始治疗，这些患者成年后虽然身高发育和正常人没有差别，但智力多在低于正常或正常之间。如果出生 3 个月之前开始甲状腺激素治疗，虽然 80% 患者的 IQ＞85，但 77% 的先天性甲减患者会遗留一些微小的脑发育异常的症状，如语言、运算能力下降，以及精细运动协调能力受损等。

值得注意的是，即使排除可以引起听力障碍的 Pendred 综合征，先天性甲减患者发生听力障碍，需要戴助听器的比例也明显高于普通人群。如果听力障碍不能被及时地诊断，将会对孩子的学习能力、语言发展和社会交往能力产生巨大的影响。这种损伤可能与甲状腺激素在耳蜗和听力的发育中起重要的作用有关。因此，建议先天性甲减的患者，在入学前或需要的时候进行听力检查，以便及时发现听力受损的患者，给予合理治疗。

需要提醒的是，不是所有的先天性甲减患者，都能够用甲状腺激素替代治疗，有些患者的治疗，是非常困难的。如由于甲状腺激素受体突变引起的甲状腺激素抵抗综合征，以及由于甲状腺激素特异性转运蛋白 MCT8 突变导致的 Allan-Herndon-Dudley 综合征（AHDS），该基因突变后将使细胞外的甲状腺激素不能进入细胞内发挥生物学活性，导致严重的智力和运动障碍。对于这类患者，甲状腺激素替代治疗效果不好，要及时地鉴别，给予患者合理的治疗和预后评估。

第二节·甲状腺发育异常导致的先天性甲状腺功能减退症

甲状腺发育异常是欧美人群中先天性甲减的最常见的致病原因，主要有甲状腺缺如、异位和原位的发育不全导致甲状腺功能低下，约占欧美先天性甲减的 85%，这远高于中国人群。在欧美人群中，甲状腺发育异常导致的先天性甲减（congenital hypothyroidism from thyroid dysgenesis, CHTD）在新生儿中的患病率约 1/4 000。到目前为止，超过 90% 以上的甲状腺发育异常，尤其甲状腺异位导致的先天性甲减的致病基因不明。在两项流行病学的调查中发现，98% 的 CHTD 是散发的，而且有 92% 的 CHTD 患者在同卵双生子中其发病是不一致的。这些表明 CHTD 可能不是简单的单基因遗传性疾病。但另一方的证据提示遗传因素在 CHTD 的发生中可能起重要的作用。比如人们发现在一级亲属有 CHTD 患者的新生儿中，其发生 CHTD 的风险比正常人群高 40 倍。而且这种甲状腺发育异常导致的新生儿甲减在不同人种中发病率差异很大，它在非洲黑种人和中国人群中患病率很低，在欧美人群中患病率高。随着基因组技术的进步，近年来大量的单基因突变导致的 CHTD 逐渐被发现，但也只能解释很少一部分甲状腺发育异常导致的先天性甲减。

控制甲状腺发育的基因主要包括 Nkx2-1、FOXE1、PAX8 和 NKX2-5/CSX 等，这些基因的突变往往可以引起甲状腺发育不全，导致先天性甲减的发生。Nkx2-1，又称为甲状腺特异性转录因子 1（thyroid transcription factor-1, TTF1），在甲状腺定向化过程中，Nkx2-1 特异性地表达在原始咽弓的甲状腺原基细胞中。它在维持甲状腺前体细胞的生存、甲状腺滤泡的形成、滤泡细胞的分化等过程中起关键性的作用。另外，Nkx2-1 在胚胎发育的早期，还表达在肺原基的内胚层细胞和前脑腹侧包括下丘脑部位，在中间神经元的定向分化和迁移过程中发挥重要的作用。Nkx2-1 基因突变可以引起脑-肺-甲状腺综合征。患者可以出现甲状腺发育异常的先天性甲减，同时伴有肺和脑基底节发育异常。典型的 Nkx2-1 基因突变患者会出现甲减、婴儿呼吸窘迫综合征（IRDS）和良性遗传性舞蹈病（BHC）。大约 50% 携带 Nkx2-1 基因突变患者，会同时出现甲状腺、肺和神经系统受损的症状，30% 的患者只出现甲减和神经系统的临床表现。在我们收集的不伴有肺和神经系统发育异常症状的 192 例先天性甲减患者中，发现有 5 例 Nkx2-1 基因突变的患者。以前的研究发现，Nkx2-1 基因突变导致的先天性甲减是患儿胚胎发育期的新发突变，或是一种不完全外显的常染色体显性遗传。但我们发现在携带 Nkx2-1 基因突变的两个三联家系中，患儿的父母一方携带相同的 Nkx2-1 基因突变，但并未发病，提示 Nkx2-1 基因突变导致的先天性甲减的发病，可能不是常染色体显性遗传。最近有研究发现，在单倍型剂量不足的 Nkx2-1 基因突变患者，可以仅出现单纯的遗传性舞蹈病症状，并且是常染色体显性遗传。

FOXE1，又称甲状腺转录因子 2（TTF2, TITF2），在胚胎发育的早期主要表达在甲状腺原基和颅咽的外胚层细胞，在甲状腺发育和上颚的形成中起重要作用。在 TITF2 基因杂合剔除小鼠，甲状腺和上颚的发育正常，TITF2 基因纯合剔除小鼠表现为甲状腺不发育或异位，出现明显的甲状腺功能减退，伴有上颚裂，纯合子小鼠多在出生后不久死亡。在 2 例男性兄弟携带 TITF2 的纯合突变，表现为甲状腺缺如导致的先天性甲减，伴有上颚裂和刺猬头（spiky hair）、双侧后鼻孔闭锁、会厌裂，被称为 Bamforth-Lazarus 综合征。随后又在 2 例纯合 TITF2 突变的患者发现类似上述 2 例患者的临床表现，如甲状腺发育不全、上颚裂和刺猬头等临床表现，但没有双侧后鼻孔闭锁、会厌裂的表现。在我们收集的 192 例先天性甲减患者中，有 4 例患者携带 TITF2 基因的杂合突变，未发现有纯合突变携带者。在 2 例携带 TITF2 基因的杂合突变患者的父母一方，均携带和患儿相同的突变，但无先天性甲减的表现。

PAX8 不仅在甲状腺细胞定向分化的启动中起重要作用，而且在维持甲状腺细胞处于分化状态，以及甲状腺细胞的增殖中均发挥重要作用。PAX8 除了在甲状腺原基和第四咽弓表达外,还表达在听囊、肾脏和中后脑交接部位。在 PAX8 基因剔除的杂合子小鼠中,几乎没有异常表型,但在纯合剔除的小鼠中,主要表现为甲状腺发育不全导致的甲减,小鼠的甲状腺组织中缺乏成熟的甲状腺滤泡细胞,但分泌降钙素的 C 细胞没有影响。纯合子的小鼠,只有在甲状腺激素的替代治疗下才能长期存活。目前已经在 6 个不同的家系中发现 PAX8 杂合突变,这些患者的先天性甲减的严重程度差异很大。其中 4 个家系中表现为常染色体显性遗传,另外 2 个家系是散发的。这些患者的甲状腺表现为甲状腺发育不全,部分患者为甲状腺异位。在一个 PAX8 基因突变的家系中,患者的甲状腺在出生时大小正常,但出生后甲状腺逐渐表现为发育不良。这个家系的患者表现为甲状腺碘化功能障碍,过氯酸钠排泌试验阳性,这可能是由于 PAX8 可以调控 TPO 基因的表达,在 PAX8 突变时,导致 TPO 表达降低,引起甲状腺碘化功能障碍。目前发现的 PAX8 基因突变主要位于 DNA 结合域,影响该转录因子和靶基因调控区域的结合。PAX8 杂合突变可能不是通过显性负效应或单倍剂量不足(haploinsufficiency)导致疾病的发生,推测可能是非突变的单倍型出现基因组印记(imprinted)导致野生型单倍型表达降低引起,但此推测还需要进一步研究来证实。在我们的 192 例先天性甲减患者,有 3 例患者携带 PAX8 基因的杂合突变。

促甲状腺素受体(TSHR)与 TSH 结合后,促进甲状腺激素的合成和分泌,在成熟的甲状腺功能发挥中起重要的作用。TSHR 受体在甲状腺发育较晚的阶段开始表达,它的表达比 PAX8、FOXE1 和 NKX2-1 晚,但是 TSHR 的表达比 TSH 的表达要早得多,因此早期表达的 TSHR 由于缺乏 TSH,推测在甲状腺发育过程中可能没有重要的意义。事实上,在 TSHR 基因剔除的小鼠中,甲状腺的形态是正常的,只是 TPO 和 NIS 的表达比野生型小鼠低。第一例人 TSHR 基因突变引起的甲减是在 1995 年报道的。TSHR 基因突变引起甲减的临床表型差异明显,从严重的先天性甲减伴有甲状腺发育异常,到仅仅有 TSH 浓度的轻度升高,而甲状腺功能和甲状腺形态大小均正常。这些临床表现的差异主要取决于患者是携带 TSHR 纯合或复合杂合突变,还是仅仅携带杂合性突变,以及患者携带的突变对 TSHR 功能影响的程度。在同一个家系中,携带 TSHR 纯合突变患者的临床表现比杂合突变携带者严重得多。在一些 TSHR 功能完全丧失的纯合突变或复合杂合突变的患者中,可以出现严重的先天性甲减,伴有甲状腺发育不全。但在携带 TSHR 复合杂合突变,功能还没有完全丧失的患者中,可能会出现 TSH 浓度升高,FT₄ 浓度正常的轻度甲减,甲状腺形态可以正常或缩小。这些类型的 TSHR 突变导致的先天性甲减多是常染色体隐性遗传的。在最近报道的携带 TSHR 杂合突变的患者,表现为非自身免疫性亚临床甲减,他们的 TSH 浓度一般是轻度或中度升高,但甲状腺大小和甲状腺激素水平正常。他们在家系中符合常染色体显性遗传模式。TSHR 突变是甲状腺发育异常导致的先天性甲减最常见的致病基因,在目前国际上报道的 10 个大样本的先天性甲减的突变筛查中发现,4.3% 的患者携带有 TSHR 基因的双等位基因或单等位基因的突变。在我们的 192 例先天性甲减的患者中,11 例(5.7%)携带 TSHR 基因突变,其中 3 例携带复合杂合的 TSHR 双等位基因突变。有

意思的是,我们发现在 TSHR 基因突变引起的先天性甲减患者中,TSH 浓度比甲状腺激素合成过程中关键基因突变导致的先天性甲减患者低。最近的一些研究发现,在儿童单独 TSH 浓度升高,而甲状腺激素浓度正常,且没有自身免疫性甲状腺疾病史,出生时也未发现先天性甲减的患者中,11%～29% 的患者携带有 TSHR 基因突变。对于这些 TSH 浓度轻度升高的儿童患者是否需要治疗,目前尚无定论,因为长期的随访发现,这些患者的 TSH、T₃、T₄ 浓度是稳定的。

近年来发现,许多基因突变可以引起甲状腺发育异常性先天性甲减,如 GLIS3(伴有新生儿糖尿病)、NKX2-5(可以伴有先天性心脏病)、JAG1、NTN1、SALL1、TBX1、URB1、ELN、DYRK1A、KMT2D、KDM6A 和 KAT6B 等基因的突变均可以引起不同程度的甲状腺发育不全,导致先天性甲减的发生。

第三节 · 甲状腺激素合成障碍导致的先天性甲状腺功能减退症

甲状腺激素合成障碍导致的先天性甲减是由甲状腺激素合成过程中关键基因突变导致的一类异质性疾病。甲状腺激素的合成涉及碘的转运、碘的有机化,以及一碘酪氨酸(MIT)、二碘酪氨酸(DIT)缩合形成甲状腺激素(T₄)和三碘甲状腺原氨酸(T₃),同时 MIT 和 DIT 可以在碘化酪氨酸脱碘酶(iodotyrosine deiodinase, IYD,或称为 DEHAL1)作用下,分解为碘和酪氨酸,两者可以被循环用于甲状腺激素合成。这些甲状腺激素合成过程中的关键基因突变,均可以导致先天性甲减的发生。在欧美人群中,由甲状腺激素合成障碍导致的先天性甲减占所有先天性甲减的 15%～20%;但在我国人群中,至少 50% 的先天性甲减是由甲状腺激素合成过程中关键基因突变导致的。甲状腺激素合成障碍导致的先天性甲减可以根据临床特点分为以下几类:碘转运障碍(NIS、PDS);碘有机化障碍(TPO、DUOX2 和 DUOXA2);甲状腺激素合成过程中关键的底物蛋白甲状腺球蛋白基因突变(Tg)和碘的重利用缺陷(IYD)等不同的类型。甲状腺激素合成障碍导致的先天性甲减主要的临床特点是由于甲状腺激素合成减少,使垂体的 TSH 浓度增加,进而导致患儿出生时甲状腺肿大,或在出生后由于诊断及甲状腺激素替代治疗的延迟,使甲状腺逐渐肿大。甲状腺激素合成障碍导致的先天性甲减在人群中是常染色体隐性遗传的,因此早期及时的分子诊断,对遗传咨询和产前诊断具有重要的意义。

一、钠碘转运蛋白(NIS)基因突变导致甲状腺激素合成障碍的先天性甲减

钠碘转运蛋白是由 SLC5A5 基因编码的一个具有 13 个跨膜区的蛋白,它的主要功能是将循环中的碘通过甲状腺细胞基底膜逆化学梯度转运到甲状腺细胞内储存,用于甲状腺激素的合成。SLC5A5 主要表达在甲状腺细胞的基底膜上,同时还表达在唾液腺、泪腺和肠黏膜等部位。SLC5A5 基因突变导致钠碘转运蛋白功能缺失,使碘不能进入甲状腺细胞内,无法合成甲状腺激素,引起先天性甲减。患者特征性的临

床表现是，甲状腺摄碘率明显低于正常，且核素碘扫描发现甲状腺缺如，但 B 超发现甲状腺在原位增大。在先天性甲减的患者中，SLC5A5 基因突变多是纯合或复合杂合突变才能致病，但甲减的出现可以是在出生时或儿童期才发现，这可能是因为有些突变并没有使 NIS 的功能完全丧失。对于甲状腺肿大伴有摄碘率下降或无法摄碘的先天性甲减患者，进行 SLC5A5 突变筛查是必需的。一旦在家系中发现 SLC5A5 突变导致先天性甲减的先证者，应该在这个家族中进行临床前基因突变筛查，因为有些碘转运障碍导致的先天性甲减，发病是延迟的，这样患者在出现症状进行诊断时，往往已经出现发育延迟。在 SLC5A5 基因功能不完全丧失的患者，补充碘可以改善甲状腺功能。SLC5A5 基因突变导致的先天性甲减的发病率目前尚不清楚，但在笔者收集的 192 例中国先天性甲减患者中，仅有 1 例患者携带 SLC5A5 基因双等位基因的复合杂合突变。

二、SLC26A4 基因突变导致甲状腺激素合成障碍的先天性甲减

SLC26A4 基因，编码 PDS 蛋白，表达在甲状腺细胞顶膜，主要功能是将甲状腺细胞内的碘转运到甲状腺滤泡腔内，从而碘化甲状腺球蛋白（Tg）上的酪氨酸，参与甲状腺激素的合成。另外，在内耳中有 SLC26A4 的表达，它在内耳细胞中氯离子和碳酸氢根的交换，进而调节内耳细胞内的酸碱平衡中起关键作用。

SLC26A4 双等位基因的突变可以引起 Pendred 综合征（PDS），临床上主要表现为双侧先天性的感音性耳聋，伴有弥漫性或多结节性甲状腺肿。甲状腺异常多发生在儿童后期或青春期的早期，但大约有 50% 的 SLC26A4 双等位基因突变患者不出现甲状腺功能的异常。营养中碘的摄入量是 Pendred 综合征出现甲状腺症状的重要影响因素，在碘摄入量充足的情况下，90% 的 SLC26A4 双等位基因突变患者表现为甲状腺功能和大小正常，约有 10% 的患者表现为甲状腺肿大，伴有 TSH 浓度升高。在新生儿先天性甲减的筛查中很少能够发现 Pendred 综合征的患者，相反多数患者可能是因为严重的先天性耳聋来就诊。因此，在先天性甲减伴有听力障碍的患儿，进行 SLC26A4 的筛查是必需的。但到目前为止，SLC26A4 突变导致的先天性甲减是很罕见的，在我们的 192 例先天性甲减患者，发现有 4 例患者携带 SLC26A4 基因的杂合突变，没有发现 SLC26A4 基因的双等位基因突变。

三、甲状腺过氧化物酶（TPO）基因突变导致甲状腺激素合成障碍的先天性甲减

TPO 蛋白位于甲状腺滤泡细胞的顶膜上，是在甲状腺球蛋白（Tg）上酪氨酸残基碘化和两分子碘化酪氨酸缩合，生成 T_3 和 T_4 过程的关键酶。在欧美人群中，TPO 基因突变是甲状腺激素合成障碍性先天性甲减最常见的病因，在荷兰人群中，TPO 基因突变导致的先天性甲减的发病率大约为 1/66 000。TPO 双等位基因突变导致的先天性甲减主要表现为完全性碘的有机化障碍（过氯酸盐排泌试验，90% 以上的过氯酸盐排泌），这和其他基因突变导致的先天性甲减不同。但在 20% 左右的完全性碘有机化障碍的先天性甲减患者中，仅

发现 TPO 一个等位基因的突变，这可能是因为在 TPO 另一个等位基因的内含子或调控区中存在突变，而这些部位往往在突变筛查中，是不进行筛查的。事实上，在携带 TPO 单等位基因突变的完全性碘有机化障碍的先天性甲减患者的甲状腺组织，仅仅有突变 TPO 的 mRNA 表达，未发现野生型 TPO 的表达，这提示野生型 TPO 的等位基因上，可能有某些突变或缺陷，使另一个未发现突变的等位基因上的 TPO 无法表达。虽然携带 TPO 单等位基因突变的个体不至于引起甲状腺功能异常，但单等位基因突变的携带者发生新生儿暂时性甲减的风险比正常人群高。在一个中国人群的研究发现，TPO 单等位基因突变的携带者发生新生儿期暂时性甲减的风险要比正常人群增加 16 倍。

TPO 双等位基因突变导致的先天性甲减患者需要终身服用甲状腺激素替代治疗。而且在患者妊娠期间，要通过 B 超仔细观察是否出现胎儿甲状腺肿大，一旦发现，可以通过羊膜腔内一次性注射 LT$_4$ 来预防甲状腺肿大导致的难产，并能改善患者神经系统的发育。在中国先天甲减患者中，9.79%（19/192）患者携带 TPO 基因的突变，其中 3.6%（7/192）携带有 TPO 双等位基因的突变，是中国先天性甲减人群中较常见的致病基因。

四、DUOX2 和 DUOXA2 基因突变导致过氧化氢产生缺陷的先天性甲减

过氧化氢是 TPO 催化甲状腺组织中甲状腺球蛋白上酪氨酸碘化和两分子碘化酪氨酸缩合过程中必需的物质，缺乏过氧化氢将使甲状腺激素合成受阻。而在甲状腺细胞顶膜上，由 DUOX2 和 DUOXA2 形成的 NADPH 氧化酶复合物是甲状腺细胞内过氧化氢产生的主要来源，其中 DUOX2 具有氧化酶的活性，而 DUOXA2 是使 DUOX2 蛋白成熟并正确地转运到甲状腺细胞顶膜发挥作用的关键蛋白。目前的研究已经发现，DUOX2 和 DUOXA2 双等位基因突变均可以导致甲状腺激素合成障碍，引起先天性甲减，表现为 TSH 升高，甲状腺激素水平降低，甲状腺肿大。由于到目前为止，人们仅发现 DUOX2 和 DUOXA2 基因突变导致的先天性甲减，尚没有发现其家族同源蛋白 DUOX1 和 DUOXA1（体外的功能和 DUOX2/DUOXA2 一样，均可以氧化 NADPH，产生过氧化氢）基因突变引起的先天性甲减，因此推测在人体内，DUOX2 和 DUOXA2 在维持甲状腺功能正常中起关键作用。

到目前为止，大量 DUOX2 基因上不同位点的突变被发现，有相当一部分突变是移码突变、提前终止的无义突变或剪切部位的突变，推测导致 DUOX2 蛋白羧基端 NADPH 氧化酶功能域缺失。在体外进行了 6 个 DUOX2 基因点突变的功能研究，发现这些突变可能通过影响 DUOX2 蛋白向甲状腺细胞顶膜转运或者影响蛋白在细胞顶膜的表达，使酶的活性降低，但细胞质内的 DUOX2 蛋白的酶活性可以降低或正常。虽然大多数甲状腺激素合成障碍的先天性甲减是常染色体隐性遗传的，但 DUOX2 单等位基因的突变可以引起先天性甲减的发生，这些患者在 3 岁以后停用甲状腺激素替代，患者的甲状腺功能多是正常，表明 DUOX2 单等位基因突变引起的先天性甲减可能是暂时性的。而且在携带 DUOX2 杂合突变的成人中，甲状腺功能和 TSH 浓度均是正常的。由于

DUOX2 基因突变没有显性负调节作用,因此推测这些杂合突变可能会有单倍型剂量不足的现象,导致在新生儿期需要大量甲状腺激素时,出现甲状腺激素不足的表现,但到婴儿期过后,甲状腺功能可以恢复正常。

DUOX2 双等位基因突变导致的永久性先天性甲减患者表现为甲状腺细胞内部分性碘的有机化障碍。这和 *TPO* 功能完全丧失导致的完全性碘的有机化障碍不同。这表明即使 *DUOX2* 双等位基因突变导致该酶活性完全丧失,也不能完全阻断甲状腺激素的合成,这可能是因为甲状腺细胞内还有 *DUOX1* 和 *DUOXA1* 系统的较低水平的表达,可以维持有限量的甲状腺激素的合成。有意思的是,在 *DUOX2* 双等位基因突变的先天甲减患者中,大剂量碘的摄入可以增强机体对 *DUOX1* 系统产生的过氧化氢的利用。在一个携带有相同 *DUOX2* 双等位基因突变同胞对中,围生期摄入过量碘的患儿,在出生后早期,患儿的 TSH 浓度完全正常,表明发生了完全的代偿,而围生期碘摄入量正常的患儿,新生儿筛查时,就出现明显的先天性甲减。

DUOX2 基因突变在欧洲先天性甲减患者的发生率尚不清楚,但在意大利 20 例部分性碘有机化障碍的先天性甲减患者中,有 7 例(35%)携带有 *DUOX2* 基因的致病性突变。而 *DUOX2* 是我国先天性甲减的主要的致病基因,大约 60% 的患者携带有 *DUOX2* 基因突变,其中 37% 的患者携带 *DUOX2* 双等位基因突变。因此,在我国先天性甲减的患者中,建议常规进行 *DUOX2* 基因突变的筛查,以尽快明确病因诊断,给予合理的治疗。对于携带 *DUOX2* 杂合突变,因单倍剂量不足导致的暂时性先天性甲减,在某些需要大剂量激素合成分泌的生理阶段,如妊娠期间,监测甲状腺功能,评估这些患者在需要大剂量激素期间,甲减是否复发。对于 *DUOX2* 基因突变导致的先天性甲减患者,在婴儿期脑发育基本完成后,可考虑评估是否可以通过大剂量碘的补充,来替代长期终身甲状腺激素的替代治疗方案。

2008 年在一个非近亲结婚的中国先天性甲减患者中发现了 *DUOXA2* 双等位基因的突变,该患者表现为轻度的、持续性的伴有甲状腺碘化功能部分缺陷的甲状腺功能减退。在这例患者中发现一个纯合的 Y246X 无义突变,该突变导致 *DUOXA2* 基因功能的完全丧失。在 *DUOXA2* 基因 Y246X 杂合突变携带者中,甲状腺功能是完全正常的,包括出生时先天性甲减筛选时,TSH 浓度正常,且过氯酸钾排泌试验正常。与 *DUOX2* 基因突变不同,*DUOXA2* 单等位基因的突变并没有出现单倍型剂量不足的表现。在 *DUOXA2* 双等位基因突变的先天性甲减患者中,除了 *DUOX1/DUOXA1* 系统可以产生过氧化氢外,体外实验还证实,正常的 *DUOXA1* 可以部分激活 *DUOX2* 的酶活性,产生部分过氧化氢,满足体内甲状腺激素合成的需要,因此 *DUOXA2* 双等位基因突变导致的先天性甲减的症状多是比较轻的。在我们 192 例先天性甲减患者中,有 2 例患者携带 *DUOXA2* 双等位基因的突变。到目前为止,有 *DUOX1/DUOXA1* 系统突变导致的先天性甲减还未见报道,但在我们的先天性甲减样本中,携带 *DUOX1* 和 *DUOXA1* 杂合突变的患者还是比较高的,其频率分别是 8.85%(17/192)和 6.25%(12/192)。其中有 2 例患者携带有 *DUOXA1* 双等位基因的突变。

五、甲状腺球蛋白(Tg)基因突变导致甲状腺激素合成障碍的先天性甲减

甲状腺球蛋白(Tg)是甲状腺细胞中特异性高表达的蛋白,它在甲状腺细胞内合成后,分泌到甲状腺滤泡腔内,成为甲状腺激素合成的关键原料,其上的酪氨酸基团在 TPO 和过氧化氢的作用下,被碘化,生成碘化酪氨酸。Tg 是甲状腺组织中碘和甲状腺激素的重要储存库。自从 1991 年第一例 *Tg* 突变导致先天性甲减的病例报道以来,至少有 40 个不同位点的 *Tg* 突变被发现。在日本先天性甲减的患者中,进行了 *Tg* 基因的突变筛查,推测在日本人群中,*Tg* 突变导致的先天性甲减的患病率大约为 1/67 000,这相当于 1/4~1/3 的甲状腺激素合成障碍的先天性甲减是由于 *Tg* 突变导致。但在我国先天甲减人群中,仅 2.6% 的患者是由 *Tg* 双等位基因突变引起的。

Tg 双等位基因突变导致的先天性甲减典型的临床表现是新生儿筛查时,TSH 就明显升高,但体内 T_3 的浓度升高往往比 T_4 升高更明显,推测可能是甲状腺细胞内甲状腺素脱碘酶 2 表达增加引起。*Tg* 双等位基因突变患者会出现明显的甲状腺肿大,当然早期甲状腺激素治疗,可以防止甲状腺肿大的发生。多数患者外周血中 Tg 浓度降低甚至测不到。患者肿大的甲状腺可以出现摄碘率的明显升高。由于 *Tg* 突变的患者体内碘的有机化过程不受影响,因此这些患者的过氯酸盐排泌试验是正常的。因此,甲状腺肿大,但 Tg 浓度明显降低或测不到的先天性甲减患者,应高度怀疑 *Tg* 突变导致的先天性甲减,需要进行 *Tg* 基因突变的筛查。*Tg* 突变引起先天性甲减的分子机制目前尚不清楚,因为 *Tg* 突变多数不在碘化的酪氨酸部位,他们导致甲状腺激素合成障碍的机制不明,同时 *Tg* 突变如何引起患者外周血中 Tg 浓度降低,也是不清楚,这需要进行深入细致的研究。

六、碘化酪氨酸脱碘酶(IYD)基因突变导致甲状腺激素合成障碍的先天性甲减

内吞到甲状腺细胞中 Tg 蛋白上的碘化酪氨酸,在溶酶体中被水解,大量的一碘酪氨酸(MIT)和二碘酪氨酸(DIT)被释放到甲状腺细胞内。在甲状腺细胞内,MIT 和 DIT 在碘化酪氨酸脱碘酶(IYD)作用下,分解为游离的碘和酪氨酸,这些游离的碘将被循环再利用,用于甲状腺激素的合成。2008 年,在 4 个近亲结婚的家族中,发现了 6 个 *IYD* 基因纯合突变导致的先天性甲减患者,这些突变位点均位于 *IYD* 基因的黄素结合域,在体外这些突变位点使 IYD 对 MIT 和 DIT 的脱碘功能完全丧失。值得注意的是,有一个 *IYD* 基因上 A220T 的杂合突变携带者,在其 15 岁的时候出现非自身免疫性甲状腺肿大,伴有甲状腺功能减退,表明 *IYD* 基因突变可能在某些个体中,会表现为显性遗传的可能。

由于 IYD 酶活性缺失,将导致 MIT 和 DIT 不能脱碘,使甲状腺细胞内的碘再循环利用障碍,大量不能被脱碘的 MIT 和 DIT,将从尿液中排泄出来。由于碘的缺乏,可能在出生时并不表现出来,因此携带 *IYD* 双等位基因突变的患者,往往在新生儿筛查时,甲状腺功能是正常的。这些患者多是在出生后 1.5~8 岁期间,因为出现未及时治疗甲减的后遗症如智

力和身高发育异常，才到医院就诊。同位素扫描发现，在肿大的甲状腺组织中，开始有一个快速的^{125}I摄入增加，随后在不注射过氯酸钠的情况下，出现一个自发的相对快速的甲状腺内碘聚集的降低，表明甲状腺细胞内碘的再循环利用功能障碍。如果能用串联质谱的方法，发现尿液中MIT和DIT浓度增加，对IYD突变导致的甲状腺功能减退有诊断意义。

目前IYD突变引起的先天性甲减的患病率尚不清楚，在我们192例新生儿筛查发现的先天性甲减患者中，没有发现有IYD双等位基因突变的携带者。我们建议，在新生儿和青少年期间发现的原发性弥漫性或结节性甲状腺肿的患者，如果甲状腺摄碘率表现为开始快速增加，随后迅速降低的，在排除自身性免疫和碘缺等病因后，要进行IYD基因的突变筛查以明确诊断。IYD基因突变导致的甲状腺功能减退，除了应用甲状腺激素替代治疗外，还可以选择应用大剂量碘，如复方Lugol液来进行治疗。

第四节·甲状腺激素抵抗综合征

甲状腺激素抵抗综合征（resistance to thyroid hormone，RTH）近年又称为甲状腺激素作用缺陷综合征（thyroid hormone action defect，THAD），是一种常见的机体对甲状腺激素敏感性降低引起的综合征。这种疾病主要是由于甲状腺激素在靶器官中的生物学活性降低所导致的一类疾病。正常的甲状腺激素发挥生物学效应，需要经过以下步骤：首先体内合成的甲状腺激素必须通过细胞膜上转运蛋白如单羧酸转运蛋白8（monocarboxylate transporter 8，MCT8），进入细胞内；其次进入细胞内的甲状腺激素，主要是T_4，必须在细胞内通过甲状腺素脱碘酶D1和D2，使其转化为具有生物学效应的T_3；最后，进入细胞内的甲状腺激素和细胞内甲状腺激素受体结合，进一步激活下游的靶基因，发挥其生物学效应。目前已经发现有4个甲状腺激素发挥生物学作用过程中关键基因的突变，可以导致THAD。其中最常见的是由甲状腺激素受体β（THRB）突变导致的甲状腺激素抵抗综合征（RTHβ），以及最近发现的甲状腺激素受体α（THRA）、MCT8和硒代半胱氨酸插入序列结合蛋白2（selenocystein insertion sequence binding protein 2，SBP2）基因突变导致的RTH。

甲状腺激素受体是一种核受体，当甲状腺激素和其受体结合后，可以激活甲状腺激素受体，使其和调控区带有甲状腺激素受体反应元件的靶基因结合，启动其下游靶基因的表达，从而发挥甲状腺激素的生理功能。目前人体内发现有两种不同的甲状腺激素受体，即甲状腺激素受体α和β（TRα和TRβ），分别位于17号染色体和3号染色体上。位于17号染色体上的TRα基因（THRA），通过不同的剪切方式，编码TRα1和TRα2两种不同的TRα蛋白，TRα2由于缺乏羧基端的转录激活区及甲状腺激素结合区，在体内不能发挥生物学效应。位于3号染色体上的TRβ基因（THRB），由于利用不同的转录起始位点进行转录，导致氨基端的长短不同，产生两种甲状腺激素受体TRβ1和TRβ2。在人类，体内有生物学活性的甲状腺激素受体主要有TRα1、TRβ1和TRβ2。TRα1主要表达在心脏、肌肉、肠道、骨和脑组织。而TRβ1主要表达

在肝脏和肾脏，在许多其他组织也有一定的表达，而TRβ2特异性表达在下丘脑、垂体、内耳和视网膜组织。因此，不同组织中甲状腺激素功能的发挥，是由不同的甲状腺激素受体介导的。

一、THRB突变引起的甲状腺激素抵抗综合征（RTHβ）

1967年Refetoff等描述了第一例RTH的患者，1989年Sakurai教授发现了第一例THRB基因突变引起的甲状腺激素抵抗综合征（RTHβ）。到目前为止，人们在400个家系中发现了近3 000例由THRB基因突变导致的RTH患者。目前发现的THRB基因上的突变主要集中在激素结合功能域（LBD）或LBD靠近铰链区上，而且发现在TRβ蛋白LBD及其附近铰链区有3个不同的热点突变域，分别是第一簇429～460位氨基酸的突变、第二簇310～353位氨基酸的突变和第三簇243～282位氨基酸的突变。到目前为止，在RTHβ患者中，没有发现在TRβ蛋白DNA结合功能域和转录激活域上的突变。这表明突变的甲状腺激素受体β不能和甲状腺激素结合，但受体与靶基因上的甲状腺激素反应元件的结合能力，以及和正常甲状腺激素受体的结合能力是不受影响的。这就导致突变的受体可以通过显性负效应，使体内野生型的甲状腺激素受体功能丧失。因此，THRB基因突变导致的甲状腺激素抵抗，主要是杂合突变致病，是常染色体显性遗传发病。只有个别的家系是由于THRB缺失引起的，由于缺失的THRB基因无法发挥显性负效应，因此在这个家系中，杂合缺失的个体不出现甲状腺激素抵抗的症状，只有THRB基因的纯合缺失才能发病，表现为常染色体隐性遗传的发病模式。

RTHβ的临床表现变异很大，从甲状腺功能低下、正常或亢进均可以出现。以前将这种类型甲状腺激素抵抗分为垂体中枢性甲状腺激素抵抗和全身性甲状腺激素抵抗综合征，但目前已经不再应用，因为甲状腺激素受体β基因上同一个位点突变可以导致这两种不同类型的甲状腺激素抵抗，而两种不同类型的甲状腺激素抵抗可以发生在同一个家系中。

大多数甲状腺激素受体β基因突变导致的RTHβ缺乏明显的临床症状，患者主要表现为血中FT_4和FT_3浓度升高，伴有TSH浓度的轻度升高或正常。RTHβ患者的症状主要表现为在TRβ表达的组织中呈现甲状腺激素抵抗，但在主要表达TRα的组织中，如心脏、神经系统主要表现为甲状腺功能亢进。典型的患者可以出现甲状腺肿大、骨龄延迟、矮身材和听力受损，但在主要表达TRα的组织中，可以出现心动过速、因多动导致的注意力不集中和学习能力的下降等甲状腺功能亢进的表现。但是，随着分子诊断技术的广泛应用，这些RTHβ典型的临床表现在确诊患者中的比例，目前正在逐渐下降。如果一个患者出现甲状腺肿大，伴有FT_4和FT_3浓度升高，TSH浓度正常或轻度升高，而除了心动过速外，没有明显的甲状腺功能亢进的表现，将提示患者可能是RTHβ患者。RTHβ患者对甲状腺激素的抵抗程度可能是不同的。大多数患者表现为甲状腺功能正常，有些患者会出现甲减，有些表现为甲亢。更有一些患者可以同时表现为甲减，如骨龄延迟、生长缓慢和甲亢，如心动过速和多动等。多动引起的注意力不集中和学习能力下降在患者中是比较多见的，约20%的患者有轻度的智力障碍（IQ 65～80），但严重的智力障碍在RTHβ

患者中是很少见的。在用 T_4 为指标进行的新生儿先天性甲减的筛选中,发现有 TRβ 突变引起的甲状腺激素抵抗综合征患者的患病率约为 1/40 000。

甲状腺激素受体 β 基因突变导致的 RTHβ 患者,如果甲状腺功能正常,一般不需要治疗。但如果出现甲减或甲亢的症状,是需要治疗的。心动过速和轻度多动引起的注意力不集中等甲亢的症状,用 β 受体阻滞剂往往能取得良好的效果。

RTHβ 的甲状腺激素替代治疗往往是比较困难,激素的替代治疗往往是在纠正 TRβ 表达为主的组织中甲状腺功能不足和避免 TRα 表达为主的组织中甲状腺激素的过度兴奋之间寻找一个合理的平衡点。在一项随机双盲的交叉研究中,应用超生理剂量的 LT_3 治疗 8 例 RTHβ 引起的多动性注意力不集中和 9 例不伴有甲状腺激素受体 β 突变的多动性注意力不集中患者,发现超生理剂量的 LT_3 治疗对 RTHβ 引起的多动性注意力不集中有一定的疗效,但对普通的不伴有甲状腺激素受体 β 突变的多动性注意力不集中患者是没有明显的改善。在 1 例出现甲状腺明显肿大的 17 岁 RTHβ 患者,给予超生理剂量的 LT_3 治疗后,甲状腺肿大恢复正常,而且没有发现有明显的不良反应。

RTHβ 的理想的治疗方案,是寻找一种方法可以选择性地激活 TRβ 表达的组织中甲状腺激素的功能,但对 TRα 表达组织中的甲状腺功能没有影响。通过研究,人们发现了一种甲状腺激素类似物三碘甲状腺乙酸(3,3′,5 - triiodothyroacetic acid, Triac),Triac 与 TRα 的结合能力和 T_3 相近,但与 TRβ 的亲和力比 T_3 高 3~6 倍,提示 Triac 可能是一个选择性的 TRβ 激动剂。Triac 是甲状腺激素代谢的一个天然化合物,正常情况下,Triac 的浓度比 T_3 的浓度低 50 倍,它主要和循环中甲状腺素转运蛋白结合,游离的 Triac 浓度比 T_3 浓度低。Triac 的半衰期比 T_3 短,约为 6 h。有意思的是,在体外的实验发现,Triac 和几种不同的 TRβ 突变体的亲和能力明显高于 T_3,而且在单独表达 TRβ 突变体和共表达野生型的 TRβ 细胞中,Triac 激活甲状腺激素下游靶基因转录的能力明显高于 T_3。这些表明,Triac 可能是一个比较理想的用于治疗 TRβ 受体突变导致 RTHβ 的药物。

应用 Triac,每日 2 000 μg,分 2~3 次口服[25~30 μg/(kg·d)],治疗 RTHβ 患者,发现可以使患者基础和促甲状腺素释放激素(THR)诱导的 TSH 浓度降低 90%,且血清中甲状腺激素明显降低。长期应用 Triac 治疗,在大多数 RTHβ 患者中,甲状腺功能亢进的症状,如心动过速、多汗和行为异常等均明显缓解,甲状腺肿大明显改善。而且 Triac 治疗也可以降低 RTHβ 患者外周血中升高的胆固醇浓度。但值得注意的是,Triac 对携带第一簇和第二簇 TRβ 热点突变的 RTHβ 患者疗效是显著的,但对携带第三簇 TRβ 突变的患者,疗效不明显。

RTHβ 患者妊娠期间的治疗是一个挑战。RTHβ 患者妊娠的流产率明显增加,这主要是由于孕有不携带 THRB 突变的正常胎儿,流产的机会升高导致的。而且孕有正常基因型胎儿的 RTHβ 孕妇,胎儿低出生体重的发生率显著升高,这些可能是因为 RTHβ 患者体内,高水平的甲状腺激素通过胎盘进入不携带 THRB 基因突变的正常胎儿体内,引起胎儿甲亢的原因。RTHβ 孕妇,如果怀有携带 THRB 基因相同突变的

胎儿,胎儿则对母体升高的甲状腺激素有抵抗,这种情况往往不需要治疗。对于 RTHβ 患者妊娠期间的治疗将根据其以前妊娠的情况和羊水穿刺胎儿的基因型来决定。RTHβ 患者怀有不携带 THRB 基因突变的正常胎儿,RTHβ 患者在妊娠期间,要应用抗甲状腺药物(丙基硫氧嘧啶)治疗,使血中 FT_4 的浓度维持在正常值高限的 150%~120% 以下,从而减少胎儿的流产和低出生体重的发生率。而对于正常的母亲,怀有 THRB 基因突变的胎儿,胎儿的流产率和出生的并发症均没有明显的变化。因此,这部分孕妇,也是不需要治疗的。

二、THRA 突变引起的甲状腺激素抵抗综合征(RTHα)

自从 1989 年第一例 THRB 基因突变导致 RTHβ 发现以来,人们试图寻找由于 THRA 突变导致的 RTHα 患者。但直到 2012 年人们才发现第一个 THRA 突变导致的 RTHα 患者,这主要因为这类患者的甲状腺激素水平基本正常。到目前为止,已经在 10 个家系中发现 14 例 RTHα 患者。RTHα 患者临床表现和 TRα 主要表达的器官密切相关,它主要表达在心脏、肌肉、中枢神经系统、骨骼和肠道。因此 RTHα 患者主要临床表现为心动过缓、血压低下、身材矮小、骨龄延迟、成骨障碍、出牙延迟、患儿颅缝不能闭合可使头围增大,肌张力下降、语言运动能力发育延迟和认知功能障碍,严重的便秘等。RTHα 患者外周血中 TSH 浓度正常,rT_3 浓度降低,FT_3 浓度正常或轻度升高,但 FT_4 浓度降低或正常值低限,使 FT_3/FT_4 的明显升高。部分患者外周血中 IGF-1 浓度低于正常。

超生理剂量的 LT_4 治疗 RTHα,可以使患者的便秘改善,基础代谢率恢复正常,患者的反应能力增强。在最早发现的儿童 RTHα 患者中,应用超生理剂量的 LT_4 治疗 5 年,发现可以显著改善患者的身高,尤其是下肢的长度,但与生长激素合用,并不能进一步改善患者的身高。同时,LT_4 治疗,还可以改善患者的便秘和促进患者身心健康。在成年 RTHα 患者,LT_4 治疗可以改善患者的运动协调障碍和社会交往能力。LT_4 治疗后,血中 TSH 浓度将被抑制,降低的 FT_4 和 rT_3 恢复,但患者的 T_3 和 FT_3 浓度高于正常。LT_4 治疗后,患者血清中 IGF-1、性激素结合球蛋白(SHBG)浓度升高,同时降低甲减引起的高低密度脂蛋白胆固醇水平。值得注意的是,LT_4 治疗后,RTHα 患者体内的成骨细胞和破骨细胞的活性明显升高,可能会增加患者骨质疏松发生的风险。

三、单羧酸转运蛋白 8(MCT8)突变引起的甲状腺激素作用缺陷综合征

以前的观点认为,甲状腺激素是脂溶性激素,可以通过被动扩散,自由地进入机体细胞内,发挥其生理作用。但近年来的研究发现,甲状腺激素进入细胞内必须在某些特异性转运蛋白的作用下,才能进入细胞内。目前发现转运甲状腺激素的主要转运蛋白包括 MCT8、MCT10 和阴离子转运蛋白 1C1(organic anion transporting polypeptide 1C1, OATP1C1)。MCT8 和 OATP1C1 是最重要的调节脑组织局部甲状腺激素活性的转运蛋白,在脑发育中起重要的作用。2004 年,

Friesema 在一种 X 连锁遗传的严重的神经精神异常患者中发现携带有 X 染色体上 MCT8 基因突变。到目前为止，人们已经在超过 100 个这种疾病患者的家系中，发现了 MCT8 基因的多种突变形式，包括大片段缺失、移码突变、无义突变或错义突变等。这种 X 连锁遗传的严重的神经精神异常疾病是 1944 年首先由 Allan、Herndon 和 Dudley 医生在一个大家系中描述的，因此又称为 Allan - Herndon - Dudley 综合征（AHDS）。50 年后，再次对这个家系进行研究，发现在 7 代家系成员中，有 29 个男性患者，并将致病基因定位到 X 染色体上。大多数 AHDS 患儿在出生时没有明显的症状，在出生后 3～6 个月出现全身性肌张力降低、肌无力、肌肉萎缩和发育延迟。中枢性肌力下降主要表现为头和颈前倾，流口水、吞咽困难。其他的神经症状包括手足徐动症、运动障碍、共济失调，手足痉挛抽搐。大多数 AHDS 无法站立行走，可出现构音障碍、无法交流。所有患者均出现不同程度的智力障碍。MRI 可以发现患者神经髓鞘发育延迟，患者在 2～3 岁时，MRI 表现为脱髓鞘，但随着年龄的增加，髓鞘的发育渐渐正常。患者外周血中主要表现为 T_3 和 FT_3 浓度升高，T_4 和 FT_4 低于正常值或在正常值低限，T_3 和 T_4 的比值明显增加，rT_3 浓度降低，TSH 正常或轻度升高。虽然在 MCT8 突变的患者脑组织中表现为严重的甲状腺功能低下，但在患者某些外周器官中，则表现为甲状腺功能的亢进，如心率增快、肌肉消耗、血中 SHBG 浓度增加、胆固醇浓度降低等。这表明虽然 MCT8 在肝脏、肌肉和心脏中有表达，但可能在这些组织甲状腺激素的摄取过程中，可能不起关键性的作用。

在 MCT8 基因剔除的小鼠中，虽然出现和患者一样的甲状腺功能异常的生化表现，但未出现明显的神经运动障碍。这可能是因为在小鼠血脑屏障的上皮细胞中除了有 MCT8 表达外，还有另一个转运甲状腺激素的转运蛋白 OATP1C1 的表达。但在人类血脑屏障的上皮细胞顶膜，只表达 MCT8，而不表达 OATP1C1 基因。因此，可能在 MCT8 基因剔除的小鼠模型中，血脑屏障上皮细胞中，表达的 OATP1C1 可以将甲状腺激素转运到脑组织的胶质细胞中，进一步在 D2 的作用下，产生 T_3，进入神经元细胞中，促进神经元细胞的发育。联合剔除 MCT8 和 OATP1C1 基因的小鼠，出现严重的神经运动障碍。而且，在剔除 MCT8 的斑马鱼模型中，也出现了和人类 MCT8 基因突变类似的神经运动障碍的表型。通过对 MCT8 基因剔除小鼠的研究发现，MCT8 基因突变的患者体内 T_3 浓度升高，T_4 浓度降低，T_3/T_4 明显升高，可能是因为在 MCT8 基因剔除的小鼠体内，D1 在甲状腺、肝脏和肾脏中表达增加，使 T_4 向 T_3 的转化增加导致的。

MCT8 突变导致的 AHDS 的治疗是困难的，目前还缺乏有效的治疗手段。由于患者出现 FT_4 浓度的下降且 TSH 浓度轻度升高，因此早期人们试图应用 LT_4 治疗 MCT8 基因突变的患者，发现 LT_4 治疗后，将进一步使血中 T_3 浓度升高，并且增加患者外周组织中甲状腺功能亢进的程度。考虑到丙基硫氧嘧啶（PTU）不仅可以抑制甲状腺激素的合成，而且可以抑制甲状腺激素转换酶 D1 和 D2 的活性，减少 T_4 向 T_3 的转化，有人在 2 例年龄大的 AHDS 患者中，采用 PTU 和 LT_4 联合的抑制-替代治疗方案，发现这种方案，可以使患者外周组织中甲状腺功能亢进的症状改善，主要是心率、体重及外周组

织中甲亢血清学指标等明显改善，但神经运动系统的症状未有改变。

理论上，治疗 AHDS 最有效的手段应该应用不通过 MCT8 转运就能够进入细胞内，且具有生物学活性的甲状腺激素类似物。二碘甲状腺丙酸（3，5 - diiodothyropropionic acid，DITPA）是一种具有生物学活性的甲状腺素类似物，在 MCT8 基因剔除的小鼠模型中，DITPA 可以改善小鼠异常的激素水平，随后在 4 例出生后 9.5～25 岁的 AHDS 患者中，给予 DITPA 治疗后，T_3 浓度均恢复正常，而且外周甲状腺功能亢进的症状改善。治疗过程中，未发现药物的严重不良反应，但患者的智力和运动能力没有明显的变化。目前治疗 AHDS 患者最有前景的一个甲状腺激素类似物是三碘甲状腺乙酸（triiodothyroacetic acid，Triac），它是 T_3 的生理性代谢产物，和甲状腺激素受体 β 的结合能力明显高于 T_3。AHDS 患者的成纤维细胞虽然摄取 T_3 的能力明显降低，但摄取 Triac 的能力和正常人的成纤维细胞没有差别。在体外 Triac 和 T_3 一样，可以促进神经元细胞的分化，而且在 MCT8 和 OATP1C1 联合剔除的小鼠模型中，给予 Triac 可以预防这些小鼠脑发育障碍的表现。除了 Triac 可以改善脑发育的症状外，在 AHDS 患者中，Triac 还可以抑制 TSH 浓度，降低 T_3 的浓度，改善患者外周组织甲状腺功能亢进的表现。

四、甲状腺素脱碘酶功能障碍引起的甲状腺激素抵抗

甲状腺分泌的甲状腺激素主要是无生物学功能的 T_4，分泌的 T_4 只有在甲状腺组织或外周组织中，经过甲状腺素脱碘酶 D1 或 D2 的作用下，转化为 T_3，才能在靶细胞发挥其生物学效应。自从 D1、D2 发现以来，近 30 年来人们一直在寻找因为甲状腺素脱碘酶功能障碍导致的甲减，但到目前为止尚未发现 D1、D2 基因突变导致的先天性甲减患者。

2005 年，Refetoff 首次发现了因 SBP2 双等位基因突变，使甲状腺激素脱碘酶活性下降导致的甲状腺功能减退患者。SBP2 是硒蛋白合成过程中的一个关键的基因，体内目前发现至少有 21 种不同的硒蛋白，它们的蛋白质结构显著的特点是含有一个由终止密码 UGA 编码的硒代半胱氨酸（selenocysteine，Sec）。由于这些基因的 mRNA 的编码框架内有一个 UGA 终止密码，因此只有在特定条件下，UGA 才能用来编码 Sec 氨基酸，使蛋白质正常翻译。在这些编码框架内含有 UGA 终止密码的硒蛋白 mRNA 的 3′非编码区域（3′- UTR）均含有一段保守的硒代半胱氨酸插入序列（SECIS），只有这段序列完整，才能使蛋白翻译过程中遇到 UGA 终止密码时，使其编入 Sec，从而保证合成完整的硒蛋白。去除或将 SECIS 元件中关键的碱基突变，将使硒蛋白翻译时遇到 UGA 终止密码子无法编入 Sec 氨基酸，使硒蛋白变成截短的无功能蛋白质。而在 Sec 的插入过程中，只有硒蛋白 mRNA 3′非编码区域上的 SECIS 元件与 SBP2 蛋白结合，才能保证蛋白质翻译时，使 UGA 编码 Sec 氨基酸。甲状腺素脱碘酶 D1、D2 和 D3 都是硒蛋白，因此在 SBP2 双等位基因突变时，将会使 D1、D2 和 D3 蛋白不能正常翻译，产生无功能的截短蛋白。在 SBP2 双等位基因突变患者的皮肤成纤维细胞中，D2 的酶活性明显降低。在 3 个家系中携带 SBP2 双等

位基因的患者,均表现为 T_4 和 FT_4 浓度升高,T_3 和 FT_3 浓度降低,TSH 浓度升高或正常值高限,患者体内的 rT_3 浓度明显升高。这些患者在出生早期,发育基本正常,但在儿童期会出现身材矮小,骨龄发育迟缓。一个家系的先证者表现为,出生时新生儿筛查发现 TSH 浓度升高,但 T_4 浓度正常,没有给予治疗。但在 8 岁时出现发育延迟,这个家系的 3 名患者,在青春期后出现追赶生长的现象,最终身高正常。这些患者,应用 T_3 治疗,可以促进身高的生长速度,使延迟的骨龄渐渐恢复,同时患者的甲状腺功能恢复正常。SBP2 突变导致的先天性甲减的发现表明,单独一个甲状腺激素脱碘酶功能缺陷,可能不足以导致先天性甲减的发生,可能需要体内多个甲状腺激素脱碘酶的功能联合缺陷,才能够使体内 T_4 向 T_3 转化发生明显障碍,导致甲状腺功能减退的发生。

参考文献

[1] Léger J, Olivieri A, Donaldson M, et al. European society for paediatric endocrinology consensus guidelines on screening, diagnosis, and management of congenital hypothyroidism[J]. J Clin Endocrinol Metab, 2014, 99(2): 363 - 384.

[2] Rose SR, Brown RS, Foley T, et al. Update of newborn screening and therapy for congenital hypothyroidism[J]. Pediatrics, 2006, 117(6): 2290 -2303.

[3] Deng K, He C, Zhu J, et al. Incidence of congenital hypothyroidism in China: data from the national newborn screening program, 2013 - 2015 [J]. J Pediatr Endocrinol Metab, 2018, 31(6): 601 - 608.

[4] Sun F, Zhang JX, Yang CY, et al. The genetic characteristics of congenital hypothyroidism in China by comprehensive screening of 21 candidate genes[J]. Eur J Endocrinol, 2018, 178(6): 623 - 633.

[5] Albert BB, Cutfield WS, Webster D, et al. Etiology of increasing incidence of congenital hypothyroidism in New Zealand from 1993 - 2010 [J]. J Clin Endocrinol Metab, 2012, 97(9): 3155 - 3160.

[6] Deladoëy J, Ruel J, Giguère Y, et al. Is the incidence of congenital hypothyroidism really increasing? A 20-year retrospective population-based study in Québec[J]. J Clin Endocrinol Metab, 2011, 96(8): 2422 - 2429.

[7] Lain S, Trumpff C, Grosse SD, et al. Are lower TSH cutoffs in neonatal screening for congenital hypothyroidism warranted? [J]. Eur J Endocrinol, 2017, 177(5): D1 - D12.

[8] Knowles RL, Oerton J, Cheetham T, et al. Newborn Screening for Primary Congenital Hypothyroidism: Estimating Test Performance at Different TSH Thresholds[J]. J Clin Endocrinol Metab, 2018, 103(10): 3720 - 3728.

[9] Szinnai G. Clinical genetics of congenital hypothyroidism[J]. Endocr Dev, 2014, 26: 60 - 78.

[10] Park SM, Chatterjee VK. Genetics of congenital hypothyroidism[J]. J Med Genet, 2005, 42(5): 379 - 389.

[11] Grasberger H, Refetoff S. Genetic causes of congenital hypothyroidism due to dyshormonogenesis [J]. Curr Opin Pediatr, 2011, 23 (4): 421 - 428.

[12] Abu-Khudir R, Larrivée-Vanier S, Wasserman JD, et al. Disorders of thyroid morphogenesis[J]. Best Pract Res Clin Endocrinol Metab, 2017, 31(2): 143 - 159.

[13] Hannoush ZC, Weiss RE. Defects of thyroid hormone synthesis and action [J]. Endocrinol Metab Clin North Am, 2017, 46(2): 375 - 388.

[14] Rahmani K, Yarahmadi S, Etemad K, et al. Congenital hypothyroidism: optimal initial dosage and time of initiation of treatment: a systematic review[J]. Int J Endocrinol Metab, 2016, 14(3): e36080.

[15] Van Vliet G, Deladoëy J. Diagnosis, treatment and outcome of congenital hypothyroidism[J]. Endocr Dev, 2014, 26: 50 - 59.

[16] Ford GA, Denniston S, Sesser D, et al. Transient versus permanent congenital hypothyroidism after the age of 3 years in infants detected on the first versus second newborn screening test in Oregon, USA[J]. Horm Res Paediatr, 2016, 86(3): 169 - 177.

[17] Onigata K, Szinnai G. Resistance to thyroid hormone[J]. Endocr Dev, 2014, 26: 118 - 129.

[18] Moran C, Chatterjee K. Resistance to thyroid hormone due to defective thyroid receptor alpha[J]. Best Pract Res Clin Endocrinol Metab, 2015, 29(4): 647 - 657.

[19] Ortiga-Carvalho TM, Sidhaye AR, Wondisford FE. Thyroid hormone receptors and resistance to thyroid hormone disorders [J]. Nat Rev Endocrinol, 2014, 10(10): 582 - 591.

[20] Pappa T, Anselmo J, Mamanasiri S, et al. Prenatal diagnosis of resistance to thyroid hormone and its clinical implications[J]. J Clin Endocrinol Metab, 2017, 102(10): 3775 - 3782.

[21] Dumitrescu AM, Liao XH, Abdullah MS, et al. Mutations in SECISBP2 result in abnormal thyroid hormone metabolism[J]. Nat Genet, 2005, 37 (11): 1247 - 1252.

[22] Friesema EC, Visser WE, Visser TJ. Genetics and phenomics of thyroid hormone transport by MCT8[J]. Mol Cell Endocrinol, 2010, 322(1 - 2): 107 - 113.

[23] Ramos HE. Thyroid hormone cell membrane transport defect[J]. Endocr Dev. 2014; 26: 108 - 117.

[24] Groeneweg S, Peeters RP, Visser TJ, et al. Therapeutic applications of thyroid hormone analogues in resistance to thyroid hormone (RTH) syndromes[J]. Mol Cell Endocrinol, 2017, 458: 82 - 90.

第十五章 · 桥本甲状腺炎

滕卫平 李 静

一、概 念

自身免疫性甲状腺炎(AIT)是最常见的甲状腺疾病。它包括桥本甲状腺炎(Hashimoto thyroiditis, HT)、萎缩性甲状腺炎(atrophic thyroiditis, AT)、无症状性甲状腺炎(painless thyroiditis)和产后甲状腺炎(postpartum thyroiditis, PPT)。HT 又称慢性淋巴细胞性甲状腺炎。其临床特征是无痛性、弥漫性甲状腺肿大,血清存在针对甲状腺的高滴度自身抗体,50% 患者最终发生甲状腺功能减退。目前临床诊断的多是出现甲状腺功能减退的患者,以甲状腺肿大为主要表现的患者多数不能得到正确诊断。国外报道患病率为 3%～4%。发病率男性为 0.8/1 000,女性为 3.5/1 000。女性发病率是男性的 3～4 倍,高发年龄在 30～50 岁,但可发生在任何年龄(包括儿童)。我国学者报道患病率为 1.6%,发病率为 6.9/1 000。如果将隐性病例包括在内,女性人群的患病率高达 1/30～1/10。此病常与其他自身免疫性疾病(如恶性贫血、艾迪生病和类风湿关节炎)同时伴发。

二、病因和发病机制

(一) 遗传易感性

此病的家族聚集性已表明遗传易感性在其发病机制中起重要作用。目前研究表明桥本甲状腺炎的发生与

HLA-DR 相关，可能还与某些 HLA-DQ 等位基因之间（如 HLA-DQA03041）有明显的相关性。但是桥本甲状腺炎是一种多基因遗传病，免疫球蛋白重链基因、T 细胞受体基因和甲状腺过氧化物酶（TPO）基因等也被发现可能与 HT 相关。而且在家系的连锁分析研究中上述基因尚不能完全解释 HT 发病机制中的遗传因素，故有待于进一步研究和探讨。

（二）环境因素

目前认为本病为遗传因素和多种内、外环境因素影响的自身免疫性甲状腺病。其中影响 HT 发生、发展的环境因素包括碘、感染和性激素等。桥本甲状腺炎的发病率与碘摄入量密切相关。随碘摄入量增加，发病率显著增加。它是碘充足地区甲减伴甲状腺肿大最常见的原因。因此，在询问病史时应考虑患者的碘营养状态。HT 患者的甲状腺肿大、甲状腺功能改变和血清甲状腺自身抗体的滴度常在妊娠时明显减轻或下降，而在分娩 2～6 个月后出现加重或升高。这些变化可能与催乳素和性类固醇在妊娠时浓度的改变及其免疫调节作用有关。

（三）自身免疫反应

1. 细胞免疫反应·在桥本甲状腺炎的甲状腺内主要为 T 细胞浸润，产生大量细胞因子。表明细胞免疫介导的自身免疫反应参与了桥本甲状腺炎的致病机制。辅助性 T 细胞（Th）主要分为 Th1 和 Th2。Th1 主要产生 IL-2、IFN-γ，介导细胞免疫反应。而 Th2 主要分泌 IL-4、IL-5、IL-10，促进抗体产生。目前研究认为桥本甲状腺炎主要是 Th1 型细胞因子介导的一种自身免疫病。

2. 自身抗体·桥本甲状腺炎患者体内有多种甲状腺自身抗体产生。

（1）抗甲状腺球蛋白抗体（TgAb）：在人甲状腺球蛋白分子中至少存在 7 个表型。在本病患者血清中 TgAb 的阳性率和滴度均明显升高，且主要识别甲状腺球蛋白氨基酸序列上 1 149～1 250 这一区域中一个特定表型。而在正常及健康人体内偶尔也可检测到低水平的 TgAb，但主要识别的是甲状腺球蛋白分子的另一不同区域。目前几乎没有证据能证明 TgAb 可直接导致甲状腺组织被破坏，但是高滴度的 TgAb 对桥本甲状腺炎的诊断具有重要意义。

（2）抗甲状腺过氧化物酶抗体（TPOAb）：甲状腺过氧化物酶是本病的主要抗原，现在已能直接测定 TPOAb。由于此抗体能介导抗体依赖性细胞介导的细胞毒（ADCC）效应，并可以结合补体，产生补体依赖的细胞毒性作用等，故其在桥本甲状腺炎的破坏机制中具有十分重要的作用。而且大多数桥本甲状腺炎患者（80％以上）血中此抗体的滴度明显升高，持续较长时间，甚至可达数年或十几年。其中 50％左右发生甲状腺功能减退。因此，它对桥本甲状腺炎的诊断具有特殊意义。而且它也是发生甲状腺自身免疫反应的重要标志，普通人群中也有一部分人（10％左右）此抗体阳性，同时伴 TgAb 阳性，女性人群中显著增高，但是滴度较低。有人认为应将这部分抗体阳性者诊断为亚临床自身免疫性甲状腺炎，有人则认为普通人群中存在的这种抗体可能是一种异质性抗体，不具有致病作用。

（3）抗钠碘共同转运体（NIS）抗体：NIS 是存在于甲状腺细胞表面的与碘摄取有关的蛋白质。有 20％～30％桥本甲状腺炎患者体内抗 NIS 抗体阳性，此抗体可抑制 TSH 诱导的甲状腺细胞对碘的摄取。

（4）抗甲状腺素（T$_4$）和三碘甲状腺原氨酸（T$_3$）抗体：在桥本甲状腺炎患者体内有时可检测到此两种抗体，此时往往体内可检测到高滴度 TgAb；此两种抗体的致病意义目前尚不清楚，但它们的存在可能干扰对 T$_3$ 和 T$_4$ 水平的检测，尤其是对游离 T$_4$ 和游离 T$_3$ 的测定。

（5）其他甲状腺抗体：包括Ⅱ类胶质抗原的抗体、甲状腺生长刺激免疫球蛋白（TGI）、甲状腺生长抑制免疫球蛋白，以及甲状腺刺激性抗体（TSAb）和甲状腺刺激阻断性抗体（TSBAb）等。甲状腺生长免疫球蛋白被发现主要存在于桥本甲状腺炎患者体内，可能与甲状腺肿的形成有关。而甲状腺生长抑制免疫球蛋白主要存在于原发性甲状腺功能减退患者体内，可能与甲状腺的萎缩有关。在约 1/4 的 HT 患者病程中可出现甲亢和甲减交替，其可能与 TSAb 和 TSBAb 滴度的相对消长有关。

（6）其他非甲状腺特异的自身抗体：包括抗 DNA 抗体、抗钙调蛋白抗体、抗神经节苷酯抗体在桥本甲状腺炎患者体内有时也可以检测到。另外，桥本甲状腺炎患者中抗胰岛细胞抗体、抗肾上腺皮质抗体及抗胃黏膜抗体等的阳性率明显高于普通人群。

3. HT 自身免疫反应的主要特点·在桥本甲状腺炎的发病机制中 Th1 型细胞因子所介导的细胞免疫反应起主要作用。其中代表性的细胞因子为 IFN-γ，它一方面促进甲状腺内淋巴细胞的浸润，另一方面促进浸润的淋巴细胞和巨噬细胞活化并释放 TNF-α、IL-1、IL-6 等细胞因子，以及氧自由基的产生，这些物质可造成甲状腺组织的破坏。其中细胞因子诱导的、由 Fas/FasL 介导的细胞凋亡可能是 HT 时甲状腺组织破坏的主要机制。此外，在 Th1 型细胞因子的作用下，巨噬细胞、K 细胞、NK 细胞可以直接杀伤甲状腺滤泡细胞。TPOAb 所介导的 ADCC 效应是导致已受损的甲状腺滤泡细胞被进一步破坏的一个重要机制。由于甲状腺细胞被进行性破坏，在 HT 的晚期可转化为 AT，并成为发生原发性甲减的重要原因。

三、临床特点

（一）患病率

文献报道差异很大。主要的影响因素是性别、年龄、遗传背景、地区碘摄入量、诊断标准和抗体的测定方法和参考值。AIT 根据甲状腺功能可以分类为三大类：① 无症状的 AIT，即主要表现是血清甲状腺抗体阳性和甲状腺超声检查低回声，但是甲状腺功能正常或者伴亚临床甲减，即局灶性甲状腺炎；早期的尸检组织学研究发现，成年女性 AIT 的患病率是 27％。② 甲状腺功能持续性异常的 AIT，即 AIT 伴临床甲状腺功能减退症。HT 的发病率为（0.3～1.5）/1 000，患病率在 1.0％左右。女性显著高于男性，高发年龄为 30～50 岁。③ 甲状腺功能一过性低下的 AIT，即无痛型甲状腺炎、产后甲状腺炎等。多数甲状腺功能低下可以恢复，少数患者发展为永久性甲减。

英国北部 Whickham 研究是国际上首个著名甲状腺方面前瞻流行病学调查。20 世纪 70 年代，一个社区 2 779 例居民进入这个队列，并且被规范随访 20 年。基线的甲状腺抗体阳性率：女性为 10.3％，男性为 2.7％。20 年后随访发现自发性临床甲减的发病率女性为 3.5/1 000,男性为 0.6/1 000;单纯抗体阳性发生临床甲减的 *OR* 值:女性为 8,男性为 25;抗体阳性并且 TSH 升高发生临床甲减的 *OR* 值:女性为 38,男性为 173。1988—1994 年美国第三次国家营养调查(NHANES Ⅲ)中 17 000 例>12 岁的美国居民,TPOAb 的总阳性率是 13.0%,女性 17%,男性 8.7%;TgAb 的总阳性率为 11.5%,女性为 15.2%,男性为 7.6%。1999—2004 年我国学者对北方 3 个农村社区 3 761 例居民的 5 年随访研究的基线甲状腺抗体阳性率:TPOAb 为 9.81%,TgAb 为 9.09%;碘轻度缺乏、碘超足量和碘过量 3 个社区的 AIT 患病率分别是 0.5%、1.8% 和 2.8%,发病率分别是 0.4/1 000、2/1 000 和 2.6/1 000。综上,普通人群甲状腺抗体的阳性率在 10% 以上,女性是男性的 2~3 倍。Whickham 研究 20 年随访研究证实,如果 TSH 升高和抗体阳性共存,女性自发性甲减的发病率为 4%;如果仅有 TSH 升高,发病率是 3%;如果仅有抗体阳性,发病率是 2%。我国学者的 5 年随访研究发现:基线为 TPOAb 阳性、TgAb 阳性个体 TSH 升高的累积发生率分别为 6.82% 和 8.0%,而基线抗体阴性者,TSH 升高的累积发病率为 1.47%。我国学者发现碘摄入量是抗体阳性人群发展为甲减的危险因素。碘缺乏、碘超足量和碘过量地区的 TPOAb 阳性人群每年发生 TSH 升高的年发生率分别是 0.32%、2.1% 和 3.3%。

(二) 临床表现

此病患者男女比例大约为 1:4,但也有报道可达 1:15~1:20。以生育期女性发病为多见。AIT 是一个慢性炎症疾病,文献报道从发病到诊断需要平均 7 年的时间。此病患者最突出表现为甲状腺肿大。通常是缓慢发生,于“无意中”或常规体检中发现甲状腺肿大。一般呈中度弥漫性肿大(为正常甲状腺的 2~4 倍),质地坚韧,可随吞咽上下活动。其表面往往比较光滑,但有时也可呈结节状,其周围可见轻度增大的淋巴结。尽管此病通常甲状腺双叶均呈对称性增大,但两侧可不对称。另外,峡叶通常明显增大,偶可压迫其邻近器官,如气管、食管和喉返神经,而出现压迫症状,如出现呼吸困难及吞咽困难。由于此病甲状腺局部一般无疼痛,所以主要是甲状腺增大较明显才被患者“察觉/发现”。偶尔甲状腺发生迅速增大,这时往往伴有疼痛和局部压痛,易被误诊为亚急性甲状腺炎。此病患者在不治疗的情况下其甲状腺肿大可保持多年不变或逐渐增大。但是一些研究显示桥本甲状腺炎患者中甲状腺癌的发病率明显增高。相当一部分患者以甲状腺功能减退而就诊。本病也可以发生甲状腺功能亢进,称为桥本甲状腺毒症(Hashitoxicosis)。极少数患者可伴有突眼。

1. AIT 共同的病理特征·是甲状腺组织内淋巴细胞浸润,伴有或者不伴有甲状腺滤泡的破坏。表 4-15-1 总结了 6 个 AIT 亚型的临床特征。

表 4-15-1 AIT 亚型的临床病理特征

	经典型(HT)	纤维变异型(AT)	IgG4 相关型	青少年型	桥本甲亢	产后甲状腺类
发病高峰(岁)	40~60	60~70	40~50	10~18	40~60	20~40
女性/男性	12:1	10:1	3:1	6:1	5:1	仅在女性
甲状腺肿	常见	无或稍大	存在	存在	明显肿大	轻度肿大
甲状腺功能	50%甲减	90%甲减	甲减或亚甲减	甲减或亚甲减	甲亢	甲亢和甲减
甲状腺B超	低回声	低回声	显著低回声	低回声	高回声	低回声
24 h RAI 摄取率	不定	减低	未知	减低或者正常	增加	降低
甲状腺纤维化	存在	严重	存在	无	存在	无

2. 桥本脑病(Hashimoto encephalopathy)·目前认为本病是 HT 的并发症,特征是复发性脑病。因为糖皮质激素治疗有效,所以又称为糖皮质激素反应-自身免疫甲状腺炎相关性脑病(steroid-responsive encephalopathy associated with autoimmune thyroiditis,SREAT)。1966 年 Brain 首次报道。最近法国学者 Laurent 分析了 251 例患者的临床特点:发病年龄为 18~66 岁,平均年龄为 52 岁,女性占 73%。脑炎伴惊厥的有 47%,意识紊乱的有 46%,言语障碍的有 37%,记忆障碍的有 43%,步态障碍的有 27%,迫害妄想的有 25%。血清单独 TPOAb 阳性的为 34%,单独 TgAb 阳性的为 7%,两个抗体都阳性的为 69%;脑脊液 TPOAb 阳性率为 19%,TgAb 阳性为 4%。两个抗体阳性的为 53%,血清 TSH 正常。脑电图 82% 异常,一致性减慢,癫痫活动有 14%。

3. 老年人桥本甲状腺炎的特点·桥本甲状腺炎患者典型的表现为甲状腺肿大、质韧、功能低下,甲状腺自身抗体滴度增高。老年人患桥本甲状腺炎符合上述典型表现比较少见。主要是因为起病缓慢、并存病多、机体反应差、甲状腺症状缺乏特异性,临床上容易被误诊。由于老年人甲状腺组织逐渐萎缩、纤维化,因而质地较硬,又是癌肿的好发人群,更容易误诊为甲状腺癌。因此,一旦老年人发现甲状腺肿大或即使甲状腺不肿大,但有甲状腺疾病的相关症状时均应提高警惕,及时进行甲状腺抗体、TPOAb、TgAb、FT$_4$、FT$_3$ 和 TSH 抗体测定,必要时还应进行甲状腺形态学检查(如彩超、核素扫描),甲状腺细针穿刺活检,做病理检查,以便确诊。

4. AIT 与甲状腺癌关系·最近大样本研究发现,HT 患者中分化型甲状腺癌的患病率较非 AIT 者增高 3 倍。分子生物学研究显示,HT 的 RET/PTC、BRAF 在 HT 非肿瘤细胞的表达很常见,提示调节早期肿瘤和炎症的分子机制是重叠的。还有研究发现,甲状腺自身免疫和 TSH 增高都是甲状腺癌的独立危险因素。AIT 伴发甲状腺癌主要发生乳头状甲状腺癌,也可与滤泡状甲状腺癌、髓样癌共存,甚至演变为鳞状细胞癌。Paival 对 1955—2016 年 64 628 例甲状腺癌的 meta 分析发现,PTC 中的 HT 发现率是 18.90%,*RR* 值是 2.36;HT 中的 PTC 发现率是 9.03%,*RR* 值是 1.40。目前观点认为伴发 HT 的 PTC 预后良好,HT 是 PTC 的保护因素。HT 的另一个重要合并症是甲状腺恶性淋巴瘤,女性多见,通常发生在＞60岁的老年人。颈部肿块迅速增长。病史是以前确诊的HT，服用LT₄治疗。化疗和放疗可以使肿瘤迅速缩小，压迫症状缓解。有的文献报道，从诊断桥本甲状腺炎到癌变平均约需要6年时间。临床上对桥本甲状腺炎患者应进行随诊，可疑病例应行甲状腺穿刺活检，依靠组织学检查确定是否癌变。

5. 桥本甲状腺炎与妊娠·桥本甲状腺炎的自然病情会受到妊娠的影响，表现为妊娠的后半期病情缓解、减轻，但在分娩后病情将会加重或复发。产后甲状腺炎（PPT）和桥本甲状腺炎都属于自身免疫甲状腺炎。目前认为，PPT是原有的自身免疫甲状腺炎在妊娠因素的影响下，由隐性转变为显性。妊娠时的TPOAb阳性、亚临床甲减、甲减都可以影响胎儿的神经发育。所以，如有条件，对妊娠妇女应常规筛查血清TPOAb和TSH，尽早给予干预治疗。

（三）实验室检查

1. 甲状腺过氧化物酶抗体（TPOAb）·TPOAb是诊断AIT的最重要的指标。HT患者血清TPOAb的阳性率达到95%以上。特别是亚临床的AIT，TPOAb成为诊断的唯一指标。筛查甲状腺疾病时主张选择TPOAb。

2. 甲状腺球蛋白抗体（TgAb）·与TPOAb比较，TgAb针对的抗原决定簇更多，更不确定。产生的TgAb也因疾病和个体不同存在差异性。我国学者的5年前瞻研究证实，TgAb和TPOAb阳性人群5年发生TSH升高的危险性分别为1.63和1.65，提示两个抗体的意义是相同的。TgAb可以预测HT的发生。约翰霍普金斯医院实验室4 977例个体的两个抗体测定结果显示：双阴性者占69%，双阳性者占13%，单纯TPOAb阳性者占14%，单纯TgAb阳性者占4%，两个抗体的相关系数仅有0.46。

3. 甲状腺阻断抗体（TSBAb）·TSH受体抗体（TRAb）有两个类型，即甲状腺刺激抗体（TSAb）和TSBAb。单纯TRAb阳性无法区分这两个类型抗体。TSBAb可以阻断TSH对甲状腺的刺激导致甲减，但是可逆性的，TSBAb消失，甲状腺功能可以恢复。TSBAb与TSH受体的结合力是TSAb的5倍。

4. 甲状腺B超·甲状腺B超是诊断AIT必不可少的检查手段。弥漫性低回声反映甲状腺内的淋巴细胞浸润。蜂巢样（honeycome）影像反映间质的纤维化。Willams报道223例HT患者甲状腺的超声影像与抗体的关系。他们发现等回声、轻度低回声和低回声的抗体滴度分别为：TPOAb 656 U/ml、1 343 U/ml、1 992 U/ml；TgAb 185 U/ml、362 U/ml、366 U/ml；结论是甲状腺的低回声和异质性与TPOAb的滴度显著相关，但是这些影像与TgAb无相关。

5. 甲状腺细针穿刺（FNAC）·诊断HT不需要做FNAC。HT甲状腺存在结节时，需要FNAC检查。它们可能是确实的结节，或者是纤维化形成的假性结节。这些结节需要做FNAC证实它们的性质。HT细胞学显示多形态的淋巴细胞，包括小的成熟淋巴细胞、大的活化T细胞，偶有浆细胞。这些淋巴细胞常与甲状腺细胞为邻。最难判断的是许特尔细胞（Hürthle细胞）。这类细胞体积增大，充满颗粒，嗜酸性染色，有些标本缺乏淋巴细胞，多数是Hürthle细胞，需要排除它们是否来自恶性病灶（Hürthle细胞癌）。但是FNAC的检查仅能报告无法确定。

四、诊断和鉴别诊断

（一）诊断

对于中年女性，甲状腺弥漫性肿大、质地坚韧，特别是锥体叶也肿大者，无论甲状腺功能检查的结果如何，均应怀疑此病。进一步应行血清甲状腺自身抗体检查。对那些临床上怀疑有本病，而经过抗体检查不能确诊者（如成年女性，血中抗体滴度不高或为阴性者），必要时可通过组织病理学检查明确诊断。通常血清TPOAb和TgAb的滴度与组织学证实的局灶性甲状腺炎有很好的相关。但甲状腺超声低回声或者不规则回声可能先于抗体阳性出现。但是在20%超声提示AIT的个体中，血TPOAb却为阴性，仅能够靠组织病理检查证实。

（二）鉴别诊断

1. 亚急性甲状腺炎·有少数本病患者甲状腺可发生迅速增大并出现结节，伴有局部疼痛，此时应与亚急性甲状腺炎鉴别。本病常在疼痛前早已有甲状腺弥漫性肿大和血甲状腺抗体滴度明显升高的病史，疼痛发生时红细胞沉降率升高不明显，血甲状腺激素水平与摄碘率无明显的分离现象。亚急性甲状腺炎有明确上呼吸道感染病史，发热，甲状腺迅速肿大，疼痛往往位于一侧或两侧交替发生，血清甲状腺自身抗体滴度一般不高，一般持续数周可自行缓解。也有一部分患者在HT基础上发生了亚急性甲状腺炎。

2. 结节性甲状腺肿·桥本甲状腺炎患者的甲状腺有时也可呈结节状，但血清中甲状腺自身抗体的滴度显著升高，多伴甲状腺功能减退。结节性甲状腺肿甲状腺自身抗体阴性或者滴度不高，一般不发生临床甲减。FANC可帮助做出明确的鉴别诊断，但通常不是必需的。

3. 甲状腺癌·甲状腺癌的结节质地较硬，可与周围组织粘连而活动性差。而且往往在短期内甲状腺结节迅速增大、形态不规则，并且常伴有局部淋巴结肿大和持续性局部疼痛。甲状腺癌患者体内甲状腺自身抗体常阴性或滴度不高，一般不伴有甲状腺功能的改变。但有时HT和甲状腺恶性肿瘤同时发生，单一诊断不能解释患者的全部临床表现，必要时可行穿刺活检以鉴别。

五、治 疗

本病尚无针对病因的治疗措施。因为本病发展缓慢，其临床表现可多年无明显改变，许多患者通常不需要治疗。限制碘摄入量在安全范围［尿碘（MUI）100～200 μg/L］可能有助于阻止甲状腺自身免疫破坏进展。对于桥本甲状腺炎患者的治疗指征主要是根据甲状腺功能状态和甲状腺肿的程度进行确定。一般来说，甲状腺自身抗体阳性并不是治疗的指征，因为目前尚无确切的手段能对此种自身免疫异常进行干预。临床治疗主要针对甲减和甲状腺肿压迫的症状。关于桥本甲状腺炎的治疗分为以下几种情况。

（1）对于无明显临床症状、血TSH水平正常且甲状腺肿大不显著者（大多数患者均属于这种情况），通常不需要药物治疗，可随诊观察。限制碘摄入量在MUI 100～200 μg/L可能有助于抑制病情进展。

（2）若有局部压迫症状或影响到美容，可给予左旋甲状腺素（LT₄）治疗。经数月治疗后，甲状腺肿可明显减轻，年轻患者常较年老患者反应更早(治疗后2~4周)、更明显。虽然尚无证据表明LT_4治疗有阻止病情进展的作用,但一些患者经治疗数年后,其甲状腺自身抗体水平可逐渐下降。

(3)已伴有血清 TSH 水平升高者,无论是表现为亚临床甲减(血 FT_3、FT_4 正常且症状不明显),还是临床甲减(血 FT_3、FT_4 水平下降且有甲减临床表现),均应给予甲状腺激素替代治疗。一般采用LT_4,通常应使血清 TSH 水平达到 0.3~3.0 mIU/L。宜从小剂量开始,尤其是针对那些长期甲减的患者,干甲状腺片从 20 mg/d 或 LT_4 25~50 μg/d 开始,然后逐渐增加剂量直至达到一个满意的维持剂量,多数情况下需要终身服用。

(4)对于表现为甲状腺毒症的患者,除非合并有 Graves 病,通常可以单给予β受体阻滞剂治疗,必要时可给予抗甲状腺药物治疗,但剂量宜小,并密切监测甲状腺功能变化,尽量避免甲状腺功能减退。

(5)对于甲状腺肿大明显、已对邻近部位产生压迫症状的患者,无论有无甲减,均应给予 LT_4 治疗,以尽可能抑制甲状腺进一步肿大。这种甲状腺抑制治疗对于新近起病的甲状腺肿大抑制效果最明显,而对长期的甲状腺肿大,可能因为有纤维化形成,效果通常不明显。

(6)对桥本甲状腺炎患者通常不采取手术治疗,但对于那些经过 LT_4 抑制治疗后,甲状腺肿大仍较明显,影响到美容或仍有压迫症状或疑有甲状腺癌者,可考虑手术治疗。少数 HT 患者表现为持续性甲状腺疼痛,对非甾体抗炎药治疗及甲状腺激素替代治疗无效,可考虑行甲状腺大部或近全切除术,上述症状可最终缓解。患者发生甲减后要终身替代治疗。

(7)糖皮质激素虽可以使肿大的甲状腺缩小及降低自身抗体的水平,但因为其有很多的不良反应且停药后病情往往复发,故它不作为桥本甲状腺炎患者的常规治疗用药。但如果桥本甲状腺炎患者甲状腺迅速肿大伴有疼痛、压迫症状,可短期应用糖皮质激素以较快缓解症状,于病情稳定后逐渐停药。泼尼松 30 mg/d,分 3 次口服,症状缓解后逐渐递减,可应用 1~2 个月。

(8)如果在鉴别桥本甲状腺炎和结节性甲状腺肿有困难且无证据提示甲状腺癌存在时,可予 LT_4 治疗并密切随诊观察,如果甲状腺肿减轻,则便可继续进行原治疗,并不需要立即明确诊断。

参考文献

[1] Wilson JD, Foster DW, Kronenberg HM, et al. Williams textbook of endocrinology[M].9th ed. USA：Harcourt, 1998, 475-479.
[2] Teng W, Shan Z, Teng X, et al. Effect of iodine intake on thyroid diseses [J].N Engl J Med, 2006, 354：2783-2793.
[3] Barbesino G, Chiovato L. The genetics of Hashimoto's disease[J].
Endocrinol Metab Clin North Am, 2000, 29(2)：357-374.
[4] Amino N, Tada H, Hidaka Y.Chronic (Hashimoto's) thyroiditis[M]// DeGroot LJ, Jameson JL. Endocrinology. Philadelphia：Saunder, 2001, 1471-1480.
[5] Teng XC、Shan ZY, Teng WP, et al. Iodine-induced autoimmune thyroiditis in NOD.H-2^{ht} mice[J]. Hong Kong Med J, 2006, 12(6)：156.
[6] Dayan CM, Daniels GH. Chronic autoimmune thyroiditis[J]. N Engl J Med, 1996, 335(2)：99-107.
[7] Mehta S, Levey JM, Bonkovsky HL. Extrahepatic manifestations of infection with hepatitis C virus[J].Clin Liver Dis, 2001, 5(4)：979-1008.
[8] Amino N, Tada H, Hidaka Y. Postpartum autoimmune thyroid syndrome：a model of aggravation of autoimmune disease[J]. Thyroid, 1999, 9(7)：705-713.
[9] 李静,单忠艳,滕卫平.催乳素在自身免疫病发病机制中的作用[J].中国实验临床免疫学杂志,1999,11(5)：62-64.
[10] Saravanan P, Dayan CM. Thyroid autoantibodies[J]. Endocrinol Metab Clin North Am, 2001, 30(2)：315-337.
[11] 满娜,单忠艳,滕卫平,等.慢性碘过量对大鼠甲状腺 NIS 蛋白表达及 TPO 活性的影响[J].中华医学杂志,2006,86(48)：3420-3424.
[12] Greenspan FS, Gardner DG. Basic and clinical endocrinology[M]. 6th ed. New York：McGraw-Hill Medical Publishing Division, 2001, 256-258.
[13] Meier DA, Kaplan MM.Radioiodine uptake and thyroid scintiscanning[J]. Endocrinol Metab Clin North Am, 2001, 30(2)：291-313.
[14] Hegedus L. Thyroid ultrasound[J]. Endocrinol Metab Clin North Am, 2001, 30(2)：339-360.
[15] Belfiore A, La Rosa GL. Fine-needle aspiration biopsy of the thyroid[J]. Endocrinol Metab Clin North Am, 2001, 30(2)：361-400.
[16] Marwaha RK, Sankar R, Magdum M, et al.Clinical, biochemical and cytomorphological observations in juvenile chronic lymphocytic thyroiditis [J].Indian Pediatr, 1998, 35(10)：967-973.
[17] 刘永碧,曾繁荣,马厚勋,等.老年人桥本甲状腺炎临床分析[J].中华老年医学杂志,1999,18(5)：299-301.
[18] Guan H, Li C, Teng W, et al. High iodine intake is a risk factor of post-partum thyroiditis：result of a survey from Shenyang, China[J]. J Endocrinol Invest, 2005, 28(10)：876-881.
[19] Haddow JE, Palomaki GE, Allan WC, etal. Maternal thyroid deficiency during pregnancy and subsequent neuropsychological development of the child[J].N Engl J Med, 1999, 341：549-555.
[20] 史轶蘩.协和内分泌代谢学[M].北京：科学出版社,1999,1026.
[21] Slatosky J, Shipton B, Wahba H. Thyroiditis：differential diagnosis and management[J].Am Fam Physician, 2000, 61(4)：1047-1052, 1054.
[22] Vanderpump MP.The epidemiology of thyroid disease[J]. Br Med Bull, 2011, 99：39-51.
[23] Biondi B, Cooper DC. The clinical significance of subclinical thyroid dysfunction[J].Endocr Rev, 2008, 29(1)：76-131.
[24] Vanderpump MP, Tunbridge WM, French JM, et al. The incidence of thyroid disorders in the community：a twenty-year follow-up of the Whickham Survey[J].Clin Endocrinol (Oxf), 1995, 43(1)：55-68.
[25] Hollowell JG, Staehling NW, Flanders WD, et al. Serum TSH, T(4), and thyroid antibodies in the United States population (1988 to 1994)：National Health and Nutrition Examination Survey (NHANES III)[J].J Clin Endocrinol Metab, 2002, 87：489-499.
[26] Shan ZY, Teng WP. Iodine status and prevalence of thyroid disorders after introduction of mandatory universal salt iodization for 15 years in China：A cross-sectional study in 10 cities[J].Thyroid, 2016, 26：1125-1130.
[27] Li YS, Teng D, Shan ZY, et al. Antithyroperoxidase and antithyroglobulin antibodies in a five-year follow-up survey of populations with different iodine intakes[J].J Clin Endocrinol Metab, 2008, 93：1751-1757.

第十六章·甲状腺炎

刘　超

甲状腺炎是一类累及甲状腺的异质性炎性疾病,临床较　为少见,这主要是由于甲状腺有完整的被膜包裹、丰富的血流、发达的淋巴引流、富含碘及过氧化氢等。

本类疾病由自身免疫、病毒感染、细菌或真菌感染、慢性硬化、放射损伤、肉芽肿、药物、创伤等多种原因所致甲状腺滤泡结构破坏，其病因不同，组织学特征各异，临床表现及预后差异较大。患者可以表现为甲状腺功能正常、一过性甲状腺毒症或甲状腺功能减退（甲减），有时在病程中 3 种功能异常均可先后发生，部分患者最终发展为永久性甲减。

甲状腺炎可按不同方法分类：按发病缓急可分为急性、亚急性及慢性甲状腺炎；按组织病理学可分为化脓性、肉芽肿性、淋巴细胞性、纤维性甲状腺炎；按病因可分为感染性、自身免疫性、放射性甲状腺炎等（表 4 - 16 - 1）。

表 4 - 16 - 1　甲状腺炎的病因分类

自身免疫性甲状腺炎
萎缩性甲状腺炎、桥本甲状腺炎、产后甲状腺炎、无痛性甲状腺炎
慢性纤维性甲状腺炎（Riedel 甲状腺炎）、胺碘酮诱发的甲状腺炎
细胞因子诱发的甲状腺炎、IgG4 相关甲状腺炎

病毒相关性甲状腺炎
亚急性甲状腺炎、HIV 感染所致甲状腺炎

细菌性甲状腺炎
急性化脓性甲状腺炎、结核性甲状腺炎

放射性甲状腺炎
颈部放射线照射后、放射性碘治疗后

其他甲状腺炎
淀粉样变等

第一节·急性化脓性甲状腺炎

急性化脓性甲状腺炎（acute suppurative thyroiditis, AST）又称感染性甲状腺炎（infectious thyroiditis），是一种相对罕见的甲状腺疾病，以发热、甲状腺肿痛为基本特征，多以不典型症状起病，易与颈部其他感染性疾病或肿块混淆而被误诊。该病起病急骤，病情多变，若不及时诊断及治疗可迅速导致呼吸困难，危及生命。

一、病因和发病机制

AST 的发病原因主要与下列因素有关。

1. 先天性畸形·最常见的为先天性梨状窝瘘，是儿童发生 AST 的主要原因，多发生在左侧，当存在上呼吸道感染或瘘道损伤或梗阻时，口腔内细菌可经此瘘管引起甲状腺侧叶周边间隙或甲状腺组织的急性化脓性病变。

2. 甲状腺基础疾病继发感染·如甲状腺腺瘤或结节性甲状腺肿，多见于成人，因甲状腺局部循环血供不良、含碘浓度降低较易并发感染。

3. 血行或甲状腺附近的炎症直接蔓延·比如继发于上呼吸道感染、咽喉炎和颈部软组织炎症等。

4. 医源性感染·如甲状腺穿刺或消融时消毒不严格。

5. 口咽部外伤·如进食鸡骨导致食管上段穿孔从而发生 AST 合并咽后脓肿等。

6. 免疫缺陷或免疫功能低下患者·如获得性免疫缺陷综合征（AIDS）、急性白血病等患者。

AST 常见致病菌为金黄色葡萄球菌、链球菌、肺炎球菌，少数见于大肠杆菌、布鲁菌、铜绿假单胞菌、沙门菌、克雷伯菌、卟啉单胞菌属，还可见于真菌、病毒、寄生虫感染等，可为单一病原菌感染，也可发生混合感染（表 4 - 16 - 2）。条件致病菌感染多发生于免疫力低下患者如使用免疫抑制剂、糖尿病、肿瘤、HIV 及使用糖皮质激素的患者。

表 4 - 16 - 2　急性化脓性甲状腺炎的病原菌

病 原 菌	出现率（%）
细菌	68
真菌	15
支原体	9
寄生虫	5
梅毒	3

二、病　理

甲状腺化脓可为局限性或广泛性。起病前如已有结节性甲状腺肿则容易产生脓肿；如甲状腺本身正常，则广泛性化脓较多见。脓液可以侵入颈部深层组织，甚至进入纵隔，破入气管或食管。显微镜下可见甲状腺局限性坏死、中性粒细胞和淋巴细胞浸润，有时出现大量纤维化。

三、临床特点

本病主要表现为典型的化脓性疾病临床表现及局部症状（表 4 - 16 - 3）。

表 4 - 16 - 3　急性化脓性甲状腺炎的常见临床表现

临 床 表 现	发生频率（%）
疼痛	89～100
压痛	89～100
发热	91～100
吞咽困难	79～91
发病前呼吸道感染	89～90
甲状腺左叶受累	85～89
发音困难	82
颈部红肿	70～82
咳嗽	73
局部发热	63～70
咽炎	69～90

1. 全身中毒症状·本病起病较急，病情较重，往往伴有发热、畏寒、战栗和心悸等表现。

2. 局部症状·甲状腺肿大、疼痛，伴有吞咽困难，吞咽时甲状腺疼痛加重，且向两耳、颊部或枕部放射。

3. 甲状腺周围组织肿胀和炎症反应·检查可有局部皮温稍高、甲状腺肿大、触痛。

4. 常有比较明显的局部压迫症状·严重时压迫气管、食管等发生呼吸、吞咽困难或影响喉返神经引起声音沙哑，严重

者可发生窒息。

5. 后期脓肿形成 · 但因张力较大,肿块多质硬,少有波动感。

四、实验室和特殊检查

1. 一般检查 · 血常规可见白细胞总数升高,中性粒细胞明显增多;红细胞沉降率增快;C反应蛋白升高。

2. 甲状腺功能 · 大多在正常范围,病变部位广泛或病情严重者可见一过性甲减的激素谱。

3. 甲状腺穿刺 · 穿刺可见大量脓液。

4. 甲状腺彩超和CT · 超声能清楚地显示AST病灶的部位、大小、形态、内部回声及与周围组织的关系和颈部受累淋巴结的情况。CT检查可显示脓肿与甲状腺腺体的关系,并能显示颈深部的结构、气管受压情况及有无纵隔脓肿。

五、诊断和鉴别诊断

(一) 诊断依据

1. 病史 · 甲状腺疾病病史,伴抵抗力下降或感染史。

2. 全身中毒症状 · 高热、寒战、不适等。

3. 局部症状 · 颈部疼痛并放射。

4. 血常规 · 白细胞升高、中性粒细胞增多。

5. 甲状腺穿刺 · 可见脓液,镜检或培养发现病原菌。

(二) 鉴别诊断

1. 亚急性甲状腺炎 · 起病相对较缓慢,红细胞沉降率和C反应蛋白等炎性指标显著升高,甲状腺激素增高和甲状腺摄碘率降低,呈现出典型的"分离现象"。白细胞无明显增多。

2. 其他疼痛性甲状腺疾病及颈部其他疾病(表4-16-4)。

表4-16-4 常见的颈部疼痛性疾病	
甲状腺疾病	非甲状腺疾病
亚急性甲状腺炎	甲状舌骨囊肿感染
急性化脓性甲状腺炎	感染性囊状淋巴管瘤
甲状腺囊肿或肿瘤内出血	颈淋巴结炎
甲状腺癌	颈部蜂窝织炎
疼痛性桥本甲状腺炎	气管裂囊肿感染
放射性甲状腺炎	

六、治 疗

1. 支持对症治疗 · 休息,局部热敷等。高热者需进行物理或药物降温。

2. 抗感染 · 如明确诊断系细菌感染后应先选用广谱抗生素经验性治疗,待取得病原体培养结果后进一步调整抗生素。当合并基础疾病或先天畸形时,控制感染较为困难,抗生素疗程应充足,至少2~3周。

3. 引流 · 脓肿形成后在加强抗感染治疗的基础上,应及时切开引流。当患者全身中毒症状重、脓肿较大出现压迫症状或侵及周围组织者,应紧急手术清创引流。

4. 手术 · 对于原先有疾病,尤其是甲状腺肿瘤的患者,可

在抗生素治疗的基础上,使化脓病变局限化,然后行甲状腺部分切除术。证明有梨形隐窝瘘管者,也应施行手术切除治疗。

七、预防和预后

1. 预防

(1) 切除梨形隐窝瘘管。

(2) 积极控制全身和局部感染,增强机体抵抗力。

(3) AIDS等免疫低下患者需注意防治机会感染。

2. 预后 · 采用抗生素治疗和手术引流等,可有效控制病情,预后良好。甲状腺广泛化脓时,虽然可大量破坏甲状腺组织,但极少产生甲状腺功能减退。对于真菌感染或AIDS患者,此病预后较差。

第二节 · 亚急性甲状腺炎

亚急性甲状腺炎(subacute thyroiditis),又有亚急性肉芽肿性甲状腺炎、(假)巨细胞甲状腺炎、非感染性甲状腺炎、移行性甲状腺炎、De Quervain甲状腺炎等多种称谓,是最常见的甲状腺痛性疾病,国外文献报道,本病占甲状腺疾病的0.5%~6.2%,发生率为4.9/10万,男女发病率之比为1:3~1:6,最多发生于30~50岁的女性。本病通常于流感或普通感冒后1~3周发病,起病较急,临床主要表现为发热、甲状腺肿痛及甲状腺功能异常。亚甲炎为自限性疾病,病程一般可持续2~3个月,少数患者可迁延至1~2年,患者甲状腺功能一般均能恢复正常,持续甲减发生率一般报道小于10%,大多发生于合并桥本甲状腺炎的个体。

一、病因和发病机制

本病多见于HLA-B35阳性的妇女,且与病毒感染密切相关,起病前1~3周常有上呼吸道感染史。发病时,患者血清中某些病毒的抗体滴度增高,包括流感病毒、柯萨奇病毒、腺病毒和腮腺炎病毒等。也有患者发病于非病毒感染(如Q热或疟疾等)之后。

自身免疫是否在亚急性甲状腺炎发病机制中扮演角色还有较大分歧。近年发现,10%~20%的患者在亚急性期血循环中存在TSH受体抗体(TRAb)、甲状腺过氧化酶抗体(TPOAb)和甲状腺球蛋白抗体(TgAb),但它们为多克隆抗体,可能是病毒感染致甲状腺破坏而产生的,为一种继发现象。

二、病 理

甲状腺通常呈轻到中度弥漫性双侧肿大,可不对称,切面中有散在灰白色病灶。早期,滤泡细胞有不同程度的破坏,受累滤泡有淋巴细胞与多形核白细胞浸润,胶质逐渐减少或消失,并有多核巨细胞出现,肉芽组织形成,随后出现轻重不一的纤维化。最后病变逐渐恢复,滤泡细胞开始再生,一般均能恢复至正常甲状腺结构。

三、临床特点

(一) 临床表现

1. 上呼吸道感染前驱症状 · 肌肉疼痛、疲劳、咽痛及轻、

中度发热,少数高热达 40℃,发热在发病 3～4 日达高峰,1 周左右消退。部分患者发热迁延不愈,尤其多见于糖皮质激素依赖者。可伴有颈部淋巴结肿大。

2. 甲状腺区域疼痛伴发热·为本病的特征,常放射到耳、咽喉、下颌角、颏、枕、胸背部等处。可先累及一叶,然后扩大或转移到另一叶,疼痛程度多较剧烈,有时难以忍受,少数可呈隐痛,易误认为咽喉炎。也有少数患者声音嘶哑、吞咽困难,严重者伴有反复发热。

3. 甲状腺肿大·常为弥漫性、不对称性甲状腺肿,一叶为著。甲状腺呈轻、中度增大(达正常的 2～3 倍),伴或不伴结节,质地多较硬,触痛明显。可先累及一叶后扩展或转移到另一叶,病情缓解后可完全消退,也可遗留轻度甲状腺肿及较小结节。

4. 与甲状腺功能变化相关的临床表现

(1) 甲状腺毒症阶段:发病初期 50％～75％ 的患者体重减轻、怕热、心动过速等,历时 3～8 周;血清 TSH 降低,T_3、T_4 升高,与甲状腺摄碘率(RAIU)下降呈分离现象。

(2) 甲减阶段:约 25％ 的患者在甲状腺激素合成功能尚未恢复之前进入功能减退阶段,出现水肿、怕冷、便秘等症状;此时,血 T_3、T_4 低,TSH 升高,RAIU 逐渐恢复正常。

(3) 甲状腺功能恢复阶段:多数患者短时间(数周至数月)恢复正常功能,RAIU 回升,TSH、T_3、T_4 多在正常范围,仅少数成为永久性甲减。整个病程为 6～12 个月。有些病例反复加重,持续数月至 2 年不等。2％～4％ 复发,极少数反复发作。

四、实验室和特殊检查

1. 一般检查

(1) 血常规:可见白细胞计数正常或稍高,中性粒细胞或淋巴细胞也可增多。

(2) 红细胞沉降率:急性发作期红细胞沉降率明显增快,往往>50 mm/h。缓解期渐渐恢复至正常水平。红细胞沉降率不增快也不能除外本病。

(3) 其他:C 反应蛋白在急性期常常显著升高。免疫球蛋白亦可明显高于正常。

2. 甲状腺激素测定·急性发作期 FT_3、FT_4 升高,TSH 降低,呈现一过性甲亢的激素谱。缓解期甲状腺激素浓度往往降低,而 TSH 升高。恢复期 TSH、FT_3、FT_4 一般均在正常水平。

3. 甲状腺摄碘率测定·甲状腺摄碘率可随疾病的阶段不同而有差异(表 4-16-5),初期常明显降低,一般<10％,甚至测不出。随疾病的好转,甲状腺摄碘率恢复正常。

表 4-16-5 亚急性甲状腺炎不同时期的实验室检查特征

病 期	FT_3	FT_4	TSH	RAIU
急性发作期	↑↑	↑↑	↓↓	↓↓
缓解期	↓	↓	↑	↓ 或正常
恢复期	正常	正常	正常	正常或轻度↑

4. 彩色多普勒超声仪检查·表现为甲状腺出现不同程度

的单发或弥漫性片状低回声区,边界模糊,形态不规则;彩色多普勒血流显像表现为低回声区周边血流信号增多,内部血流甚少。

5. 甲状腺核素扫描·核素扫描时见甲状腺不显影或呈冷结节,随着病情的缓解,结节消失,甲状腺图像恢复正常。

6. 甲状腺穿刺病理细胞学检查·甲状腺细针穿刺和细胞学(FNAC)检查:早期典型细胞学涂片可见多核巨细胞、片状上皮样细胞、不同程度炎性细胞;晚期往往见不到典型表现。FNAC 检查不作为诊断本病的常规检查。

五、诊断和鉴别诊断

(一) 诊断

本病的诊断主要根据其临床表现与实验室检查。

1. 典型病史·多在病毒感染后 1～3 周发病。

2. 临床表现·颈部转移性、放射性疼痛伴甲状腺肿大和全身症状。

3. 实验室检查·典型的甲状腺功能衍变过程;低摄碘率与高甲状腺激素血症共存的"分离现象";红细胞沉降率明显增快;甲状腺穿刺组织活检有巨细胞存在。

(二) 鉴别诊断(表 4-16-6)

表 4-16-6 常见甲状腺炎的临床和实验检查特点

诊 断	症 状	实验室检查
萎缩性甲状腺炎	甲状腺萎缩、无痛	甲状腺特异性抗体明显升高
桥本甲状腺炎	无痛性甲状腺肿	抗体明显升高
产后甲状腺炎	产后发病、无痛性甲状腺肿	抗体轻中度升高
药物诱发的甲状腺炎	用药史(干扰素、白细胞介素、胺碘酮等)	抗体正常或升高
亚急性甲状腺炎	病毒感染史、颈部疼痛及全身症状	抗体正常或轻度升高、红细胞沉降率增快
化脓性甲状腺炎	明显的局部疼痛症状	白细胞增多

1. 急性化脓性甲状腺炎·有的亚甲炎患者表现为严重的全身中毒症状和甲状腺肿痛,应与急性化脓性甲状腺炎鉴别。后者甲状腺肿痛常伴有红肿,血白细胞及中性粒细胞增多,甲状腺激素测定正常,红细胞沉降率增快不明显,甲状腺穿刺可抽出脓液。

2. 桥本甲状腺炎·少数病例可以有甲状腺疼痛、触痛,活动期红细胞沉降率可轻度升高,并可出现短暂甲状腺毒症和摄碘率降低;但无全身症状,血清甲状腺自身抗体滴度增高。而亚急性甲状腺炎血清甲状腺自身抗体阳性少见,即便阳性亦多为低滴度,必要时可做甲状腺穿刺细胞学检查,还可用泼尼松试验治疗,显效者为亚急性甲状腺炎。

3. Graves 病·Graves 甲亢无明显颈部疼痛症状,甲状腺摄碘率增高且高峰前移,促甲状腺素受体抗体(TRAb)阳性,而红细胞沉降率正常。

4. 甲状腺瘤·甲状腺腺瘤内突然出血,也可出现甲状腺部位疼痛,但常迅速减轻,甲状腺功能正常,甲状腺摄碘率不降低,红细胞沉降率不增快。

5. 无痛性甲状腺炎·本病是桥本甲状腺炎的变异型,是自身免疫甲状腺炎的一个类型。有甲状腺肿,临床表现经历甲状腺毒症、甲减和甲状腺功能恢复 3 期,与亚急性甲状腺炎相似。鉴别点:本病无全身症状,无甲状腺疼痛,红细胞沉降率不增快,必要时可行 FNAC 检查鉴别,本病可见局灶性淋巴细胞浸润。

六、治 疗

1. 一般治疗·注意休息,保持情绪稳定。发热者需采用物理或药物降温。

2. 特殊治疗·药物治疗以减轻炎症反应及缓解疼痛为目的。

(1) 解热镇痛药:适用于轻症病例。可选用阿司匹林 0.5~1.0 g,每日 2~3 次;或吲哚美辛 25~50 mg,每日 2~3 次;或布洛芬缓释胶囊 0.3 g,每日 2 次。疼痛症状一般需要治疗 1~20 周(平均 5 周)才能完全缓解。

(2) 糖皮质激素:适用于疼痛剧烈、体温持续显著升高、水杨酸或其他非甾体消炎药治疗无效者,可迅速缓解疼痛,减轻甲状腺毒症症状。初始泼尼松 20~40 mg/d,分次服用,症状可迅速控制,体温下降,疼痛消失,甲状腺结节也很快缩小或消失。症状控制后持续 1~2 周后可逐渐减量(如每周减 2.5~5 mg/d),疗程 6~8 周。停药后如有复发,仍需足量使用糖皮质激素,再次治疗效果佳。如果减量过程中疼痛发热再现,需要重新开始中大剂量的糖皮质激素治疗。临床上不可频繁改变激素的剂量或长期使用,以防药物依赖。

临床选择非甾体类解热镇痛药,还是糖皮质激素,可以根据表 4-16-7 提供的评分系统决定。假如评分≤3 分,首选解热镇痛药,>3 分,则以糖皮质激素为主。

表 4-16-7 亚急性甲状腺炎严重度评分标准

症状	0分	1分	2分
发热	无	<38℃	>38℃
疼痛	无	轻度	严重
超声或触诊甲状腺	无明显触痛或广泛低回声	有触痛和较大范围的低回声	明显
红细胞沉降率(mm/h)	正常	25~60	>60

3. 针对甲亢的治疗·在应用上述治疗的同时,如患者甲状腺毒症明显,可加用β受体阻滞剂。下列制剂选用一种:普萘洛尔 10~40 mg,3 次/日;阿替洛尔 25~100 mg,2 次/日;美托洛尔 12.5~100 mg,2 次/日。由于本病并无甲状腺激素过量生成,故不使用抗甲状腺药物治疗、放射性碘或手术治疗。

4. 针对甲减的治疗·少数亚急性甲状腺炎患者出现一过性甲状腺功能减退,如甲减症状明显,持续时间久者可适当使用甲状腺制剂替代治疗:LT₄ 100~150 μg/d,或甲状腺片 40~120 mg/d;症状好转逐渐减量至停用,由于 TSH 降低不利于甲状腺细胞恢复,故宜短期、小量使用;永久性甲减需长期替代治疗。

5. 治愈标准·患者临床症状消失,甲状腺功能无异常,红

细胞沉降率正常,可判定为痊愈。

七、预防和预后

1. 预防

(1) 预防发病:增强机体抵抗力,积极防治病毒感染是预防发病的关键所在。

(2) 预防糖皮质激素依赖:临床上应严格掌握激素使用的适应证,需快上快下,并注意足量(20~40 mg/d)、足程治疗(2 个月左右)。切不可频繁变换剂量或小剂量长时间维持治疗。

2. 预后·亚急性甲状腺炎是病毒感染引起的变态反应性炎症而非细菌感染,属自限性疾病,对症处理,疗效一般很好,预后优良。有甲亢症状也属一过性,无须使用抗甲状腺药物,更不能用放射[131]I 或手术治疗,否则可能导致永久性甲减。约有 10% 的患者发生永久性甲减,需要长期用甲状腺激素替代治疗。

第三节·慢性纤维性甲状腺炎

慢性纤维性甲状腺炎(chronic fibrous thyroiditis)又称纤维性甲状腺炎(struma fibrosa)或 Riedel 甲状腺炎,是一种病因未明而罕见的甲状腺疾病,以甲状腺广泛纤维化、甲状腺功能减退和明显的压迫症状等为基本特征,发病率为 0.06%~0.3%。本病由 Riedel 于 1896 年首先描述,发病年龄在 30~50 岁,男女之比大约为 1:4。

一、病因和发病机制

病因尚未阐明。本病可能为一种自身免疫性甲状腺疾病,或者与病毒、细菌感染或药物等有关。本病可伴有纤维性胆道炎、腹膜后纤维化、局灶性肺纤维化、眼眶周或眼眶后纤维化,以及纵隔纤维化等。一般认为,Riedel 甲状腺炎是全身纤维化的一部分,甚至把本病归为 IgG4 相关甲状腺疾病的范畴。

二、病 理

病变可从甲状腺内部或表面开始,向其他部位广泛扩散,最后累及甲状腺和甲状腺周围组织。但在甲状腺内,仍可见正常的甲状腺组织。1/3 的病例病变局限于一叶甲状腺或甲状腺峡部。

甲状腺呈块状,质地坚硬,可见广泛的纤维组织浸润。有时可累及周围的肌肉、血管、气管和食管。镜检发现甲状腺内炎性细胞积聚,也可有淋巴组织存在,但远不及自身免疫性甲状腺炎显著。在甲状腺内,可见正常的甲状腺组织,被致密的纤维组织包围。组织学上的特征为甲状腺组织被致密的纤维组织增生广泛代替,小叶结构消失,纤维组织致密伴有玻璃样变有淋巴细胞和浆细胞浸润;但缺乏亚急性甲状腺炎时所见的巨细胞反应。

三、临床表现

1. 病情演变特点·起病隐匿,进展缓慢,往往先有无症状

性甲状腺肿,然后再发展为典型的甲状腺及其周围纤维化的表现。

2. 甲状腺肿大·发病初期,甲状腺仅轻微肿大,无明显疼痛。病变一般多从一叶开始,以后向另一叶发展。随着病情的加重,甲状腺变得十分坚硬,且与周围组织广泛粘连,但甲状腺肿大并不是十分显著,也无局部淋巴结肿大现象。

3. 局部浸润和压迫症状·多数患者出现明显的压迫症状。气管压迫可引起呼吸困难;食管压迫则有吞咽障碍;喉返神经受累,可表现为声音嘶哑;血管受压可见颈部和头部静脉怒张。有时,甲状旁腺受到浸润,产生甲状旁腺功能减退。

4. 甲状腺功能减退·由于甲状腺的广泛纤维化,导致30%的患者出现甲状腺功能减退。

5. 其他部位的纤维化·30%的患者有后腹膜和纵隔纤维化,有时可见局灶性肺纤维化和纤维性胆道炎等。

四、实验室和特殊检查

1. 一般检查·多为非特异性改变。可见红细胞沉降率增快和白细胞升高。

2. 甲状腺功能检测·甲状腺激素多在正常范围,部分甲减者有 TSH 升高和 FT_3、FT_4 降低。甲状腺摄碘功能可正常或降低。

3. 影像学检查·彩超可见甲状腺的一侧叶局部、全部甚至整个甲状腺增大,边界模糊,无明显包膜回声,病变内回声减低,强弱不均,亦可为不均匀强回声,彩色血流信号稀少,周边无明显高速或五彩血流信号;CT 或 MRI 可见甲状腺与周围组织粘连。

4. 甲状腺穿刺活检·可见典型的组织纤维化和不同程度的细胞浸润。但由于本病局部坚硬,临床上很难获得足够量的标本,故临床意义不大。

五、诊断和鉴别诊断

(一) 诊断

(1) 甲状腺肿大,无疼痛或压痛,质地坚硬如石,与周围组织粘连固定。

(2) 明显的颈部组织受压症状。

(3) 无局部淋巴结肿大和全身表现。

(4) 甲状腺功能大多正常,部分呈甲减的表现。

(5) 甲状腺穿刺活检见典型的甲状腺纤维化。

(二) 鉴别诊断

1. 甲状腺癌·也可有明显的压迫症状,但临床表现与甲状腺受累和肿大程度相平行,且常常有淋巴结肿大。鉴别困难时应做甲状腺穿刺或手术活检。

2. 亚急性甲状腺炎·有病毒感染史,病变大多为双侧性,红细胞沉降率明显升高,有甲状腺激素和甲状腺摄碘率分离现象等。

3. 桥本甲状腺炎·尤其需要与纤维变异型桥本甲状腺炎鉴别。本病好发于中年女性,一般为双侧甲状腺受累,甲状腺周围组织大多正常,甲状腺特异性抗体强阳性等可资鉴别(表4-16-8)。

表4-16-8 Riedel 甲状腺炎和桥本甲状腺炎临床鉴别

项目	Riedel 甲状腺炎	桥本甲状腺炎
年龄	23~70 岁(多>50 岁)	任何年龄(多>20 岁)
性别(女性/男性)	(2~4)∶1	(4~10)∶1
压迫症状	多见	少见
甲状腺功能	偶有甲减,罕见甲旁减	多见甲减,亦可甲状腺功能正常或甲亢
甲状腺抗体	≤45%	几乎全部阳性
全身反应	常见其他部位累及	少见

六、治 疗

1. 手术·本病无行之有效的治疗方法,手术解除压迫症状是明智而可行的策略。由于纤维化明显,手术行甲状腺大部分切除常常无法实施。当一叶受累时,可切除病变叶和峡部,如为两叶病变,则仅能行峡部切除术。

2. 免疫抑制或免疫调节剂·早期应用糖皮质激素对本病有一定的治疗效果,一般起始治疗为泼尼松 100 mg/d,后改为 15~60 mg/d 维持半年,可使甲状腺质地变软,红细胞沉降率减慢,眼眶等部位纤维化减轻等。效果欠佳时可加用霉酚酸酯等药物。

3. 抗雌激素治疗·三苯氧胺(tamoxifen)10~20 mg/d 可以减少纤维化促进因子 TGF-β 的生成,从而抑制组织的增生,对于糖皮质激素无效或停用后复发的患者有一定治疗作用,可单独应用,也可与糖皮质激素联用。

4. 甲减的治疗·对于发生甲减者,需要使用甲状腺激素替代治疗。

七、预防和预后

1. 预防·本病发病机制不清,目前无有效的预防措施。

2. 预后·本病为慢性进行的病变,一旦出现症状,尤其是局部压迫症状,提示预后不良。大约 1/3 患者可于发病 10 年内发生 1 处或多处身体其他部位的纤维化疾病,如腹膜后、肺或纵隔纤维化,导致患者死亡。

参考文献

[1] 张忠邦.甲状腺疾病[M].南京:江苏科学技术出版社,1987:90-144.

[2] 史轶蘩.协和内分泌和代谢学[M].北京:科学出版社,1999:1052-1061.

[3] 李倩,张克勤,刘超.亚急性甲状腺炎[J].中国实用乡村医生杂志,2006,13(10):20-21.

[4] 刘超,狄福松,唐伟.内分泌和代谢性疾病诊断流程与治疗策略[M].北京:科学出版社,2007:105-135.

[5] 中华医学会内分泌学分会《中国甲状腺疾病诊治指南》编写组.中国甲状腺疾病诊治指南——甲状腺炎:亚急性甲状腺炎[J].中华内科杂志,2008,47(9):784-785.

[6] 莫一菲,周健,包玉倩,等.急性化脓性甲状腺炎的临诊应对[J].中华内分泌代谢杂志,2013,29(2):170-172.

[7] Paes JE, Burman KD, Cohen J, et al. Acute bacterial suppurative thyroiditis: a clinical review and expert opinion[J]. Thyroid, 2010, 20(3):247-255.

[8] Gregory AB, Anthony PW. Hypothyroidism and thyroiditis[M]//Shlomo M, Kenneth SP, Larsen PR, et al. Williams textbook of endocrinology. 13th ed. Philadelphia: Saunders, Elsevier, 2016:3-13; 442-448.

[9] Wiersinga WM. Hypothyroidism and myxedema [M]//DeGroot LJ,

Jameson JL.Endocrinology. 6th ed.Philadelphia：WB Saunders，2010：1595 - 1606.

[10] Hennessey JV.Riedel's thyroiditis：a clinical review[J].J Clin Endocrinol Metab，2011，96(10)：3031 - 3041.

[11] 陈国芳，江帆，刘超.IgG4 相关性疾病：从认知到展望[J].中国实用内科杂志，2018，38(10)：896 - 899.

[12] Kakudo K，Li Y，Taniguchi E，et al.IgG4 - related disease of the thyroid glands[J].Endocr J，2012，59(4)：273 - 281.

[13] Rotondi M，Carbone A，Coperchini F，et al. Diagnosis of endocrine disease：IgG4 - related thyroid autoimmune disease[J].Eur J Endocrinol，2019，180(5)：R175 - R183.

[14] Kumar N，Gupta R，Sayed S，et al.Difficulties in diagnosis of Riedel's thyroiditis on aspiration cytology：A case report and brief review of the literature[J].Diagn Cytopathol，2019，47(5)：512 - 516.

[15] Chong Xi R，Hong Qiao W，Yan L.Severe trachea compression caused by Riedel's thyroiditis：A case report and review of the literature[J].Ann Med Surg (Lond)，2016，12：18 - 20.

[16] Takano K，Yamamoto M，Takahashi H，et al. Recent advances in knowledge regarding the head and neck manifestations of IgG4-related disease[J].Auris Nasus Larynx，2017，44(1)：7 - 17.

[17] Rzepecka A，Babińska A，Sworczak K.IgG4-related disease in endocrine practice[J].Arch Med Sci，2019，15(1)：55 - 64.

第十七章 · 甲状腺肿

付建芳　姬秋和

甲状腺肿大是指多种病因或影响因素导致的甲状腺体积增大于正常。"甲状腺肿大"一词常用于甲状腺疾病时的体征描述，而"甲状腺肿"一词除了可以用于甲状腺体积增大体征的描述，还被用于某些甲状腺疾病的诊断。英文文献中"Goiter"则包含了甲状腺肿大和甲状腺肿两种情况。本文中的甲状腺肿可分为非毒性弥漫性甲状腺肿和非毒性结节性甲状腺肿。单纯性甲状腺肿（simple goiter）由于没有甲状腺毒症的存在，故又被称为非毒性甲状腺肿（nontoxic goiter），是指甲状腺功能状态正常，且由非感染、自身免疫和肿瘤所导致的甲状腺体积增大为特征的一组甲状腺疾病。甲状腺腺体在逐渐代偿和增生过程中，发展、产生一个或数个结节，为结节性甲状腺肿（nodular goiter）。

一、流行病学

Framingham 流行病学研究报道，美国甲状腺肿的患病率为 4.2%。女性发病明显多于男性，为（7~9）：1。年轻患者以弥漫性甲状腺肿为多，随年龄增加结节性甲状腺肿逐渐增加。国内多项流行病学资料显示，甲状腺肿患病率约为 4.35%，甲状腺结节的患病率约为 7%，但随着甲状腺 B 超的应用，现在甲状腺结节的患病率约为 27.27%。甲状腺肿根据发病的流行情况，又分为地方性甲状腺肿（endemic goiter）和散发性甲状腺肿（sporadic goiter）两种。地方性甲状腺肿常因缺碘所致，目前全世界约有 10 亿人生活在碘缺乏地区，在全民实行食盐加碘前，我国缺碘地区的人口超过 3.7 亿，占世界缺碘地区总人口的 37.4%，约有 3 500 万人患有地方性甲状腺肿，而实施食盐加碘后地方性甲状腺肿的患病率下降约 10%。散发性甲状腺肿多发生于青春期、妊娠期、哺乳期和绝经期，但也可发生在其他时期。

二、病因和发病机制

甲状腺肿是甲状腺滤泡细胞对多种影响因素的适应性反应，可分为非毒性弥漫性甲状腺肿和非毒性结节性甲状腺肿，其具体的发病机制尚不十分明确。常见的诱发因素包括碘环境异常、青春期、致甲状腺肿物质存在、甲状腺素合成与代谢相关基因异常等。

（一）碘缺乏、碘过多和硒缺乏

1. 碘缺乏 · 是引起地方性甲状腺肿的主要原因。碘是甲状腺激素合成的原料，正常成人每日需合成甲状腺素 100 μg，最低需碘量 65 μg/d，理想碘摄入量为 150 μg/d。每日摄入碘量少于 50 μg，就可能发生甲状腺肿。妇女妊娠期对碘的需求量增加，这是因为孕妇的尿碘排泄量增加和胎儿合成甲状腺激素的需要。正常情况下，妊娠期甲状腺激素的需求量一般增加 40%~50%。缺碘可引起甲状腺激素分泌相对不足，引起垂体分泌 TSH 分泌增加，通过 TSH 的刺激作用，使甲状腺增生肿大，甲状腺激素代偿性分泌正常，因而其临床表现可不伴有明显的甲状腺功能异常。除妊娠期外，青春期和哺乳期、寒冷、感染和精神刺激时，机体对甲状腺激素的需要量增多，也可导致甲状腺肿。孕妇缺碘可导致胎儿碘缺乏，严重时影响胎儿生长发育，从而发生克汀病（cretinism）；表现为胎儿短肢畸形、脑发育障碍、聋哑等。地方性甲状腺肿多见于离海远、地势高的地区，如安第斯山、喜马拉雅山和阿尔卑斯山等。我国地方性甲状腺肿主要分布于西北、西南和华北等地区。

食盐加碘后地方性甲状腺肿的患病率下降也证实了缺碘是引起甲状腺肿的重要原因，但可能并非唯一的因素。在缺碘地区并不是所有人都发生甲状腺肿，有一些严重的缺碘地区并无甲状腺肿流行；其次在一些高碘地区仍有甲状腺肿发生；还有补碘预防后，甲状腺肿流行地区的甲状腺肿并未完消除，而且补充甲状腺激素并不能改善甲状腺肿。动物实验提示，碘缺乏时甲状腺上皮细胞内出现线粒体肿胀和内质网扩张等超微结构改变，此时的甲状腺肿是 TSH 刺激的结果。当给予 1 倍、3 倍、6 倍剂量长期补碘后，上述超微结构改变并未改善，并且随着补碘剂量的增加和时间的延长呈现加重趋势。这可能是因为碘刺激缺碘的甲状腺细胞产生过量的过氧化氢，同时抑制了甲状腺组织内抗氧化酶系统的活性，导致甲状腺的氧化损伤。这也可能是缺碘的甲状腺虽然经足量补碘仍然持续肿大的原因。

2. 碘过多 · 也是引起甲状腺肿的原因之一，可呈地方性分布，也可散发性分布。目前我国高碘地方性甲状腺肿见于河北与山东省的渤海湾海滨、新疆维吾尔自治区的奎屯乌苏山、山西和河南等部分地区。高碘所致甲状腺肿的发病机制为碘过多后甲状腺过氧化物酶（TPO）的功能基因被过多占用，影响酪氨酸碘化，碘的有机化过程受阻，故而导致血中甲状腺激素，特别是 T_4 的降低，反馈性促进垂体分泌 TSH，在 TSH 的持续刺激下甲状腺组织代偿性肿大。此外，一些含碘药物也可导致甲状腺肿。过多的碘摄入可导致甲状腺功能的改变，表现为碘甲亢（碘中毒现象，Job-Basedon phenomenon）或甲减（Wolff-Chaikoff phenomenon）。但我国有学者提出高碘性甲状腺肿的发病机制并非如此，而是早期甲状腺肿大，这种肿大主要是由于甲状腺滤泡内胶质潴留引起。早期过量的碘摄入可合成更多的甲状腺激素，这些激素储存在滤泡腔使得甲状腺体积和重量超过正常甲状腺。高碘性甲状腺肿患者或实验动物的甲状腺滤泡腔早期就有大量的胶质潴留，后期潴留的胶质压迫滤泡上皮细胞进一步抑制其功能，T_3 和 T_4 的合成分泌减少，血清 T_3 和 T_4 降低，反馈性促使垂体分泌 TSH 增加；在 TSH 的作用下，甲状腺滤泡在早期胶质潴留的病理改变基础上，又出现不同程度的增生，进一步使甲状腺肿大。因为在高碘性甲状腺肿的甲状腺中，胶质潴留性改变占 70%，而增生性改变占 30%。过量碘能抑制甲状腺激素的合成和分泌，使血清中 T_3 和 T_4 的水平下降，甲状腺通过其内部调节作用使甲状腺对 TSH 的敏感性增加。TSH 对甲状腺激素的合成和分泌的促进作用能对抗过量碘对其的抑制作用，二者在新的水平达到平衡，保持血清 T_3 和 T_4 处于正常范围，因此许多高碘性甲状腺肿患者和实验动物，虽然甲状腺肿大但血清 T_3 和 T_4 长期或在一定时期内处于正常范围。

尿碘是反映碘摄入量的基本指标，尿碘水平和甲状腺肿患病率具有双相性，有下限与上限两个阈值，其范围是 $50\sim800\ \mu g/L$，当尿碘 $<50\ \mu g/L$ 时，碘越少甲状腺肿患病率越高，即通常所说缺碘性甲状腺肿。而尿碘 $>800\ \mu g/L$ 时，尿碘越高则甲状腺肿患病率越高，这就是高碘性地方性甲状腺肿，而在两个阈值之间，患病率在 5% 以下的甲状腺肿则属于散发性甲状腺肿。

3. 硒缺乏· 是近年来人们逐步认识到除碘之外的引起甲状腺肿的原因之一。硒也是甲状腺激素合成代谢的必需原料，硒在甲状腺内的含量显著高于体内其他组织，且甲状腺内硒蛋白种类最丰富，至今发现至少有 22 种。其次硒直接参与甲状腺激素的合成和代谢。在甲状腺激素合成过程中，碘的活化、酪氨酸碘化和碘化酪氨酸偶联 3 个步骤都是在过氧化氢参与下，通过 TPO 完成的。作为甲状腺激素合成中重要的底物之一，过氧化氢可造成局部的氧化损伤，因此，甲状腺内同时存在谷胱甘肽过氧化物酶系还原过氧化氢。谷胱甘肽过氧化物酶体系由多种酶组成，它们全是含硒的蛋白酶。硒代半胱氨酸位于谷胱甘肽过氧化物酶的催化中心，体内硒水平影响着该酶的活性。当体内处于缺硒状态时，谷胱甘肽过氧化物酶的活性下降 29%～45%。因此，甲状腺内甲状腺激素的正常合成，不仅受碘水平、TPO 活性的影响，也与甲状腺过氧化氢水平、硒的水平密切相关。硒在甲状腺激素代谢中也发挥着重要的作用，脱碘酶需要硒的参与，才能维持其正常功能。脱碘酶有 3 种，分别为脱碘酶Ⅰ、脱碘酶Ⅱ和脱碘酶Ⅲ，分别在机体不同组织和部位发挥作用。这 3 种脱碘酶都是含硒的蛋白酶。硒代半胱氨酸同样处于催化中心，因此硒水平的高低直接影响这 3 种脱碘酶的活性，影响最大的是脱碘酶

Ⅰ。硒代半胱氨酸基因突变，可导致脱碘酶活性异常，血清 TSH 升高，T_4 升高，T_3 水平下降。体内硒水平与甲状腺体积、甲状腺肿密切相关。一项法国成人研究显示，硒营养状态与女性甲状腺体积、甲状腺肿发生的风险呈显著负相关，即硒水平越高，女性甲状腺体积越小，发生甲状腺肿的风险越低。因此，硒缺乏会加重碘缺乏，导致甲状腺代偿性增生肿大，当机体不能代偿时，可出现甲状腺功能的改变。食物中的硫氰酸盐、异黄酮或某些中草药可导致硒缺乏。除了甲状腺肿以外，硒缺乏与包括桥本甲状腺炎在内的多种甲状腺疾病有关，研究发现单纯缺碘时不发生神经型克汀病，而缺碘和缺硒同时存在时，才出现神经型克汀病。

（二）其他因素

1. 遗传因素· 非毒性弥漫性甲状腺肿常呈家族性发病，纯合子甲状腺肿的患病率高于杂合子，这些现象说明遗传因素参与了非毒性甲状腺肿的发生。家族性甲状腺肿属于常染色体隐性遗传，是由于酶的遗传性缺陷，造成甲状腺激素的合成障碍。包括甲状腺内的碘转运酶缺陷、过氧化物酶活性缺乏、碘化酪氨酸偶联障碍、异常 Tg 形成、Tg 水解障碍、脱碘酶缺乏等。部分甲状腺肿患者可发生甲状腺功能减退。先天性甲状腺功能减退伴神经性耳聋称为 Pendred 综合征，有研究认为编码 Cl^-/I^- 转运体（氯离子/碘离子转运体）的基因 SLC26A4 发生突变可能是造成该类患者出现甲状腺肿和先天性甲状腺功能减退的原因之一。

2. 自身免疫因素· 在一些单纯性甲状腺肿患者中，存在一种"甲状腺生长免疫球蛋白"（thyroid growth immunoglobulins，TGI），具有 TSH 的刺激作用，可刺激甲状腺滤泡生长，而不引起甲状腺腺苷酸环化酶活化，这可解释为什么甲状腺肿大，但无功能亢进。然而 TSH 及 TGI 均不能解释为什么长期存在的无毒性甲状腺肿会发展为结节，为什么有解剖及功能的不均一性以及功能的自主性，有人认为结节性甲状腺肿可能是由于长时间 TSH 过度刺激，或者反复的过度刺激和退缩，过强刺激或循环刺激及复旧，导致出现了增生区，还可伴有功能自主性，局部出血、纤维化及钙化，使整个腺体表现为不均一性。

3. 促甲状腺肿生长因子

（1）TSH：TSH 一直被认为是刺激甲状腺肿的最重要激素，但是非毒性甲状腺肿患者的血 TSH 是正常的。人们认为由于某些因素，使得机体合成甲状腺激素的能力受到了破坏，这些因素起作用的同时，TSH 过度分泌与刺激，而使得甲状腺增长，并增强甲状腺激素生物合成的活化过程。而作为甲状腺体积和功能活化增强的结果，最终激素水平恢复正常，这时患者除表现甲状腺肿外，其代谢是正常的；由于 TSH 过度分泌短暂，当致病因素解除后，TSH 恢复正常，因此较少能监测到这种变化。另一种可能是血 TSH 确实升高或相对升高，但因变化幅度小，现有检测方法无法检测出。

（2）生长因子：许多生长因子如表皮生长因子（EGF）、胰岛素样生长因子 1（IGF-1）、胰岛素样生长因子结合蛋白（IGFBP）、转化生长因子（TGF-β）和肝细胞生长因子（HGF）等可促进甲状腺生长和增殖，具有致甲状腺肿的作用。甲状腺结节中 IGF-1 比其周围甲状腺组织增高超过 2 倍，EGF 是甲状腺生长的重要细胞因子，其在结节性甲状腺肿患者血清

中增加。亦有报道内源性 TGF-β(甲状腺滤泡细胞自分泌生长抑制物)减少。这些生长因子通过非 TSH 依赖性途径引起甲状腺肿大。

(3)血管生成因子在甲状腺肿的发生发展过程中,新生血管形成起到重要的作用。血管内皮生长因子(VEGF)、血管生成素1和2、内皮素等的异常表达也可导致甲状腺肿。

4. 致甲状腺肿物质 · 甲状腺肿的病因中另一重要因素即致甲状腺肿物质。

(1)致甲状腺肿物质:凡是影响甲状腺激素合成和分泌的物质均可致甲状腺肿大,天然的物质有卷心菜、大白菜类、萝卜类、大豆、木薯和含氟过多的水等,这类物质中含有 1,5-乙烯-2-甲基-噁唑酮,其可致甲状腺肿。化学物质有碘、过氯酸盐、含硫有机物(硫氰酸盐、二硫化物等)、钴、砷酸盐和锂盐等。药物包括类黄酮、酚类及其衍生物、苯甲酸类、氨基水杨酸类、胺碘酮、锂盐、钴盐和抗甲状腺药物(硫脲类和咪唑类),这些物质可抑制碘离子的浓集或碘离子有机化,大量碘化物可抑制甲状腺激素的合成和分泌,导致甲状腺肿。部分致甲状腺肿机制尚不清楚。

(2)过氯酸盐:食物或水源中的过氯酸盐是钠/碘转运体(NIS)的竞争抑制剂,其可干扰甲状腺的摄碘功能。环境中的过氯酸盐对儿童影响最大,常是导致甲状腺肿或者甲状腺功能减退的重要原因。乳腺可表达 NIS,因此过氯酸盐可通过乳汁影响婴儿甲状腺激素合成。

(3)内分泌干扰剂:一些甲状腺干扰剂如多氯联苯化合物、溴化物灭火剂及过氯酸盐均可通过干扰甲状腺激素受体转录活性而损害甲状腺功能和中枢神经发育。

5. 吸烟和感染

吸烟和感染也有一定的致甲状腺肿的作用。吸烟者发生甲状腺肿、突眼和甲状腺结节的风险明显高于一般人群。吸烟致甲状腺肿的机制尚未阐明,但硫氰酸盐的作用不容忽视。硫氰酸盐是氢化氰脱毒后的产物,吸烟者血硫氰酸盐浓度与吸烟的程度成正比,并且体外实验也证实其有抑制甲状腺功能和促甲状腺肿的作用。然而有报道在非缺碘地区并未发现吸烟者中甲状腺肿的发生率高于非吸烟者,此外 Georgiadi 等发现吸烟致甲状腺肿的现象仅发生在有甲状腺肿家族史的患者中,提示吸烟可能仅是致甲状腺肿中的一种协同因素,当其他因素如碘缺乏、遗传因素存在时便可诱发甲状腺肿。曾有报道发现美国弗吉尼亚被大肠杆菌污染饮用水的学龄儿童(不缺碘)其甲状腺肿的发生率高达 30.9%,后续流行病学调查认为感染也是造成甲状腺肿的原因之一。

三、病理改变

非毒性弥漫性甲状腺肿的甲状腺组织均匀弥漫性肿大,左右对称,无结节,不与周围组织粘连,不累及淋巴结。滤泡上皮细胞增生肥大,呈柱状,并向滤泡腔内突出。可有增生的小滤泡或增生的细胞团,形成早期增生性结节。滤泡间血管多,管腔扩张充血。

超微结构显示其粗面内质网扩张,线粒体数目增多,核糖体、溶酶体和微绒毛增多,说明细胞分泌功能增强;因缺碘甲状腺大量合成甲状腺原氨酸且存于甲状腺滤泡中,因而滤泡内积聚大量胶质,形成胶性甲状腺肿。大量胶质形成的巨大

滤泡,上皮细胞受压成矮立方形或扁平形。随病情发展,滤泡不断发生增生与复旧。

甲状腺弥漫性肿大自然演变过程的晚期可形成结节性甲状腺肿,开始可能只有一个结节,以后为多发性结节,称(非毒性)结节性甲状腺肿。由于长期反复增生与缓解复旧,形成越来越多的结节。甲状腺切面呈结节状,包括合成较多甲状腺球蛋白的胶质潴留性结节(colloid nodules,见于缺碘较轻地区),以及腺瘤样增生性结节(adenomatous nodules,见于重度缺碘地区)。后期部分腺体继发坏死出血囊性变或纤维化,以及钙化和骨化。囊性结节含胶体和棕色液体,坏死出血,纤维样变,较大结节压迫周围组织,部分纤维化形成不完整的纤维包膜。后期尚可见功能自主的区域或结节。有研究提示非洲裔美国人、肥胖、年龄是大结节发生的独立因素,在中度缺碘的土耳其,他们的成人单纯性甲状腺肿的患病率为 14.6%,结节性甲状腺肿的患病率为 42%。

总之,多结节性甲状腺肿中,由于长期的增生性病变和退行性病变反复交替,多种病灶可同时并存,功能和结构均呈异质性,腺体内出现不同发展阶段的结节。

有研究认为甲状腺结构的异质性与形成甲状腺滤泡细胞克隆的差异可能有关。细胞克隆研究证实多结节性甲状腺肿在同一腺体既有单克隆也有多克隆的细胞生长。有研究发现即使在甲状腺肿早期,也存在甲状腺滤泡结构和功能的微不均一性,表现为不同滤泡细胞的钠碘转运体(NIS)表达水平不同,不同滤泡对 TSH、生长因子和血管因子的反应不同,最终形成甲状腺肿和甲状腺结节。

四、临床表现

患者的甲状腺功能未发生改变,因此无甲亢或甲减的表现,仅仅表现为甲状腺肿大及其导致的压迫症状。

1. 甲状腺肿 · 主要为甲状腺肿大,甲状腺体积、重量增加,这个过程是渐进的。患者往往不知道发生的时间,一般在体检时发现。弥漫性甲状腺肿的质地光滑,硬度可分为软、韧、硬,可以与唇、鼻尖、额对比。甲状腺肿大分度为3度:Ⅰ度摸到看不到;Ⅱ度看到摸到,甲状腺未超出胸锁乳突肌内侧;Ⅲ度看到摸到,甲状腺超出胸锁乳突肌外侧。结节性甲状腺肿呈单个或多结节状,往往质地不均。

2. 压迫症状 · 因部位和腺体大小而异,早期肿大不明显,无明显不适,随着腺体增大,可出现周围组织压迫症状。肿大的甲状腺常压迫气管、食管、喉返神经、交感神经或颈静脉,从而引起相应的临床表现。

(1)气管受压:由于甲状腺在解剖上位于甲状腺前面和双侧,因此肿大的甲状腺可压迫气管,出现憋气、呼吸不畅或堵塞感,当气管受压直径缩小到正常的1/3时,可有呼吸困难,不能平卧。巨大的甲状腺长期压迫可造成气管狭窄、变形、移位或气管软骨软化。常见的症状有呼吸困难、不能平卧、心慌、气短等症状;也可诱发肺气肿及支气管扩张,严重者可有右心室肥大。

(2)食管受压:不对称肿大的甲状腺可将气管推向一侧而压迫食管,有的肿大腺体可深入气管和食管之间,造成吞咽困难。

(3)喉返神经受压:肿大的甲状腺可压迫喉返神经,早期

表现为声音嘶哑、痉挛性咳嗽，晚期可失声。但声音嘶哑应注意排除甲状腺癌可能。

（4）交感神经受压：表现为同侧瞳孔扩大，严重者可出现眼球下陷、瞳孔变小、眼睑下垂（Horner 综合征）。

（5）静脉受压：上腔静脉受压引起上腔静脉综合征，表现为单侧面部、头部或上肢水肿；胸廓入口处狭窄可影响头、颈和上肢的静脉回流，造成静脉充血，当患者上臂举起时这种阻塞加重（Pemberton 征），还可伴有头晕，甚至晕厥。上腔静脉受压也可导致喉黏膜水肿使得声音嘶哑。

3. 异位甲状腺肿的临床表现·胸骨后甲状腺肿较多见；甲状腺过度肿大时可压迫颈内静脉或上腔静脉，导致甲状腺壁静脉怒张或皮肤瘀斑，甚或压挤肺部，造成肺不张。胸骨后甲状腺肿的死亡发生风险和手术并发症风险较非胸骨后甲状腺肿明显增高，2016 年发表的一项全美 2000—2010 年甲状腺手术住院患者数据提示胸骨后甲状腺肿的手术并发症和死亡风险较非胸骨后甲状腺肿明显增高约 73%。舌下甲状腺肿可使舌抬高，影响进食和发声。卵巢甲状腺肿多伴有畸胎瘤，而且容易恶变，往往误诊为卵巢肿瘤。异位甲状腺还可发生在阑尾、气管、颌下等部位，甚至有骶髂关节异位甲状腺肿的报道。

异位甲状腺也可存在于胸腺。胸腺内甲状腺肿分为原发性和继发性两种。原发性胸腺内甲状腺肿（primary intrathoracic goiter，P-ITG）是一种罕见的先天性甲状腺肿，而继发性胸腺内甲状腺肿（secondary intrathoracic goiter）是颈部甲状腺延伸或移行至纵隔所致。原发性胸腺内甲状腺肿同时存在正常或肿大的颈部甲状腺，但二者并不相连，血液供应也互不相同，胸腺内甲状腺肿的血供直接来源于胸腔。因此，原发性胸腺内甲状腺肿发生感染、炎症、肿瘤时应作为独立的组织考虑。原发性胸腺内甲状腺肿主要位于前纵隔，其次为后纵隔或中纵隔。胸腺内甲状腺肿需与纵隔肿瘤鉴别，CT 和核素显像可帮助明确诊断。

五、辅助检查

1. 甲状腺功能测定·血清 T_3、T_4、FT_3、FT_4 及 rT_3 水平正常。可合并甲状腺受刺激（如碘缺乏）的特征：T_3/T_4 增高；因为 T_3 生物活性明显高于 T_4，T_3 代偿性合成增多，TSH 的变化常与 T_4 呈负相关，一些单纯甲状腺肿患者的 TSH 可处于正常值上限，这可能反映甲状腺功能已出现临床潜在的低下。

2. 摄碘率·结节性甲状腺肿摄碘率正常或增高，但与甲状腺功能亢进不同，无高峰前移。摄碘率可被 T_3 抑制，当有自主性功能结节时则不受 T_3 抑制，这种 T_3 抑制试验临床已不再使用。

3. 尿碘测定·可以估计碘营养状态，但影响因素较多，仅能反映近期碘摄入情况。正常成人尿碘排出量为 $50 \sim 100\ \mu g/L$，尿碘排出少于 $50\ \mu g/L$，说明有碘摄入不足，尿碘高于 $300\ \mu g/L$ 时，提示碘摄入过多。孕妇使用这个标准会低估碘缺乏的情况，2005 年 WHO 妊娠妇女碘营养状况评价标准是尿碘排出少于 $150\ \mu g/L$，说明有碘摄入不足，尿碘高于 $500\ \mu g/L$ 时，说明可能存在碘摄入过多。

4. 血清甲状腺球蛋白（Tg）可升高·血清 Tg 是衡量碘缺乏的敏感指标，因为缺碘时甲状腺细胞转换率升高，Tg 入血。现在证实血清 Tg 与碘摄入量成反比，缺碘后甲状腺尚未肿大时，Tg 已先于 TSH 升高；补碘后甲状腺缩小前，Tg 已先恢复正常，因此 Tg 可能比 TSH 更敏感。碘摄入正常的儿童和成人血清 Tg 是 $10\ \mu g/L$，超过 $20\ \mu g/L$ 反映摄碘不足。

5. 影像学检查·甲状腺 B 超是一种灵敏性高且无创的检查方法，触诊法仅能诊断出 $4\% \sim 7\%$ 的甲状腺结节，而超声可检出 $16\% \sim 68\%$ 的甲状腺结节。超声可以准确确定甲状腺的大小、形态和结构。超声下的回声强度、钙化、血供对鉴别结节的良恶性有很高的参考价值，特别是超声造影的应用，更是提高了良恶性诊断的正确率。甲状腺扫描（^{131}I、^{99m}TC）兼顾甲状腺功能和形态的判定，早期放射性核素分布均匀，晚期放射性分布不均。结节囊性变时表现为"冷结节"。核素扫描是唯一可以判断甲状腺结节是否具有自主功能的检查，也是寻找异位甲状腺特别是胸骨后或者纵隔甲状腺肿的可靠方法，准确率可达 90%。胸骨后和纵隔内甲状腺肿可采用 CT 或 MRI 来明确与邻近组织的关系。

6. 细针穿刺细胞学检查·此项技术安全可靠，简单易行，诊断准确率高。对良性甲状腺疾病，包括 Graves 病、结节性甲状腺肿、甲状腺炎和甲状腺腺瘤有重要的诊断价值。对可疑恶性病变，甲状腺组织细针穿刺细胞学检查目前仍然是作为鉴别甲状腺良恶性病变的重要初步筛查方法。

六、诊　断

甲状腺肿的诊断根据症状、体征和辅助检查不难做出甲状腺肿的诊断。70% 的患者就诊的主诉是颈部不适或颈部肿大或包块，其次患者可能关注美容或者病变性质。查体或甲状腺影像学检查提示有甲状腺肿大，甲状腺功能检测正常的患者可做出非毒性甲状腺肿的诊断。甲状腺肿的诊断重点在于病因和分型。

（一）定性诊断

非毒性甲状腺肿患者的甲状腺功能正常。血清 T_3、T_4、FT_3、FT_4 及 rT_3 水平正常。部分碘缺乏患者 TSH 可处于正常值上限，T_3/T_4 可增高，Tg 增高。

（二）病因诊断

1. 碘营养评估·甲状腺大小、尿碘、血清 T_3/T_4、TSH 与 Tg 可用于碘营养的评估，当高度疑似碘缺乏导致的甲状腺肿，特别是妊娠妇女、婴幼儿发生甲状腺肿大时，必须测定甲状腺功能和尿碘浓度。2001 年世界卫生组织（WHO）、国际防治碘缺乏病理事会（ICCIDD）、联合国儿童基金会（UNICEF）3 个国际权威组织颁布了不同年龄人群和妊娠、哺乳期妇女的碘摄入推荐量。>12 岁的人尿碘中位数（MUI）<$100\ \mu g/L$ 为碘缺乏；MUI $100 \sim 199\ \mu g/L$ 为碘足量；MUI $200 \sim 299\ \mu g/L$ 为碘超足量；MUI>$300\ \mu g/L$ 为碘过量。这个标准首次提出了"碘超足量"和"碘过量"的定义。这 3 个组织在解释这个标准时指出，不鼓励碘过量（MUI>$300\ \mu g/L$），特别在原来碘缺乏地区。因为碘过量可以导致对健康的不良影响，包括碘致甲状腺功能亢进症（iodine induced hyperthyroidism，IIH）和自身免疫性甲状腺疾病（autoimmue thyroid disease，AITD）。我国 2007 修订的对地方性甲状腺肿的诊断标准是：① 甲状腺肿大超过受检者拇指末节，或小于拇指末节但有结节者;② 排除甲亢、甲状腺炎、甲状腺癌等其他疾病;③ 尿碘<50 μg/L;④ 摄碘率呈碘饥饿曲线。

2. 其他病因·大多数非毒性甲状腺肿并不能找到明确的病因,下列几种方法有助于部分非毒性甲状腺肿的病因诊断:① 高度疑似家族性甲状腺肿可利用基因检测明确病因;② 试验性补碘治疗或者补充甲状腺素可明确缺碘性甲状腺肿;③ 补充甲状腺素可使缺碘性甲状腺和部分桥本甲状腺炎患者的肿大甲状腺缩小,但在治疗前必须检测甲状腺功能;④ 过氯酸钾排泌碘试验适用于疑似酪氨酸碘化受阻的甲状腺疾病,如先天性甲状腺肿和Pendred综合征;⑤ 甲状腺细针穿刺细胞学检查可以帮助判定结节性甲状腺肿的良恶性和各种甲状腺疾病的诊断。

(三) 分型与鉴别诊断

非毒性甲状腺肿分为弥漫型、结节型或者混合型。但应重点对甲状腺结节的性质和功能做出评估。可利用B超对甲状腺结节大小、数目(单结节或多结节)、质地、边界、血供和生长速度等做出评估,必要时辅以甲状腺穿刺细胞学检查。如有压迫症状,可选用X线片、CT或MRI确定甲状腺结节的部位、大小和性质,了解与周围组织关系。可以利用甲状腺功能测定和核素扫描明确是否存在自主高功能腺瘤或者帮助判定单个结节或多个结节。

七、治 疗

非毒性甲状腺肿的治疗取决于病因和病变发展阶段。

(一) 药物治疗

一个世纪以来,甲状腺激素补充用来缩小非毒性甲状腺肿的尺寸得到大多数人们的认可。在1953年,Greer和Astwood报道,有2/3患者的甲状腺肿在甲状腺制剂治疗后缩小,使得抑制治疗被广泛接受。1960—1992年的一项研究显示,60%或以上的散发性非毒性甲状腺肿对于抑制治疗有效。在一项为期9个月的前瞻研究中,甲状腺素治疗组58%的甲状腺结节有显著缩小,而安慰剂组只有5%。

结节性甲状腺肿较弥漫性甲状腺肿对甲状腺素治疗效果不明显。一个近期的荟萃分析未能发现结节性甲状腺肿采用甲状腺素治疗有显著效果。另一个为期18个月的研究显示,LT_4治疗组甲状腺结节缩小比安慰剂组明显,这有可能是一些亚组的患者对甲状腺素抑制治疗有反应,尤其是对年轻患者,小结节或近期新诊断的结节。但是治疗终止后,甲状腺结节迅速恢复至治疗前的大小。

长期甲状腺激素抑制治疗的不良反应主要是对于骨和心脏的影响。已经有报道,TSH抑制治疗可伴随不同程度的骨量丢失,尤其是在绝经后的女性中。然而也有研究提示相反的结论,在长期的甲状腺素治疗后,骨量无明显变化。目前没有证据表明,当TSH被抑制到正常值以下,LT_4对年轻个体的心脏有害,而在LT_4治疗的老年人中应关注心功能改变。长期甲状腺激素抑制治疗应从小剂量25～50 μg起始,逐渐增加剂量至甲状腺肿缩小而甲状腺功能TSH抑制到适宜程度,老年人TSH水平一般应较年轻人稍高。

对于有明确病因者,应针对病因治疗。如缺碘、缺硒者可予以补充碘、硒治疗。因食物、药物、内分泌干扰剂等引起甲状腺肿者停用该类物质。

(二) 手术治疗

非毒性甲状腺肿一般不宜外科手术治疗,因为这样可导致甲状腺功能减退从而不能满足生理需要。但是巨大甲状腺肿且有压迫症状或恶变者和胸骨后甲状腺肿,首选手术治疗。甲状腺肿切除术后10年内的甲状腺结节复发率可达10%～20%,LT_4预防性治疗仍不能阻止甲状腺肿复发,但鉴于手术可能导致甲状腺功能下降,建议术后给予小剂量LT_4治疗1.5～2个月,是否持续治疗根据甲状腺功能决定。手术并发症据报道为7%～10%,更多见于巨大甲状腺肿或再次手术。胸骨后甲状腺肿的死亡发生风险和手术并发症风险较非胸骨后甲状腺肿明显增高,2016年发表的一项全美2000—2010年甲状腺手术住院患者数据提示胸骨后甲状腺肿的手术并发症和死亡风险较非胸骨后甲状腺肿明显增高约73%,因此对于胸骨后甲状腺肿应尽早干预,减少死亡风险的发生。

1. 适应证·① 结节性或混合型甲状腺肿合并出血坏死、囊性变和其他退行性变者;② 有压迫症状者影响日常生活或危及生命者,如呼吸困难、急性窒息者,吞咽困难、影响进食者,声音嘶哑者;③ 瘘管形成者,影响美观者或巨大甲状腺者;④ 可疑恶变者或有高功能自主结节合并继发甲亢者等。

2. 禁忌证·① 弥漫性甲状腺肿无明显并发症者;② 儿童、青少年生理性甲状腺肿或未经药物治疗的结节性甲状腺肿;③ 不能耐受手术者;④ 确需手术但甲状腺功能异常未纠正者,该类患者需经药物治疗至甲状腺功能正常再行手术;⑤ 妊娠前3个月和后3个月者等。

(三) ^{131}I治疗

适应于不能耐受药物和手术治疗的患者。

1. 适应证·① 不能耐受手术、术后复发或不愿手术者;② 手术风险高、药物治疗风险高的老年人,有研究显示年龄>60岁的LT_4治疗者可使甲状腺缩小,但房颤和骨质疏松风险明显增高;③ 短期内生长迅速的结节(需排除恶性者)。

2. 禁忌证·① 儿童、青少年的甲状腺结节;② 妊娠、哺乳期妇女;③ 甲状腺肿大无压迫症状者。

^{131}I治疗后可出现放射性甲状腺炎,表现为颈部疼痛或不适,吞咽困难等,伴或不伴有轻度甲亢症状。也可出现甲状腺功能的改变,如为甲状腺炎症所致的一过性甲状腺功能升高,非甾体抗炎药治疗有效,无需使用抗甲状腺药物。如诊断为碘甲亢,可按照甲亢给予抗甲状腺药物治疗。甲减可以给予甲状腺激素替代治疗。

八、预 防

目前非毒性甲状腺肿的主要病因仍然是碘缺乏,治疗、预防措施均为补充碘。当碘供应不足,将会影响甲状腺功能和机体发育的异常。严重缺碘可导致呆小症,甲状腺肿大,脑功能障碍,围生期和婴儿死亡率增加。孕妇、胎儿、新生儿和婴幼儿是碘缺乏病的主要罹患人群。目前世界上碘缺乏病高危人群约10亿,饮食中碘供应不足是碘缺乏病发病的主要原因,因此降低碘缺乏病的患病率关键在于预防,妊娠妇女应该是碘缺乏病的重点关注人群。

(一) 普及碘化食盐

碘化食盐是最常用、最有效的补碘措施。我国从20世纪60年代开始,到90年代中期实现了全民补碘,食盐加碘后各个缺碘地区的甲状腺肿患病率明显下降，几乎没有新生儿呆小症发生，胎儿流产率和新生儿死亡率明显减低。中国台湾地区1971年开始补碘后到2008年使得在校学生甲状腺肿的发生率从21.6%下降至4.3%，鉴于上述流行病学调查结果，对于碘缺乏地区的居民建议永久补碘，一旦停用仍会复发。鉴于碘盐过量所致AITD和碘甲亢患病率增加，我国学者近年致力于科学补充碘盐的研究，认识到适量补碘的重要性。目前认为成人碘的摄入量标准为150 μg/d，可根据尿碘评估碘缺乏状态。

近年来防治碘缺乏病的重点已经从普通人群转移到妊娠妇女。碘缺乏的妊娠妇女无法产生足够的甲状腺激素满足妊娠的需要，可以引起母体的低T_4血症和亚临床甲减，即妊娠期的甲状腺功能低下。妊娠期妇女即使是轻度或者边缘性的碘缺乏，也会出现甲状腺的代偿性肿大。更重要的是妊娠期甲状腺激素缺乏可以导致后代的智力发育指数和运动发育指数显著下降。因此，需要纠正母体的碘缺乏或者给予母体补充LT_4，保护胎儿的神经发育至正常水平。这是因为胎儿脑发育第一期（妊娠前20周）的甲状腺激素完全依赖母体的供应。因此，防治妊娠妇女的碘缺乏已经成为我国防治碘缺乏病的首要任务。

目前碘盐中采用的是两种含碘化合物，碘化钾（KI）和碘酸钾（KIO_3）。碘化钾在日光、高温、潮湿、酸性环境下易挥发或氧化，而后者在上述条件下化学性质稳定，因此我国从1989年起，根据专家建议改用碘酸钾。但是科学家们也同时关注到"碘盐添加剂碘酸钾的强氧化作用可能导致甲状腺的进一步损伤"的观点，启发我们在补碘的同时是否需要合并使用抗氧化剂的新思路。如果同时存在碘、硒缺乏可以同时补充碘、硒。

除了食盐补碘之外，食用富碘食物也是预防甲状腺肿发生的方法之一，有研究提示在意大利中部地区的学生们虽然没有补充充分的食盐，但他们的饮食中富含碘，因此甲状腺肿的发生率较低，仅为3.8%。

（二）其他补碘方法

碘化用水、碘化食物、一些药物如复方碘口服溶液、碘油丸、碘化钾或碘酸钾片剂、糖浆等制剂对于对一些特定人群、特定地区可以起到补碘作用。

参考文献

［1］张松丽，刘忠慧，韩树清，等.天津市成人甲状腺肿大和甲状腺结节患病调查［J］.环境与健康杂志，2014，31（3）：221-223.

［2］张珍，林益川，方志平，等.食盐加碘10年对地方性甲状腺肿和甲状腺功能亢进症患病率的影响［J］.中华内分泌代谢杂志，2002，18（5）：342-344.

［3］万义增，唐春华，杨静.高碘性甲状腺肿发病机制的探讨［J］.中华内科杂志，1994，3（5）：331-333.

［4］于志恒，朱惠民，陈崇义，等.高碘地方性甲状腺肿研究进展［J］.中国地方病学杂志，1999，18（4）：301-304.

［5］Mehdi Y, Hornick JL, Istasse L, et al. Selenium in the environment, metabolism and involvement in body functions［J］. Molecules, 2013, 18 (3)：3292-3311.

［6］Drutel A, Archambeaud F, Caron P. Selenium and the thyroid gland: more good news for clinicians［J］. Clin Endocrinol (Oxf), 2013, 78 (2)：155-164.

［7］Di Cosmo C, McLellan N, Liao XH, et al. Clinical and molecular characterization of a novel selenocysteine insertion sequence-binding protein 2 (SBP2) gene mutation (R128X)［J］. J Clin Endocrinol Metab, 2009, 94 (10)：4003-4009.

［8］Dumitrescu AM, Refetoff S. Inherited defects of thyroid hormone metabolism［J］.Ann Endocrinol (Paris).2011, 72 (2)：95-98.

［9］Rasmussen LB, Schomburg L, Kohrle J, et al. Selenium status, thyroid volume, and multiple nodule formation in an area with mild iodine deficiency［J］.Eur J Endocrinol, 2011, 164 (4)：585-590.

［10］Triggiai V, Tafaro E, Giagullli VA. Role of iodine, selenium and other micronutrients in thyroid function and disorders［J］. Endocr Metab Immune Disord Drug Targets, 2009, 9 (3)：277-294.

［11］Contempre B, Duale NL, Dumont JE, et al. Effect of selenium supplementation on thyroid hormone metabolism in an iodine and selenium deficient population［J］.Clin Endocrinol, 1992, 36 (6)：579-583.

［12］Peter F, Muzsnai A.Congenital disorders of the thyroid: hypo/hyper［J］. Endocrinol Metab Clin North Am, 2009, 38 (3)：491-507.

［13］Georgiadis E, Papapostolou C, Korakis T, et al.The influence of smoking habits on thyroid gland volume: an ultrasonic approach［J］. J R Soc Health, 1997, 117 (6)：335-358.

［14］祝心早，祝潇，李超华，等.罕见异位甲状腺肿（右侧骶髂关节处）一例报告［J］.医学信息手术学分册，2008，2（5）：458-459.

［15］苏天水，欧阳安，Hershman JM，等.地方性甲状腺肿病人的血清甲状腺球蛋白水平［J］.中国地方病学杂志，1988，7（4）：204-207.

［16］Ross DA. Thyroid hormone suppressive therapy of sporadic nontoxic goiter［J］.Thyroid, 1992, 2 (3)：264-269.

［17］杨凤英，汤保德，牛存龙，等.碘硒双补防治地方性甲状腺肿的研究［J］.中国地方病学杂志，1997，16（4）：214-218.

［18］Poncin S, Gérard AC, Boucquey M, et al. Oxidatives tress in the thyroid gland: from harmlessness to hazard depending on the iodine content［J］. Endocrinology, 2008, 149 (1)：424-433.

［19］Gérard AC, Poncin S, Audinot JN, et al. Iodine deficiency-induced angiogenic stimulus in the thyroid occurs via HIF- and ROS-dependent VEGF-A secretion from thyrocytes［J］. Am J Physiol Endocrinol Metab, 2009, 296 (6)：E1414-E1422.

［20］李昌祁，阴慧清，张春凯.大庆地区十万人群格雷夫斯病流行病学调查［J］.中华医学杂志，1996，76（6）：443-446.

［21］Slowinska-Klencka D, Klencki M, Sporny S, et al.Fine-needle aspiration biopsy of the thyroid in an area of endemic goitre: influence of restored sufficient iodine supplementation on the clinical significance ofcytological results［J］.Eur J Endocrinol, 2002, 146 (1)：19-26.

［22］Abalovich M, Amino N, Barbour LA, et al. Managementof thyroid dysfunction during pregnancy and postpartum: an Endocrine Society Clinical Practice Guideline［J］. J Clin Endocrinol Metab, 2007, 92 (8 Suppl)：S1-S27.

［23］Phitayakorn R, Super DM, McHenry CR. An investigation of epidemiologic factors associated with large nodular goiter［J］.J Surg Res, 2006, 133：16-21.

［24］Coccaro C, Tuccilli C, Prinzi N, et al.Consumption of iodized salt may not represent a reliableindicator of iodine adequacy: evidence from a cross-sectional study on school children living in an urban area of central Italy［J］.Nutrion, 2016, 32：662-666.

［25］Moten AS, Thibault DP, Willis AW, et al. Demographics, disparities, and outcomes insubsternal goiters in the United States［J］.Am J Surg, 2016, 211：703-709.

［26］Mo Z, Wang XF, Mao GM, et al.Goitre and urinary iodine in coastal and inland areas with low and high iodized salt coverage in Zhejiang province, China［J］.Asia Pac J Clin Nutr, 2017, 26 (4)：671-679.

［27］Tang KT, Wang FF, Pan WH, et al. Iodine status of adults in Taiwan 2005-2008, 5 years after the cessation of mandatory saltiodization［J］.J formans Med Assoc, 2016, 115：645-651.

［28］Aydin Y, Besir FH, Erkan ME, et al.Spectrum and prevalence of nodular thyroid diseases detected by ultrasonography in the Western Black Sea region of Turkey［J］.Med Ultrason, 2016, 16，(2)：100-106.

［29］Calebiro D, Porazzi P, Bonomi M, et al. Absence of primary hypothyroidism and goiter in Slc26a4 (-/-) mice fed on a low iodine diet［J］.J Endocrinol Invest, 2011, 34：593-598.

［30］Grubeck-Loebenstein B, Buchan G, Sadeghi R, et al. Transforming growth factor beta regulates thyroid growth role in the pathogenesis of nontoxic goiter［J］.J Clin Invest, 1989, 83 (3)：764-770.

［31］Fabio R, Hugo S, Dnaiel B. Pathogenesis of thyroid nodules in multinodular goiter［J］.Am J Pathol, 1982, 109：215-223.

[32] Krohn K, Fuhrer D, Bayer Y, et al. Molecular pathogenesis of euthyroid and toxic multinodular goiter[J]. Endocr Rev, 2005, 26(4): 504-524.

[33] Viglietto G, Romano A, Manzo G, et al. Upregulation of the angiogenic factors PlGF, VEGF and their receptors(Flt-1, Flk-1/KDR) by TSH in cultured thyrocytes and in the thyroid gland of thiouracil-fed rats suggest a TSH-dependent paracrine mechanism for goiter hypervascularization [J]. Oncogene, 1997, 15: 2687-2698.

[34] Chen AY, Bernet VJ, Carty SE, et al. American Thyroid Association statement on optimal surgical management of goiter[J]. Thyroid, 2014, 24(2): 181-189.

[35] Russ G, Bonnema SJ, Erdogan MF, et al. European Thyroid Association guidelines for ultrasound malignancy risk stratification of thyroid nodules in adults: the EU-TIRADS[J]. Eur Thyroid J, 2017, 6: 225-237.

[36] Musholt TJ, Clerici T, Dralle H, et al. German Association of Endocrine Surgeons practice guidelines for the surgical treatment of benign thyroid disease[J]. Langenbecks Arch Surg, 2011, 396: 639-649.

[37] De Groot L, Abalovich M, Alexander EK, et al. Management of thyroid dysfunction during pregnancy and postpartum: An Endocrine Society Clinical Practice Guideline[J]. J Clin Endocrinol Metab, 2012, 97(8): 2543-2565.

[38] Stanbury JB, Hetzel B. Endemic goiter and endemic cretinism[M]. New York: John Willey and Sons, 1980: 83.

[39] Gaitan E. Environmental goitrogenesis[M]. Florida: CRC press, Inc, 1989: 4-204.

[40] Pearce EN, Leung AM, Blount BC, et al. Breast milk iodine and perchlorate concentrations in lactating Boston—area women[J]. J Clin Endocrinol Metab, 2007, 92(5): 1673-1677.

[41] Knudsen N, Bulow I, Laurberg P, et al. Association of tobacco smoking with goiter in a low-iodine-intake area[J]. Arch Intern Med, 2002, 162(4): 439-443.

[42] Diamanti-Kandar'akis E, Bourgaligman J, Giudice L, et al. Endocrine disrupting chemicals: An Endocrine Society Scientific Statement [J]. Endocr Rev, 2009, 30: 293-342.

[43] WHO, ICCIDD, UNICEF. Assessment of iodine deficiency disorders and monitoring their elimination [J]. Geneva: World Health Organization, 2001.

[44] 卫生部地方病标准专业委员会. 地方性甲状腺肿诊断标准[S]. 中华人民共和国卫生行业标准, WS276-2007. 北京: 人民卫生出版社, 2007.

第十八章 · 碘过量对甲状腺功能与疾病的影响

滕卫平 李 静

碘是合成甲状腺激素必不可少的一种微量元素,同时也是影响甲状腺健康的重要环境因素。碘缺乏引起的甲状腺肿、甲状腺功能减退症和智力障碍已为众所周知。20 世纪 90 年代以来,普遍食盐碘化(universal salt iodization, USI)在世界 130 个国家和地区推广,我国也于 1996 年正式立法实行普遍食盐碘化。随着碘摄入量增加,甲状腺疾病发生率出现显著上升的趋势。因此,碘过量的负面作用,尤其是对某些易感人群的负面作用,越来越引起国内外学者的关注。

一、碘过量的定义

长期以来,对于碘过量缺乏一个明确的定义,普遍认为过量碘摄入,对人体没有明显的危害。2001 年,国际防治碘缺乏病权威组织首次提出了评估碘营养状态的流行病学标准和碘摄入量的安全范围(表 4-18-1)。同时提出了碘过量的定义(即尿碘中位数>300 μg/L),并且指出了碘过量的危害。根据这个标准,国际权威学术组织首次赋予人类足量

(adequate)碘摄入、超足量(more than adequate)碘摄入和过量(excessive)碘摄入的定义和剂量范围。文件在解释上述标准时指出:"总的来讲,不应当鼓励碘摄入量导致尿碘中位数(MUI)超过 300 μg/L,特别在原来碘缺乏地区。因为碘过量可以导致对健康的不良影响,包括碘致甲状腺功能亢进症(IIH)和自身免疫甲状腺病(AITD)。"

二、碘过量的正常反应

无论是动物还是人类,其甲状腺都有应对碘过量的自动调节机制,比如碘转运体[碘化钠/Na^+/I^-, NIS]。Wolff-Chaikoff 效应是由于 NIS 的 mRNA 产生减少,蛋白质表达受抑制和 NIS 蛋白质转换提高造成的,从而降低甲状腺内碘化物并允许正常激素合成的恢复。

大量前瞻性研究表明碘影响 T_4 和 T_3 的释放。碘充足地区,较小剂量的碘摄入(1 500 μg/d 或 4 500 μg/d)可以导致血清游离 T_4 和总 T_4 水平降低,但血清 T_3 的浓度不会受影响,血清 TSH 浓度及 TSH 对 TRH 的反应都会增高。不影响甲状腺功能的最小碘摄入量是 500 μg/d。然而,另有研究表明,对于少数患者来说,上述的最小碘摄入量也提高了 TSH 对 TRH 的反应,血清 TSH 浓度也高于正常值。因此,在碘充足地区,除正常饮食外,每日补充 500 μg 的碘会对甲状腺功能产生微弱的影响;这些甲状腺功能微小的变化伴随着甲状腺体积轻度增大(超声波检查)和甲状腺血流速度减少(彩色多普勒检查)。

三、碘致甲状腺功能减退症和自身免疫性甲状腺炎

易感人群中,甲状腺不能脱离碘对激素合成的抑制作用,

表 4-18-1 依据学龄儿童的尿碘评估碘营养状态的流行病学标准

尿碘中位数(μg/L)	碘摄入量	碘营养状态
<20	不充足	重度(severe)碘缺乏
20~49	不充足	中度(moderate)碘缺乏
50~99	不充足	轻度(mild)碘缺乏
100~199	充足	适当(optimal)
200~299	超足量	易感个体有发生 IIH 的危险
>300	过量	发生 IIH 和 AITD 的危险

注:IIH,碘致甲状腺功能亢进症;AITD,自身免疫甲状腺病。

其结果为长时间的过量碘摄入必然会导致甲减。但甲减通常可逆，只要停止过量的碘摄入，甲状腺功能就会恢复到正常。

（一）慢性淋巴细胞性甲状腺炎

慢性淋巴细胞性甲状腺炎（桥本甲状腺炎）的患者由于自身免疫对甲状腺的破坏，经常会罹患甲减。一项研究表明，每日摄入 180 mg 碘会导致 60% 的患者患上甲减。对于患有碘致甲减的患者，过氯酸盐释放试验阳性说明甲状腺内碘的有机化是有缺陷的。对于那些没有碘致甲减的患者，过氯酸盐释放试验为阴性。甲状腺没能避开碘的抑制效应很可能是由于持续的 Wolff - Chaikoff 效应造成的。在对 Bio-Breeding/Worcester（BB/Wor）（对慢性淋巴细胞性甲状腺炎遗传易感的）大鼠的研究中显示，碘摄入量的增加使得淋巴细胞性甲状腺炎趋于恶化。然而在对桥本甲状腺炎患者的研究中得到了矛盾结果，小剂量增加碘摄入（1.5 mg/d，持续 3 个月）并没有诱发甲减。由淋巴细胞性甲状腺炎和过量碘摄入所致的甲减患者，限制碘摄入后，部分患者甲状腺功能恢复了正常。

（二）Graves 病

在抗甲状腺药物出现之前，Graves 甲亢的唯一治疗手段就是长期地给患者服用大量的碘元素。经过治疗之后，大多数患者的病情都会得到控制，但也有不少患者的病情出现反复，少部分患者罹患了可逆性甲减。患者接受了 1~2 周的碘治疗（250 mg/d）后，60% 的患者出现了一过性甲减。多年前的一项研究显示，甲状腺功能正常的患者在接受碘或者切除甲状腺治疗后，出现了严重的甲减（在服用碘制剂期间），一旦撤下药物，甲状腺功能随即恢复正常。多年前接受过抗甲状腺药物治疗的 Graves 病患者（目前甲状腺功能已恢复正常），每日给予 10 滴饱和碘化钾溶液（SSKI）可以使得基础或者 TRH 刺激后的 TSH 水平升高，与过氯酸盐释放试验结果无关。当 SSKI 停用 60 日之后，基础和 TRH 刺激后 TSH 浓度都会恢复到正常值。

（三）产后甲状腺炎

曾出现过产后甲状腺功能异常，目前甲状腺功能已恢复正常的妇女更容易罹患碘致甲减。每日摄入 300 mg 碘，持续 3 个月，11 名调查对象中 9 名患者出现了甲减，还有部分出现了甲状腺肿大。患有其他甲状腺疾病也会易于出现碘致甲减，碘过氯酸盐释放试验阳性也很常见。限制碘摄入后 2 个月，甲状腺功能又恢复了正常。与上述研究结果相一致，小剂量的碘摄入只会加重（而不是减轻）产后甲状腺炎。

（四）围生期

碘可以轻易地通过胎盘进入胎儿体内并聚集在胎儿的甲状腺内。针对大鼠的研究表明，碘的抑制作用对于围生期有明显影响。一项针对日本孕妇的研究表明，大量的海带或其他海产品的摄入会导致新生儿暂时性甲减。如果孕妇食用大量海带，其胎儿的尿碘量将会增加≥300 μg/L，TSH 浓度也会升高。15 个新生儿中，有 12 个需要接受短时间的左旋甲状腺素（LT₄）治疗。

新生儿皮肤局部使用聚维酮碘可以诱发新生儿暂时性甲减，在早产儿和出生时低体重儿尤甚。25% 的患儿 TSH 浓度都在 20 mIU/L 以上。在停用含碘消毒液后，相应的指标恢复正常。碘可随乳汁分泌。因此，哺乳期妇女大量碘摄入可以诱发婴幼儿甲减和甲状腺肿大。一项针对澳大利亚的亚洲新生儿研究：母亲在妊娠期间和产后食用了大量紫菜汤，诱发了新生儿甲减。母乳喂养的早产儿，如果其母亲由于脓肿等原因接受了碘仿纱条或其他碘制剂的处理，可引起新生儿一过性的甲减，而母亲的甲状腺功能是正常的。碘污染是新生儿一过性甲减的主要病因（其比例可达 3%）。一项针对波黑的调查显示，5.5% 的新生儿（样本总数为 8 105）TSH 浓度超过了 5 mIU/L，特别是对那些剖宫产及暴露于含碘消毒液的新生儿。

（五）亚急性甲状腺炎

对 18 例曾患有亚急性甲状腺炎的患者长期给予大剂量的碘元素（300 mg/d），10 例患者血清 TSH 浓度明显升高。多数患者的 TSH 浓度轻度升高，只有 2 例患者的 TSH 浓度＞50 mIU/L 并伴有甲状腺肿大。过氯酸盐释放试验阳性与碘致甲减呈正相关。亚急性甲状腺炎发病后，轻度自身免疫症状可持续长达 39 个月。这可以初步解释患者中出现甲状腺功能缺陷及对碘过量的敏感性。

（六）干扰素诱发的甲状腺功能障碍

采用重组干扰素治疗慢性活动性肝炎过程中常伴随着自身免疫性甲状腺炎、甲亢、甲减及过氯酸盐试验阳性等。对于某些曾经在干扰素治疗过程中出现过甲状腺功能异常的患者（目前甲状腺功能已经恢复正常），大量的碘摄入经常会导致临床或亚临床甲减，与甲状腺抗体阳性无关。

四、碘致甲状腺功能亢进症

碘致甲亢最早是由 Coindet 在 1821 年发现的，Breuer 和 Kocher 在 1904 年对其进行了明确的界定。截止到目前，研究者们已经在大量潜在的甲状腺疾病中发现了许多碘致甲亢患者。碘致甲亢可能出现在碘缺乏导致的甲状腺肿的患者中，出现在抗甲药物治疗后甲状腺功能已恢复正常的 Graves 病患者中，出现在碘缺乏或碘充足地区患有结节性甲状腺肿的患者中，也可出现在没有潜在甲状腺疾病的人群中。

（一）碘缺乏地区

多数国家，随着加碘食盐和碘油的使用，甲状腺肿已经几乎消失。补碘计划开始后，碘缺乏地区的碘致甲亢发病率可能与补碘前的碘缺乏程度和补碘期间的碘摄入量有关。丹麦的中度碘缺乏地区，即便适量补碘（50 μg/d）后，甲亢发病率仍有轻微的增高。

大多数（85%）甲亢患者还合并有结节性甲状腺肿，特别是老年患者。在瑞士的一项研究表明，8 例碘致甲亢患者的平均年龄是 61 岁。在平均年龄为 65 岁的甲亢患者的调查中，1.2% 的患者属于碘致甲亢。年龄越大，甲亢的风险就越高。

在苏丹地区，将患有甲状腺肿大症的成年患者分成 3 组，分别服用 200 mg、400 mg 和 800 mg 的碘油，结果有 4 例患者患上了甲亢。然而持续补碘 12 个月之后，3 组样本中，TSH 浓度＜0.1 mIU/L 的比例从 6% 上升到了 17%。在刚果（金）强制补碘 2 年之后也得到了类似的结论。在 190 例结节性甲状腺肿患者中，14（7%）例患上了严重的甲状腺炎，其中 2 例还需要接受抗甲状腺药物的治疗。所有的患者体内均未发现促甲状腺激素抗体。令人意外的是，上述现象持续了超过 1 年的时间。在津巴布韦，食盐加碘之后，碘致甲亢的发病率提高了 3 倍。并且补碘地区还出现了死于心脏并发症的患者。

与之相反的是,Azizi 等发现,在给患者注射 1 ml 碘油(含 480 mg 碘元素)持续 4 年之后,碘致甲亢的发病率只有 0.6%。因此,碘的摄入量充足并允许自身组织合成并释放出多余的甲状腺激素时,甲状腺功能自主性和甲亢就愈发明显。

研究结果表明,高碘暴露后甲亢发病率的增高是由患有潜在高功能腺瘤或潜在 Grave 病的患者摄入大量的碘造成的。这与比利时和希腊的两项研究结果相一致。在这两项研究中,自主性结节的患者每日摄入少量碘元素(0.5 mg/d)诱发出了甲亢症状。1990 年由于尿碘量只有 42~72 μg I/g 肌酐,奥地利加倍了食盐中的碘含量(从 10 mg/kg 调整到 20 mg/kg)。伴随着食盐中碘含量的提高,甲状腺毒症的发病率从 30.5/10 万,提高到了 41.7/10 万(1992 年统计数据);Graves 甲亢的发病率从 10.4/10 万骤升到了 20.9/10 万(1993 年统计数据)。丹麦的一项研究发现,碘致甲亢发病率的提高部分是由于食盐加碘导致的 Grave 病发病率上升造成的,特别是对于青年病例来说。与此同时,相应的抗甲状腺药物的用量也随之增加。值得注意的是,尽管碘致甲亢在该地区的老年人口中突出,大多数研究者相信患病的风险尚不足以抵消补碘的好处(特别是对儿童和孕妇),故不会妨碍对缺碘地区的补碘计划实施。

(二)碘充足地区

在非地方性甲状腺肿地区,碘致甲亢的发病率较低。在美国,甲状腺肿大的发病率只有 3%。许多居住在碘充足地区的多结节性甲状腺肿但甲状腺功能正常的患者可能会出现反常的抑制试验结果。碘致甲亢也会出现在旅行者身上,这些旅行者大多饮用了经过含碘净水剂处理过的饮用水。在这 3 例患者体内均发现了 TPOAb。相反的,美国的一项前瞻性研究:研究者选取了 8 名居住在美国的志愿者,在他们的饮用水中每日放入 4 片含碘净水剂,为期 3 个月。结果显示,尿碘及血清碘含量均明显升高。TSH 浓度轻微增高,T_3、T_4 浓度轻微下降,伴随着甲状腺体积的增大。

五、慢性非甲状腺疾病

慢性非甲状腺疾病的患者对于碘元素的抑制效应并不敏感,即便他们同时还患有多种的甲状腺功能异常。研究结果表明,长期服用含碘祛痰剂的慢性肺部疾病(如哮喘)的患者容易罹患碘致甲减(不能排除桥本甲状腺炎更易受碘的抑制效应)。囊性纤维化的患儿(特别是接受过磺胺异噁唑治疗的儿童)尤其容易引起碘致甲减。这些患儿的甲状腺内虽没有发生甲状腺功能紊乱的证据,但已经存在脂褐素的积累,其存在的意义目前还不清楚。在患有重型珠蛋白生成障碍性贫血,需要长期进行输血治疗的成人与儿童中,每日服用 60 mg 的碘元素,有 60% 的患者会出现亚临床甲减(TSH>5 mIU/L)。如果停止碘摄入,TSH 会在 2~3 个月恢复到正常值。研究表明,含铁血黄素沉着是导致患者甲状腺对碘的抑制效应敏感的原因。

慢性肾衰竭的患者常伴甲状腺异常(包括甲状腺肿大、甲状腺功能异常等)。尽管碘元素经常被怀疑是其导致甲状腺功能异常的病因(含碘消毒液的广泛使用),但是部分甲状腺功能异常其实是由某些慢性病导致的。一项研究表明,甲状腺功能异常与含碘消毒液的使用无关。另一项研究表明,有 3% 接受

慢性透析治疗的患者罹患了碘致甲减。在这些患者中,甲状腺肿大,摄取功能正常或升高,碘过氯酸盐试验阳性,细胞学检查中无淋巴细胞浸润现象。在严格限制碘摄入后,83% 肾功能异常伴 TSH 浓度升高患者的甲状腺功能恢复正常。

在美国,老年患者很喜欢使用一种含碘化甘油的祛痰剂(尽管这类祛痰剂中的碘化物已经被去除,以后这将不是一个问题)。一曾经患过重度甲减(碘化钾所致)的老年患者服用碘化甘油后出现轻度甲减。在没有甲状腺疾病史的老年患者也发现了上述的类似症状。对于以上的这些老年患者,一旦停止了相应的治疗,其甲状腺功能即恢复了正常。

在神经性厌食症的患者中也发现了碘致甲减。其中 1 例患者尽管甲状腺抗体是阴性,过量的碘摄入(大量食用海带)仍然诱发了甲减。停止食用海带后,甲状腺功能恢复至正常。在日本,海带是一种低热量食品,每一包海带含有 13 mg 的碘元素。

日本的一项研究中,甲状腺抗体阴性的甲减患者,严格控制碘摄入 1 周后,尿碘中位数从 834 μg/L 降到 123 μg/L,相应的血清 TSH 浓度也从 123 mIU/L 下降到了 4 mIU/L。长期的随访发现,他们的甲状腺功能恢复到了正常水平。只有 1 例坚持食用大量的高碘食品的患者例外。

六、碘摄入量增加与甲状腺癌的发病率

甲状腺癌是一种常见的内分泌肿瘤。发病率较低,占甲状腺结节的 5%、全身肿瘤的 1%,恶性程度也相对较低。甲状腺癌主要可分为乳突状癌、滤泡状癌、未分化癌和髓样癌四类,其中乳突状癌和滤泡状癌占主导地位,未分化癌和髓样癌相对较少见。碘充足地区的甲状腺乳头状癌(PTC)发病率高。甲状腺癌发病率急剧增高,主要是过度诊断的原因,因为普通人群有 11% 的隐匿型甲状腺癌。中国医科大学附属第一医院的 5 年前瞻性流行病学研究发现,在低碘和碘超足量地区,甲状腺癌的发生率几乎为 0,而水源性高碘的黄骅社区甲状腺癌发病率显著高于国际上甲状腺癌的发病水平,而且全部病例都是 PTC。流行病学调查资料显示,在冰岛、夏威夷及中国,碘过量很可能是导致分化性甲状腺癌流行的外部因素。高碘可能增加甲状腺癌风险的机制,主要有 3 个:① 高碘促进血清 TSH 水平升高,TSH 对甲状腺细胞具有刺激作用;② 高碘产生过量活性氧对甲状腺细胞的直接损伤作用;③ BRAF、RAS 基因突变和 RET 基因重组是甲状腺癌重要的危险因素,高碘有促进 BRAF 基因发生突变的作用。总之,不仅碘缺乏可以引起甲状腺癌增加,而且碘过量也可以导致 PTC 增加,滤泡状甲状腺癌(FTC)减少,其结果是低恶性度的甲状腺癌增加。流行病学资料也证实,碘过量不是甲状腺癌增加的危险因素,反而是甲状腺癌的保护因素。中国医科大学附属医院牵头完成的 TIDE 研究已证实碘过量还是甲状腺结节的保护因素。

七、高碘甲状腺肿

高碘甲状腺肿,又叫碘性甲状腺肿、碘致甲状腺肿。按其流行病学的特点可分为地方性和散发性两种,地方性高碘甲状腺肿比散发性甲状腺肿较为常见。依据高碘摄入的途径它又可分为水源性和食物源性;依据地理分布又可分为滨海型

和内陆型。

1938 年首次出现了高碘甲状腺肿的报道。20 世纪 60 年代，日本学者多次就其沿海地区出现的甲状腺肿高发现象进行了研究，大约 10％的北海道居民存在碘过量引起的甲状腺肿大。岛上的居民，特别是渔民常年食用含有大量碘的食物——海带。岛上的成人每日摄入的碘元素超过 200 mg。除了甲状腺肿大，甲状腺功能异常鲜有发现，当停止摄入高碘食物时，甲状腺肿逐渐消退。1978—1982 年，我国开展了更为广泛的流行病学和动物实验的研究工作。一项针对 19 个中国乡村的调查显示，大约 10％的居民由于大量饮用高碘含量的饮用水患上了甲状腺肿大。在我国渤海湾的部分地区，存在着高碘地方性甲状腺肿的流行。随后，在内陆新疆的某些地区，也发现了水源性的高碘甲状腺肿病区，表明凡是地质构造上可以蓄积碘的地区，都可以有高碘甲状腺肿的流行。

高碘甲状腺肿有 3 个不同于低碘性甲状腺肿的特点：① 甲状腺组织质地较坚韧或坚硬，触诊时手感完全不同于低碘性甲状腺肿；② 尽管绝大多数高碘甲状腺肿表现为弥漫性肿大，也可发现有结节，但很少发现巨大甲状腺肿；③ 与低碘性甲状腺肿相比，自身免疫指标增强在高碘甲状腺肿中较为多见。

高碘甲状腺肿的发病机制目前仍不完全清楚，但可能与以下的病理生理过程有关：① 过量摄碘导致甲状腺内碘过多，甲状腺合成的甲状腺激素和甲状腺球蛋白增多而潴留在滤泡腔内，故滤泡胶质增多，滤泡上皮变得扁平。典型的病理改变为滤泡胶质潴留性甲状腺肿。TSH 在高碘甲状腺肿中多正常，这是不同于低碘性甲状腺肿发病机制的重要特征。② 高碘抑制甲状腺激素的释放，可能通过抑制甲状腺上皮的蛋白水解酶的活性或抑制 cAMP 的作用从而导致甲状腺激素的释放障碍，进一步加剧了胶质的潴留。

八、含碘造影剂诱发的甲亢

来自澳大利亚和德国的 60 例老年住院患者接受注射影剂检查后有 13 例患者被证实出现了碘甲亢。这些患者 TPOAb 均为阴性，甲状腺扫描显示有多结节性甲状腺肿症状。1 例多结节性甲状腺肿患者 TSH 浓度被抑制在基线水平，碘造影剂诱发了严重的甲亢，需要进行血浆置换治疗。一项针对老年患者的前瞻性研究表明，患者在使用非离子造影剂之后并没有出现明显的甲亢症状，只出现了亚临床甲亢。为了降低碘致甲亢的发病率，建议对自主性分泌甲状腺激素的患者，在造影前 1 日开始预防性使用甲巯咪唑或高氯酸，并持续使用 2 周。然而，冠状动脉造影后的碘致甲亢风险过低，尚不足以对所有患者采取预防性治疗。欧洲泌尿放射学会造影剂安全委员会的一项研究报告显示，使用含碘造影剂后出现碘致甲亢属于偶然现象，不需要预防性治疗。

到目前为止，碘缺乏地区和碘充足地区碘致甲亢发病率的显著差异仍很难解释。一个可能的原因是，自控机制灵敏度的变化（甲状腺处理碘过量的能力提高）导致碘元素摄入的提高对于碘致甲亢是产生了"抵抗力"。

多结节性甲状腺肿的碘致甲亢患者的一个特征是它的暂时性。由于甲状腺会快速释放 T_3 和 T_4，所以在停止碘摄入后，甲亢症状是加重的。血清 T_4 浓度将升高，而 T_3 浓度则经常会升高（个别情况也可能不升高），TSH 浓度根本检测不

到，对 TRH 也没有反应。放射性碘摄入经常较低，个别情况也会处于正常状态或升高。由于甲状腺内储存了大量的激素，抗甲状腺药物通常很难见效。

九、碘过量对 Graves 病的影响

Graves 病的抗甲状腺药物治疗降低了甲状腺碘含量，甲状腺内出现一定的碘缺乏。只有在碘充足的情况下，才会出现明显的甲亢症状。有研究报道，抗甲状腺药物治疗后，碘摄入增加（无论是从食物中还是药物中）可以增加甲亢的复发率。欧洲和美国甲亢缓解率的不同以及美国甲状腺医学专家对放射性碘治疗 Graves 病的偏好，至少部分地与美国地区过量碘摄入有直接关系。大量碘摄入会导致潜在 Graves 病患者出现甲亢症状。对于患有 Graves 病的甲亢患者，过量的碘摄入可以显著地增加 TSH 受体抗体水平。但是这并不意味着完全限碘饮食就能促进甲亢患者的恢复。近期的研究表明，对于正在接受抗甲状腺药治疗的甲亢患者服用低碘饮食反而可能恶化病程，而适碘饮食缺可以减少停用抗甲状腺药后的复发。而且来自日本的一项单中心研究发现，对于轻度 Graves 病患者，每日单用 50 mg 碘化钾治疗与单用甲巯咪唑每日 15 mg 左右治疗 1 年的疗效是相当的，并提出碘化钾口服可能成为该病治疗可选择的一种模式。

十、胺碘酮所致的甲状腺毒症

胺碘酮（苯并呋喃衍生物，每片 200 mg 含碘量为 75 mg）广泛应用于心律失常的长期治疗。每日 300 mg 的胺碘酮，可以在人体代谢的作用下释放 9 mg 的碘元素，而且其半衰期至少 100 日。不考虑胺碘酮对心脏的作用，它还是 I 型脱碘酶的有效抑制剂，还经常引起碘致甲状腺功能异常。碘缺乏地区，胺碘酮诱发的甲亢大约占甲亢患者的 10％。在美国，胺碘酮导致的甲减更普遍，占到了全部甲减患者的 20％左右。相反，甲亢患者却很少见。这与美国地区的高碘环境有关。

（一）甲状腺功能减退症

胺碘酮导致甲减的病因可以部分归结为药物代谢过程中释放大量的碘元素。采用荧光成像技术观察甲状腺内碘的含量，结果显示甲减患者甲状腺内的碘含量更高。服用含碘药物能导致新生儿的甲减。Bartalena 等研究了 64 名接受过胺碘酮治疗的孕妇，17％的新生儿出现了短暂性甲减。据报道，还有很多的患有短暂性甲减的新生儿是由于患儿本身或母亲直接服用了胺碘酮。然而，这些甲减都是暂时性的，后续的检查中并没有发现甲状腺肿大。碘致甲减常见于胺碘酮治疗期间出现的自身免疫性甲状腺疾病。由于 TSH 浓度的升高，甲减比较容易诊断。由于胺碘酮可以减少 T_4 向 T_3 的转化，治疗中应该加大 LT_4 的给药量，而并不需要中断胺碘酮的治疗。

（二）甲状腺功能亢进症

胺碘酮诱发的甲亢有 2 种致病机制。绝大部分是由药物代谢过程中碘元素的释放引起的（1 型甲亢），易感因素包括微结节及巨大结节，这在经常服用胺碘酮的老年患者中很常见，而甲状腺刺激性抗体不常见。另一个致病原因是破坏性甲状腺炎（2 型甲亢），可导致甲状腺毒症。通过对大鼠的观察，胺碘酮引起的甲状腺变化与碘过量引起的变化不同，包括内质网明显膨胀的亚细胞器分裂。在 TAD-2 细胞系（提取

自 40 个感染猿猴病毒的人类婴儿甲状腺细胞），胺碘酮诱发甲状腺细胞凋亡与碘过量无关。20 多年前，胺碘酮诱发甲亢主要是由碘过量造成的，然而近年来胺碘酮诱发甲亢主要是由破坏性甲状腺炎引起的。

病因不同，相应的治疗方案也不同。对于碘致甲亢，推荐方案是服用大剂量的抗甲状腺药物。如果推荐方案不起效，还要额外服用高氯酸钾（250 mg，每日 3 次口服）。高氯酸钾可以妨碍甲状腺的碘吸收，因此可以降低甲状腺内的碘含量。在美国，高氯酸钾在市面上是买不到的，但可以请药剂师用高氯酸盐合成。

对于破坏性的甲状腺毒症，大剂量的糖皮质激素可以快速起效。碘番酸也已经成功应用于 2 型胺碘酮诱发的甲亢的治疗。在一项随机化的前瞻性研究中，碘番酸和糖皮质激素均对甲亢有效。然而，相对于碘番酸，服用糖皮质激素的患者的甲状腺功能恢复的速度更快，T_3 水平恢复正常的时间平均为 8 日。但随着糖皮质激素用药量的降低，甲亢复发的现象时有发生。

如果 1、2 型甲亢无法准确分辨，或者 1 例患者同时存在两种类型的甲亢，推荐采取分步式治疗方案。第一步，同时使用高氯酸钾和抗甲状腺药物。如果 1 个月后，患者的甲亢症状没有缓解，则用泼尼松代替高氯酸钾。如果游离 T_4 浓度正常，则减少泼尼松的用药量。如果每天的尿碘量小于 200 μg，抗甲状腺药物用量可以减少或停药。手术方法也已经成功地应用到胺碘酮诱发的甲亢治疗中，主要应用于 1 型，较少应用于 2 型。1 型甲亢患者首选碘番酸治疗，其次是甲状腺切除。

即便从胺碘酮诱发的破坏性甲状腺毒症中恢复，由于腺体的纤维化，患者也会患上永久性的甲减。60％ 2 型甲亢恢复的患者碘过氯酸盐试验结果为阳性。针对这些患者，每日缓慢补碘 300 mg，TRH 诱导的 TSH 浓度将会显著升高，在停止补碘之后，恢复到正常值。

注意到甲状腺功能异常的高发病率，对于曾经患有甲状腺肿大等甲状腺疾病的患者，胺碘酮的使用要慎用。对于患有 β 珠蛋白生成障碍性贫血的成人患者，在胺碘酮的治疗期间，同时会诱发甲亢和甲减。在使用胺碘酮之前，要对患者进行详尽的体检，如 TSH、FT_4 和 TPOAb 等。在胺碘酮的治疗期间，为了监测甲状腺功能异常现象，每 6 个月都要检测 TSH。如果 TSH 发现异常，立即进行甲状腺激素的测定。乙胺碘呋酮引起的甲状腺毒症见表 4-18-2。

表 4-18-2 乙胺碘呋酮引起的甲状腺毒症

项 目	1 型	2 型
发病机制	过量甲状腺激素合成	甲状腺激素漏出
潜在甲状腺疾病	有	无
甲状腺摄碘率	低、正常或增高	低
血清 IL-6 水平	不明显	不反应
对抗甲状腺药物反应	不明显	不反应
对过氯酸盐反应	明显	不反应
对糖皮质激素反应		明显
继发甲减	不可能发生	可能发生
再次给予过量碘	可能发生碘致甲亢	可能发生甲减

十一、碘元素作为病原体

动物实验表明，碘摄入对自身免疫性甲状腺疾病的发生发展起着重要的作用。在仓鼠、比格犬、非肥胖糖尿病小鼠、布法罗鼠、BB/Wor 鼠、肥胖小鸡等动物模型中均发现碘元素的摄入会加重已有的甲状腺内淋巴细胞浸润。比如，出生后 90 日的大鼠，有 30％患上了自发的淋巴细胞性甲状腺炎，对于 BB/Wor 大鼠同时还患上了胰岛素依赖型糖尿病。在大鼠的饮用水中添加 0.05％碘化钠，持续 30～90 日，淋巴细胞性甲状腺炎的发病率明显提高。碘过量并不会诱发自发性甲状腺炎和甲状腺组织学变异，碘过量只是诱发了易感动物的甲状腺淋巴细胞的浸润，但是碘过量对胎儿的影响是显著的。一项针对肥胖小鸡模型的研究结果表明，碘过量引起自身免疫性甲状腺炎发病率升高的原因是富碘甲状腺球蛋白（Tg）免疫原性的升高，在带有贫碘甲状腺球蛋白的 BB/Wor 鼠并未诱发出甲状腺炎。

多项研究显示，碘摄入的增加伴随着桥本甲状腺炎发病率的升高，特别是在地方性甲状腺肿地区。在一项针对地方性甲状腺肿患者进行的随机双盲对照试验结果显示，每日服用 0.5 mg 碘化钾，持续 6 个月，19％的患者出现了高水平的 TgAb 和 TMAb。细针穿刺细胞学检查结果也证实了甲状腺内淋巴细胞浸润。停止碘摄入后，以上这些甲状腺自身免疫现象都会消失。希腊的一项研究表明，在碘缺乏消除之后，甲状腺细针穿刺检查显示淋巴细胞浸润现象从 6％上升到 14％。并且在希腊给非毒性甲状腺肿患者肌内注射 1 ml 碘油，甲状腺淋巴细胞浸润从 25％上升到 68％。Markou 等在阿塞拜疆进行的一项碘预防研究也得到了类似的结论，12 个月内，给在校生口服 380 mg 碘油，甲状腺抗体的阳性率从 1％上升到了 9％。有研究表明，经过了 5 年的碘干预后，青少年 TPOAb 阳性率是下降的。Morocco 和 Sri Lanka 的研究结果解释了为什么上述的研究结果会产生差异，即甲状腺抗体的阳性率会随着碘的补充而提高，随后还会降到基线甚至更低水平。另外，TPOAb 和 TgAb 的产生对碘摄入量的变化反应不同，观察的抗体不同可导致结论不同。

碘元素如何影响着免疫系统目前尚不清楚。有最新的证据表明，碘元素可调节甲状腺内生长因子的效应。在多结节性甲状腺肿患者中，碘元素促使转化生长因子 β（一个著名的细胞生长抑制剂）的水平显著降低。最后，我们观察到碘元素可抑制 FRTL-5 甲状腺细胞的体外生长，但是对甲状腺滤泡（取自自主生长的猫的结节性甲状腺肿细胞）没有影响。这说明碘对甲状腺细胞生长的抑制作用取决于甲状腺细胞的构成特点。

十二、碘过量的甲状腺外危害

碘过量的甲状腺外危害十分罕见。当给予大剂量的碘时，最常见到的甲状腺外损伤是涎腺炎。另外还可能出现一过性的急性腮腺和其他唾液腺的肿胀。当局部或全身暴露于碘环境下，可以导致严重的皮肤损伤。碘病（iodism）和碘过敏也可以见到，前者以口中金属味、恶心、唾液腺肿胀、硬结性皮肤病变和黏膜易激惹症为临床特点；后者会有发热、类结节性多动脉炎、嗜伊红细胞增多等表现。

综上所述，尿碘中位数超过 300 μg/L 肯定是不安全的。特别是对于基础是碘缺乏的人群、具有甲状腺自身免疫遗传背景和潜在自身免疫甲状腺炎的人群，以及血清 TSH>2.0 mIU/L 的普通人群。国家卫生行政部门和地方病防治部门已经提出了"因地制宜，分类指导，科学补碘"的新策略，调整了食盐加碘的含量，停止在高碘地区供应含碘食盐。科学补碘的核心是"因地而异"和"因人而异"。因地制宜就是根据各地的自然碘环境，决定补充碘化食盐的政策。在碘缺乏地区，合理补碘；在碘充足和碘过量地区停止补碘。因人而异就是停止在易感人群补碘，让这个人群在各地都可以方便地买到未碘化食盐。

参考文献

[1] Teng X, Teng WP, Shan ZY, et al. A dose and time dependent relationship in iodine induced autoimmune thyroiditis in NOD - H - 2h4Mice[J]. Hong Kong Med J, 2006, 12：156.

[2] Weetman AP, Mcgregor AM, Campbell H, et al. Iodide enhances IgG synthesis by human peripheral blood lymphocytes in vitro [J]. Acta Endocrinol(Copenh), 1983, 103(2)：210.

[3] Ruwhof C, Drexhage HA. Iodine and thyroid autoimmune disease in animal models[J]. Thyroid, 2001, 11(5)：427 - 436.

[4] Köhrle J. The trace element selenium and the thyroid gland[J]. Biochimie, 1999, 81(5)：527 - 533.

[5] Li M, Boyages SC. Iodide induced lymphocytic thyroiditis in the Bb/W rat：evidence of direct toxic effects of iodide on thyroid subcellular structure[J]. Autoimmunity, 1994, 18(1)：31 - 40.

[6] Bagchi N, Brown TR, Sundick RS. Thyroid cell injury is an initial event in the induction of autoimmune thyroiditis by iodine in obese strain chickens [J]. Endocrinology, 1995, 136(11)：5054 - 5060.

[7] 满娜，关海霞，单忠艳，等. 慢性碘过量对大鼠甲状腺功能及甲状腺过氧化物酶活性和钠碘同向转运体表达的影响[J]. 中华医学杂志，2006, 86 (48)：3420 - 3424.

[8] Markou K, Georgopoulos N, Kyriazopoulou V, et al. Iodine-induced hypothyroidism[J]. Thyroid, 2001, 11(5)：501 - 510.

[9] Endo T, Kogai T, Nakazato M, et al. Autoantibody against Na$^+$/I$^-$ symporter in the sera of patients with autoimmune thyroid disease[J]. Biochem Biophys Res Commun, 1996, 224(1)：92 - 95.

[10] Lind P, Langsteger W, Molnar M, et al. Epidemiology of thyroid diseases in iodine sufficiency[J]. Thyroid, 1998, 8(12)：1179 - 1183.

[11] Schaller RT, Stevenson JK. Development of carcinoma the thyroid in iodine deficient mice[J]. Cancer, 1966, 19(8)：1063 - 1080.

[12] Li HS, Carayanniotis G. Induction of goitrous hypothyroidism by dietary iodide in SJL mice[J]. Endocrinology, 2007, 148：2747 - 2752.

[13] Paul T, Meyers B, Witorsch RJ, et al. The effect of small increases in dietary iodide on thyroid function in euthyroid subjects[J]. Metabolism, 1988, 37；121 - 124.

[14] Nishiyama S, Mikeda T, Okada T, et al. A transient neonatal hypothyroidism or persistent hyperthyrotropinemia in neonates born to mothers with excessive iodine intake[J]. Thyroid, 2004, 14：1077 - 1083.

[15] Tahirovic H, Toromanovic A, Gerbil S. Higher frequency of screening TSH above 5 mIU/l in infants likely exposed to higher doses of iodine-containing skin antiseptic：implications for assessment of iodine sufficiency[J]. J Pediatr Endocrinol Metab, 2009, 22：335 - 338.

[16] Alexandrides T, Georgopoulos N, Yermenitis S, et al. Increased sensitivity to the inhibitory effect of excess iodide on thyroid function in patients with beta-thalassemia major and iron overload and the subsequent development of hypothyroidism[J]. Eur J Endocrinol, 2000, 143：319 - 325.

[17] Sato K, Okamura K, Hirata T, et al. Immunological and chemical types of reversible hypothyroidism：clinical characteristics and long-term prognosis[J]. Clin Endocrinol (Oxf), 1996, 45：519 - 528.

[18] Suzuki H, Higuchi T, Sawa K, et al. Endemic coast goiter in Hokkaido, Japan[J]. Acta Endocrinol (Copenh), 1965, 50：161 - 173.

[19] Higuchi T. The study of endemic seashore goiter in Hokkaido[J]. Nihon Naibunpi Gakkai Zasshi, 1964, 40：982 - 995.

[20] Zhao J, Chen Z, Maberly G. Iodide-rich drinking water of natural origin in China[J]. Lancet, 1998, 352；2024.

[21] Pearce NE. A low-iodine diet during methimazole treatment worsens Graves' disease outcomes[J]. Clin Thyroidol, 2018, 30：66 - 68.

[22] Huang H, Shi Y, Liang B, et al. Optimal iodine supplementation during anti-thyroid drug therapy for Graves'disease is associated with lower recurrence rates than iodine restriction[J]. Clin Endocrinol (Oxf), 2018, 88(3)：473 - 478.

[23] Bartalena L, Bogazzi F, Braverman LE, et al. Effects of amiodarone administration during pregnancy on neonatal thyroid function and subsequent neurodevelopment [J]. J Endocrinol Invest, 2001, 24 (2)：116 - 130.

[24] Doufas AG, Mastorakos G, Chatziioannou S, et al. The predominant form of non-toxic goiter in Greece is now autoimmune thyroiditis[J]. Eur J Endocrinol, 1999, 140：505 - 511.

第十九章·碘缺乏病

陈祖培　钱　明

第一节·概　述

一、定　义

碘缺乏病（iodine deficiency disorders，IDD）是机体因碘缺乏而引起的一系列障碍的总称，它包括地方性甲状腺肿（endemic goiter，简称地甲肿）、地方性克汀病（endemic cretinism，简称地克病）和地方性亚临床克汀病（endemic subclinical cretinism，简称亚克汀病）、不可逆的智力低下、单纯性聋哑、胎儿流产、早产、死产、新生儿低体重和先天畸形等。

碘为一种微量元素，是机体不可缺少的营养物质，它的缺乏就会引起碘营养的缺乏，因此碘缺乏病的本质是一种营养缺乏症。人体碘主要来源于食物和饮水，机体的缺碘与人类所生存的自然环境碘缺乏有关，故而常存在地理学的差别，即地甲肿和地克病的分布呈明显的地方性，故过去被认为是一种地方病，但轻度碘缺乏却呈广泛分布且没有明显的地方区域性；碘元素是合成甲状腺激素所必需的基本原料，碘缺乏病实际上是由于甲状腺激素合成不足而导致的病理障碍，故其实质上也属于内分泌疾病。

20 世纪 60—90 年代，人们发现碘缺乏不仅仅造成地甲肿与地克病，还会造成一系列机体损伤，特别导致不同程度的脑发育障碍，造成不同程度的智力低下，从而影响下一代的人口素质。对于居住于缺碘环境中的所谓正常人来说,也很难排除因缺碘而造成的对生长、发育、智力的轻微影响,他们实际上也是缺碘的受害者,只是表现程度不同而已。最终人们发现碘缺乏对人类的最大危害并不是甲状腺肿,而是影响脑发育。为此,澳大利亚 Basil Hetzel 在 1983 年提出了"碘缺乏危害"的新概念,我国译为碘缺乏病。

碘缺乏病彻底取代了沿用百年之久的"地方性甲状腺肿与地方性克汀病",意味着碘缺乏病不是局限某一地域的"地方病",或者典型的地甲肿和地克病,它强调环境碘缺乏造成人体碘摄入不足,减少了甲状腺激素合成。碘缺乏术语命名了因缺碘而造成的一系列影响及广泛的病理谱带。它使人们从经典的甲状腺肿的概念转移到新的认识水平上来,即缺碘主要影响脑的功能。它已不单纯是个临床疾病,而事关民族的素质和社会的发展,属严重的公共卫生问题,需要政府和全社会的关注。

不同程度的碘缺乏发生在不同年龄个体身上会导致不同的发育(脑发育和体格发育)和体能问题。对于胎儿、婴幼儿和儿童而言,受影响更为严重。其临床表现可见表 4-19-1。

表 4-19-1　碘缺乏病的临床表现

发育时期	临床表现
胎儿期	流产、死产、先天畸形、围生期死亡率增加
新生儿期	婴幼儿期死亡率增加 地方性克汀病 　神经型:智力落后、聋哑、斜视、痉挛性瘫痪、不同程度的步态和姿态异常 　黏肿型:黏液性水肿、体格矮小、智力落后 神经运动功能发育落后
儿童期和青春期	亚临床型克汀病、智力和体格发育障碍、单纯聋哑
成人期	甲状腺肿并发症、智力障碍、碘性甲亢
所有年龄	甲状腺肿、甲减、增加了对核辐射的易损性

(1)极其严重的碘缺乏:胎儿几乎不能存活,表现为死胎、流产、先天畸形或生后期婴幼儿死亡率增高。

(2)严重的碘缺乏:胎儿和婴幼儿可以存活,但表现为地方性克汀病:聋哑、痴呆、痉挛性瘫痪或步态异常、共济失调、斜视,严重的甲状腺功能异常者还会出现黏液性水肿,发育落后,他们的智商(intelligence quotient,IQ)一般低于 50,不能上学,生活难于自理,给家庭和社会带来巨大负担。

(3)轻度碘缺乏:这些儿童大体发育正常,与正常儿童没什么区别,但上学之后,老师发现他们学习能力差、"难教";有的儿童出现精神运动功能异常,动作的准确性、持久性差和完成精细动作困难。他们的 IQ 一般只在 50~69,属轻度智力落后,即弱智,他们很难小学毕业,几乎不能进入中学或高中学习。我们通常称为亚临床克汀病。

(4)隐匿性碘缺乏:这是更轻度的碘缺乏,同轻度碘缺乏一样是国际组织和国际社会更为关注的碘缺乏的损害。在碘缺乏流行区,特别是中、重度缺碘地区的居民,其 IQ 的分布曲线比非缺碘的正常地区明显"左移",IQ<100 平均智商水平,在 IQ 70~100 的个体所占比例升高(图 4-19-1)。但他们 IQ 在 70 以上的正常范围内,没有什么临床意义的异常,他们

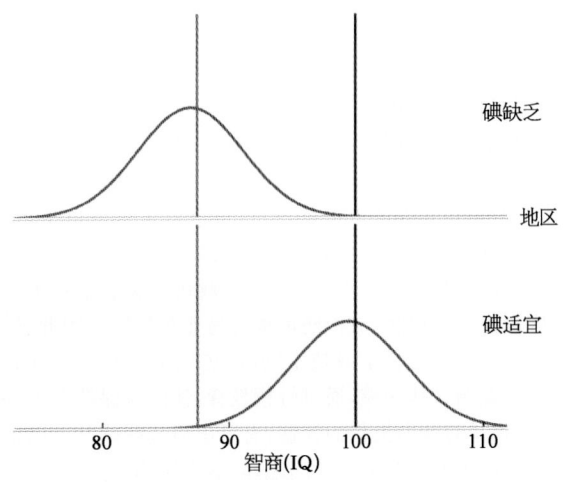

图 4-19-1　缺碘病区与非病区居民智商曲线比较

并不是亚克汀病患者。我们曾在重度缺碘地区观察过几百名学龄儿童,惊奇地发现,没有一个孩子的 IQ>100,这就意味着几乎没有人可以进入大学来接受高等教育。

碘缺乏的最主要危害是对胎儿和 0~2 岁儿童的脑发育和体格发育的不可逆的损伤,中重度缺碘地区学龄儿童 IQ 平均损失 12.5,轻度以下、智力低下儿童发生率在 10%~15%,病区每年约出生 600 万智力低下儿童。因此,碘缺乏并不是简单意义上的疾病问题,而会影响下一代的民族素质和社会发展。

对于病区其他人群而言,当一个发育正常的人,较长时间的碘摄入不足会引发甲状腺功能减退,表现为临床甲减、亚临床甲减或一过性甲减,出现无力、精力(体力和脑力)不足、精神不易集中、易疲劳、工作效率下降等一些临床或亚临床症状;作为社会的劳动力而言,无论是体力劳动还是脑力劳动,其劳动者个体或群体的产出会下降,对个人和社会的发展产生不利影响。

若将一个严重缺碘病区的居民群体比作一个漂浮在海面上的冰山,浮在海平面上的冰山尖角相当于典型克汀患者,占居民群体的 1%~10%;其下是智商介于 50~69 或有精神神经损伤的亚克汀病患者,占居民群体的 5%~30%;最下层的约 70%群体也存在缺碘引起的智力下降,但是没有表现出明显的智力损伤(IQ≥70),对运动反应的速度、准确度、稳定性、持久能力等均有所欠缺(图 4-19-2)。

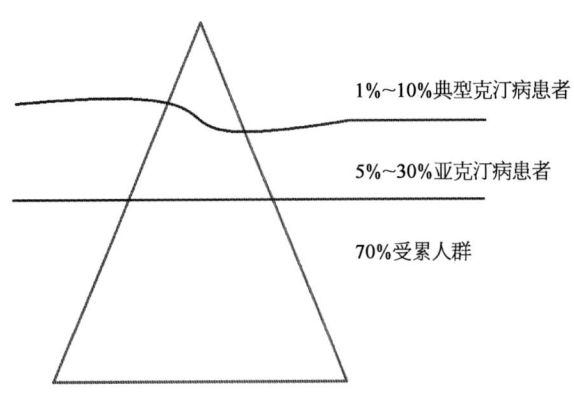

图 4-19-2　以冰山示意缺碘病区居民智商降低情况

由于我国广大地区均有程度不等的碘摄入量不足，普遍面临因碘缺乏产生程度不同的智力发展迟缓的危险，从而可能造成人口素质降低、社会经济文化相对落后，将会大大妨碍我国社会与经济发展。

碘缺乏病的病因清楚，是由于环境碘缺乏造成的人体碘摄入不足为主要病因，发病的基本环节是甲状腺激素合成不足，主要的危害是损伤人类脑发育，造成儿童智力低下，构成严重的公共卫生问题。碘缺乏病的防治措施明确而且有效，即坚持全民食盐加碘（USI）。然而，碘缺乏病数千年来在世界和中国都没有根除，放松防治很容易死灰复燃。因此，碘缺乏病的防治不仅是科学或技术问题，更取决于政府要在缺碘地区坚持普遍食盐加碘，通过健康教育，让民众保持对碘缺乏危害，特别是对智力损伤的警惕，有意识地选择碘盐。碘缺乏病是一种严重的公共卫生学问题，防治容易，但持续消除需要政府和全社会民众的关注。

二、碘缺乏病的流行

碘缺乏病是世界上分布最广、受威胁人数最多的一种疾病。除冰岛、日本等因居民吃海产品多而没有碘缺乏病流行外，其他国家几乎都有不同程度的流行。

（一）历史回顾

人类对碘缺乏病的认识，始自患者的"颈部变粗"，即甲状腺部位肿大（简称甲肿）。早在数千年前，古代中国和古印度的文献就有记载，在古埃及、古希腊和古罗马亦有描述记载。

中国《黄帝内经》中将甲状腺肿分为"气瘿"和"血瘿"两种；《神农本草经》最早记载了用海藻治疗甲肿。《山海经》（公元前7世纪）提出该病是水土病。晋代葛洪（4世纪）提出用海藻和昆布治甲肿，影响到海外；隋朝巢元方（7世纪）明确提出瘿病与水土病有关。古代地甲肿之流行严重，在文学作品中也多有记载，宋代王禹有诗云"处级人垂瘿，登山马相阻"。元代王沂用诗句"居人十九瘿累累，见客何曾羞掩领"形容今陕西省汉中市勉县地区地甲病患病率极高。

古印度在公元前就有用"符咒"来驱除甲肿的描述。古埃及（公元前1500年）就有手术治疗甲肿的描述。2—3世纪，巴基斯坦的佛像中有一位巨大甲状腺肿的男人神像。而后古希腊与古罗马一些著作中都提到该病与水质有关。直至16世纪，Paracelsus注意到地甲肿病区有巨大甲状腺肿与聋哑同时存在的患者，1754年，克汀病首次出现在Diderot的百科全书中。19世纪初内科医生Fodere（1764—1836）曾描述过克汀病患者的临床特征。19世纪初，法国许多青年因长有巨大甲状腺肿而不能应征入伍，引起拿破仑的注意，下令调查。1848年法国本土调查显示，当时法国人口为3 600万，但20岁以上的人群中有370 403例甲状腺肿、120 000例克汀病或白痴，主要集中在欧洲阿尔卑斯山区。

1913年，法国Courtois首次从海藻中分离出碘。1820年瑞士医师Coindet用碘治疗150例儿童学生，无一例出现中毒反应，故而他提出用碘来治疗地甲肿的建议。1917年美国Marine和Kimball用碘化钠对5 000名学生进行治疗获得巨大成功。几乎在同时，Hunziger在瑞士推广碘盐，也同时取得了令人信服的防治效果，故而用碘防治地甲肿日益受到重视。

1932年瑞士的一次国际会议达成共识：碘缺乏是造成地甲肿和克汀病的原因，需要在国家水平上进行预防。这构成了现代全民食盐加碘策略的基本内容。USI是指在缺碘地区所有人、畜和加工食品所用食盐全部强制性加碘。

20世纪以来许多著名临床研究进一步提示了碘缺乏病。瑞士医师De Quervain和Wegelin观察了阿尔卑斯山区地克病患者，并做尸检；英国医师McCarrison通过在巴基斯坦对地克病的观察，首次提出地克病有神经型和黏肿型两种类型；美国医师Stanbury在阿根廷Mendoza首次使用放射性碘研究甲状腺功能，首先提出地甲肿本质是机体对碘缺乏的适应代偿反应。

20世纪60年代进入碘缺乏病再发现时期，确认了碘缺乏造成儿童普遍的智力低下。荷兰的Querido在新几内亚岛的西部，Mc Cullagh在该岛的东部；朱宪彝在中国河北省承德，Hetzel在巴布亚新几内亚，Bastinie在扎伊尔，Djokomoeljanto在印度尼西亚，Ramalingaswami在印度等均做了大量的流行病学调查、临床研究和防治工作。Firro - Benitez首次引进智力测验检查病区儿童智力，而我国亦在20世纪80年代于病区开展大规模调查，发现了相当数量的以轻度智力障碍（IQ 50～69）为主要特征的亚临床型克汀病。来自世界不同地区的相对独立的研究结果，让人们认识到碘缺乏病对人类的主要危害是影响下一代人的脑发育，造成不同程度的智力障碍，这是对碘缺乏危害认识的又一次飞跃。1983年，Hetzel等提出"碘缺乏病"，涵盖了地甲肿和地克病，同时将缺碘所致的智力和其他一系列损伤纳入其中，并很快为人们所接受，影响深远。

（二）中国的流行状况

中国是受碘缺乏严重威胁的国家之一，主要原因是普遍存在的外环境缺碘。2017年，全国生活饮用水水碘含量调查结果显示，94.5%的乡水碘含量$<40\ \mu g/L$，符合缺碘地区的环境标准，有3.3%的乡水碘含量在$40～100\ \mu g/L$，符合适碘地区标准；2.2%的乡水碘含量$>100\ \mu g/L$，属于高水碘地区。主要的缺碘病区分布于东北地区的大小兴安岭与长白山地区；华北地区的燕山与太行山地区；中部地区的六盘山秦岭、大巴山、鄂西山地、大别山及巫山地区；东南地区的武夷山、闽浙山区、南岭山区、鲁中山地、桂西山地；西南地区的云贵高原、横断山区、喜马拉雅山；西北地区的帕米尔高原东部、天山南北麓的冲积平原；这些地区碘缺乏病都比较严重，且有地克汀病流行。除上述区域外，东北平原地区，特别是一些古河道（黄河古道的高水碘地区除外）、沙土地、泥炭沼泽地带也有碘缺乏病流行。我国碘缺乏病流行总的特点是山区重于高原，高原重于丘陵，丘陵重于平原，平原重于沿海。

20世纪30年代我国局部地区报道过散在的调查结果。1932年云南调查发现，甲肿率在20%～25%，山区甚至达到90%，女性高发，建议仿效瑞士，在盐中加入5 mg/kg的碘化钾（KI）。1935年，刘经邦在报告中提到，不仅云南和贵州，四川、甘肃、青海、热河和察哈尔等地也存在严重的甲状腺肿，影响民众健康，采取低剂量碘盐实施大范围预防，并提醒孕妇的预防关系到子女克汀病的发生。1936年，周锡祁报道广西村落中目视甲状腺肿大率为1%～100%不等。1932年，北京密云和延庆地方性甲状腺肿患者达到32万人，患病率为42%～48%。20世纪40年代，我国台湾地区台北市甲状腺肿大率为

6.7%,高山族达到 61.1%。姚寻源和姚永政于 1940 年在云南 37 个县的调查是近代最重要的地甲肿流行病学调查,指出儿童智力发育受到极大影响,呼吁防治,他们同时在平浪盐矿开展食盐加碘工作,是我国大规模防治的开拓者。中国地甲肿的流行在外国人的书籍中也有描述,除了前面提到的马可·波罗外,20 世纪初马达汉和斯坦因在经过新疆南部时,记录了当地广泛流行的甲状腺肿,并在马噶特尼所著《外交官夫人的回忆》中也有记载。中华人民共和国成立以后,在山西、河南、安徽等地陆续做过调查和防治。李祖蔚等针对河北、陕西、甘肃、察哈尔、青海、广西等地流行的甲状腺肿,提出采用碘盐大规模防治,特殊情况采用加碘酱油或稀释碘酒。但大规模调查和防治始于河北省,1950 年河北杨秀峰发现迁西县痴傻患者,随后该省成立我国首个省级甲状腺肿防治大队。1956 年地甲病列入我国首个内分泌科研规划的重点。1959 年在朱宪彝领导下,在承德地区组织了大规模流行病学调查和临床研究工作,证实了地克病也是因缺碘而造成的一种地方病,并证实食盐加碘的防治效果。1964 年和 1965 年,朱宪彝组织了两次学术会议推动了碘缺乏病的研究和防治工作。

1973 年在重建的"中共中央北方地方病防治领导小组"(北办)领导下,全国开始对碘缺乏病进行大规模调查和防治。根据 1959—1977 年涉及 28 个省、区、市的 2 600 余万人口的调查结果,1978 年朱宪彝等报道地甲病的患病率为 8.3%。1978 年后,我国从沿海到陆地还发现了高碘地甲肿的流行,包括河北、山东渤海湾海滨的一些县,新疆的奎屯乌苏山前倾斜平原,河北的新城、水清等,主要是饮用高碘水所致,但在山东日照还发现因食用海带盐腌制的咸菜所致高碘地甲肿。

从 1981 年,南方各省、区、市也迅速开展碘缺乏病的调查防治工作,基本查清碘缺乏病流行情况。在未进行普遍补碘前,估计全国地甲肿患者 3 500 万,病区人口 3.2 亿,地甲肿的患病率约为 11%。而后,经过食盐加碘为主、辅之以肌内注射或口服碘油等综合防治措施,到 1989 年,先后有陕西、黑龙江、天津等 17 个省、区、市达到了我国《地方性甲状腺肿防治工作标准(试行)》中规定的基本控制和基本消灭地方性甲状腺肿的指标。到 1988 年尚有地甲肿患者 765 万,患病率约为 2%。

20 世纪 90 年代,《中国 2000 年消除碘缺乏病规划纲要》披露病区人口患病情况,"我国是碘缺乏病较严重的国家,病区波及 29 个省、自治区、直辖市,病区人口 4.25 亿,占世界病区人口的 40%"。若按 1993 年 WHO 的推荐标准(1993),估计生活在中、重度碘缺乏地区的人口约 7.2 亿,分布于 1 762 个县的 26 854 个乡。

1995 年全国碘缺乏病监测结果表明,29 个省份中,有 27 个省存在碘缺乏病流行,触诊甲状腺肿大率超过流行标准(>5%),上海存在碘缺乏(尿碘中位数<100 μg/L)。第一次全国监测表明实施全民食盐加碘的必要性和有效性。1993 年以后,我国先后共完成了 12 次全国碘缺乏病监测,2005 年以后,全国水平上再也没有碘缺乏病流行,一般人群碘营养持续处于适宜状况(100~299 μg/L)。

2017 年全国碘缺乏病的监测数据表明,北京、上海、天津等 10 个省份的居民户合格碘盐食用率下降到 90% 以下,北京、上海、浙江、广东、辽宁、福建、海南、宁夏、广西、青海省份孕妇尿碘中位数<150 μg/L。2018 年陈驰等调查了上海不食用碘盐的人群碘营养,发现女性尿碘中位数只有 88.3 μg/L,说明碘盐的重要性。我国缺碘地区持续控制碘缺乏病仍然任重道远。

(三)国外流行状况

1990 年前估计全球约有 29% 的居民住在碘缺乏病区。1997 年时,在 137 个国家或地区中,碘缺乏严重者为 29 个,中等程度为 54 个,轻度为 24 个,未确定者为 17 个,无碘缺乏报告者仅 13 个国家。2001 年 Mederios-neto 统计严重缺碘地区在非洲为 45 个,美洲 16 个,欧洲及亚洲中部 24 个,东南亚 11 个,中东 10 个,远东 8 个。1999 年,据 WHO、联合国儿童基金会(UNICEF)和国际控制碘缺乏病理事会(ICCIDD)估计,全球有 22 亿人口生活在缺碘地区,占当时总人口的 30%,地甲肿患者 7.4 亿,克汀病患者 1 120 万,不同程度的智力低下患者 4 300 万。

2004 年,根据 WHO、UNICEF 和 ICCIDD 对 159 个国家或地区中的统计,其中 128 个国家或地区允许市场销售碘盐。2018 年,全球强化剂数据库(GFDx)公布的数据表明,全球有 123 个国家或地区制订了有关碘盐的标准、法规或法律,允许在缺碘地区食盐中加碘,其中的 105 个实施 USI,其余 18 个国家为非强制性。

通过各国长期努力,全球持续控制碘缺乏病不断取得进展。2017 年,全球碘营养联盟(Iodine Global Network, IGN,即原 ICCIDD)的数据表明,一般人群的碘营养适宜(100~299 μg/L)、缺乏和过量的国家或地区分别有 112 个、20 个和 11 个;孕妇碘营养适宜的国家或地区有 23 个,另有 39 个国家或地区的孕妇碘营养处于碘缺乏(人群尿碘中位数<150 μg/L)。

第二节·病因学

碘缺乏病的主要病因是环境缺碘,人体摄取碘不足造成机体缺碘,还有其他致甲状腺肿因素,在缺碘基础上加重病情。现分别叙述如下。

一、碘的生态学

碘的生态学是研究碘在环境中的分布状况,碘在环境与生物间的传递、转移以及碘和生物(包括人类)之间相互关系的科学。碘是人体不可缺少的微量元素,它和蛋白质是人体制造甲状腺激素不可缺少的原料。碘的原子序数为 53,原子量为 126.9,化学符号 I。它是活泼元素,属强氧化剂,常温下以晶体形式存在,呈蓝色或蓝黑色,高温下升华。碘不溶于水但易溶于有机溶剂,在自然界它多以化合物形式存在。

(一)碘在自然界的分布

碘广泛分布于岩石、土壤、水及空气中,在地壳中的含有量居第 47 位。火成岩含量最高为 9 000 μg/kg,其次为变质岩、沉积岩及一般泥土。海水碘含量大于河水。河水碘主要来自土壤,因而河上游碘含量低,下游较高。丰水期河水碘高于枯水期。饮用水碘含量＜5 μg/L，当地人群中有可能流行碘缺乏病。空气以海洋之上的空气碘含量最高，越近内陆越低。无机界中碘含量见表4-19-2。

表4-19-2 无机界中碘含量

无 机 物	碘含量（μg/kg）
火成岩土壤	9 000
变质岩土壤	5 000
沉积岩土壤	4 000
一般泥土	300
海水	20
河水	5
海洋空气	100
陆地空气	0.7～1

有机物的碘含量见4-19-3。植物从土壤和水中吸收碘、因此碘被浓集，故植物的碘含量高于外环境，被称为碘的一级浓集。动物吃了植物，使动物体内碘高于植物，称二级浓集。人类进食植物与动物，使碘再次浓集称为碘的三级浓集。海水含碘量高，故海产品碘含量高于陆地动植物。动物奶、蛋、肉碘含量高于植物，故在同样缺碘病区，牧民吃动物性食物多，故碘缺乏病轻于农民。

表4-19-3 常见食物中的平均碘含量（μg/100 g）

食 物	鲜 重	干 重
海带	200	1 000
海鱼	83.2(16.3～318)	47.1～159.1
贝类	79.8(30.8～130)	386.6(1 292～495.8)
淡水鱼	3.0(17～4.0)	—
鸡蛋	9.3	—
牛奶	4.7(3.5～5.6)	—
肉类	5.0(2.9～9.7)	—
水果	1.8(1.0～2.9)	15.4(6.2～27.7)
蔬菜	2.9(1.2～20.1)	20.4～163.6
豆类	3.0(2.3～3.6)	22.3～24.5
谷物类	4.7(2.2～7.2)	—

在山区，交通不便、生活贫困、通常以植物性缺碘食物为主，碘缺乏病常比较严重。从这个意义上讲，碘缺乏病是一种"穷病"。我国碘缺乏病防治先驱工作者朱宪彝教授曾预言，如果将来人民生活水平提高，交通发达，食品来源多样化（外地食品包括海产品和营养食品进入病区），逐步以动物食品为主，大多数轻、中缺碘病区的碘缺乏将会自然消失。

（二）碘在自然界和生物界的循环

海洋是大自然碘库。陆地土壤和岩石溶解的碘经河流入海。海水（含碘50～60 μg/L）蒸发使碘进入大气，每年达40万吨碘，然后以雨水形式（含碘1～8 μg/L）降到陆地来补充因河水冲刷丢失的碘，使得陆地土壤中的碘得到补充，但补充的碘量并不多。

人体碘的来源主要来自食物碘包括陆产品和海产品，占碘每日摄取量的80%～90%；其次是水碘，占10%～20%；空气碘经呼吸道吸入或皮肤进入者甚少仅占5%左右，且与住地有关，沿海居民或海上作业者多一些，内陆居民甚少。

（三）人体对碘的需要量

消化道为摄碘主要途径，呼吸道、皮肤、黏膜也能吸收碘。进入机体的碘大多数被甲状腺浓集，唾液腺、乳腺、胃黏膜及生殖腺亦可浓集，量很少。人体内含碘总量为30 mg（20～50 mg），碘主要存储于甲状腺，甲状腺含碘量最多为8～15 mg。

碘主要通过肾排泄，尿中碘占到总排出量的85%～90%，成分多为无机碘。从粪便排出的碘占10%～15%，以有机碘为主。哺乳期妇女的乳腺能主动浓集碘，通过乳汁分泌出的碘甚多，每日达25 μg，能满足婴幼儿的需要。

人体每日碘的需要量为60～100 μg。由于食物中碘在储存或烹调时有所损失，同时人体摄碘时还受到众多因素的影响，故碘的供给量要大于需要量，一般为需要量的2倍。我国在2017年重新制定了膳食碘参考摄入量（《中国居民膳食营养素参考摄入量》），细化了年龄分期，制定了4岁以上人群的可耐受最高摄入量（UL）；成人的UL降到600 μg/d，与欧洲经济共同体食品科学委员会（SCF）一致（表4-19-4）。

表4-19-4 居民膳食碘推荐摄入量或适宜摄入量（RNI/AI）、可耐受最高摄入量（UL）（μg/d）

国家或地区	年龄组	RNI/AI	UL
中国*	0岁	85(AI)	—
	0.5岁～	115(AI)	—
	1岁～	90	—
	4岁～	90	200
	7岁～	90	300
	11岁～	110	400
	14岁～	120	500
	18岁以上	120	600
	孕妇	230	600
	哺乳妇女	240	600
WHO/UNICEF/ICCIDD (2007)**	1～5岁	90	90
	6～12岁	120	120
	12岁以上	150	1 100
	孕妇和哺乳母亲	250	1 100

注：* 引自《中国居民膳食营养素参考摄入量第3部分：微量元素》（WS/T578.3—2017）。** 引自参考文献[2]。

WHO规定了1～5岁、6～12岁、12岁以上、孕妇和哺乳母亲的每日推荐碘摄入量和UL。美国国家科学院粮食营养局建议碘的每日供给量为：0～0.5岁和0.5～1岁婴儿的适宜摄入量（AI）分别为110 μg/d和130 μg/d；1～8岁、9～13岁、14岁以上、孕妇、哺乳期妇女的每日摄取量（RDA）分别为90 μg/d、120 μg/d、150 μg/d、220 μg/d和290 μg/d。14～18岁以上人群的UL为900～1 100 μg/d。尽管健康成人每日碘摄入量可耐受最高摄入量可以达到1 000～1 100 μg/d，但过量的碘摄入会增加危险，对孕妇而言，不建议超过500 μg/d。

（四）碘对甲状腺影响的生物效应特征

于志恒等根据河北、贵州、山东3个省的缺碘、适碘和高碘区的 17 个居民点 49 130 人的甲状腺肿检查和相应的水碘、尿碘调查结果,提出了水碘、尿碘和甲状腺肿流行率的相应关系,反映了碘的生物学剂量的效应特征(图 4-19-3 和图 4-19-4)。

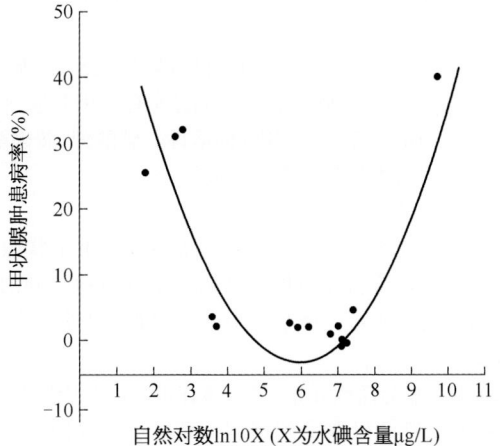

图 4-19-3 水碘含量和甲状腺肿患病率的关系
1. 相关方程:Y=78.605 3−27.615 9X+2.329 4X²;2. 相关系数:r²=0.793 6;3. 以患病率 5% 为标准水碘,最适浓度为:ln10X=4~8 即 5.0~300 μg/L;引自马泰、卢倜章,于志恒.碘缺乏病

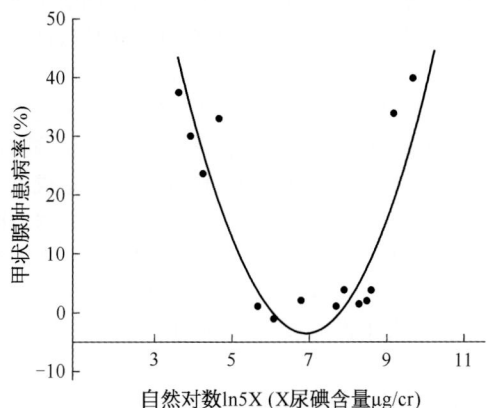

图 4-19-4 尿碘含量和甲状腺肿患病率的关系
1. 相关方程:Y=214.264 5−62.840 9X+4.534 6X²;2. 相关系数:r²=0.709 9;3. 以患病率 5% 为标准水碘,最适浓度为:ln5X=5.52~8.29,即 50~800 μg/(g·cr);引自马泰、卢倜章,于志恒.碘缺乏病

水碘、尿碘与甲状腺肿患病率呈"U"形曲线关系,有双相性(图 4-17-4 和图 4-17-5)。① 水碘在 5 μg/L 以下,碘越少,甲状腺肿患病率越高;而在 200 μg/L 以上时,碘越多,甲状腺肿患病率越高;故呈双相性。水碘范围为 5.0~300 μg/L,这时甲肿患病率<5%。② 尿碘在 50 μg/(g·cr)以下时,碘越少,甲状腺肿患病率越高;而在 800 μg/(g·cr)以上时,碘越多,甲状腺肿患病率也越高,亦呈双相性。尿碘安全范围为 50~800 μg/(g·cr),这时甲状腺肿患病率亦<5%。在稳定条件下,人体碘排出量与摄入量基本平衡,因碘主要从尿排出,故尿碘基本上反映了碘的摄入量。人群尿碘中位数<100 μg/(g·cr)(现改用 100 μg/L 表示),即提示人体碘摄入不足;尿碘<50 μg/L,提示会出现甲状腺肿;若<25 μg/L,则提示会出现地克病患者。

滕卫平等也发现,当孕妇尿碘水平<150 μg/L 时,随着尿碘水平的下降,亚甲减的患病率迅速上升,当孕妇尿碘水平高于 250~300 μg/L 时,随着尿碘的升高,亚甲减的患病率也开始稳步上升,但上升速度及上限水平远不及低尿碘。

因此,人体碘营养与甲状腺功能的关系呈现出两头翘的"U"形关系,缺碘的危害更为明显,作用更为迅速,碘过量的影响平缓加重,程度不及缺碘的严重。

二、碘缺乏病的病因

碘缺乏病的主要病因是缺碘,是人类受制于环境缺碘的结果,这一事实已被确认。

(一) 病区的外环境缺碘

世界上任何碘缺乏病流行区外环境都是缺碘的。人体碘主要来源于食物和饮水,按照食物链碘摄入量与人类所生存的自然环境中的含碘量有关,尤其是土壤,它的流行有着明显的地方性。

病区承德市近郊与非病区石家庄市比较,前者为重病区其水、土壤、粮、菜内的碘含量远远低于非病区石家庄,而甲状腺肿患病率则明显增高(表 4-19-5)。

表 4-19-5 病区与非病区外环境碘含量与甲状腺肿患病率

项 目	病区(承德近郊)	非病区(石家庄市)
水碘(μg/L)	0.86	4.35
土壤碘(mg/kg)	0.62	7.57
粮菜碘含量(μg/100 g)		
小米	3.34	12.89
高粱	3.87	5.56
玉米	7.99	26.76
西葫芦	7.10	15.65
大葱	9.85	15.22
甲状腺肿患病率(%)	25.20	2.20

环境缺碘的主要原因如下。

1. **自然环境缺碘** · 大约形成于 100 万年以前的第四世纪冰期,由于气候变暖冰川融化、洪水泛滥冲刷地壳表面含碘丰富的土壤最后流入海洋。地理学家在瑞士阿尔卑斯山区的研究证实,冰期被冲走的岩石和土壤与岩石新形成的土壤比较,后者土壤内含碘量仅为旧岩石和土壤的 1/4。地球上现存的碘缺乏病区,与第四世纪冰川覆盖的地区大致是相同的。

2. **经常受洪水泛滥和冲刷的地区** · 不论是山区、半山区或是平原地区,只要反复被冲刷也会造成地壳表面土壤含碘量的下降,故某些洪泛区或冲积平原也是缺碘病区。

3. **生态环境被破坏** · 尤其是植被的破坏,土壤表面被风、沙、雨淋、河水带走,使碘大量丢失。如有的山区原来森林茂盛,经乱砍滥伐,生态环境破坏,绿山成了秃山,随之而来的成为严重的碘缺乏病区,这是人为造成的。

(二) 病区补碘能有效预防和控制碘缺乏病的发生

采用补碘的干预措施(如碘盐或碘油)后,甲状腺肿大情况很快得到控制,肿大率或患病率均明显下降,尿碘上升、甲减状态得到纠正,病区的流产、死产先天畸形胎儿、围生期死亡率及婴幼儿死亡率均降至非病的水平,而且不再有新的克汀病患者出现。此外,补碘后病区儿童的轻度低智检出率呈现大幅度下降。例如我国山西病区碘盐防治前和防治后出生儿童的轻度智力低下检出率由 52% 降至 12%;广东病区由 32.9% 降至 4.9%;贵州病区由 25.7% 降至 4.6%。国内外数十年的防治经验证实,几乎所有用碘防治碘缺乏病的病区,都收到令人满意的效果。

(三)有缺碘动物模型实验为依据

国内外大量动物实验证实,低碘可以造成动物的甲状腺肿,造成动物早产、流产、死产、繁殖能力降低。因缺碘而使动物合成及分泌甲状腺激素出现障碍常造成甲减,常表现为血清 T_4 下降、TSH 升高。Larson 认为 T_4 通过血脑屏障进入脑细胞后脱碘成为 T_3,脑内 T_3 的缺乏可引起脑形态的改变、遗传基因转录异常,蛋白质合成减少,脑程序化细胞死亡增加、脑代谢紊乱、神经元分化受阻、神经递质及酶活性的改变等导致动物的脑发育受损,动物的学习能力下降。这些改变与碘缺乏病区居民的临床表现有很多相似之处。

(四)病区居民碘代谢研究的依据

此类研究同样证实是碘缺乏造成的。表现为:① 病区居民甲状腺 24 h 吸 ^{131}I 率是高的,随时间推移是越来越高,呈碘饥饿曲线。② 病区居民尿碘是低的,有的 24 h 尿碘几乎为 0。

三、碘缺乏病的其他病因

除碘缺乏外,环境中还存在其他引起碘缺乏病的因素或协同因素。

(一)致甲状腺肿物质

致甲状腺肿物质(goitrin)是指能影响或干扰甲状腺激素合成而最终引起甲肿的物质,一般去除这些物质后,甲肿亦随之消失。这些致甲肿物质,有的可直接造成甲状腺肿,有的可以使缺碘所引起的甲肿程度加重,有的则上述两种情况兼而有之。除碘缺乏和碘过多均可引起甲肿外,引起甲状腺肿的其他物质种类繁多,常见的致甲肿物质如下。

1. 含硫有机物(sulfurated organics)·包括硫氰化物(thiocynate)、异硫氰化物(isothiocynate)、二硫化物(alphatic disulfides)等。扎伊尔的 Kivu 与 Ubangi 均是同样程度的缺碘地区,居民尿碘水平相近,但 Kivu 甲肿率不太高而且没有克汀病,而 Ubangi 甲肿率明显增高,且克汀病的发病率达 4.7%。Delange 等在扎伊尔的 Idjwi 岛看到,岛北部居民尿碘均值是 13.1 $\mu g/d$,甲肿率 54.0%,而岛西北部居民尿碘为 18.3 $\mu g/d$,甲肿率仅为 5.3%。另外有一些地区补碘后,人群尿碘水平已经正常,但甲肿依然存在。上述现象主要与居民食用的木薯有关,木薯所含的生氰糖苷进入体内转化为硫氰化物引起甲肿。木薯的致甲肿现象在多哥、马来西亚和中国的南方均被证实。

2. 黄酮类(flavonoids)·它能抑制甲状腺过氧化物酶(TPO)的活性和甲状腺激素的外周代谢,缺碘时其作用更明显。小米、高粱、豆类均含有高浓度此类物质。例如,苏丹 Darfur 地区居民以食小米为主(占主食的 70%),就有广泛的地甲肿流行。

3. 多羟基酚和酚的衍生物·酚类的作用类似硫脲类药物,干扰碘的有机化过程。间苯二酚是这类化合物的主要类型,在煤的废水中可高达 4 g/L。在页岩沥青中含酚可达 8 g/L。

我国内蒙古煤田地区,因饮用煤田污染的水,使该地区甲肿患病率明显增高。

4. 苯二甲酯、多卤烃、多环芳香烃及羟基吡啶·也有很强的致甲状腺肿作用,多见于工业污染区、煤田、页岩、石油地区的水源污染。

5. 药物·抗甲状腺药物如甲巯咪唑、甲亢平、丙基硫氧嘧啶等,以及过氯酸盐、碳酸锂、胺碘酮等有致甲状腺肿作用。抗甲状腺药物由于抑制了 TPO 的活性。碳酸锂、胺碘酮主要是抑制甲状腺内甲状腺激素的释放。

6. 微量元素

(1)钙:在碘缺乏情况下摄入高钙可加重甲状腺肿,中国、原苏联地区、希腊等地均有高钙饮水加重地甲肿的报道。其机制可能与高钙影响甲状腺对碘的摄取、促进碘从肾脏排出有关。

(2)氟:氟为卤族元素,氟与碘在被甲状腺摄取时互相竞争,高氟可使碘的摄取受到抑制。高氟也可以抑制 TPO 活性。国内许多省报道高氟地区甲状腺肿发病率增高。一般来讲,只有在缺碘条件下,高氟才明显对甲状腺肿增加起作用。

(3)锌:锌缺乏可使肝脏 T_4 脱碘酶活性增高,T_4 转变为 T_3 加强,使血浆 T_4 下降,可能会加重甲状腺肿和影响脑发育。

(4)硒:硒缺乏与碘缺乏关系的研究是 20 世纪 80 年代以来的热门课题之一。在我国碘缺乏地区与硒缺乏地区往往是重叠的。目前已知硒是 I 型脱碘酶和谷胱甘肽过氧化物酶的重要组成成分。碘缺乏时可造成谷胱甘肽过氧化酶的活性下降,使自由基的清除发生障碍而损伤甲状腺,大量资料证实缺硒时能加重缺碘所造成的损害。Dumont 认为:同时缺碘、缺硒,新生儿甲状腺对自由基的损伤敏感,因而造成甲状腺萎缩,是黏肿型克汀病产生的机制。但郭津发现,新疆地区黏肿型克汀病多见,但并不缺硒;青海贵德病区克汀病患者谷胱甘肽过氧化物酶活性下降,该地区既缺碘亦缺硒,但神经型与黏肿型克汀病的发生没有差异,因而 Dumont 的假说又难以成立。

(5)钴:钴是一些酶和维生素 B_{12} 的重要成分。钴的致甲状腺肿作用可能是酪氨酸碘化酶受抑制,碘的有机化受损害的结果。

7. 环境污染·有的环境污染造成甲状腺肿情况已在上面谈及。工业毒物如铀、锰、汞、铬、锑等;多氯联苯作为增塑剂广泛用于油漆、塑料、油墨、液压流体及变压器设备工业中;有机氯农药如 DDT 与六六六为农业杀虫剂;硝酸盐,曾被滥用作化学肥料,或来自含氮工业废水,或来自粪便等生活污水;上述情况都可引起甲状腺肿,吉林市沿松花江流域流行的地甲肿与水源性硝酸盐的污染有关。

(二)营养因素

制备甲状腺激素的原料一个是碘,另一个是蛋白质。因而在缺碘情况下,该地区贫穷落后,很少得到动物蛋白的补充,必然会发生严重的碘缺乏病,在发展中国家碘缺乏病都比较严重与此有关。对碘缺乏病患者除蛋白质和热量应充分供应外,有的学者还发现维生素 A 缺乏也可造成地甲肿。

(三)遗传因素

遗传因素对碘缺乏病尤其是克汀病的发生究竟有多大影响,至今尚无统一的认识。

张龙观察山西沁源县563例地克病患者家庭分布情况，以及刘传芳归纳国内996例地克病患者调查结果，均表明地克病有显著的家庭聚集性，但遗传度多在38.7%～52.1%，仅个别报道达70%以上。另外，有人做了地克病与HLA抗原相关的研究；还有人发现重症地克病患者尿中有不少氨基酸的减少；还有人观察到克汀病患者染色体脆性部位，发现表现率在A、B、C三组染色体中较高；上述研究都提示地克病有遗传倾向。

但在1838年，Wangner-Jaurigg对瑞士一对夫妇观察20年，未迁入缺碘病区所生6名均为正常子女，迁入缺碘病区后生4名均为典型克汀病。我国新疆病区在用碘盐防治前，一妇女所生3个孩子均为克汀病患者，防治后又生4个孩子均发育健康。笔者在承德病区观察到一名克汀病妇女所生3个子女均为克汀病患者，但该病区补碘后她又生第4个孩子完全正常。笔者还见到有一对单卵双生姊妹，其中一个为克汀病患者而另一个则完全健康。Eugster的研究指出，9对单卵双胎儿中，6对是克汀病，3对是非克汀病；15对异卵双胎儿中，10对是克汀病，5对是非克汀病，表明同卵双胎与异卵双胎无明显不同。上述情况都不支持遗传对克汀病的发生有重大影响。

第三节 · 发病机制与病理

一、死产、胎儿畸形等发病增加

在碘缺乏病区孕妇的流产、死产，胎儿的畸形及围生期死亡率及婴幼儿死亡率均有所增加（表4-19-1）。

McMichael最早报道澳大利亚Tasmania病区死胎率为20%，补碘10年后降至12%（非病区为14%）。20世纪50年代病区死胎和畸形发生率，在挪威为16.4%和3.13%，瑞典为20.3%和3.56%，苏格兰为26.7%和5.28%。Thilly在扎伊尔病区，用碘油注射治疗与未治组比较，婴儿死亡率各为137‰和228‰。在新几内亚注射碘油和未注射碘油的母亲，其婴儿死亡率各为66/498（13.25%）和97/534（18.16%）。以上情况证实婴儿死亡率补碘后有明显降低。因而认为产生上述情况的主要机制是环境缺碘，孕妇缺碘，最后造成胎儿缺碘、甲状腺激素分泌不足引起流产、死产、发育不良，甚至畸形及婴儿死亡率增高。

动物实验亦证实，SD大鼠缺碘后几乎不受孕，Wistar大鼠缺碘后传代愈来愈困难，动物的死胎、流产及幼鼠死亡率均明显高于不缺碘的对照组。先天性甲状腺切除的胎羊其流产和死胎率均增高。

另外，谭郁彬报道在重病区，由于孕妇缺碘，3.5～4个月胎龄就可以出现甲状腺肿。胎儿的甲状腺肿可使胎儿气管受压，常造成胎儿窒息死亡，也是造成死产的原因之一。

二、地甲肿

(一) 发病机制

碘摄入不足所形成的甲状腺肿不应该单纯视为一种疾病，它有一个适应代偿过程，即从代偿到失代偿，而甲状腺肿

是这种过程的结果，碘缺乏的基本病理生理变化包括以下几个方面。

1. 甲状腺对血浆内无机碘的清除作用增强 · 在碘盐防治前表现为摄碘率随时间延长而不断升高，呈碘饥饿曲线。这种现象不仅在地甲状腺肿和地克汀病患者，病区内所谓正常人（即无甲状腺肿及无克汀病者）均有摄碘率增高，反映了病区所有的人都是碘缺乏的受害者，而在碘盐防治后甲状腺摄碘率即下降至正常范围（表4-19-6）。

表4-19-6　贵州河坝乡碘盐防治前后24h甲状腺摄碘率的变化(%)

组　别	防　治　前	防　治　后	
	1979年	1980年	1984年
无甲肿儿童	72.5±14.2	40.5±11.8	34.1±10.8
无甲肿成人	68.3±22.5	35.1±14.7	31.2±9.9
甲肿成人	77.7±16.5	37.0±18.8	33.5±8.7
克汀病患者	70.0±10.4	34.2±17.4	31.8±10.9

注：各组例数均在20以上。

甲状腺摄碘率升高表明机体通过调节而维持甲状腺内碘浓度的稳定，是一种代偿性措施。但由于机体长期处于缺碘状态，最终仍使甲状腺内碘的绝对浓度下降，T_4生成减少而反馈性地使TSH分泌增加，因而造成甲状腺摄碘功能继续增强以及腺体增生肿大。

2. 甲状腺内碘氨基酸(iodoamino acids)含量变化 · 甲状腺内碘氨基酸包括碘酪氨酸(iodtyrosines)，如二碘酪氨酸(DIT)和一碘酪氨酸(MIT)，以及碘甲腺原氨酸(iodothyronines)，如T_3、T_4和rT_3等。

酪氨酸的碘化和偶合是在蛋白质(主要是甲状腺球蛋白)分子上进行的。动物实验证实，缺碘饲料喂养的小鼠，不但甲状腺肿，而且MIT在血内升高；DIT降低；同时T_3/T_4升高；在长期缺碘时发生且和甲状腺内碘缺乏的程度成正比。为何出现上述现象？有人认为与过氧化酶无关，因为地甲肿患者过氯酸盐试验是正常的，故而认为碘的有机化过程没有问题。但Coutras发现，地甲肿患者给常规过氯酸盐时，同时给碘化钾，甲状腺释放到血液中的碘较正常人为多，说明地甲肿患者的有机化过程仍有轻度缺陷，而在无甲状腺肿的缺碘病区居民中，做上述试验时未见异常，这可以解释为什么在同样缺碘条件下，有的出现甲状腺肿而有的人没有。

除碘的有机化可能出现缺陷外，多数学者认为：当碘缺乏时，甲状腺内氧化的原子碘的数量不足是其主要原因，是由甲状腺本身的调节来完成的。氧化的原子碘数量不足是使含2个碘的DIT数量的减少程度较含1个碘的MIT的减少程度更为明显，故使MIT/DIT升高；随后在偶合过程中4个碘的T_4的减少程度比3个碘的T_3更明显，导致T_3/T_4升高。

上面谈的是缺碘时甲状腺内的调节。有人还在缺碘的实验动物中观察到，T_3、T_4进入血液循环后，周围组织中也可以见到T_4转变为T_3，有代偿性的增加。这种代偿机制有其重大的生理意义，因为T_3比T_4少1个碘，对机体来说是一种节约，而T_3的生理活性较T_4大4～5倍，故常可使碘缺乏患者在T_4缺乏的情况下(实际上T_4绝对值是低的)，仍可维持其甲状腺

功能在正常范围，但严重碘缺乏患者机体内 T_3 亦降低，表明已失去代偿功能。

3. 甲状腺球蛋白结构出现异常·正常甲状腺内蛋白质中 $70\%\sim80\%$ 是甲状腺球蛋白，它是由 4 个大小相同的亚单位组成的，每个分子量为 16 500，沉降率为 65。但碘缺乏时，甲状腺球蛋白结构出现异常，常分为两个半分子，每个分子量为 330 000，沉降率为 125，造成甲状腺球蛋白不够成熟与完善，使无机碘不容易与它结合，含碘少者如 MIT 及 T_3 容易生成，故使 MIT/DIT 及 T_3/T_4 升高。甲状腺球蛋白虽出现异常，但合成仍有代偿性增强，因此甲状腺滤泡常呈现以胶质潴留为主的表现。一般认为地甲肿患者甲状腺中有机碘明显减少为 $1.0\sim2.5$ mg/g（正常甲状腺为 10 mg/g），同时伴随碘的释放明显增强。Ermans 则认为由于甲状腺大小的不同，甲状腺将有机碘释放至血内可出现快和慢两种类型，快释放类型见于儿童及成人甲状腺小而且是弥漫型甲状腺肿患者，同时伴有血内血浆蛋白结合碘的快速升高，而大多数成人甲状腺患者则为慢释放类型，其血浆蛋白结合碘正常或低，而且甲状腺 ^{131}I 的有效半衰期是延长的。这一观察结果表明，在那些长期存在多发性结节的成年地甲肿患者中，甲状腺内碘的代谢正朝着不正常方向改变，当甲状腺球蛋白与碘结合十分贫乏时表现得尤为明显。

此外，缺碘时，甲状腺内碘化酪氨酸 MIT 及 DIT 脱碘后，碘的重新利用率增高，而碘的漏出（iodide leak）则明显降低，这也是甲状腺本身的自主性调节。

4. 血清 TSH 升高·T_4 降低，反馈性引起 TSH 升高是碘缺乏的重要表现之一。碘缺乏病常见的血清改变为：T_3 正常甚至代偿性增高，T_4 正常但常降低，TSH 正常偏高或升高，此时多没有临床甲减的症状，在缺碘地区居民有甲状腺肿或无甲状腺肿者均可出现上述改变。一般情况下，TSH 升高与 T_4 降低呈负相关，TSH 的高低与 T_3 无相关关系。亚临床甲减（T_3、T_4 正常，TSH 升高，无临床甲减），以及临床甲减（T_4 下降、TSH 升高、有临床甲减），尤其是后者常出现在严重缺碘病地区，在新生儿及年轻人中更为常见。因而对新生儿筛查，观察血中 TSH 是对碘缺乏病监测的一项重要指标，必要时也测定 T_4。

T_4 下降，TSH 升高充分反映了患者的甲减状态。TSH 具有两种作用，一是促进甲状腺功能，如促进碘的摄取、甲状腺激素的合成及分泌等。二是促进甲状腺腺体的生长，此为慢效应，即上皮细胞由立方状变为高柱状、细胞数目及体积增加、蛋白质及 RNA 合成加速等。一般严重缺碘 $2\sim3$ 个月后可出现甲状腺肿。

（二）病理

地方性甲状腺肿的病理变化可分为两个基本类型，即弥漫性甲状腺肿（还包括胶性甲状腺肿）和结节性甲状腺肿，这两种类型实际上是甲状腺肿发病过程中的两个阶段。弥漫性甲状腺肿一般属于发展早期的形态变化，进一步可发展为胶性甲状腺肿，最后发展为结节性甲状腺肿。与临床上甲状腺肿分为弥漫型、结节型和混合型三个类型基本上一致，混合型可视为一种过渡类型。现分述如下。

1. 弥漫性甲状腺肿·在正常生理情况下，甲状腺体有增生-复原性变化。甲状腺滤泡胶质中储存一定量 T_4、T_3，以及

中间产物 DIT 与 MIT，可供机体 2 个月的生理需要用量。当环境缺碘时，由于合成激素的原料缺乏，首先 T_4 分泌量减少，但 T_3 分泌量可有轻度代偿增加，由于 T_3 较 T_4 少一个碘，其生理活性为 T_4 的 $4\sim5$ 倍，故该时机体甲状腺功能仍能维持正常。但血液中 T_4 的减少可反馈性地使垂体分泌 TSH 增加，TSH 刺激滤泡上皮细胞呈高柱状、滤泡生成、滤泡间血管增多，管腔扩张充血，超微结构可见粗面内质网扩张，线粒体、核糖体、溶酶体、微绒毛均增多，分泌功能增强，呈现弥漫性甲状腺肿大。当缺碘有暂时缓解或机体对甲状腺激素的需要趋于缓和时，增生的上皮细胞复原为扁平，滤泡中胶质充斥，滤泡涨大。上述增生-复原性变化，在正常生理情况下也在进行。但缺碘时这种变化加剧，形成过度增生与过度复原。最初就形成了弥漫性甲状腺肿。甲状腺重量一般为 $40\sim50$ g，重者达 100 g 以上。在严重缺碘病区，胎儿亦可出现弥漫性甲状腺肿，早在胎龄 $3.5\sim4$ 个月即可发生，随胎龄增长甲状腺肿亦随之增长，可为非病区正常胎儿甲状腺重量的几倍，主要表现为小滤泡增生或上皮团、索形成，以及更多的滤泡和胶质形成，为弥漫性甲状腺肿，见不到结节。

2. 胶性甲状腺肿·胶性甲状腺肿是弥漫性甲状腺肿长期发展的结果，甲状腺球蛋白的成分与结构也有变化，缺乏生物活性的反 T_3（rT_3）、T_2、T_1 增多，不易被分泌而充斥在胶质中，使滤泡扩张增大，胶质增多，形成胶性甲状腺肿。滤泡扩张后，上皮呈扁平状，涨大的滤泡可融合成小囊，有的破裂，胶质溢出而引起小叶间纤维组织增生。一般腺体较大，重量多在 100 g 以上，有的可达 $200\sim300$ g。

3. 结节性甲状腺肿·结节性甲肿是弥漫性甲状腺肿进一步发展的结果。按形成的性质可分为增生性结节和潴留性结节两种。由于甲状腺部位的变化不一致，有的部位对 TSH 敏感，有的不敏感，前者可引起过度增生成为增生性结节。后者过度复原，胶质增多压迫扁平细胞，使滤泡相互融合并形成胶质潴留性结节。前者多见于重病区，后者多见于轻病区。有的结节有继发性坏死、液化、变性而形成囊性变或囊肿。有的因发生纤维组织增生而形成瘢痕、钙盐沉着甚至骨化。有的增生性结节可以演变成腺瘤，少数可发展为甲状腺癌（多发滤泡癌）。有的结节由于反复增生，最终失去了对 TSH 的依赖性，成为"自主功能结节"。

谭郁彬根据承德地区 1 000 例地甲肿的病性改变，把增生性结节分成为 6 个类型：胚胎型结节（或腺瘤）、胎儿型结节（或腺瘤）、单纯性结节（滤泡型结节）、嗜酸细胞结节、透明细胞结节和乳头状腺瘤样结节。腺瘤样结节有可能发展为甲状腺癌，多为滤泡癌，其他乳头状癌、未分化癌亦可见到。

一般来说，补碘后弥漫性甲状腺肿可以复原，胶性甲状腺肿较难复原，而结节性甲状腺肿，补碘后亦不能复原消失，是不可逆的。

三、地方性克汀病

（一）发病机制

在未谈发病机制前先介绍甲状腺激素与脑发育有关的两个重要发现。首先是 Dobbing 提出人脑的生长突发期有两个重要时期，一是妊娠中期及妊娠后期的早期；另一个是出生后至 2 岁，其中出生后的前 6 个月尤为关键，大约 5/6 的脑发育

是在生后完成的。这两个时期称为脑发育的临界期(critical period)。前一时期表现为神经母细胞的增殖、分化与迁移,后一时期表现为脑细胞分化、迁移、髓化、树突发育、突触发育,神经联系的建立及胶质细胞的增殖。这两个时期对射线、母亲感染、营养缺乏、激素缺乏都极为敏感。尤其是甲状腺激素缺乏,对神经和脑发育的负面影响更大。其次 Oppenheimer 首先证实 T_3 与核受体结合后才发挥激素作用,T_3 是甲状腺激素的主要活性形式。与周围组织细胞核受体结合的 T_3 是主要来自血浆中的 T_3。Larson 发现,脑组织细胞与周围组织细胞有区别,与脑细胞核受体结合的 T_3 主要来自血浆 T_4,血浆 T_4 进入脑细胞后经 II 型脱碘酶转变为 T_3 后,才能与脑细胞内 T_3 核受体(T_3R)结合发挥作用;血浆 T_3 不能直接进入脑细胞与 T_3 受体结合发挥作用;故血浆内 T_4 浓度必须充分,否则会影响到脑发育。而在碘缺乏时,甲状腺轴系功能最先受累的是 T_4 浓度下降,T_3 正常甚至可有代偿性增高,因此在这种情况下,对周围组织影响不大,对脑组织的发育则十分不利,影响甚大。T_4 下降,将直接影响到基因的转录和翻译两个水平,T_3 核受体是细胞核内的非组蛋白,不同神经细胞内含量不一,大脑皮质、海马、杏仁核含量最丰富;下丘脑、丘脑、纹状体、嗅球次之;小脑和脑干含量最少;而神经细胞中 T_3 核受体比胶质细胞高 2~3 倍。因而,所发挥的生物学效应也有差别。

地方性克汀病的发病机制与两个因素有关,一是妊娠期孕母与胎儿的甲状腺激素合成不足。二是碘元素缺乏的直接作用。最后还要讨论神经与黏肿型克汀病的发病机制。

1. 甲状腺激素合成不足·环境缺碘使病区孕母血液中的无机碘离子含量降低,甲状腺合成和分泌甲状腺激素也随之降低。因此,在妊娠期前 3 个月能透过胎盘供应胎儿的碘离子及甲状腺激素也有所减少。妊娠期前 3 个月胎儿甲状腺尚未发育,因此孕母无机离子虽降低,但胎儿尚无制造甲状腺激素的能力,故对胎儿无影响。这个时期正是胎儿的眼球与蛛网膜下腔发育的关键时期,因有来自孕母的少量甲状腺激素,这些部分的发育尚可勉强维持正常。

在妊娠中期,由于胎盘屏障作用的形成与发展,加上缺碘的限制,母亲血内 T_3、T_4 更难通过胎盘供给婴儿,而胎儿由于下丘脑、垂体、甲状腺的功能尚未完善建立,其甲状腺尚不具备合成与分泌功能。因此,此阶段胎儿所需的 T_4、T_3 极度缺乏。这个时期正是内耳、脑底核、大脑皮质神经母细胞的增殖、转移与分化发育阶段。由于内耳发育严重落后,造成聋哑;脑底核发育受阻,出现躯干与四肢近侧肌肉强直等类似帕金森征(Parkinson's syndrome)的症状;由于大脑皮质发育受阻,造成智力低下及其他皮质功能障碍;面容发育也在此时开始,因此克汀病患者有类似胎儿的特殊面容。

近年来甲状腺激素对脑发育的影响,学者们进行了大量的研究。妊娠中期,胎儿的脑发育正处于最易损伤阶段,称为临界期,自妊娠中期一直持续到出生后 1~2 年。由于 T_3 与核受体结合才能发挥激素作用,因而机体处于碘缺乏时,血中 T_3 多正常,甚至有代偿性增高,故而对机体周围组织的生长发育所受的影响不大。但 Larson 发现脑组织与周围组织不同,与脑细胞核受体结合的 T_3,必须是 T_4 进入脑细胞后经 II 型脱碘酶作用以后产生的 T_3。在碘缺乏时,由于血浆内 T_4 常处于

降低状态,就会直接影响到脑的发育,因而妊娠中期是否缺碘对胎儿脑发育至关重要,缺碘严重必然造成脑发育不良,智力低下。

在妊娠后期,虽然母亲的 FT_4、T_3 仍能通过胎盘供应胎儿,但胎儿自身的甲状腺发育已趋于完善,垂体开始分泌 TSH。胎儿所能得到的碘仍然受到环境缺碘与母亲竞争摄取碘的双重限制,但终究可以有少量的碘通过胎盘到达胎儿,因而与妊娠中期比较稍有好转,在此时期开始发育的小脑等受到的影响不大。

Morreale 指出,妊娠早期低 T_4 血症与胎儿甲状腺损伤同时出现,对脑损伤最严重,损伤在出生后是不可逆转的。最常见原因是孕妇存在碘缺乏或 AITD。如果不存在碘缺乏,先天性甲状腺功能减退症的中枢神经系统损伤可以通过产后及时治疗来预防,因为孕妇的血清 T_4 正常,可供整个妊娠期胎儿使用,从而避免胎儿大脑损伤。但是,如果孕妇低 T_4 血症持续存在,母亲体内 T_3 浓度正常,也不能保护胎儿大脑,因为大脑发育依赖于脑中的 T_3,这些 T_3 是通过 T_4 脱碘产生的。早产会提前中止孕妇向胎儿提供 T_4,早产儿不成熟的甲状腺可能会增加他们发生神经发育问题的风险,并随着早产的提前,可能的损伤越严重。目前,仍不清楚更早期的中枢神经系统的发育是否对甲状腺激素敏感(图 4-19-5)。

出生以后,尤其是断乳以后,幼儿脱离了母亲甲状腺的竞争可以从食物中直接摄取碘。虽然环境仍然缺碘,但儿童甲状腺可以对缺碘产生一定的适应代偿能力,使明显的甲减情况得到一定的缓解。如果患儿在胚胎时期甲减造成的发育障碍主要在神经系统,尤其是大脑,这类患者将成为神经型地方性克汀病。如果出生后由于各种原因(有些原因尚不清楚)使甲减继续存在,就会出现体格发育矮小、骨龄落后、皮肤粗糙甚至有黏液性水肿,第二性征发育也落后,这类患者将成为黏肿型地方性克汀病。实际上单纯的神经型或黏肿型克汀病仅为极端表现,比较少见,大多数是介于两者之间的混合型。

2. 碘元素缺乏的直接作用·地克病的发生是否有碘元素缺乏的直接作用是一个有争论的问题。散发性克汀病是胎儿先天性甲状腺缺如或异位,造成胎儿的甲状腺激素分泌减少,但周围环境并无缺碘而且母亲亦无缺碘,也无甲减。出生后的患儿主要表现为甲减,一般无聋哑、无智力障碍,也无神经运动障碍,其临床表现与地克病明显不同。因而有人认为,碘元素缺乏可能是直接造成地克病脑发育障碍的重要原因,尤其是胎儿前 3 个月,胎儿甲状腺功能还不完善,缺碘对脑发育影响尤为明显,如与耳聋有关的 Corti 器的发育在胎儿 10 周已经开始,易受到损伤。但另有动物实验证实,内耳发育仍然依赖甲状腺激素而不是碘元素的直接作用,故两个观点完全相反。目前绝大多数仍然认为:脑发育临界期内的甲状腺激素合成不足依然是地克病的主要发病机制。

3. 神经型与黏液性水肿型克汀病的发病机制·地克病的发病机制中还有一个值得讨论的问题,即地克病中有神经型以及黏液性水肿型(当然还有兼有两型的混合型)的区别,不少学者对其发病机制有何不同进行了研究。这一问题最早是 McCarrison 于 1908 年在南亚地区分析了 203 例地克病中提出的,他分析后认为其中 1/3 以神经损伤为主,即神经型;大

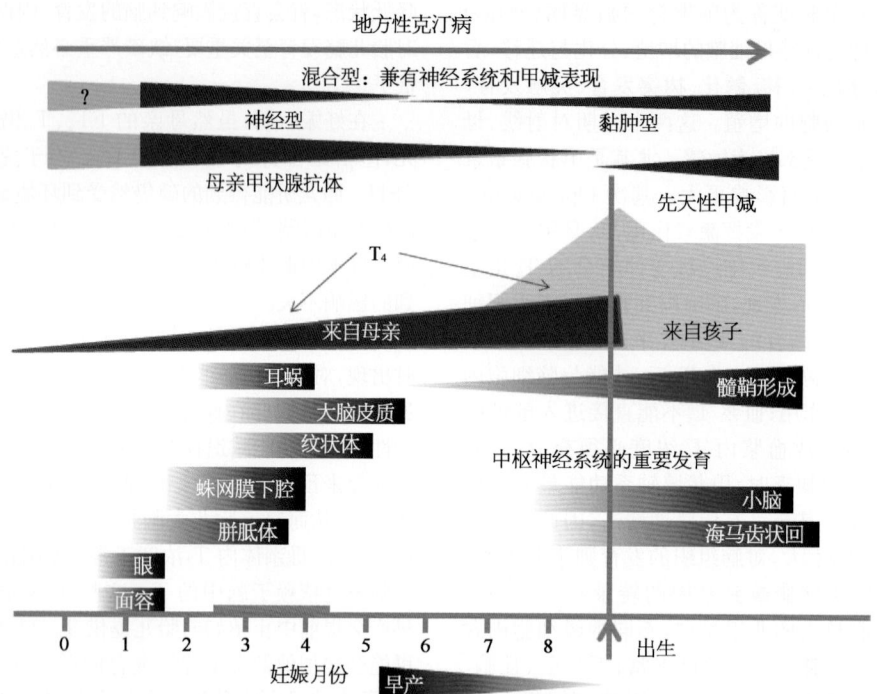

图4-19-5 妊娠期不同时期低 T_4 血症与主要脑损伤的关系

约2/3以黏液性水肿为主，即黏肿型。为何出现这两种类型至今尚未完全阐明，直至目前有以下几种主要学说。

（1）Delange提出的致甲状腺肿物质学说：他在扎伊尔病区发现，凡是有黏肿型克汀病的病区，居民以木薯为主要食物，其中含 SCN^-，是一种很强的致甲状腺肿物质，可使缺碘加重，患者尿内 I^-/SCN^- 明显降低，可能使胎儿出生后出现持续性甲减，故而产生黏肿型克汀病。但黏肿型克汀病在全球分布地区较多，如在中国虽有黏肿型克汀病，但根本不存在 SCN^- 致甲肿问题。另外，SCN^- 的作用只有在碘摄入量低的时候才明显，一旦碘缺乏得到纠正致甲状腺肿作用亦随之消失，黏肿型不应再发生。上述情况用 SCN^- 致甲状腺肿学说不好解释。

（2）Delange认为两型克汀病的发生与胎儿发育时缺碘发生的时间和程度有关：神经型克汀病的形成是由于胎儿在妊娠中期严重缺碘所致，一是母亲缺碘，T_3、T_4 形成少，而且由于胎盘屏障，T_3、T_4 很少或无法进入胎儿，其次胎儿尚不具备合成与分泌 T_3、T_4 功能，故内耳、脑发育落后，出生后也不可逆，故形成神经型克汀病。黏肿型克汀病的形成是由于胎儿在妊娠后期及出生前甚至持续到生后严重缺碘所致。该时期胎儿甲状腺虽具备合成和分泌 T_3、T_4 功能，但缺碘严重，使胎儿仍不能产生足够的 T_3、T_4，故表现甲减突出，形成黏肿型克汀病。上述学说，很难解释为什么病区同样缺碘，有的表现为神经型，有的表现为黏肿型。

（3）Stanbury提出胎儿与母亲竞争碘的学说：在缺碘环境下，由于母亲甲状腺功能相对比较健全，其竞争碘的能力显然大于胎儿，故胎儿自始至终在妊娠期间均缺碘严重，甲状腺激素合成与分泌不足，造成神经系统损伤严重而容易形成神经型克汀病。如果环境缺碘不太严重，或是由于某种原因（如 SCN^-）母亲摄碘能力受到抑制，胎儿有可能得到较多的碘，故

使神经系统受损伤较轻，但在婴儿出生后如果继续缺碘就会产生黏肿型克汀病。这个学说同样不好解释为什么在病区同样缺碘，有的表现为神经型，有的表现为黏肿型。

（4）不少学者提出自身免疫学说：这个学说比较集中地讨论了黏肿型克汀病出现甲状腺萎缩的原因。于19世纪初McCarrison曾认为黏肿型甲状腺萎缩与某种毒素侵入机体有关。以后DeQuervain和Wegelin在尸检中发现有萎缩的甲状腺组织，有淋巴细胞浸润或有甲状腺炎的改变。Stanbury认为这是自身免疫的改变，可能是患者除缺碘外尚有其他附加因素存在的缘故。从1989年到1991年，在中国缺碘病区有3位学者相继证实黏肿型克汀病存在自身免疫机制。Boyages在青海，汤特在新疆，禹更生在内蒙古病区黏肿型克汀病患者血液中证实有甲状腺生长抑制免疫球蛋白（TGII）的存在，这些患者都有甲状腺萎缩（经B超检查证实）。刘家骝在贵州流产胎儿中已证实胎儿甲状腺肿的存在，但诱发自身免疫机制的详情至今尚不清楚。为何黏肿型克汀病在一些特定的缺碘病区多见，也无法解释。

（5）自由基-甲状腺氧毒性学说：它是1987年由Dumont和Goyens提出的。他们首次在扎伊尔黏肿型患者中发现血硒低，硒依赖型谷胱甘肽过氧化物酶（SeFSH-PX）活性下降，造成自由基清除受阻，自由基浓度高使甲状腺受损；而胎儿和婴幼儿的甲状腺对氧毒物质更敏感，可能是造成其甲状腺萎缩的原因。1998年，Sugawara在南美病区患者中发现其甲状腺组织内甲状腺超氧化物歧化酶（SOD）的活性和浓度均下降，他认为这样会使甲状腺长期暴露于氧自由基的损伤下，导致变性萎缩。陈祖培在中国的黏肿型克汀病患者血中也发现GSH-PX、SOD活性下降，脂质过氧化酶（LPO）升高，但自由基是否会引起甲状腺受损或萎缩，以及通过什么样的机制发生损伤或萎缩尚有待进一步研究。

(二) 病理

克汀病的尸检资料甚少,因此对它的病理改变所知不多。1963 年 DeQuervain 和 Wegelin 发表了对 29 例地克病的尸检资料,国内从 20 世纪 50 年代以来仅有 10 余例尸检报告。迄今所发现的病理改变与患者严重程度尤其是智力落后与神经症状并不完全符合,有待进一步研究。下面对各个有关系统、器官的病理改变简要叙述如下。

1. 中枢神经系统・大体变化表现为,典型地克病患者大脑呈萎缩性改变,脑重量比正常人减轻 50~60 g,甚至 100 g,个别达 400 g(正常人脑重约 1 000 g)。此外,可有脑室扩张、脑回变窄、变小,皮质变厚,皮质下白质疏松。轻者大脑外形无明显异常。

在组织学方面,大脑皮质各层尚可分清,但神经细胞排列紊乱,神经胶质细胞增生,锥体细胞有异位,体积小,胞质有脂褐素堆积,核仁不清。大脑髓质结构较正常稀疏。脑内部分区域(以苍白球多见)可有钙盐沉积。刘家骝对病区流产胎儿的观察发现,6 个月胎龄即见到脑发育落后,8 个月胎龄更明显。主要表现为:大脑各区神经细胞数目增多,提示细胞迁移障碍;未分化的神经母细胞增多;各层中异位神经细胞成分增多;单位体积中胶质细胞数目较少;这些资料对了解碘缺乏时对胎儿脑发育的改变具有重要意义。地克病的小脑变化主要是浦氏细胞体积变小、胞质内尼氏小体减少或消失;核仁深染,核仁不清。浦氏细胞顶树突稀疏,分子短而少。小脑白质髓鞘稀疏等,地克病脊髓变化与大脑相似。

超微结构变化主要是:大脑皮质的神经细胞异常表现明显,表现为核形状不规则,核膜凹凸不平,有的消失。核内异染色质增多。胞质内粗面内质网及游离和附着核糖体明显减少,内质网池轻度扩张。线粒体常肿胀,嵴断裂。核周围可见较多脂褐素积聚。上述改变提示功能是低下的。

2. 内分泌系统・垂体常增大,以垂体前叶增大为主,有时达正常 2 倍以上,重量为 1.3~2.0 g(正常为 0.6~0.7 g)。有的报道垂体可出现小囊肿及腺瘤样增生。组织学变化,多为嗜酸细胞数目减少、体积变小,这是地克病患者体格矮小,生长停滞的细胞学基础。另一方面是前叶嗜碱细胞数目增多,体积变大。电镜观察可见前叶促甲状腺激素生成的细胞其数目增多,核规则或有凹隔,染色质松散,线粒体及溶酶体增多。促甲状腺激素由嗜碱细胞所分泌。这是体内 T_4 水平下降对垂体前叶产生反馈性 TSH 分泌增加的结果。

地克病甲状腺改变比较复杂,缺乏规律性。黏肿型克汀病患者甲状腺常不肿大,有时可出现结节。组织学变化,根据是否正常、肿大有无结节和萎缩而有所不同,不再详细叙述。其超微结构主要是细胞顶缘微绒毛显著减少,变短;核形状不规则,核膜凹凸不平;染色质呈凝块状位于核膜下;胞质内胶滴减少;内质网池扩张,形成大小不一囊状物,附着核蛋白体减少;线粒体形态不一,嵴模糊或断裂或出现空泡变性;高尔基复合体萎缩,上述改变提示功能低下。

甲状旁腺可增生肥大,以主细胞增生多见,嗜酸细胞少见。肾上腺可出现皮质增生,以束状带增生为主、髓质萎缩。在 6 例尸检中发现 2 例胸腺有萎缩,皮质和髓质分界不清,残留少量淋巴组织,未见胸腺小体,见大量脂肪及纤维组织

长入。

3. 骨骼系统・全身骨骼的一般改变主要是骨髓的骨化中心延缓,而且碎裂呈多中心,表现为点彩样。在手及腕关节、髋关节表现尤为明显,尤其是髋关节的改变,经 X 线摄片后,常可作为克汀病早期诊断的依据。

组织学改变表现为:颅骨的骨皮质极薄,骨板排列不规则,骨细胞少,骨基质着色浓淡不均,骨小梁排列紊乱,骺板不平,钙化迟缓,肥大的软骨细胞柱变短;基质疏松,个别区域有原纤维增生。长骨骺板及关节处软骨可见软骨细胞层次不清,中层细胞排列不规则,软骨细胞柱变短,软骨细胞大小不一,聚集成群;骨基质着色浓淡不均;骨小梁钙化不良,骨骺腔有软骨岛存在。

4. 中耳及内耳・过去对地克病尸检资料中观察到内耳血管纹萎缩,螺旋神经节 Corti 器及耳蜗神经均有变性。还发现患者颞骨变小且变形,乳突发育不良,气导完全消失;鼓室黏膜明显增厚,黏膜下结缔组织增生;圆窗和卵圆窗有不同程度的扭曲变形;听小骨尤其是镫骨形状异常等,均表明克汀病患者的耳聋是有其形态学基础的。

不少学者还对缺碘动物进行了听力的实验研究,有的还进行透射电镜和扫描电镜的观察,进一步证实缺碘动物的柯蒂器发育落后、内螺旋沟形成延缓。螺旋神经结节细胞发育不良,线粒体少,形状不规则,嵴短;核糖体及高尔基复合体减少;此外,还发现在毛细胞周围、盖膜及螺旋沟上皮,柯蒂隧道内均有不定型物质,经黏液染色呈阳性反应,认为有黏液物质存在。

5. 生殖系统・男性黏肿型患者生殖器官发育落后常比神经型严重。睾丸小而重量轻,常伴一侧或双侧隐睾,发育明显不良。组织学变化为曲细精管变细、形状不规则,管的基底膜增厚,透明变性;管壁各级生精细胞明显减少,而支持细胞增生,管腔内精子数量减少或缺如;间质内纤维组织增生,间质细胞减少或完全见不到。男性第二性征缺乏,无胡须、无腋毛、无阴毛,没有生育能力。

女性患者常见卵巢体积变小,生殖上皮发育停滞,卵泡很少发育,不成熟或退化,有的患者可发生多发性卵泡囊肿;间质纤维组织增生。严重者因卵泡发育停滞使子宫发育不良,月经紊乱。外生殖器呈幼稚型,乳腺发育落后,无腋毛、无阴毛,没有生育能力。但也有轻的患者,多见于神经型,性器官无明显障碍,仍有生殖能力。

6. 皮肤・黏肿型患者皮肤粗糙,毛发干燥,且有黏液性水肿,多分布在颈部、面部、肢部或胫骨前皮肤,为黏多糖沉积所致。组织学及电镜观察为真皮内胶原纤维横纹消失、结构不清、发生溶解等;还发现皮下毛细血管增生。

第四节・临床表现与实验室检查

一、临床表现

碘缺乏病区,孕母的流产、死产,胎儿的先天畸形,围生期死亡率及婴幼儿死亡率均有所增加,这些都是碘缺乏病的临床表现,上面已谈到不再重复。下面重点叙述有关地甲肿、地

克病及地方性亚临床克汀病的临床表现。

（一）地甲肿

1. 甲状腺肿·缺碘病区最常见的是地甲肿,轻病区村的患病率在3%以上,重病区村可达80%以上。一般女性多见,青春期、妊娠及哺乳期妇女更为常见;重病区男性、女性发病率几乎相等。

甲状腺正常大小依年龄、性别、体重而发生变化,如新生儿仅2g,青春期达18g,成人20～25g,老年人15～20g。从临床触诊和尸检发现,这个大小相当于受检者的拇指末节。轻度甲状腺肿常在体检、兵役体检或地甲肿调查时才被发现,多为弥漫型,质地较软,位置正常且无血管杂音及震颤,需注意的是,对颈短肥胖者易于漏诊。结节性甲状腺肿,质地较硬,缺碘较重或时间较长,结节更硬且常为多个结节。患者仰头伸颈时,甲状腺肿多呈蝴蝶状或马鞍状,视诊及触诊都很明显。巨大甲状腺肿可压迫气管,可闻喘鸣音,类似"笛音",有的巨大甲状腺肿可向前伸延至锁骨处,并不压迫气管、食管。我们曾见到一更大的甲状腺肿已伸延至胸前,但中间有一长蒂,患者常将肿物置于一侧肩后,否则看路行走都有困难。巨大地甲肿患者如图4-19-6所示。

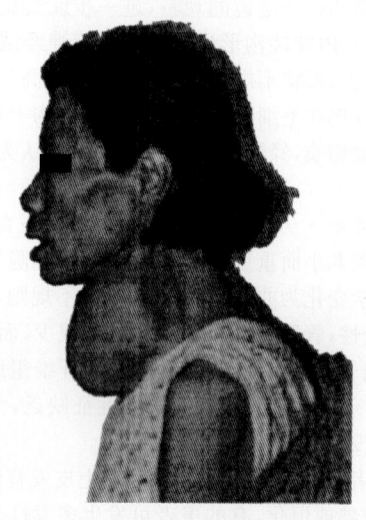

图4-19-6 巨大地甲肿(女,56岁)

2. 呼吸困难·因甲状腺位于气管前面和两个侧面,肿大时可压迫气管,当气管直径被压至正常的1/3时,可出现呼吸困难,老年人更明显。气管长期受压造成气管移位、弯曲、变形甚至软化,诱发肺气肿及支气管扩张,严重者导致右心肥大甚至心力衰竭。

3. 吞咽困难·巨大甲状腺肿将气管推至一侧外,可压迫食管;或因肿伸入气管与食管间压迫食管,均可导致吞咽困难。

4. 声音嘶哑·多为甲肿压迫喉返神经所致。早期为嘶哑、痉挛性咳嗽,晚期可失声。或因巨大甲状腺肿压迫静脉,引起喉黏膜水肿、声音变哑。

5. 面、颈部淤血·巨大甲状腺肿可压迫周围血管,如颈静脉受压,血回流受阻引起颈静脉怒张、面部水肿。或因胸骨后甲状腺肿压迫颈内静脉和上腔静脉,造成胸臂静脉怒张或皮肤淤血。

6. 其他·因颈交感神经受压、同侧瞳孔扩大,重者出现Horner综合征(眼球下陷、眼睑下垂、瞳孔变小)。

7. 地甲肿的并发症

(1) 甲减:大量的甲状腺功能测定证实,缺碘病区居民,无论是无甲状腺肿居民、有甲状腺肿患者,或是克汀病患者,由于病区水碘低,多数在5μg/L以下,故居民尿碘低,甲状腺摄[131]I率增高呈碘饥饿曲线。虽然多数居民甲状腺激素有关测定正常,但有亚临床甲减者为数不少,而且有少数甲状腺肿居民尚可出现轻度临床甲减,但在克汀病患者中临床甲减更为明显。上述情况说明缺碘病区居民均为缺碘人群而且有甲减趋向,仅程度不同而已,无甲状腺肿者较轻,甲状腺肿者其次,克汀病患者则临床甲减十分明显。在贵州省麻江县曾报道有甲状腺肿的18例孕妇所生的新生儿甲减率为38.9%(7/18)。刘家骝、谭郁彬还在国际上首次提供了胎儿在缺碘地区的甲状腺功能变化。他们对当地30例流产胎儿的检查发现,其中23例 T_4 下降且TSH增高,这些甲减情况毫无疑问会造成胎儿不同程度的脑发育障碍。

(2) 甲亢:此病是缺碘病区较常见的并发症,IGN/ICCIDD将碘致甲亢列为碘缺乏病的一种。马霄等在陕西进行11 500例地甲肿手术中,甲亢病例为3.5%,多见于年龄较大的结节性甲状腺肿患者。怀建林报道河南方城县缺碘病区共150例结节性甲状腺肿患者做手术,其中28例(18.6%)有临床甲亢且甲状腺[131]I扫描均为热结节,诊断为甲状腺功能自主性结节伴甲亢。Stanbury & Corvilain等认为,长期缺碘可导致甲状腺细胞发生"突变",形成功能自主性结节或功能自主性"细胞群",当碘摄入量增加时,上述功能自主性结节合成过多的 T_3 及 T_4 而不受TSH调节与控制,故而造成碘致甲亢。这种情况常在缺碘病区补碘后发生且多为40岁以上结节性甲状腺肿患者。另一种情况是在缺碘病区居民中,有的原来就有Graves病,由于严重缺碘,甲状腺激素合成的原料不足使得激素水平降低,一旦补碘,激素合成明显增加,临床甲亢症状才得以表现。因而在病区很可能功能自主性甲状腺腺瘤伴甲亢(有人认为不是自家免疫性疾病)与Graves病甲亢均同时存在。一般说来,碘致甲亢临床病情比较轻,几乎没有突眼,但心血管症状比较明显。

(3) 甲状腺癌:缺碘地区是否此病多见尚有争论,报道并不一致。谭郁彬报道河北省隆化县病区997例结节性甲状腺肿中甲状腺癌发病率为1.2%;马霄在陕西3 564例中有41例发病率为1.15%;均低于非病区。值得注意的是,Miller等观察到单个结节(97例)的甲状腺癌发生率为4.0%,大于多个结节(194例)的发病率为1.5%。甲状腺癌可见于老年人,青少年亦不少见。缺碘地区滤泡状癌和未分化癌发生的比例较大。

(4) 胸内甲状腺肿:胸内甲状腺肿来源有两种。一种是颈部甲状腺肿坠入胸内,在严重缺碘病区并不少见。马霄在陕西的1 109例地甲肿手术病例中发现138例,发病率为6.9%。坠入深度为1～10cm,多见于前上纵隔,甲状腺肿下极与肺尖胸膜常有不同程度粘连。有时肿块由于内出血可迅速增大,出现疼痛与压迫症状。压迫肺及支气管可有咳嗽、哮喘及呼吸困难。压迫膈神经出现呃逆。压迫迷走神经则出现呕吐、脉搏缓慢等。另一种原因是胚胎时期遗留在胸内的甲状腺组织,因为缺碘而成为胸内甲状腺肿,是异位甲状腺之一,很少见,3 564 例中发现 8 例,发病率为0.22%,亦可出现类似上述出血或压迫症状。

(5) 气管软化:是甲状腺肿长期压迫气管的结果。质地坚硬或钙化的甲状腺结节直接压迫气管是造成软化的主要因素。症状有呼吸困难(71.6%)、不能平卧(16.4%)、心慌(48.3%)、吞咽困难(21.5%)、影响劳动(34.7%)等。

马霄在陕西省对 11 500 例甲状腺肿手术时,对其并发症及继发病变统计,见表 4-19-7。

表 4-19-7 地甲肿并发症及继发病变(11 500 例)

病　　种	并发症或继发病变患病率(%)
甲亢	3.5
癌变	1.6
气管软化	2.7
甲状腺炎	3.6
囊性变	5.59
钙化	97.8
胸内甲状腺	4.5

注:引自文献[3]。

(二) 地克病与亚克汀病

1. 地克病的临床分型·这是地克病患者中非常惹人注意的临床问题,早在 1908 年 McCarrison 在东南亚严重缺碘病区对 203 例克汀病患者进行调查时发现,其中 1/3 以神经损伤为主,称神经型;2/3 以黏液性水肿表现为主,称黏肿型。以后又发现尚有介乎两型之间的混合型。为何出现两种不同的类型,在第三节地克病发病机制中已谈及,有不少学说至今尚未完全阐明,其临床表现主要不同处如下。

(1) 神经型:这是最常见的,中国及世界上绝大多数地克病为神经型,特点以神经损伤为主,表现为严重智力落后;聋哑;有明显的神经运动功能障碍,如髋、膝关节弯曲、变形,大腿内收,甚至痉挛性瘫痪;多无甲状腺功能减退或不很明显;骨骼发育落后较轻;体格发育稍矮或接近正常;伴有甲状腺肿。

(2) 黏肿型:仅见于东南亚部分病区及非洲扎伊尔病区;我国西北新疆、青海、甘肃、宁夏及内蒙古的部分病区也能见到。该型的主要特点是出现明显的甲减、黏液性水肿和生长发育迟滞。骨骼发育落后明显、常有典型克汀病面容、性发育落后。但智力低下不如神经型明显,多无聋哑。本型常无甲状腺肿,甚至有萎缩。

(3) 混合型:兼有两型主要特点,但有的多倾向于神经型,有的则多倾向于黏肿型。以黏肿型为主的病区,可以发现较多的混合型;而以神经型为主的病区,混合型少见。

2. 地克病的临床分度·分为轻、中、重三度。主要根据智力残疾的分度方法结合 6 个方面的能力来综合判断。这 6 个方面是:生活能力、劳动能力、语言理解、运算能力、言语能力及听力。

(1) 重度:没有基本生活能力,大小便不能自理,不能自己穿衣、吃饭;不能从事劳动;不能理解语言;没有数的概念(不识数);全哑或仅能简单发音或讲单个字;全聋或背后 1 m 处大声喊才有反应。

(2) 中度:有基本生活能力,如大小便自理、能穿衣、吃饭;参加简单劳动;仅能理解单词或简单的话;只能做简单的加减运算;仅能说简单几个字(半语子);在背后 1 m 处普通声音说话可以听见。

(3) 轻度:能独立自理日常生活,但有困难需他人帮助;从事一般的家务活动或田间粗活;能听懂简单话,但理解有困难;抽象运算困难;可以讲简单句子,但语言不清楚;一般话能听得见,背后 1 m 处小声说话可以听见。

上述病情程度尚需结合智商评定,如表 4-19-8 所示。

表 4-19-8 地方性克汀病的临床分度标准

临床分度	IQ 分级*	智力残疾等级	教育学等级	人群百分比(%)	成年期的智力年龄范围
克汀病					
重度地克病	<25	极重度	需监护	0.05	<3 岁 2 个月
中度地克病	25~39	重度	可训练/依赖型	0.10	3 岁 2 个月至 5 岁 6 个月
轻度地克病	40~54	中度	可训练	0.20	5 岁 7 个月至 8 岁 2 个月
亚克汀病	55~69	轻度	可教育	2.70	8 岁 3 个月至 10 岁 9 个月

注:* 智商分级是以中国联合型瑞文测验和韦克斯勒智力量表为依据($\bar{x} = 100, SD = 15$)。

3. 智力残疾·是精神病的专用术语,是一种综合征,特征是智力低下和社会适应困难,可伴有某种神经和躯体疾病,均在发育成熟前发病。其诊断标准为:① 起病于 18 岁前;② IQ<70;③ 不同程度的社会适应困难。其详细分度标准见上一段克汀病临床分度所叙述。神经型较黏肿型表现明显。

4. 聋哑·神经型表现突出,重者会聋会哑,轻者语言不清。有前庭功能障碍者可达 92.8%,但视力完好。听力障碍来源于内耳,但大脑颞叶语言中枢发育障碍同样影响聋哑。亚克汀病患者听力障碍较轻,需用听力计才能发现异常。

5. 神经运动功能障碍·神经型表现明显。主要为躯干与四肢近侧端肌肉强直,尤以屈肌为甚,动作迟缓,步态蹒跚,类似帕金森征的体态与步态,但手足动作尚可,膝反射亢进、病理反射可有可无,严重者不能站立只能在地上爬行,一般无小脑病变征象,如图 4-19-7 所示。

黏肿型患者神经运动障碍不明显,偶有膝反射亢进。由于患者可出现股骨头发育不良,甚至股骨头碎裂,可造成下肢行走困难,应注意与神经运动障碍鉴别。亚临床克汀病患者其神经运动功能并无明显障碍,但运动的敏捷程度及准确程度均差,常需用精神运动试验来判断,如握力、反应时、敲击、

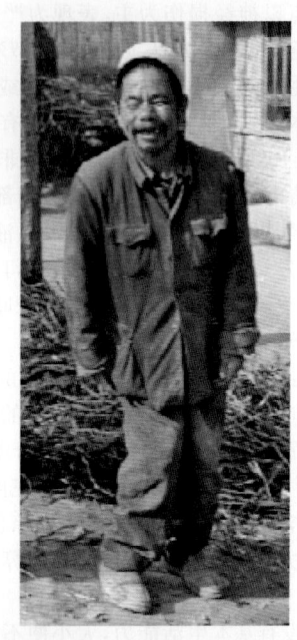

图 4-19-7　男性神经型克汀病患者

疲劳、动作准确性等运动技能检查项目，适用于碘缺乏病区儿童；对婴幼儿则应该做神经运动功能发育方面的检查，如可根据需要，选择相应的量表进行检查。

6. 身体发育落后·黏肿型患者明显。常有身材矮小与软组织发育落后，四肢与颈部短，手指、足趾亦短。面容发育落后近似胎儿，头大眼距宽、鼻梁塌、唇厚、鼻孔朝前、耳大而软等称克汀病面容。全身肌肉不发育，腹部可出现脐疝甚至腹壁疝，如图 4-19-8 所示。

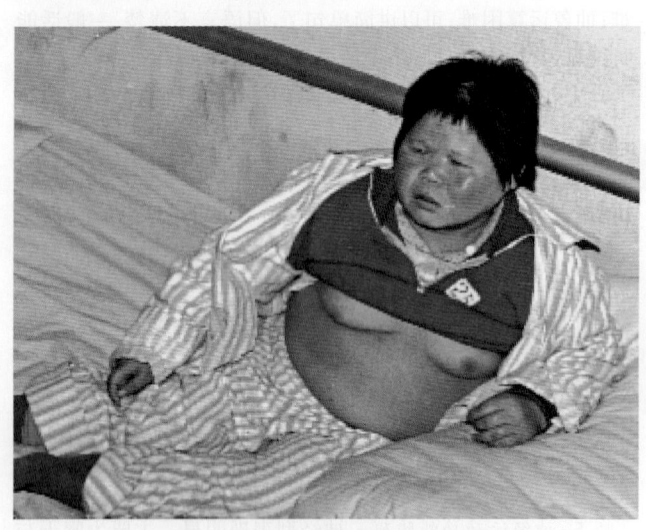

图 4-19-8　女性黏肿型克汀病患者

神经型患者体格发育迟缓，但最终可正常或接近正常。亚临床患者多为正常，少数可有轻度发育落后。

7. 性发育落后·神经型患者仅少数有性发育迟缓，如月经来潮晚、外生殖器及第二性征较差等，但以后均能发育成熟，且能结婚生育。黏肿型患者多数性发育明显落后，男性睾丸小，常有隐睾；外生殖器在 25 岁后仍为儿童型，第二性征差，常无胡须，无阴毛、腋毛。女性外生殖器在 25 岁后仍为儿童型，常有月经不规则甚至闭经，乳房发育差，无阴毛、腋毛。

无论男性或女性结婚后生育均有困难。仅个别黏肿型女性患者尚能结婚生育。亚克汀病患者性发育正常。

8. 甲状腺功能减退·主要见于黏肿型患者，有畏寒、便秘、嗜睡、乏力、肌肉松弛无弹性、皮肤粗糙、头发干脆。有黏液性水肿，多分布在颈、面部、腹部和四肢（胫骨前处皮肤常见）。患者精神萎靡、迟钝、表情淡漠、动作少、反应差。神经型患者现症甲减症状及体征少见，承德 80 例神经型患者中仅有 2 例见到黏液性水肿，均无明显的其他甲减症状。亚克汀病患者多表现正常，有的可有亚临床甲减趋向，但无临床甲状腺功能减退表现。

有关亚克汀病的临床表现，其症状及体征均不明显，除以上提到的情况外，山西河曲县的调查结果可供参考，见表 4-19-9 所示。

表 4-19-9　山西河曲县缺碘病区亚克汀病的临床表现

指标	重病区	轻病区	非病区(对照)[**]
尿碘[μg/(g·cr)]	21.48±12.05	35.65±37.08	76.06±37.32
甲肿患病率(%)	29.5	16.2	1.5
T_4(μg/dl)	8.14±2.37	9.07±2.61	9.24±2.02
TSH(μU/ml)	3.65±4.30	2.4±1.29	2.24±0.94
TRH(pg/ml)	132.5±79.9	109.6±71.8	85.13±38.0
DDST 异常(%)[*]	30.7	18.3	0
IQ 均值	71.25±16.76	76.42±8.0	84.67±9.37
IQ<70(%)	33.3	7.7	0
听力均值(dB)	19.12±5.25	16.86±3.5	17.35±5.48
骨骼发育异常(%)	53.85	26.83	8.82
骺核发育不良(%)	17.95	17.07	0
骨化核出现迟缓(%)	33.33	14.63	8.22

注：引自文献[1]；[*] DDST 为丹佛发育筛选量表；[**] 该调查在 20 世纪 60 年代初进行，按当时标准为非病区，目前标准应属轻度缺碘地区。

二、实验室检查

现将地甲肿、地克病及亚克汀病患者的实验室检查综合叙述如下。

(一) 尿碘

人体的 80%～85% 的碘是通过肾脏从尿液中排泄，因此尿碘水平是判断人群或个体碘营养状况的重要指标之一，结果反映了个体采样前一天的饮食碘摄入量。

尿样一经采取后要尽快完成测定，若在 4℃ 冰箱，可保存 2 个月。饮水、出汗会影响真实的尿碘值，可采用尿肌酐或尿比重校正。个体碘营养水平在一天中变化很大，因此在评估个体碘营养时，可采取 24 h 尿样。

人群监测时，为简化操作，采取的是随意一次性尿碘，最好是晨尿，可采用肌酐或尿比重校正技术，但 Sig Anderson 认为，当样本量足够大时（100～500 例），群体随意尿样的增值接近 24 h 尿样的碘浓度。由于尿碘是偏态分布，因此评估群体碘营养采用尿碘中位数（μg/L）表示。

尿碘检测方法有定量或半定量快速检测方法可供选择。定量方法有砷铈催化分光光度法、电感耦合等离子体质谱法。

尿碘值评估标准见表 4-19-10 和表 4-19-11。对于儿童碘营养适宜水平,IGN 推荐尿碘中位数在 100～299 μg/L。

表 4-19-10　WHO、UNICEF 和 ICCIDD 建议的学龄儿童(>6 周岁)碘营养标准(2007 年)

尿碘中位数(μg/L)	碘营养摄入水平	碘营养状况
<20	缺乏	重度碘缺乏
20～49	缺乏	中度碘缺乏
50～99	缺乏	轻度碘缺乏
100～199	适宜	碘营养适宜
200～299	超过需要量	对孕妇可能适宜,但可能会稍许增加其他人群碘营养过剩
≥300	过量	有不良健康风险(碘致甲亢和自身免疫性甲状腺疾病)

表 4-19-11　WHO、UNICEF 和 ICCIDD 建议的孕妇和哺乳妇女的碘营养标准(2007 年)

人　群	尿碘中位数(μg/L)	碘营养摄入水平
孕妇	<150	缺乏
	150～249	适宜
	250～499	超过需要量
	≥500	过量
哺乳妇女	≥100	

(二)甲状腺摄^{131}I 率

与尿碘情况一样,缺碘病区居民无论有无甲状腺肿,有无克汀病,摄^{131}I 率最常见的是呈碘饥饿曲线,即随测定时间延长,摄^{131}I 率 24 h 后即超过正常而且越来越高,表明居民均存在缺碘;偶尔可见高峰提前出现。值得注意的是,黏肿型克汀病患者摄^{131}I 率增高不明显,甚至可有明显降低,这是由于该类患者常有甲状腺萎缩且伴有甲减所致。

(三)甲状腺激素及 sTSH(高灵敏度的 TSH)测定

地甲肿患者血清 TT_4、FT_4 及 TT_3、FT_3 多数正常,后两项可出现正常偏高,为 T_3 代偿性增高所致。sTSH 多数正常或正常偏高,有的甚至略高于正常值,称亚临床甲减,多见于较重的地甲肿或亚克汀病患者。神经型患者 T_3、T_4 及 sTSH 多正常,少数亦有亚临床甲减甚至临床甲减的趋向。黏肿型患者 TT_4、FT_4 明显降低;TT_3、FT_3 可正常但严重者亦降低;而 sTSH 常明显升高,表明临床甲减明显。混合型克汀患者结果则介乎两者之间,不再详细叙述。

(四)血清甲状腺球蛋白(Tg)测定

近年来日益受到重视,因缺碘病区居民血清 Tg 明显高于非病区,而且有甲状腺肿者亦高于无甲状腺肿者,肿大程度与 Tg 测定结果呈正相关,国内外测定结果均如此。另有人报道,血清 Tg 水平的高低与血清 TSH 以及 FT_3/FT_4 亦呈正相关,是否如此,有待进一步证实。在用碘盐防治后,Tg 水平可逐渐下降,曾有人提出可作为防治是否有效的监测指标之一,

因影响测定 Tg 的因素较多,目前尚未被广泛采用。

(五)血清抗甲状腺抗体测定

病区居民血清抗甲状腺球蛋白抗体(TgAb)、抗微粒体抗体(TmAb)或抗过氧化物酶抗体(TPOAb)、抗第二胶质抗体(Tc2-Ab)多呈阴性。促甲状腺激素受体抗体(TRAb)、甲状腺刺激抗体(TSAb)多呈阴性。但某些 Graves 病甲亢患者上述抗体,尤其是后两种抗体可出现阳性;若为功能自主性甲状腺肿瘤伴甲亢患者,抗体亦呈阴性;根据上述情况,对鉴别两种不同类型的甲亢,有较大的参考价值。另外,黏肿型克汀病患者常有甲状腺萎缩者,其甲状腺生长抑制免疫球蛋白(TGII)常升高。汤特对新疆黏肿型克汀病的检查证实,66.7% 的黏肿型克汀病患者存在 TGII。

(六)触诊检查

触诊检查是检查甲状腺大小和有无结节的传统方法,方便、经济。我国于 1978 年在秦皇岛召开的"北方食盐加碘防治地方性甲状腺肿专业会议"上,统一规定了甲状腺肿分为三型及四度。

1. 地甲肿三型·① 弥漫型,甲状腺均匀增大,摸不到结节;② 结节型,在甲状腺上摸到一个或几个结节;③ 混合型,在已经弥漫性肿大的甲状腺上摸到一个或几个结节。轻度缺碘病区多为弥漫性肿大,长期及严重缺碘病区结节型多见,有时在儿童中亦可见到,但在老年人中多见。

2. 地甲肿四度·① 正常,甲状腺看不见、摸不着;② 生理性肿大,头部保持正常位置时甲状腺容易摸到,至相当于该人拇指末节,特点是"摸得着";③ Ⅰ度,头部正常位置时甲状腺容易看到,超过该人拇指末节到相当 1/3 拳头,特点是"看得见",甲状腺不超过该人拇指末节、能摸到结节也算Ⅰ度;④ Ⅱ度,甲状腺肿脖根明显变粗,从大于 1/3 拳头到相当于 2/3 个拳头,特点是"脖根粗";⑤ Ⅲ度,颈部失去正常形状,甲状腺由大于该人 2/3 个拳头到相当于一个拳头,特点是"颈变形";⑥ Ⅳ度,甲状腺大于该人的一个拳头且多带有结节。

1993 年国际上建议分为三度。此分度简便,既利于大范围流行病学调查,又便于基层人员掌握。我国《地方性甲状腺肿诊断标准》(WS276—2007)在此三度法的基础上,保留了弥漫型、结节型和混合型的三个类型。

0 度:甲状腺看不见,或虽然摸得到,但任一单侧叶轮廓小于受检者拇指末节。1 度:看不见,但摸得到,任一单侧叶轮廓大于受检者拇指末节。2 度:清楚可见,任一单侧叶轮廓大于受检者拇指末节。

地甲肿的弥漫型触诊为均匀性肿大,表面光滑质地较软。结节型质地较硬,常因出血、囊性变、钙化、纤维化所引起,可为一个或多个结节。混合型则兼而有之,两型并存。

触诊法检查 6 岁以下儿童困难,1 度判定与 B 超结果有15% 的差异。当触诊与 B 超不一致时,WS276—2007 规定以 B 超为标准。

(七)B 超

B 超甲状腺检查因仪器灵巧便于现场操作,准确度远高于视诊和触诊,有人称为"金标准"。B 超仪应配置 7.5 MHz以上探头才能准确测定。

B 超方法已经取代触诊法,在监测学龄儿童甲肿中得到普遍应用。WHO UNICEF 和 ICCIDD 等国际组织推荐了 7～

14 岁正常值，尤其是 10 岁儿童的测定作为标准，因为该年龄组男、女无差别，而且比较稳定，10 岁的第 97 分位数为 6.0 ml。

国内制定的《儿童少年甲状腺容积的正常值》(GB 16398—1996)中，规定了 6～17 岁范围的年龄标准，以及成人的性别标准，成人男性≤25 ml，女性≤18 ml。国内还有成人男性≤25.6 ml，女性≤19.4 ml 的标准诊断甲状腺肿。

(八) 放射核素显像

甲状腺的放射性核素显像不仅可以了解甲状腺的位置、大小和形态，异位甲状腺或胸骨后甲肿均能明确显示，又能估计甲状腺重量（目前对甲状腺肿大程度用触诊法外，更常用的是超声检查方法，此法较少用)，还常用于对甲状腺结节功能的了解[有热结节、温结节、冷(凉)结节的区别]以及鉴别结节是良性还是恶性肿物。此外，对甲减尤其是先天性甲减病因的诊断以及各类甲状腺炎的诊断与鉴别都有很大的帮助。甲状腺显像常用的显像剂有$^{99m}TcO_4^-$ 及 $Na^{131}I$；$Na^{123}I$ 和 ^{201}Te 必要时亦可应用。

(九) 骨骼 X 线检查

骨发育迟滞是其重要表现，多为骨龄落后、骨骺发育不全及骨化中心出现延迟的表现。这些变化与血清 T_4 下降、TSH 升高呈正相关。故在黏肿型克汀病患者中表现突出。亚克汀病患者也有，但程度很轻。此外，黏肿型克汀病患者还常伴有蝶鞍扩大或变形。另外，新生儿股骨远端骨骺未出现，可作为早期诊断克汀病的依据之一。

(十) 前庭功能及听力检查

甲状腺肿患者前庭功能及听力正常。神经型克汀病患者则损伤较黏肿型克汀病患者要明显。但听性脑干反应(ABR)则黏肿型明显。亚克汀病患者需用听力计才能测出异常，其听阈在 23 dB 以上，而正常对照组为 7.5 dB。

(十一) 脑 CT 检查

国内报道较多，但缺乏对诊断有意义的特征表现。克汀病患者主要有脑室扩张；皮质沟间增宽等脑萎缩现象；大脑、小脑发育不良；颅内钙化增多，基底节尤为常见，骨迷路出现粗糙等。

(十二) 脑电图

多数患者不正常，以 δ 波、θ 波增多，脑节律变慢及电位低为主要特点，反映脑发育落后。有人提出克汀病患者脑电图比实际年龄落后 5～10 年。亚克汀病患者则异常者较少。

(十三) 智力和精神运动及技能障碍的测定

智力检测对了解碘缺乏病的轻、重程度十分重要。婴幼儿(4 岁及以下)可用丹佛发展筛选测验(DDST)、格塞尔发展量表，少年儿童(5 岁及以上)多用中国联合型瑞文测验，中国韦氏量表也是标准智力测验方法，具体测定方法可见专业书籍。

精神运动障碍及技能障碍的检查可采用多项测验综合评估的方法或使用成套精神运动测量表，国内应用广泛的是津医精神运动成套测验，可参阅专业书籍。

(十四) 新生儿甲状腺功能的筛查

滤纸血斑(足跟血)TSH 检测用于筛查新生儿甲减，最早开始于 1970 年的加拿大，国际上不少国家已做出规定，每个新生儿均应做甲状腺功能的测定，如新生儿有甲减时及早治疗常能取得非常满意的效果。全世界许多国家通过新生儿筛查发现，先天性甲减发生率为 1/5 000～1/4 000。我国在

1992—1997 年八大城市新生儿筛查结果，先天甲减发生率为 1/5 469。Fisher 等认为，依据临床表现，新生儿先天性甲减发生率为 1/10 000～1/5 000，而缺碘病区新生儿甲减发生率可高数倍、数十倍，严重缺碘地区更高达 200～500 倍。

我国自 20 世纪 80 年代初期，受中澳合作项目支持，开展新生儿全血(脐带血)TSH 测定，用于评估人群碘营养水平及评估碘缺乏病防治效果。在缺碘地区实施新生儿甲减筛查是防止缺碘性甲减患儿出生的重要环节之一。

第五节·诊断与鉴别诊断

一、地甲肿

(一) 诊断

地甲肿诊断的标准采用三度三型诊断，标准是：① 出生并居住在碘缺乏病区，或长期居住在缺碘病区。② 甲状腺肿大超过受检者拇指末节，或小于拇指末节而有结节者。③ 排除甲亢、甲状腺炎、甲状腺癌等其他甲状腺疾病。当 B 超与触诊结果不一致时，以 B 超为准。此外，病区 8～12 岁儿童的甲状腺肿率＞5%，尿碘＜100 μg/L，可以判定地甲肿已构成公共卫生问题；甲状腺吸^{131}I 率呈碘饥饿曲线以及血清 Tg(正常中位数为 10 ng/ml)升高时可作为诊断的参考指标。1993年，WHO/UNICEF/ICCIDD 指南建议，简化甲状腺肿的表示法，改用三度分类法，因而只用总甲状腺肿率(total goiter rate, TGR)表示。TGR＝100×(Ⅰ度以上病例数/受检总人数)%。

(二) 鉴别诊断

1. 散发性甲状腺肿·甲状腺肿主要发生在非缺碘，即适碘地区(缺碘地区也可能发生但为数极少)。患者虽有甲状腺肿，但尿碘不低于正常，摄碘率正常(偶有偏高者)，但不会出现碘饥饿曲线，根据上述检查情况，与地甲肿容易鉴别。

2. 高碘甲状腺肿·由饮高碘水或食用含高碘食物引起，故尿碘很高，常＞800 μg/L，摄^{131}I 率低，一般 24 h 低于 10%。甲状腺质地一般较硬。有明确高碘摄入史，很容易确诊。《地方性甲状腺肿诊断标准》(WS276—2007)将高碘甲状腺肿归于地甲肿。

3. 甲亢·缺碘病区亦有甲亢患者，但为数不多，约占 3.5%，多发生在老龄有结节性甲状腺肿(多为功能自主性结节)患者中。因在临床上有甲亢症状及体征，且血清 FT_3、FT_4 均增高，sTSH 低于正常，故与地甲肿容易鉴别。缺碘病区经补碘(如碘盐或碘油)防治后常可使甲亢患者发生率有阶段性增高(为期 2～3 年，长者达 5 年甚至 10 年)，称为碘致甲亢。因有临床甲亢症状与体征，且有血清特异性改变，与单纯地甲肿容易鉴别。

4. 甲状腺炎尤其是亚急性甲状腺炎·此种甲状腺炎较常见，可出现一时性甲亢症状，甲状腺肿常伴有疼痛，有的亦无疼痛，但该病最大特点是甲状腺吸^{131}I 率很低、红细胞沉降率加快，且有临床甲亢症状、血清 T_3、T_4 可增高且 TSH 可降低，故与地甲肿鉴别亦不困难，因地甲肿血清激素改变多正常，严重者可出现 TSH 偏高，T_3 偶有代偿性增高，但临床上没有甲亢的症状。

二、地克病与亚克汀病

(一) 诊断

1. 诊断标准

《地方性克汀病和地方性亚临床克汀病诊断》(WS/T 104—2014)规定的地克病诊断必备标准是:患者必须出生和居住在碘缺乏病病区;同时,具有不同程度的智力残疾,IQ≤54。

辅助条件是存在神经系统障碍,如运动神经障碍(锥体系和锥体外系)、不同程度的听力障碍和言语障碍(哑或说话障碍)。或者甲状腺功能障碍,如不同程度的体格发育障碍、克汀病形象、甲减、实验室检查异常、X线骨龄发育落后和骨骺闭合延迟。如果患者补碘或接受甲状腺素治疗,TSH和甲状腺功能的实验室检测或可在正常范围。

亚克汀病诊断的必备条件是:患者必须出生和居住在碘缺乏病病区。同时,具有轻度智力残疾,IQ 55~69。辅助条件包括轻度的神经系统障碍和体格发育障碍,不同程度的骨龄发育落后及骨骺闭合不良,以及实验室检查变化。

地克病临床分型包括神经型、黏肿型和混合型。神经型以明显的智力残疾和神经综合征(听力、言语和运动神经障碍)为主要表现的地克病。黏肿型以黏液性水肿、体格矮小或侏儒、性发育障碍、克汀病形象、甲减为主要表现的地克病。混合型由上述两型主要表现。

地克病的临床分度主要依据智力残疾的严重程度,分为重度、中度和轻度。

2. 早期诊断

由于地克病与亚克汀病发生的关键时期为胎儿期及出生后0~2岁,故早期诊断、早期治疗至关重要。早期诊断:① 应做新生儿甲状腺功能的筛查,应取新生儿出生后4~7天的足跟血做TSH测定(最好同时测定T_4值),若有甲减可疑时应及时治疗和定期随访复查。一旦明确有甲减时应立刻用甲状腺激素治疗,越早治疗效果越好。② 新生儿出生后如何进行早期诊断,除继续随访测定血清中T_4及TSH外,尚可根据临床症状与体征,必要时做骨骼X线检查,表4-19-12可供参考。

表4-19-12 缺碘地区婴幼儿地克病诊断指征

时 期	一般症状和体征	神经体征	实验室检查	X线检查
新生儿期	哭声微弱,吸乳困难或呛奶,食量少,整日嗜睡,醒时也不动或少动,便秘,疝气,有克汀病形象	吸吮反射(一) 强握反射(一) 拥抱反射(一)	血清T_4↓、TSH↑	股骨远端骨骺未出现
3个月左右	无反应性微笑,不会发笑声,对铃声无反应,不能俯卧抬头至45°,不能跟注视物转头至90°,有克汀病形象	吸吮反射(一) 强握反射(一) 拥抱反射(一) 可有斜视	血清T_4↓、TSH↑	骨龄落后
6个月左右	不会自发微笑,不会伸手抓东西,不会两手抓在一起,不会发尖叫声,不会翻身,俯卧不能抬头至90°和不会用手撑起胸,不能跟注视物转头至180°	可有斜视和眼球震颤	血清T_4↓、TSH↑	骨龄落后
1岁左右	对生人无反应,不会自己抓东西吃,不会做躲猫猫游戏,不会将一手之物传递给另一手,不会有所指叫妈妈和咿呀学语,不能独坐,不能扶站,有脐疝,有克汀病形象	吸吮反射(+) 强握反射(+) 抬躯反射(+) 可有斜视和眼球震颤	血清T_4↓、TSH↑	腕关节的头骨和钩骨骨骺未出现
2岁左右	不会脱衣、脱鞋,不会用杯子喝水,不会做拍手、再见等动作,不会说3个字的话,不会走,不会后退走,不会上台阶,有脐疝,有克汀病形象	吸吮反射(+) 强握反射(+) 抬躯反射(+) 可有斜视和眼球震颤	血清T_4↓、TSH↑	任何年龄、各部位长骨两端的骨骺若呈点彩状或泡沫状,在缺碘区均应考虑克汀病

(二) 鉴别诊断

地克病应该与聋、哑、呆、小、瘫等相关疾病鉴别;而亚克汀病应与有轻度智力障碍(智商50~69)的疾病鉴别。在病区对典型地克病诊断并无困难,但对既无甲状腺肿又无明显甲减,而且缺乏地克病典型症状和体征者,在鉴别诊断时就比较复杂困难;对亚克汀病的诊断除了轻度智力障碍或低下外,还要测定其精神运动障碍或运动技能障碍,进行综合评估方能得出准确的诊断,亦非易事。

以下所列疾病,既可发生在非缺碘地区,也可发生在缺碘病区,且与地克病、亚克汀病有不同程度相似之处,需要加以鉴别。

1. 后天因素所致的脑损伤后遗症·智力残疾或障碍是地克病的主要症状。上海调查586例智力残疾中,分娩因素(包括早产、新生儿窒息、产伤及羊水早破等)有80例,占13.6%;婴幼儿时期各种因素的损害(包括麻疹、肺炎、高热、痉挛、脑炎、脑膜炎、癫痫、脑外伤等)有392例,占66.9%;两者共占80.5%,上海为适碘地区。贵州省缺碘病区查出247例地克病的同时,曾查出另外6例患者有明显的智力残疾,但考虑到患者在婴儿期有高热抽搐、脑炎或脑膜炎病史,故而未诊断为地克病。在鉴别诊断中,详细询问病史十分重要。

2. 散发性克汀病·是先天性甲减中最常见的疾病,主要原因是甲状腺先天性缺如(约占1/3)及异位(约占2/3)。临床表现主要为现症甲减,身材矮小,皮肤干燥,腹胀,可有脐疝,表情呆滞,便秘,可有克汀病面容。生后1~6个月即可出现症状,如吸吮母乳无力、哭声嘶哑无力等,偶有4~5岁才起病者。实验室检查,新生儿甲减筛查为重要诊断手段,血中

T_4 下降，TSH 升高。另外 X 线可见骨龄落后、骨化中心出现迟缓、骨骺延迟闭合等。放射性核素显像可查到甲状腺缺如或异位即可确诊。患儿一般无明显智力障碍（因妊娠时母亲并不缺碘），亦无聋、哑等症状，与地克病有所不同，容易鉴别。

3. 家族性甲状腺肿 · 亦为先天性甲减的一种。新生儿筛查中其发生率为 1/50 000～1/30 000。属常染色体隐性遗传性疾病。表现为甲状腺激素合成障碍，可发生在甲状腺激素合成中各个环节。① 碘转运障碍：甲状腺吸 ^{131}I 率或摄取 ^{99m}Tc 均降低，甲状腺组织内碘含量很低。患者用大剂量碘化钾治疗有效，用甲状腺激素疗效更佳。此类患者智力正常，无聋哑。② 甲状腺过氧化物酶活化和偶联障碍：是常见的一种甲状腺激素合成障碍，已报道有几种甲状腺过氧化物酶基因方面的突变。较常见的有 Pendred 综合征，又称先天性耳聋。有感觉性神经性耳聋和甲状腺肿大，为本病特点，但两者间有何关联至今尚未完全阐明。此外，过氯酸钾释放试验阳性，常有部分释放。最近在意大利对一个家族进行分子生物学检查发现外显子 10 丢失，同时外显子 19 有异常插入。患者无智力障碍，体格发育正常，无甲减临床表现。③ 甲状腺球蛋白（Tg）合成障碍：这是一组异种基因群疾病。特点为甲状腺肿大、血中 TSH 升高、T_4 降低和 Tg 缺乏与降低，临床可出现甲减或亚临床甲减。诊断此病时应排除其他可以影响到 Tg 合成的代谢性缺陷，有时比较困难。但患者无聋哑、无智力障碍，与地克病容易鉴别。④ 脱碘障碍：从 Tg 释放的一碘酪氨酸（MIT）和二碘酪氨酸（DIT）是甲状腺和周围组织中正常的脱碘过程，是靠脱碘酶来完成的。如果脱碘酶缺乏，患者尿中将未脱碘的酪氨酸长期排出就会造成机体的严重碘丢失，导致甲状腺激素减少，出现甲减和甲状腺肿大。此类患者亦无聋哑和智力障碍，与地克病易鉴别。

4. 唐氏综合征 · 又称先天愚型，或称伸舌样凝呆。它是较常见的染色体畸变性遗传病。它是引起智力残疾的常见病，大约 700 例分娩中就有 1 例（高龄产妇更常见）；占全部智力残疾中的 10%～15%。唐氏综合征有特殊面容，且不会伴有聋哑、甲肿或甲减。患者第 21 染色体多一条，称 21 对三体综合征，据此可确诊。

5. 一般聋哑 · 非缺碘地区聋哑发生率在 1/1 000 以内。与地克病易于鉴别。因聋哑者无智力障碍，甚至智力比一般人更好（此为机体的代偿作用），而且没有尿碘低和摄 ^{131}I 率高的现象。问题在于缺碘病区内一般聋哑与克汀病患者聋哑如何鉴别。详细询问病史十分重要，如中耳炎、耳膜受伤、药物中毒性耳聋等均应一一排除，然后再结合其他症状、体征及实验室检查进行鉴别。

6. 垂体侏儒症 · 此病为生长激素分泌不足引起，有原发性、继发性两种，前者多见。其特征为对称性、成比例的体格矮小，面貌呈"童颜"。智力正常，有的甚至显得伶俐，听力和语言无障碍，甲状腺功能正常，据此可与地克病鉴别。

7. 佝偻病 · 缺碘病区常有营养缺乏而且合并缺钙，故应注意鉴别。该病常有骨骼生长发育障碍，有肋骨串珠、郝氏沟、鸡胸、呈 X 型腿或 O 型腿。X 线检查骨干骺端模糊不齐如毛刷状或杯口状为其特点，血钙、磷有明显异常。患者无智力、听力或语言障碍。

8. 苯丙酮尿症 · 常染色体隐性遗传病。患者有黄（头发）、白（皮肤）、傻（智力低）及臭（汗及尿有霉臭味）的特点，血及尿中苯丙酮均高，尿三氯化铁试验阳性，血苯丙酮浓度升高。患者无聋哑亦无甲减。

9. 半乳糖血症 · 是常染色体隐性遗传病。特点为智力差、肝大，可有白内障。尿半乳糖增高，黏液酸试验阳性。患者无聋哑亦无甲减。

10. 头小畸形 · 是染色体隐性遗传病，特点为头小而尖，前额与枕部平坦，脑发育不良，智力低下，语言及行动异常，可有痉挛性瘫痪。患者无聋哑亦无甲减。

11. 大脑性瘫痪 · 常因产前或产后缺氧引起，有的原因不明，此病有智力障碍，有上运动神经核痉挛性瘫痪，扶立时脚尖着地或两腿交叉运动障碍明显；应与神经型地克病鉴别，该病主要是没有聋哑、没有躯干及四肢近侧端的肌肉强直。

12. 劳-蒙-毕氏综合征（Lawrence - Moon - Biedl）· 染色体隐性遗传病，罕见，多为男性。智力低下明显，生后 4～6 个月可出现症状，表现为肥胖、身材矮小、性器官发育不良，视野缩小，夜盲。有多指（趾）或并指（趾）畸形。眼底可见色素性视网膜炎。

13. 承溜病（Goigoglism）· 又称黏多糖病，为常染色体隐性遗传病，有先天性黏多糖代谢障碍。生后体格发育正常，6 个月至 2 岁开始发育迟缓；智力与语言障碍生后即表现明显。有特殊面容，貌丑。鼻根下陷，鼻翘起，鼻孔向上，双耳位置低，眼距宽，舌大而厚。颈短，头颅大而不对称。手指弯曲且不能直伸呈"爪状"，肝脾大。X 线检查肋骨形如飘带，脊椎呈舌状，爪状手。尿黏多糖阳性。患儿多在 10 岁左右死亡。

14. 黑矇性家族痴愚 · 又称 Tay - Sach 病或婴儿型黄斑变性病。一般生后正常，5～6 个月发病，最初不能抬头，肌力，面无表情。眼发直，视力减退或消失，眼底可见黄斑部有樱桃红色，周围有灰色白圈，视神经乳突苍白或萎缩。吞咽时有呛咳，痴呆，肌肉可出现强直性痉挛，踝阵挛，腱反射亢进，常有惊厥，3～4 岁死亡。

15. 弥漫性脱髓鞘脑炎（Schilder 病）· 病因不明，为散发性，5～10 岁发病多见。起始记忆差、语言缓慢。数月后可出现突发性偏盲、失明及耳聋。少数出现视神经乳突水肿，眼斜视，全身或局部痉挛、抽搐，甚至轻度瘫痪。有头痛、呕吐，有时可出现锥体外系及小脑症状。腱反射亢进且有病理性反射。有的还出现假性麻痹。患者最终成为痴呆。发病后数周或数年内死亡。

第六节 · 防治与监测

一、防 治

碘缺乏病的主要原因是缺碘，故而预防与治疗必须根本解决外环境的缺碘问题。对缺碘地区居民来讲，不论居民有无缺碘病的临床表现，都应视为是不同程度的碘缺乏人群，一律应该补碘。实践证明通过补碘，病区孕母的流产、死产、胎儿的畸形及围生期死亡率均可明显下降至非缺碘地区同一水平。地甲肿患病率亦可降到非缺碘地区同一水平，即以乡为单位，居民可降至 3% 以下，7～14 岁儿童可降至 5% 以下。另外,在妊娠期及时补碘后可预防不再出生新的地克病及亚克汀病患儿,但对出生后现症的克汀病患者或亚克汀病患者补碘治疗效果欠佳,有的甚至应用甲状腺激素治疗,也难达到理想效果。其原因是克汀病与亚克汀病是在胎儿时期形成产生,如在胎儿期不设法补碘,缺碘所带来的损伤,尤其是对脑的损伤常常是不可逆的,故出生后无论再用碘或甲状腺激素都很难得到理想的疗效。因此,出生前的预防比出生后的治疗更为重要。补碘应遵守长期性、全民性与生活性三项原则。

1. 长期性·碘缺乏病的主要病因是环境缺碘,关键是土壤缺碘,有人估计若从雨水落下的碘来补充缺碘的土壤需 1 万～2 万年,甚至更长。因而补碘首先应考虑长期性,对人类来说是应该世世代代补碘。

2. 缺碘地区全民补碘·因为本章第一节碘的生态学中已经谈到全球缺碘是如何形成的,故全球绝大部分土壤内碘都不足,仅极少数地区有高碘存在。因而从这个角度考虑,全球上居民都是程度不同的缺碘人群,故而提倡全民补碘(个别高碘地区,不应补碘,灵活处理),这是补碘的第二个原则,即全民性,我国自 1996 年起已经实行。

3. 生活性或日常性·因为体内储存的碘仅够 2～3 个月的应用,故应经常补碘。为了达到经常补碘的目的,最好能使人体在不知不觉中经常得到碘的补充。目前世界最常用的就是食盐加碘,其次是面包加碘(澳大利亚、新西兰和荷兰)。另外还有碘油注射或口服,饮水中或农田灌溉渠道中加碘等。

二、防治措施

(一) 碘盐预防

食盐加碘是最根本的预防措施,完全符合上述长期性、全民性、生活性的补碘三项原则。碘盐的浓度是多少? 要考虑以下几个方面因素:① 按每人每日需要量,浓度按碘离子计算,公认成人为 150 $\mu g/d$,孕妇和妊娠妇女为 200 $\mu g/d$;② 每人每日食盐多少,因地区和习惯有所不同,北咸南淡,北方高于南方,一般为 6～20 g/d,平均以 10 g/d 计算;③ 该地区居民尿碘情况可反映缺碘程度;④ 有对食盐用油炸熟食用者,盐碘易于丢失;⑤ 食物中尚明确有甲肿物质者,碘的供应需适当增加;⑥ 食盐包装不严密,盐碘易于丢失。

1. 我国防治碘缺乏危害工作·所经历的三个主要历史阶段如下。

(1) 第一阶段:从 20 世纪 50 年代开始到 1993 年,其策略为对病区免费供应碘盐,防治的重点是消除和控制地甲肿和地克汀流行。当时的病区概念以学龄儿童甲状腺肿大率>20% 为判断标准,实际上,未加补碘干预的病区中几乎所有村、镇和县的学龄儿童中广泛存在甲状腺肿,甲状腺肿大率一般都>5%。按现在的判断标准,这个病区的概念相当于中度和重度碘缺乏地区。国家的防治策略是对病区食盐加碘所需碘剂实施免费供应。20 世纪 60 年代,碘盐首先逐渐在我国的北方病区普及,80 年代才扩大到南方病区。碘盐中常用的含碘化合物有两种,碘化钾和碘酸钾(KIO_3)。由于碘化钾在日光、高温、潮湿及酸性环境下易氧化或挥发而使碘丢失,而碘酸钾则不存在上述缺点,化学性质稳定。从 1989 年起,经专家建议,将碘酸剂由碘化钾改为碘酸钾。

(2) 第二阶段:从 1993 年(实际是从 1994 年底)开始采用全民食盐加碘策略。全民食盐加碘是指人和牲畜的食物级(食盐和食品加工用盐)的盐都要加碘,这体现在 1994 年颁布和实施的《食盐加碘消除碘缺乏危害条例》中,条例还规定了碘酸钾为添加剂。条例还规定了两部分人群不食用碘盐而可食用不加碘的食盐,即高碘病区(高碘甲状腺肿流行区)或高碘地区;临床医师认为某些不宜食用碘盐的患者(如某些甲状腺疾病患者)。盐业部门应开设供应不加碘食盐的商店,以满足他们的需要。

(3) 第三阶段:从 2017 年开始,新的《食盐专营办法》出台,仍实行食盐定点生产和批发制度,但放开了价格和产销区域限制。国内最新的监测数据表明,上海、天津、浙江等省份的家庭合格碘盐食用率下降到 90% 以下,但是一般人群碘营养适宜,有些地区孕妇碘营养水平低于 WHO 推荐标准。

2. 我国实施全民食盐加碘的必要性

(1) 我国 1993 年以前控制碘缺乏病的基本策略是以食盐加碘为主,碘油为辅的办法,向病区供应碘盐而非病区供应非病盐,碘盐的浓度也不统一,由各省自行决定,当时的加碘浓度为 1:20 000～1:50 000(即以碘离子计 12～30 ppm),按每人每日食用 10 g 盐计算,则摄入 120～300 μg 的碘。从 20 世纪 60 年代开始用碘盐和碘油的大规模防治后,碘缺乏病的大规模流行得到了遏制,但碘缺乏病始终没有消除,20 世纪 90 年代仍有地甲肿 800 万人,克汀病 19 万人。数十年的防治经验和历史证明,这种策略只能控制但不能实际消除碘缺乏病。

碘盐仍是人群膳食碘的主要来源。2009 年,为了解沿海地区人群碘营养,在福建、上海、浙江、辽宁等 4 省市开展沿海地区居民膳食碘摄入量调查。调查结果表明,沿海地区居民食用海带或紫菜和频率和食用量都很低,总的碘摄入中,有 84.2% 来自碘盐。如果没有碘盐支持,这些沿海地区可能会面临碘缺乏风险。

(2) 碘缺乏病患者需要补碘治疗,但病区的"正常人"也受到程度不同的缺碘的危害,只是没有以人们可见的"病"的形式表现出来而已。正如中国碘缺乏病防治研究的开拓者朱宪彝讲的"环境缺碘所涉及的人口比地甲肿患者要多得多,在地甲肿流行区,甲状腺肿是患者,没有甲状腺肿的居民也同样是碘缺乏的患者,这是我们强调长期推行食盐加碘的重要理论根据"。

(3) 进入 20 世纪 80 年代以来,人们对碘缺乏的危害从甲状腺肿和克汀病转到影响脑发育的认识上来,并发现儿童尿碘在 50～100 $\mu g/L$ 仍会有甲状腺肿发生,儿童甲肿率在 5%～20% 的人仍会有轻度智力落后的发生。因此,对碘营养水平和病区的判定标准做了重大改变:儿童正常尿碘水平由 50 $\mu g/L$ 提高到 100 $\mu g/L$;非缺碘地区的正常甲状腺肿大率由原来的 20% 以下,改为 5% 以下。这样我国绝大多数的非病区均属于轻度缺碘地区或病区,因此都应供应碘盐。

(4) 1994 年阎玉芹等的十大城市的碘营养调查证实天津、福州、哈尔滨、郑州、合肥等大城市,儿童尿碘中位数都在 100 $\mu g/L$ 以下,甲肿率都>5%;上海被传统认为碘营养充足地区,尽管甲肿率<5%,但儿童尿碘也在 100 $\mu g/L$ 以下。因此,传统被认为不缺碘的大城市,实际上也受到碘缺乏的危害。

（5）碘营养正常地区的人群服用碘盐以后也是安全的。国际控制碘缺乏病理事会在它的声明中强调"碘盐中的碘量对于碘摄入量已经充足的人群来讲，不会带来医学上的麻烦，我们推荐：所有缺碘国家都要实施全民食盐加碘"。WHO在1994年声明"全民食盐加碘是消除碘缺乏病的主要公共卫生手段"。"对于处于碘缺乏病危害和缺碘状态的15亿多人口来讲，他们从全民食盐加碘中所带来的益处，与少数人因摄碘过多而造成的危险相比是不可同日而语的"。国内对大连长海县（碘营养充足，儿童尿碘在160 μg/L以上）实施全民食盐加碘的前后3年的调查表明，实施碘盐后甲状腺疾病，特别是甲亢并未增多，这已被滕卫平团队的研究所证实。

（6）我国政府在1991年正式向国际社会承诺，确保在2000年实际消除碘缺乏病。为此在1993年以国务院的名义召开了"中国2000年实际消除碘缺乏病动员大会"，之后国务院以法规条例的形式承诺实施全民食盐加碘消除碘缺乏病。《中华人民共和国母婴保健法》将碘缺乏病列为保健指导，督促行政方面加强管理。我国碘缺乏病的防治已进入持续消除阶段，成为世界成功范例。

3. 碘盐补碘措施的积极调整

我国1995年开始限定在食盐内加入碘酸钾，要求出厂的碘盐浓度以碘离子计算为40 mg/kg（ppm），即1 g盐中含40 μg碘；销售碘盐浓度为30 mg/kg，即1 g盐中含30 μg碘；居民户碘盐浓度为20 mg/kg，即1 g盐中含20 μg碘。每人每日吃盐平均以10 g计算，厂盐可以使人体每日摄入400 μg碘、销售盐每日摄入300 μg碘、居民户盐为每日摄入200 μg碘，除食盐外，居民尚从饮水和食物中摄入碘，故已超过200 μg碘/d，完全能满足人体对碘的需要，居民尿碘水平也达到100 μg/L以上。

实施一个阶段后，发现居民户碘水平浓度远远超过20 mg/kg，其主要原因是厂盐的碘浓度过高，常超过40 mg/kg甚至达到60 mg/kg以上，故于2000年厂盐的浓度由50 mg/kg下调至（35±15）mg/kg，这是指加碘水平为35 mg/kg，±15是指碘盐中允许的均匀度的范围，碘盐浓度上限不

得高于50 mg/kg；碘盐浓度的适当降低，既节约了碘资源，又避免了因碘浓度过高更易引起碘致甲亢的发生。2011年《食用盐碘含量》将碘盐碘含量调整为20 mg/kg、25 mg/kg和30 mg/kg三个水平，每个水平上下不得超过30%，各省份根据本地监测结果，自行选择盐碘浓度。通过不断调整，2002年以后，全国家庭合格碘盐食用率保持在90%以下，人群碘营养持续处于适宜状态（图4-19-9）。

盐为生活所必需，加碘后食盐价格相对低廉，有人计算每人每年费用仅5美分，而其巨大的社会效益与经济效益是有目共睹的。但也有一些不良反应。最容易注意到的是食用碘盐后引起的碘致甲亢，一般在食用碘盐后3年左右出现发病高峰，持续1~5年即恢复至原有发病水平，极少数需5~10年才恢复。另一不利影响为自家免疫性甲状腺疾病（AITD），包括Graves病或桥本病，可能在用碘盐后由隐性转为显性，甚至病情有所加重。此外，还有人观察到缺碘病区甲状腺癌甚少，但多为滤泡状癌，补食碘盐后，恶性程度更低的乳头状癌有所增加，滤泡状癌反而减少，是否确系如此，有待进一步证实。

上述这些在全民食盐加碘实施后的负面影响，大家最为关心的还是碘致甲亢。鉴于碘致甲亢是一过性的，而碘缺乏病的危害已成为全民的公共卫生问题，它影响下一代的脑发育，因而事关民族的素质和社会的进步，两者无法相提并论，对碘致甲亢的关注决不应该延误、放弃或停止全民碘盐防治计划的实施。

（二）其他补碘方法

1. 碘油预防·碘油注射针剂及碘油丸适用于没有实施有效碘盐补碘的缺碘地区，或者偏僻、交通不便、地广人稀、供碘盐十分困难的地区，以及私盐（即非碘盐）冲击严重，一时无法改善的地区。卫生主管部门规定的碘缺乏病高危地区（民户食用盐盐碘监测覆盖率≤80%）应用碘油补碘，它只能作为碘盐补碘的补充形式，长期补碘还是应该用食盐补碘。

碘油有注射针剂及口服两种，可用罂粟油、豆油、核桃油制备。注射碘油含量占37%~40%，约有485 mg碘。在臀部

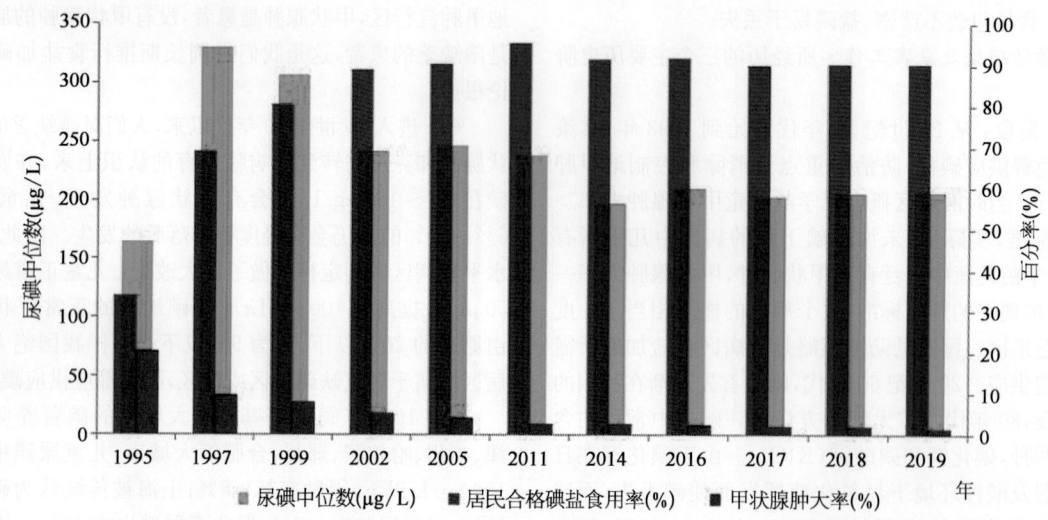

图4-19-9 历年全国碘缺乏病监测的居民合格碘盐食用率（%），儿童尿碘中位数（μg/L）和甲状腺肿大率（%）结果。根据碘缺乏病控制标准，居民合格碘盐食用率＞90%、儿童尿碘中位数在100.0~299.0 μg/L、甲状腺肿大率≤5%，我国从2005年开始，进入持续控制碘缺乏病时期

或上臂三角肌处注射,用量 1～2 ml,婴幼儿及青少年按体重比例酌情减量。肌注后,最初 2 周有 23%～36% 的碘从尿、粪中排出,逐渐下降至 3～4 周时其排泄量趋向稳定。据药代动力学研究,42%～70% 的碘缓慢释放而维持正常的甲状腺功能,有效期大约 3 年,3 年后应重复注射。口服碘油与注射完全不同,在胃不吸收且发生脱碘;碘油作为脂肪酸三酰甘油主要在小肠吸收,在淋巴和血液中运输,在运输过程中亦发生脱碘,其速度 1 h 约 12%,最后主要储存于脂肪组织,随脂肪分解,碘被释放供给机体需要。因此口服碘油后 3 日,大部分碘被排出体外(通过尿液、粪便),达 80% 之多,1 周后稍稳定。鉴于此,口服剂量要比注射剂量大 1.4～1.6 倍,其有效期仅 1～1.5 年,最好 1 年后重复服用。口服碘油丸,每丸含碘量有 50 mg、100 mg、200 mg 不等。

卫生主管部门规定,在碘缺乏病高危地区采取应急补碘措施的对象是:新婚育龄妇女和备孕妇女、妊娠 3 个月以内的孕妇和哺乳期妇女。

新婚育龄妇女于结婚登记时或备孕女,分 2 次、间隔 6 个月、每次服用 200 mg 碘油丸。孕妇在妊娠前 6 个月,已服用碘油丸者,不必再服用。妊娠 3 个月以内的未服用者应补服 200 mg 碘油丸。妊娠已超过 3 个月的孕妇不宜再服用碘油丸,可采用其他补碘方法,如碘盐、含碘食物或药物等。0～2 岁婴幼儿若系母乳喂养,则由乳母代服碘油丸 400 mg,分 2 次间隔 6 个月,每次服用 200 mg。如果不是母乳喂养的婴儿,若无其他补碘措施,则婴儿自服 100 mg 碘油丸,每年一次。

服用碘油丸应注意不能在空腹时服用。禁止服用的对象包括:有药物过敏史,严重心、肺、肝、肾疾病或年龄较大且甲状腺有结者,正患有重感冒、发热、胃肠炎者、45 岁以上的妇女或患有结节性甲状腺肿、甲亢及其他不适宜服用碘剂的甲状腺疾病患者。过了使用期或是变质的碘油丸不能服用。

碘油是一次性大剂量补碘,安全、有效,很少出现不良反应,但有时可出现下列反应:① 碘过敏,易感个体可发生,主要症状为荨麻疹、血管神经性水肿,重者可出现气管痉挛或休克。较轻者仅出现过敏性鼻炎、结膜炎、皮肤瘙痒等。在出现上述症状时应停用碘剂并根据情况采用抗过敏治疗。② 碘中毒,有急性和慢性两种。急性常在用药当时或数小时后发生,患者有恶心、呕吐、腹泻、流涎或局部注射部位刺激症状、红肿、疼痛等,重者可出现血管神经性水肿。慢性中毒,患者有碘味或黄铜味,口、咽部烧灼感,唾液腺肿胀,分泌增加,鼻黏膜、眼黏膜发炎与水肿,似感冒。重者可引起肺水肿,皮肤有粉刺样损害,甚至疱疹。可出现消化道刺激症状。轻者无需处理,重者应输液、对症处理。③ 甲状腺本身变化,有可能伴发碘致甲亢、碘致甲减、碘致甲肿或碘致甲状腺炎,比较少见。

2. 碘化水·将碘化物按一定比例投放进供水系统进行补碘。Delong 与我国学者曾在新疆某病区将碘放入灌溉农田的水渠中,居民及家畜牛羊均饮用此水,田内植物含碘量以及土壤含碘量均有所增高,所用费用亦不算高,认为是一种可行的办法。另一种办法是向饮用水中投放盛碘的缓释器,如碘管或碘砖等。

3. 碘化食品·种类繁多,如含碘的砖茶、碘酱油、碘奶粉、碘蛋粉、碘饼干、碘糖果,以及各种含碘的海产品,其中海带、紫菜、海藻等含碘量都很高。

澳大利亚和新西兰采取强制性面包加碘措施,而荷兰为非强制性面包加碘,取得了防治碘缺乏效果。Samidurai AJ 等和 Jones E 等分别在澳大利亚和新西兰调查,学龄儿童的尿碘中位数分别为 144 μg/L 和 116 μg/L,碘营养达到适宜水平。碘化面包是荷兰缺碘地区人群膳食碘主要的来源,Wiersinga WM 等调查发现,通过食用碘化面包,儿童的尿碘中位数达到 199.2 μg/L,与碘适宜地区儿童的碘营养水平相当。

4. 碘化药品·有碘化钾、碘酸钾、卢戈液、碘片、中药五海丸、海内药用动植物等均可补碘,用于预防治疗。对克汀病或亚克汀病患者尚可直接服用甲状腺片、T4、T3、优甲乐等进行治疗,它们既是甲状腺激素,同时又含有碘,故作用很强,对甲肿患者亦可应用。已在上面详细叙述,不再重复。

值得提出的是,当婴幼儿需服用碘剂时,由于碘油丸剂型不合适,很难吞服。此时,可将碘化钾或碘酸钾制成婴幼儿容易口服的制剂,如糖丸、糖浆、糖粒或其他剂型等,以便于服用。

(三) 治疗和手术

1. 甲状腺激素治疗·碘缺乏病的根本措施在于预防,地甲肿以及地克病的消灭均系如此。如果预防措施不力,就可能有新的地克病或亚克汀病继续发生。此外,在补碘前出生的地克病患者如果有甲减或亚临床甲减时,亦应该用甲状腺激素治疗。上述患者治疗的时间越早越好,因为地克病一旦形成,特别是 2 岁以后确诊者,其中枢神经系统的发育障碍基本上是不可逆的,因而治疗效果不佳。另外,尚有部分甲状腺萎缩的地克病患者,用甲状腺激素作为替代化疗,常需终身服用以维持其甲状腺功能正常,很有必要。

甲状腺激素所用剂量应从小剂量开始,一般从每日含量的 1/4～1/2 开始,经数日或 1 周后逐渐增加,1～3 个月后可达到满意疗效,应定期检查血清 T4 及 sTSH,然后调整至维持剂量,一般均需长期应用。如果疗效甚佳且考虑患者甲减可能有代偿性恢复,则可停止服药,加强随访观察,最后再考虑是否患者已治愈或仍需继续服药。所用甲状腺片(又称甲状腺粉、干甲状腺)所用剂量见表 4-19-13。

表 4-19-13　甲状腺片(粉)所用剂量	
年　　龄	每日剂量(mg)
2 个月	8
4 个月	16
8 个月	24
12 个月	36～40
2 岁	40～80
5 岁	80～96
6 岁	160～200(成人最大可至 240)

除甲状腺片外目前应用更多的是 LT4,另外,较少用的有碘塞罗宁,又称三碘甲状原氨酸钠(liothyronne, triiodothyoonine sodium，T_3）。从理论上讲甲状腺片 67 mg 相当于 LT_4 100 μg，T_3 25～37.5 μg。但甲状腺片是由猪、牛、羊动物的甲状腺经脱脂、干燥研碎加工制成，制剂效价很不稳定，故剂量换算也不准确。LT_4 及 T_3 均为化学合成制剂，药效稳定，剂量准确，杂质很少，不良反应少。笔者体会，甲状腺片 40 mg 一片剂量大约相当于 LT_4 50 μg、T_3 12.5 μg，仅供参考。用 LT_4 治疗时开始剂量成人可用 25 $\mu g/d$，儿童可用 12.5 $\mu g/d$，甚至更少。

甲状腺激素对地克病治疗效果与其类型有关，黏肿型患者腹部膨隆、脐疝及黏液性水肿以及甲减症状可完全消失，年幼者身高，体格发育均明显好转，血清激素检查甲减情况，如 T_4 降低、TSH 升高，均可得到纠正。而神经型患者服药后，智商以及一些神经运动障碍等则很难恢复，年幼者身材体格发育及轻度智力障碍可能有所改善，也不明显。另外，具体情况，如正在生长发育女性可加服乙烯雌酚片、男性可加服甲基睾丸酮等，以利于性的发育。由于碘缺乏病区营养条件都差，故加强营养，服用多种维生素进行辅助治疗也很重要。

对于缺碘地区的孕妇，应该首先纠正碘缺乏，而不是给予甲状腺激素治疗。Moleti M 等观察发现，对缺碘地区的孕妇补充碘或者补碘的同时附加 LT_4 治疗，她们所生子女，比非加碘组或者单纯 LT_4 治疗组的后代，IQ 平均高出 13 点。当用甲状腺激素治疗妊娠期妇女的亚甲减时，所用剂量不宜过高，Korevaar T 发现高剂量 LT_4 可能导致这些孕妇所生子女的低智商、灰质和皮质容积减小。

2. 中医中药治疗 祖国医学认为，类似地克病的有"五迟""五软"症状，是由于父母精血不足，肾气虚弱，不能营养而生。中成药有以补肾气为主的六味地黄丸，以补血为主的胡麻丹，以养心益气为主的菖蒲丸、仙灵脾汤、加味肾气汤等。还有人采用一些名贵药材自制成药丸，名目繁多。

对地甲肿，我国古医书中通称为"瘿"，有"气瘿""肉瘿"和"石瘿"之分，气瘿可能是单纯性甲肿，肉瘿可能是甲状腺瘤或囊肿，石瘿可能是硬的结节性甲肿，甲状腺癌或桥本甲状腺炎。中医认为瘿起因于忧思郁怒或肝郁脾虚以致痰气凝结于颈前而成，颈前为任脉所主，也是督脉的分支，任、督两脉都系于肝肾。故治疗原则应采用：① 疏肝理气；② 活血化瘀；③ 益气养阴；④ 软坚散结；⑤ 化痰消结等。各名家都提出自己的方剂，品种繁多，其中有的含有海藻、昆布、海螵蛸等含碘较高的方剂。

笔者认为，含高碘的方剂可以诱发碘致甲亢的发生，必须慎用。此外有的药剂，尤其是治疗地克病的方剂，常需用一些名贵药材如人参、灵芝、珍珠粉等，建议尽量就地取材，经济实用，针对地克病某些关键环节进行治疗，不断总结经验，发掘祖国医学宝库，确实有效者再进行推广，以免造成浪费。

除中药外，尚有人采用针刺疗法，常用的穴位有曲池、合各、天突、昆仑和阿是穴，对消除甲状腺肿能取得一定疗效。还有人用耳针，针内分泌穴。也有人试用针刺疗法治疗地克病聋哑患者，效果并不明显。

3. 手术治疗 对甲状腺过大且压迫气管或食管时，可实行手术切除解除压迫症状。有的患者为了美容目的，也可以将大的甲肿切除。

（四）社会教育与训练康复

对地克病及亚克汀病患者此项教育与训练十分重要。我国在这方面曾做了大量的工作，取得了不少宝贵的经验。这些患者应集中管理，除服用一些有关药物外，主要进行社会教育和训练，提高患者本身的劳动能力和生活自理能力，轻者尚可做一些有效益的劳动，同时改善他（她）们的智力发展，常可取得一定的疗效。

（五）全民食盐加碘的益处和副作用

1. 主要益处

（1）持续消除碘缺乏病：我国从 1995 年实施全民食盐加碘后在消除碘缺乏病上取得了历史性的成就，改善了人群碘营养水平，在消除碘缺乏病上取得巨大进展，人群碘营养持续处于适宜状况，没有碘缺乏病的流行。

1995 年实施的 USI 不仅使我国基本上消除了碘缺乏病，并极大改善了全民族碘营养不良的状况。在 1995 年、1997 年和 1999 年全国碘营养监测的基础上，2000 年国家卫生主管部门组织了对各省的评估，确认有 17 个省达到了消除碘缺乏病的目标；7 个省实现了基本消除的目标，只有 7 个省未达到消除目标。就国家水平而言基本达到了消除碘缺乏病的目标。2002—2017 年的全国碘缺乏病监测证实，我国保持和推进了碘缺乏病的可持续消除，儿童和孕妇碘营养适宜。

碘缺乏病病区实行食盐加碘的策略在我国是始于 20 世纪 60 年代，到 1995 年近 35 年的时间，碘缺乏病并未消除，然而，实施全民食盐加碘后，实现基本消除碘缺乏病的目标仅仅用了 5 年的时间，并一直保持持续控制碘缺乏病。因此，USI 是彻底解决碘缺乏病这一古老疾病和消除危害人民健康的碘缺乏的公共卫生问题的最佳干预措施。

（2）改善智力，提高学习能力：钱明等根据中国数据的 meta 分析结果表明，缺碘地区儿童平均损失 IQ 12.45，补碘挽回 IQ 8.4，在补碘 3.5 年以后出生的儿童平均 IQ 增幅在 12～17.25。2001 年中国 0～6 岁儿童智力残疾患病率为 0.93%，比 1987 年的 1.22% 下降了 0.28%，主要得益于全民食盐加碘预防了缺碘所致的智力低下。中国在消除碘缺乏病所取得的巨大成就，极大地提高了我国的民族素质，反映了我国政府对人类生存权的保护。从全球看实施 USI 后，智力障碍的患者从 1990 年的 4 300 万人降至 2 800 万人。Bleichrodt 等的 meta 分析认为碘缺乏对智力的损伤达到 IQ 13.5。对于碘适宜人群来说，增加补碘并不能提高儿童智商。

（3）经济和社会效益：全球因治疗碘缺乏病的医疗费用大大下降了，动物因补碘也使畜牧业得到了更大的发展，肉、蛋、奶的产量也明显增加了。USI 作为纠正碘缺乏的干预措施，其费用是最低的。世界银行委托的专家组估计，微营养素（碘、铁和维生素 A 等）的投入约为国家 GDP 的 0.3%，但可节省 5% 的 GDP；食盐加碘预防碘缺乏危害的投入和产出比为 1∶30。碘缺乏病防治对我国经济发展有长期影响，补碘使个体的受教育年限提高了 0.56 年，显著提升了收入，胎儿期补碘是产生防治效益的关键时期。从公共卫生和社会-经济的观点出发，补碘的费用低廉而所带来的效益是巨大而难于估量的。

（4）食盐加碘对甲状腺疾病患病率的影响：碘缺乏和过量是碘缺乏病和其他甲状腺疾病的重要危险因素。滕卫平等自 1999—2014 年开展多次碘与甲状腺疾病的调查发现,碘缺乏仍是多数甲状腺疾病的危险因素,目前临床甲亢、亚临床甲亢、临床甲减、甲状腺肿的患病率显著下降;亚临床甲减、AIT 和甲状腺抗体轻度升高。根据我国自 2005 年的监测数据,我国人群碘营养持续处于适宜水平,因此临床甲状腺疾病患病率的下降得益于全民食盐加碘。

实施全民食盐加碘后,由于碘营养的改善,甲状腺癌发病率并无变化,但癌的组织类型发生了改变(表 4-19-14),即甲状腺癌的恶性程度下降了,这也是补碘带来的益处。中国甲状腺癌的发病分布特点是,东部高于西部、沿海省份高于内陆省份、城市高于农村(3 倍)、经济发达地区高于经济欠发达地区、中国城市中大城市呈明显上升趋势。人群碘营养摄入量与甲状腺癌发病粗率呈负相关($r = 0.26$),与甲状腺癌的死亡率也呈负相关($r = -0.21$),6 年累积效应也呈负相关。

表 4-19-14　碘缺乏和碘充足对甲状腺癌的影响

甲状腺癌的种类	缺碘	碘充足
滤泡癌	↑	↓
未分化癌	↑	↓
乳头状癌	↓	↑

2. 主要副作用・USI 副作用的发生通常是在长期慢性缺碘患者快速增加碘摄入量,或碘摄入量过高之后发生的,它包括以下情况。

(1) 碘性甲亢(IIH):碘干预措施实施后最常见和最主要的并发症是 IIH。在全世界近百年的食盐加碘的历史经验中,IIH 的发生几乎是必然的、不可避免的;它通常发生在补碘后 1 年左右,从流行病学看持续 1~5 年(少数 5~10 年),而后下降至食盐加碘前的水平(表 4-19-15)。

表 4-19-15　全民食盐加碘与碘性甲亢关系

国家和地区	IIH 的发病率(1/100 000)		IIH 持续时间(年)
	食盐加碘前	食盐加碘后	
澳大利亚(Tasmania)	24(1963 年)	125(1967 年)↑	3~5
津巴布韦(Harare)	2.8(1991 年)	7.4(1994 年)↑	3
瑞士	(1978 年)	上升 27%	—
中国上海	8.2~11.8(1994 年)	22.2~31.4(1995—1998 年)↑	>3
中国丹东	16~20(1994 年)	27~28(1995—1998 年)↑	3
中国大连(非缺碘地区)	3.5(1994 年)	4.5(1995—1998 年)	

IIH 发病的机制是患者的甲状腺因长期缺碘后形成自主功能性甲状腺结节(这种结节可以被触及,也可以触不到),这些个体的某些甲状腺组织变成为有"功能自主性"(autonomy),而不受 TSH 调控,在补碘后合成过多的甲状腺激素,IIH 本质上是碘缺乏病的一种表现形式。

IIH 的临床和流行病学特点是:① 在原本碘营养正常的和甲状腺正常的人群中(如上表中大连的调查)食用碘盐后一

般不会造成 IIH。② 碘性甲亢仅在 IDD 病区的缺碘性甲肿的少数患者中发病,好发于 40 岁以上,女性发病率高,伴有结节性甲肿者居多。③ 碘性甲亢的临床表现与 Graves 病相似,但很少有突眼,也很少有血管杂音和震颤,但心血管症状和体征明显,血清抗甲状腺抗体阴性。④ 发生在 IDD 病区的碘性甲亢的患者,多为一过性、暂时的、非持续性的。但少数结节性甲肿患者可呈持续性,严重的需治疗,个别年龄较大者,碘性甲亢有可能引起严重后果,特别是对心脏的损害,偶有致死。⑤ 临床观察表明 IIH 的发生与摄入的碘量可以不成正比,补碘时摄入的碘量在正常范围内也会发生 IIH。从流行病学上看,目前多数人认为 IIH 的发生与补碘水平增加的过高和过快有关。

(2) 自身免疫性甲状腺疾病(AITD):临床观察发现补碘后通常会使 AITD 加重或诱发隐性 AITD 变为显性。美国 Mayo 医院的统计发现从 1930—1959 年手术切除的甲状腺肿中的桥本甲状腺炎由 0.1% 增加到 13%;厄瓜多尔和智利的报道表明,孕妇补碘后的甲状腺活检显示甲状腺淋巴细胞浸润的发生率增高;希腊地甲肿地区补碘后甲状腺自身抗体的阳性率升高了,但罗马尼亚的报道自身抗体并不增加;动物实验还证明有 AITD 遗传倾向的动物,饮食碘摄入量增加后可诱发其发病。

(3) 补碘对甲亢和甲减的影响:从临床疾病的统计学上看,碘缺乏时甲亢的发病率增高,而碘营养充足后甲减的发病率会增高,表 4-19-16 是欧洲的调查结果。近百年的碘盐防治经验表明,甲减和亚甲减的发病也是一过性的。

表 4-19-16　碘对甲亢和甲减的影响

地点	碘摄入量	甲亢	甲减
日德兰半岛	低	18%	1%
冰岛	高	3.8%	9.7%
托斯卡纳	低	9.6%	2.2%
马萨诸塞州	充足	5%	22%

世界各国,特别是发达国家近百年的食盐加碘的经验证明:碘盐对绝大多数人不会发生任何副作用,这些副作用往往仅发生在实施碘盐后的 5~10 年,且仅发生在对碘敏感的少数人中。碘营养充足地区和已实施食盐加碘数十年的国家的调查表明,过了 5~10 年人群尿碘中位数>300 μg/L,发生上述副作用的危险性也不高。严格的碘营养监测和据此进行加碘水平的调整,把人群碘水平控制在 300 μg/L 以下(最好在 100~200 μg/L),既能有效地控制碘缺乏病,又能使其患碘性甲亢和 AITD 的危险性降至最低水平。

我国通过建立的人群碘营养监测体系,形成监测-反馈-行动的运行机制。根据 1995 年的监测结果,发现有部分碘盐中的碘浓度过高,规定了食盐加碘厂的加碘水平不得超过 60 mg/kg 的上限。1997 年根据监测结果,采取政府行为停止了向重点人群滥用加碘保健品和碘油丸的错误,并提出科学补碘的原则和口号。1999 年的监测发现儿童尿碘水平仍略高于 300 μg/L,于 2000 年将加碘水平由 50 mg/kg 下调到 35 mg/kg,2005 年之后的监测,人群尿碘水平已下降到适宜范围。2011 年,根据历年监测,下调了盐碘浓度(见前文)。历次调整,保持了人群碘营养的适宜,同时避免了碘过量的副作用。

鉴于碘性甲亢等副作用是一过性,一般于碘盐防治 5～10 年后逐渐下降至加碘前的水平;而碘缺乏的危害已成为全民的公共卫生问题,它影响下一代的脑发育而事关民族的素质和社会的进步,因此碘缺乏的防治仍是当前工作的重点,其副作用的预防和处理也不容忽视。对于碘性甲亢等副作用的特别关注,决不应延误、放弃或停止碘盐防治计划的实施。

三、监 测

碘缺乏病是涉及大量人群的公共卫生问题,补碘必须持久坚持,一旦放松,又会"卷土重来"。2006 年,新疆因合格碘盐覆盖率的下降,而发现新的克汀病患儿病例,故对本病的长期监测十分重要。

监测这个术语来自环境科学,英语多用 monitoring,有的亦用 surveilance;1974 年 WHO 给生物监测下的定义为"系统地收集生物材料并立即进行分析",强调了系统性与立刻性。

(一) 监测的意义和目的

(1) 了解某些人群的缺碘程度及其分布状况,可以识别找出高发病区及高危人群,为紧急干预措施提供线索,为长期评估和监测提供基础情况,为投入的人力、物力、财力的分配提供参考依据。

(2) 对已实施防治计划的缺碘病区进行防治效果评价,了解病区碘营养改善情况以及在防治过程中出现的各种问题(包括防治措施与管理上的),目的在于进一步宣传,激发人群对碘缺乏病重要性的认识,及时改进防治措施以达到巩固和提高现有的防治效果。

(二) 监测内容

1. 病区的划分标准 · 我国对碘缺乏病的监测从 20 世纪 60—80 年代开始有一个历史演变和发展过程。

早期是针对地甲肿的病区判定。1989 年 7 月全国碘缺乏病检测会议通过的病区划分标准为:① 以乡镇为单位,7～14 岁儿童肿大率＞20%(检查例数 500 以上,每个年龄组例数不小于 30),或居民甲肿患病率＞3%即可定为病区。② 根据居民尿碘水平划分病区轻重程度,以乡镇为单位,在健康成人中,随机抽取 50 例以上男女各半的尿样,其尿碘均值(几何均值或中位数)为 50～100 μg/(g·cr)时,可定为轻病区;尿碘均值 25～50 μg/(g·cr)时为中等病区;小于 25 μg/(g·cr)时,为重病区。③ 在一个乡镇范围内,综合指标属非病区,而某村寨的甲肿患病率＞10%,或居民尿碘均值＜50 μg/(g·cr)时,该村寨按病区对待。

WHO、UNICEF 和 ICCIDD 为指导全球防治碘缺乏病,于 1993 年颁布了指导性文件,并于 2001 年和 2007 年两次修订,建议采用甲状腺肿和人群尿碘中位数为指标,以居民户合格碘盐食用率评价防治措施,并提出不同人群的碘营养和病情指标,以及监测碘缺乏病防治进程指标和标准(表 4 - 19 - 17)。借鉴国际组织经验我国制定了《碘缺乏病(IDD)病区划分标准》(GB16005—1995),后为《碘缺乏病病区划分》(GB16005—2009)取代。前面提及 WS/T 669—2020 和 GB/T19380—

2006 分别以饮用水碘含量 40 μg/L、100 μg/L 为界,将环境定义为缺碘、适碘和高碘地区。目前基本修订已完成的《碘缺乏病消除标准》即将发布。

2. 预防方案的实施及其内容 · 我国对监测方案的实施也经历了从不认识到认识的过程。现用的监测方案基本上采纳了 WHO、UNICEF、ICCIDD 提出的原则,在实施中结合我国国情,主要以盐碘、甲肿率和尿碘为主。

2007 年,WHO、UNICEF 和 ICCIDD 指南建议将缺乏病作为公共卫生问题持续消除,并提出了指标和持续消除标准(表 4 - 19 - 17)。

表 4 - 19 - 17　WHO、UNICEF 和 ICCIDD 持续消除 IDD 的进程指标和标准

指　标	目　标
盐碘:家庭合格碘盐食用率	＞90%
尿碘	
一般人群尿碘中位数	在 100～199 μg/L
孕妇尿碘中位数	在 150～249 μg/L
防治项目指标达标情况	10 项通过 8 项*

注: * 是指国家防治碘缺乏病的项目指标,共 10 项,分别是: ① 跨部门领导小组,国家层面,涉及相关部门,近 2 年有活动; ② 有政府承诺,包括国家预算,特别是碘酸钾; ③ 关于 USI 的法律、法规,并规定了外部质量保证; ④ 近 3 年来建立有监测 IDD 防治进展的方法; ⑤ 有检测实验室,能检测盐碘和尿碘及甲状腺功能; ⑥ 有健康教育和社会动员体系; ⑦ 定期收集碘盐数据,近 5 年调查过用户的盐; ⑧ 定期检测尿碘,近 5 年开展过人群尿碘调查; ⑨ 盐业的协作情况,包括质量控制和碘盐加工成本; ⑩ 国家定期公布人群碘营养、病情和碘盐防治情况的监测数据。

2020 年国家卫生健康委员会发布《地方病预防控制工作规范(试行)》,从行政管理、方案、预防监测、评价等方面规范了碘缺乏病工作。

(1) 碘盐质量:对工厂生产的碘盐、销售商店及居民用户盐的碘浓度进行检查,最重要的是用户盐的碘浓度。食品安全国家标准《食用盐碘含量》(GB26878—2011)规定,食用碘含量平均水平(以碘元素计)为 20～30 mg/kg,各省市自治区缺碘地区只选择了 25 mg/kg 和 30 mg/kg 两个浓度水平,标准规定每个水平可以上下波动 30%,总体在 17.5～39 mg/kg,接近国际组织推荐的 15～40 mg/kg 范围。被调查的缺碘地区居民合格碘盐食用率应该达到 90%以上。

(2) 甲状腺大小:这是对病情的监测。目标人群以在校 8～12 岁学龄儿童为好,这部分儿童上学容易接近,又有老师协助,调查方便,他(她)们正处于生长发育阶段,对碘缺乏敏感,其甲肿情况具有代表性。调查时注意男女性别不要差别太大,一般采用整群分层概率抽样法(PPS 法)或其他随机抽样。在我国,专家们普遍认为 8～10 岁儿童甲状腺大小比较稳定,其正常值按《地方性甲状腺诊断标准》(WS276—2007)规定,如果甲肿率＞5%,被认为碘缺乏纠正不够彻底,＜5%才算合格。检查方法可用触诊法,有条件的地方最好用 B 超法。

(3) 尿碘:是反映居民碘营养水平的敏感指标。实践证明采集一次在校儿童的随机尿样即可,男女各半,一般 50～

100 例以上标本就具有代表性。尿碘以中位数表示,碘营养纠正明显者,其尿碘以中位数<100 μg/L 者不超过 50%,<50 μg/L者不超过 20%。

(4) 饮用水碘测定:并非必须监测项目。但考虑我国有少数高碘地区(主要在饮水中含有高碘),应予注意。一般情况下,在学校测定儿童尿样时,对学校饮用水同时进行水碘浓度测定。

(5) 碘缺乏病健康教育问卷调查:一般要求对五年级小学生或学生家庭主妇进行抽样答卷调查以了解对碘缺乏病防治知识的宣传教育情况,目前我国已日益受到普遍重视。

目前监测方案的监测内容并非尽善尽美,随着我国碘缺乏病防治措施的日益深入,监察内容要求越来越高,有人提出监督重点应该由"病"的监测如甲肿率、地克病发生率等转向对人群营养状况的监测,如碘盐、尿碘及人体素质包括智商(IQ)的监测,并对管理方面也提出新的内容与要求,作为监察内容。

碘缺乏病的防治与监测涉及政府部门、多学科系统工程,任何环节出现疏忽就有可能使碘缺乏病"死灰复燃、卷土重来"。因此,卫生、盐业、商业、教育、公安等部门的通力协作,加强管理,就显得尤为重要。

(三) 我国监测的演变

碘缺乏病的全国性监测在 1990 年和 1992 年进行过 2 次,属于哨点监测,结果发现非碘盐冲击下病区的病情加重,并在方法学、法规保障、能力建设等方面为以后的监测提供了重要经验。

在全民食盐加碘以后,我国的碘缺乏病病情监测和碘盐监测全面和系统的开展。1995 年全国碘缺乏病监测结果表明,家庭碘盐食用率为 80.2%;尿碘检查表明:在被调查的 29 个省份中,只有江苏、海南、天津、广东和上海存在碘缺乏;有 27 个省存在病情,触诊甲状腺肿大率超过流行标准(>5%)。

第一次全国监测表明实施全民食盐加碘的必要性和有效性。

1993 年以后,我国先后共完成了 9 次全国碘缺乏病监测,其中 1995 年、1997 年、1999 年、2002 年、2005 年、2011 年、2014 年采取的是 PPS 抽样的省级水平监测,2016 年和 2017 年以后改为县级水平的全国监测。除了碘缺乏病监测,卫生主管部门自 1996 年开始,还与病情监测合并,实施每年一度的全国碘盐监测。

由于 2005 年通过调查发现,全国有 9 个省份的 109 个县存在高水碘地区,按相关条例规定,在这些高水碘地区禁止碘盐供应,此后开展了全国高水碘地区调查。2006 年在新疆南部发现新发的地克病患儿后,卫生主管部门在历史碘缺乏病严重流行地区实施碘缺乏病高危地区监测。

全国碘缺乏病监测、碘缺乏病高危地区监测和全国高水碘地区调查构成的国家监测系统,为科学防治碘缺乏危害提供了决策数据,引领世界该领域的工作。

(谨将此文献给中国防治碘缺乏病的先驱马泰、卢倜章教授)

参考文献

[1] 陈祖培,闫玉芹,赵金扣.碘与甲状腺疾病[M]//白耀.甲状腺病学.北京:科学技术文献出版社,2003,567 - 629.
[2] WHO, UNICEF, ICCIDD. Assessment of iodine deficiency disorders and monitoring their elimination: a guide for programmemanagers[R]. 3rd ed. Geneva: World Health Organization, 2007.
[3] 马泰,卢倜章,于志恒.碘缺乏病[M].2 版.北京:人民卫生出版社,1993.
[4] Medeiros-Neto G. Iodine deficiency disorders[M]//DeGroot LJ, Jamerson JL. Endocrinology. 4th ed. Philadelphia: WB Saunders, 2001: 1529 - 1539.
[5] 马泰,卢倜章.缺碘性与高碘性甲状腺肿[M]//陈敏章,邵丙扬.中华内科学.北京:人民卫生出版社,1999: 3049 - 3057.
[6] Hetzel BS, Pandavcs CS.拯救亿万碘缺乏受害者——征服碘缺乏病[M].陈祖培,钱明,闫玉芹,主译.天津:天津科技翻译出版公司,2000: 49 - 53.
[7] 马泰. 全民食盐加碘的国策应当坚持[J].中华内分泌代谢杂志,2002,18: 339 - 349.

第二十章 · 甲状腺肿瘤

吴 毅 向 俊

甲状腺肿瘤是临床的常见病、多发病,有报道自然人群中 1/3 的人口甲状腺有各类疾病,而其中约 10% 为甲状腺肿瘤。在甲状腺肿瘤中 5%~15% 为甲状腺癌,其余多数为良性肿瘤,罕见肉瘤。近年来,甲状腺癌的发病率在世界范围内均呈上升趋势,尤其在女性人群中更明显,我国各级医院良恶性甲状腺肿瘤的检出率及手术量均大幅攀升。因此,如何正确评估和处理甲状腺肿瘤具有重要意义,应当引起临床医师的重视。

第一节 · 甲状腺肿瘤常用诊断方法

异常的甲状腺肿大常见于三类疾病:肿瘤性病变、功能

性病变与炎症性病变。其中,甲状腺肿瘤性病变包括甲状腺腺瘤、结节性甲状腺肿、恶性肿瘤等;功能性病变包括甲状腺功能亢进症(简称甲亢)等;炎症性病变包括慢性淋巴细胞性甲状腺炎(Hashimoto thyroiditis,又称桥本甲状腺炎)、亚急性甲状腺炎、木性甲状腺炎(又称侵袭性甲状腺炎或 Reidel 甲状腺炎)等。临床上对典型的良恶性甲状腺肿瘤容易鉴别,但对少数结节性甲状腺肿、亚急性甲状腺炎、桥本甲状腺炎、木性甲状腺炎有时与甲状腺癌颇难区别。因此,在诊断甲状腺肿瘤时,必须仔细询问病史与体格检查,抓住诊断要点,再结合相关的检查,综合分析,以得出较可靠的临床诊断。

一、病史与体格检查

异常的甲状腺肿大或结节在诊断为肿瘤性病变前,首先

要排除功能性病变与炎症性病变。病史与体检对鉴别诊断有很大帮助，如主诉心悸、多汗、消瘦和性情急躁等；体检发现甲状腺弥漫性肿大或具轻度结节肿，并有手指震颤或突眼表现，心动过速，就要考虑 Graves 病，结合甲状腺功能、[131]I 扫描和摄碘率试验，一般就可确诊。如甲亢伴有甲状腺热结节，要考虑高功能腺瘤。如先有上呼吸道感染史，然后在甲状腺区出现有压痛的结节，即要考虑亚急性甲状腺炎，做红细胞沉降率或细针穿刺细胞学检查以确诊。再如甲状腺结节样肿大，伴有轻度的甲亢或甲减症状，结合体检时发现甲状腺对称性弥漫性肿大，边界清楚，轮廓分明；其质地实而富有弹性，颈部淋巴结不肿大要考虑慢性淋巴细胞性甲状腺炎，可做甲状腺球蛋白抗体（TgAb）、甲状腺过氧化物酶抗体（TPOAb）测定，必要时结合细胞学检查，以求确诊。如果患者有多年甲状腺结节史，病程长，症状不明显，颈部无异常肿大淋巴结，有关检查均在正常范围，则要考虑结节性甲状腺肿可能，如果部分结节在短期内迅速增大，则要考虑恶变。如果中老年妇女，甲状腺虽不大，但质地很硬，边界不清，与气管紧密固定，有时甚至有呼吸压迫症状，要考虑为木性甲状腺炎（Reidel's thyroiditis），但也要排除恶性肿瘤，手术探查是有价值的。

在确定甲状腺肿瘤后，应进一步鉴别肿瘤的良恶性。症状是预判肿瘤性质的重要依据：声音嘶哑多见于恶性肿瘤，良性病变少见；甲状腺肿瘤生长速度较慢，但老年患者肿瘤短期内迅速增大，伴有皮肤红肿、呼吸困难等要考虑甲状腺未分化癌；有腹泻、面部潮红等症状要考虑髓样癌。年龄也是一个重要因素，年幼的比成人的甲状腺孤立结节恶性比例要大，15岁以下的患者甲状腺单个结节中 20%～50% 是恶性的，但大多为分化好的甲状腺癌。中老年人的甲状腺癌发病率也较高，特别是未分化癌大多在 60 岁以上。同时，要注意甲状腺肿瘤有较明显的家族史，国内 10%～20% 的甲状腺髓样癌有家族遗传史，有部分甲状腺乳头状癌也有遗传倾向。

颈部体检对判断甲状腺肿瘤的性质与范围有重要作用。甲状腺的肿块有时较小，较隐蔽，需要准确熟练的检查手法，否则容易漏诊。检查时要求患者颈部充分暴露，观察有无手术瘢痕和颈前静脉怒张等，正常的甲状腺轮廓视诊不易发现，若看到甲状腺的外形常提示甲状腺肿大，要进一步扪诊，检查甲状腺的大小、质地，有无肿块及肿块的数目、部位、边界、活动度，肿块有无压痛，以及颈部有无肿大的淋巴结等。一般甲状腺的肿块可以随吞咽上下活动，但有时肿块边界不清，移动性也差，确定肿块来源发生困难。此时重要的依据是颈总动脉，如果肿块在颈总动脉内的应考虑来自甲状腺，如在颈总动脉外侧可以排除甲状腺肿块。甲状腺恶性肿瘤可侵犯邻近器官与组织，所以还应评估肿块与颈总动脉、颈内静脉、气管、迷走神经和颈部肌肉的关系，看有无粘连、压迫和固定。喉镜检查声带活动应列为常规。除检查甲状腺外，还要仔细检查胸骨切迹上、喉前区和颈侧区有无肿大淋巴结，尤其要注意颈内静脉链的淋巴结，对其部位、大小、质地、数目和活动度等都要仔细检查并记录。

二、影像学检查

（一）超声诊断检查

超声诊断是甲状腺肿瘤诊断的主要检诊手段，在甲状腺疾病的临床诊断中发挥了不可替代的作用。尤其是高分辨率

全数字化超声仪和高频探头的使用，使图像质量有了明显的提高，已可以发现小于 2 mm 的肿块，结合彩色多普勒血流成像技术，更加促进甲状腺疾病的鉴别诊断水平。2015 版美国甲状腺协会（ATA）《成人甲状腺结节及分化型甲状腺癌指南》与 2012 版中国《甲状腺结节和分化型甲状腺癌诊治指南》均推荐所有甲状腺结节患者首选颈部超声检查。

超声检查可以探测甲状腺肿块的性质、大小、数目，也可以评判颈部淋巴结情况。某些超声征象有助于判断甲状腺结节的良恶性。纯囊性结节或由多个小囊泡占据呈海绵状改变的结节几乎都为良性。而具有以下特征提示结节恶性的可能性大：实性低回声结节；呈垂直性生长；结节形态和边缘不规则、晕圈缺如；微小钙化、针尖样弥散分布或簇状分布的钙化；纵横比失调；同时伴有颈部淋巴结异常，如淋巴结呈圆形、边界不规则、内部回声不均、淋巴门结构消失、内部出现钙化或囊性变等。通过超声检查鉴别甲状腺结节良恶性的能力与超声医师的临床经验相关，有经验的超声医师对甲状腺结节性质的判断准确率可以达到 90% 以上。

近年来，超声引导下细针穿刺逐渐普及，引导穿刺可疑部位，进一步提高了甲状腺结节的术前诊断准确性。此外，弹性成像、造影、三维成像等超声新技术也在甲状腺结节的诊断中逐渐开展。

（二）放射线核素检查

放射线核素检查可以明确甲状腺的形态和功能，所以该项检查是诊断甲状腺疾病的常规手段之一，目前常用的甲状腺显影剂有 [131]I、高锝酸盐（[99m]Tc）。受分辨率所限，甲状腺核素显像适用于评估直径 1 cm 以上的甲状腺结节。碘（[131]I）化钠的半衰期很短，进行甲状腺扫描时必须先做甲状腺摄碘率测定，如果甲状腺摄碘过少，甲状腺扫描就不会显示。[99m]Tc 也是常用的甲状腺显影剂。凡是 [131]I 摄取率低的患者可以改用 [99m]Tc 进行扫描。[99m]Tc(V)-DMSA 是一种趋骨的肿瘤显像剂，早期心血池放射性较高，无正常甲状腺组织摄取，是目前公认最好的甲状腺髓样癌显像剂，灵敏度、特异性分别达 84% 和 100%。大约 90% 的甲状腺癌其摄碘功能低于正常，而良性结节往往在正常范围以内。甲状腺扫描不但有助于甲状腺肿瘤的鉴别诊断，而且还可作为甲状腺转移灶的定位，确定异位甲状腺以及对甲状腺切除后或药物治疗后功能和形态等方面的评估。

根据甲状腺对放射线同位素摄取的情况，一般将其分为 4 类：① 热结节，多见于滤泡型腺瘤、毒性腺瘤，少数滤泡性腺癌亦可有热结节表现。对于单个或多个结节伴有血清 TSH 降低时，建议行甲状腺核素显像来评估某个或某些结节是否为有自主摄取功能的"热结节"。② 温结节，多见于腺瘤、结节性甲状腺肿。③ 凉结节，最多见于甲状腺囊肿，其次为甲状腺癌及淋巴细胞性甲状腺炎或木性甲状腺炎。④ 冷结节，单个实质性甲状腺肿瘤，表现为冷结节，约 50% 有癌变可能。当然其他良性肿瘤也可出现此图像，应结合病史、体检和其他有关检查，综合分析才能做出临床诊断。

（三）CT 检查

CT 检查可以清晰地显示甲状腺结节与周围血管、气管、食管等重要解剖结构的关系，寻找可疑淋巴结，协助制定手术方案。CT 对甲状腺肿瘤有较可靠的诊断价值，能检出直径在

0.5 cm 以上的肿瘤。在评估甲状腺结节良恶性方面,CT 检查不优于超声,但 CT 是临床中评估甲状腺癌淋巴结转移的主要方法。

CT 检查运用于甲状腺肿瘤的主要作用体现在以下几点。

(1) 通过 CT 表现,对部分病例可以做出良恶性的判断。

(2) CT 检查可明确显示病变的范围,肿瘤向邻近器官及组织侵犯情况,对邻近结构如气管、食管及肌肉、血管等有无压迫、破坏等。

(3) CT 评判颈部淋巴结转移情况。颈部 III、IV、VI 区淋巴结大于 5 mm,II 区淋巴结大于 1 cm 者,需要结合甲状腺癌(尤其是甲状腺乳头状癌)的颈部转移淋巴结 CT 特征,如钙化、液化、增强明显、边界不清等来评估转移的可能性。

(4) 甲状腺内有较高的碘含量,密度明显高于邻近的肌肉,根据 CT 值的测量可大致确定甲状腺的功能,并可较早发现病变。

(5) 对胸内甲状腺,CT 有独特的诊断价值,特别当病变无功能时,CT 检查还能确定胸内甲状腺的侵犯范围,纵隔内有无转移病灶,以及与邻近结构如大血管的关系,为制定治疗方案提供可靠依据。

有观点认为,为了不影响术后可能进行的 ^{131}I 显像检查与治疗,CT 检查中应当避免使用含碘造影剂。但临床工作中,基于以下几方面考虑,依然建议在甲状腺癌术前行增强 CT 检查以明确手术范围:① 手术治疗是甲状腺癌最核心、最重要的治疗手段。平扫 CT 无法很好地评估颈部淋巴结转移情况,易出现假阴性的判断,影响手术范围的制定。② 因手术范围过小而造成遗漏的颈部转移淋巴结,^{131}I 核素治疗效果不佳,一般需要再次手术治疗。③ 术前使用碘造影剂后,在同位素治疗前依然可以通过严格的低碘饮食、禁服甲状腺素等方式,造成机体碘饥渴状态,提高同位素治疗效果。

(四) 磁共振

磁共振成像在甲状腺肿瘤的诊断上,其价值如 CT 检查,对于甲状腺癌侵犯下咽、喉、气管等解剖结构的判断更有意义。

(五) X 线检查

X 线检查评估甲状腺肿瘤与周围组织关系的作用正逐渐被 CT 所取代。巨大的甲状腺肿瘤或较晚期的甲状腺癌以及临床怀疑有纵隔甲状腺时,可做气管正、侧位摄片检查,以了解肿瘤的范围。X 线检查还有一个重要的目的就是观察气管与甲状腺的关系,巨大的甲状腺良性肿瘤一般仅导致气管移位,一般不会引起气管狭窄。不过也有例外,如果甲状腺多次不规则手术后,由于瘢痕化,使气管位置固定,当另一叶又有结节出现时,气管受压可致狭窄。较晚期的甲状腺癌常可侵犯气管壁,使气管腔狭窄,而移位程度反而比较轻。甲状腺癌可以侵犯食管,故临床有怀疑时,应考虑做食管造影,以利于充分了解肿瘤的浸润范围,做出正确的治疗方案。

(六) PET-CT 显像

^{18}F-FDG PET-CT 显像能够反映甲状腺结节摄取和代谢葡萄糖的状态。但由于部分甲状腺癌恶性程度较低,代谢并不旺盛,因此并非所有甲状腺癌都能在 PET-CT 中表现为阳性,而有些炎性结节也会摄取 ^{18}F-FDG,因此 PET-CT 显像不能准确鉴别甲状腺结节的性质,国内外指南均不建议将 PET-CT 作为评估甲状腺结节的常规检查。由于对小于 5 mm 的病变不敏感,PET-CT 对诊断肺转移灶的灵敏度也不及胸部增强 CT。

三、细针穿刺细胞学检查

细针穿刺细胞学检查(fine-needle aspiration cytology,FNAC)是术前评估甲状腺结节良恶性敏感度和特异度最高的方法。FNAC 是一项较安全成熟的诊断技术,并发症少,亦未见有肿瘤种植的报道,可以重复操作,也可以通过 FNAC 标本做免疫组化测定,在有些国家已出现替代术中冰冻的趋势。与触诊下 FNAC 相比,超声引导下的 FNAC 取材的成功率与准确率更高。

可以触及的甲状腺结节可以直接行 FNAC 检查,直径>5 mm 的结节可以通过超声引导下行 FNAC。国内外指南建议甲状腺结节行 FNAC 指征为:① 影像学提示结节具有恶性征象;② 颈部淋巴结异常:③ 童年期颈部放射线照射史或辐射污染接触史;④ 甲状腺癌家族史;⑤ 血清降钙素升高;⑥ 结节实质性的部分快速增大。

细针穿刺细胞学检查一般以贝塞斯达系统(Bethesda System)为标准进行报告,该系统分为以下几类:① 细胞学无法确诊,取材不满意或无法诊断;② 良性,结节恶性的可能性为 0~3%;③ 不确定,结节恶性的可能性为 5%~30%;④ 可疑恶性,结节恶性的可能性为 60%~75%;⑤ 恶性,结节恶性的可能性为 97%~99%。经 FNAC 仍不能确定良恶性的甲状腺结节可对穿刺标本行甲状癌分子标志物如 *BRAF* 突变、*RAS* 突变、*RET/PTC* 重排等检测,约 80% 伴有此类突变的结节为恶性。

大量文献证明,甲状腺结节的 FNAC 对诊断良性结节十分可靠,假阴性率为 1.3%~11.5%,平均为 5.2%。假阴性发生在囊性结节较多。囊性癌主要是乳头状癌,为把假阴性率降到最低限度,关键要吸取到足够的有代表性的组织。初次涂片常常不能说明问题,应在病灶囊壁或边缘部重做吸取,尽量取到有代表性的肿瘤组织。另一个易造成假阴性的原因是肿瘤较小,且位置较深或被其他良性结节遮蔽。因此,未能取到真正的癌组织。细胞学诊断假阳性率非常低。复旦大学附属肿瘤医院 122 例 FNAC 诊断为恶性肿瘤,均做手术。对照术后组织学切片,仅 1 例误诊,假阳性率为 0.8%(1/122),FNAC 最高出现的假阳性如非典型性腺瘤和伴有乳头状结构的增生结节。

FNAC 也有一定的局限性,除了取材的因素外,其只能观察细胞形态和结构变化。缺乏对整体组织结构的了解,有时 FNAC 鉴别诊断非常困难,FNAC 可以确认甲状腺滤泡肿瘤,但缺乏明确良性或恶性的特征,无法区别滤泡状腺瘤或滤泡样腺癌(FTC),因后者一定要有包膜与脉管的侵犯才能做出诊断,而 FNAC 不能了解肿瘤的这些情况。

四、实验室检查

对弥漫性甲状腺肿大除了常规做核素检查外,还应检测血清 T_3、T_4、TSH,以确定有无甲状腺功能亢进。疑为慢性淋巴细胞性甲状腺炎时做甲状腺自身抗体的检测,有相当高的诊断价值,常用的有 TgAb、TPOAb。对于甲状腺手术后长期补充甲状腺素片患者,应定期测定 T_3、T_4、TSH,如果给药剂量不足,TSH 水平会升高,反之则降低,所以测定 TSH 可以作为调节甲状腺素片剂量的一个依据。甲状腺球蛋白(thyroglobulin, Tg)在甲状腺全切除术后如持续升高提示有转移或复发可能,也可以作为低危、中危甲状腺癌术后是否需要补充同位素治疗的依据。临床疑为髓样癌的患者要测定血浆降钙素(CT)的水平,如果在正常最高值 300 pg/L 以上有诊断价值;降钙素同样也是监测髓样癌术后复发最重要的方法。

第二节・甲状腺肿瘤的分类

根据世界卫生组织(WHO)的定义,甲状腺肿瘤的组织学分类主要分为:原发性上皮肿瘤、原发性非上皮肿瘤与继发性肿瘤(表 4 - 20 - 1)。

表 4 - 20 - 1　甲状腺肿瘤的分类
原发性上皮肿瘤
滤泡上皮肿瘤
良性:滤泡性腺瘤
恶性:甲状腺癌
分化型甲状腺癌:乳头状癌、滤泡性癌、分化差癌
未分化癌
C 细胞肿瘤(甲状腺髓样癌)
滤泡上皮与 C 细胞混合性肿瘤
原发性非上皮肿瘤
恶性淋巴瘤
肉瘤
其他
继发性肿瘤

约 95% 的甲状腺肿瘤来源于甲状腺滤泡细胞,其余的多来源于 C 细胞(甲状腺滤泡旁细胞)。滤泡上皮与 C 细胞混合性肿瘤十分罕见,同时含有滤泡上皮来源与 C 细胞来源的肿瘤细胞,其在组织来源上是否作为一种独立的甲状腺肿瘤尚有争议。甲状腺恶性淋巴瘤是最常见的甲状腺非上皮来源肿瘤,可独立发生于甲状腺,亦可为全身淋巴系统肿瘤的一部分。甲状腺肉瘤、继发性甲状腺恶性肿瘤等在临床中较少见,多为零星个案报道。

第三节・甲状腺良性肿瘤

一、甲状腺腺瘤

甲状腺腺瘤一类来源于甲状腺滤泡上皮、包膜完整、无包膜和脉管浸润的良性肿瘤。复旦大学附属肿瘤医院 42 年间收治甲状腺腺瘤 3 541 例,其中男性 1 041 例,女性 2 500 例,男女比例 1:2.4,好发于 20~40 岁,40 岁以后,发病逐渐下降。病灶大多为单发结节,部分可多发,可累及两叶,个别可伸入纵隔。

(一) 病理诊断

甲状腺腺瘤的病理诊断依然以形态学评估为主,需要与滤泡性癌和滤泡型乳头状癌等恶性肿瘤鉴别。

典型的滤泡性腺瘤大体形态上一般为单发的圆形或椭圆形肿瘤(图 4 - 20 - 1),多数直径在 1.0~5.0 cm,常为实质,亦可囊性,包膜完整,质韧,与周围腺体组织分界清楚,多并发囊性变,囊腔大小不一,大者可为单囊,占据整个肿瘤,病变可为若干小囊,囊腔内含棕褐色液或胶样液,实性者切片呈肉样、均匀一致,有时可钙化,其中常见小型坏死或囊膜,少数囊壁有颗粒状乳头,此时须仔细检查包膜是否完整,以与乳头状癌鉴别,切面可因结构不同呈蛋白色或棕色,可见不同数量的胶样物和不同程度的退行性变,如囊内出血、血管栓塞、继发性纤维化和钙化,这种变化是血供受到干扰所致而非感染引起。镜检具有以下特点:由成熟滤泡构成,细胞形态、胶质含量皆与正常甲状腺相似。滤泡排列紧密,肿瘤间质少时,称单纯型腺瘤,胶体含量丰富,滤泡扩大,且大小不一时,称胶体型腺瘤。有完整包膜,组织结构与周围甲状腺组织不同,肿瘤压迫周围甲状腺组织且结构相对的一致。

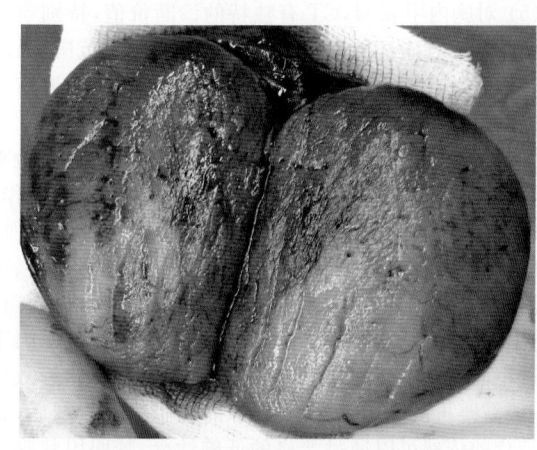

图 4 - 20 - 1　甲状腺腺瘤大体标本剖面

甲状腺滤泡性腺瘤根据不同的滤泡形态和细胞丰富程度可以分为多个少见亚型,但其临床意义并不大,总体而言,滤泡中细胞成分越多,越要注意包膜或血管有无侵犯。甲状腺滤泡性腺瘤常见亚型有以下几种。

1. 嗜酸性腺瘤(Hürthle cell adenoma)・是唯一具有预后意义的亚型,有学者认为该亚型中极少数病例存在恶性潜能。瘤细胞较大,呈多角形,胞质含丰富嗜酸性颗粒是其特征,排列成条索或片状,偶可呈滤泡或乳头状。瘤细胞边界一般清楚,核大小且一致,染色深。不少细胞核呈固缩状态。其与乳头状癌的区别往往只在于缺乏特异性的核指征。但也有学者认为此瘤并非独特一型,为各型腺瘤的退行性变所致。

2. 胚胎型腺瘤・构成实体型腺泡巢或条索,无明显滤泡或胶质形成,瘤细胞多为立方形,体积较小,边界不清,常埋在水肿的纤维间质中,包膜和血管无侵犯。与之相似的还有胎儿型腺瘤。

3. 伴有乳头状增生的滤泡性腺瘤・瘤组织常形成大小不等的囊腔。内含胶样物,乳头突入囊腔内,乳头较短,分支较少,有时见乳头中含有胶质滤泡。瘤细胞较小,大小、形态一致,呈单层排列,无明显的多形性或核分裂,无核的磨砂玻璃样改变,无砂粒体。该型有时单凭少数切片,很难与乳头状癌区别。故应多沿肿瘤包膜取材、切片,仔细检查有无包膜、血管或淋巴管侵犯，以慎重进行诊断。

4. 不典型腺瘤·此型腺瘤细胞高度增生，核具有不典型性，细胞形态结构欠规则，但无脉管和包膜浸润。此种腺瘤应着重检查包膜，视其有无包膜及血管浸润，如多数切片均无浸润，方可认为良性。

5. 毒性腺瘤·又称为高功能腺瘤，指伴有甲亢的滤泡性腺瘤，核素显像为热结节，组织学上类似 Graves 病的滤泡形态。

（二）临床表现

甲状腺腺瘤大多无自觉症状，常偶尔发现，或普查时发现，多为无意中发现颈前区肿块，大多为单个，包膜感明显，质地偏软，可随吞咽上下活动，肿瘤生长缓慢，有时肿瘤突然增大，伴有胀痛，多由于囊内出血所致，但过一时期血液被吸收，可见肿瘤缩小甚至消失。少数增大的肿瘤可以压迫周围组织引起气管移位，但很少造成呼吸困难，罕见喉返神经压迫症状。笔者曾处理 3 例良性甲状腺肿瘤引发喉返神经麻痹者，主要是肿瘤位于甲状腺背侧，当突然增大压迫拉伸喉返神经所致，经手术处理后，均恢复功能。胸骨后甲状腺瘤压迫气管和大血管可引起呼吸困难和上腔静脉压迫症。少数腺瘤可因钙化斑块使瘤体变得十分坚硬。典型的甲状腺瘤很容易做出临床诊断，功能检查一般均正常，但毒性腺瘤同时伴有甲亢。

（三）治疗

一般多采用手术治疗。对于 TSH 升高的患者，补充甲状腺素治疗有时可使肿瘤缩小甚至消失，可首先使用药物治疗，无效时再行手术切除，常用药物为左旋甲状腺素片，25～100 μg/d。但对于 TSH 正常患者，有研究显示 TSH 抑制治疗无效。

临床中对甲状腺单发结节大于 3 cm 者，需要考虑甲状腺腺瘤。鉴于甲状腺腺瘤中 10%～25% 最终石蜡病理检查为甲状腺癌，而在术前甚至术中冰冻中，甲状腺滤泡性腺瘤与滤泡性癌尤其与微小浸润型滤泡性癌难以鉴别，故一般不宜做单纯腺瘤切除，应做患侧腺叶切除术。在行腺叶切除时要注意保护喉返神经及甲状腺旁腺，以免引起术后并发症。

二、结节性甲状腺肿

结节性甲状腺肿是临床最常见的甲状腺良性肿瘤，多见于 30 岁以上女性，是在单纯性甲状腺肿基础上，由于病情反复进展，导致滤泡上皮由弥漫性增生转变为局灶性增生，部分区域则出现退行性变，最后由于长期的增生性病变和退行性病变反复交替，腺体内出现不同发展阶段的结节。

结节性甲状腺肿多见于地方性甲状腺肿地区，但沿海地区并不少见，病程很长，可数年或十数年。初为双侧甲状腺轻度肿大，随年龄增长，可产生结节。其常为多个，大小不一，质韧或较软，表面光滑，随吞咽上下活动。由于临床无症状，常见病灶向下延伸至纵隔，多以右侧为多见，原因是左侧有主动脉弓阻挡者。一般不发生压迫症状，可有局部坠重感，部分病例可合并甲亢。少数可发生癌变，表现为近期肿块迅速增大，并出现恶性体征。病理标本切面检查（图 4-20-2），结节的包膜常不完整，结节与周围甲状腺组织相似，不压迫周围腺组织，结节内可见多种结构，如大量胶样物质、黏液变性、出

血、钙化、腺瘤形成趋势等。镜检滤泡大小不一，胶样物深染，上皮细胞扁平，间质甚少。

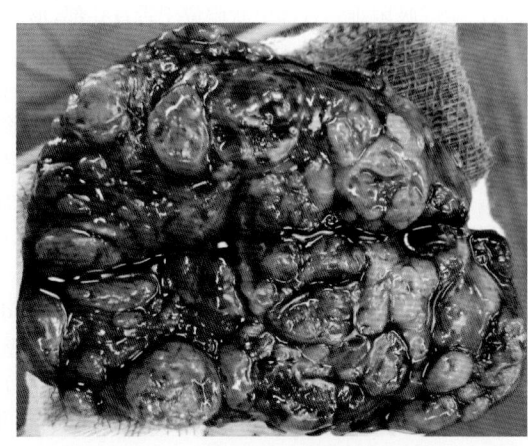

图 4-20-2 结节性甲状腺肿大体标本剖面

由于结节性甲状腺肿呈双叶多发结节生长，单纯手术摘除效果不好，极易复发，甲状腺全切除术后并发症甚多，故原则上以观察为主。存在下述情况者可考虑手术治疗：① 出现局部压迫症状；② 肿块位于胸骨后或纵隔内；③ 结节实质部分短期内增大，考虑有恶变倾向；④ 合并有内科治疗无效的甲亢。对于思想顾虑过重而强烈要求手术的患者，只能作为手术的相对适应证。根据手术目的的不同，对结节性甲状腺肿的手术方式常采用甲状腺全切除、甲状腺次全切除、腺叶切除术等术式，手术中对喉返神经及甲状旁腺要倍加注意。内镜甲状腺手术具有良好的术后外观效果，可用于良性甲状腺结节手术。

结节性甲状腺肿的非手术治疗主要包括：TSH 抑制治疗、超声引导下射频消融、超声引导下经皮无水酒精注射等。对于 TSH 升高的患者，服用甲状腺素可能抑制肿块生长；但对于 TSH 正常的患者，使用 TSH 抑制治疗的方式并不能使肿块缩小或抑制肿块生长，且长期使用易引起亚临床甲亢、心律失常、骨质疏松等不良反应。射频消融与无水酒精注射并非无创的治疗方式，对于大的结节往往需要多次治疗，且有不小的潜在风险。目前国内外指南均不建议常规使用非手术方法治疗结节性甲状腺肿，包括 TSH 抑制治疗、射频消融和无水酒精注射。

三、异位甲状腺

甲状腺始基发生自第一对咽囊，胚胎 4 周时，在咽的腹侧壁，内胚层增厚下陷，呈囊状增长，形成甲状舌管（thyroglossal duct），其末端细胞增生并分向两侧，各形成细胞团，下降并发育成甲状腺两侧叶及峡部。第 5～6 周时，甲状舌管退化，第 8 周时完全消失，其起源点残留一线凹陷，称盲孔（foramen caecum）。由于胚胎发育畸形，甲状腺不在颈部正常位置而出现在甲状腺下降途中的其他部位，如咽部、舌内、舌骨上、舌骨下、喉前、胸骨上、气管内、食管内、胸骨后及胸腔内等处，异位甲状腺的疾病谱与正常甲状腺无异。核素显像是发现异位甲状腺的有效方法。

1. 舌部及舌下甲状腺体（lingual and sublingual thyroid）·发生在甲状舌管部，在正中线。舌部较舌下部为多，主要见于女

性。幼年时不易引起注意,常因青春期或妊娠期生理需要而肥大时被发现。吞咽不畅为最常见症状。如腺体内出血,急骤增大可产生呼吸困难。舌部甲状腺位于舌盲孔部,形成2～3 cm大小的肿块,呈分叶状,表面黏膜正常。舌下部者多在舌骨上方,易被误诊为甲状舌管囊肿。肿物切片大致同正常甲状腺,可有囊性变,极少可癌变,[131]I核素检查有助于诊断,无明显并发症者,无需治疗。5%～10%的患者正常位置甲状腺缺如,需要手术治疗时,术前必须做[131]I扫描,以了解正常位置有无甲状腺。如证实正常甲状腺位置无甲状腺,手术切除时应考虑保留部分腺体以避免术后产生甲状腺功能低下。

2. 气管内异位甲状腺(intratrecheal aberrant thyroid)· 自声带到支气管分叉部均可发生,多数位于喉的后外侧壁,常见于左侧,以15～40岁女性为多。肿物0.5～2.0 cm,可产生呼吸困难、异物感、咳嗽等症状。产生上述并发症时,行手术切除。

3. 胸腔内异位甲状腺(intrethoracic aberrant thyroid)· 此病少见,可发生于食管、主动脉弓上方、心包及膈膜处,一般体积较小,不产生症状,多于尸检时发现。与甲状腺无连接,甚少产生并发症。无症状者无需处理。

4. 颈动脉旁异位甲状腺(paracarotid aberrant thyroid)· 甚少见,可发生于颈外动脉、颈总动脉及颈动脉体处,笔者曾处理1例患者,在颈外动脉处发现一约3.5 cm×2.5 cm肿块,CT显示颈总动脉分叉上1 cm,肿块与颈动脉关系密切,FNAC检查提示为甲状腺来源肿块,手术切除后病理诊断为异位甲状腺。

第四节·甲状腺癌

一、流行病学

甲状腺癌在临床约占全部恶性肿瘤的1%,但在内分泌系统中,它是最常见的恶性肿瘤,常见于女性,有发病率高、死亡率低的特点。甲状腺癌的发病率按国家或地区而异,近30年,除非洲地区因疾病诊断技术受限之外,世界大多数地区甲状腺癌发病率呈持续上升趋势。

2012年,全球甲状腺癌新发病例数约为298 000例,死亡例数为40 000例,虽有37%的新发病例来自欧美地区,但死亡主要发生在亚洲。我国甲状腺癌新发病例数占全球新发例数的15.6%,死亡数占13.8%。与我国邻近的韩国,女性人群甲状腺癌发病率居全球首位,达89/10万,已为该国女性最常见的恶性肿瘤。在意大利,甲状腺癌是45岁以下女性第二大常见的恶性肿瘤。2013年中国肿瘤登记数据显示,2010年全国甲状腺癌发病率为4.12/10万,男性1.93/10万,女性6.42/10万;同期全国甲状腺癌死亡率为0.34/10万,男性0.23/10万,女性0.46/10万。国内最新报道提示甲状腺癌发病率近10年在我国女性中呈快速上升趋势(图4-20-3),已经是我国女性第五大常见恶性肿瘤,同时是我国30岁以下女性发病率最高的恶性肿瘤;但在发病率明显上升的同时,死亡率并无明显变化(图4-20-4),并且甲状腺癌在城市中的发病率高于乡村,在大城市中的发病率高于中小城市。

与20世纪80年代初比较,上海市甲状腺癌发病率无论男女都呈持续上升趋势,男性发病率以每年6.22%、女性以每年7.46%的速度上升。上海地区2013年的肿瘤统计资料显示,上海市甲状腺癌在世界范围内已经属于发病较高地区,其中上海女性发病率为男性的近3倍(59.52/10万比20.13/10万),几乎是世界最高水平,已经上升为上海女性的第二大常见恶性肿瘤。

由于多数甲状腺癌恶性程度低,发展较慢,少数甚至在死亡前仍未出现任何甲状腺的异常表现,Harach等报道一组芬兰尸检结果,其隐癌的发生率高达34.5%。日本的一组报道甲状腺隐癌的检出率也超出20%以上。不同类型的甲状腺癌发病年龄高峰不同,乳头状癌多见于30～39岁,滤泡样癌多见于30～49岁,未分化癌则多见于70岁以上患者。

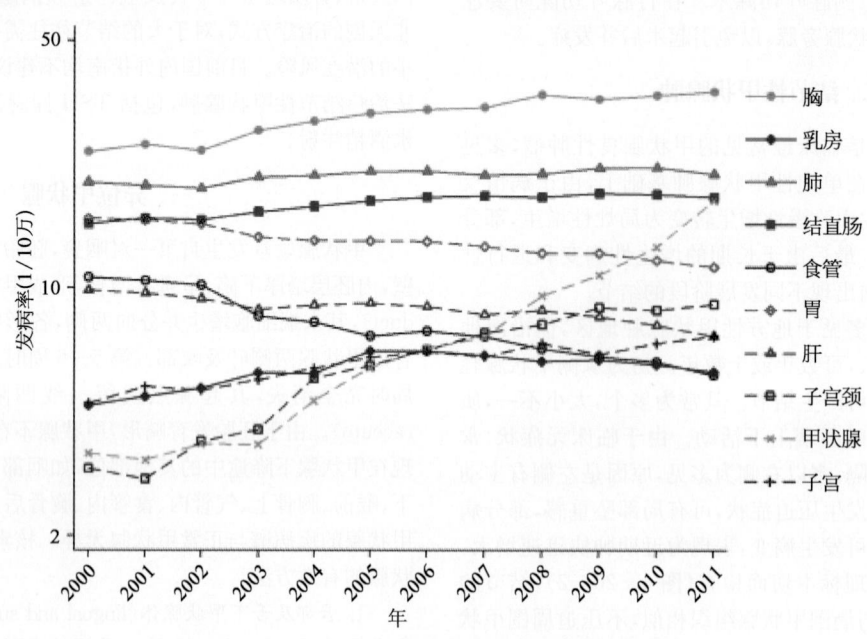

图4-20-3 2000—2011年中国女性部分癌症发病率趋势

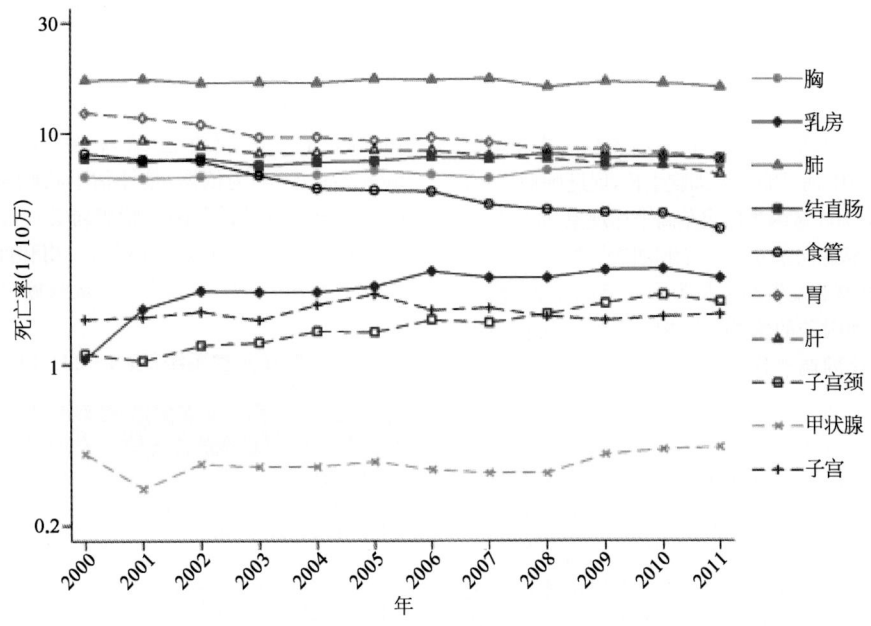

图 4-20-4　2000—2011 年中国女性部分癌症死亡率趋势

二、病　因

(一) 电离辐射

电离辐射是甲状腺癌一个比较明确的危险因素,核辐射或核污染及一些医疗检查是电离辐射的主要来源,放射线所诱发的甲状腺癌往往是双侧多发性,一般潜伏期为 10~20 年。人类在 1896 年发现放射线的存在,并逐渐运用于疾病治疗,但直到 1950 年才由动物实验发现用放射线可诱发鼠甲状腺癌。1925—1955 年很多美国儿童的胸腺和头颈部接受 X 线照射,目的是治疗颈淋巴结炎、腮腺炎或预防哮喘病的发生,由于放射筒过大以致不适当地将甲状腺亦包括在放射野内。经长期观察,发现经 X 线照射的 6 603 例儿童患甲状腺癌 36 例,患甲状腺瘤 60 例,而 12 435 例对照组仅发现 8 例甲状腺癌。儿童期有头颈部放疗史患者所诱发的甲状腺癌症的发病率更高,提示儿童甲状腺对放射线更敏感,切尔诺贝利核泄漏所造成的核污染,该地区的儿童甲状腺癌发生率,高于污染前的 15 倍;日本福岛核污染事件后,当地儿童甲状腺肿瘤也已经有上升趋势。

(二) 基因变异

许多动物及人类肿瘤的发生与某些基因的过度表达、出现激活性突变或缺失有关,但造成这些基因突变的原因尚不明确,有学者提出在细胞分化过程中造成癌变的基因变异是随机的。近年来的研究发现,*RET*、*RAS*、*BRAF*、*TERT*、*p53* 等基因在甲状腺滤泡上皮细胞瘤变或癌变过程中起重要作用(图 4-20-5),并与甲状腺癌的发生、发展与预后密切相关。

RET 原癌基因经重排后被称为 *RET/PTC* 癌基因,属于酪氨酸蛋白激酶受体家族。*RET/PTC* 基因是目前研究较多的与甲状腺癌相关的癌基因。*RET/PTC* 基因编码的酪氨酸蛋白激酶发生活化,通过下游信号的转导使甲状腺滤泡上皮细胞发生恶性转化,与甲状腺乳头状癌和遗传性甲状腺髓样癌的发生具有很高的相关性,并且具有 *RET/PTC* 重排的甲

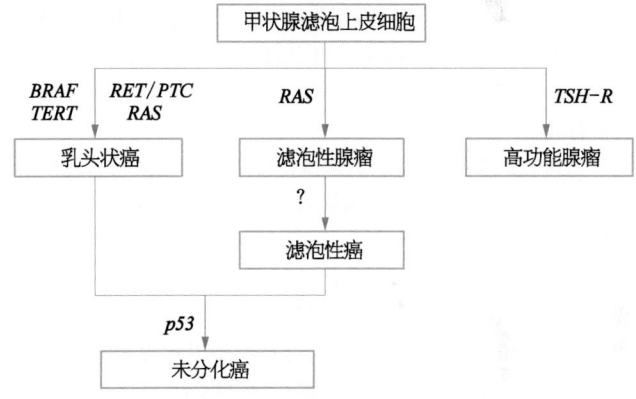

图 4-20-5　甲状腺滤泡上皮肿瘤基因变异模式图

状腺乳头状癌恶性程度更高。

RAS 是一类原癌基因家族,*RAS* 突变可引起多个不同信号转导通路的激活,是转化细胞中发现的最常见突变。*H-ras*、*K-ras* 及 *N-ras* 等癌基因的突变是分化型甲状腺癌中检测到的常见突变类型,但髓样癌中几乎从未发现 *RAS* 突变。在乳头状癌中 *RAS* 突变主要存在于滤泡型中,滤泡性腺瘤中也偶见 *RAS* 突变,但较滤泡状癌少见。由于 *RAS* 突变同时存在于甲状腺良性及恶性肿瘤中,部分学者认为它是滤泡上皮来源甲状腺癌形成过程中的起始事件。

BRAF 即鼠类肉瘤滤过性毒菌致癌同源体 B1,是 RAF 基因家族成员,*RET* 和 *RAS* 的下游信号分子。*BRAF* 的 VE600 点突变是甲状腺癌中最常见的一种基因突变,见于大约 50% 的甲状腺乳头状癌。*BRAF* 的 VE600 突变后,活化蛋白激酶,激活 MEK(ERK 激酶),向 MAPK 信号通路下游传递细胞分裂信号,导致甲状腺肿瘤形成。

端粒酶逆转录酶(telomerase reverse transcriptase,TERT)启动子突变与甲状腺癌的发生密切相关。多个研究发现,*TERT* 启动子突变在良性甲状腺肿瘤与甲状腺髓样癌

中的发生率为0,而具有 *TERT* 启动子突变的甲状腺癌恶性程度较高,其中未分化癌的 *TERT* 启动子突变率是乳头状癌的4倍。*TERT* 启动子突变也可与 *BRAF* 突变协同,促进甲状腺癌发展。

p53 是一种典型的抑癌基因。突变的 *p53* 不仅失去正常野生型 *p53* 的生长抑制作用,而且能刺激细胞生长,促进肿瘤生长,分化性甲状腺癌组织中 *p53* 基因蛋白也是高表达现象,而突变的 *p53* 可能也是分化型甲状腺向未分化癌转化的因素之一。

综上所述,甲状腺癌的发生和生长为一复杂的生物过程,受不同的癌基因和多种因子的影响,这些因子对甲状腺癌细胞各个阶段生长及分化的调节作用以及各类癌的特异基因,仍待深入研究。

（三）其他

甲状腺癌病因目前尚未十分明确,但根据甲状腺癌在地区、性别和种族分布中所呈现的差异可推断一些可能的致病因素。例如,中国肿瘤登记数据显示沿海地区发病率处于高水平,提示环境或饮食因素与甲状腺癌发病之间可能存在关联;由于女性发病率高于男性,雌激素也成为重点研究的甲状腺癌病因之一;不同种族间发病率差异反映遗传因素在甲状腺癌发生中可能起着一定的作用。

1. 碘摄入量·碘是合成甲状腺素的必需元素,由于各地饮食习惯不同,在我国不同地域人群中的碘摄入量有明显不同。多项流行病学调查表明,碘摄入量可能与甲状腺癌的发生及其病理类型有关。

从流行病学研究发现,富碘饮食可能是甲状腺癌高发的诱因,我国东部沿海地区是富碘饮食地区,亦是我国甲状腺癌高发地区,主要以乳头状癌为主。我国滕卫平等学者进行的一项大样本流行病学调查发现,高碘地区甲状腺癌发病率高,且患者均为乳头状癌,这与过高的碘摄入量有关,并且碘的超足量和过量摄入可诱发和促进甲减与自身免疫甲状腺炎的发生和发展。自我国1996年实施食盐碘化政策以来,临床工作中也发现甲状腺癌越来越多,而且甲状腺癌的病理类型分布已发生改变:乳头状癌发病增加,滤泡状癌发病减少。此外,缺碘也一直被认为与甲状腺的肿瘤发生有关,其所诱发的甲状腺癌以滤泡样或分化差为主。但目前尚无进一步的实验室研究或动物研究验证碘摄入量与甲状腺癌发生发展的关系。

2. 性别与女性激素·甲状腺癌发病性别差异较大,女性明显高于男性。近年研究显示,雌激素可影响甲状腺的生长。主要是促使垂体释放 TSH 而作用于甲状腺,因而当血清雌激素水平升高时,TSH 水平也升高。至于雌激素是否直接作用于甲状腺尚不明确,女性激素是否为甲状腺致癌因素之一,也有待进一步研究。

3. 遗传因素·在一些甲状腺癌患者中,常可见到一个家族中一个以上成员同患甲状腺乳头状癌者。文献报道家族性甲状腺乳头状癌发病率在5%~10%。尤其来源于滤泡旁细胞的家族性甲状腺髓样癌和来源于滤泡细胞的家族性非甲状腺髓样癌。对前者10号染色体 *RET* 突变的基因检测,有助于家庭成员中基因携带者的诊断,并对其进行预防性手术治疗;后者可单独发生或以其他家族性癌症综合出现,如 Gardner 综合征及 Cowden 病。

三、甲状腺癌的分期

美国肿瘤联合委员会（American Joint Committee on Cancer, AJCC）发行的甲状腺癌分期系统以肿瘤原发灶（tumor, T）、区域淋巴结转移（node, N）及远处转移（metastasis, M）为依据,是评估甲状腺癌预后的重要参考指标,其简单易行且被美国甲状腺协会（ATA）和美国国立综合癌症网络（NCCN）甲状腺癌指南引用和推荐。

AJCC 第八版（2018年）甲状腺癌分期系统分类及分期如下。

（一）TNM 分类系统（表4-20-2）

表4-20-2 TNM 分类系统

T 原发肿瘤
- T_x 无法对原发肿瘤做出估计
- T_0 未发现原发肿瘤
- T_1 局限于甲状腺内的肿瘤,最大径≤2 cm
- T_{1a} 肿瘤局限于甲状腺内,最大径≤1 cm
- T_{1b} 肿瘤局限于甲状腺内,最大径>1 cm 但≤2 cm
- T_2 肿瘤局限于甲状腺内,最大径>2 cm,≤4 cm
- T_{3a} 肿瘤最大径>4 cm 且局限于甲状腺内
- T_{3b} 任何大小的肿瘤,明显侵犯甲状腺周围带状肌(胸骨舌骨肌、胸骨甲状肌、甲状舌骨肌、肩胛舌骨肌)
- T_{4a} 较晚期的疾病。任何大小的肿瘤浸润超出甲状腺包膜至皮下软组织、喉、气管、食管、喉返神经
- T_{4b} 很晚期的疾病。肿瘤侵犯椎前筋膜,或包绕颈动脉或纵隔血管

N 区域淋巴结转移
- N_x 未确定有无淋巴结转移
- N_0 未发现区域淋巴结转移
- N_1 区域淋巴结转移
- N_{1a} 肿瘤转移至Ⅵ区淋巴结(气管前、食管前、喉前及 Delphian 淋巴结)、Ⅶ区淋巴结(前上纵隔淋巴结)
- N_{1b} 肿瘤转移至一侧、双侧、对侧Ⅱ、Ⅲ、Ⅳ、Ⅴ区单个或多个淋巴结转移

M 远处转移
- M_x 未确定有无远处转移
- M_0 无远处转移
- M_1 有远处转移

（二）分期（表4-20-3）

表4-20-3 甲状腺癌的分期

分化型甲状腺癌(乳头状或滤泡状癌)				
	<55 岁	≥55 岁		
Ⅰ期	任何 T 和 N;M_0	T_1	N_0	M_0
		T_2	N_0	M_0
Ⅱ期	任何 T 和 N;M_1	T_1	N_1	M_0
		T_2	N_1	M_0
		T_3	任何 N	M_0
Ⅲ期		T_{4a}	任何 N	M_0
ⅣA 期		T_{4b}	任何 N	M_0
ⅣB 期		任何 T 和 N		M_1
甲状腺髓样癌				
Ⅰ期	T_1		N_0	M_0
	T_2		N_0	M_0
Ⅱ期	T_1		N_1	M_0
	T_2		N_1	M_0
	T_3		任何 N	M_0
Ⅲ期	T_{4a}		任何 N	M_0
ⅣA 期	T_{4b}		任何 N	M_0
ⅣB 期	任何 T		任何 N	M_1

（续表）

甲状腺未分化癌（任何未分化癌均为Ⅳ期）		
ⅣA期	$T_1 \sim T_{3a}$	N_0/N_x	M_0
ⅣB期	$T_1 \sim T_{3a}$	N_1	M_0
	T_{3b}	任何N	M_0
	T_4	任何N	M_0
ⅣC期	任何T	任何N	M_1

第八版 AJCC 甲状腺癌分期较第七版有了以下变化。

（1）将分化型甲状腺癌分期的诊断年龄切点从沿用多年的 45 岁增加至 55 岁。对于选择 45 岁作为切点值一直饱受争议，经过一项国际多中心回顾性研究后发现，将切点值提高至 55 岁后，17% 的患者分期会下降，且调整后的生存曲线不受影响。这一改动避免了只依据年龄因素将部分早期患者划入晚期，同时也避免了一些并不需要的更激进的治疗方案。

（2）将Ⅶ区（前上纵隔）淋巴结转移从颈侧淋巴结转移（N_{1b}）划入中央区淋巴结转移（N_{1a}）。这一改动的依据是在Ⅵ区与Ⅶ区间并无明确的解剖间隔，也并无依据表明Ⅶ区淋巴结转移较Ⅵ区淋巴结转移预后更差。

（3）分化型甲状腺癌的分期有所改动，将第七版的 $T_2N_0M_0$ 由Ⅱ期降为Ⅰ期，将 $T_3N_0M_0$、$T_1 \sim 3N_{1a} \sim bM_0$ 由Ⅲ、Ⅳ期降至Ⅱ期。在第八版中，将超出带状肌的腺外侵犯（T_{4a}、T_{4b}）和远处转移（M_1）作为影响 55 岁以上患者 TNM 分期的主要因素，降低了肿瘤直径、淋巴结转移对分期的影响，这一改动更符合临床经验。

（4）重新定义了 T_3 分期，将微小腺体外侵犯删除，因为微小腺体外侵犯并非预后或复发的独立危险因素。

（5）更改了甲状腺未分化癌的 T 分期，扩大了未分化癌 T 分期的适用范围。

四、甲状腺乳头状癌

甲状腺乳头状癌（papillary thyroid cancer，PTC）起源于甲状腺滤泡上皮细胞，是一种分化好的甲状腺癌，与甲状腺滤泡性癌同属分化型甲状腺癌（differentiated thyroid cancer，DTC）。甲状腺乳头状癌是最常见的甲状腺恶性肿瘤，复旦大学附属肿瘤医院头颈外科 2006—2016 年共治疗甲状腺恶性肿瘤 21 175 例，其中乳头状癌 20 450 例，约占 96%；在国内外文献报道中 PTC 占所有甲状腺恶性肿瘤的 75%～95%。

（一）临床特点

甲状腺乳头状癌可发生在任何年龄，男女都可发生，但最常见于中青年女性。复旦大学附属肿瘤医院头颈外科 20 450 例甲状腺乳头状癌中，男女之比约为 1∶4，发病者以 25～45 岁的妇女最多见。

甲状腺乳头状癌生长缓慢，患者多无自觉不适，常由体检超声发现。大部分的病例除甲状腺区有一无痛性肿块外很少有其他症状。一般活动度尚好，仅约 1/10 与气管固定。瘤体较小者，可小于 1 cm，多坚硬且难以触及，常以颈淋巴结转移为主诉而来就诊，瘤体较大时，直径可达 10 cm 以上或更大，常伴有囊性改变，穿刺可吸出浅棕、黄色液，容易被误诊为囊肿。晚期可累及周围软组织或气管软骨而使肿瘤固定，或累及喉返神经而致声音嘶哑，少数合并不同程度的呼吸困难。甲状腺乳头状癌以远处转移症状为首诊主诉者少见，但偶有以肺、骨转移灶为首发症状的患者。

甲状腺乳头状癌是一种易于出现区域淋巴结转移的肿瘤，典型的甲状腺乳头状癌常伴有同侧颈部淋巴结转移，其转移率为 30%～70%。

中央区淋巴结，即喉返神经区或气管前淋巴结是转移的淋巴结第一站。即使是被认为较少出现淋巴结转移的甲状腺微小癌也有较高的中央区淋巴结转移率。复旦大学附属肿瘤医院头颈外科统计了 1 048 例初治的甲状腺乳头状微小癌发现，同侧中央区淋巴结转移率为 38.5%（404/1 048）。转移至颈侧区的淋巴结大多在颈内静脉链中下段，很少转移至颌下淋巴结，但也可进一步转移至颈后三角，甚至是前上纵隔和咽旁间隙。有时虽然淋巴结转移灶很广泛，但癌肿仍局限在淋巴结包膜内，若活动度好，一般仍可手术彻底清除。颈部淋巴结转移灶可以穿破淋巴结包膜，互相融合成块或浸润至邻近的血管、神经和周围软组织，影响手术彻底性，约 4% 的病例可以转移至双侧颈部淋巴结。

甲状腺乳头状癌远处转移最常见于肺，其次为骨，骨转移易发生于脊柱、肋骨、骨盆等部位，并产生相应症状。脑转移是 PTC 非常晚期的表现，预后极差。

（二）病理

病灶一般是单发，亦可以多发于两叶、峡部或锥体叶，体积大小不等。最大直径≤1 cm 者称为甲状腺乳头状微小癌，可较长时间保持隐性状态，而不发展成临床癌，常在尸检中发现，国外文献报道为 6%～34.5%，国内报道为 2.1%～4.3%。

近年，对甲状腺乳头状癌的病理组织学诊断标准，多数人已逐步取得较为一致的意见：甲状腺乳头状癌是一类由甲状腺滤泡上皮分化而来的恶性上皮来源肿瘤，组织形态具有乳头状结构和（或）具备一系列特征性的细胞核变化。乳头状结构与典型的细胞核变化是 PTC 的核心。肿瘤内乳头和滤泡的数量不一，当滤泡中细胞核特征与乳头状癌细胞核特征相同时，肿瘤中无论乳头多少，其生物学行为与乳头状癌相同，应归为乳头状癌。

1. 大体形态·病灶往往硬而坚实，灰白色，细胞丰富者可为黄色并伴有密集的小乳头状颗粒（图 4-20-6），大者可以超过 10 cm，硬韧或呈囊性，囊变者可见到囊壁有实质性的结节突入囊腔。腔内储有棕褐色液体或陈旧血水。肿瘤一般无

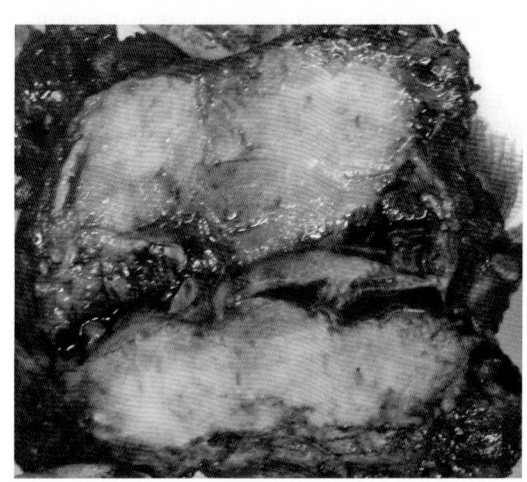

图 4-20-6 甲状腺乳头状癌大体标本剖面图

包膜，仅5％有不完整包膜或假包膜。肿瘤常伴有细沙粒样钙化，故切割时可有磨砂感。少数病例腺体内可见1个以上的病灶，故有多中心性的说法。

2. 甲状腺乳头状癌的组织学特征·甲状腺乳头状癌的乳头由中央为纤维血管轴心，表面衬覆一层肿瘤性上皮所构成。典型的乳头较长，有复杂的分支。有些乳头细而直，平行排列，有些乳头短而粗，乳头中央为疏松结缔组织和大小不一薄壁血管所形成的纤维血管轴心。衬覆在乳头表面和肿瘤性滤泡的上皮细胞具有特征性改变。细胞较大，互相重叠在一起。核圆形或卵圆形。核边缘不太规则，呈锯齿状或有皱褶。核染色质常平行排列，聚于核内膜下，致使核膜增厚，核淡，透明水样，或呈毛玻璃样，核仁小，不明显，核分裂象罕见或无（图4-20-7）。在乳头纤维血管轴心中，淋巴管内，实性上皮成分之间和肿瘤性滤泡之间的间质中常存在同心圆层状结构的砂粒体，砂粒体不出现在滤泡腔内。

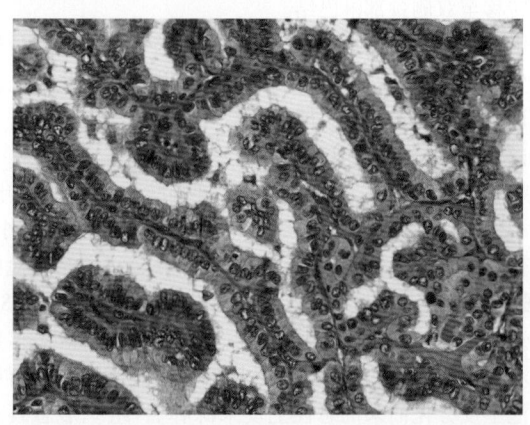

图4-20-7 甲状腺乳头状癌HE染色，乳头状分支结构与特征性核改变

3. 甲状腺乳头状癌组织学亚型·除典型的乳头状癌外，有许多形态学变型，它们的临床特点、病理改变、治疗后预后均有差异，认识这些变型无论在诊断、治疗和预后判断上都具有十分重要意义。

（1）滤泡性亚型：是最常见的乳头状癌亚型。组织形态与甲状腺滤泡性癌相似，但细胞核具有乳头状癌的特征，故归为乳头状癌的滤泡性亚型。在细分该亚型之前，许多具有类似特征的甲状腺癌被诊断为滤泡性癌，这可能也是近年来滤泡性癌比例明显下降的原因之一。该型很少出现淋巴结或远处转移，预后同典型乳头状癌。

（2）弥漫硬化性型：好发于儿童与青年。其特征是肿瘤弥漫累及双侧甲状腺，滤泡结构紧密伴有细小钙化。该型几乎100％伴有颈部淋巴结转移，常有远处转移（尤其肺），预后较典型乳头状癌差，但根治性手术＋同位素治疗依然可以取得很好的疗效。

（3）高细胞亚型与柱状细胞亚型：常见于中老年男性，特征为30％～70％瘤细胞的高度超过宽度2倍。此型肿瘤体积大，侵袭性强，呈浸润性生长，常侵出甲状腺包膜，易于侵犯血管。预后比典型乳头状癌差。

（4）包膜内亚型：包膜内亚型形态与腺瘤相似，仅有小灶的包膜突破，预后极好，5年生存率几近100％。

（5）嗜酸细胞亚型：少数具有典型乳头结构的肿瘤完全由嗜酸细胞组成。生物学行为与典型乳头状癌相似。

（6）窦性/小梁状亚型：70％～100％瘤细胞形成窦性区或小梁状排列的乳头状癌称为窦性/小梁状变型，生物学行为与典型乳头状癌相似。

（7）透明细胞型：一种由于糖原积聚或空泡形成致使瘤细胞胞质透明的乳头状癌，少见，预后较好。

（8）结节性筋膜炎样间质亚型：少数乳头状癌的间质高度增生，似结节性筋膜炎，肿瘤被大量间质分隔成小叶状，因此在甲状腺的任何纤维组织增生的病变中，应仔细寻找有无乳头状癌，此型预后较好。

（9）Warthin瘤样亚型：一种形态上类似涎腺Warthin瘤的乳头状癌。预后较好。

（10）筛状-桑椹状亚型：一种最近新认识的乳头状癌变型，少见。此型好发于青年女性，肿瘤常呈多灶性，临床上常伴有家族性结肠腺瘤性息肉病，此型预后与典型乳头状癌相同。

（三）治疗

甲状腺乳头状癌的治疗方式包括：手术治疗、术后[131]I治疗、TSH抑制治疗等，其中手术治疗是最核心的治疗方式。随着对PTC疾病特点的不断深入认识，对其治疗方案的选择也在循证医学的基础上越来越个体化。

1. 甲状腺原发灶的外科治疗

（1）手术范围与术式的选择：原发灶手术治疗的手术切除范围与术式尚不统一，应根据TNM分期、肿瘤死亡/复发的危险度、各种术式的利弊，以及患者本人的意愿来制定个体化的方案，不应一概而论。

甲状腺乳头状癌的甲状腺切除术式包括甲状腺全切除与患侧甲状腺腺叶＋峡部切除术。

患侧甲状腺腺叶＋峡部切除术被认为是甲状腺癌最小的标准切除范围。对于较小的单发病灶，目前肿瘤学界多主张行单侧腺叶＋峡部切除术，在最新的2015版ATA指南中也认为，T_2及以下分期的分化型甲状腺癌在没有其他危险因素的情况下也可行单侧腺叶＋峡部切除术。选择该术式的理论依据：① 残留腺体内真正有临床意义的复发远低于病理学检测出的微小癌的概率。复旦大学附属肿瘤医院资料提示，一侧甲状腺叶切除，对侧发生甲状腺癌仅2％。② 单侧腺叶切除与甲状腺全切除术后存活率差异无统计学意义，且前者的生活质量明显优于后者。③ 如在随访期中对侧甲状腺出现肿瘤，再次手术并不增加手术难度与并发症。④ 甲状腺全切除术并发症的数据多来自全球大型的肿瘤诊疗中心，并不代表一般医院的真实水平。

甲状腺全切除术切除包括锥体叶在内的全部甲状腺组织。具有以下危险因素的患者应行甲状腺全切除术：① 肿瘤分期T_3以上，即肿瘤大于4 cm或明显外侵；② 多病灶，即使是多个病灶局限于一侧腺叶；③ 远处转移；④ 颈部广泛淋巴结转移，淋巴结外侵；⑤ 儿童期颈部放射线接触史；⑥ 甲状腺癌的家族遗传史；⑦ 具有以下病理亚型，弥漫硬化型、高细胞型、柱状细胞型等；⑧ 相关基因突变，*BRAF*、*TERT*、*RET/PTC*等。主张对于单侧无危险因素的小病灶行甲状腺全切除的观点认为：① 相当比例的PTC呈隐匿性的多灶性生长；② 残留腺体内的病灶复发，二次手术困难；③ 有利于术后放射性碘治疗和通过甲状腺球蛋白监控复发情况；④ 精细操作不会造成严重并发症。相对于单侧腺叶切除，甲状腺全切除的手术风险如喉返神经损伤、永久性甲状旁腺功能减退的概率均明显增加，需要经过严格的专科化培训来提高手术质量，减少上述并发症。

临床实践中，肿瘤局部切除术、甲状腺部分切除术、甲状腺次全切除术、甲状腺近全切除术等也常被用于治疗 PTC，但目前认为这些手术不宜用于甲状腺恶性肿瘤的根治。

（2）癌变累及甲状腺外组织：局部晚期甲状腺乳头状癌侵犯周围重要器官并不少见，其对气管、食管、喉、下咽等器官的侵犯，是影响预后的重要因素之一。手术是其最有效的治疗手段，由于本病较少远处转移，即使出现远处转移也可通过同位素治疗，如能将局部肿瘤与受累组织一并彻底切除，一些患者仍有可能获得较长期或长期生存，因此不可轻易放弃手术治疗。手术的难点为对喉、气管、颈段食管、下咽等的处理，其治疗风险大、并发症复杂、且往往涉及多个学科领域。术前需仔细评估肿瘤、患者、医师三大要素，准备充分是获得满意治疗效果的关键。

1）累及气管的晚期甲状腺癌处理原则：气管是甲状腺癌最常侵犯的器官，前壁、侧壁多见，颈段气管受累占分化性甲状腺癌的 1%～3%。笔者所在医院处理 141 例气管受累甲状腺癌的经验，可将其分为三型：① 外壁型，肿瘤仅侵及气管外层软骨膜；② 软骨受侵型，肿瘤已侵犯气管软骨未侵入腔内；③ 腔内侵入型，肿瘤已侵入气管，前两型占 95%，可以在保留气管形态完整的基础上，将肿瘤从气管表面锐性分离，达到根治的目的。这种术式可以获得较好的局部控制率和长期的生存率，其 10 年生存率仍可达 85% 以上，更重要的是可以很好地保留患者上呼吸道功能和形态的完整性。对腔内侵入型需行受累气管切除＋修复手术，常见的气管切除与修复方式有：气管袖状切除＋端端吻合，气管部分切除（窗式切除）＋各类组织瓣修复。

气管侵犯是甲状腺乳头状癌的高危因素，而且气管腔内侵犯理论上更易造成肺转移，因此对分化型甲状腺癌联合气管切除的患者，术后推荐行 ^{131}I 治疗，提高疗效。对于没有肉眼残留、切缘阴性的患者，不建议行局部放疗。

2）累及喉返神经的处理原则：侵犯一侧喉返神经可以术中与原发肿瘤一并切除，仅对双侧喉返神经侵犯者，双侧喉返神经切除将要做永久性气管造瘘术，故要谨慎处理，可保留、尽量保留，辅以放疗也能得到较好的疗效。

3）累及食管的处理原则：大多数仅侵犯肌层，术中应仔细分离，如术中发现食管黏膜层切破，要仔细缝合，一般不需切除食管。如食管缺损较大，可行肌皮瓣修复或游离胃上提重建颈段食管。

4）侵犯喉、下咽的处理原则：甲状腺乳头状癌相对头颈部鳞癌侵袭性较弱，甲状软骨对肿瘤有一定阻挡作用，临床中常见分化型甲状腺癌有绕甲状软骨生长的现象。此时，肿瘤可能侵犯咽缩肌、梨状窝，侵犯位置一般为梨状窝外侧壁，而不侵犯内侧壁、咽后壁、杓会厌皱襞及喉内。单纯的梨状窝切除术即可根治侵犯下咽的肿瘤，而不需要切除喉。

甲状腺乳头状癌侵犯喉并不常见，一般见于广泛侵犯周围组织的病例，肿瘤常通过从前方突破甲状软骨、环状软骨或经甲状软骨板后缘侵入声门旁间隙的方式侵犯喉。对于仅侵及喉软骨而未侵犯喉腔内的甲状腺癌可采用肿瘤及部分受侵犯喉软骨的切除术。早期的环状软骨受侵亦可行肿瘤"削除"术，但如切除的环状软骨一般不能超过环状软骨 1/3 周长，以防止气道狭窄。如一侧半喉受累，须行部分喉切除术。喉部分切除的术式很多，保留相对完整的环状软骨和至少一个功能正常的环杓关节是基本的要求。肿瘤侵及喉腔或通过环状软骨或环甲膜直接扩散发生的声门下侵犯则须行全喉切除，残余气管颈部造瘘。

5）侵犯前上纵隔的晚期甲状腺癌的处理原则：国外文献报道其发生率为 7.6%，常见有甲状腺癌手术史者，造成淋巴回流改变，或肿瘤沿着颈内静脉向下或沿着喉返神经向下发展，或肿瘤侵犯颈淋巴结导致改变了淋巴回流途径，经气管前或气管旁转移至对侧颈内深淋巴链，随着肿瘤向下发展，形成前上纵隔转移，笔者常采用胸骨正中劈开或胸锁关节切除术进入纵隔切除病灶，取得了较好的疗效。

2. 颈部淋巴结的外科治疗

（1）中央区淋巴结的清扫：中央区淋巴结即Ⅵ区淋巴结，是甲状腺癌最常见的转移部位。中央区淋巴结清扫范围上界至甲状软骨、下界为胸骨切迹、外侧为颈总动脉，包括气管前、气管旁与喉前淋巴结。对于 cN_{1a} 的患者均应施行中央区淋巴结清扫，而对于 cN_0 的 PTC 患者是否需要行预防性中央区淋巴结清扫尚有所争议。

美国 2015 年版 ATA 甲状腺癌指南建议，对于 T_2 以下的 cN_0 的 PTC 不需要行预防性中央区淋巴结清扫；而对于 T_3、T_4 的 cN_0 可行预防性中央区清扫。反对预防性中央区清扫的理由主要包括：① 中央区清扫与否不影响整体预后；② 增加喉返神经与甲状旁腺损伤概率。

但我国关于甲状腺癌的权威临床指南（2011 年版《分化型甲状腺癌诊治指南》与 2012 年版《甲状腺结节与分化型甲状腺癌诊治指南》）均建议对甲状腺乳头状癌常规行患侧中央区淋巴结清扫。目前多数学者也主张对 PTC 行常规中央区淋巴结清扫，其依据为：① 即使是术前影像学与术中探查阴性的 cN_0 甲状腺乳头状微小癌也有很高的淋巴结转移率，常规清扫有利于准确分期；② 常规清扫可清除隐匿性转移灶，减少复发；③ 避免再次手术因瘢痕而损伤喉返神经与甲状旁腺；④ 可以预测颈侧区淋巴结转移概率。

（2）颈侧区淋巴结清扫：颈侧区淋巴结包括Ⅱ、Ⅲ、Ⅳ、Ⅴ区淋巴结。对于 cN_{1b} 的 PTC 患者应行颈侧区淋巴结清扫；对于术前考虑颈侧淋巴结阴性的 PTC 患者，由于没有明确提高的生存获益，大多数研究多不主张对其行预防性颈侧区淋巴结清扫。在以后随访中即使出现颈侧淋巴结转移，再实施手术并不影响预后，但患者的生活质量极大提高。

对于颈淋巴结清扫术，应当遵循根治与功能并重的原则，行整块切除，杜绝所谓淋巴结摘除等不规范的术式。随着对颈部解剖结构认识的进一步加深，目前采用功能性颈淋巴清扫术，即保留颈内静脉、副神经、胸锁乳突肌，更有甚者保留颈丛神经、肩胛舌骨肌等，均取得了较好的疗效，但要掌握手术指征，对已侵出包膜外的颈淋巴结，不能单纯追求保留组织而放弃了彻底清除肿瘤的原则。

双颈淋巴结转移可同期手术，亦可分期手术。在保证至少一侧颈内静脉完整的情况下，推荐同期双侧颈清扫；可能损伤或结扎双侧颈内静脉的病例，应在一侧颈内静脉重建的基础上分期进行，以避免急性脑水肿，保证手术安全性。

3. ¹³¹I治疗 · 分化型甲状腺癌组织的摄碘能力与其病理组织结构有关，一般癌组织中含滤泡结构愈多，愈完整，胶质愈多，其浓集碘的能力愈高，癌组织分化愈差，摄碘愈少，未分化癌几乎不摄碘，滤泡样癌摄碘较多，次之为乳头状癌。因此，¹³¹I治疗是分化型甲状腺癌术后重要的辅助治疗手段。

¹³¹I治疗作为分化型甲状腺术后辅助治疗主要有三大作用：① 清甲治疗，清除手术残留的甲状腺组织，以便于通过血清Tg水平和¹³¹I全身显像来检测病情进展，有利于对DTC再分期；② 辅助治疗，清除术后潜在的隐匿性癌灶，降低肿瘤复发与转移；③ 清灶治疗，治疗远处转移病灶或无法手术切除的局部病灶，改善疾病相关生存率。

对远处转移灶或无法切除的局部病灶行清灶治疗是¹³¹I最主要的作用，也是同位素治疗的绝对适应证。而是否选择清甲治疗或辅助治疗，需要对DTC术后的复发风险进行评估。目前最常用的是2009年由美国甲状腺协会建立并于2015年完善的DTC疾病复发率风险分级系统，其根据术中病理特征如病灶残留、肿瘤大小与数目、病理亚型、包膜血管侵犯、淋巴结转移与外侵、术后刺激性Tg水平、分子病理特征等因素将患者复发风险分为低、中、高危三层（表4-20-4）。对于高危组DTC强烈建议术后行辅助治疗；中危组可行辅助治疗；低危组常规不行辅助或清甲治疗。

表4-20-4 DTC复发风险分层

危险分层	临床病理特征
低危	甲状腺乳头状癌（包括以下所有） 无区域淋巴结或远处转移 大体肿瘤无残留 肿瘤无外侵 非恶性程度高的组织学亚型 首次术后全身核素扫描未见甲状腺床外的摄碘灶 无血管侵犯 cN₀或少于5个微小淋巴结转移（直径<0.2 cm） 滤泡状亚型乳头状癌，位于甲状腺内，未突破包膜 甲状腺乳头状微小癌，位于甲状腺内，单发或多发，包括*BRAF* V600E突变 滤泡性甲状腺癌，位于甲状腺内，分化好，有包膜侵犯且无血管侵犯，或仅有微小血管侵犯
中危	甲状腺周围组织的微小侵犯 术后首次核素显像有颈部病灶摄碘 恶性程度高的亚型（高细胞、柱状细胞、弥漫硬化等） 伴有血管侵犯，cN₁或5个以上淋巴结转移的pN₁，转移淋巴结直径<3 cm 多灶性甲状腺乳头状微小癌伴有TERT突变，伴或不伴*BRAF* V600E突变
高危	明显侵犯甲状腺周围软组织 肿瘤残留 远处转移 术后血清Tg提示远处转移 pN₁且转移淋巴结>3 cm 滤泡性甲状腺癌广泛浸润血管

同位素治疗前需要首先评估残留甲状腺量，如果残留甲状腺较多需先行手术切除残留甲状腺，不推荐以同位素清甲来代替手术。如果发现有可以手术切除的病灶，也推荐先行手术治疗，再行同位素治疗。在同位素治疗前停服甲状腺素，低碘饮食，避免使用含碘造影剂与含碘药物，治疗前建议TSH>30 mIU/L。甲状腺全切除的低危组与部分中危组的辅助与清甲治疗剂量为30 mCi。甲状腺术后局灶或远处转移进行清灶治疗的剂量一般为150 mCi，可根据具体情况调整，并可反复给药。

同位素治疗可并发骨髓抑制、黏液性水肿等，肺转移者可并发放射性肺炎，弥漫性肺转移者可致肺纤维化，少数可并发再生障碍性贫血或白血病，亦有可能引起生殖功能抑制。

4. 内分泌治疗 · 甲状腺素可抑制脑垂体前叶甲状腺激素的分泌，从而对甲状腺组织的增生起到抑制作用，但是否可以抑制肿瘤的复发，目前尚无有力的证据证实。目前常使用左旋甲状腺素片与甲状腺素片，其中左旋甲状腺素片仅含T₄，甲状腺素片同时含有T₄与T₃。常用剂量LT₄ 50～100 μg/d，或甲状腺粉片40～80 mg/d。

由于长期TSH抑制治疗可引起甲亢、心律失常（房颤）、骨质疏松等并发症，所以TSH并非越低越好，而要兼顾肿瘤抑制与生活质量。TSH抑制治疗的目标建议为：高危组TSH至0.1 mIU/L，中危组0.1～0.5 mIU/L，低危组可控制于0.5～2 mIU/L。

5. 外放射治疗 · 甲状腺乳头状癌对放射线敏感性较差，而且甲状腺邻近组织，如甲状软骨、气管软骨、食管及脊髓等，均对放射线耐受性较低，大剂量照射常引起严重并发症，一般不宜采用。尤其作为常规术后辅助放疗更属错误，仅对在重要器官，如喉返神经、食管、气管等镜下或肉眼有少量残留者，为保留功能，可以辅以放疗，常用放疗剂量为50～60 Gy。

6. 化学药物治疗 · 甲状腺乳头状癌对化疗不敏感，化疗不作为常规辅助治疗手段。目前主要用于不能手术或远处转移的晚期癌，多柔比星是目前美国FDA唯一批准用于晚期DTC的化疗药物，但化疗肿瘤缓解率并不理想并往往伴随严重的血液学和心脏毒性，有时可以起到姑息作用，但不改变预后。

7. 靶向药物治疗 · 靶向药物治疗目前主要用于放射性碘治疗失败的无法手术的甲状腺乳头状癌，索拉非尼和乐伐替尼等针对血管内皮生长因子通路的多靶点抑制剂被证明具有明显的抗肿瘤活性，被美国FDA批准用于碘治疗失败的DTC。

索拉非尼（sorafenib）是一种口服的多靶点酪氨酸激酶抑制剂，可以针对VEGFR、PDGFR、c-KIT、BRAF和RET/PTC等多个位点。一项全球多中心、双盲、安慰剂对照的Ⅲ期随机研究"DECISION"的结果显示：索拉非尼组的中位无进展时间（PFS）为10.8个月，显著优于安慰剂组（5.8个月，P<0.000 1）；54%的患者在接受索拉非尼治疗后获得了肿瘤缓解或疾病稳定；在安全性方面，索拉非尼也显示了较好的耐受性。

乐伐替尼（lenvatinib）是另一种多靶点酪氨酸激酶抑制剂，针对VEGFR1-3，FGFR1-4、PDGFR、RET和c-KIT等多个位点。全球多中心、双盲、安慰剂对照的Ⅲ期随机研究

"SELECT"显示：乐伐替尼组显著改善了中位 PFS(18.3 个月比 3.6 个月，$P<0.001$)，并对既往接受过靶向治疗的患者也有效，但其不良反应较大。

8. 其他非手术治疗·其他治疗甲状腺癌的非手术方法包括：超声引导下经皮射频消融、经皮激光消融、无水酒精注射等。这些非手术治疗方式均为姑息性治疗手段，可用于部分无法手术的甲状腺癌，但不建议用于初治的、可手术的甲状腺癌，亦不建议常规用于良性甲状腺结节。

(四) 特殊甲状腺乳头状癌的处理

1. 青少年甲状腺乳头状癌·是一种特殊类型的甲状腺癌，一般指年龄小于 20 岁的青少年甲状腺癌患者，约占甲状腺癌发病率的 5%。青少年甲状腺癌具有病期晚、预后好的特点，多为双侧甲状腺多发病灶，双侧颈部淋巴结转移，易于远处转移，肿瘤外侵少见，可能出现弥漫硬化亚型，但手术治疗效果好，长期生存率超过 90%。所以手术既要彻底清除病灶，又要尽可能保留外观与功能，减少术后并发症，尽可能避免致残手术。

2. 妊娠期甲状腺乳头状癌·甲状腺乳头状癌是女性妊娠期间第二常见的恶性肿瘤。分化型甲状腺癌进展缓慢，然而妊娠期间体内激素环境与水平的变化可能会促使甲状腺癌恶化，增加其颈部复发转移风险，但有研究表示妊娠期间甲状腺癌和同龄的非妊娠期间甲状腺癌的生存率没有明显差异。

妊娠期甲状腺癌的诊断以超声和细针穿刺为主，CT、胸片、同位素检查均是禁忌。考虑到超声和细针穿刺在甲状腺癌原发灶诊断上的主导地位，故原发灶较易确诊，但由于放射性检查受限，远处转移较难发现，所以在分娩后要系统检查，以免遗漏远处转移灶。

妊娠期间分化型甲状腺癌的手术范围与非妊娠期甲状腺癌无区别。临床治疗的焦点问题在于选择手术治疗的时机。目前多数学者认为，妊娠早期和中期发现的甲状腺癌，可以在妊娠中期手术治疗；妊娠后期发现的甲状腺癌，视肿瘤进展、胎儿成熟情况和患者意愿决定手术时机，可以先予以口服左旋甲状腺素，待分娩后再手术。如果此期间出现肿瘤迅速增大等恶化征象，应及早手术治疗，联系产科医师视胎儿情况决定是否人工终止妊娠。当然，在与患者充分沟通的情况下，患者的意愿也是必须考虑的因素。

3. 家族性甲状腺乳头状癌·甲状腺乳头状癌中一部分患者具有家族性，有文献报道其发病率占甲状腺乳头状癌的 5%～10%。目前，国际上家族性甲状腺乳头状癌诊断仍没有统一标准，Thomos 提出一个参考标准，主要条件：① 在一级亲属中有 2 个和 2 个以上甲状腺乳头状癌患者。② 在一级亲属中有 1 个甲状腺乳头状癌患者和 3 个结节性甲状腺肿或子代中有 3 个结节性甲状腺肿患者。次要条件：① 患者的发病年龄<30 岁。② 多发或双侧甲状腺乳头状癌。③ T₄ 病灶。④ 有淋巴结转移或远处转移。⑤ 家族中有多个青春性甲状腺疾病患者。满足 2 个主要条件或者是 1 个主要条件和 3 个次要条件即可诊断为家族性甲状腺乳头状癌。在所有的病例中必须要排除家族性息肉病和家族性多发性内分泌肿瘤等。家族性甲状腺乳头状癌不一定是遗传性甲状腺乳头状癌。发病相关基因定位工作正在进行，但目前无统一结果。大多数报道的家族性甲状腺乳头状癌为一种外显率降低的常染色体

显性遗传，实际可能是一种异源基因，多基因遗传和基因与环境相互作用的复合状况。根据笔者的经验，举荐以下原则：① 在所有甲状腺乳头状癌的患者中有 5%～10% 是家族性甲状腺乳头状癌，所以在该病患者中要仔细询问和检查一级亲属。② 流行病学研究发现在家族性甲状腺乳头状癌中一级亲属(父母、子女、兄弟姐妹)患病是普通人群的 5～8 倍。当 1 个家族中有 2 个或 2 个以上甲状腺乳头状癌患者时，一级亲属和二级亲属都要定期仔细检查甲状腺，如果发现有结节，应适当放宽手术指征，及时处理。③ 家族性甲状腺乳头状癌双侧的病灶近一半以上，所以术前应仔细检查对侧甲状腺情况，了解是否存在双侧病灶。④ 由于至今家族性甲状腺乳头状癌没有统一的金标准，和家族性大肠腺瘤综合征中的甲状腺乳头状癌很难区别，所以要注意家族是否有大肠肿瘤。

(五) 随访与预后

分化型甲状腺癌(包括 PTC 与 FTC)的预后主要由术后 TNM 分期与术后复发风险分层(表 4-20-4)来预测。其中，AJCC 的 TNM 分期仅预测疾病死亡的风险，而非复发的风险。对于长期生存的甲状腺乳头状癌而言，预测其复发风险更加重要。

虽然甲状腺乳头状癌 10 年生存率在 90% 以上，但有近 30% 的患者出现复发或转移，其中多数发生于术后 10 年内。因此，需要对 PTC 患者进行长期的随访，其目的包括：① 早期发现复发肿瘤；② 监控 TSH 抑制水平与相关并发症，如心律失常、甲亢、骨质疏松等；③ 手术并发症的处理，如低钙血症等；④ 对带瘤生存者动态观察，适时调整治疗方案。

常规的随访内容包括：① 病史的询问，重点询问手术并发症和药物不良反应相关症状，如手足麻木、心悸、乏力、暴躁等，并且注意有无肿瘤复发相关症状，如声音嘶哑、长期咳嗽、固定位置骨痛等；② 颈部体检，重点检查甲状腺区和侧颈部有无肿块；③ 甲状腺与颈部超声；④ 甲状腺功能检测，为调整药物提供依据，对于甲状腺全切除的患者，血清 Tg 可以检测肿瘤复发情况；⑤ 对于低危患者不建议行胸部 CT 检查，对于中高危患者，建议每 1～2 年检查胸部 CT 除外肺转移。

五、滤泡状癌

滤泡状癌与乳头状癌同属分化型甲状腺癌，来源于甲状腺滤泡上皮细胞，但较乳头状癌显著少见，文献报道占所有甲状腺癌的 5%～15%；复旦大学附属肿瘤医院头颈外科 2006—2016 年 21 175 例甲状腺癌中，滤泡状癌共 323 例，仅占 1.5%。

世界卫生组织(WHO)从组织学上将甲状腺滤泡状癌分为：嗜酸细胞型、透明细胞型、黏液型和其他类型；按浸润范围将其分为微小浸润型(包膜型)和广泛浸润型；其中微小浸润型与广泛浸润型具有重要临床意义。广泛浸润型 FTC 较微小浸润型转移与复发风险高，两者预后差别很大，故治疗策略也有所不同。

(一) 病理

1. 大体形态·微小浸润型局部侵犯不明显时，大体多不易与腺瘤区别。病体大小不一，切面呈肉样，褐红色，常被结缔组织分隔成大小不等的小叶(图 4-20-8)。广泛浸润型肿瘤较大，无边界，常合并出血、坏死或脉管内瘤栓。

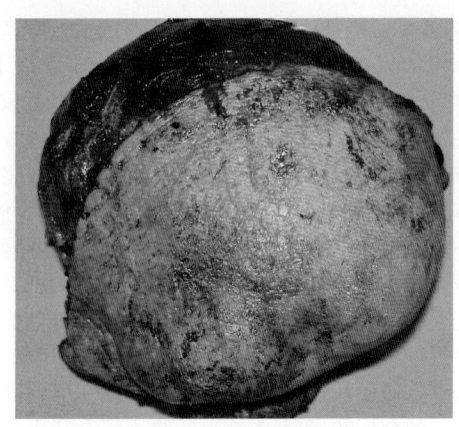

图 4-20-8　甲状腺滤泡性癌大体标本剖面

2. 镜检·本型以滤泡状结构为主要组织学特征，突破包膜或侵犯血管（图 4-20-9、图 4-20-10）。无乳头状形成，无淀粉样变。瘤细胞一般分化良好，似正常甲状腺组织。

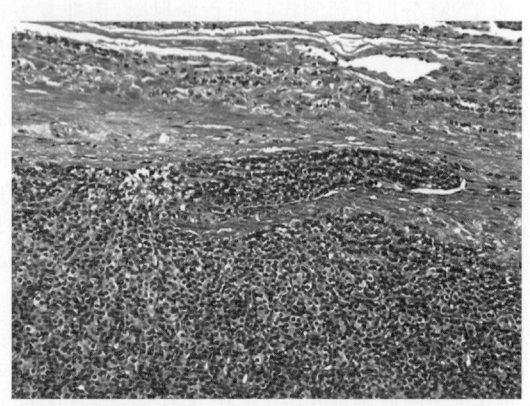

图 4-20-9　甲状腺滤泡性癌 HE 染色，微小浸润型

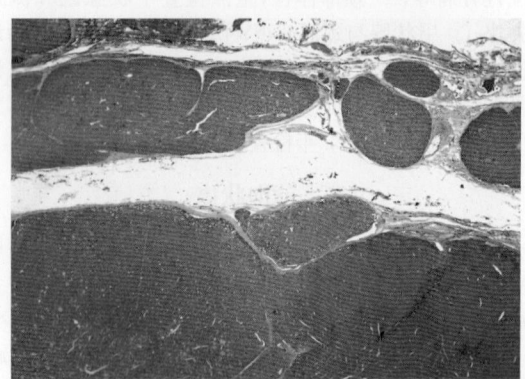

图 4-20-10　甲状腺滤泡性癌 HE 染色，广泛浸润型

（二）临床表现

此病可以发生在任何年龄，患病年龄以 30～50 岁多见，多以颈前肿块来诊。一般病程较长，病期数个月或数年，生长缓慢，常缺乏明显的局部恶性表现，多为单发，少数可多灶性或双侧，较少发生淋巴结转移，一般仅 20%，主要是血行转移，主要转移至肺和骨。转移癌组织可分化良好。

（三）诊断

广泛浸润型恶性特征较明显，术前易于诊断，但微小浸润型术前诊断困难，甚至冰冻也无法确诊。本病主要依靠病理来确诊，肿瘤是否突破包膜或侵犯脉管是滤泡样腺瘤与癌的鉴别关键。

（四）治疗

微小浸润型原发病灶的治疗原则基本与乳头状癌相同，因本型很少出现淋巴结转移，所以除临床上已出现颈淋巴结转移时行颈淋巴结清扫术，一般不做选择性清扫术。

对于广泛浸润型 FTC，由于其易于出现颈部淋巴结与远处转移，对其治疗指征应适当放宽。对该型 FTC 原发灶建议行全甲状腺切除，即使肿瘤只位于一侧甲状腺；淋巴结清扫策略与乳头状癌一致。术后推荐行同位素治疗。

在临床工作中，滤泡状癌常被误认为腺瘤，甚至术中冰冻也无法确诊，如果按腺瘤手术仅行一侧腺叶切除可能造成手术范围不够。在这种情况下，若术后石蜡病理为广泛浸润型 FTC，建议行补充手术；若石蜡病理为 T_1 或 T_2 微小浸润型 FTC，无其他危险因素，可以考虑观察随访。

（五）预后

微小浸润型 FTC 预后极好，广泛浸润型的预后则明显差于乳头状癌。是否伴有脉管浸润是预后的重要危险因素。

六、髓样癌

甲状腺髓样癌（thyroid medullary cancer，MTC）为发生自甲状腺滤泡旁细胞，亦称 C 细胞的恶性肿瘤，其发病、病理及临床表现均不同于一般甲状腺癌，独成一型。C 细胞为神经内分泌细胞，亦属摄取胺前体并行脱羧（amine precursor uptake and decarboxylation，APUD）系的细胞，因而本病为 APUD 瘤（APUDoma）之一。C 细胞的主要特征为分泌降钙素及多种物质包括癌胚抗原，并产生淀粉样物等。本病占甲状腺癌的 3%～10%，临床主要为散发型，少数为家族性。

（一）病理

1. 大体形态·散发性病变多为单发，遗传性病变常为双侧，瘤体可以大小不一，呈实质性，局限而硬，包膜多不完整，偶见钙化，剖面常呈黄色蛋黄状（图 4-20-11）。

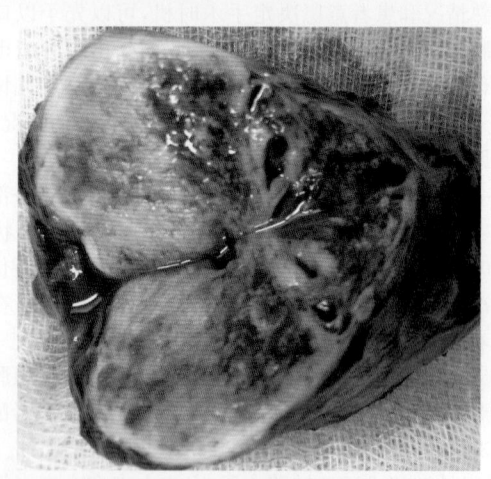

图 4-20-11　甲状腺髓样癌大体标本剖面

2. 镜检·癌细胞多排列成实体性团块，偶见滤泡，不含胶样物质。胞质有嗜酸颗粒，深染，间质有多少不等的淀粉样物质，有时可见淀粉样物质引起的异物质细胞。淀粉样物质为肿瘤细胞产生的降钙素沉积，有时见于癌细胞内和转移癌内，常见侵犯包膜与气管。免疫组化降钙素呈阳性（图 4-20-12）。

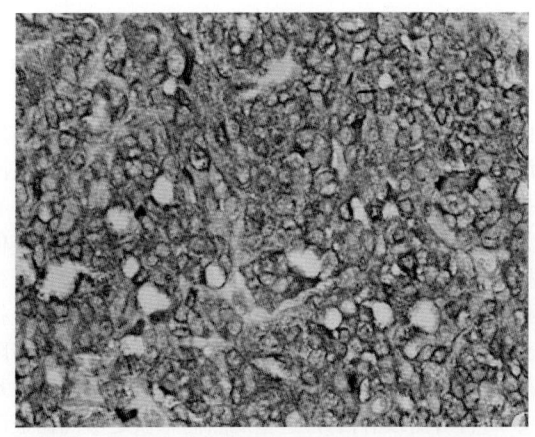

图 4 - 20 - 12　甲状腺髓样癌免疫表型：降钙素阳性

(二) 临床分型

本病根据临床特征可分为散发型及遗传型两大类。散发型约占全部甲状腺髓样癌的 80% 以上。遗传型由胚胎细胞突变形成，因此常伴有多脏器异常，约 95% 由 10 号染色体上的 RET 基因突变导致，又可分为多发性内分泌瘤 2A 型 (multiple endocrine neoplasia type 2A，MEN2A)、MEN2B 型及不伴内分泌症的家族性髓样癌 (familial MTC，FMTC)。

1. 散发型·散发型甲状腺髓样癌，发病年龄多在 50 岁左右，常因颈部肿块或体检发现就诊，近年来有部分患者由体检癌胚抗原 (CEA) 升高而发现。肿瘤多为单灶性，约 50% 患者存在 RET 基因突变。

2. MEN2A 型·MEN2A 型是最常见的遗传型 MTC，约占 60%，多出现于有家族史者。本病为甲状腺髓样癌合并嗜铬细胞瘤、原发性甲状旁腺功能亢进。嗜铬细胞瘤常为双侧 (>50%)，甲状旁腺功能亢进仅 10%~20% 出现典型症状。部分患者还可合并新生儿巨结肠或皮肤苔藓淀粉样变。MEN2A 在 10 号染色体上的 RET 基因常见突变位点为 634，其他还包括 609、611、618、620、630、790 等，详见表 4 - 20 - 5。采用五肽胃泌素检测法 (pentagastrin test) 或钙五肽胃泌素联合法，检测血清降钙素，在 C 细胞增生阶段即可早期检出髓样癌的存在。

3. MEN2B 型·MEN2B 型发生率低，但肿瘤恶性程度高，往往在儿童期即出现远处转移，多数患者在 30 岁前死亡。本征为甲状腺髓样癌合并嗜铬细胞瘤及多发性神经节瘤综合征，伴有特异性外貌：舌背或眼结膜神经瘤、唇变厚、马方综合征体型 (体型瘦长，皮下脂肪甚少，肌肉发育差，股骨骺发育迟缓，上下肢比例失调及漏斗胸等)。MEN2B 常见突变位点为 RET 基因 16 外显子 918 密码突变，其他还包括 883、804 位点等。

4. 家族性 MTC·FMTC 除甲状腺受累外一般无其他肿瘤发生，常见突变位点为 RET 基因 10 和 11 外显子的 618、634 和 620 密码子突变。FMTC 临床表现及预后与散发型 MTC 相似。建立 FMTC 诊断需要满足以下条件：家系中有 10 人以上发病，RET 基因突变，50 岁以后仍无其他脏器受累。

除上述综合征外，甲状腺髓样癌患者尚可见到一些其他与内分泌有关的症状，如腹泻及库欣综合征等。本病患者 20%~

30% 有顽固性腹泻，发生转移者合并腹泻可多达 40% 以上。多为水泻，含有未消化食物。每日数次及至十数次。腹泻时可伴面部潮红、心悸等，颇似类癌综合征。肠吸收功能障碍一般多不明显，无脂肪痢，维生素 B_{12} 及糖的吸收不受影响，严重时仅见轻度脱水及电解质丢失。腹泻与肿瘤生长情况有明显关系，癌彻底切除后，腹泻可消失。复发或转移时，腹泻又复出现。腹泻可能由于髓样癌分泌前列腺素 (prostaglandin)、血管活性肠肽 (vasoactive intestinal peptide) 或 5 -羟色胺 (serotonin) 等所引起。髓样癌细胞能产生降钙素，在原发癌、转移灶及血浆内的浓度可以很高，但血钙降低现象临床很少表现，可能由于甲状旁腺代偿所致。

(三) 临床表现

本病除合并内分泌综合征外，一般临床表现与其他类型甲状腺癌基本相似。主诉主要为颈前肿物，多数生长缓慢，病程较长，80%~90% 为散发型，10%~20% 为家族型。前者多为 50 岁左右，病变以单发为主；后者发病年龄较幼，常在 20 岁左右或以前发病，病变常两侧多发。颈淋巴结转移较多见，据报道淋巴结转移率>60%，且易发生前上纵隔淋巴转移倾向。

(四) 诊断

本病合并内分泌综合征为临床表现特点，但就国内所见病例，合并内分泌综合征者尚属少数，多数病例初诊时，与其他类型甲状腺癌并无明显差异，多数需依靠病理组织学检查以确诊。降钙素为本病具有诊断性的标志物。对临床考虑为本病的散发病例及有家族史者，均需进行降钙素检测，以提前明确诊断。对于术后患者，观察体内降钙素动态，具重要的参考价值。

1. 血清降钙素测定·血清降钙素是 MTC 诊断与随访最敏感的指标，当血清降钙素>100 ng/L 时对 MTC 诊断的准确率为 100%。对于降钙素处于临界水平或轻度升高者可以使用五肽胃泌素检测法，如降钙素明显升高则提示 MTC 或 C 细胞增生，但该方法全身反应较重。

2. RET 癌基因测定·1987 年 MEN2A 基因被定位在 10 号染色体长臂，它是 RET 原癌基因突变，编码一种酪氨酸激酶受体蛋白，从而导致遗传性 MTC，如 MEN2A 型、MEN2B 型及家族性非 MEN 性甲状腺髓样癌的发生。检查此基因突变，就能发现 MTC 患者，而且比胃泌素刺激试验能较早发现病变。美国甲状腺协会将不同位点的 RET 突变按肿瘤的恶性程度与预后分为 A、B、C、D 四级，A 为最低危级，D 为最高危级 (表 4 - 20 - 5)，该分级是甲状腺髓样癌预后与预防性手术的重要参考依据。

3. 癌胚抗原 (CEA)·甲状腺髓样癌常伴有 CEA 升高，但升高不如胃肠道肿瘤明显。CEA 升高的 MTC 一般分化更差，CEA 持续升高是预后不佳的标志。

(五) 治疗

手术是甲状腺髓样癌最重要的治疗手段，不同于分化型甲状腺癌，髓样癌并非来源于甲状腺滤泡上皮细胞，不摄碘，亦不受 TSH 影响，因此 [131]I 治疗与 TSH 抑制治疗对髓样癌无效。髓样癌对放化疗不敏感。此外，甲状腺髓样癌可伴有全身其他部位肿瘤，不同肿瘤的治疗需要考虑相互影响，伴有嗜铬细胞瘤者在甲状腺手术以前首先要处理嗜铬细胞瘤，否则

表 4-20-5　甲状腺髓样癌基因突变危险分级

突变位点	外显子	危险分级	FMTC	MEN2A型	MEN2B型
321	5	A	+	多见	—
531	8	A	+	多见	—
532	8	A		不详	—
515	8	A	+	多见	—
533	8	A	+	多见	—
600	10	A	+	多见	—
603	10	A	+	多见	—
606	10	A		不详	—
609	10	B	+	多见	—
611	10	B	+	多见	—
618	10	B	+	多见	—
620	10	B	+	多见	—
630	11	B	+	多见	—
631	11	B		不详	—
633	11	B	+	多见	—
634	11	C		多见	—
635	11	A	+	多见	—
649	11	A	+	少见	—
666	11	A	+	少见	—
768	13	A	+	多见	—
777	13	A	+	少见	—
790	13	A	+	多见	—
791	13	A	+	多见	—
804	14	D		—	多见
819	14	A	+	不详	—
833	14			不详	—
844	14	A	+	不详	—
866	15	A		多见	—
883	15	D		—	多见
891	15	A	+	多见	—
912	15	A		少见	—
918	16	D		—	多见

在做甲状腺手术时会激发严重的血压升高,造成生命危险。

甲状腺髓样癌的手术治疗方式包括:预防性手术、治疗性手术与姑息性手术。随着对甲状腺髓样癌认识的深入,对其手术治疗策略的选择与分化型甲状腺癌略有不同,而对于存在 RET 基因突变的甲状腺髓样癌及遗传性甲状腺髓样癌,应综合考量,制定个体化的手术治疗策略。

1. 治疗性手术·治疗性手术指发现病灶后进行手术,是常规的治疗方式。对于不同的甲状腺髓样癌的手术范围与指征有一定区别。

(1)散发型甲状腺髓样癌:对于原发灶的处理一般建议为甲状腺全切除,主要理由为:散发型甲状腺髓样癌 30%~70%为多灶性;在术前未知 RET 基因突变情况时,理论上每个 C 细胞都有恶变可能。而对于单侧、非遗传性、<1 cm、cN_0 的低危患者,可行单侧腺叶切除。

由于甲状腺髓样癌有较高的颈淋巴结转移率,且易发生纵隔淋巴结转移,故对甲状腺髓样癌患者应常规行Ⅵ区淋巴结清扫。对于是否需要常规清扫Ⅶ区淋巴结存在争议,有观点认为对于Ⅵ区淋巴结阳性患者应当预防性清扫Ⅶ区,但尚无大样本研究证实其获益性。对于 N_{1b} 的患者应常规行颈清扫,但对于散发型、低危的 N_0 及 N_{1a} 患者的预防性颈清扫未提示获益。也有观点认为:无淋巴结转移患者根据血清降钙素水平行侧颈清扫;一侧淋巴结阳性,对侧阴性,降钙素>200 ng/L,行对侧颈清扫,但这些观点尚未获足够的循证医学证据支持。

(2)遗传型甲状腺髓样癌:对于遗传型甲状腺癌,包括 MEN2A 型、MEN2B 型和家族性甲状腺髓样癌,原发灶建议行全甲状腺切除。颈清扫指征可适当放宽。对于 MEN2A 型和家族性甲状腺髓样癌的淋巴结清扫指征可参考散发型甲状腺髓样癌,对于 MEN2B 型需行双侧颈清扫。

2. 预防性手术·预防性手术主要指针对遗传性甲状腺髓样癌患者存在 RET 基因突变的未发病家属的手术治疗,由于存在法律及伦理等问题,目前我国并未见相关报道。既往对于 RET 基因不同突变位点对 MTC 预后的影响认识不够深入,传统的针对 RET 基因突变携带者的预防性手术是经验性的。

(1)甲状腺无病灶、降钙素正常者在 6 岁之前行甲状腺全切除术。

(2)当甲状腺有病灶,或有降钙素升高者或年龄>10 岁时应行甲状腺全切除+中央区淋巴结清扫,不必行颈淋巴结清扫术。

(3)患者>15 岁,有降钙素增高,或怀疑颈淋巴结转移者应行甲状腺全切除+中央区+双颈淋巴结清扫术。

现在强调的是根据基因突变位点的不同,遗传性 MTC 的预防性手术治疗正在由经验式治疗向个体化治疗方向的转变:① 对密码子 883、918 或 804 突变患者,即危险度为 D 级的突变,其恶性程度高,常见 MEN2B 综合征,在 1 岁或诊断时就应行甲状腺全切除术和中央区淋巴结清除术。② 对基因突变位点危险度为 B 级与 C 级患者,其死亡率要低于其他的 RET 突变者,常见于 MEN2A 型与 FMTC,这些患者每年做一次降钙素激发试验,手术可以延迟到 5 岁后直到该试验异常进行。③ 对于基因突变位点危险度为 A 级患者,可以采取每年监测血清降钙素与甲状腺超声的方法来定期随访。

3. 姑息性手术·颈部姑息手术的目的在于保持气道通畅与获得病理。目前并无研究提示减瘤手术对靶向治疗效果是否有获益,因此对于颈部无法切除的局部晚期病灶,或已明确有远处转移的患者,颈部或上纵隔病灶是否需手术有争议。

4. 靶向药物治疗·针对甲状腺髓样癌的靶向治疗多以 RET 和血管内皮因子受体(VEGFR)等多种酪氨酸激酶受体作为其主要的作用靶点。凡他尼布是一种酪氨酸激酶受体抑制剂,在一项名为 ZETA 的凡他尼布治疗局部晚期或转移性甲状腺髓样癌的Ⅲ期随机双盲试验中发现,凡他尼布与安慰剂比较有显著获益,并且不良反应可控。因此,2011 年美国 FDA 批准凡他尼布用于成人进展性症状性 MTC。

(六)预后

甲状腺髓样癌总体 10 年存活率约为 75%,国内尚缺乏大样本的遗传性 MTC 预后数据。散发型 MTC 10 年生存率:Ⅰ期,95% 以上;Ⅱ期,92%;Ⅲ期,71%;Ⅳ期,21%。远处转移是预后的分水岭,靶向药物对晚期 MTC 预后的影响尚未体现,因此多年来 MTC 预后并没有改善。

甲状腺髓样癌的预后影响因素包括:手术结局、病理分期、腹泻等激素相关症状、CEA 水平、降钙素倍增时间等,尚无足够循证依据证明手术范围是否与预后有关。有研究发现,甲状腺髓样癌首次手术结局是其预后最重要的影响因素。手术结局分为:生化治愈(影像学无病灶,降钙素与 CEA 正常);解剖治愈(影像学无病灶,降钙素或 CEA 高于正常值);肿瘤残留(影像学或肉眼肿瘤残留,降钙素或 CEA 高于正常值)。首次治疗是否能获得生化治愈是良好预后的关键。

七、未分化癌

甲状腺未分化癌(anaplastic thyroid carcinoma,ATC)发病率较低,为(0.1～0.2)/10 万,占甲状腺癌的 1%～2%,但其恶性程度高,侵袭性强,病情发展迅猛,多数患者首次就诊时已经出现广泛浸润或远处转移,单纯的手术、化疗或放疗通常无法控制疾病的进展,预后极差。

(一)病理

甲状腺未分化癌在病理上可分为大细胞癌、小细胞癌、梭形细胞癌、鳞状细胞癌、间变性癌、肉瘤样等,是全部或者部分由未分化细胞构成的高度恶性肿瘤。大体呈灰白色至灰褐色,鱼肉样,常见坏死及出血,可有边界,但大多数肿块与周围组织分界不清。镜下肿瘤由分化不良的上皮样细胞组成,瘤细胞呈多形性、梭形或多边形,见巨细胞,核分裂象易见(图 4-20-13)。甲状腺未分化癌肿瘤细胞不表达甲状腺球蛋白(Tg)、促甲状腺激素(TSH)受体、降钙素及甲状腺转录因子(TTF-1)等组织特异性标志。

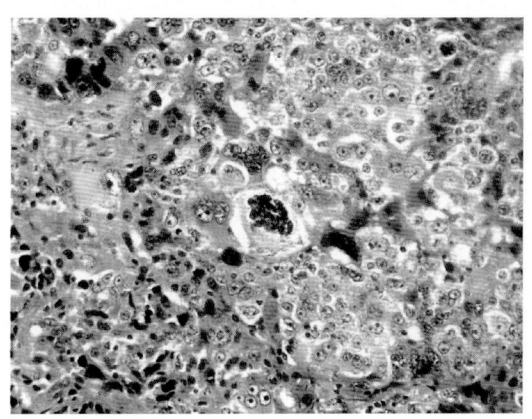

图 4-20-13 甲状腺未分化癌(HE 染色)

(二)临床表现

甲状腺未分化癌好发于高龄患者。患者常以迅速增大的颈部肿块就诊,部分患者可在分化型甲状腺癌的基础上失分化而来,表现为原先增长缓慢的甲状腺肿块迅速增大。甲状腺未分化癌的颈部肿块可于短期内急骤增大,发展迅速,形成弥漫性甲状腺巨大肿块,质地硬,固定,广泛侵犯邻近组织,继而出现疼痛、皮肤红肿、声音嘶哑、呼吸困难、吞咽不畅等症状,其中呼吸道梗阻为 ATC 常见死亡原因。15%～50% 的甲状腺未分化癌患者确诊时即伴有肺、骨、脑等远处转移,并可伴有相应症状,如咯血、呼吸困难、骨痛、病理性骨折、脑转移相应的运动感觉障碍等。

(三)诊断

甲状腺未分化癌的确诊需要病理学诊断。对于在短期内甲状腺区出现迅速发展的质硬肿块,同时可伴有声音嘶哑、皮肤红肿等局部症状体征的老年患者,要高度怀疑甲状腺未分化癌。对于无法手术取得病理的,临床上常以细针穿刺结果结合病史、体征与影像学表现来诊断甲状腺未分化癌。目前并未发现对甲状腺未分化癌存在高度敏感性和特异性的肿瘤特异性抗原或肿瘤相关性抗原,亦没有用于评估甲状腺未分化癌预后或复发的生化指标。

(四)治疗

本病甚难控制,目前尚无较为满意的治疗方法。对于病灶局限于甲状腺包膜内的早期甲状腺未分化癌,根治性手术＋术后放化疗可以取得一定疗效,但大多数患者来诊时已经局部晚期,难以彻底切除。甲状腺未分化癌失去摄碘能力,其细胞生长也不受促甲状腺素的影响,因此放射性碘治疗与促甲状腺素抑制治疗均无效。甲状腺未分化癌可采用手术、放疗、化疗、靶向药物治疗等治疗方式,但单一治疗手段往往不能控制疾病的进展,需要采用多种治疗模式联合的方法才有可能改善患者的生存和预后。

我院甲状腺肿瘤多学科协作组采取手术联合同期放化疗的综合治疗模式治疗甲状腺未分化癌患者取得较好效果,1年、2 年生存率分别为 55.6% 和 48.6%,其中死亡病例中仅 20% 死于局部进展。目前我院对甲状腺未分化癌的探索方案为:ⅣA 期在根治性手术治疗后,行调强放疗＋化疗。对于无根治手术机会的ⅣB、ⅣC 期患者行调强放疗＋化疗,必要时姑息性气管切开。放疗剂量:肿瘤区 66 Gy,高危区 60 Gy,低危区 54 Gy。化疗:紫杉醇 135 mg/m²(d1),顺铂 25 mg/m²(d1～3)。

(五)预后

本病预后极差,病死率接近 100%,中位生存时间仅为 5～6 个月,一般多在确诊或治疗后数月内死亡,主要死因为局部肿瘤生长导致呼吸道梗阻,其次为远处转移,仅有少数来自分化好甲状腺癌的早期未分化癌有较好的疗效。

八、甲状腺其他恶性肿瘤

(一)恶性淋巴瘤

甲状腺淋巴瘤是一种临床较少见的恶性肿瘤,约占全身淋巴瘤的 2%,甲状腺恶性肿瘤的 2%～8%。临床上甲状腺恶性淋巴瘤早期难以与其他甲状腺肿瘤相鉴别,故而有相当一部分患者首诊在外科。

甲状腺原发恶性淋巴瘤,常同时伴有慢性淋巴细胞性甲状腺炎,可以表现为单侧或双侧肿块。常侵犯周围组织,细针穿刺有助于诊断。肿瘤的病理类型即恶性程度是影响治疗结果和预后的最重要指标之一。黏膜相关型恶性淋巴瘤

(MALT)的预后明显好于弥漫大 B 细胞型等其他类型的甲状腺恶性淋巴瘤。

甲状腺恶性淋巴瘤主要采用以 CHOP 方案为主的全身化疗,辅以甲状腺区及颈部的局部放疗的综合治疗,外科手术主要用于获取病理与预防性气管切开。

(二)胸腺样分化甲状腺癌

胸腺样分化甲状腺癌(carcinoma showing thymic-like elements, CASTLE)是一种胸腺起源的非常罕见的甲状腺癌。胸腺样分化甲状腺癌常见于中青年,冰冻与石蜡病理易与甲状腺未分化癌混淆,但免疫组化 CD5、CD117 呈阳性,TTF - 1、降钙素呈阴性。其治疗以手术为首选,术后辅以放疗,预后良好。

(三)甲状腺肉瘤

甲状腺肉瘤甚为罕见,少数报道包括纤维肉瘤、血管肉瘤、骨软骨肉瘤及恶性血管外皮瘤等。这些必须经反复切片,仔细检查后方可确诊。本病恶性程度高,患者多为老年,主要采用手术为主的综合治疗,预后较差。

(四)甲状腺转移性癌

甲状腺较常见转移性癌,多数来自乳腺癌、肺癌、恶性黑色素瘤等,恶性淋巴瘤死亡者中,约 20% 伴有甲状腺受累。肾癌亦常转移至甲状腺,须与甲状腺透明细胞癌鉴别。临床常可见胸段或颈段食管癌甲状腺侵犯,其常转移至气管前甲状腺后包膜处,在 CT 图像表现中凡甲状腺被肿瘤推向前方,而气管前呈肿瘤表现时,要注意检查食管,以免误诊。

(五)甲状舌管癌

甲状舌管癌是一种极为少见的恶性肿瘤,仅见个案报道,多见于女性,以乳头状癌最为多见,占 90% 以上,生长缓慢,可以侵犯至带状肌,颈淋巴结的转移率在 8% 左右,约 5% 为鳞状细胞癌,要注意与甲状腺癌舌骨前淋巴结转移鉴别,治疗以手术为主,预后与分化型甲状腺癌相似。

参考文献

[1] Haugen BR, Alexander EK, Bible KC, et al. 2015 American Thyroid Association management guidelines for adult patients with thyroid nodules and differentiated thyroid cancer: The American thyroid association guidelines task force on thyroid nodules and differentiated thyroid cancer [J]. Thyroid, 2016, 26(1): 1 - 133.

[2] 滕卫平,刘永锋,高明,等.甲状腺结节和分化型甲状腺癌诊治指南[J].中国肿瘤临床,2012,39(17):1249 - 1272.

[3] 董芬,张彪,单广良.中国甲状腺癌的流行现状和影响因素[J].中国癌症杂志,2016,26(1):47 - 52.

[4] Chen W, Zheng R, Baade PD, et al. Cancer statistics in China, 2015[J]. CA Cancer J Clin, 2016, 66(2): 115 - 132.

[5] Doniach I. The effect of radioactive iodine alone and in combination with methylthiouracil and acetyl a minofluorene upon tumor production in the rats thyroid gland[J]. Br J Cancer, 1950, 4: 223.

[6] Kodama Y, Asai N, Kawai K, et al. The RET protooncogene: a molecular therapeutic target in thyroid cancer[J]. Cancer Sci, 2009, 96: 143 - 148.

[7] Liu X, Bishop J, Shan Y, et al. Highly prevalent TERT promoter mutations in aggressive thyroid cancers[J]. Endocr Relat Cancer, 2013, 20(4): 603 - 610.

[8] Liu R, Xing M. TERT promoter mutations in thyroid cancer[J]. Endocr-Relat Cancer, 2016, 23(3): 143 - 155.

[9] Alzahrani AS, Alsaadi R, Murugan AK, et al. TERT promoter mutations in thyroid cancer[J]. Horm Cancer, 2016, 7(3): 165 - 177.

[10] Teng W, Shan Z, Teng X, et al. Effect of iodine intake on thyroid disease in China[J]. N Eng J Med, 2013, 354(26): 2783 - 2793.

[11] Xiang J, Wu Y, Li DS, et al. New clinical features of thyroid cancer in eastern China[J]. J Visc Surg, 2010, 147(1), 53 - 56.

[12] 王卓颖,孙团起,吴毅,等.中央区淋巴结清扫在甲状腺乳头状微小癌治疗中的意义(附 10 年 1 048 例报告)[J].中国实用外科杂志,2014,34(1):93 - 96.

[13] 向俊,李端树,沈强,等.甲状腺乳头状癌咽旁淋巴结转移 13 例分析[J].中国实用外科杂志,2014,34(10):978 - 980.

[14] 吴毅,孙团起.甲状腺癌手术质量控制争议与共识[J].中国实用外科杂志,2016,36(1):34 - 37.

[15] 李端树,王玉龙,朱永学,等.甲状腺乳头状癌浸润气管腔内的外科治疗[J].中华外科杂志,2007,45:1475 - 1478.

[16] 王卓颖.甲状腺手术中气管食管损伤预防及处理[J].中国实用外科杂志,2012,32(5):367 - 369.

[17] 孙团起,吴毅.局部进展甲状腺癌的外科处理[J].外科理论与实践,2012,17(1):11 - 14.

[18] Honings J, Stephen AE, Marres HA, et al. The management of thyroid carcinoma invading the larynx or trachea[J]. Laryngoscope, 2010, 120: 682 - 689.

[19] American Thyroid Association Surgery Working Group, American Association of Endocrine Surgeons, American Academy of Otolaryngology-Head and Neck Surgery, et al. Consensus statement on the terminology and classification of central neck dissection for thyroid cancer[J]. Thyroid, 2009, 19(11): 1153 - 1158.

[20] 中国抗癌协会头颈肿瘤专业委员会.分化型甲状腺癌诊治指南[J].中国实用外科杂志,2011,31(10):908 - 914.

[21] Zhang L, Wei WJ, Ji QH, et al. Risk Factors for neck nodal metastasis in papillary thyroid microcarcinoma: a study of 1066 patients[J]. J Clin Endoc Metab, 97(4): 1250 - 1257.

[22] Madenci AL, Caragacianu D, Boeckmann JO, et al. Lateral neck dissection for well-differentiated thyroid carcinoma: a systematic review [J]. Laryngoscope, 2014, 124(7): 1724 - 1734.

[23] 郭凯,王卓颖,李端树,等.低位弧形切口用于甲状腺癌功能性颈部淋巴清扫术价值研究[J].中国实用外科杂志,2015,35(8):867 - 869.

[24] 林岩松,李娇.2015 年美国甲状腺学会《成人甲状腺结节与分化型甲状腺癌诊治指南》解读:分化型甲状腺癌[131]I 治疗新进展[J].中国癌症杂志,2016,26(1):1 - 12.

[25] 郭晔.晚期分化型甲状腺癌的分子靶向治疗[J].中国癌症杂志,2016,26(1):31 - 34.

[26] Brose MS, Nutting CM, Jarzab B, et al. Sorafenib in radioactive iodine-refractory, locally advanced or metastatic differentiated thyroid cancer: a randomised, double-blind, phase 3 trial[J]. Lancet, 2014, 384(9940): 319 - 328.

[27] Schlumberger M, Tahara M, Wirth LJ, et al. Lenvatinib versus placebo in radioiodine-refractory thyroid cancer[J]. N Engl J Med, 2015, 372(7): 621 - 630.

[28] 陈嘉莹,张凌,嵇庆海.儿童和青少年甲状腺癌的治疗进展[J].中国癌症杂志,2015,35(6):577 - 578.

[29] Hogan AR, Zhuge Y, Perez EA, et al. Pediatric thyroid carcinoma: incidence and outcomes in 1753 patients[J]. J Surg Res, 2009, 156(1): 167 - 172.

[30] Smith LH, Danielsen B, Allen ME, et al. Cancer associated with obstetric delivery: results of linkage with the California cancer registry[J]. Obstet Gynecol, 2003, 189: 1128 - 1135.

[31] 向俊,李端树,吴毅.妊娠对分化型甲状腺癌的影响[J].中华内分泌外科杂志,2010,4(4):252 - 254.

[32] Richard T, Charis Eng, Douglas B, et al. Medullary thyroid cancer: management guidelines of the American Thyroid Association[J]. Thyroid, 2009, 19(6): 565 - 612.

[33] Chen H, Sippel RS, O'Dorisio MS, et al. The North American Neuroendocrine Tumor Society consensus guideline for the diagnosis and management of uroendocrine tumors: pheochromocytoma, paraganglioma, and medullary thyroid cancer[J]. Pancreas, 2010, 39(6): 775 - 783.

[34] Wells SA, Asa SL, Dralle H, et al. Revised American Thyroid Association guidelines for the management of medullary thyroid carcinoma[J]. Thyroid, 25(6): 567 - 610.

[35] Lindsey SC, Ganly I, Palmer F, et al. Response to initial therapy predicts clinical outcomes in medullary thyroid cancer[J]. Thyroid, 2015, 25(2): 242 - 249.

[36] Davies L, Welch HG. Increasing incidence of thyroid cancer in the United States, 1973 - 2002[J]. JAMA, 2006, 295(18): 2164 - 2167.

[37] Smallridge RC, Ain KB, Asa SL, et al. American Thyroid Association

guidelines for management of patients with anaplastic thyroid cancer[J].Thyroid, 2012, 22(11): 1104-1139.

[38] Smallridge RC, Copland JA.Anaplastic thyroid carcinoma: pathogenesis and emerging therapies[J].Clin Oncol, 2010, 22(6): 486-497.

[39] 何霞云.甲状腺未分化癌调强放疗联合手术和化疗的综合治疗[J].外科理论与实践,2014,19(3): 201-204.

[40] He X, Li D, Hu C, et al.Outcome after intensity modulated radiotherapy for anaplastic thyroid carcinoma[J].BMC Cancer, 2014, 14: 235.

[41] Akaishi J, Sugino K, Kitagawa W, et al.Prognostic factors and treatment of 100 cases of anaplastic thyroid carcinoma[J].Thyroid, 2011, 21(11): 1183-1189.

[42] Sun TQ, Zhu XL, Wang ZY, et al.Characteristics and prognosis of primary thyroid non-Hodgkin's lymphoma in Chinese patients[J].J Surg Oncol, 2010, 101(7): 545-550.

[43] 王蕴珺,孙团起,向俊,等.胸腺样分化甲状腺癌16例临床诊治分析[J].中国实用外科杂志,2017,37(1): 84-87.

第二十一章 · 甲状腺髓样癌

叶 蕾

甲状腺髓样癌(medullary thyroid carcinoma，MTC)起源于甲状腺滤泡旁细胞，又称 C 细胞，其发病机制、病理特征及临床表现均不同于滤泡细胞来源的甲状腺癌。C 细胞起源于神经嵴，属于神经内分泌细胞，主要分泌降钙素(calcitonin，CT)及癌胚抗原(carcinoembryonic antigen，CEA)等。但由于其解剖位置，MTC 常被归类于甲状腺癌，占甲状腺癌的 $3\%\sim5\%$。

一、发病机制

遗传性 MTC 与胚系 RET(REarranged during transfection，RET)原癌基因激活突变密切相关，约 50% 散发性 MTC 存在 RET 基因体细胞突变。RET 基因激活突变可引起酪氨酸激酶的组成性活化，进而激活多条细胞信号转导通路如 MAPK、PI3K/AKT 通路等，导致肿瘤发生。全外显子组测序发现 $18\%\sim80\%$ 没有携带 RET 体细胞突变的散发性 MTC，可能发生 KRAS、HRAS 或 NRAS 体细胞突变。

较之正常组织，MTC 过度表达血管内皮生长因子受体(vascular endothelial growth factor receptors，VEGFR)、表皮生长因子受体(epidermal growth factor receptor，EGFR)、成纤维细胞生长因子受体 4(fibroblast growth factor receptor 4，FGFR4)，这些酪氨酸激酶受体可能参与了 MTC 的发展过程。另外，MTC 细胞中存在频发的等位基因缺失，尤其是 22 染色体长臂，而位于 22q13.1 的 ATF4 可能是参与 MTC 发生的抑癌基因。

二、病 理

(一) 大体形态

散发性病变多为单个腺叶的孤立性肿瘤，遗传性病变常为双侧、多病灶。瘤体颜色常为白色、黄褐色或者红色，体积大小不一，呈实质性，局限而硬，包膜多不完整，偶见钙化。

(二) 镜检

镜下 MTC 细胞通常呈圆形、多面形或纺锤形，多排列成实体性团块，偶见滤泡，不含胶样物质。胞质有嗜酸颗粒，深染，间质有多少不等的淀粉样物质，有时可见淀粉样物质引起的异物质细胞。淀粉样物质为肿瘤细胞产生的降钙素沉积，有时见于癌细胞内和转移癌内。

(三) 免疫组化

最重要的诊断标记物是降钙素和 CEA。不同样本的降钙素免疫组化染色的强度和程度可能不一，降钙素的染色在未分化的肿瘤中经常降低，而 CEA 的染色几乎总是强阳性的。除此之外，MTC 细胞还表达细胞角蛋白(cytokeratin，CK，主要为 CK7 和 CK18)、甲状腺转录因子 1(thyroid transcription factor-1，TTF-1)和嗜铬粒蛋白 A(chromogranin A，CgA)。

三、临床分型

根据遗传特征 MTC 可分为散发性及遗传性两大类。散发性约占 75%；遗传性 MTC 是多发性内分泌瘤 2 型(multiple endocrine neoplasia type 2，MEN2)的一个组成部分。

(一) 散发性 MTC

发病年龄多为 $40\sim60$ 岁，患者仅发生 MTC，无家族史。

(二) 遗传性 MTC

它常在 20 岁左右或以前发病，患者不仅发生 MTC，其他常见伴发疾病包括嗜铬细胞瘤(pheochromocytoma，PHEO)、甲状旁腺功能亢进症(简称甲旁亢，hyperparathyroidism，HPTH)、皮肤苔藓淀粉样变(cutaneous lichen amyloidosis，CLA)、先天性巨结肠(hirschsprung disease，HD)等。几乎所有的遗传性 MTC 患者携带胚系 RET 基因突变。RET 基因型与 MEN2 临床表型、预后存在密切的相关关系。根据不同的表型组合，遗传性 MTC 可分为 2A 与 2B 两种亚型。

1. MEN2A · 约占 MEN2 的 95%，目前认为 MEN2A 包括 4 种亚型：经典 MEN2A、伴有 CLA 的 MEN2A、伴有 HD 的 MEN2A 和家族性 MTC。

(1) 经典 MEN2A(classical MEN2A)：是 MEN2A 中最常见的类型，几乎所有患者均发生 MTC，部分伴发 PHEO 或 HPTH。PHEO 常为双侧、多中心性且局限于肾上腺。HPTH 无症状或者仅有轻微临床症状，可有 $1\sim4$ 个腺体受累。95% 患者存在 RET 基因胚系 10 号或者 11 号外显子突变，常见突变密码子为 609、611、618、620 或 634。PHEO 和 HPTH 的外显率取决于 RET 的基因型(表 4-21-1)。

(2) 伴有 CLA 的 MEN2A：CLA 的特征病变为皮肤病损，于背部肩胛区尤其明显(大致对应于胸椎 2~胸椎 6 位置)，典型症状为强烈的瘙痒，阳光暴晒时可改善，有压力时恶化，可先于 MTC 被发现。该型患者 PHEO 和 HPTH 的发生率与经典 MEN2A 类似。CLA 几乎仅出现在携带 RET 基因密码子 634 突变的患者中，偶有报道发生于密码子 804 突变的患者。

RET 突变	外显子	MTC 危险等级	PHEO 发病率	HPTH 发病率	CLA	HD
G533C	8	MOD	+	−	N	N
C609F/G/R/S/Y	10	MOD	+/++	+	N	Y
C611F/G/S/Y/W	10	MOD	+/++	+	N	Y
C618F/R/S	10	MOD	+/++	+	N	Y
C620F/R/S	10	MOD	+/++	+	N	Y
C630R/Y	11	MOD	+/++	+	N	N
D631Y	11	MOD	+++	−	N	N
C634F/G/R/S/W/Y	11	H	+++	++	Y	N
K666E	11	MOD	+	−	N	N
E768D	13	MOD	−	−	N	N
L790F	13	MOD	+	−	N	N
V804L	14	MOD	+	−	N	N
V804M	14	MOD	+	+	Y	N
A883F	15	H	+++	−	N	N
S891A	15	MOD	+	+	N	N
R912P	16	MOD	−	−	N	N
M918T	16	HST	+++	−	N	N

表 4-21-1　常见 *RET* 基因型与 MEN2 的表型相关关系

注：① MOD，中度危险性；H，高危；HST，最高危；② +，～10%；++，～20%～30%；+++，～50%；③ N，不发生；Y，可发生。引自 2015 年美国甲状腺协会《甲状腺髓样癌修订版指南》。

（3）伴有 HD 的 MEN2A：HD 是由于直肠末端缺乏自主神经节导致的结肠膨胀，病变肠管失去正常蠕动而引起异常强直性收缩、慢性阻塞及巨结肠。HD 一般在出生后不久就显现，是先天性低位肠梗阻最常见的原因，患者主要表现为儿童期的严重便秘、腹泻、恶心、呕吐等。约 7% 的 MEN2A 患者发生 HD，而 2%～5% 的 HD 患者为 MEN2A。患者的 *RET* 基因突变为位于 10 号外显子的密码子 609（15%）、611（5%）、618（30%）或 620（50%）的点突变。但应注意的是，MEN2A 中的 *RET* 基因突变为"功能获得性（gain of function）"突变，而 HD 为 *RET* 基因"功能缺失性（loss of function）"突变。MEN2A 为什么能与 HD 共同发生？目前的解释认为 *RET* 基因的功能获得性突变足以触发 C 细胞及肾上腺嗜铬细胞的肿瘤性转化，但因为肠道的神经元前体细胞 RET 蛋白的表达相对降低，因而不足以产生营养性反应。

（4）家族性 MTC：患者或其家族成员（或者无家族史的个体患者）仅患有 MTC，而不伴有 PHEO、HPTH 等其他内分泌腺体病变。

2. MEN2B·约占 MEN2 的 5%。该型患者的 MTC 常于婴儿期发病，且具有高度侵袭性，早期即可发生区域淋巴结转移甚至远处淋巴结、器官转移。几乎所有患者会发生黏膜神经瘤，表现为唇、舌和颊黏膜增厚，是 MEN2B 的早期表现。65%～75% 的患者可见 Marfanoid 体型，表现为体型瘦长、皮下脂肪甚少、肌肉发育差、股骨骺发育迟缓、上下肢比例失调及漏斗胸等。约 50% 可发生 PHEO。另外，患者可发生胃肠道多发节细胞神经瘤病、肠肌丛增厚和节细胞肥大，表现为正常肠鸣音消失、胀气、节段性扩张及巨结肠。与 HD 不同的是，该病中神经节细胞并未减少或缺失。75% 患者为 *RET* 基因新生突变（*de novo* mutation）所致；25% 有家族史。约 95% 的 MEN2B 患者存在 *RET* 基因密码子 M918T 胚系突变，其余为密码子 A883F 胚系突变。A883F 突变的患者 MTC 的侵袭性可能小于 M918T 突变患者。另外，RET 同一等位基因上的串联突变，如密码子 V804M/Y806C、V804M/S904C、V804M/E805K 和 V804M/Q781R 可以通过增加转化活性而致病。其中 V804M/Y806C 双重突变的转化活性比 V804M 或 Y806C 单一突变高 13 倍，约为 M918T 突变的 2/3。

四、临床表现

本病除合并内分泌肿瘤综合征外，一般临床表现与其他类型甲状腺癌基本相似。主要表现为甲状腺结节，多数生长缓慢，病程较长。颈部淋巴结转移较多见，转移率高达 75%，且常具有前上纵隔淋巴转移倾向。血清 CT 水平升高是本病特征性的表现。

另外，MTC 患者常伴有胃肠道症状，20%～30% 有顽固性腹泻，转移患者发生率可达 40% 以上，可伴有面色潮红。MTC 除了分泌降钙素之外还会分泌其他生物活性激素，从而引起伴瘤综合征，如异位 ACTH 综合征。

五、诊　断

（一）血清降钙素和 CEA 检测

血清降钙素检测对于 MTC 诊断具有良好的敏感性及特异性。绝大多数的 MTC 患者存在血清降钙素水平升高，血清降钙素阴性的 MTC 全球报道的不超过 50 例。2017 年甲状腺癌血清标志物临床应用专家共识推荐对 B 超提示为恶性的甲状腺结节患者常规进行血清降钙素检测。非 MTC 疾病引起的血清降钙素升高包括胃泌素（促胃液素）升高、甲状旁腺功能亢进、肾功能不全等。以往推荐用高钙刺激试验或五肽胃泌素激发试验来鉴别 MTC 与非 MTC 疾病，但随着降钙素检测灵敏度的升高，2015 年美国甲状腺协会《甲状腺髓样癌修订版指南》不再推荐使用激发试验。

值得注意的是，术前血清基础降钙素水平与淋巴结转移情况具有一定的相关性。术前基础降钙素水平越高，尤其是降钙素超过 200～500 pg/ml（正常＜10 pg/ml）时，对侧及上纵隔淋巴结转移的风险就越高。术后血清降钙素检测有助于评估 MTC 的预后；降钙素若降至正常水平则判断为生化治愈；降钙素升高提示 MTC 未治愈或复发，超过 150 pg/ml 提示远处转移。

CEA 为 MTC 分泌的非特异性生物标志物，可用于评估疾病的筛查及术后复发的监测。术后 CEA 倍增时间小于 1 年，MTC 的 5 年复发风险为 100%，5 年及 10 年生存率分别为 43% 和 21%；而 CEA 倍增时间大于 1 年者，5 年复发率显著降低。

（二）影像学检查

超声是最重要的检查手段，可显示 MTC 病灶的大小、形态、血供与淋巴结转移情况。所有 MTC 患者均应行颈部超声检查。

对于有广泛颈部病变、局部转移征象或症状，或血清降钙素＞500 pg/ml 者，建议行颈、胸部增强 CT，肝脏增强 CT 或 MRI、中轴骨 MRI、骨扫描与头颅 MRI 等检查来评估是否存在远处转移灶。由于 MTC 细胞生长缓慢，一般情况下不建议行 FDG-PET-CT 检查。^{18}F-DOPA PET-CT 可早期发现远处转移，尤其对于其他影像学检测阴性、降钙素≥150 pg/ml 或 CEA≥5 ng/ml 的患者。^{68}Ga PET-CT 对持续或复发 MTC 的定位价值仍需更多的数据验证。

（三）甲状腺细针穿刺活检（fine-needle aspiration, FNA）

FNA 是分化型甲状腺癌诊断的金标准，但对于 MTC，其检出率仅有 50%。建议联合 FNA 冲洗液中的降钙素检测，文献报道及瑞金医院经验均显示其检出率达到 100%。

（四）分子诊断

几乎所有的遗传性 MTC 患者携带 RET 胚系突变，1%～7% 的拟诊散发性患者可能实际上为遗传性。因此，对于所有 MTC、C 细胞增生、MTC/MEN2 家族史患者均需进行胚系 RET 基因检测，以明确是否存在 RET 胚系突变。对于突变 RET 基因携带者，需进行 MTC、PHEO 与 HPTH 的筛查（表 4-21-2）。

表 4-21-2	*RET* 胚系突变位点与 PHEO、HPTH 外显率关系		
外显子	密码子	PHEO 外显率	HPTH 外显率
10	609	4%～26%	2%～12%
	611	10%～25%	
	618	12%～23%	
	620	13%～24%	
11	634	77 岁前可高达 88%	最高达 30%

六、治 疗

（一）手术治疗

MTC 易淋巴结转移，易复发，早期手术切除所有 MTC 病灶是治愈的关键。甲状腺全切除加区域淋巴结清扫是 MTC 的标准治疗方案。颈部淋巴结清扫范围至少包括Ⅵ区淋巴结，以及影像学或细针穿刺提示可疑的区域。伴有 PHEO 的患者在甲状腺手术以前需要首先处理 PHEO，以避免甲状腺手术时的心脑血管意外。患有 HPTH 的患者，建议在甲状腺手术时同时处理受累的甲状旁腺。对于 M918T 突变携带者，建议 1 岁之前进行甲状腺预防性切除；对于 C634F/G/R/S/W/Y 与 A883F 突变携带者，建议 5 岁之前进行甲状腺预防性切除。

（二）晚期进展性 MTC 的治疗

与滤泡来源的甲状腺癌不同，C 细胞不摄碘，因而^{131}I 治疗无效。传统化疗有效率低，且不良反应较大。目前 FDA 批准了四种酪氨酸激酶抑制剂（tyrosine kinase inhibitor, TKI）凡德他尼（vandetanib）和卡博替尼（cabozantinib）等用于晚期进展性 MTC 的治疗。国内研发的索凡替尼、安罗替尼等 TKI 类药物已开展 MTC 治疗的临床试验，2021 年 CFDA 批准安罗替尼治疗晚期 MTC。

（三）其他治疗

孤立脑转移灶是手术切除或外放射治疗的适应证，多发性脑转移者可进行全脑外放射治疗。骨转移患者可进行手术、热消融（射频或冷冻疗法）、骨水泥注射或外放射治疗。大的孤立性肺转移灶应考虑手术切除；而对于外周以及小的肺转移灶，可考虑射频消融；进行性增大的肺多发转移灶应考虑全身治疗。

对于因转移而引起的疼痛、机械压迫或激素过量等体征和症状时，应考虑采用对症治疗及姑息治疗，包括手术、外放射治疗或全身治疗。

七、预 后

MTC 是一种具有侵袭性的恶性肿瘤，易复发和转移，50% 的患者无法达到生化治愈，10%～25% MTC 可有结构性复发。诊断年龄与诊断时疾病分期是独立的预后因素。肿瘤分期Ⅳ期（第八版 TNM 分期）患者的 5 年无病生存率仅为 52.6%。

参考文献

[1] Marx SJ, Wells SA. Multiple Endocrine neoplasia[M]//Kronenberg HM, Melmed S, Polonsky KS, et al. Williams textbook of endocrinology. 13th ed. Philadelphia: Saunders, 2016: 1723-1761.

[2] Wells SA, Asa SL, Dralle H, et al. Revised American Thyroid Association Guidelines for the management of medullary thyroid carcinoma[J]. Thyroid, 2015, 25(6): 567-610.

[3] Machens, A, Lorenz K, Weber F, et al. Genotype-specific progression of hereditary medullary thyroid cancer[J]. Hum Mutat, 2018, 39(6): 860-869.

[4] Mulligan LM, Kwok JB, Healey CS, et al. Germ-line mutations of the RET proto-oncogene in multiple endocrine neoplasia type 2A[J]. Nature, 1993, 363(6428): 458-460.

[5] Marx SJ. Molecular genetics of multiple endocrine neoplasia types 1 and 2[J]. Nat Rev Cancer, 2005, 5(5): 367-375.

[6] Trimboli P, Giovanella L. Serum calcitonin negative medullary thyroid carcinoma: A systematic review of the literature[J]. Clin Chem Lab Med, 2015, 53(10): 1507-1514.

[7] Frank-Raue K, Machens A, Leidig-Bruckner G, et al. Prevalence and clinical spectrum of nonsecretory medullary thyroid carcinoma in a series of 839 patients with sporadic medullary thyroid carcinoma[J]. Thyroid, 2013, 23(3): 294-300.

[8] Allelein S, Ehlers M, Morneau C, et al. Measurement of basal serum calcitonin for the diagnosis of medullary thyroid cancer[J]. Horm Metab Res, 2018, 50(1): 23-28.

[9] Barbet J, Campion L, Kraeber-Bodéré F, et al. Prognostic impact of serum calcitonin and carcinoembryonic antigen doubling-times in patients

with medullary thyroid carcinoma[J].J Clin Endocrinol Metab, 2005, 90 (11)：6077 - 6084.

[10] Sun Y, Du F, Gao M, et al.Anlotinib for the treatment of patients with locally advanced or metastatic medullary thyroid cancer[J]. Thyroid, 2018, 28(11)：1455 - 1461.

[11] Romero-Lluch AR, Cuenca-Cuenca JI, Guerrero-Vázquez R, et al. Diagnostic utility of PET/CT with 18F - DOPA and 18F - FDG in persistent or recurrent medullary thyroid carcinoma：the importance of calcitonin and carcinoembryonic antigen cutoff[J]. Eur J Nucl Med Mol Imaging, 2017, 44(12)：2004 - 2013.

[12] Kuo EJ, Sho SN, Zanocco KA, et al. Risk factors associated with

reoperation and disease-specific mortality in patients with medullary thyroid carcinoma[J].JAMA Surgery, 2018, 153(1)：52 - 59.

[13] Randle RW, Balentine CJ, Leverson GE, et al. Trends in the presentation, treatment, and survival of patients with medullary thyroid cancer over the past 30 years[J].Surgery, 2017, 161(1)：137 - 146.

[14] Cohen MS, Phay JE, Albinson C, et al.Gastrointestinal manifestations of multiple endocrine neoplasia type 2[J]. Ann Surgery, 2002, 235(5)：648 - 655.

[15] Park SY, Cho YY, Kim HI, et al.Clinical validation of the prognostic stage groups of the eighth edition TNM staging for medullary thyroid carcinoma[J].J Clin Endocrinol Metab, 2018, 103(12)：4609 - 4616.

第二十二章·甲状腺结节

施秉银

甲状腺结节在临床十分常见，尤其近数十年间高分辨率超声的广泛应用，使更多的微小甲状腺结节被发现。临床可触及甲状腺结节的发病率在女性人群中约为 5%、男性人群中约为 1%。高分辨率超声检查甲状腺结节的发现率达 19%～68%。近 20～30 年来在包括中国在内的全球范围内甲状腺恶性肿瘤的发病率明显增高，增高的主要为微小乳头状甲状腺癌，但甲状腺癌的人群死亡率并没有相应增加。这些均提示绝大部分微小甲状腺癌预后良好。

一、病　因

多种甲状腺疾病可表现为甲状腺结节，包括甲状腺腺瘤、甲状腺癌、结节性甲状腺肿、局灶性甲状腺炎、甲状腺囊性病变、甲状旁腺囊肿、甲状舌管囊肿等。此外，先天性一叶甲状腺发育不良而另一叶甲状腺增生，以及甲状腺手术后及放射性碘治疗后残留甲状腺组织的增生都可表现为甲状腺结节（表 4 - 22 - 1）。

表 4 - 22 - 1　甲状腺结节的病因分类

局灶性甲状腺炎
结节性甲状腺肿
甲状腺囊性病变，甲状旁腺囊肿，甲状舌管囊肿
一叶甲状腺发育不良的对侧增生
术后残留甲状腺的增生或瘢痕形成
放射性碘治疗后残留甲状腺组织的增生
良性腺瘤
　滤泡性
　　单纯性
　　胶样型（大滤泡性）
　　胎儿型（小滤泡性）
　　胚胎型（梁状型）
　　Hürthle 细胞（嗜酸细胞）型
　甲状旁腺腺瘤
　其他少见类型：畸胎瘤、脂肪瘤、血管瘤等
甲状腺恶性肿瘤
　乳头状甲状腺癌
　滤泡性甲状腺癌
　甲状腺髓样癌
　未分化甲状腺癌
　甲状腺淋巴瘤
　甲状腺肉瘤
　甲状旁腺癌
　转移癌

二、诊断和鉴别诊断

甲状腺结节可以通过仔细询问病史、体格检查、甲状腺超声及细针穿刺细胞学检查来确定诊断。近年来超声在甲状腺领域的广泛应用使之对甲状腺结节的性质判定及诊疗流程发生了较大变化。

（一）病史及体格检查

与甲状腺结节和甲状腺癌发生相关的最重要的危险因素为辐射暴露。既往有头颈部放射照射史及核素辐射史者，甲状腺结节和甲状腺癌的发生率明显增高。如甲状腺部位受到 700～1 400 cGy 放射照射后高达 40% 的人日后会发生甲状腺结节，甲状腺癌发生率达 6%，由核素辐射引起的甲状腺癌绝大部分为乳头状甲状腺癌。虽然核素辐射与甲状腺癌发生的关系十分密切，但放射性碘治疗 Graves 甲亢时并不引起甲状腺癌的发病增高，可能与大剂量放射性碘破坏了大部分甲状腺细胞有关。

有甲状腺肿家族史和地方性甲状腺肿地区居住史者提示为良性病变。有髓样癌、嗜铬细胞瘤、高钙血症家族史者要注意排除髓样癌。近期出现的甲状腺结节且增长较快者，或在原有结节基础上迅速增大及伴有声音嘶哑、吞咽困难和呼吸道梗阻者均强烈提示可能为恶性。患者的年龄、性别对甲状腺结节性质判定也有一定帮助。儿童及青少年甲状腺结节中癌的概率明显高于正常人，成年男性甲状腺结节的患病率明显低于女性，但癌的概率明显高于女性。年龄大于 60 岁者甲状腺结节中癌的概率要明显高于 60 岁以下者，且未分化癌的概率明显增高。

甲状腺癌的体征包括结节较硬、与周围组织粘连固定、局部淋巴结肿大、可有声带麻痹及 Horner 综合征等。小于 1.0 cm 的结节通常触诊不易触及。近来由于超声等影像学检查的广泛开展，越来越多的微小结节被发现并处理，故具有上述典型体征的患者越来越少。

（二）实验室检查

常规血液检查对甲状腺结节的诊断价值较小。TSH 降低伴 T_3、T_4 升高者提示自主高功能性甲状腺结节或腺瘤，若 TSH 降低而 T_3、T_4 正常者提示自主功能性甲状腺结节或腺

瘤。甲状腺结节有功能者通常为良性。降钙素升高是甲状腺髓样癌的特异标志物，如果怀疑甲状腺髓样癌应行降钙素测定。虽然甲状腺髓样癌占总体甲状腺癌的概率很小，甲状腺结节中髓样癌的概率更小，但有研究认为，对甲状腺结节行常规血清降钙素筛查也是适宜的，通过筛查可以在肿瘤转移之前就得以发现。但对这种筛查的费用/效益关系仍在讨论之中。大部分甲状腺髓样癌患者血清癌胚抗原升高，但为非特异性，其他恶性肿瘤或甲状腺癌也会升高。血清甲状腺球蛋白测定对甲状腺结节性质的确定没有帮助，临床主要用于分化较好甲状腺癌的手术效果及复发判断。甲状腺癌在行甲状腺全切除及 ^{131}I 清除甲状腺及癌组织后，血清甲状腺球蛋白水平应在 5 ng/ml 以下，若大于 10 ng/ml 提示存在转移灶或复发。如怀疑甲状旁腺囊肿可测定囊液中甲状旁腺激素水平，甲状旁腺囊肿的囊液大部分呈纯净水样液，囊液中甲状旁腺激素水平显著升高，可达正常血清水平的 2 倍至数千倍。甲状腺自身抗体，甲状腺球蛋白抗体（TgAb）和甲状腺过氧化物酶抗体（TPOAb）阳性提示存在桥本甲状腺炎。

（三）超声检查

近数十年来超声检查在甲状腺的应用使甲状腺结节和甲状腺癌的诊断和治疗发生了巨大变化。高分辨率超声的应用使大量的微小甲状腺结节被发现，早期的手术后检查证明这些微小结节中一部分为甲状腺微小癌。故而使全球范围内接受甲状腺手术的患者及甲状腺癌的发现也明显增多。进一步研究也已总结出了甲状腺恶性结节的某些特征，如微钙化、纵横比大于 1、边缘不规则等，弹性成像技术等在甲状腺的应用进一步增加了对良恶性结节的评估价值。此外，超声还可对有无颈部淋巴结肿大及转移做出评价。超声检查是区分囊/实性病变的最好无创方法，此对甲状腺良恶性病变的鉴别也有一定帮助，如为单纯囊性则恶性可能性很小。超声检查还可以对甲状腺结节的数目做出准确诊断，研究发现在临床触诊诊断的单结节，超声检查有近 40% 为多结节。此外，对找不到原发灶的颈部淋巴转移癌可帮助确定有无甲状腺隐匿性癌。在随访过程中超声检查可以较准确客观地监测甲状腺结节大小的变化，较小而不能触及的结节可在超声引导下进行穿刺。甲状腺癌术后患者定期颈部超声检查可以帮助确定有无局部复发。

（四）细针穿刺抽吸细胞学检查

甲状腺细针穿刺抽吸细胞学检查经大量研究证明其方法简便、安全，结果可靠。对甲状腺结节的诊断、鉴别诊断及指导治疗等具有重要价值。该方法在早期使用过程中使甲状腺手术的数量减少了一半，而术后甲状腺癌的检出率明显提高。通过抽吸还可对甲状腺囊性病变及甲状旁腺囊肿进行有效治疗。笔者认为，大部分大于 1.0 cm、能触及的结节可直接穿刺；小于 1 cm 或位置较深难以准确触及结节者，如有必要可考虑超声引导下穿刺。囊实性结节可将囊液抽吸完后再穿刺实性部分，或在超声引导下直接穿刺实性部分。

甲状腺细针穿刺用 8 号（21G）针头，穿刺时将针头刺入结节中央，抽吸为负压，快速在不同方向穿刺 3～4 次，然后迅速消除负压拔出针头，将吸出物打于载玻片上推开。若抽吸出样本量过少可重新穿刺。细针穿刺抽吸细胞学诊断结果分为癌性、可疑癌性、良性。常见甲状腺疾病细胞学表现见图

4-22-1。甲状腺细针穿刺对乳头状甲状腺癌、甲状腺髓样癌及未分化癌等具有可靠的诊断价值。由于滤泡性甲状腺癌与滤泡性腺瘤的根本区别为有无包膜和血管浸润，有浸润为癌，无浸润为瘤。故细针穿刺抽吸细胞学检查对滤泡性甲状腺癌与滤泡性腺瘤的鉴别诊断有一定困难。因此，如果细胞学表现为滤泡性病变，从细胞核大小、形态等不能做出良恶性诊断者，应结合超声、扫描等综合判断。

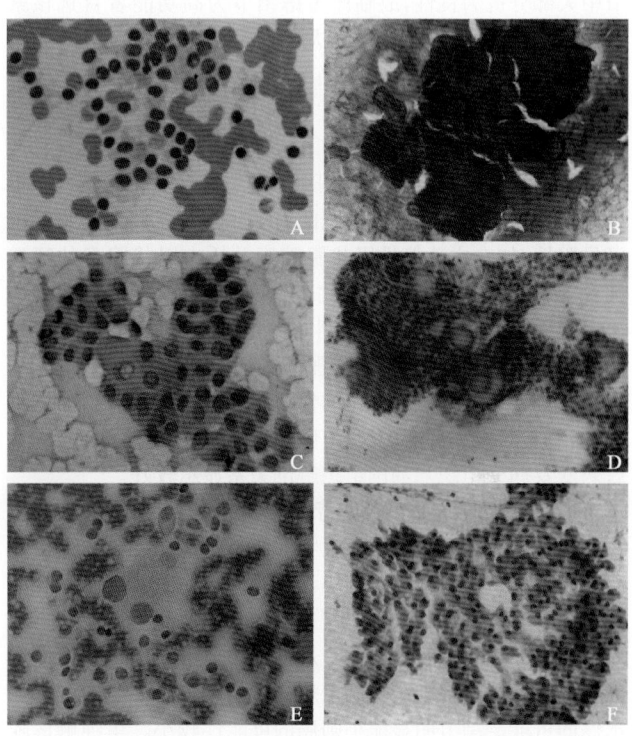

图 4-22-1　正常及常见甲状腺肿瘤细胞学表现

A. 正常甲状腺滤泡细胞：细胞呈片样排列，核大小一致，核形规则，胞质适中淡粉染（HE 染色 40×10）；B. 乳头状甲状腺癌：大量滤泡细胞呈乳头样排列（HE 染色 4×10）；C. 乳头状甲状腺癌：滤泡细胞核大小形态略不一，胞质染色较深，可见核内包涵体（HE 染色 40×10）；D. 乳头状甲状腺癌：滤泡细胞呈乳头样排列，可见砂粒体（HE 染色 10×10）；E. 甲状腺髓样癌：癌细胞大小不一致，可见双核细胞及类浆细胞样细胞，正中示细胞核大，染色质疏松，胞质宽阔（HE 染色 40×10）；F. 嗜酸细胞性腺瘤：大量滤泡细胞团簇样排列，胞质宽，嗜酸性变 HE 染色 40×10）

细胞学不能确定诊断者还可通过对洗脱液的基因分析协助诊断。

甲状腺粗针穿刺可以获得组织标本供常规病理检查。如果细胞学检查不确定诊断且结节直径在 2.0 cm 以上者可行粗针穿刺。此也适用于没有专门甲状腺细胞病理医师的单位。唯创伤较大为其不足。

甲状腺细针穿刺细胞学检查在甲状腺疾病的诊断中起着十分重要的作用，过去一直被看作是诊断甲状腺结节和指导治疗的"金标准"，是确定甲状腺结节是否选择手术治疗的关键影响因素。但这一历史地位以后有可能被无创的超声检查所部分取代。

（五）甲状腺核素扫描及其他显像

根据对放射性核素的摄取情况，甲状腺结节可以分为"热"结节（高功能）、"温"结节和"冷"结节，除极少数的滤泡性甲状腺癌表现为热结节外，绝大多数热结节均为良性病变。

因此,如扫描为热结节基本不考虑恶性病变。甲状腺结节对放射性核素的摄取与周围组织相似,或略高于周围组织(温结节)通常也为良性。扫描呈无功能的冷结节中 80% 以上为良性,不足 20% 为恶性,如甲状腺囊性病变、局灶性甲状腺炎等均可表现为冷结节。一般临床常用的核素扫描检查发现不了直径小于 1.0 cm 的结节,故对直径在 1.0 cm 以下的结节核素扫描价值不大。由于高功能结节几乎均为良性病变,而冷结节中大部分也为良性,故临床考虑结节为高功能者首选核素扫描,否则核素扫描不作为甲状腺结节优先考虑的检查。

有些化学物质与甲状腺癌的亲和力较高,经同位素标记后用于亲肿瘤显像。这些物质有 $^{99m}Tc-MIBI$(^{99m}锝-甲氧基异丁基异腈)、^{201}Tl(^{201}铊)、^{131}Cs(^{131}铯)等。虽然它们与恶性肿瘤的亲和力较高,扫描常呈阳性(即浓聚放射性物质),但不具有特异性。有些代谢较活跃的组织或富含线粒体的组织也可呈阳性,如自主功能性甲状腺腺瘤及桥本甲状腺炎的嗜酸性变细胞等均可呈阳性。因此,对这些所谓亲肿瘤显像的结果一定要结合其他资料综合判断。如普通扫描呈"冷"结节,而上述亲肿瘤显像呈阳性,则恶性肿瘤可能性较大。

CT 和 MRI 检查所提供的情况和超声检查所获得的结果大致相似,对微小病变的显示不及超声,但对深部病变、胸骨后病变及病变组织与周围组织解剖关系显示较好。

(六)甲状腺激素抑制治疗

甲状腺激素治疗可用于甲状腺结节的诊断性试验。良性病变使用甲状腺激素后可缩小,通常给 3～6 个月的甲状腺激素治疗,其剂量以将 TSH 抑制至用超敏方法测不出但又不引起明显甲亢症状为宜。在治疗过程中结节不缩小或进行性增大则癌的可能性较大。抑制治疗初期缩小尔后又增大者也提示癌的可能。结节明显缩小则癌的可能性较小。单纯触诊随访时要注意,部分缩小很可能是由于周围正常组织回缩引起。虽然甲状腺激素抑制试验对甲状腺结节的诊断价值还需要更严格的临床试验,但在目前条件下,与其他资料一起综合判断仍可提供一定的帮助。

三、处 理

甲状腺结节的处理通常以甲状腺细针穿刺抽吸细胞学检查结果为指导。细胞学诊断为癌性意味着应采取包括手术在内的综合治疗。甲状腺癌的生物学行为相对良好,经适当治疗大部分患者可获良好结果。年龄小、病变较小(1.5 cm 以内)的乳头状癌和轻度包膜浸润的滤泡性癌,如果治疗方法适当可获最佳治疗效果。甲状腺癌的首要治疗方法为手术切除,但手术范围及手术方式依不同病理类型和病变范围有很大区别。单侧小乳头状癌(<1.5 cm)或轻度包膜浸润的滤泡性癌可行病侧一叶甲状腺切除;大肿瘤、多中心、有局部淋巴结和远隔部位转移者需行甲状腺全切除及淋巴清扫。如因某种原因不能行甲状腺全切除者可实施次全切除,术后用 ^{131}I 去除剩余甲状腺组织。甲状腺癌甲状腺全切除后通常需要先行 ^{131}I 清甲治疗,再行病灶清除(清灶)治疗。之后定期复查,行颈部超声和甲状腺球蛋白(Tg)测定,必要时行 ^{131}I 全身扫描。随访中颈部出现新发结节、血清 Tg 升高,或 ^{131}I扫描有阳性显像说明有肿瘤组织存在或复发,应再行大剂量 ^{131}I治疗。分化性甲状腺癌患者术后需终身行甲状腺激素抑制治疗。甲状腺癌对化疗和外放射

治疗很不敏感,一般情况下手术后不需要外照射放疗和化疗。

甲状腺髓样癌起源于甲状腺滤泡旁细胞,它不参与碘代谢,无摄碘能力,故 ^{131}I 及内分泌治疗无效。应尽可能早期切除病灶,术后甲状腺激素替代治疗,转移病灶直接切除或行外照射治疗。甲状腺髓样癌术后应定期监测降钙素,如降钙素升高表明肿瘤复发,应寻找转移灶并手术切除,不能切除者行外照射治疗。甲状腺淋巴瘤对放疗和化疗都很敏感,因此如果已经明确诊断则不必手术,直接行外照射放疗和化疗。各种甲状腺癌的详细治疗方法可参阅"甲状腺肿瘤"一章。

如果细胞学不能诊断为癌性,但也不能排除者可行随访观察及甲状腺激素抑制治疗,在治疗过程中如结节明显缩小或消失可排除恶性,结节继续增大,应再次穿刺或直接手术。也可直接手术切除。

需要引起注意的是,尽管目前仍以甲状腺细针穿刺细胞病理结果来指导临床治疗,但越来越多的证据显示,超声检查对甲状腺结节病变性质判定的准确性在迅速提高,对某些典型病例超声检查结果可以代替穿刺细胞病理检查,使这些患者省去不必要的穿刺检查。

经细针穿刺细胞学检查诊断的良性病变可以通过以下方式处理。

1. 仅定期随访·不做任何处理,如果无变化或生长很慢可以长期随访观察。

2. 甲状腺激素抑制治疗·良性病变可直接行甲状腺激素抑制治疗,也可用于随访过程中结节增大者。男性患者和女性绝经前患者应将 TSH 抑制在 0.1 mIU/L 以下,持续抑制治疗 1 年。1 年后若结节缩小则甲状腺激素减量长期使用,将 TSH 控制在正常值低限。在抑制治疗过程中结节增大者停止治疗,直接手术或重新穿刺。抑制治疗后结节无变化者也停止治疗,仅随访观察。绝经后妇女为骨质疏松高危人群,故宜先行 6～12 个月的观察,在观察过程中结节无变化或缩小,仅定期随访。结节增大者行甲状腺激素抑制治疗,将 TSH 控制在 0.1～0.5 mIU/L,1 年后停药观察。对老年、有心脏疾病及骨质疏松者使用甲状腺激素抑制治疗应慎重。

3. 硬化治疗·自主功能性甲状腺腺瘤、其他甲状腺良性结节及甲状旁腺腺瘤等可行硬化治疗。其方法为在超声引导下向结节中央注入消毒无水乙醇,可每周行 1～2 次治疗,1 个月内行 3～8 次治疗。无水乙醇注入量以结节体积的 30% 为宜。经治疗结节可缩小,由其引起的相关临床症状随之消失。无水乙醇硬化治疗的不良反应有局部疼痛、发热、一过性声带麻痹等。在治疗过程中切忌将无水乙醇注入皮下或结节外。

甲状腺囊性病变(包括甲状旁腺囊肿)也是硬化治疗的适应证。大部分甲状腺囊性病变经过数次抽吸治疗可痊愈,经 2～3 次穿刺抽吸治疗仍复发者可硬化治疗,将囊液吸完后向囊腔内注入无水乙醇。

现在流行的射频治疗等也是一种硬化治疗,但需要特殊设备、价格昂贵为其缺点。

4. 放射性碘或手术治疗·甲状腺自主性高功能性腺瘤具有良好的聚碘功能,故可行 ^{131}I治疗。一般认为直径在 4 cm 以上或年龄在 25 岁以下者宜手术切除,直径在 4 cm 以内或虽在 4 cm 以上但机体状况较差不能耐受手术者可行放射碘治疗。大部分患者经放射碘治疗后临床症状消失,结节逐步

缩小。30%～40%的患者以后可发生甲状腺功能减低。如果单次治疗效果不好可重复治疗。

5. 其他考虑手术治疗的良性病变·包括甲状腺结节较大且伴有压迫、不适或美容考虑等。

四、甲状腺微小结节的正确应对

近数十年来在全球范围内随着超声使用得越来越多及超声分辨率的提高，发现的甲状腺微小结节急剧增高，在一般人群中的检出率报道最高可达70%，这一现象导致的进一步效应是接受甲状腺超声检查的人数呈几何级数急剧增多，接受超声引导下细针穿刺细胞学检查的患者越来越多，由此检出甲状腺癌的患者人数急剧增多，接受手术治疗的人数急剧增多。此对医疗资源的占用和公共卫生的冲击不容小觑。此也引起了学术界空前的大讨论。

实际上，甲状腺结节和甲状腺癌在一般人群中比例很高在近百年前西方解剖学研究中已得到证实。近数十年在世界范围内的数据也证明这些微小结节和癌的总体预后良好，对人类生命健康的影响很小，已发表的文章均显示，甲状腺癌的发病率明显增高但死亡并未发生变化。故对超声发现的微小结节，即使超声有恶性征象，是否需要积极干预值得商榷。在超声等影像设备未普及使用之前，甲状腺癌都是到临床可触及结节的阶段才接受手术治疗的，有些患者到很晚期方到医院诊治。最终预后数据和现在一样，绝大部分甲状腺癌为分化性甲状腺癌，临床预后良好，有很高的治愈率。今天医疗技术的进步和卫生条件的保障完全可以在不进行创伤检查和手术的情况下对其生物学行为做出判断并指导拟定后续的处理方案。在尚缺乏更合理的诊疗指导意见之前，建议对意外发现的大结节（直径1.0 cm以上），如果超声有可疑征象者可行细针穿刺细胞病理学检查，也可超声随访一定的时间对其生物学行为做出初步判断后再考虑有无必要行细针穿刺细胞学检查，如生长极慢可进一步随访。直径小于1.0 cm的微小结节即使是癌性，绝大多数为隐匿性乳头状癌，大部分临床进展极为缓慢，故定期随访是最好的处理方式。少数隐匿性甲状腺癌原发灶很小，但可能会发生淋巴转移或远处转移，故随访过程中需认真而全面的评估。

参考文献

［1］Haugen BR, Alexander EK, Bible KC, et al. 2015 American thyroid association management guidelines for adult patients with thyroid nodules and differentiated thyroid cancer the american thyroid association guidelines task force on thyroid nodules and differentiated thyroid cancer［J］.Thyroid, 2016, 26(1)：1 - 133.

［2］Chen W, Zheng R, Baade PD, et al.Cancer statistics in China, 2015［J］.CA Cancer J Clin, 2016, 66：115 - 132.

［3］Tufano RP, Noureldine SI, Angelos P. Incidental thyroid nodules and thyroid cancer：considerations before determining management［J］.JAMA Otolaryngol Head Neck Surg, 2015, 141(6)：566 - 572.

［4］Persichetti A, Di Stasio E, Guglielmi R, et al. Predictive value of malignancy of thyroid nodule ultrasound classification systems：a prospective study［J］.J Clin Endocrinol Metab, 2018, 103(4)：1359 - 1368.

［5］Guo F, Hou P, Shi B. Detection of BRAF mutation on fine needle aspiration biopsy specimens：diagnostic and clinical implications for papillary thyroid cancer［J］.Acta Cytol, 2010, 54(3)：291 - 295.

第二十三章 · 非甲状腺性病态综合征

胡仁明　沈　烨

当机体处于饥饿或疾病状态（甲状腺以外的疾病）时，血液中甲状腺激素会出现多种变化，主要是活性甲状腺激素 T_3 降低，或 T_3、T_4 皆降低；无明显活性的反 T_3（rT_3）升高；在甲状腺激素降低时垂体 TSH 的反应减弱，不升高，反而下降。有时 T_3 和 T_4 的变化呈分离的状态；T_3 低、T_4 高，总 T_4（TT_4）与游离 T_4（FT_4）也可出现分离状态。这一系列的变化可呈不同的组合，其差别与非甲状腺疾病的严重程度及转归、疾病类别、药物影响等因素有关。

此综合征的病理生理机制、临床诊断及鉴别诊断意义、判断预后的价值不完全一致。其名称尚未统一，病情较轻者，称为"低 T_3 综合征""甲状腺功能正常的病态综合征"（euthyroid sick syndrome，ESS）；对病情严重者，上述名称即不甚相符，较常用的为"非甲状腺性病态综合征"（nonthyroid illness syndrome，NTIS）。本章即采用此名。

一、病情不同严重状态下 NTIS 甲状腺激素变化

NTIS 在疾病由轻到重，以及经治疗而缓解时的甲状腺激素变化在一定程度上有其规律性。

（一）饥饿状态及轻度的病态时

NTIS 主要表现为 TT_3、FT_3 下降，rT_3 升高，TT_4 及 FT_4 尚未出现明显变化，TSH 也还处在正常范围。此型甲状腺激素变化的出现推测为在外周组织中，T_4 向 T_3 的转化减弱；rT_3 的上升则与其廓清减慢有关。在 T_3 下降的状况下，垂体未能做出 TSH 分泌增多的反应，与饥饿、疾病、外科手术后 TSH 脉冲性分泌波动（间隔1～2 h）的幅度降低有关。

此型 NTIS 甚为常见，可出现于50%～70%的住院非甲状腺疾病患者。其临床意义尚不明确，可能是机体的一种适应性、保护性反应。在饥饿状态，机体的基础氧消耗量降低、心率减慢；在开始时呈负氮平衡，以后即达到平衡状态。

（二）中等重度的疾病状态

当病情逐渐加重时，TT_3、FT_3 的下降更为明显，可达约50%；TT_4、FT_4 也呈下降；rT_3 的上升更为显著，可增至2～3倍；而在此状态下，TSH 仍为正常或甚而下降。表明患者下丘脑垂体的反应能力明显受损。研究证明，下丘脑神经核中 TRH（TSH 释放激素）的 mRNA 水平下降。在重症监护室

中，约50%的患者 T_3、T_4 皆降低。

部分患者的 TT_4 和 FT_4 呈分离状态，TT_4 低，FT_4 反而为正常或升高。FT_4 升高的原因部分是游离脂肪酸（FFA）的释放入血增多，可能血循环中还存在未被鉴定的，可抑制 T_4 与甲状腺素结合蛋白（TBG）相结合的物质。

（三）病情发展至严重持久阶段

T_3、FT_3 降低更为明显，血浆及组织中 T_3 皆重度下降，T_4、FT_4 进一步降低，rT_3 仍较高，但其升高程度已不如前一阶段，TSH 下降更为显著。

在严重成人呼吸窘迫综合征、机体明显消耗的肿瘤患者、严重感染、肾衰竭、肝功能衰竭、心力衰竭等危重患者全有 NTIS。血清 TT_4 低于 $4\ \mu g/dl$ 者死亡的可能性约为 50%；如 TT_4 低于 $2\ \mu g/dl$ 死亡可能性达到近 80%。表明 TT_4 的降低程度能反映病情严重度，与疾病的预后有关。

对死亡患者所做检查显示肝中 I 型脱碘酶下降约 50%，骨骼肌中测不到 II 型脱碘酶，而肝及骨骼肌中可测到 III 型脱碘酶。

（四）经有效治疗，病情好转达恢复期

病情恢复时，T_3、FT_3 的降低程度减轻，但低于正常值，T_4、FT_4 仍低，rT_3 仍较正常为高。值得注意的是，血 TSH 上升，达到超过正常水平，提示垂体分泌 TSH 功能好转。病情恢复 1~2 个月后，T_4 及 TSH 逐渐恢复正常。

二、不同类型非甲状腺疾病时甲状腺功能指标的变化

（一）急性心肌梗死（AMI）

AMI 时甲状腺激素会发生暂时性变化：rT_3、T_4、FT_4、TSH 升高，T_3、FT_3、T_3/rT_3 下降。各甲状腺激素到达峰值或谷值的时间依次为：rT_3（18 h）、T_3/rT_3（18 h）、FT_4（36 h）、T_3（72 h）、TSH（72 h）、T_4（7 天），AMI 时 rT_3 峰值和 T_3 谷值出现时间分离，rT_3 峰出现早，持续时间长。甲状腺激素的测定，尤其是 rT_3、T_3、T_3/rT_3 的高低能反映 AMI 范围的大小、病情的严重程度并协助判断其预后。AMI 急性发作期后第 7 天 rT_3、T_3、T_3/rT_3 仍有判断病情及预后的价值，故可弥补酶学测定的不足。AMI 时，低 T_3、高 rT_3 血症的产生与 5'-脱碘酶活性的改变有关，该酶活性受抑制的确切机制尚不清楚，但可能与下列因素有关：AMI 发生后进食减少导致出现低能量状态，应激性儿茶酚胺、糖皮质激素升高及普萘洛尔、乙胺碘呋酮等抗心律失常药物的应用及炎症因子等。生物活性极弱的 rT_3 水平的升高和具有强大生物活性 T_3 水平的下降，可能通过降低心肌耗氧或心肌细胞的激惹性，减少心律紊乱的发生，从而作为一种有益的生理性保护性反应。

（二）肝脏疾病

肝脏与甲状腺激素有密切关系，是合成与甲状腺素结合的蛋白质：甲状腺素结合蛋白（TBG）、甲状腺素结合前白蛋白（TBPA）及白蛋白的场所，同时也是甲状腺素在外周脱碘代谢的主要器官。因此，肝脏疾病尤其是肝硬化时，甲状腺激素的代谢、在血中的转运等都会发生变化。

肝硬化时甲状腺激素的代谢及水平有显著变化，呈典型低 T_3、高 rT_3 综合征。其产生机制主要是 5'-脱碘酶活性下

降，可能是机体在病情严重时为保证肝细胞基础代谢而所作的有益的代偿性反应。肝硬化时 T_4 降低而 FT_4 升高，两者呈分离现象，有可能是血清中存在某种抑制甲状腺激素与结合蛋白相结合的物质。这种抑制物质可能是一种 IgM 抗体，与 IgM 结合的免疫复合物，或是某种具有 IgM 某些理化性质和免疫特征的物质。T_3/rT_3 的降低可作为判断肝功能状态的良好指标：当 T_3/rT_3 介于 1~2 时，提示程度较轻的肝功能损伤；当 T_3/rT_3 降至 0.5~1 时，提示肝功能严重损伤；若比值< 0.5，则提示病情危笃。肝硬化时 TSH 值高于正常，且 TSH 水平随症状加重而升高，可能与 T_3、FT_3 的下降有关。由于肝硬化时 TSH 升高，且患者常有乏力、水肿、畏寒等症状，故需与原发性甲减鉴别。rT_3 明显升高有助于鉴别，对于难以确诊者可进一步行 TRH 兴奋试验。另外，甲状腺功能亢进时可伴肝功能损害，而肝硬化患者有乏力、消瘦、心悸、体重减轻等症状可误诊为甲亢，肝硬化时 T_3 明显下降有助于鉴别。与肝硬化不同，急性肝炎、慢性活动性肝炎、原发性胆汁性肝硬化患者 T_3、T_4 水平是升高的。酒精性肝病患者血清 T_3 下降，T_4 轻度减少，FT_4 指数升高，发生这些变化多提示病情严重，预后不佳。

（三）肾脏疾病

慢性肾衰竭患者血清 T_3、T_4 水平下降，FT_4、TSH 水平正常，游离 rT_3 水平升高。然而，肾衰竭时血清总 rT_3 水平常为正常，可能与 rT_3 在肾衰竭时的代谢特点有关：rT_3 的代谢清除率正常而并不降低；与 rT_3 结合的蛋白质减少；rT_3 从血清进入组织速率加快，且组织中 rT_3 的结合能力增强。肾综合征患者血清 T_3、T_4 水平常下降，可能是随着 TBG 从尿中大量丢失。透析对甲状腺功能的影响与透析种类和透析时间的长短有关。透析开始阶段，肾衰竭患者的血清 T_3、T_4 可上升，但长时间有规律的透析后，它们的水平仍会持续下降，TSH 上升呈"甲减"表现。腹膜透析更易引起甲减，因为腹膜透析更易去除蛋白结合激素、碘和其他小分子激素。肾移植后，由于 TBG 上升，T_4 向 T_3 转化正常，可使 T_4 和 T_3 水平恢复正常。但 TRH 兴奋后，TSH 仍呈无反应或反应延迟状态，可能是与免疫抑制剂尤其是糖皮质激素大量长期应用有关。

（四）获得性免疫缺陷综合征（AIDS）和获得性免疫缺陷相关综合征

人类免疫缺陷病毒（HIV）感染者甲状腺功能指数呈不典型性变化，且随着疾病严重程度的不同而变化。HIV 感染者血清 TBG 和总 T_4 升高；病情较轻时，血清 FT_4 和血清 T_3 水平均在正常范围；随着病情的加重，血清 T_3 水平下降。AIDS 患者与健康对照组相比，rT_3 水平正常或下降。当疾病从无症状携带者发展为 AIDS 相关综合征到最终的 AIDS 期，血清 TBG 急剧上升。血清 TSH 可能高于正常对照组，但在正常范围内，对注射 TRH 反应正常或轻度增强。HIV 感染患者血清 T_3 水平正常或偏高可能导致极度恶病质，但并未发现体重减轻和血清 T_3 升高之间有明显的关系。严重 AIDS 患者血清 T_3、T_4 都明显下降，提示为临终前状态。

不同的 NTIS 对甲状腺激素各项功能参数的影响是可以预测的，疾病的严重程度决定参数的变化和范围。表 4-23-1 显示非甲状腺性病态综合征患者甲状腺功能参数的变化。

表 4-23-1　非甲状腺性病态综合征者甲状腺功能参数的变化

疾病	T$_4$	FT$_4$	T$_3$	rT$_3$	TSH	TRH 兴奋试验	备注
营养不良	N	N	↓	↑	N	N或↓	对碳水化合物有反应
慢性肾衰竭	N或↓	N		N	N	N	透析后有一时性升高
肝炎(急性感染)	N或↑	N	↑	↑	N	N	TBG 合成和释放增加
肝炎(慢性活动性)	N或↑	N	↑	↑	N或↑	N或↑	自身免疫性甲状腺疾病发生率上升
肝硬化	N或↓	N	↓	↑	N或↑	N	——
手术	↓	N	↓	↑	N或↓	N或↓	术后不久
心肌梗死	N	N	↓	↑	N或↑	NS	梗死后1~3天
AIDS	↑	N	N	N或↓	N	N或↓	参数变化与病程呈正相关
严重疾病	N或↓	N或↓*	↓	↑	N或↓*	N或↓	考虑药物的影响

注：*一般是由于使用了多巴胺而引起的下降；NS，未进行研究；N，正常。

三、甲状腺功能参数的个体变化

(一) T$_3$和 rT$_3$

在非甲状腺性疾病患者中，最常见和显著的甲状腺功能异常参数为血清 T$_3$ 和 FT$_3$ 水平的降低。血清 T$_3$ 水平下降的程度与非甲状腺性疾病的严重程度有关。研究表明，普通病房患者血清 TT$_3$ 和 FT$_3$ 水平降低的发生率为 23%，而在重症监护室的发生率为 56%，其中 76% 的患者有冠状动脉分流术史，86% 的患者曾进行心脏移植术。血清 T$_3$ 下降水平可能明显低于甲减患者。血清 T$_3$ 水平的下降是由于甲状腺激素结合蛋白的减少，组织 II 型脱碘酶作用受抑制，血清 T$_4$ 向 T$_3$ 转化减少所致。T$_4$ 通过 III 型脱碘酶代谢产生的无活性产物 rT$_3$ 是区分甲状腺功能正常患者(rT$_3$ 水平升高)和甲减患者(rT$_3$ 水平下降)的诊断指标，但并非金标准。与 T$_3$ 和 T$_4$ 一样，大部分 rT$_3$ 在循环中与蛋白质结合在一起。rT$_3$ 除了作为 T$_4$ 的一种代谢产物，还能同时作为 I 型和 II 型脱碘化酶的底物和抑制剂，因此可能引起 NTIS 中的 T$_3$ 产量减少。

(二) 总甲状腺激素

在轻度或中度 NTIS 患者中，甲状腺素水平变化较 T$_3$ 稳定。然而，随着病情的加重，住院患者中血清 TT$_4$ 水平下降者达到 20%～50%，如果血清 T$_4$ 水平极低，在一定程度上提示预后不良。反之，病情较轻或处于恢复期的患者常伴有 T$_4$ 水平的上升，NTIS 时可能会偶尔发生高甲状腺素血症。在无甲状腺毒症(甲亢)的情况下，许多功能障碍会引起循环中 T$_4$ 水平的上升，大致分为 4 类，包括甲状腺素结合蛋白浓度或功能异常、药物的作用、广泛或周围甲状腺素抵抗综合征和各种 NT1，详见表 4-23-2。

(三) 游离甲状腺素

除了血清 T$_3$ 和 T$_4$ 水平变化外，循环中 FT$_4$ 水平对 NTIS 患者的代谢评估起着重要作用。NTIS 患者的 FT$_4$ 水平变异较大，许多因素都会干扰血清 FT$_4$ 水平的准确检测，如存在于循环中的 T$_4$ 结合抑制物，用于和激素结合及作用于下丘脑垂体甲状腺轴的常用药物的影响。NTIS 时用 FT$_4$ 指示物或一些常用的间接 FT$_4$ 检查技术检测常可得出 FT$_4$ 水平下降的错误结果，通过已标记的 T$_3$ 和 T$_4$ 的树脂摄取而算出的血清 FT$_4$

表 4-23-2　甲状腺功能正常者高甲状腺素血症的原因

血清或蛋白质结合异常
　先天性结合缺陷
　家族性白蛋白异常性高甲状腺素血症
　甲状腺素结合蛋白增加
　甲状腺素转运蛋白(TBPA)增加
　获得性结合缺陷(生理性)
　妊娠
　新生儿
　T$_4$ 自身抗体的存在
　其他
药物的作用
　雌激素替代疗法
　口服避孕药
　海洛因和美沙酮
　氯贝丁酯
　胺碘酮
　普萘洛尔(大剂量)
甲状腺素抵抗综合征
　一般抵抗
　周围抵抗
不同的非甲状腺疾病综合征
　感染性肝炎
　慢性活动性肝炎
　原发性胆汁性肝硬化
　急性精神障碍
　急性间歇性血卟啉病
　妊娠期剧吐

指数，也常常由于循环中可能存在的甲状腺激素结合抑制物低估 NTIS 时的血清 FT$_4$ 水平，这一结合抑制物在 TT$_4$ 水平下降者中含量较多。用合成的 T$_4$ 类似物检测由于存在类似物结合蛋白，也可能产生 FT$_4$ 水平下降的错误结果。用平衡透析法测定时发现大多数 NTIS 患者血清 FT$_4$ 水平正常或轻度升高。然而，由于平衡透析价格昂贵，技术要求高，限制了它在临床上的应用。

(四) TSH 及其他垂体激素

NTIS 患者的血清 TSH 水平可正常或下降，但一般不会低于 0.05 mIU/L。用第三代 TSH 检验方法(敏感度达到

0.01 mIU/L)可鉴别甲亢和 NTIS,虽然两者在特殊情况下有一定范围的重叠。NTIS 时由于 TRH 分泌减少或糖基化作用减弱,血 TSH 生物活性是降低的。在疾病恢复时,TSH 水平会明显上升,机体从甲状腺功能低下的状态中逐渐恢复,垂体的反应也恢复正常。NTIS 时机体对 TRH 的反应是不同的:有些患者低于正常,而有些患者可能是正常的。低 TSH 水平时对 TRH 反应正常表明可能是下丘脑的异常导致低 T₄、TSH 水平,可能同时伴有 TSH 昼夜节律的消失和生物活性的下降。在病危患者中可能存在中枢性腺垂体功能减退,血睾酮、FSH、LH 水平快速下降,生长激素、甲状腺激素、雄激素均减少,LH 的脉冲分泌和平均值都很低,GH 和 TSH 的脉冲分泌也受到抑制。低雄激素血症的纠正需要 GH、GnRH 和 TSH 促分泌物的联合治疗。

四、NTIS 患者甲状腺素水平变化的机制

(一)下丘脑-垂体功能失调

NTIS 患者下丘脑室旁核 TRH mRNA 低表达,注射 TRH 后 TSH、T₄、T₃ 增加,提示下丘脑功能不足是导致 NTIS 的重要原因之一。而导致下丘脑神经网络紊乱的因素甚多,包括应激、禁食、糖皮质激素和细胞因子等。

低 T₃ 的 NTIS 患者由于垂体组织中 T₄ 脱碘化转变成 T₃ 量的增加,故垂体组织中 T₃ 水平正常,因此垂体仍能分泌低水平的 TSH,维持正常的垂体甲状腺轴功能。而在高 FT₄ 的 NTIS 患者垂体分泌 TSH 减少,但这类患者并非甲状腺功能亢进。

(二)细胞因子和炎症因子

NTIS 患者许多血浆细胞因子和炎症因子明显增加,如 IL-1β、IL-2R、IL-6、干扰素 γ 等。体内外研究证实上述因子可抑制 TSH 分泌,降低 T₃ 和 T₄ 的水平。这些细胞因子和炎症因子与许多代谢性疾病的发生密切相关,如动脉粥样硬化(AS)、非酒精性脂肪肝、肥胖和 2 型糖尿病等。如果患者同时伴有上述 4 种代谢性疾病中 2 个或 2 个以上可考虑诊断代谢性炎症综合征(metabolic inflammatory syndrome, MIS)。NTIS 患者 MIS 的组分越多,甲状腺激素变化可能越明显。细胞因子和炎症因子参与 NTIS 和 MIS 的病理生理过程的机制需进一步阐明。

(三)微小 RNA(miRNA)

miRNA 是在真核生物中发现的一类内源性的具有调控功能的非编码 RNA,其大小为 20～25 个核苷酸。通过碱基互补配对的方式识别靶 mRNA,并根据互补程度的不同指导沉默复合体降解靶 mRNA 或者阻遏靶 mRNA 的翻译。miRNA 负调控靶蛋白,包括负调控甲状腺激素受体(TR)和脱碘酶的表达,参与各种各样的调节途径,包括发育、病毒防御、造血过程、器官形成、细胞增殖和凋亡、脂肪代谢等。研究表明 miR-224 及 452 负调控 I 型脱碘酶,miR-21、miR-221 及 miR-146a 负调控 THRB,MiR-214 则负调控 III 型脱碘酶。研究发现 IL-6 增加 miRNA224 表达,后者负调控 I 型脱碘酶,导致组织 I 型脱碘酶表达下降,继而 T₃ 的形成减少。miRNA 可能在 NTIS 病理生理过程中扮演重要角色。

(四)抑制甲状腺激素与血浆蛋白质结合及摄入

NTIS 患者通过抑制甲状腺激素与血浆蛋白质的结合导致 TT₄ 水平降低而血清游离激素水平正常。已从 NTIS 患者的血清中分离出抑制 T₃ 与血清蛋白质结合的物质(如脂质)。组织中也发现了类似的物质,它可能改变细胞摄入激素的量。抑制激素结合到 TBG 上去的非透析性物质的存在可引起 FT₄ 指数和游离激素水平的升高。但也有研究提示 NTIS 时低血清 T₄ 水平是由于激素供应量的减少而不是因为存在抑制激素与血清蛋白质结合的物质。

严重疾病和饥饿引起的细胞 ATP 水平的降低可使细胞摄入 T₄ 减少,细胞内 I 型碘化甲状腺素脱碘酶的功能下降,并且其供应量也有可能减少。这些因素可使 T₄ 水平升高而 T₃ 水平下降。

五、非甲状腺性病态综合征的诊断

NTIS 的诊断主要根据原发病的临床症状、严重程度、实验室检查和甲状腺激素变化情况。非甲状腺疾病时,机体因存在饥饿,慢性中、重症的消耗性疾病或急性中、重度应激状态,血中甲状腺激素水平异常,在排除原发性或继发性甲状腺疾病和药物影响的前提下,可诊断为非甲状腺性病态综合征。该综合征的特点为血清 TT₄、FT₄ 值、血清 TT₃ 都降低,TSH 水平正常或下降,rT₃ 值正常或升高。NTIS 时,TSH 可低于 0.01 μIU/ml,提示甲亢的存在。TSH 升高提示甲减存在,需要治疗。甲状腺自身抗体阳性提示可能存在原发性甲减,但没有确诊价值。

疾病严重时可出现一过性的中枢性肾上腺皮质功能减退,因此必须测定血皮质醇水平。皮质醇一般都高于 30 μg/dl,如果低于 20 μg/dl,应给予皮质醇补充治疗。如果要给予甲状腺素治疗,首先要了解皮质醇的水平。对于绝经后女性,FSH 是评估垂体功能的重要指标,但对男性价值有限。如果考虑垂体功能减退,可行垂体 CT 扫描。

六、非甲状腺性病态综合征的鉴别诊断

(一)与垂体功能减退的鉴别

NTIS 有可能是一种获得性垂体功能减退。测量血清皮质醇水平有重要意义,ICU 中病情严重患者的水平应高于 20 μg/dl。存在"正常量"的催乳素,可测得的 FSH 和 LH 提示垂体功能尚可,主要问题是血清甲状腺素水平降低。然而,病情严重患者的下丘脑功能广泛受到抑制,FSH 和 LH 水平下降会超过 50%,睾酮水平也会出现相似程度的下降。尽管患者在 NTIS 期间的 TSH 水平可升高,特别是处于康复期时,但 TSH 的显著升高提示原发性甲减可能与 NTIS 并存,应该通过检查甲状腺抗体、既往史和体格检查来进行鉴别。

诊断未明的病情严重患者的其他少见病因有中枢性甲减和 TSH 分泌紊乱,包括 TSH 分泌性垂体腺瘤和甲状腺激素抵抗综合征。

(二)与原发性甲状腺功能障碍的鉴别

及时鉴别甲状腺功能参数的变化是由于 NTIS 引起还是由于真正的甲状腺功能障碍引起,对避免不适当的干预至关重要,对这些患者来说,正常的代谢对疾病的预后可能有重要的影响。

对怀疑有甲状腺功能障碍的 NTIS 患者应联合检查血清

FT$_4$ 和 TSH 水平。虽然用于 NTIS 患者的任何一项检查大多存在与参考值的偏差,但在不伴有甲状腺疾病的 NTIS,存在低血清 FT$_4$ 水平和高 TSH 水平("甲减"模式)或高血清 FT$_4$ 水平和低 TSH 水平("甲亢"模式)是少见的。临床医生必须熟悉所在单位检测评估 FT$_4$ 的技术,目前所用 FT$_4$ 指示物及间接测定法所测得的 FT$_4$ 值偏低,可能低估了 NTIS 时的血清 FT$_4$ 值。联合采用直接平衡透析法检测 FT$_4$ 及超敏 TSH 检测法最具诊断价值。对那些诊断尚不明确的患者,检测甲状腺过氧化酶(微粒体抗原)抗体滴度有助于发现潜在甲状腺疾病,特别是对 60 岁以上和伴有其他自身免疫病的患者。真正甲状腺功能障碍多伴有 TSH 对 TRH 反应异常。NTIS 与甲减患者的甲状腺功能参数对比见表 4-23-3。

表 4-23-3 非甲状腺性病态综合征和原发性甲状腺功能减退的实验室检查的比较

实验室检查	非甲状腺性病态综合征	明显的甲状腺功能减退
TT$_4$	↓	↓
FT$_4$ 指数	↓	↓
FT$_4$(平衡透析法)*	N 或 ↑	↓
TT$_3$	↓	N 或 ↓
FT$_3$	N 或 ↓	N 或 ↓
rT$_3$*	↑	↓
TBG	N 或 ↓	N 或 ↓
TSH,基础	N 或 ↓ 或 ↑†	↑
TSH,对 TRH 的反应*	N 或 ↓	↑
微粒体(抗甲状腺过氧化物酶)抗体*	—(滴度<1:400)	†(滴度>1:400)

注:* 为鉴别非甲状腺性病态综合征和甲状腺功能减退的有效方法;
† 为"扩大了的"正常范围使诊断非甲状腺性病态综合征的特异性增加。

少数情况下,已有甲状腺功能障碍的患者合并 NTIS 时可使甲状腺指标有一过性正常,从而掩盖了真正的甲状腺功能障碍。最常见的情况是甲减患者血清 TSH 下降时可能诊断为 NTIS 而忽视了甲减的存在。毒性甲状腺肿患者在 NTIS 时血清 T$_3$、T$_4$ 降至正常范围而掩盖了甲亢状态,当疾病康复后,则表现出甲状腺毒症。对于甲状腺功能测值不一致的患者或在 NTIS 病程中有可疑临床表现的患者应加强随访。应在疾病康复后 2～4 周或在病程中临床提示有真正甲状腺功能障碍时再检测一次甲状腺激素水平。

(三)药物对甲状腺功能指标的影响

某些药物在甲状腺激素代谢的一个或多个水平发挥作用。

按其主要作用分成三类:① 可使血甲状腺素结合球蛋白升高或降低,而直接影响总甲状腺激素量;② 影响血甲状腺激素和血中结合蛋白质(或运载蛋白)结合;③ 抑制甲状腺激素 T$_4$ 向 T$_3$ 转化,影响甲状腺激素代谢。但有些药物的作用可能是多方面的。常用于严重患者的诊断和治疗的药物如碘造影剂、多巴胺、皮质醇、肝素、呋塞米等会影响甲状腺激素的合成和代谢。另外,许多常用药物如碳酸钙、硫酸亚铁、氢氧化铝、硫糖铝、消胆胺等会影响胃肠道对左旋甲状腺素的吸收。NTIS 对甲状腺组织的影响受到了这些药物的干扰使得其与真正甲状腺疾病的鉴别更为困难。

七、治 疗

主要在于治疗原发病。关于 NTIS 患者应用替代性激素疗法是否有益尚有争议。Brent 和 Hershman 每日给予 24 例严重 NTIS 患者中的 12 例静脉 T$_4$ 1.5 μg/kg 治疗。治疗组和非治疗组均各有 80% 人死亡,T$_4$ 治疗组的血清 T$_4$ 水平很快恢复正常,但血清 T$_3$ 水平需经 2～3 周治疗后才能恢复正常,提示在治疗时应同时给予 T$_3$。对严重烧伤者每日给予 200 μg T$_3$ 后未能改变疾病的预后,但如此大剂量也不会对机体产生明显的不良作用。

对有 NTIS 表现的尿毒症患者进行甲状腺素治疗,虽然会增加他们的氮排泄量,但由于透析的普遍应用,增加的氮排泄量并不一定会对机体产生不利影响。对于休克患者,患呼吸系统疾病的患者,以及正在进行冠状动脉旁路移植手术的患者给予替代量 T$_3$ 治疗,研究结果表明:通过增加心输出量或减少对升血压物质的需求量,其对心血管系统是有益处的。给早产儿补充 T$_3$,可改善低 T$_3$ 水平,从而使他们得益。亦有研究认为甲状腺激素替代治疗对 NTIS 无明显疗效。

研究表明血清 T$_4$ 水平低于 4 μg/dl 导致死亡危险性明显增高,因此对于血清 T$_4$ 水平明显下降者可考虑给予替代疗法。由于 T$_4$ 脱碘化作用的减弱,T$_3$ 生成减少,大部分形成无生物活性的 rT$_3$,早期单独给予甲状腺素并不能马上提高 T$_3$ 水平,而是增加 rT$_3$ 水平。因此多主张给予 T$_3$ 连续治疗。一般在开始的 3～4 日给予稍大剂量 T$_3$:75 μg/d,然后给予口服,或静注替代量的 T$_3$,通常为 50 μg/d。需同时给予 T$_4$ 替代。血 T$_3$ 至少达到正常低值 70～100 ng/dl。如果治疗有效,可逐渐减少 T$_3$ 的剂量,并增加 T$_4$ 的剂量至生理替代量。据估计甲状腺激素疗法对机体是有利的,可能提高 5%、10% 或 20% 的生存可能性。对数千例心肌梗死后患者进行研究后发现,与使用 β 受体阻滞剂相比,持续给予甲状腺素后,他们的病死率降低约 14%。对于心律失常及心力衰竭等心脏病患者,尚没有足够证据表明这些患者禁止使用甲状腺激素疗法。

一般认为单独使用甲状腺激素治疗并不理想,主张联合应用生长激素、促蛋白质合成类固醇如睾酮等其他激素。van den Berghe 等认为急性和慢性严重疾病的神经内分泌状态是完全不同的,慢性严重疾病多伴有大量非特异性消耗状态,如蛋白质丢失、脂肪堆积、血糖升高、胰岛素抵抗、低蛋白血症、高钙血症、低血钾、高甘油三酯血症。他们认为在慢性严重疾病时,神经内分泌功能的低下,不会是机体的一种保护性反应,给予下丘脑释放肽可能比给予靶腺激素更安全。研究认为所有儿茶酚胺依赖性的败血症性休克都应在促肾上腺皮质激素刺激试验后给予氢化可的松 50 mg,每 6 h 1 次和醋酸氟氢可的松 50 mg,每日 1 次的联合治疗,对刺激试验"无反应者"应持续治疗 7 日。所谓"无反应者"是指 ACTH 刺激后峰值和谷值差<9 mg/dl。临床研究表明大剂量 GH 治疗可能

会增加病死率,因为 GH 可能会抑制免疫,引起液体潴留、血糖升高等不良反应。

总之,医师必须根据患者病情,正确评估甲状腺功能状态来权衡利弊,决定是否给予治疗(表 4 - 23 - 4)。

表 4 - 23 - 4　非甲状腺性病态综合征时观察结果小结

下丘脑 TRH mRNA 减少,可能和细胞因子有关

与血清激素水平相比,TSH 水平明显下降,可能由于分泌减少

注射 TRH 后,TSH、T_3、T_4 均上升,从而使综合征诸多方面得到纠正,提示主要问题可能是 TRH 分泌减少

测得的血清游离 T_3、T_4 水平可能下降、正常,在某些测试方法中甚至上升,但没有一项检测能保证不受某种因素影响而致测值的偏差

推测可能存在抑制 T_3、T_4 与血清蛋白和受体结合的抑制物,但其重要性尚待进一步证实

已证实 T_3、T_4 生成率是显著降低的

基于有限的数据表明,大多数组织的激素水平明显下降

没有证据表明激素替代疗法是不利的,一些研究表明是有益的

有一项研究表明,给予生理剂量的激素后可使血清激素水平恢复正常

八、非甲状腺性病态综合征的预后

发现在病情严重的患者中血清 T_4 水平与病死率密切相关。假设甲状腺素的抑制程度与潜在 NTIS 的严重程度相一致,那么甲状腺素水平受抑制越严重,预后就越差。用药 1 周以上,血清 T_4、TSH 水平仍很低者病死率特别高。病情严重的年老患者,血清 IL - 6 升高,血清白蛋白水平降低更可能发生 NTIS 相关的甲状腺激素测定变化,死于急性疾病的可能性更大。

参考文献

[1] DeGroot LJ. Nonthyroidal illness syndrome[M]//Jameson JL, DeGroot LJ. Endocrinology. 7th ed. Philadelphia: Elsevier Saunders, 2015: 1557 - 1569.

[2] 刘红,曾芳芳.甲状腺疾病[M]//胡仁明,李益明,主译.哈里森内分泌学.北京:科学出版社,2018: 55 - 84.

[3] 廖二元.内分泌学[M]. 3 版.北京:人民卫生出版社,2015: 666 - 670.

[4] 胡仁明,邝安坤,丁霆,等.糖尿病中甲状腺激素变化及其临床意义[J].中华内分泌代谢杂志,1986,2: 16.

[5] 胡仁明.急性心梗时甲状腺激素的变化及其临床意义[J].中华心血管病杂志,1986,14: 260 - 263,319.

[6] 胡仁明,邝安堃,丁霆.肝硬化患者甲状腺激素水平变化的临床意义[J].中华内科杂志,1985,24: 395 - 397,445.

[7] De Groot LJ. Non-thyroidal illness syndrome is a manifestation of hypothalamic-pituitary dysfunction, and in view of current evidence, should be treated with appropriate replacement therapies[J]. Crit Care Clin, 2006, 22(1): 57 - 86.

[8] Salvatore D, Davies T, Schlumberger MJ, et al. Thyroid physiology and diagnostic evaluation of patients with thyroid disorders[M]//Melmed S, Polonsky KS, Larsen RP, et al. Williams textbook of endocrinology. 13th ed. Philadelphia: Saunders, 2016: 333 - 368.

第二十四章·放射性 ^{131}I 治疗甲状腺疾病

邢家骝

第一节 · ^{131}I 治疗甲状腺功能亢进症

西医治疗甲状腺功能亢进症(甲亢)主要用抗甲状腺药(ATD)、^{131}I 和手术 3 种方法,它们各有优缺点和适用范围。^{131}I 已广泛用于治疗甲亢,美国 1990 年和 2011 年的调查表明,大多数美国医生首选 ^{131}I 治疗无合并症的 Graves 病(GD)甲亢,其比例分别为 69% 和 59.7%,但大多数欧洲和亚洲医师仍首选 ATD 治疗甲亢。

一、^{131}I 的物理特性、药代动力学和生物学作用特点

(一) ^{131}I 的物理特性和药代动力学

^{131}I 是诊治甲状腺疾病最常用的放射性核素,物理半衰期为 8.05 日,衰变时发出 β 和 γ 混合射线,其中 90% 以上是 β 射线。核素的放射性强度用活度表示,其国际制单位为贝可勒尔(Bq),1 秒钟 1 次衰变即为 1 Bq。1975 年以前放射性活度的单位是居里(Ci),与 Bq 的换算关系为: 1 Ci=$3.7×10^{10}$ Bq,1 mCi=$3.7×10^7$ Bq=37 MBq,1 μCi=$37×10^3$ Bq=37 kBq。放射性核素对脏器所致的吸收剂量的国际制单位是焦耳 J/kg,专用名是戈瑞(Gy),曾用的单位为拉德(rad)。1 Gy= 1 J/kg= 100 rad,1 cGy = 10 mGy = 1 rad。单位活度 ^{131}I(MBq)在甲状腺等脏器内所致的吸收剂量(mGy)可以查表获得。^{131}I 在甲状腺内由于物理衰变和生物排出而使其活度减少一半的时间称为有效半减期(T_{eff}),健康人平均为 7.1 日,甲亢时缩短为 3.5~5.5 日。

^{131}I 经口进入人体后 1 h 内吸收 75%~85%,2~3 h 后几乎全部吸收入血。健康人血内 ^{131}I 消失时间为 6~12 h,甲亢时小于 6 h,黏液性水肿患者延长至 12~24 h。血内的 ^{131}I 被选择性地蓄积在甲状腺内,参与甲状腺素的合成和在体内的代谢循环。唾液腺、乳腺和胃肠道黏膜腺体有很小的摄 ^{131}I 能力。唾液和胃肠液内的 ^{131}I 大部分在胃肠道内被重新吸收入血中循环。甲状腺摄 ^{131}I 率(RAIU)受一些外界因素影响。食物和药物中的稳定性碘(^{127}I),卤族的氟、氯和溴、神经系统镇静药物及含碘多的中药海藻、昆布、黄药子等,都可降低 RAIU。未被甲状腺摄取的 ^{131}I 大部分于 24 h 内由尿中排出。很少量的 ^{131}I 可由乳汁排出。

(二) ^{131}I 的生物学作用特点

1. ^{131}I 在体内主要对甲状腺有明显的生物学作用·影响程度取决于它对甲状腺所致的吸收剂量。20 世纪 50 年代,一些学者报道 ^{131}I 治疗甲状腺功能正常但因心绞痛、复发性心肌梗死或心功能不全而用 ^{131}I 治疗的心脏病患者的尸检结果。

综合他们的资料表明：

（1）^{131}I对甲状腺的效应分为急性（早期，3个月内）和慢性（晚期，3个月后）两个阶段。当时大多数用^{131}I治疗的患者的甲状腺吸收剂量为80～300 Gy。最早的变化多开始于^{131}I治疗后半个月左右，其特点为滤泡细胞的胞质内出现嗜酸性颗粒，外观如同许特莱（Hürthle）细胞，滤泡大小不一，基质水肿，局灶性核固缩，偶可发现急性炎症细胞浸润。在以后的几周内，滤泡破裂，一些血管内皮肿胀和纤维蛋白样坏死，细胞质肿胀和非典型核更为显著，滤泡变小。

（2）慢性阶段的特点为甲状腺间质纤维化随时间推移而加重，滤泡上皮细胞内嗜酸性颗粒持续存在并增多，出现大的染色过深的细胞核，滤泡萎缩，局灶性淋巴细胞浸润，偶见血管损伤，包括毛细血管扩张和毛细血管纤维蛋白样变性。在这些变化中以出现Hürthle细胞和小的不规则的滤泡为辐射损伤的主要特点。

（3）^{131}I对甲状腺周边部分引起的损伤效应远小于中央部分，大剂量^{131}I治疗后甲状腺周边部分还可保留部分正常的甲状腺滤泡。

（4）患者服用^{131}I不超过740 MBq（20 mCi），对甲状腺所致的吸收剂量不超过262.8 Gy时，服用后7日甲状腺没有任何与^{131}I有关的辐射损伤病理变化。

（5）未发现大剂量^{131}I对甲状腺以外的组织，如甲状旁腺、气管、喉、肾上腺和垂体等，引起辐射损伤。

2. ^{131}I对性腺、骨髓等脏器的影响·^{131}I对甲状腺以外脏器所致的吸收剂量很小，根据表4-24-1资料，假定将^{131}I 370 MBq（10 mCi）投给RAIU正常（25%）的成人，计算甲状腺、红骨髓、卵巢、睾丸、肝脏、胃壁、肾脏和全身的吸收剂量。由表4-24-1可见，甲状腺以外各脏器的吸收剂量都很小，远远达不到对这些脏器的损伤剂量。甲亢患者的RAIU远大于25%，更多的^{131}I蓄积在甲状腺内，对身体其他脏器所致的吸收剂量更小。人体一次全身照射小于50 rad时，受照射者一般没有症状，对外周血中血细胞成分、骨髓、性腺及心肝肾等脏器的功能都没有明显的不良影响。^{131}I的这个特点，对我们正确理解和掌握^{131}I治疗甲亢的适用范围有重要的指导意义。

表4-24-1 成人口服^{131}I 370 MBq（10 mCi）后脏器吸收剂量（rad，假定RAIU 25%）

脏器	MIRD (1975)*	ICRP (1987)#	Oak Ridge (1996)†	损伤剂量(rad)和效应
甲状腺	13 000.00	13 320.00	13 000.00	
红骨髓	2.60	2.60	3.10	1次<600，可再生
卵巢	1.40	1.60	1.80	500～1 000，不育
睾丸	0.88	0.99	1.00	500～1 000，不育
肝脏	4.80	1.30	3.90	3 000，放射性肝炎
胃壁	14.00	17.00	13.00	1 500/10日，无损伤
肾脏	—	2.10	1.30	2 000，放射性肾炎
全身	7.10	—	—	50，白细胞减少

注：*医疗性内照射剂量评估第5号报告；#国际辐射防护委员会；†美国橡树岭科学和教育研究所。

二、^{131}I治疗甲亢的原理

^{131}I口服后1 h内吸收75%～85%，2～3 h后几乎全部吸收入血。血内的^{131}I迅速被甲状腺滤泡细胞浓聚、氧化和有机化。^{131}I衰变产生的β粒子通过电离作用破坏甲状腺滤泡细胞。由于β粒子在甲状腺内的平均射程只有1～2 mm，所以它的电离作用只限于甲状腺组织本身，一般不会造成其周围组织的辐射损伤。^{131}I治疗甲亢后，2～3个月内可使甲状腺滤泡细胞坏死，胶体消失，腺体纤维化，90%的患者在3～6个月内甲亢治愈。

三、^{131}I治疗甲亢前的准备工作

1. 低碘饮食·要求每日摄入的碘量不超过50 μg，禁用含碘的食物和药物（包括碘盐、碘酒、含碘中药）、氟、氯、溴及镇静药等2周以上。

2. 停用ATD·停用甲巯咪唑（MMI）3～7日及以上，丙基硫氧嘧啶（PTU）停用2周以上。

3. 检查RAIU·RAIU在60%以上时用^{131}I治疗较为合适。

4. 测定有效半减期（T_{eff}）·^{131}I在甲状腺内的T_{eff}影响其疗效。部分甲亢患者甲状腺内^{131}I更新速度快，T_{eff}缩短，称为小池综合征（small pool syndrome）。这时^{131}I对患者甲状腺所致的吸收剂量减少，影响甲亢的治愈，而全身吸收剂量增多，增加辐射的危险概率。T_{eff}小于3日是^{131}I治疗的相对禁忌证。对这样的患者可用碳酸锂使其T_{eff}延长至3日以上再用^{131}I治疗，否则需加大^{131}I治疗活度。

5. ^{131}I或^{99m}TcO$_4^-$甲状腺显像·用以了解甲状腺形态、大小、有无结节、结节性质及计算甲状腺重量等。

6. 甲状腺超声检查·帮助鉴别诊断甲亢和计算甲状腺重量。

7. 检查肝肾功能、心电图和血尿常规等·用于了解全身情况、有无其他合并疾病等。

在准备^{131}I治疗期间，患者原来服用的不含碘的药物，均应继续服用。对于心率较快的患者，可用富马酸比索洛尔等药控制心率。

四、确定甲状腺重量

甲状腺重量是计算^{131}I治疗活度的主要因素之一，但至今还没有一种能准确确定甲状腺重量的方法。一般根据触诊甲状腺、甲状腺核素显像和B超检查甲状腺的结果，综合判定甲状腺重量。确定甲状腺重量时最好有2名以上有经验的医师参加。

五、^{131}I治疗甲亢的目标、活度和计算方法

关于^{131}I治疗甲亢的目标，《2016美国甲状腺学会关于甲亢和其他原因引起的甲状腺毒症的诊断和治疗指南》（以下简称《2016 ATA甲亢诊治指南》）强烈推荐"1次投给足够活度的^{131}I使GD患者成为甲减以控制甲亢"，权威专著也同样介绍此观点。我国核医学医师主张根据病情实行^{131}I个体化治疗。投给^{131}I的方法主要用计算法，即根据患者的RAIU、甲状腺重量和T_{eff}等因素，综合考虑后计算用多少活度^{131}I给患

者治疗,希望多数患者既能在 3～6 个月控制甲亢,又使甲减发生率在一个可接受的范围内。计算的公式为:

$$^{131}I治疗活度(MBq)=\frac{计划给的^{131}I(MBq/g)\times甲状腺重量(g)}{24\,h内甲状腺最高摄^{131}I率(\%)}$$

^{131}I 治疗活度一般为每克甲状腺 2.59～4.44 MBq(70～120 μCi),具体确定 ^{131}I 治疗活度时还须考虑年龄、甲状腺大小、T_{eff}、甲状腺软硬度、有无结节、病程长短、用 ATD 的病史、有无合并心脏病或肝病等其他疾病、是否甲亢术后复发等因素,少数患者的 ^{131}I 治疗活度可能达到每克甲状腺 11.1 MBq(300 μCi)或以上。^{131}I 的疗效与患者甲状腺对其敏感性密切相关。如何预测具体患者对 ^{131}I 的敏感性是至今尚未解决的难题。现在主要是根据上述各项进行临床判断,即年龄大、病程长、反复复发、甲状腺大、质地较硬、有结节、长期用过 ATD 或含碘中药,以及重度甲亢、甲亢性心脏病等,对 ^{131}I 的敏感性较低,^{131}I 治疗活度应偏于治疗活度范围的中上限。与上述情况相反,对 ^{131}I 的敏感性较高,^{131}I 治疗剂量应偏于治疗活度范围的中下限。^{131}I 治疗活度、甲状腺大小和甲亢严重程度是影响预后的独立因素。

六、^{131}I 治疗甲亢疗效评价

^{131}I 治疗甲亢效果比较满意,多数患者服 ^{131}I 后 2 周左右症状开始减轻,至 3 个月左右,甲亢症状基本消失,甲状腺肿大明显缩小或消失,甲状腺功能逐步恢复正常。这种状态如保持 1 年以上表明甲亢治愈。如有改善,但未达到治愈标准,则为不完全缓解,属有效,否则为无效。综合我国学者在 1977—1991 年发表的 11 篇 ^{131}I 治疗甲亢共 4 167 例随访 5～24 年的结果,治愈率为 90.2%,有效 4.8%,无效 4.6%,复发 0.4%,总有效率为 95%。80%～90% 的患者在 1 次 ^{131}I 治疗后甲状腺功能恢复正常,10%～20% 需第 2 次 ^{131}I 治疗,极少患者需第 3 次 ^{131}I 治疗。白耀等比较 ATD、^{131}I 和手术治疗甲亢的远期效果,^{131}I 治愈率最高,10 年时为 89%。甲亢引起心力衰竭、全血细胞减少、黄疸等异常时,ATD 或手术治疗都有困难甚至禁用,此时 ^{131}I 治疗具有明显的优越性。^{131}I 治疗后,这些异常随着甲亢的控制也逐步恢复正常,多数患者在 3～6 个月治愈。

七、^{131}I 治疗老年甲亢

老年甲亢的病因大多数为 GD,许多患者以心血管症状为主要表现,老年甲亢患者中 1/3 有心房颤动,60% 可发生心力衰竭。许多患者不宜手术治疗,ATD 治疗疗程长,易复发,比较起来,^{131}I 治疗具有优势。Glinoer 等曾调查欧洲 100 名甲状腺病专家,对 1 例假设的 71 岁男性、甲亢病情中等、甲状腺重 40 g、首次治疗的患者,接受调查的专家 68% 选 ^{131}I 治疗,30% 选 ATD、1% 选手术治疗。在美国,对同样的患者,接受调查的甲状腺病专家 86% 选 ^{131}I 治疗,14% 选 ATD 治疗,没有人选手术治疗。

^{131}I 治疗老年甲亢的效果很好,总有效率在 95% 以上。根据我们的经验,对老年甲亢患者,无需刻意先用 ATD 预治疗,直接用 ^{131}I 治疗是安全有效的。^{131}I 的治疗活度应按个体化治疗原则计算。我们多按每克甲状腺给 ^{131}I 3.33～4.44 MBq

(90～120 μCi)进行治疗。

八、^{131}I 治疗内源性亚临床甲亢

亚临床甲亢(SH)按病因分为内源性和外源性两类。引起内源性 SH 的病因主要是 GD、毒性多结节性甲状腺肿(TMNG)和毒性甲状腺腺瘤(TA)等,其定义是血清 TSH 浓度低于正常值,而 TT_3 和 TT_4 浓度在正常范围内,患者没有或有很少的甲亢临床表现,并除外下视丘、垂体等疾病和没有服用左旋甲状腺素(LT_4)、糖皮质激素或多巴胺等抑制 TSH 分泌的药物。在美国无甲状腺病的人群中,TSH 受抑制(<0.1 mIU/L)者占 0.7%,TSH 降低(<0.4 mIU/L)者占 1.8%。TSH<0.1 mIU/L 的病程超过半年称为持续性 SH。SH 可以增加冠心病的死亡风险,增加发生心房颤动、心力衰竭、骨折的风险,TSH<0.1 mIU/L 的 SH 患者的死亡率增加。内源性 SH 患者的治疗和临床甲亢患者相同,绝大部分 SH 患者,特别是由于 TMNG 引起的老年 SH 患者,适合用 ^{131}I 治疗。《2016 ATA 甲亢诊治指南》建议,当 SH 患者的 TSH<0.1 mIU/L 同时年龄>65 岁或虽<65 岁但合并心脏病、骨质疏松、绝经(未用雌激素或二膦酸盐治疗)、有甲亢症状者,需要治疗 SH。当 TSH 在 0.1～0.4 mIU/L 时,对上述患者考虑治疗。年龄<65 岁且无症状的 SH 患者,如 TSH<0.1 mIU/L,可考虑治疗,如 TSH 在 0.1～0.4 mIU/L,可先观察。欧洲甲状腺学会于 2015 年发表了《内源性亚临床甲亢诊断和治疗指南》,建议根据 TSH 检查结果,将 SH 分为 2 个等级:血清 TSH 0.1～0.39 mIU/L 为 1 级、<0.1 mIU/L 为 2 级。对于 65 岁以上由于 GD 引起的 SH 2 级患者用 ATD 或 ^{131}I 治疗,对于 65 岁以上由 TMNG 或 TA 引起的 SH 1 级和 2 级患者用 ^{131}I 或手术治疗。

九、^{131}I 治疗儿童和青少年甲亢

儿童和青少年甲亢应首选 ATD 治疗,但如 ATD 治疗后复发或 ATD 有毒副作用,又不愿接受手术治疗,^{131}I 治疗对这类患者是较好的一种选择。Rivkess 等综述了儿童甲亢的 ^{131}I 治疗问题,比较 ATD、手术和 ^{131}I 治疗 1 000 多例的效果后,特别强调 ^{131}I 治疗甲亢患儿安全有效,不仅他们的癌症发病率没有增高,他们的后代中先天畸形的发病率与普通人群相比较也没有显著差异。我国学者报道,^{131}I 治疗儿童和青少年甲亢后,患者的生育能力和后代发育均在正常范围。Read 等报道 1953—1973 年用 ^{131}I 治疗 116 例 4～19 岁的 GD 甲亢患者 36 年的疗效和安全性分析的结果,没有 1 例发生甲状腺癌或白血病,先天性畸形或自发性流产没有增加,结论认为 ^{131}I 治疗青年甲亢是安全有效的。ATA 建议,5 岁以上的甲亢儿童都可以用 ^{131}I 治疗,治疗目标是使患儿成为甲减。因此,如果选用 ^{131}I 治疗儿童 GD,应该 1 次给予足够的剂量,即>5.55 MBq(150 μCi)/g 甲状腺,对并发甲状腺肿大者,需给 7.4～11.1 MBq(200～300 μCi)/g 甲状腺。对小于 5 岁的儿童甲亢应避免用 ^{131}I 治疗,但应根据治疗需要决定。2003 年 Rahman 等报道 1 例 3 岁甲亢女孩用 MMI 后中性粒细胞(N)由 2.0×10^9/L 降至 0.5×10^9/L,改用 PTU 后中性粒细胞由 3.3×10^9/L 降至 1.0×10^9/L,以后改用 ^{131}I 治愈,伴有的二尖瓣脱垂同时消失。

第二节·¹³¹I 治疗有并发症的甲状腺功能亢进症

一、¹³¹I 治疗对 Graves 眼病的影响

¹³¹I 治疗 Graves 眼病（GO）有较好的效果，因为¹³¹I 既可根治甲亢，又可较好地改善 GO 的症状和体征。¹³¹I 不仅用于轻中度 GO 有较好的效果，治疗重度 GO 也有一定的效果，我国在 20 世纪 90 年代就将 GO 列为¹³¹I 治疗的适应证。

国外报道，¹³¹I 治疗甲亢合并突眼患者后，15％～20％的患者可能加重原有的 GO 或新发生 GO，但常常是一过性的并可用泼尼松预防。吸烟、重度甲亢、TRAb 增高和¹³¹I 治疗后甲减是 GO 加重或新发生 GO 的危险因素。欧洲 Graves 眶病研究组曾发表"共识声明"提出："对甲亢并活动性 GO 患者，在¹³¹I 治疗后 1～3 日用泼尼松 0.3～0.5 mg/kg，以后逐渐减量至 3 个月左右停用，用 1～2 个月可能有同样的效果。对甲亢并非活动性 GO 患者可以只用¹³¹I 治疗"。美国 *Thyroid* 杂志评论此"共识声明"同样适合于北美的医师和患者。

我们多年来对 GO 患者区别病情进行个体化治疗。建议患者戒烟，¹³¹I 治疗后 1～3 个月复查甲状腺功能，以便及早发现甲减。对于轻度和稳定期中、重度 GO 患者单用¹³¹I 治疗，对处于进展期的中、重度 GO 患者，在¹³¹I 治疗前后加用肾上腺皮质激素治疗。对需要的患者，待甲亢控制后进行眼球后放射治疗。后者是一种免疫抑制治疗，适用于 NOSPECS 分级的 2～6 级眼征患者。此法疗效比较确切，费用较低。曲宝林等认为眼球后照射可作为严重进行性甲亢眼病的一线治疗方法。Wakelkamp 等报道对 245 例 GO 患者用眼眶照射和（或）肾上腺皮质激素治疗的结果，平均随访 11±3 年，比较眼眶照射治疗组 159 例和肾上腺皮质激素治疗组 86 例在发生眼肿瘤、白内障和视网膜病变方面的差别，研究眼眶照射的远期安全性。结果再次证明眼球后照射治疗 GO 是安全有效的方法。

二、¹³¹I 治疗甲亢性心脏病

甲亢可以引起心房颤动、心脏增大、心力衰竭，还可以引起心绞痛、心肌梗死、肺动脉高压等心脏病变，严重者可能猝死或发生脑梗死。甲亢性心脏病的发病率较高，在我们统计的 637 例难治性重度甲亢中，甲亢性心脏病 194 例，占 30.5％。甲亢性心脏病的治疗，关键在于控制甲亢。因为¹³¹I 治疗甲亢方法简便，治愈率高，复发率低，安全，经济，加之多数甲亢性心脏病患者年龄较大，病情重，合并症多，需要尽快控制甲亢。

¹³¹I 治疗甲亢性心脏病的总有效率较高。我们近年分析一组 194 例甲亢性心脏病，痊愈 148 例（76.3％）、完全缓解 34 例（17.5％），总有效率为 93.8％。

例 1，女性，53 岁，患甲亢 3 年。诊断：毒性结节性甲状腺肿、甲亢性心脏病、全心增大、主动脉瓣关闭不全、阵发性心房颤动、充血性心力衰竭、心功能 Ⅲ 级。1975 年 3 月，按 3.33 MBq（90 μCi）/g×100 g/71.2％（甲状腺 24 h 内最高摄¹³¹I 率）给¹³¹I 467.7 MBq（12.6 mCi）治疗。2 个月后甲亢症状基本消失，半年内甲亢症状、体征及心脏异常全部消失。5 年半后心脏 X 线片（图 4-24-1）及心电图均正常。17 年后 TT₃ 0.8 nmol/L，TT₄ 70.2 nmol/L，TSH 3.2 mIU/L，均正常。实

践证明，甲亢性心脏病用¹³¹I 治疗后，甲亢引起的心脏功能或结构方面的异常，都可能恢复正常。因此，国内外多主张选用¹³¹I 治疗甲亢性心脏病，并强调"宜尽早采取¹³¹I 一次性、以甲减为目的的治疗"。

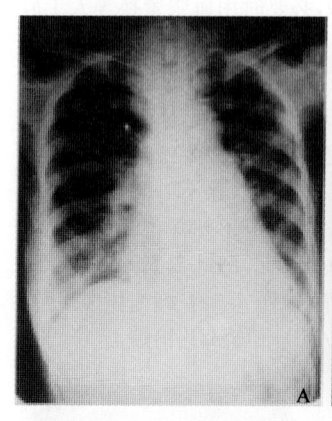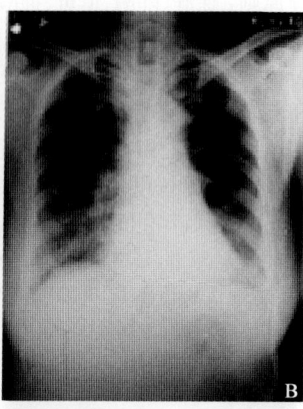

图 4-24-1 ¹³¹I 治疗甲亢性心脏病

A. ¹³¹I 治疗前，心脏 X 线片示左、右心室增大，肺动脉段膨隆，肺血流增多；B. ¹³¹I 治疗 5 年半以后，心脏 X 线片示心脏正常大小，肺动脉段正常

三、¹³¹I 治疗甲亢并发肝脏损害

甲亢患者常并发肝脏损害，发生率可达 37.9％，其中单独由甲亢引起的肝脏损害占 65.6％。甲亢引起的肝脏损害，可以用 ATD 治疗。但由于 PTU 和 MMI 都有肝脏毒性作用，严重者可致患者死亡。因此，用 ATD 治疗并发肝脏损害的甲亢患者并非理想选择。我国学者早就认为甲亢并发肝脏损害即使是肝脏损害较严重者，也应考虑用¹³¹I 治疗。《2016 ATA 甲亢诊治指南》明确建议甲亢伴发肝病应首选¹³¹I 治疗。

¹³¹I 能够有效地治疗甲亢并发肝脏损害是因为人类肝脏对辐射不是敏感的器官，全肝或半肝照射剂量接近 3 000 cGy 以上才引起放射性肝炎，而¹³¹I 治疗甲亢时，对肝脏所致的吸收剂量远小于 10 cGy，一般不致引起肝脏的辐射损伤。如果：① 肝脏损害是由于 ATD 引起的；② 对 ATD 过敏；③ 同时还有明显的白细胞和（或）血小板减少甚至全血细胞减少；④ 并发慢性活动性乙型肝炎、肝硬化等；对这些患者很难用或禁用 ATD 和（或）手术治疗。此时，尽早用¹³¹I 治疗甲亢，同时积极治疗肝脏损害是比较安全有效的。下面介绍一个病例供参考。

例 2，男性，28 岁，2014 年 8 月 25 日于门诊主诉心慌、乏力 3 个月，因 5 年前患过甲亢，按经验自行用 MMI 治疗，5～15 mg，3 次/日。约 10 日后发现巩膜黄疸，在当地医院住院检查，TSH 0.02 μIU/ml，谷丙转氨酶（ALT）558 U/L，谷草转氨酶（AST）455 U/L，总胆红素（TBil）340 μmol/L，给予"保肝退黄"治疗，但病情逐渐加重，TBil 升至 470 μmol/L，于 2014 年 8 月 18 日住北京某医院肝病内科诊治。2014 年 8 月 20 日检查主要阳性结果，甲状腺功能：TT₃ 3.77 nmol/L，TT₄＞308.88 nmol/L，FT₃ 10.52 pmol/L，FT₄ 56.64 pmol/L，TSH 0.006 mIU/L，促甲状腺素抗体（TRAb）8.48 U/L，甲状腺过氧化物酶抗体（TPOAb）155.1 U/L，甲状腺球蛋白抗体（TgAb）70.34 U/L；肝功能：ALT 630.1 U/L，AST 332.6 U/L，TBil 534.74 μmol/L，直接胆红素（DBil）249.3 μmol/L；血清总蛋白（TP）55.2 g/L，白蛋白（Alb）38.7 g/L，凝血功能障碍：

PT(A)74.0%,PT(S)13.3 s,纤维蛋白原(FIB)1.84 g/L。甲型、乙型、丙型、丁型、戊型肝炎抗体均阴性;HIV-Ab 阴性;血氨103 μg/dl。初步诊断:肝功能异常原因待查,药物性肝损伤可能性大;甲亢。一级护理,禁碘饮食,病危,预后差。治疗原则:保肝、降酶、退黄、抑酸,必要时用血浆置换等人工肝支持治疗,若病情无改善,积极考虑肝移植治疗。当日该院内分泌科专家会诊,建议停用 ATD,待肝功能好转后用131I 治疗甲亢;同日笔者会诊后建议在现有支持治疗基础上,尽快用131I 治疗甲亢。以后在我科做完 RAIU 等必要检查后,于 2014年 8 月 28 日按甲状腺重 65 g、每克甲状腺131I 120 μCi、RAIU 76.5%计算,1 次口服131I 377.4 MBq(10.2 mCi)治疗。4 个月后 ALT 37 U/L,TBil 24.6 μmol/L,DBil 5.5 μmol/L,TP 69 g/L,Alb 45 g/L,巩膜黄疸消失(图 4-24-2),恢复工作。6 个月后甲减(TSH 21.98 μIU/ml),开始 LT4 治疗。

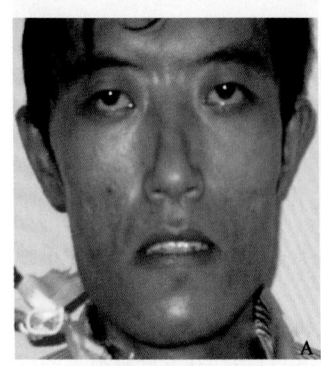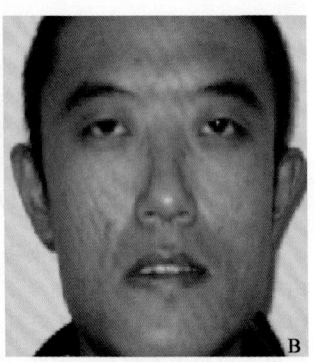

图 4-24-2 131I 治疗甲亢并发甲巯咪唑致重度黄疸
A. 131I 治疗前,巩膜重度黄疸(TBil 534.74 μmol/L);B. 131I 治疗后 4 个月,巩膜黄疸消失(TBil 24.6 μmol/L)

四、131I 治疗甲亢合并大或巨大甲状腺肿

重量 80 g 以上的甲状腺为大甲状腺,100 g 以上为巨大甲状腺。甲亢合并大或巨大(含胸骨后)甲状腺肿历来都是手术治疗的适应证。但有些患者因为甲亢未能控制、高龄、合并心血管等疾病,手术治疗风险大或患者惧怕手术,而不能用手术治疗。对这些患者可否用131I 治疗部分替代手术治疗,是多年来讨论的热点话题。

我们近年统计131I 治疗甲亢并发大甲状腺肿 120 例、并发巨大甲状腺肿 136 例的远期结果,治愈率分别为 80.8%和90.4%。甲亢并发巨大甲状腺肿患者在用131I 治疗后,按 B 超检查结果,甲状腺平均缩小 84.2%,按单光子发射型计算机断层仪(SPECT)检查结果,甲状腺平均缩小 74.6%。提示131I 治疗甲亢伴大或巨大(含胸骨后)甲状腺肿的患者,包括禁忌手术或不愿接受手术治疗的患者,是安全有效的,并有美容的效果。当甲亢并发巨大甲状腺肿同时并发或合并心房颤动、黄疸、重度血细胞减少等多器官损害时,手术治疗风险大或禁忌手术,此时131I 治疗有独特的优势,可以安全地部分代替手术治疗。

例3(图 3-24-3)表明131I 治疗这种患者有良好效果。此患者男性,83 岁。2012 年 6 月 26 日门诊就诊,甲亢近 20 年,长期用 MMI 维持治疗,2012 年 2 月停用 MMI。4 个月后心慌、体重减少 3 kg,5 日前在解放军总医院检查,FT3 7.5 pmol/L,FT4 27.34 pmol/L,TSH<0.01 mIU/L,经介绍

来本院131I 治疗甲亢。既往高脂血症 20 年、高血压 13 年、慢性肾功能不全 5 年。RAIU 76.5%(24 h),ECT 检查胸骨后甲状腺肿 121 g。2012 年 7 月 12 日 1 次口服131I 1 110 MBq(30 mCi)。14 个月后(2013 年 9 月 10 日)TT3 1.41 nmol/L,TT4 119.6 nmol/L,FT3 4.5 pmol/L,FT4 15.86 pmol/L,TSH 1.124 mIU/L,全部正常。同日 ECT 检查胸骨后甲状腺肿 53 g,缩小 56.2%。现已随访 5 年,临床治愈,没有甲减。

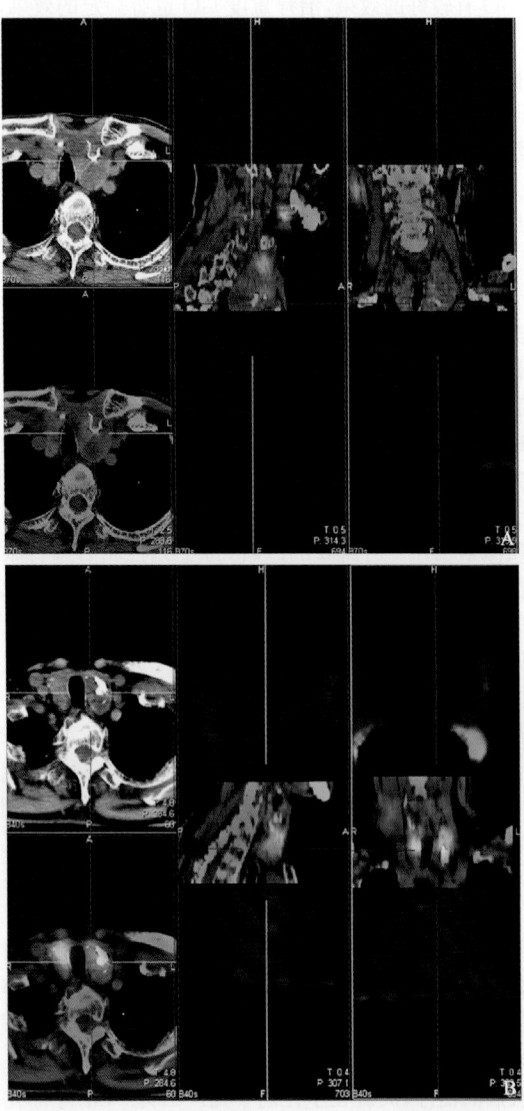

图 4-24-3 131I 治疗甲亢合并胸骨后巨大甲状腺肿
A. 131I 治疗前,ECT 检查胸骨后甲状腺肿 121 g;B. 131I 治疗后 14 个月,ECT 检查胸骨后甲状腺肿 53 g,缩小 56.2%

五、131I 治疗甲亢并发或合并重度血细胞减少

重度血细胞减少的定义是连续检查 3 次白细胞<3.0×10^9/L、中性粒细胞<1.0×10^9/L、血小板<60×10^9/L、血红蛋白<60.0 g/L。甲亢同时有重度血细胞减少见于 3 种情况:① 甲亢本身并发重度血细胞减少;② ATD 治疗后引起重度血细胞减少;③ 甲亢合并血液系统疾病,如慢性再生障碍性贫血、肝硬化脾功能亢进等引起的重度血细胞减少。这 3 种情况都给 ATD 或手术治疗甲亢带来困难。既往曾经规定,白细胞少于 3.0×10^9/L 不适用131I 治疗。但是,131I 治疗甲亢时

对骨髓和外周血液所致的吸收剂量很小,在常用的治疗活度范围内,¹³¹I治疗甲亢并发或合并重度血细胞减少不会引起造血系统的进一步损伤。我们治疗过的甲亢并发或合并重度血细胞减少的患者中,有的在¹³¹I治疗前白细胞仅 $1.6×10^9$/L,血红蛋白 62.0/L,血小板 $20×10^9$/L。¹³¹I治疗后,随着甲亢控制,外周血象恢复正常或有所改善。例如 1 例甲亢并发自身免疫性血小板减少性紫癜的患者,先用甲巯咪唑治疗,5 日后血小板由 $52×10^9$/L降至 $18×10^9$/L,改用甲基硫氧嘧啶和泼尼松治疗后,血小板仍持续小于 $20×10^9$/L,随时有颅内出血死亡的可能。后由我们用¹³¹I治疗,两个半月甲状腺功能恢复正常。随访 9 年,甲亢治愈,血小板保持在 $60×10^9$/L~$80×10^9$/L。对于甲亢并发或合并重度血细胞减少的患者,¹³¹I治疗是很好的选择。

六、¹³¹I治疗甲亢并发周期性瘫痪

甲亢并发周期性瘫痪(TPP)的患者,只要甲亢得到控制,TPP就可随之消失。ATD、手术和¹³¹I这 3 种方法都可选用。¹³¹I治疗 TPP 的效果相当满意。张承刚等报道¹³¹I治疗TPP 90 例的结果,平均随访 7.7 年,总有效率为 95%,甲减发生率为 20%。我们用¹³¹I治疗的 TPP 患者,多在 6 个月内甲状腺功能恢复正常,TPP 发作随之消失。对于 TPP 发作频繁以及低钾血症引起严重心律失常而有生命危险等的高危患者,宜优先用¹³¹I治疗甲亢。《2016 ATA 甲亢诊治指南》建议对 TPP 首选¹³¹I治疗。

七、¹³¹I治疗甲亢合并糖尿病

甲亢合并糖尿病时应选用既有效又能较快控制甲亢的方法,¹³¹I在这方面有明显的优点。Cooppan等报道 30 例糖尿病并发甲亢的患者,先用 ATD 而后改用¹³¹I治疗。这些患者的甲状腺功能正常后糖尿病随之改善,胰岛素用量平均减少 35%,有 1 例患者停用了口服降糖药,仅控制饮食就控制了糖尿病。对于重度甲亢并发糖尿病的患者,用¹³¹I治疗甲亢尤其有益。例如,1 例甲亢并发 1 型糖尿病的患者,心率 120 次/分,每日 10 余次稀大便。身高 174 cm,体重只有 42 kg。用PTU治疗无好转。因腹泻严重行右锁骨下静脉全营养治疗。每日注射短效及长效胰岛素共 48 U,但空腹血糖仍高达 22.2 mmol/L。在这样的病情下,用¹³¹I治疗 3 个月后甲亢就明显好转,体重增至 52 kg。8 个月后恢复全天工作。5 年后复查,甲状腺功能正常,胰岛素用量减少了 25%。实践证明,¹³¹I治疗甲亢并发糖尿病是一种安全有效、简便经济的疗法,治愈甲亢的时间比 ATD 明显缩短。凡是适合用¹³¹I治疗的甲亢并发糖尿病患者,可以首选¹³¹I治疗甲亢,不要等到 ATD 治疗无效或出现严重的糖尿病并发症后才改用¹³¹I治疗。

八、不用 ATD 预治疗,只用¹³¹I治疗难治性重度甲亢的临床实践

对 ATD 治疗无效或不能用 ATD 和手术治疗的重度甲亢,我们称为难治性重度甲亢。几十年来传统的观点认为,¹³¹I治疗甲亢可以引起急性放射性甲状腺炎(ART),使存储在甲状腺内的甲状腺激素(TH)大量释放入血,引起甲亢症状一时加重甚至诱发甲亢危象。为了防止这种情况,主张先用ATD 治疗,待甲状腺功能正常或好转后再用¹³¹I治疗甲亢。《2016 美国甲亢诊治指南》提出:为防止甲亢临床症状加重,在用¹³¹I治疗以前和以后可考虑对重度甲亢、老年甲亢和甲亢合并房颤、心力衰竭、控制不好的糖尿病、脑血管病等患者,用MMI治疗。这种观点对于保证患者的安全是有益的,但也可能错过¹³¹I治疗的时机,发生不幸的后果。国内外至少已报告 3 例甲亢并发重度黄疸的患者未能及时用¹³¹I治疗结果死亡。

我们经常遇到甲亢并发或合并有明显的心脏病、重度黄疸、巨大甲状腺肿、重度血细胞减少、控制不好的糖尿病、慢性肾功能不全、65 岁以上老年甲亢等患者。这些患者因为既往用过 ATD 发生毒性反应或因病情危重已经不适合用 ATD 治疗,也不适合或拒绝手术治疗。我们经过多年的实践,明确提出不用 ATD 预治疗,直接用¹³¹I治疗难治性重度甲亢是安全、有效的,对一些危重患者,是唯一的救命措施的新观点。2016 年 2 月我们在国外杂志发表的 2 篇论著结论为:① 不用ATD 预治疗,直接用¹³¹I治疗重度甲亢并发重度黄疸安全有效,应尽早用¹³¹I治疗此类患者;② 不用 ATD 预治疗,只用¹³¹I治疗难治性重度甲亢安全有效,对这些患者应优先用¹³¹I治疗。这是国外首次发表这种观点的论著。下面再举 1 个病例说明此点。

例 4,女性,49 岁。1997 年患甲亢,用 MMI 治疗 2 个月后病情减轻,自行停用 MMI。1998 年发生心房颤动,2001 年出现心力衰竭,2002 年 5 月出现黄疸,同年 8 月 14 日住北京某三甲医院,检查乙型、丙型、丁型和戊型肝炎抗体均阴性。经强心、利尿、保肝、营养支持等治疗,心力衰竭好转,但黄疸严重,不宜用 ATD 或手术治疗,同月 26 日转入本院准备用¹³¹I治疗。入院时一般状态差,消瘦,体重 44 kg,脉搏 104 次/分,节律绝对不齐,眼球轻度突出,巩膜及皮肤明显黄染,甲状腺Ⅲ度肿大,中等硬度,血管杂音明显,颈静脉怒张,心尖搏动在左侧第 6 肋间距正中线 11 cm,心尖部及肺动脉瓣区、沿胸骨左缘均可闻及Ⅲ级收缩期杂音,肝大肋下 2 cm,肝颈反流征阳性,双下肢有明显可凹性水肿。入院诊断:甲亢并发重度黄疸、心脏增大、持续性心房颤动、心功能Ⅲ级。2002 年 8 月 27 日,血清 TT_3 6.18 nmol/L,TT_4 288.6 nmol/L,FT_3 20.06 pmol/L,FT_4 134.9 pmol/L,TSH<0.01 μIU/ml;ALT 29 U/L,Tbil 435.1 μmol/L,Dbil 336.1 μmol/L。心电图:心房颤动(Af),不完全性右束支传导阻滞,ST-T 改变。超声心动图(UCG):右心扩大,三尖瓣重度关闭不全;左心房增大伴二尖瓣相对性关闭不全。甲状腺 B 超符合甲亢超声表现。RAIU 24 h 87%。在强心、利尿、保肝、利胆等治疗的支持下,2 日后按甲状腺估重 55 g,每克 4.44 MBq(120 μCi),用¹³¹I 281.2 MBq(7.6 mCi)治疗。用¹³¹I后 6 日内患者自觉症状和体征平稳,体温正常,脉率 76~90 次/分,节律绝对不齐。甲状腺处无疼痛等症状。6 日后出院,4 个月后黄疸消退。6 个月后血清 TT_3 3.92 nmol/L,TT_4 199.4 nmol/L,FT_3 9.0 pmol/L,FT_4 36.3 pmol/L,TSH<0.01 μIU/ml,ALT 25 U/L,Tbil 12.9 μmol/L,Dbil 5.7 μmol/L。6 个半月后按甲状腺估重 35 g,每克¹³¹I 3.7 MBq(100 μCi),第 2 次用¹³¹I 233.1 MBq(6.3 mCi)治疗。首次¹³¹I治疗后 1 年,脉搏 82 次/分,脉律仍绝对不齐,但甲状腺触诊不大,无血管杂音,原颈静脉怒张、左心界扩大、心脏杂音、肝脏肿大、阳性肝颈反流征及双下肢水

肿等体征均消失，甲状腺功能、肝功能均正常。45个月后心房颤动消失，轻度甲减，开始LT₄治疗。7年后无明显不适，脉搏82次/分，律齐，参见图4-24-4和表4-24-2。

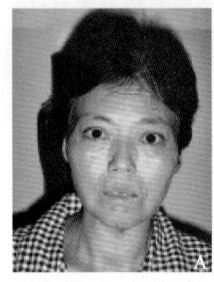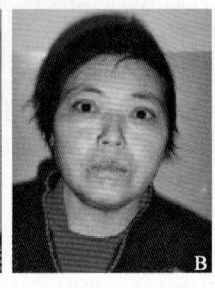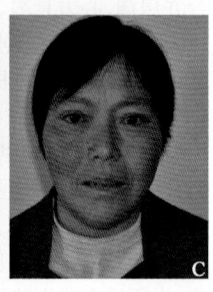

图4-24-4 ¹³¹I治疗甲亢并发重度黄疸、心脏增大、持续性心房颤动、心力衰竭
A.¹³¹I治疗前，巩膜和皮肤明显黄疸；B.¹³¹I治疗后105日，黄疸消失；C.¹³¹I治疗后45个月，一般状态良，心房颤动消失，甲减（TSH 18.36 μIU/ml），开始LT₄治疗

本例患甲亢5年，在甲状腺功能明显异常且并发重度黄疸、心脏增大、持续心房颤动和心力衰竭、不能用ATD治疗也不能手术治疗的情况下，用了¹³¹I治疗。按照ICRP第53号出版文件的资料，假设本例患者的RAIU为55%（实际为87%，第53号出版文件没有提供RAIU 80%以上的资料）计算有关脏器的吸收剂量，甲状腺为222.148 Gy，红骨髓为0.034 cGy，卵巢为1.15 cGy，肝脏为1.21 cGy，其余组织为4.5 cGy。这个计算的大致结果说明，投给患者的¹³¹I剂量既可治疗甲亢又不引起其他脏器的辐射损伤，是安全有效的。本例说明：① ¹³¹I治疗这样的难治性重度甲亢患者是安全的；② 远期效果很好，由于甲亢引起的重度心脏和肝脏病变当甲亢治愈后是可以恢复的；③ 再次证明¹³¹I治疗这样的患者有独特的优势，取得了既安全又有效的预期结果。对此类患者应尽早用¹³¹I治疗。

表4-24-2 1例甲亢患者¹³¹I治疗前后甲状腺功能和肝功能的变化

¹³¹I治疗	TT₃ (nmol/L)	TT₄ (nmol/L)	FT₃ (pmol/L)	FT₄ (pmol/L)	TSH (μIU/ml)	ALT (U/L)	TP (g/L)	A (g/L)	Tbil (μmol/L)	Dbil (μmol/L)
前1日	6.18	288.6	18.9	134.9	<0.01	29	56.4	31.8	435.1	336.1
2个月后						17	50.3	27.3	218.2	187.2
4个月后	3.95	199.8	5.2	28.4	0.00	7	63.4	34.1	15.4	8.0
6个月后	3.92	199.4	9.0	36.3	<0.01	25	64.5	37.9	12.9	5.7
45个月后	0.54	35.6	2.2	7.1	18.36*	12	73.0	46.1	15.8	4.4
81个月后	1.23	84.8	3.2	14.0	8.94*	—	—	—	—	—

注：* LT₄ 50 μg/d，吃药不规律。

第三节·¹³¹I治疗甲状腺功能亢进症后的并发症问题

一、¹³¹I治疗甲亢没有增加癌症的发病率

为了阐明¹³¹I治疗甲亢后是否会使甲状腺癌和白血病等癌症的发病率增加，美国的甲亢随访研究协作组对3万多例甲亢患者进行了长期随访调查，并于1968年、1974年和1998年发表了3次调查结果。Ron等的第3次调查表明，对35 953例甲亢患者平均随访21年（1～44年），其中用¹³¹I治疗的共18 020人（63.8%），在随访终点1990年12月31日以前50.5%的患者已经死亡。详细分析了因口腔、食管、胃、结肠、直肠、肝脏、胰腺、喉、肺、乳腺、子宫、卵巢、前列腺、膀胱、肾、脑神经系统、甲状腺、淋巴瘤和白血病等癌症的标化死亡率（SMR）。在随访用¹³¹I治疗超过10年的25 285例患者中，死于各种癌症者共2 069人，预期死亡数2 101.39人，SMR 0.98。统计表明，死于食管癌、肝癌、子宫癌和前列腺癌的患者人数均少于预期死亡数。结论为¹³¹I治疗甲亢没有引起癌症总死亡率升高，¹³¹I是治疗甲亢的安全疗法。

Franklyn等对英国伯明翰1950—1991年用¹³¹I治疗的8 468例甲亢中的7 417例患者进行了随访调查，累计观察72 073人年。结果在613例患者中诊断634个肿瘤，预期发生肿瘤761例。因癌症死亡448例，预期因癌症死亡499例。分析单个恶性肿瘤的情况，胰腺、支气管与气管、膀胱、淋巴瘤和白血病的发病率及死亡率都有显著意义的减少。此外，截至

1981年国外用¹³¹I治疗甲亢超过100万例，甲亢患者并发甲状腺癌的发病率为0.15%～2.5%，即使按0.15%计算，100万甲亢患者中应发生甲状腺癌1 500例，而同期文献报道仅26例。我国1958—1984年用¹³¹I治疗甲亢超过10万例，文献报道的甲状腺癌仅2例。国外1960—1979年共报道¹³¹I治疗甲亢后发生白血病23例，国内至1986年共报道5例，均小于自然人群白血病发病率（3.65～4.13）/10万。综合上述，可以认为在¹³¹I诊断、治疗的甲亢患者中，白血病、甲状腺癌等的发病率没有升高。

二、¹³¹I治疗甲亢没有影响生育能力，没有增加遗传损害

¹³¹I治疗甲亢时，如果¹³¹I用量<370 MBq（10 mCi），RAIU>30%时，¹³¹I对患者的性腺所致的吸收剂量不超过3.2 cGy，相当于钡剂灌肠或子宫输卵管造影时患者性腺受到的X线剂量。假定没有阈剂量，性腺受到3 cGy照射后遗传损害的危险度为4.8/10万活胎，这比自发性畸形危险度0.8%小2个数量级以上。因此，Graham等认为，顾虑¹³¹I治疗甲亢可使遗传损害增多是没有根据的。

三、¹³¹I治疗甲亢与ART问题的讨论

一种意见认为，¹³¹I治疗甲亢可引起ART，甚至诱发甲亢危象，主张对重度甲亢患者先用ATD控制甲状腺功能后再用¹³¹I治疗。但是，¹³¹I所致ART与吸收剂量有关，阈剂量约为200 Gy，超过这个阈剂量约有5%的患者发生甲状腺炎，小于阈剂量并不引起ART。我国¹³¹I治疗甲亢的常用剂量一般

不超过 4.44 MBq(120 μCi)/g 甲状腺,甲状腺的吸收剂量约为 120 Gy,理论上不致引起 ART,更不致引起甲亢危象。临床研究表明,¹³¹I 治疗甲亢后 7 日内 TT$_3$ 和 TT$_4$ 均呈下降趋势。我国学者用¹³¹I 分别治疗甲亢 2 500 例、3 000 多例和 2 000 多例,均无 1 例发生甲亢危象。因此,应该更新观念,对于重度甲亢患者,不一定必须先用 ATD 控制甲状腺功能后才能用¹³¹I 治疗。这种观点,对那些不能用 ATD 或手术治疗的危重患者,能够及时得到¹³¹I 治疗有重要的指导意义。有时¹³¹I 治疗是挽救这些患者生命的唯一措施。

四、¹³¹I 治疗甲亢后的甲减

¹³¹I 治疗甲亢的主要后果是甲减发生率高,国外早期(1 年内)甲减发生率为 20% 左右,以后每年以 3%~5% 的速度递增,5 年时约为 30%,10 年时约为 50%,24 年后可达 72%。《2016 ATA 甲亢诊治指南》明确提出:¹³¹I 治疗甲亢的目标是使患者成为甲减从而控制甲亢。我国学者同意认为甲减是¹³¹I 治疗甲亢后难以避免的结果。用 LT$_4$ 治疗¹³¹I 引起的甲减可以使患者的一般状态保持良好和甲状腺功能指标正常,患者可以正常生活、工作和学习,育龄妇女可以正常妊娠、分娩和哺乳。

第四节 · ¹³¹I 治疗结节性甲状腺肿

一、¹³¹I 治疗自主功能性甲状腺结节并甲亢

¹³¹I 治疗自主功能性甲状腺结节(AFTN)并甲亢方法简便,效果好,无痛苦,费用低,国外已广泛用于治疗此病。¹³¹I 治疗 AFTN 并甲亢者,一般在 3 个月内甲亢控制,6 个月左右热结节消失,甲状腺核素显像显示正常甲状腺图像。

关于¹³¹I 治疗活度,一次可投给经验剂量 925~1 110 MBq(25~30 mCi)。如果病例选择适当,一般不会引起甲减并发症。当热结节消失后,原被抑制的甲状腺组织恢复正常功能和形态。Ferrari 等综合¹³¹I 治疗 AFTN 共 1 293 例的随访结果,治愈率为 89.8%,复发或需再次¹³¹I 治疗者平均占 10.2%,甲减平均 11.7%。当甲状腺¹³¹I 显像图上 AFTN 为单个孤立的热结节,甲状腺其余部分的摄¹³¹I 功能完全被抑制时,是用¹³¹I 治疗的最佳状态,可首选¹³¹I 治疗。AFTN 伴有甲亢性心脏病者尤其适宜用¹³¹I 治疗。

二、¹³¹I 治疗毒性多结节性甲状腺肿

ATD、手术和¹³¹I 均可用来治疗毒性多结节性甲状腺肿(TMNG),但 ATD 治疗本病总体疗效不佳。手术虽可治愈本病,但对老年人并发明显心脏异常者,手术有一定难度和风险。此外,ATD 和手术治疗本病的复发率都比较高。由于¹³¹I 治疗本病安全有效,复发率低,国外对大多数 TMNG 患者已首选¹³¹I 治疗,80%~100% 患者的甲亢可治愈,因甲亢并发的心脏病变可随之消失。50% 的患者在¹³¹I 治疗后 3 个月内甲状腺功能恢复正常,甲状腺体积在 1~2 年可缩小 1/2,没有发现用¹³¹I 治疗本病后甲状腺体积明显急性增大或发生气道梗阻症状。相反,大多数患者因甲状腺肿大引起的上呼吸道压迫症状减轻,肺功能改善,气管腔横断面面积增大。

例 5 说明¹³¹I 治疗本病的良好结果。患者女性,37 岁。1988 年甲亢手术,次年复发,用过 MMI 无效。1995 年眼球开始突出,用泼尼松也无效。1996 年出现阵发性心房颤动。1997 年 11 月于笔者所在医院初诊:脉搏 120 次/分,脉律绝对不齐。眼球突出,甲状腺 V 度肿大,右叶可触及坚硬的结节。甲状腺 B 超:多发结节性甲状腺肿,重 139.5 g。ECG:频发房性期前收缩伴短阵房性心动过速和心房扑动。血清 TT$_3$ 7.0 nmol/L,TT$_4$ 254.8 nmol/L,TSH 0.2 μIU/ml。RAIU:24 h 89.2%,T$_{\text{eff}}$>3 日。诊断:TMNG,甲亢性心脏病。1998 年 1 月服¹³¹I 396 MBq(10.7 mCi)。服¹³¹I 前未用 ATD,服¹³¹I 后无任何不良反应。70 日后 TT$_3$ 1.4 nmol/L,TT$_4$ 104 nmol/L,TSH 1.6 μIU/ml,均恢复正常。ECG 为心房颤动。140 日后,眼球突出消失,甲状腺外观不大,但可触到右叶遗留直径约 2 cm 中等硬结节。甲状腺功能正常,心电图恢复正常。15 个月后,甲状腺 I 度大,右叶下方仍可触及结节。甲状腺 B 超重 25 g,心电图正常,血清 TT$_3$ 2.58 nmol/L,TT$_4$ 148.2 nmol/L,TSH 3.3 μIU/ml(图 4-24-5)。

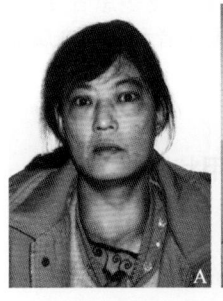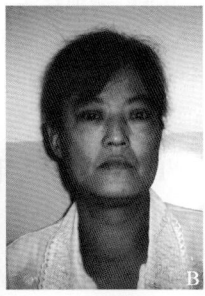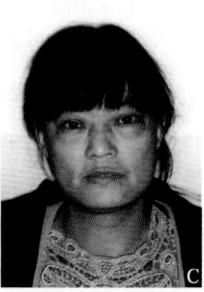

图 4-24-5 ¹³¹I 治疗 TMNG

A. ¹³¹I 治疗前,眼球突出,甲状腺 V 度肿大,右叶有坚硬的结节,B 超测重 139.5 g,心电图:心房颤动;B. ¹³¹I 治疗后 140 日,眼球突出消失,甲状腺 I 度大,右叶遗留 2 cm 中等硬结节,甲状腺功能及心电图正常;C. ¹³¹I 治疗后 15 个月,甲状腺不大,B 超测重 25 g,缩小 82%,甲状腺功能及心电图正常

三、¹³¹I 治疗非毒性结节性甲状腺肿

由 20 世纪 60 年代开始,国外特别是西欧一些国家的学者不断探讨¹³¹I 治疗非毒性结节性甲状腺肿(NTMNG)的可能性,至 1995 年共报道¹³¹I 治疗本病 1 207 例,随访 1~10 年不等,甲状腺体积缩小 39%~59%。实践证明,¹³¹I 治疗已有压迫症状的巨大多结节性甲状腺肿是安全有效的。例如,Huysmans 等用¹³¹I 治疗 19 例此类患者,没有发现¹³¹I 治疗后气管压迫症状加重。1 年后甲状腺体积缩小 40%±15%(P<0.001),气管腔最小横断面积扩大 36%±38%。Huysmans 等认为,¹³¹I 治疗老年人患有压迫症状的巨大多结节性甲状腺肿是可供选择的一种有效的方法,但对于年轻患者,手术仍是主要的治疗方法。笔者考虑,对于不同年龄、不同病情的患者,需权衡用 LT$_4$、手术或¹³¹I 治疗的利弊。对于不适合 LT$_4$ 和手术治疗的患者,特别是伴有心肺疾病的老年患者,可考虑¹³¹I 治疗。

第五节 · 重新认识¹³¹I 治疗良性甲状腺病的适应证

从 1942 年 Hamilton 等首次报道用¹³¹I 治疗甲亢后,经过

半个多世纪的临床研究证明，[131]I是治疗甲亢安全有效的放射性药物。用[131]I治疗甲亢等良性甲状腺病，除了近期和远期甲减并发症外，很少有其他明显的不良反应。我们应该遵循与时俱进的精神，更新观念，重新认识[131]I治疗良性甲状腺病的适用范围。据国内外的有关指南和我们的实践经验，对[131]I治疗良性甲状腺病的适应证和禁忌证建议如下。

适应证：① 儿童和成人中度以上 Graves 甲亢；② 甲亢 ATD 治疗失败或过敏；③ 甲亢手术后复发；④ 甲亢并发非活动性 GO 或活动性 GO（联合肾上腺皮质激素）；⑤ 甲亢性心脏病或甲亢合并其他病因的心脏病；⑥ 甲亢并发大或巨大甲状腺肿；⑦ 甲亢并发或合并白细胞和（或）血小板减少或全血细胞减少；⑧ 甲亢并发或合并肝脏等器官功能损害；⑨ 老年甲亢；⑩ 甲亢并发周期性瘫痪；⑪ 甲亢合并糖尿病；⑫ 单个或多发毒性结节性甲状腺肿；⑬ 非毒性结节性或弥漫性甲状腺肿。

禁忌证：妊娠和哺乳。

总结上述，[131]I治疗良性甲状腺病安全有效，经济简便，凡是不适合用 ATD 或手术治疗的良性甲状腺病患者，都可酌情考虑用[131]I治疗。进一步推广这种疗法，将使更多患者受益。对于[131]I治疗后可能发生甲减的问题，需要患者和直系亲属知情同意。

第六节·[131]I 治疗分化型甲状腺癌

一、[131]I 治疗分化型甲状腺癌的根据

分化型甲状腺癌（DTC）主要包括甲状腺乳头状癌（PTC）和甲状腺滤泡状癌（FTC），属于可以治愈的癌症，但某些高危患者容易复发、死亡。患本病的中年患者 10 年生存率为 80%～95%。有局部或区域转移者占 5%～20%，远处转移占 10%～15%。影响复发和死亡的主要因素是患者的年龄和甲状腺癌的分期，其中病理亚型、肿瘤的大小和有无转移对预后有重要的影响。对于有中高危因素的 DTC 患者，需用手术、[131]I 和 LT$_4$ 综合治疗并定期随访，以减少复发率，提高生存率和生活质量。近年来国内外 PTC 的发病率都明显升高，其中以甲状腺微小乳头状癌（PTMC）增加最多，对其如何治疗的观点，包括是否需用[131]I治疗 PTMC 的观点，有明显的不同。为了规范 DTC 的诊断和治疗，近年来国内外已经发表了多个有关 DTC 的指南。

DTC 患者手术以后需要加用[131]I治疗的理由是：① 用[131]I 去除术后残留的甲状腺后，可以提高以后用[131]I 做全身显像时的敏感性和测定血清甲状腺球蛋白（Tg）的特异性，有利于及早诊断甲状腺癌有无复发、转移，有利于 DTC 术后的再分期和及早用[131]I治疗；② 有中高危因素的 DTC 患者术后残留的甲状腺内可能有甲状腺癌微小病灶，[131]I治疗可以破坏潜藏的甲状腺癌微小病灶，从而减少远期复发或转移的危险性；③ [131]I治疗不会损伤甲状旁腺和喉返神经，可以避免再次手术可能引起的并发症和手术的痛苦。

DTC 患者手术以后要根据病理检查和分子生物学检查结果，根据国际上广泛采用的美国癌症委员会（AJCC）制定的原发肿瘤（T）、区域淋巴结转移（N）和远处转移（M）即 TNM 分类、分期和复发危险程度分层，有助于预测患者预后，指导个体化的术后治疗和随访方案。DTC 患者手术以后复发危险程度分为低危组、中危组和高危组 3 个层次，各组的具体条件为：

1. 低危组·符合下述全部条件：① 无局部或远处转移；② 肉眼可见的肿瘤全部切除；③ 肿瘤没有侵犯周围组织；④ 肿瘤不是侵袭型的组织学亚型，并且没有血管侵犯；⑤ [131]I 清甲治疗后 3～5 日做全身[131]I 显像，甲状腺床外没有[131]I 摄取。

2. 中危组·符合下述任一条件：① 初次手术后病理检查在显微镜下发现肿瘤有甲状腺周围软组织侵犯；② 有颈部淋巴结转移或[131]I 清甲治疗后全身[131]I 显像发现甲状腺床外有异常[131]I 摄取；③ 肿瘤为侵袭型的组织学亚型，或有血管侵犯；④ 伴有 *BRAF* V600E 基因突变。

3. 高危组·符合下述任一条件：① 肉眼可见肿瘤侵犯周围组织或器官；② 手术时未能完全切除肿瘤；③ 伴有远处转移；④ 甲状腺全切除后，血清 Tg 水平仍然较高。

二、DTC 患者用[131]I 治疗的适应证和禁忌证

1. 适应证·ATA 于 2016 年发表了新版《甲状腺结节和分化型甲状腺癌诊疗指南》，建议对低危组、中危组和高危组的 DTC 患者采用不同的原则考虑[131]I 的治疗：

（1）对于低危组患者，不建议常规[131]I 清甲治疗，要考虑患者的复发风险、随访的作用和患者的意愿决定是否需要用[131]I 清甲治疗（推荐强度：弱，证据质量：低）。

（2）对于低危组单病灶的 PTMC 患者，甲状腺腺叶切除或甲状腺全切除以后，如果没有其他不利的病症，不建议常规用[131]I 清甲治疗（推荐强度：强，证据质量：中）。

（3）对于低危组多病灶的 PTMC 患者，如果没有其他不利的病症，甲状腺全切除以后，不建议常规用[131]I 清甲治疗。要考虑患者的复发风险、随访的作用和患者的意愿决定是否需要用[131]I 清甲治疗（推荐强度：弱，证据质量：低）。

（4）对于中危组患者，甲状腺全切除以后，考虑用[131]I 辅助治疗（推荐强度：弱，证据质量：低）。

（5）对于高危组患者，甲状腺全切除以后，建议常规用[131]I 辅助治疗（推荐强度：强，证据质量：中）。

此外，中国抗癌协会甲状腺癌专业委员会建议，对于 PTMC 患者，甲状腺全或近全切除术后，如果：① 有远处转移灶；② 肿瘤未能完整切除；③ 存在不易解释的异常血清 Tg 持续升高，需加用[131]I 治疗。

2. 禁忌证

（1）妊娠期或哺乳期。

（2）甲状腺切除手术后创面尚未愈合。

（3）外周血白细胞 $< 3.0 \times 10^9$/L。

（4）肝肾功能有严重损害。

三、[131]I 治疗前患者的准备工作

（1）低碘饮食，至[131]I 治疗后 1 周左右做完[131]I 全身显像为止。

（2）对已用 LT$_4$ 抑制治疗的患者，停用 LT$_4$ 2～3 周或不停用 LT$_4$，由肌内注射基因重组人促甲状腺激素（rhTSH）后，测血清 TT$_3$、TT$_4$、FT$_3$、FT$_4$、TSH、Tg 和 TgAb，待 TSH 升至 30 μIU/ml 以上才用[131]I 治疗，但残留较多正常甲状腺组织的

患者血中 TSH 一般不会升至 30 μIU/ml 以上。

(3) 对育龄期女患者需要确认没有怀孕。

(4) 向患者介绍[131]I 治疗流程、不良反应和安全防护知识。

四、[131]I 治疗 DTC

(一) [131]I 去除术后残留甲状腺组织(清甲治疗)

对非高危 DTC 患者常用[131]I 治疗剂量为 1.11～3.7 GBq (30～100 mCi),高危 DTC 患者常用 3.7～7.4 GBq(100～200 mCi)。[131]I 治疗后 3～7 日利用体内剩余的[131]I 做全身显像,以了解体内有无残留甲状腺病灶和(或)功能性转移灶,为下一步治疗提供依据。

(二) [131]I 治疗 DTC 转移灶(清灶治疗)

根据转移灶的不同部位给予不同的[131]I 治疗剂量,颈部淋巴结转移灶用 3.7～5.55 GBq(100～150 mCi),肺或骨转移灶用 7.40 GBq(200 mCi)。需要时 3 个月以后可以重复治疗,但[131]I 总剂量一般不宜超过 29.6 GBq(800 mCi)。

(三) 辅助治疗

服[131]I 后多饮水利尿,以减少全身和膀胱的吸收剂量。保持大便通畅以减少结肠的吸收剂量。口含维生素 C 或口香糖、柠檬糖刺激唾液分泌,可能防止放射性唾液腺炎。

五、LT₄ 抑制治疗

[131]I 治疗后应及时开始用 LT₄ 抑制血清 TSH 水平的治疗。用[131]I 清甲治疗时,如原来 RAIU 较高,可在 3～7 日后开始 LT₄ 抑制治疗。用[131]I 治疗 DTC 转移灶时,如残留甲状腺组织已基本去除(RAIU<5%),应于服[131]I 后 1 日开始 LT₄ 抑制治疗。LT₄ 的用量平均为 1.5～2.5 μg/kg。服用的时间,过去的共识是以早餐前 0.5～1 h 为佳,但 Bolk 等 2010 年报道晚间睡前给药效果最佳。美国《2012 成人甲减临床实用指南》推荐服用 LT₄ 的时间为早餐前 30～60 min 或晚餐后 4 h 睡前(推荐强度 2,证据水平 2)。我们由 2011 年开始对大多数原发性甲减患者均建议在晚饭后 3 h 以上睡前服用 LT₄,效果满意。

血清 TSH 控制的目标是:高危组<0.1 mIU/L,中危组 0.1～0.5 mIU/L,低危组 0.5～2.0 mIU/L。低危组患者没有接受过[131]I 清甲治疗,或者可以检测到 Tg 者,TSH 控制的目标是 0.1～0.5 mIU/L。长期使 TSH<0.1 mIU/L 可能导致临床或亚临床甲亢和骨质疏松症。因此,在 LT₄ 抑制治疗过程中应兼顾既要达到抑制治疗的目标又要防止可能出现的风险。

六、[131]I 治疗 DTC 的效果

手术以后加用[131]I 治疗 DTC 有较好的效果。Mazzaferri 等报道对 1 322 例没有远处转移的 DTC 患者 30 年的复发率:① 手术加[131]I 和 LT₄ 组(n=371)15%;② 手术和 LT₄ 组(n=755)30%;③ 单手术组(n=147)40%;④ 手术加外照射放疗和 LT₄ 组(n=49)63%。30 年的死亡率前 3 组依次为:3%、6% 和 12%。吴靖川等报道[131]I 治疗 79 例甲状腺癌转移灶患者随访 3～14 年的结果,总有效率为 81%。余永利等报道手术+[131]I+LT₄ 治疗 DTC194 例(Ⅰ组),同期手术+LT₄ 治疗 DTC198 例(Ⅱ组),10 年后,无病生存率Ⅰ组为 88.76%,Ⅱ组为 76.92%,两者有明显差别(P<0.05)。我们在 1960 年治过手术不能切除原发病灶并有双肺转移的 22 岁 PTC 女性患者,用[131]I 和甲状腺片治疗后组成幸福家庭,生育 2 个儿子,存活 30 年以上。

七、[131]I 治疗 DTC 的并发症

[131]I 治疗 DTC 的并发症与其对有关组织所致的吸收剂量有关。1 次[131]I 少于 3.7 GBq(100 mCi)治疗时,一般没有明显的并发症,一部分患者可能有恶心、食欲不振、乏力、甲状腺部位发胀等症状,多在治疗后 2～7 日出现,对症治疗即可。口服[131]I 7.4 GBq(200 mCi)后,约有 5% 的患者发生呕吐,可用多潘立酮等治疗。如果术后残留大甲状腺,投给[131]I 剂量大,使甲状腺的吸收剂量达到 500 Gy 时,约有 20% 的患者在治疗后 1 周内发生 ART,甲状腺肿胀,有触痛,轻者可用水杨酸盐治疗,重者用泼尼松治疗。平均给予[131]I 11.1 GBq(300 mCi),使血液吸收剂量超过 2 Gy 时,骨髓可能受到抑制。因此,1 次[131]I 治疗剂量不应大于 11.1 GBq。[131]I 治疗 DTC 时,可能引起一过性性腺功能障碍。男性[131]I 治疗剂量不超过 11.1 GBq 时,睾丸功能在 1.5 年以后可恢复正常。女性的不孕、早产、流产和先天畸形等的发生率与普通居民没有区别,患者可正常分娩。[131]I 治疗肺转移癌可能引起肺纤维化,[131]I 治疗后 48 h 体内[131]I 滞留量不超过 2.96 GBq(80 mCi),可避免肺纤维化。在[131]I 累积治疗量超过 18.5 GBq(500 mCi)和接受外照射放疗的患者中,继发癌症或白血病的相对风险增高。

八、[131]I 治疗 DTC 后的随访和临床治愈判定标准

为了及时判定[131]I 治疗后 DTC 患者有无复发、转移及指导患者较高质量地生活,应该定期对患者进行随访检查。一般在[131]I 治疗后 1 个半月进行第一次随访,目的是根据 TSH 检查结果确定是否需要调整 LT₄ 药量。6 个月后进行第二次随访,随访前 3 周停服 LT₄ 和低碘饮食,随访时进行临床检查、化验甲状腺功能、Tg、TgAb、颈部 B 超检查和[131]I 全身显像。若随访表明甲状腺已完全去除并且没有发现功能性转移灶,继续服用 LT₄;1 年半时第三次随访,如阴性,3 年时第四次随访,如仍阴性,以后可简化为每年化验 1 次甲状腺功能 5 项、Tg、TgAb 和颈部 B 超;5 年时做 1 次全面随访。如果第二次随访发现[131]I 清甲不完全或发现有功能性转移灶,应进行第二次[131]I 治疗,以后按上述程序继续随访。为了避免随访前停用 LT₄ 后甲减的痛苦,美国已经在临床应用 rhTSH,可以在不停用 LT₄ 的情况下进行[131]I 全身显像,效果良好。如果 5 年时检查结果符合下列 4 个条件:① 没有 DTC 存在的临床证据;② 没有 DTC 存在的影像学证据;③ [131]I 全身显像没有发现摄取[131]I 的病灶;④ 在 TgAb 不升高的前提下,TSH 抑制条件下 Tg<0.2 ng/ml,TSH 刺激条件下 Tg<1 ng/ml;可以判定 DTC 临床治愈。在随访过程中如果出现[131]I 难治性 DTC,可试用酪氨酸激酶抑制剂如索拉非尼等治疗。但至今这类药物效果并不满意,对于大多数患者,实际可行的措施是坚持抑制 TSH(<0.1 mIU/L)治疗。

九、[131]I 治疗 DTC 时的防护问题

用[131]I 治疗的 DTC 患者需要住在床旁有铅屏风防护的单

人病房，服[131]I后患者的大小便应排入特殊下水系统。患者体内[131]I存留量少于 1.11 GBq（30 mCi）时，可以出院。出院后 1 周内，每次大小便后用水冲洗便池至少 3 次，1 个月内不要和儿童及孕妇近距离接触，2 周内不去公共场所。医护人员和家属可以在 1 m 以外与患者接触，停留的时间与患者体内[131]I存留量有关，即体内存留[131]I 3.737～9.250 GBq（101～250 mCi）时，可停留的时间为 0.5 h；1.887～3.700 GBq（51～100 mCi）时，0.75 h；1.147～1.850 GBq（31～50 mCi）时，可停留的时间为 2 h；1.11 GBq（30 mCi）时，可停留的时间为 4 h。

参考文献

[1] Ross DS, Burch HB, Cooper DS, et al.2016 American thyroid association guidelines for diagnosis and management of hyperthyroidism and other causes of thyrotoxicosis[J].Thyroid, 2016, 26(10): 1343-1421.

[2] Solomon B, Glinoer D, Lagasse R, et al. Current trends in the management of Graves' disease[J].J Clin Endocrinol Metab, 1990, 70: 1518-1524.

[3] Burch HB, Burman KD, Cooper DS. A 2011 survey of clinical practice patterns in the management of Graves' disease[J]. J Clin Endocrinol Metab, 2012, 97(12): 4549-4558.

[4] 纪刚,郭勇.[131]I的辐射剂量学和防护[M]//邢家骝,朱家瑞,丁勇.碘-131治疗甲状腺疾病. 2版.北京：人民卫生出版社,2011: 2-22.

[5] Freedberg AS, Kurland GS, Blumgart HL. The pathologic effects of ^{131}I on the normal thyroid gland of man[J].J Clin Endocrinol Metab, 1952, 12: 1315-1348.

[6] Blumgart HL, Freedberg AS, Kurland GS. Treatment of incapacitated euthyroid cardiac patients[J].N Engl J Med, 1951, 245: 83-91.

[7] Andrews G A, Kniseley R M, Bigelow R R, et al.Pathologic changes in normal human thyroid tissue following large doses of [131]I[J].Am J Med, 1954, 16: 372-381.

[8] Bermon M, Braverman LE, Burke J, et al.MIRD dose estimate report NO.5[J].J Nucl Med, 1975, 16: 857-860.

[9] ICRP. Radiation dose to patients from radiopharmaceuticals, 53[J].Ann ICRP, 1987, 18: 1-377.

[10] Fowler JF. Biological effects of radiation[M]//Wilson MA. Textbook of Nuclear Medicine.Philadelphia: Lippincott-Raven Publishers, 1998: 487-495.

[11] Davies TF, Laurberg P, Bahn RS. Hyperthyoid disorders[M]//Melmed S, Polonsky KS, Larsen PR, et al. Williams textbook of endocrinology. 13th ed.Philadelphia, Elsevier, 2016: 390-391.

[12] 刘秀杰,马寄晓,田嘉禾,等.核医学诊断与治疗规范[M].北京：科学出版社,1997: 287-290.

[13] 邢家骝.[131]I治疗甲状腺疾病[M].北京：人民卫生出版社,2002: 261-263.

[14] 白耀,赵维纲,邢家骝,等.几种常用方法治疗 Graves 病的预后探讨[J].中华内科志,1995,34: 38-41.

[15] Glinoer D, Hesch D, Lagasse R, et al. The management of hyperthyroidism due to Graves' disease in Europe in 1986[J]. Acta Endocrinol Suppl (Copenh), 1987, 285: 3-23.

[16] Solomon B, Glinoer D, Lagasse R, et al.Current trends in the management of Graves' disease[J].J Clin Endocrinol Metab, 1990, 70: 1518-1524.

[17] Biondi B, Bartalena L, Cooper DS, et al. The 2015 European Thyroid Association Guidelines on diagnosis and treatment of endogenous subclinical hyperthyroidism[J].Eur Thyroid J, 2015, 4: 149-163.

[18] Rivkess SA, Sklar C, Freemark M.The management of Graves disease in children, with special emphasis on radioiodine treatment[J]. J Clin Endocrinol Metab, 1998, 83: 3767-3776.

[19] 钟尚炎,莫廷树,谭天秩.107 例青年甲亢患者[131]I治疗远期效果观察[J].中华核医学杂志,1992 12; 197.

[20] 沈有谋,肖国有,李党生.Graves 病[131]I治疗对女性生育力的影响[J].中华核医学杂志,1993,13; 74.

[21] Read CH, Tansey MJ, Menda Y. A 36-year retrospective analysis of the efficacy and safety of radioactive iodine in treating young Graves' patients[J].J Clin Endocrinol Metab, 2004, 89: 4229-4233.

[22] Rahman MAS, Birrell G, Stewart H, et al. Successful radioiodine treatment in a 3 year old child with Graves' disease following antithyroid medication induced neutropenia[J].Arch Dis Child, 2003, 88: 158-159.

[23] 谭天秩.甲状腺疾病的[131]碘治疗[M]//谭天秩.临床核医学.北京：人民卫生出版社,1993: 451-466.

[24] Baltalena L, Pinchera A, Maltino E, et al.Relation between therapy for hyperthyroidism and the course of Graves' ophthalmopathy[J].N Engl J Med, 1998, 318: 73-78.

[25] Prummel MF.Graves'ophthalmopathy: diagnosis and management[J].Eur J Nucl Med, 2000, 27: 373-376.

[26] Bahn R. Editorial: The EUGOGO consensus statement on the management of Graves' orbitopathy: equally applicable to north american clinicians and patients[J].Thyroid, 2008, 18: 281-282.

[27] 曲宝林,王迎选,崔书祥.Graves 眼病放射治疗 104 例临床观察[J].中华内分泌代谢杂志,2001,17: 211-212.

[28] Wakelkamp IM, Tan H, Saeed P, et al. Orbital irradiation for Graves' ophthalmopathy is it safe? A long-term follow-up study[J]. Ophthalmology, 2004, 111: 1557-1562.

[29] 邢家骝,张友仁,刘广贤,等.[131]I治疗甲状腺功能亢进性心脏病 68 例远期疗效[J].中华内科杂志,1995,34: 591-594.

[30] 中华医学会核医学分会.[131]I治疗格雷夫斯甲亢指南（2013 版）[J].中华内分泌代谢杂志,2013,29(6): 448-459.

[31] Chen YA, Bernet VJ, Carty SE, et al. American thyroid association statement on optimal surgical management of goiter[J]. Thyroid, 2014, 24(2): 181-189.

[32] 张承刚,晋建华,胡光,等.[131]I治疗甲状腺机能亢进症并发周期性麻痹（附 90 例分析）[J].中华核医学杂志,1998,18: 188.

[33] Cooppan R, Kozak GP.Hyperthyroidism and diabetes mellitus.An analysis of 70 patients[J].Arch Intern Med, 1980, 140: 370-373.

[34] 申川,赵彩彦,刘芳,等.重度黄疸、多汗、腹泻、心脏杂音 1 例[J].国际内科学杂志,2009,36(12): 739-741.

[35] Williams KV, Nayak S, Becker D, et al. Fifty years of experience with propylthiouracil-associated hepatotoxicity: what have we learned? [J]. J Clin Endocrinol Metab, 1997, 82: 1727-1733.

[36] Bhuyan AK, Sarma D, Saikia UK, et al. Grave's disease with severe hepatic dysfunction: a Diagnostic and therapeutic challenge[J].Case Rep Med, 2014, 2014: 790458.

[37] 邢家骝.[131]I治疗难治性重度甲状腺功能亢进症[J].中华内科杂志,2008, 47(3): 182-184.

[38] Ding Y, Xing J, Fang Y, et al.[131]I therapy for 345 patients with refractory severe hyperthyroidism: without antithyroid drug pretreatment [J].Exp Biol Med (Maywood), 2016, 241: 290-295.

[39] Ding Y, Xing J, Qiu Z, et al. Radioactive iodine therapy without recent antithyroid drug pretreatment for hyperthyroidism complicated by severe hyperbilirubinemia due to hepatic dysfunction: experience of a chinese medical center[J].Endocr Pract, 2016, 22(2): 173-179.

[40] Ron E, Doody MM, Becker DV, et al. Cancer mortality following treatment for adult hyperthyroidism[J].JAMA, 1998, 280: 347-355.

[41] Franklyn JA, Maisonneuve P, Sheppard M, et al. Cancer incidence and mortality after radioiodine treatment for hyperthyroidism: a population-based cohort study[J].Lancet, 1999, 353: 2111-2115.

[42] Graham GD, Burman KD.Radioiodine treatment of Graves' disease. An assessment of its potential risks[J].Ann Intern Med, 1984, 105: 900-905.

[43] NCRP Report No. 55. Protection of the thyroid gland in the event of release of radioiodine[J]. Washington DC: National Council on Radiation Protection and Measurements, 1977, 4-536.

[44] 刘元庆.甲状腺机能亢进症的放射性[131]碘治疗[M]//李增烈.甲状腺机能亢进症的诊断与治疗.西安：陕西科学技术出版社,1982: 176-210.

[45] 谭天泽.甲状腺疾病的[131]碘治疗[M]//谭天泽.临床核医学.北京：人民卫生出版社,1993: 451-466.

[46] 周前.Graves 病甲亢的[131]I治疗[M]//周前,林祥通.甲状腺核医学.北京：人民卫生出版社,1990: 172-193.

[47] 中华医学会内分泌学分会《中国甲状腺疾病诊治指南》编写组.中国甲状腺疾病诊治指南——甲状腺功能亢进症[J].中华内科杂志,2007,46(10): 876-882.

[48] Ferrari C, Reschini E, Paracchi A. Treatment of the autonomous thyroid nodule: a review[J].Eur J Endocrinol, 1996, 135: 383-390.

[49] Nygaard B, Faber J, Hegedüs L, et al.[131]I treatment of nodular non-toxic goiter[J].Eur J Endocrinol, 1996, 134: 15-20.

[50] Huysmans DA, Hermus AR, Corstens FH, et al. Large, compressive goiters treated with radioiodine[J].Ann Intern Med, 1994, 121: 757-762.

[51] Silberstein EB, Alavi A, Balon HR, et al.The SNM practice guideline for therapy of thyroid disease with [131]I 3.0[J].J Nucl Med, 2012, 53(10): 1633-1651.

［52］中华医学会内分泌学分会,中华医学会外科学分会内分泌学组,中国抗癌协会头颈肿瘤专业委员会,中华医学会核医学分会.甲状腺结节和分化型甲状腺癌诊治指南［J］.中华内分泌代谢杂志,2012,28(10)：779-797.

［53］中华医学会核医学分会.131I治疗分化型甲状腺癌指南(2014版)［J］.中华核医学与分子影像杂志,2014,34(4)：264-278.

［54］中国抗癌协会甲状腺癌专业委员会.甲状腺微小乳头状癌诊断与治疗中国专家共识(2016版)［J］.中国肿瘤临床,2016,43(10)：405-411.

［55］Haugen BR, Alexander EK, Bible KC, et al. 2015 American thyroid association management guidelines for adult patients with thyroid nodules and differentiated thyroid cancer［J］.Thyroid, 2016, 26(1)：1-133.

［56］Francis GL, Waguespack SG, Bauer AJ, et al.Management guidelines for children with thyroid nodules and differentiated thyroid cancer［J］. Thyroid, 2015, 25(7)：716-759.

［57］Bolk N, Visser TJ, Nijman J, et al. Effects of evening vs morning levothyroxine intake a randomized double-blind crossover trial［J］. Arch Intern Med, 2010, 170：1996-2003.

［58］Garber JR, Cobin RH, Gharib H, et al. Clinical practice guidelines for hypothyroidism in adults：cosponsored by the American Association of Clinical Endocrinologists and the American Thyroid Association［J］. Thyroid, 2012, 22(12)：1200-1235.

［59］Mazzaferri EL. Radioiodine and other treatment and outcomes［M］// Braverman LE, Utiger RD. Werner & Ingbar's The Thyroid. A fundamental and clinical text. 8th ed. Philadelphia：Lippincott Williams& Wilkins, 2000：904-929.

［60］吴靖川,吴继琮,刘健,等.79例甲状腺癌转移灶患者131I治疗后随访观察［J］.中华核医学杂志,1993,13：217-219.

［61］余永利,罗全勇,陈立波,等.分化型甲状腺癌术后131I治疗生存率分析［J］.中华核医学杂志,2006,26(5)：261-263.

第二十五章·甲状腺外科处理

李宏为　陈　曦　黄海燕

据记载第一例甲状腺切除术是由一位摩尔的外科医师在952年完成。但在此后1 000年的时间里,甲状腺手术一直因难以控制的出血而成为外科医生的禁区。直至19世纪中叶Robert Liston首先结扎了甲状腺上动脉并在术中应用了止血钳,才开创了甲状腺手术的新时代。而19世纪后期Theodor Kocher进行了大量甲状腺手术,他特别注意控制出血,并强调保护甲状旁腺和喉返神经,因此取得了在当时看来几乎完美的手术结果,他还发现了甲状腺全切除术后甲状腺功能减退的现象。由于在甲状腺外科方面的成绩,1909年他成为第一位获得诺贝尔奖的外科医师。William S. Halsted和Theodor Billroth也为甲状腺外科的发展做出了卓越的贡献。迄今,甲状腺手术已变得安全而成熟,成为治疗甲状腺肿瘤、结节性甲状腺肿和一些甲状腺功能亢进症的一种常规治疗手段。

一、胚胎学

甲状腺起源于胚胎第一、二鳃弓间咽部正中的腹面。原始鳃裂分离后,在咽底部出现一个小隆突,第4周起向前下方延伸成长囊,下端向两侧扩张。第6周起长囊退化闭锁形成甲状舌管,同时隆突向两端扩展的部分形成甲状腺的左右两叶,并定位于颈部气管两侧(图4-25-1)。根据甲状腺原基下降和向两侧扩张的不同情况,可有峡部、锥体叶的不同形态(图4-1-1)。在咽底部的囊以后演化为舌。位于舌根部轮廓状乳头和丝状乳头之间的盲孔是甲状腺小隆突起源的标记。

甲状舌管若不闭合而持续存在,会形成囊肿或窦道,并可与舌根部盲孔相通。若甲状腺原基下降不完全,可在甲状舌管沿途,如舌根部肌肉之间、舌骨周围出现甲状腺。而长囊下端的扩张发育不良,则可导致无甲状腺峡部或一侧腺叶缺如。如果甲状腺原基下降过度或甲状腺下极向下肿大延伸,可产生胸骨后甲状腺,但纵隔甲状腺的血供仍来源于颈部。

多数情况下舌部是唯一可存在生理性甲状腺的部位。另外有报道在喉或气管壁中发现甲状腺组织,可能为胚胎期间

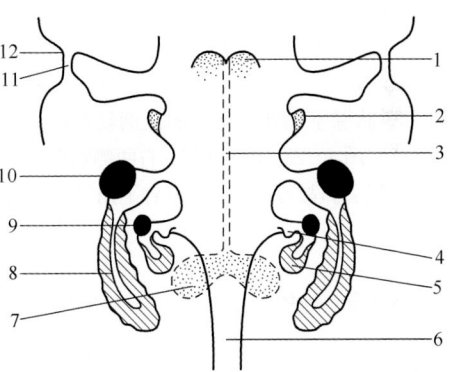

图4-25-1　甲状腺的胚胎发育
1：舌；2：扁桃腺；3：甲状舌管；4：末鳃体；5：甲状腺旁细胞；6：食管；7：甲状腺叶；8：胸腺；9：上甲状旁腺；10：下甲状旁腺；11：鼓膜；12：外耳道

的气管食管复合体包绕了部分甲状腺原基所致。而所谓的卵巢甲状腺肿是由畸胎瘤或组织变形所致,与颈部甲状腺组织无关。至于胸膜、脊柱、脑等处发现的甲状腺组织,多为转移的分化良好的甲状腺癌组织。

二、应用解剖学

甲状腺是成人最大的内分泌腺,分左右两叶,中央以峡部相连,位于喉及气管上段两侧,峡部覆盖于第2~4气管软骨环前,两侧叶上极高达甲状软骨板中部,下极低至第6气管软骨环。正常成人甲状腺每叶为(2.5~5)cm×2 cm,共重25 g左右。

甲状腺有真假两层包膜：假包膜为气管前筋膜的延续,仅包绕甲状腺前面和侧后面；真包膜紧裹甲状腺,并向甲状腺内发出许多纤维束将其分隔成许多小叶,真包膜内有静脉丛。真假包膜之间的间隙内有甲状旁腺、淋巴结、喉返神经、甲状腺血管等重要脏器组织存在和通过。

甲状腺的韧带实为气管前筋膜增厚部分,分别为甲状腺悬吊韧带和甲状腺侧韧带,侧韧带的最上方称为粘连区(adherent zone),又称Barry韧带。前者将甲状腺上极悬吊于甲状软骨上,甲状腺上动、静脉支在其间穿过；侧韧带将甲状

腺侧叶与环状软骨下缘侧面及第1、2气管环侧面相连接，喉返神经常穿过侧韧带或经其后方入喉。

甲状腺的血供极为丰富，有成对的甲状腺上动脉、甲状腺下动脉，有时还有甲状腺最下动脉。甲状腺上动脉发自颈外动脉起始部或颈总动脉终末部，在甲状腺侧叶上极分为前、后两支，在上极附近还发出环甲支，沿侧叶内侧缘和峡部上缘走向正中。甲状腺下动脉起自锁骨下动脉的甲状颈干，在甲状腺侧叶后缘中点或稍下方穿入甲状腺，但有近20%的人缺失一侧甲状腺下动脉，多为左侧。还有10%左右的人有甲状腺最下动脉，大多数发自无名动脉或主动脉弓，由峡部下缘进入腺体。

甲状腺的静脉起自腺体浅面的静脉丛和气管前的静脉丛，汇合成甲状腺上、中、下静脉。甲状腺上静脉汇入颈内静脉；甲状腺中静脉粗短，起自甲状腺侧叶中部，直接汇入颈内静脉，可有数支或缺如；甲状腺下静脉注入头臂静脉，有时会在气管前形成静脉丛。

甲状腺周围主要的神经包括喉返神经和喉上神经。喉返神经是迷走神经的一个重要分支，左、右喉返神经自迷走神经发出后分别勾绕主动脉弓和右锁骨下动脉，沿气管食管沟上行，紧贴甲状腺侧叶的背面经环甲膜入喉。其间与甲状腺下动脉的关系密切且多变，尤以右侧喉返神经的起始段略偏于外侧，穿行于甲状腺下动脉分支间的比例较高，术中需特别注意（图4-25-2、图4-25-3）。但左、右两喉返神经在入喉前均经过环甲关节后方，故可参照甲状软骨下角寻找喉返神经。

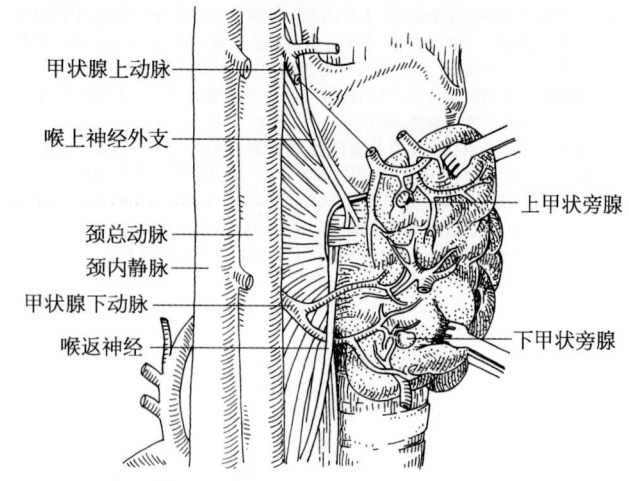

图4-25-3 甲状腺背、侧面解剖示意图

喉上神经亦发自迷走神经，在咽外侧沿颈内动脉内侧下行，至舌骨大角处分为内、外两支。大部分外支走行于甲状腺上动脉内侧，另有部分走行于甲状腺上动脉后方或穿行于两分支之间。虽然正常情况下，喉上神经距甲状腺上极有1 cm左右的距离，但在甲状腺明显肿大时，甲状腺上极与喉上神经的距离会缩小，尤其可能靠近外支。

甲状腺的淋巴汇合流入沿颈内静脉排列的颈深淋巴结。气管前、甲状腺峡部上方的淋巴结和气管旁、喉返神经周围的淋巴结也收集来自甲状腺的淋巴。

三、手术指征

（1）结节性甲状腺功能亢进症、高功能腺瘤和难治性原发性甲状腺功能亢进症，包括药物治疗效果不佳、复发或不良反应严重、中重度甲状腺功能亢进症。

（2）甲状腺恶性肿瘤，包括乳头状腺癌、滤泡状腺癌和髓样癌。

（3）甲状腺滤泡状腺瘤，尤其是嗜酸性腺瘤。

（4）胸骨后甲状腺肿。

（5）直径在4~5 cm及以上的实性甲状腺结节。

（6）伴明显压迫症状的结节性甲状腺肿。

四、术前准备

1. 一般准备·对于甲状腺功能正常的患者，术前需进行血常规、尿常规、凝血功能测定、肝肾功能、空腹血糖、血清电解质的生化指标测定、心电图检查、胸部摄片等，以详细了解心、肺、肝、肾等主要器官功能状况。同时需注意血清钙、磷值、甲状旁腺激素及25-羟维生素D水平，明确甲状旁腺功能状况；并做电子喉镜检查声带活动情况，以发现术前可能已存在的喉返神经受累；对甲状腺肿大明显、胸骨后甲状腺肿和合并气管压迫症状的患者应做颈胸部增强CT以明确病变范围及气管受压情况。

2. 甲状腺功能减退时的准备·严重的甲状腺功能低下可使麻醉和手术的死亡率明显上升，这些患者围手术期内常有低血压、心血管病变、胃肠动力差、麻醉复苏慢和神经精神症状，而且代谢缓慢，对药物敏感，所以术前必须补充外源性甲状腺素维持甲状腺功能正常。

3. 甲状腺功能亢进症的准备·甲状腺功能亢进症患者需

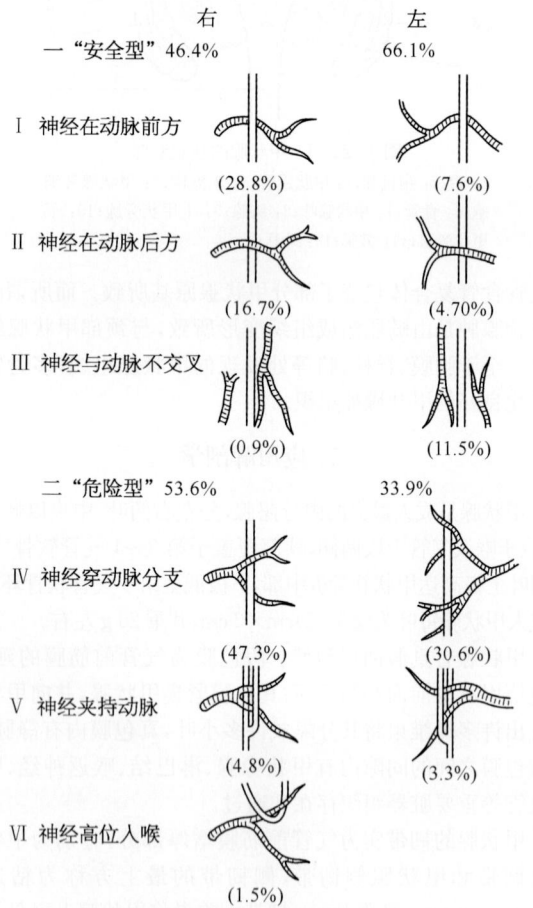

右　　　　　　左

一 "安全型" 46.4%　　66.1%

Ⅰ 神经在动脉前方

(28.8%)　　(7.6%)

Ⅱ 神经在动脉后方

(16.7%)　　(4.70%)

Ⅲ 神经与动脉不交叉

(0.9%)　　(11.5%)

二 "危险型" 53.6%　　33.9%

Ⅳ 神经穿动脉分支

(47.3%)　　(30.6%)

Ⅴ 神经夹持动脉

(4.8%)　　(3.3%)

Ⅵ 神经高位入喉

(1.5%)

图4-25-2 喉返神经与甲状腺下动脉的关系

在抗甲状腺药物控制症状、基础代谢率正常、血中甲状腺激素浓度正常的情况下准备手术。因抗甲状腺药物可能引起甲状腺肿大、充血,故应在术前1周停用。

术前2~3周起服用复方碘溶液(Lugos液)以抑制甲状腺素分泌,并使甲状腺体血供减少、质地变硬。复方碘溶液由碘酊5 g+碘化钾10 g+蒸馏水100 ml配制而成,每滴含无机碘6.5 mg。通常每日3次,从每次3~5滴起,逐日增加3~5滴至每次16滴,维持此剂量2周后手术。若超过3周尚未手术,则可发生"碘脱逸",即在继续服用碘剂的过程中,基础代谢率再度上升,症状复发,甚至加重,发生甲亢危象。

有些患者对抗甲状腺药物有不良反应,如白细胞减少、肝损、皮疹等;或甲亢患者突发其他急性疾病须行紧急手术;对经过用抗甲状腺药物和碘剂仍处于甲亢状态的患者可合用普萘洛尔,为每6 h口服20~40 mg。一般服用4~7日后脉率即降至正常,但最末一次口服普萘洛尔需在术前1~2 h。

五、手术方案

甲状腺手术多在全身静脉和吸入复合麻醉下进行,必要时可辅以颈丛浸润麻醉。

(一)良性病变的处理

非甲亢的良性甲状腺疾病多选择患侧或病变主要侧的单侧腺叶全切除,如双侧病变都严重,可行甲状腺全切除,但需严格掌握手术指征,术前和患者充分宣教手术风险、沟通手术利弊。难治性甲亢行甲状腺全切除,高功能腺瘤行患侧甲状腺叶切除。

(二)甲状腺癌的外科治疗

原发病灶小于4 cm的分化型甲状腺癌,如无明显腺外侵犯,建议行患侧腺叶及峡部切除。对于部分有高危因素的患者,可行甲状腺全切除,如多灶癌、区域淋巴结转移严重、远处转移、家族史、幼年电离辐射接触史等。一些考虑术后有必要行核素治疗的病例,也可行甲状腺全切除。对于位于峡部的肿瘤,肿瘤较小者可行扩大峡部切除,肿瘤较大或伴有淋巴结转移者可考虑甲状腺全切除。对直径大于4 cm的肿瘤或已侵犯甲状腺被膜外肌肉的病例,建议行甲状腺全切除。但对于一些较靠近甲状腺被膜的病灶,其本身可能不大,但是已经侵犯被膜外组织,可以行患侧腺叶及峡部切除,同时切除受侵犯的被膜外组织。具体手术方案需权衡手术获益和风险。如病变已严重侵犯周围结构器官,一般建议甲状腺全切除并将受累脏器的部分切除,如部分喉(甚至全喉)、部分气管、下咽和部分食管等,并需要准备一定的修复方案。对评估为不可切除的T4b病变,可通过多学科协作,制定个体化治疗方案,重点考虑患者能否从姑息手术中获益,必要时的气管切开可缓解呼吸困难而延长生存,改善生活质量。

甲状腺癌的手术中需一并处理区域淋巴结。建议预防性清扫患侧中央区淋巴结,范围从无名动脉上缘至舌骨水平,从颈总动脉内侧缘至对侧气管边缘,右侧不应忽视喉返神经深面的淋巴脂肪组织。对侧颈部淋巴结行治疗性清扫,范围包括Ⅱ、Ⅲ、Ⅳ、ⅤB区。如术前影像学检查发现咽旁淋巴结、上纵隔淋巴结等特殊部位转移,建议同期手术切除。如为甲状腺髓样癌,建议甲状腺全切除+预防性清扫中央区淋巴结,并根据血清降钙素水平决定是否预防性清扫颈侧区淋巴结。髓样癌的手术方案可相对激进一些,追求彻底切除。

无论何种手术方式,操作过程中最重要的三点是:严密止血、避免喉返神经损伤和保护甲状旁腺。

六、手术过程

手术台头端抬高15°,患者仰卧位,肩后置软垫,颈部过伸,头后置软圈防止移动(图4-25-4),足底垫以足托板,以防患者下滑。

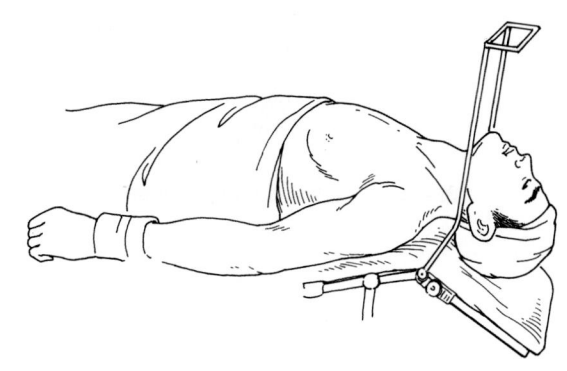

图4-25-4 甲状腺手术体位

消毒范围上至下颌骨上方,下至乳晕上方。包头铺巾,铺巾要与皮肤紧贴,并暴露出下颌至乳突至锁骨下一手术区域。

沿锁骨上皮纹做左右对称的弧形切口,两端不得超过颈外静脉(图4-25-5)。切开皮肤及颈阔肌,于颈阔肌下平面向上分离皮瓣至甲状软骨上缘水平(图4-25-6)。切开颈白线,在颈前肌群深面真假包膜间分离暴露甲状腺,向外侧直至显露白色的颈动脉鞘。全面探查双侧甲状腺,若甲状腺上极暴露困难,可于近止点处切断一侧或双侧胸骨甲状肌,甚至于中上1/3处切断胸骨舌骨肌(图4-25-7)。

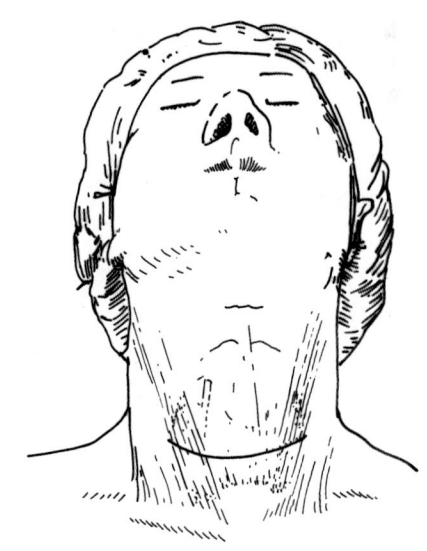

图4-25-5 甲状腺手术切口选择

由下而上沿中线分离甲状腺峡部与气管间的疏松结缔组织,并切开气管前筋膜。在峡部下方分离时,需注意有无甲状腺最下动脉和气管前静脉丛,避免损伤。用血管钳在峡部后方气管前无血管区上下贯通后(图4-25-8),钳夹切断峡部(图4-25-9)。只需一侧腺叶切除,健侧妥善止血。

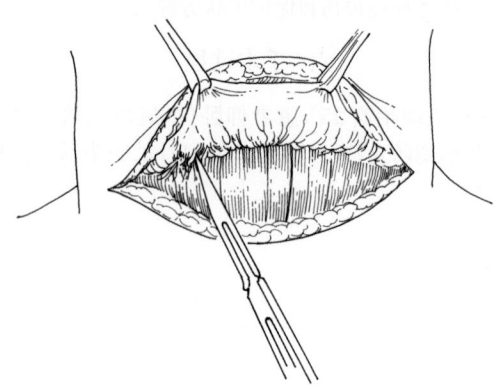

图 4-25-6　在颈阔肌下平面分离皮瓣

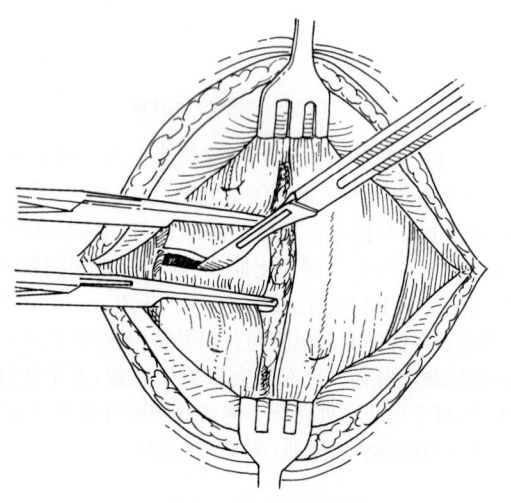

图 4-25-7　用有齿钳控制后,于中上 1/3 处切断胸骨舌骨肌和胸骨甲状肌

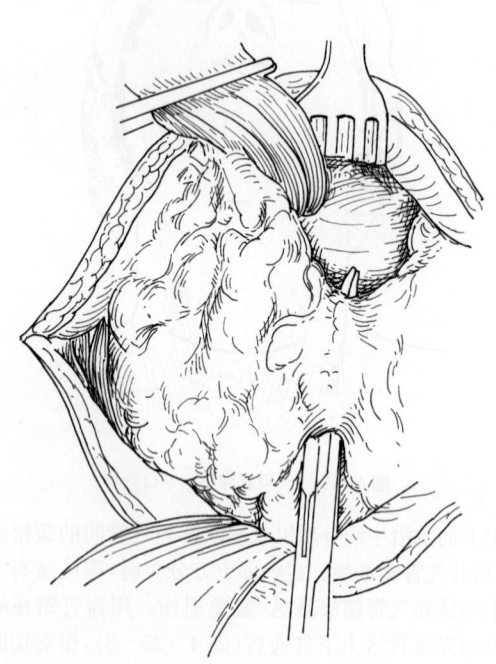

图 4-25-8　血管钳在峡部后气管前无血管区上下贯通

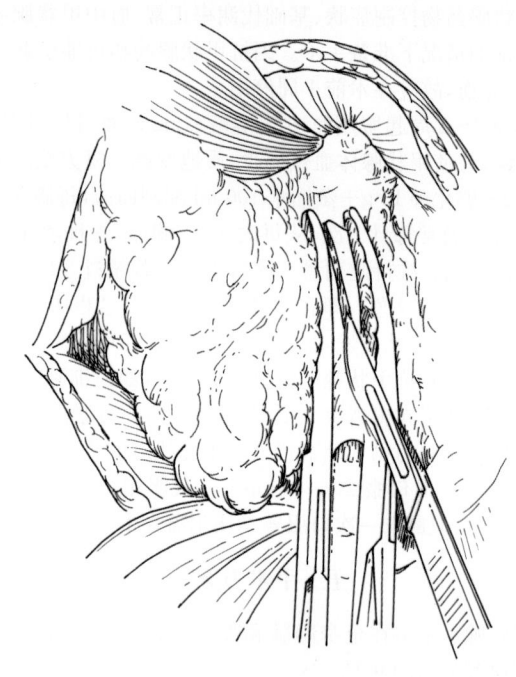

图 4-25-9　钳夹切断峡部

　　离断峡部后,分离甲状腺侧韧带,即能比较方便地将一侧腺叶向内侧牵拉,有利于甲状腺外侧缘的分离。结扎切断甲状腺侧静脉(图 4-25-10),有的患者没有侧静脉,有的则有多支。如患者有锥体叶,亦需分离,于止点处结扎切断。分别结扎切断甲状腺上动脉的前内支、前外支及伴行静脉(图 4-25-11),一般不结扎后支以保留上甲状旁腺的血供。分离 Barry 韧带,游离甲状腺上极,注意保留上甲状旁腺,紧贴甲状腺离断上极。

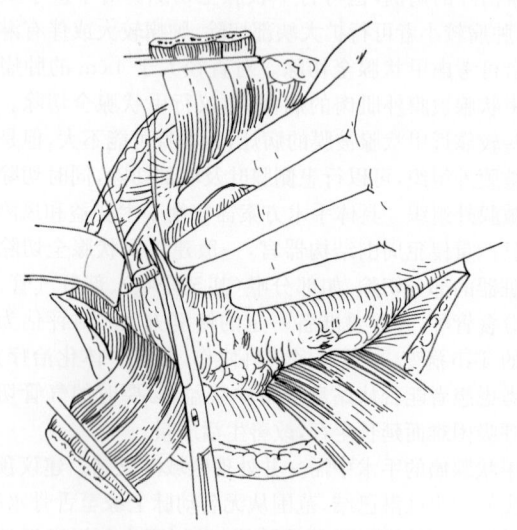

图 4-25-10　结扎切断甲状腺侧静脉

　　紧贴真包膜,自上而下,由外及内,细致地分离甲状腺背侧。将甲状腺叶向内侧翻起,找寻并显露喉返神经。仔细分离保护甲状旁腺及其血供,力争原位保留,对血供完全来源于甲状腺叶的甲状旁腺,取下剪碎后即刻移植于胸锁乳突肌内。

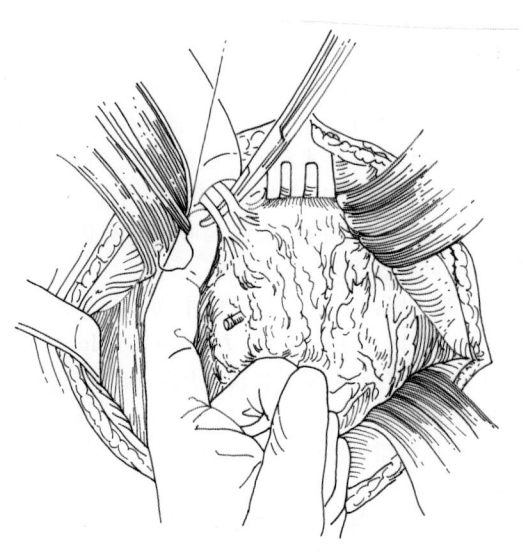

图 4 - 25 - 11 结扎切断甲状腺上动脉的前外支及伴行静脉

生理盐水冲洗创面,仔细检查有无出血。对创面较大的手术应置一侧或两侧的皮管引流,于切口两侧引出。如胸骨舌骨肌被切断,应 U 形端端缝合(图 4 - 25 - 12)。按颈白线、颈阔肌的层次缝合切口,并确保每一层次均止血满意。缝合颈阔肌时,将头板抬起,使颈前皮肤呈松弛状态。以细丝线皮内缝合,或用生物胶黏合,重要的是保证对合整齐。

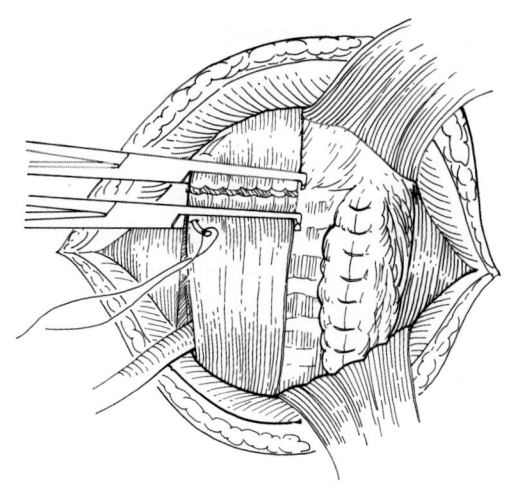

图 4 - 25 - 12 U 形缝合切断的胸骨舌骨肌

将一般的甲状腺切口顺皮纹向两侧延伸至斜方肌前缘,可进行区域淋巴结(图 4 - 25 - 13)清扫。此切口(图 4 - 25 - 14)大多数情况下能清扫ⅡA、Ⅲ、Ⅳ、ⅤB 和Ⅵ区淋巴结(图 4 - 25 - 15)。如要彻底清扫ⅡB 区和ⅤA 区淋巴结,可能需将切口折向耳后,或自乳突区、经过下颌角下方 2 cm 处绕向前方、止于颈中线的颏下部再做一上切口(图 4 - 25 - 16),形成 Macfee 切口,或在低领弧形切口中辅以腔镜技术。颈侧区淋巴结清扫建议常规保留胸锁乳突肌、颈内静脉和副神经,并尽量保留颈丛神经皮支。对于术中发现轻度淋巴结包膜外侵,尚能与颈内静脉、副神经及胸锁乳突肌分离时,以上结构应尽量予以保留。如若颈内静脉壁大范围受侵、颈内静脉瘤栓、副神经被完全包裹、神经纤维瘤化、胸锁乳突肌大范围受累,则须切除相应受

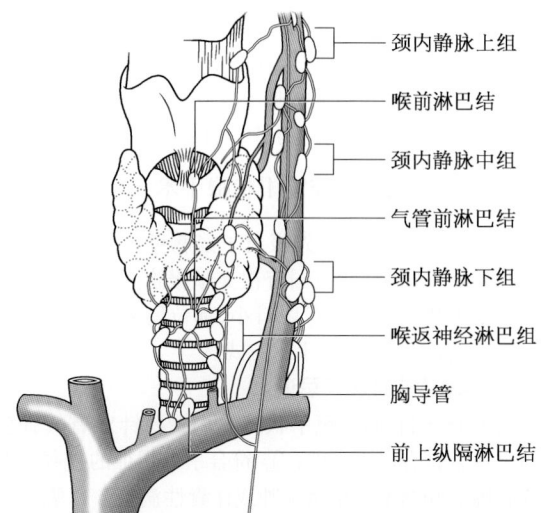

图 4 - 25 - 13 甲状腺癌的淋巴转移途径

颈内静脉上组
喉前淋巴结
颈内静脉中组
气管前淋巴结
颈内静脉下组
喉返神经淋巴组
胸导管
前上纵隔淋巴结

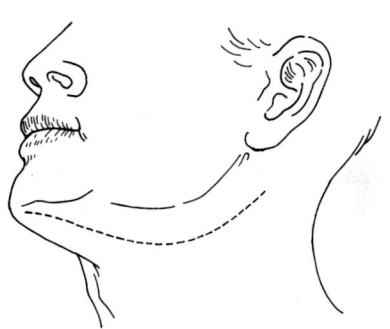

图 4 - 25 - 14 甲状腺癌淋巴清扫术的颈部上切口

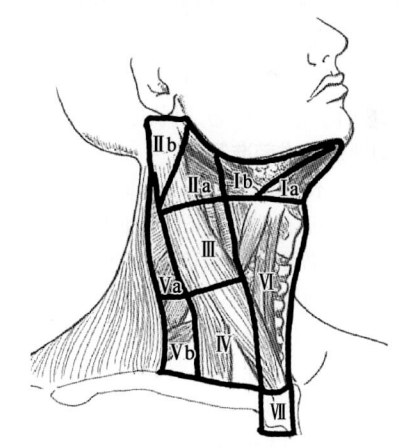

图 4 - 25 - 15 颈部淋巴结分区

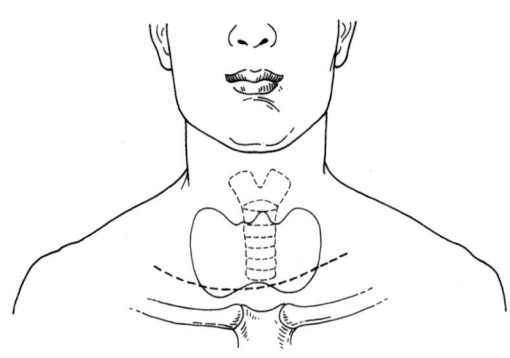

图 4 - 25 - 16 甲状腺癌淋巴清扫术的颈部下切口

累结构。对于出现颈部巨大或广泛淋巴转移、软组织侵犯或者肉眼可见的肿瘤外侵，则须行扩大切除。根据肿瘤侵犯情况需要切除的组织可能还包括带状肌、颈外动脉、迷走神经、膈神经、交感干、头夹肌和肩胛提肌等，偶尔还可能有颈动脉、椎前肌。

七、经腔镜甲状腺手术

1997 年 Hüscher 等最先报道了经胸壁入路腔镜右侧甲状腺腺叶切除术，2001 年我国首次文献报道了腔镜下甲状腺手术。腔镜甲状腺手术具有切口小、部位隐蔽美观甚至无瘢痕等优点，并有不同入路的手术方式。

（一）手术适应证和禁忌证

1. 适应证·目前，腔镜甲状腺手术主要针对有较强美容需求的患者且符合以下条件：① 符合手术指征的直径≤4 cm 的甲状腺腺瘤和结节性甲状腺肿或伴囊性病变。以囊性为主的良性肿瘤，在有条件的中心可以适当放宽指征。② Ⅱ度以下肿大的原发性或继发性甲状腺功能亢进。③ 分化型甲状腺癌，肿瘤直径≤2 cm；无气管、食管和血管神经等等邻近器官侵犯；无颈部淋巴结广泛转移且肿大淋巴结无融合固定；上纵隔无淋巴结肿大；无全身远处器官转移。

2. 禁忌证·① 既往有颈部手术史、消融治疗史、颈部放射史或有增生性瘢痕的患者。② 妊娠期或哺乳期妇女。③ 因生理条件导致手术操作受限者，如颈部短平、胸廓畸形等患者不宜行胸前入路，口腔畸形、口腔局部感染等患者不宜行经口入路等。④ 胸骨后甲状腺肿。⑤ 良性甲状腺肿块直径>5 cm。⑥ Ⅲ度肿大的甲亢。⑦ 合并严重的甲状腺炎性疾病。⑧ 分化型甲状腺癌：肿瘤靠近喉返神经入喉处或较大肿瘤位于上极；肿瘤伴甲状腺外侵犯累及周围器官；广泛颈部淋巴结转移或肿大淋巴结融合固定；转移的淋巴结囊性变；转移淋巴结直径>2 cm；甲状腺癌伴远处转移；甲状腺背侧肿瘤突出甲状腺被膜外。⑨ 髓样癌、甲状腺未分化癌。

（二）术前评估及术前准备

腔镜甲状腺手术的术前评估基本同开放手术，须常规评估患者全身条件、肿瘤的良恶性（如为恶性，尽可能明确其病理学类型）、大小、与周围组织器官如气管、食管和动静脉的关系、淋巴结情况及临床分期等。同时，行胸前入路的患者还须评估其颈部及胸部条件，包括乳房大小、有无胸廓（锁骨）畸形、肥胖程度等情况。行经口入路的患者须评估口腔情况。严格掌握适应证及禁忌证。

腔镜甲状腺手术的术前准备与开放手术基本一致。行经口入路的患者须严格口腔准备，如使用具有杀菌或抑菌功能的漱口液（如浓替硝唑）漱口，并预防性应用对口腔和皮肤定植菌敏感的抗生素等。

（三）手术方式及入路

1. 微创内镜辅助甲状腺手术·又称为 Miccoli 术式，是直接内镜下无充气手术。在胸骨切迹上方 2 cm、颈部正中做一个 1.5 cm 长的横切口，采用剥离子和拉钩建立、维持内镜操作过程中的手术空间，通过皮肤切口置入 5 mm 或 7 mm 的 30°内镜，接下来的手术步骤均在内镜下完成，直至甲状腺腺叶完全松解后撤出内镜和拉钩，将甲状腺腺叶旋转并完全牵出，此时转为直视下进行手术，将腺叶完全切除。

2. 传统腔镜甲状腺手术·常见入路包括颈部、腋窝、胸前

和经口入路等，均于全麻下进行。患者仰卧位，颈部自然轻度后仰。根据所选取的不同手术入路做相应切口，充入 CO_2，注入或不注入含有肾上腺素和罗哌卡因的膨胀液，通过皮下分离器钝性分离，置入 Trocar 并导入镜头和能量器械，进而锐性分离皮下组织，建立手术空间。注射膨胀液的主要目的是避免钝性分离皮下组织时层次混乱和皮下出血，注射范围仅限于胸前壁。膨胀液中的肾上腺素可以收缩血管并减少出血，罗哌卡因可有效地降低术后疼痛。

（1）颈部入路：在胸骨上凹做主切口（观察孔），置入 5 mm Trocar，注入 CO_2，维持压力 4～6 mmHg，插入镜头。在颈阔肌下分离皮瓣，上至甲状软骨上缘，两侧至胸锁乳突肌前缘。在颈部两侧置入 2～3 个 3 mm Trocar，插入 2 mm 超声刀、无损伤抓持钳等器械（图 4-25-17）。

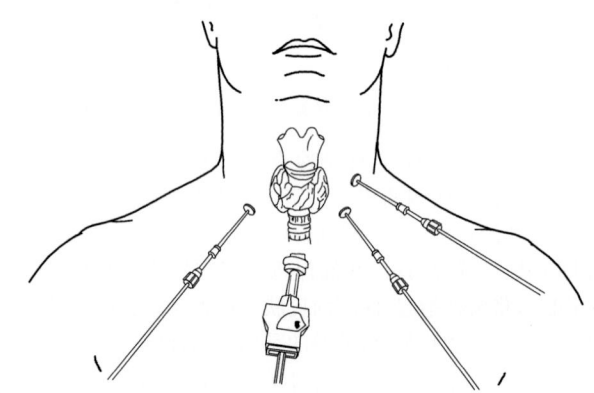

图 4-25-17　传统腔镜甲状腺手术的颈部入路

颈部入路是最早用于腔镜甲状腺手术的入路，但随着其他具有颈部无瘢痕优势手术入路的出现，目前颈部入路的应用已逐步减少。

（2）腋窝入路：患侧上肢屈曲外展，前臂悬吊于头架上。在患侧腋中线距腋窝顶下方 3 cm 处做主切口（观察孔），置入 12 mm Trocar，注入 CO_2，维持压力 4～6 mmHg，插入镜头。分离皮下隧道，在颈部扩展成上达甲状软骨上缘、下至胸骨切迹、中间到正中线的手术区域。在其上、下各置入 1 个 5 mm Trocar，分别插入无损伤抓持钳和超声刀。从胸锁乳突肌前缘和颈前肌群外侧缘间的间隙进入，必要时可切断部分颈前肌。

腋窝入路的切口隐蔽性好，对美观几乎没有任何影响。切口与患侧甲状腺距离较近，皮下隧道短，创伤不大，恢复较快。但一侧切口只能完成操作侧的腺叶手术，对于需行双侧甲状腺手术患者具有一定的局限性。

（3）胸前入路：常见的胸前入路又包括胸乳入路和全乳晕入路。

1）胸乳入路：于两乳头连线中点偏右侧约 1 横指处切开皮肤，向颈部分离皮下隧道，上至甲状软骨上缘，两侧至胸锁乳突肌前缘。从主切口置入 12 mm Trocar，注入 CO_2，维持压 4～6 mmHg，插入镜头。于双乳晕上缘下皮下隧道置入 2 个 5 mm Trocar，分别插入无损伤抓持钳和超声刀至颈部（图 4-25-18）。如果患者乳房较为丰满，可选择加长 Trocar。若是男性患者，切口可选择第 3 或第 4 肋间横行切口。切口避开胸骨前方及女性乳腺的内上象限以免瘢痕过度增生影响外观。胸壁已有陈旧瘢痕者，可选择原瘢痕进行手术。

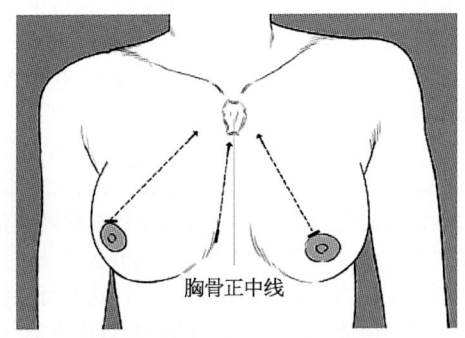

图 4-25-18 胸乳入路切口示意图

2) 全乳晕入路：将观察孔右移至右侧乳晕内侧缘（图 4-25-19），其余步骤同胸乳入路。全乳晕入路避免了胸部正中切口术后瘢痕增生的问题，同时利用乳晕的自然"黑色"来掩盖手术瘢痕，美容效果佳。

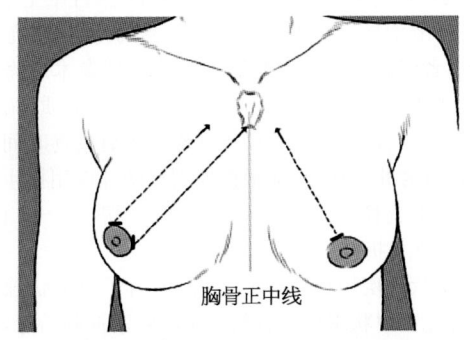

图 4-25-19 全乳晕入路切口示意图

胸前入路需分离较大范围的皮下隧道，但可同时行双侧腺叶手术，完成择区性的淋巴结清扫。同时颈部不留瘢痕，胸前小切口瘢痕易遮盖，特别是全乳晕入路美容效果更佳。手术视角与传统开放手术类似，有利于初学者掌握。

（4）经口入路：除常规的皮肤消毒外，经口入路的患者术前还应进行口腔消毒：碘伏原液及无菌生理盐水反复消毒冲洗口腔 3 遍，碘伏纱布消毒口腔前庭部位 3 遍，无菌盐水冲洗并用吸引器吸尽口腔内消毒液。

观察孔位于口腔前庭，于下唇系带前方远离牙龈根部>5 mm，做长约 2 cm 横行切口，斜行向深部游离至下颌骨骨面转折处。双侧操作孔于双侧第一前磨牙根部水平颊黏膜做两处 5 mm 纵行切口。操作孔切口至少距离牙龈根部>5 mm，以减轻切口黏膜撕裂（图 4-25-20）。钝性分离切口，避免损伤颏神经。腺叶切除应先定位气管并以此为标志，按照由上而下、由外而内的原则完整切除腺体。

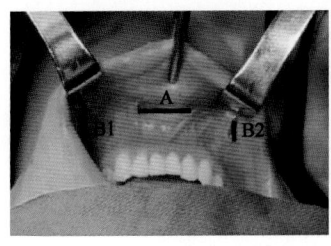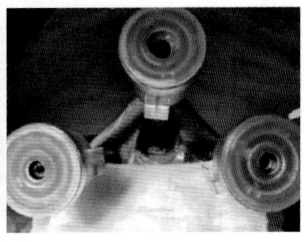

图 4-25-20 经口入路切口示意图
A：观察穿刺孔切口；B1、B2：左右操作孔切口

（5）单孔腔镜：于患侧乳晕上缘做相邻略呈弧形的 5 mm、10 mm 切口，切口间距 2～4 mm，依次切开皮肤、皮下组织至深筋膜层表面。无损伤皮下金属棒经切口多次钝性穿刺胸前壁皮下预分离隧道。此隧道为单一通道，2～3 cm 宽。置入 10 mm Trocar，注入 CO_2，压力维持在 6～8 mmHg，置入 10 mm 内镜，内侧小切口置入 5 mm 短头 Trocar，用以放置操作器械。

单孔腔镜甲状腺手术减少了胸部皮下组织的分离面积，可有助于减小手术创伤及减轻术后疼痛，同时美容效果好。但由于该术式是在单通道条件下进行，操作空间有限，且器械置入部位集中，易造成器械与镜头之间的相互干扰，影响手术视野及操作，对术者要求较高。

3. 机器人辅助腔镜甲状腺手术·2007 年，韩国 Woong Youn Chung 团队首次将达芬奇机器人系统应用于甲状腺手术。达芬奇机器人甲状腺手术的优势在于可以提供清晰的三维视野，系统的数字压缩技术可以减轻术者手的生理颤抖，器械运动灵活，具备良好的人体工学效应。但它的局限性在于术者操作缺乏开放手术或传统腔镜手术的触觉反馈，主要依靠术者的视觉反馈进行弥补。

机器人辅助腔镜甲状腺手术也有多种不同的手术入路，主要包括腋窝入路、双侧腋窝乳晕入路、双侧腋窝入路、锁骨下入路、耳后入路和经口入路等。

（1）腋窝入路（transaxillary approach, TAA）：是最早应用于机器人辅助腔镜甲状腺手术的入路，其优势与局限性均和传统腔镜的腋窝入路相似，其可行性、安全性及有效性均在国内外临床应用中得以确认。

1) 两切口法：于患侧腋窝处沿腋前线行一长 5～6 cm 的切口，经胸大肌浅面游离皮瓣至锁骨和胸骨上窝，经腋窝切口置入镜头臂及 1、2 号器械臂并使其呈三角形分布。取前胸壁内侧乳头连线上方约 2 cm 处行一约 0.8 cm 切口，建立皮下隧道至胸骨上窝，8 mm Trocar 进入手术野后置入 3 号器械臂（图 4-25-21）。

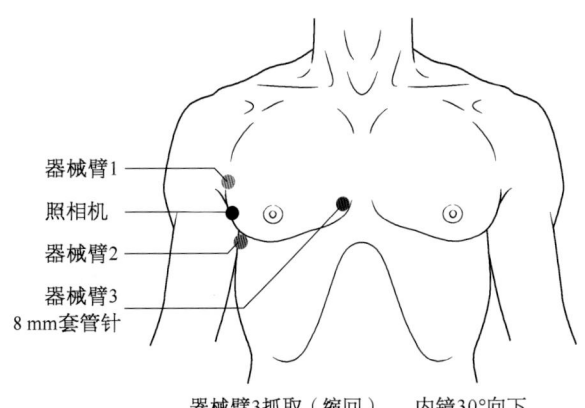

图 4-25-21 两切口法 TAA 示意图

2) 单切口法：于患者的患侧腋窝处沿腋前线行一长 10～12 cm 的直切口，同样经胸大肌浅面游离皮瓣至锁骨和胸骨上窝，显露甲状腺并用牵开器固定。4 个器械臂均从腋窝切口置入。

（2）双侧腋窝乳晕入路（bilateral axillary breast

approach，BABA）：是目前机器人甲状腺手术最常用的入路。与 TAA 相比，BABA 的优势在于能更好地暴露手术关键部位（如喉返神经、甲状旁腺等），手术相关性神经损伤的风险较小，且术者的学习曲线相对更短。但由于乳晕切口的增加，BABA 入路可能会带来患者乳头及胸前区域的感觉神经损伤，导致术后患者胸部的疼痛或麻木感等。

于右侧乳晕中间行 12 mm 皮肤切口，建立皮下隧道至胸骨上窝，置入 12 mm Trocar 和达芬奇机器人系统镜头。于左侧乳晕、右腋下、左腋下各行 8 mm 切口，分别置入机器人专用 Trocar 并于胸骨上窝汇合（图 4-25-22）。通过右乳晕切口向腔隙内注入 CO_2，维持压力于 8 mmHg，流量 20 L/min。右乳晕、左乳晕、右腋下、左腋下 Trocar 分别与机器人系统镜头及 1、2、3 号机械臂连接。

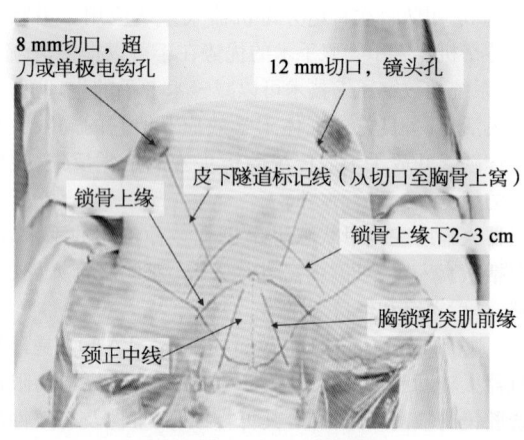

图 4-25-22　BABA 示意图

（3）双侧腋窝入路（bilateral axillary approach，BAA）：是新近提出的一种入路，既能克服 TAA 损伤臂丛神经的风险及其在双侧甲状腺手术中的局限性，又能避免 BABA 导致的乳头及胸前区域的浅表神经损伤。但该入路尚未被广泛用于临床，目前其安全性及可行性还有待进一步验证。

（4）耳后入路（retroauricular approach，RA）：目前主要在欧美国家应用较多，该入路的手术风险在于耳大神经和面神经边缘支损伤的可能性较大。

（5）经口入路：机器人辅助腔镜甲状腺手术的经口入路与传统腔镜相似，已在临床上尝试性开展。

4. 腔镜甲状腺手术的空间维持·无论上述哪种入路，腔镜甲状腺手术的空间维持主要有充气、免充气和混合空间维持法 3 种方法。

（1）充气法：通过 CO_2 压力维持手术空间，但＞10 mmHg 时易出现高碳酸血症、酸中毒、心动过速或皮下气肿等并发症，压力低时不足以清晰暴露。

（2）免充气法：通过单纯悬吊牵拉颈前皮瓣维持手术空间，能避免 CO_2 引起的并发症，但视野暴露欠佳，操作不便，颈部创伤增大。

（3）混合空间法：采用 CO_2 充气和牵引，压力维持在 6 mmHg，按照手术需要调整牵引位置和方向与力度，建立满意的手术视野同时最大限度防止高 CO_2 产生的并发症。

（四）手术原则与范围

腔镜甲状腺手术的手术原则与范围与开放手术基本一致。术中使用能量器械离断重要的血管时，包括甲状腺上极血管、下动脉及甲状腺中静脉，应使用移行凝闭或者分次凝闭切割法。术毕用坚实的标本袋完整取出标本，并用大量温热无菌蒸馏水冲洗。

八、术后监护及处理

术后除常规监测心率、血压等，主要要观察呼吸情况，如出现呼吸困难需及时处理，床旁备气管切开包 48 h。

术后观察发音情况，若早期出现声嘶，及时行喉镜检查，鉴别为喉返神经损伤引起声带活动障碍抑或由全麻气管插管引起喉或声门下水肿、声带充血水肿、黏膜下出血或灼状软骨脱位所致。

若术后患者出现颜面口周麻木、手足搐搦，应急查血清钙，如低于正常值及时静脉内补充钙剂。对甲状腺全切除的患者，尤其是甲亢、术前即有维生素 D 缺乏者，术后当日及第 1 日可预防性静脉补钙，并及时口服补钙及活性维生素 D。

患者麻醉清醒后即取高坡卧位。甲状腺功能亢进症患者、老年患者或心肺肝等重要脏器功能欠佳者术后需注意供氧。遵循快速康复原则，一般 6 h 后可进食凉流质，第 2 日恢复正常饮食。经口入路的腔镜甲状腺手术后禁食时间不需延长，但其切口为 II 类切口，应根据原则预防性应用抗生素。手术野若留置引流管，一般在 48 h 内拔除。切口 3~4 日拆线，皮内缝合者 5 日拆线。

良性甲状腺疾病和髓样癌患者，术后予以甲状腺激素替代治疗；分化型甲状腺癌患者给予甲状腺素抑制治疗，根据肿瘤残留复发风险及心律失常和骨质疏松等不良反应风险的双风险评估，确定促甲状腺素（TSH）水平目标值。

甲状腺癌患者术后应定期随访，复查甲状腺功能指导甲状腺素剂量，定期检查甲状腺区和颈部淋巴结的 B 超，以及时发现复发和淋巴转移。对已行甲状腺全切除的高复发转移风险的分化型甲状腺癌患者，应考虑放射性碘核素治疗。

九、术后并发症及处理

1. 呼吸困难·多发生于术后 48 h 内。常见原因包括创面出血、喉头水肿、气管塌陷、双侧喉返神经损伤等。患者出现进行性呼吸困难、发绀甚至窒息，需立即进行床边抢救，剪开缝线，敞开切口，去除血肿，紧急气管插管，必要时气管切开，情况稳定后送手术室进一步处理。

2. 喉返神经损伤·双侧损伤导致失音或严重的呼吸困难，甚至窒息，需立即行气管切开；单侧损伤引起声嘶。喉返神经被切断、缝扎引起永久性损伤；由挫夹、牵拉、血肿压迫引起暂时性损伤，经理疗、功能锻炼一般可在 6 个月左右逐步恢复。

3. 喉上神经损伤·外支损伤使环甲肌瘫痪，声带松弛，引起音调降低；内支损伤使喉部黏膜感觉丧失，易发生误咽、呛咳。

4. 甲状旁腺损伤·多在术后 1~3 日出现颜面麻木、手足抽搐，查血钙降低，可通过补钙缓解症状，同时还应补充活性维生素 D。

5. 甲亢危象·多见于甲状腺功能亢进症术前准备不佳的患者，发生于术后 12~36 h 内。表现为高热、心动过速、大汗淋漓、烦躁、谵妄甚至昏迷,可伴呕吐、腹泻,严重者可危及生命。治疗一方面给予碘剂和抗甲状腺治疗;另一方面保证足够的能量和氧气供应,并进行降温、镇静的对症治疗;同时给予大剂量的肾上腺皮质激素;还可用普萘洛尔辅助治疗。

6. 乳糜漏 · 颈淋巴结清扫术后可能发生乳糜漏,可予以忌脂饮食,静脉角加压包扎,持续低负压吸引。如经积极的内科保守治疗后每日淋巴液引流仍大于 600 ml,需考虑再次手术行淋巴管探查缝合术。

十、腔镜甲状腺手术的并发症

1. 出血 · 是腔镜甲状腺手术常见并发症之一,有必要再次手术者,若病情允许,首选腔镜下止血;若出现呼吸困难甚至窒息危及生命时,应立即采用传统开放方式行颈部切开减压、探查止血。考虑隧道内出血时可行局部打包缝扎止血,关键要封闭隧道内口,防止鲜血流入手术野。皮下积液、皮肤瘀斑等无需特殊处理。

2. 创面皮肤异常感觉 · 根据不同的手术入路,相应的皮下隧道因浅表皮神经受损会引起创面处皮肤麻木感或针刺样等异常感觉。皮下隧道空间愈合后形成瘢痕,还可能导致皮肤发紧、僵硬感及活动受限等。一般无需处理,多于术后逐渐自行缓解。术后 1 周逐步开始颈部功能锻炼,可预防颈部紧绷不适感。

3. 皮下气肿、纵隔气肿等 · 若不影响呼吸和循环功能,无须特殊处理。

4. 高碳酸血症、酸中毒、CO_2 气体栓塞等 · 主要与 CO_2 气流压力过大以及术中操作损伤静脉有关,多数情况下经机体代偿可维持 CO_2 生成与排出的动态平衡,但当术中 CO_2 灌注压过高、手术时间过长或患者本身基础状况不佳时,大量外源性 CO_2 吸收入血,超出机体代偿能力时,即可能发生高碳酸血症甚至酸中毒。CO_2 气体栓塞一旦发生则极为凶险。主要表现为心率先增快后减慢,甚至心律失常,同时伴有呼气末 CO_2 压力升高以及血压下降,严重者会出现心跳骤停。手术中应控制 CO_2 灌注压,尽量减少术中出血,缩短手术时间,并加强麻醉管理。术中一旦发现 CO_2 气体栓塞表现,应立即停止注入 CO_2,并停止手术操作,给予患者吸入纯氧,将患者置于左侧卧位和头低足高位。出现心跳骤停则立即给予心脏按压等急救措施。

5. 切口裂开 · 腔镜甲状腺手术切口多数位于颈部以外,皮肤表面张力相对较大,尤其对于较为丰满的女性患者,胸前入路术后容易出现切口裂开,故术后应注意上肢大幅度动作,术后常规予以胸带包扎,并嘱女性患者持续佩戴带钢圈胸罩1周,以减小切口处张力。

6. 感染 · 是腔镜甲状腺手术,尤其是经口入路术后须警惕的并发症,多发生于术后 3～7 日,如出现皮肤红肿宜早期局部用药并全身应用广谱抗生素,如有积液,应积极行经皮局

部穿刺引流,一般可较好控制感染。

7. 肿瘤术后种植 · 术中操作应严格遵循无瘤原则,尤其当取出标本时,应妥善置于标本袋中,防止肿瘤的异位种植。

参考文献

[1] 钟世镇.临床应用解剖学[M].北京:人民军医出版社,1998.
[2] 吴阶平,裘法祖.黄家驷外科学[M].6 版.北京:人民卫生出版社,2000.
[3] 朱江帆.普通外科内镜手术学[M].济南:山东科学技术出版社,2001.
[4] 黎介寿,吴孟超.手术学全集[M].北京:人民军医出版社,1996.
[5] 林言箴,楼观庭,沈福特,等.甲状腺病外科治疗[M].上海科学技术出版社,1979.
[6] Sabiston DC Jr, Lyerly HK. Textbook of surgery: the biological basis of modern surgical practice [M]. 15th ed. Philadelphia: WB Saunders Company, 1997.
[7] Clark OH, Duh QY. Textbook of endocrine surgery[M].Philadelphia: WB Saunders, 1997.
[8] Philippe Blondeau. Chirurgie du corps thyroide: techniques, tactiques et indications[J].Masson, 1996.
[9] Visset J, Chigot JP.Le Traitement du Cancer du Corps Thyroide, Rapport presente au 100e congres francais de chirurgie.1998.
[10] Ikeda Y, Takami H, Sasaki Y, et al. Endoscopic Neck Surgery by the Axillary Approach[J].J Am Coll Surg, 2000, 191(3): 336 - 340.
[11] Miccoli P, Berti P, Raffaelli M, et al. Minimally invasive video-assisted thyroidectomy[J].Am J Surg, 2001, 181(6): 567 - 570.
[12] Hüscher CS, Chiodini S, Napolitano C, et al. Endoscopic right thyroid lobectomy[J].Surg Endosc, 1997, 11(8): 877.
[13] 罗健,黄原,陈旭辉,等.甲状腺良性肿物腔镜下手术切除的临床研究[J].腹腔镜外科杂志,2001,6(2): 70 - 71.
[14] 中国医师协会外科医师分会甲状腺外科医师委员会,中国研究型医院学会甲状腺疾病专业委员会,海峡两岸医药卫生交流协会海西甲状腺微创美容外科专家委员会,等.经胸前入路腔镜甲状腺手术专家共识(2017 版)[J].中国实用外科杂志,2017,37(12): 1369 - 1374.
[15] 中国医师协会外科医师分会甲状腺外科医师委员会,中国研究型医院学会甲状腺疾病专业委员会,海峡两岸医药卫生交流协会台海甲状腺微创美容外科专家委员会,等.经口腔前庭入路腔镜甲状腺手术专家共识(2018 版)[J].中国实用外科杂志,2018,38(10): 1104 - 1107.
[16] 中国医师协会外科医师分会甲状腺外科医师委员会,中国研究型医院学会甲状腺疾病专业委员会.机器人手术系统辅助甲状腺和甲状旁腺手术专家共识[J].中国实用外科杂志,2016(11): 1165 - 1170.
[17] Miccoli P, Berti P, Conte M, et al.Minimally invasive surgery for thyroid small nodules: preliminary report[J].J Endocrinol Invest, 1999, 22(11): 849 - 851.
[18] Gregory W.Randolph. 甲状腺和甲状旁腺外科学[M]. 2 版.田文,姜可伟,主译.北京:北京大学医学出版社,2016.
[19] 樊友本,钟春林,伍波,等.单孔腔镜甲状腺手术[J].腹腔镜外科杂志,2012,17(1): 7 - 9.
[20] Woo JW, Kim SK, Park I, et al. A novel robotic surgical technique for thyroid surgery: bilateral axillary approach (BAA)[J]. Surg Endosc, 2017, 31(2): 667 - 672.
[21] Byeon HK, Koh YW.The new era of robotic neck surgery: The universal application of the retroauricular approach[J]. J Surg Oncol, 2015, 112(7): 707 - 716.
[22] Clark JH, Kim HY, Richmon JD. Transoral robotic thyroid surgery[J]. Gland Surg, 2015, 4(5): 429 - 434.
[23] 中华人民共和国国家卫生健康委员会医政医管局.甲状腺癌诊疗规范(2018 年版). http://www.nhfpc.gov.cn/zwgk/wenji/list.shtml 2018 - 12 - 21.
[24] 中国医师协会外科医师分会甲状腺外科医师委员会,中国研究型医院学会甲状腺疾病专业委员会.分化型甲状腺癌颈侧区淋巴结清扫专家共识(2017 版)[J].中国实用外科杂志,2017,37(9): 985 - 991.

第五篇

肾上腺

第一章·肾上腺的形态学及发育

宁 光

肾上腺是机体重要的内分泌器官,左右各一,位居肾上极。每个肾上腺由来源和功能均不相同的皮质和髓质两部分组成。

一、肾上腺的形态学特征

(一) 解剖学形态

肾上腺左右各一,分别位于左右肾上方,脊柱两旁相当于第 11 胸椎和第 1 腰椎水平,属腹膜后器官。正常成人的肾上腺长 4~6 cm,宽 2~3 cm,厚 0.3~0.6 cm,重 4~6 g。在应激情况下,肾上腺的重量可增加 50%。肾上腺外观为橘黄色,外周为脂肪组织包绕,包被着一层薄的被膜。肾上腺借自身韧带而牢固固定,左侧固定于主动脉,右侧固定于下腔静脉和肝脏。在尸体解剖时,约 3% 的成人可见巨结节,约 2/3 的成人可见微结节,大多数结节为非功能性。

右肾上腺为三角形或锥形,底面与肾上极内侧紧密相接,内侧面为下腔静脉右侧面,外侧及上方为肝右叶,后面是右横膈,后面靠横膈。左肾上腺为扁平的半月形或椭圆形,较右肾上腺位置低,下方为肾上极内缘,内面为腹主动脉,前面上 1/3 与小网膜腔的腹膜相靠,下 1/3 与膜体后面和脾脏血管相接,后面靠横膈膜。每侧肾上腺均由头、体和尾部构成,头部在下,为最大的部分,主要包含的是髓质结构。与肾脏不同,肾上腺的位置不随呼吸或体位改变而变化。

1. 肾上腺血供·肾上腺的血供极为丰富,大约占心输出量的 1%。有近 12 条小动脉参与肾上腺的血液输送,分别来源于主动脉、膈下动脉、肾动脉、肋间动脉等,偶尔包括左卵巢动脉和左精囊内动脉。这些小动脉的分支在腺体表面汇合,形成被膜下的小动脉丛。被膜下动脉丛发出丰富的放射状排列的毛细血管,并在网状带形成环绕网状带细胞的血管窦,进一步汇入广大的髓质静脉性毛细血管窦,并引流入中心静脉。被膜下动脉丛发出的髓质动脉,直接穿过皮质,到达髓质,分

支成毛细血管供血给髓质细胞,一部分注入髓质静脉血窦,一部分直接引流到中心静脉(图 5-1-1)。肾上腺的血流在皮质及髓质中有不同的调节,髓质的血流主要由神经调节,并与儿茶酚胺的分泌有关;而皮质中的血流与激素的分泌并没有密切关系。穿过髓质的中心静脉逐渐汇入肾上腺静脉,右侧的肾上腺静脉汇入下腔静脉,而左侧汇入肾静脉。由于右侧肾上腺静脉和下腔静脉之间的夹角较小,使此处的插管操作存在一定技术上的难度。

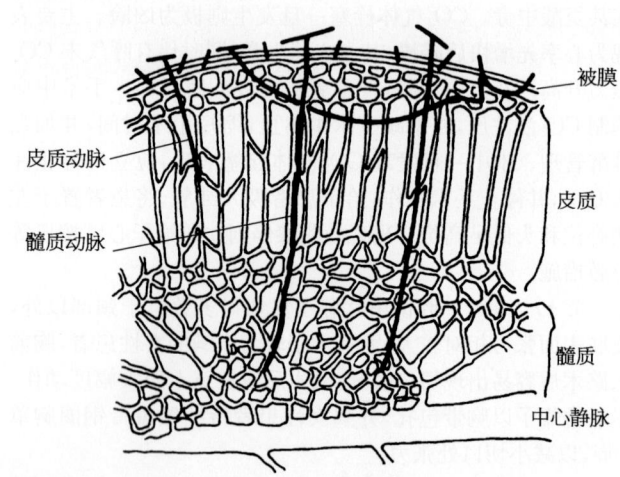

图 5-1-1 肾上腺被膜下动脉丛及皮质、髓质血供模式图

2. 肾上腺的神经支配·肾上腺髓质接受交感神经节前纤维支配。这些纤维由位于第 10 胸椎~第 2 腰椎水平的脊髓内的神经元发出,进入内侧的交感神经干。后脱离神经干,加入内脏神经,行向腹腔神经节,小部分止于此,大部分通过神经节进入许多小神经,经腹腔神经丛到达肾上腺,在包膜处形成神经丛,然后经皮质进入髓质。节前神经末梢形成笼状包绕嗜铬细胞,电镜下可以观察到它们与

嗜铬细胞形成突触。一根纤维可支配几个嗜铬细胞，一个嗜铬细胞也可接受几个神经末梢支配。犬肾上腺髓质的嗜铬细胞的无髓鞘纤维的轴浆内有去甲肾上腺素颗粒，说明交感神经节后纤维也支配嗜铬细胞。肾上腺皮质也接受神经纤维支配，部分参与肾上腺皮质的生长和激素的分泌，而且由肾上腺至下丘脑的传入神经通路介导了应激时对 ACTH 的反馈性抑制。

(二) 组织学形态

1. 皮质·成人的肾上腺皮质约占整个腺体的80%，位于外围，如套囊状包绕中心静脉，切面因富含类脂而呈黄色。根据细胞排列情况，皮质由外向内分为球状带、束状带和网状带（图5-1-2）。

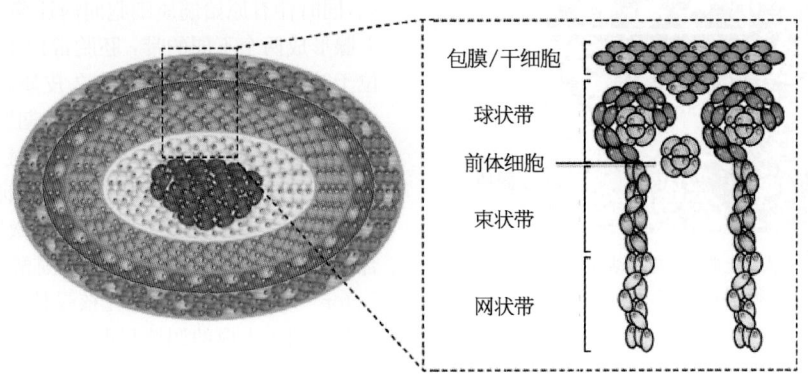

图5-1-2 肾上腺皮质结构模式图

（1）球状带：较薄，约占皮质的15%，居被膜下，组成不规则的 U 形或球形细胞团，其间有窦状毛细血管和少许结缔组织。细胞小，胞核呈圆形，染色深；胞质少，略呈嗜碱性，胞质中脂质含量相对较少。电镜下，可观察到长形的线粒体，其中含有丰富的管状嵴，滑面内质网数量较为丰富；可见多聚核蛋白体，脂肪滴排列成小群状，还可见少数溶酶体、脂褐素颗粒和微绒毛。

（2）束状带：最厚，约占皮质的75%，居球状带内侧，由较大的细胞排成1～2个细胞厚的细胞索，呈放射状由内层的网状带延伸至球状带，甚至达被膜下，其间有纤维血管组织分隔。细胞体积大，胞质多，富含脂滴，固定后在切片上显示为明亮空泡，似"透明状"。在电镜下，细胞形态显示出连续性的变化。在外层，细胞中有椭圆形的线粒体，滑面内质网不丰富，内囊泡和溶酶体较少；而在靠内层，细胞中的线粒体呈球形，含有丰富的滑面内质网、内囊泡和溶酶体（图5-1-3）。

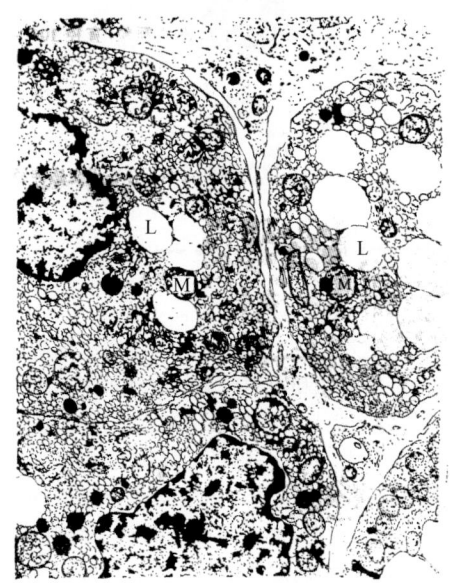

图5-1-3 人肾上腺皮质超微结构（束状带内侧）
L：脂滴，M：卵形线粒体

ACTH 对肾上腺有快速而显著的影响，注射后2～3 min，肾上腺血流量即增加，伴皮质醇的释放，在数小时内，肾上腺重量即增加，束状带和网状带相接处的明亮细胞中的脂质消减，而变为致密细胞。

（3）网状带：居皮质最内侧，与髓质相接，约占皮质的10%。细胞索交叉吻合成网状，其间有结缔组织和窦状毛细血管。细胞大小差别较大，胞质含量介于球状带和网状带细胞之间。脂滴较少，因而胞质较为"致密"。在成人中，随着年龄增长，网状带细胞的脂褐素颗粒增加。在电镜下，细胞中含有小的椭圆形线粒体，其中有管泡状嵴，滑面内质网密集排列，脂质较少，而脂褐素颗粒和微绒毛丰富。球状带细胞仅产生醛固酮，而不产生皮质醇。束状带则仅分泌皮质醇而不分泌醛固酮，网状带则以分泌脱氢表雄酮及其硫化物为主，但也分泌少量皮质醇。一些激素的中间产物，如肾上腺分泌的脱氧皮质酮及18-羟脱氧皮质酮，大部分也是由束状带和网状带分泌。

2. 髓质·肾上腺髓质主要位于肾上腺的头部，约占正常成人肾上腺重量的10%。髓质主要由高度分化的嗜铬细胞组成，以巢状或束状排列，形成由交感神经节前和结缔组织包绕的细胞群，由毛细血管将其分隔成格子状。嗜铬细胞呈圆形或多角形，胞核偏向一侧，核仁明显。胞质中富含中性电子致密颗粒，直径为100～300 nm，这些颗粒在用铬酸盐制作的标本上被染成棕黄色（嗜铬反应），故称为嗜铬颗粒，嗜铬细胞的功能是储存并释放嗜铬颗粒（图5-1-4）。一些低等动物和哺乳类的嗜铬细胞可分为肾上腺素分泌细胞和去甲肾上腺素分泌细胞，但人类髓质内儿茶酚胺以肾上腺素为主，约占85%。近年在嗜铬细胞内还发现许多儿茶酚胺以外的神经递质。绝大多数嗜铬细胞存在于肾上腺髓质内，但少数肾上腺外嗜铬细胞可存在于交感神经节附近或其内。胎儿和新生儿期肾上腺外嗜铬细胞数量较大，甚至形成块状，称为无包膜嗜铬细胞组织块。其中，较为重要的是位于主动脉前或肠系膜下动脉分支处的 Zuckerkandl 器官。肾上腺外嗜铬细胞的功能不清,多在出生后逐渐消失。而上述部位残留者可能成为肾上腺外嗜铬细胞瘤的起源。

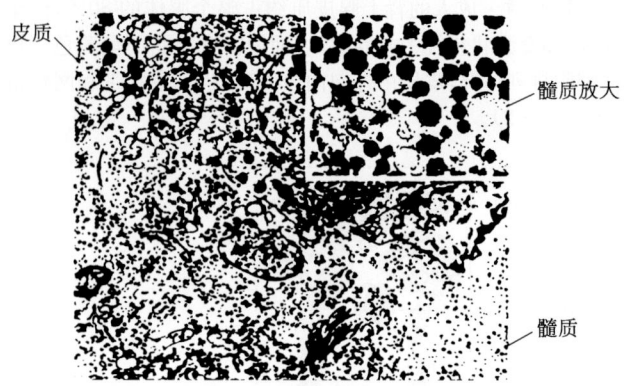

图5-1-4 人肾上腺髓质电镜结构

左下方:髓质、皮质交界处及髓质细胞,其内包含电子密度颗粒(×7 250)

右上方:嗜铬细胞(×50 000)

二、肾上腺胚胎发育

肾上腺皮质和髓质起源不同。皮质起源于腔上皮细胞,属中胚层;髓质和嗜铬细胞与交感神经节细胞同起源,起源于神经嵴细胞,属外胚层。在鱼类,两者是分开的,肾上腺皮质位于肾脏内,称为肾内腺;在两栖类和爬行类,嗜铬细胞分布在皮质细胞中;在哺乳类动物和人类,皮质包绕在髓质周围。

在胚胎发育的第5～6周,尿生殖嵴中部的原始中胚层原始细胞开始增殖,这些细胞位于背系膜的底部,源于发育中的腹膜上皮细胞,在中肾的头侧附近增殖,形成分泌类固醇激素的肾上腺和性腺细胞。在发育过程中,肾上腺和性腺的前体细胞逐渐分开,其中一部分穿过覆于其上的腹膜后间质,在随后几周中逐渐形成增大的肾上腺皮质;而性腺原基则向尾部迁移。在胚胎发育的第7～8周,有神经纤维长入发育中的皮质,同时伴有原始髓质细胞向内迁移。在第8周时,胎儿的肾上腺形成两个不同的带:胚胎带位于中心,体积相对较大;而位于被膜下较薄的一层为永久皮质带,成人的肾上腺皮质便由此发育而来。胚胎带占据胎儿期肾上腺皮质的绝大部分,已具有合成雄激素前体(主要是脱氢表雄酮)的能力,可以作为胎盘合成雌激素的原料。有研究证明,胎盘分泌的促肾上腺皮质激素释放激素(CRH)可刺激胚胎带肾上腺雄激素的合成,并促进此带的生长。类固醇生成因子(steroidogenic factor - 1, SF-1)这一孤儿核受体对肾上腺皮质及性腺的发育和类固醇生成的调控起重要作用。在胚胎的第2～3个月,肾上腺的重量由约5 mg增加到约80 mg,远远超出了邻近的肾脏,达到了胚胎期相对于胎儿体重的最大体积。出生时,肾上腺的重量为8～9 g,约为成人肾上腺重量的2倍,占总体重的0.5%,而成人肾上腺仅占总体重的0.005%。出生前4周左右,胚胎带开始退化,至出生时仍占肾上腺皮质的3/4。出生后,胚胎带退化加速,出生8周左右,仅占肾上腺皮质的1/4。1岁后,胚胎带完全消失,同时永久皮质带分化。出生时,球状带和束状带即已形成,至3岁左右发育成熟。1岁左右,网状带形成,至30岁左右发育成熟(图5-1-5)。

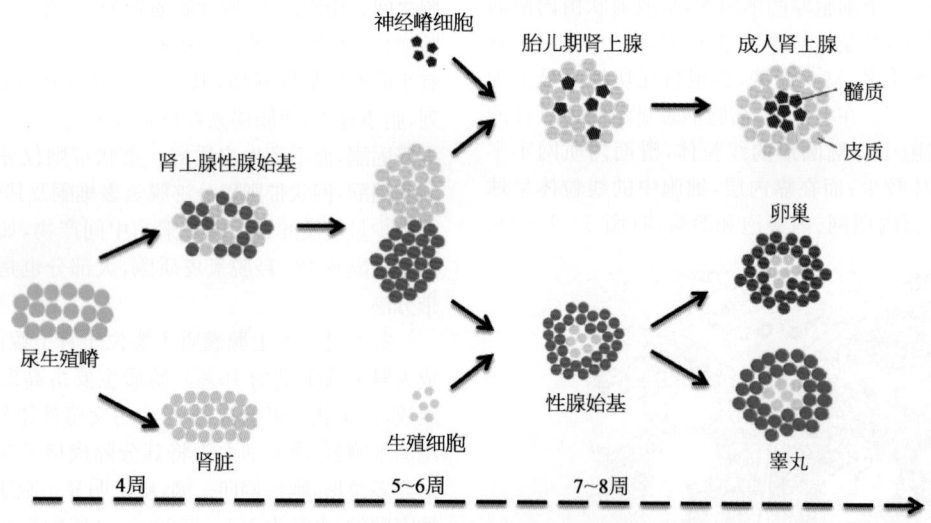

图5-1-5 肾上腺胚胎发育模式图

在胚胎发育中,永久皮质细胞可广泛迁移,如在腹腔淋巴丛附近、阔韧带中、卵巢或精囊附近,以及子宫附近,甚至在腹腔器官、肺、脊神经或脑中,均可发现肾上腺皮质的残余细胞。这些残余细胞可以解释,为何双侧肾上腺切除后会出现库欣病的复发。睾丸内或卵巢内肾上腺的残留是一个特殊情况,因其很难与正常的肾上腺皮质区分。因此,这种残留很难在正常人中发现,但在 Nelson 综合征或未治疗的先天性肾上腺增生症患者中,可以出现性腺增大的表现。

肾上腺髓质起源于神经外胚层的原始交感神经系统细胞(交感神经原细胞)。这些细胞分化为神经母细胞,从神经嵴向腹侧迁移,形成脊柱和主动脉旁的交感神经节,以及分泌儿茶酚胺的嗜铬母细胞。多数嗜铬母细胞移行至胚胎肾上腺皮质附近,并侵入其中,形成胚胎肾上腺髓质。另一部分随交感神经母细胞移行至椎旁或主动脉前交感神经节,形成肾上腺外嗜铬细胞。在胚胎期,肾上腺髓质和整个交感神经节都有嗜铬细胞的存在,肾上腺髓质中同样也有神经母细胞群,并在出生后退化。肾上腺外嗜铬细胞在胚胎第9～11周时,即发育成熟,比肾上腺髓质嗜铬细胞成熟早。出生后,肾上腺外嗜铬组织逐渐退化,但在肠系膜下动脉处的主动脉旁神经节(organs of Zuckerkandl)可在出生后 1 年中持续存在。出生前广泛分布的嗜铬组织,是以后发生肾上腺外嗜铬细胞瘤的主要原因。

参考文献

[1] 宁光.肾上腺的历史、胚胎、解剖和组织学[M]//陈家伦.临床内分泌学.上

海:上海科学技术出版社,2011:479 - 482.
[2] Stewart PM, Newell-Price JDC. The Adrenal Cortex[M]//Melmed S, Polonsky K, Larsen P, et al. Williams textbook of endocrinology. 13th ed. Philadelphia: WB Saunders, 2016: 489 - 555.
[3] Auchus RJ, Miller WL. The Principles, enzymes, and pathways of human steroidogenesis[M]//Jameson JL, De Groot LJ, De Kretser DM, et al. Endocrinology: adult and pediatric. 7th ed.2016: 1695 - 1716.
[4] Walczak EM, Hammer GD. Regulation of the adrenocortical stem cell niche: implications for disease[J].Nat Rev Endocrinol, 2015, 11(1): 14 - 28.

第二章 · 肾上腺皮质激素的生物化学

宁 光

肾上腺皮质分泌的激素主要有糖皮质激素(皮质醇、皮质酮)、盐皮质激素(醛固酮、脱氧皮质酮)和性激素(主要为雄激素)三大类,皆属类固醇激素。已知从肾上腺提取的类固醇物质超过 50 种,但分泌入血的只有 18 种。在肾上腺皮质激素中,具有较明显激素活性的主要有皮质醇(cortisol)、皮质素(cortisone)、皮质酮(corticosterone)、醛固酮(aldosterone)、11 - 脱氧皮质酮(11 - deoxycorticosterone)和 11 - 脱氧皮质醇(11 - deoxycortisol)。

一、肾上腺皮质类固醇的基本结构

(一) 基本结构

所有肾上腺皮质类固醇都是胆固醇的衍生物,均具有一 17 碳的环戊烷多氢菲的共同结构。环戊烷多氢菲由 3 个环己烷和 1 个环戊烷组成,依次称为 A、B、C、D 环,每个碳原子以数字标序(图 5 - 2 - 1)。

环戊烷多氢菲的 C10、C13、C17 附加不同基团,形成了不同种类肾上腺皮质类固醇的母体结构。分别是:① 雌烷(estrane),C13 处连一甲基,同时其 A 环芳香化

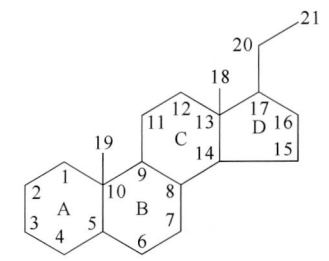

图 5 - 2 - 1 肾上腺皮质类固醇的基本结构和碳原子位序

形成的 18 碳结构,为雌激素(estrogens)及其衍生物的母体。② 雄烷(androstane),在雌烷基础上 C10 再连一甲基形成的 19 碳结构。此结构是雄激素(androgens)及其衍生物的母体。③ 孕烷(pregnane),在雄烷 C17β 构型处连一乙基形成的 21 碳结构。此结构是孕激素(progestins)及肾上腺皮质激素(corticoids)的母体(图 5 - 2 - 2)。

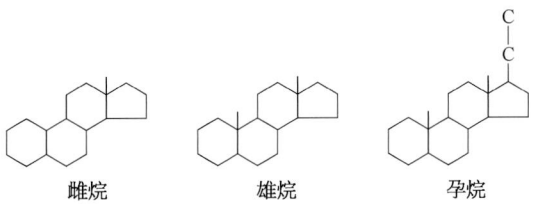

图 5 - 2 - 2 肾上腺皮质类固醇的母体结构

雌烷　　　雄烷　　　孕烷

(二) 空间构型

环戊烷多氢菲的第 5、8、9、10、13、14 碳原子为不对称碳原子,因此理论上可有 $2^6 = 64$ 个旋光异构体。但由于多环结构的存在,及其所引起的空间位阻影响,使实际可能存在的异构体数目大大减少,一般仅以稳定的构型存在。

根据附加基团与所在环平面的相对位置,可有顺式及反式两种空间构型,前者指附加基团向所在环下方投射,连以虚线(或以 α 表示);后者指附加基团向所在环上方投射,连以实线(或以 β 表示)。

(三) 化学结构与生物学活性的关系

肾上腺皮质类固醇的化学结构与其生物学活性密切相关。对环戊烷多氢菲进行不同的化学修饰,如形成不饱和双键,连接羟基、酮基等不同的基团等可产生不同的功能。例如,肾上腺皮质激素 C 环的 C11 处连接羟基有增强抗感染、理糖和抑制钠潴留的活性,失去羟基,则潴钠活性明显增加,抗感染和理糖活性极低。C11 处羟基的位置甚为重要,若为反式结构,则是最强的天然糖皮质激素;若为顺式结构,则无激素活性。对肾上腺皮质激素活性有明显影响的 6 组基团可归纳见图 5 - 2 - 3。

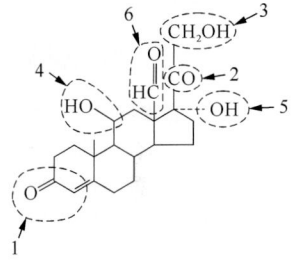

图 5 - 2 - 3 天然皮质激素的活性基团图示

基团组 1、2:皮质激素活性必需基团;基团组 3:钠潴留、理糖作用必需基团;基团组 4:抑制钠潴留,与基团组 3 同时出现,具有理糖作用;基团组 5:进一步抑制钠潴留,与基团组 3、4 同时出现强化理糖作用;基团组 6:高度强化钠潴留作用

二、肾上腺皮质类固醇的命名

肾上腺皮质类固醇的命名法有国际纯粹化学和应用化学联合会(International Union of Pure and Applied Chemistry, IUPAC)根据其结构提出的系统命名法和部分基于化合物生物学特征所用的习惯命名法两类。IUPAC 提出的类固醇系统命名法使用起来较为烦琐,临床上常用习惯命名法,但 IUPAC 提出的系统命名有助于认识类固醇的分子结构。

（一）系统命名法

由两部分组成：① 表示母体结构的字根。② 取代基或能基团的名称、数量、位置和构型。

常用的字根有雌烷、雄烷和孕烷。母体中含有碳烯键时，将"烷"改成相应的"烯""二烯""三烯"等，并将其双键位置，取相关两碳原子序列较低者的序数，在"Δ"符号的右上方标明。

基团的名称可置于母体字根之前（词首名），也可置于其后（词尾名），基团位置以在该基团前冠以其附着碳原子的序数表示，空间位置以α、β表示。在每一类固醇结构中，习惯上只将一种基团作词尾名，其余作词首名。羟基若为唯一基团则作词尾名，否则一般作词首名。

据以上命名规则，皮质醇的系统命名为：$11\beta,17\alpha,21$-三羟-Δ^4-孕烯-$3,20$-二酮。

（二）习惯命名法

大多数类固醇都有其惯用名，如皮质醇、醛固酮等；类固醇的惯用名也可加一定前缀来表示，如氢化可的松、脱氧皮质醇等。此类前缀有：① 别，C5处氢为α构型；② 本，为5β构型化合物；③ 表，某基团空间位置与通常位置相反，如雄酮α位3-羟基变为β位，则称为表雄酮；④ 脱氢，相邻两碳原子失去两个氢原子以成双键，或CHOH基脱去两个氢原子以成—C=O；⑤ 双氢，双键上加两个氢原子；⑥ 四氢，双键和酮基各加两个氢原子；⑦ 六氢，在四氢基础上，在20位酮基加两个氢原子；⑧ 去甲，所指明位置缺甲基。

此外，1930—1950年，以Reichstein和Kendall领导的两个小组按类固醇激素发现的顺序采用单一字母冠名，如B为皮质酮，F为皮质醇，S为脱氧皮质醇等，目前已较少应用。

三、肾上腺皮质类固醇的生物合成

（一）前体物质

所有机体合成的类固醇的前体物质均为胆固醇。用于肾上腺皮质类固醇合成的胆固醇有三种来源：约80%来源于与血浆脂蛋白结合的胆固醇及胆固醇酯；皮质细胞自身合成的胆固醇；储存在皮质细胞脂质小滴内（即胆固醇酯池中）的胆固醇及胆固醇酯。

肾上腺皮质细胞膜表面的有包被小窝（coated pits）上的低密度脂蛋白（LDL）受体与循环中的低密度脂蛋白胆固醇（LDL-C）结合后由包被小窝内陷形成包含LDL-受体复合物的囊泡进入胞质，并与溶酶体融合，被溶酶体水解酶水解，形成游离胆固醇，一部分用于激素合成，另一部分被酯化并储存于脂质小滴内。但在某些疾病中，如血β脂蛋白缺乏症，其载脂蛋白B的合成有缺陷，血浆LDL缺乏；又如家族性高胆固醇血症，其LDL受体有缺陷，仍能维持基础状态下肾上腺类固醇激素的合成，提示皮质细胞还能从其他来源获得胆固醇。

目前发现还可通过肾上腺皮质细胞上的高密度脂蛋白（HDL）受体，即清道夫受体-B类Ⅰ型（SR-BⅠ，the class B, type Ⅰ scavenger receptor）摄取高密度脂蛋白胆固醇（HDL-C）来合成类固醇。这种受体不仅可以与某些修饰过的脂蛋白结合，而且还可以不依赖整个载脂蛋白的内吞来调节胆固醇从HDL转运到细胞。除此之外，肾上腺皮质细胞也可利用乙酸由乙酰辅酶A从头合成胆固醇。

皮质细胞内游离胆固醇的含量受多种因素调控：① LDL-C摄取量过多时，可下调细胞表面LDL受体，相应减少胆固醇的摄入，还可抑制胆固醇合成过程中的限速酶羟甲基戊二酸单酰辅酶A（HMG-CoA）还原酶的活性，抑制胆固醇合成；也可通过增加细胞内游离胆固醇酯化而减少胞内游离胆固醇。② ACTH可上调细胞表面LDL受体，从而增加胆固醇的摄取；亦可增加胆固醇酯酶活性而使胆固醇酯分解，从而增加细胞内游离胆固醇的含量。但目前为止，肾上腺皮质通过SR-BⅠ利用HDL-C合成胆固醇受何种因素调控还未了解清楚。有研究显示大鼠注射绒毛膜促性腺激素后可以增加睾丸SR-BⅠ的表达，但是否ACTH可以增加肾上腺SR-BⅠ的表达目前尚无研究证实。

（二）酶

在肾上腺皮质类固醇生物合成的过程中共涉及以下几种酶，除位于光面内质网，催化孕烯醇酮向孕酮转化的3β-羟类固醇脱氢酶（3β-HSD）外，其余4种酶均为CYP酶，属于细胞色素氧化酶P450家族。细胞色素氧化酶P450是一组氧化酶的总称，皆以血红素为辅酶，由约500个氨基酸组成。还原型细胞色素P450与CO结合后，在450 nm有最大吸收峰（γ峰），故称为细胞色素P450。该酶在电子转运蛋白的协助下将电子从NADPH（还原辅酶Ⅱ）传递给分子氧，同时伴有一系列底物的氧化过程。不同的CYP酶在类固醇合成过程中作用于类固醇不同的碳位。例如：位于线粒体上的CYP11A1（P450侧链裂解酶）裂解胆固醇C21的侧链，CYP11B1（11β-羟化酶）催化C11进行β羟化。位于微粒体内的CYP17A1（17α-羟化酶）和CYP21A2（21-羟化酶）分别催化C17和C21的羟化。合成类固醇所需酶的命名及编码基因见表5-2-1。

表5-2-1 合成类固醇激素所需酶的命名及编码基因

名　称	基　因	染色体定位
胆固醇侧链剪切酶	CYP11A1	15q23～q24
3β-羟类固醇脱氢酶	HSD3B2	1p13.1
17α-羟化酶/17,20-裂解酶	CYP17A1	10q24.3
21-羟化酶	CYP21A2	6p21.3
11β-羟化酶	CYP11B1	8q24.3
醛固酮合成酶	CYP11B2	8q24.3

（三）类固醇的生物合成

1. 糖皮质激素的生物合成·类固醇激素的生物合成过程中有多种协调一致而发挥作用的酶，包括一系列的细胞色素P450酶。目前这些酶均已被克隆，人们对其特点也已逐渐明了（表5-2-1）。以往认为，P450侧链裂解酶催化的反应是类固醇激素分泌反应的限速步骤，直到多项研究发现，在类固醇激素的快速反应阶段，P450侧链裂解酶的表达量和活性并无明显改变。近年来的研究证实，最初激素依赖性的限速步骤是将细胞内的胆固醇转运至CYP11A1存在的线粒体内膜，以供CYP11A1将其转化为孕烯醇酮。这一转运过程由一种分子量30 000的重要蛋白质——类固醇激素合成急性调节蛋白（StAR）所引导。当ACTH与细胞膜受体结合后，使细胞内的cAMP水平升高，诱导细胞内StAR蛋白的快速合成，形成肾上腺皮质类固醇合成的第一个关键限速步骤。其他的转运体,包括外周的苯二氮䓬样的受体,可能也参与了此过程。

CYP11A1 和 CYP11B1 均位于线粒体内,需要电子穿梭系统如肾上腺皮质硫化铁蛋白还原酶,进行类固醇的氧化和羟化过程。P450 侧链裂解酶催化的胆固醇向孕烯醇酮转化的过程伴随着一系列的电子传递过程,此过程涉及以下部分:① 肾上腺皮质铁氧还蛋白还原酶,是一种与线粒体内膜松散结合的黄素蛋白,其功能是接受 NAPDH 提供的电子将其传递给肾上腺皮质铁氧还蛋白(adrenodoxin);② 肾上腺皮质铁氧还蛋白,是一种溶解于线粒体基质的非血红素的铁结合蛋白,其功能是传递肾上腺皮质铁氧还蛋白还原酶的电子到各种 CYP 酶。17-羟化酶和 21-羟化酶位于微粒体-内质网组分,其催化作用依赖 P450 氧化还原酶(POR)从 NADPH 处转运电子的作用。此外,CYP17A1 的 17,20-裂解酶活性还需通过电子穿梭系统——黄素蛋白细胞色素 B5,后者发挥变构效应,使 CYP17A1 和 POR 更容易相互作用。具体的电子传递过程见图 5-2-4。

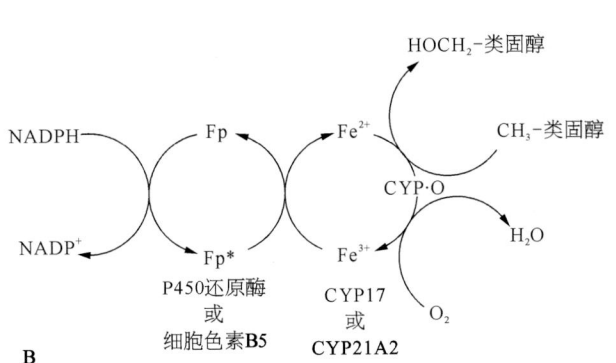

图 5-2-4 类固醇合成酶电子传递系统
A. 线粒体酶电子传递系统;B. 内质网电子传递系统。Fp: 黄素蛋白,Fp*: 还原型黄素蛋白

胆固醇转运至线粒体后,在胆固醇侧链裂解酶的作用下生成孕烯醇酮。新合成的孕烯醇酮移到细胞质内,在内质网的一系列酶催化下转化为孕酮。首先,在 3β-HSD 的作用下,形成 Δ^5-孕烯-3β,20α-二酮;后在 $\Delta^{5,4}$-异构酶作用下,双键由 5~6 位移到 4~5 位,遂形成孕酮。此处的 3β-HSD 为 3β-HSD2,主要在肾上腺皮质和性腺表达。所有合成类固醇的组织内,催化 3β-羟基脱氢均由 3β-HSD 完成。

孕酮在 CYP17A1 的作用下,形成 17-羟孕酮。17-羟化作用是糖皮质激素合成中必不可少的环节,而球状带中无 17-羟化酶的表达。CYP17A1 还有 17,20-裂解酶的活性,可

通过此酶形成 19 碳肾上腺雄激素,脱氢表雄酮(DHEA)和雄烯二酮。在人体中,CYP17A1 以几乎相同的速度进行孕酮和孕烯醇酮的 17-羟化反应,但此酶发挥的 17,20-裂解酶活性对 17-羟孕烯醇酮(Δ^5-类固醇途径)的催化效率却远远高于 17-羟孕酮(Δ^4-类固醇途径)。因此,DHEA 是人体性激素生物合成途径中主要的中间产物,由 17-羟孕酮向雄烯二酮的反应几乎可以忽略。肾上腺雄烯二酮主要由 DHEA 经 3β-HSD 转化而来;此酶同样可将 17-羟孕烯醇酮转化为 17-羟孕酮,但其最适底物为孕烯醇酮。17,20-裂解酶的活性,有赖于电子转运蛋白 P450 还原酶和细胞色素 B5 适当的含量。CYP17A1 和细胞色素 B5 之间最适的摩尔比,可使 17,20-裂解酶的活性升高 10 倍,而不影响 17-羟化活性;而且在各种反应条件下均可发现 17,20-裂解反应对 Δ^5-类固醇有优先选择。17α-羟化酶由位于 10q24,3 的 CYP17A1 基因编码,此酶的双重酶活性是决定孕烯醇酮和孕酮进一步转化为何种类固醇的关键:若仅有 17α-羟化酶活性,则转化为糖皮质激素;若兼有 17α-羟化酶和 17,20-裂解酶活性,则同时转化为雌、雄激素;在肾上腺球状带,这两种酶活性都不具有,于是孕烯醇酮转变为盐皮质激素。

球状带中的孕酮或束状带中的 17-羟孕酮的 21-羟化反应,由 CYP21A2 基因编码的产物——21-羟化酶催化,分别产生 11-脱氧皮质酮(11-DOC)和 11-脱氧皮质醇。位于 6 号染色体短臂的两个基因编码此酶,但人类只有 CYP21A2 基因可编码此酶,另一基因 CYP21A1P 是假基因。CYP21A2 与 CYP17A1 同属微粒体混合功能氧化酶,其电子传递系统亦与 CYP17A1 相同。两者氨基酸序列的一致性为 28.9%,因此编码基因分属 P450 基因超家族的两个家族,但其内含子/外显子结构有相似之处,即编码 CYP17A1 基因的第 3~7 内含子位置与编码 CYP21A2 基因的第 5~9 内含子位置一致。

皮质醇生物合成的最终步骤,即 11-脱氧皮质醇的 11β-羟化过程,此过程在线粒体中进行。由 CYP11B1 发挥的 11β-羟化反应,将 11-脱氧皮质醇转变为皮质醇。在球状带中,CYP11B1 也可将 11-DOC 转变为皮质酮。此酶与 CYP11A1 一样亦为位于线粒体内膜上的 P450 酶。CYP11B1 通过肾上腺皮质铁氧还蛋白还原酶和肾上腺皮质铁氧还蛋白接受来自 NADPH 的电子。此酶由位于 8 号染色体长臂的 CYP11B1 基因编码,由 479 个氨基酸组成,分子量为 51 000,基本与醛固酮合成的终末步骤所需要的 CYP11B2 酶分子量相当,CYP11B2 能够将皮质酮转化为醛固酮,而 CYP11B1 不能。

肾上腺皮质激素合成的生化途径见图 5-2-5。

2. 盐皮质激素的生物合成·孕酮亦是盐皮质激素合成的前体。在肾上腺皮质球状带细胞内,孕酮在 CYP21A2 的催化下经 21-羟化形成 11-DOC,在线粒体 CYP11B2(醛固酮合成酶)的催化下,经 11β-羟化、18-羟化、18-甲基氧化,生成独特的含有 C11-18 半缩醛结构的醛固酮。CYP11B2 同 CYP11B1 一样也由 8 号染色体长臂上的基因编码,该蛋白质分子量为 49 000,其氨基酸序列与 CYP11B1 有 90% 以上的同源性。

肾上腺皮质激素生物合成的过程见图 5-2-5。

3. 肾上腺皮质雄激素的生物合成·在肾上腺皮质中,雄

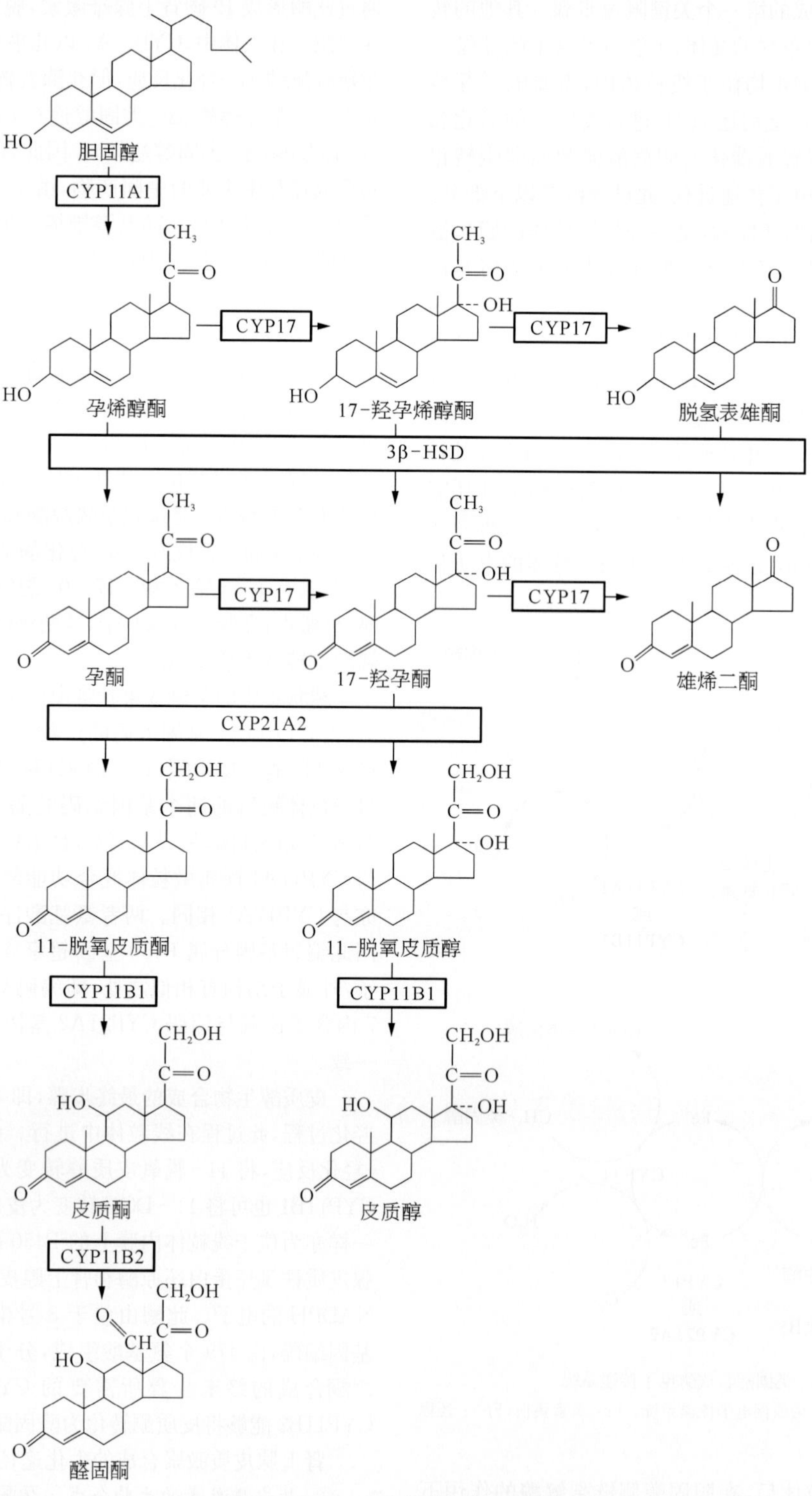

图5-2-5 肾上腺皮质激素生物合成过程

激素合成的主要部位为网状带，产物主要是 DHEA 和硫酸脱氢表雄酮(DHEAS)，其中又以 DHEAS 为主。在 CYP17A1 催化下，17α-羟孕烯醇酮经 C17,20-侧链断裂，转化为 DHEA。DHEA 一般不再转化，而以 DHEA 和 DHEA-S 形式分泌。极少部分在 3β-羟脱氢酶/Δ⁵·⁴-异构酶作用下，转化为雄烯二酮，雄烯二酮也可由 17α-羟孕酮在 CYP17A1 催化下侧链断裂转化而来。在周围组织可以利用 DHEA 和雄烯二酮合成睾酮，肾上腺皮质合成极微量的睾酮。

4. 肾上腺皮质雌激素的生物合成·雌激素由线粒体 P450 芳香化酶催化 19 碳的雄激素转化而来，芳香化酶的作用是转移 C19 形成双键，同时在 A 环 C3 连一羟基。睾酮可循 19-羟化、19-氧化和 C10,19-侧链断裂的反应途径，转化为雌二醇。雄烯二酮可循相同途径转化为雌酮，肾上腺皮质仅合成极微量的雌激素，而周围组织，如脂肪组织内因其含有大量芳香化酶，DHEA、DHEAS 和雄烯二酮可大量转化为雌激素。

性激素生物合成的过程见图 5-2-6。

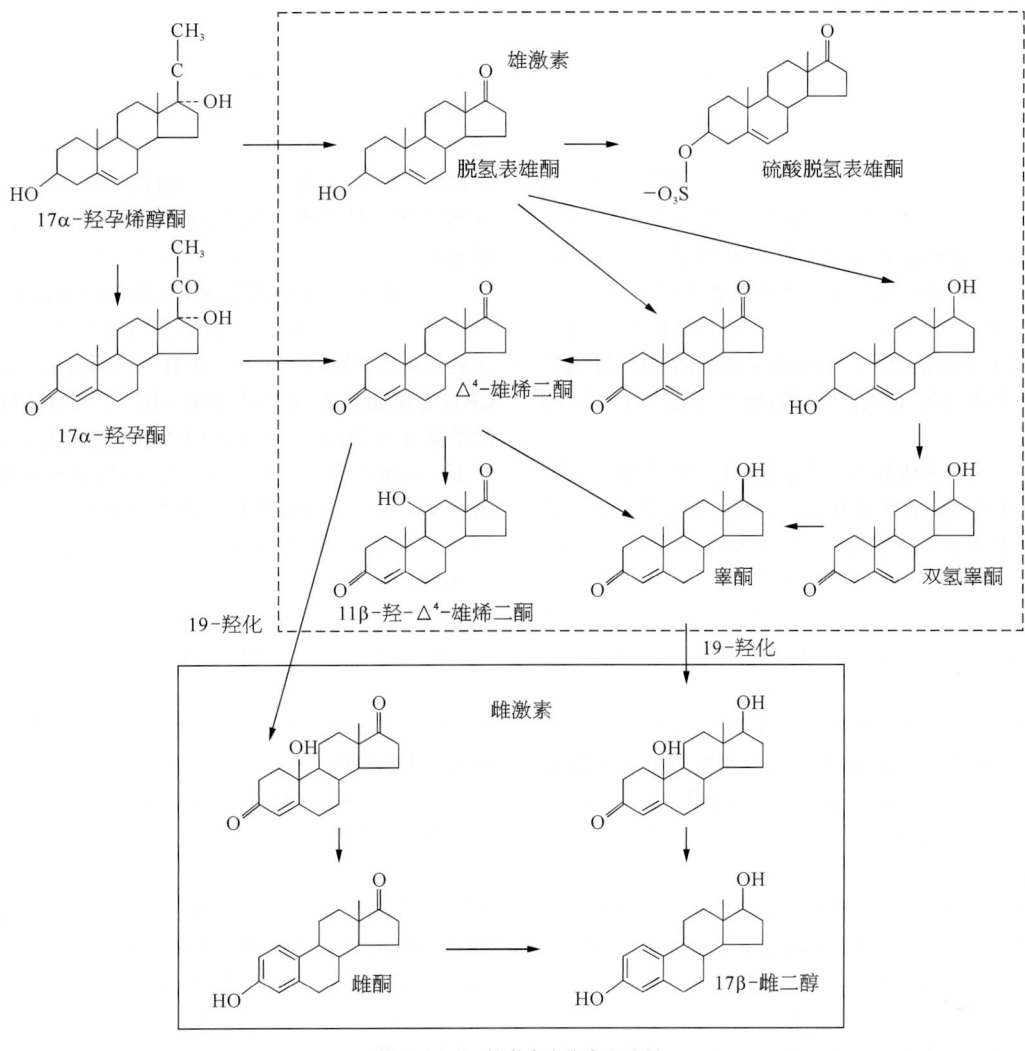

图 5-2-6　性激素生物合成过程

5. 胚胎肾上腺类固醇生物合成·胚胎期肾上腺皮质和成人肾上腺皮质相比,结构和功能均有明显差别。在胚胎发育25周左右,胚胎肾上腺皮质就可在 ACTH 刺激下,利用LDL-C及自身合成的胆固醇来合成硫酸孕烯醇酮和 DHEAS。在胎儿肾上腺中,类固醇生成主要发生在内部胎儿带(fetal zona,FZ)。FZ 是高级灵长类动物的一个特征,但胎儿雄激素合成的生物学作用仍不清楚。由于胚胎肾上腺皮质细胞内3β-HSD/Δ⁴,⁵-异构酶的活性低,而磺基转移酶(SULT2A1)的活性很强,因此分泌的主要激素是 DHEA 和 DHEAS。DHEA 和 DHEAS经胎盘滋养细胞的芳香化作用可转变为雌激素。因此,妊娠期母体雌激素大部分是间接来源于胎儿产生的。

6. 肾上腺皮质的功能分区·在成人,肾上腺皮质可划分成球状带、束状带和网状带,其中各部分细胞分泌激素的功能分工明确。球状带和靠近球状带的束状带外侧部分细胞是合成、分泌醛固酮的部位;束状带是皮质醇的主要合成部位,网状带也分泌少量皮质醇;11-脱氧皮质酮和18-羟脱氧皮质酮主要在球状带合成。

在 ACTH 的调控下,束状带中糖皮质激素的分泌量相对较多(皮质醇10~20 mg/d),而在血管紧张素Ⅱ作用下,球状

带中盐皮质激素的分泌量很低(醛固酮仅为100~150 μg/d)。肾上腺分泌的雄激素(包括 DHEA、DHEAS 和雄烯二酮),是成人肾上腺中分泌量最多的类固醇激素(>20 mg/d)。这种分工明确的分泌模式是由于类固醇激素合成酶类在不同带中的表达情况不同而决定的。球状带不分泌皮质醇,是因为缺乏 17α-羟化酶的表达,而 CYP11B2 表达部位的局限性,是导致醛固酮的分泌仅限于球状带外层的原因。尽管 *CYP11B1* 和 *CYP11B2* 基因有95%的同源性,其5′启动子区的序列不同,使 ACTH 和血管紧张素Ⅱ可分别调控糖皮质激素和盐皮质激素合成的最终环节。DHEA 的硫化作用仅发生在网状带,故 DHEAS 是成人肾上腺产生量最多的激素,但其生理作用不是最强的。

四、肾上腺皮质类固醇生物合成的调控

(一)糖皮质类固醇生物合成的调控

1. 促肾上腺皮质激素(ACTH)·是一个由39个氨基酸组成的多肽,是调控糖皮质类固醇合成和分泌的主要激素。

(1) ACTH 结构特点:在垂体,ACTH 由241个氨基酸的阿黑皮素原(POMC)经酶分解而来。人类 *POMC* 基因位于2号染色体,由3个外显子和2个大的内含子组成。除

ACTH 外,POMC 还是其他多种肽类的前体。POMC 被组织特异性的激素原转化酶(prohormone convertase)裂解,生成多种小的肽类激素。在正常成人的垂体组织中,POMC 可裂解成 N-POMC(1-76)、结合肽(joining peptide)、ACTH、促脂素(β-LPH),总称为垂体前叶肽。在妊娠期妇女、胎儿、垂体瘤或其他肿瘤患者,以上各种肽还可进一步裂解。ACTH 裂解成 ACTH(1-14)和促肾上腺皮质激素样中叶肽(CLIP,18~39);β-LPH 裂解成 γ-LPH 和 β-内啡肽(β-END);N-POMC(1-76)则裂解成 γ-促黑素细胞激素(γ-MSH)和 N-POMC(1-48)。MSH(α、β 和 γ)也是 POMC 的剪切产物,但现认为艾迪生病的色素沉着是由于增加的 ACTH 直接和黑皮质素 1 受体(MC1R)结合所致,而并非因为 α-MSH 的分泌增多。

POMC 也在其他垂体外组织转录,尤其是脑、肝脏、肾脏、性腺和胎盘。在这些正常组织中,由于缺少外显子 1、2 和外显子 3 的 5′端,POMC 的 mRNA 常比垂体 POMC 的 1 200 bp 短。因此,这些 POMC 样肽极有可能既不能分泌到细胞外,也无生物活性。然而,在异位 ACTH 综合征中,由于在该基因的 5′区域采用的启动子不同,也可有较垂体 1 200 bp 更长的 POMC mRNA 种类出现(一般为 1 450 bp)。这可部分解释为何这些肿瘤中会出现对糖皮质激素负反馈 POMC 表达作用的抵抗。其他的一些因素,包括与组织特异性转录因子的相互作用,以及缺乏 POMC 启动子的甲基化,也可以解释 ACTH 在一些恶性组织中的异位表达。POMC 的裂解是组织特异性的,在某些异位 ACTH 综合征的患者中,可能会出现高水平的循环 ACTH 前体物质,尤其是 pro-ACTH,这些肽类可与目前应用的放射免疫检测法起交叉反应。POMC 本身对肾上腺功能的生物学活性,几乎可被忽略。

对 ACTH 结构活性分析,不同种属其 NH$_2$ 末端 24 个氨基酸残基是相同的,所组成的肽链为 ACTH 的生物活性中心。目前已有制药公司生产的替可克肽(synacthen),临床上常用于进行下丘脑-垂体-肾上腺轴的兴奋试验,以评估肾上腺分泌糖皮质激素的储备功能。随着肽链进一步缩短,其生物活性进行性下降,NH$_2$ 末端 10 肽是具 ACTH 生物活性的最短肽链,仅有 ACTH 生物活性的 0.000 2%。ACTH 生物活性的半衰期是 4~8 min,其免疫活性部分与生物活性部分不同,最有效的免疫活性决定簇位于分子的 C 端,即为由 22~39 位氨基酸组成的肽。

(2) ACTH 分泌的调节:① 促肾上腺皮质激素释放激素(CRH)是最重要的调节因素。CRH 是由下丘脑室旁核的小细胞核群分泌的,由 41 个氨基酸组成的多肽。CRH 与垂体前叶促肾上腺皮质激素细胞表面的特异性 I 型 CRH 受体结合后,激活 cAMP-依赖蛋白激酶 A,在几分钟内,就可以导致 ACTH 和其他 POMC 源多肽分泌量增加。长期的 CRH 刺激可致垂体 ACTH 细胞增生。ACTH 对 CRH 的峰值响应虽然没有明显的昼夜节律,但受到机体 HPA 轴内在功能的影响,如服用糖皮质激素的患者,其 ACTH 对 CRH 的反应性减弱,而库欣病的患者则是反应性增强。② 精氨酸加压素(AVP)可通过 V$_1$b 受体激活蛋白激酶 C,从而增强 CRH 的促 ACTH 分泌作用。③ 糖皮质激素的负反馈是调节 ACTH 分泌的重要因素,血中糖皮质激素浓度的升高可抑制垂体前叶 POMC

基因转录,以及下丘脑 CRH、AVP 的合成和分泌,使垂体 ACTH 合成、释放减少,同时腺垂体对 CRH 反应性减弱。④ 许多其他因素也参与 ACTH 分泌的调节,如昼夜节律、应激以及其他激素如儿茶酚胺、血管紧张素 II、缩胆囊素、心房利钠因子以及血管活性肠肽(VIP)等对 ACTH 分泌具有较弱的刺激作用,但阿片样肽类物质可抑制 ACTH 的分泌,下丘脑分泌的 ACTH 释放抑制因子(CRIF)也可抑制 ACTH 的合成和分泌。

(3) 免疫-内分泌轴的调节:越来越多的研究证实,免疫系统对下丘脑-垂体-肾上腺轴有调节作用。① 单核细胞分泌的促炎性细胞因子 IL-1 和 IL-6,可直接或间接通过刺激 CRH 分泌而增加 ACTH 分泌。IL-1 和垂体腺苷酸环化酶激活肽(PACAP38)、CGRP、VIP 等通过刺激滤泡星状细胞分泌 IL-6 而兴奋 ACTH 分泌。② 巨噬细胞分泌的肿瘤坏死因子 α(TNF-α)直接刺激垂体 ACTH 分泌。③ T 细胞分泌的 IL-2 也可刺激 ACTH 分泌。④ 淋巴细胞有很低的 POMC mRNA 水平,因此有可能分泌少量 ACTH 或其他 POMC 源多肽。⑤ 最近有研究表明,IL-10 也可促进垂体 ACTH 分泌,它能够增加下丘脑 CRH 和垂体 ACTH 合成,对肾上腺糖皮质激素合成也具有潜在的调节作用。此外,IL-6 家族成员的细胞因子——白血病抑制因子(LIF),也可以进一步激活 HPA 轴。

(4) ACTH 对糖皮质激素生物合成的调控:在肾上腺皮质细胞表面有高亲和力的 ACTH 特异性受体,为 G 蛋白偶联的黑皮质素 2 受体(MC2R),每个皮质细胞约有 3 500 个 ACTH 结合位点。黑皮质素受体 2 辅助蛋白(MRAP)是 MC2R 正确定位及信号转导所必需的蛋白。目前的研究显示 MRAP 可能具有三种不同的作用,该受体的信号转导主要是通过激活腺苷酸环化酶,使细胞内的 cAMP 水平升高,同时细胞内外钙离子也发挥一定作用。胞内钙则参与结合后 ACTH 激活 cAMP 依赖蛋白激酶 A 和蛋白磷酸化。ACTH 作用的具体步骤为:ACTH 与受体结合→激活腺苷酸环化酶→cAMP 水平升高→cAMP 依赖蛋白激酶 A 激活→效应蛋白质磷酸化→发挥生理效应。此外,还有其他因素参与 ACTH 对肾上腺皮质的协同和抑制效应,包括血管紧张素 II、激活素、抑制素和一些细胞因子(TNF-α 和瘦素)。通过缝隙连接的细胞间通信,对于 ACTH 的作用也非常重要。

ACTH 对糖皮质激素合成的促进作用可分为急性作用和慢性作用,前者一般在几分钟内发生,后者在几小时或几日内发生,最终结果是促进类固醇激素的分泌和肾上腺皮质的生长。刺激类固醇激素合成的急性作用是由 StAR 介导的增加胆固醇向 CYP11A1 所在的线粒体内膜的转运。ACTH 的慢性作用在 24~26 h 内发生,表现为使绝大多数类固醇合成酶生成增加和对肾上腺皮质细胞的 DNA、RNA 和蛋白质合成以及细胞生长的广泛促进作用。已证实,ACTH 可增加所有参与类固醇激素生物合成的羟化酶 CYP(包括 CYP11A1、CYP17A1、CYP21A2 和 CYP11B1,分别编码 P450c11A1、P450c17、P450c21、P450c11β 酶)的 mRNA 表达,而且也增加参与电子传递的蛋白质水平,如肾上腺皮质铁氧还蛋白和肾上腺皮质铁氧还蛋白还原酶。ACTH 可增加 LDL 和 HDL 受体的合成,同时还可升高胆固醇合成的限速酶 HMG-CoA 还原酶的水平。ACTH 的慢性作用机制是通过 cAMP-蛋白激酶 A 途径影响类固醇合成酶的基因转录,最终增加酶的合成。通常,ACTH 刺激后 4 h,编码上述蛋白质的 mRNA 水平即增加;24～36 h 后,酶的合成速率达高峰。

ACTH 的另一重要作用是促进皮质细胞生长,维持肾上腺皮质的细胞总量。在 ACTH 作用早期,肾上腺皮质的血流量增加,总 RNA 水平和蛋白质合成增加,肾上腺皮质细胞量增加。切除垂体的动物,肾上腺皮质萎缩,补充外源性 ACTH 后,肾上腺皮质细胞增生肥大(以束状带和网状带为主),束状带的透明细胞变为致密细胞,胞内脂质减少,线粒体肥大,一些与糖皮质激素合成有关的酶类以及碱性磷酸酶和酸性磷酸酶的合成均增多,同时肾上腺血流灌注增加。

2. 下丘脑-垂体-肾上腺皮质轴(HPA 轴)·下丘脑 CRH 神经元分泌的 CRH 经垂体-门静脉系统作用于垂体的 ACTH 细胞,刺激 ACTH 分泌;ACTH 再刺激肾上腺皮质分泌糖皮质激素,称为下丘脑-垂体-肾上腺皮质轴。主要受三类因素调节,即反馈、应激和昼夜节律。

(1) 负反馈调节:糖皮质激素是 HPA 轴负反馈调控的主要因素,一方面,糖皮质激素作用于垂体前叶,抑制 POMC 基因转录,使 POMC 的 mRNA 水平明显降低,致 POMC 生物合成减少,从而减少 ACTH 合成和分泌。另一方面,糖皮质激素对下丘脑也有负反馈抑制作用(长环负反馈),能够抑制 CRH 和 AVP 的 mRNA 合成和激素分泌,并阻断两者对 POMC 基因转录的刺激作用。此外,ACTH 对下丘脑 CRH 也有负反馈抑制作用,称为短环负反馈。

负反馈抑制效应与摄入糖皮质激素的剂量、强度、半衰期及用药时间均有关系,具有重要的生理功能和诊断意义。在停药后,药物性皮质类固醇激素对 HPA 轴的抑制可持续几个月的时间,并有可能出现皮质功能不全的表现。在诊断上,负反馈调节机制可解释艾迪生病时 ACTH 的分泌增多,以及分泌皮质醇的肾上腺腺瘤患者 ACTH 水平极低。负反馈抑制作用主要通过糖皮质激素受体(GR)介导,因 GR 基因突变导致糖皮质激素抵抗的患者以及 GR 基因敲除的小鼠,会出现负反馈调节缺陷,导致 ACTH 和皮质醇的高分泌。

(2) 应激:应激可通过由 CRH 和 AVP 介导的中枢作用,增加机体 ACTH 和皮质醇的分泌。因此,在发热、手术、烧伤、低血糖、低血压和运动时,皮质醇分泌会增多,可以看作是机体对侵袭的负反馈调节。急性的心理压力也可增加皮质醇的分泌,但处于慢性焦虑状态或有潜在心理疾病的患者,其皮质醇的分泌速率却是正常的。抑郁症的患者可能会出现血皮质醇水平升高,这也是在库欣综合征的鉴别诊断中应当考虑的。

(3) 昼夜节律:ACTH-肾上腺皮质激素分泌有明显的昼夜节律性变化。正常人,在清晨清醒前后 1～2 h,血浆 ACTH 和皮质醇浓度达高峰,然后逐渐下降;晚上熟睡后 1～2 h 降至最低点,次晨再次上升。这一方面是 CRH 的节律性分泌导致 ACTH 阵发性脉冲式分泌所致,另一方面也可能与血浆皮质醇浓度的昼夜节律波动有关。ACTH 的脉冲频率在正常男性成人为每 24 h 平均 18 次脉冲,高于女性的 10 次脉冲。昼夜的 ACTH 节律主要是由早上 5:00 至 9:00 的脉冲幅度增加及晚上 18:00 至 24:00 的脉冲幅度降低所调节

的。进食也是 ACTH 分泌的进一步刺激因素。这种分泌模式与昼夜的自然规律和觉醒模式均有关系,换为夜班的工作模式或穿越不同时区的长途旅行均可破坏这种昼夜节律;一般需要 2 周的时间才能建立新的昼夜分泌节律。

一般糖皮质激素对垂体 ACTH 的反馈抑制以夜间最强,晨间最弱,如正常人在早晨服用地塞米松,其对内源性糖皮质激素的分泌抑制作用最弱,抑制的持续时间也最短。相反,如在晚上服用糖皮质激素,其对 ACTH 的分泌抑制作用最强,而且持续时间也最长。这也是临床上隔日糖皮质激素治疗的理论基础。另外,在中、晚餐进食时,血浆 ACTH 和皮质醇会有较小的峰值分泌,与食物中蛋白质含量有关,但具体机制不明。

(二) 盐皮质激素生物合成的调控

醛固酮是机体最重要的盐皮质激素,由肾上腺球状带合成,主要受三种因素调控,即血管紧张素 II、钾离子和 ACTH(较小程度),其他如生长激素、肝素、心房利钠因子、多巴胺等也可直接抑制醛固酮的合成。皮质醇也有极弱的理盐作用,其生物合成的调控如前述。

由于醛固酮合成酶(CYP11B2)在球状带的特异表达,醛固酮及其 18-羟中间代谢产物仅限于在球状带分泌。皮质酮和脱氧皮质酮具有理盐作用,在球状带和束状带中均有分泌;这在某些类型的先天性肾上腺增生症和肾上腺肿瘤中具有重要的临床意义。同样,目前已明确在 2 型 11β-羟类固醇脱氢酶(11β-HSD2)作用减弱致皮质醇向皮质素转变发生障碍时,皮质醇也可发挥盐皮质激素作用。这点在高血压、异位 ACTH 综合征及肾脏疾病患者中显得尤为重要。以下介绍醛固酮生物合成的调控。

1. 肾素-血管紧张素-醛固酮系统·在人类,肾素-血管紧张素系统是醛固酮合成调控的重要因素。肾素是由肾小球旁细胞分泌的一种蛋白质水解酶,能催化血浆中的血管紧张素原(产于肝脏),使之断裂,生成 10 肽的分子血管紧张素 I (AT-I)。AT-I 在肺和其他组织的血管紧张素转换酶(ACE)的作用下,形成 8 肽的血管紧张素 II(AT-II),AT-II 的 NH₂ 一端的天冬氨酸断裂,形成 7 肽的血管紧张素 III (AT-III)。AT-II 可刺激肾上腺皮质球状带合成和分泌醛固酮,AT-I 无生物活性,AT-III 在刺激醛固酮分泌方面与 AT-II 作用相当,但含量仅为 AT-II 含量的 20%,AT-II 有更强的收缩血管、升血压的作用。在组织或血液肽裂解酶作用下,血管紧张素在几分钟内便会失活。

(1) 肾素分泌的调节:肾素的分泌是肾素-血管紧张素-醛固酮系统的限速步骤,主要有压力感受器、神经及体液三种调节途径。肾内有两种感受器与肾素分泌的调节有关,即入球小动脉处的牵张感受器和致密斑感受器。位于肾小球入球小动脉中膜内的球旁器细胞本身是一压力感受器,可感知入球小动脉和肾实质内的压力,以调节肾素分泌。在出血、肾动脉狭窄、脱水或失盐等情况下,流经肾脏的血流量减少,肾血管压力降低,可激活该压力感受器,使球旁器细胞兴奋,分泌肾素入血;致密斑则通过感知肾小管钠离子浓度来调节肾素分泌,当流经该处的肾小管钠离子浓度下降,致密斑感受器便被激活,信号传至球旁器细胞,促进肾素分泌。肾交感神经系统是控制肾素分泌的另一因素,当肾交感神经兴奋时,球旁器

细胞膜上β受体兴奋,促进肾素分泌。血管紧张素Ⅱ通过短环负反馈直接抑制肾素分泌;醛固酮则通过增加钠的重吸收,扩张血容量,间接抑制肾素分泌;肾上腺素和去甲肾上腺素可直接刺激球旁细胞或通过β受体兴奋间接增加肾素释放;前列腺素也参与肾素分泌的调节,能刺激基础与激发状态的肾素分泌(图5-2-7)。

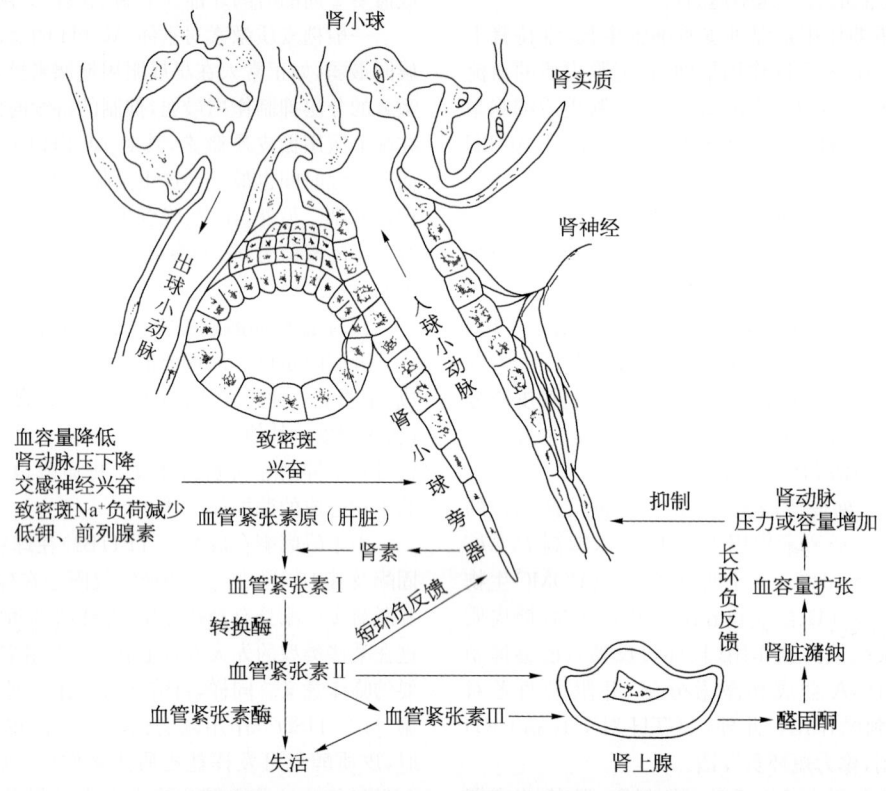

图5-2-7 肾素-血管紧张素-醛固酮的相互作用机制

（2）血管紧张素Ⅱ：是在肾素-血管紧张素-醛固酮系统中居中心地位的生物活性物质,其作用和调节途径较为复杂。血管紧张素Ⅱ和钾离子主要通过细胞内信号转导途径,增加CYP11B2基因的转录。当细胞内钙离子水平升高,激活钙调蛋白激酶后,可使CYP11B2基因5'端的cAMP反应元件激活,这也是肾上腺皮质球状带特异性分泌醛固酮的原因之一。血管紧张素Ⅱ还可刺激球状带细胞胞质内游离胆固醇穿越线粒体膜,到达线粒体内膜CYP11A1作用位点。与ACTH不同,血管紧张素Ⅱ对酯化胆固醇水解成游离胆固醇不起作用。血管紧张素Ⅱ也刺激胆固醇向孕烯醇酮的转化,这主要是由于诱导了CYP11A1的活化。

血管紧张素Ⅱ首先与细胞膜上特异受体结合,通过G蛋白激活细胞膜内磷脂酶C-β（一种特异性作用于肌醇磷脂的磷脂酶C）,然后磷脂酶C-β催化细胞膜中的4,5-二磷酸磷脂酰肌醇（PIP$_2$）裂解为三磷酸肌醇（IP$_3$）和二酰基甘油（DG）。IP$_3$与内质网膜上的特异通道结合后,就能使内质网腔里的Ca^{2+}释放到胞质,而且释放的Ca^{2+}具有正反馈效应,即释放出的Ca^{2+}结合到Ca^{2+}通道,再促进Ca^{2+}释放。Ca^{2+}在细胞内的作用多由钙调素（calmodulin）介导。DG激活蛋白激酶C（一类Ca^{2+}依赖的蛋白激酶）,后者通过使有关蛋白质丝氨酸和苏氨酸残基磷酸化而发挥作用。在血管紧张素Ⅱ刺激球状带细胞分泌的作用中,Ca^{2+}与蛋白激酶C活化起协同作用。低浓度的Ca^{2+}或单独用DG处理,都只能引起球状带细胞分泌微量醛固酮,而当两者共同使用时,才能使细胞产

生像受血管紧张素Ⅱ兴奋一样的最大效应(图5-2-7)。某些组织可不依赖肾脏而自身合成、释放肾素和血管紧张素,起着自分泌、旁分泌和胞内分泌的作用,如脑、心和血管壁细胞,称为组织肾素-血管紧张素系统。已证实,肾上腺皮质球状带细胞内有肾素、血管紧张素原和血管紧张素Ⅱ存在,但至今尚未发现血管紧张素转换酶。因此,认为肾上腺皮质球状带的肾素-血管紧张素系统是一个旁分泌系统：球状带细胞形成的血管紧张素Ⅰ被释放出细胞,在细胞周围的转换酶作用下,转化为血管紧张素Ⅱ,再回到细胞内发挥作用。组织肾素-血管紧张素系统刺激醛固酮的分泌主要是在机体摄入Na$^+$减少时起作用。

2. 电解质·钾离子是调控醛固酮合成的另一重要因素。钾离子可直接作用于球状带,增加醛固酮合成,醛固酮也可通过促进肾排泄钾离子来调节血钾浓度。在生理状态下,血钾轻微变化可导致醛固酮分泌的改变。如血钾增加0.1 mmol/L,血醛固酮分泌增加35%,而血钾降低0.3 mmol/L,则血醛固酮分泌降低46%。因此,血钾浓度与醛固酮浓度成正比。钾离子刺激醛固酮的分泌主要通过使细胞膜和钙颗粒膜去极化,导致细胞外钙离子内流和钙颗粒钙离子释放,进而促进醛固酮的合成。血钾浓度也可决定醛固酮对血管紧张素Ⅱ的敏感性,高钾饮食可增加这种反应性。

通常认为,血Na$^+$主要是通过改变细胞外液血容量影响肾小球旁器细胞合成肾素来调节醛固酮合成的。高钠饮食增加血容量,肾素合成被抑制,血管紧张素Ⅱ水平降低,导致醛

固酮合成减少;相反,低钠饮食则增加醛固酮合成。因此,血钠浓度与醛固酮的浓度成反比。近年认为,球状带局部组织肾素-血管紧张素系统在饮食 Na^+ 含量影响醛固酮分泌中起显著作用。

3. ACTH·与肾素-血管紧张素和钾离子相比,ACTH 对醛固酮合成的调节作用是次要的,垂体切除后,醛固酮在肾素-血管紧张素系统调控下仍能维持正常分泌。ACTH 对醛固酮分泌的影响在急性和慢性情况下有所不同,急性推注 ACTH 会增加醛固酮分泌,主要是通过刺激肾上腺类固醇生成的早期途径,并且作用时间短暂,血浆醛固酮水平增加不超过基线的 $10\%\sim20\%$。ACTH 并不影响 CYP11B2 基因转录及酶活性。ACTH 长期慢性作用对醛固酮分泌则不起作用甚至是抑制其分泌。若维持 ACTH 持续静滴,醛固酮分泌的增加在 $8\sim10\,h$ 达高峰,后降低,$24\sim48\,h$ 降到滴注 ACTH 前的水平,甚至更低。这主要是由于 ACTH 的慢性刺激会引起受体的下调,而且 ACTH 刺激皮质醇、皮质酮的升高可以抑制血管紧张素 Ⅱ 引起的醛固酮分泌。

与血管紧张素 Ⅱ 不同,ACTH 刺激球状带细胞分泌的信息传递系统是 cAMP 系统。ACTH 首先与细胞膜上的受体结合,然后通过 G 蛋白激活腺苷酸环化酶,后者刺激 cAMP 的产生。有人认为,ACTH 也能通过磷脂酶 C-PIP2 系统传递信息。

4. 影响醛固酮分泌的其他调节因素

(1) 心房利钠肽(atrial natriuretic peptide, ANP):简称心钠素,是一种由 28 个氨基酸组成的多肽,由心房合成、贮存和分泌。ANP 可直接抑制醛固酮的分泌,主要是抑制血管紧张素 Ⅱ 和钾离子以及 ACTH 刺激的醛固酮分泌,对基础状态醛固酮分泌的影响不大。肾上腺皮质球状带细胞膜上有 ANP 受体,该受体胞质结构域具有鸟苷酸环化酶活性,ANP 与受体结合后,激活后者鸟苷酸环化酶活性,催化 GTP 生成 cGMP,继而激活 cGMP 依赖的 G 蛋白激酶;该激酶可增进膜 Ca^{2+} 泵和抑制 Na^+-K^+-ATP 酶活性,促进细胞内钙离子外流,阻断钙离子通道从而抑制细胞外钙离子内流。G 蛋白激酶可直接抑制细胞内钙颗粒钙离子释放,还可通过抑制磷脂酰肌醇二磷酸(PIP2)降解,间接抑制钙离子释放。从而降低胞质内钙离子水平,抑制醛固酮释放。

(2) 其他垂体肽类:除 ACTH 外,其他 POMC 源的肽类,如 α-MSH、β-MSH、β-LPH、β-END 也有刺激醛固酮分泌的作用。另外,精氨酸加压素也有微弱的刺激醛固酮分泌的作用。

(3) 神经递质:多巴胺对基础醛固酮分泌没有影响。但多巴胺可抑制甲氧氯普胺刺激醛固酮分泌的作用,当同时给予多巴胺及甲氧氯普胺时,后者刺激醛固酮分泌的作用减弱。进一步实验证实多巴胺减弱了限制钠摄入对血管紧张素 Ⅱ 刺激醛固酮分泌的作用。大鼠体内和体外实验都显示血清素(5-HT)有刺激醛固酮分泌的作用,在正常人身上也有相似现象。在人类已证实血清素前体色氨酸可增加醛固酮分泌。而血清素拮抗剂则能阻断血清素的刺激作用。因此,有人认为多巴胺/血清素平衡是醛固酮分泌的调节系统,即多巴胺起抑制作用,而血清素起刺激作用。但对于其确切机制尚需进一步研究。儿茶酚胺也可以通过激活腺苷酸环化酶系统增加

醛固酮的合成。

(4) 血管内皮产生的血管活性多肽-内皮素:可刺激肾上腺皮质球状带使醛固酮分泌增加,原发性醛固酮增多症患者血中内皮素浓度亦高于正常水平。

去甲肾上腺素可增加肾素的分泌,而 β 受体阻滞剂可抑制肾素的释放。在对肾素-血管紧张素-醛固酮轴功能的临床评价中,β 受体阻滞剂对内源性肾素水平的影响最小,可不必停药,用来控制高血压以测定肾素和醛固酮水平。前列腺素在调节肾素分泌时发挥重要作用,而吲哚美辛则可抑制肾素的分泌。

(三) 肾上腺皮质雄激素、雌激素生物合成的调控

在绝经前的女性,肾上腺的雄激素是血循环中雄激素的重要组成部分($>50\%$)。在男性,由于有睾丸分泌的雄激素,这个比例要小得多;但男性中肾上腺来源的雄激素过多具有重要的临床意义,尤其是在先天性肾上腺增生症的患者中。成人的肾上腺皮质每日可分泌 4 mg 的 DHEA、$7\sim15$ mg 的 DHEAS、1.5 mg 的雄烯二酮和 0.05 mg 的睾酮,分别占血浆 DHEA、DHEAS 和雄烯二酮的 50%、90% 和 50%,周围组织内 DHEA、DHEAS 的互变是另外 50% DHEA 的来源。DHEA、DHEAS 和雄烯二酮的雄激素活性较弱,但在周围组织可通过 3β-HSD(17β-HSD 同工酶超家族成员)转化为睾酮等强效雄激素,在女性可由 CYP19 转化为雌激素。卵巢是女性激素的另一来源。

ACTH 是肾上腺皮质雄激素合成及分泌的重要调节因素。这是因为:① 在女性,血浆 DHEA、雄烯二酮、睾酮与血浆 ACTH 和皮质醇有相同的昼夜节律;DHEA-S 不存在昼夜节律,因为它的半衰期长。② 当给予外源 ACTH 时,血 DHEA 和雄烯二酮的水平会即刻上升,$1\sim2$ 日后 DHEA-S 也上升。但目前也有许多证据发现肾上腺雄激素分泌和糖皮质激素分泌间还存在较多不一致的情况:如切除垂体后的黑猩猩用 ACTH 替代治疗时,血浆皮质醇水平恢复正常,而 DHEA 则不能;慢性地塞米松摄入可完全抑制性腺切除者的皮质醇分泌,但不能将雄激素水平抑制到基础值的 20% 以下;在神经厌食症和一些疾病状态下,DHEA 水平下降,而皮质醇水平并无变化。此外,在 $6\sim8$ 岁肾上腺功能初现时,血 DHEA 水平显著升高,而皮质醇水平却无明显改变;而且随着衰老的进程,DHEA 分泌逐渐降低,但皮质醇水平也无变化。所有这些证据提示,除 ACTH 外,还存在其他调节肾上腺雄激素分泌的因子。目前,研究者推测雄激素刺激激素包括 POMC 来源的连接肽、催乳素、胰岛素样生长因子 1(IGF-1),但还缺乏相关证据。肾上腺雄性类固醇激素的产生依赖于 3β-HSD 和 17α-羟化酶的相对活性,更离不开 17,20-裂解酶和 17α-羟化酶的相对活性。究竟是何种因素决定了 17-羟化的底物(17-羟孕烯醇酮和 17-羟孕酮)是经 21-羟化酶的作用生成糖皮质激素,还是经 17,20-裂解酶的作用生成 DHEA 和雄烯二酮?这些问题对于明确雄激素刺激激素的作用非常重要,但目前还没有确切的依据。

五、肾上腺皮质类固醇激素的转运

肾上腺皮质类固醇激素合成后,绝大部分分泌入血,转运至靶细胞发挥生理效应。不同的皮质类固醇激素有不同的转

运方式，概括起来有两种状态，即游离和结合。游离状态的皮质类固醇激素能进入靶细胞，发挥生理效应。结合状态下的皮质类固醇激素不能自由扩散，故不具生理效应，仅起游离皮质类固醇激素储备库的作用。

类固醇激素主要的结合蛋白质有三种，即皮质醇结合球蛋白（CBG）、性激素结合球蛋白（SHBG，又称睾酮雌二醇结合球蛋白 TEBG），以及白蛋白。皮质醇结合球蛋白具高亲和力和低结合容量的特性；白蛋白则相反，亲和力低而结合容量大。生理状态下，约 90% 的皮质醇与 CBG 结合，4% 处于游离状态，其余小部分与白蛋白结合。但在皮质醇超过 CBG 结合容量时，与白蛋白结合的皮质醇、游离皮质醇水平会明显增加。与皮质醇相比，醛固酮与 CBG 结合力相对较弱，与 CBG 结合者占 20%，与白蛋白结合者占 40%，其余以游离形式存在。研究发现血浆内也有一种特异的高亲和力的醛固酮结合蛋白，但这种结合蛋白的生化、生理特性尚未明了。与肾上腺皮质雄、雌激素结合的高容量结合球蛋白，称为性激素结合球蛋白（SHBG）或称睾酮雌二醇结合球蛋白（TEBG），DHEA、DHEAS 中的 90% 以及雄烯二酮中的 3% 分别与白蛋白、SHBG 结合，循环血睾酮 30% 与白蛋白结合，60% 与 SHBG 结合。

（一）皮质醇结合球蛋白（CBG）

CBG 由 383 个氨基酸组成，主要由肝细胞合成并分泌，其一般特性见表 5-2-2，除肝脏外，胎盘和卵巢黄体细胞亦可合成 CBG；目前，在肝、肺、胰腺、肾上腺、垂体、肾脏和睾丸均可测到 CBG mRNA。编码 CBG 的基因位于 14 号染色体，其氨基酸序列与色氨酸蛋白酶抑制剂蛋白超家族成员的同源性超过 30%，说明 CBG 也属此蛋白质超家族成员之一。

表 5-2-2　皮质醇结合球蛋白一般特性

相对分子质量	
整分子	52 000
肽	42 646
类固醇结合位点	每分子一个
解离常数（37℃）	
皮质醇	2×10^{-8} M
孕酮	2×10^{-8} M
与膜受体的解离常数（37℃）	1×10^{-8} M
碳水化合物比例	18%
碳水化合物侧链	5%
结构同源性	色氨酸蛋白酶抑制剂

CBG 的类固醇结合位点包含半胱氨酸、组氨酸和甲硫氨酸等氨基酸。其中半胱氨酸的双硫键在 CBG 与类固醇结合中起重要作用。类固醇激素 A 环的 Δ^4-3-酮基、20-酮基是决定类固醇激素与 CBG 结合的基本基团，11β、17α 和 21-羟基会明显提高两者的结合力。CBG 的皮质醇结合容量为 690 nmol/L（25 μg/dl）。醛固酮、脱氧皮质醇和人工合成的泼尼松、泼尼松龙可与 CBG 的皮质醇结合位点结合，其中，泼尼松、泼尼松龙与 CBG 的亲和力分别为皮质醇与 CBG 亲和力的 5%、59%；其他类固醇（如地塞米松和氟氢可的松）皆以游离形式存在。循环中 CBG 的浓度为 700 nmol/L（26 μg/dl）；新生儿的血浆 CBG 仅为成人的一半，功能是携糖皮质激素跨

越胎盘屏障。青春期 CBG 可稍升高，老年人则略有下降。血浆 CBG 无性别差异，无昼夜节律，不随月经周期而变化。

血浆 CBG 浓度受许多因素影响。淋巴细胞瘤、骨髓细胞瘤、慢性活动性肝炎和雌激素可使血浆中 CBG 水平升高；但高皮质醇血症、肝硬化、高血压、恶性贫血、肾病综合征则可致血浆 CBG 降低。在以上所有的因素中，雌激素的作用最为显著，且具有剂量依赖性。外源雌激素治疗后 2~4 日，血浆 CBG 开始上升，14 日达高峰，并维持至结束治疗，停药后 7~10 日可恢复正常。在妊娠第 2~3 个月，血浆 CBG 上升，第 6~7 个月可达非妊娠水平的 2~3 倍。当在妊娠和服用雌激素的患者测到血"总皮质醇"升高时，应考虑到这些因素的影响。

CBG 与皮质醇结合，除作为游离皮质醇库外，还具有其他生理效应。如上述，CBG 与丝氨酸蛋白酶抑制剂属同一蛋白质超家族，因而与丝氨酸蛋白酶抑制剂相似，CBG 可被中性粒细胞弹性蛋白酶消化掉相对分子质量 4 000 的肽链，使它与皮质醇的结合力大为降低，致使结合的皮质醇变为游离状态。进一步发现，败血症患者粒细胞可致 CBG 分解掉相对分子质量 15 000 肽链，α1 蛋白酶抑制剂可阻断此反应，而正常人粒细胞无此作用。以上事实说明，在浸润炎症区域的粒细胞有使 CBG 分解肽链、释放游离皮质醇的功能，这对皮质醇抗炎作用有重要意义。

与遗传性甲状腺素结合球蛋白（TBG）异常相比，遗传性 CBG 异常要少见得多。有 3 种类型的家族性 CBG 异常：① CBG 水平升高；② 部分或完全性 CBG 缺乏；③ CBG 结构异常导致与皮质醇的亲和力降低。在每种类型的患者中，CBG 的浓度改变均相应地使总血皮质醇水平改变，但游离皮质醇水平正常。仅有游离部分的皮质醇可以转运到组织，并发挥生物学效应。通过肾脏排泄的游离皮质醇，称为尿游离皮质醇，仅为总皮质醇分泌率的 1%。

（二）白蛋白

白蛋白对皮质醇有高结合容量和相对低的亲和力，其结合皮质醇的容量比 CBG 高约 800 倍，约为 550 μmol/L（38 g/L）。但两者结合较松散，其结合力仅为 CBG 的 1/1 300。

（三）性激素结合球蛋白

SHBG 是由肝细胞分泌的糖化蛋白，由两个 373 氨基酸肽链组成，分子量为 90 000。SHBG 结构与细胞质内的雄激素结合蛋白相似。外源雌激素和妊娠可使其血浓度增加，睾酮则产生相反作用。另外，甲状腺功能亢进、甲状腺激素摄入、肝硬化、低性激素血症可增加血浆 SHBG 水平，而外源性糖皮质激素、生长激素以及甲状腺功能减退、肢端肥大症和肥胖可降低血浆 SHBG 浓度。

六、肾上腺皮质类固醇的降解代谢

肾上腺皮质类固醇分泌入血后进入靶细胞，发挥其生理效应，并不断进行降解代谢而失活。皮质醇在血中的半衰期为 70~120 min，肾脏、结缔组织，甚至肾上腺本身都具有一定的降解能力，但降解代谢主要在肝脏完成。降解方式主要有：加氢还原、羟化、侧链断裂、氧化和结合反应。

（一）糖皮质类固醇的降解代谢

1. 糖皮质类固醇在肝脏的降解

（1）氧化反应：在 11β-羟脱氢酶作用下，11β-羟基氧化

成酮基,使皮质醇(Kendall 命名的化合物 F)转变为皮质素(化合物 E)。此反应是由 1 型 11β-羟类固醇脱氢酶(11β-HSD1)催化而成。这是一种 NADP⁺ 依赖的酶,同时具有脱氢酶和氧化还原酶的活性,既能使皮质醇变为皮质素而失活,又可使皮质素转变为皮质醇而获得活性,在机体内,后一反应占优势。此可解释在临床用药上,口服可的松(皮质素)有效,因其可迅速在肝内转变为皮质醇,而在静脉全身给药时必须用氢化可的松(皮质醇)。皮质醇和皮质素在其后的降解代谢中,遵循相同的代谢环节。

(2)加氢还原:肝脏是进行这一还原反应的主要部位,C4-C5 的双键还原后,生成双氢皮质醇和双氢皮质素,再经 3-酮基的羟化生成四氢皮质醇(THF)和四氢皮质素(THE)。在肝脏中催化这一反应的特异酶:5α 和 5β-还原酶。5α-还原酶催化底物在 5α 位置加氢,此酶主要存在于肝细胞内质网中;5β-还原酶催化底物在 5β 位置加氢,此酶主要存在肝细胞胞质中。经这两种还原酶的作用,可分别生成 5β-THF 或 5α-THF。人的肝脏表达Ⅰ型 5α-还原酶,此酶由 5 号染色体短臂末端的基因编码;Ⅱ型 5α-还原酶在生殖道表达,起到放大雄激素的作用。在人类,5β-还原酶活性明显高于 5α-还原酶,5β 代谢产物占大部分(5β:5α-THF 2:1),即 5β-还原酶的还原产物 5β-二氢皮质醇要远远多于 5α-二氢皮质醇。而后,THF、5α-THF 和 THE 可快速和葡萄糖醛酸结合,从尿液中排出。

Δ⁴-双键加氢反应在人体内是不可逆的,故糖皮质类固醇的二氢衍生物不能再回复为激素,只能继续降解。人工合成皮质类固醇则由于引入基团的影响,降低了Δ⁴-还原酶活性,故降解延缓,从而提高激素效能。

(3)肝细胞内还含有 20-羟类固醇脱氢酶(20-HSD):包括 20α-和 20β-HSD,可在四氢衍生物基础上进行 20-酮基的还原,于 C20 酮基添加 2 个氢而形成六氢衍生物。皮质醇和皮质素的六氢衍生物分别称为六氢皮质醇和六氢皮质素。由于人体内主要含有的是 20α-HSD,因此尿液中以 20α-六氢衍生物为主。C20 的还原反应也可在 A 环无还原的情况下发生,分别生成 20α-羟皮质醇和 20β-羟皮质醇。

(4)羟化反应:皮质醇还可经 6β-羟化酶催化,形成 6β-羟皮质醇。6β-羟化酶广泛分布于肝、肾、胎盘和骨骼肌中,但在肝脏中此酶活性最强。由于 6β-羟化皮质醇的水溶性很大,故不再进一步降解而是随尿排泄。在正常成人,皮质醇经此代谢途径而降解的量很低。而在新生儿,由于酶化系统尚未成熟,故皮质醇主要经此途径降解。在库欣综合征患者中,其血浆皮质醇水平明显升高,正常的代谢途径趋于饱和,经此途径代谢的皮质醇明显增加,故有大量 6β-羟皮质醇从尿液中排出。

此外,THF 或 THE 的侧链裂解,可生成 19 碳的 11-羟及 11-酮雄酮或表雄酮。六氢皮质醇和六氢皮质素的 C21 氧化后,可生成极性的代谢产物。

(5)结合反应:皮质醇的 C19 和 C21 衍生物,在二磷酸尿苷(UDP)-葡糖醛酸基转移酶作用下,与葡糖醛酸结合,使其水溶性增加,而随尿排泄。肝细胞内质网上的二磷酸尿苷(UDP)-葡糖醛酸基转移酶可催化胆红素、类固醇激素和其他

一些物质发生葡糖醛酸化。不同的同工酶催化不同底物的葡糖醛酸化,甚至在类固醇激素代谢中,同工酶的作用也有选择性。葡糖醛酸可结合到任一羟基上,但以 3α-羟基为主。UDP-葡糖醛酸基转移酶活性甚强,以至于皮质醇衍生物在排出肝脏前,已大部与葡糖醛酸结合,故尿中皮质醇的 3α,5β-四氢衍生物绝大部分以葡糖酸酯形式存在。在硫酸基转移酶作用下,3α-羟类固醇可与硫酸结合而形成硫酸酯,但其量甚低,而 3β-羟类固醇则主要形成硫酸酯。

机体分泌的皮质醇约有 50% 在尿液中通过 5β-THF、5α-THF 和 THE 形式排泄,25% 以六氢皮质醇和六氢皮质素形式排泄,10% 以 19C 类固醇形式排泄;其余的代谢产物均是游离的,以非结合类固醇形式(皮质醇、皮质素、THF 和 THE,以及如 20α/20β 代谢产物的形式)排泄。

(6)影响糖皮质激素降解代谢的因素:很多因素可以影响肝脏皮质醇的降解代谢,包括激素、年龄、疾病、肥胖和药物等。

1)激素:甲状腺激素主要通过调节 11β-HSD、Δ⁴-5α-和 Δ⁴-5β-还原酶活性影响皮质醇的降解。在甲状腺功能亢进(甲亢)时,皮质醇降解加速;在甲状腺功能减退(甲减)时则降解减慢。在这两种疾病状态下,血浆皮质醇含量正常,但甲亢患者尿中皮质醇代谢产物排量增多,甲减则相反。

2)疾病和年龄:肝、肾疾病是影响糖皮质类固醇代谢的重要因素。在肝硬化时,Δ⁴-5α-和 Δ⁴-5β-还原酶活性减低,但 3α-羟脱氢酶和 UDP-葡糖醛酸基转移酶活性正常。肾功能不全时,一般不影响肝脏皮质醇的代谢,但由于肾脏清除能力的降低,导致皮质醇降解产物在血中的含量增加。严重甲亢时,皮质醇对 ACTH 的兴奋反应和对地塞米松的抑制反应均降低,糖皮质类固醇的贮存稍减少。

随着年龄的增长,尿 17-羟皮质醇(四氢皮质醇、四氢皮质素)排泄逐渐减少,但血浆皮质醇仍维持正常水平。

3)肥胖:肥胖者尿皮质醇代谢产物含量和皮质醇合成率增加,但血浆皮质醇水平一般维持正常。与 11β-HSD2 不同,11β-HSD1 在糖皮质激素的主要靶组织(肝脏、脂肪和肌肉)表达,具有双向催化活性,可通过其脱氢酶和还原酶活性控制细胞内的糖皮质激素浓度。当作为脱氢酶时,它可以灭活皮质醇/皮质酮(人/鼠);而实际上,在机体内其氧化还原酶活性起主导作用,将无活性的皮质素转化为有活性的皮质醇,从而在局部放大糖皮质激素的作用。已有研究证实,肥胖患者脂肪组织中 11β-HSD1 还原酶的活性比正常对照高 3~4 倍。而且,与皮下脂肪相比,11β-HSD1 在内脏前脂肪细胞有更高表达。因此,有研究者认为它在促进脂肪细胞分化和抑制前脂肪细胞增殖方面起重要作用。在动物实验中发现,脂肪组织中特异性地高表达此酶,可出现类似代谢综合征的特点,包括中心性肥胖、高血压和脂代谢紊乱;相反,11β-HSD1 敲除的小鼠不易发生饮食诱导的肥胖,并可使胰岛素的敏感性部分恢复。11β-HSD1 的活性受一些生长因子和炎症因子的影响,但主要依赖其辅酶 NADP⁺ 的作用。最近,有研究认为己糖-6-磷酸脱氢酶(H6PDH)通过内质网管腔中 NADP(H) 的浓度,来调节 11β-HSD1 的活性,但具体的调节机制还不明确。此外,在动物实验中已发现选择性的 11β-

HSD1 抑制剂(对 11β- HSD2 无作用)可改善糖耐量以及胰岛素的敏感性,但目前尚未进入临床试验。

4) 药物:某些药物可以影响皮质醇在肝脏的代谢。米托坦(mitotane)可以使皮质醇从代谢为四氢衍生物的途径直接生成 6β-羟衍生物,苯妥英钠和苯巴比妥也具有类似的作用。抗结核药利福平可能是通过诱导 6β-羟化酶来增加类固醇激素的代谢(包括 9α-氟氢皮质素和皮质醇)。在类固醇激素替代治疗的艾迪生病患者,给予利福平治疗时,可能会诱发肾上腺危象。西咪替丁可抑制肝 CYP 酶的活性,但不影响泼尼松龙的代谢。

皮质醇降解代谢见图 5-2-8。尿皮质醇降解代谢物含量见表 5-2-3。

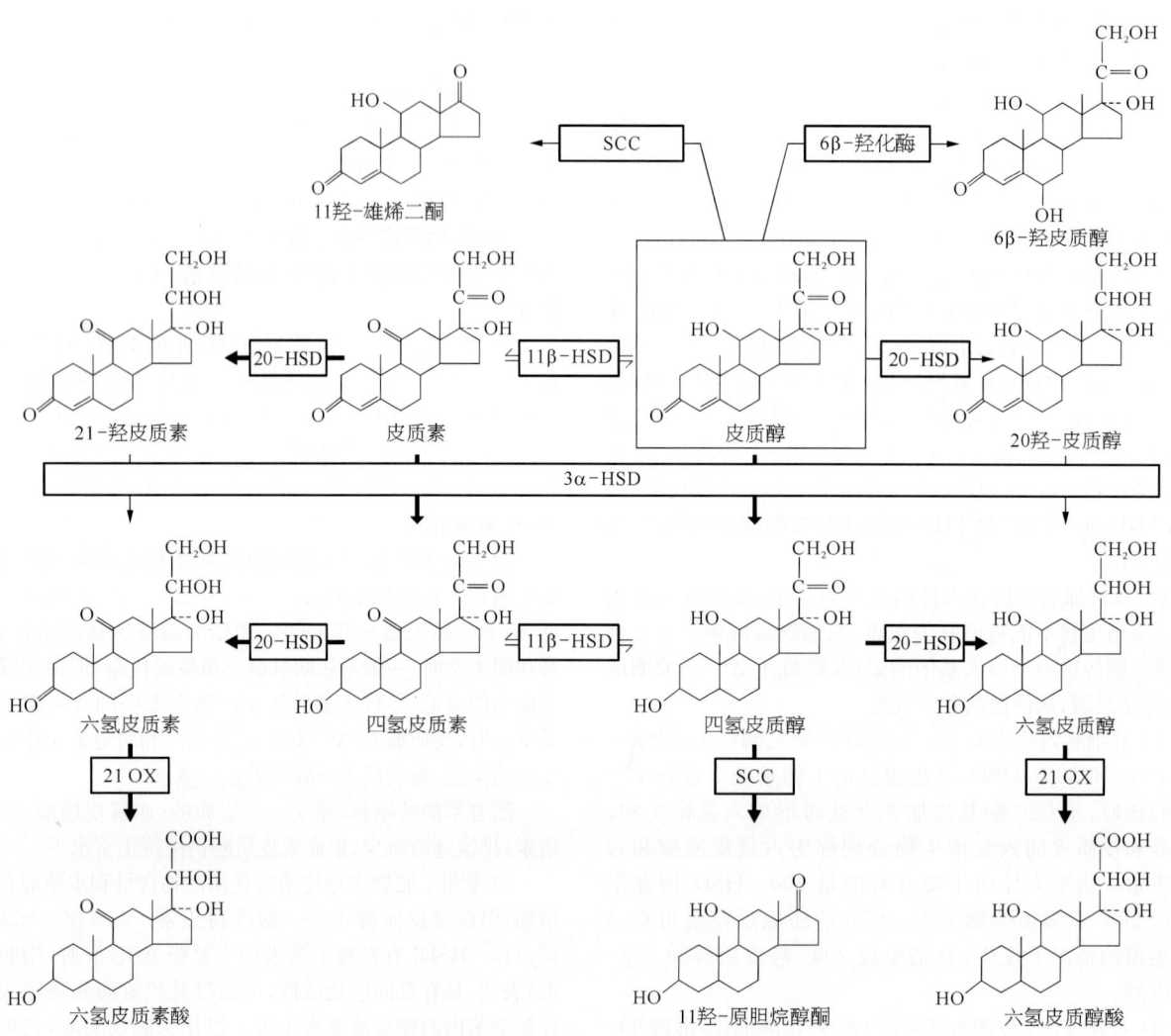

图 5-2-8 皮质醇的降解代谢

表 5-2-3 尿皮质醇降解代谢物含量	
类固醇	总量百分比(%)
四氢皮质醇	20
四氢皮质素	20
六氢皮质醇	20
六氢皮质素	10
六氢皮质醇酸和六氢皮质素酸	5
11β-羟原胆烷醇酮	5
6β-羟皮质醇	1
11-羟雄烯二酮	1
皮质醇	1

2. 皮质醇的肝外代谢·虽然人们一直认为肝脏是皮质醇代谢的主要场所,但哺乳类的肾脏是肝外进行皮质醇代谢灭活的主要器官,肾脏可以表达一些相关的酶类,尤其是 11β-HSD,将皮质醇代谢为无活性的皮质素。从量的方面而言,经 11β- HSD 作用进行皮质醇和皮质素的相互转变是机体的重要代谢途径。且糖皮质激素的生物活性部分与 C11 的羟基有关,具有 C11 酮基的皮质素是一种灭活的类固醇激素,故在外周组织表达的 11β- HSD 在调节类固醇激素代谢方面起重要作用。目前已知的 11β- HSD 的同工酶有两种,1 型 11β-HSD 的作用依赖于还原型的 NADP,主要在肝脏表达,作用是将口服的可的松转化为皮质醇,发挥生物活性。2 型 11β-羟类固醇脱氢酶(11β- HSD2)在肾脏、结肠和唾液腺与盐皮质激素受体(MR)共同表达,该酶由 16 号染色体长臂编码。

在肾脏,11β-HSD2 的作用是将皮质醇灭活为皮质素,使体内的醛固酮可与盐皮质激素受体结合,发挥正常的生理效应——潴钠排钾。若这一酶保护性机制受损,皮质醇将与盐皮质激素受体结合而发挥作用。这可解释某些形式的内分泌性高血压(皮质醇介导的盐皮质类固醇过多综合征、服用甘草和生胃酮等)以及异位 ACTH 综合征中的盐皮质激素过多状态。

(二)醛固酮的降解代谢

1. 还原作用·醛固酮主要由 5β-还原酶和 3α-HSD 催化,生成 3α,5β-醛固酮,占尿醛固酮降解产物的 35%～40%。此过程中四氢醛固酮的 C20 酮基可进一步还原为 20α-羟基,并进一步与 C18 半缩醛的羟基缩合,转化为具有两个缩醛环的醛固酮代谢产物。由于 C18 醛基的存在,醛固酮不能被 11β-HSD 催化。

2. 结合反应·四氢醛固酮的 C3 酮基与葡糖醛酸结合,此是尿液醛固酮降解产物的主要形式。尿液中也含有未降解的醛固酮,未被降解的醛固酮大部分可以直接与葡糖醛酸结合形成 18-葡糖醛酸醛固酮,后者可在 pH 为 1 的酸度下水解,释放出游离醛固酮,此种形式占了尿液醛固酮降解产物的 10%。

3. 影响肝醛固酮代谢的因素·在肝硬化和腹水患者体内,醛固酮的合成及其血浆含量皆明显增加,且由于肝脏降解能力减低,肝外降解明显增加。严重的充血性心力衰竭和肝脏血液灌注量降低的患者,其肝内醛固酮清除亦降低。醛固酮降解代谢见图 5-2-9。

上述醛固酮代谢变化再加上肾脏血流量减少,激活肾素-血管紧张素系统,为引起继发性醛固酮增多症的病因。

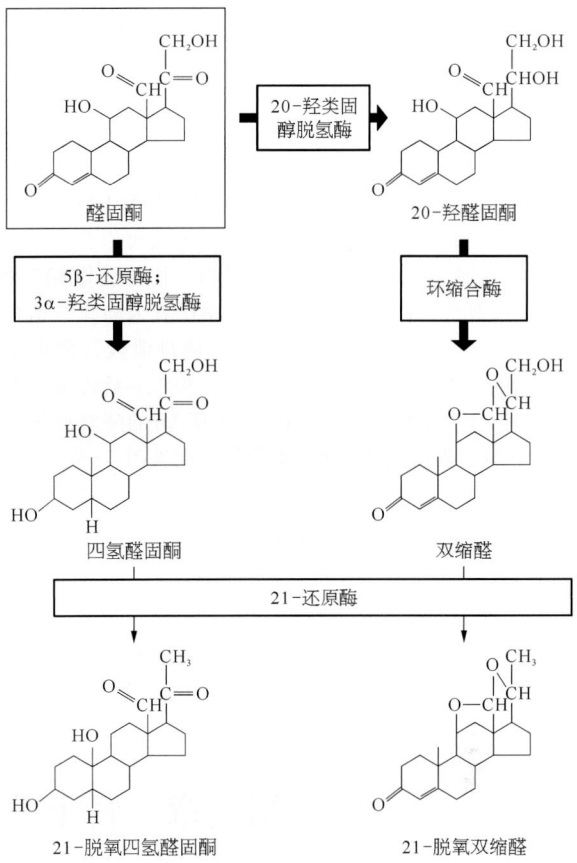

图 5-2-9 醛固酮的降解代谢

(三)肾上腺皮质雄激素的降解代谢

肾上腺主要合成的 19 碳雄激素为脱氢表雄酮(DHEA)

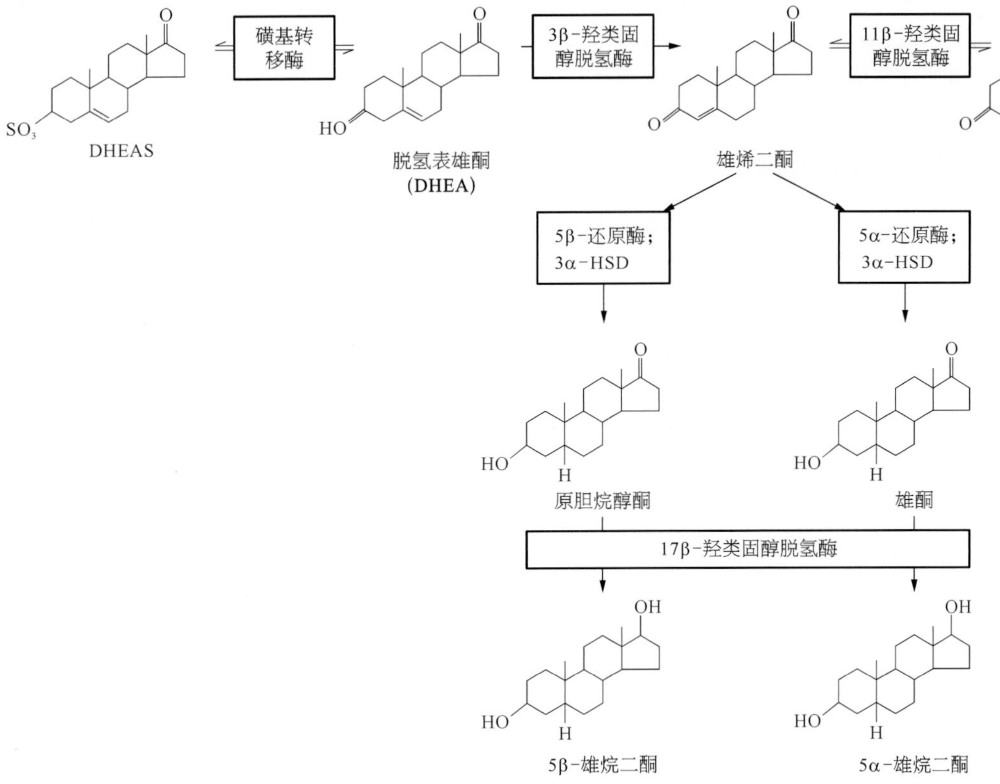

图 5-2-10 雄激素的降解代谢

及其硫酸酯（DHEAS）。大部分 DHEA 在 3β-脱氢酶-Δ^5,4-异构酶的作用下其 $C3\beta$-羟基被氧化,双键由 Δ^5 移到 Δ^4 而转化为雄烯二酮,雄烯二酮进一步经 5α 或 5β-还原酶和 3-酮基还原而转化为雄酮和原胆烷醇酮,此后 17β-还原、结合而排出体外。肾上腺皮质产生的睾酮量甚微。DHEAS 既可直接经肾脏排泄,又可水解脱去硫酸基而转化为 DHEA,并循 DHEA 降解途径而排出体外。DHEAS 也可以经过 16 和（或）7 羟化或通过可逆的 17β 还原产生硫酸雄烯二醇。DHEAS 及其代谢物从肾脏排泄的速率比其未与硫酸结合的形式要慢。DHEA 及其代谢产物的粪便排泄较其他皮质类固醇更明显,同位素标记的 DHEAS 有 $30\%\sim45\%$ 可在粪便中检测到。另外,还有少量 DHEA、DHEAS 的降解产物经胆道排泄。肾上腺皮质分泌雄激素降解代谢见图 5-2-10。

参考文献

［1］宁光.肾上腺皮质类固醇激素的生物化学［M］//陈家伦.临床内分泌学.上海:上海科学技术出版社,2011:482-495.
［2］Stewart PM, Newell-Price JDC. The adrenal cortex［M］//Melmed S, Polonsky K, Larsen P, et al. Williams Textbook of Endocrinology.13th ed.Philadelphia: Elsevier, 2016: 489-555.
［3］Auchus RJ, Miller WL. The principles, enzymes, and pathways of human steroidogenesis［M］//Jameson JL, De Groot LJ, De Kretser DM, et al. Endocrinology: adult and pediatric. 7th ed.2016: 1695-1716.
［4］Liu J, Heikkila P, Meng QH, et al. Expression of low and high density lipoprotein receptor genes in human adrenals［J］.Eur J Endocrinol, 2000, 142: 677-682.
［5］Tsatsoulis A, Johnson EO, Kalogera CH, et al. The effect of thyrotoxicosis on adrenocortical reserve［J］.Eur J Endocrinol, 2000, 142: 231-235.
［6］Katz JR, Mohamed-Ali V, Wood PJ, et al. An in vivo study of the cortisol-cortisone shuttle in subcutaneous abdominal adipose tissue［J］. Clin Endocrinol (Oxf), 1999, 50: 63-68.
［7］Smith EM, Cadet P, Stefano GB, et al.IL-10 as a mediator in the HPA axis and brain［J］.J Neuroimmunol, 1999, 100: 140-148.
［8］Breuner CW, Orchinik M. Plasma binding proteins as mediators of corticosteroid action in vertebrates［J］.J Endocrinol, 2002, 175: 99-112.
［9］Jacobson L. Hypothalamic-pituitary-adrenocortical axis regulation［J］. Endocrinol Metah Clin North Am, 2005, 34: 271-292.
［10］Tomlinson JW, Sherlock M, Hughes B, et al. Inhibition of 11 beta-hydroxysteroid dehydrogenase type 1 activity in vivo limits glucocorticoid exposure to human adipose tissue and decreases lipolysis［J］. J Clin Endocrinol Metab, 2007, 92: 857-864.
［11］London E, Castonguay TW. Diet and the role of 11beta-hydroxysteroid dehydrogenase-1 on obesity［J］.J Nutr Biochem, 2009, 20: 485-493.

第三章·肾上腺皮质激素的作用机制

宁　光　武鲁铭

肾上腺皮质激素包括糖皮质激素、盐皮质激素及肾上腺源性激素,属类固醇激素。类固醇激素具有相似的作用模式,经典作用模式为:激素首先与细胞内特异性受体结合形成激素-受体复合物,后者作用于特异性靶基因,调控其表达而发挥相应激素的生物学效应。

一、糖皮质激素的作用机制

糖皮质激素作用广泛,可影响到人体生理活动的各个方面。糖皮质激素功能的发挥需要与糖皮质激素受体结合来实现。

（一）糖皮质激素受体

糖皮质激素受体（glucocorticoid receptor, GR）是核受体超家族（nuclear receptor superfamily）中的一员。GR 具有两种亚型：GRα 与 GRβ。此外,雌激素受体（ER）、孕激素受体（PR）、雄激素受体（AR）和盐皮质激素受体（MR）,以及甲状腺激素、维生素 D_3、维甲酸的受体及其他一些未发现配体的所谓孤儿受体也同属于这一核受体超家族。

1. 核受体的功能区·核受体超家族成员具有一些共同的特殊结构域,如图 5-3-1 中的 A~F 所示,包括氨基端的 A/B 区,也称为免疫原区或 N 端区,C 区是指 DNA 结合区,D 和 E 区分别指铰链区和配体结合域（ligand-binding domain, LBD）。

A/B 区是进化上变异最大,分子大小也差别很大的区域,即使是同一个受体的不同亚型也可能具有完全不同的 A/B 区。目前对这一区域的功能所知甚少。糖皮质激素受体的

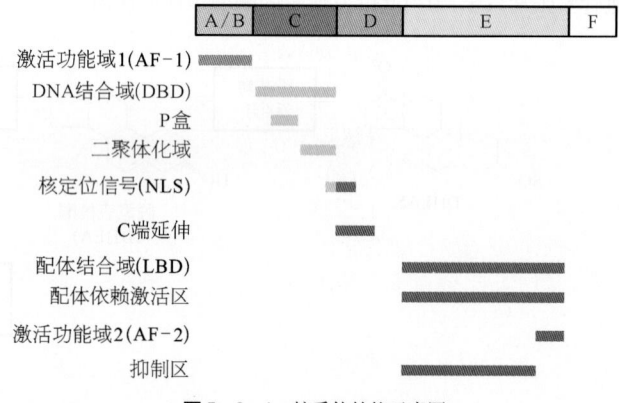

图 5-3-1　核受体结构示意图

A/B 区包含一个非配体依赖的转录激活域,即 AF-1,位于 GRα 的 $77\sim262$ 位氨基酸之间。在转录起始中,有许多发挥重要作用的分子,如以复合物形式存在的共激活子（co-activators）,能介导核受体和基础转录机器（basal transcriptional machinery, BTM）成分之间的相互作用,并能修饰组蛋白,导致染色质重构,从而促进基因表达。GR 的 AF-1 在此过程中至关重要,可与共激活子（co-activators）、RNA 聚合酶Ⅱ、TATA 盒结合蛋白（TBP）及许多 TBP 相关蛋白相互作用,共同调节基因的转录。

C 区是最保守的区域,也就是传统上认为的包含两个锌指结构的 DNA 结合域（DBD）,对应 GRα 的 $420\sim480$ 位氨基酸。核受体借助于两个锌指结构识别并结合靶基因上特定的

激素反应元件(hormone response element, HRE)。通过对类固醇激素受体超家族各成员 C 区的比较发现,各成员都有一相似结构,即 Cys - X2 - Cys - X13 - Cys - X2 - Cys - X15～17 -Cys- X5 -Cys- X9 -Cys- X2 - Cys - X4 -Cys(Cys 为半胱氨酸,X 为任一氨基酸),形成由 2 个 Zn^{2+} 各被 2 个 Cys2 围绕成 2 个四面体指状结构,即锌指(zinc finger)结构。其中,近氨基端者称为第一锌指,近羧基端者称为第二锌指,锌指内 Cys2 间的肽链称为肽链襻(peptide loop),锌指间由

15～17 个氨基酸残基组成的连接区(linker region)相连,Zn^{2+} 与 Cys 间形成配位键(图 5 - 3 - 2)。Zn^{2+} 去除后,受体蛋白可发生凝集,易被膜蛋白酶降解,并丧失与 DNA 结合的活性,说明 Zn^{2+} 对维持受体结构及功能有重要意义。在第一锌指中,少数氨基酸构成 P(proximal,近端)盒,可特异性地识别激素反应元件;而第二锌指中的一些氨基酸组成的 D(distal,远端)盒,可形成弱的二聚体化界面。除了参与受体的二聚化外,DBD 中的一些序列在核定位中也发挥重要作用。

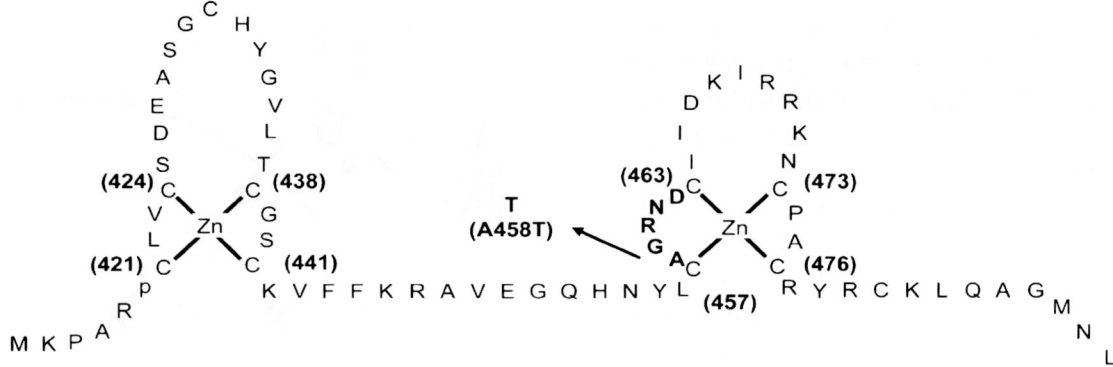

图 5 - 3 - 2　糖皮质激素受体的锌指结构

GRα 的 DBD 中部分氨基酸序列构成锌指结构和部分二聚化环(粗体)。A458T 突变可致受体的二聚化缺陷。C 代表半胱氨酸。引自 Steroids,
2010,75：1 - 12

D 区是介于 DBD 和 LBD 之间的铰链区,可与共抑制子结合。其氨基端是与 DBD 连接的部分,与受体的二聚化有关。铰链区使受体在形成二聚体结构时更具有柔性,并使一个受体二聚体可与多个激素反应元件相互作用。GRα 的 481～777 位氨基酸残基为 E 区,也就是 LBD,它也是一个高度保守的区域,参与调节配体的结合、二聚体的形成,以及与某些转录因子、辅因子及分子伴侣的结合。

E 区由高度折叠的 12 个 α 螺旋组成,其中激素依赖的激活域 AF-2 就位于第 12 号螺旋上,介导配体结合后的变构效应。从晶体结构上看,LBD 的 12 个 α 螺旋形成一个三层的螺旋状结构,当与配体结合时,受体发生构象变化,第 11 个螺旋和第 12 个螺旋的位置发生变化,形成一相互作用的表面,使共激活因子通过其 LXXLL 基序与受体的 AF-2 区结合,从而形成转录激活受体。

F 区在长度及序列上都是高度变异的,目前对其功能尚不清楚。

2. 核定位(nuclear localization)·核受体是在胞质核糖体合成的。核受体蛋白合成后,借助于其 C 区和 D 区交界处(图 5-3-1)的核定位信号(nuclear localization signal, NLS)进入细胞核内。因此,大多数核受体在合成后,不管有没有与配体结合都位于细胞核内。糖皮质激素受体则例外,在没有激素的情况下,它与分子伴侣结合成复合物一起位于细胞质内,如热休克蛋白。一旦激素与糖皮质激素受体结合,便可诱导构象变化,导致分子伴侣复合物的解离,使激素激活的糖皮质激素受体通过其 NLS 转位至细胞核。

3. 激素结合(hormone binding)·对亲脂性配体具有高亲和力是许多核受体的共同特征。受体的这种功能由 C 末端 LBD 介导。目前已解析出一些核受体的 LBD 结构,它们结构类似,由 12 个高度折叠的 α 螺旋组成。其中螺旋 3(helix 3,

H3)、4、5 中的氨基酸组成一个疏水口袋,介导受体与配体的结合。配体结合后,诱导的主要结构变化是 C 末端螺旋(H12)的内部折叠,继而形成一个帽状结构覆盖在配体结合的疏水口袋上。

受体对靶基因的识别(target gene recognition by receptors)位于核受体 C 区的 DBD 是决定受体与靶基因 DNA 结合的关键。该区由 66～68 个氨基酸组成,包含两个锌指结构,可以识别靶基因上特异的 DNA 序列即激素反应元件(hormone response elements, HRE)并与之结合。对于核受体超家族所有成员来说,DBD 的整体结构是相似的,而 DNA 结合的特异性由多种因素决定的。

类固醇激素受体超家族各成员都是通过与 DNA 上特异核苷酸序列结合而实现调控基因转录的效应,除雌激素受体外,所有类固醇激素受体都与双链 DNA 序列 AGAACA 结合。这些特异核苷酸序列组成激素反应元件。根据激素不同,HRE 有不同的名称,如糖皮质激素反应元件(GRE)、雌激素反应元件(ERE)和甲状腺激素反应元件(TRE)。

HRE 结构中含有两组组成相同,方向相反的 6 个碱基对,形成一回文结构(palindrome),每 6 个碱基对称为半位点(half site),是与相应受体二聚体中任一单位结合的部位。在 HRE 结构中,半位点间可以有间隔子(spacer)相连,也可以无间隔子而直接相连。间隔子可由 2、3、4、5、7 个任何碱基对组成。HRE 中第一个被确定核苷酸组成的是 GRE,最初认为其序列为 5 - AGAACAnnnTGTTCT - 3;后经过对众多靶基因上功能性 GRE 的分析比较发现,GRE 共有序列(consensus sequence)为：5 - PuGNACAnnnTGTNCPy - 3(Pu 代表嘌呤;Py 代表嘧啶)。孕激素、雄激素和盐皮质激素反应元件与 GRE 相同,分别称为 PRE、ARE、MRE。ERE 与 GRE 的区别在于,半位点的 6 个碱基对序列中有 2 个碱基不同。TRE 和

维甲酸反应元件（RARE）与 ERE 相比，两个半位点的碱基对序列相同，但 TRE 和 RARE 结构并不恒定，根据所调节基因的不同，其半位点的碱基对序列方向可相反，亦可相同。

激素反应元件通常不在靶基因的编码区内，而是与其调控基因的转录起始点有一定距离，其位置可近可远，多在调控基因的 5′末端，但也有居 3′末端者。距调控基因甚远的 HRE 可通过襻状结构而接近转录起始点。HRE 大多起增强子的作用，即激活靶基因转录；少数 HRE 起静止子（silencer）的作用，即抑制转录，此类 HRE 又称负向调节（nHRE）。目前认为，nHRE 结构与 HRE 不同，在未与激素-受体复合物结合时，nHRE 起增强子作用，一旦与激素-受体复合物结合，则具有阻断 nHRE 激活转录的能力。受体对靶基因识别的特异性由受体 DBD 的 P 盒，以及 HRE 半点位的方向和半点位之间的间隔子数所决定。

4. 受体二聚化（receptor dimerization）·核受体 DBD 对六聚体半位点或延伸的半位点具有亲和力；然而，许多 HRE 由重复的半位点序列组成，并且大多数核受体都是以二聚体的形式与 HRE 结合。类固醇激素受体，包括雌激素受体，主要作为同源二聚体起作用，其优先结合两个彼此相对的半位点［即反向重复（IR）］，其间具有三个碱基对（IR3）。尽管 LBD 也介导了一部分受体二聚化，但类固醇受体中的主要二聚化结构域在 C 结构域内。配体结合可促进类固醇激素受体的二聚化和 DNA 结合。大多数其他受体，包括 THR、RAR、PPAR、LXR 和 VDR，与 RXR 形成异二聚体以结合 DNA。类固醇激素受体形成同源二聚体后，识别并结合靶基因上的激素反应元件，进而调控靶基因的转录。

5. 糖皮质激素受体亚型·人糖皮质激素受体具有 α 和 β 两个亚型，均由 5 号染色体的同一基因编码，为 GR 基因同一转录产物通过不同方式剪切的结果。人 GRα 与 GRβ 的前 727 个氨基酸相同，不同的主要是 C 末端的 LBD，前者由 50 个氨基酸组成，后者仅有 15 个氨基酸，两种受体的分子量分别为 97 000 和 94 000。在 mRNA 水平，两者都包含第 1 和第 8 外显子。因为 GRα 几乎在所有组织和细胞中均有表达，在绝大多数细胞中其含量也远远超过 GRβ，糖皮质激素（GC）主要通过结合 GRα 发挥作用。GRβ 缺乏正常的 LBD，因此不能与糖皮质激素结合进而发挥 GRα 的转录激活作用；但由于其具有完整的 DNA 结合域，能以激素非依赖的方式与 GRE 结合，因此 GRβ 可对 GRα 产生显负性作用（dominant negative activity），从而抑制 GRα 的转录激活，拮抗糖皮质激素的作用。

（二）作用机制

糖皮质激素分子较小并且具有亲脂性，一般认为无需依靠特殊的膜载体，借自身单纯扩散作用即能通过细胞膜的脂质双层进入细胞。

糖皮质激素受体在与配体结合以前，与 2 分子的热休克蛋白 90（heat shock protein 90，HSP90），1 分子 HSP70，1 分子 HSP56 及几种亲免素（immunophilins）如他克莫司结合蛋白（FK506 binding proteins，FKBP51）结合在一起而位于细胞质内，这些蛋白质协助糖皮质激素受体维持正常的空间构象，并呈现准备与激素结合的状态。HSP90 可通过"遮蔽"GRα 两个核定位序列（NL1 和 NL2）而"暴露"配基结合位点，

从而调节配基的结合以及受体在胞质中的滞留。当糖皮质激素受体（GR）与糖皮质激素（GC）结合后，受体构象发生改变后，与 HSP90 复合体解离，继而从胞质转入胞核。转入核内后，GR 形成同源二聚体，可以直接识别并结合靶基因的 GRE 来调控靶基因的转录；也可通过与其他信号分子或转录因子形成复合物而不需要结合到靶基因的 GRE 上来而间接调控靶基因的转录，如图 5-3-3 所示。以下将对这两种糖皮质激素受体调控靶基因转录的机制进行详尽的介绍。

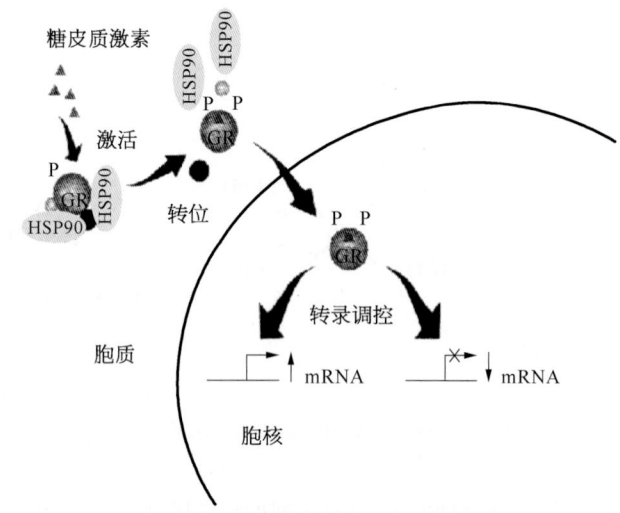

图 5-3-3 糖皮质激素作用机制示意图

没有配体时，糖皮质激素受体（GR）与热休克蛋白 90（HSP）结合，以无活性状态位于胞质内。GR 一旦与配体结合，便与 HSP90 解离，依赖其核定位信号（NLS）进入胞核，发挥正向和负向调控基因转录作用

1. 糖皮质激素受体通过 GRE 直接调控靶基因的转录·糖皮质激素受体与 GRE 结合后，既可以促进，也可以抑制靶基因的转录。糖皮质激素受体对靶基因的转录激活或抑制作用受 GRE 的类型、GRE 周围启动子/增强子的特征，以及能与靶基因结合的细胞特异性的转录因子或辅激活子/抑制子共同决定的。GRE 有三种类型：① 经典糖皮质激素反应元件；② 抑制型糖皮质激素反应元件（nGRE）；③ 复合型糖皮质激素反应元件。

（1）经典糖皮质激素反应元件：这是糖皮质激素激活基因转录的最经典的作用方式，这种作用方式已在多种糖皮质激素靶基因中被证实，包括糖异生相关的酶，如酪氨酸氨基转移酶（TAT）、磷酸烯醇式丙酮酸羧激酶（PEPCK）及小鼠乳腺肿瘤病毒（MMTV）启动子等，这些靶基因都具有经典的 GRE 序列。

糖皮质激素受体与经典的 GRE 结合后，进一步招募辅转录激活因子协同促进靶基因的转录，目前发现至少有 3 种辅转录激活因子参与 GR 的转录激活作用，分别为 BRG1（brahma related gene 1）复合体、维生素 D_3 受体相互作用蛋白/甲状腺激素受体关联蛋白（vitamin D_3 receptor-interacting protein，DRIP；thyroid hormone receptor-associated protein，TRAP）复合体和 p300/CEBP 结合蛋白相关因子（p300/CBP-associated factor，P/CAF）复合体。前两种复合体通过直接与 GR 相互作用来促进 GR 的转录激活作用，而 P/CAF 与活化的 GR 结合需要类固醇受体共激活子（steroid receptor coactivator，SRC)作中介，P/CAF 与结合 SRC 的 GR 结合后发挥 P/CAF 的组蛋白乙酰转移酶(histone acetyltransferase，HAT)活性，使组蛋白 H4 乙酰化从而使紧密的核小体结构成为较松弛的结构，引起局部 DNA 解螺旋，最终激活基因转录。

(2) 抑制型糖皮质激素反应元件(nGRE)：目前在一些基因中也发现有抑制型糖皮质激素反应元件的存在，如人胰岛素、前阿黑皮质原(POMC)及骨钙素等。这些基因中抑制型 GRE 的序列高度可变，尚未发现保守序列。糖皮质激素受体与 nGRE 有交叉重叠，当 GR 结合到骨钙素或 POMC 基因后可能干扰了这些转录激活因子与其反应元件的结合，从而抑制了靶基因的转录。也有研究发现 GR 结合到 POMC 启动子上后能够招募一些共抑制子来发挥转录抑制作用。共抑制子目前主要有两个，即 NCoR（核受体共抑制子，nuclear receptor corepressor)和 SMRT(视黄醇和甲状腺受体沉默介导子，silencing mediator for retinoid and thyroid receptors)，它们的作用与共激活子相反。共抑制子本身不具有酶活性，它们可以招募组蛋白去乙酰化酶(HDAC)到靶基因上，通过逆转组蛋白乙酰化酶的作用使染色质折叠，形成致密小体，抑制其转录。哺乳动物基因组有多个 HDAC，其中最主要的是 HDAC3。HDAC3 通常与 NCoR 或 SMRT 结合在一起发挥转录抑制作用。共抑制子也可直接与通用转录因子(general transcription factors，GTF)结合形成大的蛋白复合体来发挥转录抑制功能，但目前对此种机制的研究还不是很清楚。

(3) 复合型糖皮质激素反应元件：某些基因的 DNA 既可以与 GR 结合也可以与其他转录因子结合，这样的 DNA 序列称为复合型糖皮质激素反应元件。通常复合型 GRE 与其他转录因子的结合位点非常接近或者有交叉重合。因此，复合型 GRE 序列的相似性也很低。由于 GRE 与其他转录因子的结合位点很近，GR 与其他转录因子往往相互排斥，即当有 GR 存在的情况下，其他转录因子就不能结合到其相应的结合位点上。如人 ACTH 释放激素(CRH)基因就含有复合型 GRE，当 GR 与 CRH 的 GRE 结合后，抑制其他正性转录因子与 CRH 的结合，从而抑制 CRH 的转录。GR 与复合型 GRE 结合后不是只能抑制靶基因的转录，如小鼠增殖蛋白(mouse proliferin)基因，其 GRE 与活化蛋白 1(AP-1)反应元件重叠在一起。AP-1 是参与炎症和免疫反应的重要转录因子，其二聚体由 Fos(c-Fos、FosB、Fra1 和 Fra2)和 Jun(c-Jun、JunB 和 JunD)家族的成员构成，形成 Jun-Jun 和 Fos-Jun 的转录复合体。研究表明，GR 与 GRE 结合后是激活还是抑制小鼠增殖蛋白的转录受 AP-1 与其反应元件结合情况的调控。在没有 AP-1 转录因子结合的情况下，GR 不能与增殖蛋白启动子结合，从而不能调控增殖蛋白的转录，若 Jun-Jun 转录复合体结合到 AP-1 反应元件上，则 GR 促进靶基因的转录；若 Fos-Jun 转录复合体结合到 AP-1 反应元件上，则 GR 抑制靶基因的转录。因此，复合型 GRE 发挥转录激活或抑制作用受靶基因 GRE 附近启动子/增强子序列及靶基因特异性结合的转录因子共同调控。

2. 糖皮质激素受体通过蛋白质-蛋白质相互作用间接调控靶基因的转录 GR 除了直接与 GRE 结合调控基因的转录外，还可通过与其他转录因子相互作用间接调控基因的转录。如 GR 可以与核因子 κB(NF-κB)、AP-1 及信号转导和转录激活物(signal transduction and activators of transcription，STAT)等相互作用来调控基因的转录。这些转录因子调控的很多基因都涉及炎症和免疫反应，因此糖皮质激素很可能通过这种作用方式来抑制炎症和免疫反应。GR 的蛋白质-蛋白质相互作用，有重要的生理功能。有研究发现，整个 GR 基因缺失的小鼠在出生后很快死于急性呼吸窘迫综合征；但带有某种 GR 基因突变的小鼠，GR 通过 DNA 的转录激活作用障碍，但保留了蛋白质-蛋白质相互作用时，动物可存活并能繁殖。

NF-κB 是调控炎症和免疫反应的一个极其重要的转录因子，可以增强许多基因的表达，在哺乳动物的免疫反应及炎症中有重要作用，这些基因包括细胞因子、细胞黏附分子、补体和许多免疫受体(immunoreceptor)。NF-κB 属于 Rel 家族，该家族中主要有 Rel(c-Rel)、p65(Rel A)、Rel B、p50(NF-κB1)及 p52(NF-κB2)等成员，通常所指的 NF-κB 二聚体也就是目前研究最透彻的 p65 和 p50 形成的异二聚体。在细胞质内 NF-κB 与抑制蛋白(IκB)及 PKA 的催化亚基(PKAc)结合处于失活状态，当机体或细胞受到病毒感染、炎症因子(TNF-α 或 IL-1)或细菌脂多糖刺激后，IκB 激酶(IKK1 或 IKK2)磷酸化 IκB，使 IκB 泛素化降解，NF-κB 与 IκB 解离，解离后的 NF-κB 进入胞核，与靶基因的反应元件结合促进基因的转录，从而调控炎症和免疫反应。

GR 抑制 NF-κB 对靶基因的转录激活机制在不同的细胞或不同的信号刺激中各不相同。最初的研究发现 GR 可以与 NF-κB 的亚单位 p65 结合，从而拮抗 NF-κB 对靶基因的转录激活，这种结合同时也抑制了 GR 依赖的靶基因的转录激活，表明它们的抑制作用是相互的。也有研究发现，GR 也可与 PKAc 结合，过量表达 PKAc 可以降低 GR/NF-κB 的相互抑制作用，表明 PKAc 本身也可以调控 GR/NF-κB 的相互抑制作用。

GR 也可通过与 NF-κB 竞争性地结合共激活子如 CBP 或 SRC-1 来抑制 NF-κB 对靶基因的转录激活作用。关于 CBP，目前我们更多地认为 CBP 主要起稳定 p65 与 GR 的相互作用，从而干扰通用转录因子(GTF)的活性，最终抑制靶基因的转录。也有研究认为 CBP 将 NF-κB 和 GR 的复合物稳定在 NF-κB 的结合位点后干扰 RNA 聚合酶Ⅱ羧基端的磷酸化，抑制靶基因的转录。

也有研究认为 GR 可以与 IκBα 启动子的 GRE 结合，通过促进 IκBα 的表达来抑制 NF-κB 对靶基因的转录激活。但这一现象仅在很少的几种细胞中发现，而且发生的速度较慢。因此，这一机制并不是糖皮质激素抑制炎症反应中较重要的机制。

GR 通过与 NF-κB 的相互作用间接调控靶基因的转录是糖皮质激素抑制炎症和免疫反应的比较重要的机制。除此之外，GR 也可与 AP-1 及 STAT 等相互作用来发挥抗感染和免疫抑制作用。糖皮质激素抗感染作用机制见图 5-3-4。

如前所述，GR 抗炎通过复合型 GRE 来调控 AP-1 对靶基因的转录调控，除此之外，GR 也可不依赖 GRE 间接调控 AP-1 对靶基因的转录。有研究发现 GR 可以与结合在 DNA 上的 c-Jun 结合，抑制 AP-1 依赖的靶基因的转录激活。我们知道被有活性的 JNK 磷酸化后的 c-Jun 与 CBP 结

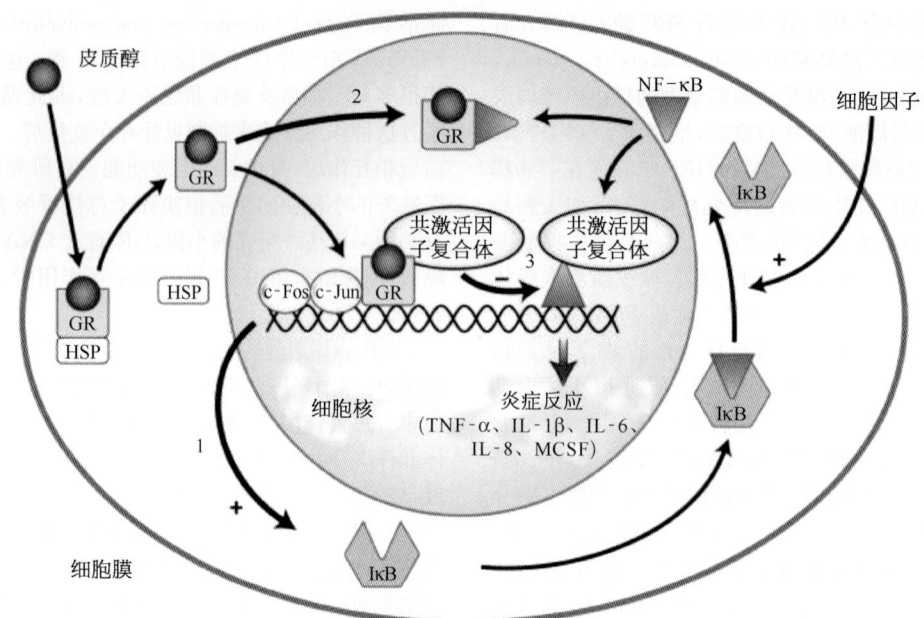

图5-3-4 糖皮质激素抗炎作用示意图

皮质醇与胞质内糖皮质激素受体（GR）结合，使热休克蛋白 HSP70 和 HSP90 与 GR 解离，GR 进入核内。GR 与 AP-1 家族成员 c-Fos 和 c-Jun 一起，结合到 DNA 的糖皮质激素反应元件（GRE），发挥以下调节作用：① 诱导抑制蛋白（IκB）表达；② 抑制核因子 κB（NF-κB）活性；③ 与 NF-κB 竞争共激活因子，如 cAMP 反应元件结合蛋白（CREB）和类固醇受体激活子1（SRC-1）

合后促进基因转录，研究发现 GR 可以促进 MAPK 磷酸酶 1（MKP-1）的表达，MKP-1 去磷酸化 JNK，从而抑制 JNK 的活性，进而不能磷酸化 c-Jun，最终抑制 AP-1 对靶基因的转录激活。GR 也可与 STAT 相互作用间接调控靶基因的转录。GR 与 STAT 相互作用后不是抑制而是促进 STAT 对靶基因的转录。最先报道的是 GR 与 STAT5 的相互作用，两者结合后可以协同激活具有 STAT5 结合位点而没有 GRE 的 β-酪蛋白（β-casein）的报告基因，但目前对这一机制尚不是很清楚，仍需进一步研究。

3. 其他·GR 可以与盐皮质激素受体（MR）或其他的核受体形成异二聚体，与 GRE 或其他激素反应元件（HRE）结合从而影响靶基因的转录，不同结构的异二聚体可有明显不同的转录活性。

4. 糖皮质激素的非基因组作用（nongenomic action）·糖皮质激素的生物学效应主要是通过调控靶基因的转录而产生的，但是这条作用通路往往不能解释糖皮质激素的快速作用效应。据报道，皮质类固醇激素在释放后数秒或数分钟内便可引发一系列反应，这被认为是由尚未证实的细胞膜偶联受体介导的，即通过非基因组的作用机制来发挥这一快速效应。糖皮质激素可以作用于细胞膜上的特异性 G 蛋白偶联受体，影响细胞内 Ca^{2+} 内流而发挥作用，但目前我们对糖皮质激素的膜受体的了解尚十分有限。同时，糖皮质激素也可以与细胞内的糖皮质激素受体结合后，激活蛋白激酶，进而影响 mRNA 的稳定性，mRNA 的翻译及翻译后的修饰等。新近的研究提示，糖皮质激素的基因组效应和非基因组效应之间可能是相互作用的，它们可能通过协调活动完成激素的效应。

二、盐皮质激素的作用机制

盐皮质激素受体（mineralocorticoid receptor，MR），即醛固酮受体（aldosterone receptor），其编码基因被命名为 NR3C2。该基因位于 4q31.1，全长 450 kb，编码的醛固酮受体共含 984 个氨基酸。最初的研究认为，醛固酮受体主要分布于极化上皮组织（如肾小管上皮与结肠上皮），通过调节离子通道蛋白的表达与活性，完成对机体水盐代谢平衡的调控。在肾脏组织，醛固酮受体主要分布于远端肾单位小管，包括远曲小管、连接小管以及集合管的管腔上皮细胞。过去 20 年的研究进一步拓展了人们对醛固酮受体的组织分布与生理功能的认识。现在认为，醛固酮受体在非上皮组织内也有较高水平的表达，如心脏、血管、脑及脂肪组织等。

在未结合配体的状态下，醛固酮受体与分子伴侣蛋白相结合，主要分布于细胞的胞质内；一旦与配体相结合，醛固酮-醛固酮受体复合物便会转位进入胞核，与下游靶基因启动子区域的盐皮质激素受体反应元件（MRE）相结合，招募其他共转录因子，引起染色质重塑，最终促进或抑制下游基因的表达。醛固酮受体在不同组织发挥不同的生理功能依赖于下游靶基因的特异性表达。醛固酮受体的下游靶基因主要有：位于细胞顶侧阿米洛利敏感性钠离子通道蛋白（ENaC）的各亚基，位于细胞基底侧钠泵的各亚基，糖皮质激素诱导激酶 1（SGK1）等；在各种非上皮组织内，醛固酮受体的下游基因也有所差别。比如，在血管内皮细胞内有骨桥蛋白与血管紧张素转化酶（ACE），在血管壁肌细胞内有 MDM2 等。醛固酮的生理作用和机制参阅相关章节。

参考文献

[1] 宁光.肾上腺糖皮质激素作用机制[M]//罗邦尧.肾上腺疾病临床诊断与治疗学.上海：上海科学技术出版社，1995：25-35.

[2] Stewart PM, Newell-Price JDC. The adrenal cortex[M]//Melmed S, Polonsky K, Larsen P, et al. Williams textbook of endocrinology.13th ed. Philadelphia: Elsevier, 2016: 489-555.

[3] Auchus RJ, Miller WL. The Principles, enzymes, and pathways of human

steroidogenesis[M]//Jameson JL，De Groot LJ，De Kretser DM，et al. Endocrinology：adult and pediatric. 7th ed. Philadelphia：Elsevier Saunders，2016：1695‐1716.

[4] Bledsoe RK，Montana VG，Stanley TB，et al. Crystal structure of the glucocorticoid receptor ligand binding domain reveals a novel mode of receptor dimerization and coactivator recognition[J].Cell，2002，110(1)：93‐105.

[5] De Bosscher K，Vanden Berghe W，Haegeman G. The interplay between the glucocorticoid receptor and nuclear factor-kappaB or activator protein‐1：

molecular mechanisms for gene repression[J].Endocr Rev，2003，24(4)：488‐522.

[6] Yang J，Young MJ. The mineralocorticoid receptor and its coregulators [J].J Mol Endocrinol，2009，43(2)：53‐64.

[7] Nicolaides NC，Galata Z，Kino T，et al. The human glucocorticoid receptor：molecular basis of biologic function[J].Steroids，2010，75(1)：1‐12.

[8] Kumar R，Thompson EB.Gene regulation by the glucocorticoid receptor：structure：function relationship[J].J Steroid Biochem Mol Biol，2005，94(5)：383‐394.

第四章 · 肾上腺皮质激素的生理作用

骆天红

第一节 · 糖皮质激素的生理作用及分泌调节

糖皮质激素为生存所必需，对碳水化合物、脂肪及蛋白质代谢均有重要作用；对免疫系统、循环系统及肾脏功能均有调节作用；可影响生长发育、骨代谢及中枢神经系统的活动等。在应激状况下，糖皮质激素的分泌可增加 10 倍，可引起心脏收缩力、心输出量增加、对儿茶酚胺及其他加压激素的敏感性增加，骨骼肌收缩力增强，糖异生及蛋白质脂肪分解增加。

一、糖皮质激素的生理作用

（一）对代谢的影响

1. 糖代谢·糖皮质激素对糖代谢最基本的影响是通过促进肝糖异生而增加葡萄糖的合成，糖皮质激素主要通过刺激磷酸烯醇式丙酮酸羧激酶（PEPCK）和葡萄糖 6 磷酸酶来促进肝脏糖异生，这两个酶是糖异生过程中的限速酶，糖皮质激素还可调控 6‐磷酸果糖‐2‐激酶/果糖‐2,6‐二磷酸酶的表达，该酶可调控果糖‐2,6‐二磷酸的水平，后者对糖异生和葡萄糖氧化过程起着构象调节作用。糖皮质激素同时也促进葡萄糖、蛋白质及脂肪的分解，而这些分解产物正是糖异生的底物。糖皮质激素还可引起脂肪细胞、肌细胞及成纤维细胞对胰岛素的抵抗，从而降低这些细胞对葡萄糖的摄取。虽然在上述细胞中糖皮质激素与胰岛素的作用相拮抗，但在肝细胞中，这两种激素均可增加糖原合成酶活性，减少糖原分解，从而增加肝糖原含量，因而在抵御长期饥饿中起着协同作用。

糖皮质激素还对其他多种激素起着"允许"作用（permissive action，指基础水平的糖皮质激素为其他一些激素发挥生理效应的必需条件），如糖皮质激素对肾上腺素和胰高血糖素引起的脂肪分解、糖异生及糖原分解等作用来说是必需的。过量的皮质醇可引起肝糖原及葡萄糖合成增加以及外周组织对葡萄糖的摄取和利用下降，从而引起血糖升高。相反，皮质醇缺乏会使葡萄糖合成和肝糖原含量下降，并引起低血糖。但在慢性皮质醇缺乏的患者如艾迪生病患者，其血糖水平可在正常范围，这是由于胰岛素分泌适应性降低所致。

2. 脂代谢·糖皮质激素可促进脂肪分解、抑制细胞对葡萄糖的摄取，并减少甘油的合成，从而增加游离脂肪酸的水平。另外，糖皮质激素还可通过加强其他脂解激素如肾上腺素、生长激素的作用而促进脂肪分解。但糖皮质激素的这种促进脂肪分解的作用在身体不同部位的脂肪细胞中有所不同，在糖皮质激素过多（如库欣综合征）的患者，四肢脂肪丢失，但躯干、项及面部脂肪堆积，这种差异可能与糖皮质激素对不同部位脂肪细胞分化的影响不同有关。

3. 蛋白质·糖皮质激素促进蛋白质的分解代谢，抑制合成代谢。在脂肪、骨骼肌、骨骼、淋巴及结缔组织中，蛋白质分解形成的氨基酸被用来进行糖异生。但心肌和横膈肌则几乎不受这种影响。

（二）对免疫系统及炎症反应的影响

糖皮质激素对免疫系统有着重要的调节作用。生理剂量的糖皮质激素对免疫系统有允许作用，而大剂量的糖皮质激素可抑制多数免疫及炎症反应。糖皮质激素可抑制二十烷类和糖脂的合成，并抑制缓激肽的作用。糖皮质激素可阻断组胺及各种炎症因子（如肿瘤坏死因子 α、IL‐1、IL‐6 等）的分泌及其作用，因而可减轻炎症反应。糖皮质激素可引起以 T 细胞减少为主的白细胞减少、单核细胞减少及嗜酸性粒细胞减少，这些作用可能是通过使细胞停留在细胞周期 G_1 期及诱导细胞凋亡所引起的。但糖皮质激素可引起外周血中多核细胞计数增加，这主要是因为糖皮质激素可使多核细胞在外周血中的停留时间延长所致。由于糖皮质激素可降低多核细胞的渗出作用、趋化性及吞噬作用，因而减少了它们在炎症灶附近的积聚，从而抑制炎症反应。糖皮质激素对免疫及炎症反应的抑制作用主要通过抑制在应激过程中释放的细胞因子和其他化学介质的活性及其合成。表 5‐4‐1 列出了被糖皮质激素抑制的各种介质。此外，药理剂量的糖皮质激素还可减小免疫组织的体积。

表 5‐4‐1 **受糖皮质激素抑制的细胞因子及其他介质**

细胞因子	IL‐1、IL‐2、IL‐3、IL‐4、IL‐5、IL‐6、IL‐10、IL‐11、IL‐12、IL‐16、干扰素 γ、肿瘤坏死因子 α、粒细胞‐巨噬细胞集落刺激因子（GM‐CSF）

（续表）

趋化因子	IL-8、巨噬细胞炎性蛋白 1α、细胞因子诱导的中性粒细胞化学趋化因子（CINC/gro）、单核细胞趋化蛋白 1（MCP-1） 调节正常 T 细胞表达与分泌的活化因子（RANTES） LIX
炎症因子	二十烷类、缓激肽、5-羟色胺、组胺、血浆凝血酶原激活物、胶原酶
激素及神经递质	ACTH 释放素（CRH）、抗利尿激素、催产素、ACTH、β-类啡肽、LH、胰岛素、去甲肾上腺素、肾上腺素、一氧化氮、P 物质
细胞黏附分子	细胞间黏附分子 1（ICAM-1）、E 选择素、内皮细胞-白细胞黏附分子 1（ELAM-1）

也有部分细胞因子不被糖皮质激素抑制，如膜联蛋白 1（脂皮素 1）可被糖皮质激素诱导，它有抗炎作用并介导糖皮质激素对垂体 ACTH 分泌的抑制作用；又如巨噬细胞移动抑制因子（macrophage migration inhibitory factor，MIF），在体内，糖皮质激素可升高血浆、胸腺、脾脏及其他细胞中 MIF 的水平，而 MIF 又可拮抗糖皮质激素的作用；另外，有些细胞因子如 IL-10，在某些情况下可被糖皮质激素诱导，而在另外一些情况下则被抑制；在炎症反应急性期，糖皮质激素既增强 IL-1、IL-6、TNF-α 等细胞因子对某些在急性期表达的蛋白的诱导作用，又抑制这些细胞因子自身的合成；另外糖皮质激素在抑制某些细胞因子表达的同时，却诱导这些细胞因子受体的表达。

糖皮质激素通过不同的机制调控这些细胞因子的表达，如 IL-1 在转录、翻译及分泌等环节都被糖皮质激素阻断；而 TNF-α 及 GM-CSF 则似乎是通过增加 mRNA 的降解而被抑制；IL-2、IL-3 及 IFN-γ 等则在转录水平被抑制；另外像前列腺素和一氧化氮等则是因为这些分子的合成酶被抑制，而这些作用都是通过 GR 与 NF-κB、AP-1 及其他转录因子的相互作用实现的。不仅糖皮质激素可影响细胞因子的表达和作用，细胞因子反过来也可调控糖皮质激素，如 MIF、IL-1、IL-2、TNF-α、IL-10、IL-11 等。

糖皮质激素还可诱导胸腺细胞及其他淋巴细胞的凋亡，过表达 GR 的小鼠对糖皮质激素诱导的凋亡敏感性增强，淋巴细胞特异地高表达或低表达 GR 的小鼠其 T 细胞库也相应地更低或更高。糖皮质激素诱导的凋亡还可见于多数血液细胞以及上皮细胞、癌细胞及成骨细胞等。在某些情况下，糖皮质激素也有抗凋亡作用，使胸腺细胞免于凋亡。

（三）对皮肤的影响

糖皮质激素可抑制成纤维细胞，从而引起皮肤萎缩，伤口愈合时间延长。

（四）对骨骼及钙的影响

糖皮质激素可降低肠道对钙的吸收以及肾脏对钙磷的重吸收，从而降低血钙浓度，因而被用来治疗急性高血钙。但通常甲状旁腺功能正常时，糖皮质激素不会引起血钙低于正常水平，因为甲状旁腺激素分泌会代偿性增加。长期过量地使用糖皮质激素对钙和骨代谢最明显的影响是引起骨质疏松，糖皮质激素可降低成骨细胞的活性和数量，同时也降低破骨细胞的活性，但程度较轻，总体上说，降低骨转换，并导致骨代谢的负平衡。糖皮质激素可降低血中钙磷水平，并引起继发

性甲状旁腺功能亢进。在基础水平，糖皮质激素可从骨髓中动员中性粒细胞进入血液和其他组织，其可能的机制是降低 IGF-1、IGFBP、IGF-1 受体和生长激素受体等分子的表达，以及与甲状腺激素的相互作用。

（五）对循环系统及肾脏的影响

糖皮质激素对心血管及电解质的影响复杂，有时是相反的，其中最重要的影响是对血管反应性及血压的影响，糖皮质激素可直接或间接作用于多种心血管系统的靶细胞，包括上皮细胞、血管平滑肌及内皮细胞，以及心肌细胞。在正常的生理情况下，糖皮质激素对心血管系统最重要的影响是血管对血管活性物质（血管紧张素Ⅱ、去甲肾上腺素）反应性的允许作用，以维持正常的血压。糖皮质激素不足可引起心血管衰竭（collapse），如艾迪生病患者。尽管糖皮质激素增强血管反应性作用的确切机制尚不明确，但其增加和血管反应相关的激素受体很可能起着重要作用。糖皮质激素可诱导平滑肌细胞 α1B 及 β2 受体的转录和表达；它还可直接作用于心脏，如诱导心肌细胞 Na^+-K^+-ATP 酶，并增加心脏肾上腺素合成。这些作用使糖皮质激素具有正性肌力作用，并增加心脏输出。体外试验还显示糖皮质激素可增加血管平滑肌细胞钙的摄取，从而增强血管收缩性。高水平的糖皮质激素对出血性休克时能否存活至关重要。过量的糖皮质激素常可导致高血压，这可能是由于过量的糖皮质激素使肾脏 11β-羟类固醇脱氢酶（11β-HSD）饱和，从而激活盐皮质激素受体有关。

（六）对水、电解质的影响

糖皮质激素可通过糖皮质激素受体直接促进肾小管上皮细胞对钠的重吸收和促进钾的排泄，而皮质醇和皮质酮还可通过盐皮质激素受体引起水钠潴留，但正常情况下，这一效应不易被观察到，因为内源性糖皮质激素会被 11β-羟类固醇脱氢酶 2（11β-HSD2）灭活，如果该酶由于先天或后天原因失活，如表象性盐皮质激素过多症（apparent mineralocorticoid excess，AME）或服用甘草制剂等，则内源性糖皮质激素可激活盐皮质激素受体，从而导致水钠潴留和高血压。此外，如果糖皮质激素过多超过 11β-HSD 的催化能力，如库欣综合征，尤其是异位 ACTH 综合征患者，则过量的糖皮质激素也可同盐皮质激素受体结合，并使之激活。糖皮质激素还可增加肾小管泌酸的能力，这可能是通过增加近曲小管 Na^+-H^+ 交换实现的；同时，它还抑制肾刷状缘膜囊泡依赖的磷重吸收，从而引起低血磷。糖皮质激素减少会引起水潴留，这一方面是由于肾小球滤过率降低，另一方面是由于抗利尿激素合成增加，给予外源性糖皮质激素可增加肾小球滤过率，同时伴有排钾、排钠，其机制尚不完全清楚，但可能与心钠素有关。糖皮质激素可增加心肌细胞心钠素的表达，刺激心钠素的分泌，并上调内皮细胞心钠素受体，而外源性糖皮质激素可能对心钠素介导的排钾、排钠起允许作用。

（七）对中枢神经系统的影响

糖皮质激素可通过血脑屏障，并直接作用于脑组织。它可减轻中枢神经系统的水肿，因而常被用来治疗颅内压升高。但它同时也可引起假性脑瘤。糖皮质激素对情绪和行为也有明显的影响，它可刺激食欲，并可引起伴快速眼动相缩短的失明；它可引起易激惹性增加、情感脆弱、记忆受损、难以集中思想，它还可引起性欲减退，这一方面是由于它对行为的影响；

另一方面是由于它对生殖系统的抑制作用所引起的。糖皮质激素过量或不足都可引起抑郁,在部分患者中,糖皮质激素还可引起精神症状。糖皮质激素短期轻度至中度的过量会引起欣快感。原发性精神紊乱如抑郁症或神经性厌食的患者皮质醇分泌昼夜节律消失,24 h分泌量增加,当原发性精神紊乱纠正后,皮质醇的分泌可恢复正常,这一点常被用来鉴别库欣综合征和假库欣综合征。糖皮质激素对中枢神经系统的影响主要通过糖皮质激素受体(GR)和盐皮质激素受体(MR)介导,GR和MR都在大脑及包括脊髓在内的中枢神经系统其他部位表达,MR在海马齿状回和锥体细胞以及边缘系统的其他区域大量表达,而GR则广泛分布于神经元及胶质细胞。仅在下丘脑及脑室周围器官上,MR由于受到11β - HSD2的保护而不与糖皮质激素作用。在海马区未发现11β - HSD2,但有11β-羟类固醇脱氢酶1(11β - HSD1),其他边缘系统的组织中由于没有11β - HSD,其MR可以与糖皮质激素相互作用。由于MR与糖皮质激素及盐皮质激素的亲和力相同,且MR与糖皮质激素的亲和力是GR的10倍,因此在正常情况下,糖皮质激素在边缘系统中的作用主要由MR介导,只有在应激情况下,糖皮质激素急剧升高时,GR才被激活。这两种类型受体的效应不同,有时甚至是相互拮抗的。例如,MR被激活后,可降低海马神经元对神经递质血清素的敏感性,而激活GR则升高它的敏感性。这也许是大剂量的糖皮质激素引起欣快感的原因。糖皮质激素抑制前下丘脑分泌ACTH释放素(CRH),但可刺激杏仁核中央核和侧终纹状核CRH的分泌,并调控恐惧和焦虑情绪。此外,糖皮质激素及其他类固醇还可调控γ-氨基丁酸(GABA)和N甲基D天冬氨酸(NMDA)受体的活性。

糖皮质激素过多或过少均会损害海马神经元,如肾上腺切除可导致齿状回及锥体神经元减少,极高浓度的糖皮质激素可以引起CA3神经元死亡,并会易化其他毒性物质诱导的神经元死亡;另外,糖皮质激素可预防海马成熟神经元的凋亡。糖皮质激素在基线水平通过MR维持神经元的兴奋性,而在应激状态水平下通过GR抑制激活的神经元的兴奋性。此外,在中枢神经系统中,某些酶及转运过程也受到糖皮质激素影响,但其生理作用并不清楚:糖皮质激素可诱导星形细胞中磷酸甘油脱氢酶及谷氨酰胺合成酶的表达、垂体的钾离子通道,以及脊髓中$Na^+ - K^+ - ATP$酶亚基的表达,这些酶或离子通道会抑制海马神经系统中葡萄糖的转运。

(八) 对生长的影响

过量的糖皮质激素可抑制儿童长骨生长及骨的成熟。这主要是由于糖皮质激素可直接抑制骨骺发育,同时也部分地由于糖皮质激素降低胰岛素样生长因子1(IGF - 1)水平,增加IGF结合蛋白1(IGFBP - 1),后者可降低游离IGF - 1水平。此外,长期糖皮质激素过量还可抑制生长激素的分泌。

尽管过量的糖皮质激素会抑制生长,但适量的糖皮质激素对生长和发育也是必需的。在胎儿及新生儿期,适量的糖皮质激素可促进组织的分化和发育。它们可促进胎儿肝脏和胃肠道系统的发育以及刺激胎儿肺表面活性物质的合成。对于有分娩早产儿危险的孕妇,常规给予糖皮质激素以加速胎儿的成熟。

(九) 对其他激素的影响

糖皮质激素可通过GR在下丘脑和垂体水平调控ACTH

的分泌;此外糖皮质激素还可阻断TSH对TRH的反应。在外周,它们可降低T_4向T_3的转换,而增加T_4向反T_3的转换;它们还可降低甲状腺结合球蛋白及甲状腺结合前白蛋白的水平,这些作用总的效应是使总T_4和游离T_4处于正常值低限,而无明显的临床甲状腺功能减退表现。糖皮质激素既可抑制基础状态下促性腺激素的分泌,也可抑制促性腺激素对促性腺激素释放激素的反应,从而降低了性腺性激素的合成;此外,糖皮质激素对性腺还有直接的抑制作用,并抑制性欲,因此糖皮质激素对性腺总的效应是抑制性腺功能。

糖皮质激素的主要生理作用归纳见表5 - 4 - 2。

表 5 - 4 - 2 糖皮质激素的主要作用

对代谢的影响	虫感染的抵抗力
糖代谢	结缔组织
升高血糖	减少胶原形成
增加肝肾糖异生	阻碍肉芽组织形成和伤口愈合
增加肝糖原合成	钙和骨代谢
降低外周组织对胰岛素的敏	降低血钙
感性,降低外周组织对葡萄	促进骨质疏松
糖的摄取	循环系统
脂代谢	增加心输出量
增加脂肪分解	增加对儿茶酚胺的反应性
蛋白质代谢	肾脏
增加蛋白质分解	增加肾血流及肾小球滤过率
免疫系统的影响(药理剂量)	增加游离水清除率
稳定溶酶体膜	抑制抗利尿激素
阻断缓激肽、组胺、IL - 1、IL - 2、	中枢神经系统
血浆凝血酶原激活因子	增加情绪波动
降低血管通透性	引起欣快感
促进多核细胞从骨髓中释放	增加精神症状
阻断多核细胞通过血管壁、趋	降低性欲
化性及吞噬作用	降低促甲状腺激素和促性腺激
降低外周血中淋巴细胞数量	素活性
(以 T 细胞为主)	眼
减少B细胞抗体形成	诱导后囊下白内障
减少嗜酸性淋巴细胞	生长发育
减少胸腺及淋巴样组织体积	抑制骨骼生长(药理剂量)
阻碍延迟性超敏反应	促进肺表面活性物质、肝及胃
降低对细菌、真菌、病毒及寄生	肠道成熟

二、糖皮质激素作用机制与糖皮质激素受体

糖皮质激素的大多数效应是通过糖皮质激素受体(GR)和盐皮质激素受体(MR)完成的,这些受体属于类固醇-甲状腺激素-维甲酸核受体超家族,可调控基因的转录。但糖皮质激素通过核受体起作用通常比较慢,需数小时后才会出现效应。此外,糖皮质激素还可通过细胞膜受体产生快速效应,但目前我们对糖皮质激素膜受体的了解尚十分有限。

糖皮质激素核受体几乎存在于所有有核细胞。在无配体存在的情况下,受体与热休克蛋白结合,以无活性的形式存在于胞浆中,当与配体结合后,热休克蛋白脱离,受体被激活,并转位到细胞核中,通过多种不同的机制调控基因转录,其经典的作用方式是以二聚体形式与糖皮质激素效应元件(GRE)结合,从而激活基因转录,这种作用方式已在多种糖皮质激素靶基因中被证实,包括糖异生有关的酶,如酪氨酸氨基转移酶(TAT)及磷酸烯醇式丙酮酸羧激酶(PEPCK),如果结合到抑制性GRE(nGRE)上,则会抑制基因的转录,如阿黑皮素原(POMC)及骨钙素等。糖皮质激素受体的另一种作用方式是

通过蛋白质-蛋白质相互作用来完成的。这种作用方式不与 DNA 结合，也不需要 GRE，而是通过与其他转录因子结合而调控基因的转录，如活化的 GR 受体可以单体的形式与转录因子 AP-1（c-Jun/c-Fos）、cAMP 反应元件结合蛋白（CREB）及核因子 κB（NF-κB）等结合并抑制由这些转录因子激活的基因转录，而这些转录因子调控的基因很多涉及免疫及炎症反应，因而糖皮质激素很可能是通过这种方式抑制免疫和炎症反应，而糖皮质激素抑制炎症反应的强弱则取决于其对受 AP-1 调控的基因的转录抑制程度。研究表明，天然糖皮质激素（皮质醇）与 MR 的亲和力远高于与 GR 的亲和力，因此在体内某些部位，糖皮质激素的作用是通过 MR 来完成的，如脑部的海马区。在常见的盐皮质激素靶组织如肾小管上皮细胞，由于有 11β-HSD2，这种酶可将皮质醇和皮质酮氧化成皮质素（可的松）和 11-脱氢皮质酮，故糖皮质激素不会和 MR 作用，而在海马区，由于不存在这种酶，糖皮质激素可直接通过 MR 发挥生物效应。相反，很多组织中存在 11β-HSD1，这种酶在体内主要作为还原酶起作用，可分别将皮质素和 11-脱氢皮质酮还原成皮质醇和皮质酮，从而在局部起到强化糖皮质激素活性的效应，并形成所谓的组织特异的库欣综合征表现。

GR 可通过不同的剪接方式形成不同的亚型：GRα 和 GRβ，后者缺乏激素结合区域，虽然它不能结合激素，但它可以和 GRα 结合成异二聚体而成为后者的显性负性拮抗剂。GRβ 水平的升高可能与哮喘、风湿性关节炎及其他自身免疫性疾病中的糖皮质激素抵抗有关。GRα 和 GRβ 的水平及功能均受到细胞因子的影响。当然糖皮质激素抵抗作为一种显著的临床表现，其产生机制有多个途径，如在糖皮质激素治疗过程中或疾病发展过程中 GR 表达下调及结合特性改变，GR 产生失活的突变或多态性，GRβ 过度表达，流出性转运子将某些类固醇激素从淋巴细胞和脑组织中清除出去，以及 GR 与某些转录因子的相互作用，如 AP-1、NF-κB 及 STAT 等都可引起糖皮质激素的抵抗。

三、糖皮质激素合成的负反馈调节

糖皮质激素的负反馈调节不同于那些受到效应产物水平的负反馈调节的激素，如胰岛素主要受血糖水平的调节、醛固酮主要受细胞外液容量、血钾水平的调节，而糖皮质激素主要受其自身水平的负反馈调节。糖皮质激素的合成和分泌受到神经和体液的多重调控，整个调控系统主要包括：肾上腺皮质，其合成和分泌糖皮质激素受到 ACTH 的刺激；垂体前叶，其 ACTH 的分泌受到 CRH、抗利尿激素以及其他一些促泌剂的刺激，另外它也受到糖皮质激素的负反馈抑制；下丘脑，其合成 CRH 和抗利尿激素受到应激以及其他因素的刺激，而糖皮质激素则对它起负反馈抑制。糖皮质激素负反馈抑制可作用于垂体前叶、下丘脑室旁核（PVN），另外很可能也作用于脑部的海马区。在基础状态下，糖皮质激素对下丘脑的抑制作用强于垂体，因为垂体细胞含有皮质类固醇结合蛋白（CBG）样分子，这些分子可与糖皮质激素受体竞争结合糖皮质激素。如前所述，在脑部，糖皮质激素可通过 GR 和 MR 起作用，其中 GR 广泛分布于脑部不同区域，以 PVN 含量最高，而 MR 则主要分布于海马区和外侧隔腹外侧部（lateral septum）。

总体而言，基础状态下，糖皮质激素主要通过 MR 来维持下丘脑-垂体-肾上腺轴对应激的反应，而主要通过 GR 来抑制被激活的反应；相反，在海马区域，糖皮质激素主要通过 MR 起抑制作用，而通过 GR 取消这种抑制作用。下面对肾上腺皮质、垂体及下丘脑等不同水平负反馈调控机制做进一步的论述。

（一）肾上腺皮质

肾上腺皮质合成糖皮质激素受 ACTH 的调控，ACTH 可与肾上腺皮质细胞膜受体结合，激活腺苷酸环化酶，刺激类固醇激素的合成，同时也引起肾上腺皮质的增生和肥大。也有报道胸腺可合成糖皮质激素，另外小肠黏膜也可合成，并会影响局部的免疫反应。

（二）垂体

垂体前叶 ACTH 的合成和分泌既受 CRH 和抗利尿激素的刺激，也受到儿茶酚胺的调控，另外还受到糖皮质激素的反馈抑制。CRH 可与垂体前叶细胞膜受体结合，激活腺苷酸环化酶，引起 cAMP 增高，后者对 ACTH 的合成和分泌均有刺激作用。抗利尿激素可显著加强 CRH 的作用，两者在细胞内多个水平相互作用，CRH 主要增加垂体前叶细胞分泌 ACTH 的量，而抗利尿激素则通过磷酸肌醇途径增加垂体前叶对 CRH 反应的细胞的数量。糖皮质激素一方面可直接抑制垂体前叶细胞 POMC 的表达，另一方面可抑制 CRH 和抗利尿激素的分泌，从而抑制 ACTH 的分泌。肾上腺切除后，ACTH 分泌增加，但保持昼夜节律，同时室旁核 CRH 和抗利尿激素的水平也上升。糖皮质激素诱导的膜联蛋白 1（annexin 1）介导了糖皮质激素对垂体 ACTH 分泌的抑制，而这种作用很可能是通过非基因组的机制。对 ACTH 的反馈性抑制根据其作用快慢可分为三类：快速作用（30 min 以内）、延迟作用（数分钟至数小时）及慢作用（数小时至数天）。前两种作用通常是生理性的，在受到中度或间歇性的应激后发生，后一种作用通常是病理性的，或是在连续数天给予大剂量的糖皮质激素治疗后产生，这三种作用都抑制了兴奋后 ACTH 的分泌，而慢作用还抑制基础 ACTH 的分泌及合成。

垂体前叶细胞对负反馈抑制作用的敏感性取决于多种因素：负反馈对兴奋后 ACTH 的分泌比基础 ACTH 的分泌影响更大；此外，一个应激性的刺激具有"易化"ACTH 对随后应激性刺激的反应，因此当受到第二个应激性刺激时，即使血中糖皮质激素水平已升高，ACTH 的反应也不会因为负反馈的作用而降低。GR 和 MR 同时参与了下丘脑-垂体-肾上腺轴基础活性的调控，大鼠实验显示，皮质酮对基础 ACTH 分泌的抑制作用在昼夜节律的低点时是通过 MR 起作用的，而在昼夜节律的高点时是通过 GR 起作用的，而对兴奋后 ACTH 分泌的抑制作用则是通过垂体前叶 GR 和下丘脑分泌 CRH 神经元的 GR 介导的。另外，不同类型的刺激兴奋 ACTH 后引起的负反馈的作用环节也不相同，如地塞米松可在垂体和下丘脑两个水平阻断低血糖引起的 ACTH 兴奋，而仅在垂体水平阻断视听刺激引起的 ACTH 兴奋。糖皮质激素在垂体水平不仅可有负反馈作用，有时还有易化和允许作用，如糖皮质激素可增加抗利尿激素 V1b 受体与磷脂酶 C 的偶联，从而在应激后糖皮质激素水平升高的情况下，促进抗利尿激素对 ACTH 分泌的刺激作用。

促肾上腺皮质激素细胞还受到其他多种因素的影响，如血管紧张素Ⅱ,垂体细胞附近的旁分泌作用及 TNF-α、IL-1、IL-6 等细胞因子的作用。

(三) 下丘脑

室旁核分泌的 CRH 和抗利尿激素及其他 ACTH 促泌剂都受到体液和神经的双重调控。肾上腺切除后,这些激素分泌增加,另外在受到诸如出血、损伤、低血糖、缺氧、疼痛、恐惧等刺激后也会分泌增加,而糖皮质激素则对它们有抑制作用,糖皮质激素的某些抑制作用也可以通过非基因组通路,如室旁核快速内源性大麻素释放。CRH 的释放还受到儿茶酚胺、瘦素和各种细胞因子的调控,急性失血会引起下丘脑神经元 CRH 表达的改变,而不影响抗利尿激素的表达。目前认为,CRH 通过作用于 CRH-1 受体介导应激引起的行为、交感及下丘脑垂体肾上腺轴的快速反应,而 CRH 相关神经肽 stresscopin 及尿皮质素(urocortin)和 CRH-2 受体结合与应激引起的慢速反应及其他功能有关。体外试验表明,cAMP 激动剂和磷酸肌醇途径可促进 CRH、抗利尿激素及催产素的释放,而地塞米松则抑制它们的释放。同样,在下丘脑水平,糖皮质激素的作用也不完全是负反馈,动物实验表明,大剂量的糖皮质激素可抑制室旁核基础及应激后 CRH 的释放,但在肾上腺切除的动物,应激时 CRH 基因表达并不增加,只有给予小剂量的糖皮质激素后,其表达才会增高,显示小剂量的糖皮质激素对 CRH 的释放具有易化和允许作用,这种作用被认为是通过 MR 介导的,而大剂量糖皮质激素对 CRH 的抑制作用则是通过 GR 介导的。

CRH 除了影响 ACTH 分泌外,在脑内和脑外还有多种不同的作用,如外周神经可分泌 CRH,并作为促炎症反应因子起作用;脂肪组织可以表达 CRH-R1 和 CRH-R2,而 CRH 在脂肪组织中可以下调 11β-HSD1;stresscopin 和尿皮质素可通过 CRH-R2 降低食欲并参与延迟应激反应等。

(四) 细胞因子的负反馈作用

细胞因子对下丘脑-垂体-肾上腺轴调控的生理作用最初是由 Besedovsky 和 Sorkin 等人提出的,他们发现个体受到抗原刺激后数天内糖皮质激素水平会升高,同时伴有免疫应答的增强,因而认为活化的免疫细胞可产生细胞因子,后者可刺激下丘脑-垂体-肾上腺轴,引起糖皮质激素水平升高,进而抑制免疫反应,从而构成负反馈通路。以后的研究表明,IL-1 介导了内毒素对下丘脑-垂体-肾上腺轴的兴奋作用。在外周注射 IL-1α、IL-1β、IL-6 和 TNF-α 均可引起糖皮质激素升高、POMC 及 CRH 表达增加。IL-1 还可引起 CRH 和抗利尿激素释放增加。另外,研究还表明,脑内有 IL-1、IL-2、IL-6 及其他细胞因子受体表达,同时脑组织还合成 IL-1。

四、糖皮质激素与应激

各种应激,如寒冷、感染、外伤、低血糖、悲痛、炎症、疼痛、重体力劳动、出血等都会刺激下丘脑-垂体-肾上腺轴,引起糖皮质激素分泌增加。未经治疗的肾上腺皮质功能减退症患者即使受到轻微的应激也会导致死亡;因各种原因导致应激时不能分泌足够的糖皮质激素的患者虽能应付轻度应激,却不能应付严重的应激,这些现象表明正常情况下,糖皮质激素对应激的反应是逐步升级的,随着应激程度的加重,糖皮质激素的分泌也逐渐增加。在应激情况下,糖皮质激素对机体的保护作用主要有两方面,首先是对其他一些维持机体稳定的激素或细胞因子的允许作用,如调节糖异生、葡萄糖氧化及与脂肪分解有关的激素,调节免疫的细胞因子、与血压调节有关的血管活性因子、下丘脑对应激的反应及垂体对 CRH 的反应等。缺乏糖皮质激素时,上述过程将不能对应激做出有效的反应。另一方面,糖皮质激素对在应激过程中被激活的防御机制具有抑制作用,以避免这些防御机制过度反应,损害机体,其最主要的表现如前文所述,是对一系列的细胞因子和介质的抑制作用。很多证据表明,如果下丘脑-垂体-肾上腺轴受损,不能对应激做出反应以分泌足够量的糖皮质激素,那些被激活的防御机制会损害甚而导致机体死亡。目前的研究表明,糖皮质激素在应激过程中的这种双向作用是糖皮质激素对细胞因子受体的诱导和对细胞因子本身的抑制共同作用导致的结果:低剂量的糖皮质激素可诱导多种细胞因子(如 IFN-γ、IL-6 等)受体,而高剂量的糖皮质激素则会抑制这些细胞因子的活性及其合成,其结果是,低剂量时,糖皮质激素可增强细胞因子的效应,而高剂量时,糖皮质激素抑制这些细胞因子的效应。

第二节 · 醛固酮的生理作用及分泌调节

醛固酮是生理情况下最重要的盐皮质激素,其主要功能为调节电解质的代谢,减少钠的排出,增加钾的排泄,保持细胞外液容量稳定。其主要的靶组织是肾脏、结肠和唾液腺,这些组织均有高亲和力的盐皮质激素受体,醛固酮与其结合后发挥生理效应。除此以外,醛固酮对心血管系统、炎症反应及中枢神经系统还有非经典作用。

一、盐皮质激素受体与醛固酮的生理作用

醛固酮的生理效应是通过激活盐皮质激素受体(mineralocorticoid receptor,MR)而实现的,MR 主要表达于和钠、钾代谢有关的上皮细胞、组织,包括远端肾单位(远曲小管及集合管)、远端结肠、腮腺等。

MR 和糖皮质激素受体(GR)、孕激素受体(PR)、雄激素受体(AR)属于同一类固醇受体家族,这些受体的生物学性质皆为转录(调节)因子,可位于激素靶细胞的核内或胞质内。

MR 与 GR 有相似和相关之处,两者在结构上有相当大的同源性,配体结合域为 57%,DNA 结合域为 94%。在与配体结合特性上,GR 只与糖皮质激素皮质醇结合,而不与醛固酮结合,但 MR 既可与醛固酮结合,又可与皮质醇结合。在体外试验中,醛固酮、皮质醇与 MR 结合的亲和力相仿。

在生理条件下,血皮质醇浓度远高于醛固酮,达百倍之多。MR 在体内如何保持对醛固酮起反应的特异性而不被皮质醇激活为一重要的问题。

GR、MR 与配体结合后,两者对靶基因转录调控时所作用的激素反应元件(hormone response element,HRE)也是共同的,这提示 MR 保持其结合特异性的机制不在受体结合后,而在受体前的环节。现已阐明在肾及结肠上皮细胞内有丰富的 11β-HSD2 的表达,此酶可迅速使皮质醇转变为无活性的皮质素,后者不能与 MR 结合而被排出细胞外,从而保证醛固

酮通过 MR 调节钠、钾代谢的特异生物效应。如果 11β-HSD2 基因发生突变或是服用了可抑制此酶活性的甘草、生胃酮(甘草次酸)，则皮质醇可激活 MR 而引起盐皮质激素过多的临床表现。此外，当体内皮质醇产生量过多，如异位 ACTH 综合征时，超过了 11β-HSD2 使皮质醇降解为皮质素的能力时，也可出现明显的高血压和低血钾。

除了经典的核受体外，有很多研究试图证明类固醇激素的非经典信号转导途径。虽然目前还没有足够的证据证明除经典核受体外还存在其他受体，但体内、外研究均显示醛固酮可通过非基因组信号转导途径产生快速生理效应，这种效应可能是通过激活 EGF 受体的 Src 激酶并通过 MAPK 途径传递信号，该信号转导似乎仅和 MR 的 LBD 相关。也有报道显示在分离的心肌细胞和血管细胞的蛋白激酶信号转导、海马锥体神经元谷氨酸释放中都有醛固酮的快速效应，而这些快速效应都涉及了经典的 MR。

二、醛固酮的作用机制

(一) 钠的转运

醛固酮将肾小管内、肠腔内的钠转运至肾、肠上皮细胞，然后将钠由上皮细胞转运至组织液，实现潴钠的功能(图 5-4-1)。

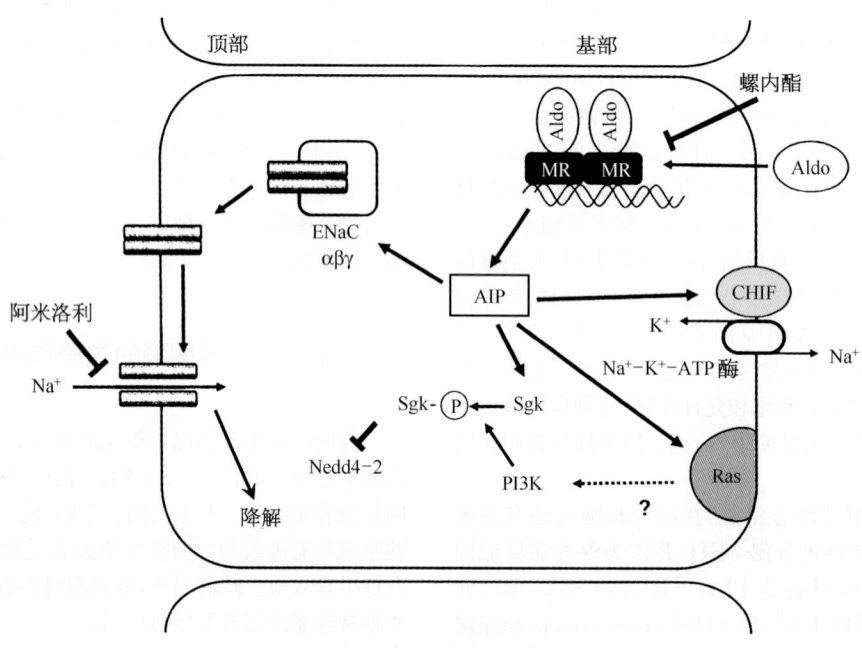

图 5-4-1 醛固酮的作用机制

在远端肾单位、远端结肠中，醛固酮(Aldo)通过盐皮质激素受体(MR)作用于上皮细胞，导致数种醛固酮诱导蛋白(AIP)的产生。上皮细胞钠通道(ENaC)、血清及糖皮质激素诱导的激酶(SGK)、小分子单体 G 蛋白(Ras)，通道诱导因子(CHIF)、Nedd4-2(泛肽蛋白接合酶)、PI3K(磷脂酰肌醇 3 激酶)。图中还标出了抑制钠吸收的螺内酯及阿米洛利的作用部位。醛固酮促进钠吸收机制的说明见正文

在醛固酮作用下，钠由上皮细胞的顶部通过上皮细胞钠通道(ENaC)进入细胞内。ENaC 由结构相仿的 α、β、γ 三个亚基组成，每个亚基都有两个穿膜域，一个细胞外襻，N 端和 C 端皆处于细胞内。C 端皆有关键的基序：脯-脯-脯-X-酪(X 为任一氨基酸)，称为 PY 基序。在醛固酮作用下合成的 ENaC 蛋白在行使功效后可通过 PY 基序与一种泛肽蛋白结合酶 Nedd4-2 相作用，被引导至溶酶体中降解。ENaC 可被阿米洛利(氨氯吡咪)封阻，故称阿米洛利敏感性钠通道。

醛固酮加强 ENaC 转运钠涉及两方面的作用：① 增加 ENaC 的合成，需要通过基因组效应加强基因转录和蛋白质的合成，这一过程需要数小时或更久，符合醛固酮的延缓效应。② 抑制 ENaC 的降解，研究显示，醛固酮可迅速提高血清及糖皮质激素调节的激酶(serum and glucocorticoid-regulated kinase，SGK)水平，SGK 可直接与 Nedd4-2 起反应，阻碍其与 ENaC 的接合，从而延缓 ENaC 的降解，可解释醛固酮的早期效应。另外，醛固酮还可通过 Usp2-45(一种去泛素化酶)调控 Nedd4-2 的表达。SGK 需要经磷脂酰肌醇 3 激酶(PI3K)途径磷酸化后方能具有充分的活性，而 PI3K 可被小分子单体 G 蛋白 Ras 所激活，K-ras 2A 基因已被证明受醛固酮的调控。糖皮质激素诱导的亮氨酸拉链(GILZ)蛋白也可被醛固酮诱导，它可抑制 ERK 信号通路，后者负调控 ENaC，另外 GILZ 也可直接作用于 Nedd4-2；另一个受醛固酮诱导的 Ras3 蛋白的激酶抑制剂连接增强子(connector enhancer of kinase repressor of Ras3，CNK3)在 ENaC 调控复合体组装过程中似乎起着支架蛋白的作用。

钠离子主动由上皮细胞排出为一需要能量的细胞底部及侧部膜上钠泵的活动。在醛固酮的早期作用下，Na⁺-K⁺-ATP 酶的活性增强。ENaC 钠的转运和 Na⁺-K⁺-ATP 酶之间存在着联系，Na⁺-K⁺-ATP 酶的活性对细胞内钠浓度变化非常敏感。在离体肾小管试验中，在醛固酮作用下 Na⁺-K⁺-ATP 酶的快速反应可被阿米洛利所阻滞，提示 Na⁺-K⁺-ATP 酶活性的升高可能是继发于细胞顶部钠离子经 ENaC 流入，使细胞内钠增多。在醛固酮生理效应的后期，Na⁺-K⁺-ATP 酶 mRNA、蛋白质及酶活性皆升高，表明醛固酮可提高此酶的合成。在大鼠远端结肠提取出的通道诱导因子(channel-inducing factor，CHIF)被认为是一种新的受类固

醇诱导的基因产物,醛固酮可使其表达上调,继而证明 CHIF 可增强 Na^+ - K^+ - ATP 酶与钠离子的亲和力,这些证据提示醛固酮诱导的早期 Na^+ - K^+ - ATP 酶活性增加是通过 CHIF 介导的。

(二)钾的转运

醛固酮通过上皮细胞膜上 Na^+ - K^+ - ATP 酶的介导而调节钾的流动,形成的电化梯度有利于钾排出细胞外。醛固酮对钾代谢的调节是独立于前述对钠代谢的调控机制的。于实验动物,连续给予盐皮质激素数日,潴钠效果明显,钠代谢处于正平衡;继续给药,激素的潴钠作用减弱,钠代谢在体液量有所增加的基础上处于接近平衡状态,此种现象称为对盐皮质激素效应的"脱逸",可能与肾脏血流动力学改变及心房利钠肽的分泌增多有关。然而,在脱逸期间,钾的大量排泄仍然存在,说明醛固酮的潴钠、排钾作用是分别独立的。近年研究发现了一种介导钾转运的 K^+ - ATP 酶,此酶受摄入钾量变化及皮质类固醇的调控。醛固酮可使肾脏集合管及远端结肠中 K^+ - ATP 酶 mRNA 的表达升高,说明其与醛固酮调节钾代谢的作用机制有关。

(三)氢离子的转运

醛固酮对氢离子的转运也有独立的机制,主要见于富含碳酸酐酶的肾外侧髓质集合管中的闰细胞(intercalated cell)。醛固酮通过使 H^+ - ATP 酶的活性加强而促使氢离子由顶部细胞膜转运出去,同时伴有相配合的细胞底部侧面 Cl^-/HCO_3^- 交换的加强。醛固酮对氢离子转运的作用在很大程度上是独立于其对钠转运过程的,此作用并不受阿米洛利的抑制。醛固酮还在多种组织中作用于 Na^+ - H^+ 反向转运子(antiporter),在某些组织中这种作用是快速的,非基因组途径的。

综上所述,醛固酮是通过不同的机制实现钠、钾、氢离子的转运,而不是简单的阳离子交换过程。

三、醛固酮的分泌调节

(一)醛固酮分泌的负反馈调节

正常情况下,血钾和血钠仅在极小的范围内波动,这是由于多种负反馈系统对其进行着精细的调控,其中最重要的是肾素血管紧张素系统。该系统由一个长反馈弧和一个短反馈弧构成,其中长反馈弧涉及体液容量的改变,而短反馈弧是血管紧张素Ⅱ对肾素的直接抑制作用。除此以外,还有一个反馈系统(血钾对醛固酮的直接抑制作用)也参与血钾水平的调控。这两个反馈系统共同调定醛固酮的水平,以维持体液容量、血压及血钾水平的稳定。

醛固酮作用于肾小球的远曲小管和集合管,促进钠的吸收,减少钾的吸收,引起血容量和血压升高,从而使肾小球旁器肾素分泌减少,而肾素分泌减少则可引起血管紧张素Ⅰ和血管紧张素Ⅱ分泌减少,最终导致醛固酮合成和分泌减少,这样就构成了肾素血管紧张长反馈弧。在这个反馈弧中有两个重要的调控环节:第一是肾素水平,它决定了血管紧张素Ⅱ的水平;第二是肾上腺对血管紧张素Ⅱ的敏感性。前者是急性调节机制,后者是慢性调节机制。血管紧张素Ⅱ可快速地引起血管收缩以代偿体液容量的下降;血管紧张素Ⅱ还可通过两个机制引起钠潴留。首先可降低肾血流,从而增加近

曲小管对钠的重吸收;其次,可增加醛固酮的分泌。当血钠水平开始降低时,醛固酮并无明显的变化。但当血钠进一步降低,肾上腺对血管紧张素Ⅱ的敏感性增加,这时尽管血管紧张素Ⅱ的浓度并无太大变化,但醛固酮的分泌却迅速增加。

除此以外,醛固酮对血钾的调控主要受另一个负反馈环的影响。这个反馈环较肾素血管紧张素系统简单:血钾水平升高可刺激醛固酮的分泌,后者可引起远曲小管钾的重吸收减少,从而降低血钾,维持血钾平衡。

血管紧张素受体和钾离子可共同作用于球状带细胞膜钾通道,这些通道维持细胞膜的超极化,当钾离子流向改变,细胞膜发生去极化时可引起钙离子内流,并触发醛固酮分泌,这个过程涉及了多个通道分子,包括 TWIK 相关酸敏感通道[TWIK - related acid sensitive(TASK)channels]、KCNJ5、Na^+ - K^+ - ATP 酶、Ca^{2+} - ATP 酶及钙通道 CACNAID。

过去的研究显示肾素血管紧张素系统主要由肝(合成血管紧张素原)、肾脏(分泌肾素)、肺(合成转换酶)及肾上腺(合成醛固酮)等器官构成,但新近的研究发现脂肪组织也能合成大量的血管紧张素原。此外,肾上腺皮质、肾脏、血管及脑组织等还有局部的肾素血管紧张素系统,它们可能在醛固酮的分泌中起着重要的调节作用。

(二)醛固酮分泌调节与钠平衡

醛固酮的分泌受多种因素的调控,以维持血钠和血容量的稳定。除了体内的各种调节因子外,饮食中钠的摄入量也会明显地影响醛固酮的分泌。

1. 肾素血管紧张素系统·当血钠和(或)血容量发生改变时,肾入球小动脉的肾小球旁器可感受到压力或容量的改变,从而引起肾素分泌的改变,并进一步引起血管紧张素Ⅰ和Ⅱ水平的改变,从而调节醛固酮的分泌。肾灌注压的增加、交感神经兴奋性增加及前列环素(PGI_2)均可刺激肾素的分泌,而多巴胺、心房利钠肽(atrial natriuretic peptide,ANP)及血管紧张素Ⅱ则抑制肾素的分泌(表 5 - 4 - 3)。

表 5 - 4 - 3 **调节肾素分泌的因子**

刺激肾素分泌的因子	抑制肾素分泌的因子
灌注压下降	致密斑氯离子排出增加
PGI_2	血管紧张素Ⅱ
ACTH	心房利钠肽
β肾上腺素能刺激因子	抗利尿激素
	α肾上腺素能刺激因子
	多巴胺

2. 非血管紧张素系统的调节·肾素血管紧张素系统不是调节醛固酮合成的唯一机制。例如,剔除血管紧张素原基因的小鼠不再合成血管紧张素原及血管紧张素Ⅱ,但这些小鼠在低钠及高钾的情况下,其醛固酮的合成仍能增加,只是醛固酮的反应达不到正常小鼠的反应程度,其血钾需达到病理状态才能刺激醛固酮的分泌。因此,血管紧张素Ⅱ对于维持正常的醛固酮的分泌和电解质的平衡是必需的。

3. 抑制醛固酮分泌的因子·有些因子可抑制醛固酮的分泌,这些因子同时还具有利钠作用,因而它们对醛固酮分泌的

抑制作用很可能是其对钠重吸收的抑制作用的一个组成部分。心房利钠肽对兴奋后的醛固酮的分泌有强烈的抑制作用，而对基础醛固酮分泌的抑制作用则很小。心房利钠肽与肾上腺的相互关系较为复杂。转基因动物实验显示，过量的心房利钠肽可降低血压，但会引起醛固酮分泌增加。这些动物的肾上腺球状带增生，醛固酮的分泌为正常时的 2 倍，表明尽管心房利钠肽对醛固酮的分泌有直接的抑制作用；但由于心房利钠肽引起血压降低，从而导致继发性醛固酮分泌增加。

多巴胺是目前研究最为详细的醛固酮分泌抑制剂，有很多实验显示多巴胺对醛固酮的分泌有抑制作用，如高盐饮食下，灌注多巴胺拮抗剂甲氧氯普胺可引起醛固酮分泌的增加。此外，有实验显示哇巴因和生长抑素也有抑制醛固酮分泌的作用，但其生理意义尚不清楚（表 5-4-4）。

表 5-4-4 调节醛固酮分泌的因子

因子	刺激醛固酮分泌的因子	抑制醛固酮分泌的因子
多肽	血管紧张素Ⅱ 血管紧张素Ⅲ ACTH 抗利尿激素 内皮素	心房利钠肽 生长抑素
离子	血浆钾离子	多巴胺
其他	血清素	哇巴因

4. 饮食中钠的摄入对醛固酮分泌的影响·肾上腺对钠摄入的减少有两种反应，起先是激活肾素血管紧张素系统，引起醛固酮分泌增加，并导致肾排钠减少；当钠摄入持续减少时，肾上腺对血管紧张素Ⅱ及其他促泌素的敏感性增加，从而引起醛固酮的分泌进一步增加。这一过程在人类约需要 72 h。在持续的钠摄入减少的情况下，肾上腺对血管紧张素Ⅱ的敏感性增加，而血管对血管紧张素Ⅱ的敏感性则降低。在生理情况下，由于醛固酮分泌增加，钠潴留增加，血容量减少的情况得到纠正，因而血管紧张素Ⅱ对血管的作用减弱，从而维持血容量和血压的平衡。

肾上腺对急性或慢性钠缺乏的反应是通过对醛固酮合成途径中的不同环节的调控完成的。在急性钠缺乏时，血管紧张素Ⅱ合成增加，与细胞膜受体结合，并引起级联反应，最终导致类固醇合成途径中的第一步孕烯醇酮合成增加。在类固醇合成增加的情况下，醛固酮的分泌也随着增加。这一过程是完全可逆的，且无新的蛋白质合成。在慢性钠缺乏时，醛固酮合成酶的活性增加，该酶催化醛固酮合成途径中的最后一步反应。同时，与急性反应相同，类固醇合成中的第一步反应（孕烯醇酮的合成）仍持续增加，结果导致醛固酮的合成增加。但目前尚不清楚醛固酮合成酶活性增加的机制，也不清楚是否有盐敏感的转录因子参与其中。

此外，如前文所述的醛固酮"脱逸"现象也是肾上腺对缺钠的适应性反应。

5. 局部的肾素血管紧张素系统·除了经典的全身的肾素血管紧张素系统外，局部组织的肾素血管紧张素系统对醛固酮分泌的调控也起着至关重要的作用。在诸如颌下腺、睾丸、卵巢、平滑肌、垂体、大脑、肾上腺等组织中有肾素、血管紧张

素及转换酶基因的表达，证明这些组织共同构成了一些局部的肾素血管紧张素系统。据推测，肾上腺局部合成的血管紧张素Ⅱ是醛固酮分泌的主要调节因子。例如，大鼠实验表明，在离体的大鼠肾上腺组织中给予血管紧张素Ⅰ刺激会引起醛固酮的分泌增加；而同时给予转换酶抑制剂后，这一效应消失。证明局部的肾素血管紧张素醛固酮系统确实有着重要的生理作用。但该系统的调控机制不同于全身的肾素血管紧张素系统。尽管限钠饮食对两个系统来说都可刺激血管紧张素Ⅱ的生成，但高钾饮食会抑制全身的血管紧张素的生成而刺激肾上腺局部的血管紧张素的生成。此外，长期的低盐饮食会使肾上腺组织的血管紧张素Ⅱ的浓度逐渐升高，并伴随肾上腺对血管紧张素Ⅱ敏感性的增加以及醛固酮水平的升高，这也表明了局部的肾素血管紧张素系统的重要作用。

（三）醛固酮分泌调节与钾平衡

1. 血钾·醛固酮是调节血钾平衡的一个重要因素，如前所述，醛固酮的分泌与血钾水平构成一个负反馈环，与肾素血管紧张素系统共同维持血钾的平衡。它们之间构成一个复杂的调控系统，因为钾的重吸收会影响到钠的重吸收，反之亦然。同时，它们还受到醛固酮的影响。醛固酮对钾的调节作用较慢，而其他一些因子如胰岛素、β 受体激动剂等对血钾的调节作用迅速，因为它们的作用不通过肾脏。另外，醛固酮本身也有调节钾离子在细胞内液和细胞外液重分布的作用，虽然其效应不如胰岛素明显。例如，给予外源性的醛固酮可引起血钾下降，但钾排泄的速率不变，这是由于钾离子从细胞外液转移至细胞内液中所致。研究表明，血管紧张素Ⅱ和钾离子对醛固酮的分泌具有协同作用，而醛固酮对血钾的调控作用主要表现为通过整合来自肾素血管紧张素协同以及钾离子的信号来感受钠摄入的改变，调节钾排泄的速率，从而维持血钾平衡。

2. 饮食中钾的摄入·同限钠饮食一样，高钾饮食也会增加肾上腺对血管紧张素Ⅱ的反应性。同时，肾上腺对外源性钾的摄入的反应性也增强，而且程度更甚。另外，大鼠实验显示，钾的摄入同钠的摄入一样，也会影响醛固酮合成酶的表达：钾摄入增加，醛固酮合成酶表达增加；摄入减少，表达也随着降低；同时，酶的活性也朝着同一方向改变。

3. 肾上腺局部的肾素血管紧张素系统·肾上腺局部的肾素血管紧张素系统在钾离子对醛固酮分泌的调控中也起着重要的作用。高钾饮食引起的肾上腺敏感性增加似乎与血管紧张素Ⅱ的合成有关。因为高钾饮食引起的肾上腺敏感性增加以及醛固酮合成酶表达增加都可通过给予转换酶抑制剂而阻断。例如，在特发性醛固酮增多症患者，给予转换酶抑制剂卡托普利后，可阻断补钾后醛固酮分泌的增加。由于高钾饮食仅会引起肾上腺局部的肾素血管紧张素系统活性增加，因此上述结果表明局部的血管紧张素Ⅱ是引起肾上腺敏感性增加的主要原因。

（四）醛固酮对应激激素的反应

另外，还有一些激素也会影响醛固酮的分泌，这些激素有两个共同的特点：① 多数是一些应激激素；② 这些激素与醛固酮的分泌或其效应之间无明显的负反馈环。例如，ACTH 对醛固酮的分泌就有促进作用，但在生理条件下，其对醛固酮的分泌无明显调节作用，而起着必要的参与作用。慢性的

ACTH 灌注起初可刺激醛固酮的分泌,但 24 h 后,其刺激作用就逐渐消失。同样,在慢性 ACTH 不足的情况下,如垂体功能低下患者或由于外源性糖皮质激素引起的 ACTH 分泌减少,均不会影响醛固酮分泌的调节。

另外,有实验表明血清素和内皮素也有刺激醛固酮分泌的作用。例如,在体或离体给予血清素均会引起醛固酮分泌的增加,而给予血清素拮抗剂则会阻断这一效应。内皮素对醛固酮分泌的刺激作用要弱于血管紧张素Ⅱ。但目前尚不清楚这两种因子对醛固酮分泌的生理调控作用。

四、醛固酮的非经典作用

盐皮质激素对中枢神经系统也有作用,切除大鼠肾上腺会引起齿状回神经变性,给予醛固酮则可预防变性。在中枢给予醛固酮和血管紧张素Ⅱ,可引起大鼠和鸽子对盐的摄取增加。从脑室内连续 14 日灌注醛固酮可引起血压升高,并降低脑脊液钾离子水平,但全身的肾素血管紧张素以及血钾、血钠不改变。

醛固酮还有一些直接作用可导致心脏的病变。动物实验显示,肾素血管紧张素醛固酮系统被激活后可引起心脏纤维病变,给予醛固酮拮抗剂螺内酯后可阻断这种病变。在充血性心力衰竭患者,给予血管紧张素转换酶抑制剂可降低病死率,同时醛固酮水平也会因血管紧张素Ⅱ的降低而降低。但如持续使用转换酶抑制剂,则醛固酮会出现脱逸现象而升高,同时引起水盐重吸收增加,并对心脏起损害作用。对原发性醛固酮增多症的研究表明,血管损伤主要是由于醛固酮增多引起,而非血压升高引起,有研究显示醛固酮可在心脏诱导多个基因的表达,虽然其生理意义还未完全阐明。在高血压动物模型中,醛固醇对肾脏损害也有着重要的作用。在自发性高血压大鼠给予高盐饮食后,会出现肾血管损伤及卒中,给予醛固酮拮抗剂螺内酯后,尽管血压无明显变化,但可防止肾、脑血管病变的发生,其效果同转换酶抑制剂效果相近。此外,醛固酮对纤溶酶原激活物抑制因子 1(PAI-1)的表达具有调节作用,而后者与血栓形成及血管并发症的发生有着密切的关系。

参考文献

[1] Chrousos GP. Glucocorticoid action: physiology [M]//Jameson JL, De Groot LJ, de Kretser DM, et al. Endocrinology. 7th ed. Philadelphia: Elsevier Saunders, 2016: 1727-1740.

[2] Stocco DM, Clark BJ. Regulation of the acute production of steroids in steroidogenic cells[J]. Endocr Rev, 1996, 17: 221-244.

[3] Bernhardt R. The role of adrenodoxin in adrenal steroidogenesis[J]. Curr Opin Endocrinol Diabetes, 2000, 7: 109-115.

[4] Miller WL. Molecular biology of steroid hormone synthesis[J]. Endocr Rev, 1988, 9: 295-318.

[5] Chrousos GP. The hypothalamo-pituitary-adrenal axis and immune-mediated inflammation[J]. N Engl J Med, 1998, 332: 1351-1362.

[6] Udelsman R, Norton JA, Jelenich SE, et al. Responses of the hypothalamic-pituitary-adrenal and rennin-angiotensin axes and the sympathetic system during controlled surgical and anesthetic stress[J]. J Clin Endocrin Metab, 1987, 64: 986-994.

[7] Fish HR, Chernow B, O'Brian JT. Endocrine and neurophysiologic responses of the pituitary to insulin-induced hypoglycemia: a review[J]. Metabolism, 1986, 35: 763-780.

[8] Krieger DT, Allen W, Rizzo F, et al. Characterization of the normal temporal pattern of plasma corticosteroid levels[J]. J Clin Endocrinol Metab, 1971, 32: 266-284.

[9] Weitzman ED, Fukushima DK, Nogeire C, et al. Twenty-four hour pattern of the episodic secretion of cortisol in normal subjects[J]. J Clin Endocrinol Metab, 1971, 33: 14-22.

[10] Veldhuis JD, Iranmanesh A, Johnson ML, et al. Amplitidue, but not frequency, modulation of adrenocorticotropin secretory bursts gives rise to the nyctohemeral rhythm of the corticotropic axis in man[J]. J Clin Endocrinol Metab, 1990, 71: 452-463.

[11] Slag MF, Ahmed M, Gannon MC, et al. Meal stimulation of cortisol secretion: a prote ininduced effect[J]. Metabolism, 1981, 30: 1104-1108.

[12] Davis LG, Arentzen R, Reid JM, et al. Glucocorticoid sensitivity of vasopressin mRNA levels in the paraventricular nucleus of the rat[J]. Proc Natl Acad Sci USA, 1986, 83: 1145-1149.

[13] Keller-Wood ME, Dallman MF. Corticosteroid inhibition of ACTH secretion[J]. Endocr Rev, 1984, 5: 1-24.

[14] Stalmans W, Laloux M. Glucocorticoids and hepatic glycogen metabolism [M]//Baxter JD, Rousseau GG. Glucocorticoid Hormone Action. New York: Springer-Verlag, 1979: 535-546.

[15] Canalis E. Clinical review 83: mechanisms of glucocorticoid action in bone: implications to glucocorticoid-induced osteoporosi[J]. J Clin Endocrinol Metab, 1996, 81: 3441-3447.

[16] Fraser R, Davies DL, Connell JMC. Hormones and hypertension[J]. Clin Endocrinol (Oxf), 1989, 31: 701-746.

[17] Auphan N, Di Donato JA, Rosette C, et al. Immunosuppression by glucocorticoids: inhibition of NF-κB activity through induction of IκB synthesis[J]. Science, 1995, 270: 286-290.

[18] McEwen BS, de Kloet ER, Rostene W. Adrenal steroid receptors and action in the central nervous system[J]. Physiol Rev, 1986, 66: 1121-1188.

[19] Bridgham JT, Carroll SM, Thornton JW. Evolution of hormone-receptor complexity by molecular exploitation[J]. Science, 2006, 312: 97-101.

[20] Adock I, Ford P, Bhavasr P, et al. Steroid resistance in asthma: mechanisms and treatment options[J]. Curr Allergy Asthma Rep, 2008, 8: 171-178.

[21] Sorrells SF, Sapolsky RM. An inflammatory review of glucocorticoid actions in the CNS[J]. Brain Behav Immun, 2006, 21: 259-272.

[22] Cavalcanti D, Lotufo C, Borelli P, et al. Endogenous glucocorticoids control neutrophil mobilization from bone marrow to blood and tissues in non-inflammatory conditions[J]. Br J Pharmacol, 2007, 152: 1291-1300.

[23] Herr I, Gassler N, Friess H, et al. Regulation of differential pro- and anti-apoptotic signaling by glucocorticoids [J]. Apoptosis, 2007, 12: 271-291.

[24] Viegas LR, Hoijman E, Beato M, et al. Mechanisms involved in tissue-specific apoptosis regulated by glucocorticoids[J]. Steroid Biochem Mol Biol, 2008, 109: 273-278.

[25] Rainey WE, White PC. Functional adrenal zonation and regulation of aldosterone biosynthesis[J]. Curr Opin Endocrinol Diabetes, 1998, 5: 175-182.

[26] Gibbons GH, Dzau VJ, Farhl ER, et al. Interaction of signals influencing renin release[J]. Annu Rev Physiol, 1984, 46: 291-308.

[27] Quinn SJ, Williams GH. Regulation of aldosterone secretion[J]. Annu Rev Physiol, 1988, 50: 409-426.

[28] Dluhy RG, Axelrod L, Underwood RH, et al. Studies of the control of plasma aldosterone concentration in normal man: effect of dietary potassium and acute potassium infusion[J]. J Clin Invest, 1972, 51: 1950-1957.

[29] Rayfield EJ, Rose LI, Dluhy RG, et al. Aldosterone secretory and glucocorticoid excretory responses to alpha 1-24 ACTH (Cortrosyn) in sodium-depleted normal man[J]. J Clin Endocrinol Metab, 1973, 36: 30-35.

[30] Abayasekara DR, Vazir H, Whitehouse BJ, et al. Studies on the mechanisms of ACTH induced inhibition of aldosterone biosynthesis in the rat adrenalcortex[J]. J Endocrinol, 1989, 122: 625-632.

[31] Carey RM. Acute dopaminergic inhibitin of aldosterone secretionis independent of angiotensin Ⅱ and adrenocorticotropin[J]. J Clin Endocrinol Metab, 1982, 54: 463-469.

[32] Chartier L, Schiffrin EL. Role of calcium in effects of atrial natriuretic peptide on aldosterone production in adrenal glomerulosa cells[J]. Am J Physiol, 1987, 252: E485-E491.

[33] Mortensen RM, Williams GH. Aldosteroneaction [M]//De Groot LJ, Jameson JL. Endocrinology. 4th ed. Philadelphia: WB Saunders, 2001: 1783 - 1790.

[34] Baxter JD, Dunkin K, Chu W, et al. Molecular biology of human renningene[J].Recent Prog Horm Res, 1991, 47: 211 - 257.

[35] Bhargava A, Fullerton MJ, Myles K, et al.The serum and glucocorticoid-induced kinase is a physiological mediator of aldosterone action [J]. Endocrinology, 2001, 142: 1587 - 1594.

[36] Wehling M, Neylon CB, Fullerton M, et al. Nongenomic effects of aldosterone on intracellular Ca²⁺ in vascular smooth muscle cells[J].Circ Res, 1995, 76: 973 - 979.

[37] Vinson GP. The adrenal renin angiotensin system[J].Neurosci Biobehav Rev, 1995, 19: 241 - 250.

[38] Fuller PJ.Aldosterone: secretion and action[M]//De Groot LJ, Jameson JL. Endocrinology. 5th ed. Philadelphia: Elsevier Saunders, 2006: 2319 -

2328.

[39] Stewart PM. The Adrenal Cortex, Corticosteroid hormone action[M]// Kronenberg HM, Melmeds, Polonsky KS, Larsen PR.Williams Textbook of Endocrinology. 11th ed. Philadelphia: Saunders Elsevier. 2008: 453 - 464.

[40] Funder JW. The nongenomic actions of aldosterone[J].Endocr Rev, 2005, 26: 313 - 321.

[41] Rocha R, Funder JW. The pathophysiology of aldosterone in the cardiovascular system[J].Ann N Y Acad Sci, 2002, 970: 89 - 100.

[42] Soundarajan R, Wang J, Melters D, et al. Differential activities of glucocorticoid-induced leucine zipper protein isoforms[J]. J Biol Chem, 2007, 282: 36303 - 36313.

[43] Turchin A, Guo CZ, Adler GK, et al. Effect of acute aldosterone administration on gene expression profile in the heart[J]. Endocrinology, 2006, 147: 3183 - 3189.

第五章·肾上腺皮质功能测定

宁　光　王卫庆

由于测定技术的进步和肾上腺皮质激素及其代谢产物的结构已清楚，测定血浆游离和结合状态的激素或代谢产物及尿液和唾液内游离激素或代谢产物已成为可能。因而，测定血浆、尿液和唾液肾上腺皮质激素及其代谢产物直接评估肾上腺皮质功能成为诊断肾上腺皮质疾病的重要手段。但是，肾上腺皮质分泌功能和激素水平受许多因素的影响，如激素结合蛋白、垂体分泌的促肾上腺皮质激素（ACTH）、血压、水盐代谢、血管紧张素和肾素等因素以及昼夜节律等。因此，同时测定相关激素及相关病理生理改变也是肾上腺功能评估的重要方面。

一、血浆、尿液和唾液皮质醇及其代谢物的测定

（一）血浆皮质醇

皮质醇是人类肾上腺皮质束状带分泌的最主要糖皮质激素。血浆皮质醇测定是评估肾上腺皮质功能的常用指标。正常人的血浆皮质醇有明显昼夜节律变化。夜间入睡后 1 h 至午夜，血浓度最低，清晨 4:00 左右开始上升，醒后 1 h 达高峰，后逐渐减低，入睡后又降至最低水平。皮质醇分泌为脉冲式并且有昼夜节律，所以需连续多次测定才能正确显示肾上腺皮质分泌功能。临床上，大多测上午 8:00、下午 16:00 和午夜时血浆皮质醇水平，但也可只测上午 8:00 和午夜时血浆皮质醇水平反映昼夜节律。目前最为常用的血浆皮质醇浓度测定方法是放射免疫法（radioimmunoassay, RIA）。但所用的抗体可与其他类固醇发生交叉反应，从而影响测定结果，如 11 -脱氧皮质醇、21 -脱氧皮质醇、17α -羟孕酮、皮质酮、脱氢皮质酮（DOC）、孕酮、可的松、泼尼松和泼尼松龙等，但通常不受药物等因素的影响。竞争蛋白质-结合放射分析法（competitive protein-binding radioassay）是将皮质类固醇结合球蛋白，又称皮质醇结合球蛋白（CBG）取代抗体而建立的方法。此方法可在一定程度上避免天然类固醇或合成类固醇的干扰，但大量存在时仍会干扰，如先天性肾上腺皮质增生症时的 17α -羟孕酮、孕酮、皮质酮、DOC、21 -脱氧皮质醇、11 -脱氧皮质醇。人工合成类固醇中泼尼松龙为例外，此物与 CBG 的结合可高达皮质醇的 50%。近年，高效液相色谱法（liquid chromatography, HPLC）正逐渐取代上述两种方法。此法是用 HPLC 将皮质醇与其他类固醇分离，然后用分光光度或荧光法测定其浓度。此法的优点是不受天然的或合成的类固醇干扰，也不受药物等因素干扰。此法测定的皮质醇较上述两法测定的值为低，大约只有上述两法的一半。

1. 正常值·RIA 测定结果如下。

上午 8:00：275～550 nmol/L（10～20 μg/dl）。

下午 16:00：85～275 nmol/L（3～10 μg/dl）。

午夜：<140 nmol/L（<5 μg/dl）。

2. 临床意义

（1）库欣综合征：上午 8:00 血浆皮质醇偏高，下午 16:00 及午夜虽低于上午 8:00，但不明显（尤其午夜时高于 8:00 的 50%），甚至表现为下午 16:00、午夜水平高于上午 8:00 水平，说明正常昼夜节律消失。

（2）继发性或原发性肾上腺皮质功能减退症：上午 8:00 血浆皮质醇明显减低，昼夜节律不明显或消失。因正常人午夜血浆皮质醇也可测不出，故此时血浆皮质醇的诊断意义不大。

（3）单纯肥胖症：上午 8:00 血浆皮质醇偏高，甚至接近库欣综合征水平，需借助小剂量地塞米松抑制试验鉴别。

（4）其他疾病：部分先天性肾上腺皮质增生症患者上午 8:00 血浆皮质醇可降低；严重肝、肾疾病时因降解、清除减少，血浆皮质醇可略高于正常；甲状腺激素调节皮质醇代谢率，故血浆皮质醇在甲减、甲亢时，可分别略有增加或减低；严重营养不良可抑制皮质醇降解，其血浆水平略增；抑郁症时血浆皮质醇增加。

创伤、手术、精神紧张等应激状态可刺激肾上腺皮质分泌，血浆皮质醇水平增幅与应激强度成正比，应激过后则恢复正常。盲人、长期夜间工作或失眠者均会出现昼夜节律紊乱。

(5) 血浆皮质醇结合蛋白(CBG)的影响：体内雌激素水平增加(如妊娠和口服避孕药)使肝脏合成 CBG 增加,血浆总的结合皮质醇增加,但游离皮质醇正常,昼夜节律不变;家族性 CBG 缺陷是一少见的遗传性疾病,血浆 CBG 不同程度降低,总皮质醇降低,但游离皮质醇仍正常。

(6) 新生儿：正常新生儿在出生后几日内皮质素(cortisone)分泌量远高于皮质醇,此时血浆皮质醇较低。正常的血浆皮质醇昼夜节律一般在 1 岁或更大才能建立。

(7) 某些药物：诱导肝细胞色素 P450 酶合成的药物(如镇静剂、抗癫痫药),可因加速皮质醇代谢使其血浆水平低于正常值;长期应用类固醇制剂可抑制肾上腺皮质分泌。

(二) 血浆 11 - 脱氧皮质醇

11 - 脱氧皮质醇是由孕酮合成皮质醇的中间产物,正常人血浆含量约为皮质醇的 1/6。

1. 正常值·上午 8:00 采血。

成人:16.2~40.0 nmol/L(0.56~1.38 μg/dl)。

儿童：6 个月,0.87~1.68 nmol/L(0.030~0.058 μg/dl)。1 岁,0.87~2.61 nmol/L(0.030~0.090 μg/dl)。3 岁,0.87~1.22 nmol/L(0.030~0.042 μg/dl)。5 岁,1.02~1.74 nmol/L(0.035~0.060 μg/dl)。10 岁,1.16~1.45 nmol/L(0.040~0.050 μg/dl)。15 岁,1.31~1.74 nmol/L(0.045~0.060 μg/dl)。

2. 临床意义·P450c11 缺乏型先天性肾上腺增生症者血浆 11 - 脱氧皮质醇水平显著增加;甲吡酮试验时可增加 7~21 倍,比尿 17 - 羟皮质类固醇和 17 - 生酮类固醇反映此酶缺陷更为直接,因而更可靠。

(三) 血浆 17 - 羟孕酮

1. 正常值·上午 8:00 采血。

男性:1.8~9 nmol/L(60~300 ng/dl)。

女性:滤泡期,0.6~3 nmol/L(20~100 ng/dl);黄体期,1.5~10.6 nmol/L(50~350 ng/dl);妊娠末期,>18 nmol/L(600 ng/dl)。

2. 临床意义·先天性肾上腺增生症,肾上腺皮质癌中某些患者血浆 17 - 羟孕酮明显增加。血浆 17 - 羟孕酮恢复正常,可作为这些患者治疗有效的标志。

(四) 尿 17 - 羟皮质类固醇、17 - 生酮类固醇

1. 尿 17 - 羟皮质类固醇(17 - 羟)·主要为皮质醇和皮质素(可的松)的四氢代谢物。测定它的尿排量可估计皮质醇和皮质素的分泌情况。尿 17 - 羟 24 h 排量为皮质醇分泌量的 25%~40%。检测方法不同,其值会有差别,氯仿 - 正丁醇(10:1)抽提法所得结果较正丁醇抽提法为高。年龄、性别不同,尿 17 - 羟排量略有差异。

正常值：见表 5 - 5 - 1、表 5 - 5 - 2。

表 5 - 5 - 1　正常成人尿 17 - 羟皮质类固醇排量

性别	氯仿-正丁醇抽提法	正丁醇抽提法
男性	25~41 μmol/24 h (9~15 mg/24 h)	19~22 μmol/24 h (7~8 mg/24 h)
女性	22~33 μmol/24 h (8~12 mg/24 h)	16.5~19 μmol/24 h (6~7 mg/24 h)

表 5 - 5 - 2　正常儿童尿 17 - 羟皮质类固醇排泄量(氯仿-正丁醇抽提法)

1~12 个月	1~5 岁	6~9 岁	10~15 岁
5.5~11 μmol/24 h (2~4 mg/24 h)	8.3~16.5 μmol/24 h (2~4 mg/24 h)	16.5~22 μmol/24 h (6~8 mg/24 h)	22~27.5 μmol/24 h (8~10 mg/24 h)

2. 尿 17 - 生酮类固醇(17 - 生酮)·包括皮质醇、皮质素的全部代谢产物及前身物质和孕三醇等,但不包括 17 - 酮类固醇。此方法已逐渐被淘汰。

(1) 正常值

1) 成人男性:4.6~69.3 μmol/24 h(10~20 mg/24 h)。

2) 成人女性:27.7~52.2 μmol/24 h(8~15 mg/24 h)。

3) 3~12 岁儿童:10.6±7.1 μmol/24(h·m²)[3.06±2.04 mg/(24 h·m²)]。

(2) 临床意义

1) 尿 17 - 羟、17 - 生酮的假阳性和假阴性率很高,现已不作为库欣综合征的筛选试验。但在库欣综合征诊断已经确定后,对病因诊断有一定帮助。

2) 但 P450c11 缺乏型根据酶缺乏程度,尿 17 - 羟不同程度增加,因为四氢类固醇亦可与盐酸苯肼反应产生黄色物质。尿 17 - 生酮在多数类型降低,但在 P450c21、P450c11 缺乏型尿排量增加,是由孕三醇和其他 21 - 脱氧类固醇增加所致的。

3) 螺内酯、安定剂(氯氮䓬、安他乐、安眠酮)的色谱与四氢皮质醇、四氢皮质素相同,可使尿 17 - 羟假性增加;青霉素可致 17 - 生酮测定值升高,葡萄糖、甲丙氨酯和某些造影剂(泛影葡胺、泛影酸盐)可致 17 - 生酮测定值降低。

4) 尿 17 - 羟因能测定皮质醇的代谢产物,故更具监测价值。

(五) 尿游离皮质醇(UFC)测定

血浆游离皮质醇可为肾小球滤过,大部分在肾小管被重吸收,少部分随尿排出,即尿游离皮质醇。诊断库欣综合征最直接和可靠的指标是测定 24 h 尿皮质醇含量,若需要可连测 2~3 次以增加诊断敏感性。24 h UFC 排量可反映同期血循环中游离皮质醇(非结合状态)水平。与血浆皮质醇检测的是总皮质醇(结合和非结合状态)不同,UFC 的测定不受皮质类固醇结合球蛋白(CBG)变化的影响。90% 以上的库欣综合征患者 UFC 明显高于正常,同时测定尿肌酐值有助对尿液收集准确性的评价,从而排除假阴性结果。在过度皮质醇分泌状态下,若肾小球滤过率小于 30 ml/min,尿中皮质醇排量减少。肾上腺皮质癌表现为皮质醇增多症者,90% 以上尿液游离皮质醇高于 200 μg/24 h,而正常人应低于 100 μg/24 h。

1. 正常值·成人：55~250 μmol/24 h(20~90 μg/24 h);3 个月至 10 岁儿童:5.5~220 μmol/24 h(2~80 μg/24 h)。

2. 临床意义

(1) 库欣综合征：肾上腺皮质增生型 UFC 轻度至明显升高,腺瘤多轻至中度升高,肾上腺皮质癌和异位 ACTH 综合征多明显升高。尿游离皮质醇最具诊断价值,若连续 3~4 次在正常范围,可排除库欣综合征。上海交通大学医学院附属瑞金医院 1975—1998 年经病理证实的库欣综合征患者平均 UFC 为 271.0±99.7 μg/24 h,其中升高者为 91.7%。

（2）肾上腺皮质功能减退症：严重者明显降低，轻者可为正常值低限或略低于正常，可行 ACTH 兴奋试验以明确诊断。

（3）先天性肾上腺增生症：尿游离皮质醇降低。

（4）单纯肥胖症：可轻到中度增加，有时甚至出现类似库欣综合征表现，需做动态试验以资鉴别。

（5）其他疾病：甲亢时增加；垂体前叶功能减退症、甲减、肝硬化和全身消耗性疾病降低。

（6）药物：诱导肝细胞色素 P450 酶合成的药物可增加 UFC 尿排量。

（7）作为替代治疗的监测指标：皮质醇日替代剂量相同时，一次给药时皮质醇在 20～30 min 完全吸收，血浆皮质醇急骤升高可暂时超过 CBG 结合容量，而以游离形式随尿排出体外；相反，分次给药时，血浆皮质醇维持在未超过 CBG 结合容量的水平，仅少量以游离形式排出体外。因此，一次给药时的尿游离皮质醇排量就有可能高于分次给药时。所以尿游离皮质醇不能用作皮质醇或皮质素替代治疗的监测指标。

（六）皮质醇分泌率

将已知量放射性或稳定性核素标记的皮质醇注入体内，因标记的皮质醇在体内和内源性皮质醇混合后一起降解排泄，故测定尿中标志物含量，能推知皮质醇代谢率。但由于方法学的复杂性和同位素的放射损伤，目前此方法已不用于临床。

1. 正常值·22～69 μmol/24 h(8～25 mg/24 h)。

2. 临床意义·库欣综合征、单纯性肥胖、甲亢和妊娠时增加；原发或继发性肾上腺皮质功能减退症、营养不良和甲减时降低；先天性肾上腺增生症可正常或降低。

（七）唾液皮质醇

血液中皮质醇主要与血清蛋白质结合，大约 65％与肝脏合成的类固醇结合球蛋白（corticosteroid binding globulin, CBG）呈高亲和力低容量性结合，30％与白蛋白呈低亲和力高容量性结合，余下的 3％～5％以游离形式存在并具有生物活性。未结合皮质醇经唾液腺腺泡细胞扩散进入唾液。皮质醇在血液和唾液中能迅速平衡，时间小于 5 min。与血清不同，唾液中皮质醇主要以游离形式存在，反映大约 70％的血清游离皮质醇水平。因其不受血清 CBG 变化影响，故能反映血中具有生物活性的游离皮质醇水平。唾液皮质醇和血清总皮质醇间呈非线性关系。在生理范围内唾液皮质醇与血清游离皮质醇有很好的相关性。当库欣综合征时，CBG 结合容量趋于饱和，血清游离皮质醇和唾液皮质醇迅速成比例地增加，唾液皮质醇相对于血清总皮质醇升高更为显著；当妊娠或口服避孕药时，CBG 与血清总皮质醇相伴增加，唾液皮质醇浓度可正常或稍增高。唾液采样便捷，在使用特殊装置如 Salivette 收集管后准确性提高，且为无创性非刺激过程，因而更易为患者接受并能在家自行采样。因可多次采样，因而更适合监测肾上腺功能的节律变化，不仅适用于住院患者，也适用于门诊患者和儿童。

1. 正常值·上海交通大学医学院附属瑞金医院运用竞争性放射免疫分析法对 40 名健康成人进行唾液皮质醇测定，确定的正常值范围如下。

8:00：0.56±0.19 μg/dl(相应血皮质醇 11.9±3.1 μg/dl)。

16:00：0.28±0.16 μg/dl(血皮质醇 7.2±2.9 μg/dl)。

24:00：0.11±0.04 μg/dl(血皮质醇 2.8±1.0 μg/dl)。

唾液皮质醇与同步血皮质醇呈很好的正相关性，唾液皮质醇检测的批内平均变异系数为 6.7％，批间平均变异系数为 9.0％。无性别差异。

2. 样本采集·采用德国 Sarstedt 公司生产的 Salivette 在非刺激状态下进行收集，Salivette 组织结构见图 5-5-1。采集前 30 min 内忌进食和饮水；避免食用甘草或嚼烟；避免引起牙龈出血的活动，包括刷牙及使用牙线；如有牙龈或口腔出血不宜收集样本。咀嚼圆筒形棉拭子 2～3 min 直至完全湿透，将圆筒形棉拭子吐入 Salivette。4℃ 2 500 转/分离心 10 min 分装后即置于−20℃冰箱保存待测。

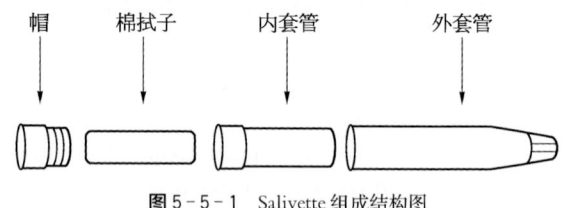

帽　　棉拭子　　内套管　　外套管

图 5-5-1　Salivette 组成结构图

二、血浆、尿液和唾液盐皮质激素的测定

（一）血浆、尿液和唾液醛固酮

醛固酮是肾上腺皮质分泌的主要盐皮质激素。正常成人具有类似于皮质醇的昼夜分泌节律，即清晨时分泌量高而夜间睡眠时低，但其变化节律与 ACTH 分泌节律并不平行。这是因为醛固酮分泌调节多依赖于肾素-血管紧张素系统和电解质水平的变化，而 ACTH 的作用是次要的。正常人醛固酮分泌量极低（约 100 μg/24 h），在体内迅速降解（半衰期约 30 min），降解后的主要产物为四氢醛固酮，从尿中排出。微量未经代谢的醛固酮也可从尿排出（约占分泌量的 6％），其中，仅 1/20 以游离形式，大部以与葡糖醛酸结合形式存在于尿液，应在室温和 pH 为 1 的条件下，使其转化为游离醛固酮后测定。唾液内含微量醛固酮，与血浆醛固酮平行。醛固酮测定多采用 RIA。

1. 正常值

（1）血浆醛固酮：普食（含 Na+ 160 mmol/24 h、K+ 60 mmol/24 h)7 日后，隔夜卧床休息后。

上午 8:00 为 280.2±25 pmol/L(10.1±0.9 ng/dl)。

站立 4 h 后为 438.3±72 pmol/L(15.8±2.6 ng/dl)。

（2）尿醛固酮：普食条件下为 14～53 nmol/24 h(5～19 μg/24 h)。

尿四氢醛固酮为 33～178 nmol/24 h(12～65 μg/24 h)。

（3）唾液醛固酮：普食条件下为 30～210 pmol/L(均值 75 pmol/L)。

唾液与血浆醛固酮比值相对恒定，平均为 0.27(0.16～0.45)。

（4）醛固酮分泌率：普食时为 214～303 nmol/24 h(77～109 μg/24 h)。

2. 临床意义

（1）原发性醛固酮增多症：血、尿和唾液醛固酮水平及分泌率明显增加。少数明显低血钾的此症患者增加不明显，但在充分补钾后明显增加。本症增生型在上午 8:00—12:00 取立位后醛固酮上升明显超过正常人,说明增生型对血管紧张素敏感性增强;而在相同条件下,腺瘤型醛固酮不上升,反而下降,说明肾素-血管紧张素被强烈抑制,ACTH 调节作用增强,醛固酮循 ACTH 昼夜节律而下降。但少数腺瘤型站立后醛固酮可略上升,增加不到 1 倍。

糖皮质激素可抑制性醛固酮增多症,又称糖皮质激素反应性醛固酮增多症。发病年龄轻,有家族性发病倾向。基本临床症状与原发性醛固酮增多症相似,但其最大特点是小剂量地塞米松即可抑制醛固酮分泌。每日口服 1～2 mg 地塞米松血浆醛固酮在几日内降至正常,7～10 日低肾素活性、低血钾及高血压恢复至正常或接近正常。长期应用很小剂量(0.5 mg/24 h),可使患者满意地维持正常状态。

(2) 继发性醛固酮增多症:醛固酮分泌增多甚至可比原发性更显著。两者鉴别较有意义的是肾素-血管紧张素水平:原发性者多降低;继发性者多增加。

(3) 肾上腺皮质功能减退症:醛固酮分泌减少。

(4) 选择性醛固酮减少症:醛固酮明显减低,甚至测不出。此症可分为继发型(低肾素-低醛固酮血症)和原发型(高肾素-低醛固酮血症)。原发型是因 P450scc、3β-羟类固醇脱氢酶、P450c11、P450c21 酶缺陷致醛固酮合成障碍所致。

(5) 假性低醛固酮血症:是一罕见的发生于婴儿的失盐综合征,是由盐皮质激素受体缺陷所致,血浆醛固酮维持于高水平。

(6) 库欣综合征:醛固酮因皮质醇和其他潴盐激素分泌增加程度而异,可正常、高于正常或轻微减低。

(7) 垂体前叶功能减退症:多不影响醛固酮分泌,但严重者醛固酮分泌可轻微减低。

(8) 药物:普萘洛尔、可乐宁、利血平、甲基多巴、甘草、生胃酮和肝素均可抑制醛固酮分泌。雌激素和口服避孕药则致血浆醛固酮浓度增高。

(9) 生理及病理生理因素:低盐饮食、失钠或摄钾过多可致醛固酮分泌增加;过度输入盐水、钾摄入不足则致醛固酮分泌减少;妇女月经周期的黄体期、妊娠末期醛固酮明显增加。

(二)血浆脱氧皮质酮、皮质酮和 18-羟皮质酮

1. 正常值

(1) 血浆脱氧皮质酮:上午 8:00 为 0.12～0.36 nmol/L(40～120 pg/dl)。

(2) 血浆皮质酮:上午 8:00 为 0.88±0.29 nmol/L(0.42～1.36 μg/dl)。
下午 16:00 为 0.59±0.16 nmol/L(0.25～0.90 μg/dl)。

(3) 血浆 18-羟皮质酮:上午 8:00 为 12.6±3.6 ng/dl。
下午 16:00 为 7.6±2.6 ng/dl。

2. 临床意义

(1) 原发性醛固酮增多症:腺瘤型三者皆升高,以 18-羟皮质酮升高为恒定和显著,在 100 ng/dl 以上;而增生型三者正常或仅轻度升高,以 18-羟皮质酮鉴别意义最大。腺瘤型 18-羟皮质酮明显升高的部分原因是,严重缺钾使 18-羟皮质酮脱氢转变为醛固酮的速度明显减低,而增生型缺钾相对较轻,故上述影响较小。

(2) 其他疾病:P450c11 和 P450c17 缺乏型先天性肾上腺增生症三者明显增加;库欣综合征时可增加;原发性或继发性肾上腺皮质功能减退症时减低。

三、血浆、尿液肾上腺皮质雄性激素的测定

(一)血浆脱氢表雄酮(DHEA)、硫酸脱氢表雄酮(DHEAS)

DHEA 是肾上腺皮质合成的最主要 C19 类固醇,其中,99% 在分泌入血前硫酸化而成 DHEAS。在女性,血浆 DHEA 水平有与 ACTH 相应的昼夜节律变化,同时也随月经周期而变化。DHEAS 的半衰期长,故不表现昼夜节律变化。

1. 正常值

(1) DHEA:7～31 nmol/L(2～9 μg/L)。

(2) DHEAS:女性 3～127 μmol/L(1.1～4.7 μg/L);男性 2～10 μmol/L(0.75～3.7 μg/L)。

2. 临床意义

(1) 库欣综合征:肾上腺皮质癌增加最为明显,腺瘤仅轻度增加。

(2) 先天性肾上腺增生症:P450c11、P450c21、3β-羟类固醇脱氢酶缺乏型明显增加;P450c17、P450scc 缺乏型降低,甚至测不出;皮质酮甲基氧化酶(CMO)缺陷型正常。

(3) 妊娠:妊娠末期 DHEA 增加近 2 倍,DHEAS 降低约 75%。

(二)血浆睾酮和雄酮

1. 正常值

(1) 睾酮:青春期 0.17～0.7 nmol/L(0.05～0.2 ng/ml);青春期或成人男性 10～35 nmol/L(3～10 ng/ml);成人女性 0.7～2.6 nmol/L(0.2～0.7 ng/ml)。

(2) 雄酮:男性 3.2～4.7 nmol/L(0.9～1.4 ng/ml);女性 5.6～7 nmol/L(1.6～2 ng/ml)。

2. 临床意义·在男性,两者测定对评价肾上腺皮质功能意义不大;在女性,两者主要来源于肾上腺皮质,故对评价肾上腺皮质功能有重要意义。女性 P450c11、3450c21 缺乏型先天性肾上腺增生症增加;CMO 缺乏型正常;3β-羟类固醇脱氢酶、P450c17 缺乏型降低或测不出,因男性患者睾丸内这两种酶亦缺乏,故睾酮和雄酮也降低。肾上腺皮质腺瘤或癌致库欣综合征可增加,少数肾上腺癌肿以睾酮为主要产物。青春期前儿童和女性肾上腺皮质功能减退时降低。

(三)尿 17-酮类固醇(17-酮)

C17 上无支链而仅一酮基的类固醇称为 17-酮类固醇。尿 17-酮包括睾丸和肾上腺皮质分泌的雄性激素及代谢物,但不包括活性最强的睾酮。部分 C17 上为乙基的皮质激素可脱去 C17 上的支链而变为 17-酮,主要是 11β-羟-酮类固醇。成人男性尿 17-酮 1/3 来自睾丸,2/3 来自肾上腺皮质,女性则主要来自肾上腺皮质。

1. 正常值·女性 17～52 μmol/24 h(5～15 mg/24 h);男性 34～69 μmol/24 h(10～20 mg/24 h)。

2. 临床意义·作为皮质醇分泌的监测指标,尿 17-酮逊于尿 17-羟和游离皮质醇;作为雄性激素监测指标又不如血浆睾酮、DHEA、DHEAS。临床上主要用于:① 库欣综合征病因诊断:肾上腺皮质癌(不论有无库欣综合征)和异位 ACTH 综合征明显增加,与尿 17-羟不成比例;腺瘤一般正

常,或轻度增高;正常人或库欣病的尿 17-酮为 17-羟的 1.5～2 倍。② P450c11 和 P450c21 缺乏型先天性肾上腺增生症明显增加。③ 可作为糖皮质激素替代治疗监测指标,替代治疗时比尿 17-羟发生变化更为缓慢。

四、下丘脑、垂体前叶多肽激素的测定

(一) 血浆促肾上腺皮质激素释放激素(CRH)

CRH 为下丘脑分泌的 41 肽,已能用 RIA 测定其周围血含量。一般认为,周围血 CRH 不存在与 ACTH、皮质醇相应的昼夜节律。周围血 CRH 是否与下丘脑-垂体门脉系统内 CRH 相关尚无定论。周围血 CRH 远低于门脉系统内 CRH 水平,且多与 CRH 结合蛋白结合,测定前需免疫亲和层析使其游离。

正常值:0.2～2.2 pmol/L(1～10 pg/ml),妊娠时达 585 pmol/L(2 700 pg/ml),由胎盘大量产生。

(二) 血浆 ACTH 和前阿黑皮素原氨基端肽(N-POMC)

ACTH、N-POMC 与 β-促脂素(β-LPH)同为 POMC 裂解产物,以等分子数的比例释放入血,在不同生理、病理状况下呈平行变化。正常人 ACTH、N-POMC 分泌有与皮质醇相同的昼夜节律变化。ACTH 的半衰期较短,血中含量低,其分子不稳定,易被蛋白酶破坏;而 N-POMC 半衰期较长,血中含量较高,且较 ACTH 稳定,故 N-POMC 的 RIA 测定较 ACTH 者简便易行。但目前 ACTH 的 RIA 测定应用得更普遍。

1. 正常值

(1) 血浆 ACTH:上午 8:00 为 2.31～18 pmol/L(10.5～82 pg/ml);下午 16:00 为 1.7～16.7 pmol/L(7.6～76 pg/ml);午夜 0～8.7 pmol/L(0～39.7 pg/ml)。

(2) N-POMC:基础值≤100 pg/ml(血浆),182.9±78.2 pg/ml(血清)。

2. 临床意义

(1) 库欣综合征:ACTH 非依赖性库欣综合征的血 CRH、ACTH 和 N-POMC 均明显降低或测不出。库欣病的血 ACTH、N-POMC 增加,昼夜节律消失,而血 CRH 降低。异位 ACTH 综合征的血 ACTH 明显增高,少数患者的肿瘤细胞可分泌"大 ACTH",不具有 ACTH 免疫原性,RIA 测不出,会出现相对于高皮质醇血症的低水平 ACTH。这种"大 ACTH"可用层析技术测知。异位 CRH 综合征的血 CRH、ACTH、N-POMC 皆增加。

(2) 其他下丘脑、垂体、肾上腺皮质疾病:下丘脑功能减退时,血 CRH、ACTH、N-POMC 降低;垂体前叶功能减退症时的血 CRH 增加,ACTH、N-POMC 降低,且比其他垂体前叶激素下降出现得晚;Nelson 综合征的血 CRH 降低,ACTH、N-POMC 增加;原发性肾上腺皮质功能减退症时三者皆明显增加;某些先天性肾上腺增生症时三者皆增加。

五、血浆肾素-血管紧张素系统的测定

目前血浆肾素活性测定所用方法是测定血浆肾素的酶活性而非血浆肾素含量。将新鲜血浆在体外 30℃ 条件下孵育 30 min,后用 RIA 测定血管紧张素 I 含量。一般,在 30 min 内,血浆肾素活性与血管紧张素 I 含量呈直线相关,故测定血管紧张素 I 可反映血浆肾素活性。

1. 正常值·血浆肾素活性多在 0.77～4.6 nmol/L[1～6 ng/(ml·h)],但应根据摄盐量和体位判定结果。

2. 临床意义·一般继发性肾上腺皮质功能减退症的血浆肾素活性正常;而原发性肾上腺皮质功能减退症则增加;根据皮质醇增多的程度和盐皮质激素水平的不同,库欣综合征中可正常或降低;失盐性 P450c21 缺乏症血浆肾素活性增加,而伴有血压增高的 P450c11 或 P450c17 缺乏症则降低,妊娠和月经周期的黄体期血浆肾素活性增加,这可能与孕酮具拮抗盐皮质激素活性有关。其他伴有血浆肾素活性增加的情况有:原发性高血压的高肾素型、肾动脉狭窄性高血压、Bartter 综合征、肾素瘤、肾病综合征、肝硬化腹水、充血性心力衰竭、特发性水肿和某些药物如雌激素、利尿剂和米诺地尔、硝普钠、盐酸肼屈嗪等降压药;而在下述情况下血浆肾素活性降低,如原发性醛固酮增多症、原发性高血压的低肾素型、Liddle 综合征和应用普萘洛尔、甲基多巴、利血平、甘草等药物。

六、下丘脑-垂体-肾上腺皮质 轴功能的动态试验

(一) CRH 兴奋试验

CRH 兴奋试验是临床评估垂体 ACTH 分泌储备功能的理想方法。与人 CRH 相比,绵羊 CRH 有效果相同但作用持久的特点,故常被用于 CRH 兴奋试验。但目前国内尚无市售的 CRH。

1. 方法·① 在晨 8:00—9:00 或晚 20:00 进行,多选用 20:00,此时为 ACTH 和皮质醇分泌的低水平,兴奋后增值较大易于观察;② 试验前 1 h,取静卧位并开放静脉以肝素保留针头采血;③ 快速静注 CRH 溶液(1.0 μg/kg 或 100 μg);④ 在 -15、0、15、30、45、60、90、120、180 min 采血测血浆 ACTH,皮质醇。

2. 注意事项及不良反应·① CRH 需用生理盐水溶解,该溶液不能和肝素混合,故静注 CRH 部位应和采血部位分开;② 静注 CRH 应在 30 s 内完成;③ 一般无严重副作用,少数患者会出现脸部和上半身潮红、心慌、肠蠕动亢进和血压下降等。

3. 正常值·血浆 ACTH 在静注 CRH 后 10～15 min 达高峰,为基础值的 2～4 倍,达 4.4～22 pmol/L(20～100 pg/ml);皮质醇在 30～60 min 达高峰,达 550～690 nmol/L(20～25 mg/dl)。

4. 临床意义

(1) 库欣综合征:库欣病患者静注 CRH 后血浆 ACTH 和皮质醇水平明显增加,上升幅度远高于正常人;异位 ACTH 分泌综合征患者对外源性 CRH 无反应。但必须指出,约 5% 的库欣病患者可无反应,而 8% 异位 ACTH 分泌综合征患者可呈增高反应。

(2) 库欣病和"假性库欣综合征"的鉴别:抑郁症和酗酒者可有高皮质醇血症,甚至难以与库欣病鉴别,故称为"假性库欣综合征"。这些患者在 CRH 兴奋试验中表现为,基础状态血皮质醇升高,ACTH 不升高,兴奋后 ACTH 分泌峰值和曲线下面积均明显减低,约为正常人的一半。

(3) 库欣病疗效判定:库欣病经蝶切除垂体微腺瘤后,

ACTH 对 CRH 兴奋无反应,则提示手术完全成功;若由亢进转为正常,则无法肯定手术成功与否,应结合其他动态功能试验进行综合判定。而对于发生 Nelson 综合征者,CRH 明显兴奋 ACTH 的分泌,且 ACTH 基础值和兴奋值与垂体肿瘤大小有关。

(4) 垂体前叶功能减退症的病因诊断:病变在垂体者静注 CRH 后,血浆 ACTH 和皮质醇浓度均无明显改变;相反,病变在下丘脑者有升高反应,但曲线较平,不像正常人那样有峰值出现。选择性 ACTH 缺乏者 CRH 兴奋后血浆 ACTH 和皮质醇水平无明显改变,提示病变在垂体而非下丘脑。

(二) ACTH 兴奋试验

此试验是利用外源 ACTH 兴奋肾上腺皮质,以探查肾上腺皮质的储备功能。以往多采用 8 h 静脉滴注法,有时按需连续兴奋 2~3 日,但目前更推荐使用快速试验即 1 h 法。长程静脉滴注法时多采用尿 17-羟、血皮质醇作为观察指标,而快速试验则用血浆皮质醇作为观察指标。

1. 方法

(1) 1 h 法:① 试验前测血浆 ACTH、皮质醇作对照;② 静脉注射人工合成 ACTH(ACTH$_{1-24}$, cosyntropin)250 μg(85 nmol,25 U);③ 测 30、60 min 血浆皮质醇。

(2) 8 h 法:① 测试验前 24 h 尿 17-羟和血浆皮质醇;② 250 μg ACTH$_{1-24}$ 溶于 5% 葡萄糖生理盐水 500 ml,由上午 8:00 始持续静脉滴注 8 h,亦可改用纯化小牛 ACTH 40 U 或长效 ACTH$_{1-18}$-NHZ 1 mg(444 nmol)肌内注射;③ 测当日和次日 24 h 尿 17-羟和 30 min、60 min、8 h 血浆皮质醇。

(3) 2 日法:将 8 h 法在连续 2 日内实施。

(4) 3~5 日法:将 8 h 法在连续 3~5 日实施。

2. 注意事项及不良反应

(1) 用纯化小牛 ACTH 发生过敏反应的机会较高,而人工合成的 ACTH 发生过敏反应的机会则很少。若发生,应立即停用 ACTH,并采取相应治疗措施。

(2) 对于肾上腺皮质功能减退症者,本试验有时可能会诱发肾上腺皮质危象。为预防起见,滴注液体应是等渗盐水;在试验前和试验当时可口服小剂量地塞米松(每日上午 0.75~1 mg),可使试验安全,且不影响尿 17-羟测定结果。

3. 正常值

(1) 1 h 法:整个试验过程中,血浆皮质醇维持在 550 nmol/L(20 μg/dl)以上,现多不采用兴奋时血浆皮质醇上限。

(2) 8 h 法:试验当日尿 17-羟为基础值的 1~2 倍;第 2 日为 1.5~2.5 倍。血浆皮质醇在 30~60 min 达 550 nmol/L 以上,6~8 h 达 690 nmol/L 以上。

(3) 2 日法或 3~5 日法:尿 17-羟逐日渐增。

4. 临床意义

(1) 原发性肾上腺皮质功能减退症:不论尿 17-羟、血或唾液皮质醇基础值下降还是接近正常,ACTH 兴奋后上述指标无变化或略上升,甚至下降。而其他慢性消耗性疾病即使基础值偏低,兴奋后仍明显升高。

(2) 继发性肾上腺皮质功能减退症:兴奋后尿 17-羟、血皮质醇的反应较原发性肾上腺皮质功能减退者高,但低于正常人,其特点是反应延迟,随兴奋时间延长,上述指标可逐渐升高,甚至接近正常人。常见的反应类型有:① 无反应型,病情严重;② 延迟型,即在 2 日或 3~5 日法时才反应,甚至于接近正常,病情较轻。

(3) 库欣综合征:库欣病者反应大多明显高于正常,也可接近正常,少数患者可低于正常。异位 ACTH 综合征则视病情不同而有不同反应,若异位 ACTH 大量分泌,极度刺激肾上腺皮质,则无明显反应;反之则与库欣病反应相似。腺瘤者因系自主分泌,大多无反应。

(4) 伴男性化疾病:先天性肾上腺增生症的尿 17-羟不增加或反应低于正常,17-酮基础值和兴奋后均明显增加;女性单纯多毛者尿 17-羟反应正常,17-酮基础和兴奋后均略增加;多囊卵巢综合征反应均正常。

(三) 甲吡酮试验

甲吡酮通过抑制 P450c11,阻断 11-脱氧皮质醇向皮质醇的转化,皮质醇合成减少,对 CRH、ACTH 分泌的反馈抑制作用减弱,血浆 ACTH 水平升高,对肾上腺皮质的刺激作用增强,11-脱氧皮质醇合成进一步增加。因而甲吡酮可用来探查垂体 ACTH 储备功能。常用观察指标有血浆 ACTH、11-脱氧皮质醇、皮质醇和尿 17-羟、游离皮质醇。

1. 方法

(1) 标准 3 日法:① 测服药前 24 h 尿 17-羟和血浆 ACTH、11-脱氧皮质醇和皮质醇基础值;② 留尿毕即刻开始口服 750 mg 甲吡酮,1 次/4 h×6 次;③ 测服药当日及次日尿 17-羟和服最后一次甲吡酮 4 h 后的血浆 ACTH、11-脱氧皮质醇和皮质醇。

(2) 静脉滴注法:甲吡酮(30 mg/kg)溶于 500 ml 盐水中,在 4 h 内滴注(避光)。余同 3 日法。

(3) 午夜一次法:午夜一次口服甲吡酮(30 mg/kg)后,次晨 8:00 测血浆 ACTH、11-脱氧皮质醇和皮质醇。

2. 注意事项及不良反应

(1) 受试者有时会出现低血压,以及恶心、呕吐等消化道症状,可在服药时进餐或牛奶冲服。

(2) 肾上腺皮质功能减退症者有诱发肾上腺皮质危象的危险,可在受试过程中静滴生理盐水。

3. 正常值

(1) 标准 3 日法和静脉滴注法:当日和次日 24 h 尿 17-羟较基础值增加 2~3 倍,以当日更为显著;服最后 1 次甲吡酮后,血浆 11-脱氧皮质醇达 210~660 nmol/L(7~22 μg/dl)或更多,ACTH 达 17 pmol/L(75 pg/ml)以上,平均为 44 pmol/L(200 pg/ml)。

(2) 午夜一次法:次晨 8:00 血浆 11-脱氧皮质醇 210~660 nmol/L(7~22 μg/dl)或更多,ACTH 达 17 pmol/L(75 pg/ml)以上,平均为 44 pmol/L(200 pg/ml)。

4. 临床意义

(1) 垂体前叶功能减退症:典型表现是,血浆 ACTH 和尿 17-羟、17-生酮低于正常,服甲吡酮后无明显增加。甲吡酮试验是探查垂体分泌 ACTH 储备功能的敏感指标,ACTH、尿 17-羟、17-生酮基础值正常、胰岛素诱导低血糖试验反应正常的部分性垂体前叶功能减退症者,甲吡酮反应也会低于正常;反之,甲吡酮反应低于正常者,其血浆 ACTH 和尿 17-羟、17-生酮,以及胰岛素诱发低血糖反应总是低于正常。

（2）原发性肾上腺皮质功能减退症：典型表现是，血浆ACTH基础值明显增加，尿17-羟、17-生酮明显减低，且对甲吡酮不起反应。

（3）库欣综合征：库欣病患者表现为，在已明显增加的血浆ACTH、11-脱氧皮质醇和尿17-羟、17-生酮基础上，服甲吡酮后上述指标进一步增加，说明垂体腺瘤对皮质醇分泌减少者，进一步增加ACTH分泌量，而兴奋已增生的肾上腺皮质。肾上腺皮质癌或腺瘤则对甲吡酮无反应。这是因为，长期自主分泌的皮质醇极度抑制垂体分泌ACTH，垂体对甲吡酮反应微弱，正常的肾上腺皮质已萎缩难以对轻微增加的ACTH产生反应，同时甲吡酮也抑制了皮质醇合成的早期过程，其四氢皮质醇和四氢皮质素产量减少。异位ACTH分泌综合征者的反应介于库欣病和肾上腺皮质癌、腺瘤之间，这是因为：异位ACTH分泌综合征病程较短，对垂体分泌ACTH功能抑制不完全，因此可对血浆皮质醇降低发生反应，并继而刺激肾上腺皮质。但少数病程长的异位ACTH分泌综合征者对甲吡酮无反应。

（4）约4%正常人因血浆甲吡酮清除过快而出现甲吡酮试验假阳性，表现为：午夜一次法时晨8:00血浆皮质醇超过210 nmol/L（7.5 µg/dl），标准3日法时最后一次服药后血浆皮质醇超过140 nmol/L（5 µg/dl），服药日尿游离皮质醇超过55 nmol（20 µg）/24 h。此时可采用改良甲吡酮试验，即甲吡酮剂量加倍（750 mg，1次/2 h×6次或1.5 g，1次/4 h×6次），正常反应是最后一次服药2 h后血浆11-脱氧皮质醇＞300 nmol/L（10 µg/dl），服药日尿17-羟＞16 nmol（6 mg）/24 h。

（5）诱导肝脏细胞色素P450酶的药物，可加速甲吡酮的代谢。因此，试验前应停用这类药物，或采用改良甲吡酮试验。

（四）胰岛素诱发低血糖试验

应激可刺激ACTH、皮质醇的分泌。低血糖是一种可简便诱发（用胰岛素）、准确表达和容易消除（用含糖物质）的应激状态，因此可用于ACTH、皮质醇分泌功能的评估。

1. 方法·① 测出试验前血糖、ACTH和皮质醇基础值；② 静注正规胰岛素（0.15 U/kg）；③ 低血糖发生后测血糖、ACTH和皮质醇，低血糖一般在注射后30～45 min发生，标准是血糖低于1.9 mmol/L（35 mg/dl）或出现明显低血糖反应；④ 迅速静推50%葡萄糖溶液以结束低血糖。

2. 注意事项和不良反应·① 若试验过程中出现休克、胸痛、定向力障碍或意识模糊等严重副作用，应迅速静推50%葡萄糖溶液以结束试验；② 若怀疑垂体前叶功能减退、肾上腺皮质功能减退时，应将胰岛素剂量减低到0.1 U/kg，若怀疑为肢端肥大症、库欣综合征或患者肥胖时，应加大到0.25 U/kg。

3. 正常值·不论有无低血糖反应，血浆皮质醇达到550 nmol/L（20 µg/dl）以上，ACTH达到33 pmol/L（150 pg/ml）以上，表示正常反应。

4. 临床意义·由于胰岛素诱发低血糖反应有一定危险性，现已有更敏感的试验代替，故已少用。其临床意义有：下丘脑CRH分泌缺陷、选择性ACTH缺陷、部分或完全性垂体前叶功能减退症等表现为反应低下；原发性肾上腺皮质减退症也反应低下；很少用于库欣综合征病因的鉴别诊断。

（五）地塞米松抑制试验

此试验的目的是检查下丘脑-垂体-肾上腺轴能否被外源性糖皮质激素所抑制。分为小剂量和大剂量两种，前者用作库欣综合征的鉴别诊断，后者用作库欣综合征的病因诊断。试验中采用地塞米松的原因是，地塞米松抑制强度大，约为皮质醇的40倍，故所需剂量小，代谢物尿排量低，不致影响尿类固醇代谢物的测定。同时，皮质醇RIA所采用的抗体多针对其D环，而地塞米松D环已经16α-甲基修饰，故不与皮质醇RIA的抗体反应。因此，血、尿皮质醇测定不受服用地塞米松的影响。

1. 小剂量地塞米松抑制试验·在下丘脑-垂体-肾上腺轴功能正常时，小剂量地塞米松已足够抑制垂体ACTH的分泌，导致肾上腺皮质醇分泌减少，故血、尿皮质醇和尿中皮质醇代谢物含量皆降低。

（1）方法

1）午夜1 mg法：8:00、16:00、24:00测血浆皮质醇、ACTH以了解是否存在昼夜节律，午夜服地塞米松1 mg，次晨8:00测血浆皮质醇、ACTH，有条件时可加测血地塞米松。

正常人血地塞米松为2.6～7.7 nmol/L（1～3 ng/ml）。血浆皮质醇＜140 nmol/L（5 µg/dl）、ACTH＜4.4 pmol/L（20 pg/ml），即血浆皮质醇、ACTH下降到对照值的50%以下。午夜1 mg法可作为库欣综合征的筛选试验，简便易行。若血浆皮质醇、ACTH下降到对照值的50%以下一般可排除库欣综合征；若血浆皮质醇在140～275 nmol/L（5～10 µg/dl），则应做2日法；若＞275 nmol/L（10 µg/dl），则高度怀疑库欣综合征，但有12%～15%假阳性。大部分单纯性肥胖症者可下降到对照值50%以下，以此可与库欣综合征鉴别。

在地塞米松抑制试验同时测定血浆地塞米松浓度的临床意义是：① 以确定患者确实已按规定服用地塞米松。② 少数库欣综合征患者体内地塞米松降解缓慢，血浆水平增加，明显抑制下丘脑-垂体-肾上腺轴，甚至使其下降到50%以下，即出现"可抑制性"库欣综合征，但此时测定的地塞米松值高于正常。此时可将地塞米松剂量减半（0.5 mg），重复以上试验。③ 还有部分受试者（包括正常人和库欣综合征患者）体内地塞米松代谢率增加，因此实际抑制率低于理论上应取得的抑制率，此时测定的地塞米松值低于正常。

2）2日法：第1日，8:00开始留24 h尿标本作为对照；第3日继续留尿，并于8:00开始，0.5 mg/6 h口服地塞米松共8次，在最后一次服药后6 h结束留尿，并采血。

（2）结果：正常人第2日尿17-羟＜6.9 µmol/24 h（2.5 mg/24 h），尿游离皮质醇＜55 mmol（20 µg）/24 h，最后一次服药6 h后的血浆皮质醇＜140 nmol/L（5 µg/dl），ACTH＜4.4 pmol/L（20 pg/ml），地塞米松为7.7～13.0 nmol/L（3～5 ng/ml）。库欣综合征患者多不能被正常抑制，即不能下降到正常对照值的50%以下。因此，小剂量地塞米松抑制试验多用午夜1 mg法，作为库欣综合征的确诊试验。之后进一步做大剂量地塞米松抑制试验以确定病因。

但也必须指出，抑郁症和酗酒者有时小剂量地塞米松抑制试验也不能被正常抑制，故称其为假性库欣综合征，必须注意鉴别。

2. 大剂量地塞米松抑制试验· 此试验的依据是,库欣病患者体内负反馈机制尚未完全消失,因此,大剂量地塞米松能完全抑制 ACTH 分泌。而异位 ACTH 分泌综合征和肾上腺肿瘤者体内皮质醇分泌呈自主性,伴下丘脑-垂体-肾上腺轴障碍,虽增大地塞米松剂量亦不能抑制 ACTH 分泌。

(1) 方法:① 2 日法:将小剂量地塞米松抑制试验 2 日法中的 0.5 mg 地塞米松加大到 2 mg,余相同。② 午夜 8 mg 法:午夜服地塞米松 8 mg,余同小剂量地塞米松抑制试验的午夜 1 mg 法。

(2) 临床意义:此试验通常用于小剂量地塞米松不能抑制者,以确定库欣综合征的病因。库欣病患者各有关指标一般能被抑制到对照值的 50% 以下,其中血浆 ACTH 下降更明显;肾上腺皮质腺瘤或癌肿致库欣综合征者多不能被抑制;异位 ACTH 分泌综合征的大部分病例不能被抑制,但约一半支气管腺癌、极少数甲状腺腺癌和肝细胞瘤所致异位 ACTH 分泌综合征能被抑制,这仅占极小部分,约 5%。

在地塞米松抑制试验中导致结果误差的常见原因有:① 尿液收集不正确,可同时测定尿肌酐来校正。② 肿瘤分泌激素的变化很大,如垂体恶性肿瘤、异位 ACTH 分泌肿瘤和分泌皮质醇的肾上腺皮质肿瘤等。故在怀疑这些肿瘤所致库欣综合征时,最好连续几次地塞米松抑制试验,并结合其他方法,以免误诊。③ 少数患者可能未服地塞米松或体内地塞米松代谢异常,因此应监督患者服药,并同时测定血地塞米松浓度。④ 大多数库欣病患者在大剂量地塞米松抑制试验时,尿 17-羟和游离皮质醇可被抑制到对照值 50% 以下;但血浆 ACTH 和皮质醇基础值越高,对抑制试验的反应越差,约 5% 的库欣病患者需更大剂量地塞米松(16~100 mg)才能明显抑制,这些患者往往有巨大垂体腺瘤。⑤ 还有极少数库欣病患者对地塞米松产生矛盾反应,即皮质醇不仅不降低,反而升高,所幸的是这种情况非常罕见。

参考文献

[1] Liddle GW. Tests of pituitary-adrenal suppressibility in the diagnosis of Cushing's syndrome[J]. J Clin Endocrinol Metab, 1960,20: 1539 - 1560.

[2] Conn JW. Plasma renin activity in primary aldosteronism: importance in differential diagnosis and in research of essential hypertension[J]. JAMA, 1964, 190: 222 - 225.

[3] Burke CW, Beardwell CG. Cushing's syndrome. An evaluation of the clinical usefulness of urinary free cortisol and other urinary steroid raeasurements in diagnosis[J]. Q J Med, 1973, 42: 175 - 204.

[4] Ashcraft MW, Wan Herle AJ, Vener SL, et al. Serum cortisol levels in Cushing's syndrome after low and high dose dexamethasone suppression [J]. Ann Intern Med, 1982,97: 21 - 26.

[5] White PC, New MI, Dupont B. Congenital adrenal hyperplasia[J]. N Engl J Med, 1987, 316: 1519 - 1524.

[6] Kaye TB, Crapo L. The Cushing's syndrome: an update on diagnostic tests[J]. Ann Intern Med, 1990, 112: 434 - 444.

[7] Aron DC, Raff H, Findling JW. Effectiveness versus efficacy: the limited value in clinical practice of high dose dexamethasone suppression testing in the differential diagnosis of adrenocorticotropin-dependent Cushing's syndrome[J]. J Clin Endocrinol Metab, 1997, 82: 1780 - 1785.

[8] Tóth M, Rácz K, Varga I, et al. Plasma dehydroepiandrosterone sulfate levels in patients with hyperfunctioning and non-hyperfunctioning adrenal tumors before and after adrenal surgery[J]. Eur J Endocrinol, 1997, 136: 290 - 295.

[9] Peter CA, Jack AY, Edward HO, et al. The metyrapone and dexamethasone suppression tests for the differential diagnosis of the adrenocorticotropin-dependent Cushing syndrome: a comparison[J]. Ann Intern Med, 1994, 121: 318 - 327.

[10] Terzolo M, Osella G, Alì A, et al. Different patterns of steroid secretion in patients with adrenal incidentalomas[J]. J Clin Endocrinol Metab, 1996, 81: 740 - 744.

[11] Aron DC, Raff H, Findling JW. Effectiveness versus efficacy: the limited value in clinical practice of high dose dexamethasone suppression testing in the differential diagnosis of adrenocorticotropin-dependent Cushing's syndrome[J]. J Clin Endocrinol Metab, 1997,82: 1780 - 1785.

[12] Newell-Price J, Trainer P, Besser GM, et al. The diagnosis and differential diagnosis of Cushing's syndrome and pseudo-Cushing's states [J]. Endocr Rev, 1998,19: 647 - 672.

[13] Raff H, Raff JL, Findling JW. Late-night salivary cortisol as a screening test for Cushing's syndrome[J]. J Clin Endocrinol Metab, 1998, 83: 2681 - 2686.

[14] Nye EJ, Grice JE, et al. Comparison of adrenocorticotropin (ACTH) stimulation tests and insulin hypoglycemia in normal humans: low dose, standard high dose, and 8-hour ACTH-(1-24) infusion tests[J]. J Clin Endocrinol Metab, 1999, 84: 3648 - 3655.

[15] Castro M, Elias PCL, Martinelli CE, et al. Salivary cortisol as a tool for physiological studies and diagnostic strategies[J]. Braz J Med Biol Res, 2000, 33: 1171 - 1175.

[16] Schwartz GL, Chapman AB, Boerwinkle E, et al. Screening for primary aldosteronism: implications of an increased plasma aldosterone/renin ratio [J]. Clin Chem, 2002, 48: 1919 - 1923.

[17] Isidori AM, Kaltsas GA, Mohammed S, et al. Discriminatory value of the low-dose dexamethasone suppression test in establishing the diagnosis and differential diagnosis of Cushing's syndrome[J]. J Clin Endocrinol Metab, 2003, 88: 5299 - 5306.

[18] Arnaldi G, Angeli A, Atkinson AB, et al. Diagnosis and complications of Cushing's syndrome: a consensus statement[J]. J Clin Endocrinol Metab, 2003, 88: 5593 - 5602.

[19] Stewart PM. The adrenal cortex [M]//Larsen PRKH, Melmed S, Polonsky KS. Williams textbook of endocrinology. 10th ed. Philadelphia: WB Saunders, 2003: 491 - 551.

[20] Findling JW, Raff H, Aron DC. The low-dose dexamethasone suppression test: a reevaluation in patients with Cushing's syndrome[J]. J Clin Endocrinol Metab, 2004, 89: 1222 - 1226.

[21] Gozansky WS, Lynn JS, Laudenslager ML, et al. Salivary cortisol determined by enzyme immunoassay is preferable to serum total cortisol for assessment of dynamic hypothalamic-pituitary-adrenal axis activity[J]. Clin Endocrinol (Oxf), 2005, 63: 336 - 341.

[22] Maghnie M, Uga E, Temporini F, et al. Evaluation of adrenal function in patients with growth hormone deficiency and hypothalamic-pituitary disorders: comparison between insulin-induced hypoglycemia, low-dose ACTH, standard ACTH and CRH stimulation tests [J]. Eur J Endocrinol, 2005, 152: 735 - 741.

[23] Giraldi PF, Ambrogio AG, De Martin M, et al. Specificity of first-line tests for the diagnosis of Cushing's syndrome: assessment in a large series [J]. J Clin Endocrinol Metab, 2007, 92: 4123 - 4129.

[24] 周薇薇,王卫庆,宁光,等. 唾液皮质醇检测在皮质醇增多症诊断中的应用 [J]. 中华内分泌代谢杂志, 2007, 23: 256 - 257.

[25] Nieman LK, Biller BM, Findling JW, et al. The diagnosis of Cushing's syndrome: an Endocrine Society Clinical Practice Guideline [J]. J Clin Endocrinol Metab, 2008, 93: 1526 - 1540.

[26] Elamin MB, Murad MH, Mullan R, et al. Accuracy of diagnostic tests for Cushing's syndrome: a systematic review and metaanalyses[J]. J Clin Endocrinol Metab, 2008, 93: 1553 - 1562.

[27] Weintrob N, Sprecher E, Josefsberg Z, et al. Standard and low-dose short adrenocorticotropin test compared with insulin-induced hypoglycemia for assessment of the hypothalamic-pituitary-adrenal axis in children with idiopathic multiple pituitary hormone deficiencies[J]. J Clin Endocrinol Metab, 1998, 83: 88 - 92.

[28] 张炜,汤正义,黄昉,等. 诊断库欣综合征时多种检查方法的比较[J]. 中华内分泌代谢杂志, 2005, 21: 402 - 404.

[29] 汤正义,张毅,张炜,等. 库欣综合征中地塞米松抑制试验诊断标准与诊断价值的探讨[J]. 中华医学实践杂志, 2005, 4: 101 - 103.

[30] 卢琳,曾正陪,陶红,等. 联合法与经典法地塞米松抑制试验诊断 Cushing 综合征价值的比较[J]. 中国实用内科杂志:临床前沿版, 2006, 26: 1784 - 1787.

第六章·肾上腺影像学检查

陈克敏　方文强　林晓珠　徐学勤

近年来，断层成像技术快速发展，以计算机断层成像（CT）和磁共振成像（MRI）为主的成像技术，已成为肾上腺疾病诊断中的重要的辅助手段。然而，这些现代化的扫描技术能提供极佳的解剖信息，却无法提供关于肾上腺分泌类固醇激素及儿茶酚胺功能亢进或低下与否的相关信息。而这些有关肾上腺分泌功能的信息是临床诊断和治疗肾上腺内分泌疾病的重要依据。因此，分析患者的肾上腺影像学表现时，必须结合内分泌情况和有关临床信息。

本章主要从两个方面阐述肾上腺影像学表现：① 原发性肾上腺内分泌功能异常患者的肾上腺影像学表现，如肾上腺皮质功能亢进、肾上腺皮质功能减退、功能性肾上腺肿瘤等；② 意外发现的肾上腺异常的鉴别诊断，如无功能性肾上腺肿瘤、肾上腺髓脂瘤、肾上腺囊肿等。

一、影像学检查方法

（一）CT 检查

CT 检查是最佳肾上腺影像学检查方法。此前，静脉逆行性尿路造影和腹膜后充气造影结合 X 线体层摄影曾是仅有可行的肾上腺影像学检查方法，但仅限于诊断较大的肾上腺肿瘤。而现代的 CT 检查可覆盖双侧肾上腺上下数厘米，清晰地显示正常肾上腺；层厚 1～3 mm 的薄层扫描有助于发现来自肾上腺内外侧肢的外突性肿瘤，特别是有效检出小的肾上腺肿瘤，如原醛症腺瘤。此外，CT 检查可帮助鉴别邻近左右肾上腺的结构可能造成肾上腺肿瘤的假象（所谓的肾上腺假瘤）。此时则需要配合口服或静脉注射造影剂进行鉴别诊断。肾上腺假瘤常发生于左侧肾上腺区。脾脏下极向内成角时可表现出与脾脏大体分离，形似左侧肾上腺肿块。邻近左侧肾上腺外侧肢体的迂曲脾动脉也可形成肾上腺肿瘤的假象，此时通过在连续的数个层面上追踪脾动脉的走行则可进行鉴别；经静脉注射造影剂也可帮助进行鉴别。极少数肾上腺假瘤发生于右侧，如邻近右侧肾上腺内外侧肢汇合处的右侧肾静脉可形似肾上腺假瘤。当门静脉循环侧支形成，即使没有门静脉高压，簇集的侧支循环血管亦可形成双侧肾上腺多发结节的假象。

大多数的肾上腺皮质腺瘤细胞内富含脂质，非腺瘤内不含脂质或含量较低，因而通过测量肾上腺病灶 CT 值的衰减，以 CT 值<10 HU 为阈值，CT 可进行腺瘤与非腺瘤的鉴别诊断。然而，仍有 30% 左右的肾上腺腺瘤为乏脂性，平均 CT 值无法有效地将其与非腺瘤进行鉴别。对此有研究发现：当 CT 平扫检查无法测量肿瘤内部的脂质时，对平扫 CT 图像进行直方图分析，或采用延迟 10 min、15 min 增强扫描所获得的造影剂廓清（腺瘤廓清较转移瘤快）可成功鉴别腺瘤和非腺瘤。此外，CT 新技术的出现为肾上腺疾病诊断提供了更多帮助，特别是双能 CT 成像及 CT 灌注成像技术。双能 CT 在提供传统 CT 的解剖形态图像的基础上，可同时获得单能量图像、能谱曲线等多组参数，实现了病变物质成分分析、鉴别、定量。有研究显示，肾上腺转移瘤与腺瘤的双能 CT 平均值变化量不同，以致肾上腺腺瘤能谱曲线多表现为上升型，而转移瘤的能谱曲线则以下降型最为多见。而 CT 灌注成像方法可借助反映组织器官血流动力学变化的多种灌注参数，对肾上腺腺瘤与非腺瘤、转移瘤等恶性肿瘤进行鉴别诊断。

>10 cm 的肾上腺肿块很难与肾上极的肿瘤或肝脏肿瘤鉴别。此时，重要的是仔细观察肾上腺肿瘤与肾脏上极或肝脏下表面间的组织间隙。超声检查和 CT、MRI 冠状位和矢状位重建图像，更容易鉴别肾上腺肿瘤和周围脏器的关系。

（二）MRI 检查

MRI 检查的空间分辨率低于 CT 检查，但其具有极高的组织分辨率，并能多平面重建图像。此外，MRI 信号强弱还可为分析肾上腺肿瘤组织学来源提供线索。在自旋回波 T_1WI 上，肾上腺呈低于肝脏组织的低信号，为高信号的腹膜后脂肪组织包绕，因而轮廓清晰。在 T_2WI 上，正常或增生、良性上皮来源的肾上腺肿瘤多呈近似肝脏组织的低信号。在这点上，肾上腺皮质腺瘤不同于其他内分泌肿瘤（如甲状旁腺瘤、垂体瘤），这些肿瘤在 T_2WI 呈高信号。肾上腺皮质癌和转移瘤 T_2WI 信号高于肝脏组织。嗜铬细胞瘤 T_2WI 呈高信号，称为"灯泡征"。

在鉴别肾上腺意外瘤与转移瘤方面，MRI 较敏感的基础是肾上腺皮质腺瘤内含脂质，而转移瘤内不含。在 MRI 反相位上脂质将削弱水分子的信号强度，结果导致含脂质的肿瘤信号衰减。因而，当肾上腺肿瘤的反相位图像较正相位图像上出现信号衰减时，考虑肾上腺皮质腺瘤。这就是 MR 化学移位成像。

（三）血管造影和肾上腺静脉采血检查

血管造影很少用于肾上腺肿瘤的检查。首先，肾上腺动脉血供复杂，分别由肾动脉、腹主动脉、膈下动脉供血。其次，肾上腺腺瘤、皮质癌、嗜铬细胞瘤均为多血供肿块，血管造影检查无特异性。如遇到嗜铬细胞瘤还可能发生儿茶酚胺反应。断层成像技术的快速发展，在很大程度上替代了血管造影，能在术前确定肾上腺皮质癌的血供，并可发现罕见的异位嗜铬细胞瘤。

肾上腺静脉采血不是用于确定肿瘤的解剖关系，而是通过测定双侧肾上腺静脉激素水平的不同来确定功能性肿瘤所在侧别。有症状的皮质腺瘤和嗜铬细胞瘤多>1.5 cm，容易被 CT 检查发现。因而，肾上腺静脉采血不适用于库欣综合征和嗜铬细胞瘤。而醛固酮瘤多数体积较小，且鉴别原发性醛固酮增多症的原因是单侧的腺瘤还是双侧肾上腺增生非常重要,此时,肾上腺静脉采血就具有明显的优越性,可发现 CT 所不能发现的腺瘤;另外,当双侧肾上腺结节患者的 18-羟基皮质醇水平提示醛固酮瘤存在时,静脉采血将提供重要帮助。

由于激素的分泌具有周期性,因而肾上腺静脉采血的关键是双侧肾上腺同时采血。导管在局部麻醉下经股静脉置入。左肾上腺静脉较长,且直接汇入左肾静脉,进行静脉采血容易成功。左膈下静脉在左肾上腺的下方汇入肾上腺静脉。进行静脉采血时,导管的头部需放置低于左膈下静脉与肾上腺静脉的汇合处,或将导管超选择性置于左肾上腺静脉,以防止左膈下静脉内的血液对监测值的影响。进行超选择性静脉采血时,需特别小心,防止导管接近血管侧壁而引起出血或相关静脉血栓形成。作为肾上腺静脉采血和静脉造影的并发症,单侧肾上腺损伤,甚至肾上腺皮质功能减退症都曾有过报道。

右侧肾上腺静脉采血相当困难。右侧肾上腺静脉较短,在右肾静脉和右膈之间经下腔静脉后壁汇入下腔静脉,其汇入点位置变化较大。有时,右肾上腺静脉汇入肝静脉。右侧肾上腺静脉采血的成功率为 20%~50%。右肾上腺静脉采血常见的困难是,即使导管顺利置于肾上腺静脉,有时也不能采到血液样本。导管头部的侧孔可保证所采血样尽可能不被下腔静脉的血液稀释。在对血样中皮质醇激素水平升高进行评估时,可通过与周围血样中激素水平的比较以排除下腔静脉的稀释作用。通过计算醛固酮与皮质醇的比值以弥补下腔静脉的稀释作用,可获得矫正后的醛固酮水平值。

逆行静脉造影存在造影剂外溢及肾上腺受损的危险,在进行肾上腺静脉采血时,不应采用。在确定导管位置时,通常也只需要注射 0.5~1 ml 的造影剂。无论是用于诊断还是静脉采血的高压力逆行静脉造影都应被禁止。

此外,为防止股静脉穿刺点血凝块的形成,在采血过程中所有患者均需注射 50 U/kg 的肝素。当双侧存在病变时,最大的风险是造影剂外溢和创伤性肾上腺皮质功能减低。造影剂外溢常伴有持续 24 h,需麻醉剂方可缓解的严重的腰痛。乳腺癌或库欣综合征患者可采用注射适量的造影剂或其他物质进行肾上腺的消融。但是,导管技术对于双侧肾上腺病变不但无效而且容易产生副作用。另外,在肾上腺动脉侧或静脉侧使用乙醇时可能导致肾上腺髓质释放大量儿茶酚胺,因此需要特别小心。双侧肾上腺切除是唯一有效的肾上腺消融术。近年来,利用腹腔镜进行双侧肾上腺切除正逐渐取代常规外科手术切除。

(四) 超声检查

超声检查也可用于显示双侧肾上腺,但对于评估功能性肾上腺疾病,超声检查的应用价值却远远小于 CT、MRI 检查。超声检查可用于术前确定肾上腺皮质肿瘤和同侧肾脏、肝脏间的关系,以评估手术的可切除性。目前,超声检查已较少用于肾上腺疾病的影像学诊断。

(五) 核素检查

与肾上腺静脉采血相同,肾上腺核素检查用于肾上腺的功能而非解剖评估。放射性示踪剂被用于肾上腺皮质和髓质的显像,虽然较少使用,但在评估肾上腺功能性病变方面具有极其重要的作用。肾上腺皮质通过放射性核素标记的胆固醇及其衍生物进行显像。该项检查通常需要数日时间,多在注射放射性核素后 2~6 日进行。正常肾上腺不显像。库欣综合征患者,若双侧肾上腺摄取增加,则提示 ACTH 依赖性病变;若摄取低于正常,则提示非 ACTH 依赖性病变,如肾上腺非 ACTH 依赖性巨结节型增生（ACTH-independent macronodular adrenal hyperplasia,AIMAH）。单侧肾上腺摄取增多,见于自主分泌多肾上腺皮质腺瘤。为防止甲状腺受到不必要的照射,应于检查前数日开始口服复方碘溶液,直至检查结束,以封闭甲状腺。

^{131}I 标记的碘代苄胍类化合物（^{131}I-MIBG）能与肾上腺素能受体结合,以显示肾上腺髓质剂异位嗜铬细胞瘤。检查中,正常肾上腺髓质不显像,而嗜铬细胞瘤内同位素可滞留数日,从而易于被发现。虽然,该项检查能成功地发现绝大多数嗜铬细胞瘤,但是 CT 检查价廉且操作更简单。因而,^{131}I-MIBG 多用于寻找异位嗜铬细胞瘤或查找转移性病灶。

二、肾上腺的影像学解剖

(一) 肾上腺解剖

肾上腺是人体重要的内分泌腺,主要由皮质和髓质构成。皮质起源于中胚层,产生和分泌皮质醇;髓质为皮质所包绕,起源于神经外胚层,产生和分泌儿茶酚胺。双侧肾上腺分别位于腹膜后间隙脊椎双侧。右侧肾上腺位于右肾上极上方,其内外侧肢汇合呈倒"V"字形,其内侧肢与右侧膈肌脚平行,外侧肢多水平伸展,平行于下腔静脉后壁。右侧肾上腺静脉多较短,经下腔静脉后壁汇入下腔静脉。因此,右肾上腺静脉进行超选择性肾上腺静脉血采样难度较大。正常右侧肾上腺内侧肢短,平均厚度为 3~4 mm,不超过 5 mm,其厚度大于邻近右侧膈肌脚厚度是肾上腺增生的常用诊断标准。右侧肾上腺在肾上腺增生诊断方面较左侧肾上腺更灵敏。有学者对 CT 上正常肾上腺厚度进行测量,结果发现其变化范围很大,而有经验的放射科医师凭经验诊断的肾上腺增生或萎缩可能更可靠。左侧肾上腺位置稍低于右侧,近左肾上极,其内外侧肢较粗短,使左肾上腺呈类三角形。左肾上腺静脉汇入左肾静脉,左肾上腺静脉较长可较容易安全地置入导管进行选择性静脉血采样,且左侧肾上腺静脉变异极为罕见。而 3%~5% 的患者右肾上腺静脉回流入肝静脉,这类患者则有可能进行选择性静脉采血。肾上腺动脉血供主要来自三个方面:肾上腺下动脉来自同侧肾动脉,中动脉直接来自腹主动脉,上动脉来自同侧的膈下动脉。

(二) 影像学正常表现

1. CT 检查·肾上腺位于腹膜后肾筋膜囊内,第 11、12 腰椎水平,左侧肾上腺较右侧更接近肾上极。CT 图像上,右肾上腺位于右肾上极的前内上方,右侧膈肌脚外方与肝右叶内缘间,前方毗邻下腔静脉,常表现为倒"V"形或倒"Y"形,少数层面可表现为一斜线状影。左肾上腺位于左肾上极的前内方,前外侧毗邻胰体、尾,内侧为左侧膈肌脚和腹主动脉,亦多表现为倒"V"形或倒"Y"形。部分肾上腺表现为蝌蚪状,甚至极少数肾上腺先天融合,呈马蹄状改变。正常肾上腺呈软组织密度,类似肾脏组织,增强后呈均一强化。正常肾上腺边缘平直或轻度内凹,表面光滑,无局限性外突结节影(图 5-6-1)。

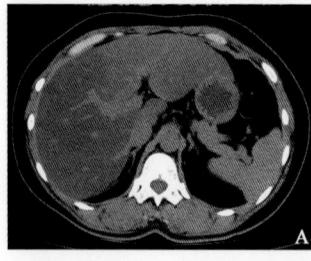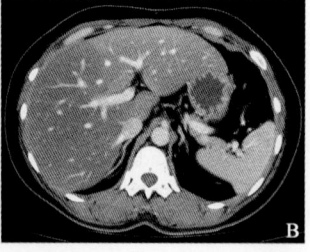

图5-6-1　正常肾上腺CT表现

双侧肾上腺呈倒"Y"形；A. 平扫呈均匀软组织密度；B. 增强后双侧肾上腺呈均匀强化改变

2. MRI检查·肾上腺位置、形态和大小与CT表现相同。在标准SE序列的T_1WI、T_2WI上，肾上腺呈类似于肝脏的中等信号强度。在预饱和脂肪抑制的T_1WI或T_2WI上，肾上腺信号强度明显高于周围被抑制的脂肪组织。DWI上肾上腺呈均匀高信号。增强后肾上腺均匀强化（图5-6-2）。

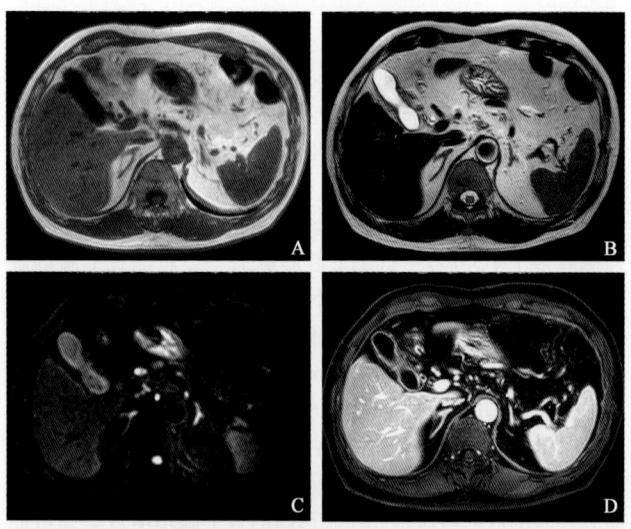

图5-6-2　正常肾上腺MRI表现

双侧肾上腺呈倒"Y"形，肾上腺T_1WI(A)、T_2WI(B)呈类似于肝脏的中等信号，弥散加权成像(C)呈均匀高信号，增强(D)后均匀强化

3. 超声检查·肾上腺边界呈较强回声，腺体回声较低，类似肾实质回声。但肾上腺的超声检查易受患者胃肠道蠕动、胃肠道内气体及操作者技术熟练程度等因素的影响。

4. 核素检查·正常肾上腺皮质常于注射显像剂后第3日开始显像，第5～9日逐渐显示清晰。通常右侧肾上腺的放射性高于左侧，呈圆形，左侧者多为椭圆形。地塞米松抑制试验阳性。而正常髓质通常多不显像。少数显像者的影像多表现小且不清晰。

三、肾上腺病变的影像学表现

（一）肾上腺皮质病变

1. 库欣综合征·库欣综合征即皮质醇增多症，根据病因分ACTH依赖性和非ACTH依赖性两类。ACTH依赖性库欣综合征包括垂体性库欣病和异位ACTH综合征。垂体性库欣病是库欣综合征中最常见的，占60%～70%。异位ACTH综合征占10%～15%。非ACTH依赖性库欣综合征也称肾上腺性库欣综合征，占总数的30%左右，为肾上腺皮质肿瘤所致，主要包括肾上腺腺瘤和分泌皮质醇的功能性肾上腺皮质癌。库欣综合征主要影像学表现为肾上腺增生和肾上腺皮质肿瘤。虽然大多数库欣综合征患者根据其临床症状、体征和相关的实验室检查就能够确诊，但影像学检查可有助于了解病变的具体情况，对病因的确定及临床治疗方案的拟定也具有重要的意义。

（1）肾上腺增生：是库欣综合征最常见的影像学表现，占70%～85%，其中约80%由垂体微腺瘤或增生所致。CT和MRI表现主要有三种：① 肾上腺弥漫性增生，较为常见，表现为双侧肾上腺弥漫性增粗增大，但边缘光整并保持原有的形态（图5-6-3）。② 肾上腺结节性增生，较少见，表现为增大的肾上腺的边缘直径为6～7 mm的小结节影，多为双侧性，也可单侧性出现；CT平扫和增强检查，结节密度及强化方式与周围肾上腺组织近似，两者间多无明显分界；MRI图像上肾上腺增生结节与周围肾

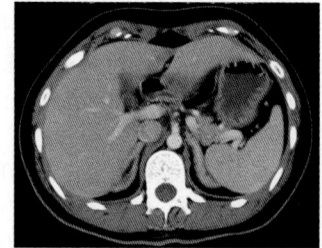

图5-6-3　肾上腺增生

可见双侧肾上腺弥漫性增粗，边缘光整并保持原有的形态，增强后呈均匀强化

上腺组织的信号及强化方式也类似。③ 双侧肾上腺的大小和形态无异常改变，多达50%左右，此类患者肾上腺CT和MRI检查均表现正常。超声检查虽可发现肾上腺增生，但检出率较低。核素检查表现为双侧肾上腺提早显像、腺体增大、放射性分布对称性增高，若地塞米松抑制试验阳性可进一步支持增生的诊断。

（2）肾上腺皮质肿瘤：主要有肾上腺腺瘤和肾上腺皮质癌。

肾上腺皮质腺瘤，即库欣腺瘤，是第二常见的原因，占10%～30%。CT检查表现为与肾上腺侧肢相连或位于两侧肢之间的孤立性肿块，呈类圆或椭圆形，边界清楚，直径多为2～3 cm。肿块密度均匀，类似肾组织密度，富脂质者近似水样密度，增强后呈轻度或中度强化（图5-6-4）。动态和延迟增强检查，病变强化迅速达到高峰，延迟10 min及15 min后病灶的造影剂绝对廓清率多大于50%及60%。肿块同侧残存的肾上腺及对侧肾上腺呈萎缩性改变，表现为肾上腺细小。MRI检查见，腺瘤T_1WI、T_2WI上多数呈类似肝实质的等信号；化学移位检查时，多数腺瘤在反相位上的信号强度较同相位上有明显下降。Gd-DTPA增强后，库欣腺瘤呈中等强化。

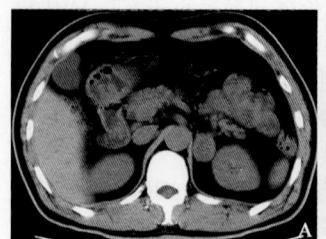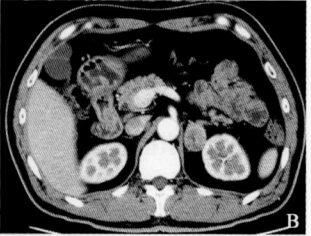

图5-6-4　肾上腺库欣腺瘤

A. 平扫见左侧肾上腺一类圆形肿块，边缘清晰锐利；B. 增强见病灶呈均匀强化，其与周围脏器分界较清

超声检查,腺瘤呈圆形、椭圆形,边界清晰,有完整包膜,具有球体感,呈均匀回声。核素检查,肾上腺库欣腺瘤可表现为双侧肾上腺单侧显像或显像不对称,且放射性浓聚侧或浓聚较高侧地塞米松抑制试验阴性。

肾上腺皮质癌,是一种少见病因,仅占 3%～10%。CT 检查发现时病灶多已较大,可呈类圆形、分叶状或不规则形,病变中央可有坏死或出血,以致肿瘤密度不均,约 40% 的肿瘤内见散在点状或结节状钙化,偶尔可见小的脂肪性低密度灶。增强后,仅肿瘤实质发生强化,以致肿瘤整体呈现不均匀强化。当肿瘤侵犯下腔静脉时,肿块与下腔静脉分界不清,受累段下腔静脉增粗,增强后,该段管腔内呈持续存在充盈缺损改变。此外,肿瘤对侧肾上腺可呈萎缩性改变(图 5-6-5)。MRI 检查见肿块信号强度不均匀,T_1WI 呈低于肝实质的低信号,T_2WI 则以显著的高信号为主的混杂高低信号。增强检查肿块呈不均匀强化。下腔静脉受累时,腔内的流空信号消失,并呈现与肿瘤一致的信号强度。超声检查,肿块呈分叶状,内部回声不均匀,有时可见环状高回声的肿瘤包膜。另外,根据肾上腺肿块与邻近器官呼吸动度是否一致,可鉴别周围结构是否受累。核素检查,功能性皮质癌表现类似库欣腺瘤;无功能性者表现为该侧肾上腺显像不良或不显像。

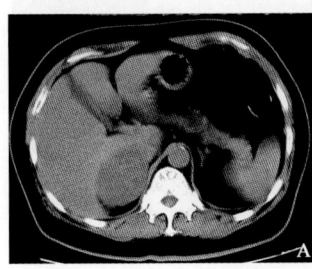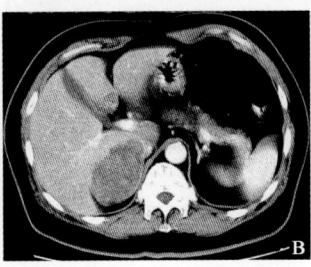

图 5-6-5 肾上腺皮质癌
A. 平扫见右侧肾上腺一巨大类椭圆形肿块,其内密度欠均匀;B. 增强后见右侧肾上腺肿块呈明显不均匀强化,局部与肝脏分界不清

原发色素结节性肾上腺皮质病,极为少见,见于儿童和青少年,CT 和 MRI 检查表现为双侧肾上腺多发较低密度结节,其 T_1WI 和 T_2WI 均呈低信号表现,各结节间的肾上腺呈萎缩性改变。

2. 原发性醛固酮增多症·即 Conn 腺瘤综合征,是以高血压、低血钾、高醛固酮水平和低血浆肾素活性为主要特征的一种临床综合征。影像学检查可鉴别病因,确定肿瘤性病变的位置,为临床治疗方案的制定提供依据。其主要影像学表现分腺瘤和增生两类。

(1)原发性醛固酮增多症腺瘤(Conn 腺瘤):是原发性醛固酮增多症最常见的病因,占 65%～80%。CT 表现为单侧肾上腺小肿块,呈圆形或椭圆形,边界清楚,多小于 2 cm,肿块密度均匀,增强后呈轻度强化。动态和延迟增强检查类似库欣腺瘤,呈快速廓清表现。腺瘤同侧及对侧肾上腺无萎缩性改变。MRI 检查,Conn 腺瘤的信号强度在 T_1WI 上类似于肝实质,T_2WI 略高于肝实质。增强后腺瘤发生一定程度强化。同、反相位检查表现与其他类型的腺瘤相同,其反相位上信号强度较正相位多有显著下降。超声检查,多表现为单发圆形或类圆形,边界清楚的低回声小肿块。核素检查,Conn 腺瘤显像类似于库欣腺瘤。

(2)肾上腺增生(特发性醛固酮增多症):CT 可有不同表现:① 双侧或单侧肾上腺弥漫性增大;② 单侧肾上腺孤立性结节;③ 双侧肾上腺多个小结节,直径为 7～16 mm;④ 双侧肾上腺形态和大小表现正常。MRI 检查,仅能识别明显的增生结节,其信号强度类似于正常肾上腺。超声及核素检查表现类似于库欣综合征的肾上腺增生。

3. 肾上腺皮质功能低下性病变

(1)原发性肾上腺皮质功能低下:为肾上腺本身病变引起的皮质功能低下,其中慢性者居多。慢性者(原发性慢性肾上腺皮质减退症)的主要病因是特发性肾上腺萎缩和肾上腺结核,其他病因如肾上腺组织胞浆菌病、肾上腺淀粉样变性和肾上腺肿瘤等极为少见。原发性急性肾上腺皮质功能低下者很少见,主要病因为急性应激状态和出血性疾病及外伤所致的肾上腺出血。

1)原发性慢性肾上腺皮质功能低下性病变:特发性肾上腺萎缩者 CT 和 MRI 检查显示双侧肾上腺均匀性萎缩变小。而肾上腺结核具有特征性的影像学表现,可借助影像学检查明确诊断和帮助分辨病期、监测疗效。干酪化期的肾上腺结核通常表现为双侧肾上腺增大并形成与肾上腺走行一致的肿块,并在一定程度上保持肾上腺原有形态;肿块密度不均匀,内部常因干酪性坏死形成相对低密度灶,肿块中心或边缘常见小点状钙化,肿块边缘毛糙,增强后,肿块不均匀强化,呈多环或单环状强化。治疗后肿块缩小伴钙化灶增多。肾上腺结核钙化期,双侧肾上腺完全或几乎完全钙化,且钙化的形态和方向多与肾上腺一致,该表现具有一定特征性(图 5-6-6)。肾上腺结核几乎均为双侧性且病期相同,极少数患者双侧病期发展不一致。MRI 检查,干酪化期,T_1WI 和 T_2WI 均以低信号为主,增强后肿块呈不均匀或环状强化。超声检查,肾上腺结核干酪化期常表现为双侧肾上腺区不规则低回声病变,病变边界不清,抗结核治疗后低回声区会明显缩小。病程长或钙化期,可见高回声的钙化灶后伴声影。

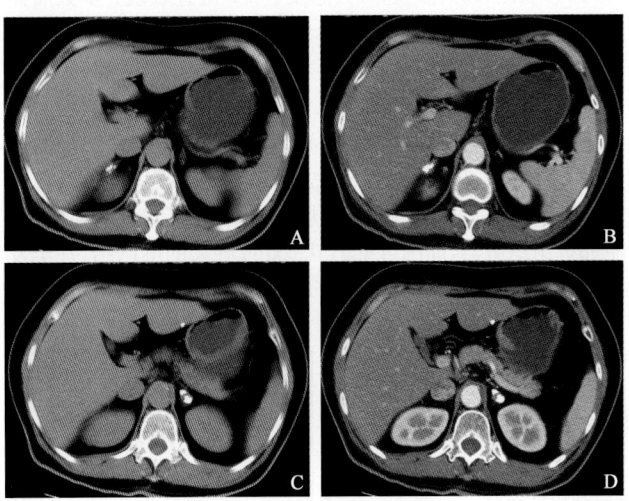

图 5-6-6 肾上腺结核
A、C. 平扫见双侧肾上腺缩小呈结节状伴钙化;B、D. 增强见病灶呈不均匀强化

2)原发性急性肾上腺皮质功能低下性病变:直接外伤是引起急性肾上腺出血(图 5-6-7)的最常见原因,常为单侧性,易发生于右侧肾上腺。CT 检查,肾上腺出血急性期显示

单侧或双侧肾上腺肿块，常呈卵圆形，密度较高，CT值为50～70 HU，周围脂肪内可见细线状密度增高影，增强后病灶无强化。陈旧性出血可发生钙化。MRI检查，肾上腺出血急性期，出血灶在T_1WI上略呈低信号，T_2WI上为显著低信号；亚急性期，出血灶在T_1WI和T_2WI上均呈高信号。慢性期，T_1WI和T_2WI均表现为中心高信号、周边环状低信号。超声检查，肾上腺出血显示单侧或双侧肾上腺部位无回声区，类似囊肿，但边界不清，且随诊检查，病变范围逐渐缩小。

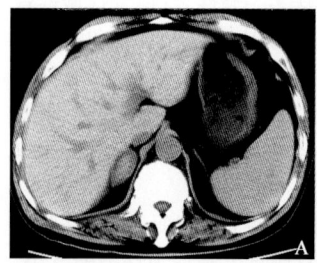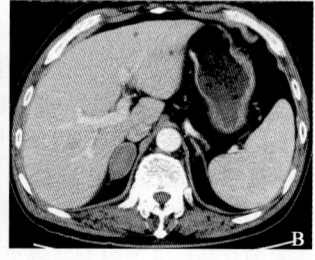

图5-6-7　肾上腺血肿
A. 平扫见右侧肾上腺一巨大类椭圆形占位性病变，中央区密度均匀，CT值较高，约为56 HU；B. 增强后病灶未见明显强化，CT值约为58 HU，病灶周边密度略高于中央区

（2）继发性肾上腺皮质功能低下性病变：是指由于垂体ACTH分泌不足而非肾上腺本身病变所致的肾上腺皮质功能低下。此时应行鞍区和肾上腺区两个部位的影像学检查。

1）鞍区检查：CT和MRI检查，可见空蝶鞍表现，可见垂体的高度明显减小，变薄的垂体受压于鞍底和鞍内后下部，其上方为脑脊液密度。若因垂体或下丘脑肿瘤引起者，可见蝶鞍增大，鞍内、鞍上肿块影。

2）肾上腺区检查：CT和MRI检查，显示双侧肾上腺呈萎缩性改变。

（二）肾上腺髓质病变

1. 嗜铬细胞瘤·常称为10%肿瘤，即10%位于肾上腺之外，10%双侧，10%多发，10%恶变。CT检查表现：多数瘤体直径为3～5 cm，个别可达10 cm以上。圆形、卵圆形或不规则形，边界清楚，密度均匀或不均匀，较大的肿瘤中心常有出血、坏死及囊变，少数病例可见钙化。增强检查时，瘤内的实性成分显著，较长时间强化，中心出血、坏死区无强化，以致肿瘤呈多房样改变（图5-6-8）。恶性嗜铬细胞瘤较大，直径7～10 cm，常呈分叶状，边缘不规则或模糊，可包埋大血管，侵犯邻近组织脏器，周围可见小卫星灶或肿大的淋巴结，甚至发生远处转移。MRI检查表现：T_1WI呈不均匀低信号，与肌肉

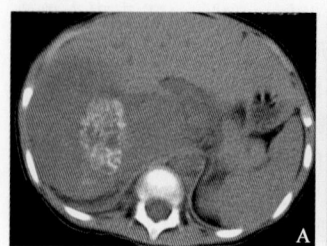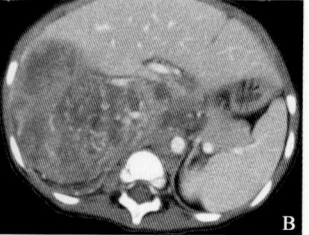

图5-6-8　肾上腺嗜铬细胞瘤
A. 平扫见左侧肾上腺一类圆形团状软组织密度影，其内密度较均匀，中央区见小斑点状钙化；B. 增强见病灶强化欠均匀，局部强化显著

信号强度。T_2WI呈高信号，中央区的坏死、囊变呈更高信号。包膜呈低信号弧形影。超声检查表现：瘤体较大，圆形或椭圆形。内部呈均匀低回声，有出血、囊变、坏死时可见无回声区。边界回声规则，与肾包膜回声构成"海鸥征"。核素检查表现：^{131}I或^{123}I-间碘苄胍（MIBG）成像。24～72 h后肿瘤摄取^{131}I-MIBG增加。该检查敏感性为80%～90%，特异性为90%～100%。

2. 神经节细胞瘤·30%神经节细胞瘤发生于肾上腺。多于10岁后发病，迟于神经母细胞瘤。CT检查表现：肿瘤呈现类圆形、椭圆形或分叶状，大小不等，边界清晰。密度均匀或不均匀，从水样密度到肌肉密度，可有斑点状钙化。增强后呈轻度强化。可包绕腹膜后大血管，但无血管腔侵犯和变窄表现（图5-6-9）。MRI检查表现：肿瘤信号强度均匀或不均匀。T_1WI以低信号为主，T_2WI呈均匀或不均匀高信号。Gd-DTPA增强检查呈均匀或不均匀显著强化。动态增强时，早期强化不显著，其后强化逐渐显著。超声检查表现：肿块较大，沿交感神经分布。边界清晰，呈圆形均质低回声。

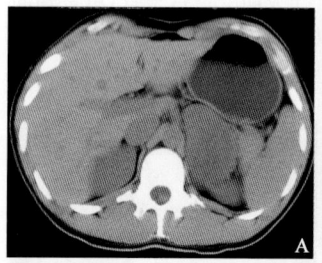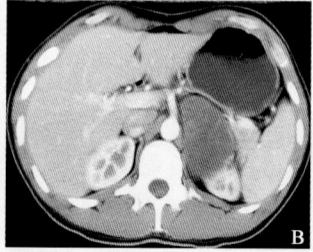

图5-6-9　肾上腺神经节细胞瘤
A. 平扫见左侧肾上腺一较大类椭圆形肿块，其内密度欠均匀；B. 增强见病灶呈轻度欠均匀强化

3. 神经母细胞瘤·CT检查表现：肾上腺区巨大不规则肿块，可跨越中线生长，内可见坏死、囊变及不规则钙化。增强时呈不均匀强化。可侵入肾门及肾实质，包绕周围血管，并可累及大血管旁及膈脚淋巴结（图5-6-10）。MRI检查表现：T_1WI呈不均匀低信号，T_2WI呈不均匀明显较高信号。钙化是重要特征，T_1WI及T_2WI均呈低信号。可发现椎管内肿块和脊髓卒中。超声检查表现：腹膜后巨大肿块，轮廓清楚，边缘不规则或呈结节状，内部回声杂乱，声衰减明显。肾脏受压移位，较大肿块可包绕腹主动脉和下腔静脉。彩色多普勒示肿块周边和内部血流信号丰富，多为动脉血流频谱。静脉肾盂造影术（IVP）检查表现：上腹或中腹部肿块，境界不清，无完整轮廓。50%的肿瘤可见各种形态钙化灶，以肾上腺

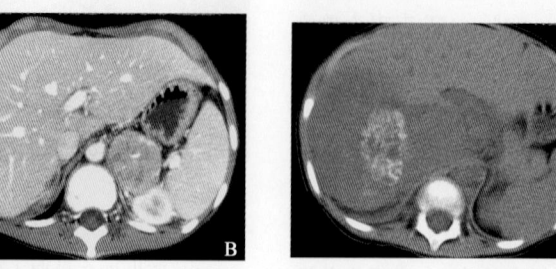

图5-6-10　肾上腺神经母细胞瘤
A. 平扫见右侧肾上腺一巨大不规则团状软组织密度影，其内密度较均匀，中央区见小斑片状钙化；B. 增强见病灶强化不均匀，局部强化显著。病灶跨中线生长

部位脊柱旁散在或聚集的细沙状钙化最为多见。

(三)肾上腺意外瘤

肾上腺意外瘤指患者临床上无明确内分泌症状和体征，而因其他原因行腹部影像学检查时意外发现的肾上腺肿块。其中多数为肾上腺无功能性病变，主要包括肾上腺皮质无功能性腺瘤、无功能性皮质癌、肾上腺神经节细胞瘤、肾上腺囊肿、髓脂瘤、平滑肌瘤、转移瘤等。

1. 肾上腺无功能性腺瘤·CT、MRI 及超声检查，表现类似于肾上腺功能性腺瘤。核素检查时，无功能性腺瘤一侧的肾上腺可有一定的放射性核素摄取，但其浓集程度要显著低于肾上腺功能性腺瘤，呈"温结节"表现，地塞米松抑制试验阴性。

2. 肾上腺无功能性皮质癌·除核素显像之外，CT、MRI 及超声检查，表现均类似于肾上腺功能性皮质癌。

3. 肾上腺神经节细胞瘤·发生在肾上腺髓质的一种少见的良性肿瘤。CT 检查表现为类圆形、椭圆形或分叶状肿块，边界清晰，较小者密度均匀，较大者内部常囊变坏死而密度不均，肿块内部可见斑点状钙化。增强后，肿瘤呈均匀或不均匀强化。有时肿瘤包绕腹膜后大血管，但无血管侵犯和变窄表现。MRI 检查，其形态学表现与 CT 相同，T_1WI 呈不均匀低信号，T_2WI 呈不均匀高信号，增强检查见肿块均匀或不均匀强化，动态增强检查，肿块早期强化不显著，后强化逐渐明显。超声检查，呈圆形，边界清楚，低回声占位性病变。核素检查，57% 的肿瘤显示为放射性浓集灶。

4. 肾上腺髓脂瘤·CT 检查表现为边界清楚的单侧肾上腺肿块，呈类圆形，混杂密度，肿块由脂肪性低密度区和软组织区以不同比例构成。约有 30% 的肿块内部可见点状钙化。增强后，肿块内软组织部分发生强化（图 5-6-11）。MRI 检查，肿块呈混杂信号，T_1WI、T_2WI 均呈高信号。预饱和脂肪抑制序列成像，脂肪高信号灶信号强度明显减低。超声检查，病灶呈不规则网状强回声团块，有包膜，且后方不伴有声影，肿块可随呼吸变化形态。

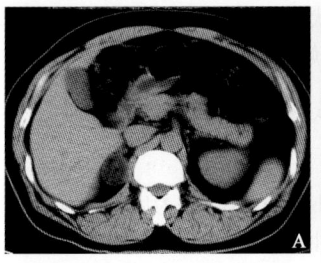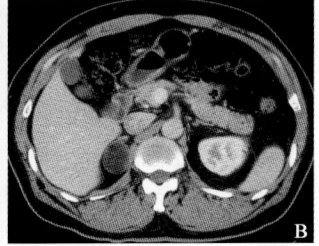

图 5-6-11　肾上腺髓脂瘤
A. 平扫见右侧肾上腺一较大类圆形肿块，其内密度欠均匀，内见脂性低密度（CT 值为 −35 HU）；B. 增强见病灶内软组织部分发生强化，脂质密度区无明显强化

5. 肾上腺囊肿·CT 检查，囊肿表现为边缘光滑锐利的类圆形肿块，其内呈均一水样密度。囊壁常有弧线状钙化。MRI 检查典型者呈游离水信号。超声检查呈薄壁圆形无回声区，后方回声增强。

6. 肾上腺转移瘤·影像学表现缺乏特异性。多表现为双侧肾上腺肿块，肿块直径≥5 cm，内有坏死或出血致肿块回声、密度和信号不均，增强后呈不规则环状强化（图 5-6-12）。患者有原发肿瘤病史。

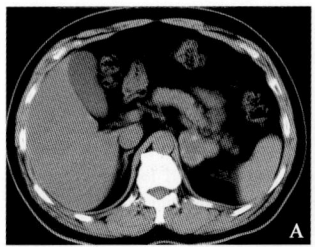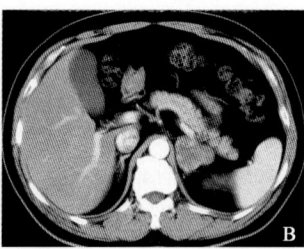

图 5-6-12　肾上腺转移瘤（该患者有乙状结肠癌病史）
A. 平扫见左侧肾上腺一形态不规则软组织肿块，其内密度欠均匀；B. 增强见病灶呈不均匀强化

7. 肾上腺淋巴瘤·无论原发或继发肾上腺淋巴瘤多为双侧发生。肿瘤较小时保持肾上腺形态或呈三角形，肿瘤增大后表现似肾上腺体积膨大，病灶囊变、出血及钙化都非常少见，CT 平扫多呈软组织密度肿块、密度均匀、边缘清晰，增强后病灶呈轻-中度较均匀持续强化（图 5-6-13）。MRI 检查，肿块 T_1WI 信号强度多与肌肉相近，T_2WI 呈等低或略高信号，弥散加权成像呈高信号，增强病灶呈较均匀轻-中度强化。

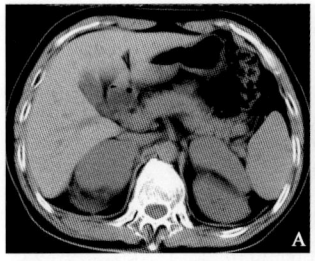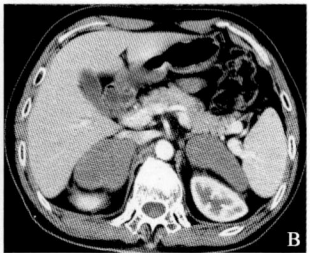

图 5-6-13　肾上腺淋巴瘤
A. 平扫见双侧肾上腺团块状软组织密度影，保持肾上腺轮廓，其内密度较均匀；B. 增强见病灶呈轻度均匀强化

参考文献

[1] Dunnick NR. Adrenal imaging. Current status[J]. AJR Am J Roentgenol, 1990, 154: 927 - 936.

[2] Korobin M, Brodur FJ, Francis IR, et al. Delayed enhanced CT enhanced CT for differentiation of benign and malignant adrenal masses [J]. Radiology, 1996, 200: 737 - 742.

[3] Bilby JH, Mclaughlin RF, Kurkjian PS, et al. MR imaging of adrenal masses: value of chemical-shift imaging for distinguishing adenomas from other tumors[J]. AJR Am J Roentgenol, 1995, 164: 637 - 642.

[4] Xiang H, Han J, Ridley WE, et al. Tadpole adrenal and seagull adrenal: Normal anatomic appearance[J]. J Med Imaging Radiat Oncol, 2018, 62 Suppl 1: 112.

[5] Strouse PJ, Haller JO, Berdon WE, et al. Horseshoe adrenal gland in association with asplenia: presentation of six new cases and review of the literature[J]. Pediatr Radiol, 2002, 32: 778 - 782.

[6] Korobin M, Lombardi CJ, Aisen AM, et al. Characterization of adrenal masses with chemical shift and gadolinlium-enhanced MR imaging[J]. Radiology, 1995, 197: 411 - 418.

[7] Young WF Jr, Hogan MJ, Klee GG, et al. Primary aldosteronism diagnosis and treatment[J]. Mayo Clin Proc, 1990, 65: 96 - 110.

[8] Doppman JL, Gill JR Jr. Hyperaldosteronism: Sampling the adrenal veins [J]. Radiology, 1996, 198: 309 - 312.

[9] Gagner M, Pomp A, Meniford BT, et al. Laparoscopic adrenalectomy: lessons learned from 100 consecutive procedures[J]. Ann Surg, 1997, 226: 238 - 246.

[10] Halefoglu AM, Yasar A, Bas N, et al. Comparison of computed tomography histogram analysis and chemical-shift magnetic resonance imaging for adrenal mass characterization[J]. Acta Radiol, 2009, 50: 1071 - 1079.

[11] Pena CS, Boland GW, Hahn PF, et al.Characterization of indeterminate (lipid-poor) adrenal masses: use of washout characteristics at contrast-enhanced CT[J].Radiology, 2000, 217: 798-802.

[12] Blake MA, Kalra MK, Sweeney AT, et al. Distinguishing benign from malignant adrenal masses: multi-detector row CT protocol with 10-minute delay[J].Radiology, 2006, 238: 578-585.

[13] Gnannt R, Fischer M, Goetti R, et al.Dual-energy CT for characterization of the incidental adrenal mass: preliminary observations[J]. AJR Am J Roentgenol, 2012, 198(1): 138-144.

[14] Kim YK, Park BK, Kim CK, et al.Adenoma characterization: adrenal protocol with dual-energy CT[J].Radiology, 2013, 267: 155-163.

[15] Qin HY, Sun HR, Li YJ, et al. Application of CT perfusion imaging to the histological differentiation of adrenal gland tumors[J]. Eur J Radiol, 2012, 81: 502-507.

[16] Gupta P, Bhalla A, Sharma R.Bilateral adrenal lesions[J].J Med Imaging Radiat Oncol, 2012, 56: 636-645.

[17] Zhou L, Peng W, Wang C, et al. Primary adrenal lymphoma: radiological; pathological, clinical correlation[J].Eur J Radiol, 2012, 81: 401-405.

[18] Blake MA, Cronin CG, Boland GW. Adrenal imaging[J]. AJR Am J Roentgenol, 2010, 194: 1450-1460.

[19] Schieda N, Alrashed A, Flood TA, et al.Comparison of quantitative MRI and CT washout analysis for differentiation of adrenal pheochromocytoma from adrenal adenoma[J].AJR Am J Roentgenol, 2016, 206: 1141-1148.

[20] Umanodan T, Fukukura Y, Kumagae Y, et al.ADC histogram analysis for adrenal tumor histogram analysis of apparent diffusion coefficient in differentiating adrenal adenoma from pheochromocytoma[J]. J Magn Reson Imaging, 2017, 45: 1195-1203.

[21] Herndon J, Nadeau AM, Davidge-Pitts CJ, et al. Primary adrenal insufficiency due to bilateral infiltrative disease[J].Endocrine, 2018, 62: 721-728.

[22] Tu W, Verma R, Krishna S, et al.Can adrenal adenomas be differentiated from adrenal metastases at single-phase contrast-enhanced CT? [J]. AJR Am J Roentgenol, 2018, 211: 1044-1050.

第七章·肾上腺超声与核素检查

第一节·肾上腺疾病的超声诊断

詹维伟

肾上腺左右各一，位于腹膜后隙、脊柱的两侧、双肾的上方。正常成人肾上腺约为肾脏的 1/13，长 4~6 cm，宽 2~4 cm，厚 0.2~0.6 cm，重 4~5 g。上界相当于第 11 胸椎平面，下界延伸至第 1 腰椎，与肾脏共同包埋于肾周筋膜及脂肪囊内，属于腹膜外器官。每侧肾上腺分腹面、背面和肾面，腹面邻贴腹腔器官，略向内凹陷；背面相接于膈；肾面紧贴肾上极，呈弯隆状。双侧肾上腺均由本身的支持筋膜固定，左侧固定于主动脉，右侧固定于下腔静脉和膈肌角，因此当肾脏位置变异（如游走肾等）时，并不影响肾上腺的位置。

在肾上腺附近和腹主动脉附近有时可有副肾上腺存在，副肾上腺一般甚小，仅数毫米大小，多位于肾上腺附近组织内或肾门、脾门等处，这种副肾上腺常常仅有皮质组织或仅有髓质组织。

右侧肾上腺比左侧略低，位于右肾上极的顶端，略偏前面，相当于第 11~12 胸椎水平，常与右肾上极部分重叠。其底部朝下，邻接右肾上极的前内侧面，上方是膈角；前上方是肝脏裸区，故肝右叶为探测右肾上腺的最佳透声窗；内侧为下腔静脉。左侧肾上腺较靠近腹中线，位于左肾上极的前内侧，前面的上区覆盖网膜囊的腹膜，后者将左肾上腺与胃的贲门端及脾的后极隔开，为鉴别该处肿瘤来源的主要依据之一；其后方为膈角和内脏神经丛；内侧为腹主动脉，为探测左肾上腺的重要标志；前方为胰体和脾血管。

肾上腺分为皮质和髓质两部分。肾上腺皮质来源于中胚层，居于肾上腺的外层，占肾上腺总体积的 80% 以上。皮质细胞由外向内排列成三个同心带，即球状带、束状带和网状带。肾上腺髓质来源于外胚层，位于肾上腺的最内部，几乎完全由嗜铬细胞组成，在胚胎发育上来自交感神经嵴，与交感神经同源，因此皮质和髓质可视为独立的内分泌腺。髓质主要分泌肾上腺素和去甲肾上腺素，统称儿茶酚胺，参与糖及脂肪的代谢、血管和神经功能的调节等。

一、正常肾上腺超声表现

正常肾上腺腺体呈周围低于其肾周围脂肪组织的较薄的低回声带（皮质回声），中央夹杂高回声线样结构（髓质回声）。肾上腺的体积小，解剖形态和位置均较复杂，因此不可能在一个切面中显示其整体结构，所以其声像图也随不同切面表现不同的形态。超声检查时若仅显示肾上腺腺体的一侧支时表现为直线或曲线形；肋间斜切或肋缘下斜切时可显示整个肾上腺腺体，呈倒"Y"字形或倒"V"字形；当扫查平面与内外侧支或体部平面垂直时，则呈片状回声，酷似肾上腺增生或小肿物断面，旋转探头，即可避免误解。

二、肾上腺疾病超声诊断

（一）肾上腺皮质增生

肾上腺皮质增生（adrenal hyperplasia）分为后天性及先天性两种，它是指皮质组织的非肿瘤性增生，一般认为皮质厚度超过 2 mm 或重量超过正常值高限的 5% 即为增生。根据增生细胞分泌功能不同表现为相应内分泌功能紊乱的症状，另外部分患者可无明显临床症状。从形态学上来说，肾上腺增生可分为弥漫性增生及结节样增生两种。

肾上腺皮质弥漫性增生时腺体增大增粗，相应声像图表现为无包膜、与周围组织分界清楚的低回声，其断面形态与超声扫查切面有关，中部断面呈圆形或钝圆形，肋间斜切显示一侧肢体时呈"一"字形，而肋间斜切或肋弓下斜切显示两翼时呈"Y"字形或"V"字形。结节样增生多呈椭圆形或类圆形，少数可呈分叶形，周边多无高回声包膜回声，多呈低回声，少数呈中等回声。

（二）肾上腺皮质腺瘤

肾上腺皮质腺瘤（adrenocortical adenoma）是一种较常见的发生于肾上腺皮质细胞的良性肿瘤，约占肾上腺肿瘤的20%，尸解检出率达1.4%～8.7%，其中最小者仅0.2 cm。根据其是否分泌激素分为无功能性和有功能性皮质腺瘤，后者的临床表现与分泌的不同激素有关，可表现为库欣综合征（分泌糖皮质激素）、原发性醛固酮增多症（分泌盐皮质激素）及分泌性激素的肾上腺肿瘤。另外根据病理可分为库欣瘤、醛固酮瘤、色素性腺瘤、伴有男性化和女性化的肾上腺皮质腺瘤以及先天性肾上腺增生中的皮质腺瘤等。

肾上腺皮质腺瘤于超声检查时较常见，多表现为单发、类圆形或椭圆形、边界清楚、有包膜的低-中等回声肿块（图5-7-1），但有时很难与转移瘤、节细胞神经瘤等区分，体积较大者尤其需与皮质癌鉴别。

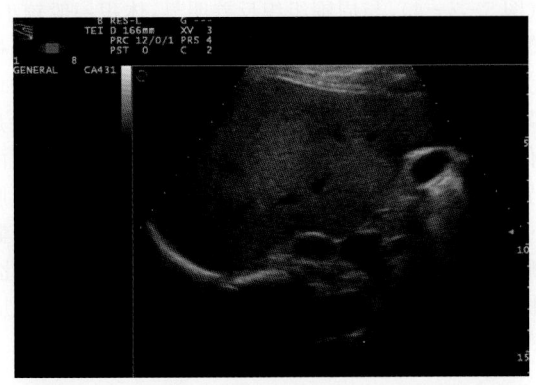

图5-7-1　右侧肾上腺腺瘤

1. 库欣瘤·分泌皮质醇的肾上腺腺瘤，多见于中年女性，因分泌过量的以皮质醇为主的糖皮质激素，引起高血压、代谢综合征，临床表现为向心性肥胖、满月脸、水牛背、高血压、皮肤紫纹、月经紊乱、多毛症等，血和尿中的17-羟和17-酮皮质激素升高，手术切除病灶后可以治愈。肾上腺库欣瘤多为单发，对侧肾上腺皮质萎缩，病灶大多发现时直径在2～5 cm。

2. 醛固酮瘤·醛固酮增多症主要表现为血清肾素水平下降、低血钾及高血压，其中95%是由自主分泌的皮质腺瘤（即醛固酮瘤）引起的。本病多见于20～40岁中青年，女性多见，由其引发的高血压在临床上占0.5%～2%。肾上腺醛固酮瘤多为单发，多发性肾上腺功能性腺瘤较少见，多数为醛固酮瘤。它的体积明显小于皮质醇瘤，罕有大于3 cm者，平均大小为16～17 mm，声像图表现与其他病理类型腺瘤相似。虽然原醛症患者往往较消瘦，声像图远较库欣综合征患者清晰，但其病灶往往较小，超声检查的敏感性低于库欣瘤。

3. 无功能性腺瘤·是指无内分泌功能的肾上腺腺瘤，它在尸解中发生率为2%～8%，腹部CT平扫时检出率为1%～2%。它通常为单侧性发病，偶有双侧同时发病或者单侧多发的病例，目前无文献报道其超声表现与功能性腺瘤存在差异。无功能性腺瘤可≥6 cm，但大多数≤3 cm，仅约5%的病灶最大径＞5 cm。由此，常规超声检查时偶可发现肾上腺病灶，即肾上腺偶发瘤，若病灶＜3 cm，患者无明显特殊内分泌相关临床症状，多考虑为无功能性腺瘤。

（三）肾上腺皮质癌

肾上腺皮质癌（adrenocortical carcinoma）起源于肾上腺皮质细胞，是肾上腺主要的恶性肿瘤。它发病率较低，约占所有恶性肿瘤的0.05%，且预后差。本病也可发生于肾上腺以外的组织，如主动脉旁、性腺区，但发生率极低，目前文献报道罕有。

超声声像图上肾上腺皮质癌的形态为多样性，可呈类圆形、椭圆形或分叶形、不规则形，以后两者多见。回声水平的高低与肿瘤细胞的大小、排列情况、血管纤维组织及坏死等病理结构的含量多少有关。当癌细胞较大、排列不均匀、血管及纤维组织丰富时，病灶呈高回声；相反癌细胞较小、大小尚一致、排列均匀、间质成分少又无坏死时病灶则呈低回声；而中等回声者为肿瘤细胞、血管、纤维含量介于前两者之间。多数研究认为，若与肝、脾实质回声或肾实质回声相比，肾上腺皮质癌呈高回声者少见，多为低回声肿块。肾上腺皮质癌为富血供肿瘤，瘤体内有丰富的新生血管形成及丰富的血管分布，大部分病灶内部或周围可探测到短条状的彩色多普勒血流信号（图5-7-2）。

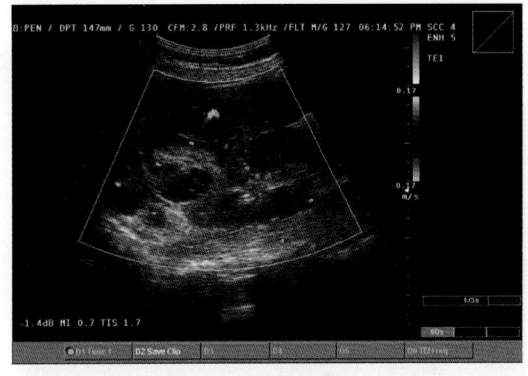

图5-7-2　左侧肾上腺皮质癌

肾上腺皮质癌体积相对较大，绝大部分病灶超声都能探测出，并可通过对各项声像图指标综合性分析从而评估病灶的良恶性。国外研究发现超声检查对肾上腺皮质癌的检出率与CT相似，敏感性为87%，误诊率约为12%。目前超声造影检查正逐步成熟，它能准确勾画病灶轮廓，显示病灶内微血管灌注情况，对肾上腺皮质癌的鉴别可能具有辅助作用。若再综合分析病灶内分泌相关生化检查结果，超声诊断的特异性可能进一步提高。此外，对于直径介于3～6 cm、不能完全排除恶性的肾上腺病灶，超声亦可作为病灶随访中的重要检查方法之一，必要时可在超声引导下活检明确病灶病理。术前超声可准确测量病灶的大小，辨识病灶对邻近组织有无侵犯、血管（特别是下腔静脉）内有无癌栓形成、局部或腹膜后有无肿大的转移淋巴结等，进而对皮质癌进行临床分期，指导手术术式的选择。

（四）肾上腺嗜铬细胞瘤

嗜铬细胞瘤（pheochromocytoma）临床较少见，它来源于交感神经系统，可分泌肾上腺素及去甲肾上腺素，因肿瘤在含有重铬酸盐固定液内固定后呈黑色而得名。WHO 2000年版分类中将嗜铬细胞瘤定义为肾上腺髓质副神经节瘤（即发生于肾上腺髓质的副神经节瘤），它与肾上腺外副神经节瘤（即发生于肾上腺外的副神经节瘤，又称异位嗜铬细胞瘤）、组合性嗜铬细胞瘤统称为副神经节瘤，它们均来源于嗜铬组织。目前其确切发病率并不明确，占初诊高血压患者的 0.1%～0.5%。它可发生于任何年龄，5 个月至 82 岁均有报道，多发生 40～50 岁中年人，男女发病率无明显差别。另外儿童占 10%～20%，发病高峰年龄为 9～14 岁。

嗜铬细胞瘤绝大多数呈单发性，左右侧发病无明显差异，占 87.69%～92.30%。该肿瘤绝大多数体积较大（图 5-7-3），直径多数在 3～5 cm。超声声像图形态上多呈类圆形或椭圆形，随着体积增大，病灶的形态逐渐趋向欠规则，呈分叶形或不规则形。多数嗜铬细胞瘤有完整包膜，边界清楚，表面光滑，边缘回声高而平滑，少数可因与周围组织（大多为肝、肾）粘连边界转为欠清或不清。嗜铬细胞瘤内部结构可分为三种类型：实性、囊实性及囊性，其中以实性最多见，但嗜铬细胞瘤出现囊性变的可能性远大于肾上腺其他肿块，它主要是肿瘤内部出血后继发液化及纤维包膜形成，声像图表现为圆形或椭圆形液性无回声区，囊的大小和个数不一，有时囊性部分很大，实质反而受压偏在一边，部分囊腔内飘浮细小光点回声。此外，约 10% 的嗜铬细胞瘤可为完全囊性变，呈假性囊肿（囊壁较厚、厚度不规则）。嗜铬细胞瘤富含血管的纤维组织或薄壁血窦分隔，大部分瘤内可探测到血流信号，部分血流较丰富。

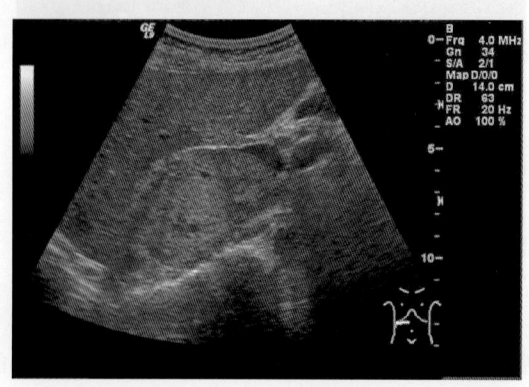

图 5-7-3 右侧嗜铬细胞瘤

嗜铬细胞瘤较好发于肾门内上方或肾上极内侧缘，对于左肾肾上腺嗜铬细胞瘤来说可采用侧腰部冠状切或者俯卧位、以肾脏作为透声窗探测，此时受肠道气体影响相对较小，病灶显示满意。超声对嗜铬细胞瘤诊断敏感性为 83%～97%，特异性较低约 60%。大部分实性嗜铬细胞瘤可通过低回声声晕、血流信号较丰富、环形血流这三个特征与腺瘤鉴别，另外超声造影对两者的鉴别也有一定意义。

单发肾上腺嗜铬细胞瘤的恶性率约为 9%；恶性嗜铬细胞瘤常发生于伴有遗传性综合征的患者，由 SDHB 突变引起的肿瘤中 50% 最终会发生转移，而由 RET 基因突变引起的肿瘤则很少发生转移。通常情况下 CT 及 MRI 已足够诊断嗜铬细胞瘤，当患者嗜铬细胞瘤恶性可能性较高（如直径＞6 cm）或者出现转移性病灶则需要在术前使用 ^{131}I-MIBG 及 PET 检查。常规超声对嗜铬细胞瘤良恶性的诊断与 CT、MRI 相比并无明显优势，病灶的形态不规则、最大径＞6 cm、包膜欠清等形态学指标对病灶的良恶性鉴别并无特异性，而超声造影所评估的病灶微血管灌注与良恶性的相关性也有待

于进一步大样本的研究。

（五）肾上腺髓样脂肪瘤

髓样脂肪瘤（myelolipoma），又称为髓性脂肪瘤、骨髓脂肪瘤、髓样脂肪瘤或髓脂瘤，是一种少见的无功能性良性肿瘤。它多发生于肾上腺髓质，偶发生于皮质，极少数发生于肾上腺外组织。按临床病理特点，Rao 等将其分为 4 类：孤立性肾上腺髓样脂肪瘤、并发出血的肾上腺髓样脂肪瘤、肾上腺外髓样脂肪瘤及伴发其他肾上腺疾病的髓样脂肪瘤。该病发病率低，过去此类肿瘤多在尸检时发现，发生率为 0.08%～0.20%。随着医学影像学技术的发展及普及，该病的发现例数也在逐步增多，约占肾上腺偶发瘤的 7%。本病多为单侧发病，双侧罕见。男女发病无明显差异，多发生于 40～60 岁。

髓样脂肪瘤约占肾上腺偶发瘤的 9%，超声是其检查的首选方法，确诊率较高，约 87%。髓样脂肪瘤内部多数呈高回声（图 5-7-4），与周围组织反差明显，体积一般较小（直径＜5 cm），病灶多呈椭圆形，偶可为类圆形或分叶形；髓样脂肪瘤为乏血供肿瘤，彩色多普勒超声检查时，绝大多数肿块内部不易探测到血流信号。边界清晰的偏高或高回声肿块是它与其他肾上腺疾病鉴别的主要特征。超声对髓样脂肪瘤的诊断特异性较高，但需注意的是嗜铬细胞瘤、皮质癌及肾上腺血肿也可能出现类似回声，因此超声诊断时仍需警惕。当髓样脂肪瘤内骨髓成分占优势，或瘤体内出现出血或严重钙化时，声像图表现不典型。因此，超声诊断髓样脂肪瘤时仍应与 CT、实验室检查相结合。

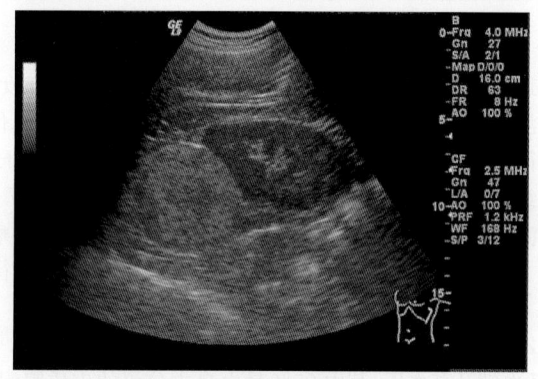

图 5-7-4 左侧肾上腺髓样脂肪瘤

（六）肾上腺转移性肿瘤

肾上腺是继肺、肝、骨骼之后第四易受癌瘤转移的器官。其原发肿瘤最多为肺癌，其他如乳房、肾、甲状腺处的恶性肿瘤及黑色素瘤等也可发生肾上腺转移。由于转移癌无特异的临床表现，多为在原发性癌肿已明确诊断后，再做肾上腺检查时方被发现。肾上腺转移癌的超声表现缺乏特异性，但多与原发肿瘤同时存在，因此结合临床病史对做出正确的超声诊断具有重要意义。

肾上腺转移癌可呈单发或双发，文献报道其中以右侧单发为多。国内外研究发现，肾上腺转移癌的发生部位与原发肿瘤的位置有一定关系，同侧肺癌发生同侧肾上腺转移概率要大于对侧及双侧转移概率，发生率之比约 1.4∶1。肾上腺转移癌大小最大径可从 1～2 cm 到大于 10 cm 不等。若为双侧转移，两侧病灶不一定对称。超声声像图表现为形态或为

圆形,或为椭圆形,或为欠规则,或呈分叶状,多边缘不规则,包膜不完整,边界回声中等,部分肿瘤边界不清晰。以低回声、弱回声为主,也可表现为中等回声,内部回声不均匀,回声强弱不等或呈混合回声。

超声诊断肾上腺转移癌的定位诊断符合率为90%~95%,对恶性肿瘤患者,无论是否接受治疗,超声可检测其是否转移,若在肾上腺区发现肿瘤回声,则高度提示为肾上腺转移癌。当发现一侧肾上腺肿瘤时,应对另一侧的肾上腺区进行扫描,以明确是否为双侧转移。以往有双侧肾上腺转移癌,灰阶超声仅提示了右侧,而左侧肾上腺肿瘤漏诊的报道。恶性肿瘤患者若发生肾上腺转移时,要注意可能还存在其他部位的转移灶,如肝脏及腹腔淋巴结转移,因此不能忽视其他脏器的检查。肾上腺转移癌的超声表现特异性不高,因而超声对其的定性诊断率仅为68%~92%。超声定性诊断误诊与肿瘤大小以及肿瘤血流信号丰富程度均有一定关系。体积小、回声较均匀且血流信号不丰富的转移癌,常被误诊为肾上腺皮质腺瘤,因而对于尚需除外无功能的肾上腺肿瘤,通过超声或CT引导下活检可明确诊断。另外,以往也有将肾上腺转移瘤合并大量出血误诊为嗜铬细胞瘤的报道。两者的超声声像图均可表现为内部回声不均或回声杂乱的混合性团块,体积较大,境界清晰。单从声像图表现很难将两者进行鉴别。此时临床症状和体征,以及其他实验室及辅助检查可以为鉴别诊断提供重要依据。

(七) 肾上腺囊性病灶

1. 肾上腺囊肿・肾上腺囊肿(adrenal cysts)首先由Greiselius等于1670年报道,较罕见,大多无临床症状,或无特异性临床症状,鲜有致肾上腺功能异常者。从病理上分为:寄生虫性(主要为包虫性)、上皮性、内皮性及假性囊肿4类,临床上以后两者多见。肾上腺囊肿临床上较罕见,据文献报道其尸解发生率仅为0.064%~0.18%,影像学检出率约为1:40 000,约占肾上腺偶发瘤的5%。它多为单侧发病,左右侧发病率无明显差异。可发生于任何年龄,发病高峰为30~60岁,女性发病率略高。

肾上腺囊肿超声声像图多表现为囊性(图5-7-5)、有分隔和(或)钙化、无血流信号的病灶,但4种病理类型的囊肿声像图间仍有一定的差异。形态上多呈椭圆形或类圆形,一般认为若病灶呈分叶形伴多房,则需考虑囊性淋巴管瘤的可能。大多数肾上腺囊肿囊腔透声良好,病灶后方回声增强。而淋

巴管瘤、假性囊肿、寄生虫病性囊肿的囊腔内可见分隔,且分隔厚度不一。肾上腺上皮性囊肿或内皮性囊肿通常为均质性液性病灶,壁薄而规则,但有时囊肿也可呈不均质,并可出现分隔或钙化,这可能是由于出血所致的;假性囊肿的超声表现介于单纯性囊肿与实质性肿块之间,通常为无回声、厚壁、内部有分隔及钙化的病灶,其钙化通常位于囊壁或分隔,部分病灶也可存在实质成分;内皮性囊肿多表现为多房、分隔上有钙化。此外,超声更可通过对病灶的大小、囊壁厚度、其内有无实质样回声成分、内部分隔等进行综合分析,对肾上腺囊肿进行临床分类,并评估其是否存在恶性可能。

2. 肾上腺血肿・肾上腺血肿(adrenal hemorrhage)临床上包括新生儿血肿、自发性血肿(又称为非外伤性血肿)及外伤性血肿3种,其中自发性血肿包括肾上腺肿瘤(囊肿、腺瘤、髓样脂肪瘤、嗜铬细胞瘤及皮质癌、转移瘤等)自发破裂引起的血肿及全身性因素引起的肾上腺自发性血肿形成。本病单双侧发病与其病因有关,外伤性肾上腺血肿多发生于右侧,这与右侧肾上腺的解剖部位及血供情况有关;若为全身凝血功能障碍等病因引起者可为双侧发病。

肾上腺血肿按其出血部位可分为弥漫性及局灶性两种,以后者为多见,它的超声表现与其他脏器的血肿类似,随着血肿形成时期的不同而变化(图5-7-6)。肾上腺血肿各期的声像图表现与其他肾上腺病变并无特征性,早期呈液性无回声时需与肾上腺囊肿鉴别,呈低回声时需与肾上腺腺瘤、转移瘤等鉴别,其后出现囊性变时又需与嗜铬细胞瘤、其他疾病所致的肾上腺假性囊肿鉴别,仅晚期表现为不规则钙化时方可明确为良性病灶,因此单靠某个阶段的超声图像来诊断该疾病非常困难!需结合临床相关资料、CT等综合分析。但是,血肿的病程较为特殊,超声声像图随着血肿的不同阶段而改变是其他肾上腺病变所不具备的。因此应强调随访对肾上腺疾病诊断的必要性,即若一肾上腺病灶,排除恶性可能,或考虑为血肿可能大,应通过超声随访明确诊断,评估患者的预后。

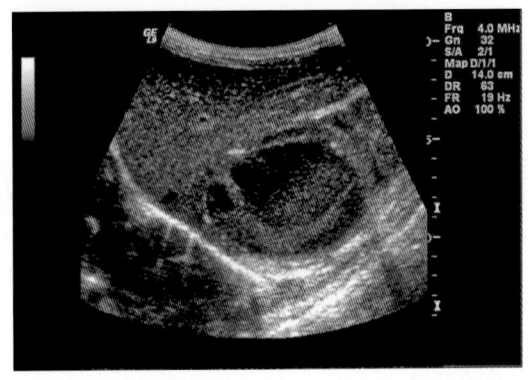

图5-7-6 右侧肾上腺血肿

(八) 肾上腺其他肿瘤

1. 肾上腺节细胞神经瘤・起源于神经节细胞的肿瘤包括节细胞神经瘤、节细胞神经母细胞瘤及神经母细胞瘤3种,三者的差别在于细胞和细胞外组成成分成熟程度,其中最良性的肿瘤是节细胞神经瘤,节细胞神经母细胞瘤为交界性、有恶性潜能,神经母细胞瘤是最不成熟、未分化的恶性肿瘤,多发

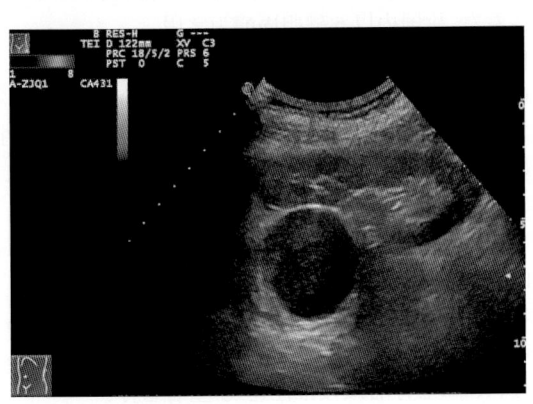

图5-7-5 左侧肾上腺囊肿

生于儿童，易侵犯周围组织和血管，较早发生全身骨转移。节细胞神经瘤较罕见，可发生于颈部至盆腔的交感神经节及肾上腺髓质，偶可见于外周神经，其中腹膜后（占 32%～73%）、后纵隔（占 23%～43%）及颈部（占 4%～9%）多见，而腹膜后节细胞神经瘤中，20%～30% 的病灶位于肾上腺髓质。

节细胞神经瘤超声检查表现为肾上腺内均匀实质性低弱回声占位性病变，与无功能性肾上腺皮质腺瘤不易区别，亦并不能除外神经母细胞瘤或节神经母细胞瘤的可能性。因此，通常认为，超声对本病只能提供辅助定位，难以做出定性诊断。若临床工作中发现"长条形、分布均匀或欠均的低弱回声，且无血流信号"的无功能性的肾上腺肿块时，应考虑有节细胞神经瘤的可能，当其内伴有钙化，则可能性明显加大。但有时节细胞神经瘤的最大径可＞6 cm，形态为分叶形，需与无功能的皮质癌鉴别。

2. 肾上腺淋巴瘤·肾上腺本身无淋巴组织，肾上腺恶性淋巴瘤一般认为来自血管周围的未分化多潜能间叶细胞。肾上腺淋巴瘤（adrenal lymphoma）临床上较少见，多见于 50 岁以上中老年人，其中以男性居多。临床上可分为原发性、继发性及同时侵及肾上腺和其他脏器的淋巴瘤，原发性肾上腺淋巴瘤相对罕见。

肾上腺淋巴瘤体积相对较大，超声检查敏感性高。超声可对其进行全面评估，不仅可准确测量病灶的大小，显示病灶部位、数目、形态及边界，而且通过对肿瘤内部回声及均匀性情况评估，可判断病灶内有无明显出血囊性变及钙化等。对于中老年男性患者发现双肾上腺区较大的低回声肿块而没有发现其他部位的原发癌，临床上又出现肾上腺功能不全表现、局部病变广泛侵及肾尤其伴有脾脏明显肿大者应想到肾上腺淋巴瘤的可能。

3. 肾上腺结核·肾上腺结核（adrenal tuberculosis）是全身结核的一部分，通常由于结核杆菌血行播散，或胸腔、盆腔邻近器官结核直接蔓延至肾上腺所致。可发生于任何年龄，多见于 20～50 岁成年人，男女发病率比为 1∶（2～3），以双侧受累多见。77% 的患者可发现肾上腺外的结核改变，以肺结核最常见，其余依次为肾结核、肠结核、骨结核和淋巴结结核等。

超声是肾上腺结核的首选影像学检查，其超声表现因病期而异。超声检查除了可评估病灶的大小、部位、数目、形态及边界等情况，同时可观察肿块内部回声及均匀性情况，包括有无囊性变及钙化等，并且可观察钙化的形态等，从而对肾上腺结核进行初步的超声分期，为临床诊断及治疗提供依据。对于双侧肾上腺增大，伴有肾上腺皮质功能低下表现的患者，同时有肾上腺外活动性结核灶或结核病史、红细胞沉降率增快、结核试验阳性，超声检查可见病灶内强回声钙化应想到肾上腺结核的可能。

4. 肾上腺畸胎瘤·肾上腺畸胎瘤（adrenal teratoma）临床上极为罕见，本病常见于青少年，发病以右侧居多，男女比例约为 1∶1，约 90% 为良性。超声是肾上腺畸胎瘤的首选影像学检查，诊断的关键是肿瘤定位和显示肿块内不同的组织成分。超声检查除了应对病灶的大小、部位、数目、形态及边界等详细观察，更应重点观察肿瘤内部回声情况，以便发现肿瘤内部有无脂肪组织、有无囊性变及钙化等。发现这些复杂的组织成分构成对于诊断畸胎瘤至关重要。

参考文献

［1］Słapa RZ, Kasperlik-Załuska AA, Migda B, et al. Echogenicity of benign adrenal focal lesions on imaging with new ultrasound techniques：report with pictorial presentation[J]. J Ultrason, 2015, 15：368-376.

［2］Fan J, Tang J, Fang J, et al. Ultrasound imaging in the diagnosis of benign and suspicious adrenal lesions[J]. Med Sci Monit, 2014, 20：2132-2141.

［3］朱樱,周建桥,周密,等.肾上腺节细胞神经瘤彩色多普勒超声及超声造影表现[J].中国超声医学杂志,2012,28(10)：567-569.

［4］周伟,朱樱,周建桥,等.肾上腺结核的超声诊断[J].中国超声医学杂志,2012,28(6)：567-569.

［5］Gong X, Yu Y, Zhan W. Ultrasonographic findings of 1385 adrenal masses：a retrospective study of 1319 benign and 66 malignant masses[J]. J Ultrasound Med, 2019, 38(9)：2249-2257.

［6］周伟,朱樱,周建桥,等.肾上腺淋巴瘤的超声诊断[J].中国医学影像学杂志,2012,20(10)：765-767.

［7］Zhou W, Zhan W, Zhou J, et al. Sonographic findings of localized Castleman disease of the abdomen and pelvis[J]. J Clin Ultrasound, 2015, 43：401-405.

［8］Bhatia V, Sharma S, Sood S, et al. Case 231：retroperitoneal adrenal teratoma presenting as trichoptysis[J]. Radiology, 2016, 280：317-321.

第二节·肾上腺核素扫描检查

张 淼 李 彪 朱承谟

一、肾上腺皮质显像

（一）原理

胆固醇是合成肾上腺皮质激素的前身物质，将[131]I 标记的胆固醇类似物引入体内后，同样能被肾上腺皮质所摄取并参与激素的合成，而且其摄取量的多少与皮质的功能有关。因此，通过肾上腺皮质显像可以显示肾上腺皮质的位置、形态、大小及其功能状态，有助于肾上腺疾病的诊断。

肾上腺皮质细胞摄取胆固醇的量取决于细胞内胆固醇酯、LDL 和 ACTH 的水平。ACTH 受大量糖皮质激素的负反馈调控，抑制其分泌，影响胆固醇结合，高胆固醇血症可使[131]I-胆固醇进入减少而显影不清。

碘化胆固醇的类别影响其与肾上腺皮质的结合。有[131]I-6-碘甲基-19-去甲基胆固醇（NP-59）、[131]I-19-碘代胆固醇（NM-145）和[131]I-6β-碘代胆固醇三种类型，动物实验表明，碘分子结合在 19 位的胆固醇肾上腺/肝为 39∶1,6 位碘胆固醇不论有无甲基为 205∶1，可见 6 位胆固醇的摄取比 19 位高出 5 倍左右，故国内以 6 碘胆固醇为常用。

（二）方法

（1）注射显像剂前 3 日开始口服复方碘溶液，每日 3 次，每次 10 滴，直至检查结束，以减少甲状腺摄取游离放射性碘。

（2）停用影响碘化胆固醇摄取的药物，包括利尿剂、皮质激素、ACTH、降胆固醇药及避孕药 4～6 周。

（3）在显像的前 1 日晚上，口服缓泻剂，以清洁肠道减少肠道的放射性干扰。

（4）静脉缓慢注射生理盐水稀释的[131]I-碘化胆固醇，成人使用剂量为 37 MBq(1 mCi)/1.7 m² 体表面积，儿童酌减，发生脸潮红、头晕、心悸者减慢推注速度，重者暂停。

（5）注射显像剂分别于第 3、5、7 及 9 日进行采集，以两次在同一部位出现同样的放射性浓集灶为准。

（三）图像特点

正常情况下，在注射显像剂后 5～9 日肾上腺显影清晰。左侧肾上腺多呈卵圆形或半月形影像，右侧多表现为圆形或锥形，右侧常高于左侧和接近背部，故后位显像右侧肾上腺皮质影像多浓于左侧，但无左侧影像浓于右侧的现象。右侧肾上腺外上方为肝内放射性，可与右侧肾上腺重叠。胆囊的放射性浓集和结肠内的放射性浓集不应误认为肾上腺影。

根据肾上腺皮质病变的性质、部位、程度，以及病理上的增生、腺瘤和癌等变化呈现双侧显影、单侧显影和双侧不显影等表现，应结合临床表现、生化检查、CT、MRI 其他影像学检查，综合诊断（图 5-7-7）。

双侧显影
　　对称性——多见于双侧皮质增生，异位 ACTH 综合征或单侧或双侧结节样增生或小腺瘤
　　不对称性
　　　　显著不对称——多见于功能良好的单侧腺瘤
　　　　轻或中度不对称——多见于双侧不对称增生、手术后残留肾上腺和小腺瘤。少见于双侧增生伴腺瘤

单侧显影
　　病侧显影，正常侧不显影——常见于原发性醛固酮增多症或皮质醇增多症的皮质腺瘤，正常侧被抑制不显影
　　正常侧显影，病侧不显影——髓质肿瘤、皮质癌

双侧不显影
　　正常或轻度增生
　　皮质癌不显影，正常侧被抑制不显影

图 5-7-7　图像特点

（四）临床意义

肾上腺皮质显像主要用于原发性醛固酮增多症（简称原醛症）和皮质醇增多症的定位诊断和病变性质的鉴别，对嗜铬细胞瘤也有一定的帮助。

1. 原醛症·醛固酮瘤以单侧腺瘤多见，呈单侧显影，一般体积较小，直径为 1～2 cm。增生或双侧小腺瘤呈双侧对称或不对称显影，癌罕见，双侧不显影。增生以内科治疗为主，腺瘤切除后疾病得以痊愈，因此手术前的定位诊断及其病变性质的鉴别有重要的临床意义。为进一步鉴别增生和腺瘤，特别是不对称显像者，增生和正常的肾上腺皮质因地塞米松抑制碘化胆固醇的摄取而不显影，而腺瘤因其自主性仍显影，借此可进行鉴别，但应注意结节性增生有时仍不受抑制而显影，不易与腺瘤鉴别。

2. 皮质醇增多症·引起皮质醇增多症的病变性质以增生多见，呈对称或不对称显影，腺瘤呈单侧显影，而癌肿双侧不显影，也属罕见。

肾上腺皮质显像还可用于两侧肾上腺切除后症状仍不缓解的患者，以寻找有无肾上腺残余组织，为再次手术或放疗提供依据。

3. 其他·异位 ACTH 综合征、雄激素增多症、多毛症等男性化则可见肾上腺增生的双侧浓集。嗜铬细胞瘤则因患侧肿瘤压迫皮质引起正常肾上腺不显影，故可间接推断。目前，已为 ^{131}I-MIBG 髓质显像取代。

二、肾上腺髓质显像

（一）历史

1979 年 Wieland 根据肾上腺髓质为特异的交感神经系统，将溴苄胺和胍乙啶两者的功能基团联合制成亲肾上腺神经原药物——碘代苄胍，并发现三种异构体中间位碘代苄胍的亲和力最强，简称间碘苄胍，^{131}I 标记为 ^{131}I-MIBG。国内 1984 年上海瑞金医院、上海市第六人民医院分别研究 ^{131}I-MIBG 的肾上腺髓质显像，上海市第六人民医院将其用于恶性嗜铬细胞瘤的治疗。

（二）原理

肾上腺髓质细胞可合成和分泌儿茶酚胺类激素，酪氨酸经羟化酶羟化成二羟基苯丙氨酸（多巴），继而脱羧形成多巴胺，储存于胞囊，进一步羟化为去甲肾上腺素，再经甲基转换酶甲基化转变为肾上腺素。未被储存的儿茶酚胺被细胞质内单胺氧化酶（MAO）降解，或经血循环为神经节外组织摄取。

MIBG 的结构与去甲肾上腺素相似，其卤素苯环和胍基侧链不被 MAO 降解，可被髓质细胞摄取并储存于囊泡内，浓集的放射性使肾上腺髓质显影。

肾上腺髓质细胞和交感神经元对 MIBG 的摄取通过：① 跨膜转运蛋白的主动摄取，具有耗能和钠泵依赖的特性。② 非特异的被动扩散。其摄取可受抗抑郁药、可卡因、可乐定和去甲麻黄碱抑制，为利血平所封阻。

（三）方法

(1) 显像前准备：服用封闭甲状腺药物，显像剂前 3 日服用复方碘溶液，每日 3 次，每次 10 滴，直至显像结束后 3 日，以封闭甲状腺。

(2) 显像前 1 日晚上，服用缓泻剂清洁肠道，显像当日尽量食用少渣饮食。

(3) 静脉缓慢注射 ^{131}I-MIBG，注射时间＞30 s。^{131}I-MIBG 注射剂量：成人剂量 18.5～37 MBq(0.5～1 mCi)/次。

(4) 注射显像剂 24±6 h 后显像：① 应用 SPECT 行全身前后位和后前位静态显像；② 发现病变再加做病变部位（或可疑病变部位）局部静态显像；③ 病变部位 SPECT-CT 断层扫描，CT 和 SPECT 图像融合（图 5-7-8）。

（四）图像特点

正常肾上腺可不显影或隐约显影。由于 ^{131}I-MIBG 也为富交感神经的脏器摄取，如腮腺、颌下腺、心肌、肝脏，偶见脾或肺影，因 MIBG 经尿道排出，膀胱较多放射性浓集。

单侧或双侧肾上腺有较早和较多放射性浓集为肾上腺病灶的特征表现，肾上腺外显示明显的放射性浓集提示异位病灶，膀胱嗜铬细胞瘤应在检查前排净小便或导尿后进行。

（五）临床意义

1. 嗜铬细胞瘤的定位诊断·嗜铬细胞瘤的主要临床表现为阵发性高血压，伴面色苍白、恶心、呕吐，血尿儿茶酚胺、血肾上腺素增高。90% 的病例位于肾上腺髓质，另 10% 可在肾上腺外如主动脉旁、肾周围、脾脏、卵巢、膀胱、髂窝（图 5-7-9）、颈部等称异位嗜铬细胞瘤。

嗜铬细胞瘤有家族性，也可伴其他内分泌肿瘤，与甲状腺髓样瘤、甲状旁腺或垂体腺瘤并存，称 MEN2 型。由于本病手术后有望痊愈，因此手术前的正确定位诊断十分重要。

^{131}I-MIBG 对于嗜铬细胞瘤的定位诊断为一高度特异的诊断方法，多数在注药后 24 h 已可见肾上腺肿瘤侧有明显的放射性浓集灶，也有双侧腺瘤，呈双侧浓集。肾上腺外出现固定和随时间增强的浓集灶应视为肾上腺外异位灶。肾上腺内或外病灶的 ^{131}I-MIBG 摄取量多时往往心肌的摄取被抑制，此点为嗜铬细胞瘤的特征表现。肿瘤较小，无功能，伴随瘤细

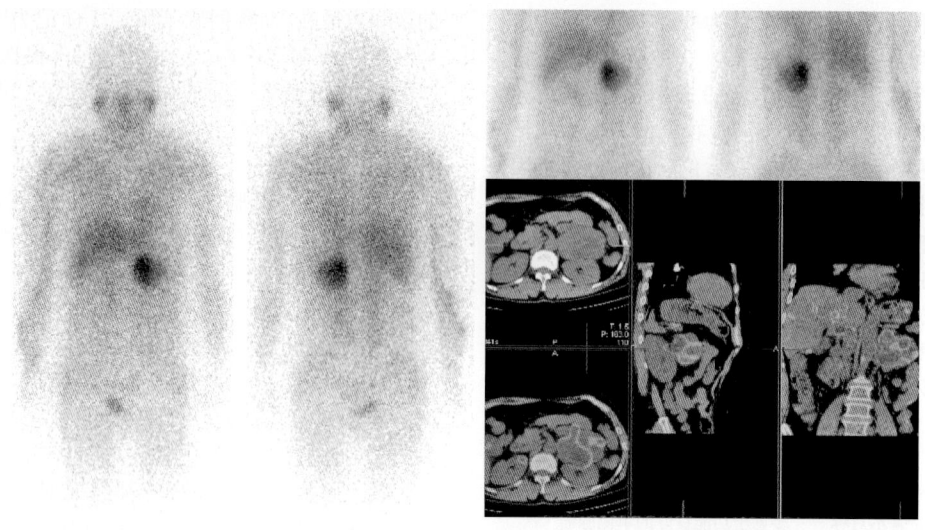

图5-7-8　嗜铬细胞瘤的肾上腺髓质显像左侧肾上腺区示放射性浓集

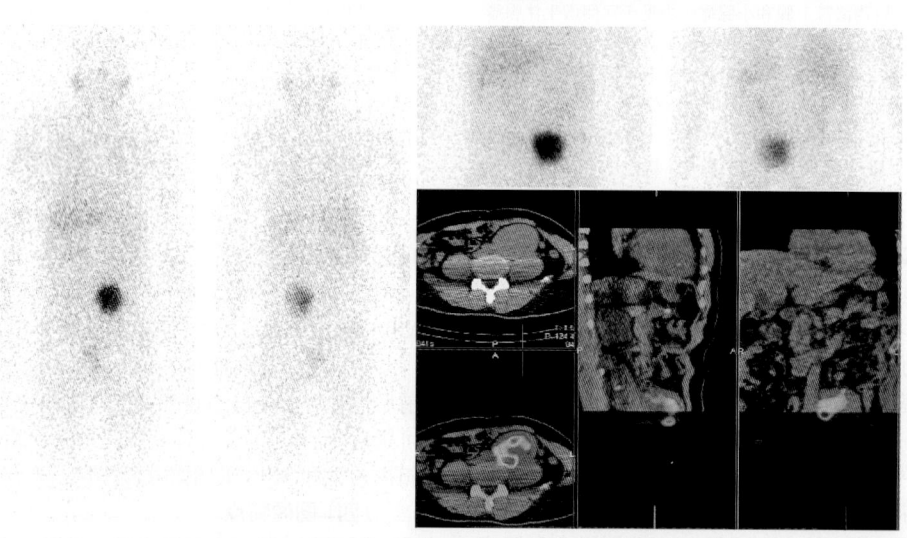

图5-7-9　嗜铬细胞瘤的肾上腺髓质显像异位（髂窝）放射性浓集

胞坏死和未停止抑制 MIBG 摄取的药物等可出现假阴性。假阳性少见，为正常生理性浓集误判为病灶。

肾上腺髓质增生也可示双侧肾上腺显影，虽然程度有所差异，但不易与正常肾上腺或双侧小腺瘤鉴别。

2. 恶性嗜铬细胞瘤的诊断和治疗·恶性嗜铬细胞瘤约占嗜铬细胞瘤的 10%，肿瘤较大并易发生转移，常见膀胱、脊柱或腹部转移灶。原发和转移部位均见到明显的放射性浓集灶，并可作为转移性嗜铬细胞瘤^{131}I - MIBG 的治疗依据。治疗后高血压、骨痛、多汗等症状改善，生活质量提高，肿块有所缩小，视为一种内照射治疗。

3. 其他·神经母细胞瘤，MEN2 型肿瘤，其他神经内分泌肿瘤等的定位和治疗。

神经母细胞瘤以儿童多见，恶性程度高，^{131}I - MIBG 可浓集于病灶并提供治疗依据。MEN2 型肿瘤时，^{131}I - MIBG 除显示肾上腺病灶外，并使甲状腺髓样癌或垂体腺瘤显影。

其他神经内分泌肿瘤，副神经节瘤、类癌等有时也可显影。

三、PET-CT肾上腺显像

注入组成机体基本元素的同位素如^{11}C、^{13}N、^{15}O、^{18}F 等

正电子核素标记的显像剂，应用正电子发射断层显像/X 线计算机体层成像仪（PET-CT）进行全身显像，可探测人体组织在生理、病理、生化及代谢等方面的变化，称 PET-CT 显像。PET-CT 显像已广泛应用于肿瘤的诊断与鉴别诊断、分级、分期及疗效评估，对肾上腺原发或继发肿瘤的定位、良恶性鉴别、病程分期、疗效监测等有重要意义。

（一）原理

常用于肿瘤诊断的正电子显像剂为^{18}F - FDG（^{18}F - 2 - 氟 - 2 - 脱氧 - D - 葡萄糖）。作为葡萄糖的类似物，^{18}F - FDG 进入细胞外液后能够被细胞膜葡萄糖转运蛋白跨膜转运到细胞液内，被己糖激酶磷酸化生成^{18}F - FDG - 6 - PO$_4$。然而它并不能被磷酸果糖激酶所识别进入糖酵解途径的下一个反应过程，从而滞留在细胞内，可通过 PET（PET - CT）成像反映机体器官、组织和细胞利用葡萄糖的分布和摄取水平。正常细胞在有氧状态下，通常以氧化磷酸化方式获取能量 ATP 供细胞功能所需；大部分肿瘤细胞即使在有氧的情况下，也仍以无氧糖酵解作为主要的能量获取方式（即 Warburg 效应），导致糖酵解水平增高，构成了^{18}F - FDG PET（PET - CT）肿瘤显像的理论基础。

此外,[18]F - DOPA、[18]F - fluorodopamine、[68]Ga - DOTA - TOC、[68]Ga - DOTA - NOC 及[11]C - Hydroxyephedrine 可用于嗜铬细胞瘤诊断。[11]C - metomidate 及[11]C - etomidate 用于肾上腺皮质肿瘤的诊断。

(二) 方法

空腹静脉注射[18]F - FDG 185～370 MBq(5～10 mCi),显像剂注射后 60 min 进行全身 PET - CT 显像。显像剂注射前监测血糖,空腹血糖不得超过 11 mmol/L(约 200 mg/dl)。糖尿病患者检查前如发现血糖过高,优先使用口服降糖药,并在口服降糖药至少 4 h 后注射[18]F - FDG 行 PET - CT 检查;必须使用胰岛素降血糖者,首选速效胰岛素,并在注射胰岛素 4 h 后注射[18]F - FDG 以行后续 PET - CT 检查。PET - CT 图像观察肾上腺部位有无病变与代谢增高,也可发现代谢增高的远处转移灶。在 PET - CT 的影像分析方法中,半定量分析

方法临床应用普遍。为了使不同个体间具有可比性,将[18]F - FDG 的注射剂量、局部组织的质量和受检者体重进行标准化,得到半定量分析指标——标准化摄取值(standardized uptake value, SUV)。SUV 的高低与所观察组织中细胞膜葡萄糖转运蛋白表达呈正相关。通常肿瘤的恶性程度与细胞膜葡萄糖转运蛋白的表达呈正相关。因此,临床工作中经常将 SUV 值作为鉴别良恶性的一个重要指标,包括肾上腺肿瘤的良恶性鉴别。

(三) 临床意义

1. 肾上腺良、恶性病变的鉴别·肾上腺良性肿瘤如原醛症或皮质醇增多症的肾上腺增生或腺瘤(图 5 - 7 - 10)、良性嗜铬细胞瘤、血管瘤、髓样脂肪瘤、囊肿、神经节细胞瘤等 CT 多表现为圆形、椭圆形或不规则形、边界清楚、密度均匀或不均匀、等低密度结节或肿块影,部分可伴钙化,[18]F - FDG PET

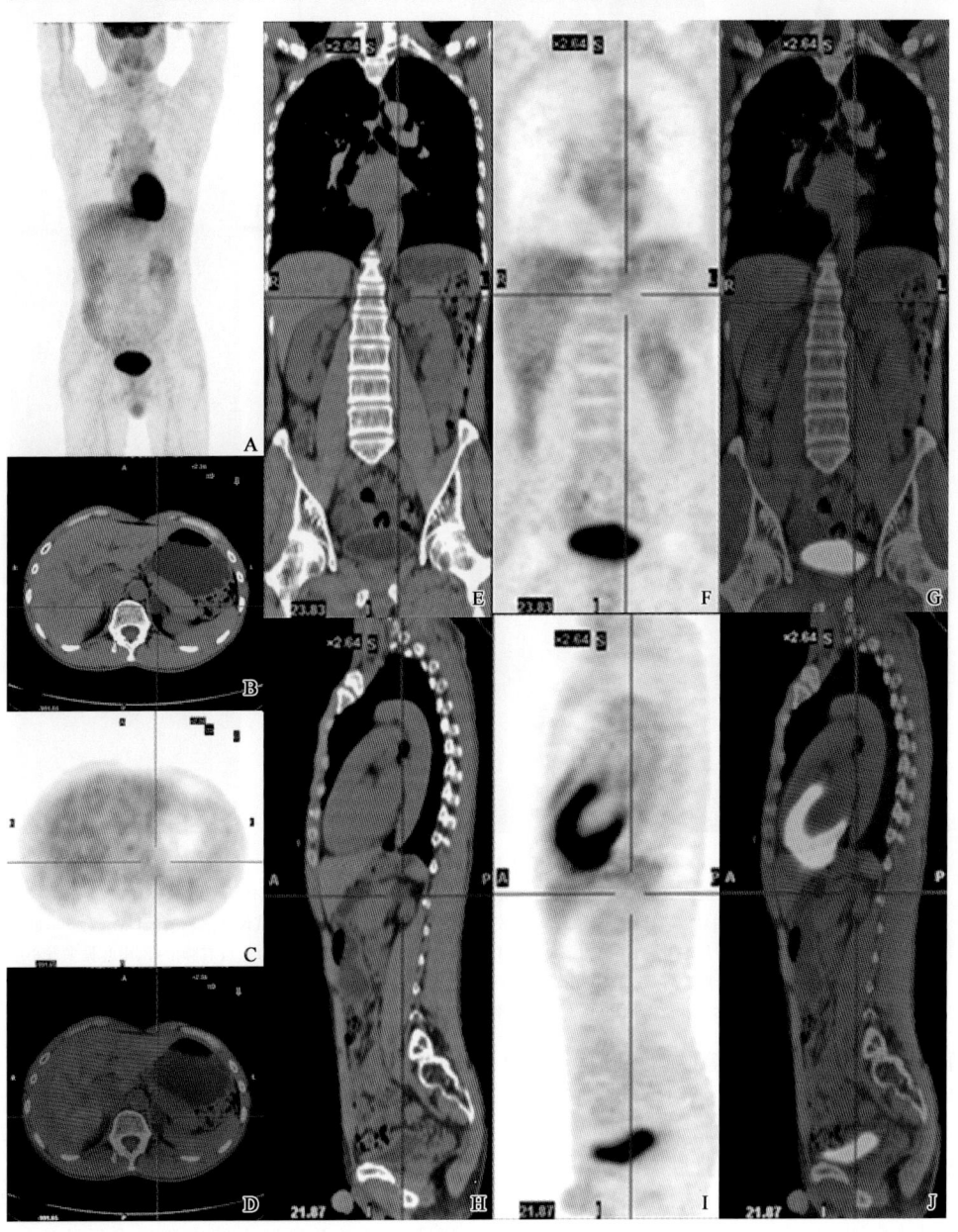

图 5 - 7 - 10 肾上腺皮质腺瘤

PET - CT 示左肾上腺见大小约为 2.2 cm×1.5 cm 的低密度结节影,CT 值为 8～12 HU,代谢未见明显增高。A. MIP 图;B、C、D 分别为横断位 CT、PET 及融合图像;E、F、G 分别为冠状位 CT、PET 及融合图像;H、I、J 分别为矢状位 CT、PET 及融合图像

多表现为代谢增高不明显或轻度增高。少见的原醛症或皮质醇增多症的肾上腺皮质癌（图 5-7-11）、恶性嗜铬细胞瘤以及转移性肾上腺肿瘤（图 5-7-12）等 CT 多表现为类圆形、分叶状或不规则形、边界不清晰、密度不均的较大肿块影，部分可伴钙化，^{18}F-FDG PET 多表现为代谢明显增高，借此可加以鉴别。

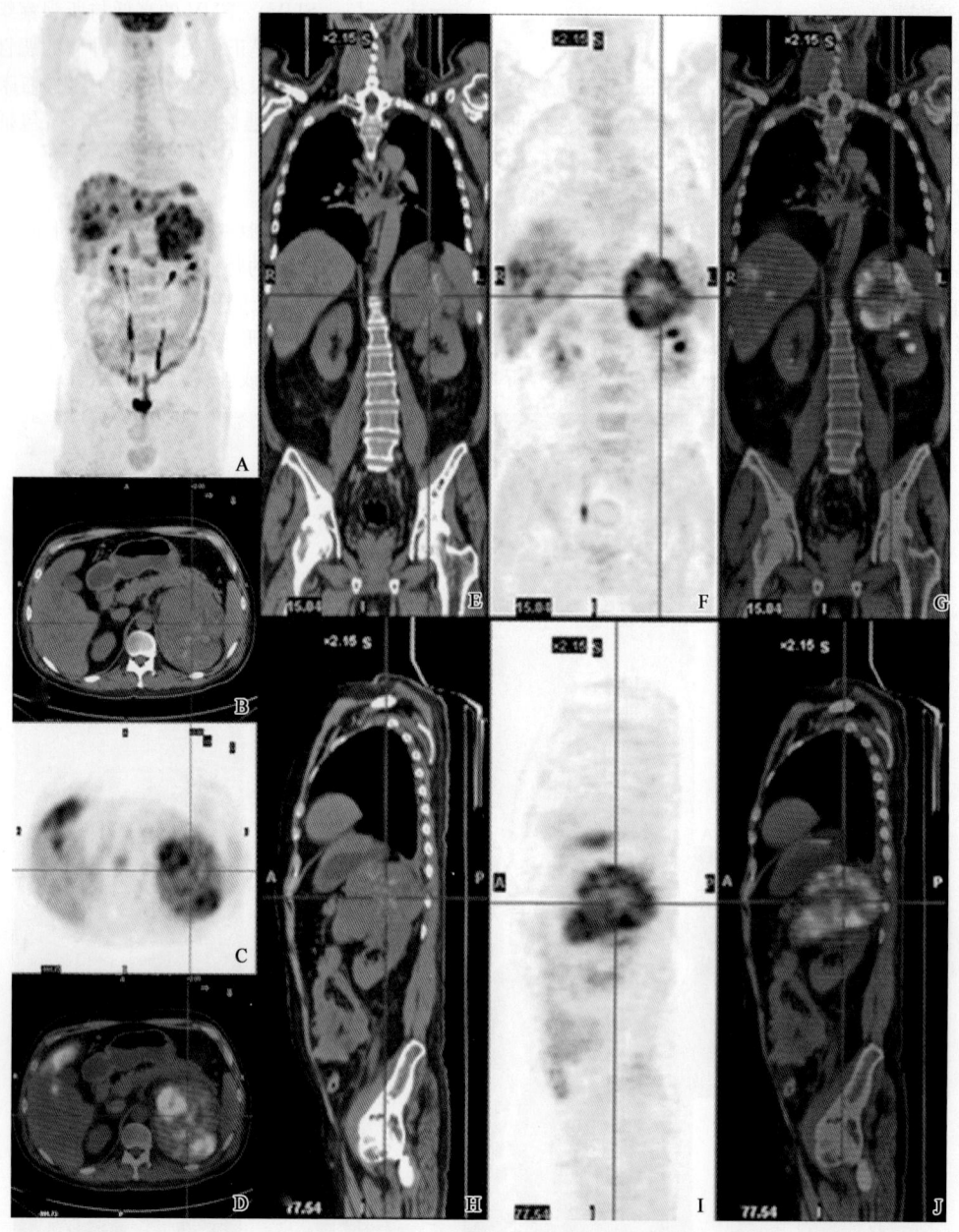

图 5-7-11 肾上腺皮质癌伴多发转移

PET-CT 示左肾上腺见大小约为 11.8 cm×11.0 cm 的软组织密度肿块影，密度欠均匀，其内可见片状钙化，病变局部与左肾上极及脾脏分界欠清，代谢明显增高，SUV$_{max}$为 12.3；下腔静脉及左肾静脉密度欠均匀，代谢明显增高，SUV$_{max}$为 8.9；肝脏见多发低密度占位，较大者位于肝左叶，大小约为 5.5 cm×4.0 cm，代谢明显增高，SUV$_{max}$为 9.1；右肺上叶、中叶见多发小结节，直径为 0.3～0.5 cm，代谢未见增高。A. MIP 图；B、C、D 分别为横断位 CT、PET 及融合图像；E、F、G 分别为冠状位 CT、PET 及融合图像；H、I、J 分别为矢状位 CT、PET 及融合图像

1997 年上海瑞金医院王辉、朱承谟等报道了 14 例经病理证实而 CT、MRI 示单发的肾上腺肿块（大小为 1～11 cm），^{18}F-FDG PET 显像 6 例良性肿瘤（髓样脂肪瘤、神经节瘤、囊肿各 1 例）均未见^{18}F-FDG 摄取，8 例恶性肿瘤（皮质癌 4 例、转移性癌 3 例、恶性嗜铬细胞瘤 1 例）均有^{18}F-FDG 摄取。灵敏度、特异性和准确率达 100%。

2011 年发表在 Radiology 杂志的一项系统综述和 meta 分析涵盖了 21 项研究，对 1 217 例患者的 1 391 个病变（824

例良性，567 例恶性）进行评估，结果显示^{18}F-FDG PET 区分肾上腺良性与恶性病变的平均敏感性和特异性分别为 97%、91%，并且诊断准确性不受 PET 或 PET-CT 成像设备类型的影响。

2015 年，Ardito A 等报道的一项研究评估了^{18}F-FDG PET-CT 在诊断肾上腺皮质癌术后肿瘤复发的准确性。结果显示，在确诊肿瘤复发的 48 例患者中，^{18}F-FDG PET-CT 诊断肝脏和肺部复发病变的敏感性低于 CT，但在鉴别肝脏病

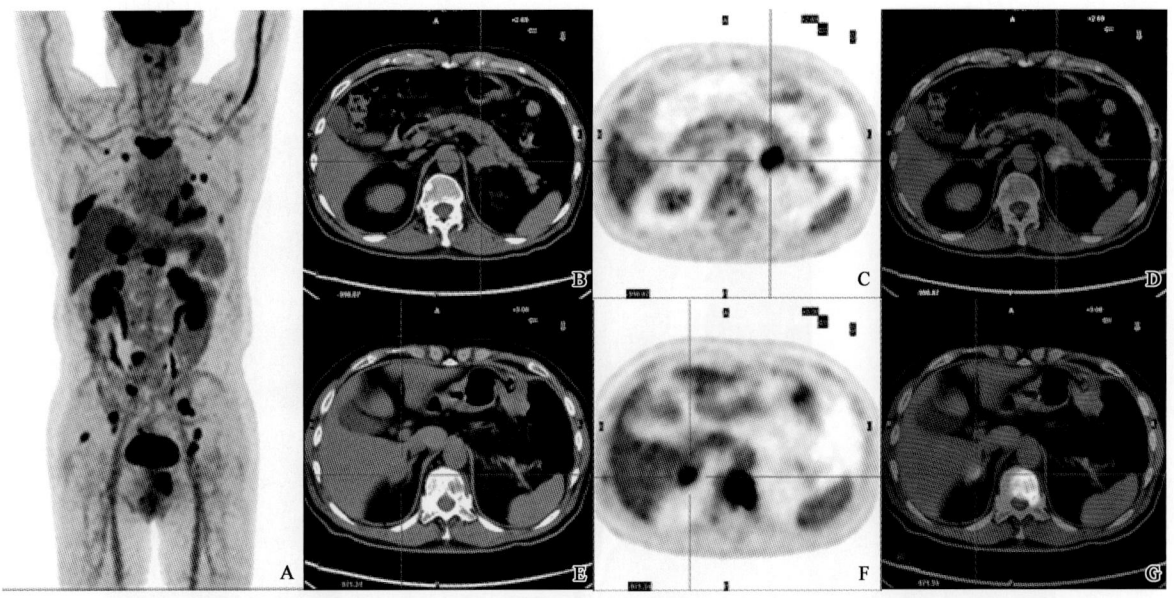

图 5-7-12 转移性肾上腺肿瘤

直肠癌术后，PET-CT 示双肾上腺见软组织密度肿块影，左侧病灶大小约为 3.6 cm×3.1 cm，代谢增高，SUV_{max} 为 7.3，中心代谢减低，右侧病灶大小约为 2.3 cm×1.4 cm，代谢增高，SUV_{max} 为 5.6；双肺见多发大小不等类圆形结节影，直径为 0.5～1.2 cm，代谢增高，SUV_{max} 为 2.7～9.6；肝左叶可见大小约为 2.4 cm×2.2 cm 低密度肿块影，其内密度不均，CT 值为 15～34 HU，边界不清，代谢明显增高，SUV_{max} 为 12.8；脊柱、肋骨及骨盆多处见骨质破坏，代谢增高，SUV_{max} 为 2.5～11.4。A. MIP 图；B、E 为横断位 CT；C、F 为横断位 PET；D、G 为横断位融合图像

变性质方面具有更高的特异性；与 CT 相比，^{18}F-FDG PET-CT 鉴别肝脏和腹部复发病变具有更大的阳性似然比；此外，12 例患者（21.1%）的 ^{18}F-FDG PET-CT 显像结果改变了临床管理策略，表明 ^{18}F-FDG PET-CT 在肾上腺皮质癌患者术后监测中发挥重要价值。

近年来，PET-CT 代谢体积参数如病灶糖酵解总量（total lesion glycolysis，TLG）及肿瘤代谢体积（metabolic tumor volume，MTV）被广泛应用于病变分析。2017 年 Ciffci E 等对 163 例癌症患者的 186 个肾上腺病变进行 ^{18}F-FDG PET-CT 的多参数分析。结果显示所有恶性病变的代谢参数、体积参数及代谢体积参数均高于良性病变，与 TLG、MTV、CT 体积及病变大小相比，肿瘤 SUV_{max}/肝脏 SUV_{mean}（T/LR）、SUV_{max} 和 HU 值能更好地区分肾上腺良性与恶性病变。以肝脏作为参考的定量或定性评估能够提高诊断的准确性。

^{18}F-FDG PET-CT 不仅在鉴别肾上腺良性与转移性病变中发挥重要作用，还可确定肾上腺肿瘤是否为唯一的转移性病变或是多发转移性病变的一部分，从而为临床提供手术依据，影响治疗决策。

综上所述，^{18}F-FDG PET-CT 显像对于肾上腺原发或继发肿瘤的定位、良恶性鉴别、病程分期、手术依据和疗效监测等均有重要的临床价值。

2. 嗜铬细胞瘤的诊断·^{18}F-FDG 能被良性嗜铬细胞瘤摄取（图 5-7-13），其被恶性嗜铬细胞瘤摄取的程度更高。尤其在不能浓聚 MIBG 的嗜铬细胞瘤中，^{18}F-FDG PET-CT 显像发挥重要作用。2012 年上海瑞金医院席云、李彪等报道了 19 例经 ^{18}F-FDG PET-CT 检查且手术病理证实为嗜铬细胞瘤的患者（良性组 11 例，恶性组 8 例）。良性组与恶性组 ^{18}F-FDG PET-CT 显像均为阳性，恶性组 SUV_{max} 明显

高于良性组 SUV_{max}，确定 SUV_{max} 8.85 为判断嗜铬细胞瘤良恶性的分界值，其敏感性、特异性和准确性分别为 100%、81.8%、89.5%；异位嗜铬细胞瘤 SUV_{max} 明显高于肾上腺嗜铬细胞瘤 SUV_{max}；MN 阴性病例 SUV_{max} 明显高于 MN 阳性病例 SUV_{max}。7 例同期行 ^{18}F-FDG PET-CT 与 ^{131}I-MIBG SPECT 患者中，3 例为良性，其中 2 例 MIBG 显像阳性，4 例为恶性，MIBG 显像均为阴性；7 例 PET-CT 显像均为阳性。因此，对于血 MN 与 MIBG 检查为阴性，但临床疑为嗜铬细胞瘤患者，^{18}F-FDG PET-CT 可作为辅助诊断手段。

Timmers HJ 等研究显示，在良性嗜铬细胞瘤/副神经节瘤患者中，^{18}F-FDG PET-CT 的诊断效能与 ^{123}I-MIBG SPECT-CT 相当，基于病变的敏感性和特异性分别为 77%、90% 及 75%、92%。然而在转移性嗜铬细胞瘤/副神经节瘤患者中，^{18}F-FDG PET-CT 和 ^{123}I-MIBG SPECT-CT 的诊断敏感性分别为 83% 及 50%，表明 ^{18}F-FDG PET-CT 能更好地探测转移性病变（图 5-7-14）。

^{18}F-DOPA 及 ^{18}F-fluorodopamine PET 均可用于原发性和转移性嗜铬细胞瘤/副神经节瘤成像。一项前瞻性观察研究显示，在非转移性副神经节瘤患者中，^{18}F-DOPA PET、^{18}F-FDG PET-CT、^{18}F-fluorodopamine PET-CT、^{123}I-MIBG 对病变定位诊断的敏感性分别为 81%、88%、77% 及 78%；然而在转移性副神经节瘤患者中，上述显像对病变定位诊断的敏感性分别为 45%、74%、76% 及 57%，表明 ^{18}F-FDG PET-CT 为原发性副神经节瘤定位诊断及排除转移的首选方法。

近年来，随着 ^{68}Ga 标记的生长抑素类似物的发展，PET-CT 生长抑素受体显像逐渐增加。研究显示，^{68}Ga 标记的奥曲肽（^{68}Ga-DOTA-TOC 和 ^{68}Ga-DOTA-NOC）探测嗜铬细胞瘤和副神经节瘤的敏感性、特异性及准确性分别为

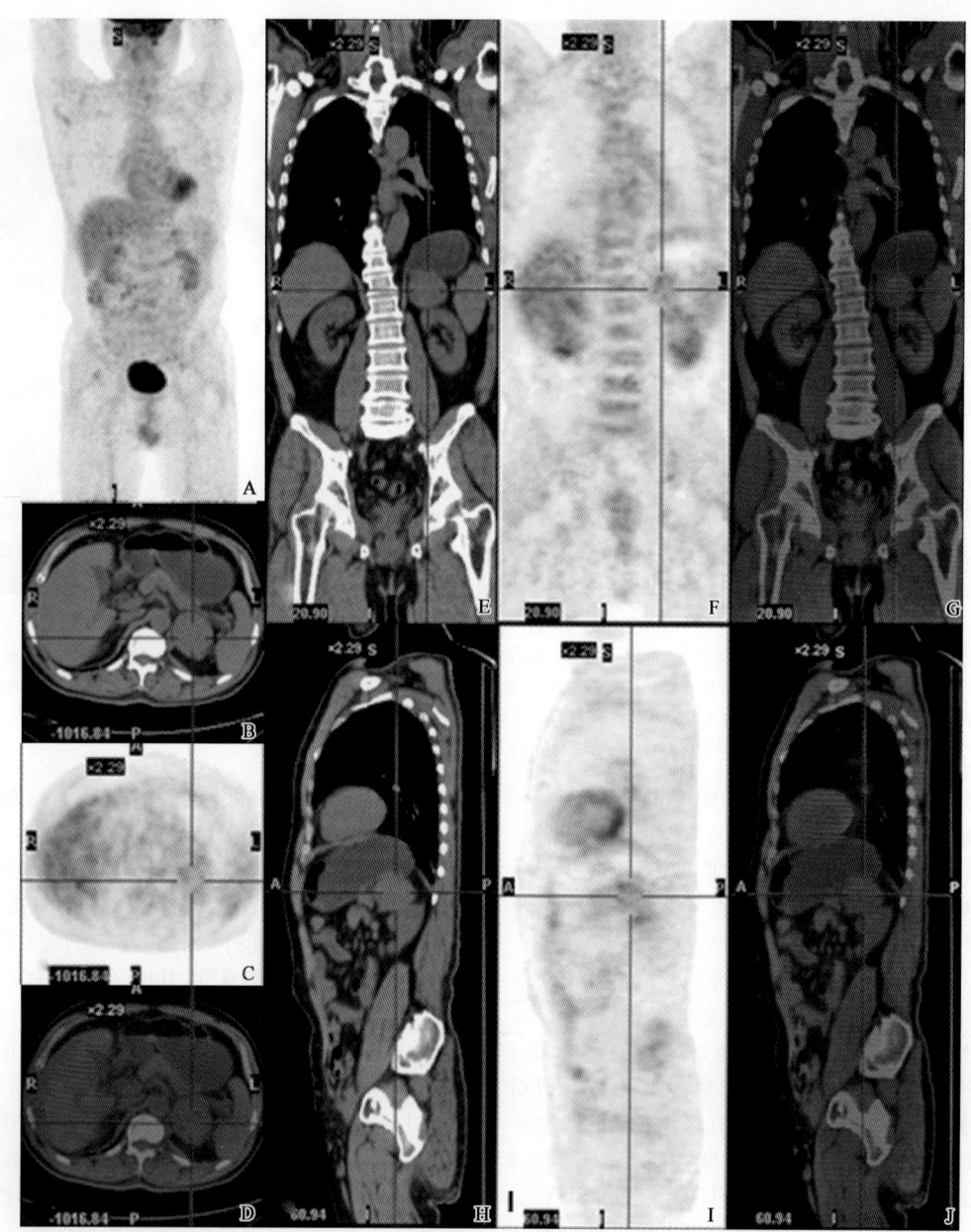

图 5 - 7 - 13 肾上腺良性嗜铬细胞瘤

PET - CT 示左肾上腺见大小约为 5.5 cm×5.4 cm 的类圆形软组织密度肿块影,边界清楚,代谢轻度增高,SUV_{max} 为 2.5。
A. MIP图;B,C,D 分别为横断位 CT、PET 及融合图像;E,F,G 分别为冠状位 CT、PET 及融合图像;H,I,J 分别为矢状位
CT、PET 及融合图像

100%、86%、98%,优于[131]I - MIBG 显像。

[11]C - hydroxyephedrine PET - CT 也已被用于嗜铬细胞瘤/副神经节瘤的可视化评估。当切除的嗜铬细胞瘤怀疑恶性潜能时,[11]C - hydroxyephedrine PET - CT 可用于随访和早期发现复发性病变。

3. 肾上腺皮质病变·CYP11B 酶 11β-羟化酶(CYP11B1,P45011β)和醛固酮合成酶(CYP11B2,P450aldo)分别参与皮质醇和醛固酮的合成途径。metomidate 和 etomidate 是这些酶的抑制剂,可用[11]C 和[18]F 标记用于肾上腺皮质肿瘤的 PET 成像。由于[11]C - metomidate 具有更好的放化特性,被用于第一次 PET 肾上腺皮质显像的临床研究(由 15 例不同肾上腺病变组成)。在所有的肾上腺皮质肿瘤(腺瘤、增生、肾上腺皮质癌)中均可见[11]C - metomidate 高摄取,明确区别于没有显像剂摄取的非肾上腺皮质病变(髓样脂肪瘤、嗜铬细胞瘤、转移瘤、囊肿)。

2006 年 Hennings J 等报道了一项大规模研究,包含 73 例患者的 75 个肾上腺病变(其中肾上腺皮质腺瘤 26 例、肾上腺皮质癌 13 例、肾上腺皮质增生 8 例、嗜铬细胞瘤 6 例、转移瘤 3 例及非肾上腺来源肿瘤 19 例)。研究显示[11]C - metomidate PET 显像结果与组织病理诊断相关,在鉴别肾上腺皮质与非肾上腺皮质肿瘤方面的敏感性和特异性分别为 89%、96%;然而,PET 参数 SUV 不能鉴别肾上腺皮质肿瘤的良恶性。

此外,[11]C - metomidate PET 也可用于原发性醛固酮增多症的定侧与诊断。

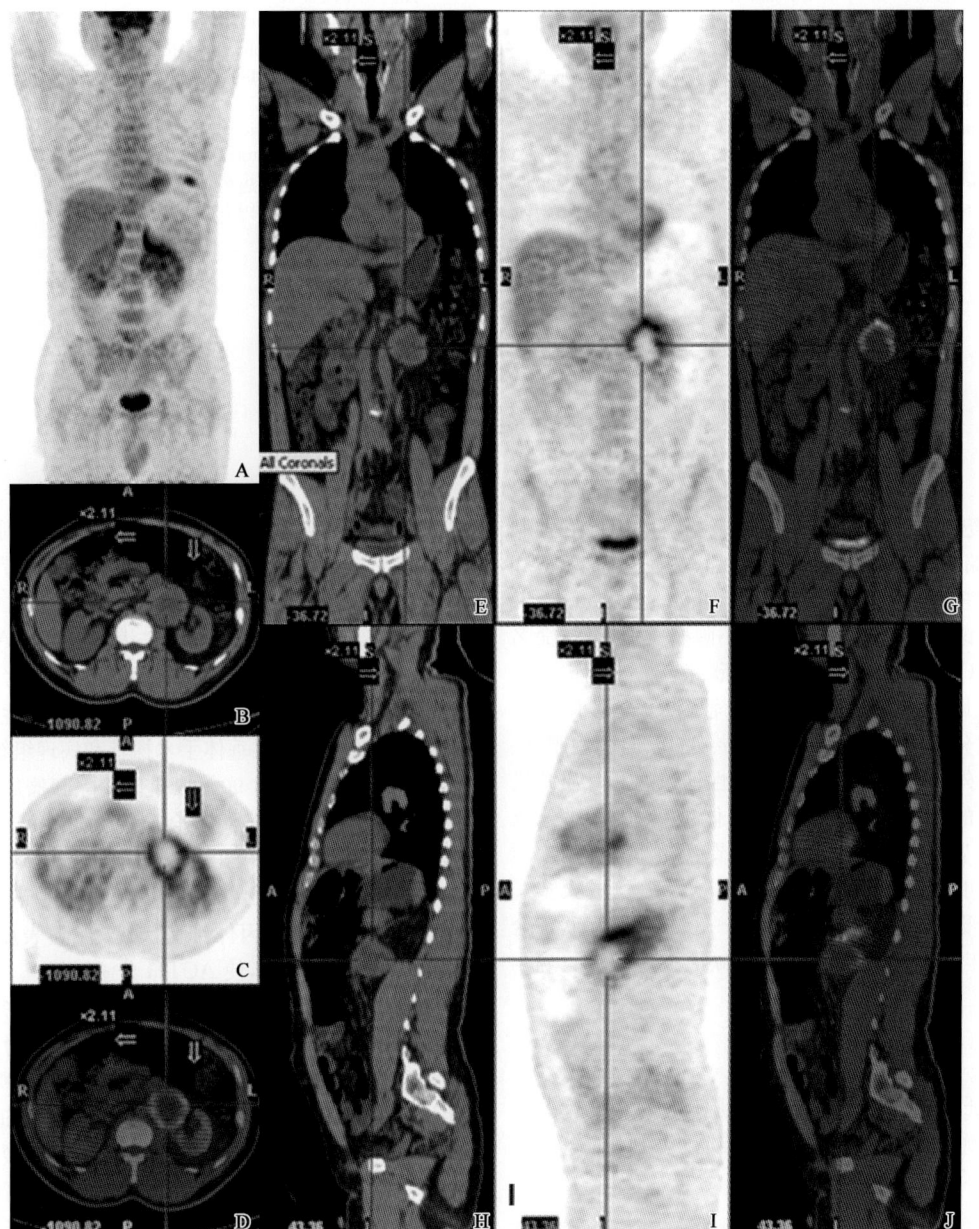

图 5-7-14 后腹膜副神经节瘤伴肋骨转移

PET-CT 示腹主动脉与左肾之间见一直径约 5.5 cm 的中心密度减低的类圆形肿块影,边缘代谢增高,SUV$_{max}$ 为 6.5,中心代谢未见增高;左侧第 7 前肋见局部骨质破坏,代谢增高,SUV$_{max}$ 为 6.8。A. MIP 图;B、C、D 分别为横断位 CT、PET 及融合图像;E、F、G 分别为冠状位 CT、PET 及融合图像;H、I、J 分别为矢状位 CT、PET 及融合图像

参考文献

[1] Kurtaran A, Traub T, Shapiro B. Scintigraphic imaging of the adrenal glands[J]. Eur J Radiol, 2002, 41(2): 123-130.

[2] Lu CC, Wu VC, Wu KD, et al. Prognostic value of semiquantification NP-59 SPECT/CT in primary aldosteronism patients after adrenalectomy[J]. Eur J Nucl Med Mol Imaging, 2014, 41(7): 1375-1384.

[3] Kazerooni EA, Sisson JC, Shapiro B, et al. Diagnostic accuracy and pitfalls of [iodine-131]6-beta-iodomethyl-19-norcholesterol (NP-59) imaging[J]. J Nucl Med, 1990, 31(4): 526-534.

[4] Boland GW, Dwamena BA, Jagtiani Sangwaiya M, et al. Characterization of adrenal masses by using FDG PET: a systematic review and meta-analysis of diagnostic test performance[J]. Radiology, 2011; 259: 117-126.

[5] Ardito A, Massaglia C, Pelosi E, et al. ^{18}F-FDG PET/CT in the post-operative monitoring of patients with adrenocortical carcinoma[J]. Eur J Endocrinol, 2015, 173: 749-756.

[6] Ciftci E, Turgut B, Cakmakcilar A, et al. Diagnostic importance of ^{18}F-FDG PET/CT parameters and total lesion glycolysis in differentiating between benign and malignant adrenal lesions[J]. Nucl Med Commun, 2017, 38: 788-794.

[7] 席云,张敏,郭睿,等.18F-FDG PET/CT 显像 SUVmax 与嗜铬细胞瘤恶性程度的相关性探讨[J].中华核医学与分子影像杂志,2012,32: 259-264.

[8] Timmers HJLM, Chen CC, Carrasquillo JA, et al. Staging and functional characterization of pheochromocytoma and paraganglioma by ^{18}F-Fluorodeoxyglucose (18F-FDG) Positron Emission Tomography[J]. J Natl Cancer Inst, 2012, 104: 700-708.

[9] Timmers HJLM, Chen CC, Carrasquillo JA, et al. Comparison of ^{18}F-Fluoro-L-DOPA, ^{18}F-Fluoro-Deoxyglucose, and ^{18}F-Fluorodopamine PET and ^{123}I-MIBG scintigraphy in the localization of pheochromocytoma and paraganglioma[J]. J Clin Endocrinol Metab, 2009, 94: 4757-4767.

[10] Naswa N, Sharma P, Nazar AH, et al. Prospective evaluation of [68]Ga-

DOTA-NOC PET-CT in phaeochromocytoma and paraganglioma: preliminary results from a single centre study[J].Eur Radiol, 2011, 22: 710 - 719.

[11] Yamamoto S, Hellman P, Wassberg C, et al. 11C-hydroxyephedrine positron emission tomography imaging of pheochromocytoma: a single center experience over 11 years[J].J Clin Endocrinol Metab, 2012, 97: 2423 - 2432.

[12] Bergstrom M, Juhlin C, Bonasera TA, et al.PET imaging of adrenal cortical tumors with the 11beta-hydroxylase tracer 11C-metomidate[J].J

Nucl Med, 2000, 41: 275 - 282.

[13] Hennings J, Lindhe Ö, Bergström M, et al.[11C]Metomidate Positron Emission Tomography of adrenocortical tumors in correlation with histopathological findings[J].J Clin Endocrinol Metab, 2006, 91: 1410 - 1414.

[14] Burton TJ, Mackenzie IS, Balan K, et al.Evaluation of the sensitivity and specificity of 11C-Metomidate Positron Emission Tomography (PET)-CT for lateralizing aldosterone secretion by Conn's adenomas[J].J Clin Endocrinol Metab, 2012, 97: 100 - 109.

第八章 · 库欣综合征

宁　光　周薇薇　陈家伦

一个多世纪前，Harvey Cushing 教授描述了以向心性肥胖、高血压、近端肌无力、糖尿病、月经紊乱、多毛、皮肤菲薄和瘀斑为特征的"多腺体综合征"（pluriglandular syndrome），并于 1912 年提出该疾病由垂体嗜碱性微小腺瘤所引起，遂命名为库欣综合征（Cushing syndrome）。库欣综合征又称皮质醇增多症，是一组因下丘脑-垂体-肾上腺轴（HPA 轴）调控失常，肾上腺皮质分泌过多糖皮质激素而导致的以向心性肥胖、满月脸、多血质外貌、紫纹、高血压、继发性糖尿病和骨质疏松等症状为表现的临床综合征，包括垂体或者垂体外分泌 ACTH 的肿瘤，肾上腺皮质肿瘤或者结节以及外源性糖皮质激素过多。它可在任何年龄发病，20～45 岁多发，成人多于儿童，女性多于男性，男女比例为 1:（3～8）。欧洲库欣综合征发病率为每年（2～3）/100 万，国内尚缺乏大规模流行病学数据。

一、分类与病因

库欣综合征按其病因可分为促肾上腺皮质激素（ACTH）依赖性和非依赖性两大类。临床上以垂体 ACTH 瘤致库欣综合征常见（表 5 - 8 - 1）。

表 5 - 8 - 1　库欣综合征的分类

ACTH 依赖性库欣综合征
　库欣病（垂体依赖性）
　异位 ACTH 综合征
　异位 CRH 综合征
ACTH 非依赖性库欣综合征
　肾上腺皮质腺瘤或肾上腺皮质癌
　肾上腺皮质结节样增生
　　原发性色素沉着结节性肾上腺皮质病（PPNAD）
　　原发性双侧大结节样肾上腺增生（PBMAH）
其他特殊类型库欣综合征

（一）ACTH 依赖性库欣综合征

ACTH 依赖性库欣综合征指下丘脑-垂体或垂体以外的某些肿瘤组织分泌过量 ACTH 和（或）促肾上腺皮质激素释放激素（CRH），引起双侧肾上腺皮质增生并分泌过量的皮质醇。它包括垂体性库欣综合征［即库欣病（Cushing disease）］、异位 ACTH 综合征和非常少见的异位 CRH 综合征。ACTH

依赖性库欣综合征由于过量 ACTH 的长期刺激，双侧肾上腺皮质多呈弥漫性增生，主要引起肾上腺束状带细胞增生肥大。

库欣病最常见，由垂体分泌过量 ACTH 引起，占库欣综合征的 65%～75%，女性多见。大多数垂体 ACTH 肿瘤为微腺瘤（直径＜10 mm），近 10% 为大腺瘤（直径＞10 mm）且多表现为侵袭性，常向鞍外扩展或浸润。肿瘤生长以良性为多，恶性非常少见。经蝶垂体手术探查和病理组织证实垂体腺瘤在库欣病患者中约占 90% 以上。摘除腺瘤后，80% 以上患者可获得缓解，其中多数患者会出现暂时性的垂体肾上腺皮质功能减退。个别垂体 ACTH 瘤可向颅内其他部位及远处转移。外显子测序结果显示垂体 ACTH 肿瘤存在泛素特异性蛋白酶 8（USP8）基因体细胞突变，伴随表皮生长因子受体（EGFR）基因高表达，使 ACTH 分泌增加。

异位 ACTH 综合征指垂体以外肿瘤组织分泌过量的有生物活性的 ACTH 或 ACTH 类似物，刺激肾上腺皮质增生，使之分泌过量皮质醇、盐皮质激素及性激素所引起的一系列症状，约占库欣综合征的 15%。国外文献报道最多见的病因为肺部或支气管肿瘤，约占 50%，其次分别为胸腺及胰腺肿瘤，各约占 10%，还可有甲状腺髓样癌、嗜铬细胞瘤、胃肠道及生殖系统、前列腺等部位肿瘤。异位 ACTH 综合征患者循环 ACTH 浓度和皮质醇分泌很高，病情进展迅速，从起病到表现出临床症状的时间往往很短（＜3 个月）。

异位 CRH 综合征是由于肿瘤异位分泌 CRH 刺激垂体 ACTH 细胞增生，ACTH 分泌增加。

（二）ACTH 非依赖性库欣综合征

ACTH 非依赖性库欣综合征指肾上腺皮质肿瘤或增生导致自主分泌过量皮质醇，占所有成人内源性库欣综合征的 15%～20%。以肾上腺皮质腺瘤多见，占所有库欣综合征的 10%～20%，其次为肾上腺皮质癌（2%～3%），多为单侧。肾上腺皮质结节样增生少见，仅占 1%，包括原发性色素沉着结节性肾上腺皮质病（primary pigmented nodular adrenocortical disease, PPNAD）和原发性双侧大结节样肾上腺增生（PBMAH）。

二、临床表现

皮质醇长期分泌过多引起机体的蛋白质、脂肪、糖、电解质代谢的严重紊乱和心血管、血液、神经精神系统的功能改变,导致各种临床症状和体征。主要临床表现有肥胖、高血压、继发性糖尿病、向心性肥胖、肌肉萎缩、多毛、月经失调、性功能障碍、紫纹、满月脸、骨质疏松、痤疮和色素沉着、水肿、头痛、伤口不愈等。儿童常见为体重增加和生长发育迟缓。

1. **脂代谢紊乱**·多数患者为轻到中度肥胖,主要由于血皮质醇水平升高引起脂肪代谢紊乱、体内胰岛素抵抗引起能量代谢异常所致。初发患者表现为均匀肥胖,随着病程进展,由于糖皮质激素引起血糖升高继发高胰岛素血症,使胰岛素敏感区脂肪堆积,肥胖多呈向心性分布。典型的向心性肥胖是指头面部、颈后部、锁骨上窝及腹部脂肪沉积增多,但四肢(包括臀部)正常或消瘦,呈现特征性的满月脸、鲤鱼嘴、水牛背、锁骨上窝脂肪垫和悬垂腹,而四肢相对瘦小。

2. **蛋白质代谢障碍**·皮质醇促进蛋白质分解加速,合成减少,因此机体长期处于负氮平衡状态。表现为面部红润、皮肤菲薄,皮下毛细血管清晰可见,呈多血质面容。皮肤弹力纤维断裂,形成宽大、梭形的紫色裂纹。紫纹多见于腹部、大腿内外侧、臀部等处,与皮肤张力增加、蛋白质过度分解有关。典型的紫纹对库欣综合征的诊断有一定的价值。

3. **糖代谢异常**·糖尿病发病率较正常人群高,多为隐性糖尿病。高皮质醇血症使糖异生作用增强,并可对抗胰岛素降血糖的作用,引起糖耐量异常,胰岛素相对不足。部分患者可出现多饮、多尿、多食。

4. **高血压**·糖皮质激素有潴钠排钾作用,使机体总钠量明显增加,血容量扩张,通过激活肾素-血管紧张素系统,增强心血管系统对血管活性物质(包括儿茶酚胺、抗利尿激素和血管紧张素Ⅱ)的正性肌力和加压反应,抑制血管舒张系统,使得血压上升并有轻度水肿。约80%的库欣综合征患者有高血压症状。高血压通常为持续性,收缩压和舒张压均有中度升高。

5. **性功能改变**·库欣综合征患者性腺功能均明显减退。因其不仅直接影响性腺,还对下丘脑-垂体的促性腺激素分泌有抑制作用。在女性可引起痤疮、多毛、月经稀少、不规则甚至闭经、不孕,男性可有阳痿、性欲减退、睾丸缩小变软等。

6. **肌肉骨骼**·四肢肌肉可有萎缩。晚期多见骨质疏松,患者可有明显的骨痛,X线平片可见脊椎压缩性骨折、多发性肋骨骨折等。与糖皮质激素抑制骨基质蛋白形成,增加胶原蛋白分解,抑制维生素D的作用,减少肠道钙吸收,增加尿钙排泄等有关。

7. **造血系统改变**·皮质醇刺激骨髓造血,红细胞计数和血红蛋白含量升高,加之患者皮肤菲薄,故呈多血质外貌。糖皮质激素可破坏淋巴细胞和嗜酸性粒细胞,并使中性粒细胞释放增多,故血中性粒细胞增多而淋巴细胞和嗜酸性粒细胞减少。

8. **电解质及酸碱平衡紊乱**·一般少见。异位ACTH综合征或肾上腺癌由于皮质醇分泌显著增多,同时盐皮质激素分泌增加,可有严重低血钾、碱中毒、尿钙增多等。

9. **其他**·可有神经精神障碍、皮肤色素沉着、感染易感性增加等。约半数库欣综合征患者可有精神状态的改变,轻者表现为失眠,注意力不集中,情绪不稳定,少数表现为抑郁与狂躁交替发生。大量皮质醇分泌可抑制机体的免疫功能,中性粒细胞向血管外炎症区域移行能力减弱,自然杀伤细胞数

目减少,功能受抑制,患者多易合并各种感染。异位ACTH综合征由于肿瘤大量分泌ACTH、β-LPH和N-POMC等,临床上常以色素沉着和糖皮质激素过多分泌为表现,体重减轻、肌无力和糖代谢异常是最突出的临床症状和体征,低钾血症性碱中毒和水肿对临床诊断有提示作用。20%异位ACTH综合征由隐匿性肿瘤引起,如分泌ACTH的良性支气管类癌,某些患者生化表现易与库欣病混淆。肾上腺腺瘤临床起病缓慢,而腺癌进展迅速,除皮质醇外还能分泌雄激素或盐皮质激素。患者除高皮质醇血症症状外,女性患者可伴多毛、阴蒂肥大、乳腺萎缩、声音变粗、严重痤疮等女性男性化表现,男性肾上腺皮质癌可分泌雌激素,表现为男性乳房发育和睾丸萎缩。

三、库欣综合征的诊断

库欣综合征的临床表现多样,有些患者仅表现为不典型和孤立的症状,诊断较难。肥胖相关的代谢综合征与库欣综合征有着类似的临床表现,通过对未诊断库欣综合征患病率的估计,存在肥胖、高血压、多毛症、2型糖尿病和血脂异常的患者发生库欣综合征的概率约为1/500。皮肤菲薄诊断库欣综合征的似然比为116,骨量减少为18,瘀斑为4,同时存在三种表现发生库欣综合征的概率为95%。

美国内分泌协会推荐,对于出现与年龄不相符症状(如高血压、骨质疏松)的患者、多种进行性发展的症状提示库欣综合征可能的患者、身高百分位数减低而体重增加的儿童、合并肾上腺意外瘤的患者,应筛查是否存在库欣综合征。对怀疑库欣综合征的患者做出临床决策涉及两个阶段。第一阶段是明确患者是否存在库欣综合征,即定性诊断。第二阶段是明确库欣综合征的病因,即病因诊断或定位诊断,明确病变部位是在垂体、垂体以外其他组织起源肿瘤,还是肾上腺本身,建议联合应用多种试验有助于诊断,且影像学检查不能替代内分泌功能评估。

值得注意的是,在评估前首先应询问详细病史和进行全身检查,了解有无酒精和外源性糖皮质激素药物应用史(口服、肠外、吸入或表面应用),以排除糖皮质激素暴露引起的医源性库欣综合征。医源性库欣综合征是由于长期服用较大剂量外源性糖皮质激素所致,停药后症状可缓解,是否出现库欣综合征症状和体征取决于糖皮质激素应用剂量、持续时间和作用。

(一) 库欣综合征的定性诊断

美国内分泌协会指南推荐进行以下试验中的一种作为初步实验室检查:24 h尿游离皮质醇测定(至少2次)、午夜唾液皮质醇(2次)、1 mg过夜地塞米松抑制试验(DST)和低剂量地塞米松抑制试验(2 mg/d,两日法)。目前尚没有高度特异性的检查方法,初期检查结果正常可基本排除库欣综合征,无需进一步检查。对高度怀疑库欣综合征的患者,应同时进行两项试验。

1. **24 h尿游离皮质醇**(urinary free cortisol, UFC)·1970年开始应用UFC来诊断库欣综合征,能反映24 h皮质醇的整体分泌水平,评估是否存在糖皮质激素过度分泌。UFC是血浆中游离有生物活性皮质醇水平的直接反映,而血清皮质醇检测的是总皮质醇(皮质醇结合球蛋白结合的皮质醇和游

离皮质醇），故 UFC 不受引起皮质醇结合球蛋白波动的状态或药物（口服雌激素）的影响。尿肌酐测定用于协助判断尿液收集是否完整，尿肌酐水平＜1.5 g/d（男性）或 1 g/d（女性）提示收集不完整，建议重复测试。有学者推荐做连续 2～3 日尿液检测有利于提高结果可信度。UFC 的敏感性和特异性取决于切点选择，为获得较高敏感性常推荐以 UFC 正常值上限作为阳性标准。过量液体摄入（≥5 L/d）会明显增加 UFC 水平。中、重度肾功能不全患者在肌酐清除率＜60 ml/min 时，UFC 水平往往呈假阴性，并随着肾功能的下降呈线性关系。周期性库欣综合征患者在病情静止期 UFC 往往正常。轻度库欣综合征患者的 UFC 水平可正常，而唾液皮质醇此时更有诊断价值。抑郁症患者存在 UFC 排泄增加。以肥胖、高血压、2 型糖尿病和多毛为表现的患者如存在皮肤菲薄、骨量减少、瘀斑和 UFC 水平升高，诊断库欣综合征的概率为 1（100%）。

2. 唾液和血清皮质醇·正常人皮质醇具有明显的昼夜节律波动，血皮质醇于晨 6:00 到 8:00 最高，午夜 24:00 最低。库欣综合征患者血皮质醇昼夜节律消失，午夜皮质醇低谷消失。睡眠状态下午夜血清皮质醇＞1.8 μg/dl 时诊断库欣综合征的敏感性为 100%，特异性为 20.2%，切点提高到 7.5 μg/dl，特异性可增至 87%。清醒状态下午夜血清皮质醇＞7.5 μg/dl 时，其诊断库欣综合征的敏感性与特异性＞96%，而在肥胖患者特异性仅为 83%。多种因素如静脉穿刺应激、并发症和住院可导致假阳性结果，其水平还受到影响皮质醇结合球蛋白（CBG）水平药物和状态影响，如雌激素治疗或妊娠。

由于唾液中不含有 CBG，唾液皮质醇能反映血液中具有生物活性的游离皮质醇水平，不受唾液分泌速率的影响，与血清皮质醇具有良好相关性，不失为一种不需住院进行的敏感的无创性检查手段。多项研究确立了单一午夜唾液皮质醇诊断库欣综合征的准确性，＞2 ng/ml 时敏感性可达 100%，特异性可达 96%。唾液皮质醇采样简便易行，在室温下能稳定保存数周，重复性高，作为无创性检查可在大样本人群，特别是高危人群（肥胖、糖尿病、严重骨质疏松）中进行筛查。值得注意的是，在收集唾液前应避免食用甘草和吸烟，避免刷牙或使用牙线，以免引起牙龈出血影响测定结果。鉴于只有部分实验室能进行唾液皮质醇的测定，可进行血清皮质醇替代。

3. 地塞米松抑制试验·20 世纪 60 年代 Grant Liddle 教授开展地塞米松抑制试验用于库欣综合征的诊断，将尿 17-羟类固醇或尿游离皮质醇改用血浆皮质醇作为指标后更为简便，准确性也提高。应用超生理剂量的糖皮质激素即可抑制 ACTH 和皮质醇的分泌，内源性库欣综合征患者往往不能被低剂量的地塞米松所抑制。

（1）1 mg 过夜地塞米松抑制试验（DST）：1 mg 地塞米松抑制试验可作为门诊患者的有效筛查试验。午夜给予 1 mg 地塞米松，正常反应是次日 8:00 到 9:00 血皮质醇水平＜5 μg/dl。切点为 5 μg/dl 时试验的特异性为 95%，切点降至 1.8 μg/dl 可使试验的诊断敏感性提高到 95% 以上，特异性为 80%。为了增加诊断试验的敏感性，推荐将 1.8 μg/dl 作为切点。

（2）低剂量地塞米松抑制试验（LDDST，2 mg/d，48 h）：2 mg 地塞米松抑制试验分别于第一日和连续口服地塞米松 0.5 mg，q6 h，48 h 后于 8:00 到 9:00 测定血皮质醇。服用地

塞米松后血皮质醇抑制切点选择＜1.8 μg/dl 时有着 97%～100% 真阳性率和＜1% 假阳性率。多种药物都能影响地塞米松的吸收和代谢，如苯妥英钠、苯巴比妥、卡马西平、利福平和乙醇通过 CYP3A4 诱导肝酶清除地塞米松，降低其血浓度。肝肾功能衰竭时，地塞米松清除率降低。有学者建议在进行 DST 的同时进行血皮质醇和地塞米松浓度的检测，以保证血地塞米松浓度＞5.6 nmol/L，但受限于成本和调节而缺乏可行性。

4. 特殊人群库欣综合征的筛查·妊娠时地塞米松对血清和尿皮质醇的抑制作用减弱，早期 UFC 排泄可正常，至足月可升高达 3 倍。推荐妊娠妇女进行 UFC 而非 DST 检查，妊娠中晚期 UFC 高于正常值上限的 3 倍提示库欣综合征；抗癫痫药物如苯妥英钠、苯巴比妥和卡马西平能通过 CYP3A4 诱导肝酶对地塞米松的清除率增加，DST 的假阳性率增高，故对癫痫患者宜进行血、唾液或尿皮质醇测定，而不推荐 DST；肾衰竭患者当肌酐清除率＜60 ml/min 时 UFC 排泄减少，＜20 ml/min 时更低，故推荐进行 1 mg 过夜 DST 而非 UFC 检查。1 mg 过夜 DST 反应正常可排除库欣综合征。怀疑周期性库欣综合征的患者建议行 UFC 或午夜唾液皮质醇检测而不采用 DST，如有可能最好在出现临床症状时进行；肾上腺意外瘤患者如怀疑轻度库欣综合征建议行 1 mg 过夜 DST 或午夜皮质醇而不用 UFC。

（二）库欣综合征的定位诊断

1. 血浆促肾上腺皮质激素（ACTH）·正常情况下垂体 ACTH 的分泌昼夜变化很大，6:00 最高，24:00 最低。ACTH 有助于区分 ACTH 依赖性和非依赖性库欣综合征。垂体肿瘤分泌 ACTH 时垂体不受下丘脑调控呈自律性，昼夜节律消失。一日中最具鉴别意义的时间点在 23:00 到 1:00，此时 ACTH 和皮质醇均达到低谷。库欣综合征患者午夜 ACTH ＞22 pg/ml 时考虑 ACTH 依赖性。库欣病患者 ACTH 可轻度升高也可正常，多在 6～30 pmol/L（30～150 pg/ml）；垂体大腺瘤或异位 ACTH 综合征者 ACTH 水平多＞40 pmol/L（200 pg/ml），甚或可＞110 pmol/L（500 pg/ml）。已知多种癌肿的癌细胞如类癌等能分泌大量 ACTH，其产生的是 ACTH 的前体物质（pro-ACTH，POMC）。虽然目前无法对这些前体物质进行常规检测，但这些物质升高有助于诊断异位癌肿。尽管异位 ACTH 综合征患者循环中 ACTH 水平通常要高得多，但与 30% 库欣病者有重叠，故 ACTH 水平无法用于区分库欣病和异位 ACTH 综合征。ACTH 非依赖性库欣综合征中，肾上腺肿瘤患者的血浆 ACTH 常偏低或很难检出（＜5 pmol/L）。由于 ACTH 容易降解而造成水平低下，因此血样留取应置于冰上和尽早离心。

2. 大剂量地塞米松抑制试验（HDDST，2 mg/d，48 h）·库欣病患者不能被低剂量地塞米松抑制试验抑制，却能被大剂量地塞米松抑制试验抑制，这是基于库欣病患者 ACTH 的负反馈作用重新设定于一个较高的水平。方法是 48 h 内每 6 h 口服地塞米松 2 mg，于 0 h 和 48 h 测定血和（或）尿皮质醇水平。与基础皮质醇比较，如血皮质醇抑制率超过 50% 被认为反应阳性，考虑库欣病；而肾上腺肿瘤、皮质癌或异位 ACTH 综合征多不能达到满意的抑制。部分库欣病患者可不被大剂量地塞米松所抑制，而 10% 异位 ACTH 库欣综合征

患者可呈阳性反应。大剂量地塞米松抑制试验诊断的敏感性为65%～100%，特异性为60%～100%，不推荐在定位诊断中单独应用。

3. CRH兴奋试验·正常人CRH刺激后ACTH和皮质醇升高15%～20%。库欣病患者注射CRH后ACTH和皮质醇较基线升高更明显，分别超过50%和20%；异位ACTH综合征不受CRH影响，也有少数假阳性的报道。ACTH和皮质醇对CRH的反应在鉴别库欣病和异位ACTH综合征上的特异性和敏感性可达90%。ACTH较基础升高100%以上或皮质醇升高50%，可排除异位ACTH综合征。超过10%的库欣病患者可对CRH无反应。

4. 岩下静脉窦采血（inferior petrosal sinus sampling, IPSS）·岩下静脉窦导管采血（图5-8-1）测定岩下窦及外周静脉血ACTH浓度对确认ACTH分泌肿瘤来源有重要意义，被认为是诊断库欣病的金标准。库欣病患者垂体附近的ACTH浓度较周围静脉高，岩下窦与外周静脉ACTH的比值有明显的浓度梯度。基础状态下中枢与外周ACTH比值≥2或CRH刺激后比值≥3提示库欣病，诊断库欣病的敏感性最高达95%～100%，特异性为100%。而异位ACTH分泌肿瘤则没有这种表现。当影像学检查无法明确垂体微腺瘤，而临床和实验室检查高度提示时，IPSS对于垂体肿瘤的定位有一定意义。既往认为对于ACTH依赖性库欣综合征，当大剂量地塞米松抑制试验不能被抑制、CRH试验无反应或垂体MRI扫描无法定位肿瘤时建议进行IPSS。垂体发育不良或岩下窦血管丛异常分布有时会导致试验结果假阴性，而异位ACTH综合征的患者有时会出现假阳性。有研究发现以双侧岩下静脉窦的ACTH差值（IPSG）＞1.4为标准时则认为腺瘤偏侧生长，可正确定位83%的垂体微腺瘤，而MRI仅达72%。手术证明，当两者结果矛盾时，IPSG可靠性更大。但亦有研究表明两者至少具有相同的敏感性，同时认为IPSG定位错误是因IPS间血液分流所致。鉴于无功能垂体微腺瘤的较高发生率，为避免误诊有学者建议所有ACTH依赖性库欣综合征均应进行IPSS，以在手术干预措施前确认ACTH的分泌来源。IPSS作为有创性技术有着一定的技术难度和风险，只能在有经验的中心进行推广。

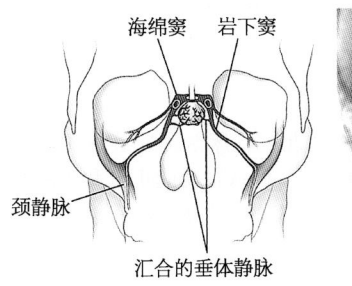
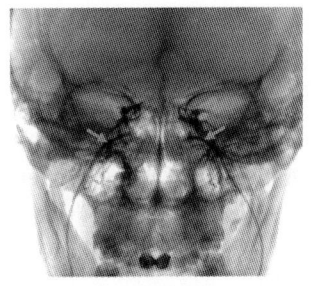

图5-8-1 岩下窦静脉采血模式图和DSA显影图像
引自Jasti ML et al. Nature, 2007, 449: 316-323

5. 肿瘤指标·异位ACTH综合征除了分泌ACTH和其前体外还产生其他肿瘤指标，如降钙素、癌胚抗原（CEA）、胃泌素（gastrin）、人绒毛膜促性腺激素β亚基（β-HCG）、甲胎蛋白（α-fetoprotein）、5-羟吲哚乙酸（5-HIAA）。血清硫酸脱氢表雄酮（DHEAS）可用于鉴别良恶性肾上腺肿瘤。

DHEAS水平明显升高，特别是在儿童中，提示肾上腺皮质癌。无论在男性还是女性，肾上腺皮质癌往往伴有雄烯二酮和睾酮水平的升高。儿童库欣综合征伴肾上腺皮质癌往往出现男性化表现，睾酮、雄烯二酮和DHEAS水平常常可达很高的水平。皮质醇的两个前体，17-羟孕酮和11-脱氧皮质醇，在分泌皮质醇的良性肾上腺肿瘤中是正常的，而在恶性肾上腺皮质肿瘤中是升高的。然而正常的血浆激素水平并不能排除肾上腺皮质癌。

6. 影像学检查

（1）垂体和肾上腺CT或磁共振成像（MRI）检查（图5-8-2和图5-8-3）：高分辨率薄层CT或MRI增强扫描可用于发现库欣综合征，为了避免误诊的发生应结合影像学检查和生

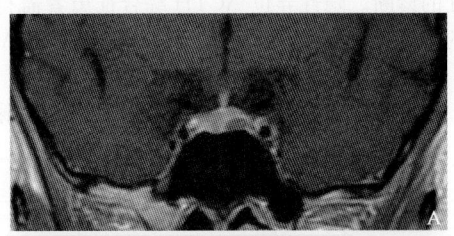
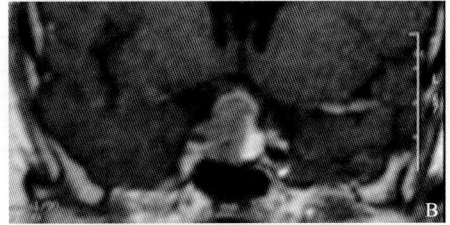

图5-8-2 垂体影像学表现
A. 垂体微腺瘤；B. 垂体大腺瘤

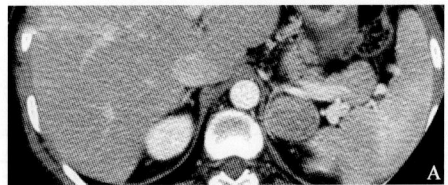
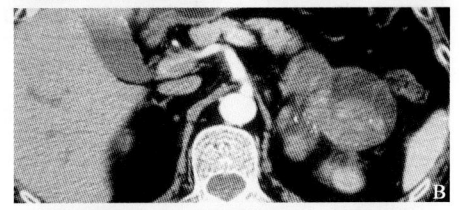
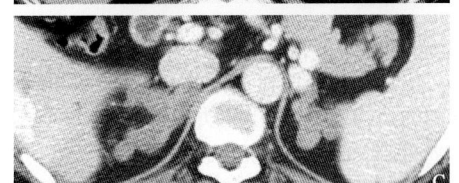
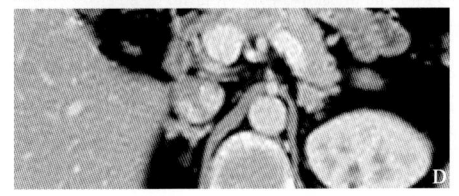

图5-8-3 肾上腺影像学表现
A. 肾上腺皮质腺瘤；B. 肾上腺皮质癌；C. BMAH；D. PPNAD

化检测来做判断。由于存在垂体意外腺瘤，垂体 CT/MRI 扫描可能导致假阳性结果，特别是病灶直径<5 mm。生化提示库欣病时行垂体 MRI 检查的敏感性达 70%，特异性为 87%。大约 90% 的垂体 ACTH 分泌肿瘤为微腺瘤（直径<10 mm）。典型的垂体微腺瘤增强后呈低密度，伴随垂体柄的偏移。对于这类小肿瘤 CT 扫描的敏感性和特异性相当低，仅为 20%~60%。应在所有考虑 ACTH 依赖性库欣综合征患者中进行垂体 MRI，然而仍有超过 50% 的库欣病患者通过垂体 MRI 不能明确肿瘤，因此异常垂体影像学不作为定位诊断依据。对于肾上腺扫描，CT 比 MRI 有着更好的空间分辨率，而 MRI 扫描能为怀疑肾上腺癌的患者提供诊断信息。鉴于肾上腺意外瘤的高发病率，CT 或 MRI 异常不能用于肾上腺库欣综合征的诊断。隐性异位 ACTH 综合征患者需行胸腹部和盆腔的 CT/MRI 扫描（层厚 0.5 cm）以发现分泌 ACTH 的小癌肿。

（2）闪烁法扫描：放射性核素碘化胆固醇肾上腺扫描诊

断准确率可达 80% 以上，胆固醇呈两侧浓集者提示肾上腺皮质增生，浓集仅局限于一侧提示肾上腺腺瘤，腺癌患者两侧均不显影或病变侧不显影而正常侧显影。

$^{131}I-6-$碘乙基$-19-$去甲胆固醇是最常用的肾上腺显影剂，是肾上腺皮质胆固醇摄取的标志物。肾上腺腺瘤患者中放射性核素可被腺瘤摄取，而不被对侧被抑制的肾上腺摄取；BMAH 患者肾上腺闪烁显像能分辨出双侧肾上腺病变。

引起异位 ACTH 综合征的多种神经内分泌肿瘤均表达生长抑素受体，通过和同位素标记的生长抑素类似物结合而显像，可以用于检测直径仅几毫米的肿瘤，在 ACTH 依赖性库欣综合征排除了垂体疾病后考虑进行生长抑素扫描。

7. 其他·超过 95% 的异位 ACTH 综合征患者存在低钾血症性碱中毒，而在库欣病患者仅有 10% 存在。特别高的皮质醇分泌速率，多见于异位 ACTH 综合征和肾上腺腺癌患者。

库欣综合征的定位诊断流程见图 5-8-4。

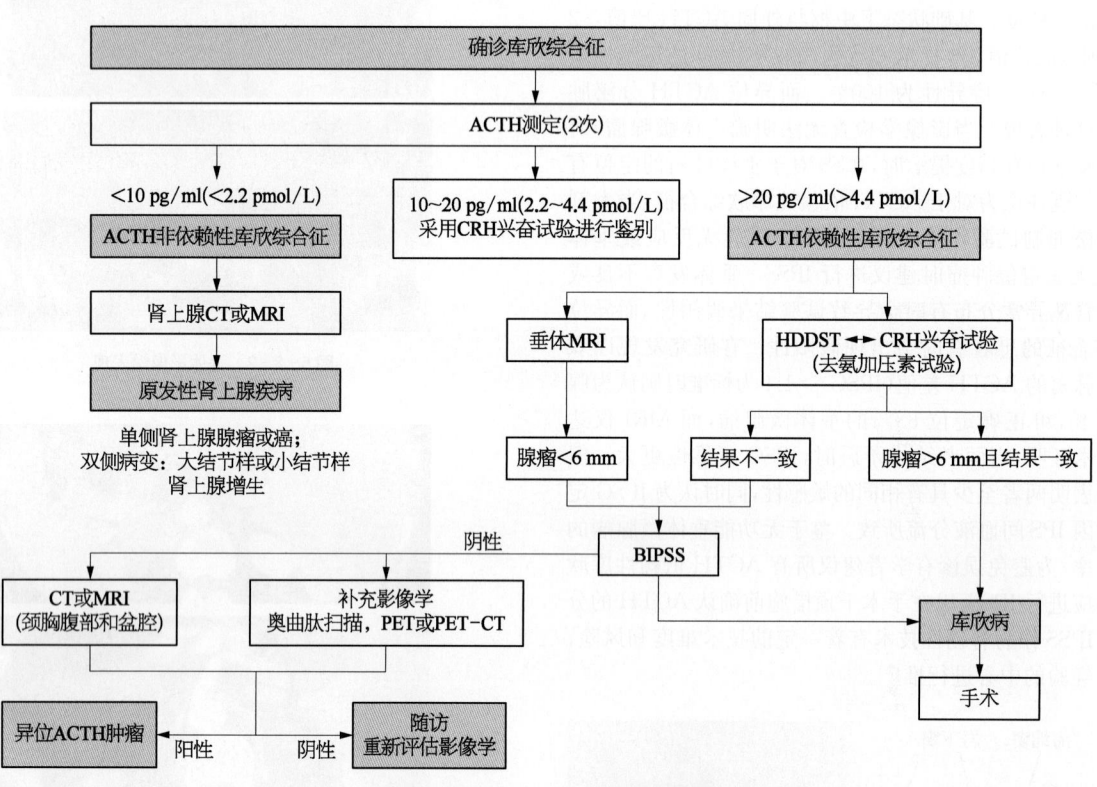

图 5-8-4　库欣综合征定位诊断流程

（三）鉴别诊断

药物可引起高皮质醇血症，如引起皮质激素结合球蛋白（CBG）升高的药物、合成糖皮质类固醇、ACTH 类似物、甘草甜素等。此外，抑郁、神经性厌食、酗酒、应激、妊娠等均会引起皮质醇升高，需注意和库欣综合征鉴别。80% 严重抑郁症患者和慢性酗酒可引起假性库欣综合征，应做鉴别。在妊娠期间，血皮质醇浓度会逐渐升高，甚至可有轻度皮质醇增多症的表现，这时需和妊娠合并库欣综合征鉴别。

某些患者有明显的库欣综合征阳性体征，但 UFC 排泄量低甚至是 0，这类患者的 ACTH 水平往往被抑制，需考虑存在外源性糖皮质激素应用的可能性，必须确定糖皮质激素（是否应用），并且制定其停药计划。某些患者体格检查有典型的表

现，但 UFC 水平正常，在这种情况下临床医师应确保用高效液相色谱和质谱法进行 UFC 测定，确认肾功能正常和尿液收集完整。某些患者会出现酒精诱发的假性库欣综合征，在考虑任何手术干预前建议酗酒者应至少戒酒 3 周后再进行诊断。

四、治　疗

库欣综合征的治疗策略取决于其病因，ACTH 依赖的皮质醇增多症首选经蝶垂体腺瘤切除术，不能手术或手术失败者行垂体放疗、双侧肾上腺切除术或药物治疗。原发性肾上腺增生、腺瘤或癌肿则首选肾上腺病变切除，无法切除者予以药物治疗。

ACTH依赖性库欣综合征的治疗目标包括以下几方面：临床症状的改善，生化指标恢复或接近正常，长期控制无复发。

(一) 库欣病的治疗

1. 经蝶垂体手术 · 库欣病首选经蝶窦入路手术治疗，手术预后与外科医师的经验有关。大多数库欣病为单一分泌ACTH的肿瘤引起，极少数为弥漫性增生。经蝶垂体手术的预后与外科医师的经验有关。在有经验中心选择性垂体微腺瘤切除术的缓解率为65%～90%，5年复发率为5%～10%，10年复发率达10%～20%。低龄(≤25岁)是复发的重要危险因素。垂体大腺瘤和侵袭性肿瘤患者的手术成功率较低，缓解率多低于65%，易复发(12%～45%)，且复发时间短于微腺瘤患者(分别为49个月和16个月)。垂体手术效果的评估建议术后第一周进行，测定晨血清皮质醇水平。术后晨血清皮质醇水平持续<2 μg/dl，提示疾病缓解，复发率低，10年复发率约为10%；持续>5 μg/dl超过6周者提示患者的复发率高；处于2～5 μg/dl提示疾病缓解，需随访观察无需治疗，因其复发率与<2 μg/dl者无差异。如血清皮质醇测定结果存疑时可测定UFC水平，<20 μg/24 h提示疾病缓解，处于正常范围(20～100 μg/24 h)不能确定，高于正常范围提示存在残余肿瘤。术后应注意评估是否存在垂体功能低下。如果手术切除肿瘤彻底，血皮质醇恢复正常或低于正常，患者会出现厌食、恶心、体重减轻、倦怠、关节疼痛和皮肤脱屑等症状。术后应该给予糖皮质激素替代治疗，分2次/日或3次/日给药。与手术预后良好相关的因素有：MRI明确定位的垂体微腺瘤，未侵袭基底硬脑膜或海绵窦的肿瘤，免疫组化证实ACTH阳性的肿瘤，术后低血清皮质醇水平和长期肾上腺皮质功能不全。

对于首次垂体手术失败或复发的患者可进行再次垂体手术、放射治疗或双侧肾上腺切除。再次垂体手术的成功率较初次低，有中心报道再次垂体手术的缓解率为50%～70%。再次手术出现垂体功能不全的概率升高，选择性腺瘤切除术为5%，垂体切除术高达50%。一旦明确存在残余肿瘤应尽早进行再次手术。鉴于首次术后皮质醇水平仍能进一步下降，在再次术前应观察4～6周再做评估。

2. 放射治疗 · 放射治疗作为二线辅助治疗，适用于手术失败或术后复发患者。分次外照射治疗或立体定向放疗可使50%～60%的患者在3～5年达到高皮质醇血症的良好控制。放射治疗起效时间较长，放疗后2/3的患者会出现垂体功能低下，建议需定期监测垂体功能。与传统放疗相比，立体定向放疗能否获得更快的生化指标恢复有待商榷。两种放疗出现垂体功能不全的概率相似，都有可能在短期控制后复发，因此需要长期随访观察。

3. 双侧肾上腺切除术 · 双侧肾上腺切除术不失为迅速控制高皮质醇血症的有效方法，在经蝶窦手术或垂体放疗失败、ACTH来源不易确定、药物不易控制高皮质醇血症中可作为治疗库欣病的选择，能使皮质醇水平快速降低，改善临床状态。术后因永久性肾上腺皮质功能减退需终身进行糖皮质激素和盐皮质激素替代治疗。由于术后存在发生Nelson综合征的危险，应该监测MRI和ACTH水平。

4. 药物治疗 · 库欣综合征的药物治疗可通过控制下丘脑-垂体的ACTH合成和分泌、阻断肾上腺的异常受体、抑制肾上腺的糖皮质激素的合成和分泌，以及阻断外周糖皮质激素的效应等发挥作用，作为控制高皮质醇血症的有效选择(图5-8-5)。

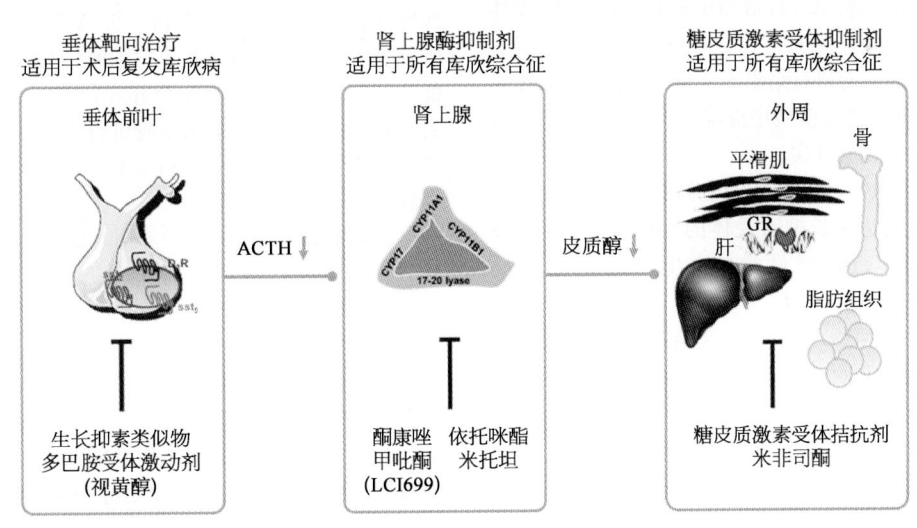

图5-8-5 库欣综合征药物治疗分类

(1) 类固醇合成抑制剂：类固醇合成抑制剂疗效好，但对肿瘤无直接治疗作用，包括酮康唑、甲吡酮、米托坦和依托咪酯，均可通过抑制类固醇激素生物合成中某一或某些酶促步骤而降低皮质醇的产生。适用于经蝶窦垂体手术的二线治疗、隐匿性或转移性异位ACTH综合征、肾上腺皮质癌的辅助治疗以降低皮质醇水平。

氨鲁米特通过抑制11β-羟化酶的活性来抑制类固醇激素的合成，但降低的皮质醇可以刺激ACTH的合成

和分泌，有拮抗药物的作用。甲吡酮和酮康唑因疗效和耐受性优于氨鲁米特而较常用。甲吡酮是11β-羟化酶抑制剂，可抑制醛固酮合成使得醛固酮前体大量堆积，引起血压和电解质紊乱。酮康唑为咪唑类衍生物，通过抑制11β-羟化酶和17-羟化酶/C17-20裂合酶活性来抑制皮质醇合成。酮康唑能抑制ACTH合成所必需的cAMP，库欣病患者长期应用不会引起ACTH水平的反馈性升高。因其潜在的胎儿致畸作用，不推荐妊娠期间

服用。酮康唑还会引起肝酶轻度短暂升高、男性性功能减退，而甲吡酮会引起女性多毛，故男性宜选用甲吡酮，女性选用酮康唑。

米托坦（双氯苯二氯乙烷，o,p'-DDD）是杀虫剂 DDT 的衍生物，能选择性作用于肾上腺皮质网状带和束状带，抑制 11β-羟化酶和胆固醇侧链断裂酶，直接破坏肾上腺皮质组织使之出血坏死，抑制类固醇激素的合成。米托坦起效慢，有消化和神经系统的副作用，须严密监测药物浓度。其特异的抗肾上腺的作用能达到长期有效控制高皮质醇血症，防止库欣病患者因皮质醇降低、ACTH 升高而出现脱逸现象。因其易发生肾上腺功能不全，需行糖皮质激素替代治疗。用药期间需随访临床症状和 24 h UFC。

各种类固醇抑制剂应用于库欣病的治疗剂量见表 5-8-2。

表 5-8-2　类固醇抑制剂应用于库欣病的治疗剂量

药物	初始剂量	最大剂量	每日剂量
酮康唑	200 mg，每日 2 次	400 mg，每日 2 次	1 200 mg
甲吡酮	250 mg，每日 4 次	1 500 mg，每日 4 次	6 000 mg
米托坦	500 mg，每日 3 次	3 000 mg，每日 3 次	9 000 mg
依托咪酯	0.03 mg/kg 静脉推注，0.1 mg/(kg·h)静脉维持	0.3 mg/(kg·h)	

（2）以垂体为靶点的药物治疗：赛庚啶是 5-羟色胺拮抗剂，能抑制下丘脑释放 CRH，降低血浆 ACTH 和皮质醇的水平。对轻症库欣综合征效果可，但对重症患者效果欠佳。溴隐亭和卡麦角林是多巴胺受体激动剂，能减少垂体前叶合成 ACTH。超过 75% 的垂体 ACTH 腺瘤中都有多巴胺 D₂ 受体表达，但临床试验证实溴隐亭只对少数库欣病综合征患者有效。PPARγ 激动剂因后期研究结果不支持，不适用于临床常规使用。尽管维甲酸在动物模型中能降低 ACTH，但因其有效剂量过大，尚无临床试验证实。

生长抑素受体类似物对多种神经内分泌肿瘤均有效。研究发现 ACTH 瘤能表达生长抑素受体的 sst₁、sst₂ 和 sst₅ 亚型，应用其配体可进行针对性治疗。生长抑素类似物 octreotide 和 lanreotide 为选择性 sst₂ 配体，对库欣病无效。帕瑞肽（pasireotide，SOM230）对 sst₁-sst₃ 特别是 sst₅ 有高度亲和性，2012 年被美国和欧洲分别批准用于治疗无法手术或手术治疗失败的库欣病患者。

（二）肾上腺肿瘤的治疗

随着影像学技术的提高，意外发现的肾上腺部位的肿瘤越来越多，通常对于意外瘤的处理原则是首先判定其有无分泌功能，若有分泌功能，应行手术切除，以避免今后可能引起的内分泌紊乱。其次，可根据肿瘤体积的大小来决定是否进行手术。通常体积较大（直径＞3 cm）的肿瘤恶性可能性较大，应行手术切除，而体积较小又无分泌功能的肿瘤可随访观察，但上述两点均非绝对。

分泌超过一种激素（即皮质醇、雄激素或雌激素）的肾上腺肿瘤几乎总是恶性的。建议手术切除所有检测到的病变，仔细搜索转移灶。如果发现转移，应将其移除，通常需要开放性肾上腺切除术。

1. 手术治疗

（1）肾上腺腺瘤：需行患侧腺瘤手术摘除，术中及术后需补充适量糖皮质激素。随着腹腔镜手术的广泛开展，已成为单侧肿瘤的手术选择，较传统的开腹手术可以减少术后的住院时间。在切除高功能分泌的肾上腺组织后，由于垂体受到长期抑制，往往出现 1~2 年的肾上腺皮质功能不全期。下丘脑-垂体-肾上腺轴功能的恢复是个连续动态的过程，肾上腺肿瘤切除后 ACTH 水平最先上升，皮质醇水平在相当长一段时间内处于较低的水平；之后，ACTH 水平逐步升高超过正常，同时不断刺激萎缩的肾上腺皮质；经过几个月时间萎缩的肾上腺皮质功能得到恢复，皮质醇分泌升高至正常，ACTH 也降至正常范围。肾上腺手术后应进行适量的激素替代（氢化可的松，每日 15~30 mg，分 2~3 次口服）并根据 HPA 轴的恢复进行调整。术后进行激素量的调整依赖于临床症状和生化指标的恢复，包括晨血清皮质醇浓度（＞10 μg/dl）或外源 ACTH 兴奋后皮质醇水平（峰值＞20 μg/dl）。肾上腺腺瘤术后预后较好。

（2）肾上腺腺癌：发展迅速，转移较早，应尽早切除原发肿瘤，术后加用药物治疗。肾上腺腺癌预后很差，大多数患者在诊断 2 年内死亡。即便可能存在转移仍应尽可能切除原发肿瘤，术后加用抗肾上腺作用的药物 o,p'-DDD（米托坦）。放疗对于手术后残余肿瘤、术后复发和一些转移灶如脊柱转移的治疗价值有限。

2. 药物治疗　包括氨鲁米特、米托坦、甲吡酮和酮康唑。其中米托坦应用于肾上腺皮质癌的治疗。

（三）异位 ACTH 综合征的治疗

1. 手术治疗　切除原发肿瘤，必要时双侧肾上腺切除以缓解症状。主要依赖于明确异位 ACTH 综合征的病因。明确肿瘤定位无播散者切除原发肿瘤（如支气管类癌或胸腺瘤）能达到治愈。小细胞肺癌合并异位 ACTH 综合征的患者预后很差。针对小细胞肺癌本身进行治疗在最初也能获益。无法定位原发肿瘤时有必要行双侧肾上腺切除，继续密切随访直到明确原发肿瘤。

2. 药物治疗

（1）类固醇合成抑制剂。

（2）米非司酮（RU486）：第一个临床使用的糖皮质激素受体拮抗剂，对糖皮质激素受体有高度亲和力，可在受体水平拮抗糖皮质激素的作用，阻断皮质醇的外周效应和缓解库欣综合征的一些症状。常用剂量是 5~25 mg/kg 或每日 400~800 mg。其副作用包括肾上腺功能低下和由于阻断皮质醇的中枢抑制产生的 ACTH 和皮质醇升高，因为目前缺少测定外周皮质醇反应的生化指标，很难监测疗效，防止副作用。长期使用米非司酮还有神经性厌食和子宫内膜增厚的危险。目前应用 RU486 治疗异位 ACTH 综合征的研究尚在进行中。

异位促肾上腺皮质激素分泌的患者首先应进行胸部 CT 或 MRI 评估。在 2/3 的患者会发现（胸部）肿瘤。如果胸部没有发现，则进行腹部和盆腔器官的 MRI 检查。如果这些额外的成像研究也是阴性的，则有两种选择：双侧肾上腺切除术或阻滞皮质醇合成。如果选择封锁皮质醇合成治疗，患者应该以 6 个月的间隔进行重复（影像）扫描。如果在第 2 年末没有发现任何来源，那么不太可能发现源头，并且应该确定双侧肾上腺切除术治疗。

参考文献

［1］ Newell-Price J，Trainer P，Besser M，et al. The diagnosis and differential diagnosis of Cushing's syndrome and pseudo-Cushing's states[J]. Endocr Res，1998，19：647－672.

［2］ Torpy DJ，Chen CC，Mullen N，et al. Lack of utility of（111）In-pentetreotide scintigraphy in localizing ectopic ACTH producing tumors：follow-up of 18 patients[J]. J Clin Endocrinol Metab，1999，84：1186－1192.

［3］ Colao A，Faggiano A，Pivonello R，et al. Inferior petrosal sinus sampling in the differential diagnosis of Cushing's syndrome：results of an Italian multicenter study[J]. Eur J Endocrinol，2001，144：499－507.

［4］ Putignano P，Toja P，Dubini A，et al. Midnight salivary cortisol versus urinary free and midnight serum cortisol as screening tests for Cushing's syndrome[J]. J Clin Endocrinol Metab，2003，88：4153－4157.

［5］ 严维刚，李汉忠，夏溟，等.异位 ACTH 综合征 32 例诊断和疗效观察[J].中华外科杂志，2004，42：583－586.

［6］ 张炜，汤正义，黄昉，等.诊断库欣综合征时多种检查方法的比较[J].中华内分泌代谢杂志，2005，21：402－404.

［7］ 汤正义，张毅，张炜，等.库欣综合征中地塞米松抑制试验诊断标准与诊断价值的探讨[J].中华医学实践杂志，2005，4：101－103.

［8］ Martin NM，Dhillo WS，Banerjee A，et al. Comparison of the dexamethasone-suppressed corticotropin-releasing hormone test and low-dose dexamethasone suppression test in the diagnosis of Cushing's syndrome[J]. J Clin Endocrinol Metab，2006，91：2582－2586.

［9］ 张炜，汤正义，吴景程，等.地塞米松抑制试验在亚临床库欣综合征诊断中

［10］ 卢琳，曾正陪，陶红，等.联合法与经典法地塞米松抑制试验诊断 Cushing 综合征价值的比较[J].中国实用内科杂志：临床前沿版，2006，26：1784－1787.

［11］ 周薇薇，王卫庆，宁光，等.唾液皮质醇检测在皮质醇增多症诊断中的应用[J].中华内分泌代谢杂志，2007，23：256－257.

［12］ Nieman LK，Biller BM，Findling JW，et al. The diagnosis of Cushing's syndrome：an Endocrine Society Clinical Practice Guideline[J]. J Clin Endocrinol Metab，2008，93(5)：1526－1540.

［13］ Biller BM，Grossman AB，Stewart PM，et al. Treatment of adrenocorticotropin-dependent Cushing's syndrome：a consensus statement[J]. J Clin Endocrinol Metab，2008，93(7)：2454－2462.

［14］ Tabarin A，Bardet S，Bertherat J，et al. Exploration and management of adrenal incidentalomas. French Society of Endocrinology Consensus[J]. Ann Endocrinol（Paris），2008，69(6)：487－500.

［15］ Boscaro M，Arnaldi G. Approach to the patient with possible Cushing's syndrome[J]. J Clin Endocrinol Metab，2009，94(9)：3121－3131.

［16］ Raff H. Utility of salivary cortisol measurements in Cushing's syndrome and adrenal insufficiency[J]. J Clin Endocrinol Metab，2009，94(10)：3647－3655.

［17］ Guignat L，Bertherat J. The diagnosis of Cushing's syndrome：an Endocrine Society Clinical Practice Guideline：commentary from a European perspective[J]. Eur J Endocrinol，2010，163(1)：9－13.

［18］ Lacroix A，Feelders RA，Stratakis CA，et al. Cushing's syndrome[J]. Lancet，2015，386(9996)：913－927.

［19］ Nieman LK，Biller BM，Findling JW，et al. Treatment of Cushing's Syndrome：An Endocrine Society Clinical Practice Guideline[J]. J Clin Endocrinol Metab，2015，100(8)：2807－2831.

第九章 · 肾上腺病变所致库欣综合征

周薇薇　王卫庆

第一节 · 肾上腺腺瘤和肾上腺癌

原发于肾上腺过度分泌皮质醇所致的库欣综合征占所有成人内源性库欣综合征的 15%～20%。最常见的病因为肾上腺腺瘤（adrenocortical adenomas，ACA），占 10%～20%；肾上腺皮质癌（adrenocortical carcinoma，ACC）较少见，占 2%～3%，多为单侧。双侧肾上腺疾病占肾上腺库欣综合征的 10%～15%，包括原发性色素沉着结节性肾上腺皮质病（primary pigmented nodular adrenocortical disease，PPNAD）、原发性双侧大结节样肾上腺增生症（primary bilateral macronodular adrenal hyperplasia，PBMAH）和罕见的双侧肾上腺腺瘤或皮质癌。

一、临床特点

随着 CT 和 MRI 的广泛应用，直径超过 1 cm 肾上腺占位的意外检出率增加。肾上腺肿瘤的人群患病率为 3%～10%，大多数为体积小的良性无功能肾上腺皮质腺瘤。多项研究显示肾上腺意外瘤中库欣综合征患者比例占 5%～30%。肾上腺皮质癌罕见，是肾上腺皮质起源的恶性肿瘤，人群发病率为 1～2 例/(100 万人·年)，于任何年龄发病，呈双峰分布（<5 岁幼儿和 40～60 岁成人）。女性发病率略高于男性，性别比为 1.5：1。依据肿瘤是否具有分泌功能分为功能性和无功能性

肾上腺皮质癌，功能性肾上腺皮质癌占 30%～50%，其中分泌皮质醇者占 30%，分泌雄激素占 10%，分泌醛固酮占 2%。

二、病　因

1. **肾上腺皮质腺瘤**　近年来研究发现 PKA 催化亚基激活突变为肾上腺库欣腺瘤发生新机制。*PRKACA* 基因 L205R 热点突变与肾上腺皮质腺瘤发生密切相关。65.5%肾上腺库欣腺瘤为 PKA 催化亚基热点突变 L205R 所致。PKA 激活型患者肿瘤体积更小，皮质醇分泌能力更强。转录组测序分析显示 PKA 催化亚基 L205R 突变导致 PKA 信号通路激活，促进 StAR 等下游基因表达和类固醇激素合成和分泌。PKA 催化亚基 L205R 突变促进底物磷酸化，激活 CREB 等转录因子。PKA 活性可被特异性底物识别序列肽段 PKI 抑制。

2. **肾上腺皮质癌**　肾上腺皮质癌的分子发病机制涉及 *TP53* 基因突变、Wnt 信号通路异常激活、类固醇生成因子 1（steroidogenic factor－1，SF－1）、胰岛素样生长因子 2（insulin-like growth factor，IGF－2）、血管内皮生长因子（VEGF）等细胞生长因子表达异常、miRNA 失调和 DNA 甲基化等有关。皮质癌患者的肿瘤组织高表达 SF－1 提示预后不佳，可作为转归的独立预测指标。IGF－2、VEGF 和表皮生长因子受体（EGFR）与肾上腺肿瘤良恶性密切相关，可协助诊断肾上腺皮质癌。大多数肾上腺皮质癌为散发性，少数作为家族性遗传疾病一部分，包括 MEN1（11q13 位点抑癌基因

MEN1 失活）、Li - Fraumeni 综合征（染色体 11p15.5 - 15q11 - 13 基因簇变异）、Lynch 综合征及 Carney 综合征。成人肾上腺皮质癌的胚系 *TP53* 突变率为 5%，50%～90% 的儿童 ACC 与 *TP53* 胚系突变有关。3% 的成人 ACC 具有潜在 Lynch 综合征可能，约 13% 的 MEN1 患者可表现为肾上腺皮质癌。

三、临床诊断

1. 临床表现·分泌皮质醇的肾上腺皮质腺瘤起病缓慢，临床表现多样，具有鉴别意义的症状包括紫纹、多血质、近端肌无力、非创伤性瘀斑和与年龄不相称的骨质疏松等。其他症状如肥胖、抑郁、糖尿病、高血压或月经紊乱，也可与非库欣综合征患者临床表现部分重叠。肾上腺皮质癌多进展迅速，50%～60% 的患者表现为激素分泌过多的症状和体征，腹部肿瘤生长引起非特异性表现（30%～40%），包括腹痛、腹胀和饱胀感。10%～15% 肾上腺皮质癌为意外通过影像学发现。功能性肾上腺皮质癌临床最常见的是高皮质醇血症症状（占 50%～70%），如多血质、糖尿病、肌无力和骨质疏松；分泌雄激素者（占 20%～30%）表现为女性男性化，如多毛、声音低沉、痤疮、乳房萎缩、阴蒂肥大、月经稀少及性欲改变等；分泌雌激素者表现为男性女性化，如男性乳房发育和睾丸萎缩等；分泌醛固酮 ACC 较少见，可表现为高血压和低钾血症。

2. 激素评估·激素评估包括血皮质醇、促肾上腺皮质激素、24 h 尿游离皮质醇、1 mg 地塞米松抑制试验、醛固酮/肾素活性、血或尿间羟肾上腺素、性激素或者前体产物如血清硫酸脱氢表雄酮（DHEAS）、17 - OHP、雄烯二酮、睾酮和雌二醇，以及电解质等。评估肾上腺肿瘤时，除了肿瘤体积外如有雄激素或雌激素分泌要考虑恶性肿瘤的存在。DHEAS 测定对肾上腺皮质癌诊断非常重要，如术前发现浓度升高可作为肿瘤标志物用于术后随访。无论男性还是女性，肾上腺皮质癌往往伴有雄烯二酮和睾酮水平的升高。

3. 影像学评估·肾上腺意外瘤尸体解剖发现率为 1.4%～8.7%，患病率随着年龄增长而增加。成年人肾上腺意外瘤的比例为 4%～7%，老年人可达到 10%，其中 4.7%～5% 肾上腺意外瘤患者为肾上腺皮质癌。鉴于肾上腺意外瘤的高发病率，CT 或 MRI 异常不能用于肾上腺库欣综合征的诊断。

增强 CT 或 MRI 用于早期影像学诊断、分期及随访，也能用于检测局部复发和转移性疾病。肾上腺皮质腺瘤包膜完整，直径多为 2～4 cm，CT 扫描显示肿瘤均质和低 CT 密度（≤10 HU）。肾上腺皮质癌肿瘤体积较大，直径可达 10～13 cm，边界不规则且生长快，呈浸润性，易早期转移。因肿瘤内部多出血、坏死和钙化，影像学表现为不同程度的不均匀强化，脂肪含量低且 HU 密度高。肿瘤大小不是恶性肿瘤的诊断标准，少部分肿瘤直径 <6 cm（9%～14%），而 3% 肿瘤直径 <4 cm。肿瘤越大越预示着该肿瘤为恶性的可能性大。肾上腺皮质癌与肿瘤直径有着密切关系。随着肿瘤直径增大，肾上腺皮质癌比例逐渐增高。直径 ≤4 cm 肾上腺肿瘤中肾上腺皮质癌占 2%，直径 4.1～6 cm 者占 6%，直径超过 6 cm 者比例高达 25%。肾上腺皮质腺瘤或癌自主分泌过量的皮质醇引起血皮质醇升高，由于过量糖皮质激素反馈抑制垂体 ACTH 的分泌，血浆 ACTH 水平通常下降，腺瘤以外同侧肾上腺及对侧肾上腺皮质萎缩。2%～10% 肾上腺皮质癌表现

为双侧。进展期肾上腺皮质癌可出现肿瘤的局部侵犯和淋巴结转移，并在下腔静脉与肾静脉形成瘤栓。对肾上腺皮质癌需系统评估转移情况，通过胸腹盆腔扫描可以覆盖绝大多数转移部位，最常见的转移部位是肺和肝脏。对疑似肾上腺皮质癌患者行胸部 CT 检查，会对治疗决策产生影响。临床怀疑转移性病变时，还应进行脑部和骨骼的影像学检查。不推荐对疑似肾上腺皮质癌患者进行肾上腺活检，除非有证据表明转移性疾病无法进行手术，并且需要获得足够病理学证据以指导肿瘤管理。

功能性影像学表现如正电子发射计算机断层成像扫描术（PET - CT），采用 ^{18}F - 氟脱氧葡萄糖（^{18}F-fluorodeoxyglucose，FDG）、^{11}C - 美托咪酯（^{11}C-metomidate，MTO）或 ^{123}I - MTO 标记可用于确认恶性病灶和发现肾上腺来源肿瘤。美托咪酯是 11β - 羟化酶抑制剂，11β - 羟化酶催化 11 - 去氧皮质醇和 11 - 去氧皮质酮分别转变为皮质醇和皮质酮，采用 MTO - PET 扫描有助于区分病变是否来源于肾上腺皮质。

影像学检查显示肿块性质不确定时，应结合其他因素如肿瘤大小 >4 cm、肾上腺皮质激素过度分泌、症状迅速进展以及年龄 <40 岁，考虑是否存在肾上腺皮质癌的可能性。值得注意的是，没有一种成像方法可以明确证明 ACC 的诊断。

4. 肾上腺皮质癌的分期·肾上腺皮质癌的早期激素评估是非常重要的，进行肿瘤分期时需要完善腹盆腔 CT 或 MRI 以及胸部 CT 扫描，临床怀疑转移时需行其他影像学检查如骨扫描，对遗传疾病还需要关注家族史。2014 年 WHO 提出了基于传统 Macfarlane 分类 Sullivan 改良的肾上腺皮质癌 UICC（Union International Contre Cancer）分期系统（表 5 - 9 - 1）：Ⅰ期为局部肿瘤 ≤5 cm，Ⅱ期局部肿瘤 >5 cm，Ⅲ期有局部浸润或有淋巴结转移，Ⅳ期为浸润邻近器官或有远处转移。强调将肿瘤分为局限于肾上腺（Ⅰ期或Ⅱ期）和侵及肾上腺外（Ⅲ期或Ⅳ期）。多中心数据表明，大部分肾上腺皮质癌患者出现了局部或远处的转移。18% 的患者为Ⅲ期，61% 的患者为Ⅳ期，只有 21% 的患者在诊断时为疾病Ⅰ期或Ⅱ期。

表 5 - 9 - 1 肾上腺皮质癌分期

分 期	分 期 系 统	
	UICC/WHO	ENSAT
Ⅰ期	T_1，N_0，M_0	T_1，N_0，M_0
Ⅱ期	T_2，N_0，M_0	T_2，N_0，M_0
Ⅲ期	$T_{1\sim2}$，N_1，M_0 T_3，N_0，M_0	$T_{1\sim2}$，N_1，M_0 $T_{3\sim4}$，$N_{0\sim1}$，M_0
Ⅳ期	$T_{1\sim4}$，$N_{0\sim1}$，M_1 $T_{3\sim4}$，N_1，M_0 T_4，N_0，M_0	$T_{1\sim4}$，$N_{0\sim1}$，M_1

注：UICC，国际联合抗肿瘤；WHO，世界卫生组织；ENSAT，欧洲肾上腺肿瘤研究欧洲网络；肾上腺皮质癌 TNM 分期：原发肿瘤（T）：T_1，肿瘤直径 ≤5 cm，无周围组织浸润；T_2，肿瘤直径 >5 cm，无周围组织浸润；T_3，任何大小肿瘤，肿瘤局部浸润周围组织，未侵犯邻近器官；T_4，任何大小肿瘤，肿瘤侵犯邻近器官。淋巴结（N）：N_0，无淋巴结侵犯（无区域淋巴结转移）；N_1，淋巴结阳性（区域淋巴结转移）。远处转移（M）：M_0，无远处转移；M_1，存在远处转移。T_X，原发肿瘤无法评估。N_X，局部淋巴结无法评估。

目前更为广泛的采用欧洲肾上腺肿瘤研究欧洲网络（ENSAT），ENSAT 分级能更好地反映患者的预后（表5-9-1）。密歇根内分泌肿瘤信息库纳入超过 400 例肾上腺皮质癌患者，诊断时处于 I 期的占 14%，II 期 45%，III 期 27% 和 IV 期 24%。最常见转移部位为肺（40%～80%）、肝脏（40%～90%）和骨骼（5%～20%），其他部位如脑部和皮肤较少受到肿瘤播散（<5%）。

5. 病理评估·肾上腺皮质癌确诊依赖于病理诊断。2018 年 ESE 指南推荐的 Weiss 评分系统应用最为广泛，基于 9 种组织学特征来区分良性和恶性肾上腺皮质肿瘤（表5-9-2）。该系统对任一组织学特征赋值 1 分，总评分≤2 分则肾上腺皮质瘤可能性大，总评分≥3 分考虑肾上腺皮质癌，对 2～3 分如何分类尚存争议，被认为是具有不确定恶性潜能的肿瘤。

表5-9-2 肾上腺皮质癌 Weiss 组织病理学评分系统

符合以下 3 种及 3 种以上标准者考虑恶性行为高度相关

细胞核分裂指数≥5/50 HP
核异型性增生
不典型核分裂
透明细胞百分比≤25%
肿瘤细胞呈弥漫性分布≥33%
肿瘤坏死
血管侵犯
窦状样结构浸润/窦隙状结构浸润
包膜外浸润

注：Weiss 评分系统标准：① 核异型性程度高低；② 核分裂数>12% 高倍视野（细胞核分裂指数≥5/50 HP）；③ 异常核分裂象；④ 具有嗜酸性胞质的肿瘤细胞占全部细胞的 75% 以上；⑤ 瘤细胞呈现出弥漫性分布≥33%；⑥ 坏死；⑦ 静脉侵犯与否；⑧ 窦隙状结构浸润；⑨ 包膜浸润。

此外，推荐对肾上腺皮质肿瘤组织进行 Ki-67 免疫组化染色，建议进行 SF-1 免疫组化，用于区分原发性肾上腺皮质瘤和非肾上腺皮质瘤。如果没有 SF-1 情况下，建议使用组合标志物如抑制素 α（inhibin-α）、黑色素-A（melan-A）和 calretinin。推荐肾上腺皮质癌病理报告应包括 Weiss 评分（包含确切的有丝分裂计数）、Ki-67、切除状态和病理肿瘤分期，以及淋巴结状态。

6. 诊断与随访要点·肾上腺皮质癌初步诊断时推荐使用 ENSAT 分期分类，推荐评估预后和治疗方案时需考虑肿瘤分期、肿瘤切除状态、Ki-67 指数、自主皮质醇分泌和患者的一般情况。对肾上腺皮质癌患者定期进行腹部、盆腔和胸部的影像学检查来确定疾病的复发或进展情况。对于完全切除的肾上腺皮质癌，建议每 3 个月进行影像学检查持续 2 年，随后 3 年内每 3～6 个月复查，随访超过 5 年后根据情况调整监测方式。对于晚期肾上腺皮质癌，推荐根据预后因素、预期治疗效果、治疗相关毒性，以及可用的替代治疗方案进行监测。所有肾上腺皮质癌患者都需随访内分泌激素水平。肾上腺皮质癌复发常常在出现相应体征和影像学改变之前先出现激素水平的升高。

四、治　疗

理想的治疗方式是肿瘤切除，术后会出现继发性肾上腺皮质功能减退，与下丘脑-垂体-肾上腺（HPA）轴长期抑制有关，需给予糖皮质激素替代治疗。

1. 肾上腺皮质腺瘤·手术治疗是肾上腺腺瘤首选的治疗方案，治愈率为 100%。指南推荐对所有良性单侧病变推荐有经验的肾上腺外科医师行单侧肾上腺肿瘤切除术。首选手术切除肿瘤，术后因下丘脑-垂体轴的长期抑制出现肾上腺皮质功能减退症状。指南推荐低皮质醇血症患者接受糖皮质激素替代，采用氢化可的松进行糖皮质激素替代治疗，10～12 mg/(m²·d)分 2～3 次口服，首剂于晨清醒时服用；同时针对术后出现的肾上腺皮质功能减退进行宣教。术后对侧被抑制的肾上腺可能需要数个月甚至数年才能恢复，需及时补充皮质激素直至萎缩的肾上腺组织功能恢复。在无禁忌证情况下，对存在一侧完整肾上腺患者推荐随访血晨皮质醇和（或）ACTH 兴奋试验或低血糖试验来评估 HPA 轴恢复情况；同时推荐对以上试验反应正常的患者停止糖皮质激素替代。

2. 肾上腺皮质癌·肾上腺皮质癌恶性程度高，预后极差，5 年总生存率很低（<50%），中位总生存期为 3～4 年，预后异质性很大。除了根治性手术外，疾病分期、肿瘤分级和增殖活性（Ki-67 指数或有丝分裂计数）、皮质醇过度分泌具有预后价值。局限于肾上腺区域的肿瘤的 5 年生存率为 60%～80%，局部进展肿瘤的 5 年生存率为 35%～50%，而转移性者生存率更低（0～28%）。肾上腺皮质癌的治疗包括手术、药物治疗（单用米托坦或联合使用链脲佐菌素等化疗药物）和局部放疗，应根据肿瘤分期选择不同治疗策略（图5-9-1 和图5-9-2）。米托坦及细胞毒药物仅能部分缓解疾病进展，在能够手术的情况下首选手术治疗。对无法手术患者，分子靶向治疗可能带来希望。

（1）手术治疗：完全手术切除是唯一可能治愈肾上腺皮质癌的方式。手术适用于尚未出现广泛转移的肿瘤。手术应完整切除肿瘤瘤体，包括清除周围脂肪组织和可疑受肿瘤侵犯的区域；对于单发的或孤立的远处转移病灶，也应尽量采用手术治疗。对于 I～II 期及绝大多数 III 期肾上腺皮质癌患者，可行根治性手术切除。肾上腺手术能提高 I 期或 II 期患者的存活率。对于复发性肾上腺皮质癌，如有根治性手术切除的可能且与前一次手术间隔时间>1 个月，应考虑再次手术切除。复发后的生存时间与复发时间有着很大关联：第一次手术 24 个月后复发与早期复发相比，有着更好的预后。

（2）辅助治疗：对具有不确定恶性潜能的肾上腺肿瘤，不推荐进行辅助治疗。对术后没有肉眼可见的残余肿瘤患者，具有低/中度复发风险者（I～II 期，R0 切除和 Ki-67≤10%）不建议进行辅助治疗，具有高复发风险患者建议进行辅助性米托坦治疗。一旦考虑米托坦治疗，推荐术后尽快开始使用。对米托坦治疗耐受的无复发患者，建议治疗至少持续 2 年，但不超过 5 年。

米托坦治疗：是治疗肾上腺皮质癌最有效的药物，对肾上腺皮质细胞具有直接毒性作用。根据患者一般情况和米托坦使用第一周的耐受性，采用剂量逐步递增方案。推荐进行米托坦血药浓度监测，一般目标是米托坦血浆浓度>14 mg/L，但治疗窗较窄，血浆浓度>20 mg/L 时中枢神经系统相关不良事件发生增加，故建议治疗浓度不超过 20 mg/L。大多数专家倾向低起始剂量方案，即米托坦 1 g/d 起始给药，如胃

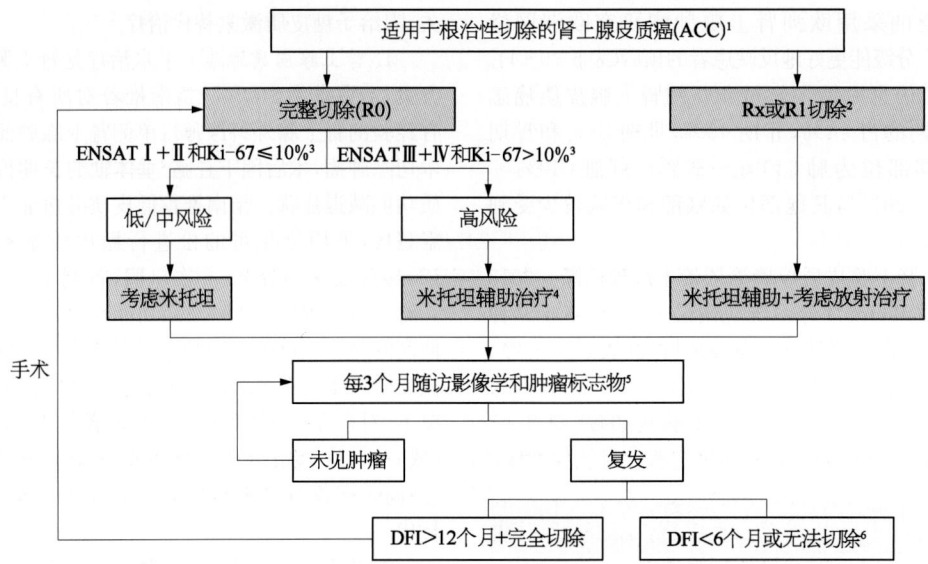

图 5-9-1 肾上腺皮质癌根治性切除治疗的临床路径

DFI：完全切除与复发间的无病间隔。[1] 所有 I 期、II 期和大多数 III 期患者应接受根治性切除术。对完全切除不可行的患者，考虑新辅助治疗（如米托坦联合顺铂或 EDP 方案），对单发转移的特定患者，也可能完全切除。[2] 对 R2 切除的患者，考虑由专科外科医师进行再次手术。[3] 对无法进行 Ki-67 染色者，低（<20 有丝分裂/50 HP）或高有丝分裂率（>20/50 HP）可用于危险分层。[4] 某些患者（如 Ki-67>30%，腔静脉大瘤栓，IV 期或 R1 切除）则考虑额外治疗（如 4 个周期顺铂＋依托泊苷）。[5] 随访满 2 年后，随访时间间隔可逐渐延长。[6] 如无病间隔为 6～12 个月或超过 12 个月的患者，需要采取个体化治疗方案。低/中风险 ACC：I～II 期，R0 或 Ki-67≤10%；高风险 ACC：III 期，R1 或 Ki-67>10%

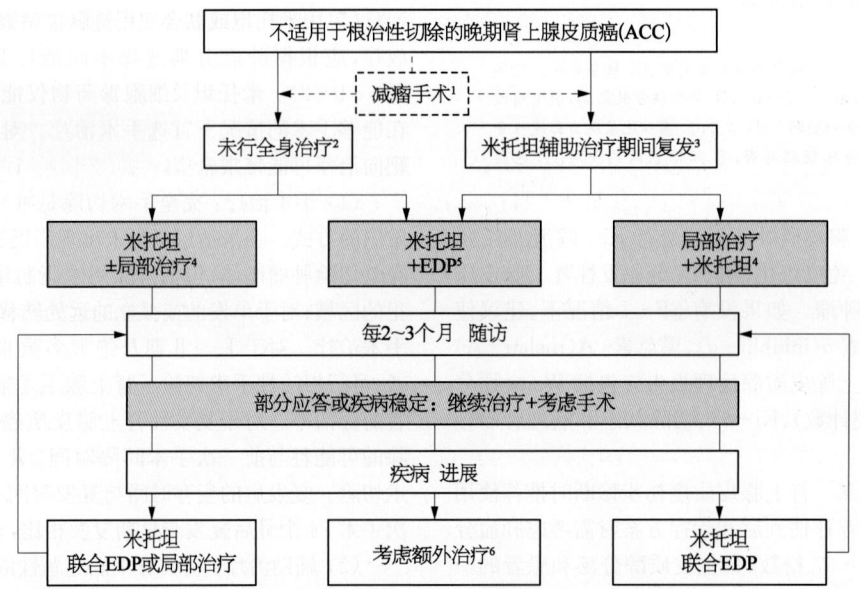

图 5-9-2 不适合根治性切除肾上腺皮质癌的临床路径

EDP：依托泊苷、多柔比星、顺铂。[1] 仅限特定患者（如严重激素高分泌）。[2] 影响决策因素：疾病累及部位、肿瘤负荷、症状、肿瘤分级/Ki-67 指数。[3] 影响决策因素：疾病累及部位、肿瘤负荷、症状、肿瘤分级/Ki-67 指数、中药的肿瘤生长动力学。[4] 放射治疗、射频消融、冷冻消融、微波消融、化学栓塞。[5] 部分选择顺铂＋依托泊苷。[6] 目前可用的细胞毒药物方案

肠道耐受良好，则每 3 日增加 0.5 g，至每日总剂量达到 3～4 g，根据米托坦浓度和耐受性调整剂量。对于一般状况良好的患者，少部分专家采用起始高剂量方案，即 1.5 g/d 起始给药，如耐受则第 2 日增加至 3 g/d，第 3 日 4.5 g/d，第 4 日 6 g/d。米托坦血浆浓度测定最好于清晨采样，至少在最后一次给药后 12 h，以防止错误检出高浓度。如米托坦浓度逐渐增加且尚未达到 14 mg/L 的平台期，通常每 3～4 周评估 1 次浓度；如米托坦浓度达到平台时，通常每 6～12 周监测 1 次。

米托坦不良反应包括胃肠道反应（恶心、呕吐、腹泻）、肾上腺皮质功能不全、中枢神经系统症状（嗜睡、眩晕、共济失调、抑郁、头晕）、肝酶升高、肝功能衰竭、高脂血症、男性乳房发育、皮疹、白细胞减少、血小板减少和贫血等。部分患者未达到 14 mg/L 也能观察到治疗反应，部分专家同意米托坦浓度的目标范围为 8～30 mg/L。米托坦是亲脂性药物，高脂饮食能促进肠道更好吸收，此外还能诱导 CYP3A4 促进多种药物的代谢。米托坦服用期间需监测不良反应，并积极进行对症治

疗。对不伴有高皮质醇血症的患者,推荐米托坦治疗期间接受糖皮质激素替代治疗(氢化可的松或醋酸可的松)。随着米托坦血浆水平的增加,由于类固醇清除率增加及皮质醇结合球蛋白增加,往往需要标准替代剂量的 2 倍。

国际上对于辅助放射治疗和细胞毒性药物使用未达成共识,对 Ⅰ～Ⅱ 期和 R0 期切除患者不建议常规使用放射治疗,对 R1 或 Rx 切除或 Ⅲ 期患者建议在个体化治疗中考虑米托坦以外的放射治疗。对于起始辅助放射治疗的患者,推荐术后尽早开始,以 50～60 Gy 剂量对肿瘤床进行放射治疗,分次治疗剂量约 2Gy。对具有非常高复发风险的患者考虑辅助化疗。

靶向药物可能是晚期 ACC 未来的治疗方向,包括 EGFR 酪氨酸激酶抑制剂埃罗替尼、成纤维细胞生长因子受体(FGFR)阻断剂多韦替尼、CWP232291,以 VEGFR 为目标的靶向抗血管形成药物包括索拉非尼及舒尼替尼。

(3) 复发和晚期肾上腺皮质癌的治疗选择:对初诊时出现有限的腹腔内转移患者,如完全切除所有病变可行,可考虑进行手术治疗。对腹外病变有限的情况下建议将肾上腺肿瘤与针对其他病变的长期肿瘤控制治疗相结合。对首次诊断即有广泛转移性疾病者,不建议进行肾上腺手术。所有复发和晚期肾上腺皮质癌患者推荐尽早使用米托坦治疗。除手术外,其他局部治疗如放射治疗、射频消融、冷冻消融、微波消融和化学栓塞,可结合肿瘤病变位置、预后因素和患者意愿进行个体化决策。

对不符合局部治疗条件的晚期肾上腺皮质癌,建议根据预后进行米托坦单药治疗或者米托坦＋EDP 治疗。对复发肾上腺皮质癌且复发前无病间隔超过 12 个月的患者,推荐手术或其他局部治疗,干预后尽快开始使用米托坦治疗;如上次手术或局部区域治疗和复发之间的时间间隔小于 6 个月的患者,推荐 EDP - M 作为一线治疗。米托坦单药治疗过程中进展的患者,推荐加用 EDP 治疗。EDP - M 方案(每 28 日):第 1 日 40 mg/m² 多柔比星(D),第 2 日 100 mg/m² 依托泊苷(E),第 3、4 日 100 mg/m² 依托泊苷(E)＋40 mg/m² 顺铂(P);加口服米托坦,目标血药浓度 14～20 mg/L。不适合 EDP - M 方案的患者,(E)P - M 可考虑作为替代方案(每 28 日):第 1 日 100 mg/m² 依托泊苷(E),第 2、3 日 100 mg/m² 依托泊苷(E)＋40 mg/m² 顺铂(P)。二线细胞毒性治疗方案是吉西他滨＋卡培他滨(＋/－米托坦)和(Sz/M 链脲佐菌素＋米托坦)。鉴于治疗应答率＜10%,中位无进展生存期＜4 个月,仅由有化疗经验的医师给药。链脲佐菌素的不良反应有恶心、呕吐、腹泻、肾和肝毒性,吉西他滨和卡培他滨不良反应有恶心、呕吐和可逆性骨髓毒性。有研究发现 EDP - M 方案比 Sz/M 方案具有更高的缓解率(23.3% 比 9.2%)和更长的无进展中位生存时间(5.0 个月比 2.1 个月),但两种治疗方案的总体生存时间未见显著区别(14.8 个月比 12.0 个月)。

3. 围手术期肾上腺皮质功能减退的治疗・分泌皮质醇的肾上腺皮质腺瘤患者于术中和术后静脉滴注氢化可的松 100～200 mg,视病情变化给予对症或急救治疗,如出现术后血压下降、休克或出现肾上腺皮质危象时,应立即增加氢化可的松用量至病情好转。术后常规用氢化可的松 100～200 mg/d 静脉滴注 5～7 日,剂量逐渐减量后改为口服氢化

可的松至维持剂量,一般于半年至 1 年左右停药。服药期间应观察血压、电解质、24 h 血尿皮质醇等以调节药物剂量。

第二节・原发性色素沉着结节性肾上腺皮质病

原发性色素沉着结节性肾上腺皮质病(primary pigmented nodular adrenocortical disease, PPNAD)是 ACTH 非依赖性库欣综合征的罕见病因,最早由 Chute 等于 1949 年首先报道,占所有库欣综合征的 0.6%～1.9%。PPNAD 伴有斑点样色素沉着、心脏或其他器官(皮肤和乳腺)黏液瘤和高功能内分泌肿瘤等时,要考虑 Carney 综合征(Carney complex, CNC)的存在。PPNAD 既可孤立存在,也可作为 CNC 组分之一,是 CNC 最常见的内分泌肿瘤,常作为诊断 CNC 的线索。

一、临床特点

PPNAD 的发病年龄早于 PBMAH,好发于儿童或青年,临床表现多出现于 30 岁前(10～30 岁),诊断平均年龄为 18 岁,50% 的患者年龄＜15 岁。临床症状轻,部分患者呈亚临床状态。病程长,从症状出现到确诊一般为 2～10 年。PPNAD 病变为双侧性,肾上腺 CT 扫描常显示肾上腺体积正常或稍大,薄层 CT 扫描(＜5 mm)可显示小的圆形低密度结节(通常＜10 mm),典型表现"串珠样"结构具一定诊断价值。PPNAD 影像学表现多样,可显示为正常肾上腺形态、小结节或较大结节,但缺乏特异性,有时微小结节很难看到和诊断。肾上腺碘化胆固醇显像利用特殊放射性示踪剂用于显示肾上腺皮质和髓质,主要放射性示踪剂包括¹³¹I - 6β - 碘甲基-去甲胆固醇(NP - 59)和¹³²I - 碘化美托咪酯(¹³²I - IMTO)。NP - 59 作为一种胆固醇类似物,能特异性聚集于肾上腺皮质。PPNAD 在 NP - 59 核素显像上呈双侧肾上腺放射性胆固醇摄取,可能是由于 ACTH 水平降低致异常肾上腺自主高分泌所致。研究发现 59% 的患者存在肾上腺 NP - 59 不对称摄取,考虑与组织病理分析所见肾上腺存在较大的结节有关。PPNAD 典型病理变化是双侧肾上腺皮质受累,大体表现双侧肾上腺体积正常或稍大为主,重量为 0.9～13.4 g,平均为 9.6 g。切面显示直径通常为 2～4 mm 且呈黑色或褐色色素沉着的结节,细胞质内富含嗜碱性色素颗粒(脂褐素),结节间皮质细胞有明显萎缩。

二、Carney 综合征

1985 年病理学家 Carney 诊断了 4 例年轻库欣综合征患者,首次描述了包括黏液瘤、皮肤斑点状色素沉着和内分泌腺功能亢进等在内的一系列症状和体征,可在家族中呈显性遗传,后人将之命名为 CNC。从该病发现至今,在超过 400 例 CNC 患者中约有一半为家族性聚集。

分子遗传学研究发现 CNC 呈常染色体显性遗传,易感位点在 17q22～24 或 2 p16。cAMP 依赖性蛋白激酶 Aα 调节亚基(PRKAR1A)基因被认为是导致 CNC 的主要基因。PRKAR1A 作为肿瘤抑制基因,编码的 PKA1α 调节亚基蛋白在正常情况下与蛋白激酶 A(PKA)的催化亚基 C 构成四聚体

（2个α调节亚基和2个C催化亚基），保持稳定。一旦 PKA 被上游信号激活，α亚基与 cAMP 结合并从催化亚基解离，通过发挥催化活性激活下游 CREB 信号系统促进 DNA 复制、细胞生长和增殖。这两个α亚基分别有两条染色体编码，当一条染色体上的基因发生突变使蛋白合成异常时，缺少一个α亚基的 PKA 无法保持四聚体的稳定结构，导致 PKA 处于失抑制状态，下游信号被持续激活，最终导致细胞异常生长增殖。这些突变可为无义或错义替换、短移码插入或缺失以及少见的大片段缺失，大多数通过无义介导的 mRNA 衰变（NMD）过程而降解，从而导致无义 mRNA，而不是翻译成蛋白质。约20%的 *PRKAR1A* 基因突变不受 NMD 影响，这些突变往往与更严重的表型有关。

近来研究发现，CNC 除了与 *PRKAR1A* 基因突变相关外，还与磷酸二酯酶（PDE）基因 *PDE11A* 和 *PDE8B* 基因突变有关，多种基因突变会影响 cAMP/PKA 通路，从而导致不同程度的高皮质醇血症。此外，2014年于1例被诊断为 CNC 合并肢端肥大症、皮肤黏膜的斑点样色素沉着和黏液瘤的19岁女性患者中发现其不携带 *PRKAR1A* 基因突变，而是存在包括编码 PKA 催化亚单位β的 *PRKACB* 基因在内的1p31.1区域的胚系三倍体。在不伴有其他 CNC 表现的散发 PPNAD 患者中还观察到了涉及 PKA 信号通路的基因胚系突变，包括编码 PKA 催化亚单位α的 *PRKACA* 基因的胚系拷贝数增加。

CNC 最常见的临床表现是皮肤黏膜的斑点样色素沉着，约占77%，其次为心脏黏液瘤（53%）和皮肤黏液瘤（33%）、上皮样蓝痣、PPNAD（26%），其他还有分泌生长激素（GH）和催乳素（PRL）的垂体肿瘤、沙砾体样色素性神经鞘膜瘤、甲状腺腺瘤或癌、大细胞钙化性 Sertoli 细胞肿瘤（LCCSCT）、卵巢肿瘤、乳房导管腺瘤（女性 CNC 患者中约占3%）和罕见的骨软骨黏液瘤等。国际最大系列研究报道了353例患者，女性比例高于男性（63%比37%）。某些突变和特殊表型有关，Groussin 等发现 c.709 - 7del6 主要与散发 PPNAD 有关，而 c.491 -492del 更多与心脏黏液瘤、斑点样色素沉着和甲状腺肿瘤有关。

1. 心脏黏液瘤·是一种良性肿瘤，约7%心脏黏液瘤与 CNC 有关。CNC 相关的心脏黏液瘤可发生在任何心腔，通常为多发性和（或）复发性，发病中位年龄为50岁。心脏黏液瘤不是 CNC 的最常见特征，因其并发症（栓塞、心力衰竭和猝死）带来的高致死性，早期诊断至关重要，需要尽早手术治疗。

2. 皮肤黏膜的斑点样色素沉着·是 CNC 最常见的临床表现，典型分布于口唇、眼睛（包括眼睑）、耳和生殖器区域，多出现于儿童早期，青春期时数量和色素强度增加。上皮样蓝痣在普通人群中很少见，存在于20%～50%的 CNC 患者。皮肤黏液瘤分布于眼睑、乳头、外耳道或生殖器。有趣的是，皮肤黏液瘤被认为可以预测心脏黏液瘤。研究显示，80%心脏黏液瘤患者的早期即存在皮肤黏液瘤。

3. 内分泌特征·PPNAD 是 CNC 最常见的内分泌改变，女性发病率增加（71%为女性，29%为男性），确诊中位年龄为34岁，在某些情况下 PPNAD 可能出现在儿童早期。此外，甲状腺疾病在 CNC 患者中比普通人群更常见。75%的患者有甲状腺囊性和结节病变，10%～25%的患者存在甲状腺肿瘤，

确诊中位年龄为40～70岁，而滤泡性或乳头状甲状腺癌发生率为2.5%。仅10%～19%的 CNC 患者出现明显的肢端肥大症，约75%的患者仅表现为 GH 轴紊乱，如 IGF - 1 升高或口服葡萄糖耐量试验 GH 反应异常，MRI 未发现垂体腺瘤。LCCSCT 是最常见的睾丸肿瘤，存在于35%～60%的男性 CNC 患者。通常发生在年轻时，表现为双侧和多灶性钙化病变，逐渐取代正常睾丸组织使生精小管阻塞，引起精子形态异常和精子数量减少，从而导致生育能力受损。卵巢病变发生于8%～14%的女性 CNC 患者，主要表现为卵巢囊肿，卵巢表面上皮良性肿瘤较常见。良性乳腺肿瘤在 CNC 中常见，女性患者发生率为20%～40%，典型病变是乳腺或乳头黏液瘤、黏液样纤维腺瘤和导管腺瘤。

4. 其他·骨软骨瘤是少见的良性黏液瘤性骨肿瘤，发生于1%～5%的 CNC 患者，发病年龄在2岁以前，好发于长骨骨干和鼻窦。沙砾体样色素性神经鞘膜瘤发生于5%～10%的 CNC 患者，以褐色色素沉着、钙化和多中心为特征，确诊中位年龄为32岁。

三、诊　断

首先应明确有无库欣综合征，再确定是否为肾上腺皮质自主分泌性，最后确诊为 PPNAD。肾上腺皮质自主分泌的确立一般依靠血浆和尿游离皮质醇升高、皮质醇分泌昼夜节律消失、血浆 ACTH 降低或测不出，以及大小剂量地塞米松抑制试验皆不被抑制。由于 PPNAD 受高水平血皮质醇抑制，ACTH 水平降低，大小剂量地塞米松抑制试验后皮质醇往往不被抑制且反而升高，可能与 PPNAD 细胞高表达糖皮质激素受体有关。周期性或非典型性库欣综合征在 PPNAD 中常见。PPNAD 以肾上腺皮质多发性自主分泌的色素沉着结节（结节直径<1 cm）及结节间皮质组织萎缩为特征，结合实验室、影像学和病理可诊断。

当患者确诊为 PPNAD 后需详细询问家族史，仔细体格检查，评估是否存在 CNC 的可能。考虑到 CNC 表现多样且存在个体差异性，单一指标很难用于确认先证者。目前推荐 CNC 诊断标准分为主要诊断标准和次要诊断标准，患者符合任意两项主要诊断标准，或同时符合一项主要诊断标准和一项补充诊断标准如证实的 *PRKAR1A* 基因失活性突变或一级亲缘关系有受累，即可诊断为 CNC（表5-9-3）。CNC 有一定的家族遗传倾向，需要对其家属进行临床或基因筛查，找出临床表现不典型的基因突变者，及早治疗或随访。

表5-9-3　CNC 诊断标准

主要诊断标准

1	典型分布的斑点样色素沉着（唇、结膜、内外眦、阴道和阴茎黏膜）
2	黏液瘤（皮肤和黏膜）*
3	心脏黏液瘤*
4	乳腺黏液瘤病* 或脂肪抑制 MRI 表现提示该病变
5	PPNAD Liddle 试验示尿皮质醇不能被地塞米松所抑制
6	生长激素瘤所致的肢端肥大症
7	年轻患者存在大细胞钙化性 Sertoli 细胞肿瘤（LCCSCT）* 或超声提示睾丸特征性钙化灶

（续表）

主要诊断标准
8　甲状腺癌*或青年患者甲状腺超声发现多发性低回声结节
9　沙砾体样色素性神经鞘膜瘤*
10　蓝痣、多发性上皮样蓝痣*
11　乳腺导管腺瘤（多发性）*
12　骨软骨黏液瘤*

补充诊断标准
1　一级亲缘关系有受累
2　存在 PRKAR1A 基因失活性突变

注：* 经病理证实。

四、治疗

对存在临床库欣综合征的 PPNAD 患者，腹腔镜下双侧肾上腺切除术是首选治疗方式。术后库欣综合征症状可改善，不会出现 Nelson 综合征，此外还需行糖皮质激素代替治疗，替代剂量应视病情而定。对病情较轻者也可单侧肾上腺切除，并随访观察，可不行激素替代。类固醇抑制剂如酮康唑、甲吡酮或米托坦可用于短期治疗，目前无长期治疗成功的相关报道。针对基因缺陷或 cAMP/PKA 信号通路在 CNC 发生中的作用，目前尚无系统的药物治疗方案。

五、随　访

对 CNC 患者进行早期规律监测是关键，以便能够早期诊断和治疗，建议至少每年 1 次对 CNC 所有临床表现进行详细评估。PPNAD 可以出现在儿童早期，最早 2 岁，从出生 2 年起每年对携带 PRKAR1A 胚系突变 CNC 儿童进行超声心动图检查。推荐同时随访 24 h 尿游离皮质醇和 1 mg 地塞米松抑制试验，但由于这些检查在婴幼儿可行性较差，可通过临床检查［如生长曲线和（或）体重过度增加］来进行指导。由于甲状腺结节发病较晚，首次颈部超声检查可于 10 岁时进行。女性患者可于青春期后进行卵巢和乳房超声监测。尽管 LCCSCT 最早报道的发生年龄为 2 岁，由于治疗受限，不推荐对该年龄段进行常规睾丸超声检查。对青春期或成年后确诊 CNC 患者，推荐首次诊断时尽早完善以下检查：超声心动图，24 h 尿游离皮质醇，1 mg 地塞米松抑制试验，IGF-1 和催乳素，甲状腺超声、垂体、脊柱和腹部 MRI，盆腔超声、MRI 或钼靶检查（女性），睾丸超声（男性）。超声心动图、24 h 超声心动图、1 mg 地塞米松抑制试验、IGF-1 和催乳素宜每年随访复查，但对其他检查的随访频率尚无共识，应根据初次评估情况综合决定。

PRKAR1A 基因测序和拷贝数变异分析适用于符合 CNC 诊断标准而无家族史的患者，以及突变携带者的一级亲属。对不携带 PRKAR1A 基因突变患者，可讨论行 PRKACA、PRKACB 和磷酸二酯酶的基因分析，特别是对于散发的 PPNAD 患者。由于 CNC 表现可能出现于 3 岁前，对突变携带者一级亲属应在婴儿出生后前 2 年提供遗传学咨询，并进行讨论以便制定适当的随访计划。

第三节·原发性双侧大结节样肾上腺增生症

原发性双侧大结节样肾上腺增生症（primary bilateral macronodular adrenal hyperplasia，PBMAH）曾经被称为 ACTH 非依赖性大结节样肾上腺增生症（ACTH-independent macronodular adrenal hyperplasia，AIMAH），是库欣综合征中较少见的特殊类型（<2%）。PBMAH 影像学表现以双侧肾上腺多个大结节（>1 cm）增生为特征，伴或不伴结节间肾上腺组织萎缩。PBMAH 平均发病年龄为 50～60 岁，比单侧肾上腺腺瘤、库欣病和 PPNAD 发病晚。与大部分库欣综合征以女性患病为主的特点不同，PBMAH 男女比例相当，且大部分呈散发，少数有家系报道。

一、病　因

Kirshner 等于 1964 年首先对该病进行了描述，最初认为可能由于垂体长期大量分泌 ACTH 使双侧肾上腺呈结节样增生，一些结节逐步产生自主分泌能力，从而抑制了垂体的 ACTH 分泌。随后在多例患者中证实了肾上腺存在多种 G 蛋白偶联受体的异常表达，更多学者认识到双侧大结节样肾上腺增生症皮质醇的高分泌受到 ACTH 以外激素的调节，而不受皮质醇介导的正常反馈作用。食物依赖性库欣综合征是最早发现引起双侧大结节样肾上腺增生症的原因。由于肾上腺皮质异常表达抑胃肽（GIP）受体，肾上腺对于 GIP 反应增强，进食混合餐后肠道产生的 GIP 增多，GIP 刺激肾上腺引起进食后皮质醇分泌增加，逐渐导致双侧大结节样肾上腺增生症。其他在肾上腺表达的异位受体有 β 受体、精氨酸加压素（vasopressin）、黄体生成素/人绒毛膜促性腺激素（LH/HCG）、5-羟色胺（5-HT）受体、血管紧张素 II 受体等。

2013 年 Louiset 等对双侧大结节样肾上腺增生症患者进行肾上腺静脉采血发现，肾上腺静脉 ACTH 水平高于外周静脉，类固醇生成细胞在局部产生 ACTH，提示增生肾上腺组织存在局部激素分泌，此分泌不受 CRH 或地塞米松调控。异位激素受体也能调节 ACTH 的旁分泌，从而促进肾上腺增生。研究还证实患者血皮质醇水平与组织 ACTH 表达量相关，ACTH 受体拮抗剂能抑制增生肾上腺细胞的皮质醇合成。鉴于肾上腺组织的皮质醇分泌受 ACTH 旁分泌调控，一群类固醇生成细胞能合成 ACTH，该疾病命名从 ACTH 非依赖性大结节样肾上腺增生症更改为原发性双侧大结节样肾上腺增生，即 PBMAH。

大多数 PBMAH 呈散发性，也有少数家族聚集的报道，呈常染色显性遗传。近期多项研究显示 PBMAH 发生与 ARMC5 基因杂合胚系失活性突变有关。ARMC5 基因是定位于 16 p 染色体短臂（16 p11.2）的一种抑癌基因。26%～55% 的 PBMAH 患者存在 ARMC5 基因失活突变，家族性 PBMAH 患者的 ARMC5 突变发生率更高。PBMAH 患者不同肾上腺结节携带相同的胚系突变，而体细胞突变不同，提示肿瘤发生"二次打击"模型的存在。体外试验证实 ARMC5 基因失活导致 CYP17A1 和 CYP21A2 的 mRNA 水平下降，进而导致类固醇激素的合成减少。细胞培养结果显示 ARMC5

基因通过调控多种通路如类固醇激素合成、细胞周期和凋亡来参与 PBMAH 发生。PBMAH 存在相对较低的激素合成，类固醇合成关键酶表达较低，某些前体物质如血浆 17-羟孕酮或尿 17-羟皮质类固醇水平升高。携带 ARMC5 突变患者往往有着更高的皮质醇水平、更大的肾上腺体积和更多的结节，临床表现如糖尿病、高血压等更明显。临床库欣综合征患者的 ARMC5 突变比例更高（40%），而亚临床库欣综合征的突变比例则低得多（11%）。此外，PBMAH 家系研究发现脑膜瘤的发生可能与 ARMC5 突变有关。

二、临床特点与诊断

1. 临床表现·PBMAH 临床表现和体征轻微，疾病发展缓慢，病程较长，多因影像学检查意外发现双侧肾上腺结节状增生或进行肾上腺激素功能评估时明确，诊断平均延迟 7.8 年。PBMAH 的临床表现轻重不一，以亚临床库欣综合征常见，其次为临床库欣综合征。表现为亚临床库欣综合征时，常常缺乏库欣综合征的临床表现如满月脸、水牛背、向心性肥胖和多血质面容等，24 h 尿游离皮质醇水平正常，仅有午夜血浆或唾液皮质醇的轻度升高，ACTH 部分被抑制，不能被过夜 1 mg 地塞米松抑制试验抑制到 1.8 μg/dl（>50 nmol/L）以下。表现为临床库欣综合征时，有典型的库欣综合征症状，血皮质醇水平升高及昼夜节律消失，24 h 尿游离皮质醇有不同程度的升高，血 ACTH 水平常处于正常值低限或低于正常值，大小剂量地塞米松抑制试验中血皮质醇均不被抑制。

2. 影像学表现·CT 扫描可见双侧肾上腺显著增大，呈结节样增生，可为单个或多个大结节，直径>1 cm，正常肾上腺组织形态被扭曲；有些患者肾上腺表现为弥漫性增大而无显著的结节。碘化胆固醇同位素扫描证实双侧肾上腺皮质功能亢进。PBMAH 患者最终需通过病理学检查来进行最后明确。瑞金医院 PBMAH 系列报道中，PBMAH 平均诊断年龄显著高于肾上腺皮质腺瘤患者（53.7±8.3 岁比 41.1±13.1 岁，P<0.01），女性比例更低（54.8% 比 88.0%，P<0.01），午夜血清皮质醇、24 h 尿皮质醇和 ACTH 水平也更低（P 分别为 0.008、0.01、0.001）。

3. 病理特点·PBMAH 病理表现为肾上腺重量增加，超过 60 g，最重可达 200 g，平均重量为 132 g。肾上腺大体可见多个大结节，呈皮质结节样增生，常为双侧性，肾上腺直径可达 10~12 cm。横切面表现为富含脂质的金黄色结节，多呈非色素沉着性，结节直径>1 cm，呈多个大结节融合，有时也可表现为肾上腺弥漫性增大。镜下观察结节由两种细胞构成，其中富含脂质的透明细胞形成索条、巢状结构，而含脂质少的致密细胞形成巢状或岛状结构。PBMAH 结节间皮质状态存在争议，结节间的肾上腺组织可以是萎缩的，也可表现为弥漫性增生。与 PBMAH 显著不同的是，PPNAD 肾上腺体积小，肾上腺结节为多发性的小结节，结节直径一般<3 mm，胞质内有脂褐素沉着。

4. 异常受体表达·以往体内和体外试验证实 PBMAH 可通过一种或多种肾上腺异常表达的膜受体被 ACTH 以外激素的调节。在 PBMAH 患者中进行异常受体筛查试验可对这些异常受体进行评估。异常受体试验主要通过生理性或药物调节潜在异常受体的配体水平，观察皮质醇、ACTH 和其他激素的变化。血浆皮质醇较基础水平升高<25% 定义为无反应，25%~49% 为部分反应，50% 以上为阳性反应。如为部分或阳性反应以及反应延迟则应重复试验 1 次，同时监测感兴趣的配体激素（如儿茶酚胺、抗利尿激素、肾素/血管紧张素 II、心钠素等）的变化。初步筛查试验阳性者可进一步行刺激试验明确涉及的激素和异位受体类型。

三、治 疗

既往最常用的治疗方式是双侧肾上腺切除术，但术后需终身糖皮质激素替代，有发生肾上腺皮质功能减退危象的风险。因此，对轻中度高皮质醇血症的患者，单侧肾上腺切除术不失为一种安全有效的选择，能很大程度上减少皮质醇的高分泌，又避免术后糖皮质激素替代。如复发或对侧肾上腺继续增大，可能需要第二次肾上腺手术。近期研究显示单侧肾上腺切除术后 84% 的 PBMAH 患者能获得即刻的临床和生化缓解，5 年随访观察中 67% 的患者尿皮质醇可维持在正常范围，12% 的患者最后因复发或持续高皮质醇血症需行第二次手术；亦有单中心报道 20% 的患者单侧肾上腺切除术后复发。对亚临床 PBMAH 患者，治疗方案需要考虑到与皮质醇激素过多分泌的临床表现，如高血压、糖尿病、骨质疏松或精神异常等。对表达异位膜受体的 PBMAH 患者可考虑选用相应的受体拮抗剂来阻断异位受体。此外，对于携带 ARMC5 突变的患者进行家系调查有助于发现早期不典型的患者，以便治疗和长期随访。

PBMAH 是良性肾上腺疾病，没有潜在恶性或转移可能；伴有亚临床高皮质醇血症的 PBMAH 患者需要每年随访内分泌激素和影像学评估。

参 考 文 献

[1] Else T, Kim AC, Sabolch A, et al. Adrenocortical carcinoma[J]. Endocr Rev, 2014, 35: 282-326.

[2] Taylor DR, Ghataore L, Couchman L, et al. A 13-steroid serum panel based on LC-MS/MS: use in detection of adrenocortical carcinoma[J]. Clin Chem, 2017, 63: 1836-1846.

[3] Fassnacht M, Dekkers O, Else T, et al. European Society of Endocrinology Clinical Practice Guidelines on the management of adrenocortical carcinoma in adults, in collaboration with the European Network for the Study of Adrenal Tumors[J]. Eur J Endocrinol, 2018, 179(4): G1-G46.

[4] Fassnacht M, Kroiss M, Allolio B. Update in adrenocortical carcinoma[J]. J Clin Endocrinol Metab, 2013, 98(12): 4551-4564.

[5] Creemers SG, Hofland LJ, Korpershoek E, et al. Future directions in the diagnosis and medical treatment of adrenocortical carcinoma[J]. Endocr Relat Cancer, 2016, 23(1): R43-R69.

[6] Mohan DR, Lerario AM, Finco I, et al. New strategies for applying targeted therapies to adrenocortical carcinoma[J]. Curr Opin Endocr Metab Res, 2019, 8: 72-79.

[7] Cao Y, He M, Gao Z, et al. Activating hotspot L205R mutation in PRKACA and adrenal Cushing's syndrome[J]. Science, 2014, 344(6186): 913-917.

[8] Zhou W, Wu L, Xie J, et al. Steroidogenic acute regulatory protein overexpression correlates with protein kinase A activation in adrenocortical adenoma[J]. PLoS One, 2016, 11(9): e0162606.

[9] 武鲁铭，王卫庆. 肾上腺皮质癌的分子生物学研究进展[J]. 中华内分泌代谢杂志, 2016, 32(1): 77-79.

[10] Pitsava G, Zhu C, Sundaram R, et al. Predicting the risk of cardiac myxoma in Carney complex[J]. Genet Med, 2021, 23: 80-85.

[11] Bouys L, Bertherat J. Management of endocrine disease: Carney complex:

clinical and genetic update 20 years after the identification of the CNC1 (PRKAR1A) gene[J].Eur J Endocrinol, 2021, 184(3): R99 - R109.

[12] Espiard S, Vantyghem MC, Assié G, et al. Frequency and incidence of Carney complex manifestations: a prospective multicenter study with a three-year follow-up[J]. J Clin Endocrinol Metab, 2020, 105: e436 - e446.

[13] Berthon A, Bertherat J. Update of genetic and molecular causes of adrenocortical hyperplasias causing Cushing syndrome[J]. Horm Metab Res, 2020, 52(8): 598 - 606.

[14] Memon SS, Thakkar K, Patil V, et al. Primary pigmented nodular adrenocortical disease (PPNAD): single centre experience[J]. J Pediatr Endocrinol Metab, 2019, 32(4): 391 - 397.

[15] Vezzosi D, Tenenbaum F, Cazabat L, et al.Hormonal, radiological, NP - 59 scintigraphy, and pathological correlations in patients with Cushing's syndrome due to primary pigmented nodular adrenocortical disease (PPNAD)[J].J Clin Endocrinol Metab, 2015, 100(11): 4332 - 4338.

[16] Forlino A, Vetro A, Garavelli L, et al.PRKACB and Carney complex[J]. N Engl J Med, 2014, 370: 1065 - 1067.

[17] Beuschlein F, Fassnacht M, Assié G, et al.Constitutive activation of PKA catalytic subunit in adrenal Cushing's syndrome[J].N Engl J Med, 2014, 370: 1019 - 1028.

[18] Estelle L, Francoise G, Rossella L, et al.ACTH-independent Cushing's syndrome with bilateral micronodular adrenal hyperplasia and ectopic adrenocortical adenoma[J].J Clin Endocrinol Metab, 2010, 95: 18 - 24.

[19] Bertherat J, Horvath A, Groussin L, et al. Mutations in regulatory subunit type 1A of cyclic adenosine 5′- monophosphate-dependent protein kinase (PRKAR1A): phenotype analysis in 353 patients and 80 different genotypes[J].J Clin Endocrinol Metab, 2009, 94: 2085 - 2091.

[20] Carney JA. Carney triad: a syndrome featuring paraganglionic, adrenocortical, and possibly other endocrine tumors[J].J Clin Endocrinol Metab, 2009, 94: 3656 - 3662.

[21] Horvath A, Mericq V, Stratakis CA.Mutation in PDE8B, a cyclic AMP-specific phosphodiesterase in adrenal hyperplasia[J].N Engl J Med, 2008, 358(7): 750 - 752.

[22] Stratakis CA. Adrenocortical tumors, primary pigmented adrenocortical disease (PPNAD)/Carney complex, and other bilateral hyperplasias: the NIH studies[J].Horm Metab Res, 2007, 39: 467 - 473.

[23] Horvath A, Boikos S, Giatzakis C, et al. A genome-wide scan identifies mutations in the gene encoding phosphodiesterase 11A4 (PDE11A) in individuals with adrenocortical hyperplasia[J]. Nat Genet, 2006, 38: 794 - 800.

[24] Groussin L, Horvath A, Jullian E, et al. A PRKAR1A mutation associated with primary pigmented nodular adrenocortical disease in 12 kindreds[J].J Clin Endocrinol Metab, 2006, 91: 1943 - 1949.

[25] Horvath A, Boikos S, Giatzakis C, et al. A genome-wide scan identifies mutations in the gene encoding phosphodiesterase 11A4 (PDE11A) in individuals with adrenocortical hyperplasia[J]. Nat Genet, 2006, 38: 794 - 800.

[26] Lacroix A, Bourdeau I. Bilateral adrenal Cushing's syndrome: macronodular adrenal hyperplasia and primary pigmented nodular adrenocortical disease[J].Endocrinol Metab Clin North Am, 2005, 34: 441 - 458.

[27] Groussin L, Cazabat L, René-Corail F, et al. Adrenal pathophysiology: Lessons from the Carney complex[J]. Horm Res, 2005, 64: 132 - 139.

[28] 顾燕云, 陈瑛, 宋怀东, 等.一例家族性 Carney 综合征临床及分子生物学研究[J].中华内科杂志,2004,43: 764 - 768.

[29] 陈瑛, 顾燕云, 徐新民, 等.原发性色素性结节性肾上腺病所致库欣综合征一例[J].中华内分泌代谢杂志,2004,20: 174 - 175.

[30] 祝宇, 吴瑜璇, 芮文斌, 等.原发性色素性结节状肾上腺皮质病[J].临床泌尿外科杂志,2003,18: 172 - 173.

[31] Bourdeau I, Lacroix A, Schürch W, et al. Primary pigmented nodular adrenocortical disease: paradoxical responses of cortisol secretion to dexamethasone occur in vitro and are associated with increased expression of the glucocorticoid receptor[J].J Clin Endocrinol Metab, 2003, 88(8): 3931 - 3937.

[32] Matyakhina L, Pack S, Kirschner LS, et al. Chromosome 2 (2 p16) abnormalities in Carney complex tumours[J]. J Med Genet, 2003, 40: 268 - 277.

[33] Stratakis CA, Kirschner LS, Carney JA.Clinical and molecular features of the Carney complex: diagnostic criteria and recommendations for patient

evaluation[J].J Clin Endocrinol Metab, 2001, 86: 4041 - 4046.

[34] Kirschner LS, Carney JA, Pack SD, et al.Mutations of the gene encoding the protein kinase A type I - α regulatory subunit in patients with the Carney complex[J].Nat Genet, 2000, 26: 89 - 92.

[35] Stratakis CA, Kirschner LS, Taymans SE, et al.Genetic heterogeneity in Carney complex (OMIM 160980): contributions of loci at chromosomes 2 and 17 in its genetics[J].Am J Hum Genet, 1999.65(Suppl): A447.

[36] Carney JA, Young WF.Primary pigmented nodular adrenocortical disease and its associated conditions[J].Endocrinologist, 1992, 2: 6 - 21.

[37] Carney JA, Gordon H, Carpenter PC, et al. The complex of myxomas, spotty pigmentation, and endocrine overactivity [J]. Medicine (Baltimore), 1985, 64: 270 - 283.

[38] Shenoy BV, Carpenter PC, Carney JA. Bilateral primary pigmented nodular adrenocortical disease: rare cause of the Cushing syndrome[J]. Am J Surg Pathol, 1984, 8: 335 - 344.

[39] Kirschner MA, Powell RD Jr, Lipsett MB.Cushing's Syndrome: Nodular cortical hyperplasia of adrenal glands with clinical and pathological features suggesting adrenocortical tumor[J]. J Clin Endocrinol Metab, 1964, 24: 947 - 955.

[40] Lacroix A. ACTH-independent macronodular adrenal hyperplasia[J].Best Pract Res Clin Endocrinol Metab, 2009, 23(2): 245 - 259.

[41] Lacroix A, Ndiaye N, Tremblay J, et al.Ectopic and abnormal hormone receptors in adrenal Cushing's syndrome[J].Endocr Rev, 2001, 22: 75 - 110.

[42] Mannelli M, Ferruzzi P, Luciani P, et al.Cushing's syndrome in a patient with bilateral macronodular adrenal hyperplasia responding to cisapride: an in vivo and in vitro study[J].J Clin Endocrinol Metab, 2003, 88(10): 4616 - 4622.

[43] Cartier D, Lihrmann I, Parmentier F, et al. Overexpression of serotonin 4 receptors in cisapride-responsive adrenocorticotropin-independent bilateral macronodular adrenal hyperplasia causing Cushing's syndrome[J].J Clin Endocrinol Metab, 2003, 88(1): 248 - 254.

[44] Lampron A, Bourdeau I, Hamet P, et al. Whole genome expression profiling of glucose-dependent insulinotropic peptide (GIP)— and adrenocorticotropin-dependent adrenal hyperplasias reveals novel targets for the study of GIP-dependent Cushing's syndrome[J].J Clin Endocrinol Metab, 2006, 91(9): 3611 - 3618.

[45] Louiset E, Contesse V, Groussin L, et al. Expression of vasopressin receptors in ACTH-independent macronodular bilateral adrenal hyperplasia causing Cushing's syndrome: molecular, immunohistochemical and pharmacological correlates[J].J Endocrinol, 2008, 196(1): 1 - 9.

[46] de Groot JW, Links TP, Themmen AP, et al. Aberrant expression of multiple hormone receptors in ACTH-independent macronodular adrenal hyperplasia causing Cushing's syndrome[J].Eur J Endocrinol, 2010, 163 (2): 293 - 299.

[47] Louiset E, Duparc C, Young J, et al. Intraadrenal corticotropin in bilateral macronodular adrenal hyperplasia[J].N Engl J Med, 2013, 369 (22): 2115 - 2125.

[48] Assié G, Libé R, Espiard S, et al. ARMC5 mutations in macronodular adrenal hyperplasia with Cushing's syndrome[J].N Engl J Med, 2013, 369(22): 2105 - 2114.

[49] Espiard S, Drougat L, Libé R, et al. ARMC5 mutations in a large cohort of primary macronodular adrenal hyperplasia: clinical and functional consequences[J].J Clin Endocrinol Metab, 2015, 100(6) E926 - E935.

[50] Faucz FR, Zilbermint M, Lodish MB, et al. Macronodular adrenal hyperplasia due to mutations in an armadillo repeat containing 5 (ARMC5) gene: a clinical and genetic investigation[J].J Clin Endocrinol Metab, 2014, 99(6): E1113 - E1119.

[51] Gagliardi L, Schreiber AW, Hahn CN, et al. ARMC5 mutations are common in familial bilateral macronodular adrenal hyperplasia[J].J Clin Endocrinol Metab, 2014, 99(9): E1784 - E1792.

[52] Elbelt U, Trovato A, Kloth M, et al.Molecular and clinical evidence for an ARMC5 tumor syndrome: concurrent inactivating germline and somatic mutations are associated with both primary macronodular adrenal hyperplasia and meningioma[J].J Clin Endocrinol Metab, 2015, 100(1): E119 - E128.

[53] Cavalcante IP, Nishi M, Zerbini MCN, et al. The role of ARMC5 in human cell cultures from nodules of primary macronodular adrenocortical hyperplasia (PMAH)[J].Mol Cell Endocrinol, 2018, 460: 36 - 46.

[54] Debillon E, Velayoudom-Cephise FL, Salenave S, et al. Unilateral

adrenalectomy as a first-line treatment of Cushing's syndrome in patients with primary bilateral macronodular adrenal hyperplasia [J]. J Clin Endocrinol Metab, 2015, 100(12): 4417-4424.

[55] 王凯,周薇薇,蒋怡然,等.双侧肾上腺大结节样增生症的临床特征分析

[J].中华内分泌代谢杂志,2018,34:1010-1014.

[56] Osswald A, Quinkler M, Di Dalmazi G, et al. Long-term outcome of primary bilateral macronodular adrenocortical hyperplasia after unilateral adrenalectomy[J].J Clin Endocrinol Metab, 2019, 104(7): 2985-2993.

第十章·特殊类型库欣综合征

王卫庆　周薇薇

第一节·异位 ACTH 综合征

异位 ACTH 综合征（ectopic ACTH syndrome, EAS）是因垂体以外肿瘤组织分泌过量具有生物活性的促肾上腺皮质激素（ACTH），刺激肾上腺皮质增生并产生过量皮质醇引起的临床综合征。国外文献报道最常见的病因为肺部或支气管肿瘤，约占 50%，其次分别为胸腺及胰腺肿瘤，各约占 10%，还可有甲状腺髓样癌、嗜铬细胞瘤、胃肠道、生殖系统及前列腺等部位的肿瘤。国内报道异位 ACTH 综合征由胸腺类癌、支气管类癌等所致者较多。1928 年,Brown WH 首先报道了一例肺燕麦细胞癌患者出现皮质醇增高的综合征。1961 年,Christy 首次在肺癌患者血浆中发现 ACTH 活性物质。同年,尸检发现肺癌组织中有 ACTH 存在。1962 年,Liddle 首次提出 EAS 的概念并认为 ACTH 的前体基因阿黑皮素原（proopiomelanocortin, POMC）在非垂体肿瘤大量异常表达是其病因。其后研究证实在正常情况下 POMC 基因在垂体外组织包括肺、肾上腺、睾丸、脾和卵巢等均有表达,但由于此种转录本只有 800 bp,缺少信号肽,不能分泌入血,无生物学活性。因而更准确的名称应为伴瘤（paraneoplastic）综合征,但习惯上仍多采用"异位（ectopic）"一词,本文亦沿用"异位"。

一、病　因

垂体前叶分泌 ACTH,是调控 HPA 轴功能的重要激素。ACTH 是由 POMC 前体蛋白经前转变素酶（proconvertase1, PC）水解生成的。POMC 基因位于染色体 2p23,最早于 1976 年由 Nakanishi 在日本京都大学克隆,具生物活性的 mRNA 长约 1 200 bp。其基因表达具有组织细胞特异性,生理情况下只有垂体和下丘脑的 POMC 基因能够在垂体特异性的启动子作用下（位于 1 号外显子的上游）,编码具有生物活性的 POMC 蛋白质;而垂体外组织虽存在 POMC 基因转录,但通常由 POMC 基因第 3 号外显子下游的启动子激活,编码 mRNA 长度为 800 bp 的转录本,缺少信号肽序列,故无生物活性。但垂体特异性的 POMC 启动子在垂体和下丘脑以外组织被激活时,这些组织细胞便会分泌具有生物活性的 POMC 相关蛋白,从而发生 EAS。研究表明,POMC 基因在垂体外组织的异常表达除了与基因本身的修饰及调控序列有关外,与组织细胞内异常表达的转录因子也有关。现已明确 POMC 基因启动子区域 DNA 甲基

化程度的减低是导致异位分泌的原因之一。DNA 甲基化是发生在 DNA 碱基序列上的一种共价修饰,在哺乳动物中,DNA 甲基化主要发生在 $5'-CpG-3'$ 双核苷酸序列的胞嘧啶上。靶序列上甲基基团可阻抑转录因子的结合,从而抑制转录。本课题组使用重硫酸盐直接测序的方法发现胸腺类癌组织 POMC 基因启动子 $-417\sim-260$ 这个区域低度甲基化,甚至去甲基化状态,而正常胸腺组织则高度甲基化,且甲基化程度与 ACTH 的分泌水平成反比。同样的,在胰腺神经内分泌肿瘤观察到,其 POMC 启动子区较无功能神经内分泌肿瘤及正常胰腺甲基化程度降低,POMC 启动子区低甲基化也是胰腺异位分泌 ACTH 的发病机制。

二、流行病学

一般认为 EAS 占库欣综合征总数的 9%～18%。近年来随着诊断技术尤其是影像学水平的逐步提高,EAS 的确诊率亦提高。英国 Grossman AB 研究组总结了 St. Bartholomew 医院 1969—2001 年 318 例 ACTH 依赖性的库欣综合征患者,其中 44 例确诊为 EAS;Lynnette Nieman 研究组于 1983—2004 年在美国 NIH 高级临床研究中心收集到 90 例 EAS 患者。

以往认为小细胞肺癌是 EAS 的主要来源,但近期资料发现类癌占其病因的第一位。一项包括 530 例 EAS 患者的 meta 分析发现:小细胞肺癌 136 例,占 27%;支气管类癌 114 例,占 21%;胰岛细胞瘤 84 例,占 16%;胸腺类癌 55 例,占 10%;甲状腺髓样癌和嗜铬细胞瘤分别为 26 例和 27 例,均占 5%;卵巢癌、子宫颈癌、乳腺癌、肝细胞癌、黑色素瘤、淋巴瘤等各种肿瘤占 EAS 总数的 7%。而在 Grossman AB 和 Lynnette Nieman 的研究报告中,居第一位的均为肺来源的类癌,分别占 EAS 的 27% 和 39%。上海瑞金医院资料则以胸腺类癌居多,39 例诊断明确异位 ACTH 综合征中 23 例病理诊断为胸腺类癌,8 例为支气管类癌,8 例胰腺神经内分泌肿瘤。

三、临床特点

库欣病患者女性多于男性,而异位 ACTH 综合征男女发病率基本相同[(0.6～1):1]。各年龄阶段均可发病（表 5-10-1）。根据肿瘤生长状况,异位 ACTH 分泌肿瘤可分为显性（overt）和隐性（occult）两类。显性肿瘤恶性程度高,生长速度快、体积大,肿瘤分泌 ACTH 量多,双侧肾上腺增生明显,血皮质醇

水平很高。但由于肿瘤的自然病程短,如小细胞肺癌自然病程只有数月,因而没有足够的时间表现出库欣综合征的各种典型临床表现,但高皮质醇血症引起的高血压、低血钾、碱中毒、水肿、肌无力和肌萎缩等非典型表现却可很严重。此类肿瘤容易被各种影像学检查所发现。隐性 ACTH 分泌瘤的恶性程度低,肿瘤体积小,生长速度慢,不易被各种常规的影像学诊断技术发现。由于这类肿瘤自然病程很长,肿瘤本身导致的临床表型并不明显,库欣综合征的各种典型表现如满月脸、水牛背、向心性肥胖、紫纹等较为明显,而且色素沉着、低血钾和碱中毒的表现也比较突出。患者首次出现临床症状至最终确诊的间隔时间可以为 6 个月至 8 年不等,曾有报道 1 例异位 ACTH 综合征随访 12 年后才发现肺部类癌病灶。超过 20% 异位 ACTH 肿瘤可隐匿存在多年,这些患者生化表现易与库欣病混淆。

表 5 - 10 - 1　来自不同地区和资料的 EAS 临床资料分析

项　目	meta 分析 (2002 年)	美国 NIH 资料 (1983—2004 年)	英国 St. Bartholomew (1969—2001 年)
病例数	530	90	44
男/女	1：1	42：48	19：25
发病年龄/平均年龄(%)	89	UD	UD
色素沉着(%)	61	UD	UD
无力(%)	93	82	62.5
水肿(%)	68	38	
高血压(%)	75	78	60
低血钾(%)	70	71	70
碱中毒(%)	70		
血皮质醇($\mu g/dl$)	>28(144/162)	UD	36.2～72.4
24 h UFC($\mu g/24 h$)	>90(89/91)	59～35 000	UD
ACTH(ng/L)	>200(90/141)	12.1～3 300	96.2～374.5
8 mg DST 不抑制	78/114(68%)	43/48(90%)	29/32(91%)
CRH 兴奋试验	90%	78/85(92%)	17/18(94%)
BIPSS	95%～100%	66/67	11/12
定位明确例数	530	73	39
发生前三位的肿瘤	小细胞肺癌(136)、支气管类癌(114)、胰岛细胞瘤(84)	肺类癌(35)、神经内分泌肿瘤(15)、胃癌(6)	支气管类癌(12)、小细胞肺癌(7)、甲状腺髓样癌(3)、胰腺类癌(3)
主要治疗方法	UD	手术(肿瘤或双侧肾上腺切除)、药物(甲吡酮,米托坦,酮康唑单用或合用)	手术(肿瘤或双侧肾上腺切除)、药物(先用甲吡酮,再用酮康唑/米托坦)

注:库欣症状,包括满月脸、水牛背、中枢性肥胖、多血质、紫纹等;UFC,尿游离皮质醇;DST,地塞米松抑制试验;BIPSS,双侧岩下窦采血,EAS 患者中枢/外周基础 ACTH<2,CRH 兴奋后<3;UD,未进行相应分析。

　　EAS 最常见的病因是肺类癌,肿瘤体积较小且难以定位。尽管异位 ACTH 综合征和库欣病在临床表现上十分相似,仍有一些特点可作为鉴别的线索。异位 ACTH 综合征患者循环 ACTH 浓度和皮质醇分泌很高,病情进展迅速,从起病到表现出临床症状的时间往往很短(<3 个月),低钾血症也更严重,常伴较严重的水肿、肌无力和肌萎缩。超过 95% 异位 ACTH 综合征和近 10% 的库欣病患者会出现低血钾性碱中毒,可能与盐皮质激素过量分泌有关。异位 ACTH 综合征患者常分泌更高水平的皮质醇,过多皮质醇激活肾脏 11β-HSD2 酶,从而引起皮质醇诱导的盐皮质激素性高血压。异位性肿瘤合成和分泌 POMC 进一步降解产生大量的 γ-MSH 和 β-MSH,可导致明显的皮肤色素沉着。此外,异位 ACTH 综合征还可出现一些与肿瘤相关的症状:肿瘤引起的局部压迫症状,如胸腺瘤可有上腔静脉阻塞综合征;肿瘤除分泌 ACTH 和其前体外还能分泌其他异源激素如降钙素、癌胚抗原(CEA)、胃泌素(gastrin)、人绒毛膜促性腺激素(β-HCG)、甲胎蛋白(α-fetoprotein)、5-羟吲哚乙酸(5-HIAA)等,引起相应的症状。

四、诊　断

　　EAS 诊断步骤包括定性和定位诊断。首先应明确库欣综合征的诊断,其次,明确为 ACTH 依赖性库欣综合征。继而,鉴别垂体 ACTH 分泌和异位 ACTH 分泌。ACTH 依赖性库欣综合征的鉴别没有单一方法,EAS 精准定位往往赖于联合内分泌动态试验、影像学检查及岩下窦静脉采血等作综合判定。对于无法定位 EAS 需要终身随访，定期评估。

1. 定位诊断·大剂量（8 mg）地塞米松抑制试验敏感性为 70%～90%，特异性为 90%～100%。因而在目前国内 CRH 无法获取的情况下，8 mg 地塞米松抑制试验可作为一种方便有效的鉴别诊断方法。CRH 兴奋试验被认为是区分库欣病和 EAS 最准确的非侵入性检查方法，血皮质醇水平比血 ACTH 水平具有更好的判断价值。

大部分异位 ACTH 分泌肿瘤位于胸腔和腹腔内，约半数肿瘤在常规胸部 X 线摄片、胸腹部 CT 扫描或 MRI 时即可定位。但棘手的是有时肿瘤不能为常规检查发现，此时 PET 或 PET-CT 在可疑肿瘤部位筛查中有一定帮助。在鉴别诊断库欣综合征病因时，岩下窦静脉取血测定 ACTH 有重要价值。鉴于无功能垂体微腺瘤的发生率高达 15%～40%，有学者建议所有 ACTH 依赖性库欣综合征患者在手术干预前均应进行岩下窦静脉采血以确认 ACTH 的分泌来源。库欣病患者垂体附近的 ACTH 浓度较周围静脉高，岩下窦与外周静脉 ACTH 水平有着明显浓度梯度。因 ACTH 分泌呈间歇性，为提高诊断敏感度常用 CRH 兴奋促使 ACTH 分泌。岩下窦与外周血 ACTH 比值≥2 或者 CRH 兴奋后≥3 可确诊库欣病。有研究发现以双侧岩下静脉窦的 ACTH 差值（IPSG）>1.4 为标准时考虑腺瘤存在偏侧生长。垂体发育不良或岩下窦血管丛异常分布有时会导致试验结果呈假阴性，而异位 ACTH 综合征患者有时会出现假阳性结果。由于技术及静脉引流异常可导致假阴性结果，多项研究将催乳素作为垂体静脉回流的指标来评估垂体静脉血的采集是否准确，通过校正 ACTH 水平来进一步提高 IPSS 的准确性。IPSS 作为一种创伤性的检测方法，对技术有着较高的要求，其准确性与操作者的经验技术有关，建议在有经验的中心进行推广。

大部分神经内分泌肿瘤都有生长抑素受体 2 型的表达，因此 [111]In 标记的生长抑素被用于异位 ACTH 综合征的定位诊断。有研究系统性回顾性分析 231 例异位 ACTH 综合征患者的常规影像学检查和核素显像，结果显示肿瘤定位 CT 的阳性率为 66.2%，MRI 为 51.5%，[111]In-奥曲肽（OCT）为 48.9%，FDG-PET 为 51.7%，F-DOPA-PET 为 57.1%，[131/123]I-MIBG 为 30.8%，[68]Ga-生长抑素受体-PET-CT 为 81.8%。当肿瘤定位存在困难时，核素显像能够提高常规放射学检查的敏感性，其中 [68]Ga-生长抑素受体-PET-CT 敏感性最高。核素显像技术有助于确认异位 ACTH 肿瘤来源，根据显像特点来合理选择检查。需要强调的是，仅仅靠成像不足以明确诊断，需要结合包括临床特征和内分泌激素评估在内的更多信息，并与多学科团队进行讨论。

2. 病理诊断·病理学检查可以进一步明确诊断，通过免疫组织化学染色可示异位 ACTH 分泌性肿瘤 ACTH 强阳性，电镜检查可发现细胞内分泌性颗粒。

五、治　疗

EAS 患者预后取决于肿瘤生物学活性与高皮质醇血症的严重程度。手术是首选治疗方式，异位 ACTH 分泌肿瘤如能早期发现并行根治性切除，一般预后较好。胰腺 EAS 患者的临床特征与胸腺 EAS 没有显著差别，但前者死亡率更高。本研究中心结果显示，胸腺 EAS 和胰腺 EAS 1 年生存率分别为 89.5% 和 42.9%，5 年生存率分别为 72.7% 和 28.6%。

对不能手术的 EAS 患者需要多学科综合管理，治疗包括生长抑素、化疗、靶向治疗、局部姑息性手术治疗及对症支持治疗等。对一时无法定位者，高皮质醇血症会严重威胁生命，为缓解症状，考虑行双侧肾上腺全切术后辅以皮质激素替代治疗，以迅速缓解高皮质醇血症所带来的危害。一般先行右侧肾上腺全切，2 周或数周后再行左侧肾上腺切除术。考虑到此类患者在随访过程中有可能发现原发肿瘤，先行单侧肾上腺全切除后辅以肾上腺类固醇酶抑制剂治疗。双侧肾上腺次全切除术与单侧肾上腺切除术并辅以皮质醇合成抑制剂是治疗定位诊断不明确 EAS 的有效手段。对于不能定位而未行肾上腺切除的患者，或者手术前需要先控制高皮质醇血症的患者，可以口服肾上腺类固醇酶抑制剂以控制高皮质醇状态。如果常规的类固醇激素合成抑制剂无效，可以尝试生长激素抑制剂善得定，研究者曾用善得定治疗成功缓解过 1 例 EAS 患者的高皮质醇水平。

第二节·儿童库欣综合征

一、流行病学和病因

儿童库欣综合征较少见，内源性库欣综合征总体发病率约为 0.7～2.4/（100 万人·年），其中仅约 10% 的年新发病例为儿童。儿童和青少年库欣综合征以女性为主，女性和男性比例随着年龄降低而下降，婴儿和幼儿中男性多见。

无论成人还是儿童，库欣综合征最常见的病因是垂体 ACTH 瘤。75%～90% 的儿童库欣综合征由库欣病引起，肾上腺源性约占 15%。儿童库欣综合征病因与发病年龄有一定关系。7 岁以上患儿最常见的是库欣病，约占 75%；7 岁以下患儿库欣病少见，婴儿和幼儿以肾上腺源性库欣综合征多见，如腺瘤、腺癌或者双侧肾上腺增生。肾上腺增生多见于婴儿（平均年龄 1.2 岁），肾上腺皮质肿瘤多见于年幼儿童（平均年龄 4.5 岁），异位 ACTH 综合征发生于大龄儿童（平均年龄 10.1 岁），原发性色素性结节性肾上腺病（PPNAD，平均诊断年龄 13 岁）和库欣病（平均诊断年龄 14.1 岁）最常见于青少年。1973—2008 年生存、流行病学和结局（SEER）数据库显示，儿童肾上腺皮质癌年发病率为 0.21 例/100 万。肾上腺皮质癌发病年龄呈双峰分布，儿童期 3 岁和成人期 40～50 岁为发病高峰。儿童肾上腺皮质癌可能与 Li-Fraumeni 或 Beckwith-Wiedemann 综合征相关。儿童异位 ACTH 分泌肿瘤罕见，在所有青少年库欣综合征中所占比例<1%。儿童和青少年 PPNAD 可表现为周期性或其他隐匿形式的库欣综合征。原发性双侧大结节肾上腺增生（PBMAH）可始于青春期，多于成人后期才会出现临床症状。

二、临床表现

大多数儿童库欣综合征临床起病往往隐匿。和成人库欣综合征不同的是，儿童库欣综合征最常见的症状除体重增加外，常伴有生长发育停滞，可通过描绘生长曲线来观察这一表征。指南推荐体重增加而身高百分位下降，生长停滞的肥胖儿童需进行库欣综合征筛查。其他临床表现包括多血质面容、痤疮、易瘀斑、锁骨上窝脂肪垫、满月脸、真菌感染、多毛和紫纹（7 岁以下少见），可合并高血压、凝血功能障碍、中心性肥胖、骨折、糖代谢异常、抑郁、焦虑和乏力等。

三、诊　断

儿童库欣综合征早期的诊断线索为生长迟缓，往往与体重增加同时发生，在临床症状完全出现前可通过生长曲线图观察到。进行最初诊断时除临床评估和药物史询问外，需要回顾其生长情况。对怀疑库欣综合征者，需要完善实验室和影像学检查。

儿童库欣综合征诊断分定性和定位诊断两个步骤，其用药剂量和诊断标准需根据儿童的特点加以修正。诊断第一步骤是确认有无高皮质醇血症，进行皮质醇和 ACTH 水平昼夜节律、24 h 尿皮质醇测定。24 h 尿皮质醇可通过体表面积进行校正，敏感性和特异性取决于切点的选择。因大多数儿童患者体重接近成人（>45 kg），成人 24 h 尿游离皮质醇的正常范围也适用于儿童，诊断儿童库欣综合征的敏感性可达95%。然而对于儿童而言，收集 24 h 尿液存在一定困难，受情绪、压力、肥胖和过量饮水等影响而导致假阳性结果，尿液收集不足会获得过低的尿皮质醇水平。血皮质醇昼夜节律，尤其是午夜皮质醇水平可用于定性诊断。通常儿童午夜皮质醇超过 4.4 μg/dl（成人 7.5 μg/dl）时，考虑存在昼夜节律异常。小剂量地塞米松抑制试验（LDDST）作为定性诊断试验，若体重≥40 kg 参照成人标准给予地塞米松，若体重<40 kg 则地塞米松剂量调整为 30 μg/(kg·d)（分次给药，最大剂量为0.5 mg, q6 h）。血皮质醇切点选择 1.8 μg/dl（50 nmol/L）时，诊断儿童库欣综合征的敏感性为 94%，建议进一步评估。如过夜 1 mg 地塞米松抑制试验和 24 h 尿皮质醇水平均处于正常范围，可排除库欣综合征。5%~10% 的患者可能存在间断性或周期性皮质醇高分泌。如果怀疑周期性或间断性库欣综合征，建议持续随访。对鉴别库欣综合征和假性库欣状态存在疑问时，可考虑进行地塞米松抑制试验联合 CRH 试验，假性库欣状态患者 ACTH 和血皮质醇对绵羊促肾上腺皮质激素释放激素（oCRH）刺激无反应，而库欣综合征患者明显升高。oCRH 兴奋后 15 min 皮质醇>1.4 μg/dl 考虑库欣综合征；<1.4 μg/dl 者考虑假性库欣状态。对于极度肥胖儿童上述标准需要进行调整。

儿童确立库欣综合征诊断后，需要明确是 ACTH 依赖性还是非依赖性。儿童晨血浆 ACTH 水平≥29 pg/ml 时诊断ACTH 依赖性的敏感性达 70%。结合大剂量地塞米松抑制试验［地塞米松剂量为 120 mg/(kg·d)，最大剂量为 2 mgq6 h］有助于区分库欣病和其他病因，oCRH 兴奋试验诊断库欣病标准为注射 CRH 后皮质醇于 30 min 或 45 min 较基线上升 20%，ACTH 于 15 min 或 30 min 较基线上升 35%。PPNAD 患者表现为大剂量地塞米松抑制试验后皮质醇分泌进一步升高。其他定位诊断检查包括高分辨率的垂体增强

MRI（薄层 1~2 mm）、肾上腺 CT、[18]FDG-PET，颈胸腹盆部CT 或者 MRI、奥曲肽扫描[68]Ga 标记 DOTATATE PET-CT有助于发现异位来源的 ACTH 分泌肿瘤。对于内分泌功能评估和（或）垂体 MRI 未见肿瘤者，行岩下窦静脉采血有利于定位垂体 ACTH 分泌肿瘤。

四、治　疗

近 10 年更新内分泌协会库欣综合征治疗指南针对的主要为成人。儿童库欣病首选治疗推荐有经验的神经外科医师进行经蝶选择性垂体腺瘤切除术，治愈率与成人类似。对未达到初次缓解或复发的患者，后续治疗手段有限。再次经蝶垂体手术成功率相对较低，接近 60%。术后并发症包括尿崩症、抗利尿激素不适当分泌综合征、中枢性甲状腺功能减退、性腺功能减退、生长激素缺乏、出血、感染和垂体卒中。

考虑到放射治疗相关并发症如大脑皮质毒性和垂体功能减退等对儿童（特别是青春期前）的影响，成人常用的垂体放射治疗（RT）多避免应用于儿童。与成人相比，儿童接受传统放射治疗起效更快。放射治疗后垂体功能减退症是最常见的并发症，需定期监测垂体功能。立体定向放射治疗（SRS）可用于库欣病，但缺乏大型儿科研究证据。成人系列报道结果显示 SRS 为垂体瘤患者提供有效且耐受性良好的治疗手段。值得注意的是，SRS 剂量≥8 Gy 有引起放射性相关视神经病变和失明的风险。对手术失败的库欣病或无法定位的异位ACTH 综合征，药物能作为二线治疗选择。但对儿童库欣综合征，药物治疗经验有限。

库欣病成功手术或者自主分泌功能性肾上腺腺瘤切除后，下丘脑-垂体-肾上腺轴恢复前会经历一段时间的肾上腺皮质功能减退，其间需行糖皮质激素生理替代治疗［12~15 mg/(m²·d)，分 2~3 次口服］。ACTH 兴奋试验后30 min 或 60 min 血皮质醇水平>18 μg/dl，考虑肾上腺皮质功能正常，可停止糖皮质激素替代。儿童经蝶垂体术后 HPA轴平均恢复时间为 12.6 个月，早期 HPA 轴恢复（<6 个月）与疾病复发有关。

除手术或放射治疗相关并发症外，患库欣综合征的儿童由于长期暴露于高糖皮质激素水平，会对机体产生不良影响。儿童库欣综合征治疗后的挑战涉及生长发育、促进心理健康和认知发展。术后缓解 1 年后仍有 16% 的库欣病和 21% 的肾上腺性库欣综合征患者存在收缩压升高，4% 存在舒张压升高。库欣综合征治疗后腹型肥胖、胰岛素抵抗、高血压和心血管功能障碍等代谢紊乱可能持续存在。需对追赶生长预期不良的库欣综合征治疗后患者进行评估，以确认高皮质醇血症是否持续缓解和 GH 轴是否恢复。库欣综合征还与多种精神疾病和心理障碍有关，最常见是情绪不稳定、抑郁和或焦虑。即便高皮质醇血症缓解，甚至 HPA 轴恢复后精神障碍有可能仍然存在。因此，对儿童库欣综合征应早期识别、早期诊断和治疗。

第三节·妊娠期库欣综合征

库欣综合征通常会影响排卵，进而影响生育。由于与

正常妊娠有着共同的临床特征及存在检查干扰的影响，妊娠期库欣综合征的诊断具有挑战性。活动性库欣综合征状态与孕妇并发症高发生率有关：高血压或先兆子痫、糖尿病和骨折多见，心力衰竭、精神疾病、感染和孕妇死亡少见，胎儿早产、宫内发育迟缓、死胎、自然流产和胚胎死亡等发生率增加。

一、流行病学和病因分类

妊娠期库欣综合征很少见，至今文献报道不超过 200 例。妊娠和非妊娠妇女发生库欣综合征的病因存在显著差异。妊娠期肾上腺疾病（尤其是肾上腺腺瘤）的患病率（60%）高于库欣病（33%）；相反，非妊娠患者库欣病的患病率（70%）高于肾上腺腺瘤（15%）。这种差异可能与库欣病患者的肾上腺混合分泌皮质醇和雄激素对生育影响更大有关，而肾上腺腺瘤通常只产生皮质醇。

二、妊娠期下丘脑-垂体-肾上腺(HPA)轴变化

由于 HPA 轴的激活，妊娠被认为是皮质醇功能亢进的生理状态。下丘脑促肾上腺皮质激素释放激素（corticotropin-releasing hormone，CRH）刺激妊娠女性 ACTH 分泌，从而促进肾上腺皮质醇产生。CRH 于下丘脑合成，但在卵泡内膜细胞、基质细胞和卵巢黄体细胞均有表达。子宫内膜上皮细胞表达 CRH 受体，介导 CRH 对胎儿肾上腺、胎儿-胎盘单位循环和胎盘本身成熟的影响。胎盘分泌的 CRH 与下丘脑 CRH 具有相同的分子结构。妊娠期间胎盘产生 CRH 和 ACTH，早期 CRH 和 ACTH 水平持续升高。HPA 轴通过 CRH 结合蛋白的生理性增加而得到了保护。妊娠期间母体肾上腺在 CRH 的刺激下逐渐增厚，皮质醇（血液、唾液和尿液）水平轻度升高，并随着妊娠期的推进更为明显。尽管妊娠晚期皮质醇分泌达到高峰，皮质醇的分泌始终保持脉冲和昼夜节律。

随着雌二醇水平升高，皮质类固醇结合球蛋白（CBG）分泌增加并于妊娠结束前达到高峰，因此商业化检测方法会高估血清总皮质醇的水平。随着妊娠相关 HPA 轴的激活，妊娠 11 周时血清游离皮质醇水平升高约 1.6 倍，尿游离皮质醇可升高到正常范围的 3 倍。胎盘表达的 11β-类固醇脱氢酶 2 型能将皮质醇转化为皮质素，从而保护胎儿免受母体皮质醇水平升高的影响。妊娠期间 ACTH 和皮质醇对于动态试验的反应是变化的。妊娠期外源性应用 $1\ \mu g/kg$ 人 CRH 不会引起 ACTH 和皮质醇水平显著升高。然而，妊娠晚期如应用较高剂量的人 CRH（$2\ \mu g/kg$）会使 ACTH 和皮质醇升高。与非妊娠状态相比，小剂量地塞米松抑制试验（LDDST）对皮质醇的抑制作用减弱。

循环中胎儿 CRH 几乎全来源于胎盘，妊娠 12 周胎儿血浆中可检测到 ACTH。CRH 结合蛋白在妊娠早期和妊娠中期升高，于妊娠晚期显著降低，从而导致生物可利用的血浆 CRH 升高。CRH 升高对分娩和胎儿肺成熟起一定作用。与成人肾上腺相比，胎儿肾上腺较大，主要产生类固醇激素是脱氢表雄酮（DHEAS），这与胎儿循环中检测到以皮质醇为主不同，考虑皮质醇似乎更多来源于母体。此外，胎儿肾上腺能将胎盘孕酮转化为皮质醇。皮质醇的另一个来源为羊水，羊水

中绒毛蜕膜能将皮质素转化为皮质醇。孕妇约于分娩后第 4 日，CRH、ACTH 和皮质醇逐渐恢复到孕前水平，对 CRH 反应在分娩几周后恢复。肾上腺被抑制状态于分娩后 12 周逐渐恢复到孕前状态。短暂的肾上腺抑制状态可能与产后妇女常见的情绪障碍和自身免疫性疾病有关。

三、临床表现

与非妊娠状态相比，妊娠期库欣综合征临床诊断更加困难。与正常妊娠表现如乏力、体重增加、多毛、痤疮和情绪不稳定有重叠。尽管有着一些共同的临床特征，正常妊娠通常不伴有库欣综合征的特殊临床表现，如宽大紫纹、近端肌无力和易瘀斑。妊娠期以经典白纹多见，偶也可出现紫纹。妊娠女性如出现高血压、瘀斑、肌无力等系列症状，需考虑库欣综合征可能。因呕吐出现低钾血症、病理性骨折者，需行高皮质醇血症检查。

四、诊　断

妊娠期库欣综合征患者既可为已知库欣综合征背景下的妊娠状态，也可为妊娠期新发生的库欣综合征。存在肌无力、宽大紫纹（尤其是腹部外侧）和骨质疏松症时需要考虑库欣综合征的存在。多毛在妊娠期新发库欣综合征很少见，这是由于妊娠期库欣综合征多为良性肾上腺腺瘤所致，不伴有高雄激素血症。尽管有以上临床线索，诊断需要依靠实验室和影像学检查的支持（表 5 - 10 - 2）。

表 5 - 10 - 2　妊娠期库欣综合征的实验室诊断	
试验方法	
小剂量地塞米松抑制试验	皮质类固醇结合球蛋白和雌激素会引起假阳性结果
24 h 尿游离皮质醇	妊娠中期或妊娠晚期超过正常值上限 3 倍
午夜唾液皮质醇	超过正常值上限 2~3 倍

正常妊娠期血尿皮质醇变化和动态试验异常会干扰库欣综合征的诊断。雌激素引起 CBG 升高，血清总皮质醇增加，LDDST 往往呈假阳性结果。妊娠中晚期尿游离皮质醇水平升高，可达正常范围上限 1~3 倍。正常妊娠期间血尿皮质醇升高但节律保留，遂推荐评估皮质醇的昼夜节律。有研究测定了妊娠期不同阶段的午夜唾液皮质醇水平，推荐妊娠早期的午夜唾液皮质醇阈值为 $0.25\ \mu g/dl$（6.9 nmol/L），妊娠中期 $0.26\ \mu g/dl$（7.2 nmol/L），妊娠晚期 $0.33\ \mu g/dl$（9.1 nmol/L）。采用该 ELISA 方法检测的非妊娠成人的午夜唾液皮质醇参考值上限为 $0.12\ \mu g/dl$。妊娠期库欣综合征患者午夜唾液皮质醇水平远高于对照组和不同妊娠阶段（$P<0.001$）。

一旦确诊库欣综合征，下一步需测定 ACTH 水平。分泌皮质醇的肾上腺腺瘤患者有时表现为 ACTH 不被抑制，可能是与胎盘 CRH 或胎盘 ACTH 本身刺激垂体 ACTH 分泌有关。妊娠期间确诊的库欣病患者 ACTH 往往处于正常范围高限或更高。大剂量地塞米松抑制试验能提供鉴别诊断的线索，采用 50% 皮质醇抑制率作为切点基本能诊断库欣病。库欣病患者静脉注射 CRH 100 μg 后能刺激 ACTH 和皮质醇反

应。有报道对一些疑似库欣病的孕妇进行双侧岩下窦静脉采血,这项检查应谨慎使用,以避免不必要的辐射和静脉血栓事件。妊娠期间生理性的垂体增大可能会掩盖垂体微腺瘤的存在。出生前有手术计划的情况下,才进行不含钆的成像,并应避免肾上腺CT扫描。妊娠期间使用超声波进行肾上腺成像是安全的。解释影像学结果时应考虑垂体和肾上腺意外瘤的问题。

五、并发症

未经治疗的妊娠期库欣综合征能显著增加母亲与胎儿并发症的发生风险。孕妇最常见的并发症包括高血压(40%~68%)、糖尿病或糖耐量异常(25%~37%)、子痫前期(14%~27%)、骨质疏松和骨折(5%)、精神障碍(4%)、心力衰竭(3%)、伤口感染(2%)和产妇死亡(2%)。关于新生儿,妊娠期接受治疗的妇女有较高活产率。最常见胎儿并发症为早产,见于43%~66%妊娠妇女。其他并发症包括宫内发育迟缓(15%~21%)、自然流产或宫内死亡(5%~24%)、呼吸窘迫(14%)、死胎(6%)和肾上腺皮质功能减退(2%)。

六、治疗

据文献报道,并非所有活动期的库欣综合征孕妇都接受了皮质醇增多症相关治疗。42.5%妊娠期库欣病患者未接受高皮质醇血症的特定治疗。妊娠末期发现库欣综合征的患者采用了针对高血压和糖尿病等合并症的保守治疗。因起效延迟和潜在的有害或致畸作用,妊娠期间禁用放射治疗和米托坦。对需治疗患者可选择经蝶垂体手术、药物治疗或双侧肾上腺切除术。妊娠早期末和妊娠中期之间(妊娠12~29周)接受垂体手术的产妇和胎儿并发症发生率较低。影响手术决策的因素包括高皮质醇血症的严重程度、妊娠阶段及对母婴结局治疗风险获益的权衡。手术切除肾上腺腺瘤对控制皮质醇和胎儿出生率有很好效果。对难治性库欣病或严重异位ACTH综合征,有时推荐行双侧肾上腺切除术。

药物治疗多起始于妊娠中期和妊娠晚期,通常作为二线治疗选择(表5-10-3)。类固醇合成抑制剂是最常见的药物选择,尤其是美替拉酮。美替拉酮(metyrapone)最常见的副作用为11-脱氧皮质酮等前体物质增加,有加重高血压和增加先兆子痫的风险。动物研究中美替拉酮能通过胎盘膜,但在人类中无新生儿异常的报道。酮康唑(ketoconazole)是非

表5-10-3 妊娠期库欣综合征活动状态药物治疗

药 物	n = 33	比例(%)	剂 量	用药情况
美替拉酮	17	52	0.5~3.0 g/d	高血压加重,子痫前期风险增加
酮康唑	7	21	0.6~1.0 g/d	致畸性(动物研究)
卡麦角林	4	12	2.0~3.5 mg/周	直接作用于肿瘤
赛庚啶	3	9	—	缺乏疗效
氨鲁米特	1	3	2.5 g/d	胎儿男性化
米托坦	1	3	—	致畸性

妊娠期库欣综合征患者最常用的类固醇合成抑制剂之一,因动物研究中抗雄激素效应和致畸性等潜在副作用,妊娠期少用。其他类固醇合成抑制剂如氨鲁米特和米托坦,可分别诱导胎儿男性化和致畸性而很少用。到目前为止,仅有3例妊娠期间使用卡麦角林治疗库欣病的报道,没有使用帕瑞肽的报道。

总而言之,妊娠期库欣综合征少见,临床表现与正常妊娠女性重叠,生化诊断受妊娠期激素变化干扰,一旦怀疑需重复生化评估。活动性库欣综合征状态与孕妇并发症高发生率有关,高血压、先兆子痫、胎儿早产和宫内发育迟缓等发生率增加。治疗方案基于并发症管理,手术选择需综合考虑风险与效益。对此类患者引发思考,除非缓解至少1年以上,否则不推荐妊娠。对已知存在库欣综合征的患者应在妊娠前积极控制高皮质醇血症。对处于活动性疾病的孕妇必须仔细评估。正常皮质醇状态可通过垂体或肾上腺手术来实现,宜在妊娠中期进行。

第四节·周期性库欣综合征

周期性库欣综合征作为库欣综合征的特殊类型,表现为周期性皮质醇分泌增加,持续时间可为几小时到几个月,静止期血皮质醇水平可能轻度升高、正常甚至低于正常。这种现象于1971年由Bailey首次报道,在此之前6~8年已有学者认识到这种现象。这类患者的间歇性高皮质醇血症往往无法预测且受到周期长短影响,临床实践中容易被遗漏而导致治疗延误。目前文献共累积报道周期性库欣综合征病例达65例。

一、皮质醇分泌模式

正常人皮质醇分泌是存在昼夜节律的,清晨皮质醇浓度达到峰值,午夜达到最低。皮质醇分泌同时遵循超长节律(持续<24 h)和亚期节律(持续>24 h),叠加在昼夜周期上。24 h内超长节律包括6~9次短暂的皮质醇分泌,然后以3 h为一周期内停止分泌。这些皮质醇脉冲分泌集中发生于睡眠后半段与随后清晨醒来之间。亚期节律波幅低,可持续数周至数月。所有这些不同节律可能主要由促肾上腺皮质激素释放激素(CRH)和促肾上腺皮质激素(ACTH)来决定。

周期性库欣综合征中高皮质醇血症缓解的发生机制仍不清楚。有学者提出,ACTH分泌肿瘤自发性出血或ACTH和皮质醇分泌肿瘤细胞的生长与死亡可能导致皮质醇周期性增加。由于类固醇酶抑制剂能使ACTH依赖性库欣综合征患者的高皮质醇血症缓解,还有学者认为糖皮质激素正反馈环参与了周期性库欣综合征高皮质醇期的复发。糖皮质激素正反馈环和肾上腺皮质醇的合成可能在高皮质醇血症周期性发生中起关键作用。

二、病因与分类

研究表明,周期性库欣综合征在库欣病患者比例占约15%,其中70%在诊断和治疗启动前即表现出周期性或间歇性特点。尽管大多数经验丰富的临床医师认识到这个现象,

但很难对此进行有效界定。根据病因对周期性库欣综合征进行分类发现，库欣病占 54%，异位 ACTH 分泌占 26%，原发性肾上腺的库欣综合征占 11%。而经典库欣综合征患者上述病因占比分别为 68%、12% 和 20%。类癌是周期性异位 ACTH 分泌最常见的原因。值得注意的是，没有小细胞肺癌引起周期性库欣综合征的相关报道，可能是由于病程进展迅速，很难在这类患者中证实周期性皮质醇分泌的存在。

三、临床特点

周期性库欣综合征罕见且易被忽视，其发病很可能被低估。小样本研究显示，周期性皮质醇分泌比预期更为常见，20%～40% 的库欣综合征患者存在周期性皮质醇分泌，这可能只有通过仔细研究皮质醇分泌模式才会被发现。与非周期性库欣综合征类似，周期性库欣综合征女性更常见，男女比例为 3∶1。周期性库欣综合征可仅表现为一种典型的高皮质醇血症症状，大多数患者存在至少 2 种以上的典型表现，如糖代谢紊乱、情绪改变、痤疮、多毛和月经紊乱等。情绪改变包括严重抑郁、精神疾病、易怒、情绪不稳定或记忆障碍。对这些患者必须确认高皮质醇血症是因还是果，即是否为假性库欣状态。周期性和非周期性库欣综合征的实验室检查结果非常相似。前者常表现为周期性的低钾血症和（或）高血糖，间歇性白细胞增加是其表现特征之一。值得注意的是，高皮质醇血症期后会出现一段时间的皮质功能减退，有时甚至需要糖皮质激素替代。

有学者根据临床特点将周期性库欣综合征分为四类：① 激素生成呈规律周期，临床表现无变化；② 激素生成呈规律周期，伴随临床表现周期性变化；③ 激素生成呈不规律周期，伴随相应的临床体征和症状变化；④ 激素生成呈不规律周期，但临床表现持续。高皮质醇血症的周期长度在同一患者中被认为是恒定的，而在不同个体间存在几日到几个月不等的周期差异。显然，不是所有患者都能根据皮质醇的分泌模式或临床表现进行可靠分类。

四、诊断

对表现为周期性特点的患者诊断库欣综合征尤为困难，尤其是在谷值期间，常规诊断试验均可呈正常表现。普遍认可的诊断标准为皮质醇波动性分泌存在 3 个高峰和 2 个低谷。虽然这些标准适用于大多数患者，但很难用于周期间期较长的患者。规律周期可为 12 h 至 85 日，考虑到周期变异往往需要更长时间来明确诊断。任何病因都可表现为周期性的皮质醇高分泌，鉴别诊断应考虑以下情况：轻度和亚临床库欣综合征、假性库欣状态、异常受体介导的库欣综合征、人为因素和糖皮质激素抵抗。

一旦怀疑为周期性库欣综合征，进行临床随访和重复实验室检测是至关重要的，有助于明确诊断和随访激素分泌波动。静止期小剂量地塞米松抑制试验表现为正常反应，而24 h 尿游离皮质醇和午夜血/唾液皮质醇测定可呈周期性波动。因此，对疑似患者建议定期随访 24 h 尿游离皮质醇和午夜血/唾液皮质醇有助于定性诊断，而非地塞米松抑制试验，并根据时间推移建立皮质醇分泌的 3 个高峰和 2 个低谷。临床和生化试验周期往往显示相似的频率，这些发现提示临床

体征和症状可作为高皮质醇血症峰值出现的前兆。对这类患者采用大剂量地塞米松抑制试验和 CRH 刺激试验进行垂体和异位 ACTH 分泌鉴别的有效性存在疑问，这是由于皮质醇的反应很大程度上受到周期性皮质醇活性的影响。因此，仅在皮质醇高分泌状态下进行鉴别诊断试验。如需行双侧岩下窦静脉采血确认 ACTH 分泌是否为垂体来源，应在检查前提前确认是否存在高皮质醇分泌状态，避免在静止期进行检查。

五、治疗

周期性库欣综合征的治疗方案选择取决于原因，与非周期性库欣综合征患者治疗方案选择相似。周期处于非活动状态往往与延迟诊断有关；同样，术后显性"治愈"可能只简单反映了疾病活动的低谷状态。间歇性和持续性的皮质醇高分泌与高致死率和致残率有关，需要有效的治疗方案。然而，疾病活动状态的波动使得治疗与控制极其困难。周期性库欣综合征患者术后 24 h 尿皮质醇和清晨皮质醇可能是正常的，须进行午夜血清或唾液皮质醇水平测定。如果昼夜节律正常，即较低的午夜血清或唾液皮质醇水平，则患者可能处于缓解状态。相反，缺乏昼夜节律表明疾病仍持续。研究显示，与非周期性库欣病群体比较，周期性库欣病表现为更低的手术治愈率。周期性库欣病患者垂体手术的复发率高（63%），缓解率低（25%），而非周期性库欣病患者的治愈率可达 80%。

总而言之，周期性库欣综合征是一种罕见且发病被低估的疾病，对于诊断带来了极大挑战。临床医师应意识到，高皮质醇血症可以周期性形式出现，均可由 ACTH 依赖性或非依赖性病因所致，需与轻度或亚临床库欣综合征、假性库欣状态、异常受体介导的库欣综合征和外源性原因鉴别。由于临床体征表现有限甚至缺乏，还需与糖皮质激素抵抗综合征鉴别。目前对周期性库欣综合征的病理生理机制知之甚少。与非周期性库欣综合征类似，治疗决策取决于其潜在原因，对周期性分泌模式是否影响预后尚不清楚，有待进一步研究。

参考文献

[1] Liddle GW, Island DP, Ney RL, et al. Nonpituitary neoplasms and Cushing's syndrome, ectopic 'adrenocorticotropin' produced by nonpituitary neoplasms as a cause of Cushing's syndrome[J]. Arch Intern Med, 1963, 111: 471-475.

[2] Findling JW, Kehoe ME, Shaker JL, et al. Routine inferior petrosal sinus sampling in the differential diagnosis of adrenocorticotropin (ACTH)-dependent Cushing's syndrome: early recognition of the occult ectopic ACTH syndrome[J]. J Clin Endocrinol Metab, 1991, 73: 408-413.

[3] Wajchenberg BL, Mendonca BB, Liberman B, et al. Ectopic adrenocorticotropic hormone syndrome[J]. Endocr Rev, 1994, 15: 752-787.

[4] Terzolo M, Reimondo G, Ali A, et al. Ectopic ACTH syndrome: molecular bases and clinical heterogeneity[J]. Ann Oncol, 2001, 12: S83-S87.

[5] 王卫庆,赵红燕,陈瑛,等. 胸腺类癌致异位 ACTH 综合征[J]. 中华内分泌代谢杂志, 2003, 19: 445-448.

[6] Ilias I, Torpy DJ, Pacak K, et al. Cushing's syndrome due to ectopic corticotropin secretion: twenty years' experience at the National Institutes of Health[J]. J Clin Endocrinol Metab, 2005, 90(8): 4955-4962.

[7] Ye L, Li X, Kong X, et al. Hypomethylation in the promoter region of POMC gene correlates with ectopic overexpression in thymic carcinoids[J]. J Endocrinol, 2005,185: 337-343.

[8] 毕宇芳,叶蕾,宁光,等. 以基因芯片技术研究胸腺类癌引起异位 ACTH

综合征的基因表达[J]. 中华内分泌代谢杂志，2005，21：135－137.
[9] 毕宇芳，宁光，陈宇红，等. 17 例异位 ACTH 综合征的前瞻性研究[J]. 上海交通大学学报：医学版，2006，26：43－47.
[10] Bi YF，Liu RX，Ye L，et al. Gene expression profiles of thymic neuroendocrine tumors (carcinoids) with ectopic ACTH syndrome reveal novel molecular mechanism[J]. Endocr Relat Cancer，2009，16：1273－1282.
[11] Marina S. Zemskova，Eric S. Nylen，et al. Diagnostic accuracy of chromogranin a and calcitonin precursors measurements for the discrimination of ectopic ACTH secretion from Cushing's disease[J]. J Clin Endocrinol Metab，2009，94：2962－2965.
[12] Wang WQ，Ye L，Bi YF，et al. Six cases of ectopic ACTH syndrome caused by thymic carcinoid[J]. J Endocrinol Invest，2006，29：293－297.
[13] Liu RX，Wang WQ，Ye L，et al. p21-activated kinase 3 is overexpressed in thymic neuroendocrine tumors (carcinoids) with ectopic ACTH syndrome and participates in cell migration[J]. Endocrine，2010，38：38－47.
[14] Li Y，Peng Y，Jiang X，et al. Whole exome sequencing of thymic neuroendocrine tumor with ectopic ACTH syndrome[J]. Eur J Endocrinol，2017，176：187－194.
[15] Zhang C，Jin J，Xie J，et al. The clinical features and molecular mechanisms of acth-secreting pancreatic neuroendocrine tumors[J]. J Clin Endocrinol Metab，2020，105(11)：3449－3458.
[16] Lodish MB，Keil MF，Stratakis CA. Cushing's syndrome in pediatrics：an update[J]. Endocrinol Metab Clin North Am，2018，47：451－462.
[17] Stratakis CA. Diagnosis and clinical genetics of Cushing syndrome in pediatrics[J]. Endocrinol Metab Clin North Am，2016，45(2)：311－328.
[18] Libuit LG，Karageorgiadis AS，Sinaii N，et al. A gender-dependent analysis of Cushing's disease in childhood：pre- and postoperative follow-up[J]. Clin Endocrinol (Oxf)，2015，83(1)：72－77.
[19] Afshari A，Ardeshirpour Y，Lodish MB，et al. Facial plethora：modern technology for quantifying an ancient clinical sign and its use in Cushing syndrome[J]. J Clin Endocrinol Metab，2015，100(10)：3928－3933.
[20] Lodish MB，Gourgari E，Sinaii N，et al. Skeletal maturation in children with Cushing syndrome is not consistently delayed：the role of corticotropin，obesity，and steroid hormones，and the effect of surgical cure[J]. J Pediatr，2014，164(4)：801－806.
[21] McAteer JP，Huaco JA，Gow KW. Predictors of survival in pediatric adrenocortical carcinoma：a Surveillance，Epidemiology，and End Results (SEER) program study[J]. J Pediatr Surg，2013，48(5)：1025－1031.
[22] Keil MF，Graf J，Gokarn N，et al. Anthropometric measures and fasting insulin levels in children before and after cure of Cushing syndrome[J]. Clin Nutr，2012，31(3)：359－363.
[23] Lodish M，Dunn SV，Sinaii N，et al. Recovery of the hypothalamic-pituitary-adrenal axis in children and adolescents after surgical cure of Cushing's disease[J]. J Clin Endocrinol Metab，2012，97(5)：1483－1491.
[24] Stratakis CA. Cushing syndrome in pediatrics[J]. Endocrinol Metab Clin North Am，2012，41(4)：793－803.
[25] Brown RJ，Kelly MH，Collins MT. Cushing syndrome in the McCune-Albright syndrome[J]. J Clin Endocrinol Metab，2010，95(4)：1508－1515.
[26] Acharya SV，Gopal RA，Goerge J，et al. Radiotherapy in paediatric Cushing's disease：efficacy and long term follow up of pituitary function[J]. Pituitary，2010，13(4)：293－297.
[27] Almeida MQ，Stratakis CA. Carney complex and other conditions associated with micronodular adrenal hyperplasias[J]. Best Pract Res Clin Endocrinol Metab，2010，24(6)：907－914.
[28] Lodish MB，Hsiao HP，Serbis A，et al. Effects of Cushing disease on bone mineral density in a pediatric population[J]. J Pediatr，2010，156(6)：1001－1005.
[29] Louiset E，Stratakis CA，Perraudin V，et al. The paradoxical increase in cortisol secretion induced by dexamethasone in primary pigmented nodular adreno- cortical disease involves a glucocorticoid receptor-mediated effect of dexamethasone on protein kinase A catalytic subunits[J]. J Clin Endocrinol Metab，2009，94(7)：2406－2413.
[30] Nieman LK，Biller BM，Findling JW，et al. The diagnosis of Cushing's syndrome：an Endocrine Society Clinical Practice Guideline[J]. J Clin Endocrinol Metab，2008，93(5)：1526－1540.
[31] Batista DL，Courcoutsakis N，Riar J，et al. Severe obesity confounds the interpretation of low dose dexamethasone test combined with the administration of ovine corticotrophin releasing hormone in childhood Cushing syndrome[J]. J Clin Endocrinol Metab，2008，93(11)：4323－4330.
[32] Stratakis CA，Boikos SA. Genetics of adrenal tumors associated with Cushing's syndrome：a new classification for bilateral adrenocortical hyperplasias[J]. Nat Clin Pract Endocrinol Metab，2007，3(11)：748－757.
[33] Batista DL，Riar J，Keil M，et al. Diagnostic tests for children who are referred for the investigation of Cushing syndrome[J]. Pediatr，2007，120(3)：e575－e586.
[34] Michalkiewicz E，Sandrini R，Figueiredo B，et al. Clinical and outcome characteristics of children with adrenocortical tumors：a report from the International Pediatric Adrenocortical Tumor Registry[J]. J Clin Oncol，2004，22(5)：838－845.
[35] Ng L，Libertino JM. Adrenocortical carcinoma：diagnosis，evaluation and treatment[J]. J Urol，2003，169(1)：5－11.
[36] Stratakis CA. Genetics of adrenocortical tumors：carney complex[J]. Ann Endocrinol (Paris)，2001，62(2)：180－184.
[37] Sarlis NJ，Chrousos GP，Doppman JL，et al. Clinical case seminar：Primary Pigmented Nodular Adrenocortical Disease (PPNAD)：re-evaluation of a patient with Carney complex 27 years after unilateral adrenalectomy[J]. J Clin Endocrinol Metab，1997，82(4)：1274－1278.
[38] Magiakou MA，Mastorakos G，Oldfield EH，et al. Cushing's syndrome in children and adolescents. Presentation，diagnosis，and therapy[J]. N Engl J Med，1994，331(10)：629－636.
[39] Machado MC，Fragoso MCBV，Bronstein MD. Pregnancy in patients with Cushing's syndrome[J]. Endocrinol Metab Clin North Am，2018，47(2)：441－449.
[40] Brue T，Amodru V，Castinetti F. Management of endocrine disease：Management of Cushing's syndrome during pregnancy：solved and unsolved questions[J]. Eur J Endocrinol，2018，178(6)：R259－R266.
[41] Andreescu CE，Alwani RA，Hofland J，et al. Adrenal Cushing's syndrome during pregnancy[J]. Eur J Endocrinol，2017，177：K13－K20.
[42] Martínez García R，Martínez Pérez A，Domingo del Pozo C，et al. Cushing's syndrome in pregnancy. Laparoscopic adrenalectomy during pregnancy：the mainstay treatment[J]. J Endocrinol Invest，2016，39：273－276.
[43] Lopes LM，Francisco RP，Galletta MA，et al. Determination of nighttime salivary cortisol during pregnancy：comparison with values in non-pregnancy and Cushing's disease[J]. Pituitary，2016，19：30－38.
[44] Bronstein MD，Machado MC，Fragoso MC. Management of endocrine disease：Management of pregnant patients with Cushing's syndrome[J]. Eur J Endocrinol，2015，173(2)：R85－R91.
[45] Pivonello R，De Martino MC，Auriemma RS，et al. Pituitary tumors and pregnancy：the interplay between a pathologic condition and a physiologic status[J]. J Endocrinol Invest，2014，37：99－112.
[46] Lim WH，Torpy DJ，Jeffries WS. The medical management of Cushing's syndrome during pregnancy[J]. Eur J Obstet Gynecol Reprod Biol，2013，168：1－6.
[47] Jung C，Ho JT，Torpy DJ，et al. A longitudinal study of plasma and urinary cortisol in pregnancy and postpartum[J]. J Clin Endocrinol Metab，2011，96：1533－1540.
[48] Bronstein MD，Paraiba DB，Jallad RS. Management of pituitary tumors in pregnancy[J]. Nat Rev Endocrinol，2011，7：301－310.
[49] Lindsay JR，Nieman LK. The hypothalamic-pituitary-adrenal axis in pregnancy：challenges in disease detection and treatment[J]. Endocr Rev，2005，26：775－779.
[50] Lindsay JR，Jonklaas J，Oldfield EH，et al. Cushing's syndrome during pregnancy：personal experience and review of the literature[J]. J Clin Endocrinol Metab，2005，90：3077－3083.
[51] Prebtani AP，Donat D，Ezzat S. Worrisome striae in pregnancy[J]. Lancet，2000，355：1692.
[52] Schulte HM，Weisner D，Allolio B. The corticotrophin releasing hormone test in late pregnancy：lack of adrenocorticotrophin and cortisol response[J]. Clin Endocrinol，1990，33：99－106.
[53] Demey-Ponsart E，Foidart JM，Sulon J，et al. Serum CBG，free and total cortisol and circadian patterns of adrenal function in normal pregnancy[J]. J Steroid Biochem，1982，16：165－169.
[54] Carr BR，Parker CR Jr，Madden JD，et al. Maternal plasma adrenocorticotropin and cortisol relationships throughout human pregnacy[J]. Am J Obstet

Gynecol，1981，139：416-422.

[55] Seki Y，Morimoto S，Saito F，et al. ACTH-dependent cyclic cushing syndrome triggered by glucocorticoid excess through a positive-feedback mechanism[J]. J Clin Endocrinol Metab，2019，104(5)：1788-1791.

[56] Sharma ST，Nieman LK. Prolonged remission after long-term treatment with steroidogenesis inhibitors in Cushing's syndrome caused by ectopic ACTH secretion[J]. Eur J Endocrinol，2012，166(3)：531-536.

[57] Alexandraki KI，Kaltsas GA，Isidori AM，et al. The prevalence and characteristic features of cyclicity and variability in Cushing's disease[J]. Eur J Endocrinol，2009，160(6)：1011-1018.

[58] Meinardi JR，Wolffenbuttel BH，Dullaart RP. Cyclic Cushing's syndrome：a clinical challenge[J]. Eur J Endocrinol，2007，157：245-254.

[59] Checchi S，Brilli L，Guarino E，et al. Cyclic Cushing's disease with paradoxical response to dexamethasone[J]. J Endocrinol Invest，2005，28(10)：741-745.

[60] Mantero F，Scaroni CM，Albiger NM. Cyclic Cushing's syndrome：an overview[J]. Pituitary，2004，7：203-207.

[61] Liebowitz G，White A，Hadani M，et al. Fluctuating hyperhypocortisolaemia：a variant of Cushing's syndrome[J]. Clin Endocrinol，1997，46：759-763.

[62] Shapiro MS，Shenkman L. Variable hormonogenesis in Cushing's syndrome[J]. Q J Med，1991，79(288)：3511363.

[63] Beardwell CG，Adamson AR，Shalet SM. Prolonged remission in florid Cushing's syndrome following metyrapone treatment[J]. Clin Endocrinol (Oxf)，1981，14(5)：485-492.

[64] Bailey RE. Periodic hormonogenesis-a new phenomenon：periodicity in function of a hormone-producing tumor in man[J]. J Clin Endocrinol Metab，1971，32(3)：317-327.

[65] Brooks RV，Jeffcoate SL，London DR，et al. Intermittent Cushing's syndrome with anomalous response to dexamethasone[J]. J Endocrinol，1966，36：53-61.

[66] Bassoe HH，Emberland R，Stoa KF. Fluctuating steroid excretion in Cushing's syndrome[J]. Acta Endocrinol (Copenh)，1958，28：163-168.

[67] Zondek H，Zondek GW，Leszynsky HE. Fluctuability of steroid excretion [J]. Acta Endocrinol (Copenh)，1957，26：91-95.

第十一章 · 原发性醛固酮增多症

蒋怡然　宁　光

原发性醛固酮增多症（primary aldosteronism）简称原醛症，是指肾上腺皮质分泌过多醛固酮，导致潴钠排钾、血容量增多、肾素血管紧张素系统的活性受抑制，临床表现为高血压和低血钾的综合征。原醛症由 Jerome W Conn 于 1955 年发现并命名，国内则由上海瑞金医院于 1957 年首次诊断并手术治疗此症。以往此症被认为是高血压的少见病因，其发生率占同期高血压患者的 0.5%～2%，但近年研究发现，符合生化诊断为原醛症者可高达高血压人群的 10% 以上。国内上海瑞金医院报道中国难治性高血压人群中原醛症患病率为 7.1%，原醛症也成为继发性高血压的最常见病因。

一、病因和病理亚型

原醛症的主要类型为特发性醛固酮增多症与醛固酮瘤，其他少见类型包括原发性肾上腺皮质增生、分泌醛固酮的肾上腺皮质癌、异位分泌醛固酮的肿瘤及家族性醛固酮增多症（Ⅰ型、Ⅱ型、Ⅲ型及Ⅳ型）。原醛症的病因分类及构成比见表 5-11-1。

表 5-11-1　原发性醛固酮增多症的类型

病　因	构成比
醛固酮瘤	35%
特发性醛固酮增多症	60%
原发性肾上腺皮质增生（单侧肾上腺增生）	2%
分泌醛固酮肾上腺皮质癌	<1%
家族性醛固酮增多症	—
糖皮质激素可抑制性醛固酮增多症	<1%
家族性醛固酮增多症Ⅱ型（CLCN2）	<6%
家族性醛固酮增多症Ⅲ型（KCNJ5）	<1%
家族性醛固酮增多症Ⅳ型（CACNA1H）	<1%
异位醛固酮分泌瘤或癌	<0.1%

（一）醛固酮瘤

醛固酮瘤（aldosterone producing adenoma，APA）即 Conn 综合征，占原醛症的 35%，以单一腺瘤最多见，双侧或多发性腺瘤仅占其中 10%，一侧腺瘤合并另一侧增生则罕见。醛固酮瘤体积一般较小，肿瘤包膜完整，富含脂质。切面呈金黄色，直径多<3 cm，平均为 1.8 cm 左右。边界清楚，腺瘤于光镜下呈现球状带细胞，网状带细胞或致密细胞，可见大小不一的混合型细胞。此类细胞可具球状带和束状带细胞特征。导致库欣综合征的肾上腺腺瘤以外的同侧及对侧肾上腺皮质萎缩，而醛固酮瘤同侧或对侧的肾上腺可以正常、增生或伴微结节及大结节，亦有见对侧皮质萎缩者。醛固酮瘤患者其生化异常及临床症状较其他类型原醛症明显，多为 ACTH 反应型瘤，血醛固酮浓度与 ACTH 的昼夜节律相平行。少数为肾素反应型醛固酮分泌腺瘤（aldosterone-producing renin-responsive adenoma，APRA），APRA 患者取站立位后可引起血浆肾素变化，从而导致血醛固酮升高。

（二）特发性醛固酮增多症

特发性醛固酮增多症（idiopathic hyperaldosteronism，IHA）简称特醛症病理变化为双侧肾上腺皮质球状带增生，可为弥漫性或局灶性。增生的皮质可见微结节和大结节，光镜下可见结节由充满脂质的细胞组成，类似于正常束状带细胞。患者对肾素血管紧张素的反应增强，醛固酮分泌不呈自主性。取站立位时，血肾素的轻微升高即可使血醛固酮增多。静脉滴注血管紧张素Ⅱ后，患者醛固酮分泌增多的反应较正常人和醛固酮瘤患者为强。

（三）原发性肾上腺皮质增生（单侧肾上腺增生）

原发性肾上腺皮质增生，又称单侧肾上腺增生（UAH）所致原醛症于 1980 年由 Ganguly A 等首先报道。以后陆续有个案或小样本报告。其特点为单侧肾上腺结节样增生，手术治疗效果良好，已被认为是原醛症的单独病因。随着影像学检查普及，尤其是肾上腺静脉插管采血（AVS），分测两侧肾上腺醛固酮开展以来，此型特醛症的诊断率提高，受到重视。UAH 在原醛症中所占百分率，不同报道差别较大，此可能与各研究中心的患者来源不同有关。Mayo Clinical 内分泌高血压研究中心 203 例原醛症患者中 8 例诊断为 UAH（3.9%），Novisky 等报道腹腔镜肾上腺切除术中占 31%（15/47）。上海瑞金医院 2000—2004 年收治的 145 例原醛症中，经手术证实的 UAH 为 14 例，占 9.7%。UAH 临床特点为其病情（血压、血钾、血、尿醛固酮、左心室肥厚发生率等）介于醛固酮瘤组及双侧肾上腺增生组之间。CT 检查准确率为 50%（7/14），AVS 准确性 85.7%（12/14）。手术后全部患者血钾、血醛固酮恢复正常，血压于半数患者恢复正常，半数显著改善。效果与醛固酮瘤手术后相近。

（四）家族性醛固酮增多症

家族性醛固酮增多症（familial hyperaldosteronism，FH）分为Ⅰ型即糖皮质激素可抑制性醛固酮增多症、Ⅱ型家族性醛固酮增多症、Ⅲ型家族性醛固酮增多症及Ⅳ型家族性醛固酮增多症。

1. 糖皮质激素可抑制性醛固酮增多症（glucocorticoid-remediable aldosteronism，GRA）。即家族性醛固酮增多症Ⅰ型，1966 年由 Sutherland 首先报道。多于青年期起病，肾上腺呈结节性增生。多为常染色体显性遗传疾病，发病机制为第 8 号染色体 11β-羟化酶基因和醛固酮合成酶基因形成一融合基因，融合基因的 $3'$ 端为部分 11β-羟化酶基因，$3'$ 端为部分醛固酮合成酶基因，因此编码的蛋白质具有醛固酮合成酶的活性。正常时醛固酮合成酶在肾上腺皮质球状带表达，而 11β-羟化酶在束状带表达，融合基因的形成导致醛固酮合成酶在束状带异位表达，并受 ACTH 的调控，所以患者醛固酮分泌可被糖皮质激素抑制。

2. 家族性醛固酮增多症Ⅱ型。1992 年由 Stowasser 首先报道。病情轻重不一，病理类型可为肾上腺腺瘤或增生，抑或同时存在。凡同一家系中出现两个以上确诊的原醛症患者，且醛固酮不能被地塞米松抑制试验所抑制，基因学检查无融合基因存在，即可确诊为家族性醛固酮增多症Ⅱ型。2018 年一项研究证实 CLCN2 突变与家族性醛固酮增多症Ⅱ型相关。

3. 家族性醛固酮增多症Ⅲ型。FH-Ⅲ型与既往描述的种类不同，其具有鲜明的临床和生化特点。表现为儿童时期严重高血压，伴有醛固酮显著升高、低钾血症和显著靶器官损害，且对积极降压治疗无效，包括安体舒通（螺内酯）、阿米洛利，需行双侧肾上腺切除。国外研究报道其致病基因为 KCNJ5 突变（T158A）。因此，对于发病年龄很轻的原醛症患者，建议行 KCNJ5 基因检测排除本型。

4. 家族性醛固酮增多症Ⅳ型。由 CACNA1H 基因突变导致，CACNA1H 基因编码 L 型电压门控钙通道的 a 亚基。目前在儿童 PA 和家族性 PA 被报道。

（五）分泌醛固酮的肾上腺癌

分泌醛固酮的肾上腺癌（aldosterone-secreting adrenocortical carcinoma）少见，约占原醛的 1%。肾上腺癌仅有 2.5% 的肿瘤分泌醛固酮，临床上表现为原发性醛固酮增多症。其特点为：① 肿瘤体积大，直径 >3 cm。② 除醛固酮外，常同时分泌糖皮质激素、性激素。③ 明显高醛固酮血症伴严重低血钾和碱中毒。④ 肿瘤切除后易复发。如有上述特征，应高度怀疑癌肿，病理上细胞学检查往往难以做出肯定诊断，诊断的最可靠依据还赖于肿瘤的远处转移。

（六）异位分泌醛固酮肿瘤

异位分泌醛固酮肿瘤极少见，可发生于肾内的肾上腺残余肿瘤或卵巢肿瘤，也有发生于睾丸肿瘤的报道。

二、病理生理

原醛症一系列的病理生理变化均由超生理需要量的醛固酮所致，主要为高血压、低血钾及碱中毒、肾素血管紧张素系统受抑制。醛固酮为潴钠排钾激素，主要生理作用是促进肾脏远曲小管 Na^+ 重吸收及 K^+ 排泄。原醛症者分泌大量醛固酮，使肾远曲小管 Na^+ 重吸收增加，尿钠排出减少，体钠潴留，血容量增加。患者钠摄入量大于排出量，钠代谢呈正平衡。但当体内钠滞留至一定程度时，往往可见患者尿钠排泄增加，钠代谢接近于平衡状态。肾小管这种摆脱醛固酮影响，不再继续潴钠的现象称为"脱逸现象"。目前认为脱逸现象的发生与心钠素代偿性分泌增多有关。心钠素是心房肌细胞产生和分泌的一种排钠、利尿、降血压的循环激素，钠负荷、血容量增加、右心房压力增高等因素均会刺激心房肌释放心钠素。20 世纪 80 年代中期，上海瑞金医院于 20 例醛固酮患者证实其血浆心钠素值为正常对照值 3 倍，血浆心钠素与血浆醛固酮、收缩压、舒张压皆呈正相关；手术切除分泌醛固酮的腺瘤后，血浆心钠素下降至正常范围，与血压的下降一致，提示心钠素增多是原醛症中的继发性反应。当原醛症患者钠潴留及血容量增多至一定程度时，即刺激心房内压力感受器，使心钠素分泌增多，心钠素抑制肾近曲小管钠重吸收，使到达远曲小管的钠增加，超过醛固酮作用下远曲小管重吸收钠的能力，尿钠排泄增加，即产生"脱逸"现象。"脱逸"现象在原醛症的病理生理中起重要作用，心钠素的参与，避免了钠的继续潴留，从而使机体在血容量轻度增多、血压升高的条件下，达到了平衡状态，很大程度上避免了水肿、心衰的发生。此外，心钠素可抑制肾小球旁细胞肾素的分泌及肾上腺皮质醛固酮的分泌，并能对抗血管紧张素Ⅱ的缩血管作用，是拮抗肾素血管紧张素醛固酮系统的重要内分泌激素。

醛固酮的排钾作用与其钠重吸收作用密切相关。当远曲小管腔内 Na^+（阳离子）被重吸收后，肾小管腔内液的电离子呈负性状态，此时小管细胞内的阳离子 K^+ 和 H^+ 即随着电化学梯度被分泌至小管腔内液中而随尿排出。原醛症由于大量醛固酮促进肾远曲小管钠重吸收增加，故钾的排泄亦增加，造成机体严重缺钾。醛固酮促进肾远曲小管排钾的作用受到达肾远曲小管 Na^+ 浓度的影响，远曲小管内 Na^+ 含量越高，尿 K^+ 排泄越多。反之，肾远曲小管内 Na^+ 含量减少，K^+ 分泌减少，尿 K^+ 排出亦减少。所以当钠摄入减少，使到达远曲小管的钠减少时，醛固酮的排钾作用即明显减弱。此外，原醛症中 K^+ 的排泄不受钠"脱逸"的影响而减少，这是由于钠"脱逸"是在心钠素作用下，近曲小管钠重吸收减少，而并非远曲小管中钠重吸收减少所致，故远曲小管中钠重吸收及 Na^+-K^+ 交换不变，钾仍不断丢失。

生理条件下,肾素血管紧张素系统是调节醛固酮分泌的最主要因素。肾素血管紧张素系统活性增高可刺激醛固酮分泌。肾素分泌受体液容量和钠离子浓度影响,当细胞外液容量减少,肾动脉压下降或肾小管腔内 Na^+ 浓度降低时,肾小球旁器分泌肾素增加,继而肾素血管紧张素系统兴奋醛固酮分泌,促进钠重吸收和容量扩张。相反,当细胞外液容量扩张或肾小管腔内 Na^+ 浓度增高时,肾素分泌受抑制,醛固酮分泌减少,尿钠排泄增多,使高钠和高容量得以纠正,体内代谢维持平衡。原醛症时醛固酮分泌增多,体内钠增多,血容量增加,抑制肾素血管紧张素系统,形成特征性的高血压、高醛固酮、低肾素综合征。原醛症尤其是醛固酮瘤患者,不仅基础肾素血管紧张素活性降低,在兴奋肾素血管紧张素诸因素(如直立、低盐饮食、应用排钾利尿剂等)的作用下,其肾素血管紧张素系统的活性亦不像正常人那样升高。

原醛症患者在大量醛固酮作用下,长期大量失钾,细胞外液中 K^+ 浓度降低,细胞内 K^+ 相继逸出,于是细胞内 K^+ 含量降低。与此同时细胞外液的 Na^+ 和 H^+ 进入细胞内,且从细胞内排出的能力降低,细胞内 Na^+ 和 H^+ 增加,引起细胞内酸中毒和细胞外碱中毒,血 pH 上升,血浆重碳酸盐增高。此外,正常人,当由于肠道失钾等因素所致体内低血钾时,肾小管上皮细胞内 K^+ 含量减少,于是远曲小管内 Na^+-K^+ 交换减少,Na^+-H^+ 交换增加,尿呈酸性。而在原醛症中,尽管严重失钾,但由于大量醛固酮的潴钠排钾作用,远曲小管中 Na^+-K^+ 交换仍被促进,Na^+-H^+ 交换则被抑制,肾小管细胞泌氢减少,故尿不呈酸性,可呈碱性或弱碱性。因此,细胞内液酸中毒,细胞外液碱中毒及碱性尿为原醛症的特征。

三、临床表现

(一) 高血压

高血压为原醛症患者最早和最常出现的症状,血压多为中度升高,也可呈难治性高血压,少数表现为恶性高血压,亦有极少数患者血压可完全正常,但此时往往呈相对高血压,即与患病前相比,血压明显升高。以往认为原醛症是相对良性的高血压,血管并发症的发生率比较低。但近年来报道的研究结果并非如此,原醛症患者与年龄、性别、高血压病程、血压升高程度相匹配的原发性高血压患者相比较,心血管事件发生率及死亡率皆增高。患者很少出现水肿,这与钠离子的"脱逸"现象有关。常规降压药物治疗往往效果不佳,因而难治性高血压者应怀疑原醛症可能并做必要的筛查试验。另外,还应注意到如用氢氯噻嗪等排钾利尿剂可导致低血钾加重或原来血钾不低者出现低血钾。不同的亚型,原醛症的高血压程度亦有差别,醛固酮瘤者的血压高于特醛症。目前,已经逐渐把醛固酮看成心血管系统疾病的一个独立的危险因素。

(二) 低血钾

低血钾为原醛症的另一重要症状。早有研究发现,低血钾和严重钾丢失是原醛症这一存在已久的活动性疾病的后期表现。以往由于诊断时间较晚,故低血钾的发生率较高,但近年随诊断水平的提高,原醛症的确诊时间明显提前,甚或相当多的特醛症是在高血压人群中筛选出来的,因而低血钾发生

率明显降低,大约 50% 的醛固酮瘤和仅 17% 的特醛症患者出现低血钾。低血钾可仅表现为疲乏无力,也可为典型的周期性麻痹。通常先累及双下肢,导致肌无力或肌麻痹,严重者四肢均受累,甚至影响吞咽、呼吸;肌麻痹的发生与低血钾的程度及细胞内外钾离子的浓度梯度差有关。长期低钾由于致细胞内外钾浓度梯度差减少,因而症状可较轻,但可累及心脏,心电图表现为 U 波明显、ST-T 变化、QT 延长等低钾图形,另可有期前收缩、心动过速甚至室颤等心律失常表现。长期低钾还可使肾小管上皮细胞呈空泡样变性,导致肾脏浓缩功能减退,表现为多尿、夜尿增多、口干、尿比重低。

(三) 其他

原醛症患者糖代谢紊乱的患病率升高。原醛症患者醛固酮分泌增多,直接作用于胰岛素受体,从而使胰岛素敏感性降低;醛固酮通过下调其自身受体,抑制前单核细胞胰岛素受体 mRNA 的表达及胰岛素结合作用;醛固酮可使丝裂原活化蛋白激酶及蛋白激酶 B(Akt)失活,从而阻断胰岛素信号转导通路;此外,细胞内失钾可损害胰岛 β 细胞功能,致胰岛素释放减少和作用减弱,引起糖耐量受损甚或糖尿病。另外,不仅是糖代谢紊乱,血脂紊乱及腹型肥胖在原醛患者中的患病率也较同年龄的正常人群升高。儿童患者由于长期缺钾等代谢紊乱,可出现生长发育迟缓。原醛患者因细胞外碱中毒、游离钙减少、血镁降低等因素,易出现手足搐搦和肌肉痉挛。但症状的发生常与血钾浓度有关,低钾明显时,由于神经肌肉兴奋性降低,不易出现手足搐搦等症状。而一旦补钾后,神经肌肉兴奋性提高,易出现手足搐搦。

四、诊 断

原醛症的诊断可分为两种情况:① 在临床所见高血压患者中将处于不同条件下的原醛症患者敏锐地识别出来,包括血钾正常的高血压患者(如难治性高血压),有轻度低血钾或利尿剂等诱因所致间歇性低血钾,以及已有明显低血钾的患者;② 主动对高血压患者,尤其是原醛症发病较高的群体进行筛查。

美国内分泌学会于 2008 年组织国际知名专家讨论并发表了原发性醛固酮增多症病例检出、诊断、治疗的指南。该指南将原醛症的诊断分为三个步骤:检出(习惯称为筛查)试验(detecting test)、确诊试验(confirmatory tests)和分型试验(subtype evaluation tests)。2016 年中华医学会内分泌学分会肾上腺学组发布了《原发性醛固酮增多症诊断治疗的专家共识》。2020 年又对此专家共识进行了更新。

(一) 检出试验

目前血浆醛固酮/肾素(plasma aldosterone-renin ratio, ARR)[醛固酮 ng/dl,血浆肾素活性 ng/(ml·h)]已被证实是最佳的检出试验。下述情况原醛症患病率较高,推荐作筛查试验:① 持续性高血压 > 160/100 mmHg(1 mmHg = 0.133 kPa)、难治性高血压(联合使用 3 种降压药物,其中包括利尿剂,血压>140/90 mmHg 或联合使用 4 种及以上降压药物,血压<140/90 mmHg);② 高血压合并自发性或利尿剂所致的低钾血症;③ 高血压合并肾上腺意外瘤;④ 早发性高血压家族史或早发(<40 岁)脑血管意外家族史的高血压患者;⑤ 原醛症患者中存在高血压的一级亲属;⑥ 高血压合并

阻塞性呼吸睡眠暂停。ARR 作为筛查试验是在 1981 年提出的，以后美国 Mayo 诊所、澳大利亚 Brisbane 高血压研究所等单位即开始在临床应用 ARR 从高血压患者中筛查原醛症。按一项含欧洲（意大利）、亚洲（新加坡）、澳大利亚、北美（美国）、南美（智利）的 5 个专业化高血压研究中心的回顾性汇聚报道，5 个中心在 ARR 初筛为可能原醛症后，皆经证实试验确诊，筛查前后相比，发现筛查后原醛症的检出率增加了 5～15 倍；在系统采用肾上腺静脉采血样（AVS）的 4 个中心，醛固酮瘤占原醛症中的 28%～50%，而未做此检查者为 9%。由此可见高血压患者中筛查原醛症的效果。另几项对不同分期高血压患者通过 ARR 筛查原醛症的研究中发现，2 期高血压中原醛症的检出率为 8%，3 期高血压原醛症的检出率为 13%，而难治性高血压中有高达 17%～23% 的原醛症患者。因此，在高血压患者中筛查原醛症患者显得尤为重要。

目前 ARR 被推荐为最有价值和最可信的原醛症筛查指标。但对 ARR 在原醛症筛查中的切点尚缺乏一致的意见，大多研究者以 20～50 为切点，若以 50 为切点，ARR 对原醛症诊断的敏感性为 92%，特异性达 100%。上海瑞金医院高血压科于 65 例原发性高血压及 45 例证实的原醛症（腺瘤或增生）患者做 ARR 测定（立位 2 h），分别为 10.0±4.8 及 69.9±21.3，由 ROC 曲线所得切割值为 24，其敏感性为 93.33%，特异性为 93.85%，以此切割值于 178 例高血压患者中检出 15 例原醛患者。有研究将 ARR 与血浆醛固酮（PAC）结合起来作为原醛症筛查指标，并有助于原醛症的分型。按 Mayo Clinic 的经验，当 ARR 切割值定于 20，同时 PAC 水平至少为 15 ng/dl，90% 以上为手术证实的醛固酮瘤（该院 PAC 15 ng/dl 处于正常值的高范围，正常值高限为 21 ng/dl）。另一报道将 ARR 切点定为 30，同时要求 PAC 达到 20 ng/dl，对醛固酮瘤诊断的特异性 91%，敏感性为 90%。不过，对 ARR 同时要求较高的 PAC 值会降低对总体原醛症诊断的敏感性。

试验方法：ARR 应在早晨起床 2 h 后进行，时间以 8:00—10:00 为佳，抽血前应坐位 5～15 min，试验前不应限制盐的摄入量。血醛固酮和血浆肾素活性测定血标本应使用同时采集的标本。为了取得可靠、较稳定的结果，受试者需接受以下准备：① 补充钾盐，使血钾达正常范围，因低血钾时醛固酮分泌受抑制。② 影响醛固酮及（或）血浆肾素活性药物的调整。一些药物可影响 ARR 测定的结果，盐皮质激素受体拮抗药如螺内酯、依普利酮及保钾利尿剂阿米洛利需在测 ARR 前停用至少 6 周。血管紧张素转换酶抑制剂（ACEI）、血管紧张素受体拮抗剂（ARB）、钙通道阻滞剂（CCB）类等药物可升高肾素活性，降低醛固酮，导致 ARR 假阴性，因此 ARR 阴性不能排除原醛症，需停用上述药至少 2 周再次进行检测；但如服药时肾素活性<1 ng/(ml·h) 或低于正常检测下限同时合并 ARR 升高，考虑原醛症可能大，可维持原有药物治疗。由于 β 受体阻滞剂、中枢 α₂ 受体阻滞剂（可乐定或甲基多巴）、非甾体抗炎药等可降低肾素活性，导致 ARR 假阳性，建议停用至少 2 周，如患者因冠心病或心律失常等原因长期服用 β 受体阻滞剂，临床医师根据患者情况决定是否停药。对于轻度高血压患者，可视情况暂停上述有关降压药，对中重度高血压，停药有一定危险性，可将原用降压药改为对 ARR 影响小的非二氢吡啶类钙通道阻滞剂，如维拉帕米缓释片，单药治疗或在

必要时联用 α 受体阻滞剂。

由于 ARR 的数值高度依赖肾素的检测值，因此应建立本实验室血浆肾素活性（renin activity，PRA）测定或肾素浓度（direct renin concentration，DRC）的正常值范围，批间和批内变异度，肾素测定的敏感性应低至 0.2～0.3 ng/(ml·h)（DRC 2 mU/L），延长孵育时间可提高 PRA 的敏感性，因而也不建议血标本在抽血后冰浴保存。血醛固酮水平测定可采用放免或化学发光等方法。测定值间的换算：由于不同实验室采用的测定方法和单位不同，往往会导致理解的混乱。但可用经验公式换算，醛固酮常用单位为 ng/dl（1 ng/dl = 27.7 pmol/L，1 ng/dl = 10 pg/ml），PRA 常用单位为 ng/(ml·h)[1 ng/(ml·h) = 12.8 pmol/(L·min)]，而 DRC 常用单位为 mU/L[1 ng/(ml·h) = 8.2 mU/L]。国内外各中心对 ARR 切点报道不一。根据 2016 年《原发性醛固酮增多症的临床诊疗指南》，如使用血浆肾素活性（PRA），常用切点是 20～40(ng/dl)/[ng/(ml·h)]；如使用直接肾素浓度（DRC），常用切点是 2.4～4.9(ng/dl)/(μU/ml)。

（二）确诊试验

对于已出现低血钾，并明确由肾失钾所致，血、尿醛固酮高于正常，血浆肾素活性及血管紧张素 Ⅱ 受抑制，ARR 明显高于切割值，原醛症诊断已成立者，不必再作证实试验，可直接进行分型鉴别的有关检查。对不伴低血钾的高血压患者，有上述疑似原醛症、ARR 超过切割值、血醛固酮轻度升高或在正常范围者，可做证实试验。主要是在给予钠负荷造成高容量状态后观察血醛固酮是否能如常被抑制，如抑制值不够达标则提示原醛症。

至今尚无任何金标准试验可单独作为确诊试验，常用的 4 项试验为：口服钠负荷试验、静脉生理盐水试验、氟氢可的松抑制试验和卡托普利激发试验。4 项试验的敏感性、特异性、可靠性相互之间并无差异，试验的选择一般根据患者的耐受能力、经济承受能力、医师的经验及实验习惯进行选择。在行证实试验时应避免干扰试验准确性的抗高血压药物，并且需在补钾后血钾正常的条件下进行。

1. 口服钠负荷试验 · 将每日钠摄入量增加至 218 mmol（相当于 12.8 g 氯化钠），共 3 日。在此高钠试验的第 3 日测定 24 h 尿钠、醛固酮和肌酐含量。肾功能正常者在此条件下，24 h 尿钠＞200 mmol，尿醛固酮＜10 μg/24 h 排除原醛症，＞12 μg/24 h（梅奥医学中心）或 14 μg/24 h（克里夫兰医学中心）原醛症诊断明确。此试验不可用于未得到控制的严重肾功能减退、心力衰竭、心律失常及重度低血钾患者。如患者在试验前已经是摄入高盐（12 g/d），则无必要进行此试验。按 2004 年 10 月公布的《中国居民营养与健康》调查结果，城乡居民合计每日摄入食盐量 12 g，酱油 9 g，属于高盐饮食，故不需做此试验。

2. 静脉生理盐水试验 · 在过夜空腹后，静卧位下经静脉在 4 h 内输入 2 000 ml 生理盐水，并于输液开始和结束时分别采血测定血浆醛固酮水平。试验过程中应检测血压和心率。正常人血醛固酮水平应抑制到 5 ng/dl 以下，而原醛症患者则在 10 ng/dl 以上，在 5～10 ng/dl 者，高度怀疑，但不能确诊，应行其他试验进一步证实。此试验的禁忌证与口服钠负荷试验相同。

3. 氟氢可的松抑制试验·醋酸氟氢可的松 0.1 mg,q6 h,连用 4 日,同时每日三餐食物中各增加 2 g 氯化钠(注:按前述中国居民摄入高盐饮食,如行此试验,不必另增加氯化钠摄入量)。试验期间每日测定血钾浓度,并补充足量的钾以维持血 K^+ 正常。用药后第 4 日上午 10:00 站立 10～15 min 后取血。原醛症患者血浆醛固酮水平在 6 ng/dl 以上,而肾素活性<1 ng/(ml·h)。于上午 7:00 及 10:00 还需采血测皮质醇,10:00 测值需低于 7:00 方可排除 ACTH 的干扰因素。有文献报道在氟氢可的松试验时可出现 QT 间期延长,伴有心室功能减退。目前,此试验在临床中应用逐渐减少。行此试验时则应严密观察受试者生命体征。有前述二试验中禁忌证者也不宜行此试验。

4. 卡托普利激发试验·正常生理情况下,卡托普利可通过抑制血管紧张素 I 向血管紧张素 II 的转换,抑制醛固酮分泌,增加肾素水平。受试者坐位或站位 1 h 后口服 50 mg 卡托普利,服药前及服用后 1 h、2 h 测定血浆肾素活性、醛固酮、皮质醇,试验期间患者需始终保持坐位。正常人卡托普利抑制试验后血醛固酮浓度下降>30%,而原醛症患者血醛固酮不受抑制。也有学者提出采用卡托普利试验(CCT)后 2 h 后血醛固酮浓度 11 ng/dl 作为切点,其诊断敏感度和特异度均为 90%,优于美国指南推荐的 CCT 后血醛固酮浓度抑制率 30% 作为切点。卡托普利试验安全性更好,试验过程中不会造成血压突然上升或下降,同时由于卡托普利试验的结果与每日摄盐水平无关,对时间及花费要求更少,可行性更好,可以在门诊患者中进行。但卡托普利试验结果存在一定假阴性,给临床诊断带来困扰,建议可在心功能不全、严重低钾血症及难以控制的高血压患者中进行此项检查,以降低试验所致风险。

(三) 分型检查

临床上确诊的、筛查中经 ARR 及证实试验诊断的原醛症患者需进行分型以明确病因,为治疗决策。

1. CT 扫描·肾上腺高分辨率 CT 检查的特异性高,对诊断醛固酮瘤有重要价值,在患者感受、安全性、费用等方面有优势,一般多认为是首选检查。肾上腺的 CT 征象的常见描述有:正常肾上腺、一侧腺瘤(直径>1 cm)、单侧或双侧肾上腺增粗、一侧微腺瘤(直径≤1 cm)、双侧大腺瘤或微腺瘤等。最常见的醛固酮瘤的 CT 征象为一侧较小的低密度腺瘤,通常直径<2 cm。而特醛症患者 CT 则可表现为正常、双侧增粗或双侧结节样增粗。但皮质癌则更多表现为占位病变,直径>4 cm,且边缘不规则;但偶尔皮质癌也可较小,此时若仅根据 CT 征象则易误诊。肾上腺 CT 在分型诊断中也有不足之处,如小醛固酮瘤由于 CT 表现为正常或类似结节而被误诊为特醛症,而结节样肾上腺增生又难以与醛固酮瘤鉴别,而一旦误诊会导致不必要的手术。还应注意到,在 40 岁以上者,单侧无功能腺瘤并非罕见,仅依靠 CT,很难与醛固酮瘤鉴别。MRI 在肾上腺影像学中并不优于 CT,MRI 对醛固酮瘤的敏感性高,而特异性略差,有时可出现假阳性结果,可使双侧肾上腺增生的原醛症及原发性高血压伴无功能性肾上腺腺瘤被误诊为醛固酮瘤。

2. 肾上腺静脉插管采血(adrenal venous sampling, AVS)·可鉴别醛固酮过度分泌是单侧来源还是双侧来源,对原醛症的分型诊断、治疗方式选择和疾病转归及预后非常重要。若能确定是单侧腺瘤或增生,手术治疗可使所有患者的低血钾正常,高血压改善,使 30%～60% 的高血压治愈。而影像学检查在鉴别醛固酮瘤和特醛症、无功能腺瘤和醛固酮瘤方面有一定局限性。因此,目前 AVS 越来越多地应用于上述情况的鉴别,并成为各种指南推荐的首选鉴别方法。但也必须指出,AVS 为一项创伤性检查,且费用昂贵,因而在确诊原醛症后在需要的情况下进行此试验。

方法:① 插管在过夜空腹并静卧至少 8 h 后进行,于上午 8:00～9:00 开始,11:30 前结束。整个过程在数字减影(DSA)引导下进行。患者保持卧位,将导管自右侧股静脉插至下腔静脉、左右肾上腺静脉内,推注少量造影剂(2% 泛影葡胺)证实后,先抽弃导管内残留液体,然后采样送检,检测血醛固酮及皮质醇。所有插管操作应由有经验的医师完成。② 在静脉注射人工合成 ACTH(250 μg,静脉推注)前后,分别采血检测血醛固酮和皮质醇;或是在静脉输注人工合成 ACTH(50 μg/h),静脉输注,在插管前 30 min 开始,试验过程结束后终止的同时,采血测定血醛固酮和皮质醇。目前,较为推崇的方法是在静脉输注人工合成 ACTH 的同时采血。由于一般情况下双侧肾上腺皮质醇分泌是相当的,为能准确评估双侧肾上腺醛固酮分泌,消除由于插管位置等因素可能造成的误差,因而以皮质醇校正的醛固酮值(即醛固酮/皮质醇)作为双侧肾上腺醛固酮比较的指标较单纯比较两侧醛固酮之比更为可靠。

结果的判断:① 在静脉输注人工合成 ACTH 时,将优势侧与对侧的比值的切点定为 4:1,提示优势侧为醛固酮瘤或单侧增生,但若<3:1 则提示无优势侧,即为双侧肾上腺增生。若在 3:1 与 4:1 之间,则不能确定优势或均势分泌,需要结合其他临床指标及 CT 等辅助检查确定优势侧,或随访一段时间(3～6 个月)后复查。② 在未用人工合成 ACTH 刺激的情况下,确定优势侧的切点为 2:1,低于 1.5:1 则为均势分泌,而在 1.5:1 和 2:1 之间,则不能确定优势或均势分泌。③ 也有学者认为,可用肾上腺静脉皮质醇校正的醛固酮值与外周血测值比较,若一侧≥2.5,但对侧比值不高于外周血,则可确定>2.5 侧为优势分泌。AVS 在诊断单侧醛固酮分泌的敏感性和特异性分别为 95% 和 100%,明显优于肾上腺 CT,后者分别为 78% 和 75%。而且,CT 可将双侧肾上腺增生的单侧结节误诊为肾上腺瘤因而导致不适当的手术治疗。但是,AVS 对操作者的要求较高,尤其是成功准确地在右侧肾上腺静脉采样困难。对 47 项报道的综述发现,仅 74% 的操作可成功在右侧肾上腺静脉采样。但对有经验的操作者来讲,成功率可提高到 90%～96%,且并发症的发生率亦低,通常<2.5%。并发症主要是出血,此可通过造影确定导管位置等方法避免。由于 AVS 属于有创检查而且价格昂贵,对于所有原醛症患者是否需行 AVS 检查存在争议,根据 2014 年《双侧肾上腺静脉采血专家共识》,以下患者可不必行 AVS 检查:① 年龄<40 岁,肾上腺 CT 显示单侧腺瘤且对侧肾上腺正常的患者;② 肾上腺手术高风险患者;③ 怀疑肾上腺皮质癌的患者;④ 已经证实患者为家族性醛固酮增多症 I 型或家族性醛固酮增多症 III 型。如果 AVS 失败或结果难以判定,首先,可在相隔一定时间后再次行 AVS;也可以采取药物,以醛

固酮受体拮抗剂为主治疗,继续随访;或根据 CT 等影像学资料,结合体位试验或同位素检查等以明确分型。有关单侧结节肾上腺增生性原醛症的诊断:对于病情较重(低血钾及高血、尿醛固酮),CT 表现为单侧肾上腺>1 cm 结节患者,单侧结节肾上腺增生性原醛症的可能性较大;而 CT 示单侧肾上腺≤1 cm 结节及多结节患者中,AVS 对诊断单侧肾上腺增生性原醛症甚为重要。

3. ^{131}I 胆固醇肾上腺扫描 · 目前已很少用于临床。胆固醇是皮质激素合成原料,因而在肾上腺皮质浓聚,尤其是腺瘤及增生组织时,可用 ^{131}I 标记胆固醇后显示浓集部位。如一侧肾上腺放射性浓集,提示该侧有腺瘤。一般腺瘤在 1 cm 以上者,90% 可正确定位。如两侧均有放射性浓集,提示为双侧增生,符合率为 70%。据上海瑞金医院报道,140 例行此检查者,其中 126 例腺瘤,定位正确者 115 例,错误及不能肯定者 11 例,准确率 91.3%;增生 14 例,诊断不符者 5 例,准确率 64.3%;该法总的诊断符合率为 89.6%。

4. 肾上腺 B 超 · 临床使用方便且无创伤,可作为辅助检查,在有经验的医师操作下,此检查亦有独特价值。文献报道认为直径>1.3 cm 的醛固酮瘤均可显示,小腺瘤难与特发性增生鉴别。

5. 体位试验(posture stimulation test) · 多数 APA 患者醛固酮分泌有一定的自主性,不受肾素血管紧张素Ⅱ的影响,由卧位改取站立位后血醛固酮不像正常人及原发性高血压患者上升;而特醛症肾上腺增生患者醛固酮分泌呈非自主性,且对肾素血管紧张素Ⅱ的反应增强,站立位时此系统活性的轻微升高即可使血醛固酮分泌增多。受试者于过夜平卧后,于上午 8:00 卧位取血测醛固酮、皮质醇,然后站立 4 h(可稍行动或短暂取坐位)后再取血测两激素浓度。正常人 8:00 卧床至中午 12:00,血醛固酮水平下降,与血皮质醇水平下降相一致。如由 8:00 从卧位改为立位至中午 12:00,则血醛固酮水平上升,表明体位的作用大于 ACTH 作用。特醛症患者基础血浆醛固酮仅轻度升高,站立 4 h 后则明显上升,至少超过 8:00 测值的 33%,这是由于患者站立后血浆肾素水平升高所致。醛固酮瘤患者基础血醛固酮明显增高,多超过 20 ng/dl,站立后血醛固酮不增高或反而下降。这是由于醛固酮瘤患者醛固酮大量分泌,血容量明显扩张,强烈抑制肾素血管紧张素系统的活性,即使站立 4 h 也不足以兴奋肾素的释放。同时由于腺瘤 ACTH 依赖明显,随着 ACTH 下降,血醛固酮反见降低,故醛固酮不增高甚至降低提示醛固酮瘤。据 16 篇报道中 246 例经手术证实 APA 患者体位试验的综合分析,其准确性为 85%。糖皮质激素可抑制性原醛症(GRA)行此试验时,站立后血醛固酮也不上升,反而下降。因为患者血醛固酮的分泌主要受 ACTH 的调节。试验同时应取血测皮质醇,如 8:00—12:00 皮质醇浓度下降,提示 ACTH 正常节律存在,如此期间血皮质醇和醛固酮均增高,则试验无意义。

6. 血浆 18-羟皮质酮测定 · 晨 8:00 正常值为 10.1±6.5 ng/dl,醛固酮瘤患者>100 ng/dl,而特醛症患者<100 ng/dl。这是由于醛固酮瘤患者血钾严重降低,使醛固酮合成的最后步骤 18-羟皮质酮脱氢变为醛固酮的速度减慢,使 18-羟皮质酮增高;而特醛症患者缺钾相对较轻,此影响较小。此试验

的准确性不到 80%,还不能据之以指导原醛症分型。

7. ACTH 兴奋试验 · 1978 年,Kem 首先提出 ACTH 兴奋试验,发现输注 ACTH 后,原醛症患者醛固酮水平明显高于原发性高血压患者。之后又有文献报道,ACTH 兴奋试验可以很好区分对血管紧张素Ⅱ敏感的 APA 及 IHA。而国外相关研究在进行双侧肾上腺静脉采血(AVS)的同时持续滴注 ACTH 或 ACTH 快速推注法,以提高插管准确性。操作方法:隔日 24:00 口服 1 mg 地塞米松,清晨 8:00 空腹状态下(当日降压药物照旧),予以生理盐水 20 ml+ACTH 50 U 静脉推注(1 min),抽血测 0、30、60、90、120 min 皮质醇和醛固酮,整个试验保持卧位状态,并监测患者血压及心率变化。整个试验保持卧位状态,并监测患者血压及心率变化。瑞金医院研究发现 ACTH$_{120 min}$ 醛固酮 ROC 曲线下面积最大,当切点为 77.9 ng/dl,其诊断单侧原醛症敏感性及特异性较高,分别为 76.8% 及 87.2%,阳性预测值(PPV)为 89.6%,阴性预测值(NPV)为 72.3%。因此,认为 ACTH 兴奋试验可作为区分单侧及双侧原醛症的方法,与 AVS 相比,ACTH 兴奋试验操作简便,无创,价格便宜,更适合广泛推广。

8. ^{11}C-美托咪酯-PET · ^{11}C 标记美托咪酯是一个有效的 11β-羟化酶及醛固酮合成酶抑制剂,是一种良好的 PET 示踪剂。一项研究显示用 ^{11}C-美托咪酯诊断 APA 的特异度为 87%,敏感度为 76%。APA 特异性的 PET 放射示踪法在未来可能成为 PA 亚型评估的方法。

9. Küpers 评分体系及相关模型 · Küpers EM 等预测典型腺瘤影像学表现和血钾<3.5 mmol/L 和(或)eGFR>100 ml/(1.73 m^2·min)为单侧原醛症影响因素,并建立了评分体系。当评分≥5 分,诊断为单侧原醛症,特异性高达 100%。国内研究发现 Küpers 评分体系对中国人群原醛症分型诊断敏感性和特异性低(62% 及 53%),经调整模型后发现尿醛固酮水平、低钾病史及单侧典型肿瘤直径>1 cm 诊断特异性高达90.5%。瑞金医院内分泌学科通过建立列线图模型提出 BMI、血钾及肾上腺 CT 联合预测双侧原醛症可能性高达 90%。

10. 糖皮质激素可抑制性原醛症(GRA)相关检查 · 有研究认为在早发高血压病(发病年龄<20 岁),尤其是病情重,难治性者并有早发高血压及(或)年轻发生卒中家族史者(<40 岁),应怀疑 GRA 并行基因检测。GRA 又称家族性原醛症Ⅰ型(FHⅠ),为常染色体显性遗传,占原醛症的不到 1%。由于多为融合基因突变导致,因而基因检测的方法可选用 Southern 杂交和 PCR 产物直接测序。ACTH 兴奋试验和地塞米松抑制试验:原醛症患者发病年龄小,高血压可轻可重,低血钾症状较轻,肾上腺 B 超及 CT 检查正常,而体位试验时血浆醛固酮水平无明显升高,应考虑糖皮质激素可治性醛固酮增多症,可行 ACTH 兴奋试验。本病患者在滴注 ACTH 后,醛固酮分泌呈过度反应。地塞米松抑制试验,每日给患者口服地塞米松 2 mg,数日后血醛固酮可降至正常水平,高血压和低血钾的表现在服药 10 日内得到改善,甚而恢复正常。此后给患者小剂量地塞米松(0.5 mg/24 h)治疗,可使患者维持于正常状态。醛固酮瘤及特醛症患者的血浆醛固酮水平也可一过性地被地塞米松所抑制,但一般不能降至正常水平,而且能被抑制的时间较短,服药 2 周后,醛固酮的分泌不再被地塞米松所抑制,血醛固酮再度升高。

五、鉴别诊断

由高血压患者中检出原醛症的过程见前文。此处主要叙述原醛症与其他伴高血压、低血钾疾病的鉴别。

（一）伴高血压、低血钾和肾素被抑制的疾病

此类疾病在病理生理上与原醛症的主要区别为醛固酮分泌不高，反而降低，可由于：① 具盐皮质激素活性的去氧皮质酮产生过多；② 盐皮质激素受体（MR）被皮质醇激活；③ 上皮细胞钠通道（醛固酮MR的作用靶点）基因突变使通道处于激活状态所致。

1. 去氧皮质酮（deoxycorticosterone，DOC）过多所致盐皮质激素过多综合征

（1）先天性肾上腺皮质增生症：由于合成肾上腺皮质激素所需要酶系统缺陷导致中间产物DOC堆积。

1）P450c11（11β-羟化酶）缺陷：11β-羟化酶是11-去氧皮质酮和11-去氧皮质醇转化为皮质酮和皮质醇的关键酶。该酶缺乏，皮质酮和皮质醇的合成障碍，11-去氧皮质酮和11-去氧皮质醇堆积，此两物质，尤其是前者有潴钠排钾活性，引起血容量增加、血压增高、低血钾、肾素被抑制等与原醛症类似的临床表现，其与原醛的区别在于：① 该病引起潴钠排钾的物质主要是11-去氧皮质酮，而不是醛固酮。② 由于皮质醇合成障碍，对垂体ACTH的反馈抑制减弱，ACTH分泌增多，引起患者皮肤黏膜色素增加。肾上腺雄激素的合成不需要11β-羟化酶，由于前体物质的大量增加（17-羟孕酮），使雄激素的产生增多，临床引起女性男性化，男性性早熟等性征异常。③ 11-去氧皮质醇及其代谢产物都有和四氢皮质醇相同的侧链，在17α位上有羟基，故尿中17-羟皮质类固醇增高；又由于雄激素增多，尿17酮类固醇排量亦增多。鉴于11β-羟化酶缺陷者以上临床和生化特点，对高血压、低血钾者，可以根据伴男性化及血皮质醇降低、ACTH增高、尿17-羟皮质类固醇及17-酮类固醇增高、血尿醛固酮降低等特征与原醛症鉴别。

2）P450c17（17α-羟化酶）缺陷：肾上腺皮质合成激素的过程中，孕烯醇酮转变为17α-孕烯醇酮，孕酮转变为17α-孕酮均需要17α-羟化酶，该酶缺陷时：① 孕酮不能转化为17-孕酮，致使皮质醇合成障碍，而孕酮、脱氧皮质酮、皮质酮产生增加，而后两种物质具有潴钠活性，因而引起高血压、低血钾。② 孕烯醇酮和孕酮不能转变为17α-孕烯醇酮和17-羟孕酮，致使脱氢异雄酮和雄烯二酮明显减少，最终导致雄激素和雌激素均减少。由于雄激素不足，男性性器官分化差，呈男性假两性畸形；由于雌激素不足，女性无青春期呈原发性闭经。③ 皮质醇不足，ACTH增高，性激素不足，则LH、FSH增高。对高血压、低血钾，同时双侧肾上腺增生患者应检查其性分化、发育、性腺功能状态，了解有无雄激素过多或性幼稚的表现，需要时做核型检查。

（2）肾上腺分泌去氧皮质酮的肿瘤：肾上腺肿瘤可产生去氧皮质酮（DOC）而造成盐皮质激素过多综合征，伴高血压、低血钾及肾素被抑制。此类肾上腺瘤多为体积大的恶性肿瘤，除DOC外往往同时分泌雄激素及雌激素，可致女性患者男性化，男性患者女性化。醛固酮的分泌明显受到抑制，血浆DOC明显升高，尿中四氢去氧皮质酮排量显著增多。肾上腺

CT示巨大肿瘤。治疗最好能将肿瘤完全切除。

（3）全身性糖皮质激素抵抗综合征：此病是由于糖皮质激素受体基因发生突变所致。由于皮质醇对下丘脑垂体ACTH释放素（CRH）及ACTH的反馈抑制减弱，ACTH分泌增加，刺激肾上腺皮质三类激素产生过多。血皮质醇及尿游离皮质醇增多，但临床上并无库欣综合征的表现。盐皮质激素主要去氧皮质酮、皮质酮增多，临床表现为高血压、低血钾、肾素血管紧张素被抑制，醛固酮分泌减少。大量皮质醇在肾小管上皮细胞中超越了11β-羟类固醇脱氢酶2型（11-HSD2）将其转变为无活性皮质素的能力，而作用于盐皮质激素受体也可为出现高血压、低血钾的原因。雄激素分泌增多于女性引起多毛及男性化，于男孩则引起性早熟。此病诊断线索为盐皮质激素及雄激素增多的症状，皮质醇增多但无库欣综合征的表现。

2. 11β-羟类固醇脱氢酶缺陷：致使皮质醇作用于盐皮质激素受体（MR）而引起此类综合征。分为先天性及继发性。

（1）表象性盐皮质激素过多综合征（apparent mineralocorticoid excess，AME）：是一种临床少见的常染色体隐性遗传性疾病，其病因为先天性11β-羟类固醇脱氢酶2型（11-HSD2）缺陷。它见于儿童和青少年。该病的临床表现与原醛症十分相似，高血压、低血钾性碱中毒，血浆肾素活性极低，螺内酯可拮抗高血压和低血钾，提示有盐皮质激素的作用存在。而与原醛症不同的是，AME患者体内醛固酮及所有已知的盐皮质激素水平均极低甚至缺失，无盐皮质激素过多的实验室依据。盐皮质激素过多的症状可被小剂量地塞米松所抑制，提示该病中发挥理盐激素作用的物质是皮质醇。当青少年有明显盐皮质激素过多症状出现时，排除11β-羟化酶和17α-羟化酶缺陷，尿17-羟皮质类固醇排量降低，应高度疑及该综合征的可能性。

（2）服用甘草、生胃酮所致高血压、低血钾：甘草含甘草次酸，而生胃酮则为甘草次酸的衍生物，服用大量甘草及其衍生物，可引起潴钠排钾。这是由于甘草及其衍生物阻滞11β-羟类固醇脱氢酶的作用，使皮质醇向皮质素转化障碍，同时又阻滞皮质醇A环还原，其后果相同于表象性盐皮质激素过多综合征，引起潴钠排钾、高血压等表现。患者的服药史及低醛固酮水平可提供鉴别诊断的依据。

（3）库欣综合征：重型库欣综合征，主要由异位ACTH综合征、肾上腺癌所引起者，常伴明显高血压、低血钾。以往认为与盐皮质激素（皮质酮、去氧皮质酮）分泌过多有关，目前增加的解释为皮质醇的产生量过多，超越了肾中11β-羟类固醇脱氢酶2型将其转变为皮质素的能力，从而使盐皮质激素受体被激活，皮质醇/皮质素代谢物升高可作佐证。

3. 利德尔综合征（Liddle综合征）：为一遗传性疾病，由于肾小管上皮细胞钠通道基因突变使其处于激活状态，导致钠潴留、高血压、低血钾、碱中毒，肾素受抑制，但血、尿醛固酮不高，反而降低，同时对螺内酯无反应，而对氨苯蝶啶加低钠饮食反应良好，因而与功能性盐皮质激素过多症有别。

（二）肾素活性过高伴高血压、低血钾的疾病

此类疾病的特点为肾素活性过高而导致高血压、低血钾。

1. 肾素分泌瘤：该瘤是一种起源于肾小球旁细胞的肿瘤，分泌大量肾素引起高血压。发病年龄轻，高血压严重，由

于继发性醛固酮增多,可伴低血钾。患者血肾素活性高,血管造影可显示肿瘤。

2. 肾性高血压·肾动脉狭窄性高血压及恶性高血压,均因肾缺血引起肾素血管紧张素产生增多,导致继发性醛固酮增多,出现低血钾。恶性高血压患者的血压较原醛症中为高,舒张压往往可达 17~19 kPa(130~140 mmHg),病情进展快,迅速出现视网膜损害、肾功能减退、氮质血症及尿毒症。肾动脉狭窄者可在上腹中部、肋脊角区听到血管杂音。放射性肾图、静脉肾盂造影(IVP)可显示一侧肾功能减退,病侧肾脏缩小,输尿管壁有蚯蚓状表现,肾动脉造影能证实狭窄的部位、程度和性质。肾性高血压者肾素血管紧张素系统的活性增高,对与原醛症的鉴别诊断有重要的意义。

六、治 疗

原发性醛固酮增多症的治疗取决于病因。醛固酮瘤应选择手术治疗,单侧肾上腺切除术多可治愈。原发性肾上腺增生症单侧或次全切除术亦有效。特发性醛固酮增多症需用盐皮质激素受体拮抗剂为主的药物治疗。如临床难以确定是腺瘤还是增生,可用药物治疗并随访其发展。

(一) 手术治疗

单侧原醛症(醛固酮瘤和单侧肾上腺结节性增生),手术治疗是首选的治疗手段,目前腹腔镜切除术是首先推荐的疗法。单侧原醛症手术有效率(即血压和血钾改善)接近100%;若以术后血压在未用降压药时低于 140/90 mmHg 为治愈标准,则醛固酮瘤单侧肾上腺切除的治愈率为 50%(35%~60%);若以低于 160/95 mmHg 为治愈标准,则提高到 56%~77%。若在原醛症以前已有高血压或老年患者、高血压病程长者(>5 年)等,手术对高血压的效果较差,低血钾可纠正或改善。与开放手术相比,腹腔镜手术有并发症少、住院时间短的优点,由于 AVS 只能确定哪侧肾上腺为优势侧,但不能确定优势侧的那一部分更自主分泌,且有报道切除肾上腺中 27%包含多发结节,故应做患侧肾上腺全切除术,如仅摘除腺瘤,并保留余下的患侧肾上腺,则治愈率将明显降低,因而现已不推荐此种方法。长期看来,对于单侧原醛症,手术治疗较药物治疗效果为佳。研究也表明,诊断的延迟导致 APA 手术治疗推迟,将影响高血压症状的改善及预后。对不能手术的醛固酮瘤患者,可药物治疗。首选盐皮质激素受体拮抗剂如螺内酯或保钾利尿药阿米洛利。大多数患者需要联合螺内酯及其他降压药。

术前准备:手术前应对患者做适当的准备,纠正电解质代谢紊乱,使血钾恢复正常,心电图低钾表现消失,并适当降低血压。对血压特别高、低钾严重者宜用低盐饮食,每日钠摄入量限制在 80 mmol 左右,补充氯化钾 4~6 g/d,分次口服,或用螺内酯 80~100 mg,日服 3~4 次,待血钾恢复,血压下降后改为 40~60 mg,日服 3~4 次。如同时补钾并用螺内酯,两者皆减量。在手术前 1~2 日,宜停用螺内酯,单补钾,由于螺内酯半衰期较长,如此可避免腺瘤切除后发生的醛固酮减少症。术前螺内酯的降压效果常可预测手术的疗效,螺内酯降压效果好者,术后疗效亦较佳。

术后处理:手术后应尽早测定血浆醛固酮水平和肾素活性,腺瘤切除当日,即应停止外源性钾的补充,停用螺内酯,其

他降压药的应用酌情减少或停用。此由于肿瘤对侧肾上腺被优势侧过量醛固酮分泌抑制,因而术后可有一过性的醛固酮减低症的可能,术后应给予一定的生理盐水补充。除非血钾<3.0 mmol/L,一般在补液中不加氯化钾,待可进食后则给予足量盐供应,一般 1 周后改为正常饮食。多数患者术后血压可在数月内逐渐下降至正常或接近正常,但也有长至 1 年血压继续下降者;部分患者血压降至正常或接近正常后又升高,虽低于术前且易用降压药物控制,但复发的可能性大,应密切观察;少数患者血压无明显改善,其原因可能是同时有原发性高血压,或年老、高血压病程久。

临床转归评估:原发性醛固酮增多症手术结果(PASO)研究是一项国际多中心项目,旨在为单侧原发性醛固酮增多症肾上腺切除术的结果和随访制定一致标准。根据血压、抗高血压药物使用情况、血钾、醛固酮及血浆肾素活性或浓度,对 6 种结果(完全缓解和无临床或生化缓解)的标准达成共识(表 5-11-2)。

表 5 - 11 - 2 原醛症手术疗效评价标准

项 目	临床评估	生化评估
完全缓解	未服降压药物,血压正常	血钾正常及 ARR 正常或确诊试验醛固酮被抑制
部分缓解	服用相同剂量降压药物血压下降或降压药物剂量较前减少,血压维持正常	血钾正常及 ARR 升高,但醛固酮较术前下降 50%以上或确诊试验醛固酮较术前下降
无缓解	服用相同剂量降压药物或剂量增加,血压下降	持续性低钾及 ARR 升高,确诊试验醛固酮未被抑制

(二) 药物治疗

因双侧肾上腺病变导致的原醛症应首选药物治疗。双侧肾上腺病变主要为特醛症,偶为双侧腺瘤,还包括 GRA。特醛症以往曾行手术治疗,但长期随访资料显示,切除单侧或双侧肾上腺治疗仅 19%的高血压可治愈,因而建议药物治疗为首选。

1. 螺内酯·特发性醛固酮增多症的首选治疗为螺内酯,也可选用依普利酮。螺内酯已在临床应用 40 余年。螺内酯可与醛固酮竞争性地结合盐皮质激素受体,从而抑制醛固酮作用,致使潴钠排钾,纠正低血钾,改善高血压。作为特醛症的长期使用药物,为尽可能减少其不良反应,开始时应采用小剂量,每日 12.5~25 mg,按需缓慢、逐渐增加,以探索最小有效剂量。最高剂量限于 100 mg/d,必要时联合应用其他类型降血压药。由于螺内酯还可阻断睾酮的合成以及拮抗雄激素、孕激素的作用,故可产生一些副作用,包括阳痿、性欲减退、男性乳房发育或女性月经紊乱。男性乳房发育的发生是剂量依赖性的,有报道认为,每日<50 mg 的螺内酯服用半年,发生率为 6.9%,但若每日>150 mg 则发生率高达 52%。当患者出现严重肾功能减退时,则不能用螺内酯,因可引起高血钾。需避免同时服用水杨酸盐,因其可降低螺内酯的效果。螺内酯可延长地高辛的半衰期,当两药合用时需适当减少地高辛用量。上海瑞金医院一项前瞻性研究将 48 例 IHA 患者随机分为螺内酯单药(80~200 mg/d)及小剂量螺内酯(40 mg/d)联合 ARB/CCB 治疗组,治疗 16 周,单药组血压达

标率为 70.8%(17/24)，联合组血压达标率为 95.8%(23/24)，2 组差异有统计学意义（$P<0.05$）。单药组 2 例出现肾功能不全，5 例出现男性乳房发育；而联合组无肾功能不全及男性乳腺发育。

2. 依普利酮（eplerenone）·为一新的无抗雄激素和孕激素作用的选择性醛固酮受体拮抗剂，相对于螺内酯，使用此药可以减少内分泌系统不良反应。已于 2002 年和 2003 年获美国 FDA 批准用于原发性高血压和心力衰竭的治疗。此药可降低急性心肌梗死后心力衰竭的发生及病死率。此药结构特点是以甲酯基取代螺内酯的 7α-乙酰硫基并增加了 9α,11α-环氧桥键，前者是增加该药醛固酮受体亲和力的主要部分，基团改变后，依普利酮和雄激素受体的亲和力仅为螺内酯的 0.1%，与孕酮受体的亲和力不到 1%，男性乳房发育的发生率仅为 0.5%，因而是治疗原醛症较理想的药物。依普利酮的起始剂量为 25 mg/d，美国 FDA 批准用于治疗高血压的最大剂量为 100 mg/d。其药效（等 mg 比较）大约为螺内酯的 60%，也有认为相仿者，其半衰期较短，需每日 2 次用药。依普利酮一般耐受性较好，但价格较贵，其治疗原醛症的长期临床效果尚有待积累更多的证据。与应用螺内酯相同，在用依普利酮时也需要监测血钾和血清肌酐。血钾>5.5 mmol/L，血清肌酐男性>2.0 mg/dl，女性>1.8 mg/dl，已有糖尿病伴微量蛋白尿皆为依普利酮的禁忌证。依普利酮也不可与强 CYP3A4 抑制剂（如酮康唑）、保钾利尿剂（阿米洛利、氨苯蝶啶）合用。依普利酮的不良反应包括眩晕、头痛、乏力、腹泻、高甘油三酯血症和肝酶升高。

3. 阿米洛利·对螺内酯不能耐受的患者可选择阿米洛利（又称氨氯吡咪，amiloride）。此药可阻滞肾远曲小管和集合管的上皮细胞钠通道，从而促进钠和氯的排泄，降低钾的排出，起到排钠、排尿和保钾的作用；但不能拮抗过多醛固酮对器官的损害效应，且对原醛症的降压作用也弱于螺内酯。氨氯吡咪的初始剂量为 10~20 mg/24 h，必要时可给予 40 mg/24 h，分次口服。患者服药后血钾多能恢复正常。对特醛症患者，尽管均能不同程度地降低血压，但单用本药仅能使 30%~40% 的患者血压恢复至正常水平。副作用包括头痛、乏力、阳痿、胃肠不适及血尿酸增高。

4. 氨苯蝶啶·与阿米洛利作用类似，抑制远曲小管钠重吸收，同样具有排钠潴钾作用，但不拮抗醛固酮作用。对不能耐受螺内酯的患者，可用于治疗原醛症。它多与噻嗪类利尿剂联合应用。

5. 钙通道阻滞剂·多种调节因素可刺激醛固酮产生，钙离子是各条通路的最终交汇点，因而钙通道阻滞剂治疗原醛症是合理可行的途径。它们不仅抑制醛固酮分泌，而且抑制血管平滑肌收缩，减少血管阻力，从而降低血压。

6. 血管紧张素转换酶抑制剂及血管紧张素受体阻断剂·特醛症对血管紧张素敏感性增强，因而血管紧张素转换酶抑制剂可减少特醛症的醛固酮的产生，但对醛固酮瘤此作用不明显。理论上，血管紧张素受体阻断剂亦具有治疗原醛症的作用，但报道显示原醛症在接受氯沙坦治疗后，血压下降，但肾素和醛固酮水平未改变。

7. 醛固酮合成酶抑制剂·在研发过程中，将来可能是一类有潜力的原醛症治疗药物。

8. 肾上腺醛固酮癌的药物治疗·参阅本书"库欣综合征"中肾上腺癌的治疗。

9. 糖皮质激素可治性醛固酮增多症·用最小剂量地塞米松抑制 ACTH 分泌，以使病情缓解，避免药源性库欣综合征。

七、基因分型在原醛症中的应用

1. 家族性醛固酮增多症（FH）·糖皮质激素可抑制性醛固酮增多症（GRA）：GRA 为常染色体显性遗传病，占原醛症比例不到 1%。主要特征为高血压、ACTH 依赖的醛固酮分泌、低肾素及高 18-羟皮质醇（18-OHF）和 18-氧皮质醇（18-OXOF）。尽管存在高醛固酮状态，但低钾血症并不常见。大多数患者年轻时即出现严重高血压，少部分患者血压为轻度升高或正常范围，临床表型较轻。

导致 GRA 发生的遗传病因是在 CYP11B1（11β-羟化酶）和 CYP11B2（醛固酮合成酶）之间不等的遗传重组，形成 CYP11B 嵌合基因，由于 CYP11B1 的表达受 ACTH 的调控，嵌合基因表达的酶同时具有醛固酮合成的活性且为肾上腺皮质 ACTH 所依赖的表达。因此，在 GRA 患者中，醛固酮能被糖皮质激素抑制。基因检测对 GRA 来说是一种敏感和特异的检查方法，而尿 18-OHF 和 18-OXOF 及地塞米松抑制试验均可能出现误诊，所以建议年龄在 20 岁以下的原醛症患者，或有原醛症或早发脑卒中家族史的患者，应做基因检测以确诊或排除 GRA。

2. 家族性醛固酮增多症Ⅱ型（FH-Ⅱ）·FH-Ⅱ是一种非糖皮质激素可抑制家族性醛固酮增多症。FH-Ⅱ患者具有肾上腺腺瘤或增生所致的原醛症家族史，其临床、生化和病理上都无法与散发性原醛症鉴别。在大多数家系中，垂直传播提示为常染色体显性遗传。FH-Ⅱ的诊断依赖于在一个家系中出现至少两位以上原醛症患者。遗憾的是，FH-Ⅱ的基因背景尚不清楚，因此目前的诊断主要根据持续升高的醛固酮肾素比值，确诊试验阳性，且没有导致 GRA 的嵌合基因。在 GRA 和 FH-Ⅱ患者的一级亲属中进行筛查可在血压正常者中发现原醛症患者，了解外显率的差异。澳大利亚的一项大型家系研究发现 FH-Ⅱ和 7p22 染色体位点的基因存在联系。2018 年一项研究证实 CLCN2 突变与家族性醛固酮增多症Ⅱ型（FH-Ⅱ）相关。

3. 家族性醛固酮增多症Ⅲ型（FH-Ⅲ）·FH-Ⅲ型与既往描述的种类不同，其具有鲜明的临床和生化特点。表现为儿童时期严重高血压，伴有醛固酮显著升高、低钾血症和显著靶器官损害，且对积极降压治疗无效，包括安体舒通、阿米洛利，需行双侧肾上腺切除。国外研究报道其致病基因为 KCNJ5 突变（T158A），因此对于发病年龄很轻的原醛症患者，建议行 KCNJ5 基因检测排除 FH-Ⅲ型。

4. 家族性醛固酮增多症Ⅳ型（FH-Ⅳ）·由 CACNA1H 基因突变导致，建议在醛固酮增多症儿童及一个以上家族成员为 PA 患者中进行 CACNA1H 基因突变筛查。

5. 散发型醛固酮瘤基因检测

(1) KCNJ5 基因突变：Choi 等利用外显子测序在醛固酮瘤组织发现 2 个钾离子通道突变（G151R，L168R），均为体细胞突变。钾通道基因（KCNJ5）突变可导致肾上腺细胞钠离子内流增加,细胞去极化引起电压门控钙通道开放,胞内钙离子浓度升高增加醛固酮合成酶表达,促使醛固酮瘤发生,但在不同研究中,*KCNJ5* 在醛固酮瘤中突变率为 $10\% \sim 68\%$ 不等。

(2) *ATP1A1* 及 *ATP2B3* 基因突变:Beuschlein 等在 9 例醛固酮瘤组织中发现 3 例携带 *ATP1A1* 突变,2 例携带 *ATP2B3* 突变。进一步扩大样本后,在 308 例醛固酮瘤患者中,16 例(5.2%)携带 *ATP1A1* 突变,5 例(1.6%)携带 *ATP2B3* 突变。突变患者主要为男性,较无突变者,醛固酮水平更高,血钾水平更低。

(3) 电压门控钙离子通道(CACNA1D)基因突变:CACNA1D 是电压门控钙离子通道,Scholl 等在 43 例非 *KCNJ5* 突变醛固酮瘤患者中发现 5 例体细胞 *CACNA1D* 突变(11.6%),突变使肾上腺皮质细胞膜上钙离子通达持续开放,细胞内钙离子聚集,醛固酮大量合成,引起醛固酮瘤发生。

(4) *CTNNB1* 基因突变:在 3% 散发性 APA 中发现存在 *CTNNB1* 基因突变,与 *KCNJ5* 突变的 APA 相似,*CTNNB1* 基因突变的 APA 与女性患者和较大腺瘤有关。

参考文献

[1] Conn JW. Presidential address, Part I. Painting background, Part II. Primary aldosteronism, a new clinical syndrome[J]. J Lab Clin Med, 1955, 45: 3 - 17.

[2] 邝安堃,许曼音,程一雄,等.原发性醛固酮症——附一肾上腺皮质腺癌所致病例报告[J].中华内科杂志,1963,11: 183 - 189.

[3] Funder J, Carey R, Fardella C, et al. Case detection, diagnosis, and treatment of patients with primary aldosteronism: an Endocrine Society clinical practice guideline[J]. J Clin Endocrinol Metab, 2008, 93: 3266 - 3281.

[4] Young WF. Primary aldosteronism: renaissance of a syndrome[J]. Clin Endocrinol, 2007, 66: 607 - 618.

[5] Sutherland DJ, Ruse JL, Laidlaw JC. Hypertension, increased aldosterone secretion and low plasma renin activity relieved by dexamethasone[J]. Can Med Assoc J, 1966, 95: 1109 - 1119.

[6] Stowasser M, Gordon RD, Tunny TJ, et al. Familial hyperaldosteronism type II: five families with a new variety of primary aldosteronism[J]. Clin Exp Pharmacol Physiol, 1992, 19: 319 - 322.

[7] Ng L, Libeino JM. Adrenocortical carcinoma: diagnosis, evaluation and treatment[J]. J Urology, 2003, 169: 5 - 11.

[8] 许曼音,胡仁明,郑崇达,等.原发性醛固酮增多症中血浆心钠素变化的临床意义及其与脱逸现象的关系[J].中华内分泌代谢杂志,1988,4: 1 - 11.

[9] Stowasser, M, Sharman J, Leano R, et al. Evidence for abnormal left ventricular structure and function in normotensive individuals with familial hyperaldosteronism type I[J]. J Clin Endocrinol Metab, 2005, 90: 5070 - 5076.

[10] Rossi GP, Sacchetto A, Pavan E, et al. Remodeling of the left ventricle in primary aldosteronism due to Conn's adenoma[J]. Circulation, 1997, 95: 1471 - 1478.

[11] Rossi G, Boscaro M, Ronconi V, et al. Aldosterone as a cardiovascular risk factor[J]. Trends Endocrinol Metab, 2005, 16: 104 - 107.

[12] Mulatero P, Stowasser M, Loh KC, et al. Increased diagnosis of primary aldosteronism, including surgically correctable forms, in centers from five continents[J]. J Clin Endocrinol Metab, 2004, 89: 1045 - 1050.

[13] Ganguly A, Zager PC, Luetscher JA. Primary aldosteronism due to unilateral adrenal hyperplasia[J]. J Clin Endocrinol Metab, 1980, 51: 1190 - 1194.

[14] 吴景程,汤正义,张炜,等.单侧肾上腺结节性增生性原发性醛固酮增多症的临床特点和随访结果分析[J].中华医学杂志,2006, 86: 3302 - 3305.

[15] Young WF, Stanson AW, Thompson GB, et al. Role for adrenal venous sampling in primary aldosteronism[J]. Surgery, 2004, 136: 1227 - 1235.

[16] Novitsky YW, Kercher KW, Rosen MJ, et al. Clinical outcomes of laparoscopic adrenalectomy for lateralizing nodular hyperplasia[J]. Surgery, 2005, 138: 1009 - 1016.

[17] Rossi GP, Bernini G, Caliumi C, et al. A prospective study of the prevalence of primary aldosteronism in 1, 125 hypertensive patients[J]. J Am Coll Cardiol, 2006, 48: 2293 - 2300.

[18] Rossi GP, Bernini G, Desideri G, et al. Renal damage in primary aldosteronism: results of the PAPY Study[J]. Hypertension, 2006, 48: 232 - 238.

[19] Shimamoto K, Shiiki M, Ise T, et al. Does insulin resistance participate in an impaired glucose tolerance in primary aldosteronism[J]. J Hum Hypertens, 1994, 10: 775 - 779.

[20] 周亚茹,曾正陪,张晶,等.原发性醛固酮增多症的胰岛素抵抗及葡萄糖代谢异常[J].中华内分泌代谢杂志,2006,22: 294 - 297.

[21] 张炜,汤正义,王卫庆,等.原发性醛固酮增多症患者糖代谢紊乱的患病情况[J].中国糖尿病杂志,2008,16: 423 - 425.

[22] Kraus D, Jager J, Meier B, et al. Aldosterone inhibits uncoupling protein - 1, induces insulin resistance, and stimulates proinflammatory adipokines in adipicytes[J]. Horm Metab Res, 2005, 37: 455 - 459.

[23] Hiramatsu K, Yamada T, Yukimura Y, et al. A screening test to identify aldosterone-producing adenoma by measuring plasma renin activity. Results in hypertensive patients[J]. Arch Intern Med, 1981, 141: 1589 - 1593.

[24] 陈绍行,杜月凌,张瑾,等.在高血压患者中筛选原发性醛固酮增多症国人血浆醛固酮/肾素活性比值标准的探讨[J].中华心血管病杂志,2006,34: 868 - 872.

[25] Montori VM, Schwartz GL, Chapman AB, et al. Validity of the aldosterone-renin ratio used to screen for primary aldosteronism[J]. Mayo Clin Proc, 2001, 76: 877 - 882.

[26] Fardella CE, Mosso L, Gomez-Sanchez C, et al. Primary hyperaldosteronism in essential hypertensives: prevalence, biochemical profile, and molecular biology[J]. J Clin Endocrinol Metab, 2000, 85: 1863 - 1867.

[27] Giacchetti G, Ronconi V, Lucarelli G, et al. Analysis of screening and confirmatory tests in the diagnosis of primary aldosteronism: need for a standardized protocol[J]. J Hypertens, 2006, 24: 737 - 745.

[28] 中华人民共和国卫生部,中华人民共和国科学技术部,中华人民共和国国家统计局[J].中国居民营养与健康现状.2004 年 10 月.

[29] Rossi GP, Belfiore A, Bernini G, et al. Prospective evaluation of the saline infusion test for excluding primary aldosteronism due to aldosterone-producing adenoma[J]. J Hypertens, 2007, 25: 1433 - 1442.

[30] Holland OB, Brown H, Kuhnert L, et al. Further evaluation of saline infusion for the diagnosis of primary aldosteronism[J]. Hypertension, 1984, 6: 717 - 723.

[31] Agharazii M, Douville P, Grose JH, et al. Captopril suppression versus salt loading in confirming primary aldosteronism[J]. Hypertension, 2001, 37: 1440 - 1443.

[32] Rossi GP, Belfiore A, Bernini G, et al. Comparison of the captopril and the saline infusion test for excluding aldosterone-producing adenoma[J]. Hypertension, 2007, 50: 424 - 431.

[33] 张炜,汤正义,王卫庆,等.肾上腺静脉采血在原发性醛固酮增多症分型诊断中的应用[J].中华内分泌代谢杂志,2006,22: 411 - 413.

[34] Rossi GP, Sacchetto A, Chiesura-Corona M, et al. Identification of the etiology of primary aldosteronism with adrenal vein sampling in patients with equivocal computed tomography and magnetic resonance findings: results in 104 consecutive cases[J]. J Clin Endocrinol Metab, 2001, 86: 1083 - 1090.

[35] Nwariaku FE, Miller BS, Auchus R, et al. Primary hyperaldosteronism: effect of adrenal vein sampling on surgical outcome[J]. Arch Surg, 2006, 141: 497 - 502.

[36] Litchfield WR, Anderson BF, Weiss RJ, et al. Intracranial aneurysm and hemorrhagic stroke in glucocorticoid-remediable aldosteronism[J]. Hypertension, 1998, 31: 445 - 450.

[37] Rossi H, Kim A, Prinz RA. Primary hyperaldosteronism in the era of laparoscopic adrenalectomy[J]. Am Surg, 2002, 68: 253 - 256.

[38] Stowasser M, Klemm SA, Tunny TJ, et al. Response to unilateral adrenalectomy for aldosterone-producing adenoma: effect of potassium levels and angiotensin responsiveness[J]. Clin Exp Pharmacol Physiol, 1994, 21: 319 - 322.

[39] Sang X, Jiang Y, Wang W, et al. Prevalence of and risk factors for

[40] 中华医学会内分泌学分会肾上腺学组.原发性醛固酮增多症诊断治疗的专家共识[J].中华内分泌代谢杂志,2016,32(3)：188-195.

[41] Song Y, Yang S, He W, et al. Confirmatory Tests for the Diagnosis of Primary Aldosteronism: A Prospective Diagnostic Accuracy Study[J]. Hypertension, 2018, 71(1)：118-124.

[42] Rossi GP, Auchus RJ, Brown M, et al. An expert consensus statement on use of adrenal vein sampling for the subtyping of primary aldosteronism [J].Hypertension, 2014, 63(1)：151-160.

[43] Jiang Y, Zhang C, Wang W, et al. Diagnostic value of ACTH stimulation test in determining the subtypes of primary aldosteronism [J]. J Clin Endocrinol Metab, 2015, 100(5)：1837-1844.

primary aldosteronism among patients with resistant hypertension in China[J].J Hypertens, 2013, 31(7)：1465-1471.

[44] 蒋怡然,张翠,姜蕾,等.螺内酯单药治疗及低剂量螺内酯联合治疗特发性醛固酮增多症的有效性及安全性[J].中华内分泌代谢杂志,2018,34(6)：479-484.

[45] Choi M, Scholl UI, Yue P, et al. K+ channel mutations in adrenal aldosterone-producing adenomas and hereditary hypertension[J].Science, 2011, 331(6018)：768-772.

[46] Beuschlein F, Boulkroun S, Osswald A, et al. Somatic mutations in ATP1A1 and ATP2B3 lead to aldosterone-producing adenomas and secondary hypertension[J].Nat Genet, 2013, 45(4)：440-4, 444e1-2.

[47] Scholl UI, Goh G, Stölting G, de Oliveira RC, et al. Somatic and germline CACNA1D calcium channel mutations in aldosterone-producing adenomas and primary aldosteronism[J].Nat Genet, 2013, 45(9)：1050-1054.

第十二章·盐皮质激素过多伴高血压

第一节·概　述

王卫庆　蒋怡然

盐皮质激素（mineralocorticoid）是由肾上腺皮质球状带细胞分泌的类固醇激素，主要生理作用是维持人体内水和电解质的平衡。在天然盐皮质激素中，醛固酮是作用最强的盐皮质激素，其理盐作用是等量糖皮质激素（皮质醇）的 500 倍。另一种盐皮质激素是脱氧皮质酮（desoxycorticosterone，DOC）。DOC 既是一种强效盐皮质激素，也具有糖皮质激素的作用，其升高可导致高血压及低血钾等类似醛固酮表现。除此之外，还有内源性/外源性假性醛固酮增多，引起血压升高。

病因分类及临床特点：盐皮质激素过多引起的高血压，伴低血钾，此类疾病在病理生理上与原醛症的主要区别为醛固酮分泌不高，反而降低，可由于：① 具盐皮质激素活性的去氧皮质酮/皮质酮产生过多（11β-羟化酶缺陷、17α-羟化酶缺陷等）；② 盐皮质激素受体（MR）突变；③ 11β-类固醇脱氢酶 2 型（11β-HSD2）活性改变（表象性盐皮质激素增多症、库欣综合征、甘草酸摄入等）（表 5-12-1）。

表 5-12-1　盐皮质激素增多的原因

内源性
17α-羟化酶缺陷,11β-羟化酶缺陷 表象性盐皮质激素增多综合征（AME） 利德尔综合征（Liddle 综合征） 库欣综合征（Cushing 综合征） 醛固酮癌 Geller 综合征 Gordon 综合征

外源性
盐皮质激素活性类固醇激素 高钠饮食 甘草 甘草次酸 孕激素,避孕类药物

1. 去氧皮质酮过多所致盐皮质激素过多综合征

（1）先天性肾上腺皮质增生症：由于合成肾上腺皮质激素所需要酶系统缺陷导致中间产物 DOC 堆积，发生率约为 1/100 万。

1）11β-羟化酶缺陷：主要表现为假性醛固酮增多，女性男性化，男性性早熟。11β-羟化酶是 11-去氧皮质酮和 11-去氧皮质醇转化为皮质酮和皮质醇的关键酶。该酶缺乏可致皮质酮和皮质醇的合成障碍，11-去氧皮质酮和 11-去氧皮质醇堆积，此两物质，尤其是前者有潴钠排钾活性，可引起血容量增加、血压增高、低血钾、肾素被抑制等与原醛症类似的临床表现。鉴于 11β-羟化酶缺陷者以上临床和生化特点，对高血压、低血钾者，可以根据伴男性化及血皮质醇降低，ACTH 增高，尿 17-羟皮质类固醇及 17-酮类固醇增高，血尿醛固酮降低等特征与原醛症鉴别。

2）17α-羟化酶缺陷：出生时出现严重高血压、低血钾、糖皮质激素缺乏、男性出现假两性畸形，以及男性女性均有性腺发育不全。肾上腺皮质合成激素的过程中，孕烯醇酮转变为 17α-孕烯醇酮，孕酮转变为 17α-羟孕酮均需要 17α-羟化酶，该酶缺陷时：① 孕酮不能转化为 17α-羟孕酮，致使皮质醇合成障碍，而孕酮、脱氧皮质酮、皮质酮产生增加，而后两种物质具有潴钠活性，因而引起高血压、低血钾。② 孕烯醇酮和孕酮不能转变为 17α-羟孕烯醇酮和 17-羟孕酮，致使脱氢异雄酮和雄烯二酮明显减少，最终导致雄激素和雌激素均减少。由于雄激素不足，男性性器官分化差，呈男性假两性畸形；由于雌激素不足，女性无青春期，呈原发性闭经。③ 皮质醇不足，ACTH 增高，性激素不足，则 LH、FSH 增高。对于高血压、低血钾，同时双侧肾上腺增生患者应检查其性分化、发育、性腺功能状态，了解有无雄激素过多或性幼稚的表现，需要时做染色体核型检查。

（2）肾上腺分泌去氧皮质酮的肿瘤：肾上腺肿瘤可产生去氧皮质酮（DOC）而造成盐皮质激素过多综合征，伴高血压、低血钾及肾素被抑制。此类肾上腺瘤多为体积大的恶性肿瘤，除 DOC 外往往同时分泌雄激素及雌激素，可致女性患者男性化,男性患者女性化。治疗最好能将肿瘤完全切除。

（3）全身性糖皮质激素抵抗综合征：是由于糖皮质激素受体基因发生突变所致。由于皮质醇对下丘脑垂体 ACTH 释放素（CRH）及 ACTH 的反馈抑制减弱,ACTH 分泌增加,刺激肾上腺皮质三类激素产生过多。血皮质醇及尿游离皮质醇增多,但临床上并无库欣综合征的表现。盐皮质激素主要去氧皮质酮、皮质酮增多,临床表现为高血压、低血钾。治疗可使用地塞米松抑制 ACTH 水平,减少 DOC 的产生。

2. **盐皮质激素受体突变**·Geller 综合征是由于盐皮质激素受体（MR）激活突变使孕酮能够与 MR 结合,导致高血压、低血钾,特别是发生在妊娠期,孕酮水平通常较高。

3. **11β-羟类固醇脱氢酶缺陷致使皮质醇作用于盐皮质激素受体（MR）而引起的综合征**·分为先天性及继发性,具体见第二节。

（1）表象性盐皮质激素过多综合征（AME）：是一种临床少见的常染色体隐性遗传性疾病,其病因为先天性 11β-羟类固醇脱氢酶 2 型（11β-HSD2）缺陷。临床表现以高血压、低血钾性碱中毒,血浆肾素活性极低为主。但无盐皮质激素过多的实验室依据。小剂量地塞米松或安体舒通（螺内酯）治疗有效。

（2）服用甘草、生胃酮所致高血压、低血钾：甘草及其衍生物可阻滞 11β-HSD2 的作用,使皮质醇向皮质素转化障碍,其后果相同于表象性盐皮质激素过多综合征,引起潴钠排钾、高血压等表现。患者的服药史及低醛固酮水平可提供鉴别诊断的依据。

（3）库欣综合征：重型库欣综合征,主要是异位 ACTH 综合征、肾上腺癌所引起者,常伴明显高血压、低血钾。皮质醇的产生量过多,超越了肾脏 11β-HSD2 将其转变为皮质素的能力,从而使盐皮质激素受体被激活,皮质醇/皮质素代谢物升高可作佐证。

参考文献

[1] Sabbadin C, Armanini D. Syndromes that mimic an excess of mineralocorticoids[J]. High Blood Press Cardiovasc Prev, 2016, 23(3): 231-235.

[2] Osmond JM, Dorrance AM. 11β-Hydroxysteroid dehydrogenase type Ⅱ inhibition causes cerebrovascular remodeling and increases infarct size after cerebral ischemia[J]. Endocrinology, 2009, 150: 713-719.

[3] Calò LA, Zaghetto F, Pagnin E, et al. Effect of aldosterone and glycyrrhetinic acid on the protein expression of PAI-1 and p22(phox) in human mononuclear leukocytes[J]. J Clin Endocrinol Metab, 2004, 89: 1973-1976.

[4] Funder JW. Apparent mineralocorticoid excess[J]. J Steroid Biochem Mol Biol, 2017, 165(Pt A): 151-153.

第二节·表象性盐皮质激素过多综合征

刘礼斌

表象性盐皮质激素过多综合征（apparent mineralocorticoid excess，AME）是一种由于 2 型 11β-羟类固醇脱氢酶（11β-hydroxysteroid dehydrogenase type 2，11β-HSD2）功能缺陷引起的罕见疾病,表现为高血压、低血钾、低肾素和醛固酮降低,分为先天性和获得性两种类型。其中先天性为常染色体隐性遗传,多于儿童起病,给予低盐饮食和螺内酯可改善症

状,补充 ACTH 则加重病情。此病 1979 年首先由 New 和 Ulick 报道,迄今全球报道先天性表象性盐皮质激素过多综合征患者不超过 100 例。获得性多为长期摄入某些外源性药物（如甘草及甘草次酸衍生物）引起。

一、病因及发病机制

表象性盐皮质激素过多综合征发病的基本环节是 2 型 11β-羟类固醇脱氢酶功能缺陷。

11β-羟类固醇脱氢酶（11β-HSD）是人体内一种微粒体复合酶体,属短链乙醇脱氢酶超家族的一员,为糖蛋白。它在体内分布广泛,主要分布在肝脏、肾脏、心脏、血管、肺、睾丸、结肠及胎盘,尤其是在肝脏和肾脏较多。其功能为催化具有活性的 11-氧皮质类固醇（即皮质醇）转化为无活性的代谢物——皮质素及两者之间的相互转化,从而调节局部器官皮质醇水平。11β-HSD 的缺陷常导致体内水电解质代谢失衡和血压变化。11β-HSD 在体内主要有两种同工酶：11β-HSD1 和 11β-HSD2。它们在蛋白质分子大小、辅助因子、基因结构、体内分布和化学反应的平衡方向都有明显的不同。11β-HSD1 最先从大鼠肝细胞微粒体分离,主要分布在肝脏、脂肪、胰腺等组织；11β-HSD2 则主要分布在肾脏、胎盘及大脑,其中肾脏主要分布在远曲小管、集合管和髓袢的粗段；此外,两者在血管也有不同程度的分布。11β-HSD1 具有双向催化活性,即有脱氢和还原双向作用,在肝脏主要发挥催化还原的特性,能将无生理活性的皮质素转化为活性的皮质醇而发挥作用。11β-HSD2 只能单向催化底物的脱氢,即将皮质醇脱氢氧化成无活性的皮质素,而无还原酶的特性,催化过程需要 NAD^+ 参与。11β-HSD2 酶催化活性主要与肽链的第 232 位酪氨酸及 236 位赖氨酸残基有关,其基因结构与 11β-HSD1 只有 14% 的同源性。

表象性盐皮质激素过多综合征的发生机制中,实际上是 11β-HSD2 功能的缺陷,而非 11β-HSD1 活性的丧失。正常情况下,11β-HSD2 起着对盐皮质激素受体的保护作用。人类盐皮质激素受体由 984 个氨基酸组成,属类固醇/甲状腺/孤儿受体超家族,在结构上与糖皮质激素受体 DNA 结合区氨基酸结构上有 94% 的一致性,C 端配体结合区有 57%~64% 的一致性。研究证实盐皮质激素受体对糖皮质激素和盐皮质激素具有相同的亲和力,在肾脏中糖皮质激素的浓度是盐皮质激素浓度的 100~1 000 倍,体内却没有盐皮质激素受体过度激活的现象,造成这种现象的原因是：正常情况下,在肾脏等组织器官有高度密集的 11β-HSD2,酶的作用使皮质醇失活转变成皮质素,后者与盐皮质激素受体的亲和力仅为皮质醇的 0.3%,而醛固酮结构上的半乙酰基结构避免了 11β-HSD2 的作用,从而保证了醛固酮与其受体结合的专一性。如 11β-HSD2 发生缺陷,则导致皮质醇无法失活,高浓度的皮质醇占据并激活盐皮质激素受体,产生盐皮质激素效应（血压升高、潴钠排钾）。因此,表象性盐皮质激素过多综合征发病机制为 11β-HSD2 功能缺陷,导致高度表达盐皮质激素受体的肾脏中糖皮质激素大量聚集,激活肾脏远曲小管和集合管盐皮质激素受体,发挥盐皮质激素的作用,出现水钠潴留及血压升高,肾素分泌受抑,醛固酮产生减少,即临床上出现盐皮质激素过多的症候群,体内却没有盐皮质激素水平的升高。

随着分子生物学的进展,现代技术已能对编码 11β - HSD 的基因进行克隆分析,11β - HSD 基因位于第 16 号染色体。先天性 AME 患者 11β - HSD2 的基因(HSD11B2)存在遗传突变。1995 年 Wilson 等最先报道一个伊朗 AME 家系中,有 2 例患病个体 HSD11B2 基因第 5 个外显子出现 C - T 转变,导致 R337C 突变体的产生,患者均为纯合子。随后在不同家系的患者中发现除上述的突变外,还有 R208C、L251S、L250P 和 R213C 等点突变和移码突变等 40 余种突变体的产生。这些突变改变了 HSD11B2 蛋白的结构或者稳定性,影响其与催化底物或辅助因子的结合,而导致酶活性的完全或部分丧失。盐皮质激素受体由于失去此酶的保护作用,故可被皮质醇激活而引起表象性盐皮质激素过多综合征。

除此之外,某些外源性药物可引起获得性 11β - HSD2 功能缺陷:甘草和生胃酮(甘草次酸的衍生物)为临床上应用较多的 11β - HSD2 的抑制剂,它以竞争抑制方式或在转录水平抑制 11β - HSD2 酶活性。临床上发现大量使用甘草或生胃酮过量亦可引起类似 AME 的表现,如高血压、低血钾、水肿等。此外,胆酸盐、棉酚、呋塞米亦可抑制此酶的活性。其他一些化合物也可能抑制 11β - HSD2 活性,如二硫代氨基甲酸盐类(dithiocarbamates,DTC)、丁基化羟基茴香醚(butylated hydroxyanisole,BHA)、全氟烷基物质(perfluoroalkyl substances,PFAS)等。

有研究发现部分低肾素性原发性高血压可能与 11β - HSD2 缺陷有关,有人提出部分高血压患者存在 11β - HSD2 缺陷,特别是血管床 11β - HSD 的缺陷,导致血管的皮质醇受体暴露在过高的皮质醇浓度和对皮质醇的敏感性增强,引起血管张力升高而出现高血压。但其缺陷程度较 AME 病例为轻。流行病学调查和动物试验证实,低体重大胎盘的胎儿长大成人时有发生高血压的倾向,并且发现这些胎儿胎盘的 11β - HSD2 活性下降,认为胎盘 11β - HSD2 在控制母体的糖皮质激素进入胎儿体内起着相当重要的作用,皮质醇影响胎儿体重的发育和胎盘的增长,提示此酶的缺陷与成人代谢综合征、心血管疾病的发生有一定的相关性。Morris 等从原发性高血压和孕妇尿液中发现一种物质能抑制 11β - HSD 的活性(能抑制大鼠肝匀浆的 11β - HSD 活性,产生与甘草类似的抑制曲线),称为类甘草次酸样因子(glycyrrhetinic acid-like factors,GALF)。它可以抑制人体肾脏组织匀浆 11β - HSD,但这类物质的具体结构和性质至今尚无定论。

另外,有学者提出异位性 ACTH 综合征高血压的发生与 11β - HSD2 功能障碍有关:该综合征往往较早出现高血压、低血钾和碱中毒等盐皮质激素过多的现象,造成这种现象的原因尚不十分清楚。一种假说是 ACTH 刺激产生过量的皮质醇,11β - HSD2 被过多的皮质醇所饱和,多余的皮质醇占据盐皮质激素受体而引起盐皮质激素过多的表现。另一种可能的解释是过多的 ACTH 或 ACTH 相关类固醇抑制 11β - HSD2 的活性。

二、临床表现

儿童或青少年起病,临床上出现类似原发性醛固酮增多症等盐皮质激素过多的综合征,表现为不同程度的高血压、低血钾引起的神经肌肉功能障碍、肾脏损害和心脏损害。肾脏受累可引起烦渴、多尿、夜尿增多、泌尿系统结石。心脏受累出现心律失常,严重可引起猝死。还可出现胎儿宫内发育和儿童出现生长发育迟缓,甚至夭折。

而杂合子突变的个体,可以在成年出现迟发型表现。不同类型的突变还可能出现低肾素高血压,不伴有低钾血症。部分症状较轻的 AME 患者临床表现与原发性高血压十分相似。

三、实验室检查

1. 生化检查·低血钾、高血钠、碱血症和肌酸磷酸激酶水平升高。

2. 激素水平测定

(1)血皮质醇正常。

(2)血尿醛固酮正常或降低。

(3)24 h 尿皮质醇或 17 - 羟类固醇水平降低。

(4)尿皮质醇和皮质素代谢产物比值升高:这是诊断该病的最主要实验室检查,体内皮质醇经 5β 和 5α - 还原酶还原生成四氢皮质醇(tetrahydrocortisol,THF)和别四氢皮质醇(allotetrahydrocortisol,A - THF),皮质素经 5β - 还原酶还原生成四氢皮质素(tetrahydrocortisone,THE),代谢途径见图 5 - 12 - 1,AME 患者(THF + A - THF)/THE 升高,可达正常值的 6 倍以上(正常为 0.7~1.3)。A - THF/THF 亦升高至正常值的 2 倍以上(正常值为 0.7~1.8)。

也可以通过检测 24 h 尿液中游离皮质醇/游离皮质素进行鉴别及诊断。若 11β - HSD2 功能正常,尿液中游离皮质素浓度高于游离皮质醇,尿液中游离皮质醇/游离皮质素正常值范围为 0.3~0.5。而在 11β - HSD2 缺陷患者的尿液中,游离皮质素通常很低或者测不到,故尿液游离皮质醇/游离皮质素增高明显,为 5~18。

(5)11α -³H - 皮质醇的体内半衰期明显延长至 120 min 以上(正常为 60~80 min)。

3. 肾素-血管紧张素系统·血浆肾素、血管紧张素水平降低。

4. 基因检测·检测 11β - HSD2 的基因突变。

四、诊断和鉴别诊断

儿童和青少年起病,出现明显盐皮质激素过多综合征,且血皮质醇正常,而醛固酮降低,应疑此病,进一步可测定皮质醇和皮质素比值、皮质醇和皮质素代谢产物比值以确立诊断。该病应与 11β -羟化酶缺陷和 17α -羟化酶缺陷等先天性肾上腺增生进行鉴别。11β -羟化酶缺陷表现为男性性早熟、女性男性化;17α -羟化酶缺陷可表现为男性女性化,或女性性幼稚等可资鉴别。同时应与利德尔综合征进行鉴别,后者对醛固酮拮抗剂治疗无效。异位 ACTH 分泌综合征,尿液游离皮质醇/游离皮质素虽然也明显升高,但尿游离皮质素水平无明显降低。本病还应与去氧皮质酮分泌性肿瘤及 5 -还原酶缺陷鉴别。

五、治　疗

AME 的治疗原则包括减少内源性皮质醇产生及减少盐皮质激素受体激活。

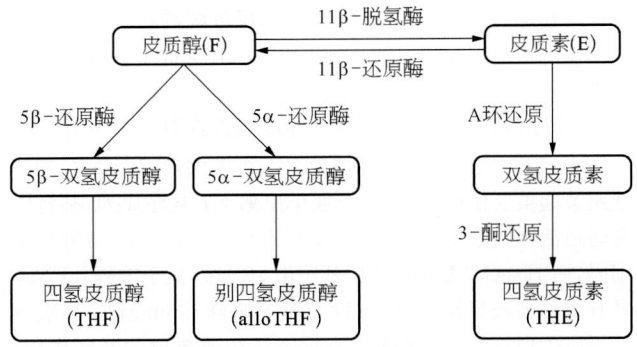

图 5-12-1　皮质醇和皮质素主要代谢产物

（1）选择低盐饮食。

（2）补充钾盐，通常在治疗初始阶段可适当补充钾盐，在稳定使用醛固酮受体拮抗剂后，钾盐的补充需谨慎或者不用。

（3）醛固酮受体拮抗剂：醛固酮竞争性拮抗剂，作用于肾脏远曲小管和集合管，阻断 $Na^+ - K^+$ 交换，使血压下降，血钾恢复。但螺内酯的抗雄激素作用和孕激素样副作用限制它的长期应用，特别是儿童和青少年患者。依普利酮为选择性更高的醛固酮受体拮抗剂，可减少抗雄激素及孕激素样的不良反应。

（4）氨苯蝶啶：非醛固酮拮抗剂，直接抑制肾脏远曲小管和集合管 $Na^+ - K^+$ 和 $Na^+ - H^+$ 交换，使血钾恢复，血压下降；亦可应用相同作用机制的阿米洛利。

（5）地塞米松：理论上存在小剂量地塞米松抑制垂体ACTH 的分泌，进而抑制皮质醇的分泌，同时地塞米松化学结构的特征和使用的小剂量，使得其与盐皮质激素受体的亲和程度明显低于皮质醇，从而达到治疗目的，但这种阻断作用的程度存在疑问。地塞米松对低钾血症及高血压的纠正作用有限，故仅当醛固酮受体拮抗剂失效或不能耐受是可以考虑的。

（6）肾脏移植：目前有报道，3 例患者在移植 11β - HSD2功能正常的肾脏后痊愈。

对于因为摄入甘草及其衍生物的获得性 AME 患者，停止摄取此类物质即可，必要时可于治疗初始阶段给予钾盐补充或保钾利尿剂。

参考文献

［1］ Arriza JL, Weinberger C, Cerelli G, et al. Cloning of human mineralocorticoid receptor complementary DNA：structural and functional kinship with the glucocorticoid receptor［J］.Science, 1987, 237：268 - 275.

［2］ Ferrari P, Lovati E, Frey FJ. The role of the 11beta-hydroxysteroid dehydrogenase type 2 in human hypertension［J］.J Hypertens, 2000, 18：241 - 248.

［3］ Khattab AM, Shackleton CH, Hughes BA, et al. Remission of hypertension and electrolyte abnormalities following renal transplantation in a patient with apparent mineralocorticoid excess well documented throughout childhood［J］.J Pediatr Endocrinol Metab, 2014, 27：17 - 21.

［4］ Krozowski ZS, Funder JW. Renal mineralocorticoid receptors and hippocampal corticosterone-binding species have identical intrinsic steroid specificity［J］.Proc Natl Acad Sci U S A, 1983, 80：6056 - 6060.

［5］ Lakshmi V, Monder C. Purification and characterization of the corticosteroid 11 beta-dehydrogenase component of the rat liver 11 beta-hydroxysteroid dehydrogenase complex［J］.Endocrinology, 1988, 123：2390 - 2398.

［6］ Lavery GG, Ronconi V, Draper N, et al. Late-onset apparent mineralocorticoid excess caused by novel compound heterozygous

［7］ Lawrence JE, Dluhy RG.Endocrine Hypertension［M］//Hall JE, Nieman LK.Handbook of diagnostic endocrinology. Totowa, NJ：Humana Press, 2003：85 - 106.

［8］ Mercer WR, Krozowski ZS. Localization of an 11 beta hydroxysteroid dehydrogenase activity to the distal nephron.Evidence for the existence of two species of dehydrogenase in the rat kidney［J］.Endocrinology, 1992, 130：540 - 543.

［9］ Morris DJ, Semafuko WE, Latif SA, et al. Detection of glycyrrhetinic acid-like factors (GALFs) in human urine［J］.Hypertension, 1992, 20：356 - 360.

［10］ New MI, Levine LS, Biglieri EG, et al. Evidence for an unidentified steroid in a child with apparent mineralocorticoid hypertension［J］.J Clin Endocrinol Metab, 1977, 44：924 - 933.

［11］ Nikkila H, Tannin GM, New MI, et al. Defects in the HSD11 gene encoding 11 beta-hydroxysteroid dehydrogenase are not found in patients with apparent mineralocorticoid excess or 11-oxoreductase deficiency［J］.J Clin Endocrinol Metab, 1993, 77：687 - 691.

［12］ Odermatt A, Dick B, Arnold P, et al.A mutation in the cofactor-binding domain of 11beta-hydroxysteroid dehydrogenase type 2 associated with mineralocorticoid hypertension［J］.J Clin Endocrinol Metab, 2001, 86：1247 - 1252.

［13］ Palermo M, Cossu M, Shackleton CH.Cure of apparent mineralocorticoid excess by kidney transplantation［J］.N Engl J Med, 1998, 339：1787 - 1788.

［14］ Palermo M, Delitala G, Mantero F, et al.Congenital deficiency of 11beta-hydroxysteroid dehydrogenase (apparent mineralocorticoid excess syndrome)：diagnostic value of urinary free cortisol and cortisone［J］.J Endocrinol Invest, 2001, 24：17 - 23.

［15］ Razzaghy-azar M, Yau M, Khattab A, et al. Apparent mineralocorticoid excess and the long term treatment of genetic hypertension［J］.J Steroid Biochem Mol Biol, 2017, 165：145 - 150.

［16］ Tannin GM, Agarwal AK, Monder C, et al.The human gene for 11 beta-hydroxysteroid dehydrogenase. Structure, tissue distribution, and chromosomal localization［J］.J Biol Chem, 1991, 266：16653 - 16658.

［17］ Walker BR, Campbell JC, Fraser R, et al.Mineralocorticoid excess and inhibition of 11 beta-hydroxysteroid dehydrogenase in patients with ectopic ACTH syndrome［J］.Clin Endocrinol (Oxf), 1992, 37：483 - 492.

［18］ Walker BR, Edwards CR.Licorice-induced hypertension and syndromes of apparent mineralocorticoid excess［J］.Endocrinol Metab Clin North Am, 1994, 23：359 - 377.

［19］ Walker BR, Stewart PM, Shackleton CH, et al. Deficient inactivation of cortisol by 11 beta-hydroxysteroid dehydrogenase in essential hypertension ［J］.Clin Endocrinol (Oxf), 1993, 39：221 - 227.

［20］ White PC, Mune T, Agarwal AK.11 beta-Hydroxysteroid dehydrogenase and the syndrome of apparent mineralocorticoid excess［J］.Endocr Rev, 1997, 18：135 - 156.

［21］ Wilson RC, Harbison MD, Krozowski ZS, et al. Several homozygous mutations in the gene for 11 beta-hydroxysteroid dehydrogenase type 2 in patients with apparent mineralocorticoid excess ［J］. J Clin Endocrinol Metab, 1995, 80：3145 - 3150.

［22］ Wilson RC, Krozowski ZS, Li K, et al. A mutation in the HSD11B2 gene in a family with apparent mineralocorticoid excess［J］.J Clin Endocrinol Metab, 1995, 80：2263 - 2266.

［23］ Polonsky KS, Larsen PR, Kronenberg HM. Williams Textbook of Endocrinology［M］. 13th ed. Philadelphia：Content Repository Only, 2016：556 - 588.

［24］ Yau M, Haider S, Khattab A, et al.Clinical, genetic, and structural basis of apparent mineralocorticoid excess due to 11 beta-hydroxysteroid dehydrogenase type 2 deficiency［J］.Proc Natl Acad Sci U S A, 2017, 114 (52)：E11248 - E11256.

mutations in the HSD11B2 gene［J］.Hypertension, 2003, 42：123 - 129.

第三节 · Liddle 综合征

高平进

Liddle 综合征［利德尔综合征，又称假性醛固酮增多症(pseudoaldosteronism)］，是以高血压、低血钾、低血浆肾素和低醛固酮为主要临床特征的常染色体显性的单基因遗传疾病。1963年由内分泌学专家 Grand Liddle 等首先描述而命名,其临床表现酷似原发性醛固酮增多症。但临床应用醛固酮合成酶抑制剂或醛固酮受体阻断剂螺内酯(spironolactone)治疗无反应,而上皮钠通道(epithelial sodium channel,ENaC)阻断剂氨氯吡咪(amiloride)或氨苯蝶啶(triamterene)则可明显改善临床症状,提示 ENaC 功能异常是本病的致病因素。

一、流行病学

Liddle 综合征属罕见疾病,流行病学资料非常少,在高血压人群中的患病率并不清楚。自1963年 Liddle 报道第一例以来,至21世纪初期国际上仅见几十例报道,家系报道更少。我们于2001年在国际上报道了第一例中国家系,之后来自中国的散发病例及家系报道陆续增多,世界各地的报道也逐渐增加,甚至有学者提出 Liddle 综合征可能并非罕见。Wang 等在330例14～40岁的高血压患者中发现48例低血钾患者,进一步基因检测发现5例携带 ENaC 突变的先证者,占高血压患者的1.52%。Liu 等检测了766例早发高血压患者(30岁之前),经遗传学分析诊断为 Liddle 综合征的比例达0.91%(7/776)。

二、病因和发病机制

(一) ENaC 的结构特征

ENaC 是氨氯吡咪敏感的上皮钠通道,1993年 Canessa 等克隆了大鼠 ENaC 的 α 亚单位,后又分离出 β、γ 亚单位,由此证明 ENaC 由3个同源亚单位 α、β、γ 组成(图5-12-2)。ENaC 膜蛋白存在于远端肾单位上皮细胞顶膜。每一亚单位含4个结构域:N 末端、细胞外环、疏水段和 C 末端。编码亚单位的3个基因分别位于不同染色体,ENaC α 基因(SCNN1A)位于染色体12p13.3,由13个外显子组成;ENaC β 基因(SCNN1B)及 γ 基因(SCNN1G)位于染色体16p12～p13,相距400 kb。3个亚单位以2α:1β:1γ 比例长桶形状排

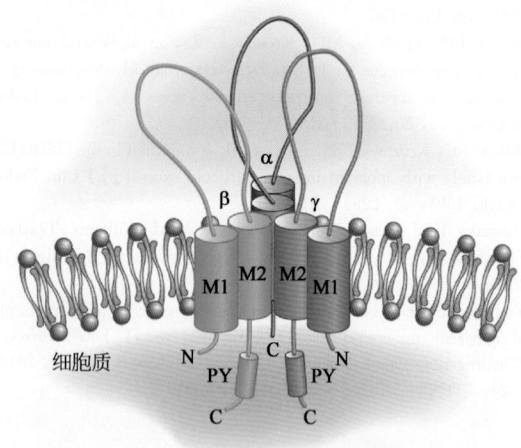

图5-12-2 上皮钠通道(ENaC)的结构图
ENaC 以异三聚体形式存在,包括 α、β、γ 3个亚单位。每一亚单位含有2个跨膜结构域,即带有氨基端(N)和羧基端(C)的 M1 和 M2,β、γ 亚单位羧基端含有 PY 基序。引自 Jasti, et al. Nature, 2007,449:316-323

列于质膜,形成通道孔。ENaC 的主要结构特征是位于每一亚单位的氨基酸序列有35%的同源性,其共同的保守区域为胞内羧基末端613～623密码子,由氨基酸 Pro-Pro-Pro-Xaa-Tyr(PPPXY)组成,富含脯氨酸,简称 PY 基序(PY motif),该序列在大鼠、爪蟾属及人类高度保守,对 ENaC 的活性调节起重要作用,改变任一亚单位的 PY 基序序列,都将引起通道活性的改变。ENaC β 基因的 PY 基序由13号外显子编码,而 ENaC γ 基因的 PY 基序由12号外显子编码。ENaC 具有对钠高选择性、低传导性及氨氯吡咪(amiloride)高敏感性等电生理特性,且该特性依赖于3个亚单位的共同作用。当 α 亚单位单独存在时,仅形成微弱的氨氯吡咪敏感的钠流,只有与 β、γ 亚单位共表达时才产生最大的钠流。

(二) ENaC 突变与 Liddle 综合征

Liddle 综合征是 ENaC 基因点突变导致的肾醛固酮非依赖性钠重吸收障碍(图5-12-3)。1994年 Shimkets 等对 Liddle 所报道的家系成员进行 ENaC 基因检测,在国际上首次证实该 Liddle 综合征家系由 ENaC β 突变引起,主要缺陷是 ENaC β 的羧基末端丢失45～70个氨基酸(缺失突变)。1995年 Hansson 等描述了另一个 Liddle 综合征家系,其突变部位为 γ 亚单位羧基末端76个氨基酸丢失,证实 Liddle 综合征也可由 ENaC γ 亚单位突变引起。之后,国际上又陆续有一些报道。1987年,我们报道了国内第一例 Liddle 综合征,但当时未进行突变基因检测。2001年我们对该家系12名成员,用 DNA 测序法在 ENaC β 亚单位513～673密码子范围内进行突变筛查检测,发现该家系5名成员均存在 ENaC β 第13号外显子616密码子 CCC-CTC 错义突变,使该密码子编码的氨基酸由脯氨酸变为亮氨酸(P616L)。2002年,我们又报道另一家系的15名成员中,3名(包括先证者)经 DNA 序列分析发现 ENaC β 亚单位616密码子发生 CCC→TCC 错义突变,使编码氨基酸由脯氨酸变为丝氨酸(P616S)。有趣的是,我们发现这一突变与632号密码子 GAC→CAC 错义突变连锁发生,即该家系患者的 ENaC β 亚单位同时存在 P616S 和 D632H 两个突变位点。目前,国内外有关该疾病基因突变检测报道已数十例,大多发生在 β 亚单位,最多见的是616密码子,但发生改变的氨基酸报道不一,如上海 Ning 等2006年报道一个616密码子突变家系,氨基酸由脯氨酸变为组氨酸。发生在 γ 亚单位的突变较少,目前仅6例来自世界各地的报道。国内 Hui 等于2007年报道1个散发病例为 γ ENaC 亚单位583密码子"AGCTC"缺失,造成框架移位从而在585处形成新的终止密码和 PY 基序缺失。2018年国内报道了一例 γ 亚单位的新突变,SCNN1G 第13号外显子移码突变 p.Arg586Valfs*598,导致终止密码子提前出现在598位,且 PY 基序缺失;另外在100例高血压患者及100例正常者中未发现类似突变。至于 ENaC α 亚通道突变引起 Liddle 综合征的病例多年来未见报道,曾解释 ENaC α 亚通道仅辅助参与通道的活性调节。直至2017年,Salih 等报道一个高加索家系,先证者表现为难治性低血钾性高血压,伴低肾素及低醛固酮血症,编码 ENaC β、γ 的基因均未发现突变,外显子测序显示 ENaC α 基因一个杂合、非保留 T>C 单核苷酸突变,导致编码氨基酸470密码子半胱氨酸被精氨酸替代(C479R),引起内源性的通道活性增加,而 ENaC β 或 γ 突变引起细胞表面的

通道密度增加。虽然目前报道的 ENaC 突变位点不尽相似，但不管是 γ 或 β 亚单位突变，大多已发现的碱基置换或缺失部位均位于胞内羧基末端尾部。

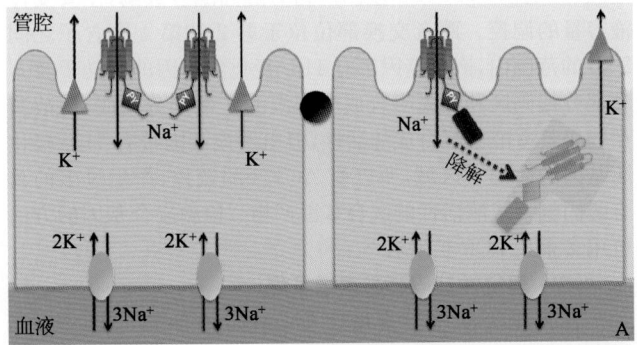

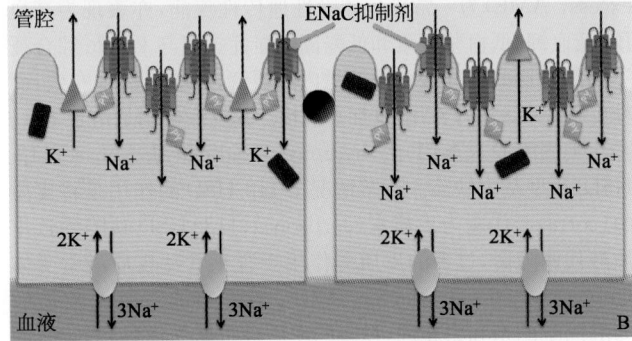

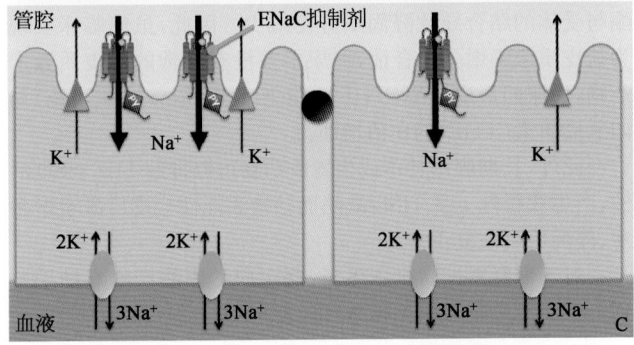

图 5-12-3　ENaC 基因突变所致的钠重吸收障碍

A. ENaC 的病理生理。正常情况下，ENaC 表达在远端肾单位的腔内侧，受醛固酮及抗利尿激素正性调节，允许 Na⁺ 从腔内向胞质运行。富脯氨酸序列（PY）位于每一亚单位的 C 末端，通过结合 Nedd4 及泛素化调节离子通道。ENaC 和 K⁺ 通道 ROMK（蓝三角）和 Na⁺-K⁺-ATP 酶（绿椭圆形）结合，在水钠平衡中起重要作用，包括 Na⁺ 重吸收及 K⁺ 排泄。B. β 及 γ 亚单位突变示意图。*SCNN1B* 及 *SCNN1G* 基因突变引起富脯氨酸序列丢失或破坏，后者在负性调节离子通道中起重要作用。该突变是功能获得性突变，增加 ENaC 的膜密度，由此导致钠重吸收增加。C. α 亚单位突变。*SCNN1A* 基因突变影响细胞外的结构域，引起二硫键断裂，为一功能获得性突变。结果导致离子通道开放增加，Na⁺ 流增加，而不影响 PY 基序

（三）分子病理机制

ENaC 突变造成远端肾曲小管上皮细胞 ENaC 活性改变是发生 Liddle 综合征的病理生理基础。正常情况下，ENaC β 或 γ 亚单位作为抑制组分调节 Na⁺ 通道门控。近期研究发现，直接调节 ENaC 活性的因素是泛素蛋白 Nedd4，后者为一下调蛋白，由 N 末端的 C2 结构域（domain）、3～4 个 WW 结构域、E2 结合区域及 C 末端泛素蛋白连接蛋白酶 Hect 结构域组成。Nedd4 与 ENaC 共表达于肾上皮细胞。研究表明 Nedd4 对 ENaC 的活性调节主要取决于其所含的 WW 结构域，即 Nedd4-WW 结构域与 β 或 γ ENaC 亚单位的 PY 基序结合后通过蛋白质-蛋白质相互作用，促进通道泛素化；同时产生内在化信号促进对通道的胞饮作用（endocytosis），减少膜表面的通道数目，对 ENaC 活性起负性调节作用。有研究认为 Nedd4 在调节 ENaC 的过程中，WW3 起了主要作用，当 WW3 发生突变时几乎完全取消对通道的抑制作用；而 WW2 和 4 突变对通道的抑制作用减少但不完全消失。总之，Nedd4 通过改变肾上皮细胞表面的通道数目和增加通道降解而抑制 ENaC 在细胞表面的表达。一旦 β 或 γ ENaC 亚单位的 PY 基序发生突变，Nedd4-WW 结构域对其结合部位的识别发生障碍，使 WW 结构域与 PY 基序匹配序列的结合受阻，导致泛素化作用受损，从而丧失对 ENaC 的抑制作用；同时 PY 基序作为内在化信号产生的通道胞饮作用缺陷使 ENaC 在细胞表面的数目增加，导致 ENaC 活性增加，即所谓功能获得性突变。

以往研究并不清楚 ENaC 活性增加的精确部位，近期研究发现 Na⁺ 重吸收的主要部位在肾远端远曲小管和连接小管。ENaC 活性增加，导致肾远端小管上皮细胞顶膜钠通道激活，集合管 Na⁺ 重吸收增多，由此造成的压力差促使 K⁺ 排出细胞。肾小管上皮细胞内钠增加使存在于基膜的 Na⁺-K⁺-ATP 酶活性增强，细胞主动排 Na⁺ 增加，同时 K⁺ 流入细胞，由此造成一个弥散梯度，该压力进一步促使细胞顶膜 K⁺ 排出管腔增多，导致低钾血症。Na⁺ 进入细胞增加，小动脉平滑肌细胞水肿，管壁增厚，外周阻力增大，产生高血压；同时容量膨胀造成高容量，抑制肾小球旁器合成及释放肾素，导致肾素-血管紧张素-醛固酮系统（renin-angiotensin-aldosterone，RAA）受抑，表现为血浆肾素活性（plasma rennin activity，PRA）及醛固酮水平降低；由于 Na⁺ 重吸收增加刺激皮质集合管 H⁺ 分泌增加，促使顶膜 H⁺-ATP 酶活性增强，基膜 Cl⁻ 通道激活，Cl⁻/HCO₃⁻ 交换增加，从而导致细胞 pH 增加。此外，钾分泌增多也可直接增加近曲和远曲小管 H⁺ 分泌，促进肾酸化过程，产生代谢性碱中毒。

三、诊　断

（一）临床表现

其主要临床表现是由于肾小管上皮细胞 ENaC 活性增加，导致 Na⁺ 重吸收过度所产生的一系列综合征：① 高血压，患者多幼年发病，高血压常为本病的首发症状，近期报道大约 92.4% 的患者有高血压，严重时可并发脑出血。② 低钾血症，指血清钾 <3.5 mmol/L，可表现为肌肉麻痹，甚至下肢软瘫。低血钾还可诱发心律失常，如室性期前收缩、室性心动过速，严重时诱发阿-斯综合征。大约 71.8% 的患者表现为低血钾，这主要取决于盐皮质激素及饮食 Na⁺ 水平。③ 代谢性碱中毒，游离 Ca²⁺ 减少，出现肢端麻木、手足搐搦等。然而正像低血钾那样，患者并非都表现为碱中毒，取决于饮食钠含量和钾的耗竭程度。④ 缺钾性肾病，长期低血钾可引起肾小管细胞空泡变性，易并发肾盂肾炎。由于这些病理变化使肾小球浓缩功能减退，导致多尿、烦渴、多饮等症状，加之高血压，可引起肾小动脉硬化，晚期可发生肾衰竭。⑤ 家族史，一般可询及家族史，一家系中男女均可发病，但也有散发者。

（二）实验室检查

1. 电解质·患者血清钾明显降低，常<3.5 mmol/L，但也有血钾正常者，Palmer 等报道一家系患者中约50%可保持正常血清钾，可能是由于盐皮质激素活性受抑制；血清镁也可降低，血清钠多为正常高值。尿钾、镁增多，尿钠可减少。唾液及汗腺 Na$^+$/K$^+$ 增高。红细胞跨膜钠转运异常。

2. 低醛固酮血症（hypoaldosteronemia）·指血清醛固酮<5 ng/dl，约58.2%的患者表现为低醛固酮血症，同时也伴有尿醛固酮水平降低。

3. 低血浆肾素活性（plasma rennin activity，PRA）·指血浆肾素活性<1 ng/（ml·h），低钠饮食及其他激发试验不能增加血浆肾素活性。

4. 血气分析·血 CO$_2$ 结合力升高，血 pH 和气体分析呈代谢性碱中毒。

5. 螺内酯试验·服用盐皮质激素受体阻断剂螺内酯（抑制肾小管对醛固酮的反应性）不能改变上述生化及电解质变化；而服用氨苯碟啶（直接抑制集合管上皮细胞顶膜钠通道，不依赖醛固酮的离子交换）可产生明显的排钠潴钾反应，纠正低血钾和高血压。

（三）基因诊断

在基因水平进行 ENaC 突变位点检测是确诊 Liddle 综合征的金标准。Liddle 综合征的遗传基础为编码 ENaC β 或 γ 的基因发生突变，由于 ENaC β 或 γ 的突变位点比较集中，采用 DNA 突变位点检测进行基因诊断，方法准确、简易、可行。目前发现的 ENaC β 基因突变都位于第 13 号外显子的 564～623 密码子区域；而 ENaC γ 基因突变位于 16p13～p12。同一家系的突变位点可以一致或不一致。虽然 ENaCα 基因突变报道不多，但对于临床表型典型，基因检测未发现 ENaC β 或 γ 突变的患者，也应该进行 ENaC α 基因检测。

Liddle 综合征患者的子女约有50%遗传本症，对患者子女进行基因突变检测，及早发现并诊断十分必要。正如我们报道的 2 个家系，通过基因检测分别发现一名第三代子女患此病，同时排除了其他子女患此病的可能性。

四、鉴别诊断

Liddle 综合征属低肾素性单基因遗传性高血压，因此需与其他低肾素性单基因遗传性高血压鉴别诊断。

（一）糖皮质激素可治性醛固酮增多症

糖皮质激素可治性醛固酮增多症（glucocorticoid-remediable aldosteronism，GRA）是另一罕见的常染色体显性遗传性疾病，又称家族性醛固酮增多症（FH-1）。1966 年由 Sutherland 率先报道，临床亦表现为早期发生的中重度高血压和低血浆肾素活性，血钾可以降低也可以在正常范围，但与 Liddle 综合征不同的是血浆醛固酮水平升高，且此类盐皮质激素引起的一系列症状可被外源性糖皮质激素所逆转。目前多主张小剂量地塞米松抑制试验，即用地塞米松 0.5 mg 一日 4 次，连续4 日，若血浆醛固酮被抑制者为阳性，但该试验有 10%的假阳性。此外，盐皮质激素产物血尿 18-羟皮质醇（18-OHF）和（或）18-氧皮质醇（18-OXOF）均升高。

基因诊断是鉴别 GRA 的金标准。Lifton 等于 1992 年首先报道 GRA 的发生是由于 11β-羟化酶基因（CYP11B1）和醛固酮合成酶基因（CYP11B2）发生不等交换产生嵌合基因（chimeric gene）所致。这两个基因均位于 8q21，各有 9 个外显子和 8 个内含子。CYP11B1 基因产物为 11β-羟化酶，受 ACTH 调控；CYP11B2 基因产物为醛固酮合成酶，主要受体液容量的调控。两者交换部位位于第 2 和第 4 内含子之间 2 kb 的范围内，嵌合基因带有 11β-羟化酶基因的启动子及 5′端部分编码区和醛固酮合成酶基因的 3′端部分编码区，故其产物仍具有醛固酮合成酶活性，但由于该基因带有 11β-羟化酶基因的启动子区域，所以受 ACTH 的调控，产生过多的具有醛固酮合成酶活性的嵌合基因产物。检测嵌合基因的方法可用多重长 PCR 扩增法。

（二）表征性盐皮质激素增多症

表征性盐皮质激素增多症（apparent mineralocorticoid excess，AME）为一常染色体隐性遗传性疾病，亦表现为高血压、低血钾、低血浆肾素和低醛固酮血症。但与 Liddle 综合征不同的是这些临床表现可被螺内酯缓解，对噻嗪药也有效；而糖皮质激素无治疗作用，反加重病情。其发病机制是由于 11β-羟化类固醇脱氢酶（11β-hydroxysteroid dehydrogenase，11β-HSD）Ⅱ 型基因缺陷。正常情况下 11β-HSD 的作用是将皮质醇（cortisol）代谢为皮质素（cortisone），11β-HSD 缺陷导致皮质醇代谢障碍，过多的皮质醇作用于肾小管盐皮质激素受体（mineralocorticoid receptor，MR）。由于 MR 受体对皮质醇与醛固酮的亲和力相同，过多的皮质醇占据受体后，影响醛固酮与受体的结合导致醛固酮分泌减少。因此，虽然临床表现为盐皮质激素增多综合征，但尿中并没有异常的盐皮质激素产物，而尿四氢皮质醇（THF）加正四氢皮质醇（allo-THF）与四氢皮质素（THE）的比值增加。

此外，长期服用甘草或生胃酮药物可以抑制 11β-HSD 活性，产生获得性 11β-HSD 缺陷而导致表征性盐皮质激素增多症，停药后可恢复正常。

对于低肾素性高血压患者，测定尿类固醇产物有助于鉴别 Liddle 综合征、GRA 和 AME（表 5-12-2）。

表 5-12-2 尿类固醇产物测定			
尿类固醇产物	Liddle 综合征	GRA	AME
Aldosterone	⇓⇓	↑	↓
TH-Aldo	⇓⇓	↑	↓
18-OH-TH-Aldo	⇓⇓	↑	↓
18-OHF	—	⇑⇑	—
TH-F	nl	nl	⇑
TH-E	nl	nl	⇓
TH-F/TH-E	nl	nl	⇑⇑

注：Aldosterone，醛固酮；TH-Aldo，四氢醛固酮；18-OH-TH-Aldo，18-羟四氢醛固酮；18-OHF，18-羟皮质醇；TH-F，四氢皮质醇；TH-E，四氢皮质素；TH-F/TH-E，四氢皮质醇与四氢皮质素比值。nl，正常。—，未检测出。↑增加；↓降低；⇓下降明显。

五、治　疗

Liddle 综合征的治疗选用 ENaC 阻断剂，即保钾利尿剂氨氯吡咪（5～20 mg/d）或氨苯蝶啶（100～300 mg/d）抑制远曲小管和集合管 Na$^+$ 的重吸收和分泌 K$^+$ 作用。但大多数患者单独给予氨氯吡咪或氨苯蝶啶并不能改善症状，几乎所有患者都需同时给予限钠，因为 ENaC 阻断的疗效在低钠状况下被增加（2 g NaCl/d）。即便在血压正常、低血钾纠正，低肾素及低醛固酮改善的情况下，ENaC 阻断剂依然有效。但长期应用氨氯吡咪或氨苯蝶啶者尿中可出现氨氯吡咪结晶及胃肠道不适等副作用。噻嗪类利尿剂也可用于治疗 Liddle综合征，纠正钠负荷，但加重低血压，可结合潴钾利尿剂氨氯吡咪或氨苯蝶啶一起使用。患者对利尿剂的反应因人而异，我们报道的第 2 个家系同时存在 ENaC β 亚单位 P616S 和D632H 两个突变位点，其先证者用常规剂量的氨苯蝶啶治疗后曾一度出现高血钾，改为小剂量后血钾维持在正常范围，提示患者对氨苯蝶啶反应的敏感性增加。该现象是否与连锁发生的 632 密码子突变有关尚待进一步研究。此外，由于醛固酮的分泌不受影响，因此螺内酯用于治疗 Liddle 综合征无效。

尽管 Liddle 综合征常发生于年轻患者，但高血压表现往往十分严重，甚至并发脑卒中或心力衰竭。因此，当限钠和上述潴钾利尿剂仍不能控制血压时，可联合应用血管扩张剂和 β受体阻滞剂等降压药物，以预防心脑血管并发症。

肾移植是否适宜 Liddle 综合征的治疗，研究不多。1963年首次报道的 16 岁女孩，因疾病进展逐渐发展为肾衰竭，1989 年接受肾移植手术。手术后患者血压轻度升高（20 个月随访时），血清钾均恢复到正常水平，低盐饮食引起了血浆肾素活性及醛固酮浓度的升高。

关于 Liddle 综合征妊娠妇女的处理很少报道。Awadalla等于 2017 年报道一例 27 岁高血压低血钾，之后诊断为 Liddle综合征的妇女，临床观察妊娠期使用氨氯吡咪是安全的。起始剂量可以 5～10 mg/d，随着孕龄增加，最大剂量可以达30 mg/d。

随着分子遗传学的迅速发展，基因治疗人类疾病已成为可能，而单基因遗传病是基因疗法的最佳候选者，即将患者有遗传性的致病基因，加以修补或置换，使其恢复正常功能。该技术首先分离和克隆与疾病有关的正常基因，然后把足量正常基因送入患者有关组织细胞内，并使其在患者体内正确表达。目前基因的分离和克隆技术已经成熟，且部分单基因疾病的基因治疗已获得突破性进展。但基因治疗的研究仍面临着许多挑战，且基因疗法并不是一种低风险或绝对安全的治疗方法，因此到目前为止，尚无关于Liddle 综合征的基因治疗报道。但随着科学技术的迅速发展及基因工程个体化研究的深入，相信基因治疗 Liddle 综合征也终将成功。

参考文献

［1］ Liddle GW, Bledsoe T, Coppage WS.A familial renal disorder simulating primary aldosteronism but with negligible aldosterone secretion［J］.Trans Amer Assoc Phys, 1963, 76：199 - 213.

［2］ Canessa CM, Horisberger JD, Rossier BC.Epithelial sodium channel related to proteins involved in neurodegeneration［J］.Nature, 1993, 361 (6411)：467 - 470.

［3］ Canessa CM, Schild L, Buell G, et al.Amiloride-sensitive epithelial Na+ channel is made of three homologous subunits［J］.Nature, 1994, 367 (6462)：463 - 467.

［4］ Rossier BC.The epithelial sodium channel：activation by membrane-bound serine proteases［J］.Proc Am Thorac Soc, 2004, 1(1)：4 - 9.

［5］ Shimkets RA, Warnock DG, Bositis CM, et al.Liddle's syndrome：heritable human hypertension caused by mutations in the βsubunit of the epithelial sodium channel［J］.Cell, 1994, 79：407 - 414.

［6］ Hansson JH, Nelson-Williams C, Suzuki H, et al.Hypertension caused by a truncated epithelial sodium channel gamma subunit：genetic heterogeneity of Liddle syndrome［J］.Nat Genet, 1995, 11(1)：76 - 82.

［7］ 陈庆荣、储谦、王翔翔，等.Liddle 综合征（遗传性假性醛固酮增多症）2 例同胞兄弟报告［J］.中华肾脏病杂志, 1997, 3：226 - 229.

［8］ Gao PJ, Zhang KX, Zhu DL, et al.Diagnosis of Liddle syndrome by genetic analysis of beta and gamma subunits of epithelial sodium channel — a report of five affected family members［J］.J Hypertens, 2001, 19(5)：885 - 889.

［9］ 王谷亮、张奎星、高平进，等.一个 Liddle 综合征家系上皮钠通道基因突变的研究［J］.中华肾脏病杂志, 2002, 18(4)：247 - 250.

［10］ Wang W, Zhou W, Jiang L, et al.Mutation analysis of SCNN1B in a family with Liddle's syndrome［J］.Endocrine, 2006, 29(3)：385 - 390.

［11］ Hiltunen TP, Hannila-Handelberg T, Petajaniemi N, et al.Liddle's syndrome associated with a point mutation in the extracellular domain of the epithelial sodium channel gamma subunit［J］.J Hypertens, 2002, 20 (12)：2383 - 2390.

［12］ Wang Y, Zheng Y, Chen J, et al.A novel epithelial sodium channel gamma-subunit de novo frameshift mutation leads to Liddle syndrome［J］.Clin endocrinol(Oxf), 2007, 67(5)：801 - 804.

［13］ Hansson JH, Schild L, Lu Y, et al.A de novo missense mutation of the beta subunit of the epithelial sodium channel causes hypertension and Liddle syndrome, identifying a proline-rich segment critical for regulation of channel activity［J］.Proc Natl Acad Sci U S A, 1995, 92(25)：11495 - 11499.

［14］ Uehara Y, Sesaguri M, Kinoshita A, et al.Genetic analysis of the epithelial sodium channel in Liddle's syndrome［J］.J Hypertens, 1998, 16：1131 - 1135.

［15］ Freundlich M, Ludwig M.A novel epithelial sodium channel beta-subunit mutation associated with hypertensive Liddle syndrome ［J］.Pediatr Nephrol, 2005, 20(4)：512 - 515.

［16］ Ciechanowicz A, Dolezel Z, Placha G, et al.Liddle syndrome caused by P616R mutation of the epithelial sodium channel beta subunit［J］.Pediatr Nephrol, 2005, 20(6)：837 - 838.

［17］ Tamura H, Schild L, Enomoto N, et al.Liddle disease caused by a missense mutation of β subunit of the epithelial sodium channel gene［J］.J Clin Invest, 1996, 97：1780 - 1784.

［18］ Inoue J, Iwaoka T, tokunaga H, et al.A family with Liddle's syndrome caused by a new missense mutation of β subunit of the epithelial sodium channel［J］.J Clin Endocrinol Metab, 1998, 83(6)：2210 - 2213.

［19］ Nakano Y, Ishida T, Ozono R, et al.A frameshift mutation of β subunit of the epithelial sodium channel in a case of isolated Liddle syndrome［J］.J Hypertens, 2002, 20：2379 - 2382.

［20］ Jeunemaitre X, Bassilana F, Persu A, et al.Genotype-phenotype analysis of a newly discovered family with Liddle's syndrome［J］.J Hypertens, 1997, 15(10)：1091 - 1100.

［21］ Warnock DG.Liddle syndrome：genetics and mechanisms of Na$^+$ channel defects［J］.J Med Sci, 2001, 322(6)：302 - 307.

［22］ Kamynina E, Debonneville C, Hirt RP, et al.Liddle's syndrome：a novel mouse Nedd4 isoform regulates the activity of the epithelial Na$^+$ channel ［J］.Kidney Int, 2001, 60：466 - 471.

［23］ Staub O, Abriel H, Plant P, et al.Regulation of the epithelial Na$^+$ channel by Nedd4 and ubiquitination［J］.Kidney Int, 2000, 57：809 - 815.

［24］ Zhou R, Patel SV, Snyder PM.Nedd4 - 2 catalyzes ubiquitination and degradation of cell surface ENaC［J］.J Biol Chem, 2007, 282 (28)：20207 - 20212.

［25］ Goulet CC, Volk KA, Adams CM, et al.Inhibition of the epithelial Na$^+$ channel by interaction of Nedd4 with a PY motif deleted in Liddle's syndrome［J］.J Biol Chem, 1998, 273(45)：30012 - 30007.

［26］ Warnock DG.The epithelial sodium channel in hypertension ［J］.Curr Hypertens Rep, 1999, 1(2)：158 - 163.

［27］ Laudau D.Potassium-ralated inherited tubulopathies［J］.Cell Mol Life Sci, 2006, 63(17)：1062 - 1068.

［28］ Palmer BF, Alpern RJ.Liddle's syndrome［J］.Am J Med, 1998, 104：301 - 309.

［29］ Sutherland DJ, Ruse JL, Laidlaw JC.Hypertension, increased aldosterone secretion and low plasma renin activity relieved by dexamethasone[J].Can Med Assoc J, 1966, 95(22)：1109-1119.

[30] Lifton RP, Dluhy RG, Powers M, et al. A chimaeric 11β-hydroxylase/aldosterone synthase gene causes glucocorticoid-remediable aldosteronism and human hypertension[J].Nature, 1992, 355, 262-265.

[31] Lifton RP, Dluhy RG, Powers M, et al. Hereditary hypertension caused by chimeric gene duplications and ectopic expression of aldosterone synthase[J].Nat Genet, 1992, 2：66-74.

[32] Lifton RP. Genetic determinants of human hypertension [J]. Proc Natl Acad Sci U S A, 1995, 92(19)：8545-8551.

[33] Ferrari P, Lovati E, Frey FJ. The role of the 11beta-hydroxysteroid dehydrogenase type 2 in human hypertension[J]. J Hypertens, 2000, 18(3)：241-248.

[34] Monnens L, Levtchenko E. Distinction between Liddle syndrome and apparent mineralocorticoid excess[J]. Pediatr Nephrol, 2004, 19(1)：118-119.

[35] Luft FC, Mendelian forms of human hypertension and mechanisms of disease[J].Clin Med Res, 2003, 1：291-300.

[36] Luft FC. Molecular genetics of human hypertension [J]. J Hypertens, 1998, 16(12 Pt 2)：1871-1878.

[37] Warnock DG. Liddle syndrome：an autosomal dominant form of human hypertension[J].Kidney Int, 1998, 53：18-24.

[38] Wang LP, Yang KQ, Jiang XJ, et al. Prevalence of Liddle syndrome among young hypertension patients of undetermined cause in a Chinese population[J].J Clin Hypertens, 2015, 17, 902-907.

[39] Liu K, Qin F, Sun X, et al. Analysis of the genes involved in Mendelian forms of low-renin hypertension in Chinese early-onset hypertensive patients[J].J Hypertens, 2018, 36(3)：502-509.

[40] Tetti M, Monticone S, Burrello J, et al. Liddle syndrome：review of the literature and description of a new case[J]. Int J Mol Sci, 2018, 19(3)：812.

[41] Botero-Velez M, Curtis JJ, Warnock DG. Brief report：Liddle's syndrome revisited—A disorder of sodium reabsorption in the distal tubule[J]. N Engl J Med, 1994, 330：178-181.

[42] Awadalla M, Patwardhan M, Alsamsam A, et al. Management of Liddle syndrome in pregnancy：a case report and literature review[J].Case Rep Obstet Gynecol, 2017, 2017：6279460.

第十三章 · 肾上腺皮质功能减退症

姜 蕾 宁 光

肾上腺皮质功能减退症（adrenal insufficiency）是一种以肾上腺皮质功能受损引起的糖皮质激素、盐皮质激素、肾上腺性雄激素分泌减少为特征的内分泌疾病。1855年由Thomas Addison最早描述。按病程可分为慢性和急性两种，慢性肾上腺皮质功能减退症多见于中年人，急性肾上腺皮质功能减退症多继发于Sheehan病，或是慢性肾上腺皮质功能减退患者在应激、手术、感染、创伤等情况下诱发。根据病变部位的不同，肾上腺皮质功能减退症又可分为原发性和继发性两大类。原发性肾上腺皮质功能减退又称艾迪生病（Addison病），其病变部位在肾上腺本身，由于自身免疫、结核等原因破坏了90%以上的肾上腺组织，其中结核性者以男性多见，自身免疫性者则多见于女性，临床上以低皮质醇及高的血浆ACTH水平为特点；继发性肾上腺皮质功能减退症较原发性者更为多见，女性患者较多，其病变部位在下丘脑或垂体，因垂体、下丘脑病变致ACTH分泌不足所致，以低皮质醇及正常或低于正常的血浆ACTH水平为特点，其中又以继发于垂体疾病者多见，而继发于下丘脑CRH和其他促ACTH释放因子不足者又称为三发性肾上腺皮质功能减退症。最常见的原因是长期糖皮质激素用药后突然撤药，导致垂体前叶ACTH生成减少或下丘脑CRH生成减少。

肾上腺皮质功能减退症为一少见病，在欧美白种人群中，艾迪生病的患病率为（93~104）/100万，发病率为（4.7~6.2）/（100万人·年）。在国内20世纪90年代由上海瑞金医院、华山医院、中国医科大学附属第一医院等五家医院共报道285例。占同期内科住院病例的0.5‰~2.6‰。本病发病率低，但若不重视会危及生命，及时诊断并给予适当的糖皮质激素补充治疗可显著改善患者的生活质量。预防并及时诊治急性肾上腺皮质功能减退症是本病的关键。

一、病因和发病机制

（一）原发性肾上腺皮质功能减退症

原发性肾上腺皮质功能减退症的病因很多，详见表5-13-1。

1. 自身免疫性肾上腺炎·随着结核病在全球的控制，自身免疫性肾上腺炎成为艾迪生病的首位病因，在西方国家占原发性肾上腺皮质功能减退症的70%~90%。一项纳入1969—2009年615例艾迪生病患者的研究显示自身免疫性肾上腺炎占总患者数的82%，结核仅占9%，其他病因者占8%。该类患者因肾上腺皮质发生自身免疫性破坏而致病，大部分皮质细胞被破坏、肾上腺萎缩，但髓质通常是完好的。它可为孤立性肾上腺受累（约占40%，男性略多），或为自身免疫性多内分泌腺病综合征（autoimmune polyendocrine syndrome, APS）的一部分，除肾上腺外同时存在其他腺体特异性的功能受损（约占60%，女性多见），其中又以合并甲状腺疾病最为常见。APS主要分为2型。APS1型又称为自身免疫性多内分泌病变-念珠菌病-外胚层发育不良（autoimmune polyendocrinopathy-candidiasis-ectodermal dystrophy, APECED），是一种比较罕见的常染色体隐性遗传病，以芬兰和伊朗犹太人发病居多。典型表现为皮肤黏膜持续的念珠菌感染（75%），而没有严重全身感染依据，儿童期起病多见，平均发病年龄约为5岁，而后出现原发性甲状旁腺功能减退症（89%，大约8岁）、原发性肾上腺皮质功能减退（60%，大约12岁）、卵巢早衰（45%）、恶性贫血、慢性活动性肝炎、吸收不良综合征和脱发等。它是由于位于21q22的自身免疫调节因子（autoimmune regulator, AIRE）基因突变所致，AIRE是免疫系统细胞表达的一种核蛋白，至今已有超过40个突变被报道。抗干扰素α、抗干扰素ω抗体对该病诊断具有较好的敏

表 5-13-1　原发性肾上腺皮质功能不全的病因

诊　断	病　理
自身免疫性肾上腺炎	
自身免疫性艾迪生病	最常见的为抗 21-羟化酶抗体，其他的有抗 17α-羟化酶、侧链清除酶和 CTLA-4 抗体等
APS 1 型（又称 APCED）	自身免疫调节因子 1（AIRE-1）基因突变的常染色体隐性遗传缺陷
APS 2 型	HLA-DR3/4 位点，包括 DRB1、DQA1、DQB1、CTLA-4
性连锁多发性内分泌腺病	FOXP3
感染	
结核	结核性肾上腺炎
深部真菌感染	组织胞浆菌病、隐球菌感染、芽生菌病
HIV 感染	巨细胞病毒、细菌、原虫、卡波西肉瘤的机会性感染
巨细胞病毒感染	
遗传性疾病	
先天性肾上腺皮质增生	编码 21-羟化酶（CYP21A2）、11β-羟化酶（CYB11B1）、17-羟化酶（CYP17A1）、3β-羟脱氢酶 2（HSD3B2）、StAR 基因突变
肾上腺脑白质营养不良	编码过氧化物酶转运蛋白 ALP 的基因 ABCD1 突变，致超长链脂肪酸在脑及肾上腺皮质堆积
ACTH 不敏感综合征	
1 型（又称糖皮质激素缺乏症）	黑皮质素 2 受体（MC2R）失活突变
2 型	黑皮质素 2 附属蛋白（MRAP）基因突变
3A 综合征	编码 ALADIN 的基因 AAAS 突变
先天性肾上腺发育不全	DAX1、SF-1 或其他未确定的基因突变
其他	
肾上腺侵犯	恶性肿瘤转移、淋巴瘤、结节病、淀粉样变、血色病
双侧肾上腺切除术后	无法控制的库欣综合征、米托坦/酮康唑/依托咪酯治疗、双侧嗜铬细胞瘤、双侧肾上腺切除术后
双侧肾上腺出血	脑膜炎双球菌脑膜炎、抗磷脂综合征、抗凝治疗、凝血系统疾病、败血症休克

感性和特异性。对于明确诊断的 APS1 型患者必须密切随访，以免延误其他自身免疫病的诊断，如艾迪生病、甲状旁腺功能减退症等。APS2 型又称 Schmidt 综合征，较 1 型多见，具有一个复杂的遗传形式，呈常染色体显性不完全遗传，与 HLA-DR3 和细胞毒性 T 淋巴细胞抗原 4（CTLA-4）强相关，其在美国的发病率大约是 5/10 万，在欧洲的发病率为（11~14）/10 万。它常为成人起病，尤其是 30~40 岁成人，男女比例约为 1：1.8，可伴原发性肾上腺皮质功能减退症（100％）、自身免疫性甲状腺疾病（70％）、1 型糖尿病（50％）、

卵巢功能早衰（5％~50％）、白癜风、恶性贫血、脱发和重症肌无力等。

2. 感染・以往是引起原发性肾上腺皮质功能减退症的最常见原因。

（1）结核：肾上腺结核在 20 世纪上半段曾是引起艾迪生病的最常见原因，但目前相对少见，占 7％~20％，多为其他部位活动性结核出现血行播散、肾上腺浸润所致，原发灶通常较为明显。在结核病发生率仍高的国家和地区，肾上腺结核仍是艾迪生病的重要原因。近年结核发病率在我国有所上升，因此应引起重视。初期患者肾上腺可增大伴广泛的上皮样结节和干酪样坏死，皮质和髓质均可破坏，随后出现纤维变性，肾上腺变为正常大小或缩小，50％的病例可出现钙化。

（2）HIV 感染：随着获得性免疫缺陷综合征（AIDS）在全球尤其是发展中国家中的蔓延，HIV 感染患者引起肾上腺皮质功能减退的风险应引起关注。HIV 感染患者常因巨细胞病毒（CMV）、非典型分枝杆菌或隐球菌感染和卡波西肉瘤侵犯肾上腺出现肾上腺皮质功能减退症。尽管起病较隐匿，但约 10％ AIDS 患者的快速 ACTH 兴奋试验示皮质醇反应降低。外周糖皮质激素抵抗也可能是 AIDS 患者发生肾上腺皮质功能减退症的原因，少数伴有肾上腺皮质功能减退症的 AIDS 患者可出现血 ACTH 水平升高和小剂量地塞米松后皮质醇不抑制，被认为可能与糖皮质激素受体亲和力减低导致获得性糖皮质激素抵抗有关，但确切病因未知。此外，一些治疗 AIDS 机会性感染的药物如酮康唑（抑制皮质醇合成）或利福平（促进皮质醇代谢）都可能诱发肾上腺皮质危象。

（3）深部真菌感染：如组织胞浆菌病、球孢子菌病、芽生菌病、隐球菌病、酵母菌病等均可引起肾上腺皮质功能减退症。

（4）巨细胞病毒感染。

3. 遗传性疾病・与成人不同，儿童期发生的原发性肾上腺皮质功能减退症多与遗传相关。

（1）肾上腺脑白质营养不良症（adrenoleukodystrophy，ALD）和肾上腺髓质神经病（adrenomyeloneuropathy，AMN）：两者都是性连锁隐性遗传病，因 X 染色体 q28 上编码过氧化物酶膜蛋白 ABCD1 基因突变所致，其参与了极长链脂肪酸（大于 24 个碳原子）进入过氧化物酶体，突变使极长链酰基辅酶 A 合成酶活性降低，极长链脂肪酸不能氧化而在细胞内堆积引起细胞死亡而致病，受累的器官主要有中枢神经系统、睾丸 Leydig 细胞和肾上腺皮质。至今已有超过 400 个突变被报道，突变导致男性发病，女性携带者多无临床症状，但基因型和表型之间并无确切关系。患者表现为肾上腺皮质功能减退和白质脱髓鞘引起的神经损伤。可有几种类型：儿童脑型（30％~40％的患者）、成人肾上腺髓质神经病（40％的患者）、艾迪生病（7％的患者）。ALD 多为幼年起病（多 5~10 岁发病）且进展迅速，在男性中患病率为 1/50 000~1/25 000，在原发性肾上腺皮质功能减退症的男性患者中约占 13％，以严重的中枢性脱髓鞘病变为特征，最终进展为严重的痉挛性四肢瘫痪，常伴有肾上腺皮质功能不全，但与神经系统损害不相关，是 7 岁以下儿童肾上腺皮质功能减退症的最常见形式。相反，AMN 为青年起病且进展缓慢，以局限性脊神经和周围神经脱髓鞘病变为特征，表现为进展缓慢的轻度痉挛性瘫痪

和周围神经病变，但少数患者可在神经损伤前就有肾上腺皮质功能减退的表现。该病治疗方法有限，有研究指出单不饱和脂肪酸能阻断饱和的极长链脂肪酸的合成，与芥酸和油酸相结合能使极长链脂肪酸水平恢复到正常。治疗不能改变神经系统退化的速度，但在无症状患者中可能能阻碍新的神经损伤的出现。而骨髓移植是未来可期待的治疗方法之一。

（2）先天性肾上腺发育不全：发病率为 1/12 500 新生儿。可有以下 4 种先天性原发性肾上腺皮质功能减退症中的任一形式出现：① 散发性，合并垂体发育不全；② 常染色体隐性遗传型；③ X 连锁巨细胞型，合并低促性腺激素性腺性功能减退症；④ X 连锁型，合并甘油激酶缺陷（精神运动障碍），大部分还伴肌营养不良症。X 连锁型为 X 染色体短臂（Xp21）的 *DAX1*（核受体超家族成员，在肾上腺皮质、性腺、下丘脑表达）基因突变，或 *DAX1* 基因和近着丝粒点甘油激酶基因缺失所致。根据分子缺陷不同，临床表现各不相同。严重的病例表现为盐皮质激素缺乏而逐步进展为糖皮质激素缺乏。性腺功能减退常伴有原发性睾丸异常及低促性腺激素，但在婴儿期可正常。此外，*SF-1* 是调控 CYP 类固醇羟化酶基因表达的转录因子。*SF-1* 与 *DAX1* 基因 5′ 端的增强反应元件相同，是肾上腺皮质发育的重要因子，很多 P450 类固醇合成酶的转录调节都依赖于 *SF-1*。*SF-1* 基因突变也会使肾上腺皮质发育异常而导致肾上腺皮质功能减退并伴 XY 性反转。

（3）ACTH 不敏感综合征：是少见的常染色体隐性遗传病，以糖皮质激素和雄激素缺乏并对 ACTH 无反应，血中 ACTH 水平高且盐皮质激素多正常为特征，常为儿童起病。多数患者表现为新生儿低血糖或进行性加重的皮肤色素沉着，常有生长加速。它包括以下表型：1 型，又称家族性糖皮质激素缺乏症，为 ACTH 受体（MC2R）失活突变所致，占总人数的 25%，表现为身材高大，前额突出，可能与 ACTH 本身对软骨和骨的过度作用有关。2 型，可由编码黑皮素 2 受体辅助蛋白的基因 *MRAP* 突变导致。3A 综合征（Allgrove 综合征），为家族性糖皮质激素缺乏症的变异型，除 ACTH 抵抗导致的糖皮质激素缺乏相关临床表现外，还有无泪、贲门失迟缓的表现，为编码 ALADIN 的基因 *AAAS* 突变所致。部分 ACTH 不敏感综合征可能仅存在受体后缺陷，约 50% 的患者可没有 MC2R 和 MRAP 的突变。对于肾素-血管紧张素-醛固酮系（RAA）系统功能正常的儿童原发性肾上腺皮质功能减退症应高度怀疑该病，可通过低皮质醇伴有高 ACTH 水平和正常的血浆肾素-醛固酮来诊断。

（4）胆固醇代谢缺陷：由于大部分皮质醇来源于循环中 LDL 产生的胆固醇，因此缺乏 LDL 的患者（如先天性 β 脂蛋白缺乏症）或 LDL 受体缺陷（如纯合子家族性高胆固醇血症）者，尽管基础皮质醇正常，无肾上腺皮质减退的临床表现，但 ACTH 兴奋试验示皮质醇反应减退。

（5）先天性肾上腺皮质增生症：是一组常染色体隐性遗传病，伴有性征发育异常或同时有高血压等，详见本篇第十七章。

4. 其他病因 · 如肾上腺转移癌（肺癌及乳腺癌最常见）、原发性肾上腺淋巴瘤、先天性肾上腺皮质淀粉样变、血色病、肾上腺出血（尤其是有感染、外伤、凝血功能障碍性疾病）、肾上腺放疗和手术，以及药物，如利福平、酮康唑、氨鲁米特、依托咪酯等均可造成肾上腺皮质功能减退。

5. 急性肾上腺皮质功能衰竭（肾上腺危象） · 常由急性肾上腺出血、坏死和栓塞引起。新生儿可因难产、窒息及在剧烈的复苏手术过程中引起创伤性出血。儿童期发生肾上腺出血可见于假单胞菌属败血症或脑膜炎球菌血症。在成人抗凝治疗或凝血功能障碍可导致双侧肾上腺出血。另外，出血还可见于妊娠期间、特发性肾上腺静脉血栓形成后及静脉造影后的并发症（如腺瘤梗死）。

（二）继发性肾上腺皮质功能减退症

1. 垂体性肾上腺皮质功能减退症

（1）全垂体功能减退症：如垂体巨大肿瘤、颅咽管瘤、肉芽肿病（结核、结节病、嗜酸性肉芽肿）、淋巴细胞性垂体炎、垂体转移癌或外伤等都可破坏正常的垂体组织引起垂体性肾上腺皮质功能减退，常伴其他垂体激素的缺乏。患者可表现为部分或完全性垂体功能减退，垂体功能低下的临床特征使其诊断相对容易。另一个引起先天性继发性肾上腺皮质功能减退症的原因是一些与垂体发育有关基因的突变，如 *HESX1*、*LHX4*、*SOX3* 和 *PROP1*。这些缺陷导致先天性垂体功能减退，伴有多种垂体激素缺乏。甚至有些在诊断时 ACTH 的缺乏可能尚未出现，而随着疾病的进展逐渐显现。

（2）选择性 ACTH 缺乏症：少见且不易被诊断，可以发生在淋巴细胞性垂体炎患者。还有可能的原因是使 POMC 转化为 ACTH 的激素原转化酶缺陷，患者可能会同时合并其他肽类合成缺陷，如胰岛素原向胰岛素裂解障碍导致糖尿病的发生；或是可因 *POMC* 基因突变而导致 ACTH 产生不足，患者可伴一些特殊的表型（如重度肥胖、毛发红色的色素沉淀），提示 POMC 对食欲和发色调节也存在一定影响。此外，部分新生儿的选择性 ACTH 缺乏被发现与 *TBX19* 基因突变有关，突变导致其产物 TPIT 表达异常，并最终影响 POMC 的表达。

（3）急性垂体性肾上腺皮质功能衰竭（垂体危象）：产后大出血引起垂体坏死（Sheehan 综合征）、垂体瘤卒中和垂体柄损伤可引起急性继发性肾上腺皮质功能减退。

2. 下丘脑 CRH 分泌不足 · 肿瘤、外伤、结节病或头部放疗等均可引起下丘脑 CRH 分泌不足导致继发性肾上腺皮质功能减退症及其他垂体激素不足的表现。

3. 血中糖皮质激素浓度长期升高致下丘脑和垂体功能抑制 · 如库欣综合征患者在垂体 ACTH 瘤或功能性肾上腺肿瘤术后，正常垂体的促肾上腺皮质激素细胞功能仍被抑制，可能术后数月方能恢复，此时如未及时补充糖皮质激素或突然停药可导致继发性肾上腺皮质功能减退症的发生，甚至诱发急性肾上腺皮质功能减退危象。此外，医源性糖皮质激素超生理剂量应用，无论是静脉、口服等全身治疗，还是关节腔注射、吸入等局部应用，均可抑制下丘脑-垂体-肾上腺轴功能，长期可致肾上腺萎缩。对所有每日口服药量超过 30 mg 氢化可的松（或 >7.5 mg 泼尼松或 0.75 mg 地塞米松）、用药时间超过 3 周以上的患者均应警惕肾上腺萎缩及伴随的功能缺陷的发生。而使用糖皮质激素的剂型、剂量、用药方式、用药时间等对下丘脑-垂体-肾上腺轴的影响存在明显个体差异且没有明确的切点。通常来说，地塞米松较氢化可的松具有更长半衰期和更强的受体亲和力，对下丘脑-垂体-肾上腺轴的抑制作用更强。而与地塞米松和泼尼松相比,布地奈德气雾剂对糖皮质激素受体的亲和力更强,但其对肾上腺的抑制作用与全身吸收情况有关。与之相比,氟替卡松气雾剂对下丘脑-垂体-肾上腺轴的抑制作用更为常见,使用 1 000 μg 氟替卡松气雾剂超过 1 年就有发生肾上腺皮质功能抑制的风险。另外,一些伴随用药也可增加糖皮质激素的效能并对肾上腺功能产生影响。另一些药物可影响其与受体的亲和力而使肾上腺皮质功能被抑制,最常见的药物有孕酮衍生物如甲羟孕酮。除了药物剂量外,服药时间不同对下丘脑-垂体-肾上腺轴的抑制作用也可不同。例如,晚上服用 5 mg 泼尼松、清晨服用 2.5 mg 泼尼松时对下丘脑-垂体-肾上腺轴的抑制会较晚上服用 2.5 mg 泼尼松、清晨服用 5 mg 泼尼松明显,因为夜间大剂量可抑制清晨的 ACTH 分泌。因此,接受糖皮质激素治疗的患者,应由治疗剂量逐渐减至生理剂量。根据患者的情况,每 2~4 周减少 1 mg/d 泼尼松。一般认为当用量减至 5 mg/d 泼尼松后肾上腺皮质功能可逐渐恢复。另一种方法是替换为 20 mg/d 的氢化可的松,每周减少 2.5 mg/d 直至 10 mg/d。药物减量后 2~3 个月,可通过 ACTH 兴奋试验或胰岛素介导的低血糖试验对下丘脑-垂体-肾上腺轴的功能加以评估。如反应正常则表明功能恢复正常,可安全停药。

4. 重症状态下的肾上腺皮质功能减退·重症状态下,即便是那些既往没有下丘脑-垂体-肾上腺轴异常的患者也可出现肾上腺皮质功能减退的表现,称为功能性肾上腺皮质功能减退,它反映了非肾上腺结构异常而导致的暂时性的肾上腺皮质功能减退。功能性肾上腺皮质功能减退很难通过激素测定做出评估,原因也并不确定,但在重症医学中并不少见。患者对于重症感染如败血症或是应激刺激,缺乏恰当的皮质醇反应能力,可使病情更加复杂化并显著增加患者死亡风险。因此功能性肾上腺皮质功能减退症的诊断及重症状态下的激素补充治疗正越来越多地被关注。虽然目前其诊断仍存在争议,但通常认为如果怀疑存在肾上腺皮质功能减退的可能,① 可运用 200 mg/d 的氢化可的松分 4 次给药,对于那些存在感染性休克的患者推荐 10 mg/h 持续给药。② 对那些有早期急性呼吸窘迫综合征的患者可予以 1 mg/(kg·d)的甲泼尼龙治疗,而地塞米松并不推荐应用。同样病情改善后糖皮质激素应逐渐减量,不能突然停用。

二、临床表现

临床表现取决于肾上腺皮质功能减退症发生的速度及其严重程度。大多起病隐匿,部分可因某些并发症出现肾上腺危象时方被诊断。

(一)慢性肾上腺皮质功能减退症

起病隐匿,逐渐加重,主要表现为易疲劳、乏力、体重减轻、厌食、胃肠道不适、肌肉关节痛和体位性低血压等(表5-13-2)。常见的胃肠道症状有恶心、呕吐、腹泻、便秘、腹痛,可能与胃肠道动力不足有关,但确切的病理生理机制并不完全清楚。由于糖皮质激素缺乏、糖异生受损,患者还可发生空腹低血糖,多见于儿童青少年,在成人较为少见,除非同时伴有生长激素缺乏或酗酒。部分患者还可出现低热。患者可长期处于一个疾病状态,生活质量常严重受损,直至一次相对较小的感染导致循环紊乱时方被诊断。这些患者的鉴别诊断

往往需要包括肿瘤性恶病质。部分长期未治疗的肾上腺皮质功能减退患者还可出现精神症状,如记忆力减退、抑郁、精神异常等,年轻人中可被误诊为一些功能性疾病,如抑郁症或神经性厌食等。

表5-13-2　肾上腺皮质功能不全临床表现和病理生理

临床表现	病理生理
症状	
易疲劳、乏力、倦怠	糖皮质激素缺乏、肾上腺雄激素缺乏
厌食、体重减轻(儿童生长迟缓)	糖皮质激素缺乏
胃痛、恶心、呕吐(多见于原发性肾上腺皮质功能减退症)	糖皮质激素缺乏、盐皮质激素缺乏
肌痛、关节酸痛	糖皮质激素缺乏
头晕	盐皮质激素缺乏、糖皮质激素缺乏
嗜盐(仅见于原发性肾上腺皮质功能减退症)	盐皮质激素缺乏
皮肤干燥、瘙痒(女性)	肾上腺雄激素缺乏
性欲减退	肾上腺雄激素缺乏
体征及实验室检查	
皮肤色素沉着(仅见于原发性肾上腺皮质功能减退症)	POMC 衍生物过多
皮肤苍白(仅见于继发性肾上腺皮质功能减退症)	POMC 衍生物不足
发热	糖皮质激素缺乏
低血压、体位性低血压(在原发性肾上腺皮质功能减退症中显著)	盐皮质激素缺乏
血清肌酐升高(仅见于原发性肾上腺皮质功能减退症)	盐皮质激素缺乏
低钠血症	盐皮质激素缺乏、糖皮质激素缺乏(引起抗利尿激素分泌不当综合征)
高钾血症(仅见于原发性肾上腺皮质功能减退症)	盐皮质激素缺乏
贫血、淋巴细胞和嗜酸粒细胞过多	糖皮质激素缺乏
TSH升高(仅见于原发性肾上腺皮质功能减退症)	糖皮质激素缺乏(或自身免疫性甲状腺功能衰竭)
高钙血症(仅见于原发性肾上腺皮质功能减退症)	糖皮质激素缺乏(多伴甲状旁腺功能亢进)
低血糖	糖皮质激素缺乏
腋毛或阴毛脱落(女性)、儿童期无肾上腺皮质机能出现或阴毛初现	肾上腺雄激素缺乏

需要注意的是,原发性和继发性肾上腺皮质功能减退症的临床表现并不完全相同。皮肤黏膜色素沉着是原发性肾上腺皮质功能减退患者(艾迪生病)最具特征性的表现,呈棕褐色,分布全身,但在暴露及易摩擦的部位(面部、手部、掌纹、乳晕、甲床、足背、瘢痕和束腰带部位)更为明显,口腔黏膜(齿龈、舌表面和颊黏膜)、外阴、肛门也常有色素沉着,可能与升高的 ACTH 和其他 POMC 相关肽对皮肤黑色素细胞的黑皮质素-1 受体刺激增强导致色素沉着有关。其中,自身免疫性肾上腺炎患者在弥漫性色素沉着中还可伴有白癜风,成为其更为典型的

皮肤改变。约有 50% 的患者在明确诊断前艾迪生病的症状和体征可已存在 1 年以上。相反,继发性肾上腺皮质功能减退症患者并没有 ACTH 介导的皮肤色素沉着,肤色苍白。

皮质醇和醛固酮是肾上腺皮质功能减退症发病中起重要作用的两种激素。糖皮质激素的主要作用有调节 ACTH 分泌、维持心脏收缩力、调节血管对 β 受体激动剂的反应,以及肝糖原储存;盐皮质激素则主要负责肾脏钠、钾、氢离子的调节,保钠排钾。原发性肾上腺皮质功能减退症患者常同时存在糖皮质激素缺乏及不同程度的盐皮质激素缺乏,而在继发性肾上腺皮质功能减退症患者肾上腺本身是正常的,ACTH 或 CRH 缺乏导致皮质醇合成分泌不足,但肾素-血管紧张素-醛固酮系统并不受影响。这也是原发性和继发性肾上腺皮质功能减退症的最大不同,解释了两者临床表现的差异。因此,除皮肤色素沉着外,失盐和体位性低血压是原发性肾上腺皮质功能减退症的另一特征性表现,患者卧位血压可正常,但立位血压往往会有不同程度的下降,与醛固酮缺乏和容量不足有关。体重减轻、低血压伴电解质紊乱(低钠血症、高钾血症、轻度代谢性酸中毒及低血糖)往往提示存在原发性肾上腺皮质功能减退症的可能。而继发性肾上腺皮质功能减退患者也可出现低钠血症,与皮质醇缺乏、抗利尿激素分泌增加、水潴留有关,但其肾素-血管紧张素-醛固酮系统功能正常,血钾及血氢离子浓度往往正常,是两者最明显的差异。

此外,肾上腺皮质功能减退不可避免的还会导致脱氢表雄酮(DHEA)缺乏,它是外周性激素合成的底物,其生成减少在女性可引起明显的雄激素缺乏,临床表现包括腋毛阴毛脱落、皮肤干燥、性欲减退等。DHEA 也被认为对大脑的神经递质受体具有直接作用,可能具有很强的抗抑郁作用,但目前对其临床替代治疗的获益仍具争议。

对于肾上腺脑白质营养不良症患者,主要有中枢神经系统症状,而多数患者肾上腺皮质功能减退症状并不典型。继发性肾上腺皮质功能减退症患者当合并其他腺垂体功能减退,如伴有甲状腺和性腺功能减退时,还可有不耐寒、水肿、便秘、月经稀发或闭经、腋毛阴毛稀少、性欲减退、不孕、阳痿等症状;青少年患者常表现为生长迟缓和青春期发育延迟。下丘脑或垂体占位病变者可有头痛、视野缺损和中枢性尿崩症。

(二) 急性肾上腺皮质功能减退症

急性肾上腺皮质功能减退症又称为肾上腺危象,可为未诊断的慢性肾上腺皮质功能减退症的首发症状,由急性应激或是严重感染诱发。起病急且可危及生命,是严重的内分泌急症。典型表现为严重低血压或低血容量性休克,出现心动过速、四肢厥冷、发绀和虚脱,极度虚弱无力、萎靡淡漠和嗜睡,也可表现为烦躁不安和谵妄惊厥,甚至昏迷。部分患者可有急性腹痛、恶心、呕吐、发热,体温可达 40℃ 以上,并常被误诊为急腹症,儿童常以低血糖昏迷表现。对于无法解释的低血压、腹痛、呕吐、纳差、发热、神志异常患者需要考虑双侧肾上腺出血或肾上腺静脉血栓可能,当出现快速的血红蛋白下降、进行性的血钾升高、休克等表现时更是重要提醒。此外,垂体卒中是引起急性肾上腺皮质功能减退的另一罕见原因。慢性肾上腺皮质功能减退症患者突然出现恶心、呕吐、腹泻腹痛常预示着肾上腺危象的发生。与原发性肾上腺皮质功能减退患者相比,继发性患者发生肾上腺危象时低血糖昏迷更

为常见,可有低钠血症,但无明显高钾血症。

三、实验室和影像学检查

(一) 一般生化检查

肾上腺皮质功能减退症患者可有正色素性正细胞性贫血,淋巴细胞相对增多伴嗜酸性细胞计数升高,轻度代谢性酸中毒,肾前性氮质血症。在原发性肾上腺皮质功能减退症中电解质紊乱主要为低钠血症(90%)、高钾血症(65%),少数还可有轻到中度的高钙血症(6%,更多见于伴有甲状腺毒症的患者),空腹血糖大多降低,口服葡萄糖耐量试验可显示低平曲线,糖负荷后 3 h 血糖常低于正常。而继发性肾上腺皮质功能减退症患者往往只有低钠血症。低钠血症主要与糖皮质激素缺乏导致的相对容量不足、促使抗利尿激素分泌引起水潴留有关,而高钾血症主要与醛固酮缺乏伴随的失盐有关,因此往往只存在于原发性肾上腺皮质功能减退症患者。稀释性低钠血症可伴有正常或偏低的尿素氮水平,患者还可发生可逆性的转氨酶异常。

(二) 基础激素测定

1. **血清皮质醇** · 肾上腺皮质功能减退症患者血皮质醇水平可低于正常,也可为正常值低限。由于血皮质醇存在昼夜节律,清晨时最高,随后下降,至傍晚及夜间最低,因此晨间(8:00—9:00)血皮质醇水平对肾上腺皮质功能减退症最具诊断价值。一般认为晨间血皮质醇 ≤83 nmol/L(3 μg/dl),可确诊肾上腺皮质功能减退;>550 nmol/L(20 μg/dl)可排除诊断。值得注意的是,血皮质醇水平正常范围并不能完全排除肾上腺皮质功能减退,因为部分性肾上腺皮质功能减退症患者的血皮质醇基础水平可为正常值低限,但其对应激的反应能力不足。

2. **血浆 ACTH** · 血浆 ACTH 测定有助于鉴别原发性和继发性肾上腺皮质功能减退。原发性肾上腺皮质功能减退症的血浆基础 ACTH 水平一般 >22 pmol/L(100 pg/ml),甚至 >220 pmol/L(1 000 pg/ml),血浆 ACTH 正常可排除原发性肾上腺皮质功能减退症,继发性肾上腺皮质功能减退症患者血浆 ACTH 水平降低或在正常值低限。测定血浆 ACTH 应在糖皮质激素治疗前,或至少停用短效糖皮质激素如氢化可的松 24 h 后,否则 ACTH 水平会受负反馈抑制影响。

3. **血醛固酮、肾素** · 原发性肾上腺皮质功能减退症患者血醛固酮可低于正常值或在正常值低限,而血浆肾素活性或浓度升高;继发性肾上腺皮质功能减退症者血醛固酮水平正常。

4. **尿游离皮质醇** · 通常低于正常值。

5. **尿 17-羟皮质类固醇与 17-酮类固醇** · 大部分患者低于正常,部分可正常。

6. **血清脱氢表雄酮(DHEA)和硫酸脱氢表雄酮(DHEAS)** · 一般低于正常,尤其在女性患者中常低至未能检出。

7. **其他内分泌激素** · T_4 可正常或降低,TSH 则往往轻中度升高(继发性可降低),这与糖皮质激素缺乏直接相关,糖皮质激素治疗后数月可恢复正常。TSH 持续性升高伴甲状腺抗体阳性的患者提示同时存在自身免疫性甲状腺疾病可能。部分患者可有轻度的高催乳素血症,在糖皮质激素替代治疗后可恢复正常。

(三) ACTH 兴奋试验

1. 标准 ACTH 快速兴奋试验· 是原发性肾上腺皮质功能减退症的标准筛查试验,静脉快速推注 250 μg 合成的 ACTH 1 - 24,在 0、30、60 min 抽血测皮质醇。正常个体在急速大剂量 ACTH 刺激后血皮质醇峰值≥550 nmol/L(20 μg/dl),<20 μg/dl(一些实验室<18 μg/dl 即 500 nmol/L)提示可能存在肾上腺轴功能异常。试验安全、迅速、稳定、受饮食及药物影响小,可在 1 日内的任何时间完成,结果可靠且易于解读,可在任何年龄的人群中进行,没有严重不良反应,仅极少数患者可能出现过敏。对于已经接受短效皮质类固醇替代(不包括氢化可的松)的患者也可进行。原发性肾上腺皮质功能减退症由于内源性 ACTH 的最大刺激作用而很少进一步增加皮质醇分泌。严重的继发性肾上腺皮质功能减退症由于肾上腺出现萎缩,在 ACTH 刺激后血皮质醇可略升高或不升高,可行连续性 ACTH 兴奋试验鉴别;在轻型或初发的继发性肾上腺皮质功能减退症可能呈正常反应。因此,标准 ACTH 快速兴奋试验正常只能排除原发性肾上腺皮质功能减退症,而不能排除继发性肾上腺皮质功能减退症,需要进一步行小剂量 ACTH 兴奋试验、胰岛素低血糖试验或甲吡酮试验鉴别。

2. 小剂量快速 ACTH 兴奋试验· 与标准 ACTH 兴奋试验相比,小剂量 ACTH(1 μg 或 0.5 μg/1.73 m² 体表面积)兴奋试验被认为是诊断继发性肾上腺皮质功能减退症更敏感的试验,可用于筛查,但并未达成共识,需要更多数据验证。正常个体基础或兴奋后的血皮质醇≥500 nmol/L(18 μg/dl),继发性肾上腺皮质功能减退症患者血皮质醇不上升。但此试验还有局限性,因此如果血皮质醇基础值为 442 nmol/L(16 μg/dl)或在兴奋后血皮质醇最大值为 470 nmol/L(17 μg/dl)时应进一步行胰岛素低血糖兴奋试验或甲吡酮试验鉴别。

3. 连续性 ACTH 兴奋试验· 有利于更好地鉴别原发性和垂体性或下丘脑性肾上腺皮质功能减退症。方法是连续静脉滴注 ACTH 48 h 或每日静脉滴注 25 μg ACTH 维持 8 h,共 4~5 日,测定每日血皮质醇、尿 17 -羟皮质类固醇和尿游离皮质醇。正常人 4 h 时血皮质醇可达 1 000 nmol/L(36 μg/dl),而后没有进一步增加。如连续刺激 4~5 日后尿游离皮质醇或 17 -羟皮质类固醇反应仍低下,分别<0.554 μmol/24 h(200 μg/24 h)或<27.6 μmol/24 h(10 mg/24 h),则支持原发性肾上腺皮质功能减退症,而继发性肾上腺皮质功能减退症则表现为低反应或延迟反应,24 h 和 48 h 血皮质醇的值通常比 4 h 更高。

(四) 胰岛素低血糖兴奋试验

胰岛素诱导的低血糖是皮质醇分泌的一个很强的刺激因子,这一刺激依赖于完整的下丘脑对垂体 ACTH 分泌的刺激以及肾上腺对 ACTH 刺激的反应和分泌能力。因此,一个正常的结果预示着下丘脑-垂体-肾上腺轴完整正常的功能,而异常提示下丘脑到肾上腺任一部位存在病变,是完整评估整个下丘脑-垂体-肾上腺轴功能的唯一方法,是判定可疑的继发性肾上腺皮质功能减退症的金标准试验。方法是上午 10:00,静脉注射胰岛素 0.1~0.15 U/kg 后,0、15、30、45、60 和 90 min 采血测血 ACTH 和皮质醇,并监测血糖。正常反应为低血糖刺激后血皮质醇峰值≥550 nmol/L(20 μg/dl)。试验中血糖应<2.2 mmol/L、伴出汗、心悸等明显低血糖症状,才能保证试验结果的可靠性。试验过程中应严密监护、规范操作,有癫痫、心脑血管疾病史,严重垂体功能减退症患者(如 9:00 血皮质醇<180 nmol/L,即 6.5 μg/dl)为禁忌。临床上,一般 ACTH 兴奋试验正常,大多患者无需再行胰岛素低血糖兴奋试验,除非还需对患者的 GH 储备能力进行评估。对于怀疑垂体功能减退的患者,如果对 ACTH 刺激呈部分反应,可再施行胰岛素兴奋试验,部分患者可对低血糖刺激反应正常,此时便无需进行皮质类固醇替代。

(五) 简化甲吡酮试验

于午夜口服甲吡酮 30 mg/kg(最大 3 g),次日上午 8:00 测定血 11 -去氧皮质醇、皮质醇和 ACTH。正常人当应用甲吡酮阻断了皮质醇的合成后,血 ACTH 可上升>33 pmol/L(150 pg/ml),血 11 -去氧皮质醇兴奋≥7 μg/dl,继发性肾上腺皮质功能减退症者血 11 -去氧皮质醇和 ACTH 不上升。

(六) CRH 兴奋试验

方法是静脉注射 1 U/kg 或 100 μg CRH,分别于 0、15、30、45、60 和 90 min 采血测 ACTH 和皮质醇。正常反应为刺激后 ACTH 和皮质醇峰值≥原基础值 100%,原发性肾上腺皮质功能减退患者在 CRH 刺激后 ACTH 水平进一步升高,继发性肾上腺皮质功能减退症则上升不足或延迟。此试验能进一步鉴别垂体性和下丘脑性肾上腺皮质功能减退症,垂体性呈无反应或低反应,下丘脑性则呈过反应和延迟反应。

(七) 特殊情况下的诊断试验

1. 垂体手术后的肾上腺皮质功能减退症· 垂体术后 ACTH 降低、发生肾上腺萎缩是个逐渐的过程,因此应在垂体术后至少 4~6 周进行标准 ACTH 兴奋试验或小剂量 ACTH 兴奋试验筛查肾上腺皮质功能减退症。术后 3 日血皮质醇<450 nmol/L(16 μg/dl)或术后 7 日血皮质醇<350 nmol/L(12.7 μg/dl)时应考虑氢化可的松替代治疗,已行替代治疗的患者应停药 24 h 以上再行肾上腺功能评估。

2. 严重的肾上腺皮质功能减退症· 对于病情较重,疑有肾上腺皮质功能减退症者,可同时用静注(或滴注)地塞米松及 ACTH,在 ACTH 用药前、后测血皮质醇,这样既可开始治疗又可同时进行诊断检查。

3. 重症患者的肾上腺皮质功能减退症· 在一些疾病状态下,很多因素可使下丘脑-垂体-肾上腺轴的评估变得更加复杂。疾病的严重程度不同皮质醇水平变化很大,因此很难准确界定反应正常与否。近来有学者提出对于这些重症患者随机血皮质醇<400 nmol/L(<15 μg/dl)提示存在肾上腺皮质功能不足可能,而>900 nmol/L(>33 μg/dl)可排除。15~33 μg/dl 的患者可进行 ACTH 兴奋试验,皮质醇增加<250 nmol/L(<9 μg/dl)是危重患者死亡的独立预测因素。但对于糖皮质激素在重症患者治疗中的作用尚需进一步的研究以达成共识。

(八) 自身抗体测定

80%的新发自身免疫性肾上腺炎患者抗 21 -羟化酶自身抗体可以阳性,对于原发性肾上腺皮质功能减退症患者如有条件应进行抗体检测。部分患者还可以存在其他类固醇合成酶(P450scc,P450c17)和类固醇生成细胞抗体,如肾上腺侧链裂解酶及 17 -羟化酶抗体。对于自身免疫性艾迪生病的患者应积极寻找其他器官特异性自身免疫病的证据。2 型 APS 患者还可有甲状腺疾病、1 型糖尿病等自身抗体。对于没有自身免疫依据的孤立性肾上腺皮质功能不全的男性，还应行超长链脂肪酸测定以排除肾上腺脑白质营养不良或肾上腺脊髓神经病。

（九）心电图

糖皮质激素缺乏可引起 T 波低平、倒置，QT 间期延长，QRS 波群低电压，如合并高血钾，则可引起 T 波高尖、P 波低平、QRS 波群增宽甚至可引起心房停搏、室内传导阻滞及心室停搏。

（十）影像学检查

肾上腺结核或其他肾上腺肉芽肿病、转移癌、肾上腺出血、肾上腺淋巴瘤等引起的肾上腺皮质功能减退症患者 CT 扫描可显示肾上腺肿大，结核者还可有钙化。自身免疫性肾上腺炎或肾上腺脑白质营养不良症患者 CT 扫描肾上腺可以正常；垂体 MRI 可示垂体增大，用激素治疗后可恢复正常。对于疑似结核感染的患者，还需进行胸部影像学检查、结核菌素试验、晨尿培养结核杆菌等积极寻找原发灶。对于疑似转移癌患者可进行 CT 引导下活检协助诊断。下丘脑和垂体占位病变引起的继发性肾上腺皮质功能减退症患者，行头颅 CT 和 MRI 扫描有助于诊断，淋巴细胞性垂体炎早期垂体可表现增大，甚至被误诊为垂体肿瘤，但随着病情进展将出现垂体萎缩以致空蝶鞍。

四、诊断和鉴别诊断

（一）诊断

1. 慢性肾上腺皮质功能减退症·本病的诊断依据临床表现和实验室检查，但由于其临床症状多为非特异性，因此约 50% 有临床症状的艾迪生病患者在症状出现后 1 年才被确诊。常见的临床表现见表 5-13-2，其中皮肤黏膜色素沉着是诊断原发性肾上腺皮质功能减退症的特征性症状，但也有少数患者可无明显色素沉着，可能的原因是基础血皮质醇水平对下丘脑-垂体尚有负反馈作用，或病情进展较快，如癌肿等尚未发展到明显的色素沉着即已死亡。继发性肾上腺皮质功能减退症患者则无色素沉着且表现为皮肤苍白。对临床表现疑似肾上腺皮质功能减退症患者应进一步行基础血皮质醇和 ACTH 水平检测，再结合功能试验进一步鉴别其为原发性或是继发性。

2. 急性肾上腺皮质功能减退症 尽早发现可疑的急性肾上腺皮质功能减退症患者并及时诊断非常重要，否则会造成严重后果。在下述情况下应考虑急性肾上腺皮质功能减退症的可能：① 原有慢性肾上腺皮质功能减退症患者出现发热、厌食、恶心、呕吐和急性腹痛、腹泻；② 不能解释的低血压、休克或昏迷患者，同时有色素沉着、低血糖、低钠血症和高钾血症；③ 血栓性疾病、凝血机制障碍疾病和手术后患者，病情急剧恶化，血压下降、休克和胸腹背痛时，应考虑急性肾上腺皮质出血坏死。

（二）鉴别诊断

1. 原发性和继发性肾上腺皮质功能减退症的鉴别·通过测定晨间血皮质醇和 ACTH 的基础水平，一般即可鉴别原发性肾上腺皮质功能减退症、正常人和继发性肾上腺皮质功能减退。原发性肾上腺皮质功能减退症早晨 8:00 血皮质醇低于正常值或在正常值下限，但同步的血 ACTH 高于正常，有时可达 880 pmol/L（4 000 pg/ml）甚至更高，血醛固酮可低于正常值或在正常值下限，同时血浆肾素活性升高；快速 ACTH

兴奋试验无反应。继发性肾上腺皮质功能减退症患者基础血皮质醇可与正常差异不大，血 ACTH 值亦可为正常，因此动态功能试验对其诊断尤其重要，其中胰岛素低血糖兴奋试验被认为是金标准试验。部分继发性肾上腺皮质功能减退症由于肾上腺萎缩，快速 ACTH 兴奋试验可以无反应，需要行连续性 ACTH 兴奋试验才能与原发性肾上腺皮质功能减退症鉴别。另外有学者认为通过测定 ACTH 兴奋试验时同步的醛固酮水平有助于鉴别，继发性肾上腺皮质功能减退症中，醛固酮升高程度≥150 pmol/L（5 ng/dl），而原发性者则不升高。CRH 兴奋试验可以用于鉴别垂体性和下丘脑性肾上腺皮质功能减退症，前者无反应或低反应，而后者呈过反应或延迟反应（图 5-13-1）。

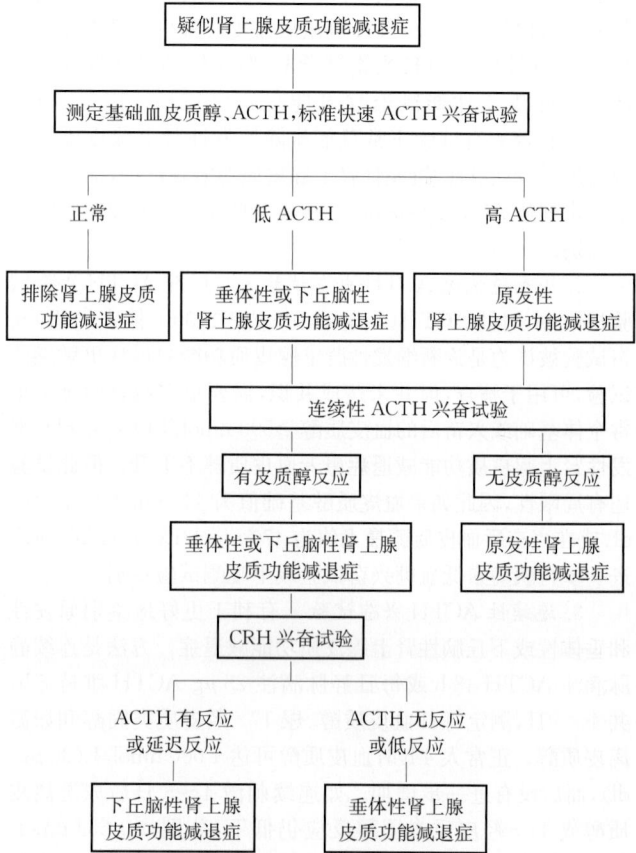

图 5-13-1 肾上腺皮质功能减退症诊断流程图

2. 与其他疾病的鉴别诊断

（1）胃肠道肿瘤：胃肠道恶性肿瘤可以出现体重减轻、恶心、呕吐、厌食等胃肠道不适症状，因此对色素沉着不明显的肾上腺皮质功能减退患者应该注意排除此类疾病。

（2）其他引起色素沉着的疾病：许多抗肿瘤药、抗疟疾药、四环素、吩噻嗪类、抗病毒药物齐多夫定和重金属也能引起皮肤色素沉着。此外，血色病也可出现类似的皮肤色素沉着，但不累及黏膜。孕妇、黑色素斑-胃息肉病和放射性治疗患者亦可有甲床色素沉着。

（3）慢性疲劳综合征：多见于 20～50 岁妇女，以严重的乏力、肌痛、淋巴结病、关节痛、寒战、发热、运动后易疲劳为主要临床表现。其病因不明，可能和感染、免疫、神经及精神因素有关，具有遗传倾向。主要根据临床症状来诊断。

五、治 疗

（一）急性肾上腺皮质功能减退症（肾上腺危象）

1. **预防** · 肾上腺危象常见于已有慢性肾上腺皮质功能减退症患者，在应激时未及时增加糖皮质激素剂量而发生，尤其是原发性肾上腺皮质功能减退症患者常有肾素-血管紧张素-醛固酮异常，更易发生。对这类患者及其家属进行预防肾上腺危象的常规教育是肾上腺危象防治的关键，包括建立记录有诊断和紧急联系电话的类固醇激素急诊卡片或腕带、应激相关的糖皮质激素剂量调整方案等。在应激状态下，糖皮质激素的剂量调整一直是一个难点。一般来说，患者在进行徒步旅行前应在日常剂量基础上增加 5～10 mg 氢化可的松；更强烈的生理应激如发热、拔牙等小手术、挫伤等小的外伤时剂量需加倍；在呕吐或腹泻时，糖皮质激素需要胃肠外给药。在大手术、严重外伤时或合并其他严重疾病时，应每日静脉给予 100～150 mg 氢化可的松，并密切监护。对所有曾经服用过糖皮质激素或是系统性疾病如转移癌、AIDS、结核等伴有肾上腺皮质功能减退症的患者均应考虑到急性肾上腺皮质功能不全发生的可能。

2. **补充糖皮质激素** · 急性肾上腺皮质功能减退可危及生命。当临床高度怀疑肾上腺危象时，除监测血压、电解质外，条件许可应留取血样进行 ACTH 和皮质醇浓度测定，同时应尽快开始治疗。对于一般情况尚可的患者可行快速 ACTH 兴奋试验协助诊断；但对于已出现休克或是休克前期的患者等待可以是致命的，因此无需等待最后的确诊就应启动替代治疗。治疗包括静脉给予糖皮质激素、补充盐水和全身支持治疗。糖皮质激素应静脉或肌内注射给药。可先静脉注射氢化可的松 100 mg，接着在 24 h 内每 6～8 h 静脉给予 50～100 mg 氢化可的松。对于极度虚弱的患者，尤其是需要在 ICU 治疗的患者，氢化可的松应以每小时 1 mg 的速度持续静脉输注，直至血皮质醇水平达到 20～40 μg/dl（550～1 100 nmol/L）。对于无法静脉给药的患者可选择肌内注射。多数患者于 24 h 内能获得控制，如果诊断准确，症状尤其是血压应在数小时内迅速改善。在第一个 24 h 后，氢化可的松可减量为 50 mg 每 6 h 肌内注射。除非病情加重或出现合并症，糖皮质激素经 1～3 日的减量过程后可改为口服，氢化可的松片 20～40 mg 或泼尼松 5～10 mg，每日 3～4 次。如果诊断明确，氢化可的松可逐步调整到皮质醇水平正常范围，如诊断不明确则应终止治疗。另外，有人认为给予地塞米松更好，因为地塞米松作用可持续 12～24 h，且不会干扰血浆或尿类固醇激素的检测及随后可能进行的 ACTH 兴奋试验等诊断性试验。

3. **纠正水电解质紊乱** · 纠正低血容量性休克和电解质紊乱是治疗肾上腺危象的早期目标。糖皮质激素给药同时应静脉补充大量生理盐水或 5% 葡萄糖盐水。心功能许可情况下可从 1 L/h 开始，第一个 24 h 可静脉补充 2 000～3 000 ml 液体。对于休克的患者补液速度应尽可能快，有时 1 h 可输注 2～3 L 液体，当低血压改善后，补液速度可减慢。补液的量及速度应根据失水程度、患者年龄和心功能情况而定，同时注意预防和纠正低血糖，密切监测生化指标的变化。由于盐皮质激素起效需要数日时间，且通过静脉补充适量的钠盐能有效纠正低钠血症，所以补充盐皮质激素对于肾上腺危象的抢救

没有作用。而对大部分发生过肾上腺危象的原发性肾上腺皮质功能减退症患者，需长期补充盐皮质激素。在停用静脉钠盐开始进食的患者，可给予 9α-氟氢可的松 0.1 mg/d，许多患者需要 0.2 mg/d 才可使血浆肾素活性正常。

4. **去除病因和诱因的治疗及支持治疗** · 在治疗开始后即应寻找发生肾上腺危象的病因和诱因如感染等，并积极控制感染，去除诱因。对病情较重患者，还应同时进行全身支持疗法。对于既往未诊断肾上腺皮质功能减退的患者，在病情稳定后可行快速 ACTH 兴奋试验进行诊断。

（二）慢性肾上腺皮质功能减退症

1. **健康宣教** · 教育患者了解本病的性质，即应终身使用肾上腺皮质激素替代治疗，包括长期生理剂量替代和短期应激替代治疗。患者及其家人均应知晓应激情况下糖皮质激素的调整。教育患者应随身携带疾病卡片，写明姓名、年龄、联系地址及家属姓名和电话，表明自己为肾上腺皮质功能减退症患者，如被发现意识不清或病情危重，要求立即送往医院急救。对于距离医院较远和计划度假的患者，在一些国家还建议患者携带含有 100 mg 氢化可的松安瓿、注射器、针头的急救包，以备不时之需。而教会患者在紧急情况下自己注射也非常重要。这对于一些肾上腺危象的早期紧急处理，尤其是伴有恶心、呕吐等情况影响口服用药时十分有用。所有长期行糖皮质激素治疗的患者当遇感染、手术等突发应急情况，均应注意额外的激素补充。如果无法口服用药，应考虑肠外用药。

2. **激素替代治疗** · 肾上腺皮质功能减退症治疗的重点在于缺陷激素的替代，在继发性肾上腺皮质功能减退症中为皮质醇，在原发性肾上腺皮质功能减退中为皮质醇和醛固酮。长期治疗的目的是给予替代剂量的氢化可的松来模拟正常的皮质醇分泌。应遵循以下原则：① 长期坚持，终身使用；② 尽量替代个体化合适的激素用量，以达到缓解症状的目的，避免替代过度引起体重增加和骨质疏松等不良反应；③ 对原发性肾上腺皮质功能减退症患者必要时补充盐皮质激素；④ 应激时增加激素剂量，有恶心呕吐 12 h 不能进食时应静脉给药。

（1）糖皮质激素：可用于替代治疗的糖皮质激素制剂很多，通常认为，口服 20 mg 氢化可的松、5 mg 泼尼松、0.75 mg 地塞米松具有生物等效性。但以采用氢化可的松替代最符合生理性、最为合适。醋酸可的松需要在体内经肝脏转变为氢化可的松才能发挥效能，对于肝功能不良者其效果不佳。口服氢化可的松的不足之处为血药浓度波动大，刚用后血药浓度过高，至夜间及次晨服药前过低，有时色素沉着消退不够满意。人工合成的中效制剂如泼尼松或长效制剂地塞米松也有效，但理盐皮质激素作用（潴钠）弱，常需同时补充食盐或加用盐皮质激素。因此，这些类固醇激素更适用于炎症性疾病的干预治疗，或鉴别诊断需要，而非生理替代的最佳选择。常用糖皮质激素作用比较见表 5-13-3。一般建议氢化可的松的常规替代剂量为 12～15 mg/m² 体表面积。给药方式可以是每日 1 次口服，其依从性好，但更推荐分次给药，以接近皮质激素的昼夜分泌规律。一般是早晨起床后服 2/3，下午 14:00—15:00 服 1/3，也有人主张每日 3 次给药可以更好地改善患者的生活质量。多数患者每日 20 mg 总剂量分次给药时感觉更佳（一般是晨起 10 mg、午餐时 5 mg、傍晚 5 mg）。由于空腹时最大血药浓度多在服药后 30～60 min，也有学者

建议起床前 1 h 服用第一次。

表 5-13-3　常用糖皮质激素的作用比较

激素名称	抗炎效应	等效剂量(mg)	潴钠作用	血浆半清期(min)	生物半衰期(h)
氢化可的松	1	20	++	90	8～12
可的松	0.8	25	++	30	8～12
泼尼松	4	5	+	60	12～36
泼尼松龙	4	5	+	200	12～36
甲泼尼龙	5	4	0	180	12～36
氟羟泼尼松龙	5	4	0	300	12～36
倍他米松	20～30	0.6	0	100～300	36～54
地塞米松	20～30	0.75	0	100～300	36～54

判断糖皮质激素替代剂量是否合适，医师相当程度上应根据患者的症状和体征做出评估，但临床上有时也会在一天内的几个关键点进行血皮质醇测定，如每次服药前或是每次服药前后，以了解一天的波动情况。最终的剂量调整根据临床反应、血皮质醇水平、患者的生活方式综合判断，并尽可能模拟皮质醇的正常昼夜节律。替代过量通常表现为肥胖、糖耐量受损和骨质疏松，并会增加心血管事件风险；而剂量不足则表现乏力、皮肤色素沉着等。血 ACTH 水平不能作为剂量合适的标志，且以使 ACTH 维持正常为目标的治疗有可能导致替代过量；但在原发性肾上腺皮质功能减退症治疗过程中出现色素沉着加重时，应测定血 ACTH。对于肾上腺功能受抑制的肾上腺皮质功能减退症患者替代的目标是给予日常需要的糖皮质激素剂量，同时促进正常下丘脑-垂体-肾上腺功能的恢复。这些患者肾上腺功能的恢复可通过血浆皮质醇对静脉 ACTH 刺激的反应做判定，当刺激后血浆皮质醇水平 > 20 μg/dl(550 nmol/L)可认为肾上腺皮质功能恢复。一般在肾上腺术后 6 个月可开始进行，此后每 3 个月评估 1 次直至恢复。当功能恢复后即可安全停用。对于处于生长发育期的儿童，尤应注意不要过度治疗。另外，需要注意的是外源性雌激素会显著增加皮质醇结合球蛋白而影响其浓度。

（2）盐皮质激素：由于糖皮质激素能与盐皮质激素受体部分结合，发挥弱的盐皮质激素作用，如 20 mg 氢化可的松相当于 0.05 mg 9α-氟氢可的松理盐作用，所以多数患者用适量的糖皮质激素和充分摄取食盐后多能获得满意疗效。如果患者有明显体位性低血压、血浆肾素水平升高，可加用盐皮质激素。氟氢可的松是唯一可替代盐皮质激素活性的药物，且只有口服制剂。一般每日上午 8:00 1 次口服 9α-氟氢可的松 0.05～0.2 mg。治疗过程中应监测血压、体重、血钠、血钾和卧位及站立位的血浆肾素活性。若盐皮质激素替代过量，患者可出现水肿、高血压，甚至发生心力衰竭。故肾炎、高血压、肝硬化和心功能不全者应慎用。在一些国家，去氧皮质酮偶被用于肠外盐皮质激素替代制剂。

（3）雄性激素：90% 脱氢表雄酮及硫酸脱氢表雄酮为肾上腺来源，对于肾上腺皮质功能减退症的女性这会引起明显的雄激素缺乏，但其临床重要性仍存在争议。有报道提出，肾上腺皮质功能减退症的患者即便糖皮质及盐皮质替代理想，

其生活质量仍低于正常人。一些短期研究显示，给予脱氢表雄酮替代，对改善部分肾上腺皮质功能减退症患者的心情和幸福感有积极作用，尤其对那些已经接受糖皮质激素和盐皮质激素合理治疗但仍毫无幸福感的患者。此外，对于主诉性欲减退的妇女，还可增加其性欲。可每日上午 1 次给予 25～50 mg 脱氢表雄酮口服，监测血硫酸脱氢表雄酮，使其浓度位于正常年轻人的中间水平。

（4）甲状腺激素：全垂体功能降低引起的继发性肾上腺皮质功能减退症，或 2 型 APS 累及甲状腺者可同时合并甲状腺功能低下，应该在糖皮质激素替代治疗至少 2 周后给予甲状腺激素，以免甲状腺激素加重糖皮质激素缺乏而诱发肾上腺危象。慢性肾上腺皮质功能减退症激素替代的常用方案和监测指标见表 5-13-4。

表 5-13-4　慢性肾上腺皮质功能减退症激素替代治疗及监测指标

糖皮质激素替代
▲ 氢化可的松 15～25 mg/d，或醋酸可的松 25～37.5 mg/d
▲ 2/3 剂量在早晨(起床后)，1/3 剂量在下午(14:00—15:00 或晚饭前)
▲ 监测指标：体重、乏力、食欲和色素沉着等情况
盐皮质激素替代(只用于原发性肾上腺皮质功能减退)
▲ 9α-氟氢可的松 0.05～0.2 mg/d，早晨 1 次顿服
▲ 监测指标：血压、水肿、血钠、血钾和血浆肾素活性
脱氢表雄酮替代(优化治疗)
▲ 脱氢表雄酮 25～50 mg/d，早晨 1 次顿服
▲ 监测指标：血清硫酸脱氢表雄酮，女性患者还需测定游离睾酮(或总睾酮及性激素结合球蛋白)

3. 特殊情况下的激素替代　当遇应激情况如低热、意外，甚至是重要考试等精神压力大的时候，糖皮质激素替代剂量应加倍。如有呕吐等情况无法口服时，应立即通过胃肠道外的途径进行补充。

（1）肾上腺皮质功能减退症外科手术时：如进行小手术，可术前给予 50～100 mg 氢化可的松。对于接受大手术的肾上腺皮质功能减退症患者，在手术日停用口服激素，于麻醉前静脉给予 100 mg 氢化可的松，然后每 8 h 继续静脉滴注 100 mg 氢化可的松至 24 h，从手术后第 1 日即以每日减量一半的速度减药，直至维持剂量。如果有发热、低血压或其他并发症出现，应增加氢化可的松剂量至 200～400 mg/24 h。

（2）孕妇妊娠期和分娩期：孕妇血中皮质素结合球蛋白随孕龄增加而升高，同时具有抗盐皮质激素作用的孕激素浓度也升高，因此在妊娠晚期氢化可的松的替代剂量需增加 50%，同时根据血压和血钾调整盐皮质激素的剂量。由于妊娠期血浆肾素水平生理性升高，因此不能作为监测的指标。围生期氢化可的松的剂量需依据分娩情况来确定，比如从分娩开始给予氢化可的松 100 mg/24 h 静滴，若出现分娩时间延长，则应给予氢化可的松 100 mg/6 h 持续静滴，持续这个剂量至产后 48 h，然后再快速减量至妊娠前水平。孕酮是盐皮质激素受体拮抗剂，对于接受氟氢可的松替代的患者妊娠期也应适当增加剂量。

（3）儿童期肾上腺皮质功能减退症：糖皮质激素可以用来补充正常皮质醇的产生率为 7～12 mg/(m²·d)。过多的

皮质醇会抑制生长,剂量必须个体化以保证充分的生长而又无乏力、不适和软弱。由于很难做到微调剂量既不会抑制生长又不会产生肾上腺皮质功能不全,所以在婴幼儿和儿童避免使用强效作用的药物如地塞米松、泼尼松和甲泼尼龙等,在婴儿最好胃肠道外给予醋酸可的松,因为这个年龄组中不能规则地口服药物。盐皮质激素的剂量可不随身体的大小而改变,因为醛固酮的分泌量从婴儿期到成人仅增加2倍。补充氯化钠对婴儿原发性肾上腺皮质功能减退症通常是必要的,常用的剂量是2~4 g/d。

(4)服用其他治疗药物时:治疗结核性肾上腺皮质功能减退症的药物利福平能增加皮质醇的代谢而对醛固酮没有影响,因此在利福平治疗过程中糖皮质激素剂量应加倍。由于双氯苯二氯乙烷可增加皮质激素结合球蛋白的浓度并促进糖皮质激素代谢,故服用双氯苯二氯乙烷治疗的肾上腺癌患者,在补充糖皮质激素时剂量应加倍甚至需3倍剂量。

4. 病因治疗 · 肾上腺结核引起的艾迪生病应抗结核治疗,肾上腺结核可以是陈旧性的,也可以是活动性的,特别是在糖皮质激素治疗后可能使陈旧性结核变活动或使活动性结核扩散,因此在艾迪生病无活动性结核者初诊时应常规用半年的抗结核治疗。自身免疫性肾上腺皮质功能减退症如合并其他内分泌腺或脏器受累时,应给予相应的治疗。

5. 其他治疗 · 包括中医中药,特别是中药甘草有潴钠作用,对低钠、高钾的治疗有效,对病情较轻或无上述药物者可以试用。另外,肾上腺皮质功能减退症患者应避免过劳、腹泻、呕吐等应激,病情严重者应卧床休息。

六、预 后

在19世纪50年代人工合成糖皮质激素被应用以前,肾上腺皮质功能减退症的病死率很高,80%的患者在确诊后2年内死亡。目前,自身免疫性肾上腺皮质功能减退症患者经激素替代可维持正常或基本正常的生活;其他病因引起的肾上腺皮质功能减退患者的预后很大程度上取决于原发疾病。有资料表明,继发性肾上腺皮质功能减退症的病死率增加,主要是因为并发心血管和呼吸系统疾病,同时其他激素轴功能的不足也是原因之一。有关原发性肾上腺皮质功能减退症的死亡率的研究还未见报道。但是未能及时发现的肾上腺危象及原发疾病如脑白质肾上腺萎缩症等是原发性肾上腺皮质功能减退症预期寿命缩短的原因。

参考文献

[1] Lovas K, Husebye ES. High prevalence and increasing incidence of Addison's disease in western Norway[J]. Clin Endocrinol(Oxf), 2002, 56: 787-791.

[2] 罗邦尧.肾上腺疾病诊断与治疗学[M].上海:上海科学技术出版社, 1995: 112-120.

[3] Betterle C, Dal Pra C, Mantero F, et al. Autoimmune adrenal insufficiency and autoimmune polyendocrine syndromes: autoantibodies, autoantigens, and their applicability in diagnosis and disease prediction [J].Endocr Rev, 2002, 23: 327-264.

[4] Nagamine K, Peterson P, Scott HS, et al. Positional cloning of the APECED gene[J].Nat Genet, 1997, 17: 393-398.

[5] Lam KY, Lo CY.A critical examination of adrenal tuberculosis and a 28-year autopsy experience of active tuberculosis[J].Clin Endocrinol(Oxf), 2001, 54: 633-639.

[6] Nomura K, Demura H, Saruta T. Addison's disease in Japan: characteristics and changes revealed in a natiowide survey[J].Intern Med, 1994, 33: 602-606.

[7] Dluhy RG. The growing spectrum of HIV-related endocrine abnormalities [J].J Clin Endocrinol Metab, 1990, 70: 563-565.

[8] Norbiato G, Bevilacqua M, Vago T, et al. Cortisol resistance in acquired immunodeficiency syndrome[J].J Clin Endocrinol Metab, 1992, 74: 608-613.

[9] 张毅,赵红燕,汤正义,等.肾上腺脑白质营养不良病——附一个家系报道及基因研究[J].中华内分泌代谢杂志,2005,21: 251-253.

[10] Francke U, Harper JF, Darras BT, et al.Congenital adrenal hypoplasia, myopathy, and glycerol kinase deficiency: molecular genetic evidence for deletions[J].Am J Hum Genet, 1987, 40: 212-227.

[11] Achermann JC, Ito M, Ito M, et al. A mutation in the gene encoding steroidogenic factor-1 causes XY sex reversal and adrenal failure in humans[J].Nat Genet, 1999, 22: 125-126.

[12] Tsigos C, Arai K, Hung W, et al. Hereditary isolated glucocorticoid deficiency is associated with abnormalities of the adrenocorticotropin receptor gene[J].J Clin Invest, 1993, 92: 2458-2461.

[13] Tullio-Pelet A, Salomon R, Hadj-Rabia S, et al. Mutant WD-repeat protein in triple-A syndrome[J].Nat Genet, 2000, 26: 332-335.

[14] Nussey SS, Soo SC, Gibson S, et al. Isolated congenital ACTH deficiency: a cleavage enzyme defect? [J]. Clin Endocrinol (Oxf), 1993, 39: 381-385.

[15] Arlt W, Allolio B. Adrenal insufficiency[J].Lancet, 2003, 361: 1881-1893.

[16] Hunt PJ, Gurnell EM, Huppert FA, et al. Improvement in mood and fatigue after dehydroepiandrosterone replacement in Addison's disease in a randomized, double blind trial[J].J Clin Endocrinol Metab, 2000, 85: 4650-4656.

[17] Tomlinson JW, Holden N, Hills RK, et al. Association between premature mortality and hypopituitarism. West Midlands Prospective Hypopituitary Study Group[J].Lancet, 2001, 357: 425-431.

[18] Charmandari E, Nicolaides NC, Chrousos GP. Adrenal insufficiency[J]. Lancet, 2014, 383: 2152-2167.

[19] Bancos I, Hahner S, Tomlinson J, et al. Diagnosis and management of adrenal insufficiency[J].Lancet Diabetes Endocrinol, 2015, 3: 216-226.

[20] Téblick A, Peeters B, Langouche L, et al.Adrenal function and dysfunction in critically ill patients[J].Nat Rev Endocrinol, 2019, 15: 417-427.

[21] Rushworth RL, Torpy DJ, Falhammar H. Adrenal Crisis[J].N Engl J Med, 2019, 381: 852-861.

[22] Choudhury S, Lightman S, Meeran K. Improving glucocorticoid replacement profiles in adrenal insufficiency[J].Clin Endocrinol, 2019, 91: 367-371.

第十四章 · 单一性醛固酮减少症

乔 洁 王计秋

单一性醛固酮减少症指皮质醇分泌正常而醛固酮的分泌发生选择性缺乏,病因主要为:① 醛固酮合成酶缺陷;② 药物引起醛固酮合成障碍或效用降低;③ 醛固酮瘤切除后肾上腺球状带功能衰竭;④ 低肾素性醛固酮减少综合征;⑤ 继发的高肾素性低醛固酮血症。

一、醛固酮合成酶缺陷

（一）分类与病因

最初对于此病的分类是基于醛固酮合成过程中不同的酶活性缺陷。醛固酮合成酶的最后三个反应包括：去氧皮质酮经 11β-羟化生成皮质酮、皮质酮经 18-羟化和 18-氧化生成醛固酮（图 5-14-1）。

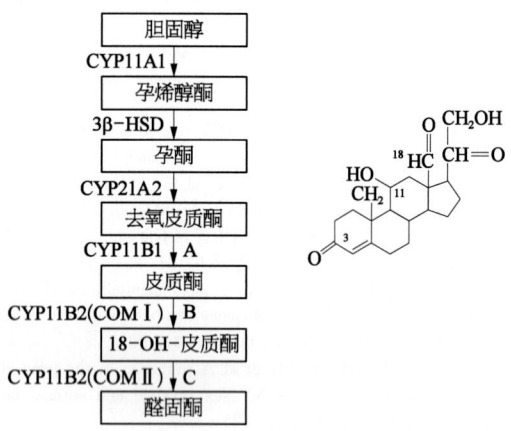

图 5-14-1 醛固酮的生物合成途径
CYP11A 即胆固醇碳链酶，3β-HSD 即 3β-羟化类固醇脱氢酶，CYP21 即 21-羟化酶。图中 A 代表 CYP11B1 的 11β-羟化酶活性；B 代表 CYP11B2 的 18-羟化酶活性；C 代表 CYP11B2 的 18-氧化酶活性。右侧为醛固酮的平面结构图

以往认为上述最后两个反应分别由皮质酮-18-甲基氧化酶 Ⅰ（CMO Ⅰ）和皮质酮-18-甲基氧化酶 Ⅱ（CMO Ⅱ）催化。因此，将新生儿醛固酮合成酶缺陷分为两种类型：① CMO Ⅰ 缺乏症，18-OH-皮质酮处于正常值低限，醛固酮不能测得，出现钠严重缺乏，伴高血钾、低血钠、代谢性酸中毒。② CMO Ⅱ 缺乏症，18-OH-皮质酮明显升高，醛固酮处于正常值低限，钠丢失较 CMO Ⅰ 缺乏型为轻，也可有高血钾、低血钠、代谢性酸中毒，此型多见于生活在伊朗的犹太裔。CMO Ⅰ 及 CMO Ⅱ 缺乏症的遗传方式皆为常染色体隐性遗传病。由于束状带皮质醇生物合成正常，故此两型 CMO Ⅰ 及 Ⅱ 缺乏不属于先天性肾上腺增生症（congenital adrenal hyperplasia，CAH）的范畴。

后来的研究明确人类有两个与 11β-羟化有关的基因，CYP11B1 和 CYP11B2，两者皆为 9.5 kb，两者的编码区有 93% 的同源性，但 5′启动子区的序列存在差异，分别受 ACTH 和血管紧张素 Ⅱ 的调控。CYP11B1 在肾上腺皮质束状带和网状带表达，产物 P450c11β 具有 11β-羟化酶的活性，能催化 11-去氧皮质醇转变为皮质醇；CYP11B2 只在球状带表达，其产物 P450c11AS，即醛固酮合成酶，兼有 11β-羟化酶、18-羟化及 18-氧化酶活性，催化醛固酮合成的最后三步反应（图 5-14-1）。由此，Ⅰ 型和 Ⅱ 型 CMO 缺乏症分别又被称为 1 型和 2 型醛固酮合成酶缺乏症。1 型是由于丧失了 18-羟化及 18-氧化酶活性；而 2 型患者中保留了皮质酮到 18-OH-皮质酮的催化活性，但不能将其进一步氧化为醛固酮。因此，皮质酮与 18-OH-皮质酮的比值在 1 型患者中升高，而在 2 型患者中表现为正常或降低。

进一步通过对几个 1 型醛固酮合成酶缺乏症家系的分子遗传学研究，发现这些患者均带有严重破坏酶功能的突变，包括移码突变、无义突变或错义突变，如 L461P、R384P、E255X 及外显子 1 中 5 个碱基的缺失等。当在 COS7 细胞中表达含有以上突变 CYP11B2 质粒时，发现突变的醛固酮合成酶缺乏三种酶的催化活性（功能几乎完全丧失）。伊朗伊斯法罕地区的犹太裔患者为 2 型醛固酮合成酶缺乏症，他们具有特殊的遗传学特点，往往同时携带两种纯合突变，R181W 和 V386A。家系分析发现，由于存在基因内的重组分离，单一一种突变的纯合子均不发生疾病。当把含有 R181W、V386A、R181W/V386A 突变质粒分别在细胞内表达时，观察其醛固酮的合成情况，发现其酶活性分别为野生型的 0.4%、33% 和 0.2%。这些家系的临床与体外功能试验结果表明，这些突变仅影响 18-羟化和 18-氧化的活性，而不改变 11-羟化活性；同时也说明保留 0.4% 的 18-氧化活性可维持足量的醛固酮水平，但 0.2% 的酶活性即可导致醛固酮生成不足。这与 CAH 中的 21-羟化酶缺陷非常类似，后者在仅保留 1% 的 21-羟化酶活性情况下，就有正常水平的醛固酮合成。

需要指出，此病中基因型和临床表型的关系并非完全一致，如在有 1 型醛固酮缺乏症的患者中发现了导致 2 型的基因突变，也有一些未发现 CYP11B2 基因突变。迄今对于不同基因突变患者的临床表现严重程度不同，且临床症状随年龄逐渐改善的机制还不清楚。然而，所有生活在伊朗犹太人社区的患者中即便携带相同的突变类型，这些患者也存在临床表现严重程度的差异。这提示，可能与环境因素（比如饮食中摄盐量、摄钾量多少等）或其他基因变异（或表达丰度）有关。White 等提出，CYP11B1 基因的多态性可能影响其 18-羟化酶活性及其对血管紧张素 Ⅱ 的反应性。由于存在 CYP11B1 基因的多态性和 CYP11B2 基因突变的连锁不平衡，当患者携带有严重影响酶活性的纯合（或复合杂合）CYP11B2 基因突变，并同时存在一个导致 CYP11B1 发挥 18-羟化酶高活性的等位基因时，就有可能会发生 2 型醛固酮合成酶缺陷；而当同时存在一个导致 CYP11B1 发挥 18-羟化酶低活性的等位基因时，就有可能会发生 1 型醛固酮合成酶缺陷。目前已发现的 CYP11B2 基因突变类型见表 5-14-1 及图 5-14-2。

表 5-14-1	1 型与 2 型醛固酮合成酶缺乏症（CYP11B2 基因突变类型）	
疾病类型	突 变 类 型	突变位点所在部位
1	V35Δ⁵nt→39 终止	1 号外显子
1	在 153 三联码位置出现 6 碱基重复	3 号外显子
1	E188D 与 V386A	3 号与 7 号外显子
1	E188D、V386A 和 R173K 的多态性	3 号与 7 号外显子
1	E255X	4 号外显子
1	S308P	5 号外显子
1	Y265X 和 L324Q^{CH}	4 号与 6 号外显子
1	R384P	7 号外显子

（续表）

疾病类型	突 变 类 型	突变位点所在部位
1	L461P	8号外显子
1	W260X	4号外显子
1	S315R 和 R374W[CH]	5号与6号外显子
1	G206WfsX51 和 L496SfsX169[CH]	4号与9号外显子
1或2	V386A（杂合子）	7号外显子
1	W56X 与 R384X[CH]	1号与7号外显子
1	Q170X 与 E198D，V386A[CH]	3号与7号外显子
1	R432Gfs＊37 与 L464del[CH]	8号外显子
1	A319V	6号外显子
1	D335G	6号外显子
1	R181W	3号外显子
1	I263N 与 V386A	4号与7号外显子
2	R173 缺失	3号外显子
2	R181W 和 V386A	3号与7号外显子
2	T185I	3号与7号外显子
2	R181W/Δ372 与 T318M/V386A[CH]	3号、5号、6号与7号外显子
2	T185I 和 T498A[CH]	3号与9号外显子
2	D141E、K151N 与 I248T（与 CYP11B1 发生交换）	3号与4号外显子
2	G435S	8号外显子
2	K175 del 与 T326K	3号与6号外显子
2	D335G	6号外显子

注：[CH] 复合杂合突变。

（二）临床表现

醛固酮合成酶缺乏症的临床表现因年龄不同，临床表现差异很大，即发病年龄愈早病情愈重，而大多数患病婴儿到儿童期病情可减轻（可能与摄盐量增加有关）。患儿在出生后几日到几周，逐渐出现盐皮质激素缺乏的症状，包括呕吐、脱水，导致低血容量，严重者出现发绀、心动过速、低血压、酸中毒和肾前性氮质血症。实验室检查有低血钠和高血钾的特点，最终会导致循环衰竭。虽然也有醛固酮合成酶缺乏症导致死亡的病例，但其致死的危险性不如失盐型的 CAH，可能主要是因为醛固酮合成酶缺乏症的患者，其 DOC、皮质酮和皮质醇合成正常，可部分改善低血钠及休克的进展。

2型醛固酮合成酶缺乏症多发生在出生后1周至3个月期间，病情显现，伴重度脱水、呕吐、生长缓慢、体弱不壮。实验室检查发现低血钠、高血钾、代谢性酸中毒，血浆肾素活性升高，血浆醛固酮水平下降，而血浆18-羟皮质酮水平明显升高，血浆18-羟皮质酮与醛固酮的比值多＞5，尿中18-羟皮质酮的代谢物（即18-羟四氢别皮质酮，THA）与醛固酮的代谢产物（如四氢皮质酮）的比值多＞5。年龄较大的儿童、青少年、成人患者血浆类固醇谱的异常可能终身存在，并可能逐渐适应钠丢失的状态，但却不一定引发明显的临床症状。近年报道存在中年起病的1型醛固酮合成酶缺乏症病例。在对包含3例患有1型醛固酮合成酶缺乏症患者的巴基斯坦家系研究中，发现成年后停用氟氢可的松，患者有一定的生化异常，但没有表现出显著的失盐及体位性低血压，肾素活性升高，但仅有1例血钾达到临界值。在地塞米松抑制试验时，这些患者的醛固酮水平出现进一步降低，提示酶功能缺陷患者体内存在依赖 ACTH 的低水平醛固酮合成。

（三）治疗

在治疗方面，症状严重的患儿需要静脉补液，多数婴儿和儿童仅需用口服的钠盐补充（每日2g氯化钠或联合碳酸氢钠）及氟氢可的松（每日0.1～0.3 mg）治疗。电解质异常在治疗后可迅速缓解，但血浆肾素活性及类固醇激素前体物质恢复正常可能需要几个月的时间。由于醛固酮缺乏症导致生长延迟的儿童，治疗后可出现明显的追赶生长。一旦血浆肾素活性降至正常，可停用口服钠盐的补充，但在儿童期最好维持盐皮质激素的替代治疗。在决定是否终止治疗时，应对患者的钠代谢状态进行全面的检查。

临床上也曾看到一些未经治疗的患者生长状况会自发地

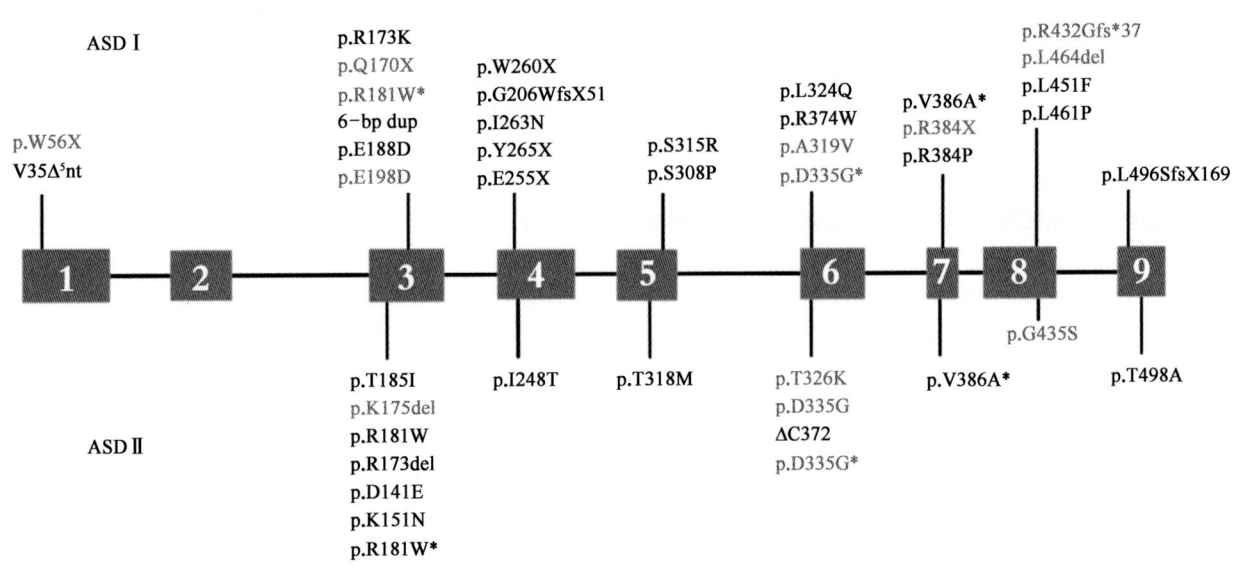

图5-14-2 1型与2型醛固酮合成酶缺乏症 CYP11B2 基因突变类型

恢复正常。目前尚不清楚为何醛固酮缺乏会对婴儿造成严重威胁却对成人影响不大。有研究者提出，成人后球状带的扩张可逐渐代偿醛固酮合成的缺陷，但对患者的长期随访中，并未观察到醛固酮水平的改变。而另一种解释认为，婴儿期发育不成熟的肾小管对钠的重吸收能力较差，且西方饮食造成母乳喂养时钠盐含量低进一步加重了失盐状态，导致婴儿期失盐危象的发生。值得注意的是，由肾素分泌不足引发的单一性醛固酮减少症，往往在中老年患者表现明显，可能与其病因主要为慢性肾脏疾病损及肾小球旁器以及肾素-血管紧张素系统功能受到损害有关，见下文。

二、药物所致醛固酮减少症

（一）环孢素、肝素钠与钙通道阻滞剂

一些药物能够特异性地抑制肾上腺皮质球状带生成醛固酮的能力，比如环孢素、肝素钠与钙通道阻滞剂。

1. 环孢素·能够阻断血管紧张素Ⅱ刺激的醛固酮合成，并通过抑制蛋白质合成的作用抑制肾上腺皮质细胞的生长，降低其合成类固醇激素的能力。此外，通过对稳定转染盐皮质激素受体（MR）的肾小管上皮细胞模型的研究发现，环孢素不影响醛固酮与受体的结合能力，但环孢素和他克莫司（FK506）能够降低 MR 的转录活性，从而抑制下游基因的转录。这可能与肾移植患者在服用免疫抑制剂过程中出现的醛固酮反应减退有关。

2. 肝素钠·可抑制醛固酮的合成。在接受肝素钠治疗的患者中，有 7%～8% 的病例会出现低醛固酮水平诱导的高钾血症。如果使用肝素钠的时间过长，患者可能出现明显的醛固酮减少症状，并伴严重高血钾。由于肝素钠对肾上腺皮质球状带存在直接的毒性作用，抑制醛固酮的合成，导致患者出现高肾素性低醛固酮血症及球状带萎缩。虽然目前还难以确定肝素钠造成肾上腺损伤的最低剂量，但若以 20 000 U/d 的小剂量连续使用 5 日就会降低醛固酮的分泌。这种类型的醛固酮缺乏症可以被纠正，但未及时处理会危及生命，故应予以重视。目前认为，其致病因素可能是用于保存肝素钠的三氯叔丁醇，而非肝素钠本身。

3. 钙通道阻滞剂·能够抑制醛固酮的合成，在某些情况下，还能通过抑制钙内流从而减少醛固酮的分泌。

（二）β受体阻滞剂与前列腺素合成酶抑制剂

这两类药物是诱发低肾素性醛固酮缺乏症的常见病因。前者能够抑制小球旁器分泌肾素的能力，后者能够特异性抑制环氧化物酶从而阻断肾素释放。

（三）血管紧张素转换酶抑制剂（ACEI）类药物与保钾利尿剂

这两类药物可诱发醛固酮过少症和导致高血钾。ACEI 类药物通过抑制血管紧张素转换酶阻碍血管紧张素Ⅰ转变为具有活性的血管紧张素Ⅱ，从而干扰了肾素-血管紧张素-醛固酮轴的正常功能，导致医源性的低醛固酮血症。保钾利尿剂螺内酯（安体舒通）具有两方面作用：既为醛固酮受体的阻断剂，还能够抑制醛固酮的合成。氨苯蝶啶能够在非醛固酮敏感的远端肾小管部位直接发挥作用，造成钾排泄障碍。阿米洛利则是远端小管上皮钠通道 ENaC 的阻断剂，此药可减少钠的重吸收从而抑制钾排泄。后两个保钾利尿剂并不直接

降低血浆醛固酮水平，但可导致类似醛固酮水平不足的症状。

（四）干扰肾上腺皮质激素及性激素合成的药物

这类药物往往被用于乳腺癌的激素治疗方案或库欣综合征的治疗方案，部分药物可引起醛固酮分泌量减少。氨鲁米特与曲若司坦能够对盐皮质激素、糖皮质激素及肾上腺性腺激素合成过程中的多种酶反应步骤产生抑制作用，可引起肾上腺皮质功能减退。甲双吡丙酮主要抑制 11β-羟化酶，对皮质醇合成的抑制作用显著，也抑制醛固酮的合成。但由于醛固酮前体脱氧皮质酮能够部分代偿醛固酮作用，不至于诱发高钾血症。

（五）对多巴胺系统发挥作用的药物

能够对醛固酮的分泌造成明显的影响。醛固酮的分泌受到多巴胺的抑制，多巴胺能激动剂（如溴隐亭）可造成患者醛固酮分泌不足。

三、肾上腺切除术后醛固酮减少症

单侧肾上腺醛固酮瘤（Conn 综合征）患者，其对侧肾上腺球状带的功能多受到抑制。由于在切除患侧肿瘤及肾上腺后，保留的对侧肾上腺功能不足，部分患者可出现严重的高钾血症和低血压，可持续数日到数周。一项单中心回顾性研究表明，18/29（约 62%）患者在术后发生醛固酮减少症，其中 2 例（约 7%）需要医学干预。对于术后醛固酮减少症发生风险的预测仍需进一步研究。有研究报道了一例伴有甲状旁腺功能亢进的 Conn 综合征患者，在接受单侧肾上腺切除术后，出现血浆醛固酮减少、持续的高钾血症以及加重的肾功能损害，血浆醛固酮减少的程度不能完全解释持续的高钾血症，研究者认为是术前高醛固酮血症的纠正可能会加重了肾功能损害，随后引起了高钾血症。这提示对因 Conn 综合征而接受单侧肾上腺切除的患者，术后肾功能及血钾监测可能是更值得关注的指标。

由于患者术前可能接受螺内酯药物治疗，而螺内酯的半衰期较长，可增加术后发生盐皮质激素不足的风险；如在术前使用螺内酯，可在术前 2～3 日停止用药，并适当补钾，在手术日停止补钾，给予氢皮质素并补充生理盐水。

四、低肾素性醛固酮减少症

低肾素性醛固酮减少症临床上并不多见，主要见于有慢性疾病的中、老年人，平均年龄为 65 岁，男性常见。约 75% 患者有轻、中度肾功能减退，约 50% 或更高比例患有糖尿病。其病理生理特征为肾素-醛固酮轴受损，致肾远端小管功能紊乱，排钾、泌氢及泌氨出现障碍，故又称Ⅳ型肾小管性酸中毒（RTA）。在肾小管酸中毒中，Ⅰ型 RTA 为远曲小管泌氢障碍，Ⅱ型 RTA 为近曲小管重吸收碳酸氢钠降低，以往将远、近曲小管皆有功能障碍者称为Ⅲ型 RTA。Ⅳ型与Ⅰ、Ⅱ型RTA 的区别为Ⅰ、Ⅱ型 RTA 皆伴低血钾，而Ⅳ型 RTA 的主要特征为慢性高血钾。

（一）病因和发病机制

早在 1976 年已有关于轻度肾脏损伤的患者出现高血钾和醛固酮减少的报道。近年来一些动物模型实验也证实，慢性高血钾可使近端小管的氨产生减少，髓质髓襻升支粗段 NH_4^+ 重吸收减少，髓质间质中的 NH_4^+ 和 NH_3 水平下降，使

进入髓质间质的 NH_4^+ 降低,使 NH_4^+ 排出减少;而同时存在的肾功能不全和醛固酮减少,导致恶性循环,使患者出现高氯性代谢性酸中毒。然而,导致低肾素的原因目前尚不明确,可能的发病机制包括:小球旁器受损导致低肾素血症、交感神经刺激减弱、肾脏前列腺素生成减少以及肾素原的转变过程障碍等;血容量增加、盐摄入过高也会抑制肾素生成或活性。

目前,引起低肾素性醛固酮减少症最常见的疾病是糖尿病以及各种形式的间质性肾脏损伤,包括高血压、痛风、肾钙质沉着、肾结石、IgM 单克隆丙种球蛋白疾病、镰形细胞性贫血、淀粉样变性,尤其是非甾体抗炎药(如滥用阿司匹林、非那西汀等)引起的间质性肾炎。结节性肾小球硬化也可伴有低肾素性醛固酮过少症,间质性肾炎可损及肾小球旁器细胞而致肾素分泌减少。肾素的分泌受多种因素的调节,这些因素在某些疾病或相关药物交互作用下,进一步减少肾素分泌。在糖尿病中有多种相关因素存在,如交感神经兴奋性减弱,使肾素分泌减少;糖尿病患者血中无活性肾素前体物("大"肾素)增多,表明无活性的大分子前体向活性肾素的转变减少。胰岛素分泌不足使肌肉、肝脏对钾的摄取减少,肾小管功能障碍致排 K^+ 能力减退,对盐皮质激素出现抵抗等。

此外,前列腺素 E_2 可促使肾素释放,抑制前列腺素合成的药物吲哚美辛(消炎痛)可诱发低肾素性醛固酮减少综合征,停药后能够缓解。治疗高血压的药物 ACEI 可抑制肾素-醛固酮轴活性,β受体阻滞剂可减少肾素的分泌,也可与此综合征的发生有关。

(二) 临床表现及病理生理

低肾素性醛固酮减少症的主要表现为慢性高血钾,见于绝大多数病例。其临床表现可有不同形式。约 75% 的患者无临床表现,往往因其他疾病检查时意外发现高血钾,由于临床上一般并无严重急性或慢性肾衰竭,故令人产生"难以解释高血钾"的印象;也可表现提示高血钾的症状,包括肌无力、高血钾所致心律失常等。

高血氯性代谢性酸中毒见于 50%~70% 的患者,轻、中度低血钠见于约 50% 的患者。与慢性肾上腺皮质功能减退症、糖皮质激素和盐皮质激素皆缺乏的艾迪生病患者相比较,本综合征的钠丢失症状较轻,而以高血钾为突出表现。

患者的基础血浆醛固酮水平低于正常或处于正常低范围,这是由于高血钾能够促进醛固酮分泌,故患者的醛固酮水平降低不甚显著。醛固酮分泌量可接近维持钠平衡,但不足以抑制高血钾。在刺激醛固酮分泌的因素,如取站立位或注射襻利尿剂呋喃苯胺酸排钠、削减体液容量的作用下,所有患者醛固酮的反应皆低于正常水平。静脉输注血管紧张素 II 后,血醛固酮升高反应达到正常水平者仅占 15%,大部分(85%)患者反应低下;反映肾上腺球状带可能在长期缺乏肾素-血管紧张素 II 刺激下,出现继发性功能低下。而进行 ACTH 兴奋试验时,基础及 ACTH 刺激后的皮质醇分泌均正常,而醛固酮反应正常者亦仅约 20%;由此可见患者肾上腺皮质束状带功能正常而球状带功能减损,其原因大多由于肾素不足,还有其他损及球状带的因素存在。此外,约 80% 的患者基础血浆肾素活性及刺激后(体位、容量削减)反应降低,但有近 20% 患者的反应为正常,说明小部分患者肾素活性并未下降。

(三) 治疗

对于病情较轻者首先纠正存在与发病有关的因素,如改善糖尿病患者的血糖控制,停用对肾素-醛固酮轴不利的药物,减少饮食中钾盐含量,并密切观察病情的变化。与艾迪生病中电解质紊乱相比较,低肾素性醛固酮减少症中高血钾更为明显,但钠缺乏相对较轻。因此,治疗低肾素性醛固酮减少综合征的目标主要是降低血钾。对于患有多种慢性疾病的老年患者,应权衡利弊,尽量避免药物的不良反应。

1. **盐皮质激素** · 盐皮质激素中主要供口服的氟氢可的松为最常用的药物。约 80% 的患者在用药后血钾可有降低,但所需用剂量常高于治疗艾迪生病的用量,多达 0.2 mg/d,对重症患者常用量更大,最多可达 1.0 mg/d。其原因与患者多伴有肾脏疾病、肾小管对盐皮质激素的反应减退有关。患者治疗期间尿钾排出量增加程度不如血钾的下降显著,提示肾小管对盐皮质激素排钾作用的反应性降低,血钾下降与细胞外液钾向细胞内转移也有关。一般使用 2 周后可使血钾下降,但由于氟氢可的松对患者钠潴留的效果超过其排钾作用,患者有可能出现水肿、血压升高,甚至充血性心力衰竭。此时,应加强观察,必要时减量或停药,并采用适当的利尿剂。

2. **利尿剂** · 襻利尿剂呋喃苯胺与氟氢可的松合用,可以减轻钠的潴留;也可改用噻嗪类利尿剂,其排钠作用较轻,且有排钾效果。对于有高血压、轻度肾功能不全或充血性心力衰竭的老年患者,使用利尿剂的效果可优于盐皮质激素。噻嗪类利尿剂的效果较襻利尿剂为优,因其排钾作用较强,而排钠作用相对较弱,较适合病情需要。

此外,宜补充碳酸氢钠,以改善酸中毒,同时可以促进细胞外液的钾进入细胞内,增加尿钾排泄。钠-钾交换树脂在这些患者中也可显示一定的疗效,但应注意其消化道不良反应。

五、继发的高肾素性低醛固酮血症

20 世纪 80 年代初,观察到重症监护室(ICU)中一些患有败血症和心源性休克等疾病的患者,可出现血浆肾素活性(PRA)升高而血浆醛固酮浓度(PA)受抑制的矛盾现象。

有研究表明,正常人在连续输注 ACTH 48~96 h 条件下,血醛固酮、皮质酮、18-羟皮质酮浓度受到抑制,醛固酮合成酶活性受到影响。危重病患者在严重应激状态下,血皮质醇水平急骤升高,血 18-羟皮质酮对醛固酮的比值升高。此外,正常人在接受血管紧张素 II(AT-II)输注时,会引起血醛固酮升高的反应,而危重病患者在输注 AT-II 后,醛固酮的反应降低,以上研究提示在严重应激下,醛固酮的合成受到抑制。

针对危重患者高肾素性低醛固酮血症的机制,有研究者在牛模型上开展研究,随着 ACTH 的脉冲性作用的时间延长,牛肾上腺皮质球状带细胞在其作用下,17α-羟化酶的活性逐渐升高,皮质醇合成呈现时间、剂量依赖性地增加,而醛固酮分泌水平则出现剂量依赖性地下降,提示在严重应激情况下,肾上腺类固醇激素的合成从醛固酮转向皮质醇的合成,以保证体内应激的需要。然而,因为人体内肾上腺皮质球状带无 17α-羟化酶表达,此观点难以解释危重患者出现的矛盾情况。不过,另一项在猪模型上进行的研究对这种假设提出了不同的观点,研究者通过构建伴有"缺血-再灌注损伤"的失血性休克模型，发现再灌注时血浆醛固酮浓度明显下降，肾素水平明显升高，但是皮质醇浓度没有明显变化；进一步分析证实在该模型中，严重创伤对糖皮质激素轴影响甚微，主要影响盐皮质激素轴功能障碍及严重的高肾素性低醛固酮血症。这提示危重患者的盐皮质激素降低可能还存在其他调节机制。

Davenport 等报道了内科重症监护连续收治的 100 例患者中，有 22 例出现血浆肾素活性升高，而血浆醛固酮浓度降低，PA/PRA 值（<0.85）显著低于对照人群（3.35 ± 0.28）。与监护室中醛固酮反应性正常的重症患者相比，这部分患者在年龄、性别、皮质醇、肝肾功能方面均未表现出差异，甚至感染发生率、存活率及多巴胺和肝素的使用情况也类似，但高肾素性低醛固酮血症的患者病情更严重，持续性低血压发生率于前者较高（91%∶53%），且持续时间更长。因此，研究者认为低醛固酮水平继发于败血症、心力衰竭和低血容量导致的低血压。此后，有多项研究分别在感染性休克、肝硬化及严重动脉瘤蛛网膜下腔出血等危重症中，观察到有相当比例（39%～52%）的患者出现高肾素性低醛固酮血症。以 PA/PRA<2 为界，虽然一部分患者的低醛固酮血症可在 1 周后逐渐恢复，但他们需要更多的静脉补液，同时血肌酐水平更高、尿钠排出量减少，导致急性肾衰竭的发生率增加。此外，在肝硬化的危重患者中，高肾素性低醛固酮血症的患者病情更为严重，器官衰竭的评分更高，血炎症因子 IL-6 水平更高，且可作为患者 30 日死亡的独立预测因素。

因此，危重病患者在严重应激下，交感兴奋和血容量减少等因素的作用使血浆肾素活性升高，但还有多种综合因素抑制肾上腺皮质球状带功能，如肾上腺皮质球状带灌流不足、缺氧状态、炎症因子释放和心房利钠肽升高，以及 ACTH 对醛固酮合成的抑制作用等，可能均会对肾上腺皮质功能及醛固酮合成起抑制作用，也是促发此综合征的因素。需指出的是，这类患者往往同时应用了一些可干扰醛固酮合成的药物（如多巴胺和依托咪酯等）。

这种类型的继发性低醛固酮血症一般不伴发严重的特殊临床症状，一般不推荐采用盐皮质激素的治疗。治疗原则主要是原发病治疗及危重患者的综合性诊治，应注意钠盐和液体的补充，并注意避免使用可能会加重醛固酮减少的药物（见前述）。

除危重患者外，临床上发现创伤后应激障碍（PTSD）患者在长期的心理应激后，也会出现高肾素性低醛固酮血症，但具体机制尚不明确。其他一些特殊疾病（综合征或肿瘤）也会出现高肾素性低醛固酮血症。比如，已有多例报道提示强直性肌营养不良者可能出现肾上腺皮质反应低下、皮质萎缩或潜在的激酶功能障碍。一例罕见病例报道，肝癌转移到肾上腺会引起单一性醛固酮减少症，伴血浆肾素水平升高，其机制不清。

参考文献

［1］ Stewart PM, Quinkler MO. Mineralocorticoid deficiency［M］//DeGroot LJ, Jameson JL. Endocrinology. 5th ed. Philadelphia: WB Saunders, 2005: 2491-2499.

［2］ White PC. Aldosterone synthase deficiency and related disorders［J］. Mol Cell Endocrinol, 2004, 217: 81-87.

［3］ White PC. Steroid 11 beta-hydroxylase deficiency and related disorders［J］. Endocrinol Metab Clin North Am, 2001, 30: 61-79.

［4］ Pascoe L, Curnow KM, Slutsker L, et al. Mutations in the human CYP11B2 (aldosterone synthase) gene causing corticosterone methyloxidase II deficiency［J］. Proc Natl Acad Sci U S A, 1992, 89: 4996-5000.

［5］ Kayes-Wandover KM, Tannin GM, Shulman D, et al. Congenital hyperreninemic hypoaldosteronism unlinked to the aldosterone synthase (CYP11B2) gene［J］. J Clin Endocrinol Metab, 2001, 86: 5379-5382.

［6］ Williams TA, Mulatero P, Bosio M, et al. A particular phenotype in a girl with aldosterone synthase deficiency［J］. J Clin Endocrinol Metab, 2004, 89: 3168-3172.

［7］ Wasniewska M, De Luca F, Valenzise M, et al. Aldosterone synthase deficiency type I with no documented homozygous mutations in the CYP11B2 gene［J］. Eur J Endocrinol, 2001, 144: 59-62.

［8］ López-Siguero JP, Garcia-Garcia E, Peter M, et al. Aldosterone synthase deficiency type I: hormonal and genetic analyses of two cases［J］. Horm Res, 1999, 52: 298-300.

［9］ Nguyen HH, Hannemann F, Hartmann MF, et al. Five novel mutations in CYP11B2 gene detected in patients with aldosterone synthase deficiency type I: functional characterization and structural analyses［J］. Mol Genet Metab, 2010, 100: 357-364.

［10］ Nguyen HH, Hannemann F, Hartmann MF, et al. Aldosterone synthase deficiency caused by a homozygous L451F mutation in the CYP11B2 gene［J］. Mol Genet Metab, 2008, 93: 458-467.

［11］ Løvås K, McFarlane I, Nguyen HH, et al. A novel CYP11B2 gene mutation in an Asian family with aldosterone synthase deficiency［J］. J Clin Endocrinol Metab, 2009, 94: 914-919.

［12］ Peter M, Fawaz L, Drop SL, et al. Hereditary defect in biosynthesis of aldosterone: aldosterone synthase deficiency 1964-1997［J］. J Clin Endocrinol Metab, 1997, 82: 3525-3528.

［13］ Portrat-Doyen S, Tourniaire J, Richard O, et al. Isolated aldosterone synthase deficiency caused by simultaneous E198D and V386A mutations in the CYP11B2 gene［J］. J Clin Endocrinol Metab, 1998, 83: 4156-4161.

［14］ Deppe CE, Heering PJ, Viengchareun S, et al. Cyclosporine a and FK506 inhibit transcriptional activity of the human mineralocorticoid receptor: a cell-based model to investigate partial aldosterone resistance in kidney transplantation［J］. Endocrinology, 2002, 143: 1932-1941.

［15］ DeFronzo RA. Hyperkalemia and hyporeninemic hypoaldosteronism［J］. Kidney Int, 1980, 17: 118-134.

［16］ Karet FE. Mechanisms in hyperkalemic renal tubular acidosis［J］. J Am Soc Nephrol, 2009, 20: 251-254.

［17］ DuBose TD Jr. Molecular and pathophysiologic mechanisms of hyperkalemic metabolic acidosis［J］. Trans Am Clin Climatol Assoc, 2000, 111: 122-133.

［18］ DuBose TD Jr, Good DW. Chronic hyperkalemia impairs ammonium transport and accumulation in the inner medulla of the rat［J］. J Clin Invest, 1992, 90: 1443-1449.

［19］ Davenport MW, Zipser RD. Association of hypotension with hyperreninemic hypoaldosteronism in the critically ill patient［J］. Arch Intern Med, 1983, 143: 735-737.

［20］ Braley LM, Adler GK, Mortensen RM, et al. Dose effect of adrenocorticotropin on aldosterone and cortisol biosynthesis in cultured bovine adrenal glomerulosa cells: in vitro correlate of hyperreninemic hypoaldosteronism［J］. Endocrinology, 1992, 131: 187-194.

［21］ Audibert G, Steinmann G, de Talancé N, et al. Endocrine response after severe subarachnoid hemorrhage related to sodium and blood volume regulation［J］. Anesth Analg, 2009, 108: 1922-1928.

［22］ Cheyron D, Bouchet B, Cauquelin B, et al. Hyperreninemic hypoaldosteronism syndrome, plasma concentrations of interleukin-6 and outcome in critically ill patients with livercirrhosis［J］. Intensive Care Med, 2008, 34: 116-124.

［23］ Rolih CA, Ober KP. The endocrine response to critical illnss［J］. Med Clin North Am, 1995, 79: 211-224.

［24］ Taylor HC, Shah B, Pillay I, et al. Isolated hyperreninemic hypoaldosteronism due to carcinoma metastatic to the adrenal gland［J］. Am J Med, 1988, 85: 441-444.

［25］ Kondo E, Nakamura A, Homma K, et al. Two novel mutations of the CYP11B2 gene in a Japanese patient with aldosterone deficiency type 1［J］. Endocr J, 2013, 60(1): 51-55.

［26］ Taranta A, Bizzarri C, Masotti A, et al. A case of primary selective hypoaldosteronism carrying three mutations in the aldosterone synthase (Cyp11b2) gene[J].Gene, 2012, 500(1): 22 - 27.

[27] Lages AS, Vale B, Oliveira P, et al. Congenital hyperreninemic hypoaldosteronism due to aldosterone synthase deficiency type I in a Portuguese patient — Case report and review of literature[J]. Arch Endocrinol Metab, 2019, 63(1): 84 - 88.

[28] Miao H, Yu Z, Lu L, et al.Analysis of novel heterozygous mutations in the CYP11B2 gene causing congenital aldosterone synthase deficiency and literature review[J].Steroids, 2019, 150: 108448.

[29] Üstyol A, Atabek ME, Taylor N, et al. Corticosterone methyl oxidase deficiency type 1 with normokalemia in an infant[J].J Clin Res Pediatr Endocrinol, 2016, 8(3): 356 - 359.

[30] Hui E, Yeung MC, Cheung PT, et al. The clinical significance of aldosterone synthase deficiency: report of a novel mutation in the CYP11B2 gene[J].BMC Endocr Disord, 2014, 14: 29.

[31] Turan I, Kotan LD, Tastan M, et al.Molecular genetic studies in a case series of isolated hypoaldosteronism due to biosynthesis defects or aldosterone resistance[J].Clin Endocrinol (Oxf), 2018, 88(6): 799 - 805.

[32] Knysak M, Smyk Ł, Stompór T.Heparin-induced hyperkalaemia — a case report[J].Pol Merkur Lekarski, 2018, 45(268): 158 - 160.

[33] Starker LF, Christakis I, St Julien J, et al. Considering postoperative functional hypoaldosteronism after unilateral adrenalectomy[J].Am Surg, 2017, 83(6): 598 - 604.

[34] Hibi Y, Hayakawa N, Hasegawa M, et al. Unmasked renal impairment and prolonged hyperkalemia after unilateral adrenalectomy for primary aldosteronism coexisting with primary hyperparathyroidism: report of a case[J].Surg Today, 2015, 45(2): 241 - 246.

[35] Perez GO, Lespier LE, Oster JR, et al. Effects of alteration of sodium intake in patients with hyporeninemic hypoaldosteronism[J]. Nephron, 1977, 18: 249 - 265.

[36] Melmed S, Polonsky KS, Larsen PR, et al. Williams textbook of endocrinology[M]. 13th ed.Philadelphia: WB Saunders, 2015: 559.

[37] Daniel Nelson, George Black, Thomas RL, et al. Sugar or salt? The relative roles of the glucocorticoid and mineralocorticoid axes in traumatic shock[J].J Trauma Acute Care Surg, 2015, 79(6): 1023 - 1029.

[38] Houlihan DJ. Hyperreninemic hypoaldosteronism in combat-related posttraumatic stress disorder[J].Psychother Psychosom, 2013, 82(4): 262 - 263.

[39] Misra D, DeSilva S, Fellerman H, et al. Hyperkalaemia and selective hypoaldosteronism in myotonic dystrophy[J]. Clin Endocrinol (Oxf), 2002, 56(2): 271 - 275.

[40] Ko WJ, Kim KY.A case of myotonic dystrophy with electrolyte imbalance [J].J Korean Med Sci, 2013, 28(7): 1111 - 1113.

[41] Otabe S, Muto S, Asano Y, et al.Hyperreninemic hypoaldosteronism due to hepatocellular carcinoma metastatic to the adrenal gland[J]. Clin Nephrol, 1991, 35(2): 66 - 71.

第十五章 · 肾上腺意外瘤

李 平 田成功

肾上腺意外瘤(adrenal incidentaloma)是指因非肾上腺疾病行影像学检查偶然发现的,通常直径在 1 cm 以上的肾上腺占位。严格意义上应排除因存在恶性疾病进行影像学检查,或有肾上腺疾病相关症状或体征而被临床忽视的情况。近些年,随着影像学技术的发展及检查的普及,肾上腺意外瘤的检出率持续攀升。该领域也逐渐成为临床及研究关注的热点问题。对肾上腺意外瘤的正确处理已经成为内分泌科医师面临的新的挑战。自 2002—2016 年,国外有多个学会和机构发布了肾上腺意外瘤的诊疗指南或共识,且进展和更新内容较多。国内至今尚无指南或共识发布。

一、流行病学及病因

目前,肾上腺意外瘤的患病率主要源于尸检或影像学检查结果。一项包括 25 项研究,共计 87 065 例的尸检结果显示,肾上腺意外瘤的总发生率为 6%(1%~32% 不等)。影像学检查的检出率与此类似。肾上腺意外瘤的发生与性别无关,但随着年龄增长,肾上腺意外瘤的发生率逐渐增加。影像学检查结果显示,20~29 岁肾上腺意外瘤的检出率约为 0.2%,在 50 岁左右则为 3% 左右,在 70 岁以上老人中,意外瘤发生率接近 10%。

肾上腺意外瘤的病因包括肾上腺皮质、髓质及其他组织起源的病变。其中 10%~15% 表现为双侧。具体病理类型复杂,包括良恶性肿瘤、转移瘤、感染或其他浸润性疾病等(表 5 - 15 - 1)。良性肾上腺肿瘤占绝大多数。两个大型研究显示,在既往无明确恶性肿瘤患者中,肾上腺皮质腺癌比例分别为 4.7% 和 5%,转移瘤比例为 0.7% 和 2.5%。在既往有明确恶性肿瘤病史的患者中,转移瘤的比例可高达 30%~70%。

根据肿瘤大小不同,皮质腺癌所占比例也不同。在 <4 cm 的肾上腺肿瘤中,肾上腺皮质腺癌的比例约 2%;在 4~6 cm 的肿瘤中,该比例可达 6%,在 >6 cm 的肿瘤中,肾上腺皮质腺癌的比例可高达 25%。其次,根据是否具有内分泌功能,肾上腺意外瘤分为功能性及无功能性。无功能性肿瘤占绝大多数,70% 左右。功能性肿瘤主要包括皮质醇瘤(多为亚临床库欣综合征)、醛固酮瘤及嗜铬细胞瘤。

表 5 - 15 - 1　肾上腺占位病因分类

肾上腺皮质
　　腺瘤*、结节样增生*、腺癌
肾上腺髓质
　　嗜铬细胞瘤*、神经节细胞瘤/神经母细胞瘤
其他来源
　　肿瘤:脂肪瘤、髓质脂肪瘤、神经纤维瘤、平滑肌瘤、神经鞘瘤、血管瘤、平滑肌肉瘤、血管内皮细胞瘤、错构瘤
　　感染、肉芽肿、浸润性疾病:结核*、包虫病、隐球菌病、巨细胞病毒、淀粉样变*
　　囊肿或假性囊肿
转移癌或淋巴瘤*
假性占位性疾病
　　肾脏、胰腺、脾脏、胃或肝脏病变、淋巴结、动脉瘤

注:* 可表现为双侧病变。

二、功能评估

所有肾上腺意外瘤的患者都应该进行详细的病史询问、

体格检查及实验室检查。以筛查亚临床库欣综合征，原发性醛固酮增多症和嗜铬细胞瘤。对于短期内出现多毛及男性化的患者，应该主要排查雄激素分泌肿瘤。对于合并性腺发育异常的患者应排查先天性肾上腺皮质增生症。对于出现男性乳腺发育者，则排查分泌雌激素肿瘤。

1. 筛查亚临床库欣综合征·亚临床库欣综合征是指存在自主性皮质醇的过量分泌但缺乏皮质醇增多症的特征性症状和体征（包括紫纹、多血质貌、近段肌无力、皮肤瘀血和瘀斑等）。亚临床库欣综合征在所有肾上腺意外瘤中的患病率为1.0%~29%，平均12%左右。因诊断方法及诊断标准不同，不同研究结果患病率差异较大。多数横断面及队列研究结果支持亚临床库欣综合征患者代谢紊乱（糖代谢、高血压、肥胖及高血脂）及骨代谢异常（特别是脊柱骨折）发生风险增加。仅有的两项关于1 mg地塞米松抑制后皮质醇水平与病死率关系的研究，因未校正其他预后因素及终点事件数过少等缺陷，目前尚无足够证据提示亚临床库欣综合征显著增加病死率。长期随访研究结果显示，亚临床库欣综合征很少进展至临床库欣综合征。在3项研究中，平均随访3年、6.9年及7.5年，没有患者进展为临床库欣综合征。因此，2016年欧洲指南中建议使用"自主性皮质醇分泌"代替亚临床库欣综合征的概念。

(1) 筛查方法：目前推荐的首选筛查方法是隔夜1 mg地塞米松抑制试验。但是关于抑制后皮质醇切点仍然存在争议。以5 μg/dl（138 nmol/L）为切点，则敏感性和特异性分别为58%和100%。以1.8 μg/dl（50 nmol/L）为切点，敏感性为75%~100%，特异性为72%~82%。目前建议将隔夜1 mg地塞米松抑制后皮质醇水平视为连续变量，若抑制后皮质醇<1.8 μg/dl则可排除自主性皮质醇分泌，若抑制后皮质醇1.8~5 μg/dl则为可疑自主性皮质醇分泌，若抑制后皮质醇>5 μg/dl明确诊断自主性皮质醇分泌。可考虑进一步行正规小剂量（2 mg）地塞米松抑制试验或其他实验室指标再次确定诊断。

被抑制的ACTH水平（基础ACTH<2.2 pmol/L），升高

的午夜皮质醇水平或较低的硫酸脱氢表雄酮水平均支持自主性皮质醇分泌的诊断。24 h尿游离皮质醇在亚临床库欣综合征中通常正常，因此诊断价值较低。有研究提出可用来与临床库欣综合征鉴别。

(2) 治疗选择：可疑或明确诊断的亚临床库欣综合征患者均应进一步评估是否存在代谢紊乱合并症，包括筛查糖尿病、高血压、高血脂、肥胖及骨代谢异常，并给予相应治疗。对于亚临床库欣综合征是选择手术治疗还是保守治疗一直存在争议，关于该方面的临床研究证据级别较低。至今为止，仅有一项RCT研究比较两种治疗方式的不同结局。该研究随机纳入45例亚临床库欣综合征患者，其中23例随机接受手术治疗，22例接受保守治疗，平均随访7.7年。25%接受手术治疗的亚临床库欣综合征患者术后血糖恢复正常，而保守治疗组治疗前后糖代谢无明显改变。其余多项队列研究也显示，手术治疗后10%~48%患者糖代谢改善，并有一定比例的患者高血压及血脂紊乱改善，而在保守治疗组无上述现象。

综合现有临床证据，关于亚临床库欣综合征的治疗方式选择应综合考虑年龄、健康状况、皮质醇过量分泌的程度、合并代谢紊乱情况及患者意愿。目前肾上腺手术技术成熟，相对风险较低，对于年纪相对较轻，预期寿命长，存在皮质醇增多相关代谢紊乱（或者有足够证据提示代谢紊乱与皮质醇增多有关），且无手术禁忌证的患者可积极选择手术治疗。

对于接受手术治疗的亚临床库欣综合征患者，建议术中及术后使用应激剂量糖皮质激素，并逐渐减量至停用。部分患者术后可出现明显肾上腺皮质功能不全症状，需要继续口服糖皮质激素直至下丘脑-垂体-肾上腺（HPA）轴完全恢复，总体HPA轴恢复时间较临床库欣综合征明显缩短。

(3) 随访：对于暂未手术的可疑或者明确亚临床库欣综合征患者，建议每年重新评估皮质醇分泌功能，以及可能与皮质醇增多相关的合并症情况。并由此判定是否手术治疗或随诊观察。根据现有研究数据，建议随访持续2~4年。对于亚临床库欣综合征，诊疗路径总结见图5-15-1。

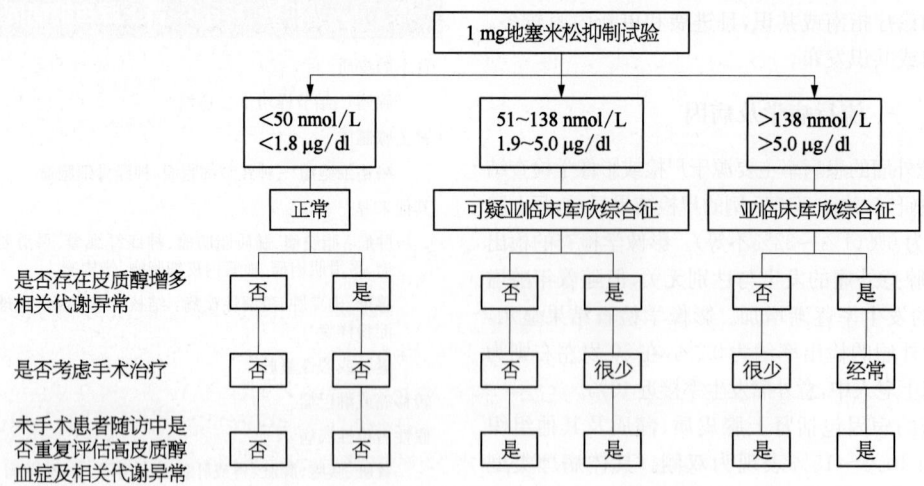

图5-15-1 肾上腺意外瘤中亚临床库欣综合征的诊治流程

2. 筛查原发性醛固酮增多症·原发性醛固酮增多症是最常见的继发性高血压病因，约占原发性高血压的10%。但肾上腺意外瘤中原醛症的比例并不高，为2.5%~6.0%。主要

是由于：① 患者多因高血压或低血钾进行筛查，因此不属于意外瘤范畴；② 醛固酮瘤多数直径较小，在常规B超及CT等检查中易漏诊。虽然，有正常血压的原发性醛固酮增多症的

个案报道。目前仍建议仅在伴高血压的患者中进行筛查。因患者中低血钾比例仅 40％左右，因此不建议用检测血钾来筛查。推荐的筛查指标仍然是醛固酮肾素活性（ARR）比值。具体诊疗路径见原发性醛固酮增多症诊治章节。

3. 筛查嗜铬细胞瘤·肾上腺意外瘤中 5％～10％最终证实为嗜铬细胞瘤，且多为寂静性嗜铬细胞瘤。即无明显的交感神经兴奋表现，典型的血压升高或波动。而且随着影像学检查的普及，因意外瘤而检出嗜铬细胞瘤占所有嗜铬细胞瘤的 30％以上。相对于症状性嗜铬细胞瘤，寂静性嗜铬细胞瘤血尿儿茶酚胺水平偏低，而在肿瘤大小及影像学特征等方面两者无明显差异。即使是寂静性嗜铬细胞瘤也可能为致死性。因此，临床诊疗及处理中应严格按照嗜铬细胞瘤诊疗路径。

首选筛查指标为儿茶酚胺代谢产物血游离甲氧基肾上腺素（MN）、甲氧基去甲肾上腺素（NMN）或尿 MN。其敏感性高于传统的 24 h 尿儿茶酚胺（肾上腺素、去甲肾上腺素及多巴胺）测定。相对于尿 MN 及儿茶酚胺测定，血游离 MN 测定敏感性更高（96％～100％），而特异性不足（85％～89％）。为了避免假阳性结果，建议联合尿 NM 及尿儿茶酚胺测定。具体诊疗路径及围手术期处理见嗜铬细胞瘤诊治章节。

4. 筛查先天性肾上腺皮质增生症·先天性肾上腺皮质增生症（congenital adrenal hyperplasia，CAH）是肾上腺腺意外瘤的少见病因，发生率＜1％。Young 等建议在双侧肾上腺占位或伴有性腺异常等其他 CAH 特征的肾上腺意外瘤患者中进行筛查。而 Jaresch 等则建议在所有准备行手术切除的较大的肾上腺占位中均应进行筛查。

三、良恶性评估

1. 影像学检查·CT 检查在肾上腺良恶性评估中具有重要价值。CT 平扫是首选影像学检查方法。通过平扫时 X 线吸收程度来评估组织密度，即 CT 值（HU）。当病变密度均一，平扫时 CT 值＜10 HU，提示占位为富含脂质的腺瘤或其他的良性病变。另外，增强 CT 扫描时 10 min 内造影剂清除率是另一良恶性鉴别的指标。良性病变在增强扫描时表现为快速强化和造影剂的快速清除。而恶性病变表现为快速强化及造影剂清除减慢。10 min 内造影剂绝对廓清率＞60％，相对廓清率大于 40％提示为良性病变。但因为该项指标检查耗时较长，国内则较少采用。

与 CT 相比，MRI 具有无放射线暴露，不使用碘造影剂等优点。而其中化学位移成像在良恶性评估中具有一定价值。化学位移成像中正相位和反相位信号是否变化可反映病变含脂质程度。反相位信号明显减低，提示病变富含脂质。而恶性病变或嗜铬细胞瘤等脂质含量较低病变中其正反位信号无明显变化。

PET-CT 在恶性病变诊断中具有一定价值，特别在肾上腺皮质腺癌和转移性癌的诊断中。但是，^{18}F-FDG 并非恶性肿瘤的特异性标志物，所有能量代谢活跃的病变均表现为 ^{18}F-FDG 摄取增加。最大标准摄取值（maximal standardized uptake values，max SUV）在良恶性疾病的诊断中敏感性高而特异性较低。如果肾上腺 ^{18}F-FDG 摄取高于肝脏则提示恶性病变。PET-CT 假阳性的病变包括结节病、结核、部分腺瘤和嗜铬细胞瘤。PET-CT 假阴性包括，恶性病变中坏死、囊性变或出血部位。在 CT 或 MRI 无法确定病变性质，或有恶性肿瘤病史的肾上腺意外瘤患者中，可进行 PET-CT 检查。

良性病变影像学特征总结见表 5-15-2。

表 5-15-2　影像学提示良性病变的肾上腺占位特征

检测方法	良性病变特征
CT 平扫	＜10 HU
MRI-化学位移	反相位信号消失，提示病变富含脂质
CT 增强	绝对廓清率＞60％；相对廓清率＞40％
PET-CT	无 FDG 摄取或摄取低于肝脏

2. 细针穿刺活检术·细针穿刺活检在肾上腺占位病变中的诊断价值有限，主要用于诊断来源于肾上腺或肾上腺外的恶性病变、淋巴瘤、浸润性或感染性疾病，且必须排除嗜铬细胞瘤可能。B超或 CT 引导下细针穿刺活检相对安全，并发症发生率为 2％左右。常见并发症包括腹痛、肾上腺血肿形成、血尿、胰腺炎、气胸、脓肿形成等。如果病变高度怀疑肾上腺皮质腺癌则不建议行穿刺活检，一方面，细针穿刺活检在皮质腺癌诊断中的敏感性仅为 70％。另一方面，穿刺活检可能会导致肿瘤沿穿刺路径播散。除非肿瘤已经无法手术切除，需要明确病理决定进一步保守治疗方案或参加临床试验需要。

四、治疗及随访

1. 治疗方式·对于所有功能判定提示临床具有内分泌功能的肾上腺肿瘤均应行手术治疗（亚临床库欣综合征的治疗策略如前所述）。对于影像学明确提示良性病变（表 5-15-2），且直径＜4 cm 肾上腺占位，不建议手术治疗。若直径＞4 cm，可考虑手术治疗。对于无内分泌功能，影像学检查无法确定良恶性的肾上腺肿瘤可选择随访观察或直接手术治疗。对于影像学高度怀疑恶性的肾上腺肿瘤应手术治疗。

手术方式选择：若肿瘤直径＜6 cm，影像学怀疑恶性，但没有明显包膜侵犯，可选择行腹腔镜手术。否则，则应开腹手术。

2. 随访·对于暂未手术治疗的肾上腺意外瘤的随访内容包括影像学及功能评估。具体随访策略是目前最具争议的内容。

关于影像学评估，2016 年最新《欧洲肾上腺意外瘤诊疗指南》中建议：① 对于影像学表现为明确的良性特征，且直径＜4 cm 的肾上腺肿瘤无需定期随访。② 若直径＞4 cm，则建议 6～12 个月后重复影像学检查。对于影像学无法确定病变性质的肾上腺肿瘤，建议 6～12 个月重复行肾上腺 CT 或 MRI 检查，以检测肿瘤生长情况。若肿瘤体积增长 20％以上，或最大直径增加 5 mm 以上则建议手术治疗。目前争议的焦点内容在于①点。提出该建议的依据来源于制定指南时，尚无最初表现为典型良性特征病变而最终发展为恶性病变的个案报道。而质疑的理由包括：① 最近 Belmihoub 等即报道了1例最初完全表现为良性影像学特征的肾上腺意外瘤，在14年后确诊为肾上腺皮质腺癌；② 其次，因大部分较大直径肿瘤都接受了手术治疗，因此目前缺乏对于＞4 cm的肿瘤的长期随访资料。而研究显示，在具有典型良性特征的意外瘤中，仍有3.5%～20%的概率出现直径增长1 cm以上。因此，目前仍有建议对于最初影像学表现为明确的良性特征，且直径＜4 cm的肾上腺意外瘤仍需6～12个月监测肿瘤生长，若确定相对稳定，则可2～3年复查1次，总的随访时间建议持续5年。

关于功能评估，2016年欧洲指南中建议对初次评估显示无功能的肾上腺肿瘤，无需重复肾上腺功能评估。除非有提示可能为功能性占位的新的症状和体征出现，或者原有合并症（如糖尿病、高血压）加重时需重复功能评估。建议的提出基于研究显示无功能性肾上腺肿瘤在今后发展为功能性肿瘤（包括原发性醛固酮增多症、皮质醇增多症及嗜铬细胞瘤）的总的概率＜0.3%。其中亚临床库欣综合征是最易出现的功能异常，发生比例为0～11%。而争议方则认为，无功能肾上腺肿瘤发展为亚临床库欣综合征的风险仍相对较高，特别是在肿瘤直径＞2.5～3 cm的患者。且亚临床库欣综合征患者总体代谢及心血管风险增加。隔夜1 mg地塞米松抑制试验相对廉价，操作简便。因此，仍建议对于无功能肾上腺肿瘤患者每1～2年进行隔夜1 mg地塞米松抑制试验，并且持续至少5年。

对于肾上腺意外瘤的诊治流程总结见图5-15-2。在具体临床实践中，则应参照相关指南及意见，并结合患者实际情况，制定切实可行的诊疗及随访策略。

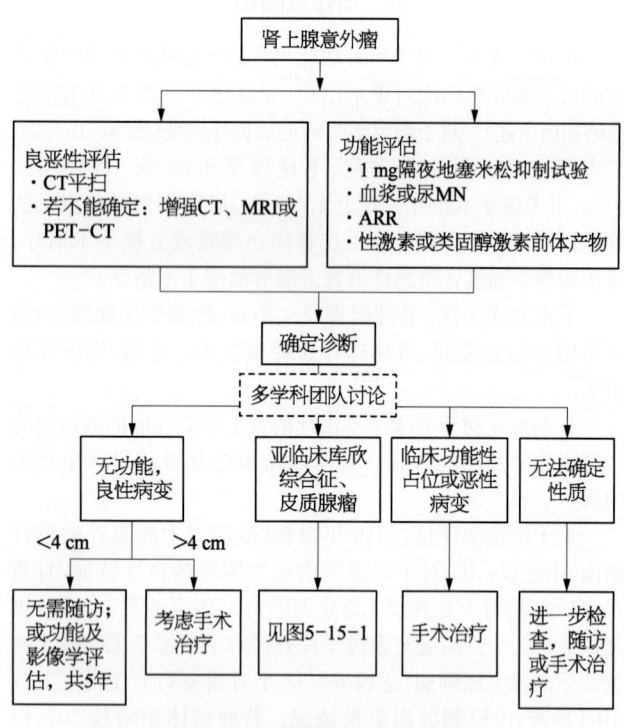

图5-15-2 肾上腺意外瘤诊治流程

五、存在的问题及研究方向

目前关于肾上腺意外瘤的指南或建议证据级别均较低。

因此，急需大型设计严谨的临床研究结果以更好地指导临床工作。并可集中于以下临床热点内容。

（1）大型队列研究探讨最佳的影像学检查方法以明确直径＞2 cm的意外瘤的良恶性，该研究中的关键是通过组织学或定期随访（＞2年）能最终确定病变性质。

（2）大型长期临床研究以确定亚临床库欣综合征死亡或其他临床结局（如心肌梗死、卒中）的风险是否增加。随机对照临床试验进一步评估亚临床库欣综合征手术或药物治疗的有效性。

（3）前瞻性研究评估不同治疗方式（腹腔镜对比开腹手术）对于可疑恶性、直径＜10 cm、不伴转移或包膜侵犯的肾上腺肿瘤治疗的有效性。

（4）通过长期随访研究每年评估肾上腺意外瘤的功能，以确定肾上腺意外瘤的长期最佳功能随访方案。

（5）寻找用于诊断肾上腺肿瘤来源、性质及良恶性的血清学标志物。

参考文献

[1] Young WF Jr. Management approaches to adrenal incidentalomas: a view from Rochester, Minnesota[J]. Endocrinol Metab Clin North Am, 2000, 29: 159-185.

[2] Young WF Jr. The incidentally discovered adrenal mass[J]. N Engl J Med, 2007, 356: 601-610.

[3] Fassnacht M, Arlt W, Bancos I, et al. Management of adrenal incidentalomas: European Society of Endocrinology Clinical Practice Guideline in collaboration with the European Network for the Study of Adrenal Tumors[J]. Eur J Endocrinol, 2016, 175: G1-G34.

[4] Herrera MF, Grant CS, van Heerden JA, et al. Incidentally discovered adrenal tumors: an institutional perspective[J]. Surgery, 1991, 110: 1014-1021.

[5] Bovio S, Cataldi A, Reimondo G, et al. Prevalence of adrenal incidentaloma in a contemporary computerized tomography series[J]. J Endocrinol Invest, 2006, 29: 298-302.

[6] NIH state-of-the-science statement on management of the clinically inapparent adrenal mass ("incidentaloma")[J]. NIH Consens State Sci Statements, 2002, 19: 1-25.

[7] Choyke PL. ACR Committee on Appropiateness Criteria. ACR Appropiateness Criteria on incidentally discovered adrenal mass[J]. J Am Coll Radiol, 2006, 3: 498-504.

[8] Zeiger Mj, Thompson GB, Duh QY, et al. American Association of Clinical Endocrinologists and American Association of Endocrine surgeons medical guidulines for the management of adrenal incidentalomas[J]. Endocr Pract, 2009, 15(Suppl 1): 1-20.

[9] Kapoor A, Morris T, Rebello R. Guidelines for the management of the incidentally discovered adrenal mass[J]. Can Urol Assoc J, 2011, 5: 241-247.

[10] Kloos RT, Gross MD, Francis IR, et al. Incidentally discovered adrenal masses[J]. Endocr Rev, 1995, 16: 460-484.

[11] Barzon L, Sonino N, Fallo F, et al. Prevalence and natural history of adrenal incidentalomas[J]. Eur J Endocrinol, 2003, 149: 273-285.

[12] Mansmann G, Lau J, Balk E, et al. The clinically inapparent adrenal mass: update in diagnosis and management[J]. Endocr Rev, 2004, 25: 309-340.

[13] Mantero F, Terzolo M, Arnaldi G, et al. A survey on adrenal incidentaloma in Italy. Study Group on Adrenal Tumors of the Italian Society of Endocrinology[J]. J Clin Endocrinol Metab, 2000, 85: 637-644.

[14] Nieman LK. Approach to the patient with an adrenal incidentaloma[J]. J Clin Endocrinol Metab, 2010, 95: 4106-4113.

[15] Chiodini I. Clinical review: diagnosis and treatment of subclinical hypercortisolism[J]. J Clin Endocrinol Metab, 2011, 96: 1223-1236.

[16] Stewart PM. Is subclinical Cushing's syndrome an entity or a statistical fallout from diagnostic testing? Consensus surrounding the diagnosis is

required before optimal treatment can be defined[J]. J Clin Endocrinol Metab, 2010, 95: 2618-2620.

[17] Debono M, Bradburn M, Bull M, et al. Cortisol as a marker for increased mortality in patients with incidental adrenocortical adenomas[J]. J Clin Endocrinol Metab, 2014, 99: 4462-4470.

[18] Di Dalmazi G, Vicennati V, Garelli S et al. Cardiovascular events and mortality in patients with adrenal incidentalomas that are either non-secreting or associated with intermediate phenotype or subclinical Cushing's syndrome: a 15-year retrospective study[J]. Lancet Diabetes Endocrinol, 2014, 2: 396-405.

[19] Morelli V, Reimondo G, Giordano R et al. Long-term follow-up in adrenal incidentalomas: an Italian multicenter study[J]. J Clin Endocrinol Metab, 2014, 99: 827-834.

[20] Giordano R, Marinazzo E, Berardelli R et al. Long-term morphological, hormonal, and clinical follow-up in a single unit on 118 patients with adrenal incidentalomas[J]. Eur J Endocrinol, 2010, 162: 779-785.

[21] Toniato A, Merante-Boschin I, Opocher G et al. Surgical versus conservative management for subclinical Cushing syndrome in adrenal incidentalomas: a prospective randomized study[J]. Ann Surgery, 2009, 249: 388-391.

[22] Funder JW, Carey RM, Mantero F, et al. The management of primary aldosteronism: case detection, diagnosis, and treatment: An Endocrine Society Clinical Practice Guideline[J]. J Clin Endocrinol Metab, 2016, 101: 1889-1916.

[23] Arnaldi G, Boscaro M. Adrenal incidentaloma[J]. Best Pract Res Clin Endocrinol Metab, 2012, 26: 405-419.

[24] Wachtel H, Cerullo I, Bartlett EK, et al. Clinicopathologic characteristics of incidentally identified pheochromocytoma[J]. Ann Surg Oncol, 2006, 13: 1696-1701.

[25] Barzon L, Scaroni C, Sonino N, et al. Incidentally discovered adrenal tumors: endocrine and scintigraphic correlates [J]. J Clin Endocrinol Metab, 1998, 83: 55-62.

[26] Wale DJ, Wong KK, Viglianti BL, et al. Contemporary imaging of incidentally discoved adrenal masses[J]. Biomed Pharmacother, 2017, 87: 256-262.

[27] Belmihoub I, Silvera S, Sibony M, et al. From benign adrenal incidentaloma to adrenocortical carcinoma: an exceptional random event [J]. Eur J Endocrinol, 2017, 176: K15-K19.

[28] Morelli V, Scillitani A, Arosio M, et al. Follow-up of patients with adrenal incidentaloma, in accordance with the European society of endocrinology guidelines: Could we be safe? [J]. J Endocrinol Invest, 2017, 40: 331-333.

第十六章·糖皮质激素抵抗综合征和盐皮质激素抵抗综合征

蒋怡然　超楚生

第一节·糖皮质激素抵抗综合征

糖皮质激素抵抗综合征(glucocorticoid resistance syndrome)是临床上一种罕见的疾病。1976 年自 Vingerhoeds 等首次报道后,文献中已报道的全球病例不足 100 例。我国于 1993 年由颜冰等人曾报道过 1 例。由于本综合征患者多无临床表现,本综合征的患病率可能被低估了。其特征为自发性糖皮质激素分泌过多,而临床上无皮质醇增多症表现。

一、分类与病因

糖皮质激素抵抗综合征有多种分类。主要分为原发性和继发性,前者又称为遗传性和全身性;后者称为继发性、组织特异性和局部性,即糖皮质激素抵抗只局限于某一器官、组织和细胞。根据抵抗的严重程度本病可分为完全性和部分性。因为糖皮质激素是维系生命的重要激素,完全抵抗与人的生命不符,因此迄今遗传性糖皮质激素抵抗综合征患者全是部分性的。遗传性糖皮质激素抵抗综合征的病因是由于糖皮质激素受体(GR)基因有失活突变或糖皮质激素作用过程中某一步骤有缺陷。有少数病例在临床上和(或)生化上有全身性糖皮质激素抵抗,但 GR 基因或蛋白质无任何异常,其病因为何还需进一步研究;也提示糖皮质激素抵抗综合征在病因方面存在不均一性。

GR 有两种亚型,即 GRα 和 GRβ,与皮质醇结合的起生理作用的是 GRα,两者的差异在外显子 9。GRβ 不与糖皮质激素结合,无转录活性,且对 GRα 活化有抑制作用。在继发性糖皮质激素抵抗疾病中,GRβ 在局部过度表达,可能在某些继发性糖皮质激素抵抗的发病机制中起作用。GR 和盐皮质激素受体(MR)均属于甾类激素受体超家族成员,这一超家族甾类激素受体结构极为相似,均由 A、B、C、D、E、F 区组成,其中 C 区为 DNA 结合区,由外显子 4、5 编码。所有甾类激素的 DNA 区相同,在细胞核中,GR 该区与细胞核中的特异性 DNA(又称激素反应元件,HRE)结合。E 区为配体结合区,由外显子 6、7、8 编码,负责与相应的激素结合。各类不同的甾类激素受体 E 区氨基酸也有相当程度的相同。只有 A/B 区差异较大,为免疫原区,具自动激活功能。

GR 基因突变以 E 区较常见,C 区也有。到 2001 年止,已有 10 个以上的家系和散发性病例做了分子遗传学检查。表 5-16-1 是 5 个家系和 1 例散发性病例检查结果。

从表中可看出引起糖皮质抵抗综合征的 GR 突变有如下特点。

(1) GR 基因突变迄今只发现有缺失和点突变,以点突变居多。每种突变对 GR 功能的影响有:GR 数目减少、与配基结合亲和力降低、传递激活减慢。此外,还有 GR 与配体结合后的复合物对热不稳定及不能与 DNA 结合,或核移位障碍。在杂合子中突变的等位基因对野生型等位基因有显性负效应(dominant negative effect),换句话说突变的等位基因可抑制野生型等位基因的功能。

(2) 基因型有纯合子和杂合子,前者遗传方式为常染色体隐性遗传;后者为常染色体显性遗传。

(3) 前面已经提到糖皮质激素抵抗综合征有家族性和散发性。前者是患者家系中有同样患者或无临床表现的突变基因的携带者,患者父母近亲婚配者多,他们是无症状的杂合子;散发性者是指家系中无同样患者或突变基因的携带者,这些患者 GR 基因突变发生的原因目前尚不清楚,有待进一步研究。

表 5 - 16 - 1　糖皮质激素抵抗综合征 GR 基因突变

突变区	突变 cDNA	氨基酸	生 化 表 型	基因型/遗传方式
E	A $\xrightarrow{2\,054}$ T	门冬 $\xrightarrow{641}$ 缬	亲和力和传递激活降低	纯合子/常隐
E	G $\xrightarrow{2\,317}$ T	缬 $\xrightarrow{729}$ 异亮	亲和力和传递激活降低	纯合子/常隐
E	Δ⁴外显子和内含子6 3'端缺失 4个碱基,剪接供位移动		GR 数目减少,等位基因中的一个完全缺失	杂合子/常显
D	T $\xrightarrow{2\,373}$ A	异亮 $\xrightarrow{747}$ 甲硫	亲和力传递激活降低,对野生型 GR 具优势负性作用	杂合子/常显
D	T $\xrightarrow{1\,808}$ A	异亮 $\xrightarrow{559}$ 天冬酰胺	GR 数目减少,传递激活低,对野生 GR 有优势负性作用	散发性与常显并齐
E	T $\xrightarrow{1\,844}$ C	缬 $\xrightarrow{671}$ 丙	亲和力和传递激活降低	杂合子/常显

至于有些在临床和（或）生化方面有糖皮质激素抵抗综合征的特点而 GR 未检出有突变的患者,其病因为何有待研究。有学者推测有 4 种可能:① 与配基结合到 GR 上去的同时发生目前尚不知道的事件;② 糖皮质激素调节反应性基因表达有缺陷;③ 受体后缺陷;④ 与其他核因子相互作用有缺陷。继发性糖皮质激素抵抗综合征的病因除个别患者有 GR 基因突变外,大多数患者与 GR 基因无关。其病因不均一,有些与 GR 作用过程中某一步骤有障碍。下面是一些可能发生糖皮质激素抵抗的疾病及其可能的发病机制。

1. 支气管哮喘·大多数支气管哮喘患者对糖皮质激素治疗反应良好,但有少数患者不好,其原因是对糖皮质激素抵抗。确定支气管哮喘对糖皮质激素抵抗的标准是:每日服 40 mg 泼尼松治疗后 14 日,用力呼气容量比基础值增加少于 15% 者。其发病机制可能由于淋巴性 T 细胞激活不被糖皮质激素抑制而持续分泌细胞激肽,使 GR 亲和力降低;或由于 GRβ 过分表达;少数患者有 GR 基因突变。在激素抵抗型哮喘患者外周血单个核细胞（PMBC）内 GRβ 表达显著高于激素敏感型哮喘患者,也说明 GRβ 的高表达可能参与了糖皮质激素抵抗的发生。

2. 类风湿关节炎·类风湿关节炎属自身免疫性疾病,包括红斑性狼疮和异种器官移植在内,均可发生继发性糖皮质激素抵抗。其发生机制也与细胞激肽或 GRβ 过度表达有关。

3. 垂体 ACTH 瘤与某些异位库欣综合征·这些患者对皮质醇反馈抑制作用常有抵抗。研究表明:肿瘤细胞常有杂合丢失（loss of heterozygosity, LOH）是其发病机制。类固醇受体共抑制子（SMRT）泛素化修饰导致异位库欣综合征对糖皮质激素抵抗是大剂量地塞米松不能抑制的机制之一。

4. 原发性肾病综合征·国内何小解等研究以前认为这些患者中少数发生糖皮质激素抵抗的机制是由于 GRβ 过度表达而影响 GRα 与配体结合后的复合物向核转移,最近研究认为是 GRβ 对 GRα 的直接抑制作用。

5. 全身性炎症·这些疾病发生糖皮质激素抵抗可能存在多种因素,包括细胞激肽不能被糖皮质激素下调和细菌毒素的作用。用微生物超抗原（superantigen）做实验研究结果表明:① 地塞米松抑制由毒素诱导的周围单核白细胞增殖明显低于对照者;② 毒素可增加周围血中单核细胞中的 GRβ 表达。

6. 获得性免疫缺陷综合征（AIDS）·AIDS 既可发生糖皮质激素抵抗,又可发生糖皮质激素敏感。前者可能是由于 GR 亲和力降低或信号转导有缺陷。

7. 肾衰竭·不管用与不用透析治疗的患者均可发生糖皮质激素抵抗:其机制可能是 GR 结合皮质醇的活性降低。

8. 某些慢性淋巴细胞白血病和淋巴瘤·一般大多数患者对糖皮质激素治疗均有良好疗效,少数患者有抵抗,其原因有 GRα 表达减少或 GR 与皮质醇结合后复合物不稳定。

9. 神经性厌食·可能由于 GRα 数目减少。

10. 药物米非司酮（mifepristone, RU486）·此药可抑制由 GR 诱导的信号转导。

二、发病机制

根据糖皮质激素抵抗综合征的病因为 GR 基因有突变,使其所表达的 GR 功能部分丧失。皮质醇对下丘脑 CRH 和垂体 ACTH 释放的反馈抑制作用减弱,结果导致 ACTH 分泌增多,刺激肾上腺皮质 3 种激素都增加。血中皮质醇分泌增加,只有血皮质醇水平明显增高,但由于 GR 功能丧失,故临床上无皮质醇增多症表现;盐皮质激素和雄激素分泌增多可引起这两种激素过多的临床表现。发病机制见图 5-16-1。

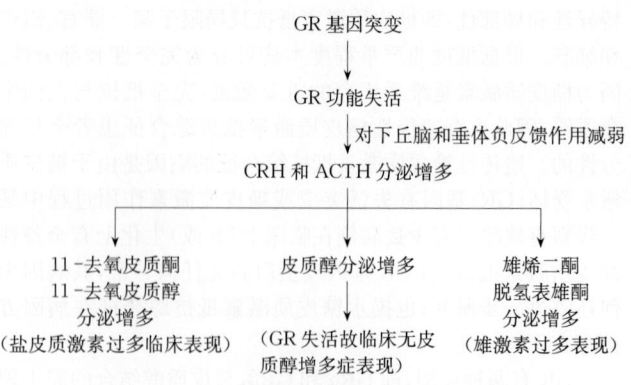

图 5 - 16 - 1　糖皮质激素抵抗综合征的发病机制

三、临床表现

男女均可发病,发病年龄一般多见于婴儿和儿童,但也可在胎儿期或老年。在家族性患者中,表型也不均一,从无临床表现而只有生化和基因异常的突变基因携带者到有严重症状,但大多数患者症状较轻。

1. 一般症状·疲劳、体重减轻、乏力,常在疾病早期,皮质醇代偿不足时出现。

2. 盐皮质激素过多表现·严重者有高血压和低钾性碱中毒,有些患者可没有这些表现。盐皮质激素有保钠排钾作用。钠在体内潴留,一方面可扩大血容量;另一方面血管壁钠多可增高血管对内源性儿茶酚胺作用的敏感性,故有血压升高。尿中钾排泄增多,因而血钾低,且有碱血症。

3. 雄激素增多表现·女性有多毛、秃顶、月经紊乱,个别女性发生假两性畸形。一例出生时即有外生殖器两性畸形,5岁前诊断为21-羟化酶缺乏而进行治疗,后来检查有血ACTH、皮质醇、雄烯二酮增高,皮质醇不能被地塞米松抑制,GR基因有杂合子点突变而确诊为糖皮质激素抵抗综合征,这是一种罕见的表型。男性有假性性早熟。另外男女两性均可有痤疮和不育。因ACTH分泌增多,皮肤可有色素沉着。继发性糖皮质抵抗综合征除原发性疾病临床表现外,无前述遗传性皮质醇增多症表现,只是生化方面符合糖皮质激素抵抗综合征。

四、诊断和鉴别诊断

1. 糖皮质激素抵抗综合征的诊断线索·大多数患者可无临床表现或临床表现轻微,故常被漏诊,下列情况可作为诊断线索。① 血皮质醇和或24h尿游离皮质醇明显增高而临床上无皮质醇增多症表现。② 先证者家庭成员。③ 血皮质醇和(或)尿游离皮质醇不能被地塞米松抑制。Werner等对420例因疑有肾上腺疾病而做了地塞米松抑制试验进行了回顾分析,并以皮质醇不能被地塞米松抑制作为糖皮质激素抵抗的实验室指标,结果发现有7例存在糖皮质激素抵抗。除皮质醇不能被地塞米松抑制外,其中有些患者还有尿游离皮质醇升高(3例),GR对热不稳定(4例),GR亲和力减低(4例),基础GR mRNA表达异常和地塞米松不能使基础GR mRNA水平下调(1例)。④ 女性多毛、男性青春期发育提前,又有皮质醇升高者。⑤ 高血压低血钾并排除常见疾病者。

2. 临床诊断·根据下列几点可做出糖皮质激素抵抗综合征的临床诊断。① 家庭成员中有同样患者。② 血皮质醇和(或)尿24h游离皮质醇明显升高,临床上无皮质醇增多症表现;有盐皮质激素和(或)雄激素分泌过多的临床表现。③ 周围血单个核细胞中GR数目减少,或GR对地塞米松亲和力降低,或GR与地塞米松结合的复合物对热不稳定。④ 对糖皮质激素治疗无反应而又具备前述第3项者可诊断为继发性糖皮质激素抵抗。

3. 病因诊断·家族性糖皮质激素抵抗综合征的病因诊断,以检测GR基因有突变为依据。GR未检出突变,不能完全否定糖皮质激素抵抗综合征的诊断。

4. 鉴别诊断·糖皮质激素抵抗综合征应与下列疾病鉴别。

(1) 女性有雄激素过多和男性儿童有青春发育期提前表现,应与先天性肾上腺皮质增生症,如21-羟化酶缺乏和11β-羟化酶缺乏进行鉴别。根据前者血皮质醇高,后者低或正常

低值即可鉴别。

(2) 与能引起高血压、低血钾的其他疾病鉴别。根据临床表现,测定血皮质醇和醛固酮,肾上腺和肾脏CT、肾功能和尿常规检查进行鉴别。

(3) 临床上无皮质醇增多症表现而有血皮质醇升高且不能被地塞米松抑制者应排除有相同实验室表现的其他疾病,如分泌皮质醇的肾上腺意外瘤、严重抑郁症和酗酒引起的假性皮质醇增多症鉴别:可根据病史、临床表现、皮质醇昼夜节律和肾上腺CT扫描进行鉴别。

(4) 与对肾上腺3种激素均有抵抗的极少见的病例进行鉴别。这种病例也是糖皮质激素抵抗综合征的一种特殊表型。

目前对其病因尚未确定,推测可能是辅因子缺乏。检测GR、MR及AR3种基因及其表达的GR、MR和AR的功能有助于鉴别诊断。

五、治 疗

原发性糖皮质激素抵抗综合征为先天性遗传性疾病,无法根治。根据该综合征的发病机制,治疗应抑制垂体ACTH分泌。治疗药物为药理剂量的地塞米松,每日剂量在1～3 mg。剂量应个体化,因为不同的患者对糖皮质激素抵抗程度不同。治疗应维持终身。经地塞米松治疗的患者,因ACTH分泌被抑制,临床由于肾上腺盐皮质激素和雄激素引起的症状和体征可明显减轻,甚至可完全恢复正常。地塞米松虽为药理剂量,且需长期服用,但因GR失活,故无引发皮质醇增多症之虑。至于继发性糖皮质激素抵抗因该病只有实验室异常,无临床表现,故无需治疗。对糖皮质激素治疗反应不好或无反应者,可改用其他治疗方法。

第二节·盐皮质激素抵抗综合征

肾上腺皮质分泌的盐皮质激素主要是醛固酮,盐皮质激素抵抗综合征(mineralocorticoid resistance syndrome, MRS)即醛固酮抵抗综合征。它是由于一些上皮细胞中的盐皮质激素受体(MR)对醛固酮作用无反应。临床特点有醛固酮缺乏表现,但血中醛固酮水平是升高的,故又称假性低醛固酮血症1型(pseudohypoaldosteronism, PHA1)。但这一名称不能与盐皮质激素抵抗综合征等同,因为PHA1可由许多疾病引起。1958年,本综合征首先由Check和Perry报道,主要发生在新生儿时期,有失盐表现,恶心、呕吐,脱水,伴有高钾血症及酸中毒,很难存活,临床上甚为少见。

一、分类与病因

MRS有多种分类。

1. 家族性与散发性·家族性MRS发病具家族聚集性。患者的家族中有同样患者或成员中有MR突变基因携带者;在散在性患者家族中则无。根据遗传方式,家族性MRS可分为常染色体显性和隐性遗传。以常染色体显性遗传最常见,约占70%。两者的区别见表5-16-2。

表5-16-2 常显与常隐遗传 MRS 的差别

特 点	常显（包括散发性）	常 隐
病因	MR 基因有杂合子灭活突变	ENaC 亚单位有纯合子突变*
近亲婚配	少，见于不相关的家庭	较多，常发生于相关家族
受累部位#	多局限于 1 种或 2 种上皮细胞	全身性盐皮质激素作用的上皮细胞
临床表现	较轻或无症状	失盐症状严重
荧光抗体检测 MR 蛋白	可检出	不能检出
预后	随年龄增大症状可逐渐缓解，且可停止治疗	症状持续到成年，在剥夺氯化钠补充时症状加重

注：* ENaC，上皮细胞钠通道；# 全身性过去称为 Ⅰ 型 MRS，限于肾小管者为 Ⅱ 型。

2. 原发性与继发性·原发性即指遗传性，继发性则继发于后天性或某些先天性疾病，后者常为暂时性或可逆性。

3. 婴儿型与胎儿型·大多数 MRS 发生于新生儿或婴儿期；极少数患者在胎儿期即发病，从而导致母亲羊水过多。MRS 的病因是不均一的。在 1998 年 Geller 等发现 PHA1 病因为 MR 基因（NR3C2 基因）有突变之前，因临床表现酷似氨氯吡咪（ameloride）敏感性肾远曲小管 ENaC 的亚单位有突变即本综合征的病因。ENaC 由 α、β、γ 三个亚单位组成，α 亚单位起决定性作用。ENaC 的功能受以 MR 为介导的醛固酮的调节，MR 有失活突变则影响 ENaC 的功能也减低，钠不能被肾小管重吸收。研究结果认为 ENaC 的 α 亚单位突变是常染色体隐性遗传的 MRS 的另一病因。其基因位于 16p12.1～13.11，即 SCNN1B 和 SCNN1G 基因。2005 年已证实轻型 MRS 患者 ENaCα 亚单位有错义突变（Gly^{327}Cys）。家系中三代人都有此突变，病情较重。此外在 ENaC 基因 α 亚单位基因外显子 8 有缺失突变，β 亚单位的内含子 12 有剪接位点突变。在常染色体显性遗传和散发性 MRS 的病因为 MR 基因有突变，包括：框架移动、缺失、剪接位点突点、点突变和提前终止编码。表5-16-3 是文献中所报道的 MR 基因突变。法国 PHA1 基因诊断中心自 2004 年以来对 236 例患者进行基因诊断，发现 62% 存在 NR3C2 基因突变，并有超过 30 个 SCNN1A、SCNN1B 或 SCNN1G 突变位点，从而发现了一系列表型和（或）生物学上不同形式的 PHA1。

表5-16-3 MR 基因突变

突变区*	突变 DNA	突变 AA#	MR 功能改变	基因型/遗传方式
A/B	InsT1354 外显子 2	R378X	不能激活转录	杂合子/常显
E	A>G	Q776R	亲和力降低对野生型有优势负性作用	杂合子/常显
A/B	丝氨酸后插入 8 个新碱基，然后提前终止编码。外显子 2	S104X	传递激活明显减低	杂合子/常显
C	G2119，外显子 3	G633R	DNA 结合障碍	杂合子/常显
C	C2157A	C645X	DNA 结合障碍	杂合子/散发性
—	T3158C，外显子 9	L979R	丧失与配基结合能力	杂合子/常显
A/B	ΔG1226，外显子 2	409 框架移动	MR 丧失功能	杂合子/散发性
A/B	Δ1597，外显子 2	533 框架移动	MR 丧失功能	杂合子/常显
A/B	C1831T	537R 停止编码	MR 丧失功能	杂合子/常显
E	Δ^4 内含子剪接供位改变	—		杂合子/常显
A/B		C436X	MR 功能丧失	杂合子/常显
外显子 9	Insc2871	框架移动	E 区功能丧失	常显

注：* A/B、CE 分别代表 MR 基因的免疫源、核结合区和配体结合区；# MR 蛋白氨基酸。

以上是目前公认的 MRS 两种病因。但 MRS 有些家系迄今尚未鉴定出任何基因有突变。因此，一些学者认为：今后对新发现的患者应对生化、分子生物学和 MR 作用的信息转导或转录过程进行更为精确详尽的研究，可能鉴定本综合征新的病原基因。

关于继发性 PHA1 的疾病见于慢性肾盂肾炎、急性危重患者、原发性肾病综合征和泌尿道畸形等。这些先天或后天疾病引起 PHA1 的病因大多不是由于 MR 基因或 ENaC 亚单位突变，严格说不属于本综合征范畴，如同本综合征一样，只属于 PHA1 中的一种类型。不同的疾病引起 PHA1 的病因可能不同，或由于肾小管发育不成熟，或肾小管因器质性疾病而遭到破坏等，从而使肾小管对醛固酮作用无反应或反应减低而发生 PHA1。

二、发病机制

由于家族性 MRS 的病因不均一，因而发病机制也不相同。醛固酮作用的靶细胞包括：肾远曲小管、汗腺、唾液腺、泪腺、结肠上皮和肺泡上皮细胞等。本综合征临床突出表现为盐的丢失。全身性和局限性均有肾远曲小管受累，因此盐的丢失主要在肾脏。图5-16-2 为 MRS 的发病机制。至于继发性 MRS 的发病机制则因原发性疾病的不同而异,在病因中已经提及。

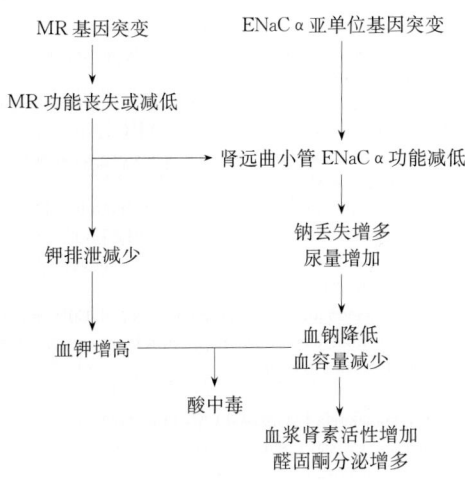

图 5-16-2　MRS 的发病机制

三、临床表现

MRS 临床表现极不均一,取决于 MR 基因突变对 MR 功能影响的程度,家族性患者遗传方式,受累靶器官是全身性抑或局限性。经典型患者大多数于出生后 1 周内发病。主要临床表现:厌恶吸吮母乳,喂食困难,冷漠嗜睡,呕吐、腹泻,生长发育迟缓,体重减轻;严重者因失水而有血压低或休克、抽搐。患儿因肺泡上皮细胞充血水肿,易发生肺部感染。少数患者因皮肤汗多、汗中盐浓度高而引起皮肤炎症,表现为红色粟粒疹。胎儿期即发病者,由于肾脏失盐和失水而尿多,可使母亲发生羊水过多,是妊娠妇女羊水过多症中的罕见病因之一。

局部器官受累者常见器官为肾脏,患儿只有尿布常湿的多尿和轻度低钠血症症状。在家族性患者的家庭成员中存在无任何症状的突变基因携带者。常染色体显性遗传者家族性患儿症状较轻,且随年龄增长而病情减轻,每日补充氯化钠的量可逐渐减少,一般到 2 岁后可以停止补充;常染色体隐性遗传者病情较严重,且症状持续到成年,补充氯化钠要持续终身。在剥夺氯化钠的情况下可使症状加重

四、实验室检查

1. 尿·尿量增多,尿钠和氯化物排泄增多。

2. 血液生化检查·血钠和氯化物持续性降低,血钾增高;有些患儿有血 pH 和二氧化碳结合力降低,也有正常者。

3. 激素测定·血浆肾素活性和醛固酮水平明显增高。

4. MR 蛋白检测·用荧光标记的抗 MR 抗体检测周围单核细胞中的 MR 蛋白。常染色体显性遗传患者可以检出 MR 蛋白,而常染色体隐性遗传者则不能检出。两者 MR 与醛固酮结合均阴性,这一结果提示 MRS 在病因上的不均一性。

5. 分子遗传分析·用周围血单核白细胞或结肠上皮细胞抽提 DNA,用 PCR 扩增和直接测序可以检测 MR 或 ENaC 基因突变;同时测定细胞中 MR 数目和与³H 标记的醛固酮结合的亲和力。本综合征患者可有 MR 数目和(或)亲和力降低。

五、诊断和鉴别诊断

1. 诊断线索

(1) 有本综合征的家族史患者的家庭成员。

(2) 新生儿或婴儿有醛固酮缺乏的临床表现,而血浆醛固酮水平升高的矛盾现象(即假性低醛固酮血症的 1 型患者)。

(3) 新生儿母亲有羊水过多者。

2. 临床诊断

(1) 临床表现:① 新生儿唾液呈咸味;② 多尿使尿布常湿;③ 生长发育迟缓;④ 喂食困难;⑤ 呕吐、腹泻、失水;⑥ 体重减轻和低血压或休克。

(2) 血钠低、血钾高、二氧化碳结合力降低或正常。

(3) 血浆肾素活性和醛固酮水平明显增高。

(4) 外源性盐皮质激素不能纠正血生化异常,而补充氯化钠则可纠正。用醛固酮拮抗剂如螺内酯则使症状和生化异常加重。

(5) 测周围血单核细胞中 MR 数目减少,与³H 标记的醛固酮结合亲和力降低。

3. 病因诊断·用分子生物技术检测 MR 和 ENaCα 亚单位基因证明有突变。

4. 鉴别诊断

(1) 与继发性假性低醛固酮血症鉴别:这些疾病临床和生化方面与本综合征相似,诊断 MRS 应排除继发性假性低醛固酮血症。可根据原发性疾病的存在,血浆肾素活性和醛固酮水平偏低或正常即可鉴别。

(2) 与真性低醛固酮血症鉴别:本综合征的临床表现和生化异常与真性低醛固酮血症相似,后者包括:合成醛固酮所需的酶有先天性缺陷(如 18-羟化酶、18-氧化酶及 17α-羟化酶缺乏)、选择性低肾素性低醛固酮血症,危重患者高肾素性低醛固酮血症(血管紧张素 Ⅱ 不敏感)和醛固酮拮抗剂及保钾利尿剂等。所有这些病症在生化上与本综合征虽相同,但醛固酮水平均降低,故不难与本综合征鉴别。

六、治　疗

MRS 为 MR 或 ENaC 基因有突变,故无法根治,因为盐皮质激素和 ENaC 作用均需 MR 介导,故补充盐皮质激素无效。唯一的治疗方法是补充大量的氯化钠。一般可口服,病情危重者可静脉补充生理盐水。剂量应根据患者对盐皮质激素抵抗的严重程度而异,范围在 8~50 mmol/kg。常染色体显性遗传者,随年龄的增长可逐渐减少剂量,到 2 岁时大多数患者可停止治疗;常染色体隐性遗传者则应终身补充氯化钠,而且在患有丢钠疾病时,如腹泻、大量出汗、服用排钠利尿药时,应增加每日氯化钠剂量。生胃酮(carbenoxolone)有抑制肾脏中 11β-羟类固醇脱氢酶 2 作用,使皮质醇不能转变为皮质素(cortisone)。MR 能与盐和糖皮质激素结合,当肾小管中皮质酮 11β-羟类固醇脱氢酶缺乏而有皮质醇增多时皮质醇与肾小管上皮中的 MR 结合而发挥盐皮质激素作用。生胃酮对只有肾脏有盐皮质激素有抵抗的患者可能使每日补充氯化钠的量减少。此药对 MR 无作用,因此不能取代氯化钠的补充,且其本身无潴钠作用。对于有严重高钾血症而引起威胁

患儿生命的严重心律不齐或心脏停搏时，应采取紧急抢救措施，除静脉补充盐水外，可静脉滴注加有普通胰岛素的10%葡萄糖溶液，或做腹膜或血液透析。有皮肤病变者可用收敛药和避免大量出汗。

参考文献

[1] Kino T, Chronsos GP. Glucocorticoid and mineralocorticoid resistance/hypersensitivity syndrome[J].J Endocrinol, 2001, 169: 438-445.

[2] Lamberts SWJ.The glucocorticoid insensitivity syndrome[J]. Horm Res, 1996, 45(suppl 1): 2-4.

[3] 颜冰,许曼音,郭明,等.原发性皮质醇拮抗症的临床研究[J].中华内分泌代谢杂志,1993,9: 91-94.

[4] Kino T, Chrousos GP. Glucocorticoid and mineralocorticoid receptor and associated disease[J].Essays Biochem, 2004, 4: 137-155.

[5] Vingevhoeds ACM, Thijssen JHH, Schwarts F. Spontaneous hypercortisolism without Cushing's syndrome [J]. J Clin Endocrinol Metab, 1976, 43: 1128-1133.

[6] Melchoff CD, Melchoff DM.Glucocorticoid resistance and hypersensitivity [J].Endocrinol Metab Clin North Am, 2005, 34: 315-326.

[7] Kino T, Vottero A, Chormantari E, et al. Familial/sporadic glucocorticoid resistance syndrome and hypertension[J].Ann N Y Acad Sci, 2002, 970: 101-111.

[8] Kino T, Stanber RH, Resan JH, et al.Pathogenic human GR mutant has a transdominant negetice effect on the wild-type GR by inhibiting its translocation into the nucleus: importance of the ligund binding domain for intracellular GR trafficking[J].J Clin Endocrinol Metab, 2001, 86: 5600-5608.

[9] Mendca BB, Leite MV, de Castro M, et al. Female pseudohermaphroditism cansed by a novel homozygous missence mutation of the GR gene[J].J Clin Endocrinol Metab, 2002, 87(4): 1805-1809.

[10] Medwi GU, Xates CR. Systemic inflammatory-associded glucocorticoid resistance and outcome of ARDS[J]. Ann N Y Acad Sci, 2004, 1024: 24-53.

[11] 何小解,易著文,党西强,等.糖皮质激素对原发性肾病综合征儿童的作用[J].中华儿科杂志,2005, 43: 1109-1112.

[12] Werner S, Thoren M, Gustafsson JÅ, et al. Glucocorticoid receptor abnomalities in fibroblasts from patients with idiopathic resistance to dexamathasone diagnosed when evaluated for adrenocortical disorders[J].J Clin Endocrinol Metab, 1992, 75: 1005-1009.

[13] Huizenga NA, de Lange P, Koper JW, et al.Human adrenocorticotropin-secreting pituitary adenoma show frequent loss of heterozygous at the glucocorticoid receptor gene locus[J].J Clin Endocrinol Metab, 1998, 83(3): 917-921.

[14] Lamberts SW, Poldermans D, Zwans M, et al.Familial cortisol resistance differential diagnosis and therapeutic aspects[J].J Clin Endocrinol Metab,

[15] Lamberts SW.Glucocorticoid receptor and Cushing's disease[J].Mol Cell Endocrinol, 2002, 197: 69-72.

[16] Hank PJ, Hamid QA, Chrousos GP, et al. Induction of corticosteroid insensitivity in human PBMCS by microbial superantigens[J].J Allergy Clin Immunol, 2000, 105(4): 782-787.

[17] Lamberts SW. Hereditary glucocorticoid resistance[J]. Ann Endocrinol, 2001, 62(2): 164-167.

[18] Malehoff CD.Primary cortisal resistance presenting as isosexual precocity [J].J Clin Endocrinol Metab, 1990, 70: 503-507.

[19] New MJ, Nimkam S, Brondon DD, et al.Resistance to multiple steroid in two sister[J].J Steroid Biochem Mol Biol, 2001, 76(1-5): 161-166.

[20] 吴玉筠,仇桂臣,朱逞,等.假性低醛固酮减少症一例报告[J].中华内分泌代谢杂志,1999,15(2): 128.

[21] Sartorato P, Lapeyraque AL, Armanini D, et al. Different inactivating mutations of the mineralocorticoid receptor in fourteen families affected by type 1 pseudohypoaldosteronism[J].J Clin Endocrinol Metab, 2003, 88: 2508-2517.

[22] Edelheit O, Hanakogla I, Gizenoska M, et al. Novel mutation in epithelial sodium channel (ENaC) subunit gene and phenotypic expression of multisystem pseudohypoaldosteronism[J].Clin Endocrinol (Oxf), 2005, 62(5): 547-553.

[23] Zennaro MC, Lombes M. Mineralocorticoid resistance [J]. Treads Endocrinol Metab, 2004, 15(6): 264-270.

[24] Geller DS, Rodriguez-Sariano J, Vallo Boods A, et al. Mutation in the mineralocorticoid receptor gene couse autosomal dominant pseudohypoaldosteronism type 1[J].Nat Genet, 1998, 19(3): 279-281.

[25] Hanukogla A, Joy O, Steinitz M, et al. Pseudohypoaldosteronism due to renal and multi-system resistance to minerolocorticoid response different to carbenoxolone[J].J Steroid Bioch Mol Biol, 1997, 60: 105-112.

[26] Kuhnle U, Hinkel GK, Hubl W, et al.Pseudolhypoaldosteronism: family studies to identify/asymptom carries by stimulation of remin-aldosterone system[J].Horm Res, 1996, 46(3): 124-129.

[27] Strautniek SS, Thompson RJ, Hanukoglu A, et al. Localization of pseudohypoaldosteronism genes to chromosome 16 p12. 2-13. 11 and 12p13.1-pter by homozygosity mapping[J].Hum Mol Genet, 1996, 5(2): 293-299.

[28] Martin JM, Calduch L, Monteagudo C, et al.Clinico-pathological analysis of the cutaneous lessions of a patient with type 1 pseudohypoaldosterouism[J]. J Eur Acad Dematal Veneral, 2005, 19(3): 372-379.

[29] Jiang J, Li N, Wang X, et al. Aberrant expression and modification of silencing mediator of retinoic acid and thyroid hormone receptors involved in the pathogenesis of tumoral cortisol resistance [J]. Endocrinology, 2010, 151(8): 3697-3705.

[30] Zennaro MC, Fernandes-Rosa F. 30 Years of the mineralocorticoid receptor: Mineralocorticoid receptor mutations[J].J Endocrinol, 2017, 234: T93-T106.

第十七章·先天性肾上腺皮质增生症

孙首悦

一、概　述

类固醇激素的生物合成(steroidogenesis)指的是人体胆固醇在一系列酶或辅因子的作用下转化为有生物活性的甾体激素的过程。尽管类固醇激素的生物合成可以发生于不同的腺体，如肾上腺、睾丸、卵巢和胎盘等，但类固醇的生物合成通路大致相同，都是胆固醇首先在类固醇激素急性调节蛋白(steroid acute regulatory protein, StAR)的介导下由胞质进入线粒体内膜，在线粒体内膜 P450scc 酶的催化下转变成孕烯醇酮(pregnenolone)；孕烯醇酮进入内质网后，既可在 3β-类固醇脱氢酶 2 型(3β-hydroxysteroid dehydrogenase type 2, 3β-HSD2)的催化下转变成孕酮(progesterone)，又可在 P450c17 的催化下转化为 17-羟孕烯醇酮，前者是肾上腺皮质醇生成的主要路径。细胞合成的类固醇激素种类主要取决于细胞所表达的促进类固醇激素合成的酶和辅因子，因此要了解类固醇激素的生物合成就必须了解各种类固醇激素合成酶和辅因子及它们的编码基因。其中任何一个发生缺陷都会导致相应的疾病(表 5-17-1,图 5-17-1)。

酶　名　称	编码基因	基因大小(kb)	染色体定位	mRNA 长度(kb)	外显子数目
StAR	*StAR*	8	8p11.2	1.6	8
P450scc	*CYP11A1*	30	15q23~24	2	9
P450c21	*CYP21A2*	3.4	6p21.3	2	10
P45011β	*CYP11B1*	9.5	8q21~22	4.2	9
P450aldo	*CYP11B2*	9.5	8q21~22	4.2	9
P450c17	*CYP17A1*	6.6	10q24.3	1.9	8
3β-HSD1	*HSD3B1*	8	1p13.1	1.7	4
3β-HSD2	*HSD3B2*	8	1p13.1	1.7	4
P450 氧化还原酶	*POR*	69	7q11.2	2.5	16
H6PDH	*H6PD*	36.5	1p36	9.1	5
17β-HSD3	*HSD17B3*	67	9q22	1.2	11
SULT2A1	*SULT2A1*	17	19q13.3	2	6
PAPSS2	*PAPSS2*	85	10q24	3.9	13
细胞色素 B5	*CYB5A*	32	18q23	0.9	5

表 5-17-1　类固醇激素合成通路主要的酶和辅因子的编码基因特征

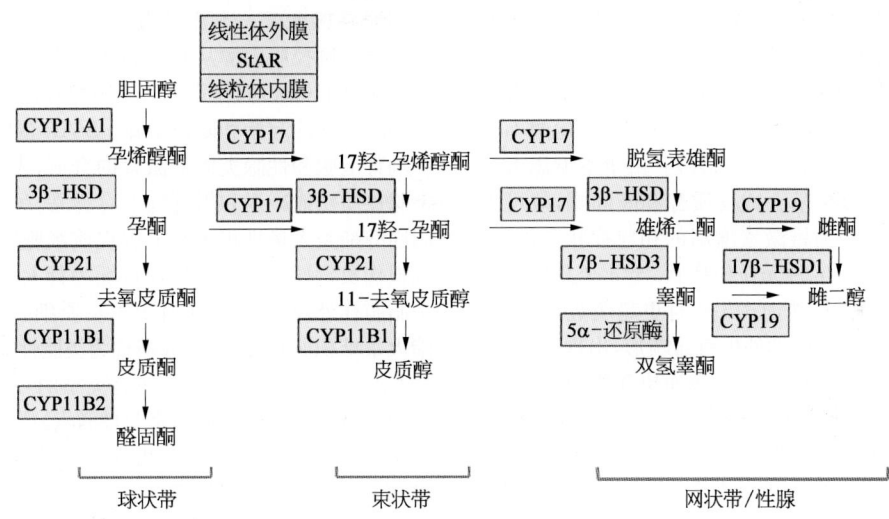

图 5-17-1　肾上腺类固醇皮质激素合成通路

先天性肾上腺皮质增生症(congenital adrenal hyperplasia, CAH)是由于肾上腺皮质类固醇激素合成通路中所需的酶或辅因子缺陷导致肾上腺皮质激素合成障碍,反馈性地引起下丘脑分泌促肾上腺皮质激素释放激素(corticotropin-releasing hormone, CRH)和垂体分泌促肾上腺皮质激素(adrenocorticotropic hormone, ACTH)增加,导致肾上腺增生及人体代谢紊乱的一组常染色体隐性遗传疾病,根据不同的合成酶缺陷,可以分为6种亚型:StAR 缺陷所致的先天性类脂质性肾上腺增生症(congenital lipoid adrenal hyperplasia, CLAH)、P450scc 缺陷所致的 P450scc 缺陷症、3β-HSD2 缺陷所致的 3β-HSD2 缺陷症、P450c17 缺陷所致的 17-羟化酶缺陷症(17α-hydroxylase/17, 20-lyase deficiency, 17-OHD)、P450c21 缺陷所致的 21-羟化酶缺陷症(21-hydroxylase deficiency, 21-OHD)和 P450c11β 缺陷所致的 11β-羟化酶缺陷症(11β-hydroxylase deficiency, 11-OHD)。此外,P450 氧化还原酶(P450-oxidoreductase)缺陷所致的 P450 氧化还原酶缺陷症(P450-oxidoreductase deficiency, PORD),P450aldo 缺陷所致的醛固酮合成酶缺陷症(aldosterone synthase deficiency)和 H6PDH 缺陷所致的可的松还原酶缺陷症(apparent cortisone reductase deficiency),其中 21-OHD 是最为常见的一种亚型,占 CAH 病例的 90%~95%。各亚型的 CAH 组成一个连续的疾病表型谱,轻者可表现为多毛、月经不规则、身材矮小等,重者可表现为外生殖器畸形、新生儿期呕吐腹泻、肾上腺危象等,患者临床表现的严重程度主要取决于被阻断的酶及酶缺陷的严重程度。

二、21-羟化酶缺陷

本病亦称 CYP21 缺陷症,是 CAH 中最常见的一种类型。经典型 21-OHD 的新生儿发病率约为 1/16 000,非经典型 21-OHD 的发病率具有地域及人种差异,在高加索人中为

1/1 000，在德裔犹太人为 1/27，在美裔西班牙人为 1/40，在意大利人为 1/300。国内 21 - OHD 的发病率尚不清楚。

1. 病理变化·由于 CYP21B 基因缺陷可导致肾上腺皮质 21 -羟化酶活性降低或丧失，使孕酮(P)和 17 -羟孕酮(17 - OHP)不能被转化为 DOC 和 11 -脱氧皮质醇(S)，造成皮质醇(F)和醛固酮(Aldo)合成减少，皮质醇减少可反馈调节垂体 ACTH 分泌增加，后者刺激肾上腺皮质（主要为束状带和球状带）增生，产生过量的 17 -羟孕烯醇酮和 17 - OHP，经 17α - OH/17,20 -裂解酶转入雄激素合成途径，使肾上腺雄激素〔如脱氢表雄酮(dehydroepiandrosterone，DHEA)、Δ⁴ -雄烯二酮(Δ⁴A)及睾酮(testoserone，T)〕分泌增加。由此可见，本病的主要改变为皮质醇合成减少及雄激素合成增加，造成肾上腺雄激素前体物质(17 - OHP、P、DHEA)及其代谢产物（如 21 -脱氧皮质醇）分泌增加。

2. 临床表现·临床主要特征是皮质醇合成分泌不足、失盐及雄激素分泌过多所致的各种表现。通常临床上将 CYP21 缺陷分为 3 种类型，即单纯男性化型、失盐型和迟发型。前两者又称为经典型(classical)，多为 21 -羟化酶完全缺乏，临床多见失盐及男性化表现；而后者称为非经典型(non-classical，NC)，多为 21 -羟化酶不完全性缺乏，可通过 ACTH 分泌增加，代偿性地促使皮质醇分泌近似正常人水平，故无临床表现，仅在应激状态时出现临床症状。

(1) 单纯男性化型(simple virilizing，SV)：本型约占经典型 CYP21 缺乏症患者总数的 25%。它是 21 -羟化酶不完全缺乏所致(酶活性为正常的 1%～11%)。由于本型患者仍有残存的 CYP21 活性，能少量合成皮质醇和醛固酮，故可无失盐症状。临床主要表现为雄激素增高的相应症状和体征。① 男孩：同性性早熟。初生时无任何症状，至 6 个月龄后逐步出现体格生长加速和性早熟，4～5 岁时更趋明显，表现为阴茎、阴囊增大及色素沉着，但无外生殖器畸形，出现阴毛、腋毛、变声、痤疮、皮肤色较深等，生长速率加快和肌肉发达、骨龄提前，但成年终身高仍明显落后，智能发育正常。由于患者的雄激素增高并非是垂体促性腺激素(Gn)增加所致，因而机体可反馈性地抑制 Gn 分泌，造成患者睾丸并无增大，此与真性性早熟截然不同，后者睾丸呈明显发育增大。② 女孩：出生时即可出现不同程度的外生殖器男性化畸形体征：阴蒂肥大、不同程度的阴唇融合而类似男孩尿道下裂样改变，使外观类似男性外生殖器，但不能触及睾丸，故易致性别错判，是临床女性假两性畸形(female pseudohermaphroditism，FPH)最常见的原因。患者其他体格发育亦可类似男孩，但 B 超子宫卵巢发育正常，染色体核型为 46，XX。值得注意的是，该类型患者在围青春期或更早时期即由假性性早熟演变为真性性早熟(central precocious puberty，CPP)。

(2) 失盐型(salt wasting，SW)：本型是 CYP21 完全缺乏所致，约占经典型 CYP21 缺乏症患者总数的 75%。临床上除出现上述男性化表现外，还可因醛固酮严重缺乏及血浆肾素活性(PRA)增高导致低血钠、高血钾及代谢性酸中毒等失盐、低血糖症状，且男性化程度不与失盐症状出现与否相关联。一般临床症状出现较早，可在出生第一周内发病，如喂养困难、呕吐、腹泻、脱水、消瘦、体重不增，以及酸中毒、呼吸困难和发绀等，严重者可致血容量降低、血压下降、循环衰竭、休克

及昏迷。常可因诊断延误（尤其是男孩）、治疗不及时而在出生 2 周内死亡。随着年龄的增大，一般在 4 岁后患者对失盐的耐受性有所增加，临床失盐症状逐渐改善。

(3) 迟发型或非经典型(non-classic，NC)：在 CAH 中约占 1/3。该型是 CYP21 轻微缺乏所引致的一种变异型，一般 21 -羟化酶活性为正常人的 20%～50%，故可迟发或症状轻微、表现各异，甚至早期无任何症状。① 症状型：患者出生时外阴无异常。发病年龄不一，多在肾上腺功能初现年龄阶段初现症状。男孩为痤疮、胡须、阴毛早现、性早熟，生长加速及骨龄超前；女孩表现亦可初现类似男孩的痤疮、阴毛早现、生长加速及骨龄超前，以及初潮延迟、原发性闭经、多囊卵巢综合征(PCOS)及多毛症，成年后呈不孕症等。因此，该型 CYP21 缺乏症是引起男女生育力低下的原因之一，故应与女性继发性闭经、月经量减少、PCOS 及其他生育力障碍鉴别。② 无症状型：临床诊断该型患者多为经典型患者的家庭成员，其生化改变类似 NC 症状型，故也称隐匿型。ACTH 兴奋试验有助于识别。

三、其他类型类固醇合成缺陷

(一) StAR 缺乏症

1. 病理生理·本症是由于 StAR 基因突变所致。StAR 的功能是调控胆固醇从胞质转运至线粒体内膜，然后在碳链裂解酶(P450scc)的作用下将胆固醇转化为孕烯醇酮，是合成类固醇激素的起始和限速步骤。StAR 蛋白活性下降，一方面影响肾上腺和性腺类固醇激素的合成，表现为不同程度的肾上腺皮质功能减退和男性性发育异常，另一方面使胆固醇及胆固醇酯类大量堆积于肾上腺皮质细胞胞质内，对其产生物理损伤及毒性作用。其病理特征为肾上腺组织明显增生，并呈脂肪样外观，这是由于肾上腺皮质细胞中胆固醇和胆固醇酯大量堆积所致，故该症亦被称为类脂性肾上腺增生症（类脂性 CAH）。StAR 缺陷可致所有类型的 C21、C19 及 C18 类固醇激素（包括盐、糖皮质激素及性激素）严重合成障碍。

2. 临床表现·在新生儿或婴儿早期即可发病。在出生时，大多数患儿具有肾上腺皮质功能不足，表现为严重失盐症候群及皮肤色素较深。患者临床表型多呈女性，男孩至青春期不发育，呈幼稚外生殖器；女孩可因异质的性腺类固醇激素生成缺陷而致表现各异，可有第二性征发育（乳房、阴毛发育），月经不规则等。实验室检查可见血浆 ACTH、PRA 增高，血、尿皮质醇、尿 17 - OHCS、17 - KS 降低等。

(二) P450scc 缺乏症

P450scc 缺乏症过去亦称胆固醇碳链酶缺陷，临床病例报道极少见。

1. 病理生理·本病的分子病理是由于 CYP11A 基因突变所致。已知 P450scc 是一种限速速反应酶，催化胆固醇裂解为孕烯醇酮，当 CYP11A 基因突变导致相关酶缺陷或活性不足时，仍可呈现有限的低量类固醇激素合成反应。但由于合成量仍缺乏，致使反馈性触发 ACTH 及促性腺激素(Gn)对肾上腺和性腺的刺激增加，使低密度脂蛋白及胆固醇摄入增加、潴留而最终造成细胞死亡，故也与类脂性 CAH 相关。其主要病理生理变化类似 StAR 缺乏症。

2. 临床表现·P450scc 缺乏症的临床表现与 StAR 缺乏

症高度相似,但肾上腺功能不足表现相对较迟,早期症状也较轻。出生时可伴有腹股沟疝,男孩男性化不足,外生殖器幼稚,可似阴蒂肥大而无阴唇融合。生化检测血浆 ACTH 明显增高,皮质醇(F)降低,血浆 PRA 增高,而醛固酮水平低下;ACTH 兴奋刺激后血皮质醇无反应等。

(三) 3β-羟类固醇脱氢酶缺陷

3β-羟类固醇脱氢酶缺陷甚为少见。酶的缺陷同时累及肾上腺和性腺(卵巢、睾丸),男性胚胎不能分泌足够睾酮,致使出生时男性化不完全,有尿道下裂、隐睾,甚至男性假两性畸形。由于高 DHEA 产生,并在周围组织部分转变成睾酮,女性可有轻度阴蒂肥大、大阴唇融合。婴儿皮肤黑与原发性肾上腺功能减退、ACTH 增高有关。由于盐皮质激素和糖皮质激素严重不足,出生后即有肾上腺皮质功能不足表现:厌食、恶心、呕吐,失钠,失水,最后因循环衰竭而死亡,即使及时诊断、治疗,多数仍难免夭折于儿童早期。

轻型不典型 3β-羟类固醇脱氢酶缺陷占本病 10%～15%。与 21-羟化酶缺陷迟发型类似,出生时无异常发现,发病多见于青春期,女性男性化类似 21-羟化酶缺陷,是女性青春期多毛的原因之一。由于 DHEA 在周围组织转变成睾酮,男性至青春期有足够男性化,ACTH 兴奋后,17-羟、Δ^5-孕烯醇酮、DHEA 明显增加,17-羟、Δ^5-孕烯醇酮/17-羟孕酮,17-羟、Δ^5-孕烯醇酮/皮质醇高于正常,据此而可确诊。某些 3β-羟类固醇脱氢酶缺陷者,血 17-羟孕酮甚高,接近 21-羟化酶缺陷水平,此乃因高浓度 17-羟孕烯醇酮在周围转变而成。同样,有明显女性男性化,致使与 21-羟化酶缺乏诊断发生困难,唯一鉴别依据是 17-羟、Δ^5-孕烯醇酮与 17-羟孕酮的比值增高。

(四) 17α-羟化酶/17,20 裂解酶缺陷

1. **基因结构与功能** · CYP17A 即 17α-羟化酶基因,是 P450 超基因家族 17 亚族的唯一成员。该基因位于第 10 号染色体长臂区带(10q24.3),包含 8 个外显子和 7 个内含子。CYP17A 在肾上腺和性腺组织表达的 mRNA 均相同,其编码有 508 个氨基酸残基组成的蛋白酶,存在于肾上腺合成类固醇激素细胞的滑面内质网,同时均有双重催化活性,即兼具 17α-羟化酶和 17,20-裂解酶的作用。

2. **病理生理** · 本病是由 CYP17A 基因突变所致。CYP17A 缺陷可引起肾上腺皮质醇合成不足,反馈刺激 ACTH 分泌增加,使肾上腺盐皮质激素(皮质酮和 DOC)合成增加,可达正常的 30～60 倍。另外,本病患者一般没有肾上腺皮质功能减退表现,这是由于该酶缺陷时皮质酮分泌大量增加,而皮质酮本身具有一定程度的糖皮质激素活性。

3. **临床表现** · 由于皮质醇和性激素合成受阻,而 DOC 和皮质酮分泌增多,导致临床主要表现为高血压、低血钾、碱中毒及性发育缺陷,并有轻度肾上腺皮质功能不足症状,但无生命危险。本病患者因雄激素和雌激素合成障碍,故女性患者表现为性幼稚、青春期缺乏第二性征发育和原发性闭经;而男性则表现为男性假两性畸形,外生殖器酷似女孩,但无子宫和卵巢,阴道呈盲端,可伴隐睾,内生殖器亦发育不良。

(五) 11β-羟化酶缺陷

1. **基因突变与致病** · 11β-羟化酶缺陷症(11β-OHD)是由于 CYP11B(P450c11 基因)基因功能突变导致,占 CAH

5%～11%,在 CAH 中占第二位,发病率为 1/200 000～1/10 000,但是在摩洛哥种族中可达 1/5 000。CYP11B 亚家族包含两个基因,即 CYP11B1 和 CYP11B2,分别定位于第 8 号染色体长臂 8q21 和 8q24.3。CYP11B1 和 CYP11B2 在肾上腺均呈现高表达,CYP11B1 编码蛋白 11β-羟化酶,而 CYP11B2 编码一种多功能蛋白酶,兼有 11β-羟化酶、P450c11AS(18-羟化酶和 18-氧化酶)及醛固酮合成酶活性。两种同工酶均能使 11-脱氧皮质酮(DOC)和 11-脱氧皮质醇发生 11β-羟化,分别生成皮质酮(B)和皮质醇(F)。另外,CYP11B2 还能使皮质酮 18-羟化和 18-氧化而生成醛固酮。故 CYP11B1 主要在肾上腺束状带表达,催化皮质醇合成,并主要受 ACTH 的调节;而 CYP11B2 主要在球状带表达,催化醛固酮合成,主要受肾素-血管紧张素系统的调节。CYP11B1 基因突变可导致 11β-羟化酶缺陷(11β-OHD),基因突变位点可见于各个外显子,严重者可引起 11β-羟化酶活性完全丧失。CYP11B2 基因突变亦可导致 CAH,后者又可分为两种。1 型是由于 18-羟化酶缺陷所致,而 2 型是由于 18-氧化酶缺陷所致。

2. **临床表现** · 临床可分为经典型与非经典型。主要是由于 CYP11B1 基因缺陷所致。新生儿患者对盐皮质激素有一定的抵抗或不敏感,故可出现轻度的暂时性失盐症状。因经典型 CYP11B 缺乏者可导致 DOC 增加,使部分患儿出现高血钠、低血钾、碱中毒及高血容量,故有 2/3 患者出现高血压症状;又因皮质醇合成减少引起肾上腺雄激素水平增高,出现类似 CYP21 缺乏的高雄激素症状和体征。但一般女孩的男性化体征较之为轻,如仅有阴蒂肥大而无阴唇融合,男孩出生后外生殖器多正常,至儿童期才出现性早熟体征。非经典型临床表现差异较大,部分患儿可至青春发育期因多毛、痤疮和月经不规则而就诊,大多血压正常,男孩有时仅表现为生长加速和阴毛早现,临床较难与 CYP21 缺乏症的非经典型患者区别。

(六) POR 缺陷症

1. **基因结构与功能** · POR 基因位于第 7 号染色体长臂(7q11.23),全长 71 753 bp,由 16 个外显子组成。该基因编码由 680 个氨基酸组成的,具有 FAD 结合结构域和黄素氧化还原蛋白样结构域的内质网膜氧化还原酶。该蛋白结合两个辅助因子 FAD 和 FMN,这使得它可以直接从 NADPH 向所有微粒体 P450 氧化酶(CYP)提供电子。CYP 是 b 族细胞色素超家族蛋白酶,参与超过 80% 的药物、类固醇激素、胆固醇等生理物质以及毒性致癌物的代谢和转化。CYP 与底物结合后,POR 先后把 NADPH 的 2 个电子传递给 CYP,CYP 与底物发生氧化还原反应,进而使底物发挥代谢活性。

2. **致病突变** · 突变氨基酸通过对空间构象、电荷和(或)FAD 结合亲和力的影响从而降低不同酶的活性,如 NADPH、CYP17A1、CYP21A2、CYP3A4、CYP2D6、CYP1A2、CYP19A1。已有超过 75 个致病突变在约 140 例 POR 缺陷症患者中被报道,包括错义/无义突变、剪接位点突变、小片段缺失、插入和重复,以及大片段缺失或插入。两种致病突变,p.Ala287Pro 和 p.Arg457His 在不同种族群体中很常见:p.Ala287Pro 占欧洲血统个体中致病突变的 40%,p.Arg457His 占日本 POR 缺陷症个体中致病突变的 60%。R457H 纯合患者表现为轻度

骨骼畸形,携带 R457H 杂合及另一严重酶活性缺失突变的患者表现为严重骨骼畸形。A287P 纯合患者表现为中度骨骼畸形,A287P 杂合型伴有另一严重缺失突变与严重骨骼畸形相关。

3. **基因突变与疾病** · POR 基因突变与多种疾病相关,主要包括类似于 Antley - Bixler 综合征(ABS)表型的骨骼畸形和导致 CAH 的肾上腺类固醇激素合成异常。

(1)骨骼畸形:基因确诊的 POR 缺陷症患者中 85％患者患有骨骼畸形,主要表现为先天的颅面和骨骼异常,如中面部凹陷、颅缝早闭(短头或尖头畸形)、手足畸形(蜘蛛指、手指弯曲变形、屈指畸形、腕骨偏移、掌跖骨连接、摇篮底足、足畸形)和大关节骨性连接,主要是肱桡或尺桡骨性连接,其他大关节,如膝盖、足踝也会受到影响。Krone 于 2012 年提出 POR 缺陷症患者中骨骼畸形的临床评分系统(表 5 - 17 - 2)。

表 5 - 17 - 2　骨骼畸形的临床评分

评　分	面中部发育不良	颅缝早闭	手/足畸形	大关节融合	股骨弯曲	其他畸形
0	无	无	无	无	无	无
1	轻度(低耳、梨形鼻)	轻度(1 个结构受影响,如短头畸形)	1	伸展受限	有	1
2	重度(眼球突出、面中部骨骼受压迫)	重度(≥2 个结构受影响,如尖头)	2	固定连接,1 个大关节融合	合并骨折	≥2
3	合并后鼻孔狭窄或闭锁	合并脑积水(有分流要求)	≥3	固定连接,多发关节融合	—	—

(2)出生时外生殖器畸形:75％POR 缺陷症患者伴有出生时外生殖器畸形和性腺发育异常。女性患者表现为女性男性化(46,XX,如阴蒂肥大、阴唇融合),男性表现为性腺发育不良(46,XY,如尿道下裂、小阴茎)。卵巢囊肿在女性患者中较常见,易自发破裂。青春期后,患者可表现为青春期发育延迟、原发闭经、性腺发育不良、不孕不育。患者母亲妊娠期可发生女性男性化,如多毛、声音变粗、痤疮。

(3)肾上腺激素合成异常:ACTH 兴奋试验后,43％的患者出现严重皮质醇缺乏(需要永久氢化可的松替代治疗),40％的患者部分皮质醇缺乏(仅在应激时需要糖皮质激素替代)。

(4)POR 缺陷症患者表现为固醇和甾体代谢异常,ACTH 正常或升高,皮质醇水平基础状态下正常或降低,ACTH 刺激后可能不增加,孕烯醇酮、孕酮、17 -羟孕烯醇酮和 17 -羟孕酮,DHEA、DHEAS 在基础或 ACTH 刺激后升高。

(七)其他

另外,其他类固醇合成酶或辅因子如 HSD17B3、H6PD、SULT2A1、PAPSS2、CYB5A 等,主要影响肾上腺和性腺的性皮质类固醇激素合成,表现为性腺发育异常,盐皮质激素和糖皮质激素合成一般正常,故无肾上腺皮质增生表现,详见相关章节。

四、治　疗

先天性肾上腺皮质增生症的治疗目标根据年龄的差异而不同,对于不同年龄段的患者及同年龄段不同疾病表现的治疗均有一定的差异性。

(一)治疗目标及原则

总体的治疗目标包括:① 经糖、盐皮质激素替代治疗及时补充体内缺陷的激素水平,维持机体代谢需要;② 通过抑制 HPA 轴 ACTH 的分泌,从而抑制肾上腺雄激素的过度分泌,阻止性腺及骨骼提前发育,同时减少因疾病导致的心理障碍;③ 通过外生殖器的整形治疗为患儿进入成年期创造良好

的婚姻生活;④ 内分泌激素替代、代谢调整、基因筛查,为优生优育提供有利条件;⑤ 对于糖、脂、蛋白质、骨等代谢状态综合治疗,有效延迟此类患者心脑血管事件的发生。

CAH 患者若治疗及时且适宜,一般预后良好,但疗效是否满意取决于 CAH 的类型及严重程度、治疗起始时间及长期规则服药的依从性。故治疗原则是:① 一经诊断立刻早期予以治疗;② 首选肾上腺皮质醇类药物;③ 药物剂量因人而异;④ 应激状态下增加药物剂量;⑤ 女性患者及失盐型男性患者应注意终身治疗,单纯男性化的男性患者在进入青春期后可酌情减量甚至停药。

(二)儿童时期的治疗

1. **治疗目标** · 通过替代糖皮质激素及盐皮质激素,避免出现肾上腺危象,包括糖皮质激素危象和盐皮质激素危象(危象时的处理同肾上腺皮质危象章节)。同时需要减少肾上腺来源的雄激素释放,以此来获得正常的身高及与年龄相仿的骨骼发育。而对于 11β- OHD 和 17α- OHD 患者,糖皮质激素可经抑制 ACTH 的水平从而使 DOC 获得正常水平,血压恢复正常。精准的激素替代至关重要,过多的糖皮质激素补充会抑制身高的发育,并产生相应的糖皮质激素副作用;而补充不足,导致雄激素未被很好地抑制,青春期发育提前,最后导致骨骺线过早闭合导致身材矮小。目前临床上常用的治疗方案,多选用生理性氢化可的松口服,其实治疗剂量较大,之后的维持剂量较少。目前的维持剂量按氢化可的松 10～20 mg/(m² · d),醋酸可的松 20～30 mg/(m² · d),分为 2～3 次口服。由于氢化可的松生物利用率较高,夜间排泄又低,较大剂量给药 1～2 h 后即可使皮质醇的浓度超过生理剂量。因此小剂量多次给药,模拟生理节律日间给予治疗较大剂量 2/3 总量,晚上给予 1/3 总量。值得注意的是,在应激状态下,糖皮质激素的剂量要达到常规维持剂量的 2～3 倍。

尽管盐皮质激素的缺乏在 CAH 患者中相对并不严重,大部分患者随着年龄的增长会逐步恢复,对于部分患者仍需要补充盐皮质激素。在出生后第 1 年,氟氢可的松的剂量约为 150 μg/(m² · d),除去牛奶中的盐外,仍需要补充额外的

盐分。充足的盐皮质激素补充可以减少糖皮质激素的替代量。2 岁后氟氢可的松的剂量调整为 $100\ \mu g/(m^2 \cdot d)$，青春期后可根据肾素活性结果及血压情况酌情减量为 $50 \sim 100\ \mu g/(m^2 \cdot d)$。

2. **监测方式** · 主要是通过监测生长速度(生长曲线)和骨龄来评估治疗的效果，同时检测患儿血、尿、唾液的激素则是比较好的辅助判断指标：如促肾上腺皮质激素(ACTH)、17-羟孕酮(17-OHP)、雄烯二酮(AD2)、睾酮(T)等。通过对比同性别同年龄段此类激素的参考范围，可以在出现明显的临床症状(身高及骨龄改变)前评估糖皮质激素替代不足或者过量。

3. **外科干预** · 儿童时期的外科治疗目标是纠正 CAH 患者的性分化异常。对于性分化异常的患者，需要根据患者 CAH 亚型、染色体核型检查，明确患者遗传性别，再结合患者实际临床表现进行相关整形手术。对于 21-OHD、11β-OHD 和 3β-HSD 的女性假两性患者，在新生儿期均应按照女性进行抚养。此类患者经早期治疗后肥大的阴蒂会回缩，甚至随着生长发育，可避免进行相关手术。若早期治疗效果不明显或者治疗效果欠佳的情况下，可行阴蒂退缩成形术、阴道成形术、阴唇成形术等。

(三) 青春期前后的治疗

至于青春期前期及青春期，精准的激素替代也是至关重要的，替代过量常会导致肥胖、青春期延迟(月经延迟)、性幼稚。同样的，替代不足又会导致性早熟。对于患者药物剂量的调整将会贯穿整个青春期。

此类疾病青少年时期及成年时期治疗目标的差异给内分泌科医师带来了进一步的挑战。需要儿童内分泌及成年内分泌科医师的合作及沟通，必要时多学科的联合诊治。对于成年的 CAH 患者，治疗的目标将涉及(女性的)多毛症、月经不规则、不孕不育症、肥胖症、代谢异常、性功能障碍、心脑血管风险、相应的心理疾病等。

男性患者还存在继发性睾丸残留肾上腺肿瘤(testicular adrenal rest tumors, TART)，这在长期慢性 ACTH 的刺激下，将影响睾丸的相关功能。TART 的发病率不同文献报道不同(大约 30%)。随着年龄的增长及青春期发育启动，发病率逐步提高，主要的诊断方式包括触诊及超声检查。此类患者治疗的目标是通过糖皮质激素的治疗方式控制肿瘤的大小，有报道称用糖皮质激素治疗 8 个月后，TART 的体积有明显减少。然而始终有一部分患者药物治疗效果较差，耐受性较差，外科手术干预是药物治疗的替代方案。

CAH 患者的肾上腺髓质异常增生，可能由于糖皮质激素相对缺乏，从而导致肾上腺激素缺乏。在儿童期充足的肾上腺激素替代是必不可少的，同时有更多的研究显示儿茶酚胺激素替代可在不同程度上获益。在临床实践中，充足的葡萄糖补充在运动及生病中显得尤为重要，可以有效避免低血糖症状的发生。若所有保守治疗无效的情况下，双侧肾上腺切除是最后的方案；同样的，由于需要肾上腺激素终身替代治疗，会导致垂体 ACTH 抑制相关性肿瘤的发生；鉴于患者存在完全的肾上腺皮质功能不全，手术及麻醉的风险是显而易见的。

目前对于不同年龄段 CAH 患者使用合适的剂量缺少足够的临床医学证据。目前从新生儿到青春期推荐的糖皮质激素替代治疗药物是氢化可的松。起始剂量通常为 $10 \sim 15\ mg/(m^2 \cdot d)$ 分次服用，最大剂量为 $25\ mg/m^2$。由于需要对 ACTH 起到一定的抑制作用，这个氢化可的松的治疗剂量要大于肾上腺皮质功能不全时糖皮质激素的替代剂量。目前对于糖皮质激素分次给药的时机选择中，最大剂量药物的给药时间存在着一些争议。有两种不同的给药方式分别是：按生理节律方式给药(即早上予以最大一剂药物)，以及倒生理节律方式给药(即晚上予以最大一剂药物)，目前没有足够的数据证实那种给药方式对于最终身高影响最大。传统观念认为：中长效的糖皮质激素如泼尼松、地塞米松对于 ACTH 的抑制效果最佳，但由于其促进骨骺闭合的作用，不应该在青春期结束前使用，避免影响最终的身高。但是目前也有观点认为，即使应用氢化可的松治疗，由于其对 ACTH 及对肾上腺来源雄激素的抑制作用有限，高雄激素仍可较大地影响患儿最终身高。既往中长效糖皮质激素促进骨骺闭合从而影响最终身高的文献都是出于自身免疫疾病的患儿，此类疾病需要大剂量的糖皮质激素。而 CAH 的患者仅需要小剂量的地塞米松便能很好地抑制肾上腺来源的雄激素，从另一面减少肾上腺来源雄激素对身高的影响。小剂量的中长效糖皮质激素对于儿童骨骺闭合的影响缺少临床数据，需要进一步的研究证实。

目前 CAH 治疗存在的瓶颈：激素剂量的调整问题。糖皮质激素剂量大时，容易出现药源性库欣综合征：满月脸、水牛背、悬垂腹、锁骨上窝脂肪垫和紫纹、糖耐量异常、高血压等；糖皮质激素量不足时，ACTH、P、17-OHP、AD2 无法被抑制到正常参考值，影响治疗效果。其中有一部分患者，在达到最大激素耐受量时(即再增加剂量便可出现药源性库欣的症状)，相关生化指标(ACTH、P、17-OHP、AD2)仍未正常，我们把这一类患者称为难治性 CAH。对于这类患者，为达到最佳治疗效果，可以通过改进激素的药剂及调整激素的使用方法达到更好的疗效。如可以改进可的松口服剂型，目前国外已有不同类型的长效氢化可的松口服药(plenadren、chronocort)，均已进入临床研究，可以实现较小的激素剂量，较低的副作用，达到控制相关生化指标。但此类药物目前仍在临床试验阶段，暂未通过 FDA 批准上市，若要通过 CFDA 认证并在中国上市需要等待的时间更长。而且此类药物目前临床试验对象均为成人，能否将适用范围推广至未成年人，需要更长的时间论证。另外一种方式是改变现有药物的用法，比如对氢化可的松根据正常生理分泌节律，持续脉冲式给药，可以有效改善疗效。Merza 等最早提出对艾迪生病和 CAH 患者用氢化可的松静脉脉冲式给药方式，可以有效地降低晨起 ACTH 和 17-OHP 的水平。在一项针对艾迪生病治疗的研究中，氢化可的松分次持续性的皮下给药，对 ACTH 的抑制作用比分次口服的氢化可的松有明显优势。最近由 Aikaterini 等发表了一项氢化可的松泵治疗 CAH 的二期临床研究，针对 8 例难治性 CAH 患者，利用氢化可的松泵模拟生理性皮质醇分泌节律，经过 6 个月的治疗，让治疗对象获得更好的治疗效果，更低的 ACTH、17-OHP，提升生活质量。

(四) 妊娠期孕妇的治疗

对于 CAH 女性患者妊娠后，妊娠期间的地塞米松应用可以有效预防女性胎儿外生殖器出现女性男性化的表现。不同于氢化可的松，地塞米松可以有效透过胎盘，从而抑制胎儿的垂体肾上腺轴。在国外的指南中，建议对于高危患者，一旦发现妊娠，便予以地塞米松治疗，治疗起始时间为妊娠 6～7 周，剂量为 20～25 μg/kg 分 3 次口服（最大剂量不超过 1.5 mg/d）；在有条件的医院，可以在第 6 周通过患者的血液进行胎儿 DNA 的筛查以判断性别，从而避免地塞米松的过度使用及可能出现的长期并发症：患者的药物性库欣症状以及对胎儿可能的潜在的代谢、心理、智力的影响。以瑞金医院随访的数据来看，小剂量地塞米松可有效预防胎儿假两性畸形的发生，至于长期的影响目前缺少足够的临床数据。

（五）代谢性疾病的管理

欧洲及美国的队列研究均已报道 CAH 患者存在较高代谢异常的风险，如 CAH 患者中超重及肥胖比例较正常人群高；在相对应的年龄、性别、BMI 指数的人群中，CAH 患者血脂异常的发生率更高；代谢综合征发生率与 CAH 患者的年龄及家族史相关，但与使用何种糖皮质激素替代无关，与糖皮质激素使用的剂量相关。心脑血管事件的发生与激素替代剂量、雄激素水平之间无相关性，但与体重及血脂代谢相关性较大。因此，在有效抑制 ACTH、雄激素从而达到控制临床表现的前提下，需要精准提供糖皮质激素替代剂量。同时关注患者糖、脂、骨代谢变化，控制体重，减少心脑血管并发症的风险，从而使患者长期获益。

参考文献

[1] Cutler GB Jr, Glenn M, Bush M, et al. Adrenarche: a survey of rodents, domestic animals, and primates[J]. Endocrinology, 1978, 103: 2112 - 2118.

[2] Smail PJ, Faiman C, Hobson WC, et al. Further studies on adrenarche in nonhuman primates[J]. Endocrinology, 1982, 111: 844 - 848.

[3] de Peretti E, Forest M. Unconjugated DHEA plasma levels in normal subjects from birth to adolescence in humans: the use of a sensitive radioimmunoassay[J]. J Clin Endocrinol Metab, 1976, 43: 982 - 991.

[4] Ducharme JR, Forest MG, De Peretti E, et al. Plasma adrenal and gonadal sex steroids in human pubertal development[J]. J Clin Endocrinol Metab, 1976, 42: 468 - 476.

[5] Dhom G. The prepubertal and pubertal growth of the adrenal (adrenarche)[J]. Bietrage zur Pathologie, 1973, 150: 357 - 377.

[6] Carel JC, Leger J. Precocious Puberty[J]. N Engl J Med 2008, 358: 2366 -2377.

[7] Grumbach MM, Richards GE, Conte FA, et al. Clinical disorders of adrenal function and puberty: an assessment of the role of the adrenal cortex in normal and abnormal puberty in man and evidence for an ACTH-like pituitary adrenal androgen stimulating hormone[M]//James VHT, Serio M, Giusti G, et al. The endocrine function of the Human Adrenal Cortex, Serono Symposium. New York: Academic Press, 1977: 583 - 612.

[8] Weber A, Clark AJ, Perry LA, et al. Diminished adrenal androgen secretion in familial glucocorticoid deficiency implicates a significant role for ACTH in the induction of adrenarche[J]. Clin Endocrinol, 1997, 46: 431 - 434.

[9] Smith R, Mesiano S, Chan EC, et al. Corticotropin-releasing hormone directly and preferentially stimulates dehydroepiandrosterone sulfate secretion by human fetal adrenal cortical cells[J]. J Clin Endocrinol Metab, 1998, 83: 2916 - 2920.

[10] Ibanez L, Potau N, Marcos MV, et al. Corticotropin-releasing hormone as adrenal androgen secretagogue[J]. Pediatr Res, 1999, 46: 351 - 353.

[11] Biason-Lauber A, Zachrnann M, Schoenle EJ. Effect of leptin on CYP17 enzymatic activities in human adrenal cells: new insight in the onset of adrenarche[J]. Endocrinology, 2000, 141: 1446 - 1454.

[12] Remer T, Manz F. Role of nutritional status in the regulation of adrenarche[J]. J Clin Endocrinol Metab, 1999, 84: 3936 - 3944.

[13] Dunkel L, Alfthan H, Stenman U, et al. Pulsatile secretion of LH and FSH in prepubertal and early pubertal boys revealed by ultrasensitive time-resolved immunofluorometric assays[J]. Pediatr Res, 1990, 27: 215 - 219.

[14] Grumbach MM, Kaplan SL. The neuroendocrinology of human puberty: an ontogenetic perspective[M]//Grumbach MM, Sizonenko PC, Aubert ML. Control of the onset of puberty. Baltimore: Williams & Wilkins. 1990: 1 - 68.

[15] Cherubini E, Gaiarsa JL, Ben Ari Y. GABA: an excitatory transmitter in early postnatal life[J]. Trends Neurosci, 1991, 14 (12): 515 - 519.

[16] Mitsushima D, Marzban F, Luchansky LL, et al. Role of glutamic acid decarboxylase in the prepubertal inhibition of the luteinizing hormone releasing hormone release in female rhesus monkeys[J]. J Neuroscience, 1996, 16: 2563 - 2573.

[17] Keen KL, Burich AJ, Mitsushima D, et al. Effects of pulsatile infusion of the GABA (A) receptor blocker bicuculline on the onset of puberty in female rhesus monkeys[J]. Endocrinology, 1999, 140: 5257 - 5266.

[18] Shahab M, Mastronardi C, Seminara SB, et al. Increased hypothalamic GPR54 signaling: a potential mechanism for initiation of puberty in primates[J]. Proc Natl Acad Sci U S A, 2005, 102: 2129 - 2134.

[19] Smith JT, Clarke IJ. Kisspeptin expression in the brain: catalyst for the initiation of puberty[J]. Rev Endocr Metab Disord, 2007, 8: 1 - 9.

[20] Hartz AJ, Barboriak PN, Wong A. The association of obesity with infertility and related menstrual abnormalities in women[J]. Int J Obes, 1979, 3: 57 - 73.

[21] Cleung CC, Clifton DK, Steiner RA. Perspectives on leptin's role as a metabolic signal for the onset of puberty[J]. Front Horm Res, 2000, 26: 87 - 105.

[22] Cheung CC, Thornton JE, Nurani SD, et al. A reassessment of leptin's role in triggering the onset of puberty in the rat and mouse[J]. Neuroendocrinology, 2001, 74: 12 - 21.

[23] Fernandez-Fernandez R, Martini AC, Navarro VM, et al. Novel signals for the integration of energy balance and reproduction[J]. Mol Cell Endocrinol, 2006, 254 - 255: 127 - 132.

[24] Marshall WA, Tanner JM. Variations in pattern of pubertal changes in girls[J]. Arch Dis Child, 1969, 44: 291 - 303, 210.

[25] Taskinen S, Taavitsainen M, Wikstrom S. Measurement of testicular volume: comparison of 3 different methods[J]. J Urol, 1996, 155: 930 - 933, 222.

[26] Zachmann M, Prader A, Kind HP, et al. Testicular volume during adolescence. Cross-sectional and longitudinal studies[J]. Helv Paediatr Acta, 1974, 29: 61 - 72.

[27] Metcalf MG, MacKenzie JA. Incidence of ovulation in young women[J]. J Biosoc Sci, 1980, 12: 345 - 352.

[28] Paltiel HJ, Rupich RC, Babcock DS. Maturatianal changes in arterial impedance of the normal testis in boys: Doppler sonographic study[J]. AJR Am J Roentgenol, 1994, 163: 1189 - 1193.

[29] Nielsen CT, Skakkebaek NE, Darling JA, et al. Longitudinal study of testosterone and Luteinizing hormone (LH) in relation to spermarche, pubic hair, height and sitting height in normal boys[J]. Acta Endocrinol (Suppl), 1986, 279: 98 - 106.

[30] Sherar LB, Baxter-Jones AD, MirWald RL. Limitations to the use of secondary sex characteristics for gender comparisons[J]. Ann Hum Biol, 2004, 31: 586 - 593.

[31] Veldhuis JD, Roemmich JN, Richmond EJ, et al. Endocrine control of body composition in infancy, childhood, and puberty[J]. Endocr Rev, 2005, 26: 114 - 146.

[32] Bouix O, Brun JF, Fedou C, et al. Plasma beta-endorphin, corticotrophin and growth hormone responses to excersise in pubertal and prepubertal children[J]. Horm Metab Res, 1994, 26: 195 - 199.

[33] Racine MS, Symons KV, Foster CM, et al. Augmentation of growth hormone secretion after testosterone treatment in boys with constitutional delay of growth and adolescence evidence against an increase in hypothalamic secretion of growth hormone-releasing hormone[J]. J Clin Endocrinol Metab, 2004, 89: 3326 - 3331.

[34] Sjogren K, Liu JL, Blad K, et al. Liver-derived insulin-like growth factor - 1 (IGF - 1) is the principal source of IGF - 1 in blood but is not required for postnatal body growth in mice[J]. Proc Natl Acad Sci USA, 1999, 96:

7088 - 7092.

[35] Morishima A, Grumbach MM, Simpson ER, et al. Aromatase deficiency in male and female siblings caused by a novel mutation the physiological role of estrogens[J]. J Clin Endocrinol Matab, 1995, 80: 3689 - 3698.

[36] Klein KO, Martha PMJ, Blizzard RM, et al. A longitudinal assessment of hormonal and physical alteration during normal puberty in boys. II. Estrogen levels as determined by an ultrasensitive bioassay[J]. J Clin Endocrinol Metab, 1996, 81: 3203 - 3207.

[37] Vanderschueren D, Vandenput L, Boonen S, et al. Androgens and bone [J]. Endocr Rev, 2004, 25: 389 - 425.

[38] Bailey DA, Martin AD, McKay HA, et al. Calcium accretion in girls and boys during puberty: a longitudinal analysis[J]. J Bone Miner Res, 2000, 15: 2245 - 2250.

[39] Zhang A, Sayre JW, Vachon L, et al. Racial differences in growth patterns of children assessed on the basis of bone age[J]. Radiology, 2009, 250(1): 228 - 235.

[40] Remer T, Manz F, Hartmann MF, et al. Prepubertal healthy children's urinary androstenediol predicts diaphyseal bone strength in late puberty [J]. J Clin Endocrinol Metab, 2009, 94(2): 575 - 578.

[41] Cozza P, Stirpe G, Condo R, Donatelli M. Craniofacial and body growth: a cross-sectional anthropometric pilot study on children during prepubertal period[J]. Eur J Paediatr Dent, 2005, 6(2): 90 - 96.

[42] Iuliano-Burns S, Hopper J, Seeman E. The age of puberty determines sexual dimorphism in bone structure: a male/female co-twin control study [J]. J Clin Endocrinol Metab, 2009, 94(5): 1638 - 1643.

[43] Miller WL, Auchus RJ. The molecular biology, biochemistry, and physiology of human steroidogenesis and its disorders[J]. Endocr Rev, 2011, 32(1): 81 - 151.

[44] Turcu AF, Auchus RJ. Adrenal steroidogenesis and congenital adrenal hyperplasia[J]. Endocrinol Metab Clin North Am, 2015, 44(2): 275 - 96.

[45] El-Maouche D, Arlt W, Merke DP. Congenital adrenal hyperplasia[J]. Lancet, 2017, 390(10108): 2194 - 2210.

[46] Falhammar H, Nordenstrom A. Nonclassic congenital adrenal hyperplasia due to 21 - hydroxylase deficiency: clinical presentation, diagnosis, treatment, and outcome[J]. Endocrine, 2015, 50(1): 32 - 50.

[47] Reisch N, Hogler W, Parajes S, et al. A diagnosis not to be missed nonclassic steroid 11β hydroxylase deficiency presenting with premature adrenarche and hirsutism[J]. J Clin Endocrinol Metab, 2013, 98(10): E1620 - E1625.

[48] Khattab A, Haider S, Kumar A, et al. Clinical, genetic, and structural basis of congenital adrenal hyperplasia due to 11beta-hydroxylase deficiency[J]. Proc Natl Acad Sci U S A, 2017, 114(10): E1933 - E1940.

[49] Faienza MF, Giordani L, Delvecchio M, et al. Clinical, endocrine, and molecular findings in 17beta-hydroxysteroid dehydrogenase type 3 deficiency[J]. J Endocrinol Invest, 2008, 31(1): 85 - 91.

[50] Mendonca BB, Gomes NL, Costa EM, et al. 46, XY disorder of sex development (DSD) due to 17beta-hydroxysteroid dehydrogenase type 3 deficiency[J]. J Steroid Biochem Mol Biol, 2017, 165(Pt A): 79 - 85.

[51] Yao F, Huang S, Kang X, et al. CYP17A1 mutations identified in 17 Chinese patients with 17alpha-hydroxylase/17, 20 - lyase deficiency[J]. Gynecol Endocrinol, 2013, 29(1): 10 - 15.

[52] Kim YM, Kang M, Choi JH, et al. A review of the literature on common CYP17A1 mutations in adults with 17-hydroxylase/17, 20-lyase deficiency, a case series of such mutations among Koreans and functional characteristics of a novel mutation[J]. Metabolism, 2014, 63(1): 42 - 49.

[53] Han B, Xue L, Fan M, et al. Clinical and molecular manifestation of fifteen 17OHD patients: a novel mutation and a founder effect[J]. Endocrine, 2016, 53(3): 784 - 790.

[54] Moisan AM, Ricketts ML, Tardy V, et al. New insight into the molecular basis of 3beta-hydroxysteroid dehydrogenase deficiency: identification of eight mutations in the HSD3B2 gene eleven patients from seven new families and comparison of the functional properties of twenty-five mutant enzymes[J]. J Clin Endocrinol Metab, 1999, 84(12): 4410 - 4425.

[55] Mendonca BB, Russell AJ, Vasconcelos-Leite M, et al. Mutation in 3 beta-hydroxysteroid dehydrogenase type II associated with pseudohermaphroditism in males and premature pubarche or cryptic expression in females[J]. J Mol Endocrinol, 1994, 12(1): 119 - 122.

[56] Burkhard FZ, Parween S, Udhane SS, et al. P450 Oxidoreductase deficiency: Analysis of mutations and polymorphisms[J]. J Steroid Biochem Mol Biol, 2017, 165(Pt A): 38 - 50.

[57] Krone N, Dhir V, Ivison HE, et al. Congenital adrenal hyperplasia and P450 oxidoreductase deficiency[J]. Clin Endocrinol, 2007, 66(2): 162 - 172.

[58] Bai Y, Li J, Wang X. Cytochrome P450 oxidoreductase deficiency caused by R457H mutation in POR gene in Chinese: case report and literature review[J]. J Ovarian Res, 2017, 10(1): 16.

[59] Kim CJ. Congenital lipoid adrenal hyperplasia[J]. Ann Pediatr Endocrinol Metab, 2014, 19(4): 179 - 183.

[60] Joshi R, Das D, Tamhankar P, et al. Phenotypic variability in congenital lipoid adrenal hyperplasia[J]. Indian Pediatr, 2014, 51(5): 399 - 400.

[61] Fu R, Lu L, Jiang J, et al. A case report of pedigree of a homozygous mutation of the steroidogenic acute regulatory protein causing lipoid congenital adrenal hyperplasia[J]. Medicine, 2017, 96(21): e6994.

[62] Katsumata N, Ohtake M, Hojo T, et al. Compound heterozygous mutations in the cholesterol side-chain cleavage enzyme gene (CYP11A) cause congenital adrenal insufficiency in humans[J]. J Clin Endocrinol Metab, 2002, 87(8): 3808 - 3813.

[63] Speiser PW, Arlt W, Auchus RJ, et al. Congenital adrenal hyperplasia due to steroid 21 - hydroxylase deficiency: An Endocrine Society Clinical Practice Guideline[J]. J Clin Endocrinol Metab, 2018, 103(11): 4043 - 4088.

第十八章·糖皮质激素的临床应用

骆天红

糖皮质激素是一类具有多种生理和药理作用的药物,临床上广泛用于治疗各种内分泌及其他系统的疾病。人体内天然的糖皮质激素为皮质醇(又名氢化可的松),由肾上腺皮质束状带合成及分泌,临床上为了增加疗效、减少副作用,还经常使用一些人工合成的皮质醇衍生物,如泼尼松、泼尼松龙、地塞米松等。现就糖皮质激素在临床上的应用做一概述。

一、分子结构及构效关系

天然的糖皮质激素为甾体类化合物,其结构特点为甾核A环的C4和C5间有一双键,C3上有酮基,D环C17上有α-羟基,C环的C11上有氧或羟基。近年来,为了提高临床疗效、降低副作用,合成了一系列糖皮质激素的衍生物。由于这些人工合成的衍生物其结构同天然的糖皮质激素有所不同,其生物效应也不同。

1. 双键的引入 如果在C1和C2间引入不饱和的双键(称为1-烯基,在分子式也可用 Δ' 表示),则可的松成为泼尼松,而氢化可的松成为氢化泼尼松(又称泼尼松龙),这些衍生物的糖代谢和抗感染作用比母体强4～5倍,而电解质代谢的作用减弱。同时,由于其在体内的加氢灭活反应降低,故作用时间延长。

2. 氟基的引入·另一类衍生物为含氟的药物，如氟氢可的松，是在氢化可的松 9α 位引入氟基，其抗感染作用较氢化可的松提高约 10 倍，而水、钠潴留作用也显著增加。

3. 甲基的引入·6α 位引入甲基，抗感染作用增加，体内分解延缓。如 6α-甲基泼尼松抗感染作用较泼尼松龙强。在氟去氢可的松的 16β 位引入一甲基，即构成倍他米松；在其 16α 位引入甲基，即构成地塞米松；两者的抗感染作用增强很多，但对水钠潴留作用几无影响，同时作用持续时间延长。6α-氟16α-甲泼尼松即帕拉米松也具有上述特性。

4. 羟基的引入·16α 位引入羟基，如 9α-氟 16α-羟泼尼松即去炎松，其抗感染作用加强，水钠潴留作用几无影响。

二、药物动力学

1. 吸收·可的松、氢化可的松和泼尼松等口服后吸收快而完全，在 1～2 h 血中浓度达到高峰。一次给药作用可维持 8～12 h。混悬液（泼尼松龙、地塞米松、去炎松等均可制成混悬液）肌内注射吸收缓慢，1 次注射可维持 12～24 h。如注射于关节腔内，其作用可维持 1 周，且全身作用很小。若将氢化可的松、泼尼松龙或地塞米松等制成磷酸酯或琥珀酸酯后，则水溶性大大增加，肌内或皮下注射后迅速吸收，注射后 1 h 血中浓度达到高峰，但维持时间也只有数小时。糖皮质激素类药物口服吸收的快慢程度与其脂溶性大小、在肠中的浓度成正比。口服后吸收是一个被动扩散过程，泼尼松、泼尼松龙、地塞米松和倍他米松等口服都可以吸收。去炎松的分子结构中有 4 个羟基，极性较大，脂溶性降低，所以它在小肠中的吸收少而慢，不宜于口服。但其 C16、C17 缩丙酮衍生物（如曲安缩松）由于两个羟基被掩盖，脂溶性增强，故在小肠中的吸收率随之增高。未氢化的药物口服给药首先要通过肝脏转化，故灭活过程较注射给药快，生物利用度比较小，血中不容易达到较高浓度，作用时间也比较短。注射给药吸收的快慢程度与药物的水溶性大小成正比，此点与口服给药完全不同，磷酸酯、琥珀酸酯的水溶性比较好，所以吸收较快，单体或醋酸酯的吸收则比较慢。糖皮质激素局部给药（关节腔、滑膜腔、眼、皮肤）也可吸收，长期大面积皮肤给药会有剂量累积效应，以致产生全身作用，引起各种不良反应。氢可的松肌内注射有效，而醋酸可的松肌内注射几乎无效，这可能与其在肌肉内吸收不良有关；其次，肌内注射可的松是通过大循环到达肝脏的，在肝脏中经羟化成为氢化可的松起效，而在经过大循环时很可能已被代谢灭活。

2. 分布·皮质醇分泌入血后，约有 10% 游离，游离的皮质醇才具有生物活性，其余 90% 均与血浆蛋白结合而成为贮存型，不具生物活性。与皮质醇结合的血浆蛋白又分为两种，一种是特异性皮质激素结合球蛋白（CBG），约占 90% 中的 75%，它是一种糖蛋白，又称为皮质激素转运蛋白，简称运皮素（transcortin），它与氢化可的松（皮质醇）有高度亲和力；另一种是血浆白蛋白，约占 90% 中的 15%，它与氢化可的松亲和力较差，两者之间的结合为一疏松的结合，当游离型皮质素逐渐被代谢后，皮质激素就从疏松结合的白蛋白上脱离下来而释放入血，又迅速地被肝脏所破坏。正常情况下，运皮素的结合容量有昼夜节律，当患者长期使用泼尼松后这一昼夜节律会消失，且运皮素与皮质醇及泼尼松龙的结合容量下降，这

或许可以解释原先用过一段时间糖皮质激素后泼尼松龙的血浆清除速度比未使用过的人快。

运皮素与皮质激素的亲和力依化学结构不同而有差异。11β-羟基可增强其结合力，但 9α-氟基、16α-羟基或甲基，均可降低其结合力。因此去炎松与运皮素的亲和力比较低，血中游离型浓度也比较高，在血浆浓度相同的情况下，去炎松的游离型浓度要比氢化可的松大 5 倍左右，地塞米松和运皮素几乎没有结合。

妊娠或雌激素治疗期间，由于血浆中运皮素增高，使结合型皮质醇明显增高，血浆中总皮质激素浓度相应增高，但并不伴发皮质功能亢进症状，这是由于游离型氢化可的松浓度基本保持正常之故。

糖皮质激素的分布，以肝中含量最高，其次为血浆，再次为脑脊液、胸腔积液和腹水，肾脏和脾脏中含量极少。

3. 代谢和结构转化·糖皮质激素的降解主要通过下列一些反应完成，这些反应大多在肝脏进行，也有部分在肾脏进行。

（1）A 环的还原：包括 4～5 双键加氢，C3 酮基还原为羟基。

（2）C20 酮基还原为羟基。

（3）11β-羟基氧化为酮基，催化其反应的 11β-羟脱氢酶主要分布于肾，在肝、肺、纤维母细胞等中也有一定活性。

（4）6β-羟化反应，6β-羟化酶在肝、肾、胎盘、骨骼肌中普遍存在，在雌激素存在时，肝脏对 A 环还原能力降低，6β-羟化能力就可代偿性地升高，6β-羟皮质醇水溶性大，可以不经结合而直接自尿液排出。

（5）17-裂链反应：17 位上有羟基的糖皮质激素在 17-裂链酶的作用下，可以形成 17-酮类固醇，17-裂链酶不仅在肾上腺内存在，在腺外组织中也广泛存在。

（6）糖皮质激素及其降解产物可以在体内与葡萄糖醛酸及硫酸结合生成相应的苷和酯，葡萄糖醛酸的结合反应只在肝脏进行，硫酸酯的形成则可以发生在肝、肾、肾上腺皮质等组织。结合反应一方面可以使糖皮质激素的生物活性消失，同时也可以增加其水溶性，促进其排泄。

（7）人工合成的糖皮质激素在肝内代谢较慢，故血浆半衰期较长，苯巴比妥、苯妥英钠、乙酰水杨酸等药物能提高肝脏微粒体酶的活性，加速糖皮质激素的代谢。

4. 排泄·皮质激素代谢物绝大部分从尿中排出，另有少量随粪便排出，氢化可的松的排泄很快，90% 以上在 48 h 内出现在尿中，绝大部分是葡萄糖醛酸结合物，仅极少量是硫酸结合物。泼尼松龙与氢化可的松相似，其代谢物主要从尿中排泄，排泄也很快，但泼尼松龙在尿中的代谢物以非结合型为多；倍他米松的排泄较氢化可的松和泼尼松龙慢，大部分代谢产物为游离型，这是因为 A 环还原代谢要要与葡萄糖醛酸结合才能成为结合型，而倍他米松缺乏这种还原代谢物；去炎松大多数以原形排出，只有少量代谢产物，主要是 6β-羟基去炎松。

三、药效学

各种糖皮质激素制剂口服后血浆半衰期有长有短，短的如可的松仅约 30 min，长的如地塞米松可超过 5 h，但糖皮质

激素的生物半衰期则较血浆半衰期要长，这是因为糖皮质激素作用于靶细胞受体引起细胞核内基因转录的改变，这种作用当血浆中糖皮质激素消失后仍可持续一段时间。目前常以糖皮质激素对 ACTH 的抑制时间来判断其生物效应维持的时间，并以此为依据将糖皮质激素分为短、中、长效三类。通常，将糖皮质激素对 ACTH 的抑制时间定义为一次给予相当于 50 mg 泼尼松抗炎活性的糖皮质激素对 ACTH 产生抑制效应的时间。糖皮质激素半衰期的长短与其作用强弱并无明显的相关性。例如，皮质醇的血浆半衰期为 80～115 min，其

他的一些常用糖皮质激素的血浆半衰期分别为：可的松 0.5 h；泼尼松 3.4～3.8 h；泼尼松龙 2.1～3.5 h；甲泼尼龙 1.3～3.1 h；地塞米松 1.8～4.7 h。泼尼松龙和地塞米松的血浆半衰期比较接近，但后者的药理效应显然更强。

糖皮质激素对 ACTH 抑制的持续时间并不仅仅取决于其抗感染活性，还与药物的剂量有关。因为具有相同抗感染活性，剂量不同的糖皮质激素对 ACTH 的抑制时间也不相同。当然，同一种糖皮质激素，剂量越大，对 ACTH 抑制的时间也越长（表 5-18-1）。

表 5-18-1　各种糖皮质激素的药效比较

药 品 名	相对药效			半衰期(h)	
	糖皮质激素剂量(mg)	糖皮质激素活性*	盐皮质激素活性	血　浆	生物效应(组织)
短效类					
可的松	25	0.8	2+	0.5	8～12
氢可的松	20	1	2+	1.5～2	8～12
中效类					
泼尼松	5	4	1+	3.4～3.8	18～36
泼尼松龙	5	4	1+	2.1～3.5	18～36
甲泼尼龙	4	5	0#	>3.5	18～36
曲安西龙	4	5	0#	2～>5	18～36
长效类					
地塞米松	0.5～0.75	20～30	0#	3～4.5	36～54
倍他米松	0.6	20～30	0#	3～5	36～54
帕拉米松	2	10	0#	3～4.5	36～54

注：* 指抗感染、免疫抑制及代谢效应；# 这些糖皮质激素一般认为无明显盐皮质激素活性，但剂量较大、患者较敏感时，也可出现低血钾及水钠潴留。

一般说来，相同药效剂量的各种制剂，其抗感染、免疫抑制和抗过敏的效力基本相同，必要时它们之间可以互换，但不同制剂所表现的副作用略有不同，因此应根据实际情况，选用适当的制剂，以期提高疗效，并最大限度地减少其副作用。

四、生理和药理作用

1. 对代谢的影响

（1）糖代谢：糖皮质激素可增加肝糖异生，抑制外周组织对葡萄糖的摄取，同时还能增强胰高血糖素及儿茶酚胺的作用，因此糖皮质激素可使血糖升高。另外，糖皮质激素还能促进肝糖原的合成。

（2）脂代谢：糖皮质激素能促进脂肪动员，使血游离脂肪酸增加，并增加酮症倾向。另外，糖皮质激素分泌增加时，胰岛素分泌代偿性增加，可引起脂肪向心性分布。

（3）蛋白质代谢：糖皮质激素可促进肝脏中蛋白质的合成，而对外周组织（如肌肉、皮肤、脂肪、淋巴组织、成纤维细胞等）则抑制其合成，促进分解；对脑和心脏组织无明显影响。长期使用糖皮质激素时，可引起负氮平衡，并能引起骨质疏松、肌肉萎缩、伤口愈合不良，还能影响儿童的生长发育。

（4）对水和电解质的影响：对水、盐代谢的影响依糖皮质激素的种类、用量大小、机体的生理病理而有不同。糖皮质激素促进肾脏排出的钾，主要来自细胞内，细胞内钾的丢失，引起代谢性低钾性碱中毒，故在长期使用糖皮质激素的过程中要注意钾的补充。糖皮质激素对水平衡有两个重要的作用：

① 增加肾小球滤过率和肾血流。② 抑制抗利尿激素的释放和直接对抗抗利尿激素的作用，促进"自由水"的排泄。糖皮质激素对钙平衡也有明显作用。糖皮质激素过多时，可引起低血钙，而肾上腺皮质功能不全时，则常伴有高血钙。糖皮质激素降低血钙的机制有二：① 减少小肠对钙的吸收；② 抑制肾小管对钙的再吸收，从而促进尿钙排泄。糖皮质激素减少钙的再吸收，是其抑制维生素 D_3 的转化所致。

2. 与其他内分泌激素的相互关系

（1）甲状腺激素：糖皮质激素能降低甲状腺对 [131]I 的摄取、清除和转化，这些变化在给予促甲状腺激素后可以逆转。甲状腺激素也能影响糖皮质激素的清除，甲状腺功能亢进时，氢化可的松的灭活加速。

（2）生长激素：糖皮质激素与生长激素对蛋白质代谢的作用是相互拮抗的，前者促进蛋白质分解，后者则有同化作用。

（3）甲状旁腺激素：糖皮质激素降低血清钙浓度，甲状旁腺激素则升高血钙。甲状旁腺激素可拮抗糖皮质激素的降血钙作用。在原发性甲旁亢中，糖皮质激素的降血钙作用不明显，因此可用于鉴别其他原因所致的高血钙（如结节病），这些原因引起的高血钙易被糖皮质激素降低。

（4）胰岛素：它可对抗糖皮质激素的多种作用，如后者抑制肌肉细胞摄取葡萄糖和氨基酸的作用、增加糖异生过程中关键酶（磷酸烯醇式丙酮酸羧激酶、丙酮酸羧化酶及 6-磷酸葡萄糖酶）合成的作用，均可被胰岛素所拮抗。

（5）盐皮质激素：部分糖皮质激素具有盐皮质激素样作用。

（6）性激素：各种人工合成的糖皮质激素对下丘脑-垂体-卵巢轴的影响各不相同，有些化合物（如泼尼松、氟美松）对月经周期的激素分泌很少有作用，而另一些化合物（如去炎松）则能明显影响卵巢的激素分泌。糖皮质激素也可影响雄激素的水平，每日口服地塞米松 8 mg，连续 6 日后，可以抑制血浆雄烯二酮和睾丸酮水平，并阻断人绒毛膜促性腺激素促进睾丸酮合成的作用。

3. 对骨骼的影响·糖皮质激素一方面抑制蛋白质的合成，促进蛋白质分解，影响骨骼基质的形成，另一方面又促进钙磷排泄，使骨骼的矿物质不足。大量糖皮质激素对骨代谢的影响，既促进骨溶解，又阻碍骨形成。在糖皮质激素作用下，新骨形成和软骨发育皆受抑制，成骨细胞数目减少。因此，长期、大量糖皮质激素的应用可引起明显的骨质疏松症。

4. 对心血管系统的影响·生理剂量的糖皮质激素对维持正常心脏功能及血压是必需的，而大剂量的糖皮质激素反而可使心脏收缩力降低，心肌发生退行性变，还可引起高血压、血管脆性增加。此外，休克时使用极大剂量的糖皮质激素可使周围血管扩张、心肌收缩力加强。

5. 对胃肠道的影响·长期大剂量使用糖皮质激素，无论是皮质醇或人工合成的激素，都会使溃疡的发生率增加，其原因有：① 胃酸及胃蛋白酶产生过度；② 胃黏液的组成发生变化，对胃黏膜的保护作用减弱；③ 胃黏膜细胞的更新减少；④ 胃黏膜平时影响的小糜烂愈合延迟；⑤ 对组胺和迷走神经的分泌性反应增强。

6. 对中枢神经系统的影响·糖皮质激素可作用于中枢神经系统，反馈性抑制 CRF 的释放，此外糖皮质激素还可影响行为、情绪、神经活动及脑内生化过程。ACTH、β 内啡肽等对中枢神经系统活动也有影响，由于糖皮质激素可改变这些肽类激素的含量，因而糖皮质激素对脑的影响也可能和影响这些激素在脑中的水平有关。

（1）情绪：糖皮质激素过多或过少都可引起情绪改变，有时甚而出现精神失常。使用糖皮质激素常有欣快、舒适感，部分可由于原来疾病的好转，但也可和原来的疾病无关。而库欣综合征患者多为抑郁；艾迪生病患者则常成抑郁、抗拒性、易激惹、孤僻、淡漠。

（2）食欲：艾迪生病患者食欲减退，糖皮质激素亢进者食欲增加。

（3）睡眠：糖皮质激素过多可影响睡眠、易醒。

（4）感官刺激：艾迪生病患者对一些感官刺激包括声音、味道的敏感性增强，而判断、辨别能力减弱。

（5）躲避行为：糖皮质激素可使已获得的躲避习惯消失，和 ACTH 及其片段的作用相反。

（6）液体动力学：糖皮质激素可影响中枢神经系统液体的动力学，长期糖皮质激素治疗可引起假性脑瘤综合征（良性颅内压增高）。

7. 抗感染作用·激素具有强大的抗感染作用，对于各种炎症反应包括感染和非感染性（免疫、物理、化学、肿瘤形成等）都具有明显的抑制作用。在炎症的急性阶段，若使用激素，组织学上可以看到毛细血管的扩张、毛细血管的通透性明显降低，以致水肿、充血、血浆渗出、白细胞浸润现象均不显著，从而大大减少了炎症的症状。激素的抗感染机制主要有：① 直接作用于血管或通过加强血管平滑肌对儿茶酚胺的敏感性，使血管收缩和通透性降低，渗出因此减少；② 激素可抑制炎症组织合成和释放组胺、5-羟色胺、激肽、前列腺素等介质；③ 激素可稳定细胞的溶酶体膜，抑制或减少各种蛋白水解酶的释放；④ 激素可通过减少炎症介质的形成和释放，使白细胞的趋化作用减弱，使进入炎症区域的炎症因子大大减少；⑤ 抑制纤维母细胞的增殖、胶原沉积、新生毛细血管和瘢痕组织的形成，也可影响伤口的愈合。从分子水平上看，慢性炎症主要表现为多种炎症因子基因表达增加，这些基因受 NF-κB、活化蛋白 1（activator protein-1，AP-1）等转录因子调控，这些转录因子可结合并激活共激活因子并使核心组蛋白乙酰化，从而解链 DNA，启动基因转录，而糖皮质激素可以关闭多个在慢性炎症反应中激活的基因，这主要是通过与糖皮质激素结合的糖皮质激素受体结合到共激活因子以及募集组蛋白去乙酰化酶 2 到转录激活位点（反式抑制），从而逆转被激活的炎症基因的组蛋白的乙酰化。此外，糖皮质激素受体同二聚体还可增加抗炎症蛋白的合成（反式激活），如膜联蛋白 1（它也是磷脂酶 A2 抑制剂），并且抑制与糖皮质激素不良反应相关的基因转录，如 POMC、CRF-1、骨钙素及角蛋白等（顺式抑制），反式激活可能与糖皮质激素的多种不良反应有关，如高血糖、生脂作用及肌肉消耗等。另外反式激活还有基因组后效应。

8. 免疫抑制作用·包括防止或抑制细胞中介的免疫反应，延迟性的过敏反应，减少 T 细胞、单核细胞、嗜酸性细胞的数目，降低免疫球蛋白与细胞表面受体的结合能力，并抑制白细胞介素的合成和释放，从而降低 T 细胞向淋巴母细胞的转化，并减轻免疫反应的扩展。糖皮质激素还降低免疫复合物通过基底膜，并能减少补体成分及免疫球蛋白的浓度。糖皮质激素抑制几乎所有细胞因子及多种与免疫功能有关的细胞表面分子的产生，并抑制多种免疫细胞的功能（表 5-18-2）。其机制可能是通过诱导 I-κBα 抑制蛋白，从而抑制 NF-κB 的活化，最终阻断免疫条件信号向细胞核内的转导。

9. 抗毒作用·细菌内毒素对人体有致病作用，可引起高热、乏力、食欲减退等毒血症状，糖皮质激素能缓和机体对各种内毒素的反应，减轻细胞损伤，缓解毒血症状。于严重中毒性感染，如肝炎、伤寒、脑膜炎、急性血吸虫病及晚期癌肿时运用糖皮质激素，常具有良好的退热效果，其作用机制有二：① 抑制下丘脑对致热原的反应；② 抑制白细胞致热原的生成和释放。

10. 抗休克作用·糖皮质激素的抗休克作用，除与其抗感染作用、抗毒作用和免疫抑制作用有密切关系外，尚与下列机制有关：① 抑制溶酶体蛋白酶-心肌抑制因子（MDF）系统。大剂量糖皮质激素能稳定溶酶体膜，防止酸性蛋白水解酶的释放及 MDF 的形成，从而阻断休克形成的恶性循环，糖皮质激素对已经形成的 MDF 无破坏作用，故在休克晚期使用效果不佳。② 降低血管对某些缩血管活性物质的敏感性，改善微循环。③ 保持毛细血管壁的完整性。④ 防止血小板聚集和微血栓的形成。⑤ 纠正休克时的代谢紊乱。⑥ 阻碍内毒素和补体结合。

表5-18-2　糖皮质激素对免疫细胞的抑制作用

对白细胞移动的作用

　　淋巴细胞

　　　　使淋巴细胞向血管外的淋巴组织转移,用药后4～6 h,出现外周血中淋巴细胞减少

　　　　减少再循环淋巴细胞

　　　　选择性减少T淋巴细胞

　　单核-巨噬细胞

　　　　使单核细胞重分布,用药后4～6 h单核细胞减少

　　　　抑制单核-巨噬细胞向炎症灶聚集

　　中性粒细胞

　　　　外周血中中性粒细胞减少

　　　　刺激骨髓释放中性粒细胞

　　　　阻止中性粒细胞向炎症灶聚集

对白细胞功能的作用

　　淋巴细胞

　　　　抑制单核-巨噬细胞的募集,抑制迟发型皮肤超敏反应

　　　　抑制抗原或丝裂原刺激后淋巴细胞的增殖

　　　　抑制混合性白细胞反应性增殖

　　　　抑制T细胞介导的细胞毒性作用,但对抗体介导的细胞毒性无抑制作用

　　　　抑制自发性(自然的)细胞毒性作用

　　　　调节辅助及抑制T细胞的比例

　　单核-巨噬细胞

　　　　抑制巨噬细胞释放的淋巴因子的效应,抑制皮肤迟发型超敏反应

　　　　阻断Fc受体结合及其功能

　　　　抑制杀菌活性

　　　　抑制单核细胞趋化性

　　中性粒细胞

　　　　增加抗体介导的细胞毒性作用

　　　　减少溶酶体的释放,但对溶酶体膜的稳定性几乎无作用

　　　　超药理剂量时,可有抑制趋化性的作用

对体液因子的作用

　　轻度降低免疫球蛋白的水平

　　减少网织内皮细胞对抗体包被细胞的清除率

　　降低前列腺素和白三烯的合成

　　抑制血浆酶原激活物的释放

　　加强儿茶酚胺的作用

　　拮抗组胺诱导的血管扩张作用

五、应用范围

　　糖皮质激素在内分泌以外的疾病中应用范围甚为广泛,激素的治疗效果因疾病性质的不同而有差别,激素在若干疾病中的应用见表5-18-3。

表5-18-3　可用糖皮质激素治疗的疾病	
内分泌疾病	甲状腺危象
慢性肾上腺皮质功能不全(原发或继发)	浸润性突眼
	亚急性甲状腺炎
先天性羟化酶缺乏症	痛风
肾上腺危象	高血钙症
垂体性昏迷	水中毒(抗利尿激素过多症)

(续表)

感染性疾病	脑水肿及颅压增加
重危感染而有严重毒血症、休克等	肾脏疾病
	肾病综合征
重型流行性出血热	肺出血肾病综合征
变应性亚败血症	肾移植后排斥反应
传染性单核细胞增多症	血液病
结核病	自发免疫性溶血性贫血
肺部疾病	获得性溶血性贫血
支气管哮喘	急性变应性紫癜
呼吸窘迫综合征	原发性血小板减少性紫癜
变态反应性疾病	白血病
血清病	淋巴瘤
枯草热	多发性骨髓瘤
变应性鼻炎	结缔组织疾病
药物反应(如青霉素休克)	系统性红斑狼疮
荨麻疹	皮肌炎
血管神经性水肿	硬皮病
昆虫(如蜂)叮咬	结节性多动脉炎
心血管疾病	风湿热
病毒性心肌炎	类风湿关节炎
急性非特异性心包炎	脉管炎
完全性房室传导阻滞	混合性结缔组织综合征
神经系统疾病	消化系统疾病
视神经炎	克罗恩病
面神经炎	溃疡性结肠炎
重症肌无力	原发性脂肪泻
急性感染性多发性神经炎	慢性活动性肝炎
多发性硬化症	亚急性肝坏死
急性脊髓炎	酒精性肝炎

六、制剂和选择

　　临床上应用的糖皮质激素可分为皮质醇及其衍生物,皮质醇最符合生理性,适用于肾上腺皮质功能减退症的替代治疗,如利用其药理作用来治疗其他疾病,则副作用较多。可的松在体内转变为氢化可的松后发挥作用,故和皮质醇相仿,但口服可的松后血中皮质醇浓度较低,因而仅适用于小剂量的替代治疗,当需要大剂量治疗时效果不佳。肝功能不全时,可的松向氢化可的松转化受到影响,以采用氢化可的松为好。

　　合成的衍生物中,泼尼松和泼尼松龙的抗感染作用较氢化可的松为强,而潴钠作用减弱,从而使激素对电解质的不利影响减轻。泼尼松的作用时间较氢化可的松为长。

　　地塞米松及倍他米松的抗炎作用较泼尼松更强,而没有潴钠排钾作用,这类衍生物的作用时间较泼尼松更长。

　　曲安西龙(triamcinolone)的作用有一些特殊:① 不引起水钠潴留,在用药初期反而有排钠利尿现象;② 不兴奋食欲,反而抑制食欲,故不引起多食,体重不增加;③ 不引起精神兴奋,反而有抑制作用,可出现嗜睡;④ 肌无力明显。由于上述特殊的副作用,在长期应用泼尼松或地塞米松发生多食、肥胖、精神兴奋等副作用时,可改用此药。

　　各种糖皮质激素片剂口服后迅速吸收,应用方便,是最常用的剂型。不能口服的患者,可用糖皮质激素注射剂。一般的糖皮质激素不溶于水,常用的氢化可的松注射液是50%乙醇溶液,只可在稀释后作静脉滴注用,不能肌内注射。C21的多元酸酯类可做成水溶性钠盐,如琥珀酸钠、磷酸钠,常用的制剂有氢化可的松琥珀酸钠(133 mg内含氢化可的松100 mg)、地塞米松磷酸钠,以及泼尼松龙琥珀酸钠、磷酸钠等,这些水

溶性制剂可静脉滴注，也可肌内注射，肌内注射后吸收较快。

醋酸可的松、醋酸氢化可的松水混悬液不能静脉注射，肌内注射后吸收缓慢。醋酸氢化可的松水混悬液主要用于关节、滑囊、腱鞘内注射。醋酸可的松关节内应用无明显效果。

鞘内注射一般采用地塞米松磷酸钠水溶液。

正常人在平静生活条件下，一昼夜肾上腺皮质分泌的氢化可的松量为 20～30 mg，在应激条件下氢化可的松的分泌量增多，一昼夜可达到 300 mg 左右，ACTH 25 U（或人工合成的 α1～24 - ACTH 250 μg）静脉滴注 8 h，肾上腺皮质可受到最强的兴奋，如果治疗剂量要求在 300 mg 以上时，则需直接糖皮质激素。ACTH 必须通过兴奋肾上腺皮质才能发挥效应，因此，如有或疑有肾上腺皮质功能不全时，应采用糖皮质激素。

在 ACTH 的兴奋下，肾上腺皮质三大类激素：糖皮质激素、盐皮质激素和雄激素都增多，因而，ACTH 的水钠潴留、男性化副作用较氢化可的松为重，而蛋白质分解作用较轻，因为雄激素促进蛋白质合成，从而减轻了氢化可的松的蛋白质分解作用。

由动物垂体提取的 ACTH 偶尔可引起过敏反应，糖皮质激素引起过敏反应者较少见。

ACTH 为多肽类激素，口服后被消化液破坏，故只能静脉或肌内注射，长期应用不便。

ACTH 对垂体-肾上腺轴的抑制作用较糖皮质激素为轻，停药后的乏力状态也较短。但由于糖皮质激素具有口服有效，剂量可随意调整，不受患者自身肾上腺皮质功能影响，且副作用少等优点，临床医师更愿意使用糖皮质激素。其次，由于采用隔日疗法或每日清晨一次给药法，对下丘脑-垂体-肾上腺轴的抑制作用也较分次给药法大大减轻，这也促使人们更多地采用糖皮质激素来进行治疗。另外，在抢救危及生命的严重疾患时，则必须采用糖皮质激素，而不能使用 ACTH，因为注射 ACTH 后，血浆皮质醇浓度要经过数小时才能达到高峰。目前临床上 ACTH 主要用于肾上腺皮质功能的评估。

ACTH 的常用制剂如下。

1. 短效制剂

（1）标准（粗制）短效 ACTH：为冷冻干粉，每瓶含 25 U 或 50 U，用时将 5～25 U 溶于 5％葡萄糖液内，静脉滴注 8 h。如作肌内注射，可用注射用水溶解，每日 100～150 U，分 4 次肌内注射，每 6 h 1 次，其效果约相当于 25 U 静脉滴注 8 h。

（2）精制短效 ACTH：用量同上，过敏反应较少。

（3）人工合成 ACTH：目前应用较多者为 1～24 多肽，效价高，过敏反应少。

2. 长效制剂

（1）ACTH 明胶注射剂：肌内注射，常用量每次 10～40 U，每日 1 次，以后可酌减。

（2）ACTH 锌混悬剂：肌内注射，常用量每次 30～60 U，每日 1 次，症状改善后可酌减。

七、使用原则

长期使用糖皮质激素，尤其是在大剂量时，会引起各种严重的副作用和并发症，因此在使用糖皮质激素时，一定要综合考虑药物的疗效及其副作用，权衡利弊，做出最佳选择。对于

重症患者，如系统性红斑狼疮、结节病、活动性脉管炎、哮喘、移植排斥反应等患者，可考虑全身给药；而对于轻症患者，如轻症支气管哮喘、轻症类风湿关节炎等，则尽量采用非糖皮质激素类药物治疗。虽然这些患者用糖皮质激素治疗也会明显改善症状，但会对药物产生依赖性而难以撤药，从而带来严重的副作用，如库欣综合征、下丘脑-垂体-肾上腺轴受抑制等。

短期使用糖皮质激素（1～2 周）通常不会引起严重的副作用，但有时可引起精神症状，在大剂量应用糖皮质激素时，精神症状可在用药后数日内出现。由于糖皮质激素的副作用大多数与剂量及疗程有关，因此在使用糖皮质激素时，尽量使用最小的剂量和最短的时间。对于低蛋白血症患者，使用糖皮质激素时应进一步减小剂量。如果局部用药有效的话应尽量局部用药，避免全身用药，如皮肤病时可在皮肤表面局部涂擦，支气管哮喘或过敏性鼻炎等可使用气雾剂。吸入性糖皮质激素的安全性较口服制剂更好。需注意即使局部使用，糖皮质激素在某些情况下也可引起肾上腺抑制及其他副作用，如大面积皮肤给药、长时间治疗、包扎治疗及使用强效糖皮质激素等。吸入性糖皮质激素在剂量足够大时会产生急性的暂时的儿童生长延迟，以及引起骨质疏松、白内障、青光眼、皮肤萎缩及瘀斑等风险增加。在某些患者中糖皮质激素关节腔内给药也有效，但需注意严格无菌操作。布地奈德（budenoside）在肝脏中有很强的首过效应，因此在哮喘经口吸入给药或过敏性鼻炎经鼻吸入给药或做成肠溶胶囊治疗严重性肠道疾病时较少产生全身性的不良反应。

在选择药物时应尽量使用无盐皮质激素活性的糖皮质激素。短期用药时，不必使用长效制剂；隔日疗法时，可选用中效的无钠潴留活性的药物，如泼尼松、泼尼松龙或甲泼尼松龙。一次肌内注射作用时间可持续几日甚至几周的糖皮质激素制剂并无实际应用价值，因为这类制剂的生物利用度不能精确控制，作用时间也不能准确估计，而且在产生严重的副作用（如精神症等）时也不能及时将药物剂量减小，此外这类制剂对下丘脑-垂体-肾上腺轴的抑制作用也较同等剂量的短效制剂严重得多。

此外，在使用糖皮质激素时，可尽量合并使用一些辅助治疗的药物以减少激素的剂量，如在治疗哮喘时，可联合使用 β 受体阻滞剂、茶碱及色苷酸，以及一些新型的免疫抑制剂如奥马珠单抗 omalizumab（一种人源抗 IgE 单克隆抗体）等；在治疗类风湿性疾病时，有多种方法可以减少糖皮质激素的使用，如合用小剂量甲氨蝶呤和（或）生物制剂，如 TNF - α 抑制剂或其他抗细胞因子制剂（tocilizumab，IL - 6 受体拮抗剂）、阻断 T 细胞激活的信号通路的药物（如针对 CTLA - 4 的单克隆抗体）或促使 B 细胞耗竭的药物如利妥昔单抗（rituximab，人源 CD20 单克隆抗体）等；在器官移植时通常仅有限地使用糖皮质激素，其免疫抑制方案以钙调磷酸酶（calcineurin）抑制剂为基础（如环孢素或他克莫司，tacrolimus）和（或）一种哺乳动物雷帕霉素靶蛋白（mammalian target of rapamicin，mTOR）抑制剂如西罗莫斯（sirolimus，细胞因子刺激的淋巴细胞激活抑制剂）或麦考酚酸吗乙酯（mycophenolate mofetil，其活性代谢产物可抑制鸟苷酸从头合成，从而抑制 T 细胞及 B 细胞增殖反应）。肾移植患者通常可将泼尼松剂量减到 5 mg/d，或者在治疗几个月后完全停用糖皮质激素。

八、应用方法

(一) 生理替代疗法

1. **应激替代** · 用于双侧肾上腺全部或次全切除术中和急性肾上腺皮质功能不全(肾上腺危象)。一般采用静滴氢化可的松琥珀酸钠或氢化可的松乙醇溶液,第一个 24 h 共给 300～600 mg,每 8 h 滴注 100～200 mg,待危象控制后,如第 2 日可用第 1 日剂量的 2/3,第 3 日可用第 1 日剂量的 1/2,约 1 周之后,降到平时每日替代治疗量。

2. **长期替代** · 用于慢性原发性肾上腺皮质功能不全,首选合乎生理性的氢化可的松或可的松,每日 12.5～37.5 mg,分 2～3 次长期服药,或用泼尼松每日 5 mg,一次口服,并加大量食用盐,或加甘草流浸膏 10 ml,每日 3 次,部分病例尚需加用潴钠激素。对于垂体前叶功能减退所引起的肾上腺皮质功能不全,一般不需要潴钠激素。发生急性并发症时,应酌情加大激素用量。

3. **抑制替代** · 用于先天性肾上腺皮质增生症,此病因先天缺乏合成皮质激素过程中的某个关键酶(常见为 21 -羟化酶缺乏),以致氢化可的松合成缺乏,引起 ACTH 分泌增加,使雄激素大量产生,造成性发育异常。应用外源性氢化可的松以替代内生氢化可的松的不足,从而抑制了 ACHT 并减少雄激素的合成,称为替代疗法。替代量需有效地抑制肾上腺皮质的异常分泌,而又不应过量,从而抑制儿童的发育,剂量可根据患者年龄和 24 h 尿 17 -酮类固醇定量(使后者保持在 6～8 mg 以下),如口服氢化可的松 10～20 mg/(m² · d),分 2～3 次口服,应长期服用。

(二) 药理性应用

利用激素的抗感染、抗毒、抗过敏和免疫抑制等可治疗多种性质不同的疾病。剂量大小和方法取决于病情的轻重、病变的性质、人体的反应及治疗的目的等因素。由于激素治疗并不针对病因,因而往往不能改变所治疗疾病的自然过程,如感染时必须加用抗菌药物,对自身免疫性疾病有时需合用其他免疫抑制剂等。疗程及停药方法如下。

1. **冲击疗法** · 适用于急性、危及患者性命的疾病的抢救,如暴发性感染、中毒性休克、过敏性休克、哮喘持续状态、过敏性喉头水肿等。

(1) 剂量:常选用氢化可的松做静脉滴注或缓慢分 2 次静脉推注。第 1 日 300～500 mg,第 2 日 200～300 mg,第 3 日以后,每日 100～200 mg。疗程不超过 5 日。也可用相当剂量的地塞米松。有人主张用更大剂量,即氢化可的松第 1 日 800～1 000 mg,第 2 日 500～800 mg,第 3 日 300～500 mg,第 4 日 200～300 mg。疗程亦不超过 5 日。还有主张在抢救严重中毒性休克或过敏性休克时用特大剂量,即每日用氢化可的松 1 000～2 000 mg,可以分次静脉推注,但疗程不应超过 3 日。器官移植后抗排异反应,需每日用甲泼尼松龙达 1 000 mg,连用数日。特大剂量应慎重,不应列为常规用法,应同时用胃黏膜保护剂以防止消化道出血。

(2) 停药方法:按照上述用药,疗程不超过 3～5 日,可以突然停药,不致引起肾上腺皮质功能不足。

2. **短程疗法** · 适用于中毒症状较重、机体过敏反应较强、可能造成严重器质性损害者,如结核性胸膜炎、结核性脑膜炎、剥脱性皮炎等。

(1) 剂量:一般用泼尼松 40～60 mg/d,分 3～4 次口服,或是用氢化可的松 200～300 mg/d,静脉滴注 7 日,以后改用泼尼松 20～30 mg/d,分次口服,维持 2～3 周,疗程为 1 个月左右。

(2) 停药方法:采用逐渐减量以致停药,一般每 5～7 日减少泼尼松 5～10 mg 为宜。

3. **中程疗法** · 适用于某些病程较长、病变范围广,伴多器官受累的疾病,如急性风湿热等。

(1) 剂量:口服泼尼松每天 30～40 mg,维持 4 周,然后改为泼尼松 15～20 mg/d,分次口服,疗程不超过 3 个月。

(2) 停药方法:每周减少泼尼松 5～10 mg,直至最后停用。在停药前 5～7 日,每日给予静脉滴注 ACTH 25 U,以兴奋肾上腺皮质恢复其正常功能。

4. **长程疗法** · 适用于反复发作性、累及多器官的慢性疾病,如肾病综合征、系统性红斑狼疮、类风湿关节炎、特发性血小板减少性紫癜、获得性溶血性贫血等。

(1) 剂量:一般首选泼尼松,开始 30～40 mg/d,分次口服,作为治疗剂量,待症状得到满意控制后,再以每 2 周减少 5 mg 的速度,缓慢减量,以求得最少而能控制疾病发作的维持量,然后维持治疗。治疗剂量及维持剂量的时间,因人因病而有所不同,一般治疗期为 1～1.5 个月,而维持期限可长达半年至 1 年,甚至更久。对于类风湿性关节炎应用长程疗法,不宜追求病情全部缓解,应只要求症状适当减轻,关节痛可以耐受即可,因剂量过大,会引起严重的副作用。

(2) 维持量及停药合方法

1) 隔日一次给药法:即将 2 日的维持量集中在 1 日清晨一次口服,即 48 h 给药 1 次。例如,泼尼松 20 mg/d 作为维持量,原为分次口服,在隔日 1 次给药法时,则改为隔日于清晨(一般上午 8:00)1 次口服 40 mg。

2) 间歇疗法:即每周连续用药 3 日或 4 日,然后停药 4 日或 3 日,周而复始。在连续用药期间可以清晨 1 次口服 1 日的总量,也可按原来的剂量分次口服。例如,每逢星期一到星期三,每日 1 次口服或分次口服泼尼松,而于星期四至星期日则停服。

(3) 注意事项

1) 在维持给药期间,若病情复发、加重,应增加剂量,改用治疗剂量,待病情控制后,再改为维持剂量。

2) 注意激素副作用,并采取相应措施,防止副作用及并发症的发生,若一旦发生,应及时处理。

3) 当病情控制而考虑停药时,可将维持量逐渐递减至生理剂量(如泼尼松每日 5 mg),然后在停药前 1 周,每日静脉滴注 ACTH 25 U。也有人认为 ACTH 并不能预防或逆转糖皮质激素引起的肾上腺皮质功能不足。如用隔日 1 次给药法,肾上腺皮质所受抑制轻微,不必常规使用 ACTH。

5. **隔日疗法** · 糖皮质激素的隔日疗法是指隔日上午 8:00 给药 1 次,此法可减轻副作用,并在一定程度上保持疗效。

(1) 隔日疗法的合理性:是在一些生理现象、动物实验和临床观察的基础上提出来的。正常人肾上腺皮质分泌皮质醇的活动有明显的昼夜变化规律。白天工作、夜间睡眠的正常人，在晚上入睡前后，血浆皮质醇骤增，在清晨醒来后达到最高峰，以后逐渐下降，在次日入睡前后降至最低水平，每日人体内70%的皮质醇是由午夜至清晨6:00这数小时内分泌的。如果在清晨给予1次糖皮质激素，紧接在肾上腺皮质分泌的生理性高峰之后，对肾上腺皮质的分泌无明显抑制作用。如果在午夜给药1次，则即使剂量不大（如地塞米松1 mg），次晨的分泌高峰也会受到明显的抑制。说明清晨1次给药对垂体-肾上腺皮质的抑制作用较分次给药为轻，如果隔日清晨给药1次，抑制作用更轻。在小鼠的试验性炎症中发现，血浆皮质醇的半衰期约为60 min，在炎症组织中，注射氢化可的松100 min后，激素水平已达到最低水平，而其对炎症的抑制时间却长得多，可达24 h以上，说明当皮质激素被代谢后，其在组织内的作用还可持续一段时间。临床上也观察到每48 h给药1次，可使激素的治疗作用和对代谢的不良作用分离开来，很可能激素对不同的细胞、组织所起的作用不一样，其作用持续的时间也不相同。因此，通过较长的间隔（48 h）给药，可在一定程度上保持疗效，减轻副作用。

（2）隔日疗法制剂的选择和应用方法

1）制剂选择：糖皮质激素按其生物作用（主要根据对垂体-肾上腺轴的抑制作用）长短，可分为三类（表5-18-1），隔日疗法以采用中效激素为宜，主要是泼尼松，其对垂体-肾上腺皮质的抑制时间不长（在不服药日，肾上腺皮质功能可恢复），治疗效果较佳，又不致引起水及电解质紊乱，泼尼松的用药间隔以48 h为宜，如间隔时间为12 h、24 h或36 h，垂体-肾上腺皮质功能会受到抑制，如为72 h，则会降低疗效。短效制剂每48 h给药1次，疗效会受到影响，长效制剂每48 h给药1次，效果虽佳，但对垂体-肾上腺皮质轴仍有较明显的抑制作用，对代谢的不利影响也较明显。

2）应用方法：对于新病例，可采用下列方法之一：① 开始即采用隔日疗法，每隔日上午8:00服泼尼松1次，剂量视控制病情需要而定，一般可每隔日用60～80 mg，必要时可用100 mg，甚至更多。在开始治疗阶段，不服药日以及服药日的下午、晚上，有时症状不能满意控制，可加用对症治疗，如退热、止痛可用安乃近或吲哚美辛、氯灭酸，或中药、针灸。以后，这些辅助治疗可逐渐减量以致停用。在病情得到控制后，可用开始时的剂量巩固一个时期，时间长短视病情需要，可为1周至数周。以后逐渐隔日减量，每次可减5～10 mg。隔多久减1次，也视病情而定，一般可每6～8日减药1次，直到病情所需最小剂量，再维持一个阶段，以后再试行以致停药。② 开始先用每日分次疗法，以后过渡到隔日疗法。例如开始时，每日服泼尼松4次，每次10 mg，根据病情用药一个阶段，如2周左右，即可过渡到隔日疗法。每48 h泼尼松总量（如80 mg）不变，但第一日的剂量渐增，次日剂量渐减，每次增量为5 mg或10 mg。如每次增减10 mg，则泼尼松剂量（mg）按日序为：50、30、60、20、70、10、75、5、80、0、80、0……，以后视病情减量与上相同。③ 对于原来已用激素每日分次疗法较长时期，达数月甚至数年的患者，需缓慢地过渡到隔日疗法，因为这些患者大多对激素已有了依赖性，甚至类似上瘾状态，有的患者每日少服1次，即可出现症状，难以忍受。对这些患者，须先由每日分次服，过渡到每日1次服，经一段时间后，再逐渐过渡到隔日疗法。总的所需时间视患者原来用激素疗程

长短及病情而定，有时需要2～3个月。为了能够顺利地过渡到隔日疗法，需鼓励患者克服一些激素减量的症状，并加用前述的辅助治疗。调整剂量过程的快慢视病情而定，最后是否隔日保留5 mg泼尼松或隔日完全不服药，也视症状和患者肾上腺皮质功能逐渐恢复的情况而定。有的患者在改为隔日疗法的初期，不用药日可出现直立性低血压和低血糖症状。对于原来用激素时间甚久者，宜隔日保留5 mg，经过一段时期后再逐渐减去。

九、常见副作用、并发症及其预防措施

糖皮质激素可引起多种副作用和并发症，在大剂量长期使用时，尤应特别注意，免得造成严重后果。现对几种常见的副作用和并发症叙述如下。

（一）过敏反应

过敏反应多见于使用ACTH时。

1. 特点

（1）立即反应：最严重者为过敏性休克，此外还可发生荨麻疹、发热、全身不适、哮喘、血管神经性水肿等，可立即发生或在用药后数小时内发生。

（2）延迟反应：多在用药后数周、数月甚至数年后，在第二次用药时发生，表现为荨麻疹、血清样反应。

（3）垂体前叶功能减退症及肾上腺皮质功能减退症患者，用ACTH做功能试验时，容易发生严重反应。

2. 防治

（1）最好先做皮内试验，ACTH 0.1 U/ml，20 min后看反应，有反应者不宜用ACTH。

（2）有过敏反应史者，不宜用ACTH。

（3）如发生过敏反应立即停用ACTH，改用糖皮质激素，同时按过敏反应处理。

（4）垂体前叶功能减退症患者用ACTH做功能试验时，宜在滴注ACTH前及滴注ACTH时，每日口服地塞米松0.75～1.5 mg，以避免严重反应。

（二）医源性皮质醇增多症

医源性皮质醇增多症即类库欣综合征，采用隔日疗法后可减轻，限制食盐和碳水化合物的摄入，有助于减轻类库欣综合征，长期用激素者宜进高蛋白质饮食，辅以同化激素，如苯丙酸诺龙，以减轻蛋白质分解。

（三）诱发或加重溃疡

糖皮质激素所致溃疡病的特点是：① 胃溃疡较十二指肠溃疡多见；② 炎症反应及周围组织改变少见；③ 症状不明显，约1/4患者无症状；④ 严重并发症（出血、穿孔）的发生率高。因此，对于原来有溃疡病患者，用糖皮质激素应慎重，尽可能用较小剂量，在用激素治疗过程中，需同时给予制酸药、胃黏膜保护剂及溃疡的有关治疗，密切观察胃肠道症状。

（四）促发、加重或掩盖结核、化脓性及真菌感染

治疗前应了解有无感染，治疗中应预防并及早治疗感染。

（五）精神症状

如欣快、激动、失眠、精神病等，可给予镇静剂，如已有精神病发作则应停用糖皮质激素，对有精神不正常及抽搐史者，激素的应用应慎重。

(六) 促进血液凝固

易并发血栓性静脉炎等,可用肝素等抗凝剂对症处理。

(七) 儿童的生长发育受到抑制

儿童患者长期使用激素宜采用隔日疗法。

(八) 假性风湿病 (又称慢性皮质激素过多症)

表现为肌肉、骨骼和关节痛,此外可有发热、肾炎、浆膜炎或类似红斑狼疮的症状,这些患者应缓慢减少激素用量,并用中药、针灸等治疗,以减少激素用量或停用激素。

(九) 伤口愈合不良

采用高蛋白质饮食,辅以同化激素及硫酸锌。

(十) 糖尿病

有糖尿病或糖耐量异常者,宜控制饮食,必要时采用胰岛素或口服降糖药。对于短期使用糖皮质激素的患者,如需用胰岛素,可选用餐前短效胰岛素;如需长期使用糖皮质激素,可用短效的糖皮质激素如泼尼松每日1次早晨给药,这些患者如需用胰岛素控制血糖,可在早晨1次注射NPH,其作用曲线与糖皮质激素的作用曲线正好吻合,如患者在启用糖皮质激素每日1次之前已经使用胰岛素,则通常需要增加早餐及午餐前的餐时胰岛素。

(十一) 长期大剂量使用糖皮质激素

患者停药后还可引起医源性肾上腺皮质功能不全和停药后综合征,常见者如下。

1. 医源性肾上腺皮质功能不全·糖皮质激素对下丘脑-垂体-肾上腺系统起反馈性抑制作用,长期大剂量应用糖皮质激素可造成肾上腺皮质功能减退,甚至引起肾上腺萎缩。糖皮质激素剂量越大,疗程愈长,对肾上腺皮质的抑制愈重。可起到明显抑制作用的最短疗程为5日,最小剂量为每日泼尼松20 mg,分次服用。若糖皮质激素剂量再小,接近但略高于生理剂量时,则起明显抑制作用的最短时间约为1个月。在长期大剂量使用糖皮质激素引起的下丘脑-垂体-肾上腺轴功能被抑制,停药后需12个月以上才能完全恢复,而小剂量短期应用糖皮质激素引起的下丘脑-垂体-肾上腺轴功能抑制,只需5日时间就可恢复。医源性肾上腺皮质功能减退症主要在停药以后遇到应激情况(感染、创伤、手术、麻醉、胃肠道功能紊乱等)时发生,也有少数患者在停药后并无明显诱因而发生肾上腺皮质功能不全。应用糖皮质激素过程中,在使用小剂量维持阶段,如遇到严重应激而未增加激素用量,也可发生肾上腺皮质功能不全。医源性肾上腺皮质功能减退症往往是由严重应激所诱发,故多表现为急性肾上腺皮质功能减退症,如恶心、呕吐、头晕、高热、休克、低血糖、昏迷等,病情多严重,需大力抢救。为了避免医源性肾上腺皮质功能不全的发生,对于需较长时间用较大剂量激素治疗的患者,宜采用隔日疗法。激素的剂量应缓慢、逐步地减少。长时期应用激素者,尤其是每日用药者,在治疗过程中宜每月滴注ACTH数日,在停药前滴注ACTH 1周。但这种方法对预防肾上腺皮质功能不足的疗效不肯定。在停药后1~2年,如发生应激状况,需采用糖皮质激素治疗以防发生肾上腺皮质功能不全。有时,对于长期使用糖皮质激素治疗的患者在停药前,也可采用ACTH兴奋试验来了解垂体-肾上腺轴的功能。事实上ACTH兴奋试验只能了解肾上腺皮质对ACTH的反应,而不能判断垂体对下丘脑CRH及其他促使ACTH分泌的物质的

反应,但通常下丘脑-垂体-肾上腺轴受抑制时,下丘脑-垂体轴功能的恢复要早于垂体-肾上腺轴功能的恢复,因此若肾上腺皮质对ACTH反应正常时,则提示下丘脑-垂体功能亦已恢复正常。个别患者血浆皮质醇浓度正常,对常规剂量ACTH兴奋试验的反应亦正常,仍有可能出现肾上腺皮质功能不足的表现,如果用更小剂量的ACTH(如用1 μg的α1~24-ACTH而不是常规的250 μg α1~24-ACTH)做兴奋试验,则会发现这些患者反应有异常。

2. 停用糖皮质激素后综合征·长期用糖皮质激素,停药后除可发生肾上腺皮质功能不全外,还可能出现一些停药后综合征。

(1) 糖皮质激素戒断综合征:此综合征是由于体内糖皮质激素浓度突然下降所致,可能有暂时性下丘脑-垂体-肾上腺系统功能紊乱,但并无明显的肾上腺皮质功能不全,临床表现包括:肌痛、肌肉僵硬,最多累及的是腓肠肌、股部肌肉;关节痛,主要为膝、踝关节;全身疲乏无力;情绪消沉;发热、恶心、呕吐,偶可发生虚脱。出现这种情况,应恢复使用糖皮质激素,待症状缓解或消失后再缓慢减量至停药。

(2) 类固醇依赖性:一些慢性疾病(如类风湿关节炎、哮喘)患者,在疾病反复发作过程中,多次用激素来促使病情缓解,逐渐产生激素依赖性,类似上瘾。如停用激素,即感到不愉快或恐惧感,主观上觉得周身不适和病症复发,实际上并非复发。如给予少量激素,主诉即迅速消失,对这种患者,需详细解释,解除其顾虑。

(3) 反跳现象:在停用激素后,原来疾病的症状可复发或加重,此种反跳现象的发生,是由于病情还未得到控制,停药过快。为避免此种现象发生,需缓慢地逐步减少激素用量,并合用其他综合性治疗措施。

十、治疗过程中出现的特殊并发症及其防治

1. 骨的无菌性坏死·骨的无菌性坏死在系统性红斑狼疮患者、有饮酒史及其他伴有肝脂肪变性或有脂代谢改变的患者以及肾移植患者中较多见,其他因素如损伤、高甘油三酯血症、饮酒、吸烟等对骨无菌性坏死的发生也有一定作用,其机制不明,可能与某些部位终末小动脉的脂肪堆积导致血管阻塞有关。股骨头是最易受累的部位,其他部位如肱骨头及膝关节亦可受累。骨无菌性坏死的发生与糖皮质激素的剂量和疗程有关。短期大剂量应用或长期应用或关节腔内注射糖皮质激素均可引起骨坏死,当泼尼松剂量超过40 mg/d,其发生率增加。

骨无菌性坏死的最初症状是骨痛,活动时加剧,休息亦不消失,骨痛可在X线摄片上表现出骨坏死以前6个月就出现,骨坏死常为双侧性,临床上呈进行性发展。

MRI是早期诊断的有效方法,其敏感性超过CT及常规骨摄片。

糖皮质激素治疗过程中出现的无菌性骨坏死的预防措施主要有避免吸烟、饮酒及其他可引起骨坏死的因素,对糖皮质激素治疗过程中出现的骨痛予以重视,当怀疑有骨无菌性坏死时,即行MRI以明确诊断。对早期骨坏死,主要以药物治疗,并注意休息以减轻受累骨的负重,手术减压对早期骨坏死也有较好疗效,对晚期的骨坏死(多数为股骨头坏死)则需行

置换手术。

2. 肌萎缩 · 长期糖皮质激素治疗可引起肌萎缩，尤其是一些原先已存在肌肉炎性病变的患者，如皮肌炎等，更易引起肌萎缩，其发生同患者的性别、年龄、药物剂量、疗程无明显关系，以近端肌肉较多受累，尤以骨盆带肌多见。病理上可见主要为ⅡB型肌纤维受累。最初的症状往往是突然的肌无力，以后便出现肌萎缩，其发病机制不明，可能同受累肌肉对葡萄糖及氨基酸摄取减少有关。若出现症状后糖皮质激素剂量仍不减少，则可引起其他肌群甚至远端肌及呼吸肌也发生无力和萎缩。尿肌酐升高而肌酶、肌肉活检及肌电图无明显改变有助于诊断糖皮质激素引起的肌病。肌肉功能的恢复可能需要数月甚至1年，体育锻炼有助于肌肉功能的恢复。

3. 儿童生长延迟 · 儿童患者长期使用糖皮质激素治疗可引起骨骺发育及长骨生长延迟，且骨成熟延迟程度超过骨生长延迟程度，因此只要骨骺尚未完全闭合，糖皮质激素治疗停止后，患者的长骨生长可代偿性地增加，而使最终身高达到正常人水平。值得注意的是，若患者疗程较长，遇到青春期的时候，由于雌激素的影响，会使骨骺提前闭合，这时即使停止使用糖皮质激素，长骨也没有时间代偿性地增加而影响了最终的身高。采用隔日疗法或减少药物剂量可以减少糖皮质激素对儿童生长发育的影响。若由于病情的需要，患者必须使用较大剂量的糖皮质激素治疗而有可能影响最终身高时，则可给予外源性的生长激素以帮助其生长。

4. 骨质疏松 · 糖皮质激素引起的骨丢失多发生于锥体小梁骨及皮质骨，还可发生于股骨近端，长骨脆性增加。糖皮质激素治疗的早期骨丢失较快，主要与骨吸收加速有关，6个月以后骨丢失速度减慢，呈持续的缓慢的骨丢失，与骨形成受损有关。和一般骨质疏松不同，糖皮质激素引起的骨丢失于青年人较老年人或绝经前后妇女速度更快，但于绝经后妇女骨折的发生率较高，可能是由于患者糖皮质激素治疗前就已经有明显的骨丢失。绝经前妇女使用小剂量的糖皮质激素似乎可以减少骨丢失，而男性使用小剂量糖皮质激素也会引起骨丢失。当糖皮质激素的剂量超过相当于泼尼松10 mg/d时，则于男女两性均可引起明显的骨丢失。糖皮质激素诱发的骨折可在骨密度高于绝经后妇女骨质疏松骨折的骨密度水平时发生，其对骨骼的影响主要取决于疗程和累积剂量。国际卫生组织推荐的骨折风险评估工具（Fracture Risk Assessment Tool，FRAX®）在泼尼松剂量＞7.5 mg/d时会低估骨折风险，而在泼尼松剂量＜2.5 mg/d时会高估骨折风险。需要注意的是隔日给药并不会降低骨量减少的风险，另外吸入性给药也会引起骨丢失。糖皮质激素引起的骨质疏松可能与下列因素有关：① 尿钙排泄增加；② 肠道对钙的吸收减少；③ 上述两点引起的继发性甲旁亢；④ 雄激素分泌减少；⑤ 成骨细胞的增殖和合成功能受抑制，诱导成熟成骨细胞和骨细胞的凋亡，从而抑制骨形成；⑥ 促进破骨细胞形成，延长其寿命，骨吸收增加；⑦ 骨局部分泌的生长因子（如 IGF-1、TGF-β）合成减少；⑧ PTH 及钙三醇对骨的重建作用增强；⑨ 糖皮质激素引起的肌病。

糖皮质激素引起的骨质疏松在 X 线摄片上可表现为脊椎、肋骨、骨盆透亮度增加。但 X 线的改变表明骨质疏松已较严重。MRI 对早期骨质疏松的敏感性和特异性均较高，尤其

是股骨颈部位的骨质疏松。对于更早期的骨丢失，则可通过骨密度测定来检测，如双能 X 线吸收仪或 QCT 等。为了减轻或避免糖皮质激素治疗过程中出现的骨质疏松，需注意以下几点：① 尽量减少糖皮质激素的用量；② 尽可能避免全身用药；③ 避免摄入过多的食盐（每日 2～3 g），并给予适量的噻嗪类利尿剂，可以减少尿钙的排泄（同时给予保钾类利尿药，避免低血钾）；④ 适量补充钙剂；⑤ 适量补充维生素 D，使 25-羟维生素 D 维持在正常值高限；⑥ 若有雄激素不足，可补充雄激素；⑦ 多进行体育锻炼可避免肌萎缩引起的骨质疏松；⑧ 若经过上述治疗后，仍有进行性骨丢失，则可给予降钙素、二膦酸盐及氯化钠。对二膦酸盐有禁忌的患者，如肾功能不全的患者，若其血钙稳定，可选用 RANKL（receptor activator of NF-κB ligand）人源单抗地诺单抗（denosumab）（中国尚未上市）；⑨ 特立帕肽（teriparatide）可促进骨形成，显著增加糖皮质激素诱导的骨质疏松患者的骨密度，降低锥体骨折的风险，但由于其价格昂贵，且需每日注射，仅在长期使用糖皮质激素治疗、骨密度低的高骨折风险患者中考虑使用。另外，地夫可特（deflazacort）是一种泼尼松的衍生物，具有较少引起骨丢失的优点，对于已有骨丢失或骨质疏松倾向的患者可选用此药。

由于上述激素的副作用和并发症，可见激素作用的两重性，既有对人体有利的一面，又有对人体不利的一面。当患者对激素的适应证和禁忌证并存时，应全面分析，权衡得失，慎重考虑是否要用。一般说来，危急病情属于激素的适应证时，禁忌证通常成为次要矛盾，仍可采用；而对慢性病来说，禁忌证往往成为主要矛盾，尤其对需长期大量使用的患者来说，应尽量考虑减少剂量或不用。

十一、激素用药注意事项

1. 妊娠期用药 · 糖皮质激素可通过胎盘。动物实验证实妊娠期给药可增加胚胎腭裂、胎盘功能不全、自发性流产和子宫内生长发育迟缓的发生率。使用药理剂量的糖皮质激素可增加胎盘功能不全、新生儿体重减少及死胎的发生率。妊娠头 8 周内使用糖皮质激素会增加胎儿唇腭裂风险，但不增加单纯腭裂风险，此外尚未有资料证明对人有其他致畸作用，动物研究显示，妊娠期间使用糖皮质激素会增加后代血压、血糖水平，下丘脑垂体肾上腺轴活性，以及焦虑相关的行为。在人类，妊娠期间糖皮质激素治疗可能会伴随后代青少年高血压、高胰岛素血症及对神经功能的隐性影响，还可降低正常分娩的胎儿的体重，妊娠期曾接受一定剂量的糖皮质激素者，所产的婴儿需注意观察是否出现肾上腺皮质功能减退的表现。由于胎盘 11β-羟类固醇脱氢酶能使皮质醇及泼尼松龙脱氢灭活，而对地塞米松及倍他米松则无明显作用，因此若妊娠妇女由于病情需要，必须使用激素时，应尽量选用泼尼松或泼尼松龙，以减少对胎儿的影响。对早产儿，为避免呼吸窘迫综合征，而在分娩前给母亲使用地塞米松，以诱导早产儿肺表面活化蛋白的形成，由于仅短期应用，对幼儿的生长和发育未见不良影响。

2. 哺乳期用药 · 生理剂量或低药理剂量（每日可的松 25 mg 或泼尼松 5 mg，或更少）对婴儿一般无不良影响。但是，如乳母接受药理性大剂量的糖皮质激素，则不应哺乳，因为糖皮质激素可由乳汁中排泄，对婴儿造成不良影响，如生长受到抑制、肾上腺皮质功能受抑制等。

3. 小儿用药 · 小儿长期使用肾上腺皮质激素需十分慎重,因激素可抑制患儿的生长发育,如确有必要长期使用,应采用短效(如可的松)或中效制剂(如泼尼松),避免使用长效制剂(如地塞米松)。口服中效制剂用隔日疗法可减轻对生长的抑制作用。儿童或少年患者长期使用糖皮质激素必须密切观察,患儿发生骨质疏松、股骨头坏死、青光眼、白内障的危险性都增加。儿童使用激素的剂量除了一般的按年龄或体重而定外,更应当按疾病的严重程度和患儿对治疗的反应而定。对于有肾上腺皮质功能减退的患儿的治疗,其激素的用量应根据体表面积而定,如果按体重而定,则易发生过量,尤其是婴幼儿和矮小或肥胖的患儿。

4. 老年用药 · 泼尼松龙和甲泼尼松龙的清除率会随年龄增加而降低,同时老年人在服用同样剂量的泼尼松龙后,尽管其血浆水平高于年轻人,但其对内源性皮质醇的抑制程度不如年轻人,这也是为什么老年患者使用糖皮质激素更容易发生不良反应,如高血压,老年患者尤其是更年期后的妇女应用糖皮质激素易发生骨质疏松等,因此需要相应地减少剂量。

5. 肝病患者用药 · 肝病患者血浆皮质醇水平正常。尽管肝硬化患者皮质醇清除率下降,但其下丘脑-垂体-肾上腺轴功能正常。因此,这些患者皮质醇清除率降低的同时,其皮质醇合成的速率也降低。在肝功能受损的情况下,泼尼松转化成泼尼松龙的速度降低,但血浆泼尼松龙的清除率也下降。另外,肝病患者无论口服泼尼松或泼尼松龙后,其血浆泼尼松龙的浓度变化均很大,因此对于活动性肝病或肝硬化患者,并不是只能用泼尼松龙而不能用泼尼松。但由于肝病患者血浆中白蛋白水平下降,与蛋白结合的泼尼松龙的比例下降,游离泼尼松龙的比例增加,糖皮质激素的副作用增加,因此无论口服泼尼松或泼尼松龙,其剂量均应小于正常剂量。

6. 肾病综合征患者用药 · 当肾病综合征引起低蛋白血症时,血中游离的泼尼松龙的比例会增加,但浓度并不增加,仍在正常水平,因此肾病综合征患者使用糖皮质激素时出现的副作用与其药代动力学改变无关。

7. 围手术期用药 · 传统上手术当日静脉内每8h给予氢化可的松100 mg,或甲泼尼龙20 mg,术后逐渐减小至正常剂量。最近的研究表明,由于激素治疗引起的继发性肾上腺皮质功能不足的患者在进行如股骨头置换或腹部手术时,仅用其平时使用的激素剂量并不会引起低血压或心动过速等不良反应,因而建议手术当日激素剂量可根据手术大小而定,对于小手术,如腹股沟疝修补术,手术当日可给予25 mg氢化可的松或相同剂量的其他制剂;对于中等手术,如全关节置换术,手术当日给予50~75 mg氢化可的松或相同剂量的其他制剂,通常在手术当日让患者继续其平时的激素治疗剂量(如10 mg泼尼松),另外在手术过程中静脉内给予50 mg氢化可的松。对于大型手术,如食管胃联合切除术或体外循环等手术,在手术当日给予其平时使用的激素剂量,或手术前2 h内静脉内给予等量的氢化可的松,并在首次静脉内给药后48~72 h每隔8 h静脉内给予50 mg氢化可的松,以后逐渐减小至平时剂量。对于伴有原发性肾上腺皮质功能不足的患者,使用氢化可的松较好,因其在大剂量时还有盐皮质激素活性,如氢化可的松每日剂量<100 mg,则尚需补充盐皮质激素,如氟氢可的松。

8. 糖皮质激素与感染 · 肾上腺皮质功能减退症的患者易发生感染,且多严重,为重要的死亡原因,给予生理剂量的肾上腺皮质激素可提高患者对感染的抵抗力。非肾上腺皮质功能减退患者接受药理剂量糖皮质激素后易发生感染,这是由于患者原有的疾病往往已削弱了细胞免疫及(或)体液免疫功能,长疗程超生理剂量糖皮质激素使患者的炎症反应、细胞免疫、体液免疫功能削弱,由皮肤、黏膜等部位侵入的病原菌不能得到控制。在激素作用下,原来已被控制的感染可活动起来,最常见者为结核感染复发。接受糖皮质激素治疗的患者在发生感染后,因炎症反应轻微,临床症状不明显而易于漏诊。以上说明非生理性糖皮质激素对抗感染不利,但另一方面,在某些感染时应用激素可减轻组织的破坏,减少渗出,减轻感染中毒症状,但必须同时用有效的抗生素治疗、密切观察病情变化,在短期用药后,即应迅速减量、停药。

9. 对诊断的干扰

(1) 糖皮质激素可使血糖、血胆固醇和血脂肪酸、血钠水平升高,使血钙、血钾下降。

(2) 糖皮质激素可使外周血淋巴细胞及嗜酸性、嗜碱性细胞下降,多形核白细胞和血小板增加,后者也可下降。

(3) 活性较强的糖皮质激素(如地塞米松)可使尿17-羟皮质类固醇和17-酮类固醇下降。

(4) 长期大剂量服用糖皮质激素可使皮肤试验结果呈阴性,如结核菌素试验、组织胞浆菌素试验和过敏反应皮试等。

(5) 糖皮质激素还可使甲状腺[131]I摄取率下降,减弱TSH对TRH刺激的反应,使TRH兴奋试验结果呈假阳性,还可干扰LHRH兴奋试验的结果。

(6) 使同位素脑和骨显像减弱或稀疏。

10. 下列情况应慎用糖皮质激素 · 心脏病或急性心力衰竭、糖尿病、憩室炎、情绪不稳定和有精神病倾向、全身性真菌感染、青光眼、肝功能损害、眼单纯性疱疹、高脂蛋白血症、高血压、甲减(此时糖皮质激素作用增强)、重症肌无力、骨质疏松、胃溃疡、胃炎或食管炎、肾功能损害或结石、结核病等。

11. 下列情况不宜用糖皮质激素 · 严重的精神病史、活动性胃十二指肠溃疡、新近胃肠吻合术后、较重的骨质疏松、明显的糖尿病、严重的高血压、未能用抗菌药物控制的病毒、细菌、真菌感染。

12. 随访检查 · 长期应用糖皮质激素者,应定期检查以下项目。

(1) 血糖、尿糖或糖耐量试验,尤其是有糖尿病或糖尿病倾向者。

(2) 小儿应定期监测生长和发育情况。

(3) 眼科检查,注意白内障、青光眼或眼部感染的发生。

(4) 定期检查血清电解质和粪便隐血。

(5) 定期查血压及与骨质疏松有关的检查,尤以老年人为然,以防止高血压和骨质疏松的发生。

十二、药物相互作用

(1) 非甾体消炎镇痛药可加强糖皮质激素的致溃疡作用。

(2) 可增强对乙酰氨基酚的肝毒性。

(3) 氨鲁米特能抑制肾上腺皮质功能,加速地塞米松的代谢,使其半衰期缩短2倍。

（4）与两性霉素 B 或碳酸苷酶抑制剂合用时，可加重低钾血症，应注意血钾和心脏功能的变化，长期与碳酸苷酶抑制剂合用，易发生低血钙和骨质疏松。

（5）与蛋白质同化激素合用，可增加水肿的发生率，使痤疮加重。

（6）与制酸药合用，可减少泼尼松或地塞米松的吸收。

（7）与抗胆碱能药（如阿托品）长期合用，可致眼压增高。

（8）三环类抗抑郁药可使糖皮质激素引起的精神症状加重。

（9）与降糖药如胰岛素合用时，因可使糖尿病患者血糖升高，应适当调整降糖药剂量。与降压药或治疗青光眼的药物合用时，也需增加这些药物的使用剂量。

（10）与镇静、催眠药合用时，需调整这些药物的剂量。

（11）甲状腺激素可使糖皮质激素的代谢清除率增加，故甲状腺激素或抗甲状腺药与糖皮质激素合用时，应适当调整后者的用量。

（12）与避孕药或雌激素制剂合用时，可加强糖皮质激素的治疗作用和不良反应。

（13）与强心苷合用，可增加洋地黄毒性及心律失常的发生。

（14）与排钾利尿药合用，可增强糖皮质激素的代谢清除。

（15）与免疫抑制剂合用，可增强感染的危险性，并可能诱发淋巴瘤或其他淋巴细胞增生性疾病。

（16）糖皮质激素，尤其是泼尼松龙可增加异烟肼在肝脏代谢和排泄，降低异烟肼的血药浓度和疗效。

（17）糖皮质激素可促进美西律在体内代谢，降低血药浓度。

（18）与水杨酸盐合用，可减少血浆水杨酸盐的浓度。

（19）与生长激素合用可抑制后者的促生长作用。

（20）能诱导肝药酶活性的药物如苯妥因、巴比妥酸盐和利福平等，均可加速糖皮质激素的代谢而降低其药效。另外，抗酸药也可降低糖皮质激素的疗效。

（21）酮康唑可抑制肝药酶的活性，因此可增加糖皮质激素的生物利用度而增加其疗效。

（22）糖皮质激素可逆转溴化双哌雄双酯（pancuronium）的神经肌肉阻断。

参考文献

[1] Axelrod L.Glucocorticoids[M]//Kelley WN, Harris ED Jr, Ruddy S, et al.Textbook of Rheumatology. 4th ed.Philadelphia：WB Saunders，1993.

[2] Meikle AW, Tyler FH.Potency and duration of action of glucocorticoids：Effects of hydrocortisone, prednisone and dexamethasone on human pituitary-adrenal function[J].Am J Med，1977，63：200 - 207.

[3] Pickup ME.Clinical pharmacolinetics of prednisone and prednisolone[J].Clin Pharmacokinet，1979，4：111 - 128.

[4] Jenkins JS, Sampson PA.Conversion of cortisone to cortisol and prednisone to prednisolone[J].BMJ，1967，2：205 - 207.

[5] Lewis GP, Jusko WJ, Burke CW, et al.Prednisone side-effects and serum-protein levels.A collaborative study[J].Lancet，1971，2：778 - 781.

[6] Stuck AE, Frey BM, Frey FJ.Kinetics of prednisolone and endogenous cortisol suppression in the elderly[J].Clin Pharmacol Ther，1988，43：354 - 362.

[7] Thorn GW.Clinical considerations in the use of corticosteroids[J].N Engl J Med，1966，274：775 - 781.

[8] Ragan C.Corticotropin, cortisone and related steroids in clinical medicine：Practical considerations[J].Bull N Y Acad Med，1953，29：355 - 376.

[9] Conn HO, Poynard T.Adrenocorticosteroid administration and peptic ulcer：A critical analysis[J].J Chronic Dis，1985，38：457 - 468.

[10] American College of Rheumatology Task Force on Osteoporosis Guidelines：Recommendations for the prevention and treatment of glucocorticoid-induced osteoporosis[J].Arthritis Rheum，1996，39：1971 - 1801.

[11] Amatruda TT Jr, Hollingsworth DR, D'Esopo ND, et al.A study of the mechanism of the steroid withdrawal syndrome：Evidence for integrity of the hypothalamic-pituitary-adrenal system[J].J Clin Endocrinol Metab，1960，20：339 - 354.

[12] Dickstein G, Shechner C, Nicholson WE, et al. Adrenocorticotropin stimulation test：Effects of basal cortisol level，time of day，and suggested new sensitive low-dose test[J].J Clin Endocrinol Metab，1991，72：773 - 778.

[13] Salem M, Tainsh RE Jr, Bromberg J, et al.Perioperative glucocorticoid coverage.A reassessment 42 years after emergence of a problem[J].Ann Surg，1994，219：416 - 425.

[14] Graber AL, Ney RL, Nicholson WE, et al.Natural history of pituitary-adrenal recovery following long-term suppression with corticosteroids[J].J Clin Endocrinolo Metab，1965，25：11 - 16.

[15] Streck WF, Lockwood DH.Pituitary adrenal recovery following short-term suppression with corticosteroids[J].Am J Med，1979，66：910 - 914.

[16] Reichling GH, Kligman AM.Alternate-day corticosteroid therapy[J].Arch Dermatol，1961，83：980 - 983.

[17] Shurmeyer TH, Tsokos GC, Avgerinos PC, et al.Pituitary-adrenal responsiveness to corticotropin-releasing hormone in patients receiving chronic，alternate day glucocorticoid therapy[J].J Clin Endocrinol Metab，1985，61：22 - 27.

[18] Elenbaas J.Steroid pulse therapy in systemic lupus erythematosus[J].Drug Intell Clin Pharm，1983，17：342 - 344.

[19] Carmichael SL, Shaw GM, Ma C, et al. Maternal corticosteroid use and orofacial clefts[J].Am J Obstet Gynecol，2007，197：585 - 586.

[20] Seckl JR, Holmes MC. Mechanisms of disease：glucocorticoids，their placental metabolism and fetal "programming" of adult pathophysiology[J].Nat Clin Pract Endocrinol Metab，2007，3：479 - 488.

[21] Allen DB, Beilory L, Derendorf H, et al. Inhaled corticosteroids：past lessons and future issues[J].J Allergy Clin Immunol，2003，112：S1 - S40.

[22] Canalis E, Mazziotti G, Giustina A, et al. Glucocorticoid-induced osteoporosis：pathophysiology and therapy[J].Osteoporos Int，2007，18：1319 - 1328.

第十九章·肾上腺髓质激素的生理、生化

曾正陪

儿茶酚胺（CA）是含有 3,4 - 双羟基苯环（儿茶酚）的胺类总称，包括肾上腺素（E）、去甲肾上腺素（NE）及多巴胺（DA）（图 5 - 19 - 1）。CA 在中枢神经系统（CNS）、交感神经和肾上腺髓质的嗜铬细胞中合成。人类肾上腺由皮质和髓质两部分

组成,E 主要在肾上腺髓质嗜铬细胞中合成;NE 不仅在肾上腺髓质,而且也存在于中枢神经系统和外周交感神经中;DA 为 NE 的前体,主要在肾上腺髓质及去甲肾上腺素能神经元中,它以高浓度存于大脑、交感神经节特殊的中间神经元及颈动脉体中,起着神经递质的作用。

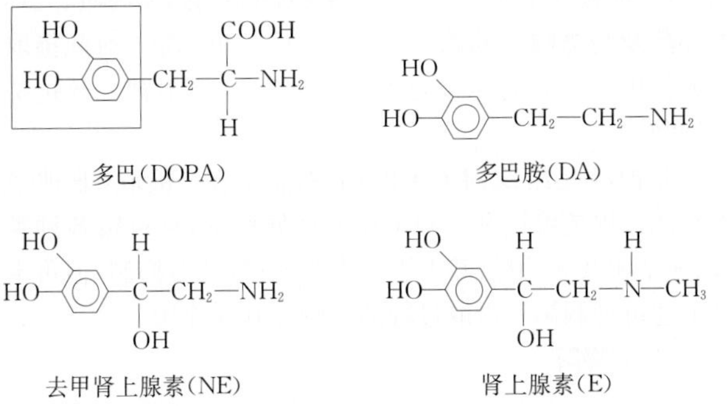

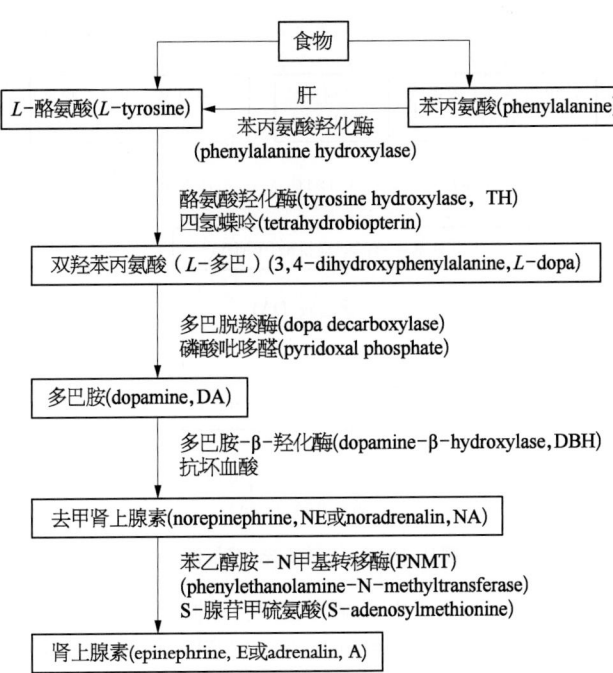

图 5-19-1　儿茶酚胺

一、儿茶酚胺的合成

CA 合成的前体为 L-酪氨酸(L-tyrosine),是由食物中直接摄取或由苯丙氨酸在肝脏中被苯丙氨酸羟化酶羟化而获得,循环血中的 L-酪氨酸浓度为 $(5\sim8)\times10^{-5}$ mol/L,主要集中在大脑和其他 CA 合成组织中。CA 按下述顺序合成(图 5-19-2)。

图 5-19-2　儿茶酚胺的合成

在上述合成过程中,从酪氨酸转化为多巴是在神经元和嗜铬细胞的细胞质内进行的酶限速反应,它可被 CA 合成过程中的几种终产物即多巴、DA 及 NE 抑制。酪氨酸羟化酶(TH)是一种定向酶,主要存于肾上腺髓质(K_m 2×10^{-5} mol/L)、大脑(K_m 0.4×10^{-5} mol/L)和交感神经系统中,将酪氨酸氧化后生成 L-多巴(L-DOPA)。TH 在人体中有 4 个可选择性剪切变体(hTH$_{1-4}$),分布在不同组织中,在大脑和肾上腺髓

质中主要是 hTH$_1$ 和 hTH$_2$。其活化作用需要分子氧、四氢蝶呤(BH$_4$)和 Fe^{2+},而 CA 是 TH 的竞争性抑制剂。多巴脱羧酶(K_m 4×10^{-4} mol/L)是一种非特异性酶,存在于所有组织中,但在肝、肾、大脑及输精管中的浓度最高,它能使多种不同氨基酸脱羧,且需要磷酸吡哆醛(维生素 B$_6$)作为辅助因子,才能使多巴转变为多巴胺。在肾上腺髓质的嗜铬细胞和交感神经节后 NE 和 E 神经元中,多巴胺 β 羟化酶(DBH,K_m 5×10^{-3} mol/L)在亚细胞水平上是定位在嗜铬细胞颗粒和儿茶酚胺能神经元的神经分泌囊泡中,被糖皮质激素、cAMP 和其他底物激活后,作为混合性功能氧化酶需要分子氧和抗坏血酸作为氧供体,将 DA 羟化形成 NE,NE 是大多数交感神经节后神经元的最终产物。苯乙醇胺-N 甲基转移酶(PNMT)在肾上腺髓质嗜铬细胞和中枢神经系统(CNS)的 C$_1$~C$_3$ 细胞组的少数肾上腺素能神经元中,其定位在细胞质,需要 S-腺苷甲硫氨酸作为甲基供体,使 NE 的 N 端甲基化形成 E。由于 NE 在储存囊泡中生成,故 E 的合成取决于 NE 从囊泡进入细胞质的数量。PNMT 在肺、心脏、肾脏、肝脏、脾脏、胰腺中也有少量表达,但这些组织对血浆和尿中 E 的水平影响较小。PNMT 在肾上腺髓质中的表达是受糖皮质激素的调节,肾上腺髓质的糖皮质激素浓度较循环血中高 100 倍,是维持 PNMT 生理活性的主要条件,PNMT 基因转录也能通过毒蕈碱和烟碱受体的神经刺激调节。肾上腺髓质的部分血流供应来自皮质,其高浓度的糖皮质激素可诱导 PNMT 使其具有较强活性,因此 E 主要在肾上腺髓质中合成。电镜及组织化学研究提示肾上腺髓质有两种不同的、分别含有 E 或 NE 的嗜铬颗粒,释放 NE 的细胞在髓质动脉的周围,而释放 E 的细胞则分布在从皮、髓质静脉窦得到主要血液供应的部位。

二、儿茶酚胺的储存与释放

CA 被摄取到嗜铬细胞颗粒、交感神经末端分泌囊泡和中枢神经儿茶酚胺能神经元中是受囊泡单胺转运蛋白(vesicle monoamine transporters,VMAT)调节的。这些转运蛋白含有 12 个跨膜域和一个大的亲水环,有 3~5 个位于囊泡腔内跨膜结构域 1 和 2 之间的潜在 N 链糖基化位点。目前知道有两种类型的 VMAT,VMAT-1 主要分布在外周器官的内分泌和旁分泌细胞中,而 VMAT-2 是 CNS 的主要转运蛋白,分布在交感神经、胃、肾上腺髓质和血细胞中的组胺能细胞中,这两种转运蛋白在人体和大鼠肾上腺髓质中均有表达。

CA 存在于肾上腺髓质和交感神经支配的多种器官中,其浓度反映交感系统神经元的密度。CA 在肾上腺髓质中的含量为 0.5 mg/g;在脾脏、输精管、大脑、脊髓和心脏的含量为 1~5 μg/g;在肝脏、胃肠道和骨骼肌中含 0.1~0.5 μg/g。CA 储存在肾上腺髓质嗜铬细胞颗粒囊泡中,并与 ATP 结合;CA 在嗜铬细胞颗粒中储存的浓度高达 0.5~1 mol/L,其含量与 ATP 的摩尔比(molar ratio)为 4∶1,而在 NE 能神经元的囊泡中则为(6~8)∶1;在从嗜铬细胞瘤分离的颗粒中,CA 与 ATP 的摩尔比大大高于肾上腺髓质。

嗜铬细胞颗粒囊泡直径约为 1 μm 电子密度,其膜内侧表面含有多巴胺 β-羟化酶和 ATP 酶,使依赖于 Mg^{2+} 的 ATP 酶

能较容易地从颗粒中摄取或抑制 CA 释放。肾上腺髓质嗜铬细胞颗粒囊泡还能释放钙、镁、ACTH、血管活性肠肽（VIP）、脑啡肽等多种神经肽及嗜铬粒蛋白（chromogranin）等。

肾上腺嗜铬细胞释放 CA 主要受支配胆碱能神经纤维的活性变化的调节，这些神经释放的乙酰胆碱作用于嗜铬细胞表面的尼古丁能受体，改变细胞膜对 Ca^{2+} 和其他离子的渗透性，Ca^{2+} 的流入可刺激肾上腺嗜铬细胞释放肾上腺素。此外，动作电位也通过电压依赖的 Na^+ 通道使 Ca^{2+} 流入，刺激囊泡中储存物的胞外释放进入细胞外液中。因此，CA 释放是依赖于 Na^+ 和 Ca^{2+} 的胞吐作用（exocytosis），通过与嗜铬颗粒邻接胞膜的融合、破裂而进行，其确切机制尚未完全了解，但除颗粒囊泡的内层和胞质内其他大分子外，嗜铬颗粒内的全部可溶性物质，如多巴胺 β-羟化酶、嗜铬粒蛋白、脑啡肽、神经肽 Y 及 ATP 等均与 CA 同时释放到细胞外液，而囊泡内层则再循环进入新的颗粒中。NE 在交感神经节后神经元轴突末端的储存和胞外释放可能与嗜铬细胞颗粒类似。

CA 释放还受几种体液因子如前列腺素、血管活性胺类、肽类和其他物质的调节；CA 本身也可通过交感神经节前神经元的自身受体来调节其释放。

三、儿茶酚胺分泌的调节

在运动、疼痛、感染、出血、麻醉、手术、缺氧、窒息及低血糖等多种应激情况下，肾上腺髓质分泌 CA 增加；在低血糖及上述大多数应激状况时，E 分泌率的增加幅度大于 NE；而在缺氧和窒息时，NE 从肾上腺髓质的分泌量也较其他应激时明显增多。

CA 分泌受交感神经节前纤维末端释放乙酰胆碱作用的调节，轴突膜上产生的去极化作用触发 Ca^{2+} 内流，而 Ca^{2+} 增加可刺激胞外作用，使储存在嗜铬颗粒中的 CA 及其他可溶物释放出来。酪胺（tyramine）主要使胞质中未储存的 NE 释放，可卡因和单胺氧化酶抑制剂可抑制酪胺的作用，但不影响神经刺激引起的 CA 释放。NE 激活突触膜上不同的 α 受体而对其自身释放起着重要调节作用，与突触后 α_1 受体结合可使血管收缩，而与突触前 α_2 受体结合则减少其合成或分泌。

通过高亲和力再摄取机制可以终止 CNS 和交感神经系统释放的 CA 的作用，在清除从神经释放的 CA 时主要是神经元的摄取作用，而清除循环血中的 CA，特别是肾上腺髓质释放 E 时则是神经元外细胞的摄取起到重要作用。

膜电位的变化，突触前受体激活/抑制和其他刺激均可改变转运蛋白的功能，在急性调节时，膜转运蛋白分子在细胞中的重新分布和结合与第二信使有关。未被神经元或非神经元细胞摄取的 CA 可通过弥散作用进入毛细血管和通过循环血到达肝、肾等器官，再被神经元外单胺转运蛋白摄取和代谢。

四、儿茶酚胺的代谢

CA 进入血循环中与白蛋白或具有低亲和力和高容量的蛋白质结合后，其作用可很快终止。CA 与其受体结合后有相对低的亲和力和快的解离能力，而游离 CA 将通过下述几种机制进行代谢及灭活。

（一）摄取

$85\%\sim90\%$ 从神经突触释放的胺类，在局部被它们释放部位的神经末梢所摄取，此种神经元轴突的作用称为第一摄取（神经元性），循环血中 CA 也是通过此机制被摄取。轴突膜的摄取过程需要能量，是可饱和且具有方向选择性及钠依赖性，并能被可卡因、某些拟交感胺如间羟胺、苯丙胺、三环抗抑郁药及吩噻嗪等药物所阻断，但 Ca^{2+} 和 Mg^{2+} 对此摄取过程无作用。CNS 的神经元也可摄取 DA，但不被三环抗抑郁药抑制。

非神经元组织对 CA 的摄取称为第二摄取（非神经元性），此过程是可饱和并对 CA 非特异性的，它可被各种类固醇、酚苄明及 3-甲氧基去甲肾上腺素（NMN）抑制，但可卡因及上述可抑制第一摄取过程的药物对其无作用。

（二）降解

被神经元摄取的 CA，约 75% 进入嗜铬颗粒中储存及再释放，另一部分则被单胺氧化酶（monoamine oxidase，MAO）脱氨基后，以代谢物形式释放入血中。神经元内的 MAO 是一种黄素蛋白（flavoprotein），位于线粒体外层膜上，其底物与 NE 特异性结合，使其氧化成二羟苯甘醇（dihydroxyphenylglycol，DHPG）或二羟扁桃酸（dihydroxymandelic acid，DHMA），MAO 对神经元内的 CA 降解起重要作用（图 5-19-3）。

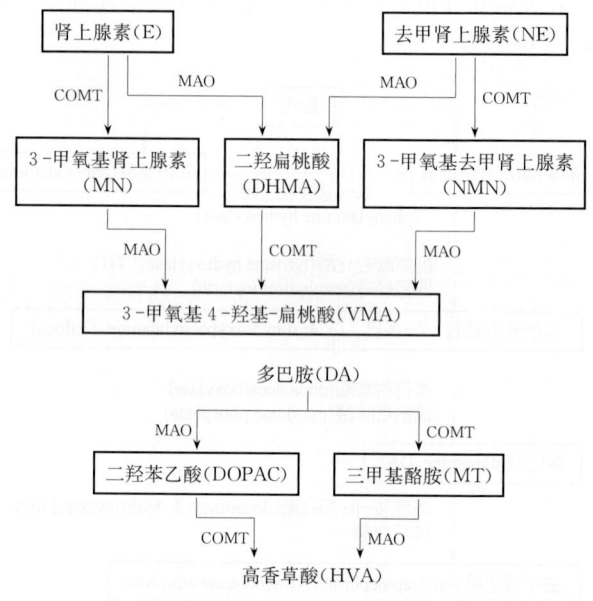

图5-19-3　儿茶酚胺的降解代谢

在第二摄取过程中，存在于肝、肾中的儿茶酚-氧-甲基转移酶（catechol-O-methyltransferase，COMT）将 CA 转化成甲氧基衍生物，S-腺苷甲硫氨酸供给甲基及反应所需的二价离子。COMT 是使神经元外的 CA 降解的一种重要酶，它可使循环血中的 CA 及局部释放的 NE 降解代谢，人类血中约 70% 的 E 被甲基氧化，24% 被脱氨。

CA 降解主要通过细胞内 COMT 和 MAO 两种酶系统，在 COMT 和甲基供体-S-腺苷甲硫氨酸的作用下，NE 和 E 分别被降解为 3-甲氧基去甲肾上腺素（NMN）及 3-甲氧基肾上腺素（MN）；再在 MAO 的作用下，降解为 3-甲氧基-4-羟基苦杏仁酸，即香草扁桃酸（VMA）；同时，NE

和 E 也可在 MAO 的作用下,先降解生成 3,4 -二羟基扁桃酸,然后在 COMT 的作用下,转化为终产物 VMA。DA 与 NE 和 E 类似,通过 COMT 和 MAO 的作用,降解为高香草酸(HVA)。

(三) 结合

CA 在酚磺基转移酶(PST)的作用下,与硫酸盐或葡萄糖醛酸化物结合,人类主要在肝、肠或红细胞中与硫酸盐结合而降低其生物活性,此结合作用是 CA 的另一重要代谢途径。当 PST 系统活跃时,结合型 CA 增多,而经 COMT 及 MAO 途径的代谢物 VMA 减少;反之,则 VMA 增多,但对此过程的认识目前还不十分清楚。

五、儿茶酚胺的清除

CA 在循环血中通过细胞摄取和代谢而被很快清除,肝、肾、骨骼肌及体内多种组织均为其清除部位。进入血循环的 NE 仅有 2%~3% 以原型排入尿中,在血浆中 CA 的半衰期仅为 1~2 min。

六、儿茶酚胺的受体

药理和生化研究证实儿茶酚胺有 α、β 及多巴胺肾上腺能受体,其分别为 α_1、α_2、β_1、β_2、β_3、多巴胺 1(DA1)及多巴胺 2(DA2)多种肾上腺能受体亚型。

α_1 受体有 α_{1A}、α_{1B} 和 α_{1D} 三种亚型,是在突触后并位于效应组织上。刺激血管平滑肌的 α_1 受体可使血管收缩、血压升高;刺激心脏的 α_1 受体产生正性变力作用;刺激其他组织的 α_1 受体则分别使汗腺分泌增多、瞳孔扩大、小肠运动迟缓或子宫收缩,其效应受磷脂酰肌醇及胞浆内增高的钙浓度调节。经典的 α_1 受体激动剂是苯肾上腺素,α_1 受体阻滞剂是哌唑嗪。

α_2 受体有 α_{2A}、α_{2B} 和 α_{2C} 三种亚型,多数 α_2 受体位于突触前,受刺激时可抑制 NE 及胰岛素分泌;而血管平滑肌的 α_2 受体是在突触后及突触外,受刺激时使血管收缩;刺激大脑 α_2 受体则减少交感神经活性;此外还可使血小板聚集。α_2 受体受被抑制的腺苷环化酶活性及激活的钾通道的调节。经典的 α_2 受体激动剂有可乐宁和甲基多巴,它们通过激活中枢 α_2 受体,抑制大脑的交感神经传出而降低血压;经典的 α_2 受体阻滞剂是育亨宾(yohimbine)。

酚苄明和酚妥拉明是非选择性 α 受体阻滞剂,对 α_1 和 α_2 受体均有阻滞作用。

乌拉地尔(eupressyl,EBRANTIL)也是 α 受体阻滞剂,有阻滞突触后 α_1 受体和外周 α_2 受体的作用,但以前者为主;它亦可激活中枢 5 -羟色胺受体,降低延脑心血管调节中枢的交感反馈而降低血压。

β_1 受体有较广泛的功能,受刺激后使心脏产生正性肌力作用和变时反应、脂肪分解、肾脏分泌肾素增加。经典的 β_1 受体激动剂是多巴酚丁胺(dobutamine),选择性 β_1 受体阻滞剂是美托洛尔(metoprolol)和阿替洛尔。

β_2 受体被刺激后,使支气管扩张、骨骼肌血管舒张、糖原分解、子宫和小肠平滑肌舒张,并增加交感神经的 NE 释放。β_2 受体激动剂包括间羟异丙肾上腺素(metaproterenol)、沙丁胺醇(albuterol)、特布他林(terbutaline)和 isoetharine。普萘

洛尔、阿普洛尔(alprenolol)、纳多洛尔(nadolol)和噻吗洛尔(timolol)是 β_1 和 β_2 受体阻滞剂。β_1 和 β_2 受体的作用均通过激活腺苷环化酶来调节。

β_3 受体活化后可在脂肪组织中使脂肪分解,BRL37344 是 β_3 受体选择性激动剂。

DA1 受体主要分布在冠状动脉、肾、肠系膜和大脑血管床,刺激 DA1 受体可使血管舒张。fenoldopan 是经典的 DA1 受体激动剂,而 Sch23390 和 Sch23982 是特异的 DA1 受体阻滞剂。刺激肾脏 DA1 受体后产生利尿和利钠作用。

部分 DA2 受体在交感神经末梢突触前,受刺激后抑制 NE 释放;其他 DA2 受体在交感神经节上,被刺激后可抑制神经节的传导;激活大脑 DA2 受体可致呕吐及抑制催乳素释放。溴隐亭、阿扑吗啡和 lergotrile 是特异的 DA2 受体激动剂,而氟哌啶醇(haloperidol)和多潘立酮(domperidone)是特异的 DA2 受体阻滞剂。DA1 和 DA2 受体均受腺苷环化酶调节,但分别通过与 Gs 或 Gi 两种不同调节蛋白的作用来完成。

七、儿茶酚胺的生理作用及其机制

CA 几乎影响体内每一组织和器官,它通过靶细胞膜上的特异受体亚型,发挥不同的生理学效应,交感神经系统释放的 CA 对机体的应激反应起着重要调节作用。

(一) 心血管作用

CA 激活心肌 β_1 受体可提高其应激力,增加心肌收缩力及频率;刺激 α 受体可使血管平滑肌收缩;刺激 β_2 受体则使血管舒张,但 CA 的主要作用还是增加心率和心输出量,收缩外周血管而致血压升高。

NE 主要收缩血管,增高收缩压及舒张压,反射性兴奋副交感神经使心率减慢、心输出量减少。E 使皮肤、肾及黏膜血管床收缩,肝血流增加,但通过 β_2 受体的作用使骨骼肌松弛。它主要使心率增快、心输出量增加、收缩压升高,在低浓度时对舒张压无影响,但随着血浆 E 浓度增高使舒张压下降,但在生理范围。

DA 增加心输出量,其原因除 β_1 受体的调节作用外,同时也因刺激了肾上腺素轴突末梢的 NE 释放。小剂量 DA 减少肠系膜和肾血管抵抗,但使其他血管收缩,因此收缩压较舒张压升高明显。

(二) 血管平滑肌外作用

CA 可调节血管外组织的平滑肌活性,通过 β_2 受体扩张支气管、舒张子宫平滑肌;而刺激 α 受体可使子宫收缩、瞳孔扩大;β_1 受体的作用可减少胃肠运动和膀胱平滑肌的舒张、收缩。

(三) 代谢调节作用

CA 通过直接或间接的作用使某些有调节代谢过程作用的激素分泌发生变化而产生多种代谢作用。

CA 直接的代谢作用包括:① 通过糖原分解和糖原异生刺激肝糖生成及释放(在人类,β_2 受体的作用大大超过 α 受体作用),限制 CNS 以外的糖利用(β_2 受体);② 刺激糖原分解和糖酵解,同时伴乳酸和丙酮酸盐从肌肉组织释放增加(β_2 受体);③ 刺激某些氨基酸,如丙氨酸从肌肉释放(β 受体);④ 刺激脂肪分解(β_1 受体),增加甘油和脂肪酸释放,此作用显著超过了脂肪中的脂肪分解作用(α_2 受体);⑤ 刺激肝酮体

生成；⑥刺激钾（β受体）和磷酸盐进入细胞，产生低钾血症和低磷血症；⑦温度调节。

E使血糖升高的机制比较复杂，涉及激素的直接和非直接作用，以及刺激糖生成和限制糖利用，它们是通过β和α受体双重途径来进行的。抑制胰岛素的分泌是E的一个很重要的非直接升糖作用，α受体阻滞剂可防止E的此种作用并减少生糖反应。但当E持续升高时仅有部分胰岛素的分泌受抑制。E的直接升糖作用包括减少糖的利用和刺激糖的生成，前者是通过β肾上腺能的机制，在人类，肝糖生成的直接刺激作用主要通过β受体机制调节。

E在正常人产生血流动力学及代谢作用的静脉血浆浓度阈值大约如下：脂肪分解或升温作用、心脏变时和收缩压力反应：410～680 pmol/L（75～125 pg/ml）；生糖、生酮、糖酵解作用：550～1 100 pmol/L（100～200 pg/ml）；但不等于生物学的阈值，因为动脉E水平一般是静脉水平的2倍，而静脉NE浓度大于动脉水平。

总的来说，E主要是作为一种肾上腺髓质激素，产生自分泌、旁分泌或神经递质的功能作用，而NE主要作为交感神经节后神经元的神经递质，在外周产生作用。因此，在一般正常生理状况下，血浆NE浓度可反映交感神经活性。人类在基础状态下，肾上腺髓质分泌的NE仅占循环血中的2%～8%；而在低血糖应激状态下的动物，肾上腺髓质产生的NE为血中浓度的30%～45%，提示对低血糖刺激的反应，主要来自肾上腺髓质。因此，在应激情况下，血浆NE浓度不能作为反映交感神经活性的指标。

八、儿茶酚胺在嗜铬细胞瘤中的合成、释放和代谢

嗜铬细胞瘤中CA的合成和释放比正常肾上腺髓质增高，而且变化大和不易控制。虽然所有嗜铬细胞瘤都可产生CA，但是种类却不同，这反映了CA生物合成酶的差异。大多数肾上腺嗜铬细胞瘤可同时产生NE和E，但合成NE通常大于E；极少数主要生成E；DA生成较少，主要转化为NE；肾上腺外肿瘤主要合成和释放NE，也有少数副神经节瘤主要合成DA。

嗜铬细胞瘤中TH mRNA水平、TH、多巴脱羧酶和多巴胺β-羟化酶的活性高于正常肾上腺髓质组织，故肿瘤组织中CA合成增多。不同嗜铬细胞瘤中TH活性也不同，如在多内分泌腺瘤病2型（MEN2）患者中增高，而在von Hippel-Lindau（VHL）患者中减少，因此前者CA高于后者。上述CA的不同不仅影响患者的临床表现，也同时影响患者的生化试验结果。

肿瘤中PNMT的不同表达和E生成量多少也同样决定患者可有不同临床表现，分泌E为主较分泌NE为主的嗜铬细胞瘤患者更多表现为心悸、焦虑、高血糖和肺水肿。PNMT的表达受糖皮质激素受体调节机制的控制，由于类固醇激素的局部作用，肾上腺嗜铬细胞瘤通常主要合成E，而肾上腺外肿瘤由于缺乏PNMT，则主要产生NE或DA；也有肾上腺嗜铬细胞瘤仅合成NE或肾上腺外肿瘤仅分泌E。由于肿瘤定位不同，vHL综合征的嗜铬细胞瘤患者主要合成NE，而

MEN2型患者则合成NE和明显增多的E。此两种遗传综合征的嗜铬细胞瘤患者中，可根据血浆和尿CA及代谢产物的不同水平来进行鉴别诊断。

不同肿瘤表型可反映相关基因突变的表达和不同类型嗜铬细胞的发展阶段。在转移性嗜铬细胞瘤中，肿瘤通常有原始表型，可能反映基因表达缺失如去分化，或反映嗜铬细胞在早期阶段发育停滞。此外，在组织、血浆和尿中高浓度水平的L-多巴和DA也是转移性嗜铬细胞瘤的重要特征。虽然血浆或尿中L-dopa和DA的升高本身并不是良性或转移性嗜铬细胞瘤的高敏感或特异性标志物，但当同时伴有血浆NE升高或其他嗜铬细胞瘤的临床表现时，则应怀疑为转移性疾病。

肾上腺髓质是体内除肝脏以外MN和NMN的最大来源地，至少血液中90%MN和40%NMN是分别来源于肾上腺中的E和NE。而嗜铬细胞瘤患者，94%以上升高的血MN是CA在肿瘤细胞里被COMT代谢生成，而不是被肾上腺外的COMT代谢循环血CA所致。即增高的MN浓度是先在肿瘤内产生，然后再释放入血的，而不是CA从肿瘤释放入血以后再被COMT代谢所致。

嗜铬细胞瘤患者血浆游离MN浓度增高的百分比大于CA，故测定MN对诊断嗜铬细胞瘤更敏感。正常人血NE和NMN来自交感神经和肾上腺髓质，24%～40%NMN和7%NE从肾上腺进入血中。

参考文献

［1］ Lioyd RV. Adrenal gland［M］//Lioyd RV. Endocrine pathology. Berlin：Springer，1990：141-175.

［2］ Wilsonetal EJ. Harrison's principles of internal medicine［M］. 12th ed. New York：McGraw-Hill，1991：1735-1739.

［3］ Kaplan NM. Endocrine hypertension［M］//Wilson & Foster. Williams textbook of endocrinology. 8th ed. Philadelphia：WB Saunders，1992：707-731.

［4］ Landsberg L，Young JB. Catecholamines and the adrenal medulla［M］//Wilson & Foster. Williams textbook of endocrinology. 9th ed. Philadephia：WB Saunders，1998：665-703.

［5］ 曾正陪. 肾上腺髓质疾病［M］//方圻. 现代内科学. 北京：人民军医出版社，1995：2609-2623.

［6］ 曾正陪. 肾上腺髓质激素的生理生化［M］//史轶蘩. 协和内分泌和代谢学. 北京：科学出版社，1999：1209-1216.

［7］ Cryer PE. Diseases of the sympathochromaffin system［M］//Felig P，Baxter JD，Frohman LA. Endocrinology and metabolism. 3rd ed. New York：McGraw-Hill，1995：713-718.

［8］ Keiser HR. Pheochromocytoma and related tumors［M］//DeGroot LJ. Endocrinology（vol.2）. 4th ed. Philadelphia：WB Saunders，2001：1862-1883.

［9］ Schulz C，Eisenhofer G，Lehnert H. Principles of catecholamine biosynthesis，metabolism and release［J］. Front Horm Res，2004：31，1-25.

［10］ Manger WM，Gifford RW. Catecholamine metabolism：biosynthesis，storage，release，and inactivation［M］//Clinical and experimental pheochromocytoma. 2nd ed. Oxford：Blackwell Science，1996：8-31.

［11］ Kaplan NM. Pheochromocytoma（with a preface about incidental adrenal masses）［M］//Kaplan's Clinical hypertension. 9th ed. Philadephia：Lippincott Williams & Wilkins，2006：389-409.

［12］ Smith SL，Slappy AL，Fox TP. Pheochromocytoma producing vasoactive intestinal peptide［J］. Mayo Clin Proc，2002，77：97-100.

［13］ Pacak K，Lenders JWM，Eisenhofer G. Catecholamines and adrenergic receptors［M］//Pheochromocytoma，diagnosis，localization，and treatment. Oxford：Blackwell，2007：41-69.

［14］ Young WF. Endocrine hypertension，Adrenal medulla and catecholamines［M］//Melmed S，Polonsky KS，Larsen PR，et al. Williams textbook of endocrinology. 13th ed. Philadelphia：WB Saunders，2015：556-559.

第二十章·肾上腺髓质功能检查

曾正陪

一、激素及代谢产物测定

在嗜铬细胞瘤/副神经节瘤的定性诊断中,测定血浆或尿游离儿茶酚胺(CA),包括去甲肾上腺素(NE)、肾上腺素(E)和多巴胺(DA),以及代谢产物 3-甲氧基去甲肾上腺素(NMN)、3-甲氧基肾上腺素(MN)、3-甲氧基 4-羟基-扁桃酸(VMA)和高香草酸(HVA)的浓度具有很重要的意义。目前较灵敏的测定方法为高效液相色谱(HPLC)电化学检测分析法(LC/ECD)、放射酶法、酶免疫分析法(ELA)及液相色谱串联质谱法(LC-MS/MS)。

(一)尿 CA 测定

1. 适应证·高血压患者,诊断及鉴别诊断嗜铬细胞瘤/副神经节瘤。

2. 操作方法

(1) 24 h 尿 CA 测定:持续高血压的患者于试验日晨7:00 至次日晨 7:00 留尿,将全部尿置入事先已加入 5 ml 6 mol 盐酸的容器中,混匀后记尿量并保持尿液 pH<3。取 3 ml 尿液,放入含抗氧化剂的标本管中,−20℃保存,直至 CA 排量测定前。

(2) 发作 4 h 尿 CA 测定:阵发性高血压患者在高血压发作时,从发作前最后一次排尿时间算起,收集包括发作时间在内的 4 h 的尿,将全部尿置入事先已加入 5 ml 6 mol 盐酸的容器中保持尿液 pH<3,混匀后记尿量,取 3 ml 尿液,放入含抗氧化剂的标本管中,−20℃保存,至 CA 排量测定前。并与次日于不发作时的同样时间和同样条件下收集并测定的尿 CA 值比较。

3. 结果判断及临床意义·正常人尿 CA 排泄量呈昼夜周期性变化,即白昼的排泄量高于夜间,并在活动时排量增多。尿 CA(NE+E)正常排量为 591~890 nmol/d(100~150 μg/d),其中 80% 为 NE,20% 为 E。大多数嗜铬细胞瘤/副神经节瘤患者在发作或不发作时的尿 CA 均明显增高,往往>1 500 nmol/d(250 μg/d),但少数阵发性高血压患者,在不发作时尿 CA 水平可正常。

4. 评述·应收集阵发性高血压患者高血压发作时的尿进行测定,有时因发作时间很短,尿 CA 排量短暂增高,测定 24 h 尿 CA 则因被全日尿量稀释而测定值正常。故应收集发作时间段(如 2~4 h)的尿来测定 CA 排量(发作日),并与次日不发作时的同样时间和同样条件下收集及测定的尿 CA 值(对照日)比较,如明显增高则应进一步检查以帮助诊断。有的患者需多次留尿进行测定,或在 24 h 动态血压监测下,按白昼或夜间分段留尿,观察 CA 排量与血压的关系。

5. 注意事项·留尿时间应准确;于收集尿标本的容器中应加入 6 mol HCl 使其尿液酸化(pH<3.0),并放置在低温下以保持 CA 测定的稳定性;送尿标本时应标记尿量。由于尿 CA 的排量受尿量及肾功能的影响,尤与肌酐清除率有关,故应测定肌酐值来进行尿 CA 校对。24 h 尿 CA 的正常参考范围因各实验室的测定方法不同而有差异。

(二)24 h 尿 MN 及 NMN 排量测定

1. 适应证·高血压患者,诊断及鉴别诊断嗜铬细胞瘤/副神经节瘤。

2. 操作方法·留尿时间与方法同尿 CA 测定。

3. 结果判断及临床意义·MN 及 NMN 是 E 和 NE 的中间代谢产物,正常人尿 MN+NMN 排量<1.3 mg/d(7.2 μmol/d),其中 MN<0.4 mg/d(2.2 μmol/d),NMN<0.9 mg/d(5.0 μmol/d)。大多数嗜铬细胞瘤/副神经节瘤患者的尿 MN+NMN 排量高于正常值 2~3 倍,此排量的多少可反映肿瘤分泌 CA 的功能活性。

4. 评述·测定嗜铬细胞瘤/副神经节瘤患者尿 MN+NMN 的诊断阳性率为 97%,尿 CA 和 VMA 的诊断阳性率分别为 76% 和 88%;三者的假阴性率分别为 MN+NMN<5%、CA 1%~21%、VMA 10%~29%。因测定 MN+NMN 的灵敏性及特异性较 CA 及 VMA 高,故对嗜铬细胞瘤/副神经节瘤的诊断有较大价值。

(三)尿 VMA 或 HVA 排量测定

1. 适应证·高血压患者,诊断及鉴别诊断嗜铬细胞瘤/副神经节瘤。

2. 操作方法·留尿时间与方法同尿 CA 测定。

3. 结果判断及临床意义·VMA 是 NE 及 E 的最终代谢产物,正常值<7 mg/d(35 μmol/d);HVA 是 DA 通过儿茶酚甲基转移酶(COMT)和单胺氧化酶(MAO)的降解产物,正常值<7 mg/d(45 nmol/d)。

4. 评述·尿 VMA 水平测定对诊断嗜铬细胞瘤/副神经节瘤的敏感性为 46%~77%,特异性为 86%~99%,但应同时测定尿 CA 及其代谢产物的水平可增加诊断准确性,并可判断肿瘤分泌 CA 的转化率。肿瘤重量<50 g 时其 CA 转化率较快,主要释放大量 CA 入血,此时尿中 CA 排量相对较多,而代谢产物浓度较低;肿瘤重量>50 g,则 CA 转化率较慢,部分 CA 在瘤体内被代谢,故主要释放 CA 的代谢产物,如 MN、NMN、VMA 入血。因此,瘤体虽小但其分泌释放功能活跃的患者往往血或尿 CA 水平较高而尿 VMA 正常,且临床症状较瘤体大者为重;瘤体较大的患者则可能以尿 VMA 水平增高为主。

(四)血浆 CA 及代谢产物 MN、NMN 浓度测定

1. 概述·测定血浆 CA 及 MN、NMN(MN)浓度主要有

放射酶法、HPLC 电化学检测分析法（LC/ECD）、酶免疫分析法（ELA）和液相色谱串联质谱法（LC-MS/MS）。目前常用 LC/ECD 和 LC-MS/MS。

2. 适应证·高血压患者，诊断及鉴别诊断嗜铬细胞瘤/副神经节瘤。

3. 操作方法·患者空腹、卧位休息 30 min 后和安静状态下，或在高血压发作时抽血，取血前应于静脉内留置注射针头，以减少抽血时疼痛刺激所致生理性升高。如用保留针头取血的方法则于静脉穿刺后至少保留 20 min 再抽取血标本，置入用肝素抗凝的试管中混匀，在 1 h 内进行低温离心、分离血浆、冷冻储存于−20℃以下，并尽快进行测定。患者采血前应避免饮酒、吸烟、喝咖啡或茶、避免剧烈运动；空腹 12～14 h。建议采用 LC/ECD 或 LC-MS/MS 进行 CA、MN 浓度测定。

4. 结果判断及临床意义·正常人在平卧及安静状态时血浆 NE＜500～600 pg/ml（3.0～3.5 nmol/L），E＜100 pg/ml（545 pmol/L）；而大多数嗜铬细胞瘤患者往往血浆 NE＞1 500 pg/ml（9 nmol/L），E＞300 pg/ml（1.6 nmol/L）。血浆游离 NMN 0.6～0.9 nmol/L、MN 0.3～0.6 nmol/L；坐位血浆 MN＜0.50 nmol/L，NMN＜0.90 nmol/L；24 h 尿 NMN 水平 3.0～3.8 nmol/L，24 h 尿 MN 水平 1.2～1.9 nmol/L。

5. 评述·由于血浆 CA 测定受多种生理、病理因素及药物的影响，而且每个血标本仅代表单一的时间点，它不能代替收集时间段尿的累加作用。

（五）激素及代谢产物测定的意义及影响因素

血和尿 NE、E、DA、MN 和终末代谢产物 VMA 浓度的测定是嗜铬细胞瘤和副神经节瘤（PPGL）定性诊断的主要方法。MN 仅在肾上腺髓质和 PPGL 瘤体内代谢生成并以高浓度持续存在；肿瘤分泌释放 NE、E 可为阵发性并能被多种酶水解，故当 NE、E 测定水平正常时，高水平 MN 作为 PPGL 的特异性标志物，可明显提高 PPGL 的诊断敏感性及降低假阴性率。

2014 年美国内分泌学会和欧洲内分泌学会制定的《嗜铬细胞瘤副神经节瘤临床实践指南》和 2016 年中华医学会内分泌学分会的专家共识均推荐血浆游离和尿 MN 作为首选的生化检查指标并建议用液相色谱串联质谱分析（LCMS/MS）或液相色谱电化学检测方法（LC/ECD）测定 MN；其次可检测血或尿 NE、E、DA 浓度帮助诊断 PPGL。

因体位及应激状态均可影响 CA 水平，故应让患者休息 30 min 后于仰卧位或坐位时抽血测定血浆游离 CA 及 MN，其正常参考值范围也应为相同体位；留取 24 h 尿量检测 MN 水平时应保持尿液酸化状态。

CA 诊断 PPGL 的敏感性为 69%～92%，特异性为 72%～96%；MN 诊断 PPGL 的敏感性为 95%～100%、特异性为 69%～98%；国内资料显示，血浆游离 NMN 浓度在 0.8 nmol/L 时，诊断 PPGL 的敏感性和特异性分别为 95%、90%；血浆游离 MN 浓度在 0.4 nmol/L 时诊断的敏感性和特异性分别为 51%、90%。

评述：① 测定血浆游离或尿 MN 水平诊断 PPGL 的敏感性高，但假阳性率高达 19%～21%。② 如果以 NMN 或 MN 单项升高≥3 倍或两者均升高，血浆或尿 CA 水平较正常参考值上限增高≥2 倍做判断标准则可降低假阳性率；MN 轻度升高时应排除影响因素后重复测定。③ 坐位 NMN 水平的参考值上限是仰卧位的 2 倍，故应使用同一体位的参考值来判断结果。④ NMN 水平随年龄增加，故需按不同年龄调整参考值上限以减少假阳性。⑤ 应避免应激、焦虑状态、活动、饮用咖啡因、茶类等对 CA、MN 测定结果的影响；严重疾病患者在重症监护时可出现假阳性结果。⑥ 避免使用直接干扰检测方法的药物，如利尿剂、肾上腺受体阻滞剂、扩血管药、钙通道阻滞剂等；外源性拟交感药物及甲基多巴、左旋多巴亦可导致假阳性结果。

在上述各种测定中，没有单一测定手段可 100% 肯定 PPGL 诊断。如能同时或多次测定基础状态下及高血压发作时的血或尿 CA 及其 MN 的浓度，则大大提高 PPGL 的诊断符合率。部分有典型发作史的 PPGL 患者在血压正常及未发作时测定血或尿 CA、MN 浓度正常，但不能因此而除外 PPGL；有些有 PPGL 家族史的患者虽无症状和体征，CA、MN 测定亦正常，但影像学检查确实发现有肿瘤，此类患者可有致命性高血压发作，故测定发作时血或尿 CA、MN 水平尤为重要；此外，某些分泌 E 为主的肿瘤同时也可分泌大量 NE。但在一些发作性血压增高的患者，如发作时多次测定血或尿 CA、MN 水平均正常，影像学亦无阳性发现，则可基本除外 PPGL 的诊断。

（六）影响血、尿 CA、MN 测定的药物

除了卒中、出血等中枢神经系统疾病、急性心肌缺血、血管造影、应激或剧烈运动时，可使血、尿 CA 水平明显增加外，多种药物或食物因有荧光反应和刺激内源性 CA 的合成或代谢，或产生干扰性代谢产物而分别影响血、尿 CA 及其 MN 的排泄或测定。

1. 增加尿 CA 浓度·四环素、红霉素、去甲金霉素、奎宁、奎尼丁、尼古丁、咖啡因、水合氯醛、氯丙嗪、阿司匹林、对乙酰氨基酚、拉贝洛尔、丙氯拉嗪、大剂量核黄素、异丙肾上腺素、左旋多巴、甲基多巴、茶碱、乙醇、香蕉、快速扩血管治疗药如硝酸甘油、硝普钠、钙通道阻滞剂，或突然停用可乐定。

2. 减少尿 CA 浓度·胍乙啶、可乐定、利血平、溴隐亭、放射造影剂等，或长期服用钙通道阻滞剂、血管紧张素转换酶抑制剂。

3. 增加尿 MN 及 NMN 排量·CA 类、对乙酰氨基酚、氯丙嗪、氨苯蝶啶、四环素、单胺氧化酶抑制剂。

4. 减少尿 MN 及 NMN 排量·普萘洛尔、放射照影剂等。

5. 增加尿 VMA 及 HVA 排量·CA 类、异丙肾上腺素、萘啶酸、硝酸甘油、利血平、四环素、含香草醛的食物或药物。

6. 减少尿 VMA 及 HVA 排量·氯贝丁酯、阿司匹林、戒酒硫（治疗慢性酒精中毒的一种抗氧化剂）或单胺氧化酶抑制剂等。

由于上述多种药物对 CA 及其代谢产物的测定有干扰，因此为避免假阳性或假阴性结果，收集尿标本前及留尿过程中最好停用一切药物，如可能也应包括所有的抗高血压药，并避免摄取茶、咖啡、可乐、香蕉及抽烟等。

在某些生理或病理状况下血浆 CA 水平可明显增高（表 5-20-1）。

表5-20-1	正常人及某些患者血浆 CA 值的变化	
项 目	去甲肾上腺素(NE)	肾上腺素(E)
健康正常人		
基础值	150~400 pg/ml	25~100 pg/ml
	(0.9~2.4 nmol/L)	(0.1~0.6 nmol/L)
走动	200~800 pg/ml	30~100 pg/ml
	(1.2~4.8 nmol/L)	(0.1~1.0 nmol/L)
运动	800~4 000 pg/ml	100~1 000 pg/ml
	(4.8~24 nmol/L)	(0.5~5.0 nmol/L)
症状性低血糖	200~1 000 pg/ml	1 000~5 000 pg/ml
	(1.2~6 nmol/L)	(5~25 nmol/L)
患者		
高血压	200~500 pg/ml	20~100 pg/ml
	(1.2~3 nmol/L)	(0.1~0.6 nmol/L)
手术	500~2 000 pg/ml	199~500 pg/ml
	(3~12 nmol/L)	(0.5~3 nmol/L)
心肌梗死	1 000~2 000 pg/ml	800~5 000 pg/ml
	(6~12 nmol/L)	(4~25 nmol/L)

注：引自 Alan Goldfien. Adrenal Medulla//Wilson JD, et al. Harrison's Principles of Internal Medicine. 12th ed. 1991：384。

二、药理试验

(一) 激发试验

1. 概述·适用于临床疑诊为 PPGL 的阵发性高血压患者，在其血压正常时或较长时间未能观察到症状发作而不能排除或确诊的患者。试验前应让患者充分了解此试验的目的、意义及注意事项并填写知情同意书。激发试验包括冰水冷加压、胰高血糖素、组胺、酪胺和甲氧氯普胺试验等。

近年来随着血、尿 CA 及其代谢产物测定的广泛应用，激发试验因其高风险性而逐渐被激素测定所取代。如果临床确实需要做激发试验时则应严格掌握适应证和禁忌证，并准备好抢救物品和药品。特别对持续性高血压或年龄较大的患者，不应做此试验，以免发生心、脑血管意外。某些阵发性高血压患者在发作时已测定到血、尿 CA、MN 水平明显增高并已能确诊者，也不需再做此类试验。

2. 胰高血糖素试验

(1) 操作方法：受试者于试验前停服所有药物，空腹 10 h 以上。血压正常者保持安静平卧状态，于一侧上臂测血压，另一侧行静脉穿刺并滴注生理盐水以保持静脉通道，待血压稳定后，快速静脉内注射胰高血糖素 1 mg，于注射前及注射后 2~3 min 分别采集血标本以待测定 CA 水平，并在 10 min 内每分钟测 1 次血压、心率。

(2) 结果判断：因胰高血糖素仅刺激嗜铬细胞瘤分泌 CA，而对正常肾上腺无此作用，故注药后 3 min 内，如血浆 CA 浓度增加 3 倍以上，或 NE>11.8 nmol/L(2 000 pg/ml)，血压增高 2.7/2.0 kPa(20/15 mmHg) 以上时为阳性反应，可诊断 PPGL。如注射胰高血糖素后血浆 CA 浓度不增高，则有助于在疑难病例中除外 PPGL。此试验特异性为 100%，但灵敏性只有 81%。

(3) 注意事项：为预防血压升高，可于试验前 60~90 min 口服哌唑嗪或硝苯地平；同时应准备酚妥拉明，如注射胰高血糖素后血压很快升高，则立即静脉注射酚妥拉明 5 mg 以阻断高血压发作。目前国外主要采用此激发试验。

3. 组胺试验·有较大危险性，可引起严重高血压，导致心、脑血管意外，甚至患者死亡，近年来国外已不采用。

4. 酪胺试验·由于有 3% 假阳性及在家族性嗜铬细胞瘤患者中有较多假阴性，且有一定危险性，目前也很少使用。

5. 甲氧氯普胺试验·甲氧氯普胺是一种很强的促 CA 释放的药物，试验时可先静脉注射 1 mg，如无反应，再试用 10 mg。因此在疑诊为 PPGL 的患者中，应慎用或禁用甲氧氯普胺。

(二) 抑制试验

1. 概述·适用于持续性高血压、阵发性高血压发作期或上述激发试验阳性的患者，当血压≥22.7/14.7 kPa(170/110 mmHg)或血浆 CA 水平中度升高在 5.9~11.8 nmol/L(1 000~2 000 pg/ml)时，可做下述抑制试验以进一步明确诊断。

2. 酚妥拉明(regitine)试验

(1) 适应证：酚妥拉明是短效 α 受体阻滞剂，可阻断 CA 在组织中的作用，因此用来鉴别高血压综合征是否因 PPGL 肿瘤自主分泌过多 CA 所致。当患者血压≥22.7/14.7 kPa(170/110 mmHg)时，可做此试验。

(2) 操作方法：患者先安静平卧 20~30 min，从上肢较大静脉中穿刺并滴注生理盐水以保持静脉通道，同时每 2~5 min 测 1 次血压、心率，如血压平稳并持续≥22.7/14.7 kPa(170/110 mmHg)时，从输液皮管中快速静脉注射酚妥拉明 5 mg，于注药后每 30s 测血压、心率 1 次至 3 min，以后每 1 min 测 1 次至 10 min，于 15、20 min 时再各测 1 次血压及心率。

(3) 结果判断：如注射酚妥拉明后 2~3 min 内血压较用药前降低 4.7/3.3 kPa(35/25 mmHg) 且持续 3~5 min 或更长时间，则为阳性反应，高度提示 PPGL 的诊断。但其阳性率约为 80%，因此如能同时测定血或尿中的 CA、MN 水平，则能明确诊断。

(4) 注意事项：有的 PPGL 患者在注射酚妥拉明后可出现低血压反应，因此可先注射 1 mg 酚妥拉明观察血压变化，如无明显下降再按上述剂量使用。如注射酚妥拉明后患者出现低血压休克时，立即加快输液速度，尽快增加血容量，如仍有严重低血压则在充分补充血容量的基础上静脉滴注去甲肾上腺素或脱羧肾上腺素(phenylephrine)，必要时可用肾上腺皮质激素治疗。

此试验易受药物及多种生理、病理因素的影响而出现假阳性或假阴性结果，如肾衰竭或服用血管扩张剂治疗的患者可有假阳性反应，故在试验前应停用所有降压、镇静、安眠药物至少 48 h，也有的学者建议停药 1 周。

3. 可乐定(clonidine,氯压定)试验

(1) 试验原理及适应证：可乐定是作用于中枢的 α₂ 受体激动剂，当 α₂ 受体被激活后，CA 释放减少，故可乐定能抑制神经源性所致的 CA 释放增多。正常人及非嗜铬细胞瘤的高血压患者在紧张、焦虑时，由于交感神经系统兴奋性增高，血浆 CA 释放增多；而 PPGL 患者是因肿瘤分泌大量 CA 直接进入血循环所致。可乐定抑制非嗜铬细胞瘤患者的 CA 释放，却对 PPGL 患者分泌和释放 CA 无抑制作用。此试验适用于基础血浆 CA 水平异常升高的患者。

(2) 操作方法：患者安静平卧，先行静脉穿刺并保留针头以备采取血标本，于 30 min 时采血为 CA 对照值，然后口服可

乐定 0.3 mg，服药后 1、2、3 h 分别取血测定 CA 水平。

（3）结果判断：服药后大多数高血压患者的血压可下降，正常人及原发性高血压患者的血浆 CA 水平可被抑制到正常范围（按此标准，灵敏性 87%，特异性 93%）或抑制至少 50%（按此标准，灵敏性 97%，特异性仅 67%）。大多数 PPGL 患者血浆 CA 水平不被抑制，有个别患者服可乐定后血浆 CA 正常或非嗜铬细胞瘤患者血浆 CA 不被抑制；在这些患者中如同时做胰高血糖素试验，则可帮助进行诊断。

（4）注意事项：在试验中偶见血压明显下降者，需予以治疗。试验前应停用降压药，试验过程中应密切观察血压变化。因药理抑制试验与激发试验一样，诊断敏感性和特异性均较差，并有潜在风险，故一般不推荐使用。

三、定位诊断

PPGL 一经定性诊断后，应尽快明确肿瘤的定位诊断，因为约 90% 为良性，可经手术切除肿瘤而得以治愈；10% 的恶性肿瘤如能早期发现，及时手术治疗也可延缓患者的生命。故 PPGL 的定位诊断非常重要。但由于嗜铬细胞瘤是定位在肾上腺髓质，副神经节瘤可发生在体内有交感神经链的任何部位，分布很广，定位尚有一定困难。目前影像学检查定位主要采用以下方法。

（一）计算机断层扫描（CT）

指南推荐 CT 为首选的无创性影像学检查，目前已广泛应用于临床，可行肾上腺或其他有关部位的 CT 平扫、注射造影剂增强的肿瘤、血管显像（CTA）及三维重建。CT 对胸、腹和盆腔组织有很好的空间分辨，并可发现肺部转移病灶。增强 CT 扫描对 PPGL 定位诊断的灵敏性为 88%~100%，但特异性仅为 70%。在 CT 片上 PPGL 瘤体显示为边界清楚的圆形或类圆形软组织块影。由于肿瘤内常常有坏死、出血或钙化，故其密度可不均匀；直径可为数厘米或 20~25 cm 不等；恶性者一般瘤体较大，且密度不均，外形不规则，可有周围组织浸润或远处非嗜铬组织转移。但如瘤体较小，有时可出现假阴性。有的患者在 CT 扫描过程中当体位变化或注射照影剂增强显像时，可诱发高血压发作，故宜事先用药物治疗或准备好酚妥拉明以增加检查的安全性。

（二）B超检查

B 超为无创性、方便易行、价格低、易被患者接受的一种定位方法，但因分辨率不高而不易发现较小的肿瘤。对肾上腺外如腹腔、膀胱、盆腔等部位的副神经节瘤进行肿瘤的初筛粗略定位，鉴别肿物为囊性或实性仍有较大实用价值。

（三）磁共振成像（MRI）

指南推荐 MRI 用于以下情况：① 探查颅底和颈部副神经节瘤，其敏感性为 90%~95%，特异性为 67%；② 有肿瘤转移的患者；③ CT 检查显示体内有存留金属异物伪影；④ 对 CT 造影剂过敏以及儿童、孕妇、已知种系突变和最近已有过度辐射而需要减少放射性暴露的人群。

（四）[131]I-间碘苄胍（metaiodobenzylguanidine，MIBG）闪烁扫描

MIBG 是一种肾上腺能神经阻滞剂，因其结构与 NE 类似，而能被瘤组织的小囊泡摄取并储存。用放射性[131]I 标记 MIBG，于静脉注射后 24、48 h 进行显影扫描作为功能影像学

检查。如为高功能 PPGL，则[131]I-MIBG 呈现阳性浓聚显像，故能对 PPGL 同时进行定性和定位诊断，尤其对肾上腺外、多发或恶性转移性病灶的定位有较高的诊断价值。但对分泌功能低的肿瘤显像较差，可出现假阴性。

核素标记的 MIBG 显像是第一个用于诊断和治疗 PPGL 的分子影像技术，初始用[131]I 标记，因[123]I 和[124]I-MIBG-PET-CT 成像具有更高的空间和时间对比度，对检测微小病灶具有更高的敏感性，故国外目前用[123]I-MIBG 显像诊断 PPGL，敏感性高于[131]I-MIBG。其诊断嗜铬细胞瘤和副神经节瘤的敏感性分别为 85%~88%、56%~75%，特异性分别为 70%~100%、84%~100%。MIBG 显像对转移性、复发性 PPGL，位于颅底和颈部、胸腔、膀胱 PGL 及与琥珀酸脱氢酶 B（SDHB）基因相关的 PPGL 检出敏感性较低。恶性 PPGL 患者发生转移且不能手术时，如 MIBG 显像阳性，则可应用[131]I-MIBG 治疗。

拟交感神经药、阻断 CA 转运药物如可卡因和三环类抗抑郁药、钙通道阻滞剂、α 及 β 受体阻滞剂等可减少[123]I-MIBG 浓聚，故需停药 2 周后再行 MIBG 显像；并于检查前服用 3~5 日 Lugol 碘溶液以防止甲状腺对[131]I 的摄取。

（五）生长抑素受体显像

PPGL 肿瘤可高度表达生长抑素受体（SSTR），故[68]Ga-Dotatate 标记的生长抑素类似物可用于 PPGL 的分子影像学诊断，且敏感性很高。生长抑素受体显像对头颈部副神经节瘤定位的敏感性为 89%~100%，明显优于 MIBG（18%~50%）；对副神经节瘤定位的敏感性（80%~96%）高于嗜铬细胞瘤（50%~60%），故推荐生长抑素受体显像用于筛查恶性副神经节瘤的转移病灶。

生长抑素（奥曲肽）TCT 与 ECT 融合显像可对[131]I-MIBG 显像阴性的 PPGL 进行互补检查而帮助确诊。北京协和医院近年来运用[131]I-MIBG 及奥曲肽显像定位诊断了数百例肾上腺外副神经节瘤，特别是诊断了[131]I-MIBG 显像阴性而奥曲肽显像阳性的近 10 例心脏副神经节瘤患者。因此，在临床上定性诊断 PPGL 后应采取多种定位方法去明确肿瘤的定位。

（六）[18]氟-脱氧葡萄糖正电子发射断层扫描（[18]F-FDG-PET-CT）

PPGL 患者常有低氧而导致糖酵解代谢增加，故 FDG-PET-CT 显像也适用于 PPGL。建议用于肾上腺外的交感性副神经节瘤、多发性、恶性和（或）SDHB 相关 PPGL 的首选定位诊断，其对转移性 PPGL 的诊断敏感性为 88%。良性 PPGL 患者的[18]F-FDG 诊断敏感性为 77%、特异性为 90%；与[123]I-MIBG 的敏感性 75%，特异性 92% 相近。但在恶性 PPGL 患者中，[18]F-FDG 的敏感性为 83%，而[123]I-MIBG 的敏感性仅为 50%。

近年来，儿茶酚胺类似物如[11]C 羟基麻黄碱（HED）、[18]F 氟苄基胍（MFBG）、[18]F 多巴（FDA）以及儿茶酚胺前体[18]F-二羟基苯丙氨酸（FDOPA）在国外也被用于标记 PET-CT 显像。不同生长抑素类似物与 SSTR 结合力的研究结果显示 Dotatate 和 sstr2 结合能力明显强于 Dotatoc、Dotanoc 及喷曲肽。[68]Ga-Dotatate PET-CT 对嗜铬细胞瘤和副神经节瘤诊断的敏感性分别为 97.4%、95.8%。[68]Ga-Dotatate、[18]F-FDA、[18]F-FDOPA、[18]F-FDG-PET-CT 及 CT/MRI 对不

同部位及良恶性 PPGL 的肿瘤检出率不同,应根据患者的病情进行个体化选择。

(七) 基因检测

PPGL 的发生与致病基因的种系突变有关,目前已知有 20 余种致病基因。约 50% 的 PPGL 患者存在基因突变,其中 35%~40% 为胚系突变,表现为家族遗传性并作为某些遗传性综合征的表现之一;15%~25% 的患者存在肿瘤组织的体系突变。

指南推荐对所有 PPGL 患者均应到有条件的正规实验室进行基因检测,可根据患者的肿瘤定位和 CA 生化表型选择不同类型的基因检测,建议对所有恶性 PPGL 患者检测 *SDHB* 基因;对有 PPGL 阳性家族史和遗传综合征表现的患者可以直接检测相应的致病基因突变。

(八) 其他

(1) 心脏副神经节瘤患者应进行超声心动图、冠状动脉造影及心肌灌注显像等检查,以了解肿瘤的血液供应情况及心脏功能。

(2) 膀胱副神经节瘤患者的定位诊断还应做膀胱镜检查。

(3) 二羟苯甘醇(DHPG):如果同时测定 NE 及其代谢产物二羟苯甘醇(DHPG),可以提高 PPGL 的诊断特异性。DHPG 仅来自神经元,而非来源于血循环中的 NE 降解,因此如仅有血浆 DHPG 水平增加或血浆 NE:DHPG>2.0,即提示嗜铬细胞瘤,如该比值<0.5 则可除外。在剧烈活动、精神紧张、充血性心力衰竭时,其比值可增高,但不超过 1.0,在分泌 E 为主的嗜铬细胞瘤患者中 NE:DHPG 可在正常范围内。

CA 合成途径中的几种酶,如酪氨酸羟化酶、多巴脱羧酶、多巴胺-β-羟化酶(DBH)和苯乙醇胺-N-甲基转移酶(PNMT)在嗜铬细胞瘤患者的血中并不增高。如嗜铬细胞瘤患者血浆中的多巴浓度明显增高则提示肿瘤为恶性的可能性大。

(4) 嗜铬粒蛋白 A(chromogranin A, CGA):CGA 是一种酸性可溶性单体蛋白质,它伴随 NE 一起在交感神经末梢颗粒中合成、储存和释放,嗜铬细胞瘤患者的 CGA 水平增高。测定血浆 CGA 水平诊断嗜铬细胞瘤的灵敏度为 83%,特异性为 96%。血浆 CGA 水平高低与肿瘤大小、瘤体中 NE 和 CGA 的含量以及尿 VMA 排量相关,而与血压、血浆或尿 CA 水平无相关。此外,肾衰竭时血浆 CGA 水平也升高。

(5) 内啡肽、神经元特异性烯醇化酶(NSE)和神经肽 Y(NPY):它们存在于交感神经系统的神经元、嗜铬细胞瘤、副神经节瘤及某些肿瘤患者的血浆中。所有良性 PPGL 患者的血浆 NSE 水平正常,而在半数恶性 PPGL 患者中却明显增高。测定血浆 NSE 水平可用于鉴别良、恶性嗜铬细胞瘤。

参考文献

[1] Amar L, Servais A, Gimenez-Roqueplo AP, et al. Year of diagnosis, features at presentation, and risk of recurrence in patients with pheochromocytoma or secreting paraganglioma [J]. J Clin Endocrinol Metab, 2005, 90: 2110-2116.

[2] Bravo EL, Tagle R. Pheochromocytoma: state-of-the-art and future prospects[J].Endocr Rev, 2003, 24: 539-553.

[3] Bravo EL. Evolving concepts in the pathophysiology: diagnosis and treatment of pheochromocytoma[J].Endocr Rev, 1994, 15: 356-368.

[4] Eisenhofer G, Goldstein DS, Walther MM, et al.Biochemical diagnosis of pheochomocytoma: how to distinguish true- from false-positive test results[J].J Clin Endocrinol Metab, 2003, 88: 2656-2666.

[5] Fonseca V, Bouloux P-M. Phaeochromocytoma and paraganglioma[J]. Baillirers Clin Endocrinol Metab, 1993, 7: 509-545.

[6] Gifford RW Jr, Manger WM, Bravo EL. Pheochromocytoma [J]. Endocrinol Metab Clin North Am, 1994, 23: 387-404.

[7] Goldstein DS, Eisenhofer G, Flynn JA, et al.Diagnosis and localization of pheochromocytoma[J].Hypertension, 2004, 43: 907-910.

[8] Ilias I, Pacak K.Current approaches and recommended algorithm for the diagnostic localization for pheochromocytoma [J]. J Clin Endocrinol Metab, 2004, 89: 476-491.

[9] Ilias I, Yu J, Carrasquillo JA, et al. Superiority of 6-[18F]-fluorodopamine positron emission tomography versus [131]-metaiodobenzylguanidine scintigraphy in the localization of metastatic pheochromocytoma[J].J Clin Endocrinol Metab, 2003, 88: 4083-4087.

[10] Kudva YC, Sawka AM, Young WF Jr, et al. The laboratory diagnosis of adrenal pheochromocytoma: the Mayo Clinic Experience [J]. J Clin Endocrinol Metab, 2003, 88: 4533-4539.

[11] Lenders JW, Pacak K, Eisenhofer G, et al. New advances in the biochemical diagnosis of pheochromocytoma: moning beyond catecholamines[J].Ann NY Acad Sci, 2002, 970: 29-40.

[12] Lenders JW, Pacak K, Walther MM, et al. Biochemical diagnosis of pheochromocytoma: which test is best? [J]. JAMA, 2002b, 287: 1427-1434.

[13] Kaplan NM.Kaplan's clinical hypertension.9th ed.Philadelphia: Lippincott Williams & Wilkins, 2006.

[14] Lenders JWM, Duh QY, Eisenhofer G, et al. Pheochromocytoma and paraganglioma: an Endocrine Society clinical practice quideline[J].J Clin Endocrinol Metab, 2014, 99: 1915-1942.

[15] 中华医学会内分泌学分会肾上腺学组.嗜铬细胞瘤和副神经节瘤诊断治疗的专家共识[J].中华内分泌代谢杂志,2016,32: 5-11.

[16] 苏颋为,王卫庆,周薇薇,等.血浆甲氧基肾上腺素和甲氧基去甲肾上腺素诊断嗜铬组织来源肿瘤的意义[J].上海交通大学学报(医学版),2010,30(5): 489-492.

[17] 卢琳,陈适,曾正陪.嗜铬细胞瘤和副神经节瘤研究新进展——记第五届国际嗜铬细胞瘤和副神经节瘤大会[J].中华内分泌代谢杂志,2018,34: 532-536.

[18] Janssen I, Chen CC, Millo CM, et al.PET-CT comparing (68) Ga-Dotatate and other radiopharmaceuticals and in comparison with CT/MRI for the localization of sporadic metastatic pheochromocytoma and paraganglioma[J]. Eur J Nucl Med Mol Imaging, 2016, 43(10): 1784-1791.

[19] Timmers HJ, Chen CC, Carrasquillo JA, et al.Comparison of ^{18}F-fluoro-L-DOPA, ^{18}F-fluoro-deoxyglucose, and ^{18}F-fluorodopamine PET and ^{123}I-MIBG scintigraphy in the localization of pheochromocytoma and paraganglioma[J].J Clin Endocrinol Metab, 2009, 94(12): 4757-4767.

第二十一章 · 嗜铬细胞瘤和副神经节瘤

曾正陪

嗜铬细胞瘤(pheochromocytoma, PCC)和副神经节瘤(paraganglioma, PGL)是一种比较少见的、因肿瘤所致的继发性高血压,然而引起从医学生到高年资内分泌医师的极大兴趣;患者可因高血压造成严重的心、脑、肾等血管损害,或因高血压的突然发作而危及生命；但是如能早期、正确诊断并行手术切除肿瘤，却能使大多数患者的高血压恢复正常。因此，它又是临床可治愈的一种继发性高血压。

一、概　述

嗜铬细胞瘤（PCC）是来源于肾上腺髓质嗜铬细胞的肿瘤，副神经节瘤（PGL）是来自肾上腺外嗜铬组织的肿瘤，嗜铬细胞瘤和副神经节瘤两者共同被简称为 PPGL，是内分泌性高血压的重要原因，并在众多的高血压人群中占有相当的比例。由于其临床表现错综复杂，多数患者表现为难治性高血压，并可导致心、脑、肾等脏器的严重并发症，造成巨大的社会经济负担；良性、恶性嗜铬细胞瘤，特别是恶性副神经节瘤的鉴别极为困难，并且不能早期分辨；良性肿瘤可手术治愈，恶性则疗效欠佳。因此，早期发现及正确诊断、治疗 PPGL 患者具有重要的意义。

来源于肾上腺髓质的 PCC 占 80%～85%，主要分泌去甲肾上腺素（NE）和肾上腺素（E），很少分泌多巴（DOPA）或多巴胺（DA）；也有极少数肿瘤为静寂性即 CA 正常。而位于肾上腺外，分布在颈动脉体、颈静脉球、主动脉球、全身交感神经链、嗜铬体（Zuckerkandl 体）、膀胱等部位的 PGL 占 15%～20%，可分泌或不分泌 CA。PGL 可来自胸、腹部和盆腔的脊椎旁交感神经链，也可来自沿颈部和颅底分布的舌咽、迷走神经的副交感神经节，头颈部副神经节瘤通常不产生 CA。

2017 年世界卫生组织（WHO）发表了肾上腺肿瘤分类的 PPGL 解剖学分类标准：PCC 来源于肾上腺髓质；PGL 来源于肾上腺外副神经节。按照临床和生物学行为不同，PGL 又分为来自前、中纵隔沿着迷走神经走行分布的副交感神经节，并且缺乏 CA 分泌的头颈部副神经节瘤（HN PGL）；另一类则是起源于交感神经副神经节，广泛分布在从颅底到盆腔底并且具有 CA 分泌功能的交感性 PGL，大约 85% 位于膈肌下。在非嗜铬器官发现 PPGL 则称为转移性疾病，但有时较难与沿主动脉旁分布的 PGL 鉴别。因此，WHO 建议废除良性 PPGL 的定义并强调所有的 PPGL 都应该被考虑为有转移的潜能。

2017 年美国肿瘤联合会（American Joint Committee on Cancer，AJCC）也公布了 PPGL 的第一个临床分期体系，按照肿瘤定位、原发肿瘤形态和激素分泌制订了 TNM 系统：T 代表原发肿瘤形态和部位，N 代表淋巴结转移，M 代表存在远处转移病灶；分为 I ～IV期。T_1：PCC<5 cm；T_2：PCC≥5 cm 或者为交感性 PGL；T_3：浸润到周围组织。N_0/N_1：无或有局部淋巴结转移；M_0/M_1：无或有远处转移，按部位再进一步分组，此分类系统没有确切的"转移"定义，但排除了 HNPGL。

二、流行病学

第一例嗜铬细胞瘤是 Frankel 在 1886 年发现的，北京协和医院在 1939 年临床诊断了中国第一例嗜铬细胞瘤。在 1964 年以前，2/3 的 PPGL 病例在尸检中被发现，嗜铬细胞瘤的患病率，因地区及统计方法的不同亦报道不一。在 20 世纪 80 年代，国外文献报道从大系列的尸检病例中发现嗜铬细胞瘤的患病率为 0.3%～0.95%；国内报道嗜铬细胞瘤患者占高血压患者的 1% 左右。近年来随着生化技术和影像学检查手段的进步，国外报道的患病率已高达 1.9%。

2014 年美国内分泌学会等发表的《嗜铬细胞瘤和副神经节瘤：内分泌学会临床实践指南》指出：PPGL 在普通高血压门诊的患病率为 0.2%～0.6%，在儿童高血压患者中为 1.7%，于生前未诊断而在尸检中的发现率为 0.05%～0.1%，在肾上腺意外瘤中约占 5%。现在虽然大多数患者可以临床诊断和识别，但有部分患者因未能早期诊断而去世。

PPGL 可发生在任何年龄，其发病高峰为 20～50 岁，儿童 PPGL 约占 10%，男女性别无明显差别。发病率为（0.3～1）/100 000。

PPGL 有家族性或散发性发病，家族遗传性占 35%～40%，其患者起病较年轻并呈多发病灶。PPGL 亦有良、恶性之分，当在骨、肝、肺等非嗜铬组织中发现转移病灶时则定义为恶性，占 10%～17%。85% 的嗜铬细胞瘤位于肾上腺髓质，左、右侧肾上腺的发生率差别不大，但也有学者报道右侧较左侧多见；90% 的嗜铬细胞瘤是单发的，但 50% 的家族型肾上腺嗜铬细胞瘤是双侧；90% 以上的 PPGL 在横膈以下；80%～90% 的 PPGL 为良性。25% 的嗜铬细胞瘤发生在遗传综合征中，如 MEN-2、VHL、NF1，又称为嗜铬细胞瘤-副神经节瘤综合征。

肿瘤大小不一，其直径可由 1～2 cm 至 20～25 cm，但大多数肿瘤直径为 3～5 cm；其重量变异较大（2 g 至 3 kg），一般多为 20～100 g；形状多为圆形或椭圆形，也有少数为哑铃形；瘤体切面为灰粉色或棕褐色，或杂色相间；肿瘤较大时瘤体内常有局灶性或大片状出血、坏死、囊性变和（或）钙化。显微镜下肿瘤细胞呈多角形，排列成细胞巢或索，胞质丰富；电子显微镜下可见大量富含 E 及 NE 的细胞分泌颗粒。

三、发病机制

肾上腺由皮质和髓质组成，髓质起源于外胚层，由大多角形细胞组成，这些细胞可被重铬酸盐染成棕色，故称为嗜铬细胞。在肾上腺髓质嗜铬细胞胞质内有大量嗜铬颗粒，它们在电镜下表现为大小不等的囊泡。嗜铬颗粒囊泡主要分泌和储存儿茶酚胺（CA），即 E、NE 和 DA。嗜铬细胞按其不同的形态、功能及组织化学特征分为产生 E 或 NE 的两种细胞，人肾上腺髓质嗜铬细胞主要产生 E，而 NE 由于激活了突触膜上不同的 α 受体而对其自身释放起着重要调节作用。

肾上腺素能受体分为 α_1、α_2、β_1、β_2、β_3、多巴胺 1（DA1）及多巴胺 2（DA2）亚型；E 和 NE 是很强的非选择性 α 受体激动剂，同时也是 β 受体激动剂。E 与肾上腺能受体的亲和力高于 NE，特别是与 β_2 受体有高亲和力，因此在体内外表现出比 NE 强的作用，尤以 β_2 受体的调节更突出。DA 对 α 和 β_1 受体有较弱的激动活性，但当 DA 的剂量增加时，β_1 和 α 受体均被刺激，而使血管收缩，血压增高。

α_1 受体在突触后并位于效应组织上，α_1 受体的效应受磷脂酰肌醇及胞质内增高的钙浓度的调节；很多 α_2 受体位于突触前而血管平滑肌的 α_2 受体在突触后及突触外；α_2 受体是受被抑制的腺苷酸环化酶活性及激活的钾通道的调节；β_1 和 β_2 受体的作用均是通过激活腺苷酸环化酶来调节的。DA1 和 DA2 受体均受腺苷酸环化酶调节，但它们是分别通过与 Gs 或 Gi 两种不同调节蛋白的相互作用来完成的。

嗜铬细胞瘤作为神经内分泌肿瘤,除产生 E、NE 和 DA 外,还分泌一种水溶性蛋白——嗜铬粒蛋白 A(CgA)及促肾上腺皮质激素(ACTH)、促肾上腺皮质激素释放激素(CRH)、生长激素释放激素(GHRH)、降钙素(CT)、降钙素基因相关肽(CGRP)、甲状旁腺素(PTH)相关肽、心钠素(ANP)、舒血管肠肽(VIP)、神经肽 Y 物质(NPY)、生长抑素、肾上腺髓质素(ADM)、血清素、内皮素(ET)、尾升压素(UⅡ)等多种肽类激素。

CA 几乎影响体内每一组织和器官,它通过靶细胞膜上的特异受体,发挥调节心血管及代谢等生理学效应。E 主要作为一种肾上腺髓质激素,产生自分泌、旁分泌或神经递质的功能作用;而 NE 主要作为交感神经节后神经元的神经递质,在外周组织产生作用。交感神经系统释放的 CA 对机体的应激反应起重要调节作用。

近年来,随着分子遗传学和分子生物学技术的发展和应用,在家族性和恶性 PPGL 的发病机制、遗传基因变化及细胞因子、血管活性肽的作用等方面对其可能发病机制有了较多的了解。

分子生物学和遗传学的研究证实超过 1/3 的 PPGL 存在不同基因的胚系突变,PPGL 与 20 余种致病基因的胚系突变、DNA 甲基化、mirRNA 等表观遗传学的变化有关。约 50%的 PPGL 患者有基因突变,其中 35%～40%为胚系突变,表现为家族遗传性;15%～25%为肿瘤组织的体系突变。根据基因的突变涉及细胞内不同信号转导通路将 PPGL 的分子分型分为两类,第一类(Cluster 1)与缺氧通路有关,包括与低氧和假性低氧相关的因子 VHL、SDH 亚单位(SDHA、SDHB、SDHC、SDHD、SDHAF2)、EPAS1(HIF2A)和其他三羧酸循环通路相关因子 FH、MDH2 等基因突变;第二类(Cluster 2)通过激活 MAPK 和(或)mTOR 信号转导通路促进肿瘤生长,包括能广泛导致激酶信号转导途径和蛋白质翻译激活的基因,既有参与信号传递的因子如 NF1、RET、RAS 和 MAX,也有少数跨膜蛋白如 TMEM127、核组蛋白(H3F3A)和其他致病因子等基因突变。

部分散发性 PPGL 患者的发病机制不甚清楚。多组学研究发现 95%的 PPGL 存在单个或多个胚系突变(27%)、融合基因(7%)或拷贝数变异(89%)。PPGL 体细胞突变率为 39%,低于其他恶性肿瘤,主要为 5 种基因如 HRAS、NF1、EPAS1、RET 和 CSDE1 突变。

研究发现 PPGL 患者可同时存在 RET、NF1 和 VHL 的胚系突变和体细胞突变,RET 基因在胚系和体细胞的突变是发生在不同的蛋白质编码区,胚系突变的热点在编码胞外段 C634 的密码子,而体细胞突变的热点在编码胞内酪氨酸激酶域的 M918 密码子。NF1 和 VHL 基因并无这种突变类型和突变位点不同的趋势。

根据 mRNA 的表达特点可分为 4 种分子亚型:① 与三羧酸循环(TCA)相关的假性低氧(TCA cycle-related pseudohypoxia),与 SDHA、SDHB、SDHC、SDHD、SDHAF2、FH 相关;② 与 VHL 和 EPAS1 相关的假性低氧(VHL/EPAS1-related pseudohypoxia);③ 激酶信号(kinase signaling),与 RET、NF1、MAX、TMEM127、HRAS 相关;④ Wnt 信号改变(Wnt-altered),与 CSDE1 和 MAML3 融合相关。

目前认为家族性嗜铬细胞瘤是遗传性多种基因突变的结果,在多内分泌腺瘤病 2 型(MEN2)中,嗜铬细胞瘤的发生率为 70%～80%。而 MEN2 型是常染色体显性遗传病,85% 以上的 MEN2A 患者有 RET 第 10 外显子 634 密码子突变,95%以上的 MEN2B 患者有 RET 第 16 外显子 918 密码子突变,原癌基因 RET 种系突变及家族性副神经节瘤易感基因参与了疾病的发生,可能导致嗜铬细胞增殖失控及激素高表达,最终导致细胞的肿瘤转化。

von Hippel - Lindau 综合征(vHL 综合征)是多系统肿瘤综合征的常染色体显性遗传病,其发病率为 1/36 000。表现为家族性多发性良恶性肿瘤和囊肿,包括视网膜血管母细胞瘤(25%～60%)、中枢神经系统成血管细胞瘤(44%～72%)、胰腺肿瘤或囊肿(35%～70%)、肾细胞癌或囊肿(25%～60%)及肾上腺嗜铬细胞瘤(10%～34%)等。vHL 基因是肿瘤抑制基因,约 50%的家族性或双侧嗜铬细胞瘤中存在 vHL 基因错义突变。

神经纤维瘤病 1 型(neurofibromatosis type1,NF1)是来源于胚胎神经嵴组织的肿瘤,NF1 基因主要在神经元及肾上腺髓质中表达,编码肿瘤抑制蛋白。2%的 NF1 患者有嗜铬细胞瘤,而 22%有嗜铬细胞瘤的 NF1 患者有双侧或多发肿瘤,50%的患者有新的突变。因此 NF1 表达类型的改变可能参与嗜铬细胞瘤的发生。

线粒体琥珀酸脱氢酶(succinate dehydrogenase,SDH 复合酶Ⅱ)是三羧酸循环和有氧电子传递呼吸链的重要酶之一,分别编码 SDH A、SDH B、SDH C、SDH D 和 SDHAF2 五个基因(SDHA、SDHB、SDHC、SDHD、SDHAF2,统称 SDHx),其中 SDHD 基因是人类发现的第一个与肿瘤相关编码线粒体复合物的核基因。SDHB 和 SDHD 基因突变可以使线粒体氧传感通路异常,促进肿瘤血管形成,影响细胞凋亡,诱导 VEGF 的转录表达,促进嗜铬细胞瘤的发生发展。SDHx 在 PPGL 患者中的总突变率高达 20%,其中 SDHB 基因突变肿瘤的恶性比例高,预后差。在已有转移的 PPGL,30%的患者有 SDHB 突变;恶性 PPGL 中 40%以上的患者与 SDHB 的基因突变有关。目前将 SDHx 不同亚型基因突变的家族型 PPGL 分类为家族型 PGL1 型(familial PGL type)与 SDHD 相关,2 型与 SDHAF2 相关,3 型与 SDHC 相关,4 型与 SDHB 相关,5 型与 SDHA 相关;其临床表现和激素分泌亦不相同。

我们观察到多种血管活性物质及细胞因子在散发性嗜铬细胞瘤发病机制中的作用,包括内皮素(ET)、肾上腺髓质素(ADM)、尾升压素Ⅱ(UⅡ)、血管内皮生长因子(VEGF)、转化生长因子 α(TGF - α)、肿瘤坏死因子 α(TNF - α)、血管紧张素Ⅱ(AngⅡ)等。

我们的结果显示嗜铬细胞瘤组织中存在 ADM 的特异性受体——RAMP2/CRLR mRNA,ADM 抑制人嗜铬细胞瘤细胞的增殖。UⅡ促进人嗜铬细胞瘤细胞增殖,其受体存在于肾上腺皮、髓质及嗜铬细胞瘤组织中。VEGF 在嗜铬细胞瘤组织中的表达增加,在不同临床类型的嗜铬细胞瘤组织中表达有差异,并在体外刺激人嗜铬细胞瘤原代培养的细胞增殖并在血管形成中起一定作用。血管紧张素Ⅱ受体 AT1、AT2、MAS 和 AT4mRNA 在人正常肾上腺皮质、髓质和嗜铬细瘤组织中均有表达，在良性嗜铬细胞瘤中 AT1、AT2 和 MAX 的 mRNA 水平与患者术前血浆 Ang II 浓度呈显著负相关。

综上，嗜铬细胞瘤作为一种神经内分泌肿瘤，我们对其病因学及复杂的发病机制还知之甚少，但因切除嗜铬细胞瘤后可使大多数患者获得治愈，因此应高度重视并进行其发病机制及治疗的研究。

四、临床表现

不同基因突变的 PPGL 患者在临床表现、肿瘤部位、良恶性、CA 分泌类型及复发倾向上均有明显不同。有 SDHx 基因突变的患者多发生头颈部及交感神经 PGL，其中部分患者可合并肾细胞癌、胃肠道间质肿瘤和垂体腺瘤。VHL、RET、NF1、TMEM127 或 MAX 基因突变常见于 PCC 患者，以分泌 E 为主且多为双侧肾上腺受累。RET 基因突变亦见于 MEN2 患者；有 RET 和 NF1 基因突变的 PCC 主要分泌 E，而有 VHL、SDHx 突变的肿瘤则以分泌 NE 为主；SDHB 和 FH 基因突变多提示为恶性 PGL。

当 PPGL 肿瘤阵发或持续性分泌释放大量 CA，作用在不同组织上的 α 及（或）β 受体时，可产生不同的效应。由于分泌方式、肿瘤大小、E 和 NE 分泌量的多少及比例的不同，也使 PPGL 的临床表现多种多样。

（一）高血压

PPGL 的主要临床表现为高 CA 分泌所致的高血压及其并发症，血压增高是 PPGL 患者最常见的临床症状，由于肿瘤持续性或阵发性分泌、释放不同比例的 E 及 NE，而表现为阵发性、持续性或在持续性高血压的基础上阵发性加重；持续性高血压多为顽固性高血压，即患者服用 3 种或 3 种以上的降压药也不能控制血压。另有少数患者血压正常而在手术麻醉时出现高血压或高血压危象。50%～60% 的患者为持续性高血压，其中半数患者呈阵发性加重；25%～40% 的患者为阵发性高血压，发作持续的时间可为几分钟、几小时、1 日或数日不等。开始时发作次数较少，以后逐渐发作频繁，可由数周或数月发作 1 次逐渐缩短为每日发作数次或十余次；其血压明显升高，收缩压可达 26.7～40 kPa（200～300 mmHg），舒张压可达 20～24 kPa（150～180 mmHg）以上。阵发性高血压发作是 PPGL 患者的特征性表现，平时血压正常，而当体位变换、压迫腹部、活动、情绪变化或排大小便等时诱发发作。有的患者病情进展迅速，严重高血压发作时可出现眼底视网膜血管出血、渗出、视乳头水肿、视神经萎缩以致失明，甚至发生高血压脑病或心、肾严重并发症而危及生命。PPGL 患者高血压发作时，一般降压药治疗无明显效果。也有部分阵发性高血压患者由于发作时间很短，给临床诊断带来困难。近年来随着 24 h 动态血压监测仪（ABPM）的临床应用，对短暂发作的血压增高可进行及时记录，而为诊断 PPGL 提供了手段。

（二）头痛、心悸、多汗三联征

由于肾上腺素能受体广泛分布于全身多种组织和细胞，故患者除高血压外，还有其他的特征性临床表现。患者高血压发作时最常见的伴发症状为头痛、心悸、多汗，其发生率分别为 59%～71%、50%～65%、50%～65%。因血压突然升高而出现剧烈头痛，患者往往难以忍受；心悸常伴有胸闷、憋气、

胸部压榨感或濒死感，患者感到十分恐惧；有的患者平时即怕热及出汗多，发作时则大汗淋漓、面色苍白、四肢发凉、震颤等高 CA 的症状和体征。高血压发作时伴头痛、心悸、多汗三联征，诊断 PPGL 的特异性及灵敏性均在 90% 以上，对诊断具有重要意义。

（三）体位性低血压

约 70% 持续性高血压的 PPGL 患者，常出现明显的体位性低血压。其原因可能与长期儿茶酚胺水平增高而使血管收缩、循环血容量减少、肾上腺能受体降调节、自主神经功能受损致反射性外周血管收缩障碍等多因素有关。高血压患者伴有体位性低血压及头痛、心悸、多汗三联征时，其诊断 PPGL 的特异性为 95%。但患者接受 α 受体阻滞剂及扩容治疗后，随着血压降低，体位性低血压亦明显减轻。

（四）嗜铬细胞瘤高血压危象

当 PPGL 患者的血压时而急剧增高，时而骤然下降，出现大幅度波动，即高、低血压反复交替发作，甚至出现低血压休克时，称为嗜铬细胞瘤高血压危象发作。有的患者可同时伴有全身大汗、四肢厥冷、肢体抽搐、神志不清及意识丧失；有的患者在高血压危象时发生脑出血或急性心肌梗死。其发病机制可能与肿瘤突然大量分泌、释放 CA 并作用于血管舒缩中枢，影响血管运动反射；由于血管收缩，加之大量出汗，造成血容量减少；长期高浓度 CA 损害心肌致儿茶酚胺心肌病、心功能衰竭；肿瘤内坏死、出血或栓塞以及与体内多种调节血压的激素水平发生动态变化等因素有关。

（五）代谢紊乱

PPGL 分泌大量 CA 可引起糖代谢功能障碍，E 和 NE 在体内可促进肝糖原、肌糖原分解及糖原异生；抑制胰岛素分泌及对抗内源或外源性胰岛素的降血糖作用，使血糖升高。患者高血压发作时可伴血糖增高，有的患者可出现糖耐量受损或糖尿病，甚至发生糖尿病酮症酸中毒。

肿瘤分泌大量 E 和 NE 还可引起其他代谢紊乱，如促进脂肪分解，使血中游离脂肪酸浓度升高；增加代谢率，患者可有怕热、多汗、体重减轻等代谢增高的症状和体征；部分患者平时为低热，当血压急剧上升时体温亦随之增高，有时可达 38～39℃，并伴有白细胞增高而被误诊为感染性疾病。

（六）其他系统的症状

1. 心血管系统·PPGL 患者由于长期高 CA 水平，使心肌细胞出现灶性坏死、变性、心肌纤维化而引起 CA 心肌病；此外，还可出现多种心律失常、心肌缺血或梗死，甚至心功能不全等症状。在主要分泌 E 的嗜铬细胞瘤患者中，可仅有收缩期高血压，也有的患者为低血压、心动过速、心律失常和（或）非心源性肺水肿等不同症状及体征。

2. 消化系统·高血压发作时患者常有恶心、呕吐等胃肠道症状；长期高浓度 CA 使肠蠕动减慢而出现便秘、结肠扩张，甚至肠梗阻；还可发生胃肠道壁内血管增殖性或闭塞性动脉内膜炎而致腹痛、肠梗死、溃疡出血、穿孔、腹膜炎等；CA 可减弱胆囊收缩力、使胆汁潴留致胆石症；如肿瘤位于盆腔或直肠附近，用力排大便时因腹压增加可诱发高血压发作。

3. 泌尿系统·约 1% 的副神经节瘤位于膀胱，又称为膀

胱副神经节瘤,它来源于膀胱壁内交感神经系统的嗜铬组织,其中40%在膀胱三角区。如果肿瘤瘤体较大并与肾脏紧邻时,可使肾脏位置下移或压迫血管而致肾动脉狭窄。长期、严重的高血压可使肾血管受损、肾功能不全,在高血压发作时出现蛋白尿。如肿瘤位于膀胱壁,患者可有血尿并且排尿时可诱发高血压发作。

4. 神经系统·有些患者在高血压发作时有精神紧张、烦躁、焦虑,甚至有恐怖或濒死感、晕厥、抽搐,症状性癫痫发作等神经、精神症状。

5. 内分泌系统·MEN2型中,除肾上腺嗜铬细胞瘤外,可同时或先后发生甲状腺髓样癌、甲状旁腺功能亢进症;或合并有MEN1型的疾病如垂体瘤、胰腺肿瘤等而组成MEN混合型,表现相应疾病的临床症状和体征。

6. 腹部肿块·约15%的病例可触及腹部肿块,如瘤体内有出血或坏死时则在相应部位出现疼痛等症状,出血多时可有血压下降。在给高血压患者,特别是同时患有糖尿病的患者做腹部检查发现肿块时,应高度怀疑嗜铬细胞瘤或副神经节瘤,尤其是轻轻按压腹部肿块使血压明显升高时,更支持该病的诊断。但应注意按压肿瘤时为避免高血压危象发作,应准备好抢救药品及物品。

五、嗜铬细胞瘤和副神经节瘤筛查对象

2014年美国内分泌学会指南和2016年中华医学会内分泌学分会专家共识均推荐要对以下人群进行PPGL的筛查。① 有PPGL的症状和体征,尤其有阵发性高血压发作的患者。② 使用多巴胺D2受体拮抗剂、拟交感神经类、阿片类、NE或5-羟色胺再摄取抑制剂、单胺氧化酶抑制剂等药物可诱发PPGL症状发作的患者。③ 肾上腺意外瘤伴有或者不伴有高血压的患者。④ 有PPGL的家族史或PPGL相关的遗传综合征家族史的患者。⑤ 有既往史的PPGL患者。

六、实验室检查

(一) 激素及代谢产物测定

激素及代谢产物的测定是PPGL定性诊断的主要方法,即测定血和尿NE、E、DA及其中间代谢产物3-甲氧基肾上腺素(metanephrine, MN)、3-甲氧基去甲肾上腺素(normetanephrine, NMN)和终末代谢产物香草扁桃酸(VMA)浓度。MN及NMN(合称MN)仅在肾上腺髓质和PPGL瘤体内代谢生成并且以高浓度水平持续存在,故是PPGL的特异性标志物。因肿瘤可阵发性分泌释放NE和E,并被多种酶水解为其代谢产物,故当NE和E测定水平正常时,其MN水平可升高,故检测MN能明显提高PPGL的诊断敏感性及降低诊断的假阴性率。

1. 尿CA测定·正常人尿CA排泄量呈昼夜周期性变化,并在活动时排量增多。尿CA(NE+E)正常排量为591~890 nmol/d(100~150 μg/d),其中80%为NE,20%为E。大多数PPGL患者在发作或不发作时尿CA均明显增高;但少数阵发性高血压患者,不发作时尿CA水平可正常。北京协和医院用HPLC电化学检测法(LC/ECD)测定24 h尿CA的正常值为:NE 28.67±11.98 μg/d(169.2±70.7 nmol/d),E 4.08±2.34 μg/d(22.4±12.9 nmol/d),DA 225.76±104.83 μg/d(1 411.0±655.2 nmol/d)。

2. 尿VMA或HVA排量测定·VMA即3-甲氧基,4-羟基-扁桃酸,是NE及E的最终代谢产物,正常值<7 mg/d(35 μmol/d);HVA即高香草酸,是DA的降解产物,正常值<7 mg/d(45 nmol/d)。

3. 尿MN及NMN(MN)排量测定·正常人尿MN+NMN排量<1.3 mg/d(7.2 μmol/d),其中MN<0.4 mg/d(2.2 μmol/d),NMN<0.9 mg/d(5.0 μmol/d)。大多数PPGL患者的尿MN+NMN排量高于正常值2~3倍。

PPGL患者测定尿MN+NMN的诊断阳性率为97%,尿CA和VMA的诊断阳性率分别为76%和88%。三者的假阴性率:MN+NMN<5%,CA为1%~21%,VMA为10%~29%。

4. 血浆CA及MN浓度测定·正常人在平卧及安静状态时血浆NE浓度<500~600 pg/ml(3.0~3.5 nmol/L),E<100 pg/ml(545 pmol/L);大多数PPGL患者往往血浆NE>1 500 pg/ml(9 nmol/L),E>300 pg/ml(1.6 nmol/L)。PPGL患者血浆多巴胺浓度明显增高则提示肿瘤为恶性的可能性大。

正常人血浆游离NMN 0.6~0.9 nmol/L、MN 0.3~0.6 nmol/L;坐位血浆MN<0.50 nmol/L,NMN<0.90 nmol/L。

5. 其他

(1) 二羟苯甘醇(DHPG):为NE的代谢产物,如仅有血浆DHPG水平增加或血浆NE:DHPG>2.0,即提示PPGL;如该比值<0.5则可除外。在分泌E为主的嗜铬细胞瘤患者中NE:DHPG可在正常范围内。

(2) 嗜铬粒蛋白A(chromogranin A, CGA):是一种酸性可溶性单体蛋白质,伴随NE在交感神经末梢颗粒中合成、储存和释放。PPGL患者的CGA水平增高,其诊断敏感性为83%,特异性为96%。

(3) 神经元特异性烯醇化酶(NSE):良性PPGL患者的血浆NSE水平正常,半数恶性PPGL患者中却明显增高。测定血浆NSE水平可用于鉴别良、恶性肿瘤。

(4) 肾素、血管紧张素、醛固酮水平测定:PPGL患者因高儿茶酚胺分泌,可致继发性醛固酮增多。

(二) 激素及代谢产物测定的意义及影响因素

2014年美国内分泌学会和欧洲内分泌学会制定的《嗜铬细胞瘤副神经节瘤临床实践指南》和2016年中华医学会内分泌学分会的专家共识均推荐诊断PPGL的首选生化检验为测定血游离或尿MN浓度,其次可检测血或尿NE、E、DA浓度以帮助进行诊断。并建议用液相色谱串联质谱分析(LC-MS/MS)或液相色谱电化学检测方法(LC/ECD)测定MN。

由于CA和MN的测定结果受多种生理、病理因素如体位、饮食、应激状态和药物等影响,因此应在患者空腹、卧位或坐位以及安静状态下抽血,其正常参考值范围也应为相同体位;患者应留取24 h尿量并保持尿液酸化状态再检测MN和CA水平。收集标本前要考虑让患者停用可能导致假阳性或假阴性结果的药物及食物等影响因素。

CA诊断PPGL的敏感性为69%~92%,特异性为72%~96%;MN诊断PPGL的敏感性为95%~100%,特异性为69%~98%。

在上述各种测定中,没有一种单一的测定手段可100%地肯定诊断PPGL。但测定血及24 h尿CA和MN+NMN水平却有相对高的敏感性和特异性,因此如能同时或多次测定基础状态下及高血压发作时的血或尿CA及MN浓度,则可大大提高PPGL的诊断符合率。

(三) 药理试验

1. 激发试验·适用于临床上疑诊为PPGL的阵发性高血压患者,在其血压正常时或较长时间未能观察到症状发作而不能排除或确诊的患者。因该类试验有一定危险性,故对持续性高血压或年龄较大的患者,不宜做此试验,以免发生心、脑血管意外。某些阵发性高血压患者在发作时已测定到血、尿CA或MN水平明显增高并已能确诊者,也不需再做此试验。血、尿CA及其代谢产物MN测定的广泛应用,激发试验已被激素测定所取代。

2. 抑制试验·适用于持续性高血压、阵发性高血压发作期或上述激发试验阳性的患者,当血压≥22.7/14.7 kPa(170/110 mmHg)或血浆CA水平中度升高在5.9~11.8 nmol/L(1 000~2 000 pg/ml)时,可做下述抑制试验以进一步明确诊断,但因敏感性和特异性不高,亦有潜在的风险,故不推荐使用。

(1) 酚妥拉明（regitine）试验：当患者血压≥22.7/14.7 kPa (170/110 mmHg)时,可做此试验。如注射酚妥拉明后2~3 min内血压降低4.7/3.3 kPa(35/25 mmHg)且持续3~5 min或更长时间,则为阳性反应,高度提示PPGL的诊断。但其阳性率约为80%,如能同时测定血或尿中的CA水平,则能帮助明确诊断。

(2) 可乐定(clonidine)试验：此试验适用于基础血浆CA水平异常升高的患者。服药后大多数高血压患者血压下降,而正常人及原发性高血压患者的血浆CA水平可被抑制到正常范围(按此标准,灵敏性87%,特异性93%)或抑制至少50%(按此标准,灵敏性97%,特异性仅67%),大多数PPGL患者血浆CA水平却不被抑制。试验前应停用降压药,试验过程中应密切观察血压变化。

(四) 基因检测

指南与共识均推荐所有PPGL患者应到有条件的正规实验室进行基因检测,可根据患者的肿瘤定位和CA生化表型选择不同类型的基因检测;建议对所有恶性PPGL患者应检测SDHB基因;对有PPGL阳性家族史和遗传综合征表现的患者直接检测相应的致病基因突变;在肿瘤组织中行SDHx基因的免疫组织化学染色亦可帮助检测PPGL患者是否有SDHx亚型胚系突变,而对SDHB染色阴性的PPGL患者应除外恶性肿瘤(图5-21-1)。

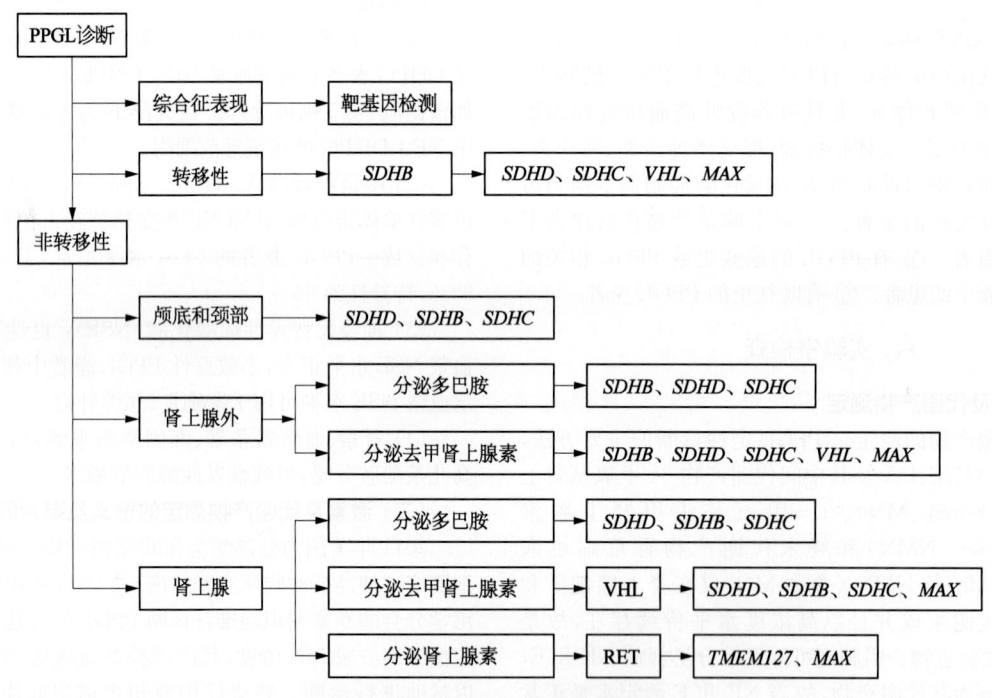

图5-21-1 PPGL的基因筛查流程
引自中华内分泌代谢杂志,2016,32(3)：9

七、诊　断

与其他肿瘤不同,嗜铬细胞瘤和副神经节瘤有良性与恶性,其数目有单发与多发,其部位有单侧与双侧、肾上腺内与肾上腺外,其血压类型有阵发性、持续性或在持续性基础上再发生阵发性加重,或发生高、低血压反复交替发作的高血压危象;其病史有家族性、非家族性;有合并多内分泌腺瘤病(MEN)或非MEN等,因此在临床上诊断PPGL较困难。但PPGL又有其特殊的临床症状,如高血压同时伴有头痛、心悸、多汗三联征时其诊断敏感性为89%~91%,特异性却为67%~94%。如患者有高血压,同时有体位性低血压及头痛、心悸、多汗三联征,其特异性则可高达95%。因此诊断PPGL首先应是定性诊断。

嗜铬细胞瘤和副神经节瘤诊断治疗流程见图5-21-2。

(一) 定性诊断

PPGL患者的临床表现多种多样而使诊断有一定困难,

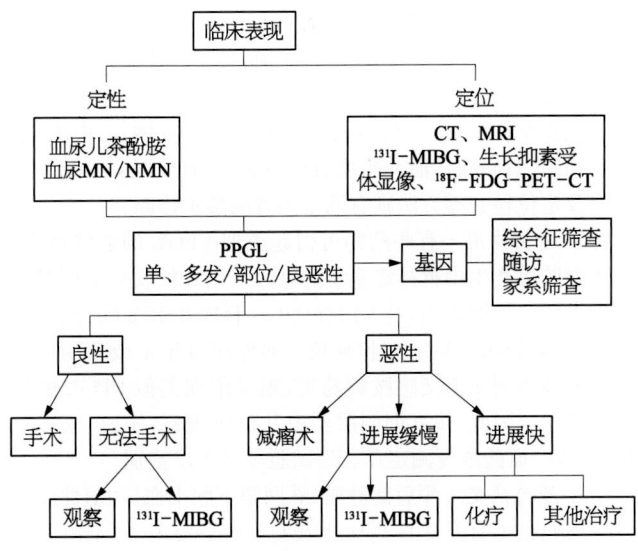

图 5-21-2 嗜铬细胞瘤和副神经节瘤诊断治疗流程
引自中华内分泌代谢杂志,2016,32,3:187

但在下述情况时应首先考虑其可能性。

(1) 阵发性或持续性高血压患者,伴有头痛、心悸、多汗、面色苍白、胸腹部疼痛、紧张、焦虑、濒死感等症状及高代谢状态。

(2) 患急进性或恶性高血压的儿童、青少年。

(3) 原因不明的休克;高、低血压反复交替发作;阵发性心律失常;体位改变或排大小便时诱使血压明显增高。

(4) 在手术、麻醉、妊娠、分娩过程中出现血压骤升或休克,甚至心跳骤停者;按摩或挤压双侧肾区或腹部而诱发高血压综合征者。

(5) 服用常规降压药物治疗,血压下降不满意,或仅用β受体阻滞剂治疗反而使病情加重者。

(6) 有 PPGL、MEN 的家族史;有甲状腺髓样癌、神经纤维瘤、黏膜神经瘤或其他内分泌肿瘤的高血压患者。

(7) 患者腹痛时如服用甲氧氯普胺(胃复安,是一种很强的促 CA 释放的药物)诱发高血压发作;高血压患者仅服用β受体阻滞剂后致病情加重,甚至发生肺水肿、心力衰竭者应考虑 PPGL 的诊断。

在全面分析上述临床资料的基础上,结合血、尿 CA 及其代谢产物 MN 的测定,并选择敏感性高的检查手段进行排除和选择特异性强的检查试验予以肯定 PPGL 的诊断。

(二) 定位诊断

PPGL 一经定性诊断后,应尽快明确定位诊断,以决定手术治疗方案。约 90% 的良性肿瘤可经手术切除而得以治愈;10% 的恶性肿瘤如能早期发现,及时手术治疗也可延缓患者生命,故 PPGL 的定位诊断非常重要。但由于副神经节瘤可发生在体内有交感神经链的任何部位,分布很广,因此对肾上腺外的肿瘤定位尚有一定困难。常用影像学检查定位方法如下。

1. 计算机断层增强扫描及三维重建

指南建议首选 CT 作为肿瘤定位的影像学检查,CT 为无创性,对胸、腹和盆腔组织有很好的空间分辨率,并可发现肺部转移病灶,已广泛应用于临床。增强 CT 诊断 PPGL 的敏感性为 88%～100%,但特异性仅为 70%。

PPGL 瘤体在 CT 片上显示为密度不均匀的圆形或类圆形软组织影,肿瘤内常有坏死、出血或钙化;恶性者瘤体较大,密度不均,外形不规则,可有周围组织浸润或远处转移;如瘤体较小则可出现假阴性。

2. B 超检查·为无创性、方便易行、价格低、易被患者接受的一种定位方法,其灵敏度不如 CT,但可作为 PPGL 的肿瘤初筛定位手段。

3. MRI·推荐 MRI 用于以下情况:① 探查颅底和颈部 PGL,其敏感性为 90%～95%,特异性为 67%。② 已有肿瘤转移的患者。③ CT 检查显示体内无存留金属异物伪影。④ 对 CT 造影剂过敏以及儿童、孕妇、已知种系突变和最近已有过度辐射而需要减少放射性暴露的人群。

MRI 用于定位诊断 PPGL,其敏感性为 85%～100%,特异性为 67%。

4. MIBG 闪烁扫描·是目前用于发现肾上腺外 PGL 的定位检查。MIBG 是一种肾上腺能神经阻滞剂,因其结构与 NE 类似,而能被瘤组织的小囊泡摄取并储存。MIBG 用放射性[131]I 标记后于静脉注射,如为高分泌功能的 PPGL,则[131]I-MIBG 呈现阳性显像,故能对 PPGL 同时进行定性和定位诊断。尤其对肾上腺外、多发或恶性转移性病灶的定位有较高的诊断价值,但对低分泌功能的肿瘤显像较差,可出现假阴性,其敏感性为 78～83%,特异性为 100%。

^{123}I-MIBG 诊断 PPGL 的敏感性高于[131]I-MIBG 显像,其诊断 PCC 或 PGL 的敏感性分别为 85%～88%、56%～75%,特异性分别为 70%～100%、84%～100%。MIBG 显像对转移性、复发性 PPGL,颅底和颈部、胸腔、膀胱 PGL,与 *SDHx*(尤其是 *SDHB*)基因相关 PPGL 的检出敏感性较低。指南建议有转移或转移风险不能手术的 PPGL 患者可用[123]I-MIBG 做肿瘤功能和定位显像,根据结果评估[131]I-MIBG 治疗的可能性。由于此项检查较复杂,价格较贵,患者需在静脉注射后 24、48 h 进行扫描等而使其应用受到一定限制。拟交感神经药、阻滞 CA 转运药物如可卡因和三环类抗抑郁药、钙通道阻滞剂、α 及 β 受体阻滞剂等可减少[123]I-MIBG 浓聚,故需停药 2 周后再行 MIBG 显像。显像前 3 日服用 Lugol 碘溶液以防止甲状腺对[131]I 的摄取。

5. 生长抑素受体显像·生长抑素(奥曲肽)TCT 与 ECT 融合显像可对[131]I-MIBG 显像阴性的 PPGL 进行互补检查而帮助确诊。对头颈部 PGL 肿瘤定位的敏感性为 89%～100%,明显优于 MIBG(18%～50%);对 PGL 定位的敏感性(80%～96%)高于 PCC(50%～60%),故推荐可用生长抑素受体显像来筛查恶性 PGL 的转移病灶。

6. [18]氟-脱氧葡萄糖-正电子发射断层扫描(^{18}F-FDG-PET-CT)和[18]氟-多巴 PET-CT(^{18}F-DOPA-PET-CT)显像·PPGL 患者常有低氧改变而导致糖酵解代谢增加,所以 FDG-PET-CT 显像也适用于单个和转移的 PPGL 定位诊断。[18]F 放出的正电子湮灭后发射光子而成像,图像质量高,能准确定位,敏感性和特异性均很高,恶性比良性的检出率高。对于肾上腺髓质内直径<2 cm 的或肾上腺髓质外直径较小的 PGL,特别是 MIBG 显像假阴性的患者,[18]F-DOPA-PET-CT 显像效果好,但价格昂贵。建议用于肾上腺外的交感性 PGL,多发性、恶性和(或)*SDHB* 相关的 PPGL 的首选

定位诊断,其对转移性 PPGL 的诊断敏感性为 88%。

近年来,PPGL 分子影像学的研究进展很快,儿茶酚胺类似物如[11]C-羟基麻黄碱(HED)、[18]F-氟苄基胍(MFBG)和[18]F 多巴(FDA)以及儿茶酚胺前体[18]F-二羟基苯丙氨酸(FDOPA)也被用于标记 PET-CT 显像。此外,PPGL 肿瘤能高度表达生长抑素受体(SSTR),dotatate 和 sstr2 结合能力明显强于 dotatoc、dotanoc 及喷曲肽,故[68]Ga-Dotatate 标记的生长抑素类似物用于 PPGL 的分子影像学诊断敏感性很高。[68]Ga-Dotatate PET-CT 对 PCC 和 PGL 诊断的敏感性分别为 97.4%、95.8%,其肿瘤检出率明显高于 CT/MRI、[18]F-FDA、[18]F-FDOPA 和[18]F-FDG。上述显像结果也提示可应用[177]Lu-Dota 类似物进行恶性 PPGL 核素治疗的可能性,也为术中使用 γ 探测仪进行恶性 PPGL 肿瘤定位及提高手术治疗效果提供了依据。

7. 其他·如果 PGL 肿瘤位于心脏,则应进行超声心动图、冠状动脉造影及心肌灌注显像等检查以了解肿瘤的血液供应情况,与冠状动脉的关系及心脏功能,为手术成功提供依据。

综上,PPGL 的定位诊断较困难,用常规部位的 CT、MRI 显像常常不易发现肾上腺外的 PGL 肿瘤,而且仅是形态学检查定位。[131]I-MIBG 可同时对 PPGL 进行形态和功能的定位,其特异性高但敏感性较差,有时可为假阴性。生长抑素(奥曲肽)TCT 与 ECT 融合显像可对[131]I-MIBG 显像阴性的 PPGL 进行互补检查有助确诊。分子影像学的发展提供了新的定位检查手段。

(三)嗜铬细胞瘤/副神经节瘤的鉴别诊断

PPGL 的临床表现多种多样,而某些疾病又有类似的一些临床症状,故需与下述疾病进行鉴别。

1. 原发性高血压·某些原发性高血压患者伴有高交感神经兴奋的症状,如心悸、多汗、焦虑、心输出量增多等,部分患者的血和尿 CA 水平常常也稍增高,此时可做可乐定抑制试验以鉴别 CA 增高是来自交感神经还是 PPGL。有的原发性高血压患者由于血压波动较大,同时又伴有上述症状时,从临床上较难与 PPGL 鉴别。但如测定血压高时血或尿 CA 及代谢产物 MN 水平,或做有关药理试验并行影像学检查,则有助于两者的鉴别。

2. 甲状腺功能亢进症(甲亢)·甲亢患者可有高血压及高代谢的表现,少数 PPGL 患者在高血压发作时可因甲状腺充血而致甲状腺肿大,被误诊为甲亢。但是甲亢时血压仅轻度增高,且以收缩压升高为主,而绝大多数 PPGL 在发作时的收缩压和舒张压均明显增高,因此如测定甲状腺激素及血或尿 CA 及 MN 水平,则不难予以鉴别。

3. 糖尿病·有的糖尿病患者伴高血压、自主神经病变时,可出现体位性低血压而使血压波动较大,也有不少 PPGL 患者有糖代谢异常或糖尿病,故需进行鉴别。但如仔细查体,测定 CA 或代谢产物 MN 及做必要的定位诊断则可鉴别。

4. 绝经期综合征·更年期妇女在绝经前后常有发热、多汗、精神紧张、血压波动等类似 PPGL 的症状。但如仔细询问病史、月经史,血压高时查 CA 及其代谢产物 MN 水平,做有关的药理试验,可予以鉴别。

5. 冠心病·某些冠心病患者在心绞痛发作时可有突然或急剧的血压上升;而心绞痛、心肌缺血、非特异性的心电图改变如室性、室上性心动过速等也可在无冠状动脉疾病的 PPGL 患者中发生。因此,详细的病史询问、查体、心电图、超声心动图、对硝酸甘油类药物治疗的反应、血或尿 CA、MN 测定以及定位检查等方法则有助于两者的鉴别诊断。

6. 药物作用·有些药物可引起类似 PPGL 的症状反应,如苯丙胺可产生中枢神经系统的刺激作用及释放 CA,同时也产生类似的外周作用;可卡因促使 CA 释放并阻滞 CA 的再摄取,而使其作用明显增加和延长。如停用可乐定或使用单胺氧化酶抑制剂或拟交感胺类药物,则可出现类似 PPGL 的高血压发作。因此,认真询问服药史并停药观察,做血、尿 CA、MN 测定、血药浓度测定及药理试验等可予以鉴别。

7. 颅内病变·颅后窝肿瘤、蛛网膜下腔出血、间脑性或自发性癫痫也可有发作性高血压及 CA 水平增多,但是由于有颅内病变的神经系统体征,故较易于鉴别。PPGL 患者由于急剧发作的高血压,也可出现蛛网膜下腔或颅内出血。但从病史、体征、CA、MN 测定、药理试验等尚不难鉴别。

8. 肾上腺髓质增生·肾上腺髓质增生的临床表现与 PPGL 相似,主要症状为高血压。但较多见在持续性高血压的基础上,突然出现阵发性加剧,可伴有剧烈头痛、心悸、皮肤苍白、出汗、恶心、呕吐、胸闷、焦虑、紧张等,发作时间长短不一;精神刺激、劳累等多作为诱因引起上述症状发作,而压迫腹部从无发作,病程一般较长;故从临床症状上,肾上腺髓质增生与 PPGL 难以区分。

肾上腺髓质增生患者与 PPGL 一样,在高血压发作时测定其血、尿 CA 或其代谢产物 MN 水平均明显升高,此外还可有发作时血糖增高,糖耐量试验呈糖尿病曲线,激发试验和酚妥拉明试验多为阳性等。但到目前为止尚无肾上腺髓质增生的特异性检查诊断方法。

在病理形态上,正常肾上腺的皮、髓质比例随头、体、尾部位不同而有明显区别,在肾上腺头部皮质:髓质为 4:1～5:1,体部为 8:1～15:1,尾部无髓质组织。而肾上腺髓质增生时其髓质占的比率增大,重量增加,并可延伸到肾上腺的尾部及两翼;此外,髓质细胞增殖、髓质伸展入皮质内,将皮质细胞分割成岛状,髓质细胞及其细胞核也较同年龄的正常肾上腺者为大,很多细胞内有空泡,显示其功能活跃。肾上腺髓质增生可以是结节状,也可以呈弥漫性。

如果一个高血压患者的临床表现及化验检查与 PPGL 相同,而定位检查于肾上腺部位却未能发现肿瘤,除考虑肾上腺外的副神经节瘤外,则应考虑肾上腺髓质增生的可能,如双侧肾上腺增大,更支持肾上腺髓质增生的诊断。但肾上腺髓质增生的最后确诊仍需经病理检查证实。

9. 良恶性 PPGL 鉴别·在临床上鉴别良、恶性 PPGL 较难,主要取决于是否出现淋巴结、骨、肺、肝、脑、网膜等非嗜铬组织的远处转移病灶;肿瘤有无包膜浸润;血管中是否有肿瘤细胞栓子形成,但此时已属疾病的较晚时期。此外,恶性肿瘤一般较良性肿瘤大。近年来由于分子生物学研究的进展,已观察到恶性 PPGL 的发生与 DNA 倍体(ploidy)有关,DNA 二倍体的肿瘤多为良性,而 DNA 非整倍体和四倍体则与恶性 PPGL 的发病率和病死率有密切关系。检测 *SDHB* 基因突变和测定血 NSE 水平、肿瘤标本的 Ki-67指数等亦可提供恶性 PPGL 的依据。

八、嗜铬细胞瘤/副神经节瘤的治疗

当 PPGL 的定性、定位诊断明确后，应及早手术治疗切除肿瘤。80%～90%的 PPGL 为良性，可经手术切除肿瘤而得以治愈；而恶性 PPGL 如能早期发现，及时手术治疗也可延缓患者生命。术前应做充分的药物治疗准备，以避免麻醉和术中、术后出现血压大幅度波动或因致命的高血压危象发作、肿瘤切除后出现顽固低血压而危及生命。

近年来微创手术的开展，极大减少了手术创伤和并发症，减少患者痛苦，缩短住院天数及减少医疗费用。用腹腔镜进行肾上腺肿瘤微创切除术等均取得良好疗效并已应用越来越广泛。

(一) 手术前常用的治疗药物

术前应常规给予药物治疗，以控制血压和临床症状，保证手术成功。除头颈部 PGL 和分泌 DA 的 PPGL 外，其余患者手术前均应服用 α 受体阻滞剂做术前准备。临床上常用的治疗药物如下。

1. α 受体阻滞剂

(1) 酚妥拉明(phentolamine, Regitine)：是一种短效、非选择性 α 受体阻滞剂，对 α_1 和 α_2 两种受体的阻滞作用相等，其作用迅速，但半衰期短，故需反复多次静脉注射或持续静脉滴注，常用于高血压时的诊断试验（Regitine 试验）、高血压危象发作的治疗或在手术中控制血压，而不适于长期治疗。

(2) 酚苄明(phenoxybenzaming, Dibenzyline)：也是非选择性 α 受体阻滞剂，但对 α_1 受体的阻滞作用强于 α_2 受体近百倍，口服后吸收缓慢，半衰期为 12 h，作用时间长，控制血压较平稳，故常用于手术前准备。可从小剂量开始服药，初始剂量一般为 10 mg，每日 2 次，视血压控制情况逐渐加量，可每 2～3 日增加 10～20 mg，平均剂量 0.5～1 mg/(kg·d)，大多数患者需服 40～80 mg/d 才可控制血压，少数患者甚至服用到 200 mg/d 或更大剂量，术前至少酚苄明 2 周以上。服用酚苄明后的主要不良反应有鼻黏膜充血而致鼻塞、心动过速、体位性低血压等，因此服药过程中应监测卧、立位血压和心率的变化，并嘱患者起立动作要慢一些，以防摔倒。

(3) 其他 α 受体阻滞剂：哌唑嗪(prazosin, Minipress)、特拉唑嗪(terazosin, Hytrin)、多沙唑嗪(doxazosin, Cardura)均为选择性突触后 α_1 受体阻滞剂，但不影响 α_2 受体。国外文献报道此三种药物在服用首次剂量后均很快发生严重的体位性低血压，故应嘱患者卧床休息避免摔倒，或睡前服用，必要时再逐渐增加剂量。

乌拉地尔(urapidil, Ebrantil)也是一种非选择性 α 受体阻滞剂，它不仅阻滞突触后 α_1 受体，而且也阻滞外周 α_2 受体，但以前者为主。它还有激活中枢 5-羟色胺-1A 受体的作用而降低延髓心血管调节中枢的交感反馈作用，因此在降压时与上述药物不同，对心率无明显影响。北京协和医院曾在部分 PPGL 患者中使用乌拉地尔做术前准备及在高血压危象发生时进行治疗，均取得了较好的治疗效果。

2. β 受体阻滞剂·用 α 受体阻滞剂治疗后，由于 α 受体

被部分阻滞，而 β 肾上腺素能相对增强致心动过速，心肌收缩力增强，心肌耗氧量增加。β 受体阻滞剂可阻滞心肌的 β 受体，降低肾上腺能兴奋性而使心率减慢，心搏出量减少，血压下降。临床上常用于治疗嗜铬细胞瘤的 β 受体阻滞剂如下。

(1) 普萘洛尔(propranolol)：为非选择性 β 受体阻滞剂，可阻滞心脏 β_1 受体及支气管和血管平滑肌的 β_2 受体，初始剂量为 10 mg，2～3 次/日，可逐渐增加剂量以达到控制心率的目的。

(2) 阿替洛尔(atenolol)：为选择性 β_1 受体阻滞剂，因无明显抑制心肌收缩力的作用，故优于普萘洛尔。常用剂量 25～50 mg，2 次/日。

(3) 美托洛尔(metoprolol)：也是选择性 β_1 受体阻滞剂，可减慢心率，减少心输出量，常用剂量 50 mg，2～3 次/日。

(4) 艾司洛尔(esmolol, brevibloc)：是一短效的选择性 β_1 受体阻滞剂，作用快而短暂，半衰期为 9 min，可用于静脉滴注，迅速减慢心率。

3. 钙通道阻滞剂(CCB)·CCB 可作为 PPGL 患者的术前联合治疗，通过阻滞钙离子的流入而抑制肿瘤细胞的 CA 释放、直接扩张外周小动脉及冠状动脉、降低外周血管阻力、降低血压、增加冠状动脉血流量、预防 CA 引起的冠状动脉痉挛和心肌损伤。故 CCB 适用于伴有冠心病或 CA 心肌病的 PPGL 患者，或与 α、β 受体阻滞剂联合用药进行长期治疗。

4. 血管紧张素转换酶抑制剂(ACEI)/血管紧张素 II 受体阻滞剂(ARB)·PPGL 患者因血中 NE 水平增高，低血容量或体位性低血压等刺激血浆肾素水平增高，激活肾素-血管紧张素-醛固酮系统(RAAS)而致继发性醛固酮增多。因此，ACEI/ARB 可通过抑制 RAAS 而降低血压，作为手术前联合降压的选择。

5. 血管扩张剂·硝普钠(sodium nitroprusside)是一种强有力的血管扩张剂，作用迅速，可直接作用于血管平滑肌，扩张周围血管，降低外周阻力使血压下降。用于 PPGL 患者高血压危象发作或手术中血压持续升高者。本药物只能用 5% 葡萄糖溶液溶解和稀释，必须临用前配制，并于 12 h 内用完。由于其见光易变质，滴注瓶要用黑纸遮住，避光使用。一般从小量开始，逐渐增加至 50～200 μg/min，可用输液泵控制浓度和速度，同时严密监测血压，调整药物剂量，以防血压骤然下降。待血压平稳后停药，再改用上述其他药物。因较长时间连续用药可致氰化物中毒，故孕妇忌用，以免流产或胎儿死亡；用药期间应严密监测血压及氰化物的血药浓度。

6. 儿茶酚胺合成抑制剂·α-甲基对位酪氨酸(α-methyl paratyrosine, metyrosine)是酪氨酸羟化酶的竞争性抑制剂，由于该药能透过血脑屏障，可减少外周及大脑中 CA 合成，与 α 受体阻滞剂短期联合使用，术前控制血压。不良反应为嗜睡、抑郁、消化道症状，少数老年患者可有锥体外系症状如帕金森综合征等，减量或停药后，上述症状可很快消失。目前国内尚无此药。

(二) 用药原则

1. 必须先用 α 受体阻滞剂，绝对不能先用 β 受体阻滞剂·在 PPGL 患者的术前准备过程中，绝不能在未使用 α 受体阻滞剂的情况下单独或先用 β 受体阻滞剂，否则可因导致

严重肺水肿、心力衰竭或诱发高血压危象的发生而加重病情。

2. 何时加用β受体阻滞剂·并非所有患者都需加服β受体阻滞剂，只有那些在先服用α受体阻滞剂降低血压后出现持续性心动过速（>120次/分）或室上性快速心律失常，或伴有儿茶酚胺心肌病的患者才可考虑加用β受体阻滞剂，以减慢心率，降低血压；必要时在特殊情况下也应两者同时使用。

3. 完全阻滞还是部分阻滞α及β受体·用α、β受体阻滞剂治疗时，用药剂量和时间应达到部分阻滞α及β受体的作用，以防止手术切除肿瘤后因受体完全阻滞所致的低血压发生。部分阻滞的标准为：患者无明显体位性低血压，阵发性高血压的发作减少且程度减轻，持续性高血压患者的血压降到大致正常或仅有轻度波动。

4. 术前药物准备充分的标准

（1）患者血压控制正常或基本正常：阵发性高血压的发作基本被控制，即发作频率明显减少，发作程度大大减轻，或无高血压发作；持续性高血压的患者血压控制到正常或大致正常；无明显体位性低血压。

（2）血容量恢复：血细胞比容降低，体重增加，出汗减少，肢端皮肤温暖，微循环改善。

（3）患者的高代谢综合征及糖代谢异常得到改善、便秘好转。

（4）术前药物准备时间存在患者个体差异，但至少应服用药物准备2～4周，对较难控制的高血压并伴有严重并发症的患者，应根据患者病情相应延长术前准备时间。

（三）药物治疗指南

美国内分泌学会指南推荐：可先用选择性α₁受体阻滞剂或非选择性α受体阻滞剂控制血压，如血压仍未能满意控制，则可加用钙通道阻滞剂。PPGL患者治疗时必须首先选择α受体阻滞剂，如首选β受体阻滞剂则可发生高血压危象和左心衰竭。用α受体阻滞剂治疗后，如患者出现心动过速则再加用β受体阻滞剂，但是绝对不能在未服用α受体阻滞剂之前使用β受体阻滞剂。服药至少2周，待血压、心率控制，血容量恢复后再行手术，服药期间应监测血压、心率，根据病情进行个体化治疗。

α甲基酪氨酸有抑制CA合成的作用，可与α受体阻滞剂短期联合使用以控制血压，减少围手术期间的血流动力学波动。此外，当血压基本控制后，患者应摄入高钠饮食和增加液体入量，必要时可在手术前静脉输注血浆或胶体溶液以增加血容量，防止肿瘤切除后发生严重低血压。当血容量恢复正常后，体位性低血压的程度也可明显减轻。

美国内分泌学会指南推荐具体治疗方案如下。

治疗1. 确诊后即可开始治疗，视血压情况逐渐增加剂量。α受体阻滞剂的开始剂量：酚苄明5～10 mg每日2次或多沙唑嗪2 mg/d；常用终剂量：酚苄明1 mg/（kg·d）或多沙唑嗪32 mg/d。

治疗2. 视病情需要可与治疗1合用，应选择控释、缓释或长效制剂。开始剂量：硝苯地平30 mg/d或氨氯地平5 mg/d；终剂量：硝苯地平60 mg/d或氨氯地平10 mg/d。

治疗3. 按治疗1服药至少3～4日后如发生心动过速或

者合并儿茶酚胺心肌病时，方可开始使用β受体阻滞剂。开始剂量：美托洛尔12.5 mg每日2次或阿替洛尔25 mg/d；终剂量：美托洛尔25 mg每日2次或阿替洛尔50 mg/d。

（四）手术治疗

指南推荐：

（1）腹腔镜微创手术：适用于大多数PCC患者，但如肿瘤直径>6 cm或有侵袭性时，则应进行开放式手术以确保完整切除肿瘤；为避免局部肿瘤复发，术中应防止因操作而致的肿瘤破裂。

（2）开放式手术：PGL患者恶性比例较大，应选择开放式手术以保证完整切除肿瘤，但如肿瘤小、非侵袭性，则可行腹腔镜微创手术。

（3）双侧PCC患者手术时应尽量保留部分肾上腺，以免发生永久性肾上腺皮质功能减退。

（4）术中血压监测及管理：手术中应持续监测血压、心率、心电图、中心静脉压及血流动力学变化。有心脏疾病的患者应同时监测肺动脉楔压；手术中如血压明显升高则立即静脉滴注或持续泵入酚妥拉明或硝普钠；如心率显著增快或发生快速型心律失常，则先使用α受体阻滞剂，再静脉用速效型半衰期较短的选择性α₁受体阻滞剂艾司洛尔治疗。

（5）切除肿瘤后如患者血压明显下降或出现低血压，则应立即停用α受体阻滞剂并快速补充血容量，维持中心静脉压正常，必要时使用血管活性药物。术后24～48 h要密切监测患者的血压和心率。

（五）术后监测及随访

术后应注意肾上腺被部分切除的患者是否存在继发性肾上腺皮质功能减退的风险；术后2～4周应复查CA及MN水平以明确是否成功切除肿瘤。

九、肾上腺髓质增生的治疗

如确诊为肾上腺髓质增生，可手术切除增生的肾上腺，一般行一侧全切除，一侧大部分切除。术前也应服用α受体阻滞剂进行药物准备，但其手术一般较PPGL平稳，血压波动较小。应强调手术指征：除临床症状外，首先应确诊为高CA血症，而影像学却未发现肿瘤才能行肾上腺手术。手术效果报道不一，可能与诊断标准和手术切除肾上腺的多少有关。

十、恶性嗜铬细胞瘤/副神经节瘤的治疗

（一）手术治疗

尽可能手术完整切除肿瘤仍是首选的治疗方法，如无法切除并有全身多处转移病灶则考虑以下治疗方案。

（二）放射性核素治疗

1. 适应证·PPGL无法手术、发现转移灶、术后残留、复发病灶、拟控制CA过度分泌造成的高血压及缓解病灶转移造成的疼痛等。

2. 疗效判断方法·观察症状、肿瘤大小和血生化激素指标有无改善。

3. 常用药物

（1）¹³¹I - MIBG：目前已广泛用于治疗恶性PPGL，对¹³¹I - MIBG核素显像阳性的患者有效，其疗效确切并与吸收剂量和肿瘤体积相关；直径<2 cm的肿瘤能良好摄取¹³¹I -

MIBG,较大肿瘤最好应先手术切除后再行残余病灶治疗。大剂量 ^{131}I-MIBG 可造成骨髓抑制,中等剂量的重复治疗能有效缓解症状、延长生存期、且安全可靠、耐受性好。北京协和医院与中国核工业北京四〇一医院合作,10 余年来已经治疗 130 余例患者,治疗的完全有效率为 3%～5%、部分有效率和病情稳定率可达 73%～79%、患者的 5 年生存率达 45%～68%。但目前尚无 ^{131}I-MIBG 治疗剂量的统一标准。国内常用的单次治疗剂量为 200 mCi,可根据患者对治疗的疗效和不良反应来决定治疗的频度和剂量,累计治疗剂量可达 800～1 000 mCi,每次治疗后至少 3～6 个月内应评估疗效。^{131}I-MIBG 的剂量增加可提高缓解率,但不良反应也增多。最常见为骨髓抑制,87% 的患者可出现 3～4 级中性粒细胞减少,83% 的患者血小板减少,也有骨髓增生异常综合征、急性或慢性髓系白血病的报道。

2018 年美国 FDA 以孤儿药资格批准了超痕量 iobenguane ^{131}I(注册名 Azedra®)治疗恶性 PPGL。Ⅱ期临床试验的结果显示 44 例恶性 PPGL 患者经治疗后,35% 的患者血压控制正常,93% 的患者肿瘤无进展。另一个多中心、开放标签临床研究,应用超痕量 ^{131}I-MIBG 治疗无法手术或化疗、或治疗后进展的 68 例恶性 PPGL 患者,每例患者接受初始剂量为 111～222 MBq,之后每间隔 3 个月再分别给予 2 次治疗量,每次剂量为 296 MBq/kg,最大剂量为 18.5 GBq。经上述治疗后,68% 的患者肿瘤病情稳定;其中 22% 的患者获得总体的肿瘤缓解,25% 的患者在至少 6 个月内将抗高血压药物的使用减少 50% 以上;一半以上患者治疗后出现最常见的不良事件为恶心、骨髓抑制和疲劳;未观察到与药物相关性的急性高血压危象。传统的 ^{131}I-MIBG 因比活性不足,过量未标记的 MIBG 可竞争已标记的 MIBG,而对治疗没有作用,却可产生不良反应。超痕量 ^{131}I-MIBG 因其具有较高比放射活性和更容易进入恶性 PPGL 肿瘤中,故疗效佳、耐受性良好、不良反应更少。^{131}I-MIBG 治疗恶性 PPGL 已被写入 2019 年 NCCN(National Comprehensive Cancer Network)临床肿瘤指南的神经内分泌和肾上腺肿瘤部分。

(2) ^{177}Lu-Dotatate:PPGL 肿瘤能高度表达生长抑素受体(SSTR),而 ^{68}Ga-Dotatate 标记的生长抑素类似物用于 PPGL 的分子影像学诊断敏感性很高,故正在进行的 ^{177}Lu-Dotatate 治疗恶性 PPGL 的Ⅱ期临床试验将提供新的核素治疗(PRRT)及在手术中使用 γ 探测仪进行恶性 PPGL 肿瘤定位,以提高手术治疗效果。它适用于生长抑素受体显像阳性的 PPGL 患者。

(三)抗肿瘤药物联合化疗

恶性 PPGL 转移快、术后复发率高、5 年生存率不足 40%,联合化疗可以提高患者生存率。临床上常用化疗方案包括:

(1) CVD 方案:环磷酰胺(cyclophosphamide)、长春新碱(vincristine)和达卡巴嗪(dacarbazine),CVD 方案多在 2～4 个疗程后起效,治疗完全有效率、部分有效率及病情稳定率分别为 4%、37% 和 14%。不良反应主要有骨髓抑制、血白细胞减少、周围神经病变、神经系统毒性、胃肠道反应、肝功能异常和低血压等;治疗中也可能出现高血压危象。

(2) 替莫唑胺和沙立度胺联合应用:治疗已转移的神经内分泌肿瘤具有较好疗效,2 年生存率为 61%。

(3) 依托泊苷(etoposide)和顺铂(cisplatin)EP 方案。

(四)酪氨酸激酶抑制剂靶向治疗

1. 舒尼替尼·是一种酪氨酸激酶抑制剂,FDA 已批准用于治疗肾癌和胃肠道神经内分泌肿瘤。目前有两项舒尼替尼的Ⅱ期临床试验正在进行中。

2. 卡博替尼·是强效抗血管生成的酪氨酸激酶抑制剂,Ⅱ期临床试验治疗 11 例转移性 PPGL,其中 3 例部分缓解(肿瘤缩小>30%)、3 例中度治疗反应(肿瘤缩小 15%～30%)、4 例治疗前存在骨转移,治疗后病情稳定;1 例病情进展。最常见的不良反应为轻度疲劳、味觉障碍和手足综合征。

3. 帕唑帕尼·是靶向作用于血管内皮生长因子受体、血小板衍生生长因子受体和纤维母细胞生长因子受体的一种多种酪氨酸激酶抑制剂,被批准用于治疗肾癌。帕唑帕尼治疗 PPGL 的Ⅱ期临床试验入选了 18 岁以上,近 6 个月病情无进展的 6 例恶性 PPGL 患者,其中 4 例病情进展,1 例退出,1 例出现 4 级 Takotsubo 心肌病;因疗效不佳,该试验被提前终止。

4. 阿西替尼·是一种高选择性的酪氨酸激酶抑制剂,仅抑制 VEGF 受体 1～3,较帕唑帕尼和舒尼替尼的不良反应更少,FDA 批准治疗肾癌。Ⅱ期临床试验招募 9 例恶性 PPGL 患者,治疗后 3 例部分缓解、5 例稳定和 1 例病情进展。但是 8 例患者均因药物不良反应而减量,其中 6 例出现高血压,4 例出现明显乏力。

5. 细胞程序性死亡蛋白受体 1 受体(PD-1)抗体·PD-1 可使免疫系统不攻击肿瘤组织,有些肿瘤通过激活 PD-1 而逃避免疫系统的攻击。一项使用 pembrolizumab 治疗恶性 PPGL 的Ⅱ期临床试验近期正在进行中。

(五)奥曲肽(octreotide)或兰瑞肽(lanreotide)

NCCN 临床实践指南推荐用于治疗生长抑素受体显像阳性、肿瘤未能切除,有远处转移的 PPGL 患者,可用奥曲肽 150～250 μg 皮下注射一日 3 次或 Octreotide LAR 20～30 mg 肌内注射或兰瑞肽 90～120 mg 每 4 周皮下注射 1 次。

(六)基因治疗

Ohta 发现 6 种肿瘤转移抑制基因(nm23-H1、TIMP-4、BRMS-1、TXNIP、CRSP-3、E-Cad)在恶性嗜铬细胞瘤中明显下调,改变这些肿瘤转移抑制基因的信号转导通路,有望成为阻止恶性 PPGL 转移的新手段。Kunnimalaiyaan 在体外激活肿瘤 Raf-1 通路,可以抑制肿瘤细胞生长,使 5-羟色胺、嗜铬粒蛋白 A 和降钙素分泌减少,因此激活 Raf-1 通路也可能成为治疗神经内分泌肿瘤的有效方法。

(七)其他治疗

对肿瘤及转移病灶的局部放疗、伽马刀、射频消融和栓塞治疗等,可减轻患者的部分临床症状和肿瘤负荷,但对患者生存时间的改变却不明显。PPGL 是涉及多学科的复杂疑难性疾病,组织多学科团队(MDT)协同诊治是非常重要的。

十一、预 后

经手术成功地切除肿瘤后,大多数 PPGL 患者的高血压可以治愈,术后一般 1 周内 CA 恢复正常,75% 的患者在 1

个月内血压恢复正常，25％的患者血压仍持续增高，但血压水平也较术前降低，并且用一般的降压药物可获得满意的疗效。

非恶性 PPGL 患者手术后 5 年存活率＞95％，复发率＜10％；恶性 PPGL 患者 5 年存活率＜50％。对术后患者要进行终身随访，实行个体化管理，每年至少复查 1 次；儿童、青少年、有 PPGL 家族史和有基因突变的患者则应 3～6 个月随访 1 次，包括症状、体征、血压、血/尿 MN、CA 等检测，定期进行影像学复查；评估肿瘤有无复发、转移或发生 MEN。

参考文献

[1] Amar L，Servais A，Gimenez-Roqueplo AP，et al. Year of diagnosis，features at presentation，and risk of recurrence in patients with pheochromocytoma or secreting paraganglioma［J］. J Clin Endocrinol Metab，2005，90：2110 - 2116.

[2] Barzon L，Sonino N，Fallo F，et al. Prevalence of natural history of adrenal incidentalomas［J］.Eur J Endocrinol，2003，149：273 - 285.

[3] Bravo EL，Tagle R. Pheochromocytoma：state-of-the-art and future prospects［J］.Endocr Rev，2003，24：539 - 553.

[4] Bravo EL. Evolving concepts in the pathophysiology，diagnosis，and treatment of pheochromocytoma［J］.Endocr Rev，1994，15：356 - 368.

[5] Brown H，Goldberg PA，Selter JG，et al. Hemorrhagic pheochromocytoma associated with systemic corticosteroid. Therapy and presenting as myocardial infarction with severe hypertension［J］.J Clin Endocrin Metab，2005，90：563 - 569.

[6] Eisenhofer G，Goldstein DS，Walther MM，et al.Biochemical diagnosis of pheochromocytoma：how to distinguish trus-from false-positive test results［J］.J Clin Endocrinol Metab，2003，88：2656 - 2666.

[7] Fonseca V，Bouloux P-M. Phaeochromocytoma and paraganglioma［J］. Baillieres Clin Endocrinol Metab，1993，7：509 - 545.

[8] Gifford RW Jr，Manger WM，Bravo EL，Pheochromocytoma［J］. Endocrinol Metab Clin North Am，1994，23：387 - 404.

[9] Goldstein DS，Eisenhofer G，Flynn JA，et al.Diagnosis and localization of pheochromocytoma［J］.Hypertension，2004，43：907 - 910.

[10] Ilias I，Pacak K.Current approaches and recommended algorithm for the diagnostic localization for pheochromocytoma［J］. J Clin Endocrinol Metab，2004，89：476 - 491.

[11] Ilias I，Yu J，Carrasquillo JA，et al. Superiority of 6 −^{18}F-fluorodopamine positron emission tomography versus ^{131}I-metaiodobenzylguanidine scintigraphy in the localization of metastatic pheochromocytoma［J］.J Clin Endocrinol Metab，2003，88：4083 - 4087.

[12] Kudva YC，Sawka AM，Young WF Jr.et al. The laboratory diagnosis of adrenal pheochromocytoma：the Mayo Clinic Experience［J］. J Clin Endocrinol Metab，2003，88：4533 - 4539.

[13] Lenders JW，Pacak K，Eisenhofer G，et al. New advances in the biochemical diagnosis of pheochromocytoma：moving beyond catecholamines［J］. Ann NY Acad Sci，2002，970：29 - 40.

[14] Lenders JW，Pacak K，Walther MM，et al. Biochemical diagnosis of pheochromocytoma：which test is best？［J］. JAMA，2002，287：1427 - 1434.

[15] Manger WM，Eisenhofer G. Pheochromocytoma：diagnosis and management update［J］.Curr Hypertens Rep，2004，6：477 - 484.

[16] Neumann HP，Bausch B，McWhinney SR，et al. For the Freiburg-Warsaw- Columbus pheochromocytoma study group germline mutations in nonsyndromic pheochromocytoma［J］.N Engl J Med，2002，346：1459 - 1466.

[17] Pacak K，Linehan WM，Eisenhofer G，et al.Recent advances in genetics，diagnosis，localization，and treatment of pheochromocytoma［J］. Ann Intern Med，2001，11334：315 - 329.

[18] Walther MM，Management of pheochromocytoma［J］. Ann Intern Med，2001，34：323 - 325.

[19] Walther MM. New therapeutic and surgical approaches for sporadic and hereditary pheochromocytoma［J］.Ann NY Acad Sci，2002，970：41 - 53.

[20] Zelinka T，Strauch B，Pecen L，Widimsk J Jr. Diurnal blood pressure variation in pheochromocytoma，primary aldosteronism and Cushing syndrome［J］.J Hum Hypertens，2004，18：107 - 111.

[21] 曾正陪：肾上腺髓质疾病［M］//方圻. 现代内科学.北京：人民军医出版社，1995：2609 - 2623.

[22] 曾正陪：肾上腺髓质疾病［M］//史轶蘩. 协和内分泌和代谢学. 北京：科学出版社，1999：1222 - 1244.

[23] Manger WM，Gifford RW. Catecholamine metabolism：biosynthesis，storage，release，and inactivation［M］//Clinical and experimental pheochromocytoma.2nd ed.Oxford：Blackwell Science，1996：8 - 31.

[24] Kaplan NM. Pheochromocytoma（with a preface about incidental adrenal masses）［M］//Kaplan's Clinical hypertension. 9th ed. Philadelphia：Lippincott Williams ＆ Wilkins，2006：389 - 409.

[25] Smith SL，Slappy AL，Fox TP.Pheochromocytoma producing vasoactive intestinal peptide［J］.Mayo Clin Proc，2002，77：97 - 100.

[26] Pacak K，Eisenhofer G.Pheochromocytoma. First International Conference ［J］.Ann NY Acad Sci，2006，1073.

[27] Lam MG，Lips CJ，Jager PL，et al. Repeated［^{131}I］metaiodobenzylguanidine therapy in two patients with malignant pheochromocytoma［J］. J Clin Endocrinol Metab，2005，90：5888 - 5895.

[28] Kulke MH，Stuart K，Enzinger PC，et al.Phase II study of temozolomide and thalidomide in patients with metatatic neuroendocrine tumors［J］.J Clin Oncol，2006，24：401 - 406.

[29] Ohta S，Lai EW，Pang AL，et al. Down regulation of metastasis suppressor genes in malignant pheochromocytoma［J］.Int J Cancer，2005，114：139 - 143.

[30] Kunnimalaiyaan M，Chen H.The Raf - 1 pathway：a molecular target for treatment of select neuroendocrine tumors？［J］. Anticancer Drugs，2006，17：139 - 142.

[31] Lenders J W.M.，Duh Q-Y，Eisenhofer G，et al.Pheochromocytoma and Paraganglioma：An Endocrine Society Clinical Practice Guideline［J］.J Clin Endocrinol Metab，2014，99：1915 - 1942.

[32] 中华医学会内分泌学分会肾上腺学组.嗜铬细胞瘤和副神经节瘤诊断治疗的专家共识［J］.中华内分泌代谢杂志，2016，32(3)：181 - 187.

[33] Karasek D，Shah U，Frysak Z，et al. An update on the genetics of pheochromocytoma［J］.J Hum Hypertens，2013，27：141 - 147.

[34] Dahia PL. Pheochromocytoma and paraganglioma pathogenesis：learning from genetic heterogeneity［J］.Nat Rev Cancer，2014，14：108 - 119.

[35] Welander J，Andreasson A，Juhlin CC，et al. Rare germline mutations identified by targeted next-generation sequencing of susceptibility genes in pheochromocytoma and paraganglioma［J］. J Clin Endocrinol Metab，2014，99：E1352 - E1360.

[36] 曾正陪.开展内分泌代谢疾病及肾上腺肿瘤的表观遗传学研究［J］.中华内分泌代谢杂志，2010，26：629 - 632.

[37] van Hulsteijn LT，Niemeijer ND，Dekkers OM，et al.^{131}I - MIBG therapy for malignant paraganglioma and phaeochromocytoma：systematic review and meta-analysis［J］.Clin Endocrinol（Oxf），2014，80：487 - 501.

[38] Gonias S，Goldsby R，Matthay KK，et al. Phase II study of high-dose ^{131}I metaiodobenzylguanidine therapy for patients with metastatic pheochromocytoma and paraganglioma［J］.J Clin Oncol，2009，27：4162 - 4168.

[39] 金从军，邵玉军，曾正陪，等.^{131}I-间位碘代苄胍治疗恶性嗜铬细胞瘤/副神经节瘤的临床疗效分析［J］.中华泌尿外科杂志，2015，36(1)：24 - 28.

[40] 中华医学会内分泌学分会肾上腺学组.嗜铬细胞瘤和副神经节瘤诊断治疗的专家共识［J］.中华内分泌代谢杂志，2016，32(3)：181 - 187.

[41] Crona J，Taieb D，Pacak K.New perspectives on pheochromocytoma and paraganglioma：Toward a molecular classification［J］.Endocr Rev，2017，38：489 - 515.

[42] Hamidi O，Young WF，Nicole M，et al. Malignant pheochromocytoma and paraganglioma：272 patients over 55 years［J］. J Clin Endocrinol Metab，2017，102：3296 - 3305.

[43] Noto RB，Pryma DA，Jensen J，et al. Phase 1 study of high-Specific-Activity I - 131 MIBG for metastatic and/or recurrent pheochromocytoma or paraganglioma［J］.J Clin Endocrinol Metab，2018，103：213 - 220.

[44] Lenders JWM，Eisenhofer G. Update on modern management of pheochromocytoma and paraganglioma［J］.Endocrinol Metab，2017，32：152 - 161.

[45] 卢琳，陈适，曾正陪.嗜铬细胞瘤和副神经节瘤研究新进展［J］.中华内分泌代谢杂志，2018，34(6)：532 - 536.

[46] 石穿，曾正陪，赵大春，等.琥珀酸脱氢酶 B，C 免疫组化在鉴别良恶性嗜铬细胞瘤和副神经节瘤中的应用［J］.中华内分泌代谢杂志，2018，34(6)：472 - 478.

第二十二章 · 神经母细胞瘤及相关肿瘤

曾正陪

神经母细胞瘤（neuroblastoma）、神经节细胞瘤（ganglioneuroma）、神经节神经母细胞瘤（ganglioneuroblastoma）都是起源于神经嵴的实性肿瘤，可发生于肾上腺髓质和交感神经节，与嗜铬细胞瘤一样也有合成和分泌儿茶酚胺（CA）及其代谢产物的作用，它们还可分泌大量 CA 的前体——多巴和多巴胺及其代谢产物（高香草酸）。但是它们的药理学作用通常不强，而浸润性的恶性行为却较常见。它们与嗜铬细胞瘤一起被称为交感肾上腺髓质性肿瘤，其胚胎起源如图 5-22-1 所示。

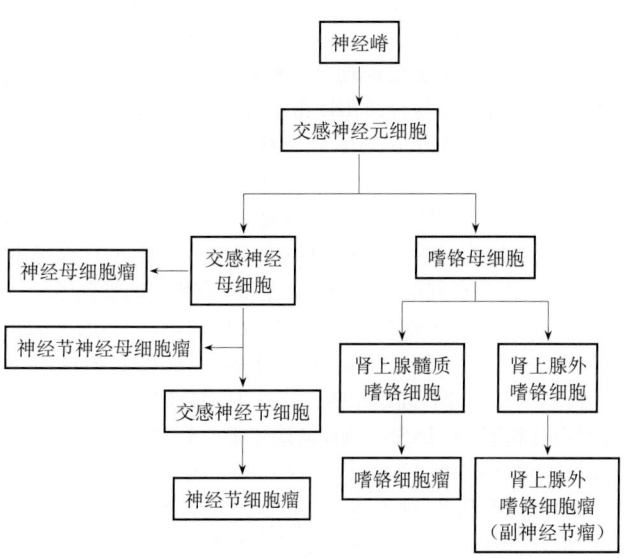

图 5-22-1　交感肾上腺髓质性肿瘤的胚胎起源

译自 Landsberg L, Young NB. Catecholamine and the adrenal medulla//Wilson JD, Foster DW. Williams textbook of endocrinology. 8th ed. 1992：680

从上图可看出，嗜铬细胞瘤与神经节细胞瘤是分别起源于成熟的嗜铬细胞或成熟的交感神经节细胞；而起源于嗜铬母细胞与交感神经母细胞这两种未成熟的母细胞肿瘤称为神经母细胞瘤；神经节神经母细胞瘤则起源于交感神经母细胞和交感神经节细胞之间的细胞，即此肿瘤中有成熟的交感神经节细胞，也有未成熟的交感神经母细胞。一般来说，起源于未成熟细胞的神经母细胞瘤为恶性，而起源于成熟细胞的神经节细胞瘤为良性。

一、神经母细胞瘤

神经母细胞瘤（neuroblastoma）在上述几种肿瘤中是来源于最不成熟细胞的一种恶性肿瘤，即由原始的交感神经元细胞或神经母细胞衍生而来。

神经母细胞瘤是儿童期最常见的恶性颅外实体肿瘤，占儿童所有恶性肿瘤的 10%～15%，而在儿童腹部肿瘤中占第

二位。多见于婴幼儿，男孩多于女孩，约 1/3 的神经母细胞瘤患儿年龄在 12 个月以下（包括先天性神经母细胞瘤），另 1/3 为 2～3 岁，3 岁以后也占 1/3；有时可见于少年，成人罕见。该肿瘤生长很快，可广泛转移，它可来源于交感神经链或肾上腺髓质，但在肾上腺髓质肿瘤中其预后最差，在越年轻的患者中，肿瘤的恶性程度越高且很少有自发性缓解。美国 NIH 国家癌症研究院 NCI（National Cancer Institute at the NIH）报道 1975—2009 年在 15 岁以下儿童中神经母细胞瘤的患病率为 10.54/10 万；5 年生存率在 1974—1989 年为 46%；目前经多学科共同治疗（MDT），治愈率明显提高，1999—2004 年的 5 年生存率已上升到 71%。

其病因不清楚，对染色体的研究显示在神经母细胞瘤患者中 1 号染色体的短臂（1p）缺失是典型的遗传学改变，可见于 35% 的神经母细胞瘤患者，70%～80% 的高危神经母细胞瘤患者。缺失区定位于 1p36.31，约 2Mb，而 CHD5 基因是位于 1p 上的抑癌基因，在 1p 缺失的神经母细胞瘤细胞系和肿瘤中 CHD5 基因表达极低或缺失；1p36 序列上的等位基因丢失则预示着局部肿瘤复发的风险增加。也有报道在第 11 对染色体的长臂（11q）上有缺失。第 17 号染色体长臂（17q）获得是神经母细胞瘤最常见的遗传畸变，在 17q 上存在依靠剂量效应起作用的基因，可在 80% 的患者中发现，常因与 1p 或 11q 的不平衡异位产生。

分子遗传学研究发现 25%～30% 的神经母细胞瘤患儿中有 MYCN 癌基因扩增。该基因定位于染色体 2p24，在正常人体以单倍体状态存在，有扩增常见于晚期肿瘤，预示着不良的临床结局；扩增倍数越高，其预后越差；约 40% 高风险神经母细胞瘤中有 MYCN 高表达。MYCN 广泛参与神经母细胞瘤多种生理和病理过程，在细胞生长与凋亡、细胞分化、肿瘤的浸润与转移，以及血管形成等方面发挥重要作用，对神经母细胞瘤的诊断、治疗和预后评价有重要意义，而抑制 MYCN 的表达将成为治疗神经母细胞瘤的新方法。

其临床表现为腹部肿块、质地硬、生长迅速，患者的全身情况很快恶化，可伴低热、贫血、腹泻、消瘦、疼痛；因肿瘤血管很丰富，可有瘤体内坏死、出血、囊性变；如有转移则全身淋巴结肿大、骨痛；部分患者有儿茶酚胺增多的症状如发作性或持续性高血压、心慌、面色苍白、多汗等。

在 80%～90% 的神经母细胞瘤患者中，尿儿茶酚胺（CA）及其代谢产物明显增多，以去甲肾上腺素（NE）、香草扁桃酸（VMA）、多巴胺（DA）、高香草酸（HVA）及多巴（DOPA）增高为多见，尤以 DA 和 HVA 显著增多而作为神经母细胞瘤的诊断特征。但与嗜铬细胞瘤相比，神经母细胞瘤组织本身仅含有少量 CA，而 CA 可以在肿瘤内代谢，因此大多数神经母细

胞瘤患者血压正常。此外,由于肿瘤细胞越原始,则越有可能产生 CA 的前体物质及其代谢产物,因前体物多巴有降压作用,可拮抗 CA 的升压作用。由于肿瘤分泌大量无活性的 CA 前体物质,而仅分泌小量有活性的 CA。因此,大多数神经母细胞瘤虽然分泌 CA,但仅约 1/5 的神经母细胞瘤患者有高血压。虽然这些患者尿 CA 的排泄量与临床症状无明显相关性,但尿 CA 的测定对神经母细胞瘤的诊断和治疗结果的随访还是有帮助的。尿 VMA 与 HVA 的低比值提示预后不好,因为未成熟细胞的肿瘤使多巴胺 β-羟化酶(DBH)的活性减低。

与人类其他任何恶性肿瘤不同,某些神经母细胞瘤有可能自发性缓解,即从未成熟细胞变为成熟细胞。推测可能有多种因素参与此自发性缓解作用:其一为免疫排异反应;其二,因神经生长因子可促使交感神经组织变得成熟而使神经母细胞瘤的细胞成熟化,转变为良性的神经节细胞瘤。但是只有少数患者可自发性缓解,大多数神经母细胞瘤患者的预后则不好,如不治疗,则患者可在短期内死亡。故发现神经母细胞瘤后应及早手术,争取尽量完全切除肿瘤,手术后行放射治疗及化疗。

2015 年中国抗癌协会小儿肿瘤专业委员会和中华医学会小儿外科专业委员会肿瘤学组制订了《儿童神经母细胞瘤诊疗专家共识》并提出明确诊断及分期的下述诊疗建议。

1. 确诊检查·① 病理检查:肿块切除、切开活检或穿刺活检;② 骨髓涂片或活检;③ 24 h 尿 VMA 或 HVA 检测;④ 影像学依据;⑤ 血神经元特异性烯醇化酶(NSE)测定。

2. 分期检查·① 胸部增强 CT;② 腹部及盆腔增强 CT、B 超;③ 眼球 B 型超声(选择性);④ ECT 全身骨扫描;⑤ 髂后骨髓涂片,MD 检测;⑥ MRI;⑦ PET - CT(选择性)。

3. 基因检测·① MYCN 扩增倍数;② DNA 倍性;③ 1p 缺失(选择性);④ 11q 缺失(选择性)。

4. 各脏器功能检查·血象、肝肾功能、电解质、血清乳酸脱氢酶(LDH)、脑电图、心电图、听力检查等。

5. 确诊标准(以下两项之一)·通过上述检查,明确组织学或细胞学诊断、基于影像学定义的危险因子和肿瘤分期及危险度分层。

(1) 肿瘤组织病理学诊断、免疫组织化学染色、电镜检查、血清 NSE、尿 CA 代谢产物水平升高。

(2) 骨髓涂片和活检发现特征性神经母细胞、抗 GD2 抗体染色阳性、血清 NSE、尿 CA 代谢产物水平升高。

神经母细胞瘤的分期和风险分级是决定预后的重要因素,分期表示神经母细胞瘤的发展和扩散程度,而风险分级是评估多种因素对患者预后的影响。使用国际神经母细胞瘤分期系统(International Neuroblastoma Staging System,INSS)根据通过手术切除肿瘤的程度,将神经母细胞瘤分为以下几期。

第 1 期:占确诊时病例的 21%(据 1 253 个北美病例统计)。此期肿瘤生长为局限性,可通过手术完全切除;无淋巴结转移。

第 2 期:约 15%,分为 2A 和 2B 期。

2A 期:肿瘤发展虽局限,但因肿瘤大小、位置、与其他器官相邻等因素而无法手术完全切除肿瘤;无附近淋巴结转移,但可能已侵犯到被肿瘤包围的淋巴结。

2B 期:肿瘤只有局限发展,但不能通过手术完全切除;已有肿瘤同侧淋巴结转移,但未越过脊柱中线,无对侧淋巴结转移。

第 3 期:约 17%,肿瘤虽无远处转移,但是:① 肿瘤已越过脊柱中线,且无法手术完全切除;② 肿瘤可能已有附近淋巴结转移;③ 肿瘤仍在原发部位,但已有对侧淋巴结转移;④ 肿瘤原发于身体中线部位,并向两侧发展,已无法通过手术完全切除肿瘤。

第 4 期:约 41%,肿瘤已有远处淋巴结、骨髓、骨、肝脏或其他器官转移(4S 期除外)。4S 期:约 6%,为神经母细胞瘤的特殊型。患儿确诊时不到 1 岁,肿瘤发展为局限性,可有肝脏、皮肤、骨髓等特定部位转移而无骨转移。有骨髓转移时,癌细胞侵犯的骨髓细胞<10%。

神经母细胞瘤的风险分级:美国国家癌症研究所(National Cancer Institute)儿童肿瘤研究组(Children's Oncology Group,COG)提出直接影响神经母细胞瘤患者预后的因素有 INSS 分期、确诊时年龄、MYCN 基因状态、肿瘤倍性(即确诊时年龄<18 个月患儿为二倍体或多倍体)。

国际神经母细胞瘤病理分类根据肿瘤细胞的分化程度、Schwann 纤维丰富与否、MIKI 指数和患者确诊时的年龄等将神经母细胞瘤的组织病理学分为有利型和不利型。COG 将神经母细胞瘤的风险分为三组。

低危组:① INSS 1 期;② INSS 2 期,MYCN 无扩增,50% 以上的肿瘤可通过手术切除;③ INSS 4S 期,MYCN 无扩增,组织病理为有利型,肿瘤为超二倍体(有额外的染色体)。

中危组:① INSS 2 期,MYCN 无扩增,<50% 的肿瘤可通过手术切除;② INSS 3 期,确诊年龄<18 个月,MYCN 无扩增;③ INSS 3 期,确诊年龄>18 个月,MYCN 无扩增,组织病理为有利型;④ INSS 4 期,确诊年龄<12 个月,MYCN 无扩增;⑤ INSS 4 期,确诊年龄 12～18 个月,MYCN 无扩增,组织病理为有利型,肿瘤为超二倍体。⑥ INSS 4S 期,MYCN 无扩增,组织病理不利型或肿瘤有二倍体。

高危组:① INSS 2、3、4 期或 4S 期,MYCN 扩增;② INSS 3 期,确诊年龄>18 个月,MYCN 无扩增,组织病理不利型;③ INSS 4 期,确诊年龄 12～18 个月,MYCN 无扩增,组织病理不利型或肿瘤有二倍体。④ INSS 4 期,确诊年龄>18 个月。

美国癌症协会报道神经母细胞瘤 5 年生存率:低危组>95%、中危组 90%～95%、高危组 40%～50%。

INSS 分期依赖于实际操作,以肿瘤可被手术切除的程度为标准,可导致不同的分期结论,也无法在治疗前全面评估肿瘤的发展和风险。国际神经母细胞瘤风险组(International Neuroblastoma Risk Group,INRG)分析 1990 年至 2002 年在北美、欧洲、澳大利亚和日本治疗的 8 800 例神经母细胞瘤患者,在 2008 年提出了一套新的 INRG 分期系统。使用无病生存率作为分期标准,考虑了 13 个可能影响预后的因素,利用体格检查、影像学和肿瘤组织学的结果,在包括手术在内的所有治疗开始以前确定神经母细胞瘤的分期。发现确诊时年龄为 12～18 个月的患者生存率较高,所以他们建议如果这些患者的 MYCN 不扩增,其风险分级应从高危改为中危。在

INRG 的分期系统中，确诊时的年龄、MYCN 是否扩增、肿瘤的分化程度、染色体 11q 的状态等都作为影响预后的因素。

治疗原则：第 1、2 期可行彻底的手术探查，尽可能手术切除原发肿瘤和转移病灶；如不能完全切除则残留部分通过放疗或化疗进行继续治疗。第 3 期应推荐化疗，手术仅作为放疗或化疗后的下一步手段；第 4 期手术的意义不大，应选择化疗。对有高危风险的患儿、出现脊髓压迫症状、呼吸窘迫综合征、病灶进展、化疗效果不好时应对原发部位和持续存在的转移灶进行放疗。

预后：按成年人组 5 年治愈率，幼儿治疗后 3 年无临床或生化检查复发的体征和症状作为临床治愈的标准，第 1 期神经母细胞瘤彻底手术后的治愈率为 100%，第 2 期为 86%，第 4 期为 79%。在 0~12 个月的幼儿已诊断为第 4 期的存活率为 68%，而年长儿童的存活率则降至 8%。

二、神经节细胞瘤

神经节细胞瘤（ganglioneuroma）是在交感神经链上起源于交感神经节细胞，而肿瘤细胞分化较好的良性肿瘤，其发病年龄较神经母细胞瘤为晚，在儿童或成人中均可发生，但多见于年轻人，女性较男性多见，其部位常见于后纵隔。

某些患者可表现为 CA 分泌增多的症状，特别是高血压，这在神经节细胞瘤患者中较神经母细胞瘤常见。分泌 NE 为主的神经节细胞瘤在临床症状、诊断和治疗方面类似于肾上腺外的副神经节瘤。某些神经节细胞瘤患者除腹部肿块外，一般无明显症状，有的患者是在常规体格检查或因其他疾病做检查时发现的，因该肿瘤为良性，故预后较好。

神经节细胞瘤患者与神经母细胞瘤患者一样也有慢性腹泻，其病因不清楚，可能与肿瘤分泌其他生物活性物质有关，有学者报道其可分泌血管活性肠肽、前列腺素等物质，并且手术后症状可缓解。

诊断神经节细胞瘤后应手术切除，如有高血压，并且肿瘤以分泌 NE 为主时，应按嗜铬细胞瘤常规进行手术前药物准备，服用α受体阻滞剂。

三、神经节神经母细胞瘤

神经节神经母细胞瘤（ganglioneuroblastoma）不同于神经母细胞瘤，在肿瘤中有成熟的交感神经节细胞和神经纤维，也有未成熟的神经母细胞成分，故又可称为含有成熟的神经节细胞和神经纤维的部分分化好的神经母细胞瘤，是介于神经

节细胞瘤和神经母细胞瘤之间的肿瘤，瘤内可有出血和坏死。它多见于 10 岁以下的儿童。大多数肿瘤是在腹膜后，其次可发生在纵隔、颈部和肾上腺等部位。此肿瘤也可分泌儿茶酚胺类或肽类物质，如血管活性肠肽等，而表现出相应的临床症状。虽然它也是一种恶性肿瘤，但其预后较神经母细胞瘤好，约 10% 的神经母细胞瘤可发展变为神经节神经母细胞瘤。应尽可能地手术切除肿瘤，手术成功切除包膜完整的神经节神经母细胞瘤后通常不会复发，但是含有未成熟细胞成分的肿瘤较含成熟细胞的肿瘤比较却容易发生远处转移。

参考文献

[1] Lopez-Ibor B, Schwartz AD. Neuroblastoma[J]. Pediatr Clin North Am, 1985, 32：755.

[2] Lloyd RV. Adrenal gland[M]//Lioyd RV. Endocrine pathology. Berlin：Springer-Verlag, 1990, 141-175.

[3] Landsberg L, Young JB. Catecholamines and the adrenal medulla[M]//Wilson JD, Foster DW. Williams textbook of endocrinology. 8th ed. Philadelphia：WB Saunders, 1992, 621-705.

[4] Keiser HR. Pheochromocytoma and related tumors[M]//DeGroot LJ. Endocrinology (Vol.2). 3rd ed. Philadelphia：WB Saunders, 1995：1853-1877.

[5] Kloos RT, Gross MD, Francis IR, et al. Incidentally discovered adrenal masses[J]. Endocr Rev, 1995, 16：460-484.

[6] Cryer PE. Diseases of the sympathochromaffin system[M]//Felig P, Baxter JD, Frohman LA. Endocrinology and metabolism. 3rd ed. New York：McGraw-Hill, 1995：713-748.

[7] Cook DM. Adrenal mass[J]. Endocrinol Metab Clin North Am, 1997, 26：829-852.

[8] Young JB, Landsberg L. Catecholamines and the adrenal medulla[M]//William's Textbook of Endocrinology. 9th ed. Philadelphia：WB Saunders, 1998：716.

[9] Keiser HR. Pheochromocytoma and related tumors[M]//De Groot LJ. Endocrinology. 4th ed. Philadelphia：WB Saunders, 2001, 1862-1882.

[10] 曾正陪. 肾上腺髓质疾病[M]//史轶蘩. 协和内分泌和代谢学. 北京：科学出版社, 1999：1222-1244.

[11] Lehnert H Pheochromocytoma. Pathophysiology and clinic Management[J]. Front Horm Res, 2004, 31.

[12] Pacak K, Eisenhofer G. Pheochromocytoma. First international conference[J]. Ann NY Acad Sci, 2006, 1073.

[13] 邢莉莉, 吴晔明. MYCN 与神经母细胞瘤相关性研究进展[J]. 临床小儿外科杂志, 2014, 13(4)：338-340.

[14] 黄永富, 吴月芳, 刘春霞. 神经母细胞瘤实验诊断学研究进展[J]. 国际检验医学杂志, 2006, 27(10)：904-907.

[15] 杨少波, 肖现民. 神经母细胞瘤分子遗传学以及进展[J]. 临床小儿外科杂志, 2010, 9(6)：453-456.

[16] 中国抗癌协会小儿肿瘤专业委员会, 中华医学会小儿外科学分会肿瘤外科学组. 儿童神经母细胞瘤诊疗专家共识[J]. 中华小儿外科杂志, 2015, 36(1)：3-8.

第二十三章·肾上腺疾病的外科治疗

第一节·肾上腺疾病的外科处理

吴瑜璇

世界上第一例正式肾上腺切除是在 1941 年完成的。我

国的肾上腺疾病第一例手术在 1957 年于上海瑞金医院完成。外科治疗是肾上腺疾病的首选治疗方法。随着影像技术的进步和发展以及体格检查的普及，很多肾上腺的意外瘤被发现，因此目前肾上腺肿瘤诊断从原来的先定性后定位到目前的先

定位后定性的模式，随着对肾上腺生理功能及病理过程了解的加深，以及肾上腺微创技术的发展，越来越多的肾上腺疾病从外科手术中获益。

肾上腺疾病的外科处理，指用手术的方法去除肾上腺病变，包括良恶性肿瘤。对有功能的肿瘤，达到消除肿瘤产生的激素过度分泌的目的；对无功能肿瘤的手术，达到及时定性以便后续治疗的目的。而肾上腺切除术只对那些病原治疗困难，如垂体依赖性库欣病、异位 ACTH 综合征等，可行肾上腺部分或全切除，起到减少激素的过度分泌、缓解症状的目的。也可用于乳腺癌的内分泌治疗，目前已有其他替代而被放弃。肾上腺疾病的治疗传统是开放手术，随着微创技术的不断进步和发展，大部分的肾上腺疾病能够安全地通过腹腔镜进行，包括经前后腹腔镜手术和机器人腹腔镜手术，这在另外章节重点介绍。而对于较大的肾上腺肿瘤或疑似恶性肿瘤，开放手术仍是标准的治疗方法。特别是肾上腺嗜铬细胞瘤，因术中血压波动大，瘤体血管丰富，术中过多的刺激是禁忌。因此，腹腔镜手术要慎重考虑。目前腹腔镜微创技术在肾上腺巨大肿瘤、恶性肿瘤中的应用仍存在争议。当然，麻醉技术的进步也保证了围手术期的安全性。

一、肾上腺的胚胎和解剖学

肾上腺皮质起源于腔上皮细胞，属中胚层，接近中肾，介于肠系膜根部和性腺原基之间。在肾上腺周围，肾脏、卵巢、阔韧带和睾丸可看到呈黄色团块样的副肾上腺。肾上腺外的肾上腺皮质很少有功能，因此不需要切除。肾上腺髓质起源于胸部区域的外胚层神经嵴细胞和神经管，是交感神经细胞和嗜铬母细胞的共同前体。多数嗜铬细胞移行至胚胎肾上腺皮质附近，并侵入其中，形成胚胎肾上腺髓质。另一部分随交感神经母细胞移行至椎旁或主动脉前交感神经节，形成肾上腺外嗜铬细胞，肾上腺外嗜铬细胞退化。在嗜铬细胞瘤的发生中，约有10%发生在肾上腺外，最多发生在主动脉左侧的肠系膜下动脉交叉处的主动脉旁（嗜铬性交感神经节）。嗜铬细胞瘤可起源于主动脉旁的任何交感神经节，以及膀胱、纵隔、颈部、肛门和阴道。异位肾上腺髓质与异位肾上腺皮质不同，前者可发生肾上腺外嗜铬细胞瘤，通常能产生症状，需切除肿瘤。

发育正常的肾上腺位于肾脏上方，左右各一，右侧呈三角形，于下腔静脉的后外侧，左侧呈新月形，邻近主动脉。每一肾上腺长 3~5 cm，宽 2~3 cm，厚 0.3~0.6 cm，重 3~6 g。肾上腺表面为纤维包膜，整个肾上腺被包埋在肾周脂肪囊内。正常的肾上腺皮质呈橘黄色，而髓质呈红褐色。

肾上腺的血管丰富，动脉供应常呈多源性。一般分为肾上腺上动脉、中动脉和下动脉。其分别来自膈动脉、主动脉和肾动脉。少数患者可缺少中动脉，而下动脉来自输尿管上动脉、精索内动脉或卵巢动脉的分支，因此动脉的来源变异较多。

肾上腺的静脉回流比较固定，通常只有一根粗大的中央静脉。但进入体循环的途径不一样，左侧进入肾静脉，长 2~4 cm，右侧直接进入腔静脉，静脉宽而短，通常长 1~2 cm。因此，在手术牵拉时易损伤，包括腔静脉很容易被撕裂而引起致命的大出血。

肾上腺的淋巴管在腺体被膜下与肾周淋巴管相通，在髓质随静脉进入肾蒂淋巴结。

二、肾上腺的手术指征和反指征

肾上腺手术治疗的指征，是指那些肾上腺功能性肿瘤和恶性肿瘤，以及有恶性倾向及功能倾向的肿瘤，包括库欣综合征、原发性醛固酮增多症、性征异常的肾上腺皮质肿瘤、髓质肿瘤中的嗜铬细胞瘤，以及直径>5 cm 的良性无功能肿瘤。对于良性功能性腺瘤或小的嗜铬细胞瘤可选择经腹腔镜切除。对于大的肿瘤（直径>5 cm）仍需开放手术。而对于经蝶鞍手术治疗及药物治疗无效的库欣病发生的双侧肾上腺增生，也可行双侧肾上腺切除。对于小结节增生或是单纯性增生，可用腹腔镜手术，对于肾上腺皮质大结节增生，由于肾上腺体积非常大且与周围组织常有粘连的，需行开放手术。对于异位 ACTH 肿瘤，由于不能找到或切除原发肿瘤，而需要改变高皮质激素状态，也可行双侧肾上腺切除，使症状得到缓解和改善。

关于肾上腺髓样脂肪瘤，确定无功能一般无需手术切除。因为是良性的自然病史，除非肿瘤巨大有自发出血可能的，可考虑手术切除。因此，总的来说肾上腺切除的适应证包括：① 有功能，原发性醛固酮增多症、皮质醇增多症、性激素异常皮质瘤及嗜铬细胞瘤。② 无功能，可疑和明确肾上腺皮质癌、肾上腺转移癌及神经母细胞癌。③ 增生，先天性肾上腺增生（极少手术）、异位 ACTH 瘤和库欣病。

三、肾上腺意外瘤

近年来，由于影像学的进步，特别是高分辨率 CT 的普及，无症状的肾上腺肿瘤的检出率增多，我们称之为"偶发瘤"，也称"意外瘤"（adrenal incidentaloma, AI）。这其中有两种情况，一种是有症状，但没有与肾上腺肿瘤联系起来；另一种是静默肿瘤，临床症状和实验室检查均为阴性。对于这些肿瘤是否要处理，即要不要切除，值得与泌尿科医师商榷。

在肾上腺意外瘤中，一般分为两大类，一类为良性无功能性肿瘤；另一类有功能的或是有恶性倾向的肿瘤。要区别这两大类，要根据临床症状和一些相应的内分泌检查结果，综合分析。高血压和低血钾是两大内分泌肿瘤的常见症状。但是症状可为短暂或为间歇发作，就医时常无症状，容易被患者或临床医师忽视。因此，仔细采集病史很重要，如偶尔发生的头痛、短暂四肢麻木，以及在年轻人中发生卒中等，这些均要考虑肿瘤有功能可能。其次，要确定是否有恶性的可能。可通过影像学检查，包括肾上腺 CT 或 MRI。肾上腺增强 CT 需要对肾上腺区域增强前后，静脉相和延迟相扫描。多参数 CT 扫描有助于临床医师对肿瘤大小，与周围组织关系及肿瘤的性质做出综合判断。同样，MRI 通过 T_1、T_2 加权序列也能提供上述信息。而对 PET-CT 检查在肾上腺肿瘤初始评估中应用较少，除非疑有转移病灶或是肾上腺外病变。所以同时还要区分原发性肾上腺皮质癌还是转移癌，原发性皮质癌可无功能，无临床症状，而转移癌类似原发肿瘤症状不明显，易被误诊。因此，术前不能盲目地确诊无功能良性肿瘤，术前对意外瘤明确性质很重要。

首先要确定有无功能，常规进行血尿皮质醇，血尿醛固酮，24 h 尿儿茶酚胺，观察是否有异常结果。如果事先未取得结果，手术中或手术后易发生危险。如皮质醇增多症患者，术后易发生肾上腺皮质功能危象。更为危险的是"静止型嗜铬细胞瘤",即临床无嗜铬细胞瘤症状,实验室检查阴性,但在手术时可发生剧烈的血压波动,发生心血管严重并发症,甚至危及生命。所以在确定手术前,要确定是否为嗜铬细胞瘤。除可以做一些常规的内分泌检查外,还可做甲氧氯普胺试验。还可以根据 MRI 的变化,考虑是否是嗜铬细胞瘤,在 MRI T_2 加权像上嗜铬细胞瘤可特征性地表现为亮度极高,信号强度超过肝脏部位,而原发性肾上腺皮质癌或转移癌表现为亮度略增高,而皮质腺瘤的亮度要比肝脏低。

关于肾上腺穿刺,肾上腺细针穿刺活检一般很少应用。一般用于怀疑肾上腺转移的恶性肿瘤。对于已确诊为嗜铬细胞瘤的肾上腺肿块,细针穿刺禁止应用。因为穿刺过程可能刺激儿茶酚胺释放,引起无法控制的高血压。根据多组病例的资料,在意外瘤中功能性病变发生率约为 30%,>50% 以上为无功能肾上腺腺瘤,有功能意外瘤常呈亚临床状态,发生率依次为原发性醛固酮增多症、嗜铬细胞瘤、库欣综合征。

因此,对意外瘤的治疗原则是:无功能的良性肿瘤大小直径<4 cm 的可观察,而>4 cm 不论有无功能则手术切除。其次有功能的肿瘤,不管大小如何,均要切除。对临床上怀疑是恶性的,尽可能手术切除,术后再根据病理结果做相应治疗。国外学者认为意外瘤<6 cm,且没有明显增长,实验室检查证实为无功能,可不必切除,也可不必额外随访。笔者的意见直径>4 cm 还是手术切除为好。

意外瘤的诊疗流程见图 5-23-1。

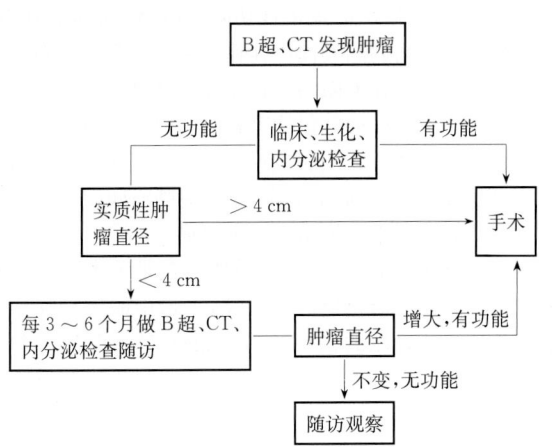

图 5-23-1 肾上腺意外瘤的诊治步骤

四、术前评估及管理

术前的评估,是包括对患者全身的评估和肾上腺肿瘤局部的评估。全身评估的目的是了解患者是否能承受手术或采用何种治疗方法。而对局部的评估是了解局部的手术条件,确定何种手术方式及一些特殊准备。为了在手术中有一个良好的生理状态,改变因高激素因素造成的病理状态,增加手术的安全性,减少危险因素;避免不必要的手术风险。由于肾上腺肿瘤分泌的激素各异,形成的病理生理变化也不同,术前准备也不一样,现分述如下。

(一)库欣综合征

对库欣综合征术前先确定是库欣病还是肾上腺皮质肿瘤,从而确定手术方案。库欣病首先要了解垂体变化,从而确定垂体病变治疗方案(手术或放射治疗),当对垂体病变无法治疗或治疗无效时,再考虑肾上腺手术。手术前首先要纠正库欣综合征的病理变化。

纠正代谢障碍。库欣综合征患者的过多糖皮质激素引起全身的代谢障碍,包括糖代谢紊乱,表现为空腹血糖升高,以及糖耐量减退。蛋白质代谢紊乱,表现为全身肌肉的消耗萎缩,骨基质中蛋白质形成受抑制,致使骨质疏松。肾小管对钠的主动吸收,导致低血钾。这些代谢紊乱术前均要得到大部分的纠正,包括应用胰岛素降低血糖,补充蛋白质改变低蛋白血症,以及适当补钾,纠正低血钾。对高血压严重的需要用抗高血压药物,使其降至接近正常范围,使其能承受手术创伤的刺激。目前多主张库欣综合征患者在术前应用药物减少皮质醇的分泌,使其异常代谢得以改善。常用的药物有氨基导眠能、甲吡酮、赛庚啶等。但对于腺瘤型库欣综合征,由于瘤旁肾上腺组织通常发生萎缩,术前没有必要使用酮康唑一类减少皮质醇分泌的药物,因为有可能导致肾上腺皮质危象和肝毒性。而对异位 ACTH 肿瘤患者,一般肾上腺皮质功能亢进症状非常严重,可在术前使用酮康唑。而对腺瘤型库欣综合征,因为肾上腺皮质萎缩,术前应补充相应激素,以免在术后失去高水平激素环境后出现肾上腺皮质功能不足,甚至发生肾上腺危象。因此,在术前 12 h、术前 2 h 分别肌内注射醋酸可的松 100 mg,术中静脉滴注可的松 100 mg,这样可以度过因切除肿瘤后出现的肾上腺皮质功能不足。

(二)原发性醛固酮增多症

对原醛症的术前准备,主要是纠正醛固酮过多引起的高血压、低血钾,使原有的高血钠、低血钾、代谢性碱中毒或低镁血症得到纠正。首先是应用醛固酮拮抗剂螺内酯,分次口服,每日从 40 mg 起,根据血压、血钾变化调整剂量,最大剂量为 400 mg/d。对服药早期严重低血钾者要适量补钾,但要密切观察血钾变化,避免发生高血钾。血压会随螺内酯剂量的增加而下降。如果血钾正常,但血压下降不明显者,可适量加用抗高血压药物,宜用低盐饮食来限制钠的摄入。一般术前不必应用激素,除非腺瘤大病程长有皮质萎缩可能者,术中和术后补充适量皮质激素。

(三)嗜铬细胞瘤

嗜铬细胞瘤的术前准备尤为重要,一个是了解手术局部,因为往往有多支异常血管。利用 CT 和 CTA 了解血管情况及肿瘤与邻近脏器的关系。另一个是改善由于大量儿茶酚胺引起的临床症状,扩大血管床,增加血容量,改善心功能,使其能承受手术创伤及去除肿瘤后血管床扩大,血容量不足的病理现象,安全度过手术关。术前应用肾上腺能阻滞剂,对抗儿茶酚胺的作用,达到控制症状的目的。通常在术前 1~3 周给予 α 受体阻滞剂,常用苯苄胺、哌唑嗪、甲基酪氨酸、硝苯地平、尼卡地平等。一般术前使用酚苄明,起始剂量为 10 mg,每 12 h 1 次,然后增加到治疗剂量。到达治疗剂量后,不应该有阵发性发作高血压,也不应该有阵发性发作的心血管症状,如果出现心率过快,可使用 β 受体阻滞剂,否则会发生血压反常升高。应用肾上腺能受体阻滞剂要求达到:血细胞比容<45%,心率<90 次/分,血压在正常范围。最近的一些研究,术前使用选择突触后 α_1 受体阻滞剂,如盐酸哌唑嗪或多沙唑嗪,这种选择剂被认为不产生心动过速,且半衰期短,可避免

与长效药物相关的术后低血压。但苯苄胺仍是标准术前受体封堵药物。对于儿茶酚胺性心肌病患者，术前可应用ATP、辅酶A等营养心肌的药物，改善心律或应用钙通道阻滞剂，抑制儿茶酚胺的释放以减轻症状。关于静止型嗜铬细胞瘤术前是否要用药，目前还有争议。但从患者的安全角度及我们的临床观察，以下一些患者需要做术前用药：有突发性头痛，有心律失常史，或是有糖尿病及高血压史，特别是在年轻患者更应注意。根据我们临床实践，在静止型嗜铬细胞瘤手术中，术前准备与否与手术中的血压波动及危险性有明显关系。原则上有可疑症状的，应术前用药。

对于无功能肿瘤，以及性征异常的肾上腺皮质肿瘤，术前可不必特殊准备。

五、肾上腺手术

肾上腺手术包括肾上腺部分或全部切除术，以及肾上腺肿瘤切除术。前者主要适用于增生及结节增生病变，包括库欣病、异位ACTH瘤、肾上腺髓质增生等；而后者指肿瘤性病变，主要包括良恶性肿瘤、转移结节。而作为乳腺癌治疗方法的肾上腺切除已被放弃。手术的方法可经腹腔镜或是开放性手术，而腹腔镜手术在另一节中具体介绍，本节主要是介绍开放手术。

开放性手术主要包括前入路、侧入路和后入路。

（一）开放式前入路

开放式前入路也称开放式经腹入路。在腹腔镜手术广泛开展之前，开放式经腹入路是经典的手术方式。尤其是在家族性嗜铬细胞瘤患者的治疗中扮演了重要的角色。此经路可同时探查双侧肾上腺，并可充分探查腹腔内和腹膜后肾上腺区域。手术体位为平卧位，切口可采用腹部正中或肋缘下切口（即"八"切口）。进入腹腔后，首先探查后腹腔，尤其是主动脉旁，排除异位肿瘤。然后再探查双侧肾上腺，观察除肿瘤外其他肾上腺组织的病变情况，防止遗漏多发肿瘤。

暴露右侧肾上腺：分离结肠肝曲，离断肝三角韧带，做Kocher切口分离十二指肠。分离程度依据肾上腺病变大小和病变周围侵犯情况而定。如果需要，可以完全离断肝脏韧带，使肝脏左旋，这样可以暴露下腔静脉，切开Gerota筋膜后，可以从外侧开始游离肾上腺组织，分离与肾脏和腹膜的粘连后可以游离肾上腺，在靠近下腔静脉处可以看到右肾上腺静脉，牢固结扎后离断。肾上腺动脉直径较细，仔细结扎止血。也可以先暴露游离下腔静脉侧壁，向上分离一直看到肾上腺静脉。

暴露左侧肾上腺：分离结肠脾曲韧带，离断脾肾韧带，向上牵开胰尾和脾脏，可以清晰暴露左肾上腺区域，胰腺后方为脾血管，紧贴左侧肾上腺上缘。暴露左侧肾上腺后识别左肾门后的左肾上腺静脉。追踪膈下静脉走向可以顺利找到左肾上腺顶部。分离左侧肾上腺与腹主动脉之间结缔组织，暴露主动脉。在寻找肾上腺静脉时尤需仔细分离，避免伤及肾门及肾上极血管。

暴露肾上腺，仔细辨认肾周脂肪与肾上腺组织。肾上腺组织颜色要比肾周脂肪来得浅黄，摸上去要比肾周脂肪有弹性和厚实感。在分离肾上腺以前，不要分离肾上腺与肾脏间组织，便于牵引。在解剖条件允许的情况下，快速识别和结扎

肾上腺静脉是尽早安全完成手术的关键。一侧控制肾上腺静脉，可以防止因静脉撕裂而导致致命性出血，同时控制静脉后可以防止肿瘤产生的激素进入体循环。尤其是嗜铬细胞瘤，早期控制静脉可以减少儿茶酚胺入血，引起血压的波动。游离肾上腺严密止血，移去标本。如要行肾上腺部分切除，可保留顶部，约占整个肾上腺的1/3，并观察保留部分的血供情况，如果创面有渗血，色泽不变，说明血供良好。这种情况常适用于垂体手术失败或不能定位的异位ACTH瘤，为了避免终身补充激素需做保留部分肾上腺手术，其原则是对保留部分肾上腺复发时能在小的创伤下即能手术切除，即尽量靠近体表部位。目前常采用的方法：残存肾上腺种植、移位、移植三种方式。种植是切取1g左右的肾上腺组织髓质平面切成两半，修剪成长宽各0.5cm，厚0.3cm小块，种植于切口下端腹外侧肌肉组织内。而移位是不离断肾上腺血管，通过背部肌肉间隙置入背部皮下。而移植也称带蒂移植，即保留肾上腺动静脉，利用大网膜动脉或腹壁下动脉做血供，把该组织移植于大网膜或腹股沟。

肾上腺部分切除的目标是完整切除肿瘤的同时，最大限度地保留肾上腺功能。手术成功的关键：一是准确识别肿瘤边界，为保证肿瘤切除的彻底性，术中切除肿瘤周围一部分肾上腺，多数研究推荐距离肿瘤边缘3～5mm切除肾上腺肿瘤。其次处理肾上腺残面，移去标本确保无残留病灶，无明显渗血。

肾上腺皮质癌非常罕见，预后很差。5年生存率在12%～38%，需要广泛的根治性切除，其中包括局部淋巴结、肾脏、脾脏和部分胰腺和肝脏。因此，肾上腺恶性肿瘤的标准手术是开放手术。在有限的经腹腔镜切除原发性肾上腺恶性肿瘤的统计中，复发率高，包括穿刺通道种植和腹膜种植。腹腔镜下治疗小体积或非浸润性肾上腺皮质癌的问题目前还存在争论，但必须遵循彻底的原则，以避免肿瘤残留。不能因为以微创方式完成手术的愿望而损害原则。

在嗜铬细胞瘤的手术中，很重要一点是手术医师与麻醉医师之间的密切配合。麻醉的初期，手术中的触摸肿瘤及移去肿瘤均能造成血压的剧烈波动，麻醉师的及时发现和及时药物调整，平稳血压很重要。因此，术中要开放两条输液通道，一条通道作为常规输液输血，另一条作为调整血压及心率的通道，要注意血容量和血管舒收药物的准备。

（二）开放式侧入路

开放式侧入路也称腹膜后经路，这种方法在腹腔镜开展以前是临床中最常用的切口。定位明确，肿瘤<5cm的，可行开放侧入径路，也称腰部肋间切口。其优点损伤小，不干扰腹腔，手术操作容易。常用第11肋间切口；如肿瘤位置偏高或较大者，可作第10肋间腹膜外切口或胸腹联合切口。常用第11肋间切口比较合适，不需要切除肋骨，注意保护好血管神经索，进入腹膜后间隙后，用手指将腹膜向前推开避免进入腹腔，向上推开胸膜，如果不进入胸膜腔，可以在正压通气下进行修复，通常情况下不需要放置胸腔引流管。当肿瘤过大切口过小，切口下端可向脐孔方向延伸。肾上腺肿瘤切除的操作与经腹开放的方式相同。

（三）开放式后入路（俯卧位）

开放式后入路（俯卧位）也许是肾上腺手术的最直接路

径。在腹腔镜出现之前，认为后入路是住院时间最短的方法。患者被放置在俯卧位，髂后嵴和后肋缘之间拉伸。这个体位的优点在于不改变体位情况下可探查两侧肾上腺，缺点是操作空间有限，肾上腺区暴露不佳。手术切口是在脊柱侧面3 in处平行脊柱切开，并在经过第12肋时向外侧弧形切开，该切口可以暴露背阔肌和骶神经筋膜，分离后可以暴露第12肋。剥离骨膜，注意保护肋间神经血管束，切除第12肋，并切开肋床，进入腹膜后间隙，暴露肾周脂肪，保护好胸膜及腹膜，在肾周脂肪中寻找肾上腺。关闭切口的方法与之前相同，胸膜的任何小孔均应关闭，通常不必放置胸腔引流管，除非有肺实质损伤。

本方法由于腹腔镜的介入已很少使用，无优势可言。

六、手术后并发症

肾上腺疾病手术并发症包括两类，一类是外科手术的并发症，另一类是肾上腺疾病术后的并发症，前者包括出血、气胸、感染等；而后者包括肾上腺皮质功能不足、低血压等。

在外科并发症中，最多见的是出血和气胸。出血可在术中损伤肾上腺中央静脉和腔静脉时发生，也可术后由于术中止血不彻底而再次出血。这种出血，短时间内出血量大，比较凶险，及时处理常转危为安。术中仔细解剖暴露是关键，不能盲目钳夹，否则易使腔静脉口子增大。而在肾上腺部分切除中，创面出血也是常见并发症，如术中低血压，创面止血不彻底，也是术后出血的原因。由于相对出血量少，速度慢，常表现为慢性失血，腹胀为主要症状（腹膜后出血引起），要引起重视。所以创面处理除电灼电凝外，必要时做"8"字缝合。最好是在血压偏高时关闭切口，避免血压回升后再出血。而胸膜损伤常发生在开放式的侧入路和后入路。常于术中就能发现而及时修补即可，只要肺泡没有损伤，不会引起持续气胸，不需胸腔引流。但有时术中未损伤，在缝合切口也可损伤胸膜，引起气胸及皮下气肿。因此，术后严密观察血压及呼吸的变化，注意因气胸导致的胸闷、气急等症状，以及张力性气胸导致生命危险。当然切口感染伴发脓肿、切口疝等，尤其在库欣病患者，也是外科并发症之一。

而肾上腺手术的特殊的并发症有肾上腺皮质功能不足、低血压、心率增快、切口愈合延迟。

急性肾上腺皮质功能不足，是肾上腺手术的常见并发症，发生的原因和程度与原发疾病和手术方式有关。最多见的是库欣综合征患者，而原醛和嗜铬细胞瘤术后相对较少。在库欣病中一侧全切除时一般不会发生，而一次双侧全切除或是一侧全切除对侧次全切除时容易发生。而皮质腺瘤的库欣综合征手术极易发生。因为这种患者长期高皮质醇会引起下丘脑-垂体轴抑制，术后皮质醇水平急剧下降，容易引起急性肾上腺皮质功能不足，这需我们引起足够的重视。导致发生的一个原因是我们术后估计不足，其次补充皮质激素剂量不足。心慌、乏力、发热、低血压、恶心、呕吐、腹痛或是食欲降低，都是急性肾上腺皮质功能不足的表现。要注意与其他并发症的区别，一旦确诊，可以即刻补充皮质激素，氢化可的松100 mg加入5%葡萄糖中静脉滴注。下丘脑-垂体轴功能恢复，通常需要半年。因此，术后仍要口服维持剂量的醋酸可的松。在用药期间应观察血压、电解质、血尿皮质醇浓度，以便调整药

物剂量。也可用大剂量地塞米松，因为地塞米松对于事后的确诊没有干扰。

低血压是外科术后最关心的问题。内出血、血容量不足是需要及时发现的问题，而肾上腺皮质功能不足引起的低血压更不能被忽视。所以低血压的诊断很重要，处理方法也不一样。尤其是嗜铬细胞瘤，除了内出血引起血容量不足外，还有一个原因是嗜铬细胞瘤切除术后，由于去除了血管收缩物质，血管床扩大，可出现相对血容量不足，如不及时补充可出现持续的休克状态，这种病理生理变化不能忽视。因此，低血压患者除考虑外科内出血、血容量不足的常见原因外，更要注意其特性以及肾上腺皮质功能不足和受体长期封堵产生的后果。

心律不齐和心率加快。前者主要见于嗜铬细胞瘤的儿茶酚胺性心肌病，要及时应用利多卡因或普罗帕酮控制。而心率加快，除由于休克、皮质功能不足等引起外，嗜铬细胞瘤术后虽无血容量不足，但还是心率加快，这可能是由于术前应用α受体阻滞剂，导致术后α受体过度抑制有关，可应用普萘洛尔减慢心率。

切口疝和切口感染，是库欣病患者的常见并发症，是由于皮质激素异常引起，由于糖皮质激素的免疫抑制和抗炎作用。在围手术期使用大剂量糖皮质激素，可增加切口发生问题的风险。糖皮质激素可降低成纤维细胞活性和胶原的合成，导致组织间连接的数量和强度下降，切口愈合延迟。免疫受到抑制，使患者术后切口感染和脓肿形成的概率明显增高。而且感染的症状和体征常缺乏特征性的表现。一旦发生就需要加强抗生素应用，必要时清创引流。糖尿病也会增加切口感染的风险，而切口感染常易发生切口疝。

七、术后随访

术后随访的目的，是观察术后效果，及时发现复发和恶化。对于肾上腺皮质癌，在过去的20年中在治疗方面的进展很少。要改善疾病的预后还需继续努力，基因检测或许会有所帮助。在目前的随访中，重要的是观察有无局部复发或远处转移。对于Ⅰ期或Ⅱ期的患者，肿瘤彻底切除后常可得到治愈。而大多数患者发现时已属晚期，其5年总体生存率只有10%～20%。手术切除肝、脑、肺独立性转移灶对缓解病情有一定帮助。对于有功能性、生长缓慢的，手术切除有一定作用，即使是不能完全切除者。因此，术后定期对激素水平的监测、可能转移部位的定期检查，是早期发现疾病进展的一个基本策略。

嗜铬细胞瘤是一个良性肿瘤，但其生物学特性是多发和复发。大多数患者的高血压术后可恢复正常，但有25%的患者复发，使用常规的降压药物不能得到很好控制。肿瘤的复发或转移率为25%～50%，尤其是肾上腺外嗜铬细胞瘤。因此，每年检查血浆儿茶酚胺和可乐定抑制试验，CT、MRI和[131]I-MIBG扫描，也可用PET-CT检查帮助诊断。一般先定性检查，再根据[131]I-MIBG结果做定位诊断。可能的话，局限的复发和转移应该行手术切除。

腺瘤性原醛在肿瘤切除后，有30%的患者在2～3年内出现血压复升。因此，术后要定期检测血压，必要时给予降压药物，而电解质一般于术后即可恢复正常。特发性醛固酮增多

症(IHA)手术后可能只是一时改善，不到1年即要复发，特别是一侧次全切除。如为一侧全切除，则会推迟复发。因此，术后定期复查尤为重要，包括血钾、血压及血尿醛固酮测定。这些患者需要长期药物治疗。肾上腺腺瘤导致的肾上腺皮质功能亢进，在肿瘤切除术后，由于下丘脑-垂体轴负反馈的原因，可导致肾上腺皮质萎缩，手术后不能及时恢复正常的皮质激素分泌，可出现肾上腺皮质功能不足。因此，术后需持续给予糖皮质激素，维持剂量为氢化可的松12～15 mg/(m^2·d)，不需补充盐皮质激素。对肾上腺皮质萎缩治疗可用两种方法，一种即前述的低剂量刺激疗法，利用下丘脑-垂体轴的负反馈机制，使萎缩肾上腺恢复功能。还有一种是利用外源性ACTH，刺激萎缩肾上腺皮质的恢复，剂量不能过大，否则会影响垂体功能的恢复，一般用25～50 U/d加入5%葡萄糖500 ml滴注，连续2周为一疗程。两种方法相比较，低剂量刺激疗法疗程比较长，一般要10～12个月。但方法比较简单，患者容易接受。而ACTH疗法相对疗程比较短，一般为6～8个月，方法比较复杂，需住院，费用相对较高。目前国内外均倾向于低剂量刺激疗法。单侧肾上腺切除不需要用激素替代治疗，除非是误切萎缩的肾上腺。是否停药何时停药要根据定期复查皮质激素结果决定。

因原发色素沉着性小结节增生和大结节性肾上腺增生，而行双侧肾上腺切除后，需补充糖皮质激素和盐皮质激素，每日需补充100 mg氢化可的松。在受外界刺激或发热等机体受到打击时要适当加量，避免急性肾上腺皮质功能不足或危象的发生。

参考文献

[1] Miched LA, Canniere L, Hamoir E, et al. Asymptotic adrenal tumors: criteria for endoscopic removal[J]. Eur J Surg, 1999, 165: 767-771.

[2] 梅骅, 章咏裳. 泌尿外科手术学[M]. 北京: 人民卫生出版社, 2004: 4.

[3] 祝宇, 吴瑜璇, 刘定益, 等. 嗜铬细胞瘤临床诊治[J]. 中华外科杂志, 2003, 38: 852-854.

[4] Reincke M. Subclinical Cushing's syndrome[J]. Endocrinol Meta Clin Norch Am, 2000, 29: 43-56.

[5] 刘定益, 吴瑜璇, 周文龙, 等. 1 006例肾上腺肿瘤诊治体会[J]. 中华泌尿外科杂志, 2003, 24, 77-79.

[6] Bovio S, Cataldi A, Reimondo G, et al. Prevalence of adrenal incidentaloma in a contemporary computerized tomography seris[J]. J Endocrinol Invest, 2006, 29(4): 298-302.

[7] Siren I, Tervahartiala P, Sivula A, et al. Natural course of adrenal incidentalomas: seven-year follow-up study[J]. World J Surg, 2000, 24(5): 579-582.

[8] Eisenhofer G. Free or total metanephrines for diagnosis of pheochromocytoma: what is the difference? [J]. Clin Chem, 2001, 47: 988-998.

[9] Raber W, Raffesberg W, Bischof M, et al. Diagnostic efficacy of unconjugated plasma metanephrines for the detection of pheochromocytoma[J]. Arch Intern Med, 2000; 160: 2957-2963.

[10] Borzon L, Boscaro M. Diagnosis and management of adrenal incidentalomas[J]. J Urol, 2000, 163: 398-407.

[11] Paton BL, Novitsky YW, Zerey M, et al. Outcomes of adrenal cortical carcinoma in the United States[J]. Surgery, 140(6): 914-920, 2006.

[12] Giodano R, Marinazzo E, Berardelli R, et al. Long-term morphologica, hormonal, and clinical follow-up in a sigle uniton 118 patients with adrenal incidentalomas[J]. Eur J Endocrinol, 2010, 162, 779-785.

第二节·肾上腺疾病的外科微创治疗

孙福康

自1992年Ganger首次成功进行了经侧腹膜腹腔镜肾上腺切除术后，腹腔镜肾上腺手术已经成为处理肾上腺外科性疾病较为普通的技术。近年来随着机器人辅助腹腔镜技术的成熟，越来越多的肾上腺外科性疾病也可以通过此项技术来完成。实践证明，腔镜技术已经基本取代了传统的开放性肾上腺手术，肾上腺外科性疾病的复杂和疑难程度不断被提高。

一、腹腔镜下肾上腺手术的应用解剖

肾上腺是腹膜后器官，左右各一，位于腹膜后肾脏内侧的前上方，包于肾周筋膜与脂肪囊之间，正常肾上腺重量为4～6 g，长4～6 cm，厚0.4～0.8 cm。右肾上腺为三角形，位于右肾上方，左肾上腺呈新月形，紧贴左肾内上方。在肾上腺包膜下为肾上腺皮质，占肾上腺的90%，因富含脂质，使肾上腺外表呈金黄色，常为腹腔镜下辨认肾上腺的依据。内为髓质，棕黄色，占10%，两者分担不同的神经内分泌功能。

右侧肾上腺前有肝脏，前内侧毗邻下腔静脉，后方为膈面，右肝三角韧带通过右肾上腺的前上方，即肾体上方无腹膜覆盖，下方被十二指肠部分或全部覆盖。左侧肾上腺前方为胃、胰腺、脾血管、肾门血管，上方被覆盖网膜囊后壁、胃及脾上方的筋膜，后方内侧为左膈肌脚，外侧为左肾内面，内侧为腹主动脉。两肾上腺之间均有腹腔神经节分布。其毗邻关系对腹腔镜入路的选择尤为重要。

肾上腺血供丰富，动脉分为上、中、下三支，分别起自膈上动脉、腹主动脉、肾动脉，血流经髓质的血窦回流，汇合成肾上腺中央静脉，两侧各有单独一支。右侧较短，0.5～1 cm，由后方汇入下腔静脉。有时也可汇入右肝副静脉，故也需要保护。左肾上腺中央静脉较长，约为2 cm，自腺体内下方穿出后斜行汇入左肾静脉。中央静脉是肾上腺手术的关键。

二、腹腔镜肾上腺手术的治疗指征

肾上腺外科性疾病一般分为：有功能或无功能的腺瘤或癌、肾上腺源性囊性病变、肾上腺皮质或者髓质的增生性病变。对于有生化功能的肾上腺肿瘤或可疑的肾上腺恶性肿瘤，需行包括肾上腺在内的整块组织切除。

近年来，随着腔镜技术的发展，大部分的肾上腺外科性疾病都可以通过腹腔镜或机器人辅助下腹腔镜手术完成。包括大多数的良性肾上腺肿瘤，逐渐增大或疑有局部症状的无功能肾上腺肿瘤；肾上腺源性的皮质醇增多症（库欣综合征），具有单侧肾上腺优势分泌的原发性醛固酮增多症、嗜铬细胞瘤或副节瘤、髓样脂肪瘤、肾上腺源性的囊性病变等。对于一些小的、孤立的转移性肿瘤也适合选择性行腹腔镜下切除。Feliciotti等已进行了相关研究，经腹腔行腹腔镜肾上腺手术，肿瘤平均大小为3.5 cm，术后随访2年，未发现有套管转移和局部复发，且术后恢复较快。机器人平台相比传统的腹腔镜手术切除肿瘤的优势，最为显著的是机器人设备的清晰度使深部的肾上腺周围肿瘤的剥离变得更容易，并且尽量减少正常肾上腺组织的损伤，以保留肾上腺血供。

以往认为直径>6 cm，有功能的肾上腺肿瘤、可疑有恶性者、复发肿瘤为腹腔镜手术的禁忌证，包括肾上腺皮质癌、恶性嗜铬细胞瘤等。但随着技术的进步，术中保护措施的增强，这些肿瘤不再被认为是手术的绝对禁忌。既往腹部大手术以致腹腔内广泛粘连者，选择经腹膜后的径路，仍然能够完成手

术。与腹腔镜肾上腺巨大肿瘤切除术相比,机器人辅助的使用已被证明在>6 cm的肿瘤手术中能缩短手术时间,并减少中转开腹的概率。这是由于机器人的手腕器械装置灵活性更高,而腹腔镜器械装置的活动性较低,并且在机器人辅助肾上腺切除术中,三维视野使切除变得更快更准确。

术前充分的评估,术中仔细谨慎的操作,术者熟练程度是保证手术完成的关键。对于术前重要脏器功能评估较差,不能耐受手术者,或有严重感染、出凝血机制异常及妊娠情况下,均不适宜行腹腔镜肾上腺手术。另外表现出浸润性生长的肿瘤以及肾上腺结核,应该视为手术的禁忌。

双侧肾上腺切除术最常见的指征为:治疗无效的垂体性库欣综合征、药物治疗无效的异位ACTH综合征、肾上腺大结节增生及原发性色素性小结节增生,以及双侧嗜铬细胞瘤。近年来,对治疗上述疾病,本中心采用分次单侧性肾上腺手术,比先前更安全,几乎没有出现肾上腺危象。

三、围手术期准备

明确定位、定性诊断后,在手术术前尚需进一步做好充分的术前准备。除一般常规外科术前准备的项目外(胃肠道准备、膀胱准备、抗生素应用、用血准备等),对于一些特殊疾病必须进行内分泌代谢方面的术前调整,以防止术中、术后严重并发症和危及患者生命的异常状况发生。

1. 原发性醛固酮增多症·临床有高血压、低血钾的表现,故术前2~3日起应服用螺内酯,并适量补钾,同时纠正低钾性碱中毒,避免麻醉时发生严重的心律失常。

2. 皮质醇增多症·临床有向心性肥胖、高血压、糖尿病等症状。由于术前术后会引起激素水平的较大波动,对患者机体造成诸多不良影响,甚至导致严重的水电解质代谢紊乱。所以,该类疾病患者围手术期必须应用激素替代疗法,防止术中术后发生肾上腺皮质功能不全。于术中游离肾上腺肿瘤起,开始补充皮质激素,以后根据患者的情况逐渐减量;该类患者由于抗感染及创口愈合能力较差,故需适当加强术前术后抗生素的应用,并注意伤口的处理,促进愈合。

3. 嗜铬细胞瘤·主要有发作性高血压的临床症状。术前控制血压可减少术中血压的波动。该类患者血压若不能良好控制,会有发生高血压危象的可能,甚至导致术中猝死。一般术前使用α受体阻滞剂(多沙唑嗪缓释片)来控制血压。先从4 mg,每日1次开始,依据术前儿茶酚胺的水平,一般准备1个月后可以进行肾上腺手术。部分患者在应用α受体阻滞剂的基础上,辅以β受体阻滞剂(普萘洛尔)、钙通道阻滞剂等降压药物联合用药,对控制心律失常或严重的心动过速颇为有效。

四、手术方式选择

由于肾上腺解剖位置较深,一般病变不会很大,传统手术需要超过10 cm的切口,并经过数层的肌肉方可到达肾上腺位置,术后的疼痛及切口问题会影响患者的恢复。所以选用腹腔镜技术可以避免这些创伤性的问题。

腹腔镜肾上腺手术的径路类似于传统开放性手术,包括有经腹腔、经侧腹膜及经后腹膜。经腹腔入路可提供常见的腹部解剖,能达到双侧肾上腺,但要游离肾上腺前方的被覆脏器,如胃、胰腺、肝脏、结肠、十二指肠等会增加手术难度和风险性,手术时间会相对延长。经腹膜入路提供了更大的操作空间,便于定位,提供易于识别的解剖标志,它也为腹腔镜操作器械提供了更具操作性的角度。经侧腹膜入路,因侧腹膜的位置关系会产生更好的手术暴露。经后腹膜入路,结合肾上腺是腹膜后器官的解剖,以及全腹膜外操作对腹腔干扰小的特点,这种入路模仿开放手术,避免对腹腔的影响。这就成为这种方法的主要优点,因为当从背部进入时,正对胸腔,减少了进入腹膜腔及相关并发症,如腹腔内脏损伤腹,与气腹和粘连的相关问题。所以对既往有腹部手术史,或需要行双侧肾上腺切除的患者较为有利。但该技术要求术者对后腹膜腔隙的建立有丰富的经验,对后腹膜腔的解剖结构有个逐渐熟悉的过程。不足则是操作空间小,对于较大的肿瘤切除会有一定困难。经侧腹膜径路是通过邻近器官重力牵拉,给肾上腺提供良好的显露,还可用于探查腹腔其他脏器,但不能探及对侧的肾上腺,如果行双侧肾上腺切除,则需两侧分别完成并调整体位,手术过程会比较复杂。然而,腹膜后肾上腺切除术的最大限制是手术空间的限制,增加了手术的技术难度。

1. 经侧腹膜入路的腹腔镜肾上腺切除术

(1) 体位:向健侧倾斜60°~70°,半侧位或完全侧卧位,使患侧向上,用纱布垫垫好所有受压部位,包括腋窝、臀部,以免神经受压。手术台应在腰桥部弯曲以增加腰胁部暴露。垂头仰卧位有助于内镜下暴露及术中液体及血液的吸引。

(2) 穿刺点:置入脐部套管,建立气腹,压力维持于15 mmHg。置入腹腔镜后先探查腹腔,在腔镜直视下分别于腋前线肋缘下2指处,依次自肋骨下区至腋后线背部,即平行患侧肋弓线排列于上腹部。

(3) 右侧肾上腺切除术:一般右侧肾上腺切除会较左侧容易,但由于该侧肾上腺静脉汇入下腔静脉的路径较短,故易损伤而致出血的严重并发症。所以,术中充分的暴露,仔细游离和止血尤为重要。进入腹膜后间隙,由肋缘下套管,置入扇形牵开器,提起肝右叶,做一后腹膜切口,自肝下方切断右三角韧带往上达膈下,使肝右叶内旋而暴露肾上腺及下腔静脉,往下达十二指肠外侧(有时需松解结肠肝区,而并不太需要游离十二指肠或肾)。打开三角韧带,提起肝右叶后,即可见肾上腺或肿瘤暴露于腹膜后肾脏之上。囊外游离,多由邻近腺体的内缘开始,钝性分离,或电凝分离肾上腺周围脂肪组织,并结扎此区小动脉后,肾上腺内缘及下腔静脉外缘可以得到更好的暴露,此时游离可见肾上腺静脉。该血管的处理即为本手术的难点所在。由于其血管较短,故在近腔静脉端,予Hemlock夹闭后,可用精准而局限的电凝,处理该端,防止可能对腔静脉造成的损伤。之后,依次处理肾上腺动脉的分支,如下、内、上方的动脉。并继续游离肾上腺周围组织直至整个腺体剥离。注意,仍需贴近腺体游离,避免损伤内侧的下腔静脉、上方的肝静脉、膈肌、下方的肾及肾静脉。

(4) 左侧肾上腺手术:手术第一步是松解结肠脾区。此后即可置入背侧的4个套管。游离结肠脾区外侧腹膜至脾脏水平,进行该手术关键性的操作——切断上方与膈相连的脾肾韧带、内旋脾脏,依次到达腹膜后上方,避免推移脾脏。牵开胃、网膜,分离后腹膜至胰腺下方,用腹腔镜拉钩向前上方翻开胰尾,显露左肾及其包膜。也可不推开胰腺,通过改变患者体位及调整胰尾部即可获得满意暴露。打开肾包膜,显露左肾门以上区域，在左肾静脉上方找到肾上腺。血管处理同右侧，但由于左侧肾上腺中央静脉较长，可按常规使用三枚钛夹夹闭。翻开腺体，剥离背面，完全游离后摘除左侧肾上腺。

2. 经后腹膜腹腔镜肾上腺切除术·肾上腺是一腹膜后脏器，所以经后腹膜手术应是比较理想的选择。腹腔镜经后腹膜进行肾上腺切除术，近几年已得到广泛开展，技术上愈加趋于成熟，但对于术者的技术和解剖熟悉程度，仍有很多的难点和特殊要求。

(1) 体位：侧卧位，手术台弯曲30°，抬起腰桥，以充分打开肋缘与髂嵴间距离，身体固定于手术台。该体位为传统的腰部手术体位（kidney position），也可立即进行传统的腰部手术。

(2) 穿刺点：第一穿刺点，位于髂嵴上方1横指，约2 cm，腋后线上。切开皮肤约1.5 cm，到达腰背筋膜。用手指伸入切口，做钝性分离，再置入双腔气囊尿管或水球，注空气500 ml，维持3~5 min，可将腹膜后间隙撑开，同时达到止血效果。间隙撑开后放入Trocar，置入腹腔镜，接气腹。其余穿刺孔可选在肋缘下的腋前线、腋后线上，放入10~11 mm套管针。

(3) 过程：清除腹膜后的脂肪组织，进一步扩大腹膜后间隙，显露肾周筋膜和腹膜反折，打开肾周筋膜，依次分别进入肾上腺内上方、膈肌面、背侧面，此为相对无血管区。对于较肥胖的患者，由于套管和肾上腺的角度较大，机器人辅助腹腔镜手术具有三维、360°机器臂活动的优势，选用此种方式较为有利，可以缩短手术时间。

3. 经腹腔腹腔镜肾上腺手术

(1) 体位：平卧位，患侧抬高，向健侧倾斜10°~20°，使患者呈半侧卧位，上下肢固定于手术台。呈头高足低30°~40°，使结肠、十二指肠下垂。

(2) 穿刺孔：平脐下缘，置入第一个10 mm穿刺管，置入腹腔镜，维持气腹压在15 mmHg。其次，在右腹直肌外侧缘，脐以上水平放置10 mm穿刺套管，用于主操作。右腋前线肋缘下方及右锁中线肋缘下，剑突与脐连线中点水平安放5.5 cm穿刺套管各一个，用于牵拉、显露等操作。于左上腹肋缘下放置10 mm穿刺套管一个，用腹腔镜三叶牵开器将右肝叶及胆囊尽量向上翻开，此为右肾上腺手术显露的重要步骤。

(3) 右侧肾上腺切除术：进腹腔探查后，用腹腔镜剪刀或超声刀剪开肝右后三角韧带，将横结肠翻向内下方，显露下腔静脉。于其右侧打开Gerota筋膜顶部，用扇形或球形牵开器将肝脏牵向内上方，下方推开十二指肠，并向左侧牵引下腔静脉。于下腔静脉右侧向后上方，右肾上极处探查，仔细辨认肾上腺边缘及其与周围脂肪组织的分界。找到肾上腺及其肿瘤后，钝性游离右肾上腺的前方、外侧、下方的脂肪组织，用超声刀凝固或血管夹夹闭小血管。松解肾上腺内侧，找到肾上腺静脉，并游离之，三枚血管夹夹闭后剪切，也可近端双重钛夹，远端单纯电凝控制。再游离肾上腺下极，完全游离后放入标本袋打开取出。

(4) 左侧肾上腺切除术：患者体位及穿刺套管位置与右侧相对应。由于左肾上腺深居胰腺后方，故手术显露难度较右侧大。经右上腹穿刺套管伸入的器械向右上方牵开胃大弯，于无血管区用超声刀或腹腔镜剪刀打开胃结肠韧带，进入

网膜囊。充分上翻胃大弯，此时常可通过后腹膜辨认胰腺，在胰体尾部下方打开后腹膜。当然，也可将横结肠向前上方翻开，经横结肠下方打开后腹膜游离胰腺下缘，此过程需注意避免损伤结肠中动脉。打开结肠脾曲韧带，显露脾和侧腹壁间的腹膜后间隙。打开Gerota筋膜，分离肾周围脂肪组织，暴露左肾上极，此处可见腹主动脉搏动。于左肾前内上方找到左侧肾上腺。钝性分离左肾上腺周围组织，显露左肾上腺肿瘤。先将腺体下极、前方及外侧边缘的解剖暴露，游离出肾上腺中静脉，用钛夹钳夹。需注意，必要时可暴露左肾静脉，以避免损伤其分支。解剖肾上腺的上面至中线，中线附近用血管夹夹闭膈下动脉的分支。翻开腺体剥离背面，直至游离到上极完整摘除左侧肾上腺。但也有学者提出，应先解剖上极再解剖下极，因为若先解剖下极，会使肾上腺向上回缩，而造成不必要的出血。

如何选择径路仍是目前讨论的热点，Lezoche等对于这三种径路做过对比研究，结果发现三组的中转开腹率无显著差异，术后住院日数和恢复正常活动的时期也没有差异，但经后腹腔径路明显需要一定的学习曲线。经腹腔和经侧腹膜这两组的手术时间与患者的体重指数（BMI）呈显著相关性。最终认为，经腹膜前、经侧腹膜径路适用于肿瘤较大的肾上腺病灶，而对于肥胖患者或较小病灶患者，经腹膜后入路不失为更好的选择。目前对于肾上腺部分切除术的适应证包括双侧肾上腺良性病变、孤立肾上腺或单侧肿瘤患者的遗传性综合征。肾上腺部分切除术已被证明在一个孤立肾上腺转移患者肾上腺切除术是可行的。

许多研究认为，经后腹膜入路是一效果良好的途径，其中转开腹率<10%，不干扰腹腔内脏器，故胃肠道功能恢复快，且术后发病率低，并发症少，对于曾经有腹部手术史或腰部手术史患者并无太大禁忌。但对于特殊类型的肾上腺疾病，情况又会有很大的不同。在Chiu等的研究中，经后腹膜径路的腹腔镜手术，体现了微小创伤的特点和优势，可以直接到达肾上腺，而不干扰腹腔内脏器，但由于后腹膜间隙小，建立的操作空间会有所限制，当肾上腺肿瘤较大时，对分离解剖会造成困难，所以较大的肿瘤，行该径路手术就不十分合适了。尤其对于右肾上腺，因其后上方有肝脏，使有限的空间更加狭小，增加了操作难度。

五、术后并发症

1. 一般并发症·术后并发症中除与常规开放手术类似的并发症外，主要包括腹腔镜手术所共有的并发症，如血管损伤、腹腔脏器损伤、切口疝、皮下气肿、气胸、气体栓塞、高碳酸血症、下肢静脉血栓等。自使用超声刀后，分离组织时的出血已经明显减少，可保持手术野清晰，利于操作。

2. 与肾上腺手术相关的重要并发症·左右侧各有不同，都与解剖位置有关。右侧肾上腺切除术中最可能发生下腔静脉损伤，这主要由于右肾上腺中央静脉汇入下腔静脉前的长度很短，在处理该血管时容易发生损伤。一旦出现则需中转开腹，并及时输血。其次肝脏损伤也是右侧肾上腺切除术中较易发生的并发症，由于手术暴露时，需要推开右肝叶，若器械使用不当，动作粗暴，可造成肝包膜损伤出血。左肾上腺切除术中胰腺及脾血管损伤发生较多，因为游离并向上翻开胰尾是显

露左侧肾上腺的关键,若肿瘤过大或位置较高时,游离范围广,手术需要涉及胰腺上缘后方,邻近脾脏血管处。故术中应避免暴力牵拉或撕扯,否则一旦损伤血管将被迫行脾切除术。

通过选择合适的手术途径可一定程度上避免一些并发症的发生。如选择腹膜后径路可避免与腹腔内脏器的接触,从而避免腹腔内脏器的损伤。当然,三种径路中有其不同的特点和适应情况,故尚需根据患者的具体情况做选择,以及术者对于径路的熟悉度,相互之间尚不可完全彼此替代。

3.与其疾病本身相关的并发症·肾上腺是一对内分泌器官,对于一些特殊病种的患者,存在内分泌代谢方面的异常,对手术进行和术后恢复有很大影响,严重者可产生各种危象,甚至危及生命。如果库欣综合征患者或行双侧肾上腺切除术的患者,术后都可能发生肾上腺功能不足,所以除了术前要给予补充皮质激素,术后一旦恢复饮食可给予口服醋酸可的松37.5 mg/d,重者可静脉给药。因肾上腺皮质腺瘤引起的库欣综合征,可能需要2年时间完成恢复,故醋酸可的松需要一直服用,直至经ACTH激发试验证明下丘脑-垂体-肾上腺轴功能正常。接受双侧肾上腺切除术患者需终身接受肾上腺皮质激素替代疗法。

对于嗜铬细胞瘤患者,除术前需严格控制高血压危象,术中还会因大量儿茶酚胺进入血液循环,导致血压严重波动,对机体产生较大的不良影响。术后又会因升压物质的突然减少,而造成血容量不足。故有学者提出,在术中早期结扎肾上腺中央静脉,尽早阻断大量儿茶酚胺进入血液循环,使血压控制及药物调整更容易些。但以目前的手术经验来讲,要做到这点,技术上还是很困难的。所以做好充分术前准备的同时注意术中严密的血压监测必不可少,并及时补充血容量,应用升压药物。术中仔细分离每支供应的血管,及时与台下麻醉医师沟通。另外,切除嗜铬细胞瘤后,原来受抑制的胰岛素会大量释放,引起低血糖,故需严密监测,及时纠正。

六、腹腔镜与机器人辅助腹腔镜的并发症比较

在关于普通腹腔镜与机器人辅助腹腔镜比较的研究中发现,普通腹腔镜组出现更多的严重并发症,包括Clavien-Dindo分级系统的4级、5级并发症,而在机器人腹腔镜组中已报道的并发症的严重性较前者低。术后的并发症发病率和死亡率已被证明与传统腹腔镜手术相当。

七、展 望

关于机器人辅助腹腔镜和普通腹腔镜在肾上腺切除术之间孰优孰劣,还需要更多的证据证明。

参考文献

[1] Ganger F. The Ganger combination clasp[J].Dent Labor (Munch), 1984, 32(4):407-408.

[2] Rosol TJ, Yarrington JT, Latendresse J, et al.Adrenal gland: structure, function, and mechanisms of toxicity[J].Toxicol Pathol, 2001, 29(1):41-48.

[3] Macgillivray DC, Khwaja K, Shickman SJ.Confluence of the right adrenal vein with the accessory right hepatic veins. A potential hazard in laparoscopic right adrenalectomy[J].Surg Endosc, 1996, 10(11):1095-1096.

[4] Feliciotti F, Paganini AM, Guerrieri M, et al. Laparoscopic anterior adrenalectomy for the treatment of adrenal metastases[J].Surg Laparosc Endosc Percutan Tech, 2003, 13(5):328-333.

[5] Brandao L F, Autorino R, Laydner H, et al.Robotic versus laparoscopic adrenalectomy: a systematic review and meta-analysis[J].Eur Urol, 2014, 65(6):1154-1161.

[6] Dimas S, Roukounakis N, Kafetzis I, et al. Feasibility of laparoscopic adrenalectomy for large pheochromocytomas[J].JSLS, 2007, 11(1):30-33.

[7] Vargas HI, Kavoussi LR, Bartlett DL, et al.Laparoscopic adrenalectomy: a new standard of care[J].Urology, 1997, 49(5):673-678.

[8] Henry JF, Sebag F, Iacobone M, et al. Results of laparoscopic adrenalectomy for large and potentially malignant tumors[J].World J Surgery, 2002, 26(8):1043-1047.

[9] Taskin HE, Siperstein A, Mercan S, et al. Laparoscopic posterior retroperitoneal adrenalectomy[J].J Surg Oncol, 2012, 106(5):619-621.

[10] Perrier ND, Kennamer DL, Bao R, et al. Posterior retroperitoneoscopic adrenalectomy: preferred technique for removal of benign tumors and isolated metastases[J].Ann Surg, 2008, 248(4):666-674.

[11] Nomine-Criqui C, Germain A, Ayav A, et al.Robot-assisted adrenalectomy: indications and drawbacks[J].Updates Surg, 2017, 69(2):127-133.

[12] Aguilera BA, Perez UM, Alvarez EC, et al.Laparoscopic adrenalectomy. Five-year experience[J].Actas Urol Esp, 2010, 34(2):181-185.

[13] Kawasaki Y, Ishidoya S, Kaiho Y, et al. Laparoscopic simultaneous bilateral adrenalectomy: assessment of feasibility and potential indications [J].Int J Urol, 2011, 18(11):762-767.

[14] Hellman P, Linder F, Hennings J, et al. Bilateral adrenalectomy for ectopic Cushing's syndrome — discussions on technique and indication[J]. World J Surg, 2006, 30(5):909-916.

[15] Chien GW. Editorial Comment to Laparoscopic simultaneous bilateral adrenalectomy: assessment of feasibility and potential indications[J].Int J Urol, 2011, 18(11):768.

[16] Lezoche E, Guerrieri M, Crosta F, et al. Perioperative results of 214 laparoscopic adrenalectomies by anterior transperitoneal approach[J].Surg Endosc, 2008, 22(2):522-526.

[17] Kumar A, Hyams ES, Stifelman MD.Robot-assisted partial adrenalectomy for isolated adrenal metastasis[J].J Endourol, 2009, 23(4):651-654.

[18] Chiu AW.Laparoscopic retroperitoneal adrenalectomy: clinical experience with 120 consecutive cases[J].Asian J Surg, 2003, 26(3):139-144.

[19] Wu G, Zhang B, Yu C, et al.Effect of early adrenal vein ligation on blood pressure and catecholamine fluctuation during laparoscopic adrenalectomy for pheochromocytoma[J].Urology, 2013, 82(3):606-611.

[20] Balci M, Tuncel A, Guzel O, et al. Evaluation of the complications in transperitoneal laparoscopic renal and adrenal surgery with Clavien-Dindo classification[J].Turk J Urol, 2016, 42(2):70-73.

第六篇

肾及心血管内分泌学

第一章 · 肾素-血管紧张素-醛固酮系统的生化、生理及临床意义

钟久昌　张振洲　朱鼎良

肾素-血管紧张素-醛固酮系统（renin-angiotensin-aldosterone system，RAAS）是体内最重要的血管活性系统，通过内分泌、旁分泌和自分泌机制调节心血管和肾脏功能，参与心血管、内分泌疾病和慢性肾脏病的发生与发展过程。经典的RAAS轴中，首先由肾素催化血管紧张素原（angiotensinogen，AGT）生成血管紧张素Ⅰ（angiotensin Ⅰ，Ang Ⅰ），后者在血管紧张素转换酶（angiotensin converting enzyme，ACE）的作用下生成血管紧张素Ⅱ（angiotensin Ⅱ，Ang Ⅱ）。Ang Ⅱ激活血管紧张素Ⅰ型受体（angiotensin receptor type 1，AT1R）进而发挥外周和中枢血压调控作用。ACE/Ang Ⅱ/AT1R轴还与多种病理反应有关，如纤维化、炎症、代谢紊乱、心力衰竭、癌症、衰老和糖尿病等。非经典的RAAS包括ACE2/Ang-(1～7)/Mas、ACE2/Ang-(1～9)/AT2R和Ang Ⅱ/Ang Ⅲ/AT2R轴，三者可拮抗ACE/Ang Ⅱ/AT1R轴。近年来研究人员又发现诸多具有不同功能的RAAS新成员，RAAS系统的不断丰富也为代谢内分泌与心血管疾病的防治提供了新靶点。

第一节 · 经典RAAS的生化、生理功能与病理作用

一、肾素

1. 肾素的生成和作用 · 肾素又称血管紧张素原酶，是一种由240个氨基酸组成，分子量为35 000～40 000，高度特异性作用于底物AGT的蛋白水解酶。肾脏球旁细胞（juxtaglomerular cells，JGC）是肾素生成的主要部位。有研究显示，心、肾上腺、脑垂体、卵巢等组织也能产生肾素。肾切除实验证明，血浆Ang Ⅱ主要来源于肾脏肾素，肾外肾素对血浆Ang Ⅱ水平的影响不大。

肾素最初来源于肾皮质合成的肾素前体，即前肾素原（preprorenin）。在JGC中，肾素基因编码401个氨基酸组成的前肾素原，后者切除一段20个氨基酸的信号肽后生成前肾素（prorenin），胰蛋白酶样活化酶（trypsin-like activating enzyme）最终将前肾素转化为活性肾素。活性肾素储存在JGC分泌颗粒中，经刺激释放入血。前肾素直接释放入血，血浆肾素多数为前肾素（占50%～80%），循环前肾素作用不明。

活性肾素是一种糖基化羧肽酶。肾素水解AGT，生成十肽的Ang Ⅰ，该反应为Ang Ⅱ生成级联反应中的起始和限速步骤。临床上采用血浆肾素活性（plasma renin activity，PRA）测定作为评估机体RAAS活性的指标。

2. 肾素释放调节 · 肾素是形成RAAS生物信号链的起始和限速酶，为名副其实的RAAS系统源头。基础状态下JGC释放肾素的速率很低，刺激使其释放速率显著增快。肾素释放受以下机制调控：① 位于肾窦的压力感受器；② 致密斑（macula densa）；③ 交感神经张力；④ 体液机制；⑤ Ang Ⅱ刺激球旁器的负反馈机制。刺激肾素释放的因素有：血压下降、立位、盐削减、β肾上腺素能或中枢交感神经刺激、具有扩血管作用的前列腺素和激素、利尿剂等。抑制肾素释放的因素有：血压升高、卧位、盐负荷、Ang Ⅱ、抗利尿激素、内皮素、腺苷、某些降压药（β受体阻滞剂、甲基多巴、可乐定）等。前肾素释放不受上述机制调控。

JGC由肾素前体细胞（renin precursor cells）衍化而成，发挥肾内压力感受器作用。肾素释放与JGC承受的压力负相关，肾灌注压降低刺激肾素释放。JGC有丰富的交感神经支配和高密度β1受体分布，后者对肾素释放起协同作用。致密斑由远端肾小管上皮细胞组成，起化学感受器作用，它感受远端肾小管内氯离子浓度，调节肾素分泌。肾交感神经末梢分布至JGC和肾入球小动脉的平滑肌细胞，β受体激活产生

cAMP,使肾素释放增加。β受体阻滞剂的降压机制部分与阻断肾素释放有关。中枢神经应激、体位及血压改变等通过这一快速机制调控肾素释放。

细胞内钙浓度降低刺激肾素释放,这与刺激-分泌偶联通常需要细胞内钙增高恰恰相反。Ang Ⅱ刺激细胞内钙增高,是肾素释放的强抑制剂。血管紧张素转换酶抑制剂(ACEI)减少Ang Ⅱ生成,使肾素释放增加。钙拮抗剂降低细胞内钙浓度、刺激肾素释放的同时抑制醛固酮释放。cAMP作为第二信使参与肾素释放,凡使细胞内cAMP升高的激素(如前列腺素E和前列环素)、神经递质均能刺激肾素释放。cGMP与肾素释放关系的报道不一致。

3. 肾素合成调节·近来发现维生素D_3及其受体在肾素基因的转录调控中起重要作用,高肾素型高血压患者的血浆维生素D_3浓度与PRA及血压水平呈负相关。

4. 肾素受体·在肾系膜细胞中克隆出肾素受体,肾素及前肾素与之特异结合,据报道在心、脑、胎盘、肾和肝等组织中发现肾素受体,肾素受体及其作用有待进一步研究。

二、血管紧张素原

血管紧张素原(AGT)是局部RAAS的主要成分之一,是合成Ang Ⅱ的唯一前体。AGT主要在肝脏合成。此外,脑、大动脉、心、肾脏、肾上腺和脂肪组织也能合成AGT。血浆AGT主要由肝脏生成和糖基化,以糖蛋白形式存在。雌激素和糖皮质激素刺激肝脏合成AGT,妊娠妇女或口服避孕药时,血浆中出现大量高分子量AGT。甲状腺素、胰岛素、Ang Ⅱ和炎症介质也使肝脏生成AGT增加。

人AGT基因定位于1号染色体长臂42~43区(1q42~43区),AGT cDNA由1455个核苷酸组成,编码含有485个氨基酸的AGT前体,即前原血管紧张素原(preproangiotensinogen)。AGT基因由5个外显子和4个内含子构成,全长13 kb。成熟的人AGT由452个氨基酸残基构成,N端10个氨基酸相当于Ang Ⅰ,余下部分为切去Ang Ⅰ的AGT部分。基因5'端含有多个能与蛋白合成有关的片段,如糖皮质激素反应元件(GRE)、雌激素反应元件(ERE)、甲状腺激素反应元件(TRE)及急性时相反应元件(APRE)。AGT为丝氨酸蛋白酶抑制物(serpin)超家族的一员,它是否还有其他功能,尤其妊娠时出现的高分子量AGT有无其他作用,还有待研究。

三、血管紧张素转换酶

血管紧张素转换酶(ACE)是一类具有将Ang Ⅰ作为底物,通过剪切氨基酸生成Ang Ⅱ的外肽酶。ACE属于含锌金属蛋白酶,起二肽酰羧肽酶作用,从底物多肽的羧基末端除去2个氨基酸。ACE既能使无活性的十肽Ang Ⅰ转换为有活性的八肽Ang Ⅱ,同时可将Ang-(1~9)转换为Ang-(1~7)肽段,后者作用于Mas受体发挥生理学作用。此外,ACE能使有活性的九肽缓激肽(bradykinin, BK)转换为无活性的七肽片段(BK1~7),脑啡肽和P物质也是ACE的作用底物。ACEI阻断Ang Ⅱ生成的同时阻断缓激肽分解。因此,ACEI的降压作用及其心、肾保护作用是Ang Ⅱ减少、BK积聚的共同作用结果。

ACE有细胞型和血浆型两类,以前者为主。细胞型ACE与细胞膜相结合,存在于血管内皮细胞、近端肾小管刷状缘和神经上皮细胞,以肺、视网膜和脑血管的浓度最高,循环Ang Ⅰ转化为Ang Ⅱ主要发生在肺血管内皮细胞。血浆型ACE为可溶性,存在于血、尿、脑脊液、淋巴液、精液和前列腺液中。ACE活性中心存在两个结合位点,ACEI与其中一个含Zn^{2+}的位点结合,使其酶活性受抑。20世纪末兴起的基因组学研究发现,ACE基因的多态性在人群分布存在差异性,这为家族性遗传性高血压及高血压肾病等心血管疾病研究和治疗提供帮助。

四、血管紧张素

(一) 生理功能

RAAS是机体重要的体液平衡及血压调节系统,在维持心血管及肾脏的生理功能上发挥重要作用。Ang Ⅱ是RAAS发挥效应的最主要活性肽,其生理作用主要由AT1R介导。

1. 对心血管及血压的作用·Ang Ⅱ通过对血管平滑肌的直接收缩作用,使血管阻力和血压升高。此外,Ang Ⅱ通过对肌肉交感神经活性、肾上腺素能神经末梢、交感神经节和中枢神经系统的作用,激活交感神经系统的活性。Ang Ⅱ促使去甲肾上腺素、内皮素-1和抗利尿激素的释放,进一步增强其缩血管作用。在心脏,Ang Ⅱ激动心肌AT1R,产生正性肌力作用。

2. 对肾脏的作用·Ang Ⅱ对肾脏血流动力学具有重要调节作用,通过收缩出球小动脉调节肾小球滤过及肾脏对钠和水的重吸收。此外,Ang Ⅱ通过刺激肾上腺产生及分泌醛固酮,间接发挥潴钠作用,还能通过其中枢致渴作用,增加水的摄入。

此外Ang Ⅱ有促血小板黏附和促凝血作用。Ang Ⅱ对代谢产生影响,如糖原分解作用。Ang Ⅱ抑制催乳素释放、刺激促红细胞生成素的生成。Ang Ⅱ还有收缩子宫、刺激神经末梢和肾上腺髓质产生儿茶酚胺等作用。

(二) 病理作用

RAAS过度激活参与心血管、肾脏及代谢等多种疾病的病理生理过程。Ang Ⅱ的下列病理作用绝大多数通过AT1R介导。

1. 促细胞生长及促纤维化作用·Ang Ⅱ本身具有生长因子作用,它直接刺激并导致血管平滑肌细胞、心肌细胞、心脏及血管成纤维细胞及肾系膜细胞的增殖及肥大。Ang Ⅱ还能诱导上述细胞产生血小板源性生长因子(platelet derived growth factor, PDGF)、碱性成纤维细胞生长因子(basic fibroblast growth factor, bFGF)、胰岛素样生长因子1(insulin-like growth factor 1, IGF-1)、转化生长因子β1(transforming growth factor β1, TGF-β1)等因子,间接发挥促细胞生长作用。纤维化是器官损害的共同机制。Ang Ⅱ刺激心脏、血管或肾间质中的成纤维细胞,使其转化为肌成纤维细胞(myofibroblast),后者合成并分泌胶原,造成间质纤维化。Ang Ⅱ刺激细胞产生的TGF-β1、结缔组织生长因子(connective tissue growth factor, CTGF)等,具有增强细胞外基质(extracellular matrix, ECM)合成的作用。AT1R阻滞剂可抑制Ang Ⅱ及上述因子的促生长和促纤维化作用,表明Ang Ⅱ的心血管重塑作用是通过AT1R介导的。此外,Ang Ⅱ也可通过激活AT4受体产生纤溶酶原激活物抑制物-1

（plasminogen activator inhibitor - 1，PAI - 1），PAI - 1 使 ECM 降解减少，造成肾小球纤维化。

2. 促炎症及促动脉粥样硬化作用·Ang Ⅱ刺激血管细胞产生趋化因子、细胞因子和黏附分子，Ang Ⅱ本身也是单核细胞的趋化因子和生长因子。在血管内皮细胞，Ang Ⅱ使 P 选择素、细胞间黏附分子 1（intercellular cell adhesion molecule - 1，ICAM - 1）和血管细胞黏附分子 1（vascular cell adhesion molecule - 1，VCAM - 1）的表达上调。在血管平滑肌细胞，Ang Ⅱ刺激 VCAM - 1、单核细胞趋化蛋白 1（monocyte chemoattractant protein - 1，MCP - 1）和白细胞介素 6（interleukin - 6，IL - 6）的产生。上述趋化因子和黏附分子促使单核细胞和中性粒细胞黏附到血管内皮细胞，导致内皮功能紊乱和血管炎性损伤。在高血压、糖尿病等疾病，肾脏 RAAS 过度激活，局部 Ang Ⅱ增高，在肾间质可见到免疫活性细胞浸润，ACEI 能减轻这一病变，其机制与减少趋化因子（MCP - 1、骨桥蛋白等）及黏附分子的表达有关。

Ang Ⅱ通过促使炎症因子、黏附分子的产生和炎症浸润，加重血管损伤，促进动脉粥样硬化（atherosclerosis，AS）的发生与发展。ApoE 受体敲除小鼠在输注 Ang Ⅱ后，主动脉 AS 斑块面积增加，但血压及血浆胆醇水平的变化并不明显。在高血脂情况下，Ang Ⅱ的促 AS 作用尤为明显。此外，Ang Ⅱ还能影响脂质代谢。氯沙坦能阻止脂质过氧化，减少 AS 形成。除 Ang Ⅱ外，RAAS 的其他成分，如肾素、AGT、ACE、ATR 等均参与 AS 的发生与发展。

3. 氧化应激及内皮功能紊乱·在高血压、AS 等心血管疾病，Ang Ⅱ通过 AT1R 介导激活 NADH/NADPH 氧化酶等多种酶，使血管细胞合成并释放活性氧簇（reactive oxygen species，ROS），后者使一氧化氮（nitric oxide，NO）失活导致内皮功能紊乱，表现为内皮细胞依赖的血管舒张功能障碍、内皮黏附及屏障功能的进行性改变。疾病状态时，内皮细胞表达黏附分子，循环中的炎性血细胞黏附到血管壁产生更多 ROS，后者进一步激活血管局部 RAAS，血管细胞产生更多 Ang Ⅱ，形成局部 RAAS 与 ROS 间的恶性循环。在 ROS 的促炎机制中，核因子 κB（nuclear factor - κB，NF - κB）是一关键环节。Ang Ⅱ/ROS/NF - κB 途径参与血管结构与功能性病理过程，在高血压、糖尿病的血管病变中发挥重要作用。

4. 促进胰岛素抵抗·大量研究证明 RAAS 参与胰岛素抵抗的发生机制。给动物慢性输注 Ang Ⅱ可引起氧化应激参与的胰岛素抵抗。在骨骼肌，Ang Ⅱ通过减少微血管血流量，影响葡萄糖利用，还可通过 AT1R 介导的非血流流动力学作用，如抑制 GLUT4 的转位、改变胰岛素刺激的葡萄糖摄取、影响细胞内胰岛素信号通路等机制影响骨骼肌的葡萄糖代谢。在脂肪组织，Ang Ⅱ促进脂肪细胞分化、导致肥胖和胰岛素抵抗。Ang Ⅱ还使胰腺的血流量降低、胰岛 β 细胞分泌胰岛素减少。RAAS 阻断剂能改善 Ang Ⅱ的上述各种病理作用。Ang Ⅱ通过上述作用导致血管及组织重塑，参与高血压、心肌肥厚、充血性心力衰竭、心肌梗死后心室重塑、慢性肾衰竭、糖尿病肾病和 AS 等疾病的发病机制。

五、血管紧张素Ⅱ受体

Ang Ⅱ通过 AT1R 介导其促增殖、促炎症、促氧化应激和促纤维化等作用，而血管紧张素Ⅱ型受体（AT2R）介导的效应与 AT1R 的作用相反。AT1R 又分为 AT$_{1A}$ 和 AT$_{1B}$ 两个亚类。AT1R 和 AT2R 均属于 G 蛋白偶联受体，两者约有 34% 的氨基酸序列一致，在体内呈组织特异性分布。AT1R 和 AT2R 在脑、肾和肾上腺均有表达，在其他组织的分布则略有不同：AT1R 主要表达于成人的心血管组织；AT2R 在胚胎发育阶段表达较高，出生后表达降低。AT3 和 AT4 受体的生物学效应目前尚未完全阐明。

六、醛固酮及其受体

醛固酮主要是由肾上腺皮质合成和分泌的盐皮质激素，通过作用于远端肾小管和集合管，产生潴钠排钾、保水和分泌 H^+ 的作用。醛固酮生成主要来源于两条途径：一是经典的 RAAS 系统，为血浆醛固酮的主要来源，主要参与血压及电解质的调节；二是心血管等局部组织，为独立的醛固酮系统。研究发现，多种组织和脏器，如心肌、血管平滑肌、肾脏、脑、唾液腺、汗腺等都能在某些条件下以非经典方式产生醛固酮，通过醛固酮受体以旁分泌和自分泌形式在局部发挥生理或病理效应，在心血管重塑、胶原形成及内皮功能调节中发挥重要功效，并参与心肌肥厚与纤维化、心力衰竭及高血压的发生。醛固酮的分泌主要受肾素系统调节，钠潴留时醛固酮降低。钾摄入和尿钾排出率低时，醛固酮的分泌率也降低，反之亦然。尿醛固酮由游离的和与酸结合的两部分组成。测定 24 h 尿醛固酮优于测定血浆醛固酮，因为它综合反映 24 h 醛固酮的分泌状况，可排除血浆醛固酮测定时存在的分泌率的瞬间变动，而且还可以同时观察尿钠、钾排出量。醛固酮降解后的主要产物为四氢醛固酮，均从尿中排出。醛固酮的分泌具有昼夜节律，清晨高、夜晚低，同时还受到 RAAS 系统和血液电解质的调节。

第二节·RAAS 的研究进展

早在 20 世纪 70 年代，经典 RAAS 的主要成分及 ACE/Ang Ⅱ/AT1R 轴已经确立。近年来，RAAS 研究在以下方面取得重要进展：① 局部 RAAS；② RAAS 新成分；③ RAAS 新轴。上述研究进展使人们对 RAAS 的认识日趋完善，一些传统概念得到更新，譬如：① 由于局部（组织）RAAS 的发现，改变了 RAAS 为一内分泌系统的传统观念；② 由于多个具有活性的血管紧张素多肽的发现，更新了 Ang Ⅱ为 RAAS 单一活性成分的旧概念；③ ACE2 的发现，使 ACE 作用于 Ang Ⅰ生成 Ang Ⅱ作为 RAAS 单一转换模式的概念得到更新；④ 除 ACE/Ang Ⅱ/AT1R 轴外，发现 RAAS 具有多条轴，它们间互相拮抗，维持机体生理平衡。

一、局部 RAAS 及其作用

1. 局部 RAAS·除循环 RAAS 外，在心脏、肾脏、血管、脑、肾上腺、脂肪组织、胰腺及其他组织中发现存在局部 RAAS。这些组织存在 RAAS 的各个成分，可以在局部独立产生血管紧张素。如心肌细胞和心肌成纤维细胞表达肾素、AGT、ACE 和 Ang Ⅱ受体。心肌间质中 Ang Ⅰ和 Ang Ⅱ浓度比血浆浓度高 100 倍,可见心脏的 Ang Ⅱ 来源于局部生成的 Ang Ⅰ,而不是从循环中摄取来的。

2. 局部 RAAS 的旁分泌、自分泌及胞分泌作用·局部组织 RAAS 的转运独立于循环 RAAS。循环 RAAS 作为一个内分泌系统,通过影响血压调节及水、电解质平衡,参与高血压的发生发展机制;组织生成的 Ang Ⅱ 通过旁分泌、自分泌作用影响周围的组织细胞,参与慢性高血压的维持和靶器官损害。由于局部生成的 Ang Ⅱ 浓度高,在高血压病理过程中可能发挥更重要的危害作用。此外,细胞内也具有独立的 RAS,源于细胞内 Ang Ⅱ 的作用称为胞分泌作用(intracrine)。Ang Ⅱ 胞分泌的病理作用值得进一步研究。

二、RAAS 新成员

自 1898 年肾素发现 100 多年来 RAAS 始终是高血压等心血管疾病药物治疗研究的主要方向之一。经典 RAAS 途径级联反应过程中有以下几个关键基因参与,即肾素基因、*AGT* 基因、*ACE* 基因、*AT1R* 基因和醛固酮合酶(*CYP11B2*)基因。今天的 RAAS 系统发展成为一个级联复杂的瀑布体系和一个拥有自身调节网络的庞大家系。近年来发现了不少 RAAS 新成员。在 RAAS 相关酶方面,除 ACE 以外,发现了血管紧张素转换酶 2(angiotensin converting enzyme 2,ACE2),以及众多非 ACE 的酶,如糜酶(chymase)、中性肽链内切酶(NEP)、磷脂酸磷酸水解酶(phosphatidic acid phosphohydrolase,PAP)、氨基肽酶 N(aminopeptidase N,APN)、氨基肽酶 B(aminopeptidase B,APB)等。在血管紧张素多肽方面,除了 Ang Ⅰ 和 Ang Ⅱ 以外,现在还有 Ang Ⅲ、Ang Ⅳ、Ang-(1~12)、Ang-(1~9)、Ang-(1~7)、Ang-(1~5)、Ang-(1~4)、Ang-(2~10)、Ang-(5~8)、Ang A、Alamandine 等。在 RAAS 系统相关受体方面,除 AT1R 和 AT2R 外,还发现有(前)肾素受体(PRR)、AT3R、AT4R、MrgD 受体及 Mas 受体等。

三、新的 RAAS 轴

1. ACE2/Ang-(1~7)/Mas 轴·2000 年,ACE2 的发现是近年来人们在 RAAS 系统、高血压及心血管疾病防治新靶点研究中的一个重大突破。作为 RAAS 关键的调节酶,*ACE2* 基因的发现为 RAAS 注入了新的活力,开辟了 RAAS 系统与高血压药物治疗研究的新方向。人类 ACE 的第一个同源基因 *ACE2* 基因已被克隆并定位于 X 染色体的 Xp22 位点上,基因全长约 39.98 kb。ACE2 编码的蛋白是 Ⅰ 型膜结合糖蛋白,含 805 个氨基酸,其中包括 N 端信号肽序列、含保守序列 HEMGH 的锌结合区(第 374~378 位氨基酸残基)和一个 C 端跨膜区。ACE2 与 ACE 在 N 末端的催化区(金属蛋白酶催化区)约有 42% 的同源性,对两者基因结构的对比分析发现,*ACE2* 基因所包含的 18 个外显子与 *ACE* 基因的头 17 个外显子的大小、形态相似,说明这两个基因来自同一个祖先基因。尽管 ACE2 与 ACE 分子结构极为相近,但两者功能却大不相同。ACE2 是单羧肽酶,仅含 1 个催化区,一次只能水解羧基端的一个氨基酸,而 ACE 是二肽酶,含有 1 个催化区(睾丸 ACE,tACE)或 2 个催化区(体细胞 ACE,sACE),能够水解 2 个氨基酸,且 ACEI 不能抑制 ACE2 的活性。

传统 RAAS 信号途径为单一的 ACE/Ang Ⅱ/AT1R 轴,发挥血管收缩和水钠潴留等病理生理作用。随着 ACE2 等新成员的发现,RAAS 作用新途径被逐渐阐明。在新的 RAAS 系统中,ACE2 不仅能直接高效降解 ACE 的作用产物 Ang Ⅱ 而生成 Ang-(1~7),还能竞争性地作用于 ACE 的底物 Ang Ⅰ,使之产生 Ang-(1~9),后者经 ACE 或 NEP 作用进一步水解为舒血管肽 Ang-(1~7)。*ACE2* 基因及其产物 Ang-(1~7)与 Mas 受体共同构成 ACE2/Ang-(1~7)/Mas 轴,成为 RAAS 的一个新的生理学分支。ACE2/Ang-(1~7)/Mas 轴具有扩张血管、利尿利钠、降低血压、抑制细胞增殖、减轻组织纤维化及抗炎等作用。

2. ACE2/Ang-(1~9)/AT2R 轴·ACE2 还可催化 Ang Ⅰ 降解为 Ang-(1~9),后者既能与 AT2R 结合发挥作用,也可被 ACE 或中性内肽酶催化生成 Ang-(1~7)。ACE2/Ang-(1~9)/AT2R 轴对心血管重塑可能有保护作用。ACE2/Ang-(1~9)/AT2R 轴和 ACE2/Ang-(1~7)/Mas 轴均可对抗 ACE/Ang Ⅱ/AT1R 轴的作用,它们间互相拮抗、互相制约,达成动态平衡。高血压等疾病的发生发展很可能是这一平衡失调的后果,这一推测值得进一步研究。

第三节·RAAS 与疾病

RAAS 过度激活是心血管、肾脏、糖尿病等多种疾病发生与发展的重要病理生理机制。在 RAAS 参与的病理过程中,Ang Ⅱ 扮演最重要的角色。传统观点认为,Ang Ⅱ 具有内分泌功能,即生成后进入血液循环到达靶器官与其受体结合发挥生物学作用。现认识到人体许多组织存在局部 RAAS,后者具有自分泌、旁分泌和胞分泌功能,在病理过程中发挥更为重要的作用。

一、高血压

在 RAAS 与疾病关系的研究中,有关高血压的研究最深入,证据也最多。RAAS 阻断药物已成为高血压临床治疗的一线药物,是 RAAS 参与高血压发病机制的最有力证据。

RAAS 发现有逾百年历史,从一开始就认识到 Ang Ⅱ 具有很强的收缩血管作用,醛固酮有水钠潴留作用,自然将 RAAS 与高血压联系起来。经典 RAAS 研究已经奠定了其与高血压的关系,并在临床实践中得到广泛应用。

PRA 是判定体内循环 RAAS 活性最常用的临床检测指标。依据 PRA 水平,可将高血压患者分为低、正、高肾素型三种类型。临床研究发现,高肾素型高血压患者发生心肌梗死和卒中的危险性显著增高,该型患者为肾素依赖性高血压,对 RAAS 阻断药物和 β 受体阻滞剂的反应良好。低肾素型高血压在中国人和黑种人中较为常见。我国高血压患者中盐敏感者较多,盐敏感性高血压患者(尤其调节型盐敏感性患者)多数呈现低 PRA,为容量依赖性高血压。这类患者降压治疗宜首选利尿剂或钙拮抗剂。从理论上讲,肾素分型对 RAAS 阻断药物的使用有指导价值,但临床上 RAAS 阻断药物对低肾素型高血压患者仍有降压效果。尽管肾素分型对于原发性高血压药物治疗的指导作用有限,但测定 PRA 对于筛查继发性高血压有重要的应用价值。对于低肾素型高血压患者,应进一步检查排除原发性醛固酮增多症及其他一些疾病,如糖皮质激素抑制性醛固酮增多症、17α-羟化酶缺乏症、11β-羟化酶缺乏症、表征性盐皮质激素过多综合征、Liddle 综合征等。血浆醛固酮/PRA 值（ARR）测定可作为原发性醛固酮增多症的重要筛查指标。对于高肾素型高血压患者,应进一步检查排除肾血管性高血压和肾素分泌瘤等疾病。

PRA 测定结果受钠平衡状态、体位、月经周期、年龄、种族等多种因素影响,在测定过程及结果分析时务必加以注意。降压药物对 PRA 的影响尤为明显,利尿剂、ACEI、血管紧张素受体阻断剂（angiotensin receptor blocker, ARB）、血管扩张剂、钙通道阻滞剂、α 受体阻滞剂使 PRA 升高。β 受体阻滞剂、可乐定、甲基多巴使 PRA 降低。在测定 ARR 时,要求停服利尿剂至少 4 周,停服 β 受体阻滞剂、二氢吡啶类钙通道阻滞剂、ACEI、ARB 等至少 2 周。对于血压较高不能停药者,可换用对 ARR 影响较小的降压药,如 α 受体阻滞剂或维拉帕米缓释片。

在局部 RAAS 中,肾脏局部 RAAS 在高血压中的作用尤其令人关注。在肾近曲小管表达人 AGT 基因的转基因小鼠,虽然循环 Ang Ⅱ 水平无改变,但肾内 Ang Ⅱ 水平明显升高,全身血压显著升高。肾脏存在大量 ACE,肾内 Ang Ⅱ 水平远高于循环 Ang Ⅱ 的水平。肾内 Ang Ⅱ 使管-球反馈的敏感性增强,肾血流及肾小球滤过减少,从而在调节肾钠排泄和高血压发生中起重要作用。有学者认为肾压力-钠利尿关系在高血压中发生的改变归因于肾局部 ACE 及 Ang Ⅱ 的作用,而非循环 Ang Ⅱ 的作用。但在血压正常调节及高血压发生中,肾局部 RAAS 与循环 RAAS,究竟哪个作用更重要,目前尚无统一认识。至于肾局部 RAAS 在肾脏损害中起重要作用的认识则无争议。肾内 Ang Ⅱ 及醛固酮可促进肾纤维化进展,是高血压肾损害或糖尿病肾病的重要发病机制。另外,ACE2/Ang-(1～7)/Mas 轴和 ACE2/Ang-(1～9)/AT2R 轴的发现,也为高血压的干预提供新思路、新靶点。

二、肾脏疾病

慢性肾脏疾病（chronic kidney disease, CKD）普遍存在 RAAS 激活,高血压是 CKD 的常见并发症,随着 CKD 进展,高血压患病率增高,程度加重,进而促进 CKD 进展和发生心血管事件,形成恶性循环。因此,积极控制血压打破恶性循环,对于改善 CKD 患者的预后极为重要。大量证据表明,ACEI 及 ARB 不仅能有效降低血压,而且有独立于降压的心肾保护作用,在延缓 CKD 进展的同时,降低 CKD 患者的心血管病发生率和全因死亡率。因此,各国高血压指南均建议,对于高血压合并糖尿病/非糖尿病肾病,或合并蛋白尿/微量白蛋白尿的患者首选 ACEI 或 ARB 治疗。

三、心脏疾病

（一）心力衰竭

神经内分泌因素在心力衰竭的发生、发展过程中起重要作用,其中 RAAS 在心力衰竭的心肌结构重构和电重构中的作用尤为重要。Ang Ⅱ 能促使心肌细胞肥大引起心肌重构,Ang Ⅱ 还能促使其他细胞因子的生成、释放,共同参与心肌重

构。此外,醛固酮可引起心肌纤维化。

ACEI 不但降低 Ang Ⅱ 水平,还能提高缓激肽水平,对心室重塑产生有利作用。ACEI 不但抑制循环 RAAS,也能抑制组织 RAAS,后者在慢性心力衰竭的病理机制中起重要作用。CONSENSUS、SOLVD、V-HeFT Ⅱ 等多项随机对照临床试验一致证实 ACEI 能显著降低心力衰竭的死亡率。各国心力衰竭指南均将 ACEI 作为治疗左心室收缩功能减低患者的一线药物,确立了 ACEI 在心力衰竭治疗中的基石地位。

近年来众多临床试验证实 ARB 也能有效治疗心力衰竭,且有良好的耐受性。我国和欧美指南都将 ARB 用于心力衰竭治疗。目前,心力衰竭治疗一般首先使用 ACEI,如不能耐受,可用 ARB 替代。

对于已使用 ACEI（或 ARB）和 β 受体阻滞剂治疗,但仍持续有症状的心力衰竭患者,指南推荐使用醛固酮阻断药物。近年上市的血管紧张素受体与脑啡肽酶双重抑制剂受到广泛重视,有望成为治疗慢性心力衰竭的一线药物。

（二）心房颤动

Ang Ⅱ 具有促进心肌纤维化和心肌肥厚、调节离子通道活性、促炎等作用,从而促进心房和心室重构。近年来研究发现,RAAS 阻断剂可以改善心房的机械及电重构,对心房颤动患者有益。有证据表明 ACEI 和 ARB 能降低左心功能不全患者新发心房颤动的风险,也能预防心房颤动复发。此外,临床试验结果显示,RAAS 阻断剂降低血压对心房颤动患者预防心脑血管事件具有一定的益处。但在无心血管基础疾病人群,RAAS 阻断剂用于心房颤动一级预防的证据不足。

四、动脉粥样硬化

目前认为动脉粥样硬化（AS）是一种免疫炎症性疾病。大量实验研究表明,RAAS 各成分均参与 AS 的发生和发展。Ang Ⅱ 能诱导多种炎症因子的表达,具有很强的致炎作用。醛固酮可致血管纤维化,参与 AS 的发生和发展。近年来有研究表明,ACE2/Ang-(1～7)/Mas 轴通过阻断 Ang Ⅱ 的作用,发挥抗 AS 作用。随着 RAAS 与 AS 关系及其机制研究的进一步深入,有望发现防治 AS 的新靶点。

五、糖尿病与代谢综合征

胰岛素抵抗是 2 型糖尿病、心血管疾病及代谢综合征的危险因素。胰岛素抵抗可激活 RAAS,RAAS 激活可促进胰岛素抵抗的发生与发展,两者相互影响,形成恶性循环,进一步导致高血压、糖尿病和 AS。荟萃分析及临床试验结果均证明,长期使用 RAAS 阻断剂能改善胰岛素敏感性,减少新发糖尿病及心血管事件的发生。

RAAS 在糖尿病微血管和大血管并发症的发生和发展中起重要作用。糖尿病时肾脏 RAAS 激活、肾组织 Ang Ⅱ 增多,从而导致糖尿病肾病（diabetic kidney disease, DKD）。DKD 时尽管循环 RAAS 处于抑制状态,但肾内 RAAS 活性增强。肾内 Ang Ⅱ 收缩肾小球出球、入球小动脉,使肾血流减少、肾小球囊内压力升高、肾小球滤过率增加,对肾小球毛细血管壁的切变应力增强,最终导致肾损伤。此外,肾内 Ang Ⅱ 还通过促进肾小球系膜细胞增殖、肾脏纤维化、炎症反应、胰岛素抵抗、损伤足细胞等作用参与 DKD 的发生发展机制。

RAAS阻断剂能减轻 DKD 实验动物的肾小球硬化,延缓DKD患者的疾病进展。

视网膜 RAAS 激活、局部 Ang Ⅱ 水平增高,通过促进炎症、氧化应激、神经变性及内皮功能紊乱等机制,不仅损伤视网膜微血管,也对视网膜神经细胞造成损伤,导致糖尿病视网膜病变。近来有研究提示糜酶/Ang-(1~12)轴也可能参与糖尿病视网膜病变的发病机制。

脂肪组织 RAAS 在代谢综合征及肥胖的发生机制中起重要作用。局部生成的 Ang Ⅱ 通过 AT1R 产生抑制脂肪分解作用,通过 AT2R 发挥脂肪形成作用,两者协同作用促进脂肪在脂肪细胞中储存。肥胖时脂肪组织产生及分泌大量AGT,后者通过内分泌及自分泌作用,参与肥胖相关的代谢与炎症疾病的病理过程。

对于伴有高血压的糖尿病患者,RAAS 阻断剂,尤其ACEI能显著降低心血管事件的发生和死亡风险,能预防和减少糖尿病微量白蛋白尿的发生。因此,对于高血压伴糖尿病、糖尿病肾病或代谢综合征的患者,各国指南均推荐 RAAS 阻断剂为首选降压药物。

此外,RAAS 还参与阿尔茨海默病、抑郁症、帕金森病等中枢神经系统疾病的病理过程,请参阅有关文献。另外,肾素分泌瘤是由肾素内分泌肿瘤分泌大量肾素引起的一种罕见疾病,其肾素分泌不受肾入球小动脉的血流动力学和激素水平的调控,因而是一种原发性肾素增多症。有关肾素分泌瘤的内容请参阅本书有关章节。

第四节 · RAAS 干预药物及其临床应用

自 20 世纪 80 年代起,RAAS 阻断剂逐渐成为高血压临床治疗和心血管风险防治的基石。随着人们对 RAAS 认识的不断深化,RAAS 阻断剂的应用从高血压扩大到心力衰竭、心肌梗死后、慢性肾病和糖尿病等其他疾病。此外,干预RAAS 的新药也在开发研究中。

一、阻断 RAAS 的药物治疗

目前在临床上应用的 RAAS 阻断剂有以下几种。

1. 血管紧张素转换酶抑制剂(ACEI) · 1981 年第一个口服 ACEI 卡托普利被批准用于临床,现已批准上市的 ACEI 至少有 10 多种。ACEI 的各种有效基团(巯基、羧基或次膦酸基)与 ACE 的活性部位 Zn^{2+} 结合,使 ACE 失活。一般而言,含羧基或次膦酸基的 ACEI 与 ACE 活性部位 Zn^{2+} 的结合,比含巯基的 ACEI 更牢固,因此它们的降压作用更强,更持久。

ACEI 抑制 ACE 活性、导致 Ang Ⅱ 生成减少而发挥降压作用。ACEI 还具有 ARB 没有的药理学作用:① 抑制缓激肽降解,导致缓激肽积聚,后者作用于缓激肽 β2 受体,促使 NO、环磷酸鸟苷(cGMP)、前列腺素 E_2 及前列环素等活性物质的产生和释放,它们具有舒张血管、降低血压、抗血小板聚集和抗血管重塑等作用。② 增强 ACE2 的活性,促进Ang-(1~7)生成,后者有对抗 Ang Ⅱ 的作用。③ 抑制基质金属蛋白酶(matrix metalloproteinase, MMP)活性,改善斑块的稳定性。此外,动物和临床研究表明,ACEI 还具有改善血管内皮功能、

抗 AS 等作用。

ACEI 是治疗高血压的常用药物,其降压作用明确,保护高血压靶器官损害的临床试验证据较多。ACEI 可单独或与小剂量噻嗪类利尿剂、二氢吡啶类钙拮抗剂联合应用。它适用于 1~2 级高血压,尤其适用于高血压患者合并有以下情况者:慢性心力衰竭、心肌梗死后心功能不全、心房颤动预防、糖尿病肾病、非糖尿病肾病、代谢综合征、蛋白尿或微量蛋白尿等。

ACEI 还广泛用于治疗充血性心力衰竭、心肌梗死、糖尿病肾病、其他肾病等疾病。ACEI 和 ARB 改善高血压患者预后的作用孰优孰劣尚无定论,但有荟萃分析结果显示,在降低全因死亡风险方面,ACEI 较 ARB 更具有优势。干咳是 ACEI最常见的不良反应,偶见血管神经性水肿,一旦发生血管神经性水肿应立即停药。妊娠、高血钾、双侧肾动脉狭窄患者禁用ACEI。

2. 血管紧张素Ⅱ受体拮抗剂(ARB) · 1995 年第一个口服的非肽类 ARB 批准用于临床,目前已上市的 ARB 有 10 多种。ARB 作用于血管紧张素Ⅱ的 1 型受体,AT1R 被 ARB 阻断后,Ang Ⅱ 的缩血管和刺激醛固酮释放的作用受抑制,导致血压下降。此外,ARB 对抗 Ang Ⅱ 的促炎和促心血管细胞增殖作用,可改善心血管重塑。因此,ARB 对心力衰竭、心肌梗死、糖尿病肾病和其他肾病也有治疗作用。

ARB 对 ACE 无抑制作用,一般不会引起咳嗽。AT1R 阻断后,血浆 Ang Ⅱ 水平升高,后者通过激活 AT2R,间接产生舒张血管和抑制心血管重塑的作用。

近来有关 AT1R 的基础研究有以下重要发现:① Ang Ⅱ 非依赖性的 AT1R 激活,即在不存在 Ang Ⅱ 的条件下,AT1R 可被机械刺激(压力感受)激活,同样可引起心肌细胞肥大。该发现表明 AT1R 的激活机制除了传统的化学信号激活模式外,还存在机械激活模式。② 反向激动剂,反向激动是指某些 ARB 与 AT1R 结合后,诱导受体沿机械激活相反的方向旋转。因此,反向激动剂类 ARB 不但具有 ARB 对化学激活的抑制作用,还能抑制 AT1R 被机械激活。奥美沙坦、坎地沙坦、缬沙坦和 EXP-3173(氯沙坦的代谢产物)具有反向激动剂特性。

ARB 的降压作用明确,保护靶器官作用确切,对糖脂代谢无不良影响。ARB 适用于 1~2 级高血压,尤其适用于高血压合并左心室肥厚、心力衰竭、心房颤动预防、糖尿病肾病、冠心病、代谢综合征、微量白蛋白尿或蛋白尿患者,也适用于ACEI 引起咳嗽而不能耐受者。ARB 可与小剂量噻嗪类利尿剂或二氢吡啶类钙拮抗剂合用。双侧肾动脉狭窄、妊娠、高血钾者禁用。

ACEI 与 ARB 作用于 RAS 的不同部位,理论上双重阻断RAAS 能增强降压和保护靶器官的作用。但 ONTARGET 研究结果显示,ACEI 与 ARB 联合应用的疗效不优于单药应用的效果。相反,由于血钾、肌酐升高,肾衰竭、需要透析的患者增多。因此,临床降压治疗一般不主张联合应用 ACEI与 ARB。

3. 肾素抑制剂 · ACEI 和 ARB 都可导致 PRA 代偿性升高。此外,机体存在非 ACE 依赖的 Ang Ⅱ 生成途径,ACEI不能完全阻断 Ang Ⅱ 产生,长期使用后循环 Ang Ⅱ 水平回复

到治疗前水平，即出现"Ang Ⅱ逃逸"现象。ARB 虽能阻断 Ang Ⅱ与 AT1R 的结合，但这一阻断作用有时不完全。此外，阻断 Ang Ⅱ受体会引起循环 Ang Ⅱ水平升高。因此，需要开发新的 RAAS 阻断药物。

肾素是 RAAS 的启动者和限速酶，是 RAAS 活性的关键调节点。在理论上，直接抑制肾素是在源头处阻断 RAAS 的有效手段。肾素抑制剂全面抑制 RAAS，不会产生"Ang Ⅱ逃逸"现象。此外，肾素抑制剂降低 PRA，与 ACEI 或 ARB 合用可对消两者升高 PRA 的作用。

从 20 世纪 50 年代起，人们就致力于肾素抑制剂的开发，2007 年非肽类肾素抑制剂阿利吉仑（aliskiren）上市。阿利吉仑从源头上减少 Ang Ⅱ的生成，在降低血压同时，降低血和尿醛固酮水平，促进尿钠排泄。与 ACEI 和 ARB 不同，阿利吉仑能降低 PRA。临床试验结果表明，阿利吉仑无论单独应用或与其他降压药物联合应用，均能有效地降低血压，具有良好的安全性和耐受性。临床研究结果还表明，阿利吉仑具有心、肾的靶器官保护作用。

但在糖尿病伴蛋白尿、肾功能不全或心血管疾病、接受包括 ACEI 或 ARB 在内标准治疗的患者中使用阿利吉仑的大型随机对照临床试验（ALTITUDE 研究），以及在已接受标准抗心衰治疗、血流动力学参数稳定的住院心力衰竭患者中加用阿利吉仑的临床多中心随机对照研究（ASTRONAUT 研究）均宣告失败。ACEI 和 ARB 本来在高血压伴糖尿病、慢性肾病、心力衰竭的治疗上有优势，但阿利吉仑与 ACEI 或 ARB 在上述疾病中联合应用的前景堪忧。

4. 盐皮质激素受体阻断剂·Ang Ⅱ刺激醛固酮产生，醛固酮是一种甾体类盐皮质激素，发挥调节电解质和血容量的重要作用。因此，醛固酮是 RAAS 的一个重要成员。醛固酮水平增高促使高血压发生，还具有促心肌肥厚、纤维化和血管重塑等病理作用，在心血管和肾脏疾病的发生与发展中起不利作用。盐皮质激素受体（mineralocorticoid receptor，MR）是治疗高血压的一个靶标。目前在临床上应用的甾体类 MR 阻断剂有螺内酯（spironolactone）和依普利酮（eplerenone）。早在 20 世纪 60 年代，螺内酯就用于高血压治疗，单剂治疗的降压作用一般，目前螺内酯与其他药物联合用于难治性高血压、心力衰竭的治疗。由于螺内酯是一种非选择性 MR 阻断剂，有男性乳房发育、月经失调、性功能障碍及高血钾等不良反应。第二代 MR 阻断剂依普利酮对 MR 的选择性显著优于螺内酯，因此无螺内酯引起的男性乳房发育、女性月经失调和性功能障碍等不良反应，但仍有高血钾风险。依普利酮的降压作用较弱，药物半衰期短（3～4 h）。

finerenone（BAY 94-8862）是第三代的非甾体类 MR 阻断剂。它对 MR 的选择性和亲和力强于甾体类 MR 阻断剂。临床前研究结果显示，它对心、肾的保护作用优于甾体类 MR 阻断剂。在射血分数降低、伴有轻中度慢性肾功能不全的心力衰竭患者中进行的Ⅲ期临床试验结果表明，finerenone 在降低脑钠肽（brain natriuretic peptide，BNP）和白蛋白尿上，与螺内酯同样有效，且高血钾的发生率较低。finerenone 的降压作用较弱，主要开发用于慢性心力衰竭和糖尿病肾病的治疗。具有组织选择性的第四代 MR 阻断剂正在研究中。MR 阻断剂可与 ACEI 或 ARB 联合应用，但应避免三者联合应用。

5. 血管紧张素受体与脑啡肽酶双重抑制剂·脑啡肽酶能降解心钠肽（atrial natriuretic peptide，ANP）、BNP 等钠利尿肽。抑制脑啡肽酶使循环钠利尿肽水平增高，产生利尿排钠、血管舒张、抑制交感活性、抑制 RAAS、抗细胞增殖等作用，对心血管发挥有利作用。但脑啡肽酶也能降解缩血管多肽如内皮素-1 和 Ang Ⅱ，因此脑啡肽酶抑制剂无降压作用。将脑啡肽酶抑制剂与 RAAS 阻断药或内皮素转换酶抑制剂合用，既增强了它舒张血管、利尿钠的有利作用，又减少了它增加内皮素-1 和 Ang Ⅱ的不良作用。

LCZ696 是缬沙坦与脑啡肽酶抑制剂前药 AHU377（sacubitril）以 1：1 比例组成的单分子药物。一项纳入 1 328 例轻中度高血压患者的随机双盲对照试验结果显示，LCZ696 的降压作用优于缬沙坦。在包括中国在内的亚洲 5 国的临床试验结果表明，LCZ696 在降低诊室收缩压和夜间动态血压方面，比上述试验中西方患者多下降 6～8 mmHg，无血管神经性水肿和其他严重不良反应。目前，LCZ696 主要用于临床治疗心力衰竭。PARADIGM-HF 临床试验结果表明，对于射血分数降低的 8 442 例心力衰竭患者，与伊那普利比较，LCZ696 在降低心血管死亡、全因死亡和减少心力衰竭住院方面更加有效，LCZ696 耐受性良好，咳嗽、高血钾等不良反应较少，不增加严重血管神经性水肿风险。新近的欧美指南均推荐 LCZ696 用于慢性症状性射血分数降低的心力衰竭患者。但 LCZ696 不能用于有血管神经性水肿病史的患者，也不能与 ACEI 联合应用。

二、RAAS 干预的新策略和新手段

下面介绍的干预 RAAS 药物基本上处在临床前研究阶段，还需要更多实验研究或临床试验证实它们的有效性和安全性。

（一）醛固酮合成酶抑制剂

MR 阻断会引起醛固酮增加，而且它不能阻断醛固酮的非基因组作用。因此，需要开发新一类的醛固酮拮抗剂，即选择性醛固酮合成酶抑制剂。LCI699 是首个口服醛固酮合成酶抑制剂，由于Ⅱ期临床试验对于高血压患者的降压作用弱，LCI699 的研发已终止。目前一些新型的醛固酮合成酶抑制剂正在研发中，与 LCI699 比较，它们对醛固酮合成酶有更好的选择性。

（二）ACE2/Ang-（1～7）/Mas 轴激动剂

1. ACE2 激动剂

（1）合成的小分子量 ACE2 激动剂：如 XNT 和 DIZE（diminazene aceturate）。动物实验表明它们有降低血压，改善心脏功能，逆转心肌纤维化的作用。但也有研究认为 XNT 和 DIZE 的降压作用与激活 ACE2 无关。

（2）重组人 ACE2（recombinant human ACE2，rhACE2）：动物实验结果显示有降低血压、抗感染和延缓糖尿病肾病进展等作用。健康志愿者Ⅰ期临床试验结果显示，循环 Ang Ⅱ水平持续降低，但对血压无影响。

2. Ang-（1～7）类似物·天然 Ang-（1～7）在体内的半衰期短，口服后在胃肠道内被肽酶迅速分解，因而限制了其临床应用。可延缓 Ang-（1～7）分解的药物有环化 Ang-（1～7）、非肽类的 Ang-（1～7）类似物等，但都在动物实验

阶段。

alamandine 是血管紧张素家族的新成员,其结构与 Ang-(1~7)相似,只是 N 端的 Asp 残基被 Ala 取代。其受体也不同于 Ang-(1~7)的 Mas 受体。alamandine 具有与 Ang-(1~7)一样的降压、抗纤维化和中枢心血管作用。

3. Mas 受体激动剂 · 动物实验结果显示,非肽类的 AVE0991 和肽类的 CGEN-856S 能降低血压,对血管、肾等靶器官有保护作用。

(三) AT2 受体激动剂

C21 是一种选择性非肽类 AT2R 激动剂。临床前研究表明,C21 具有抗炎、抗纤维化、抗凋亡等作用,但无降压作用。C21 能否预防高血压引起的靶器官损害需要进一步研究。此外,β-Ile5-Ang Ⅱ、β-tyr4-Ang Ⅱ(Ang Ⅱ 类似物)及 LP2-3[环化 Ang-(1~7)]等肽类 AT2 受体激动剂也在研究中。

(四) 疫苗

对于原发性高血压患者,需要终身每日服用降压药,由此在服药依从性、副作用及经济负担等方面带来诸多问题。疫苗治疗使用次数少、作用时间长,可克服上述问题而备受关注。早在 60 多年前,就有学者尝试用疫苗治疗高血压。高血压疫苗治疗针对 RAAS 的各个成分,即肾素、Ang Ⅰ、Ang Ⅱ 和 AT1R。早期高血压疫苗治疗宣告失败:肾素疫苗引起自身免疫性病变,Ang Ⅰ 疫苗的临床试验无降压作用。目前正在研制的高血压疫苗有针对 Ang Ⅱ 的 CYT006-AngQb、pHAV-4Ang Ⅱ s、Ang Ⅱ-KLH,针对 AT1R 的有 ATR12181 和 ATRQβ-001。在高血压动物模型,上述疫苗均有降压作用。近年报道 Ang Ⅱ DNA 疫苗可使自发性高血压大鼠(spontaneously hypertensive rats,SHR)的血压下降长达 6 个月。

在一项随机双盲和安慰剂对照的 Ⅱ 期临床试验中,72 例使用 CYT006-AngQb 疫苗的轻中度高血压患者的动态血压研究结果显示,14 周时动态血压白天平均值较基线降低 9/4 mmHg,能降低清晨血压。未见严重不良反应,抗体半衰期达 4 个月。除 CYT006-AngQb 外,其余疫苗均处在临床前试验阶段。

(五) 中枢氨肽酶抑制剂

氨肽酶 A 将 Ang Ⅱ 的 N 端 Asp 切除生成 Ang Ⅲ,后者在动物的中枢血压调节中起重要作用。RB150(QGC001)是一种口服的氨肽酶 A 抑制剂,在 SHR 和 DOCA-盐高血压大鼠,RB150 可抑制脑氨肽酶 A 活性,阻断 Ang Ⅲ 生成,使血压下降。然而,在健康男性志愿者,Ⅰ 期临床试验结果显示血压和心率无显著改变,需要进一步研究其对高血压患者的降压效果。

(六) (前)肾素受体拮抗剂

(前)肾素受体[(Pro)renin receptor,PRR]是肾素和前肾素的受体,体外研究显示,前肾素优先激活 PRR。当前肾素与 PRR 结合时,激活 AGT 酶,分解 AGT 生成 Ang Ⅰ。前肾素和 PRR 是脑 RAAS 的重要成员,在中枢神经系统调节血压中起重要作用。PRO20 是新近开发的 PRR 竞争性抑制剂,在 DOCA-盐或前肾素引起的高血压动物模型,脑室内输注 PRO20 有减少脑内 Ang Ⅱ 生成、降低血压、抑制或减轻高血

压发生等作用,提示 PRR 可能是高血压治疗的新靶点。

肾素-血管紧张素-醛固酮系统活性及表达异常涉及高血压病的发生与发展,而特异性影响 RAAS 转录和表达的药物将对高血压病的防治有积极意义。由于 ACE2、Ang-(1~9)、Ang-(1~7)、Mas 受体等新成员的加入,RAAS 系统较既往变得更富挑战性,同时为抗高血压药物的研发带来新的契机。针对 RAAS 系统血压调控机制发展新型抗高血压药物应是今后的研究方向之一。转基因动物模型的构建为我们进一步了解 ACE2/Ang-(1~7)/Mas 轴在正常生理和病理状态下的作用提供了有效手段,随着分子生物学和基因学的快速发展,利用该轴探讨高血压等心血管疾病药物新治疗手段将是未来研究的热点和方向。随着对 ACE2/Ang-(1~9)/AT2R 轴和 ACE2/Ang-(1~7)/Mas 轴功能的深入研究,将给 RAAS 调节药物的发展提供更广阔的前景,将为广大高血压病患者的临床防治带来福音。

参考文献

[1] Mirabito Colafella KM, Danser AHJ. Recent advances in angiotensin research[J]. Hypertension, 2017, 69(6): 994-999.

[2] Orsborne C, Chaggar PS, Shaw SM, et al. The renin-angiotensin-aldosterone system in heart failure for the non-specialist: The past, the present and the future[J]. Postgrad Med J, 2017, 93(1095): 29-37.

[3] Li XC, Zhang J, Zhuo JL. The vasoprotective axes of the renin-angiotensin system: Physiological relevance and therapeutic implications in cardiovascular, hypertensive and kidney diseases[J]. Pharmacol Res, 2017, 125(Pt A): 21-38.

[4] Nguyen G, Delarue F, Burckle C, et al. Pivotal role of the renin/prorenin receptor in angiotensin Ⅱ production and cellular responses to renin[J]. J Clin Invest, 2002, 109(11): 1417-1427.

[5] Persson PB. Renin: Origin, secretion and synthesis[J]. J Physiol, 2003, 552(Pt 3): 667-671.

[6] Wu CH, Mohammadmoradi S, Chen JZ, et al. Renin-angiotensin system and cardiovascular functions[J]. Arterioscler Thromb Vasc Biol, 2018, 38(7): e108-e116.

[7] Miller AJ, Arnold AC. The renin-angiotensin system in cardiovascular autonomic control: Recent developments and clinical implications[J]. Clin Auton Res, 2019, 29(2): 231-243.

[8] Patel VB, Zhong JC, Grant MB, et al. Role of the ACE2/angiotensin 1-7 axis of the renin-angiotensin system in heart failure[J]. Circ Res, 2016, 118(8): 1313-1326.

[9] Rockey DC, Bell PD, Hill JA. Fibrosis — a common pathway to organ injury and failure[J]. N Engl J Med, 2015, 373(1): 96.

[10] Ma L, Fogo AB. Role of angiotensin Ⅱ in glomerular injury[J]. Semin Nephrol, 2001, 21(6): 544-553.

[11] Munoz-Durango N, Fuentes CA, Castillo AE, et al. Role of the renin-angiotensin-aldosterone system beyond blood pressure regulation: Molecular and cellular mechanisms involved in end-organ damage during arterial hypertension[J]. Int J Mol Sci, 2016, 17(7): 797.

[12] Daugherty A, Manning MW, Cassis LA. Angiotensin Ⅱ promotes atherosclerotic lesions and aneurysms in apolipoprotein e-deficient mice [J]. J Clin Invest, 2000, 105(11): 1605-1612.

[13] Lu H, Balakrishnan A, Howatt DA, et al. Comparative effects of different modes of renin angiotensin system inhibition on hypercholesterolaemia-induced atherosclerosis[J]. Br J Pharmacol, 2012, 165(6): 2000-2008.

[14] Hitomi H, Kaifu K, Fujita Y, et al. Angiotensin Ⅱ shifts insulin signaling into vascular remodeling from glucose metabolism in vascular smooth muscle cells[J]. Am J Hypertens, 2011, 24(10): 1149-1155.

[15] Chai W, Wang W, Liu J, et al. Angiotensin Ⅱ type 1 and type 2 receptors regulate basal skeletal muscle microvascular volume and glucose use[J]. Hypertension, 2010, 55(2): 523-530.

[16] Hus-Citharel A, Bouby N, Iturrioz X, et al. Multiple cross talk between angiotensin Ⅱ, bradykinin, and insulin signaling in the cortical thick ascending limb of rat kidney[J]. Endocrinology, 2010, 151(7): 3181-

3194.

[17] Lee MH, Song HK, Ko GJ, et al.Angiotensin receptor blockers improve insulin resistance in type 2 diabetic rats by modulating adipose tissue[J]. Kidney Int, 2008, 74(7)：890 - 900.

[18] Lau T, Carlsson PO, Leung PS. Evidence for a local angiotensin-generating system and dose-dependent inhibition of glucose-stimulated insulin release by angiotensin Ⅱ in isolated pancreatic islets [J]. Diabetologia, 2004, 47(2)：240 - 248.

[19] Zhuo JL, Li XC. New insights and perspectives on intrarenal renin-angiotensin system：Focus on intracrine/intracellular angiotensin Ⅱ [J]. Peptides, 2011, 32：1551 - 1565.

[20] Gromotowicz-Poplawska A, Szoka P, Kolodziejczyk P, et al.New agents modulating the renin-angiotensin-aldosterone system-will there be a new therapeutic option？[J]. Exp Biol Med (Maywood), 2016, 241(17)：1888 - 1899.

[21] Mendoza-Torres E, Oyarzun A, Mondaca-Ruff D, et al.ACE2 and vasoactive peptides：Novel players in cardiovascular/renal remodeling and hypertension[J].Ther Adv Cardiovasc Dis, 2015, 9(4)：217 - 237.

[22] Ocaranza MP, Jalil JE. Protective role of the ACE2/ang-(1 - 9) axis in cardiovascular remodeling[J].Int J Hypertens, 2012, 2012：594361.

[23] Michel MC, Brunner HR, Foster C, et al.Angiotensin Ⅱ type 1 receptor antagonists in animal models of vascular, cardiac, metabolic and renal disease[J].Pharmacol Ther, 2016, 164：1 - 81.

[24] Navar LG. Translational studies on augmentation of intratubular renin-angiotensin system in hypertension[J].Kidney Int Suppl (2011), 2013, 3 (4)：321 - 325.

[25] Navar LG, Kobori H, Prieto MC, et al.Intratubular renin-angiotensin system in hypertension[J].Hypertension, 2011, 57(3)：355 - 362.

[26] Giani JF, Janjulia T, Taylor B, et al.Renal generation of angiotensin Ⅱ and the pathogenesis of hypertension[J].Curr Hypertens Rep, 2014, 16 (9)：477.

[27] Zhuo JL, Ferrao FM, Zheng Y, et al. New frontiers in the intrarenal renin-angiotensin system：A critical review of classical and new paradigms [J].Front Endocrinol (Lausanne), 2013, 4：166.

[28] Zucker IH, Xiao L, Haack KK. The central renin-angiotensin system and sympathetic nerve activity in chronic heart failure[J].Clin Sci (Lond), 2014, 126(10)：695 - 706.

[29] CONSENSUS trial study group.Effects of enalapril on mortality in severe congestive heart failure. Results of the cooperative north scandinavian enalapril survival study (CONSENSUS)[J].N Engl J Med, 1987, 316 (23)：1429 - 1435.

[30] Balakumar P, Jagadeesh G. A century old renin-angiotensin system still grows with endless possibilities：AT1 receptor signaling cascades in cardiovascular physiopathology[J]. Cell Signal, 2014, 26(10)：2147 - 2160.

[31] ACTIVE I investigators.Irbesartan in patients with atrial fibrillation[J].N Engl J Med, 2011, 364(10)：928 - 938.

[32] Liu Z.The renin-angiotensin system and insulin resistance[J].Curr Diab Rep, 2007, 7(1)：34 - 42.

[33] Elliott WJ, Meyer PM. Incident diabetes in clinical trials of antihypertensive drugs：A network meta-analysis[J].Lancet, 2007, 369 (9557)：201 - 207.

[34] NAVIGATOR study group.Effect of valsartan on the incidence of diabetes and cardiovascular events[J].N Engl J Med, 2010, 362(16)：1477 - 1490.

[35] Joseph JJ, Echouffo Tcheugui JB, Effoe VS, et al. Renin-angiotensin-aldosterone system, glucose metabolism and incident type 2 diabetes mellitus：Mesa[J].J Am Heart Assoc, 2018, 7(17)：e009890.

[36] Yacoub R, Campbell KN. Inhibition of RAS in diabetic nephropathy[J]. Int J Nephrol Renovasc Dis, 2015, 8：29 - 40.

[37] Fletcher EL, Phipps JA, Ward MM, et al.The renin-angiotensin system in retinal health and disease：Its influence on neurons, glia and the vasculature[J].Prog Retin Eye Res, 2010, 29(4)：284 - 311.

[38] Ola MS, Alhomida AS, Ferrario CM, et al. Role of tissue renin-angiotensin system and the chymase/angiotensin-(1 - 12) axis in the pathogenesis of diabetic retinopathy[J].Curr Med Chem, 2017, 24(28)：3104 - 3114.

[39] Yvan-Charvet L, Quignard-Boulange A. Role of adipose tissue renin-angiotensin system in metabolic and inflammatory diseases associated with obesity[J].Kidney Int, 2011, 79(2)：162 - 168.

[40] Kehoe PG. The coming of age of the angiotensin hypothesis in alzheimer's

disease：Progress toward disease prevention and treatment？[J] J Alzheimers Dis, 2018, 62(3)：1443 - 1466.

[41] Vian J, Pereira C, Chavarria V, et al. The renin-angiotensin system：A possible new target for depression[J].BMC Med, 2017, 15(1)：144.

[42] Perez-Lloret S, Otero-Losada M, Toblli JE, et al. Renin-angiotensin system as a potential target for new therapeutic approaches in parkinson's disease[J].Expert Opin Investig Drugs, 2017, 26(10)：1163 - 1173.

[43] Batty JA, Tang M, Hall M, et al.Blood pressure reduction and clinical outcomes with angiotensin-converting enzyme inhibitors and angiotensin Ⅱ receptor blockers：Protocol for a systematic review and meta-regression analysis[J].Syst Rev, 2018, 7(1)：131.

[44] van Vark LC, Bertrand M, Akkerhuis KM, et al.Angiotensin-converting enzyme inhibitors reduce mortality in hypertension：A meta-analysis of randomized clinical trials of renin-angiotensin-aldosterone system inhibitors involving 158, 998 patients[J].Eur Heart J, 2012, 33(16)：2088 - 2097.

[45] Zou Y, Akazawa H, Qin Y, et al.Mechanical stress activates angiotensin Ⅱ type 1 receptor without the involvement of angiotensin Ⅱ[J].Nat Cell Biol, 2004, 6(6)：499 - 506.

[46] Unal H, Karnik SS. Constitutive activity in the angiotensin Ⅱ type 1 receptor：Discovery and applications[J].Adv Pharmacol, 2014, 70：155 - 174.

[47] ONTARGET investigators.Telmisartan, ramipril, or both in patients at high risk for vascular events[J].N Engl J Med, 2008, 358(15)：1547 - 1559.

[48] O'Brien E, Barton J, Nussberger J, et al.Aliskiren reduces blood pressure and suppresses plasma renin activity in combination with a thiazide diuretic, an angiotensin-converting enzyme inhibitor, or an angiotensin receptor blocker[J].Hypertension, 2007, 49(2)：276 - 284.

[49] Vaidyanathan S, Camenisch G, Schuetz H, et al.Pharmacokinetics of the oral direct renin inhibitor aliskiren in combination with digoxin, atorvastatin, and ketoconazole in healthy subjects：The role of p-glycoprotein in the disposition of aliskiren[J].J Clin Pharmacol, 2008, 48 (11)：1323 - 1338.

[50] Parving HH, Brenner BM, McMurray JJ, et al.Cardiorenal end points in a trial of aliskiren for type 2 diabetes[J].N Engl J Med, 2012, 367(23)：2204 - 2213.

[51] Gheorghiade M, Bohm M, Greene SJ, et al. Effect of aliskiren on postdischarge mortality and heart failure readmissions among patients hospitalized for heart failure：The ASTRONAUT randomized trial[J]. JAMA, 2013, 309(11)：1125 - 1135.

[52] Pitt B, Kober L, Ponikowski P, et al.Safety and tolerability of the novel non-steroidal mineralocorticoid receptor antagonist BAY 94 - 8862 in patients with chronic heart failure and mild or moderate chronic kidney disease：A randomized, double-blind trial[J].Eur Heart J, 2013, 34(31)：2453 - 2463.

[53] Ruilope LM, Dukat A, Bohm M, et al. Blood-pressure reduction with LCZ696, a novel dual-acting inhibitor of the angiotensin II receptor and neprilysin：A randomised, double-blind, placebo-controlled, active comparator study[J].Lancet, 2010, 375(9722)：1255 - 1266.

[54] Kario K, Sun N, Chiang FT, et al.Efficacy and safety of LCZ696, a first-in-class angiotensin receptor neprilysin inhibitor, in Asian patients with hypertension：A randomized, double-blind, placebo-controlled study[J]. Hypertension, 2014, 63(4)：698 - 705.

[55] McMurray JJ, Packer M, Desai AS, et al. Angiotensin-neprilysin inhibition versus enalapril in heart failure[J]. Eur Heart J, 2014, 371 (11)：993 - 1004.

[56] Yin L, Hu Q, Emmerich J, et al. Novel pyridyl or isoquinolinyl-substituted indolines and indoles as potent and selective aldosterone synthase inhibitors[J].J Med Chem, 2014, 57(12)：5179 - 5189.

[57] Hernandez Prada JA, Ferreira AJ, Katovich MJ, et al. Structure-based identification of small-molecule angiotensin-converting enzyme 2 activators as novel antihypertensive agents[J]. Hypertension, 2008, 51(5)：1312 - 1317.

[58] Haber PK, Ye M, Wysocki J, et al. Angiotensin-converting enzyme 2 - independent action of presumed angiotensin-converting enzyme 2 activators：Studies in vivo, ex vivo, and in vitro[J].Hypertension, 2014, 63(4)：774 - 782.

[59] Haschke M, Schuster M, Poglitsch M, et al. Pharmacokinetics and pharmacodynamics of recombinant human angiotensin-converting enzyme

2 in healthy human subjects[J].Clin Pharmacokinet, 2013, 52(9)：783－792.

[60] Kluskens LD, Nelemans SA, Rink R, et al. Angiotensin-(1－7) with thioether bridge：An angiotensin-converting enzyme-resistant, potent angiotensin-(1－7) analog[J]. J Pharmacol Exp Ther, 2009, 328(3)：849－854.

[61] Wiemer G, Dobrucki LW, Louka FR, et al. AVE 0991, a nonpeptide mimic of the effects of angiotensin-(1－7) on the endothelium[J]. Hypertension, 2002, 40(6)：847－852.

[62] Lautner RQ, Villela DC, Fraga-Silva RA, et al. Discovery and characterization of alamandine：A novel component of the renin-angiotensin system[J].Circ Res, 2013, 112(8)：1104－1111.

[63] Foulquier S, Steckelings UM, Unger T. Impact of the AT(2) receptor agonist C21 on blood pressure and beyond[J].Curr Hypertens Rep, 2012, 14(5)：403－409.

[64] Koriyama H, Nakagami H, Nakagami F, et al. Long-term reduction of high blood pressure by angiotensin Ⅱ DNA vaccine in spontaneously hypertensive rats[J].Hypertension, 2015, 66(1)：167－174.

[65] Tissot AC, Maurer P, Nussberger J, et al.Effect of immunisation against angiotensin Ⅱ with CYT006－angQb on ambulatory blood pressure：A double-blind, randomised, placebo-controlled phase IIa study[J].Lancet, 2008, 371(9615)：821－827.

[66] Balavoine F, Azizi M, Bergerot D, et al. Randomised, double-blind, placebo-controlled, dose-escalating phase 1 study of QGC001, a centrally acting aminopeptidase a inhibitor prodrug[J].Clin Pharmacokinet, 2014, 53(4)：385－395.

[67] Xu Q, Jensen DD, Peng H, et al. The critical role of the central nervous system (pro)renin receptor in regulating systemic blood pressure[J]. Pharmacol Ther, 2016, 164：126－134.

[68] Li W, Sullivan MN, Zhang S, et al.Intracerebroventricular infusion of the (pro)renin receptor antagonist PRO20 attenuates deoxycorticosterone acetate-salt-induced hypertension[J].Hypertension, 2015, 65(2)：352－361.

第二章 · 内皮素

郝传明

内皮素(endothelin, ET)是一种强血管收缩物质,主要产生于血管内皮,在血管平滑肌细胞、巨噬细胞、肾脏髓质等也有表达,以自分泌、旁分泌的形式发挥作用。ET 系统的生物学效应由两种受体介导,即内皮素 A 受体(ETA)和内皮素 B 受体(ETB)。ET 系统在维持正常血管张力中起重要作用。大量研究显示 ET 在肺动脉高压、高血压、慢性肾脏病、先兆子痫等疾病发表机制中有重要意义,ET 受体拮抗剂已被批准用于治疗肺动脉高压症,另有多项关于 ET 拮抗剂在其他疾病治疗作用的临床试验正在进行中。

一、内皮素结构、合成与分泌

ET 是由 21 个氨基酸组成的多肽。ET 有 3 种亚型,分别称为 ET－1、ET－2、ET－3,这三个亚型之间的氨基酸序列的差异很小,三者均含典型发夹环结构,由氨基末端的两个二硫键和 Trp21 处含有芳香族侧链的疏水性羧基末端组成。另外,羧基末端和两个二硫键也构成内皮素活性区域。ET－1是存在于心血管系统中的主要亚型,然而对 ET－2、ET－3 的认识尚不多。ET－2 表达于胃肠系统和肾脏,在中枢神经系统 ET－3 有较高水平的表达。

成熟内皮素由其前体转化而来。前内皮素原经内肽酶催化,从大约 212 个氨基酸的蛋白质转变为 38 个氨基酸无生物学活性的多肽,称为"大内皮素"。随后,大内皮素由内皮素转化酶(ECE)催化,转化为有活性的 ET。ECE 是一种膜结合性锌金属蛋白酶,有 ECE－1 和 ECE－2 两种亚型。

ET－1 的产生主要受转录调控。ET－1 并不储存于细胞内,一旦合成,内皮细胞即将其分泌到相邻的平滑肌细胞基底外侧隔室。应切力(低水平)、低氧、酸中毒、细胞因子、血管紧张素Ⅱ、皮质激素、环孢素等可刺激 ET－1 的合成;前列环素、NO、缓激肽、雌激素等可抑制其合成。由于其存在神经分泌,血浆中的 ET－1 水平并不能准确反映内皮细胞 ET－1 的实际生成。

在肾脏,ET－1 有较高水平的表达,以髓质最为丰富。除肾小球内皮细胞外,肾小球上皮细胞、系膜细胞、髓质集合管(IMCD)均有 ET－1 表达。通常情况下,ECE mRNA 在肾髓质中表达较皮质高。然而,在慢性心力衰竭等疾病状态中,ECE 水平的上调主要发生在皮质。在人类肾脏中,ECE1 的表达于肾实质的内皮和肾小管上皮细胞。

循环中的 ET－1 经过肺等器官时,通过其受体 ETB 很快降解。其生物半衰期大约 1 min,其活性大约持续 60 min。

二、内皮素受体

ET 有两个受体,即 ETA 和 ETB,两者均为 7 次跨膜 G 蛋白偶联受体。ETA 主要表达于血管、心脏、肺、肾脏、卵巢和子宫;ETB 表达于血管、肺、脑、肾脏等。在血管,ETA 主要表达在血管平滑肌,使血管收缩。血管平滑肌 ETB 激活也可导致血管收缩,而内皮细胞 ETB 激活则通过增加 NO 合成,使血管舒张。另外,ETA 还在增生、纤维化、炎症等中起作用;ETB 可清除循环中的 ET－1。肾脏集合管 ETB 促进利钠作用。

三、内皮素的生理作用

(一)心血管系统

ET－1 具有非常强的血管收缩作用,其作用较其他血管收缩物质强 10 倍以上。ET－1 在引起血管收缩以前,可出现短暂的内皮细胞依赖性血管舒张。ET－1 的血管收缩作用主要由 ETA 受体介导。其短暂的血管舒张作用被认为是由 ETB 介导的内皮细胞来源血管舒张因子所致。有研究提示,ETB 受体也可介导血管收缩作用。ET－1 可通过促进血管平滑肌增生、蛋白质合成、细胞因子产生等作用参与血管重塑,与肾素血管紧张素系统共同调控重塑过程。

在心脏,除内皮细胞外,心肌细胞也可产生 ET－1。ET－1对冠状动脉有强大的收缩作用,可引起恶性心律失常。临床前期研究显示,ET－1 在低剂量时,具有正性肌力作用,然而高剂量时则引起心排血量下降。

（二）肾脏

ET-1 在肾脏的作用主要包括血管收缩，从而增加血管阻力并降低血流量，抑制肾小管对水钠的重吸收。研究显示，ET-1 可收缩入球动脉和出球动脉，使肾血流量减少，肾小球滤过率下降。ETA 和 ETB 对入球小动脉均呈收缩作用，ETB 对其他肾脏血管有舒张作用。

ET-1 增加尿钠的排泄，该作用与抑制近端小管和集合管的 Na^+-K^+-ATP 酶有关。ET-1 也可抑制抗利尿激素（ADH）在集合管的作用。ET-1 对肾小管的作用主要由 ETB 介导。

（三）内分泌系统

研究显示，ET 可影响多个内分泌激素的产生或作用。ET-1 与血管紧张素 II 有正反馈相互作用。ET-1 可增加肾上腺醛固酮的释放。动物实验显示，ET-1 可刺激心房利钠肽（ANP）的分泌。有研究发现 ET-1 在垂体表达，但其意义有待进一步研究。还有研究发现 ET 可能影响卵巢颗粒细胞激素的合成，影响甲状腺、甲状旁腺的功能。

四、内皮素在疾病发生中的病理生理作用

（一）高血压

ET-1 具有强大的缩血管作用，其在高血压中的作用受到关注。动物研究显示，ET-1 在高血压动物模型血管的产生明显增加，抑制 ET 可使高血压大鼠血压明显下降。在高血压患者，虽然循环中 ET-1 水平多在正常范围，但在血管局部和肾组织 ET-1 水平明显增加。

随机对照临床试验显示，非选择 ET-1 受体抑制剂波生坦使血压明显下降，但由于水钠潴留等作用，限制了其应用于高血压的治疗。相对选择性 ETA 拮抗剂达卢生坦（darusentan）也获相似结果，在短期内无严重不良反应。

多项临床试验探讨了内皮素受体拮抗剂在顽固性高血压中的应用。DORADO 试验观察了达卢生坦在顽固性高血压中的作用，结果达卢生坦的降压作用明显优于安慰剂。然而在 DORADO-AC 试验中，虽然达卢生坦降压作用优于阳性对照胍法新（guanfacine），但与安慰剂组无差别。非选择 ET-1 受体拮抗剂 aprocitentan 的 II 期临床试验显示，其降压作用优于安慰剂和来那普利。该药的顽固性高血压 III 期临床试验（PRECISION）正在进行中。

研究显示 ET-1 参与先兆子痫、恶性高血压、硬皮病肾脏危象的发病机制。ET-1 还是左心室肥厚、动脉粥样硬化、肾脏损伤等高血压并发症的重要机制。ETA 拮抗剂在上述疾病中的作用需要临床试验验证。

（二）肺动脉高压

大量临床及动物研究提示 ET-1 在肺动脉高压的发病中起重要作用。肺动脉高压患者血 ET-1 水平升高，且其升高程度与右心房压及预后一致。临床前研究显示 ET 受体拮抗剂对肺动脉高压有治疗作用。

多项临床试验支持 ET 受体拮抗剂对肺动脉高压有治疗作用。非选择性 ET 受体拮抗剂波生坦首先被批准用于治疗肺动脉高压（2001 年），随后选择性 ETA 拮抗剂 ambrisentan 和 macitentan 先后被批准用于肺动脉高压的治疗。ET 受体拮抗剂可改善肺动脉高压患者的临床症状、WHO 功能分级及疾病进展等。主要的不良反应包括水钠潴留、水肿和肝脏损伤。

2019 年第一个针对 ETA 的实验疫苗研发成功。动物实验显示，该疫苗显著降低肺动脉压力。该疫苗是否可应用到肺动脉高压患者仍需进一步研究。

（三）内皮素与肾脏损伤

除了调节血管张力作用外，ET 系统直接参与慢性肾病（CKD）纤维化的发病机制。在 CKD 患者中，由于 ET-1 生成增加，同时肾脏清除能力降低导致血浆及尿液 ET-1 水平增加。CKD 患者体内高 ET-1 表达可能是尿蛋白对肾小管上皮 ET-1 表达的直接作用；除了尿蛋白的直接作用外，许多促炎因子，包括缺氧、血管紧张素 II、凝血酶、血栓素 A_2，TGF-β 和剪切应力等也进一步促进肾脏 ET-1 表达。

ET-1 可能通过下列几种机制参与肾脏损伤：① 局部衍生的 ET-1 具有直接的血流动力学作用，高剂量 ET-1 可使肾小球毛细血管内压力增加，血管收缩导致组织氧分压降低。② ET-1 还可作为炎症细胞趋化因子，刺激间质成纤维细胞和系膜细胞增殖，并介导胶原沉积相关的因子 TGF-β 参与纤维化。③ ET-1 可诱导肾小球系膜细胞和足细胞的细胞骨架重塑。ET-1 诱导系膜细胞收缩，并促进从静态态向激活态转化。在足细胞中，滤过屏障的蛋白质滤过负荷增加将导致足细胞的细胞骨架重排和 ET-1 的上调，ET-1 通过自分泌方式导致足细胞超微结构损伤。

1. 内皮素系统与糖尿病肾病·ET 受体拮抗剂目前已广泛用于多种肾脏病动物模型中以探讨 ET 系统在肾脏病理生理过程中的作用。在肾切除模型中，由于非选择性 ET 受体拮抗剂在拮抗 ETA 受体的同时也拮抗了 ETB 受体所介导的保护作用，导致非选择性 ET 受体拮抗剂对肾脏保护作用差于选择性 ETA 受体拮抗剂。

在糖尿病模型中，不论是 1 型或 2 型，其动物模型中 ET-1 浓度升高，而 ET 受体表达不变。进一步研究发现，在糖尿病肾病模型中，肾小球及肾小管上皮细胞 ET-1 及其受体的表达增加。此外，糖尿病也可导致肾髓质中 ECE-1 表达增加。短期临床试验显示，ET 受体拮抗剂可以减少蛋白尿。双盲随机安慰剂对照临床试验（SONAR trial）结果显示，ETA 选择性拮抗剂阿曲生坦（atrasentan）使糖尿病肾脏病患者终点事件（肌酐翻倍、进入终末期肾病、死亡）的风险下降了 35%。ET-1 阻断可成为糖尿病肾病新的治疗方法。

2. 硬皮病肾危象·硬皮病肾危象是一类自身免疫性结缔组织和血管病。波生坦在欧洲被批准用于硬皮病导致的指末溃疡的治疗。硬皮病可发生肾脏危象，表现为恶性高血压，肾功能快速下降。ET-1 被认为在硬皮病肾危象中起重要作用。临床试验 ZEBRA 将观察 ETA 选择性拮抗剂对该疾病的有效性和安全性。

小结：ET-1 在正常生理情况下维持血管张力，调节血流动力学是其重要作用。ET-1 异常激活在心血管疾病、肺动脉高压及肾脏等疾病中起重要作用。ET 受体拮抗剂是肺动脉高压治疗的重要手段。最近研究显示，ET-1 受体拮抗剂阿曲生坦可使糖尿病肾病获益。ET 的生物学作用及作为疾病靶点的研究还在继续探索中。

参考文献

[1] Yanagisawa M, Kurihara H, Kimura S, et al. A novel potent vasoconstrictor peptide produced by vascular endothelial cells[J]. Nature, 1988, 332(6163): 411-415.

[2] Davenport AP, Hyndman KA, Dhaun N, et al. Endothelin[J]. Pharmacol Rev, 2016, 68(2): 357-418.

[3] Moreau P, d'Uscio LV, Shaw S, et al. Angiotensin II increases tissue endothelin and induces vascular hypertrophy: reversal by ET(A)-receptor antagonist[J]. Circulation, 1997, 96(5): 1593-1597.

[4] Cozza EN, Gomez-Sanchez CE, Foecking MF, et al. Endothelin binding to cultured calf adrenal zona glomerulosa cells and stimulation of aldosterone secretion[J]. J Clin Invest, 1989, 84(3): 1032-1035.

[5] Stasch JP, Hirth-Dietrich C, Kazda S, et al. Endothelin stimulates release of atrial natriuretic peptides in vitro and in vivo[J]. Life Sci, 1989, 45(10): 869-875.

[6] Yoshizawa T, Shinmi O, Giaid A, et al. Endothelin: a novel peptide in the posterior pituitary system[J]. Science, 1990, 247(4941): 462-464.

[7] Ervin JM, Schutz LF, Spicer LJ. Current status of the role of endothelins in regulating ovarian follicular function: A review[J]. Anim Reprod Sci, 2017, 186: 1-10.

[8] Barton M, Yanagisawa M. Endothelin: 30 years from discovery to therapy[J]. Hypertension, 2019, 74(6): 1232-1265.

[9] Krum H, Viskoper RJ, Lacourciere Y, et al. The effect of an endothelin-receptor antagonist, bosentan, on blood pressure in patients with essential hypertension. Bosentan Hypertension Investigators[J]. N Engl J Med, 1998, 338(12): 784-790.

[10] Nakov R, Pfarr E, Eberle S, Investigators H. Darusentan: an effective endothelin A receptor antagonist for treatment of hypertension[J]. Am J Hypertens, 2002, 15(7 Pt 1): 583-589.

[11] Weber MA, Black H, Bakris G, et al. A selective endothelin-receptor antagonist to reduce blood pressure in patients with treatment-resistant hypertension: a randomised, double-blind, placebo-controlled trial[J]. Lancet, 2009, 374(9699): 1423-1431.

[12] Bakris GL, Lindholm LH, Black HR, et al. Divergent results using clinic and ambulatory blood pressures: report of a darusentan-resistant hypertension trial[J]. Hypertension, 2010, 56(5): 824-830.

[13] Dai Y, Chen X, Song X, et al. Immunotherapy of endothelin-1 receptor type A for pulmonary arterial hypertension[J]. J Am Coll Cardiol, 2019, 73(20): 2567-2580.

[14] Heerspink HJL, Parving HH, Andress DL, et al. Atrasentan and renal events in patients with type 2 diabetes and chronic kidney disease (SONAR): a double-blind, randomised, placebo-controlled trial[J]. Lancet, 2019, 393(10184): 1937-1947.

[15] Ngcozana T, Ong V, Denton CP. Management of digital vasculopathy in systemic sclerosis: benefits of multiple courses of endothelin-1 receptor antagonists[J]. BMJ Case Rep, 2014, 2014.

[16] Dhaun N, Webb DJ. Endothelins in cardiovascular biology and therapeutics[J]. Nat Rev Cardiol, 2019, 16(8): 491-502.

第三章·肾上腺髓质素的生理和生化

张嵩阳　王　宪

一、肾上腺髓质素概述

肾上腺髓质素（ADM）是日本学者 Kazuo Kitamura 等于 1993 年从嗜铬细胞瘤组织中分离得到的具有生物活性的多肽。后续研究发现，肾上腺髓质素在正常肾上腺髓质组织中同样表达，并对全身组织器官具有调节作用。人肾上腺髓质素基因位于第 11 号染色体短臂 1 区 5 号带，全基因包含 4 个外显子和 3 个内含子，编码前肾上腺髓质素原。

人成熟的肾上腺髓质素是由 52 个氨基酸组成的单肽，与 α 降钙素基因相关肽、β 降钙素基因相关肽、降钙素受体刺激多肽、胰淀素、肾上腺髓质素 2 和肾上腺髓质素 5 同属于降钙素基因相关肽超家族的成员。与家族其他成员相似，肾上腺髓质素的 N 端具有一个由二硫键构成的 6 个氨基酸分子内环（16～21 位半胱氨酸），C 端被氨酰化修饰。分子内环和氨酰化修饰对肾上腺髓质素功能的维持具有重要作用。N 端分子内环状结构与 C 端氨酰化修饰缺失的肾上腺髓质素多肽片段（ADM22-52）能正常结合肾上腺髓质素受体，但不具有受体激活作用，因而在基础研究中常作为肾上腺髓质素受体的拮抗剂被广泛使用。肾上腺髓质素与超家族其他成员（肾上腺髓质素 2、降钙素基因相关肽）共享受体，具有相似的功能。

二、肾上腺髓质素的产生与清除

（一）肾上腺髓质素的合成与分布

肾上腺髓质素广泛表达于多种组织和器官。肾上腺髓质素高表达于肾上腺髓质组织，并在心脏、血管、肺、肾、脑、脾、胰和胃肠道组织中高表达。炎症、缺氧、高糖等多种应激刺激均能促进肾上腺髓质素的表达与分泌。尽管肾上腺髓质素在组织和器官中广泛表达，但成熟的肾上腺髓质素却并不在细胞中大量储存，而是合成后直接分泌释放，提示肾上腺髓质素的调节主要发生在转录水平。在肾上腺髓质激素基因启动子上，存在核因子 κB（NF-κB）、活化蛋白 1（AP-1）、CCAAT 增强子结合蛋白（C/EBP）和低氧诱导因子 1（HIF-1）等多种转录因子结合位点，能被肿瘤坏死因子、IL-1、血管紧张素 II、内皮素及心房钠尿肽等多种细胞因子上调。

（二）肾上腺髓质素的成熟

前肾上腺髓质素原（preproADM）是由 185 个氨基酸组成的多肽。除产生肾上腺髓质素外，前肾上腺髓质素原还能经剪切产生具有生物学活性的肾上腺素髓质素原前肽和肾上腺紧张素。前肾上腺髓质素原切掉 N 端信号肽后转变为 164 个氨基酸的肾上腺髓质素原，并进一步被剪切为肾上腺髓质素、肾上腺髓质素原前肽（PAMP）、肾上腺紧张素和肾上腺髓质素原中间区（MR-proADM），4 种多肽片段在调节机体内环境稳态和疾病诊断中都被发现具有重要的作用。肾上腺髓质素以中间体（iADM）的形式被分泌，即在成熟体的 C 末端留有一个甘氨酸残基。血浆中 85% 的肾上腺髓质素以中间体的形式存在，然而肾上腺髓质素中间体发挥生物学功能依赖于组织中肽甘氨酸-α-单加氧酶（PAM）催化生成的成熟体（mADM）。甘氨酸-α-单加氧酶催化氧化肾上腺髓质素中间体末端的甘氨酸生成肾上腺髓质素成熟体和乙醛酸。体外实验结果表明,肾上腺髓质素中间体具有与成熟体相似的生物学活性,但其作用更加平缓,并可被肽甘氨酸-α-单加氧酶抑制剂所抑制,提示肾上腺髓质素中间体作为成熟体的储备使肾上腺髓质素的生物学作用时间更长而平缓。

（三）肾上腺髓质素的分泌

人血浆中肾上腺髓质素浓度为2～10 pmol/L,并且肾上腺髓质素血浆浓度在机体不同部位不存在显著差异。鉴于肾上腺髓质素在体内的广泛分布,机体多种组织器官对血浆肾上腺髓质素可能均有贡献。血浆中的肾上腺髓质素主要以蛋白结合的形式存在。补体系统的H因子被证明为肾上腺髓质素结合蛋白。肾上腺髓质素与H因子的结合能增强肾上腺髓质素的稳定性和受体激动活性,同时促进H因子对补体系统旁路激活途径的抑制作用,表明肾上腺髓质素与H因子的相互作用对于彼此功能的发挥都具有重要作用。然而在基础研究中,由于蛋白质结合形式的肾上腺髓质素不能被现有的检测手段所识别,血浆中肾上腺髓质素的检测手段还有待发展,其血浆真实浓度也需要进一步评估。

（四）肾上腺髓质素的降解

肾上腺髓质素与H因子的结合极大地增加了肾上腺髓质素的稳定性,但血浆中肾上腺髓质素的稳定性仅为22 min,表明肾上腺髓质素是一种迅速发挥作用的短效激素。肺动脉血浆中肾上腺髓质素含量要低于主动脉血浆中含量,提示肺是肾上腺髓质降解的重要器官。此外,肾上腺髓质素在尿液中浓度远远高于血浆中浓度。基质金属蛋白酶2(MMP2)和中性内肽酶(NEP)是肾上腺髓质素的重要降解酶,能在多个位点剪切肾上腺髓质素。在人尿液中能够检测到肾上腺髓质素的剪切片段,提示肾脏可能也是肾上腺髓质素重要的降解器官。

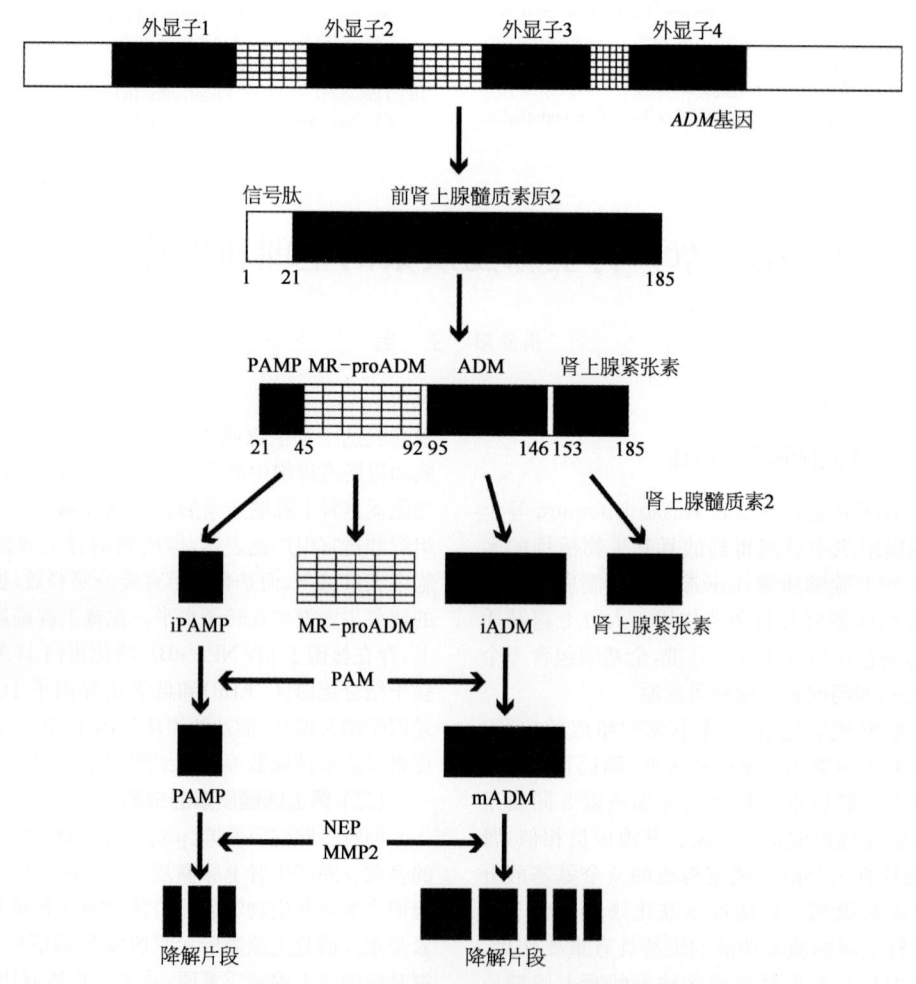

图6-3-1 肾上腺髓质素的合成、成熟与降解

三、肾上腺髓质素的受体

（一）肾上腺髓质素受体

肾上腺髓质素受体是降钙素受体样受体。降钙素受体样受体通过与受体活性修饰蛋白相互作用,发挥生物学功能。受体活性修饰蛋白共有1、2、3三种亚型,降钙素受体样受体结合不同修饰蛋白表现出不同的受体亲和性与功能。降钙素受体样受体与受体活性修饰蛋白1结合形成降钙素基因相关肽受体,与受体活性修饰蛋白2、3结合构成肾上腺髓质素受体1和2。肾上腺髓质素能同时激活3种受体,其激活能力由强到弱依次为肾上腺髓质素受体2、肾上腺髓质素受体1、降钙素基因相关肽受体。降钙素基因相关肽和肾上腺髓质素2同样激活降钙素受体样受体,但与肾上腺髓质素表现出不同的受体亲和力。

（二）肾上腺髓质素受体下游信号

作为G蛋白偶联受体,降钙素受体样受体通过募集不同的 G 蛋白启动不同的下游信号通路。降钙素受体样受体与 G 蛋白 αs 偶联激活腺苷酸环化酶,增加细胞内环腺苷酸水平,进而激活蛋白激酶 A、cAMP 调节的鸟苷酸交换因子等信号通路;而与 G 蛋白 αq 偶联激活磷脂酶 C,增加磷脂酰肌醇水平与胞质钙离子水平,进而激活蛋白激酶 C、钙调蛋白激酶等信号通路;如与 G 蛋白 αi 偶联则拮抗 G 蛋白 αs 的激活并激活 β 抑制蛋白信号通路。降钙素受体样受体结合不同的受体活性修饰蛋白,表现出不同的激活偏向性。而近期的研究表明,降钙素受体样受体的偏向性激活还依赖于不同配体。

降钙素基因相关肽受体在肾上腺髓质素作用下偏向激活 G 蛋白 αi,而在降钙素基因相关肽和肾上腺髓质素 2 作用下偏向激活 G 蛋白 αs。肾上腺髓质素受体 1 在肾上腺髓质素和降钙素基因相关肽作用下偏向激活 G 蛋白 αs,而在肾上腺髓质素 2 作用下偏向激活 G 蛋白 αq。肾上腺髓质素受体 2 则在肾上腺髓质素和肾上腺髓质素 2 作用下激活 G 蛋白 αs,而在降钙素基因相关肽作用下偏向激活 G 蛋白 αq。

四、肾上腺髓质素的功能

(一)中枢调节作用

肾上腺髓质素是脑内自主神经系统中一种重要的神经递质,参与机体内环境稳态的调节。肾上腺髓质素在前脑的终纹床核、隔膜、杏仁核、下丘脑和穹隆下器,脑干的蓝斑、中脑导水管周围灰质、臂旁核、中缝核、孤束核、腹外侧核、迷走神经背核、疑核和最后区等自主神经系统相关核区高表达,提示其对自主神经系统具有调节作用。

大鼠侧脑室给予肾上腺髓质素能通过激活儿茶酚胺能神经元增加交感神经活性,升高血压、加快心率,并对摄食与饮水具有显著抑制作用。肾上腺髓质素还能激活下丘脑室旁核,促进垂体释放促肾上腺皮质激素,激活下丘脑-垂体-肾上腺轴。在下丘脑视上核和室旁核大细胞神经元,肾上腺髓质素能促进催产素和血管升压素的释放,激活下丘脑-垂体后叶轴。

(二)心血管调节作用

肾上腺髓质素是一种具有正性肌力作用的多肽。全身给予肾上腺髓质素能提高小鼠、人等不同物种的心排血量。肾上腺髓质素能直接作用于心肌细胞,增加心肌细胞内钙离子浓度。从而直接增强心肌收缩功能。肾上腺髓质素还能扩张冠状动脉血管,从而增加心肌血流灌注量,促进心肌收缩。此外,肾上腺髓质素的降压作用还能间接通过巴氏反射弧增加心率,间接提高心排血量。

肾上腺髓质具有强大而持久的扩张血管降低血压的功能。外周给予肾上腺髓质素能扩张血管,增加组织器官血流量,降低外周阻力,降低动脉血压。肾上腺髓质素还能特异性增加心、脑、肺、肾和肾上腺等肾上腺髓质素高表达组织器官的血流量,而不改变其他部位的血流量,表明其对全身血流动力学的调节作用主要是通过局部旁分泌的方式实现的。其机制是肾上腺髓质素能作用于内皮细胞,进而促进一氧化氮的产生与释放,促进血管平滑肌舒张,还能以内皮非依赖的方式直接舒张血管平滑肌细胞。

肾上腺髓质素是一种心血管保护性多肽,在多种心血管疾病中具有保护作用。原发性高血压患者血浆中肾上腺髓质素的水平随血压的升高而增加。高血压模型大鼠长期给予肾上腺髓质素能降低大鼠血压、抑制肾素-血管紧张素-醛固酮系统的过度激活,并改善恶性高血压诱导的肾脏损伤,表明肾上腺髓质素对于原发性高血压及其引起的器官损伤具有潜在的治疗作用。肾上腺髓质素对于高血压诱导的心力衰竭同样具有改善作用。在心力衰竭大鼠模型中,肾上腺髓质素的长期应用能逆转心肌肥大向心力衰竭的进展,降低心力衰竭大鼠死亡率。肾上腺髓质素能增强心功能,扩张血管减小外周血管阻力,降低动脉血压,同时肾上腺髓质素的利钠利尿作用还能减小血容量,最终实现减轻心脏负荷、保护心肌功能的作用。

急性心肌梗死是冠状动脉粥样硬化的重要心血管终点事件。在急性心肌梗死早期,患者血浆肾上腺髓质素水平显著升高。在急性心肌梗死大鼠模型中,肾上腺髓质素的应用能扩张冠状动脉增加心肌血流量,同时通过抗氧化和抗凋亡的机制保护心肌,减小心肌梗死面积,改善心肌缺血再灌注损伤,阻止心力衰竭的进展,从而提高急性心肌梗死大鼠的生存率。

肾上腺髓质素在动脉粥样硬化发生与发展中同样发挥保护作用。在载脂蛋白 E 敲除的动脉粥样硬化小鼠模型中过表达肾上腺髓质素,可见动脉粥样硬化斑块严重程度与单纯载脂蛋白 E 敲除小鼠相比明显减轻。肾上腺髓质素能抑制小鼠主动脉和人脐静脉内皮细胞的损伤与凋亡,并抑制血管平滑肌细胞的增殖迁移与通透性增加。以上结果表明肾上腺髓质素能抑制动脉粥样硬化的发生与发展。

(三)胃肠道调节作用

肾上腺髓质素在胃肠道的多种细胞中广泛表达,提示其对胃肠道具有重要调节作用。经蛛网膜内注射肾上腺髓质素能显著抑制胃排空,其给药剂量显著低于静脉给药,提示肾上腺髓质素主要通过神经通路抑制胃排空。肾上腺髓质素在中枢能调节自主神经系统活性抑制胃蠕动,同时在外周直接作用于胃壁抑制平滑肌细胞的收缩。肾上腺髓质素还具有抑制胃酸分泌的作用。肾上腺髓质素能抑制迷走神经活性,促进生长抑素释放,抑制组胺释放,抑制胃酸分泌,减少胃液体积。此外,肾上腺髓质素高表达于胃壁生长抑素分泌细胞,还通过旁分泌的作用直接促进生长抑素的释放。

(四)肾脏调节作用

肾上腺髓质素是一种具有利钠利尿功能的多肽,全身或肾脏局部给予肾上腺髓质素能增加尿量和尿钠排泄量。肾上腺髓质素还能促进肾血管扩张,增加肾脏血流量与肾小球滤过率。肾上腺髓质素在肾小球、远端肾小管和髓质集合管表达,并在局部发挥作用,抑制钠和水的重吸收。中性内肽酶抑制剂能抑制肾上腺髓质素的降解从而增强其利钠利尿的功能。综上结果表明肾上腺髓质素能通过直接抑制肾脏对水钠的重吸收与间接增大肾小球滤过率的双重方式发挥利钠利尿作用。

(五)代谢调节作用

肾上腺髓质素在 2 型糖尿病中同样具有保护作用。在糖尿病患者血浆中,肾上腺髓质素水平明显升高。高脂饮食诱导的胰岛素抵抗在肾上腺髓质素基因敲除小鼠显著加重,并可被外源给予肾上腺髓质素所减轻。外源给予肾上腺髓质素还能改善高果糖诱导的大鼠胰岛素抵抗。肾上腺髓质素对胰岛素抵抗具有显著改善作用，然而其作用机制至今尚不清楚。肾上腺髓质素 2 与肾上腺髓质素共享受体。肾上腺髓质素 2 能作用于脂肪组织，促进脂肪组织米色化、抑制炎症，改善高脂饮食诱导的肥胖与胰岛素抵抗。肾上腺髓质素作为一种脂肪因子可能通过相同的机制改善胰岛素抵抗，并在 2 型糖尿病中发挥保护作用。

（六）免疫调节作用

肾上腺髓质素具有显著的抗感染作用，并在感染性疾病和自身免疫性疾病中具有保护作用。肾上腺髓质素水平在全身炎症反应综合征和脓毒症患者，以及内毒素注射诱导的脓毒症小鼠血浆中显著增加，并与疾病严重程度具有明显相关性。静脉给予肾上腺髓质素能抑制盲肠结扎引起的内毒素休克和细菌性肺炎脓毒症引起的多器官损伤。然而，另有研究发现肾上腺髓质素拮抗剂或中和抗体同样能提高脓毒症大鼠的存活率。肾上腺髓质素具有显著的血管舒张作用，因此在脓毒症晚期的低血流动力学阶段，肾上腺髓质素的舒张血管作用可能进一步促进感染性休克的发生。

肾上腺髓质素在自身免疫性疾病中同样具有保护作用。肾上腺髓质素能抑制小肠上皮促炎细胞因子的表达，保护上皮屏障功能并促进损伤部位的修复，改善自身免疫性肠病。在溃疡性结肠炎患者中，静脉给予肾上腺髓质素能显著抑制疾病的发展，表明肾上腺髓质素在自身免疫性肠病中可能具有潜在的转化应用价值。

五、肾上腺髓质素原剪切片段

（一）肾上腺髓质素原前肽

肾上腺髓质素原 N 端的 20 个氨基酸在体内可以被进一步剪切加工，形成一种新的具有生物活性的多肽，肾上腺髓质素原前肽。与肾上腺髓质素相似，新合成的肾上腺髓质素原前肽中间体的 C 末端包含一个甘氨酸残基。在肽甘氨酸-α-单加氧酶作用下，中间体的 C 末端甘氨酸被氧化，形成 C 端氨酰化修饰的成熟的肾上腺髓质素原前肽。肾上腺髓质素原前肽与肾上腺髓质素在体内具有相似的组织分布，从而进一步支持两种多肽由同一前体前肾上腺髓质素原加工而来。在血浆中肾上腺髓质素原前肽主要以中性内肽酶依赖的方式被降解。

与肾上腺髓质素相似，在体注射肾上腺髓质素原前肽同样具有降低血压的作用。然而与肾上腺髓质素不同的是，肾上腺髓质素原前肽的降压作用既不依赖于血管本身，也不通过肾上腺髓质素受体。肾上腺髓质素原前肽能抑制肾上腺髓质组织中儿茶酚胺的释放并抑制外周交感神经活性。肾上腺髓质素原前肽在肾上腺对醛固酮的释放以及在垂体对促肾上腺皮质激素的释放均具有抑制作用，表明肾上腺髓质素原前肽在体内能对其他激素的分泌进行精细的调节，进而调节机体功能。肾上腺髓质素原前肽还能抑制下丘脑-垂体-肾上腺轴，抑制摄食与胃排空，降低血压，升高血糖，促进皮肤肥大细胞组胺的释放。

肾上腺髓质素原前肽对机体各组织器官具有广泛的调节

作用，然而其受体至今尚未被确认。已有的结果表明，肾上腺髓质素原前肽的升血糖作用可被铃蟾肽受体拮抗剂所阻断，提示铃蟾肽受体可能介导了肾上腺髓质素原的部分作用。另有研究显示，肾上腺髓质素原前肽还能激活 Mas 相关 G 蛋白偶联受体 X2，并介导肾上腺髓质素原前肽对儿茶酚胺分泌的抑制作用。

（二）肾上腺紧张素

肾上腺紧张素是肾上腺髓质素原 C 末端剪切形成的另一活性片段。与肾上腺髓质素作用相反，肾上腺紧张素能拮抗内皮依赖的血管舒张，促进血管收缩，升高血压。肾上腺紧张素能促进血管平滑肌的增殖与胞外基质的分泌，促进血管重塑，参与肺动脉高压的发生与发展。肾上腺紧张素是肾上腺髓质素舒张血管作用的反向调节激素，然而其作用的受体、分子机制及在其他组织器官的作用还有待进一步研究。

（三）肾上腺髓质素原中间区

肾上腺髓质素原中间区是在肾上腺髓质素原剪切过程中产生的位于肾上腺髓质素原前肽和肾上腺髓质素之间的多肽片段。肾上腺髓质素原中间区能在血浆中长期稳定地存在且未被发现具有明显的生理功能，因而能直接反映血浆肾上腺髓质素和肾上腺髓质素原前肽水平。血浆肾上腺髓质素水平已被证明与心血管疾病和脓毒败血症具有明显相关性，并可作为心血管疾病和感染性休克的潜在分子标记，然而由于其较短的半衰期、与血浆蛋白的结合及与受体的结合，使血浆肾上腺素髓质素水平很难被准确测量。血浆肾上腺髓质素原中间区水平可作为血浆肾上腺髓质素水平的反映，在心血管疾病和感染性休克的诊断中发挥重要作用。

血浆肾上腺髓质素中间区水平在高血压诱导的左心室肥大患者显著升高，并具有很高的阴性预测价值，可作为高血压诱导左心室肥大的排除指标。在动脉粥样硬化患者，血浆肾上腺髓质素中间区水平的降低与冠状动脉狭窄和非钙化斑块的严重程度呈明显正相关，并可作为急性心肌梗死预后的预测指标。在心血管疾病或胸痛患者的前瞻性队列研究中，血浆肾上腺髓质素中间区水平的升高对未来全因死亡率、主要心血管事件和心力衰竭的发生率同样具有很好的预测性。在社区获得性肺炎患者中，肺炎严重性指数与血浆肾上腺髓质素中间区水平的联合应用对于患者短期预后不良具有更高的预测价值。在脓毒症患者中，血浆肾上腺髓质素中间区水平对患者 90 日内死亡率同样表现出很好的预测能力。因此，肾上腺髓质素中间区虽然不具有显著的生物学功能，但作为诊断指标在心血管疾病和感染性疾病中表现出巨大的应用潜力。

参考文献

[1] 谢启文.神经肽[M].上海：复旦大学出版社,2004.

[2] Beltowski J, Jamroz A. Adrenomedullin — what do we know 10 years since its discovery? [J]. Pol J Pharmacol, 2004, 56(1): 5 - 27.

[3] Jato J, Kitamura K.Bench-to-bedside pharmacology of adrenomedullin[J]. Eur J Pharmacol, 2015, 764: 140 - 148.

[4] Schönauer R, Els-Heindl S, Beck-Sickinger AG. Adrenomedullin — new perspectives of a potent peptide hormone[J].J Pept Sci, 2017, 23(7 - 8): 472 - 485.

第四章 · 低渗和高渗综合征

李 果

血浆渗透压的高低主要决定于血钠的浓度,血浆渗透压的异常即血钠浓度的异常。血浆渗透压的调控主要通过抗利尿激素介导的水的保存及渴感诱发的水的摄入来实现;肾脏内的调节机制影响不含溶质的水(游离水)的排泄和血浆渗透压。

一、正常的水代谢平衡

(一) 水的摄入与排泄

人体内水的含量占体重的 45%~75%,水占体重的比率与体内脂肪组织的多少有关,以成年男性为例,水约占体重的 60%,其中细胞内液占体重的 40%,细胞外液占体重的 20%。细胞外液的 1/4 分布于循环系统,3/4 在组织间液。

正常人摄水量与失水量相当,大部分的水是经由饮水摄入,饮水量因个人的生活习惯而不同,人体通过食物摄入的水量约为 750 ml/d,体内物质代谢产生的水约为 350 ml/d。通常情况下,摄水量超过失水量,当失水增加并超过摄水量时,渴感将被兴奋,摄水量也增加。

机体经皮肤、呼吸道、消化道和肾脏排泄水分。正常情况下,成人经皮肤、呼吸道的不显性失水约为 0.6 ml/(kg·h),每日约为 1 L;水经消化道排泄为 100~150 ml/d。水主要经肾脏排泄,不同于皮肤和呼吸道的不显性失水,肾脏的排水功能受渗透压和体液容量的调节,即使达最大抗利尿水平,肾脏每日的排水量仍有 1 L 左右。显然,单由肾脏调节水的排泄尚不足以防止水的丢失和体液高渗,渴感对于防止高钠血症有特别重要的意义。

(二) 影响尿液浓缩和稀释功能的因素

成人每日经肾小球滤过的等渗液为 150 L 左右,其中 2/3 在近曲肾小管被重吸收,当有效血容量降低时,80% 的肾小球滤液在近曲小管被重吸收。在亨利襻降支,水被重吸收,溶质仍留在小管液中,最终导致小管液渗透压升高至 1 200 mmol/L;亨利襻升支及远曲小管对水的通透性差,而电解质被重吸收,致使小管液被逐渐稀释,最低可达 50 mmol/L,故称为肾单位的稀释段;在集合管,水的重吸收由抗利尿激素(AVP)介导、调控,在抗利尿激素的作用下,尿量和尿渗透压被精确地调节,尿渗透压可在 100~1 200 mmol/L 波动。

肾脏正常的浓缩、稀释功能还有赖于肾脏本身 3 个相互联系的过程:① 近曲管的等渗液被输送至肾单位的稀释段;② 在稀释段,小管液内的钠离子、氯离子被重吸收,水与电解质分离;③ 集合管对水重吸收的变化。

为了完整、全面地了解肾脏对水处理的情况,除观察尿渗透压外还需了解肾脏对游离水的排泄功能。所谓游离水即不含溶质的那部分尿液,以游离水廓清率表示,具体计算公式为:

$$C_{H_2O}(ml/min) = V - Cosm = V - \frac{Vosm \times V}{Posm}$$

式中 C_{H_2O} 为游离水廓清率,V 为尿量(ml/min),Vosm 和 Posm 分别代表尿、血渗透压。Cosm 为渗透压廓清率,为将尿中溶质以等渗状态排泄所需水量,游离水廓清率 C_{H_2O} 则代表实际排尿量与 Cosm 的差别。C_{H_2O} 反映 AVP 对肾小管重吸收水的作用。C_{H_2O} 为正值表示游离水的排泄,负值则表示游离水的重吸收。

输送到稀释段的液体量受肾小球滤过率(GFR)及近曲管的功能影响。GFR 减少及近曲管液体重吸收的增加,如在血容量的缩减、充血性心力衰竭、肝硬化和肾病综合征,导致近曲管液体输出减少,从而限制了稀释段游离水的产生;稀释段离子转运的障碍通常发生在间质性的肾病及使用噻嗪类或襻利尿剂的情况下,小管液可达到的最低渗透压升高,同样有碍游离水的产生;集合管对水的不透性的维持需要 AVP 分泌处于抑制状态,血流动力学介导的不适当的抗利尿激素分泌与大多数低钠血症发生有关;此外,输送液体到集合管的速度变慢及集合管内的液体流速过慢均能导致依赖 AVP 的水重吸收增加。

肾脏最大浓缩功能依赖于皮质乳头部间质的浓度梯度,位于皮质-髓质处的间质为等渗,到乳头的顶部渗透压达 1 200 mmol/L,这种浓度梯度由亨利襻的逆流倍增系统来产生。逆流倍增系统的正常功能则有赖于足够的液体到达亨利襻的厚壁升枝,以及溶质在髓质间质的积聚。髓质间质的溶质积聚有赖于厚壁升支主动重吸收 Na^+、Cl^- 及髓质部的集合管对尿素的重吸收。髓质部的血液循环系统发挥逆流交换器的作用,水从集合管重吸收入循环系统,溶质则被留在髓质的间质组织中。间质性肾病、襻利尿剂、蛋白营养不良、渗透性利尿及其他导致高尿量的情况都可能干扰肾间质组织浓度梯度的产生和维持。

肾脏发挥最大浓缩功能必须有两个前提:① AVP 分泌正常;② 集合管对 AVP 的反应正常。AVP 作用于集合管,集合管对水的通透性增加,水被重吸收,直至小管液的渗透压与肾乳头间质的渗透压相等(1 000~1 200 mmol/L)。

(三) 体液的渗透压及有效渗透压

渗透压(osmolality)为溶质与水的比率。钠为细胞外液中的主要阳离子,血浆渗透压主要由血浆钠离子的浓度决定,正常人体血浆渗透压稳定地维持在 280~295 mOsm/kg H_2O。血钠浓度反映机体水代谢的变化,总体钠量决定细胞外液的容量。正常水、钠代谢平衡的维持分别通过不同的调节机制,但两者又有十分密切的联系。体钠量的变化虽不会直接导致血钠变化,但通过对水代谢的调节作用在低钠血症及高钠血症的发病中起一定作用。

有效渗透压（effective osmolality）或称张力（tonicity）指能导致生物膜两侧水分移动的渗透活性物质所产生的渗透压。一些溶质如尿素能穿过生物膜自由弥散，虽然对体液的渗透压有影响，但不影响水的分布，因此有效渗透压的计算不包括尿素。

总渗透压及有效渗透压的计算公式如下：

$$血浆总渗透压（mmol/L）＝2（Na^+＋K^+）mmol/L$$
$$＋\frac{葡萄糖（mg\%）}{18}$$
$$＋\frac{血尿素氮（mg\%）}{2.8}$$
$$血浆有效渗透压（mmol/L）＝2（Na^+＋K^+）mmol/L$$
$$＋\frac{葡萄糖（mg）}{18}$$

抢救糖尿病高渗性昏迷患者时，计算有效渗透压比测定总渗透压更有价值。

二、低钠血症

低钠血症指血浆（或血清）钠浓度<135 mmol/L的低渗性低钠状态。低钠血症是临床上最常见的电解质紊乱，急慢性住院患者的低钠血症发病率为15%～30%。未治疗的急性低钠血症由于低渗透压诱发的脑水肿造成很高的病死率；过快地纠正慢性低血钠，由于诱发渗透性脱髓鞘可导致严重的神经系统损害和死亡。许多循证医学的证据显示，以往认为微不足道的慢性低钠血症与老年人的跌倒和骨折危险增加，与死亡率增加有关。

低血钠需与假性低血钠和稀释性低血钠鉴别，后两种低血钠并不表示血浆低渗。假性低血钠是由于血浆中的非水分增多导致的血钠浓度降低。血浆（血清）由水和非水分两部分组成，其中水占90%以上，钠含在水中。正常情况下，血浆钠浓度较水中钠的浓度略低，由于非水部分的量甚微，因此影响不大，可忽略不计。在某些情况，血浆非水成分大量增加，于是血浆（血清）钠下降。例如，甘油三酯增高、多发性骨髓瘤及其他异常蛋白血症时血浆蛋白质的大量增加，此时血钠降低只不过是假象；实际上，水的含钠量及水的渗透压都属正常，并非低渗，不需任何处理。

稀释性低血钠是由于血浆中渗透活性物质增加所致，血钠降低，但渗透压正常或增高。葡萄糖、甘露醇等为渗透活性物质，血浆中这些物质增多时，如糖尿病血糖升高、甘露醇静脉滴注，细胞外液渗透压升高，细胞内水分外移，血钠被稀释、降低。但由于这些渗透活性物质的作用，细胞外液的渗透压并不降低，甚至可升高。临床上可根据经验来估计血钠降低的程度加以纠正：血糖每升高5.6 mmol/L，血钠约下降1.6 mmol/L，每增加3 mmol/L葡萄糖或甘露醇，血钠下降1 mmol/L。

（一）低钠血症的分类及病因

低钠血症根据细胞外液的容量分为3类：低容量性低钠血症（hypovolaemic hyponatraemia）、高容量性低钠血症（hypervolaemic hyponatraemia）及正常容量性低钠血症（euvolaemic hyponatraemia），各型低钠血症的病因见表6-4-1。

表6-4-1　低钠血症的分类及病因	
高容量性低钠血症	正常容量性低钠血症
充血性心力衰竭	急性水中毒
肝硬化腹水	在下列情况，注入或摄入过多
肾病综合征	的水：
严重营养不良	急性体液容量缩减（出血等）
肾衰竭	手术后早期
静脉补液不当	分娩期
黏液性水肿	用抗利尿药物
低容量性低钠血症	精神分裂症
肾外丢钠	已有慢性低血钠症
胃肠道损失钠和水	慢性低血钠
呕吐	ADH 不适当分泌综合征
腹泻	（SIADH）
瘘管	恶性肿瘤
大面积灼伤	神经系统疾病
体液积聚在某一部位	胸部疾病
肠梗阻	抗利尿药物
腹膜炎和胰腺炎	渗透压调节系统阈值降低
大面积肌肉损伤	糖皮质激素缺乏
肾脏丢钠	垂体功能减退
利尿剂过量	皮质激素治疗，突然停药
原发性肾上腺皮质功能减退	严重间质性功能减退
失钠性肾脏疾病	慢性肾脏疾病
近端肾小管性酸中毒	

各型低钠血症发病的共同基础为肾脏稀释功能受限，最常见原因为非渗透性因素刺激下的抗利尿激素分泌。图6-4-1为一组低钠血症患者的血浆AVP浓度，所有患者的血浆渗透压-血AVP的对应点均位于正常范围左侧，表明患者的AVP分泌不为血浆低渗所抑制；一部分患者的血AVP浓度绝对值在正常范围，但相对于对应的血浆渗透压水平呈现为不适当的高水平。此外，肾小球滤过率的降低、近曲小管钠重吸收的增加及稀释段氯化钠转运的缺陷都会阻碍肾脏的尿液稀释功能。

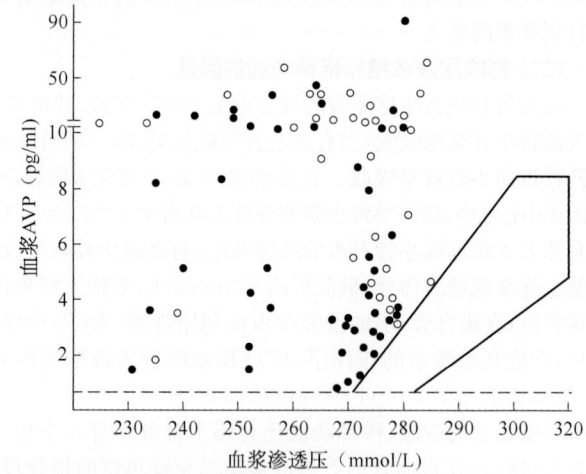

图6-4-1 低钠血症患者血浆AVP水平与血浆渗透压的关系（n＝47）
●：SIADH；○：水肿型低钠血症；－－－－－：AVP最低可测值，实线划出的部分为正常范围

（二）低钠血症的病理生理

低钠血症导致的病理生理变化是由于体液的低张（有效渗透压的降低）。由于细胞内的溶质没有变化，细胞外液的低

张导致水向细胞内移动,细胞发生肿胀。因而低钠血症时整个体液都处于低渗状态。由于脑借助于脑膜固定于密闭的颅腔,低血钠导致的细胞肿胀对脑细胞会产生十分严重的影响。

1. 高容量性低钠血症·高容量性低钠血症的病理生理表现为肾脏的水钠潴留和游离水的排泄障碍,水的潴留更多。水潴留继发于 AVP 分泌过多或(和)因肾内因素失衡限制了自由水最大限度地排泄。临床表现为细胞外容量增加、水肿形成和低钠血症。

在高容量性低钠血症,尽管细胞外液总容量增加,但动脉血管仍充盈不足,有效血容量降低,肾小球滤过率降低,近曲小管钠的重吸收增加,结果肾的稀释功能受阻;同时,低有效血容量使 AVP 分泌增加、肾素-血管紧张素系统活动加强,醛固酮分泌增加,肾脏潴钠、潴水;患者又往往因低有效血容量使渴感增加,且因食欲减退而进食流质和半流质,结果摄水量较多。因此患者体内总钠量增加而体液容量增加更甚,导致高容量性低血钠。研究证实,心力衰竭大鼠模型的肾脏集合管水通道蛋白 2(AQP2)发生了上调,肝硬化大鼠模型的 AQP2 基因表达增加。AVP 对 AQP2 有特异的调节作用,快速调节的作用使 AQP2 掺入到集合管管腔面,长期作用则使 AQP2 基因的转录和表达增加,AVP 在高容量性低钠血症的发病中发挥重要作用。与高容量性低钠血症相关的主要疾病是心力衰竭、肝硬化和肾脏疾病。

(1)心力衰竭:高压力感受器存在于左心室、颈动脉体、主动脉弓和肾小球旁器。正常时,从颈动脉和主动脉弓压力感受器发出的迷走神经和舌咽神经,对神经中枢肾上腺能兴奋有张力性抑制作用。心力衰竭时随着这些感受器的伸展减弱,中枢性抑制去除,肾上腺能活动、肾素分泌和 AVP 分泌增加。血管紧张素或肾上腺能活动的中枢性作用对心力衰竭时的非渗透性 AVP 分泌也可能有影响。正常时仅 20% 的肾小球滤液到达肾脏远侧稀释段,理论上 100 ml/min 的 GFR 每日可产生 144 L 滤液,有 20%(28 L)到达远侧稀释段,肾功能正常及 AVP 最大抑制时肾脏排泄游离水的能力是十分巨大的。低钠血症的心力衰竭患者每日液体摄入量仅 2~3 L,因此非渗透性的 AVP 分泌,而不是肾内血流动力学的异常,可能是心力衰竭患者发生低钠血症的主要原因,临床研究显示 AVP 受体拮抗剂能迅速纠正心力衰竭患者低血钠支持这种观点。但肾内的因素也减弱了心力衰竭患者的最大游离水的排泄,心力衰竭时肾血管严重收缩,GFR 下降,小管水钠重吸收加强。除影响肾脏血管张力外,肾上腺能刺激和血管紧张素Ⅱ能激活近曲管上皮细胞受体,通过肾脏增加水钠重吸收。

(2)肝硬化:低钠血症通常发生在晚期肝硬化,少见于没有腹水的患者。肝硬化低钠血症与门静脉高压及其导致的内脏动脉扩张有关,证据显示血管扩张可能与内皮型或诱导型一氧化氮合酶介导的一氧化氮生成增加有关。由于血管扩张,位于颈动脉和主动脉弓的牵张感受器去负荷导致交感神经输出信号的中枢性张力抑制减弱。动脉充盈不足兴奋了交感神经系统和肾素-血管紧张素-醛固酮系统及 AVP 的非渗透性分泌。这种神经介质激活的最终结果是全身血管扩张的减弱和肾内血管的收缩,水和钠的潴留,导致低钠血症。

虽然 GFR 减少和小管液回吸收增加降低了肝硬化患者肾脏排泄游离水的最大能力,但导致低钠血症主要由非渗透

性的 AVP 刺激介导。研究证实低钠低渗的肝硬化患者 AVP 水平升高,采用 V2 受体(V2R)拮抗剂能有效纠正肝硬化患者的低钠血症。

(3)急性肾损伤、慢性肾病和肾病综合征:即使 AVP 分泌完全被抑制,急性肾脏损伤患者由于 GFR 降低就可能发生低钠血症。在少尿和无尿的急性肾损伤患者,尿量相对固定,液体摄入量超过尿量和非显性失水将导致低钠血症。同样原因,晚期慢性肾脏疾病患者也更易发生低钠血症。慢性肾病患者的血钠降低与病死率增加相关,并且独立于共存性疾病。非渗透性 AVP 分泌是否与慢性肾病低钠血症有关尚不清楚,但可以肯定 GFR 降低一定发挥作用。在透析治疗的终末期肾病患者,透析前低钠血症的发生率为 29.3%,低钠血症与死亡率增加相关,这种关系与血透模式、超滤量、心力衰竭或容量超负荷无关。有关肾病综合征低钠血症的报道不多,可能是因为其中许多患者的肾功能是正常的,而且肾病综合征患者的容量扩张可能抑制 AVP 分泌。当血浆白蛋白浓度<2 g/dl,血管低有效血容量可能造成 AVP 分泌的非渗透性刺激,导致低钠血症。

2. 低容量性低钠血症·本型特点为:钠经肾或肾外途径损失,体内总钠量下降,细胞外液缩减伴排水障碍,血钠降低,渗透压下降。低容兴奋容量调节系统,肾素-血管紧张素-醛固酮系统被兴奋,AVP 分泌增加及低容时肾脏血流动力学的变化使钠保留,尿量减少,容量不进一步缩减。当细胞外液缩减伴排水障碍时就会导致低血钠。经肾外途径失钠者,排水障碍与下列因素有关:① 低容量时,血管内血浆容量缩减、肾小球滤过率降低,输送到肾小管远端稀释部位的等渗液减少;② 低容刺激左心房、主动脉弓、颈动脉窦受体使 AVP 分泌增加;③ 低容量引起口渴,但饮水量仅 1/12 进入血管内,不能补足血容量,患者往往渴感明显,饮水增加。因此,肾外失钠者如腹泻、大面积烧伤、第三间隙形成(如肠梗阻)等,表现为尿量减少,尿钠、尿氯降低(<20 mmol/L)。经肾丢钠时,如肾上腺皮质功能减退、失钠性肾脏疾病、大量应用利尿剂等,尿钠、尿氯排量一般均>20 mmol/L。Ⅱ型肾小管酸中毒可发生尿氯、尿钠分离,这是由于近曲管钠的重吸收功能受损而氯的重吸收正常,氯化钠更多地重吸收,结果尿氯含量较尿钠低。慢性间质性肾病如肾小管性酸中毒、肾髓质囊肿及多囊肾等常有严重失钠,患者因低容产生渴感而大量饮水,同时低容又刺激 AVP 大量分泌,肾功能因低容又进一步恶化,水的排泄受阻。低容量性低钠血症有关的主要潜在疾病有胃肠道疾病、运动相关低钠血症、利尿剂治疗和脑性耗盐征。

(1)胃肠道疾病:胃的内容物和大便均为低张,持续的呕吐或腹泻而没有补充液体将会导致容量缺失和高钠血症;如患者摄入含钠量低的饮食,同时加上压力感受器介导的 AVP 分泌,则会造成低钠血症。腹泻导致的容量降低者尿钠降低;而持续呕吐者尿中重碳酸钠排泄增加,尿钠可>20 mmol/L,但尿氯仍<20 mmol/L,有助于低容量性低血钠的诊断。

(2)运动相关低钠血症(exercise associated hyponatremia,EAH):指剧烈耐力运动后的低钠血症,如马拉松赛跑、超级马拉松和三项全能运动等。以往认为 EAH 与运动时汗液钠和氯的丢失导致的容量缺失有关。现今的证据表明,在 AVP 分泌增加的情况下过度的水潴留是大多数 EAH 的原因(参

见正常容量低钠血症）。

（3）利尿剂治疗：有充分的证据说明使用利尿剂可并发低钠血症，由于钠经尿丢失，尿钠升高。利尿剂引起的低容量性低钠血症绝大多数由噻嗪类利尿剂引起，资料显示在由利尿剂导致的低钠血症中，73%由噻嗪类利尿剂单独造成，20%由噻嗪类利尿剂与其他保钾利尿剂合用导致，呋塞米仅为8%左右。因为噻嗪类妨碍远曲小管的稀释功能，不影响浓缩功能；而呋塞米阻断亨利襻升支的钠重吸收，干扰肾的浓缩功能。有研究证实呋塞米刺激心力衰竭患者的AVP分泌，提示呋塞米也可能会导致水的潴留，加剧低钠血症。噻嗪类导致低钠血症的机制为：① 低容刺激AVP分泌；② 干扰了肾单位稀释段的功能；③ 钾的丢失，严重失钾时由于渗透压感受器阈值降低，AVP的释放对渗透压的变化过度敏感；④ 上调AQP2基因的转录和表达。低钠血症通常发生在呋塞米治疗数个月后，有关噻嗪类治疗时间与低钠血症发生的关系报道不一，以往有研究报道发生在治疗开始的5～14日，近来的流行病学资料显示为噻嗪类治疗时间中位数为118日（25～757日）及1.75年。噻嗪类诱发的低钠血症大多发生在老年妇女，低BMI者危险性增加。噻嗪类诱发的低钠血症患者的容量缺失可能是轻微的，有资料显示平均血钠水平为116 mmol/L时，有临床低容量表现者仅占24%。有噻嗪类诱发低钠血症既往史的患者容易再次罹患；不同于其他使用利尿剂患者表现为体重减轻，噻嗪类诱发的低钠血症患者表现为体重增加；不同于容量缩减患者表现为尿酸水平升高，与容量正常的噻嗪类利尿剂患者比较，噻嗪类诱发的低钠血症患者尿酸水平降低。

（4）脑性耗盐征（cerebral salt wasting，CSW）：是发生于蛛网膜下腔出血、头颅外伤、神经外科手术等情况之后的一种综合征。起初尿钠和尿氯丢失，由此导致血容量降低；同时由压力感受器介导，刺激AVP的分泌，导致了水潴留和低钠血症。肾近曲小管受损，钠的重吸收减少伴随尿酸和尿素排泄增加。CSW的发病率不高，一项187例神经外科低钠血症患者的资料显示，患有CSW者占3.7%，2.7%为CSW和SIADH。CSW与SIADH的鉴别在于确定尿钠丢失和容量缩减发生在低钠血症出现之前。单靠高尿钠和高尿流率不能确定CSW的诊断，因为正常容量和SIADH患者输注等渗盐水会导致快速排钠和水负荷。应评估生命体征、体重、血细胞比容及出入量记录以确定患者在发生低钠血症前和发生过程中的容量和液体平衡状态，目前的体检发现和血流动力学检查结果也应一并加以考虑。很多时候患者被怀疑患有CSW而实际是SIADH，慢慢减少补液可以对两者鉴别，CSW患者在补液逐渐减少时会出现容量缩减迹象。

（5）盐皮质激素缺乏：在肾上腺损坏或遗传性酶缺乏导致的原发性肾上腺功能减退的患者，肾脏失钠导致低容和继发性的容量缩减刺激了AVP的分泌，与其他原因导致的容量缺失状态一样，摄水或输注低渗液可能导致水滞留和低血钠。当尿钠＞20 mmol/L，容量不足，同时有高尿钠和高血钾应考虑盐皮质激素缺乏，尿钾降低则能进一步证实诊断。但是没有高血钾也不能排除盐皮质激素缺乏，尤其是存在容量不足的儿童，有研究报道在18例盐皮质激素缺乏的儿童中88%患有低血钠，而有高血钾者仅占50%。如怀疑存在因肾上腺损毁导致的盐皮质激素和糖皮质激素缺乏，即使最后的确诊有待激素测定的结果，也应立即给予肾上腺皮质激素。因ACTH被抑制导致的单一性糖皮质激素缺乏患者，或糖皮质激素缺乏未伴随盐皮质激素缺乏患者，患者没有不适当的肾脏失钠或高血钾，低血钠是由于AVP的分泌不能被低渗完全抑制，属于容量正常低钠血症。最常见的单一的盐皮质激素缺乏为低肾素性低醛固酮血症（Ⅳ型肾小管酸中毒）与容量扩张有关，不导致明显的低钠血症。

3. 正常容量性低钠血症 · 正常容量性低钠血症总是由于体内的水分相对或绝对过多所造成。由于肾脏具有强大的排水能力，由单纯饮水过多而导致的低钠血症少见。绝大多数的正常容量低钠血症是由于AVP的抗利尿作用导致的肾脏游离水排泄减少，外科手术后低钠血症常常发生，与手术及麻醉剂等导致的高水平AVP有关。罕见情况下，低钠血症可由非AVP介导的机制导致。正常容量低钠血症相关的主要疾病描述如下。

（1）急性水中毒：急性水中毒为急症，在很短时间（12 h内）即可发生严重的低渗，一般血钠＜128 mmol/L，死亡率高达50%左右。由于急性低渗，脑组织水肿，颅内压升高，甚至可发生脑疝；胃肠道和肌肉细胞的肿胀可导致临床上各有关症状。常见的病因是：当患者有一种或数种严重的病理或药理原因造成排水障碍时又摄入或注入大量的水。例如，给应用抗利尿药物的患者注入大量的水；术后患者及分娩产妇因疼痛、巴比妥药物等都可引起AVP的释放，此时如输液不当可造成水中毒；精神分裂症患者，在非渗透性因子的刺激下或由于精神因素，AVP分泌周期性增加，如同时摄入大量的水也会导致水中毒；经尿道的前列腺切除术，可因大量低渗液被吸收而发生急性低血钠。

（2）不适当的抗利尿激素分泌综合征（参见不适当的抗利尿激素分泌综合征章节）：该征群的临床特点为细胞外液容量正常的慢性低血钠，主要病因是不适当的（过多的）抗利尿激素分泌，称为不适当的抗利尿激素分泌综合征（syndrome of inappropriate secretion of ADH，SIADH），为住院患者中最常见的低钠血症类型。抗利尿激素过多分泌的常见原因为：① 异位AVP分泌综合征，如肺、胰、胸腺、前列腺的癌肿；② 中枢神经系统的病变，如脑膜炎、脑炎、脑脓肿、头颅损伤等；③ 药物，如巴比妥、阿片等；④ 肺部疾病，如广泛的肺结核、广泛的肺部炎症、肉芽肿等。

SIADH特点为：细胞外液容量接近正常，临床上既无水肿又无细胞外液缩减的表现，主要的病理变化为持续地、过多地分泌AVP导致的水潴留。患者的肾素-血管紧张素系统虽受抑制，但醛固酮仍有少量分泌；由于在正常容量低血钠时仍有尿钠排泄增加的倾向，患者尿钠排量往往＞30～40 mmol/L。只有严格控制摄水量才能控制患者的钠丢失，纠正低钠、低渗。

SIADH的诊断标准为：① 细胞外液有效渗透压降低，血浆渗透压＜275 mOsm/kg H$_2$O；② 尿液不适当浓缩，尿渗透压＞100 mOsm/kg H$_2$O；③ 临床上血容量正常，无高容和低容的体征；④ 尿钠排泄增加，尿钠＞30 mmol/L；⑤ 无造成正常容量低钠血症的其他原因，特别是甲状腺功能减退、糖皮质激素缺乏和使用利尿剂。

（3）肾脏不适当抗利尿综合征（nephrogenic syndrome of inappropriate antidiuresis，NSIAD）：该征罕见，一项对儿童低钠血症的研究发现了 2 个 V2R 遗传突变，突变导致了该受体组成型激活，在没有 AVP - V2R 配体的情况下产生抗利尿作用。这些患者符合经典的 SIADH 诊断标准，但血浆 AVP 水平低于 AVP 放免测定方法最低可测限。

（4）糖皮质激素缺乏：由 ACTH 分泌受损的垂体疾病导致的继发性肾上腺皮质功能减退可导致单一性糖皮质激素缺乏。由于皮质醇缺乏导致了 AVP 不能被抑制，因此单一性糖皮质激素缺乏的生化异常更类似于 SIADH。由于受肾素-血管紧张素系统调控的分泌仍然完好，继发于 ACTH 分泌不足的单一性糖皮质激素缺乏患者通常不会发生细胞外液容量的缩减。临床观察表明糖皮质激素对水的排泄发挥十分重要的作用，低钠血症常发生在 ACTH 缺乏而没有尿崩症的患者，垂体前叶功能减退可减轻甚至完全掩盖同时存在的中枢性尿崩症的多尿症状，只有起始了糖皮质激素治疗使游离水能正常排泄，尿崩症才会显现。已有的证据强力提示糖皮质激素缺乏时排水障碍与非渗透性刺激的 AVP 分泌有关，非渗透性刺激可能继发于相关的低血压。已证实垂体功能减退的动物和患者的血浆 AVP 水平升高。在采用盐皮质激素替代治疗的肾上腺切除大鼠，AVP - V2R 拮抗剂能使尿液的稀释几乎恢复正常，证实 AVP 水平升高导致了水排泄障碍。糖皮质激素缺乏导致的低钠血症是由于肾脏缺少糖皮质激素造成的游离水排泄受损，以及非渗透性刺激 AVP 分泌导致的抗利尿作用。糖皮质激素缺乏导致的低钠血症常见于神经外科，鉴别和确认糖皮质激素缺乏对于治疗低钠血症，尤其是对于急性低钠血症，至关重要。在颅脑外伤或蛛网膜下腔出血时可能发生急性 ACTH/皮质醇缺乏症，此时肾上腺萎缩尚不会发生，ACTH 兴奋试验会显示皮质醇动态反应正常的假象；为避免发生惊厥的风险，下丘脑-垂体-肾上腺轴的有关检查如胰岛素耐量试验也可能被禁止。此时只需测量 9:00 的皮质醇就可以提供有用的经验证据。在急性疾病患者，9:00 血浆皮质醇水平 $< 10\ \mu g/dl (300\ nmol/L)$ 为非生理性，并能作为神经外科低钠血症起始糖皮质激素治疗的指标。

（5）甲状腺功能减退：继发于甲状腺功能减退的低钠血症罕见，只有在十分严重的甲状腺功能减退的患者才会因水排泄受损而导致低钠血症，这些患者通常为黏液性水肿昏迷的老年人。低钠血症可由原发性或继发性甲状腺功能减退导致，与垂体功能减退同时存在的低钠血症，通常是继发于糖皮质激素缺乏而不是甲状腺功能减退。甲状腺功能减退时排水障碍的主要原因是肾脏灌注的改变及肾小球滤过率的降低。在没有并发症的甲状腺功能减退，AVP 水平没有升高；当甲状腺功能减退严重时有效动脉血容量可降低至足以通过压力感受器兴奋 AVP 分泌。通常伴随晚期黏液性水肿发生的心功能损害能导致 AVP 水平升高。低钠血症是否在疾病发展的任何阶段发生取决于摄水量和排泄能力之间的相对平衡；低钠血症的发生率随着基础甲状腺功能减退严重程度的加重而增加。严重甲状腺功能减退患者可能发生的正常容量低钠血症与心排血量减少导致的 AVP 分泌增加、输送至肾脏稀释段的液体减少有关，甲状腺激素替代可纠正低钠血症。

（6）运动相关低钠血症（EAH）：对一个超级马拉松赛恢复期间的详细研究显示，患有 EAH 的长跑者排泄大量的低渗尿而正常血钠者则排泄小量的高浓缩尿，两组运动员在恢复期间都呈钠正平衡，说明钠的丢失相当。耐力运动后的血钠降低直接与体重增加成比例，患有 EAH 的运动员存在运动期间体重增加的倾向。在马拉松运动员，低体重指数、长跑时间超过 4 h、每英里饮水一次液体、在比赛中遵循"尽可能多喝"的建议、赛跑期间排尿频率较多都与 EAH 相关。一些研究显示女性和使用非类固醇抗炎药也是危险因素。因此，正常血钠和高血钠的运动员常呈脱水状态；而多数 EAH 长跑者为水过多状态，此是由于在长时间的赛跑过程中过多饮水也许是不明智的，而在此期间又因非渗透性刺激 AVP 分泌致使水的排泄受限。

（7）低溶质摄入：有些正常容量低钠血症不特别适合归类到正常容量或低容量。长时间饮用大量啤酒而几乎不进食物（啤酒癖）的人有时会发生低钠血症，似乎液体的摄入量仍不足以启动肾脏的稀释机制。在这些病例，低钠血症的发生是由于啤酒的低溶质含量导致的非常低的尿溶质限制了游离水的排泄，排泄 1 L 最大稀释的尿液需要排泄 $\geqslant 50\ mOsm$ 的溶质。因此，当液体的摄入量超过了尿液溶质所决定的最大尿量时就会导致水潴留和低钠血症。类似的情况还见于极低蛋白质饮食的患者或自己实行"茶和吐司"饮食的患者，此两类饮食都是低溶质。这些患者尿液渗透压通常很低，AVP 在低钠血症发生中没有明显作用。

（8）原发性烦渴：在肾功能正常的情况下，过量饮水本身极少会达到足以产生低钠血症的程度，而在烦渴症的患者则是导致低钠血症的常见因素。原发性烦渴最显著的例子是继发于精神分裂症的急性精神病，患有原发性烦渴的精神病患者的血钠有明显的昼夜节律，如 7:00 血钠在 140 mmol/L 左右，16:00 可降至 130 mmol/L 左右，提示这些患者白天饮水过多而在夜间通过水利尿得到自我纠正，这种异常称为精神病间歇性低钠血症烦渴综合征（psychosis-intermittent hyponatremia-polydipsia syndrome）。高达 20% 的精神病患者患有烦渴症，其中间歇性低钠血症的发病率为 5%～10%。低钠血症常用的药物如选择性 5-羟色胺再摄取抑制剂或吩噻嗪类药物都能导致 SIADH。中枢神经系统结节病和颅咽管瘤也可伴发渴感增加和摄水增多。因此，烦渴患者在做出精神性摄水过多结论前应进行脑 CT 和 MRI 检查。有时仅仅是过度饮水就能压垮肾脏的排泄功能造成严重的低钠血症。尽管正常成人一日的排水量可超过 20 L，但每小时最大排泄率很少超过 800～1 000 ml。对非运动状态的运动员的水负荷试验也表明相似的尿排泄峰值为 778 ± 39 ml/h。由于精神病患者饮水主要在白天或饮酒作乐时，即使日饮水量 < 20 L，如果饮水的速度足够迅速，血钠也能达到暂时性症状性低钠血症水平。这些精神病低钠血症患者的尿液可获最大稀释并能经水利尿快速纠正低钠血症；其他一些病例符合 SIADH 的标准，提示存在非渗透性的 AVP 分泌；有些是由药物导致。可以预期，在明显高于正常的饮水量状态下任何尿稀释功能或排水的障碍都会导致水代谢的正平衡所致的低渗。因此，低钠血症见于使用噻嗪利尿剂或与 SIADH 有关药物的烦渴患者。急性精神病本身能导致 AVP 分泌，通常为渗透压阈值重设。虽然无单一机制可完全解释烦渴精神病患者的低钠血症发生，高于

正常的摄水加上各种原因导致的一定程度的血浆 AVP 水平升高可能解释大部分这种病例的发病机制。

（三）低钠血症的临床表现

无论任何病因，低渗血症的多数临床表现相似。低渗血症主要与广泛的神经病学表现有关，轻度的非特异性症状如头痛、恶心，明显的异常如定向障碍、意识模糊、反应迟钝、局限性神经缺陷和惊厥等。这些神经综合征主要反映了由于有效血浆渗透压下降，水渗透性进入脑细胞所导致的脑水肿，称为低钠血症性脑病（hyponatremic encephalopathy）。通常当血钠＜125 mmol/L 时，出现明显的神经症状。症状的严重度与低钠程度有关，但存在明显的个体差异，就个体而言发生症状的低钠血症水平不能预知。血钠下降速度较实际的降低幅度更明显地与病死率相关，因为容量的适应过程需要一定时间才能完成。在大脑能进行容量调节前，血钠下降速度越快脑水肿越严重。因此，与慢性低钠血症比较，急性低钠血症的神经系统症状的发生率更高，死亡率更高。例如，在手术后患者，输注低渗液会迅速导致低钠血症，脑压增高的早期迹象如恶心、呕吐常易被忽视，患者可因渗透性脑病而死亡。对发生无法解释惊厥的危重患者应尽快检查低钠血症的可能性，因这些患者中血钠＜125 mmol/L 者占 1/3。

在最严重的低钠血症性脑病，患者可由于脑幕疝和脑干受压发生呼吸衰竭而死亡。在手术后的严重低钠血症性脑病患者中，1/4 的患者因脑干受压发生高碳酸血症性呼吸衰竭，3/4 的患者因低氧血症发生肺水肿。对马拉松长跑运动后的急性低钠血症患者的研究结果也显示低氧和肺水肿与脑水肿相关。以上的证据显示非心源性肺水肿导致的缺氧可能代表脑水肿发生的早期迹象甚至早于脑幕疝和脑干受压。一些临床研究提示月经期妇女和幼儿特别易发生低钠血症性神经病变或在低钠血症期间死亡，尤其在急性外科手术后患者。

一旦脑组织经溶质丢失完成容量调整，脑水肿随即减轻，神经系统症状不再突出甚至几乎完全消失，因此临床上常可见到一些没有症状的血钠很低的严重低钠血症患者。尽管这种适应过程有效，慢性低钠血症仍然伴有轻微的神经症状，如头痛、恶心、情绪不稳定、精神抑郁、难以集中、反应缓慢、步态不稳、跌倒增加、定向障碍等。即使凭借正规的神经病学检查判定为无症状，越来越多的证据提示可能存在以往尚未认识的慢性低钠血症副作用，如步态不稳和跌倒增加。动物模型的研究显示低钠血症与骨丢失有关；临床研究提示 50 岁以上的低钠血症患者股骨颈的骨质疏松风险增加；多项国际性回顾性研究证实，低钠血症导致的步态不稳和跌倒造成骨折率增加。慢性低钠血症的主要临床意义可能是提示与跌倒和骨折相关的病死率增加。低钠血症患者可发生横纹肌溶解症，可能是继发于渗透性的肌纤维肿胀。

不同类型的低钠血症，临床表现也有区别：高容量性低钠血症患者常有水肿及（或）腹水，血压无明显降低，心率变化不定。尿量减少，一般少于 800 ml/d；尿钠降低，一般低于 10～20 mmol/L。低容量性低钠血症主要表现为脱水和低血容量症状，低渗表现不严重；尿液浓缩，渗透压＞400 mmol/L；不伴肾失钠者，尿钠常＜10 mmol/L；由于肾小球滤过率降低，小管液流速减慢，血尿素氮及肌酐均升高，尿素氮的增高更为明显。正常容量性低钠血症临床症状由低渗引起，血浆尿素氮偏低而肌酐正常，尿素氮/肌酐值降低，而在其他类型的低血钠症，此比值升高。

（四）低钠血症的诊断

低渗性低钠血症是临床上最常见的电解质异常，但在临床上常被忽视。提高警惕及时监测血钠，该症不难发现。需排除因血脂和血浆蛋白增加造成的假性低钠血症及由于其他溶质增加（如葡萄糖、甘露醇）导致的稀释性低钠血症，应根据病史、体检和实验室检查加以鉴别。低渗血症的病因众多，且许多疾病可能涉及多种病理机制，初始诊疗时确切的诊断往往难以确定。根据细胞外液的容量状态和尿钠浓度对低钠血症进行分类有助于起始临床治疗及进一步诊断评估。由于血管内的容量难以直接测定，容量状态根据病史、体检和实验室检查做出临床诊断。

1. 高容量性低钠血症 高容量性低钠血症可由多种疾病引起，通常与心力衰竭、肝硬化、肾病综合征等疾病有关。高血容量可根据病史、体检和实验室检查确定，皮下水肿、腹水、肺水肿、中心静脉压增加等提示容量超负荷，除非对这些发现有其他解释。实验室检查显示血浆脑钠肽水平升高对支持容量超负荷有价值。尽管由于肾素-血管紧张素-醛固酮系统的激活，钠潴留，全身容量超负荷，高容量性低钠血症患者的随机尿[Na$^+$]＜20～30 mmol/L，尿钠排泄分数降低。

2. 低容量性低钠血症 临床上显现的细胞外液（ECF）容量减少通常提示溶质的丢失，伴有容量减少的低钠血症可有多种情况引起。由于血管容量不易直接测量，临床上根据病史、体检和实验室检查诊断容量缺失。伴有临床容量减少的症状和体征的患者应诊断为低容量，如呕吐、腹泻、直立性低血压、脉率加速、黏膜干燥和皮肤弹性降低。血流动力学检查能进一步证实临床诊断，尿素氮（BUN）、肌酐、尿素氮/肌酐值和尿酸水平升高都提示存在容量缩减，但这些指标的敏感性和特异性都差，易受多种其他因素影响，如蛋白质摄入和糖皮质激素应用等。通常尿钠测定更有帮助，在无肾钠丢失的情况下，低容量性低钠血症患者的随机尿钠[Na$^+$]＜20～30 mmol/L。在应用利尿剂的患者，采用较高的尿钠切点和测定尿酸排泄分数（fractional excretion of uric acid）有助于鉴别血容量减少。当临床诊断难以确定时，容量扩张试验可帮助确证，如果容量减低是低钠血症的原因则具有治疗作用。输注 0.9% NaCl 0.5～1.0 L 后，低容量性低钠血症患者的低钠血症将得到改善，不会出现容量超负荷的迹象；相反，SIADH 患者表现为尿钠增加而血钠水平仍然没有变化，或者因摄入的钠经由小量的浓缩尿排出而水分滞留体内血钠进一步降低。容量缩减时，血清尿酸盐升高。有效血容量降低导致的血、尿钠降低不是一成不变的，当患者达到一种新的稳定状态后，尿钠排泄仅反映钠的摄入，除非患者采用低钠饮食，尿钠不再处于低水平。

3. 正常容量性低钠血症 正常血容量根据病史、体检和实验室检查诊断，临床上无容量缩减迹象（直立性血压降低、皮肤弹性降低、脉率加速、黏膜干燥）和容量扩张表现（皮下水肿、腹水）应考虑为正常容量。实验室检查支持的结果包括 BUN 正常或降低，SIADH 患者有轻度的容量扩张，尿酸盐排泄也增加，血清尿酸水平降低提示 SIADH 诊断。测定尿钠对诊断更有帮助，在多数正常容量低钠血症患者随机尿钠≥

20～30 mmol/L。但低钠饮食或厌食可能减低 SIADH 患者的尿钠水平，利尿剂可升高尿钠水平。尿钠测定有助于低容量和正常容量低钠血症的鉴别，低浓度的尿钠提示有效血容量的减少；当尿钠＜20～30 mmol/L 时，等渗盐水扩容试验有助于正常容量和低容量低钠血症的鉴别。低钠血症伴有低尿渗透压（＜100 mmol/L）提示精神性烦渴或严重的肾功能减退。

SIADH 的发病率很高，临床上大多数低钠血症患者为正常容量性低钠血症。SIADH 的诊断标准由 Bartter 和 Schwartz 制定，在临床上获得广泛接受，沿用至今基本没有变化，但需根据病理生理的变化做出解释。① 诊断 SIADH，血浆渗透压降低，但有些作者强调的"尿渗透压超过血渗透压"不是诊断的必要条件。低渗状态时 AVP 应被抑制以促进水利尿，尿液应最大稀释，尿渗透压＞100 mOsm/kg H_2O 已属于不适当的抗利尿，与 SIADH 诊断相符；② 在渗透压阈值重置的 SIADH，并非在任何血浆渗透压水平尿渗透压都表现为不适当升高，当血浆渗透压处于 275 mOsm/kg H_2O 以下的某较低水平时，AVP 分泌能被抑制导致尿液最大稀释；③ 正常容量的临床表现是诊断 SIADH 的必需条件，当因其他原因变成低容量时必须使容量达到正常才能诊断为 SIADH；④ 尿钠升高并非为 SIADH 所特有，使用利尿剂和盐皮质激素缺乏可导致肾钠丢失和尿钠升高；在限制液体摄入或限制摄钠的情况下，SIADH 能发生溶质丢失或低容量，尿钠可能降低；⑤ SIADH 是一种排除性诊断，必须排除导致低渗的其他潜在的原因。

尽管存在不适当的 AVP 水平升高，血浆 AVP 测定对 SIADH 的诊断无意义，因为：① SIADH 患者的 AVP 水平升高程度不同，有时接近测定方法的最低可测限；② 由于血浆 AVP 水平很低难以准确测定，同时样本的处理、保存和测定都很困难；③ 所有低钠血症患者的血浆 AVP 水平都升高，包括低容量性、高容量性和正常容量性低钠血症，AVP 水平无助于鉴别诊断。一些其他指标可能有利于 SIADH 与其他类型低钠血症鉴别。和肽素（Copeptin）是 AVP 前体的一个片段，较 AVP 稳定并容易测定，有研究显示 Copeptin/尿[Na^+] 能可靠地鉴别低容量性低钠血症与 SIADH。也有研究尿酸排泄分数升高对 SIADH 具有高度预测性，即使在利尿剂治疗患者也同样有效。这些指标有待于进一步临床验证。

（五）低钠血症的治疗（参见抗利尿激素不适当分泌综合征）

低血钠时全身细胞处于低渗状态，人脑位于密闭的颅腔，易受细胞外液渗透压变化影响导致严重后果，低钠血症的治疗必须考虑到脑细胞的病理生理变化及纠正过程中脑细胞的水代谢变化。低钠时为保持渗透压的平衡，水进入细胞、脑细胞发生肿胀，同时脑细胞的适应性反应被激活以使脑的容量恢复正常。起初，细胞内的钾大量丢失，这个适应过程仅使脑体积缩小，不可能使脑的体积恢复正常，而且电解质过多的丢失也会对细胞膜的功能产生损害。当低血钠持续存在时，脑细胞的有机溶质也将丢失，牛磺酸、肌醇、含有胆碱的各种有机化合物的丢失过程可持续几小时至几日，最终导致脑体积恢复正常，保持了脑的正常功能。

低钠血症症状的发生及严重程度决定于低钠血症发生的

速度，血钠降低的程度及低血钠持续的时间。在慢性低钠血症，低血钠的程度与临床症状的严重性间缺乏相关性，说明脑细胞适应在程度上存在区别。纠正低钠血症的速度过快可导致严重的神经系统并发症——渗透性脱髓鞘综合征（osmotic demyelination syndrome，ODS）又称中枢性脑桥脱髓鞘症（central pontine myelinolysis，CPM）。临床上，起初表现为低钠血症导致的神经症状得到改善，然后接着出现 ODS 的征兆，患者有神志改变、惊厥、肺换气不足、低血压等，最终出现四肢瘫痪、假性延髓麻痹、吞咽困难及失语症。ODS 的发病机制不清楚，有资料表明该症发生的危险性与下列因素有关：① 低渗、低钠持续的时间，即脑细胞丢失溶质的时间；② 纠正低钠血症的速度，即允许脑细胞再获得已丢失的电解质和其他溶质的时间；③ 血钠浓度变化的幅度。

低钠血症与许多疾病有关，这些疾病有不同的病因和病理生理机制，急性和慢性低钠血症在临床症状和预后存在明显不同，有关低钠血症的许多基本领域仍未完全了解，因此尚无一个标准化的低钠血症治疗方案为大家普遍接受。传统的治疗方法包括高渗盐水、限制液体摄入和药物治疗，但有些作用缓慢和疗效不确定。2005 年 AVP 受体拮抗剂投入临床使用，低钠血症的治疗进入了一个新时期，2013 年美国低钠血症专家组在总结评估有关低钠血症新进展的基础上，根据循证医学证据更新和发表了低钠血症评估和治疗的建议。

AVP 受体拮抗剂（vaptans）是一种非肽类的 AVP 的 V2 受体拮抗剂，其阻断 AVP 的下游信号通路，降低肾脏集合管主细胞内 cAMP 的产生，降低水通道蛋白 2（AQP2）的表达和嵌入细胞膜，导致水利尿（aquaresis），排泄稀释尿。已有 4 种 AVP 受体拮抗剂：考尼伐坦（conivaptan）、托伐普坦（tolvaptan）、利希普（lixivaptan）、沙他伐坦（satavaptan）。4 种 AVP 受体拮抗剂都具有增加尿量、降低尿渗透压的作用；其中考尼伐坦与 AVP 的 V1a 和 V2 受体结合，其他均选择性与 V2 受体结合；除利希普坦在大剂量时会增加 24 h 尿钠排泄外，其他都对 24 h 尿钠排泄无影响；考尼伐坦为静脉用制剂，其他 3 种为口服制剂。AVP 受体拮抗剂适用于治疗慢性低钠血症，考尼伐坦（conivaptan）、托伐普坦（tolvaptan）已在美国批准用于正常容量低钠血症和高容量低钠血症，在欧盟被批准用于正常容量低钠血症。

考尼伐坦（conivaptan）为 V1a 受体和 V2 受体拮抗剂混合拮抗剂，仅有静脉注射用制剂，需住院使用，负荷剂量为 30 min 输注 20 mg，然后持续输注 20～40 mg/d。通常第一个 24 h 用 20 mg/d 速率输注，若血钠纠正不足（＜5 mmol/L），提高至 40 mg/d。因与其他经肝脏 CYP3A4 同功酶代谢的药物存在相互作用，考尼伐坦最长疗程为 4 日。在纠正低钠血症的活跃期，经常监测血钠至关重要，使用考尼伐坦者至少 6～8 h 测一次血钠，对存在脱髓鞘征危险因素的患者（血钠＜105 mmol/L、低血钾、严重肝病、营养不良、酗酒史）监测血钠应更加频繁。如果第一个 24 h 的血钠纠正速率超过 10～12 mmol/d，则应停止输注并密切监测血钠，必要时经静脉输注 5%葡萄糖或饮用足量的水以降低血钠水平，以避免纠正低钠速度超过 10～12 mmol/L。对脱髓鞘征高危患者，低钠纠正速率应控制在不超过 8 mmol/d。考尼伐坦最常见的不良反应为头痛、口渴和低血钾。

托伐普坦(tolvaptan)系选择性 V2 受体拮抗剂,片剂。类似于考尼伐坦,托伐普坦的起始治疗必须住院进行,以仔细监测血钠的纠正速度。在美国,血钠<125 mmol/L 的患者首选托伐普坦,也可用于血钠在 125 mmol/L 以上、有低血钠导致的症状或拒绝限制液体摄入者。在欧洲托伐普坦仅用于正常容量低钠血症,不管血钠水平及以往对于限制摄水的反应,有症状的正常容量低钠血症都适用。治疗第一日首剂用托伐普坦 15 mg,如血钠水平仍然<135 mmol/L,或前一个 24 h 血钠升幅<5 mmol/L,剂量可调整为 30~60 mg/24 h。与考尼伐坦一样,在纠正低钠血症的活跃期,尤其是对有脱髓鞘症危险因素者,严密监测血钠至关重要,低血钠的纠正目标值、纠正的速率及纠正过速的校正方法同高渗盐水治疗和考尼伐坦治疗。在托伐普坦治疗活跃期不限制液体摄入量,利用患者的渴感来弥补过度的大量排水,有助于防止纠正血钠纠正过速。托伐普坦的不良反应主要有口干、口渴、尿频、头晕、恶心和体位性低血压。一项有关托伐普坦治疗常染色体显性多囊肾的临床试验发现托伐普坦可能造成不可逆的肝脏损害,美国 FDA 建议一旦发现肝病发生迹象立即停用托伐普坦,托伐普坦治疗时间不超过 30 日,避免在有肝脏基础疾病和肝硬化患者使用托伐普坦。欧洲药品管理局批准托伐普坦只能用于正常容量低钠血症和 SIADH,并发布了托伐普坦可能造成肝损伤的警告,但未建议限制治疗时间。托伐普坦的长期应用根据临床情况决定,难治的低钠血症或对其他治疗不耐受的或治疗益处超过风险的低钠血症患者,为托伐普坦长期治疗的候选对象,治疗期间应多加监护,肝功能需连续严密监测,丙氨酸转氨酶超过正常值上限 2 倍以上立即停药。除了罕见的例外,托伐普坦不应用于潜在的肝病患者,对于正在等待即将实施肝移植的终末期肝病低钠血症患者,术前用托伐普坦纠正低血钠将会减低术后并发 ODS 的风险,可能的肝脏损伤对其几乎不存在任何风险。

AVP 受体拮抗剂禁用于低容量性低钠血症。因为在低容量性低钠血症仅需扩充容量就可消除导致 AVP 分泌的非渗透性刺激,迅速导致水利尿;此外,采用利尿剂或水利尿以增加肾脏的液体排泄可能导致或加剧低容性低钠血症患者的低血压。考尼伐坦和托伐普坦治疗正常容量和高容量低钠血症,现有临床研究未观察到临床低血压发生。肾功能减退不是 AVP 受体拮抗剂的禁忌证,血清肌酐超过 2.5 mg/dl 时该类药物通常无效。

急性低钠血症(低钠持续时间<24 h)及颅内疾病会导致脑疝,严重的急性低钠血症伴抽搐、昏迷需尽快地纠正低血钠。在手术后患者、耐力运动的运动员、精神病(急性精神病、精神分裂症)和食用摇头丸等自身诱发的水中毒患者,一些非特异性症状如头痛、恶心、呕吐、意识不清等能迅速进展为惊厥、呼吸骤停、死亡,或者由于脑水肿并发症成为植物人;非心源性肺水肿及低通气可能会加剧由低钠血症导致的脑水肿;抗惊厥药往往难以控制低钠血症导致的惊厥。2013 年美国低钠血症专家组建议,对以下情况的低钠血症患者应尽快紧急纠正血钠 4~6 mmol/L 以预防脑疝及脑梗死造成的损伤:①自身诱发的急性水中毒;②已知低钠血症持续时间不超过 24~48 h,如术后的低钠血症时间较易确定;③颅内疾病和颅内压增高;④惊厥、昏迷无论发生在急性或慢性的低钠血症。

症状严重者可采用 3% 高渗盐水 100 ml,10 min 静脉推注,必要时可以重复 2 次。脑疝发生的低危患者,症状轻度和中度的患者可用 3% 高渗盐水以 0.5~2 ml/(kg·h)速度输注,目的在于纠正脑水肿,治疗和预防低血钠性惊厥,以及改善患者的意识状态。确诊的急性低钠血症,如低血钠仅发生数小时的自身诱发水中毒,无须限制纠正速度,可较快地将血钠纠正至正常。AVP 不适当分泌的患者一旦 AVP 分泌被抑制会导致大量稀释尿的排泄,在没有液体摄入的情况下血钠会自发地恢复到正常。对于急性或慢性不能确定者,应按慢性低钠血症处理,须执行慢性低钠血症纠正低钠的目标和限度。

慢性低钠血症患者存在因纠正低钠血症速度较快导致神经系统后遗症的风险。为防止 ODS 的发生,美国低钠血症专家组建议:血钠<120 mmol/L、持续时间>48 h 的慢性低钠血症患者,低钠血症的纠正目标为 4~8 mmol/(L·24 h),最高限度不超过 10~12 mmol/(L·24 h)和 18 mmol/(L·48 h)。对 ODS 高危者(血钠≤105 mmol/L、低血钾、酗酒、营养不良、严重肝病)更应警惕 ODS(表 2-17-2),低钠血症的纠正目标为每日 4~6 mmol/L,最高限度为在任何一个 24 h 内不超过 8 mmol/L(见图 2-17-2、表 2-17-3)。对于没有 ODS 危险因素的患者,首日血钠升高 8~12 mmol/L,虽显著高于目标值,但只要 48 h 血钠升高不超过 18 mmol/L 就不太可能造成伤害。而在 ODS 高危者,须积极避免纠正低钠速度超过 8 mmol/(L·24 h)。一旦达到或超过低钠血症纠正最高限度,在下一个 24 h 应停用任何升高血钠的治疗措施。

当 24 h 血钠纠正目标已达到,为防止纠正过度,继续升高血钠措施如盐水、AVP 受体拮抗剂应暂时停用。在当天的剩下时间,为防止由尿液中游离水排泄导致的血钠进一步升高,可输注 5% 葡萄糖液或通过饮水以补充丢失的水分;或注射 2~4 μg DDAVP 以终止水从尿液丢失。有研究团队提出事先预防的策略,在慢速输注 3% 高渗盐水同时每 6~8 h 注射 DDAVP,通过逐步调整以达到 6 mmol/(L·d)的血钠增加目标,一旦血钠达到 128 mmol/L 时停用 DDAVP。AVP 受体拮抗剂 vaptan 单药治疗,血钠升高超过 12 mmol/(L·d)不常见,采用 DDAVP 纠正的效果不可靠,但该药被代谢后水分丢失也即停止;尽管 vaptan 单药治疗尚无 ODS 发生的报道,为谨慎起见,当血钠有大幅提高时第二日继续原剂量或降低剂量。

如发生过度纠正,可以考虑采用再降血钠的治疗措施。动物实验已证实该措施可防止 ODS 的发生,小样本研究显示患者的耐受性良好,但疗效尚未在设有对照的临床研究得到证实。再降血钠治疗可采用在注射 2~4 μg DDAVP 的基础上重复每小时静脉输注 3 ml/kg 的 5% 葡萄糖液,每次输注后测定血钠进行调整直至血钠恢复到治疗限度以下。纠正低钠血症时升高血钠的治疗限度:在无 ODS 危险因素者,任何 24 h 内不超过 10~12 mmol/L 或任何 48 h 内不超过 18 mmol/L;ODS 高危患者,任何 24 h 内不超过 8 mmol/L,一旦>8 mmol/L,可考虑治疗性再降血钠。有报道可用大剂量糖皮质激素进行再降血钠治疗,动物实验显示对于稳定和预防血脑屏障的渗透性破坏有效(表 2-17-5)。

1. 高容量性低钠血症·限制钠的摄入量和利尿剂是并发

水肿患者的主要治疗措施。水的摄入量必须低于非显性失水和尿量之和，以达到自由水的负平衡，但常难做到。使用襻利尿剂时尿液的有效渗透压低于血浆，对轻度的低钠血症襻利尿剂往往能有效升高血钠，但长期疗效不知，因为有研究报告襻利尿剂可刺激 AVP 分泌。AVP 受体拮抗剂是治疗伴有水肿的低钠血症的有效措施，因为 AVP 分泌过多是该症最重要的病理生理因素。考尼伐坦（conivaptan）和托伐普坦（tolvaptan）在高容量性低钠血症患者诱发水利尿同时升高血钠。尽管可改善某些高容量性低钠血症的血钠，但会恶化容量状态，因此除非低钠十分严重，高容量性低钠血症应尽量避免应用等渗盐水和高渗盐水。

2. 低容量性低钠血症 · 应用等渗盐水（$[Na^+] = 154\ mmol/L$）恢复细胞外液容量确保器官灌注充足为治疗低容量性低钠血症首选。威胁生命的严重细胞外液容量缺失，应立即根据临床表现输注等渗液，扩充容量直至血压恢复正常，使临床上达到正常容量状态。当容量状态的确定有困难时，等渗盐水的输注兼有诊断和治疗意义。容量缺失的患者输注等渗盐水后，一旦容量恢复正常，将会导致血钠和尿钠的升高；而在 SIADH 患者表现为尿钠增加、血钠水平降低，因为摄入的钠随相对浓缩的尿液排出体外，水滞留在体内。

当细胞外液容量纠正后这些患者常发生水利尿，可能导致血钠过速纠正增加 ODS 发生风险，因此在起始治疗的第一个 24～48 h 必须严密监测血钠和尿量。对低容量导致的严重低钠血症患者，治疗中需十分注意防止由于自发性排水导致的血钠水平升高过速（图 2 - 17 - 2、表 2 - 17 - 5），监测尿量和尿渗透压可及时察觉大量排水以避免血钠升高过快。低容量性低钠血症几乎都为慢性，有关慢性低钠血症的纠正目标和限度需严格遵循（图 2 - 17 - 2、表 2 - 17 - 3）。低容量性低钠血症不需 vaptan 治疗，因为仅需容量扩张就能消除兴奋 AVP 分泌的非渗透性刺激，即刻导致水利尿，而且经由利尿或排水增加肾脏的液体排泄会在这类患者造成低容加剧和低血压。

(1) 胃肠道疾病：伴有胃肠液丢失的低钠血症者需紧急高渗盐水治疗的少见，主要依靠等渗盐水治疗。因呕吐导致低血钾和碱中毒者需补充氯化钾；因腹泻导致代谢性酸中毒者，给予氯化钠和碳酸氢钠。钾离子能与细胞内的钠离子交换，纠正低血钾同补钠一样，能同样程度升高血钠。

(2) 利尿剂：噻嗪类利尿剂导致低钠血症涉及三方面的机制：① 干扰远曲小管的稀释功能；② 刺激非渗透性的 AVP 释放；③ 钾离子丢失导致的细胞摄取钠离子。噻嗪类利尿剂一旦停用，钠和钾的不足得到纠正，随着水利尿的发生低血钠会发生自发纠正，血钠水平可以迅速上升。快速纠正利尿剂导致的低钠血症可导致 ODS 和死亡风险增加，须注意每日血钠水平升高的限度。钠和钾都有渗透活性并可互相交换，噻嗪类利尿剂促进尿钾排泄导致细胞内钾离子不足，补钾后钾离子进入细胞，钠离子移出细胞，血钠水平升高。因此在未给予钠的情况下，口服或静脉补钾会使血钠呈相同程度的升高。在噻嗪类导致的低血钠，已有补钾导致 ODS 发生的病例报道，鉴于纠正过快的潜在风险，可通过鼓励饮水或摄入低渗液以减慢纠正速度，也可预防性地使用 DDAVP。噻嗪类诱发的低钠血症患者为该症的高危人群，不应再次应用噻嗪类利尿剂；尚无有关发生过该症的患者使用襻利尿剂发生低钠血症风险的报道，但需在严密监测血钠的前提下使用。

(3) 盐皮质激素缺乏：患者首先用等渗盐水补充容量，氟氢可的松长期替代对低容量诱发的低钠血症有预防作用。继发性盐皮质激素缺乏者，低容量性低钠血症仅发生在由于双侧肾上腺受损或切除导致的肾上腺衰竭，因此对临床上有盐皮质激素缺乏特征者应考虑存在糖皮质激素缺乏，后者应紧急给予糖皮质激素应急剂量（50～100 mg，q 8 h，肠道外给药），应急剂量糖皮质激素同时兴奋盐皮质激素受体，盐皮质激素不必应用，直至调整至合适的替代剂量。

3. 正常容量性低钠血症 · 有关正常容量性低钠血症治疗可参见"不适当抗利尿激素分泌综合征"章节。首先治疗导致低钠血症的基础疾病，某些情况如糖皮质激素缺乏症只需治疗基础疾病就足够了，又如急性肺炎导致的 SIADH，针对感染治疗就能取得良好的效果，通常不需要特殊的治疗措施。无症状或症状轻微的正常容量性低钠血症的最佳治疗措施为限制摄水和停用一切干扰游离水排泄的药物。为有效地纠正低血钠，限制摄水需严格，摄入量应小于游离水的丢失，对于那些尿液能获得最大限度浓缩的患者，摄水量必须少于不显性失水量，不能耐受者采用 AVP 受体拮抗剂治疗。

神经症状和低钠血症的发生速度是指导治疗的关键因素。急性低钠血症（持续时间 ≤48 h），如低钠血症程度严重（血钠 ≤120 mmol/L），低钠血症导致的神经并发症发生风险最高，应迅速将血钠纠正到较高的水平。在神经症状轻微的慢性低钠血症（持续时间 >48 h）患者，低钠血症本身导致并发症的可能性很小，但快速纠正可导致渗透性脱髓鞘症，因此纠正血钠速度应较慢。临床上多数的正常容量性低钠血症持续时间不明确，神经系统的症状轻微但程度上变化不一，治疗上具有挑战性，因为低钠血症已经存在足够长的时间，允许一定程度的脑体积调节，但不足以防止轻度的脑水肿和神经症状。鉴于临床症状，通常需迅速治疗但应严格掌握低钠血症的纠正速度（图 2 - 17 - 3、表 2 - 17 - 4）。SIADH 患者不可用生理盐水滴注纠正低血钠，因 SIADH 的病理生理特点为存在排钠倾向，生理盐水输注后钠被排泄而水分潴留体内，导致低钠血症进一步加剧。

4. 低钠血症患者的血钠监测 · 低钠血症治疗期间需严密监测血钠，监测频率依据低钠血症的严重度和治疗方法而定。所有进行高渗盐水治疗的严重的症状性低钠血症应每 2～4 h 进行血钠和尿量测定，评估细胞外液的容量状态，以确保在治疗活动期低血钠的纠正速度不超过安全限度（见图 2 - 17 - 2、表 2 - 17 - 3）。采用 vaptan 治疗的轻度或中度的低钠血症患者，在治疗的活动期（通常为治疗的首个 24～48 h），应每 6～8 h 检测一次血钠。在纠正低钠血症的过程中，出现以下变化时，任何积极的治疗措施应立即停止：① 患者低钠血症症状消失；② 血钠达到安全水平（>120 mmol/L）；③ 血钠纠正速度达到最大限度 [10～12 mmol/(L·24 h) 或者 18 mmol/(L·48 h)，ODS 高危患者为 8 mmol/(L·24 h)]（图 2 - 17 - 2、表 2 - 17 - 3）；④ 经限制液体摄入治疗或经除高渗盐水外的其他治疗血钠达到稳定水平者，每日测定血钠就足够了，因为在没有积极治疗措施或摄水量发生很大变化的情况下血钠水平不会变化。

三、高钠血症

血浆（或血清）钠＞145 mmol/L 称为高钠血症。高钠血症的病因为水分丢失过多（丢失增加或摄入减少），偶尔可因钠摄入过多，持续的高钠血症提示渴感缺损或摄水受限。血钠水平迅速升高及血钠浓度＞160 mmol/L 可导致严重的症状，高钠血症可造成脑皱缩，导致血管破裂和颅内出血。住院患者高钠血症的发病率为 2% 左右，其中入院后发生者为 60%～80%，多为医源性，高钠血症导致住院患者病死率增加。

（一）高钠血症的分类和病因

高钠血症根据病因分为 3 种类型：单纯水丢失、低渗液丢失和钠过多（表 6-4-2）。

表 6-4-2　高钠血症的分类及其病因

单纯水损失	低渗液损失
原发性渴感不足	胃肠液损失（如儿童急性胃肠炎等）
渴感中枢受损	渗透性利尿
下丘脑肿瘤	高血糖症
肉芽肿	甘露醇、山梨醇治疗
血管异常	高蛋白质饮食
渗透压感受器受损	尿路梗阻解除
特发性高钠血症	高渗液腹膜透析
老年渴感不足	大量出汗
中枢性或肾性尿崩症伴饮水不足	钠过多
甲亢、高热患者处在高温、干燥环境	摄入过多
高温、干燥环境	误将盐为糖喂养婴儿
摄水不足	用盐催吐、流产
患者虚弱	航海时因淡水缺乏而食用海水
感觉改变	治疗时注入钠过多，或误用盐水
镇静剂	透析液中钠过多
插管	

渴感是防止高钠血症的最重要防线，单纯的水丢失就可导致高钠血症。严重型中枢性尿崩症患者一日尿量可达 20 L，由于渴感导致饮水，患者不发生高钠血症。当渴感完全缺乏，即使在通常的不显性失水情况下，患者也可能发生高钠血症。原发性渴感减退患者的渴感对渗透性及血流动力学刺激的反应减弱或缺乏，严重者可发生高钠血症。下丘脑渴感中枢受损的常见原因有：① 下丘脑原发或转移的癌肿，约占 50%，原发灶多在乳房和肺；② 肉芽肿占 25% 左右；③ 血管异常约占 15%；④ 颅脑外伤，病损同时侵蚀渴感中枢和 AVP 分泌渗透压感受器，结果导致渴感减退和尿崩。特发性高钠血症指 AVP 分泌及渴感的渗透压调节阈值都增高，但两者对容量变化的反应正常。

中枢性或肾性尿崩症患者饮水不足可致水丢失；在高热和干燥的环境下，尤其是甲亢和发热的患者，水大量由皮肤蒸发也可造成单纯性失水。实际上水中总含有一定的溶质，当水、钠都有损失，失水多于失钠时就造成低渗液的损失，如急性胃肠炎，尤其在儿童。此外，血浆尿素或葡萄糖浓度增高及采用甘露醇和山梨醇治疗可引起渗透性利尿，水、钠、钾同时丢失，最终导致低渗液的损失；大量出汗，采用高渗液做腹膜透析也有低渗液的损失。钠过多常为医源性，纠正低渗时输入盐水过多，治疗酸中毒时碳酸氢钠过量，误将盐水当葡萄糖，以及航海时因淡水缺乏而食用海水、误将盐当糖喂养婴儿等，都可造成钠过多。高钠血症的分类及其病因见表 6-4-2。

（二）高钠血症的病理生理

高钠血症的程度和发生与发展的速度是决定其临床表现严重度的重要因素。高钠高渗会导致严重的临床症状甚至死亡；治疗低钠低渗时，即使血钠水平未达到高渗状态，血钠升高速度过快也会导致严重的神经系统损伤。高钠高渗造成神经损伤是由于脑细胞内的水分渗透性外移，脑细胞发生皱缩所致，患者可有口渴、软弱及神经症状；脑血管是附在颅骨上，脑急剧收缩可导致脑血管撕裂，造成脑出血。动物和人体病理研究显示，急性高钠血症时脑的外观皱缩伴有许多出血瘀斑，蛛网膜下间隙有大量出血，出血是由于脑皱缩导致穿过硬脑膜下的桥静脉受到撕拉；此外可见硬膜下液体积聚和血肿，血管充血，静脉闭锁和血栓形成。高渗发生之后，细胞外的电解质和有机渗透分子移入细胞内，同时细胞能形成新的有机渗透分子，细胞的体积可自发恢复正常。细胞内有机渗透分子获得的速度较慢，而张力诱导的有机渗透分子转运和产生有赖于相关调节基因的转录和表达，因此高钠血症时若补充水分纠正细胞外液高渗过快，就有发生脑水肿的危险，称为等渗性水中毒。

1. 单纯水丢失　细胞外液因失水而呈高渗，细胞内水外移，最终导致全身性脱水。人体总体液量的 1/3 为细胞外液，细胞内液占 2/3，血浆仅占细胞外液的 1/4。由于体液组成上的特点，单纯性脱水导致的血浆容量减少仅占总损失水量的 1/12，同时脱水导致血浆胶体渗透压升高，因此血管内液体缩减不多。除特别严重者外，单纯性脱水很少有循环虚脱和休克。肾外原因所致的单纯水损失（尿崩症除外）尿渗透压常超过血浆渗透压的 2 倍。

2. 低渗液丢失　临床上较为常见，急性胃肠炎、大量出汗、糖尿病高血糖及尿路梗阻的解除均可导致低渗液损失。此型病理生理的变化可视为同时发生了低渗液的丢失和单纯性脱水。单纯性脱水可引起全身性渗透压升高；而等渗液丢失则导致细胞外液容量的减少。因此，与单纯性脱水比较，等渗液丢失时渗透压为轻度上升，而细胞外液容量缩减较重，可发生直立性低血压甚至休克。等渗液丢失所致高血钠的特点为既有低血压又有血钠轻度升高，血钠一般不超过 160～170 mmol/L。由于高渗刺激 ADH 释放，一般表现为尿量减少，尿钠降低（＜10 mmol/L）；但当高钠十分明显时尿钠有时也可高于 10～20 mmol/L。

3. 钠过多　摄钠过多引起细胞外液高渗，细胞外液容量扩张，肾功能良好者尿量明显增加，尿钠增高达 300 mmol/L 左右，高渗时细胞内脱水，容量扩张可导致急性肺水肿。

（三）高钠血症的临床表现

高血钠时脑细胞脱水，临床表现以神经系统的症状为主，高钠持续时间＜48 h 为急性高钠血症，＞48 h 为慢性高钠血症。儿童急性高钠血症可表现为兴奋易怒，心神不定，肌肉颤搐，反射亢进，以及惊厥。成人急性高钠血症开始表现为口渴，以后出现神经症状，嗜眠昏睡，兴奋谵妄和昏迷，但极少发生惊厥。纠正低钠血症过程中血钠迅速升高导致的 ODS 可造成严重的神经缺陷。

成人慢性高血钠症的临床表现变化不一，往往与原发病的症状交织在一起，高钠血症的严重程度与血钠升高的程度及持续时间有关，血钠越高，时间越久，病情越严重。常见的症状有性格改变,易激惹,感觉敏锐性降低,肌张力增强,腱反射亢进。如血钠＞160 mmol/L 历时多日,死亡率常超过50%。成人慢性高钠血症尤其在老年人,即使是严重的高钠血症,可仅表现为轻微的神经系统变化。儿童慢性高钠血症,当血钠＞160 mmol/L 时主要表现为神经系统症状,开始激动不安,继而感觉抑制、肌张力增强,同时可出现呕吐、发热、气急、抽搐及昏迷,病死率高;存活者常发生持久性神经系统后遗症如半身感觉减退等。

单纯水损失主要为细胞脱水引起的临床症状,表现为口渴、软弱及上述的神经系统症状;低渗液丢失者主要有容量不足的表现,皮肤弹性降低、颈部静脉瘪平、黏膜干燥、心率加快、血压下降、直立性低血压,甚至休克,同时可伴发神经症状;钠过多者在出现上述神经系统症状的同时有容量扩张的表现如水肿、体重增加、静脉充盈等。

(四) 高钠血症的诊断

根据大量失水或摄钠过多的病史,神经系统兴奋激动的临床表现及实验室检查结果血钠增高(＞150 mmol/L),高钠血症的诊断即可确立。常规的血、尿电解质测定有助于高钠血症的早期诊断,尤其对低渗液丢失者更为重要,因该型容量缩减的表现较为突出而神经系统的症状往往较轻。高钠血症类型的鉴别对治疗有指导意义,可依据下列几方面进行鉴别。

1. 病史・详细询问病史可确立病因,对临床类型鉴别有重要价值。尿崩症患者当饮水不足时可发生单纯性水损失;急性胃肠炎尤其儿童、大量出汗等往往造成低渗液的丢失;钠过多者则有摄钠过多的病史,对喂养婴儿的食品成分及静脉输液的成分、输液速度进行检查和核对有助于诊断和临床类型鉴别。

2. 临床表现・各型高血钠临床表现均有自己的特点。单纯性脱水者一般很少有细胞外液容量缩减的表现,主要表现为口渴;低渗液丢失型高钠血症,细胞外液容量缩减较重而渗透压升高的表现较轻;钠过多者则有容量扩张的表现。

3. 实验室检查・单纯水丢失者,血钠、血钾及血渗透压明显升高,除尿崩症外都有尿量减少、尿渗透压明显升高;低渗液丢失型血钠一般不超过160～170 mmol/L,尿量少,尿钠低(10～20 mmol/L);钠过多患者,当肾功能良好时有尿量多、尿钠高达 300 mmol/L 左右。

(五) 高钠血症的治疗

治疗高钠血症需要采取两方面的措施:解决导致高钠血症的诱发因素和纠正高渗状态。消除造成高钠血症的潜在诱因包括:治疗呕吐或腹泻,控制发热,在高血糖的情况下使用胰岛素,停用襻利尿剂,治疗高钙血症和低钾血症,缓解由锂制剂引起的多尿症,暂停/调整高渗导管营养剂,给中枢性尿崩症使用 DDAVP 等。纠正高钠血症需特别注意避免过快纠正或过度纠正,以免增加脑水肿发生的风险,对于数小时内发生的高钠血症的意外钠负荷患者,以 1 mmol/(L・h)快速纠正高钠血症可以改善预后,而不会增加脑水肿的风险。在高钠血症持续时间未知或较长的患者,应实施慢的纠正速度。传统上,一般在 48 h 完成缺失自由水的补充;血钠降低的速度应控制在不超过 0.5 mmol/(L・h)和 10 mmol/(L・d)。高钠血症的治疗目标是将血清钠浓度降低至 145 mmol/L。重度高钠血症(＞160 mmol/L)的纠正可能需要超过 48 h。

需注意补充由汗液、粪便和尿液导致的低渗液体的持续损失。纠正缺水首选经口服或喂食导管给予自由水;如果两者都不可行,则应静脉输注低渗液,输注液渗透压越低,输注速率需相应降低。脑水肿的风险随着输注量的增加而增加,应将输液体积限制在纠正高渗性所需的范围内。除有明显的循环损害外,0.9%氯化钠(等渗盐水)不适合治疗高钠血症。与低钠血症的治疗一样,频繁测定血钠对监测治疗的反应和调整静脉输液体速率或种类至关重要。

1. 单纯水丢失・轻者采用饮水治疗,婴儿可用清水灌肠;较重者可经静脉输注 5%葡萄糖液,暂不能确认为单纯性水损失的患者可采用 1/4 等渗或 1/2 等渗盐水静脉滴注。缺水量按下列关系大致估计:

$$缺水量 = 0.6 \times 体重(kg) \times \left(1 - \frac{140}{目前血钠浓度}\right)$$

纠正高钠不可操之过急,纠正太快如在 24 h 使高血钠完全纠正,可导致致命的脑水肿或持久性的神经系统损害。一般在第一日先补 1/2,以后 2～3 日再补 1/2,高血钠完全纠正所用的时间至少 1 周。如一度好转又神志不清提示脑水肿(等渗性水中毒),此时需按低渗液损失进行治疗。

2. 低渗液丢失・治疗原则为先补充细胞外液容量,再处理高渗。低渗液丢失如急性胃肠炎,由于水钠皆有损失,需补充低渗盐水(0.45%)。速度为 2～4 h 补 1 L。治疗中需密切观察,定时监测电解质和酸碱平衡状态。

对于治疗开始时就有低血压甚至休克者需用生理盐水补充,生理盐水同时有改善高渗的作用,必要时可用全血或血浆纠正低容,以后再纠正高渗。

3. 钠过多・钠过多时,应同时补充水分及采用排钠利尿剂。补充水分可采用 5%葡萄糖以降低渗透压,减轻神经系统症状;排钠可用襻利尿剂,但需同时补水,因为该利尿剂的排水作用超过排钠作用。肾衰竭者及严重病例可用腹膜透析和血液透析进行治疗。

四、糖尿病与血钠异常

高渗状态主要包括高钠血症和高血糖。糖尿病常伴发血钠异常,未控制的糖尿病患者的血钠水平多变,可表现为低钠血症或高钠血症,反映了高血糖诱发的细胞内水分外移与糖尿导致的渗透性利尿之间的平衡,前者导致血钠稀释性降低,后者造成血钠升高。

葡萄糖为渗透活性物质,血浆高糖高渗导致细胞内水分渗透性移至细胞外,血钠稀释性降低。因此,高血糖时应对血钠水平进行校正,血糖超过正常值每增加 5.55 mmol/L(100 mg/dl),将实测血钠浓度加 1.6 mmol/L;血糖水平超过22.2 mmol/L(400 mg/dl)时,将实测血钠浓度加 2.4 mmol/L,经校正高血糖稀释作用的血钠校正值是监控高血糖治疗的有效指标。糖尿病与血钠水平的变化有密切关系:未控制的糖尿病可因渗透性利尿导致低容量性低钠血症;糖尿病的渗透性利尿(失水多余钠和钾的丢失)可造成低渗液丢失,如丢失的水分补充不足,则可导致高钠血症;糖尿病酮症酸中毒时,酮体有促进尿电解质排泄的作用,会加剧钠经肾脏丢失。

在糖尿病患者发生低钠血症时需考虑降糖药物或其他药

物的影响。降糖药氯磺丙脲、甲苯磺丁脲和胰岛素，治疗糖尿病神经病变的阿米替林及利尿剂等，都可能导致和促进低钠血症的发生。氯磺丙脲能加强 AVP 的抗利尿作用，甲苯磺丁脲降低肾脏自由水的清除率可导致低钠血症。利尿剂可诱发低钠血症，老年糖尿病患者应用利尿剂发生低钠血症的风险更高。现有的研究资料显示，尽管水潴留是噻唑烷二酮的主要副作用，但与该药有关的低钠血症报道不多；GLP-1 受体激动剂影响水和电解质平衡，但尚未见其与人体电解质异常有关的报道；糖尿病新药钠-葡萄糖协同转运蛋白 2（SGLT2）抑制剂与电解质异常无相关性。

糖尿病常伴发的代谢异常可导致假性血钠升高或降低。正常人血清的组成 93％为水，脂肪和蛋白质约为 7％，钠在血清的水相。未控制的糖尿病可伴发严重的高血脂呈乳糜血症，血清的水分可降低至 80％以下，此时测得的血清钠（非血清水中的钠）呈假性降低，为假性低钠血症；血钠正常的高脂血症患者应考虑是否存在高钠血症（假性正常血钠血症）。偶可见于糖尿病并发肾病综合征和营养不良综合征的严重低蛋白血症患者，则可出现假性高钠血症和假性正常血钠血症。脂血症和低蛋白血症的样本应采用直接离子选择电极方法测定，间接离子选择电极易造成假性血钠异常。

快速纠正血钠会导致 ODS，糖尿病低钠血症患者在纠正低钠血时发生 ODS 的风险增加，因为糖尿病患者常伴有 ODS 的危险因素如噻嗪类利尿剂使用、营养不良、低血钾、缺氧等，低血钾与 ODS 预后差有关。虽然 ODS 主要发生在过速纠正慢性低钠血症的过程中，但在糖尿病，ODS 罕见地与高钠血症和低钾血症（在没有高渗透压或低钠血症的情况下）有关，机制不明。

血钠水平是非酮症性高糖高渗综合征患者发生神经功能改变的最好预警指标，血糖浓度单独的预测作用差；高糖高渗糖尿病患者仅在存在高钠血症的情况下才出现神经系统的临床症状。逐步发展的严重高血糖患者不会出现神经系统症状，因为脑细胞可通过积聚电解质和有机渗透分子恢复细胞内的水分；而且在没有胰岛素的情况下，葡萄糖对脑细胞也是一种相对可渗透分子，高糖本身对中枢神经系统不会造成严重的高渗状态。高钠血症会导致中枢神经系统细胞的严重脱水，同时伴有脑细胞内渗透分子缓慢积聚的代偿过程。

高钠血症与内分泌异常有关。动物和临床证据显示高钠高渗状态与胰岛素介导的葡萄糖代谢障碍和依赖胰高血糖素

的葡萄糖释放异常有关，高钠血症和高渗透压可导致危重患者的血糖升高。在发生非酮症性高糖高渗综合征的绝经后糖尿病妇女，高钠血症强力抑制促性腺激素的释放，研究证实高钠导致促性腺激素释放激素表达降低。此外，高钠高糖是导致少见的糖尿病横纹肌溶解症的最重要的原因。一项包括 5 179 例 55 岁以上糖尿病患者的社区糖尿病研究提示糖尿病本身（独立于高糖和降糖药）与低钠血症有关，低钠血症程度无法用血糖水平解释，可能与 AVP 代谢的改变、AVP 与胰岛素间的相互作用及胃排空速度减慢导致更多的低渗液重吸收有关。低钠血症与糖尿病之间可存在罕见的逆向病因学关系，未治疗的症状性低钠血症可诱发脑疝和垂体、下丘脑梗死，导致中枢性糖尿病和中枢性尿崩症。

参考文献

[1] Liamis G, Rodenburg EM, Hofman A, et al. Electrolyte disorders in community subjects: prevalence and risk factors[J]. Am J Med, 2013, 126: 256-263.

[2] Verbalis JG, Goldsmith SR, Greenberg A, et al. Diagnosis, evaluation, and treatment of hyponatremia: expert panel recommendation[J]. Am J Med, 2013, 126(10 Suppl 1): S1-S42.

[3] Liamis G, Milionis H, Elisaf M. A review of drug-induced hyponatremia [J]. Am J Kidney Dis, 2008, 52: 144-153.

[4] Robinson AG, Verbalis JG. Posterior pituitary[M]//Williams Textbook of Endocrinology, 13th ed.2015: 300-332.

[5] Bustamante M, Hasler U, Kotova O, et al. Insulin potentiates AVP-induced AQP2 expression in cultured renal collecting duct principal cells [J]. Am J Physiol Renal Physiol, 2005, 288: F334-F344.

[6] Freda BJ, Davidson MB, Hall PM. Evaluation of hyponatremia: a little physiology goes a long way[J].Cleve Clin J Med, 2004, 71: 639-650.

[7] Verbalis JG. Inapropriate antidiuresis and other hypoosmolar states[M]// Becker Kl. Principle and practice of endocrinology and metabolism. 3th ed. Philadelphia: JB Lippincott, 2001: 293-305.

[8] Robertson GL. Posterior pituitary [M]//Felig P, Frohman LA. Endocrinology & metabolism. 4th ed. New York: McGraw-Hill, 2001: 109-171.

[9] Rondon-Berrios H, Argyropoulos C, Ing TS, et al. Hypertonicity: clinical entities, manifestations and treatment[J].World J Nephrol, 2017, 6(1): 1-13.

[10] Liamis G, Liberopoulos E, Barkas F, et al. Diabetes mellitus and electrolyte disorders[J].World J Clin Cases, 2014, 2(10): 488-496.

[11] Milionis HJ, Liamis G, Elisaf MS. Appropriate treatment of hypernatraemia in diabetic hyperglycaemic hyperosmolar syndrome[J]. J Intern Med, 2001, 249: 273-276.

[12] Muhsin SA, Mount DB.Diagnosis and treatment of hypernatremia[J].Best Pract Res Clin Endocrinol Metab, 2016, 30: 189-203.

[13] Adrogue HJ, Madias NE. Hypernatremia[J]. N Engl J Med, 2000, 342 (20): 1493-1499.

第五章·体位性低血压

曾正陪

一、概　述

体位性低血压是由于体位改变，即从平卧位突然转变为直立位，或长时间站立后发生的低血压，也称为直立性低血压。将站立后收缩压较平卧位时下降≥20 mmHg 定义为体位性收缩期低血压；舒张压较平卧位时下降≥10 mmHg 定义为体位性舒张期低血压；或者在 3 min 内以头朝上体位由卧位被动升高至少 60°时血压下降 20/10 mmHg 定义为体位性低血压。

体位性低血压不是一种特殊的疾病，而是由于各种不同

原因使内环境稳定受损所致的血压调节异常的一种表现。体位性低血压是老年人的常见病及发生晕厥的重要危险因素，据统计 65 岁以上老年人患体位性低血压者约占 15%，其中 75 岁以上的老年人可高达 30%～50%。体位性低血压的发病率随年龄、患心血管病和基础血压的增高而增多，并与其基础卧位收缩期血压的高低密切相关，即当基础卧位收缩期血压最高时，体位性的收缩期血压下降也最大。

二、分 类

（一）高肾上腺能性体位性低血压

当直立位时收缩压下降、而舒张压可升高或下降、同时伴心率增快时称为高肾上腺能性体位性低血压。此时除心动过速、舒张压常常升高外，立位血浆去甲肾上腺素浓度亦升高。此时尽管很多肾上腺能神经末梢释放去甲肾上腺素增多，但仍然为低血压。

（二）低肾上腺能体位性低血压

直立位时收缩压和舒张压均明显降低，同时心率和血浆去甲肾上腺素无增加。此多见于糖尿病患者及其他伴有严重的外周自主神经功能减退或衰竭，或中枢多系统萎缩病变（Shy‑Drager syndrome）的患者，此时可发生"神经心脏性晕厥"。

（三）体位性心动过速

直立位时心率明显增加，但无明显血压下降。此类患者常常有典型的高肾上腺能性体位性低血压，可能站立较长时间后可发生"晕厥"。

三、病因和病理生理

正常情况下，人体由卧位突然变成站立位后，由于地心引力的作用可使血液集中于下肢与躯干部的静脉容量血管内；同时由于伴有一过性的静脉回流量和心排血量减少，其结果则可使血压下降。但此时由于主动脉弓及颈动脉窦内的压力感受器激活自主神经反射，又可通过一过性心动过速而使血压迅速恢复正常。

上述变化主要反映了由交感神经介导的儿茶酚胺水平增高，故使容量血管的舒缩张力增加，心率加快及心肌收缩力增强，从而增加了心排血量和动脉、静脉血管的收缩。此外，迷走神经的抑制也使心率增快；随着站立时间的延长，抗利尿激素分泌及肾素-血管紧张素-醛固酮系统激活引起钠和水的潴留，均可使循环血容量增加。而当自主神经反射弧的传入、中央或传出部分由于受疾病或药物影响时，心肌收缩力及血管反应性均有所降低；或患者存在着血容量不足及对激素的反应缺失，体内的平衡机制则可能不足以使降低的血压恢复正常。

血容量减少是症状性体位性低血压的最常见原因，血容量减少常继发于过量应用利尿剂；相对性的血容量减少是由于应用扩血管药物治疗，如硝酸酯类、钙通道阻滞剂、α 受体阻滞剂及血管紧张素转换酶抑制剂。长期卧床引起的低血容量及血管舒缩张力降低也是引起体位性低血压的常见原因。与非糖尿病患者相比，应用抗高血压药物的糖尿病患者的体位性低血压更为常见。发热性疾病的患者常存在着继发性血管扩张，也可发生体位性低血压。

老年人由于心脏和血管硬化，大血管弹性纤维减少，老年人特征性的对血浆去甲肾上腺素体位改变反应的增强，而使老年人收缩期血压升高；长期高血压致颈动脉压力感受器反应性及动脉血管顺应性降低而延迟了心动过速的反应。当体位突然发生变化或服降压药以后，在血压突然下降的同时，也影响了心血管系统内环境平衡，大大增加了缺血的危险性。此外，老年人耐受血容量不足的能力较差，可能与其心室舒张期充盈障碍有关。因此，任何急性疾病导致的大量失水、体液量不足，或服用降压药及利尿药以后，排尿时所做的 Valsalva 动作及平时活动少和长期卧床的患者，可因进一步降低血压的内环境稳定而产生严重的体位性低血压，因降低脑血流而引起头昏或晕厥。立位时心率明显增快提示由于低血容量引起，但在正常老年人中，心率增快常不明显，因此在低血容量引起的体位性低血压中可能不出现心率增快。

各种疾病引起的急性或亚急性严重的低血容量可产生体位性低血压，尽管该类患者的自主神经反射弧未受损害，但由于心排血量的减少、出血、严重呕吐及腹泻、大量出汗或未控制的糖尿病患者的渗透性利尿等均可因血容量减少，而未补充足够的液体或电解质，导致体位性低血压。急性体位性低血压的一个更少见的原因是肾上腺皮质功能不全伴有低钠血症和高钾血症，低钾血症能影响血管平滑肌的活性，同时也可限制站立时周围血管阻力的增加。艾迪生病患者的肾上腺皮质功能减低，在没有足够的食盐摄入时，也可导致血容量减少而产生直立性低血压。

周围自主神经系统疾病也引起病理性体位性低血压，包括糖尿病患者发生严重周围神经病变和其他终末器官损害；较不常见的还有淀粉样变性、维生素缺乏和伴发于恶性肿瘤，尤其是肺癌和胰腺癌的神经病变等。

影响自主神经反射机制和容易引起体位性低血压的药物，包括：① 抗高血压药，以胍乙啶与神经节阻滞药最常见，其他还有肼苯哒嗪、双肼苯哒嗪、优降宁和 α-甲基多巴等。这类药物都能使血管紧张度降低，血管扩张和血压下降。② 安定药，以肌内或静脉注射氯丙嗪后最多见。氯丙嗪除具安定作用外，还有抗肾上腺素作用，使血管扩张血压下降；另外还能使小静脉扩张，回心血量减少。③ 抗肾上腺素药，如妥拉苏林、酚妥拉明等，它们作用在收缩血管的 α 受体上，阻断去甲肾上腺素的收缩血管作用。④ 血管扩张药，如硝酸甘油等，能直接松弛血管平滑肌。⑤ 其他，治疗抑郁症的单胺氧化酶抑制剂、三环或四环抗抑郁剂、吩噻嗪类抗精神病药物、奎尼丁、左旋多巴、巴比妥酸盐和乙醇（酒精）等也均有引起体位性低血压的作用。抗肿瘤药物长春新碱因其神经毒性作用也可产生严重的长时间的体位性低血压。β 受体阻滞药很少引起体位性低血压。

体位性低血压患者如查不出低血压的原因，可能为原发性或特发性。单纯自主神经功能不全（过去称特发性体位性低血压）的特点为平卧位时基础血浆去甲肾上腺素水平较低，起立时去甲肾上腺素水平不断增高，输注去甲肾上腺素的增压反应阈值较低，即使在交感神经末梢释出的去甲肾上腺素少的情况下，对酪胺的增压反应仍增高。这些改变提示由于交感神经末梢去甲肾上腺素缺乏引起突触后神经支配过敏所致（表 6‑5‑1）。

表 6-5-1	体位性低血压的原因
全身性疾病	脱水
	肾上腺皮质功能不全
单纯自主神经功能不全	
中枢神经系统疾病	Shy - Drager 综合征
	脑干病变 Parkinson 病
	脊髓病
	多发性脑梗死
周围和自主神经病变	糖尿病
	淀粉样变性
	骨髓结核
	类肿瘤综合征
	乙醇(酒精)和营养性疾病
药物	吩噻嗪和其他抗精神病药
	单胺氧化酶抑制剂
	三环类抗抑郁药
	抗高血压药
	左旋多巴
	血管扩张剂
	β受体阻滞剂
	钙通道阻滞剂

四、症状、体征和诊断

体位性低血压可分为突发性和继发性两种。突发性多因自主神经功能紊乱，引起直立性小动脉收缩功能失调所致。主要表现为直立时血压降低，伴站立不稳，视力模糊，头晕目眩，软弱无力，大小便失禁等，严重时会发生晕厥。继发性多见于脊髓疾病、急性传染病或严重感染、内分泌功能紊乱、慢性营养不良或使用降压药、镇静药之后。表现为软弱无力、头晕、精神错乱或视力模糊，表明脑血流轻度或中度减少；脑灌注较严重受限时，可能发生晕厥或全身癫痫样发作，运动或饮食过量可使症状加重；其他的伴随症状常和其原发病因有关。

老年人如申诉体位性头昏和轻度神志模糊，应先让患者平卧至少 5 min 后测血压和脉率，然后安静站立 1 min 后测血压和脉率，继续站立 3 min 后，再测血压和脉率。低血压反应可能在站立后立即或延迟出现，应多次测量血压以确认体位性低血压的持续存在。一旦发生体位性低血压，应反复测量不同体位的血压，以便明确诊断，对症治疗，避免因晕厥给患者带来不良影响。

当患者站立时出现低血压的症状和测量发现血压显著降低，而卧位恢复，则体位性低血压的诊断可以确立。但是，需要根据每个患者当时的情况和伴有的其他症状来探求病因诊断。

Shy - Drager 综合征和特发性体位性低血压是两种可能有关的原发性神经病，它们通常都伴有严重的体位性低血压。Shy - Drager 综合征患者的血循环中去甲肾上腺素水平正常，在站立时血浆去甲肾上腺素浓度不增加；对输注去甲肾上腺素和酪胺的反应也正常，此综合征伴有中枢神经系统若干部位的神经元退行性变，包括大脑皮质延髓、皮质脊髓、锥体束外和小脑系统，以及脊髓的中间外侧柱。因此，Shy - Drager 综合征为交感神经血压控制方面的中枢神经系统疾病，常伴有锥体束外和小脑的症状。而特发性体位性低血压患者的交感神经末梢显示去甲肾上腺素耗竭。由于在这些情况下，广泛的病变影响交感神经和副交感神经系统、基底神经节、脊髓束等，除了小动脉和静脉血管收缩功能衰竭外，还常常存在着广泛的自主神经功能异常，如无汗，肠管、膀胱和胃的张力缺乏；阳痿，流涎及流泪减少；瞳孔扩大，并影响视力调节。血压在仰卧位时反可上升，因为交感神经和副交感神经对心血管系统的调节功能丧失，也可能存在严重的体位性低血压。体位性低血压很容易在清晨发生，其原因是整整一夜的尿钠排泄，同时也很易发生在进食后和运动后。

在继发性高血压患者中，当其不能通过内环境稳定机制控制血压时，如果使患者处于直立姿势，则可引起体位性低血压；在大多数嗜铬细胞瘤的患者中，由于高儿茶酚胺水平致血管收缩、血压升高、血容量减少，而出现在仰卧位时有高血压，在直立位时可引起明显体位性低血压，此体征作为提示嗜铬细胞瘤的诊断有重要的意义。

在引起突然发生的体位性低血压的心脏原因中，除了未发现的心肌梗死或心律失常等，还反映了没有能力增加心排血量的一些疾病，如严重的扩张型心肌病、主动脉瓣狭窄、缩窄性心包炎及任何原因引起的进行性心力衰竭。

五、治疗和预后

当发生体位性低血压时，应立刻将患者抬放在空气流通处，或将头放低，松解衣领，适当保温，患者一般很快苏醒。

对于轻微体位性低血压的患者，可口服周围肾上腺素能药物麻黄素 25～50 mg，每 3～4 h 1 次，即可维持血压。

对发作持续时间较长且较重的患者，应扩充血浆容量，开始时增加钠的摄入，随后给以潴钠激素，氟氢化可的松口服(0.1～0.5 mg/d)可改善周围血管收缩对交感刺激的反应，但需在摄入足够钠的情况下。由于钠潴留使体重增加和扩充了血管内液体容量后才能有效，而在部分老年患者或有心功能减退的患者易发生心力衰竭，因此应严格掌握治疗的适应证，避免心力衰竭危险。一个重要的并发症是低钾血症，这是由于高钠摄入同时使用盐皮质激素的钾消耗效应引起的，可能需要补充钾，同时还要注意仰卧位高血压的额外危险。

如无心力衰竭，可给予含盐丰富的食物或服用氯化钠片剂，使钠的摄入比平时饮食增加 5～8 g。

当病因不能得到改善时，治疗目的就在于使周围血管收缩和(或)增加心排血量。通常，这样可以使患者的血压维持在立位时没有症状(尽管血压下降)的水平。然而，在 Shy - Drager 综合征或特发性直立性低血压的晚期阶段，药物治疗常是不够的，可能需要某些抗高或反搏装置。如果直立时低血压与腿部静脉郁血有关，则合体的弹力长筒袜可增加立位时心排血量和血压。对于更晚期的病例，可能需要一套飞行员型的可充气的抗地心引力的服装，可对腿和腹部产生足够的对抗压力。

二氢麦角碱为一选择性的周围容量血管收缩剂，仅有短期益处，其危险是可引起仰卧位高血压及肢端坏疽。非类固醇抗炎药可引起肾脏的钠潴留，还可抑制前列腺素所诱发的血管扩张，增加周围血管阻力，故可口服吲哚美辛 25～50 mg，每日 3 次。但是，这些药物都可引起胃肠道症状和不应有的血管加压反应。甲氧氯普胺可抑制尿钠排泄和多巴胺过量时的血管舒张作用，极少引起体位性低血压，但可加重帕金森病。米多君(midodrine)可试用在其他药物无效的严重体位性低血压的患者,但其益处/危险情况还未完全清楚。

老年患者应鼓励其缓慢改变体位,睡眠时高枕卧位,通过促进钠潴留并减少夜尿可缓解症状。老年人应避免站立时间过长,有规律、有节制的适度运动可促进血管张力以减少静脉淤血。

必要时用升压药物。由氯丙嗪所致的体位性低血压禁用肾上腺素,因为肾上腺素具有 α 和 β 双重作用,而 α 作用可被氯丙嗪所阻断,β 作用就会突出地表现出来,引起某些血管扩张,使血压进一步降低。此时可选用单纯兴奋 α 受体的拟肾上腺素药,如甲氧明或去氧肾上腺素等,但纠正血压效果也不可靠。

有症状的患者不宜于餐前空腹服降血压药,且餐后宜平卧。减低降压药物的剂量和用少食多餐法进食可能也有帮助。

体位性低血压应进行病因治疗,如嗜铬细胞瘤患者,应注意血容量补充并服用 α 受体阻滞剂进行术前充分准备,行手术切除肿瘤。

此外,应教育体位性低血压患者注意以下几点。

(1) 合理饮食,补足营养,避免饮食过饱或饥饿,不饮酒。

(2) 坚持适当的体育锻炼,增强体质,保证充分的睡眠时间,避免劳累和长时间站立。

(3) 症状明显者,可穿弹力长袜,用紧身腰带。对少数慢性体位性低血压患者,也可给药物治疗,如中药补中益气丸、生脉饮,并可试用肾上腺皮质激素。

(4) 为预防体位性低血压发生,长期卧床的患者和患有高血压的老年人,在起立时动作应缓慢,在站立前先做准备动作,即做些轻微的四肢活动,也有助于促进静脉血向心脏回流,升高血压,避免体位性低血压发生。

(5) 告诉老年患者应用降压药物后不要突然站起,最好静卧 1～2 h,站立后如有头晕感觉,应继续卧床休息。

(6) 用药后,夜间起床大小便最容易引起体位性低血压,应严密注意避免其发生。

(7) 大量出汗、热水浴、腹泻、感冒、饮酒等都是发生体位性低血压的诱因,应该注意避免。清晨起床时需加小心。

预后主要决定于原发性疾病,如果体位性低血压是由于血容量不足及药物过量引起,则只要纠正这些问题后即可使其很快恢复正常。如因贫血及电解质失衡也可补充治疗。长期卧床患者发生的体位性低血压可以通过每天使患者坐起而得到减轻,老年患者应维持足够的液体摄入,限制与避免饮酒,进行适当有规律的锻炼。伴有慢性疾病的患者的预后需由原发疾病的控制情况而定。

参考文献

[1] Consensus statement on the definition of orthostatic hypotension, pure autonomic failure, and multiple system atrophy. The Consensus Committee of the American Autonomic Society and the American Academy of Neurology[J]. Neurology, 1996, 46: 1470.

[2] Low PA. Autonomic nervous system function[J]. J Clin Neurophysiol, 1993, 10: 14 - 27.

[3] Meredith IT, Eisenhofer G, Lambert GW, et al. Plasma norepinephrine responses to head-up tilt are misleading in autonomic failure [J]. Hypertension, 1992, 19: 628 - 633.

[4] Benarroch EE, Chang FL. Central autonomic disorders [J]. J Clin Neurophysiol, 1993, 10: 39 - 50.

[5] Meredith IT, Esler MD, Cox HS, et al. Biochemical evidence of sympathetic denervation of the heart in pure autonomic failure[J]. Clin Auton Res, 1991, 1: 187 - 194.

[6] McLeod JG. Autonomic dysfunction in peripheral nerve disease[J]. J Clin Neurophysiol, 1993, 10: 51 - 60.

[7] Robertson D, Davis TL. Recent advances in the treatment of orthostatic hypotension[J]. Neurology, 1995, 45: s26 - s32.

[8] Jankovic J, Gilden JL, Hiner BC, et al. Neurogenic orthostatic hypotension: a double-blind, placebo-controlled study with midodrine[J]. Am J Med, 1993, 95: 38 - 48.

[9] Young JB, Landsberg L. Catecholamines and the adrenal medulla[M]// William's textbook of endocrinology. 9th ed, 1998: 703 - 705.

[10] 曾正陪. 肾上腺髓质疾病[M]//史轶蘩. 协和内分泌和代谢学. 北京: 科学出版社, 1999: 222 - 1243.

第七篇
性分化及发育

第一章·性别决定和正常性分化

李江源　李　明

在人类胚胎早期，男性和女性具有共同的性腺始基（生殖嵴），在一系列基因和激素的调控下，生殖嵴和附属生殖器官分别向男性或女性方向分化。性别决定和性分化是一个复杂的过程，按性别分化的先后顺序可分为：① 染色体性别的决定和分化；② 性腺性别的决定和分化；③ 表型性别（生殖导管和尿生殖窦）的决定和分化。

第一节·染色体性别的决定和分化

一、染色质和染色体

染色质是遗传物质的载体，由 DNA、组蛋白、非组蛋白和少量 RNA 组成，存在于细胞核中，其一级结构是 DNA 环绕组蛋白形成的核小体，核小体螺旋状压缩形成螺线管和超螺线管的二级和三级结构。当细胞进入分裂期，染色质进一步折叠形成染色体。细胞有丝分裂中期的染色体结构最为清晰，是临床进行染色体观察的窗口，此时每组染色体含有两条单体，每条单体以着丝粒为界可分为长臂（q）和短臂（p）两部分（图 7-1-1）。

二、常染色体

人类的体细胞为二倍体，含有 22 对常染色体和 1 对性色体。减数分裂过程中，同源染色体分离，非同源染色体随机组合于不同配子中，同源染色体上的等位基因可发生交换，是三大遗传定律的细胞学基础。根据染色体长度和着丝粒的位置，22 对常染色体顺序编号为 1～22 号，并划分为 A～G 7组。A 组有 1、2 和 3 号染色体，是一组最大的染色体；B 组由 4 和 5 号染色体组成，为近中着丝粒染色体；C 组包括 6～12 号常染色体和 X 染色体；D 组为 13～15 号染色体，是较大的近端着丝粒染色体；E 组为 16～18 号；F 组为 19 和 20 号，是最小的中央着丝粒染色体；G 组为 21 和 22 号常染色体和 Y 染色体，是最小的近端着丝粒染色体（图 7-1-2）。

常染色体上有众多与性别决定和分化相关的基因，如 2 号染色体有 5α-还原酶基因，9 号染色体有类固醇生成因子-1 基因，17 号染色体有 17β-羟化酶基因等。

三、性染色体

人类的性染色体为 X 和 Y，其模式图见图 7-1-2，正常男性的染色体核型为 46,XY，女性为 46,XX。生殖细胞在第 1 次减数分裂之前进行 X 或 Y 染色体配对，第二次减数分裂之后形成 23,X 或 23,Y 精子和 23,X 卵子。受精后 Y 精子和 X 卵子结合的合子发育为男性，X 精子和 X 卵子结合的胚胎发育为女性。

Y 染色体 95％的长度属于男性特异区，减数分裂时不与配对染色体交换重组，其余 5％位于短臂和长臂两端，与 X 染色体两端的相同区域同源，在减数分裂时发生遗传物质交换，分别称为假常染色体区 1（PAR 1）和 2（PAR 2）。目前的资料显示，Y 染色体含有 568 个基因，是所有的染色体中含基因数最少的染色体，其中 71 个基因编码蛋白，许多编码蛋白属于同一家族，只有 27 个基因编码不雷同的男性特异性蛋白（表 7-1-1）。109 个基因产生或长或短的非编码 RNA，它们都具有调控基因表达的重要作用，其余 388 个基因是假基因。紧邻假常染色体区的是性别决定区，含有睾丸决定因子基因，称为性决定区 Y 基因（SRY）。

X 染色体是中等大小的亚中央着丝粒染色体，含有与性别决定和分化相关的基因，如雄激素受体（AR）、KAL-1、DAX1 基因等。正常卵巢发育需要两条 X 染色体，体细胞中的两条 X 染色体之一在胚胎早期随机被灭活，发生核异固缩，在分裂间期细胞核膜内侧形成直径约 1 μm 的巴氏（Barr

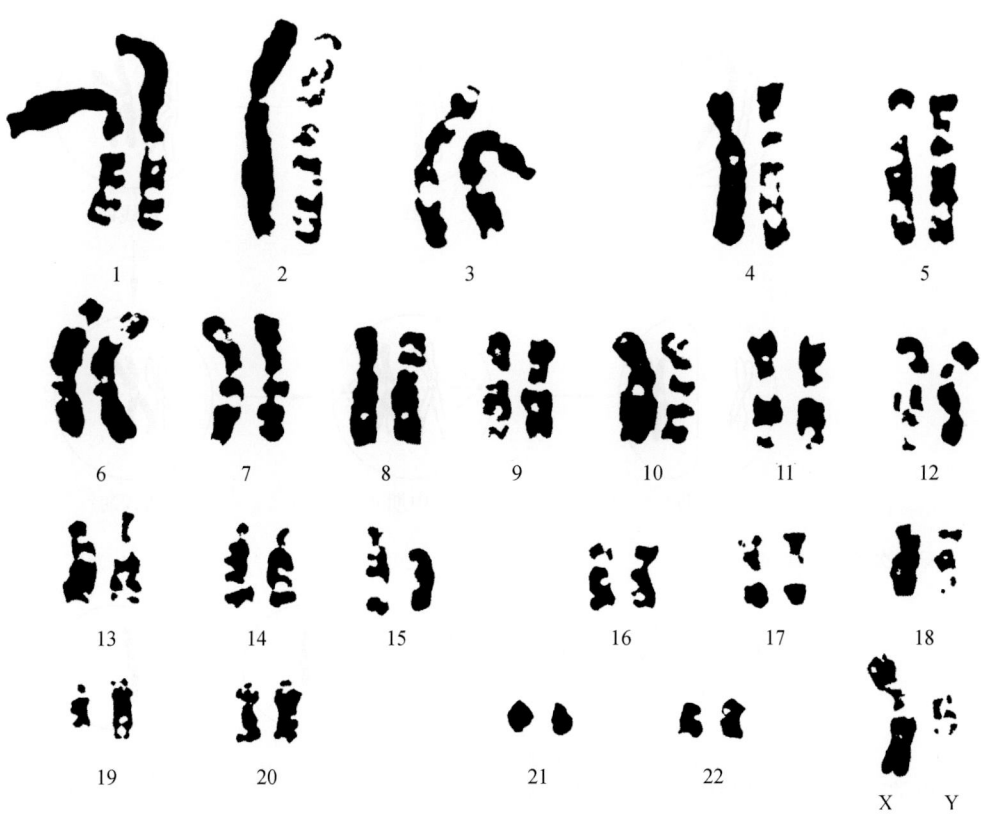

图 7-1-1　正常男性染色体核型,46,XY(G 带染色)

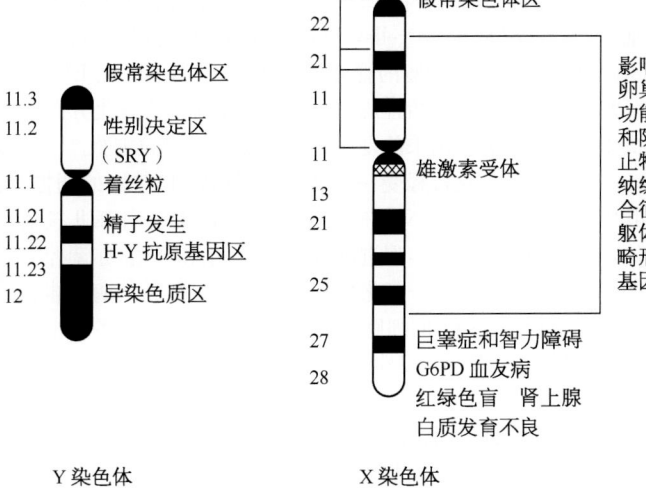

图 7-1-2　性染色体模式图(G 带染色)

AMELY　(amilogenin, Y-linked)
BPY2　(basic charge, Y-linked)
CDY2B　(chromodomain Y-linked, 2)
DAZ1　(deleted in azoospermia 1)
DDX3Y　(DEAB-box helicase 3, Y-linked)
EIFY1　(eukaryotic translation initiation factor, Y-linked)
HSFY1　(heat shock transcription factor, Y-linked)
NLGN4Y　(neuroligen 4, Y-linked)
PCDH11Y　(protocadherin 11, Y-linked)
PRKY　(protein kinase, Y-linked)
PRORY　(proline rich, Y-linked)

(续表)

PRY　(PTPN 13- like, Y-linked)
RBMY　(RNA binding motif protein, Y chromosome)
RPS4Y1　(ribosomal protein S4, Y-linked)
SLY　(Sycp 3-like Y-linked)
SMCY　(selected mouse cDNA on Y, human homologue of)
SOX3　(SRY box 3)
SRY　(sex-determining region Y)
TBL1Y　(transducin β like 1, Y-linked)
TGIF2LY　(TBFB-induced factor 2-like, Y-linked)
TMSB4Y　(thymosin β 4, Y-linked)
TSPY2　(testis-specific protein, Y-linked)
TTTY14　(testis-specific transcript, Y-linked)
USP9Y　(ubiquitin specific peptidase 9, Y-linked)
UTY　(ubiquitously transcribed tetratricopeptide repeat containing, Y-linked)
VCY　(variable charge, Y-linked)
ZFY　(zinc finger protein, Y-linked)

小体,其数目是 X 染色体数减 1。X 染色体灭活遵循灭活-重激活循环法则,保证每个生殖细胞都含有一条活性 X 染色体。精子的 X 染色体大多是灭活的,受精后重激活,X 染色体重激活亦发生于体细胞。

四、减数分裂

人类体细胞的染色体数目为二倍体(2n=46),其倍增是通过有丝分裂进行的,子代细胞从母细胞获得完全相同的染色体拷贝,生殖细胞(卵子和精子)是单倍体(n=23),染色体数目是母细胞的一半(图 7-1-3)。

生殖细胞配子的形成需要经过一次 DNA 复制和两次减数分裂,第一次减数分裂时同源染色体的非姊妹染色单体间

第一次减数分裂

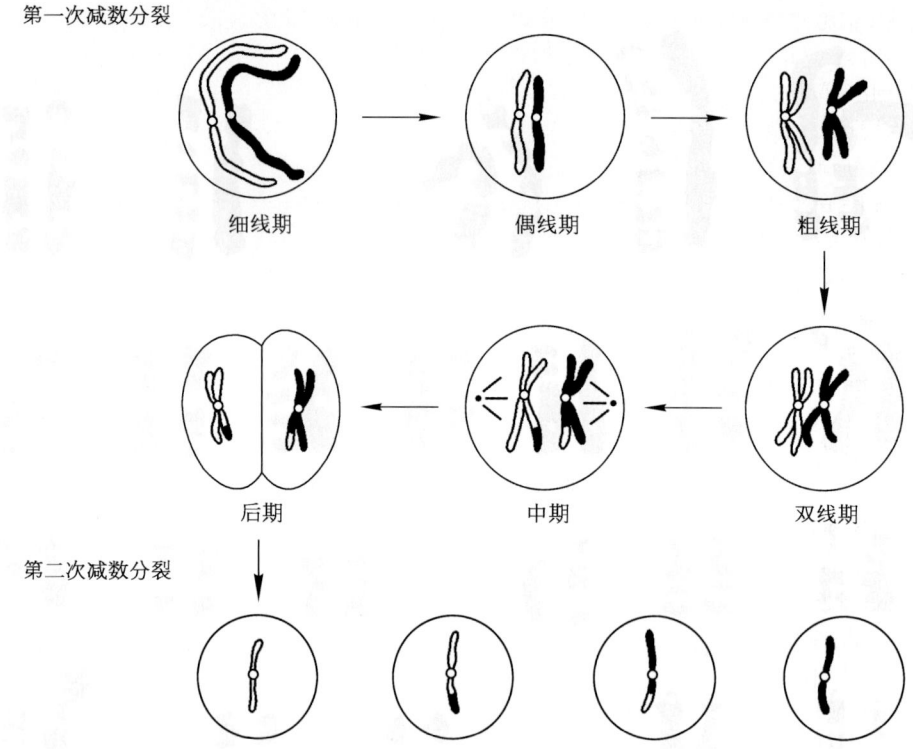

细线期　　　　　　　偶线期　　　　　　　粗线期

后期　　　　　　　中期　　　　　　　双线期

第二次减数分裂

图 7-1-3　减数分裂示意图
在第一次减数分裂期间同源染色体的非姊妹染色单体间发生重组，最终形成的 4 个配子所含的遗传信息是不完全相同的

发生交换重组，然后同源染色体分离，分别进入两个细胞，此时每条染色体含有两条染色单体，第二次减数分裂染色单体分离，形成含有 23 条染色单体的单倍体配子。如果在第一次或第二次减数分裂过程中同源染色体不分离，配子的染色体数目发生变化，则导致受精卵染色体核型异常。染色单体间的重组交换发生错误，也会引起遗传物质的丢失或重复。

　　男性青春期启动后，精原细胞通过有丝分裂和减数分裂，从初级精母细胞（2 倍体）、次级精母细胞（单倍体）、精子细胞到精子，每个精母细胞形成 4 个精子，分别含有 X 或 Y 染色体。女性生殖细胞的有丝分裂是在胚胎期完成的，卵原细胞开始第一次减数分裂，但是初级卵母细胞分化没有完成，停留在分裂前期，直至青春期启动后才完成第一次减数分裂，形成次级卵母细胞，而第二次减数分裂需要到受精后才能完成。因此，女性的生殖细胞数量在胚胎期已经确定，出生后不再增加。每个卵母细胞减数分裂只形成一个有功能的卵子，其他 3 个细胞成为无功能的极体。

第二节·性腺性别决定和分化

　　性腺性别的决定和分化是指生殖嵴分化为睾丸或卵巢的过程。在正常情况下，受精卵的染色体核型为 46, XY 者生殖嵴分化为睾丸，46, XX 核型分化为卵巢。

一、生殖嵴的分化

　　生殖嵴是性腺的始基，具有发育为睾丸和卵巢两种潜能。在小鼠胚胎 9.5 日（E9.5），中肾腹侧表面的体腔上皮增生聚集，形成生殖嵴，含有体细胞和生殖细胞两种细胞成分，体细胞来源于体腔上皮细胞，而生殖细胞起源于原肠胚。小鼠 E6.25 原肠胚前近端上胚层细胞被 PR 域锌指蛋白 1（Blimp1）激活形成祖生殖细胞，在 E7.25，祖生殖细胞分化为原始生殖细胞（primordial germ cells，PGC），并从中胚层转移到内胚层。PGC 先是随着后肠的管道化转移到原肠，然后在 E10 沿肠系膜迁徙至终点原始性腺嵴，PGC 在性腺嵴的分化方向取决于由体细胞分化出来的是 Sertoli 细胞还是颗粒细胞。

　　生殖嵴的分化过程受一些转录因子（Box1）基因的调控，其中起关键作用的是 NR5A1 基因，NR5A1 是一种孤儿核受体，调控靶基因的表达，促进细胞代谢、分化和增殖，亦调控类固醇合成基因，如 17α-羟化酶和 3β-羟类固醇脱氢酶。体腔上皮中表达 NR5A1 的细胞是性腺和肾上腺体细胞系的祖细胞，如果缺乏 NR5A1 阳性细胞，性腺和肾上腺均不能完成分化。而 NR5A1 的表达又受一些转录因子的调控，包括 LIM 同型盒蛋白 LHX9、锌指转录因子 Wilms 瘤抑制蛋白 WT1、赖-苏-丝同型 WT1（WT1 - KTS 和 WT1＋KTS）、锌指转录因子 GATA4（GATA binding protein 4）、染色质修饰重塑因子 CBX2（又称 M33）、胰岛素样生长因子 IGF、螺旋-襻-螺旋转录因子 POD1（podocyte-expressed 1）及 POD1 同源域蛋白 SIX1 和 SIX4。

二、睾丸的决定和分化

　　Sertoli 细胞的分化和增殖是原始性腺嵴分化为睾丸形态和功能的关键环节，Sertoli 细胞的来源可能是：① 存在于原始性腺嵴的类固醇生成因子 1（SF1）阳性细胞，在小鼠 E10.5，一些 SF1 阳性细胞表达 SRY；② 体腔上皮细胞，体腔上皮细胞是单层细胞，覆盖整个体腔和性腺嵴，在小鼠胚胎 E12.5，体腔上皮细胞分化为支持型（supporting type）细胞和间质型细胞，支持型细胞即是 Sertoli 细胞的前体细胞。支持型细胞转化为 Sertoli 细胞的时间窗为 E11.2～E11.4,在这一时间窗之外,体腔上皮细胞只转化为间质细胞。Sertoli 细胞的分化启动后,间质细胞在性腺嵴形成细胞索,中肾血管侵入,发育为睾丸的血管系统,同时管周肌样细胞(其来源未明)发育,在 Sertoli 细胞信号的作用下,管周肌样细胞分泌层粘连蛋白、纤连蛋白和胶原等细胞外基质,环绕睾丸索形成基底膜,随着睾丸索的延长和弯曲发育为成年期的细精管,基底膜使细精管形成一个独立的内环境,有利于精子发生。Sertoli 细胞分泌 DSS/PTCH 1(Desert hedgehog/patched 1)和前列腺素 D_2 合成酶(PTGDS)促进 Leydig 细胞分化,参与 Leydig 细胞分化的调节基因可能还有 ARX(X-linked aristaless-related)和 POD1。Leydig 细胞合成类固醇的功能受 NR5A1 调控。NR5A1 和 SOX9(SRY-related HMG box 9)上调抗米勒管激素(AMH)的活性,促使米勒管退化,调节米勒管退化的基因还有 WT1 - KTS 和 GATA4。

Y 染色体性决定区基因 SRY 是双能性腺向睾丸分化的决定因子,SRY 的功能是诱导 Sertoli 前体细胞分化为 Sertoli 细胞。小鼠性腺嵴在 E11 开始表达 Sry,E11.5 达到高峰,E12.5 后迅速消失。SRY 最初在性腺嵴中央区表达,然后扩展至前区和后区,在 SRY 开始表达后 4 h,Sertoli 前体细胞开始表达 SOX9。SRY 和 SOX9 都是发育转录因子,都含有高速泳动族蛋白(HMG)域模体,HMG 的存在有利于基因与(A/T)ACAA(T/A)序列的结合。

调控 SRY 表达的基因称为 BOX2 基因,其调控过程通过小鼠胚胎的研究已有了初步了解。首先是与原始性腺发育阶段相关的叉头基因 FOX2 和含 Jumonji 域蛋白 A1(Jmjd1a)激活,使抑制 SRY 的 H3K9(组蛋白 3 赖氨酸 9)水平降低,SRY 的抑制解除。另一方面,GADD45g(growth arrest and DNA damage-inducible 45 gamma)通过 GADD45g - MAP3K4(mitogen-activated protein kinase kinase kinase 4)- p38MAPK(p38 mitogen-activated protein kinase)途径激活 GATA4,GATA4 磷酸化并与 FOG 2(friend of GATA - 2)形成复合物,与 SRY 启动子结合,启动 SRY 表达。此外,Wt1＋KTS 参与了 SRY 转录后 mRNA 的调节。CBX2(chromobox homolog 2)促进 NR5A1 的表达,后者是 SRY 上游的调控基因,因此 CBX2 对 SRY 的表达亦起重要作用。

SRY 的表达直接激活 SOX9,后者上调成纤维细胞生长因子及其受体(FGF9 - FGFR2)的表达,FGF9 反过来促进 SOX9 的高表达,SOX9 - FGF9 正反馈环抑制了 WNT4、RSPO1 和 β-连环蛋白信号系统及 FOXL2 等卵巢发育基因,上调 PTGDS,PTGDS 信号促进 SOX9 发生核转位,促进 Sertoli 细胞分化。

三、卵巢的分化

过去认为卵巢分化是一种预设机制,只要没有 SRY 基因的表达,原始性腺嵴自动分化为卵巢。近年来的研究发现,卵巢的分化并非预设机制,受许多因子(FOXL2、RSPO1、WNT4、CTNNB1 等)的调控,如果缺乏这些因子,卵巢分化过程不能启动。卵巢分化的关键环节是颗粒细胞,其来源可能是体腔上皮细胞,小鼠实验证明,一些体腔上皮细胞进入原始性腺嵴,分化为叉头转录因子(FOXL2)阳性细胞。颗粒细胞

相当于睾丸分化的 Sertoli 细胞,对卵泡的发育、成熟和生存起重要作用。胚胎在围生期,前颗粒细胞侵入生殖细胞巢,分割包绕单个生殖细胞形成始基卵泡,生殖细胞的信号是卵泡形成、成熟和生存的关键因素,如果缺乏生殖细胞,卵泡不能形成,原始性腺退化为条索状组织。卵泡发育在出生后数日停止分化,停留在第 1 次减数分裂前期。在始基卵泡发育为初级卵泡时,卵细胞分泌的因子刺激前颗粒细胞从扁平形细胞转化为立方形细胞,颗粒细胞分化增殖,反过来促进卵泡的发育和成熟,成熟卵泡征集中胚层细胞分化为泡膜细胞,合成和分泌雌激素。

FOXL2 基因是颗粒细胞分化的启动因子,促进颗粒细胞的分化和成熟,维持颗粒细胞的生存,也调控颗粒细胞分泌雌激素。在小鼠胚胎 E12.5,前颗粒细胞开始表达 FOXL2,是卵巢分化启动的标志,如果缺失 Foxl2,卵泡发育过程停止和退化。调控卵巢分化的另一个重要信号途径是 RSPO1/WNT4/CTNNB1,RSPO(roof plate-specific spondin)家族有 4 个成员,因在小鼠胚胎神经管顶板表达而得名,RSPO1～4 都是富半胱氨酸蛋白,是一种旁分泌因子,与富亮氨酸 G 蛋白偶联受体 LGR4、LGR5 和 LGR6 结合,激活 WNT4。WNT4 是 Wingless 类(WNT)家族成员,在哺乳类动物已发现 19 种 WNT,其受体是 Frizzled 受体和 LRP 的共受体,WNT4 激活 β-连环蛋白(CTNNB1)。RSPO1/WNT4/CTNNB1 信号途径主要调控生殖细胞的分化、成熟和生存,Wnt4 基因敲除小鼠卵巢内生殖细胞 90% 在 E16.5 凋亡;在人类,RSPO1 基因纯合子突变产生 SRY 阴性 46,XX 真两性畸形;WNT4 纯合子突变出现 XX 男性综合征,肾上腺和肾脏发育不全;WNT4 杂合子突变的 46,XX 个体子宫和输卵管缺如,雄激素分泌过多,提示 WNT4 亦调控生殖导管的分化。卵巢的分化在胚胎 12 周开始,第 20 周卵母细胞细胞数量达到 600 万～700 万,出生后卵母细胞数量不再增加。

第三节 · 表型性别决定和分化

一、概 述

表型性别(生殖导管和尿生殖窦)的决定和分化主要受睾丸分泌的睾酮和 AMH 调控,如果原始性腺分化为睾丸,约在胚胎第 4 周形成睾丸索,出现 Sertoli 细胞。在 8～10 周,Sertoli 细胞分泌 AMH,抑制米勒管发育和分化。第 8 周 Leydig 细胞分泌睾酮,促进中肾管(沃尔夫管)的发育和分化。第 10 周睾丸开始下降,第 25～35 周下降到阴囊内。

胎儿睾丸的 Leydig 细胞在胎盘分泌的绒毛膜促性腺激素(HCG)的作用下,以胆固醇为原料,经过一系列酶促反应,最终合成睾酮,睾酮与靶器官的雄激素受体(AR)结合,发挥生物学作用。Sertoli 细胞分泌的 AMH 是一种糖蛋白激素,属于 TGF - β 超家族成员,其基因定位于 19p13.3,AMH 受多种因子的调控,DAX - 1 是 AMH 转录的抑制因子,而 WT1 则是激动因子。AMH 受体是由 Ⅰ 型受体(AMHR Ⅰ)和 Ⅱ 型受体(AMHR Ⅱ)组成的异源二聚体,当配基与 AMHR Ⅱ 结合后,AMHR Ⅰ 的丝氨酸/苏氨酸磷酸化,激活下游的

Smad 蛋白磷酸化，激活金属蛋白酶 2(MMP2)，引起细胞外基质的降解，启动细胞凋亡程序，促使米勒管退化。AMHR Ⅱ 基因定位于 12q13，AMH 或 AMHR Ⅱ 基因失活性突变使男性胎儿体内并存沃尔夫管衍化器官和米勒管衍化器官，称为米勒管存留综合征。

如果性腺嵴分化为卵巢，由于缺乏睾酮的支持，中肾管退化；米勒管的分化由于缺乏 AMH 而得以完成。

二、生殖导管的分化

约在胚胎第 4 周，原始主动脉和体腔之间的间质细胞分化出肾发生细胞，形成中肾和中肾管，并向尾侧延伸与尿生殖窦连接。约在胚胎第 6 周体腔上皮在中肾管外侧折叠形成副中肾管米勒管，并在尾侧紧靠中肾管处开口于原始尿生殖窦，因而在胚胎 7 周前两套生殖导管并存（图 7-1-4）。如果胚胎的染色体核型是 46, XY，性腺是睾丸并具有正常功能，Sertoli 细胞分泌的 AMH 以旁分泌方式促使米勒管退化。AMH 的分泌虽然可以延续到 8～10 岁，但是起关键作用的时期是胚胎 12 周以前，这是米勒管对 AMH 作用的敏感期，以后输卵管和子宫的发育即不受 AMH 的影响。同时 Leydig 细胞分泌的睾酮亦以旁分泌方式作用于中肾管，促进同侧的中肾管分化为附睾、输精管、精囊和射精管。

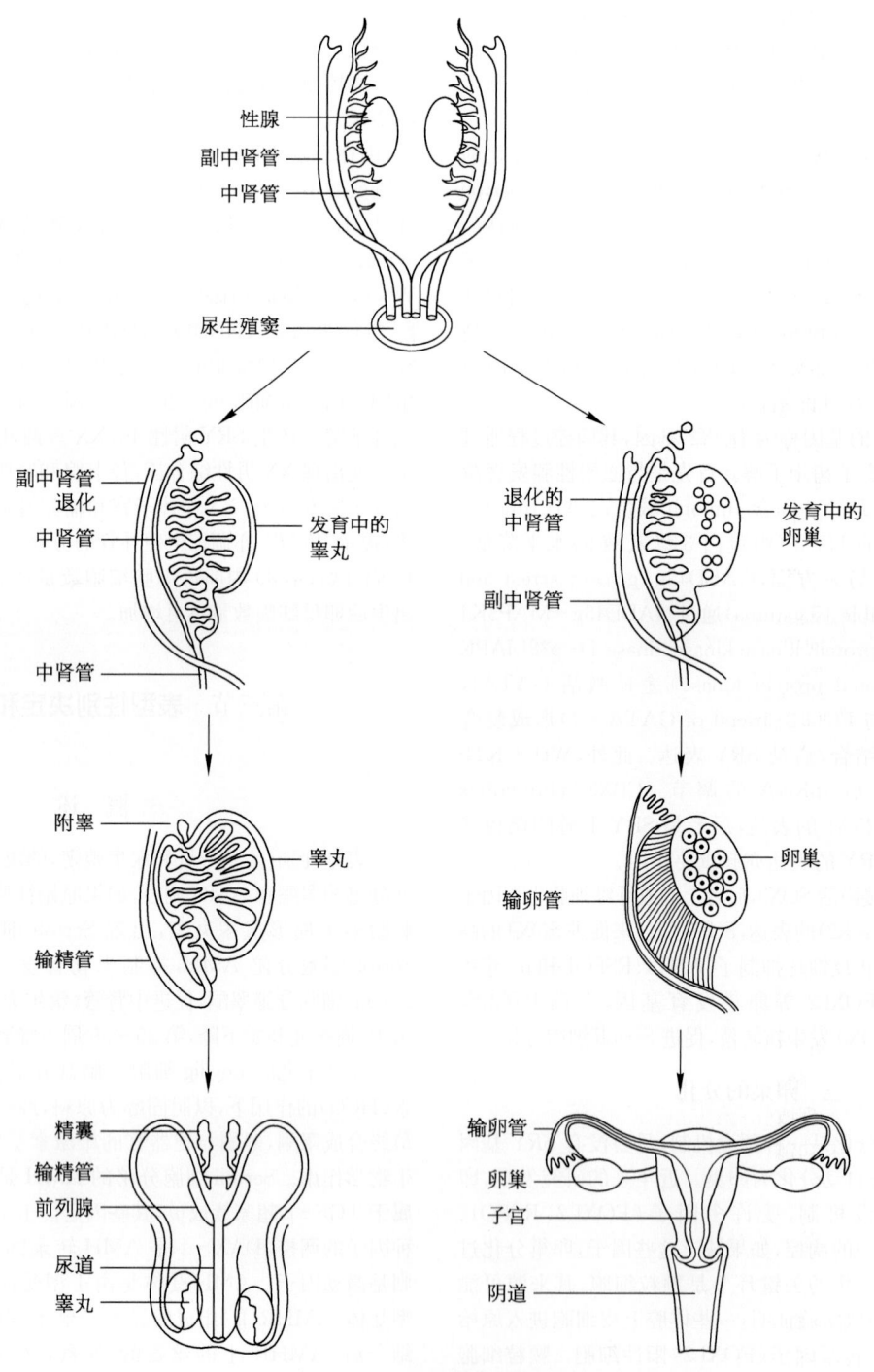

图 7-1-4　中肾管和米勒管的分化

如果胎儿性腺没有发育为睾丸或睾丸没有功能，中肾管失去高浓度睾酮的支持而退化，同时由于没有 AMH 的抑制作用，米勒管发育和分化得以完成，颅侧端分化为输卵管，尾侧端融合形成子宫，开始为双腔子宫，胚胎 10～11 周中央隔消失，形成单腔子宫和阴道上段的 2/3，子宫肌层的发育在胚胎 17 周完成。整个生殖导管的分化在胚胎 12 周基本完成。

三、尿生殖窦的分化

人类胚胎第 5 周中胚层细胞在会阴部泄殖腔聚集，形成泄殖腔褶，在泄殖腔颅侧端的中胚层细胞增殖形成生殖结节。泄殖腔开口两侧有两对纵向皱褶，分别称为生殖褶和生殖膨隆（阴唇阴囊褶），即为原始尿生殖窦。尿生殖窦在胚胎 8 周开始分化，男性方向的分化受二氢睾酮（DHT）调控，胎儿睾丸分泌的睾酮在尿生殖窦经 5α-还原酶转化为 DHT，局部高浓度的 DHT 刺激生殖结节的生长，发育为阴茎海绵体和尿道海绵体，生殖褶融合为阴茎尿道，生殖膨隆融合形成阴囊。尿生殖窦的颅侧部被中肾管和米勒管分隔为上下两部分，上部发育为膀胱颈，下部发育为前列腺，前列腺的发育受 DHT 调控。

如果没有 DHT，生殖结节萎缩退化为阴蒂；生殖褶不能融合，保持分离状态，形成小阴唇；生殖膨隆形成大阴唇。膀胱阴道隔的向前生长将尿生殖窦开口分隔为尿道口和阴道口。阴道在分化前是米勒管下端融合形成的子宫阴道板，胚胎第 9 周开始分化，子宫阴道板的细胞分裂增殖，使尿生殖窦与子宫之间的距离拉大，从胚胎第 11 周开始，阴道板的尾侧开始形成管腔，胚胎 20 周阴道的管化过程完成。阴道的颅侧 2/3 来自米勒管，尾侧 1/3 来自尿生殖窦。

参考文献

[1] Hanosh A, Scott AF, Amberger J, et al. Online Mendelian inheritance in man (OMIM) [J]. Hum Mutat, 2000, 15：57-61.

[2] Skalesky H, Kuroda-kawaguchi T, Minx PJ, et al. The male-specific region of the human Y chromosome is a mosaic of discrete sequence classes [J]. Nature, 2003, 423：825-837.

[3] Maan AA, Eales J, Akbarov A, et al. The Y chromosome：a blueprint for men's health? [J]. Eur J Hum Genet, 2017, 25：1181-1188.

[4] Vaiman D, paihoux E. Mammalian sex reversal and intersexuality：deciphering the sex-determination cascade [J]. Trends Genet, 2000, 16：488-494.

[5] Koopman P. The genetics and biology of vertebrate sex determination [J]. Cell, 2001, 105：843-847.

[6] Quintana-Murci L, Krausz C, McElreavey K. The human Y chromosome：function, evolution and disease [J]. Forensic Sci Int, 2001, 118：169-181.

[7] Ohinata Y, Payer B, O'Carroll D, et al. Blimp1 is a critical determinant of the germ cell lineage in mice [J]. Nature, 2005, 436：293-300.

[8] Tanaka SS, Nishanakamura R. Regulation of male sex determination：genital ridge formation and Sry activation in mice [J]. Cell Med Life Sci, 2014, 71：4781-4802.

[9] Veitia RA, Salas-Cortes L, Ottolenghi C, et al. Testis determination in mammals：more questions than answers [J]. Mol Cell Endocrinol, 2001, 179：3-16.

[10] Marshall Graves JA. Human Y chromosome, sex determination, and spermatogenesis—a feminist view [J]. Biol Reprod, 2000, 63：667-676.

[11] Tilford CA, Kuroda-Kawaguchi T, Shalesky H, et al. A physical map of the muman Y chromosome [J]. Nature, 2001, 409：943-945.

[12] Disteche CM, Berlech JB. X-chromosome inactivation and escape [J]. J Genet, 2015, 94：591-599.

[13] Park Y, Kuroda MI. Epigenetic aspects of X-chromosome dosage compensation [J]. Science, 2001, 293：1083-1085.

[14] Bhandari RK, Haque MM, Skinner MK. Global genome analysis of the downstream binding targets of testis determining factor SRY and SOX9 [J]. PLoS One, 2012, 7：e43380.

[15] Warr N, Carre GA, Siggers P, et al. Gad45gamma and Map3K4 interactions regulate mouse testis determination via P38MAPK-mediated control of Sry expression [J]. Dev Cell, 2012, 23：1020-1031.

[16] Hanley NA, hagan DM, Clement-Jones M, et al. SRY, SOX9, and DAX1 expression pattern during human sex determination and gonadal development [J]. Mech Dev, 2000, 91：403-407.

[17] McClelland K, Bowles J, Koopman P. Male sex determination：insights into molecular mechanisms [J]. Asian J Androl, 2012, 14：164-171.

[18] Ungewitte EK, Yao HH-C. How to make a gonad：cellular mechanisms governing formation of the testes and ovaries [J]. Sex Dev, 2013, 7：7-20.

[19] Chassot AA, Gillot I, Chaboissier MC. R-spondin1, WNT4, and the CTNNB1 signaling control over ovarian differentiation [J]. Reproduction, 2014, 148：R97-R110.

[20] Josso N, di Clemente N, Gouedard L. Anti-Mullerian hormone and its receptors [J]. Mol Cell Endocrinol, 2001, 179：25-32.

[21] Blaschko SD, Cunha GR, Baskin LS. Molecular mechanism of external genital development [J]. Differentiation, 2012, 84：261-268.

第二章·青春期发育

孙首悦　杨军

青春期是连接幼儿期至成人的一段过渡时期。在这一阶段，生殖系统逐步发育，伴随着第二性征的出现和身高的快速增长，以及复杂的精神心理改变，最终发育成为两性差别明显的成熟个体，并获得生育功能。

第一节·青春期启动

青春期启动源于下丘脑 GnRH 的脉冲释放增加，继而刺激垂体促性腺激素（LH 和 FSH）分泌，促使青春期体征出现及生育功能的获得。普遍公认的是，这种下丘脑-垂体-性腺轴的激活是遗传和环境因素共同作用的综合结果。而其中，可能是某种代谢性因子或信号通过参与中枢神经系统的调控而影响了青春期的启动。

一、肾上腺功能初现

肾上腺功能初现（adrenarche）是指在青春期启动前约 2 年的时间，肾上腺源性雄激素前体物质分泌增加的一种现象。仅于人类和某些灵长类动物中发现，进化过程中出现相对较晚。常见临床表现为雄激素敏感部位的毛发，如腋毛和阴毛的出现和增加。还可出现皮脂腺的发育和分泌改变，出现体味变化或痤疮。该过程发生于青春期启动及促性腺激素和性激素分泌增加之前，与下丘脑-垂体-性腺（HPG）轴功能之间的关系并未完全明确。

由肾上腺皮质网状带分泌的雄激素前体物质主要包括脱氢表雄酮（dehydroepiandrosterone，DHEA）、硫酸脱氢表雄酮（dehydroepiandrosterone sulfate，DHEAS）及雄烯二酮（androstenedione，AD）。这些前体物质经过代谢可以表现出雄激素活性，但其本身却不具备直接与雄激素受体结合而发挥生物学活性的特性。由于肾上腺为 DHEA 的主要来源，此后转化成为与白蛋白结合更紧密的 DHEAS，因此更倾向于将两者作为肾上腺源性雄激素前体物质的客观指标。

DHEA 和 DHEAS 的产生与经典的肾上腺皮质激素并不同步。正常妊娠中，胚胎期肾上腺的发育使两者始终处于较高水平，而在出生后迅速降低，直至 6 岁左右再次升高，早于青春期促性腺激素和性激素的分泌增加约 2 年，成为肾上腺功能初现的标志，此时下丘脑-垂体-性腺轴的功能尚未启动。而循环中的 ACTH 和皮质醇水平亦无较大波动，提示肾上腺功能初现并非垂体-肾上腺轴功能的广泛启动。在肾上腺源性雄激素升高的同时，肾上腺皮质网状带也开始由出生后功能抑制的胚胎期网状带开始向具备功能的连续性网状带（continuous reticular zone）转化，并伴随有相关合成关键酶的表达增加。

（一）肾上腺功能初现与青春期启动间的关系

由于肾上腺源性的雄激素可引起与性征相关的腋毛、阴毛的出现，且其水平升高早于青春期启动，最初人们曾设想肾上腺功能初现是否与下丘脑-垂体-性腺轴的发育成熟及青春期启动有关。但至今仍未有确凿的证据证实。

大多数肾上腺功能早现的幼儿（过早出现肾上腺功能初现），虽然肾上腺源性雄激素显著增加，但其青春期启动年龄仍然与正常人群无异；而存在肾上腺源性雄激素减少或缺乏的慢性肾上腺皮质功能减退的儿童，虽然没有肾上腺功能初现的临床表现，在规律补充糖及盐皮质激素后，青春期启动也会在正常年龄发生。在肾上腺功能初现时，身高增长速度会有短暂加快，大约持续 2 年后停止；而此时的 DHEA 及 DHEAS 却仍继续增加，直至 20～30 岁达到高峰，提示肾上腺源性雄激素对于青春期身高猛增也并不是必需的。

（二）肾上腺功能初现可能的调控因素

1. ACTH·有研究发现，ACTH 对于肾上腺源性雄激素前体的产生是必需的。在促黑素受体 2 型（melanocortin type 2 receptor，MC2R）突变的个体，无法启动正常的肾上腺功能初现。提示，虽然 ACTH 在该时期并无明显上升，但对于肾上腺功能初现，ACTH 更多的可能是起到了一种允许作用而非促进或启动。

2. CRH·CRH 可以直接刺激 DHEA 的生成，尤其对于胚胎期肾上腺，CRH 还可诱导 DHEA 合成关键酶 P450c17 的表达。对于地塞米松抑制后的年轻男性输注重组 CRH 也可增加 DHEA、DHEAS 及 AD 的生成。但上述研究仍然无法排除 CRH 激发后 ACTH 的影响。

3. 营养状态与代谢相关的某些激素·如瘦素和胰岛素。体外研究表明，瘦素可激活 DHEA 合成关键酶系的表达。一

项纵贯研究也显示体重指数与 DHEAS 的增加呈明显正相关，提示营养状态也是影响肾上腺功能初现的可能因素之一。

4. 某种未知的肾上腺雄激素调节因子·有学者曾设想在某种源于垂体或肾上腺的调节因子，借以解释肾上腺源性的雄激素与肾上腺皮质网状带组织发育之间的关系，以及肾上腺源性雄激素与皮质醇增加并不同步的现象。但至今仍未能分离或发现。

二、中枢神经系统与青春期启动

下丘脑 GnRH 脉冲发生系统在经过了胚胎期的发育和功能完善后，在婴儿时期，尤其是女婴，曾经造成暂时性的促性腺激素水平增高，之后即持续被抑制在较低水平的青春前期暂停（juvenile pause）。因此，在青春期存在一个去抑制和重新激活的过程。

（一）青春前期暂停

目前的证据表明，下丘脑 GnRH 脉冲系统的青春前期暂停是由两种机制相互作用所致的：HPG 系统的负反馈机制和不依赖于性激素的内在中枢神经系统抑制机制。在 2～3 岁的婴幼儿期，由性腺激素主导的负反馈机制占据主导地位。垂体持续分泌低水平的 FSH 和 LH；而且这种促性腺激素的分泌很容易被低剂量的性激素所抑制，提示 HPG 系统负反馈系统的精细和高敏感性。大约 3 岁以后，即使外周性腺功能并没有完善，甚至缺失，促性腺激素水平（FSH 和 LH）也进一步降低，提示内在的中枢神经系统抑制机制开始发挥作用并占据主导地位，直至青春前期暂停期结束。青春期临近时，内在的中枢神经系统抑制机制开始减弱，从夜间睡眠期的 LH 脉冲分泌标志性的增加开始，GnRH 的脉冲发生系统也开始对 HPG 系统的负反馈抑制不敏感。青春期启动后，这种负反馈机制重新设定了调定点，并重新占据主要的调节地位。

（二）内在的中枢神经系统抑制机制

内在的中枢神经系统抑制的具体机制目前并不明确。许多传导通路如去甲肾上腺能，多巴胺能通路；抑制性的神经递质如 γ-氨基丁酸（γ-aminobutyric acid，GABA）；兴奋性的氨基酸如谷氨酸；神经多肽如某些生长因子，均可影响 GnRH 脉冲系统。近年来揭示了 GABA 对于 GnRH 脉冲产生的抑制，这是非常重要的进展。在青春前期，GABA 在 GnRH 神经元局部分布区域浓度非常高。谷氨酸脱羧酶（glutamic acid decarboxylase，GAD）负责谷氨酰胺转化为 GABA，当抑制其单体 GAD_{65} 和 GAD_{67} mRNA 的表达后，GnRH 分泌显著增加。在青春期前灵长类动物第三脑室注入 GABA 抑制剂，可致月经初潮和排卵的过早出现。因此人们推断，灵长类的青春期启动源于 GABA 能神经元受抑，兴奋性的神经递质谷氨酸释放增加，致 GnRH 脉冲发生器重新活跃，GnRH 分泌增加。

Kisspeptin 及其受体 GPR54 也是近年来的研究热点。在青春期的恒河猴可发现 Kisspeptin 及其受体在弓状核区域表达增加；无论是局部还是整体应用，Kisspeptin 均可增加雌性猴的 GnRH 和促性腺激素分泌，以及青春期启动征象如早期排卵和阴道口开放。而 Kisspeptin 与 GABA 之间的相关性有待于进一步的研究。

（三）遗传因素的影响

参与青春期启动调控的神经内分泌网络十分复杂，牵涉多层次多因素，而其中每个环节和因素都由相应基因调控，任一基因的缺陷或变异均有可能引起个体青春期启动的差异和不同。因此，有学者提出，遗传因素对于整体的青春期启动变异的影响可能要占到50%~80%的部分，是多基因变异相互作用的综合结果。其中也有单基因突变的少见个案，如GPR54基因突变所引起的低促性腺激素型性腺发育不全。

（四）营养和代谢因素的影响

遗传因素对于青春期启动的作用毋庸置疑，但这一过程必然要受到环境因素的影响，如社会经济因素、总体健康状况、气候环境条件等。早在20世纪70年代Hartz等发现在中等度肥胖的女孩月经初潮要比营养不良消瘦的女孩显著提早，使人们开始注意到营养和代谢因素对于青春期启动的影响。随着各类脂肪因子尤其是瘦素的发现，体脂含量、脂肪代谢及能量平衡与生殖之间的关系才逐渐初现轮廓。在能量代谢过程研究中，瘦素与体脂含量显著相关，并影响摄食、脂肪代谢等重要过程。对于生殖系统，有证据表明，瘦素可通过中枢神经系统作用部分纠正由限制饮食引起的大鼠青春期发育延迟，但不能使正常大鼠青春期提前；一定水平的循环瘦素水平是青春期启动所必需。提示虽然瘦素不足以促进青春期的发育，但是不可或缺的允许因素。脂联素是一种可以改善糖代谢，具有抗感染和抗粥样硬化作用的脂肪因子。在肥胖时脂联素水平下降。在男性青春期发育时随着雄激素水平的上升而受到抑制。胃促生长素是生长激素促泌剂的天然配体，也是通过中枢神经系统通路发挥作用，与进食和体脂含量也密切相关。有研究发现，胃促生长素可延缓大鼠青春期发育，提示营养状态与生殖发育之间的密切联系。

第二节 · 青春期发育的体征变化

一、主要性征改变和青春期发育分期

1962年，Tanner JM根据英国本土192名女性和228名男性青少年的发育状况进行总结分期。7年后，与Marshall一起重新对青春期主要性征改变的发育分期进行了修正，虽然青春期发育受到人群、地理气候、社会经济等多种条件影响，但青春期发育的Tanner分期仍逐步完善成为目前国内外比较公认的青春期发育分期标准（图7-2-1）。

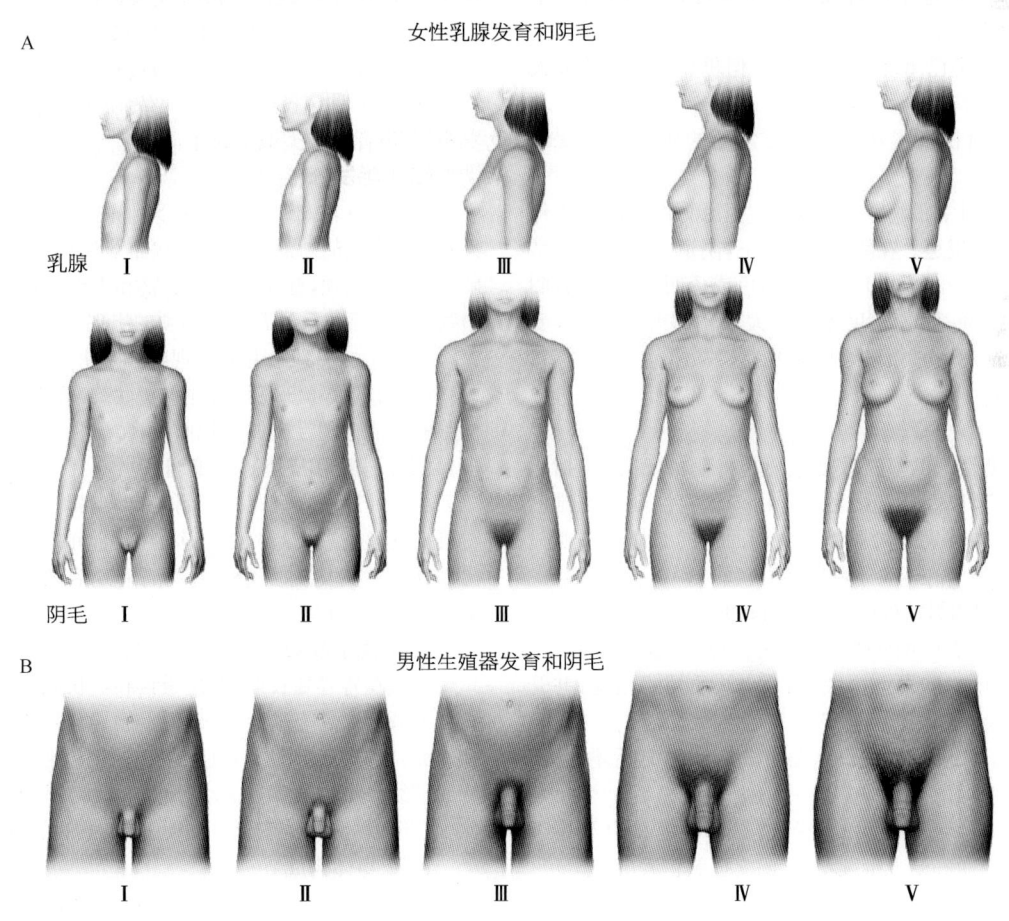

图7-2-1 青春期的Tanner分期

引自 Carel JC et al. N Engl J Med, 2008, 358: 2367

（一）女性

女性青春期发育的显著性征改变有两点：乳腺发育及外阴发育。乳腺发育提示卵巢雌激素分泌功能的完善；而阴毛的出现则是肾上腺源性及卵巢分泌雄激素作用。

Tanner分期的乳腺发育分期如下。

Ⅰ期：B1，青春前期乳腺，仅见乳头突出。

Ⅱ期：B2，乳腺萌芽期，乳房呈小丘状隆起，乳晕范围内可触及乳核，乳头乳晕增大。

Ⅲ期：B3，乳房和乳头进一步增大，但仍处于同一丘状平面，乳晕开始着色。

Ⅳ期：B4，乳房进一步增大，乳头乳晕形成第二个丘状隆起，高于原丘状乳腺之上。

Ⅴ期：B5，成熟乳房，第二丘状隆起平复，仅乳头突出。

女性青春期发育启动的第一个特征是身高增长速度的加快，但乳腺发育通常被首先注意到。小叶腺体和导管的发育在青春期比较明显，但至成年期女性，如未进入哺乳期，乳腺中脂肪和结缔组织占80%左右。乳腺形状多由遗传和营养状态决定。在Tanner乳腺发育分期中，仅涵盖了乳腺的一般特点，并不包括对形状的界定。乳晕和乳头的大小一般将随发育期而改变，B3后增加明显。其色素沉着也随人群和遗传不同而异。

Tanner分期的女性阴毛发育分期如下。

Ⅰ期：P1，青春前期外阴，无典型阴毛，可见阴阜上分布有软而细，无明显色素沉着毳毛。

Ⅱ期：P2，阴唇两侧可见散在浅淡色素沉着的长直或略弯曲的较软阴毛。

Ⅲ期：P3，阴毛色素沉着加深，变粗，更加卷曲；阴毛增多，扩散至耻骨联合。

Ⅳ期：P4，阴毛已呈现成人样改变，但仍少于大多数成人面积；大腿及腹股沟处尚无分布。

Ⅴ期：P5，面积及形状均呈倒三角形的典型成熟女性改变。

阴毛的发育通常跟乳腺发育同步。但因为由不同激素作用，也有不一致的报道。在雌激素作用下，阴道上皮也逐渐增厚变粗。在初潮前几个月，开始分泌白色或透明样分泌物；阴道分泌物pH下降；阴道长度增加。大小阴唇开始增厚，变宽，皱褶增多，出现色素沉着。阴蒂也有轻微增生，尿道开口略突出。

（二）男性

男性青春期性征的显著改变主要是外阴的发育，包括阴茎和睾丸的发育，以及阴毛的分布。由于这些性征都由雄激素控制，所以通常其发育阶段都是协调同步的。如出现明显不同，常提示存在潜在的肾上腺或睾丸疾病。

Tanner分期的男性外阴发育分期如下。

Ⅰ期：G1，青春前期外阴，睾丸、阴囊及阴茎呈幼童状。

Ⅱ期：G2，阴囊和睾丸增大，阴囊皮肤质地略粗糙，并开始变红。

Ⅲ期：G3，阴茎开始生长；首先是长度增加，之后增粗；阴囊和睾丸继续增大。

Ⅳ期：G4，阴茎的长度和直径继续增大，龟头也开始变粗，轮廓明显；阴囊和睾丸继续增大，阴囊皮肤色素沉着。

Ⅴ期：G5，阴茎、阴囊和睾丸的形状和大小均呈成熟男性改变；阴茎此后停止生长。

Tanner分期的男性阴毛发育分期如下。

Ⅰ期：P1，青春前期外阴，无典型阴毛，可见外阴上分布有软而细，无明显色素沉着毳毛。

Ⅱ期：P2，阴茎根部可见散在浅淡色素沉着的长直或略弯曲的较软阴毛。

Ⅲ期：P3，阴毛色素沉着加深，变粗，更加卷曲；阴毛增多，扩散至耻骨联合。

Ⅳ期：P4，阴毛已呈现成人样改变，但仍少于大多数成人面积；大腿及腹股沟处尚无分布。

Ⅴ期：P5，面积及形状均呈典型成熟男性改变。

睾丸增大是男性青春期启动的第一个特征，比女性乳腺开始发育大约晚6个月。一般将睾丸的长径大于2.5 cm或者容量大于4 ml作为标志。有研究表明，睾丸容积指数（即左右睾丸长×宽之和/2）及睾丸体积，与Tanner的青春期发育分期显著相关。在疲软状态下，阴茎的测量应当拉伸后进行，以避免可能的变异。与女性类似，男性的乳晕在青春期也会增大，通常发生在Tanner Ⅳ期，女性的乳晕增大比男性更加明显。

二、其他第二性征改变

（一）声带和喉结

青春前期，男性和女性幼儿的声带长度没有显著区别，在12～15 mm，其中膜性部分为7～8 mm。进入青春期，在雄性激素的作用下，男性声带显著增长，至成年男性声带长度可达18～23 mm，其中膜性部分达12 mm；而女性声带仅轻度加长至13～18 mm。男性喉结（即甲状软骨）及喉部肌肉的增厚和生长也使男性嗓音逐渐低沉变粗，语速变慢。在此过程中，男性在Tanner Ⅲ～Ⅳ期（11～13岁）可出现声嘶现象，而至15岁左右，声音基本类似于成年。

（二）毛发分布

1. 面部·在雄性激素作用下，仍是男性变化显著。包括前额发迹后退及胡须的出现。从软而淡褐色的毳毛逐渐生长为硬且色深的胡须，首先出现于上唇和上颊部，之后蔓延至唇下中线及整个下巴。通常上唇胡须的出现一般在Tanner Ⅲ期。

2. 腋下·男性腋毛的出现整体来讲晚于女性，在14岁左右；而大多数非洲裔和白种人女性约12岁即出现。腋下大汗腺的功能也随毛发的出现而发育。

（三）痤疮和皮脂腺分泌增多

由于性腺源性和肾上腺源性雄激素的增多，青春期皮肤常可出现痤疮和皮脂分泌增多，甚至合并细菌或螨的感染，以男性为著。在女性，痤疮常作为青春期启动的首要主诉出现，甚至早于阴毛和乳腺发育。

（四）面型改变

尤其在青春猛长期，在性激素和生长激素的双重作用下，男性下颌和鼻骨有较大增长；但上颌、眉弓和前额的增长在两性间无差别。面部肌肉和脂肪也在相应性激素的作用下，男性面部线条更加硬朗，而女性更加柔和。与颅骨的测量值相比，面部各种测量值变化更加明显，以下颌的改变为最。

（五）身体构成

肌肉、骨骼和体脂构成在青春前期的男性和女性是无显著差别的。经过青春期的发育，男性肌肉和骨骼所占比例均为女性的1.5倍，而女性的体脂则为男性的2倍。男性肌肉单个细胞更大且数量更多，使得青春期男性力量增长更显著。男性体脂常以腹部为中心呈广泛性分布，而女性则倾向于臀部和下肢为主。GH和性激素在这一过程中起主要作用。

第三节 · 生殖功能的发育和获得

一、青春期女性卵巢的发育

胚胎期卵巢生殖细胞数量在妊娠 16～20 周时即达其峰值,约 700 万个,此后数目不再增加。妊娠 20 周原始卵泡开始出现。由原始卵泡向窦状卵泡的发育需要 FSH 的参与。但在此阶段胚胎期卵巢并未发现 FSH 受体表达。同时直至月经初潮前,FSH 出现脉冲样分泌,一直要经历卵泡闭锁的过程。因此,在出生时,卵母细胞已减至约 200 万个,至青春期前减至 30 万～40 万个。而女性一生中仅可排出 400～500 个成熟卵子。绝大多数卵母细胞将退化闭锁。

青春前期的卵巢容积在 B 超扫描时一般在 0.2～1.6 ml,而经过青春期的发育可达 2.8～15 ml。青春期启动后,促性腺激素尤其是 FSH 的脉冲分泌使卵巢内多个卵泡被激活并进一步发育,FSH 促进颗粒细胞增殖并分泌卵泡液,卵泡增大,开始在 FSH 作用下合成雌二醇。其中对 FSH 最敏感的卵泡最先发育成为优势卵泡,分泌更多的雌激素,反馈抑制 FSH,使其他卵泡进入闭锁过程,而其自身则形成排卵前卵泡。此后在雌激素和 LH 的共同作用下,卵泡进一步成熟并排出,并经黄体期逐渐进入周期性的循环,子宫及内膜也在雌孕激素的作用下进行周期性改变,月经初潮来临。

由于受到种族、环境、社会经济和地理条件等诸多因素影响,不同地区女性月经初潮时间变异很大,但一般在 Tanner Ⅲ～Ⅳ 期时出现。初潮后的第一年,由于激素水平的波动和器官发育的不完善,无排卵月经常见。有报道称,在初潮后第二年,无排卵率可降至 55%,至第 5 年可至 20%。

二、青春期男性睾丸的发育

与女性卵巢不同,即使在青春前期,睾丸也处于相对活跃的状态。在青春期体征出现之前,5～7 岁的男性由于睡眠 LH 脉冲的出现使得此时的夜间睾酮即可被检测到。日间睾酮的可测始于青春期启动后,大约于 11 岁时睾丸体积超过 4 ml。此后随着青春期的发育,睾丸体积增加,睾酮水平持续升高。睾丸体积增加源于精曲小管的生长,并逐渐出现生精功能。

在青春前期乃至青春启动早期,支持细胞是精曲小管上皮的主要细胞类型。随着青春期的发育,支持细胞逐渐停止有丝分裂,数目减少,出现伪足,构成血睾屏障,逐渐分化成为成熟型的滋养细胞。Leydig 细胞的主要功能是产生睾酮。在经历了胚胎中期、出生后 2～3 个月及青春期等三阶段也逐步分化成熟。而这一过程与睾酮的阶段性浓度增加及 LH 脉冲分泌密切相关。至青春期,精囊增大可储存 70% 精囊液。睾丸容量超过 4 cm³ 时,由多普勒检测平均血流速度已达成人水平。

第一次晨尿中精子的检测(精液尿)在一定程度上可反映精子的生成功能。精液尿的出现一般在 12～13 岁,Tanner Ⅱ～Ⅲ 期;且由于精液的释放还没有足够的控制力,所以在青春发育早期常随尿液持续排出,而至后期,则尿液中相对少见。真正在数量、形态和功能上均成熟的精子一般在骨龄超过 17 岁才会出现。但在成人睾酮水平和身高增长高峰出现之前,已有精子生成功能的男性已具备授精和生殖能力。

第四节 · 青春期身高的增长

一、青春期快速生长

青春期前,男性和女性幼儿的生长速度并无明显差异。出生后在婴儿期有身高的快速增长,随后降低呈匀速缓慢的生长直至青春期前。一般生长速度为 4～6 cm/年。进入青春期,生长速度迅速增加,一般分为 3 个阶段:上升期、峰值期及减缓期。男性一般在 Tanner Ⅲ～Ⅳ 期,晚于女性 2 年到达生长速度峰值,平均最大生长速度超过 9.5 cm/年。有报道称,一般青春期启动早的男性其最大生长速度高于启动晚的男性。女性一般在 Tanner Ⅱ～Ⅲ 期达生长速度峰值,平均最大生长速度超过 8.3 cm/年。男性的青春期生长高度总和常大于女性。在瑞士一项研究中,男性平均身高在青春期的增长约超过女性 6 cm。而在美国的研究结果显示,两性间青春期快速增长所造成的身高差别达 8～11 cm。对于骨形态学外观的双生子研究表明,成年身高的差异更多地源自男孩青春期发育的后期,而不是源于性别之间生长速度的差异。男孩和女孩之间的骨密度差异在很大程度上是在青春期之前就已经建立。

女性的月经来潮是身高增长的重要影响因素。初潮前为 1～2 年,大多数女性可达生长速度峰值。但初潮年龄及峰值速度并不是很好的成人身高预测因子,整个青春期身高增长持续时间的长短反而更加重要。对于女性,青春期的过早启动会降低最终身高,而青春发育期的延长或延迟则可能获得较高的最终身高。

随着四肢长度增加和身高的增长,身体上下部量比值(upper/lower segment ratio,U/L)在青春期前和青春期也有了很大改变。出生时约为 1.7,至青春期前约为 1.0,青春期快速增长后,比值可达 0.85～0.9,虽然该比值在两性间无明显差异,但女性坐高与站立身高比值却明显高于男性。

二、青春期快速生长的相关激素

青春期快速生长是除婴儿期外机体第二次身高增长最快的阶段。多种内分泌激素参与其中。生长激素(growth hormone,GH)和性激素无疑是非常重要的因素,而甲状腺激素、肾上腺激素也起到了相应的作用。

(一) 生长激素

无论男性和女性,GH 分泌在青春期呈显著增加,甚至加倍。青春期后即下降。女性青春期启动较早,因此在 Tanner Ⅱ～Ⅲ 期即有上升,Ⅱ～Ⅲ 期至峰值。而男性则稍晚,至 Tanner Ⅳ 期才达峰值。激发试验后的 GH 分泌在青春期也有显著增加。有报道称,对正常身高的 88 名儿童和青少年进行运动,精氨酸和左旋多巴的激发试验,青春期前儿童仅有不到 40% 超过 7 ng/ml 的峰值;而在 Tanner Ⅳ～Ⅴ 期,100% 的参与者超过该限值。

雌激素的分泌增加是青春期 GH 的脉冲和峰值显著增加的重要因素。男性体内雌激素由睾酮和雄烯二酮转化,女性则由卵巢分泌。有研究表明，外源性雌激素可明显增加激发试验后的 GH 分泌。外源性的睾酮也可使青春期延迟患者的 GH 分泌增加，且独立于 GHRH 作用；一旦阻断雌激素受体，则作用明显减弱或消失；双氢睾酮无法转化成为雌激素，因此也就没有促进 GH 分泌的作用。以上研究均提示睾酮的促 GH 分泌作用仍是通过雌激素进行。

GH 缺乏和 GH 抵抗症患者其青春期迅速生长可缺如或停滞，提示 GH 的重要影响。但在 GH 和促性腺激素双重缺乏的垂体功能低下患者，单纯补充 GH 却不能达到身高迅速增长的效果，必须同时补充性激素，说明 GH 和性激素之间相互作用的重要性。

胰岛素样生长因子 1（insulin like growth factor - 1，IGF-1）是 GH 发挥作用的重要介质。循环中的 IGF-1 多由 GH 刺激肝脏、心、肺等组织产生。青春期时，IGF-1 也随着 GH 分泌增加而达到峰值，亦同时受到雌激素的激发；在软骨和骨骼局部，雌激素还可直接刺激 IGF-1 的生成；提示 GH 并非 IGF-1 的唯一影响因素。对于长骨的线性生长，循环 IGF-1 的内分泌作用和局部产生的 IGF-1 旁分泌作用复杂。如选择性敲除肝脏 IGF-1 基因的小鼠，其循环 IGF-1 显著下降，而长骨的线性生长却不受影响。

（二）性激素

如前所述，性激素既可刺激 GH 分泌，又可使骨骼局部产生 IGF-1 来促进生长。此外，性激素还促使软骨细胞和成骨细胞成熟，最终导致骨骺的闭合而使生长停止。该作用仍主要由雌激素来介导。有报道表明，雌激素受体或芳香化酶基因缺陷患者，虽无青春期快速生长，但身高持续增加，骨骺开放且伴有骨软化症。

因此，性激素，尤其是雌激素对于两性青春期快速生长，骨骼成熟，骨量峰值的获得及维持都有不可替代的作用。雌激素还可刺激骨骺生长中心的软骨发生，在一定程度上增加长骨的线性生长。有研究称，青春期启动最初 3 年内，男性身高增长速度峰值与雌激素水平而非 GH 呈显著正相关。再次提示雌激素对于男性青春期快速生长和骨骼成熟具有同样重要作用。雄激素受体在骨骺生长中心、成骨细胞、软骨细胞及骨髓的单核细胞和血管内皮均有表达，提示睾酮对长骨的生长可能存在直接作用。青春期男性骨外膜的沉积，皮质骨的增厚，骨骼的粗大外形均与睾酮的直接作用相关。睾酮直接作用还可促进骨骼，尤其是脊柱矿物质沉积。

（三）其他激素

糖皮质激素受体在骨骺生长中心，尤其是软骨细胞存在表达。慢性肾上腺皮质功能不全的患儿可出现生长速度减缓。但替代治疗后仍可出现青春期快速生长，也提示肾上腺源性雄激素似乎对青春期身高增加无明显作用。甲状腺激素对于青春期快速生长起到一种"允许作用"：要维持正常的生长速度，必须有一定水平的甲状腺激素存在。甲状腺激素不足时，GH 分泌降低，直接影响生长速度。此外，甲状腺激素还影响局部 IGF-1 对骨骺的作用。

三、骨龄和骨密度

（一）骨龄

骨骼成熟度的评估一般采用与正常人群的手、肘部和膝关节放射影像对比的方法进行。骨龄正是这样一种评估骨骼成熟度的生理指标。对于青春期的启动及第二性征的出现，骨龄比实足年龄（chronologic age）更具关联性。相比较正常人群，具体个体仍有较大变异。一般认为，在青春期骨龄较实足年龄有 2 年的变异可看作正常。一些研究还显示，骨骼成熟速度与青春期快速生长呈密切相关。女性骨龄在同样实足年龄要比男性提前 1～2 年。不同种族间骨骼成熟速度也不相同，据报道，非洲裔美国儿童的骨龄比同年龄段的白种人儿童略高一些，但最近的证据表明，亚洲和西班牙裔儿童的骨龄比同年龄的非洲裔美国人或白种人更高。

（二）骨密度

有研究显示，成年后骨质疏松和骨软化症的发生与青少年时期营养状态、运动，以及遗传因素密切相关。有纵向研究显示，在青春期钙质累积高峰（男性平均为 14 岁，女性平均为 12.5 岁），男性平均沉积速度约 407 g/年，女性 322 g/年；26％ 的成人期骨钙量累积在这个阶段内完成。

青春前期和青春期长骨骨量的显著增加对骨密度都有贡献。青春早期骨密度与青春期峰值骨密度及成人骨质疏松的危险性密切相关。青春前期和青春期的运动可显著提高女性腰椎骨密度，并在一定范围内与运动量有良好的相关性。体脂对骨密度也有很大的影响。青春期钙质摄入对成人期骨密度有着重要作用。青春早期女性并不能像成人那样以胃肠道钙吸收增强来弥补饮食中钙摄入的不足。雌激素水平及芳香化酶活性也显著影响了骨密度。而睾酮可增加正常青春期男性骨钙沉积，对于低促性腺激素患者骨密度也有明显增加。雄激素过多的女性患者骨密度高于正常对照。尿中肾上腺激素代谢物与近端桡骨骨干骨强度有关；8 岁左右的尿雄烯二醇水平是青春期晚期（约 16 岁）骨干骨强度的早期预测指标。

参考文献

[1] Cutler GB Jr, Glenn M, Bush M, et al. Adrenarche: a survey of rodents, domestic animals, and primates[J]. Endocrinology, 1978, 103: 2112 - 2118.

[2] Smail PJ, Faiman C, Hobson WC, et al. Further studies on adrenarche in nonhuman primates[J]. Endocrinology, 1982, 111: 844 - 848.

[3] de Peretti E, Forest M. Unconjugated DHEA plasma levels in normal subjects from birth to adolescence in humans: the use of a sensitive radioimmunoassay[J]. J Clin Endocrinol Metab, 1976, 43: 982 - 991.

[4] Ducharme JR, Forest MG, De Peretti E, et al. Plasma adrenal and gonadal sex steroids in human pubertal development[J]. J Clin Endocrinol Metab, 1976, 42: 468 - 476.

[5] Dhom G. The prepubertal and pubertal growth of the adrenal (adrenarche)[J]. Bietrage zur Pathologie, 1973, 150: 357 - 377.

[6] Carel JC, Leger J. Precocious Puberty[J]. N Engl J Med, 2008, 358: 2366 - 2377.

[7] Grumbach MM, Richards GE, Conte FA, et al. Clinical disorders of adrenal function and puberty: an assessment of the role of the adrenal cortex in normal and abnormal puberty in man and evidence for an ACTH-like pituitary adrenal androgen stimulating hormone[M]//James VHT, Serio M, Giusti G, et al. The endocrine function of the human adrenal cortex, serono symposium. New York: Academic Press, 1977: 583 - 612.

[8] Weber A, Clark AJ, Perry LA, et al. Diminished adrenal androgen secretion in familial glucocorticoid deficiency implicates a significant role for ACTH in the induction of adrenarche[J]. Clin Endocrinol, 1997, 46: 431 - 437.

[9] Smith R, Mesiano S, Chan EC, et al. Corticotropin-releasing hormone directly and preferentially stimulates dehydroepiandrosterone sulfate secretion by human fetal adrenal cortical cells[J]. J Clin Endocrinol Metab, 1998, 83: 2916 - 2920.

[10] Ibanez L, Potau N, Marcos MV, et al. Corticotropin-releasing hormone as adrenal androgen secretagogue[J]. Pediatr Res, 1999, 46: 351 - 353.

[11] Biason-Lauber A, Zachrnann M, Schoenle EJ. Effect of leptin on CYP17 enzymatic activities in human adrenal cells: new insight in the onset of adrenarche[J]. Endocrinology, 2000, 141: 1446 - 1454.

[12] Remer T, Manz F. Role of nutritional status in the regulation of adrenarche[J]. J Clin Endocrinol Metab, 1999, 84: 3936 - 3944.

[13] Dunkel L, Alfthan H, Stenman U, et al. Pulsatile secretion of LH and FSH in prepubertal and early pubertal boys revealed by ultrasensitive time-resolved immunofluorometric assays [J]. Pediatr Res, 1990, 27: 215 - 219.

[14] Grumbach MM, Kaplan SL. The neuroendocrinology of human puberty: an ontogenetic perspective[M]//Grumbach MM, Sizonenko PC, Aubert ML. Control of the onset of puberty. Baltimore: Williams & Wilkins. 1990: 1 - 68.

[15] Cherubini E, Gaiarsa JL, Ben Ari Y. GABA: an excitatory transmitter in early postnatal life[J]. Trends Neurosci, 1991, 14 (12): 515 - 519.

[16] Mitsushima D, Marzban F, Luchansky LL, et al. Role of glutamic acid decarboxylase in the prepubertal inhibition of the luteinizing hormone releasing hormone release in female rhesus monkeys[J]. J Neuroscience, 1996, 16: 2563 - 2573.

[17] Keen KL, Burich AJ, Mitsushima D, et al. Effects of pulsatile infusion of the GABA(A) receptor blocker bicuculline on the onset of puberty in female rhesus monkeys[J]. Endocrinology, 1999, 140: 5257 - 5266.

[18] Shahab M, Mastronardi C, Seminara SB, et al. Increased hypothalamic GPR54 signaling: a potential mechanism for initiation of puberty in primates[J]. Proc Natl Acad Sci U S A, 2005, 102: 2129 - 2134.

[19] Smith JT, Clarke IJ. Kisspeptin expression in the brain: catalyst for the initiation of puberty[J]. Rev Endocr Metab Disord, 2007, 8: 1 - 9.

[20] Hartz AJ, Barboriak PN, Wong A. The association of obesity with infertility and related menstrual abnormalities in women[J]. Int J Obes, 1979, 3: 57 - 73.

[21] Cleung CC, Clifton DK, Steiner RA. Perspectives on leptin's role as a metabolic signal for the onset of puberty[J]. Front Horm Res, 2000, 26: 87 - 105.

[22] Cheung CC, Thornton JE, Nurani SD, et al. A reassessment of leptin's role in triggering the onset of puberty in the rat and mouse [J]. Neuroendocrinology, 2001, 74: 12 - 21.

[23] Fernandez-Fernandez R, Martini AC, Navarro VM, et al. Novel signals for the integration of energy balance and reproduction [J]. Mol Cell Endocrinol, 2006, 254 - 255: 127 - 132.

[24] Marshall WA, Tanner JM. Variations in pattern of pubertal changes in girls[J]. Arch Dis Child, 1969, 44: 291 - 303, 210.

[25] Taskinen S, Taavitsainen M, Wikstrom S. Measurement of testicular volume: comparison of 3 different methods[J]. J Urol, 1996, 155: 930 - 933, 222.

[26] Zachmann M, Prader A, Kind HP, et al. Testicular volume during adolescence. Cross-sectional and longitudinal studies [J]. Helv Paediatr Acta, 1974, 29: 61 - 72.

[27] Metcalf MG, MacKenzie JA. Incidence of ovulation in young women[J]. J Biosoc Sci, 1980, 12: 345 - 352.

[28] Paltiel HJ, Rupich RC, Babcock DS. Maturatianal changes in arterial impedance of the normal testis in boys: Doppler sonographic study[J]. AJR Am J Roentgenol, 1994, 163: 1189 - 1193.

[29] Nielsen CT, Skakkebaek NE, Darling JA, et al. longitudinal study of testosterone and Luteinizing hormone (LH) in relation to spermarche, pubic hair, height and sitting height in normal boys[J]. Acta Endocrinol (Suppl), 1986, 279: 98 - 106.

[30] Sherar LB, Baxter-Jones AD, MirWald RL. Limitations to the use of secondary sex characteristics for gender comparisons[J]. Ann Hum Biol, 2004, 31: 586 - 593.

[31] Veldhuis JD, Roemmich JN, Richmond EJ, et al. Endocrine control of body composition in infancy, childhood, and puberty[J]. Endocr Rev, 2005, 26: 114 - 146.

[32] Bouix O, Brun JF, Fedou C, et al. Plasma beta-endorphin, corticotrophin and growth hormone responses to excersise in pubertal and prepubertal children[J]. Horm Metab Res, 1994, 26: 195 - 199.

[33] Racine MS, Symons KV, Foster CM, et al. Augmentation of growth hormone secretion after testosterone treatment in boys with constitutional delay of growth and adolescence evidence against an increase in hypothalamic secretion of growth hormone-releasing hormone[J]. J Clin Endocrinol Metab, 2004, 89: 3326 - 3331.

[34] Sjogren K, Liu JL, Blad K, et al. Liver-derived insulin-like growth factor-1 (IGF - 1) is the principal source of IGF - 1 in blood but is not required for postnatal body growth in mice[J]. Proc Natl Acad Sci USA, 1999, 96: 7088 - 7092.

[35] Morishima A, Grumbach MM, Simpson ER, et al. Aromatase deficiency in male and female siblings caused by a novel mutation the physiological role of estrogens[J]. J Clin Endocrinol Matab, 1995, 80: 3689 - 3698.

[36] Klein KO, Martha PMJ, Blizzard RM, et al. A longitudinal assessment of hormonal and physical alteration during normal puberty in boys. II. Estrogen levels as determined by an ultrasensitive bioassay[J]. J Clin Endocrinol Metab, 1996, 81: 3203 - 3207.

[37] Vanderschueren D, Vandenput L, Boonen S, et al. Androgens and bone [J]. Endocr Rev, 2004, 25: 389 - 425.

[38] Bailey DA, Martin AD, McKay HA, et al. Calcium accretion in girls and boys during puberty: a longitudinal analysis[J]. J Bone Miner Res, 2000, 15: 2245 - 2250.

[39] Zhang A, Sayre JW, Vachon L, et al. Racial differences in growth patterns of children assessed on the basis of bone age[J]. Radiology, 2009, 250: 228 - 235.

[40] Remer T, Manz F, Hartmann MF, et al. Prepubertal healthy children's urinary androstenediol predicts diaphyseal bone strength in late puberty [J]. J Clin Endocrinol Metab, 2009, 94: 575 - 578.

[41] Cozza P, Stirpe G, Condo R, et al. Craniofacial and body growth: a cross-sectional anthropometric pilot study on children during prepubertal period [J]. Eur J Paediatr Dent, 2005, 6: 90 - 96.

[42] Iuliano-Burns S, Hopper J, Seeman E. The age of puberty determines sexual dimorphism in bone structure: a male/female co-twin control study [J]. J Clin Endocrinol Metab, 2009, 94: 1638 - 1643.

第三章 · 性早熟

伍学焱

性早熟是指青春发育启动时间提前,一般是指早于正常青春启动年龄的下限(男孩 9 岁,女孩 8 岁)就出现明显第二性征发育。正常的青春发育与下丘脑-垂体-性腺轴(HPG轴)的活动息息相关,受到遗传基因、营养、文化、环境等诸多因素的影响。正常儿童的青春发育启动时间并非整齐划一,存在一定的正常年龄范围。所以对于性早熟的定义并不统一,具体年龄界定仍存争议。目前,我国和国际上大多数学者采用男孩 9 岁前,女孩 8 岁前出现第二性征来界定性早熟。显而易见,这一年龄规定并非完全合理,有可能将少数提早发育的正常儿童纳入性早熟的诊断,而导致过度医疗;或将极个别虽其年龄在正常青春发育范畴,但其发育是由颅内占位或中枢神经系统结构和功能异常所致的病理状态忽视。

不同种族之间,青春发育启动时间可有明显的差异。相同种族,父母青春发育若相对较早,其子女青春发育的时间也相应提前。这说明了正常青春发育启动时间早与迟,在一定程度上受基因的调控;人类青春发育的启动时间,有整体提前的趋势。1840 年,挪威女孩的月经初潮平均年龄约为 17 岁。到了 1970 年,初潮平均年龄提早到 13 岁左右。130 年间,初潮提早了大约 4 年时间。由于初潮与青春发育密切相关,因此有理由认为 130 年来,挪威女孩们青春发育的时间提早了约 4 年时间。但观察还发现,近 20~30 年来,青春发育启动时间提前的趋势已不明显。这可能与营养,医疗卫生条件的改善已经达到一定的极限有关。情绪、压力和心理健康,也在一定程度上通过神经-内分泌网络,调控着青春发育启动时间。生活在没有父亲的单亲家庭的女孩,容易出现性早熟。欧美家庭收养的亚洲孩子,比他们出生国家和收养家庭的同年龄同性别儿童青春发育时间提前;青春发育启动时间虽与年龄相关,但与骨龄相关更密切。环境污染、生活中长期接触塑化剂等具有雌激素样作用的内分泌化学干扰物(endocrine disrupting chemicals,EDC),促进骨龄缓慢进展和中枢神经系统的成熟,最终导致"特发性"性早熟。

出生时,婴儿 HPG 轴已经建立。由于出生后母体人绒毛膜促性腺激素(HCG)对胎儿 HPG 轴的抑制作用解除,使得 HPG 轴出现短期的激活,这个时期的性激素水平堪比青春期的早中期,称为微小青春期(minipuberty),是个持续时间相对短暂的正常的生理现象。随着 HPG 系统的负反馈及内在中枢神经系统抑制机制的逐渐完善,HPG 轴被抑制,此后便进入较长时间的青春前期。在青春启动前 1~2 年,肾上腺源性雄激素前体物质(主要为脱氢表雄酮、硫酸脱氢表雄酮、雄烯二酮)分泌增加,可表现为雄激素敏感部位的毛发生长、皮脂腺发育和分泌等第二性征改变,但此时没有 HPG 轴激活,故并非真正的青春发育启动。在多种内在及外在因素的调控下,HPG 轴抑制解除并重新激活,此时才进入所谓的真正的青春期。

国外资料表明,性早熟的发病率为 1/10 000~1/5 000,国内资料显示其发病率明显高于国外。浙江调查结果显示,性早熟的发生率为 0.38%,河南省郑州市的性早熟发病率为 0.74%,深圳的发生率为 1.96%。性早熟国内发病率高于国外数十倍,可能与缺少随诊观察,将生理性微小青春期和一过性的单纯乳房发育等现象过度地诊断为性早熟而进行了不必要的治疗有关。

一、病因与病理生理

根据发病机制不同,性早熟可分为促性腺激素释放激素依赖性性早熟(GnRH dependent precocious puberty,GDPP)和非促性腺激素释放激素依赖性性早熟(GnRH independent precocious puberty,GIPP)。前者又称为中枢性性早熟、真性性早熟等,后者又称为外周性性早熟、假性性早熟等。

(一) GnRH 依赖性性早熟(GDPP)

GDPP 是指下丘脑-垂体-性腺轴的再激活时间提前。GDPP 患者 GnRH 分泌启动,随后促进垂体合成和分泌促性腺激素(LH 和 FSH),并进而刺激性腺产生性激素,使患者提前进入青春期。虽然青春启动时间提前,但青春启动的模式和顺序也与正常青春期相同,故可有精子或卵子的成熟,因而具备了生育的能力。

1. 特发性 GDPP · 此类性早熟女孩发病率远高于男孩。男孩中枢性性早熟患者,尤其当其骨龄尚未达到 11~12 岁青春发育年龄时,首先要警惕中枢神经系统存在器质性病变可能。超过 80% 的病例,其病因不明,长期随诊(尤其女孩)也没有发现器质性疾病,故称为特发性 GDPP。对 GDPP 的遗传基础研究说明其可能为不完全伴性遗传的常染色体显性疾病。目前明确与性早熟发病相关的基因有 KISS1、KISSIR、MKRN3。其中 KISS1、KISSIR 基因激活突变可能通过增加下丘脑释放 GnRH 而引起儿童青春启动提前;其失活突变则可引起先天性低促性腺激素性性腺功能减退症(congenital hypogonadotropic hypogonadism,CHH),或又称为特发性低促性腺激素性性腺功能减退症(idiopathic hypogonadotropic hypogonadism,IHH)。MKRN3 基因是一种父系遗传的印记基因,在家族性 GDPP 患者中发现该基因的失活突变。但目前仅有一部分特发性 GDPP 患者可以找到明确基因突变,大部分特发性 GDPP 患者的发病机制仍需进一步研究。

2. 中枢神经系统损伤

(1) 灰结节错构瘤:是器质性 GDPP 最常见的原因。灰结节错构瘤可能存在异位的 GnRH 神经元分泌 GnRH,从而导致 GDPP。有一些下丘脑错构瘤通过分泌转化生长因子 α(TGF-α)以介导 GnRH 的释放。

(2) 其他中枢神经系统肿瘤:眼或下丘脑的神经胶质瘤、星形细胞瘤、室管膜细胞瘤、颅咽管瘤等都可能通过影响中枢 GnRH 的释放而导致性早熟。1 型神经纤维瘤病(NF-1)是一种常见的常染色体显性遗传疾病,发病率约为 1/3 500,视神经胶质瘤(OPG)是 NF-1 儿童中最常见的并发肿瘤,发生率在 15%~20%。约 1/3 的 OPG 会引起临床症状,包括视力丧失和性早熟。有报道称在没有视神经胶质瘤的情况下,NF-1 患者中的性早熟与一般人群的发病率相似,在有或没有 NF1 的 OPG 患者中,性早熟和垂体功能减退也普遍存在。同时也有回顾性研究队列指出,38% NF-1 合并 OPG 患者发生性早熟,其中所有病例都与视交叉肿瘤的存在有关。OPG 导致青春期异常的原因可能为以下两方面:① 肿瘤生长本身的占位效应(肿瘤生长在视神经周围),肿瘤生长的占位效应在 219 名患有 NF1 的儿童的队列中得到证实,该队列 39%(7/18)的 NF-1 患者表现出中枢性性早熟,这些患者均为 OPG 患者;② 肿瘤生长或扩展到下丘脑直接影响中枢:位于下丘脑附近的病变干扰中枢神经系统对下丘脑-垂体-性腺轴的抑制,促进 GnRH 和(或)Kisspeptin 系统的 HPG 轴,从而导致中枢性性早熟。

(3) 颅脑放射性治疗后:因局部病变行颅脑放疗的人群 GDPP 发生率增加,并可能同时合并 GH 缺乏。

(4) 其他中枢神经系统损伤:脑积水、囊肿、创伤、炎症等均可引起性早熟。

3. 暴露于大量性激素 · GIPP 患者长时期暴露于高水平性激素(如未控制的先天性肾上腺皮质增生症、McCune-Albright 综合征或较长时间接触外源性性激素如口服女性避孕药或大量雄激素等)可激活 HPG 轴。其本质是调节青春发育的中枢神经系统提前成熟所致,且与性激素促使骨龄超前,达到或超过青春发育启动所需骨龄大小的临界点密切相关。此外,上述原发疾病得到有效治疗后性激素水平下降,性激素对下丘脑-垂体的负反馈机制解除,从而激活 HPG 轴系统,进而导致性早熟。

4. 原发性甲状腺功能减退症・严重的长病程的儿童期原发性甲状腺功能减退可伴随性早熟。既往认为可能是由于负反馈调节的激素重叠导致促甲状腺激素(TSH)、催乳素(PRL)、促性腺激素分泌增加。但也有学者认为,由于 TSH 和促性腺激素(LH 和 FSH)同属糖蛋白激素,由相同 α 亚基和不同的 β 亚基组成,因此它们之间分子结构相仿,当原发性甲状腺功能减退患者 TSH 水平明显增加,于是出现 TSH 作用的溢出现象(over-flow phenomenon),即 TSH 错误地、非特异地结合到 LH 或 FSH 受体,起到部分促性腺激素的作用,促进性腺合成和分泌性激素,出现第二性征。研究还发现促甲状腺激素释放激素(TRH)可以刺激 FSH 及 PRL 的释放,在原发性甲状腺功能退症患者中 FSH 对 TRH 而非 GnRH 反应增加,所以原发性甲状腺功能减症伴随性早熟是非 GnRH 依赖性的。

(二) 非 GnRH 依赖性性早熟(GIPP)

GIPP 不伴 HPG 轴的启动。一般来说,GIPP 患者没有精子或卵子的成熟,故没有生育的能力。

GIPP 的性激素,来源于分泌性激素的性腺或其他组织的肿瘤、先天性肾上腺皮质增生症,接触或摄入外源性性激素而导致的体内性激素水平升高,第二性征发育。如提前出现的第二性征与患儿性别一致,称为同性性早熟。如出现女孩雄性化或男孩雌性化的第二性征,则称为异性性早熟。

1. 性腺肿瘤或囊肿・女孩卵巢囊肿或颗粒细胞瘤可分泌雌激素;男孩 Leydig 细胞肿瘤分泌雄激素,分泌 HCG 的生殖细胞瘤可通过激活 Leydig 细胞 LH 受体引起雄激素分泌增加,均可引起同性 GIPP。女孩也可发生分泌雄激素的肿瘤,男孩发生分泌雌激素的肿瘤,则引起异性性早熟。

2. 肾上腺病变・肾上腺皮质肿瘤可分泌过多的雄激素引起女孩男性化、男孩性早熟,分泌雌激素的肿瘤可导致女孩性早熟、男孩女性化。21-羟化酶缺乏、11β-羟化酶缺乏及 3β-羟类固醇脱氢酶缺乏所致的先天性肾上腺皮质增生可表现为雄激素合成增多,引起青春发育异常。

3. 家族性男性性早熟・既往又称睾丸毒症,是由于生殖细胞系 LH 受体基因激活突变所致 Leydig 细胞过早成熟并分泌大量雄激素而形成的性早熟(图 7-3-1)。患儿双侧睾丸体积有一定大,常误认为是中枢性性早熟,但其雄激素水平高而促性腺激素水平很低,且不被 GnRH 或短效 GnRHa 兴奋试验所兴奋,长效 GnRHa 制剂治疗无效。女性雌激素的生成需要同时激活 LH 和 FSH 受体,所以本病仅限于男性发病,呈常染色体显性遗传。

4. McCune - Albright 综合征(MAS)・本病是由于编码刺激腺苷酸环化酶的三磷酸鸟苷(GTP)结合蛋白 α 亚单位(Gsα)的基因(GNAS1)的体细胞激活突变,导致受累器官自主性的功能亢进,主要表现为牛奶咖啡斑、骨纤维异常增殖症、非 GnRH 依赖性性早熟(图 7-3-2)。除此之外,MAS 还可表现为甲状腺功能亢进、甲状旁腺功能亢进、库欣综合征、肢端肥大症、低磷血症性的抗维生素 D 佝偻病或骨软化症、肝脏及心脏功能异常等。

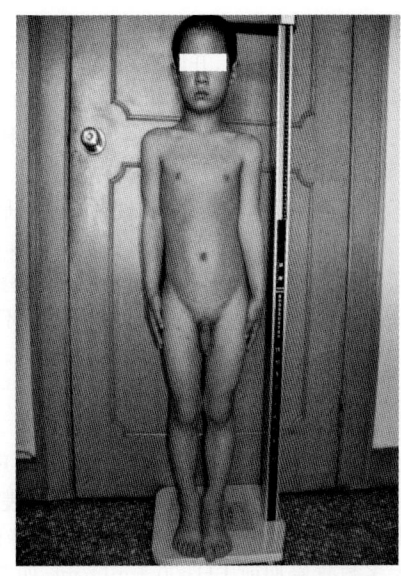

图 7-3-1 一例家族性男性性早熟男孩
3 岁 5 个月男孩,睾丸体积两侧均为 6 ml,实验室检查提示促性腺激素低,睾酮水平升高,基因检测示生殖细胞系 LH 受体基因杂合突变(M398T)

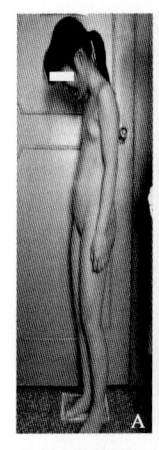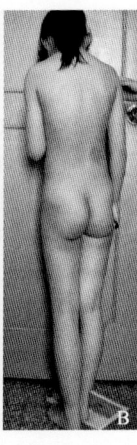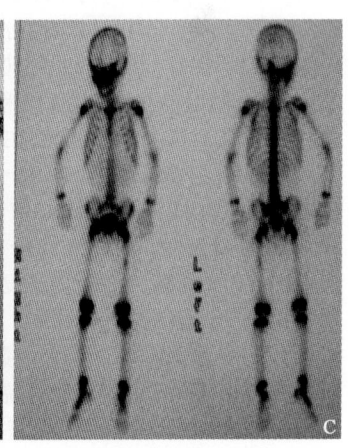

图 7-3-2 一例 McCune - Albright 综合征伴性早熟女孩
6 岁女孩,阴道不规律出血 5 个月,明显乳房发育(A),右后腰背部可见巧克力斑(B),B 超检查示卵巢囊肿,子宫增大,核素骨扫描示异常浓聚区(C)

5. 垂体分泌促性腺素肿瘤・在儿童分泌促性腺激素的垂体肿瘤非常少见,肿瘤自主分泌 LH 和 FSH,不依赖于 GnRH。

6. 外源性性激素暴露・包括医源性、环境、食品等途径使青春期前儿童过早接触性激素或内分泌干扰物质而导致性早熟。

二、临床表现

女孩青春期最早出现的标志是身高增长速度加快,但乳房发育可能更早被发现。男孩青春期开始的标志是睾丸的发育,一般男性睾丸的长度超过 2.5 cm(包括附睾)或睾丸体积>4 ml 提示睾丸开始发育。性早熟更常累及女孩,尤其在真性性早熟中女孩远多于男孩(特发性性早熟的女孩发生率是男孩的 8 倍左右)。GDPP 是由于 HPG 轴提早启动导致的,所以其临床表现及发生顺序与正常青春发育相一致。男孩在 9 岁前、女孩 8 岁前出现性腺发育(卵巢、睾丸)、身高增长速度加快。女孩乳房长大、形成乳核,乳晕、乳头增大着色;同时阴唇增厚、色素沉着,阴道黏膜增厚,分泌物增加;随着卵巢、子宫发育成熟，形成初潮。男孩则表现为睾丸增大、阴茎增粗增长，同时肌肉力量增强，开始出现喉结、变声、阴毛腋毛生长、痤疮等，最后出现遗精并具备生育能力。颅内占位可合并存在头痛、呕吐、视野缺损、视力障碍等表现。其他原因导致的 GDPP 除性早熟外多有原发病的表现。

GIPP 不依赖于 GnRH，与 GDPP 最大的区别是前者不伴有性腺（卵巢或睾丸）发育。如为同性性早熟，其表现与 GDPP 相似。如为异性性早熟，女孩可有多毛、痤疮、阴蒂肥大等男性化表现，男孩则可表现为乳房发育等。不同病因导致的 GIPP 具有各自的临床表现，具体见病因部分。

三、实验室检查

1. 性激素及促性腺激素水平测定·包括 LH、FSH、T、E_2 基础值及 GnRH 刺激后 LH、FSH 峰值。GDPP 表现为 LH、FSH、T 或 E_2 基础值及 GnRH 刺激后 LH、FSH 峰值均升高。一般来说，大多数青春期前 LH<0.1 mU/ml，如基础 LH>5 mU/ml 说明 HPG 轴已启动，不需进一步完善 GnRH 兴奋试验即可诊断为 GDPP。如 LH 水平不高，则需进一步行 GnRH 兴奋试验以区分 GDPP 和 GIPP。GnRH 兴奋试验是应用 GnRH 刺激垂体分泌 LH、FSH，评估 HPG 轴的兴奋状态。中华医学会儿科学分会内分泌遗传代谢学组推荐应用 GnRH（戈那瑞林）25 μg/kg 或 100 μg/m² 静脉注射，于 0、30 和 60 min 采血样，测定血清 LH 和 FSH 浓度。如用放射免疫法测定促性腺激素，LH 峰值在女孩>12 mU/ml、男孩>25 mU/ml、LH 峰/FSH 峰>0.6~1.0 时可诊断 GDPP；如用免疫化学发光法测定，LH 峰值>5.0 mU/ml、LH 峰/FSH 峰>0.6 可诊断 GDPP；如 LH 峰/FSH 峰>0.3，但<0.6 时，应结合临床密切随访，必要时重复试验。如无 GnRH，也可应用短效 GnRH 激动剂（GnRHa）。目前尚无统一的 GnRHa 刺激后 LH 峰值诊断切点，但大多数青春前期儿童 LH 峰值低于 3.3~5 mU/ml。北京协和医院开展达必佳（注射用曲普瑞林）兴奋试验，0.1 mg 肌内注射，注射后 60 分钟 LH 达峰，如 LH 峰值男孩>4 mU/ml，女孩>6 mU/ml 认为青春发育开始启动，男孩>12 mU/ml，女孩>18 mU/ml 认为 HPG 轴已完全兴奋。因为青春未启动者 FSH 亦可升高，故 FSH 基础值及刺激峰值均不能作为诊断依据。

2. 其他激素测定·结合不同的原发病症状，可测定肾上腺皮质激素合成中的代谢产物（17-羟孕酮、脱氢表雄酮、硫酸脱氢表雄酮、雄烯二酮）、垂体催乳素（PRL）、β-HCG、皮质醇、甲状腺激素等以明确病因。

3. 影像学·所有性早熟患者均有身高生长速度加快，骨龄不同程度的提前。明确诊断的 GDPP 需完善头颅影像学检查以明确是否存在中枢神经系统病变，一般来说，MRI 敏感性优于 CT。盆腔 B 超可发现有无卵巢囊肿或肿瘤，另外如子宫和卵巢同步发育支持 GDPP，如仅有子宫增大而无卵巢发育则倾向于 GIPP。睾丸 B 超可用来评估睾丸大小或识别睾丸肿瘤等。肾上腺 CT 辅助诊断肾上腺肿瘤或增生。

四、诊断与鉴别诊断

精确的诊断，是精准治疗的前提。

女孩 8 岁之前、男孩 9 岁之前出现第二性征发育，同时血

性激素水平升高至青春期水平，身高生长速度加快、骨龄超前，即可诊断为性早熟。但需要区分 GDPP 和 GIPP，并进一步确定病因。

首先，仔细询问病史及体格检查非常重要。① 详细记录第二性征出现的年龄、进展顺序，身高、体重，生长速度，家族史及遗传靶身高等；② 明确有无外源性激素类药物或内分泌干扰物接触史；③ 有无颅脑外伤、感染、颅内占位、原发性甲状腺功能减退症等相关症状；④ 体格检查需包括患儿青春发育的 Tanner 分期（阴毛、乳房、睾丸），女孩还需观察乳晕色素沉着及乳头发育情况，阴蒂、阴唇发育及有无阴道撕裂伤和分泌物，男孩需关注阴毛生长情况、阴茎大小和睾丸发育体积是否一致，阴囊色素沉着及皱褶等雄激素作用情况。如同时存在牛奶咖啡斑、骨痛等体征，提示 MAS 可能。需进一步进行核素骨扫描，了解有无骨骼异常及程度；如女孩阴蒂肥大、多毛、痤疮且皮肤黝黑，皮脂腺分泌旺盛，则需测定血 ACTH、皮质醇、孕酮、17α-OHP 水平，行肾上腺 CT 影像学检查，以除外或明确 CAH 诊断。

其次，实验室检查及影像学检查结果可提供进一步诊断依据。GnRH 或 GnRHa 兴奋试验可辅助区分 GIPP 和 GDPP。如 LH 可被兴奋，表明垂体已经受到下丘脑分泌的 GnRH 兴奋，垂体前叶已有足够量的促性腺激素合成和分泌，提示为 GDPP；如刺激后 LH 值仍处于青春期前水平，支持 GIPP。依据病程长短，GIPP 往往会有不同程度的骨龄超前（超过生物年龄）。垂体 MRI 可除外中枢神经系统病变导致的 GDPP，盆腔 B 超、睾丸 B 超、肾上腺 CT 等可针对不同病因进行辅助诊断。

本病需与单纯乳房早发育、单纯月经初潮、单纯阴毛发育等进行鉴别诊断。以上表现可能仅为正常青春期发育或正常青春发育的变异，无需医学治疗。

1. 单纯乳房早发育·常发生于 2 岁左右或 6~8 岁，表现为单侧或双侧乳房发育，但没有其他第二性征发育（性毛生长、子宫发育等）。2 岁左右发生的单纯乳房发育可能与微小青春期有关。此时期的幼儿测血雌激素水平升高，GnRH 或 GnRHa 兴奋试验亦可被兴奋，但生长速度及骨龄均正常；6~8 岁时发生的单纯性乳房发育，大多数病例找不到任何原因，其骨龄正常或轻度超前，GnRH 或 GnRHa 兴奋试验亦可被部分兴奋，但达不到中枢性性早熟的诊断标准。随诊发现：少部分女孩可迅速进展至完全性性早熟。但大部分该类女孩随后乳房发育消退，极少数人甚至乳房发育-乳房发育消退交替出现，最终与正常女孩青春发育时间相仿。推测可能与 HPG 轴功能小幅波动有关。临床上，应避免过于积极地对此类 HPG 轴仅是暂时性的小幅波动的和处于生理性的微小青春期女孩进行不恰当的 GnRHa 过度治疗。

2. 单纯早初潮·非常少见，原因不清。有可能是轻型或不典型 MAS 患者的临床表现，因皮肤巧克力斑和骨纤维异样增殖不明显而忽略 MAS 的诊断；青少年原发性甲状腺功能减退症患者也可有以阴道出血为首发表现的不典型的性早熟临床表现。B 超检查可发现卵巢囊肿。

3. 单纯阴毛早现·除肾上腺分泌雄激素增多的 CAH 或分泌雄激素肿瘤，男孩接近 9 岁、女孩接近 8 岁出现单纯阴毛生长，不伴睾丸体积增大或乳房发育等其他第二性征，应考虑生理性肾上腺初现可能。临床上，该现象以女孩多见。肾上腺初现是肾上

腺的正常发育过程,往往在正式青春发育启动前1~2年出现,不需要任何医疗处理。但是,女性多囊卵巢综合征患者胰岛素抵抗导致代偿性高胰岛素血症,青春早期可出现卵巢分泌雄激素增多,因此单纯阴毛出现,也是女孩伴有多囊卵巢综合征的信号,故需全面综合考虑,并定期随诊。目前临床上通过测定肾上腺分泌的硫酸脱氢表雄酮水平,以辅助诊断。

五、治 疗

治疗性早熟的目的有:去除危及生命的原发疾病如肿瘤;获得理想的成年终身高;控制与正常儿童不同步、超前的青春发育,减少患儿和家长的心理压力,防止男孩实施性侵害和女孩被性侵害的不良事件;预防过早初潮导致的成年后生育能力下降,以及减少过早雌激素接触导致的乳腺癌和宫颈癌的高发风险。

不同病因引起的性早熟,其治疗方法不同。去除性早熟的病因,是最为理想的治疗方案。临床上,不少性早熟尤其是女孩多见的特发性中枢性性早熟,往往找不到明确病因。

1. GDPP · 如因颅内肿瘤(尤其是恶性肿瘤如生殖细胞肿瘤)所致 GDPP,首先应针对肿瘤进行治疗。

醋酸甲羟孕酮和醋酸环丙孕酮即可作用于下丘脑和垂体,从而抑制促性腺激素的合成和分泌,也可通过3β-羟类固醇脱氢酶直接抑制性腺激素的合成。但两者可抑制 ACTH 和皮质醇的合成,干扰肾上腺皮质功能。长效 GnRH 激动剂(GnRHa)可用于任何原因引起的 GDPP,它能有效抑制垂体分泌 LH,使性腺发育停止,性激素合成和分泌水平降低,控制第二性征进一步发育,推迟骨骺闭合,从而改善患者终身高。目前,GnRHa 为治疗 GDPP 的一线用药,该类制剂使用近30年来,临床实践证明安全有效。其对 HPG 轴的"化学钳夹"作用,具有很好的可恢复性。停止治疗6~12个月,大多数患者重新恢复到青春发育的轨道。

(1)治疗前评估:为了获得最大的收益,治疗之前,我们需要评估患者年龄、青春发育进展速度及预测终身高。一般来说,年龄越小,青春发育进展速度越快,骨骺闭合越早,如果不治疗,终身高会明显受损。相反,如果已接近正常青春启动年龄,青春进展速度也比较缓慢(Tanner Ⅱ期进展至Ⅲ期的时间超过18个月)的患者可能不需要抑制青春发育的治疗,也能获得较满意终身高。

(2)GnRHa 的应用:对 GDPP 患者应用 GnRHa 是安全有效的。GnRHa 是合成的天然 GnRH 十肽氨基酸的类似物,可与垂体 GnRH 受体强力结合,其激动 GnRH 受体的作用是天然 GnRH 的15~200倍。初次应用 GnRHa 可短暂刺激促性腺激素的合成和分泌,但对垂体的长效持续刺激可使垂体促性腺细胞对其脱敏,受体下调,进而产生完全但可逆的抑制作用。

GnRHa 制剂包括速效型、1月型缓释剂、3月型缓释剂、1年植入剂。国内治疗 GDPP 多采用1月型缓释剂,包括曲普瑞林和醋酸亮丙瑞林,前者有达必佳、达菲林,后者有抑那通、贝依等。推荐首剂量80~100 μg/kg,肌内注射或皮下注射,以后每4~5周应用1次,剂量60~80 μg/kg,剂量需个体化,根据性腺轴功能抑制情况(包括性征、性激素水平和骨龄进展)调整剂量,最大量为3.75 mg/次。国外应用剂量与国内有所不同。在美国,常用起始剂量为每月0.3 mg/kg,欧洲则常

规应用3.75 mg/月。此外,国外有3月型缓释剂,每3个月注射1次(曲普瑞林或亮丙瑞林11.25 mg)也可有效抑制 LH 和性激素(睾酮或雌二醇)水平。1年植入剂需手术植入和移除,操作较为复杂,但减少了每月注射的疼痛和不便,短期观察提示其具有良好的安全性和有效性。GnRH 拮抗剂(西曲瑞克)也在研发中。

有些患者应用 GnRHa 后骨骺闭合延迟,骨龄进展缓慢,生长速度明显减慢,此时可联合重组人生长激素(rhGH)治疗,以增加终身高。

(3)治疗后监测:治疗开始后,应每3~6个月评估患者青春发育进展情况和生长速度。每6~12个月测定骨龄。定期复查血 LH、性激素(男孩雄激素、女孩雌二醇)以评估 HPG 轴是否被满意抑制。如治疗有效,一般在治疗1~2个月内,女孩乳房和男孩睾丸会停止进一步发育并可有一定缩小,身高生长速度及骨龄进展减慢。

(4)安全性:多项随机对照研究提示应用 GnRHa 是安全有效的,而且不影响正常青春启动及成人期性腺功能。终止治疗后,性腺的抑制一般在几周至几个月逆转,促性腺激素水平升高,性腺发育。停药时需综合考虑患者生物年龄、骨龄、身高、预测身高及进入青春期的社会要求等方面。

2. GIPP · 由于 GIPP 患者的性早熟症状非 HPG 轴启动所致,故对 GnRHa 治疗无效。

(1)性腺肿瘤或囊肿:对于睾丸、卵巢肿瘤患者,手术切除为首选方式。分泌 hCG 肿瘤根据不同部位及组织类型,多需联合手术、放疗、化疗等多种方式。大而有功能的卵巢囊肿是女孩 GIPP 的常见原因,通过芳香化酶活性抑制剂或雌激素受体拮抗剂,大部分患者可自行消退,无需手术治疗。

(2)肾上腺病变:肾上腺肿瘤可通过手术达到治疗目的。CAH 多需应用糖皮质激素治疗以抑制肾上腺来源的雄激素合成,但应警惕继发中枢性性早熟。一旦出现继发中枢性性早熟情况,及时加用 GnRHa 治疗。

(3)MAS 和家族性限男性性早熟:两种疾病均由于基因突变导致性腺组织过度产生性激素,故其治疗需抑制性激素合成或阻断其在组织中发挥作用。

男孩 MAS 患者产生过量雄激素,女孩患者则产生过量雌激素。女孩 MAS 应用芳香化酶抑制剂可阻断雌激素的合成。第一代非类固醇芳香化酶抑制剂睾内酯可部分减少卵巢囊肿复发并减慢青春发育进展,但随着时间延长效果会减弱。第二代芳香化酶抑制剂法曲唑及第三代阿那曲唑、来曲唑的长期应用效果亦不佳。选择性雌激素受体调节剂,如他莫昔芬,对 MAS 的治疗效果并不优于芳香化酶抑制剂。而单纯性雌激素受体拮抗剂(氟维斯他)可显著减少或终止阴道出血,明显减慢骨龄进展速度,但长期应用的安全性和有效性尚需进一步研究。男孩 MAS 需应用抗雄激素治疗,可联合芳香化酶抑制剂。对于其他内分泌腺体疾病可行针对性治疗。

家族性限男性性早熟患者一般联合应用抗雄激素药物和芳香化酶抑制剂。前者包括螺内酯、比卡鲁胺等。后者包括睾内酯、阿那曲唑、来曲唑等。研究表明,两者联用可有效控制身高生长速度及第二性征发育。醋酸甲羟孕酮、环丙孕酮可抑制类固醇激素的合成而降低雄激素水平,达到治疗效果。酮康唑可有效抑制雄激素合成,但经常导致肝损伤,且降低皮质醇水

平致肾上腺皮质功能不全,故应用酮康唑时需权衡利弊。

未及早控制的 CAH 或 MAS 或睾丸毒症患者,当引起外周性性早熟的性激素分泌被控制住后,可继发快速进展的真性性早熟。因此,在治疗骨龄已经明显超前的原发外周性性早熟的同时,应预见继发性中枢性性早熟的可能。一旦出现继发性中枢性性早熟,及时地加用 GnRHa 治疗。

（4）垂体分泌促性腺激素肿瘤:手术切除后性早熟可缓解,但可能造成其他垂体前叶功能损伤。

（5）外源性性激素暴露:寻找原因,终止接触。

六、预 后

肿瘤尤其是恶性肿瘤所致性早熟患者,其原发肿瘤可能危及生命。

性早熟可导致骨骺提前闭合,终身高变矮,同时提早出现的第二性征发育也会对患儿造成巨大的心理压力。一般来说,接近正常青春启动年龄起病且青春发育进展速度比较慢的特发性中枢性性早熟患者,可能不经治疗也能获得满意预后。而有明确病因且青春发育进展速度较快的患者,通过及时治疗,多能改善终身高,减缓第二性征发育,减轻心理压力。

患有肿瘤的患者需及时手术切除,或联合放化疗治疗。对其他原因导致的性早熟,药物治疗多为安全有效,但应用期间需定期监测和评估患者病情及药物不良反应。

参考文献

[1] Melmed S, Polonsky KS, Larsen PR, et al. Williams textbook of endocrinology[M].12th ed.Philadelphia: Elsevier, 2011.
[2] de Vries L, Kauschansky A, Shohat M, et al.Familial central precocious puberty suggests autosomal dominant inheritance[J]. J Clin Endocrinol Metab, 2004, 89: 1794 - 1800.
[3] Abreu AP, Dauber A, Macedo DB, et al. Central precocious puberty caused by mutations in the imprinted gene MKRN3[J]. N Engl J Med, 2013, 368: 2467 - 2475.
[4] 中华医学会儿科学分会内分泌遗传代谢学组.中枢性(真性)性早熟诊治指南[J].中华儿科杂志,2007,45: 426 - 427.
[5] 伍学焱,聂敏,卢双玉,等.曲普瑞林兴奋试验在评价男性下丘脑-垂体-性腺轴功能中的价值[J].中华医学杂志,2011,91(10): 679 - 682.
[6] 茅江峰,伍学焱,聂敏,等.曲普瑞林兴奋试验用于评价女性下丘脑-垂体-性腺轴功能研究[J].中国实用内科杂志,2012,32(4): 282 - 285.
[7] Carel JC, Leger J.Clinical practice.Precocious puberty[J].N Engl J Med, 2008, 358(22): 2366 - 2377.
[8] Gan HW, Phipps K, Aquilina K, et al.Neuroendocrine morbidity after pediatric optic gliomas: a longitudinal analysis of 166 children over 30 years[J].J Clin Endocrinol Metab, 2015, 100(10): 3787 - 3799.

第四章·青春期发育延迟和性幼稚

沈永年 黄晓东

性发育包括生殖器官的形态发育、功能发育和第二性征发育。一般男女青春期性发育均遵循一定顺序进行,即其开始时间、进展速度和终止时间均有一定规律性。正常男女性征发育过程见表7-4-1和表7-4-2。

表7-4-1 男性性征发育过程						
性发育分期(P)	年龄(岁)	外生殖器特征			阴毛发育(PH)	
		分期	睾丸容积	阴茎长度	分期	特 征
P1	5～9	G1	<2.5 ml	3～4 cm	PH1	无
P2	9～11	G2	2.5～3.2 ml	5 cm	PH2	阴茎根部出现色淡绒毛状细毛
P3	11～14	G3	3.3～4 ml	6 cm	PH3	增粗、色增深,开始卷曲且向耻骨联合蔓延
P4	14～16	G4	4.1～4.5 ml	7 cm	PH4	似成人,但范围小,毛稀疏
P5	>16	G5	>4.5 ml	8 cm	PH5	呈成人型,呈菱形分布

表7-4-2 女性性征发育过程				
性发育分期(P)	年龄(岁)	乳房发育(B)		阴毛发育(PH)
		分期	特 征	分期	特 征
P1	5～8	B1	幼儿型	PH1	无
P2	8～10	B2	乳头隆起,乳房、乳晕呈单个小丘状隆起,乳晕增大	PH2	大阴唇根部出现淡而呈绒毛状细毛
P3	10～13	B3	乳房、乳晕进一步增大,两者在同一丘状平面上,乳晕加深	PH3	增粗、色增深,开始卷曲且向耻骨联合蔓延
P4	13～15	B4	乳头和乳晕均突出于乳房丘状平面	PH4	似成人,但范围小,毛稀疏
P5	>15	B5	成人型,乳房更大,乳晕与乳房又同在一丘状平面上	PH5	成人型,倒三角形分布,中间少

青春期性发育延迟尚无统一标准，Marshell 和 Tanner 提出，青春期和性发育开始年龄落后于正常儿童平均年龄2.5SD以上。目前多数学者接受标准为女孩 13～13.5 岁未出现乳腺发育，15 岁无阴毛生长，18 岁未见月经初潮，乳房 B2 期后5 年未见月经。男孩到 14 岁时睾丸容积＜4 ml，或 G2 与 G3之间相隔 4 年以上称性发育延迟。

青春期发育延迟和性幼稚分类见表 7-4-3。

表 7-4-3 青春期发育延迟和性幼稚分类

体质性青春发育延迟
低促性腺素性功能减退症
　中枢神经系统疾病
　　肿瘤：颅咽管瘤、生殖细胞瘤、下丘脑视神经胶质瘤、星形细胞瘤、垂体肿瘤
　　其他原因：朗格汉斯细胞组织细胞增生症、中枢神经系统感染、中枢神经系统血管异常、放射治疗后、先天性畸形（尤其伴颅面畸形）、头部外伤后损伤
　孤立性促性腺激素缺乏
　　卡尔曼综合征（Kallmann 综合征）
　　先天性肾上腺发育不良（DAX1 突变）
　　孤立性 LH 缺乏
　　孤立性 FSH 缺乏
　家族性多种垂体激素缺乏症
　其他疾病
　　普拉德-威利综合征（Prader-Willi 综合征）
　　巴尔得-别德尔综合征（Bardet-Biedl 综合征）
　功能性促性腺激素缺乏
　　慢性全身性疾病、营养不良
　　镰刀细胞病
　　囊性纤维化
　　获得性免疫缺陷综合征（AIDS）
　　慢性胃肠道疾病
　　慢性肾脏疾病
　　神经性厌食症
　　贪食症
　　精神性闭经
　　运动性闭经
　　甲状腺功能减退症
　　糖尿病（未控制）
　　库欣病
　　高催乳素血症
　　使用大麻类毒品
　　戈谢病（Gaucher disease）
高促性腺激素性性腺功能低下
　男性：
　　克兰费尔特综合征和其变异型（Klinefelter 综合征）
　　其他原因致睾丸功能衰竭
　　　化疗
　　　放疗
　　　外伤
　　　炎症
　　　雄激素合成缺陷
　　　塞托利细胞仅存综合征（Sertoli cell only syndrome）
　　　LH 抵抗
　　　无睾症和隐睾
　　　努南综合征（Noonan 综合征）
　女性：
　　性腺发育不全
　　　特纳综合征（Turner 综合征）和其变异型

（续表）

　　混合性腺发育不全
　　家族性或散发性 XX 性腺发育不全及其变异型
　　家族性或散发性 XY 性腺发育不良及其变异型
　　其他原因卵巢功能衰竭
　　卵巢功能早衰
　　　放疗
　　　化疗
　　　自身免疫性
　　卵巢抵抗（resistant ovary）
　　代谢性疾病
　　FSH 抵抗
　　LH/HCG 抵抗
　　假性甲状旁腺功能减退症
　　多囊卵巢综合征

一、体质性青春发育延迟

体质性青春发育延迟（constitutional delay of growth and puberty，CDGP）是指男孩或女孩达到正常青春发育年龄仍未出现第二性征发育，但最终都能自发进入青春发育。一般在18 岁后则很少发生体质性青春发育延迟。正常青春发育的启动时间有一定年龄范围，2013 年发表的对北京、天津、杭州、上海、重庆和南宁等 6 个具有代表性地理区域的 18 707 名6～18 岁儿童和青少年进行的横断面流行病学调查显示：Tanner Ⅱ期女性乳房发育的中位年龄为 9.69 岁（95％CI 9.63～9.75）；男孩睾丸发育的中位年龄为 11.25 岁（95％CI 11.19～11.30），我国少女初潮年龄，根据上海瑞金医院 1987—1990 年对 10～15 岁少女纵向跟踪 3 年调查结果，初潮年龄为 12.51±0.97 岁，香港报道少女初潮年龄平均为 12.7岁。国外报道正常白种人女孩在 12 岁或 13 岁时尚未出现乳房发育只占 2.3％和 0.4％，黑种人女孩 13 岁时全部进入青春发育。

（一）发病机制

CDGP 是青春期性发育延迟最常见的原因，病因尚未明了。目前认为主要原因是下丘脑促性腺激素释放激素（gonadotropin-releasing hormone，GnRH）脉冲发生器激活延迟，导致虽进入青春期年龄，却不能产生足够的卵泡刺激素（follicle stimulating hormone，FSH）和黄体生成素（luteinizing hormone，LH）以推进性腺发育和第二性征的产生。患者常有家族史，如母亲月经初潮年龄延迟或父亲、同胞兄弟姐妹有青春发育延迟史，提示该病与遗传因素相关，然而涉及的基因目前大部分还不明了，另外该症还与营养等环境因素有关。

（二）临床表现

患者出生时身高与体重一般正常，出生后最初几年生长发育速度相对较慢，常伴体质性矮小，身高常位于正常儿童身高的第 3 百分位或低于此值，但常与骨龄吻合，上下部量比例一般正常。骨龄、FSH、LH 和性激素水平低于年龄相关的正常值。生长激素水平低下，甚至可达到生长激素缺乏症水平，当摄入小剂量性激素后可恢复到正常。男孩当骨龄达 12～14 岁，女孩骨龄达到 11～13 岁时会出现青春期的LH 分泌增加，初期夜间出现，以后白天亦出现脉冲式 LH 分

泌峰。对 LHRH 激发试验反应低于生活年龄，但与骨龄相符。

（三）诊断

典型的病史和家族史可提供诊断线索，但是体质性青春发育延迟与先天性低促性激素性腺功能减退症的鉴别诊断在临床上仍未得到彻底解决，虽然很多临床研究提出了多种方法，如测定每日尿 FSH 和 LH 的排泄量，LH 的脉冲评估，对不同刺激剂的催乳素反应，GnRH 激发试验和人绒毛膜促性腺激素（HCG）刺激试验等，但还没有一项试验被证明能可靠地鉴别两者。近年，Coutant 等证明测定抑制素 B 基线水平可以区分患 CDGP 和低促性腺素性功能减退症的青春期前的男性患者，认为抑制素 B＜35 pg/ml 在鉴别性腺功能减退的男孩方面具有极高的敏感性和特异性。Rohayem 等研究发现可以通过检测抑制素 B 和抗米勒管激素（anti-

Müllerian hormone，AMH）来鉴别青春期前的低促性腺素性发育不良与 CDGP，选择抑制素 B≥28.5 pg/ml 为切割值，敏感性为 95%，特异性为 75%；当联合检测 AMH（切割值为≥20 ng/ml）时特异性增至 83%。但这些研究结果尚未获得临床使用和结果评价。

体质性青春发育延迟与先天性低促性腺素性功能减退症和生长激素缺乏伴性腺功能减退症的鉴别见表 7-4-4。睾丸发育不全诊断流程见图 7-4-1，女性乳房发育障碍诊断流程见图 7-4-2。

（四）治疗

一般不需治疗，青春期发育延迟患者应适时找医师咨询，评估是否能发生自发性正常青春发育。CDGP 的治疗除了医学上的考量外，还必须考虑患者本身及其家长的关注点和想法。

表 7-4-4　体质性青春发育延迟、先天性 Gn 低下和 GHD 伴性腺功能低下鉴别

项　　目	体质性青春发育延迟	先天性促性腺激素低下	GHD 伴性腺功能低下
生产史	正常	正常	常有难产史
出生时身高	正常	正常	正常或略矮小
身高增长速度	正常	正常	逐渐偏离正常生长曲线
骨龄	延迟	正常	明显延迟
LHRH 激发试验	青春期前反应	无应答	无应答
家族史	有	有	无
其他		可伴嗅觉丧失	面貌幼稚

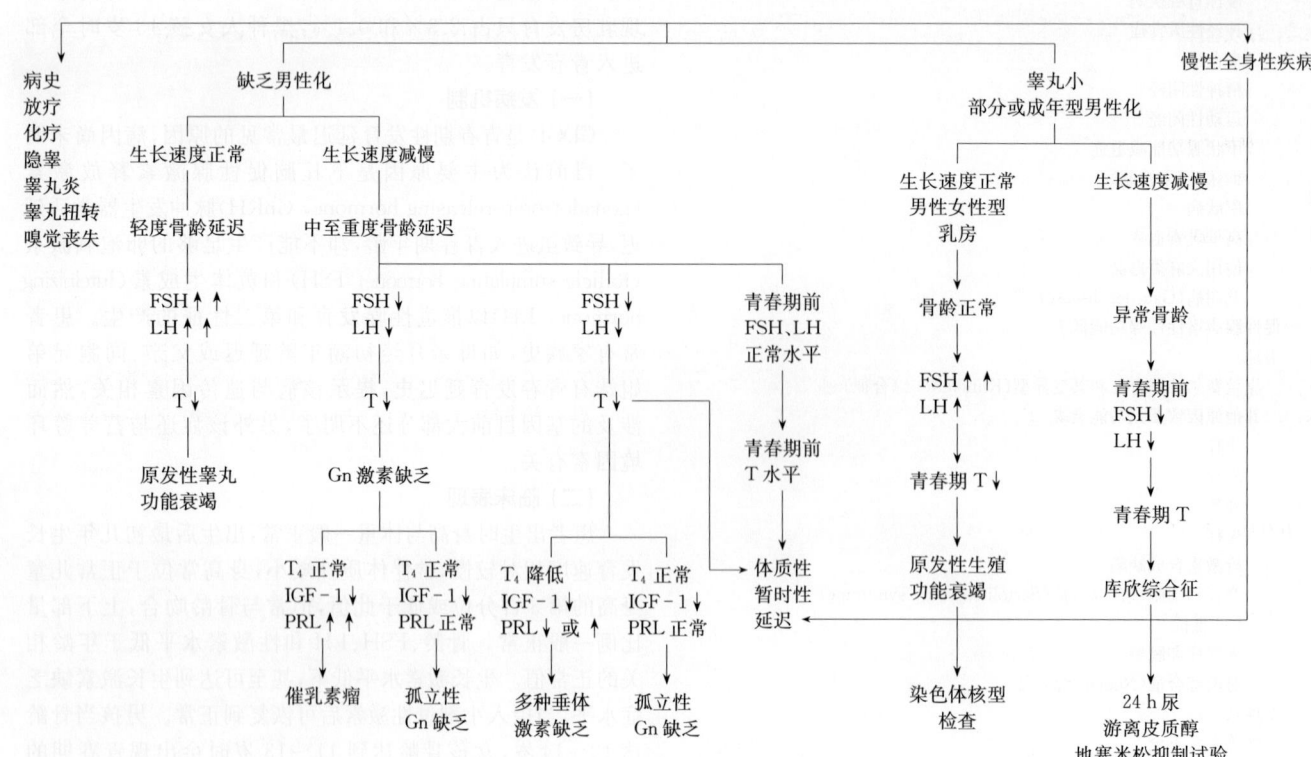

图 7-4-1　睾丸发育缺如或延迟诊断流程

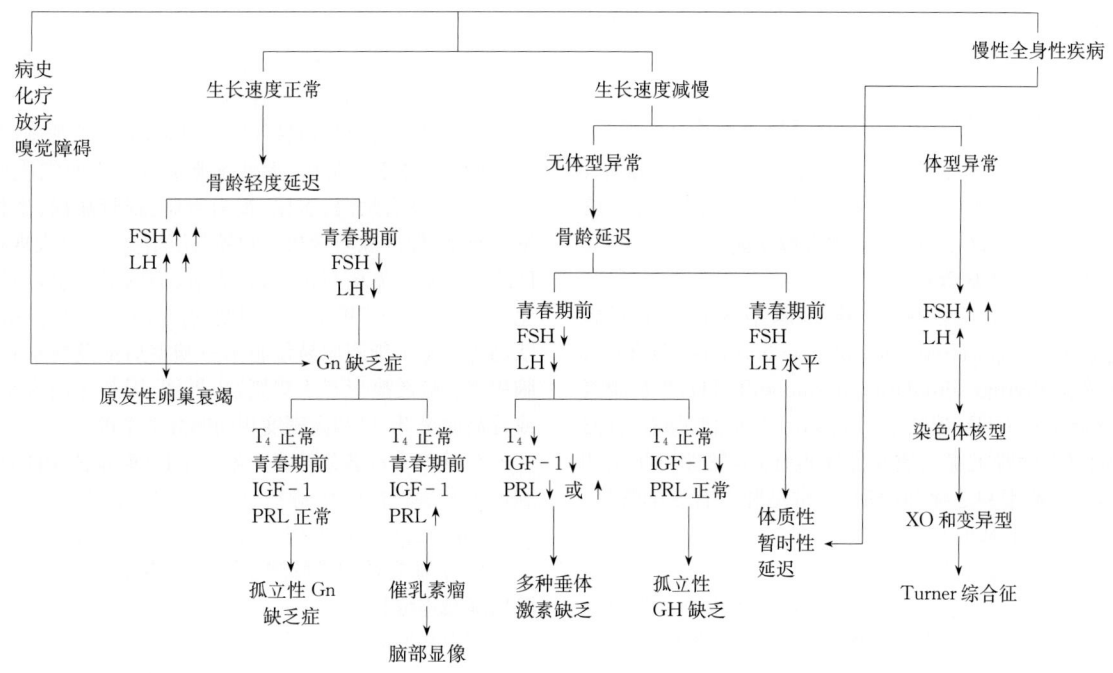

图7-4-2 女性乳房发育延迟缺如诊断流程

由于患者存在比同龄人幼稚的外生殖器且性征迟现,影响其与同伴交往、体育运动的竞技力和艺术表现力等,可能引发患者焦虑和自尊心降低,证据表明在这种情况下使用性激素诱导青春期启动对心理健康是有益的。对男性年龄达到14~15岁,女性年龄达到12~13岁时仍无明显性征出现者,可用小剂量性激素诱导性成熟,多数病例经2~6个月治疗后会引起第二性征发育和轻度身高增长。小剂量短期性激素应用一般不会加速骨龄的进展。如果停止治疗3~6个月后又发现发育终止,应寻找其他原因。男女激素治疗见表7-4-5及表7-4-6。血浆睾酮维持100~300 ng/dl水平或HCG 1 000~4 000 U肌内注射,每周1~3次,睾酮可增加少量内源性生长激素分泌,若治疗时无生长速率提高,需考虑排除GHD。副作用包括头痛、痤疮等,通常能耐受,对有肝功能损害的患者推荐皮贴制剂,肾功能异常的患者要慎用。以往曾用于短期改善生长速率的氧雄龙(oxandrolone),因其促进性发育的效果不明显,所以现已不推荐使用。

表7-4-5 青春期发育延迟激素治疗(男性)

药　　物	青春期诱导剂量	维　持　剂　量
庚酸睾酮(testosterone enanthate)或 环戊丙酸睾酮(testosterone cypionate)	每月50~100 mg,肌内注射	150~200 mg/(2~3)周,肌内注射
十一酸睾酮(testosterone undecanoate) 皮肤敷贴睾酮(transdermal testosterone)	40 mg/d	40~240 mg/d
皮肤敷贴睾酮(androderm)2.5 mg,5 mg	不详	4~6 mg,每晚睡前1次(背部、上臂、腹部、大腿)
皮肤敷贴睾酮(testoderm)4 mg,6 mg	不详	4~6 mg,每晚睡前1次(阴囊皮肤)
皮肤敷贴睾酮(testoderm)TTS 5 mg	不详	5 mg,每晚睡前1次(背部、臂、上臀部)

表7-4-6 青春期发育延迟激素治疗(女性)

药　　物	青春期诱导剂量	维　持　剂　量
结合型或酯化雌激素	0.3 mg,每日1次,口服	0.6~1.25 mg,每日1次,口服
炔雌醇(ethinyl estradiol)	2~5 μg,每日1次,口服	20~35 μg,每日1次,口服
17β-雌二醇(皮肤敷贴)	不详	0.05~0.1 mg/d
Alora(0.05、0.075、0.1 mg/d)		每周敷贴2次
Estraderm(0.05、0.1 mg/d)		每周敷贴2次
Fem Patch(0.025 mg/d)		每周敷贴1次
Vivalle(0.037 5、0.05、0.075、0.1 mg/d)		每周敷贴2次
17β-雌二醇/炔诺酮复合物(0.05/0.14 mg; 0.05/0.25 mg)		0.05 mg/d,每周2次

关于生长迟缓的干预详见第三篇第三章原发性生长延缓中"体质性生长迟缓"的相关内容。

二、低促性腺激素性性腺功能减退症

低促性腺激素性性腺功能减退症（hypogonadotropic hypogonadism，HHG）是由于下丘脑或垂体合成、分泌、释放 GnRH 或 FSH、LH 减少或缺乏，导致性腺功能不足。

（一）中枢神经系统疾病

下丘脑、垂体肿瘤除影响下丘脑-垂体-性腺轴外，还可影响促肾上腺皮质激素（adrenocorticotropic hormone，ACTH）、促甲状腺激素（thyroid stimulating hormone，TSH）、生长激素（growth hormone，GH）、催乳素（prolactin）和抗利尿激素分泌 c-Fos，引起继发性肾上腺皮质功能减退症，继发性甲状腺功能减退症，生长激素缺乏症和尿崩症，常见肿瘤有颅咽管瘤、生殖细胞瘤、神经胶质瘤和星状细胞瘤等。

1. 中枢神经系统肿瘤

（1）临床表现：引起青春期发育延迟的中枢神经系统肿瘤大多数为蝶鞍外肿瘤，累及 LHRH 的合成和分泌，而垂体肿瘤影响 FSH、LH 合成分泌较为少见。下丘脑、垂体肿瘤引起 GnRH，FSH 和 LH 缺乏可以呈单一激素缺乏，而更多见的是伴有其他多种垂体激素缺乏（如 ACTH、GH、TSH 和抗利尿激素缺乏，而分泌催乳素的垂体肿瘤导致催乳素水平升高）。由于肿瘤致 GH 缺乏引起的生长速度减慢或停顿可见于疾病发生期间或之后，而特发性或家族性全垂体功能低下引起的矮小症均发生于早期，婴儿期后出现全垂体功能低下，常提示颅内占位性病变，而婴儿期出现生长速度缓慢者，应注意中线发育缺陷。

颅咽管瘤是儿童常见的鞍区肿瘤，约占儿童鞍区肿瘤的 50% 和小儿脑瘤的 7%～21%，它是最常见的非胶质源性脑部肿瘤，起源于颅咽管的残留和（或）Rathke 裂，主要有胚胎发育和组织化生两种假说解释颅咽管瘤的起源，也有一些研究报道称某些基因的改变，或异常 DNA 拷贝数改变，可能与特定颅咽管瘤的发生有关。该肿瘤通常发生在鞍上部位，沿着垂体柄向上扩展至下丘脑，并可见于鞍内，发病年龄高峰在 6～14 岁，其症状与肿瘤侵入周围组织器官有关，常见症状有头痛、视觉障碍（视力减退和视野缺损）、身材矮小、生长速度缓慢、尿崩，每日饮水量可在 4L 以上，可有一个肢体或多个肢体无力，有青春发育延迟，缺乏第二性征，也可出现中枢性甲状腺功能减退和皮质醇缺乏的症状和体征。

（2）实验室检查：① 多种垂体激素缺乏，包括 FSH、LH、GH、ACTH、TSH、抗利尿激素等，而血浆催乳素水平升高；② 骨龄延迟；③ 影像学检查是诊断颅咽管瘤很有用的方法，其影像学特征是鞍上/鞍区有钙化的囊肿出现，钙化在儿童比在成人中更常见。虽然 CT 扫描是显示钙化的最敏感方法，但是与其他肿瘤鉴别时特异性不足，随着磁敏感加权成像应用越来越普及，一般不再选择 CT 扫描，而首选 MRI，增强 MRI 显示更好，MRI 具有多平面功能，是确定局部解剖所必需的，也是制定手术路径最重要的影像学手段。

（3）治疗：较大的鞍上肿瘤通常需开颅手术，鞍内肿瘤可经蝶骨显微外科手术。本病复发率很高，有报道 40 例外科切除术后，未进行头颅放射治疗，复发率达 42%。根治手术常导致全垂体功能低下，术后需采用激素替代治疗（包括性激素、糖皮质激素、甲状腺素和抗利尿激素等），有一部分患者术后发展成肥胖，可能与腹侧核损伤有关。

性幼稚也可由其他鞍外肿瘤引起，如生殖细胞瘤、异位松果体瘤、不典型畸胎瘤、无性细胞瘤等。生殖细胞瘤较为少见，常见症状有烦渴、多尿、视力障碍、视野缺损、生长和青春发育异常、促性腺激素缺乏和颅内压增高。CT 表现在松果体区或第三脑室见稍高密度、边界清、类圆形肿块，呈均匀性强化，有部分呈等密度形态不规则，有小的低密度坏死灶和斑点状钙化。生殖细胞瘤易侵犯第三脑室后部及导水管，可导致脑积水。畸胎瘤形态不规则，边界清，因肿瘤内含脂肪、牙齿或骨骼而呈低、等和高密度相间的混杂密度。

2. 神经系统其他病变 累及下丘脑、垂体功能，如组织细胞增生症、垂体炎、动脉瘤、脓肿、创伤、肉芽肿性疾病（如结核、结节病）、真菌性疾病和铁质过多等也可导致。

（二）孤立性促性腺激素缺乏（特发性低促性腺激素性性腺功能减退症）

特发性低促性腺激素性性腺功能减退症（hypogonadotropic hypogonadism，HH）指由于下丘脑-垂体轴异常导致促性腺激素合成或分泌不足，导致性发育不完全的一组疾病。迄今已发现 20 多种基因的变化与此有关，不仅数目仍在增加，遗传方式也各种各样，不同患者，甚至同一家系患者的疾病严重程度也可能不一致，尚有 35%～45% 的病例无法明确遗传病因，提示其发病机制的复杂性。

1. 卡尔曼综合征（Kallmann 综合征，KS） 是临床上较为常见的促性腺激素释放激素（GnRH）缺乏症。1944 年由 Kallmann 首先报道。临床上可分家族型和散发型，以性腺发育障碍、性功能不全及嗅觉丧失为特征。

（1）发病机制：KS 属一种遗传性疾病，可呈常染色体显性、隐性及 X 连锁遗传，其中常染色体显性遗传占一半以上，本症确切病因及发病机制尚未完全明了，推测与基因异常和发育缺陷有关。在胚胎发育过程中，GnRH 神经元由嗅上皮、嗅板移行至下丘脑、隔区和视前区内侧部过程中发生障碍，致使下丘脑 GnRH 分泌缺陷和嗅神经萎缩。目前已知 GnRH 神经元与嗅神经共享同一迁移途径。已报道的与 KS 发生相关的基因包括 KAL1、FGFR1、FGF8、PROK2、PROKR2 和 CHD7 等，这些基因都与 GnRH 神经元的发育和迁移有关，其突变可导致 GnRH 神经元缺乏，或导致无法形成有效的 GnRH 脉冲释放。

（2）临床表现：男性多见，大多数发现年龄较早，除嗅觉障碍外，婴幼儿表现为隐睾和小阴茎，少数可在青少年或成人期起病，临床表型可呈多种多样，重者表现性器官似幼儿型、第二性征缺乏、隐睾，成年患者性欲低、勃起障碍；轻者仅表现性器官发育不良，可有生育能力。男性患者可伴乳房发育、色盲、神经性耳聋、渴感异常、兔唇、腭裂、单侧肾发育不良、镜像（联带）运动。女性患者幼时常难识别，至青春期无第二性征出现或原发闭经而疑诊。女性携带者可表现部分缺陷，如嗅觉减退、月经初潮延迟、月经不规则，但生育能力常正常。

（3）实验室检查：血清 FSH、LH 及睾酮（testosterone，T）或雌二醇（estradiol，E_2）水平明显降低，甚至不能测出。GnRH 激发试验，第一次注射 GnRH，血浆中 LH、FSH 反应低或无反应,但多次注射后可见反应增加。HCG 激发试验,单独 1 次睾丸 Leydig 细胞对 HCG 反应差,经 6～8 周刺激,血清睾酮可达到或接近正常水平。

头颅 MRI 检查,部分病例可呈现嗅觉皮质脑回发育不良,嗅球、嗅束缺失,大脑嗅沟非对称性发育不良。患者骨龄常落后于时序(实足)年龄 2 年以上。

诊断根据临床表现:① 男性多见;② 一个家族中可有多人发病;③ 有先天性嗅觉缺失或减退;④ 性腺发育不良,儿童期常有隐睾,小阴茎,青春期不出现第二性征,腋毛、阴毛稀疏或呈女性分布;⑤ 血清 FSH、LH、T 水平明显降低;⑥ 睾丸活检可见间质细胞数目减少或完全缺如,精曲小管内缺乏精子;⑦ 头颅 MRI 示嗅觉皮质脑回发育不良,嗅球、嗅囊缺如等;⑧ 基因分析可助部分患者的诊断。常见下丘脑-垂体-性腺轴单基因引起低促性腺功能减退见表 7-4-7。

表 7-4-7 单基因病引起的低促性腺功能减退

基 因	位 点	遗传	伴随症状
KAL	Xp22	X 连锁	嗅觉障碍、肾发育不全、口手联带运动、兔唇、腭裂
DAX1	Xp21	X 连锁	原发性肾上腺皮质功能不全
SF-1	9p33	AD	原发性肾上腺功能不全、XY 性反转
Leptin/R	7q31/1p31	AR	肥胖
PCI	5q15～21	AR	肥胖、低皮质醇血症
GNRHR	4q21	AR	
HESX1	3p21	AR	视隔发育不良、多种垂体激素缺乏
LHX3	9q34	AR	多种垂体激素缺乏(除 ACTH 外)颈椎强直
PROP1	5q35	AR	多种垂体激素缺乏(ACTH 通常不累及)
FSHβ	11p13	AR	LH↑
LHβ	19q13	AR	LH↑(FSH↑)

注:AD,常染色体显性遗传;AR,常染色体隐性遗传。

(4)治疗:本病治疗具有一定年龄依赖性,多数患者睾丸对促性腺激素治疗反应良好,促性腺激素可以增大睾丸,激发睾丸结构发育,并刺激精子生成。最常用的方案是先予以 HCG,继以 FSH,HCG 可以刺激 Leydig 细胞致睾丸内和血循环中的睾酮水平升高。单用 HCG 可以促进男性化,改善因性功能低下而出现的症状,激发有些患者的精子生成,经典的方案是先肌内注射 HCG,每次剂量 1 000～2 000 U,每周 2～3次,持续 6 个月,如果单用 HCG 无法达成生精目标,必须加用 FSH(HMG)75～150 U 隔天皮下注射。为了维持性功能及第二性征或对于 FSH 缺乏不严重患者可用睾酮制剂,长期雄激素补充治疗可始于 13～14 岁男孩,方法为庚酸睾酮 50 mg,每 2～4 周肌内注射 1 次;随后每 6 个月增加剂量,通常经 3～5 年达成人剂量 250 mg 每 2～3 周肌内注射一次。也可口服十一酸睾酮胶丸 40 mg,每日 1 次,逐渐增加至每日 3 次,终至成人剂量 80 mg 每日 2～3 次,性腺功能不全者需终身替代治疗。女性患者模拟青春发育过程,以小剂量雌激素开始,每日 1 次口服戊酸雌二醇 0.5 mg,每 6～12 个月增大剂量,随访观察性征及 B 超监测子宫发育,至成熟水平后行周期性雌孕激素联合治疗。

GnRH 脉冲治疗:利用人工智能控制的微型 GnRH 输入装置,通过设置脉冲频率完成皮下注射 GnRH,达到模拟下丘脑分泌的生理模式,刺激垂体分泌促性腺激素,进而促进性腺发育,最终获得生育能力的治疗目的。国内一般采用人工合成 GnRH 药物戈那瑞林,设置脉冲频率为 90 min 1 次,每次皮下注射 10 μg,24 h 共 16 个脉冲。治疗 3 日后复查 LH,评估初步疗效,之后每 1～3 个月随访 1 次,观察性征、性腺及性激素的变化。此项治疗在儿科使用尚少,长期疗效和安全性有待进一步的评估。

2. X 性连锁先天性肾上腺发育不良和低促性腺素性功能减低 X 性连锁先天性肾上腺发育不良和低促性腺素性功能减低(X-linked congenital adrenal hypoplasia and hypogonadotropic hypogonadism)是少见的肾上腺组织发生学疾病,主要是由于 DAX1 基因突变或缺乏,在婴儿和儿童期表现为肾上腺皮质功能低下(糖皮质激素和盐皮质激素缺乏),在青春期出现低促性腺素性腺功能减退,下丘脑-垂体其他功能障碍,部分病例可伴邻接基因综合征(contiguous gene syndrome),如甘油激酶缺乏症、鸟氨酸氨甲酰基转移酶缺乏症和 Duchenne 肌营养不良(Duchenne's muscular dystrophy, DMD)。

(1)发病机制:NR0B1 基因(也称 DAX1 基因)位于 Xp21.2,编码 DAX1 蛋白,该蛋白在产生内分泌激素的多种组织的发育和功能中起着重要作用,包括肾上腺、下丘脑、垂体和性腺(卵巢和睾丸),在出生前,DAX1 蛋白帮助引导这些组织形成的基因调控,还有助于调节内分泌组织在其形成后合成激素。NR0B1 的特定致病变异包括无义突变、移码突变和点突变,已报道 100 多个 NR0B1 突变,导致 X 连锁肾上腺发育不全,有的导致异常缩短的 DAX1 蛋白的产生,有的突变会改变 DAX1 关键区域的单个氨基酸,大多数导致 X 连锁肾上腺发育不全的突变阻止 NR0B1 基因产生活性 DAX1 蛋白,造成相关激素缺乏的临床症状和体征。

(2)临床表现:起病年龄和临床严重程度有明显的异质性,甚至在同一家系的患者中也不尽相同。

1)原发性肾上腺皮质功能减退:典型的 NR0B1 基因突变表现在婴儿早期出现失盐危象,有呕吐、纳呆、嗜睡、持续性黄疸、皮肤色素沉着、休克;在儿童期症状与体征常无特异性,一般表现虚弱、厌食、恶心、轻度腹痛、呕吐、嗜高盐食物、低血压。皮肤色素沉着出现在阴囊、会阴、乳晕、皮肤皱褶和易反复受损部位、肘、踝和膝部,阳光暴露部位则更明显。

2)低促性腺素性发育减退:婴幼儿常有隐睾、小阴茎和泌尿生殖道异常,青春期年龄缺乏性发育,如睾丸小及阴毛、腋毛缺如。有少数报道患者有自发性青春期性发育,但很少达到 Tanner Ⅲ 期或 Ⅲ 期以上,有生育能力者极为罕见。

3)电解质和激素变化:婴儿期出现肾上腺皮质功能低下,表现为低钠、高钾血症,低皮质醇、低醛固酮血症,血浆肾素活性和 ACTH 水平升高,血清脱氢表雄酮和硫酸脱氢表雄酮水平降低,促性腺激素和性激素水平降低。

与经典的表现不同,有些患儿可能会出现下丘脑促性腺激素激活增加或提前的迹象,男孩在出生时可能有较大的阴茎,或者在儿童早期有一定程度的性早熟,青春期的迹象可能发生在诊断肾上腺功能不全之前或之后，目前还不完全清楚这种情况是否依赖于促性腺激素，但是性发育通常是不完全的。还有一类患者为晚发型，其青春发育过程正常，到成年早期才出现进行性或轻度肾上腺功能不全的病史或特征。确诊须依赖基因检测。

（3）治疗：首先给予糖皮质激素替代治疗，常用氢化可的松，每日口服 10～30 mg，或醋酸可的松 12.5～37.5 mg，一般不超过 37.5 mg，分 2 次口服，饭后口服为宜。进入青春期后，可用促性腺激素，促进第二性征发育和提高睾酮水平，并可诱发精子生成。常用 HCG 和人绝经期促性腺激素（HMG），前者具有明显的 LH 样作用，后者则类似 FSH 样作用，治疗期间定期随访，监测睾丸体积、血睾酮水平。

脉冲式 GnRH 治疗，可模拟 GnRH 脉冲释放，但有些患者治疗效果不够理想。

3. 单一性卵泡刺激素缺乏症 · 该症很罕见，多为散发性病例报告，发病率不详，因 FSH 基因突变所致，为常染色体隐性遗传。

（1）发病机制：FSH 是一种糖蛋白二聚体，由 α 和 β2 个亚基组成，FSH 的 α 亚基与 LH、TSH 和 HCG 在生物学上相同，而 β 亚基是唯一的，决定 FSH 的免疫和生物活性。本症因编码 FSH β 亚基的基因发生突变，导致患者缺乏 FSH，由于 FSH 与男性精子发生和女性卵泡发育有关，所以不育是患者最常见的表现。

（2）临床表现：男性患者可有正常的性征发育，也可有隐睾，睾丸偏小，女性通常表现为原发闭经，也可表现为乳房发育不良等性腺功能减退，男女患者均有不育。

实验室检查可见到青春期 FSH 基础值及 LHRH 激发后 FSH 水平均低，LH 常正常或偏高，睾酮水平在正常范围。患者精液检查见精子数量减少，畸变率高，睾丸活检显示支持细胞（Sertoli cell）、生精细胞均明显减少，而间质细胞（Leydig cell）增生。

（3）治疗：针对生育需求，可予基因重组 FSH 制剂或 hMG 治疗，有报道可促进患者睾丸增大及精子产生。

三、多种垂体激素缺乏

多种垂体激素缺乏症（combined pituitary hormone deficiency，CPHD），是一种病因复杂，临床表现多样的罕见疾病。

1. 发病机制 · 因在发育的头部、下丘脑和（或）垂体中表达的基因突变导致 CPHD。仅在下丘脑或垂体内表达的基因突变导致垂体前叶发育不良和激素分泌不足，若突变基因还涉及头面部早期发育，则除了垂体功能障碍往往还伴有颅面异常，CPHD 的复杂性不仅在于涉及的基因多，遗传方式不一，也因其病因的异质性，致其表型的广谱性。到目前为止，已有 30 多个基因被报道与 CPHD 发生有关，其中 GLI2、HESX1、LHX3、LHX4、OTX2、POU1F1、PROP1 和 SOX2 等研究较多，尽管如此，仍有超过 80% 的 CPHD 患者的遗传病因尚不明确。有研究者认为 CPHD 可能是一种多因素相关疾病，因为相同的突变可以在不同的 CPHD 患者中出现不同严重度的表型，而不完全外显在同家系中并不少见。

2. 临床表现 · 除身高明显落后、生长速度减慢等 GH 缺乏症的表现外，尚可有其他多种垂体激素缺乏的症状和体征，

其次序为 LH、FSH、TSH、ACTH 等。GH 药物激发试验无反应，IGF - 1、催乳素水平很低，TRH 激发试验亦无反应，基础 TSH 可为正常低限或检测不到，有些病例可表现明显甲状腺功能减退症状，GnRH 激发试验常无反应，有性腺发育不良。MRI 示垂体萎缩，但也可以正常。

PROP1 是已知引起 CPHD 最常见的突变基因，突变的频率在不同的人群中不一致，在东欧和俄罗斯高发。患者通常由于矮小而首先判断为 GHD。大多数患者同时也表现出 TSH 和催乳素降低。在青春期开始时，许多 PROP1 突变患者还表现出 LH 和 FSH 缺陷，无第二性征发育，许多患者还会出现 ACTH 缺乏症。大多数病例 MRI 显示垂体发育不全或不发育，然而，也有发现垂体增生的报道。

3. 治疗 · 对所缺乏的垂体激素进行相应的替代治疗，如 GH、甲状腺素和性激素等。如有 ACTH、甲状腺素同时缺乏则先补充氢化可的松，使血皮质醇水平达到正常水平，然后补充甲状腺素，如先快速提高甲状腺素水平，则可能造成肾上腺皮质危象发生。

四、其 他

（一）普拉德-威利综合征（Prader-Willi syndrome）

1. 发病机制 · 该综合征于 1956 年首先由 Prader、Labhart 和 Willi 提出，其发病率为 1/30 000～1/10 000，男女均可发病，是人类第一种被证明与基因组印记有关的遗传性疾病，大部分由于父系 15q11～13 区域基因缺陷所致，可为缺失和不平衡易位，小部分为单亲母源二倍体，后者多为散发，导致发病的高危因素尚不明了，下一胎的再现率与突变类型有关，如突变发生的位点，父母是否存在染色体易位等。

2. 临床表现 · 该症是一种谱系疾病，累及多个系统，患者间的症状轻重程度不同，也会随年龄变化。母亲怀孕时可注意到胎动少，多因臀位需剖宫产，出生时体重不足。新生婴儿期表现为肌张力减退，吸吮无力，喂养困难，体重增长迟缓。儿童期发育落后，动作协调性差，语言发育慢。2～8 岁起食欲旺盛，暴食（近年的研究认为可能与胃促生长素有关），嗜睡，迅速发展为肥胖，下腹部、臀部和大腿脂肪堆积明显，可伴发糖尿病（可呈现胰岛素抵抗和非胰岛素抵抗两类）。患者外貌特异、额高而窄、杏仁眼、上唇薄、口角向下、斜视，可伴指（趾）弯曲、并指（趾）、耳郭软骨发育不良、脊柱侧突等。患儿身材矮小，手足过小，两者与 GH 分泌不足有关，有不同程度的智力低下，小阴茎、隐睾常见，性腺功能低下，青春期发育延迟，可有男性不育，女性不孕。患者可有精神行为异常。头颅磁共振显像发现部分患者垂体发育异常，常伴垂体多种激素缺乏和下丘脑功能紊乱。

诊断依赖基因检测。

3. 治疗 · 无治愈手段，但早期干预可以改善预后。综合管理包括：出生早期低张力或喂养不良的治疗，对性腺功能减退或垂体功能减退的评估，肥胖的管理，脊柱侧凸的治疗，行为问题的矫正。由于患者下丘脑、垂体功能紊乱导致身材矮小、身体组分异常、肥胖等 GH 缺乏症表现，2000 年美国 FDA 首先批准 rhGH 用于治疗 PWS。Bakker 等的一项研究表明，生长激素治疗可以改善该综合征儿童的健康相关生活质量。对性激素缺乏可采用性激素替代治疗，对糖尿病可根

据糖尿病性质给予饮食控制、降糖药物和胰岛素治疗。对于肥胖并发症、隐睾症和脊柱侧凸可能需要进行手术，发生阻塞性睡眠呼吸暂停时考虑扁桃体切除术、腺样体切除术或气管造口术。

(二) 性幼稚、视网膜色素变性、多指(趾)畸形综合征

早在 19 世纪 80 年代 Laurence 和 Moon 首先描述了一个患视网膜色素变性、肥胖和智力障碍的家庭，患者后来发展成痉挛性截瘫。1920 年和 1922 年 Bardet 和 Biedl 再次分别独立报道两个肥胖家族，患者有视网膜色素变性和多指畸形，1925 年开始将这组患者称为 Laurence-Moon-Bardet-Biedl (LMBB) 综合征，但是关于两者是否为同一种病的意见并不一致。后来还是把它们区分为两种疾病：Laurence-Moon 综合征与 Bardet-Biedl 综合征 (Bardet-Biedl syndrome, BBS)。

1. 发病机制 · Bardet-Biedl 综合征是一种罕见的常染色体隐性遗传性疾病，在北美和欧洲的发病率约为 1/100 000，但在科威特高近亲通婚族群中发病率达 1/13 500。目前认为 Bardet-Biedl 综合征是由于初级纤毛/基底体复合体蛋白病变引起的，此蛋白质是一种普遍表达的高度进化保守的细胞器，主要用于细胞间信号传递，编码该蛋白质的基因发生突变导致发病，迄今已发现有 21 种 BBS 致病基因，在临床诊断的 BBS 病例中有 80% 被发现存在这些基因突变，在北欧和北美患者中 *BBS1* 和 *BBS10* 的突变占大多数。

2. 临床表现 · 视力障碍是 BBS 的主要特征之一，夜视困难常在儿童中期即出现，随后出现周边视野缺损，随年龄增长，发展成管状视力，随着视网膜感光组织逐渐恶化可导致视力丧失，甚至在青春期或成年早期成为盲人。其他可见眼球震颤、虹膜缺损、白内障、斜视、近视或远视和婴儿性青光眼。患儿有先天性指(趾)畸形：多指(趾)、短指(趾)或并指(趾)。肥胖是 Bardet-Biedl 综合征的另一个特征。不正常的体重增长通常始于儿童早期，并且成为一辈子的健康问题，并可能出现 2 型糖尿病、高血压和高胆固醇血症等肥胖并发症。大多数男性患者性腺功能低下，雄激素水平低，患者常有小阴茎、埋藏式阴茎、小睾丸或隐睾，虽然有生育的个例报道，但患者通常为不育。女性患者可表现为泌尿生殖道畸形，如阴道闭锁、阴道隔、子宫、卵巢、输卵管发育不良等，但也有患者能成功受孕分娩。肾脏缺陷，包括结构和功能异常，可表现为尿浓缩障碍的多饮多尿，多囊性肾病，严重者最终呈慢性肾小球肾炎型损害，威胁生命，需进行血液透析或进行肾移植。患者可表现出轻-中度的智力低下，语言障碍，站立和步行等运动技能延迟发育，动作协调不良，有行为问题，另外有些 BBS 患者牙齿异常，嗅觉减退，心脏、肝脏受损。有研究发现不同基因突变导致的病情严重程度存在差异，如 *BBS1* 突变患者通常比其他 *BBS* 基因突变的患者病情相对轻：视力恶化发生的晚，较少发生肾脏疾病，代谢综合征发病率较低。

总之，BBS 患者的临床表现有很大的异质性，在不同家系的患者之间，甚至在同一家系的患者之间也不相同，提示存在多个遗传因素与环境影响之间的复杂相互作用，导致难以推测患者的预后。

实验室检查可发现血清患者睾酮(男性)、雌二醇(女性)水平降低，24 h 尿 17-酮类固醇降低，睾丸活检示精细小管内缺乏精子形成，但无透明变性及萎缩现象，间质细胞无肥大性

改变。肾脏功能障碍者可呈代谢性酸中毒，尿素氮、肌酐升高。脑电图可呈轻度异常。眼科检查发现相应的病变。肥胖者可检出血糖、血脂、胰岛素升高等。

3. 诊断 · 以往 BBS 依靠临床诊断，需 4 个主要特征或 3 个主要特征加 2 个次要特征。在过去的 10 年里，包括外显子和全基因组测序在内的诊断技术的进步提高了该症的诊断率。

4. 治疗 · 目前尚无特殊治疗方法，需遗传学、眼科、肾病、内分泌、心理医师、营养师、语言治疗师、护士等组成的多学科团队参与系统管理，对症治疗，延缓重要脏器损害，保存功能。性腺功能不全可行性激素替代治疗。

五、高促性腺激素性腺功能低下

(一) 克兰费尔特综合征

克兰费尔特综合征 (Klinefelter syndrome, KS) 又称精曲小管发育不全症 (seminiferous tubular dysgenesis)，1942 年 Klinefelter 首先报道一组男性患者，表现为乳房女性化、小睾丸、无睾丸、无精子症。1959 年 Jacobs 发现该症患者染色体为 46, XXY。如今，KS 特指一组染色体疾病，患者在男性核型 46, XY 外至少增加了一条额外的 X 染色体。XXY 非整倍体是人类最常见的性染色体疾病，其发病率为每 500 名男性中有 1 例，它也是与男性性腺功能低下和不孕相关的最常见的染色体疾病。本病主要特征有：① 睾丸小而坚实；② 第二性征发育不全；③ 男性乳房发育常见；④ 身材较高，上下部量比值减少；⑤ 血促性腺激素水平升高，睾酮水平降低；⑥ 缺乏精子或少精子；⑦ 睾丸病理主要是精曲小管病变；⑧ 特征性染色体核型变化。

1. 发病机制 · KS 的病因是卵子或精子在减数分裂时不分离或受精卵在有丝分裂时不分离，从而导致胎儿多出一条 (或一条以上) X 染色体。若卵子在减数分裂时不分离，形成一个异常的 XX 卵子，与正常的 Y 精子结合，则出现 XXY 核型的受精卵。若精子在减数分裂时不分离，则形成 XXY 核型受精卵。若一个 XY 受精卵在有丝分裂时不分离，则出现 XXY 与 Y 两种子细胞，XXY 细胞存活并继续分裂，Y 细胞不存活而死亡。X 染色体携带着在许多器官系统中起作用的基因，如与睾丸功能、大脑发育和生长相关的基因，目前尚不清楚 KS 的发病是由于性腺功能低下和雌激素过多所致，还是由于 X 染色体连锁基因功能异常所致。KS 最常见的染色体核型为 47, XXY，占 80% 以上，其次为 46, XY/47, XXY；46, XX/47, XXY；而 48, XXYY 或 48, XXXY 则罕见。

2. 临床表现 · ① 男性表型，从小身材细长，上下部量比值减少，儿童期表现阴茎短小，睾丸小而且质地坚实；青年和成人期仍表现阴茎小，睾丸小而坚实，男性化不全，性毛稀少，部分出现女性乳房发育。② 大多数核型为 47, XXY 的男性智力在正常范围，智力落后可发生在 X 染色体数目更多的核型患者，说话晚，发音和表达能力差，有 20%~30% 病例有轻微或中度的紧张性震颤，另可表现行为幼稚或固执、情绪不稳定，羞怯孤僻，判断力差，患者发生焦虑、抑郁等心理和精神疾患较一般人群更常见。③ 其他，偶有甲状腺功能异常，轻度糖尿病、糖耐量受损，二尖瓣脱垂，晶体混浊，可有隐睾、尿道下裂、脊柱侧弯、共济失调。患者骨量减少、骨质疏松、肿瘤 (乳腺和生殖细胞)、系统性红斑狼疮、类风湿关节炎等的风险

较高。④ 内分泌功能检查,青春期前 LH、FSH、睾酮的基础水平和 LHRH 激发试验 LH 反应同正常同龄儿童,青春期后血清睾酮低下而 FSH、LH 增高,抑制素 B 明显下降,雌二醇增高,HCG 激发后睾酮上升水平低于正常人,LHRH 激发试验 FSH、LH 呈强反应。⑤ 睾丸病理,精曲小管基膜增厚,呈玻璃样变性,无弹力纤维,严重者精曲小管可完全纤维化,精曲小管腔内常无精子,间质细胞明显增生。

46,XY/47,XXY 嵌合型的患者因精曲小管变性和雄性化不足程度较 47,XXY 轻,男性乳房发育发生率低,少数病例可具有生育能力。多数患者在 30 岁以后出现性欲减退,阴茎勃起困难。

3. 诊断· KS 患者可能因不良生育家族史等原因行绒毛膜或羊膜细胞穿刺胎儿细胞遗传学分析获得产前诊断。患者出生后可能因各种临床表现就诊,如婴儿期尿道下裂、小阴茎、隐睾,低龄和学龄期儿童语言发育迟缓、学习障碍、行为问题等,学龄期和青春期因身材高大,上下部量比值减少,第二性征发育延迟或发育不全,男性乳房发育,睾丸小而坚实,体毛稀疏等,行外周血染色体核型分析而得到诊断。

4. 治疗· 雄激素替代疗法可纠正雄激素缺乏,不仅可促进身体比例的正常化和正常男性第二性特征的发展,预防骨质疏松症,可能对减少自身免疫性疾病风险具有长期有益效果。还有研究者认为,提早开始激素替代有助于显著减少 47,XXY 男孩的发育和行为问题,对焦虑、抑郁和社会心理问题也有积极影响。治疗一般从 12 岁开始,常用药物为十一酸睾酮(安雄 android),从小剂量开始,逐渐增加剂量至 80～120 mg/d,分 2～3 次口服,治疗中若出现痛性阴茎勃起,水、钠潴留或高血压时,应减少剂量。或庚酸睾酮 200 mg 肌内注射,每 2～4 周注射 1 次。治疗期间定期检测促性腺激素、性

激素和肝功能。血睾酮水平升至正常时间较快,但 LH 降至正常需数月之后,FSH 水平不能降至正常。治疗初期可能加重男性乳房发育,这与睾酮转化为雌激素有关。

男性乳房发育一般不会经睾酮替代治疗而消退,由于乳房发育对患者造成心理压力和存在乳房恶变可能,必要时宜施行乳房成形术。

以往一直认为该症患者无法生育,然而显微外科技术的发展和人工生殖技术的进步提高了 KS 患者生育的可能性,有报道通过显微手术从睾丸取精后进行体外受精(IVF)取得成功。

(二) 雄激素不敏感综合征

雄激素不敏感综合征(androgen insensitivity syndrome, AIS)是一种 X 连锁隐性遗传疾病,患者虽是正常的男性染色体核型,并且具备正常合成雄激素的睾丸,但由于雄激素受体功能异常,导致无法在靶器官中实现雄激素的生理功能,使得外生殖器呈现不同程度女性化,根据雄激素受体(androgen receptor, AR)残余功能的多少而划分为完全雄激素不敏感综合征(complete androgen insensitivity syndrome, CAIS)和部分雄激素不敏感综合征(partial androgen insensitivity syndrome, PAIS)。

CAIS 的发病率为(2～5)/10 万男性。PAIS 的发病率被认为更高于 CAIS。

1. 发病机制· AIS 的病因是 AR 基因的功能缺失。AR 基因位于 Xq11 - q12,长度>90 kb,有 8 个外显子和 7 个内含子。外显子 1 为转录活化或转录调节域;外显子 2～3 为 DNA 结合域,负责编码两个锌指蛋白(Zinc finger protein)同靶基因 DNA 结合的受体蛋白;外显子 4～8 为雄激素结合编码域,人体性激素受体结构示意图见图 7 - 4 - 3。

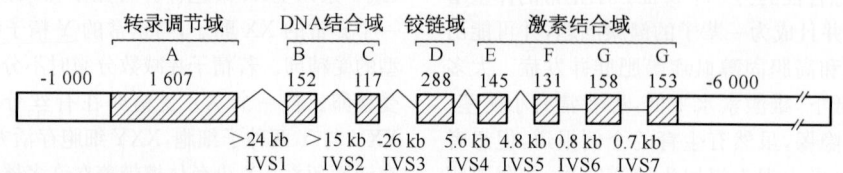

图 7 - 4 - 3 人体性激素受体结构示意图
8 个外显子:A～H;7 个内含子:IVS1～7;方块上的数字示各外显子的核苷核长度

迄今已报道 1 000 多个 AR 突变,约 70% 的病例 AR 基因突变是以 X 连锁隐性方式传递的,其余 30% 的病例为新生突变。各种不同类型的突变包括点突变导致氨基酸替换或提早出现终止密码子,核苷酸插入或缺失最常导致框架移位和过早终止,完全或部分基因缺失,以及影响雄激素受体 RNA 剪接位点的内含子突变。突变可导致 AR 不同程度的功能缺陷,有的由于无法合成蛋白致完全丧失细胞表面的受体;有的由于改变了底物结合的亲和力,尽管细胞表面受体数目正常却无法传递信号;有的增加受体的不耐热性,降低受体的稳定性,与雄激素的解离加快等。CAIS 的基因型与表型的相关性很强,而 PAIS 的基因型与表型关系尚不清楚。

男性胚胎发育成正常男性表型除依赖胎儿睾丸分泌足够睾酮外,外生殖器原基和前列腺结构需要有正常的 AR,才能使之发育成正常男性生殖器官。由于 AR 缺陷,导致胚胎期

男性化不足或缺乏,CAIS 患者外生殖器原基由于得不到雄激素的刺激而自动分化发育成女性生殖器,而 PAIS 患者仅有部分雄激素效应,其外生殖器显示不同程度的女性化;但睾丸支持细胞分泌的米勒管抑制物质(Müllerian tube inhibitor substance, MIS)仍能发挥功能,使米勒管不能发育成子宫和输卵管,故患者体内无子宫(或仅有残基)、输卵管,阴道为盲端。因中肾管衍生物输精管、精囊腺对雄激素无反应,故表现有睾丸而无输精管、精囊腺和前列腺等男性生殖道。

2. 临床表现· CAIS 患者出生时为完全女性表型,阴蒂不大,无子宫(或仅残基)及女性生殖道,青春期可出现乳房发育,但无腋毛和阴毛,体毛稀少,也无月经,患者为盲端阴道,小阴唇发育差,附睾或输精管缺如或发育不良。睾丸精曲小管发育差、管径小,精原细胞少,无精子,间质细胞呈结节样增生。CAIS 有睾丸恶性肿瘤的风险并随年龄增高,有报道 25 岁时发生率为 3.6%,50 岁时为 33%。幼时一般因在腹股沟、

大阴唇扪及肿块,或因腹股沟疝等腹腔手术时发现睾丸样组织而疑诊;青春期可因原发性闭经就诊经检查后确诊。PAIS患者的表型谱很宽,生殖器外观可呈女性为主,阴唇轻度融合,也可外生殖器性别难辨;或以男性为主的表型:小阴茎、会阴下裂和隐睾,沃尔夫管衍生结构可部分发育到完全发育。青春期乳房发育伴有稀疏的阴毛和腋毛。CAIS、PAIS与正常男、女性别分化差异见表7-4-8,性腺发育不良与正常男女性别分化差异见表7-4-9。

表7-4-8 **CAIS、PAIS与正常男女性别分化差异**

正常女性发育	CAIS发育	PAIS发育	正常男性发育
XX	XY	XY	XY
卵巢发育	睾丸发育	睾丸发育	睾丸发育
雄激素产生少	有雄激素无反应	有雄激素部分反应	有雄激素正常反应
中肾管退化	中肾管退化	中肾管部分发育	中肾管发育
无MIF分泌	有MIF分泌	有MIF分泌	有MIF分泌
中肾旁管发育	中肾旁管不发育	中肾旁管不发育	中肾旁管不发育
女性外阴	女性外阴	两性畸形	男性外阴
青春期女性第二性征	乳房发育但无月经	乳房发育、阴毛稀少无月经	青春期男性第二性征

表7-4-9 **性腺发育不良与正常男女性别分化差异**

正常女性发育	完全性性腺发育不良	不完全性性腺发育不良	正常男性发育
XX	XY	XY	XY
卵巢发育	性腺条束	有部分睾丸功能	睾丸功能正常
无雄激素产生	无雄激素产生	产生不同水平雄激素	雄激素产生正常
中肾管退化	中肾管退化	中肾管部分发育	中肾管发育
无MIF分泌	无MIF分泌	分泌不同程度MIF	分泌MIF
中肾旁管发育	中肾旁管发育	中肾旁管部分发育	中肾旁管不发育
女性外阴	女性外阴	两性畸形外阴	男性外阴
女性第二性征	经雌激素治疗呈女性化	经雌激素治疗女性化、经雄激素治疗男性化体征	男性第二性征

近年有学者将AR功能缺陷程度更轻的AIS称为轻型雄激素不敏感综合征(mild androgen insensitivity syndrome,MAIS),发病率不详,患者为正常男性外生殖器表型,仅有精子产生受损,不育症,患者可伴嗓音高尖,轻度乳房增大,阴毛和腋毛偏少,一般因成年不育症被发现。

3. 诊断·青春期血LH和睾酮水平升高,FSH水平轻度升高或正常,E_2升高,E_2/T值高。对大剂量的睾酮治疗无应答反应或应答反应差具有辅助诊断意义。染色体核型分析、盆腔超声检查可提供诊断线索。AR基因检测有助于确诊。

4. 治疗·CAIS常规行睾丸切除以防止睾丸的恶变,但对手术年龄一直存在争议,考虑到大多数肿瘤在青春期后年龄组发生,延后睾丸切除可让患者有自发第二性征发育,目前倾向在青春发育期后施行睾丸切除术,然后给予雌激素替代治疗,阴道畸形可进行再造成形术。PAIS的治疗更为复杂,需根据患者的表型、性别选择决定治疗方案。由于性别接受带来的困扰,患者心理疾病发生率较高,需要进行心理咨询和必要的干预。

(三)先天性睾酮生物合成障碍

睾丸合成睾酮需要5种酶参与,由胆固醇开始最后转变为睾酮。5种酶分别是胆固醇侧链裂解酶(P450scc)、3β-羟类固醇脱氢异构酶(3β-HSD)、17-羟化酶(P450c17)、17,20-裂解酶(P450c17)、17β-羟类固醇脱氢酶(17β-HSD)。前3种酶缺陷同时累及肾上腺和睾丸,属先天性肾上腺皮质增生症范畴,后2种酶缺陷只在睾丸表现。睾酮生物合成中任何一个步骤的酶缺陷,均可导致睾酮水平下降,影响男性性分化和发育。类固醇生物合成途径见图7-4-4。

1. 类脂性肾上腺增生·类脂性肾上腺增生(lipoid adrenal hyperplasia)是一种罕见的常染色体隐性遗传性疾病,患者肾上腺和睾丸的所有类固醇合成均被抑制,所以若延误诊断和治疗可导致患者死亡。因患者的肾上腺明显增大,皮质细胞内充满着胆固醇和胆固醇酯,故称之。

(1)发病机制:类固醇激素合成始于细胞内低密度脂蛋白颗粒和随后在细胞内对胆固醇的处理,胆固醇是类固醇合成的前质,起始的限速步骤是胆固醇转化为孕烯醇酮。胆固醇进入类固醇线粒体的途径仍未完全阐明,目前认为当胆固醇到达线粒体外膜,其向线粒体内膜的传递受到类固醇合成急性调节蛋白(steroidogenic acute regulatory protein,StAR)的调控,胆固醇进入线粒体后,被P450scc酶切,这个酶由基因CYP11A1编码,在单一的活性位点上催化3种不同的化学反应:胆固醇依次经历20-羟基化、22-羟基化和20,22碳键断裂,生成孕烯醇酮。

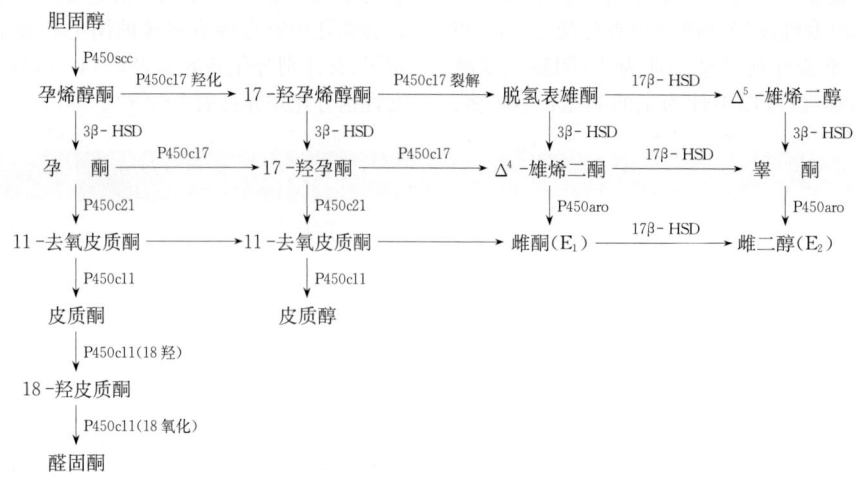

图7-4-4 类固醇生物合成途径

P450scc：胆固醇侧链裂解酶；P450c11：11-羟化酶；P450c21：21-羟化酶；P450c17（裂解）：17,20裂解酶；P450c17（羟化）：17-羟化酶；
3β-HSD：3β-羟类固醇脱氢酶；P450aro：芳香化酶；17β-HSD：17β-羟类固醇脱氢酶

StAR 突变是导致类脂性 CAH 的主要病因，目前比较接受"双击模型"。第一次打击是 *StAR* 基因突变消除了 StAR 依赖性类固醇的生成，即人体快速、主要的类固醇生成途径，但不依赖 StAR 的类固醇生成仍可持续，保证了正常的胎盘类固醇生成，以维持足月妊娠，这可以解释在类脂性 CAH 患者生后第一个月的血清中可检测到低水平类固醇激素，这也是类脂性 CAH 婴儿可以在没有治疗的情况下存活几个月的原因。然而，这些类固醇激素水平太低，无法抑制 ACTH、促性腺激素和血管紧张素的分泌，这些激素刺激皮质细胞摄取低密度脂蛋白-胆固醇，增加来自乙酸酯的胆固醇生成，从而导致胆固醇酯的积累，最终通过物理性体积增大或胆固醇氧化产物的化学作用而破坏细胞，即第二次打击，第二次打击又破坏了不依赖 StAR 的低水平类固醇生成，导致在年龄较大的儿童类脂性 CAH 无法检测到类固醇水平。在大多数族裔群体中都有关于类脂性 CAH 的报道，而日本、朝鲜和巴勒斯坦阿拉伯人中发病率特别高，在已经报道的 *StAR* 基因突变中存在不同种族的特异突变热点，如 p.Q258X 是日本、朝鲜人的热点突变，而 p.R182L 和 p.L260P 突变则分别在巴勒斯坦阿拉伯人和瑞士人中多见。

（2）临床表现：由于胆固醇不能转变为孕烯醇酮，导致盐皮质激素、糖皮质激素和性激素合成障碍，临床表现失盐、肾上腺皮质功能减退和性激素缺乏。新生婴儿出生2周左右可有严重的失盐、呕吐、腹泻、拒食、体重下降、脱水、酸中毒、低钠血症和高血钾症，全身皮肤色素沉着，尤其乳晕、阴囊处，低血糖，低血压，46,XY 男性患儿的外生殖器呈女性外观，虽不能产生睾酮，但睾丸仍能产生 MIS，故体内不存在子宫、输卵管和完整阴道。

实验室检查血清孕烯醇酮、17-羟孕烯醇酮、脱氢表雄酮、醛固酮、皮质醇、性激素（T 或 E₂）水平降低，血 ACTH、PRA、FSH、LH 水平明显升高。大部分患者肾上腺影像学检查（B超或CT）显示肾上腺明显增生。

基因分析是确诊类脂性 CAH 及与其他类型 CAH，如 P450scc 突变鉴别的唯一方法。

（3）治疗：原则上以糖、盐皮质激素替代治疗为主，剂量应个体化，根据临床症状、骨龄加速程度、生长速度和血皮质醇、ACTH、PRA 水平加以调整，至青春发育年龄启动性激素替代。

2. 3β-羟类固醇脱氢酶缺乏症·3β-HSD(3β-hydroxysteroid dehydrogenase deficiency)缺乏症是一种罕见的类固醇激素合成障碍的遗传性疾病，属常染色体隐性遗传。Bongiovarnii 1962年首先报道，由于 3β-HSD 缺乏导致糖皮质激素、盐皮质激素和性激素合成减少，男性表现为假两性畸形和失盐、脱水，甚至循环衰竭。因有轻度雄激素作用的脱氢表雄酮（dehydroepiandrosterone, DHEA）升高，女性可表现轻度阴蒂增大。

（1）发病机制：3β-HSD 有两种高度同源的异构酶，3β-HSD1 和 3β-HSD2，3β-HSD1 只在肾上腺外组织中表达，如胎盘、皮肤、肝脏和脑，该酶缺乏影响胆汁代谢，引起胆汁淤积、肝脏增大、脂肪泻、生长迟缓和脂溶性维生素缺乏。3β-HSD2 在肾上腺和性腺中表达，其突变是导致本症的病因。3β-HSD 基因位于1号染色体的 p11~13 区域，7~8 kb 大小，含有4个外显子和3个内含子。已发现有40多种不同的突变，包括剪接突变、无义突变、移码突变、错义突变，其中错义突变最多见，研究证实基因突变型与临床表型存在一定的相关性，但是与外生殖器的表型并不一定相关。3β-HSD2 是肾上腺皮质类固醇合成途径中第2个酶，催化孕烯醇酮、17-羟孕烯醇酮和 DHEA 分别转变为孕酮（盐皮质激素路径）、17-羟孕酮（糖皮质激素路径）和 Δ⁴-雄烯二酮（性激素路径），3β-HSD2 缺乏致皮质醇、醛固酮合成减少，反馈引起 ACTH 增加，导致阻断前物质：孕烯醇酮、17-羟孕烯醇酮、DHEA 的产生和分泌增多，糖、盐激素不足引发肾上腺功能低下，睾酮减少可引起男性外生殖器畸形，而 DHEA 的增加（或通过 3β-HSD1 酶在外周将 DHEA 转化成睾酮）引起女性雄性化的表现。

（2）临床表现：3β-HSD 缺乏症的临床表现有很大的异质性，严重的患者在婴儿早期即出现呕吐、腹泻、脱水、皮肤色素沉着等肾上腺功能减退症状,甚至致命的肾上腺危象,而轻症患者可无失盐表现,轻型和迟发性患者直至儿童或青春期才发病。46,XX患婴可外观正常,或轻至中度阴蒂肥大,阴唇融合,大龄患者可有痤疮、多毛、阴毛早现、线性生长、骨骼成熟加速。46,XY男婴表现为不同程度的外生殖器两性畸形,如尿道下裂、小阴茎,轻度缺乏的46,XY患者表现为青春期时外生殖器雄性化不足和乳房增大,因异构酶的作用,或3β-HSD2在睾丸中存在部分活性,偶有报道患者有正常的雄性化和自发的青春发育过程。实验室检查可显示低钠和高钾血症,孕烯醇酮、17-羟孕烯醇酮、DHEA水平明显升高,而孕酮水平降低,17-羟孕酮可能降低、正常或升高,Δ^5/Δ^4-类固醇激素比例大于正常的2SD,血ACTH、PRA升高。

(3)治疗:及时给予充分的糖、盐皮质激素替代治疗和严密随访。无论男性还是女性患者可能都需要性激素诱导青春期第二性征发育,男性患者可能存在少精,女性患者可能需施行人工周期,有些迟发型女性患者的月经紊乱和不育可仅通过糖皮质激素替代即获疗效。

3.17α-羟化酶缺乏症/17,20-裂解酶缺陷症·是一种罕见的常染色体隐性遗传性疾病,因 *CYP17A1* 基因功能缺失导致的先天性肾上腺皮质增生症。

(1)发病机制:细胞色素 P450c17 是 *CYP17A1* 基因编码的产物,它是存在于睾丸间质细胞、卵巢滤泡、肾上腺束状带和网状带中的一种酶复合物,催化17α-羟化酶和17,20-裂解酶的活性,*CYP17A1* 的特异性突变导致不同程度的单纯17α-羟化酶缺乏症,或17α-羟化酶和17,20裂解酶的联合缺陷。前者使孕烯醇酮不能转变为17-羟孕烯醇酮,孕酮不能转变成17-羟孕酮,后者不能将17-羟孕烯醇酮转变为DHEA,17-羟孕酮转变成Δ⁴-雄烯二酮。结果导致皮质醇和性激素合成受阻,刺激ACTH分泌,使孕烯醇酮增加,使去氧皮质酮、皮质酮、18-羟皮质酮合成增加。因去氧皮质酮、皮质酮有潴钠排钾作用,所以临床出现高血钠、低血钾、高血压和碱中毒。肾素-血管紧张素受抑制。17,20-裂解酶在发育前无活性,只在肾上腺功能初现后才发生作用,有助于DHEA和睾酮合成。已报道80多种 *CYP17A1* 突变,并具有种族特异性。

(2)临床表现:男性假两性畸形,但无子宫、输卵管,睾丸可位于腹股沟或腹腔内。女性呈性幼稚,缺乏第二性征,无月经。血生化表现高血钠、低血钾、碱中毒和高血压,由于皮质酮具有轻度肾上腺皮质功能的代偿作用,患者可仅表现轻度肾上腺皮质功能不全。

(3)治疗:常用氢化可的松进行糖皮质激素不足的替代治疗并抑制盐皮质激素过多,青春期后可改用或加用地塞米松。如表型与遗传性别均为女性,则到达青春发育年龄时,可采用雌激素替代,使乳房、外生殖器发育,子宫增大发育到一定程度可建立人工月经周期。如遗传性别男性,表型呈女性,则一般按女性抚养,切除发育不良的睾丸(常位于腹腔或在腹股沟内)和阴茎,并行阴道成形术。

4.5α-还原酶缺乏症·是一种常染色体隐性遗传疾病,患者不能将睾酮转化为生理活性更强的双氢睾酮(dihydrotestosterone,DHT),由于DHT是宫内外正常男性生殖器发育所必需的,所以患者出生时存在生殖器两性畸形。

(1)发病机制:已明确有3个编码5α-还原酶的基因,每

个基因编码的同工酶略有不同,而只有编码5α-还原酶1型(SRD5A1)和5α-还原酶2型(SRD5A2)的基因与睾酮转化为DHT有关,而编码5α-还原酶3型的基因与男性发育障碍无关,可能与罕见的糖基化障碍有关。

SRD5A2 基因位于2p23,目前的研究认为它的突变是导致本症的分子病因,已报道超过60多种不同的突变,且有突变热点的存在。但是在携带同一突变的患者中并未找到基因型与表型的相关性,提示该酶的活性还受到其他因素的影响。*SRD5A1* 从3岁至青春期其产物仅在非阴茎皮肤和肝脏中低水平表达,连锁分析表明,*SRD5A1* 与本症无关。但有些患者在青春期出现部分雄性化表现,可能与青春期 *SRD5A1* 活性或表达增加有关。

男性的性发育是一个复杂的级联反应过程,多种基因受损都可对其产生影响。正常男性表型发育调控见图7-4-5。

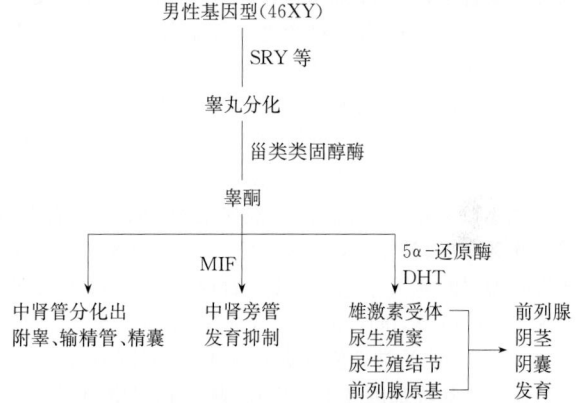

图7-4-5 调控正常男性表型发育的各种途径

(2)临床表现:男性婴儿出生时生殖器有明显的两性畸形:阴蒂样阴茎,阴囊分裂,假阴道会阴下裂,偶尔患者男性化程度会更高一些,仅表现为尿道下裂,甚至呈阴茎样尿道;由于MIF正常分泌,子宫和输卵管缺如;隐睾并不少见,常位于腹股沟或阴囊内;通常沃尔夫管分化正常,结构完整,但前列腺常常发育不全。青春期有典型的第二性征如肌肉发达,声音低沉,阴茎可增长,腋毛、阴毛增多,但痤疮、面须少,一般无乳房发育及前列腺增大。

实验室检查血睾酮(T)水平正常,但DHT水平降低,T/DHT值升高,基因检测以确诊。

(3)治疗:性别确定为男性患者,则进行外生殖器整形,修补尿道下裂,阴茎尿道成形术。到青春期年龄可给予雄激素替代,现已合成庚酸二氢睾酮,但临床尚未广泛应用。大剂量睾酮可促进男性化,阴茎增大,阴毛、腋毛和胡须生长,性功能改善。但长期应用必须考虑副作用。一般丙酸睾酮25~50 mg,每周2~3次肌内注射,或十一酸睾酮80 mg,每日2~3次口服,长期应用可能提高DHT水平。

5α-还原酶缺乏与正常男女性分化的差异见表7-4-10。

(四)先天性卵巢发育不全综合征

先天性卵巢发育不全综合征又称特纳综合征。1938年Turner首先描述一组有体形矮小、颈蹼、肘外翻和性发育幼稚等特征的女性患者。1959年Ford等发现此类患者性染色体核型为45,X。

表7-4-10　5α-还原酶缺乏与正常男女性分化差异

正常女性发育	5α-还原酶缺乏	正常男性发育
XX	XY	XY
卵巢发育	睾丸发育	睾丸发育
雄激素产生少	产生睾酮无 DHT	T、DHT 均产生
中肾管退化	中肾管发育	中肾管发育
无 MIF 分泌	有 MIF 分泌	有 MIF 分泌
中肾旁管发育	中肾旁管退化	中肾旁管不发育
女性外阴	两性畸形外形	男性外阴
青春期女性第二性征	部分第二性征	青春期男性第二性征

1. 发病机制·Turner 综合征是较常见的性染色体异常，是女性性发育延迟和性幼稚的原因之一。新生女婴中发生率为 1/5 000～1/2 500，由于双亲之一细胞分裂过程中性染色体 X 的数目或结构异常所致。患者的临床表现与其 X 染色体异常导致所携带的基因缺失相关，对早期流产的 XO 胎儿研究显示其早期卵巢发育接近正常，但不形成原始滤泡，卵巢很快退变，至青春期很少遗留有功能的卵巢组织。

染色体核型异常可分为：① 经典型 45,X；② 嵌合型，如 45,X/46,XX；45,X/46,X,r(X)，45,X/47,XXX 等；③ X 染色体等臂型，如 46,X 染色体长臂等臂或短臂等臂；④ X 染色体缺失型，如 46,X,del(Xp)；⑤ Y 染色体易位至 X 染色体 46,X,t(X;Y)；⑥ X 常染色体易位，如常染色体的片段易位至 X 染色体上。随着基因技术的发展，越来越多检测到先前被认为单体 X 染色体的患者其实存在嵌合体。

2. 临床表现·与核型及年龄段有关。患者出生时可能有因淋巴水肿造成的手足肿胀，婴儿期由于指（趾）甲发育不良及水肿持续而呈现出特征性腊肠样的手足，先天性髋关节脱位发生率也较一般人群高。儿童期时身材矮小渐渐突出，至青春期，患者无第二性征发育，原发闭经。患者的表型包括盾形胸、漏斗胸、乳头间距增宽、后发际低、颈短、颈蹼、肘外翻、肘关节畸形。患者还可伴有其他多系统疾病：肾、心血管、甲状腺、肥胖、听力障碍、智力轻度障碍、脊柱侧弯、驼背等。

实验室检查可于围青春期患者发现血雌二醇水平低，FSH、LH 明显升高，盆腔 B 超显示条索状卵巢，幼稚子宫，染色体核型分析以明确诊断。需要注意的是嵌合体患者的症状和体征可不明显，青春期可有自发第二性征发育，甚至月经。

3. 治疗·雌激素替代治疗可改善第二性征，可使乳房发育，月经来潮，但无排卵，故绝大多数均不能生育，尽管她人供卵和人工辅助生育增加了患者生育的可能性，但孕前必须详细评估患者的心血管风险。嵌合体有可能受孕。Reys 指出 Turner 综合征特点是：受孕力弱，育龄短，流产率高，发生异常后代可能性大。45,X/46,XY 嵌合患者可能有混合性性腺发育不全，并存在性腺母细胞瘤的高风险。这些患者可能需要预防性性腺切除，以防止发生恶性肿瘤的风险。同理，环状染色体或有染色体片段的患者也应检查 Y 染色体物质的存在。

身材矮小采用重组人生长激素（rHGH）治疗，详见第三篇第三章原发性生长延缓。

（五）促性腺激素抵抗

促性腺激素抵抗很罕见，是由于两种促性腺激素，即 LH 和 FSH 的受体突变失活引起，表现为高促性腺激素性腺功能低下和不育/生育力减弱。

1. 发病机制·在胚胎发育中，决定胚胎向男性方向发育的激素是睾酮和双氢睾酮，在胚胎早期，性腺嵴受胎盘绒毛分泌的 HCG 刺激睾丸合成和分泌睾酮，在局部高浓度的睾酮作用下，中肾管向男性生殖器方向发育。至青春期和成年期，LH 刺激睾丸合成雄激素，诱导阴茎再发育，促进和维持男性第二性征，FSH 调节睾丸支持细胞的增殖和分化，并参与精子发生的调控。在女性，FSH 刺激卵巢合成雌激素，青春期乳房增大等第二性征发生，诱导卵泡生长，LH 高峰诱发排卵。FSH 和 LH 的生理作用皆要通过结合靶器官的特异膜 G 蛋白偶联受体才能实现，LH 和 HCG 的作用由同一种膜受体 LHCGR 介导，当该受体基因发生失活突变，则影响 LH（HCG）与受体结合及随后环腺苷酸（cAMP）的合成、翻译后修饰和合成后转运，使胚胎期睾丸间质细胞不发育，睾酮水平降低，导致男性胎儿及其生后外生殖器发育不良或畸形，导致青春期女性原发性闭经及成年不孕。

2. 临床表现·与突变导致受体功能受损程度密切相关。LHCGR 的纯合或复合杂合失活突变，阻止了 LH、HCG 的信号转导，影响睾酮的产生，使 46,XY 男性患者睾丸间质细胞发育不全，严重型患者外生殖器呈女性外观。双侧隐睾，质地松软，有盲端阴道，患者常被作为女性抚养，因青春期无乳房发育、原发闭经而就诊，影像学检查无米勒管衍生物。睾丸组织学显示精曲小管存在，Leydig 细胞数量少或幼稚。轻型患者因其受体保留了对 HCG 和 LH 一定程度的反应，表型可以是外生殖器两性畸形，小阴茎和（或）尿道下裂，男性第二性征发育差，阴毛、腋毛稀少，喉结不明显，或仅青春期延迟，而无外生殖器异常，患者睾丸的体积略小，睾酮水平降低，LH 水平升高。实验室检查：基础及 HCG 激发后睾酮低水平，青春期 LH 水平升高，睾酮合成通路的前体物质不升高，基因检测可明确诊断。

LHCGR 突变不同程度地损坏 46,XX 女性患者正常的卵泡发育、排卵和孕酮的分泌，患者有女性外生殖器，乳房发育正常，性毛稀少或正常，初潮可自发发生，但通常出现较晚，且月经稀发，患者一般不育。其子宫体积偏小或正常，卵巢可以正常或增大，有的发生卵巢囊肿，血雌二醇和孕激素水平处于卵泡早期到中期，LH 都升高，而 FSH 一般正常或轻度升高，LH/FSH 值上升。

FSH 受体突变相对比 LH 受体突变更少见，曾经在芬兰一个高度近亲婚配的家系中发现 FSH 受体外显子 7 的一个突变 Ala189Val 与正常核型 46,XX 女性不同程度的青春发育障碍、原发性或继发性闭经、卵巢早衰有关，卵巢条索状或低增生，卵巢的组织学检查可以检测到卵泡，但卵泡成熟阻滞。该突变为常染色体隐性遗传，体外研究发现其可明显损害 FSHR 功能，与患者的严重表型相一致，患者血清 FSH 水平升高，血 E_2 水平明显降低，HMG 或基因重组 FSH 激发试验，未见 E_2 升高。近来也有报道部分性 FSH 抵抗的病例，体外研究发现 FSHR 的复合杂合突变与体外受体的残留活性及临床、生物学和组织学表型的严重程度之间存在相关性。患者青春发育期正常,但有继发性闭经,卵巢大小正常,然而卵巢组织学和免疫细胞化学检查显示卵泡不能发育至成熟期。

在男性中,FSHR 受体失活突变的表型不那么清晰,芬兰家系中携带 Ala189Val 纯合突变的男性均有正常的雄性化性征,血清睾酮水平在正常范围,LH 正常或轻度升高,FSH 轻度升高,睾丸体积轻度或严重缩小,精液检查存在中度到重度少精,或畸形精子症,但也有患者可保留生育能力。

3. 治疗·目前无根治治疗,根据性别选择进行雄激素或雌激素替代,行必要的外生殖器整形及功能复健。

参考文献

[1] 曾畿生,王德芬.现代儿科内分泌学基础与临床[M].上海:上海科学技术出版社,2001:96-188.

[2] Brook GCD, Brown RS. Handbook of clinical pediatric endocrinology[M]. Oxford: Blackwell, 2008:59-83.

[3] Biro FM, Lucky AW, Huster GA, et al. Pubertal staging in boys[J]. J Pediatr, 1995, 127:40-46.

[4] Roche AF, Wellens R, Attie KM, et al. The timing of sexual maturation in a group of us white youth[J]. J Pediatr Endocrinol metab, 1985, 8:11-18.

[5] Prader A. Delayed adolescence[J]. Clin Endocrinol Metab, 1975, 4:143-155.

[6] Jameson JL. Principles of molecular[M]. 邱曙东,袁育康,主译.世界图书出版西安公司,2000:91.

[7] Silveira LF, Latronico AC. Approach to the patient with hypogonadotropic hypogonadism[J]. J Clin Endocrinol Metab, 2013, 98(5):1781-1788.

[8] Génin E, Feingold J, Clerget-Darpoux F. Identifying modifier genes of monogenic disease: strategies and difficulties[J]. Hum Genet, 2008, 124(4):357-368.

[9] Hughes IA, Houk C, Ahmed SF. Consensus statement on management of intersex disorders[J]. Arch Dis Child, 2006, 91(7):554-563.

[10] Pitteloud N, Quinton R, Pearce S, et al. Digenic mutations account for variable phenotypes in idiopathic hypogonadotropic hypogonadism[J]. J Clin Invest, 2007, 117(2):457-463.

[11] Achermann JC, Meeks JJ, Jarnesm JL, et al. X-linked adrenal hypoplasia congenital and DAX-1[J]. Endocrinologist, 2000, 10:289-299.

[12] Ahmed SF, Cheng A, Dovey L, et al. Phenotypic features, androgen receptor binding, and mutational analysis in 278 clinical cases reported as androgen insensitivity syndrome[J]. J Clin Endocrinol Metab, 2000, 85(2):658-665.

[13] Hughes IA. Disorders of sex development: a new definition and classification[J]. Best Pract Res Clin Endocrinol Metab, 2008, 22(1):119-134.

[14] Qing Fang, Akima S. George, Michelle L, et al. Genetics of combined pituitary hormone deficiency: roadmap into the Genome Era[J]. Endocr Rev, 2016, 37(6):636-675.

[15] Davenport ML. Approach to the patient with turner syndrome[J]. J Clin Endocrinol Metab, 2010, 95(4):1487-1495.

[16] Landau Z, Hanukoglu I, Sack J, et al. Clinical and genetic heterogeneity of congenital adrenal hypoplasia due to NR0B1 gene mutations[J]. Clin Endocrinol (Oxf), 2010, 72:448-454.

[17] Maimoun L, Philibert P, Cammas B, et al. Phenotypical, biological, and molecular heterogeneity of 5alpha-reductase deficiency: An extensive international experience of 55 patients[J]. J Clin Endocrinol Metab, 2011, 96(2):296-307.

[18] Maghnie M, Loche S, Cappa M, et al. Hormone resistance and hypersensitivity. From genetics to clinical management[J]. Endocr Dev Basel Karger, 2013, 24:25-32.

[19] Bhasin S, Cunningham GR, Hayes FJ, et al. Testosterone therapy in men with androgen deficiency syndromes: an endocrine society clinical practice guideline[J]. J Clin Endocrinol Metab, 2010, 95(6):2536-2559.

[20] 中华医学会内分泌学分会性腺学组.特发性低促性腺激素性性腺功能减退症诊治专家共识[J].中华内科杂志,2015,54(8):739-774.

[21] Gravholt CH, Andersen NH, Conway GS, et al. International Turner Syndrome Consensus Group. Clinical practice guidelines for the care of girls and women with Turner syndrome: proceedings from the 2016 Cincinnati International Turner Syndrome Meeting[J]. Eur J Endocrinol, 2017, 177:G1-G70.

[22] Grugni G, Travaglino P, Crino A, et al. Growth hormone bioactivity in prader-wilti syndrome[J]. J Pediatric Endocrinology Metab, 2002, 15(Suppl 15):1411.

[23] 朱铭强,傅君芬,梁黎,等.我国学龄儿童青春发育现状的流行病学研究[J].浙江大学学报(医学版),2013,42(4):396-410.

第五章 · 性分化异常疾病

李江源　李 明

性分化异常疾病包括性染色体性别分化异常疾病、性腺性别分化异常疾病和表型性别分化异常疾病。

第一节 · 性染色体性别分化异常疾病

一、Klinefelter 综合征

Klinefelter 综合征(克氏综合征)为 Klinefelter 等在 1942 年首先报道,1959 年发现本病患者的染色体核型为 47,XXY。克氏综合征的发病率在男婴中为 0.1%,在不育男性中为 3%,在无精子症男性中为 10%。

(一)致病原因

1. 47,XXY 核型 · 47,XXY 是最常见的克氏综合征核型,亦称经典核型,约占全部病例的 80%。其成因 97% 是卵子或精子减数分裂时不分离,卵子和精子不分离的概率各占 50%,约 3% 是受精卵有丝分裂不分离。卵子不分离可发生于第 1 次或第 2 次减数分裂阶段,而精子不分离则只发生在第 1 次减数分裂,导致精子第 2 次减数分裂后产生 XX 或 YY 配子,形成 XXX 或 XYY 合子。46,XX 卵子与 Y 精子结合或 X 卵子与 XY 精子结合都可以形成 XXY 核型合子。有丝分裂不分离时 46,XY 合子产生 47,XXY 和 45,X 两种子代细胞,如 45,X 细胞系存活,则生育的孩子为 Turner 综合征。产生 47,XXY 子代父母的染色体核型大多正常,个别病例父母的染色体核型不正常,46,XX/47,XXX 母亲生育 47,XXY 孩子的病例已有报道。

有人发现 47,XXY 核型的成因与高龄妇女妊娠有关,高龄母亲容易发生第 1 次减数分裂错误。父亲年龄与精母细胞减数分裂不分离的关系尚无定论,一般认为不相关,但是老年男性发生 XY 和 YY 精子的频率增高。生育克氏综合征孩子

的父亲在 40～50 岁时出现 XY 精子的概率比对照人群高 31%，50～60 岁时高 100%。X 连锁遗传分析发现 53% 的 XXY 核型第 2 条 X 染色体来源于母亲，卵细胞第 1 次减数分裂不分离占 34%，第 2 次减数分裂不分离占 19%；第 2 条 X 染色体来源于父亲的频率为 7.5/10 000。

克氏综合征额外 X 染色体的结构通常正常，虽然额外 X 染色体出现结构异常（长臂等臂）的病例已有报道。47，XXY 患者的表型一般为男性，如果其 Y 染色体的 SRY 基因缺失或丧失功能，则患者表型为女性。

2. 其他核型 · 第 2 位的核型是 46，XY/47，XXY，约占 10%，其 46，XY 核型的来源可能是 46，XY 合子有丝分裂早期不分离或 47，XXY 合子有丝分裂后期延迟，丢失了一条 X 染色体。48，XXYY 核型约占 3%，精母细胞在第 1 次或第 2 次减数分裂时不分离，产生 XYY 精子，与 X 卵子结合形成 48，XXYY 核型，如果母亲的染色体核型为 47，XXX，则可能是 XX 卵子与 XY 精子结合的后果。其他少见核型有 48，XXXY、49，XXXXY 和 49，XXXYY，这类多额外 X 染色体核型可能是精母细胞在第 1 次和第 2 次减数分裂时发生了连续不分离现象所致。

（二）临床表现

克氏综合征患者在出生时低体重和头围小多见，可有躯体畸形，如先天性心脏病和骨骼发育异常（下肢比上肢长、指趾弯曲、桡尺骨融合等）。幼年时肌张力低，运动能力差，语言和学习智商比同龄儿童低 10～20。

青春期正常启动，但是发育不完全。身材较高，平均身高 180 cm，由于雄激素分泌不足，加重了幼年时的四肢比例失衡。女性体型，肩窄臀宽，皮下脂肪较多，肌肉容量小，肌力弱，90% 有乳房发育。第二性征发育不全，胡须和阴毛稀少，小阴茎，小睾丸（睾丸容积＜3 ml），血清睾酮水平降低，雌二醇水平正常或轻度升高，促性腺激素水平升高，HCG 兴奋的睾酮分泌反应降低。

克氏综合征患者大多无精子发生，在不育男性中，10%～20% 是克氏综合征患者。克氏综合征患者在胎儿期睾丸是否正常尚无定论，个别样本研究的结果不尽一致。婴儿期精原细胞数量减少，儿童期进行性减少，提示出生后精原细胞凋亡进行性加重，到了青春期，垂体促性腺激素的分泌促进了曲细精管的纤维化和透明变性，Leydig 细胞平均容积没有变化，但是发生假腺瘤样簇集，Leydig 细胞分泌睾酮的效能下降。曲细精管的纤维化和透明变性有个体差异，同一个体两侧睾丸之间亦有差异，病变较轻者 Sertoli 细胞较完整，各期生精细胞有存留，甚至个别曲细精管发育正常，有精子发生，这是克氏综合征患者睾丸精子提取进行辅助生殖（卵浆内单精子注射）的依据。

46，XY/47，XXY 嵌合型患者由于正常 46，XY 细胞系的修饰作用，临床表现比经典型 47，XXY 患者轻，鲜有先天性畸形，第二性征基本正常，通常无乳房发育，睾丸容积可在正常范围，并有精子发生，主诉可能只是性欲减退、勃起功能障碍和（或）不育。多额外 X 核型患者身高比同龄人群平均身高矮，先天性畸形多见，如小头、塌鼻、腭裂、短颈、指（趾）弯曲、桡尺骨融合、膝外翻和先天性心脏病等。小阴茎和小睾丸更加突出，隐睾常见，可有尿道下裂和分叶阴囊。

（三）诊断

青春期前儿童腿长、阴茎和（或）睾丸小及语言和学习困难等表现提示可能是罹患了克氏综合征。青春期后患者如果出现第二性征发育不良、男性乳房发育、小睾丸、小阴茎、血清睾酮水平降低和促性腺激素水平升高等临床表现，是罹患克氏综合征的征象。最后确定诊断需要进行染色体核型分析。

（四）治疗

睾酮补充治疗：青春期前患者是否应该进行睾酮治疗仍有争论，早年的研究显示，从 11 岁开始每月肌内注射睾酮酯 50 mg，当骨龄达到 14 岁时增量至 100 mg，连续数年，有益于患儿的骨骼和青春期发育。成年患者应该每 2～3 周肌内注射睾酮酯 250 mg。

辅助生殖治疗：克氏综合征患者有生育自己孩子的意愿时，可以考虑辅助生殖技术。首先进行睾丸多点穿刺活检或睾丸切开寻找大的曲细精管，提取活动精子，然后进行卵浆内单精子注射，体外培养后，植入妻子子宫，如能成功着床，即妊娠成功。这种技术已使数百例克氏综合征患者成为自己孩子的父亲。但是，子代染色体核型异常的概率较高。

二、Turner 综合征

性腺发育不全在新生女婴中的发病率约为 1/2 000，50% 是 45，X 核型；在流产胎儿中，7% 是 45，X 核型。45，X 合子发生的频率约为 2%，但是 45，X 合子难以存活，死亡率显著高于嵌合核型和 X 染色体结构异常，只有约 1% 的 45，X 胎儿能存活至分娩。45，X/46，XX 核型占 15%～25%；45，X/46，XY 占 10%～12%；46，XXp-、46，XX/46，XXr，46，XXqi 占 10%；45，X/47，XXX，45，X/46，XX/47，XXX 占 3%；46，XXq- 罕见。

（一）致病原因

1. 45，X 核型 · 45，X 核型的成因是卵母细胞或精母细胞减数分裂时发生了不分离，导致一方面形成 47，XXY 或 47，XXX 核型，另一方面形成 45，X 核型。合子有丝分裂后期延迟，46，XX 合子丢失了一条 X 染色体或 46，XY 合子丢失了一条 Y 染色体，都可以形成 45，X 核型；少见的情况是有丝分裂不分离，形成 45，X 和 47，XXX 或 47，XYY 合子。45，X 核型丢失的 X 染色体多数是来源于父亲，X 连锁家系分析和分子遗传学研究显示，77% 的 45，X 个体是 45，Xm（母亲 X 染色体），23% 是 45，Xp（父亲 X 染色体）。X 染色体的来源与患者的表型有一定关联，45，Xm 个体颈蹼和先天性心血管畸形更多见，身高与母亲身高的相关性强于与父亲身高的相关性。

2. 相嵌核型

（1）染色质阳性相嵌：45，X/46，XX，45，X/47，XXX 和 45，X/46，XX/47，XXX 相嵌核型已有报道，都是有丝分裂时性染色体丢失和（或）不分离所致。

（2）染色质阴性相嵌：见之文献报道的有 45，X/46，XY，45，X/47，XYY 和 45，X/46，XY/47XYY 核型，其形成机制与染色质阳性相嵌相同。

3. X 染色体结构异常 · X 染色体长臂等臂（46，XXqi）是短臂在靠近着丝粒处断裂丢失，长臂沿着丝粒展开形成，亦可能以 45，X/46，XXqi 相嵌形式出现。反之，如果长臂缺失，短臂展开即形成短臂等臂（46，XXpi）或 45，X/46，XXpi。46，

XXr 或 45,X/46,XXr 是 X 染色体两端的端粒丢失后,相互融合形成。X 染色体短臂缺失(46,XXp-)少见,多为 45,X/46,XXp-相嵌,短臂缺失如果在 Xp22 远端不影响性腺发育,如果在 Xp22 近端,则性腺为条索状纤维组织。X 染色体长臂缺失(46,XXq-)及其嵌合型 45,X/46,XXq-亦有报道。

(二)临床表现

1. 矮身材·45,X 胎儿在胚胎期即有生长停滞,平均出生体重<3 kg,身长<50 cm,骨龄 9 岁以后生长速度与正常儿童接近,16 岁以后几乎停止生长,终身高<150 cm。出生后 3 年的平均身高-3.0±1.5SD。欧洲 12 个国家的调查,661 例 Turner 综合征患者,50%是 45,X 核型,14 岁以前没有接受过雌激素治疗,平均终身高为 144.3±6.7 cm。矮身材的主要原因是缺失一条 X 染色体,丢失了 PAR1 区的 SHOX(矮身材)和 PHOG (pseudoautosomal hoeiobox-containing osteogenic gene)基因。在 10 岁以前患儿的血清 GH/IGF-1 水平基本正常,10 岁以后由于缺乏性激素的刺激,血清 GH/IGF-1 水平低于正常同龄儿童。因此,可以说矮身材与 GH/IGF-1 缺乏无关。

2. 条索状性腺·45,X 患者外生殖器为女性型,幼稚子宫,性腺为条索状或纺锤形组织,类似卵巢的基质,没有卵泡,门区有中肾管样和髓质残余成分,青春期后有不同程度的类似卵巢门细胞的上皮细胞聚集。根据自然流产 45,X 胚胎(4 周龄)和胎儿(最大 4 月龄)的研究,3 个月龄前性腺存在原始生殖细胞,与正常胎儿没有显著差异,3 个月后基质增加,生殖细胞逐渐变性凋亡,提示卵原细胞的发育需要两条 X 染色体。58 例 45,X 患者(年龄 2~20 岁)的纵向研究发现,血浆 FSH 水平在 2~4 岁时升高,5~10 岁时降至正常高限,10 岁以后再次升高至去势水平。LH 水平的变化与 FSH 相似,但激素浓度只相当于 FSH 水平的 1/10~1/3。GnRH 兴奋试验 FSH 和 LH 在 5~10 岁时呈低弱反应,与基线的双曲线一致。

5%~10%的 45,X 患者性腺有相当数量的卵泡发育(>10 万),有乳房发育和月经来潮,3%~5%能够自然受孕,这些患者可能存在隐匿的第 2 条 X 染色体或是没有被发现的嵌合核型。45,X/46,XX 嵌合核型患者临床表现为轻度异常或性腺发育正常,有生育能力。45,X/46,XY 嵌合核型患者的表型可以是女性、两性畸形或正常男性,依病变的严重程度而定。

3. 躯体畸形·典型的 45,X 核型患者具有特殊的面容,小颌、内眦赘皮、耳位置低和畸形、眼睑下垂和斜视、鱼嘴、腭弓高尖。多发色素痣、后发际低、颈短、颈蹼。盾胸、乳头小而下陷、乳晕大。手足淋巴水肿、腕桡偏畸形、第 4 掌骨短、桡尺骨融合、肘外翻。手足淋巴水肿伴有颈背部皮肤松弛皱褶者称为 Bonnevie-Ullrich 综合征,这些患者淋巴系统发育不良,有浆膜渗出,常有胸腔积液和心包积液。45,X 流产儿常有全身性水肿和大的颈部水囊肿,提示 45,X 胎儿在发育过程中因淋巴系统阻塞而发生严重水肿,广泛的水肿可能是多发躯体畸形的致病原因之一。

根据 137 例 Turner 综合征患者分析,26%有心血管畸形,主动脉缩窄最多见,占 10%。超声检查 8%~29%有主动脉根扩张,9%~34%主动脉瓣异常,二尖瓣脱垂亦常见。常见的肾畸形是肾扭转、马蹄肾、双肾盂、双输尿管和肾积水,少见的异常是肾异位和肾缺如。Turner 综合征患者容易罹患复发性中耳炎,可导致失听。骨质疏松多为轻度,青春期后如果不给予雌激素治疗可引起严重骨质疏松和压缩性骨折。

(三)诊断

女性表型而身高矮于同龄平均身高 2.5SD 或以上者、有多发躯体畸形者、13 岁仍无青春期发育而血清 FSH 水平升高者和(或)盆腔超声检查显示性腺发育不良者都有可能是 Turner 综合征,应该进行染色体核型分析以明确诊断。

(四)治疗

1. GH 治疗·Turner 综合征的矮身材虽然与 GH/IGF-1 无关,但是 GH 治疗可以提高患者的终身高。当患者的身高位于正常女孩生长曲线的-2.0SD 或以上时,是 GH 治疗的指征,GH 的剂量应该个体化,常用剂量为每周 0.375 mg/kg,分 6~7 次皮下注射,目标是患者终身高≥150 cm。GH 单药应用疗效肯定,联合氧雄龙(oxandrolone)疗效更佳,氧雄龙的初始剂量为 0.03 mg/(kg·d),不超过 0.05 mg/(kg·d)。如果患者的骨龄>15 岁或生长速度已<2 cm/年,则无进行 GH 治疗的必要。有人报道 70 例患者,年龄 4.7~12.4 岁,GH 兴奋试验的反应正常,用 GH 或 GH+氧雄龙治疗,3 年后患者的身高净增 9 cm,终身高 151 cm。

2. 激素替代治疗(HRT)·HRT 一般从 12 岁开始,乙炔雌二醇 2 μg/d,每 6 个月加量 25%,在 2~3 年增加至成人剂量 10~20 μg/d。方案为每月连服 21 日,最后 10 日联合应用甲羟孕酮 6~10 mg/d,以维持撤退出血的最低剂量作为调整原则。嵌合核型 Turner 综合征患者有自然生育的可能,不能自然生育又有生育意愿患者,经过专业医师的评估认为有生育条件者,可以考虑卵巢取卵或应用供卵及体外授精和胚胎移植。有人报道 22 例 Turner 综合征妇女自卵 35 个周期辅助生殖操作,妊娠率为 8.6%,活产率为 7%。自 20 世纪 90 年代以来 Turner 综合征妇女供卵辅助生殖手术 179 例,妊娠率为 16%~40%。但是先兆子痫等产科合并症高,流产概率高,低体重儿和围生期死亡率高。

第二节·性腺性别分化异常疾病

一、单纯性性腺发育不全

女性表型,染色体核型 46,XX 或 46,XY,性腺为类似 Turner 综合征的条索状组织,但是没有矮身材和躯体畸形的患者称为单纯性性腺发育不全(PGD)。PGD 属于少见疾病,可为家族性或散发性,发病率约为 1/10 万。

(一)致病原因

染色体核型正常胎儿的性腺在发育过程中因为某个与性腺分化相关基因发生缺失或失活性突变即可能发生 46,XX 核型 PGD 或 46,XY 核型 PGD。已发现的突变基因包括 NR5A1、SRY、SOX9、DAX1、WNT4、WT1、FOXL2、FSHR、9p-和10q-等,以后可能还有新的突变基因被发现。

(二)临床表现

1. 46,XX 核型 PGD·外生殖器女性型,原发性闭经,无青春期发育或部分发育,性腺为条索状组织,无卵泡,子宫和输卵管存在，血清促性腺激素水平增高，雌二醇（E_2）水平降低。家族性患者的家族中多名成员受累，但是各患病成员的临床表现不尽一致。有人报道一个家族 3 例患者，年龄分别为 13 岁、17 岁和 22 岁，均为女性表型、染色体核型 46,XX 和条索状性腺，血清 FSH>98 IU/L、LH>60 U/L 和 E_2<7 pg/ml（正常值 25～75 pg/ml）。13 岁患者身高 168 cm，Tanner 分期 B1PH1，原发性闭经；17 岁患者身高 152 cm，Tanner 分期 B3PH2，有月经来潮；22 岁患者身高 150 cm，Tanner 分期 B4PH3，已婚，不育，曾接受激素辅助生殖治疗，生育一个孩子。遗传方式为限于女性的常染色体隐性遗传。46,XX 核型 PGD 虽然没有 Y 染色体成分，亦有可能发生性腺恶性肿瘤，46,XX 核型 PGD 发生含合胞滋养层巨细胞的无性细胞瘤已有报道。

2. 46,XY 核型 PGD· 完全型患者女性表型，通常无躯体畸形，染色体核型 46,XY，性腺条索状组织，有子宫和输卵管，原发性闭经。不完全型米勒管和沃尔夫管衍化器官并存，外生殖器两性畸形。无论是完全型或不完全型，血清促性腺激素水平增高，E_2 水平降低，睾酮水平增高（与正常同龄妇女比较）。通常无乳房发育，青春期出现乳房发育者提示存在分泌雌激素的肿瘤，特别是性腺母细胞瘤。但是，也有一些患者发育不良的性腺有卵泡发育、乳房发育和月经来潮。10%～30% 的 46,XY 核型 PGD 患者在青少年期发生性腺恶性肿瘤，如性腺母细胞瘤、无性细胞瘤、卵黄囊瘤和绒毛膜癌。

（三）诊断

女性表型、无青春期发育、无矮身材和躯体畸形、促性腺激素水平升高，E_2 水平降低，染色体核型正常 46,XX 或 46,XY、影像学或腹腔镜检查性腺为发育不良的条索状组织者可以诊断为 46,XX 核型或 46,XY 核型 PGD。

（四）治疗

一旦明确诊断，即应该进行性腺切除术，以预防性腺发生恶性肿瘤。作为女性抚养者，13 岁开始 HRT；外生殖器两性畸形作为男性抚养者，外生殖器整形，12 岁开始给予睾酮替代治疗。

二、Noonan 综合征

Noonan 综合征为 Noonan JA 等于 1963 年首先报道，是一组 RAS（rat sarcoma）信号系统疾病（RASopathies），发病率为 1/（1 000～2 500）活婴，男女两性均可受累，散发性和家族性患者约各占一半，家系分析显示为常染色体显性遗传。

（一）致病原因

RAS - MAPK（mitogen-activated protein kinase）信号途径与细胞的分化和增殖及器官形成有关，具有广泛的生物学功能，现在已知其中 11 个基因是 Noonan 综合征的致病基因。*PTPN11* 基因突变占全部 Noonan 综合征患者的 50%，*PTPN11* 编码非受体蛋白酪氨酸-2 磷酸酶（SHP2），含 2 个 SH2（Src homology - 2）域。*PTPN11* 基因突变的 Noonan 综合征患者中 94% 为隐睾，93% 为身材矮，80% 为耳畸形，74% 为心脏缺损，68% 为后发际低，68% 为眼睑下垂。RAF1 和 BRAF 是丝氨酸-苏氨酸激酶，激活 RAS 信号途径的 MEK - MRK 级联反应，其基因突变占 Noonan 综合征的 5%～15%，*RAF1* 突变的表型特征是肥厚型心肌病、多发色素痣、雀斑和

牛奶咖啡斑；*BRAF* 突变的特征是婴儿生长停滞、吸吮困难、长头、面颅畸形、矮身材、黑色雀斑、多发色素痣、骨骼畸形和智商降低。*SOS1* 基因突变约占 10%，*KRAS* 和 *NRAS* 基因突变各占 2%，其他基因（*SHOC2*、*CBL*、*NRAS*、*MAP2K1* 和 *RIT1*）突变较少见。

（二）临床表现

Noonan 综合征患者具有特殊面容：三角脸、前额突出、眼距宽、眼睑下斜和下垂、塌鼻梁、腭弓高、耳位置低和耳畸形。颈短、颈蹼、后发际低。乳距宽、鸡胸、漏斗胸、先天性心脏病。肘外翻、第 4 掌骨短、指粗短、第 5 指侧弯、手足淋巴水肿。身材矮，根据英国 112 例 Noonan 综合征患者随访 12 年的报道，平均成年终身高男性患者为 170 cm，女性患者为 153 cm。20% 的患者智商低于 70。青春期启动延迟，男性患者 50% 睾丸功能正常，可有隐睾、尿道下裂和小阴茎；女性患者卵巢功能大多正常。染色体核型正常。Noonan 综合征患者罹患恶性肿瘤的概率比正常人群高 3.5 倍。

（三）诊断

根据临床表现，患者具有类似 Turner 综合征的多发躯体畸形，而性腺发育基本正常，染色体核型亦正常，可以临床诊断 Noonan 综合征，基因分析有助于确定致病基因和了解基因型与表型的关系。

（四）治疗

性腺功能不全者给予睾酮替代治疗或 HRT，躯体畸形如房间隔缺损、尿道下裂等可予修补或整形治疗。

三、真两性畸形

按照 2006 年新的分类命名，真两性畸形改称为"卵睾性性发育疾病（OT - DSD）"，但是，"卵睾"是睾丸和卵巢的混合体，一侧睾丸、对侧卵巢的真两性畸形不在"卵睾"的范围之内，因此本文仍沿用"真两性畸形"一词。真两性畸形的定义是同一个体内存在睾丸（有发育良好的细精管）和卵巢（有始基卵泡）两种性腺组织，睾丸组织和卵巢组织可以同时存在于一个性腺（卵睾）或一侧睾丸，对侧卵巢。真两性畸形在性发育疾病中占比 3%～10%。

（一）致病原因

1. 性染色体显性或隐性相嵌· 46,XX（SRY+）患者存在 Y-to-X 或 Y-to-常染色体的显性相嵌；46,XX（SRY-）患者常规白细胞检测 SRY 阴性，但可在卵睾组织检测到 SRY 基因表达或 SRY 蛋白，提示存在隐性相嵌。此外，SRY 上游和下游的一些调控基因突变，如 *NR5A1* 和 *SOX9* 等可能是 46,XX（SRY-）患者出现睾丸发育的原因。

2. 46,XX/46,XY 嵌合型· 不是减数分裂或有丝分裂错误的结果，而是双重受精或两个受精卵融合所致。

真两性畸形最常见的染色体核型是 46,XX，约占全部患者的 60%，46,XX/46,XY 嵌合型约占 13%，46,XY 占 7%，其余为少见嵌合核型。四川报道 16 例真两性畸形，11 例（68.7%）为 46,XX，3 例（18.7%）为 46,XX/46/XY，1 例（6.3%）为 46,XX/47,XXY，1 例（6.3%）为 46,XY。

（二）临床表现

外生殖器两性畸形，Prader 分级从 Ⅱ 级到 Ⅴ 级不等。卵巢位于腹腔正常位置，睾丸或卵睾可位于阴唇阴囊褶、腹股沟

管或腹腔内。两侧阴唇阴囊褶常常不对称,右侧较大。生殖导管分化与同侧性腺一致,卵巢或卵睾侧为子宫和输卵管,睾丸侧为附睾和输精管。

卵巢和卵睾的卵巢部分通常有功能,青春期有乳房发育和月经来潮,甚至排卵;睾丸和卵睾的睾丸部分通常无功能或功能不全,睾酮分泌减少,无精子发生。

四川报道的16例患者,双侧卵睾7例,一侧卵睾、对侧卵巢5例,一侧卵睾、对侧睾丸3例,一侧睾丸、对侧卵巢1例。卵巢都位于腹腔内;卵睾50%位于阴唇阴囊褶,36.4%位于腹股沟管,13.6位于腹腔;睾丸75%位于阴唇阴囊褶,25%位于腹股沟管。外生殖器Prader分级Ⅱ级4例,Ⅲ级10例,Ⅳ级(46,XX)1例,Ⅴ级(46,XX)1例。

(三) 诊断

所有外生殖器两性畸形的患者都应该考虑存在真两性畸形的可能,如果染色体核型46,XX/46,XY,可以做出诊断,如果是其他核型,不能排除真两性畸形诊断。如果在阴唇阴囊褶触及分叶性实体结节,很可能是卵睾或睾丸,影像学检查有助于明确性腺的位置和结构。HCG兴奋试验睾酮有升高反应者提示存在Leydig细胞;青春期前检测到IHNH-B和AMH提示存在Sertoli细胞;重复注射HMG或rhFSH雌激素有升高反应者提示存在卵巢组织。性腺组织学检查证明存在睾丸和卵巢两种性腺组织是诊断的终极证据。

(四) 治疗

患者的性别取向主要根据家长的意见决定,如有可能,应该取得患者的知情同意,然后进行外生殖器整形,发育不全的睾丸和卵睾的睾丸部分原则上应该全部切除。青春期发育不全者给予HRT或睾酮替代治疗。四川报道的16例患者,15例性别取向为男性,1例为女性。

第三节·表型性别分化异常疾病

一、女性假两性畸形

女性假两性畸形是染色体核型46,XX,性腺为卵巢,输卵管和子宫存在,外生殖器有不同程度男性化的一组疾病,病因是在尿生殖窦分化期间雄激素水平增高。外生殖器男性化的程度取决于雄激素增高的时间,如果在胚胎12周或以后,尿生殖窦已被膀胱阴道隔分隔为两个开口,高雄激素只引起阴蒂肥大;如果雄激素水平升高发生在胚胎12周以前,则阴唇有不同程度融合,尿道和阴道共同开口于尿生殖窦。胚胎期雄激素增高最主要的病因是先天性肾上腺皮质增生症,包括21-羟化酶(CYP21)缺乏症、11β-羟化酶(CYP11B1)缺乏症和3β-羟类固醇脱氢酶(HSD3B2)缺乏症。

(一) 21-羟化酶缺乏症

1. 致病原因·21-羟化酶(CYP21)催化17-羟孕酮(17-OHP)转化为11-去氧皮质醇(S),S是皮质醇(F)的前体类固醇,F负反馈调节垂体ACTH的分泌。另一方面,CYP21催化孕酮(P)转化为11-去氧皮质酮(DOC),进一步合成醛固酮(ALD)。CYP21基因突变,酶活性降低,皮质醇合成减少,对垂体ACTH的反馈调节减弱,ACTH分泌增多,肾上腺皮质增生。由于肾上腺雄激素合成途径不受影响,雄激素合成增多。

CYP21基因定位于6p21.3,与HLA位点比邻。CYP21有两个基因,一个是有功能的CYP21,另一个CYP21p是个无功能的假基因,CYP21p基因从外显子3~8均有缺失。约95%的CYP21基因突变是CYP21与CYP21p重组所致,其中15%是CYP21p的缺失域与CYP21的相同域重组,形成CYP21/CYP21p;80%是CYP21p的大缺失或微缺失转换至CYP21,导致21-羟化酶活性降低;其余为点突变。CYP21基因突变是常染色体隐性遗传。

2. 临床表现

(1) 单纯男性化型:发病率约为1/5万,占全部CYP21缺乏症的25%。外生殖器男性化的程度各不相同,轻者只有阴蒂肥大,重者阴唇部分融合或几乎完全融合(阴茎尿道)。皮肤色素沉着,肌肉容量增加,皮下脂肪减少。身高生长加速,骨龄超前,在儿童期身高高于同龄儿童,然而骨骺闭合提前,终身高矮于正常人群。

(2) 失盐型:是21-羟化酶缺乏症的严重类型,发病率约为1/1.5万,占全部CYP21缺乏症的75%。患者除了外生殖器两性畸形外,由于醛固酮合成途径阻断,盐皮质激素缺乏。约30%的患儿在出生后6~14日发生失盐危象,出现低血钠、高血钾、脱水、酸中毒、低血糖、休克,如果不能得到及时治疗,可致死亡。

(3) 非经典型:在CYP21缺乏症家系调查中发现一些受累家庭成员无症状,出生时外生殖器为正常女性型,无男性化改变。但是,有一些雄激素增多表现,如幼儿期出现阴毛生长、生长速度较快、骨骺闭合提前、终身高较矮。青春期后可能有痤疮、多毛、男性型秃发、月经不规则或稀少和(或)不育。血清基线和(或)ACTH兴奋试验17-OHP、雄烯二酮和睾酮水平增高,称为隐性CYP21缺乏症。有人认为非经典型是CYP21缺乏症中最多见的类型,推测发病率为(1~2)/1 000,大多数患者没有得到临床诊断。

3. 诊断·① 外生殖器两性畸形;② 婴儿期出现严重脱水、低血钠和休克;③ 血浆17-OHP水平显著增高(>1 000 ng/dl);④ 影像学检查可见卵巢和子宫;⑤ 染色体核型分析为正常女性核型46,XX;⑥ 阳性家族史。

4. 治疗

(1) 失盐危象:① 静脉输注生理盐水20 ml/kg;② 低血糖者葡萄糖0.25 g/kg,最大剂量25 g/kg,静脉推注;然后5%葡萄糖盐水按1 g/kg计算葡萄糖剂量;③ 琥珀酸氢化可的松60 mg/m²,静脉推注,然后50~100 mg/(m² · 24 h),静脉输注;④ 严重低血钠和高血钾者氟氢可的松0.1 mg,鼻饲。以上治疗措施根据血清电解质水平、脱水状态、体重和血压进行调整,盐皮质激素过量可引起高血压、充血性心力衰竭和高血压脑病。

(2) 糖皮质激素替代治疗:目的是纠正过高的雄激素和ACTH水平,使增生的肾上腺缩小,血清17-OHP水平下降至1 000 ng/dl以下。新生儿期氢化可的松50 mg/(m² · d),等量分为3剂,每8 h一次口服。25 mg氢化可的松的潴钠作用相当于0.1 mg氟氢可的松,如无严重低血钠可不用氟氢可的松,如果低血钠和低血压不能纠正,可加用氟氢可的松

0.1～0.2 mg/d,食盐 2 g/d。青春期身高生长停止后,可改为泼尼松龙 2～4 mg/(m² · d)或地塞米松 0.25 mg/(m² · d)。

（3）外生殖器整形：推荐在婴儿期整形,需征得家长知情同意。从美容和性功能的角度,阴蒂肥大不宜完全切除,应该保留正常阴蒂大小的海绵体组织以及神经和血管。

（二）11β-羟化酶缺乏症

11β-羟化酶(CYP11B1)缺乏症占先天性肾上腺皮质增生症的 5%～8%,发病率为 1/10 万新生儿,摩洛哥犹太人发病率较高,约为 1/5 000。

1. 致病原因·11β-羟化酶缺乏症的致病原因是 CYP11B1 基因突变,CYP11B1 酶催化 S 和 DOC 分别转化为 F 和皮质酮,基因突变导致 F 和皮质酮的合成受阻,结果是 S 和 DOC 蓄积,F 和皮质酮缺乏,一方面 ACTH 分泌增加,引起肾上腺皮质增生和雄激素分泌增多；另一方面增多的 DOC 与盐皮质激素受体结合促发高血压和低血钾,是 11β-羟化酶缺乏症的重要临床特征。

有两种 11β-羟化酶,即 CYP11B1 和 CYP11B2,串联定位于 8q21～22,都含有 9 个外显子,93% 的氨基酸序列同源,CYP11B1 基因在束状带表达,编码 11β-羟化酶,受 ACTH 调控,分别催化 S 和 DOC 转化为 F 和皮质酮。CYP11B2 基因在球状带表达,受血管紧张素Ⅱ和钾调控。CYP11B2 具有 18-羟化和 18-氧化活性,编码 ALD 合成酶,将皮质酮转化为 ALD。

2. 临床表现

（1）经典型：酶活性几乎完全丧失,约 2/3 的患者有高血压,1/3 的患者有低血钾。血浆肾素活性(PRA)受抑制。由于雄激素增多,外生殖器两性畸形,身体生长和骨骼成熟加速,成年身材矮。

（2）非经典型：外生殖器正常女性型,无高血压和低血钾,青春期后有不同程度雄激素增多表现,如多毛、痤疮、月经不规则或稀少等,ACTH 兴奋试验 S 和 DOC 的反应增高。

3. 诊断·① 基线或 ACTH 兴奋试验 S 和 DOC 水平增高；② 女性男性化伴高血压和(或)低血钾；③ 血浆 PRA 受抑制,ALD 水平降低。

4. 治疗·① 糖皮质激素替代治疗,如血压不能下降至正常,宜加用降压药；② 外生殖器整形。

（三）3β-类固醇脱氢酶缺乏症

1. 致病原因·3β-羟类固醇脱氢酶(HSD3B2)催化 3β-Δ⁵-孕烯醇酮、Δ⁵-17-羟孕烯醇酮、脱氢表雄酮(DHEA)和雄烯二酮等 3β-羟类固醇转化为孕酮、17-OHP、雄烯二酮和睾酮等 Δ⁴-3-酮类固醇,是 F、ALD 和雄激素合成的重要催化酶。

有两种 3β-类固醇脱氢酶,即 HSD3B1 和 HSD3B2,基因定位于 1p13.1,有 4 个外显子,两者 93% 同源。HSD3B1 主要在皮肤、乳腺和胎盘表达,HSD3B2 在肾上腺、睾丸和卵巢表达。HSD3B2 基因纯合子或复合杂合子突变,酶功能丧失 90% 以上,导致 F 和 ALD 合成途径阻断,雄激素合成途径的雄烯二酮和睾酮合成受阻,其前体类固醇 DHEA 和雄烯二醇蓄积,在外周组织被 HSD3B1 转化为睾酮,引起女性男性化改变。

2. 临床表现·46,XX 女性患者出现男性化,其程度通常低于 21-羟化酶缺乏症,可能只有阴蒂肥大,少数患者可有阴唇部分融合。失盐表现少见,推测是很低的 3β-羟类固醇脱氢酶活性足以合成一定量的 ALD,防止了失盐症状的发生。

46,XY 男性患者大多数表现小阴茎、重度尿道下裂、尿生殖窦存留和盲袋阴道,少数患者外生殖器为女性型。附睾和输精管存在,无子宫和输卵管,睾丸位于腹股沟管或阴唇阴囊褶内,青春期有男性乳房发育,第二性征发育不良,睾丸可有精子发生,可能是外周组织 HSD3B1 起了代偿作用。

严重酶缺乏患者在出生后第 1 周发生失盐危象。

3. 诊断·① 46,XX 女性男性化,46,XY 男性外生殖器女性型或两性畸形；② 与同龄正常人群比较,基线和(或) ACTH 兴奋试验血浆 17 羟-孕烯醇酮水平高 50 SD,17-羟孕烯醇酮/皮质醇值高 30 SD。

4. 治疗·① 外生殖器整形；② 糖皮质激素替代治疗；③ 失盐危象患者需要补水、补盐和盐皮质激素治疗。

（四）芳香化酶缺乏症

1. 致病原因·人类芳香化酶(CYP19A1)基因定位于 15q21,有 10 个外显子,在卵巢、睾丸、胎盘、脂肪组织和大脑表达,育龄妇女在卵巢颗粒细胞表达,绝经后和男性一样在脂肪组织表达。芳香化酶的作用是将雄烯二酮和睾酮分别转化为雌酮(E₀)和 E₂。胎盘具有强大的芳香化酶活性,每日可处理大量肾上腺来源的雄烯二酮和睾酮,产生 20 mg(70 mmol) E₂ 和 80～100 mg(300～450 mmol)雌三醇(E₃)。在妊娠后期,母亲的血清 E₂ 水平可高达 100 000 pmol/L,E₃ ≥ 55 000 pmol/L。如果 CYP19A1 基因突变,芳香化酶功能缺失,肾上腺合成的雄烯二酮和睾酮蓄积,胎儿和母亲都因过高的雄激素而发生男性化改变。

2. 临床表现

（1）母亲：在妊娠中期出现男性化症状,逐渐加重,痤疮、多毛、变声和阴蒂肥大。血清 E₂ 水平显著降低,小于正常值的 10%。

（2）胎儿：染色体核型 46,XX,有子宫和输卵管,外生殖器两性畸形,阴唇融合,阴茎样阴蒂肥大,尿道开口于阴茎根部。血清 E₂ 和 E₀ 水平显著降低,甚至不能测出；血清 FSH 基线水平＞50 IU/L,GnRH 兴奋试验 FSH 峰值＞200 IU/L,LH 水平在 3 岁以后升高,睾酮水平增高。儿童期出现多囊卵巢。青春期无乳房发育和身高蹿长,骨龄落后于实际年龄。

3. 诊断·① 母亲妊娠期出现男性化症状；② 患儿出生时即有严重男性化表现；③ 促性腺激素和睾酮水平显著升高,雌激素水平显著降低；④ 青春期无乳房发育和身高蹿长；⑤ 血清 17-OHP 水平正常,HCG 兴奋试验无睾酮分泌反应。

4. 治疗·① 母亲：母亲在分娩后男性化症状逐渐消退,血清雌激素水平迅速恢复正常。② 患儿：从 2 岁起应给予雌激素治疗,美国推荐每日或隔日口服结合雌激素 0.15 mg,目的是抑制卵巢囊肿形成和维持骨骼生长,以促性腺激素水平为调整剂量的指标,避免剂量过大,以免过早出现乳房发育和骨龄超前。骨龄 11 岁时增加剂量至 0.3 mg/d,1 年后增量至 0.625～1.25 mg/d,促进乳房发育。再过 1 年,配伍用甲羟孕酮 5～10 mg/d,每月连服 10 日。14 岁以后,改用含乙炔雌二醇 20～35 μg 的复方避孕药。③ 患儿外生殖器整形。

（五）P450 氧化还原酶缺乏症

1. 致病原因·2004 年 Fluck 等报道 4 例 P450 氧化还原酶（POR）基因突变患者，其中 3 例表现外生殖两性畸形和类似 Antley-Bixler 综合征（ABS）骨骼畸形，另一例为成年患者，表现原发性闭经、多囊卵巢和激素水平异常。ABS 在 1975 年首次报道，主要特征是颅缝早闭、突额、中脸发育不良、梨形鼻、塌鼻梁、耳畸形；桡肱融合（关节强直）、桡尺融合、第 4 和 5 掌（跖）骨短、蜘蛛指、股骨弯曲、脊柱侧弯。在 ABS 患者中约 50％有外生殖器畸形，这些患者后来证明是 POR 基因突变，而没有外生殖器畸形的患者是 FGFR2 基因突变。POR 参与胆固醇和类固醇激素的合成和代谢、血红蛋白代谢、药物代谢和解毒。在类固醇激素合成方面，POR 氧化 NADPH（NADPH→NADP＋H），然后将 H 传递给 P450 酶家族中的 CYP21、CYP17 和 CYP19，使其碳氢基团还原为羟基（—C—H＋O$_2$＋H→—C—OH＋H$_2$O）。

POR 基因定位于 7q11.2，有 16 个外显子，基因突变造成酶功能缺乏是 POR 缺乏症的病因。患者的基因型与表型有一定关联，欧洲人群多见为 A287P 突变，CYP17 酶功能丧失较突出；日本人群多见为 R457H 突变，以 CYP19 受累为主；Y181D 突变则主要累及 CYP21 酶活性。

由于胎儿体内的 CYP21、CYP17 和 CYP19 酶活性因 POR 基因突变而阻断，POR 缺乏症时过多的雄激素主要是来自母亲。母亲循环中的 DHEA 通过胎盘进入胎儿体内，在 HSD3B2 和 HSD17B3 的催化下，转化为雄烯二酮和睾酮。过高的雄激素既促使胎儿男性化，又返回母体，引起母亲男性化。但是，POR 缺乏症发生 ABS 骨骼发育异常的原因未明。

2. 临床表现

（1）母亲：母亲在妊娠中期可能出现男性化症状，变声、多毛、痤疮和（或）阴蒂肥大，在分娩后这些症状逐渐消退。

（2）婴儿：46,XX 婴儿外生殖器不同程度男性化，阴蒂肥大和阴唇融合；青春期无乳房发育，原发性闭经，多囊卵巢。约 80％的患者有 ABS 骨骼发育异常。血清激素水平与受累酶的类型和功能缺失程度有关，通常雌激素水平降低，睾酮水平升高；P、17-OHP 和 ACTH 水平轻度升高，F 水平正常范围，LH 和 FSH 水平正常或轻度升高。

3. 诊断·① 母亲妊娠期有不同程度男性化表现；② 患儿外生殖器两性畸形，多囊卵巢；③ 多发骨骼发育异常；④ 基因筛查证明存在 POR 基因突变。

4. 治疗·① 幼年期雌激素治疗，抑制卵巢囊肿生长，青春期后卵巢功能不全者，给予 HRT；② 肾上腺皮质功能不全者，糖皮质激素替代治疗；③ 外生殖器整形；④ 矫正关节畸形，恢复肢体功能。

（六）糖皮质激素抵抗综合征

1. 致病原因·人类糖皮质激素受体（hGR）属于类固醇/甲状腺/视黄酸转录因子蛋白核受体超家族成员，hGR 基因定位于 5q31.1，有 9 个外显子，第 9 个外显子剪接形成两个高度同源的异构体 hGRα 和 hGRβ，hGRα 具有与糖皮质激素结合活性，是经典意义上的糖皮质激素受体，而 hGRβ 另有独立的基因特异性转录活性，对 hGRα 的转录活性有负性调节作用。已有报道，hGRα 基因配体结合区或 DNA 结合区失活性突变以及第 6 外显子大段缺失是糖皮质激素抵抗综合征的致

病原因。

2. 临床表现·糖皮质激素抵抗综合征可以是家族性或散发性，部分性或全身性对糖皮质激素不敏感，ACTH 代偿性分泌增多，过高的 ACTH 浓度刺激肾上腺皮质增生，使肾上腺皮质活性类固醇 F、DOC、皮质酮、DHEA、雄烯二酮和睾酮水平升高。皮质醇缺乏症状通常不严重，一些患者仅仅表现为长期不明原因的疲劳。盐皮质激素过多引起高血压、低血钾和碱中毒。雄激素过多使女性患者出现外生殖器两性畸形、痤疮、多毛、男性型秃发、月经不规则或稀少和不排卵。轻型患者可无症状，只有生化异常。临床表现的非均一性可能是 hGRα 功能丧失的程度不同和（或）基因的表观遗传或其他辅因子的修饰作用改变了受体的性状所致。

3. 诊断·① 血清 F 和尿游离皮质醇（UFC）水平升高而无库欣综合征症状；② 血清 ACTH 轻度至重度升高；③ ACTH 和 F 不被地塞米松抑制，但是昼夜节律存在；④ hGRα 基因测序证明存在突变；⑤ hGRα 与地塞米松结合的亲和力降低。一些患者 hGRα 测序没有发现突变，可能是受体后转录缺陷。在确定诊断之前，应该排除库欣综合征、妊娠或雌激素等引起的皮质醇结合球蛋白（CBG）水平增高、原发性醛固酮增多症或男性化型先天性肾上腺皮质增生症。

4. 治疗·① 地塞米松 1～3 mg/d，口服，可以抑制 ACTH 分泌和提高 hGRα 受体结合能力，根据临床症状和 ACTH 水平调整剂量。② 外生殖器两性畸形者，整形治疗。

二、男性假两性畸形

男性假两性畸形是不同病因引起的一组异质性疾病，患者染色体核型 46,XY，性腺为睾丸，生殖导管衍化器官为附睾和输精管，而外生殖器为完全女性型或两性畸形。

（一）17α-羟化酶缺乏症

1. 致病原因·17α-羟化酶（CYP17）具有 17-羟化和 17,20-裂解两种功能，催化孕烯醇酮和孕酮分别转化为 17-羟孕烯醇酮（17-OHPreg）和 17-OHP，两者是合成 F 和雄激素的前体类固醇。CYP17 基因（CYP11A1）突变导致酶功能丧失 75％以上，即发生 17α-羟化酶缺乏症，是一种常染色体隐性遗传疾病。由于 F 缺乏，ACTH 分泌增加，肾上腺皮质增生；雄激素缺乏导致 46,XY 胎儿男性化不全；醛固酮合成途径不受 CYP17 影响，血浆 DOC 和皮质酮水平可比正常人群高 100 倍。

CYP17A1 基因定位于 10q24.3，含 8 个外显子，在肾上腺和性腺表达，已发现有 100 余种突变，中国报道的一组病例，CYP17A1 基因突变 80％以上是 Y329 移码和 D487-F489 缺失突变。

2. 临床表现·46,XY 患者性腺为睾丸，位于阴唇阴囊褶、腹股沟管或腹腔内，有附睾和输精管，无子宫和输卵管，外生殖器大多数为女性型，盲袋阴道，少数为小阴茎伴尿道下裂。可有高血压、低血钾和碱中毒。46,XX 患者表现为原发性闭经和无青春期发育。血清 ACTH 水平升高，F 水平降低或正常低限；雄烯二酮和睾酮水平降低；DOC 和皮质酮显著升高，ALD 水平降低、正常或轻度升高。

3. 诊断·① 46,XY 患者外生殖器女性型或两性畸形；② 46,XX 患者原发性闭经和无青春期发育；③ 有或无高血

压、低血钾；④ 血清 ACTH 水平升高，F 水平降低；FSH 和 LH 水平升高，睾酮水平降低；DOC 和皮质酮水平升高，PRA 受抑制；⑤ 基因测序证明 CYP17A1 基因突变。

4. 治疗·① 46，XY 患者性别认定为女性者，切除睾丸，青春期雌激素替代治疗，外生殖器两性畸形者整形；② 46，XY 患者作为男性生活者，外生殖器整形，睾酮替代治疗；③ 46，XX 患者青春期雌激素替代治疗；④ 糖皮质激素替代治疗，如果血压不能下降至正常范围，应给予降压药治疗，仍有低血钾者，可短程补钾治疗。

（二）17β-羟类固醇脱氢酶缺乏症

1. 致病原因·17β-羟类固醇脱氢酶（HSD17B3）催化 DHEA、雄烯二酮和 E₁ 分别转化为雄烯二醇、睾酮和 E₂。HSD17B3 有 6 种同工酶：HSD17B1 在胎盘和卵巢表达，将 E₁ 转化为 E₂，基因定位于 17q12；HSD17B2 基因定位于 16q24，在胎盘、肝和子宫内膜微粒体表达，灭活雄激素和雌激素；HSD17B3 在睾丸表达，基因定位于 9q22；HSD17B4 在多种组织表达，编码一种低活性 17β-雌二醇脱氢酶，将 E₂ 转化为 E₁；HSD17B5 在卵巢和多种组织表达，将 DHEA 转化为雄烯二酮，基因定位于 10p14～15；HSD17B7 在乳腺、胎盘和肾脏表达，将 E₁ 转化为 E₂。HSD17B3 基因纯合子或复合杂合子突变引起 17β-羟类固醇脱氢酶缺乏症。

2. 临床表现·46，XY 患者性腺为睾丸，通常位于腹股沟管内，附睾和输精管存在，外生殖器女性型或两性畸形，盲袋阴道。青春期后，血清促性腺激素、雄烯二酮、E₁ 和睾酮水平升高，一些患者睾酮水平可达正常男性范围，阴茎长度可达 4～8 cm，变声、肌量增加和男性体毛分布，推测是 HSD17B3 酶活性没有完全丧失（仍保留了 15%～20% 的酶活性）或 HSD17B5 发生了代偿作用所致。一些患者出现乳房发育，可能与同工酶转化的雌激素增多有关。

3. 诊断·① 染色体核型 46，XY，性腺为睾丸，外生殖器女性型或两性畸形；② 两性畸形患者青春期出现男性化表现，有或无乳房发育；③ 基线血清雄烯二酮和 E₁ 水平正常或升高，连续 HCG 刺激后显著升高；④ 血清睾酮/雄烯二酮比值＜0.8；⑤ 基因分析显示 HSD17B3 基因纯合子或复合杂合子突变。

4. 治疗·① 外生殖器女性型，性别认定为女性者，切除睾丸，青春期给予雌激素替代治疗；② 外生殖器两性畸形作为男性抚养者，外生殖器整形，每月注射睾酮酯 25～50 mg，连续 3 次为一个疗程，2～3 个疗程后，阴茎可生长至正常大小。青春期时再给予全量睾酮替代治疗，每 2～3 周肌内注射睾酮酯 250 mg。

（三）Smith-Lemli-Opitz 综合征

1. 致病原因·Smith-Lemli-Opitz 综合征（SLOS）为 Smith 等三人于 1964 年首先报道，1993 年确认其生化异常是 7-去氢胆固醇（7-DHC）蓄积，6 年后证明 7-DHC 蓄积的原因是 7-去氢胆固醇还原酶（DHCR7）基因突变，DHCR7 的功能是将 7-DHC 还原为胆固醇。DHCR7 基因定位于 11q12～13，基因突变的发病率在欧洲白种人为 1/（20 000～30 000），发病率的差异可能与胎儿死亡率高或轻症患者漏诊有关，最常见的突变位点是 1V58-G-C。

2. 临床表现·患者有多发躯体畸形，小头、眼睑下垂、朝

天鼻、分叶悬雍垂、腭裂、耳位置低、小颌、多指、并趾和先天性心脏病。智商低，生长停滞。46，XY 患者 70% 外生殖器女性型或两性畸形（小阴茎和重度尿道下裂）。血清胆固醇水平降低，7-DHC 水平升高。

3. 诊断·① 多发躯体畸形；② 智商低，生长停滞；③ 46，XY 患者外生殖器女性型或两性畸形；④ 血清胆固醇水平降低，7-DHC 水平升高；⑤ DHCR7 基因测序存在突变。

4. 治疗·① 46，XY 患者外生殖器女性型，作为女性抚养者，切除睾丸，青春期给予雌激素替代治疗；② 46，XY 患者外生殖器两性畸形作为男性生活者，外生殖器整形，青春期给予雄激素替代治疗；③ 补充胆固醇；④ 辛伐他汀可以降低血清和脑脊液中的 7-DHC 水平，提高胆固醇水平。剂量为 0.5 mg/（kg·d），6 周后可增加剂量至 1.0 mg/（kg·d），最大剂量 40 mg/d。

（四）雄激素不敏感综合征

1. 致病原因·雄激素不敏感综合征（AIS）是一种少见的 X 连锁隐性遗传疾病，发病率为 1/（2～10）万新生儿，病因是雄激素受体（AR）基因突变。

AR 定位于 Xq11～12，有 8 个外显子，外显子 1 是转录激活区，有一个 CAG 重复系列，重复数为 11～31，平均 21，CAG 的长度与 AR 活性负相关。外显子 2～3 是 DNA 结合区（DBD），4～8 是配体结合区（LBD）。AR 与所有的雄激素结合，包括睾酮和二氢睾酮（DHT）。在未与配体结合之前，AR 位于胞质内，与热休克蛋白 HSP70 和 HSP90 形成复合体，一旦与配体结合，HSP 解离，在一些辅因子的介导下，两个 AR 连成二聚体，进入细胞核，与雄激素反应元件结合，启动生物学效应。

已发现 300 余种不同的 AR 基因突变，但是没有突变"热点"，约 70% 的突变位点发生在 LBD，20% 在 DBD，少数在 N 端转录激活区。基因型与表型无相关性，同一位点突变可有不同的临床表现。

2. 临床表现

（1）完全型 AIS（CAIS）：是最常见的 AIS，约占全部 AIS 的 90%。染色体核型 46，XY，性腺为睾丸，多位于大阴唇或腹股沟管内，附睾和输精管存在，无子宫和输卵管，外生殖器正常女性型。青春期出现乳房发育，无阴毛和腋毛生长，有身高蹿长，原发性闭经。CAIS 患者发生睾丸肿瘤的概率随年龄的增长而增高，50 岁以后发病率可高达 30%。

（2）部分型 AIS（PAIS）：染色体核型 46，XY，小阴茎，阴囊型或会阴型尿道下裂，分叶阴囊。青春期出现乳房发育，有阴毛和腋毛生长。

（3）微型 AIS（MAIS）：本型是在不育男子筛查中发现，AR 突变，正常男性表型，正常青春期发育，临床表现为少精子症和不育，血清睾酮水平正常，LH 水平轻度升高。

实验室检查，青春期后血清睾酮水平正常或升高，LH 水平显著升高，FSH 水平正常或轻度升高，E₂ 水平升高，性激素结合球蛋白（SHBG）水平与正常成年女性一致，AMH 水平正常。

3. 诊断·① 女性表型婴儿，染色体核型 46，XY，双侧腹股沟管内触及睾丸样结节，可初步诊断为 CAIS；② 婴儿外生殖器两性畸形，染色体核型 46，XY，基线睾酮和 LH 水平升

高,HCG 兴奋试验阴性反应可以诊断 PAIS。最后确定诊断有赖于发现 AR 基因突变。

辅助试验：① 丹那唑试验，丹那唑 0.2 mg/(kg·d)，连服 3 日，正常人血清 SHBG 水平下降 50%，AIS 患者无下降反应。② HCG 兴奋试验，连续 3 日每日肌内注射 HCG 1 500 U/m²，非 PAIS 两性畸形婴幼儿有睾酮分泌和阴茎生长反应，PAIS 患儿无反应。③ AR 结合活性测定，包皮活检，分离成纤维细胞，在体外培养条件下，测定 AR 与放射标记 DHT 的结合力，可以了解 AR 功能丧失的程度。

4. 治疗·① 无论是 CAIS 或 PAIS 患者，性别取向原则上应该是女性。② CAIS 患者在青春期发育完成后切除睾丸，然后给予雌激素替代治疗，不需要伍用孕酮。这种方案的优点是既保证了乳房充分发育，又能预防睾丸肿瘤的发生，但是也有人主张尽早切除睾丸。阴道长度不足者，需要进行阴道扩张术或阴道成形术。③ PAIS 患者性别认定为男性者，需要做睾丸固定术、尿道下裂修补术和尿道成形术。从婴儿期开始肌内注射睾酮酯 25 mg，每月 1～3 次，以促进阴茎生长；12 岁以后需要大剂量睾酮治疗，从每周肌内注射睾酮酯 250 mg 开始，根据患者的反应调整剂量。

（五）5α-还原酶缺乏症

1. 致病原因·1961 年首次报道，46,XY 患者睾丸发育正常，外生殖器两性畸形，青春期出现男性化表现，称为"假阴道阴囊会阴型尿道下裂"。1974 年明确病因是 5α-还原酶缺乏。

5α-还原酶（SRD5A）是一种微粒体酶，以 NADPH 为辅因子，催化睾酮转化为 DHT。有两种 SRD5A，两者 50% 的氨基酸序列同源。SRD5A1 基因定位于 5p15，含 5 个外显子，在肝和外周皮肤表达，特别是头皮和皮脂腺，目前尚未发现 SRD5A1 基因突变的例证。SRD5A2 基因定位于 2 p23，含 5 个外显子，在前列腺、外生殖器和肝表达。SRD5A2 基因纯合子或复合杂合子突变导致酶活性丧失，残余酶活性＜0.4% 者为重症 5α-还原酶缺乏症，残余酶活性 3%～15% 者病情较轻。基因突变遍布 5 个外显子，以外显子 4 和 5 多发，是突变热点区。基因型与表型无关联，40% 的患者是近亲婚配的后代，常染色体隐性遗传。

2. 临床表现·出生时外生殖器两性畸形，阴蒂样或发育不良的下弯阴茎，分叶阴囊，尿生殖窦开口于会阴部、盲袋阴道。性腺为发育良好的睾丸，位于腹股沟管或阴囊阴唇褶内。生殖导管衍化器官为附睾输精管，无子宫和输卵管，前列腺发育不良。

青春期睾丸和阴茎生长，阴茎长度可达 4～8 cm，下弯畸形，有性欲和阴茎勃起。变声，肌肉容量增加，胡须和阴毛缺如或稀少，无额颞角发际退缩，无痤疮，无乳房发育，无前列腺长大。睾丸组织学可见 Leydig 细胞增生，生精细胞减少，可有精子发生。血清睾酮（T）水平正常或轻度升高，DHT 水平降低，基线或 HCG 兴奋试验 T/DHT 值＞35，正常人＜20。LH 水平正常或轻度升高，50% 的患者 FSH 水平轻度升高。尿液中 C19-和 C21-类固醇的 5α-/5β 还原代谢物比值降低。

3. 诊断·① 青春期前患者诊断比较困难，所有重度尿道下裂、小阴茎和睾丸在腹股沟管或阴囊阴唇褶内的患儿都应疑及 5α-还原酶缺乏症；② 男性两性畸形患者青春期出现睾丸和阴茎生长而无胡须和阴毛生长；③ 基线或 HCG 兴奋试验 T/DHT 值升高；尿 5α-/5β 四氢皮质醇（5α-THF/5β-THF)值降低；④ SRD5A2 基因分析存在突变。

4. 治疗·① 性别取向为男性者，外生殖器整形；② 2% DHT 乳膏，25 mg/d，涂布于腹部或外阴皮肤上，有人报道治疗 4 个月阴茎长度增加 2 cm；③ 如果无 DHT，可试用大剂量睾酮肌内注射，由于 SRD5A2 仍有残余酶活性或 SRD5A1 酶的代偿作用，有可能将血清 DHT 水平提高至正常范围；④ 性别认定为女性的患者，切除睾丸，外生殖器整形，雌激素替代治疗。

第四节·性腺分化基因与男性假两性畸形

一、NR5A1

NR5A1（nuclear receptor subfamily 5，group A，number 1）又称 SF1，于 1992 年克隆，基因定位于 9q33，在胚胎生殖嵴、下丘脑腹内侧核、垂体促性腺细胞、肾上腺皮质、睾丸 Sertoli 细胞、Leydig 细胞及卵巢颗粒细胞表达，是性腺和肾上腺分化的第一标志基因。NR5A1 具有广泛的功能，调控 SRY、SOX9、LHCG、STAR、CYP11A1、CYP17A1、INSL3、AMH 和 AMHR 等基因的表达。

Sf1 基因敲除小鼠性腺和肾上腺发育不全，出现肾上腺危象。人类 NR5A1 基因突变于 1999 年首次报道，至今已有 90 多种不同的突变报道，占 46,XY DSD 的 20%，基因型与表型无相关性。人类 NR5A1 基因突变大多数患者没有肾上腺危象表现，外生殖器女性型或两性畸形，生殖导管衍化器官为附睾和输精管，约 1/4 的患者有子宫和输卵管。血清睾酮水平降低，促性腺激素水平升高。

二、WT1

WT1（Wilms tumor 1）是一种 Wilms 瘤抑制因子，基因定位于 11p13，编码一个转录因子，含有 4 个 CysCys/HisHis 锌指，在胚胎生殖嵴和肾脏表达。WT1 由于剪接差异插入赖-苏-丝（+KTS）或缺失赖-苏-丝（−KTS）而形成两个异构体 WT1（+KTS）和 WT1（−KTS），WT1（+KTS）参与 RNA 加工和 SRY 表达调控。雄性小鼠 WT1（+KTS）基因敲除导致雌性性反转。

WT1 杂合子缺失突变产生 WAGR（Wilms 瘤、无虹膜、尿生殖道异常和智能低下）综合征，尿生殖道异常包括肾缺如、马蹄肾、尿道闭锁、尿道下裂和隐睾。

WT1 第 9 内含子剪接位点 IVS9 突变引起 Frasier 综合征，患者在儿童期出现肾小球硬化性肾病、蛋白尿和肾病综合征，青少年期出现肾衰竭，46,XY 患者外生殖器为女性型或两性畸形，内生殖器为子宫和输卵管，性腺为条索状组织。约 60% 的患者发生性腺母细胞瘤或无性细胞瘤，一般不发生 Wilms 瘤。

WT1 基因外显子（多见为 8 和 9）突变发生 Denys-Drash 综合征，46,XY 患者外生殖器女性型、两性畸形或男性型，性腺为条索状组织或发育不良睾丸，生殖导管衍化器官多为子宫或输卵管，如果发育不良睾丸有功能，则为附睾和输精管。

肾脏弥漫性系膜硬化，肾衰竭。约 40% 的患者发生性腺肿瘤，大多数是 Wilms 瘤，少数是性腺母细胞瘤。

由于 WT1 基因突变患者发生性腺肿瘤的概率很高，早诊断，尽早预防性切除性腺至关重要。

三、SOX9 和 SRY

在睾丸分化过程中，SOX9 是 SRY 级联反应的下游基因，定位于 17q24.3～25.1，编码一个 SRY 相关 HMG 盒家族转录因子，71% 与 SRY 同源，在原始性腺嵴、睾丸网、输精管和骨骼间质表达。在软骨形成过程中，SOX9 与编码 Ⅱ 型胶原的 COL2A1 基因共同表达。

46，XY 个体发生 SOX9 基因突变，性腺为条索状组织或发育不良睾丸，外生殖器为女性型、两性畸形或男性型，内生殖器通常为子宫和输卵管，睾丸功能相对正常者，可为附睾和输精管。多数患者有骨骼发育异常，小头或长头、中脸发育不良、塌鼻梁、小颌、腭裂、眼距宽、胸廓小、肋骨 11 对、先天性髋关节脱位、下肢长骨短而弯曲；少数患者无骨骼发育畸形。性腺有发生无性细胞瘤或性腺母细胞瘤倾向。

SRY 基因突变引起 46，XY 女性性反转于 1990 年首次报道，以后又陆续报道多例，占 46，XY 女性性反转的 10%～15%，无骨骼发育异常。

四、NR0B1

NR0B1（nuclear receptor subfamily 0，group B，number1）又称 DAX1，基因定位于 Xp21.3，在胚胎干细胞、性腺和肾上腺类固醇合成组织、下丘脑腹内侧核及垂体促性腺细胞表达，推测是一种睾丸分化抑制因子。NR0B1 基因突变是 X 连锁先天性肾上腺发育不良（AHC）综合征的致病原因，患儿性别无论是男性或女性都会在婴儿期发生糖和盐皮质激素缺乏危象，如能存活下来，青春期出现低促性腺激素性性腺功能减退。Xp21（含 NR0B1 基因）重复突变（dupXp21）可导致 46，XY 患儿外生殖器女性型或两性畸形，性腺为发育不良的卵巢或睾丸，有子宫和输卵管，附睾和输精管缺如或发育不全。

五、WNT4

WNT4 属于 WNT 核转录因子家族成员，基因定位于 1p31～35，有 5 个外显子，在性腺嵴、垂体、肾上腺、乳腺和肾脏表达，在性腺分化方面的功能是上调 DAX1 的表达，促进卵巢的分化，下调 SRY 表达，抑制睾丸的分化。46，XX 个体 WNT4 基因错义或缺失突变引起 46，XX 男性性反转，性腺为睾丸或卵睾，外生殖器男性型或两性畸形，可伴有躯体畸形，包括唇裂和腭裂、肾和肺发育不良及先天性心脏病等。1p31-35 重复突变（dup1p31-35）的 46，XY 个体则表现为女性性反转，性腺为条索状组织，外生殖器女性型或两性畸形，米勒管和沃尔夫管衍化器官均未发育或发育不全。

参考文献

［1］ Thomas NS, Hassold TJ. Aberrant recombination and the origin of Klinefelter syndrome［J］. Hum Reprod Update, 2003, 9：309 - 317.

［2］ Lanfranco F, Kamischke A, Zitzmann M, et al. Klinefelter syndrome［J］. Lancet, 2004, 12：151 - 166.

［3］ Ron-El R, Strassberger D, Gelman-Kohan S, et al. A 47, XXY fetus conceived after ICSI of spermatozoa from a patient with non-mosaic Klinefelter's syndrome：case report［J］. Hum Reprod, 2000, 15：1804 - 1806.

［4］ Henebicq S, Pelletier R, bergues U, et al. Risk of trisomy 21 in offspring of patients with Klinefelter's syndrome［J］. Lancet, 2001, 357：2104 - 2105.

［5］ Uematsu A, Yorifuji T, Muroi J, et al. Parental origin of normal X chromosomes in Turner syndrome patients with various karyotypes：implications for the mechanism leading to generation of a 45, X-karyotype［J］. Am J Med Genet, 2002, 111：134 - 139.

［6］ Abir R, Fisch B, Nahum R, et al. Turner's syndrome and fertility：current status and possible putative prospects［J］. Hum Reprod Update, 2001, 7：603 - 610.

［7］ Gravholt CH, Andersen NH, Conway GS, et al. Clinical practice guidelines for the care of girls and women with Turner syndome：proceedings from the 2016 Cincinnati International Turner Syndrome Meeting［J］. Eur J Endocrinol, 2017, 177：G1 - G70.

［8］ Sas TCJ, Gault EJ, Bardsley MZ, et al. Safety and efficacy of oxandrolone in growth hormone-treated girls with Turner syndrome：evidence from recent studies and recommendations for use［J］. Horm Res Paediatr, 2014, 81：289 - 297.

［9］ Kohmanaee S, Dalili S, Rad AH. Pure gonadal dysgenesis (46, XX type) with a familial pattern［J］. Adv Biom Res, 2015, 4：162.

［10］ Jung EJ, Im DH, Park YH, et al. Female with 46, XY karyotype［J］. Obstet Gynecol Sci, 2017, 60：378 - 382.

［11］ Roberts AE, Allanson PJ, Tartaglia M, et al. Noonan syndrome［J］. Lancet, 2013, 381：333 - 342.

［12］ McElreavey K, Achermann JC. Steroidogenic factor - 1 (SF - 1, NR5A1) and 46, XX ovotesticular disorders of sex development：one factor, many phenotypes［J］. Horm Res Peadiatr, 2017, 87：189 - 190.

［13］ Mao Y, Chen S, Wang R, et al. Evaluation and treatment for ovotesticular disorder of sex development (OT-DSD) — experience based on a Chinese series［J］. BMC Urol, 2017, 17：21.

［14］ Zhang B, Lu L, Lu Z. Molecular diagnosis of Chinese patients with 21 - hydroxylase deficiency and analysis of genotype-phenotype correlations［J］. J Int med Res, 2017, 45：481 - 492.

［15］ Nunkarn S, new MI. Steroid 11beta-hydroxylase deficiency congenital adrenal hyperplasia［J］. Trends Endocrinol Metab, 2008, 19：96 - 99.

［16］ Simard J, Richetts ML, Gingras S, et al. Molecular biology of the 3beta-hydroxysteroid dehydrogenase/delta5-delta4 isomerase gene family［J］. Endocr Rev, 2005, 26：525 - 582.

［17］ Bulum SE. Aromatase deficiency［J］. Fertil Steril, 2014, 10：323 - 329.

［18］ Bai Y, Li J, Wang X. Cytochrome P450 oxidoreductase deficiency caused by R457H mutation in POR gene in Chinese：case report and literature review［J］. J Ovarian Res, 2017, 10：16.

［19］ Nicolaides NC, Charmandari E. Novel insights into the molecular mechanisms underlying generalized glucocorticoid resistance and hypersensitivity［J］. Hormones, 2017, 16：124 - 138.

［20］ Zhang M, Sun S, Liu Y, et al. New, recurrent, and prevalent mutations：clinical and molecular characterization of 26 Chinese patients with 17α-hydroxylase/17, 20-lyase deficiency［J］. J Steroid Biochem Mol Biol, 2015, 150：11 - 16.

［21］ Castro CCTDS, Guaragna-Filho G, Calais FL, et al. Clinical and molecular spectrum of patients with 17β - hydroxysteroid dehydrogenase type 3 (17β - HSD3) deficiency［J］. Arq Bras Endocrinol Metab, 2012, 56：533 - 539.

［22］ Bianconi SE, Cross JL, Wassif CA, et al. Pathogenesis, epidemiology, and diagnosis and clinical aspects of Smith- Lemli-Opitz syndrome［J］. Expert Opin Orphan Drugs, 2015, 3：267 - 280.

［23］ He J, Qi S, Zhang H, et al. Clinical and genetic characterization of six cases with complete androgen insensitivity syndrome in China［J］. J Genet, 2017, 96：695 - 700.

［24］ Lee SW, Kwak DS, Jung IS, et al. Partial androgen insensitivity syndrome presenting with gynecomastia［J］. Endocrinol Metab, 2015, 30：226 - 230.

［25］ Deeb A, Suwaidi HA, Ibukunaluwa F, et al. Phenotype, sex of rearing, gender re-assignment, and response to medical treatment in extended family members with a novel mutation in the SRD5A2 gene［J］. J Clin Res Pediatr Endocrinol, 2016, 8：236 - 240.

［26］ Domenice S，Machado AZ，Ferreira FM，et al.Wide spectrum of NR5A1-related phenotype in 46，XY and 46，XX individuals［J］.Birth Defects Res，2016，108：309－320.

［27］ Buglyo G，Magyar A，Biro S，et al.Nucleotide transition 390－T in the Wilms' tumor 1 gene：a risk factor of hypospadia? ［J］Curr Urol，2016，10：133－139.

［28］ Hsiao HP，Tsai LP，Chao MC，et al.Novel SOX9 gene mutation in Campomelic dysplasia with autosomal sex reversal［J］.J Formos Med Assoc，2006，105：1013－1016.

［29］ Jadhaw U，Harris RM，Jameson JL.Hypogonadotropic hypogonadism in subjects with DAX1 mutation［J］.Mol Cell Endocrinol，2011，346：65－73.

［30］ Jordan BK，Mohammed M，Ching ST，et al.Up regulation of WNT4 signaling and dosage sensitive sex reversal in humans［J］.Am J Hum Genet，2001，68：1102－1109.

第八篇
男性内分泌学

第一章·睾丸的形态结构和生精功能

吴明章　孙　斐　曾金雄

第一节·睾丸的形态结构和定量组织学

男性生殖系统由睾丸、附睾、输精管、射精管、尿道、附属性腺——前列腺、精囊腺、尿道球腺及外生殖器组成。它们都有自己的独特组成和功能，其中睾丸是男性生殖腺，是男性生殖系统的主要器官，它不仅有产生精子的功能，并且其中的睾丸间质细胞（Leydig 细胞）还是内分泌细胞，能合成和分泌雄激素。雄激素不但能调节睾丸精子发生和男性生殖系统其他器官的功能，并且身体中不少器官和组织均存在雄激素受体，因而也能对这些雄激素的靶器官和靶组织起调节作用。

一、睾丸的一般形态结构

睾丸左右各一，呈卵圆形，位于阴囊中。成人的睾丸长约 4.5 cm，宽约 2.5 cm，厚约 3.0 cm，重约 1.2 g。睾丸大小有个体差异。睾丸表面包以睾丸被膜。睾丸被膜包括鞘膜脏层、白膜和血管膜三部分。鞘膜脏层是睾丸被膜的最外层，很薄，为浆膜，它与贴附于阴囊壁的鞘膜壁层之间有一很狭小的鞘膜腔。正常时，鞘膜腔内有少量液体，称鞘膜液。鞘膜液具有润滑睾丸、减少睾丸活动时摩擦的作用。鞘膜液异常增多即为鞘膜积液。严重鞘膜积液可对睾丸实质形成压力，对睾丸生精功能引起损害。

白膜较厚，是致密的纤维膜，含有大量的胶原纤维和成纤维细胞。在睾丸后缘，白膜增厚形成纵隔，称睾丸纵隔。由睾丸纵隔发出一系列的小隔伸入睾丸实质，将睾丸分成 200～300 个睾丸小叶，每个小叶内有 1～4 条盘曲的生精小管，生精小管汇合成直细精管，进入睾丸纵隔，形成睾丸网，最后与睾丸输出小管相通。

生精小管由界膜和生精上皮组成。在界膜中有包含肌样

细胞在内的多种细胞，生精上皮则由生精细胞和支持细胞两类不同的细胞组成。在生精小管间为间质，除一般的结缔组织成分外，有一种间质细胞（Leydig 细胞），能合成和分泌雄激素（图 8 - 1 - 1）。

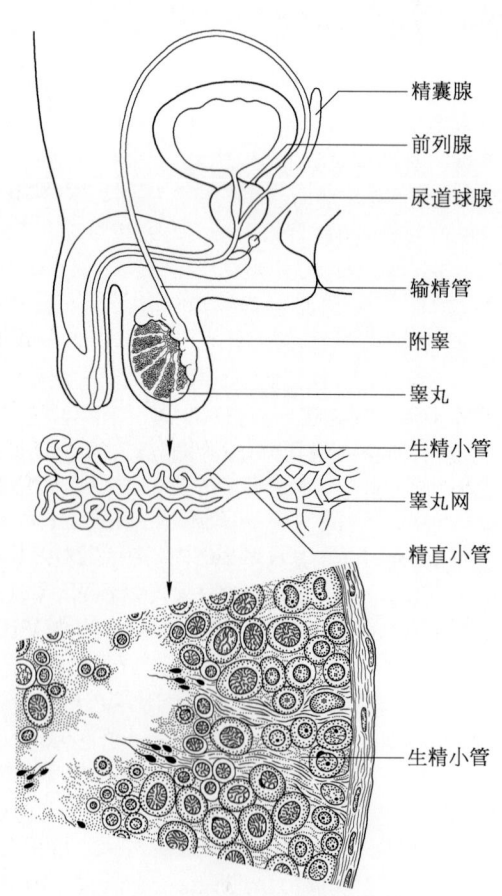

精囊腺
前列腺
尿道球腺
输精管
附睾
睾丸
生精小管
睾丸网
精直小管

生精小管

图 8 - 1 - 1　男性生殖系统和睾丸结构

血管膜是睾丸被膜的最内层,薄而疏松,与睾丸实质紧密相连,并伸入生精小管间,难以分离。

睾丸被膜有支持和容纳睾丸实质的作用,还能通过收缩和舒张对睾丸实质起一种按摩或泵的作用,使睾丸内压增加,促使睾丸精子向附睾排放。

睾丸动脉的血液供应主要来自精索内动脉和输精管动脉。睾丸动脉从睾丸后缘进入后反复分支,有的通过睾丸纵隔进入小叶间隔,有的通过白膜和血管膜进入小叶间隔,然后进入睾丸小叶并形成毛细血管网,分布到生精小管周围,继而先后汇合成管间静脉、睾丸静脉和白膜静脉丛,最后形成蔓状静脉丛。睾丸静脉表浅,位于阴囊皮下,因此返回的静脉血温度很接近阴囊表面的温度。精索内动脉行程长而弯曲,和蔓状静脉丛关系密切。睾丸动脉血流速度缓慢,这样动脉血温度在到达睾丸时已有明显降低。睾丸血管的这些特点对保持睾丸内较低温度具有重要作用。

睾丸位于阴囊中。阴囊的一系列形态结构特点,有利于睾丸温度的自身调节。阴囊皮肤富含温度感受器,对周围环境温度的变化能做出积极的应答,以调节睾丸温度。阴囊皮肤菲薄,缺少皮下脂肪,并有一层平滑肌,称肉膜。受到冷刺激时,平滑肌发生收缩,阴囊皮肤发生皱褶,阴囊体积缩小,减少散热;受到热刺激时,平滑肌松弛,阴囊皮肤的平滑肌伸展,有利于散热。阴囊皮肤富含汗腺,也有利于局部温度的调节。

由于睾丸血管及阴囊组织结构的一系列特点,阴囊温度低于体温3℃以上,睾丸温度也明显低于体温。睾丸和躯体之间的温差是保证精子发生的重要条件之一。

二、生精小管

(一) 生精小管界膜

生精小管界膜,也称固有层、管周组织、管周层或边界组织。人类生精小管界膜可分三层:① 内层为基膜,其厚度随年龄而递增。基膜向内贴附于支持细胞和精原细胞基底部,有时可见基膜形成的结节状突起伸入生精上皮。基膜主要含有层粘连蛋白、Ⅳ型胶原蛋白、硫酸肝素类糖胺聚糖和enactin,邻近肌样细胞的基膜还含有纤维蛋白和Ⅰ型胶原蛋白。② 中层为肌样细胞层。肌样细胞呈扁长形,胞质含有两种细丝,为肌动蛋白或类肌动蛋白样物质。基膜层的主要成分由支持细胞和肌样细胞共同分泌而形成。③ 界膜的最外层是淋巴样内皮细胞层。在界膜中还存在少量的巨噬细胞和肥大细胞。

生精小管的界膜有一系列重要功能:① 界膜是生精上皮和睾丸间质进行物质交换的通道,是构成血-生精小管屏障的组成部分,对正常精子的发生起重要作用。② 基膜的细胞外基质对支持细胞的分化、正常形态结构的维持、细胞间紧密连接的形成及正常功能的行使具有重要调节作用;基膜的细胞外基质还能储存生长因子,这些生长因子在精子发生和雄激素合成过程中发挥调节作用。③ 肌样细胞能够收缩,有助于精子向附睾方向输送;如果肌样细胞功能受损,界膜可能发生病理性增厚。④ 肌样细胞有旁分泌和自分泌功能。它分泌的肌样细胞刺激支持细胞因子(P - Mod - S)对支持细胞合成、分泌雄激素结合蛋白(ABP)、转铁蛋白具有强烈的刺激作

用;分泌的其他生长因子,如转化生长因子 β(TGF - β)、TGF - α、胰岛素样生长因子 1(IGF - 1)等和睾丸其他细胞分泌的生长因子,共同构成了一个复杂的生长因子网络,对睾丸的功能起局部调节作用。

(二) 支持细胞

1. 支持细胞的形态结构 · 1865 年,德国人 Enrico Sertoli 首先描述了支持细胞,故支持细胞又称塞托利细胞(Sertoli cell)。在光镜下,支持细胞轮廓不清,核不规则,染色浅,核仁明显。在电镜下,支持细胞呈高度不规则的圆柱形,其基部紧贴生精小管基膜,顶部突向生精小管腔面,侧面和管腔面有许多不规则凹陷,其内镶嵌着各级生精细胞,每个支持细胞大约与 47 个处于不同发育阶段的生精细胞相接触。

支持细胞核大,多呈细长形,与细胞长轴方向相一致;有的核凹陷深,呈分叶状,核膜有较多的皱褶;核孔多,核质呈均质状,染色质稀疏,核仁发达。人支持细胞的核仁为复合结构,由中间的核仁网和两侧致密的核旁小体组成。

2. 支持细胞的发育和成熟 · 支持细胞有一发育与成熟的过程。青春期前的支持细胞属未成熟型。未成熟型支持细胞有 Sf 型、Sa 型和 Sb 型三种。Sf 型为胚胎型支持细胞,一般在出生后 2 周转化为 Sa 型。1 岁后,Sa 型转化为 Sb 型。至青春期,随着生精小管管腔的出现,Sb 型细胞转化为 Sc 型,即成熟型支持细胞。未成熟型支持细胞呈立方形或矮柱状,核卵圆形,有 1~3 个,凹陷少、界浅,核仁呈核仁网状或致密体,但未形成核仁复合体结构;内质网不丰富,未出现晶体结构;相邻支持细胞未形成连接复合体,仅为结构简单的指状镶嵌。未成熟型支持细胞具有较强的吞噬能力。至青春期,支持细胞发生一系列成熟变化,出现了具有特征性的形态结构,胞质中使睾酮转化为雌激素的芳香化酶逐渐减少,FSH 受体逐渐增多,并开始具有合成雄激素结合蛋白和转铁蛋白的能力。成熟型支持细胞无分裂能力。

3. 支持细胞的功能

(1) 支持细胞的特殊形态结构和功能:是生精细胞定向分化过程的基础和摇篮。支持细胞不属于生精细胞,不会转化成精子,但一个支持细胞和它携带的一定数量的生精细胞共同构成一个结构功能单位。研究证明睾丸生精上皮中的支持细胞的一个重要功能是支持细胞数与睾丸的最大容量和它所产生的精子数量有着密切关系,支持细胞数越多,睾丸容量越大,产生的精子数越多。并且还存在着种属和种族差异;人类睾丸支持细胞仅有大鼠的 1/2;每个支持细胞携带的生精细胞数也少,这样最终产生的精子总数就少;大鼠每克睾丸组织在 24 h 内可产生 1 000 万~2 000 万精子,而人则产生 300~700 个精子。不仅如此,在人类,还存在着一定的种族差异,因睾丸支持细胞数的不同,最终影响精子数的差异。

(2) 旺盛的分泌功能:按其作用,可归纳为以下几类。

1) 转运蛋白类:雄激素结合蛋白(androgen binding protein,ABP)、转铁蛋白(transferrin)、铜蓝蛋白(ceruloplasmin)、维生素结合蛋白、硫酸糖蛋白 1 和 α-谷氨酰转移酶等属于此类。ABP 与睾酮、双氢睾酮有高亲和力,与雄激素结合后,可维持生精小管内雄激素的高浓度,形成有利于生精细胞分化、成熟的内

环境。同时，它随睾丸液流向附睾，对维持附睾正常结构和功能有重要意义。而转铁蛋白、铜蓝蛋白、维生素结合蛋白、硫酸糖蛋白1和α-谷氨酰转移酶可分别转运 Fe^{2+}、Fe^{3+}、Cu^{2+}、维生素、脂类及氨基酸至生精细胞，参与精子发生。

2）调节蛋白类：抗米勒管激素是胚胎早期支持细胞分泌的一种蛋白质，它能使副中肾管退化消失，参与性别分化。成熟型支持细胞能分泌一种分子量为80 000的间质细胞激活蛋白，可促进间质细胞的功能。

3）生长因子类：抑制素（inhibin）、激活素（activin）、TGF-α、TGF-β、IGF-1、IL-1等生长因子与睾丸其他细胞分泌的生长因子，构成了睾丸局部生长因子网络，对支持细胞和睾丸其他细胞有自分泌和旁分泌调节作用。

4）其他：参与构成生精小管基膜的层粘连蛋白、Ⅳ型胶原蛋白、enactin和硫酸肝素类糖胺聚糖，与支持细胞间、支持细胞与生精细胞间连接有关的细胞黏附分子，参与基膜更新及支持细胞连接复合体开放与关闭的纤溶酶原激活因子和抑制因子，以及雌激素和可渗透的类固醇类物质。

（3）免疫功能：支持细胞的免疫功能是通过下列因素来实现的。

1）血-生精小管屏障：相邻的支持细胞在近基底面形成了紧密连接和缝隙连接的连接复合体，从而构成了一道有效的免疫屏障，阻断精母细胞、精子细胞和精子具有的特异抗原与机体免疫系统的接触，避免了免疫反应，维持了精子发生的内环境的稳定。

2）分泌各种细胞因子，在睾丸局部形成细胞因子网络，调节睾丸局部的免疫功能。如IL-1、IL-6、TGF-α、TGF-β等，TGF-β对各类免疫细胞如T细胞、B细胞、NK细胞、巨噬细胞等具有明显的抑制作用，是免疫系统的负调节因子。

3）睾丸的免疫豁免作用：支持细胞表达FasL，并有膜结合型和分泌型两种存在形式。FasL结合于侵入的免疫细胞膜上的Fas受体，诱导免疫细胞凋亡。所以支持细胞是睾丸作为免疫特权或豁免（immune privilege）器官的重要物质基础。

睾丸支持细胞的免疫抑制作用引起了学者的广泛兴趣和研究。支持细胞不仅可抑制T淋巴细胞分泌IL-2，还可抑制其对IL-2的反应性；由于支持细胞表达并分泌FasL，从而被用于在睾丸以外的部位为移植的细胞提供免疫豁免的环境，为糖尿病和帕金森病的治疗开辟了广阔的前景。

（4）支持生精细胞和释放精子的作用：在生精上皮中，支持细胞对生精细胞起支架作用。支持细胞形态和位置的改变可影响生精小管生精上皮的构成，影响生精细胞的排列规律。精子释放入管腔，也可能是支持细胞顶端胞质主动运动的结果。有人观察注射促性腺激素后的雄蟾蜍释放精子的过程，先是支持细胞的内质网肿胀，继而顶端胞质肿胀，使穴居在支持细胞顶端胞质凹陷中的精子逐渐被推向管腔，最后顶端形成突起，精子与顶端胞质脱离，于是精子被释放入管腔。哺乳动物的精子释放，可能是通过支持细胞顶端胞质中微丝的收缩作用来实现的。

（5）营养作用：生精上皮内无毛细血管，基底小室中的生精细胞可直接从生精小管外获取营养物质，而管腔小室内生精细胞的营养必须通过支持细胞的转运才能获得。通过睾丸

摄取辣根过氧化物酶的超微结构研究，发现辣根过氧化物酶不仅存在于精原细胞、细线前期精母细胞内，也存在于支持细胞基部致密小体和围绕精子的顶部胞质中，说明支持细胞在转运大分子物质中起重要作用。

（6）吞噬功能：支持细胞能吞噬变性的生精细胞、残余体和注入的颗粒性物质。在生精上皮受损或生精细胞大量变性后，支持细胞的吞噬功能增强。生精过程中，生精细胞的变性退化和精子变态过程中形成大量残余体，支持细胞必须具有很强的吞噬能力，才能吞噬和处理这些残余体及变性生精细胞。吞噬的第一阶段是生精细胞自身溶酶体激活，使其发生自噬作用，然后支持细胞主要起异噬性解体（heterophagic degradation）作用。支持细胞吞噬消化的残余体富含脂类，可以为合成类固醇激素的原料。

（三）生精细胞

生精细胞包括精原细胞、初级精母细胞、次级精母细胞、精子细胞和精子。它们有各自的形态结构特征，同时这也体现了生精细胞分化和精子发生的过程（图8-1-2）。

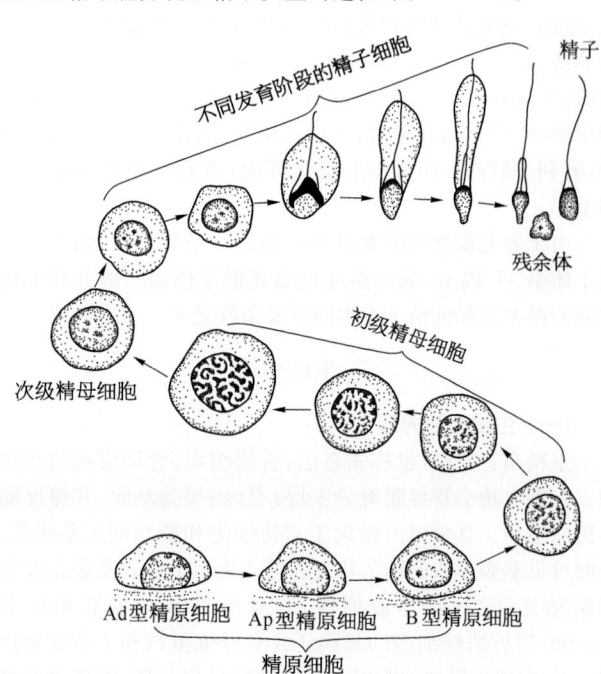

图8-1-2 生精细胞和精子发生示意图

1. 精原细胞·精原细胞是成熟睾丸中最幼稚的生精细胞，位于基底小室，贴附于生精上皮基膜。根据精原细胞核的形态与大小、染色质的染色致密度、核仁的位置及数量、胞质中有无糖原等特点，可将精原细胞分为三型：暗型精原细胞A（dark type A，Ad）、亮型精原细胞A（pale type A，Ap）和B型精原细胞（type B）。

Ad型精原细胞核呈圆形或卵圆形，染色质呈细粒状，染色深，核中常有1～2个浅染区，核仁明显，胞质中有糖原、微管及由很多小管组成的鲁巴尔希结晶（Lubarsch crystals）。每个小管的长度大约为3 μm，相互平行，并有致密物质相连形成片层状结构。Ap型精原细胞大而圆，核圆形，染色质呈细颗粒状，染色浅，核膜处有1～2个核仁，胞质中无糖原，无微管，无鲁巴尔希结晶，在相邻的Ap型精原细胞间有桥粒样结构。在Ap型精原细胞中，线粒体常成堆分布，线粒体间有

深染的电子致密物质连接。Ap 型精原细胞线粒体单个或成对存在,相互间有致密物质连接。

B 型精原细胞为圆形,与生精上皮基膜接触面较小,有时仅有一个狭窄的胞质突起与其接触。核呈球形,染色质呈细颗粒状,大小各异,沿核膜分布或附于核仁,不规则,一般位于核中央,线粒体分散在胞质中。

2. 初级精母细胞·由 B 型精原细胞分裂而来,位于精原细胞内侧,胞体大,胞质丰富。初级精母细胞间期甚短,很快进入分裂前期,此期持续时间可长达 22 日,因此在睾丸切片上可见大量的处于分裂前期的各阶段初级精母细胞,可为复层。

3. 次级精母细胞·由初级精母细胞减数分裂而成,体积明显比初级精母细胞小,约 12 μm,由于次级精母细胞存在时间短,在切片上不易见到。

4. 精子细胞·由次级精母细胞减数分裂形成,靠近管腔,呈圆形,体积小,约 8 μm,着色较深。精子细胞会发生显著的形态变化,演变成精子。

根据精子细胞核的形态变化,又可将精子细胞分成以下 4 种类型。

(1) 精子细胞 Sa 型:精子细胞直径 6～7 μm,核圆,位于细胞中央,染色质呈细粒状,染色较浅,但也有散在的不规则的块状染色质。PAS 染色,在核的一端有一圆形小区呈 PAS 阳性反应。这一型相当于高尔基期。因此,在电镜下,可见高尔基期的一系列超微结构特点。

(2) 精子细胞 Sb1 型:涉及顶帽期和顶体期。核体积变小,核染色质开始变致密而不规则,位于核一端的帽状 PAS 阳性区更为明显。在电镜下,发现顶体颗粒仍可位于顶体囊泡中央,顶体囊泡在核的前端扩延,形成头帽,随后顶体颗粒散在于整个头帽,并充满头帽,于是形成顶体,覆盖核的 1/3。

(3) 精子细胞 Sb2 型:高尔基体已离开核上区,核向前移动造成核的偏位现象。核形改变伸长成梨形。由于核的进一步移动,外顶体膜与细胞一端的胞质膜相接触。在与顶体相对的另一极,开始形成鞭毛。

(4) 精子细胞 Sc 型:其核进一步变长。在核内出现明显电子致密颗粒,粗为 25～35 nm,散在分布,核电子密度加深。但在核后区可较透亮。

(5) 精子细胞 Sd1 型:染色质颗粒增粗,体积缩小。

(6) 精子细胞 Sd2 型:已接近成熟,染色质颗粒融合形成均质的致密团块。

5. 精子·正常精子形似蝌蚪,全长 60 μm 左右。在光镜下精子分头、尾两部,尾部又称鞭毛。在电镜下,尾部又可清楚地分为中段、主段和末段,在头、尾之间的部分为颈部 (图 8-1-3)。

精子是一种高度分化的细胞,其形态结构和功能相适应。在精子形成过程中,大部分细胞器消失,成熟的精子不合成 RNA 及蛋白质,也无分泌功能,因而精子中无核糖体、核仁及核内质网,也无高尔基体。所保留下来的细胞器也是高度分化的。

精子头部顶端是顶体,富含顶体蛋白酶和透明质酸酶等一系列顶体酶系。顶体酶系在精子进入女性生殖道后的获能

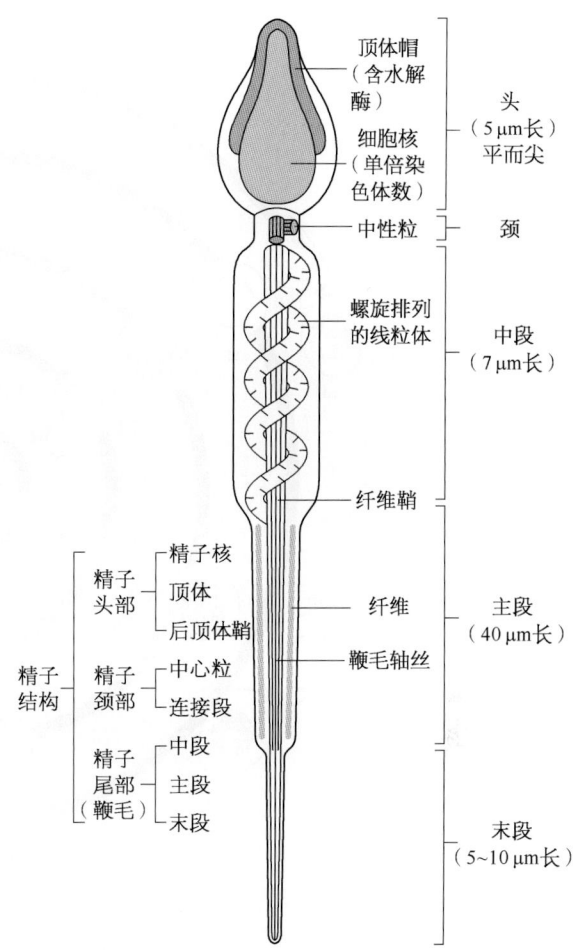

图 8-1-3　精子结构示意图

和受精过程中起有重要作用;精子核高度浓染致密,染色体数为单倍体,核蛋白主要为鱼精蛋白;而精子的尾部许多特殊结构如线粒体鞘、鞭毛、致密纤维和纤维鞘等与精子运动有关。上述这些结构都有其特定的位置。

和其他细胞一样,精子也有细胞膜,名为精子膜。精子膜上有精子膜孕激素受体、精子膜凝集素受体及存在与精卵识别和融合的相关受体。这些受体与精子获能、精卵识别和受精密切相关,它们的异常常会引起生育障碍。

(四) 生精细胞在生精上皮中的组合

生精细胞在生精上皮中的排列并非随机,而是严格有序。处于不同发生阶段的生精细胞形成特定的细胞集合称细胞组合 (cell association),从生精小管某一局部来看,隔一定时间又会再现相同的细胞组合。将这种从某一特定的细胞组合开始,到下一次出现同一细胞组合所经历的时程,称为一个周期 (cycle)。从空间上看,相邻的同一细胞组合沿生精小管的空间距离称生精波 (spermatogenic wave)。一个周期经历的不同细胞组合称为期 (stage)。大鼠的一个生精周期可分为 14 期,人的可分 6 期 (图 8-1-4)。哺乳动物精子发生一般都需 4 个或 4 个半生精周期。但每个期都有特定的细胞组合和时程,具有种属差异,故同种动物生精周期是一恒定的生物学常数,异种动物各不相同。人精子发生每一生精周期历时 16 日,故人的精子发生需 64～70 日。

人类生精细胞组合在生精小管中螺旋形排列,而啮齿类

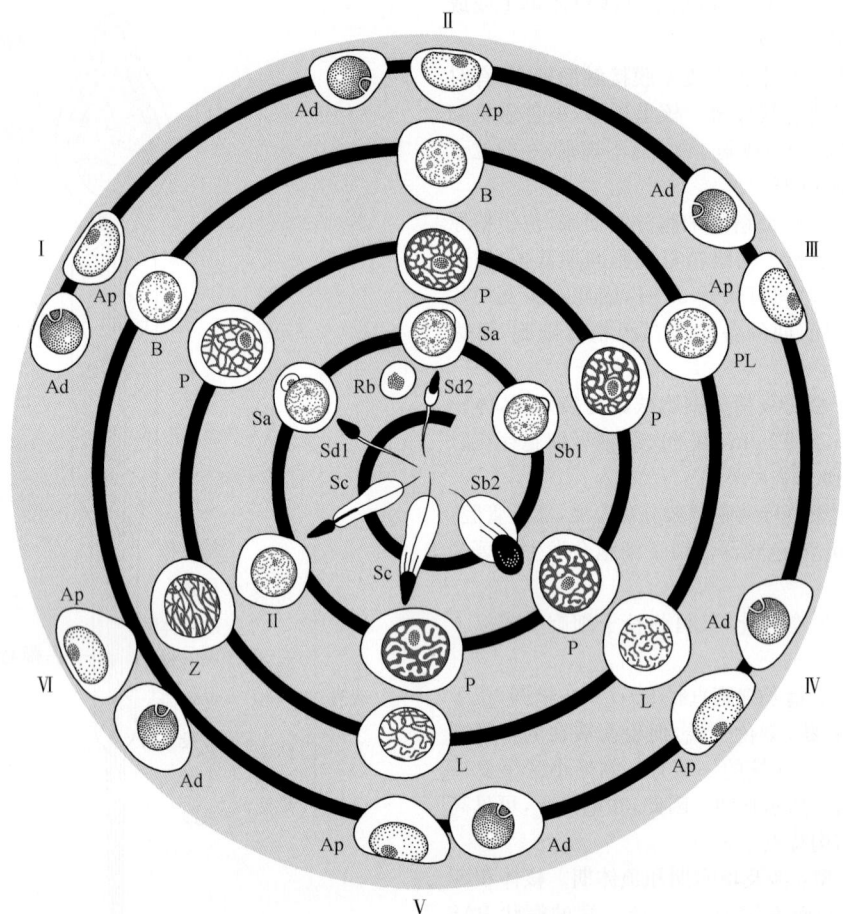

图8-1-4　精子生成的6个阶段示意图

Ⅰ：Ad 型精原细胞—Ap 型精原细胞—B 型精原细胞—P 粗线期精母细胞—Sa 型精原细胞—Sd1 精子细胞，Rb 为残余体；Ⅱ：Ad 型精原细胞—Ap 型精原细胞—B 型精原细胞—P 型精原细胞—Sa 型精原细胞—Sd2 精子细胞；Ⅲ：Ad 型精原细胞—Ap 型精原细胞—PL 粗线期晚期精母细胞—P 粗线期精原细胞—Sb1 精子细胞；Ⅳ：Ad 型精原细胞—Ap 型精原细胞—L 细线期精母细胞—P 粗线期精原细胞—Sb2 精子细胞；Ⅴ：Ad 型精原细胞—Ap 型精原细胞—L 型精原细胞—P 粗线期精原细胞—Sc 精子细胞；Ⅵ：Ad 型精原细胞—Ap 型精原细胞—Z 偶线期精母细胞—Ⅱ次级精母细胞—Sc 精子细胞

动物为线性排列。一般将长形精子细胞数与支持细胞数的比值称为生精效率（spermatogenesis efficacy），不同种属动物的生精效率差异较大，如兔的生精效率为 12.77±1.99；人性成熟期的生精效率很低，只有 4.29±2.92。精原细胞有丝分裂的次数以及精原细胞数量、各级生精细胞凋亡数是影响生精效率的关键因素。有人认为生精细胞在生精小管中的排列方式不同也是造成生精效率差异的原因。

三、睾丸间质和间质细胞

　　生精小管之间充填的疏松结缔组织称为睾丸间质。睾丸间质中富含血管和淋巴管及多种细胞成分。除有未分化的间充质细胞、肥大细胞、巨噬细胞、淋巴细胞等结缔组织细胞之外，还有一种成群或散在分布的间质细胞（Leydig 细胞），它是一种内分泌细胞，能合成和分泌雄激素。

　　睾丸间质实质上是生精小管的微环境，与精子发生密切相关；不仅间质细胞分泌的雄激素直接调控精子发生，巨噬细胞等产生的细胞因子也参与精子发生的局部调控。有关间质细胞的形态结构和合成分泌雄激素的功能及其调控将在下一章详细介绍。

四、睾丸定量组织学研究

　　正如上述，睾丸能产生精子和合成分泌雄激素并在机体中发挥相应的生理功能；而要完成特定的生理功能如生殖功能，就有一个量的要求，如一个成年男性在正常生理状态下产生的精子数和雄激素睾酮必须达到一定水平，而这是和睾丸的有关组分相关，这就涉及睾丸定量组织学研究。

　　长期以来有关人睾丸定量组织学研究已提供了较为详细的数据资料，而近期有关研究又揭示了人睾丸的主要组分存在较明显的种族差异；这些研究涉及亚洲人、拉美人和白种人，并且达到一定数量，是在一种正常生理状态下进行所获得的结果，具有较高的参考价值，结果见图 8-1-5。据图示这三组成年男性睾丸生精小管的总长度分别为 450 m、620 m 和 520 m；生精上皮中支持细胞数分别为 $350×10^6$、$475×10^6$ 和 $475×10^6$ 个，而间质细胞数分别为 $125×10^6$、$200×10^6$ 和 $150×10^6$ 个。这三个组分都和睾丸精子数和睾酮的产生量有密切关系；而亚洲中国人的这三项指标均明显少于拉美人和白种人。

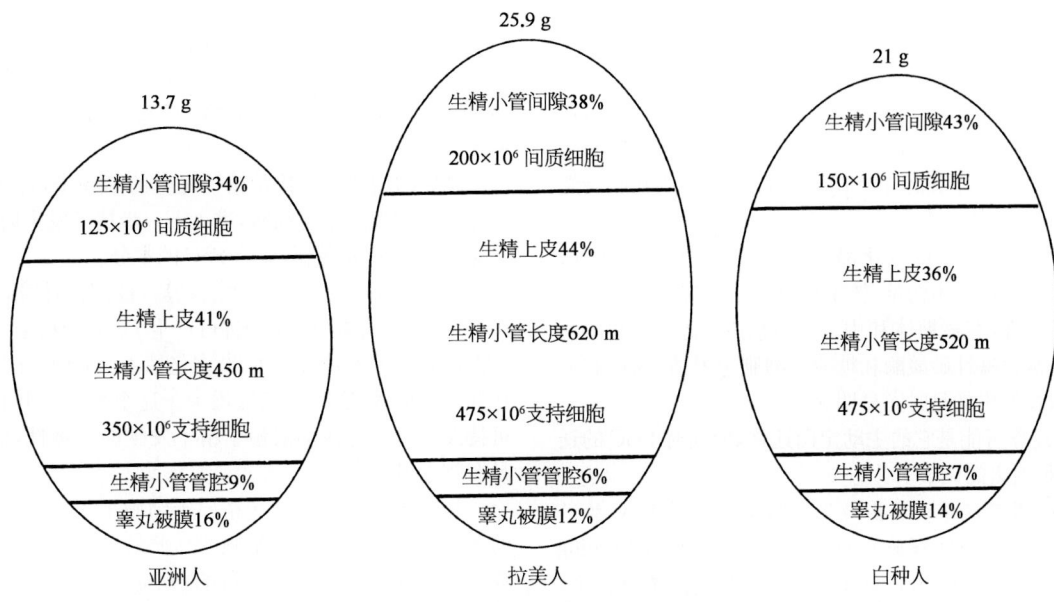

图 8-1-5 人睾丸定量组织学种族差异

另有研究揭示中国成年男性和白种人成年男性睾丸生殖细胞凋亡也存在着明显差异(图 8-1-6)。

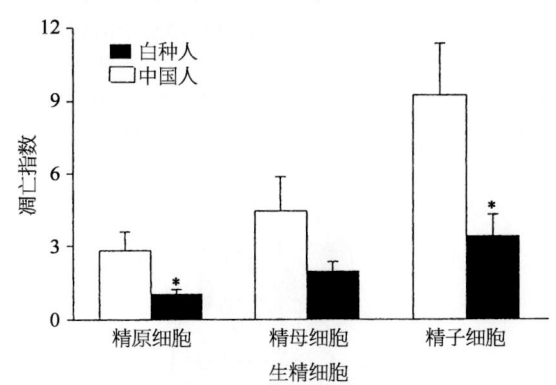

图 8-1-6 中国人和白种人睾丸生精细胞凋亡比较
凋亡指数：每 100 个支持细胞凋亡生精细胞数。* 表示与白种人相比，$P<0.05$

我国男性生殖内分泌学专家张桂元和美国科学家合作对分别生活在美国、北京或香港地区的中国人的有关研究揭示中国人的睾酮产率均低于白种人，生活在北京的中国人的睾酮产率明显低于美籍华人。上述研究结果揭示的差异的机制有待进一步研究，但这些研究结果启示我们应该建立自己国家民族的相应的生殖医学有关临床常规数据和指标，如男性精液常规和男性生殖内分泌指标。

睾丸的结构组分也存在着明显的年龄差异，表现出生长发育过程和退变衰老的变化。

出生后至 18 岁年龄段睾丸的变化是值得关注的，一般认为出生后至 10 岁年龄段睾丸的发育呈静止状态，但从有关研究结果看这一年龄段的睾丸发育静止状态可能是相对的，因为从有关的研究资料发现除了他们的生精小管直径无明显增大外，他们的睾丸体积、生精细胞数量及生精小管的长度均有相当明显变化，如有一研究报道显示 0～10 岁组睾丸体积从平均 1.1 cm³ 增加至 3.0 cm³，平均生精细胞数从 $13×10^6$ 个增加至 $83×10^6$ 个，生精小管长度 0～1 岁组男孩为 181 m，5～

10 岁组男孩则达到 411 m。但有关这些变化的调控机制还有待进一步研究。

青春发育期前后，睾丸的多项指标包括体积、生精小管的长度和直径、生精细胞的数量及睾丸间质中间质细胞的数量、结构和功能都会发生更加明显的变化，如生精小管平均长度可达 600 m(个体差异也很大，有的甚而可超过 1 000 m)，生精小管的直径一般要到 14 岁时才会有较大变化，达到 50～60 μm，随后进一步增加，到 18 岁时可达 200 μm，以后则少有变化了。

睾丸的结构和功能也会出现一个由盛到衰的演变过程，一般到 50 岁以后，生精小管就开始萎缩，70 岁时明显缩小，精子发生能力下降；50～70 岁男性约有 1/3 的生精小管不能产生精子。但也有些男性，即使到了很高年龄，睾丸的大小与质地仍然保持良好状态，睾丸实质结构也无明显异常，精子发生基本正常。曾有报道 90 岁以上老年男性仍有生育能力，存在着个体差异。

第二节 · 睾丸精子发生

从精原干细胞开始，经历一系列细胞发育增殖和分化，最终形成精子的过程，称为精子发生(spermatogenesis)。这个过程在人类持续约为 64 日。精子发生过程由精原干细胞增殖分化、精母细胞的减数分裂和精子细胞变态三个阶段组成。也有人主张把精子释放(spermiation)作为精子发生独立的第四阶段。

一、精原细胞的增殖和分化

(一) 原始生殖细胞及其迁移

广义上说，精子发生应始于原始生殖细胞(primordial germ cells，PGC)。很多动物的原始生殖细胞都不是直接在生殖腺原基中形成的，而是在生殖腺以外的区域起源，然后沿着一定的路线迁移至生殖腺。人和小鼠的生殖细胞均是如此。这样就存在着一个原始生殖细胞的起源和迁移问题。

人 PGC 来自内胚层的卵黄囊，但近年也有人认为它起源于原条，属于外胚层来源。在人胚，于胚胎第 12～21 日出现于尿囊的卵黄囊上，并于第 25 日离开卵黄囊开始迁移的行程，它们是沿着后肠背系膜向生殖腺嵴方向迁移；约在胚胎发育的第 6 周到达生殖腺嵴。

PGC 是一种具有多向分化潜能的干细胞，胞体大而圆，能游走移动，此时可伸出伪足；核染色质分布均匀，有 1～2 个核仁，胞质嗜碱性，有核糖体和中心粒、高尔基复合体和内质网等细胞器；富含碱性磷酸酶和糖原。细胞边界清，表面有一层细纤维衣，在伸出伪足时尤显明显。

PGC 的迁移可能是它的主动定向迁移，但同时 PGC 的迁移又受到多种因素的调节。

1. 生殖腺嵴可以释放某些趋化性物质以吸引 PGC 的游走迁移·如生殖腺嵴能释放转化生长因子 β1（transforming growth factor β1，TGF-β1），TGF-β1 形成稳定的浓度梯度，吸引具有 TGF-β1 受体的 PGC 的迁移。

2. PGC 迁移路径上的体细胞及周围的胞外基质对 PGC 的影响·如 PGC 的 *c-kit* 基因编码的酪氨酸激酶受体（c-Kit 受体）与迁移路径上的体细胞内 *steel* 基因编码的 steel 因子（steel factor，SLF）是互为受体和配体。在小鼠胚胎发育过程中沿 PGC 的迁移路径 SLF 呈梯度表达，在生殖嵴部位表达最高，据此认为 SLF 能与 c-Kit 受体发生相互作用，从而指引 PGC 沿此路径向生殖嵴迁移；又如 PGC 迁移路径中的背侧系膜的胞外基质包括纤连蛋白、层粘连蛋白、Ⅲ型胶原蛋白等能增强对 PGC 的黏附力，并且通过浓度梯度方式正确引导 PGC 的迁移方向。

3. PGC 之间的相互接触所形成的广泛信号通路对 PGC 的迁移也起一定的促进诱导作用·PGC 在迁移过程中也有大量增殖；到达殖腺嵴后，与原始性索发生相互作用，在 Y 染色体短臂上的 *SRY* 基因表达产物和其他相关因子作用下，形成睾丸索，原始性腺分化形成睾丸，而 PGC 则形成精原细胞。

研究表明并非所有的 PGC 都能正确到达最终目的地。小鼠仅有 60% 左右的 PGC 能迁移到达生殖嵴。如果由于 PGC 迁移障碍而未能到达生殖腺嵴，则可能分化成为最终到达的那个胚层细胞，或退化死亡而消失。在男性胚胎发育过程中，若未分化性腺最终未能获取 PGC，则会导致一种先天性异常发生，即所谓的唯支持细胞综合征（Sertoli cell only syndrome）。在这种患者的睾丸生精上皮中仅有支持细胞而无生精细胞。这种人睾丸不会有精子产生，从而必然会引起男性不育症。

（二）精原干细胞的增殖和分化

了解精子发生生物机制的关键是认识干细胞的特征和功能。实际上，我们体内补充和维持不同器官的结构和功能的自我组织的更新均依靠干细胞功能的正常发挥，如造血系统、皮肤和肠道上皮。在生命中的任一时刻，血液循环系统中不断有大量新生的细胞补充进来，它们来自骨髓的造血干细胞，但是每个红细胞仅有 120 日的寿命。同样的，皮肤细胞和肠上皮细胞也在不断地凋亡更新，然而这些上皮细胞的功能却

维持终身。正因为这样，这些系统（所谓自我更新的组织）里的细胞在人的一生中不断地死亡再生，以维持器官的结构和功能。这就是干细胞的功能，精子发生就是精原干细胞（spermatogonia stem cells，SSC）所支持的这样一种自我更新系统。

SSC 的增殖和分化是精子发生的第一步，是 SSC 通过有丝分裂形成大量生殖细胞，进入下一步精子发生阶段，而同时又通过 SSC 自我更新，保持 SSC 的本分。

正常成年男性精子发生启动后，按理论计算，每 1 s 就能产生约 1 000 个精子，每分钟可产生 7 200 个精子，1 日可产生 1 亿多精子，1 个月可产生 30 多亿精子（当然由于生精细胞凋亡等多种原因，实际上是远远少于这个数字），并且精子发生可持续终身。这些都依赖于精子发生的连续性，而最根本的是有赖于 SSC。

1. 精原干细胞小巢·精原干细胞量很少。据研究，大鼠的 SSC 仅占其睾丸生精细胞的 0.02%～0.03%。并且近年研究发现 SSC 不是随意分布的，而是位于精原干细胞小巢（niche）中。精原干细胞小巢位于生精小管的基底膜之上，由高度复杂的微环境所围绕，参与组成这一复杂微环境的不仅有基底膜，还有生精小管界膜的肌样细胞、生精小管外的微血管和分泌雄激素的间质细胞，还可能包括间质中的巨噬细胞。SSC 小巢这一特殊的微环境可能通过精细复杂的调控作用以保障 SSC 在增殖和分化之间形成一种相对平衡状态起重要作用。但至今我们对 SSC 小巢所知还很不充分，尤其是对人 SSC 小巢了解更少，需要加强研究。SSC 小巢示意图见 8-1-7。

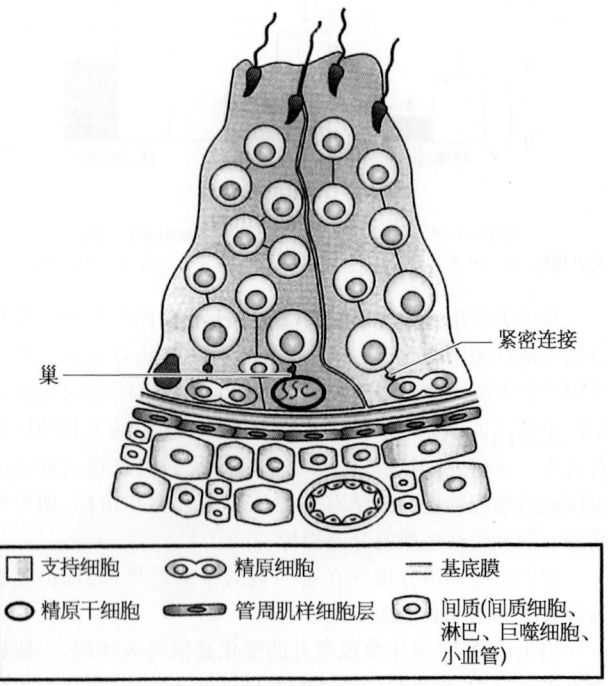

图 8-1-7　精原干细胞小巢示意图

2. 小鼠 SSC 的增殖和分化模式·通过小鼠 SSC 的增殖和分化模式（图 8-1-8）可以较好地了解 SSC 的增殖和分化性能。据此可知 SSC 是一群属于未分化的精原细胞，包括 As、Apr 及 Aal（Aal 可以由 4 个、8 个、16 个有时甚至 32 个细胞组成）。未分化的精原细胞是最原始的精原细胞，它可以分

裂成 2 个 Apr,相互间有细胞间桥相连,进一步的分裂可形成 14、18、116 个细胞,相互间仍有细胞间桥相连;而 Aal 的进一步分裂就使精原细胞进入分化型的 A 型精原细胞(A1~A4),再分裂就进入中间型(In)及 B 型精原细胞,而 B 型精原细胞的分裂就会形成初级精母细胞,从此有丝分裂就转入减数分裂,最终一步步地就形成单倍体的精子细胞。从理论上讲,一个单个的 SSC 要经历 11~12 次细胞分裂,可产生 2 048~4 096 个精子。

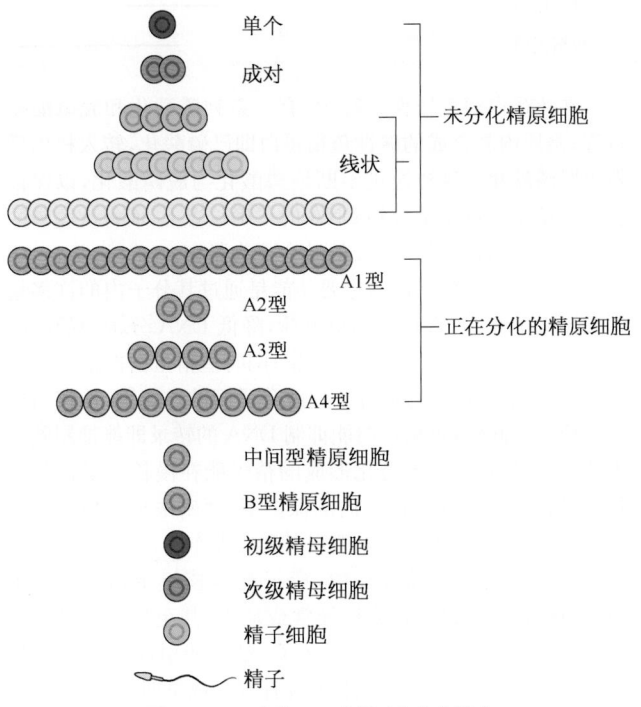

单个
成对
未分化精原细胞
线状

A1型
A2型
A3型
正在分化的精原细胞
A4型

中间型精原细胞
B 型精原细胞
初级精母细胞
次级精母细胞
精子细胞
精子

图 8-1-8 小鼠 SSC 的增殖和分化模式

SSC 具有不断自我更新和分化的特征及能力。在正常生精上皮中,SSC 自我更新和分化的比率基本上是 1:1,若自我更新多于分化将使生精小管上皮只剩下干细胞,此时便可能形成肿瘤。如果分化占优势,那么干细胞将被耗尽,导致生精小管中只有支持细胞。更新和分化的比例受支持细胞产生的胶质细胞源性神经营养因子(glial cell line derived neurotrophic factor,GDNF)调控,其受体在干细胞中表达。有研究发现睾丸生精小管细胞中的 GDNF 由 Sertoli 细胞分泌,能促进 SSC 的增殖,$BCL-6$ 是一种参与调控 GDNF 的转录抑制基因,降低 $BCL-6$ 基因的表达可抑制 SSC 的增殖。其他研究还发现早幼粒细胞白血病锌指蛋白(promyelocytic leukaemia zinc finger,PLZF)、TATA 盒结合蛋白相关因子(TATA - binding protein - associated factors,TAF)、转录因子 Ets 变异基因 5(Ets variant gene 5,Etv5)等在 SSC 的增殖过程中均起重要作用。

3. 人睾丸 SSC • 对于人的 SSC 还存在不少未知数,有待进一步深入研究。现在普遍的观点是人睾丸有几种不同类型的精原细胞,即 Ad 型、Ap 型及 B 型精原细胞。Ad 型和 Ap 型精原细胞都属于精原干细胞;Ap 型精原细胞是一种活跃的精原干细胞,通过它活跃的细胞分裂可以进行自我更新和细胞增殖,并产生 B 型精原细胞,后者再分裂分化形成初级精母细胞,从此从有丝分裂进入减数分裂,并在此基础上,通过后

续的细胞分裂分化,最终形成单倍体精子。

Ad 型精原细胞是一种储备性干细胞,它很少有细胞分裂活动,仅在睾丸受伤或机体处于某种特殊疾病状态才会活跃起来,这是 Clermout 的观点,而后来 Ehmcket 及其同事则明确提出 Ap 型精原细胞是自我增殖更新型干细胞,而 Ad 型精原细胞是真正的干细胞。

二、精母细胞减数分裂

精母细胞减数分裂是精子发生过程中的特征性步骤,其间产生了染色体配对和遗传重组,最终形成单倍体细胞。初级精母细胞开始时处于细胞分裂间期,其形态结构类似于 B 型精原细胞,但它积极复制 DNA,其量达到 4n,并且还积极转录和合成精子发生过程中所需的多种蛋白质和酶类,细胞体积明显增大,可达 18 μm 左右,此后初级精母细胞就进入第一次减数分裂期。分裂期可分为前期、中期、后期和末期。

在减数分裂前期,初级精母细胞核染色质变化过程很复杂,根据染色质形态变化可分为细线期(leptotene)、偶线期(zygotene)、粗线期(pachytene)、双线期(diplotene)和终变期(diakinesis)。在细线期,染色质浓缩,形成细丝状染色体。然后进入偶线期,来自两个亲本的同源染色体双双配对,联结在一起,构成一对对粗的染色体复合结构,称双价体(bivalent)或联会复合体(synaptonemal complex),这种现象称为联会(synapsis)。在粗线期,染色体螺旋进一步变紧,于是染色体进一步变短变粗,染色加深,同源染色体全部配对联结在一起,并且每条染色体出现明显纵裂,而每条染色体均包含有 2 条染色单体,由着丝点将它们连接在一起。接着进入双线期,染色体变得更加粗短,同源染色体对开始分离,但分离不完全,相互间有交叉点相连,这种现象称为染色体交叉。这不是一种简单的同源染色体间接触,而是通过染色体交叉,在来自父系和母系的同源染色体间进行遗传物质的交换,具有重要的生物学意义。至终变期,同源染色体对明显分离,核仁核膜消失,同源染色体对排列于赤道板上,位于细胞两端的中心粒发出纺锤丝,连于染色体,构成纺锤体。在分裂后期,同源染色体各沿着纺锤丝,移向细胞两极。到末期,核仁核膜又出现,胞体分成两半,终于形成两个次级精母细胞。这时各对同源染色体分别移向两极,每条染色体由两条染色单体组成,两条染色单体靠着丝点相连。

第一次减数分裂完成后,次级精母细胞很快进入分裂间期(此时的 DNA 为 2n),但由于不需要进行 DNA 复制,时间很短,很快进行第二次减数分裂。在第二次减数分裂时,两条染色单体在着丝点处分开,各自移向细胞两端,形成单倍体的精子细胞,DNA 为 1n,染色体为 23,X 或 23,Y(图 8-1-9)。每个初级精母细胞经过两次减数分裂后形成 4 个圆形精子细胞,随后进入精子形成阶段。

减数分裂时,来自父方与来自母方的 23 对染色体之间随机组合并被分到次级精母细胞中,形成 2^{23}(8 388 608)种不同的染色体组成;此外,由于染色体联会,同源染色体之间发生交叉互换,产生新的连锁关系。因此,尽管每一个精子都属于一个大的克隆群体,且这个群体是由一个 A 型精原细胞通过多次的有丝分裂增殖和减数分裂而来的,但在这个群体中,没有完全相同的精子。减数分裂时非同源染色体之间的自由组

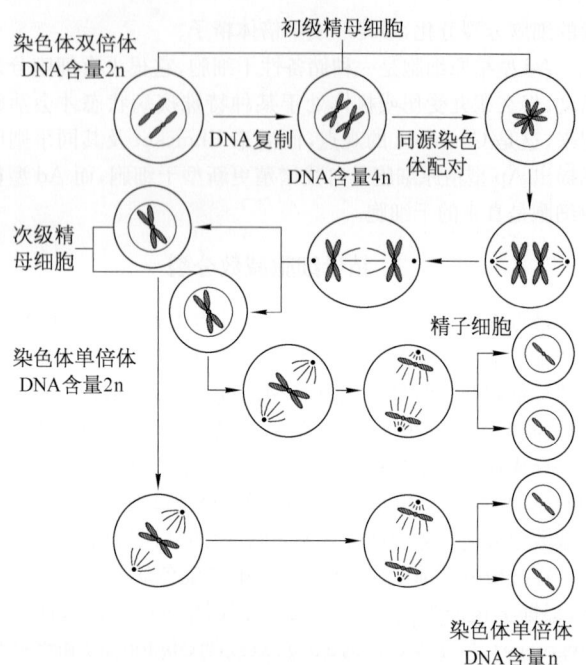

图 8-1-9　精子发生过程中初级精母细胞和次级精母细胞减数分裂图解

合，同源染色体之间的相互交换，确保了每一个精子携带有不同的遗传信息，这是人类表现出复杂的遗传和变异现象的基础。

减数分裂是一种特殊而又精细调控的细胞分裂方式，二倍体的细胞经过减数分裂产生单倍体的细胞。减数分裂对于真核生物有性生殖至关重要，通过减数分裂过程，二倍体生物能够产生单倍体的配子，如卵子和精子。有性生殖过程被认为在物种的长久生存中发挥关键作用，它保证物种遗传物质的多样性和稳定性。有性生殖经历了遗传信息的减半到恢复，首先是减数分裂，染色体仅仅复制一次却进行两次连续的分离，导致染色体数目的减半；其次是配子的结合（受精），单倍体配子的结合使染色体数目恢复与亲本一致的水平。减数分裂通过两个主要事件产生遗传多样性：同源染色体重组和分离。如果减数分裂过程中同源染色体异常分离将导致后代或者受精卵非整倍体的产生，以人为例，据报道有 20% 的受精卵是非整倍体的，其中多数都是卵母细胞染色体异常分离的结果。这是引起不育、流产和出生缺陷的主要原因。

三、精子形成

精母细胞减数分裂形成的精子细胞不再进行细胞分裂，但要经历细胞形态结构的复杂变化，最终演变成蝌蚪状的精子，并具有游动、精卵识别及受精等功能的形态结构基础。人精子细胞主要经历下列几种形态结构的特征性变化。

（一）精子细胞核形改变及核蛋白变化

精子细胞转变为精子的过程中，核发生显著变化，由细胞中心位到偏位，移近细胞膜；体积逐步缩小，核浓缩浓集；精子头部形态发生相应改变，拉长变得扁平，呈梨形。

在精子细胞核形变化同时，结合于精子细胞核的核碱性蛋白组型转变；由富含赖氨酸的体细胞型组蛋白逐渐被富含精氨酸和胱氨酸的鱼精蛋白所替代。这个过程分为连续的两个阶段，即当圆形的精子细胞伸长时，新合成的过渡蛋白

（transition protein，TP，分为 TP1 和 TP2 两种）先取代组蛋白；在晚期精子细胞阶段如长形精子细胞阶段，鱼精蛋白又逐渐取代了过渡蛋白（表 8-1-1）。

表 8-1-1　生精细胞核蛋白组型转换示意

生精细胞 核蛋白	精原细胞	精母细胞	精子细胞	精子
组蛋白	——————————			
过渡蛋白			————————	
鱼精蛋白				——————

在核蛋白组型转换过程中，有一系列磷酸化和脱磷酸化过程；胞质内新合成的碱性鱼精蛋白即已磷酸化，转入核内后发生脱磷酸化。这样通过不断地磷酸化和脱磷酸化，以保证新的鱼精蛋白可以结合到 DNA 的正确位置上，而每次脱磷酸化则会使鱼精蛋白与 DNA 的结合更为紧密。

一般认为鱼精蛋白的主要功能是通过其分子内的许多精氨酸簇来中和 DNA 链上的负电荷，降低 DNA 分子间的静电排斥作用，使核染色质能高度浓集；同时鱼精蛋白能借助其分子中的胱氨酸残基，形成分子内或分子间的二硫键，使核结构高度稳定。此外，鱼精蛋白能抑制 DNA 的转录即能抑制基因表达。这样，精子细胞转化形成的精子能在漫长的受精前过程中，精子 DNA 在鱼精蛋白的保护下，紧密浓集，更趋稳定。毫无疑问，这具有重要的生理意义和生理作用。

在睾丸精子形成过程中，精子细胞核组蛋白—过渡蛋白—鱼精蛋白的组型转换核异常或缺失，甚至是转换时间异常（如过早转换可引起核过早浓缩）都可能引起精子发生异常，从而可导致男性不育或胚胎发育异常或早期流产。

精子形成过程中组蛋白—过渡蛋白—鱼精蛋白的转换并非完全，人精子仍有 15% 保留着组蛋白，即人精子基因仍有 15% 是与组蛋白相结合。这些与组蛋白结合的基因及随之的特别的组蛋白改变，可能对胚胎早期发育会有重要作用。

在精子细胞变态过程中，其形态发生极大改变，这可能涉及多种因素，但至少是和颈带（manchette）的形成及解聚密切相关。颈带是由微管蛋白及其他相关蛋白形成的一种微套管，包括微管和微丝，这是出现在精子形成的早期，而到精子细胞变长及核浓缩接近完成时消失。有关研究表明颈带在精子细胞变形包括头部及尾部形态结构变化中起着重要作用；相关基因敲除小鼠模型揭示颈带的正常解聚和颈带微管拉链式运动对精子细胞变态过程是必不可少的，这就可以解释颈带的形成及解聚障碍可能会导致一系列精子畸形，甚至形成畸形精子症（teratozoospermia）。

（二）顶体形成

最早期精子细胞的高尔基复合体十分发达，随后不久，在其中央凹面出现几个圆形小泡，称前顶体囊泡（proacrosomic vesicle），内有致密颗粒，称前顶体颗粒（proacrosomic granule）。尔后这些前顶体囊泡融合成一个大的顶体囊泡，与核膜相贴，前顶体颗粒也融合为顶体颗粒，此时期称为高尔基期（Golgi stage）。顶体囊泡以后变成扁平状，覆盖于精子细胞核前表面，并逐步扩大向细胞核两侧延伸，直至围绕细胞核的前半，但顶体颗粒变化不大，此期为顶帽期（cap stage）。进而

是顶体形成初期,此时核已变长,顶体形态也相应发生改变;随后是顶体成熟期,结构定型。顶体的生化成分主要由可溶性蛋白质和不可溶性的顶体基质组成。可溶性部分主要为透明质酸酶,在顶体外吐过程中,可溶性部分就被释放出来,但基质蛋白仍然与精子结合在一起,可能参与调节顶体反应及精子-卵透明带反应,顶体水解酶在受精过程中释放出来,有利于精子穿透透明带。

顶体形成障碍,可导致男性不育。最典型的是 *DPY19L2*、*PICK1* 及 *SPATA16* 基因突变,导致不能形成顶体,此时精子形态特殊,呈球状,名为 globozoospermia,即球状精子症,可能还与 *csnk2a2*、*Hrb* 等基因突变有关。其他研究发现 TATA 元件调控因子/雄激素受体相关蛋白 160、保守性低聚高尔基复合体亚基 7 等精子发生相关基因在顶体形成过程中均起重要作用,它们的缺失或表达异常均会影响到精子变态过程。

(三) 精子运动相关结构的形成

在精子形成过程中,中心粒迁移到细胞核的尾侧。远端中心粒分化形成轴丝复合体,成为将要形成的鞭毛中轴,轴丝的 9 对周围微管与 2 根中央微管特殊构筑的形成机制尚不清楚,可能与微管蛋白有密切关系。微管蛋白的异常可导致精子鞭毛轴丝结构的异常,从而造成精子运动障碍。在远端中心粒分化成鞭毛轴丝结构的同时,近区分别演化成一系列新的结构。与近端中心粒相联系的第一个致密区形成颈部连接段的上部,特别是形成基板;与 2 个中心粒相联系的第二致密区形成节柱,它和第一部分共同发育成颈部连接段;第三致密区位于节柱基部,发育分化成外周致密纤维;在致密纤维起始部周围的第四致密区,形成精子中段和主段间的分界线,即终环。

轴丝是运动纤毛和鞭毛的基本结构;可动性纤毛见于人的多种组织中,如呼吸系统及神经系统脑室中的室管膜细胞。一些基因突变可影响到轴丝的结构而导致疾病的发生,如原发性纤毛不动综合征;这时不仅精子运动发生障碍,身体其他有关部位也会同时表现出异常。

(四) 精子释放

精子释放(spermiation)是精子发生的重要一步,有人甚至提出应作为精子发生的独立过程。

所谓精子释放是指精子脱离支持细胞并排放至生精小管的管腔。至今精子释放的机制及其细节还不十分明确,有待深入研究。有人认为精子释放可能是支持细胞顶端胞质主动运动的结果;早就有人观察到在注射促性腺激素后雄蟾蜍释放精子的过程,先是支持细胞内质网肿胀,继而是顶端胞质肿胀,其结果是使穴居在支持细胞顶端胞质凹陷中的精子被推向管腔,最后顶端形成突起,精子与支持细胞顶端胞质脱离,精子进入生精小管管腔。另外,也有人认为哺乳动物精子释放可能是通过胞质中微丝的收缩来实现的。

近年的研究观察到在精子形成的末期,晚期精子细胞要经受一个精子释放过程,最终脱离支持细胞,这个过程耗时很长,如大鼠需时 82 h,大鼠和小鼠精子释放开始于精子发生周期的第 Ⅲ 期;而人则开始于第 Ⅱ 期;同时释放过程可能也很复杂,主要有 4 个关键节点:一是精子头部锚在支持细胞的特化胞质部分去特化;二是管球状复合体的发育和去除,而这对

精子锚住和去除支持细胞特化胞质十分重要;三是形成残余体;四是精子最终从生精上皮脱离进入生精小管管腔。

对于精子释放的调节则注意到精子释放对 FSH 和雄激素的下降十分敏感,而环境毒素的暴露也可破坏精子的释放。

最后需要指出的是,在精子发生过程中,包括在精子形成的相当时间内,生精细胞之间保持着胞质桥的结构。胞质桥可保障生精细胞之间的同步发育和细胞之间的分子运动。如胞质桥不能正常形成和维持,就会形成胞质共质体,就会形成多核巨精子细胞。在正常情况下,在精子释放至管腔前,胞质桥应该中断。

第三节·精子发生的神经内分泌调控

一、下丘脑-脑垂体-睾丸轴的基本概念

下丘脑神经内分泌细胞——GnRH 神经元合成和分泌促性腺释放激素 GnRH,包括 FSHRH 和 LHRH。GnRH 以脉冲方式释放入垂体门静脉系统,结合于腺垂体促性腺激素细胞膜 G 蛋白偶联型 GnRH 受体,促使其合成和分泌促性腺激素(FSH、LH)。GnRH 释放的脉冲频率和振幅对 FSH、LH 的正常合成和分泌至关重要,释放 GnRH 的频率和振幅异常,将导致 FSH、LH 分泌功能紊乱。LH 作用于睾丸间质细胞,主要调控其合成、分泌睾酮;FSH 主要通过支持细胞与睾酮协同调控精子发生。腺垂体远侧部分泌过多的 FSH 和 LH,会抑制下丘脑 GnRH 分泌,从而使 FSH、LH 的释放减少,此为"短环负反馈";血浆水平过高的睾酮在脑组织细胞内经芳香化后的产物雌二醇抑制下丘脑分泌 GnRH 和腺垂体分泌 FSH、LH,此为"长环负反馈"。研究表明,睾酮的负反馈作用部位可能在下丘脑,雌二醇的作用部位在垂体。睾丸支持细胞分泌的抑制素、激活素能分别抑制、促进腺垂体分泌 FSH。此外,GnRH 可作用于自身细胞,使其分泌 GnRH 量减少,此为"超短环负反馈"。由此,下丘脑、垂体、睾丸所分泌的激素之间的相互复杂的调控关系构成了一个完整的下丘脑-垂体-睾丸轴(图 8-1-10)。

二、下丘脑 Kisspeptin-GPR54 系统

在下丘脑-垂体-睾丸性腺轴中,下丘脑 GnRH 神经元合成和分泌的促性腺激素释放激素(GnRH)无疑起着十分重要的作用。近年的研究显示,下丘脑 Kisspeptin(吻素)-GPR54 系统主导和调控 GnRH 神经元脉冲式分泌释放 GnRH。换言之,是 GnRH 神经元上的 GPR54 受体的激活决定了 GnRH 的分泌释放,而 GPR54 受体由下丘脑 Kisspeptin 神经元分泌的 Kisspeptin 所激活。

(一) 下丘脑 Kisspeptin 和 Kisspeptin 神经元

Kisspeptin 或 Kisspeptin 蛋白是 *Kiss1* 基因编码的产物。*Kiss1* 基因位于染色体 1q32.1。它的名字来源于宾夕法尼亚州赫尔西小镇的巧克力品牌"Kisses",*Kiss1* 基因也是在这里被发现的。最初发现此基因有抑制黑色素瘤和乳腺癌转移的功能,因而被认为是一种抑癌基因。*Kiss1* 基因除表达于黑色素瘤和乳腺癌之外,也表达于正常组织,如脑组织、胎盘、睾

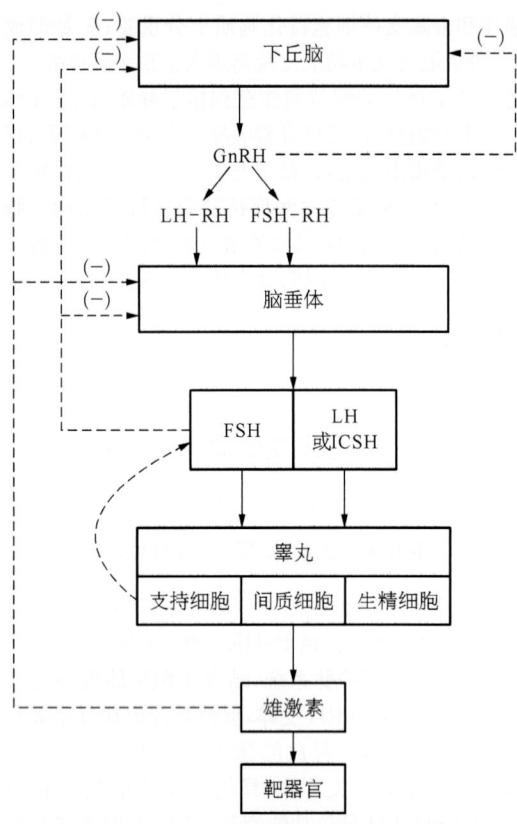

图 8-1-10 下丘脑-垂体-睾丸轴示意图

丸、胰腺、肝脏和小肠等器官。在中枢神经系统则表达于室旁核前腹部（AVPV）、弓状核（ARC）、室旁核及视上核前背部等部位。

Kisspeptin 蛋白是一种含有 145 个氨基酸的多肽，Kisspeptin-145 又称 Kiss-peptide，它还可裂解形成其他类型的 Kisspeptin，如 Kisspeptin-54、Kisspeptin-14、Kisspeptin-10，其中 Kisspeptin-54 也称人 metastin。

表达 Kisspeptin 的神经元位于室旁核前腹部 AVPV、弓状核、室旁核和视上核前背部，Kisspeptin 神经元的突触可到达富含 GnRH 神经元细胞体的视叶前区中部，这为 Kisspeptin 神经元纤维与表达 GPR54 的 GnRH 神经元之间有直接的联系提供了解剖学的有力证据。

（二）GPR54 系统与下丘脑 GnRH 神经元

研究发现 Kisspeptin 是孤儿受体 GPR54 的天然配体，GPR54 通过一个 G 蛋白传递信号。GPR54 mRNA 表达于脑的定位与 GnRH 神经元的定位基本相一致；在人和猴，主要集中于弓状核、视前区和室旁核等部位。

GPR54 基因位于染色体 19p13.3。在 2003 年，有两个研究组发现 GPR54 在正常生殖和青春期发育中起重要作用，他们观察到人 GPR54 基因突变可诱发特发性低促性腺激素性性腺功能减退症（idiopathic hypogonadotropic hypogonadism，IHH），出现典型的 IHH 症状和男性不育，表现为小睾丸、阴毛稀少、骨发育迟缓、促性腺激素和性激素低下等，但又不同于卡尔曼综合征（Kallmann 综合征，KS），他们的嗅觉功能正常，这表明在胚胎发育期，原始嗅觉神经元迁移或 GnRH 神经元的迁移是正常的。GPR54 对于促发和维持青春期发育是必需的，敲除雄性动物 GPR54 基因可导致精子发生障碍，

第二性征发育差，小睾丸，雄激素水平低下。GPR54 敲除的雄性动物均有间质细胞和生精小管，表明 GPR54 敲除所引起的损害是后天发生的。

随后的临床和动物研究进一步证明 Kisspeptin 刺激 GnRH 的释放依赖于 GPR54 系统，而不涉及其他机制，因为一旦 GPR54 敲除，外源性 Kisspeptin 就不能诱发 GnRH 的分泌。以前认为 GnRH 的脉冲式释放可能是源于 GnRH 神经元自身的特点，现在则比较明确认为这首先是源于 Kisspeptin 神经元脉冲式分泌释放 Kisspeptin 并与 GnRH 神经元的 GPR54 相结合才促使 GnRH 神经元脉冲式分泌释放 GnRH，进而作用于脑垂体前叶促性腺激素细胞，并促使其脉冲式分泌促性腺激素 FSH 和 LH（图 8-1-11）。

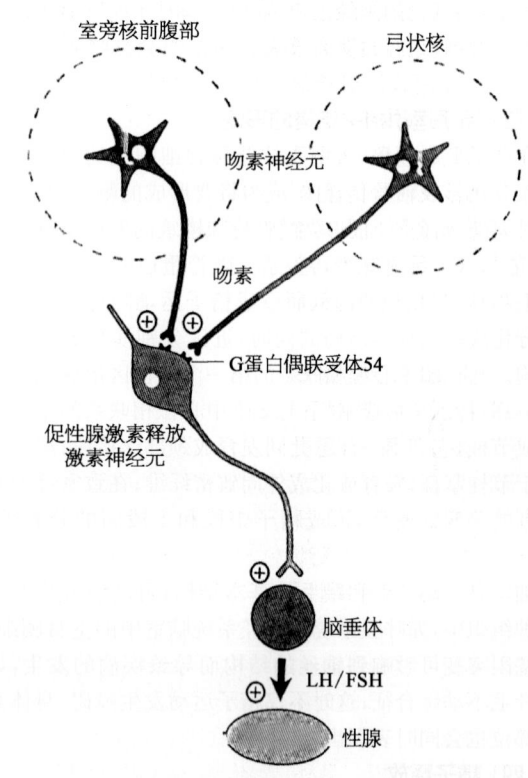

图 8-1-11 Kisspeptin-GPR54 系统示意图

三、促性腺激素释放激素（GnRH）

（一）GnRH 的作用机制

经 Kisspeptin-GPR54 的作用，下丘脑 GnRH 神经元分泌释放 GnRH，包括卵泡刺激释放激素（FSHRH）和黄体生成素释放激素（LHRH）。

编码 GnRH 的基因位于染色体 8p21～p11.2。GnRH 是由前体 GnRH（preproGnRH）逐步裂解而成。GnRH 有两种结构，即 GnRH-Ⅰ（或 GnRH）和 GnRH-Ⅱ；它们的基因编码不同，结构相似，但又有不同的组织分布和不同的基因表达调节。GnRH-Ⅰ 和 GnRH-Ⅱ 均通过 GnRH-Ⅰ 受体发挥作用。GnRH-Ⅰ 的主要功能在于调节促性腺激素的分泌，而 GnRH-Ⅱ 似作为一种神经调节剂发挥激活性行为的作用。

GnRH 作用于脑垂体前叶促性腺激素细胞膜上的 GnRH 受体并与之结合，可引起细胞膜磷脂水解，水解产物诱导胞内 Ca^{2+} 浓度升高。磷脂水解产物和升高浓度的 Ca^{2+} 作为第二

信使可激活蛋白激酶C,促使细胞合成新的蛋白质,产生一系列生物效应,首先可在数分钟内释放储存的促性腺激素FSH和LH,一般是LH先释放。随着第二次GnRH峰的到来,分泌反应要强于第一次反应(释放储存),这称为GnRH的自启(self-priming)效应。使用电镜免疫细胞化学技术,可以发现激发促性腺激素细胞的第一次GnRH脉冲引起分泌颗粒向质膜下边缘区移动,颗粒的体积也变小,可能是颗粒成分发生成熟变化,但有少部分消失了。GnRH的持续作用可以引起LH的释放和小的分泌颗粒的显著减少。其次,经过数小时或数日后,促性腺激素细胞又开始合成分泌颗粒,以维持它的分泌状态。

GnRH与其受体结合后,一些GnRH-受体复合物保留在质膜上,而其他的则经过包被小窝(coated pits)进入脂质结构中,发生降解或经过其他多肽的处理后进入胞质中。如果GnRH继续作用或注射长效GnRH类似物使受体被持续占据,最终将导致垂体中LH和FSH的含量和分泌减少,即促性腺细胞的脱敏现象,表明受体持续被占据致使其不能完成随后发生的涉及信号传递的生化反应。在临床上早期连续性注射GnRH或企图加强其生物学效应而改用GnRH激动剂后导致GnRH明显减少,甚至抑制精子发生,这为男性避孕和青春期性早熟、晚期前列腺癌等疾病的治疗开辟了一条的新途径。

(二) GnRH 分泌的调节

GnRH分泌主要由下丘脑Kisspeptin神经元分泌的Kisspeptin蛋白所调控,还受到血液循环中性激素和肽类激素[如催乳素(prolactin)、激活素、抑制素及瘦素(leptin)等]浓度变化的影响。调节GnRH合成和分泌释放的局部效应物,包括多种神经肽、阿片类药物、γ-氨基丁酸(GABA)、多巴胺、神经肽Y(NPY)、血管活性肠肽(VIP)及促肾上腺皮质激素等。其中,去甲基肾上腺素能系统和NPY起促进分泌作用;体内脂肪细胞产生的瘦素通过作用于Kisspeptin神经元上的瘦素受体促进GnRH的分泌;而催乳素是一种强力的GnRH分泌抑制剂,这也就解释了临床上高催乳素血症患者LH和睾酮水平下降的原因。另外,啮齿类动物研究发现,中脑、前脑和边缘系统有较多的神经纤维投射到下丘脑,将来自体部的视、听、嗅及内部信号传至下丘脑以调节GnRH释放。

NO能影响下丘脑-垂体-睾丸轴各器官的激素分泌,参与轴系的平衡调节。在GnRH神经元附近有一氧化氮合酶(NOS)阳性神经分布,两者可能有相互调节关系;而垂体促性腺激素细胞表达NOS,提示NO能以自分泌方式调节其功能。体内、体外试验证实,NO能刺激GnRH基础释放,抑制GnRH诱导的LH分泌。同时,NO的产生也受轴系激素的调节。

下丘脑-垂体-甲状腺轴、下丘脑-垂体-肾上腺轴和下丘脑-垂体-睾丸轴之间存在相互调控关系。促甲状腺激素释放激素能通过POMC系统改变GnRH分泌的脉冲方式,抑制LH的释放;促甲状腺激素通过影响促性腺细胞对GnRH的反应性或直接改变GnRH的分泌状态,调节FSH、LH的合成和分泌。糖皮质激素一方面能在基因水平抑制下丘脑GnRH的转录,另一方面也通过调节神经递质、调质的释放而间接抑制GnRH的分泌。此外,催乳激素释放抑制激素能抑制促性腺激素的释放,催乳素可改变促性腺激素细胞对GnRH的敏感性。

免疫系统通过其产生的生物活性物质参与对下丘脑-垂体-睾丸轴功能的调控,是神经内分泌免疫网络调控的一个重要内容。如IL-1、TNF-α、胸腺肽可刺激LH释放,而IL-2显著抑制LH、FSH的基础释放;IL-1、TNF-α可直接抑制间质细胞合成睾酮等。

(三) FSH、LH 和 T 对精子发生的影响和作用

1. 促性腺激素 FSH 和 LH 的作用机制·FSH和LH均为糖蛋白二聚体,它们分别作用于睾丸支持细胞和间质细胞膜上的同源受体。由于促性腺激素的蛋白质结构无法进入细胞内,因此它们与靶细胞的接触都必须通过位于细胞膜上的受体。与受体结合后,激活其细胞膜上的腺苷酸环化酶,触发了靶细胞内第二信使cAMP的形成。cAMP进一步结合四聚体蛋白激酶A(PKA)的调节亚基R,激活的PKA催化亚基C刺激关键靶蛋白的磷酸化,引发靶细胞对促性腺激素作用的功能反应。

2. 促性腺激素和 T 对精子发生的调节作用·大量的临床研究和动物实验证实了FSH、LH和T对精子发生的作用,主要表现为:① 能诱导动物和人的精子发生启动或始发。② 对于去垂体动物给予FSH,可使精子发生再启动。③ FSH与睾酮一起参与维持性成熟灵长类的精子发生。它们对于精子质和量的正常要求是必需的。

FSH对精子发生的调节作用肯定是通过支持细胞介导的,因为机体中仅有睾丸支持细胞具有FSH受体。在FSH与其受体结合后,观察到支持细胞膜上的腺苷酸环化酶激活,随后细胞内cAMP水平升高,在30~60 min后细胞内mRNA和rRNA水平明显升高,合成和分泌众多类型和功能各异的生物活性物质,其中就有雄结合蛋白(ABP)。ABP和雄激素睾酮具有很强的亲和力,保持睾丸内高浓度雄激素,从而对精子发生起重要作用。

LH与睾丸间质细胞的LH受体相结合,促使其合成和分泌雄激素睾酮。一部分睾酮进入血循环,到达相应的靶器官,作用于相应的靶细胞,发挥相应的调节功能;另一部分睾酮可能是以旁分泌方式进入生精小管,一方面与ABP相结合,形成高浓度雄激素的微环境,另外则与支持细胞上的雄激素受体相结合,调控支持细胞的功能。

睾酮作为经典的内分泌因子,是精子发生的关键的局部调节因子。一系列动物实验证实了睾酮对精子发生的重要性;垂体切除大鼠间质细胞大量减少,睾酮水平低下,精子发生异常或生成减少,或精子发生阻断在初级精母细胞阶段;选择性剔除睾丸间质细胞,或阻断睾酮的转运,或特异性地敲除支持细胞的AR,均会导致生殖细胞成熟过程的异常改变。

应当认识到在不同的精子发生阶段,睾酮的重要性也不全相同;在精子发生的变态期和精子释放阶段,睾酮显得十分重要,这时对睾酮浓度降低显得十分敏感,很易引起障碍。在临床上,睾酮缺乏患者,或雄激素受体突变患者可表现为原发性无精子症,或精子发生完全停止;患有产生睾酮的间质细胞瘤的儿童存在精子发生,但仅出现在靠近肿瘤的那些生精小管,而远离肿瘤的生精小管中则不存在精子发生。

睾酮对精子发生无疑是重要的,但调控精子发生的很多问题和确切机制仍不清楚,需要进一步深入研究。

在考虑FSH、LH和睾酮对精子发生影响时,应考虑到精

子发生的不同状况,如精子发生的始动(initiation)、精子发生的维持(maintenance)、精子发生的再引发(reinitiation),而且不仅要考虑到精子产生的质,还要考虑到它的量。在精子发生的不同状态对内分泌的需求可能是不同的;如在精子发生启动时,FSH可能十分重要,但对于正常成年男性,FSH的作用可能更在于调控生殖细胞的凋亡,对于保障生殖细胞存活的作用要远大于促进生殖细胞分裂增殖的功能;在临床上,也见到先天性低促性腺激素性性腺功能减退的患者,精子发生停滞于精原细胞阶段,而青春期后获得性低促性腺集性性腺功能减退患者,生精功能可表现为少精(也可是无精子症),部分患者仅精子产生减少,有的还可有生育能力。

直至目前,主流观点还认为FSH、LH和睾酮的协同作用对于起动、维持和再次引发精子发生是十分必要的。

第四节·睾丸精子发生的局部调节

睾丸精子发生的局部调控主要涉及睾丸的4种细胞,即睾丸生精小管的生精细胞、支持细胞、生精小管界膜中的管周肌样细胞和间质中的间质细胞。近年的研究注意到睾丸间质中的巨噬细胞也参与睾丸的局部调节。通过这些细胞的旁分泌和自分泌功能,产生很多种旁分泌因子和自分泌因子,在睾丸局部形成一个特殊的局部激素环境,以有利于睾丸生殖细胞的发育和成熟(图8-1-12)。

睾丸中这些细胞不是孤立存在和独立发挥其生物学功能的,它们彼此间互相联系、互相合作或互相制约。另外必须认识到睾丸的局部调控作用是以下丘脑-垂体-睾丸轴的调控为基础核心;睾丸局部调控是下丘脑-垂体-睾丸轴调控的另一种形式的继续,是多层次多途径调控中的一环,唯有上下有序的调控才能保障睾丸精子发生和合成分泌雄激素的功能顺利进行。

在精子发生中对支持细胞的功能和作用已有较详细的介绍。在上述的这些细胞中只有支持细胞同时具有FSH和雄激素两种受体,因此它是睾丸精子发生神经内分泌调节的中介;在这些细胞中也只有支持细胞和生精细胞发生直接接触;一个支持细胞要接纳数十个处于不同发育阶段的生精细胞和数个其他的支持细胞,这样支持细胞不仅为生精细胞提供了机械支撑,也为生精细胞接受供给和信息交换创造了十分有利条件。因此,支持细胞又是睾丸局部调节的核心。

支持细胞分泌的雄激素结合蛋白(ABP)保持了生精小管高水平的雄激素,以利于生精细胞的分化成熟,特别是有利于精子变态期和精子释放至管腔;而ABP的合成和分泌不仅直

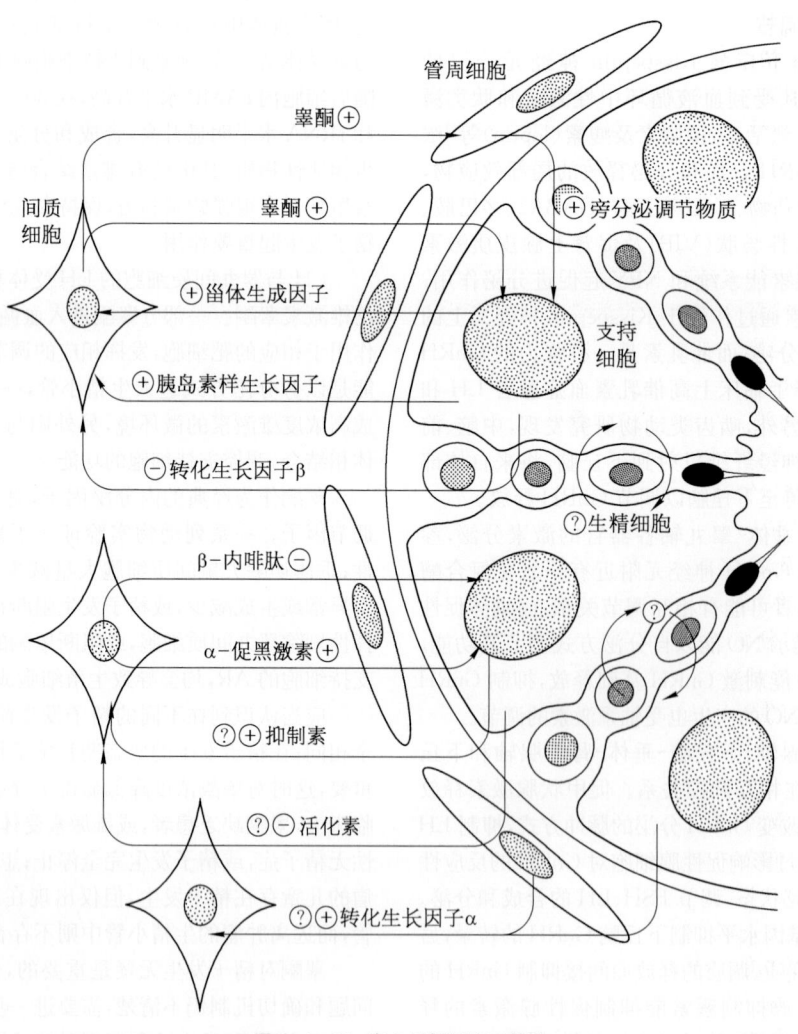

图8-1-12 睾丸局部调控示意图

接涉及支持细胞本身,还和间质细胞及管周细胞有关;研究发现大鼠支持细胞产生 ABP 的能力在培养中逐渐削弱和丧失,但加入睾酮,则产生 ABP 的能力暂时又得到恢复;而在培养基中加入管周细胞则支持细胞产生 ABP 的能力有明显增强,这表明间质细胞分泌的睾酮可能会通过管周细胞的旁分泌功能对支持细胞产生效应。

支持细胞能合成分泌层粘连蛋白、Ⅰ型和Ⅲ型胶原蛋白和糖蛋白;而管周肌样细胞能合成和分泌Ⅰ型胶原蛋白、糖蛋白和纤维粘连蛋白,这些蛋白质均是生精小管基膜的主要组分,因此支持细胞和管周细胞共同参与基膜的构建,并且也共同参与基膜的降解和更新。而生精小管基膜对精子发生有重要作用。生精小管基膜的病理改变特别是基膜透明样变可导致精子的发生障碍。

支持细胞对生精细胞的调节作用很多是通过其旁分泌因子和局部营养因子来实现的,如其所分泌的胰岛素样生长因子1(IGF-1)和转化生长因子 TGF-α 和 TGF-β。

至于生精细胞是否也可影响支持细胞,这也是一直是人们关注的问题;初步研究表明生精细胞对支持细胞的作用可能是时间依赖性的,粗线期精母细胞对支持细胞的影响要强于后期精子细胞;另外神经生长因子(NGF)也被认为是生精小管中的旁分泌因子,并且在精母细胞和早期精子细胞中已有 NGF-β 的表达,雄激素则可以刺激支持细胞 NGF 受体的基因表达。

管周细胞是分布在生精上皮基膜外,围绕生精小管呈环形排列的一类肌成纤维细胞。除了可以促进睾丸液和睾丸精子输往睾丸网外,它也是一种分泌细胞,能合成多种生物活性物质,旁分泌调节间质细胞、支持细胞的功能,同时管周细胞也受这两种细胞的调控,三者相互协调促进精子发生和睾丸雄激素的合成。

间质细胞产生的雄激素可以影响管周细胞中肌样细胞旁分泌因子(PModS)的合成,而 PModS 可以调节支持细胞的功能和营养供给,从而间接地影响生精细胞的发育。巨噬细胞移动抑制因子(macrophage migration inhibitory factor,MIF)在睾丸中由 Leydig 细胞分泌直接进入细胞间液,作用于支持细胞和管周细胞,MIF 具有信号转导特性,介导了间质细胞与管周细胞之间的细胞交流。管周细胞合成的 IGF-1、表皮生长因子(EGF)样物质、TGF-α 和 TGF-β 可以作为旁分泌因子调节间质细胞增殖及雄激素合成。管周细胞能分泌 PModS 来影响支持细胞的功能,在体外尚可促进转铁蛋白和 ABP 的合成,PModS 已被分离和纯化,在体外培养中显示比其他调节因子(如 FSH)对 Sertoli 细胞具有更强的效应。管周细胞的非特异性转运与生精功能有密切的关系,而体外实验也表明管周细胞的缺失可导致生精障碍。管周细胞内 AR 持续表达,且表达稳定,不像 Sertoli 细胞的 AR 表达呈生精阶段依赖性,提示其参与雄激素对精子发生的调控,而且管周细胞可能一直参与维持精子的发生。

内皮素-1(endothelin-1,ET-1)是调控管周肌样细胞收缩的多肽。在睾丸内,ET-1 由支持细胞合成,旁分泌参与调节生精小管和间质细胞的功能。管周肌样细胞膜上有高度亲和的 ET-1 受体,通过受体-配体复合体向细胞内转导信号,促进三磷酸肌醇的迅速合成,并以浓度依赖方式使细胞内 Ca^{2+} 浓度迅速升高,而 Ca^{2+} 的动员则是通过胞内储存的 Ca^{2+} 和细胞外 Ca^{2+} 内流来实现的,并以剂量依赖方式促进管周肌样细胞收缩。ET-1 是管周肌样细胞强有力的激动剂,这在将精子排放至睾内精道(直细精管和睾网中)有重要作用。

如前所述,正常精子发生有赖于间质细胞产生的睾酮,当然睾酮的分泌量要受 LH 的调控,但管周肌样细胞和支持细胞的旁分泌及间质中的巨噬细胞也参与了睾丸间质细胞分泌睾酮的局部调节。

另有研究观察到睾丸小动脉平滑肌上存在雄激素受体(AR),敲除睾丸小动脉 AR,虽然并未严重影响睾丸生精功能和生育能力,但确实影响到睾丸间质细胞的功能,影响到了睾丸局部体液的交换和睾丸局部的微循环,这可能有其生理意义。

第五节 · 精子发生的表观遗传修饰

应当承认,基因 DNA 的碱基序列决定了生命过程中所需要的各种蛋白质,对决定生命体的表型起了基本作用,但并不是所有的作用。实际上在生命体中还存在另外一些情况,即相应的基因碱基序列并没有发生变化,而生物体的表型却发生了改变,这就涉及表观遗传。

精子发生是一个极其复杂的过程,涉及从雄性原始生殖细胞(PGC)通过有丝分裂形成精子的一系列事件。在精子发生过程中,生殖细胞既要保持基因 DNA 碱基序列的稳定性,又要保持表观基因组(epigenome)的稳定性。在精子发生的几个环节我们已介绍了精子的发生与基因调控,其内容主要涉及的是基因 DNA 碱基序列,而在本节主要介绍精子发生的表观遗传修饰。

表观基因组由 DNA 和组蛋白上的化学修饰构成,它提供了除 DNA 序列信息以外的另一层次的遗传信息,这种遗传信息也可以通过减数分裂和有丝分裂传递给子代并且不依赖 DNA 序列一级结构的改变。表观遗传调控机制包括 DNA 甲基化、组蛋白修饰和非编码 RNA 等,这是与遗传基因调控有关的 3 种主要分子机制。这 3 种机制相互作用,对精子发生起重要作用。任何一种或一种以上的机制紊乱,都会引起基因表达异常或表达沉默,从而导致表观遗传性疾病的发生。

一、DNA 甲基化

DNA 甲基化是 DNA 的一种天然修饰方式。DNA 甲基化过程是指转运一个甲基团至未甲基化的 CpG 双核苷酸胞嘧啶 $5'$ 位点碳原子上,这称为从头甲基化或新甲基化或获得性甲基化(de novo methylate)。DNA 的甲基化由 DNA 甲基化酶 DNMT 催化。

根据催化类型可将 DNMT 分成 3 类,第 1 类是 N^6-甲基腺嘌呤,第 2 类能将胞嘧啶转化成 N^4-甲基胞嘧啶,第 3 类将胞嘧啶转化为 C^5-甲基胞嘧啶。这 3 种类型的 DNMT 在原核生物中均存在,但在高等真核生物中仅有第 3 种类型,即 DNA C^5 胞嘧啶甲基转移酶。

新甲基化形成后,就由维持甲基化来维持稳定的甲基化状态,这是 DNMT1 的功能。目前认为维持甲基化状态是维持生长发育过程所必需的。*DNMT1* 基因缺失就可发生甲基化维持异常，从而导致胚胎发育异常甚而胚胎死亡。

无论是获得性甲基化还是维持甲基化，它们都发生在 DNA 复制阶段，从而可保证基因组甲基化从亲代细胞向子代细胞传递。

当 DNA 复制后甲基化不能维持时就会发生去甲基化。对于去甲基化的机制还不十分清楚；有的认为此过程是被动发生的；有的则认为是由 DNA 去甲基化酶（DNA demethylase，dMTase）所促发的。

从受精卵到子代 PGC 生成，再到子代配子成熟，DNA 甲基化模式经历两次删除和重建的重编程过程，包括 DNA 甲基化在内的表观遗传修饰在原始生殖细胞中大部分被删除，随后在生殖细胞发育成熟过程中重新建立具有性别特异性的修饰方式；第 2 阶段的删除发生在植入前胚胎（图 8 - 1 - 13）。

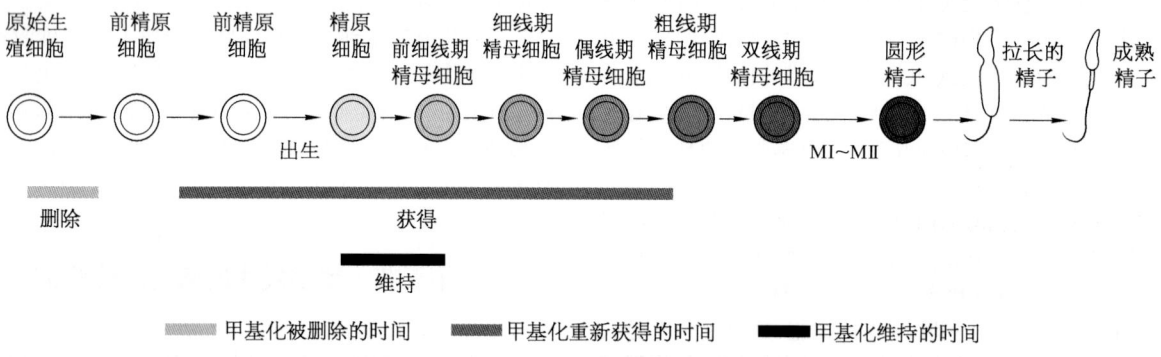

图 8 - 1 - 13 出生前后男性生殖细胞 DNA 甲基化

原始生殖细胞中 DNA 甲基化及删除后（约在妊娠中期胚胎），大部分父系来源的 DNA 在妊娠中期到出生阶段的男性胎儿，其生殖母细胞或前精原细胞中于减数分裂前重新获得甲基化。这一过程一直持续到出生后胎儿有丝分裂和减数分裂的生殖细胞，并在减数分裂期的粗线期最终完成。

生殖细胞 DNA 甲基化或维持过程出现错误会导致人类疾病的发生；少精子症患者精液标本在印记基因位点的 DNA 甲基化存在缺陷；DNA 甲基化状态异常会导致精子功能异常；父系印记基因 H19 甲基化缺失可致男性不育或子代胚胎发育异常；通过人工辅助出生的婴儿多发 Prader - Willi 综合征、Angelman 综合征及脆性 X 染色体综合征与印记基因 DNA 甲基化异常相关。

二、组蛋白修饰

在组成核小体的 4 种组蛋白（H2A、H2B、H3 和 H4）上常发生一些共价修饰，包括甲基化、乙酰化和泛素化等，对染色质构型和基因表达有巨大影响。在精子发生过程中的有丝分裂时期：在组蛋白乙酰基转移酶 HAT 的催化作用下，H3 和 H4 呈现高度乙酰化状态；与此同时，在组蛋白甲基转移酶 HMT 的作用下，H3K4 呈现甲基化状态。组蛋白乙酰化和 H3K4 甲基化协同作用促进了基因的转录。在减数分裂时期：H3 和 H4 在去乙酰化酶（HDAC）的作用下发生去乙酰化；H3K4 在去甲基化酶（HDM）的作用下发生去甲基化；同时，在组蛋白甲基化酶（HKMT）的作用下，H3K9 和 H3K27 发生甲基化，三者协同作用抑制了基因的转录。

在精子成熟过程中，染色质上 85% ～95% 的组蛋白会被鱼精蛋白替换，使成熟精子的细胞核高度浓缩（6～20 倍），这有利于成熟精子的运动和保护 DNA 不受损伤。这种鱼精蛋白-组蛋白替换是精子细胞中特有的表观遗传修饰，它与组蛋白超乙酰化密切相关。组蛋白乙酰化使核小体结构变得松散，易于鱼精蛋白替换组蛋白。另外，精子中被保留的组蛋白在基因组上非随机分布且通常被共价修饰标记，如关键发育

基因通常被 H3K4me3 和 H3K27me3 标记；H3K4me2 在发育基因启动子区富集，H3K4me3 在 HoX 区域、非编码 RNA 区域和父系印记基因区富集。

组蛋白修饰和鱼精蛋白替换异常可导致精子发生异常和雄性不育。例如，利用 HDAC 抑制剂处理小鼠会导致精子组蛋白乙酰化水平异常，造成精子数大幅下降和雄性生殖能力严重丧失；H3K4 甲基转移酶活性降低会引起精母细胞凋亡导致其数目显著下降；减数分裂过程中 H3K4 去甲基化酶 LSD1 功能缺失会导致精子细胞凋亡和雄性不育。

三、非编码 RNA 调控

生殖细胞承担着产生下一代的任务，所以在精子发生中的分子事件必须被正确调控，以确保遗传及表观遗传的信息被准确传递。对基因表达精确的时空调控是精子发生正常进行的必要条件，这种调控主要发生在转录和表观遗传水平上，更进一步说，在长形精子染色质高度凝缩从而使得转录沉默后，转录后基因调控在精子分化晚期显得至关重要。虽然精子变态相关的 mRNA 在减数分裂细胞中已经转录完成，但是它们将处于暂时存储并翻译抑制状态直至需要发挥功能。这些 mRNA 主要通过被 RNA 结合蛋白特异性或者非特异性结合而被调控。大量不同的 RNA 结合蛋白（包括睾丸特异性 RNA 结合蛋白）表达于减数分裂及减数分裂后期，参与 mRNA 识别和核糖核蛋白复合体形成中。胞质核糖核蛋白复合体提供了转录后 RNA 的调控平台。

雄性生殖细胞在减数分裂时处于转录激活态，基因调控需极其准确，非编码 RNA 参与其中。雄性生殖细胞表达多种类型的非编码 RNA，包括 Dicer 依赖的 microRNA（miRNA）、内源的 siRNA（endo - siRNAs）、Dicer 非依赖的 piRNA（PIWI - interacting RNA）及功能复杂长度不一的长链非编码 RNA（lncRNA），它们均在生殖细胞特异性的增殖和发育分化过程中发挥着不可或缺的作用。

现在已有大量的研究报道阐述 miRNA 在雄性生殖细胞

分化中的功能,表明 miRNA 在精原干细胞干性维持和诱导分化、精母细胞减数分裂和精子变态过程中均有重要作用。例如,miR-146 高表达在未分化的小鼠精原细胞中,通过靶向调控视黄酸受体 Med1 参与维甲酸诱导的精原细胞分化;miR-221 和 miR-222 也参与调控 KIT 基因影响精原细胞的分化特性。

lncRNA(长度大于 200 bp)的研究虽然晚于 miRNA,但随着研究手段的进步和大规模测序技术的发展,lncRNA 在精子发生中的功能也有了越来越多的揭示。相比于精原干细胞的分化阶段,lncRNA 在减数分裂和精子变态阶段的表达更为活跃,同时也参与了大量的表观遗传的修饰过程,如在染色体重塑时与甲基化酶 H3K4me3 和 H2K27me3 的协同作用;lncRNA 也可以和蛋白质相互作用影响精原干细胞的命运或者与 miRNA 相互作用导致男性不育及睾丸癌的发生。

piRNA 是一类与 piwi 蛋白相互作用表达于生殖细胞中的小分子 RNA,它们成簇地出现并与生殖干细胞的干性及基因的沉默和 mRNA 的稳定翻译相关。piRNA 的稳定性对于生殖细胞基因转座子的稳定性和精子的发生至关重要;同时,精浆中的 piRNA 也可以作为检测男性不育的重要生物学指标。

第六节·精子发生与生精细胞凋亡

一、生精细胞凋亡及其意义

生精细胞凋亡与精子发生有着密切的关系。生精细胞凋亡是一种普遍的常见现象,可发生于精子发生的精原细胞增殖,精母细胞的减数分裂和精子细胞变态的各个阶段,并且生精细胞凋亡可见于多种哺乳动物,包括大鼠、小鼠、仓鼠及人类。

在大鼠和仓鼠,生精细胞凋亡可见于少数正在增殖和分化的精原细胞,特别是 A 型精原细胞,以及正在进行减数分裂的精母细胞;而在小鼠,细胞凋亡常见于精母细胞,包括正在分裂的精母细胞,而较少见于精原细胞,罕见于精子细胞;而在人,则不同于鼠类,生精细胞凋亡可见于所有 3 种类型的生精细胞。

近年的研究还注意到人睾丸生精细胞凋亡也存在种族差异现象。一般用生精细胞凋亡指数来反映生精细胞凋亡的发生率和严重性。所谓生精细胞凋亡指数是指计数 100 个支持细胞有多少凋亡生精细胞数(指总数)或多少某种类型的生精细胞凋亡数(某一类型生精细胞凋亡指数)。研究发现中国人精原细胞凋亡指数和精母细胞凋亡指数要高于白种人或高加索人,差异有显著性;中国人睾丸精子细胞凋亡指数也较高,但无显著差异。但对这种差异形成的原因不清楚。

应当承认人们对生精细胞凋亡依然了解不深,并且也存在客观原因,因为在睾丸中凋亡的生精细胞很快被支持细胞所清除,清除效率很高。

精子发生过程中正常的生精细胞凋亡具有重要意义。其实早在睾丸胚胎发育时期,在原始生殖细胞迁移和增殖过程中就存在生殖细胞凋亡现象,其结果是控制生殖细胞的数量,使睾丸支持细胞和生精细胞之间形成一个合适的比例;而

在青春期启动后精子发生过程中,各级生精细胞适度的凋亡,最终决定了睾丸产生的精子总数。这个总数要比理论上推算出睾丸应产生的精子总数要少 20%～75%,这在很大程度上有赖于生精细胞的凋亡机制。

生精细胞凋亡也是机体的一种保护性防御机制,旨在通过这种细胞凋亡机制主动清除机体不再需要,或对机体有危害的,或结构功能异常已遭损害的生精细胞。

在男性不育症的研究中已观察到在一些男性不育症患者的精液中存在异常过度的生精细胞凋亡现象,而在有生育力的男性精液中,凋亡精子很少,一般仅占 0.1%,而在精索静脉曲张不育症患者,凋亡精子明显增加,可达 10% 或更多;在精液脱落细胞病理涂片中,凋亡的各级生精细胞也明显增多;曹氏报道 30 例无精子症不育患者,精液中无生精细胞 5 例,25 例具有生精细胞,但均为凋亡的生精细胞(表 8-1-2)。

表 8-1-2　30 例无精子症患者凋亡脱落生精细胞检出率

生精细胞分类	例数	%
精原细胞	8	26.7
初级精母细胞	25	83.3
次级精母细胞	15	50.0
精子细胞	15	50.0

另外曹氏报道 71 例少精子不育症患者,脱落生精细胞均为凋亡生精细胞(表 8-1-3)。

表 8-1-3　71 例少精子症不育患者凋亡脱落生精细胞凋亡检出率

生精细胞分类	例数	%
精原细胞	30	42.3
初级精母细胞	64	90.1
次级精母细胞	49	69.0
精子细胞	61	85.9

据此可知,在男性不育患者中,特别是那些无精子症患者(FSH 未显示异常增高)和严重少精子症不育患者,生精细胞凋亡过度是一个不可忽视的问题,应加强相应研究,特别应加强对原因及机制的研究,从而在此基础上提出相应的预防和治疗措施。

二、生精细胞凋亡的激素调控

性激素对正常生理状态下生精细胞凋亡起关键调控作用。给予 8～70 日不同年龄组大鼠注射长效 GnRH 拮抗剂以抑制大鼠体内 FSH 和 LH,结果显示 16～30 日龄大鼠睾丸中生精细胞凋亡的 DNA 片段量增加 1.8～2.0 倍,而 8 日龄和 70 日龄大鼠中 DNA 片段量几乎不受影响,表明生精细胞凋亡与年龄有关。

Saleela M 等对 30 例 31～46 岁有正常生育力男性睾丸所作的有关生精细胞凋亡的研究提供了有价值的结果。他们用外源性雄激素避孕剂或促性腺激素拮抗剂以撤除体内 FSH、LH 和睾酮的作用,前后对照观察睾丸组织生精细胞的凋亡。

研究结果表明在正常成年男性睾丸中，所有类型的生精细胞包括精原细胞、精母细胞、圆形精子细胞和正在变长/已经变长的精子细胞都可发生凋亡，虽然后者发生凋亡稍多，但凋亡率无明显差异。促性腺激素撤除 2 周及 6 周，凋亡的精原细胞分别增加 354% 和 268%。而促性腺激素撤除 6 周，凋亡的精母细胞和凋亡的圆形精子细胞有较多增加，已经变长和正在变长的精子细胞凋亡也有所增加，但差异均不显著。

用 PCNA 指数观察生精细胞增殖情况，发现在 FSH/LH 撤除 2 周及 6 周，与正常状态对比，生精细胞增殖无明显差异。研究结果表明促性腺激素对成年男性睾丸的精原细胞是重要的存活因子，保护其不发生凋亡，而在促性腺激素撤除后凋亡明显增加。促性腺激素对男性睾丸精原细胞的增殖无明显影响。

三、生精细胞凋亡调控通路

普遍认为在睾丸中存在两种凋亡通路，即内源性通路（intrinsic pathway）和外源性通路（extrinsic pathway）。所谓内源性凋亡通路就是指线粒体通路，这条通路涉及将 Bax 从胞质传递到线粒体，在那里将细胞色素 C 释放至胞质中，并与凋亡蛋白酶活化因子（Apaf-1）相结合，激活半胱氨酸天冬氨酸蛋白酶 caspase-9，再进一步活化 caspase-3、caspase-6 和 caspase-7，导致细胞凋亡。在此通路中，caspase-9 起重要作用。

外源性通路也叫死亡受体通路，涉及 Fas 配体（FasL）和 Fas。Fas 系统是生精细胞凋亡的重要途径之一。Fas 是一种跨膜受体蛋白，包括一个"死亡区"，当其和另一个跨膜蛋白 Fas 配体相结合时就能触发凋亡开始，这其中要涉及始动因子 caspase-8。

研究结果表明在正常成年男性睾丸中，内源性通路和外源性通路引起的生精细胞凋亡率基本相仿，无明显差异。

在撤除促性腺激素 2 周及 6 周，内源性通路引起的生精细胞凋亡进一步增加，分别增加 30.9%±2.6% 和 29.5%±5.2%；与此相反，在促性腺激素撤除后 2 周及 6 周，外源性通路引起的生精细胞凋亡反而有所减少，分别为 18.5%±1.7% 和 20.1%±2.2%，但差异不显著。

另有研究发现在正常成年男性睾丸中，内源性生精细胞凋亡可见于各种类型的生精细胞，包括精原细胞、精母细胞和圆形精子细胞，凋亡率分别为 2.6%±0.7%、0.8%±0.2% 和 2.3%±0.6%；精原细胞和精子细胞的凋亡发生率较高。在促性腺激素撤除 2 周及 6 周，由内源性通路引起的精原细胞凋亡增加，分别增加 223% 和 166%；而经内源性通路凋亡的精母细胞和精子细胞虽有所增加，但前后对比差异不显著。

在正常成年男性睾丸，由外源性通路引起的凋亡精原细胞很少（在其他的研究中也极少见到）；在撤除促性腺激素后也很少见到或未能见到由此通路引起的精原细胞凋亡；而在成年男性由外源性通路引起的凋亡精母细胞和凋亡的圆形精子细胞发生率分别为 0.9%±0.3% 和 1.8%±0.5%；而在促性腺激素撤除后 2 周及 6 周，精母细胞和圆形精子细胞的凋亡均有所增加。这表明促性腺激素撤除后影响精母细胞和精子细胞的凋亡，并且主要是通过外源性凋亡通路。

四、生精细胞凋亡基因调控

细胞凋亡基因调控研究大都是在动物身上进行的，而有关小鼠基因缺失或突变的模型为生精细胞凋亡的基因调控提供了丰富资料，并使我们加深了对生精细胞凋亡与精子发生乃至与男性不育关系的认识。小鼠部分基因缺失或突变与生精细胞凋亡与精子发生障碍及与不育的关系见表8-1-4。

表 8-1-4 小鼠部分基因缺失与生精细胞凋亡	
缺失基因	表　　　型
Bax	减数分裂前生精细胞积聚未见精子，生精细胞凋亡明显增加，不育
CREM	晚期精子细胞完全缺失，生精细胞凋亡明显增加，不育
HR6B	精子发生严重障碍，仅见少量异常精子，生精细胞凋亡显著增加，精子细胞核浓缩障碍
HSP70-2	减数分裂障碍，精母细胞凋亡明显增加，不育
Atm	完全性阻滞在粗线期精母细胞阶段，生精细胞凋亡增加，不育
MLH-1	完全性阻滞在精母细胞阶段，生精细胞凋亡明显增加，不育
A-my6	阻滞在精母细胞阶段，完全缺失精子细胞和精子，不育
Dazla	完全缺失精母细胞、精子细胞、精子，不育
Bclw	进行性生精细胞凋亡，至 6 个月时仅存活支持细胞
p53	精原细胞增殖增加，精母细胞凋亡减少，精子数量增加

近年的研究表明在生精细胞凋亡过程中，有几种基因起着十分重要的作用。

（一）Bcl-2 与生精细胞凋亡

随着研究的深入，Bcl-2 基因家族成员不断壮大。在其成员中，有些对凋亡起抑制作用或拮抗作用，是细胞存活因子，而有些促进凋亡；前者包括 Bcl-2、Bcl-X$_L$、Mcl 和 A1 等，后者则包括 Bax、Bak、Bcl-X$_s$ 和 Bad 等。

Bcl-2 和 Bax 蛋白水平高低与凋亡调控直接相关；Bax 增高促进细胞凋亡，Bcl-2 增高则抑制细胞凋亡（图 8-1-14）。

Bcl-2 能抑制化疗药物、射线、热休克、某些病毒、自由基和脂质过氧化因素引起的细胞凋亡，这对人睾丸生精细胞凋亡具有重要意义。

（二）caspase 基因蛋白

caspase 基因家族至少有 10 余种，其中 caspase-9、caspase-8 是位于凋亡通路上的两个关键因子。在正常生理情况下，caspase 是以无活性的前体形式 procaspase 存在于细胞中。

细胞凋亡机制相当复杂，涉及大量的胞内/胞外信号并受环境影响。其信号转导是经过特殊的死亡信号激活 caspase 系统来实现的，这些特殊死亡信号相当复杂而众多，它们或是细胞存活因子的剥夺或撤退（如 GnRH 及雄激素的撤退）、一些化疗药物、DNA 损伤、热效应刺激；一些死亡因子及受体都可以成为死亡信号，它们可作用于细胞使 caspase 激活，导致 DNA 碎片化，细胞核及细胞出现一系列典型的形态学变化，最终导致细胞凋亡。

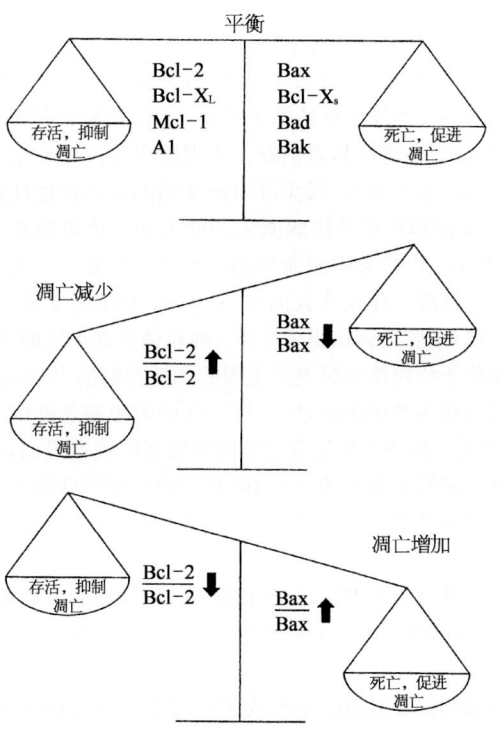

图 8-1-14 Bcl-2 蛋白家族调控细胞凋亡示意图

(三) Fas/FasL

Fas 是肿瘤坏死因子(TNF)受体和神经生长因子受体家族的细胞表面分子,Fas 也称死亡受体。

Fas 配体 FasL 是 TNF 家族的表面分子,Fas 与 FasL 结合后可导致携带 Fas 的细胞发生凋亡。Fas 抗体、表达 FasL 的细胞、可溶性 FasL 与 Fas 的交联均可产生细胞凋亡信号。Bcl-2 过度表达或 Bcl-2 与其结合蛋白 BAG-1 的共表达则能抑制 Fas 的凋亡作用。

参考文献

[1] Kerr JB, De Krester D. Functional morphology of the testis [M]// DeGroot LJ, Jameson JL. Endocrinology. 5th ed. Philadelphia: WB Saunders, 2006: 2440-2497.

[2] de Krester DM, Loveland K, O'Bryan M. Spermatogenesis. //DeGroot LJ, Jameson JL. Endocrinology[M]. 5th ed. Philadelphia: WB Saunders, 2006: 2325-2353.

[3] 陈家伦.临床内分泌学[M].上海:上海科学技术出版社,2011.

[4] 成令忠.现代组织学[M].上海:上海科学技术出版社,2003:5.

[5] 郭应禄.男科学[M].北京:人民卫生出版社,2004.

[6] 熊承良,吴明章.人类精子学[M].北京:人民卫生出版社,2001.

[7] 吴明章,张君慧.男性生殖病理学[M].上海:上海科学普及出版社,1997.

[8] Nieschlag E, Behre HM, Niescihig S.男科学[M].3 版.李宏军,李汉忠,译.北京:北京大学出版社,2013:3.

[9] 曹兴午,李宏军.精液脱落细胞学与睾丸组织病理学[M].北京:北京大学医学出版社,2011.

[10] Sipopa SM, Clifton DK, Steiner RA. The role of kisspeptins and GPR54 in the neuroendocrine regulation of reproduction[J]. Annu Rev Physiol, 2008, 70: 213-238.

[11] Ruwanpura SM, McLachlan RI, Matthiesson KL, et al. Gonadotrophins regulate germ cell survival, not proliferation, in normal adult men[J]. Hum Reprod, 2008, 23(2): 403-411.

[12] Sinha Hikim AP, Wang C, Lue Y, et al. Spontaneous germ cell apoptosis in humans: evidence for ethnic differences in the susceptibility of germ cells to programmed cell death [J]. J Clin Endocrinol Metab, 1998, 83(1): 152-156.

[13] Müller J, Skakkebæk NE. Quantification of germ cells and seminiferous tubules by stereological examination of testicles from 50 boys who suffered from sudden death[J]. Int J Androl, 1983, 6(2): 143-156.

[14] Sinha Hikim AP, Swerdloff RS. Hormonal and genetic control of germ cell apoptosis in the testis[J]. Rev Reproduct, 1999, 4: 38-47.

[15] Aitken RJ, Baker MA. Causes and consequences of apoptosis in spermatozoa: contributions to infertility and impacts on development[J]. Int J Dev Biol, 2013, 57(2-4): 265-272.

[16] Schaefer CB, Ooi SK, Bestor TH, et al. Epigenetic decisions in mammalian germ cells[J]. Science, 2007, 316(5823): 398-399.

[17] 房静远.表型遗传修饰与肿瘤[M].上海:上海科学技术出版社,2003.

[18] Bernard Robaire, Peter Chan.男科学手册[M].2 版.赵伟鹏译.上海:上海科学技术出版社,2011.

第二章·睾丸间质细胞与睾丸源性雄激素

吴明章　孙　斐　曾金雄

雄激素与雌激素、孕激素、糖皮质激素及盐皮质激素等一样,同属于类固醇激素,在结构上都有一个由 17 个碳原子组成的环戊烷多氢菲,像胆固醇的甾核,因此也称类固醇激素(图 8-2-1)。

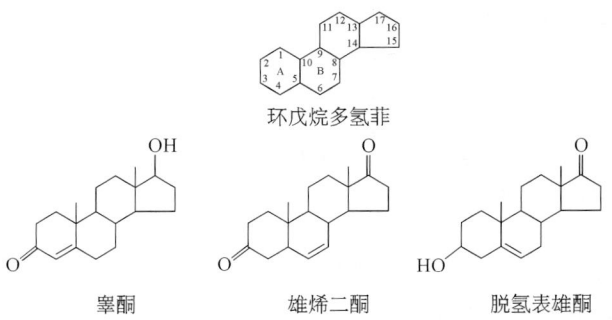

环戊烷多氢菲

睾酮　　　雄烯二酮　　　脱氢表雄酮

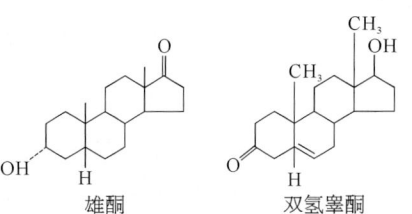

雄酮　　　双氢睾酮

图 8-2-1 环戊烷多氢菲和几种天然雄激素化学结构

睾丸间质细胞能合成、分泌多种天然雄激素,如睾酮、雄烯二酮、脱氢表雄酮、雄酮和双氢睾酮等。作为雄激素,它们在生化上有共同的基本结构和特征,即它们都必须是具有 19 个碳原子的类固醇化合物,有处于相同平面的 A 环和 B 环,第 17 个碳原子有氧化功能(图 8-2-1);在生理上还必须具有独特功能,即诱导性分化,诱导男性生殖道和附性腺的分化发育,促发男性青春期和男性第二性征发育。而要实现这些功能,雄激素必须能与其特异受体雄激素受体(AR)相结合。在这些雄激素中,只有睾酮(T)及双氢睾酮(DHT)才有其特异受体,并能发挥雄激素的生理功能;除此以外,其他雄激素都无相应的特异受体,也不能发挥相应的生理功能。因此,确切地讲,除睾酮及双氢睾酮以外的雄激素只能称为前雄激素(pro-androgens)。然而,睾丸间质细胞产生的双氢睾酮实际很少,绝大部分是在周围组织中通过5α-还原酶的作用转化而成,因此严格意义上讲,睾酮才是睾丸间质细胞合成和分泌的雄激素。男性95%睾酮来源于睾丸,称为睾丸源性雄激素,其余5%则由肾上腺网状带细胞分泌的脱氢表雄酮和雄烯二酮转化而来。

第一节·睾丸间质细胞

一、间质细胞的表型特征

这里所说的睾丸间质细胞(Leydig 细胞)的表型特征是指分化成熟的睾丸间质细胞所呈现的特征,包括胎儿期的胎儿睾丸间质细胞(fetal Leydig cell)、婴幼儿早期的间质细胞、青春期和成年期的间质细胞(adult Leydig cell)。分化成熟的间质细胞在功能上具有很强的合成和分泌睾酮的能力,与此相应的是具有一系列形态结构上的表型特征(图8-2-2)。

间质细胞呈现圆形或多边形的上皮细胞特征,细胞核小而圆,胞质丰富呈嗜酸性,细胞内部结构上具有合成类固醇激素功能相一致的特点;滑面内质网丰富发达,其面积可达 $400\ \mu m^2$,为一个间质细胞表面积的 5 倍,其形态有管状和泡状两种,前者功能比后者活跃。在滑面内质网上有丰富的合成类固醇激素的酶系,因而滑面内质网的发达程度往往能反映 Leydig 细胞合成类固醇激素的能力和合成雄激素的功能状态,其中 3β-羟类固醇脱氢酶(3β - HSD)被认为是间质细胞的标志性酶。线粒体大而多,多形性,基质密度低,除板状嵴线粒体,主要是管状嵴线粒体。线粒体富含类固醇生成酶,特别是位于线粒体内膜上的胆固醇侧链裂解酶 P450scc 能使胆固醇转化为孕烯醇酮,另外线粒体的类固醇急性调节蛋白(StAR)是一种涉及快速合成类固醇激素的关键蛋白,能使胆固醇从外膜转运至内膜。StAR 基因突变可使性腺及肾上腺的线粒体不能将胆固醇转化为孕烯醇酮,导致雄激素生成障碍。

高尔基复合体发达,发现在脑垂体促性腺激素刺激后,囊泡膨胀,推测其与类固醇激素的合成和分泌有关。

胞质中常有脂滴。间质细胞合成的胆固醇或摄取进入胞内的胆固醇很快被酯化形成胆固醇酯,并以脂滴形式积聚在胞质中。脂滴周围的胞质中含有可溶性酯酶,在酯酶的作用下可释放出游离的胆固醇作为合成类固醇激素的原料。一般认为类固醇激素合成功能活跃的间质细胞利用脂滴中的类固醇速度较快,因而脂滴少,体积也小;反之,合成功能不活跃的细胞,脂滴多,体积也大。

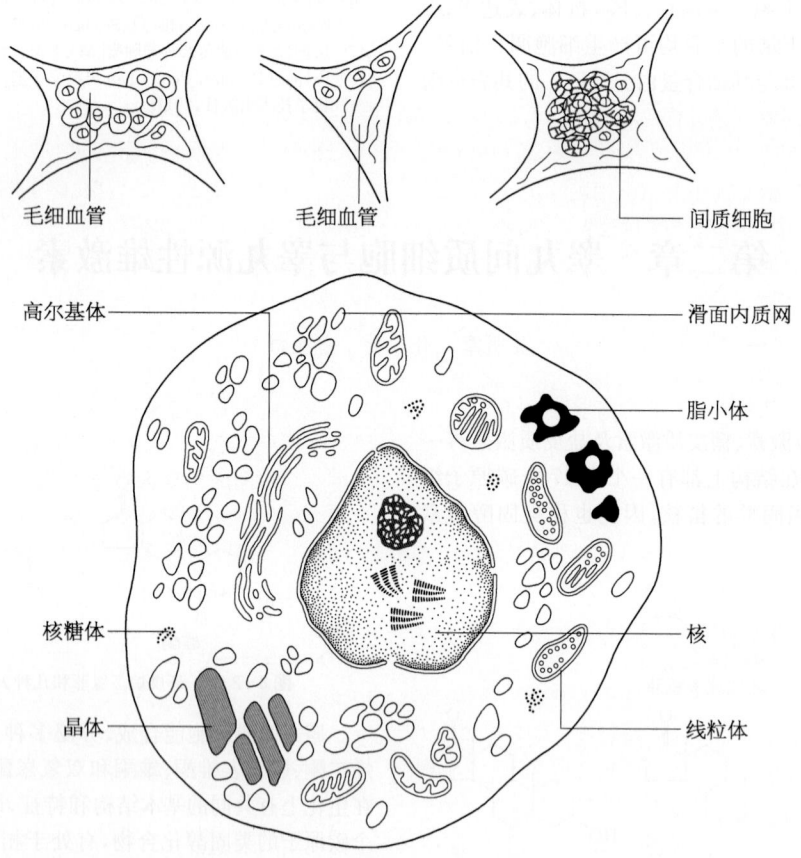

毛细血管　　毛细血管　　间质细胞

高尔基体　　　　　　　　　滑面内质网

脂小体

核糖体　　　　　　　　　核

晶体　　　　　　　　　线粒体

图 8-2-2　睾丸间质细胞分布及超微结构示意图

间质细胞除富含胆固醇合成酶系和β氧化酶系外，还含有一定量的转化酶，包括5α-还原酶和芳香化酶。因此，间质细胞除主要合成睾酮外，还能产生少量的双氢睾酮和少量的雌激素，但分化成熟的间质细胞所含的这两种酶少，活性也低，因此间质细胞自身产生的这两种激素是有限的。

细胞骨架在间质细胞分化过程中进一步发育，并认为具有重要功能，因为观察到滑面内质网、线粒体和脂滴等结构是紧密依附于波形蛋白原纤维（vimentin filaments），可能与将胆固醇转运至线粒体的效率增加有关。

间质细胞在分化发育过程中出现AR的时间比较早，这具有重要意义，它可能通过自分泌机制来调控间质细胞的发育和分化。

一般认为间质细胞LH受体的形成是其分化成熟的重要标志。但近年的研究表明间质细胞的前体细胞已出现LH受体。因此对于分化成熟的间质细胞而言，其LH受体表达量应该较多，对LH的反应（包括对HCG的反应）更敏感，从而产生更强的生物学效应，合成和分泌更多的雄激素睾酮。

二、间质细胞的起源与分化调控

(一) 间质细胞的分化发育

我国著名胚胎学家谷华运教授通过观察6.5～8周男性胎儿，发现生精小管间除有丰富的毛细血管和毛细淋巴管外，还可见到许多胞体较大，呈圆形或多边形，胞质呈嗜酸性的睾丸间质细胞（Leydig细胞）。目前普遍的观点是人胚第8周，睾丸间质细胞已出现并能开始分泌雄激素。不过此时的间质细胞是一种分化前型或是一种前体细胞，从结构和功能上是一种正在分化或分化不成熟的间质细胞，然后进一步分化为成熟型胎儿间质细胞，时间是在胚胎第14～18周。

这里就会涉及胎儿睾丸间质细胞的干细胞（fetal Leydig stem cell）。一般认为中胚层形成的中肾间充质细胞可游走迁移至睾丸索间隙并形成胎儿间质细胞干细胞。但也有不同看法，因为动物实验干扰中肾细胞迁移过程并不能完全破坏胎儿间质细胞干细胞的形成；第二种观点是认为来源于体腔上皮；第三种观点则认为来源于神经嵴，因为神经嵴细胞也能游走，并观察到有一定数量的蛋白质共同存在于睾丸间质细胞和脑组织细胞。但无论怎样，睾丸间质细胞的干细胞存在于睾丸，或于生精小管的间隙，或于生精小管管周甚而生精小管管壁，或于睾丸间质小血管周围。

胎儿间质细胞干细胞也具有其他干细胞一样的共性，可以细胞分裂和增殖，通过细胞分裂形成的两个子细胞，一个继续保持着干细胞的特性，另外一个子细胞则可在一系列调控因素作用下，向着成熟的间质细胞方向分化成熟，一般要经历间质细胞干细胞、前体细胞、未成熟型或正在分化的间质细胞（differentiating Leydig cell）、分化成熟型间质细胞（differentiated Leydig cell）等几个阶段。

胎儿间质细胞干细胞分化发育的调控因素比较复杂，在早期，局部调控因素起重要作用，首先是Y染色体上的SRY基因诱导胎儿间质细胞干细胞产生类固醇生成因子1（SF-1），并促使其朝着能产生类固醇激素系列细胞方向发展。SF-1能刺激细胞表达细胞色素450酶，并有促进睾丸支持细胞分化成熟，促进脑垂体促性腺激素细胞分化成熟的功能。在SF-1作用下，睾丸支持细胞能分泌产生沙漠刺猬因子（Desert Hedgehog）、PGF及其他旁分泌调节因子。这些局部调节因子反过来又促进胎儿间质细胞干细胞的分化发育。研究表明在其前体细胞阶段已能分泌雄激素，并出现具有一定功能的AR，这也使其分泌的睾酮具有自分泌的调节功能，在调节间质细胞的分化过程中发挥一定作用。研究表明，这时也已开始出现LH受体。

随后阶段主要是激素调控发挥作用。研究表明受精后第9～12日，胎盘绒毛的合体滋养层细胞及绒毛膜板的中间滋养层细胞开始合成和分泌绒毛膜促性腺激素（HCG），到妊娠9～11周，HCG分泌达到高峰；此时脑垂体已能开始合成和分泌少量LH。由于HCG和人类黄体生成素LH在β亚基中有97个氨基酸完全相同，因此HCG和LH一样能和LH受体相结合并产生相似的生物学效应。因此，在妊娠第10周左右，正在分化的胎儿间质细胞主要是在母源性HCG和胎儿LH的调控下完成了形态结构和功能上的分化，形成了胎儿间质细胞，并产生了睾酮分泌的第一峰，时间是胚胎第15～18周。应当指出在此过程中，母源性的HCG起最主要的调控作用。不难理解，任何原因引起的HCG分泌不足都会在不同程度上影响到睾酮分泌的第一峰，因而也就会给胎儿性腺发育甚而是雄激素的靶器官发育带来不良后果。随后HCG分泌逐步减少，至胚胎第20周时降到最低点，而此时LH的分泌仍然较少。因此，此后的时间段，胎儿间质细胞是在HCG和LH低水平的作用下走向低潮，不仅数量减少，细胞结构也发生退变，功能相应减弱，呈现间质细胞去分化状态。

(二) 新生儿期和婴幼儿期的间质细胞

间质细胞的新生儿期（neonatal period）是指从出生起至1岁这段时间，而婴幼儿期（infantile period）是指1岁至出现首批青春期征兆为止，时间是1～12岁。

如前所述，在胎儿期后期，由于HCG的下降，胎儿间质细胞不仅数量减少，细胞结构呈现去分化状态，合成和分泌睾酮的能力明显减弱。但出生后第2周起，分化良好的胎儿间质细胞数量明显增加，3个月时达到了高峰。与此相应的是血清睾酮水平明显升高，达到了峰值，形成了第二峰。研究发现胎儿间质细胞短期复苏和激活是和此时间段脑垂体分泌高水平LH和脉冲变化相吻合，是脑垂体-睾丸轴调控所致。研究注意到生后1～3个月正是脑垂体功能性分化成熟期。出生后短时间内出现数量这么多功能活跃的Leydig细胞来自哪里？是胎儿期留存下来的胎儿间质细胞在LH刺激下重新短暂复活？还是来自间质细胞的干细胞或其前体细胞增殖分化？笔者的意见是两种可能性同时存在有其一定的合理性。

婴幼儿期是间质细胞的相对静止期，不存在分化良好的间质细胞，而是一些未成熟的前体细胞或部分分化的间质细胞，这些细胞仅有低水平合成和分泌睾酮的能力。

(三) 青春期间质细胞

青春期启动源于下丘脑GnRH的脉冲释放增加，刺激垂体促性腺激素细胞合成和分泌FSH和LH，主要在LH作用下，睾丸间质中分化成熟型间质细胞即成年型间质细胞明显增加,合成和分泌睾酮能力明显增强,并形成睾酮的第三峰。

青春期开始,睾丸分泌成熟的成年型间质细胞数量明显增加是重要特点,一般认为有几种来源：① 来自间质中的间质细胞前体细胞。在婴幼儿期存在很多的间质细胞的前体细胞。这些前体细胞广泛存在于睾丸间质,甚而存在于生精小管的管壁。有研究观察到存在于生精小管管壁的肌样细胞在分化成熟后可离开管壁移向生精小管间隙。② 来自间质中的未分化间充质细胞,间质中存在的间质细胞的干细胞。③ 在婴幼儿期存在的去分化间质细胞,在青春期可以重新分化形成成年型间质细胞。④ 青春期分化成熟的成年型间质细胞也能自行增殖分裂产生新的成年型间质细胞。

青春期成年型间质细胞不仅合成和分泌睾酮的能力强,并且形成睾酮的高峰期,不像第一峰和第二峰那样短暂,而是持续多年维持在较高水平;另外,青春期启动时睾丸内睾酮水平和血浆睾酮水平呈现出不一样的特点;睾丸内睾酮在青春期一开始就较快达到了它的浓度高峰,而血浆睾酮则用经历一个比较缓慢的上升过程才能达到它的浓度峰值。这种差异正好解释了青春期启动的最早临床表现是睾丸体积的增大,随后才是男性第二性征的出现。出现睾丸内睾酮峰值和血浆睾酮峰值的时间差异的机制仍不清楚,这是否涉及青春期睾丸间质细胞睾酮的旁分泌和内分泌机制上的差异,值得进一步研究。

在这里还必须提到胰岛素样因子 3（insulin - like factor, INSL3）。在青春期,LH 可诱导间质细胞的增殖、分化和产生 INSL3。INSL3 是一种肽类激素,它由间质细胞合成后分泌进入血液。一般认为 INSL3 血浆水平可反映睾丸间质细胞的数量及其分化状态。随着青春期进行,间质细胞分泌的 INSL3 逐渐增多,至 30～40 岁呈稳定状态,随后随年龄增长逐渐降低。

三、间质细胞的增龄性变化

睾丸间质细胞表现出一系列增龄性（老龄性）变化。首先是随着年龄的增长,间质细胞数量逐渐减少。据统计,20 岁男性双侧睾丸间质细胞数量大于 $700×10^7$ 个,20 岁以后男性每年减少 $8×10^7$ 个,60 岁男性间质细胞数减少近 50%,70～80 岁时要降至 $200×10^7$ 个。虽然各家报道有所差异,并且也有个体差异,但总体上都是随着年龄增长,间质细胞数量减少,并且这种减少并非主要由于间质细胞去分化所致,而是由于增龄引起的间质细胞衰老死亡所致。

老龄引起的间质细胞改变还表现在细胞形态结构的改变和功能的减弱,多核及胞质空泡化增加,脂滴及脂褐素颗粒常呈积聚状态,核内及胞质晶体内含物变得十分常见。滑面内质网和线粒体减少,这种细胞结构异常发生率在老年男性可达 50% 以上,而年轻男性仅为 12% 左右。这些结构改变总是伴随细胞类固醇合成能力下降,老年男性单个间质细胞合成和分泌雄激素的能力下降;间质细胞 LH 受体表达及 LH 反应性减弱,细胞合成类固醇激素的酶活性降低,特别是间质细胞的线粒体 P450scc 和滑面内质网 P45017α 酶的活性下降更为直接和更为敏感。

第二节·雄激素的生物合成、分泌和调节

一、雄激素的合成原料

睾丸间质细胞合成睾酮的原料是胆固醇,它有多种来源和途径。

1. 睾丸间质细胞生物合成·从细胞外摄取乙酸盐,在乙酰辅酶 A 的作用下,形成 30 个碳原子的角鲨烯,然后经分子改造形成 27 个碳原子的胆固醇。

2. 细胞外摄取·睾丸间质细胞从细胞外即血运途径摄取脂蛋白。血运途径的脂蛋白一部分来自人摄取的食物,大部分则来自肝脏合成的脂蛋白。研究表明,睾丸间质细胞合成雄激素所需胆固醇有 $38\%～43\%$ 是从血运途径摄取。人和猪主要摄取的是低密度脂蛋白（LDL）,人睾丸间质细胞膜上存在 LDL 受体,通过 LDL 受体介导的内吞作用吸收 LDL,形成内吞小体。

3. 利用细胞原有的胆固醇·对于机体的大部分细胞而言,它们仅需要利用胆固醇参与形成和更新细胞膜,但对于合成类固醇激素的细胞如睾丸间质细胞而言,对胆固醇则有特别的需求,因为它是合成类固醇激素睾酮的主要前体和必不可少的原料,并且间质细胞合成的睾酮并不储存,需要不断地合成,因而也需要不断地供给胆固醇,间质细胞主要是通过自己合成和摄取而满足其需要。在生理条件下,间质细胞合成类固醇激素与通过自身合成和摄取胆固醇以满足需求之间存在平衡关系。这种平衡状态是通过激素来实现的,垂体分泌的 LH 起核心作用,睾酮也参与调节。

二、雄激素前体——孕烯醇酮的合成

胆固醇通过胞内运输系统[包括固醇载体蛋白 2（sterol carrier protein 2,SCP - 2）、外周苯二氮䓬受体（peripheral benzodiazepine receptor,PBR）等]被输送至线粒体外膜,并由类固醇激素合成急性调节蛋白（StAR）将其输送至线粒体内膜,经过 20,22 -羟化酶和 20,22 -碳链裂解酶的作用,将 C20 和 C22 的碳链裂解,转化为孕烯醇酮。孕烯醇酮上的 C5 和 C6 间有双键,故称为 Δ^5 甾体（图 8 - 2 - 3）。

三、雄激素的合成

孕烯醇酮被认为是雄激素的前体。在孕烯醇酮的基础上经过不同途径转化为睾酮;一条途径是 Δ^5 -途径或孕酮途径;另外一条是 Δ^4 -途径或脱氢表雄酮途径。此外,在上述两条途径间还有旁路途径（图 8 - 2 - 4）。

1. Δ^5 或孕酮途径·在此途径中,孕烯醇酮第 3 位碳原子上的羟基氧化及经同分异构反应将 C5 和 C6 之间的双键移位到 C4 和 C5 之间,从而把孕烯醇酮转化成孕酮;又在 17α -羟化酶作用下,于 C17 位带上一个羟基形成 17α -羟孕酮;随后在 17,20 -碳链裂解酶作用下,在 C17 和 C20 之间将碳链裂解,生成雄烯二酮;再经 17β - HSD 的作用,最终形成睾酮。一般认为,在人 Δ^5 合成睾酮的主要途径。

2. Δ^4 或脱氢表雄酮途径·以孕烯醇酮为前体,在 17α -羟化酶作用下,使其第 17 位碳原子上增加了羟基,从而变成

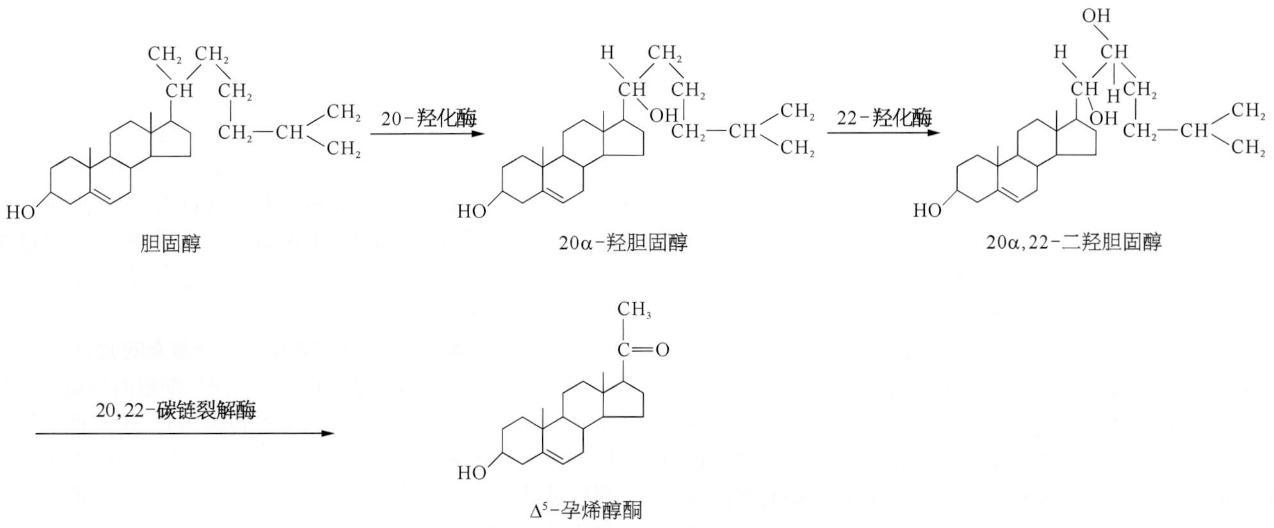

图 8-2-3 胆固醇转化为孕烯醇酮

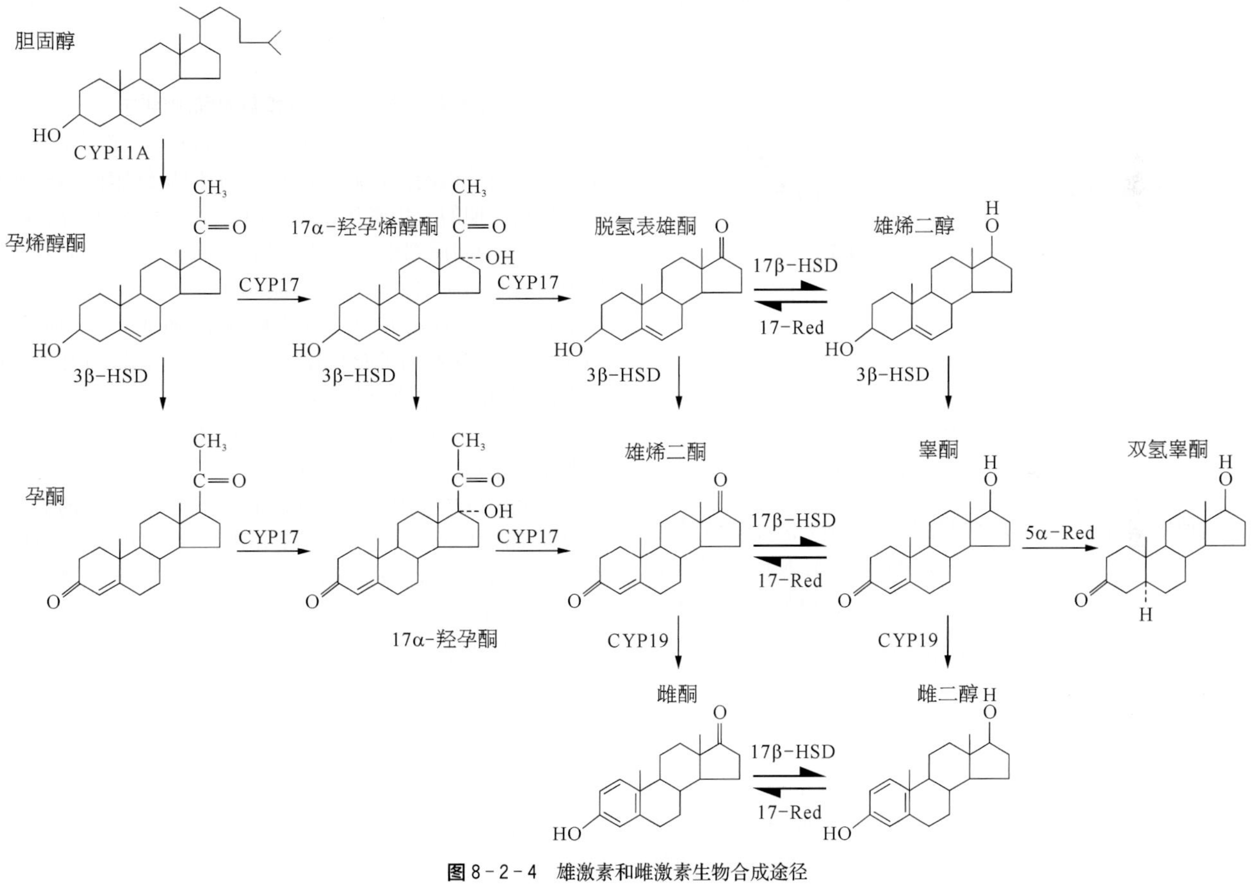

图 8-2-4 雄激素和雌激素生物合成途径

CYP11A：胆固醇侧链裂解酶；3β-HSD：3β-羟类固醇脱氢酶；CYP17：17α-羟化酶 17,20-裂解酶；17β-HSD：17β-羟类固醇脱氢酶；17-Red：17-还原酶；CYP19：芳香化酶；5α-Red：5α-还原酶

17α-羟孕烯醇酮；再经 17,20-碳链裂解酶作用，使 17 和 20 位碳原子上侧链断裂形成脱氢表雄酮；然后又在 17β-羟类固醇脱氢酶作用下转化成雄烯二醇，最终在 17β-HSD 作用下形成睾酮。

经 Δ⁵ 和 Δ⁴ 途径形成的睾酮在类固醇 5α-还原酶作用下，并作为供氢体，催化 Δ⁴⁻⁵ 双键的还原作用，并且使 C5 位上的氢加在 α 位，使睾酮转化为活性更强的双氢睾酮（DHT）。

在合成睾酮的过程中涉及一系列相关酶，一般统称为雄激素合成酶。在这些雄激素合成酶中，除细胞色素 P450 侧链

裂解酶（P450scc）位于线粒体外，其余多位于滑面内质网。

四、雄激素的分泌

成年男性睾丸间质细胞 1 日可产生 6～7 mg 睾酮。根据张桂元和美国科学家的合作研究报告，中国人睾酮产率低于白种人；并且观察到生活在北京的中国人和长期生活在美国的华人之间差异也很显著。表明不仅有种族差异，并且与包括饮食差异在内的生活习惯不同有关。

睾丸间质细胞不断合成睾酮并将其分泌出去，间质细胞

分泌的睾酮大部分通过毛细血管进入精索静脉进入血流，少部分进入淋巴系统和生精小管。在生精小管中由于支持细胞分泌的雄激素结合蛋白（ABP）的存在，睾丸内睾酮可达到相当的高值以保障精子的发生和精子成熟。

对于睾酮的分泌不仅注意它的量，并且要关注它的分泌方式，对后者一直未予以重视，但睾酮的分泌方式无论在生理或病理上都具有重要意义。从青春期开始，睾丸间质细胞分泌睾酮呈现两大特点：第一个特点是它的分泌不是连续均衡性的分泌，而是有动态变化，呈现脉冲式的分泌，脉冲频率不是很高，24 h 有 10～12 次。睾酮的脉冲式分泌是由下丘脑 GnRH-垂体 LH 的脉冲式调控而形成的。嗅觉正常的低促性腺激素性性腺功能减退症和卡尔曼综合征患者缺乏 GnRH 和 LH 的脉冲式调控，致使睾丸间质细胞分泌睾酮异常和睾丸生精障碍；对这些患者脉冲式给予低剂量 GnRH，则最终能使睾丸功能恢复正常；相反，连续式给予低剂量 GnRH 则不能恢复睾丸功能。第二个分泌特点是呈现昼夜节律性变化，早晨 8:00 最高，午夜 24:00 最低（图 8-2-5）。

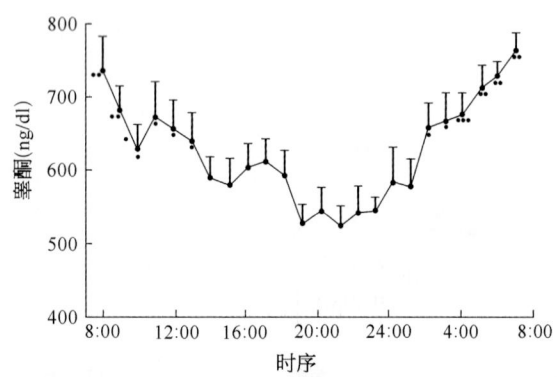

图 8-2-5 睾酮分泌昼夜节律变化

这种睾酮分泌昼夜节律变化最为明显，最大差异可达 140 ng/dl。在老年人，这种节律差异就没有年轻人显著，最大差异约为 60 ng/dl，但在正常生理情况下，这种差异仍然应该存在。

五、雄激素合成和分泌的调节

（一）黄体生成素（LH）的调节

间质细胞合成和分泌睾酮主要受 LH 的调节。间质细胞膜上有 LH 受体（LHR），它属于 G 蛋白偶联型受体。LH 与 LHR 结合后，腺苷酸环化酶活化，使胞内 cAMP 水平升高，激活蛋白激酶 A，触发胞内级联反应，从而调节睾酮的合成和分泌。在生理条件下，LH 对间质细胞合成和分泌睾酮有即时效应、营养效应两种调节方式。前者指在短时间内，LH 促使间质细胞合成和分泌睾酮量增加。其主要机制是：在 LH 作用下，间质细胞的细胞骨架发生了有利于胆固醇从储存部位快速转运至线粒体外膜的变化；胆固醇转运蛋白 StAR、SCP-2、PBR 快速合成，使胆固醇加速转运至线粒体内膜上的 P450scc，提高了胆固醇转化为孕烯醇酮的速度；同时，睾酮合成过程中的一些重要蛋白质也发生磷酸化。在即时效应之后，LH 对间质细胞表现为营养效应。研究表明，生理浓度的 LH 对维持间质细胞 LHR 数量有重要作用，并能调节睾酮合成相关酶的基因表达及其酶活性，如 LH 能增加 P450scc、

3β-HSD 的表达量，P45017α 依赖于 LH 刺激后的 cAMP 生成等，从而增强间质细胞合成睾酮的能力。

然而，超生理剂量的 LH 则会导致间质细胞合成和分泌睾酮障碍。这表现在 LH 一方面使间质细胞 LHR 数量减少或失活，另一方面使其受体后睾酮合成障碍。有报道称，大剂量 LH 能引起胆固醇侧链裂解酶和细胞色素 P450 系统活性下降，并激活芳香化酶活性，刺激雌二醇生成；雌二醇通过雌激素受体，除能抑制 P45017α 表达外，还合成一种能抑制 P45017α 活性的新蛋白质。

（二）催乳素（PRL）、胰岛素和糖皮质激素的调节

一定水平的 PRL 对维持正常睾丸间质细胞的功能也十分重要。给予正常男性溴隐亭 8 周使 PRL 降低，则基础睾酮和 HCG 刺激的睾酮水平降低。过多的 PRL 则能抑制睾酮的合成和分泌，其机制一方面是通过抑制垂体作用，另一方面也可能存在对间质细胞的直接抑制。胰岛素受体也存在于间质细胞，胰岛素能增加间质细胞膜上的 LH 受体数量和细胞合成睾酮的能力。糖皮质激素通过其核内受体，抑制间质细胞睾酮合成并诱导间质细胞凋亡，使其数量减少。

（三）间质细胞合成和分泌睾酮的局部调节

近年来，大量研究发现，间质细胞合成和分泌睾酮存在重要的局部调节机制。人们早已观察到，间质细胞的结构和功能与生精周期的变化密切相关。如在大鼠生精周期的 Ⅶ、Ⅷ 阶段，相邻的间质细胞分泌睾酮功能活跃；而生精小管功能障碍则会引起间质细胞结构和功能的异常。体外研究证实，支持细胞在 FSH 作用下，可分泌多种因子，如 IGF-1、抑制素、TGF-β 等。这些因子能刺激间质细胞产生睾酮，而雄激素结合蛋白（ABP）通过结合睾酮，降低间质内睾酮水平，间接促进间质细胞合成、分泌睾酮。然而，有意义的是，支持细胞释放的雌激素、TGF-α 又抑制睾酮产生。

睾丸内巨噬细胞对间质细胞的睾酮生成、细胞的青春期发育及细胞数量都有复杂的调节作用，这一作用也受 FSH 调节。有报道认为，巨噬细胞可通过释放 NO 抑制间质细胞的 P45017α 活性而抑制睾酮合成和分泌。

间质细胞本身也能分泌一些生长因子和生物活性物质，通过自分泌、接触性分泌方式对间质细胞本身发挥调节作用。

现已证明，睾丸内间质细胞、支持细胞、巨噬细胞、肌样细胞和生精细胞能释放多种生长因子和生物活性物质，它们以旁分泌、自分泌和接触性分泌等方式作用于间质细胞，调控间质细胞内睾酮合成相关酶的表达和（或）活性，从而调节间质细胞的功能。

第三节·睾酮的运输和代谢

一、睾酮的运输

在成年男性，睾丸每日分泌 4～6 mg 睾酮，50～100 μg 双氢睾酮，另外还有一些合成过程的中间产物，如孕烯醇酮、17α-羟孕酮、脱氢表雄酮和雄烯二酮等。血液中的雄激素主要来自睾丸（约占 95%）和肾上腺的直接分泌。我们把来自内分泌腺每日分泌的雄激素总分泌量称为雄激素的分泌率

（SR），还有一部分是以雄激素（睾酮）的前体激素形式分泌，然后在性腺外的器官组织中转化成睾酮。一般把从内分泌及从外周部分进入血液的每日雄激素总量称为雄激素的产生率（PR）。雄激素进入血液循环后随血流到达全身各组织，在此过程中，一定量的雄激素被细胞摄取或被清除。单位时间内雄激素被完全清除的血液体积，即为雄激素的清除率（MCR）。男性雄激素（包括雌激素）的 MCR、PR、SR 见表 8-2-1。

表 8-2-1　男性雄激素和雌激素的 MCR、PR 和 SR

类固醇激素	MCR(L/d)	PR(mg/d)	SR(mg/d)
雄烯二酮	2 200	2.8	1.6
睾酮	950	6.5	6.2
雌酮	2 050	0.15	0.11
雌二醇	1 600	0.06	0.05

血液中的睾酮和其他的雄激素有两种存在形式：一种是游离形式或非蛋白结合型，如游离睾酮，游离睾酮很少，占1%～4%，具有生物活性，能自由扩散进入组织细胞；其余的睾酮为蛋白结合型，与血浆白蛋白相结合的约占 50%，结合松散，为非特异性结合；与性激素结合球蛋白（sex hormone-binding globulin，SHBG）相结合的约占 45%，是一种特异性结合，SHBG 和睾酮、双氢睾酮有很强的亲和力；与皮质醇结合球蛋白（cortisol binding globulin，CBG）相结合的占 1%～2%。

随着年龄增加，血中 SHBG 增加，因此睾酮游离部分即游离睾酮可随年龄增加而减少，这种减少比较显著，且常早于总睾酮的降低（表 8-2-2）。

表 8-2-2　年龄对游离睾酮的影响

年龄 （岁）	睾酮 （ng/dl）	游离睾酮 （ng/dl）	游离睾酮的 百分比
20～30	669±192	10.3±3.5	2.09±0.45
30～40	593±196	12.7±4.8	2.08±0.63
40～50	561±129	9.7±3.4	1.77±0.70
50～60	555±196	8.6±3.2	1.48±0.44
60～70	512±200	6.3±2.6	1.52±0.42
70～80	439±134	5.8±2.2	1.62±0.36
80～90	440±15	4.7±1.2	1.10±0.40
>90	398±179	4.0±1.2	1.02±0.31

肥胖者、年老者总睾酮和游离睾酮的量与正常成人也有差异（图 8-2-6）。

按照游离激素假设，游离睾酮和那些结合松散型睾酮都属于具有生物活性的睾酮类雄激素，它们可扩散进入靶细胞与雄激素受体相结合，影响基因转录，从而在靶细胞中发挥雄激素作用。而和 SHBG 紧密结合的这部分睾酮因无法进入靶细胞而无法发挥其生物学效应。最近发现 SHBG 基因错义突变的病例，其肝细胞不能分泌 SHBG 进入血流，因此该病例无法测出 SHBG，呈现低睾酮水平，并有性功能障碍、疲劳、虚弱、抑郁，但其游离睾酮、促性腺激素水平和精液常规均属正常，这就支持了游离激素的假说。

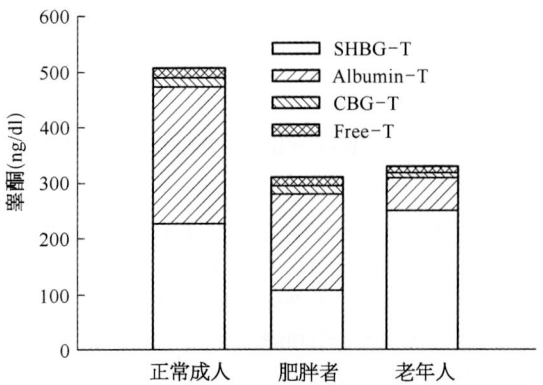

图 8-2-6　正常成人、肥胖者和老年人血浆睾酮比较

SHBG-T：与性激素结合蛋白相结合的睾酮；Albumin-T：与白蛋白相结合的睾酮；CBG-T：与皮质醇结合蛋白相结合的睾酮；Free-T：游离睾酮

但长期以来对游离激素假说也总持有不同看法。有研究表明，与 SHBG 结合的睾酮在某些组织可以发挥雄激素作用。如在人前列腺观察到 SHBG 可结合于细胞表面受体形成SHBG-受体复合物，继而睾酮结合于 SHBG-受体复合物，激活细胞 cAMP 途径，从而发挥睾酮的作用，影响靶器官的功能。megalin 是 LDL 受体大家族中的一种蛋白质，可作为细胞内吞蛋白质协助类固醇激素进入细胞内。在 megalin 表达阳性的细胞中，与 SHBG 结合的睾酮及双氢睾酮可以内吞入细胞并激活 AR 介导的转录功能，而用 megalin 拮抗剂后则不能进入细胞。

二、睾酮的代谢

血液中的雄激素（睾酮和双氢睾酮）被运送至全身的靶器官靶细胞，和雄激素受体相结合，代谢为有生物活性的物质，以进一步发挥其生物学效应。

约有 4% 血循环睾酮转运至前列腺、附睾等器官。这些器官组织富含 5α-还原酶，睾酮在 5α-还原酶作用下转化成双氢睾酮，后者具有更强的雄激素作用，此为不可逆反应，需要 NADPH 作为辅酶。双氢睾酮再经 3α-羟类固醇脱氢酶作用，转化成 3α-雄烯二醇，后者对前列腺肥大增生有刺激作用，再经 17β-羟脱氢酶作用转化成雄酮。近年研究表明，5α-还原酶可分 II 型和 I 型：其中 II 型为优势同工酶，主要存在于前列腺、附睾等雄激素器官，在类固醇代谢过程中起合成代谢作用；I 型则主要分布于非雄激素靶器官（如肝脏），在类固醇代谢中起分解作用。

有 0.2%～0.3% 血循环睾酮转运至富含芳香化酶的器官和组织，包括一些生殖器官（如附睾、前列腺等）和一些非生殖器官、组织（如脂肪组织、神经组织、骨等）。在所在部位的芳香化酶作用下转化成雌二醇，发挥雌激素的调控作用。

大部分睾酮随血液循环到达非雄激素靶器官并转化成非活性代谢产物。肝脏是睾酮的主要降解器官。睾酮的代谢产物主要为雄酮、原胆烷醇酮及少量的雄烷二醇，它们均以葡萄糖醛酸酯和硫酸酯的形式通过尿液排出体外。

正常人尿中所排出的原胆烷醇酮和雄酮维持一定比值（0.5～2.0，平均 1.2）。当体内 5α-还原酶活性降低时，雄酮排出量减少，此比值升高。因而测定原胆烷醇酮和雄酮的比值有助于诊断 5α-还原酶活性降低所致的男性假两性畸形。

第四节·雄激素的作用和作用机制

雄激素（睾酮和双氢睾酮）在机体中发挥着重要的生殖功能和广泛的非生殖功能。游离雄激素可以扩散进入靶细胞和非靶细胞，但只有当雄激素受体存在于该靶细胞，并和雄激素结合后，才能发挥其生物学功能。

一、雄激素受体的一般概念

雄激素受体（AR）是介导雄激素在靶细胞中发挥作用的关键，是核受体超家族成员，存在于靶细胞核内。但在胞质中也可有 AR，这可能是当它们未与配基结合时，对核的亲和力较低而解离下来的缘故。因此，从本质上看，不应就认为是"浆受体"。雄激素受体和其他类固醇激素受体一样，也有 3 个主要功能：① 能与相应的激素（配体）（即睾酮和双氢睾酮）相结合；② 与 DNA 相结合；③ 调节基因转录。

雄激素受体是一种配体依赖性转录调节蛋白，它一旦被雄激素激活，便能识别靶基因上专一的 DNA 序列并与之结合，从而调节基因的转录，并表达新的蛋白质，最终使得细胞功能发生改变。

二、雄激素受体的结构和雄激素受体的分布

（一）雄激素受体的分子结构

雄激素受体的分子质量为 11 000，由 918 个氨基酸、4 个结构功能域组成（图 8-2-7）。

1. N 端（A/B 区）· 此结构域可变性大，N 端残基最不保守，是受体的调节转录区，主要功能是选择和激活基因转录。在结构上显著的特点是具有多聚谷氨酸和多聚脯氨酸，后者与转录激活作用有关。

2. DNA 结合结构域（C 区）· 此结构域高度保守，由 68 个氨基酸组成。DNA 结合部位能与 2 个锌原子结合，锌原子又能与氨基酸残基结合，使一段氨基酸序列弯曲成手指样，称锌指（zinc finger）。习惯上把近氨基端和近羧基端的锌指分别称为第一锌指和第二锌指。DNA 结合结构域能识别和结合雄激素反应元件，并对激活转录有加强作用。

3. 铰链区（D 区）· 此结构域由 43 个氨基酸组成，高度保守，它含有雄激素受体胞核定位信号（NLS）的主要部位。

4. 雄激素结合区（E 区）· 这是配体结合区，位于羧基端，由 245 个氨基酸组成。该结构域有形成二聚体和结合雄激素的作用。在未与雄激素结合时，往往与热休克蛋白（主要是 Hsp90）结合形成复合物，一旦与雄激素结合，热休克蛋白就解离下来。目前认为，热休克蛋白可对受体分子起稳定作用；另外，对激活转录也有加强作用。

（二）雄激素受体（AR）的基因结构

雄激素受体基因位于 X 染色体 q11～12 带，总长度大于 90 kb，由 8 个外显子组成；第 1 外显子编码受体 N 端，富含甘氨酸和谷氨酰胺，有 1 586 对碱基，此外显子最长。第 2、3 外显子分别编码 DNA 结合区的 2 个锌指，各有 152 对碱基和 117 对碱基。后 5 个外显子分别编码铰链区和雄激素结合区，分别有 288、145、131、158 及 153 对碱基（图 8-2-7）。

（三）雄激素受体（AR）的分布

雄激素受体在男性生殖系统多器官中有丰富表达，这是睾酮对男性生殖系统发挥不可或缺调节作用的基础；在睾丸

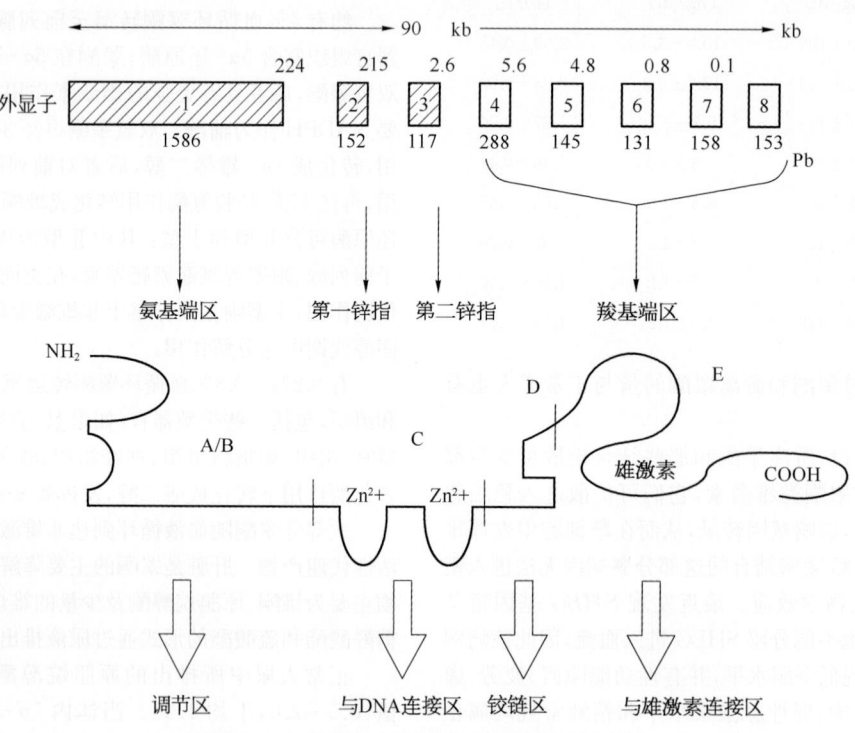

图 8-2-7　雄激素受体及受体基因分子结构示意图

中 AR 表达于支持细胞、管周肌样细胞、间质细胞和间质小动脉;在附睾、输精管及射精管等输精管道系统;在前列腺、精囊腺及尿道球腺等附性腺,阴茎及阴囊等均有表达。不仅如此,在全身其他很多器官系统如大脑、肝、肾、骨髓、皮肤、骨骼、肌肉系统也都有 AR 表达,因而也能对这些器官发挥相应的调控作用,这是雄激素(睾酮和 DHT)广泛的非生殖生理功能的基础(图 8-2-8)。

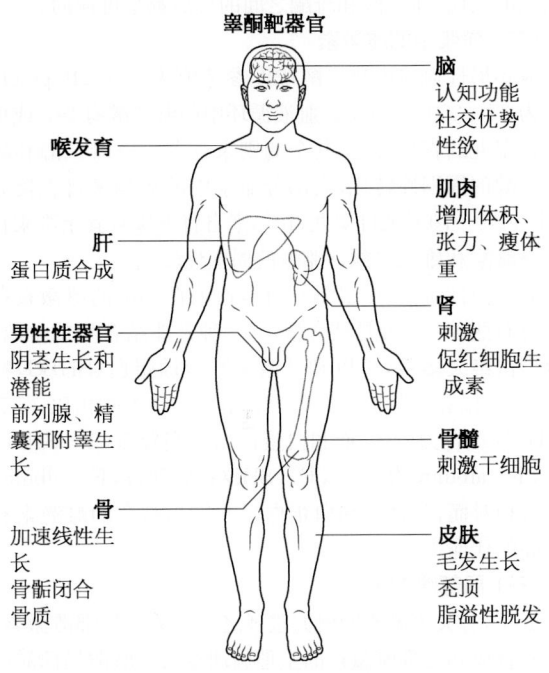

图 8-2-8 人体雄激素受体分布示意图

三、雄激素的作用机制

雄激素扩散进入靶细胞并与 AR 结合,AR 被激活,与此同时,与 AR 结合的热休克蛋白解离,AR 在核中与 DNA 作用。近年研究表明,铰链区发生的核定位信号对 AR 进核起关联作用。AR 在核内与特异的 DNA 序列结合,此类 DNA 调控序列称为雄激素反应元件(ARE)。ARE 能以二聚体方式与之结合,以协同方式对转录起激活作用。另外,AR 与 ARE 结合后,N 端的激活功能和羧基端雄激素结合域的激活功能也发挥协同作用,从而产生最大的转录应答,激活 RNA 多聚酶 II 活性,在胞质中翻译成雄激素效应蛋白,发挥雄激素对机体的生物效应,实现雄激素众多的生理功能。

四、雄激素的生理功能和作用方式

(一)雄激素的生理功能

1. 雄激素的生殖生理功能

(1)决定生殖导管及外生殖器的男性性分化:胚胎性分化期,间质细胞分泌大量雄激素,形成雄激素分泌的第一高峰期。睾酮使中肾管分化为附睾、输精管、精囊腺及射精管。尿生殖窦与生殖结节富含 5α-还原酶,使睾酮转化成双氢睾酮。在双氢睾酮作用下,尿生殖窦和生殖结节分化为尿道和男性外生殖器;前列腺也是在双氢睾酮作用下分化发育而成的。

(2)睾酮第二峰的作用:出生后数月内形成的睾酮第二峰,其功能和作用说法不一,有的认为有以下数种生理功能:①与睾丸完全下降有关,睾丸下降是受雄激素调控,到出生时绝大部分人都已下降至阴囊,仅 1%～7% 还未下降到位,因此,此时升高的睾酮有利于完全下降。当然仍有极少数人还不能下降至阴囊就会形成隐睾症。对于隐睾症早期可用 HCG 治疗,增加睾酮浓度促使其下降。②促进阴茎体积增大。临床观察到低促性激素性性腺功能低下患者常缺乏第二峰并易形成小睾丸症及隐睾症。③此时增高的睾酮和 FSH 也能进一步刺激支持细胞的增殖和精原细胞特别是精原干细胞的发育,从而最终有助于提高睾丸的生精能力。

(3)促使青春期的启动和发育:此时的睾丸间质细胞大量分泌雄激素,形成雄激素分泌的第三高峰期,促使青春期的启动和发育。在雄激素作用下,睾丸发育,开始有精子发生;附睾发育,保证了精子在附睾中的成熟;副性腺发育,开始有分泌功能;阴茎勃起器官发育,具有勃起和射精功能。在雄激素作用下,男性第二性征也得到了发育。

(4)维持男性的特点与功能:青春期发育完成后,男性生殖功能、性功能及男性第二性征的维持仍有赖于雄激素的存在和作用。据研究,雄激素受体在成年男性的阴茎不再表达,后青春期任何雄激素效率的下降对阴茎的大小只有轻微影响。同样,成人睾酮的调节不能够增加阴茎的大小。

2. 雄激素的非生殖生理功能·雄激素的非生殖生理功能在相当长时间内未引起足够重视。事实上由于雄激素受体的广泛存在及通过 5α-还原酶及芳香化酶转化机制(形成双氢睾酮和雌激素),雄激素对非生殖器官的影响和作用是广泛的。

雄激素和中枢神经系统的很多功能相关;雄激素诱导脑垂体和大脑的性分化;青春期高水平的睾酮诱导产生性兴趣和性欲望,性冲动和勃起功能;雄激素可激发起青年的主动精神和创新精神;在中枢神经的视后区和视前区的雄激素结合位点可能与血压和心率的调节有关,这样也解释了血压等指标的性别差异;普遍认为雄激素和认知功能相关。临床上应用睾酮有助于治疗和改善认知障碍性疾病。

睾酮影响机体的代谢包括糖代谢、蛋白质代谢和脂肪代谢等;男性青春期开始,高水平的睾酮就在一定程度上降低高密度脂蛋白(HDL)水平,一般情况下,男性的 HDL 总低于女性;雄激素使肝脏合成性激素结合球蛋白的能力下降(雌激素则可提高其合成能力)。雄激素能刺激肾脏促红细胞生成素(EPO)的生成;注射雄激素能使原红细胞核分裂指数增高,DNA 合成加速。从青春期开始,男性外周血红细胞数和血红蛋白量均高于女性。另外,雄激素还可直接影响骨髓造血干细胞,促使其增殖分裂,总之雄激素可通过多种途径调控和影响造血系统。

骨骼肌肉系统是雄激素的重要靶器官。青春期,形成的睾酮第三峰刺激骨骼的线性生长,而在青春期末睾酮也可使骨骺闭合,停止生长;而低睾酮则使骨骺闭合延长。睾酮可使骨密度增加,老年人睾酮水平下降可导致骨质疏松,增加骨折风险。睾酮是肌肉组织中的主要雄激素,可刺激肌肉中 mRNA 和糖原的合成,增大增强肌纤维。

皮肤特别是它的附属器官——皮脂腺和毛囊也是雄激素的重要靶器官。睾酮能促使皮脂腺发育,并增强其分泌功能,特别是诱发脸部、上背部和胸部皮脂腺的发育和分泌功能常会形成寻常痤疮；而到老年，雄激素减少，皮脂腺分泌功能减弱，使皮肤干燥，易产生瘙痒等症状。毛发的雄激素调控有不同情况：阴毛和腋毛的生长对低浓度的雄激素就较易感；胡须、胸部及四肢的皮肤毛囊则需依赖高浓度的雄激素；头发的毛囊则受雄激素的抑制，至少男性青春期如此，青春期后有变化，额颞部及头顶部毛囊的 5α-还原酶活性强，而枕部及周围一圈的皮肤毛囊则对雄激素信号不敏感，这是雄激素性脱发患者形成其特征性脱发的基础。

五、雄激素异常

雄激素异常可表现为合成和分泌的异常，或合成、分泌正常而主要是雄激素作用的异常。

（一）雄激素合成和分泌的异常

主要表现为雄激素的异常降低或缺失。其病理机制是由于下丘脑、垂体对间质细胞的调节功能障碍，主要是由于低促性腺激素所致；也可能是某些直接作用于间质细胞的有害因素致使间质细胞异常减少甚而缺乏；也可以是睾酮合成酶的缺陷致使睾酮合成障碍，如 Δ^5-孕（甾）烯醇酮有关酶类缺乏，引起 Δ^5-孕（甾）烯醇酮的障碍，而这是合成雄激素的重要环节；3β-HSD 缺陷引起孕酮合成障碍；分泌异常主要是分泌节律的改变。

（二）雄激素作用异常

其特点是睾酮分泌量正常，但出现雄激素缺乏或减少症状。其机制可能是受体前缺陷，如 5α-还原酶缺乏或缺陷，睾酮不能转化成双氢睾酮或转化很少，而双氢睾酮有比睾酮更强的雄激素作用，因此双氢睾酮缺乏或减少就会出现雄激素缺乏症状，如前列腺发育不良或不发育，外生殖器发育不良或女性化，深度尿道下裂，面部、躯体毛少，胡须少，发际退缩，阴毛少等。

随着科学技术发展，发现有些表现雄激素缺乏症患者，主要在于雄激素受体结构或雄激素受体基因的突变，致使雄激素不能和雄激素受体结合，因而不能发挥雄激素作用，即雄激素不敏感综合征。

第五节·男性体内的雌激素

本节所涉及的雌激素内容仅限于男性体内的雌激素。雄激素是男性十分重要的必需的性激素，然而近年的研究已表明，在男性体内存在的适量雌激素不仅在调节精子发生和男性生育功能上发挥重要的生理作用，而且还有其他的重要生理作用。因此，雌激素也是男性必需的性激素。

一、雌激素的生物合成

（一）雌激素的合成途径

图 8-2-4 主要展示了雄激素（睾酮）的生成过程，同时也展示了雌激素形成的芳香化途径，从中可了解到雄激素芳香化酶是雌激素生物合成的必需酶，是雌激素生物合成限速酶，是由单一基因 CYP19 编码的蛋白质。CYP19 位于染色体 15q2H，该基因最主要特点是具有组织特异的启动子序列，所以各组织启动调节不一致，但基因编码的 P450 芳香化酶蛋白具有相同的结构和功能。

芳香化酶能催化雄激素转化为雌激素是不可逆反应，这个反应涉及两个连续的羟化过程，一是 C10 甲基羟化，另一个是 C2 位置的羟化，使 C10 甲基消失，形成甲酸形式，同时伴随在 1β 和 2β 位置上去除氢原子，最终导致 A 环芳香化。

在雌激素的生物合成中除了睾酮在芳香化酶作用下直接转化为雌二醇外；还有一个是睾酮的前体产物雄烯二酮在芳香化酶作用下转化成雌酮，进而转化成雌二醇；雄烯二酮与睾酮之间的反应、雌二醇和雌酮之间的反应都是可逆的。

（二）血浆中的雌激素

成年男性血浆中雌二醇浓度参考值为 37～210 pmol/L，雌酮为 37～250 pmol/L。血液循环中的雌二醇有 2/3 或更多是来自睾丸的直接分泌，其余的则来自睾酮→雌二醇和雌酮→雌二醇的周围性转化；大部分血浆中的雌酮来自直接分泌（其中 60%～70% 来自睾丸，10% 来自肾上腺），其余则来自雌二醇→雌酮和雄烯二酮→雌酮的周围性转化。

同其他性激素（如睾酮）一样，血液循环中的雌激素存在状态也有两种：一种是结合型，另一种是非结合型或游离型。结合型占绝大多数，可以和性激素结合球蛋白（SHBG）特异结合，也可以和血浆白蛋白非特异结合。和睾酮相比，雌激素和 SHBG 结合力较弱，而和白蛋白结合则较多（T-SHBG 为 65%，T-albulin 为 33%，E-SHBG 为 30%，E-albulin 为 60%），相对而言，这些和白蛋白呈非特异结合的雌激素有相对较高的代谢率。

（三）局部雌激素

近年，有关雌激素的研究进展之一是关于局部雌激素，包括它的合成和局部雌激素的生理病理意义。所谓局部雌激素的合成是与性腺的雌激素的合成相对而言，雌激素在睾丸内的合成细胞主要涉及睾丸支持细胞、间质细胞及处于某些发育分化阶段的生精细胞；在睾丸外则主要是那些雌激素依赖性组织和细胞，如脂肪细胞、骨组织的成骨细胞、破骨细胞、脑的多个结构部位、血管的内皮细胞和平滑肌细胞、肌肉、肝脏、毛囊和成纤维细胞等。

局部雌激素的合成有着显著的特征：首先，这些雌激素合成细胞富含雄激素芳香化酶；其次，雌激素的局部合成依赖血液循环中的雄激素（包括睾酮及其前体物质雄烯二酮）。当这些雄激素通过血液循环到达这些富含雄激素芳香化酶的细胞，就在此酶作用下，其 A 环发生芳香化形成雌激素。由于存在丰富的芳香化酶，雄激素能十分有效地转化为雌激素。虽然局部合成雌激素量不是很大，但在局部往往能达到一个很高的浓度，并且又能与局部细胞的雌激素受体结合而发挥局部调节的生物效应。

二、雌激素作用机制

（一）雌激素受体

雌激素有重要的男性生殖功能调节作用和非生殖调节作用，它们都是通过雌激素的复杂作用机制来实现的。它涉及 3 个不同的受体和一个共同配体，3 个不同的受体分别为 2 个核受体 ERα 和 ERβ，以及 1 个浆膜受体，配体为雌激素。

雌激素受体 ERα 和 ERβ 并非异构重组，而是不同染色体的两个不同基因的编码产物（图 8-2-9）。

ER 和 GR、TR 这些核受体基本相似，仅是多了一个功能结

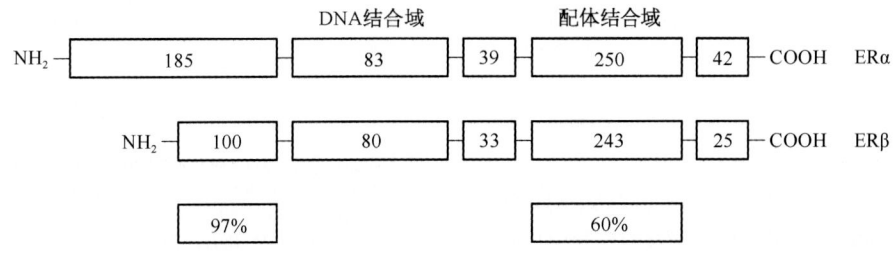

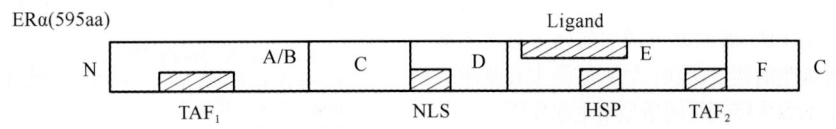

图 8-2-9 雌激素受体(ERα和ERβ)结构和功能结构域示意图

构域 F 区。自氨基端开始,分别为 A/B 区、C 区、D 区、E 区和 F 区,其中 A/B 区为转录调节区,C 区是 DNA 结合区,E 区是激素结合区。转录功能部位(transcriptional activation factors, TAF)分别位于 A/B 区(TAF₁、TAF₃)和 E 区(TAF₂)。

ERα 和 ERβ 可在很多细胞中同时表达,但 ERα 分布更为广泛,分布在很多靶器官,而 ERβ 则主要分布于前列腺、肺及下丘脑等。ER 有明显的组织特异性,并且这种特异性和 E₂ 的作用又可因个体发生的不同时期而改变。ERα 和 ERβ 的功能也有差异,雌激素受体的分布及丰富程度又往往和靶器官功能密切相关,如在睾丸输出小管和附睾均有丰富的 ERα 和 ERβ,特别是睾丸输出小管部位存在的 ERα 竟然比女性器官组织还要多,研究结果表明这与睾丸输出小管吸收水、电解质和蛋白质的功能密切相关。除雌激素核受体 ERα 和 ERβ 外,还存在雌激素质膜受体,后者与雌激素非基因组作用方式有关。

(二)雌激素作用机制

雌激素的作用是通过基因组与非基因组两种途径和不同方式发挥对细胞的生物学效应的。

1. 基因组作用方式·雌二醇(E₂)通过与其两种不同的核受体相结合的经典配体-受体复合体方式行使其基因组作用(genomic action),这种方式是慢速的,与受体结合后的级联反应缓慢出现。

2. 非基因组作用方式·E₂通过与胞膜受体结合后的膜效应行使其非基因组作用(nongenomic action),特点是快速,在极短时间内(分甚而秒)引起靶细胞内第二信使 Ca²⁺ 或 cAMP 急速升高的速效反应。

3. 内分泌、旁分泌和自分泌作用方式·雌激素的作用方式有的是按照经典的内分泌方式进行的,如血液循环中的雌激素随血流到达下丘脑和垂体,作用于靶细胞并引起正、负反馈效应;而局部合成的局部雌激素则以旁分泌(paracrine)、自分泌(autocrine)作用方式发挥雌激素作用,甚而以细胞内分泌的作用方式(intracrine)发挥作用。

三、雌激素的生理功能

雌激素有重要的男性生殖调节功能和其他的非生殖调节功能。

(一)男性生殖调节功能

1. E₂ 对下丘脑-垂体-睾丸轴的调节作用·下丘脑、垂体和睾丸的细胞都存在雌激素受体。一系列动物实验已证明 E₂ 对下丘脑-垂体-睾丸轴有调节作用,除 E₂ 本身参与性腺轴系的反馈调节,睾酮对促性腺激素的反馈调节也有赖于它通过芳香化作用后所产生的 E₂ 的作用。同时 E₂ 也有正反馈作用,有关临床资料也证实在人体存在相同的调节作用;高剂量摄入 E₂ 导致垂体促性腺激素分泌的抑制,血清 LH 和 FSH 降低,中等剂量可使 LH 和 FSH 有所回升,小剂量则可使 LH 和 FSH 恢复至正常值。同时近年也对雌激素的负反馈作用机制有所研究,在下丘脑水平上主要是降低 GnRH 的应答反应,调节脑垂体促性腺激素细胞上的 GnRH 受体数及受体功能状态;雌激素对睾丸间质细胞合成类固醇激素可有直接的抑制作用,甚而在血 LH、FSH 还无变化时,已可出现血循环睾酮的降低。雌激素对间质细胞合成类固醇激素的抑制作用主要是通过抑制类固醇激素合成酶来实现的。

2. 对精子发生的作用·雌激素对精子发生的作用可能涉及精子发生的精原细胞的增殖、精母细胞的成熟分裂和精子形成 3 个环节。研究表明,适量的雌激素能刺激尚未分化和已分化的 A 型精原细胞,甚而刺激生殖母细胞;对精母细胞的成熟分裂可能也是一个重要的调节因素;还可通过多种方式调节精子的形成;顶体的形成可能是雌激素依赖过程;生精细胞凋亡是精子发生的重要调节机制之一,而雌激素可减少生精细胞凋亡,尤其是精母细胞和精子细胞,但过量的雌激素则可造成精子发生障碍。

3. 参与形成和调节附睾精子成熟的附睾液微环境·附睾体液微环境对附睾精子成熟有重要作用,而附睾体液微环境有赖于附睾上皮分泌和吸收功能的平衡。雄激素和 E₂ 直接参与了附睾体液微环境的调节,并且雌激素对重吸收作用的影响比雄激素更显著。

到达附睾头部的睾丸液量大,其内富含雌激素,其浓度显著超过血液循环中的雌激素浓度;附睾起始部和头部上皮细胞富含雌激素受体。在雌激素作用下,附睾起始部和头部上皮具有很强的吸收功能,大量吸收水分、蛋白质、Na⁺ 等,从而保证精子在附睾得到高度浓缩,并有利于附睾精子成熟。

雌激素受体基因敲除小鼠附睾上皮无吸收功能,在结构上缺乏吞饮功能的细胞器，因而认为雌激素主要影响通过胞吞的吸收过程，其结果是附睾精子大量稀释，相应的附睾成熟因子也因此而稀释，从而影响精子功能，造成不育；同时由于液体增多，液体压力逐步增加，最终波及睾丸，造成精子发生障碍。

4. 对前列腺的调控作用 • 雄激素特别是双氢睾酮在前列腺的生长发育与其功能以及前列腺增生的发病机制中均有重要作用。另外有研究证明在前列腺中存在着雌激素受体，不同部位雌激素受体类型不同。在前列腺间质中特别是尿道上皮下方和尿道旁收集管周围的间质中为 ERα，分布于其中的平滑肌细胞，而前列腺上皮主要为 ERβ；雌激素可增加前列腺对雄激素的敏感性，可减少前列腺细胞的凋亡，因而认为，雌激素和雄激素一样，对良性前列腺增生的发生特别是间质型增生起作用。

（二）非生殖调节功能

芳香化酶和雌激素受体除存在于生殖系统外，还广泛分布于生殖系统外的其他器官的组织和细胞，如骨、脂肪组织、中枢神经系统、血管内皮等部位。因此，雌激素还有重要的生殖调节以外的功能。

四、雌激素异常

雌激素缺乏或过多均属异常，都可能干扰男性生育功能和产生其他不良后果。

（一）雌激素拮抗症和雌激素缺乏

在动物实验中，通过敲除雌激素受体（主要是 ERα）可导致不育。在人类也发现了由于雌激素受体基因突变带来的雌激素受体异常，表现为雌激素拮抗症，这些病例出现男性不育；另外，由于芳香化酶基因突变引起芳香化酶缺乏，造成雌激素形成障碍，雌激素缺乏，导致睾丸功能减退及其他全身症状。

（二）雌激素异常增多

雌激素异常增多可由于内在和外在两方面原因引起。

1. 内在性原因 • 主要是雌激素合成异常增加。外周组织特别是脂肪组织太多，芳香化作用增强，使雌激素产生增加；家族性芳香化酶活性过强，一些能产生雌激素的肿瘤如睾丸间质细胞瘤、支持细胞瘤和肾上腺肿瘤，某些肝病如酒精性肝炎、肝癌及甲亢等均能使雌激素异常增加。当然睾丸功能异常也可使雌激素合成增加。

2. 外在性原因 • 通过外在原因即摄入途径使体内雌激素异常增加。如通过服用雌激素或具有雌激素作用的药物；或通过化妆品如用发油或涂抹含有雌激素的冷霜、软膏；特别是不能忽视近年由于环境污染日益严重，环境中的雌激素及雌激素样物质大量增加，通过饮水和食物摄入机体，从而造成体内雌激素增加。

参考文献

[1] Prince FP. The human Leydig cell: functional morphology and development history[M]//Payne AH, Hardy MP. The Leydig cell in health and disease. Totowa NJ: Humana, 2007: 71 - 91.

[2] Ge R, Hardy M. Regulation of Leydig cell During pubertal Development [M]//Payne AH, Hardy MP. Contemporary endocrinology: the Leydig cell in health and disease. Totowa NJ: Human, 1996: 55 - 69.

[3] Mendis-Handagama SM, Ariyaratne HB. Differentiation of the adult Leydig cell population in the postnatal testis[J]. Biol Reprod, 2001, 65: 660 - 671.

[4] Ge R, Shan X, Hardy MP. Pubertal devrlopment of leydig cell//[M] Payne AH, Hardy MP, Russell LD. The Leydig cells. Vienna IL: Cache River, 1996: 159 - 173.

[5] Nieschlag E, Behre HM, Nieshlag S. 男科学[M]. 3 版. 李宏军，李汉忠，译. 北京：北京大学医学出版社，2013.

[6] 葛秦生. 临床生殖内分泌学[M]. 北京：北京科学技术出版社，2002.

[7] 吴明章. 男性生殖病理学[M]. 上海：上海科学普及出版社，1997.

[8] 熊承良. 人类精子学[M]. 北京：人民卫生出版社，2013.

[9] Lin D, Sugawara T, Strauss JF 3rd, et al. Role of steroidogenic acute regulatory protein in adrenal and gonadol steroidogenesis[J]. Science, 1995, 267: 1878 - 1831.

[10] Chang C, Saltzman A, Yeh S, et al. Androgen receptor: an overview[J]. Crit Rev Eukaryot Gene Expr, 1995, 5, 97 - 125.

[11] Zitzmann M. Testosterne and the brain[J]. Aging Male, 2006, 9: 195 - 199.

[12] Rochira V, Balesterieri A, et al. Congenital estrogen deficiency: in search of the role in human male reproduction[J]. Mol cell Endocrinol, 2001, 178: 107 - 115.

[13] Welsh M, Sharpe RM, Moffat L, et al. Androgen action via testicular arteriole smooth muscle cells is important for Leydig cell function, vasomotion and testicular fluid dynamics [J]. PLoS One, 2010, 5(10): e13632.

[14] Welsh M, Saunders PT, Atanassova N, et al. Androgen action via testicular peritubular myoid cells is essential for male fertility[J]. FASEB J, 2009, 23: 4218 - 4230.

[15] Eacker SM, Agrawal N, Qian K, et al. Hormonal regulation of testicular steroid and cholesterol homeostasis[J]. Mol Endocrinol, 2008, 22(3): 623 - 625.

[16] Hess RA, Bunick D, Lee KH, et al. A role for estrogens in the male reproductive tract[J]. Nature, 1997, 390: 509 - 512.

[17] Levin ER. Cell localization, physiology, and nongenomic action of estrogen receptors[J]. J Appl Physiol, 2001, 91: 1860 - 1867.

[18] Al-Agha OM, Axiotis CA. An in-depth look at Leydig cell tumor of the testis[J]. Arch Pathol Lab Med, 2007, 131(2): 311 - 317.

[19] Kara C, Kutlu AO, Tosun MS, et al. Sertoli cell tumor causing prepubertal genelomastia in a boy with peutz-jegners syndrome: The outcome of 1-year treatment with the aromatase inhibitor testoslactone [J]. Horm Res, 2005, 63(5): 252 - 256.

[20] Verma R, Krishna A. Effect of letrozole, a selective aromatase inhibitor, on testicular activities in adult mice: Both in vivo and in vitro study[J]. Gen Comp Eudocrinol, 2017, 241: 57 - 68.

第三章 • 男性原发性性腺功能减退症

母义明　李江源

男性原发性性腺功能减退症是各种睾丸病变引起的一组异质性疾病，睾酮和（或）精子发生障碍，血清睾酮水平降低，促性腺激素水平增高，因而又称为高促性腺激素性性腺功能减退症。本章讨论正常男性表型、性腺为睾丸、血清睾酮水平降低和促性腺激素水平升高的几种主要原发性睾丸功能减退疾病，包括 Klinefelter 综合征、先天性无睾症、隐睾症、46，XX

男性综合征、间质细胞发育不全、Noonan 综合征、强直性肌营养不良症和睾丸炎。

第一节 · Klinefelter 综合征

一、概　述

Klinefelter 等在 1942 年报道 9 例男性乳房发育患者,第二性征发育不全,小睾丸,无精子发生和 FSH 水平增高,后人将本病命名为 Klinefelter 综合征(克兰费尔特综合征,又称克氏综合征)。1959 年 Jacobs 等检测 1 例本病患者,发现性染色体核型为 47,XXY。以后陆续发现一些少见核型,包括超多 X 核型(如 48,XXXY、48,XXYY 等)和嵌合型(如 47,XXY/46,XY 等)。一组 98 例克氏综合征患者染色体核型分析,47,XXY 为 83.7%;48,XXYY 为 3%;48,XXXY 为 1%;47,XXY/46,XY 为 7.1%;其他相嵌型为 5.2%。

克氏综合征在男婴中的发病率为 0.1%~0.2%,美国每年出生克氏综合征男婴 3 000 余例。在不育男性中的发病率为 3%~4%,在无精子症男性中为 10%~12%。近年来克氏综合征发病率有增高趋势,推测与女性高龄妊娠增多有关。但是,本病的诊断率不高,根据英国 1990 年的报道,克氏综合征患者在出生前诊断者为 10%,儿童或青春期诊断者为 7%,成年诊断者为 17%,其余 66% 终身没有得到诊断。

二、临床表现

克氏综合征的经典临床表现是高身材、类无睾体型、体毛稀少、男性乳房发育、小睾丸、无精子、血清睾酮水平降低和促性腺激素水平升高。病理组织学显示生精细胞稀少或缺如,间质细胞簇集,细精管纤维化和透明变性。但是,由于病情严重程度和年龄阶段的不同,临床表现可有较大差异,婴幼儿期可能缺乏特征性表现,青春期后可能出现睾丸功能减退症状和体征,成年期病情严重者有经典的克氏综合征临床表现,轻者只有不育。

阿根廷比较分析 98 例克氏综合征患者年龄与临床表现的关系,青春期前 18 例,青春期 26 例,成年患者 54 例。青春期前患者与青春期后患者比较,认知功能障碍为 44.4% 比 53.8%,小睾丸为 16.7% 比 76.9%,隐睾为 55.5% 比 23.0%,男性乳房发育为 0 比 42.3%,小阴茎为 16.7% 比 11.5%。成年组小睾丸为 100%,不育 100%,类无睾体型为 35.2%,男性乳房发育为 31.3%,认知功能障碍为 22%,小阴茎为 0,身高中位数 180 cm(161~200 cm)。由于是横断面比较,并不能确定各组之间症状变化有内在关联,但是可以看出一些趋势。生精细胞发育不良随年龄增长而加重,成年期后少精症或无精症而导致不育;隐睾在青春期后由于睾酮水平增高或睾酮补充治疗的作用,一部分患者睾丸可下降至阴囊内;男性乳房发育在青春期出现提示与雄激素缺乏有关;骨骺闭合延迟,四肢生长与躯干比例失衡在青春期后表现更加突出;认知功能障碍的比例在成年期下降可能与接受睾酮治疗有关。

成年组 54 例生殖激素测定结果为 FSH 35.4±16.2 IU/L(正常值范围 1~8 IU/L),LH 22.3±11.6 U/L(正常值范围 2~12 U/L),总睾酮 2.74±1.65 ng/ml(正常值范围 2.8~8.8 ng/ml),雌二醇 26.5±13.2 pg/ml(正常值范围 18~44 pg/ml),催乳素 16.5±11.3 ng/ml(正常值范围 5~20 ng/ml),显示典型的高促性腺激素性性腺功能减退改变。

三、致病原因

1. 超 X 染色体的组成 · 47,XXY 核型 97% 是卵子或精子减数分裂时不分离所致,卵子和精子不分离的概率各占 50%,约 3% 是受精卵有丝分裂不分离引起。47,XXY/46,XY 嵌合型中的 46,XX 核型可能是来源于 46,XX 合子有丝分裂早期发生不分离或 47,XXY 合子有丝分裂后期延迟,丢失了一条 X 染色体。高龄妇女妊娠是超 X 染色体核型形成的主要危险因素,与 24 岁以下的青年妇女比较,大于 40 岁妇女妊娠分娩克氏综合征婴儿的概率高 4 倍。

2. X 染色体灭活和基因逸脱 · 在女性的体细胞,两条 X 染色体之一被随机灭活,以保证 X 染色体编码基因对男性体细胞的剂量补偿作用。性染色质(Barr)小体代表显微镜下可见的灭活 X 染色体。此外,X 灭活特异性转录(X-inactive-specific transcript,XIST)基因的转录产物为非编码 RNA,XIST 的表达提示体细胞存在失活的超量 X 染色体。克氏综合征患者的体细胞既存在 Barr 小体,亦表达 XIST 基因,说明克氏综合征患者的超量 X 染色体已失活。因此,超量 X 染色体能发挥生物学作用的基因都是灭活逸脱基因,逸脱基因约占 X 染色体全部编码基因的 15%,主要位于 X 染色体短臂,以双倍剂量表达。约 10% 的 X 染色体关联基因是睾丸特异性基因,适当的基因剂量是生精细胞存活的关键条件,因而超量的 X 染色体对生精细胞的发育和成熟产生破坏作用。

3. 雄激素受体(AR) · AR 定位于 Xq11~12,其 N 端第 1 外显子有一个 CAG 重复序列,CAG 的长度与受体活性呈负相关。有研究表明,克氏综合征患者 AR 的一个或两个等位基因被灭活,CAG 序列较长,显著改变了对雄激素的生物学效应。睾酮效能的下降与克氏综合征患者的认知障碍、类无睾体型、男性乳房发育、小睾丸和骨密度降低等临床表现相关,亦降低了睾酮治疗的疗效。

4. 假常染色体区(PAR)基因活性 · X 和 Y 染色体的短臂末端都存在一个同源区,称为 PAR1。现知 PAR1 有 24 个基因,半数基因的功能已经明了。PAR1 的基因都是 X 灭活逸脱基因,其中的 X 染色体矮身材同源盒基因(SHOX)与克氏综合征的高身材及四肢生长与躯干比例失调有关。

5. 性腺功能减退 · 由于睾丸发育不良,克氏综合征患者睾酮(T)水平降低,65%~85% 的患者 T<12 nmol/L,LH 和 FSH 水平升高;一些患者虽然 T 水平在正常范围内,促性腺激素仍然增高,提示 T 分泌能力下降。雌二醇(E₂)水平正常或升高,即使 E₂ 水平在正常范围,E₂/T 值亦高于正常男性。支持细胞的标志性分泌物抑制素 B(INH-B)和抗米勒管激素(AMH)水平在克氏综合征患者都显著降低。有研究表明,47,XXY 核型精原干细胞和暗核精原细胞在细胞分裂时会发生停滞和凋亡,精原细胞逐渐减少到完全消失,生精小管纤维化和透明变性。

四、诊　断

儿童期克氏综合征患者缺乏特征性表现，隐睾症或认知功能障碍可能是唯一的线索，很容易漏诊，进一步的染色体核型分析有赖于医师的警觉。青春期患者出现男性乳房发育、小睾丸、小阴茎、四肢与躯干比例失衡，以及体脂量多、肌肉量少和窄肩宽臀等女性体型倾向，是罹患克氏综合征的提示。成年期患者除了青春期患者的一些特征外，可能表现性欲减退、勃起功能障碍和不育。

青春期后患者的血清促性腺激素水平升高和睾酮水平绝对或相对降低，是克氏综合征的重要特征。确诊需要进行染色体核型分析，常规的淋巴细胞检查应该不少于 100 个分裂间期细胞，以免漏诊，特别是嵌合型。如果常规染色体检查阴性，临床又高度疑似克氏综合征，应该做染色体的荧光原位杂交（FISH）检查。

五、治　疗

（一）睾酮补充治疗

青春期患者是否应该进行睾酮补充治疗尚无共识，如果决定治疗，推荐应用 1% 睾酮凝胶，1～5 g/d，涂布于四肢近端或腹部皮肤上；也可用睾酮酯（十一酸睾酮、庚酸睾酮或环戊丙酸睾酮）100～125 mg，每 4 周肌内注射 1 次。成年患者需要较大剂量，1% 睾酮凝胶 5～10 g/d 或肌内注射睾酮酯 250 mg，每 2～3 周 1 次。通过监测血清睾酮水平调整剂量，以维持血清睾酮水平在正常青年男性的中位数水平。

（二）辅助生殖治疗

克氏综合征患者有精子发生者<8%，而且大多数精子形态异常和缺乏运动能力，能够使妻子自然受精和生育者极少见。1996 年 Toumaye 等利用睾丸精子提取（TESE）和卵浆内精子注射（ICSI）技术，成功地在克氏综合征患者睾丸取得精子并使其妻子受孕，开创了克氏综合征患者辅助生殖治疗的先河。根据 37 项临床研究的荟萃分析，1 248 例患者，平均年龄为 30.9±5.6 岁，TESE 成功率为 39.5%，多元回归分析成功率与患者年龄、睾丸容积和性激素水平无关。29 项研究报道了 ICSI 结果，410 个周期，218 次成功妊娠，平均妊娠率为 43%（36%～50%），平均活产率为 43%（34%～53%）。

克氏综合征患者应用辅助生殖技术生育的后代，7%～46% 染色体核型为非整倍体，推测 47,XXY 核型患者产生 24,XX 和 24,XY 配子的概率增高，导致非整倍体后代增多。

第二节·先天性无睾症和隐睾症

一、先天性无睾症

具有正常男性外生殖器表型、染色体核型 46,XY 而睾丸缺如的个体定义为先天性无睾症。先天性无睾症的患病率在男性新生儿中为 1/2 万，在隐睾症患儿中为 1/177。由于生殖导管的男性方向分化需要 AMH 和睾酮，提示先天性无睾症患者在胚胎 12 周以前睾丸功能正常。先天性无睾症多数是散发性，少数是家族性。

（一）致病原因

先天性无睾症病因未明，有人在残余睾丸组织中发现钙化灶和含铁血黄素沉着，认为胚胎期可能发生了睾丸扭转或血管梗死出血，导致睾丸萎缩退化。另一方面，在先天性无睾症患者中，已发现有 INSL 3（insulin-like 3）、LGR8（leucine-rich repeat-containing G protein-couple receptor 8）和编码类固醇生成因子 1 的 NR5A1 基因发生突变的例证，提示调控睾丸发育的基因突变是致病原因。

（二）临床表现

临床表现取决于胚胎睾丸退化的时间，如果睾丸退化发生在胚胎 8 周以前，外生殖器为完全女性型，有子宫和输卵管；如果退化发生在 8～12 周，外生殖器可为女性型或两性畸形，子宫和输卵管或附睾和输精管缺如或发育不全，或两套生殖导管衍化器官并存；如果退化发生在胚胎 12 周以后，外生殖器为正常男性型，小阴茎，阴囊和腹股沟管内不能触及睾丸，无青春期发育。血清睾酮水平极低，甚至不能测出，促性腺激素水平显著升高。连续注射 HCG 兴奋试验无睾酮分泌反应，GnRH 兴奋试验促性腺激素呈过高反应。影像学检查盆腔内未能发现睾丸。

（三）诊断

外生殖器男性型、小阴茎、染色体核型 46,XY 而阴囊和腹股沟管内未触及睾丸的患者，都应该疑诊先天性无睾症。实验室检查血清 FSH 和 LH 水平升高，睾酮水平显著降低或不能测出；GnRH 兴奋试验 FSH 和 LH 呈过高反应；连续 HCG 兴奋试验（肌内注射 HCG 2 000 U/d，连续 3～7 日）无睾酮分泌反应。根据上述实验室检查结果可以做出临床诊断。最后确诊的依据是腹腔镜或剖腹探查腹腔内没有睾丸或只有退化的纤维化结节，腹股沟管内环可见精索或输精管残端。

（四）治疗

诊断一旦确定，即应给予睾酮替代治疗。儿童期睾酮酯 25～50 mg，每 2 周肌内注射 1 次；12 岁以后 125～250 mg，每 2～4 周肌内注射 1 次。

二、隐睾症

（一）概述

睾丸没有下降至阴囊底部的正常位置，又不能用手法推送入阴囊内称为隐睾或睾丸下降不全；睾丸位于腹股沟管外口，可以轻易推送入阴囊内，称为可回缩性睾丸；睾丸虽然可以推送入阴囊内，但在推力解除后即退回原位，称为滑行性睾丸；睾丸位于下降通道以外的位置（如耻骨联合区或会阴区），称为异位睾丸。

隐睾症的患病率在足月产新生男婴中为 2%～8%，在早产男婴中为 30%，出生 1 年后为 2%。丹麦分析 2 150 例睾丸固定术病例，双侧隐睾为 23%；单侧隐睾为 77%，单侧隐睾比双侧隐睾约高 4 倍，其中右侧隐睾为 46%，左侧为 31%。约 80% 的隐睾位于腹股沟管内，可被触及；20% 位于腹腔内，不能触及。

（二）致病原因

隐睾症的病因未明，可能的致病原因包括解剖结构异常、雄激素缺乏和遗传因素或三者的组合。

1. 解剖结构异常·在胚胎早期，睾丸被两条韧带悬挂在中肾附近,颅侧悬韧带附着于横膈膜,尾侧悬韧带又称睾丸引带,附着于腹股沟管内口附近。睾丸引带和(或)腹股沟管结构异常都影响睾丸的正常下降,导致隐睾。

2. 雄激素缺乏·胚胎早期胎盘分泌的 HCG 调节胎儿睾丸合成和分泌睾酮,睾酮促进颅侧悬韧带的退化和引带的发育。支持细胞分泌的 INSL3 和 LGR8 促进引带的增厚,是睾丸下降的重要条件。此外,米勒管残留综合征患者往往伴有隐睾,提示 AMH 对隐睾的发生有重要作用。

3. 遗传因素·已发现睾酮合成酶基因突变、AR 基因突变、INSL3 和 LGR8 基因突变可导致睾丸下降不全。生殖股神经释放的神经介质钙基因相关肽(CGRP)参与调控引带的功能,CGRP 基因突变引起隐睾的例证已有报道。

(三) 临床表现

正常男性表型,一侧或双侧睾丸位置不在阴囊内,可在腹股沟管或腹腔内。双侧隐睾患者第二性征发育不良,常有小阴茎。血清睾酮水平降低,促性腺激素水平升高。染色体核型为 46,XY。

(四) 诊断

1. 物理检查·视诊阴囊空虚,往往伴有小阴茎。触诊阴囊内未触及睾丸,如果一侧可触及睾丸,应该注意大小、质地和是否存在腹股沟疝。

2. 生殖激素测定·双侧隐睾患者的生殖激素水平取决于支持细胞和间质细胞受损的程度,通常血清 FSH 水平升高,LH 水平正常或轻度升高,睾酮水平正常或轻度降低,AMH 和 INH-B 水平显著降低。

3. HCG 兴奋试验·注射 HCG 后有睾酮分泌反应,提示腹腔内有睾丸存在,是隐睾的证据,否则应考虑无睾症。

4. 影像学检查·盆腔 B 超或 CT 检查,可以发现腹腔内睾丸。

(五) 治疗

1. 激素治疗

(1) HCG 治疗:50 U/kg,每周肌内注射 2 次,疗程 3~5 周,总剂量 6 000~9 000 U。

(2) GnRH 治疗:200 μg,喷鼻,每日 3 次,疗程 3~4 周。激素治疗的睾丸下降总有效率约为 20%。

2. 睾丸固定术·是治疗隐睾症的最好方法,腹股沟管内睾丸手术的成功率为 95%,腹腔内睾丸的成功率为 85%。手术最佳时机在出生后 6 个月至 2 岁。

第三节·其他睾丸疾病

一、XX 男性综合征

XX 男性综合征是一种罕见的性分化异常疾病,在男性新生儿中的患病率为 1/2 万。XX 男性综合征可分为 SRY 阳性和 SRY 阴性两类,SRY 阳性患者外生殖器多为正常男性型,SRY 阴性患者外生殖器多为正常女性型或两性畸形,性腺为卵睾或卵巢与睾丸并存者称为真两性畸形。

(一) 致病原因

目前的证据显示,XX 男性综合征的致病原因有以下几种可能性:① SRY 基因异位于 X 染色体或常染色体;② SRY

基因缺失,SOX 家族(SRY 相关 HMG 盒)成员中某个基因突变获得了 SRY 的功能;③ Y 染色体嵌合隐藏于某个染色体中;④ 基因突变,包括 SRY、SOX9、DAX1、WT1、FGF9 和 WNT4 等基因突变。

(二) 临床表现

男性表型患者正常启动青春期发育,阴茎和阴毛发育基本正常,睾丸小,无精子,促性腺激素水平增高,睾酮水平降低或正常低限。南京报道 5 例男性表型 XX 男性综合征,年龄为 11~15 岁,身高 162~167 cm,睾丸容积 3~9 ml,阴茎牵长 8~11 cm,血清 FSH 29.2~35.5 IU/L,LH 12.9~25.1 U/L,总睾酮 5.4~8.9 nmol/L,游离睾酮 15.2~29.4 pmol/L(正常值范围 30.9~147.6 pmol/L),E_2 水平正常,精液分析无精子。

(三) 诊断

青春期男孩睾丸小或成年无精子患者,促性腺激素水平增高,应该进行染色体核型和 SRY 基因分析,可以明确诊断。

(四) 治疗

睾酮补充治疗。

二、间质细胞发育不全

(一) 致病原因

间质细胞发育不全是一种少见的常染色体隐性遗传疾病,病因是 LH/HCG 受体(LHCGR)基因突变。LHCGR 是一种 G 蛋白偶联受体,有 7 个穿膜区,基因定位于 2p21,含 11 个外显子,编码一个 674 氨基酸的蛋白。LHCGR 具有非常重要的生理作用,在胚胎期与胎盘分泌的 HCG 结合,促进 Leydig 细胞分化和合成睾酮,是生殖导管男性方向分化的必需条件。LHCGR 基因突变可分为获能性突变和失能性突变,失能性突变导致间质细胞发育不全。

(二) 临床表现

间质细胞发育不全有两种表现型:Ⅰ型为 46,XY 女性综合征,LHCGR 功能完全丧失,无睾酮分泌,沃夫管退化,外生殖器女性型。由于支持细胞功能正常,正常分泌 AMH,米勒管退化,因而无子宫和输卵管,性腺为睾丸,通常位于腹腔内。Ⅱ型患者 LHCGR 功能部分丧失,胚胎期有睾酮分泌,沃夫管发育得以完成,外生殖器正常男性型,小阴茎,小睾丸,隐睾多见,如果受体功能丧失程度较严重,外生殖器两性畸形。青春期第二性征发育不良,血清 LH 和(或)FSH 水平升高,睾酮水平显著降低。精子发生受损,少精子或无精子。

(三) 诊断

诊断有赖于 LHCGR 基因分析,突变受体功能丧失的程度可根据临床表现做出初步判断。目前已发现 50 余种不同类型突变,受体功能丧失程度有差异,准确地评估受体功能宜作受体功能测定。

(四) 治疗

男性表型患者青春期后应给予睾酮替代治疗,有尿道下裂者需要修补。女性表型患者需要做阴道扩张或阴道成形术,雌激素替代治疗。

三、Noonan 综合征

(一) 致病原因

Noonan 综合征是一种常染色体显性遗传疾病,以类似

Turner 综合征的多发躯体畸形为主要特征，在新生儿中的患病率为 1/2 500～1/1 000。目前发现的致病基因有 8 个，均属于 RAS‐MAPK 信号转导途径基因，其功能是介导生长因子、细胞因子和激素的生物学效应。PTPN11 基因定位于 12q24.1，编码蛋白 SHP2，调控几种生长过程，包括心脏瓣膜，PTPN11 基因突变占全部 Noonan 综合征患者的 50%。RAS 蛋白是一种分子开关，与 GDP‐GTP 循环有关，FRAS 和 NRAS 基因突变各占 2%。SOS1 基因编码蛋白是一种鸟苷酸交换因子，激活 RAS 系统，SOS1 基因突变占 10%。RAS 效应的级联反应是 RAF‐MEK‐ERK，其调控基因 RAF1 突变占 5%～15%。其他少见的突变基因还有 BRAF、SHOC2 和 CBL。

（二）临床表现

身材矮、眼距宽、眼睑下垂、耳畸形、雀斑、多发色素痣、颈蹼、胸廓畸形、先天性心脏病、肾畸形、生长迟缓、骨龄延迟和（或）智能降低。与 Turner 综合征的临床表现有很多相似之处，因而有假性 Turner 综合征之称。

男性患者染色体核型 46,XY，青春期发育可以正常、延迟或缺如，80% 的患者有单侧或双侧隐睾。无青春期发育或发育不全患者血清促性腺激素水平升高，睾酮水平降低，生长激素水平降低。

（三）诊断

特殊的临床表现和基因分析可以明确诊断，同时应该与 Leopard 综合征鉴别，后者的命名是雀斑、心电图异常、眼距宽、肺动脉狭窄、生殖器畸形、生长停滞和耳聋的英文字头缩写，与 Noonan 综合征有一定重叠，多数患者的病因是 PTPN11 基因突变，少数是 RAF1 基因突变。

（四）治疗

Noonan 综合征尚无特异治疗方法，身材矮小者可用生长激素治疗，睾丸功能减退者给予睾酮补充治疗。

四、强直性肌营养不良症

（一）致病原因

强直性肌营养不良症（DM）是一种常染色体显性遗传疾病，累及多个系统，可分为Ⅰ型和Ⅱ型。Ⅰ型的病因是 DM 蛋白激酶（DMPK）基因 3′非编码区 CTG 三联重复序列扩增，重复数通常大于 1 000；Ⅱ型的病因是锌指 9（ZNF9）基因第 1 外显子 CCTG 重复序列扩张，扩张数通常小于 1 000。

（二）临床表现

Ⅰ型的起病年龄可以是胎儿期、儿童期（10 岁以前）或成年期（占 75%），Ⅱ型在 20 岁以后起病，临床表现涉及多个系统。① 肌强直：多见于眼、口、颈和四肢近端肌群，可同时伴有肌萎缩和肌无力。② 神经系统：儿童期起病者可有认知功能和行为障碍，智能降低。③ 消化系统：下腹紧迫感、便秘或腹泻、肝酶升高和胆结石。④ 内分泌系统：睾丸萎缩、少精子或无精子、勃起功能障碍、血清睾酮水平降低和促性腺激素水平升高。⑤ 代谢系统：胰岛素抵抗，一部分患者可进展为 2 型糖尿病，可有高脂血症。⑥ 肿瘤：发生肿瘤的概率增高，包括脑瘤、甲状腺癌、卵巢癌和子宫内膜癌等。

（三）诊断

肌肉受刺激或运动时引起持续收缩而不能迅速松弛是重要提示；肌电图检查可以发现运动单元电流异常；肌肉组织学没有特征性改变，可见肌纤维萎缩、坏死、胶原沉积和核固缩等；基因分析是确诊的依据。

（四）治疗

原发病无特异治疗，相关受累系统可对症治疗。血清睾酮水平降低者给予睾酮补充治疗，少精子不育者可做辅助生殖治疗。

五、睾丸炎

（一）腮腺炎性睾丸炎

1. 致病原因·腮腺炎是腮腺炎病毒引起的传染病，在引入麻疹‐腮腺炎疫苗预防免疫注射之前，主要侵犯 5～7 岁儿童，近年来的发病年龄有所提高，2004 年威尔士暴发的腮腺炎，患者年龄为 15～24 岁。男性患者在腮腺肿大后 10 日左右可发生睾丸炎，患病率可高达 40%。睾丸炎的病理学改变是睾丸间质充血和水肿，细精管和血管周围炎症细胞浸润，造成梗死，继而纤维化和透明变性，1 年后睾丸萎缩。

2. 临床表现·腮腺炎性睾丸炎多数是单侧睾丸受累，15%～30% 为双侧。受累睾丸肿胀和疼痛，常伴有头痛、全身不适、恶心、呕吐和发热。阴囊检查局部温度升高、红肿和触痛。85% 的患者同时有附睾炎。患者症状在 72 h 内逐渐加重，以后肿胀自发缓解，但睾丸疼痛可持续数周。在睾丸炎急性期即可出现血清睾酮水平降低和促性腺激素水平升高，双侧睾丸炎患者 30%～87% 不育。

3. 诊断·根据腮腺炎病史和局部炎症表现可以明确诊断。进一步的诊断是病毒分离和鉴定。阴囊超声检查可见附睾和睾丸肿大、鞘膜积液和血流充盈。通过血象分析和尿液培养可排除细菌性睾丸炎。

4. 治疗·目前尚无抗病毒的治疗方法，腮腺炎免疫球蛋白注射的疗效不确定。对症治疗措施包括卧床休息、阴囊托带、局部冷敷和止痛剂。病情严重者可考虑切开白膜减压，以预防睾丸萎缩。炎症康复后，血清睾酮水平降低者可给予睾酮补充治疗。

（二）细菌性睾丸炎

1. 致病原因·细菌性睾丸炎通常与附睾炎并存，文献报道的病原菌有大肠杆菌、肺炎克雷白杆菌、铜绿假单胞菌和白色念珠菌。细菌来源于泌尿系统感染或血行播散。一些患者有 HIV 感染、癌症、糖尿病或心血管疾病的基础，可能对细菌感染的抵抗力有所降低。

2. 临床表现·受累睾丸红肿和疼痛，排尿困难，血尿，有或无发热。

3. 诊断·根据临床表现可以诊断附睾‐睾丸炎；实验室检查可发现白细胞和 CRP 升高；中段尿培养阳性可以确定病原菌，阴性结果不能否定细菌性睾丸炎诊断；生殖激素测定显示睾酮水平降低，促性腺激素水平升高。超声检查有时可以发现睾丸内有小脓肿。病理组织学检查可见慢性炎症改变、动脉血栓栓塞、静脉扩张、出血坏死和多发小脓肿。

4. 治疗·首选抗生素治疗，但是往往疗效不佳，迁延不愈，最终需要切除睾丸。

参考文献

[1] Klinefelter HFRE, Albright F. Syndrome characterized by gynecomastia, aspermatogenesis without A-Leydigism and increased excretion of follicle stimulating hormone[J]. J Clin Endocrinol, 1942, 2: 615-627.

[2] Jacobs PA, Strong JA. A case of human intersexuality having a possible XXY sex-determining mechanism[J]. Nature, 1959, 183: 302-303.

[3] Brojesen A, Hunl S, Granholt CH. Prenatal and postnatal prevalence of Klinefelter syndrome: a national registry study[J]. J Clin Endocrinol Metab, 2003, 88: 622-626.

[4] Pacenza N, Pasqualini T, Gottieb S, et al. Clinical presentation of Klinefelter's syndrome: Differences according to age[J]. Int J Endocrinol, 2012, 2012: 324835.

[5] Thomas NS, Hassold TJ. Aberrant recombination and the origin of Klinefelter syndrome[J]. Hum Reprod Update, 2003, 9: 309-317.

[6] Tottelmann F, Gromoll J. Novel genetic aspects of Klinefelter's syndrome [J]. Mol Hum Reprod, 2010, 16: 388-395.

[7] Zitzmann M, Bongers R, Werters S, et al. Gene expression pattern in relation to the clinical phenotype in Klinefelter syndrome[J]. J Clin Endocrinol Metab, 2015, 100: E518-E523.

[8] Bonomi M, Rochira V, Pasquali D, et al. Klinefelter syndrome (KS): genetics, clinical phenotype and hypogonadism[J]. J Endocrinol Invest, 2017, 40: 123-134.

[9] Chang S, Skakkebak A, Gravholt CH. Klinefelter syndrome and medical treatment: hypogonadism and beyond [J]. Hormones, 2015, 14: 531-548.

[10] Corona G, Pizzocaro A, Lanfranco F, et al. Sperm recovery and ICSI outcome in Klinefelter syndrome: a systemic review and meta-analysis[J]. Hum Reprod Update, 2017, 23: 265-275.

[11] Pirgur O, Dundar BN. Vanishing testes: a literature review[J]. J Clin Res Pediatr Endocrinol, 2012, 4: 116-120.

[12] Ferlin A, Zuccarello D, Zuccarello B, et al. Genetic alterations associated with cryptorchidism[J]. JAMA, 2008, 300: 2271-2276.

[13] Brauner R, Neve M, Allali S, et al. Clinical, biological and genetic analysis of anorchia in 26 boys[J]. PLoS One, 2011, 6: e22392.

[14] Niedzielski JK, Oszukowska E, Stowikowska-Hillczer J. Undescended testis - current trends and guidelines: a review of the literature[J]. Arch Med Sci, 2016, 3: 657-677.

[15] Chang JM, Lee SD. Individualized treatment for postpubertal cryptorchidism[J]. World J Mens Health, 2015, 33: 161-166.

[16] Wu QY, Li N, Li WW, et al. Clinical, molecular and cytogenetic analysis of 46, XX testicular disorder of sex development with SRY-positive[J]. BMC Urol, 2014, 14: 70.

[17] Kim JW, Bak CW, Chin MU, et al. SRY-negative 46, XX infertile male with Leydig cell hyperplasia: clinical, cytogenetic and molecular analysis and review of the literature[J]. Fertil Steril, 2010, 94: 753, e6-e9.

[18] Latronico AC, Arnhold IJ. Gonadotropin resistance [J]. Endocr Dev, 2013, 24: 25-32.

[19] Gromoll J, Elholzer U, Neschlag E, et al. Male hypogonadism caused by homozygous deletion of exon 10 of the luteinizing hormone (LH) receptor: differential action of human chorionic gonadotropin and LH[J]. J Clin Endocrinol Metab, 85: 2281-2286.

[20] Kelnar CJ. Noonan syndrome: the hypothalamo-adrenal and hypothalamo-gonadal axes[J]. Horm Res, 2009, 72(suppl 2): 24-30.

[21] Roberts AE, Allanson JE, Gelb BD. Noonan syndrome[J]. Lancet, 2013, 381: 333-342.

[22] Yotova V, Labuda D, Zietkiewizc E, et al. Anatomy of a funder effect: myotonic dystrophy in Northestern Quebec[J]. Hum Genet, 2005, 117: 177-187.

[23] Peric S, Nisic T, Milicev M, et al. Hypogonadism and erectile dysfunction in myotonic dystrophy type I[J]. Acta Myol, 2013, 32: 106-109.

[24] Davis NF, McGuire BB, Mahon JA, et al. The increasing incidence of mumps orchitis: a comprehensive review [J]. BJU Int, 2010, 106: 1060-1065.

[25] Masarani M, Wazait H, Dinneen M. Mumps ochitis[J]. J R Soc Med, 2006, 99: 573-575.

[26] Yusuf G, Sellars ME, Kooiman GG, et al. Global testicular infarction in the presence of epididymitis: case series[J]. JUM, 2013, 32: 175-180.

第四章 · 男性继发性性腺功能减退症

李江源　母义明

男性继发性性腺功能减退是指下丘脑和垂体病变引起的睾丸功能减退,涵盖范围较广,以下丘脑先天性促性腺激素释放激素(GnRH)分泌异常引起者最为重要,这些患者的血清促性腺激素(LH 和 FSH)水平都是降低的,又称为低促性腺激素性性腺功能减退症(HH)。长期以来,由于先天性下丘脑病变引起的 HH 病因不明,被命名为特发性低促性腺激素性性腺功能减退症(IHH)。随着科学技术的进步,现已发现约 40% 的 IHH 是基因突变所致,于是有人将其改称为先天性低促性腺激素性性腺功能减退症(cHH),有嗅觉减退或缺失者称为 Kallmann 综合征(KS),嗅觉正常者称为 nHH。

cHH 的患病率在男性为 1/10 000～1/4 000,女性的患病率是男性的 1/5～1/2。根据 342 例 cHH 的统计,男性患者占 83%,女性患者占 17%;nHH 占 51%,KS 为 41%,综合征[包括 CHARGE 综合征、Gorden-Holmes 综合征(cHH 伴小脑共济失调)和 Prader-Willi 综合征等]为 8%。本章重点讨论 cHH。

第一节 · GnRH 的个体发生和功能调控

一、GnRH 神经元的起源和特性

1989 年 Schwanzel-Fukuda 等首次发现小鼠 GnRH 神经元起源于胚胎期嗅板中部的上皮细胞,用氚标记的小鼠 GnRH mRNA 探针进行原位杂交发现,在小鼠胚胎第 11 日(E11)可在嗅窝中部的上皮中发现 GnRH 免疫阳性细胞,E12～E13 GnRH 免疫阳性细胞向前脑迁移,E14～E16 到达下丘脑视前区(POA)。现在的证据表明,GnRH 神经元从犁鼻区迁移到下丘脑的过程可分为 4 个步骤:① GnRH 神经元黏附于犁鼻神经轴突;② 在犁鼻神经轴突分支的引导下向前脑底部迁移;③ 在前脑底部某些因子的作用下,继续迁移至下丘脑正中隆突(ME);④ GnRH 神经元脱离犁鼻神经的引导,停止迁移,在下丘脑散开形成若干细胞群(核)。许多神经细胞黏附分子和引导因子参与 GnRH 神经元的迁移过程,包括多涎酸神经细胞黏附分子(PAS-NCAM)、β1,3-N-氨基

糖基转移酶-1（β3GnT1）、失嗅蛋白-1、酪氨酸激酶受体家族的 EphA5 和鼻胚胎 LHRH 因子（NELF）等。人类失嗅蛋白-1 和 NELF 基因突变可引起 cHH，而其他因子尚未发现基因突变引起 cHH 的例证。

人类胚胎在第 4～5 周 GnRH 细胞开始形成，第 9 周 GnRH 分泌，第 16 周 GnRH 神经元与垂体和性腺之间建立负反馈关系，第 20 周垂体门静脉系统发育成熟。GnRH 细胞在尚未移行至下丘脑之前，GnRH 免疫阳性物质只存在于细胞核膜周围，不存在于细胞内颗粒和高尔基体，表明 GnRH 细胞在到达下丘脑之前不具有分泌 GnRH 功能。

二、GnRH 分泌的调控

GnRH 神经元在啮齿类主要分布在第三脑室前腹侧室周核（AVPV）和弓状核（ARC），少数在 POA；人类则分布在漏斗核（相当于 ARC）和 POA。免疫电镜观察可以分辨出至少两种类型的 GnRH 细胞，一种细胞外形相对光滑，呈梭形；另一种细胞有刺状突起。大部分的 GnRH 细胞表面有胶质鞘覆盖，并有神经纤维向其他部位延伸。这种放射状的神经纤维可能有两方面功能，一是释放 GnRH 到垂体门静脉系统；二是神经信号转导及 GnRH 的合成和分泌调控。

GnRH 合成和分泌的调控机制仍未完全阐明，通过近 10 余年来的研究，对 KNDy 神经-内分泌网络调控 GnRH 功能已有比较清晰的了解。KNDy 中的 K 代表 Kisspeptin，其基因 KISS1 于 1999 年从黑色素瘤细胞分离，具有抑制黑素细胞瘤转移的作用，当时被定义为转移抑制基因，称为"metastin"。KISS1 基因定位于 1q32，含 4 个外显子，编码一个 145 个氨基酸（AA）的 Kisspeptin 前体（prepro-Kisspeptin），前体肽中的 54AA 多肽（KP-54）是 Kisspeptin 的功能部分，KP-54 可进一步被裂解为 KP-14、KP-13 和 KP-10，它们的 C 端具有相同的 Arg-Phe-NH$_2$ 主体结构，并都有激活 G 蛋白偶联受体 54（GPR54）的功能。GPR54 是 1999 年首先在大鼠的脑组织克隆的一个孤儿受体，2 年后发现在人类大脑、垂体和胎盘有表达，并证明其配体是 Kisspeptin，现在称为 KISS1R。2003 年发现 GPR54 基因缺失突变可以引起 cHH，首次揭示了 KISS1/KISS1R 有调控下丘脑 GnRH 分泌的功能。Kisspeptin 神经元与 GnRH 神经元形成轴突-细胞团、轴突-树突和轴突-轴突之间的连接。KNDy 中的 N 代表神经激肽 B（neurokinin B，NKB），是前原速激肽 B（preprotachykinin B）基因编码的速激肽家族成员，该基因在人类命名为 TAC3，有 7 个外显子，外显子 2～6 编码前原速激肽 B，活性部分是外显子 5 编码的 10 肽（NKB）。NKB 的受体是 NK3R，属于 G 蛋白偶联受体，编码基因是 TAC3R。KNDy 中的 Dy 代表强啡肽（dynorphin，DYN），是 20 世纪 70—80 年代发现的内源性阿片样神经递质之一，其受体是 kappa 阿片受体（KOR），广泛分布于中枢和外周神经系统，参与感知、情绪和奖赏（愉悦）功能的调控，是抑郁症、化学品成瘾和疼痛研究的靶点；在神经内分泌功能调控方面，内啡肽参与下丘脑-垂体-肾上腺轴功能的调控已为大家所熟知，强啡肽参与 GnRH 脉冲释放的调控是近年来的新发现。

传统的理论认为，性激素在 GnRH 神经元水平反馈调控 GnRH 的脉冲分泌，但是 GnRH 神经元上并没有发现雌二醇受体（ERα）和雄激素受体（AR），因此 GnRH 神经元上游必然还有一个调控的网络，位于下丘脑的 KNDy 神经元和 NKB 神经元 97% 含有 ERα，90% 含有孕酮受体（PR）。双标记免疫组化研究发现，Kisspeptin、NKB 和 DYN 在 ARC、POA 和 AVPV 并存，三者之间有轴突和树突相互交联；Kisspeptin 拮抗剂脑室内或 ARC 内微注射可以阻断 GnRH 的脉冲分泌；正中隆突采血分析证明 Kisspeptin 分泌脉冲与 GnRH 脉冲同步。目前的证据表明，GnRH 神经元含有 KISS1R，没有 NK3R 和 KOR，GnRH 神经元的调控信号只能是 Kisspeptin。此外，KNDy 神经元含有 NK3R，而无 KISS1R，提示启动 KNDy 神经元的是 NKB。目前的假说认为，NKB 先启动 Kisspeptin 释放，后启动 DYN 终止释放，Kisspeptin 以启动-终止模式将信号传入 GnRH 神经元，形成 GnRH 的脉冲式分泌。

GnRH 与垂体促性腺细胞表面的 GnRHR 结合，刺激 LH 和 FSH 的脉冲分泌，GnRH 通过脉冲频率调控两种促性腺激素的比例，高频率有利于 LH 的合成和分泌，而低频率则以 FSH 的合成和分泌为主。每 5～10 min 同时采集垂体门静脉和外周静脉血液，分别进行 GnRH 及 LH 和 FSH 脉冲分析，结果 LH 分泌脉冲 92% 与 GnRH 脉冲同步，而 FSH 分泌脉冲的同步率只有 28%，因此通过分析外周静脉血的 LH 脉冲可以反映 GnRH 脉冲分泌的情况。FSH 脉冲分泌不能反映 GnRH 脉冲分泌的原因在于 FSH 的半衰期较长（4～6 h），而 LH 的半衰期只有 20～30 min。正常成年男性的 LH 脉冲间期为 90～120 min，成年女性依月经周期的不同阶段而不同，脉冲间期为 60～240 min。已发现 cHH 患者有 4 种 GnRH 脉冲分泌方式：① 完全无脉冲；② 脉冲间期延长；③ 脉冲幅度降低；④ 只有夜间出现少数脉冲分泌。

第二节·男性继发性性腺功能减退症的分子遗传学

约 40% 的 cHH 患者存在基因突变，许多未知的致病基因仍有待发现。目前的证据提示，参与调控 GnRH 神经元个体发生和迁移的基因失活突变通常伴有嗅觉缺失或减退，而调控 GnRH 合成和分泌的基因突变一般不影响嗅觉功能。cHH 患者的基因型与表现型有一定关联。

1. KAL1 基因·KAL1 基因定位于 Xp22.3，有 4 个外显子，编码一个 680 氨基酸的糖蛋白，称为失嗅蛋白 1（anosmin-1），与神经细胞黏附分子同源。失嗅蛋白 1 于人类胚胎第 4.5 周在嗅板表达，第 5 周在嗅球表达，其作用机制未明，推测是 GnRH 神经元从嗅板到前脑迁移过程的引导者或"桥梁"。KAL1 基因突变患者大多数表现为失嗅或嗅觉减退（KS），但是在家族性患者中，具有相同基因突变位点的家族成员没有失嗅表现的 nHH 已有报道。KAL1 基因突变患者常常伴有其他系统的异常，包括面颅中线畸形、肾畸形、连带运动和鱼鳞癣等。

2. FGF8/FGFR1 基因·FGFR1 基因定位于 8p11.2，又称 KAL2，其配体是 FGF8（基因定位于 10q24），FGF8/FGFR1 在端脑、间脑、下丘脑和 Rathke 囊表达，是前脑和垂体发育的重要信号系统。FGF8 基因纯合突变可以导致 KS

或 nHH 及垂体 ACTH 和 PRL 缺乏,前脑无脑裂畸形和中线畸形(唇裂、腭裂及透明隔或胼胝体发育不良);杂合子突变可伴有生长停滞和小脑畸形。*FGFR1* 失活突变可引起 GnRH 神经元和嗅球发育不良(KS)。

3. *PROK2/PROKR2* 基因·*PROK2/PROKR2* 基因是两种促运动素(prokineticins)的配体/受体基因之一,早期发现的功能是促进胃肠蠕动、造血和缓解疼痛;后来发现其在嗅觉系统及下丘脑视上核、室旁核、ARC 和 ME 均有表达,具有调控嗅觉、生殖、体温和昼夜节律的功能。*PROK2* 基因定位于 3p21.1,*PROK2R* 基因定位于 20p13。*PROK2* 或 *PROK2R* 基因敲除小鼠嗅球发育不良,迁移到下丘脑的 GnRH 神经元减少。人类 *PROK2/PROK2R* 基因失活突变可引起 KS、nHH,*PROK2/PROK2R* 基因突变患者经过睾酮替代治疗后发生自然逆转的病例已有报道。

4. *CHD7* 基因·*CHD7*(chromodomain helicase DNA-binding protein)基因定位于 8q12.1,编码一个染色质修饰蛋白,对胚胎期的染色质结构和基因表达起重要作用,包括 *KAL1*、*FGFR1*、*PROK2/PROKR2* 和其他未知基因。*CHD7* 是 CHARGE 综合征(眼缺损、心脏畸形、后鼻孔闭锁、生长发育停滞、生殖道异常和耳畸形或耳聋)的致病基因,CHARGE 综合征的其他表现还有半规管发育不良、面神经麻痹、唇裂、腭裂和气管-食管瘘和嗅球发育不良,GnRH 缺乏也是常见的表现。当 KS 患者同时存在 CHARGE 组分时,病因很可能是 *CHD7* 基因突变。

5. *KISS1/KISS1R* 基因·*KISS1* 基因定位于 1q32,根据 15 例 *KISS1* 基因突变患者分析,7 例为 KS,其中 2 例为成年发病 KS;6 例为 nHH,2 例为体质性青春期延迟伴下丘脑性闭经。除了 GnRH 缺乏外,其他临床表现包括腭裂、耳聋、多指(趾)畸形、扁平足、缺齿、小脑共济失调、脑白质营养不良、甲状腺功能减退、隐睾和小阴茎。*KISS1R* 基因定位于 19p13.2,基因失活突变对 GnRH 神经元本身无影响,只是对 KISS1 信号反应减弱或缺失。患者临床表现为 nHH,LH 脉冲幅度降低,对 GnRH 兴奋的反应减弱,对外源性 GnRH 脉冲治疗的反应良好。

6. *TAC3/TAC3R* 基因·*TAC3* 基因定位于 12q13～21,*TAC3R* 基因定位于 4q25。*TAC3/TAC3R* 基因失活突变引起的 cHH 至今约有 40 余例报道,在大系列 nHH 患者中,*TAC3/TAC3R* 突变占 5.5%。临床表现除了无青春期发育外,隐睾和小阴茎多见。血清 FSH 水平与 LH 比较相对较高,GnRH 兴奋试验 LH 无反应,FSH 呈弱或正常反应。LH 和 FSH 的这种差异类似实验研究中非脉冲性或低脉冲频率输注 GnRH 的效果,提示这些患者可能有部分性 GnRH 脉冲分泌。

7. *GnRH1/GnRHR1* 基因·*GnRH1* 基因定位于 8p21,有人筛查 310 例 cHH 患者,发现 5 例是 *GnRH1* 基因突变,1 例纯合子突变表现隐睾、小阴茎和无青春期发育;4 例杂合子突变,其中 2 例为 nHH(1 例合并色素性视网膜炎),1 例 nHH 在 42 岁时自然逆转,1 例合并 *DAX1* 基因突变,有先天性肾上腺发育不良。*GnRHR1* 基因定位于 4q21.2,*GnRHR1* 基因突变是最常见的 nHH,一些大系列病例报道,*GnRHR1* 基因突变占全部病例的 5%～40%。基因突变导致垂体促性腺细胞完全或部分失去了结合和转导 GnRH 信号的功能,对 GnRH 产生抵抗。完全性抵抗的患者血清 LH 脉冲分泌丧失,而部分性抵抗患者可有不完全性 LH 脉冲分泌(脉冲频率基本正常,而脉冲幅度降低)。早期报道的一个 *GnRHR1* 基因突变家系,父母均为单一杂合突变,性腺发育正常;一个儿子和一个女儿均为复合性杂合突变,儿子表现为小睾丸(8 ml)和小阴茎;女儿 14 岁乳房发育,18 岁月经来潮一次,以后闭经;亦有报道一些家系患者表现为完全无青春期发育,说明 *GnRHR1* 基因突变患者的临床表现有明显的不均一性。

8. *LEP/LEPR* 基因·瘦素(*LEP*)基因定位于 7q31.3,瘦素受体(*LEPR*)基因定位于 1q31.3。瘦素抑制食欲,减少进食。动物实验结果显示,高热量饲料可使动物增加体重,血清瘦素水平升高,青春期发育提前;反之,禁食或营养不良可使体重下降,血清瘦素水平降低。有研究表明,LEP/LEPR 信号是通过 α-MSH-KISS1 途径调控 GnRH 脉冲分泌的。人类 *LEP* 基因失活突变已有 20 余例报道,男女两性均有累及。患者多食肥胖,血清瘦素水平显著降低(<2.0 ng/ml),无青春期发育,重组人瘦素长期替代治疗可以恢复正常体重和性腺发育。

9. *DAX1* 基因·*DAX1*(dosage-sensitive sex reversal-adrenal hypoplasia congenita critical region on the X chromosome gene 1)现已正式命名为 *NK0B1*。*DAX1* 基因定位于 Xp21.3,是一个孤儿核受体,功能是一种基因转录抑制因子,控制祖细胞/干细胞以避免过早分化,使祖细胞/干细胞群得以增殖扩大。*DAX1* 基因的功能缺失可导致肾上腺祖细胞和干细胞提前分化为类固醇生成细胞,使患儿在婴幼儿期肾上腺皮质功能亢进,以后逐渐衰竭;生殖功能缺失一般出现在肾上腺衰竭之后,下丘脑-垂体促性腺激素过早被激活,患儿出现阴茎增大等短暂性早熟现象,原因未明。*DAX1* 基因突变引起的 cHH 还不能准确定位,临床观察发现,一些患者基线血清 LH 和 FSH 水平降低,GnRH 脉冲治疗无反应,提示病变在垂体;而另一些患者基线血清 LH 和 FSH 水平基本正常,LH 脉冲分析无脉冲分泌,GnRH 脉冲治疗 LH 和 FSH 开始有反应,后来无反应,提示下丘脑和垂体均有缺陷。

10. *NELF* 基因·*NELF* 是 nasal embryonic LHRH factor 的缩写。在小鼠胚胎期,*NELF* 基因在嗅束和 GnRH 神经元表达,提示 *NELF* 参与 GnRH 神经元的迁移过程。人类 *NELF* 基因突变引起 nHH 已有例证。

第三节·**男性继发性性腺功能减退症的临床表现**

一、临床表现

cHH 的临床表现具有较大的不均一性,不同突变基因的表现型有差异;在家族性患者中,同一基因突变位点的家庭成员可以表现为 KS、nHH、体质性青春期延迟、男性不育或女性原发性闭经。非基因突变患者的临床表现也各不相同。

1. 性腺功能·传统的观点认为,cHH 患者下丘脑-垂体-性腺轴(HPG)功能的阻断属于完全性和终身性,近年的观察发现,cHH 患者的 HPG 功能从绝对缺失到基本正常都有例证,即使是基因相同位点突变的患者,表现型亦有差别。一部分患者有小阴茎和(或)隐睾,提示病情较严重,婴儿期的"小青春期"缺失。一部分患者有男性乳房发育,可能与肾上腺来源的雄激素经芳香化酶转化为雌激素有关;肾上腺雄激素有时会导致少许阴毛出现。女性 cHH 患者以部分性 GnRH 缺乏多见,有不同程度乳房发育,阴毛稀少或正常;少数患者性腺功能基本正常,唯一的异常是不排卵,所以女性患者容易漏诊。

2. 嗅觉缺失·有人对 286 例 18~54 岁的 cHH 患者进行了嗅觉检测,以 2 183 名性别和年龄匹配的健康人作为对照。结果显示,cHH 组嗅觉缺失占 31.5%,嗅觉减退占 34.9% 和嗅觉正常占 34.9%;而健康人组分别为 0.5%、10.7% 和 88.8%。嗅觉缺失患者 MRI 检查常常发现存在嗅球、嗅束和(或)嗅沟缺如或发育不良。cHH 组 48 例自报嗅觉缺失者经嗅觉检测证明属实;87 例自报嗅觉减退和 150 例自报嗅觉正常,检测结果 18.1% 实为嗅觉缺失,39.2% 为嗅觉减退,只有 42.7% 嗅觉正常,因此每一例患者都应该进行嗅觉检测,单纯根据患者自报诊断会有较大偏差。伴有嗅觉缺失或减退的基因型包括 KAL1、FGF8、FGFR1、GnRH1R、KISS1、KISS1R 和 TACR3,嗅觉缺失患者中没有 PROK2 或 NELF 突变基因型。

3. 其他异常·cHH 患者的身高一般正常,由于长期缺乏睾酮,可能会出现类无睾体型。中线畸形以唇裂和腭裂多见,少数患者有透明隔和(或)胼胝体发育不良。眼、耳、鼻及肾脏或心血管畸形往往提示 CHARGE 综合征。神经系统可有小脑共济失调和联带运动。骨骼系统可有多指(趾)畸形、指(趾)弯曲、扁平足、第 4 掌骨短、骨质减少或骨质疏松。DAX1 基因突变患者合并先天性肾上腺发育不良,有重度皮肤色素沉着。

4. 自然逆转·已有充分证据表明,cHH 患者可以发生自然逆转。自然逆转的定义是:① 男性患者治疗过程中或停止治疗后出现睾丸长大;② 血清促性腺激素和睾酮水平达到正常范围;③ 无性腺功能减退症状。女性患者的标准是:① 有自发月经周期至少 3 个月;② 血清促性腺激素和雌二醇(E₂)水平达到正常范围;③ 有卵泡发育和排卵。nHH 和 KS 患者都有发生自然逆转的例证,也见于基因突变患者,包括 KAL1、FGF8、FGFR1、PROK2、PROKR2、KISS1、KISS1R、TAC3、TACR3 和 CHD7。

美国回顾性分析 308 例 cHH,44 例(22%)发生自然逆转,其中 5 例为女性患者。男性患者中 12 例(31%)为 KS,27 例(69%)为 nHH;女性患者中 1 例(20%)为 KS,4 例(80%)为 nHH。5 例患者在自然逆转后 0.7~13.7 年再次复发,复发前均有精神应激史。北京协和医院回顾性分析 354 例 cHH,18 例男性患者(5.1%)发生自然逆转,与非逆转者比较,逆转患者的血清 LH 基线值和峰值均较高,睾丸容积较大,提示发生自然逆转患者存在一定程度的 HPG 轴功能。发生自然逆转的患者多数为睾酮替代治疗,少数为促性腺激素或两者联合治疗。

5. 成年发病·成年发病 cHH 的诊断标准为:① 18 岁时有完整的青春期发育;② 成年期出现性腺功能减退症状(性欲减退、勃起功能障碍、少精子或无精子);③ 血清睾酮、LH 和 FSH 水平降低,LH 无脉冲式分泌;④ 下丘脑-垂体影像学

检查无异常;⑤ 垂体前叶功能正常;⑥ 无器质性或功能性促发因素。现在已有 GnRHR、FGF8 和 PROKR2 基因突变引起成年发生 cHH 的病例报道。有人分别随访 10 例成年发病 cHH 男性患者 4~22 年,临床症状、睾丸容积、少精子或无精子和性激素水平无明显变化,给予 GnRH 脉冲治疗 7 日可使性功能和血清性激素水平恢复正常,提示病变在下丘脑。

二、辅助检查

1. 骨龄测定·骨龄反映人体生长发育的实际年龄,与出生后按年计算的顺序龄有所不同。cHH 患者虽然身高正常,而骨龄通常落后于序龄。

2. 实验室检查

(1) 激素测定:cHH 患者的血清性激素、LH 和 FSH 水平降低,PRL 和其他垂体前叶激素水平正常。

(2) GnRH 兴奋试验:可以观察垂体促性腺激素细胞对 GnRH 刺激的反应,cHH 患者表现为完全无反应或呈部分性反应。

(3) LH 脉冲分析:外周静脉置管,每 10 min 采集血标本 1 次,连续 12~24 h,血标本集中测定 LH,进行脉冲分析。一个脉冲定义为:某时点值大于前一时点值 20% 以及其下降过程包含 2 个或以上时点值。脉冲频率为 24 h 的脉冲数,脉冲幅度为起点值与峰值之差。cHH 患者呈完全无脉冲分泌或不完全性脉冲分泌(脉冲频率或幅度达不到正常水平)。

3. B 超检查·心脏和肾脏的 B 超检查可以发现先天性畸形;睾丸 B 超检查可以更准确地测量睾丸大小和睾丸病变;女性患者盆腔 B 超检查可以明确卵巢大小、是否存在卵泡及其发育程度。

4. 影像学检查·下丘脑-垂体区磁共振检查可以观察嗅球、嗅束和嗅沟的发育状态;透明隔和胼胝体是否发育正常;是否存在下丘脑-垂体区的炎症、浸润或占位病变。

5. 基因测序·对疑似 cHH 患者进行全部已知致病基因筛查在临床实践中缺乏可操作性,一旦患者出现某些特殊表现,儿童期阴茎增大提示 DAX1 基因突变,耳畸形提示 CHARGE 综合征或已知某一基因突变家族史等,可以进行有针对性的基因测序检查。

第四节·男性继发性性腺功能减退症的诊断和鉴别诊断

一、诊 断

在临床实践中,如果患者年龄 18 岁或以上仍无性腺发育,可以诊断为 cHH。逾青春期年龄而无性腺发育的患者,如果血清促性腺激素和性激素水平均降低(男性患者血清睾酮水平常常低于 4.0 nmol/L,女性患者的血清 E₂ 往往在可检测水平以下),排除了垂体前叶激素缺乏和下丘脑-垂体区占位病变,可以诊断 cHH。血清性激素和促性腺激素水平均降低的患者,进行 GnRH 兴奋试验不会获得更多的有用信息。

婴幼儿期诊断 cHH 比较困难,如果患儿有 cHH 家族史、小阴茎、隐睾、儿童期无原因的阴茎增大、唇裂、腭裂、耳畸形、嗅觉缺失或连带运动等表现,是存在 cHH 的提示。

二、鉴别诊断

1. 体质性青春期生长延迟(CDGP)·CDGP 患儿在许多方面类似 cHH,逾青春期年龄无性腺发育、血清促性腺激素和性激素水平低,GnRH 兴奋试验无反应或延迟反应和骨龄落后于实际年龄等。但是 CDGP 患儿一般有家族史和生长停滞,身高比 cHH 患儿矮,青春期发育的启动应该不迟于18 岁。

2. 垂体性侏儒症·本病患儿从幼年期出现生长停滞,骨龄落后于实际年龄,身高比同龄儿童矮,原因是生长激素缺乏,如果得不到及时的治疗,终身高一般不超过140 cm。垂体性侏儒患儿常常伴有性腺功能减退,无青春期发育,拟似 cHH。身材矮和生长激素缺乏是重要鉴别点。

3. LH-β 基因突变·LH-β 基因定位于 19q13.32,发生突变者罕见。LH 是 Leydig 细胞分化和成熟的必要条件,而睾丸内高浓度的睾酮又是精子发生所必需的。LH-β 基因突变的男性患者,睾丸容积基本正常,血清 LH 和睾酮水平极低,甚至不能测出,FSH 水平增高,抑制素(inhibin, INH)水平正常。GnRH 兴奋试验 LH 无反应,FSH 呈过高反应。这些特征容易与 cHH 鉴别。

4. FSH-β 基因突变·FSH-β 基因定位于 11p13,文献报道的 FSH-β 基因突变患者至今只限于女性,临床表现青春期延迟,乳房发育差,阴毛基本正常,子宫和卵巢小,有幼稚卵泡。血清 FSH、E_2 和 INH 水平显著降低,LH 水平增高;GnRH 兴奋试验 LH 反应过高,FSH 无反应。

5. 其他垂体病变·鞍区或鞍上肿瘤、创伤、手术或颅脑照射等都可能造成垂体前叶促性腺细胞受损,引起低促性腺激素性性腺功能减退。这部分内容在相关章节有详尽讨论,本章不再赘述。

第五节·男性继发性性腺功能减退症的治疗

一、睾酮替代治疗

对于没有生育要求的男性 cHH 患者,睾酮替代治疗是治疗的首选。睾酮治疗可以促进第二性征发育,提高性欲和勃起功能,增加瘦体重(lean body mass)、改善体能,增加骨密度和预防骨质疏松。关于睾酮制剂的选择,睾酮凝胶使用方便,价格较高;睾酮酯类如十一酸睾酮需要注射,但价格便宜,疗效肯定。

1. 睾酮凝胶·水乙醇凝胶,不同品牌产品的乙醇含量、赋形剂和包装有差异。1% AndroGel 以剂量泵给药方式包装,开始剂量为 5 g/d,含睾酮 5 mg,早晨沐浴后,涂抹于肩,上臂或腹部皮肤上,干燥后穿上衣服,洗手,至少保持 4 h 不要洗澡或游泳。如果 5 g/d 不能使血清睾酮水平提升到正常范围,可逐渐加量,最大剂量 10 g/d。睾酮凝胶被皮肤迅速吸收,30 min 内血清睾酮水平达到正常范围,在 24 h 内逐渐升

高至正常高限。每日连续应用可使血清睾酮水平比基线升高 4～5 倍(745.53±149.37 ng/dl),并维持稳态,停药后 4 日血清睾酮回复到用药前水平。有配偶的患者应用睾酮凝胶应该注意避免涂药部位与配偶皮肤的接触,以免睾酮转移到配偶体内,引起不良反应。

2. 睾酮酯类·肌内注射的酯化睾酮在第 17 位碳原子上连接一脂酸,庚酸睾酮(TE)为 7 碳酸,十一酸睾酮(TU)为 11 碳酸。睾酮酯在体内解链成为非酯化睾酮后发挥药理作用,脂酸链的长度与睾酮活性维持的时间有关。常用剂量为 250 mg,深部肌内注射,每 2～3 周注射 1 次。单剂注射的血浆达峰时间约为 10 h,峰浓度约为 40 nmol/L,半衰期 4.5 日。如果增加注射频次(注射间期缩短),睾酮的血浆峰浓度和谷浓度都会升高,形成血浆睾酮浓度过高状态。

目前报道的自然逆转病例多数是接受了睾酮治疗的患者,真实的原因未明,有人认为睾酮有刺激 GnRH 神经元复苏的作用。

二、促性腺激素治疗

促性腺激素治疗包括 HCG/HMG 和 GnRH 脉冲泵两种治疗方案。HCG/HMG 方案是先用 HCG 1 000～2 000 U,肌内注射,每周 2 次,连续注射 3～6 个月,然后加注 HMG 75～150 U,每周 2～3 次。HCG 的剂量可根据血清睾酮水平是否达到正常参考值范围进行调整,最大剂量 5 000 U。GnRH 脉冲治疗方案是以脉冲泵方式给药,剂量 5～20 μg,每 90～120 min 皮下给药 1 次。

北京协和医院回顾性分析 223 例促性腺激素治疗的效果,包括 KS 和 nHH 患者。HCG 2 000～5 000 U,每周肌内注射 2 次,6 个月后加注 HMG 75～150 U,每周 2 次,随访 23±13 个月。血清睾酮水平从 0.9±0.5 nmol/L 升高至 15.1±8.2 nmol/L,睾丸容积从 2.1±1.6 ml 增大至 8.1±4.6 ml,首次出现精子的中位时间为 15 个月(95%CI 13.5～16.5),精子浓度>$5×10^6$/ml 和 $10×10^6$/ml 的中位时间分别为 27 个月(95%CI 19.7～34.3)和 39 个月(95%CI 26.7～51.3)。KS 亚组与 nHH 亚组比较无显著差异。不良反应有男性乳房发育 7%,痤疮 9%。他们还比较了 GnRH 组(20 例)和 HCG/HMG 组(182 例)的疗效差异,结果首次出现精子的中位时间、精子浓度达到 $5×10^6$/ml 时间、精子活力和睾丸容积≥4 ml 时间等指标都是 GnRH 组优于 HCG/HMG 组。但是自然受孕率则是 HCG/HMG 组优于 GnRH 组。

治疗前无隐睾、睾丸容积较大和 LH 对 GnRH 兴奋有一定程度反应的患者促性腺激素的两种疗法的疗效较好。HCG/HMG 疗法方便,费用较低,而 GnRH 疗法要求 24 h 带泵,于工作和生活有诸多不便,费用也较高。

参考文献

[1] Weirman ME, Kiseljak-Vassiliades K, Tobet S. Gonadotropin releasing hormone (GnRH) neuron migration: initiation, maintenance and cessation as critical steps to ensure normal reproductive function[J]. Front Neuroendocrinol, 2011, 32: 43-52.

[2] Balasubramanian R, Dwyer A, Seminara SB, et al. Human GnRH deficiency: A unique disease model to ontogeny of GnRH neurons[J]. Neuroendocrinology, 2010, 92: 81-99.

[3] Ohtaki T, Shintani Y, Honda S, et al. Metastasis suppressor gene KiSS-1

encodes peptide ligand of a G-coupled receptor[J]. Nature, 2001, 411: 613 - 617.

[4] Goodman RL, Coolen LM, Lehman MN. A role of neurokinin B in pulsatile GnRH secretion in the ewe[J]. Neuroendocrinology, 2014, 99: 18 - 32.

[5] Bultelman ER, Yuferov V, Kreek MJ. Kappa opioid receptor/dynorphin system: genetic and pharmacotherapeutic implications for addition[J]. Trends Neurosci, 2012, 35: 587 - 596.

[6] Merkley CM, Porter KL, Coolen LM, et al. KNDy (kisspeptin/ neurokinin B/dynorphin) neurons are activated during both pulsatile and surge secretion of LH in the ewe[J]. Endocrinology, 2012, 153: 5406 - 5414.

[7] Narayaswamy S, Prague JK, Jayasena CN, et al. Investigating the KNDy hypothesis in human by coadministration of kisspeptin, neurokinin B, and naltrexone in men[J]. J Clin Endocrinol Metab, 2016, 101: 3429 - 3436.

[8] Li JY, Francis H, Clarke IJ. Effects of follicular fluid on pulsatile secretion of gonadotrophin-releasing hormone and gonadotrophins in ovariectomized ewes[J]. J Neuroendocrinol, 1989, 1: 61 - 64.

[9] Thompson IR, Kaiser UB. GnRH pulse frequency-dependent differential regulation of LH and FSH gene expression[J]. Mol Cell Endocrinol, 2014, 385: 28 - 35.

[10] 母义明, 李江源, 李永峰. 特发性低促性腺激素性性腺功能减退症患者黄体生成激素脉冲分泌分析[J]. 中华内科杂志, 1995, 34: 587 - 590.

[11] Pitteloud N, Acierno JS, Meysing A, et al. Mutations in fibroblast growth factor receptor 1 cause both Kallmann syndrome and normosmic idiopathic hypogonadotropic hypogonadism[J]. Proc Natl Acad Sci USA, 2006, 103: 6281 - 6286.

[12] Cole LW, Sidis Y, Zhang C, et al. Mutations in prokinecticin 2 and prokinecticin 2 receptor genes in human gonadotropin-releasing hormone deficiency: molecular genetics and clinical spectrum[J]. J Clin Endocrinol Metab, 2008, 93: 3551 - 3559.

[13] Chan YM, Broder-Fingert S, parachos S, et al. GnRH-deficient phenotypes in humans and mice with heterozygous variants in KISS1/ Kiss1[J]. J Clin Endocrinol metab, 2011, 96: E1771 - E1781.

[14] Jongmans MCJ, von Ravenswaaij-Arts CMA, Pitteloud N, et al. CHD7 mutations in patients initially diagnosed with Kallmann syndrome- the clinical overlap with CHARGE syndrome[J]. Clin Genet, 2009, 75: 68 - 71.

[15] Francou B, Paul C, Amazit C, et al. Prevalence of KISS1 receptor mutations in a series of 603 patients with normosmic congenital hypogonadotropic hypogonadism and characterization of novel mutations: a single centre study[J]. Hum Reprod, 2016, 31: 1363 - 1374.

[16] Gianatti E, Tisset C, Noel SD, et al. TAC3/TACR3 mutations reveal preferential activation of gonadotropin-releasing hormone release by neurokinin B in neonatal life followed by reversal in adulthood[J]. J Clin Endocrinol Metab, 2010, 95: 2857 - 2867.

[17] Chan YM, de Guillebon A, Lang-Muritano M, et al. GNRH1 mutations in patients with idiopathic hypogonadotropic hypogonadism[J]. Proc Natl Acad Sci USA, 2008, 28: 11703 - 11708.

[18] De Roux N, Young J, Misrahi M, et al. A family with hypogonadotropic hypogonadism and mutations in the gonadotropin-releasing hormone receptor[J]. N Engl J Med, 1997, 337: 1597 - 1602.

[19] Paz-Filho G, mastronard C, Delibas T, et al. Congenital leptin deficiency: diagnosis and effects of leptin replacement therapy[J]. Arq Bras endocrinol Metab, 2010, 54: 690 - 697.

[20] Manfredl-Lozano M, Roa J, Ruiz-Pino F, et al. Defining a novel leptin-melanocortin-kisspeptin pathway involved in the metabolic control of puberty[J]. Mol Metab, 2016, 5: 844 - 857.

[21] Suntharalingham JP, Duncan AJ, Achermann JC. DAX1 (NKOB1) and steroidogenic factor-1 (SF - 1, NR5A1) in human disease[J]. Best Pract Res Clin Endocrinol Metab, 2015, 29: 607 - 619.

[22] Jadhav U, Harris RM, Jameson JL. Hypogonadotropic hypogonadism in subjects with DAX1 mutations[J]. Mol Cell Endocrinol, 2011, 346: 65 - 73.

[23] Lewkowitz-shpuntoff HM, Hughes VA, Plummer L, et al. Olfactory phenotypic spectrum in idiopathic hypogonadotropic hypogonadism: pathophysiological and genetic implications[J]. J Clin Endocrinol Metab, 2012, 97: E136 - E144.

[24] 陈大力, 史轶蘩, 向红丁, 等. 成年男性特发性低促性腺激素性性腺功能减退的临床表现[J]. 中华内科杂志, 1987, 26: 516.

[25] Sidhoum VF, Chan YM, Lippincott MF, et al. Reversal and relapse of hypogonadotropic hypogonadism: Resilience and fragility of the reproductive neuroendocrine system[J]. J Clin Endocrinol Metab, 2014, 99: 861 - 870.

[26] Mao JF, Xu HL, Duan J, et al. Reversal of idiopathic hypogonadotropic hypogonadism: a cohort study in Chinese patients[J]. Asian J Androl, 2015, 17: 497 - 502.

[27] Dwyer AA, Hayes FJ, Plummer L, et al. The long-term clinical follow-up and nature history of men with adult-onset idiopathic hypogonadotropic hypogonadism[J]. J Clin Endocrinol Metab, 2010, 95: 4235 - 4243.

[28] Themmen APN, Hutaniemi IT. Mutations of gonadotropin and gonadotrpin receptors: elucidating the physiology and pathophysiology of pituitary gonadal function[J]. Endocr Rev, 2000, 21: 551 - 583.

[29] Ullah MI, Riche DM, Koch CA. Transdermal testosterone replacement therapy in men[J]. Drug Design Develop ther, 2014, 8: 101 - 12.

[30] Liu Z, Mao J, Wu X, et al. Efficacy and outcome predictors of gonadotropin treatment for male congenital hypogonadotropic hypogonadism A retrospective study of 223 patients[J]. Medicine, 2016, 95: e2867.

[31] Mao JF, Liu ZX, Nie M, et al. Pulsatile gonadotropin-releasing hormone therapy is associated with earlier spermatogenesis compare to combined gonadotropin therapy in patients with congenital hypogonadotropic hypogonadism[J]. Asian J Androl, 2017, 18: 1 - 6.

第五章·勃起功能障碍

李江源

第一节·概　述

一、勃起功能障碍的命名

勃起功能障碍旧称"阳痿"，也称"筋痿"，在我国医学典籍中，最早的记载见于《黄帝内经》的素问篇，其中的《痿论》述及"所愿不得，意淫于外，入房太甚，宗筋弛纵，发为筋痿"。对应的英文名词为 impotence，意为"性无能"。1993 年在美国国立卫生研究院（NIH）召开的专家共识会议上，建议将"阳痿"一词改为勃起功能障碍（erectile dysfunction），简称 ED，理由是"阳痿"含有贬义，在临床和基础研究中常常导致混淆和一些结果难以解释。而 ED 一词涵盖了男性性功能的各个方面，包括生理过程、心理和行为的影响。ED 患者的性欲、情欲高潮和射精能力可以是正常的，也可以有不同程度的障碍。

二、ED 的定义

ED 的定义是"男性丧失了获得和维持足以完成性交的阴茎勃起能力"。NIH 专家共识给 ED 所下的这个定义没有界定勃起能力丧失的程度和持续的时间。根据程度的不同可将

ED再划分为轻度、中度和重度；而对持续时间的界限尚无统一意见，在临床实践中，一般认为持续3个月以上勃起功能障碍可以诊断ED。如果在某种特殊情况下勃起能力丧失，脱离这一特定环境或短时间后勃起功能恢复则不认为是ED。

三、ED 的流行病学

关于ED的流行病学资料尚有许多不足，以医院或诊所就诊患者为调查对象的资料有一定的局限性，大规模的社区调查并以种族、社会、经济、文化和健康状况等背景情况加以校正的资料最具有代表性。以自我报告形式的调查往往会低估ED的患病率。从研究年龄增长对ED发生的影响来看，纵向研究的结论较之横断面研究更接近实际情况。

有人分析了1990年以前50余年的23篇英文文献，ED的患病率为3%～9%。美国马萨诸塞男性老龄化研究（MMAS）是第一个横断面的、以社区为基础的、随机样本的多学科流行病学调查，在大波士顿地区以1987—1989为基线入选1 709例40～70岁自由生活的男性，调查与性生活有关的9个问题，包括性交频度、每日勃起次数、近6个月来是否有勃起障碍和难以维持勃起、夜间勃起次数、性生活满意程度、配偶对性生活的满意度等。对问卷做出完整回答者1 290例（应答率75%）。ED的总患病率为52%，其中轻度为17.2%，中度为25.2%，重度（或完全性ED）为9.6%。40岁和70岁人群比较，轻度和中度ED分别从5.1%和17%上升至15%和34%。在40～49岁时，60%的男性没有ED，50～59岁时下降至50%，70岁时则只剩下33%的人仍具有勃起功能。本研究中的847例男性完整地追随观察了8年（1995—1997），计算出ED的发病率为25.9例/（1 000人·年）（95%CI 22.5～29.9）。发病率随年龄的增长而增高，40～49岁为12.4例/（1 000人·年），50～59岁时为29.8例/（1 000人·年），60～69岁为46.4例/（1 000人·年）。此外，罹患某些疾病会使发病率增高，糖尿病患者的ED发病率为50.7例/（1 000人·年），已治疗的心脏病患者为58.3例/（1 000人·年），已治疗的高血压患者为42.5例/（1 000人·年），教育程度低者发生ED的危险性增高。根据MMAS的发病率推算，马萨诸塞州40～69岁男性中每年新增ED患者为17 718例，在全美国为617 715例。由此推算1995年，全球的ED患者为1.5亿，到了2025年为3.2亿，这是一个惊人的数字。

美国健康和社会生命调查（NHSLS）在1992年调查了18～59岁的男性1 410例，女性1 749例，以最近6个月的病史为依据，ED患病率为18～29岁组7%，30～39岁组9%，40～49岁组11%，50～59岁组18%。并发现ED的患病率有种族差异，黑种人13%，白种人10%，西班牙裔5%，其他种族12%。教育程度低于高中学历者患病率略有上升，但无统计学意义。已婚者比单身男性患病率低，有情感或应激问题、尿道感染症状、健康状况差和经济状况下降者患病率增高。儿童期受性侵犯者成年后的ED患病率比其他男性高3.3倍，ED患者并发其他性功能异常的概率增高，以优势率（OR）表示，早泄4.06，性欲减退4.58，性交痛7.46，无快感7.69，性焦虑10.53，无性欲高潮14.24。

日本1995年调查20～90岁男性3 490例，ED的患病率在20～44岁时<2.5%，45～59岁10%，60～64岁23%，65～69岁30.4%，70岁以上>44.3%。我国上海仁济医院曾调查40岁以上男性1 582例，发现ED患病率随年龄增长而增高，40～49岁为32.8%，50～59岁为36.4%，60～69岁为74.2%，70岁以上为86.3%。这一结果显著高于美国和邻邦日本，不知是调查方法问题，还是确实存在这么高的差异，有待今后进一步研究证明。

四、ED 的危险因素

（一）吸烟

动物实验结果显示，暴露于烟雾环境24周的大鼠，阴茎神经的一氧化氮合酶（NOS）表达水平下降、内皮细胞损伤和海绵体平滑肌减少；也有报道吸烟促进动脉粥样硬化和血清睾酮水平降低。吸烟者发生ED的概率是非吸烟者的1.5～3.1倍。吸烟对ED的影响与吸烟量和累积量相关，每年吸烟20包或以上者，ED患病率显著升高。有心血管疾病的ED患者经过年龄校正后，吸烟者为56%，非吸烟者为21%。高血压患者中吸烟者重度ED的患病率为20%，而非吸烟者只有8.5%。

（二）肥胖

多项横断面研究显示，与超重（BMI 25～30 kg/m²）患者比较，肥胖（BMI>30 kg/m²）患者发生ED的风险高1.5～3.0倍，运动和减重有助于降低ED的患病率。

（三）高血压

长期高血压患者ED的患病率高于非高血压人群。一组病程7年以上的高血压患者，平均年龄为62岁，ED的总患病率为68%，其中轻度7.7%，中度15.4%，重度45.2%。高血压可引起海绵体内皮细胞损伤、海绵体组织纤维化、动脉粥样硬化和胶原组织变性，降低了海绵体的松弛效应。此外，一些降压药也抑制勃起功能，包括β受体阻滞剂、醛固酮受体拮抗剂和噻嗪类利尿剂。

（四）高血脂

高血脂引起的炎症反应和内皮细胞损伤是ED的独立危险因素，他汀类药物治疗有助于改善勃起功能。一项meta分析显示，他汀类治疗可以提高IIEF-5评分4.5分。

（五）高血糖

男性糖尿病患者发生ED比非糖尿病患者早10～15年。高血糖引起的微血管病变、神经病变、活性氧和内皮细胞损伤都是ED的危险因素，控制血糖有助于改善勃起功能。根据DCCT研究，常规降糖治疗组的男性患者10年后ED的患病率为30.8%，而强化治疗组只有12%。

（六）代谢综合征（MS）

MS是一种能量代谢障碍综合征，包括腹型肥胖、高血压、高血脂、高血糖和低HDL-C。MS从炎症反应、内皮细胞损伤、血管病变和降低雄激素水平等多方面诱导ED的发生。一组261例罹患MS、性腺功能减退和ED老年患者，睾酮替代治疗4年，MS的所有参数、ED和生活质量均有明显改善。

五、ED 对生活质量的影响

ED患者的生活质量下降，以OR（95%CI）表示的测定结果为体能下降4.38（2.46～7.82）、情绪低落2.40（1.33～4.33）和生活乐趣减低2.48（1.22～5.05），与非ED人群比较，有显著差异（$P<0.05$）。ED 患者有自卑感，情绪会有较大波动，易怒或抑郁，人际关系不协调，有逃避和自闭倾向。ED 可能会产生不良的生活习惯，如吸烟、饮酒、不愿参加积极的运动锻炼、身体逐渐肥胖、对原有全身性疾病治疗的积极性和依从性下降。

第二节·阴茎的勃起机制

一、阴茎的解剖学

人类的阴茎由一对阴茎海绵体和一条尿道海绵体组成，海绵体组织的基本成分是小梁平滑肌，占总体积的 $40\%\sim50\%$，结缔组织为 $45\%\sim50\%$，其余为内皮细胞、成纤维细胞、神经和血管。尿道海绵体在组织结构上与阴茎海绵体是一样的，但是由于血管分布上的不同，具有勃起功能的是阴茎海绵体。在勃起状态下，尿道海绵体内的压力，只相当于阴茎海绵体内压力的 $30\%\sim50\%$，较低的压力不足以产生勃起作用，但可以支撑阴茎海绵体的压力，保证射精时尿道的通畅。阴茎海绵体的外层组织是白膜，是富有弹性而坚固的多层结构

性结缔组织，内层纤维为环形走向，外层纤维为纵向分布，白膜对维持勃起有重要作用。阴茎的皮肤是腹壁皮肤的延续，皮下浅筋膜（Colles 筋膜）在近端形成阴茎系韧带，附着于耻骨联合，深筋膜称为 Buck 筋膜，在远端冠状沟部与阴茎海绵体融合，在近端形成悬韧带附着于耻骨联合，这两条韧带在保持勃起阴茎的位置方面非常重要。

阴茎血液供应的源头是腹下（髂内）动脉，分支阴部内动脉，穿过阴部管（Alcock 管）后成为阴茎动脉，然后分支阴茎海绵体动脉、阴茎背动脉和球（尿道）动脉。海绵体动脉位于阴茎海绵体的中央，分出螺旋动脉供应小梁平滑肌。背动脉供应阴茎的浅层结构，并分出螺旋动脉进入阴茎海绵体深层，与海绵体内的血流交通。球（尿道）动脉供应尿道和龟头。阴茎的静脉系统可分为 3 部分，第一部分是浅静脉系统，位于 Buck 筋膜之下，有交通支与深静脉吻合，主要的功能是将阴茎皮肤的血流引入阴茎外静脉，最后进入隐静脉和股静脉。第二部分是海绵体前部深静脉系统，白膜下静脉系统将小梁区的血流引入导静脉，经过旋静脉和深静脉，进入盆腔（前列腺）静脉丛或阴部内静脉。第三部分是海绵体后部深静脉系统，引流耻骨下海绵体组织和海绵体脚的血流进入盆腔静脉丛或阴部内静脉（图 8-5-1）。

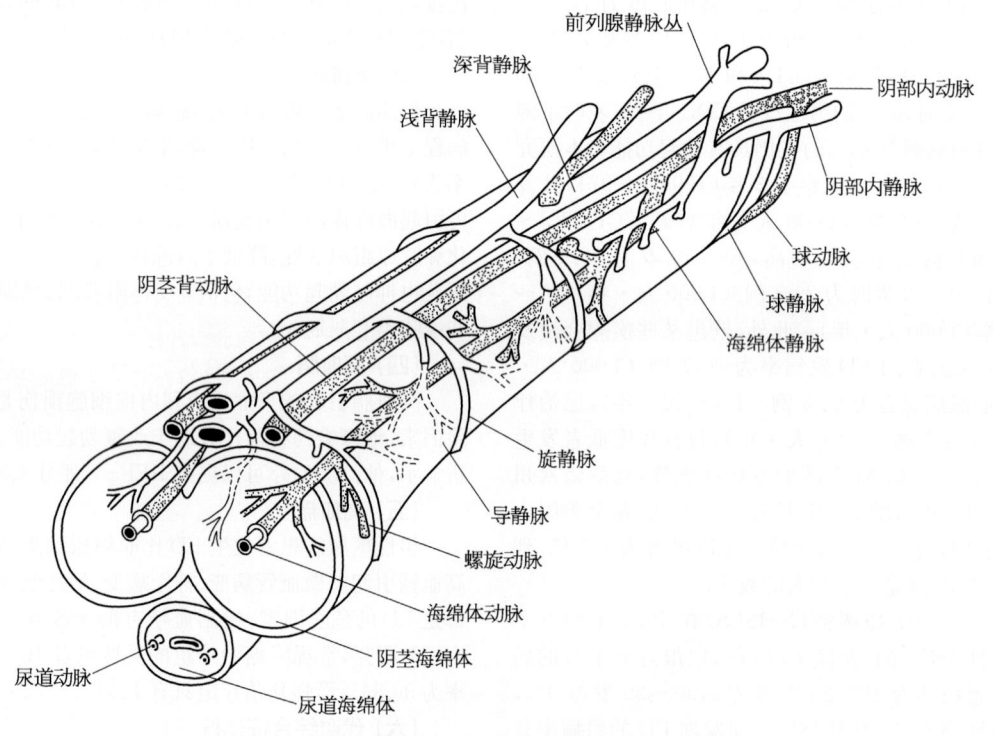

图 8-5-1　阴茎的血液供应

阴茎的神经支配包括自主神经（副交感和交感）和体神经（感觉和运动），副交感神经起源于 $S_{2\sim4}$，进入盆腔神经丛，交感神经纤维来源于 $T_{10}\sim L_4$，经腹上丛和腹下丛，进入盆腔神经丛。盆腔丛中的交感神经、副交感神经和 $S_{2\sim4}$ 发出的运动神经共同组成阴部神经，经过前列腺，分别支配阴茎海绵体、海绵体脚和尿道海绵体，其中的运动神经纤维则支配球海绵体肌和耻骨海绵体肌。来自阴茎、龟头、会阴部和腹股沟区的感觉神经纤维形成阴茎背神经，并汇合盆腔的其他神经成分组成阴部内神经，上行进入 $S_{2\sim4}$ 的背根。

二、阴茎勃起的神经-血管机制

（一）海绵体小梁平滑肌松弛的调节机制

阴茎动脉和小梁平滑肌松弛是阴茎勃起的关键步骤，开始是动脉松弛扩张，流入海绵体的血流量增加，窦状隙充血，压力增加，小梁平滑肌的松弛方便了血量的蓄积和海绵体的迅速扩张胀大，这一过程受胆碱能和非肾上腺素能非胆碱能（NANC）神经的支配。

1. 一氧化氮（NO）-环磷酸鸟苷（cGMP）途径·NO 存在

于体内的多种细胞,包括神经元和内皮细胞,海绵体窦状隙的内皮细胞已证明存在 NO。精氨酸加上分子氧在 NOS 的催化下产生 NO 和瓜氨酸(citrulline)。NO 是一种自由基,不稳定,具有多种生物活性,如内皮细胞依赖的血管扩张,抑制血小板聚集,调节巨噬细胞和神经系统的功能等。在海绵体内已证明 NO 能弥散通过内皮细胞的胞浆膜,激活鸟苷酸环化酶,催化三磷酸鸟苷(GTP)转化为 cGMP,cGMP 的蓄积诱导一系列级联反应(去极化、电压依赖钙通道关闭、细胞内钙减少、细胞器对钙的亲和力下降等),使平滑肌松弛,血管扩张,流入海绵体的血量迅速增加,阴茎勃起。

2. 环-磷酸腺苷(cAMP)途径·G 蛋白偶联膜受体与配体结合后,激活腺苷酸环化酶,催化 cAMP 的形成,后者引起平滑肌松弛,血管舒张,这一反应过程已发现存在于海绵体组织中,与受体结合的配体有前列腺素 E(PGE₁ 和 PGE₂)、舒血管肠肽(VIP)和儿茶酚胺。PGE₁ 在临床上已用于治疗 ED,可诱发勃起。但是,内源性 PGE 是否参与了阴茎勃起机制的调节尚不清楚。阴茎海绵体小梁平滑肌的神经末梢中已发现含有 VIP,外源性 VIP 是海绵体小梁平滑肌很强的松弛剂,目前对 VIP 的了解还很有限。β_2 受体介导的反应能使动脉和海绵体平滑肌松弛,肾上腺素与 β_2 受体的亲和力最强,但是体内这一机制所起的作用还有待研究。

(二)海绵体平滑肌收缩的调节机制

勃起阴茎的去胀大作用是由交感神经末梢支配的,交感神经末梢释放的去甲肾上腺素(NA)与 α_1 受体结合,促使细胞内钙释放和细胞外钙进入细胞内,引起阴茎动脉和海绵体平滑肌收缩,动脉血流减少,静脉外压力下降,静脉引流通畅,海绵体内蓄积的血液排出,阴茎疲软(图 8-5-2)。此外,促进动脉平滑肌收缩的神经递质还有内皮素-1(ET-1)、P 物质、PGF₂ₐ、血栓素-2(TXA₂)、血管紧张素Ⅱ(AT-Ⅱ)和钙,这些因子可能亦参与了海绵体平滑肌收缩的调节。

(三)勃起机制的相互调节

勃起的启动是骶副交感神经冲动,节前的神经递质是乙酰胆碱(ACh),海绵体内存在胆碱能神经末梢,因而推测是副交感神经的节后纤维直接介导海绵体平滑肌的松弛反应。此外,非肾上腺非胆碱能(NANC)神经末梢能释放 NO 和刺激

内皮细胞合成 NO,也能够激发勃起。副交感神经与 NANC 神经的相互调节机制未明,推测是一种促进或增强作用。胆碱能神经对肾上腺素能神经则具有抑制作用,减少 NA 的释放。反过来,肾上腺素能神经的活动增强,释放 NA 增多,会抑制 NO 的合成和释放。

海绵体平滑肌内皮细胞合成的 PGE₁ 能抑制肾上腺素能神经释放 NA。在疲软状态时,海绵体内血液的 PO₂ 约为 35 mmHg,与静脉血相当;在勃起状态时可升高至 100 mmHg,称为海绵体的动脉化。分子氧参与 NO 的合成,氧浓度对 NO 的合成有直接的调节作用。低浓度抑制 NO 合成,有利于疲软状态的维持,高浓度促进 NO 合成,有利于维持平滑肌松弛,促进 NO 合成的最低 PO₂ 是 50~60 mmHg。

第三节·勃起功能障碍的分类和病因

一、原发性 ED

原发性 ED 的定义是从儿童期或青春期开始即丧失了勃起的能力,换言之,患者在一生中从没有过完全的勃起,这种情况 90% 是器质性病变引起,根据病变的性质又可以分为两种亚型:① 海绵体和其他勃起组织发育不全或畸形;② 儿童期发生的阴茎创伤。原发性 ED 很少见,患病率约占全部 ED 患者的 5%。

二、继发性 ED

继发性 ED 是指患者曾有过正常的勃起功能,以后由于某些原因造成了 ED。在临床实践中,95% 或以上的患者是继发性 ED,根据主要的致病原因可再分为器质性、心理性和混合性三大类,患病率约各占 1/3。器质性 ED 又可细分为血管性、神经性、内分泌性和药物性,也可能多种致病因素同时存在。

(一)器质性 ED

1. 血管性 ED·海绵体内血压必须增高 50~90 mmHg 才可以使阴茎从疲软状态变成能插入阴道的充分勃起状态,

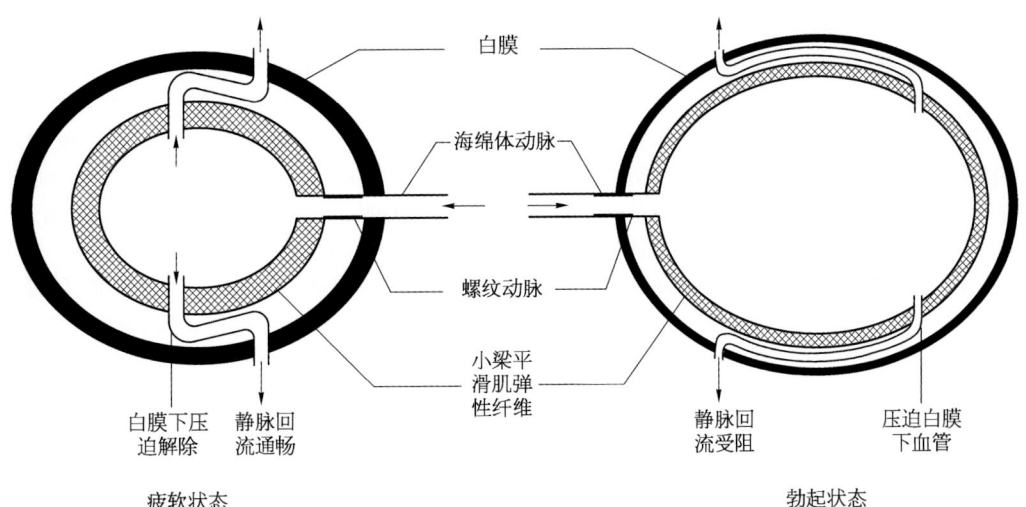

图 8-5-2 阴茎勃起的神经-血管机制

在阴茎血管系统中，动脉狭窄或闭塞减少了海绵体血液灌注或静脉闭合不全发生血液盗流都可以引起 ED，其中以动脉粥样硬化引起者为多见。在 20 世纪 30 年代，一位法国外科医师发现髂总动脉闭塞性粥样硬化患者伴有 ED，这是血管性 ED 的最早报道，以后临床和动物实验的证据逐渐增多。有人报道在急性心肌梗死患者中 64% 罹患 ED。用气囊造成兔子髂总动脉内膜损伤并饲以高胆固醇饲料，可以建立髂总动脉粥样硬化和 ED 的动物模型，动物除了髂总动脉狭窄外，血浆胆固醇水平非常高，可达 20～25 mmol/L。高胆固醇血症伴发高低密度脂蛋白胆固醇（LDL‑C）血症，氧化型 LDL‑C 抑制 NOS，减少 NO 的合成及海绵体内小梁平滑肌松弛的主要因子减少，而收缩性因子血栓素的产生增加。

会阴部或盆腔创伤约 70% 累及供应海绵体的动脉而发生 ED，60% 伤及静脉诱发 ED。

2. 神经性 ED·视听刺激诱发的勃起称为"中枢性勃起"，而生殖器刺激诱发的勃起称为"反射性勃起"，在性活动时这两种刺激机制均参与其中，如果反射弧的任何一个环节发生障碍，即形成神经性 ED。根据神经损伤的部位，又可分为外周性、脊髓性和中枢性。外周性 ED 的原因包括盆腔或会阴部的创伤或手术，全身性疾病（麻风病、艾滋病、病毒感染、系统性红斑狼疮、血色病、尿毒症、糖尿病等）和中毒（重金属、酒精等）。脊髓性 ED 的病因有脊髓创伤、多发性硬化症、脊髓空洞症、横贯性脊髓炎、脉络膜炎、脊髓发育不全、椎间盘病变和肿瘤。中枢性 ED 的病因有脑卒中、脑炎、震颤麻痹、痴呆、颞叶癫痫、脑桥小脑变性和肿瘤。

3. 内分泌性 ED·男性糖尿病患者 ED 的患病率为 35%～70%，是非糖尿病患者的 3 倍，一般在罹患糖尿病 10 年内发生，12% 的患者 ED 是糖尿病的首发症状，有 ED 的糖尿病患者往往合并糖尿病视网膜病变、外周神经病变和心血管病。糖尿病 ED 的致病原因与糖尿病对全身器官的代谢影响有关。海绵体内注射罂粟碱的试验表明，非糖尿病 ED 患者 70% 获得充分的勃起，而糖尿病 ED 患者为 40%。B 超检查提示 75%～100% 的糖尿病 ED 患者阴茎动脉灌注不全。糖尿病 ED 患者海绵体平滑肌和内皮细胞减少，胶原纤维组织增加。ACh，PGE 诱发海绵体平滑肌舒张受损，直接刺激神经引起的 NO 合成减少，cGMP 生成亦减少。此外，糖代谢异常还可影响中枢和外周神经（如糖尿病自主神经病变）、睾酮分泌减少、心理障碍及糖尿病控制不良引起的体能下降和焦虑等都是诱发 ED 的因素。

低睾酮血症见于各种原发性和继发性睾丸功能减退，这些患者在儿童期发病者表现为外生殖器畸形或小阴茎、小睾丸和无青春期发育，在成年期发病者表现为第二性征退化、睾丸萎缩、性欲减退和 ED，睾酮补充治疗可以纠正上述症状，包括 ED。男性迟发性性腺功能减退亦存在 ED 的问题，需要睾酮补充治疗。

其他并发 ED 的内分泌疾病有高催乳素血症、甲状腺功能减退（甲减）和甲状腺功能亢进（甲亢）。在一组 188 例平均年龄 60 岁的 ED 患者中，睾丸功能减退占 19%，甲减占 4%，高催乳素血症占 4%，甲亢占 1%。

4. 药物性 ED

（1）降压药：噻嗪类利尿剂、β 受体阻滞剂、可乐定、利血平、甲基多巴、肼苯达嗪、钙通道阻滞剂（CCB）、血管紧张素转换酶抑制（ACEI）。

（2）抗精神病药：硫利达嗪、单胺氧化酶（MAO）抑制剂、三环类抗抑郁药、苯二氮䓬类。

（3）抗雄激素药：雌激素、GnRH 激动剂、螺内酯（安体舒通）、地高辛、司坦唑醇、西咪替丁、酮康唑、环丙孕酮。

（4）其他：氯贝特、抗肿瘤药、酒精（乙醇）、海洛因、可卡因。

5. 其他·罹患慢性全身性疾病（肾衰竭、肝功能衰竭、慢性阻塞性肺疾病等）晚期患者 20%～60% 有重度 ED，其致病原因是多因素综合作用的结果。这些患者往往有动脉和（或）静脉方面的危险因素，如合并高血压、高脂血症、糖代谢异常等加速动脉粥样硬化的因素，也可合并静脉栓塞。这些慢性疾病的代谢异常可能会产生某些物质抑制 NOS 或缺乏氧分子而使 NO 合成减少，同时可伴有血浆睾酮水平降低或雌激素水平升高，也可能伴发外周神经病变而阻断了勃起反射弧。最后，服用的药物亦可能是 ED 的一个致病因素。

（二）心理性 ED

患者阴茎海绵体的发育和神经血管反应正常，因为性焦虑或负性心理障碍引起者称为心理性 ED。如幼年期受过性侵犯、以前有过不愉快的性体验、严厉的父母或宗教对性的负面教育或禁锢等引起的对性交的厌恶、恐惧、痛苦和负罪感等负面性情绪抑制了勃起的发生。一些患者由于过去有性交失败的经历，配偶过于严厉或双方关系不够融洽，或所处环境存在干扰因素等导致紧张和焦虑，临场不能勃起。

（三）混合性 ED

器质性和心理性因素并存。

第四节·勃起功能障碍的诊断

一、病　史

全面而详尽的病史资料有助于鉴别 ED 是器质性还是心理性，并发现器质性 ED 的危险因素。

罹患慢性全身性疾病，如心血管疾病、脑血管疾病、糖尿病、肝或肾衰竭、多发性硬化症、垂体瘤、睾丸功能减退、以前做过的手术（盆腔和前列腺手术）、外伤（颅脑、脊髓和盆腔）等能提示产生 ED 的器质性病因。肥胖、高血压、高脂血症、吸烟、酗酒及心血管疾病家族史等是血管性 ED 的危险因素。下丘脑-垂体区肿瘤、睾丸炎、睾丸外伤和盆腔照射都可能引起睾丸功能减退。长期服用的药物应该仔细甄别，以确定 ED 是否与所服药物有关。

心理障碍可能成为 ED 的易感因素、促发因素或维持因素，幼年成长过程受过严厉约束、家庭不和、缺乏性知识和（或）伤害性的性体验是常见的易感心理因素。期望过高、偶然的失败、与配偶的关系不和谐、外遇、罹患器质性疾病及焦虑或抑郁等可成为促发因素。操作焦虑、负罪感、不善交流、失去吸引力和自卑感等往往是 ED 的维持因素。这些心理因素应认真分析，存在器质性致病因素并不能排除同时存在心理因素的作用。

对 ED 本身亦应详细了解,包括起病的时间和方式、病程长短、当前的状态及患者和配偶的态度。同时伴有性欲减退者提示存在内分泌异常或与配偶的关系不和谐;夜间有较强的自发勃起或前戏时能充分勃起,插入后迅速疲软往往是心理因素或盆腔盗流综合征;伴有逆行射精是神经病变或药物不良反应的征象;伴有早泄多是心理因素所致;伴有性欲高潮丧失几乎都是器质性病变所致。

二、症状评分

自 20 世纪 80 年代以来,许多不同设计的量表应用于 ED 的临床评估,目前广泛应用的是国际勃起功能指数(IIEF)量表。原始 IIEF 有 15 个问题,较为复杂,包含了性欲、性满意度、性欲高潮、射精和自信心等与勃起功能没有直接关系的问题,后来简约为 5 个问题,即 IIEF-5,其中仍包括一个"维持勃起自信心程度"与 ED 本身无关的问题,为此欧洲的学者做了一些修改,集中了 5 个与勃起相关的问题,以受试者近期(3 个月或以上)性活动作为判断的依据,ED 严重程度的评分标准亦有所改变(表 8-5-1)。

表 8-5-1 IIEF-5 评分量表(欧洲版)

问 题	几乎总是或总是不能	少于半数能	约为半数能	多于半数能	几乎总能或总能
1. 在性活动时,有多少次能获得勃起	1	2	3	4	5
2. 性刺激获得勃起后,有多少次勃起硬度能达到插入的程度	1	2	3	4	5
3. 在试图性交时,有多少次能插入阴道	1	2	3	4	5
4. 在插入阴道后,有多少次能维持勃起	1	2	3	4	5
5. 在性交时,维持勃起至性交完成有多大困难	极困难 1	非常困难 2	困难 3	稍有困难 4	无困难 5

注:把全部积分加起来,最高为 25 分。总分 5~10 分为重度 ED,11~15 分为中度 ED,16~20 分为轻度 ED,21~25 分为勃起功能正常。

三、体格检查

对 ED 患者的体格检查应该全面和详细,以尽可能发现并发的疾病和与 ED 有关的危险因素,特别是以下几个系统更为重要。

1. 生殖系统·第二性征的发育情况,睾丸的位置、大小、质地、阴茎的长度和宽度(或周径),是否存在尿道下裂,前列腺是否肥大或存在结节,是否存在男性乳腺发育症。

2. 心血管系统·心脏大小、心率和节律是否正常,是否有高血压,外周血管的搏动是否存在,是否有水肿或体腔积液。

3. 神经系统·四肢肌力和运动是否减退,腱反射、触痛、痛觉、温度觉和震动觉是否正常。

四、实验室检查

血和尿常规、空腹血糖、肝肾功能、血脂谱、血清总睾酮、雌二醇、催乳素(PRL)、黄体生成素(LH)和卵泡刺激素(FSH)。

五、特殊检查

(一)心理-生理学检查

1. 夜间勃起监测(NPT)·正常成年男性在夜间入睡后会出现与快速动眼睡眠相一致的自发性阴茎勃起,这一生理过程与雄激素有关。如果 NPT 监测夜间有充分的勃起,提示勃起相关的神经-血管机制是完整的,ED 很可能是心理因素所致。但是,雄激素缺乏、严重的焦虑和抑郁会对夜间自发勃起产生负面影响。

2. 视觉勃起刺激试验(VES)·视觉刺激能诱发充分勃起的 ED 患者可能是心理因素引起,勃起反应的程度和潜伏时间与血浆睾酮水平和年龄呈负相关。

(二)血管系统检查

1. 海绵体内血管活性药物注射(ICVAME)·常用的血管活性药物有 PGE_1($20\sim25\ \mu g$)、罂粟碱($30\sim60\ mg$)和酚妥拉明($1\sim2\ mg$),结果判断可分 3 级:① 强阳性,勃起硬度达到正常,勃起角度≥90°,持续时间≥20 min,提示血管系统正常;② 弱阳性,阴茎有胀大,没有达到强阳性的程度,但是足以插入阴道;③ 阴性,没有明显的勃起反应,不足以插入阴道,提示血管系统有病变。

2. 阴茎药理多普勒超声检查(PPDU)·PPDU 是一种更加准确和可重复的阴茎血流动力学检查,在海绵体内注射血管活性药物后,在 $1\sim10$ min 内用多普勒超声检查。如果阴茎动脉的解剖影像正常,收缩期峰血流速度(PSV)>30 cm/s 表示动脉系统完整;如果 30 cm/s>PSV>25 cm/s,提示存在轻度动脉功能不全;如果 PSV<25 cm/s 和(或)加速时间>122 ms 提示存在严重的动脉闭塞;如果 PSV>30 cm/s,终末舒张期血流速度(EDV)>3~5 cm/s 或阻抗指数(RI,即阴茎硬度/海绵体内压力值)<0.9 提示存在静脉盗流。

3. 动态灌注海绵体测压和照相(DICC)·海绵体穿刺插入 2 个针头,通过其中一个针头输入肝素化盐水和 X 线造影对比剂,通过另一个针头记录海绵体内压力。试验的第一步是先注射血管活性药物,10 min 内海绵体内压达到 80~90 mmHg,阴茎勃起硬度正常提示静脉功能正常。第二步是输注肝素化盐水,使海绵体内压分别维持在 30、60、90、120 和 150 mmHg,维持 150 mmHg 压力的灌注液流量≤3 ml/min,停止灌注 30 s,海绵体内压下降<45 mmHg 为正常。第三步是如果灌注测压结果不正常,改为海绵体内灌注造影剂,当海绵体内压达到 90 mmHg 时进行 X 线照相,可以发现静脉盗流的部位。

4. 阴茎动脉造影·可以显示阴部内动脉和阴茎动脉分支的解剖形态。

(三)神经系统检查

1. 运动神经检查·球海绵体肌反射潜伏时间(BCR):在阴茎背部设置刺激电极,在球海绵体肌设置接收电极,反射中枢为 $S_{2\sim4}$,正常成年男性 BCR 平均为 35 ms,反射潜伏时间延长提示反射弧相关神经损伤。如在头顶加设接收电极，还可测定球海绵体肌到大脑的传导速度。

2. 感觉神经检查 · 躯体感觉诱发电位 SEP 检查时，刺激电极放置在阴茎背部或胫前，接收电极放置在头顶，测定神经冲动从外周传至脊髓再到大脑的潜伏时间，正常值范围为 35～46 ms。

3. 自主神经检查

（1）心脏自主神经功能试验：基本原理是正常人的心搏间期、心率和血压会随呼吸和体位改变等不同的刺激环境而发生变化，自主神经损伤导致这种适应环境的变化减弱或丧失。常用的刺激方法有 Valsava 动作、深呼吸或立卧位引起的 RR 间期比值或血压差值。

（2）膀胱测压：先排空膀胱，然后缓慢注入气体或液体，膀胱内压力逐渐升高，膀胱扩张，当压力达到一定程度时，刺激逼尿肌收缩，出现尿意。正常值范围为膀胱排空后应无残余尿，膀胱内容积达到 150～200 ml 时有尿意，成人膀胱容量约为 400 ml，膀胱充盈过程中内压稳定在 0.98～1.96 kPa。

第五节 · 勃起功能障碍的治疗

一、建立健康的生活习惯和生活方式

心血管疾病、糖尿病、高血压、高脂血症和肥胖等与不健康的生活习惯或生活方式有关，这些疾病的一些危险因素也是 ED 的危险因素，因此 ED 患者亦要建立健康的生活方式，控制过高的体重，摄取合理的营养均衡的膳食，适当的体育锻炼，戒烟，饮酒要适量。

二、内分泌代谢治疗

（一）睾丸功能减退

血浆睾酮水平降低可引起第二性征退化，阴茎和睾丸萎缩，性欲减退，夜间自发勃起消失、ED、精液量减少和无性欲高潮，睾酮补充治疗可以纠正上述异常。睾酮的剂量应个别化，以睾酮皮肤凝胶或十一酸睾酮注射剂为首选。

（二）糖尿病

控制高血糖和改善糖代谢往往还不足以纠正 ED，但这是治疗各种糖尿病合并症的基础。良好的血糖控制可以预防和延缓血管病变的发生和发展，改善一般健康状况和提高 ED 治疗措施的疗效。

（三）高催乳素血症

PRL 抑制下丘脑促性腺激素释放激素（GnRH）的分泌，垂体 PRL 大腺瘤对周围的正常组织可产生压迫效应，使垂体促性腺激素（LH 和 FSH）和睾酮的合成和分泌减少。此外，PRL 还可能对性欲中枢和海绵体平滑肌有直接的抑制作用。切除肿瘤，使血浆 PRL 下降至正常有助于勃起功能的恢复。

（四）甲状腺功能异常

甲亢时增高的甲状腺激素刺激性激素结合球蛋白（SHBG）的合成，使血浆总睾酮水平增高，但游离睾酮水平降低，LH 水平升高，睾酮在外周组织转化为 E_2 增多，血浆 E_2 水平升高可引起男性乳房发育、性欲减退和 ED。甲减时血浆睾酮和 SHBG 减低，LH 和 FSH 水平升高，一部分患者伴有性欲减退和 ED。甲状腺功能异常纠正后可以改善 ED。

（五）高脂血症

高脂血症是动脉粥样硬化的危险因素，而动脉硬化又是血管性 ED 的首要因素。他汀类降脂治疗有助于改善 ED。

三、口服药物治疗

（一）磷酸二酯酶-5（PDE-5）抑制剂

PDE-5 抑制剂阻滞 PDE-5 对 cGMP 的降解，保持海绵体内较高的 cGMP 浓度，以维持海绵体内血管舒张和血流灌注，延长阴茎的勃起状态。最早上市的 PDE-5 抑制剂是西地那非，其化学结构类似 cGMP，西地那非的问世开创了 ED 口服药治疗的新时代。在西地那非之后陆续有新的 PDE-5 抑制剂上市，PDE-5 抑制剂是治疗 ED 的一线药物。PDE-5 抑制剂禁忌与亚硝酸酯类同时服用，以避免发生低血压。除他达拉非外，其他 PDE-5 抑制剂应该在餐前 1 h 或餐后 2 h 空腹状态下服药。

1. 西地那非 · 1998 年 FDA 批准上市，是一种 cGMP 特异性 PDE-5 抑制剂。PDE 有多种同工酶，分布于身体的各种组织中，分布于海绵体组织的有 PDE-5 和 PDE-2，PDE-1 分布于心肌，PDE-3 分布于平滑肌、心肌和血小板，PDE-4 分布于脑、肺、骨骼肌和淋巴细胞，PDE-6 分布于视网膜。西地那非抑制 PDE-5 的活性比 PDE-6 强 10 倍，比 PDE-1 强 80 倍，比 PDE-4 强 15 000 倍，比 PDE-3 强 30 000 倍，比 PDE-2 强 55 000 倍，因而是一种选择性非常强的 PDE-5 抑制剂。

起始剂量为 50 mg，空腹或餐后 2～4 h 口服，平均起效时间为 1 h，维持有效勃起时间 4 h。服药后应有一定的性刺激才能启动勃起，如果 50 mg 效果不满意可增至 100 mg，最大剂量为 100 mg，每日服用不超过 1 次。西地那非对各种原因引起的 ED 均有效，总有效率为 75%，糖尿病 ED 的有效率为 57%，前列腺根治术后 ED 的有效率为 43%。不良反应有头晕、头痛、潮红、鼻塞、心悸、色觉异常和消化不良等，程度较轻，一般不需特殊处理。

2. 伐地那非（vardenafil）· 2003 年 FDA 年批准上市，口服剂量 50～100 mg，达峰时间为 30～60 min，维持勃起有效时间 4～5 h，最好空腹服用。疗效与西地那非相当。常见不良反应有头痛、潮红、心悸和鼻炎，无色觉异常不良反应。

3. 他达拉非（tadarafil）· 2003 年 FDA 年批准上市，是第二代选择性长效 PDE-5 抑制剂，剂量 10～20 mg，按需口服，与食物同服不影响疗效。口服后达峰时间 2 h，半衰期 17.5 h，维持有效勃起时间 72 h。他达拉非的化学结构与西地那非不同，选择性更强，与 PDE-6 不发生交叉反应，因而无色觉异常不良反应。随机、双盲、交叉、平行对照的临床试验结果显示，治疗 ED 的有效率约为 80%，常见不良反应为头痛、背痛和消化不良，背痛是与 PDE-11 发生交叉反应所致，发生率约为 3%。由于他达拉非的作用时间长，服药后的性生活更加自然和谐，因而受到患者的偏爱。根据一项前瞻性、随机、开放标签和固定剂量选择性研究的结果，52.2% 的患者选择他达拉非，27.7% 选择西地那非，只有 20.1% 选择伐地那非。

4. 阿瓦那非(avanafil)· 2012 年 FDA 年批准上市,是一种新的选择性 PDE-5 抑制剂。剂量 100～200 mg,15 min 起效,有效时间 6 h。根据意大利 17 856 例服用阿瓦那非患者的调查,器质性 ED 有效率为 56%,糖尿病合并 ED 有效率为 28.6%,患者满意率为 58%。不良反应有头痛(16.5%)、潮红(5.5%)、背痛(2.5%)、皮疹(2.6%),另有报道低血压(15%)。

5. 乌地那非(udenafil)· 韩国研发产品,2005 年在韩国上市。分子结构类似西地那非,口服剂量 100～200 mg,达峰时间 0.8～1.3 h,半衰期为 9.9～12.1 h。多中心、随机双盲和安慰剂对照 12 周临床试验结果显示,安慰剂、乌地那非 100 mg 和 200 mg 的终点 IIEF-EF 评分分别升高 0.2 分、7.5 分和 9.9 分;正常勃起率分别为 3.7%、35%和 48%;插入成功率分别为 53.4%、88.8%和 92.4%;维持勃起成功率分别为 15.4%、70.1%和 75.7%。不良反应常见为潮红和头痛。

6. 米地那非(mirodenafil)· 韩国研发产品,2012 年在韩国上市。化学结构类似西地那非,但是对 PDE-5 的选择性比西地那非高 10 倍。口服剂量 50～100 mg,达峰时间 1.3 h,半衰期为 2.5 h。多中心、随机双盲和安慰剂对照 12 周临床试验结果显示,安慰剂、米地那非 50 mg 和 100 mg 的终点 IIEF-EF 评分分别为 17.3 分、46.6 分和 62.2 分;插入成功率分别为 15.4%、27.7%和 38.9%;维持勃起成功率分别为 20.2%、44.2%和 67.3%。不良反应常见为潮红和头痛。

(二) 作用于中枢的药物

1. 阿扑吗啡· 是从吗啡合成的一种多巴胺能激动剂,药理学特性与吗啡不同,不会成瘾。开始用于治疗震颤麻痹,因发现其有刺激勃起的作用而用于治疗 ED。其作用机制是通过中枢神经系统(CNS)途径诱发生理性勃起,对外周没有作用。口服的生物利用度只有皮下注射的 10%,而皮下注射又有较强的不良反应,经舌下黏膜吸收的缓释片可在 30 min 内起效,而不良反应轻微。一组 457 例心理性 ED 三种剂量和安慰剂对照的临床试验显示,能产生坚挺勃起的百分率为:2 mg 组为 45.8%,4 mg 组为 52%,6 mg 组为 59.6%,安慰剂组为 32%～35%;起效时间为 15～22 min。最常见的不良反应是恶心,6 mg 组为 39%,4 mg 组为 19.5%,2 mg 组为 2.1%。血管舒缩症状如眩晕、潮热和出汗,以及嗜睡、呵欠和无力等症状较少见(<1%)。

2. 美兰坦II(melanotan-II,MT-II)· 人工合成的一种黑素皮质素受体激动剂,ACTH 和 α-MSH 有刺激勃起的功能,其作用部位尚不清楚,推测是在室旁核下游。1996 年 10 例心理性 ED 患者参与一项随机、双盲、交叉和安慰剂对照的 MT-II 注射试验,隔日注射 1 次,共 20 次,用勃起监测仪(rigiscan)监测勃起情况,MT-II 剂从 0.025 mg/kg 开始逐渐递增。在 0.135 mg/kg 剂量时,8 例在注射后 15～270 min(平均 127.5 min)出现勃起,没有射精和痛性勃起。MT-II 组全部患者都出现不良反应,恶心、呵欠和食欲减退,安慰剂组 5 例报道有不良反应。1998 年以相同的方法治疗 10 例器质性 ED,结果用药组 9 例有勃起,并维持 64 min。安慰剂组 1 例有勃起。不良反应有恶心、伸展、呵欠和潮红,20 次注射 4 次有重度恶心,1 次呕吐。

3. PT-141(Bremelanotide®): 新合成的黑素皮质素受体激动剂,化学结构与 MT-II 相似。I 期临床试验 24 例健康男子鼻内给药 4～20 mg,达峰时间 30 min,半衰期为 120 min。Rigiscan 监测勃起,起效时间 34～63 min,勃起硬度>60%,维持时间 140 min。II 期临床试验 203 例 ED 患者,以 IIEF-EF 评分为依据,正常勃起(IIEF-EF>26 分)安慰剂组 10%;PT-141 治疗 5 mg 组 30%、10 mg 组 36%、15 mg 组 53%和 20 mg 组 50%。不良反应主要是胃肠道症状,1 例患者勃起时间过长,无疼痛,不需要处理。

4. 曲唑酮· 是一种三唑吡啶类抗抑郁药,具有多种药理作用,原型及其主要代谢物氯酚哌拉嗪(mCPP)在 CNS 作为一种 5-羟色胺(5-HT)激动剂与 5-HT2C 受体结合,刺激信号经骶髓传出至海绵体,诱发勃起。另一方面,又作为一种 α 受体阻滞剂拮抗海绵体小梁平滑肌的收缩而增强海绵体充血。早期报道 100 例心理性 ED 分为 4 组:曲唑酮 50 mg,一日 3 次;酮吡草(ketanserin,5-HT2 拮抗剂)20 mg 每日 2 次;咪吡草(Mianserin,5-HT2 和 5-HT1 拮抗剂)10 mg,每日 3 次或安慰剂。疗程 30 日,在服药期间有 3 次或以上成功性交者为有效。结果有效率为曲唑酮 65.2%,酮吡草19.2%,咪吡草31.6%,安慰剂 13.6%。不良反应有头晕、头痛、嗜睡、恶心、口干、视力模糊和痛性勃起。

四、局部治疗

(一) 前列腺素 E_1(PGE_1)

前列地尔(alprostadil)是人工合成的 PGE_1,具有 PGE_1 相同的生物学效应。体外实验表明,阴茎海绵体或尿道海绵体肌经去甲肾上腺素预收缩后加入 PGE_1 可产生松弛效应,同时伴有 cAMP 浓度增高,提示 PGE_1 的作用机制是激活腺苷环化酶,促进 cAMP 的合成,后者诱导海绵体平滑肌松弛,产生阴茎勃起。尿道局部应用 PGE_1,约 80%的剂量在 10 min 内被尿道海绵体吸收,其中约 20%经交通支进入阴茎海绵体,其余进入静脉系统。尿道、前列腺、海绵体和肺都有降解 PGE_1 的酶,体循环中的 PGE_1 90%在肺降解,代谢物 90%从尿中排出,其余从粪便排出。PGE_1 的半衰期为 30 s～10 min,时间的长短与个体的生理状态有关。

1. 前列地尔微珠(micro-pellet)· 每粒微珠含 PGE_1 500 µg 或 1 000 µg,利用一种特制的推杆装置在排尿后推入尿道内,10 min 内产生勃起,有效率(勃起程度足以插入阴道)为 45%～65%,如果同时加用紧缩带,从阴茎根部阻滞海绵体内的 PGE_1 流入静脉系统,有效率可提高到 75%。

2. 前列地尔凝胶· 1%前列地尔凝胶或乳膏制剂,每次剂量 200～300 µg,直接涂抹或用推管装置推入尿道口内,10～15 min 起效,疗效可维持 60 min,诱导勃起有效率为 65%～75%。

前列地尔局部用药的不良反应有局部红斑(40%)、阴茎痛(35%)、尿道痛(12%)、低血压(4%)、头晕(2%)、配偶阴道烧灼感(5%)。

(二) 海绵体内注射

血管活性药物罂粟碱、PGE_1 和酚妥拉明单独或联合海绵体内注射对各种原因引起的 ED 均有疗效,常用剂量罂粟碱 30 mg,PGE_1 20 µg,酚妥拉明 1 mg。联合用药可减少各单药的剂量,提高疗效。剂量过小疗效可能不够满意,过大则不良反应增加,应从小剂量开始,逐渐调整至获得勃起角度能达到

90°和能维持约 1 h 的剂量为适宜。三种血管活性药物联合海绵体内注射的有效率可达 90%。不良反应有异常勃起（3.4%）、阴茎痛（3.5%）、海绵体纤维化（追随观察 2 年）（5.3%）。

五、真空负压勃起装置

该装置由柱状圆筒、弹性环和抽气泵组成，弹性环预先套在圆筒的底部，而抽气泵则连接在圆筒的顶部。使用时阴茎置入圆筒内，圆筒底部紧接耻骨联合形成密闭环境，启动抽气泵，圆筒内产生 200 mmHg 以内的负压，将血流吸引到阴茎海绵体内，阴茎被动勃起，将弹性环移至阴茎根部，阻断静脉回流以维持勃起，解除负压，移去圆筒即可以进行性活动。负压勃的阴茎由于淤血而呈蓝色，表面温度低，发凉。维持勃起的时间不宜超过 30 min。不良反应有局部皮肤瘀斑（16%～39%）、射精阻碍（25%）、射精疼痛（16%）、阴茎麻木感 5%、阴茎根部放置弹性环部位疼痛（3%）。患者的满意率为 27%～68%，不满意的原因有不能维持充分的勃起、疼痛和使用不方便等；配偶不满意的原因有阴茎外观不佳（13%），效果不好（11%）和阴茎温度凉（7%）。

六、手术治疗

（一）动脉手术

已明确有动脉闭塞或动脉功能不全，年龄 50 岁以下，没有糖尿病和神经系统病变，以及不吸烟的 ED 患者可以考虑施行动脉手术治疗。常用的方式如下。

1. 腹下动脉和阴茎背动脉端侧吻合术·近期成功率约为 60%。

2. 阴茎深背静脉动脉化术·将腹下动脉与深背静脉端侧吻合，结扎近端和远端的旋静脉和导静脉，使深背静脉动脉化，血流通过手术建立的瘘管或深背静脉网络逆行进入海绵体。近期成功率为 40%～70%。

（二）静脉手术

勃起时静脉闭合不全产生血液盗流是 ED 的致病原因之一，结扎或栓塞盗流静脉可以纠正 ED，近期成功率约为 42%。

（三）假体植入术

在其他方法治疗无效的 ED 患者可考虑使用假体植入术治疗。假体的种类繁多，目前国内应用的主要有两种：一是硅胶-银丝（Jonas）假体，以强韧的银丝为轴心做成的硅胶圆柱状体，两支为一套，分别植入两侧的阴茎海绵体中，使阴茎始终处于一种勃起状态，方便插入。不使用时将假体弯曲下垂。二是可膨胀性（Scott）假体，由一对硅胶圆柱体、储液囊、控制阀和连接管组成，分别植入阴茎海绵体，盆腔和阴囊内，通过操作阴囊内的控制阀使储液囊内的液体流入圆柱体（阴茎勃起）或回流入储液囊（阴茎疲软）。手术成功率约为 95%，满意率约为 90%。手术并发症可有局部感染、皮下血肿、阴茎疼痛、白膜穿孔、假体脱出、龟头下垂畸形和机械故障等。

七、干细胞移植治疗

植入干细胞可以促进残存的祖细胞增殖和分化，通过抗凋亡和促进血管生成因子使受损组织修复，改善勃起功能。韩国报道 7 例糖尿病 ED 患者，年龄 57～87 岁，糖尿病病程 12～52 年。双侧海绵体内注射脐带血干细胞 1.5×10^7，阴茎根部钳夹 30 min，3 例对照组注射生理盐水。随访 11 个月，对照组 ED 无变化，干细胞移植组在 2 个月后，晨间自发勃起恢复；2 例患者在加服 100 mg 西地那非后能完成正常性交。法国报道 12 例前列腺切除术后血管性 ED，年龄为 45～70 岁，海绵体内注射 4 个递增剂量骨髓单核细胞，6 个月后 9 例患者有成功的性交。

八、基因疗法

基因疗法治疗 ED 目前主要是动物实验研究，迄今只有一项 I 期临床试验研究发表。11 例中重度 ED 患者单剂海绵体内注射 hMaxi - K 质粒，hMaxi - K 质粒的 DNA 编码人平滑肌 hMaxi - K 通道的 α 亚单位，是 hMaxi - K 通道的孔道部分，hMaxi - K 通道的 α 亚单位开放，钾进入细胞内，可以诱导勃起。3 例患者分别注射 500 μg、1 000 μg 和 5 000 μg，另 2 例患者注射 7 500 μg，随访观察 24 周，全部患者都没有发生明显的不良反应，血清激素水平无变化，精液中也没有检出质粒；注射 5 000 μg 和 7 500 μg 质粒的患者，IIEF - EF 评分有显著提高。由于没有设置对照组，作者没有下结论。但是，认为这一试验结果提示基因治疗 ED 具有令人鼓舞的前景。

参考文献

[1] NIH Consensus Conference. Impotence[J]. JAMA, 1993, 270: 83 - 90.

[2] Feldman HA, Goldstein I, Hatzichristou DG, et al. Impotence and its medical and psychological correlates: results of the Massachusetts Male Aging Study[J]. J Urol, 1994, 151: 54 - 61.

[3] Laumann EO, Paik A, Rosen R. Sexual dysfunction in the United States: Prevalence and predictors[J]. JAMA, 1999, 281: 537 - 544.

[4] Johannes CB, Araujo AB, Feldman HA, et al. Incidence of eretile dysfunction in men 40 to 69 years old: longitudinal results from the Massachusetts Male Aging Study[J]. J Urol, 2000, 163: 460 - 463.

[5] Wang YX, Leng J, Chen B, et al. The prevalence of erectile dysfunction in elder adults in Shanghai: an analysis of 1582 cases[J]. Int J Impot Res, 1997, 9 (Suppl 1): S45.

[6] Delay KJ, Haney N, Hellstrom WJG. Modifying risk factors in the management of erectile dysfunction: A review[J]. World J Mens Health, 2016, 34: 89 - 100.

[7] Chitaley K, Kupelian V, Subak L, et al. Diabetes, obesity and erectile dysfunction: field overview and research piorities[J]. J Urol, 2009, 182: 545 - 550.

[8] Sanchez E, Pastuszak AW, Khera M. Erectile dysfunction, metabolic syndrome, and cardiovascular risks: facts and controversies[J]. Tranl Androl Urol, 2017, 6: 28 - 36.

[9] Bloch W, Koltz T, Sedlaczek P, et al. Evidence for the involvement of endothelial nitric oxide synthase from smooth muscle cells in the erectile function of the human corpus canvernosum[J]. Urol Res, 1998, 26: 129 - 135.

[10] Wallis RM, Corbin JC, Francis SH, et al. Tissue distribution of phosphodiesterase families and the effects of sidenafil on tissue cyclic nacleotide, platelet function, and the contratile responses of trabeculae carneae and aortic rings in vitro[J]. Am J Cardiol, 1999, 83: 3c - 12c.

[11] Hedlund P, Alm P, Ekstrom P, et al. Pituitary adenylate cyclase-activating polypeptide, helospectin, and vasoactive intestinal polypeptide in human corpus cavernosum[J]. Br J Pharmacol, 1995, 116: 2258 - 2266.

[12] Matter LE, Mailemariam S, Huch RA, et al. Primary erectile dysfunction in combination with congenital malformation of the cavernous bodies[J]. Urol Int, 1998, 60: 175 - 177.

[13] Burchardt M, Burchardt T, Baer L, et al. Hypertension is associated with

severe erectile dysfunction[J]. J Urol, 2000, 164: 1188 - 1191.

[14] Chamness SL, Ricker DD, Crone JK, et al. The effect of androgen on nitric oxide synthase in the male reproductive tract of the rat[J]. Fertil Steril, 1995, 63: 1101 - 1107.

[15] Mannino DM, Klevens RM, Flanders WD. Cigarette smoking: an independent risk factor for impotence? [J] Am J Epidemiol, 1994, 140: 1003 - 1008.

[16] Finger WW, Lung M, Slagle MA. Medications that may contribute to sexual disorders. A guide to assessment and treatment in family practice [J]. J Fam Pract, 1997, 44: 33 - 43.

[17] Rosen RC, Riley A, Wagner G, et al. The international index of erectile function (IIEF): A multidimensional scale for assessment of erectile dysfunction[J]. Urology, 1997, 49: 822 - 830.

[18] Yafi FA, Jenkins L, Albersen M, et al. Erectile dysfunction[J]. Nat Rev Dis Primers, 2016, 2: 16003 doi. 10. 1038/nrdp.

[19] Yassin DJ, Doros G, Hammerer PG, et al. Long-term testosterone treatment in elderly men with hypogonadism and erectile dysfunction reduces obesity parameters and improves metabolic syndrome and health-related quality of life[J]. J Sex Med, 2014, 11: 1567 - 1576.

[20] Smith-Harrison LI, Patel A, Smith RP. The devil is in the details: an analysis of subtleties between phosphodiesterase inhibitors for erectile dysfunction[J]. Tranl Androl Urol, 2016, 5: 181 - 186.

[21] Tolra JR, Campana JM, Ciutat LF, et al. Prospective, randomized, open-label, fixed-dose, crossover study to establish frequence of patients with erectile dysfunction after taking the three PDE - 5 inhibitors[J]. J Sex Med, 2006, 3: 901 - 909.

[22] Zurawin JL, Stewart CA, Anaissie JE, et al. Avanafil for the treatment of erectile dysfunction[J]. Expert Rev Clin Pharmacol, 2016, 9: 1163 - 1170.

[23] Mirone V, Fusco F, Parazzini F, et al. A survey in the experience of 136 Italian Urologists in the treatment of erectile dysfunction with PDE5 inhibitors and recommendations for the use of avanafil in the clinical practice[J]. Arch Ital Urol Androl, 2016, 88: 128 - 132.

[24] Cho MC, Paick JS. Udenafil for the treatment of erectile dysfunction[J]. Ther Clin Risk Manag, 2014, 10: 341 - 354.

[25] Cho MC, Paick JS. A review of the efficacy and safety of mirodenafil in the management of erectile dysfunction[J]. Ther Adv Urol, 2016, 8: 100 - 117.

[26] King SH, Mayorov AV, Balse-Srinivasan P, et al. Malanocortin receptors, melanotropic peptides and penile erection[J]. Curr Top Med Chem, 2007, 7: 1098 - 1106.

[27] Anaissie J, Hellstrom WJG. Clinical use of alprostadil topical cream in patients with erectile dysfunction: A review[J]. Res Report Urol, 2016, 8: 123 - 131.

[28] Chung E. Penile prosthesis implant: Scientific advances and technological innovations over the four decades [J]. Tranl Androl Urol, 2017, 6: 37 - 43.

[29] Reed-Maldonado AB, Lue TF. The current status of stem-cell therapy in erectile dysfunction[J]. World J Mens Health, 2016, 34: 155 - 164.

[30] Melman A, Bar-Chavana N, McCullough A, et al. hMaxi-K gene transfer in males with erectile dysfunction: results of the first human trial[J]. Hum Gene Ther, 2006, 17: 1165 - 1176.

第六章 · 隐睾、小阴茎和尿道下裂

谢 华 陈 方

第一节 · 隐 睾

一、定 义

隐睾（cryptorchidism），由希腊语隐藏（cryptos）和睾丸（orchis）两词衍生而来，也称睾丸未降，是指睾丸未能按照正常发育过程从腰部腹膜后完全下降至阴囊。

隐睾是最常见的一种男性儿童泌尿生殖系统畸形，可以单独发生，也可以合并其他生殖、泌尿、骨骼及神经系统的异常。隐睾的流行病学调查结果的差异很大，取决于研究的类型、地理区域、参与者的选择方式、年龄和种族，以及诊疗方式、临床分类等。在包括早产在内的出生男婴中隐睾发生率为 $1.6\%\sim9\%$，而在出生体重 $\geqslant2\,500\,g$ 的男孩中则为 $1.8\%\sim8.4\%$。足月儿中，隐睾的发生率为 $1\%\sim6\%$。另有研究发现，单侧隐睾的发生概率是双侧的 4 倍，$15\%\sim30\%$ 的男性早产儿与 $2\%\sim4\%$ 的男性足月儿可至少有一侧睾丸未完全降入阴囊，其中双侧占 25%。1 岁内男婴睾丸下降大多发生在生后最初的 3 个月，至 1 岁时睾丸未降的发生率为 $0.8\%\sim1.5\%$。1 岁后，隐睾的患病率保持在 $0.7\%\sim1.0\%$，提示 1 岁后罕有自行下降的可能。

二、胚胎学

睾丸的发育及其从腹腔下降至阴囊的过程十分复杂，目前机制尚不明了。众多遗传及激素因素已被证实在其中起关键性作用。妊娠 5~6 周开始，未分化性腺的生殖细胞迁移至生殖嵴并分化为生殖母细胞，标志着睾丸发育的开始。其中，诸如 SRY、WT - 1、SF - 1、SOX9、FGF - 9 和 DAX1 等因子促使体腔上皮细胞分化成为支持细胞（Sertoli cells）。支持细胞在妊娠 6~7 周时围绕生殖细胞形成原发性睾丸索（primary testicular cords），并在妊娠 8 周起分泌的抗米勒管激素（antimullerian hormone, AMH）诱导副中肾管的退化。在妊娠 9 周末，间质细胞分化为睾丸间质细胞（Leydig cells）。在妊娠 8~12 周，睾丸间质细胞分泌的睾酮（T）诱导中肾管（Wolffian duct）分化为生殖器附件，并在转化为双氢睾酮（DHT）后促使外生殖器男性化。睾丸间质细胞还可分泌胰岛素样激素 3（insulin - like hormone 3, INSL3），已证实其可诱导雄性小鼠引带的发育。

人类睾丸下降经历腹腔内和腹股沟两个阶段，分别在妊娠 15 周和妊娠 35 周结束。在第一阶段，胚胎睾丸形成时，其位置相当于第 12 胸椎。随着胚胎时期脊柱的迅速发育，第 12 胸椎向颅侧移行，睾丸受相对固定的睾丸引带约束不能随第 12 胸椎上移，其位置反而靠近腹股沟管内环处。这一过程也可能与米勒管（副中肾管）抑制物质、INSL3 等调节有关。第二阶段，随着头端引带的回缩，睾丸从腹股沟管内环经腹股沟管出外环而进入阴囊。腹股沟阴囊段的睾丸下降常受垂体-性腺轴的激素紊乱或类固醇与雄激素受体突变影响。睾丸发育和分化过程中任何干扰都可影响睾丸下降，睾丸发育不全的严重程度则可影响睾丸下降的程度。

相对睾丸下降，胎儿生殖母细胞分化为精原细胞及睾丸间质与支持细胞数量增加都是漫长的过程，不仅在出生时没有结束，还会持续到出生后数月。第一次胎儿生殖母细胞分化为精原细胞开始于妊娠 13～15 周，伴随干细胞标志物，诸如 OCT-3/4、NANOG、TFAP2C 和 KIT 逐步下调，并出现生殖细胞特异蛋白，如 MAGEA4。在分化过程中，生殖细胞迁移到基底层（basal lamina），在组织切片上显示为暗型精原细胞（Ad/dark spermatogonia）又称 Ad 精原细胞。作为预测隐睾患者生育结局的一个很好的参数，Ad 精原细胞的发生也预示着小青春期（mini-puberty）的结束。出生后最初几个月，婴儿经历下丘脑垂体-性腺轴的短暂激活的小青春期，生殖细胞、间质细胞与支持细胞数量的增加，伴随着促性腺激素、睾酮、抑制素 B 和 AMH 水平的短暂提升，被认为是生殖母细胞或精原细胞前体（prespermatogonia）最终转化为 Ad 精原细胞的基础。隐睾最大的损害是在小青春期双侧睾丸缺乏这种转化能力，从而导致严重的不孕。

三、病　因

大多数隐睾患儿病因不明，目前普遍认为是由遗传易感、激素与环境、生活方式等因素的协同作用。在家族性隐睾病例中，兄弟间隐睾的相对风险为 6.9，父子间则为 4.6。相对于基因缺陷造成的隐睾，如雄激素受体突变、雄激素受体的 CAG 重复的多态性、5α-还原酶缺乏、HOXA10 或 INSL3 基因突变、雌激素受体 α 基因多态性，下丘脑-垂体-性腺轴与睾酮合成的异常更多见于单侧隐睾。

流行病学研究显示多种风险因素与先天性隐睾有关。一些流行病学研究提示，在诸如从事农业和来自高度农业活动地区的男性等特定职业中，隐睾及相关泌尿生殖系统畸形的流行程度有所增加。现已明确的隐睾最相关因素为低出生体重（尤其是低于胎龄儿）和早产。考虑到睾丸通过腹股沟管进入阴囊的时间相对较晚，早产儿在出生后的头几个月隐睾患病率较高（足月儿 1%～3%，早产儿 15%～30%）。除胎龄外，低出生体重也与隐睾密切相关：在 <900 g 的婴儿中隐睾的患病率约为 100%。隐睾的患病率随着婴儿出生体重的增加而降低，出生体重 2 700～3 600 g 的婴儿中约为 3%。与正常出生体重的隐睾患儿相比，低于胎龄的隐睾患儿睾丸自行下降的可能性更小。

妊娠并发症如胎盘功能不全、子痫前期及妊娠糖尿病也与隐睾有关。即便是轻度的妊娠糖尿病，也可能通过减少母亲性激素结合球蛋白（sex hormone-binding globulin, SHBG）与胎儿高胰岛素血症导致的胎儿雌激素-雄激素功能失衡，增加后代隐睾的风险。其他诸如患儿母亲妊娠期持续吸烟、饮酒、咖啡因摄入等危险因素，也可对胎儿睾丸发育和下降造成不良影响，虽然这些结果尚存在争论，反映出隐睾类型不同，病因可能各异。

动物研究也证实妊娠期接触具有内分泌干扰作用的人造化学品可造成隐睾。越来越多的证据表明，卤代化合物，如多氯化合物和多溴化阻燃剂可能会增加先天性隐睾及尿道下裂的发生。此外，邻苯二甲酸酯对胎儿和婴儿的暴露会影响睾丸激素的功能，并缩短肛门与生殖器距离（AGD，男性化减弱

的标志），AGD 的缩短同时与隐睾和尿道下裂有关，也与成人精液质量有关。值得注意的是，与动物实验不同，人类终身都暴露在众多化学品中。有研究证实，通过所谓的"鸡尾酒效应"，将动物暴露在低剂量的化学物质中，这种接触可能会造成意想不到的、可能比预期有更大的影响。

研究发现，患有隐睾症的高危不育患者可表现出转座子沉默（transposon silencing）相关基因表达受损，包括 DDX4、MAEL、MOV10L1、PIWIL2、PIWIL4、TDRD-family members、GTSF1、MORC1。这表明转座子沉默基因表达受损导致的基因不稳定可能是无精症发生的原因之一。完整的小青春期似乎对转座子沉默介导的内源性防御系统的发育必不可少。

四、分　类

隐睾可分为先天性（congenital）/原发性（primary）、获得性（acquired）/继发性（secondary）两类。获得性隐睾是指睾丸一度曾降至阴囊下半部，但因手术（多为腹股沟手术，如疝手术）或非手术性自发上升而造成睾丸无法再停留在阴囊内。获得性隐睾的患病率为 1%～7%，在 8 岁左右达到高峰。获得性隐睾在近端型尿道下裂患儿中更为多见。睾丸非手术性自发上升的原因可能为精索未随儿童生长而生长，逐渐变短，或未闭的鞘状突牵拉睾丸，这种情况下上升的睾丸不会增加恶变风险，约 75% 在青春期可能再次自行下降，但如在青春期未下降，将会导致生育力的下降。

临床上，多以是否可触及作为分类的标准。约 70% 的未降睾丸可触及（palpable），包括回缩睾丸（retractile testis）、睾丸下降不全、异位睾丸（maldescended testis）等。不可触及（nonpalpabl）的包括确未下降的睾丸（腹腔内）或因血管先天闭锁或睾丸扭转造成的睾丸缺如（无睾症或睾丸消失）。不可触及睾丸中，约 30% 会出现在腹股沟-阴囊区域，55% 会出现在腹腔内，15% 无睾丸或睾丸消失。

Scorer 和 Farrington 按位置将未降睾丸分为以下几个亚型：① 腹腔内睾丸（10%），无法触及。② 腹股沟管内睾丸（20%），可位于腹股沟内环口至阴囊上极间任何位置，常可滑动。位于腹股沟管腔内的睾丸可由于腹外斜肌腱膜的覆盖而不易触摸。③ 阴囊内高位睾丸（40%），睾丸虽沿正常途径下降，但未到达阴囊底部，有一定的活动度，能回缩入腹股沟但不能通过内环口。这样的回缩也可能造成诊断和分类的困难。④ 梗阻型隐睾（30%），由于物理因素阻碍了睾丸下降。⑤ 异位睾丸。

回缩睾丸并非真正的隐睾，但对于严重回缩睾丸或体检不耐受的儿童，最易误诊为隐睾。回缩睾丸中，2%～45% 的睾丸可上升至阴囊外。回缩睾丸可位于正常睾丸下降的路线上，多于腹股沟区可及，由于强烈的提睾反射而从阴囊回缩至更高的位置，检查者可将回缩睾丸轻纳入阴囊中下部。事实上，有 3/4 的正常儿童可因提睾反射诱发已完全下降的睾丸回缩，其睾丸大部分时间位于腹股沟管。睾丸回缩常见于儿童期，始于 12～24 个月，尤其在 2～7 岁时提睾反射最为活跃，并且回缩的频率随年龄增加而减少，但在新生儿期从不发生，在青春期中期以后也很少再发生。因此，回缩睾丸应予以密切随访（每年）至青春期，其间以睾丸停留在阴囊内不再回

缩可作为终止随访的依据。异位睾丸是指睾丸经腹股沟的正常途径出外环口后不进入阴囊而偏离正常的下降途径,位于异常位置。睾丸异位被认为是由于睾丸引带变异造成的,一般睾丸引带除主要附着于阴囊底部外,另还有5个分支,分别到达:会阴、股管、腹股沟管表面、耻骨区、对侧阴囊,从而形成不同部位的异位睾丸。

不可触及的睾丸通常较正常睾丸更小,多无再自行下降的可能,单侧更为多见。双侧不可触及睾丸的男孩,其诊断十分困难,需排除各种两性畸形,也应考虑无睾可能。

五、诊　断

在初诊时应了解患儿的胎龄。对睾丸沿正常途径下降的精确定位应予以详细地描述:腹腔内高位/低位睾丸、腹股沟、阴囊入口、阴囊上部、阴囊及其他可能的异常位置(异位睾丸)。隐睾诊断的最大挑战在于明确是否为回缩睾丸,未降睾丸是否曾见于阴囊内是一个很关键的问题。如果是,则很可能是回缩睾丸。婴幼儿与儿童期男孩往往需要重复体检,尤其是肥胖、紧张不安等的儿童,更应仔细、反复的检查,并详细记录每次可触及睾丸的位置、质量等情况。

临床检查会存在技术上的难度,检查的医师需要具备一定的经验,并通过一系列措施使提睾肌放松,睾丸更易触及:检查者手、检查环境温暖、气氛放松。检查体位可以采用仰卧位、交叉双腿或直立位,以期明确诊断。

检查应从阴囊视诊开始。如果阴囊发育不良或阴囊不对称,可以进一步提示双侧或单侧隐睾。单侧隐睾患者可见患侧阴囊扁平,双侧者阴囊发育较差。如阴囊皱褶或阴囊发育相当好提示多为回缩睾丸可能,在小儿熟睡或放松时,回缩的睾丸可自行降入阴囊。

触诊检查时,应从髂嵴上方向阴囊轻柔地挤压可能使无法触及的睾丸变成可触及。对于隐睾睾丸的位置,有经验的检查医师可以比超声或其他影像学检查更敏感。可以用轻柔手法而非暴力牵拉将睾丸沿正常下降途径推入最低点,并且睾丸应在提睾反射消失的情况下可停滞一段时间。如果睾丸可纳入阴囊并滞留其中,则诊断为回缩睾丸;如果睾丸可从腹股沟部被逐渐地推入阴囊,但松手后,睾丸即上缩回原来位置,应属于隐睾;如果阴囊、腹股沟管体检时未触及睾丸,应注意仔细探查股部、耻骨部和会阴部,以排除异位睾丸。值得注意的是,对于手术患儿而言,全身麻醉诱导后仍应进行彻底检查,以进一步确定睾丸是否可触及。

约20%的睾丸在触诊时难以触及,但这并不意味着这些睾丸都位于腹腔内。在手术中,约80%可在腹股沟管内或内环附近被发现,而其余的20%经手术探查,仍未能发现。如为一侧找不到睾丸,称为单睾或单侧睾丸缺如,发生率占隐睾手术探查的3%~5%,约5000个男性中有1例单侧睾丸缺如;如双侧隐睾经探查,均未能发现睾丸,称为无睾畸形,约20000个男性中仅有1例。

通常无症状或无合并畸形的单侧可触及隐睾患者无需进一步检查。单侧睾丸不可触及者应与混合性腺发育不良鉴别。有研究表明单侧睾丸不可触及的隐睾患儿中,有半数该侧睾丸多缺如而非隐睾。因此,当存在已降睾丸代偿性增生,其体积超过相应年龄组时,应考虑不可触及的一侧睾丸缺如

可能。双侧睾丸不可触及的儿童应视外生殖器情况通过染色体核型检查与46,XX DSD(disorders of sex development,性别发育异常),包括先天性肾上腺皮质增生症等鉴别。对于不可触及的隐睾,至今尚无满意的方法于术前来明确判断睾丸的存在与否及隐睾所处的位置。腹部超声、CT及MRI,对明确腹腔内睾丸有一定的帮助,但超声对于不可触及睾丸,其敏感性和特异性仅为45%和78%,在常规检查中,超声也仅能对检查时睾丸的大小与位置进行描述,如要排除睾丸回缩的可能,仍需要通过体检明确。与染色体为46,XY的男性双侧无睾症(vanishing testis syndrome)鉴别可通过人绒毛膜促性腺激素(HCG)激发试验来初步判断睾丸的存在与否,经HCG激发后双侧不可触及睾丸的患儿血浆睾酮浓度明显上升,而双侧无睾患儿的睾酮水平不升高。2014年AUA指南明确指出,对于所有的不可触及的隐睾病例,必须进行诊断性手术探查(腹腔镜或开放手术),这是明确诊断唯一可靠的办法。

六、并发症

1. 对生育的影响·隐睾是人类非阻塞性无精症的主要病因之一。隐睾往往提示患侧睾丸不同程度的功能异常,尤其在成年后精子质量与罹患睾丸肿瘤的风险方面,其影响可能是长期的。然而,通过对单侧隐睾病例的对侧正常睾丸的分析研究表明,对侧正常已降睾丸也会受累及;另一方面,半数以上的单侧隐睾和大多数双侧隐睾患者的精子存在异常,提示隐睾可能是一种双侧病变。

阴囊内温度要比腹腔内低1.5~2.5℃,较高的温度可严重阻碍腹腔内睾丸正常发育。现有研究表明,在生后2~3个月,正常睾丸中会出现促性腺激素和睾酮生理性明显升高。如前所述,未成熟精子向Ad精原细胞的转化,这一对任何形式的生育指标都至关重要的阶段恰为出生3个月左右,隐睾的高温则削弱了该转化。一项针对随访超过20年的睾丸组织学与青春期后激素水平之间相关性的前瞻性研究表明,大多数隐睾症患者存在相对促性腺激素缺乏。

大多数单侧隐睾在生后2年内具有正常的形态和精原细胞数量。然而,在第3年,隐睾的曲细精管生长和精原细胞数量明显减少。有研究显示单侧隐睾术后的患者在结扎了正常一侧的输精管后常出现无精,提示隐睾侧丧失生精功能。因此,隐睾最重要的并发症是曲细精管不能正常发育,从而无力产生正常发育的精子。

即便是双侧腹腔内隐睾,激素功能仍可能正常,有适量的雄激素产生,从而维持男性第二性征的发育,也很少影响成年后的性行为,但其生育能力肯定受影响。一项回顾性研究显示,与对照组的6%相比,双侧隐睾病例的不育率可达38%,而另一项研究显示单侧隐睾病例的不育率与普通人群相似。

2. 睾丸萎缩·长期随访显示如果隐睾不经治疗最终可导致患侧睾丸萎缩。同时,单侧隐睾儿童的对侧睾丸在青春期前和青春期时可出现增大。尽管有这样的代偿性肥大,成年期仍有可能出现睾丸功能不全。

3. 恶变倾向·未降睾丸中恶变风险的增加是毋庸置疑的,隐睾可导致罹患睾丸肿瘤的风险增加4~5倍。最近的文献回顾表明,总的相对风险为2.75~8。约10%的睾丸肿瘤源自隐睾患者。在进行了睾丸活检的隐睾病例中,原位肿瘤发

现率为 0.6%。睾丸的位置可能是恶变发生的一个因素，和腹股沟睾丸相比，腹腔内睾丸发生恶变的可能性要高 6 倍。恶变的风险也可能与该睾丸处于异常位置的时间长短有关，6 岁以前行睾丸固定术而后发生恶变的，比 7 岁以后手术者低得多。与青春期后相比，青春期前睾丸固定术可使相对风险降低 2~6 倍。隐睾恶变的发病年龄多在 30 岁之后。

大多数隐睾肿瘤的来源是胚胎性的，精原细胞瘤最为常见，其次为畸胎瘤。双侧隐睾的患者中如患有一侧胚胎细胞肿瘤（germinal cell tumor），另一侧肿瘤发生的可能性为 25%。值得注意的是，单侧隐睾患者中，已降睾丸肿瘤的发生率也会增高。

4. 鞘状突未闭 · 隐睾的鞘状突基本都未闭，有肠管疝入则形成斜疝，可发生嵌顿，手术要同时结扎鞘状突。

5. 睾丸损伤 · 处于腹股沟管内或耻骨结节附近的睾丸，比较表浅、固定，容易受到外力的直接损伤。

6. 隐睾扭转 · 由于引带附着点的异常，易造成隐睾睾丸扭转。隐睾扭转多发生于青春期后，其发生扭转的概率较阴囊内睾丸高 20~50 倍。隐睾扭转一般表现为腹股沟部疼痛性实性肿块，颇似腹股沟疝嵌顿，也可伴有恶心、呕吐。右侧腹腔内隐睾扭转，其症状与体征颇似急性阑尾炎。故小儿急腹症应注意检查阴囊内睾丸情况。值得注意的是，婴儿期睾丸扭转更易被忽视，如果出现无法安慰的大哭或腹股沟红肿、阴囊内未触及睾丸，应高度怀疑，尽快通过多普勒超声检查明确诊断并进行探查手术以期挽救扭转睾丸。

7. 伴发异常 · 一些综合征，尤其是伴有严重的染色体异常，常以隐睾为主要表现。13-三体综合征（Patau 综合征）的男性婴儿中有一半伴有隐睾。隐睾也见于 21-三体和 18-三体综合征、Parder-Willi 综合征、Klinefelter 综合征及 Lowe 综合征的患儿。另外，未降睾丸可伴有腹股沟疝、肾脏畸形、肾母细胞瘤、脉管和附睾畸形。

七、治 疗

及早发现、密切随访、及时纠治是总的治疗原则。

如前所述，回缩睾丸被认为是一种正常的现象，但近期研究发现该观点可能存在争议：回缩睾丸仍有转变为真性隐睾的风险。另外，虽然一般认为已降睾丸应永久位于阴囊内，但有文献报道曾经完全下降的睾丸持续"上升"出阴囊，这一上升机制尚不明了，和其他隐睾一样，上升的睾丸也可引起变性。因此，阴囊内触及睾丸并不能排除远期睾丸上至阴囊的可能，尤其是回缩睾丸再上升的风险仍高于始终位于阴囊内的睾丸，定期监测睾丸的位置可能是避免上述风险的最佳预防方案。

由于新生儿睾丸相对大于其他各年龄期，且尚无提睾反射，因此隐睾常在新生儿体检时发现，如考虑睾丸未降，即应随访。1 岁时如睾丸尚未能自行下降或不能被纳入阴囊低位者即应考虑进行治疗。治疗最主要的目的在于将未降睾丸及早置入阴囊以促使其得到最大限度的发育，以防止隐睾睾丸生精功能发生进一步的损害，并且使未降睾丸易于检查以及早发现肿瘤，另外减少患儿以后的精神影响也是一个重要的因素。

隐睾可通过激素、手术或两者联合治疗。

1. 激素治疗 · 激素治疗在欧洲应用较多，常用激素包括 HCG、促性腺激素释放激素（GnRH）或促黄体素释放激素（LHRH）。隐睾睾丸原始位置越低，激素治疗的成功率就越高，腹腔内隐睾激素治疗基本无效。虽然激素治疗可使一些隐睾下降至正常位置而最终无需手术，但使用 HCG 治疗过程中睾丸下降，治疗结束后睾丸又回缩的情况并不少见。近年来，关于隐睾的治疗指南中，已明确指出不推荐应用激素治疗。除可能引起相关并发症外，主要原因是激素治疗的总体疗效不高，在随机双盲研究中只有 6%~21%，而且缺乏长期疗效的证据。

激素治疗的短期并发症包括注射部位疼痛、阴茎发育、阴毛生长、勃起疼痛、行为问题及腹股沟区疼痛。HCG 过量，超过 15 000 U，即可能引起性早熟、骨骺早闭和未来体细胞生长延迟，更为严重的是，从长远来看，超高剂量的激素引起的生殖细胞凋亡和睾丸炎性改变可导致成年后生殖细胞数量减少和睾丸容积变小，尤其对于接受激素治疗的年幼儿童。虽然有研究发现，手术前应用新辅助性腺激素治疗可以提高生育指数（the fertility index），表明如果采用恰当的手术与激素联合治疗，可改善隐睾病例的生育指数、精液分析等指标，从而有望纠正由隐睾引起的无精症这一先天性畸形，但该方法在被推荐应用前仍需进一步的评估，毕竟在文献检索中，没有关于单独激素治疗后长期生育结果的报道。

2. 手术治疗 · 2014 年美国泌尿外科协会（American Urological Association, AUA）指南提出，目前美国隐睾的治疗标准是睾丸固定术，或在阴囊内重新定位睾丸的手术。对于腹腔内睾丸、体检不可触及并且影像学检查未及的睾丸、梗阻型隐睾及异位睾丸，手术也应作为首选治疗。在激素或手术治疗失败后的可触及隐睾也需要再进行睾丸固定术。有研究指出，无论是先天性或获得性隐睾，其睾丸均可出现不良的组织学特征，如生殖细胞减少，因此无论手术或非手术性自发上升原因导致的获得性隐睾也均建议手术治疗。

2014 年 AUA 指南指出，由于睾丸进入阴囊的情况可能发生在早产儿出生后的头几个月，但出生 6 个月（纠正胎龄）后则不太可能发生进一步下降，建议除双侧不可触及隐睾需要首先与 DSD 鉴别外，其他隐睾患儿，在出生后 6 个月（纠正胎龄），应转至小儿外科或泌尿外科专科医师处进行诊治，18 个月前完成手术。2011 年英国小儿泌尿外科协会（British Association of Paediatric Urologists）发表的共识认为，虽然睾丸固定术适宜手术年龄为 6 个月至 1 岁，最早可以在 3~6 个月间进行，但对手术医师以及儿科麻醉医师的专业能力要求更高。综合上述情况，手术纠治的时间建议在 1 岁左右为宜。

这些年来，隐睾的手术成功率（定义为睾丸位于阴囊内且没有萎缩）得到明显提升，可高达 96% 以上（89%~100%），且与术前睾丸位置密切相关：腹股沟隐睾 95%、腹腔内隐睾 85%~90%，根据采用的技术和患者年龄的不同，结果略有差异。

文献报道睾丸固定术并发症在 1.2%~6%，包括疼痛、血肿、感染及麻醉并发症等。睾丸萎缩和输精管损伤等并发症非常罕见，睾丸萎缩的发生率<2%，但如因隐睾复发需要再手术时，这类并发症更易发生。

隐睾睾丸常可能会出现睾丸附件、附睾畸形等解剖异常，位于腹腔内及腹股沟的睾丸更易合并鞘状突未闭与附睾畸形,术中应仔细探查。进行睾丸固定术的患者,一般可在其腹股沟管及附近找到睾丸,在结扎鞘状突后充分游离精索,使睾丸能无张力地降入阴囊,固定于阴囊肉膜外。如在腹股沟管附近未能发现睾丸,可切开鞘状突,于腹膜腔内探查。或于内环部切开腹内斜肌和腹横肌 $2 \sim 3$ cm,于腹膜后探查输精管和睾丸。不少高位隐睾在腹膜腔内,精索周围常有腹膜包裹,形成系膜,在探查时应加以注意。如经上述步骤仍未发现睾丸,在做出无睾的诊断前一定要明确看到精索,并确定其末端为盲端。此时可不必再做广泛探查。如果只发现盲端输精管或附睾,应考虑输精管、附睾可能与睾丸完全分离,必须继续在腹膜后探查,直至睾丸原始发育的部位。

广泛游离精索时,要保护好睾丸动静脉,以避免睾丸缺血萎缩。如果对输精管周围组织做过多剥离,则可能导致输精管蠕动障碍而失去输送精子的能力。精索经广泛游离后,几乎都能将睾丸无张力地置入阴囊。少数病例虽经广泛游离,精索长度仍不足以将睾丸无张力放入阴囊,可先将睾丸固定于当前所能达到的最低位置,半年至 1 年后再次手术,其间可应用 HCG,绝大多数病例可将睾丸放入阴囊。另外可考虑的手术是 Fowler-Stephens 术,在尽可能高位切断精索血管,使高位隐睾能一次性降入阴囊,但应保留输精管与精索血管间系膜样结构及睾丸引带,通过侧支血供来供应睾丸。

不可触及隐睾的腹腔镜治疗近来有了广泛地开展。估计不能一期睾丸下降固定者,可于腹腔镜下钳夹精索血管,再择期进行睾丸固定术,效果比较满意。

目前睾丸固定术对睾丸生育及内分泌功能的影响尚不明确,可能与以下因素有关:研究病例数量少,缺乏对照,单侧和双侧隐睾患者未能分组,手术患者与未手术患者没有分组,青春期和青春期前患者没有分组等。

与隐睾相关的激素效应在儿童时期是很微妙的,并且存在争论。在 3 个月大的时候,促性腺激素和抑制素 B 的水平可能已经反映了隐睾的严重程度,在阴囊高位睾丸出生后自行下降的患儿到重度、持续存在的隐睾病例中,均发现 FSH 水平升高与抑制素 B 水平降低。隐睾病例中血清抑制素 B 的低水平可能与活检时生殖细胞数量减少相对应。在成年病例中,隐睾主要导致支持细胞功能受损,对应 FSH 高水平、抑制素 B 低水平。如果睾丸下降固定术相对较迟,睾丸间质细胞功能受影响常见于黄体生成素(LH)升高、睾酮水平降低或正常,且影响更明显。

隐睾的主要问题是生精功能的损害。这种损害在某种程度上与宫内生殖发育障碍有关,但治疗的失败或延误将进一步损害未来的精子质量和生育能力。如果不治疗,即使在单侧隐睾中精子质量有所下降,但生育率通常不会受到影响;而双侧隐睾将导致无精症。长期随访研究表明,4 岁以前的治疗可以改善精子质量。单侧隐睾的前瞻性研究提示,2 岁前越早接受手术,患侧睾丸发育越好。

生育能力通常被作为评估睾丸固定术成功的标志。然而,有研究发现,即便在出生 9 个月成功进行睾丸固定术的隐睾病例中,仍有 36% 无法阻止其不育的发生。一项研究对双侧睾丸固定术、单侧睾丸固定术和对照组病例进行了比较,证实双侧睾固定术组中,不育的发生率是单侧组的近 3.5 倍,是对照组的 6 倍多。

因此,隐睾病例 1 岁内进行手术就能保留生育功能这一观点可能并不完全正确,按目前的治疗指南,治疗年龄提前是否会进一步改善长期预后还有待观察,但早期进行手术治疗可以避免睾丸生育或内分泌功能进一步受损。

进行睾丸固定术的患者应被告知隐睾睾丸的恶变风险会增加,早期手术虽然并不能消除随后患侧睾丸恶变的可能性,但可使其达到最小化。文献证实,11 岁之前完成睾丸下降固定可降低睾丸肿瘤发生的风险,但即便早期手术,睾丸肿瘤发生率是否会降低仍需要进一步长期随访。隐睾病例手术治疗后需要在青春期开始后经常自我检查。隐睾的肿瘤发生率不应被夸大,因为隐睾患者的恶变概率很低,但应长期随访。有人提出如果无法做到将每一个未降睾丸通过手术固定于可检查得到的位置,则应切除该睾丸。

青春期后的单侧隐睾患者,以往多要求进行睾丸固定术。但有研究认为大多数青春期后单侧隐睾患者应进行患侧睾丸切除术。理由如下:① 多数隐睾精原细胞缺失或数量很少;② 有明显恶变的可能性;③ 隐睾扭转的机会增加。如患者无睾丸,或睾丸切除术后,可在阴囊内植入睾丸假体以尽可能减少精神影响。

除染色体异常或外生殖器发育异常等可能增加性腺母细胞瘤风险的情况外,也不建议进行常规活检。

八、总　结

目前对于隐睾的认识与处理仍有许多争议,但比较一致的是,对于疑似隐睾,应早期筛查,由小儿泌尿外科专科医师及时进行诊断和(或)治疗,需要密切随访至青春期。

第二节·小阴茎

一、定　义

小阴茎(micropenis)是指外观正常,但小于正常同年龄儿童阴茎伸直状态下长度平均值 2.5 个标准差以上的阴茎。与海绵体发育不良的病例不同,小阴茎的阴茎长度与周长的比值正常。单纯小阴茎较为罕见,多与睾丸下降和发育异常有关。小阴茎可作为一种独立的异常,也可作为诸多综合征的临床表现。据报道,美国在 1997—2000 年出生的 1 万名男孩中有 1.5 人患有小阴茎。

二、阴茎长度测量

小阴茎的诊断有赖于精确的测量。Schonfeld 和 Beebe 首次提出阴茎的测量方法并根据年龄来评估阴茎。正确的阴茎长度的测量方法是将阴茎完全拉直而非松弛状态,因为松弛的阴茎变异极大,所测得的数值并不可信。将直尺或卡钳抵于耻骨支,尤其对于肥胖儿童,应尽可能按压耻骨前脂肪,沿拉直后测量阴茎背侧至龟头尖的距离,不包括包皮的长度。测量不正确导致的误诊常常会引起父母的焦虑,并可能导致不必要的检查和测试。表 8-6-1 显示了从出生到成年男性的正常阴茎长度,需要注意的是,正常男性新生儿的阴茎发育指标与人种有关。

表 8-6-1　　正常男性阴茎长度（cm）		
年　龄	平均值±标准差	低于 2.5 个标准差之值
新生儿（30 周）	2.5±0.4	1.5
新生儿（34 周）	3.0±0.4	2.0
0～5 个月	3.9±0.8	1.9
6～12 个月	4.3±0.8	2.3
1～2 岁	4.7±0.8	2.6
2～3 岁	5.1±0.9	2.9
3～4 岁	5.5±0.9	3.3
4～5 岁	5.7±0.9	3.5
5～6 岁	6.0±0.9	3.8
6～7 岁	6.1±0.9	3.9
7～8 岁	6.2±1.0	3.7
8～9 岁	6.3±1.0	3.8
9～10 岁	6.3±1.0	3.8
10～11 岁	6.4±1.1	3.7
成　人	13.3±1.6	9.3

三、阴茎的发育

男性外生殖器的分化于胚胎的前 12 周完成。在胚胎发育过程中，性腺嵴向睾丸分化后，妊娠第 8～12 周，在胎盘人绒毛膜促性腺激素（HCG）驱动下，间质细胞中开始合成睾丸激素，并由转化产物双氢睾酮（DHT）刺激阴茎分化。胎儿雄激素水平在妊娠第 8～24 周维持在一个较高水平，且多在妊娠第 14～16 周达到高峰。因此，在妊娠中期和晚期，阴茎长度可明显增加约 20 mm。单纯的小阴茎多因促性腺激素不足造成，尤其与妊娠 14 周后激素缺乏有关。

另一方面，在妊娠的中晚期，通过胎儿黄体生成素（LH）调控雄激素的作用，参与阴茎生长。睾酮生成或作用异常不仅导致小阴茎的产生，而且伴有尿道下裂。

随着垂体促性腺激素的分泌，胎盘性激素和多肽负反馈作用的终止，下丘脑-垂体轴和睾丸的激素活性增加，导致出生后的 6 个月内，睾丸体积和阴茎长度都会进一步增加。在此期间，卵泡刺激素（FSH）和 LH 水平升高，增加了循环睾酮、抑制素 B 和抗米勒管激素（AMH）水平，有时甚至可能高于成年男性水平。睾酮水平在出生后第 1 个月和第 3 个月之间与激活高峰平行增加，从第 4～6 个月开始下降，直至青春期前水平。

四、病　因

小阴茎的病因主要包括促性腺激素分泌不足的性腺功能减退（垂体或下丘脑解剖异常或不伴脑解剖异常的激素缺乏）、促性腺激素分泌过多的性腺功能减退（原发性睾丸疾病）及部分性雄激素不敏感（PAIS）等。

小阴茎的发生可能与以下情况有关：① 特殊的综合征，诸如 Kallmann 综合征（低促性腺激素性性腺功能减退以及嗅觉丧失）、Prader-Willi 综合征（身材矮小、肥胖、记忆力减退、肌张力降低、饮食过多）、唐氏综合征（21 三体、记忆力减退、

扁平枕、猿猴样皱褶）、中隔-眼发育不良（垂体功能减退、透明隔缺如、视神经盘发育不良、第三脑室异常）等。② 与原发性性腺功能减退有关的综合征，诸如 Klinefelter 综合征（47, XXY）、多 X 综合征或 Robinow 综合征（胎儿面容、肢体短小型侏儒症）。③ 其他先天性综合征。对于一些下丘脑-垂体-睾丸轴正常的原发性小阴茎患者，可能是由于其胎儿期促性腺激素刺激延迟或时间不当引起的。

五、诊　断

小阴茎应及早诊断，凡阴茎伸直长度<1.9 cm 的 1 岁儿童均应接受检查。随着产前超声的发展，有学者提出在妊娠 22～36 周时胎儿阴茎长度和直径的参考值范围，这些参考值与胎龄和胎儿体重的估算百分位数有关，可能有助于评估可疑的小阴茎。

除相应家族遗传病史、体格检查明确有无与小阴茎有关的综合征外，应常规检查染色体核型以排除 Klinefelter 综合征和不同形式具有 Y 染色体细胞系的性腺发育不全。此外，儿童内分泌、遗传、泌尿外科医师联合评估十分必要。一旦体检怀疑小阴茎，应立即建议进行内分泌评估，脑垂体前叶筛查试验包括血糖、钾、钠测定，血清皮质醇水平及甲状腺功能测试等。血浆 FSH，LH 和睾酮水平，以及睾酮对 HCG 刺激的反应，可鉴别原发性和继发性睾丸功能低下。有条件者可进行 MRI 检查，以明确有无下丘脑和垂体前叶、中脑中线等解剖结构的异常。

小阴茎应与隐匿阴茎等鉴别。阴茎体的触诊与测量是鉴别的关键，耻骨前脂肪可能是影响测量与诊断的一个重要原因。隐匿阴茎的阴茎体长度在正常范围内。整个阴茎缺如（无阴茎）则十分罕见。

六、治　疗

小阴茎患者诊治的关键在于判断其是否有足够的阴茎生长潜能。早期患儿的评估十分必要，以便于在治疗时决定性别选择。有研究表明，由于原发性病因造成的小阴茎患者，其阴茎生长潜能要优于原发性性腺功能减退或部分雄激素不敏感者。如前所述，小阴茎病因学的变异多样性导致很难给出适合所有小阴茎患者的治疗方案。

小阴茎的治疗应注重使患者有一个合适的阴茎、正常的性功能、站立排尿。小阴茎的主要治疗通过外源性睾酮增加阴茎的长度。短期睾酮治疗的不良反应很少，主要包括一过性的生长加速和骨龄增长。目前对于小阴茎睾酮治疗的剂量、给药方法或持续时间没有共识。通常可以使用庚酸睾酮油剂，25 mg 肌内注射，每 3～4 周给药 1 次，用药 3 个月，随后在开始出现阴毛生长时采用更大的剂量和更多的疗程。初期治疗后阴茎长度成倍增长预示反应良好。如果反应不令人满意，可以在短时间内重复给药，而不必担心骨骺过早成熟及随后的身高影响。也有应用双氢睾酮经皮肤给药的报道，该方法较为安全、耐受性良好，适用于在青春期前和儿童部分性雄激素不敏感（PAIS）的小阴茎患者。治疗期间，应用双氢睾酮可促使阴茎增长超过 150%。但阴茎短小无法触及阴茎体的新生儿似乎很少有效。

有研究发现 11 岁后进行治疗与 7 岁前开始进行早期治

疗相比,延迟激素治疗后有利于阴茎生长,研究者认为小阴茎儿童早期应用雄激素可能加速雄激素受体的减少,并阻止随后青春期对内源性激素刺激的反应,从而抑制了阴茎的最大生长。

如果内分泌治疗不能取得令人满意的结果,外科治疗可以为小阴茎的治疗提供另一种选择。对于大多数先天性小阴茎的46,XY婴儿而言,由于其具备男性性别发展和生殖器性功能的可能性,大多数文献更倾向于男性抚养。有研究从临床、病理生理或心理学范围证实对有雄激素反应的小阴茎男孩无需按女性抚养,但如果睾酮治疗没有明显效果,应考虑重新评估性别并进行合适的手术。此时,告之患儿父母相关的诊治及其预后,以及变性后的优缺点十分重要。由于缺乏关于小阴茎患儿性别重置的长期心理影响的数据,目前有关性别重置的合理性尚有争论。尽管一些数据提示无论染色体性别如何,大多数变性患者对他们所分配的性别感到满意,但有研究发现,在儿童时期接受过变性手术的成年患者中,存在显著的性心理问题。

对于激素治疗无效的成年小阴茎患者,可以采用血管蒂游离皮瓣技术进行阴茎重建手术。术后可以获得令人接受的阴茎外观和功能结果,尤其是植入假体后重建的阴茎。然而,即使患者经过严格选择、术者有丰富经验,手术并发症的发生率仍非常高。

迄今小阴茎的治疗效果缺乏长期有效的可靠数据。不能使阴茎完全达到同年龄的平均水平并不表示治疗失败。Reilly和Woodhouse曾报道一组20例婴儿期即诊断为小阴茎、儿童期接受过激素治疗的患者,他们在儿童时期对激素治疗没有反应,成年后成长为男性,年龄从10岁到43岁不等。所有的患者在成年后虽然阴茎长度大多仍低于正常值,但都具有男性的性别认同、勃起和性高潮。此外,尽管12例成年患者中有一半人因生殖器外观而受到戏弄,仍有9人性生活活跃。总的来说,即使小阴茎没有得到纠正,大多数男性小阴茎患者的性别认同和性功能仍可以正常。

第三节·尿道下裂

一、定 义

尿道下裂(hypospadias)是一种以尿道开口解剖位置异常,并涉及阴茎发育和阴茎外形改变为特征的发育畸形,其尿道开口的部位变异很大,可从阴茎正常尿道开口的近端至会阴部。

二、患病率

尿道下裂是小儿泌尿生殖系统最常见的畸形,其患病率在不同地理、地区、种族间存在差异。有研究通过Pubmed、EMBASE和Google系统,筛查从1910—2013年关于尿道下裂患病率方面的文献,在约90 255 200名出生儿童中,平均患病率(每1万人)为欧洲19.9(1~464),北美34.2(6~129.8),南美5.2(2.8~110),亚洲0.6~69,非洲5.9(1.9~110),澳大利亚17.1~34.8。另一研究在1982—2011年通过拉丁美洲先天性畸形合作研究项目(the Latin American collaborative study of congenital malformations,ECLAMC),调查了包括哥伦比亚、玻利维亚、巴西、阿根廷、智利和乌拉圭6个国家159家医院4 020 384名新生儿中,发现尿道下裂患儿4 537例,总患病率为11.3/万,并且发现以海拔2 000 m为界,低于2 000 m的尿道下裂平均患病率(10/万)较高于2 000 m者(7.8/万)有增加的趋势。国内有文献报道1996—2008年出生儿童尿道下裂患病率(不合并其他畸形、多发畸形与总患病率)分别为7.64/万、1.39/万与9.03/万。

众多文献提示从20世纪60年代开始,发达国家中尿道下裂患病率逐年增加,近年来趋于稳定;而在中国,其患病率仍呈上升趋势,在发达的东部地区更为明显,可高达12.1/1万出生儿童。自1996—2008年,尿道下裂患病率年均增长率为7.43%,且随地区不同而存在差异:城市为5.28%,农村为9.79%;东部地区年增长率为9.08%,中部地区为4.76%,西部地区为6.57%。

值得注意的是,因生理性包茎或被完整包皮覆盖,往往会造成轻型尿道下裂不易被发现,造成轻型尿道下裂的患病率被低估。因此,尿道下裂患病率的上升,主要是由于中重型尿道下裂的病例数增加。

三、胚胎学

男性外生殖器的胚胎发育可以分为3个时期:未分化期、胚胎早期与男性化期。

1. 未分化期·在胚胎早期发育过程中,男性和女性外生殖器的胚胎早期发育是相似的,这个阶段称为未分化期(indifferent stage)。其间泄殖腔膜将胚胎泄殖腔和后肠的远端与羊膜腔隔开。在胚胎发育的第5~6周,泄殖腔膜膨大,泄殖腔折叠,在泄殖腔膜中前方汇合,形成生殖结节,在生殖结节的尾侧正中线上有一条浅沟,称为尿道沟。尿道沟两侧隆起部分为尿生殖褶。此时仍为未分化的外生殖器。

2. 胚胎早期·自妊娠7周起,开始向男性或女性外生殖器分化,该阶段为雄激素非依赖性的。小鼠研究提示此时的远端尿道板上皮是调节生殖结节生长的信号中枢,成纤维细胞生长因子(fibroblast growth factor,FGF)和无翼型小鼠乳房肿瘤病毒综合位点家族成员5A(wingless-type MMTV integration site family member 5A,Wnt5a)的信号转导起着促进生殖结节的生长作用,而骨形成蛋白(bone morphogenetic proteins,Bmp)则促使其凋亡。尿道板中FGF-8的表达受音猬因子(sonic hedgehog,Shh)与同源盒基因A13(homeobox A13,Hoxa13)的调控,而Hoxa13又调控Bmp7的表达。音猬因子一方面可以直接诱导,另一方面可以通过FGF-8或其他因子诱导FGF-10、Bmp2、Wnt5a及Hoxa13等的表达。因此,Shh可以调节细胞增殖与凋亡间的平衡,并且可以调节生殖结节初期生长。小鼠实验研究提示,无论在胚胎早期雄激素非依赖性生殖结节发育过程中,还是在生殖结节男性化的雄激素信号转导的下游效应过程中,Wnt-β-连环蛋白(Wnt-β-catenin)的信号转导均发挥重要作用。

3. 男性化期·该阶段的男性化取决于睾丸产生的激素,因此这一时期也被认为是激素依赖性阶段。性别决定区Y基因(the sex-determining region Y gene,SRY)的表达诱导一系列基因相互作用,导致性腺分化成睾丸。SRY 基因促使支持细胞分化,支持细胞分泌的抗米勒管激素(AMH)可以诱导米勒管的退化。睾丸间质细胞分泌的睾酮经 5α-还原酶(steroid-5-alpha-reductase,SRD5A)转化为双氢睾酮,睾酮与双氢睾酮均作用于雄激素受体,但睾酮促使中肾管的内部生殖结构的形成,而双氢睾酮则诱导外生殖器的发育。在男性外生殖器发育过程中,其组织中的雌激素受体表达同样重要,被认为起着平衡雄激素与雌激素的作用。在妊娠 12～14 周,外生殖器男性化期,生殖结节增长形成阴茎,尿生殖窦的下段伸入阴茎并开口于尿道沟,以后尿道沟两侧的尿生殖褶由近端向远端相互融合,形成尿道,此时尿道外口移到阴茎头冠状沟部。阴茎头段尿道的形成机制尚有争论,目前有几种假说:① 通过融合及初次管化形成阴茎段尿道,因融合与继发的管化再形成阴茎头段尿道;② 另一假说则认为泌尿生殖褶的融合形成完整的尿道;③ 其他假说包括阴茎头段尿道来源于一组不同的折叠或尿道板的再通。第 12 周时,阴茎头处形成皮肤反折,称为包皮。生殖结节内的间质分化为阴茎海绵体及尿道海绵体。在胚胎期前 3 个月由于内分泌的异常或其他原因导致尿道沟融合不全或缺乏正常的管化,从而造成尿道开口于阴茎腹侧及尿道口组织发育不全,即形成尿道下裂。

如果干扰出现在尿道远端的形成处于最后阶段,则尿道口位于阴茎体远端的尿道下裂占比例最大,也可表现为包皮正常外观或尿道口位置正常仅伴有阴茎弯曲的轻型尿道下裂,甚至出现仅有包皮发育异常(帽状堆积),而尿道开口正常的情况;反之,可造成阴茎腹侧弯曲,尿道口位于阴茎近端,甚至合并阴囊分裂以及隐睾,严重者可造成性别混淆,需要与性别发育异常(disorders of sex development, DSD)鉴别。

四、病 因

尿道下裂是一种复杂的先天性病变,目前认为环境内分泌因素和遗传因素都参与了该疾病的发生过程。

1. **遗传因素·**尿道下裂发病所涉及基因或染色体的具体情况尚不清楚。在胚胎早期外生殖器发育关键时期发挥作用的基因突变可导致很多合并尿道下裂的综合征形成,包括 Smith - Lemli - Opitz 综合征、无虹膜畸形、小儿肾母细胞瘤及智力缺陷综合征等。有研究发现,约 30% 的重型尿道下裂可以有明确的病因,如雄激素受体突变或者 Ⅱ 型类固醇 5α-还原酶(steroid-5-alpha-reductase,SRD5A2)缺陷引起的部分性雄激素不敏感综合征等。

有报道约 10% 的尿道下裂患者其兄弟或父亲也可出现尿道下裂,提示存在一种多基因遗传方式。这种类型的尿道下裂通过父系和母系的家人同等传递,其兄弟和儿子罹患尿道下裂的风险相同,因此在家族性尿道下裂中,遗传因素比其共同处于的环境因素起着更主要的作用。有研究发现 7% 的病例可以影响一级、二级或三级亲属,这类病例往往以轻型或中型尿道下裂更为常见。9%～17% 的兄弟罹患尿道下裂,其遗传性可达 57%～77%。

大部分尿道下裂的遗传学研究已经集中于尿道下裂的因果关系的判断。根据外生殖器胚胎发育的 3 个不同时期,有针对性地进行尿道下裂相关候选基因的筛选。大多数情况

下,这些突变是否具有功能尚不得而知,多数突变仅 1 次,且位于中型或重型尿道下裂,由此可以推测中型和重型尿道下裂的遗传方式可能与轻型尿道下裂不同。

(1) 未分化期:如前所述,在该阶段所有涉及男性外生殖器发育的基因均可以作为尿道下裂的候选基因。在胚胎早期发育过程中,WT1 与 SF1 在肾脏与泌尿生殖系统发育过程中起着重要作用,这些基因突变不仅可能导致尿道下裂,而且还会造成更严重的泌尿生殖系统畸形。有研究发现在伴有隐睾的会阴阴囊型尿道下裂(penoscrotal hypospadias)中存在 SF1 的突变,而在会阴阴囊型尿道下裂合并小阴茎患儿中存在 WT1 的突变。

(2) 胚胎早期:参与生殖结节发育过程的基因均可以作为尿道下裂额外的候选基因。在中国 90 例尿道下裂人群及国外 60 例尿道下裂人群(48 例来自欧洲,12 例来自中东地区)中发现有 BMP4、BMP7、HOXA4、HOXB6、FGF8 及 FGFR2(FGF 受体)的基因突变,并且发现在 FGF8 与 FGFR2 位点存在多态性改变。

(3) 男性化期:该阶段位于 Y 染色体上的 SRY 基因表达对于由性腺分化而来的睾丸发育至关重要。有研究发现每 100 例尿道下裂病例中可以有 4 例性染色体异常;另有研究提示每 100 例尿道下裂病例中可以有 90 例 SRY 基因突变。但也有不同观点,有研究对 44 例日本尿道下裂病例进行 Y 染色体短臂的微缺失筛查,并未发现异常,另一项研究对 20 例不育病例进行 Y 染色体节段筛查,这些病例均为中型或重型尿道下裂合并隐睾,结果也未发现异常。

另一方面,在性发育过程中的激素依赖阶段的相关基因研究也很多,在雄激素受体(AR)基因的研究方面尤为广泛。研究表明雄激素受体在人阴茎和尿道发育过程中有表达,在尿道下裂病例中存在罕见的雄激素受体基因编码突变。另外,雄激素受体基因的多态性会增加罹患尿道下裂的风险。SRD5A2 基因编码的酶在男性外生殖器发育过程中围绕重建尿道的腹侧部分进行表达,它将睾酮转化为更强的双氢睾酮,而双氢睾酮则诱导外生殖器的形成。有报道 SRD5A2 的 2 个单核苷酸多态性(SNP)可能与尿道下裂发生有关。

目前遗传相关性研究表明,连锁不平衡分析所确定的候选区域中,唯一确定的是 DGKK(diacylglycerol kinase kappa,二酰甘油激酶 K 编码基因)及其调节区域,由此推测,DGKK 及其表达调节区域内的变异可能是尿道下裂发生的危险因素。DGKK 位于 X 染色体短臂的 11 区 22 带(Xp11.22),在睾丸和胎盘中表达很高。DGKK 编码的二酰甘油激酶 Ⅱ 型是一种膜蛋白,促使甘油二酯转化为磷脂酸,调节甘油二酯和磷脂酸之间的平衡。甘油二酯和磷脂酸均属于脂类信使,在信号转导过程中发挥重要作用。近年来在欧美及汉族人群中的研究也均证实 DGKK 基因变异是轻、中型尿道下裂的遗传相关因素。

2. **环境与内分泌影响·**在尿道下裂遗传因素研究成为热点之前,环境与内分泌因素在尿道下裂发病机制中的研究就已经相当广泛,目前认为主要通过母亲和胎儿的内分泌系统对尿道发育产生影响,然而相关机制尚不明了。

有假设认为一些男性生殖障碍(隐睾、尿道下裂、男性不育和睾丸肿瘤)是相互关联的,均起源于睾丸发育障碍,被称

为睾丸发育不全综合征(testicular dysgenesis syndrome)。从胎睾中产生的激素影响男性外生殖器的形成。由 HCG 刺激睾丸间质细胞(Leydig 细胞)在妊娠期第 8 周开始产生睾酮,再转化形成双氢睾酮。外生殖器的发育受双氢睾酮的调节。睾酮产生不足、过迟,或者睾酮转化成双氢睾酮的过程出现异常均可导致生殖器畸形。尿道下裂常伴发于隐睾、DSD 与此相关。有研究表明米勒管(副中肾管)抑制物质(Mullerian inhibiting substance,MIS)在尿道下裂的形成中也起一定的作用。

低出生体重和(或)早产、胎盘功能不全、宫内发育迟缓(intrauterine growth restriction,IUGR)、妊娠高血压、母体子宫内的己烯雌酚暴露及农药杀虫剂等的污染等均已证实可导致尿道下裂的形成。有研究报道患儿尿道下裂程度越重,其胎儿期宫内生长受限越严重,而低出生体重也与尿道下裂的严重程度明显相关。孕妇产龄越高,尤其 35 岁以上的孕妇,其后代尿道下裂的可能性也增高。

内源性雌激素水平也与尿道下裂发生有关。内源性游离雌二醇水平随着体重指数(BMI)的增加而升高,母亲妊娠期超重(BMI≥40 kg/m²)是其子代尿道下裂发生的调整后最高风险率(the highest adjusted hazard ratios)因素。妊娠前、妊娠期的外源性激素应用对胎儿生殖系统的发育也有一定的影响,特别在妊娠初期使用过高剂量的孕激素可引起患儿尿道下裂。辅助生殖技术(assisted reproductive technologies,ART)作为一种外源性雌激素暴露,由于要经常应用激素,可增加发生尿道下裂的风险。第二代"试管婴儿"技术,卵细胞质内单精子注射技术(intracytoplasmic sperm injection,ICSI),使得尿道下裂发生风险更为增加。上述研究结果均提示父亲的生育能力在尿道下裂发病机制中扮演重要的角色。

虽然上述研究发现相关的环境因素可造成尿道下裂,但是否互为因果关系仍有争议。有研究发现内分泌干扰物质(endocrine-disrupting chemicals,EDC)可通过诸多途径作用于内分泌系统,但是也有文献认为 EDC 在尿道下裂发病机制中并非起着决定性的作用,而且由于环境因素多可能相互影响,很难明确单一的环境因素可导致尿道下裂的发生。

五、临床表现

尿道下裂在患儿出生时大多可以明显发现,也有部分病例由于外观模棱两可、筛查医师经验不够等因素,造成误诊和漏诊。典型的尿道下裂有以下 3 个特点:① 尿道开口异位,尿道异位开口于从正常尿道口近端至会阴部的任何部位。部分尿道口可有轻度狭窄。有时因远端尿道的海绵体缺如,该段尿道壁菲薄。排尿时如尿线向后或向下,这种情况在尿道口位于阴茎体近端时更为明显,患儿常需采取蹲位排尿。② 阴茎下弯,阴茎向腹侧弯曲,主要因尿道口远端的尿道板纤维组织增生、阴茎腹侧和尿道皮下各层组织缺乏及阴茎海绵体背腹两侧不对称所致。③ 包皮分布异常,阴茎头腹侧包皮未能在中线融合,包皮系带缺如,全部包皮转至阴茎背侧,呈帽状堆积。这 3 个异常表现可以一同出现,也可以单独出现,非存在于所有尿道下裂病例中。在临床中,可遇到不典型的尿道下裂,如包皮完整,外观无异常,多于包皮手术时将包皮上翻后才发现尿道开口于正常尿道口的近端。

即便尿道下裂在新生儿体检时被发现,其分型也需要等手术中完全解除阴茎弯曲,伸直阴茎后,根据尿道开口的位置进行判断。根据最常见的尿道下裂分类(阴茎弯曲矫正后尿道口的位置),分为远段型/轻型(前段型,包括阴茎头型、冠状沟型、冠状沟下型)、中段型/中型(阴茎远段型、阴茎中段型、阴茎近段型)和近段型/重型(阴茎阴囊型、阴囊型、会阴型)。有些病例阴茎弯曲非常严重,尿道开口仍可位于阴茎远端,患儿甚至还可站立解尿,但一旦术中将纤维索带组织松解或离断发育不良的尿道后,尿道口会退至阴茎近端。这类病例也应在充分矫正阴茎下弯后,根据退缩后的尿道口位置来分型。

现有尿道下裂的临床分类最大的不足在于未将外生殖器的发育程度纳入考量:阴茎大小、龟头及尿道板发育情况、海绵体分裂程度、有无阴茎弯曲、阴囊畸形及位置等因素对尿道下裂严重程度的评估及 DSD 的鉴别、手术矫治效果等也有显著影响。

六、伴发畸形

尿道下裂最常见的伴发畸形为腹股沟斜疝及睾丸下降不全,各占 10% 左右。尿道下裂越严重,伴发畸形的发生率也越高。在重型尿道下裂中,常合并前列腺囊,多于手术中置导尿管时误插入前列腺囊不能顺利引流出尿液而被发现。

尿道下裂患儿伴发上尿路畸形发生率为 1%～3% 不等,如肾盂输尿管连接部梗阻、重复畸形等。也有少数患者合并肛门直肠畸形。

同时,尿道下裂可能合并染色体异常或作为一些复杂遗传性综合征的一部分,如 Smith-Lemli-Opitz 综合征(眼睑下垂、鼻孔前倾,或两者兼有,第 2、3 足趾并趾和隐睾)、Schilbach-Rott 综合征(腭裂、眼距过近)等。

七、诊断和鉴别诊断

随着产前 B 超技术的不断提高,有报道宫内 B 超呈"郁金香征"(tulip sign)可提示胎儿患有严重尿道下裂。典型尿道下裂的诊断并不困难,但对于重型尿道下裂,诊断需仔细,应明确尿道下裂是否可能是某些严重泌尿生殖系统畸形如 DSD 等的外在表现。单纯远段型尿道下裂的 DSD 发生率与一般人群相似,但近段型或复杂尿道下裂的 DSD 发生率较高。对于任何外生殖器表现模棱两可,或表现为合并多发畸形的尿道下裂,尤其是单侧或双侧隐睾、阴茎发育差、阴囊畸形(阴囊分裂或阴茎阴囊转位)的病例,应转由内分泌医师进行全面的遗传和激素评估,明确其性别。因此,这类患者通过内分泌科、小儿泌尿外科甚至伦理、心理等多学科联合诊治十分重要。

对于近段型和复杂的尿道下裂,泌尿系统和生殖器内部器官超声检查可以发现其他泌尿生殖系畸形。前列腺囊(Müllerian remnant)可见于 11%～14% 的所有尿道下裂及50% 的会阴型尿道下裂。一部分前列腺囊可在超声检查中被发现,但术中留置导尿管困难、术后因排尿困难或尿路感染而发现的前列腺囊并不少见。此外,尿道镜检查有助于术中发现其他合并的下尿路异常。

八、治　疗

治疗尿道下裂的原因主要包括站立时不能排尿或尿线异常（喷洒）、阴茎勃起异常（弯曲）导致性交困难、生殖器外观不满意等。

尿道下裂可在任何年龄阶段进行纠正，其并发症风险、功能和手术外观效果相当，但适合的修复年龄仍然是决定性的。尿道下裂的手术时机需要衡量手术、麻醉对患儿的影响，以及患儿情绪、认知发育、性及形体发育等因素。在过去的 30 年间，尿道下裂修复的推荐年龄逐渐下降。目前北美和欧洲指南建议在可出生后 6～18 个月进行外科矫正。出生后 6 个月的小青春期（mini-puberty）及开始于 18 个月的生殖器意识（genital awareness）也证实这一阶段对于尿道下裂治疗而言较为适合。最新研究发现，无论有无尿道下裂，在认知能力（cognitive performance）或性别角色行为（gender role behavior）方面，没有显著差异。然而，与远段型和对照组相比，近段型尿道下裂患者在许多认知测定方面表现稍差。重型尿道下裂特别是重型尿道下裂患儿多不能正常站立解尿，容易造成患儿及家长的心理负担，可在出生后 6 个月进行尿道下裂的一期或分期的第一期手术，在 12～18 个月再行相应修复（术后尿瘘等）或第二期手术。

虽然尿道下裂可以通过手术进行矫治，但其术后并发症发生率高，即便由有经验的小儿泌尿外科医师治疗，一期手术（一次完成尿道下裂相关的所有畸形的矫正，阴茎伸直，尿道成形并开口于阴茎头顶端，阴茎头成形）的患儿经过 10 年随访，总并发症发生率可以高达 54%，而术后外生殖器外观异常、性抑制、勃起或射精功能异常等问题可给患儿及其家庭带来严重的社会、经济及精神压力，甚至造成患儿心理障碍、人格扭曲等，其影响力不容小觑。

手术（尿道成形术）是尿道下裂唯一的治疗方法，以实现功能和外观的正常化，其手术原则：① 延长尿道到龟头尖，以形成正常排尿；② 纠正阴茎弯曲，伸直阴茎，使成年后具有正常性功能；③ 修整包皮以达到美观效果。综合国内外文献，报道的手术方法有 200 多种，但至今尚无一种满意的被所有医师接受的术式。相对来说，比较常用的手术方法有尿道口前移龟头成形术（meatal advancement and glanuloplasty incorporated procedure，MAGPI）、Mathieu 或 Filp - flap 尿道成形术，加盖岛状皮瓣尿道成形术（onlay island flap 尿道成形术）、包皮内板横行岛状皮瓣尿道成形术（Duckett 术）。近 10 年来，欧美比较多的在无阴茎下弯的尿道下裂中应用尿道板纵切卷管尿道成形术（Snodgrass 术）。值得提醒的是，尿道下裂患儿不应预先做包皮环切，尤其是包皮外观无异常，于包皮手术时才发现有尿道下裂者，以免在尿道下裂手术时缺乏足够的修复材料。

如手术成功，患儿排尿和性功能的预后良好。手术成功与否和患儿年龄、术者经验、恰当手术方式的选择、患儿生殖器情况尤其是尿道板情况，甚至手术材料等都有密切关系。许多病例需要多次手术。目前尿道下裂绝大多数在儿童期由小儿泌尿外科医师完成手术，一旦手术医师认为手术成功（往往仅局限于可以站立排尿、无漏尿等），这些患者经常在一次复诊后就失去了随访，但进入青春期或成年后仍可能出现下尿路、性及外观问题等长期并发症。因此，更应强调尿道下裂患者的长期随访，通过体检及尿流率等，随访至青春期甚至成年，尤其是合并 DSD 的尿道下裂患者，更需要内分泌科医师协同进行长期随访。有研究显示，尿道下裂患者在成人后仍可表现出一系列症状和问题（长期并发症），包括尿道狭窄（45%～72%）、下尿路症状（伴或不伴尿道狭窄）（50%～82%）、尿瘘（16%～30%）、尿道下裂持续存在（14%～43%）、喷洒状排尿（24%）、阴茎弯曲（14%～24%）、尿道感染（15%～25%）或硬化性苔藓样病变（lichen sclerosus）（8%～43%）。少见并发症包括泌尿生殖道疼痛（10%）、生殖器外观不满意（7%）、尿道内毛发生长（6%～12%）、膀胱结石（2%～3%）、不育（4%）、尿道憩室（1%～3%）或阴茎埋藏（1%）等。

九、总　结

目前对于尿道下裂的认识与处理仍有许多争议，但比较一致的是，对于尿道下裂，尤其是合并单侧或双侧隐睾、阴茎发育差、阴囊畸形（阴囊分裂或阴茎阴囊转位）的病例，应转由内分泌医师进行全面的遗传和激素评估，并应进行长期随访至青春期甚至成年。

参 考 文 献

[1] Hutson JM, Vikraman J, Li R, et al. Undescended testis: what paediatricians need to know[J]. J Paediatr Child Health, 2017, 53(11): 1101 - 1104.

[2] Boehme P, Geis B, Doerner J, et al. Shortcomings in the management of undescended testis: guideline intention vs reality and the underlying causes — insights from the biggest German cohort[J]. BJU Int, 2018, 122(4): 644 - 653.

[3] Elder JS. Surgical management of the undescended testis: recent advances and controversies[J]. Eur J Pediatr Surg, 2016, 26(5): 418 - 426.

[4] Niedzielski JK, Oszukowska E, Słowikowska-Hilczer J. Undescended testis- current trends and guidelines: a review of the literature[J]. Arch Med Sci, 2016, 12(3): 667 - 677.

[5] Hollowell JG. Undescended testis and infertility-Is hormonal therapy indicated? [J]. Transl Androl Urol, 2014, 3(4): 377 - 381.

[6] Steinbrecher H. The undescended testis: working towards a unified care pathway for 2014[J]. Arch Dis Child, 2014, 99(5): 397 - 398.

[7] Ein SH, Nasr A, Wales PW, et al. Testicular atrophy after attempted pediatric orchidopexy for true undescended testis[J]. J Pediatr Surg, 2014, 49(2): 317 - 322.

[8] Kolon TF, Herndon CD, Baker LA, et al. Evaluation and treatment of cryptorchidism: AUA guideline[J]. J Urol, 2014, 192(2): 337 - 345.

[9] Hadziselimovic F. Opinion: Comment on evaluation and treatment of cryptorchidism: AUA/AAP and nordic consensus guidelines[J]. Urol Int, 2016, 96(3): 249 - 254.

[10] Nelson CP, Park JM, Wan J, et al. The increasing incidence of congenital penile anomalies 2in the United States[J]. J Urol, 2005, 174: 1573 - 1576.

[11] Schonfeld WA, Beebe GW. Normal growth and variation in the male genitalia from birth to maturity[J]. J Urol, 1942, 48: 759 - 777.

[12] Elder JS. Congenital anomalies of the genitalia[M]//Walsh PC, Retik AB, Vaughan ED, et al. Campbell's Urology. 7th ed. Philadelphia: Saunders, 1998: 2120 - 2132.

[13] Cheng PK, Chanoine JP. Should the definition of micropenis vary according to ethnicity? [J]. Horm Res, 2001, 55(6): 278 - 281.

[14] Feldman KW, Smith DW. Fetal phallic growth and penile standards for newborn male infants[J]. J Pediatr, 1975, 86(3): 395 - 398.

[15] Evans BA, Williams DM, Hughes IA. Normal postnatal androgen production and action in isolated micropenis and isolated hypospadias[J]. Arch Dis Child, 1991, 66(9): 1033 - 1036.

[16] Menon PS, Khatwa UA. The child with micropenis[J]. Indian J Pediatr, 2000, 67(6): 455 - 460.

[17] Fu CP, Lee IT. Kallmann syndrome with micropenis[J]. Am J Med Sci, 2018, 356(2): e23.

[18] Parisi MA, Kletter GB, Grady R, et al. Micropenis with testicular regression, low LH levels, and poor androgen and HCG responses: a distinct syndrome? [J]. Am J Med Genet, 2002, 109(4): 271-277.

[19] Tamhankar PM, Vasudevan L, Kondurkar S, et al. Identification of novel ROR2 gene mutations in Indian children with Robinow syndrome[J]. J Clin Res Pediatr Endocrinol, 2014, 6(2): 79-83.

[20] Akcan N, Poyrazoğlu, Ba F, et al. Klinefelter syndrome in childhood: variability in clinical and molecular findings[J]. J Clin Res Pediatr Endocrinol, 2018, 10(2): 100-107.

[21] Danon D, Ben-Shitrit G, Bardin R, et al. Reference values for fetal penile length and width from 22 to 36 gestational weeks[J]. Prenat Diagn, 2012, 32(9): 829-832.

[22] Grumbach MM. A window of opportunity: the diagnosis of gonadotropin deficiency in the male infant[J]. J Clin Endocrinol Metab, 2005, 90(5): 3122-3127.

[23] Byne W. Developmental endocrine influences on gender identity: implications for management of disorders of sex development[J]. Mt Sinai J Med, 2006, 73: 950-959.

[24] Okuyama A, Itatani H, Aono T, et al. Prognosis of sexual maturation in prepubertal boys with micropenis[J]. Arch Androl, 1980, 4(3): 265-269.

[25] Wisniewski AB, Migeon CJ, Gearhart JP, et al. Congenital micropenis: long-term medical, surgical and psychosexual follow-up of individuals raised male or female[J]. Horm Res, 2001, 56(1-2): 3-11.

[26] Aaronson IA. Micropenis: medical and surgical implications[J]. J Urol, 1994, 152(1): 4-14.

[27] Bin-Abbas B, Conte FA, Grumbach MM, et al. Congenital hypogonadotropic hypogonadism and micropenis: effect of testosterone treatment on adult penile size why sex reversal is not indicated[J]. J Pediatr, 1999, 134(5): 579-583.

[28] Burstein S, Grumbach MM, Kaplan SL. Early determination of androgen-responsiveness is important in the management of microphallus[J]. Lancet, 1979, 2(8150): 983-986.

[29] Husmann DA, Cain MP. Microphallus: eventual phallic size is dependent on the timing of androgen administration[J]. J Urol, 1994, 152(2 Pt 2): 734-739.

[30] Charmandari E, Dattani MT, Perry LA, et al. Kinetics and effect of percutaneous administration of dihydrotestosterone in children[J]. Horm Res, 2001, 56(5-6): 177-181.

[31] Reilly JM, Woodhouse CR. Small penis and the male sexual role[J]. J Urol, 1989, 142(2 Pt 2): 569-571.

[32] Callens N, De Cuypere G, Van Hoecke E, et al. Sexual quality of life after hormonal and surgical treatment, including phalloplasty, in men with micropenis: a review[J]. J Sex Med, 2013, 10(12): 2890-2903.

[33] Becker D, Wain LM, Chong YH, et al. Topical dihydrotestosterone to treat micropenis secondary to partial androgen insensitivity syndrome (PAIS) before, during, and after puberty — a case series[J]. J Pediatr Endocrinol Metab, 2016, 29(2): 173-177.

[34] Mazur T. Gender dysphoria and gender change in androgen insensitivity or micropenis[J]. Arch Sex Behav, 34(4): 411-421.

[35] Reiner WG, Kropp BP. A 7-year experience of genetic males with severe phallic inadequacy assigned female[J]. J Urol, 2004, 172(6 Pt 1): 2395-2398.

[36] Springer A, van den Heijkant M, Baumann S. World wide prevalence of hypospadias[J]. J Pediatr Urol, 2016, 12(3): 152. e1-e7.

[37] Fernández N, Lorenzo A, Bägli D, et al. Altitude as a risk factor for the development of hypospadias. Geographical cluster distribution analysis in South America[J]. J Pediatr Urol, 2016, 12(5): 307. e1-e5.

[38] Li Y, Mao M, Dai L, et al. Time trends and geographic variations in the prevalence of hypospadias in China[J]. Birth Defects Res A Clin Mol Teratol, 2012, 94(1): 36-41.

[39] van der Zanden LF, van Rooij IA, Feitz WF, et al. Aetiology of hypospadias: a systematic review of genes and environment[J]. Hum Reprod Update, 2012, 18(3): 260-283.

[40] Xie H, Lin XL, Zhang S, et al. Association between Diacylglycerol kinase k (DGKK) variants and hypospadias susceptibility in a Han Chinese population[J]. Asian J Androl, 2018, 20(1): 85-89.

[41] van der Horst HJ, de Wall LL. Hypospadias, all there is to know[J]. Eur J Pediatr, 2017, 176(4): 435-441.

[42] Rourke K, Braga LH. Transitioning patients with hypospadias and other penile abnormalities to adulthood: What to expect? [J]. Can Urol Assoc J, 2018, 12(4 Suppl 1): S27-S33.

[43] Klip H, Verloop J, van Gool JD, et al. Hypospadias in sons of women exposed to diethylstilbestrol in utero: a cohort study[J]. Lancet, 2002, 359(9312): 1102-1107.

[44] Wong YS, Tam YH, Pang KKY, et al. Incidence and diagnoses of disorders of sex development in proximal hypospadias[J]. J Pediatr Surg, 2018, 53(12): 2498-2501.

[45] Strandqvist A, Örtqvist L, Frisén L, et al. No difference in cognitive performance or gender role behavior between men with and without hypospadias[J]. Horm Behav, 2019, 109: 64-70.

第七章 · 伴内分泌表现的睾丸肿瘤

王益鑫　李铮

睾丸肿瘤的整体发病率不高,约占所有男性肿瘤的1%和泌尿系统肿瘤的5%,其主要发生于年轻人,在20~35岁年龄段,睾丸肿瘤的发生率仅次于白血病的发生率,占第2位。在欧洲,其发病率为(3~10)/(10万男性·年),总体治愈率高达97%。睾丸肿瘤大多只发生于单侧睾丸,仅1%~2%的病例为双侧。根据其来源,睾丸肿瘤可分为原发性和继发性。原发性肿瘤分为生殖细胞与非生殖细胞肿瘤。前者发生于曲细精管的生殖细胞,约占睾丸肿瘤的95%以上。在生殖细胞肿瘤中,精原细胞瘤最常见,约占40%,主要发生在30~40岁男性;其他如胚胎癌、畸胎瘤、绒毛膜上皮癌、卵黄囊瘤等;非生殖细胞肿瘤,发病率较低,发生于间质细胞、支持细胞和睾丸间质的肿瘤,如间质细胞瘤、支持细胞瘤和睾丸网腺癌等。25%~30%的生殖细胞肿瘤会分泌人绒毛膜促性腺激素

(HCG)、甲胎蛋白(AFP)。来自间质的间质细胞或支持细胞的肿瘤,往往分泌类固醇激素(雄激素和雌激素)。因此,生精细胞肿瘤或间质细胞、支持细胞肿瘤多伴有激素分泌异常。睾丸转移性肿瘤主要继发于全身恶性淋巴瘤与白血病患者。本章主要讨论有关睾丸肿瘤的病因、病理、临床表现与治疗等,并讨论伴内分泌表现的睾丸肿瘤——性索-间质肿瘤(sexcord-stromal neoplasms)。这类肿瘤虽然比生殖细胞肿瘤发病率低,但它们具有内分泌活性细胞,故加以详细讨论。此外,对伴有内分泌表现的间质细胞增生症,以及各类睾丸肿瘤的旁分泌和内分泌作用也进行扼要介绍。

一、病理分类

睾丸一般由结缔组织将其分为200~350个小叶,每个小

叶内由曲细精管与睾丸间质所构成。曲细精管主要由两种细胞所构成：生精细胞与支持细胞。支持细胞一般位于曲细精管的基底部，包绕各级生精细胞。曲细精管之间依靠结缔组织相连，其间分布着间质细胞，即间质细胞，分泌雄激素，对维持精子的发生有重要意义。绝大多数的原发睾丸肿瘤来源于生精组织，占肿瘤总数的 $90\%\sim95\%$，其余原发肿瘤的 5% 来源于非生精组织。睾丸肿瘤的病理分类对临床或外科手术提供治疗决策基础。但是分类标准至今也未能取得一致意见。自 1940 年以来，根据临床治疗决策的需要，至少提出了 6 种不同的病理分类法。2016 版世界卫生组织（WHO）关于睾丸肿瘤的分类方法见表 8-7-1。一般睾丸肿瘤分为原发性与继发性两大类。原发性肿瘤又分为生殖细胞瘤与非生殖细胞瘤。

表 8-7-1　睾丸肿瘤的组织学分类

生殖细胞肿瘤
　　原位生殖细胞瘤变（GCNIS）

进展于原位生殖细胞瘤变的肿瘤：可表现为以下一种或多种细胞类型
　　精原细胞瘤
　　胚胎癌
　　卵黄囊瘤：青春期后型
　　滋养层肿瘤
　　畸胎瘤：青春期后型
　　伴有体细胞恶性肿瘤的畸胎瘤
　　混合型生殖细胞肿瘤

与原位生殖细胞瘤变非相关的生殖细胞肿瘤
　　精母细胞瘤
　　卵黄囊瘤：青春期前型
　　混合型生殖细胞肿瘤：青春期前型

性索-间质肿瘤
　　间质细胞肿瘤
　　　　恶性间质细胞瘤
　　支持细胞肿瘤
　　　　大细胞钙化性支持细胞瘤
　　　　生精小管内大细胞玻璃样变支持细胞瘤
　　颗粒细胞瘤
　　　　成人型
　　　　少年型
　　卵泡膜瘤／纤维瘤
　　其他性索-间质肿瘤
　　　　混合型
　　　　未分类型
　　同时含有生殖细胞和性索/性腺间质成分的肿瘤
　　　　性腺母细胞瘤

其他非特异间质肿瘤腺瘤样肿瘤
　　卵巢上皮细胞肿瘤
　　集合管/输出小管肿瘤
　　　　集合管/输出小管腺瘤
　　　　集合管/输出小管癌
　　睾丸旁结构肿瘤
　　　　腺瘤样型
　　　　间皮瘤（上皮样，双相）
　　　　附睾肿瘤
　　　　附睾囊腺瘤
　　　　乳头状囊腺瘤
　　　　附睾腺癌
　　　　精索及其附件的间充质肿瘤

其中，原位生殖细胞瘤变（germ cell neoplasia in situ, GCNIS）根据 2016 版 WHO 分类共识由原命名——睾丸原位

癌（carcinoma in situ, CIS）更名而来。GCNIS 作为睾丸肿瘤的早期病理类型，逐渐引起人们的重视。GCNIS 起源于原始生殖细胞或位于生精小管基底部的精原细胞，Kristensen DG 等推测 GCNIS 的发生与发展均与这类细胞的异常低甲基化有关。GCNIS 若能及时发现，将提高患者的生存率。其表现为曲细精管内细胞异常，在其发展为可触及的睾丸肿瘤之前，可潜伏许多年。患有 GCNIS 时，睾丸体积通常为无异常，偶有压痛外，许多患者无其他症状。目前已报道可能与 GCNIS 相关的蛋白肿瘤标志物主要有血小板源生长因子受体（PDGFR）和原纤蛋白 1（fibrillin-1, FBN-1），可能的核酸肿瘤标志物有 miR-371a-3p，此外血浆 *XIST* 基因的非甲基化 DNA 片段检测也被认为是一种可能的筛查手段。标准的外科活检术仍然是确诊 GCNIS 的唯一方法。最早对 GCNIS 引起重视的是 Skakkebaek，其检测不育症患者的睾丸病理切片时，发现细胞形态异常。在其系列研究中，第一次活检后连续追踪 $1\sim5$ 年，6 例睾丸曲细精管 CIS 患者，4 例肿瘤进展，突破曲细精管的基底膜。1994 年 Parkinson 等报道在 70 例睾丸标本中发现 1 例 GCNIS。对 GCNIS 如何进行临床处理，仍然存有疑问。因为到底有多大比例的 GCNIS 会转变为临床型睾丸肿瘤，至今尚无定论。但是，对睾丸进行病理检查时，GCNIS 应引起我们的重视。睾丸肿瘤的病理类型比较复杂，如颜克钧等报道了 4 例睾丸内胚窦瘤，均行睾丸肿瘤根治术及腹膜后淋巴结清扫术，术后辅以化疗，随访 6 个月至 7 年，无局部复发及远处转移。

二、病因与流行病学

睾丸肿瘤的发病率各国报道不一，在欧洲，其发病率为 $(3\sim10)/(10$ 万男性·年$)$。生殖细胞瘤的发病与遗传、激素或环境因素均密切相关，但确切的发病机制至今尚不清楚。例如，芬兰与丹麦均属北欧国家，地理环境、文化背景、社会状况、经济特点均非常相似，但是芬兰的睾丸癌发病率明显低于丹麦。调查表明，睾丸肿瘤的发病与种族密切相关，无论是美洲或非洲的黑种人，其睾丸肿瘤的发病率明显低于白种人。一侧睾丸肿瘤发病后，并不能排除对侧发病的可能。精原细胞瘤可发生双侧睾丸，可同时发生或前后发生。例如，一侧精原细胞瘤睾丸切除后，多年后对侧又可出现睾丸肿瘤。Holzbeierlein 等统计 1950—2001 年 3 984 睾丸肿瘤中 58 例为双侧发病，约占 1.5%。

睾丸肿瘤的病因主要有以下几方面。

1. **内分泌紊乱**·内分泌因素在睾丸癌的发病中起到重要作用。① 在出生后 $1\sim2$ 年儿童期，生精细胞肿瘤发病率非常低，此时血液中促性腺激素水平，类固醇水平均较低。随着青春期到来，卵泡刺激素、黄体生成素和睾酮分泌的增加，睾丸肿瘤的发病也逐渐达到高峰期。② 生殖细胞肿瘤在低促性腺激素患者中发病率很低，但该类患者可能又因隐睾发病率高而增加生殖细胞肿瘤的发病。③ 有报道应用促性腺激素与氯米芬会增加生殖细胞肿瘤的发病。④ 分泌 HCG 的肿瘤比不分泌者病情进展迅速，发展变化快。⑤ 给予妊娠期女性外源性 E_2 可导致其后代产生睾丸肿瘤。但是，激素在睾丸肿瘤中的发病机制至今不清楚。

2. **隐睾或睾丸下降不全**·隐睾患者比正常人群睾丸发病

率高 5 倍。腹腔型隐睾的肿瘤发病率更高。

3. 环境因素・据调查,在西欧和北美的白种人中发病率为(3～9)/10 万,但在几十年后发病率增加了 2～4 倍。其他国家的调查也表明近年其发病率有所增加,表明环境因素在其中起到了重要作用。如长期在高温或低温环境工作,可增加睾丸肿瘤的发生率,某些化学物质,如锌、镉可导致家禽的睾丸肿瘤发病。

4. 感染后免疫功能低下・Powles 等报道,多中心的研究表明 HIV 感染患者中睾丸肿瘤的发病率明显高于非 HIV 感染的人群,随访 4.6 年后 9% 的患者死于睾丸肿瘤,致死率与HIV 感染、睾丸肿瘤复发转移有关。

5. 性发育异常・如染色体异常 45, X/46, XY 患者,其睾丸肿瘤发病率高于一般隐睾患者。Y 染色体异常及雄激素不敏感综合征也是睾丸肿瘤的高危因素。

6. 遗传因素・临床观察已经证实睾丸肿瘤患者的直系男性亲属发生同样类型睾丸肿瘤的概率明显增加。DMRT1、DAZL、HPGDS 和 PRDM14 基因的多态性与睾丸生殖细胞肿瘤的发生有关。

三、病理生理

睾丸肿瘤多起源于生殖细胞,但可以分化为各种各样的胚胎组织。当在致癌因素的作用下,肿瘤细胞向生殖细胞形态分化,则为精原细胞瘤(seminoma);若向多能细胞分化,则可形成胚胎瘤;若分化为外胚层或滋养层发展,则为绒毛膜上皮癌或卵黄囊肿瘤。传统上生殖细胞肿瘤分为精原细胞瘤和非精原细胞瘤(nonsemina)。在其分类中,其中之一为精母细胞性精原细胞瘤,但有大量生物学证据表明,其与精原细胞瘤不同,所以精母细胞瘤(spermatocytic seminoma)应予以使用。典型的精原细胞瘤与非精原细胞瘤看起来有相同的生物学来源。① 经对睾丸的原位癌组织形态学研究发现,其可来源于精原细胞瘤又可来源于非精原细胞瘤。② 大约 1/3 的生殖细胞肿瘤含有混合的精原细胞瘤与非精原细胞瘤的成分。③ 精原细胞瘤有时具有绒毛膜癌的特性,可分泌 HCG等产物,推测存在其中间性细胞类型。然而,在考虑到治疗方案时,将其分为精原细胞瘤与非精原细胞瘤有实际意义。

睾丸肿瘤局部生长与转移有其特殊性。生殖细胞肿瘤多起源于曲细精管的生殖细胞,开始表现为原位癌,随着肿瘤的恶性生长,逐渐代替原有的睾丸实质。由于睾丸表面白膜的存在,阻挡肿瘤的局部侵袭,睾丸发生附睾与精索转移的可能性小,而发生淋巴与血液转移的可能性较大。通常尚未侵犯附睾与精索时,肿瘤已通过淋巴道转移到腹膜后或腹股沟淋巴结。睾丸肿瘤发生血液转移也发生较早,通过直接的或间接的通道肿瘤转移到肺、骨或肝等脏器。

对于睾丸肿瘤而言,完全自然痊愈的发生率非常罕见,成人的睾丸肿瘤应认为是恶性的。由于睾丸肿瘤较短的自然生长史,过去一般习惯于用 2 年生存率评估治疗的有效性。由于多种联合疗法的出现,患者治疗后的生存时间逐渐延长,用5 年生存率可能评估患者的疗效更加合适。对患者的长期随访是必需的,因为有人观察到,治疗后 10 年睾丸肿瘤再次复发。

四、临床表现

睾丸肿瘤患者的生存率与早期发现密切相关。若肿瘤局限在睾丸内或仅有局部淋巴结转移时,采取正确的治疗措施,能取得较好的疗效。临床发现延误治疗或误诊的原因,首先是患者对疾病的忽视、恐惧。故在社区内认真推行医学健康教育,使人们掌握了解睾丸肿瘤的知识,非常必要。其次是医师的原因,对睾丸肿瘤的忽视,故掌握该病的临床发病特点,获得及时诊断,对提高 5 年生存率非常必要。

睾丸肿瘤的早期表现,一般为单侧睾丸的肿大或无痛性的睾丸肿块。由患者或其性伴侣偶然发现而就诊。睾丸表现为肿大、肿胀或质地坚硬,30%～40% 的患者伴有会阴部、阴囊、下腹部或肛门周围的钝痛或沉重感,约 10% 的患者表现为睾丸的急性疼痛。偶尔有患者表现为萎缩睾丸的增大。罕见病例是患者因不育症就诊时,而发现睾丸肿大。若患者睾丸肿瘤内出血或并发急性附睾炎时,也可以急性突发性疼痛而就诊。约 10% 的患者就诊时,可能表现为肿瘤远处转移的征象,如颈部淋巴结转移表现为颈部包块;肺部转移后表现为咳嗽、咯血或呼吸困难等;或双侧腹股沟淋巴结转移等表现为下肢水肿。大约 5% 的睾丸生殖细胞肿瘤的患者表现为男性乳房发育,这与肿瘤的内分泌特性相关。部分患者可表现为HCG、催乳素、雌激素或雄激素的增高。

对睾丸肿瘤患者触诊时,要双手同时进行,先对正常侧睾丸进行触诊,以获得基本大小与形状,与患侧进行比较。睾丸检查时,把睾丸置于拇指与示指、中指之间,对其大小、形状、质地与附睾的关系进行仔细扪诊,对任何睾丸肿块都应认真检查。肿块可能局限于睾丸的某一区域,或侵犯整个睾丸,对任何睾丸白膜内的坚硬或质地增硬的组织,均应引起重视,直到排除睾丸肿瘤为止。大多数的睾丸包块局限于睾丸白膜内,但 10%～15% 的肿瘤侵犯到附睾或精索。部分患者可能并发鞘膜积液,有时表现为血性积液。常规体检包括对颈部、锁骨上淋巴结触诊,检查乳房大小,有无发育征象。对胸部进行常规检查,排除胸部转移。进行常规腹部检查,排除腹部肿块,尤其肝脏转移等。

五、辅助检查

1. B 超检查・对发现的睾丸病变及时采取 B 超检查意义重大。B 超可明确鞘膜积液或附睾炎的表现,对睾丸内的肿块可发现其异常回声。尤其采取彩色多普勒超声意义重大,现认为是睾丸肿瘤的首选影像学检查方法。生殖细胞瘤的表现为:睾丸内的低回声包块,肿块与睾丸有明显的界线或边界不清晰,睾丸一般增大呈圆形或卵圆形,肿块内无钙化和囊性区。胚胎癌多显示肿块侵犯白膜,血流明显增加。畸胎瘤回声不均匀,肿块较大呈球形,很难见到正常睾丸组织。肿块边界清楚,其内有钙化区和囊性区。对小儿睾丸肿瘤超声检查有较高的临床价值,儿童睾丸肿瘤以畸胎瘤和卵黄囊瘤多见,卵黄囊瘤见不规则无回声暗区,内可见血流信号;畸胎瘤呈囊性多房改变或见液暗区,有钙化强光斑伴声影,血流不丰富。

2. X 线与 CT 检查・胸、腹部或腹膜后淋巴结转移的表现可通过 X 线或 CT 确诊。文戈等对睾丸肿瘤的 CT 诊断进行评估。精原细胞瘤 CT 平扫表现为等低密度的软组织肿块，一般边界清楚，即使较大的肿瘤也有清楚的边界；增强扫描后肿瘤一般呈轻度强化，CT 值增加一般不超过 25 HU，肿瘤中心多见囊变坏死。畸胎瘤典型 CT 表现是由脂肪、毛发和液体等成分混合而成的密度不均匀的囊实性肿块影，囊壁厚薄不等，可有弧形钙化，囊内脂肪成分 CT 值呈负值；增强扫描肿块实质部分和分隔呈明显不均匀强化，坏死及含脂肪成分部分无强化。卵黄囊瘤多发生于儿童腹部的性腺外器官和组织，尤其是骶尾部软组织，CT 像上大多表现为睾丸实性肿块，密度较均匀；增强扫描表现为均匀或不均匀强化。CT 对睾丸肿瘤的诊断与分型，对判断有无腹膜后淋巴结转移，确定临床分期有临床意义。

3. 睾丸肿瘤标志物检测 · 睾丸肿瘤临床常用的肿瘤标志物主要用于生殖细胞肿瘤的检查。应用现代放射免疫技术可稳定地检测到血液内肿瘤标志物的微量改变，主要检查 β-绒毛膜促性腺激素（β- HCG）、甲胎蛋白（AFP）、乳酸脱氢酶（LDH）、胎盘碱性磷酸酶（PALP）。尤其 β- HCG 与 AFP 较有意义，其对诊断、临床分期与治疗效果的检测有临床价值。

AFP 为单链糖蛋白，分子量为 70 000，于 1954 年首先在胎儿血清中发现。胎儿期，AFP 为胎儿的卵黄囊、肝脏和胃肠道所分泌，在胚胎 14 周其分泌达到最高峰，出生后逐渐下降。在肝脏、睾丸肿瘤的患者其 AFP 升高，在人类 AFP 的半衰期为 5～7 日，所以检测治疗前后 AFP 浓度的变化，可预测睾丸肿瘤的进展与预后。出生后的前 6 个月，AFP 的升高预示一系列的肿瘤，如来自睾丸、肝脏、胰腺、胃等组织的病变。AFP 的升高可能预示为单纯的胚胎癌、畸胎瘤、卵黄囊瘤或由其构成的复合性肿瘤，而单纯的绒毛膜上皮癌或精原细胞瘤很少发生 AFP 的升高。

HCG 也是一种糖蛋白，分子量为 38 000，由 α、β 两个多肽链组成，一般来源于胎盘组织。早在 1930 年，人们发现某些睾丸肿瘤可分泌 HCG，并可从血清中检测到其变化。但是，HCG 的升高也可由于其他恶性肿瘤引起，如肝、胰腺、肾脏、膀胱等器官的恶性肿瘤也可能导致血中 HCG 的升高。在某些检测方法中，HCG 可能与 LH 起交叉反应，对某些检测到 HCG 升高的患者，要警惕其 LH 过度升高所引起。HCG 的半衰期为 24～36 h，某些个体可能其半衰期更短。某些患者 HCG 的 α 肽链半衰期为 20 min，β 链为 45 min。据统计，所有绒毛膜癌患者其血清 HCG 均升高，40%～60% 的胚胎癌患者升高，有 5%～10% 精原细胞瘤患者血清 HCG 升高。

对睾丸肿瘤新的肿瘤标志物也进行了许多研究，叶哲伟等报道了端粒酶 hTRT 基因可能成为睾丸肿瘤的新肿瘤标志物与治疗的新靶点。应用核酸原位杂交技术对 51 例睾丸肿瘤组织和 10 例正常睾丸组织中端粒酶 hTRT 基因的表达进行检测和定位。该基因在睾丸组织中的阳性率为 92.16%，而且端粒酶 hTRT 基因表达强度与肿瘤分化程度显著相关。其强阳性表达水平与肿瘤细胞的分布定位一致。

六、诊断、鉴别诊断及肿瘤分期

对任何睾丸肿块都应提高警惕，睾丸的彩色超声多普勒是诊断与鉴别诊断的首选方法，而肿瘤的最后确诊往往依靠病理诊断。睾丸肿瘤初次就诊时易被误诊，有人统计，其误诊率约为 25%，常被误诊为睾丸附睾炎。睾丸肿瘤合并鞘膜积液时，尤其应提高警惕。临床还应与腹股沟疝、阴囊血肿等鉴别。庄申榕等强调要提高睾丸良性病变的诊断水平。对 20 年的术前诊断睾丸肿瘤的 77 例患者进行总结，其中 18 例为良性肿块（23%），其中 13 例行睾丸肿物切除术，5 例睾丸切除术，术后随访未见复发与转移。可能睾丸良性病变的发生率远高于一般报道，在认识到良性病变高发率的基础上对可疑患者进行积极的探查可以减少不必要的睾丸切除。病史、体检、B 超对良性病变的术前诊断有较大意义。

睾丸肿瘤一般采取 TNM 与临床分期的两种方法。前者按肿瘤、淋巴结与远处转移特点分类；后者分为 3 期：Ⅰ 期病变局限在睾丸；Ⅱ 期肿瘤转移至腹膜后；Ⅲ 期有全身远处转移。近年来，由于对睾丸肿瘤内分泌功能的认识更加深入，2016 年国际抗癌联盟（UICC）在 TNM 分级的基础上增加了基于睾丸肿瘤相关的血清肿瘤标志物分级标准 TNMS，此标准根据 LDH、HCG 和 AFP 的水平将 S 分为 5 级。

七、治 疗

睾丸肿瘤的治疗取得了较好的治疗效果，目前一般采用手术、放疗与化疗相结合的方法，有效率可达到 97%。手术治疗：包括根治性睾丸肿瘤切除术、腹膜后淋巴结清扫术和部分转移病灶切除术等手术方法。放射治疗：因睾丸肿瘤的类型不同，其对放射疗法的敏感性有所不同。精原细胞瘤对放疗敏感，胚胎癌与畸胎瘤敏感程度低，而绒毛膜上皮癌对放疗不敏感，故临床放疗时，应根据肿瘤的病理类型选择不同的方法。化学治疗：国内外对睾丸化疗的治疗均取得了较好疗效，尤其现在采取联合化疗的方法，目前常用化疗药为顺铂、环磷酰胺、光辉霉素、卡铂、表阿霉素等。

作为维持男性生殖系统中最重要器官，临床医师在选择手术治疗的方式上应该更加慎重。近年来，显微外科技术的进步使得更多的睾丸肿瘤患者通过保留睾丸的肿瘤切除术最大限度地保留了生育能力和性能力，同时避免了由于睾酮缺乏等内分泌紊乱引起的其他系统损害和社会心理问题。当睾丸肿瘤确诊为良性时，显微镜下的肿瘤切除术可以更清楚地显示瘤体的边界，观察周围组织与瘤体的粘连程度，以便更好地分离瘤体并且尽可能多地保持剩余的睾丸组织。当肿瘤为恶性，但是患者有着迫切生育要求并且为孤立睾丸或对侧睾丸严重萎缩，在对肿瘤的局部生长、浸润及远处转移重新评估后，若条件允许，则仍可考虑在显微镜下行保留睾丸的肿瘤切除术。对于睾丸功能由于肿瘤而受到严重损害的无精症患者，应并行显微镜下睾丸取精术。有报道显示，显微镜下睾丸取精术的成功率约为传统手术方法的 1.5 倍，这对于患者把握最后一次生育的机会显得格外重要。当睾丸肿块尚难确定良恶性时，先采用腹股沟切口，行睾丸肿块探查术，术中将精索游离，用肠钳在内环部钳夹阻断血流，然后将阴囊内容物从腹股沟切口翻出，暴露睾丸肿块，必要时做睾丸肿块冰冻活检，一旦确定为睾丸肿瘤，即行腹内环以下睾丸根治性切除术。待石蜡切片确定睾丸肿瘤性质后在决定进一步治疗方案。

对睾丸肿瘤强调早期治疗。徐序广等对 69 例睾丸肿瘤进行随访,8 例失访。其中 61 例睾丸肿瘤患者的中位随访时间 10.8 年,Ⅰ期和Ⅱ～Ⅲ期患者无瘤生存率分别为 91.7%(44/48)、38.5%(5/13)。其中 7 例死于肿瘤转移,5 例晚期肿瘤患者在术后 1～3 年内死亡。对早期睾丸肿瘤行根治性睾丸切除术后辅助放疗与化疗,预后良好。睾丸肿瘤治疗后复发或失败多发生于术后 3 年之内,远期复发较为少见。对胚胎癌等非精原细胞肿瘤若侵犯血管与淋巴转移是睾丸肿瘤复发的高危因子。由于睾丸肿瘤的早期诊断困难,不少患者就诊时已经发生严重的腹膜后淋巴结转移,Mosharafa 等对1973—2001 年 1 366 例化疗后的睾丸肿瘤进行腹膜后清扫的结果进行分析,其中 97 例为精原细胞瘤,1 269 例为非精原细胞瘤。97 例中的 47 例腹膜后清扫时需要进一步手术,其中25 例需要肾切除,9 例下腔静脉切开,5 例动脉移植,5 例部分肠切除等。非精原细胞瘤 1 269 例中的 257 例进行了腹膜后手术。结果表明,对于非精原细胞瘤患者而言,化疗术后的腹膜后手术可提高患者术后的 5 年生存率。

精原细胞瘤术后行放疗。精原细胞瘤是成人中最常见的睾丸肿瘤类型,占其 60%～65%,对局限于睾丸的精原细胞瘤,行经腹股沟的睾丸切除术、结合放疗、化疗取得了较好的疗效,其总的治愈率目前超过了 90%。典型精原细胞瘤发病率最高,为 82%～85%。本病恶性程度低,睾丸肿块生长缓慢。查体时发现睾丸偏大,质硬。B 超显示均匀的低回声波。AFP 多为阴性,HCG 有约 10% 的患者升高。Ⅰ期的精原细胞瘤可以使用单周期的卡铂化疗方案,也可单独选用放疗并密切监测。进展期患者可选用30～36 Gy 的剂量放疗或 3 个疗程的 BEP 方案化疗或 4 个疗程的 EP 方案化疗。

胚胎癌、恶性畸胎癌患者一般在根治术后行腹膜后淋巴结清扫术。绒毛膜上皮癌少见,恶性程度极高,预后极差,根治性睾丸切除术后辅以化疗。骆曦图等回顾总结睾丸肿瘤331 例,其中 19 例属于非精原细胞瘤,予以根治性睾丸切除并腹膜后淋巴结清扫术。15 例存活 5 年以上,3 例存活 3 年,2例存活 12～16 个月。术后 12 例保存性功能,5 例不能射精。他们认为提高非精原细胞瘤的生存期,关键在于淋巴结清除是否彻底。在清除淋巴结的过程中,要注意椎旁淋巴结,还应注意血管间的彻底解剖。对Ⅲ期患者,术中尽可能切除肿块,放置银夹,作为术后放疗的标志,并辅以化疗,使患者延长生命。

睾丸继发性肿瘤为睾丸恶性淋巴瘤与白血病性睾丸肿瘤。临床治疗时可参考其他肿瘤的治疗方法。

八、睾丸性索-间质肿瘤

成人睾丸性索-间质肿瘤(sex cord-stromal tumor)占睾丸肿瘤不到 5%,而在儿童,这类肿瘤约占睾丸肿瘤的 40%。抑制素 A(inhibin A)是区别性索-间质肿瘤和其他睾丸生殖细胞肿瘤的最佳血管瘤标,因为几乎所有的睾丸性索-间质肿瘤都分泌这种多肽,而生殖细胞肿瘤没有这种功能。睾丸性索-间质肿瘤的分类见表 8-7-2。

表 8-7-2　睾丸性索-间质肿瘤
间质细胞增生症、肿瘤
支持细胞肿瘤
支持细胞-间质细胞肿瘤
Juvenile 型肉芽肿细胞肿瘤
成人型肉芽肿细胞肿瘤
混合型性索-间质肿瘤

(一) 间质细胞增生症与间质细胞肿瘤

许多睾丸疾病可伴有局灶性或弥漫性间质细胞增生,如先天性生殖细胞不发育,或严重的精子发生异常,唯支持细胞综合征、隐睾或克氏综合征等都可见到间质细胞增生和间质细胞结节形成。当这种结节的大小超过曲细精管直径的几倍时,则称为间质细胞瘤(Leydig cell tumour)。此外,间质细胞增生症与间质细胞肿瘤在病理表现上也有不同:间质细胞增生症为多中心分布、大细胞结节、无生精小管破坏、细胞质丰富但赖因克氏类晶体含量极少;而间质细胞瘤多为单病灶不规则片状分布,伴有或不伴有生精小管破坏的间质细胞移位和丰富的赖因克氏类晶体。

原发性间质细胞增生症可进一步分为先天性间质细胞增生症和家族性男性局限性性早熟(familial male-limited precocious puberty,FMLPP),其发生机制尚不清楚。睾丸-垂体-丘脑轴的失调导致 LH 和促性腺激素释放激素对睾丸间质细胞的长期刺激可能是发生间质细胞增生的主要因素,也有报道与 LH 受体和 G 蛋白的结构改变等有关。早期 LH 受体突变可引起间质细胞增生以及青春期早熟。此外,Nicole Mennie 等学者还推测旁分泌因子的分泌失调也是导致间质细胞瘤发生的重要原因,如调控间质细胞增殖的 AMH 和抑制素 A,以及影响类固醇生成的促黄体素释放激素样肽(luteinizing hormone-releasing hormone-like peptide)、转化生长因子 β(transforming growth factor - β,TGF - β)、胰岛素样生长因子 1(insulin-like growth factor 1,IGF - 1)、白细胞介素 1、抗利尿激素样肽(vasopressin-like peptide)和抑制素 B。间质细胞增生与间质细胞肿瘤的区别为:后者是实质性肿块,只有少数病例有 LH 受体和 G 蛋白的突变。应用雌激素、促性腺激素和各种化学合成制剂均可诱导某些患者出现间质细胞增生症和腺瘤。

间质细胞肿瘤多发于 5～10 岁和 30～35 岁,但其总体发病率不高,仅占青春期前儿童睾丸肿瘤的 10% 以下和成人睾丸肿瘤的 1%～3%。在儿童可出现早熟、阴茎增大、阴毛出现、身材增速、皮肤改变。出现成人的出汗气味。这些症状是由于肿瘤分泌雄激素增多所致。约 10% 的男孩也有乳房发育,这是由于肿瘤组织有较高的芳香化酶的作用,使雌激素产物过多所致。成人,即使过多的雄激素分泌也不会像儿童患间质细胞肿瘤一样的改变。但是,乳房女性化发育在成年患者常见,占 20%～40%,可伴有性欲丧失、勃起障碍和不育。在儿童间质细胞肿瘤通常是良性的,可做手术切除。而成人有 10%～15% 患者可为恶性。许多恶性间质细胞瘤可没有激素活性,良性肿瘤行睾丸切除,而恶性肿瘤需进行腹膜后淋巴清扫。未切除侧睾丸也可因内分泌原因导致生精功能受损，可导致不育与雄激素分泌过低。恶性间质细胞肿瘤对化疗与放疗均不敏感。该肿瘤一经诊断，立即治疗。其生存期为2个月至17年，平均2年。曾发现治疗后9年才发现转移的报道。因此，对这些病例需终身随访。由于该病发病的特殊性，易被误诊误治，诊断原发性间质细胞肿瘤时应与先天性肾上腺增生、恶性肾上腺肿瘤、McCune-Albright综合征、分泌HCG的各类肿瘤和LHR激活型突变鉴别。

（二）支持细胞瘤

支持细胞是曲细精管上皮内的体细胞，它支持和营养着各级不同的生精细胞。正常情况下，在青春期前这些细胞不分裂，呈静止状态。支持细胞瘤（Sertoli cell tumors）通常合并多发性内分泌肿瘤综合征（Mutiple neoplasia syndromes），如Carney综合征（Carney complex）和Peutz-Jeghers综合征（Peutz-Jeghers syndrome，PJS）。

Carney综合征患者表现为皮肤黏液瘤、心脏黏液瘤，有典型的皮肤色素沉着和肾上腺与睾丸肿瘤。病理表现为多灶性和双侧性。该肿瘤多发生在青春期，约1/3的10岁以下的Carney综合征患者和大多数成年患者可伴发大细胞钙化性型支持细胞瘤（large-cell calcifying Sertoli cell tumors，LCCSCT），这类患者通常有睾丸增大、生精小管阻塞、内分泌紊乱，以及少、弱精症等表现，但通常可以自然生育。Peutz-Jeghers综合征通常表现为强芳香化酶特性，可引起乳房女性化发育。硬化性支持细胞肿瘤，发病率低，肿瘤小，很少恶变，不具有内分泌活性。支持细胞肿瘤可行睾丸切除，只有少数明显恶变病例可行后腹膜淋巴清扫术。

睾丸颗粒细胞瘤是一种罕见的间质细胞肿瘤，分成人（adult type）和幼年（Juvenile type）两种类型。幼年型是6个月以下新生儿阴囊肿胀最常见的原因，该肿瘤多发生于婴儿，与支持细胞瘤类似。幼年型颗粒细胞瘤呈棕黄色，混有实性和囊性区域，无坏死或出血。囊肿壁较薄，从0.8 cm到6.5 cm不等，并含有黏液样物质。显微镜下，囊肿内衬单层或多层颗粒细胞，颗粒细胞有或无实性结节，呈细胞角蛋白和波形蛋白阳性。值得说明的是，幼年型颗粒细胞瘤通常不伴有内分泌紊乱，有学者指出当内分泌检查异常时应排除幼年型颗粒细胞瘤的诊断。该肿瘤预后好，可发生于未降入阴囊的睾丸，约20%的患者伴有Y染色体异常。此类肿瘤普遍为良性，随着影像学检查技术的进步，结合患者病史和内分泌检查通常能在术前做出诊断，当术中大体标本的形态及冰冻切片结果相对明确时，应实施显微镜下的肿瘤切除术以最大限度地保留正常睾丸组织。

生殖细胞肿瘤患者的睾丸功能异常是一项重要的临床问题，特别是这些患者大多处于生育年龄。睾丸肿瘤患者在肿瘤明显发展之前，通常生精功能极差，表现为少精子症、LH升高。睾丸活检可表现为睾丸萎缩。其病理切片中，某些曲细精管中存在原位癌的表现。许多单侧睾丸肿瘤中，对侧睾丸活检也可发现睾丸原位癌，其发生率达5%。睾丸肿瘤的放射治疗与化疗可进一步损害睾丸功能。睾丸生精功能的损害常与治疗剂量有关，这些治疗可继发引起雄激素缺乏。总之，睾丸肿瘤治疗时，除了考虑肿瘤的病理类型，选择不同方法。同时要考虑患者的生育

功能，以及随后的治疗时对睾丸功能的进一步损害。必要时，在进行睾丸肿瘤治疗之前，运用精子库技术对精子进行冻存以保护患者的生精功能。

参考文献

[1] Berney DM, Looijenga LH, Idrees M, et al. Germ cell neoplasia in situ (GCNIS): evolution of the current nomenclature for testicular pre-invasive germ cell malignancy[J]. Histopathology, 2016, 69: 7-10.

[2] Kristensen DG, Nielsen JE, Jorgensen A, et al. Evidence that active demethylation mechanisms maintain the genome of carcinoma in situ cells hypomethylated in the adult testis[J]. Br J Cancer, 2014, 110: 668-678.

[3] Costa AL, Lobo J, Jeronimo C, et al. The epigenetics of testicular germ cell tumors: looking for novel disease biomarkers[J]. Epigenomics, 2017, 9: 155-169.

[4] Radtke A, Cremers JF, Kliesch S, et al. Can germ cell neoplasia in situ be diagnosed by measuring serum levels of microRNA371a-3p? [J]. J Cancer Res Clin Oncol, 2017, 143: 2383-2392.

[5] Cierna Z, Mego M, Jurisica I, et al. Fibrillin-1 (FBN-1) a new marker of germ cell neoplasia in situ[J]. BMC Cancer, 2016, 16: 597.

[6] Skakkebaek NE. Possible carcinoma-in-situ of the testis [J]. Lancet, 1972, 300: 516-517.

[7] Skakkebaek NE. Carcinoma in situ of the testis: frequency and relationship to invasive germ cell tumours in infertile men [J]. Histopathology, 2010, 2: 157-170.

[8] Parkinson MC, Swerdlow AJ, Pike MC. Carcinoma in situ in boys with cryptorchidism: when can it be detected? [J]. Br J Urol, 2010, 73: 431-435.

[9] 王林辉，颜克钧，孙颖浩，等.睾丸内胚窦瘤（附4例报告）[J].中华泌尿外科杂志,2000,21: 683-685.

[10] Holzbeierlein JM, Sogani PC, Sheinfeld J. Histology and clinical outcomes in patients with bilateral testicular germ cell tumors: the memorial sloan kettering cancer center experience 1950 to 2001[J]. J Urol, 2003, 169(6): 2122-2125.

[11] Powles T, Bower M, Daugaard G, et al. Multicenter study of human immunodeficiency virus-related germ cell tumors[J]. J Clin Oncol, 2003, 21: 1922-1927.

[12] Shtricker A, Silver D, Sorin E, et al. The value of testicular ultrasound in the prediction of the type and size of testicular tumors[J]. Int Braz J Urol, 2015, 41(4): 655-660.

[13] 胡重勇，许云峰，王海荣.不同年龄段儿童睾丸肿瘤的超声诊断和临床分析[J].中华男科学杂志,2018,24: 34-40.

[14] 文戈，郁冰冰，李颖嘉.睾丸肿瘤的CT诊断价值[J].临床放射学杂志, 2009,28(8): 1105-1108.

[15] 叶哲伟，陈晓春，鲁功成.端粒酶hTRT基因在睾丸肿瘤组织中的表达及其意义[J].中华实验外科杂志,2001,18: 418-419.

[16] 王国良，陈忠新，吴伟成.睾丸良性占位病变18例报告[J].中华泌尿外科杂志,2000,21.

[17] Brierley JD, Gospodarowicz MK, Wittekind C. The TNM Classification of Malignant Tumours[M]. 8th ed. Wiley-Blackwell, Hoboken, 2016.

[18] 赵亮宇，李朋，陈慧兴，等.显微镜下保留睾丸的良性肿瘤切除术（附1例报告）[J].中华男科学杂志,2016,22: 572-585.

[19] 李彦锋，靳凤烁.69例睾丸肿瘤的治疗和临床分析[J].第三军医大学学报,2000,22: 1201-1203.

[20] Mosharafa AA, Foster RS, Leibovich BC, et al. Is post-chemotherapy resection of seminomatous elements associated with higher acute morbidity? [J]. J Urology, 2003, 169: 2126-2128.

[21] 李伟明，冯智毅，杨澄宇.腹膜后淋巴结清除术在非精原细胞瘤治疗中的作用[J].中国现代医学杂志,2001,11: 77.

[22] Colecchia M, Nistal M, Gonzalez-Peramato P, et al. Leydig cell tumor and hyperplasia: a review[J]. Anal Quant Cyto Histol, 2007, 29: 139-147.

[23] Carucci LR, Tirkes AT, Pretorius ES, et al. Testicular Leydig's cell hyperplasia: MR imaging and sonographic findings [J]. Am J Roentgenology, 2003, 180: 501-503.

[24] Mennie N, King SK, Marulaiah M, et al. Leydig cell hyperplasia in children: Case series and review[J]. J Pediatr Urol, 2017, 13: 158-163.

[25] Thomas JC, Ross JH, Kay R. Stromal testis tumors in children: a report from the prepubertal testis tumor registry[J]. J Urol, 2001, 166: 2338-2340.

[26] Richter-Unruh A, Wessels HT, Menken U, et al. Male LH-independent sexual precocity in a 3. 5-year-old boy caused by a somatic activating mutation of the LH receptor in a Leydig cell tumor[J]. J Clin Endocrinol Metab, 2002, 87: 1052-1056.

[27] J. S. Valla for the Group D'Etude en Uroiogie Pédiatrique. Testis-sparing surgery for benign testicular tumors in children[J]. J Urol, 2001, 165: 2280-2283.

[28] Stratakis CA, Raygada M. Carney Complex(R)//Adam MP, Ardinger HH, Pagon RA, et al. Gene Reviews(R). Seattle (WA): University of Washington, Seattle University of Washington, 1993.

[29] Pinto MM. Juvenile granulosa cell tumor of the infant testis: case report with ultrastructural observations [J]. Pediatric pathology, 1985, 4: 277-289.

[30] Zugor V, Labanaris AP, Witt J, et al. Congenital juvenile granulosa cell tumor of the testis in newborns[J]. Anticancer Res, 2010, 30: 1731-1734.

[31] Fagin R, Berbescu E, Landis S, et al. Juvenile granulosa cell tumor of the testis[J]. Urology, 2003, 62: 351.

第八章 · 男性不育症

吴明章　孙　斐　曾金雄

第一节 · 概　述

根据对大量人群研究,育龄夫妇婚后未采取任何避孕措施,1 个月经周期受孕率为 25% 左右,以后随着时间推移受孕率逐步提高,3 个月经周期受孕率为 65%,6 个月为 80%,1 年则为 85%,2 年则为 95% 左右。育龄夫妇到底要多长时间不怀孕才算是不孕不育? 有不同意见,有的主张 2 年,更有主张 3 年,现在普遍的意见是 1 年,即在 1 年内未采取任何避孕措施,有规律性交的夫妇不能怀孕即属不孕不育。在这里有规律的性生活应是一个关键词,在中国有不少所谓不育夫妇是长期分居,特别是一些农民工夫妇。因此,在门诊中医师应关注此问题。

未受孕可能是女方因素,也可能是男方因素,或者夫妻双方因素,甚而一时双方都查不出原因,即不明原因不孕不育症。单纯由男方原因引起的不孕不育称男性不育症。

不育有原发不育和继发不育之分,从未使女方受孕者称为原发不育,女方曾经怀孕而后又连续 3 年以上未采用任何避孕措施而未再使女方受孕则属继发不育。近年我国生育政策发生改变,不少中年夫妇也有了再生育的愿望,但在生殖门诊中则发现或是女方或是男方或是双方的生殖系统的结构和功能发生了重大变化,发生了障碍不再能生育或不再能生理性生育,有的双方也未发现严重障碍,也未查出严重的致病原因,但存在的是年龄因素,研究表明,夫妇的年龄是影响怀孕的一个重要因素,年轻夫妇容易怀孕,25~30 岁女性易怀孕,大于 30 岁的女性生育力会快速下降,而男性年龄也会影响怀孕,一般认为男性超过 40 岁就可能使怀孕率降低,据此原来倡导的晚婚晚育的理念也有所改变。当然,一些不能通过生理怀孕而生育的继发性不育夫妇应用辅助生育技术也可能再生育。

还应明确相对不育和绝对不育的概念。有一类不育患者,他们的若干生育力指标低于正常,如精子数少于 $15 \times 10^6/ml$ 或精子前向运动率 $<25\%$ 等,从理论上或实践上看,这当然会影响其生育力,但不是绝对不能生育,而是生育力低下(subinfertility),属相对不育,这类患者还能生育,经过治疗也较易达到正常指标值从而较易恢复生育能力。另有一些则不然,存在严重生育障碍如无精子症即属绝对不育(sterility)。

但医学发展到今天,所谓绝对不育症的内涵也发生了很大变化,如阻塞性无精子症,我们现在也可抽取储存于附睾中的精子或睾丸中的精子做单精子显微注射即将精子注入卵子以达到生育的目的;就是对于睾丸源性的无精子症也要进行区分,如阻滞在精子细胞阶段的生精阻滞,虽然没有精子,但也可抽取精子细胞(spermatid)做单精子显微注射;以前都认为仅有支持细胞无生精细胞的唯支持细胞综合征(Sertoli cell only syndrome, SOS)总是属于绝对性不育了,而现在已能区分出 Ⅰ 型和 Ⅱ 型,其中 Ⅱ 型还存在局灶性生精小管有生精细胞和精子发生,这样也就有办法使这类患者满足其生育的要求;而干细胞技术的发展也将会使完全没有生精细胞的不育患者实现其生育的愿望。

第二节 · 男性不育的致病因素及作用环节

一、男性不育症的致病因素

引起男性不育症的因素众多而复杂,物理因素包括可造成阴囊局部温度增高的增温因素,以及能损伤睾丸生殖细胞的放射、微波、超声波和低频电磁场;化学因素有铅、镉等重金属过量摄入;众多杀虫剂、除草剂和环境内分泌干扰物,烟酒嗜好和某些药物毒物作用;在体内,某些器官的疾病如下丘脑和脑垂体等器官的内分泌疾病;一系列睾丸疾病如隐睾、精索静脉曲张和睾丸损伤;精道疾病和附性腺疾病及生殖系统感染性疾病;一系列遗传疾病如染色体异常及与生殖功能相关的基因缺陷或突变等都可能成为引起男性不育症的致病因素。近年不断有研究报道揭示在过去的 50 多年中,男性精子数量减少 50% 左右,精子质量也有明显下降。这是一系列包括体内体外的致病因素作用于人体所造成的后果,而在某些个体则可引起男性不育症。但无论引起男性不育的致病因素是那么众多复杂,一般认为都是通过下列环节损害男性生殖功能而引起男性不育。

二、男性致病因素作用环节

(一)睾丸前环节

某些致病因素可作用于对生殖功能起调控作用的器官,

特别是对睾丸起调控作用的器官即所谓的睾丸前环节,更确切地讲是作用于下丘脑-垂体-睾丸轴中的下丘脑和垂体这样重要的内分泌器官,其结果是由于睾丸前环节的调控器官功能的损害,使促性腺激素释放激素(GnRH)和促性腺激素(FSH、LH)分泌受到损害,失去或减弱了对睾丸的刺激和调控作用,下丘脑和垂体对睾丸的不作为和少作为,从而影响到睾丸的精子发生和间质细胞合成分泌雄激素的功能,导致男性不育症的产生。已经明确的有先天性或获得性低促性腺激素性性腺发育不良、GnRH基因突变及GnRH受体基因突变的IHH、卡尔曼综合征及高催乳激素血症等。

（二）睾丸环节

有害因素可直接作用于睾丸,干扰睾丸的生精功能和合成分泌雄激素功能。睾丸精子发生对有害的环境因素十分敏感,有害因素可在不同阶段干扰精子发生过程,或是干扰精原细胞的增殖,甚而也可能损害精原干细胞造成不可逆生精障碍,或是干扰精母细胞的减数分裂,或干扰精子的形成,或抑制精子的正常释放,或引起生精细胞的凋亡异常增加,或引起严重的精子畸形等。

在分析有害因素作用于睾丸时,不仅要考虑对睾丸损害的严重程度和复杂性,还应考虑有害因素对睾丸作用的久远性和长期性,这种有害作用可发生在青春期或成年期,对此临床医师在诊断男性不育症时应予以注意和理解;有害因素也可能在胚胎期、哺乳期和婴幼儿期就发生作用,或通过胎盘屏障进入胚胎作用于正在形成和分化的睾丸,或通过母乳或食品影响年幼的生殖细胞和睾丸支持细胞,从而影响睾丸的发育,对此临床医师在问诊和诊断中也应予以注意。作用于胚胎或生后早期引起的后果更严重,可引起睾丸发育不良综合征(testicular dysgenesis syndrome,TDS)。

在睾丸环节比较明确的有先天性和后天性两类:先天性因素如无睾症、睾丸下降不全、染色体异常引起的克氏综合征等,Y染色体微缺失引起的睾丸结构功能损害;后天性因素如精索静脉曲张、损伤睾丸血管的外科手术并发症、炎症后遗症(如腮腺炎、睾丸炎)、睾丸外伤及睾丸扭转等。在这里有必要强调睾丸的创伤及睾丸的扭转,人们往往不够重视甚而忽视对睾丸损害的严重性;青年在斗殴中或运动中常可伤及睾丸并且往往不能及时处理,一拖若干年,到就诊时往往已造成不可挽回的严重后果,伤及的睾丸(一侧或双侧,如果是单侧损伤,另侧一般无问题)往往呈现极度萎缩状态,有时仅呈一团结缔组织块;睾丸扭转是急诊疾病,但基层往往诊断错误或处理不当不及时也会对睾丸组织结构造成严重损坏,造成睾丸不可逆损害,最终引起男性不育症。

（三）睾丸后环节

睾丸后环节主要包括附睾、输精管、射精管等输精管道的病变和异常;前列腺、精囊腺等附性腺的病变和异常,勃起功能射精功能异常。虽然这些部位不像睾丸那样涉及精子发生和雄激素的产生,但这些器官也具有十分重要的功能,因此这些器官的病变和异常也常会引起男性不育症。

1. 附睾病变异常与男性不育

（1）附睾:是男性精道的一部分,同时又是使精子成熟的器官;睾丸生精小管产生的精子经直细精管—睾丸网—睾丸输出小管到达附睾,并循其头—体—尾运行,暂时储存于附睾。

在精子运行和储存过程中,精子要经历复杂的形态结构和功能的变化,并逐步发育成熟获得运动能力和潜在的受精能力,这就是附睾精子成熟。一些外在和内在的致病因素可作用于附睾,干扰附睾精子成熟并可能引起附睾功能性不育。

（2）附睾炎症:主要有淋球菌性附睾炎、非淋球菌性附睾炎(衣原体、支原体附睾炎)和附睾特异性感染-附睾结核等。

附睾是精道的重要组成部分,由睾丸输出小管和附睾管组成。由于睾丸输出小管和附睾管的迂回曲折和细长,附睾炎症时的渗出物、脱落的上皮、炎性细胞、包括附睾精子在内的内容物等黏合在一起,常可造成附睾管腔的阻塞。这种阻塞可以完全性,也可以是部分性和不完全性。附睾管腔的阻塞可视阻塞的完全或不完全而造成无精子症或严重少精子症。至于附睾管腔的阻塞在治疗后是否可复通要看阻塞物的大小、阻塞物机化程度及阻塞的范围大小等因素。淋球菌感染是引起附睾阻塞的常见原因。一般说来,淋球菌破坏附睾的远中部分而不伤害附睾的头部。除此以外,输精管也可伤及,或局限于某一部分,或波及整个输精管。其他类型的感染也可引起附睾阻塞。任何下尿道的感染均可上行至输精管及附睾,形成附睾炎或亚临床附睾炎。附睾结核可引起整个附睾的破坏,包括附睾头部的破坏,从而造成阻塞。

非淋菌性附睾炎则可通过多种机制引起男性不育,病原体可吸附在精子表面以影响精子功能;可产生NH_3及H_2O_2对精子产生细胞毒作用。溶脲脲原体产生的神经氨酸酶样物质可能对受精有抑制作用;支原体可吸取宿主细胞膜中的脂肪酸和胆固醇,破坏精子膜的完整性。

因此,附睾炎症或是能引起附睾管道的阻塞,破坏其输送精子的功能,或是直接作用于运行中或储存于附睾中的精子,直接损害精子;或是影响附睾上皮破坏其组织结构及功能,进而破坏附睾精子成熟的微环境。总之可通过多种机制引起男性不育。

（3）附睾形态结构和发育的先天性缺陷:附睾的先天性形态结构异常,一般发生在胚胎第6周,因为这正是中肾导管及性腺发育分化阶段。在妊娠的第2个月,未分化性腺分化为睾丸,中肾旁管退化,中肾导管发育分化为睾丸外精道系统,与睾丸相联系的中肾小管分化发育为睾丸输出小管。如中肾小管发育分化受阻,那异常主要见于睾丸网或睾丸输出小管;如中肾导管发育分化受阻,则精道的其余部分可表现为先天性异常。这些异常包括睾丸输出小管与附睾联系的缺失,附睾缺如及发育不良等。

Young综合征及囊性纤维化:附睾的主要功能之一是为附睾的精子成熟和附睾精子储存创造一个适宜的体液环境,附睾精子是沉浸在一个液态的附睾微环境中。附睾的这个体液环境是通过调节附睾的分泌功能及吸收功能来实现的。附睾分泌功能的缺陷和分泌障碍可导致在附睾管腔中形成一个脱水状态。附睾继续分泌高分子量糖蛋白但无正常的液体分泌,这样由于高度浓缩的黏液状物质,就会使附睾管道阻塞,形成阻塞性无精子症,从而可导致男性不育。所谓的Young综合征及囊性纤维化时的阻塞性无精子症就是这样形成的。据报道Young综合征在男性不育症中占3.5%,在男性阻塞性不育症中占21%～67%,多数报道为50%左右;而在囊性纤维化（CF）男性中,超过 95% 的患者可存在梗阻性无精子症。

另外附睾体和尾是单一管道,因此意外切开、活检、从附睾获取精子[经皮附睾穿刺抽吸精子（PESA）]、应用显微外科技术附睾精子抽吸（MESA）或不规范附睾切开均能切断此通道。

2. 输精管异常与男性不育·各家报道输精管先天性异常输精管先天发育不良的发生率差异很大,双侧性输精管发育不良在男性不育症中占 1%～2%,而在排出性无精症中可能占到 17%～70%。

引起完全性梗阻的输精管发育不良的类型有输精管与附睾联系缺失、双侧输精管发育不良等,后天的原因可以是输精管感染引起的梗阻及输精管硬化,输精管造影术后所致梗阻,双侧腹股沟疝手术引起的输精管梗阻,输精管结扎、输精管黏堵及栓堵等绝育方法。有些人后来欲生育第二胎,但输精管复通后也不能自然怀孕,可能存在免疫因素,当然现在可采用辅助受孕技术达到生育目的。

3. 双侧射精管缺如或梗阻致男性不育·双侧射精管缺如可造成射精障碍及梗阻性无精子症。常见的原因是先天性原因,已证实由 CFTR 基因突变引起,它是囊性纤维化的变异体。最近有研究显示射精管区的异常改变可能引起梗阻,主要有可能造成外在性压迫引起射精管梗阻或引起射精管内在性狭窄和囊性扩张。

4. 附性腺炎症与男性不育·前列腺和精囊腺是男性重要的附性腺,有分泌功能,其分泌物为精浆,其和射精时射出的精子共同构成精液,是射出精子直接接触和生存的微环境,在男性生殖功能中起着重要作用。

早在 1985 年 WHO 通过多中心调研了世界 8 500 对不育夫妇的不育病因后指出,包括前列腺炎、精囊炎在内的男性生殖系感染已成为男性不育的主要原因之一。附性腺感染可通过多重机制损害男性生殖功能;首先也是最重要的,会造成附性腺分泌功能障碍,造成分泌液（精浆）量和质的改变;在急性炎症阶段分泌会有短暂的明显增加,到慢性炎症阶段,由于腺体实质的萎缩,腺上皮分泌功能明显减弱,精液体积会明显减少,精液酸度增加,这样不仅直接影响精子使精子制动甚而死亡;并且也会大大减弱精液对女性阴道酸性环境的缓冲作用。炎症时,微生物及其产生的毒素、炎性因子及 ROS 可直接损害精子,可能引起精液的凝固障碍,正常生理情况下,射入阴道的精液一开始呈现凝固状态,不会外流,这是精囊腺的功能。精囊炎时凝固功能改变,精液呈水样,会使精液从阴道流出从而减少进入女性生殖道的精子数量;可能引起液化障碍,正常精液经过短暂的凝固阶段后会很快转入液态,这是前列腺的功能之一。前列腺炎时会使精液不液化,从而也会限制精子的快速游动。

5. 性功能障碍与男性不育·性功能障碍主要包括勃起障碍、早泄、不射精和逆行性射精。严重勃起障碍和严重早泄可以引起不育,虽然勃起障碍和早泄仍是主要的男性性功能障碍,但近年在两者的治疗上均获得重大进展,积累了治疗的丰富经验,故在此不再介绍。

不射精症国外报道约占 4%,国内江鱼教授曾报道 2 087 例男性不育症患者不射精症高达 32% 左右,可能与当时性知识普及率不高有关,近年随着科普工作的深入,由不射精引起的男性不育症已有较明显减少,但在男科不育门诊仍会不时遇到这类患者,故仍需予以关照和采取相应的治疗措施,对个别顽固的原发性不射精症则可以采取人工授精辅助技术。

逆行性射精是指患者在性交过程中能达到性高潮并有射精动作和感觉,但精液未能从尿道射出而是逆行进入膀胱,因此在性交后排出的尿液中可检查发现存在大量精子和果糖。

研究表明有关交感神经损伤和糖尿病引起的外周神经病变等因素可能会引起逆行性射精,对逆行性射精一般可先采用药物治疗以纠正逆行性射精,如无效可从尿液中获取精子进行人工授精以达到生育的目的。

(四) 重视三个环节的理论和实践

男性不育致病因素作用三环节是男性不育致病机制的重要内容和重要理论,逐渐为广大男科医师所重视。事实上早在 1982 年,Ralph de Vere White 在其专著 *Aspects of Male infertility* 中就已指出男性不育的睾丸原因、睾丸后原因及内分泌病因,而在后者则为下丘脑脑垂体部位的疾病和异常所起的作用。本文作者之一吴章在 1997 年的《男性生殖病理学》专著中列出男性不育症的诸多病因,而这些病因可能作用涉及睾丸前、睾丸及睾丸后环节,并在长期的男性不育症诊疗的实践中应用这些理论,这对男性不育症的诊治都十分有益。另外还必须指出的是,在临床实践中,对一个具体病例要正确界定在某个环节,还有很大困难,如免疫不育,可能在睾丸环节,也可能在附睾等环节,常不能确定,但只要测定出有抗精子抗体,并确认是男性不育主要因素,免疫不育的诊断就可成立,并且无论是在何环节,免疫不育的治疗原则基本上是一致的;又如感染性不育,有时要确定在睾丸或睾丸后的某个环节或同时存在于睾丸环节或睾丸后环节也有困难,但只要结合临床,并在精液中发现白细胞增多,微生物检测阳性,感染性不育也可确定,并且治疗原则基本上也是一致的。

第三节·男性不育症的检查和诊断

正如前一节所述,男性不育症很易确定,在婚后 1 年或 2 年未采取任何避孕措施而不孕,并排除女方因素,即可确定男性不育症。这里所谓的男性不育症的诊断,是指通过询问病史和体格检查及相应的实验室检查或有关的辅助检查确定男性不育症的病因、病理及异常环节,实质上是男性不育症的病因诊断和病理诊断。此节将重点介绍精液检查、内分泌实验室检查、睾丸活检和组织病理观察及遗传学检查。

一、传统精液常规和 CASA 系统

(一) 传统精液常规检查

尽管近年来发展了一系列精液检查方法,但传统精液常规检查仍然不失为一种基本的有价值的诊断方法,在评估男性生育力上仍有重要作用。现在一般是用传统精液常规检查和 CASA 系统（计算机辅助精子分析）相结合的方法。当然关键问题是结果的可信度,而其前提是精液检查的标准化和质

量控制。世界卫生组织关于《人类精液检查与处理实验手册》已修订至第 5 版。在总体上极大推进了全球精液分析的标准化，但不可否认有不少实验室在很多细节上仍存在不少问题，如禁欲时间掌握不严，采集精液的环境和方法及盛器不合要求，观察顺序和指标不够规范化，对有的观察项目由于未认识其重要性基本上采取忽视态度，如镜下观察精子是否存在凝集现象。所谓精子凝集现象是指活动精子相互黏附，如存在凝集则要记录凝集的严重程度和凝集的类型。存在凝集现象表明可能存在抗精子抗体，可能存在免疫不育问题，这就要提示医师做相关免疫学检查以确诊是否有免疫不育。当然更不能将黏附现象混淆为凝集，黏附是指不活动精子黏附于细胞碎片或精液的其他成分，与抗精子抗体等无关。

另在镜下要注意观察圆细胞情况。精液中圆细胞可能是脱落的未成熟的生精细胞，也可能是白细胞，如圆细胞增多则应该采用过氧化酶染色法予以鉴别。过氧化酶阳性者为白细胞。镜下应初步观察畸形精子情况，如畸形精子较多则应按照 WHO《人类精液检查与处理实验手册》所指示的方法和标准检查和观察精子畸形率。另如镜下发现精子过于稀少则不宜用 CASA 系统检查分析精液，应仍采用传统精液常规检查。

（二）CASA 检查与精子活动观察指标

精子运动是许多精子功能的一种综合和直观的表现，是正常生理状态下完成受精的基础。精子许多不同功能状况和结构的变化可以通过精子运动功能的改变而体现。精液中精子运动可以作为衡量精液质量的一个重要指标。精子运动包括两个重要内容，即精子运动活力和运动方式。CASA 系统是近几十年发展起来的一项先进的精子分析技术，CASA 的精子运动分析有一系列参数以反映它的运动活力和运动方式。特别要注意运动精子密度和精子运动速度分布。

所谓运动精子密度是指每毫升精液（样品）中，运动速度或称精子运动路径速度（VAP）>0 $\mu m/s$ 的精子数，特别要注意样品中前向运动精子占精子总数的百分率。

精子运动速度分布前后有不同的表达，至今也未完全统一。4 级分类法：快速（4 级）VAP$\geqslant$25 $\mu m/s$，中速（3 级）5 $\mu m/s<$VAP$<$25 $\mu m/s$，慢速（2 级）0 $\mu m/s<$VAP$<$5 $\mu m/s$，静止（0～1 级）VAP$=$0。也有将精子运动速度分为 a、b、c 和 d 四级：a 级快速进行性运动 VAP$\geqslant$25 $\mu m/s$，b 级缓慢进行性运动 5 $\mu m/s<$VAP$<$25 $\mu m/s$，c 级无进行性运动 VAP$<$5 $\mu m/s$，d 级不动。WHO《人类精液检查与处理实验手册》第 5 版又提出前向、非前向和不动 3 个等级。前向相当于快速和中速或 a+b 级，非前向相当于慢速或 c 级，不动则为 d 级或静止。

CASA 系统能显示多种精子运动参数均有其意义，特别是精子前向运动指标。对有生育力男性组和男性不育组的测试结果也说明了这点（表 8-8-1 和表 8-8-2）。

近 10 多年的大量实践更证明了 CASA 的应用价值，有学者指出 CASA 能客观反映前向运动的精子，而前向运动很易使精子穿透宫颈黏液，精子高度激活能顺利地从输卵管上皮上脱离下来，并穿入到卵丘和透明带有直接作用，并认为精子前向运动和受孕率之间有直接关系。

表 8-8-1　73 例正常生育力男性的射出精液中精子活动率和前向运动率（$\bar{x}\pm s$）

精子运动百分率分组（例数）	活动率（%）	前向运动率（%）
总体（73）	75.2±12.8	44.9±10.2
$\geqslant$90%（7）	92.4±2.8	49.4±4.8
80%（29）	84.9±2.8	51.8±8.0
70%（10）	74.3±2.8	44.4±9.3
60%（14）	65.8±2.2	39.6±6.7
50%（13）	54.8±2.2	33.5±6.2

表 8-8-2　200 例不育男性的射出精液的精子活动率和前向运动率（$\bar{x}\pm s$）

精子运动百分率分组（例数）	活动率（%）	前向运动率（%）
总体（200）	30.9±11.8	15.2±8.4
40%（62）	45.1±3.0	23.6±6.8
30%（41）	34.5±3.0	16.0±5.1
20%（57）	24.4±2.9	11.0±4.9
10%（40）	14.4±3.0	7.0±3.3

（三）WHO 推荐的正常精液指标

WHO 在 1999 年及 2009 年先后推荐了正常生育力精液参考值（表 8-8-3），其中除了精液的标准试验指标外，还附加了一些可选择性试验指标，如微量元素、精囊腺及附睾功能性指标、白细胞及一些免疫检测指标。

表 8-8-3　能够使其配偶在 12 个月内怀孕的精液参数的参考值下限

参　数	推荐正常值（WHO 1999）	参考值下限（WHO 2009）
精液量（ml）	$\geqslant$2.0	1.5（1.4～1.7）
总活力（PR+NP,%）		40（38～42）
前向运动（a+b,PR,%）	$\geqslant$50 或 a$\geqslant$25	32（31～34）
活动率（%）	$\geqslant$50	58（55～63）
精子总数（10^6/次射精）	$\geqslant$40	39（33～46）
精子浓度（10^6/ml）	$\geqslant$20	15（12～16）
精子形态（正常形态%）	15	4（3～4）
其他共识参考值		
pH	$\geqslant$7.2	$\geqslant$7.2
锌（μmol/次射精）	$\geqslant$2.4	$\geqslant$2.4
果糖（μmol/次射精）	$\geqslant$13	$\geqslant$13
中性 α-葡萄糖苷酶（mU/次射精）	$\geqslant$20	$\geqslant$20
白细胞（10^6/ml）	$<$1	$<$1
MAR 试验（%）	$<$50	$<$10
免疫珠试验（%）	$<$50	$<$50

根据 WHO 推荐的意见，若在 12 个月内，精液指标保持在这个水平（为下限水平）就可能怀孕，如果低于这个指标就难怀孕，这提示精液检查的重要性。

(四) 精液异常

精液异常是男性不育症最常见也最易发现的异常。

1. 精液体积异常·正常生育力男性一次射出精液的体积为 2～6 ml。如射出精液体积在 0.5～2 ml，则称为少精液症；如射出精液≤0.5 ml，则称为无精液症；射出精液＞6 ml，则为多精液症。无精液症、少精液症及多精液症均为精液体积异常，属精液病理，有可能引起男性不育（表 8-8-4）。射出精液体积与禁欲时间的长短有很密切关系，因此要严格掌握禁欲时间。如初次发现精液体积异常，应在严格规定的禁欲时间内，按医嘱重新采精，才能确定有无真正的体积异常。

表 8-8-4　精液体积异常

射出精液体积	病理名称	主　要　原　因
0～0.5 ml	无精液症	不射精，逆行性射精
＜2 ml	少精液症	分泌不足，慢性副性腺炎，射精频率高
＞6 ml	多精液症	禁欲时间长，精囊炎、前列腺炎

精浆是精子赖以生存的直接环境，并提供精子运动的能源。精液太少无疑会影响精子的生存和运动。阴道 pH 甚低，酸度很高，在正常情况下，精液呈碱性，一定量精液射入阴道后，会起明显的缓冲作用，降低阴道的酸度，以利于精子的存活。如精液体积太少，就发挥不了缓冲中和作用。这样精液一进入酸性很高的阴道，不仅精子运动受到抑制，而且精子存活都受到严重的威胁。精液太多则降低了单位体积内精子密度，射入阴道后易漏出体外。无精液症及逆行性射精引起不育的道理，就无需叙述了。

2. 精液理化指标异常·精液凝固异常、液化异常、精液黏性异常增高及 pH 异常等都属精液理化指标异常，常可成为男性不育的原因。

(1) 精液的凝固障碍：精液的凝固与精囊腺有关，它能分泌一种蛋白样物质，使精液凝固。如果精液射出后呈水样不凝固，或呈半液化状态表现为凝固不全，均属精液凝固障碍。正常时射入阴道的精液呈凝冻状，不会外流；而不凝固呈液态的精液则很快会从阴道中流出，从而造成精子数的减少，这就易造成不育或低育。况且精液凝固障碍也可由于精囊的炎症或其他异常引起，精液中的果糖等成分也可能减少，因而也会影响精子的运动。如果是精液量很少又不凝固，则可能是射精管和精囊腺先天性缺失所致，这时常发现为无精子症。

(2) 精液的液化障碍：可以表现为精液液化缓慢，如超过 1 h 或数小时仍不液化，也可能是完全不液化。精液不液化和前列腺有关，特别是和前列腺炎有关，但要注意有无人为因素。因为射出精液的第一部分主要来自前列腺，含有使精液液化的酶，但取精时最易被漏失的就是这一部分精液，从而容易造成人为的精液不液化或液化不全，精液不液化限制了精子的游动。

(3) 精液黏稠度增高：精液黏稠度测定应在精液完全液化后进行。可用玻棒法或用精液黏度计法进行。黏度计是长 93 mm，内径 0.798 mm 的毛细玻璃管。测定时将精液注入黏度管内，观察 0.5 ml 精液通过黏度计的时间，即为精液的黏稠度（单位：s/0.5 ml）。据上海仁济医院报道，25 例平均通过 0.5 ml 精液所需时间为 17±4.7 s。如果用 0.672 mm 内径的毛细玻璃管，平均通过时间为 49.8±42.8 s。高黏度精液常可阻碍精子的运动。

(4) 精液的 pH 异常：精浆主要由精囊腺和前列腺分泌物混合而成，其中精囊腺分泌物约占 70%，呈碱性，而前列腺分泌物呈酸性，其结果是使精液呈弱碱性，pH 在 7.2～7.8。如精液 pH＜7，则偏酸，属酸度异常，可使精子活力及代谢下降；当 pH＜6 时，精子活动就会受到抑制，甚至停止游动。过酸的精液也不利于中和缓冲酸度极高的阴道环境。精液过酸可能与精囊腺病变有关，主要是精囊腺的分泌不足，如精液量少，精液 pH 又低（＜7），则很可能是射精管和精囊腺的缺如，这时辅以果糖定性试验阴性，则就能确诊。也有人认为附睾的炎症或病变也可增加精液的酸度。如精液 pH 太高，＞8，这时精液偏碱，也属异常，也会使精子活力受到抑制。精液偏碱可能是精囊腺分泌太多或前列腺分泌太少造成，均有可能存在炎症。

3. 精子数量异常·精子数量异常一般分为无精子症（azoospermia）、少精子症（oligospermia）及隐匿性精子症（cryptospermia）。在新鲜制备的新鲜精液标本上，高倍镜下仔细观察未能发现精子则为无精子症。确定无精子症应十分慎重，要重复多次才可以确诊。在确诊无精子症后要用多种方法区分出分泌性无精子症（即睾丸源性无精子症）和梗阻性无精子症。

根据 WHO 标准，精子数＜15×10⁶/ml 则为少精子症，在（5～10）×10⁶/ml 为中度少精子症，＜5×10⁶/ml 为重度少精子症。有的仅在精液离心沉淀中才能在高倍镜下见到少数几个精子，这种情况称为隐匿精子症，实质是属于严重少精子症。少精子症十分多见并且复杂，可按少精子症思路图进一步查找原因（图 8-8-1），并在此基础上确定治疗方案。

4. 精子运动能力异常——弱精子症（asthenospermia）·根据 WHO《人类精液检查与处理实验手册》第 5 版，前向运动精子百分率＜32% 即属弱精子症。弱精子症是引起男性不育症十分常见的精液异常和病理表现，属精子运动能力的异常。

弱精子症的原因也很多，感染性因素最为常见，因此要用相应方法以确定或排除感染因素；要通过一系列生化检查是否存在精子能量代谢障碍以确诊是否为能量代谢源性；免疫因素也不能忽视。在排除上述种种因素的基础上要采用高倍电子显微镜检查方法以确诊精子鞭毛或线粒体是否存在结构性缺陷。少数则要考虑进行与精子运动障碍有关的基因突变或缺失的检测。

5. 畸形精子症（teratospermia）·在研究畸形精子症时，首先涉及正常精子形态的标准。所谓正常形态的精子，其头部光滑、对称、卵圆形，顶体清晰，中段比头部稍长，对称地插入颈部，尾部是头部的 7～15 倍，不应出现颈部、中段和尾部的缺陷，胞质小滴不应大于 1/2 的头部，精子界限要清楚。

按照 WHO《人类精液检查与处理实验手册》第 5 版，正常精子下限为 4%，即畸形精子 96% 仍属正常，畸形精子超过 96% 为畸形精子症。对于畸形精子症的标准最早是 30%，WHO《人类精液检查与处理实验手册》第 5 版改为 15%，现

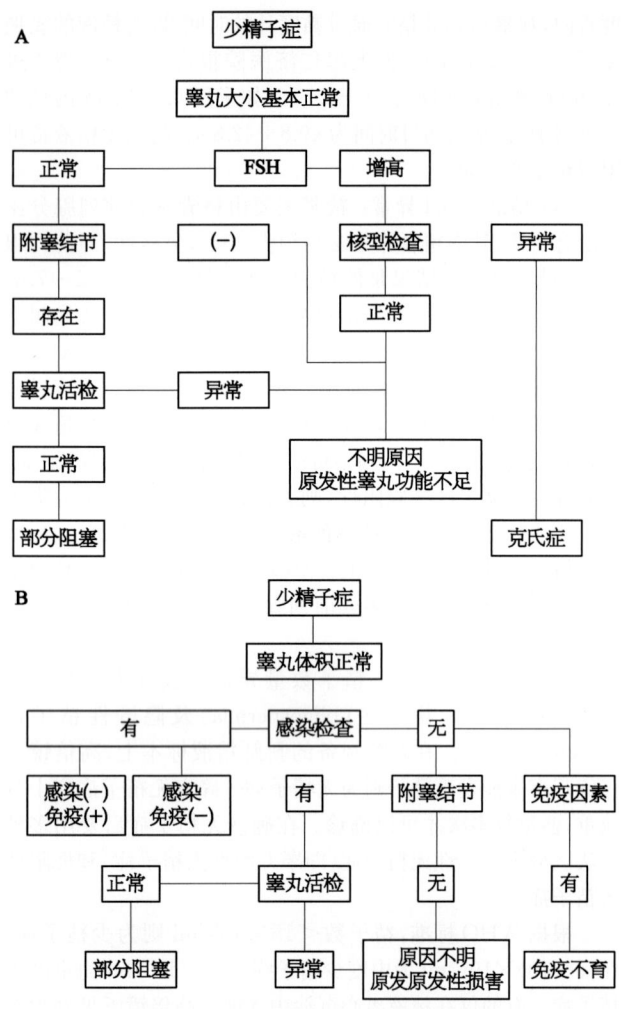

图 8-8-1 少精子症检查诊断思路参考示意图

多（超过 96％以上）。因此，OAT 十分严重，研究表明其遗传异常发生率高，进行辅助生育人工技术也有风险。

另外还有：① 少弱精子症（oligoasthenospermia），其特点是表现在精子数少和精子运动能力差，精子总数或浓度及前向运动精子百分率均低于参考值下限；② 少畸精子症（oligoteratospermia），特点是精子数少和畸形精子多，精子总数或浓度及正常形态精子百分率均低于参考值下限；③ 弱畸精子症（asthenoteratospermia），特点是精子数在正常范围，但前向运动精子百分率及正常形态精子百分率均低于参考值下限。

7. 白细胞精液症（leukospermia）· 精液中的白细胞超过 $5 \times 10^6/ml$ 或每个高倍视野超过 20 个白细胞即可确定为白细胞血症。白细胞精液症多为精液感染所致，这时可行精浆溶菌酶测定，精浆溶菌酶 72.2 mg/L 为精浆溶菌酶含量的正常值上限，＞80 mg/L 为精浆溶菌酶升高，提示精浆感染。溶菌酶主要来自中性粒细胞和单核巨噬细胞，精液感染时，精液中白细胞和单核巨噬细胞大量增加并可坏死崩解以产生大量溶菌酶。也可用直接检测精液病原菌方法，如精液病原菌数超过 $10^5/ml$，即可诊断精液感染。近年随着分子生物学发展，已开始应用多聚酶链式反应技术（PCR）诊断支原体、衣原体、淋球菌及大肠埃希菌等。PCR 技术具有快速、灵敏和采样标本少等优点。

精液感染可能是男性不育的重要原因。Naesons 检测了 120 例不育男性，精液微生物阳性率达 97.7％。张国芬检测了 79 例不育男性，阳性率为 86％。精液感染的病原微生物多达 30 多种，有葡萄球菌、大肠埃希菌、肠球菌、支原体及淋球菌等。

精液感染将会明显改变精液的理化性质，包括精液 pH、渗透压及离子成分的改变，不利于精子的存活和活动。细菌产生的毒素可直接作用于精子，造成精子的损害，精液感染时产生的大量氧自由基，也会对精子造成严重损害，甚至死亡。此外，精液中的巨噬细胞很活跃，随时准备捕捉精子，有时可见巨噬细胞能吞噬整条精子，然后逐步消化。精液中的白细胞也积极发挥捕捉和吞噬精子的功能。由于巨噬细胞和白细胞吞噬精子能力很强，因而在精液感染时，精子数可明显减少。

8. 死精子症（necrospermia）· 死精子症是一种较为常见的治疗十分困难的精液异常或精液病理，其特征是死精子明显增多。死精子数超过精子总数 40％即可诊断为死精子症。在临床上不少实验室是通过精液检查把不活动精子的百分率作为死精子的百分率，因此不活动精子百分率超过 40％或 50％即诊断为死精子症。笔者认为这是不正确的，死精子固然不能运动，但不动的精子可以是死的，也可以是活的，可以是处于不动的静止状态，或虽然存活但由于种种原因可使精子不能游动，这显然有很大差别，实际情况也是如此。笔者曾对诊断为死精子症的 141 例病例进行了分析，这些病例精子活动率很低，仅在 0～9％，而用鉴别精子死活的 TP 染色法证明这些人的精子大都是活的，其中 90％以上精子存活的有 57 例，占 40.4％；80％～89％精子存活的有 36 例，占 25.5％；70％～79％以上精子存活 14 例，占 9.9％；60％～69％以上精子存活 6 例，占 4.3％；50％～59％精子存活的有 7 例，占 5％；

改为 4％。笔者对此一开始就持异议，当然在精子畸形率为 96％时仍然有可能怀孕，但在正常生理状态下应该是很低的。另外必须指出正常形态精子数越多，受精率就越高，有人对此进行了研究并得出了相应结果，结果见表 8-8-5。

表 8-8-5 精子形态与受精率的关系

分组	正常形态精子	受试卵子个数	受精率
Ⅰ组	1％～14％	104 个卵	37％
Ⅱ组	15％～30％	324 个卵	81％
Ⅲ组	31％～45％	309 个卵	82％
Ⅳ组	46％～60％	64 个卵	91％

总之，笔者认为畸形精子症的标准应该有所调整。

畸形精子症的原因复杂，要从寻找对睾丸损害的环境因素、毒物因素、感染及免疫因素和染色体异常等方面去考虑。在治疗上则要在去除睾丸精子发生损害的基础上，尽力改善精子发生环境以促进精子发生。

6. 少弱畸形精子症（oligo-astheno-teratozoospermia，OAT）· 少弱畸形精子症是一种精子复合型异常，并不少见。其特点是精子少（往往是严重少精子症，镜下见极少精子），精子活动能力差（很少有前向运动，或仅有原地摆动），畸形精子

存活率50％以下21例,占14.9％,实际上在这141例的所谓死精子症病例中只有20例才能诊断为死精子症,其余的为无力型精子症。因此,在本书中把无力型精子症和死精子症分列开来。

死精子症引起不育症是理所当然的结果:① 死精子症的病例中,至少约有一半的精子是死的,失去了受精能力;② 在多数情况下,尚存活的精子其运动状况也会很差,这是由于精子死亡的因素也会引起精子运动障碍,同时死精子分解释放出来的一系列物质如顶体酶系也会损害精子运动。诊断死精子症并不困难,可采用伊红或TP等活体染色方法,然后在镜下观察,被染色的即为死精子,统计200～400个精子以计算出死精子的百分率,死精子超过40％～50％即可诊断为死精子症。

引起死精子症的原因很多,主要包括:① 精子营养物质缺乏引起精子死亡即饥饿性死亡。② 生殖系统感染时病原微生物或毒素的有害作用,要注意睾丸、附睾和附性腺的感染;睾丸的感染不仅会影响精子数量,也会严重引起精子死亡;附睾是精子储存器官,它的炎症也很易引起精子死亡,并且禁欲时间越长,精子死亡率越高;附性腺感染也可引起精子死亡,但一般均是射精后,在一定时间范围内,随着时间推移,死亡精子增加,可在实验室内追踪观察。③ 精液pH过酸,一般在6.5以下,可造成大量精子死亡。④ 供氧不足,精子可因缺氧中毒死亡。⑤ 某些有害的物理因素或化学因素的作用。⑥ 附睾源性死精子症。

要找出死精子症的原因十分困难,应进行详细的病史询问、仔细的临床检查和实验室检查。即使这样,有些病例仍可能找不到死精子原因,在这种情况下,就只能采取试行治疗。

9. 血精·精液中存在血液称为血精。血液量多时精液呈红色,甚至有血块;血液量不多时呈现一些血丝,还有的仅在镜下发现有较多的红细胞。血清中的鲜红颜色可持续存在于连续的几次射精中,以后血色逐渐变化,从鲜红色到深棕色,再变为黄色,直到消失。

轻度血精可不影响精液质量,严重血精则会影响精液的理化性质,影响精子运动,特别是感染性血精如精囊炎引起的感染性血精可严重影响精子质量,造成男性不育,这时应重点治疗精囊炎。

10. 生精细胞凋亡异常增多·精子是通过精原细胞增殖,精母细胞两次成熟分裂和精子细胞变态而形成。成年睾丸中产生的精子数量要比预计生成的精子数少20％～75％,这是由于在精子发生过程中生精细胞自发性退化所造成的,而生精细胞自发性退化消失是通过细胞凋亡来实现的,因此生精细胞的凋亡在精子发生的生殖生理过程中起重要作用,在相当大的程度上决定精子数量的恒定;黄宇峰用不同方法检测了20例正常生育力男性精液中凋亡的生精细胞,其结果可供参考,瑞-吉法:精母细胞凋亡率为1.4％±0.9％,精子细胞凋亡率为1.7％±0.8％;TUNEL法:精母细胞凋亡率为4.3％±1.8％,精子细胞凋亡率为1.4％±2.6％。

另有人研究了射出精液中精子凋亡的情况,发现不育男性精液中凋亡精子明显高于有生育力的男性,其结果也可供参考:有生育力男性为0.1％,精索静脉曲张和感染者为

10％,隐睾者为20％,精子成熟障碍者为25％,精原细胞癌者为50％;随着对睾丸影响程度加重,凋亡频率还会进一步增加;有人还观察到睾丸支持细胞毒物2,5-己二酮(2,5-hexanedione)作用于睾丸可使精原干细胞受损和数量明显减少,从这里可以看出睾丸细胞的凋亡是重要的生殖病理表现,应予以重视。

二、生殖内分泌学实验室诊断

(一) 生殖内分泌学实验室检查指征

生殖内分泌学实验室检查指征:① 男性不育症,和精液常规检查一样,生殖激素内分泌学检查应成为男性不育症的一项基本检查和常规检查,以揭示下丘脑-垂体-睾丸轴的基本状态,为诊断、治疗和预后判断打下基础。② 男性第二性征发育不良或缺如。③ 各种原因或原因不明的无睾症、小睾症或睾丸发育不良或睾丸位置异常。④ 原因不明或特发性少精子症、弱精子症、死精子症和无精子症。⑤ 疑有睾丸原发或继发性功能衰竭。⑥ 疑有高催乳激素血症。⑦ 疑有先天性肾上腺皮质增生症。⑧ 疑有雄激素拮抗综合征。⑨ 疑有雌激素异常,雌激素异常增多、雌激素缺如或雌激素拮抗综合征。

(二) 生殖激素检查项目

1. 生殖激素静态试验项目·目前大部分国内实验室将FSH、LH、T、PRL和E_2作为常规和标准测试项目。因为在一般生理情况下,这5项检测项目基本能反映患者下丘脑-垂体-睾丸轴的功能状态。

另外笔者认为应该把抑制素B(inhibin B)和性激素结合球蛋白(SHBG)的测试尽快普遍建立起来并成为测试常规之一,至少作为实验室的选择性试验。抑制素B由睾丸生精小管支持细胞所分泌。一般认为它比FSH更能准确反映整个睾丸的生精功能状态或损伤程度,如果FSH能反映生精功能状态的80％,则抑制素B则能反映95％;而SHBG被认为是睾酮的敏感性指标,会影响到睾酮浓度的反映,并且体内很多情况及某些内分泌疾病如甲亢、雌激素增多等均会使SHBG升高。总之,这两指标有助于更客观地反映睾丸的生精功能和合成分泌雄激素的能力。

2. 生殖激素兴奋试验·由于生殖激素静态试验只能将性腺功能低下区分为原发性或继发性,但还不能区分出是下丘脑疾病还是脑垂体病变,因此需要通过生殖激素兴奋试验来确定,另外生殖激素兴奋试验在某些情况下可用来帮助选择治疗方法。

(1) GnRH刺激试验:该试验是在一次剂量注射后,观察垂体分泌促性腺激素水平的变化。阳性者血LH和FSH显著上升,说明垂体功能完好,阴性反应者表示垂体功能低下。

方法:有单次静脉推注法,240 min连续静脉点滴法,静脉推注和脉冲式给药联合刺激法,本书仅介绍简单实用的单次静脉推注法。

单次静脉推注法:一次推注100 μg人工合成的GnRH,注射前15 min和注射后15 min、30 min、60 min、90 min和120 min分别抽取血测FSH和LH。正常成年男性注射GnRH 2～3 min后,LH开始上升,20～30 min后升至高峰,此后逐渐降落,以第1次血样为基值,高峰时LH上升可达基

值的 3～6 倍，FSH 上升较慢较少，一般不超过 3 倍。正常人 FSH 反应不显著者占 15%。

试验结果低于正常人水平或无反应，可能存在原发性垂体病变，但当垂体长期缺乏 GnRH 刺激，也可能对单次 GnRH 没有反应，需反复注射。

（2）HCG 刺激试验：有单次注射和连续注射，张桂元研究证实单次注射和连续注射有同样的效果和价值。这里仅介绍单次注射法。

方法：HCG 3 000 U 一次肌内注射，于注射前 1 日及 24 h，48 h，72 h 和 96 h 后分别取血测睾酮。判断：张桂元提出的判断标准见表 8-8-6。

表 8-8-6 HCG 刺激试验反应判断标准		
反应级别	睾酮峰值或 △ 值 （ng/dl）	峰值/基值 （倍数）
正常	>560	>1.5
中度	△>150	>1.5
低下	△<150	>1.5
无反应	△<150	<1/5

HCG 刺激试验的临床反应解释和意义：① 无反应，无睾症，睾丸间质细胞未发育，或睾酮合成酶缺陷。无反应者用 HCG 治疗无效。② 无反应或低下或反应迟缓，孤立性促性腺激素缺乏（IGD）和特发性低促性腺激素性性功能减退症（IHH）患者，克氏征。③ 克罗米芬试验，克罗米芬雌激素活性弱，又是非甾体式的雌激素受体拮抗剂。能与下丘脑雌激素受体相结合，阻断 E_2 对下丘脑和垂体的负反馈抑制作用，导致 GnRH 释放和 GnTH 分泌增多，LH 再作用于睾丸，使睾酮分泌增加。它是通过下丘脑-垂体介导发挥作用，因此克罗米芬刺激后 FSH、LH 增加，则提示下丘脑-垂体功能正常，如果睾酮也增加，说明睾丸对内源性 LH 和 FSH 有反应。方法：服药前 2 日测试血睾酮、FSH、LH。然后服用克罗米芬，每日 200 mg（青少年 3 mg/kg）连续服用 10 日。在服药后第 9 日和第 10 日分别取血测 LH、FSH 和 T。结果判断：正常成年男性服药后 LH 较对照值增高 75%～245%，FSH 增高 45%～130%，睾酮增高 40%～220%。无反应或反应差：IHH、青春期发育延缓和垂体器质性病变等。

（三）生殖激素常规测试结果分析及其意义

生殖激素常规测试可有不同结果，要注重结果的分析和判断。要结合下丘脑-垂体-睾丸轴基本理论，要结合男性不育症病因作用的睾丸前、睾丸和睾丸后环节的不育症重要理论，要密切结合男性不育症的其他临床症状才能做出比较正确和客观的判断，并在此基础上制订出治疗方案和具体措施。

1. FSH、LH 和睾酮均属正常·表明下丘脑-垂体-睾丸轴正常，可排除低促性腺激素性性腺功能减退或高促性腺激素性性腺功能减退，即睾丸前环节和睾丸环节基本无异常，这时应考虑睾丸后环节，如患者为无精子症或严重少精子症，睾丸大小质地正常应考虑完全性梗阻性无精子症或不完全性梗阻性无精子症可能，应通过相应检查予以确诊。另外 FSH、LH 和睾酮正常，表明下丘脑-垂体-睾丸轴正常，那用药时就

不要轻易应用性激素类药物以免干扰下丘脑-垂体-睾丸轴。

2. FSH、LH 和睾酮均降低·这是低促性腺激素性性腺功能低下的特征，病变部位在下丘脑和脑垂体，结合精液常规检查和临床体检结果就可确定是 IHH，当然还可进行相应的基因检测。在此基础上可予以 HCG 和 HMG 的治疗并能期望取得预期效果。

3. FSH 和 LH 高而睾酮低·这是高促性腺激素性性腺功能低下的特征，睾丸功能低下为原发性，其原因可能是遗传基因缺陷，也可能是解剖性缺陷或获得性睾丸性疾病如病毒性睾丸炎，理化因素引起的睾丸功能衰竭。这时重要的是要对睾丸功能衰竭的程度进行评估，是否还可进行治疗或在药物治疗基础上进行辅助人工助孕技术。

4. 关于 FSH 升高与精子发生·FSH 测试比较稳定。一般认为 FSH 主要能反映生精小管精子发生功能状态。常见的是 FSH 异常升高，以前认为 FSH 值超过正常 3 倍以上提示生精小管精子发生为不可逆性。近年来这种观点遇到了挑战，笔者也遇到了一些病例，其 FSH 值甚至超过正常值 4～5 倍，为无精子症或极严重少精子症（为严重少弱精子症），经过综合治疗又重现精子或改善（数量及质量改善）后用辅助生育技术生子。

5. FSH 明显降低而 LH 正常·提示存在选择性 FSH 缺陷可能。

6. FSH，LH 和睾酮值均升高，同时伴有雄激素缺乏体征·提示存在雄激素不敏感综合征，应做进一步相关检查。

7. 睾酮（T）和 LH 的关系及 T/LH·张桂元对 60 例有生育力的正常男性每月取血一次，连续 12 个月进行生殖激素测定，其中就有 T 和 LH，并测得 T/LH 为 5.72，SD 为 4.05～8.08，要关注 T/LH。如果 T 值下降和 T/LH 值降低（T 低，而 LH 升高）表明睾丸间质细胞对 LH 不敏感或间质细胞合成分泌睾酮的功能呈现衰退或衰竭倾向，此时应用 HCG 是无效的，并且是属于不合理用药。

8. 催乳素（PRL）增高·PRL 明显升高或异常升高，FSH、LH、睾酮低值或正常低值并伴有性功能减退、阳痿，少精子症或无精子症，可能为高催乳激素血症，应进一步查明是否存在垂体瘤或垂体微腺瘤。

PRL 属于应激激素，凡是可以引起应激反应的情景均可使 PRL 增高，因此有 PRL 增高，应重复检查并对患者说明相关情况避免应激刺激。应注意患者是否患有焦虑症或抑郁症。笔者遇到数例这样的病例，PRL 明显增高，达到 900 mU/L 以上（正常参考值为 360 mU/L）服用溴隐亭无效，经会诊确定为焦虑症或抑郁症，经相应治疗后 PRL 才逐步恢复正常。

9. 雌激素（E_2）·根据张桂元资料，中国生育力正常男性 E_2 正常参考值为 212.3 pmol/L。在男性不育患者中常有 E_2 增高情况。E_2 增高会干扰下丘脑-垂体-睾丸轴，影响性欲和睾丸精子发生。另也要关注 E_2 极度低下或缺如病例。

三、睾丸活检和睾丸组织病理观察

（一）睾丸活检和治疗性睾丸活检

1913 年，Huhner 首先应用睾丸组织吸取法以诊断无精子症。以后，睾丸活检在临床上得到了认可并广泛使用。睾

丸活检和睾丸病理诊断是男性不育症的一种重要检测方法，通过睾丸活检组织的组织病理观察能直观了解睾丸生精功能的状态和睾丸生精障碍的严重程度，对生殖细胞发育不良如唯支持细胞综合征和生精阻滞等这些类型的男性不育症也只能依靠睾丸活检组织病理的观察做出诊断。

相比其他器官（如肝、肾）的活检，睾丸活检简单，并发症甚少，仅极少数病例可发生阴囊疼痛和血肿，但不久即可消失。动物实验证明睾丸活检后可引起一定程度的生精上皮的损害，并持续数月。有些病例，在睾丸活检后数周内精子数量可下降，一般3～4个月后即可恢复。睾丸活检后是否会引起免疫反应的问题，长期来一直有不同的看法，一种意见认为睾丸活检可破坏精子和精子细胞，因而可引起抗体免疫反应，产生免疫睾丸炎，有人测出睾丸活检后5周，精子凝集试验和精子制动试验呈阳性反应；另一种意见认为睾丸活检损伤小，一般不会引起免疫反应。但这毕竟是一种有一定创伤性的检查方法，要采取慎重态度，一般是无精子症和严重少精子症病例可考虑选用。

睾丸活检有常规切口手术、睾丸细针经皮穿刺和穿刺活检等方法。实践证明经皮细针穿刺术进行的组织评估不充分，主要是所吸取的组织块太小，并且细针进行路径对睾丸组织损害反而可能比其他方法要重。

近年来，为配合人工授精辅助技术又发展了治疗性睾丸活检以提取睾丸精子（testicular sperm extraction，TESE）。治疗性睾丸活检既可用于梗阻性无精子症（OA），也可用于非梗阻性无精子症（NOA），甚而用于唯支持细胞综合征，因为在这种情况下，仍可能有局灶性生精小管有精子发生，用ICSI/IVF的方法帮助男性不育患者达到生育的目的；甚而在严重生精障碍的患者中采用显微切割技术，对单根生精小管活检并对显微外科活检结果进行评估，认为生精小管直径≥300 μm时，精子提取率可达84%，而用传统方法，精子提取率则仅为36%左右。笔者认为睾丸治疗性活检和诊断性活检的结合更是一种合理的选择，即所取得的睾丸精子暂时低温保存以备后用或即时用于ICSI/IVF，另一部分的活检睾丸组织则用于睾丸组织病理诊断。

对于用于组织病理诊断的睾丸活检组织要注意固定环节，取下的睾丸组织立即用Bouin溶液固定，避免用福尔马林溶液固定。福尔马林溶液能使组织明显收缩，用其固定后可使生精细胞核固缩，间质细胞肿胀，支持细胞也会变形。固定后制作常规组织学切片，一般用HE染色，需要时也可做PAS三色染色、弹性纤维特殊染色等。如要进行组织化学免疫组织化学检查，取下的标本应放在相应的固定剂内，或做冰冻切片，或放在液氮中暂冰冻保存。如要做睾丸超微病理学检查，则要采用相应的固定剂和制片技术。切片制作技术直接关系到睾丸生殖病理切片的质量，影响观察和评估。

睾丸生殖病理不同于一般的组织病理，它在观察睾丸活检切片的基础上，要对患者的生殖功能做出评估，要对睾丸生殖病理做出诊断，因此生殖病理工作者要对男性生殖器官具有全面系统的知识，要了解丘脑-垂体-睾丸轴的概念，掌握睾丸正常的组织结构及其年龄性变化，并对男性学临床工作有一定的知识和经验，这样才可做出较为正确的诊断，为临床医师服务。睾丸生殖病理可分为睾丸一般生殖病理、睾丸超微病理和睾丸生殖免疫病理。本节仅介绍睾丸一般生殖病理，其他可参考生殖疾病诊断学和男科学专著。

（二）睾丸的一般生殖病理

1. 观察指标・对睾丸活检组织病理切片要做全面观察，特别要观察下列项目。

（1）生精小管和间质的比例：一般报道人睾丸间质面积约占36%，笔者曾用自动图像分析仪测得成人睾丸间质面积为33%，约占睾丸面积的1/3，观察时要注意生精小管与间质的比例有无变化，间质组织有无增生，如有增生则要区别弥漫性增生或是局灶性增生。

（2）生精小管的形状与直径：正常生精小管边界整齐，其管径为150～300 μm。要注意生精小管有无萎缩和塌陷，或生精小管过度扩张的情况。

（3）生精小管界膜：正常时界膜较薄，由基膜、肌样细胞和少量的结缔组织构成。生精小管界膜的改变具有十分重要的病理生理意义，因此要十分重视观察生精小管界膜的厚度，有无纤维化和透明变性。

（4）精子发生的动力学观察：精子的发生过程表现出严格的空间和时间顺序。人类精子发生可分为6个阶段，每个阶段都有一定的细胞组合，并占有一定的比例。第一阶段占29.8%，第二阶段占19.6%，第三阶段占6.4%，第四阶段占7.7%，第五阶段占31.3%，第六阶段占3.2%。若每个阶段的细胞组合或每个阶段所占比例发生改变，表明精子发生动力学有障碍。

（5）睾丸生精小管细胞学观察：注意观察正常细胞组合中有无某种细胞缺失或某一阶段细胞的堆积。若有某一类细胞缺失或堆积，则表示某环节发生了障碍或生精阻滞。此外，还要注意各级生精细胞形态结构的异常、未成熟生精细胞的脱落、生精细胞的坏死等现象。

对于支持细胞，除观察一般的形态结构改变以外，还要注意支持细胞的类型，即成熟型支持细胞、未成熟型支持细胞及部分成熟型支持细胞。青春期前均为未成熟型支持细胞，青春期后，在正常情况下应转变为成熟型支持细胞。在某些病理情况下则依然是未成熟型支持细胞。

（6）间质和间质细胞：注意观察间质细胞的数量和形态结构的改变。间质细胞如有增生，要区分是局限性增生或弥漫性增生。还要注意间质中淋巴细胞炎性浸润、间质水肿、间质小血管管壁增厚、管壁纤维化、管壁透明变性等病理变化。

2. 男性不育症睾丸活组织病理类型

（1）正常或基本正常的睾丸结构：睾丸活检组织呈现正常或基本正常的组织结构，生精小管可见各级生精细胞和支持细胞，管腔面有很多精子，生精小管界膜及间质也无明显异常。这时应结合临床及精液检查结果一并考虑，如精液检查为无精子症，临床检查睾丸大小质地正常，附睾尾部饱胀，则很可能为梗阻性无精子症，这时可做出初步诊断，并建议临床医师进一步检查，如输精管造影等，以明确阻塞部位及其范围。

（2）生精功能低下（hypospermatogenesis）：组织病理特征是包括精原细胞在内的各级生精细胞都存在，有精子发生，精原细胞、精母细胞、精子细胞和精子的数量相对比例也正常，但它们的绝对数量均比正常减少，从而导致最终产生的精子数减少。生精功能低下的原因十分复杂，常见的有精索静脉曲张、各种毒物的影响、免疫因素（如流行性腮腺炎、睾丸炎及内分泌等原因），应在尽可能查清原因的基础上进行确定治疗。

（3）生精阻滞（spermatogenic arrest）：是精子发生复杂过程的中断，属于细胞分化障碍。生精阻滞的发生率占严重少精子症或无精子症患者活检的4%～30%。生精阻滞可发生于精子发生不同的特定阶段，如精原细胞阶段、精母细胞阶段和精子细胞阶段。生精阻滞原因可分为原发原因和继发原因；原发原因主要是遗传因素，拟进一步行染色体和有关基因缺失或突变的检测；继发原因很多，如化疗放疗，维生素A缺乏和锌缺乏，阴囊局部温度增高可能会导致阻滞在初级精母细胞，而促性腺激素缺乏则可导致精子发生停滞在不同时相等。当然已有研究表明导致生精阻滞的内分泌因素仅占1%～3%。

（4）生精细胞脱落和排列紊乱（sloughing and disorganization of germ cells）：生精细胞脱落可有局限或广泛之分，前者可局限在少量生精小管，后者则可波及几乎全部的生精小管。也可以有轻度和严重之分，轻度者在生精小管仅有少量生精细胞脱落，严重者在生精小管管腔中有大量未成熟的生精细胞脱落下来，甚至阻塞管腔。更有甚者，所有生精细胞可脱落下来，或支持细胞也脱落。生精细胞的脱落可造成高位完全性阻塞或不完全性阻塞，从而可导致无精子症或少精子症。这一类型的病例，即使有精子发生，但也排不出去。因此这时的无精子症，实质上也是属于排出性无精子症（excretory azoospermia），当然大量脱落也可导致分泌性无精子症（secretory azoospermia）。生精细胞脱落往往伴有生精细胞排列紊乱，细胞层次排列异常。生精细胞脱落和排列紊乱是十分常见的病理类型，多见于精索静脉曲张、可复性睾丸；在服用棉酚和雷公藤引起严重少精症的男性中也可见到此种类型。

（5）唯支持细胞综合征（Sertoli cell only syndrome）：其特征是睾丸生精小管生精细胞完全缺失，生精上皮仅由支持细胞组成。生精小管管径细，支持细胞为未成熟型支持细胞。在支持细胞胞质内可见粗大的变性颗粒。间质也可增生，有轻重不等的管周组织纤维化。一般认为这是一种先天性异常，是在胚胎发育过程中，位于卵黄囊的原始生殖细胞未能迁移到生殖嵴所引起的，是原始生殖细胞的迁移异常。但也存在着继发性支持细胞综合征，即获得性支持细胞综合征，是由于后天原因引起生殖细胞完全脱落而仅余下支持细胞，这是有一个发展过程的，笔者在精索静脉曲张不育患者睾丸活检切片上观察到了这种现象。有报道证实生精细胞凋亡可导致唯支持细胞综合征。在后天性唯支持细胞综合征常可找到变性生殖细胞的残余，若生殖细胞凋亡或失落发生较早，经过10多年也就较难找到变性脱落或凋亡生殖细胞的痕迹。近年有报道将唯支持细胞综合征分为Ⅰ型和Ⅱ型；Ⅰ型完全缺失生精细胞，Ⅱ型还可在部分区域或部分生精小管中存在生精细胞甚而有精子。笔者认为Ⅰ型相当于先天性，Ⅱ型相当于继发性。

（6）混合型病损：可同时表现为生精上皮脱落、生精细胞排列紊乱、纤维化及透明变性等异常，但其中任何一种病变均不占绝对优势。混合型病损可能是一种中间过渡型，在以后的发展过程中，其中某种病损可能会发展得很严重，从而演变为其他的病理类型。

（7）纤维化：间质或界膜中结缔组织纤维（主要是胶原纤维）增生。

（8）进行性生精小管透明变性型（progressive tubular hyalinization）：这种病理类型比较严重，发展快，多呈进行性。可有局限性和弥漫性两种表现，很可能这是病变的不同发展阶段。透明变性的主要表现是生精小管基膜增厚，呈均质状透明样变，可向生精小管管腔及间质两个方向扩延，致使管腔日益变小，基膜皱缩不规则。间质小血管管壁也可增厚，基膜发生透明变性，管腔变小。生精小管和间质小血管透明变性，可严重影响生精小管和间质之间的正常物质交换，影响生精小管精子发生的微环境，影响精子发生，致使生精小管生精细胞脱落和变性，直至消失，仅剩下支持细胞；发展下去支持细胞也明显受到损害，发生脱落和变性解体；到一定阶段，整个生精小管可发生皱缩、塌陷，甚至仅有生精小管皱缩的影子。引起透明变性的原因很复杂，可能因素有非特异性炎症、腮腺炎、睾丸未降、睾丸外伤扭曲或某些药物的作用，有人认为这是睾丸自身免疫反应的表现。不少病例难以查出明确原因。此外，透明变性型也可能是其他生殖病理损害发展形成的一种非特异损害。

（9）未成熟型睾丸（immature testis）：青春期前型，睾丸属未成熟型睾丸，但这里的未成熟型睾丸是指年龄已达到青春期或成年期，而睾丸的发育仍停留在幼年未成熟阶段；生精小管未发育或未充分发育，其管径较同年龄者为小，可无管腔，无精子发生，支持细胞也属未成熟型或部分成熟型。所谓未成熟型睾丸实质上是发育不良的睾丸，一般分为促性腺激素低下性睾丸发育不良和周围性睾丸发育不良两类。在周围性睾丸发育不良中克氏综合征，隐睾特别是腹腔隐睾和严重的幼年腮腺炎性睾丸炎可导致睾丸发育不良，形成未成熟型睾丸。

近年在生殖领域内的分子生物学研究提示睾丸的生长发育不仅与激素密切相关，而且睾丸局部产生的众多肽类物质（总称为睾丸生长因素）也起重要的调控作用。这些生长因子的异常表达、表达缺失、过度表达或是表达时间上的异常，可导致睾丸发育不良。

（10）间质病变：间质病变种类甚多，如间质增生、淋巴细胞浸润，还有间质水肿、间质小血管变性。当然应十分注意间质细胞的病理变化如间质细胞的变性，如能配合应用组织化学以显示其功能变化则更好。

（三）睾丸活检组织精子发生障碍定量表达

睾丸精子发生障碍要到一定程度才会导致男性不育，因此尽量对精子发生和精子发生障碍的程度进行半定量或定量表达。

1. Johnsen 10级积分法·通过观察睾丸组织病理变化，对生精小管予以评分，然后求得总分，积分共分10级，积分越高，精子发生越好；反之，积分越低，精子发生障碍程度越严重。本积分法有一定缺点，主要局限于生精小管的生殖细胞，而没有考虑到生精小管的其他指标，更没有考虑到间质方面的病变。10级分法标准见表8-8-7。

积分(分)	组织学标准
10	完好的精子发生
9	有很多晚期生精细胞,但排列紊乱
8	仅少数晚期精子细胞
7	无晚期精子细胞,仅有少量早期精子细胞
6	无精子,仅少许精子细胞
5	仅有少量精母细胞
4	极少量精母细胞
3	仅有精原细胞
2	仅有支持细胞,无生精细胞
1	完全透明变性,生精小管中无细胞可见

表 8-8-7 10 级积分法标准

2. Bergmann 和 Kliesch(1998 年)评分法·其特点是特别关注生精小管长形精子百分率;有长形精子的生精小管越多,评分越高,反之则越低。

95%与 95%以上生精小管有长形精子细胞,评分为 10 分,表示正常精子发生;94%~85%生精小管有长形精子细胞,评分为 9 分,75%~84%则为 8 分,以上三种情况均示有正常精子发生;而 10%~74%生精小管有长形精子细胞,评分则从 1~7 分,表示有混合性睾丸萎缩;1%~9%生精小管有长形精子细胞,评分为 0.1~0.9 分,表示生精小管绝大部分萎缩,且仅有单一长形精子细胞的生精小管出现,如全部生精小管未见长形精子细胞则评分为 0 分,表示可能为唯支持细胞综合征、精子发生阻滞、睾丸萎缩或仅存小管阴影。

3. 睾丸生殖病理双重诊断法·笔者长期从事男性不育睾丸生殖病理实践,至今已观察 2 000 多例。在工作中提出了睾丸活检的生殖病理双重诊断法,并在 1997 年出版的《男性生殖病理学》专著中进行了较完整的介绍。

睾丸生殖病理双重诊断法首要对睾丸生殖病理的主要表现,对生殖病理类型做出诊断,如脱落型、透明变性型等,另一方面按照 V 级分类法对精子发生障碍程度做出诊断,其标准是:精子发生正常或基本正常,75%以上生精小管精子发生良好;轻度生精障碍,45%以下生精小管有生精障碍;中度生精障碍,45%~75%生精小管有生精障碍;重度生精障碍,75%以上生精小管有生精障碍;不可逆性生精障碍或不可逆性生精障碍倾向,生精小管无生精细胞,或虽有少量精原细胞,但生精小管其他病变十分严重者。在做出不可逆性生精障碍诊断时需慎重,有时从睾丸组织病理表现已可做出不可逆性生精障碍,但面向患者还是以有不可逆性生精障碍倾向为宜。一方面这是考虑到患者的心理因素,同时也考虑到睾丸活检组织是很小的一块组织,虽然一般情况下,睾丸组织病变差异不会很大,局部能代表整体,但有时局部病变也有可能不能完全代表睾丸全部的病变。双重病理诊断法简单明白,对临床医师的诊断及预后评估有指导意义。

四、男性不育症的遗传学诊断

遗传性生殖疾病不仅种类多,遗传方式和表型不一并且诊断技术也有一定难度,一般应有遗传专业技术人员来完成。

1963 年 Penrose 把遗传性生殖疾病分成 3 类。第一类由于染色体畸变或致死畸形而不能活到生育年龄,如常染色体三体、非整倍体,或是被终止妊娠,或生后不久死亡;第二类是由于遗传智力或器官发育障碍,不能进行正常性生活导致不育的染色体畸变患者,如大多数先天性愚型及一些常染色体和性染色体畸变患者;第三类是指那些健康状况良好,但由于染色体或基因不正常而影响性腺从而导致不育。这些患者能结婚,可有正常性生活,但因不育而就医,我们遗传学诊断对象主要是这类人群。

男科学的学科范畴包括男性不育、男性性腺功能减退、男性避孕、勃起功能障碍和男性衰老,而男性不育位列第一。一般认为,在遗传和疾病的关系上,人类所有的疾病都具有遗传影响和背景,但只有在大约 12%的疾病中,遗传因素起主要作用。不过近 20 年,由于染色体显带技术的进步及基因研究的新成果,人们对疾病的遗传因素越发重视;遗传和疾病的研究进入了当代医学领域,并开始带动男性不育症的遗传学研究。初步研究表明遗传异常是导致男性不育的重要原因,10%~15%的男性不育症伴有遗传异常,远高于正常男性;由遗传缺陷所引起的精子发生障碍约占男性不育因素的 30%;精子极少的少精子症患者遗传异常发生率比正常男性高 10 倍以上;而占男性不育症达 50%的不明原因男性不育症很可能也是遗传因素和环境因素共同作用的结果。因此,男性不育症的遗传学诊断和研究十分重要。中华医学会男科学分会男性生殖遗传学专家组在 2015 年提出了《男性生殖遗传学检查专家共识》,以引领和推动此项工作在中国的开展。

男性不育症遗传异常检测主要涉及染色体异常检测、精子 DNA 损伤检测、Y 染色体微缺失和 CFTR 检测。表观遗传异常与男性不育症的关系已引起关注和研究,但还未列入男性不育症检测项目。

1. 染色体核型分析·仍然是细胞遗传学诊断的重要内容。人类体细胞染色体 46 条,为双倍体,以 2n 表示;精子为 23 条染色体,单倍体。以上均属整倍体。多一条染色体为三体,少一条染色体为单体。染色体数异常可以涉及常染色体,如 Down 综合征(又称 21-三体综合征),患者除智力障碍外,常表现为性腺功能减退、隐睾或生精细胞数量减少或生精阻滞。这类患者常在 10 岁前死亡,幸存者也无青春期发育,无生育能力;也可涉及性染色体,可以是 X 染色体增多,如克氏综合征,47,XXY,也可以是 Y 染色体增多,如 XYY 综合征,其特征是核型为 47,XYY,患者有犯罪倾向,有精子发生障碍。

染色体结构畸变是常见的畸变形式,是由于染色体发生断裂的结果。根据断裂的部位、数量及受累染色体的多少,可产生多种的畸变,常见的有易位、环状染色体、倒位和缺失等。研究表明男性不育及习惯性流产与染色体结构畸变有密切关系;在男性不育中,易位占 8.9%,在习惯性流产中,丈夫染色体易位可占 39%;少精子症伴畸形精子症,染色体畸变率也明显高于正常。染色体易位有 X 常染色体之间的易位、Y 常染色体之间的易位及 X-Y 之间的相互易位。

2. 精子 DNA 完整性检测·精子 DNA 是遗传信息的载体,精子 DNA 完整性是亲代将遗传物质正确传递给子代的前提,与精子活力、精子形态和精子功能有显著相关性。精子 DNA 完整性反映精子 DNA 损伤程度,研究表明 DNA 损伤与男性不育、自然妊娠率的降低和反复流产有关。

精子 DNA 完整性用精子 DNA 断裂指数（DNA fragmentation index, DFI）来表示，DFI≤15％为正常，<30％为一般，DFI≥30％为异常。精子 DNA 完整性检测方法很多，其中染色质结构分析方法（SCSA）是一种快捷正确和直观的方法，采用流式细胞仪对经 AO 荧光染色的精子进行分析，数秒之内即可高速检测数万个精子。专家共识提出的检查适应证是女方反复自然流产、胚胎停育的男性不育患者、采用 ART 多次未成功的男性不育患者、排除女方因素特发性男性不育患者（无精子症除外）及大龄拟行 ART 助孕者及育前优生体检者可选择性检查。

3. Y 染色体微缺失检测和 SY145 及 SY152 检测·精子发生受基因调控。在 Y 染色体长臂上就存在着调控精子发生的基因称为无精子因子（azoospermia factor, AZF）。AZF 可分为 AZFa、AZFb、AZFc 和位于 b、c 区之间的 AZFd。AZF 区的缺失常可导致严重生精障碍，由于缺失区常为亚显微大小，因而称为 Y 染色体微缺失。Y 染色体微缺失在非梗阻性无精子症高达 20％，在严重少精子症达 10％，发生率仅次于 Klinefelter 综合征，是居于第 2 位的遗传因素的男性不育症。显然 Y 染色体微缺失检测的指征是非梗阻性无精子症和严重的少精子症，精子浓度>$1×10^6$/ml 的少精子症患者 Y 染色体微缺失阳性率极低。

AZF 不同区缺失的后果并不一致；AZFa 缺失后果最严重可导致唯支持细胞综合征，呈现无精子症，此类患者仅可进行供精人工授精（AID）；AZFb 缺失可导致生精阻滞，主要阻滞在精母细胞阶段，无精子发生，也只能通过 AID 进行生育；AZFc 缺失者情况比较复杂，可表现为正常精子数，少精子症或无精子症，AZFc 缺失的无精子症患者也可采取睾丸手术取精获取精子行 ICSI，助孕时建议进行 PGD 生育女孩以避免遗传缺陷的垂直传播。另外发现 AZFc 区微缺失的少精子症患者，其精子数有进行性下降趋势，最后终将发展成为无精子症，因此建议此类患者早婚早育或冷冻保存精子。

Y 染色体微缺失的基因检测技术目前较多采用多重 PCR-电泳法，但该技术耗时长，主观性大，并易交叉感染，因此专家共识建议采用荧光定量 PCR 技术，该技术灵敏度高，特异性好，检测速度快。

SY145 及 SY152 检测：研究发现 SY145 及 SY152 可能与精子形态异常有关，缺失者不但会引起少精子症，也会引起精子形态异常。因此，对畸形精子症、少畸形精子症及少弱畸形精子症建议进行 SY145 及 SY152 检测。

4. CFTR 基因检测·先天性双侧输精管缺如是男性不育和梗阻性无精子症的重要原因，而在囊性纤维化的男性中，有超过 95％患者可发现梗阻性无精子症。专家共识建议对这两类患者都应进行 CFTR 基因突变检测，对于检测方法建议可以先从已知突变位点着手开展，未来再借助高通量测序方法更为全面，有效地检测出基因突变和多态性位点。

第四节·内分泌性男性不育症

男性不育症种类繁多，它是由很多先天或后天因素所引起的，涉及睾丸前、睾丸及睾丸后环节。本书是一本临床内分泌学专著，考虑到此特点，本节将介绍睾丸前环节所引起的男性不育症即内分泌性不育症，主要是低促性腺激素性性腺发育不良所引起的男性不育症，适当涉及一些其他的内分泌性不育症。

一、孤立/特发性低促性激素性性腺功能减退（IHH）和 Kallmann 综合征

（一）IHH 和 Kallmann 综合征的致病机制

IHH 以前是指一类特发性低促性腺激素性性腺功能减退（idiopathic hypogonadotropic hypogonadism, IHH），即特发性，原因不明，而经近年研究认为应称为孤立性低促性腺激素性性腺功能减退（isolated hypogonadotropic hypogonadism, IHH）更合适，是以促性腺激素 FSH、LH 的分泌缺陷为其特征。主要发病机制是位于下丘脑的 GnRH 神经元缺乏活化，致使 GnRH 神经元分泌促性腺激素释放激素（GnRH）失常，进而造成脑垂体促性腺激素细胞分泌促性腺激素特别是其脉冲分泌发生异常。脉冲分泌异常呈现多样性，表现为无脉冲分泌型、脉冲幅度低、脉冲频率低等。现在已比较明确的是下丘脑 GnRH 神经元活化缺陷则是由于相关基因突变所致，至少和 4 个基因即 Kiss 基因、GPR54（KissR）、TAC3 和 TACR3 基因突变有关，前两者涉及 Kisspeptin-GPR54 系统，在下丘脑-垂体-睾丸轴中已有所介绍。另外 GnRHR 突变是形成 IHH 亚型的一种基因突变，从完全性到部分性 GnRH 抵抗。

卡尔曼综合征（Kallmann 综合征）也是一种 IHH，它的特点是在低促性腺激素性性腺功能减退的同时伴有嗅觉功能缺陷。它的发病机制主要在于胚胎期的 GnRH 神经元前体迁移受阻。在正常胚胎发育过程中，GnRH 神经元前体要从嗅球上皮迁移到下丘脑基底部的最终解剖学定位并在那里发挥作用（图 8-8-2）。

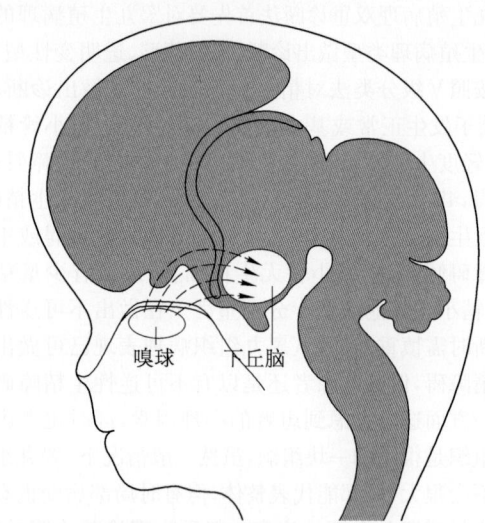

图 8-8-2　GnRH 神经元迁移示意图

GnRH 神经元的迁移定位受 KALI 基因调控。在胚胎发育 2～8 日就有 KALI 基因表达并翻译出 KALI 蛋白以引导 GnRH 神经元迁移定位。若 KALI 基因发生突变不能产生 KALI 蛋白，可致 GnRH 神经元不能迁移定位于下丘脑，也

就不能合成和分泌 GnRH,这样就造成脑垂体促性腺激素细胞不能合成分泌 FSH 和 LH,继而使睾丸产生精子发生障碍和 Leydig 细胞合成分泌睾酮障碍。近年研究除 KAL1 基因外,FGFR1、FGF8、PROK2、PROKR2 和 CHD7 等基因的突变也会引起卡尔曼综合征。需要指出的是,GnRH 神经元和嗅觉神经元轴突有着共同的迁移途径,包括 KAL 基因在内的上述基因突变也影响 GnRH 神经元迁移,同时也影响到嗅球嗅束的形成,从而导致嗅觉障碍或嗅觉缺失,这样卡尔曼综合征不但有性腺发育不良并且伴有嗅觉障碍。

(二) IHH 和卡尔曼综合征的诊断

IHH 和卡尔曼综合征的诊断应抓住下列要点。

1. **性腺发育不良及相关症状** · 患者睾丸发育不良,精子发生障碍和 Leydig 细胞合成分泌雄激素障碍,睾丸小而软,或单侧、双侧隐睾,阴囊发育差及色素减退,阴茎和前列腺发育差,男性第二性征发育差。无遗精现象,取精时排不出精液,如有也呈现无精子症,性欲低,勃起少,勃起功能差。

2. **嗅觉** · IHH 无嗅觉缺失,卡尔曼综合征有嗅觉障碍。当然嗅觉障碍可有程度上差异,有的全无嗅觉功能,香臭不能分辨;有的则仅是嗅觉功能的降低,即通常要用更强的刺激,才能分辨。这里特别要指出的是在就诊时,患者自己不会诉说嗅觉障碍,因为患者不知道嗅觉障碍和睾丸发育不良会有内在联系。因此,要由医师主动询问,并用专门的化学刺激剂(如醋酸)进行测试,一般测试在温度 30℃下进行,测试距离,即离开鼻孔的距离为 30 cm。

3. **其他身体异常** · 据报道 IHH 除性腺功能减退外,无其他异常,而卡尔曼综合征除了性腺发育不全及相关症状外,还有其他异常,有 5%~10% 的患者还有听觉和口腔异常,如唇裂和高腭弓等。

4. **激素测定** · IHH 和卡尔曼综合征应测定 FSH、LH 和

睾酮及 E_2,同时也建议测定 PRL、TSH、ACTH、IGF-1 和生长激素等以评估其他下丘脑-垂体轴功能。

IHH 和卡尔曼综合征患者的 FSH、LH、睾酮和 E_2 均呈现低值,与临床的低促性腺激素性性腺功能减退相一致;有时 FSH、LH 等可呈现极低值到几乎不能测出的水平。单纯性 LH 或 FSH 缺失也是 IHH 的一种类型,可表现单一的 LH 缺乏或 FSH 缺乏。但这种情况极少见。

IHH 和卡尔曼综合征患者对 GnRH 刺激试验反应表现低下或缺乏,这时不要轻易得出原发性损害就在脑垂体的结论,很有可能脑垂体由于长期缺乏 GnRH 的刺激处于一种抑制状态,因此这时可能要进行多次试验;当然也要考虑是否存在 GnRH 基因突变问题,这在决定应用 GnRH 泵治疗时是应该首先予以明确的。

如患者正值青春期年龄或青春期后年龄,应当通过适当检查和检测对 IHH 与体质性青春期延迟者做出鉴别。国内李江源等应用下列检测方法有助于此鉴别诊断:TRH 兴奋 PRL 试验,TRH 是一种 PRL 释放因子,它能和垂体催乳激素细胞膜上的 TRH 受体相结合,促使 PRL 分泌。青春期延迟及正常成年男性 PRL 峰值 $> 22\ \mu g/L$,而 IHH 患者峰值 $< 22\ \mu g/L$;检测脱氢表雄酮(DHEA)及其硫酸盐(DHEAS)方法,特发性青春期延迟患者肾上腺皮质功能初现延迟发生,IHH 患者则如期发生,因此 IHH 患者在青春期前 DHEA 和 DHEAS 明显高于特发性青春期延迟患者;睾酮测定,早晨 8:00 血清睾酮测定有助于鉴别特发性青春期延迟和 IHH,如果早晨 8:00 睾酮水平 $> 0.7\ nmol/L$,提示睾丸在 15 个月内开始会增大,预示青春期启动即将发生,患者很可能是特发性青春期延迟。

5. **分子遗传学检查** · 卡尔曼综合征或 IHH 患者基因检测可参考表 8-8-8。

表 8-8-8 卡尔曼综合征或 IHH 患者可能突变的基因

首字母缩写	名 称	定 位	基因 ID	MIM	功 能
KAL1	Kallmann 综合征基因 1(嗅蛋白)	Xp22.32	3 730	308 700	在神经细胞黏附和轴索迁移中可能有作用
FGFR1	成纤维细胞生长因子受体 1	8p11.2~p11.1	2 260	136 350	结合酸性和碱性成纤维生长因子
FGF8	成纤维细胞生长因子 8	10q4	2 253	600 483	参与器官发生的 FGF 家族成员
PROK2	Prokineticin2	3p13	60 675	607 002	嗅球神经元前体细胞的化学吸引剂
PROKR2	Prokineticin 受体 2	20p12.3	128 674	607 123	Prokineticin 的 G 蛋白偶联受体
CHD7	染色质结构域解旋酶 DNA 结合蛋白	8q12.2	55 636	608 765, 608 892	表达于未分化的神经上皮和神经嵴起源的间充质
KISS1	Kiss-1 迁徙-抑制基因(METASTIN)	1q32	3 814	603 286	GPR54 的配体,刺激 GnRH 分泌
GPR54	G 蛋白偶联受体 54	19p13.3	84 634	604 161	Kiss-1 的受体,刺激 GnRH 分泌
TAC3	速激肽 3(神经激肽 B)	12q13~q21	6 866	162 330	影响 GnRH 分泌
TACR3	速激肽 3(神经激肽 B)受体	4q25	6 870	162 332	速激肽 3 的受体
GNRH1	促性腺激素释放激素 1	8q21~p11.2	2 796	152 760	GnRH 受体的配体
GNRHR	促性腺激素释放激素受体	4q21.2	2 798	138 850	GnRH 的受体

（三）IHH/卡尔曼综合征的治疗

到男科门诊就诊的大都是因婚后不育，有生育要求。

患者不育的关键是低促性腺激素性性腺功能减退，FSH和 LH 低下，睾丸精子发生障碍和睾酮低是继发性的，因此要给予 HCG 和 HMG 治疗。HCG 有很高的 LH 活性和少量的 FSH 活性，而 HMG 制剂中 FSH 和 LH 的比例为 1∶1，即含有 75 UFSH 和 75 U LH。具体用法是 HCG 2 000 U，肌内注射，每周 2 次，HMG 75 U，肌内注射，每周 2 次，长时间进行。

笔者应用 HCG 和 HMG 联合治疗有良好效果，大部分患者能自然受孕，个别年龄大的患者精子数量和质量达不到自然受孕要求则用 AIH 方法怀孕。

治疗中遇到两类问题：一类是部分患者年龄大，30 岁左右，治疗难度增大。因为这类患者由于长期得不到 FSH 刺激，精原细胞凋亡增加使精原细胞数量减少，这时除给予 HCG 及 HMG 外，还应增加能促进生精细胞增殖分化的中西医药物以提高疗效。另一个问题是长期治疗，部分经济较困难的患者负担不起但又要想生育二胎，这时可采取精子冻存方法，而治疗药物则可选用 HCG 或长效雄激素，既能减轻经济负担又能保持较高质量的性生活。

上述 HCG 和 HMG 的治疗不会带来 LH/FSH 生理性脉冲，理应采用 GnRH 泵脉冲治疗比较合理，但该方法不但费用昂贵，并且使用也不方便，疗效也不很确切，因此始终无法普及使用。当然如果是由于 *GnRHR* 基因突变所引起的 IHH，应用 GnRH 泵脉冲治疗也不是适应证。

二、特异的遗传缺陷综合征

（一）Prader - labhart - Willi 综合征

本病通常称为 Prader - Willi 综合征(PWS)。此综合征是由 15 号染色体长臂远端基因微缺失所致。主要症状和体征是肌张力低，智能低下，身材矮小肥胖，精神发育异常，同时伴有低促性腺激素性性腺功能减退的相关症状，表现为 FSH、LH 及睾酮低下，睾丸小，阴茎小。对 HCG 的反应很低提示睾丸 Leydig 细胞可能受损，睾丸活检显示生精小管萎缩并缺乏精原细胞。

由于患儿有躯体和精神等发育异常，一般均由儿科专业医师诊治。男科医师则对此病应有所了解，到一定年龄也可考虑应用长效睾酮补充治疗。

（二）Bardet - Biedl 综合征(BBS)及 Laurence - Moon 综合征

本病属于一种常染色体隐性遗传病，罕见。BBS 以肥胖进行性视网膜营养不良，精神发育迟缓和六指(趾)畸形为主要特征；而 Laurence - Moon 综合征则主要表现为进行性神经方面的障碍包括痉挛性截瘫和共济失调。以前认为上述两个综合征同时兼有下丘脑缺陷引起的低促性腺激素性性腺功能减退，但下丘脑和垂体并无相应表现，FSH、LH 和睾酮可正常或 FSH 反而有升高的表现，还有报道 BBS 患者能生育后代的个例。因此，上述两个综合征的下丘脑-垂体-睾丸轴的相关情况及其与两综合征的关系还有待研究。

三、促性腺激素释放激素不敏感综合征

在正常生理情况下，下丘脑神经元合成和分泌促性腺释

放激素，经过垂体门静脉系统到达脑垂体，与垂体促性腺激素细胞上的 GnRH 受体相结合。在 GnRH 作用下，脑垂体促性腺激素细胞合成和释放 FSH 和 LH，进而 FSH 和 LH 作用于睾丸。

促性腺激素释放激素不敏感综合征是由于 GnRH 受体基因发生突变，从而 GnRH 受体功能发生改变，导致 GnRH 不能发挥作用，最终使 FSH 和 LH 减少，导致男性先天性性腺功能减低。

临床主要表现为睾丸小，阴囊皮肤无皱折，色素沉着少，阴茎短小，男性第二性征发育差，但身材较高。精液少而无精子，血清 FSH、LH 及睾酮均低下，对 LHRH 兴奋试验无 FSH 和 LH 升高反应，对 HCG 试验睾酮和雌二醇有升高反应，治疗原则同 IHH，可使用 HCG 和 HMG。

四、多种急慢性全身疾病和肿瘤引起的低促性腺激素性性腺功能减退

很多急慢性疾病可以使 FSH、LH 及睾酮低下，如严重烧伤、头部外伤、感染性休克、心脏手术及心肌梗死等急性疾病均有可能导致低促性腺激素性综合征，其病理生理是多因素的，如应激应答可降低 LH 和雄激素的水平；有些药物如多巴胺、外源性糖皮质激素及阿片等可以直接抑制 LH 及睾酮的水平；头部损伤可能会抑制 LH 的释放，低能量摄入可降低 LH 脉冲幅度；有些急性疾病可增加雄激素转化成雌激素的芳香化过程。

有些慢性疾病的低促性腺激素可能与营养不良和体重减轻有关，这时下丘脑 GnRH 的释放可能减弱；紧张运动可使 LH 及睾酮降低，另外情绪混乱也应予以考虑，这也涉及应激反应，这时下肾上腺皮质激素释放激素增加，以应答应激反应，刺激产生的 β-内啡肽可直接抑制 GnRH 的释放。

另外，间脑区域的肿瘤及其他部位肿瘤转移瘤都可能引起下丘脑 GnRH 分泌受损；而垂体肿瘤则使脑垂体组织受到破坏，有人认为 70% 脑垂体组织破坏，垂体内分泌功能必然受损，FSH 和 LH 减少会导致睾丸功能低下，有时则会影响到 TSH、ACTH 和 GH，表现为全垂体功能减退。

对于全身性疾病和下丘脑、脑垂体肿瘤引起的性腺功能低下和不育症，当然首先应治疗原发性疾病，在此基础上再考虑睾丸功能低下和不育症的治疗。治疗原则与 IHH 治疗基本相同。

五、高催乳激素血症

（一）催乳素的生理功能

一定量的催乳素（PRL）对男性生殖功能也十分重要，① 作用于下丘脑-垂体环节，参与调控下丘脑 GnRH 的释放频率，间接影响到促性腺激素的脉冲释放，从而最终影响到睾丸的功能；② 对睾丸 Leydig 细胞的作用，Leydig 细胞合成雄激素需要胆固醇酯作前体物质，PRL 对此有调控作用；生理剂量的 PRL 对该细胞的 LH 受体有刺激作用；③ PRL 对精囊腺和前列腺的生长有刺激作用，并且往往和睾酮一起有同等效应。但高催乳素则可导致睾丸功能减退，引起 ED 和男性不育症。

（二）高催乳素血症致不育的可能机制

高催乳素血症导致睾丸功能减退可能是通过直接和间接机制来实现：高 PRL 可以作用于下丘脑，降低 GnRH mRNA 水平，减少 GnRH 的释放，特别可能影响 GnRH 的脉冲性释放，从而影响到 FSH、LH 的脉冲性释放，以致影响睾丸的功能；另外过高的 PRL 也会降低脑垂体促性腺激素细胞对 GnRH 的敏感性，从而减少促性腺激素的释放；有报道催乳素瘤细胞的增殖扩展甚而可取代和破坏垂体促性腺激素细胞，使促性腺激素降低。

高 PRL 对睾丸 Leydig 细胞的 LH 受体起抑制作用，使 Leydig 细胞合成和分泌睾酮功能降低；高 PRL 也可降低雄激素依赖组织中的 5α-还原酶活性，因而降低了 DHT 的浓度，减弱雄激素的作用。

（三）高催乳素血症的致病原因

产生高催乳素血症的原因很多。① 形成了催乳素细胞瘤，其体积可大可小，微小的催乳素细胞瘤可表现为青春期发育迟缓或成人的睾丸功能减退，常有 ED，这可能是由于雄激素不足或高浓度催乳素对勃起功能的直接作用；体积大的催乳素细胞瘤还可以产生其他一些临床症状，如头痛、视野异常等，并且 PRL 会异常增高，可＞5 000 mU/L。② PRL 生成的调控因素失衡，使垂体泌催乳素细胞分泌 PRL 亢进。PRL 的分泌受下丘脑分泌的催乳素抑制因子（prolactin inhibition factor，PIF）和催乳素释放因子（prolactin releasing factor，PRF）所调控。正常生理状态下，两者保持平衡以维持正常的 PRL 水平，在某些情况下，两者失衡，PRF 占优势，致使 PRL 分泌亢进，形成高 PRL 血症（图 8-8-3）。某些药物如吩噻嗪、抗高血压药如肾上腺能多巴胺能阻断剂可引起催乳素细胞分泌功能亢进，雌激素增高也能引起催乳素分泌亢进，这可能是由于雌激素能降低催乳素细胞对多巴胺的敏感性和增加 TRH 受体数量，雌激素是刺激催乳素细胞分化和 PRL 分泌最强的外周因素。另据报道慢性肾衰竭和甲状腺功能减退也可引起高催乳素血症。

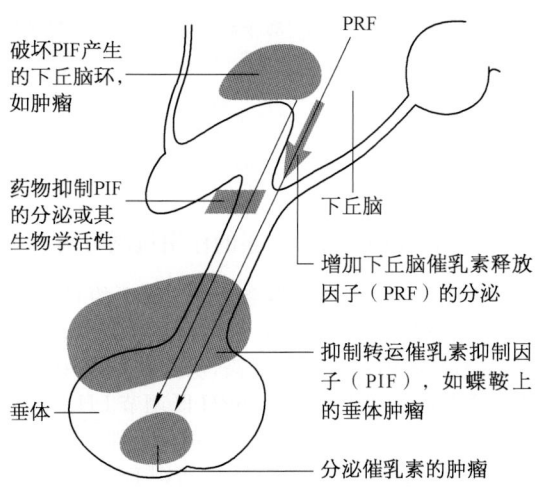

破坏 PIF 产生的下丘脑环，如肿瘤

药物抑制 PIF 的分泌或其生物学活性

PRF

下丘脑

增加下丘脑催乳素释放因子（PRF）的分泌

抑制转运催乳素抑制因子（PIF），如蝶鞍上的垂体肿瘤

垂体

分泌催乳素的肿瘤

图 8-8-3　高催乳素血症原因示意图

PRL 是应激激素，很多应激状态包括生理性或心理性应激都可使 PRL 增高。笔者遇到多例焦虑症和抑郁症患者 PRL 均有相应的增高。

（四）诊断和治疗

男科门诊的高 PRL 患者求诊主诉常常是不育和 ED。要详细询问病史和相应体检，进行生殖激素测定，包括 FSH、LH、睾酮、PRL 和 E_2，并做精液检查。高 PRL 男性不育患者精液呈现精子数量质量均下降，有些则为无精子症；生殖激素不仅 PRL 升高，升高范围差异较大，有的明显升高，比正常升高 1～2 倍，有的则异常升高至 10 倍左右，FSH、LH 及睾酮下降。在初步确诊为高 PRL 血症的基础上复诊时应做乳房检查（确定乳房是否增大或溢乳，有不少患者乳房可既无增大也无溢乳），PRL 重复检查（PRL 属于应激激素，PRL 重复检测是必要的，要给患者解释清楚）；对反复测定 PRL 水平异常增高的患者建议进行下丘脑-垂体 MRI 检查以确定是否存在催乳素瘤和瘤的大小。

对于 PRL 异常增高，垂体催乳素瘤体较大的患者宜转内分泌科专科治疗。对于疑似患者焦虑、抑郁症，PRL 明显增高患者建议转精神科，如确诊则应先行抗焦虑抗抑郁治疗。据笔者经验，这类患者不经抗焦虑抗抑郁治疗，单纯治疗高 PRL，PRL 很难降下来。

对高催乳素血症的男性不育要给予溴隐亭治疗，从小剂量开始，1.25 mg/d 逐步增加剂量至 PRL 降至正常水平，同时检查患者的 FSH、LH 及睾酮水平和精液指标，如这些指标改善不明显应进行男性不育症的专科治疗，采用 HCG、HMG 和提高精子数量质量的相关药物或改善 ED 的药物。

参考文献

[1] 陈家伦.临床内分泌学[M].上海：上海科学技术出版社,2011.

[2] 吴明章,张君慧.男性生殖病理学[M].上海：上海科学普及出版社,1997.

[3] 吴明章,林其德.生殖疾病诊断学[M].上海：上海科学技术出版社,2006.

[4] 葛秦生.临床生殖内分泌学[M].北京：科学技术文献出版社,2001.

[5] Nieschlag E, Behre HB, Nieschlag S, et al.男科学[M].3 版.李宏军,李汉忠,译.北京：北京大学医学出版社,2013.

[6] 郭应禄,辛钟成,金杰.男性生殖医学[M].北京：北京大学医学出版社,2015.

[7] 世界卫生组织.人类精液检查与处理实验室手册[M].5 版.谷翊群,译.北京：人民卫生出版社,2011.

[8] Jungwith A, Giwercman A, Tournaye H, et al. European Association of Urology guidelines on male infertility: the 2012 update[J]. Eur Urol, 2012, 62(2): 324 - 332.

[9] 中华医学会男科学分会.男性生殖遗传学检查专家共识[J].中华男科学杂志,2015,21(12): 1138 - 1142.

[10] Krausz C. Male infertility: pathogenesis and clinical diagnosis[J]. Best Pract Res Clin Endocrinol Metab, 2011, 25: 271 - 285.

[11] Hotaling J, Carrell DT. Clinical genetic testing for male factor infertility: Currint applications and future directions[J]. Andrology, 2014, 2(3): 339 - 350.

[12] 杨艳红,姚元庆.男性不育 Y 染色体微缺失的诊断和临床意义[J].中国优生和遗传杂志,2004,12(3): 5 - 15.

[13] Miharu N. Chromosome abnormalities in sperm from infertile men with normal somatic karyotypes: oligozoospermia[J]. Cytogenet Genomes Res, 2005, 111: 347 - 351.

[14] Amer M, Zohdy W, Abd El Naser T, et al. Single tubule biopsy: a new objective microsurgical advancement for testicular sperm retrieval in patients with nonobstructive azoospermia[J]. Fertil Steril, 2008, 89: 592 - 596.

[15] Bergmann M, Behre HM, Nieschlag E. Serum FSH and testicular morphology in male infertility[J]. Clin Endocrinol (Oxf), 1994, 40: 133 - 136.

第九章·男性避孕与内分泌

王益鑫　陈国武

计划生育方面的未满足需求仍然是世界范围内的重大挑战。当今社会,男性态度的显著变化表明他们越来越乐意与伴侣分担避孕责任,并避免无意中成为父亲。早在 20 世纪 50 年代,已着手男性激素类避孕药的研究,这类药物的避孕机制是基于对下丘脑垂体性腺轴的理解。研究表明,睾丸功能受垂体分泌的促性腺激素的调节,而垂体又受下丘脑分泌的促性腺激素释放激素的调控。研究还表明,睾丸对下丘脑和垂体存在负反馈作用。

近 20 年的研究表明,基于单独使用雄激素或与孕激素合用的男性避孕药是最接近市场化的男性避孕方法,临床试验已证实其有效性,以及配偶双方的接受性。用外源性雄激素来抑制垂体促性腺激素,进而抑制睾丸精子发生,能诱导造成无精子症或严重少精子症。采用睾酮与孕激素的长期联合用药,以达到提高避孕效果和减少不良反应的目的。

研究者们通过针对生精细胞分化、精子成熟及抑制精子活力与功能的因子为靶点的研究,已鉴定出具有前景的非激素类男性避孕方法的靶点。在未来 10 年内,可能获得它们中的一些临床数据。开发有额外健康效益的方法可能增加可接受性,并可能导致增加使用和改善依从性。本章将对男性激素类避孕的研究作扼要介绍。

第一节·男性生殖内分泌

大脑主要由两种细胞构成,一种为神经元细胞,占脑细胞的 10% 左右,另一种为神经胶质-星形细胞及少突胶质细胞,占脑细胞的 90% 左右。神经胶质细胞被认为是脑的支持细胞,但近年的研究表明,神经胶质细胞是神经元的调节者,并具有旁分泌作用,可以通过各种因子来调节下丘脑及垂体的内分泌功能。

一、下丘脑激素

下丘脑通过门静脉系统和神经通路两种方式,保持与垂体之间解剖学上的联系。下丘脑内侧基底部的 GnRH 神经元,属于小细胞性的神经分泌系统,可分泌促性腺激素释放激素,通过门静脉系统到达垂体前叶,调控垂体前叶促性腺激素细胞合成与分泌促性腺激素。下丘脑的视前内侧区、视交叉上区、弓状核和腹内侧核区是调控垂体前叶促性腺激素分泌的重要中枢。位于这些中枢之内的肽类神经元,以脉冲的方式分泌黄体生成素释放激素(LHRH),也被称为促性腺激素释放激素(GnRH)。有来自大脑其他区域的神经元末梢支配这些中枢,通过释放儿茶酚胺类、多巴胺类和内啡肽等神经递质,调节 GnRH 脉冲式分泌的幅度和频率。此外,性激素、细胞

因子也可以对 GnRH 的分泌产生调控作用。其中,神经介质的调控具有直接作用,而其调控的方式程序,有赖于激素与免疫产物的变化,三者之间密不可分,组成一个完善的调控系统。

二、垂体激素

垂体所分泌的调节睾丸功能的激素,最重要的是 LH 和 FSH。它们由垂体前叶的同一种嗜碱细胞所分泌。LH 和 FSH 同属糖蛋白类激素。这 4 种糖蛋白激素的分子结构中,具有完全相同的 α 亚基,但其 β 亚基各不相同,而 β 亚基决定这些激素的免疫和功能特性。LH 和 HCG 的 β 亚基的结构基本相似,只不过 HCG 的 β 亚基比 LH 的 β 亚基多出了 30 个氨基酸和一条糖链。因此,HCG 具有 LH 的生物学活性。由于具有额外的糖基,HCG 的半衰期比 LH 长。

促性腺激素为男女性腺的生长发育和维持其正常功能所必需的。LH 受体位于睾丸的 Leydig 细胞,FSH 受体位于睾丸的 Sertoli 细胞中。表 8-9-1 为男性体内 LH 和 FSH 的特性。

表 8-9-1　男性体内 LH 和 FSH 的特性

特　点	LH	FSH
分泌部位	垂体前叶	垂体前叶
通过膜受体作用的部位	间质细胞	支持细胞
分子量	34 000	32 600
成分	糖蛋白 16.4% 碳水化合物	糖蛋白 25.9% 碳水化合物
α 链	89 个氨基酸 2 个糖链	89 个氨基酸 2 个糖链
β 链	115 个氨基酸 1 个糖链	115 个氨基酸 2 个糖链
半衰期	30 min	150 min

三、GnRH 和促性腺激素的作用机制与调节

1. 作用机制·位于促性腺激素细胞膜上的 GnRH 受体属于 Ca^{2+} 动员受体。当 GnRH 与受体结合后引起细胞膜磷脂水解,导致细胞内 Ca^{2+} 浓度升高,从而激活蛋白激酶 C 引起新蛋白质合成并产生效应。GnRH 既调节 LH 的分泌,也调节 FSH 的分泌。当 LHRH 对垂体前叶促性腺激素细胞的刺激较强大时,LH 和 FSH 等同分泌,否则 FSH 优先分泌。

LH 和 FSH 与靶细胞膜表面的特异性受体相结合,刺激与受体相连的腺苷酸环化酶的活性,生成大量的 cAMP,并作为第二信使激活蛋白激酶,并诱导一连串的磷酸化,最终导致细胞应答,从而发挥其生理作用。

睾丸间质细胞在受到 LH 或 HCG 的作用时,LH 受体数

量下降,并存在剂量依赖性。受 LH 作用后 24 h,受体数量下降幅度达到最大。此时,LH 受体 mRNA 的量也明显下降,数日之后才能恢复到对照前水平。因 LH 频繁给药所导致的睾丸间质细胞对 LH 敏感性降低,其机制不仅与受体数目下降有关,可能还与出现了受体后抑制作用有关。LH 大剂量给药后出现的敏感性下降的作用,对调节睾酮的分泌量有重要的生理意义。LH 刺激间质细胞释放睾酮,虽然 LH 脉冲式释放对维持间质细胞功能和睾丸的其他功能极为重要,但睾酮的释放特点并无明显的脉冲波动。现已证明间质细胞并非对每个 LH 脉冲做出释放睾酮的反应,而只是对数个 LH 脉冲的综合或簇群做出睾酮的释放反应。

FSH 主要作用于睾丸的曲细精管上皮细胞。支持细胞(Sertoli cell)膜靠近基底部,有大量的 FSH 受体,FSH 与之结合后,以 cAMP 为第二信使发挥生理作用。支持细胞内 cAMP 水平升高,激活 cAMP 依赖性蛋白激酶以及 RNA 和蛋白质的合成,包括雄激素结合蛋白(ABP)和芳香化酶的合成。FSH 对精子发生的调节作用主要表现在:① 诱导精子发生的启动;② 引起去垂体大鼠与冬眠动物精子发生的再启动;③ 与睾酮一起参与维持性成熟及灵长类的精子发生,特别是保持精子发生数量与质量完全正常所必需的。

2. 分泌调节·下丘脑漏斗核区存在 Kisspeptin 神经元,可分泌 Kisspeptin。Kisspeptin 可以激活 G 蛋白偶联受体 54,并且与细胞膜受体 G 蛋白受体 54(GPR54)特异性结合后,通过激活磷脂酶 C/蛋白激酶 C、丝裂原活化蛋白激酶、细胞外信号调节激酶或 p38 等多条细胞内信号转导通路发挥其生物学效应。Kisspeptin 能作用于 GnRH 神经元,刺激 GnRH 分泌从而激活下丘脑-垂体-性腺轴。Kisspeptin 可以通过介导雌二醇的正负反馈调节 GnRH 的分泌,继而参与调节生殖系统的发育、性激素的分泌及维持下丘脑-垂体-性腺轴的稳定。

下丘脑以脉冲方式释放 GnRH,经垂体门静脉到达垂体前叶,刺激促性腺激素细胞,也以脉冲的方式分泌 LH 和 FSH。有研究表明,慢频率的 GnRH 释放主要刺激 FSH 的分泌,从而导致 LH/FSH 降低,而高频和高幅的 GnRH 脉冲主要刺激 LH 的释放。在男性体内,调节 GnRH 分泌的主要激素是睾酮,睾酮可以通过负反馈机制分别在下丘脑和垂体水平抑制促性腺激素的分泌。睾酮可以通过原形或代谢产物(如双氢睾酮、雌二醇)发挥作用。睾酮及其代谢产物虽然在不同动物模型的作用强弱不同,但是通常可以发现:睾酮、双氢睾酮在下丘脑水平降低 GnRH 的分泌频率,而雌激素则通过促进中枢神经系统阿片类物质的合成,抑制 GnRH 分泌幅度,从而减少促性腺激素的释放。黄体酮也可以抑制促性腺激素的释放,但是它的大脑作用部位不清楚。

LH 刺激睾丸间质细胞分泌睾酮,同时睾酮又是调节 LH 分泌的主要激素。睾酮并非单独而是同其代谢产物共同行使负反馈作用,主要是降低 LH 峰的频率,也降低其幅度。睾酮同时能改变垂体对 GnRH 的反应性。

睾丸分泌的类固醇激素,可反馈地作用于下丘脑和垂体,调控 LH 的分泌。睾酮和雌二醇(E_2)均有反馈抑制 LH 分泌的作用。在大脑和垂体组织,睾酮可以转变成 E_2。通过对正常男性注射睾酮和 E_2、服用雌激素受体拮抗剂和对雄激素、雌激素受体及芳香化酶基因突变患者的大量研究,推测睾酮

对下丘脑-垂体的负反馈作用并不需要依赖芳香化酶作用使之转化为 E_2。睾酮和 E_2 对下丘脑和垂体有各自独立的负反馈作用。给正常男性输注不能芳香化的双氢睾酮(DHT),可选择性抑制 LH 脉冲分泌的频率。急性输注大剂量的雌激素,可使 LH 脉冲分泌的频率增加,但振幅下降,最终使 LH 的水平降低。DHT 不能经芳香化转变为 E_2,却也能反馈抑制 LH 分泌的事实表明,睾酮反馈抑制 LH 的分泌不一定需要先芳香化为 E_2 后再起作用。给 LHRH 缺乏患者脉冲注射 LHRH 的同时给予外源性睾酮,LH 分泌的平均振幅和水平下降,表明睾酮对垂体 LH 分泌有直接的负反馈抑制作用。

睾丸激素对 FSH 分泌的负反馈作用,包括类固醇激素和性腺肽类激素两方面。血清 FSH 水平高低与睾丸曲细精管生精上皮受损的程度成正比。与此相反,LH 的浓度则较少发生变化。已经明确,睾丸支持细胞分泌一种称为抑制素(inhibin)的肽类物质,反馈抑制垂体 FSH 分泌。抑制素是一种糖蛋白激素,由 α 亚基和 β 亚基组成的多肽,其氨基酸序列与转化生长因子 β 和副中肾管抑制激素(antimullerian hormone)有同源性。由于 β 亚基有两种存在形式,于是有两种不同类型的抑制素 A 和 B。抑制素较小的 β 亚基形成的二聚体有刺激垂体 FSH 分泌的作用,此二聚体被命名为活化素(activin)。卵泡抑素(follistatin)是垂体分泌的另一种蛋白质,它能与活化素紧密结合,并使活化素失活。FSH 和睾酮(用 LH 灌注睾丸产生)均对抑制素的产生起调节作用。

睾酮和 E_2 也对 FSH 的分泌有调节作用。观察发现,去势大鼠给予低于生理剂量睾酮和生理剂量的 E_2 时,FSH 水平上升到去势时的程度,LH 水平则在正常的范围。推测在某些情况之下,睾酮/E_2 值可能选择性地影响血浆 FSH 的水平。对低促性腺激素性男性性腺功能减退用 LHRH 治疗时,总剂量相同的情况之下,减少给药脉冲的频率,增加给药脉冲的剂量,则选择性地增加 FSH 水平。相似情况,特发性无精子症和孤立性 FSH 升高的患者,增加 LHRH 给药脉冲的频率,可选择性地降低 FSH 水平。研究表明,抑制素对 FSH 分泌的抑制作用不需要睾酮的参与,且直接作用于垂体的水平。

第二节·男用避孕药

正常男性摄入睾酮可以抑制垂体促性腺激素、黄体生成素(LH)和卵泡刺激素(FSH)的分泌,低水平的 LH 和 FSH 可以抑制精子的成熟,从而在部分男性造成可逆的不育症,但并不是所有的男性。在正常男性,FSH 作用于曲细精管内支持细胞,启动睾丸精子成熟。如果缺乏 FSH 或阻断 FSH 受体,可以减少精子计数,但成熟精子的受精能力存在。LH 刺激睾丸内 Leydig 细胞生成睾酮(T)。阻断 LH 产生就能阻断睾丸产生睾酮,并导致精子生产停止,但是睾酮的缺乏是有害的,因为睾酮对维持正常男性健康十分重要。

因此,激素避孕配方必须包括:① 含有一定的雄激素活性以避免产生性腺功能低下;② 抑制 FSH、LH 水平并足以阻断睾丸生精功能。单独睾酮可同时达到这两个目的,但是部分男性在单独用 T 时仍然保持生育能力。其他一些合成药品如 GnRH 或孕激素可协同抑制垂体促性腺激素合成或直接阻断

精子产生，因此联合应用 T 可以达到更有效的避孕效果。

在评估男性避孕药效果的时候，很重要的一点是确定达到避孕效果的精子数量水平。在正常男性，精子数量为（20～200）×10^6/ml。无精子症，指精液中无精子，患者生育能力被阻断，是男性避孕的最终目的。很不幸，在目前激素技术水平下，不是所有男性都能达到稳定的无精子症，多数研究显示精子维持在少精子症水平上。有很多证据显示精子密度低于 3×10^6/ml 时妊娠率下降。因此，这种严重的少精子症可以降低怀孕的机会，并被认为是一种短期的男性避孕的目标。

激素避孕的另一个很重要的因素是服药后开始作用的时间和方法。大多数激素避孕药对已经存在的精子不起作用，它们阻断精子产生。由于精子平均 72 日达到成熟，所以似乎所有作用于激素轴的在完全起作用前需要一段时间的延迟。

一、单独睾酮

早在 1939 年，就发现有睾酮能减少精子计数的现象。但是，第一个有关睾酮的系统性研究是于 20 世纪 60—70 年代开始的，采用庚酸睾酮（T enanthate，TE）肌内注射。在这些白种人试验组中，超过半数的人出现无精子症，其余大多数为严重的少精子症。无精子症的出现大概在 72 日左右，中断 TE 3～4 个月后精子恢复正常。

单独应用睾酮的避孕机制为：外源性睾酮能够抑制下丘脑-垂体的促性腺功能，抑制并耗尽睾丸内睾酮，从而引发精子发生障碍或完全停滞，达到避孕目的。同时，外源性睾酮可以替代内源性睾酮的生理作用。

WHO 曾开展了 2 个大的多中心的 TE 试验。第一组研究包括 271 例对象，每周 200 mg TE 肌内注射，6 个月诱导期。这些人中 65% 出现无精子症，其余 30% 为严重少精子症。无精子症人的生育能力进行了 12 个月的有效期测试。在 119 对无精子症的夫妻中，连续注射，未采用其他避孕措施，只有 1 对夫妻怀孕，妊娠率为 0.8/（100 人·年）。第二个 WHO 研究接受 TE 而产生严重少精子症或无精子症患者的生育能力试验，399 名男性参与了这场试验。除了 8 例（2%）以外，都为严重的少精子症或无精子症。至于生育能力，无精子症人无 1 例怀孕。精子密度低于 3×10^6/ml 者，妊娠率减低至 8.1/（100 人·年）。总的生育率（少精子和无精子者）为 1.4/（100 人·年）。因此，总的失败率（包括无法达到少精子症人）为 3.4%，总的避孕成功率为 96.6%。

这些研究表明，对大多数男性而言，睾酮是一种安全的、完全可逆的和有效的避孕药。每周 200 mg TE 肌内注射是最佳的维持剂量，不良反应很少。增加注射剂量并不能增加抗生育效果。

7α-甲基-19-去甲基睾酮（MENT）的雄激素效应是睾酮的 10 倍，但对前列腺的刺激作用只是睾酮的 2～3 倍。近期人体实验结果显示，MENT 可迅速引起受试者的精子减少和精子缺乏。目前，纽约人口理事会（New York Population Council）对 MENT 埋植剂及 MENT 与其他孕激素合用埋植给药进行了了进一步的研究。

二、睾酮和促性腺激素释放激素类似物

GnRH 的十肽结构首次于 1971 年揭示。GnRH 类似物包括 GnRH 激动剂和拮抗剂两种。两种类似物的作用完全不同。含有协同作用的合成品最初有刺激促性腺激素分泌的作用。经过 2～3 周的应用，垂体失去对 GnRH 的反应能力，导致促性腺激素水平的显著下降。至少有 12 组试验采用 3 种不同的 GnRH 类似物合并应用 T 的报道。但很不幸，只有 25% 的人出现无精子症，1/3 的人出现严重少精子症，剩下的只有一部分人精子密度低于 30×10^6/ml，这些研究使得人们放弃应用 GnRH 类似物作为男用避孕药。

有些合成的 GnRH 类似物具有潜在的拮抗作用，可以抑制 FSH 和 LH 的产生。这些 GnRH 拮抗剂可以在应用后几小时内抑制 FSH 和 LH 的产生，它们抑制促性腺激素的效果比 GnRH 类似物更彻底。有 3 组人类研究采用 GnRH 拮抗剂"Nal-Glu"合并 T。有 2 个研究表明在应用 6～8 周后，7/8 的对象出现无精子症。第三组研究表明，无精子症发生率和单独应用 TE 无区别。达到无精子症的时间为 7～10 天。恢复正常精子的时间也一样。GnRH 可能有助于启动生精过程阻滞。已经证明，可以应用 Nal-Glu 合并 T 12 周产生无精子症后，单独应用 TE 20 周。

GnRH 有一些缺点，由于 GnRH 是肽类，价格昂贵，而且需要皮下注射以避免肠道内降解，而且绝大多数半衰期短。由于 GnRH 非常有效，需要发展一种更加便宜且便于应用的（最好为口服）类似物。

三、睾酮和孕酮

20 世纪 70 年代首次出现应用 T 合并孕酮来抑制精子的发生，最常用的是长效醋酸甲羟孕酮（depot medroxyprogesterone acetate，DMPA）。T 和孕激素合用可以通过其各自独立的负反馈机制来抑制下丘脑和垂体的促性腺激素的分泌，继而使精子发生停滞，这种作用具有叠加的效果。合并应用孕激素，可以减少睾酮的用量，可使使用者避免暴露于超生理水平的雄激素，可减少与雄激素有关的副作用，减少大剂量雄激素长期应用的风险。超过 35 项研究表明孕激素可以抑制男性 LH、FSH 分泌，另有研究表明孕激素可以直接抑制精子生成。

DMPA 合并应用 TE（庚酸睾酮，100～250 mg）4 个月后，可有半数的男性产生无精子症，其余大多数出现某种程度的少精子症，但存在体重增加和男性乳房发育等不良反应。

近年来开始采用左炔诺孕酮（levonorgestrel，LNG）+TE。一些研究表明，LNG 500 μg/d 口服+TE 100 mg/周肌内注射，6 个月后约 67% 受试者可产生无精子症，94% 的患者可产生无精子症或严重的少精子症，起效时间为 9 周。其效果优于单独应用 TE。不良反应主要为体重增加及高密度脂蛋白（HDL）下降。

Gonzalo 等用透皮吸收的睾酮贴片（TTS）和 TTS 合用孕激素埋植剂，发现仅 60% 受试者达到严重少精子症。研究表明，雄激素、孕激素合用的男性避孕方法中，雄激素给药途径和剂量与抑制生精效果有重要关系。

四、激素类男用免疫避孕的研究

大鼠和小鼠动物实验，应用 GnRH 免疫疫苗可引起血清 LH、FSH、T 明显降低，抑制生精，导致不育，大鼠的附睾管严

重萎缩。抗 FSH 特异性抗体,抑制 FSH,进而影响精子发生,不影响 LH,无需补充外源性睾酮,目前有人着手研究中。

参考文献

[1] 贾孟春,谷翊群."第二次巴黎宣言"—2018年5月7日男性避孕:向前推进[J].生殖医学杂志,2018,27(8):815-816.

[2] Serfaty D. Update on the contraceptive contraindications[J]. J Gynecol Obstet Hum Reprod, 2019, 48(5): 297-307.

[3] Roth MY, Shih G, Ilani N, et al. Acceptability of a transdermal gel-based male hormonal contraceptive in a randomized controlled trial[J]. Contraception, 2014, 90(4): 407-412.

[4] Ayoub R, Page ST, Swerdloff RS, et al. Comparison of the single dose pharmacokinetics, pharmacodynamics, and safety of two novel oral formulations of dimethandrolone undecanoate (DMAU): a potential oral, male contraceptive[J]. Andrology, 2017, 5(2): 278-285.

[5] 张晓伟,杨丹.男性避孕方法的研究概况和可行性分析[J].中国新药与临床杂志,2014,33(2):97-104.

[6] 傅燕玲,朱依敏.肽类激素 Kisspeptin 在生殖内分泌领域的应用前景[J].浙江大学学报(医学版),2017,46(3):328-333.

[7] Payne C, Goldberg E. Male contraception: past, present and future[J]. Curr Mol Pharmacol, 2014, 7(2): 175-181.

[8] Reddy PR. Hormonal contraception for human males: prospects[J]. Asian J Androl, 2000, 2(1): 46-50.

[9] DePaolo LV, Hinton BT, Braun RE. Male contraception: views to the 21st century, Bethesda, MD, USA, 9-10 September 1999[J]. Trends Endocrinol Metab, 2000, 11(2): 66-69.

第十章 · 男性迟发性性腺功能减退症

李江源

Werner 于 1939 年通过对 273 例男性患者的观察,认为男性 50 岁以上出现神经质、记忆力减退、注意力不集中、抑郁、容易疲劳、失眠、潮热、阵汗和性功能减退等症状是男性更年期(the male climacteric)表现,以后使用的同义词有"andropause""male menopause""penopause"和中老年男性部分性雄激素缺乏综合征(partial androgen deficiency of the aging male,PADAM)。2008 年国际男科学会、国际老年男性研究学会、欧洲泌尿学会、欧洲男科学会和美国男科学会联合在线发表指南,将本病命名为男性迟发性性腺功能减退症(late-onset hypogonadism in males,LOH),并定义本病是一种男性与年龄衰老相关的临床和生化综合征,特征是血清睾酮水平低于青年成年男性参考值范围,并伴有症状,可导致生活质量显著降低和多器官系统功能受损。

LOH 的患病率尚无统一标准和结论,美国巴尔的摩纵向老龄研究以血清总睾酮(TT)<11.3 nmol/L 为切点,LOH 的患病率 50~59 岁为 12%、60~69 岁为 19%、70~79 岁为 28% 和 80~89 岁为 49%;如以游离睾酮指数(FTI、TT/SHBG)<0.153 nmol/nmol 为切点,上述 4 个年龄组的患病率分别为 9%、34%、68% 和 91%。我们在国内 4 个城市的调查结果显示,以计算的游离睾酮(cFT)<0.3 nmol/L 为切点,中国男性 LOH 的患病率 40~49 岁约为 13%,50~69 岁约为 30%,70 岁以上约为 47%。欧洲一项研究以至少具有 3 项性功能障碍症状和 TT<8~11 nmol/L 为标准,LOH 的总患病率为 2.1%;40~49 岁为 0.1%,70~79 岁为 5.1%。

第一节 · 男性与年龄相关的血清睾酮水平下降

一、年龄与血清睾酮水平下降

许多研究证明,男性的血清睾酮水平在 20~30 岁达到高峰,以后则逐渐下降。美国马萨诸塞老年男性研究(MMAS)检查了 40~70 岁男性 1 700 余例,其中罹患一种或以上慢性疾病者 1 294 例,结果血浆雄激素每年的下降率 TT 为 0.4%,游离睾酮(FT)为 1.2%,白蛋白结合睾酮(Alb-T)为 1.0%,罹患慢性疾病或肥胖者睾酮水平的下降率比健康人群高 10%~15%,而性激素结合球蛋白(SHBG)上升 1.2%。一项横断面研究调查 810 例 24~90 岁中产阶级白种人男性,同时分析了体重、BMI、吸烟、饮酒、喝咖啡、体育运动、血样储存时间和慢性疾病的影响,结果每年的下降率 TT 为 1.9 ng/ml,Bio-T 为 18.5 pg/ml,E_2 为 0.03 pg/ml 和 Bio-E_2 为 0.12 pg/ml。巴尔的摩纵向老龄研究(BLSA)是一项开放注册的老龄生理学研究,从 1960 年开始,约每 2 年采集一次全面资料,长期随访观察。其中 890 例 20~90 岁男性纳入年龄与雄激素水平相关分析,在校正了其他影响因素后,年龄作为独立影响因素的结论是:TT 每年下降 0.124 nmol/L,FTI 每年下降 0.005 mmol/nmol。BMI 每增加 1 kg/m²,TT 下降 0.35 nmol/L。调查发现,中国健康男性从 40 岁开始,cFT、睾酮分泌指数(TSI、TT/LH)和 FTI 逐渐下降,黄体生成素(LH)、卵泡刺激素(FSH)和 SHBG 逐渐升高,而 TT 没有显著变化。

二、老龄导致睾酮水平下降的原因

1. 睾丸功能减退 男性在中年后随年龄增长血浆睾酮水平逐渐降低,同时 LH 水平逐渐升高,提示睾丸间质细胞功能减退。在 LH 水平升高的前提下,即使血浆睾酮水平正常,其意义也是一样的,因为间质细胞需要更高浓度 LH 的刺激,才能维持睾酮的正常水平。猝死 15 h 患者睾丸组织的检查发现,与年龄<50 岁青年男性比较,年龄>50 岁男性的精子产生率减少 50%;间质细胞数量减少 44%,其他类型间质细胞的数量也减少约 1/3。50 岁以下男性 HCG 兴奋后睾酮的分泌反应升高 142%,而>65 岁男性只升高 85%,老年男性的反应降低可能与间质细胞上的 HCG 受体数量、结合力和(或)受体后信号转导受损有关。动物实验证明,与青年期大鼠比较,老年大鼠的睾酮合成酶系的活性下降。老年男性支持细胞的功能亦减退,血浆 FSH 水平升高,抑制素水平降低,精液量减少,精子浓度降低,形态异常精子增多,生育力下降。

2. 下丘脑-垂体功能减退·LH 脉冲分析结果显示,老年男性 GnRH 的脉冲频率下降,凌晨的脉冲分泌高峰丧失,与青年男性比较,GnRH 的分泌总量显著减少。Kisspeptin、神经激肽 B(NKB)和强啡肽是 GnRH 神经元上游调控 GnRH 脉冲分泌的神经内分泌网络,猝死男性下丘脑组织的免疫组化研究显示,Kisspeptin 和 NKB 的核周体、纤维和轴突与 GnRH 神经元的交联在老年男性(50~67 岁)为 68%,而青年男性(21~49 岁)只有 36%,提示老年男性的 Kisspeptin-NKB 神经元对睾酮的敏感性下降,睾酮对下丘脑的反馈调节功能减弱。老年雄性挪威棕鼠(24 月龄)下丘脑的 preproGnRH mRNA 含量比 3 月龄鼠少,两者的 GnRH 肽含量分别为 45±4 pg/mg 蛋白质和 73±5 pg/mg 蛋白,说明老年导致 GnRH 基因表达减少。

大鼠垂体外周灌注研究发现,老年大鼠(18~20 月龄)的 LH 释放量只有青年大鼠(4~6 月龄)的 52%。老年男性(60~80 岁)平均每个 LH 脉冲的分泌量为 3.73±0.58 U/L,而青年男性(18~25 岁)为 5.46±0.66 U/L;老年男性的 24 h LH 脉冲频率为 23±1,而青年男性为 15±1。老年男性的基线血清 TT 水平下降 16%,LH 水平升高 2 倍,FSH 水平升高 3 倍。LH 脉冲幅度与年龄呈负相关,与频率呈正相关。健康老年男性(60~75 岁)在外源性 GnRH 刺激和他莫昔芬阻断雌激素的条件下,免疫反应性 LH 水平与青年男性比较无显著差异,而生物活性 LH 水平显著降低,提示老年男性垂体分泌的 LH 有质量变化。

3. 其他·血浆 SHBG 水平随年龄增长而升高,更高浓度的 SHBG 结合了更多的睾酮,使 TT 水平升高,Bio-T 水平降低。此外,肥胖、嗜酒、吸烟和罹患慢性疾病等都是睾酮水平降低的重要影响因素。

三、睾酮的生物学作用与 LOH 的关系

1. 性功能·男性的性功能与血清睾酮水平密切相关,性欲、性幻想、性唤起、晨间自发勃起、性活动和性高潮等都需要一定水平的睾酮维持。中老年男性随着血清睾酮水平的下降,性功能逐渐减退,血清 TT 水平<13 nmol/L 时体能下降,<11 nmol/L 时夜间自发勃起减少,<8.5 nmol/L 时出现勃起功能障碍(ED),<8 nmol/L 时性欲减退。韩国调查 40 岁以上男性 5 795 人,64.6% 有 LOH 症状,其中 50% 以上有性欲、勃起功能和维持勃起能力减退。

2. 身体组成

(1) 增加肌量和肌力:睾酮促进氮潴留,增加肌纤维蛋白合成,减少肌蛋白降解,上调 IGF-1 表达,骨骼肌内 IGF-1 mRNA 含量升高,下调 IGFBP-4 表达,增强 IGF-1 的蛋白质合成作用。早年的研究显示,19~40 岁健康男性每周注射庚酸睾酮(TE)600 mg 或安慰剂,连续 10 周。受试者分为安慰剂组、TE 组、安慰剂+运动(举重,每周 3 次)组和 TE+运动组,结果 2 个注射 TE 组肌量和肌力都显著增加。肱三头肌面积增加 14.7%±3.1%,股四头肌面积增加 14.1%±1.3%,四肢阻抗力量提高 24%±3%,蹲-起运动能力提高 39%±4%。

(2) 减少体脂量:睾酮抑制脂肪组织摄取脂质,促进脂肪动员和降解。血浆睾酮水平与甘油三酯(TG)、总胆固醇

(TC)和低密度脂蛋白胆固醇(LDL-C)呈负相关,一组年龄和种族匹配男性的研究显示,睾酮水平降低组 BMI、腰臀比(WHR)、TC、TG 和 LDL-C 均显著升高,而高密度脂蛋白胆固醇(HDL-C)和载脂蛋白(ApoA1 和 ApoB)降低。另一项研究 13 例健康成年男性每周注射 TE 200 mg,连续 6 个月,结果瘦体量(lean body mass,LBM)增加 9.6%,体脂量(fat body mass,FBM)减少 16.2%。

3. 骨代谢·成骨细胞含有雄激素受体(AR),睾酮刺激成骨细胞 AR 表达,促进成骨细胞分化和增殖,抑制成骨细胞凋亡。同时睾酮抑制破骨细胞活性及其骨质吸收作用,睾酮水平降低则起相反的作用。许多研究证明,老年男性与女性一样,骨密度(BMD)进行性减少,骨折风险增高。有研究表明,约 20% 的老年男性罹患骨质疏松,原因与睾酮水平降低相关,一旦发生骨折,死亡率显著高于对应的女性患者。

4. 情绪·21 例健康青年男性血清睾酮水平与情绪关系的研究显示,血清睾酮水平与抑郁情绪呈负相关,与愉悦情绪呈正相关。20 例竞技性和非竞技性举重运动员周期性应用同化类固醇,停用期间 70% 出现抑郁情绪,约 50% 有临床症状,如过度忧虑和疲惫等。一些服用同化类固醇的青年男性,中断服药虽无抑郁症状,然而意外自杀的例子有所增多。抑郁症表现为广泛的情绪障碍,去势治疗患者抑郁症的患病率增高。老年男性罹患抑郁症的原因之一是血清睾酮水平低,睾酮补充治疗可使 65% 的患者症状改善。根据美国巴尔的摩纵向老龄研究,470 例 50~91 岁男性平均随访 10 年,FTI 与视觉记忆和语言记忆呈负相关;另外 587 例 32~87 岁基线检查无阿尔茨海默病(AD)男性平均随访 19.1 年,发现 AD 与 FTI 呈负相关,FTI 每升高 10 nmol/nmol,AD 患病率下降 26%。

5. 造血系统·睾酮刺激骨髓干细胞的分化和增殖,刺激肾脏和肾外红细胞生成素(EPO)的合成,使血红蛋白(Hb)、珠蛋白和红细胞生成增多。108 例年龄 65 岁以上健康男性,血清 TT<475 ng/dl,随机分为睾酮治疗组和安慰剂组,疗程 3 年,结果睾酮组 Hb 从 14.7±1.0 g/dl 升高至 15.5±1.4 g/dl,平均增多 0.86±0.31 g/dl;而 EPO 无升高表现(从 15.2±19.3 mIU/ml 至 13.8±9.7 mIU/ml),提示 Hb 的增多是睾酮直接刺激骨髓造血所致。美国马萨诸塞"行动受限老年男性睾酮试验"是一项随机双盲安慰剂对照临床试验,入选条件为社区男性居民,年龄≥65 岁,血清 TT 水平 100~350 ng/dl,FT<50 pg/ml。随机分为安慰剂组和睾酮凝胶 10 g/d 组,疗程 6 个月。最后完成试验睾酮组 82 例,安慰剂组 84 例。睾酮组 Hb 平均升高 1.1 g/dl(上升 7%);血细胞比容平均升高 4.4%(上升 10%);EPO 从 13.5±12 mIU/ml 升高至 21.3±17 mIU/ml(上升 58%)。可溶性转铁蛋白受体(sTR)水平睾酮组高于安慰剂组,sTR 反映红细胞系摄取转铁蛋白和铁转换,是骨髓红细胞生成活跃程度的直接指标。

第二节·男性迟发性性腺功能减退症的诊断

一、临床表现

1. 性功能减退·性欲减退,晨间自发勃起减少或消失,性

活动减少,性高潮质量下降,精液量减少,射精无力或不射精,勃起功能障碍等。

2. 体能下降·肌肉萎缩,肌容量减少;体脂量增多,腹型肥胖;体力和耐力下降,容易疲劳等。

3. 血管舒缩症状·潮热、阵汗、烦躁、心悸等。

4. 神经精神障碍·睡眠障碍、记忆力减退、健忘、注意力不集中、焦虑、情绪低落、缺乏生活乐趣、抑郁等。

对于一个具体患者而言,上述症状不一定全部具备,也可能出现一些以上没有提及的症状,各种症状的严重程度亦可能存在较大差异,而且这些症状缺乏特异性,医师的警觉是患者得到及时诊断和治疗关键因素。

二、症状评估

症状评估是采用量表评分方式相对定量地评估每一项症状,为临床评估症状的轻重、病情进展和治疗疗效提供一个工具。

1. 土耳其伊斯坦布尔大学心理系量表

(1) 量表内容:① 体能症状,全身无力,失眠,食欲减退,骨骼关节痛;② 血管舒缩症状,潮热,阵汗,心悸;③ 精神心理症状,健忘,注意力不集中,恐惧感,烦躁易怒,对以前有兴趣的事物失去兴趣;④ 性功能减退症状,对性生活失去兴趣,晨间自发勃起消失,性交不成功,勃起功能障碍。

(2) 评分方法:根据每项症状发生的频率分为4级,总有3分,经常2分,有时1分,没有0分。

(3) 结果判断:体能症状+血管舒缩症状≥5分,或精神心理症状≥4分,或性功能减退症状≥8分,可以拟诊LOH。

2. 欧洲老年男性症状量表(aging male symptoms,AMS)

(1) 量表内容:① 总体健康下降(一般健康状况,主观感觉);② 关节痛和肌肉痛(腰痛、关节痛、肢体痛);③ 多汗(突发性潮热、阵汗);④ 睡眠障碍(入睡困难、早醒和疲劳、睡眠质量不好、无睡意);⑤ 经常感到疲劳、嗜睡;⑥ 爱发脾气(情绪爱激动、易为小事发脾气);⑦ 神经质(紧张、焦躁不安);⑧ 恐惧感;⑨ 体力疲劳/缺少活动(体能下降、活动减少、对休闲活动无兴趣、感到必须强迫自己参加一些活动);⑩ 肌肉力量下降(感到无力);⑪ 情绪抑郁(情绪低落、悲观、所有的事情都没有意义、失去动力、到了要落泪的边缘);⑫ 感到人生已过巅峰;⑬ 感到心力交瘁、已到末日;⑭ 胡须的生长减少;⑮ 性能力和性生活次数减少;⑯ 晨间勃起次数减少;⑰ 性欲和性满足感下降。

是否有其他症状:有或无;如有,请说明。

(2) 评估方法:每1项症状的评估分为极重(4分)、重(3分)、中(2分)、轻(1分)和无(0分)。

(3) 结果判断:总分≥50分为重度症状,37~49分为中度症状,27~36分为轻度症状,<26分为无症状。

3. 男性迟发性性腺功能减退症状量表(SILOH)·国内北京、上海、西安和重庆四城市调查,以AMS问卷为基础,简化和适当扩展部分内容,其中40岁以上健康男性637人,分析每项症状和年龄以及TT、cFT、TSI和FTI的相关性,与2项以上雄激素指标显著相关的症状入选,形成一个含有12个问题的LOH量表。

(1) 量表内容(以最近6个月的症状为依据):① 是否感到容易疲劳? ② 是否有肌肉和(或)骨关节疼痛? ③ 是否有潮热阵汗? ④ 是否有烦躁易怒? ⑤ 是否有原因不明的惊恐不安? ⑥ 是否有记忆力减退? ⑦ 是否失去生活的乐趣? ⑧ 是否对女人失去兴趣? ⑨ 是否对性生活感到厌倦? ⑩ 是否有晨间勃起消失? ⑪ 是否有勃起功能障碍? ⑫ 是否有胡须和阴毛脱落?

(2) 评估方法:每项症状半数以上时间有者记1分;半数时间有者记2分;少数时间有者记3分;没有记4分。总分≤18分为重度症状;18~24分为中度症状;24~36分为轻度症状;>36分为正常。具有轻度症状至重度症状的患者应怀疑存在LOH,需要进一步检测血清睾酮水平。

三、睾酮水平测定

症状评估发现患者可能存在LOH时,需要进一步测定血清睾酮水平以明确诊断。由于睾酮是脉冲方式分泌,因而至少需做2次测定,以尽量减少误差,采血时间固定在早晨7:00—9:00。

目前尚缺乏普遍接受的血清睾酮水平界限值作为诊断LOH的标准。欧洲学者提出 TT < 11 nmol/L、FT < 0.25 nmol/L或生物可利用睾酮(Bio-T)<5 nmol/L作为睾酮水平减低的界限值。我们在国内调查资料的切点值为:cFT为0.3 nmol/L,TT为11.5 nmol/L,TSI为2.8 nmol/U和FTI为0.42 nmol/nmol。有人报道LOH的诊断以cFT为指标可达27%,而以TT为标指只有4.1%。国内医院常规的性激素测定不包括SHBG、FT或Bio-T,因而TSI是一项有用的参考指标,TSI随年龄增长而下降的幅度、与年龄的相关性以及以TSI切点值计算的LOH患病率都与cFT为标准的结果非常接近。

四、诊　断

患者出现症状并伴有血清睾酮水平降低,在排除慢性疾病或药物的影响后,提示症状可能与睾酮水平降低有关,可以做出LOH的临床诊断。然后试验性睾酮补充治疗3个月,如果症状改善,进一步确定症状与睾酮水平降低相关,可以确定LOH的诊断;如果睾酮补充治疗症状无改善,应该停止睾酮补充治疗,继续查找其他可能引起血清睾酮水平降低的原因。

第三节·睾酮补充治疗

经过症状评估和血清睾酮水平测定均达到诊断参考界限值的患者是睾酮补充治疗(testosterone supplementation therapy,TST)的指征,如无禁忌证,年龄不是TST的限制因素。

一、TST的目标

目标:① 提高性欲;② 改善勃起功能;③ 纠正心理或情绪障碍;④ 增加肌肉容量,恢复体能;⑤ 保存和改善骨量,预防骨折;⑥ 减少体脂,减少心血管事件发生。

二、睾酮制剂

1. 口服制剂·十一酸睾酮胶丸(安特尔®)是唯一适用于

长期补充治疗的口服睾酮制剂，安特尔口服后约85％从小肠淋巴系统吸收，经胸导管进入体循环，避免了经门静脉吸收导致的肝脏首过效应。每粒软胶囊40 mg含睾酮25 mg，溶于油酸中。单剂口服后达峰时间平均4 h，峰浓度17～36 nmol/L，10 h后恢复服药前水平。治疗剂量为120～160 mg/d，维持量40～120 mg/d，分两次餐后口服，餐食中的脂肪含量应不少于19 g，空腹服用基本不吸收。

2. 肌注制剂（睾酮酯类）·国内市场供应的品种是十一酸睾酮（TU）注射剂，单剂 250 mg 肌内注射后 $t_{max}=10$ h，$C_{max}=39.4$ nmol/L，$t_{1/2}=4.5$ 日，平均残留时间（MRT）=8.5日，第3周血浆睾酮浓度回复至注射前水平。TST的常用方案为250 mg，每2周肌内注射1次。注射的间隔时间对血药浓度有显著影响，间隔时间越短，血药浓度越高。

3. 经皮肤吸收睾酮制剂

（1）皮肤睾酮贴剂：有阴囊皮肤贴剂和非阴囊皮肤贴剂两种，由于皮肤过敏反应较常见，患者很难长期坚持治疗。每贴面积40 cm²（含睾酮10 mg）或60 cm²（含睾酮15 mg），前者每日释放出睾酮4 mg，后者6 mg，相当于正常成年男性每日睾酮的产量。每日1次，于早晨贴于阴囊（预先剃毛）或非阴囊皮肤上，2～4 h后血药浓度达峰。不良反应有局部搔痒7％，不适感4％。

（2）睾酮凝胶（AndroGel）：水酒精性凝胶，含睾酮1％。即每1 g凝胶含睾酮10 mg，玻璃瓶推杆包装，每瓶250 g，每日1次，5～10 g，涂布于皮肤上（1处或多处），峰浓度在20～40 nmol/L，涂布的剂量越大，峰浓度越高。

4. 皮下植入睾酮·皮下植入睾酮是高温成形的圆柱状睾酮结晶，有100 mg和200 mg两种规格，100 mg植入丸的直径4.5 mm，长6 mm，表面积117 mm²；200 mg植入丸直径4.5 mm，长12 mm，表面积202 mm²。植入部位多选择在下腹壁外侧，局麻，切口约1 cm大小，用套管分离皮下组织，推导出一个5～10 cm的窦道，然后将睾酮植入丸推入窦道底部，无菌胶带密封伤口，贴上防水敷料，至少保存1周。皮下组织液腐蚀植入丸表面，逐渐释出睾酮，200 mg植入丸的睾酮吸收率为1.3 mg/d，100 mg植入丸的吸收率为1.1 mg/d，有效半衰期2.5个月。植入600 mg的血清睾酮水平在1个月时达峰，峰浓度20 nmol/L，以后逐渐下降，第6个月下降至植入前水平，推荐的植入丸数目为4枚200 mg丸，每6个月植入1次。不良反应有局部感染和植入丸脱落。

三、TST 的禁忌证

（1）良性前列腺增生伴严重排尿障碍患者。

（2）已知的前列腺癌患者。

（3）严重睡眠呼吸暂停综合征患者。

（4）罹患红细胞增多症患者。

（5）严重肝肾功能不全患者。

四、TST 的监测

1. 监测项目·① 血细胞比容；② 血脂谱；③ 前列腺指检；④ 前列腺特异抗原（PSA）；⑤ 血清睾酮水平测定。

2. 监测间期·第1年每3个月随访监测1次，记录症状变化，复查上述监测项目，如果情况稳定，以后可6～12个月

随访监测1次。

3. 睾酮剂量调整·以临床症状改善程度为主要依据，参考血清睾酮水平，TST以将血清睾酮水平提高到生理范围为目的，超生理的过高血清浓度应该避免。

第四节·睾酮补充治疗的获益与风险

一、TST 的获益

（一）增加瘦体量，减少体脂量

108例65岁以上LOH患者睾酮皮肤贴剂治疗3年，睾酮治疗组的FBM下降3.0±0.5 kg；LBM增加1.9±0.3 kg，显著优于安慰剂组。198例40～50岁健康男子，用戈舍瑞林阻断内源性睾酮分泌，随机分为安慰剂（0组）和1％睾酮凝胶治疗组，睾酮组再根据剂量分为4组：1组1.25 g/d，2组2.5 g/d，3组5 g/d和4组10 g/d。5组的血清睾酮水平分别为44±13 ng/dl，191±78 ng/dl，337±173 ng/dl，470±261 ng/dl和805±335 ng/dl，从0组到4组FBM逐渐下降（$P=0.001$），其中皮下脂肪和腹部脂肪均显著下降（$P=0.029$和$P=0.021$），LBM和腿部肌力增加。274例年龄≥65岁，TT≤12 nmol/L或FT≤250 pmol/L患者，睾酮凝胶5 g/d治疗6个月，与安慰剂组比较，睾酮治疗组LBM高1.08±1.8 kg，FBM低0.9±1.6 kg，停药1年，这种获益完全消失。

（二）改善糖代谢

睾酮减少BFM，特别是内脏脂肪，是提高胰岛素敏感性和改善糖代谢的重要因素。年龄≥64岁的正常男性430例，随访9年，新发2型糖尿病（T2DM）30例，多因素相关分析，血清TT和FT水平与2型糖尿病的患病率呈负相关。TT每增加1 U，2型糖尿病的 HR 降低0.93（95％CI 0.87～0.99）；FT每增加10 U，HR 降低0.96（95％CI 0.91～1.00），经BMI、SHBG和心血管疾病等因素校正后，这种相关关系依然存在。对2型糖尿病患者的荟萃分析显示，横断面研究2型糖尿病患者964例，非2型糖尿病患者2 918例，前者的血清TT水平比后者降低2.66（95％CI −1.86～−3.45）nmol/L。前瞻性研究2型糖尿病患者391例，非2型糖尿病2 827例，前者的血清 TT 水平比后者降低2.48（95％CI −0.93～−4.40）nmol/L。一项随机双盲安慰剂交叉对照研究观察TST对LOH合并2型糖尿病患者的疗效，与安慰剂组比较，每2周注射200 mg复方睾酮（Sustanon）组（疗程3个月），腰围降低1.63±0.71 cm，腰臀比减少0.03±0.01 cm，胰岛素抵抗指数（HOMA-IR）降低1.73±0.67，空腹血糖（FBG）下降1.58±0.68 nmol/L，空腹胰岛素降低1.9±1.1 mU/L，HbA1C降低0.37％±0.17％，TST显著改善了胰岛素抵抗和血糖控制。

（三）增加骨量

50 613例前列腺癌存活5年的患者，去势治疗者骨折发生率为19.4％，而非去势治疗者为12.6％，差异非常显著。血清睾酮水平降低患者与年龄匹配的血清睾酮水平正常人群比较，骨密度（BMD）显著降低，20％有腰椎椎体骨折，50％有股骨颈骨折；血清 TT<12 nmol/L的41例患者接受TST 3年，

与安慰剂组比较,股骨颈 BMD 高 2.7%,腰椎 BMD 高 10.2%。8 项随机对照研究($n=365$)的荟萃分析显示,与安慰剂组比较,TST 组腰椎 BMD 增加 8%(95% CI 0.04~0.13),股骨颈 BMD 增加 4%(95% CI 0.02~0.09)。

(四) 改善性功能

男性的性功能与血清睾酮水平密切相关,中老年男性随着血清睾酮水平的下降,性功能逐渐减退。1 053 例 LOH 患者,以维持血清睾酮水平在正常范围为原则,1% 睾酮凝胶治疗 6 个月,IIEF-15 评分基线为 45 ± 12 分,治疗 1 个月减少 9.4 ± 14.2 分,6 个月减少 18.2 ± 18.5 分。271 例 ED 患者 PDE-5 抑制剂他达拉非或 TST 治疗效果不佳,采用他达拉非加 1% 睾酮凝胶治疗 12 个月,血清 TT 水平恢复正常,以简明男性性功能量表(BMSFI)评估 ED,结果 BMSFI 评分从基线的 27.4 ± 10.3 分上升至 33.8 ± 9.8 分($P<0.001$),多元回归分析显示,BMSFI 评分与血清睾酮水平显著呈正相关。17 项随机对照研究的荟萃分析结果显示,基线血清 TT 水平 <8 nmol/L 者,TST 组性欲显著改善;<12 nmol/L 者,TST 组 ED 显著改善;性高潮和射精反射亦有不同程度改善。

(五) 减少不健康情绪

LOH 患者的正面情绪(快乐、满足感、活力、友善等)下降,负面情绪(焦虑、激惹、抑郁、内疚、敌视等)增强。LOH 患者 TST 治疗 42 个月,血清 TT 和 FT 水平恢复正常,负面情绪减少,正面情绪增强,并维持至治疗终结。阿姆斯特丹纵向研究 608 例年龄 ≥65 岁男性,以抑郁症流行病学研究量表评估抑郁症,分析血清 TT 和 FT 水平与抑郁症的关系,发现 TT 水平与抑郁症症状呈负相关;FT <220 pmol/L 者发生抑郁症症状风险增高(HR 1.989,95% CI 1.173~3.374),而 FT 水平较高者风险降低(HR 0.997,95% CI 0.995~1.000)。

(六) 提高生活质量

120 例年龄 ≥40 岁 LOH 患者,随机双盲安慰剂对照设计,在 12 个月内注射 TU 1 000 mg 或安慰剂 5 次,结果 TU 治疗组生活质量量表(SF-12)评分,8 个区段中 5 个区段显著改善;身体健康混合评分提高 4 分;精神健康混合评分提高 4.4 分;而安慰剂组与基线比较无显著变化,说明 TST 提高了患者的生活质量。另有报道 261 例 LOH 患者,平均年龄 58 岁,每 3 个月注射 TU 1 000 mg,平均随访 4.25 年。血清睾酮水平从 7.73 nmol/L 上升至 18.69 nmol/L;AMS 评分从 54.27 分下降至 28.66 分;IIEF-5 评分从 7.8 分提升至 17.5 分;基线时 58% 的患者主诉关节痛,治疗结束时只有 1% 的患者仍有关节痛;肌痛患者亦显著减少,表明 TST 提高了与健康相关的生活质量。

二、睾酮补充治疗的风险

(一) 良性前列腺增生

前列腺是一个雄激素依赖性器官,青春期男性在雄激素的作用下,前列腺由婴儿期的 1.5 g 生长至 10~20 g。50 岁男性约 50% 罹患良性前列腺增生(BPH),年龄越大,BPH 发病率越高。BPH 可引起膀胱出口梗阻,出现下尿路症状(LUTS)。BPH 伴 LUTS 患者的性激素水平分析提示,前列腺容积与血清雌二醇水平相关($r=0.17$,$P=0.01$),与血清 TT 水平无关,TST 对 BPH 的影响基本上是中性。

(二) 前列腺癌

传统观点认为,睾酮会增加发生前列腺癌的风险或使隐性前列腺癌加速生长,前列腺癌的治疗方法亦将血清睾酮降低至去势水平为目标。但是,近年来的研究结果表明,血清睾酮水平降低是前列腺癌的危险因素,颠覆了传统的观念。18 项前瞻性研究(包括 3 886 例前列腺癌患者和 6 438 例正常人对照)的荟萃分析结果显示,前列腺癌风险与 TT、cFT、双氢睾酮(DHT)、DHEAS、雄烯二酮、E_2 和计算游离 E_2 无关,与 SHBG 呈负相关(RR 0.86,95% CI 0.75~0.98)。一项随机双盲安慰剂对照研究显示,LOH 患者每 2 周注射 1 次 TE(150 mg),疗程 3 个月,结果血清 TT 从 9.8 nmol/L 上升至 22.2 nmol/L,而前列腺组织内的 TT 和 DHT 水平无改变,雄激素调控基因(AR、PSA 和 $PAP2A$)、细胞增殖基因($ki67$)及细胞生存和血管增生基因($CD34$、$VEGE$ 和 CLU)的表达均无改变。回顾分析 44 项随机安慰剂对照研究,TST 组($n=542$)7 例发生前列腺癌(1.3%),安慰剂组($n=333$)5 例发生前列腺癌(1.5%),TST 没有增加前列腺癌风险。分析美国数据库 15 万前列腺癌患者,比较诊断前接受 TST 和没有接受 TST 患者预后的差异,结果两组的总生存率及癌相关生存率没有显著差异;癌分化程度较好者,两组癌相关生存率对比为 64.6% 比 59.2%;分化差为 28.3% 比 34.2%,TST 患者前列腺癌的预后优于非 TST 患者。

TST 对前列腺癌的影响目前还有争论,治疗过程中宜定期做前列腺指检和监测 PSA。

(三) 心血管疾病

心血管疾病的患病率和死亡率都是男性高于女性,这种性别差异曾认为是性激素不同的反映,即雄激素是危险因子,雌激素是保护因子。然而,近年来许多研究出现相反的结果。LOH 患者血清 TT <12.1 nmol/L,年龄 ≤65 岁 450 例,≥65 岁 111 例,给予 TU 1 000 mg,每 6~12 周肌内注射 1 次,疗程至少 6 年,结果年龄 ≤65 组收缩压降低 17.2 ± 0.49 mmHg,舒张压降低 9.88 ± 0.61 mmHg,总胆固醇(TC)降低 76.89 ± 2.3 mg/dl,低密度脂蛋白胆固醇(LDL-C)降低 34.63 ± 1.62 mg/dl,高密度脂蛋白胆固醇(HDL-C)升高 11.99 ± 0.66 mg/dl;≥65 岁组收缩压和舒张压分别降低 19.57 ± 1.15 mmHg 和 13.02 ± 0.95 mmHg,TC 降低 82.58 mg/dl,LDL-C 降低 40.25 ± 3.58 mg/dl,HDL-C 升高 9.15 ± 1.75 mg/dl,提示 TST 可以显著降低心血管疾病危险因素。一项荟萃分析 70 篇文献的结果表明,罹患心血管疾病患者血清睾酮水平降低,E_2 水平升高;总死亡率和心血管死亡率与基线血清睾酮水平显著降低相关;TST 显著增加患者在平板试验时 ST 降低 1 mm 的耐受时间。

(四) 红细胞与血细胞比容

睾酮增加红细胞数量,血细胞比容(Hct)亦相应增高,两者之间存在线性关系。英国数据库资料分析显示,接受 TST 的患者 5 841 例,以 Hb >17.3 g/dl 和(或)血细胞比容 $>52%$ 为诊断红细胞增多症标准,146 例发生红细胞增多症,接受口服睾酮的患者发病率为 1.2/(1 000 人·年),接受肌内注射睾酮患者为 10.1/(1 000 人·年)。因此,TST 会引起红细胞数量和血细胞比容一定程度的升高,应该在治疗过程中监测相关血液指标,如果患者原有贫血,将会从 TST 获益。

（五）阻塞性睡眠呼吸暂停

目前尚缺乏睾酮与阻塞性睡眠呼吸暂停（OSA）关系的大样本和长期研究。一项随机双盲安慰剂对照研究，67 例肥胖男性有严重 OSA，随机分为 TST 组和安慰剂组，与安慰剂组比较，TST 组第 7 周的氧减饱和度指数（ODI）为 10.3 次/h（95%CI 0.8~19.8)；睡眠时间氧饱和度<90%（SpO_2 T90）为 6.1%（95%CI 1.5%~10.6%），高于安慰剂组。但是，第 18 周 TST 组相关指标下降，ODI 为 4.5 次/h，SpO_2 T90 为 2.9%，而且这一变化与基线血清睾酮水平无关。在临床实践中，严重 OSA 伴有血清睾酮水平降低患者是否采用 TST，宜在充分评估多导睡眠记录仪的相关参数后决定。

参考文献

[1] Wang C, Nieschlag E, Swardloff R, et al. ISA, ISSAM, EAU, EAA and ASA recommendations：Investigation, treatment and moritoring of late-onset hypogonadism in males[J]. Int J Impot Res, 2009, 21：1 - 8.

[2] Harman SM, Meter EJ, Tobin JD, et al. Longitudinal effects of aging on serum total and free testosterone levels in healthy men [J]. J Clin Endocrinol Metab, 2001, 86：724 - 731.

[3] Li JY, Li XY, Li M, et al. Decline of serum levels of free testosterone in aging hearthy Chinese men[J]. Aging Male, 2005, 8：203 - 206.

[4] Wu FC, Tajar A, Beynon JM, et al. Identification late-onset hypogonadism in middle-aged and elderly men[J]. N Engl J Med, 2010, 363：123 - 135.

[5] Golan R, Scovell JM, Ramassamy R. Age-related testosterone decline is due to waning of both testicular and hypothalamic-pituitary function[J]. Aging Male, 2015, 18：201 - 204.

[6] Beattie MC, Papadopoulos U, Chen H, et al. Leydig cell aging and hypogonadism[J]. Exp Gerontol, 2015, 68：87 - 91.

[7] 邵迎红,母义明,李明,等.衰老对雄性大鼠睾丸类固醇合成功能的影响[J].第二军医大学学报,2004, 25：521 - 523.

[8] Molnar CS, Vida B, Sipos MT, et al. Morphological evidence for enhanced kisspeptin and neurokinin B signaling in the infundibular nucleus of the aging men[J]. Endocrinology, 2012, 153：5428 - 5439.

[9] Grueneward DA, Naai MA, Marck BT, et al. Age-related decrease in hypothalamic gonadotropin-releasing hormone (GnRH) gene expression, but not pituitary responsiveness to GnRH, in the male Brown Norway rat [J]. J Androl, 2000, 21：72 - 84.

[10] Scovell JM, Ramasamy R, Wilken N, et al. Hypogonadal symptoms in young men are associated with a serum total testosterone threshold of 400 ng/dL[J]. BJU Int, 2015, 116：142 - 146.

[11] Mohamad NV, Soelaiman IN, Chin KY. A concise review of testosterone and bone health[J]. Clin Invest Aging, 2016, 11：1319 - 1324.

[12] Bachman E, Travison TG, Basaria S, et al. Testosterone induces erythrocytosis via a increased erythropoietin and suppressed hepcidin; Evidence for a new erythropoietin/hepcidin set point[J]. J Gerontol Biol

sci Med Sci, 2014, 69：725 - 735.

[13] Heinemann LAJ, Zimmerman T, Vermulen A, et al. A new Aging Males' Symptoms (AMS) rating scale [J]. Aging Male, 1999, 2：105 - 114.

[14] Clapauch R, Carmo AM, Marinheiro L, et al. Laboratory diagnosis of late-onset hypogonadism (andropause)[J]. Aqa Bras Endocrinol Metab, 2008, 52：1430 - 1438.

[15] 李江源,李小鹰,李明,等.中国健康男子迟发性睾丸功能减退的症状评价[J].中华男科学杂志,2007,13：320 - 323.

[16] 李江源.迟发性睾丸功能减退的筛查、诊断、治疗和监测（一)[J].中国男科学杂志,2007,21(5)：69 - 71.

[17] 李江源.迟发性睾丸功能减退的筛查、诊断、治疗和监测（二)[J].中国男科学杂志,2007,21(6)：67 - 69.

[18] McCulough A. A review of testosterone pellet in the treatment of hypogonadism[J]. Curr sex Health Rep, 2014, 6：265 - 269.

[19] 李江源.中老年男子睾酮补充治疗的获益与风险[J].生殖医学杂志,2016, 25：105 - 112.

[20] Finkelstein JS, Lee H, Burnet-Bowie SAM, et al. Gonadal steroids and body composition, strength, and sexual function in men[J]. N Engl J Med, 2013, 369：1011 - 1022.

[21] Mazur A, Westerman R, Werdecker A, et al. Testosterone and type 2 diabetes in men[J]. Aging Male, 2014, 17：18 - 24.

[22] Isidori AM, Balercia G, Calogero AE, et al. Outcomes of androgen replacement therapy in adult male hypogonadism; recommendations from the Italian Society of Endocrinology[J]. J Endocrinol Invest, 2015, 38：103 - 112.

[23] Corona G, Isidori AM, Buvat J, et al. Testosterone supplementation and sexual function: a meta-analysis study[J]. J Sex Med 2014, 11：1577 - 1592.

[24] Joshi D, van Schoor NM, de Ronde W, et al. Low free testosterone levels are associated with prevalence and incidence of depressive symptoms in older men[J]. Clin Endocrinol (Oxf), 2010, 72：232 - 240.

[25] Tong SF, Ng CJ, Lee BC, et al. Effect of long-acting testosterone undecanuate on quality of life in men with testosterone deficiency syndrome: a double blind randomized controlled trial[J]. Asian J Androl, 2012, 14：604 - 611.

[26] Jarvis TR, Chughtai B, Kaplan SA. Testosterone and benign prostate hyperplasia[J]. Asian J Androl, 2015, 17：212 - 216.

[27] Fenely MR, Carruthers M. Is testosterone treatment good for the prostate? Study of safety during long-term treatment[J]. J Sex Med, 2012, 9：2138 - 2149.

[28] Saad F, Yassin A, Haider A, et al. Elderly men over 65 years of age with late-onset hypogonadism benefit as much from testosterone treatment as do younger men[J]. Korean J Urol, 2015, 56：310 - 317.

[29] Paller CJ, Shiels MS, Rohrmann S, et al. Association between sex steroid hormones and hematocrit in a nationally representative sample of men[J]. J Androl, 2012, 33：1332 - 1341.

[30] Hoyos C, Killick R, Yee B, et al. Effects of testosterone therapy on sleep and breathing in obese men with severe obstructive sleep apnea; a randomized placebo-controlled trial[J]. Clin Endocrinol (Oxf), 2012, 7：599 - 607.

第十一章·内分泌与前列腺增生症和前列腺癌

赵福军　黄益鑫

第一节·前列腺发生及生长的调控

从胚胎到成人的前列腺发生、生长的全过程都与内分泌有密切的关系。在促进生长的因素中，下丘脑-垂体-性腺轴、雄激素、α肾上腺素能激素及其受体和多种肽类生长因子等，

通过基质-上皮相互作用、自分泌或旁分泌机制参与前列腺生长、前列腺增生症和前列腺癌的发生和进展。

一、雄激素调节正常前列腺的生长

前列腺是男性生殖系统的附属腺，其生长、分化受雄激素的严格调控。血液循环中的雄激素来源于睾丸（90%）和肾上

腺(10%),在前列腺,睾酮被核膜上的 5α-还原酶转化为双氢睾酮(DHT)之后发挥作用。相比于睾酮,双氢睾酮对雄激素受体有更高的亲和力,因此具有更强的生物活性。去除这些雄激素后(包括睾丸切除和药物性雄激素阻断),前列腺组织发生萎缩,但重新加入外源性雄激素后,前列腺组织重新获得生长。因此,雄激素是前列腺最有效的有丝分裂原。

雄激素作用主要为旁分泌方式。前列腺含有多种细胞,主要分为两大类:基质细胞和上皮细胞。基质细胞包括平滑肌细胞和成纤维细胞。另外基质还含有免疫细胞和神经肌肉细胞。由于基质能够调节雄激素对前列腺上皮的作用,因此在前列腺形态学方面有重要意义。基质对上皮细胞的作用主要是通过以自分泌或旁分泌方式起作用的生长因子的调节。上皮也有两种主要细胞:基底细胞和分泌细胞。另外还含有与前列腺癌有关的神经内分泌细胞。上皮基底膜把上皮与基底分开,基底细胞沿膜平整分布,呈立方形,没有分泌特征。有理论推断说基底细胞是上皮细胞群的干细胞,还能表达细胞角蛋白 5 和 14。能够表达细胞角蛋白 5 和 14 是典型的上皮细胞特征,而且这种表达在发育学上是受调节的。分泌细胞表达细胞角蛋白 8 和 18,与基底细胞的表达还有所不同。分泌细胞呈高柱状,有分泌能力,是人前列腺的主要细胞成分。由于雄激素去势后这些细胞萎缩,因此认为是雄激素依赖性的。另外分泌细胞产生雄激素依赖蛋白,如前列腺内的前列腺特异抗原(PSA)和大鼠腹侧前列腺的前列腺结合蛋白(PBP)。

二、雌激素的调控作用

前列腺不同部位的不同细胞以及不同年龄段前列腺对雌激素反应都不同。由于雌激素能控制睾酮分泌而抑制前列腺发育,而大剂量雌激素却能直接促进前列腺上皮增生、鳞状细胞化生及纤维肌性基质的增生。前列腺含有高亲和性的雌激素受体(ER)。ER 至少有两种形式,ERα 在前列腺基质细胞表达,ERβ 在前列腺上皮细胞表达。前列腺对雌激素的反应取决于前列腺细胞内的 ER 类型。老年男性血样中雌激素与雄激素比值增高,可能是引起前列腺增生的因素之一。此外,雌激素尚有协调与调节雄激素、催乳素及多种生长因子对前列腺的作用。

三、催乳素的调节作用

前列腺细胞中具有丰富的催乳素受体,研究表明催乳素能直接作用于前列腺或通过提高睾酮水平而促进前列腺增生,前列腺细胞可以自分泌和旁分泌的方式分泌催乳素。

四、前列腺发生中生长因子的作用

虽然雄激素是前列腺的最有效的有丝分裂原,但在体外培养的前列腺上皮细胞中雄激素却没有这种有丝分裂原作用。从目前的观点来看,有丝分裂原作用是通过细胞间多种生长因子的相互作用实现的。

生长因子是细胞增殖、分化和凋亡的调节因子。在前列腺雄激素使基质细胞产生一些关键性的生长因子,包括角化细胞生长因子(KGF)、成纤维细胞生长因子(FGF-10)和神经生长因子。正常前列腺上皮细胞含有这些生长因子的受

体。在雄激素的作用下基质细胞产生生长因子并以旁分泌的方式作用于邻近的上皮细胞,促进细胞的生长并维持内环境稳定。在向恶性转化的过程中,还有另外一些细胞增殖机制对细胞生长优势起了超过良性生长的重要的促进作用。肽类生长因子通过自分泌或旁分泌方式直接调节雄激素对靶细胞的作用和上皮-基质之间的相互作用,它们是增殖与分化调节因子家族的一部分,对前列腺的生长也起重要作用。重组实验中,小鼠尿生殖窦与人前列腺上皮重组,基质诱导腺管增殖和上皮的树枝状形成。用雄激素处理人前列腺不发生生长,但胚胎基质却能够诱导成人前列腺的生长,说明基质会调节其他局部因子而促进前列腺生长。肽类生长因子可能是这些局部因子,它们直接调节基质-上皮相互作用,促进前列腺生长。有以下的一些证据:① 肽类生长因子表达于生长中的前列腺的基质和上皮中;② 活体中被隔离处理的前列腺上皮和基质细胞对肽类生长因子起反应;③ 前列腺基质和上皮表达肽类生长因子的特异性膜受体;④ 肽类生长因子及其受体的中和抗体能够抑制其他生物学效应;⑤ 转基因鼠中肽类生长因子的过表达影响前列腺的发生和生长;⑥ 雄激素直接影响前列腺细胞肽类生长因子的表达;⑦ 肽类生长因子调节雄激素的产生量。在前列腺基质-上皮细胞相互作用中,生长因子起着至关重要的作用。

表皮生长因子(EGF)、成纤维细胞生长因子(FGF)、胰岛素样生长因子(IGF)和转化生长因子 β(TGF-β)在正常人前列腺中被发现,其中促进性的生长因子有 EGF、TGF、IGF 和 FGF,抑制性的有 TGF-β1,两者共同调节前列腺生长所需要的基质-上皮相互作用(图 8-11-1)。

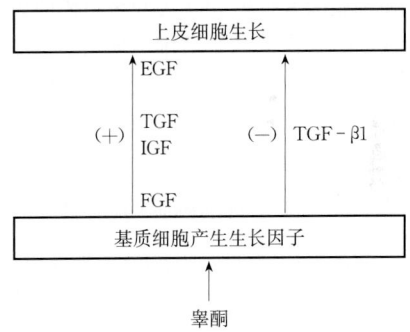

图 8-11-1 生长因子对前列腺发生的作用

TGF-α 与 EGF 共同使用 EGFR 来促进前列腺细胞增殖,但 TGF-α 在出生前和出生后前列腺上皮发生中就早已表达了,它能够促进腺管增殖。TGF-α 转基因鼠中过量的 TGF-α 会使前列腺腺管过度增生。FGF 家族成员都是前列腺上皮和基质细胞有丝分裂原,最有力的证据是基质和上皮相互作用的胚胎再唤醒(reawakening)引起的前列腺生长的基础是转基因鼠过表达 int-2,int-2 是 FGF 样生长因子。这些 int-2 转基因鼠表现出过度的前列腺增生,其前列腺体积是对照组的 20 多倍。这种前列腺增生与人前列腺增生在多方面是相似的。另一生长因子 KGF,是由基质细胞产生但仅促进上皮生长。IGF 也是选择性地促进前列腺上皮增殖。这些都说明肽类生长因子在前列腺生长过程中影响基质-上皮相互作用。

TGF-β 有多种生物学特性,TGF-β 由前列腺间质细胞

所分泌,其表达受雄激素的调控。TGF-β抑制正常前列腺上皮生长,但促进前列腺基质细胞生长。Steiner 使用过表达 TGF-β 的转基因鼠,过表达 TGF-β 减少了前列腺腺管分支即退化的腺管分支,就像是雄激素剥夺动物的远端腺管的发育情况。

雄激素对生长因子的影响已经得到成年大鼠的实验证实,在大鼠阉割后,大鼠腹侧前列腺中 TGF-$β_1$ mRNA 表达和 TGF-$β_1$ R 结合位点表达明显增加。在细胞培养中 TGF-$β_1$ 抑制上皮细胞的增殖。还研究了 TGF-$β_1$ 在前列腺生长中的作用。大鼠前列腺前叶体外生长于无血清的培养基中,新生大鼠前列腺前叶含有基质和为形成分支的上皮胚芽。加入雄激素 6 日后,腺管开始形成分支。睾酮与 DHT 的营养作用再被加入的 TGF-$β_1$ 所抑制,TGF-$β_1$ 加入越多,抑制越明显,呈剂量依赖关系。因此,TGF-β 能够抑制腺管细胞增殖与腺管分支形成,但促进基质细胞生长。

肽类生长因子是雄激素作用的直接调节因子,雄激素撤退后,前列腺分泌的刺激性肽类生长因子 EGF、IGF 和 FGF 都下降,但抑制性肽类生长因子 TGF-$β_1$ 和 TGF-β R 却升高。所有这些生长因子的净效应是前列腺萎缩。重新加入雄激素恢复了 EGF、IGF 和 FGF 的水平,并抑制 TGF-$β_1$,前列腺又恢复到正常大小。

肽类生长因子在胚胎期就能够诱导起始前列腺生长。FGF 和 TGF-β 家族成员都与 BPH 发生有关。有报道 bFGF 和 TGF-$β_2$ mRNA 在人 BPH 中升高,而且人 BPH 提取物含有 bFGF 样活性,能够在培养基中促进人前列腺上皮细胞和前列腺衍生的成纤维细胞的生长。TGF-β 已知能够促进前列腺衍生基质细胞的 bFGF mRNA 和蛋白质的表达。因此,bFGF 和 TGF-$β_2$ 共同刺激基质细胞增殖造成了基质 BPH 结节。TGF-$β_2$ 和 bFGF 之间相互作用的程度不同将会对前列腺上皮-基质相互作用产生不同的影响,导致基质和腺性增生的程度不同。

五、其他激素对前列腺的调控作用

胰岛素可使培养的前列腺细胞 DNA 合成增加。甲状腺素可增加前列腺糖苷酶的活性。生长激素在前列腺中起潜在的雄激素作用或具有直接作用,研究表明睾酮和生长因子能使前列腺 5α-还原酶Ⅰ型和Ⅱ型的 mRNA 水平增加。此外,也有报道褪黑素可以抑制前列腺细胞的生长和存活力。

六、基质-上皮相互作用

基质-上皮相互作用在调节成长的及成熟的前列腺内的雄激素信号转导方面的作用已经通过一系列的重组实验证实。实验中观察野生型和 Tfm 鼠的尿生殖基质和上皮之间的作用,结果证明在尿生殖窦基质(UGM)内产生胚芽和腺管分支形成中雄激素受体(AR)是必需的。上皮中的 AR 不是必需的。由野生型 UGM＋Tfm 上皮的重组实验中,前列腺能够成型、生长、上皮细胞分化。但前列腺分泌蛋白不表达。这些实验确立了一些前列腺生物学的重要法则。① 前列腺上皮分化的雄激素控制受基质或基质组织层内的雄激素受体(AR)所调节;② 分化功能需要上皮 AR(在有前列腺分泌功能存在时)。这些结果说明前列腺内上皮和基质的相互作用

在调节对雄激素的反应中很重要。在男性,UGM 诱导前列腺腺管成型、生长、调节上皮增殖,规定在上皮中的蛋白质的表达,条件是基质必须与内皮上皮相互作用。啮齿动物前列腺由分化良好的叶结构组成(前叶、背叶、侧叶和腹叶),每叶都有腺管分支的独特特征,每叶都表达叶特异性的分泌蛋白。在前列腺分化中这些叶特异性形态和功能差异是由 UGS 内基质亚群的局部不同造成的。例如,已经发现 UGM 的背侧和腹侧部分有不同的诱导特性,因为仅仅腹侧 UGM 是腹侧前列腺分化的诱导者。上皮-基质的作用是相互的,因为基质诱导上皮分化,上皮诱导基质内的平滑肌分化。上皮在平滑肌分化的诱导作用已经被一系列研究证实,如肠、膀胱、子宫、雄性生殖道,特别是鼠子宫的研究。同样,男性生殖道平滑肌的分化和形态发生也是通过上皮的细胞-细胞相互作用调节的。雄性宿主肾被膜下自身移植的 UGM 形成极少的平滑肌。相反,UGM 与大鼠或小鼠前列腺、膀胱或胚胎尿生殖窦上皮一起移植,就能形成被肌动蛋白阳性的平滑肌细胞包绕的前列腺腺管,形成大鼠前列腺内一样的薄鞘。重要的是在由大鼠 UGM＋人前列腺上皮重组实验中大鼠 UGM 能够形成的平滑肌厚鞘包绕上皮腺管。这种厚平滑肌具有人类前列腺的特征。证明人前列腺上皮不仅诱导大鼠 UGM 分化为平滑肌,还能决定平滑肌的类型。这些发现说明平滑肌分化是由雄性和雌性尿生殖道上皮诱导和定型的,这与膀胱、肠研究中的相似发现相一致。含人前列腺上皮细胞的胶原皮下移植也能够影响基质的分化和类型。用胶原移植人前列腺上皮诱导成年小鼠皮下成纤维细胞形成包绕上皮的平滑肌。相似的是,皮下移植含胎大鼠肠上皮的胶原也能诱导和限定宿主皮下成纤维细胞形成平滑肌分化。生长因子也被认定是前列腺基质-上皮相互作用的调节因子。

通过对前列腺基质-上皮细胞之间相互关系的研究,以明确其自分泌/旁分泌途径的调控,为深入研究前列腺增生和前列腺癌的发生和进展机制奠定坚实基础。

第二节·内分泌与前列腺增生症

一、雄激素与前列腺增生症

前列腺增生症(BPH)的病因中年龄与雄激素的作用已基本肯定。前列腺是一个雄激素敏感器官,如果去除了雄激素对前列腺的刺激,前列腺会缩小,出口梗阻会减轻、排尿会通畅。主要的组织学效应就是前列腺上皮细胞退化。要造成雄激素阻断,首先要介绍一下下丘脑-垂体-性腺轴。正常生理状态下,睾丸雄激素的产生依赖下丘脑的控制。下丘脑视前区神经元以脉冲方式从末端进入垂体门静脉循环方式分泌黄体生成素释放激素(LHRH)(又称促性腺激素释放激素 GnRH)。然后 GnRH 与其垂体前叶细胞胞质膜上的高亲和力受体结合。间质细胞兴奋产生和分泌睾酮,睾酮在血液循环中以游离形式或与雄激素结合球蛋白(SHBG)、白蛋白结合。在前列腺这一靶器官,未结合睾酮与高亲和力受体结合,在 5α-还原酶的作用下多数睾酮转化为双氢睾酮(DHT)。在前列腺细胞内,其他睾酮和 DHT 与高亲和力的雄激素受体

蛋白相结合进入核内,与特异性 DNA 结合区相结合,产生 mRNA 翻译成特异性蛋白。总之,蛋白质生物合成增加,引起细胞增殖、增生。GnRH 激动剂、雄激素受体拮抗剂、5α-还原酶抑制剂三者是用来抑制睾丸产生睾酮及 DHT 的,它们干预下丘脑-垂体-性腺轴来抑制前列腺的增生(图 8-11-2)。

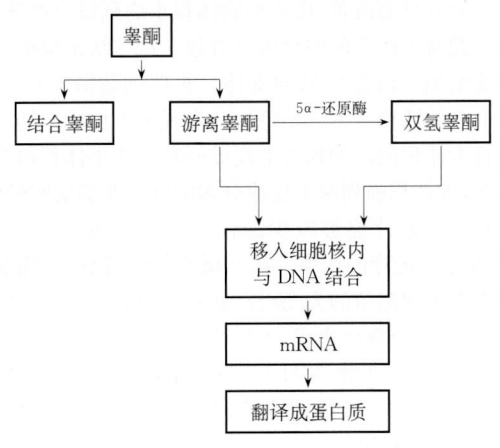

图 8-11-2 雄激素对前列腺增生的作用

二、α受体阻滞剂

有报道认为平滑肌成分是 BPH 的主要细胞成分,约占增生部分腺体的 40%,而且 98% 的 α_1 受体位于前列腺基质中,最肯定的证据就是使用 α 受体阻滞剂能够改善膀胱颈出口梗阻症状,改善尿流率。

在前列腺增生症的治疗方面,各种药物的作用机制也都有其从病因学依据。α 受体激动造成前列腺和膀胱颈的平滑肌紧张状态,α_1 受体通路的作用是调节膀胱出口。盐酸特拉唑嗪和多沙唑嗪是两个选择性 α 受体阻滞剂,用于治疗高血压和 BPH,它们引起前列腺平滑肌松弛,结果增加了尿流率,减少了梗阻症状。坦索罗辛是一种新的超选择性 α_{1A} 受体阻滞剂,这一受体亚型主要存在于前列腺基质,阻断这一受体能改善排尿症状但不影响血压。

植物治疗 BPH 越来越多,最常见的是从棕榈植物中的提取剂。有一篇综述提到中药治疗 BPH 的确有效。这一制剂据认为具有 5α-还原酶抑制剂的作用。但也有文章认为生棕榈提取剂有非竞争性 α 受体阻滞剂的作用。

三、GnRH 激动剂

GnRH 激动剂与垂体前叶促性腺细胞上的 GnRH 受体相结合。下丘脑以脉冲方式释放 GnRH,促进产生 LH。矛盾的是,持续使用 GnRH 激动剂引起垂体前叶细胞的 GnRH 受体的内移。由于胞质膜上的受体数目减少,引起对细胞的刺激减少,继而 LH 产生减少。使用 GnRH 激动剂几周后使血清睾酮水平降低到阉割水平。就像阉割手术一样,这一药物去势减少了前列腺瘤体的大小。

已经进行了许多 GnRH 激动剂的临床研究。起初,GnRH 激动剂布舍瑞林用于治疗 BPH 患者,后来观察到醋酸那法瑞林治疗 6 个月后有效。在后来的不设对照的 17 例患者用戈舍瑞林治疗 6 个月的研究中,许多患者被选来进行 1 年的试验。在 9 个月后前列腺体积下降到最低点,减少了

63%,同时最大尿流率明显改善,排尿后残余尿没有改善。尿路症状第一个月就减轻,6 个月时平均减轻 33%,6/17 患者治疗中症状没有改善。停药后 3 个月,前列腺体积是治疗前体积的 95%,症状加重,尿流率降低,说明停药后症状会复发。

多数患者中 GnRH 激动剂的不良反应超过了它的治疗作用。性功能障碍和性欲下降几乎发生于所有的患者中,红疹和男性乳腺发育发生率为 50%,其他不良反应包括体重升高、体能下降,而且 GnRH 激动剂价格昂贵。由于这些原因,另外还有其他药物可以使用,GnRH 激动剂已很少用于治疗 BPH。

四、雄激素受体拮抗剂

雄激素受体拮抗剂直接干预睾酮和 DHT 与前列腺内雄激素受体的结合,结果是血清睾酮水平正常但前列腺萎缩,许多 GnRH 激动剂的不良反应也得以避免。氟他胺和康士得都是治疗前列腺癌的药物,已被 FDA 批准用于治疗晚期前列腺癌,一般临床上很少用来治疗前列腺增生症,为了解雄激素受体拮抗剂对前列腺增生症的治疗作用,对氟他胺、康士得和扎诺特隆(zanoterone)已经进行了一定临床研究。这 3 种药物都是口服的非类固醇化合物。氟他胺在肝脏代谢成为无活性的形式——羟基氟他胺。羟基氟他胺与康士得与睾酮和 DHT 竞争雄激素受体。大鼠模型中,康士得与雄激素受体的亲和力是氟他胺的 4 倍。另外血清半清期是 1 周,可以一日一剂,比氟他胺剂量低。雄激素受体拮抗剂不会导致血清雄激素水平降低,有关雄激素降低引起的副作用极少。血清 LH 和睾酮水平可能会被氟他胺所升高,因为失去了下丘脑-垂体-性腺轴的负反馈抑制作用。使用康士得的患者就没有这一不良反应,因为它有周围选择性,对下丘脑没有作用。在应用氟他胺治疗症状性 BPH 的第一个报道中,氟他胺(300 mg/d)12 周后尿路症状和最大尿流率有改善。在后来的研究中,氟他胺(750 mg/d)6 个月后前列腺体积下降 41%,最大尿流率改善 46%。但是在治疗组与对照组中的症状改善没有差异。

当今评价氟他胺治疗 BPH 的最大研究是一随机、对照的 367 例 BPH 患者的研究,250 mg 每日 3 次,治疗时间 24 周,发现尿流率提高了 9%,前列腺体积减小 27%。总尿路症状评分没有变化,但有 39% 的患者因为不良反应而终止了试验。另外,超过 6 周以上时尿流率的改善没有统计学意义,这也解释了治疗 6 周中患者研究中断率高的原因——不良反应。在康士得治疗 BPH 的研究中,50 mg/d 共 24 周,前列腺体积下降了 26%,在治疗组与对照组中最大尿流率与压力尿流率没有显著性差异,治疗 24 周后治疗组的尿路刺激症状显著改善,而对照组则改善少。

另一雄激素受体拮抗剂,扎诺特隆从 100~800 mg/d 均进行 6 个月的研究。在治疗组与对照组中未发现前列腺体积减小和症状的改善差异。与对照组相比,在 200 mg/d 治疗组中发现了最大尿流率有显著性改善。

PSA 水平在抗雄激素治疗时可以下降。一个研究中,服用氟他胺后 65% 患者的血清 PSA 下降,对照组无变化($P<0.001$)。血清 PSA 下降与最大尿流率升高或症状评分之间没有发现相关性。在另一个 390 例前列腺癌患者的研究中,康士得 50 mg/治疗至少 12 周,结果 90% 患者的血清 PSA 下

降，血清睾酮升高 60%。

抗雄激素治疗的主要障碍是不良反应。氟他胺的主要不良反应包括男性乳房发育和乳房疼痛，发生于 0～50% 的患者中，胃肠不适也常见，包括恶心、腹泻、肠胀气。康士得的不良反应也相似，胃肠不良反应少，性欲与勃起功能障碍受影响小（8% 和 7%），因为血清睾酮没有下降。

抗雄激素治疗比 GnRH 激动剂有改善，因为雄激素受体拮抗剂属于口服制剂，对性功能没有明显的抑制作用，但是在患者中很多出现乳房和胃肠症状，就像 GnRH 激动剂能够减少前列腺体积 20%～25%，在 30% 的患者中改善排尿症状，使血清 PSA 下降。目前治疗的应用还不多，原因是不良反应和昂贵价格。

五、5α-还原酶抑制剂

对男性假两性畸形的研究引发了当今最有前途的 BPH 内分泌治疗方法。在多米尼加共和国发现了数十名假两性畸形的患者，年幼时阴茎短小，类似阴蒂，阴囊类似阴唇，摸不到睾丸，在青春期阴茎长大，睾丸下降，男性特征出现，但前列腺摸不到，血清睾酮水平正常，但 DHT 明显降低。间质细胞及精子发育正常。在这些患者中发现前列腺缺乏 5α-还原酶，不能将睾酮转化为 DHT，也就是因为这样他们的前列腺都没有发育好，更不会出现前列腺增生症。

已经发现 5α-还原酶受体有两个亚型。Ⅰ型受体主要在皮肤和毛囊中发现，Ⅱ型受体主要在前列腺，于是受体敏感性成为治疗效果的关键。目前对Ⅱ型 5α-还原酶受体在前列腺中的意义不十分清楚。目前正在进行的研究是，是否阻断 5α-还原酶的两种同工酶要比单纯阻断Ⅱ型更有效。

非那雄胺是目前最有效的 5α-还原酶抑制剂，在临床应用很多年，也有许多成熟的研究结果。这一合成化合物不影响睾酮或 DHT 与雄激素受体的结合，也不具有雄激素、雄激素受体拮抗剂或其他激素的特征。它具有能够降低 DHT 但不影响其他激素水平的特点使之成为治疗 BPH 的理想药物。

非那雄胺治疗症状性 BPH 的研究开始于一个多中心、双盲、随机、对照的 895 例研究中（5 mg/d），使用改良症状评分表作标准。治疗组症状下降 2.5 分，对照组下降 1 分（P<0.5）；最大尿流率在非那雄胺组升高 1.6，而对照组无变化。治疗 12 个月后非那雄胺组前列腺体积下降 19%。加拿大 PROSPECT 研究斯堪的纳维亚、SCARP 研究还有其他两个大的国际研究项目、PROWESS 研究组织都有类似发现。其中有一个发现是，非那雄胺能够比提高尿流率更大程度地降低排空压力。在 27 例压力尿流率研究中，经过 4 年非那雄胺治疗后，最大尿流率时平均逼尿肌压力下降大于 60%。

也有不同的临床观察结果。"退伍军人事务合作研究" BPH 研究发现，非那雄胺比对照组并没有更好的疗效。这是一个 52 周、1 229 名退伍军人参加的随机研究，使用特拉唑嗪（α₁受体阻滞剂）、非那雄胺或两者联用或对照。症状评分平均变化值（非那雄胺组 3.2，对照组 2.6）无显著性差异。平均尿流率在非那雄胺组升高 1.6，在对照组升高 1.4。还有一些研究小组也有类似发现。但这一组的前列腺体积下降明显，经 52 周治疗后前列腺体积下降 6.1 mg（2.7%），对照组前列腺体积升高 0.5 mg，结论是虽然非那雄胺对减小前列腺体积

有效，但对 BPH 症状无效。但是这一项研究基础前列腺体积比以往研究的要小 50%。

非那雄胺的效果与基础前列腺体积有关这一说法有 6 个不同的对大体积前列腺的研究来验证，发现尿流率改善与症状评分与前列腺体积成比例。前列腺体积>40 ml 的尿流率和症状评分有显著改善，而前列腺体积小的则没有改变，结论是非那雄胺对大体积的前列腺更有效。这一结论也得到后来的前列腺组织学研究结果的支持。非那雄胺治疗从 24～30 个月的前列腺活检样本的顺序研究发现了上皮成分的逐渐减少。而且大体积的前列腺的上皮成分减少比小体积前列腺更多。因此，大体积前列腺上皮成分多的则对非那雄胺最敏感。

非那雄胺治疗能够减少急性尿潴留的发生率，减少了 BPH 需要手术治疗的比率。在一项 4 年的研究中，用非那雄胺的患者发生尿潴留的为 2.8%，而对照组 6.6%（P<0.001）。最大的 BPH 研究现已完成，支持这一发现，这是一多中心、随机、对照研究，3 040 例 BPH 症状中重度的患者，非那雄胺组需要手术者为 4.6%，对照组为 10.1%。非那雄胺组尿潴留为 2.8%，对照组为 6.7%。

治疗 BPH 症状改善需要连续治疗 3～6 个月，对治疗有反应的患者，随时间延长改善越好。非那雄胺长期研究发现，疗效可维持 4～5 年。停止非那雄胺治疗后，前列腺缓慢增大，膀胱颈部梗阻症状复发。非那雄胺不良反应轻微，性功能障碍的发生率为 0～2%，大于对照组。有些还报道有性欲下降、射精量减少。

六、芳香化酶抑制剂

芳香化酶抑制剂是一种选择性抑制芳香化酶的化合物，可以使睾酮转化成 17β-雌三醇，并使雄烯二醇转化为雌酮。雌激素与 BPH 芳香化酶活性之间的关系已经有研究。BPH 男性前列腺中的芳香化酶活性要高于没有 BPH 的男性。作为 BPH 治疗药物，观察两种芳香化酶抑制剂睾内酯和 etamestane 的效果。在单中心非随机研究中，这两个药物治疗 BPH 有效，且没有不良反应。后来的多中心、双盲研究中，292 例 BPH 患者随机分为治疗组与对照组，治疗组为 etamestane 100 mg/d 或 300 mg/d，虽然血清雌酮和雌三醇下降，但在两组中没有发现症状或尿流率的改善。因此，早期研究虽然发现芳香化酶抑制剂和雌激素有治疗 BPH 的作用，但目前并不支持这一观点，还有一些这方面的研究正在进行。

七、前列腺增生带性差异

1972 年 McNeal 提出了前列腺的"带性结构"学说，以尿道为解剖学参照点将前列腺分为 4 个区带：外周带、移行带、中央带及纤维肌肉间质区。这种形态学特征对于前列腺疾病的发生具有重要的临床意义。前列腺每个区带对不同疾病有着特殊的易感性。BPH 主要源于前列腺移行带，外周带（peripheral zone，PZ）几乎不发生 BPH；而前列腺癌主要起源于外周带，即使是少数源于移行带的恶性肿瘤，其细胞通常分化良好；中央带几乎不出现病理变化。在前列腺的生长过程中，从青春期到性成熟期，外周带约占腺体的 70%，移行带占 5%，中央带占 25%；而随年龄增长及激素水平的变化，各带

性结构和比例出现了变化,到了中老年,移行带所占比例逐渐增大。上海市第一人民医院泌尿外科研究所经过多年的探索,也证实了移行带和外周带之间存在某些生物学行为的差异,这种差异显然无法简单地用解剖定位来进行解释,主要论点如下:① 在前列腺的外周带和移行带激素环境相同;② 前列腺移行带和外周带原代培养细胞增殖、凋亡率、超微结构、基因表达谱不同;③ 在前列腺的外周带和移行带细胞凋亡率以及凋亡相关基因的表达明显不同,移行区的细胞凋亡率低于外周带;④ 生长刺激因子(如 EGF)和抑制因子(如 TGF-β)在两带间的分布存在明显差异。以上结果表明前列腺移行带与外周带的生长调控机制复杂而又存在明显差异,研究探索这种带性差异机制与内分泌激素和生长因子的关系对进一步明确 BPH 的发病机制有深远意义。

第三节·内分泌与前列腺癌

前列腺癌在美国男性中是最常见的,并且占男性肿瘤死亡的原因的第 2 位。而且近年来还有增加的趋势。在亚洲虽然发病率低,但也有升高的趋势。Huggins 与 Hodges 在 1941 年发现,对前列腺患者进行雄激素剥夺,延长了患者的生存率。这一现象肯定了雄激素在前列腺癌发生中的重要地位。正常前列腺细胞在雄激素阻断后也会发生细胞退化,在内分泌学与生化方面与前列腺癌有许多相似性。在早期前列腺癌当中多数病理对剥夺雄激素疗法敏感,但晚期肿瘤对雄激素剥夺失去敏感性,成为激素难治性肿瘤。本章叙述雄激素及其他一些内分泌因子与前列腺癌的内分泌学关系。

一、雄激素作用的旁分泌方式

雄激素通过旁分泌方式对正常或良性前列腺生长或退化发生作用,但在前列腺癌还有另外的雄激素调节机制。自分泌方式指的是雄激素促进靶细胞产生生长因子,它们可使相应的靶细胞发生增殖或凋亡。最好的例子是雄激素对雄激素依赖性前列腺癌细胞株 LNCaP 细胞的作用。LNCaP 是分化良好、雄激素敏感的人前列腺癌细胞。尽管它是恶性的,但仍保留有良性的特征。比如它接受雄激素刺激后能分泌 PSA 并且是剂量依从关系,本身含有雄激素受体。由于受体在类固醇结合区发生点突变,这些细胞不仅对雄激素敏感而且对于抗雄激素制剂、雌激素和孕激素都敏感。在培养基中雄激素浓度不同时 LNCaP 表现出或增殖或生长抑制。低浓度(1~100 pmol/L)时 LNCaP 细胞增殖有剂量依从关系,高剂量(1~100 nmol/L)有剂量依从性生长阻滞。因此,雄激素对 LNCaP 细胞的作用曲线呈铃型分布。已经研究清楚 LNCaP 细胞对培养基中雄激素低浓度(1~100 pmol/L)的增殖反应和高浓度(1~100 nmol/L)的生长阻滞反应,都与通过雄激素调节的自分泌有关,包括至少 3 个生长因子的信号转导通路。这些生长因子是 bFGF、白细胞介素-6(IL-6)和 TGF-β。

当 LNCaP 细胞暴露于低浓度雄激素时增殖有剂量依从关系。但在培养基中加入抗 bFGF、IL-6 抗体时就能够至少部分地终止雄激素的促增殖作用。这就说明 bFGF、IL-6 是雄激素自分泌调节这样的生长因子,支持 IL-6 是雄激素调

节的 LNCaP 细胞的自分泌生长因子的说法。而且雄激素只有在培养基中含有 bFGF 时才有促进生长作用。LNCaP 细胞中雄激素调节的自分泌因子 bFGF 的具体作用机制还不清楚。但良性前列腺上皮细胞不具备 LNCaP 细胞的这些特征,对 bFGF 和 IL-2 的刺激不起反应。因此在 LNCaP 细胞雄激素的自分泌作用可以解释肿瘤细胞优于良性细胞的雄激素反应机制。

肿瘤是由一系列的基因突变引起的,前列腺癌也不例外。已经了解到的进展过程是从雄激素敏感到雄激素不敏感。是否对雄激素敏感取决于雄激素受体的存在。雄激素对前列腺癌和良性前列腺增生症的作用发生大不相同,除了上述提到的雄激素旁分泌作用方式外,当前列腺癌由雄激素依赖性转化为非依赖性时,其他一些因素如生长因子等则起促进肿瘤细胞生长的作用。

二、前列腺癌与其他内分泌有关的因素

除前列腺癌生长的雄激素敏感与雄激素不敏感方面以外,前列腺癌还有其他一些方面与内分泌有关,如 PSA,它可以用于诊断与检测前列腺癌,还有雄激素受体突变、神经内分泌因子、前列腺 5α-还原酶等。

1. 前列腺特异抗原(PSA)

(1) PSA 的生化特征:PSA 是单链糖蛋白,分子量 33 000,等电点范围 6.8~8.5,它是一个丝氨酸蛋白激酶,能够降解人类精囊分泌的凝胶形成蛋白,在前列腺和精囊内保持游离状态,一旦进入血液循环,与血清中的蛋白质结合形成复合物,具备抗糜蛋白酶特性,是丝氨酸蛋白的激酶抑制剂,PSA 与这些抑制因子形成的复合物有重要的临床意义。

(2) PSA 的细胞生物学:PSA 主要或全部都是由前列腺产生的,PSA 在前列腺上皮细胞的内质网、分泌小体和腺腔内被发现,说明它可以在粗面内质网中合成。通过出胞作用分泌出来。精浆中的 PSA 浓度是血液循环中的 100 万倍,前列腺上皮细胞之间存在紧密连接,在腺腔和组织间隙之间形成一道防漏屏障。理论上 PSA 只能够在腺腔内发现,不应该进入血液循环。正常人血液中有少量 PSA 是由于前列腺上皮细胞基底侧面分泌的结果,在炎症、肿瘤等情况下前列腺这一屏障被破坏,导致血清 PSA 升高。

PSA 是受雄激素刺激严格调控的,在启动子区域有雄激素反应元件,去势男性的前列腺不产生 PSA,因此手术或化学药物方法阻断雄激素是治疗转移前列腺癌的一种治疗方法。尽管开始时 PSA 下降但到后来还是会再升高,这一现象的解释是前列腺癌的基因突变造成雄激素基因转变为雄激素去势抵抗的结果。

(3) PSA 的临床意义:血清 PSA 用于检测前列腺癌使前列腺癌的诊治前进了一步,下面介绍 PSA 在前列腺癌中的意义。PSA 是前列腺的分泌产物,于 1969 年首先发现于人精浆中,于 1979 年在前列腺组织中发现,作为前列腺癌的肿瘤标志物正式应用于临床筛选前列腺癌。大量的资料已经肯定了 PSA 在去早期筛选前列腺癌中的意义。近十几年来对游离/总 PSA 的应用对诊断前列腺癌提供了更精确的方法,因此有必要来回顾 PSA 的生物学特征。

前列腺癌患者的血清 PSA 升高有以下几个原因：① 正常前列腺上皮细胞具有极性特点，因为分泌物主要通过尖极分泌。当发生恶变时，上皮细胞失去极性引起通过基底-侧面交界处的分泌增加。② 癌细胞能分泌蛋白酶，改变基质和细胞膜的特性，结果削弱了紧密连接导致 PSA 漏入基底-侧面的增加。当前列腺癌发生转移时，它们从正常腺性结构上脱落，转移肿瘤细胞分泌的 PSA 进入血液循环。

近年来为了提高 PSA 对前列腺癌的早期诊断意义，对 PSA 速度（velocity）、PSA 密度（density）及年龄相关 PSA 进行详细分析。PSA 速度指在一段时间内记录血清 PSA 的变化，意义在于前列腺癌患者 PSA 升高快而良性前列腺升高慢。一般认为 PSA 速度参考值＜0.8 ng/（ml·年）。PSA 密度是指单位前列腺体积的血清 PSA 值，参考值应＜0.15 ng/（ml·cm³）。这是由于单位体积的恶性组织比良性组织能释放更多的 PSA 入血。年龄相关 PSA 是考虑了年龄的因素，随着男性年龄增加，前列腺体积增大，理论上体积大的前列腺应释放更多的 PSA 入血。

PSA 并非仅针对前列腺癌特异性指标，也就是说前列腺癌早期，血清 PSA 可在正常范围，而各种良性前列腺疾病，如 BPH、前列腺炎及膀胱镜尿道镜检查后、前列腺按摩、前列腺穿刺活检后都可出现血清 PSA 升高。鉴于受诸多因素的影响，在其数值为 4～10 ng/ml 时，可以通过检测 PSA 密度、PSA 速率、游离 PSA 值进一步明确诊断。因此，在前列腺癌早期筛选诊断时，需考虑以上情况。

2. 前列腺癌中的 5α-还原酶·雄激素是前列腺生长的最有力的有丝分裂原。已经清楚前列腺中的雄激素最可能起前激素的作用，睾酮转化为成双氢睾酮需 5α-还原酶催化完成。1968 年，Bruchovsky、Wilson、Anderson 和 Liao 等各自报道，Ⅱ型 5α-还原酶同工酶在前列腺增生症发生中有重要意义。在前列腺癌中Ⅰ型和Ⅱ型 5α-还原酶都有重要作用。最新有学者鉴定出了很多 SRD5a2 基因的突变或者多态性，以 A49T、V89L 和（TA）n 重复片段最多。但关于这些基因的多态性与前列腺癌风险性之间的关系还存在争论。目前也有学者正在研究对Ⅰ型和Ⅱ型 5α-还原酶都有作用的抑制剂以应用于治疗前列腺癌。

3. 良、恶性前列腺疾病中的神经内分泌细胞·正常前列腺含有大量的神经内分泌细胞，除腺细胞和基底细胞外，神经内分泌细胞代表了前列腺上皮细胞的第三类细胞，这些细胞位于基底细胞层，尽管一些学者认为这些细胞衍生于神经嵴，但并没有肯定。许多人认为与多能性干细胞有共同的起源。这一概念是基于分泌性的腺细胞、基底细胞和神经内分泌细胞之间的分化进展。

神经内分泌细胞的确切作用也没有研究清楚。这些细胞特性之一是表达许多神经内分泌产物，调节前列腺上皮细胞的增殖，包括 5-羟色胺、降钙素、促胃液素相关肽、神经紧张素和嗜铬粒蛋白 A。它们能够通过内分泌、旁分泌机制来调节前列腺生长、分化和分泌功能。近来的研究结果提示它们能够影响前列腺癌的预后。免疫组化研究发现前列腺癌病例中都有局灶性的神经内分泌细胞分化，有 10% 呈现广泛的或多灶性的神经内分泌细胞，这样的病例更具有侵袭性。这些细胞可能被终止分化，不表达增殖相关蛋白如 Ki-67。神经

内分泌细胞的另一个显著特征是缺乏雄激素受体，说明神经内分泌细胞是雄激素不敏感的，但它们表达 5α-还原酶同工酶Ⅰ型和Ⅱ型。

上述讨论提供了一些关于前列腺癌中神经内分泌细胞功能的线索。前列腺癌细胞中经常检测到神经内分泌细胞说明它们可能参与干细胞分化过程。神经内分泌细胞可以多种途径影响前列腺癌。缺乏雄激素受体说明肿瘤的神经内分泌细胞是雄激素非依赖的，不受雄激素调控。神经内分泌细胞表达多种神经内分泌产物能够通过旁分泌机制诱导邻近前列腺癌细胞的增殖。对神经内分泌细胞处于生长阻滞状态的理解是这些细胞对放疗和细胞毒性药物不敏感。因此，神经内分泌细胞分化可能在前列腺癌中有重要意义并且有显著的内分泌特征。

4. 前列腺癌的内分泌治疗·1941 年，Huggins 等采用去势手术治疗前列腺癌，使肿瘤缩小，取得 70%～80% 的暂时效果。睾丸切除后使血清中的睾酮减少 95%，但由于肾上腺可产生较多脱氢表雄酮（DHEA）及其硫酸盐（DHEAS）在前列腺内可将 DHEA 转化为睾酮和双氢雄酮（DHT），因此睾丸切除后前列腺内 DHT 持续仍维持正常人 40% 的水平。促性腺激素释放激素（LHRH）促进剂和拮抗剂均能抑制睾丸产生睾酮，最终可使睾酮达到去势水平，故也称为药物去势，但外科和药物去势均不能使前列腺内 DHT 降低至最低水平。Labrie 等于 1982 年开始应用抗雄激素制剂氟他胺（flutamide）与睾丸切除或 LHRH 并用治疗晚期前列腺癌，我们称为最大限度雄激素阻断（MAB）或完全雄激素阻断（CAB）。氟他胺是一种雄激素受体拮抗剂，该制剂能阻止 DHT 与 AR 结合，由于该制剂长期应用可引起肝损害，故应注意肝功能检查。

对氟他胺有抵抗的患者，换用另一种抗雄激素药物，康士得（Casodex，bicalutamide）仍然有效，可能这两种药物是作用在受体的不同部位，康士得与 AR 的亲和力比氟他胺强 4 倍，对肝毒性相较于氟他胺要轻。

既往前列腺癌用药己烯雌酚具有阻断癌细胞周期、诱发癌细胞凋亡作用，尤其对雄激素非依赖性癌细胞更明显，因此近来重新评估了己烯雌酚的应用。

近几年新药的问世和应用，为内分泌治疗增加了治疗选择和效果，如雄激素受体（AR）信号的第二代拮抗药恩杂鲁胺（enzalutamide），恩杂鲁胺对雄激素受体的亲和力是比卡鲁胺的 10 倍。醋酸阿比特龙（abiraterone acetate）是一种新型雄激素合成抑制剂，单独或联合雄激素剥夺治疗（ADT）、联合化疗等逐渐在临床上推广应用，使晚期的去势抵抗前列腺癌患者生存受益。

参考文献

[1] Hayward SW, Baskin LS, Haughney PC, et al. Epithelial development in the rat ventral prostate, anterior prostate and seminal vesical[J]. Acta Anat (Basel), 1996, 155：81-93.

[2] Hayward SW, Baskin LS, Haughney PC, et al. Stromal development in the ventral prostate, anterior prostate and seminal vesical[J]. Acta Anat (Basel), 1996, 155：94-103.

[3] Cunha GR, Alarid Et, Tumer T, et al. Norman and abnormal development of the male urogenital tract: Role of androgens, mesenchymal-epithelial interactions and growth factors[J]. J Androl,

1992，13：465-475.

［4］Byme Rl, Leung H, Neal DE. peptide growth factors in the prostate as mediators of stromal epithelial interactions［J］. Br J Urol, 1996, 77：627-633.

［5］Hayward SW, Rosen MA, Cunha GR. Stromal-epithelial interactions in normal and neoplastic prostate［J］. Br J Urol, 1997, 79(Suppl 2)：18-26.

［6］Timme TL, Truong LD, Slawin KM, et al. Mesenchymal-epithelial interactions and transforming growth factors-beta 1 expression during normal and abnormal prostatic growth［J］. Microsc Res Tec, 1995, 30-333-341.

［7］Sherwood ER, Lee C：Epidermal growth factor-related peptides and the epidermal growth factor receptor in normal and abnormal prostate［J］. World J Urol, 1995, 13：290-296.

［8］Roehrborn CG, Bruskewitz R, Nickel GC, et al. Urinary retention in patients with BPH treated with finasteride or placebo over 4 years.

Characterization of patients and ultimate outcomes. The PLESS study group［J］. Eur Urol, 2000, 37：528.

［9］Hudson PB, Boak R, Trachtenberg J, et al. Efficacy of finasteride is maintained in patients with benign prostatic hyperplasia treated for 5 years［J］. Urology, 1999, 53-690.

［10］Marberger JM. Long-term effects of finasteride in patients with benign prostatic hyperplasia：a double-blind, placebo-controlled, multicenter study［J］. Urology, 1998, 51：677.

［11］Zhao FJ, Han BM, Yu SQ, et al. Tumor formation of prostate cancer cells influenced by stromal cells from the transitional or peripheral zones of the normal prostate［J］. Asian J Androl, 2009, 11 (2)：176-182.

［12］Wang XH, Lin WJ, Xia SJ, et al. Increased infiltrated macrophages in benign prostatic hyperplasia (BPH)：role of stromal androgen receptor in macrophage-induced prostate stromal cell proliferation［J］. J Biol Chem, 2012, 287(22)：18376-18385.

第十二章·雄激素和促性腺激素的临床药物学

李江源

第一节·雄激素

一、概述

1849年德国科学家 Berthold 通过切除公鸡睾丸和重新移植睾丸后行为的变化认识到睾丸能产生一种使公鸡雄性化的物质，这种物质经过血液循环到达它作用的靶器官。1935年从牛睾丸提取出结晶形态的睾酮，同年用化学方法人工合成了睾酮。纯化睾酮口服后吸收迅速，在进入体循环之前，约一半的吸收剂量被肝脏灭活，每日需口服200 mg才能克服肝脏的代谢效应，这一剂量是体内每日睾酮产量的30倍。显然，睾酮口服给药的生物利用度太低，注射给药的维持时间又过短，需要寻找新的剂型。1937年前后合成了可供皮下植入的压缩睾酮小珠（pellet）和17α-甲基睾酮，1940年睾酮皮下植入珠正式在临床应用，是雄激素补充治疗的里程碑事件。1957年注射用睾酮酯问世，20世纪90年代先后研究成功睾酮皮肤贴剂和凝胶剂。

二、药理作用

睾酮是睾丸 Leydig 细胞分泌的主要雄激素，内源性雄激素对胎儿生殖导管和尿生殖窦的男性方向分化起着决定性的作用。男性生殖器官（前列腺、精囊、附睾、阴茎和阴囊）的正常生长和发育、第二性征的维持、性毛的生长和分布（胡须、胸毛、腋毛和阴毛）、声带增厚（变声）、瘦体量（lean body mass, LBM）增加和体脂量（fat body mass, FBM）减少等男性特征都是雄激素作用的结果。此外，雄激素引起氮、钠、钾和磷的潴留，减少尿钙排泄。雄激素既加速身体的直线生长速度，也加速骨骺生长中心的成熟和闭合，性早熟或在儿童期长期应用外源性雄激素可导致骨骺过早闭合，使患儿的终身高在平均身高以下。雄激素刺激红细胞生成素（EPO）的合成，亦直接刺激骨髓干细胞的分化和增殖，使红细胞和血红蛋白增加。

外源性雄激素会抑制体内黄体生成素（LH）的分泌，使内源性睾酮的合成和分泌减少；大剂量外源性睾酮抑制卵泡刺激素（FSH）的释放，从而抑制精子发生。

三、药代动力学

（一）吸收

纯化（游离）睾酮或烷基化睾酮（17α-甲基睾酮和氟羟甲基睾酮）口服后在小肠吸收，经门静脉系统进入肝脏，40%～50%被肝酶代谢失去活性（首过效应），达峰时间约为2 h；游离睾酮的半衰期只有10 min；甲基睾酮的达峰时间约为1.5 h，半衰期约为3 h。十一酸睾酮胶丸（安特尔®）口服后84%通过小肠淋巴系统吸收，经胸导管进入体循环，避免了肝脏的首过效应。十一酸睾酮胶丸口服后的达峰时间有较大的个体差异，平均约为4 h。其有很强的亲脂性，宜在餐后服用，餐食中脂肪含量在19 g或以上时，吸收量达到最大值，空腹服用基本不吸收。

肌内注射睾酮酯类包括丙酸睾酮（testosterone propionate, TP）、庚酸睾酮（testosterone enanthate, TE）、环戊丙酸睾酮（testosterone cypionate, TCP）、十一酸睾酮（testosterone undecanoate, TU）和环己羧酸睾酮（testosterone cyclohexylcarboxylate, TCC），它们的药代动力学参数见表8-12-1。

表8-12-1 **各种睾酮酯类肌内注射的药代动力学参数**

项目	T_{max} (h)	C_{max} (nmol/L)	$t_{1/2}$ (日)	MRT (日)
TP	14	40.2	0.8	1.5
TE(TCP)	10	39.4	4.5	8.5
TU	168	30.5	20.9	34.9
TCC	1 008	29.9	29.5	65.0

注：T_{max}，达峰时间；C_{max}，峰浓度；$t_{1/2}$，半衰期；MRT，平均残留时间。

经皮肤吸收的睾酮制剂为皮肤贴剂和凝胶剂，阴囊贴剂的半衰期为 $2 \sim 4\,h$，峰浓度为 $19\,nmol/L$，以后血清睾酮浓度逐渐下降，在 $22\,h$ 内基本能维持在正常范围，同时双氢睾酮（DHT）水平升高至正常值 2 倍或更高。非阴囊皮肤贴剂的半衰期约为 $8\,h$，峰浓度为 $24\,nmol/L$，停药 $24\,h$ 血清睾酮回复至基线水平，血清 DHT 水平不过度升高。凝胶剂由于使用方便和皮肤刺激症状较少见而受患者欢迎，FDA 批准上市的睾酮凝胶有 4 种，即 AndroGel®（AbbVie 制药公司）、Fortesta®（Endo 制药公司）、Testim®（Auxilium 制药公司）和 Vogelxo®（Upsher-Smith 制药公司）。以 AndroGel® 为例，每日 $50\,mg$ 涂布于肩或上臂皮肤，第 1 日的峰浓度为 $560 \pm 31\,ng/dl$，第 30 日为 $875 \pm 57\,ng/dl$；$100\,mg$ 第 1 日的峰浓度为 $745 \pm 40\,ng/dl$，第 30 日为 $1\,198 \pm 56\,ng/dl$。长期应用睾酮凝胶应监测血清睾酮水平，以避免血清睾酮水平过高。

（二）分布和代谢

血浆中的睾酮 44% 与性激素结合球蛋白（SHBG）结合，54% 与白蛋白结合（Alb-T），睾酮与白蛋白的结合比较松散，在靶组织毛细血管床能释放出来被组织利用。其余 2% 为游离睾酮（FT），Alb-T 和 FT 统称生物可利用睾酮（Bio-T）。睾酮与蛋白质结合的比例取决于蛋白质的浓度，结合率的高低决定了 FT 浓度，FT 浓度决定 $T_{1/2}$ 参数。

睾酮的化学结构是 3 个环己烷环连接一个环戊烷环，又称环戊烷多氢菲环，第 10 位和第 13 位碳原子各有一个甲基，第 3 位的酮基和第 17 位的羟基是活性基团。睾酮在肝脏代谢降解，第 3 位和第 5 位还原，第 6 位和第 16 位羟化，第 17 位氧化及第 3 位和第 17 位的葡萄糖醛酸或硫酸结合都能将睾酮降解为无活性的代谢物。另一方面，睾酮在外周组织经芳香化酶催化可转变为雌二醇（E_2），经 5α-还原酶催化转变为活性更强的 DHT。睾酮的降解代谢物 90% 以上从尿中排出，从粪中排出者不足 10%。

四、临床应用

（一）睾酮制剂

1. 17α-甲基睾酮/氟羟甲基睾酮·片剂，每片 $5\,mg$，常用剂量 $5 \sim 20\,mg$，一日 3 次口服。由于其严重肝毒性，不适宜用于长期睾酮补充治疗。

2. 十一酸睾酮胶丸·每丸 $40\,mg$，含睾酮 $25\,mg$，推荐剂量 $120 \sim 160\,mg$，分 2 次餐后服用，餐食中脂肪含量应该不低于 $19\,g$，以保证睾酮的完全吸收。如果患者服用 $80\,mg$，每日 2 次，含睾酮 $100\,mg$，按生物利用度 7% 计算，实际吸收 $7\,mg$，相当于正常成年男性睾丸每日分泌的睾酮量。

3. 睾酮酯类注射液·每安瓿 $2\,ml$，含睾酮 $250\,mg$，常用剂量 $250\,mg$，每 $2 \sim 3$ 周肌内注射 1 次。

4. 皮肤贴剂·阴囊贴剂每贴面积 $60\,cm^2$，含睾酮 $15\,mg$，每日释出睾酮 $6\,mg$，相当于正常成年男性每日的睾酮产量。用法为每日 1 次，于早晨贴于阴囊皮肤上（预先剃毛）。非阴囊皮肤贴剂含透皮促进剂，每帖面积 $37\,cm^2$，含睾酮 $12.2\,mg$，每日释出睾酮 $5\,mg$。用法为每日 1 次，于睡前贴于躯干或四肢皮肤上。

5. 皮肤凝胶剂·水酒精性凝胶，含睾酮 1%，即 $1\,g$ 凝胶含睾酮 $10\,mg$。每日 1 次，每次 $5 \sim 10\,g$ 凝胶涂布于肩或上臂皮肤上，变干再穿上衣服，用肥皂洗手，$20\,h$ 以后再洗澡。涂了凝胶的皮肤应避免与配偶或儿童接触，以防止睾酮经过皮肤转移到对方体内，引起不良后果。

（二）适应证

1. 原发性睾丸功能减退·先天性睾丸功能减退包括 Klinefelter 综合征、XY 型性腺发育不全、胚胎睾丸退化综合征和双侧隐睾等。获得性睾丸功能减退包括睾丸炎、手术和创伤等。

2. 继发性睾丸功能减退·先天性如特发性低促性腺激素性性腺功能减退；获得性如颅脑创伤、鞍区肿瘤、垂体瘤手术和照射等。

3. 体质性青春期延迟·小剂量短期睾酮补充治疗促进骨骺生长，使骨龄达到 $12 \sim 13$ 岁，有助于启动自然的青春期发育。

4. 男性迟发性性腺功能减退·中老年男性因为血清睾酮水平降低可引起体能下降、性功能减退、血管舒缩症状和情绪变化，睾酮补充治疗可以缓解症状，提高生活质量。

5. 男性避孕·正常成年男性注射大剂量睾酮可以抑制精子发生，精液中的精子浓度极度降低，甚至完全无精子，可达到避孕的目的。

（三）禁忌证

禁忌证：① 良性前列腺增生伴严重排尿障碍患者；② 已知前列腺癌患者；③ 红细胞增多症患者；④ 严重睡眠呼吸暂停患者；⑤ 严重心、肝或肾衰竭患者；⑥ 对类固醇激素过敏患者。

（四）不良反应

1. 生殖系统·男性乳房发育，阴茎频繁勃起或勃起时间过长，刺激前列腺增生，抑制精子发生。

2. 胃肠系统·肝酶升高，胆汁淤积性黄疸，出血性肝炎，肝肿瘤。肝毒性多见于烷基化睾酮。

3. 血液系统·刺激红细胞增生，卟啉病患者可诱发发作。

4. 水电解质平衡·促进水、钠、钾、氯和磷潴留，多见于剂量过大时，可引起水肿、高血压、头痛和高血钙。

5. 血脂谱·在正常成年男性，睾酮可引起血清总胆固醇（TC）和低密度脂蛋白胆固醇（LDL-C）升高，高密度脂蛋白胆固醇（HDL-C）降低，而睾丸功能减退患者进行睾酮补充治疗可使 TC 和 LDL-C 水平降低。

6. 皮肤·痤疮、秃顶、过敏性皮疹。

第二节·同化雄激素性类固醇

一、概　述

同化雄激素性类固醇（anabolic androgenic steroids, AAS）于 20 世纪 40 年代开始在临床应用，主要是用于治疗慢性消耗性疾病、创伤、烧伤、手术后和放射治疗过程，以加速体重和体能的恢复；1942 年认识到同化类固醇对造血系统的促进作用而用于治疗各种贫血，以后又扩大应用于治疗抑郁症。近代的研究证明，AAS 对 AIDS 导致的身体消耗有治疗作用，在增加热量摄入和运动的基础上，AAS 有助于恢复体重。对于 Turner 综合征的矮身材、乳腺癌的抗雌激素治疗和拮抗遗传性神经血管水肿等疾病,AAS 均有一定的疗效。

AAS 是睾酮的类似物,睾酮具有雄性化和同化两种活性,雄性化活性表现为雄激素依赖器官生长,同化活性表现为肌肉和骨骼生长。睾酮分子通过结构改造,如 A 环第 1 位引入甲基、第 1~2 位引入双键、第 2 位引入 2 碳基团、第 4 位引入羟基和(或)B 环第 7 位引入 α-甲基等措施可提高同化活性、降低雄激素活性。AAS 的同化活性和雄激素活性通常是以药物处理大鼠肛提肌和前列腺的重量与对照组大鼠比较,计算出相对活性指数,几种 AAS 的两种活性指数列在表 8-12-2。AAS 在靶细胞胞质中与雄激素受体(AR)结合,然后进入细胞核,合成新的蛋白质,产生生物学效应。虽然 AAS 与睾酮或 DHT 一样与 AR 结合,但在启动转录水平的反应元件可能不同,就像睾酮和 DHT 有不同的反应元件一样。

表 8-12-2　几种同化类固醇的同化活性和雄激素活性指数

同化类固醇	用法	同化活性指数	雄激素活性指数
美雄酮(methandienone)	口服	0.60	0.20
癸酸南诺龙(nandrolone decanoate)	注射	3.29~4.92	0.47~0.31
氧雄龙(oxandrolone)	注射	3.21	0.24
羟甲烯龙(oxymetholone)	口服	3.20	0.45
司坦唑醇(stanozolol)	口服	2.0~3.7	0.33~0.2
睾酮		0.36	0.28~0.50

二、药理作用

AAS 的蛋白质同化作用主要表现为氮质潴留,LBM 增加,肌力增强。可能的作用机制如下。

1. **增加 AR 表达**・正常青年男性短期应用氧雄龙后,肌肉中的 AR mRNA 表达显著增加,肌蛋白合成增加 44%。

2. **拮抗糖皮质激素**・糖皮质激素可引起肌肉萎缩,雄激素抵抗综合征患者在应用大剂量 AAS 后,尽管他们的 AR 不起作用,仍出现正氮平衡,尿游离皮质醇排出增多。AAS 可能是通过影响反应元件而产生糖皮质激素拮抗作用。

3. **促进肌肉胰岛素样生长因子 1(IGF-1)的合成**・AAS 能增加肌肉中 IGF-1 mRNA 的表达,肌肉中的 IGF-1 浓度升高,这一作用与外周循环中的 IGF-1 和 GH 浓度无关。

4. **抑制肌肉生长抑素(myostatin, MS)**・MS 是一种抑制肌肉生长的蛋白,AIDS 伴有肌肉消耗的患者 MS 浓度升高;MS 基因失活突变的小鼠或牛的肌肉量是正常动物的 2 倍,推测 AAS 有抑制 MS 表达的作用。

三、制剂和临床应用

1. **羟甲烯龙**・常用剂量 1~5 mg/(kg・d),剂量宜个体化。一般治疗 3~6 个月可获得满意疗效,维持剂量 1~2 mg/(kg・d)。

2. **司坦唑醇**・每片 2 mg,常用剂量 2 mg,每日 3 次,取得满意疗效后逐渐减量至每日或隔日 2 mg。

3. **氧雄龙**・每片 2.5 mg,常用剂量 5~10 mg/d,分次服用,2~4 周为一个疗程。

4. **苯丙酸诺龙**・油剂注射液 25 mg/ml 或 50 mg/ml,深部肌内注射。常用剂量成人 50~200 mg/周,儿童 10~25 mg/周,疗程依病情和治疗反应而定。

5. **美雄酮**・每片 1 mg、2.5 mg 或 5 mg,常用剂量 10~30 mg/d,分次服用。维持量 5~10 mg/d,4~8 周为一个疗程。

6. **癸酸南诺龙**・注射液 10 mg/ml、25 mg/ml 或 50 mg/ml,儿童常用剂量 10~25 mg,成人 25~50 mg,每 3 周肌内注射 1 次。

四、适应证

1. **恶病质**・有报道氧雄龙治疗 AIDS 恶病质 16 周,体重增加 0.6 kg,而安慰剂组体重下降 1.1 kg。羟甲烯龙 150 mg/d 治疗 30 周,体重增加 8.2 kg,而安慰剂组下降 1.8 kg。

2. **慢性阻塞性肺疾病引起的消瘦**・司坦唑醇 12 mg/d 治疗 27 周可显著增加体重、BMI 和 LBM。氧雄龙和苯丙酸诺龙治疗亦取得满意疗效。

3. **肝病引起的营养不良**・氧雄龙加高热量膳食治疗酒精性肝硬化可使营养状态和肝功能改善,降低 6 个月内死亡率。

4. **伤口愈合和术后康复**・一些长年不愈伤口在应用营养治疗无效的情况下,加用 AAS 可促进伤口愈合,增加体重,加快术后康复。

5. **烧伤**・一组烧伤面积 40%~70% 的患者在烧伤后立即服用氧雄龙 20 mg/d,与安慰剂组比较,显著增加氮潴留、减少体重丢失和缩短创面愈合时间。

6. **癌症引起的厌食和恶病质**・可以增加氮潴留和提高血红蛋白浓度。

7. **肾衰竭**・随机、双盲和安慰剂对照研究显示,肌内注射癸酸南诺龙 100 mg/周,可以改善患者的体力,步行和上下楼梯有明显进步,LBM 显著升高。但是血清肌酐水平亦相应增高。

8. **非处方滥用**・竞技运动员为了提高竞技成绩和身体塑型者为了健美的体型而长期应用 AAS 已成为一种普遍现象,这是一种有害健康的非法滥用。

五、不良反应

1. **生殖系统**・下丘脑-垂体-性腺轴受抑制,男性患者表现为血清睾酮水平降低、精子生成减少、男性乳房发育和(或)睾丸萎缩;女性患者表现为月经紊乱或闭经、乳房萎缩、多毛、痤疮和(或)阴蒂肥大。

2. **中枢神经系统**・可出现焦虑、抑郁、偏执、注意力不集中、攻击性行为、意识错乱和遗忘等精神症状。有研究报道,应用 AAS 1 年以上患者的大脑皮质变薄,总灰质、皮质和壳核容积缩小。但是脑组织的变化不能解释上述症状。

3. **心血管系统**・长期应用 AAS 患者 LDL-C 水平升高 20%,HDL-C 水平降低 20%~70%。由于钠潴留可致高血压,加上红细胞增多,发生心肌梗死和脑卒中的风险增高。超声心动图检查显示,AAS 滥用者心室壁肥厚。

4. **肝损害**・长期应用 AAS 可引起肝酶升高、胆汁淤积、出血性肝炎和（或）肝肿瘤。

5. 药物依赖·长期应用 AAS 可导致药物依赖，一组 653 例统计，197 例（30.1%）有药物依赖现象。

第三节·抗雄激素

抗雄激素药物尚未构成一个独立的门类，下面列举的一些具有抗雄激素活性的药物，在化学结构上并无相似之处。

一、螺内酯

（一）药理作用

螺内酯（spironolactone）是一种保钾利尿剂，化学结构类似醛固酮，在远曲小管和集合管竞争性地与盐皮质激素受体结合，拮抗醛固酮的排钾保钠作用，使钠和氯排出增多，产生利尿。同时，螺内酯竞争性与 AR 结合，并抑制 17α-羟化酶活性，阻断雄激素的合成和雄激素在靶细胞的生物学效应而具有抗雄激素作用。制剂为微粒型片剂或胶囊剂，每片（胶囊）20 mg。

（二）临床应用

1. 女性多毛症·40～200 mg/d，分 2 次口服，从月经第 4 日开始至第 21 日，每月 1 个周期，总疗程不少于 6 个月。

2. 寻常痤疮·100 mg/d，分 2 次口服，疗程 3 个月以上。

3. 家族性男性性早熟·2 mg/（kg·d），加睾内酯（testolactone）20～40 mg/（kg·d），能有效抑制睾丸功能，疗程 6 个月以上。

（三）不良反应

1. 高血钾·长期服用螺内酯的患者应该监测血钾水平。

2. 过敏反应·皮肤红斑和瘙痒等。

3. 乳房症状·女性患者乳房疼痛或触痛，男性患者乳房发育。

二、醋酸环丙孕酮

（一）药理作用

醋酸环丙孕酮（cyproterone acetate，CPA）为 17-羟孕酮衍生物，具有很强的抗雄激素活性，一是抑制垂体促性腺激素的释放，由于 LH 和 FSH 的分泌减少，导致睾酮的合成和分泌亦相应减少，精子发生受阻，精液成分异常，精子活力下降。二是与 AR 结合，阻断睾酮在靶细胞的生物学作用。口服后达峰时间为 3～4 h，半衰期约为 38 h。CPA 口服后在肝脏代谢，无活性代谢物大部分从尿中排出，少部分从粪便排出。制剂有片剂，50 mg/片、1%乳膏剂和注射液 20 mg/安瓿。

（二）临床应用

1. 男性特发性中枢性性早熟·70～100 mg/（m²·d），分 2 次口服，或 100～200 mg/（m²·d），2～4 周肌内注射 1 次，能有效抑制第二性征发育和过快的身体直线生长速度。

2. 前列腺癌·200～300 mg/d，分 2 次口服，获得满意疗效后减量维持。

3. 性欲过强或性攻击行为·50～100 mg，每日 2 次，饭后服，能有效抑制过强的性冲动。

4. 女性多毛症和痤疮·2 mg 加乙炔雌二醇 35 μg（达因-35），从月经第一日开始，每日 1 次，连服 21 日，3～6 个月为一个疗程。

5. 寻常痤疮·1%乳膏外用，每日 2 次，3 个月为一个疗程。

（三）不良反应

1. 乳房发育·男性患者可发生乳房发育。

2. 抑制精子发生·精液量减少，精子浓度减低，精子畸形，甚至无精子。

3. 肝功能损害·多见于老年患者、肝酶升高、胆汁淤积性黄疸、肝功能衰竭。

4. 其他·大剂量（>50 mg/d）和长期（1 年以上）应用的患者发生静脉血栓栓塞、肺动脉高压和脑膜瘤的风险增高。

三、非那雄胺

（一）药理作用

非那雄胺（finasteride）是人工合成的四氮类固醇化合物，能选择性地与 Ⅱ 型 5α-还原酶受体结合，阻断睾酮转变为 DHT。Ⅱ 型 5α-还原酶受体分布于生殖器、前列腺和皮肤（特别是会阴部皮肤和头皮毛囊根部内鞘），因而非那雄胺常用于治疗良性前列腺增生、前列腺癌、痤疮和雄激素相关性秃发。

口服单剂非那雄胺 5 mg，血清 DHT 水平迅速下降，最大时效在服药后 8 h，如果每日服用 1 次，可以保持对 DHT 的抑制作用。如果连续服用 24 个月，血清 DHT 浓度能降低约 70%，同时血清睾酮、LH 和 FSH 水平约升高 10%。良性前列腺增生患者口服非那雄胺 7～10 日，前列腺组织中的 DHT 含量减少 80%，睾酮含量升高 10 倍，前列腺特异抗原含量亦减少。

（二）药代动力学

非那雄胺口服后吸收良好，生物利用度平均为 63%（38%～108%），平均半衰期为 6 h，达峰时间为 1～2 h，峰浓度为 37 ng/ml。在血浆中 90% 与蛋白质结合，能通过血-脑屏障。连续服用有蓄积作用，5 mg/d 连续服用 17 日，非那雄胺的血浆浓度在 45～60 岁男性增加 47%，70 岁以上男性增加 54%。非那雄胺在肝脏代谢，代谢物 60% 从粪便排出，40% 从尿排出。

（三）适应证和禁忌证

1. 适应证·① 良性前列腺增生症；② Ⅰ 期前列腺癌扩散的预防；③ 雄激素相关性秃发；④ 女性多毛症；⑤ 寻常痤疮。

2. 禁忌证·① 妊娠期；② 哺乳期；③ 儿童；④ 过敏者。

（四）临床应用

制剂为片剂，每片 5 mg，每日口服 5 mg，至少需要连续服用 6 个月才能做出是否有效的判断。治疗雄激素相关性秃发的剂量为 1 mg/d，连续服用 5 年，93%的患者停止脱发，65% 的患者生长出新的头发。

（五）不良反应

不良反应有勃起功能障碍（3.7%）、性欲减退（3.3%）、精液量减少（2.8%）及乳腺增生疼痛和过敏反应等。

四、氟他胺

（一）药理作用和药代动力学

氟他胺（flutamide）属于硝苯胺类药物，能竞争性地与 AR 结合，阻断雄激素在靶组织的作用，对 5α-还原酶亦有一定抑制作用,在局部(如前列腺)降低 DHT 的浓度。单剂口服达峰时间为 0.5～1.5 h,3～6 h 达到稳态,半衰期为 5～6 h,在血浆中 95% 与蛋白质结合,代谢物主要从尿中排出,口服后 3 日内排出 95% 以上。

(二) 制剂和临床应用

片剂,每片 250 mg。适应证为雄激素剥夺治疗、不能手术根治或不能进行放射治疗的晚期前列腺癌患者,剂量为 250 mg,每日 3 次,饭后服;治疗痤疮剂量为 250 mg,每日 1 次,每月连服 21 日,疗程 6 个月。

(三) 不良反应

1. 胃肠道症状·恶心、呕吐、食欲不振、胃脘痛、腹泻、便秘、肝功能损害。

2. 生殖系统·男性乳房发育、泌乳、性欲减退。

3. 神经系统·疲劳、失眠、头痛、晕眩、抑郁。

4. 皮肤症状·瘙痒、红斑、水肿、带状疱疹、狼疮样皮疹。

第四节 · 促性腺激素

一、氯米芬

(一) 药理作用

枸橼酸氯米芬(clomifene citrate,CC)是一种三苯乙烯化合物,能竞争性地与下丘脑-垂体促性腺细胞的雌激素受体结合,降低雌激素的负反馈调节作用,促进 LH 和 FSH 的释放,刺激卵泡发育,诱导规律月经和排卵或精子发生。口服后在肝脏代谢,从粪便排出。氯米芬在体内的吸收和代谢缓慢,血浆半衰期约为 5 日,一次口服后 6 日粪便中仍检出药物成分。制剂为片剂,每片 50 mg。

(二) 适应证和禁忌证

1. 适应证·① 诱导排卵;② 促进精子发生。

2. 禁忌证·① 非多囊卵巢引起的卵巢增大或囊肿;② 原因未明的子宫异常出血;③ 肝功能损害。

(三) 临床应用

1. 诱导排卵·月经第 3 日开始(无月经患者可以在任何时间开始),50 mg/d,连服 5 日。如果诱导排卵成功,剂量不再增加。如果第 1 疗程无反应,30 日后开始第 2 疗程,剂量增加至 100 mg/d,连服 5 日。如果第 2 疗程仍无反应,可将剂量增加至 150 mg/d,连服 5 日。如果 3 个疗程仍无反应,应该诊断为 CC 抵抗。大多数患者在第 1 疗程受孕,受孕率约为 30%,随着疗程的增加,受孕概率降低。每日剂量超过 100 mg,有可能引起卵巢过度刺激综合征(OHSS)。

2. 诱导精子发生·有报道 CC 50 mg/d,连续服用 50 日,30 例迟发性性腺功能减退症(LOH)患者 90% 血清睾酮水平回复到正常水平,精子浓度升高。

(四) 不良反应

不良反应有卵巢增大(14%)、潮热(10.4%)、腹部不适或腹胀(5.5%)、恶心和呕吐(2.2%)、乳房胀痛(2.1%)、视力模糊(1.5%)、子宫出血(1.3%)、头痛(1.3%)、头晕(1.0%)、失眠(0.8%)、多尿(0.7%)、乏力(0.7%)、过敏皮疹(0.6%)、体重增加(0.4%)及可逆性脱发(0.3%)。

二、人绒毛膜促性腺激素

(一) 药理作用

人绒毛膜促性腺激素(human chorionic gonadotropin,HCG)是胎盘绒毛膜合体滋养层细胞分泌的一种糖蛋白激素,由 α 和 β 两个亚单位以非共价键结合方式形成一个完整的分子,分子量约为 27 000,α 亚单位含有 92 个氨基酸残基(AA),N 端有 2 个糖化基团结合位置,AA 序列与 LH、FSH 和 TSH 的 α 亚单位相同。β 亚单位含有 145 个 AA,C 端有一个糖化基团结合位置,AA 序列 80% 与 LH 的 β 亚单位相同。

HCG 具有与 LH 相同的生物学活性和少量 FSH 活性,能刺激睾丸的 Leydig 细胞合成和分泌睾酮,以及卵巢的黄体细胞分泌孕酮;刺激胎儿睾丸下降;启动和维持男性第二性征;与 FSH 一起促进卵泡的发育和成熟;在月经中期,LH 分泌高峰刺激排卵,HCG 能代替 LH 人工促进排卵;在妊娠过程中,HCG 支持黄体,维持孕激素和雌激素的分泌,防止子宫内膜脱落出血。HCG 肌内注射的半衰期约为 85 h,基本上以原形从尿中排出,24 h 约排出 10%。药用 HCG 是从孕妇尿中提取出来的白色粉末,有 500 U、1 000 U 和 2 000 U 三种安瓿包装,2～8℃ 避光保存。应用时以 1 ml 生理盐水稀释肌内注射。

(二) 临床应用

1. 隐睾症·儿童单侧或双侧隐睾症应用 HCG 治疗可以促使睾丸下降至阴囊,如果对 HCG 治疗无反应,提示需要施行睾丸固定术。HCG 的这种疗效对多数患儿而言是暂时性的,只有少数患者的睾丸下降是稳定的。治疗应该在 4～9 岁时开始,有多种治疗方案:① 500 U,每周 3 次肌内注射,共 4～6 周,总量 6 000～9 000 U,如果无效,1 个月后可增加剂量至 1 000 U,每周 3 次,疗程 3 个月,总量 36 000 U;② 1 000 U,6 周内肌内注射 15 次,总量 15 000 U;③ 4 000 U,每周 3 次肌内注射,共 3 周,总量 36 000 U;④ 5 000 U,隔日 1 次肌内注射,共 4 次,总量 20 000 U。

2. 先天性或获得性继发性睾丸功能减退·① 维持第二性征,1 000～2 000 U,每周肌内注射 2～3 次。② 诱导精子发生,2 000 U,每周肌内注射 2～3 次,疗程至少 6 个月。

3. 诱导排卵·适用对象为继发性卵巢功能减退引起的不排卵,经过尿促性素或纯化 FSH 准备后,在末次注射尿促性素后 1 日,单剂 5 000～10 000 U 肌内注射。

4. 诊断试验·HCG 兴奋睾酮分泌试验是临床评估睾丸睾酮分泌功能和体内是否存在睾丸组织的常用方法。① 评估睾酮分泌功能:成年男性患者单剂肌内注射 2 000～5 000 U,睾酮分泌峰值(注射后 48～72 h)不能达到基线值的 2 倍为睾酮分泌功能减退,这种患者不适宜长期应用 HCG 治疗。② 鉴别原发性或继发性睾丸功能减退:HCG 2 000 U,隔日肌内注射 1 次,共 3 次,如果睾酮分泌反应逐次递升为继发性睾丸功能减退。③ 鉴别隐睾症和无睾症:HCG 2 000 U,隔日肌内注射 1 次,连续 3～7 次,如果出现睾酮分泌反应,提示是隐睾症。

(三) 不良反应

HCG 是一种安全的药物,不良反应少见。长期大剂量应用可能发生头痛、烦躁不安、抑郁、乏力、水肿、攻击性行为、性早熟、男性乳房发育、OHSS、动脉血栓栓塞和（或）卵巢囊肿增大和破裂。

三、人绝经期促性腺激素

（一）药理作用

人绝经期促性腺激素（human menopausal gonadotropin，HMG）是绝经后妇女尿中提取的白色粉末，含有 FSH 和 LH 活性。制剂为安瓿或瓶装白色粉末，加入易溶乳糖和微量磷酸钠，每支含 FSH 活性 75 U 和 LH 活性 75 U 或双倍剂量各 150 U，4℃冷藏保存。

（二）临床应用

1. 诱导排卵·月经第 3 日开始，每日 1 次肌内注射 HMG 75 U，共 7～12 日，阴道 B 超监测卵泡生长，当卵泡直径达到≥18 mm 时，单剂注射 HCG 5 000～10 000 U，从注射 HCG 前 1 日开始直至排卵发生，患者夫妇应每日同房或注射后 24 h 做子宫内人工授精，2 周内密切观察患者是否发生 OHSS。

2. 诱导精子发生·先用 HCG 治疗使血清睾酮水平达到正常范围，然后 HCG 2 000 U 加 HMG 75 U，每周注射 2～3 次，如果 6 个月仍无精子发生，可将尿促性素剂量提高到 150 U，HCG 的剂量不变。北京协和医院回顾性分析 223 例男性先天性低促性腺激素性性腺功能减退（cHH）患者，HCG 2 000～5 000 U 肌内注射，每周 2 次，6 个月后加 HMG 75～150 U 肌内注射，每周 2 次，6 个月后血清总睾酮从 0.6 nmol/L 上升至 15.1 nmol/L，睾丸容积从 2.1±1.6 ml 增大至 8.1±4.6 ml，64% 的患者在 14±8 个月有精子发生，精子浓度为 210 万～2 440 万/ml，活力 A 级和 B 级精子分别为 36.9% 和 20.2%。

（三）不良反应

1. 女性患者·卵巢增大、卵巢囊肿、附件扭转、OHSS、腹腔出血、发热、寒战、骨关节和肌肉疼痛、恶心、呕吐、腹泻、腹痛、腹部痉挛、头晕、皮疹、心慌、呼吸困难、动脉血栓形成、异位妊娠和（或）多胎妊娠（双胎 15%，多胎 5%）。

2. 男性患者·偶有乳房发育、头痛、肝酶升高、红细胞增多、血脂异常。

四、尿卵泡刺激素和重组卵泡刺激素

（一）药理作用

尿卵泡刺激素（uFSH）是从绝经期妇女尿中提取的纯化 FSH，不含 LH 活性。基因重组人卵泡刺激素（rFSH）是利用基因技术产生的纯化 FSH。制剂为 75 U/安瓿或 150 U/安瓿。

（二）临床应用

文献荟萃分析表明，高纯度的 HMG（hp-HMG）、高纯度的 uFSH（hp-FSH）与 rFSH 在诱导排卵或精子发生方面具有相同的疗效。不良反应与尿促性素相同。

第五节·促性腺激素释放激素及其类似物

一、概　述

1971 年 Schally 和 Guileming 各自独立从猪和牛的下丘脑分离出促性腺激素释放激素（GnRH），其分子结构是一种十肽。这是原型 GnRH，又称 GnRH-Ⅰ，由下丘脑 GnRH 神经元合成，以脉冲分泌方式释放，经过垂体门静脉系统进入垂体前叶，刺激垂体促性腺细胞合成和分泌 LH 和 FSH，是一种非常重要的调节生殖系统功能的生殖激素，编码基因定位于 8q11.2～21。以后在人体又发现两种新的 GnRH，GnRH-Ⅱ 的氨基酸序列与鸡 GnRH 相同，编码基因定位于 20p13；GnRH-Ⅲ 的氨基酸序列与鲑鱼相同，编码基因尚未确定。三种 GnRH 在人脑中的意义未明，GnRH-Ⅰ 分布于垂体、胎盘、卵巢、子宫肌层、子宫内膜、前列腺和单核细胞。三种的氨基酸序列见表 8-12-3。

表 8-12-3　三种 GnRH 的氨基酸序列

类型	氨基酸序列									
	1	2	3	4	5	6	7	8	9	10
GnRH-Ⅰ	pGlu	His	Trp	Ser	Tyr	Gly	Leu	Arg	Pro	Gly-NH2
GnRH-Ⅱ	pGlu	His	Trp	Ser	His	Gly	Trp	Tyr	Pro	Gly-NH2
GnRH-Ⅲ	pGlu	His	Trp	Ser	Tyr	Gly	Trp	Leu	Pro	Gly-NH2

从 1972 年起，开始了寻求改变分子结构，合成新的 GnRH 激动剂和拮抗剂类似物的系统研究，同年即有产品合成。1981 年 GnRH 激动剂开始在临床应用于治疗特发性性早熟。在合成激动剂研究过程中，对 GnRH 分子结构的改造有以下发现：① 十肽 C 端的酰胺结构活性很弱，如果去掉第 10 位的 Gly，改为第 9 位 Pro-Net（乙基酰胺）就可以提高活性 6 倍，对不同酰胺基的测试，Net 的活性是最强的；② 用 D-AA 取代第 6 位 Gly 可以大大提高活性；③ 上述两个位点结构的改造有协同作用。因此，GnRH 激动剂几乎都是九肽乙基酰胺结构。

由于激动剂具有很强的抑制活性，在一定程度上影响了合成拮抗剂的热情。GnRH 拮抗剂的分子结构与活性强度关系有如下特点：① 以［D-Nal］$_2$ 取代 GnRH 原型分子第 3 位和第 6 位的 AA 可以极大地提高拮抗活性；② ［N-Ac-D-Pro］取代第 1 位的 pGlu 亦可显著提高拮抗活性；③ 载体由水性改为油性可以延长作用时间，但是单位时间释出的 GnRH 量也减少。第一代拮抗剂主要是 GnRH 分子的第 2 位 His 和第 3 位 Trp 被取代，具有亲水性，但拮抗活性较低；第二代产品将 D-AA 置换第 6 位的 Gly，提高了拮抗活性，也增加了组织胺的释放活性，过敏反应增高；第三代药物用烷酰脲 AA 取代第 6 位的 D-AA，解决了促进组胺释放引起过敏反应问题，并保持了很强的拮抗活性。

GnRH 受体的细胞外部分是 GnRH 的结合位置，中间是 7 个穿膜部分，细胞内部分与 G 蛋白连接。大多数脊椎动物有两种类型 GnRH 受体，在人类只存在 GnRH-Ⅰ 受体，受体基因定位于 4q21.2，Ⅰ 型受体分布于卵巢、子宫、乳腺、胎盘、前列腺和睾丸。GnRH 与受体结合后，产生 G 蛋白激活-释放三磷酸肌醇和二酰甘油-PKC 激活-细胞内钙增加等一系列级联反应，最后是 LH 和 FSH 合成。只有脉冲式注射的 GnRH 能够引起促性腺激素的合成和释放，连续给药在引起短暂的兴奋作用后迅速发生垂体促性腺细胞的失敏感性，促性腺激素的合成和分泌完全停止。这种双重反应的机制尚未完全阐明,受体的降调节和受体后信号转导的阻断可能起着重要作用。

二、GnRH(戈那瑞林)

(一) 药理作用

醋酸戈那瑞林(gonadorelin acetate)是人工合成的十肽激素,其氨基酸序列和生物学活性与下丘脑分泌的 GnRH 完全相同,能刺激垂体促性腺细胞合成和分泌 LH 和 FSH,依次刺激性腺合成和分泌性激素,维持第二性征,促进生殖细胞的发育成熟。模拟生理性的脉冲频率皮下注射戈那瑞林,可以治疗因下丘脑病变引起的性腺发育不全和下丘脑性闭经引起的不育。

(二) 药代动力学

健康人或 cHH 患者静脉注射戈那瑞林的初相半衰期为 $2\sim10$ min,末相半衰期为 $10\sim40$ min。高清除率($500\sim1\,500$ L/d),低分布容积($10\sim15$ L)。GnRH 在血浆中迅速降解为无活性的片段,从尿中排出。肾衰竭时清除速度降低,半衰期延长。

(三) 制剂

注射用粉剂,0.1 mg、0.8 mg 和 3.2 mg 3 种剂量包装,0.1 mg 剂量用于检测垂体促性腺细胞功能的兴奋试验,0.8 mg 和 3.2 mg 剂量配 10 ml 溶剂、针头和管线,用于脉冲泵注射治疗。

(四) 临床应用

1. cHH 患者诱导青春期发育·醋酸戈那瑞林 0.8 mg 或 3.2 mg 以 8 ml 溶剂溶解后,药液应该无色透明和无颗粒物,安置于脉冲泵中,每 90 min 皮下给药 1 次,剂量 $5\sim20$ μg,容积 $25\sim50$ μl。剂量应该个体化,并根据患者的治疗反应调整剂量。约 7 日更换 1 次药液、针头和套管。药液的配制见表 8-12-4。北京协和医院比较男性 cHH 患者 GnRH 脉冲治疗($n=20$)与 HCG+HMG 注射治疗($n=182$)的疗效差异,疗程均在 1 年以上,结果精子出现和精子浓度达到每毫升 500 万或 1 000 万的中位数时间都是 GnRH 组显著优于 HCG+HMG 组。

2. 下丘脑性闭经患者诱导排卵·醋酸戈那瑞林脉冲治疗,每个周期连续治疗 21 日,停止 7 日。

3. 兴奋试验·戈那瑞林 0.1 mg,生理盐水稀释后静脉推注,分别采集戈那瑞林注射前后的外周血标本,测定 LH,LH 的分泌反应峰值通常在注射后 $30\sim90$ min 出现。

表 8-12-4 戈那瑞林药液的配制

剂量/瓶	溶剂量	容积/脉冲	剂量/脉冲
0.8 mg	8 ml	25 μl	2.5 μg
0.8 mg	8 ml	50 μl	5.0 μg
3.2 mg	8 ml	25 μl	10 μg
3.2 mg	8 ml	50 μl	20 μg

(五) 不良反应

1. 过敏反应·发生率约为 10%,表现为支气管痉挛、心动过速、潮红、荨麻疹和(或)注射部位硬结。

2. OHSS·少见。

3. 多胎妊娠·发生率双胎约 12%,三胎约 1%。

4. 剂量过大·因泵的机械失灵或其他原因引起的大剂量连续给药可引起垂体促性腺细胞产生失敏感性,LH 和 FSH 分泌被抑制。

三、GnRH 激动剂类似物

(一) 药理作用和药代动力学

GnRH 激动剂类似物(GnRHa)的作用强度比十肽原型分子大数 $10\sim100$ 余倍,在体内的半衰期延长。给药后经过约 2 周的兴奋期即转为长时间的垂体 GnRH 受体失敏感性和降调节,垂体促性腺激素分泌被抑制,产生一种"药物性垂体切除"的效果,而且这种作用是可逆的。

鼻内给药单剂 200 μg 的 C_{max} 约为 0.6 ng/ml,t_{max} 为 $10\sim45$ min,接着再给药 400 μg,C_{max} 平均为 1.8 μl/ml,$t_{1/2}$ 约为 3 h。激动剂在血浆中约 80% 与蛋白质结合。皮下注射的 $t_{1/2}$ 约为 85 h。代谢物约 45% 从粪便中排出,55% 从尿中排出,其中约 3% 为未被代谢的药物原型。

(二) 制剂

已在临床应用的 GnRHa 见表 8-12-5。如果以戈那瑞林的药理作用强度为 1,表中激动剂类似物的作用强度分别为亮丙瑞林 15,布舍瑞林 20,曲普瑞林 35,那法瑞林、希托瑞林和德洛瑞林 150。剂量和用法为亮丙瑞林 $20\sim40$ μg/(kg·d),皮下注射;缓释剂 3.75 mg,每月肌内注射 1 次;布舍瑞林和戈舍瑞林 $20\sim40$ μg/(kg·d) 皮下注射,$1\,200\sim1\,800$ μg/(kg·d) 鼻内喷雾;曲普瑞林 $500\sim1\,600$ μg/d 鼻内喷雾;希托瑞林 $8\sim10$ μg/(kg·d) 皮下注射;德洛瑞林 $4\sim8$ μg/(kg·d) 皮下注射。

表 8-12-5 GnRH 激动剂类似物

名 称	氨基酸序列 1	2	3	4	5	6	7	8	9	10
亮丙瑞林(leuprorelin)	pGlu	His	Trp	Ser	Tyr	d-Leu	Leu	Arg	Pro-Net	
布舍瑞林(buserelin)	—	—	—	—	—	D-Ser(tBu)			Pro-Net	
戈舍瑞林(goserelin)	—	—	—	—	—	D-Ser(tBu)			Pro-Net	GzaGly-NH2
那法瑞林(nafarelin)	—	—	—	—	—	(D-Nal)₂			Pro-Net	Gly-NH2
曲普瑞林(triptorelin)	—	—	—	—	—	D-Trp			Pro-Net	Gly-NH2
希托瑞林(historelin)	—	—	—	—	—	D-His(Imbzl)			Pro-Net	
德洛瑞林(deslorelin)	—	—	—	—	—	D-Trp			Pro-net	

注:表内"—"表示该氨基酸没有改变。

（三）临床应用

1. 特发性中枢性性早熟·喷鼻剂 400 μg 分别喷入两侧鼻孔，每日 2 次，总量 1 600 μg/d；或缓释剂 30 μg/kg，每月皮下注射 1 次。治疗 1 个月可使血清 LH 水平下降至 10 U/L 以下，3 个月后第二性征的发育停止或退化，女孩乳房退化发生率 80% 以上，月经停止 100%；男孩生殖器退化发生率 100%；1 年后身体的直线生长速度可下降至 5～6 cm/年，骨骺生长过程停滞。

2. 性激素依赖性肿瘤·前列腺癌患者和绝经前乳腺癌患者可用 GnRHa 缓释剂治疗，3.75 mg，每 4 周肌内注射 1 次，可以获得化学性性腺切除的效果，肿瘤的生长取决于癌细胞对性激素依赖的程度。

3. 子宫肌瘤·GnRHa 缓释剂 1.88～3.75 mg，每 4 周肌内注射 1 次，2 个月后肌瘤开始萎缩。

4. 子宫内膜异位症·喷鼻剂 200 μg 或 400 μg 喷入一侧鼻孔，每日 2 次，总剂量 400～800 μg/d；或缓释剂 3.75 mg，每 4 周肌内注射 1 次，4 个月后 90% 的患者症状缓解，种植的内膜缩小。连续治疗 6 个月停药。

5. 辅助生殖技术（ART）·ART 应用促性腺激素刺激卵泡聚集和发育，由于在卵泡中期高 E_2 水平的正反馈作用，可导致提前出现排卵前的 LH 分泌高峰，使卵泡发育停滞或报废，GnRHa 的应用可以抑制 LH 分泌高峰的过早出现，保证卵泡的发育成熟和 ART 的成功率。GnRHa 在 ART 中的应用有多种方案，在此不赘述。

（四）不良反应

1. 男性患者·痤疮（13%）、肌痛（10%）、水肿（8%）、皮脂腺分泌旺盛（8%）、体重增加（8%）、骨密度减低（6%）、总胆固醇升高（6%）、抑郁（2%）、体重下降（1%）、其他少见不良反应有乏力、心悸、皮疹、哮喘和乳腺增生等。

2. 女性患者·潮热（90%）、性欲减退（22%）、阴道干涩（19%）、头痛（19%）、情绪不稳定（15%）、失眠（8%）、骨密度减低（6%）。

3. 喷鼻剂不良反应·鼻孔刺激症状（10%）。

四、GnRH 拮抗剂类似物

（一）药理作用和药代动力学

GnRH 拮抗剂类似物（GnRHant）的作用机制是竞争性与垂体促性腺细胞的 GnRH 受体结合，阻断内源性 GnRH 的作用，使垂体促性腺细胞停止分泌促性腺激素，没有 GnRHa 早期的兴奋作用。单剂给药后 4～24 h（平均 6 h）血清 LH 水平平均下降 70%（52%～91%），FSH 平均下降 30%（23%～61%）。抑制作用的强度和持续时间与剂量大小有关，停药后 24～72 h 完全恢复。皮下注射和肌内注射的作用强度相似，鼻内给药需要较大剂量。在正常月经周期妇女，对血清 LH 的最大抑制效应是在排卵期。GnRHant 的药代动力学与注射剂量和多次给药有关，cetrorelix 的药代动力学参数列在表 8-12-6。

（二）制剂

目前在临床应用的 4 种 GnRHant 及其氨基酸序列见表 8-12-7，aberelix 于 2003 年由 FDA 批准上市，约 1% 的患者出现全身性过敏反应，2 年后在美国退市，一些欧洲国家仍在应用。

表 8-12-6　GnRH 拮抗剂 cetrorelix 的药代动力学参数

注射方式	剂量(mg)	T_{max}(h)	C_{max}(ng/ml)	$t_{1/2}$(h)
单剂注射	0.25	1.0	5.0	5.0
	1.0	1.0	21.2	9.4
	3.0	1.5	28.5	62.8
多剂注射	0.25	1.0	6.4	20.6
	1.0	1.0	21.1	77.4

表 8-12-7　4 种在临床应用 GnRHant 的氨基酸序列

制剂	1	2	3	4	5	6	7	8	9	10
aberelix	D-Ala	D-Phe	D-Ala	—	—	D-Asp	—	Lys(ipr)	—	D-Ala
cetrorelix	D-Nal	D-Phe	D-Pal	—	—	D-Cit	—	—	—	D-Ala
ganirelix	D-Nal	D-Phe	D-Pal	—	—	D-hArg	—	D-hArg	—	D-Ala
degarelix	D-Nal	D-Cpa	D-Pal	—	—	D-Aph	—	D-Aph	—	D-Ala

注：表内"—"表示该氨基酸与 GnRH 原型相同。

（三）临床应用

1. ART·GnRHant 取代 GnRHa 的优点是直接阻断垂体促性腺细胞对 GnRH 的反应，不会出现 GnRHa 的兴奋期。一些对比研究显示，GnRHant 和 GnRHa 处理的 ART 患者的妊娠率和活产率相当，没有统计学差异。

2. OHSS·严重的 OHSS 用 GnRHant 治疗可以抑制过高的血清 LH 和 E_2 水平，使卵巢缩小，症状缓解。

3. 多囊卵巢综合征·动物实验表明，用 GnRHant 抑制内源性过高的 LH 和雄激素水平，再给予脉冲式 GnRH 治疗，可以使促性腺激素分泌恢复正常和排卵。

4. 子宫内膜异位症·用 GnRHant 抑制内源性雄激素的分泌后，病灶会缩小，症状改善。

5. 子宫肌瘤·GnRHant 每日注射，在 4～8 周可使肌瘤缩小 30%～50%。

6. 雌激素依赖性肿瘤·晚期乳腺癌转移，子宫内膜癌和某些卵巢上皮癌与雌激素相关，GnRHant 治疗可以缓解病情。

7. 良性前列腺增生·小剂量 GnRHant 可使前列腺容积缩小，改善排尿障碍症状和提高生活质量。

8. 前列腺癌·应用 GnRHa 治疗前列腺癌时，为了避免早期的兴奋效应，开始应配伍抗雄激素药以减少发生尿路梗阻或有骨转移时的疼痛，而应用 GnRHant 则没有这种弊端。

9. 特发性中枢性性早熟·目前尚无临床试验结果报告。

GnRHant 的不良反应与 GnRHa 基本相同，GnRHant 注射局部的皮肤反应和过敏反应概率较高。

参考文献

[1] Handelsman DJ, Conway AJ, Boylan LM. Pharmacokinetics and pharmacodynamics of testosterone in man[J]. J Clin Endocrinol Metab, 1990, 70: 216-222.

[2] Shoskes JJ, Wilson MK, Spinner ML. Pharmacology of testosterone replacement therapy preparations[J]. Transl Adrol Urol, 2016, 5: 834-843.

[3] Ullah MI, Riche DM, Koch CA. Transdermal testosterone replacement therapy in men[J]. Drug Design Develop ther, 2014, 8: 101-112.

[4] Abadilla KA, Dobs AS. Topical testosterone supplementation for the treatment of male hypogonadism[J]. Drugs, 2012, 72: 1591 - 1603.

[5] Eisenegger C, von Eckardstein S. Pharmacokinetics of testosterone and estradiol gel preparations in healthy young men[J]. Psychoneuroendocrinology, 2013, 38: 171 - 178.

[6] McCulough A. A review of testosterone pellet in the treatment of hypogonadism[J]. Curr Sex Health Rep, 2014, 6: 265 - 269.

[7] Licman AT. Pharmacology of anabolic steroids[J]. Br J Pharmacol, 2008, 154: 502 - 521.

[8] Basaria S, Wahlstrom JT, Dobs AS. Anabolic-androgenic steroid therapy in the treatment of chronic diseases[J]. J Clin Endocrinol Metab, 2001, 86: 5108 - 5117.

[9] Gullett NP, Hebbar G, Ziegler TR. Update on clinical trials of growth factors and anabolic steroids in cachexia and wasting[J]. Am J Clin Nutr, 2010, 91(suppl): 1143s - 1147s.

[10] Achar S, Rostamian A, Navayan SM. Cardiac and metabolic effects of anabolic-androgenic steroid abuse on lipid, blood pressure, left ventricular dimensions, and rhythm[J]. Am J Cardiol, 2010, 106: 893 - 901.

[11] Solimini RS, Mastrobattista RL, Motali C, et al. Hepatotoxicity associated with illicit use of anabolic androgenic steroids in doping[J]. Eur Rev Med Pharmacol Sci, 2017, 21(suppl 1): 7 - 16.

[12] Kanayama G, Brower KJ, Wood RI, et al. Treatment of anabolic-androgenic steroid dependence: Emerging evidence and its implications[J]. Drug Alcohol Depend, 2010, 109: 6 - 13.

[13] Grandhi R, Alikhan A. Spironolactone for the treatment of acne: A 4-year retrospective study[J]. Dermatology, 2017, 233(2 - 3): 141 - 144.

[14] Kim JH, Yoo BW, Yang WJ. Hepatic failure induced by cyproterone acetate: A case report and literature review[J]. Can Urol Assoc J, 2014, 8: e458 - e461.

[15] Hirshburg JM, Kelsey PA, Therrien CA, et al. Adverse effects and safety of 5-alpha reductase inhibitors (finasteride, dutasteride): A systematic review[J]. J Clin Aesthet Dermatol, 2016, 9: 56 - 62.

[16] Yokomizo Y, Kawahara T, Miyoshi Y, et al. Efficacy of immediate switching from bicalutamide to flutamide as second-line conbined androgen blockage[J]. BioMed Res Int, 2016, 2016: 4083183.

[17] Davison R, Motan T, Korownyk C. Clomiphene for anovulatory infertility [J]. Can Fam Physicion, 2016, 62: 492.

[18] Wu C, Forbes E, Jarvi KA. Clomiphene citrate rescue of spermatogenesis in men with infertility while remaining on finasteride: A case report[J]. Can Urol Assoc J, 2017, 11: E122 - E123.

[19] Theofanakis C, Drakakis P, Besharat A, et al. Human chorionic gonadotropin: the pregnancy hormone and more[J]. Int J Med Sci, 2017, 18: pii: E1059.

[20] Liu Z, Mao J, Wu X, et al. Efficacy and outcome predictors of gonadotropin treatment for male congenital hypogonadotropic hypogonadism[J]. Medicine, 2016, 95(9): e2867.

[21] van Wely M, Kwan I, Burt AL, et al. Recombinant versus urinary gonadotropin for ovarian stimulation in assisted reproductive technology cycles[J]. Cochrane Database Syst Rev, 2011, 2: CD 005354.

[22] Mao JF, Liu ZY, Nie M, et al. Pulsatile gonadotropin-releasing hormone therapy is associated with earlier spermatogenesis compared to combined gonadotropin therapy in patients with congenital hypogonadotropic hypogonadism[J]. Asian J Androl, 2017, 19: 1 - 6.

[23] Kumar P, Sharma A. Gonadotropin-releasing hormone analogs: understanding advantages and limitations[J]. J Hum Reprod Sci, 2014, 7: 170 - 179.

[24] Hayden C. GnRH analogues: applications in asised reproductive techniques[J]. Eur J Endocrinol, 2008, 159: s17 - s25.

[25] Lai Q, Hu J, Zeng D, et al. Assessing the optimal dose for cetrorelix in Chinese women undergoing ovarian stimulation during the course of IVF - ET treatment[J]. Am J Transl Res, 2014, 6: 78 - 84.

[26] Wang R, Lin S, Wang Y, et al. Comparisons of GnRH antagonists protocol versus GnRH agonists protocol in patients with normal ovarian reserve: A systemic review and meta-analysis[J]. PLoS One, 2017, 12: e0175985.

[27] Emons G, Grundker C, Gunthert AR, et al. GnRH antagonists in the treatment of gynecological and breast cancers[J]. Endocr-Related Cancer, 2003, 10: 291 - 299.

[28] Moul JW. Utility of LHRH antagonists for advanced prostate cancer[J]. Can J Urol, 2014, 21(suppl 1): 22 - 27.

[29] Coppeman AB, Benadiva C. Optimal usage of the GnRH antagonists: a review of the literature[J]. Reprod Biol Endocrinol, 2013, 11: 20.

第十三章 · 男性乳腺发育症

窦京涛　李江源

一、概　述

男性乳腺发育症是某种原因引起的男性乳腺腺管和基质的良性增生,乳腺组织直径≥2 cm,可伴有疼痛或触痛。男性乳腺发育症80%以上为双侧性,对称或不对称;一部分患者初始时为单侧性,以后逐渐发展为双侧性。

乳腺是性激素依赖性器官,雌激素刺激乳腺组织的增生和发育,而雄激素则起抑制作用,两者共同维持乳腺组织细胞分化和增殖的平衡。出生时,男女两性的乳腺组织在组织学上相同,到了青春期,大多数男性的乳腺腺管和管周基质会出现暂时性的增生,但是不会发育为乳房;而女性的乳腺在高浓度雌激素的刺激下,腺管和基质增生,同时有腺泡发育和局部脂肪沉积,形成乳房。女性乳房的发育除了雌激素外,还有其他激素的参与,甲状腺激素增加性激素结合球蛋白(SHBG)的合成,降低游离睾酮水平;催乳素(PRL)和皮质醇抑制睾酮的合成,使血液循环中的睾酮水平降低;而生长激素(GH)、胰岛素和胰岛素样生长因子1(IGF-1)介导其他激素的生物学

效应,促进乳腺生长发育。

男性乳腺发育症可分为生理性和病理性两大类,生理性是指男性在新生儿期、青春期和老年期发生的轻度乳腺组织增生,一般为暂时性或自限性;病理性则发生在各种原因引起的性激素水平异常基础上,乳腺组织持久性增生,甚至呈渐进性发展。在病理组织学上,增生的乳腺组织也可分为不同的组织相,一种是以腺管的增生为主,提示病变较新,病程较短;另一种是以腺管周围的基质增生为主,病变较陈旧,病程较长。

男性乳腺发育症的患病率尚缺乏大范围、大样本和统一标准的调查资料。根据20世纪70年代的资料,青春期男性乳腺发育症的患病率为4%～49%,调查样本从132～3 522例不等,标准是乳腺组织直径≥0.5 cm或≥1.0 cm或乳晕下可触及乳腺组织。后来报道的患病率为50%～70%,成年男性中的患病率为32%～65%,调查样本大小为100～447例,标准为腺体直径≥2 cm或有组织学证据。美国应征入伍青年男性体检时发现乳腺组织直径≥2 cm者约为30%;在45～

49 岁住院的成年男性患者中,乳腺增生的患病率为 57％。有学者认为,在寻求医疗帮助的男性乳腺发育症患者中,约 25％为特发性;25％为青春期男性乳腺发育;药物引起者占 10％～20％;各种病因(包括睾丸肿瘤)所致睾丸功能减退者约占 15％;肝硬化、肾衰竭和营养不良引起者约占 10％;其他原因占 10％。荷兰分析全国 20 年 5 113 例乳腺手术治疗的病理组织学结果,以假性乳腺发育为最多见,非典型乳腺管增生为 0.4％,乳腺癌为 0.18％。

二、致病原因

(一) 生理性男性乳腺发育症

1. 新生儿男性乳腺发育症·60％～70％的男性新生儿有乳腺轻度增大表现,有时伴有少量溢液,原因是妊娠期母体内高浓度的雌激素通过胎盘进入了胎儿体内,刺激胎儿乳腺组织的增生,一般在出生后 8 周内自然消退,个别婴儿可持续较长时间。

2. 青春期男性乳腺发育症·青春期男孩乳腺组织增生非常普遍,发生率可达 70％。其中 80％为双侧性,可伴有轻度疼痛或触痛,一般没有溢乳现象。大多数患者在起病 1 年内逐渐消退,少数患者增生的乳腺组织延续至成年期仍不退化。

青春期男性乳腺发育症的病因未明,可能的原因包括:① 雌激素水平增高,在青春期睾丸发育成熟之前,外周组织中芳香化酶(CYP19)活性已达到成人水平,能将肾上腺分泌的雄激素转化为雌二醇(E_2),导致血浆 E_2 浓度轻度增高;② 血浆游离睾酮(FT)水平降低,一部分乳腺增生的青春期男孩血浆总睾酮(TT)在正常范围,但是 FT 水平降低;③ TT/E_2 降低;④ 乳腺组织内 CYP19 活性增强,局部 E_2 增多;⑤ 雌激素受体 β(ERβ)表达增强,有研究显示,青春期男性乳腺发育症患者乳腺组织基质细胞内 ERβ 表达显著高于 ERα,提示基质细胞 ERβ 在青春期男性乳腺发育中可能起重要作用。

3. 老年男性乳腺发育症·病因未明,可能的致病原因包括:① 老年男性睾酮分泌的昼夜节律丧失,早晨的分泌高峰消失,睾酮的分泌量减少;② SHBG 的血浆浓度随年龄的增长而逐渐升高,血浆 FT 浓度逐渐降低;③ 雌激素产生增加,老年男性体脂量增加,脂肪组织的 CYP19 将睾酮转化为 E_2 亦随之增多;④ 老年男性血浆黄体生成素(LH)水平随年龄增长而增高,促进睾丸合成 E_2 增多。

(二) 病理性男性乳腺发育症

1. 基本病因

(1) 雌激素水平增高:雌激素与乳腺组织增生的关系已有许多例证,如青春期乳房发育男女两性的差异、外源性雌激素增多(如药物性)和内源性雌激素增多(如罹患分泌雌激素的肾上腺或睾丸肿瘤)均可引起男性乳腺发育症。

(2) 雄激素水平降低:血浆雄激素水平降低或雌激素/雄激素值增高,是男性乳腺发育症的致病原因之一。

(3) 雄激素失敏感性:雄激素受体(AR)基因失活突变引起的雄激素不敏感综合征患者均有男性乳腺发育症;一些患者虽然 AR 基因没有突变,但是第 1 外显子的 CAG 重复系列较长,AR 的效能降低。

(4) 乳腺组织 CYP19 活性增强:CYP19 能将雄激素转化为雌激素,酶活性增强导致局部合成的雌激素增多,刺激乳腺

组织增生。

(5) 促性腺激素水平增高:原发性睾丸功能减退症患者的血浆 LH 水平增高,分泌人绒毛膜促性腺激素(HCG)肿瘤患者的 HCG 水平增高,这些患者都可能伴有男性乳腺发育症。原因是促性腺激素在刺激 Leydig 细胞合成睾酮的同时,亦增强 CYP19 的活性,导致合成更多的雌激素,结果是雌激素/雄激素值升高。因此,原发性睾丸功能减退症患者出现男性乳腺发育的病因除了睾酮合成不足外,雌激素/雄激素值升高亦起重要作用。反之,因下丘脑-垂体病变引起的继发性睾丸功能减退症患者发生男性乳腺发育症者相对较少见。

(6) SHBG 水平增高:SHBG 与雄激素的结合较牢固,与雌激素结合较松弛,血液循环中的性激素在到达靶器官的毛细血管床后,只有从结合蛋白中释放出来的性激素才具有生物学作用,因而 SHBG 水平增高会造成 FT 水平降低和游离雌激素/FT 值升高而导致男性乳腺发育症。

(7) 高催乳素血症:PRL 水平增高可抑制下丘脑-垂体促性腺激素分泌,引起继发性睾丸功能减退,睾酮合成减少,雌激素/雄激素值升高而发生男性乳腺发育症。

2. 相关疾病

(1) 引起雌激素水平升高的疾病

1) 肿瘤:① 睾丸肿瘤,睾丸胚性癌、绒毛膜细胞癌、畸胎瘤和少数精原细胞瘤可分泌 HCG;间质细胞和支持细胞肿瘤可直接分泌雌激素。② 分泌雌激素的肾上腺肿瘤,如肾上腺皮质癌等。③ 其他肿瘤,肺癌、肾癌、肝癌和胃癌可异位分泌 HCG,刺激雌激素合成增多。

2) CYP19 活性增强:① 芳香化酶增多综合征(aromatase excess syndrome, AEXS),又称家族性男性乳腺发育症,CYP19 基因(CYP19A1)激活突变,常染色体显性遗传。CYP19 催化的底物几乎全部是来自肾上腺的雄烯二酮,突变 CYP19 将雄烯二酮转化为雌酮的活性比同龄正常儿童高 15～50 倍,将睾酮转化为 E_2 的活性高 50 倍。患儿 5～14 岁起病,表现为乳腺发育、骨骼生长加速和性腺功能减退。与同龄正常儿童比较,血浆 LH、FSH 和 TT 水平降低,E_2 水平升高,E_2/TT 值＞10。② Peutz-Jeghers 综合征,STK11 基因失活突变,常染色体显性遗传。临床表现为胃肠道息肉病、皮肤黏膜色素沉着和内分泌异常,可伴有 CYP19 活性增高和男性乳腺发育症。③ Carney 综合征,以雀斑样痣、心脏或皮肤黏液瘤和多内分泌腺(垂体、甲状腺、乳腺、睾丸和卵巢)肿瘤为主要特征,常染色体显性遗传,可因 CYP19 活性增高和(或)睾酮合成障碍而出现男性乳腺发育症。由于乳腺肿瘤是 Carney 综合征的组分之一,乳腺增生应与乳腺肿瘤鉴别。④ 肿瘤,肝癌、绒毛膜癌和支持细胞瘤都有发生 CYP19 活性增高和男性乳腺发育症的病例报道。⑤ 先天性肾上腺皮质增生症,已报道 3β-类固醇脱氢酶Ⅱ缺乏症、11β-羟化酶缺乏症和 21-羟化酶缺乏症患者发生男性乳腺发育症,病因可能与 CYP19 活性增强有关。⑥ 其他,肥胖和甲状腺功能亢进症均伴有芳香化酶活性增高。

(2) 引起雄激素水平降低的疾病

1) 原发性睾丸功能减退:① Klinefelter 综合征,患者睾丸小而坚实,曲细精管变性,无精子生成,睾酮分泌不足,第二性征发育不全,男性乳腺发育是常见的体征之一。② 性腺发

育不全,45,X/46,XY 嵌合型或 46,XY 单纯型性腺发育不全患者的性腺为纤维组织或发育不全的睾丸,血浆睾酮水平显著降低。③ 胚胎睾丸退化综合征,睾丸在胚胎发育早期退化消失,血浆睾酮水平极低或不能测出。④ 双侧性隐睾,双侧睾丸位于腹腔或腹股沟管内,睾丸发育不全,睾酮水平降低。⑤ 真两性畸形,患者体内存在睾丸和卵巢两种组织,睾丸组织通常没有功能,血浆睾酮水平降低。⑥ 病毒性睾丸炎,可引起睾丸萎缩,睾酮分泌不足,无精子生成。

2) 继发性睾丸功能减退:① 先天性低促性腺激素性性腺功能减退症,病因是下丘脑促性腺激素释放激素(GnRH)分泌异常,患者无青春期发育,嗅觉正常或减退,可有男性乳腺发育症,但不如 Klinefelter 综合征多见。② 垂体性侏儒症,GH 分泌缺乏,患者身材矮小、面容幼稚,伴有 LH 和 FSH 分泌缺乏的男性患者,可有青春期发育障碍,出现男性乳房发育症。③ 鞍上肿瘤,生殖细胞瘤可分泌 HCG,侵犯下丘脑和垂体,引起高催乳素血症和垂体前叶激素(包括促性腺激素)缺乏。④ 垂体瘤,催乳素瘤高浓度的 PRL 和库欣病高浓度的皮质醇均可能抑制 GnRH 的分泌而引起睾丸功能减退;无功能垂体瘤可因压迫效应导致垂体前叶激素缺乏。

3) 少见的综合征:① 21-三体综合征,伴发睾丸功能减退和隐睾症者不少见,可引起睾酮水平降低和男性乳腺发育症。② 肌强直性营养不良症,可伴有睾丸萎缩、睾酮水平降低和乳腺组织增生。③ 多内分泌腺自身免疫综合征,可累及性腺、肾上腺、胰腺、甲状腺和(或)甲状旁腺等内分泌腺,累及性腺者可出现睾酮分泌不足。④ Prader-Willi 综合征,表现为智力低下、肌张力低、肥胖、性腺功能低下,男性患者睾丸小、隐睾、睾酮水平低、第二性征发育不全。⑤ Laurence-Moon-Biedl 综合征,进行性视神经萎缩、多指(趾)畸形、肥胖、性腺功能减退,男性患者睾酮水平低,无精子发生,可有乳腺组织增生。⑥ Fröhlich 综合征,男孩多见,表现为生长迟缓、智力低下、肥胖、睾丸功能减退,可有男性乳腺发育症。

4) 全身性疾病:① 血色病,含铁血红素沉积于睾丸引起睾丸功能减退、睾丸萎缩,睾酮水平降低,可有乳腺增生。② 肾衰竭,男性患者多伴有性欲减退、勃起功能障碍、精子数目减少,血浆睾酮水平降低,部分患者可出现乳腺增生。③ 肝硬化,半数以上患者有勃起功能障碍、不育、睾丸萎缩和男性乳房发育症,血浆睾酮水平降低,E_2 水平增高,刺激乳腺增生。④ 镰状细胞贫血,青少年患者可表现为青春期延迟、第二性征发育不良,成年患者可有睾丸萎缩、少精子或无精子,血浆睾酮水平降低,可发生男性乳腺发育症。⑤ 糖尿病、麻风病和艾滋病等可因继发睾丸功能减退、服用某些影响性激素的药物和自身免疫性睾丸炎等而引起乳腺增生。

5) 睾酮合成酶缺乏:睾酮合成过程中涉及多种特异性酶,分别催化 5 个不同的反应步骤,任何一种酶缺乏都会造成睾酮合成减少,但是目前只有 3β-羟类固醇脱氢酶和 17β-羟类固醇脱氢酶缺乏引起乳腺组织增生的病例报道。

(3) 雄激素失敏感综合征

1) 完全性雄激素失敏感综合征:AR 基因突变,受体功能完全丧失。男性胎儿生殖导管在胚胎期的男性方向分化障碍,性腺为正常睾丸,外生殖器为女性型,无子宫和输卵管,青春期乳房发育如女性,腋毛和阴毛缺如或稀少,血浆 LH、TT

和 E_2 水平增高。

2) 部分性雄激素失敏感综合征:AR 基因突变,受体功能部分丧失。患者表现为小阴茎,尿道下裂,青春期出现乳房发育,有腋毛和阴毛生长,血浆 LH、TT 和 E_2 水平增高。

(4) 局部病变:包括胸部创伤、髋部及腰部石膏绷带、胸壁带状疱疹、胸部切开术、肺结核、脊髓损伤和乳腺组织本身病变等。致病原因尚不清楚,推测为局部病变刺激了乳腺组织内的巨噬细胞,后者胞质中含有丰富的 CYP19,能将雄激素转化为 E_2,引起乳腺组织增生。

(5) 药物

1) 激素类:雌激素、雄激素、同化类固醇、生长激素等。

2) 抗雄激素类:环丙孕酮、氟他胺、非那雄胺、比卡鲁胺、螺内酯等。

3) 降压药:氨氯地平、卡托普利、依那普利、硝苯地平、利血平、维拉帕米等。

4) 胃肠道药:西咪替丁、奥美拉唑、甲氧氯普胺、雷尼替丁等。

5) 抗精神病药:地西泮、氟哌啶醇、吩噻嗪类、三环类抗抑郁药等。

6) 抗生素类:异烟肼、酮康唑、甲硝唑等。

7) 化疗药:环磷酰胺、甲氨蝶呤等。

8) 其他:胺碘酮、抗反转录病毒药、洋地黄、他汀类、多潘立酮、氨茶碱等。

(6) 特发性:男性乳腺发育症虽经全面临床检查仍未能发现导致内分泌异常的致病原因者,称为特发性男性乳腺发育症。这些患者的潜在病因有以下几种可能性:① 一过性内分泌紊乱,在就诊时已恢复正常,乳腺增生是后遗症问题;② 反复接触微量雌激素或雄激素受体拮抗剂,如空气、水、食品(含有雌激素的畜产品和含植物雌激素的蔬菜等)、保健品和护肤品等;③ 内分泌紊乱程度较轻,当前的激素测定方法难以检测出来。

三、临床表现

视诊可见单侧或双侧乳腺部位增大隆起,一部分患者伴有乳晕增大,甚至乳晕隆起(类似女孩青春期乳房发育 Tanner IV 期的表现)和乳晕小腺突起,乳头亦可有增大。触诊时在乳晕下可触及边界清楚、质地坚韧而富有弹性的盘状乳腺组织,如果乳腺只是轻度增大,不易确定时,可让患者仰卧,检查者以分开的拇指、示指和中指从乳腺底部向乳头方向轻轻滑动,较易感觉到盘状乳腺组织的存在及乳腺组织与周围皮下组织或脂肪组织的不同。一部分患者可伴有乳腺触痛,多见于新近起病者,原因可能与组织增生速度较快、局部充血和张力增高有关。一般没有触发性溢乳,如果出现,提示有垂体催乳素瘤或高催乳素血症。乳腺的大小可用乳腺组织块的直径或经过乳头的最大外径表示。

组织学表现主要是腺管上皮细胞、基质细胞和纤维组织 3 种成分增生,没有腺泡发育。病程较短的患者以腺管上皮细胞和基质细胞增生为主,可伴有轻度炎症细胞浸润和水肿;而病程较长患者出现乳腺腺管周围纤维化和透明变性,腺管上皮细胞增生现象已不明显。进入纤维组织增生阶段后,乳腺组织的可塑性减少,对药物治疗的反应不佳。

四、诊断和鉴别诊断

（一）诊断

1. 病史采集·病史采集要详尽，除了注意起病的年龄、病程长短、乳腺大小、单侧性或双侧性、发展速度快慢、是否伴有疼痛或溢液等乳腺本身的情况外，还应注意其他方面的病史和症状，包括甲亢、肝病、肾病和糖尿病等病史，服用药物史、工作环境和接触特殊物质史。是否伴有性欲减退、胡须和阴毛脱落、勃起功能障碍等睾丸功能减退症状。是否存在头痛、视力或视野障碍、恶心、呕吐等颅内占位病变的症状。青少年时期生长发育是否正常，家族中是否有类似发病患者。

2. 体格检查·除了仔细检查乳腺情况外，还要检查患者第二性征和生殖器的发育是否正常、睾丸的大小和质地、表浅淋巴结和肝脾是否肿大、皮肤颜色是否有改变、有无水肿和贫血等体征。

3. 实验室检查

（1）常规性项目：血常规、尿常规、肝功能、肾功能、LH、FSH、TT、E_2 和 PRL 测定。

（2）选择性项目：甲状腺功能测定、B 超、血清 β-HCG、乳腺 X 线照相检查、CT、MRI。

（二）鉴别诊断

1. 脂肪乳房·又称假性男性乳腺发育症（pseudogynecomastia），是过多脂肪沉积在乳腺区所致，多见于肥胖的儿童和成年男性。脂肪组织与乳腺组织具有不同的密度和坚韧度，当检查者的拇指、示指和中指从乳腺基底部向乳头方向一边滑行一边轻轻挤压时，可以感觉脂肪组织的张力比腺体组织低。有时男性乳腺发育症患者的乳腺组织含有较多的脂肪组织，使得情况不易鉴别时，可以做乳腺 X 线照相检查或超声波检查。

正常男子的乳腺组织由脂肪、纤维组织和少量腺管组成，乳腺 X 线照相检查为透 X 线的、密度均匀和有少数条纹状腺管的影像。乳腺增生早期腺体增大，乳晕下的腺管样结构增多，随着时间延长，乳腺的密度普遍增高，均匀或不均匀。脂肪乳房则只表现为增大的、均匀一致的、透 X 线的脂肪组织，没有腺管样结构。B 超检查时，增生的乳腺组织早期的图像是从乳晕下向外束状扩展的低回声三角区，纤维化后回声增强。而脂肪组织则没有这些表现。

2. 乳腺癌·男性罹患乳腺癌较少见（约 0.1%），几乎都是单侧性，质地非常硬，边缘不规则，偏离乳晕下，有粘连，不能移动，可为结节性，可有溢液（血性或非血性），乳头皱缩移位，局部皮肤下陷和（或）溃疡形成，腋下淋巴结肿大。乳腺 X 线照相表现为偏离乳晕的实体性肿块，钙化不多见。B 超检查为低回声边缘不规则性病灶，乳腺组织的正常结构破坏，皮下脂肪层断裂，回声增强。

3. 病因鉴别·在病理性男性乳腺发育症中，根据病史、体检和实验室检查，较为容易鉴别的致病原因有药物、肝病和肾功能不全等，一些相关病因需要根据血浆激素水平判断。LH 和 TT 水平减低提示继发性睾丸功能减退；PRL 水平增高提示高催乳素血症，可能存在垂体催乳素瘤，需要做垂体 MRI 检查以进一步证实；TT 水平减低而 LH 水平增高是原发性睾丸功能减退，包括一组先天性或获得性疾病，应该进一步检查

以明确病变的性质；LH 和 TT 水平均增高提示雄激素不敏感综合征；E_2 水平增高应进一步检查睾丸（B 超）和肾上腺（CT），如均未发现肿瘤，则可能是芳香化酶活性增强；β-HCG 水平增高提示是肿瘤，包括颅内、睾丸、肾上腺和肺部肿瘤，应进一步做相关影像学检查；高代谢症状和甲状腺激素水平高提示甲状腺功能亢进症；各种检查均未能发现引起乳腺发育症的病因者，可暂时诊断为特发性。

五、治疗

（一）原发病因治疗

明确致病原因的乳腺发育症应该首先治疗原发疾病或去除致病原因。因为药物引起者，停用相关药物或改换替代品，因病情需要确实不能停用者，应尽可能减少剂量。肾衰竭引起的男性乳腺发育症在透析治疗后增生的乳腺组织只有部分缩小，肾移植肾功能恢复正常后才会完全消退。

（二）乳腺组织照射

前列腺癌患者准备接受睾酮剥夺治疗之前预防性乳腺组织照射可以降低约 1/3 患者的乳腺增生发生率，约 39% 的患者乳腺疼痛可以有效缓解。每侧乳腺的照射剂量通常为 12 Gy，分 2 次照射。

（三）药物治疗

药物治疗的适当时机是乳腺增生的早期，随着病程的进展（约在起病后 1 年），逐渐出现纤维化和透明变性，增生的乳腺组织的可塑性减少，对药物治疗的反应不佳。

1. 抗雌激素类药物·荟萃分析安慰剂对照临床研究肯定了他莫昔芬治疗男性乳腺发育症有效，有效率从 30% 至 86% 不等，剂量为 10～20 mg/d，分次服用，疗程 3 个月以上。一组 38 例青春期男性乳腺发育症患者，病程为 28.3±16.4 个月，随机服用他莫昔芬或雷洛昔芬 3～9 个月，他莫昔芬组有效率为 41%，雷洛昔芬组为 86%，雷洛昔芬的疗效较优。在乳腺组织缩小的同时，乳腺疼痛和压痛亦明显缓解，不良反应轻微。

2. 芳香化酶抑制剂·一项随机、双盲和安慰剂对照临床研究显示，80 例男性乳腺发育症患者，年龄 11～18 岁，病程 > 3 个月，阿那曲唑 1 mg/d，疗程 6 个月。超声测定乳腺容积，缩小 50% 以上为有效，结果阿那曲唑组有效率为 38.8%，对照组为 31.4%，两组差异不显著。

3. 雄激素

（1）睾酮：是最早用于治疗男性乳腺发育症的药物，但是疗效不肯定，1958 年报道的大组病例治疗结果，睾酮治疗组的有效率为 82%，对照组为 85%。此外，由于睾酮可在芳香化酶作用下转化为雌激素，因此睾酮治疗有加重乳腺增生的风险。

（2）双氢睾酮（DHT）：是一种非芳香化睾酮制剂，已试用于治疗男性乳腺发育症，注射或经皮吸收。有报道 DHT 水酒精凝胶（1 g 含 DHT 25 mg）涂布于乳腺或腹部皮肤上，每次 5 g，保留 6 h，一日 2 次，治疗 40 例男性乳房发育症患者，疗程 2 周，结果 75% 的患者乳腺缩小，其中 25% 完全消退，无明显不良反应。

（3）达那唑：是一种同化雄激素性类固醇，一组前瞻性安慰剂对照研究治疗 55 例男性乳腺发育症患者，治疗组有效

率为 23%,乳腺组织直径平均缩小 1.6 cm,对照组有效率为 12%。剂量为 200~600 mg/d,分次口服。不良反应有恶心、体重增加、痤疮等。

(四) 创伤性治疗

1. 吸脂·乳腺区吸脂可以使乳房的形态缩小,改善乳腺外观,但是不能去除乳腺组织,基本问题没有得到解决。

2. 内镜乳腺切除术·腋下切口,插入内镜系统,切除乳腺组织和邻近脂肪,具有切口小、恢复快和瘢痕不显露等优点。

3. 开放性乳腺成形术·乳晕下切口,切除乳腺和邻近脂肪组织,保留乳头和乳晕,并发症可有乳头和乳晕坏死、局部皮肤收缩下陷或赘皮形成、瘢痕增生、皮肤感觉减退和血肿等。

参考文献

[1] Rosen JM, Humphreys R, Krnicik S, et al. The regulation of mammary gland development by hormones, growth factors, and ontogenesis[J]. Prog Clin Biol Res, 1994, 387: 95-111.

[2] Braunstein GD. Gynecomastia[J]. N Engl J Med, 2007, 357: 1229-1237.

[3] Bleu M, Hazani R, Hekmat D. Anatomy of the gynecomastia tissue and its clinical significance[J]. Plast Reconstr Surg Glob Open, 2016, e854.

[4] Narula HS, Carlson HE. Gynaecomastia-pathophysiology, diagnosis and treatment[J]. Nat Rev Endocrinol, 2014, 10(11): 684-698.

[5] Lapid O, Jolink F, Meijer SL. Pathological findings in gynecomastia: analysis of 5113 breast[J]. Ann Plast Surg, 2015, 74: 163-166.

[6] Sansone A, Romanelli F, Sansone M, et al. Gynecomastia and hormones [J]. Endocrine, 2017, 55: 37-44.

[7] Harman SM, Metter EJ, Tobin JD, et al. Longitudinal effects of aging on serum total and free testosterone levels in healthy men[J]. J Clin Endocrinol Metab, 2001, 86: 724-731.

[8] Lodh M, Mukhopadhyay R. Hypogonadotropic hypogonadism and gynecomastia in the young adult: A case series[J]. Indian J Clin Biochem, 2016, 11: 106-110.

[9] Khoohaphatthanakul S, Sriwijitkamol A. A 33-year-old man with gynecomastia and galactorrea as the first symptoms of Graves hyperthyroidism[J]. Case report Endocrinol, 2016, 2016: 1946824.

[10] Lee SW, Kwak DS, Jung IS, et al. Partial androgen insensitivity syndrome presenting with gynecomastia[J]. Endocrinol Metab (Seoul), 2015, 30: 226-230.

[11] Zayed A, Stock JL, Liepman MK, et al. Feminization as a result of both peripheral conversion of androgens and direct estrogen production from an adrenocortical carcinoma[J]. J Endocrinol Invest, 1994, 17: 275-278.

[12] Tian M, Liu Z, Zhi Z, et al. Multiple symmetric lipomatosis and gynecomastia: A case report and relative review[J]. J Clin Lipodol, 2017,

[13] Forst T, Beyer J, Cordes V, et al. Gynecomastia in a patient with a HCG producing giant cell carcinoma of the lung: case report[J]. Exp Clin Endocrinol Diabetes, 1995, 103: 28-32.

[14] Zhang LJ, Su Z, Liu X, et al. Peutz-Jeghers syndrome with early onset of pre-adolescent gynecomastia: a pedigree case report and clinical and molecular genetic analysis[J]. Am J Transl Res, 2017, 9: 2639-2644.

[15] Kwekwesa A, Kandionamoso C, Winata N, et al. Breast enlargement in Malawian males on the standard first-line antiretroviral therapy regimen: case reports and review of the literature[J]. Malawi Med J, 2015, 27: 115-117.

[16] Cavanah SF, Dons RF. Partial 3 beta-hydroxysteroid dehydrogenase deficiency presenting as new-onset gynecomastia in a eugonadal adult male [J]. Metabolism, 1993, 42: 65-68.

[17] Deepinder F, Braunstein GD. Drug-induced gynecomastia: an evidence-based review[J]. Expert Opin Drug Saf, 2012, 11: 779-795.

[18] Athwal RK, Donovan R, Mirza M. Clinical examination allied to ultrasonography in the assessment of new onset gynecomastia[J]. J Clin Diagn Res, 2014, 8: NC09-NC11.

[19] Telegrafo M, Introna T, Col L, et al. Breast US as primary imaging modality for diagnosing gynecomastia[J]. G Chir, 2016, 37: 118-122.

[20] Von Poppel H, Tyrrell CJ, Hanstermans P, et al. Efficacy and tolerability of radiotherapy as treatment for bicalutamide-induced gynecomastia and breast pain in prostate cancer[J]. Eur Urol, 2005, 47: 587-592.

[21] Lapid O, van Wingerden JJ, Perlemuter L. Tamoxifen therapy for the management of pubertal gynecomastia: a systematic review[J]. J Pediatr Endocrinol Metab, 2013, 26: 803-807.

[22] Lawrence SE, Faught KA, Vethamuthu J, et al. Beneficial effects of raloxifene and tamoxifen in the treatment of pubertal gynecomastia[J]. J Pediatr, 2004, 145: 71-76.

[23] Plourde PV, Reiter ED, Jou HC, et al. Safety and efficacy of anastrozole for treatment of pubertal gynecomastia: A randomized, double-blind, placebo-controlled trial[J]. J Clin Endocinol Metab, 2004, 89: 4428-4433.

[24] Eberle AJ, Sparrow JT, Keemqn BS. Treatment of persistent pubertal gynecomastia with dihydrotestosterone heptanoate[J]. J Pediatr, 1986, 109: 144-149.

[25] Jones DJ, Holt SD, Surtees P, et al. A comparision of danazol and placebo in the treatment of adult idiopathic gynecomastia: results of a prospective study in 55 patients[J]. Ann R Coll Surg Engl, 1990, 77: 296-298.

[26] Soliman AT, De Sanctis Y, Yassin M. Management of adolescent gynecomastia: a update[J]. Acta Biomed, 2017, 88: 204-213.

[27] Cao H, Yang ZY, Sun YH, et al. endoscopic subcutaneous mastectomy: A novel and effective treatment for gynecomastia[J]. Exp Ther Med, 2013, 5: 1683-1686.

[28] Brown RH, Chang DK, Siy R, et al. Trends in the surgical correction of gynecomastia[J]. Semin Plast Surg, 2015, 29: 122-130.

第九篇

女性内分泌学

第一章 · 卵巢的生命史：发生—发育—成熟—萎缩

陈军玲　鄞豫增

卵巢从形成开始，一直到绝经，其形态、结构、功能不断变化，特别表现在育龄期妇女卵巢的解剖、组织和生理的周期性变化。育龄妇女的卵巢周期性产生卵子和分泌甾体激素，由多个连续的环节共同组成：卵泡生长和成熟、排卵、黄体形成和萎缩。卵巢的生理周期受下丘脑-垂体调节，同时还受精神、环境和药物等影响。作为一个与生殖内分泌密切相关的性腺，卵巢的细胞种类多样，功能各不相同。

成人卵巢呈灰白色，长 2.5～5.0 cm，宽 1.5～3 cm，厚 0.5～1.5 cm，重 5～6 g，位于髂内、外血管之间的卵巢隐窝内，一端由带有卵巢动静脉和自主神经的骨盆漏斗韧带（又称卵巢悬韧带）连接于骨盆壁，另一端通过卵巢固有韧带与子宫相连，相连于输卵管附着部位的后下方。子宫卵巢韧带的直径为 3～4 mm，通过结缔组织和平滑肌与子宫相连。卵巢的表面没有腹膜，青春期前卵巢没有排卵，表面光滑，青春期后随着年龄的增长，到育龄期卵巢表面有透亮的卵泡，随着周期性排卵，卵巢表面出现凹凸，经过反复排卵和修复，老年妇女卵巢表面出现皱褶，呈高低不平。

卵巢在结构上由 3 个部分组成：皮质、髓质和卵巢门。皮质的最外层被覆一层单层立方上皮，称为生发上皮，起源于体腔上皮，其下有一层基膜，在卵巢门生发上皮和腹膜有明确的分界线。育龄妇女的生发上皮随着卵泡生长发育、排卵、黄体形成、黄体萎缩等不断发生再生、内陷等变化。生发上皮及其基膜的下方有一层白膜（albuginea），由致密结缔组织组成。卵巢皮质层内分散着不同发育阶段的卵泡，被梭形结缔组织细胞和纤维包围。卵泡的数量随着年龄增长而减少，皮质随之变薄，到绝经期时，皮质仅占卵巢的 1/3。

卵巢的中心部为髓质，主要由疏松结缔组织组成，没有卵泡，结缔组织与卵巢系膜相连，还有少量的平滑肌纤维与骨盆漏斗韧带内的平滑肌相连，可能与卵巢的运动有关，髓质内有丰富的血管、神经和淋巴管。

卵巢门是卵巢与卵巢系膜相连接的部位，卵巢的交感神经和副交感神经纤维大部分伴随血管自卵巢门进入卵巢，可以控制血管，也有一些包围卵泡，并分出小支，这些小支可追踪至颗粒细胞膜。卵巢结缔组织内有能够分泌雄激素的卵巢门细胞，又称间质细胞。

第一节 · 卵巢的发生

当精卵结合时，来源于父系的 23 条染色体和母系的 23 条染色体形成一个新的个体，其中性染色体决定性别，XY 合子决定男性，XX 合子决定女性。虽然个体的性别在受精时已经决定，但需等到胚胎 7 周时才能辨认出生殖腺的性别。胎儿期卵巢的发育分为性腺未分化期、性腺分化期、卵原细胞增殖及卵母细胞形成期和卵泡形成期。

一、性腺未分化期

原始生殖细胞起源于外胚层，最早出现在受精后 3 周末的尿囊内胚层和间充质。早在胚胎第 4 周时，在胸 8～腰 4 节段，中肾内侧出现原始生殖嵴。若胚胎细胞不含 Y 染色体，或者 Y 染色体短臂缺乏睾丸决定因子，胎龄 4～6 周时，通过伪足变形运动，原始生殖细胞沿着神经细胞从卵黄囊经背侧肠系膜运动到原始生殖嵴内，这个过程约 1 周完成。原始生殖细胞体积比较大，形态特殊，对于碱性磷酸酶呈阶段特异性胚胎抗原（stage specific embryonic antigen，SSEA）SSEA - 4 和 SSEA - 1 强阳性反应，并且表达转录因子 Oct - 4。这时鉴定原始生殖细胞的性别可以应用性染色质分析的方法。在胚胎第 5 周时，原始生殖细胞和间质细胞开始分裂，出现卵原细胞，数量有 700～1 300 个。

二、性腺分化期

胚胎 6～8 周生殖细胞开始快速有丝分裂，为性腺分化的开始,在胚胎 6 周时,卵原细胞达到 10 000 个;在胚胎 8 周时,卵原细胞达到 600 000 个。生殖嵴隆起,向内侧凸向体腔的褶皱里,被两侧的中肾和肠系膜根部包裹,含有中肾管和副中肾管,又称米勒管,形成性腺的雏形。同时卵巢开始发育,可以检测到卵原细胞减数分裂,这说明卵原细胞逐渐具有减数分裂和闭锁的能力。女性性腺分化为卵巢,在妊娠第 7 周时男女性腺可区分,第 10~11 周时组织学可以确定卵巢,生发上皮持续增殖,开始停留的区域成为卵巢门。随着结缔组织的生长,生发上皮成为卵巢内的性索,生殖细胞则为卵原细胞。胚胎第 12 周,可以区分卵巢皮质和髓质。性索开始时在髓质内,生殖细胞和上皮细胞形成皮质。颗粒细胞的前身源于生发上皮的类上皮细胞,进入皮质后进行快速分裂。髓质内的生殖细胞也增殖很快,成为体积比较小的卵原细胞(oogonia),来源于父母双方的染色体进行染色体联会。

三、卵原细胞增殖及卵母细胞形成期

卵巢分化的重要信号是卵原细胞快速的有丝分裂,妊娠 16~20 周达到生殖细胞最大的数量,即 600 万~700 万个,处于有丝分裂、减数分裂和闭锁的平衡中,其中 2/3 的卵细胞进行减数分裂并停留在前期的双线期,即体积较大的初级卵母细胞(primary oocyte)。减数分裂进入双线期这一过程一直持续到胎儿出生前。颗粒细胞分泌的卵母细胞成熟抑制物、次黄嘌呤等可以引起减数分裂的停止。来源于生发上皮的扁平类上皮细胞逐渐包围初级卵母细胞,形成始基卵泡(primordial follicle)。始基卵泡外的一层基膜将始基卵泡与周围间质隔开。最初的始基卵泡位于皮质深层,靠近髓质处,以后再发展到皮质浅层。卵原细胞在任何时期都能形成初级卵母细胞,不发生减数分裂的卵原细胞走向闭锁。卵原细胞有丝分裂在妊娠 7 个月后停止,所以出生时已经找不到卵原细胞。

胚胎时期,大量初级卵母细胞仅有极少一部分生长,绝大部分均停留在初级卵母细胞阶段。生殖细胞数量的减少贯穿于有丝分裂、减数分裂和卵泡形成后的所有过程中。因此,卵母细胞迅速丢失。

四、卵泡形成期

妊娠 18~20 周时,来自髓质的血管穿透卵巢皮质,血管的周围始基卵泡开始形成,形成后即分期分批开始不同时期的发育,但都不会成熟,走向闭锁。

胎儿 8 个月时,卵巢呈狭长的分叶状。卵巢附近有中肾管(Wolffian duct)的胚胎残迹,在输卵管系膜附近的阔韧带疏松结缔组织内。米勒管的发育并不完全依赖卵巢及激素,形成女性生殖道的输卵管、子宫及阴道上 1/3。在胚胎第 10 周时,可分出宫体与宫颈。胚胎第 12 周时,子宫腔与阴道相通。

第二节·卵巢的发育与成熟

一、卵细胞发育的特征

(一) 减数分裂的特征

卵细胞在生长和发育过程中出现两种不同形式的细胞分裂,即有丝分裂和减数分裂。在胚胎期第 8~12 周,卵母细胞通过有丝分裂迅速增加数量,这时染色体为二倍体(2n)。卵母细胞的成熟依赖于两次减数分裂(meiosis),在胚胎 8~13 周时,卵原细胞从有丝分裂进入第一次减数分裂,随后分裂中的初级卵母细胞停止在减数分裂前期的双线期,此时染色体为四倍体(4n)。到青春期时,随着下丘脑-垂体-卵巢轴的功能完善,开始有卵子成熟和排卵,每个周期有一组卵细胞从减数分裂前期继续分裂,完成第一次减数分裂,排出第一极体,此时染色体减少为双倍体(2n)。这时绝大部分卵细胞仍然静止在减数分裂前期,同时不断有大量的卵细胞发生闭锁。月经中期随着 LH 峰的出现,诱发排卵,卵细胞在排卵后开始进入第二次减数分裂,在卵细胞受精后完成第二次减数分裂,排出第二极体,此时卵细胞为单倍体(1n)。减数分裂受卵巢自分泌的控制,颗粒细胞分泌的抑制素抑制减数分裂,减数分裂诱导物 D14、15 可启动卵母细胞从静止状态继续发育。

卵巢的发育需要两个正常的 X 染色体,一些疾病如特纳综合征缺少一个 X 染色体,染色体核型为 45,X,卵巢虽然有原始生殖细胞,但是卵泡发育不完善,同时卵子闭锁加速,引起卵巢体积较小,发育障碍,有少数患者仅有白色索状纤维组织组成的线样卵巢(streak ovary)。

(二) 促性腺激素调节的特征

卵泡在窦前期发育阶段,包括始基卵泡、初级卵泡、次级卵泡和三级卵泡期,不依赖促性腺激素,是一个自主发育和闭锁的过程,其机制尚不清楚。但当进入窦卵泡期即哥拉芬泡期时,直到成熟而排卵,受下丘脑-垂体-卵巢轴上的促性腺激素、性激素和细胞因子等多种因素的综合调控。如果在胎儿期、儿童期或青春期后期缺乏促性腺激素,也会影响卵泡的最终发育。

二、儿童期和青春期的卵巢发育

胚胎 4~5 周时垂体前叶开始发育,胚胎 9 周时可见下丘脑正中隆起,妊娠 12 周下丘脑-垂体门静脉循环功能建立,妊娠 20~30 周垂体 FSH 水平达峰值,妊娠 28 周循环的 FSH 水平达到峰值,此为卵泡大量发育的原因。出生时卵细胞总数为 100 万~200 万个,卵巢重量约 250 mg,至月经初潮,重量增至 4 000 mg。在儿童期,促性腺激素(gonadotropin,Gn)的水平很低,但卵泡并非处于静止的状态,而是在不间断缓慢生长、发育、闭锁之中。卵巢重量增加主要是由于卵泡发育数量增加,少部分原因是由卵泡体积增大及间质细胞增多所引起的。

女孩 8~14 岁开始,下丘脑-垂体-卵巢轴发育,并逐渐成熟。青春期卵巢发育的启动机制是一个尚未完全阐明的复杂问题,在人类和其他灵长类中,至今尚未发现 GnRH 的抑制因子。青春期前垂体促性腺激素波动较大,到青春期卵巢才对促性腺激素敏感,卵巢在促性腺激素的作用下发育,FSH 刺激颗粒细胞分泌抑制素 B,并建立抑制素对 FSH 的负反馈机制。同时,FSH 刺激颗粒细胞,促进芳香化酶作用,加速雄激素转变成雌二醇(E₂),建立起正反馈机制,产生有规律的周期性卵泡成熟,并诱发排卵。E₂ 等雌激素可以促进生殖道、乳房及其他第二性征的生长发育。卵巢发育的启动受环境和遗传因素的影响,如地域、气候、种族、营养等因素,均能对卵巢

发育及初潮年龄产生影响。青春期时，卵细胞数下降为 30 万～50 万个。

三、发育成熟卵巢

卵巢发育成熟后，下丘脑-垂体-卵巢轴功能完全建立，出现周期性的卵泡成熟及排卵，同时产生甾体激素。各期卵泡发育及甾体激素的生成详见有关章节。

卵巢内绝大多数包括 90%～95% 的卵泡为静止的始基卵泡，仅有少数始基卵泡入围（recruit）发育，最终只有 400～500 个（约<1%）可以排卵，其余均走向闭锁。育龄期妇女卵巢有发育各期的卵泡，包括始基卵泡、初级卵泡、二级卵泡、三级卵泡、哥拉芬泡、黄体和闭锁卵泡，不同卵泡的泡膜间质细胞形态和分泌功能发生变化，窦前卵泡的泡膜间质细胞分泌孕酮，哥拉芬泡分泌雄烯二酮，并在芳香化酶的作用下产生 E_2。排卵后，颗粒细胞和卵泡内膜细胞在形态和生理上发生变化，形成黄体，分泌孕激素。如果没有受孕，黄体萎缩，黄体细胞凋亡。

随着妇女年龄的增长，卵细胞数不可逆地减少。卵细胞总数减少与受孕机会的降低相关，1952 年 Block 估计 36 岁时妇女的卵细胞数约为 34 000 个，这与临床上观察到的 35 岁以上妇女自然受孕能力的降低有关，35 岁以上妇女体外受精（IVF）成功率也降低，说明与卵细胞数量减少相吻合。绝经前 15 年左右卵泡数量减少迅速，同时伴随基础 FSH 水平升高，AMH、抑制素 B 和 IGF-1 水平下降。

第三节·育龄期卵巢的生理

性成熟后的卵巢里分布着各个生长阶段的卵泡，卵泡的生长是一个漫长的过程，在各种激素和生长因子的调节下卵泡开始发生，入围的始基卵泡在生长、结构和功能上都发生巨大的变化。卵泡的发育成熟可分成 4 个阶段：由始基卵泡发育的初级卵泡、二级卵泡、三级卵泡和哥拉芬泡，前三期又称窦前期，此期卵泡发育主要由卵巢内机制调控，不受垂体促性腺激素的调节。在周期正常的妇女中，主导卵泡从窦前卵泡发育而来的时间非常缓慢，这种缓慢的发育主要是由于颗粒细胞增殖缓慢。有 3 个相关的环节调控窦前卵泡的发育：始基卵泡进入生长卵泡池，卵子生长成熟，颗粒细胞和卵泡膜细胞上出现 FSH 和 LH 受体。哥拉芬泡期依赖于促性腺激素的调节，发育成排卵前卵泡。人类的窦前卵泡发育为成熟卵泡约需要 85 日。每个月经周期通常仅有一个卵泡最后发育成熟而排卵。其余的入围卵泡则分别在不同发育阶段闭锁。

一、卵泡发育过程

（一）始基卵泡

早在胎龄 16 周开始始基卵泡即存在，为静止的卵巢基本功能单位，直径为 0.03～0.06 mm，由直径约 15 μm、停留在第一次减数分裂双线期的初级卵母细胞和包围的单层颗粒细胞组成，颗粒细胞通过胞质突与外围的薄层基膜（basal lamina）连接，以获取营养物质，缺乏单独的血液循环系统。始基卵泡开始募集的机制至今不明，始基卵泡生长的标志是颗粒细胞从鳞状转变为立方体细胞，并开始增殖，同时卵子开始生长。颗粒细胞在募集的过程中起关键作用，并受不同因子的调节，包括 AMH、BMP-7、BMP-15、GDF-9 等。

（二）初级卵泡

初级卵泡的卵母细胞被一层立方体的颗粒细胞和一层基底膜包围。初级的颗粒细胞具有 3 个特征：FSH 受体开始表达，卵子和颗粒细胞之间建立缝隙连接，以及透明带形成。

在初级卵泡发育过程中，颗粒细胞上 FSH 受体基因开始转录，从而使细胞表面 FSH 受体增加，可以用 [125]I 标记的 FSH 放射自显影技术检测，这是卵泡发育的关键步骤，标志着 FSH 影响卵泡的发育和成熟。对于人的 FSH 受体表达过程了解不多，但有证据表明在啮齿类动物中颗粒细胞激活素（activin）可以通过自分泌增加 FSH 受体的表达。

初级卵泡发育的另一个重要环节是颗粒细胞和卵子间建立缝隙连接，缝隙连接由一组称为连接蛋白（connexin，CX）的蛋白质构成，卵母细胞和颗粒细胞间缝隙连接由 CX37 组成，颗粒细胞间通过 CX43 相互连接。颗粒细胞通过缝隙连接在细胞间传递卵母细胞发育所必需的低分子量物质，包括第二信使 cAMP、cGMP 和钙离子。

初级卵泡内卵子细胞显著生长，分泌糖蛋白组成的细胞外基质即透明带（zona pellucid，ZP），包绕着卵子，ZP 有 3 种糖蛋白，即 ZP1、ZP2 和 ZP3 组成，其中 ZP3 的功能最为重要，ZP3 疫苗用于控制生育的研究。透明带上有种属特异性的受体，使得精子获能，同时在一个精子进入卵子受精后产生封闭作用，防止多精受精。

（三）二级卵泡

直径约为 200 μm，卵细胞被一层透明带完整包裹，之外被覆 2～8 层呈立方形或柱状的颗粒细胞，基膜外出现外观类似纤维母细胞的卵泡膜细胞，包括内泡膜细胞和外泡膜细胞。出现卵泡膜细胞是二级卵泡的特征之一，多层卵泡膜细胞呈放射状排列。卵泡膜细胞的生成和血管的形成可能受颗粒细胞和卵子产生的多种因素的影响，包括 Kit 配体、GDF-9、胰岛素、IGF-1、IGF-2 和活化素等，早期卵泡膜细胞的分化与 LH 调节有关。

（四）三级卵泡

直径达 400 μm，主要特征是在卵细胞和颗粒细胞之间出现一个新月形的腔，腔内积有由黏多糖蛋白组成的卵泡液。腔化过程机制不明，不受性激素调控，可能受活化素等自分泌调节。在窦形成的过程中，卵泡膜细胞分化，靠近颗粒细胞基膜的内泡膜细胞层转化为上皮样的内泡膜细胞，表达 LH 受体，分泌雄激素作为颗粒细胞合成雌激素的底物。内泡膜细胞周围有一层向心性排列的梭形细胞，具有类似平滑肌细胞样的超微结构和收缩功能，即外泡膜细胞，同时有自主神经支配。随着腔化过程的进展，卵细胞形态日趋成熟，直径可达 120 μm。

（五）囊状卵泡或哥拉芬泡

为排卵前的成熟卵泡，在发育过程中卵泡液逐渐增多，卵泡液的增多决定了卵泡的大小，直径从 >400 μm 快速增长，排卵前可达 18～23 mm。卵泡液主要为血浆渗出液，含有雌激素等激素及卵泡细胞分泌的多种调节因子。同时卵泡液不断增长，这时的卵泡又称窦卵泡，根据窦卵泡直径的大小可以分为 4 个阶段：小卵泡(1～6 mm)、中卵泡(7～11 mm)、大卵泡(12～17 mm)和排卵前卵泡(18～23 mm)。

囊状卵泡的结构由外而内分别为：① 卵泡外膜，由一层或者多层平滑肌细胞构成，受自主神经支配，收缩与排卵和卵泡的闭锁相关；② 卵泡内膜，由 5～6 层细胞组成，具备丰富的血液供应；③ 基底膜，多层的颗粒细胞一起，形成与血管组织的屏障；④ 颗粒细胞，根据颗粒细胞的位置可以分为 4 部分：① 外部称为膜区，与基底膜相邻的壁颗粒细胞组成假复层上皮样结构；② 内部称为窦周围区，与膜区连接；③ 卵丘区，同窦周围区连接；④ 放射冠区，与卵丘区、透明带和卵子相互联系。不同部分的颗粒细胞对 FSH 刺激的反应各异，功能也不同。在放射冠区、卵丘和窦周围区的颗粒细胞在窦卵泡发育期间继续进行分裂，膜区的颗粒细胞对 FSH 呈完全分化状态。

(六) 闭锁卵泡

始基卵泡在发育过程中绝大多数走向凋亡。如果凋亡发生在窦前期卵泡，提前出现减数分裂，卵细胞破裂成为碎片。哥拉芬卵泡凋亡先发生在从内向外的颗粒细胞，随后卵细胞凋亡。卵泡膜转换成二级间质细胞，分泌雄激素和雌激素，不进入凋亡过程。卵泡闭锁的机制不确切，FSH 的浓度可以影响细胞凋亡，局部环境 FSH 水平较低时，可能会启动凋亡过程。

二、优势卵泡的募集和选择

始基卵泡的募集和选择是卵泡发育成熟的基础。卵泡的募集是卵泡池中的一批卵泡(即卵泡簇)开始进入发育的过程。当窦卵泡直径达 2 mm 时，颗粒细胞数不断增加，细胞上产生 FSH 受体，开始对 FSH 的调控产生敏感性。由于每个卵泡 FSH 受体数量的不同，对于 FSH 刺激反应的阈值也不相同，这造成了卵泡池中卵泡发育的不同步性。在前一周期的黄体后期，甾体激素的降低造成 FSH 的短暂上升，当 FSH 浓度升高超过一定的阈值窗时，在同样 FSH 浓度的刺激下，只有对 FSH 刺激敏感的卵泡在局部调节因子的共同作用下，快速生长，进入明显的生长发育过程，这一过程叫卵泡的募集。卵巢的局部调节因子包括抑制素(inhibin)、生长激素(growth hormone)、生长因子等，通过旁分泌/自分泌进行调节。月经周期 1～4 日育龄期妇女进入募集的卵泡簇的卵泡数为 20～30 个，这些卵泡均有发育为成熟卵泡的可能。随着卵泡的发育，由颗粒细胞产生的 E_2 水平上升，对下丘脑-垂体产生负反馈，加之抑制素等的作用，导致募集过程暂时停止一段时期。被募集的卵泡的生长只能有两种途径，继续发育成为优势卵泡，或者走向凋亡。

在 FSH 的作用下募集卵泡继续生长，在月经周期的第 7 日左右，随着月经后 FSH 的第二次上升，FSH 激活颗粒细胞的芳香化酶，促进 E_2 的合成和分泌，当 E_2 水平达到一定浓度时，产生负反馈，使得 FSH 水平下降，卵泡簇中 FSH 受体少、FSH 阈值高的卵泡停止发育，最终闭锁，只有 FSH 受体含量高、FSH 阈值低的卵泡才可以继续发育成为优势卵泡。被选择的优势卵泡继续生长成熟，E_2 合成增加，当卵泡超过 14 mm 时，局部高浓度的 E_2 水平通过自分泌的调节，增强了对 FSH 的敏感，使得优势卵泡生长速度进一步加快，确立了其在双侧卵巢中的绝对优势地位，优势卵泡在月经第 6～10 日达

13.7±1.2 mm，第 11～14 日达到排卵前的 18.8±0.5 mm。在 FSH 的作用下，同时还诱发孕激素及 LH/HCG 受体，获得合成孕酮的可能。优势卵泡能够最终分化的特征还在于颗粒细胞上表达大量的 LH 受体，从而使得颗粒细胞对 LH 的刺激发生反应，排卵前在 LH 的作用下，优势卵泡表达大量的孕酮受体，从而在 LH 和孕酮的作用下，卵泡最终发育成熟并排卵。除了促性腺激素的作用外，卵巢局部的调节因子对于优势卵泡的选择和其他卵泡的闭锁起着调节的作用，其中激活素和 IGF-1 促进卵泡的生长，过高的雄激素和过低的雌激素导致卵泡的闭锁。

卵泡的募集和选择是一个动态的连续过程，在卵泡发育过程中的各个时期都有卵泡发生闭锁，闭锁卵泡一般＜10 mm。Gougeno 根据卵泡的大小和颗粒细胞的发育情况，将卵泡的发育分为 8 个连续的阶段(图 9-1-1)。

三、排 卵

排卵是卵泡发育的最后阶段，是指月经中期随着 LH 峰的出现，成熟卵泡的卵泡液急剧增加，卵泡向卵巢皮质表面突出，随后卵丘复合物被排出的过程。在 28 日的月经周期中，排卵通常发生在月经周期第 15 日。

月经中期 E_2 水平的显著升高诱发下丘脑-垂体正反馈，使得 LH 迅速升高达到峰值，LH 峰的出现是诱导卵子成熟和排卵的关键因素，一般 LH 峰出现 34～36 h 排卵。LH 峰作用于颗粒细胞的 LH 受体，增加腺苷酸环化酶的活性，使得 cAMP 升高，通过激活特异性酶的活性，使得卵丘膨大，与颗粒细胞分离。LH 下游的一系列转录调节因子参与了排卵过程。在基质中的基膜上 LH 和孕激素受体依赖的蛋白酶对于卵泡破裂很重要，其中一个重要因素是纤溶酶原激活物，它在排卵前的卵泡中升高明显，将纤溶酶原转化为纤维蛋白溶酶，进一步激活基质金属蛋白酶，降解基膜，将卵泡壁隆起部分溶解，形成排卵孔。同时 LH 峰刺激卵泡孕酮和前列腺素生成，组胺分泌增加，卵泡壁血管扩张，通透性增加，当优势卵泡直径≥18 mm 时，在 LH 峰之后，突出于卵巢表面的卵母细胞及其周围卵丘细胞排出，排卵之后周围平滑肌收缩形成血体。

LH 峰对卵母细胞的最终成熟起到关键作用。卵母细胞的成熟需要细胞核、胞质和细胞膜的成熟，其中细胞核成熟是卵子成熟的关键。在 LH 峰的作用下，发育成熟卵泡中停留在第一次减数分裂核网期的卵母细胞恢复减数分裂，进一步发展到第二次减数分裂的中期，初级卵母细胞转变为次级卵母细胞，减数分裂恢复的明显特征是核膜降解或者生殖泡碎裂，这一过程完成的标志是第一极体的排出和第二次减数分裂纺锤体的形成。卵母细胞核的成熟需要多种蛋白质的参与，从而获得生发泡破裂(GVBD)的发生以及第一次减数分裂中期(metaphase Ⅰ，MⅠ)发育到第二次减数分裂中期(metaphase Ⅱ，MⅡ)的能力。LH 促使卵丘细胞生成促成熟蛋白质诱导核成熟，并使卵母细胞成熟抑制因子(OMI)水平下降。除此以外，钙离子和上皮生长因子促进核成熟，而 cAMP、次黄嘌呤等抑制核成熟。

细胞质成熟指线粒体、囊泡皮质颗粒重新排列，合成 cAMP 增加，磷酸化蛋白质速率增加，胞质微丝微管合成增加，成熟促进因子增加，这些有利于卵母细胞的受精和早期胚

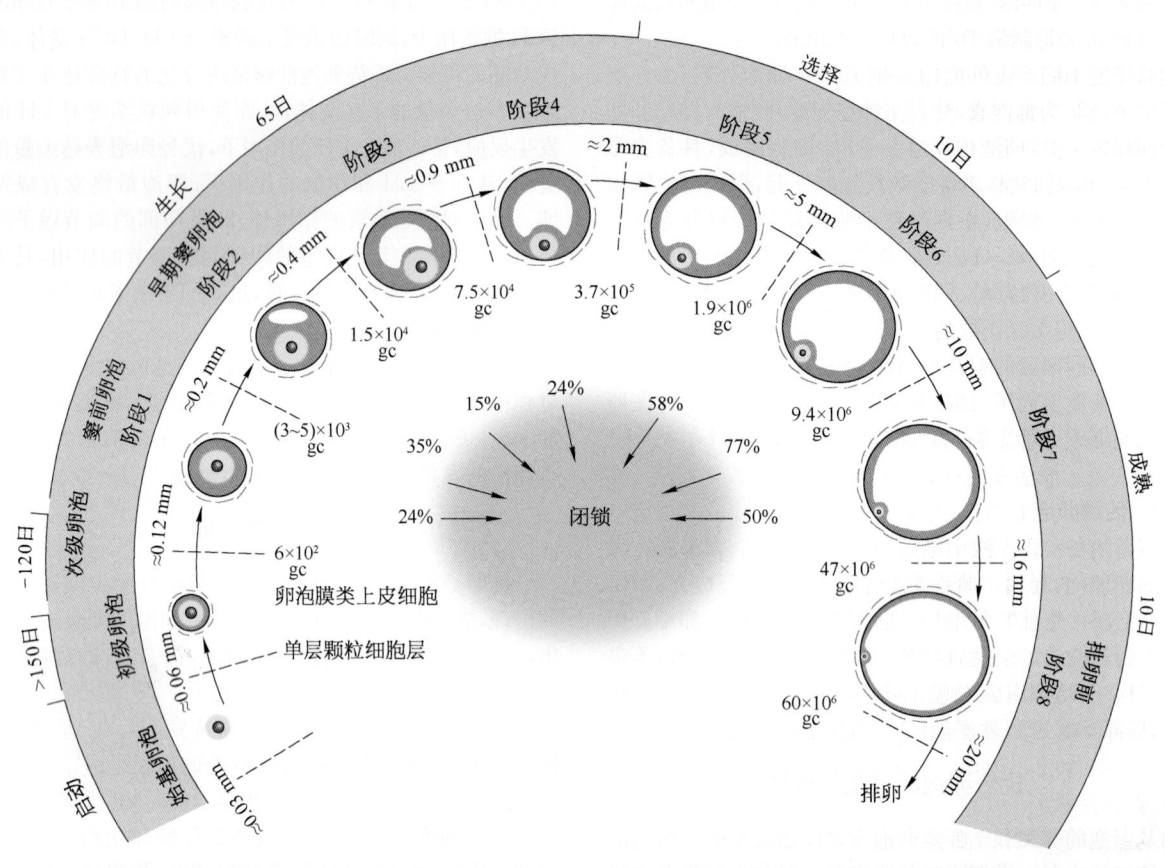

图9-1-1 卵泡发育的8个阶段

胎发育。在始基卵泡的卵子中，线粒体是沿着核周围分布的，在早期窦卵泡，线粒体向周围迁移，在三级卵泡中，线粒体聚集在生殖泡旁，而在 MⅡ卵子中，线粒体在胞质内分布均匀，受精后又聚集到原核周围。随着线粒体分布的变化，其数量和结构也发生变化。高尔基体包装并运输粗面内质网合成的皮质泡至卵细胞膜下的表层胞质中，可以阻止卵子的多精受精，高尔基体还加工糖蛋白组成透明带。卵子成熟时，高尔基体的活性逐渐消失。卵子的成熟还伴随着粗面内质网消失，滑面内质网增多，核糖体聚集。

细胞膜的成熟与精子黏附和穿透相关。卵子发育过程中卵细胞膜的皱褶增多，微绒毛深入透明带，通过桥粒连接与颗粒细胞相互交换信息。卵子通过特定部位的细胞膜与精子结合。细胞膜成熟需要孕酮的作用，促使卵细胞膜钙离子释放系统的发育过程。

总之，细胞核、细胞浆和细胞膜这三者的成熟必须相互协调，才能保证成熟卵子受精和胚胎的继续发育过程。由此可见，排卵发生的前提条件包括：① 优势卵泡的形成及卵子的成熟；② 持续2～3日较高水平的 E_2（1 100 pmol/L），以及由此对下丘脑-垂体产生的正反馈，出现 LH 峰，促使卵泡成熟；③ GnRH 的自启效应（self priming effect）；④ 在 LH 峰出现前12 h 左右孕酮上升而产生的协同作用；⑤ 组胺、缓激肽等参与的卵泡排卵过程。

四、黄体生成

排卵后，主导卵泡的颗粒细胞和内泡膜细胞重新构建，形成黄体。颗粒细胞形成黄素化颗粒细胞，卵泡膜细胞形成黄素化卵泡膜细胞。卵泡破裂后，周围间质的毛细血管和纤维增生，穿过基膜，随之长入较大血管和纤维母细胞，血管快速生成受血管生成因子调节，可以在卵泡中检测，如血管内皮生长因子和碱性成纤维生长因子等。黄体血管丰富，是一个内分泌腺体，黄体细胞表达高水平的类固醇激素合成急性调节蛋白（steroidogenic acute regulator protein，StAR）、P450c22、3β-羟类固醇脱氢酶（3β-HSD）和 P450arom，虽然黄体的体积很小，但它在排卵后是卵巢分泌甾体激素的主要来源，黄体中期每日分泌 40 mg 的黄体酮，是机体内最活跃的甾体生成组织。黄素化的调节因子包括低密度脂蛋白、细胞因子和生长因子等。

黄体周期为 14±2 日，随后逐渐萎缩，E_2 和孕酮的水平急剧下降。如果没有妊娠，黄体被没有血管的白体替代。雌激素和前列腺素对于黄体消亡起重要作用，免疫因素也影响黄体的时间，淋巴细胞和巨噬细胞在黄体消亡时进入黄体。妊娠后妊娠滋养细胞分泌的 HCG 代替 LH，一直到胎盘形成前维持黄体产生孕酮，支持早孕。在妊娠6周黄体的体积增加1倍。

五、卵巢内局部调节因素

卵泡的生长、发育和成熟除了激素的作用，还需要卵巢局部的肽类激素、生长因子、细胞因子等内分泌、自分泌和旁分泌作用，在卵母细胞、颗粒细胞和卵泡膜细胞中相互应答，这些物质包括以下几个。

1. 抑制素 · 抑制素和激活素属于 TGF - β 家族，抑制素包括抑制素 A 和抑制素 B，它们有一个共同的 α 亚单位和由二硫键联接的不同 β 亚单位（β_A 和 β_B），来源于不同基因，αβ_A 为抑制素 A，αβ_B 为抑制素 B。早期卵泡主要生成抑制素 B，浓度缓慢而稳定上升，卵泡中期水平下降，LH 峰后消失。抑制素 A 由成熟卵泡和黄体产生，在卵泡前半期水平较低，随着优势卵泡的发育，到卵泡中期升高，黄体期达到高峰。抑制素的主要作用是抑制垂体 FSH 生成，对抗激活素的作用，降低 FSHB 基因的转录翻译。同时通过自分泌/旁分泌作用，促进卵子成熟，加强 LH 诱导的卵泡膜合成雄激素，有利于雌激素的合成，增强颗粒细胞与卵泡膜细胞的联系机制，促进卵泡的生长。在卵巢功能不良时，基础抑制素 B 的下降趋势先于 FSH 上升的趋势，可以准确反映卵巢的储备功能。

2. 激活素 · 激活素同抑制素作用相反，有与抑制素 A 和抑制素 B 相同的 β 亚单位，β_Aβ_A 为激活素 A，β_Bβ_B 为激活素 B，β_Aβ_B 为激活素 AB。激活素通过胞质受体发挥其作用，在垂体促进 FSH 的释放。颗粒细胞分泌 β_Aβ_B，是卵泡液的成分之一，使得 FSH 受体数量增加，同时加强 FSH 诱导的 LH 受体生成及芳香化酶的表达，促进卵泡的生长，促进颗粒细胞的增殖和分裂，降低卵泡膜细胞分泌雄激素，使颗粒细胞孕酮分泌减少，防止卵泡过早黄素化。

3. 卵泡抑素（follistatin）· 是一个由 315 个氨基酸组成的单链多肽，存在于多个器官。随着卵泡的生长，卵泡抑素在颗粒细胞的表达随之增加，在排卵前开始下降，排卵后明显降低。卵泡抑素在卵泡膜细胞和基质细胞上未见表达。卵泡抑素的功能是通过结合并中和激活素，从而使得激活素的活性失活，抑制 FSH 的分泌，使得雄激素水平升高，通过自分泌/旁分泌调节颗粒细胞功能，影响卵泡发育，引起卵泡黄素化及闭锁。其作用尚需进一步的研究，作用比抑制素弱。卵泡抑素对抑制素的亲和力较低。

4. 松弛素（relaxin）· 松弛素是一个分子量为 6 000 的小分子双链，结构与胰岛素和类胰岛素样生长因子类似，在体内多种组织存在。研究发现在猪和小鼠的卵泡膜和颗粒细胞中，松弛素可以刺激 DNA 合成，增加颗粒细胞中 IGF-1 的合成，提高排卵前卵泡中血纤维蛋白溶酶原激活物、胶原酶和蛋白水解酶等多种酶的活性，促进卵泡成熟和排卵，但在人类还缺乏相关研究。

5. 胰岛素样生长因子（IGF）· 免疫组化和原位杂交实验证明人类卵泡内膜细胞表达 IGF-1 和 2 基因，颗粒细胞表达 IGF-2 基因，同时相应的受体在细胞中也有表达。促性腺激素、GH 和 E_2 调节其生成 IGF、胰岛素样生长因子结合蛋白（IGFBP）、IGFBP 蛋白酶等。IGF 通常以游离状态在卵泡中存在，可以放大 FSH 对颗粒细胞的作用，使得 cAMP 聚积，LH 受体增加，芳香化酶活性提高，E_2 合成增加，细胞增殖加速，促进了卵泡的募集、生长和发育。IGF 还增强 LH 的作用，增加卵泡膜细胞雄激素的生成。IGFBP 通过与 IGF 结合，降低其生物活性，在卵泡的发育和选择过程中起到协调的作用。闭锁卵泡中 IGFBP-2 和 IGFBP-4 增加，从而使得游离 IGF 减少。

6. 上皮生长因子（epidemal growth factor，EGF）· 由 53 个氨基酸组成的多肽，卵泡颗粒细胞可以生成 EGF，体外实验证明 2~5 mm 的卵泡 EGF 表达很高，通过结合卵泡表面的 EGF 受体，与 FSH 和激活素等协同促进卵泡的生长和成熟。

7. 抗米勒管激素（AMH）· AMH 属于转化生长因子 β（transforming growth factor - β，TGF - β）超家族的组成部分，人的 AMH 基因编码在 19 号染色体短臂 P，始基卵泡开始表达 AMH，在窦前和小窦卵泡的颗粒细胞表达量达到最高，随着卵泡的进一步成熟，AMH 表达下降。人类直径 3~5 mm 的卵泡液中 AMH 浓度随着卵泡的增大而下降。因此，AMH 的水平与窦前卵泡和窦卵泡的数量密切相关，可以反映卵巢的储备功能。AMH 的受体有 Ⅰ 型和 Ⅱ 型，属于跨膜丝氨酸-苏氨酸激酶受体，在卵巢颗粒细胞表达其 Ⅱ 型特异性受体。在颗粒细胞上 AMH 通过与 AMHR - Ⅱ 的结合，可以抑制芳香化酶活性，从而抑制卵泡的募集和选择。动物实验发现 AMH 基因敲除的小鼠始基卵泡开始进入生长的数目增加，周期性生长卵泡进入募集的数量也增加。

8. 其他因子 · 转移生长因子 β1（TGF - β1）是一个由各有 112 个氨基酸的同源二聚体组成的多肽，卵泡膜和颗粒细胞可以产生和分泌 TGF - β1，通过自分泌和旁分泌增强芳香化酶的活性，加强 FSH 诱导的 E_2 分泌，增加 ER 和 LHR 表达。

碱性成纤维细胞生长因子（basic fibroblast growth factor，BFGF）是一个含有 146 个氨基酸的多肽，在卵巢黄体中表达，可以诱导颗粒细胞芳香化，促进黄体血管生成，抑制 FSH 分泌，抑制 LH 诱导的雄激素生成，调控卵泡闭锁的过程。

肿瘤坏死因子 α（TNF - α）广泛存在于颗粒细胞、卵泡膜细胞、黄体细胞和巨噬细胞内，可以通过调节 FSH 而抑制颗粒细胞分化和芳香化酶的活性，抑制 LH 作用下的孕酮合成，加速卵泡闭锁和黄体细胞凋亡。

骨形态发生蛋白（bone morphogenetic protein，BMP）是一组具有高度保守类似结构的功能蛋白，属于 TGF - β 超家族的最大一个家族，已经有 15 种被报道，受体包括 BMPR - Ⅰ 和 BMPR - Ⅱ。在卵巢通过自分泌/旁分泌调控卵泡的发育和卵母细胞成熟过程，在整个生殖系统的基本细胞类型的模式中，BMP 家族的配体、受体、信号通路和结合蛋白的基因呈现有序的时空表达，从而调控复杂的生殖系统细胞的增殖、分化和凋亡。其中 BMP - 3 在黄体细胞中可以被 HCG 上调，BMP - 6 和 BMP - 15 由卵母细胞产生，调节 FSH 作用的颗粒细胞甾体激素的生成。BMP - 9 或可调控卵母细胞成熟，提高卵母细胞质量。人卵母细胞生成过程中 BMP - 9 也可能参与调节类固醇激素的生成过程。

生长分化因子 - 9（GDF - 9）是 TGF - β 超家族的一员，基因由 2 个外显子和 1 个内含子组成，仅在卵巢卵母细胞中表达，缺乏 GDF - 9 的小鼠卵泡生长停止在最初的阶段，但卵母细胞可以继续生长。体外实验表明，GDF - 9 通过结合 BMP 的 Ⅱ 型受体，刺激颗粒细胞分化，促进初级卵泡的发育，诱导 LH 受体形成，促进甾体激素合成。GDF - 9 可以提高卵丘细胞的透明质酸合成酶和穿透素的表达，抑制尿激酶的表达，促进孕酮、COX - 2 和前列腺素合成，抑制卵丘细胞的黄素化过程。

参考文献

[1] Saitou M, Barton SC, Surani MA. A molecular programme for the specification of germ cell fate in mice[J]. Nature, 2002, 418: 293-300.

[2] Block E. Quantitative morphological investigations of the follicular system in women; variations at different ages[J]. Acta anatomica, 1952, 14: 108-123.

[3] van Aarde RJ, Skinner JD. Functional anatomy of the ovaries of pregnant and lactating Cape porcupines, Hystrix africaeaustralis[J]. J Reprod Fertil, 1986, 76: 553-559.

[4] Yen SSC. The human menstrual cycle, neuroendocrine regulation//Yen SSC, Jaffe RB, Barbieri RL. Reproductive endocrinology[M]. 4th ed. Philadelphia: Saunders WB, 1999: 168.

[5] Erickson GF. Physiologic basis of ovulation induction[J]. Semin Reprod Endocrinol, 1996, 14: 287-297.

[6] Erikson GF. Folliculogenesis, ovulation and luteogenesis[M]//DeGroot LH, Jameson JL. Endocrinology. 4th ed. Philadelphia: WB Saunders, 2001: 2061-2071.

[7] Marshall JC. Hormonal regulation of the menstrual cycle and mechanisms of ovulation[M]//Degroot LH, Jameson JL. Endocrinology. 4th ed. Philadelphia: WB Saunders, 2001: 2073-2085.

[8] Rebar RW, Hodgen GD, Zinger M. The normal menstrual cycle and the control of ovulation[M]//Becker KL. Principle and Practice of Endocrinology and Metabolism. 3rd ed. Philadelphia: JB Lippincott, 2001: 935-947.

[9] Felig P, Baxter JD, Broders AG, et al. Endocrinology and metabolism[M]. 3rd ed. New York: Mcgraw-Hill, 1995: 973-1015.

[10] Yeh J, Adashi EY. The ovary life cycle[M]//Yen SSC, Jaffe RB,

Barbieri RL. Reproductive endocrinology. 4th ed. Philadelphia: WB Saunders, 1999: 153-190.

[11] 庄光伦.现代辅助生育技术[M].北京：人民卫生出版社,2005: 10-18.

[12] 黄荷凤.实用人类辅助生育技术[M].北京：人民卫生出版社,2018: 49-55.

[13] Persani L, Rossetti R, Di Pasquale E, et al. The fundamental role of bone morphogenetic protein 15 in ovarian function and its involvement in female fertility disorders[J]. Hum Reprod Update, 2014, 20: 869-883.

[14] Adashi EY. Endocrinology of the ovary[J]. Hum Reprod, 1994, 9: 815-827.

[15] Tilly JL, Kowalski KI, Johnson AL, et al. Involvement of apoptosis in ovarian follicular atresia and postovulatory regression[J]. Endocrinology, 1991, 129: 2799-2801.

[16] White DM, Hardy K, Lovelock S, et al. Low-dose gonadotropin induction of ovulation in anovulatory women: still needed in the age of IVF[J]. Reproduction, 2018, 156: F1-F10.

[17] Hardy K, Mora JM, Dunlop C, et al. Nuclear exclusion of SMAD2/3 in granulosa cells is associated with primordial follicle activation in the mouse ovary[J]. J Cell Sci, 2018, 131: pii: jcs218123.

[18] Duffy DM, Ko C, Jo M, et al. Ovulation: parallels with inflammatory processes[J]. Endocr Rev, 2019, 40: 369-416.

[19] Silva JR, Figueiredo JR, van den Hurk R. Involvement of growth hormone (GH) and insulin-like growth factor (IGF) system in ovarian folliculogenesis[J]. Theriogenology, 2009, 71: 1193-1208.

[20] Mazerbourg S, Monget P. Insulin-like growth factor binding proteins and IGFBP proteases: a dynamic system regulating the ovarian folliculogenesis[J]. Front Endocrinol(Lausanne), 2018, 9: 134.

[21] Botkjaer JA, Pors SE, Petersen TS, et al. Transcription profile of the insulin-like growth factor signaling pathway during human ovarian follicular development[J]. J Assist Reprod Genet, 2019, 36: 889-903.

第二章 · 卵巢激素的合成、代谢与生理功能

陈军玲　鄞豫增

第一节 · 卵巢激素的合成

卵巢合成3种重要的甾体激素，即孕激素、雌激素和雄激素，C21甾体激素包括孕烯醇酮、孕酮和17-羟孕烯醇酮。C19甾体激素包括脱氢表雄酮（DHEA）、雄烯二酮和睾酮。C18甾体激素包括雌酮和雌二醇。卵巢中具有生物活性的甾体激素是雌二醇和孕酮。C19主要由卵泡膜细胞产生，其中DHEA和雄烯二酮没有生物活性，但作为雌醇和睾酮的前体，可以在腺体外的组织如脂肪组织和皮肤组织转化。在靶器官如脑和乳腺上，具有弱的雌激素活性的雌酮可以转化为具有强的雌激素活性的雌二醇，具有较弱雄激素活性的睾酮可以转化为强的雄激素活性的双氢睾酮（dihydrotestosterone，DHT）。在月经周期的前半期，排卵前卵泡分泌 E_2，在月经周期后半期黄体分泌 E_2 和孕酮。在卵泡和黄体中 E_2 和孕酮的分泌是细胞特异性的，受促性腺激素的控制。

一、卵巢甾体激素的合成过程

胆固醇是合成甾体激素的基本原料，甾体激素合成过程中胆固醇分子的碳原子数目不会增加，只能逐渐减少，发生的反应包括：碳链裂解酶反应，羟基转换为酮基或酮基转换为羟基（脱氢酶反应），羟化作用，形成双键即去氧，增加氢还原

双键即饱和。类固醇生成的每个步骤都需要多种酶的参与，在不同组织中参与的酶有所差异。

大部分胆固醇来源于细胞内储备和转运，包括血浆脂蛋白胆固醇、卵巢自身产生的胆固醇和细胞内储存的脂肪小滴中的胆固醇酯，血液中胆固醇是其主要的来源，即低密度脂蛋白（low density lipoprotein，LDL）胆固醇是甾体激素合成的主要胆固醇来源。C27的胆固醇从线粒体膜外侧转运至内侧，这一过程是甾体生成的限速步骤，完全活化的20,22碳链裂解酶（P450scc）在此等待着作用底物。参与胆固醇转运的因子有很多，包括类固醇载体蛋白2、类固醇生成活化因子多肽、StAR等。在线粒体中通过碳20和22的羟化作用及侧链裂解作用，将胆固醇转化为孕烯醇酮。

卵巢中孕烯醇酮是所有甾体激素的前体，其作用非常重要。孕烯醇酮形成后，卵巢内的甾体激素经过两条代谢途径进行激素合成与转化：① Δ^5 途径，即 Δ^5-3β-羟基甾醇途径，生成孕烯醇酮和DHEA；② Δ^4 途径，即 Δ^4-3β-酮途径，生成孕酮和17α-羟孕酮（图9-2-1）。

孕烯醇酮转化为孕酮分为两步进行：3β-HSD 和 $\Delta^{4\sim5}$ 异构酶反应，将3β-羟基转化为酮基，将5～6位的双键转到4～5位。当 $\Delta^{4\sim5}$ 酮基形成时，孕酮在碳7位羟化形成17α-羟孕酮，成为C19甾体激素的直接前体物质，经过C20过氧化物的形成，以及C17和C20碳原子环氧化的作用，继而侧链断裂形

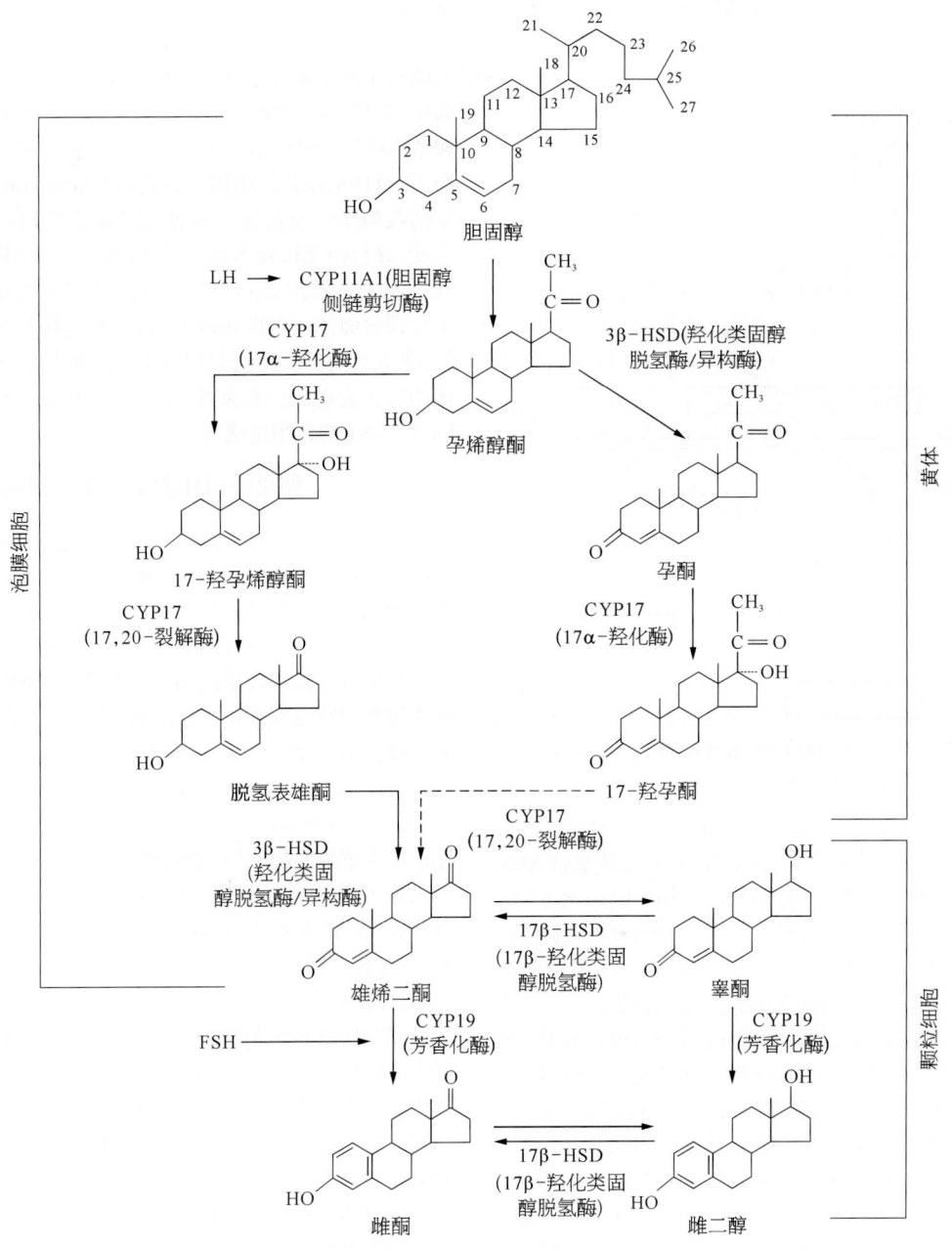

图 9-2-1　甾体激素的生成

成雄烯二酮,后者在 17β- HSD 脱氢酶的作用下,将 17 -酮还原成 17β-羟基,形成睾酮。雄烯二酮和睾酮通过芳香化作用的微粒体反应,其中包括 C19 甲基羟基化、氧化、以甲醛的形式丢掉 C19,以及 A 环的芳香化,形成雌酮和雌二醇。

另一条途径是孕烯醇酮经过侧链裂解和 17α-羟化作用,转化为 Δ^5 -3β-C-19 类固醇中的 DHEA,随后通过 Δ^4 -3β-酮途径转化为雄烯二酮。一般 Δ^5 转化为 Δ^4 复合物的基本途径是通过孕酮及 DHEA。

孕烯醇酮和孕酮在 P450c17 介导下转变为 17 -羟化产物的 4 种反应都在滑面内质网上,受 10 号染色体基因调控。位于染色体 6p 上发现 2 个 21 -羟化酶(CYP21)基因,但只有 1 个基因具有活性。人类 P450arom 基因(CYP19)位于染色体 15q21.1 上,多个启动子位点调节芳香化酶的转录,这些位点对多种因素产生应答,包括细胞分裂素、环式核苷酸、促性腺

素、肾上腺糖皮质激素、生长因子等,特异性启动子调节组织基因特异性表达,卵巢上芳香化酶的表达受这些因素的调控。

二、两细胞两促性腺激素理论

Falck 于 1959 年提出的两细胞理论,具体详细阐明了卵巢甾体激素生成部位和激素受体调控的重要性,即 E₂ 合成需要两种细胞,两种促性腺激素。以下几点是其关键:① 颗粒细胞具有 FSH 受体;② FSH 有自我激发的作用,诱导颗粒细胞增生,FSH 受体增加,卵泡生长;③ 卵巢膜细胞上有 LH 受体,颗粒细胞最初阶段没有 LH 受体,随着卵泡的生长发育,在 FSH 诱导下产生 LH 受体;④ 卵泡膜细胞通过 LH 受体对 LH 的刺激产生应答,生成雄激素;⑤ FSH 可以诱导颗粒细胞的芳香化酶活性;⑥ 颗粒细胞将卵泡膜细胞提供的雄激素转化为雌激素,排卵前雌激素是 FSH 和 LH 对颗粒细胞和卵

泡膜细胞共同作用的结果；⑦ 卵泡膜细胞和颗粒细胞分泌的多种肽类激素具有重要的自分泌和旁分泌的调节作用（图 9-2-2）。

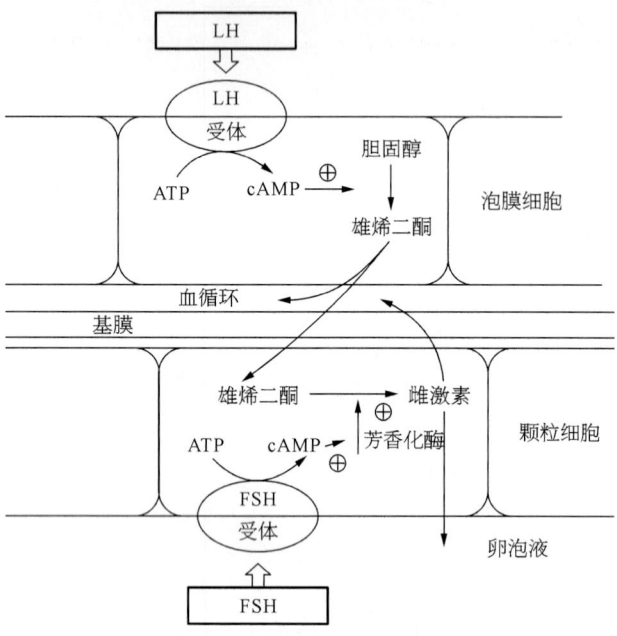

图 9-2-2　两细胞两促性腺激素理论
引自 Yen SSC, Jaffe RB. Reproductive Endocrinology. 3rd ed

两细胞理论详细解释了卵泡发育过程中的一些重要步骤。最初卵泡从始基卵泡发育到窦前卵泡并不依赖促性腺激素，以后卵泡的发育依赖 FSH 的调节，在 FSH 的作用下，颗粒细胞上 FSH 的受体增加，细胞从单层增生到复层，卵泡生长这一过程呈现 FSH 自我激发的效应，同时受自分泌和旁分泌的调控，小窦卵泡（0.2～2 mm）开始合成甾体激素。在月经周期的第 7 日，当整个卵泡簇的卵泡达到 7～10 mm 时，在 LH 的作用下，与内卵泡膜细胞的 LH 受体相结合，将胆固醇合成雄烯二酮，这一过程需要多种酶的参与，包括 StAR、P450scc、3β-HSD 及 P450c17。同时胰岛素、IGF-1、激活素、低密度脂蛋白等多种因子也参与调节。在颗粒细胞里，FSH 促使其细胞数增多，卵泡直径从 2 mm 发育到 18 mm 时，颗粒细胞数增加 160 倍。颗粒细胞是体内唯一表达 FSH 受体的细胞，FSH 与其细胞表面跨膜受体结合后，激活 Gsα 腺苷酸环化酶、cAMP、PKA 和 MAPK 信号通路，继而使肝受体类似物（LRH1）或者 SF1 结合到 CYP191A1 基因的启动子上，促进了 P450 芳香化酶和 Ⅰ 型 3β-HSD 的表达，从而使颗粒细胞将雄烯二酮转化为睾酮，并在 P450 芳香化酶的作用下转化为 E₂。IGF-1 在颗粒细胞中增加 FSH 调控的芳香化作用。FSH 受体在颗粒细胞调节非常复杂，cAMP 调节机制增强 FSH 受体基因的表达，而表皮生长因子、成纤维细胞生长因子、GnRH 样蛋白抑制 FSH 受体的表达。FSH 促进颗粒细胞生成抑制素和激活素，其中激活素增强 FSH 的作用，抑制素增强卵泡膜细胞中 LH 对雄激素的合成，为颗粒细胞合成雌激素提供底物。激活素可以抑制雄激素的合成。抑制素和激活素在卵泡膜细胞内的旁分泌作用通过调节 P450c17 的表达而发生作用。总而言之，LH 与卵泡膜细胞的 LH 受体结合后产生雄激素，FSH 与颗粒细胞的 FSH 受体结合，雄激素

进入颗粒细胞内才能通过芳香化酶的作用转化为雌激素。

排卵前颗粒细胞缺乏 P450c17 酶，颗粒细胞的芳香化效率取决于卵泡膜细胞产生的雄激素，FSH 介导颗粒细胞的芳香化酶活性，将卵泡膜细胞的雄激素转化为雌激素，雌激素依赖于 LH 和 FSH 在卵泡膜和颗粒细胞作用的共同结果。排卵后，黄体从循环的脂蛋白中获取大量胆固醇储存，以生成大量的黄体酮。黄素化的卵泡膜细胞具有 LH 受体，可以产生雄烯二酮，由 LH 刺激的 cAMP、SF1 和 StAR 是雄烯二酮合成最重要的调节因素，雄烯二酮在黄素化颗粒细胞作为雌激素生成的前体。与排卵前不同，黄素化颗粒细胞有充分的血供，含大量的胆固醇，拥有 FSH 受体和 LH 受体，产生大量黄体酮。在黄素化颗粒细胞内芳香化雄烯二酮，通过 FSH 和 P450 19A1 的作用生成 E₂。

三、卵巢中甾体激素合成基因的作用

卵巢颗粒细胞、卵泡膜细胞和黄体细胞有 StAR 和其他参与甾体激素合成酶活性的 5 种蛋白，包括 P450scc、HSD3B2、P450c17、P450 19A1 和 HSD17B1。这些酶将胆固醇转化为两种最为重要的激素：E₂ 和孕酮。

卵巢甾体激素合成的第一步是限速步骤，将胆固醇从线粒体膜外侧转运到线粒体膜内侧，受多种调节因子调控，其中最重要的因子之一是由 StAR 基因编码的线粒体膜蛋白调节。随之由线粒体侧链裂解酶复合物包括 P45011A1、皮质铁氧还蛋白（adrenodoxin）和黄素蛋白（flavoprotein）催化将胆固醇转化为孕烯醇酮。LH 通过提高两个不同的步骤将胆固醇转化为孕烯醇酮，从而提高甾体合成，这两个步骤是：快速调节即通过磷酸化将 StAR 前体转化为 StAR，仅需几分钟；慢调节，促使 P450scc 表达进而提高甾体激素合成，需要几小时到几日时间。

cAMP 促进 StAR 的 mRNA 和蛋白的生成，StAR 可以促进胆固醇进入线粒体，调节线粒体内膜上的 P450scc 表达。排卵前卵泡 StAR 的表达取决于卵泡膜细胞，卵泡期卵泡膜细胞最主要的产物是雌激素前体雄烯二酮，这主要由 StAR 调节。颗粒细胞产生雌激素由 FSH 依赖的芳香化酶活性调控。卵泡期卵巢中邻近卵泡膜细胞的颗粒细胞分泌雌激素。黄体期细胞包括黄素化颗粒细胞 StAR 的表达也很高，黄体内将胆固醇运送到线粒体侧链裂解酶系统，这是由 StAR 调节的黄体期合成的限速步骤。因此，雌二醇合成由 STAR 和芳香化酶调控，孕酮合成由 StAR 调控。

在卵泡膜细胞和颗粒细胞中甾体激素合成依赖于 LH 和 FSH，由 cAMP、SF1 及 LRH1 等介导，SF1 和 LRH1 参与调节 StAR、CYP11A1、HSD3B2、CYP17A1 和 CYP19A1 基因的表达。

第二节·卵巢激素的代谢

雌激素在体内有 3 种形式存在：E₂、雌酮和雌三醇，生物学活性比是 100：30：20，17β-E₂ 是卵巢产生的最主要雌激素，与靶组织受体结合后其生物效能最强，雌三醇是雌酮和雌二醇在外周的代谢产物，生物活性相对较低。雌激素的代谢

主要在肝脏进行,在葡萄糖醛酸转移酶的作用下,发生甾体结构破坏、解离等,约有40余种代谢产物,降解产物经肾小球滤过,或者经过肾小管分泌到尿液中,约1/4的雌激素代谢产物经过肝肠循环又回到血中,小部分随粪便排出。雌激素的主要代谢途径包括:① 16α-羟化,形成16α-羟雌酮和雌三醇。雌三醇可氧化为16-酮雌二醇,而后转化成16β-羟雌二醇;② C-2位置羟化以后形成2-羟雌酮和2-羟雌二醇。

正常月经周期尿中2-羟雌酮达到或超过雌三醇的排泄量,因此2-羟雌酮的形成和转化是雌激素代谢的重要路径。这两种羟化路径可能存在相互竞争,体内甲状腺激素水平增加时,C-2羟化增加,如出现肝硬化时,16α-羟化相应增加。

孕酮A环上第4～5位碳原子之间有一个双键,第3位碳原子上有一个酮基,黄体颗粒细胞及卵泡膜黄体细胞合成孕酮是按照Δ^4-3-酮途径进行的。孕酮生成率是卵巢和肾上腺分泌的总和。排卵前孕酮的生产率<1 mg/d,黄体期为20～30 mg/d。孕酮主要在肝脏降解灭活,其主要代谢产物是孕二醇(20%～30%),大部分经过肾脏排出体外。孕三醇是尿中17α-羟孕酮的主要代谢产物,肾上腺性征综合征由于酶缺陷导致孕三醇排泄增加,具有临床意义。

体内存在的雄激素包括:睾酮、DHEA、雄烯二酮和雄酮,它们的生物活性为100∶16∶12∶10。DHEA和雄烯二酮是卵巢来源的主要雄激素,肾上腺也可生成雄激素,但其意义低于性腺合成的雄激素和雌激素。雄烯二酮一半来自卵巢分泌,另一半则来自肾上腺分泌。DHEA一半来自卵巢和外周组织,另一半来自肾上腺分泌。睾酮每日产生0.2～0.3 mg,其中有50%从外周组织的雄烯二酮和少量DHEA转化而来,25%由卵巢产生,25%从肾上腺分泌。大部分的雄激素转化为17-酮类固醇,从尿中排泄。

未饱和睾酮在Δ^4的还原作用下生成多种衍生物,5β衍生物不是雄激素,5α衍生物双氢睾酮(dihydrotrotesterone,DHT)具有很强的生物活性,女性血液中的DHT主要来源于雄烯二酮,其次来自DHEA。DHT大部分在细胞内代谢,血液中仅占很少比例,为睾酮的1/10,DHT在3α-酮还原酶的作用下形成无活性的雄烷二醇,然后转化为葡萄糖醛酸3α-雄烷二醇,这是DHT的主要代谢产物。

活性类固醇在肝脏和肠黏膜通过把疏水化合物转变为亲水的类固醇共轭物,降低其活性或者使之失活,最后进入尿液或者胆汁。

第三节·卵巢激素的生理功能

一、雌激素的作用

雌激素与其靶器官上的受体相结合而起作用,人类有两种雌激素受体,$ER\alpha$和$ER\beta$,基因编码分别来自不同的染色体,$ER\alpha$来源于6号染色体长臂,有595个氨基酸,分子量为66 000,$ER\beta$来源于14号染色体长臂,与$ER\alpha$相比,氨基酸序列在配体结合区有60%相同,DNA结合区近97%相同。雌激素受体广泛分布于人体各个器官,但两种受体在组织的分布不同,转录激活区活性各异,在转录过程后的影响存在差别,从而使得雌激素在组织和细胞作用具有特异性。早期卵泡E_2和E_1的生成量为60～170 μg,卵泡晚期E_2达400～800 μg,排卵后为250 μg,卵泡晚期及黄体期,E_1为E_2量的1/4。血浆中,早期卵泡E_2达50～60 pg/ml,晚期卵泡为250～400 pg/ml,青春期开始E_2具有生理功能,绝经后主要由E_1发挥作用。

雌激素的主要生物学功能如下。

1. 对生殖系统的作用·促进生殖道的发育,使得子宫内膜增长、增生和修复,诱导子宫内膜细胞孕激素受体(progesterone receptor, PR)的表达,作用于输卵管的运动,使得阴道黏膜增厚、成熟和角化,促进阴道发育。

2. 对卵巢的作用·促进卵母细胞的成熟,刺激颗粒细胞的增殖和分化,增加颗粒细胞FSH受体的数量。

3. 对下丘脑垂体的作用·血液中不同浓度的雌激素对下丘脑和垂体起到正反馈和负反馈的双向调节作用。

4. 对乳腺的作用·雌激素促进乳腺基质和腺管的生长和发育,通过促进垂体催乳素的分泌,刺激乳汁的生成。

5. 对泌尿系统的作用·可以增加黏膜的厚度、肌层张力和充盈性,增加盆底的弹性。

6. 对代谢的作用·促进肝脏多种蛋白质、肾素底物的合成,促进体内脂肪的女性分布,刺激肝脏胆固醇代谢酶的合成,改善血脂成分。

7. 对骨骼的作用·促进儿童的长骨生长,加速骨成熟和骨骺闭合。成年后促进成骨细胞增殖,抑制破骨细胞分化和功能,减少骨的吸收和转换。

8. 对心血管的作用·雌激素可以增加高密度脂蛋白水平,降低低密度脂蛋白水平,促使血管内皮细胞修复、扩张血管,抑制血小板在血管内的聚集和黏附,抑制动脉粥样硬化斑块生成。

9. 对神经细胞的作用·促进神经细胞和胶质细胞的生长、分化、再生和突触形成,促进乙酰胆碱、多巴胺、5-羟色胺等神经介质的形成。

二、孕激素的作用

孕酮是黄体产生的主要激素,它主要作用于子宫内膜,孕激素进入细胞后与其受体结合,孕激素受体包括PR-A和PR-B,由同一基因编码,不同启动子分别转录,具有完全不同的生理功能。PR-A是卵巢和子宫发挥正常功能所必需的。黄体期孕酮升高后迅速下降。黄体每日分泌孕酮10～40 mg,血浆浓度为5～25 ng/ml。孕激素的主要作用包括:① 排卵前孕酮和E_2有相互协同作用,诱导LH峰的出现。② 子宫内膜上PR-B是主要的受体,孕酮-PR-B复合物调节多种基因的转录,可以减少$ER\alpha$的表达,促进HSD17B2酶的产生,将E_2转化为雌酮,从而减少雌二醇的水平。使得子宫内膜腺上皮细胞由增生期转化为分泌期。孕激素使子宫内膜基质蜕膜化和上皮分泌,PR在增生期后期排卵前达到高峰,孕酮对于胚胎着床和妊娠期都很重要。③ 改变宫颈管上皮细胞的分泌功能,提高宫颈黏液的黏性。④ 促进乳腺腺泡的发育。⑤ 排卵后提高基础体温0.3～0.5℃。

三、雄激素的生物学功能

卵泡膜间质细胞、次级间质细胞和卵泡膜黄体细胞具有 LH 受体，在多种酶的作用下产生雄激素。雄激素受体有较短的 A 型和全长的 B 型。雄烯二酮每日分泌量为 3 mg，血浆浓度为 40～240 ng/dl。卵巢每日分泌睾酮 0.25 mg，血浆浓度为 19～70 ng/dl。雄激素是雌激素合成的底物，可以促进胎毛和阴毛的生长，加速蛋白质合成，促进骨髓造血，与性欲有关。雄激素还参与卵巢局部自分泌/旁分泌的调节，如过高的雄激素水平可以抑制卵泡的生长，造成多囊卵巢的重要病理改变。

参考文献

［1］ Falck B. Site of production of oestrogen in rat ovary as studied in microtransplants［J］. Acta physiol Scand Suppl, 1959, 47: 1 - 101.

［2］ Falck B. Site of production of oestrogen in the ovary of the rat［J］. Nature, 1959, 184(Suppl 14): 1082.

［3］ Yen SSC. The human menstrual cycle, neuroendocrine regulation［M］// Yen SSC, Jaffe RB, Barbieri RL. Reproductive endocrinology. 4th ed. Philadelphia: WB Saunders, 1999: 191 - 217.

［4］ Halvoraon LM, Chin WW. Gonadotropin hormones: biosynthesis secretion receptors and actions［M］// Yen SSC, Jaffe RB, Barbieri RL. Reproductive endocrinology. 4th ed. Philadelphia: WB Saunders, 1999: 81 - 109.

［5］ O'Malley BW, Strott CA. Steroid hormone: metabolism and mechanism of action［M］// Yen SSC, Jaffe RB, Barbieri RL. Reproductive endocrinology. 4th ed. Philadelphia: WB Saunders, 1999: 110 - 133.

［6］ Zhou P, Baumgarten SC, Wu Y, et al. IGF - I signaling is essential for FSH stimulation of AKT and steroidogenic genes in granulosa cells［J］. Mol Endocrinol, 2013, 27: 511 - 523.

［7］ Selvaraj V, Stocco DM, Clark BJ. Current knowledge on the acute regulation of steroidogenesis［J］. Biol Reprod, 2018, 99: 13 - 26.

［8］ 黄荷凤.实用人类辅助生育技术［M］.北京: 人民卫生出版社,2018: 41 - 46.

［9］ 于传鑫,李儒芝.妇科内分泌疾病治疗学［M］.上海: 复旦大学出版社,2009: 25 - 47.

［10］ Franks S, Hardy K. Androgen action in the ovary［J］. Front Endocrinol, 2018, 9: 452.

［11］ Miller WL, Auchus RJ. The molecular biology, biochemistry, and physiology of human steroidogenesis and its disorders［J］. Endocr Rev, 2011, 32: 81 - 151.

［12］ Miller WL. Steroidogenic enzymes［J］. Endocre Dev, 2008, 13: 1 - 18.

第三章·女性生殖功能的神经内分泌调控

张以文　田秦杰

育龄女性生殖功能的特点是周期性。中枢神经系统下丘脑垂体与卵巢之间一系列生理信息精准有序地传递，完美协调地整合，其结果是卵巢内卵泡生长发育成熟、排卵、黄体形成、准备子宫内膜以利于胚胎着床及早期发育，达到繁衍后代的目的。如果卵子未受精子宫内膜脱落，临床表现为每月 1 次的子宫出血（月经）。女性生殖轴功能由下丘脑促性腺激素释放激素（GnRH）脉冲分泌启动，通过刺激垂体前叶合成分泌卵泡刺激素（FSH）和黄体生成素（LH），刺激卵巢内卵泡发育、排卵、黄体形成及合成分泌雌二醇（E_2）、孕酮（P）和抑制素（INH）。卵巢甾体激素及抑制素反馈调节 GnRH 脉冲频率振幅及垂体 FSH、LH 分泌。女性生殖轴特有的雌激素正反馈调节形成的 LH 峰为排卵不可或缺。

第一节·卵　巢

一、卵细胞的储备

人类受精后约 3 周，来自外胚层的原始生殖细胞从卵黄囊基底部沿后肠背侧系膜移行，胎龄 5～6 周时到达原始生殖嵴。原始生殖嵴分泌转化生长因子 β（TGF - β）的抑制信号使细胞外基质产生的 I 型胶原水平减少；Kit 配体（KITL）及其下游的磷酸肌醇 3 激酶（phosphoinisitol 3 - kinase，PI3K）/蛋白激酶 B（Akt）途径对原始生殖细胞的化学趋化作用引领了这个移行过程。骨形态发生蛋白 15（BMP15）刺激原始生殖细胞增殖，称为卵原细胞。BMP - 15 基因突变杂合子可引起家族性卵巢不发育。生殖细胞的移入启动了未分化性腺的发育。46, XX 个体胎龄约 16 周起卵巢内形成许多始基卵泡，此时组织学上可确认卵巢。始基卵泡是妇女的基本生殖单位，是卵细胞储备的唯一形式，其形成机制可能涉及 Kit 配体、神经生长因子（NGF）、脑源性神经营养因子（BDNF）、副中肾管抑制因子（AMH）等多种信号途径。

卵细胞储备，即卵巢内占 90%～95% 休止状态的始基卵泡数目，由以下 3 个过程决定：① 胎龄 7 周～7 个月期间卵原细胞有丝分裂，其总数从约 1 万增加到 20 周时约 700 万；② 胎龄 8～13 周起卵原细胞分批进入第一次减数分裂中止于前期双线期，改称为初级卵母细胞；③ 卵原细胞凋亡闭锁，胎龄 5 个月时达高峰，7 个月时停止。未进入减数分裂的卵原细胞先后皆凋亡。

出生时双侧卵巢内约剩卵细胞 70 万个，月经初潮时 30 万～40 万个。妇女一生中约排出 400 个成熟卵子。绝经时卵细胞基本耗竭。虽有报道胚胎干细胞在体外培养系统可生成卵细胞及卵泡样结构，但是否能增加出生后卵细胞储备尚不确定。

二、卵泡的早期生长发育与闭锁

1986 年 Gougeon 提出进入生长发育轨迹的卵泡概括分为两个时期：从始基卵泡开始发育至形成次级卵泡及早期窦状卵泡，不依赖于促性腺激素（Gn）调控，约需 6 个月以上。窦卵泡继续发育最终为排卵前卵泡的阶段，必须有 Gn 调控，约需 85 日。

胎龄 5～6 个月起始基卵泡分期分批进入"生长发育轨

道"称为初始募集(initial recruitment)。始基卵泡开始发育的形态标志为前颗粒细胞从鳞形转变为立方形并缓慢增殖,初级卵母细胞增大,改称为初级卵泡。初级卵泡继续发育有3个特征:① 颗粒细胞出现 FSH 受体、雌激素受体(ER)和雄激素受体(AR);② 颗粒细胞之间及其与卵母细胞之间出现缝隙连接(gap junction),各由 connexin43 和 connexin37 蛋白组成;③ 卵母细胞相关基因调控多种硫化糖蛋白(ZP1~4)表达形成透明带,包绕在卵细胞周围(详见本篇第一章第二节)。

卵泡具有2层颗粒细胞后来自基质的成纤维样间充质细胞衍生为泡膜细胞,包绕卵泡基底膜外。同时卵泡外出现毛细血管网包绕,此时改称为次级卵泡。

调控始基卵泡和窦前卵泡生长发育的机制来自卵巢局部。激活物包括白血病抑制因子(LIF)、碱性成纤维生长因子(bFGF)、Kit 配体等。抑制物包括 AMH、激活素 A 等。叉头盒2(forkhead box 2,FOXOL2)基因维持颗粒细胞分化,伴有卵巢早衰的眼睑狭小下垂/内眦赘皮倒转综合征(blepharophimosis ptosis epicanthus inversus syndrome, BPES)妇女存在 FOXOL-2 基因突变。已确认第二信使系统 HIPPO 信号途径抑制始基卵泡生长,PI3K/Akt 途径激活始基卵泡生长发育。2013 年 Kawamura 等报道 27 例早发卵巢功能不足(premature ovarian insufficiency,POI)患者(平均 37.7 岁,闭经 6.8 年)腹腔镜下切除卵巢,切成厚 1~2 mm/cm² 小条,玻璃化冷冻保存,组织学检查 13 例(48%)获残存卵泡。然后将卵巢冻融、碎片化(每条切成 100 个方块),进行 HIPPO 信号途径干扰,PI3K/Akt 激动剂处理(体外激活,in vitro activation,IVA),2 日后于输卵管浆膜下自体移植 40 个卵巢碎片,8 例(62%)出现卵泡生长迹象。按常规给予 FSH 刺激,卵泡直径>16 mm 后给予 HCG(共历时 3 周~6 个月),36 h 后取卵,5 例获成熟卵细胞。卵细胞质内单精子注射(ICSI)后,获 4 细胞期胚胎冻存。3 例进行胚胎移植,其中 1 例 29 岁,闭经 4 年,FSH>40 IU/L,获 6 卵,4 胚,移植 2,单胎妊娠 37 周分娩 1 男活婴,重 3 254 g。

次级卵泡以后的发育依赖 FSH 刺激,通过水孔蛋白(aquaporin)形成的水通道及渗透压梯度,引起水内流而出现卵泡腔,为卵细胞继续生长提供合适的微环境。泡膜细胞内层转变为上皮样类固醇合成细胞,称为内泡膜细胞,表达 LH 受体,外层由成纤维细胞、平滑肌样细胞、巨噬细胞组成。卵母细胞生长充分时直径达 120 μm,胞浆细胞器尤其是线粒体数增加,并获得减数分裂的能力,此时的卵泡被称为三级卵泡。

三级卵泡发育有 2 个结局,成熟或闭锁。直径从 0.4 mm 发育到 5 mm 约需经过 50 余日,直径从 5 mm 发育成为 18 mm 以上的排卵前卵泡,约需 15 日,即本次月经周期的卵泡期。因此,本周期中发育的卵泡群已经过了漫长的生长发育准备。

胎龄 6 个月起直至妇女一生,卵泡生长发育的同时一直有卵泡自然闭锁凋亡过程。卵泡闭锁与卵泡微环境缺乏 FSH、生长因子或环境、药物等因素引起卵母细胞或颗粒细胞凋亡有关。闭锁后的卵泡被纤维组织代替,泡膜细胞却肥大,衍变为次级间质细胞,仍具有内分泌功能。

三、卵巢周期

根据卵巢结构功能的变化,分为卵泡期、排卵期和黄体期 3 个时期。

(一)卵泡期

前周期末到本周期初,在高血 FSH 刺激下,一组直径 2~5 mm 的窦卵泡群进一步生长发育,被称为周期性募集(cyclic recruitment)。颗粒细胞继续增殖,分泌卵泡液,卵泡腔增大。卵母细胞及周围颗粒细胞被挤到卵泡一侧形成放射冠和卵丘。颗粒细胞分化为卵泡壁层及卵丘层,前者富有 FSH 受体及芳香化酶,后者则有抑制芳香化酶活性的 BRCA1 基因表达。FSH 激活芳香化酶雌二醇(E_2)得以合成,但抑制 BRCA1 表达。

中卵泡期:在上述发育的卵泡群中有 1 个卵泡的颗粒细胞分裂及卵泡液生成速率最快,卵泡液内 FSH、E_2 浓度,对 FSH 敏感性,基底膜外血运皆高于其余卵泡,成为优势卵泡。这个现象被称为选择(selection)。优势卵泡分泌的 E_2、抑制素 A 反馈抑制垂体 FSH 分泌,使其他卵泡退化。此时起优势卵泡在双侧卵巢中占主宰地位(dominance),它及随后形成的黄体决定了该周期的长度。血清 E_2 水平与优势卵泡体积呈正相关。正是"周期性募集"与"选择"机制精确地控制人类卵巢自然周期排出卵子的数目。卵泡微环境旁分泌、自分泌参与调控自身颗粒细胞对 FSH 的敏感性,提高其敏感性的物质包括:IGF-2、TGF-β、激活素(activin)等;抑制其敏感性的物质包括表皮生长因子(EGF)/TGF-α、抑制素(inhibin)等。

晚卵泡期:优势卵泡在 FSH 刺激及 E_2 协同作用下,加速发育,生成更多 E_2。颗粒细胞出现 LH 受体及孕激素受体,卵泡直径增大至 18 mm。血清 E_2 水平高达到 1 100 pmol/L(300 pg/ml)左右,形成排卵前卵泡。

(二)排卵期

血 LH/FSH 峰是卵巢排卵必不可少的前提。血 LH 峰通过激活颗粒细胞丝裂原活化蛋白激酶(MAPK)信号途径,诱导孕激素受体、EGF 样生长因子、前列腺素(PG)E_2/$PGF_{2α}$ 的生成,使成熟卵泡卵丘细胞迅速扩散、卵泡增大突出于卵巢皮质表面形成排卵斑(stigma);局部纤溶酶原激活物(PA)、基质金属蛋白水解酶(MMP)家族激活,LH 峰后 16~24 h 卵母细胞与周围的颗粒细胞,即卵冠丘复合物,自成熟卵泡壁的破口释放。

LH 峰起始后 14~18 h 初级卵母细胞第一次减数分裂恢复,生发小泡破裂,染色质浓缩形成纺锤体,排出第一极体,形成次级卵母细胞。随后进入第二次减数分裂达中期(metaphase Ⅱ,MⅡ)阶段,卵母细胞核最终成熟,卵母细胞胞质也渐成熟:包括亚细胞器(线粒体、囊泡、皮质颗粒)的重新组排,特异蛋白质合成及磷酸化速率的改变等,此时具备受精能力。受精前完成第二次减数分裂,染色体减半,排出第二极体。卵母细胞减数分裂恢复的机制是:LH 峰使卵丘细胞扩散,缝隙连接关闭,卵母细胞内 cAMP 水平降低。FSH 峰刺激卵丘细胞生成大量糖蛋白黏液物质(mucification)进入细胞外间隙,使卵冠丘复合物扩散。这对输卵管摄取及输送卵细胞有重要意义。受精后卵精原核融合,染色体重组,形成新的个体。若未受精,排卵后 12~24 h 卵子即开始退化。

（三）黄体期

排卵后在卵泡内血管内皮生长因子（VEGF）、碱性成纤维细胞生长因子（bFGF）、血管生成素（angiopoietin）等作用下，基底膜外毛细血管、成纤维细胞迅速增殖，并穿入基底膜内。优势卵泡壁颗粒细胞与内膜细胞在 LH 刺激下黄素化，分别形成颗粒黄体细胞与泡膜黄体细胞。约在排卵后 5 日内先后形成血体及黄体。黄体内还含有大量免疫系统细胞（T 淋巴细胞、嗜酸性粒细胞）。在 LH 作用下，黄体细胞生成与分泌 P 及 E_2，黄体细胞还生成松弛素（relaxin）、抑制素 A 等激素。

排卵后 5～9 日黄体功能最旺盛。LH 刺激对黄体功能的维持至关重要，另外黄体细胞 LH 受体数目与功能，即晚卵泡期卵泡发育是否充分，颗粒细胞 LH 受体生成情况，黄体内毛细血管增殖状况皆与排卵后黄体功能密切相关。若卵子未受精，则黄体的寿命为 14±2 日。人类黄体细胞退化的机制尚未阐明，可能与 GnRH 脉冲频率减慢有关。退化后的黄体逐渐纤维化形成白体。若卵子已受精，则黄体在胚胎分泌的 HCG 作用下增大，转变为妊娠黄体，至妊娠 3 个月末才退化。黄体退化使血内 E_2、P、抑制素 A 水平下降，FSH 水平又升高，遂开始了一个新的卵巢周期。

四、卵巢的内分泌功能

（一）性激素

1. 生物合成与分泌·性激素的化学结构为环五烷多氢菲。在 LH 刺激下来自血循环的低密度脂蛋白胆固醇（LDL-C）与泡膜细胞膜特异受体结合，胞饮入细胞内溶酶体水解为游离胆固醇，甾体激素合成急性调节蛋白（steroidogenic acute regulatory protein, StAR）促使其转移到线粒体内成为合成性激素的原料。卵巢性激素生物合成所需的多种羟化酶及芳香化酶都属于细胞色素 $P450$ 基因超家族（标记为 CYP）。胆固醇先经细胞色素 P450 侧链裂解酶（P450scc）催化形成孕烯醇酮；这是性激素生物合成的限速步骤；随后先后合成 21 碳的孕激素（孕酮、17α-羟孕酮）、19 碳的雄激素（脱氢表雄酮、雄烯二酮、睾酮）、18 碳的雌激素［雌酮（E_1）及雌二醇］（图 9-2-1）。雌二醇与孕酮是卵巢合成的最主要性激素。卵巢内 E_2 的生物合成需两种细胞两种 Gn 的共同作用。即 LH 刺激卵泡膜细胞 P450c17α 酶生成雄烯二酮（A_2），FSH 刺激颗粒细胞激活芳香化酶，将穿过基底膜的 A_2 转变为 E_2。这就是"两细胞两种促性腺激素理论"。FSH 诱导的芳香化是卵泡雌二醇分泌的限速步骤。卵巢优势卵泡分泌的 E_2 占育龄妇女体内 E_2 总生成量的 95％，分泌的 E_1 生物效能为雌二醇的 1/3，占育龄妇女体内 E_1 总生成量的 60％；颗粒细胞黄素化后也能合成分泌 E_1 与 E_2。黄体组织血液供给丰富，主要生成与分泌孕酮、17α-羟孕酮。育龄妇女孕酮生成率在卵泡期为 2 mg/d，黄体期达 25 mg/d。卵泡膜层是合成与分泌雄激素的主要部位，卵巢分泌的雄激素主要是无生物活性的雄烯二酮，约占育龄妇女体内雄烯二酮总生成量的 50％，为腺外组织中转换为雌酮、睾酮的底物。卵巢间质细胞和门细胞主要合成与分泌睾酮（T），其分泌量约占育龄妇女体内睾酮总生成量的 25％。其他如胰岛素、IGF 也促进雄激素的合成。

2. 性激素的腺外生成·育龄妇女体内雌二醇生物合成除

卵巢和肾上腺外，还来自腺外组织，包括雌激素靶组织（脑、乳腺、皮肤、血管）及外周组织（皮肤成纤维细胞、脂肪）。由卵巢和肾上腺生成的 A_2 经局部芳香化酶作用转变为雌酮，并硫酸化形成雌酮硫酸盐（E_1S）储存在体内。雌酮及其硫酸盐进一步由局部还原型 17β-羟甾脱氢酶（17β-HSD）催化转变为雌二醇。腺外转化来源的雌二醇合成途径对肥胖育龄妇女、绝经后妇女、雌激素依赖性肿瘤及疾病（子宫内膜异位症）患者尤为重要。血 A_2 在靶组织内也可转变为睾酮；睾酮在脑、肝、生殖器皮肤成纤维细胞经 5α-还原酶催化可转变为双氢睾酮（DHT），与体毛过多、阴蒂肥大有关。

3. 转运和代谢·妇女血液中 40％的 E_2、78％的睾酮（T）与性激素结合球蛋白（SHBG）结合，58％的 E_2、20％的 T 与白蛋白结合，游离部分仅占 1％～3％。孕激素 80％与白蛋白结合，还有部分与皮质醇结合球蛋白（CBG）结合。只有游离及与白蛋白结合的部分能发挥生物效能。雌激素及甲状腺素促进 SHBG 合成，雄激素、肥胖则起相反作用。性激素主要在肝内代谢，其代谢速率与 SHBG、CBG 结合容量成反比，如体内雄激素水平过高时，SHBG 合成被抑制，T 代谢加速，以维持血游离 T 水平恒定。

雌二醇的代谢产物为雌酮及其硫酸盐（E_1S）、雌三醇（E_3）、2-羟基雌酮（2-OHE_1）等。前两者仍有一小部分可转变为雌二醇，2-OHE_1、E_3 则为不可逆的代谢产物。主要经肾排出，有一部分经胆汁排入肠内可再吸收入肝，即肠肝循环。孕激素则代谢为孕二醇，经肾排出体外。睾酮代谢为雄酮、原胆烷醇酮，但主要以葡萄糖醛酸盐的形式经尿排出。DHT 在细胞内转变为 3α，3β-雄烷二醇及其葡萄糖醛酸盐（3α-Androstanediol-glucuronide），再经肾排出体外。卵巢来源的雌二醇与孕酮量随月经周期而波动，肾上腺分泌的去氢表雄酮、雄烯二酮则有与皮质醇一致的昼夜波动。

4. 生理功能·见本篇第二章类固醇激素的作用。

5. 作用机制·见第一篇第七章核受体介导配体的作用机制。

（二）抑制素（INH）

为异二聚体糖蛋白结构，由 α 亚单位（18 000）、β 亚单位以二硫键连接而成。β 亚单位（12 000～14 000）有 A、B 两型。其基因及结构与 TGF-β、AMH 等物质相似。抑制素 A 由 $αβ_A$ 组成，抑制素 B 由 $αβ_B$ 组成（图 9-3-1）。INH-A 主要由优势卵泡的颗粒细胞及颗粒黄体细胞分泌，IHN-B 则由小窦状卵泡的颗粒细胞分泌。INH 亚基 mRNA 还表达于胎盘、垂体、脑、肾、肾上腺、骨髓、肝。促进 INH 分泌的物质有 FSH（调控 INH-B）、LH（调控 INH-A）、IGF-1、TGF-β、激活素、E_2 等。抑制物质有 EGF、TGF-α、卵泡抑素（follistatin, FS）。

卵巢 INH 的内分泌功能是抑制腺垂体 FSH 的生成。INH 的改良双位 ELISA 法测定显示，青春发育 I～V 期血 LH，FSH，INH 浓度平行上升，待 INH 对 FSH 负反馈调节建立后，血 INH 浓度即与 FSH 水平呈负相关。正常育龄妇女月经周期中血清两种 INH 浓度的变化完全不同。INH-A 水平在围排卵期逐渐升高，黄体中期达高峰，晚黄体期降低，反映优势卵泡及黄体的功能；INH-B 则自黄体卵泡过渡期开始上升，早卵泡期达高峰，晚卵泡期下降，LH 峰后测不出，反映小卵泡的功能。绝经过渡早期妇女有规律地排卵月

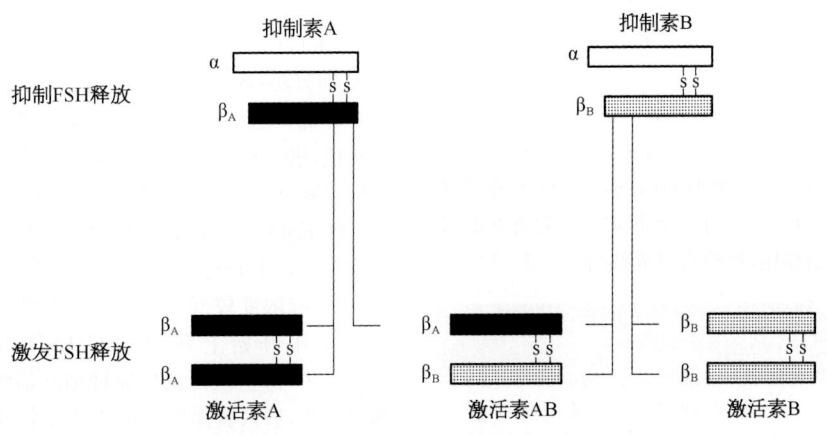

图9-3-1 抑制素、激活素亚单位结构示意图

经,血 LH、E_2、P 变化正常,仅早卵泡期 FSH 水平升高,血抑制素 B 浓度下降,体现了 INH-B 对 FSH 的负反馈调节。

五、卵巢自分泌/旁分泌调节物

(一) 性激素

1. 雌激素·雌激素增强 FSH 对颗粒细胞的作用。ERβ 位于颗粒细胞,ERα 位于泡膜细胞。但雌激素对卵泡发育并非绝对必需,芳香化酶失活突变妇女无雌激素合成,血 FSH 高值,其卵巢内却有许多大窦卵泡、完整卵母细胞和正常形态的颗粒细胞;给予小剂量雌二醇抑制 FSH 后大卵泡退化。但这些大卵泡的功能是否正常尚不清楚。

2. 雄激素·窦前卵泡、早期窦卵泡的颗粒细胞雄激素受体表达高于排卵前卵泡。灵长类体外研究显示雄激素增加 FSH 诱导颗粒细胞芳香化酶活性和抑制素生成。给 P450c17 基因缺陷妇女 FSH 可成功刺激卵泡发育,说明雄激素对人类卵泡生长并非绝对必需。在辅助生育治疗卵巢低反应患者中观察了雄激素及 LH 预处理后卵巢的反应性,结果显示雄激素可提高卵泡对 FSH 的敏感性。

(二) 抑制素、激活素和卵泡抑素

卵巢 INH 有自分泌/旁分泌调节作用。INH 增强 LH 诱导的卵泡膜细胞 A_2 合成,抑制 FSH 诱导的芳香化酶活性及 E_2 合成,也抑制 FSH 受体和 LH 受体的表达。

激活素为 2 个与抑制素相同的 β 亚单位($\beta_A\beta_B$)以二硫键偶联而成的二聚体;有 3 种异构体:激活素为 $\beta_A\beta_B$ 组成,激活素 A 为 $\beta_A\beta_B$ 组成,激活素 B 由 $\beta_B\beta_B$ 组成(图 9-3-1),分子量为 25 000,有两种受体:Act-R1 和 Act-R2;通过丝氨酸/苏氨酸激酶途径介导信号转导。卵巢颗粒细胞合成激活素,卵泡液内激活素浓度低于抑制素浓度。垂体、骨髓等其他器官也能生成激活素,其功能广泛。血激活素浓度很低,且在月经周期中无波动,卵泡液中激活素浓度不随卵泡发育而改变,故其作用只限于局部。鼠类离体培养研究证明垂体激活素 A 能促进 FSH 合成分泌,且不依赖于 GnRH。

卵巢内激活素作用与抑制素相反,促进 FSH 刺激的芳香化酶活性及 LH、FSH 受体生成,但对抗 LH 刺激的雄激素生成。灵长类与人类的研究皆显示卵巢抑制素/激活素共有的 β_B 亚单位在早期窦卵泡颗粒细胞中表达,α、β_A 亚单位则在成熟卵泡表达增加,提示早窦卵泡内主要由激活素促进 FSH 诱

导的变化和抑制 LH 刺激的雄激素生成;当卵泡逐渐成熟时,主要受抑制素影响,升高 LH 诱导的雄激素合成,为雌二醇提供底物;抑制 FSH 分泌,有助于优势卵泡选择。

卵泡液内另一种抑制 FSH 分泌的物质为卵泡抑素,其浓度高于其血浓度 100 倍。结构为糖基化的单链多肽,经 FSH 诱导由颗粒细胞合成,在小窦卵泡及排卵前卵泡中表达,体外效能仅为抑制素的 30%,血内浓度不随月经周期而改变。在正常妇女、绝经后妇女、GnRH 缺乏妇女血卵泡抑素浓度无差异,说明不参与垂体 Gn 的调节,可能通过局部结合激活素而起抑制 FSH 的作用。

(三) 胰岛素样生长因子 2(IGF-2)

IGF-1,即生长介质(somatomedin C)和 IGF-2 均为低分子单链多肽,分别由 70 个及 67 个氨基酸组成,分子量分别为 7 649 和 7 471,其结构与功能约 50% 与胰岛素相似。它们主要在肝内生成,受生长激素(GH)和营养状态调控。GH 通过 IGF-1 促进骨骼、肌肉的生长、脂肪分解,也刺激卵巢功能。IGF 反馈抑制 GH 的分泌,然而 GH-IGF-1 系统对卵巢功能并非绝对必需。曾报道 1 例 GH 受体异常所致 Laron 型矮小症妇女,因继发不孕行超排卵可获成熟卵细胞。青春期 IGF-1 水平增高达峰,以后随增龄下降,可能是促青春发育的代谢信号。血 IGF-2 水平在青春期相对稳定。正常月经妇女血清中两种 IGF 浓度无明显周期性变化。IGF 广泛存在于胎儿和成人的多种器官内,如子宫内膜、神经组织、肾上腺、乳腺、胎盘等,发挥各自的旁分泌/自分泌调节作用。

人卵巢颗粒细胞能合成 IGF-2,卵泡膜细胞能合成 IGF-1 和 IGF-2。卵巢 IGF 的生成依赖于 FSH、LH 的刺激,GH 和 E_2 有协同作用。不同直径卵泡的卵泡液 IGF-1 浓度无差异,说明主要来自循环,对卵泡早期发育更为重要。IGF-2 在优势卵泡颗粒细胞中大量存在。卵泡液(FF)中 IGF-2 浓度与卵泡直径呈正相关,说明卵泡液中 IGF-2 主要来自卵巢局部。IGF-2 对依赖于 Gn 的卵泡发育有协同和放大的作用。

胰岛素样生长因子结合蛋白(IGFBP)是肝脏生成的低分子肽类,与 IGF 结合后使其灭活,游离 IGF 减少从而减低 IGF 的生理作用。正常月经妇女外周血 IGFBP 浓度无明显周期性变化。卵巢颗粒细胞、泡膜细胞能合成 IGFBP 并受 FSH、IGF 抑制。IGFBP-2、IGFBP-4 大量存在于小卵泡、闭锁卵

泡、雄激素浓度占优势的卵泡中。随着卵泡增大，IGFBP-2、IGFBP-4 表达逐渐下降，在 E_2 占优势卵泡中几乎测不出。卵巢还能生成 IGFBP 水解酶，能部分灭活 IGFBP。小窦卵泡、雄激素占优的卵泡颗粒细胞培养液中未发现 IGFBP-4 水解酶，卵泡液中 IGFBP-4 含量较高，使游离 IGF 下降，可能与卵泡发育中止或闭锁有关。优势卵泡（直径＞9 mm）和黄体均有高水平的 IGFBP-4 水解酶，分解 IGFBP-4，游离 IGF 及其活性增强，放大 FSH 的作用，卵泡得以成熟（表9-3-1）。

表9-3-1　正常卵巢内 IGF 系统参与优势卵泡选择的作用模式

项　　目	优势卵泡	非优势卵泡
IGFBP-4 水解酶	高	未检出
IGFBP-2、IGFBP-4	低	高
IGF-2（总、游离）	高	低
对 FSH 刺激 E_2 合成	放大	不放大

（四）副中肾管抑制因子

副中肾管抑制因子（antimullerian hormone，AMH）属于 TGF-β 超家族，为二硫键偶联的同二聚体糖蛋白，分子量为 140 000。妇女 AMH 由始基卵泡、窦前卵泡和小窦卵泡的颗粒细胞合成分泌。有延缓始基卵泡初始募集的作用。出生时血 AMH 浓度测不出，以后逐渐升高直到青春期。25～35 岁后开始随增龄而下降，到围绝经期处极低水平。血 AMH 浓度不因月经周期、妊娠、避孕药、Gn 刺激而改变，因此抽样随机方便。研究显示血 AMH 浓度与超声下观察窦卵泡计数（AFC）高度相关，PCOS 患者血 AMH 水平升高。由于卵母细胞质量常与其数量呈正相关，因此 AMH 成为监测卵细胞储备、预测生育潜能及控制性超排卵时卵巢反应性的最好指标。

第二节·月经周期

月经初潮年龄平均为 13 岁，范围为 10～16 岁。初潮后约 2 年起月经周期具有规律性，周期频度平均 28 日，范围 21～35 日。卵泡期时限变异较大，黄体期较恒定。经期长度范围为 3～7 日。以碱性正铁血红蛋白法客观测定每次经期失血量范围为 20～80 ml。经血鲜红色或稍暗，黏稠而不易凝固。可含子宫内膜碎片及宫颈黏液等成分。经期盆腔器官充血可产生下腹坠胀、腰骶部酸胀感觉。绝经年龄平均为 48 岁，范围为 41～54 岁。绝经前过渡期月经也常不规律。一般认定月经来潮第 1 日为本周期第 1 日，以后顺序类推，至下次月经来潮前 1 日是本周期末。

一、月经周期中血生殖激素水平的周期性变化

月经周期中外周血垂体 FSH、LH、卵巢性激素、抑制素水平呈现周期性变化（图9-3-2）。早卵泡期：血 E_2、P、抑制素 A、抑制素 B 水平低下，FSH 浓度升高并高于 LH 浓度。抑制素 B 在 FSH 上升后 2 日起也上升。FSH 促进小卵泡群周期

性募集、生长发育。中卵泡期：来自小卵泡的抑制素 B 水平降低，来自优势卵泡的 E_2、抑制素 A 生成分泌增加，反馈抑制 FSH 的分泌，成为优势卵泡"选择"的主要机制。LH 则逐渐升高。晚卵泡期：优势卵泡分泌使血 E_2、抑制素 A 快速增高达峰值，进一步抑制 FSH 分泌。血 E_2 浓度达到 1 100 pmol/L 左右，持续 24～36 h 对垂体下丘脑产生正反馈调节，大量释放 LH、FSH 形成 LH/FSH 高峰。研究显示血清 LH 峰持续平均 48 h。上升支及高峰各历时 14 h，下降支则约 20 h。血清 FSH 峰浓度较低。E_2 水平陡然降低。在 LH 峰前约 12 h 血 P 水平开始上升，对 LH/FSH 峰的形成起协同作用（图9-3-3）。该峰诱导卵母细胞最终成熟、排卵、卵泡壁细胞黄素化，进入黄体期。黄体形成后分泌 E_2、P、抑制素 A 升高达高峰。黄体退化时 E_2、P、抑制素 A 水平下降，FSH 分泌再次升高，出现下个周期的变化。

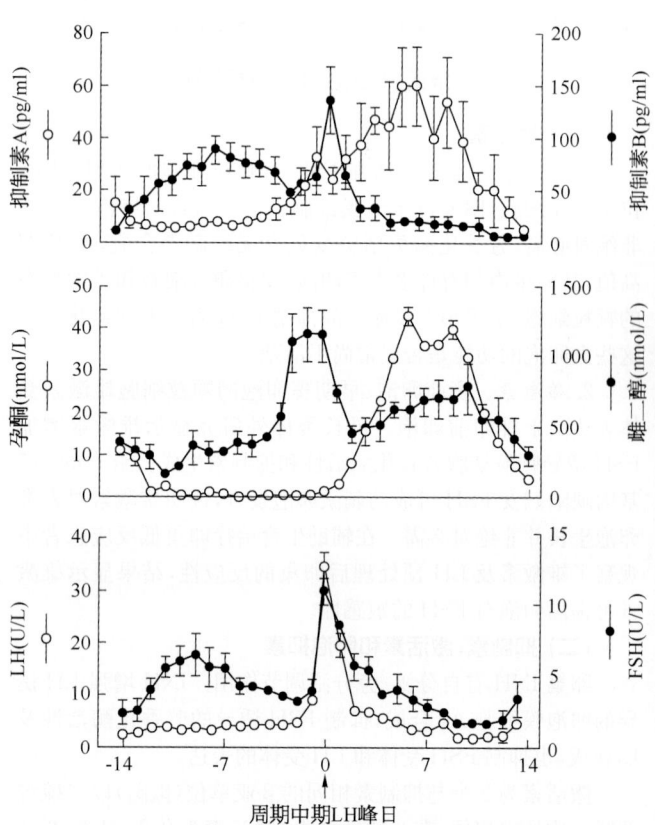

图9-3-2　正常排卵妇女月经周期中 6 种生殖激素血浓度的变化
引自 Degroof LJ，Jameson JL. Endocrinology. 7th ed. 2232

二、雌激素和孕激素诱导的子宫内膜组织学变化

子宫内膜分为基底层（下 1/3）和功能层（上 2/3，包括致密层与海绵层）两部分，主要的组织学成分为间质细胞（stroma）、上皮细胞及其深入间质形成的腺体、血管及免疫细胞。月经周期中在卵巢分泌的雌激素、孕激素顺序作用下，功能层的变化呈增殖期、分泌期和经前期 3 个时期。

（一）增殖期

雌激素作用于子宫内膜雌激素受体（ERα）受体，促进靶基因及其编码蛋白的表达，包括孕激素受体（PR）表达。月经

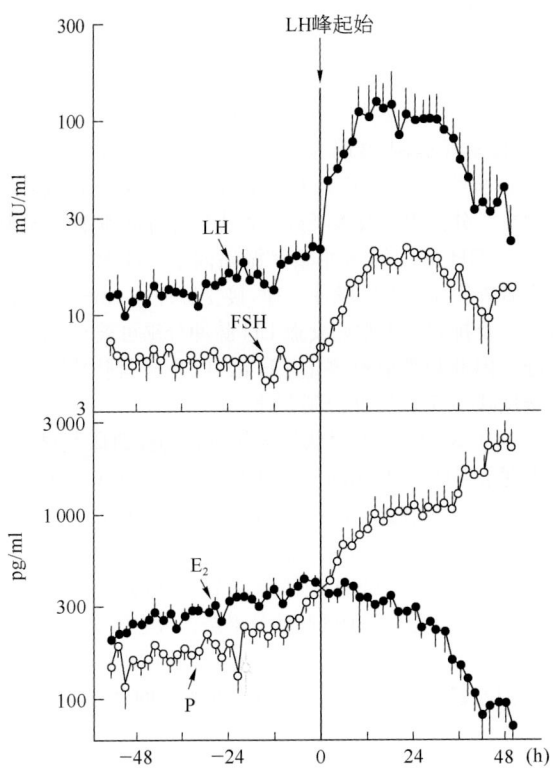

图 9-3-3　围排卵期 LH、FSH、E$_2$、P 血浓度变化

引自 Degroot LJ, Jameson JL. Endocrinology. 7th ed. 2235, 0 点代表 LH 峰起点

出血第 3～5 日基底层子宫内膜干细胞修复表皮及破裂血管，不留瘢痕。腺上皮及间质增殖；基底层小动脉向内膜表层延长。周期第 10～14 日内膜已增厚，腺体与间质核分裂象明显，腺上皮呈高柱状并有假复层，腺体弯曲腺上皮拥挤。间质内小动脉增生卷曲呈螺旋状。

（二）分泌期

排卵后孕酮作用于 PRβ 受体，通过抑制 ERα 表达及促进雌二醇代谢失活而对抗雌激素的作用，诱导子宫内膜分化。排卵后第 1 周腺上皮细胞出现核下空泡，腺体弯曲，腺腔内有糖原等分泌物，间质水肿。排卵后第 2 周内膜增厚，腺体锯齿状分泌少，螺旋小动脉发育周围蜕膜样变。第 20～24 日（28 日周期）成为早期胚胎着床的窗口期。随后蜕膜样变广泛化。

（三）经前期

若卵细胞未受精，排卵后 12～14 日内膜腺体分泌耗竭及间质水肿消退而变薄、多核白血球浸润、淋巴细胞核致密固缩、基质金属蛋白酶激活引起基质降解、螺旋动脉有节段性阵发性痉挛及扩张。

三、正常子宫出血（月经）的机制

雌激素、孕激素水平降低引起子宫出血的分子机制非常复杂。1940 年 Markee 将兔子宫内膜移植于雌性猕猴眼前房的经典研究发现出血前 4～24 h，内膜螺旋动脉节段性地痉挛性收缩。20 世纪 90 年代后提出细胞外基质降解造成血管与宫腔上皮的破坏是月经出血的首发事件。基质金属蛋白酶（MMP-1、MMP-3、MMP-10）是一族降解基质成分的酶。

月经周期中它们在子宫内膜间质、血管、腺上皮、白细胞有特异的表达。上皮中还有特异的组织型 MMP 抑制物（TIMP-1、TIMP-2、TIMP-3）可使 MMP 灭活。研究显示孕酮通过许多细胞因子，抑制 MMP 的表达；孕酮水平降低，引起内膜出血因子（EBAF）*Lefty* 基因及 MMP 表达增强，功能激活，使内膜降解或脱落。TIMP-1 表达也增高，可限制 MMP 功能不致过度。1986 年 Finn 提出将月经视为一个炎症过程。孕酮水平降低可能通过局部化学因子（chemokines）等介导，促进白细胞移行。子宫内膜间质内多种白细胞（包括中性粒细胞、巨噬细胞、嗜酸细胞、颗粒淋巴细胞、肥大细胞）急剧增多，它们生成许多细胞因子及蛋白水解酶，影响血管壁的通透性与血管内皮细胞的完整性。血管痉挛、组织破坏、炎症反应皆可引起局部缺血、血细胞外渗，先形成小血肿在内膜基底层与功能层之间形成裂隙，随上述改变广泛化，内膜崩解脱落，小动脉断裂引起出血。

孕酮水平下降还引起局部血管活性物质 PGF$_{2\alpha}$ 合成增加，生物半衰期延长。子宫内膜腺上皮及间质细胞缩血管因子内皮素（endothelin, ET）合成增加，ET 灭活酶脑啡肽酶（enkephalinase）受抑制。PGF$_{2\alpha}$ 和 ET 可能是经前使内膜血管收缩的物质，月经后期 ET 促使内膜基底层小动脉收缩，有助于出血的停止、子宫内膜修复及再生。孕酮水平下降促进内膜细胞尿激酶型及组织型纤溶酶原激活物（urokinase-type & tissue-type plasminogen activator）表达增加，抑制纤溶酶原激活抑制物（PAI-1）表达，围月经期子宫内膜局部纤溶系统功能相对增强，因此经血不凝固。孕酮水平下降促进内膜间质血管内皮生长因子 A（VEGF-A）及其受体（VEGFR1 及 VEGFR2）表达，VEGF-A 与 VEGFR1 结合促进内皮细胞增殖，与 VEGFR2 结合调节血管通透性。经期 VEGF 及其受体表达最高，有助于内膜血管修复及新生。VEGF 的功能需细胞外基质释放的成纤维细胞生长因子（FGF）相互促进。其他如血管平滑肌细胞生成的两种血管生成素（angiopoietin, Ang-1 和 Ang-2）参与调节血管稳定性。孕酮促进使螺旋动脉平滑肌增殖的血管原蛋白（angiogenin）表达也参与经期内膜血管重建和新生。

第三节·下丘脑-垂体的神经内分泌调控

一、下丘脑的生殖调节功能

1971 年 Schally 和 Guilleman 分离、鉴定、合成了下丘脑促性腺激素释放激素（GnRH），人类主要是 GnRH-1（本章统称 GnRH）。GnRH 为一十肽物质，分子量约 1 000。结构为：焦谷-组-色-丝-酪-甘-亮-精-脯-甘酰胺。*GnRH* 基因位于第 8 对染色体短臂。有 4 个外显子。GnRH 神经元在核内先合成 GnRH 的前身物 pre-pro-GnRH（含 92 个氨基酸残基），经转录、加工后在胞质内经酶作用裂解为 GnRH 储存于囊泡内，由轴突纤维运送到正中隆起处，经垂体门静脉血流输送到腺垂体。其功能是促进垂体 FSH 和 LH 的合成及分泌。

（一）GnRH 神经元胚胎发育的基因调控

人类合成分泌 GnRH 的神经元散在分布于内侧基底下

丘脑(mediobasal hypothalamus, MBH)及视前区。前者包括漏斗核(相当于低等哺乳类的弓状核)及正中隆起(median eminence, ME)。胚胎期 GnRH 神经元起源于脑外嗅基板,在嗅上皮引导下,随嗅神经元经历漫长的移行过程在胎龄 14 周时进入脑内,逐渐形成神经网络。GnRH 神经元移行、生物合成、分泌、脉冲节律发生、作用等复杂过程需众多生长因子、转录因子、酶、黏附分子等基因特异协调适时表达。对 Kallmann 综合征(KS)和嗅觉正常的特发性低促性腺激素性性腺功能低减(normosmic idiopathic hypogonadotropic hypogonadism, nIHH)患者突变基因的确认、功能试验及其与遗传表型相关研究、基因敲除动物试验研究,已显示 30 余种基因正常表达与 GnRH 神经元正常功能相关。已知与 GnRH 神经元移行相关的基因包括 KAL-1、FGF8 及其受体 FGFR1(即 KAL2)、Prokinetin2(PROK2)及其受体 PROKR2、HS6ST1、CHD7、NELF、SEMA3A、WDR11 等;与 GnRH 分泌相关的基因有 tachychinin3 及其受体(TAC3)/TACR3、Kiss-1 受体、GnRH1;与 GnRH 作用相关的基因有 GnRHR。如出现任何 1 个基因表达异常,个体就会出现女性性征不发育(性幼稚)、原发性闭经和其他表型异常,如联带运动、单肾不发育(KAL-1)、颜面中线缺陷、指(趾)异常(FGF8/FGFR1)、耳聋/平衡障碍(CHD7)、严重肥胖、睡眠障碍(PROK2/PROKR2)等。

(二) GnRH 分泌特点

GnRH 分泌具有脉冲节律。20～23 周胎儿游离体外的下丘脑 MBH 研究显示 GnRH 神经元分泌显示每 60～100 min 的节律,被称为"GnRH 脉冲发生器"。GnRH 在下丘脑-垂体极易降解,半衰期为 2～4 min。体内其他器官亦能分泌 GnRH 样物质,故外周血 GnRH 浓度不代表下丘脑 GnRH 分泌功能。分析绵羊及人类外周血 LH 水平的脉冲波动频率振幅与 GnRH 浓度的脉冲频率振幅同步。GnRH 缺乏所致闭经患者外周血无 LH 脉冲节律,接受脉冲式 GnRH 治疗,可恢复月经及排卵。正常妇女血 LH 脉冲分泌可被 GnRH 拮抗剂阻断。因此频繁取血测定 LH 浓度,分析其脉冲频率振幅可间接反映 GnRH 脉冲分泌节律。

1978 年 Knobil 等对弓状核损伤雌猴的经典研究显示:只有按生理节律(60～90 min 1 次)间断滴注 GnRH 才能引起垂体 LH 与 FSH 生理性分泌,升调节自身受体,有效促进卵泡发育及 E_2 分泌。反之,若持续滴注或每小时 3 次以上脉冲刺激,引起垂体 Gn 细胞 GnRH 受体降调节,垂体去敏感而不反应(图 9-3-4)。因此,GnRH 脉冲分泌是正常生殖功能绝对必需的驱动器。GnRH 分泌脉冲频率的改变也影响垂体 FSH、LH 共有 α 亚单位及特异 β 亚单位的基因表达及 αβ 的聚合和糖基化。

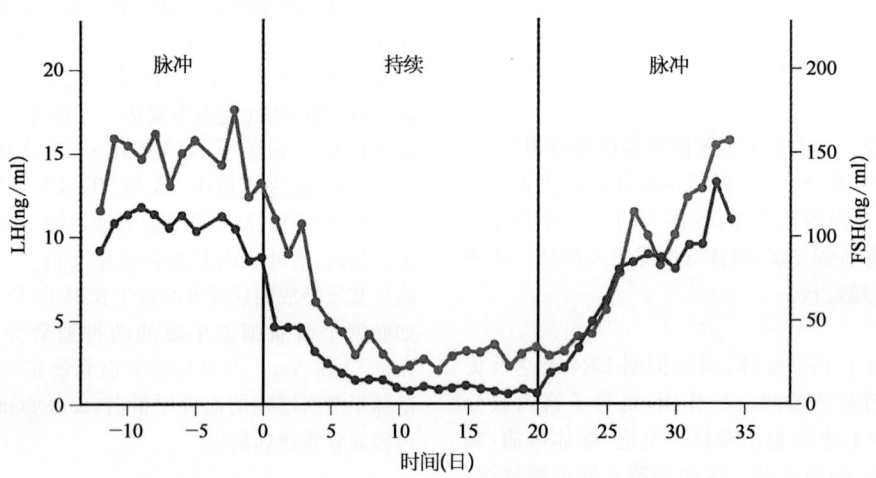

图 9-3-4 脉冲及持续 GnRH 注射后血清 LH、FSH 水平的变化
引自 Strauss JF, Barbieri RL. Yen & Jaffe's Reproductive Endocrinology. 7th ed. 11

妇女早卵泡期 LH 脉冲频率为每 90～100 min 1 次。中卵泡期增快为每 60～70 min 1 次,振幅稍降;可能由于 E_2 影响所致。晚卵泡期及排卵期 LH 脉冲频率不变,但振幅增大,出现 E_2 急剧升高引起垂体敏感性升高。早-中黄体期 LH 脉冲每 60～100 min 1 次,晚黄体期每 4～8 h 1 次,但振幅高于卵泡期(图 9-3-5)。这些变化与 FSH、LH、E_2、P 水平及 LH/FSH 值的变化相关(详见后)。

女性一生 GnRH-LH 脉冲分泌功能呈 U 形变化:宫内至出生后 3～9 个月功能活跃。儿童期为低谷,卵巢无功能患儿也表现为抑制,因此抑制 GnRH-LH 脉冲分泌的物质并非来自卵巢,而是来自高级中枢。青春发育启动因素是高级中枢抑制影响的解除,引起 GnRH-LH 脉冲分泌首先在睡眠时激活,随后日间也激活。垂体对 GnRH 反应敏感性日益增高,而且由 FSH 优势型转变为 LH 优势型。去势或绝经后妇女 GnRH-LH 脉冲频率为高频(每 60 min 1 次)高幅型,由 LH 优势型逆转为 FSH 优势型。

(三) GnRH 脉冲分泌的调控

1. 高级中枢对下丘脑的调控

(1) 脑内神经调节物质

1) Kisspeptin-1(Kp-1)/Kiss-1R 系统:1996 年报道 Kiss-1 基因(即转移抑制基因)能抑制恶性黑色素瘤和乳腺癌细胞株转移。Kiss-1 基因位于人染色体 1q32,编码蛋白为 Kisspeptin-1(Kp-1)。最长分子含 54 个氨基酸。1999 年克隆孤儿 G 蛋白偶联受体命名为 GPR-54。2 年后发现 Kp-1 是 GPR-54 的天然配体改名为 Kiss-1R。Kiss-1R 含 396 个氨基酸,与 Kp-1 结合后,通过激活磷脂酶 C/蛋白激酶 C 途径,调节细胞内钙通道等机制,抑制细胞的运动。敲除 Kiss-1R 基因小鼠和 Kiss-1R 基因失活突变的患者表现

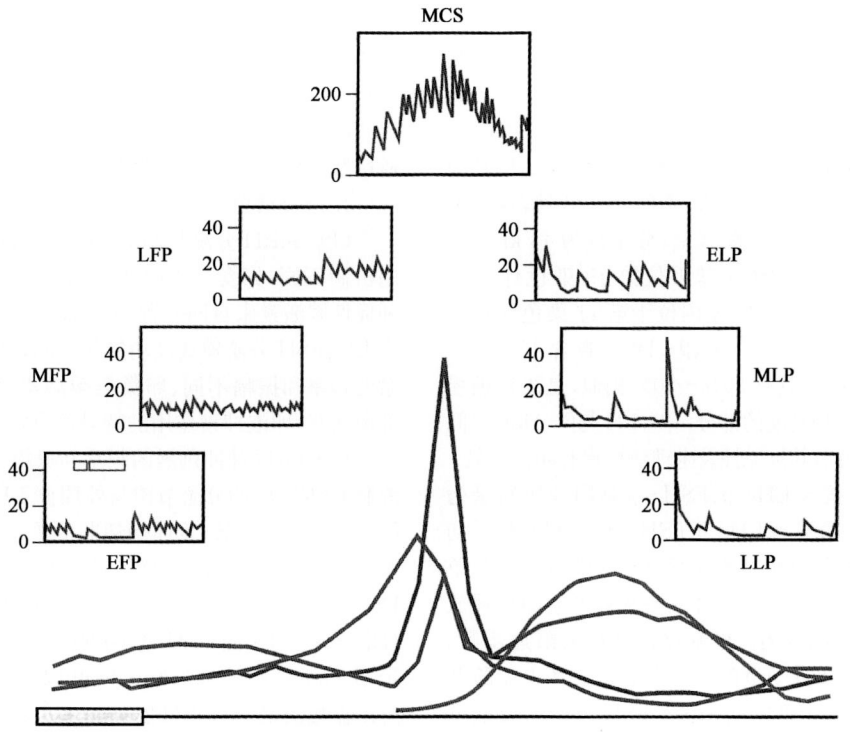

图9-3-5 正常妇女月经周期各期LH脉冲频率振幅与LH、FSH、E₂、P相关的动态变化
引自 Strauss JF, Barbieri RL. Yen & Jaffe's Reproductive Endocrinology. 7th ed. 150

为IHH,GnRH/Gn治疗可诱导青春期发育和生育。Kp-1/Kiss-1R在下丘脑、垂体等处均有表达。人类表达Kp-1的神经元主要位下丘脑漏斗核,与啮齿类不同,未确认视前区Kp-1核群。70%～90% GnRH神经元与Kp-1神经元在正中隆起处紧密联系,而且脉冲分泌同步。Kp-1是LH的强刺激物,且可被GnRH拮抗剂阻断,说明作用点为GnRH。灵长类青春发育期下丘脑Kiss-1R、Kp-1 mRNA表达增高,与GnRH mRNA表达增高同步。真性性早熟女孩有 *Kiss-1R* 激活突变。因此Kp-1/Kiss-1R系统是GnRH脉冲分泌主要的上游调节物,对启动青春发育起重要作用。

2)神经激肽B:人类尸检研究发现漏斗核77%的Kp-1神经元也表达神经激肽B(neurokinin B, NKB)。2009年有报道KS或IHH患者有编码NK-B的 *TAC3* 基因及其受体 *TACR3* 基因失活表达。*TAC3* 基因与 *Kiss* 基因位点相同,NKB可能通过作用于Kp-1刺激LH分泌。

3)强啡肽:有研究发现妇女正中隆起大多数Kp-1、NKB神经元也表达内源性阿片肽强啡肽(dynorphin),因此被称为KNDy神经元(图9-3-6),该部位表达ER、PR和AR。正常育龄妇女晚卵泡期及黄体中期静脉滴注阿片类拮抗剂-纳洛酮后血LH水平上升,脉冲波动增加;早卵泡期及绝经后妇女则不上升,提示高雌激素、孕激素环境下阿片肽抑制GnRH脉冲频率。孕酮对GnRH脉冲分泌频率的负反馈调节可能由强啡肽结合Kappa受体介导。目前推测漏斗核内KNDy神经元NKB的刺激作用与强啡肽的抑制作用可能是GnRH脉冲分泌发生器的基本组成部分。

也有证据提示妇女脑内神经递质神经肽Y有刺激GnRH脉冲分泌的作用。促肾上腺皮质激素释放激素(CRF)、细胞因子(TNF-α、IL-1β)对GnRH脉冲分泌起抑制作用。

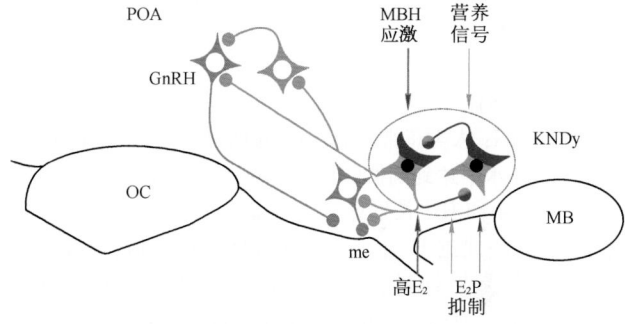

图9-3-6 KNDy神经元与GnRH神经元之间信号传递模式
(红色:DYN,洋红色:NKB,绿色:Kp-1,蓝色:GnRH)

(2)脑内神经联系:下丘脑接受来自脑干的上行神经联系(包括正肾上腺能、血清素能、多巴胺能神经纤维)及来自基底前脑、嗅结节、海马、视网膜的下行神经联系。环境改变、过度紧张劳顿、消瘦、厌食等不良刺激可通过神经通路抑制下丘脑的GnRH脉冲分泌。此时机体不宜或无力承受生殖的负担,卵巢功能抑制代表机体自然保护机制。

2. GnRH自启效应(self priming effect)·在雌激素作用的条件下,小剂量GnRH刺激4h后,血LH、FSH脉冲分泌幅度增大,说明GnRH对自身受体表达的升调节,垂体反应敏感性增高。

3. 卵巢激素反馈调节·详见后述。

(四)作用机制

见第一篇第六章作用于膜受体激素的作用机制。

二、垂体前叶的生殖功能

(一)垂体促性腺激素

1. 化学结构、生物合成和降解·垂体前叶促性腺激素分泌细胞占垂体细胞总数的 7%～15%,表达 GnRH 受体(7 跨膜 G 蛋白偶联受体,基因位于第 4 染色体),能接受 GnRH 刺激合成分泌 LH 与 FSH。它们与 HCG、促甲状腺激素(TSH)同属糖蛋白激素。LH、FSH 分子量各为 28 000 及 33 000,皆由 α 与 β 两个亚单位肽链以非共价键结合而成。*LH* 与 *FSHα* 亚单位基因位于第 6 染色体短臂 21.1～23 处,含 4 个外显子。α 亚单位含 92 个氨基酸残基,分子量为 14 kDa,其结构无激素差异。*β-LH/HCG* 基因位第 19 染色体长臂 13.3 处,含 3 个外显子。*β-FSH* 基因位于第 11 染色体短臂 13,含 3 个外显子。β-LH、β-FSH、β-HCG 各含 121、110、145 个氨基酸残基,其序列只有 30%～40% 相似,是决定糖蛋白激素特异抗原性及生理功能的部分。β-LH 与 β-HCG 之间有 89 个氨基酸序列相同,其抗原性及生理活性皆有相似之处。

在 GnRH 刺激下按 α、LH-β、FSH-β 基因编码转录为 mRNA,在核糖体内各合成 α、LH-β、FSH-β 亚单位;然后切割、糖基化,α、β 亚单位结合形成有生物活性的激素。β 亚单位合成是 Gn 合成的限速步骤。新合成的激素可立即被释放入血循环,亦可储存于细胞内。糖基化是分泌的限速步骤。寡糖部分各占 LH、FSH 分子量的 6% 及 25%。其中涎酸及磺基化的比重与激素稳定性密切相关。FSH 分子中涎酸分子多于 LH,LH 分子中磺基化 N-乙酰半乳糖胺(NGalNAc)门冬氨酸相连的寡糖数多于 FSH,导致 FSH 半衰期(3 h)长于 LH(20 min)。HCG 分子中有 20 个涎酸分子,半衰期 24 h。目前基因重组技术合成高纯度的 LH、FSH、HCG 制剂已用于临床。

2. 生理功能

(1) FSH:人类正常卵泡发育、排卵、生育必须有 FSH 的刺激。FSH 水平达到阈值(即卵泡反应的敏感性)以上,促使窦前卵泡及窦卵泡生长发育、窦卵泡群周期性募集、激活颗粒细胞芳香化酶促进 E₂ 合成与分泌、促使颗粒细胞合成分泌 IGF-2 及其受体、抑制素 A、抑制素 B 等物质。FSH 与其协同,调节优势卵泡选择。若早卵泡期 FSH 水平过高或持续时间(阈值窗)延长则导致多个优势卵泡及多胎妊娠。晚卵泡期 FSH 诱导颗粒细胞生成 LH 受体,为排卵及黄素化作准备。FSH 对其自身受体有升调节作用,E 可能通过颗粒细胞 ER-β 受体对此有协同作用。

(2) LH:卵泡期 LH 的作用是为 E₂ 合成提供底物雄烯二酮。排卵前血 LH 峰能促使卵母细胞最终成熟及排卵。黄体期 LH 能促使 P、抑制素 A 及 E₂ 的合成分泌。支持黄体功能。

近年人类的研究显示在排卵前卵泡发育末期,FSH 被抑制的情况下,LH 作用于颗粒细胞有替代 FSH 支持排卵前卵泡最终成熟的作用。1 例 *LH* 受体基因灭活突变的妇女表型为:闭经、女性性征正常、高 FSH/LH、低 E₂/P;对 HCG 治疗无反应;卵巢有窦卵泡及发育良好的泡膜层,但无排卵前卵泡及黄体。提示 LH 为卵泡发育最后阶段及充足雌激素生成所必需。临床上传统的 FSH 持续刺激诱导排卵易引起卵泡募集成熟不同步及过多小卵泡发育,Filicori 等首先在 FSH 刺激后期给予小剂量 HCG 注射,结果总 FSH 用量减少 25%,小卵泡数目减少,受精率增加,妊娠率无差异。

3. 作用机制·卵泡膜细胞、成熟卵泡的颗粒细胞、黄体细胞皆有 LH 受体;FSH 受体仅位于颗粒细胞。人类 LH/HCG 受体基因位第 2 染色体短臂 21 区,含 11 个外显子。FSH 受体基因位 LH 受体基因附近,含 10 个外显子。LH 与 FSH 膜受体属于 7 跨膜-鸟核苷酸结合蛋白(G 蛋白)偶联基因家族,通过激活 cAMP/蛋白激酶 A 信号途径实现生理功能。

4. 分泌调控

(1) GnRH 分泌与 Gn 分泌的关系:FSH、LH 分泌的控制机制不同,妇女一生中血清 Gn 水平因年龄不同。垂体两种促性腺激素来自同一种分泌细胞,但不同年龄及月经周期中 LH、FSH 分泌模式及功能却不同,这是由于 GnRH 脉冲刺激的频率和振幅不同、卵巢孕激素、INH 负反馈及垂体局部激活素/卵泡抑素作用的特异性决定。

1) GnRH 脉冲刺激的频率和振幅:绵羊研究显示垂体门静脉 GnRH 脉冲分泌节律与外周血 LH 脉冲节律呈 1:1 的同步状态。给去势/垂体柄切断的羊持续静脉滴注 GnRH 抑制 LH 分泌,但 FSH 分泌呈随机波动并不受抑制;说明虽然 FSH 生物合成需要 GnRH,但分泌不需 GnRH 脉冲刺激(图 9-3-7)。固定剂量 GnRH 对 LH 的刺激作用大于 FSH,GnRH 拮抗剂抑制效果也是 LH 大于 FSH。LH 脉冲分泌振幅决定于 GnRH 脉冲频率及雌激素的反馈作用,生理频率的 GnRH 刺激使 α 亚单位、FSH-β 亚单位、LH-β 亚单位合成分泌都增加。慢频率使 FSH-β 合成增高,在性腺反馈影响低落时 FSH 分泌大于 LH 分泌,LH 脉冲振幅升高(图 9-3-8)。快频率有利于 LH-β 合成,GnRH 缺乏者每 30 min 1 次频率 GnRH 刺激引起血 LH 水平均值升高,但脉冲振幅下降,提示降调节现象;FSH 无改变(图 9-3-9)。

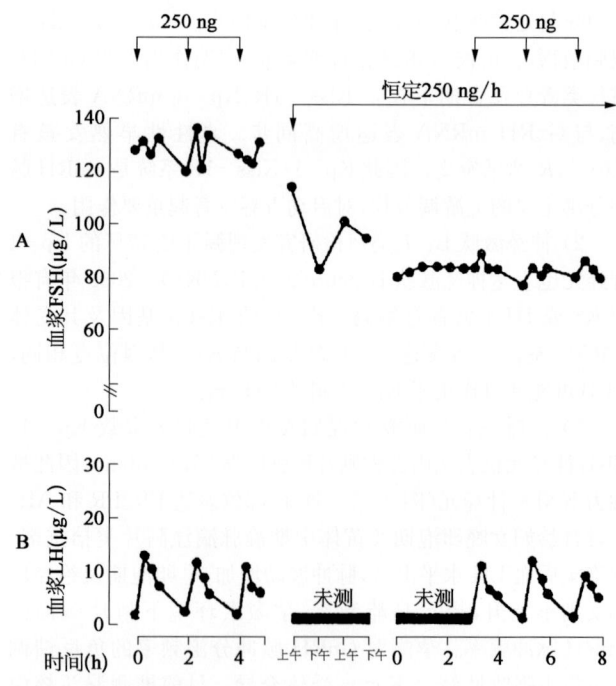

图 9-3-7 去势/垂体柄切断羊 GnRH 脉冲及持续静脉滴注对 LH/FSH 分泌的影响

引自 Fink G, Pfaff D, Levine J. Handbook of Neuroendocrinology. 2012, 209

2) 卵巢激素的负反馈调节:低剂量雌激素抑制 Gn 分泌。主要作用部位是抑制下丘脑 GnRH 脉冲分泌振幅,但频

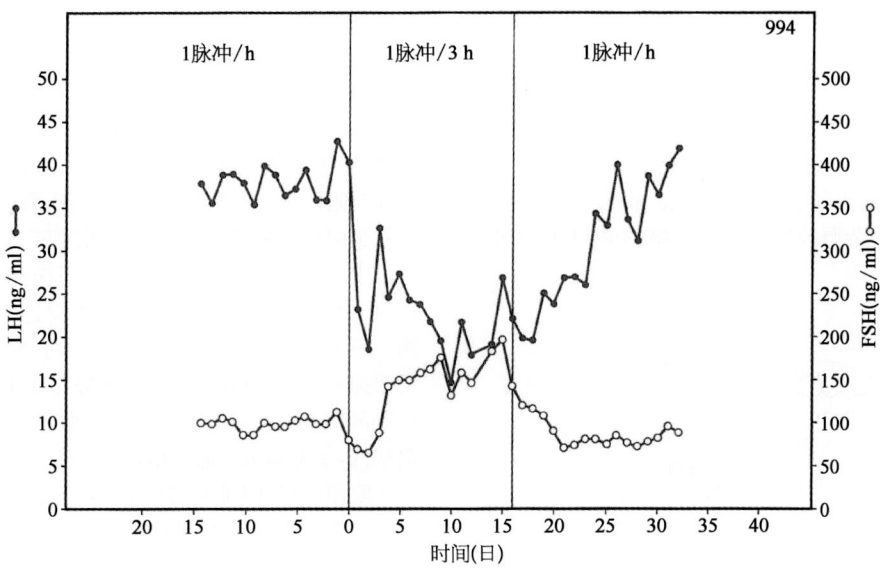

图 9-3-8 弓状核损伤猴静脉滴注 GnRH 频率减慢导致 LH 水平降低，FSH 分泌升高

引自 Strauss JF，Barbieri RL. Yen & Jaffe's Reproductive Endocrinology. 7th ed. 12

LH平均值	10.4	8.9	14.3
nLH平均值	10.4	9.0	4.8
FSH平均值	10.4	9.6	10.7
nFSH平均值	10.4	6.4	3.6

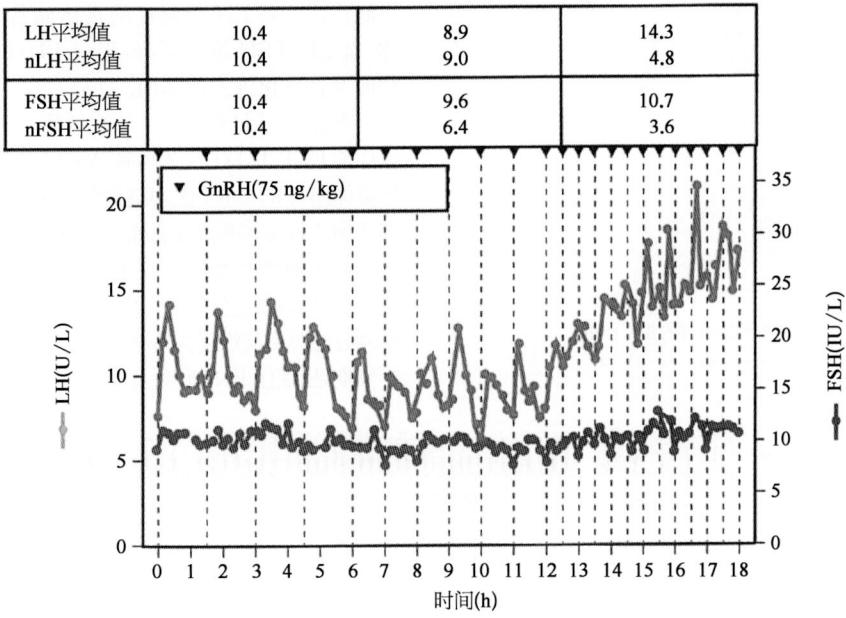

图 9-3-9 GnRH 缺乏妇女静脉滴注 GnRH 频率增快对血 LH、FSH 水平的不同影响

引自 Strauss JF，Barbieri RL. Yen & Jaffe's Reproductive Endocrinology. 7th ed. 145

率增快。也作用于垂体。

雌激素促使靶组织孕激素受体的生成，孕激素在有雌激素作用的前提下抑制 GnRH-LH 脉冲频率，振幅却增大，这一作用可能通过强啡肽作用完成。

ERα 基因失活突变患者的研究显示雌激素的负反馈作用通过 ERα 实现。垂体 Gn 分泌细胞具有两种 ER 及 AR，但 GnRH 神经元表达的是 ERβ，不表达 ERα。KNDy 神经元中 Kp-1 神经元表达 ERα。因此，合理的推测是雌激素对下丘脑 GnRH 脉冲分泌调节作用点是通过改变 Kp-1 分泌完成。

卵巢分泌的抑制素只抑制垂体 FSH 合成与分泌。

3）卵巢激素正反馈调节：血 E₂ 水平达 1 100 pmol/L 左右并持续至少 36 h 后，对垂体有正反馈调节作用。因此，决定 LH 峰的时钟在卵巢内（pelvic clock）。GnRH 自启效应使垂体敏感性达高峰，垂体储存的 LH、FSH 突然大量释放，形成血清 LH/FSH 高峰。LH 峰前约 12 h 血 P 水平开始上升对 LH 峰振幅及持续时间、FSH 峰表达起重要作用。人类血 LH/FSH 峰的出现绝对需要 GnRH 刺激，但无证据显示出现血 GnRH 峰。

（2）垂体激活素、卵泡抑素：垂体 Gn 分泌细胞能生成激活素，在局部选择性刺激 FSH 分泌。

卵泡抑素（FS）则通过不可逆地结合激活素而起对抗

激活素的作用。快频率 GnRH 刺激 FS 合成，使 FSH 分泌减低；慢频率 GnRH 抑制 FS 合成，使 FSH 分泌增加。

三、月经周期及排卵的神经内分泌调控

中枢神经系统下丘脑、垂体、卵巢及子宫内膜周期性的结构功能变化导致规律可预计的月经和排卵（图9-3-10、图9-3-11）。这一复杂调控机制中下丘脑 GnRH 的脉冲分泌是驱动部分。

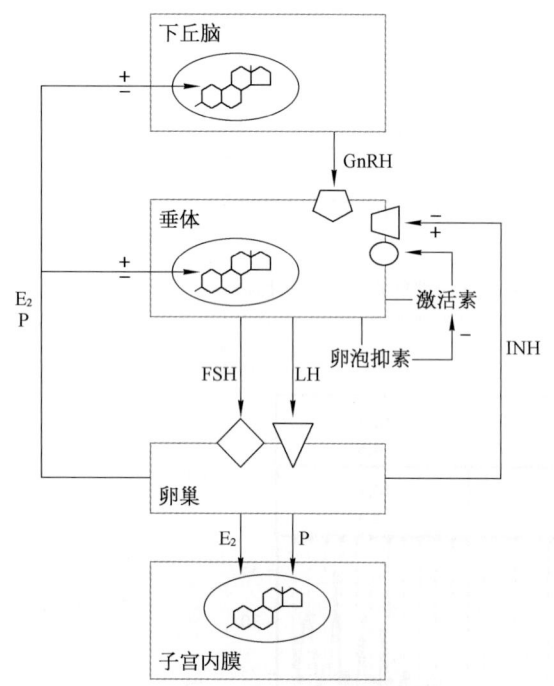

图9-3-10 女性生殖轴激素的相互作用
引自 Williams. Endocrinology. 13th ed. 591

前一周期黄体期高孕酮的抑制影响使 GnRH-LH 脉冲分泌呈慢频率。

黄体卵泡过渡期：黄体退化血 E_2、P、INH-A、INH-B 水平下降，使早卵泡期血 FSH 浓度上升高于 LH 浓度。GnRH-LH 脉冲频率增快为每90～100 min 1次。FSH 高于阈值，一组小窦卵泡群周期性募集、发育分化。INH-B 合成增高有限制 FSH 分泌的作用。FSH 激活颗粒细胞芳香化酶，颗粒细胞生成的激活素在局部加强 FSH 的作用。

中卵泡期：FSH 与 LH 协同作用促进优势卵泡 E_2、INH-A 的合成分泌。抑制素 A 促进 A_2 合成为 E_2 提供底物。中小卵泡分泌的 INH-B 减少。E_2、INH-A 迅速升高反馈抑制 FSH 分泌，导致非优势卵泡退化，优势卵泡选择。E_2 刺激 GnRH-LH 脉冲频率增加每60～70 min 1次，但振幅减低，使垂体 LH 储备增加。

晚卵泡期（围排卵期）：FSH 与激活素共同促进颗粒细胞表达 LH 受体，保护优势卵泡的最终发育。优势卵泡分泌 E_2、INH-A 快速增高达峰值，进一步抑制 FSH 分泌。E_2 刺激 GnRH-LH 脉冲分泌频率维持，但振幅增大；垂体对 GnRH 的敏感性也达高峰，从而大量释放 LH、FSH，体现对垂体下丘脑正反馈调节。峰前12 h 孕酮水平开始上升，对 E_2 正反馈起协同作用。高 LH 分泌耗竭垂体储备及下调垂体 GnRH 受体，血 LH、FSH 迅速下降，形成 LH/FSH 高峰，该峰诱导了排卵及黄素化进入黄体期。

黄体期：LH 峰后血 P 浓度继续上升，E_2 水平迅速降低。黄体中期 E_2、P、INH-A 达高峰，孕酮抑制 GnRH-LH 脉冲频率早中黄体期每3～5 h 1次，振幅增大。FSH 释放被 E_2、P 抑制但储存增加，LH 分泌虽处于低水平对支持黄体功能至关重要。

黄体卵泡过渡期：GnRH 脉冲频率进一步减慢每4～8 h 1次，可能与黄体退化相关。E_2、P、INH-A 水平下降，GnRH-LH 脉冲分泌频率又恢复为每90 min 1次，FSH 分泌增加及其较长的半衰期，出现血 FSH 升高及下个周期的变化。

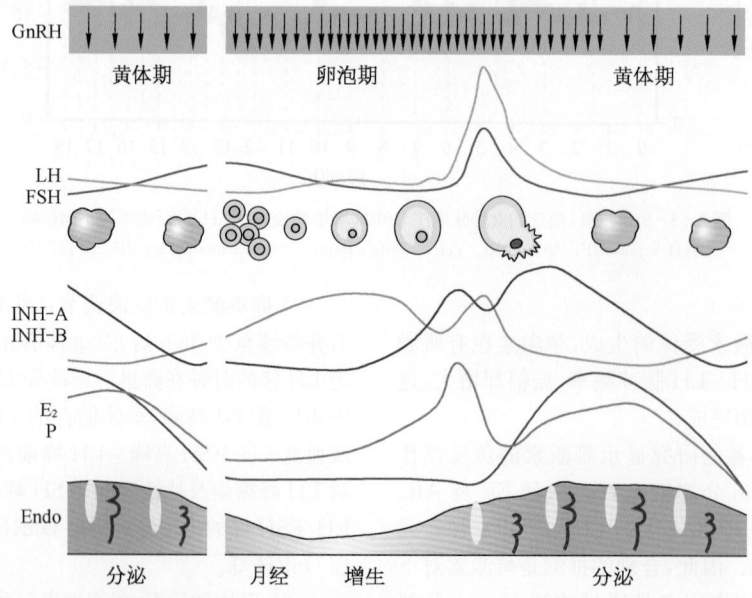

图9-3-11 正常月经周期中 GnRH 脉冲频率、FSH/LH，卵泡发育及黄体兴衰，E_2/P，INH-B/INH-A，子宫内膜的动态变化
引自 Strauss JF, Barbieri RL. Yen & Jaffe's Reproductive Endocrinology. 7th ed. 148

参考文献

[1] Bulin SE. Physiology and pathology of the female reproductive axis[M]//Melmed S, Polonsky K, Larsen PR, et al. Williams textbook of endocrinology, 13th ed. Philadelphia: WB Saunders, 2016: 590-614.

[2] Clementi C, Pangas SA, Matzuk MM. Growth factors and reproduction [M]//Strauss JF, Barbieri RL. Yen & Jaffe's reproductive endocrinology. 7th ed. Philadelphia: Elsevier Saunders, 2014: 124-140.

[3] Kawamura K, Cheng Y, Suzuki N et al. HIPPO signaling disuption and AKT stimulation of ovarian follicles for infertility treatment[J]. Proc Natl Acad Sci USA, 2013, 110(43): 17474-17479.

[4] Strauss JF III, Williams CJ. The ovarian life cycle[M]//Strauss JF, Barbieri RL. Yen & Jaffe's reproductive endocrinology. 7th ed. Philadelphia: Elsevier Saunders, 2014: 157-191.

[5] Zeleznik AJ, Plant TM. Control of the menstrual cycle[M]//Plant TM, Zeleznik AJ. Knobil & Nell's physiology of reproduction. 4th ed. Philadelphia: Elsevier, 2015: 1307-1348.

[6] Thierry van Dessel HJ, Chandrasekher Y, Yap OW, et al. Serum and follicular Fluid levels of IGF-I, IGF-II, and IGF binding protein-1 (IGFBP-1) and IGFBP-3 during the normal menstrual cycle[J]. J Clin Endocrinol Metab, 1996, 81(5): 1224-1231.

[7] Hall JE. Neuroendocrine control of the menstrual cycle[M]//Strauss JF, Barbieri RL. Yen & Jaffe's Reproductive endocrinology. 8th ed, Philadelphia: Elsevier Saunders, 2018: 149-166.

[8] Semple RK, Topaloglu AK. The recent genetics of hypogonadotropic hypogonadism: novel insights and new questions[J]. Clin Endocrinol, 2010, 72: 427-435.

[9] Roseweir AK, Millar RP. The role of kisspeptin in the control of gonadotropin secretion[J]. Hum Reprod Update, 2009, 15(2): 203-213.

[10] Clarke IJ, Campbell R, Smith JT, et al. Neuroendocrine control of reproduction [M]//Fink G, Pfaff D, Levine J. Handbook of neuroendocrinology. Philadelphia: Elsevier, 2012: 206-211.

[11] Mccartney CR, Marshall JC. Neuroendocrinology of reproduction[M]//Strauss JF, Barbieri RL. Yen & Jaffe's reproductive endocrinology. 8th ed. Philadelphia: Elsevier Saunders, 2018: 1-24.

[12] Mittelman-Smith MA, Williams H, Krajewski-Hall SJ, et al. Arcuate Kisspeptin/neurokinin B/dynophin (KNDy) neurons mediate the estrogen suppression of gonadotropin secretion and body weight [J]. Endocrinology, 2012, 153: 2800-2812.

[13] Marshall JC. The menstrual cycle and disorders of ovulation[M]//Jameson JL, Degroof LJ, de Kretser DM, et al. Endocrinology adult and pediatric. 7th ed, Philadelphia: WB Saunders, 2015: 2231-2236.

第四章 · 生殖激素的功能评估

陈军玲　于传鑫

下丘脑-垂体-卵巢轴分泌的各种生殖激素相互作用、相互协调,调节月经周期的变化,使得卵泡在激素的作用下逐渐生长、成熟、排卵,随后发生黄体形成和黄体萎缩,临床上通过检测各种激素的变化,可以为动态观察、合理用药、检测疾病提供相应的生物化学依据。通常的检查包括 FSH、LH、E_2、孕酮和睾酮等激素。

一、促性腺激素

FSH 和 LH 由下丘脑 GnRH 调节,呈脉冲式分泌,调节卵巢中卵泡的发育、成熟和排卵过程,同时还受 E_2 和孕激素反馈调节。青春期前维持在较低水平,一般 FSH<3 IU/L,LH<3 U/L。青春期开始启动后,FSH 和 LH 水平均升高,卵泡期 FSH 为 3~7 IU/L,LH 为 3~25 U/L。排卵前达峰值,FSH 比基础值升高 2 倍,LH 升高 2 倍或者更多。黄体期又维持在比较低的水平,FSH 为 2~6 IU/L,LH 为 2~28 U/L。FSH 和 LH 测定的临床意义包括:① 在月经稀发、无排卵性功血或者闭经的患者中,FSH 和 LH 维持在卵泡期水平,提示下丘脑-垂体-卵巢轴功能失调;若 LH 升高,特别是 LH/FSH 值达到 2~3 时,提示多囊卵巢综合征(PCOS);② 月经稀发或者闭经,FSH 和 LH 处于低水平或者儿童期水平,提示下丘脑-垂体功能障碍;③ 生理情况时,当高龄卵巢功能衰退时,FSH 和 LH 水平升高,40 岁以后时,FSH 和 LH 逐渐升高,当 FSH>40 IU/L 时,提示绝经期的到来。病理情况的 FSH 和 LH 水平同时升高出现于卵巢发育不良、手术后或卵巢早衰的患者,月经周期第 3 日 FSH>10 IU/L 时,提示卵巢储备功能不足。

二、催乳素

垂体分泌的催乳素(PRL)在月经周期没有显著变化。下丘脑多巴胺抑制其分泌,促甲状腺素促进其分泌。一些生理和病理状况也会影响 PRL 分泌。PRL 的分泌呈现昼夜变化,夜间睡眠时 PRL 升高,晨醒 1 h 后下降,9:00—11:00 为低值。午餐高蛋白质饮食促进其升高,应激包括运动、精神刺激、寒冷等刺激 PRL 升高,性交、长时间刺激乳头促进其升高,抗癫痫药、抗抑郁药、利血平等也促进其升高。PRL 升高可以抑制 FSH 和 LH 的分泌,引起月经失调。卵泡成熟时,PRL 含量逐渐升高,与卵泡晚期颗粒细胞的 PRL 受体结合,促进 LH 受体合成。PRL 正常值为<27 ng/ml,异常升高可以抑制雌、孕激素的合成,可能提示高催乳素血症、垂体催乳素细胞腺瘤、空蝶鞍综合征、促甲状腺素升高等(图 9-4-1)。

三、雌激素的评估

青春期前的幼女和少女卵巢功能不成熟,没有优势卵泡发育,体内雌激素水平处于很低的水平。生育期正常月经期妇女雌激素水平随卵巢周期而起作用。卵泡早期 E_2 维持在低水平,随后逐步上升,排卵前 3 日可达 200 pg/ml 以上,排卵前 2 日达 300 pg/ml 以上,LH 峰值前 24 h 可达 400 pg/ml 以上,成为第一个峰值,排卵后下降,排卵后 3 日降至低点,黄体期又开始上升,排卵后 8 日左右出现第二个高峰,峰值低于第一个高峰,随后迅速下降至最低水平。绝经后妇女卵巢功能走向衰退,E_2 水平低于早卵泡期,而且此时的雌激素主要为肾上腺分泌的雄烯二酮在脂肪组织中转化的雌酮。根据 E_2 的分泌特点,检测其水平可以协助判断卵巢功能及一些内分

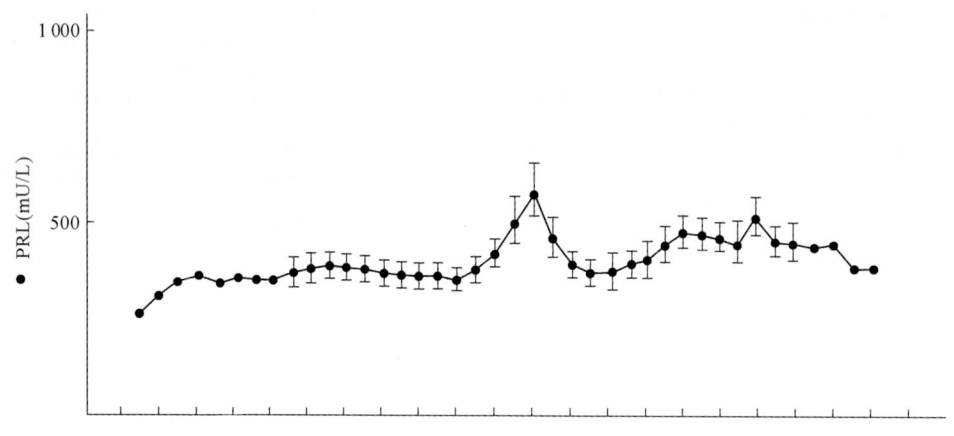

图 9-4-1 中国女性月经周期中生殖激素分泌模式（引自 J Reprod Fertil. 1986, 76：43）

泌疾病：① E_2 可以确定青春期的启动，$E_2 > 9$ pg/ml 是诊断性腺启动的标志，青春期前测定是判断性早熟的指标之一，但因为波动较大，不能仅根据此指标诊断；② 在卵泡早期检测 E_2 的水平可以反映卵巢功能，可以预测促排卵过程中卵巢的反应，$E_2 < 50$ pg/ml 通常提示卵巢功能正常，如果 $E_2 > 80$ pg/ml，反映卵巢功能有所下降，若 $E_2 > 100$ pg/ml，说明卵巢发生反应不良的概率提高；③ E_2 水平可以监测卵泡发育和促排卵过程的反应情况，可以根据 E_2 水平的高低确定自然周期中卵泡的发育和成熟程度，在促排卵周期中，密切观察 E_2 水平可以反映卵巢对促排卵药物的反应，估计成熟卵泡的数目，已经是否有卵巢过度刺激的倾向，一般来说，接近排卵时，每个成熟卵泡的 E_2 水平为 200～300 pg/ml；④ E_2 的水平也可以作为无排卵症状的辅助诊断，E_2 水平过高还见于卵巢肿瘤、肝硬化、肥胖等妇女。

四、孕激素的评估

孕激素是雌激素合成的前体，由卵巢、胎盘和肾上腺产生，主要产物为孕酮。正常月经周期的妇女，主要是卵巢的卵泡膜细胞和排卵后黄体细胞合成，并随着周期的发展而变化。卵泡期孕酮的水平很低，一般低于 3.14 ng/ml，LH 峰以后，孕酮随着颗粒细胞的黄体化而逐渐升高，在黄体成熟以后达到高峰，可达 10 ng/ml 以上，一般持续 10～14 日。在没有妊娠的情况下，黄体萎缩后孕酮下降迅速，月经前 4 日降至低水平。妊娠时孕酮维持在较高水平，妊娠 6 周前主要由黄体产生，妊娠 7～10 周孕酮逐渐由胎盘产生，妊娠 10 周后过渡到主要由胎盘产生。妊娠晚期孕酮可达非妊娠期的 10 倍，分娩 24 h 后迅速降至低水平。检测孕酮水平用于：① 监测排卵，黄体期孕酮水平 >5 ng/ml 通常提示有排卵，如果孕酮一直维持在较低水平，可以辅助诊断无正常排卵；② 判断黄体功能，孕酮水平低于黄体期平均生理值，可以提示黄体功能不全；③ 了解胎盘功能，妊娠 7 周后孕酮主要由胎盘分泌，如果孕酮水平连续下降，提示胎盘功能可能减退。

五、雄激素的评估

女性的睾酮 20%～30% 由卵巢分泌，其余来自雄烯二酮在其他不同器官组织的转化，雄烯二酮由卵巢和肾上腺皮质产生。血液循环中睾酮以 3 种形式存在：约 44% 与性激素结合球蛋白（SHBG）紧密结合，50% 与白蛋白疏松结合，3.5% 与皮质醇结合球蛋白结合，只有 3% 以游离的形式存在。因此影响 SHBG 的因素都影响到总体睾酮的浓度。① 睾酮低于正常值：多发于卵巢功能衰竭或者卵巢切除术后的患者，伴有雌激素的改变；② 睾酮高于正常值：发生于先天性肾上腺皮质增生症、性早熟、POCS、肾上腺或者卵巢肿瘤等患者。

六、抗米勒管激素（AMH）测定

AMH 水平能够反映卵泡库存情况，主要作用是抑制卵泡的募集和生长。女性胎儿时期不分泌 AMH，出生后维持在极低水平，青春期后随着卵泡的发育，颗粒细胞分泌的 AMH 逐渐上升，到 15.8 岁时达高峰，一直到 25 岁稳定维持在高水平；25 岁以后随着年龄的增加而下降，随着卵巢功能的进一步下降，AMH 也下降，绝经后无法检测到。临床上 AMH 的浓度使用 ELISA 进行测定，用于评估卵巢状态，具有优良的检测特异性和敏感性。临床意义包括：① 卵巢功能评估，窦前卵泡和小窦卵泡分泌 AMH，可以用于评估卵巢的储备功能。与其他评估指标包括基础 FSH、抑制素 B 等相比，在月经周期中分泌水平稳定，给评估带来便利，可以用于评估女性一生卵巢功能的改变。② 预测卵巢的反应，在辅助生育的治疗中，可以使用 AMH 对卵巢反应进行有效预测，为临床医师制定个体化治疗方案提供重要依据，一般认为如果 AMH < 1.2 mg/ml 时，卵巢出现低反应的机会较大，如果高于正常范围，则出现卵巢过度刺激综合征（OHSS）的概率明显升高。除了评估不孕症患者的卵巢反应，还可以用于预测 PCOS、卵巢手术患者、放化疗患者、子宫内膜异位症等多种疾病患者的生育力。③ AMH 可以用于一些疾病的辅助诊断，如 PCOS、性别发育异常等，也受口服避孕药、肿瘤、吸烟等因素的影响。

七、抑制素 B 的测定

抑制素属于 TGF-β 超家族成员，包括抑制素 A 和抑制素 B。女性抑制素 B 由颗粒细胞分泌，从窦前卵泡即开始产生，主要由中、小窦卵泡的颗粒细胞呈脉冲式分泌，在卵泡液中发挥着自分泌/旁分泌的作用。其主要生理作用是反馈性抑制 FSH 的分泌，增加 E_2 底物的产生，调节 E_2 的生成。在月经周期中,抑制素 B 在早卵泡期缓慢上升,卵泡中期达到高峰,卵泡晚期开始下降,排卵后迅速降至低水平。卵巢储备功能降低时抑制素 B 先于 FSH 的改变明显降低,由此预测卵巢储备功能,评估辅助生育治疗过程中卵巢的反应,一般低于 40~25 pg/ml 时认为卵巢功能开始减退。

参考文献

[1] Liu SF, Wang ZX, Yuan YE, et al. Hormone changes during the menstrual cycle of Chinese women[J]. J Reprod Fertil, 1986, 76: 43 - 52.

[2] Dewailly D, Robin G, Peigne M, et al. Interactions between androgens, FSH, anti-Mullerian hormone and estradiol during folliculogenesis in the human normal and polycystic ovary[J]. Hum Reprod Update, 2016, 22: 709 - 724.

[3] La Marca A, Sighinolfi G, Radi D, et al. Anti-Mullerian hormone (AMH) as a predictive marker in assisted reproductive technology (ART)[J]. Hum Reprod Update, 2010, 16: 113 - 130.

[4] 杨冬梓.生殖内分泌疾病检查项目选择及应用[M].北京:人民卫生出版社,2016: 163 - 182.

[5] 黄荷凤.实用人类辅助生育技术[M].北京:人民卫生出版社,2018: 255 - 259.

[6] Knauff EA, Eijkemans MJ, Lambalk CB, et al. Anti-Mullerian hormone, inhibin B, and antral follicle count in young women with ovarian failure[J]. J Clin Endocrinol Metab, 2009, 94: 786 - 792.

[7] Steiner AZ, Pritchard D, Stanczyk FZ, et al. Association between biomarkers of ovarian reserve and infertility among older women of reproductive age[J]. JAMA, 2017, 318: 1367 - 1376.

[8] Practice Committee of the American Society for Reproductive Medicine. Testing and interpreting measures of ovarian reserve: a committee opinion[J]. Fertil Steril, 2015, 103: e9 - e17.

[9] Tian Y, Zhao H, Chen H, et al. Variants in FSHB are associated with polycystic ovary syndrome and luteinizing hormone level in Han Chinese women[J]. J Clin Endocrinol Metab, 2016, 101: 2178 - 2184.

[10] Lawrenz B, Fatemi HM. Effect of progesterone elevation in follicular phase of IVF-cycles on the endometrial receptivity[J]. Reprod Biomed Online, 2017, 34: 422 - 428.

第五章 · 闭 经

陶敏芳

闭经(amenorrhea)是女性月经异常的一种常见的现象,表现为无月经来潮或月经停止。闭经的原因众多,不同生殖时期病因也不相同。其影响主要为第二性征和生殖系统不发育或缺陷,影响正常的生理功能,包括生育。此外,长期的低雌激素水平或无孕激素保护的状态会增加骨质疏松、心血管疾病和子宫内膜癌的风险。

一、定 义

依据有无自发性月经分为原发性闭经(primary amenorrhea)和继发性闭经(secondary amenorrhea)两类。原发性闭经是指年龄超过 13 岁仍未出现女性第二性征者;或年龄超过 15 岁,已出现第二性征但月经尚未来潮者。继发性闭经指自发月经来潮后月经停止 6 个月,或按原有月经周期计算停止 3 个周期以上者。不包括青春前期、妊娠期、哺乳期及绝经后的生理现象的闭经。

二、分 类

闭经分类方法有 3 种:① 依据有无自发性月经分为原发性闭经和继发性闭经两类;② 按下丘脑-垂体-卵巢轴的发病环节分为:下丘脑性闭经、垂体性闭经、卵巢性闭经和生殖道病变引起的闭经 4 种;③ 按促性腺激素水平分为高促性腺激素性闭经,即 FSH 和 LH 均>30 U/L;正常促性腺激素性闭经,即 FSH 和 LH 水平在 5~10 U/L;低促性腺激素性闭经,即 FSH 和 LH 均<5 U/L。上述 3 种分类法在临床往往会重叠应用。因此,国内一般按月经闭止的环节分为 4 区(图 9-5-1),第 1 区为下生殖道、子宫(包括子宫内膜)异常。下丘脑、垂体及卵巢功能均正常。第 2 区为卵巢异常,包括卵巢结构异常或(和)功能异常。下丘脑、垂体功能正常。受卵

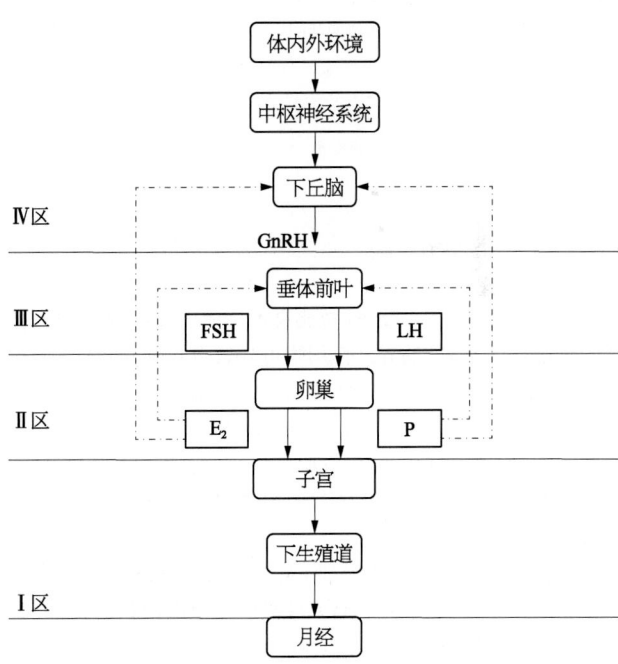

图 9-5-1 月经生理调节与闭经分区

巢功能的异常调节,表现为高促性腺激素水平。第 3 区为垂体前叶结构或功能异常。第 4 区为下丘脑结构或功能异常。

三、病 因

月经初潮与周期性有排卵月经需依赖以下丘脑-垂体-卵巢轴为核心的神经内分泌调节、外周内分泌代谢及下生殖道发育正常的维持,同时还受遗传、环境、营养与疾病等因素的影响。上述任何一个环节异常或因素影响了上述环节的功能

均会出现闭经（表9-5-1）。按因素性质归纳主要包括以下。

表9-5-1 不同部位闭经的主要病因

下丘脑性闭经	Kallmann 综合征
	特发性低促性腺激素性性腺功能低下
	精神性下丘脑性闭经
	运动性闭经
	药物性闭经
	神经性厌食症
	假孕
	肿瘤，如丘脑肿瘤、第三脑室肿瘤等
	先天畸形，如错构瘤
	炎症和外伤
	药物性
	垂体分泌功能紊乱，如特发性高催乳素血症
垂体性闭经	Sheehan 综合征
	垂体肿瘤
	空泡蝶鞍
	颅咽管瘤
	炎症和外伤
	继发性垂体前叶功能低下，如垂体瘤手术后、垂体前叶缺血坏死等
	空蝶鞍综合征
	先天性垂体前叶功能低下或发育异常
卵巢性闭经	先天性性腺发育不全：Turner 综合征、单纯性性腺发育不全、混合性性腺发育不全
	原发性卵巢功能不全（POI）
	卵巢早衰（POF）
	卵巢不敏感综合征
	17α-羟化酶缺陷
	17,20-碳链裂解酶缺陷
	免疫因素
	感染因素
生殖道病变	医源性精神因素
	特发性子宫内膜受损
	处女膜闭锁
	阴道闭锁
	阴道横隔
	MRKH 综合征

1. 下丘脑-垂体-卵巢轴功能失调·体内外各种对中枢神经的刺激，神经递质的异常作用均可导致下丘脑、垂体调节机制紊乱，干扰卵巢合成类固醇激素正常反应。

2. 先天性生殖发育异常·包括由染色体数目与结构异常以及基因水平突变所造成的性腺与生殖器官发育缺陷。

3. 外伤·外伤引起的下丘脑、垂体、卵巢与子宫的损伤及正常功能丧失可导致闭经。

4. 严重感染·严重的感染，尤其是结核菌感染使子宫内膜呈干酪样坏死，或淋球菌感染反复破坏子宫内膜的功能层，使月经量渐渐减少，甚至闭经。

5. 其他内分泌腺功能异常·甲状腺、肾上腺分泌功能的减退或亢进影响性激素的合成与分泌，造成生殖功能紊乱。

6. 肿瘤·颅内肿瘤压迫或破坏神经内分泌的传递，造成内分泌紊乱。体内出现有异常分泌功能的肿瘤如垂体催乳素细胞瘤、卵巢或肾上腺分泌雄激素肿瘤，都会影响月经正常来潮。

7. 全身性因素·如营养不良、精神压力、贫血、减肥、强烈运动与训练、生活环境骤变及慢性消耗性疾病引起闭经。

8. 医源性因素·化放疗、精神病药物和免疫抑制剂等医源性因素应用造成的闭经。

四、临床表现及主要病因的特征

（一）原发性闭经

临床较少见，多由遗传因素和先天性发育异常引起，分无性征和有性征发育两类。

1. 无性征发育·患者外阴呈幼女型，乳房无发育。按促性腺激素水平分为低促性腺激素性和高促性腺激素性闭经。

（1）低促性腺激素性闭经

1）特发性低促性腺激素性性腺功能低下（idiopathic hypogonadotropic hypogonadism，IHH）：由基因突变或一些未知因素引起，表现为性幼稚，包括原发闭经、乳房和外阴不发育和促性腺激素水平低下。下丘脑-垂体结构正常，而低促性腺激素未能启动垂体 FSH 和 LH 的分泌，卵巢功能受抑制，无卵泡生长发育和雌孕激素的分泌。

2）家族性促性腺激素释放激素抵抗（GnRH resistance）：由基因突变（Arg262 Gln/Tyr284Cys）导致 GnRH 合成与分泌低下，垂体促性腺激素分泌不足，卵巢发育差，雌激素水平极低。

3）Kallmann 综合征：原发闭经伴嗅觉缺失或嗅觉下降，内生殖器分化正常。为常染色体隐性遗传，也可能是 XP223 上 KAL 基因突变所致。下丘脑分泌 GnRH 功能缺陷，使促性腺激素低下，性腺功能差。由于这种疾病最早由 Kallmann 描述，因此被称为 Kallmann 综合征。男女均可发生，男性发病率约为 1/10 000，女性发病率约为 1/50 000。

（2）高促性腺激素性闭经

1）Turner 综合征：为染色体核型异常引起的疾病，核型异常具有多样化（表9-5-2）。临床表现为：① 性幼稚；② 异常的面部特征，包括下颌过小、上腭弓高、内眦赘皮等；③ 身材矮小；④ 肘外翻、不成比例的腿短、盾状胸、颈椎发育不良导致的颈部较短、脊柱侧凸和第4、5 掌（跖）骨短等。Turner 综合征者高 FSH 和 LH、低睾酮和雌二醇水平。

表9-5-2 Turner 综合征者的染色体核型

分 类	染色体核型
染色体数目异常	
X 单体	45，X
嵌合型	45，X/46，XX、45，X/46，XY、45，X/47，XXX、45，X/47，XXY
染色体结构异常	
缺失	
臂缺失	46，X，del(Xp)、46，X，del(Xq)
带缺失	46，X，del(X)(p11)、46，X，del(X)(q11)、X，del(X)(q21)、46，X，del(X)(q24)
环状染色体	46，X，r(X)
等臂染色体	46，X，i(Xq)
其他	46，X，t(X;21)(q24;q23)、46，X，t(X;4)(q27;q21)

2）单纯性性腺发育不全：临床表现为性幼稚、条索状性腺，无身材矮小等 Turner 综合征者的躯体症状，故称为单纯性性腺发育不全。内分泌测定结果与 Turner 综合征相同，提示为高促性腺激素性闭经。单纯性性腺发育不全有两种染色

体核型：46,XX 和 46,XY，染色体核型为 46,XY 的单纯性性腺发育不全又被称为 Swyer 综合征。

3) 17α-羟化酶缺陷：17α-羟化酶缺陷是 CAH 中非常少见，约占总数 1%。患者染色体为 46,XX，性腺是卵巢。青春期启动后，由于 17α-羟化酶缺陷卵巢不能合成雌激素导致患者的乳房不发育，外阴为幼稚型，无排卵和月经。另外，由于脱氧皮质酮合成增加，患者有水钠潴留、高血压和低钾血症。患者的血促性腺激素水平升高，血睾酮和雌激素水平低，血黄体酮、脱氧皮质酮和皮质酮水平升高。

2. 有性征发育·生殖道畸形主要包括处女膜或阴道发育异常如处女膜闭锁、先天性无阴道、阴道闭锁或宫颈发育不全等。如果子宫未发育或子宫发育不全表现为先天性无子宫、始基子宫、幼稚子宫、子宫发育不全和实质性子宫等。子宫有无有功能的内膜与临床症状相关，如有内膜者有周期性腹痛，无内膜者无周期性腹痛。

3. 雄激素不敏感综合征(androgen insensitivity syndrome, AIS)·又称雄激素抵抗综合征(androgen resistance syndrome, ARS)，或睾丸女性化综合征(testicular feminization syndrome,TFS)，为单基因突变所致，核型为 46,XY，性腺为睾丸，属 XY DSD。据估计，AIS 的发生率为每 2 万～6 万个男婴中有 1 例。血睾酮水平与正常男性相同。由于雄激素受体存在缺陷，使雄激素的正常生物学效应全部或部分丧失。根据临床表现分完全性雄激素不敏感综合征和不完全性雄激素不敏感综合征两种。完全性雄激素不敏感综合征者泌尿生殖窦发育成女性外阴和阴道，外观与正常女性没有差别。进入青春期后，患者与正常女性的差异开始显现。患者有正常发育的乳房，但没有阴毛、腋毛和月经；身高可能较一般女性高；患者的睾丸可位于腹腔、腹股沟管或阴唇内，可伴单侧或双侧腹股沟疝，疝囊内可发现睾丸。病理学检查显示大量无生精功能的曲细精管。无附睾和输精管。无子宫和输卵管，阴道为盲端。激素测定血睾酮水平≥3 ng/ml。

(二) 外生殖道发育异常

曾用名为两性畸形，属于性发育疾病(disorders of sex development,DSD)。两性畸形分为真两性畸形(卵睾 DSD)和假两性畸形。真两性畸形者体内既有睾丸组织又有卵巢组织，往往有子宫和阴道。假两性畸形又可分为男性假两性畸形(46,XY DSD)和女性假两性畸形(46,XX DSD)。前者性腺为睾丸，没有子宫和阴道，外阴有女性化表现；如睾丸不敏综合征。如患者性腺为卵巢，有子宫和阴道，外阴有男性化表现，称为女性假两性畸形，如先天性肾上腺皮质增生症。两性畸形的诊断比较复杂，需作激素测定和染色体检查，甚至需要做剖腹探查才能明确诊断。

1. 21-羟化酶缺陷·是最常见的先天性肾上腺皮质增生症，占 CAH 总数的 90%～95%。21-羟化酶缺陷既影响皮质醇的合成，也影响醛固酮的合成。由于 21-羟化酶缺陷者的肾上腺皮质可分泌大量的雄激素，因此女性患者可出现性分化或性发育异常。

2. 部分性雄激素不敏感综合征·患者临床表现差异大，外阴可从类似于正常女性的外生殖器到类似于正常男性的外生殖器。与完全性雄激素不敏感综合征相比，部分性雄激素不敏感综合征最大的特点是有不同程度的男性化。男性化程度差的患者可表现为尿道下裂、阴蒂增大，甚至可有带盲端的

阴道。男性化程度好的患者可仅表现为男性不育或男性乳房发育。按女孩扶养的患者进入青春期后，可有乳房发育，但没有月经来潮；伴明显的男性化体征，如声音较粗、可有喉结、皮肤较粗、体毛呈男性分布和阴蒂肥大等。

(三) 继发性闭经

临床较为多见。按照下丘脑-垂体-卵巢轴分区分类如下。

1. 下丘脑性闭经·是指由各种原因引起的中枢神经系统和下丘脑功能性和器质性改变，使下丘脑合成和分泌 GnRH 不足或缺陷而导致的闭经，其中功能性闭经多于器质性病变。

(1) 精神应激性闭经：又称精神性下丘脑性闭经 (physiologic hypothalamic amenorrhea)，属于功能性下丘脑性闭经(functional hypothalamic amenorrhea, FHA)。患者有明显的刺激因素或长期不明显的诱发因素，包括生活环境的改变、工作学习压力大及各种严重程度不等的生活不良事件等。可伴有消瘦、体重减轻等情况。体格检查和妇科检查无异常发现。内分泌检查：多数患者的 FSH 和 LH 水平偏低或处于正常水平的下限。

(2) 运动性闭经：患者往往有明显的接受强烈训练与激烈的比赛的事件导致体脂丢失过多，尤其是运动员，发生继发闭经或初潮延迟。机制包括：① 剧烈的运动导致血肾上腺素与去甲肾上腺素水平上升，体脂丢失，使腺外雄激素转化为雌激素的作用减少；② 剧烈运动的应激又可导致促肾上腺皮质激素释放因子促肾上腺皮质激素(CRF/ACTH)分泌亢进，血中皮质醇升高，导致 GnRH 与促性腺激素低下；③ 运动剧烈时体内睾酮与 DHEA 均上升，反馈到下丘脑、垂体，使 FSH 下降；④ 内源性阿片肽也增加，从而抑制 GnRH 与促性腺激素分泌。

(3) 神经性厌食症(anorexia nervosa,AN)：是一种好发于年轻女性的精神性疾病，属于功能性下丘脑性闭经。患者由于严重的心理障碍，为了减肥而节食及其他精神刺激造成的神经内分泌紊乱。临床上主要表现为患者过度限制饮食、体重显著降低和闭经。女性的发病率为 0.5%～3.7%，近年来有增高的趋势。神经性厌食症包括多种内分泌代谢紊乱：① 下丘脑-垂体-卵巢轴功能被抑制，LH 脉冲频率、振幅下降，卵巢合成分泌雌激素减少；② 下丘脑-垂体-肾上腺轴功能受抑制，肾上腺分泌雄激素特别是 DHEA 减少，类固醇激素生成仅为青春期前水平；③ 下丘脑-垂体-甲状腺轴受抑制，血甲状腺激素(T_3、T_4)比正常人低，TSH 不高，消瘦，不思进食，闭经；④ 药物性闭经。

2. 垂体性闭经

(1) 席汉综合征：由于产后大出血引起的垂体前叶功能减退导致所分泌的激素水平低下，不足以调节卵巢功能的正常启动而出现的闭经，同时可能伴有甲状腺功能不足、肾上腺皮质激素不足等表现称为席汉综合征。

临床表现与腺垂体坏死的程度呈正相关，具体症状如下。

1) 促性腺激素和催乳素分泌不足症状：产后无乳、乳房缩小、产后闭经、性欲减退或消失、外生殖器萎缩、子宫和乳房萎缩等。

2) 促甲状腺激素不足症状：表情淡漠、反应迟钝、畏寒、少汗和心率缓慢等，患者较少出现黏液性水肿。

3) 促肾上腺皮质激素不足症状：虚弱无力、不耐饥饿、血压下降、易发生低血糖、皮肤色素减退和机体抵抗力下降等。

4）其他：机体应激能力下降，各种应激如感染、手术、外伤、精神刺激、某些药物（镇静、麻醉剂和降糖药等）等可使病情加重，从而诱发垂体前叶功能减退危象的发生。

（2）高催乳素血症：常见的高催乳素血症病因有垂体瘤、功能性高催乳素血症、空蝶鞍综合征、原发性甲状腺功能减退和服用一些药物等。垂体瘤是神经系统常见的肿瘤之一，根据分泌功能对垂体腺瘤进行分类：① 功能性肿瘤，能分泌激素并产生临床症状的肿瘤；② 无功能性肿瘤，不分泌激素或只分泌少量激素但不产生临床症状的肿瘤，此类肿瘤约占20%。功能性肿瘤对生殖内分泌影响较大，包括催乳素瘤、生长激素瘤、促甲状腺素瘤、促肾上腺皮质激素瘤、混合瘤等，其中催乳素瘤最多，占垂体腺瘤总数的40%～70%。经过系统的检查如未发现明确的病因，则诊断为功能性高催乳素血症。垂体放射学检查可以确诊空蝶鞍综合征。原发性甲状腺功能减退者或正在服用性激素、西咪替丁、抗癫痫药、抗抑郁药、利血平等药物，可确定高催乳素血症的发生与上述因素有关。

3. 卵巢性闭经·包括原发性卵巢功能不全与卵巢早衰。卵巢早衰（premature ovarian failure，POF）是指女性在40岁之前出现闭经、雌激素缺乏、促性腺激素水平升高等卵巢功能衰竭所导致现象，最早由 Moraes-Reuhsen 于1967年首先提出。据此定义，临床诊断提出必须符合以下3点：① 年龄<40岁；② 闭经时间≥6个月；③ 两次（间隔1个月以上）血FSH>40 U/ml。卵巢早衰影响着1%的<40岁的女性、1/1 000 的30岁女性和 1/10 000 的20岁女性。该定义长期以来一直用于临床。随着临床对该现象的重视，发现除医源性卵巢早衰外的卵巢功能衰竭绝大部分都是呈现渐进性的，即首先出现卵巢功能下降，经过数年以后逐渐衰竭。而卵巢早衰实际上是卵巢功能不全的终末状态。为了能够更加合理临床认定和处理，已将此现象的过程定义为原发性卵巢功能不全（primary ovarian insufficiency，POI）以强调卵巢衰竭前的过程。实际上在 Moraes-Reuhsen 提出卵巢早衰后1年已有学者将此定义提出，只是一直没有被临床采纳。从临床诊断标准来说与原来的卵巢早衰诊断标准相比只是在月经的变化上放松了标准，即：① 40岁以下的妇女；② 持续4个月闭经或月经稀发；③ 两次 FSH>40 U/L（测定间隔超过1个月）。引起卵巢功能不全或早衰的因素及发生机制尚不清楚。生活方式及患病状况可能影响卵巢功能而出现早衰。遗传研究发现 POF 患者的X染色体异常增加。由于与平均绝经年龄50岁相比，这些患者会提前10年以上出现由于雌激素水平降低导致的一系列低雌激素症状，如潮热多汗、面部潮红、性欲低下等，以及低雌激素导致的远期疾病如骨质疏松、心血管疾病、低雌激素导致的心理问题等。我国一项研究显示卵巢早衰会增加全因和癌症死亡率，且与自身免疫疾病增加有关，但是降低乳腺癌的发生率。

4. 子宫性闭经

（1）结核性子宫内膜炎：患者往往有结核病史，通过血运播撒至生殖系统感染子宫内膜，造成子宫内膜破坏，出现月经量减少直至闭经。该类患者下丘脑-垂体-卵巢功能正常。

（2）Asherman 综合征：由于宫腔操作导致的子宫内膜破坏出现闭经，如人工流产术后。该类患者下丘脑-垂体-卵巢功能正常。

五、诊　断

（一）病史

闭经原因众多，详细询病史对判断原发性闭经、继发性闭经及闭经原因等十分重要，询问内容包括初潮年龄、第二性征的出现及出现时间、闭经伴随症状，如周期性腹痛等；此外还应询问可能造成闭经的诱发因素，如精神创伤、环境改变、其他系统疾病及治疗等。

（二）体格检查

全面的体格检查，包括生长发育情况，包括身高、体重、指距、体态、腰腹围、智力、痤疮、黑痣、毛发浓密程度与分布、第二性征发育状况、腋毛评估、有无溢乳等。

（三）妇科检查

包括外生殖器发育状态，如外阴阴毛分布、阴蒂大小、处女膜孔等；阴道长度，有无隔膜；宫颈有无，或双宫颈。双合诊、三合诊或肛检了解子宫大小、形态，盆腔包块等。

（四）辅助诊断

辅助检查应在临床初步判断的情况下选择。

1. B超检查·超声检查因为无创、可反复等优点成为妇科领域最常用检查手段。检查主要了解子宫大小、形态、宫腔形态和子宫内膜厚度；了解卵巢发育状态，卵泡发育情况；了解是否有盆腔器质性病变等。

2. 头颅、蝶鞍 CT、MRI 检查·了解是否存在造成闭经的肿瘤，同时可以显示肿瘤的部位及大小以判断肿瘤的性质。

3. 染色体检查·排除由于染色体数目或结构异常相关的遗传疾病，尤其是性发育异常疾病。

4. 子宫内膜活组织检查·通过内膜的反应了解体内性激素状态和子宫内膜对性激素的反应性，排除结核菌感染。

5. 子宫输卵管造影·了解宫腔形态，有无畸形，宫腔内有无粘连；同时可以了解输卵管的通畅与否。

6. 宫腔镜检查·直视下显示宫腔情况，可以了解子宫内膜的状态，了解有无宫内占位、宫腔粘连并分解粘连等。

7. 腹腔镜检查·直视下观察到内生殖器形态、大小等，行卵巢活组织检查和了解输卵管通畅与否。

（五）性激素水平的临床评估试验

1. 孕激素试验·用黄体酮 20 mg/ml，每日肌内注射1 ml，连续5日，或口服孕激素制剂（黄体酮或地屈孕酮）停药观察有无撤药性出血，如果有出血则为Ⅰ度闭经，提示有一定内源雌激素但缺乏孕激素；如无撤药性出血，且已经排除妊娠后则为Ⅱ度闭经，提示内源雌激素不足。

2. 雌激素试验·对Ⅱ度闭经采用雌孕激素序贯方法试验，即雌激素（如戊酸雌二醇1～2 mg）每日1次连服20～22日，在给药10～12日后加服孕激素（安宫黄体酮8 mg/d或地屈孕酮20 mg/d）连服10日，停药后如发生撤药性出血则表明子宫内膜对雌、孕激素有反应，病因可能为卵巢功能异常所致的闭经；如无出血则提示内膜对雌激素、孕激素无反应，病因可能为子宫内膜病变所致。

3. 阴道脱落细胞检查·通过雌激素使阴道上皮细胞增生、角化，孕激素在雌激素基础上对阴道细胞的影响来判断性激素水平。

4. 宫颈黏液评分·通过宫颈黏液理化性状的周期性变化

了解内源性雌激素的高低与周期变化以判断卵巢功能。

(六) 血激素测定与生殖内分泌功能评估

这是最直接判断卵巢功能及影响卵巢功能原因的检查。

1. 促性腺激素测定。测定不同时间的卵泡刺激素(FSH)与黄体生成素(LH)水平判断闭经的区域。

2. 性激素测定。包括雌激素、孕激素和雄激素的测定。雌激素主要是雌二醇(E_2)。孕激素测定孕酮水平。雄激素测定包括睾酮(T)、脱氢表雄酮(DHEA)与硫酸脱氢表雄酮(DHEAS)。目前女性性激素测定国内尚无完整、统一的测定值,测量结果受试剂来源、测量方法、测量单位不同而不一致。测量时间应依据不同原因而选择。

3. 抗米勒管激素。抗米勒管激素(anti‐Mullerian hormone,AMH)是近年来用于临床检测卵巢功能,尤其是储备功能最敏感的指标。它是一种糖蛋白激素,女性由卵巢窦前卵泡和小窦卵泡的颗粒细胞所分泌,属转化生长因子β家族(TGF‐β)。经过糖基化和二聚化,AMH前体在分泌前形成 144 000 的二聚体化合物,由两个 72 000 的单体构成。每个单体含一个 N 端结构域和一个 C 端结构域,其中 N 端结构域对 C 端结构域有激活作用。在胞内运输期间,5%~20%的 AMH 的两个单体被从特定位置切开,形成两个 58 000 和两个 12 000 的多肽,切割开的两部分仍以共价键连接。人编码 AMH 的基因位于 19 号染色体短臂上。抗米勒管激素检测不受月经周期影响。但目前临床还缺乏统一的测定值。

4. 催乳素(PRL)。是垂体前叶分泌的一种多肽激素,病理情况下出现增高,如高催乳素血症、垂体腺瘤等。催乳素生理情况下受多巴胺抑制,夜间及初醒分泌值较高,醒后 1 h 下降。另外催乳素还受应激、运动、饮食等影响。建议抽血最好时间在上午 9:00—10:00。

5. 垂体甲状腺激素测定。包括 FT_3、FT_4 与 TSH。

6. 促性腺激素分泌功能试验

(1) GnRH 兴奋试验:用人工合成的 GnRH(戈那瑞林 25 μg)溶于生理盐水 2ml 中快速静脉推注,注入前、注入后 25、45、90 和 180 min 分别取血 2 ml,用放射免疫法测 FSH 与 LH。若 25 min 时血 LH 值较基础值上升 3~5 倍,FSH 值在 45 min 时上升 2~5 倍为正常反应,提示垂体促性腺激素分泌功能正常;若反应延迟或低下,表示垂体功能不足。

(2) 氯米芬试验:氯米芬是常用的促排卵药物。在月经来潮第 5 日开始每日口服 50~100 mg,连服 5 日,在服药第 1、3、5 日测 LH、FSH,若分别能上升 85% 与 50%,停药后卵泡发育,并能 LH 再次上升诱导排卵,产生孕酮,为排卵型反应;反之即无反应。

7. 其他试验。包括 TSH 兴奋试验,用于评估甲状腺功能及催乳素功能。ACTH 兴奋试验,用于评估肾上腺储备功能。地塞米松抑制试验,了解垂体或肾上腺皮质分泌的抑制现象。

(七) 闭经的诊断步骤

首先排除妊娠的可能。其次通过测试子宫对雌、孕激素的反应,判断是否存在子宫病变包括发育异常。进一步 PRL 测定,促性腺激素与雌激素测定,区分原卵巢性还是垂体、下丘脑病变(图 9‐5‐2)。

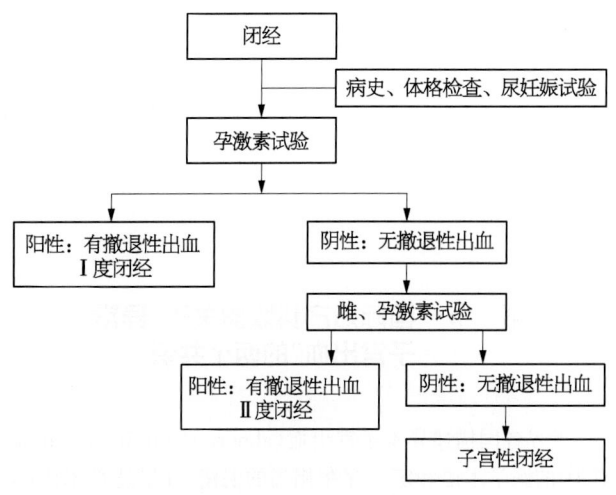

图 9‐5‐2 闭经的诊治流程

六、治 疗

治疗原则:病因治疗、恢复月经。

(一) 病因治疗

针对导致闭经的不同病因所采取的治疗手段。例如通过改善生活方式治疗厌食性闭经、过度运动导致的闭经。

(二) 恢复月经

包括通过病因治疗恢复卵巢正常功能后的月经恢复与外源性治疗诱导"月经"。外源性治疗主要包括孕激素治疗和雌孕激素治疗,孕激素治疗适用于有一定雌激素水平的卵巢性闭经,包括 PCOS 等。雌孕激素治疗,又称激素替代治疗,适用于各种原因导致的卵巢功能衰竭患者。

(三) 生育指导

对有生育需求的闭经患者在恢复月经后要对其生育能力进行评估,包括子宫状况、卵巢储备功能等。对卵巢储备功能减退的患者要积极予以生育指导和治疗,必要时予以辅助生育技术助孕。

参考文献

[1] Kronenberg HK, Melmed S, Polonsky KS, et al.威廉姆斯内分泌学[M].向红丁,译.北京:人民军医出版社,2011.
[2] 邱明才.内分泌疾病临床诊疗思维[M].2 版.北京:人民卫生出版社,2013.
[3] 葛秦生.实用女性生殖内分泌学[M].北京:人民卫生出版社,2008.
[4] Jameson JL. 哈里森内分泌学[M].胡仁明,李益民,童伟,译.北京:人民卫生出版社,2010.
[5] Coulam CB, Adamson SC, Annegers JF. Incidence of premature ovarian failure[J]. Obstet Gynecol, 1956, 67:604‐606.
[6] Kalantaridou SN, Davis SR, Nelson LM. Premature ovarian failure[J]. Endocrinol Metab Clin North Am, 1998, 27:989‐1006.
[7] 李诵弦,于传鑫.实用妇科内分泌学[M].2 版.上海:复旦大学出版社,2004.
[8] Shelling AN. X chromosome defects and premature ovarian failure[J]. Aust N Z J Med, 2000, 30:5‐7.
[9] Partington MW, Moore DY, Turner GM. Confirmation of early menopause in fragile X carriers[J]. Am J Med Genet, 1996, 64:370‐372.
[10] Conway GS. Premature ovarian failure[J]. Curr Opin Obstet Gynecol, 1997, 9:202‐206.
[11] Gordon CM, Ackerman KE, Berga SL, et al. Functional hypothalamic amenorrhea: an endocrine society clinical practice guideline[J]. J Clin Endocrinol Metab, 2017, 102(5):1413‐1439.

第六章·异常子宫出血

张以文　田秦杰

第一节·国际妇产科联盟关于"异常子宫出血"的两个共识

世界各国描述异常子宫出血（abnormal uterine bleeding，AUB）的医学术语和定义存在相当的混淆，如描述性术语（症状）和诊断性术语混用、某些具有希腊或拉丁字根的英文术语定义模糊、不同地区/国家理解同一术语的含义及用法不同。术语混乱和缺乏对潜在病因统一标准的分类方法使临床诊疗、交流、教学和多中心研究的组织和结果解读十分困难。为此国际妇产科联盟（FIGO）建立了"月经异常工作组"，通过复习文献、问卷调查、研讨、投票等，2007 年发表了关于"正常和异常子宫出血相关术语"的共识（Fraser IS 2011）。该共识提出规范地询问月经史（即正常子宫出血）至少包括周期频度和规律性、经期长度和经期失血量 4 个要素。周期频度和规律性在初潮后 5 年，绝经前 5 年差异较大，因此月经参数的正常范围必须基于年龄、本民族正常排卵妇女月经研究的第 5～95 百分位数确定。AUB（即月经失调）为总的描述性术语，归属于"异常生殖道出血"之下。其定义为与正常月经 4 要素中任何 1 项不相符且源自子宫腔的出血。因此，必须排除来自宫颈、阴道、外阴、泌尿道、直肠、肛门的出血。该共识推荐描述异常子宫出血模式（bleeding pattern）的术语见表 9-6-1。建议废用"功能性子宫出血"（简称功血）及 menorrhagia 等具有希腊或拉丁字根的英语术语，理由是定义模糊或不一致。保留的术语有："经间期出血（intermenstrual bleeding，IMB）"

表 9-6-1　月经 4 要素与正常、异常子宫出血术语的定义

月经要素	术语	FIGO 定义	中国大陆指南
周期频度（日）	正常	24～38	21～35
	月经频发	<24	<21
	月经稀发	39 日至 6 个月	36 日至 6 个月
	闭经	≥6 个月	≥6 个月
规律性	规律	±2～20*	≤7
近 1 年周期长度变异（日）	不规律	>20	>7
经期长度（日）	正常	4～8	3～7
	经期延长	>8	>7
	经期过短	<4	<3
经期失血量（ml）基于碱性正铁血红蛋白测定	正常	5～80	5～80
	月经过多	>80	>80
	月经过少	<5	<5

注：* 健康人群中常见 PCOS 亚型影响周期变异呈偏态分布。

（见本章第六节）、不规则子宫出血（指完全无规律可循的出血）。突破性出血（breakthrough bleeding，BTB）指雌、孕激素治疗过程中非预期的子宫出血。出血量多需用卫生巾者为 Bleeding，量少不需卫生巾者为 Spotting。该共识提出的新术语有"慢性 AUB"指近 6 个月内至少出现 3 次 AUB，为需规范诊断治疗的对象，"急性 AUB"指发生一次大量出血发作必须紧急处理以防进一步失血，可见于有或无慢性 AUB 史的患者。

2011 年 FIGO 又发表"非妊娠育龄妇女 AUB 病因新分类——PALM-COEIN 系统"的共识（Munro MG 2011）。该系统不涵盖青春前期、绝经后、育龄妇女妊娠相关的 AUB。将出血病因分为 2 大类共 9 种疾病：子宫内膜息肉（polyps）、子宫腺肌症（adenomyosis）、子宫肌瘤（leiomyoma）、恶性病变和增生（malignancy and hyperplasia）为 PALM 组，影像学和（或）组织病理可观察到结构异常。止血/凝血相关疾病（coagulopathy）、排卵障碍（ovulatory disorders）、子宫内膜局部异常（endometrial）、医源性（iatrogenic）、未分类（not yet classified）为 COEIN 组，无上述结构异常。按英文首字母缩写为 PALM-COEIN。任一患者可存在 1 种或多种与 AUB 有关的病因，诊断表达方式为：单病因如 AUB-L，多病因如 AUB-L/O。另一方面已发现的疾病如子宫肌腺症或子宫肌瘤也可能不是目前 AUB 的原因，则诊断表达为：如 AUB-O，子宫肌瘤（浆膜下）。

我国妇科学界也存在一些术语的混淆，如 AUB、功能失调性子宫出血（简称功血）及月经量过多这 3 个术语的定义原本是不同的，常不加区别地混用。既往将 AUB 病因分为器质性疾病、功能失调和医源性三大类。为与国际接轨，在阅读国外文献、交流、国际合作时有共同语言，不引起误读误解，中华医学会妇产科内分泌学组引进了上述 FIGO 两个共识制定了 AUB 临床诊治指南（2014）。为此将本章题目改为"异常子宫出血"。首先阐述 AUB 9 种病因鉴别诊断要点及 AUB-C、AUB-I、AUB-N 的临床处理，重点介绍排卵障碍及子宫内膜局部异常引起的 AUB（即 AUB-O 及 AUB-E），简要叙述 4 种子宫结构异常疾病、经间期出血及黄体功能不足的临床诊断处理。

第二节·育龄妇女异常子宫出血各种病因鉴别诊断要点

对 AUB 患者，首先要通过详细询问月经改变的历史及其演变，确认特异的出血模式，这是患者就诊的主要问题。常可表现为多种出血模式的不同组合，如月经频发或稀发、经期延长或缩短、经量过多或过少、周期不规律等可在一个患者病史

中先后出现。注意区别正常月经出血和异常出血，并以近1~3次出血的具体日期进行核对。重点关注的应是自然月经而非药物诱发的人工月经。努力寻找发病诱因（精神刺激、生活方式、疾病、家族遗传背景等）。询问相关症状（体重改变、潮热、溢乳等）和疾病。了解既往检查化验的时间、地点、月经周期（日）、原始数据。注意询问性生活、避孕、生育情况以除外妊娠或产褥相关的出血，必要时测定血绒毛膜促性腺激素（HCG）浓度。初诊时全身及妇科检查不可或缺。可及时发现相关体征，如性征、泌乳、BMI、体毛、腹块等，有助于确定出血来源，排除宫颈、阴道病变。

询问曾否服用性激素或含性激素的中药、保健品、抗凝药等，或放置宫内节育器（IUD）、宫颈电烙、肾衰竭透析治疗等；了解起止日期，分析其与出血的时间关系。强调了解近1~2个月的用药情况，以发现医源性出血（AUB-I）。口服避孕药引起的出血首先应排除漏服，其次增加炔雌醇剂量可能有效。因放置 IUD、单孕激素皮埋避孕或释放孕激素 IUS 者可对症止血处理，首选纤溶药物（氨甲环酸）。

询问个人或家族有无潜在凝血疾病的线索，如初潮起月经即过多；既往外科或口腔科操作后出血史、反复皮下瘀斑、鼻出血、牙龈出血史。常规行全血细胞计数了解有无贫血及其程度，其他血细胞情况，决定是否请血液科会诊以发现凝血止血异常引起的出血（AUB-C）。有报道月经量过多的妇女中约13%有止血/凝血功能异常，最常见的是血管性血友病（von Willebrand病）。von Willebrand 因子（vWF）由血管内皮细胞合成，能促进血小板黏附于血管内皮创面，形成血小板血栓，并与血浆凝血因子8形成复合物，促进凝血。vWF 和因子8量或功能低下可引起月经量多，常有阳性家族史。治疗原则上以血液科治疗措施为主，妇科协助控制子宫出血。首选大剂量高效合成孕激素内膜萎缩疗法，可加用丙酸睾酮减轻盆腔器官充血。氨甲环酸、短效口服避孕药和左炔诺孕酮宫内释放器（LNG-IUD）也有帮助。药物治疗无效或原发病无治愈可能时，可考虑在血液科监护下手术治疗，包括子宫内膜剥除术（热球、微波、射频等）或全子宫切除术。

测量基础体温至少1个周期，或选择适当时机抽血化验黄体生成素（LH）、卵泡刺激素（FSH）、催乳素（PRL）、雌二醇（E_2）、孕酮（P）、睾酮（T）及促甲状腺激素（TSH），以发现排卵障碍（AUB-O）及其类别（详见本章第三节）。

对照盆腔超声检查与妇科检查所见。怀疑子宫结构异常时酌情行宫腔镜检查或宫腔内注射生理盐水声像造影（hysterosonography）或腹腔镜检查，血 CA125 测定，以发现子宫内膜息肉（AUB-P）、子宫腺肌症（AUB-A）、子宫肌瘤（AUB-L），尤其是子宫黏膜下肌瘤（AUB-L_{Sm}）。对年龄≥45岁、长期不规律子宫出血、有高血压、肥胖、糖尿病等子宫内膜癌高危因素，超声提示子宫内膜过度增厚、回声不均匀者应行诊断性刮宫，有条件的首选宫腔镜直视下活检送病理检查，以发现子宫内膜恶性疾病及增生（AUB-M）（详见本章第六节）。

如经量过多发生在有规律排卵的月经周期中，经各种检查未发现明确异常者，可确认为子宫内膜局部异常（AUB-E），影响止血或内膜修复；或子宫内膜炎症、感染、血管生成异常。目前无特异诊断手段，属排除性诊断（详见本章第四节）。

最后，AUB 的个别案例可能与其他罕见因素有关，如动静脉畸形、剖宫产瘢痕缺损等；目前尚缺乏完善的检查手段作为诊断依据；也可能存在某些尚未阐明的因素，将来需通过生化或分子生物学手段明确病因。目前暂将这些因素归于"未分类（AUB-N）"。随着医学的进步，这类患者可能归于一种特定的新分类，或归于目前已知的某类因素中（图9-6-1）。

动静脉畸形所致 AUB 确切患病率不清，有报道大约为4.5%，病因有先天性或后天获得性（子宫创伤，如剖宫产术后）。临床表现多为突然出现的不明原因的大量子宫出血。诊断首选经阴道多普勒超声检查，子宫血管造影检查确诊，其他辅助检查方法有盆腔 CT 及磁共振（MRI）。治疗根据患者是否有生育要求，出血量不多可采用口服避孕药或期待疗法保存患者生育力；出血严重患者首先维持患者生命体征平稳，尽早采用选择性子宫动脉血管栓塞术，有报道术后妊娠率较低。无生育要求患者，可采用子宫切除术。

第三节·排卵障碍引起的异常子宫出血

一、无排卵的机制

在北京协和医院妇科门诊无排卵引起 AUB 476 例患者中，以青春期最多（56.1%），绝经过渡期次之（31.7%），育龄期最少（12.2%），基本病理生理改变为中枢神经系统下丘脑-垂体-卵巢轴神经内分泌调控异常。文献报道青春期少女月经初潮后第1年内80%的周期是无排卵的。初潮后第3年内无排卵月经占50%，初潮第6年时有10%~20%的月经周期尚无排卵，1/3周期为黄体功能不足（luteal phase deficiency, LPD）。这是由于卵巢轴复杂精细的正反馈调节建立较迟。如此时受到内外环境因素干扰，如过度劳累、应激、肥胖、胰岛素抵抗等可能引起持续无排卵。绝经过渡期妇女卵泡对促性腺激素敏感性，或下丘脑-垂体对雌激素正反馈调节反应性降低，可出现 LPD、不规则排卵，最终排卵停止。卵泡发育缓慢、不充分或退化不规则。育龄期可因内、外环境内某种刺激，如劳累、应激、流产、手术或疾病等引起短暂无排卵。亦可因肥胖、多囊卵巢综合征（PCOS）、高催乳素血症等长期存在的因素引起持续无排卵。

二、病理生理改变

虽然少数无排卵妇女可有规律的月经，临床上称为"无排卵月经"，但多数无排卵妇女有月经紊乱。卵巢内卵泡有不定时、不同程度的发育及退化，无优势卵泡及黄体形成，孕酮水平低下，子宫内膜持续增殖甚至增生。分泌雌激素不规律、波动引起子宫内膜不规则脱落，即脱落的部位、深度、范围及时机皆不规律，发生雌激素撤退或突破性出血。对子宫内膜增生的患者行宫腔镜检查可见到子宫内膜血管结构不正常，纡曲、血管壁薄易破、螺旋动脉发育差，静脉血管增加并有静脉窦形成。子宫内膜血流有不同程度的增加。局部 $PGF_{2\alpha}$ 生成减少或 PGE_2 合成增多，一氧化氮及纤溶活性增高。

三、临床表现

主要是月经完全不规律，出血模式决定于血 E_2 水平及其

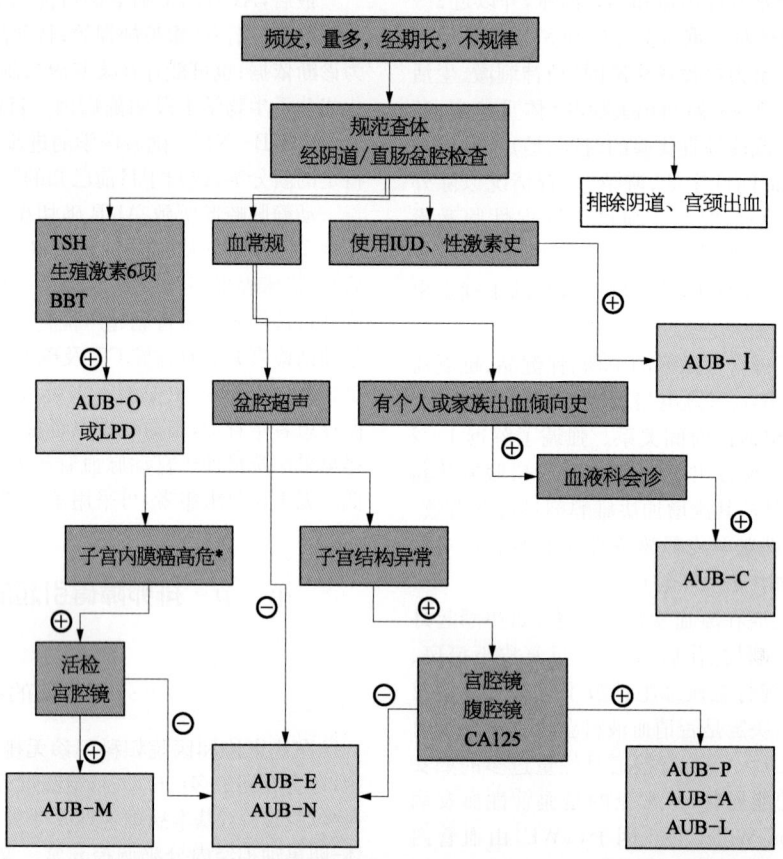

图9-6-1 月经频发、量多、经期长、不规律的诊治流程图
TSH：促甲状腺激素；生殖激素6项：FSH、LH、PRL、E₂、T、P；BBT：基础体温；LPD：黄体功能不足；IUD：宫内节育器；* ：≥45岁，持续无排卵，肥胖

下降的速度、雌激素持续作用的时间及内膜厚度。周期频度可由数日至数月，可被误认为稀发月经或闭经。经期出血量可少至点滴淋漓，多至有大血块造成严重贫血；经期长度可由1～2日至数月不等；病程缠绵，可有贫血、多毛、肥胖、泌乳、不育等。一般不伴有痛经。盆腔检查除子宫可能稍丰满及软外，余皆正常。

辅助检查：基础体温（BBT）曲线呈单相型。血E₂浓度维持在中、晚卵泡期水平。孕酮浓度＜3 ng/ml。单次测定血LH/FSH水平正常或比值升高。子宫内膜活检病理检查可呈增殖、不规则增殖（部分腺体结构不规则，无弥漫性增厚）、单纯增生、复合增生、息肉或非典型增生，无分泌期表现。偶可并发子宫内膜腺癌。北京协和医院报道200例AUB中38例单次测定了LH、FSH。结果30例（78.9%）有PCOS的特征，其中4例腹腔镜检查证实为多囊卵巢。临床有多毛者占84.5%，说明多数无排卵AUB患者有PCOS的特征。青春期AUB患者治疗前基础体温测量134例，单相104例（77.6%），偶有双相15例（11.2%），有双相而黄体期短者15例（11.2%）。

四、诊 断

诊断的关键是除外全身或生殖系统器质性疾病引起的出血及医源性子宫出血。除本章第二节列举需鉴别的疾病外，全身疾病还有内分泌病（肾上腺皮质功能异常、甲状腺功能异常及糖尿病等引起的持续无排卵）、肝病（影响了雌激素代谢

或凝血因子的合成等）、肾病（影响激素代谢和血红蛋白的合成）。红斑狼疮（损伤血管功能或血液抗凝抗体作用）、生殖系统疾病还有卵巢分泌雌激素的性索间质瘤；一般或特异性（结核、性病）子宫内膜炎、子宫内膜异位症、子宫动静脉瘘等。青春期患者多注意排除血液病，绝经过渡期患者多注意排除子宫器质性疾病。

五、处理及预后

AUB-O患者应对内分泌治疗有效。具体方案应根据患者年龄、血红蛋白水平、有无生育或避孕要求、文化水平、当地医疗及随诊条件等因素全面考虑。总的原则是：出血阶段应迅速有效地止血及纠正贫血。血止后应尽可能明确病因，选择针对性的方案控制月经周期或诱导排卵，预防复发及远期并发症。

（一）止血

1. 诊断性刮宫·显效迅速，还可行内膜病理检查除外恶性情况。对病程长、已婚育龄期或绝经过渡期患者应常规使用。但对未婚及近期刮宫已除外恶变的患者则不必反复刮宫。

2. 孕激素内膜脱落法（即药物刮宫）·针对无排卵患者缺乏孕激素影响，给予足量孕激素使增殖或增生内膜转变为分泌期；停药约2～3日后内膜规则脱落出现为期约7日的撤退出血，内膜修复而血止。常用方案为黄体酮20 mg肌内注射/

日或口服微粒化孕酮200～300 mg/d,连续3～5日;或地屈孕酮10～20 mg/d或安宫黄体酮(MPA)6～10 mg/d,连续10日。本法效果确切,必须向患者说明停药近期内必有为期约7日的出血,若累及宫腔的内膜较厚则撤退出血量会很多,不能误认为治疗无效。本法只能用于血红蛋白>80 g/L的患者。为减少撤退出血量可配伍丙酸睾酮,每日25 mg(青春期患者)或50 mg(绝经过渡期患者),总量应<200 mg。在撤退出血量多时,应卧床休息、给止血剂及铁剂,必要时输血,此时不用性激素。若撤退出血持续>10日应怀疑存在器质性疾病。

3. **雌激素内膜生长法** 只适用于青春期未婚患者及血红蛋白<80 g/L时。原理是以大剂量雌激素使增殖或增生的子宫内膜在原有厚度基础上快速修复创面而止血。不同患者有效止血的雌激素剂量与其内源性雌激素水平的高低呈正相关。原则上应以最小有效剂量达到止血目的。苯甲酸雌二醇肌内注射8～12 mg/d,戊酸雌二醇口服4～6 mg/次,q4～8h,密切观察,若出血无减少趋势可逐渐加量;也可从大剂量开始,止血收效较快。同时积极补充铁剂、加用一般止血药。血止3日后可逐步将雌激素减量,速度以不再引起出血为准,每次减量不超过减量前的1/3。直至每日1～2 mg时即不必再减,维持至用药20日左右,血红蛋白已高于80～90 g/L或达正常时,再改用黄体酮使内膜脱落,结束这一止血周期。故内膜生长法的用意是为争取时间纠正重度贫血。对血红蛋白极度低下的患者应注意有无凝血因子及血小板的过度稀释,单纯增加雌激素剂量可能无效,此时应请血液科检查血小板及凝血功能,必要时补充新鲜冻干血浆或血小板。本法为权宜之计,不宜频繁使用,重在预防再次严重出血,不适用于绝经过渡期女性。

4. **高效合成孕激素内膜萎缩法** 适用于:① 育龄期或绝经过渡期患者血红蛋白<70 g/L,近期刮宫已除外恶性情况者。② 血液病患者,病情需要月经停止来潮者。大剂量高效合成孕激素使增殖或增生内膜蜕膜化,继而分泌耗竭萎缩。如左炔诺孕酮(紧急避孕药成分)每日1.5～3 mg,炔诺酮(妇康)每日10～15 mg,醋甲羟孕酮(安宫黄体酮)每日10 mg等,血止后逐渐减量维持约20日。同时积极纠正贫血后停药,内膜脱落而出血。③ 短效口服避孕药(OC)如妈富隆等也有内膜萎缩作用,初始剂量每日3片,以后酌情减量,方法同合成孕激素。应注意除外口服避孕药的禁忌证,大剂量合成孕激素及OC不适用于绝经过渡期患者止血。19-去甲基睾酮类孕激素制剂有不同强度的雄激素活性,在治疗PCOS引起AUB-O患者时剂量不宜过大。血液病患者则应视血液病的病情需要,决定是否停药或持续用药。

5. **一般止血治疗** 在本病治疗中可起辅助作用。常用的有抗纤溶药物氨甲环酸(tranexamic acid,妥塞敏)口服剂量为1 g,每日2～3次。或1.0 g与5%葡萄糖液配成1%溶液静脉滴注,每日总量1～2 g。维生素C能增强毛细血管抗力。可口服或静脉滴注,每日0.3～3 g;甲萘氢醌(维生素K₁)每次10 mg肌内注射,每日1～2次,有促进凝血的作用。

(二)诱导排卵或控制月经周期

出血停止后应继续随诊,测量BBT,择时检查血生殖激素浓度。根据患者不同的要求制订诱导排卵或控制周期的用药

方案以免再发。

对要求生育的患者应根据无排卵的病因选择促排卵药物。最常用的是氯底酚,北京协和医院104例885周期氯底酚治疗本病的结果显示,577周期(65.2%)出现双相体温,偶有双相者39周期,单相而月经规律88周期,总有效率为79.5%。若因高催乳素血症所致无排卵则应选用溴隐亭。剂量为5～7.5 mg/d,需定期复查血清PRL浓度以调整剂量。

对未婚青春期或氯底酚无效的患者可周期性用孕激素,使内膜按期规则脱落,控制周期。微粉化孕酮200 mg/d和地屈孕酮20 mg/d,连续10～14日,不抑制下丘脑-垂体-卵巢轴,有利于卵巢功能逐渐成熟。对体内雌激素水平低落者则应用雌孕激素周期序贯替代治疗,控制周期;对要求避孕的患者可使用各种短效避孕药控制出血。对绝经过渡期患者可每隔1～2个月用孕激素使内膜脱落1次。若用药后2周内无撤退出血则估计体内雌激素水平已低落,可观察随诊或酌情开始性激素替代治疗。

总之,尽可能用最小有效剂量达到治疗目的,方案力求简便。可指导患者理解掌握用药,适时随诊。用药3～6个月后可试停药,观察有无自然调整的可能。若症状复发则及早再用药亦有把握控制。恢复排卵后应嘱咐患者注意健康生活方式,经期避免应激、剧烈运动,注意卫生等,减少复发风险。

青春期AUB-O患者最终能否建立正常的月经周期与病程长短有关。病程长于4年者较难自然痊愈,可能合并PCOS。育龄期患者用促排卵药后妊娠生育可能性很大,但产后多数仍为无排卵,月经可时而或持续不规则。个别患者可发生内膜非典型增生或腺癌。即使月经恢复正常的患者亦易于复发。绝经过渡期AUB-O患者病程可长可短,皆以绝经而告终。在排除恶变后可观察等待。若药物治疗效果不满意也可考虑全子宫切除。绝经后卵巢间质仍分泌睾酮并在外周转化为雌酮,具有一定的生理作用。是否保留双侧卵巢视绝经后年限及患者意愿而定。

北京协和医院52例青春期AUB-O患者2～40年随诊结果显示,在已婚46例患者中,妊娠22例(47.8%)39次;足月分娩25次。切除子宫18例(34.6%),指征为本病者11例(21.1%)。其余有子宫肌瘤3例,子宫内膜非典型增生3例,合并再生障碍性贫血1例。

第四节・子宫内膜局部异常所致异常子宫出血

患者月经周期频度、规律性、经期长度皆正常,唯一异常的是经期失血量多(heavy menstrual bleeding,HMB)。经碱性正铁血红蛋白法测定,每周期失血量多于80 ml者才视为月经量多。根据此客观标准,研究显示有9%～14%的女性患HMB,有报道主诉月经量多的患者中仅40%经客观测量符合本标准。但临床工作中此标准难于操作。现多采用英国NICE指南的标准(NICE 2014),即当经期失血影响妇女的身体、情绪、社会和生活质量(QOL),或有其他症状伴发,皆可诊断HMB。

一、发病机制

HMB患者周期规律可预期,排卵正常,又排除了其他明

确病因,曾称为"特发性HMB",FIGO对此归入AUB-E。其发病机制可能由于:

(一)内膜前列腺素(PG)组分失衡

已知前列环素(PGI$_2$)扩张血管,抑制血小板聚集。血栓素A$_2$(TXA$_2$)的作用相反。PGE$_2$及PGF$_{2\alpha}$皆促进血小板聚集,但前者扩张血管,后者收缩血管。研究显示特发性HMB患者子宫内膜生成PGE$_2$/PGF$_{2\alpha}$量的比值增高,PGI$_2$及TXA$_2$各自代谢产物-6酮PG$_{1\alpha}$/TXB$_2$值也升高。此两对PG生成失衡导致血管扩张、血小板聚集受抑制,引起月经量多。

(二)内膜纤溶功能亢进

研究显示月经量多者内膜组织型纤溶酶原激活物(t-PA)活性升高,大于正常,内膜及经血t-PA及Ⅰ型纤溶酶原激活抑制物(PAIⅠ)高峰活性高于正常。且与月经失血量有强的正相关关系。内膜t-PA活性过高使纤溶系统功能亢进,引起止血的血栓不稳定或再通,细胞外基质胶原及黏附蛋白降解加剧,内膜剥脱广泛持久。

(三)其他

内膜血管平滑肌细胞血管生成素1(angiopoietin 1)表达降低,导致血管稳定性受损。内膜出血相关因子(EBAF、TGF$_4$、Lefty)表达异常引起溶胶原酶、溶弹力组织酶活性过强,导致子宫内膜炎症、炎症反应或血管形成异常。

二、诊断和鉴别诊断

育龄期妇女AUB-E的诊断需在有排卵的基础上排除其他明确病因后确定。目前尚无特异的检测方法。有报道316例月经量多的患者行宫腔镜、腹腔镜检查,49%的患者有器质性疾病。以子宫肌瘤、子宫内膜异位症、子宫内膜息肉、子宫肌腺症最为常见。血液学及凝血功能检查十分重要。罕见的有子宫动静脉瘘、血小板无力症。亚临床的原发性甲状腺功能减退可能是月经量多的病因之一。

三、处　理

1. 对无避孕要求、不愿或不能使用性激素治疗的患者·可选用抗纤溶药氨甲环酸(妥塞敏)1.0 g,2～3次/日,或抗PG合成药氟灭酸0.2 g,3次/日。皆于月经第1日起服用5日。前者可减少月经量50%,未有栓塞的报道;后者可减少月经量25%～35%,应注意胃肠道不良反应。

2. 对要求避孕的患者可选用内膜萎缩治疗·① 如炔诺酮5～15 mg/d或地屈孕酮20 mg/d,周期第5日开始,共服用21日。② 左炔诺孕酮宫内释放系统(LNG-IUS,商品名曼月乐),适合于近1年以上无生育要求者。该系统每24 h宫腔释放LNG 20 μg,有效期5年。药物直接作用于内膜使其萎缩变薄,70%～90%月经量减少,20%～30%出现闭经;对全身的不良反应少,血E$_2$水平不低,12%～30%可有小的卵泡囊肿。停用1个月后作用消失。但放置初6个月内可能发生突破出血。③ GnRHa肌内注射或皮下注射3.6～3.75 mg,每4周1次,一般6次,抑制卵巢功能效果肯定。但长期使用,需避免低雌激素所引起的不良反应,可试用反相添加雌/孕激素治疗。

3. 对药物治疗无效、年长、无生育要求的患者·可手术切除子宫;对不宜或不愿切除子宫者可行经宫颈子宫内膜去除术(transcervical resection of the endometrium,TCRE)。在B超监视下,经宫腔镜采用激光、微波或电凝技术破坏子宫内膜功能层及部分基底层,使其失去对卵巢性激素的反应,从而减少月经失血量。手术时间短,创伤小,恢复快,还可同时剔除小的黏膜下肌瘤。有报道TCRE术后随诊1～6.5年的结果,23%～60%闭经,86%月经减少,总满意率为80%～90%,总并发症发生率为1.25%～4.58%,2%～21%术后需再行子宫切除。个别报道术后5年有发生子宫内膜癌。因此,术后应随诊观察远期效果。

第五节 · 引起异常子宫出血的子宫器质性疾病

一、子宫内膜息肉

子宫内膜息肉(AUB-P)系子宫内膜基底层过度生长突入宫腔所致。特点是间质中有突出的厚壁血管形成核心、周围是增殖的腺体。发生机制与局部芳香化酶过度表达、遗传因素(染色体6异常)、内膜基质金属蛋白酶(MMP)及细胞因子(TGF-β、VEGF等)异常、炎症刺激等有关。息肉组织具有雌激素、孕激素受体,接受雌激素刺激、孕激素抗增殖作用。

在内膜活检及子宫切除的妇女中本症患病率为10%～24%,发生的危险因素有中年后(41～50岁)、高血压、肥胖、绝经后服三苯氧胺等。AUB妇女中约30%患内膜息肉,70%～90%的内膜息肉患者有AUB。最常见是不规则出血,也可表现为经间期出血、月经过多、绝经后出血。直径>2 cm的息肉可能与不育、流产有关,其机制与机械堵塞输卵管口、干扰精子移行、局部细胞因子、黏附分子异常有关。无症状的妇女中约10%息肉通常较小,可能自然消退。少数(0～12.9%)息肉有腺体不典型增生或恶变。息肉直径>1.5 cm、绝经后>60岁、有症状是恶变的危险因素。诊断经盆腔超声检查发现,宫腔镜检查确认。最佳检查时间为周期第10日前,超声子宫造影(hysterosonography)增加病变的对比度,更为敏感。

直径小于1 cm的息肉若无症状,1年内自然消失率约为27%,恶变率低,可观察随诊。对体积较大有症状的息肉建议宫腔镜下摘除或刮宫,传统的盲目刮宫容易遗漏。尽可能有病理学诊断,因需除外内膜息肉样变(正常变异)、腺纤维瘤/腺肌瘤性息肉及恶变的息肉。术后是否改善生育尚无一致的证据。术后复发风险为3.7%～10%。预防复发措施可考虑口服短效口服避孕药3～6个月。已完成生育、需长期避孕的妇女可考虑放置含左炔诺孕酮的宫内节育系统;或定期加用孕激素撤退出血。对无生育要求、多次复发者建议子宫内膜切除术。恶变风险大者可考虑子宫切除术。

二、子宫腺肌症

子宫腺肌症(AUB-A)指子宫内膜腺体和间质异位于子宫肌层内。高发于40～50岁、多产、肥胖、有子宫手术史妇女,分为弥漫型与局限型两种,弥漫型子宫均匀性增大,质硬,局限型则表现为结节或团块状,质韧有压痛,称子宫腺肌瘤。

约60%子宫腺肌症患者主诉有AUB,主要是月经量过多和经期延长,可能与分泌期厚壁扩张的内膜血管分布有关。部分患者可有经间期出血、不育。多数患者有不同程度的痛经、性交痛。患病率因研究人群、诊断方法而异,范围为5%～70%。发生机制可能与妊娠、手术破坏了内膜肌层界面、血管生成因子(bFGF、GM－CSF等)异常有关。异位内膜有高水平的芳香化酶、雌酮硫酸酯酶活性和雌激素受体。

传统的确诊标准是子宫切除标本中内膜-肌层界面以下1～3个低倍镜视野见到内膜腺体或间质,但应用价值有限。临床主要根据典型症状及体征、血CA125水平增高进行初步诊断,至少有盆腔超声影像学证据,有条件者可行MRI检查。

治疗视患者年龄、生育要求和症状决定。无生育要求、症状重、年长或药物治疗无效者可行全子宫切除术,卵巢是否保留取决于卵巢有无病变和患者意愿。症状轻、不愿手术者可采用促性腺激素释放激素激动剂(GnRHa)治疗3～6个月,但停药后2～3个月症状会复发,复发后还可再用。近期无生育要求、子宫略大者也可放置LNG－IUS。对子宫较大的子宫腺肌症可考虑GnRHa与LNG－IUS联合应用,但停药后皆会复发。年轻、有生育要求者可使用GnRHa治疗3～6个月后酌情助孕;局限型患者可考虑切除局部病灶＋GnRHa治疗后再助孕。

三、子宫平滑肌瘤

子宫平滑肌瘤(AUB-L)为子宫良性肿瘤,妇女中患病率达25%,45岁以上妇女约60%。发生机制与遗传因素、局部雌孕激素相关酶、细胞外基质多种酶和生长因子活性异常有关。根据生长部位可分为黏膜下肌瘤、肌壁间、浆膜下、阔韧带内、宫颈肌瘤等。

子宫肌瘤可无症状在常规查体时发现。较大或特殊部位肌瘤会出现临床症状,如月经量多、经期延长、膀胱和(或)直肠压迫症状、痛经、流产、不育;黏膜下肌瘤引起AUB较严重,通常可经盆腔B超、宫腔镜发现,术后病理确诊。

治疗决定于患者年龄、症状有无及严重程度、肌瘤大小、数目、位置和有无生育要求等,可采用期待观察、药物和手术等多种方式。患黏膜下肌瘤者宫腔镜或联合腹腔镜下肌瘤剔除术有明确的优势。对于以经血过多为主、已完成生育的妇女放置LNG－IUD可缓解症状。对要求保留生育功能或子宫的患者可宫腔镜和(或)腹腔镜或开腹肌瘤剔除术,术后肌瘤可能复发。完成生育后必要时可考虑子宫切除术或子宫动脉栓塞疗法。有生育要求者可采用GnRHa、米非司酮治疗3～6个月,待肌瘤缩小和出血症状改善后行辅助生育治疗。

四、子宫恶性肿瘤和增生

子宫恶性肿瘤和增生(AUB-M)为AUB少见而重要的原因。2014年WHO修订版将子宫内膜增生分为两类:① 子宫内膜增生不伴不典型增生(endometrial hyperplasia without atypia,EH),即单纯增生(指腺体与间质同时增生使内膜增厚,不表现腺体拥挤)、复合增生(指腺体局灶性增生不累及间质),为机体对长期高雌激素刺激的生理反应。② 子宫内膜不典型增生(atypical hyperplasia,AH),指增生限于腺体,腺上皮有异型性,是癌前期病变;根据形态又分简单型(轻、中度不典型增生)和复杂型(重度不典型增生)。文献报

道不典型增生癌变率为10%～23%。癌变时间平均为4年(1～11年)。子宫内膜癌占女性生殖道恶性肿瘤的20%～30%,高发年龄为40～65岁。有报道2%～14%发生于<40岁的育龄妇女。

子宫内膜不典型增生的处理须根据病变轻重、患者年龄及有无生育要求决定。年龄>40岁、无生育要求的患者建议子宫切除术。对<40岁、要求生育的患者,需负压抽吸宫腔全面取材送检确认为高分化型,盆腔超声或磁共振确认无肌层及宫外浸润,并充分咨询妇科肿瘤专家后采用全周期高效合成孕激素治疗如甲羟孕酮、甲地孕酮,3个月后再次吸宫复查治疗反应。如内膜未逆转应增加剂量继续3个月后再复查。如病变消失则停孕激素立即积极助孕。在使用孕激素的同时应治疗肥胖、胰岛素抵抗等高危因素。据报道治疗妊娠率为25%～30%,但产后还可能复发。

子宫恶性肿瘤包括子宫内膜癌、间质肉瘤、上皮间叶混合瘤,应按相关临床诊治指南处理。

第六节 · 经间期出血与黄体功能不足

一、定 义

FIGO对"经间期出血(IMB)"的定义为:在规律月经周期之间出现的出血,包括随机出现和周期中可预计、同一时间出现的出血。在2012年美国国立儿童和人类发育研究所的"Biocycle Study"中,周期规律的健康育龄妇女470周期观察排卵周期占95.1%,因此经间期出血应该指排卵周期之间的出血。出血时间可随机在卵泡期、围排卵期、黄体期中任何一期,可固定在某个期,也可间隔几个周期出现。经间期出血只代表AUB的一种出血模式,即一种症状;用以取代术语"metrorrhagia"。其可由多种疾病引起。在未找到病因前可以此作为初步印象。

二、发生率

1944年周期性经间期腹痛患者中"生理性IMB"为20%,23%有显微镜下出血。2012年Biocycle Study报道健康育龄妇女中IMB发生率按人计为4.8%,按周期计为2.8%。2013年英国调查2 221名围绝经期妇女IMB发生率6个月内为7.4%,2年内为24%。自然消失率6个月内为57%,2年内为37%。北京协和医院1973年9月—1981年12月的624例功血中,青春期为42.8%,育龄期为9.3%,更年期为24.2%,经间期出血为23.7%。

三、临床诊断的路径

(一) 病史

对主诉为规律月经之间出血者应询问:月经干净几日后开始出血? 持续天数? 出血量与正常月经量比较。对主诉为经期延长者应询问:经期持续多少日? 出血量先多后少还是先少后多? 近6个月内经间期出血出现频率? 有无诱因(性交、用药)? 相关症状(痛经、不育)? 若出血一直持续到下次月经来潮,则可能为"月经频发",不一定是经间期出血。

（二）盆腔检查

有无阴道炎症/宫颈病变、有孔阴道斜膈出血、子宫结构异常（息肉、肌瘤、腺肌症）、内膜异位（阴道直肠隔）、盆腔炎。也需除外妊娠相关出血。

（三）测 BBT

至少测 1 个周期，与出血日对照，确定出血时机。择时抽血测定相关生殖激素，如中晚卵泡期 E_2 水平（与内膜修复有关），下次月经前 5～9 日孕酮浓度。可分 4 种情况：① 卵泡期出血（经期延长），BBT 高温相结束后开始出血如月经量，7 日后持续少量不止。可能由于内膜炎症、修复不良、剖宫产后瘢痕缺损所致。曾认为可由黄体萎缩不全，内膜脱落不全所致，但临床上未见到非孕 AUB 妇女黄体期长于 15 日者。② 黄体期出血（经前出血），BBT 高温未降即少量出血，持续数日后随 BBT 下降出血增多如月经，然后 7 日内血止。可能由于黄体支持不足内膜提前脱落。出血并不是正式月经，因此第 5 日仍可见分泌期，可与增殖期并存。③ 围排卵期出血，出血量少发生在周期中期，影响性生活。临床上也见到周期中期出血前 BBT 单相，即该发育的卵泡群中途夭折引起雌激素水平波动而出血，随后另 1 卵泡群募集选择排卵而引起月经出血（BBT 双相），应诊断为稀发排卵。④ 若 BBT 单相则为"无排卵出血"（AUB - O）。

（四）经阴道超声检查

有无宫腔异常？血管异常？必要时行宫腔镜检查。国内有报道经间期出血患者宫腔镜检查发现子宫内膜息肉占约 45%。

（五）剖宫产后瘢痕缺损

剖宫产瘢痕缺损所致 AUB 发病率报道从 19.4% 到 88% 不等。由于下段剖宫产后瘢痕缺损（裂孔、憩室），阻碍经血引流，或周围血肿，引起月经后反复少量褐色出血（经期延长）。发病危险因素与多次剖宫产、切口位置不当、手术技巧有关。经阴道超声检查可发现子宫前壁肌层缺陷或无回声区。宫腔镜或磁共振检查可证实诊断。处理方法有：① 无生育要求者短效口服避孕药治疗 3～6 月，有报道 11 例随诊 6 个月症状消失；② 药物治疗效果不佳，可考虑宫腔镜或腹腔镜下、开腹或经阴道行切口瘢痕憩室及周围瘢痕切除、修补术。有报道 24 例随诊 2 年 84% 症状消失。术后对要求生育者孕前应充分告知有妊娠期子宫破裂风险。

（六）原因不明

1956 年以色列学者对 88 名健康规律月经育龄妇女全周期阴道分泌物潜血检查共 120 个周期。总计无排卵周期占 9.1%。89.8% 有隐匿性 IMB。其中 95% 有排卵。有排卵者出血时间 76% 在周期第 15～17 日。笔者认为可能与月经中期雌激素下降，内膜上皮下血管内红细胞外渗有关（图 9 - 6 - 2）。

四、处 理

目前多数为经验治疗。除外器质性疾病后，围排卵期出血可观察或对症止血治疗。口服避孕药可抑制排卵而解决出血问题。卵泡期出血可在月经周期第 7 日抽血查 E_2 浓度，酌情给一般止血药、小剂量雌激素（戊酸雌二醇 0.5～2 mg/d，3～5 日）帮助内膜修复，或氯底酚促卵泡正常发育。黄体期出血可在出血前开始补充孕酮或其他孕激素。

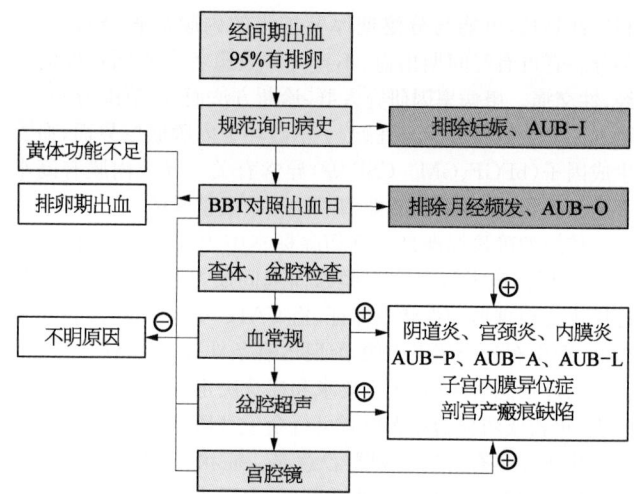

图 9 - 6 - 2 经间期出血的诊治流程图

五、黄体功能不足

黄体功能不足（LPD）病因多元、病变细微、诊断治疗争议甚多。有研究报道晚卵泡期系列 B 超检查发现 40%～46% 优势卵泡正常，39%～52% 为小卵泡，8%～15% 为未破裂卵泡黄素化综合征（LUFS）。

（一）病因

任何引起持续无排卵的病因在早期阶段皆可表现为 LPD。

1. 卵泡期异常·GnRH - LH 脉冲频率异常导致早卵泡期 FSH/LH 值下降、PRL 过高/过低或卵巢颗粒细胞缺损，引起卵泡发育不充分。小卵泡分泌 E_2 不足、颗粒细胞 LH 受体不足、内膜雌激素准备不足，黄素化反应必然不足。

2. 黄体期异常·排卵前 LH 峰缺陷，或黄体期 LH 分泌不足，或 PRL 水平过高使黄体缺乏支持，或内膜孕激素受体不足。

3. 盆腔生殖道异常（子宫内膜异位症）·引起免疫性溶黄体因子增多。

4. 药物或人为干预·如氯底酚、溴隐亭过量、人工取卵及 GnRHa 降调节等。

5. 其他·甲状腺功能异常、肝肾衰竭、慢性缺氧等。

（二）患病率

因研究对象、诊断方法不同结果差异大。而且抽样 1～2 个周期阳性不等于 LPD 持续存在。正常生育妇女患病率为 5%～8%，不育人群为 8%～65%，原因不明不育人群为 10%～20%，习惯性流产人群为 20%～40%

（三）临床表现

大多数无症状。可表现为黄体期出血、不育、反复早期流产。

（四）诊断

BBT 高温期短于 11 日，黄体中期单次血孕酮水平＜10 ng/ml 或经前 4～11 日 3 次测定血孕酮浓度之和＜15 ng/ml。子宫内膜组织学 Noyes 法定期较实际月经周期日（按下次月经周期来潮日计）延迟 2 日以上，或腺体有分泌但弯曲不好、腺体间质不同步，并至少在 2 个周期中连续出现。正常育龄妇女单次阳性率为 31.4%，2 次阳性率为 6.7%。不育人群为 8%～65%。本法有创、临床操作困难。

（五）处理

1. 治疗不育及流产·卵泡期促卵泡充分发育可选用氯底酚、促性腺激素（Gn）；低 Gn 无排卵者 HMG 促排卵时加 HCG；黄体期支持黄体：可用微粉化孕酮、地屈孕酮；高 PRL 血症患者用溴隐亭。

2. 治疗黄体期出血·后半期孕酮或其他孕激素。

北京协和医院报道 40 例有排卵型经间期出血临床分析（已除外肌瘤、腺肌症、内膜异位症、宫颈病变），92.5% 为育龄期妇女，不育占 51.5%。结果显示，12 例（30%）为器质性疾病（盆腔炎 4 例、宫腔息肉 6 例、盆腔动静脉瘘 1 例、血小板无力症 1 例），28 例（70%）为内分泌原因，其中稀发排卵（无排卵周期与排卵周期交替出现）14 例（35%），黄体功能不足 14 例。21 例给予氯底酚或黄体酮治疗皆有效。8 例不孕者中 5 例妊娠。

参考文献

[1] Fraser IS, Critchley HO, Broder M, et al. The FIGO recommendations on terminologies and definitions for normal and abnormal uterine bleeding [J]. Semin Reprod Med, 2011, 29: 383-390.

[2] Munro MG, Critchley HO, Fraser IS. The FIGO classification of causes of abnormal uterine bleeding in the reproductive years[J]. Fertil Steril, 2011, 95: 2204-2208.

[3] 中华医学会妇产科学分会内分泌学组.异常子宫出血诊断与治疗指南[J].中华妇产科杂志,2014,49: 801-806.

[4] Shankar M, Lee CA, Sabin CA, et al. von Willebrand diseases in women with menorrhagia: a systemic review[J]. Brit J Obstet Gynecol, 2004, 111: 734-740.

[5] 葛秦生.功能失调性子宫出血[M]//葛秦生.临床生殖内分泌学:女性与男性.北京:科学技术文献出版社,2001: 320-330.

[6] Fraser IS, Hickey M, Song JY. A comparison of mechanism underlying disturbances of bleeding caused by spontaneous dysfunctional uterine bleeding or hormonal contraception[J]. Hum Reprod, 1996, 11 (suppl 2): 165-178.

[7] 刘颖,徐苓.雌激素或避孕药治疗青春期功能性子宫出血的效果分析[J].生殖医学杂志,2006,15: 145-149.

[8] The Royal College of Obstetricians and Gynaecologists. The final report of national heavy menstrual bleeding audit [R]. Sussex Place, Regent's Park, London, NWI 4RG. 2014.

[9] Gleeson NC. Cyclic changes in endometrial tissue plasminogen activator

[10] and plasminogen activator inhibitor type 1 in women with normal menstruation and essential menorrhagia[J]. Am J Obstet Gynecol, 1994, 171: 178-183.

[10] Khan Z, Stewart EA. Benign uterine diseases[M]//Strauss JF, Barbieri RL. Yen & Jaffe's Reproductive Endocrinology, 7th ed. Philadelphia: Elsevier Saunders, 2014: 598-599.

[11] Heatley MK. The association between clinical and pathological features in histologically identified chronic endometritis[J]. J Obstet Gynecol, 2004, 24: 801-803.

[12] Singh N, Tripathi R, Mala YM, et al. Varied presentation of uterine arteriovenous malformation and their management by uterine artery embolisation[J]. J Obstet Gynecol, 2014, 34: 104-106.

[13] 何方方,娄连弟,孙爱军,等.青春期功能失调性子宫出血合并血小板无力症一例报告[J].生殖医学杂志,1993,2: 176-177.

[14] 张以文,何方方,孙正怡,等.氨甲环酸与孕诺酮治疗排卵型月经过多的多中心前瞻性研究[J].中华妇产科杂志,2008,43: 247-250.

[15] 田秦杰,王春庆.左炔诺孕酮宫内缓释系统在异常子宫出血中的应用进展[J].中华妇产科杂志,2014,49: 553-557.

[16] Dasharathy SS, Mumford SL, Pollack AZ, et al. Menstrual bleeding patterns among regularly menstruating women[J]. Am J Epidemiol, 2012, 175: 536-545.

[17] Shapley M, Blagojevic-Buckuall M, Jordan KP The epidemiology of self-reported intermenstrual and postcoital bleeding in the perimenopausal years[J]. Br J Obstet Gynecol, 2013, 120: 1348-1355.

[18] Toth M, Patton DL, Esquenazi B, et al. Association between Chlamydia trachomatis and abnormal uterine bleeding[J]. Am J Reprod Immunol, 2007, 57: 361-366.

[19] 王树鹤,王丽梅,刘艳红.围排卵期子宫出血患者宫腔镜检查 236 例分析[J].中国妇产科临床,2008,9: 461.

[20] Ceci O, Scioscia M, Vicino M, et al. Recurrent intermanstrual bleeding secondary to cesarean section scars? [J] Fertil Steril, 2007, 88: 757.

[21] Bromberg YM, Bercovici B. Occult intermenstrual bleeding about the time of ovulation[J]. Fertil Steril, 1956, 7: 71-79.

[22] 张以文.黄体功能异常的诊治[M]//王德智.中国妇产科专家经验文集.沈阳:沈阳出版社,1994: 447-450.

[23] 郭丽娜.妇产疾病诊断病理学[M].北京:人民卫生出版社,2008,61-62.

[24] 张以文.有排卵型经间子宫出血 40 例分析[J].中国实用妇科与产科杂志,1996,12: 281-282.

[25] Santen RJ, Duska LR, Culp SH. Hormone responsive cancer [M]// Strauss JF, Barbieri RL. Yen & Jaffe's reproductive endocrinology, 7th ed, Philadelphia: Elsevier Saunders, 2014: 690-697.

[26] 葛秦生.子宫内膜增生[J].生殖医学杂志,2003,12: 317-320.

[27] 曹冬焱,俞梅,杨佳欣,等.大剂量孕激素治疗早期子宫内膜癌及子宫内膜重度不典型增生患者的妊娠结局及相关因素分析[J].中华妇产科杂志,2013,48: 519-522.

第七章·子宫内膜增生过长

赵学军　刘伯宁

子宫内膜增生过长（endometrial hyperplasia），国内也有译为子宫内膜增生症或子宫内膜增殖症者，是妇科常见病之一；多发生于卵巢功能趋于成熟的青春期或卵巢功能开始衰退的围绝经期妇女。临床表现为月经周期紊乱、经量过多、经期延长或子宫不规则出血。

一、发病因素

由于雌激素对子宫内膜长期持续刺激所致。

（一）内源性雌激素

1. 无排卵·青春期卵巢功能尚未成熟或围绝经期卵巢功能衰退，以及下丘脑-垂体-卵巢轴失调、多囊卵巢综合征等情况下，卵巢均可出现无排卵现象，使子宫内膜长期持续受雌激素作用，而缺乏孕激素的对抗，导致子宫内膜增生过长。

2. 肥胖·肾上腺分泌的雄烯二酮，经脂肪组织内芳香化酶的作用而转化为雌酮。肥胖妇女脂肪组织越多，此种转化能力就越强，血浆中雌酮水平也越高，导致持续性雌激素影响。

3. 功能性肿瘤·内分泌功能性肿瘤并不罕见，如垂体微腺瘤、卵巢性索-间质细胞肿瘤及不少卵巢表面上皮-间质性肿瘤均有内分泌功能，可分泌数量不等的雌激素，从而导致子宫内膜增生过长。

（二）外源性雌激素及相关药物

1. 激素替代疗法（HRT）·以往 HRT 常常是单一雌激素的使用，研究发现使用无拮抗性雌激素 1 年，20％的使用者即可发生子宫内膜增生；而雌孕激素序贯或联合给药，则可使内膜癌的发生率降低。有研究表明，使用雌孕激素序贯性疗法，子宫内膜增生的发生率仅为 5.4％，不典型增生为 0.7％，而无一例发生内膜癌，甚至还可以使复杂型增生过长的子宫内膜转化成正常的子宫内膜。也有研究表明，在雌孕激素联合疗法中，孕激素含量不足仍可增加接受 HRT 妇女发生内膜癌的风险。

2. 米非司酮（mifepristone）·米非司酮即 RU486，有抗孕激素作用。近代应用米非司酮治疗子宫肌瘤、子宫内膜异位症者甚多（12.5～50 mg/d），并有用于不宜手术的脑膜瘤及库欣综合征（Cushing syndrome）者，200 mg/d。RU486 虽有抗孕激素作用，但长期、大剂量应用可导致无对抗雌激素环境，以致发生简单型增生过长，子宫增大，不过这种变化在停药后可消退。

3. 他莫昔芬·他莫昔芬对乳腺癌的疗效是由于其抗雌激素作用，但他莫昔芬又具有微弱的类似雌激素的作用，长期接受他莫昔芬治疗的患者，子宫内膜息肉、增生过长及癌的发生增多。Choen 等报道 164 例绝经后妇女服用他莫昔芬后，20.7％发生子宫内膜病变，若连续服用 48 个月，30.8％将发生子宫内膜病变，包括子宫内膜息肉、增生过长及内膜癌等。不过，他莫昔芬在控制乳腺癌，或预防其复发方面的作用仍是不争的事实。

（三）遗传因素

遗传因素不是肿瘤发生的主要因素，但常见的妇科肿瘤中往往有一部分具有明显的遗传性。约 10％的内膜癌患者有家族史，最相关的是遗传性非息肉性结直肠癌，家族史的存在提示遗传因素在内膜癌的发病中起一定的作用。Toshiaki 等对增生过长和内膜癌进行了遗传学和 DNA 错配修复蛋白（MMR）的研究发现：有家族史的增生过长患者的 MMR 的缺失率高于无家族史的患者，在合并有其他原发癌的内膜癌患者中，MMR 的缺失率明显高于仅患内膜癌的患者。因此，认为在具有遗传病史的患者中，错配修复蛋白的缺失是导致子宫内膜发生癌变的基础。

（四）其他相关因素

1. 雌激素、孕激素受体·雌激素的长期刺激，加上孕激素的缺乏导致子宫内膜的过度增生，而雌激素、孕激素的作用需要通过雌激素受体（ER）、孕激素受体（PR）的结合来实现。ER 表达的增加将提高雌激素的作用，PR 表达的下降也就降低了孕激素的作用，最终都可能造成子宫内膜增生过长。

2. PTEN 基因·PTEN 基因是一种肿瘤抑制基因，目前认为 PTEN 发生突变与人类很多肿瘤的发生、发展密切相关。研究发现抑癌基因 PTEN 的失活率在正常增生期子宫内膜到简单型和复杂型增生过长、不典型增生、癌变的子宫内膜中的表达逐步升高；且不典型增生及癌变的子宫内膜与增生期子宫内膜比较，其差异有统计学意义，提示 PTEN 与内膜的不典型增生及内膜样癌的发生相关。

3. 其他·同源框基因（homoeobox gene）A11、细胞周期素 D1、胰岛素样生长因子 1、胰岛素样生长因子 1 受体等基因和蛋白质都被发现与子宫内膜从良性到恶性的演变过程有相关性。

二、临床表现

（一）症状

本病多发生于卵巢功能趋于成熟的青春期或卵巢功能开始衰退的围绝经期妇女。月经情况：主要为异常子宫出血，可表现为周期紊乱、经量增多、经期长短不一、阴道不规则出血、闭经一段时期后又有大量阴道出血，或绝经后子宫出血；其次尚有因不育而就诊者。

（二）体征

患者由于长期出血而呈贫血貌；子宫可为正常大小或稍增大；卵巢正常大小或稍增大，甚至有肿瘤形成。若伴有垂体微腺瘤，可能出现溢乳及视野的变化。若继发于多囊卵巢综合征，则可出现多毛。

三、辅助检查和诊断方法

（一）经阴道超声检查

该法是一种非侵入性、价廉且简便的检查方式，间接使子宫腔可视化，被推荐为评估育龄妇女异常子宫出血的一线诊断工具。正常的子宫内膜厚薄呈周期性变化。月经期，内膜厚度为 5 mm 以下；增生早期，内膜厚度为 4 mm 以上；增生晚期和黄体早期，内膜厚度可达 8～12 mm；黄体期，内膜厚度为 10～14 mm。若生育期妇女月经接近结束之后，子宫内膜厚度仍然超过 7 mm，说明子宫内膜剥脱不全或有内膜增生，绝经后妇女子宫内膜在 4 mm 以上，以及异常子宫出血均是超声的指征。但 B 超仅能根据内膜增厚程度及均匀与否提示有增生过长的可能，而不能确诊，确诊仍基于活组织检查的病理诊断。

（二）诊断性刮宫

诊断性刮宫也是简便易行的方法，诊刮对多数病例能起到迅速止血的作用，并可了解卵巢是否有排卵功能及子宫内膜病变的性质和程度。刮宫时应遍及整个宫腔，勿遗漏宫角处。刮宫本身不能诊断有无增生过长，刮宫组织必须经病理检查才能对病变做出诊断。

（三）宫腔镜检查

宫腔镜下子宫内膜活检被推荐为疑似子宫内膜增生过长，甚至是子宫内膜癌患者行子宫全切术前的常规检查程序。宫腔镜是一种较好的辅助诊断方法，部分病例尚可在宫腔镜下去除病灶达到治疗的目的。宫腔镜检查最大的优势在于其镜体的前部能够进入子宫腔，对所观察图像具有放大效应，是迄今唯一能够在直视下诊断子宫内膜生理及病理改变、宫腔内占位性病变的有效方法；同时能够对于病变部位准确取材，为病理诊断把好关，若没取到病变部位或虽取到病变处，但取材太少或过于表浅，都有可能得不到最准确的病理诊断，影响患者的治疗。即使宫腔镜检查提示宫腔内未见明显病变，也应该取得子宫内膜组织进行病理检查以排除子宫内膜的病变。准确而充分的取材是获得精准病理诊断的基础。

（四）子宫内膜取样器

Pipelle 是一种新型的子宫内膜活检器械，能减少活检过程中对子宫内膜的损害,减轻手术过程中患者的痛苦,避免全身麻醉,已成为国外进行子宫内膜活检的常规器械之一,其获取病理诊断的可靠性已获得肯定,检测子宫内膜增生过长和子宫内膜恶性肿瘤具有较高的敏感性和特异性。

(五) CT 与 MRI

子宫内膜增生过长的诊断,一般无须做 CT 与 MRI 检查。CT 与 MRI 多用于判断恶性病变有无肌层浸润及浸润肌层的深度。

(六) 子宫内膜活检的病理检查

以上几种方法只能间接地评估有无子宫内膜病变,不能直接诊断增生过长或内膜癌,更不能依据影像学所见给予治疗,最终的诊断有赖于病理,最后的治疗又依靠精准的病理诊断,故至今病理诊断仍被视为"金标准"。

四、子宫内膜增生过长的组织病理学

(一) 命名及分类

子宫内膜增生过长是一个组织病理学的形态诊断名称,指子宫内膜增生程度超出了正常增生期的范畴。国内因译名的不同,有使用子宫内膜增生症或子宫内膜增殖症者。由于增生过长是一个形态学诊断,1994 年以前不同的学者对同一组织结构采用了不同的名称及分类方法,造成诊断和临床治疗的混乱。1985 年 Kurman 等首先根据有无细胞的不典型性将其分为增生过长和不典型增生过长,再根据结构异常程度分为简单性增生过长和复杂性增生过长,这样就有了简单性增生过长无或伴有不典型性、复杂性增生过长无或伴有不典型性 4 种类型,这种分类被 1987 年的国际妇科病理学会和 1994 年 WHO 肿瘤分类所采用,至此增生过长的分类及命名

已经基本统一。2003 年 WHO 版也接受了同样的命名和分类,即简单性增生过长(无不典型)、复杂性增生过长(无不典型)、简单性不典型增生过长和复杂性不典型增生过长。日常工作中,简单性不典型增生过长很少用,因为即使正常增生期子宫内膜有时也会在个别腺体中出现不典型性,不能称为不典型增生。不典型主要用于复杂型增生过长基础上出现了细胞的不典型,称为复杂型不典型增生过长,或直接简称为不典型增生过长、不典型增生。因而某些文献或书籍中将子宫内膜增生过长分为 3 类或 4 类。2014 年版的 WHO 将子宫内膜增生过长分为无不典型增生过长和不典型增生过长(AH)/子宫内膜上皮内瘤变(endometrioid intraepithelial neoplasia, EIN)两类,不再细分为 4 类,其中无不典型的增生过长包含了简单型及复杂型增生过长。简单型增生过长的同义词包括:简单型增生、单纯性增生、单纯性增生过长;复杂型增生过长的同义词包括:复杂型增生、复杂性增生。EIN 即不典型增生的同义词。AH/EIN 和子宫内膜样癌都可以检测到 PTEN(抑癌基因)、MSI(微卫星基因)、K - ras 等基因的变化,常见为 PTEN 失活(腺细胞 PTEN 呈阴性表达)。在看似正常的腺体中 PTEN 失活可持续数年,这些突变的细胞失去了选择接受孕激素的优势,成为遗传学易感的细胞群体,是未来激素调节危险的靶细胞和效应细胞,当增生到一定程度时即表现为 AH/EIN。由于过去在复杂型增生过长切除的子宫中,常可发现伴有不典型增生甚至分化好的内膜样癌,故临床医师常将无不典型的增生过长分为简单型及复杂型,习惯于应用简单型、复杂型和不典型增生过长这种三分类法,下面的组织学分类中也按这种三分类法介绍。现将新分类与过去常用的几种分类命名列表比较如下(表 9 - 7 - 1)。

表 9 - 7 - 1　子宫内膜增生过长分类命名比较

作　者	分　　类			
Kurman 等(1985)	简单型增生过长	复杂型增生过长	简单型不典型增生过长	复杂型不典型增生过长
WHO(1994)	简单型增生过长	复杂型增生过长	简单型不典型增生过长	复杂型不典型增生过长
WHO(2003)	简单型增生过长	复杂型增生过长	简单型不典型增生过长	复杂型不典型增生过长
WHO(2014)	增生过长不伴不典型		不典型增生过长(AH)/子宫内膜上皮内瘤变(EIN)	

(二) 各型增生过长的组织学特征

1. 简单型增生过长·指腺体增生有轻度至中度的结构异常,即整层子宫内膜呈增生变化,腺上皮增生,可呈假复层,腺体数量增多,腺体稍拥挤,腺腔可扩大,腺体弯曲度增加,大小不一;或腺体轮廓不规则,腺体较拥挤,腺体与间质比增加,但无腺体背靠背现象和细胞的异形性。

2. 复杂型增生过长·指腺体拥挤,有背靠背现象及腺体结构复杂;腺体过度而异常生长,有明显的复杂结构,如出芽或折叠,芽孢的延伸、融合形成腺腔内搭桥现象;腺体轮廓不规则,可呈锯齿状或乳头状,腺体拥挤密集,形成背靠背现象,腺体间仅有少量结缔组织。腺上皮细胞生长活跃,呈高柱状、复层或假复层。

3. 不典型增生过长(AH/EIN)·指子宫内膜在上述简单型和复杂型两种增生过长的基础上,出现细胞的异形性,小区

域腺体可出现筛状结构,腺细胞呈复层或假复层,排列紊乱,细胞大小、形态不一,核增大、深染、极性丧失,核质比增加,核仁明显,染色质不规则聚集,染色质旁透亮,并可有巨核细胞,细胞内及腺腔内有炎性渗出。无论是简单型或复杂型增生过长均可出现腺上皮细胞的不典型,一旦腺上皮细胞出现不典型,则应归入不典型增生过长(AH)或子宫内膜上皮内瘤变(EIN)。简言之,诊断 AH/EIN 的标准即基于病灶的大小、结构和细胞学特征。Mutter 等于 2007 年提出 AH/EIN 形态学诊断的 5 项指标可供参考:① 结构,EIN 多为灶性病变,腺间质比>1;② 细胞学,结构拥挤的腺体与背景正常腺体的上皮细胞,其核和胞质的分化特征不同;③ 体积,单个病变的直径必须>1 mm,分散的病灶不叠加计入;④ 排除良性疑似病变,如内膜息肉、修复等;⑤ 排除腺癌,若镜下显示为迷宫样腺体,实性区域,多角形"镶嵌样"腺体,肌层侵犯或显著的筛状

结构则应诊断为癌。

（三）鉴别诊断

1. 子宫内膜样癌·不典型增生过长需与分化好的子宫内膜样癌鉴别。复杂型与不典型增生过长的鉴别主要是细胞核的改变。而不典型增生过长与分化好的内膜样癌的鉴别，则是以有无间质浸润为准。但是否有间质浸润有时极难辨认，1985 年 Kerman 等提出的以下几点有助于癌的诊断：① 伴有间质反应的不规则腺体；② 有筛状结构的融合性腺体取代周围间质；③ 有广泛的乳头状结构；④ 间质和腺体被大片融合性鳞状化生取代。其中②、③必须超过半个低倍视野，即直径超过 2.1 mm。以上的鉴别要点一直沿用至今。

2. 子宫不典型息肉状腺肌瘤（atypical polypoid adenomyoma，APA）·肿瘤由内膜腺体及平滑肌组织两种成分混合组成，腺体常具有各种结构及细胞不典型，有些肿瘤中细胞可出现重度不典型，而被误诊为子宫内膜腺癌。APA 多发生于绝经前，平均年龄为 39 岁，症状多为异常阴道出血，经期延长或经量过多，少数病例可见息肉样块物自颈口突出。

五、各类子宫内膜增生过长的临床意义

子宫内膜增生过长曾被视为"癌前病变"，这直接导致了过度治疗。子宫内膜增生过长的最直接原因是持续的缺乏孕激素拮抗的过量雌激素作用，和子宫内膜癌尤其是子宫内膜样腺癌的基础原因相同。临床病理实践也证实，超过 21% 的子宫内膜癌病例同时合并不同程度的各类增生过长，在内膜样腺癌中合并不典型增生过长的比例更高，达到 43% 左右。加上在形态学上不典型增生过长和分化好的内膜样腺癌往往难以鉴别，在临床症状上也有相似性等原因，故长期以来，增生过长被看作是癌前病变。2014 版 WHO 对子宫内膜不典型增生的定义为"过度增生的子宫内膜腺体存在细胞异型性，但缺乏明确的浸润证据的各种情况"。显然，这是属于浸润前或癌前病变范畴，2005 年 Baak 等对 477 例活检诊断为子宫内膜增生过长的病例，按 WHO（1994）分类的 EIN 作预测患者发展为癌的比较研究，随访的无病间期最少 1 年，结果 24 例发展成癌，分别为：无不典型增生过长为 2.3%（8/354），有不典型增生过长为 13%（16/123）；无 EIN 者为 0.6%（2/359），EIN 为 18.6%（22/118）。发现 EIN 预测癌前病变的敏感性为 92%，优于 WHO 分类不典型增生的 29% 或复杂型不典型增生的 46%。表明 EIN 能够更准确地反映这个阶段的病变属性，只是长期以来 EIN 未被广泛应用，直到 2014 年版 WHO 发行后，才取得对 EIN 即不典型增生过长同义词的共识。

1985 年 Kurman 等回顾性地对 170 例"未予治疗"的增生过长病例进行了长期随访（表 9-7-2），随访时间 1~26.7 年，平均 13.4 年，癌变发生在确诊后 1~11 年，平均 4.1 年。表 9-7-2 所示，无不典型的增生过长进展为癌的概率为 1%~3%，而不典型增生过长进展为癌的概率则为 8%~29%。此结果提示子宫内膜增生过长并无过去所称那么高的恶变率；简单性增生过长和无不典型的复杂型增生过长实际进展为癌的可能性甚少，只有不典型增生过长才是真正意义上的"癌前病变"。近代分子生物学的研究也同样证明了子宫内膜癌的发生除持续的雌激素刺激外，还需其他致癌因素的协同作用才会恶变。

表 9-7-2　子宫内膜增生过长病例的随访

类　别	病例数	发展为癌
简单型增生过长	93	1(1%)
复杂型增生过长	29	1(3%)
简单型不典型增生过长	13	1(8%)
复杂型不典型增生过长	35	10(29%)

有研究表明无不典型的增生过长偶尔会在组织学上无明显改变的腺体中发现隐藏的低水平的体细胞突变，而 AH/EIN 和子宫内膜样癌都可检测到 PTEN、MSI、K-ras 及 CTNNB1（β-catenin）等基因的变化，常见者为 PTEN 抑癌基因失活。这些突变的细胞失去了选择接受孕激素的优势，成为遗传学易感的细胞群体，是未来激素调节危险的靶细胞和效应细胞，当增生到一定程度时即表现为 AN/EIN。

综上所述，AH/EIN 是真正的癌前病变。不过，AH/EIN 并非所有子宫内膜癌的前身。Bokhman（1983 年）和 Shepard 等（2000 年）将子宫内膜癌分为Ⅰ型和Ⅱ型，内膜样癌属于Ⅰ型内膜癌，分化好，是在增生过长的基础上发展起来的，与无对抗雌激素刺激有关，常发生于年轻妇女或围绝经期妇女，此型癌生长缓慢；Ⅱ型内膜癌恶性程度高，包括浆液性癌、透明细胞癌和含有两者之一的混合型癌，与增生过长或雌激素刺激无关，多发生于老年妇女。总之，增生过长越复杂，特别是有细胞不典型者，越易发展为腺癌。鉴于不典型增生过长与分化好的腺癌两者的预后和治疗不同，在难以鉴别时，病理医师与临床医师要相互沟通，根据患者的年龄、对生育的期盼程度及其他情况，具体分析，慎重处理。

六、各类子宫内膜增生过长的治疗

子宫内膜增生过长更多发生于围绝经期女性，其突出的临床症状为月经异常，常表现为无排卵性功血。治疗上根据患者年龄、增生过长类型及有无生育要求而采取不同的治疗，治疗不外乎药物治疗和手术治疗两大类。药物治疗为子宫内膜增生过长的一线治疗，简单性及复杂型增生过长为良性病变，癌变率低，宜首选药物治疗；不典型增生患者，若年轻且有生育要求或不适合手术者，可在严密监视下使用药物治疗。

（一）药物治疗

1. 口服孕激素

（1）简单型增生过长的治疗：为子宫内膜增生过长中较轻的一种类型，于诊断性刮宫明确诊断后决定治疗。一般选用小剂量孕激素后半周期疗法，3 个月为 1 个疗程。可选择的药物有：醋酸甲羟孕酮（medroxyprogesterone acetate，MPA），又名安宫黄体酮，每日 8~10 mg，分 2 次口服，用于月经周期第 11~25 日。地屈孕酮（达芙通），每日 20 mg，分 2 次口服，用于月经周期第 11~25 日。炔诺酮（norethisteron），又名妇康片，每日 5 mg，分 2 次口服，用于月经周期第 11~25 日。对于反复发生的病例，也可以采用全周期疗法，或连续治疗 2 个疗程。

（2）复杂型增生过长的治疗：一般全周期用药，或持续性用药，3 个月为 1 个疗程，必要时可连续用 2 个疗程。醋酸甲地孕酮（megestrol acetate，MA），每日 20~30 mg，分 3 次口

服,用于月经周期第 5～25 日;也有人主张每日 160 mg 或 250 mg 口服,3 个月为 1 个疗程。地屈孕酮,每日 30 mg,分 3 次口服,用于月经周期第 5～25 日。炔诺酮,每日 5～10 mg,分 2 次口服,用于月经周期第 5～25 日。以上药物也可以从月经周期第 5 日开始,不间断连续服用 3 个月。

(3) 不典型增生的治疗:子宫内膜不典型增生是依赖雌激素的子宫内膜样癌的癌前病变,使用药物进行保守治疗需获得患者的知情同意。临床上应用最多的是 MPA 和 MA,MPA 每日 160 mg 或 250 mg 口服,也有每日 200～1 500 mg 口服;MA 每日 40～160 mg 口服,3 个月为 1 个疗程。

2. 左炔诺孕酮宫内缓释系统(LNG - IUS,曼月乐) · 是一种含孕激素的宫内节育器,置入宫腔后以 10～20 μg/24 h 的速度缓释左炔诺孕酮,局部作用于子宫内膜使其萎缩,疗效肯定,安全性和耐受性好,避免了口服用药的副作用大的缺点。接受 LNG - IUS 治疗的患者,在应用 6 个月后,若对副作用可以耐受且无生育要求的可持续应用 5 年,可以显著降低复发的风险。

2012 年的一项综述中,对 391 例子宫内膜不典型增生及内膜样癌患者采用孕激素治疗 39 个月,其中 49% 的患者采用 MA,25% 的患者采用 MPA,19% 的患者采用左炔诺孕酮宫内节育器,0.8% 的患者采用己酸羟孕酮,另有 13.5% 的患者采用何种剂型孕激素不详。结果显示:77.7% 的患者对孕激素治疗有反应;孕激素完全逆转子宫内膜病变的中位时间为 6 个月(1～18 个月);治疗 39 个月时的平均逆转率为 53.2%,其中不典型增生患者的逆转率为 65.8%,内膜样癌为 48.2%;子宫内膜病变逆转成功后停用孕激素,停用后不典型增生的复发率为 23.2%,内膜样癌为 35.4%。

2012 年的另一项有关口服孕激素或使用宫内孕激素缓释系统治疗不典型增生或子宫内膜样癌的荟萃分析指出:口服孕激素治疗不典型增生的完全逆转率为 74%,早期子宫内膜样癌的完全逆转率为 72%;总复发率为 20.1%(32/159),其中 14 例为不典型增生患者,18 例为子宫内膜样癌患者;平均复发时间为 27 个月(4 个月～7 年)。该分析中值得注意的是,采用宫内孕激素缓释系统治疗的子宫内膜样癌患者的子宫内膜病变完全逆转率可达 68%,随访 6～71 个月,患者无 1 例复发及进展。提示持续孕激素治疗对预防内膜癌的复发有明显效果。

2017 年 Sletten 等对 57 例增生过长、使用 LNG - IUS 和口服 MPA 的两组病例进行了比较:LNG - IUS 组治疗 3 个月后所有患者(26/26)的子宫内膜恢复正常,而 MPA 组只有 55%(17/31)对治疗有反应。对治疗有效的 43 人平均随访 157.8 个月,23%(10/43)复发,两组患者复发率类似,LNG - IUS 组 23%(6/26),MPA 组 23.5%(4/17)。

3. 米非司酮 · 米非司酮可直接作用于子宫内膜干扰其血管形成,使子宫内膜雌激素受体和孕激素受体下调,促进子宫内膜细胞凋亡,以及通过对下丘脑-垂体-卵巢轴的抑制作用,使子宫内膜增生过长逆转。常用剂量为每日 5～12.5 mg 口服,于撤退性出血第 5 日或诊刮后第 5 日开始连续服用 3 个月。

4. 促性腺激素释放激素类药物(GnRHa) · GnRHa 通过对下丘脑-垂体-卵巢轴的降调节作用,减少卵巢来源的雌激素,可使增生过长的子宫内膜发生萎缩。GnRHa 对不伴不典型的增生过长的疗效与孕激素类似,但对不典型增生过长的

治疗还缺乏大样本长期随访资料,并且 GnRHa 长期使用会出现绝经期症状,目前临床上较少应用。

5. 大剂量孕激素联合二甲双胍 · 2014 年 Shan 等对 16 例内膜不典型增生患者随机分为 2 组,分别采用 MPA 160 mg 和 MPA 160 mg 联合二甲双胍,共治疗 12 周。结果显示:联合用药组子宫内膜病变完全逆转率为 6/8,单用 MPA 组为 2/8。但其他研究发现,服用二甲双胍不能降低女性罹患内膜癌的风险。提示二甲双胍不是治疗内膜癌的关键性药物,仅起辅助作用。

(二) 手术治疗

子宫内膜增生过长患者首选药物保守治疗,尤其是简单型增生过长患者。对药物治疗无效、有高危因素患者需考虑手术治疗。手术治疗方法众多,应根据患者的年龄、生育要求及增生过长的类型选择合适的手术方式。最常用的为刮宫术和子宫切除术。

1. 刮宫术 · 诊断性刮宫术既能明确增生过长的类型,又能迅速去除由于内膜增生过长而引起的出血症状,因此是育龄妇女和围绝经期患者常用的诊断及治疗方法。在诊刮时应将子宫内膜刮干净,必要时可在 B 超引导下进行。刮出物常规送病理检查,结合病理诊断给予治疗、治疗效果的评估以及相应的治疗调整。诊断性刮宫术简单易行,但由于是盲操作,存在一定的遗漏,尤其当病变较小、仅位于宫角处时最容易遗漏,此种情况会降低病理诊断的正确率,直接影响对患者的治疗。

2. 子宫切除术 · 具有下列情况者可行子宫切除术:① 对无生育要求的患者,无论是简单型还是复杂型增生过长,只要在随访过程中进展为子宫内膜不典型增生者,都建议手术切除子宫;② 接受孕激素治疗 12 个月以上组织学上未见病变减轻;③ 子宫不规则出血症状持续存在;④ 拒绝或不能坚持规范的孕激素药物治疗或不能坚持定期进行子宫内膜组织学随访者;⑤ 绝经后复发性子宫内膜增生过长。手术途径包括经腹子宫切除、经阴道子宫切除及腹腔镜下子宫切除,现在经腹子宫切除的手术越来越少,而经阴道和腹腔镜下行子宫切除者,需强调不能将子宫内膜遗漏到腹腔内。至于在行子宫切除术时是否保留附件应根据患者的年龄、增生过长的类型及患者的需求决定。

3. 其他 · 物理疗法(包括激光子宫内膜去除术、微波子宫内膜去除术、热球子宫内膜去除术、热水宫腔灌注子宫内膜去除术及子宫内膜射频消融等)和宫腔镜子宫内膜电除术等均尚未普及。

(三) 复发性子宫内膜增生过长的管理

前面已经提到增生过长患者经治疗恢复正常停药后会有不同比例的复发,为了探讨复发因素,2017 年 Sletten 等对 43 例孕激素治疗有效的、首次诊断增生过长的子宫内膜进行了一系列免疫组化(ERα、ERβ、PRA、PRB、BCL2、BAX、PAX$_2$ 和 PTEN)检测及患者的临床、病理特征分析,根据有无复发分为复发组和无复发组,比较两组临床、病理及免疫组化的不同。发现两组患者年龄、产次、体重指数、增生过长类型等与复发无关;免疫组化显示,复发组中子宫内膜间质细胞的 PRA 低于无复发组($P=0.004\,4$),而腺细胞的 PRB 则明显高于无复发组($P=0.037\,6$),提示增生过长的子宫内膜间质细胞 PRA 表达降低、腺细胞 PRB 的表达增高与复发相关。此结果是否提示对初次诊断为子宫内膜增生过长的患者宜加做

免疫组化 PRA 和 PRB 的检测，若属易复发的患者，初次治疗的周期是否可以延长？这还需要更多的研究加以论证。

对复发性子宫内膜增生过长的患者的管理，2016 年张建青提出了几点建议。

1. 无不典型的复发患者·① 低危人群、无症状者、组织学上病变轻微局限者（如局灶简单型增生过长），可纳入组织学评估和随访，临床观察和组织学随访可根据患者具体临床表现进行个体化的随访，随访间隔时间至少为 6 个月，在至少有连续 2 次间隔 6 个月的组织学检查结果为阴性后，方可考虑终止随访。② 存在复发高危因素、病变非局灶性而为弥漫者，给予孕激素规范化治疗能够获得更高的缓解率。以采用连续口服孕激素、至少持续 6 个月，不提倡周期用药的方法；还推荐应用 LNG-IUS 治疗增生过长，接受 LNG-IUS 治疗的患者，在应用 6 个月后，若对不良反应可以耐受且无生育要求，推荐继续应用 5 年，可以显著降低复发的风险。③ 年长者尤其是绝经后的复杂型增生过长患者建议手术切除子宫为主，但同时强调要严格掌握手术指征，不能将切除子宫作为无不典型的复发患者的首选治疗。

2. 复发的不典型增生过长患者·① 由于不典型增生过长患者同时伴有或进展为癌的概率较高，应以手术切除子宫为首选。② 对于希望保留生育的年轻患者，目标是彻底清除病灶，首选方法为 LNG-IUS，其次是口服孕激素。同样因为不典型增生过长同时存在或进展为癌的风险较高，随访应以间隔 3 个月为宜，直到连续 2 次子宫内膜正常结果，可将随访间隔延长至 6～12 个月。每次刮宫要彻底，充分评估子宫内膜情况，一旦癌变或患者放弃生育要求，应及时手术。

参考文献

[1] Kurman J, Kaminski PF, Norris HJ. The behavior of endometrial hyperplasia. A long-term study of "untreated" hyperplasia in 170 patients [J]. Cancer, 1985, 56：403-412.

[2] Jovanovic AS, Boynton KA, Mutter GL. Uteri of women with endometrial carcinoma contain a histopathological spectrum of monoclone putative precancers, some witn microsatellite instabillity[J]. Cancer Res, 1996, 56：1917-1921.

[3] Mutter GL, Ince TA, Baak JP, et al. Molecular identiffication of latent precancers in histologcally normal endometril[J]. Cancer Res, 2001, 61：4311-4314.

[4] Matias-Guiu X, Catasus L, Bussaglia E, et al. Molecular pathology of endometrial hyperplasia and carcinoma[J]. Hum Pathol, 2001, 32：569-577.

[5] Tavassoli FA, Devilee P. World Health Organization classification of tumours. Pathology and genetice of tumours of the breast and female genital organs[M]. Lyon：IARC Press, 2003.

[6] Baak JP, Mutter GL, Robboy S, et al. The molecular genetics and morphometry-based endometrial intraepithelial neoplasia classification

[7] Trimble CL, Kauderer J, Zaino R, et al. Concurrent endometrial carcinoma in women with a biopsy diagnosis of atypical endometrial hyperplasia：a Gynecologic Oncology Group study[J]. Cancer, 2006, 106：812-819.

[8] Monte NM, Webster KA, Neuberg D, et al. Joint loss of PAX2 and PTEN expression in endometrial precancers and cancer[J]. Cancer Res, 2010, 70：6225-6232.

[9] Gunderson CC, Fader AN, Carson KA, et al. Oncologic and reproductive outcome with progestin therapy in women with endometril hyperplasia and grade 1 adenocarcinoma：a systematic review[J]. Gynecol Oncol, 2012, 125：477-482.

[10] Raker J, Obermair A, Gebski V, et al. Efficacy of oral or intrauterine device-delivered progestin in patients with complex endometrial hyperplasia with atypia or early endometrial adenocarcinoma：a meta-analysis and systematic review of the literature[J]. Gynecol Oncol, 2012, 125：263-270.

[11] Abdelazim IA, Aboelezz A, Abdulkareem AF, Pipelle endometrial sampling versus conventional dilatation and curettage in patients with abnormal uterine bleeding[J]. J Turk Ger Gynecol Assoc, 2013, 14：1-5.

[12] Gallos ID, Krishan P, Shehmar M, et al. Relapse of endometrial hyperplasia after conservative treatment：a cohort study with long-term follow-up[J]. Hum reprod, 2013, 28：1236-2013.

[13] Kurman RF, Carcangiu ML, Herrington CS. WHO classification of tumours of female reproductive organs[M]. Lyon：IARC Press, 2014.

[14] Shan W, Wang C, Zhang Z, et al. Conservative therapy with metformin plus megestrol acetate for endometrial atypical hyperplasia[J]. Gynecol Oncol, 2014, 25：214-220.

[15] Sletten ET, Arnes M, Lysa LM, et al. Prediction of relapse after therapy withdrawal in women with endometrial hyperplasia：a long-term follow-up study[J]. Anticancer Research, 2017, 37：2529-2536.

[16] Nwanodi O. Progestin intrauterine devices and metformin：endometrial hyperplasia and early stage endometrial cancer medical management[J]. Healthcare, 2017, 5, 30：1-10.

[17] 杨开选，王超.子宫内膜增生症的病因及相关因素[J].实用妇产科杂志，2007, 11：645-647.

[18] 谢梅青，谢增霞.子宫内膜增生症的药物治疗[J].实用妇产科杂志，2007, 11：651-653.

[19] 徐惠成，梁志清.子宫内膜增生症的手术治疗[J].实用妇产科杂志，2007, 11：653-655.

[20] 沈宗奇，林金芳.口服避孕药联合二甲双胍治疗多囊卵巢综合征患者子宫内膜不典型增生[J].中华妇产科杂志，2010, 45：56-57.

[21] 姜洁.老年妇女子宫内膜癌前病变的诊治[J].实用妇产科杂志，2012, 28：518-521.

[22] 冷旭，王敏，张淑兰，等.不同方法获取子宫内膜进行组织学诊断的对照研究[J].中华妇产科杂志，2013, 48：891-895.

[23] 刘艳佳，丁岩.子宫内膜增生症的诊断进展[J].国际妇产科杂志，2015, 42：38-41.

[24] 苏椿淋，李昕，林金放.子宫内膜不典型增生及早期子宫内膜样癌药物治疗的进展及前景[J].中华妇产科杂志，2015, 9：715-717.

[25] 周先荣.子宫内膜不典型增生的病理学诊断与鉴别诊断[J].中华病理学杂志，2016, 45：289-292.

[26] 张建青.复发性子宫内膜增生症的处理原则[J].中国实用妇科与产科杂志，2016, 11：1075-1078.

第八章·多囊卵巢综合征

朱楣光　杜晓琴

多囊卵巢综合征（PCOS）是一种月经异常的雄激素增高的卵巢内分泌疾病，它占育龄期女性的 5%～10%，占闭经患者的 20%，占女性多毛高雄激素血症的 80% 以上，是一种常见的月经病。国内报道山东济南患病率为 6.48%，北京社区调查为 6.11%，广州地区女性健康体检中患病率为 2.2%。

PCOS 不仅是女性不孕症的主要原因之一，还与影响健康的肿瘤和代谢性疾病有关。长期无排卵可发展为子宫内膜癌，肥胖及不肥胖的 PCOS 患者中有胰岛素抵抗(IR)和高胰岛素血症。长期高雄激素血症和胰岛素抵抗易使 PCOS 患者引发 2 型糖尿病、代谢综合征、血脂异常，高血压和心脑血管的远期并发症的风险增高，危害女性健康，需要长期随查防治。

一、诊　断

1935 年 Stein 和 Leventhal 首次报道 7 例闭经，有增大的多囊卵巢和多毛患者(其中 4 例为肥胖)，经双侧卵巢楔形切除后，排卵恢复，并可妊娠，称为 Stein - Leventhal 综合征。随着激素的测定兴起，LH/FSH 值大于 2～3 作为诊断依据，并有月经紊乱和卵巢雄激素的增高。随着盆腔超声检查技术的发展，超声诊断 PCOS 成为一项有效的方法。1980 年 Bughen 报道了在部分 PCOS 患者中存在高胰岛素血症和 IR。Dunaif 等用胰岛素钳夹技术(诊断 IR 的金标准)证实了这一发现，并为以后的研究所证实，但并非所有的 PCOS 均有此症状。

PCOS 的原因不明，由于异质性及表型多样性，诊断方面存在争议。1990 年美国国立卫生研究院制定了 PCOS 的诊断标准。在排除其他可以引起慢性无排卵和高雄激素血症之后，符合以下两项即可诊断。① 慢性无排卵；② 高雄激素的生化或临床表现。2003 年在荷兰鹿特丹由欧洲人类生殖与胚胎协会(ESHRE)和美国生殖医学协会(ASRM)联合主办的 PCOS 专题会上对 PCOS 的诊断标准进行修订：在排除其他已知疾病(如先天性肾上腺皮质增生、库欣综合征、分泌雄激素的肿瘤及甲状腺功能减退和高催乳素血症等)以后，符合以下 3 项中的任意 2 项，则可诊断：① 无排卵或稀发排卵；② 有高雄激素血症的临床表现和(或)实验室结果；③ 超声检查有 PCO。2006 年高雄激素学会(AES)则强调 PCOS 的高雄激素血症作为诊断的必要依据。

PCOS 的临床表现具有种族差异，2011 年中华妇产科学会内分泌学组起草了"多囊卵巢综合征诊断"一文，作为中华人民共和国卫生行业标准，并经卫生部批准。此文规范了月经紊乱及 B 超多囊卵巢一词。在鹿特丹诊断标准的基础上，提出疑似多囊卵巢综合征一词。因为 PCOS 的诊断必须排除闭经和高雄激素血症的已知疾病后，才能确定为 PCOS，并提出排除诊断的内容和方法。

青春期 PCOS 愈来愈受到重视。青春期 PCOS 的诊断需要在月经初潮后 2～3 年月经仍不正常，并且鹿特丹的三项诊断标准都具有才可诊断。

二、临床表现

(一) 症状

1. 发病·发病较早，有时自初潮开始就有月经紊乱，一般在青春期可以诊断。

2. 月经紊乱·以月经稀发最多，其中 2/3 为无排卵。其次为继发性闭经和功能性子宫出血，偶见原发性闭经及规则的无排卵月经。月经紊乱为育龄期不孕的 1/2。无排卵性不孕患者中 PCOS 占 1/3。

3. 高雄激素症状·主要为多毛症与痤疮。

(1) 多毛症：PCOS 患者有 2/3 表现为多毛症，多分布于面部及躯体表面。上唇毛增多，臀及腿毛增长，偶见下颌、乳周等处有毛增加，眉毛变浓，有时呈"一"字形，即两眉间有浓黑毛相连。多毛症一般用 Ferriman - Gallwey 评分法，以 7 分以上为多毛症。雄激素在毛囊处转变为二氢睾酮，刺激体毛加快生长而形成。但多毛症程度与雄激素高低并不平行。

(2) 痤疮：二氢睾酮刺激皮脂腺，使之分泌过旺，加上感染，皮肤中呈现慢性毛囊皮脂腺炎症而形成。痤疮多见于前额、面颊部，甚至胸、背、肩部，可由小丘疹发展为小脓疱、结节、瘢痕等。

(3) 其他：肌肉发达、声音低沉，偶见喉结与阴蒂增大。

4. 肥胖·PCOS 患者半数为肥胖。$BMI > 25 \text{ kg/m}^2$，体重可达 80 kg 以上。

5. 黑棘皮症·颈后、腋下、外阴、腹股沟等处皮肤皱褶处呈片状角化过度并有皮肤色素加深。黑棘皮症为胰岛素抵抗的一种皮肤变化，PCOS 患者中约 1% 有此表现。

雄激素受体(AR)位于染色体 $Xq11 \sim 12$。其第一外显子内有胞嘧啶、腺嘌呤、鸟嘌呤三种核苷酸的 CAG 重复序列，AR 基因(CAG)n 存在多态性。短的(CAG)n 即重复次数小于 21 时，PCOS 患者虽然二氢睾酮、雄烯二酮、LH 水平较低，但是痤疮或多毛发生率较高，较短的(CAG)n 对多毛和痤疮有促进作用。(CAG)n 重复次数 > 23 时，游离睾酮浓度的增加可改善胰岛素抵抗。

(二) 实验室表现

实验室可见睾酮增高 $> 2.8 \text{ nmol/L}$(80 ng/dl)，睾酮前身雄烯二酮增高 > 300 ng/dl 者占 60%，游离睾酮增高 2 倍多。性激素结合球蛋白(SHBG)由肝脏生成，雌激素及甲状腺素促其分泌，而雄激素及胰岛素抑制其生成。在高雄激素情况下，PCOS 患者的 SHBG 可降低 50%，使游离睾酮增加，有时睾酮尚正常而游离睾酮很高。硫酸脱氢表雄酮(DHEAS)为肾上腺分泌的雄激素，在部分 PCOS 患者中升高($> 8.1 \mu\text{mol/L}$，即 $300 \mu\text{g/dl}$)。

PCOS 患者 LH 增高占 90%，可 > 10 U/L，肥胖者可以略低，FSH 在早卵泡期水平，形成 LH/FSH 2～3。E_2 有时偏低，或在早卵泡期水平。雄激素在外周脂肪组织芳香化为雌酮。雌酮持续处在较高水平，使雌酮/雌二醇(E_2) > 1。

胰岛素在 45% 患者中增高。空腹胰岛素增高与增高的睾酮和雄烯二酮呈正相关。在葡萄糖耐量试验中，血糖反应正常，而血胰岛素反应高亢，曲线下面积增加。卵巢分泌的肾素及血管紧张素增高，使促性腺激素促排卵中易于引起卵巢过度刺激综合征(OHSS)，抑制素 B 增高。

(三) B 超

典型的多囊卵巢超声特征为卵巢增大，有 2～9 mm 直径的卵泡约 12 个以上，分布于皮质区，沿周边排列，间质回声增强增大，多囊卵巢的表现与雄激素增高呈正相关。以卵巢体积与卵泡直径两项鉴别，敏感性为 92%，特异性为 97%。最近又提出以卵巢间质面积与卵巢最大平面面积(S/A)为诊断依据，S/A 与雄激素水平相关。以 S/A > 0.34 为参考值，其敏感性为 100%。

(四) 两种类型

临床发现经典的 PCOS 除有 LH 升高者外，还有一组肥胖型的亚组。Barbiera 也认为有以 LH 升高为主与以高胰岛素血症为主的两种类型。

LH升高型较为多见，不肥胖，LH/FSH增高，GnRH频度增加，胰岛素抵抗者少。高胰岛素血症型，肥胖和有胰岛素抵抗。但两型均可有高胰岛素血症，在高胰岛素血症型中，少数患者有黑棘皮症，称为高雄激素黑棘皮综合征（HAIR - AN）。

（五）远期并发症

1. 肿瘤 · PCOS长期无排卵，雌酮/雌二醇值升高，无孕激素对抗，使子宫内膜增生。长期可致子宫内膜非典型增生，并可以形成子宫内膜癌。PCOS患者长期雌孕激素比例失调，可使良性乳腺增生，但与乳腺癌关系尚未确定。

2. 糖尿病 · PCOS肥胖及高胰岛素血症者，有胰岛素抵抗，胰岛β细胞功能紊乱，虽然糖耐量正常，但长期可发展为糖尿病。上海报道191例未治疗的PCOS患者，糖耐量受损占18.85%，2型糖尿病占4.19%。Dunaif发现PCOS患者40岁时40%有糖耐量受损或糖尿病。在一组前瞻性对照大样本PCOS患者中糖耐量受损占31.1%，糖尿病占7.5%，而对照组只有14%糖耐量受损，而无糖尿病，糖尿病发生率是正常人群的7倍。由于糖尿病患者易发生微血管病变，应当早期诊断，早期治疗。对此高危人群，应注意空腹血糖检查，若>6.1 mmol/L，应加以处理。PCOS患者怀孕后妊娠糖尿病也增加，有报道为健康孕妇的3～10倍。

3. 高血压和高脂血症 · PCOS患者与正常人群对照，血中甘油三酯、极低密度脂蛋白胆固醇、低密度脂蛋白胆固醇升高，高密度脂蛋白胆固醇降低。甚至没有胰岛素抵抗的非肥胖PCOS患者亦有高密度脂蛋白胆固醇的下降。

在普通人群中有胰岛素抵抗者称为X综合征或代谢综合征，这些人是高脂血症、高血压和冠心病的高危人群。PCOS患者常有代谢综合征，因而部分患者亦为高危人群。胰岛素抵抗患者的肌组织中对葡萄糖的摄取利用降低，而脂解增加，使游离脂肪酸在血循环中升高。高胰岛素是刺激动脉硬化斑块形成的重要生长因子，它使血管周围平滑肌细胞增殖，增强低密度脂蛋白受体活性，增加冠心病发病的危险性。部分PCOS患者有高同型半胱氨酸血症（HCY），原因不明，此为血管内皮损伤的标志之一，是心血管发病的独立危险因素。

因此，在PCOS患者高脂血症和心血管病也增加，需要防止。雄激素使远端肾小管再吸收增加，血容量随之增加，使血压升高。高血压在年轻的PCOS患者中并不多见，但在有PCOS病史的绝经后妇女常见，需要重点随访。

三、病理生理

（一）PCOS高雄激素源于卵巢

早期从卵巢静脉插管取血发现其睾酮浓度为外周血的4倍，比正常妇女外周血浓度高10～15倍。脱氢表雄酮（DHEA）比外周血高2～3倍，说明雄激素主要来源于卵巢。用地塞米松抑制试验后，抑制了肾上腺来源的雄激素，卵巢分泌的雄激素仍然很高。用GnRHa抑制促性腺激素后，则雄激素减低，支持PCOS的雄激素来自卵巢。

PCOS卵巢功能的改变亦存在形态学的依据：卵泡内合成雌激素的颗粒细胞层次减少，而合成雄激素的卵泡膜细胞明显增生。超微结构中卵泡膜细胞内有大量的内质网、脂质小滴和管状线粒体，符合类固醇合成的特征，是过多雄激素的来源。卵巢间质细胞亦有增生，高雄激素刺激更多窦卵泡的募集，而卵泡内雄激素少，使卵泡成熟受抑制，优势卵泡不能产生，只有更多的小卵泡，形成多囊卵巢。在卵泡的微环境中雄激素大于雌激素，使相应的部分卵泡因雄激素高而闭锁，增加了卵巢间质。

（二）持续高浓度的LH和雄激素增多

PCOS患者的LH与正常排卵妇女有区别，其LH没有周期性变化，平均浓度高于卵泡期和黄体期水平，并且一直持续。LH的脉冲频率及幅度均增高增强，与下丘脑GnRH脉冲相当。下丘脑这种频率有利于LH分泌，使LH浓度大于FSH，而且活性也强，加强了雄激素的分泌，引起高雄激素血症。这种情况考虑是下丘脑功能受影响或反馈系统异常所致。卵巢分泌的大量雄烯二酮在外周脂肪组织芳香化为雌酮为主的雌激素。大量雌激素反馈性抑制FSH，使小卵泡因FSH缺乏而不能继续长大。高雄激素和高雌激素使下丘脑-垂体-卵巢轴的功能失常，从而使LH持续在高水平，有时可持续数月而闭经。

多巴胺与阿片类化合物可抑制GnRH，但实验与临床均不能使PCOS的GnRH有所改变。胰岛素的增加和减少对PCOS患者LH亦无变化。而孕激素负反馈仍存在。应用口服避孕药可降低LH和雄激素。GnRH激动剂和拮抗剂可抑制LH和雄激素。长期应用可达绝经期后的卵巢激素水平。应用雌激素抑制药物如克罗米芬和来曲唑，可使FSH增加，卵泡长大，临床应用可有效促进月经恢复和排卵，甚至妊娠。垂体对雌激素的正负反馈均存在，反馈系统无异常。

高频度LH及高雄激素形成无排卵多囊卵巢综合征，源于下丘脑功能失常。

（三）胰岛素抵抗和高胰岛素血症

PCOS有30%肥胖者有胰岛素抵抗和高胰岛素血症，甚至部分瘦者亦有高胰岛素血症。胰岛素受体的自身抗体、受体后缺陷、靶器官的受体减少等均可引起胰岛素抵抗。但绝大部分PCOS胰岛素抵抗的患者，胰岛素受体质及量均无异常，亦无抗体形成。Dunaif等发现PCOS及正常妇女皮肤纤维细胞的胰岛素结合和受体亲和力均无差异。但半数患者有受体后缺陷，它的特点是胰岛素受体丝氨酸磷酸化增加而胰岛素依赖的酪氨酸磷酸化减低，可能引起葡萄糖转运效率低下。PCOS胰岛素抵抗的发生机制尚需进一步证实。

PCOS患者血胰岛素浓度与雄激素水平呈正相关。对于胰岛素抵抗与高雄激素，孰先孰后，尚未完全清楚。高胰岛素血症可引起雄激素增加，有两个原因：① 胰岛素增加LH - β基因的转录，高胰岛素使LH分泌增加，雄激素也增加。② 胰岛素与雄激素均可抑制肝脏分泌SHBG，增加了游离睾酮，增加其活性成分。给PCOS患者注射GnRH激动剂后垂体促性腺激素下调，卵巢分泌的雄激素水平下降，但高胰岛素血症不变。肥胖的PCOS患者尤其明显。因此，大多数学者认为是胰岛素抵抗引起高雄激素血症。雄激素引起胰岛素抵抗都较轻，而雄激素引起的向心性肥胖使腹部脂肪增多，脂肪可引起胰岛素抵抗，促进PCOS的发展。

PCOS患者为何有胰岛素抵抗，目前尚不清楚。可能不止一个原因引起，亦可能两者是同源的。

(四) 肾上腺的雄激素过多

25%～60% PCOS 患者肾上腺雄激素过高,表现为 DHEA 和 DHEAS 高于正常。PCOS 患者垂体 ACTH-肾上腺皮质轴可能是完整的,ACTH 和皮质醇分泌也属正常。外来的因素可能有影响。离体研究发现,正常人肾上腺组织切片加入胰岛素培养后,DHEAS 明显升高,而 DHEA 显著下降,皮质醇没有变化,可能是胰岛素使肾上腺皮质磺基转移酶活性增加所致。睾酮使部分患者的 DHEA 上升。并非所有 PCOS 患者有相同的表现,有些有反应,有些则没有,与临床所见相同。

四、PCOS 病因探讨

PCOS 发病原因至今未阐明。一般认为是多个病因共同作用的最终表现。

(一) PCOS 的青春发育亢进学说

青春期变化与 PCOS 非常相似,所以认为是青春期延续及扩大。

青春期少女超声下可见有卵巢多囊性变,但没有卵巢间质回声增强,LH/FSH 值转变为>1。肾上腺初潮(adrenarche)是青春期发育的最早标志,此时肾上腺 17α-羟化酶及 17,20-碳链酶活性增高,产生大量雄激素,而逐渐有第二性征的表现。正常青春期有一度生理性胰岛素抵抗,若青春期的这些表现因某种原因持续或过度表现就与 PCOS 的病理近似,所以认为是青春期的亢进所致。

(二) 遗传和环境学说

PCOS 的表现有高度家族群聚性。但 PCOS 是一种复杂的异质性代谢综合征,多数学者认为其发病可能是遗传和环境因素相互作用所致。多年来由于诊断标准不同,对其遗传方式争论不休。但不管什么标准,通过 PCOS 家系分析,多数研究都认为 PCOS 确有遗传性,遗传方式呈常染色体显性遗传。然而在双胎研究中发现为多因素,X 连锁遗传方式。有报道以稀发排卵及无排卵、多毛和高雄激素,除外其他高雄激素疾病后在母亲或姐妹中检测、筛查高雄激素及月经不规则者。在 195 例先证者中检查 78 位母亲和 50 位姐妹,其中母亲有 PCOS 者 19 例(24%),姐妹有 16 例(32%),比总人群 5%PCOS 患病率明显增高,说明有家族群聚性。北京大学第三医院对 139 例患者进行家系遗传方式研究,一级亲属中其母月经不规则占 37.4%(52/139),姐妹占 33.1%(42/130),合计 35.3%(95/269);男性早秃者其父占 19.4%(27/139),兄弟占 6.5%(9/138),合计 13.0%(36/277),结果为显性遗传,遗传基因为共显性。PCOS 的致病基因存在多个共显性等位基因,可以解释其临床表现的多样性。许多学者对 PCOS 发病的分子机制方面进行研究,Wang 等证明黄体生成素(绒毛膜促性腺激素)受体(LHCGR)基因的甲基化与 PCOS 存在一定的关系。雄激素受体基因位于 X 染色体上,女性 X 染色体一条失活模型可能与疾病有关。Echibura 等没有发现 X 染色体失活在 PCOS 及正常的妇女有显著差异,但提出 PCOS 患者的女儿可能存在易感体质,发生 PCOS 的概率增加。X 染色体失活或等位基因的改变可能成为 PCOS 的易感因素。环境、营养等外在因素与内在因素相结合,引起 PCOS 的发生发展。

从 PCOS 候选基因研究情况看:有报道 CYP11A 基因、胰岛素基因、卵泡抑素基因、FSH-β 亚单位和 LH-β 亚单位基因与 PCOS 有关,但病例数少,均未被证实。近年报道胰岛素受体基因旁一个二核苷酸重复标记,在染色体 19p13.2 处,与 PCOS 有关,具体位点尚未测得。在国内汉族中以全基因组关联研究(GWAS)定位 PCOS 易感基因的染色体区域,分别为 2 号染色体和 9 号染色体上(2p16.3、2p21 和 9q33.3),2p16.3 区域内的 GTF2AIL、LHCGR 和 FSHR 等基因均与生殖有关。另一报道用 GWAS 发现 DENND1A 基因与 PCOS 有关,可以使类固醇生成增加。PCOS 是一种复杂性疾病,尚需进一步研究。

动物实验显示大鼠孕早期给予睾酮注射,出生幼鼠成年后雌鼠有无排卵、多囊卵巢和雄性行为,似 PCOS。恒河猴实验亦也出现相似结果,有高雄激素、多囊卵巢及 LH 升高。先天性肾上腺皮质增生未治疗或不典型者,其后代亦有胰岛素抵抗和 PCOS。宫内环境对形成 PCOS 有一定作用。遗传与先天性及环境因素相互作用而有 PCOS 的表型出现。

五、治　疗

PCOS 治疗不但要治疗近期的月经紊乱,促排卵解决不孕问题,更要预防远期的子宫内膜癌和代谢性疾病。

(一) 健康生活,平衡饮食,适当运动

健康生活需减少熬夜,保证睡眠,增加户外活动和多晒太阳。饮食需低糖、低盐、低脂,并减少进食热量。肥胖者尤其应当减肥,并测血糖、血脂以指导饮食。锻炼应适当,可持续性。建议每日快步走 20～30 min,坚持 1 周达 3～5 h。每年坚持健康体检,包括血糖、血脂等。

(二) 调整月经,降低雄激素

对功血患者以止血消炎调经治疗。子宫内膜在 6 mm 以下者,进行人工周期(戊酸雌二醇 1 mg,每日 1 次,后期加醋酸甲羟孕酮 10 mg,每日 1 次)治疗。若子宫内膜在 7 mm 以上,用醋酸甲羟孕酮 10 mg,每日 2 次,共 20 日,以止血调经。见血第 5 日再用 1 个周期,共用 3 个周期以调整子宫内膜。另加用止血药及消炎药物。若年龄在 30 岁以上,病程较久者应刮宫排除子宫内膜癌。闭经及月经稀发者,除外妊娠后,以孕激素撤退出血后,以口服避孕药,炔雌醇-环丙孕酮(达英-35)治疗,降低 LH 和雄激素。应用 3～6 个周期以观察疗效。功血者调整内膜厚度,若不需怀孕,亦可用达英-35。对 40 岁或以上者,卵巢功能已逐渐衰退,排卵不太可能,但有雌激素分泌,可定期加服孕激素,以防子宫内膜癌变。对肾上腺雄激素增高者,若不肥胖,可应用地塞米松治疗。以地塞米松 0.25 mg 每周 3 次的小剂量,可抑制肾上腺雄激素即硫酸脱氢表雄酮(DHEAS)达正常水平。不少患者可以自然来月经,排卵,并且可以妊娠。

(三) 肥胖及高胰岛素血症

胰岛素抵抗患者大多临床表现为肥胖。体重指数＞25 kg/m²,腰围/臀围＞0.85,腰围＞100 cm,可有黑棘皮症。实验室有空腹胰岛素增高,但临床大多以空腹胰岛素增高及胰岛素释放试验异常来评估。

1. 首先要求肥胖患者减肥·以控制饮食,加强锻炼为主。有报道,单纯肥胖者以低热量饮食每周体重下降 450 g,体重自平均 77 kg 下降至 57 kg,血浆雄烯二酮自 2.95 ng/ml 下降

至 1.79 ng/ml（$P<0.001$），血浆睾酮自 0.75 ng/ml 降至 0.39 ng/ml（$P<0.001$）。Pasquali 等以每日 1 000~1 500 kcal 进食，3 个月后体重平均下降 9.7 kg，LH 下降 45%，空腹胰岛素下降 40%，睾酮下降 35%。多数妇女月经恢复正常，并有排卵，不孕者怀孕。饮食控制，加上锻炼，可以达到有效的治疗目的，但难以坚持。

2. 胰岛素增敏剂应用·二甲双胍为一种有效胰岛素增敏剂，是一种双胍类药物，临床应用已有 40 多年的历史，安全性及不良反应已明确掌握。它可增加胰岛素受体数目和亲和力，增加胰岛素受体酪氨酸激酶活性，增加葡萄糖转运因子 4 的转运及基因表达，同时改善葡萄糖的氧化和糖原合成，而不影响胰岛素的分泌。用于糖尿病和高血压患者，可改善高胰岛素血症、高血脂及高血压。二甲双胍也能降低 PAI-1 水平，对血小板及纤溶系统也有益处。二甲双胍不良反应有厌食、腹泻，偶有低血糖反应需防止。第 1 周用 500 mg，每日 1 次，第 2 周增至 500 mg，每日 2 次，第 3 周起，增至 500 mg，每日 3 次，应用 3~6 个月，疗效不佳者，剂量可适当增加。二甲双胍应用后，54% 的患者效果明显，可使体重下降，高雄激素血症缓解，月经规律，排卵恢复，停药 2 年后观察月经仍属正常。应用后雄激素仍高者，与达英-35 同用，效果更好。但用达英-35 应注意避孕，以防不良妊娠。对克罗米芬应用失败者，二甲双胍单用或同用可以促其排卵而怀孕。妊娠期若需要时可以继续应用，可减少自然流产和妊娠糖尿病发病，无致畸作用，比较安全。但对肾衰竭、心力衰竭、肝衰竭、糖尿病酸中毒、肾脏疾病、贫血者慎用或不用。

另一类胰岛素增敏剂属于噻唑烷二酮类（thiazolidinedione），能促进外周组织骨骼肌摄取葡萄糖，改善糖代谢和胰岛素抵抗，效果显著，亦曾用于 PCOS 的胰岛素抵抗患者。首款推出的曲格列酮，因对肝有损害，已退出市场。又推出罗格列酮，效果也显著，但心血管不良事件，其应用受到严格限制。现在又推出吡格列酮。由于这些药物在早孕及孕期不能应用，且有过严重的副作用，PCOS 患者应少用或慎用。

（四）促进生育

PCOS 由于长期无排卵而不孕。促进生育有以下几种手段。

1. 枸橼酸克罗米芬·简称克罗米芬，又称氯米芬，是一种非类固醇药物，具有弱雌激素及抗雌激素双重作用，是人类第一种合成促排卵药物。应用已久，它是 PCOS 促生育的首选药物，克罗米芬与内源性雌二醇竞争结合靶器官雌激素受体，解除内源性雌二醇对下丘脑垂体的负反馈抑制作用，促使垂体 FSH 的分泌增加，进而使卵泡发育直至排卵。克罗米芬在不同部位的作用也不同，在子宫内膜和宫颈，可呈"抗雌激素"作用。在应用 3~6 个周期后，80% 患者有排卵，约 40% 妊娠，是其在宫颈和子宫内膜的抗雌激素作用影响了妊娠率。临床上对无排卵或月经稀发不孕者，在孕激素撤退出血或来月经第 5 日，每日 50 mg，连服 5 日，测量基础体温观察排卵，排卵多发生在停药 7~10 日。若不排卵，下一周期撤退出血第 5 日应用 100 mg 每日 1 次，共 5 日。若无排卵，再加至 150 mg 每日 1 次，共 5 日。若有排卵，则应用 3~6 个周期，以观察妊娠。不良反应有多胎妊娠及卵巢囊肿。若卵巢增大应当观察至囊肿缩小、消失，下周期减量使用，或用醋酸甲羟孕酮使囊肿缩小。其他不良反应有腹部不适、头晕、头痛、乏力、荨麻疹

等，停药后消失。视觉症状虽很少见，停药后也可恢复，但应停用克罗米芬。

造成高排卵率低妊娠率的原因有：① 黄体功能不足，子宫内膜薄，孕激素不足。可予以黄体期加孕酮或增加克罗米芬量。② 由于克罗米芬有弱抗雌激素作用，使得宫颈黏液异常，可用宫腔内人工授精治疗。③ 未破裂卵泡黄体化综合征，可用 B 超观察卵泡发育至 17~20 mm 直径时，给予 HCG 5 000 U 肌内注射促排卵。④ 卵的质量欠佳。

克罗米芬应用失败后可加用其他药物。DHEAS > 8.1 μmol/L 者加用地塞米松 0.25 mg，隔日 1 次，以降之。排卵失败者于服药后以阴道 B 超观察卵泡大小和内膜厚度。卵泡直径不足 17~20 mm 者，加用绝经期促性腺激素（HMG），每日 75 U 肌内注射，并于 2~3 日后再行阴道 B 超检查。卵巢直径达到 17~20 mm 时，注射 HCG 5 000 U 以促排卵。有高胰岛素血症者，加用二甲双胍。

2. 来曲唑·一种抑制雌激素前体芳香化为雌激素的药物，可以抑制雌激素对下丘脑和垂体的负反馈，使 GnRH 增加，FSH 升高。卵泡在 FSH 增加后产生自己的雌激素。卵泡微环境中的雌激素大于雄激素而卵泡发育长大，自然排卵可以妊娠。因没有克罗米芬的抗雌激素作用，使内膜及宫颈更利于妊娠，因而妊娠率比克罗米芬高，而先天性畸形率与克罗米芬相似，没有致畸作用。应用方法，在撤退出血第 5 日，每日 1 次 2.5 mg，共 5 日。

3. 人绝经期促性腺激素治疗·此法应用于克罗米芬治疗失败者。HMG 含 FSH 75 U 及 LH 75 U，为绝经后妇女尿中提取所得。因 PCOS 患者 LH 高，不缺乏 LH，可应用纯 FSH（商品名 Metrodin HP）或重组 FSH（商品名 Gonal-F）为佳。PCOS 患者因卵泡多，易于发生卵巢过度刺激综合征（OHSS），应采取低剂量 FSH 缓增方案。即月经第 23 日起用 GnRHa，在下一周期月经第 5 日用 FSH 75 U/d，隔 4 日以阴道 B 超监测卵泡。根据卵泡情况给药，B 超间隔可以缩短。若卵泡无反应，则加 FSH 37.5 U/d，直至 B 超下见到优势卵泡或加至 225 U/d 为止。若卵泡直径逐渐增大则不必加量。卵泡达 17~20 mm 则注射 HCG 5 000 U 促排卵。若 B 超卵巢增大，直径达 5 cm 或以上，为避免 OHSS，应当放弃此周期。此方法目的是摸索患者 FSH 阈值的剂量，以寻求单个优势卵泡的发育，避免 OHSS 并达到排卵和妊娠。可使排卵周期达 85% 以上，妊娠率达 60% 以上，并减低自然流产率和 OHSS 的发生。

PCOS 患者治疗后可获得高排卵率，但妊娠率较低，流产率较高。除了激素对排卵的质量有影响外，IR 和高胰岛素血症对子宫内膜容受性的影响，亦为重要原因之一。① 葡萄糖的吸收和利用，使得子宫内膜蜕膜化受到影响。② IR 影响子宫内膜容受性相关标志物，如高浓度胰岛素下调胰岛素样生长因子结合蛋白 1（IGFBP-1）的表达，抑制整合素及骨桥蛋白的表达，从而抑制子宫内膜间质细胞蜕膜化，影响妊娠率。自发排卵的 PCOS 患者黄体期子宫内膜厚度显著小于正常对照组，影响妊娠率。

4. 体外受精-胚胎移植·PCOS 不孕患者合并子宫内膜异位症、输卵管堵塞或男性少精、畸精症者，以及用克罗米芬、来曲唑及促性腺激素失败者，均可用体外受精-胚胎移植

(IVF)方法。可用 GnRHa 长方案降调节后仍可用 FSH 小剂量方案,于月经第 3 日开始用 FSH 超促排卵,使卵泡可以多个发育,也要预防 OHSS 的发生。PCOS 患者进行 IVF 前,可先用几个月达英-35,使雄激素下降后再开始 IVF 方案。高胰岛素血症者可用二甲双胍 3 个月,降低胰岛素后,再开始 IVF 方案。PCOS 患者行 IVF 应用改良长方案,在常规长方案基础上,月经周期第 2~3 日开始加服达英-35,1 日 1 片,共 20 日。至 13~20 日注射 GnRHa,之后下周期再行超促排卵。应用重组卵泡刺激素和黄体生成素,进行 IVF-ET,获卵率高,种植率高,临床妊娠率高,OHSS 风险低。龚斐等用此方案妊娠率达 70.3%。有胰岛素抵抗者加用二甲双胍后妊娠率有所提高,OHSS 风险低。每周期 IVF 获取卵泡数比非 PCOS 患者为多,但受精率下降。因移植胚胎数相同,故妊娠率并无区别。

5. 不成熟卵体外成熟的助孕技术·由于 IVF 中培养技术的日益完善,对未成熟卵可以培养成熟。PCOS 有许多小卵泡均未成熟,可在阴道 B 超下取卵,体外培养至成熟、授精、再送入子宫,进行胚胎移植。对于屡屡有 OHSS 高危者,或 FSH 低反应者,可用此法。因不进行促排卵,费用更低。目前在有些 IVF 助孕中心已开展。

(五) 手术治疗

1935 年 Stein 和 Leventhal 对一组继发性闭经患者剖腹探查,发现双侧多囊卵巢,行双侧楔形切除术。术后有惊人效果:月经规则,雄激素下降,引发排卵,不孕者妊娠。从此卵巢楔形切除术一度成为 PCOS 患者的主要治疗方法。1963 年报道排卵率为 80%,妊娠率为 62.5%(13.5%~89.5%)。有些病例为多囊卵巢而非 PCOS。Stein 严格选择病例后报道,95% 月经恢复,86.7% 妊娠,并随访 25 年无多囊卵巢复发。但术后粘连,复发率高,后为促排卵药物所替代。

近年来开展腹腔镜下手术,PCOS 的腹腔镜手术兴起。有以下优点:① 疗效同 HMG 促排卵,无 OHSS。② 损伤小,术后粘连相对少,不需开腹,手术简单,恢复快。③ 价格适中,无需复杂监测排卵。④ 妊娠后自然流产率低。手术指征为克罗米芬或 HMG 治疗失败者,或不能也不愿应用 HMG 治疗者。手术方法有卵巢烧灼术或激光楔形切除术,对腹腔镜或麻醉禁忌者不能应用。目前激光楔形切除术也已少用,只用卵巢烧灼术。每侧卵巢做 4 个烧灼点,俗称打孔。每个 2~3 mm 直径,通过卵巢包膜直达皮质部,深为 3~4 mm。用尖的单极内凝管或带内凝小活检钳即可,内凝 2~4 s,术毕清除血迹以林格液冲洗卵巢即可。术后雄激素下降,月经和排卵恢复。排卵率为 84.2%,妊娠率为 55.7%。术后仍有 16% 轻度粘连,术后未见卵巢早衰报道。为防止卵巢早衰,卵巢门处不宜打孔。腹腔镜手术仍是一种手术,目前不少地区均以 IVF 代替。

现在手术更简化,更安全了。用卵巢针刺术,即在腹腔镜下用穿刺针穿破 5~10 个卵泡放出卵泡液,术后卵巢体积缩小约 1/3。自然排卵率为 61.11%,术后 2 年妊娠率高达 47.2%。

(六) 青春期的 PCOS 的治疗

对于月经失调,应以孕激素撤退出血为主,闭经患者 40~50 日一次,防止子宫内膜癌。对于肥胖的患者调整生活方式,合理饮食,不用减肥药。增加运动量,控制热量。防止胰岛素抵抗,对于高雄激素血症,在孕激素的撤退出血的基础上,观察几年后仍过高,在 17~18 岁后加用达英-35 治疗 3~6 个月。

(七) 其他治疗

对多毛治疗,可用达英-35,治疗 6 个周期。醋酸氯羟甲烯孕酮(CPA)有抑制雄激素作用,或用其他药物,如安体舒通、氟他胺(flutamide)及 5α-还原酶抑制剂(finasteride)等亦有作用。

中医治疗一般为对症治疗。最近有以西医诊断为 PCOS,以中医补肾化痰方法,降低 PCOS 患者雄激素后针灸促排卵,或西药促排卵而成功者。中医养生有方,防病于未然,可以应用。

PCOS 病因不明,临床表现异质性。治疗多以对症为主。但其远期并发症甚为严重。尤以肥胖胰岛素抵抗这一亚组,属代谢综合征。因此,在各种治疗后,必须继续保持健康生活,合理饮食,坚持锻炼。并保持定期来月经,以防子宫内膜癌,继续定期随访血压、血脂。每年健康检查,测血糖。需预防糖尿病、高血压及冠心病的发生,并长期随访。

参考文献

[1] 赵君利,陈子江,赵力新,等.汉族育龄多囊卵巢综合征患者的临床特征及分析[J].中华妇产科杂志,2006,41:375-379.

[2] Ma YM, Li R, Qiao J, et al. Characteristics of abnormal menstrual cycle and polycystic ovary syndrome in community and hospital populations[J]. Chin Med J(Engl), 2010, 123:2185-2189.

[3] Chen X, Yang D, MoY, et al. Prevalence of polycystic ovarysyndrome in unseleted women from southern China[J]. Eur J Obstet Gynecol Reprod Biol, 2008, 139:59-64.

[4] Salley KE, Wickham EP, Cheang KI, et al. Glucose intolerance in polycystic ovary syndrome: a position statement of the Androgen Excess Society[J]. J Clin Endocrinol Metab, 2007, 92:4546-4556.

[5] Chen MJ, Yang WS, Yang JH, et al. Relationship between androgen levels and blood pressure in young women with polycystic ovary syndrome [J]. Hypertension, 2007, 49:1442-1447.

[6] Dokras A. Cardiovascular disease risk factors in polycystic ovary syndrome[J]. Semin Reprod Med, 2008, 26:39-44.

[7] Stein IF, Leventhal ML. Amenorrhoea associated with bilateral polycystic ovaries[J]. Am J Obstet Gynecol, 1935, 29:181-191.

[8] Milson SR, Sowter MC, Carter MA, et al. LH levers in women with polycystic ovarian syndrome: have modern assays made them irrelevant? [J] BJOG, 2003, 110:760-764.

[9] Burghen GA, Givens JR, Kitabchi AE. Correlation and hyperinsulinian in polycystic ovarian disease[J]. J Clin Endocrinol Metab, 1990, 50:113-116.

[10] Dunaif A, Segal KR, Futterweit W, et al. Profound insulin resistant independence of obesity in polycystic ovary syndrome[J]. Diabetes, 1989, 38:1165-1174.

[11] Legro RS, Castracene VD, Kauffman RP. Detecting insulin resistance in polycystic ovary syndrome porpose and pitfall[J]. Obstet Gynecol Surv, 2004, 59:141-154.

[12] The Rotterdam ESHRE/ASRM Sponsored PCOS Work shop Group. Received 2003 consensus on diagnostic criteria and long term health risks related to polycystic ovary syndrome[J]. Fertil Steril, 2004, 81:19-25.

[13] 中华人民共和国卫生行业标准.多囊卵巢综合征诊断[J].中华妇产科杂志,2012,47:74-75.

[14] 李慕白,刘畅,侯丽辉,等.青春期多囊卵巢综合征诊断标准现状分析[J].国际生殖健康/计划生育杂志,2011,30:255-257.

[15] Xia Y, Che Y, Zang X, et al. Polymorphic CAG repeat in the androgen receptor gene in polycystic ovary syndrome patients[J]. Mol Med Rep, 2012, 5:1330-1334.

[16] Legro RS Dunaif A. The role of insulin resistance in polycystic ovary

syndrome[J]. Endocrine, 1996, 6: 307 - 321.

[17] Barry JA, Azizia MM, Hardiman PJ. Risk of endometrial ovarian and breat cancer in women with polycystic ovary syndrome: a systemic review and meta-analysis[J]. Hum Reprod Update, 2014, 20: 748 - 758.

[18] Palamba S, Chinsai G, Fallbo A, et al. Low-grade chronic inflammation in pregnantwomen with polycystic ovary syndrome[J]. J Clin Endocrinal Metab, 2014, 99: 2942 - 2951.

[19] Qin JZ, Pang LH, Li MJ, et al. Obsteric complication in women with polycystic ovary syndrome: a systemic review and meta-analysis [J]. Reprod Biol Endocrinal, 2013, 11: 56.

[20] Baldani DP, Skrgatic L, Dugouag R. Polycystic ovary syndrome important underrecognised cardio metabolic risk factor in reproductive-age women[J]. Int J Endocrinal, 2015: 786362.

[21] Loverro G, Lorusso F, Mei L, et al. The plasma homocysteine levels are increased in polycystic ovary syndrome[J]. Gynecol Obstet Invest, 2002, 53: 157 - 162.

[22] Legro RS, Arslanian SA, Ehrmann DA, et al. Diagnostic and treatment of polycystic ovaian syndrome on Endocrine Society clinical practice guideline[J]. J Clin Endocrinal Metab, 2013, 98: 4565 - 4592.

[23] Contvy G, Denailly D, Diemant-Kandarakis E, et al. The polycystic ovary syndrome: a position statement from the European Society of Endocrinology[J]. Eur J Endocrinol, 2014, 171: 1 - 29.

[24] Fritz MA, Speroff L. Clinical gynecologic endocrinology and infertility [M]. Philadelphia: Lippincott Williams & Wilkins, 2011: 501 - 504.

[25] Dumesic DA, Oberifield SE, Stene-Vitorin E, et al. Scientific statement on the diagnosis criteria, epidemiology, pathophysiology and molecular genetics of polycystic ovary syndrome[J]. Endocr Rev, 2015, 36: 487 - 525.

[26] Melo AS, Dias SV, Cavali RC, et al. Pathogenesis of polycystic ovary syndrome, multifactorial assessment from the foetal stage to menopause [J]. Reproduction, 2015, 150: R11 - R24.

[27] 毛文伟,李美芝,赵一鸣,等.多囊卵巢综合征患者父母遗传表型的探讨 [J].中华妇产科杂志,2000,35: 583 - 585.

[28] Wang P, Zhao H, Li T, et al. Hypomethylation of the LH/Choriogonadotropin receptor promoter region is a potential mechanism underly susceptibility to polycysitic ovary syndrome[J]. Endocrinology, 2014, 155: 1445 - 1452.

[29] Echibura B, Perez-Bravo F, Maliqueo M, et al. CAG repeat polymorphism of androgen receptor gene and X-chromosome inactivation in daughters of women with polycystic ovary syndrome: relationship with endocrine and metabolic parameters[J]. Gynecol Endocrinol, 2012, 28: 516 - 520.

[30] Chen ZJ, Zhao H, He L, et al. Genome-wide association study identifies susceptibility loci for polycystic ovary syndrome on chromosome 2p16.3, 2p21 and 9q33.3[J]. Nat Genet, 2011, 43: 55 - 59.

[31] Zhao H, Xu X, Xing X, et al. Family-based analysis of susceptibility loci for polycystic ovary sysdrome on chromosome 2p16.3, 2p21 and 9q33.3 [J]. Hum Reprod, 2012, 27: 294 - 298.

[32] Wang F, Yu B, Yang W, et al. Polystic ovary syndrome resembling histopathological alterations in ovaries from prenatal androgenized female rats[J]. J Ovarian Res, 2012, 5: 15.

[33] Ramezant Tehrani F, Noroozzadeh M, Zahediasl S. et al. The time of prental androgen exposed affects developing of polycystic ovary syndrome-like phenotype in adulhood in female rats[J]. J Clin Endocrinol Metab, 2014, 12(2): el6507.

[34] DeMissie M, Lazic M, Foecking EM, et al. Transient prenatal androgen exposure produces metabolic syndrome in adult female rats[J]. Am J Physiol Endocrinol Metab, 2008, 295: 262 - 268.

[35] Bruns CM, Baum ST, Colman RJ, et al. Prenatal androgen excess, negatively impacts body fat distribution in nonhuman primate model of polycystic ovary syndrome[J]. Int J Obes(Lond), 2007, 31: 1579 - 1585.

[36] Jakulowicz DJ, Iuorno MJ, Jakubowies S, et al. Effect of metformin on early pregnancy loss in the polycystic ovary syndrome [J]. J Clin Endocrinol Metab, 2002, 87: 524 - 529.

[37] Khattab S, Mohsen LA, Foutouh IA, et al. Metformin reduces abortion in pregnant women with polycystic ovary syndrome [J]. Gynecol Endocrinol, 2006, 22: 680 - 684.

[38] 龚斐,唐奕,罗克莉,等.多囊卵巢综合征患者改良超长方案联合重组促性腺激素超排卵疗效评价[J].生殖医学杂志,2013,22: 185 - 189.

[39] 陈晓,陈亚原,高秀霞,等.腹腔镜卵巢针刺术治疗多囊卵巢综合征的临床研究[J].国际生殖健康/计划生育杂志,2016,35: 209 - 211.

[40] Hart R, Doberty DA. The potential implications of a PCOS diagnosis on a women's long-term health using data linkage[J]. J Clin Endocrinol Metab, 2015, 100: 911 - 919.

[41] Palomba S, Santagni S, Falbo A, et al. Complications and challenges associated with polycystic ovary syndrome current perspectives[J]. Int J Women Health, 2015, 7: 745 - 763.

第九章 · 女性雄激素异常

崔琳琳　陈子江

　　高雄激素是育龄期女性常见的内分泌异常表现,发生率为 5%～10%。其原因多样,最常见的是多囊卵巢综合征(polycystic ovary syndrome,PCOS),在高雄激素女性患者中占 80%～85%。其他还包括特发性多毛症、先天性肾上腺增生(congenital adrenal hyperplasia,CAH)、分泌雄激素的肿瘤、库欣综合征和应用雄激素类药物等。除医源性因素外,雄激素合成和代谢紊乱是导致高雄激素的根本原因。高雄激素主要包括生化和临床改变两方面。血清标志物的检测,如睾酮(testosterone,T)和硫酸脱氢表雄酮(dehydroepiandrosterone sulfate,DHEAS),有助于明确卵巢和肾上腺源性高雄激素。而多毛、痤疮、雄激素性脱发等皮肤改变,一方面可能是高雄激素血症所致,另一方面也与皮脂腺局部病理改变有关。在临床上对于患者的管理要充分考虑其主诉和其他伴随症状,进行多层次系统干预并长期跟踪随访。本章将具体从雄激素的生理、高雄激素的临床表现、相关疾病及诊断和患者管理几个方面对女性雄激素异常进行探讨。

第一节 · 雄激素的生理

一、雄激素的生物合成

　　在卵巢及肾上腺组织内,胆固醇可经酶促反应转化为孕酮、盐皮质激素、糖皮质激素、雄激素及雌激素 5 种类固醇产物。其中,女性体内合成的雄激素主要有脱氢表雄酮(dehydroepiandrosterone,DHEA)、DHEAS、雄烯二酮、T 和双氢睾酮(dihydrotestosterone,DHT)。

　　1. 卵巢源性雄激素 · 在黄体生成素(luteinizing hormone,LH)的作用下,卵巢组织中的卵泡膜细胞摄取循环中的胆固醇,经类固醇激素合成急性调节蛋白(steroidogenic acute regulatory protein,StAR)转运入线粒体内膜。在与线粒体内膜结合的蛋白细胞色素 P450scc(CYP11A)的催化作用下,胆固醇经过碳 20 位和 22 位的羟化作用及侧链裂解反应,生成孕烯醇酮。StAR 的转运及胆固醇侧链裂解过程为肾上腺和性腺内所有类固醇激素合成的限速步骤,StAR 和细胞色素 P450scc 为限速酶。目前认为细胞色素 P450c17(CYP17)同时拥有 17-羟化酶和 17,20-碳链裂解酶的活性,可羟化孕烯醇酮生成 17-羟基孕烯醇酮,后经过碳链裂解生成 DHEA。2 型 3β-羟基类固醇脱氢酶(3β - hydroxysteroid dehydrogenase,3β - HSD),又称为 Δ^5 - 4 异构酶(Δ^5 - 4 isomerase),可在卵泡膜细胞内将 DHEA 转化为雄烯二酮(雄烯二酮是睾酮和雌激素合成的主要前体物质)。孕烯醇酮转化为雄烯二酮的这条途径为类固醇合成的 Δ^5 途径。

在卵泡膜细胞内,2 型 3β - HSD 也可将 Δ^5 途径中的孕烯醇酮转化为孕酮,而孕酮可在 17-羟化酶的作用下生成 17-羟基孕酮(也可在 3β - HSD 作用下由 17-羟基孕烯醇酮转化而来),然后经过 17,20-碳链裂解生成雄烯二酮(目前尚不清楚细胞色素 P450c17 是否是这一途径中 17,20-裂解酶的来源)。这条途径称为类固醇合成的 Δ^4 途径。另外,雄烯二酮可在卵泡膜细胞内,由 5 型 17β-羟类固醇脱氢酶(17β - hydroxysteroid dehydrogenase,17β - HSD)催化生成睾酮。

卵泡刺激素(follicle stimulating hormone,FSH)与其颗粒细胞上的受体结合后,激活细胞内细胞色素 P450 芳香化酶,将来自卵泡膜细胞的雄烯二酮芳香化为雌酮,并在 1 型 17β - HSD 的作用下生成雌二醇。在颗粒细胞内,睾酮可在 5α-还原酶(5α - reductase,5α - R)的作用下还原为 DHT。

卵巢组织内类固醇激素的合成过程同时也受产物和生长分化因子的调控。在排卵前浓度最高峰时,LH 对雄激素分泌的刺激作用也达到顶点。此时,卵巢开始了对 LH 的脱敏反应:下调 LH 受体结合位点以及细胞色素 P450c17 的 17,20-裂解酶活性。因此,17-羟基孕酮的分泌有所增加,而雄激素的分泌没有增加。许多激素和因子参与了卵巢内细胞色素 P450c17 对 LH 反应活性的调节。雌激素通过旁分泌,雄激素通过旁分泌和自分泌途径来抑制细胞色素 P450c17 的活性;而胰岛素、胰岛素样生长因子 1(insulin-like growth factor - 1,IGF - 1)、抑制素及细胞因子等其他生长分化因子则对细胞色素 P450c17 的活性有促进作用。

在卵巢组织内,雄激素是合成雌激素过程中的重要中间产物(图 9-9-1)。在 LH 对卵泡膜细胞及 FSH 对颗粒细胞的调节作用下,卵巢组织才能维持其正常发育和功能。卵泡的生长主要依赖于早卵泡期 FSH 对颗粒细胞的刺激作用。随着优势卵泡的出现,雄烯二酮和雌二醇的分泌量均增加。

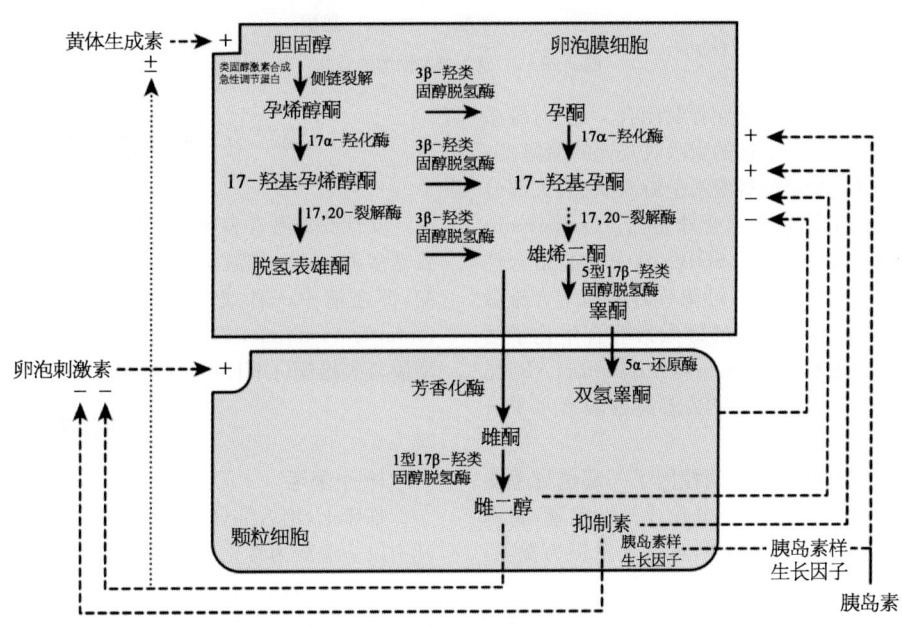

图 9 - 9 - 1 卵巢类固醇的合成

2. 肾上腺源性雄激素·在儿童期肾上腺皮质功能初现后,促肾上腺皮质激素(adrenocorticotropin hormone,ACTH)同时诱发肾上腺皮质分泌皮质醇和性激素。其中雄激素的生物合成与卵巢内合成类似,也存在 Δ^5 和 Δ^4 途径(图 9 - 9 - 2)。不同的是 DHEA 可在肾上腺皮质网状带内硫酸转移酶(sulfotransferase,SULT)和 3′-磷酸腺苷 - 5′-磷酰硫酸合成酶(3′ - phosphoadenosine - 5′ - phosphosulfate synthase 2,PAPSS)的作用下,生成 DHEAS。在肾上腺皮质功能初现后,随着 17-羟基孕烯醇酮和 DHEA 的大量增加,DHEAS 也成为肾上腺分泌的主要雄激素,可反映肾上腺的雄激素合成水平。网状带是肾上腺内唯一具有硫酸转移酶活性的区域,所以 DHEAS 也是判断网状带功能活性的标志。除雄激素外,

肾上腺也是许多其他重要类固醇激素的合成场所:在球状带内,孕酮可经去氧皮质酮转化为醛固酮;在束状带中,17-羟基孕酮可经 11-脱氧皮质醇转化为皮质醇。

与卵巢相似,胰岛素和胰岛素样生长因子也可能改变肾上腺对 ACTH 刺激的反应,一定程度上增强 17-羟化酶、17,20-裂解酶活性及 3β - HSD 的活性。

二、雄激素的作用机制

雄激素不仅是合成雌激素的前体物质,其本身也发挥着重要作用。青春期女性雄激素分泌增加促进了第二性征的出现:阴蒂、阴唇、阴阜的发育,阴毛、腋毛的生长,并与女性的性欲有关。在代谢方面,雄激素可促进肌肉生长,刺激骨髓中

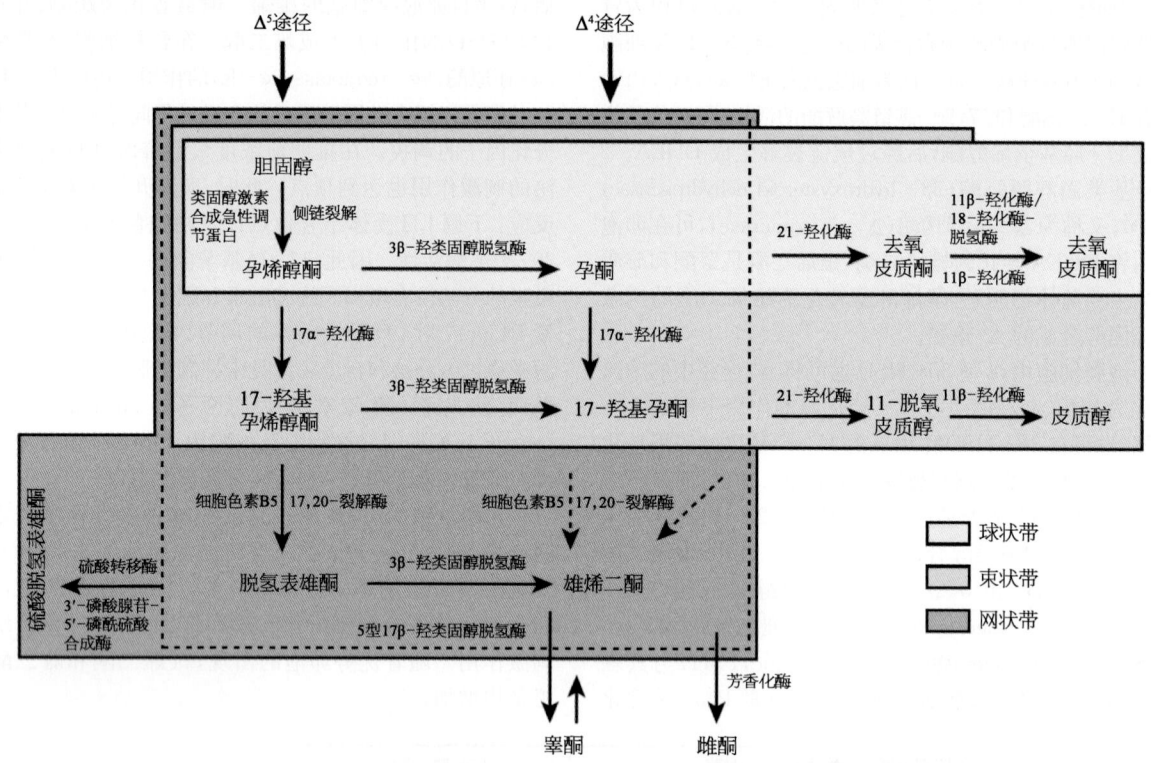

图 9 - 9 - 2　肾上腺类固醇的合成

红细胞增生使长骨生长，性成熟后诱导骨骺闭合。此外，雄激素还可以促进肾脏远曲小管对水、钠的重吸收及钙的潴留。

在外周血循环中，仅有少量的雄激素呈游离状态，大部分是与载体蛋白相结合，包括性激素结合球蛋白（sex hormone binding globulin，SHBG）及白蛋白。SHBG 是一种能结合性激素并将其转运至靶器官的球蛋白，可调节游离和结合雄激素的浓度。目前认为只有游离状态的雄激素拥有生物学活性，能够与靶器官中的雄激素受体（androgen receptor，AR）结合进而发挥作用。血清低 SHBG 可导致游离雄激素水平升高，组织中雄激素活性增强。

在皮肤组织中，雄激素可与其他调控因子一起诱导毛囊皮脂腺单位（pilosebaceous unit，PSU）分化成为性毛囊，将毳毛转化为终毛；或是分化为皮脂腺毛囊，虽然毛发仍为毳毛，但皮脂腺有所增生。在皮肤发挥作用的雄激素主要是 DHT，它是由 T 在 5α-还原酶作用下转化而成，因其对 AR 的亲和力较高、分离速度较慢，因此生物学活性更强。DHT 的合成能力决定了雄激素对毛囊皮脂腺单位的作用强弱。雄激素增多时，可引起多毛及痤疮。

在卵巢组织中，雄激素在卵泡发育的不同时期可表现出不同的作用机制：在卵泡发育早期，雄激素受体的出现早于 FSH 受体、AMH 受体等其他受体，因此雄激素在非性腺激素依赖期即可发挥作用：增强原始卵泡的募集，并提高卵巢微环境内其他卵泡生长因子的含量，共同促进小窦卵泡的生长。此外，雄激素还能够增加颗粒细胞中 FSH 受体的表达，提高卵泡对 FSH 的敏感性；在卵泡发育后期，雄激素的作用则与早期相反，过多的雄激素将影响优势卵泡的选择，阻碍卵泡成熟及排卵，并最终导致卵巢组织向多囊化方向发展。

第二节·高雄激素的临床表现

女性高雄激素表现为两个方面，其一是高雄激素体征，主要是多毛、痤疮、雄激素性脱发及男性化。另一方面是生化改变，即血清中一种或多种雄激素水平的升高，包括总睾酮（total testosterone，TT）、游离睾酮（free testosterone，FT）、硫酸脱氢表雄酮（DHEAS）和雄烯二酮等。

一、临床高雄激素体征

（一）多毛

临床上，绝大部分患者是因高雄激素体征的困扰而就诊，其中以多毛最为常见。多毛为毛发增多的症状性描述，而非某一疾病的名称。多毛可以是疾病的临床表现，也可以是非病理性的一般体貌特征。毛发的疏密、长短与种族和遗传有关，如亚洲人的毛发比高加索人的少。家族中世代毛发多者，其后代毛发也较多。

女性多毛是指对雄激素有反应的体毛增多，表现为毛干粗且毛色较深，部位如面颊、上唇、颏、胸腹部的中线区域、大腿的内侧和屈面、下背部中线（可达骶尾）、乳晕、阴毛（可向上与下腹部中线的毛发相连甚至可达两腹股沟或肛周）等处，呈现男性毛发分布的特征。上述多毛大多是由于血循环中雄激素增加所致，部分还同时存在毛囊中雄激素活性增加。因雄激素增加所致的多毛称为 hirsuitism。若全身的毳毛增加，称为 hypertrichosis。毳毛为细、软，毛干不粗、不长、毛色不深的体毛，其生长不受雄激素影响（非雄激素依赖性），不会导致面部和生殖器部位的毛增多，无特殊的分布区。其可见于肾上腺或甲状腺疾病、精神性厌食症或苯妥英钠、米诺地尔和环孢素等药物的影响。本节讨论的多毛为雄激素增加,即高雄激素血症所致,呈现男性毛发特征的多毛,PCOS 及特发性多毛症是最常见的病因。

1. 毛发的生长·毛发由毛囊长出,毛囊和皮脂腺组成毛囊皮脂腺单位(PSU),为皮肤的附属器(图9-9-3)。毛发分为毳毛和终毛两种,毳毛的特征为细软、无髓、色淡、较短,不显眼;终毛粗、有髓、色深,显而易见。毛发分布全身(除手、足掌外),不同部位的毛发特征不同。按毛发对雄激素的生物效应分为性毛和非性毛(对雄激素无反应)。雄激素可使性毛分布部位的毳毛转变为终毛,成为终毛后经久不变直至脱落。男性头发对雄激素的反应是从毳毛转变到终毛,也可从终毛转变为毳毛,即形成男性的秃顶。不同部位的性毛对雄激素产生反应的阈值较低,而腋毛的阈值较高。

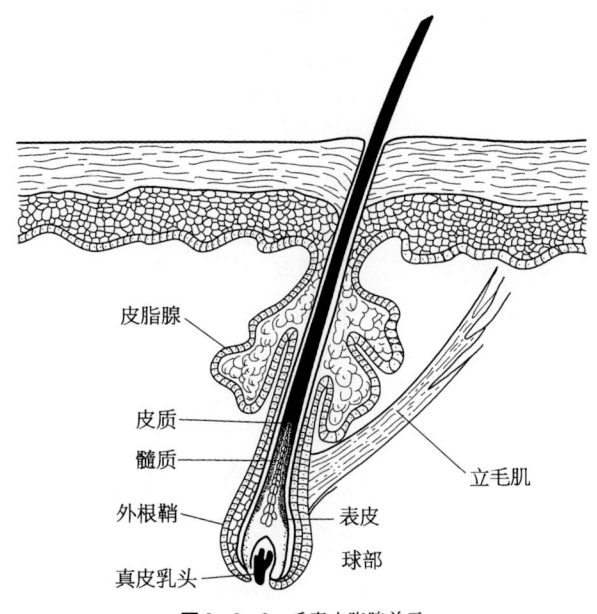

图9-9-3 毛囊皮脂腺单元

毛的生长过程可分为生长期(初期)、退化期(中期)和静止期(终期)。静止期以毛脱落而终止,然后再进入生长期,如此循环(图9-9-4)。人类的毛发是不停生长的,因为毛发的生长阶段不同步。生长素、胰岛素和胰岛素样生长因子也可协同雄激素促进毛发的生长。

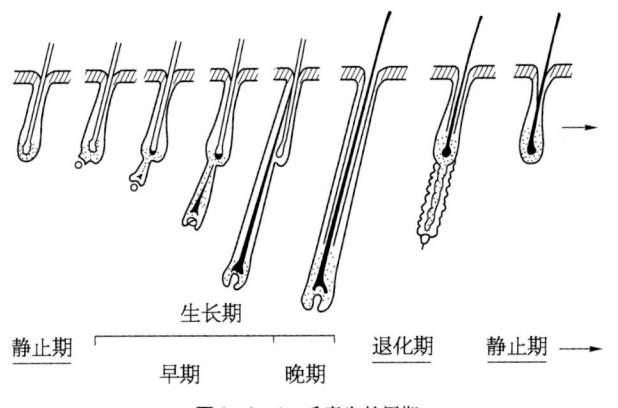

图9-9-4 毛囊生长周期

2. 雄激素与多毛·雄激素可作用于毛囊促进毛发生长,使毳毛转变为终毛。即毛发生长、毛干增粗、毛色加深,雄激素还可使毛的生长期延长,终毛不易脱落。

雄激素中以睾酮(T)和 DHT 生物活性最强,DHT 的生物活性比 T 还高2~3倍。雄烯二酮和 DHEAS 活性较弱,雄烯二酮的生物活性为 T 的10%,DHEA、DHEAS 为 T 的5%。雄烯二酮和 DHEA 在毛囊内转变成 T 起作用。睾酮进入毛囊细胞后,经5α-还原酶转变为 DHT,后者进入细胞核启动蛋白质合成,使毛生长、皮脂腺增生。图9-9-5可见5α-还原酶活性和 DHT 水平是关键因素。5α-还原酶有两个同工酶,5α-还原酶1型和2型。1型位于成人皮肤和女性生殖器皮肤中,对非那雄胺药物敏感;2型位于肝、前列腺和男性生殖器皮肤中,对非那雄胺药物的敏感性比1型更高。可见当外周血 T 水平正常,但出现多毛表现时,可能与5α-还原酶活性增强、毛囊内 DHT 增加有关,也可能与毛囊皮脂腺对雄激素敏感性增加有关,即所谓"特发性"多毛。多毛反映了循环雄激素浓度、局部雄激素浓度和毛囊对雄激素的敏感性之间的相互作用。

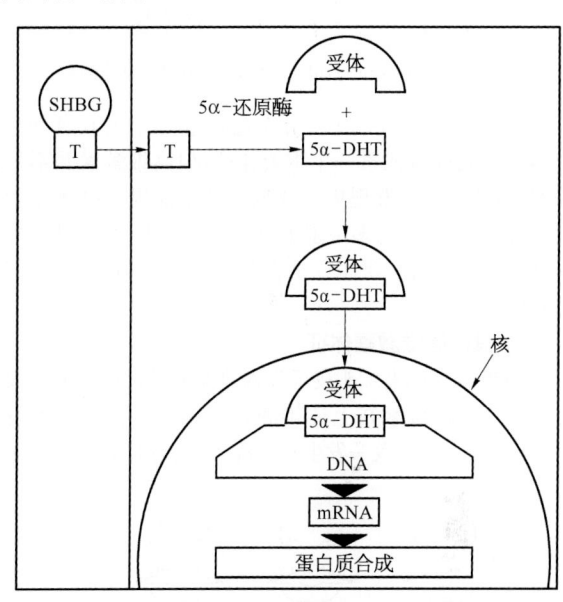

图9-9-5 雄激素在毛囊细胞中的作用机制

3. 多毛症的评估·多毛症的程度尚无统一的诊断标准,大多采用 Ferriman 和 Gallway 提出的评分法,简称 F-G 评分法。此评分法将人体划分为11个部位,按其内的毛发量进行评分(图9-9-6、图9-9-7、表9-9-1)。后续有研究显示,在430名无内分泌疾病的高加索女性中>10分者占1.2%,7~9.9分者占4.3%,5~6.9分者占9.9%,研究认为前臂和小腿部位的毛发无临床意义,其他9个部位的毛发与雄激素相关。因此评分时应除外9和11两个部位,基于此提出的修订 FG 评分现已广泛应用于临床。

(二)痤疮

痤疮是皮脂腺和毛囊的炎症性疾病,病因复杂,与遗传、内分泌、免疫、感染等均有关,其中高雄激素是最为常见的原因。雄激素过多会刺激皮脂腺细胞增殖,使腺体增大并产生更多的皮脂,直到毛囊皮脂腺导管角化栓塞,如继发感染则会引起毛囊周围炎,形成痤疮。

痤疮可大致分为两类,一类是非炎症性病变,包括开放的粉刺(黑头)及闭合的粉刺(白头);另一类是炎症性病变,包括

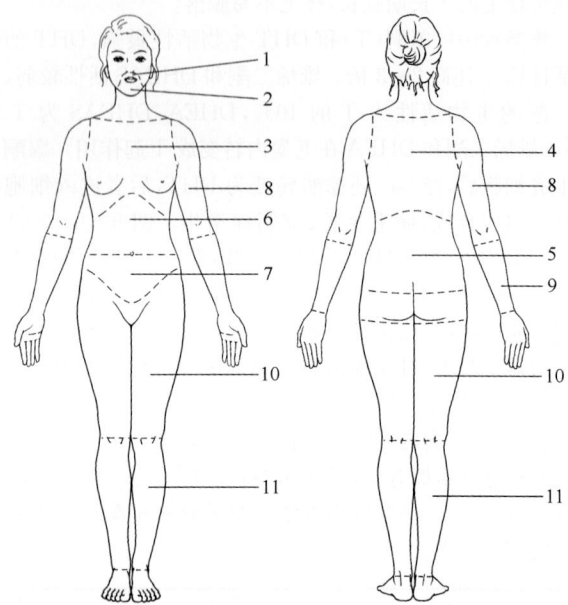

图9-9-6 Ferriman-Gallway毛发评分法体表部位的划分

丘疹、脓疱和结节。痤疮主要分布在面部，也有的在背部和胸部。虽然它是高雄激素一个重要体征，但高雄激素并不是其唯一原因，相关研究发现单一痤疮表现不能提示高雄激素血症，痤疮的严重程度与多毛也不总是相关。因此，在基于痤疮来判断高雄激素时需要注意是否存在月经失调、多毛等其他伴随症状。

（三）其他高雄激素体征

1. 雄激素性脱发·头皮毛发对雄激素的反应不同于身体其他部分。高雄激素在上述雄激素敏感部位会促进毛发生长，但在头皮则会导致头发生长期缩短，毛囊收缩变小。如果

分区	部位	分度	标准
表9-9-1			Ferriman 和 Gallwey 的多毛评分标准
1	上唇	1	外缘少许毛
		2	外缘少量胡子
		3	胡子自外缘向内达一半
		4	胡子自外缘向内达中线
2	颏	1	少许稀疏毛
		2	稀疏毛发伴少量浓密毛
		3,4	完全覆盖，淡或浓毛
3	胸	1	乳晕周围毛
		2	乳晕周围毛，伴中线毛
		3	毛发融合，覆盖3/4面积
		4	完全覆盖
4	上背	1	少许稀疏毛
		2	增多，仍稀疏
		3,4	完全覆盖，淡或浓
5	下背	1	骶部一撮毛
		2	稍向两侧伸展
		3	覆盖3/4面积
		4	完全覆盖
6	上腹	1	中线少许毛
		2	毛发增加，仍分布在中线
		3,4	覆盖一半或全部
7	下腹	1	中线少许毛
		2	中线毛，呈条状
		3	中线毛，呈带状
		4	呈倒V形

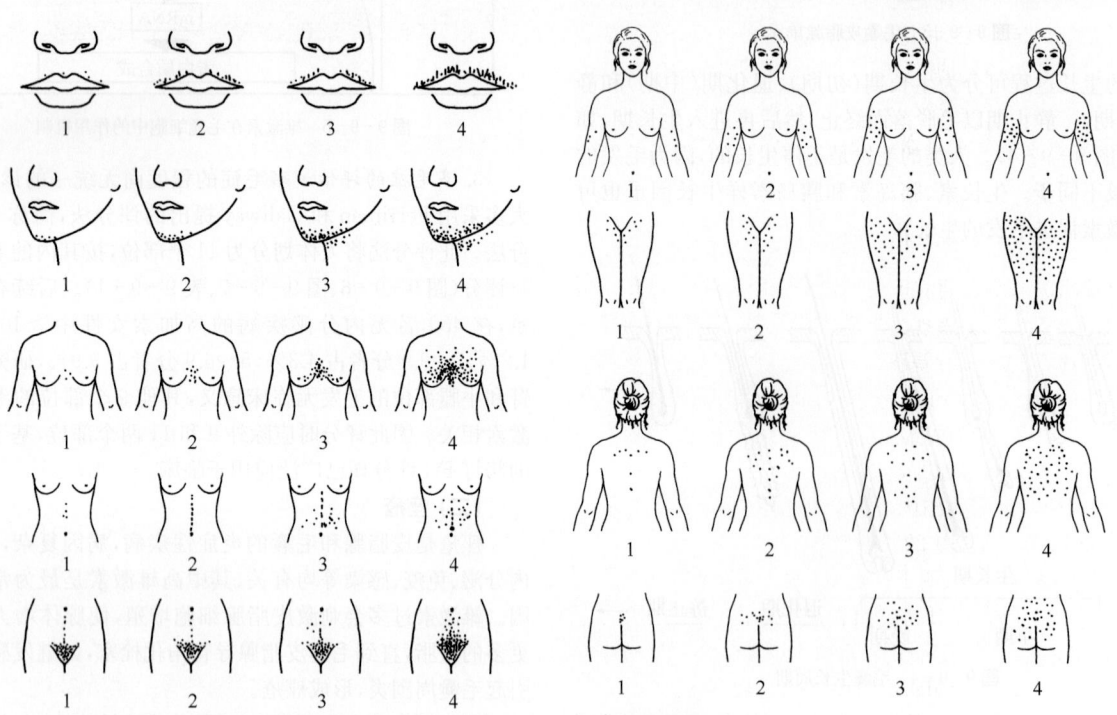

图9-9-7 F-G评分毛量的示意图

引自 Hatch R, Rosenfield RL, Kim MH, et al. Am J Obstet Gynecol, 1981, 140: 815-830

（续表）

分区	部位	分度	标准
8	上臂	1	稀疏毛，不超过1/4面积
		2	超过1/4面积，未完全覆盖
		3,4	完全覆盖，淡或浓
9	下臂	1,2,3,4	完全覆盖背侧，淡的分2度，浓的分2度
10	大腿	1,2,3,4	与上臂同
11	小腿	1,2,3,4	与上臂同

注：0度为没有恒毛。

这种刺激持续存在，无色素的细软毫毛将替代粗而色深的恒毛，从外观上表现为头发变薄。大多数情况下是发生在额部和顶部的区域，但与男性不同的是女性患者发际线一般不后移，在额部保留一圈完整发际（图9-9-8）。患有雄激素性脱发的女性血清中的雄激素水平可能没有显著升高，这部分患者可能是由于5α-还原酶和雄激素受体增多所致。

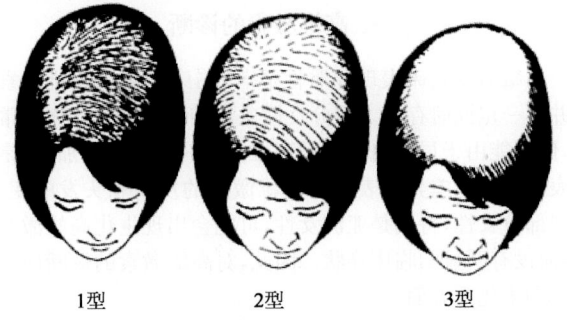

图9-9-8 女性雄激素性脱发的Ludwig分级
1型：轻度，头顶头发稀疏；2型：中度，头顶头发稀疏，隐约可见头皮；3型：重度，头顶头发稀疏，头皮明显可见。引自 Olsen EA.J Am Acad Dermatol, 1999,40：106-109

2.男性化体征·男性化相对较为少见，只有当血循环中雄激素升高达一定水平，并持续较长时间时（一般＞1年）才会出现男性化表现，如声调低沉、乳房缩小、肌肉增强、喉结突出、失去女性体态、颞部脱发、阴蒂增大、闭经等。如果出现男性化体征，需要警惕分泌雄激素的肿瘤或不典型先天性肾上腺皮质增生可能。

二、生化高雄激素

女性雄激素来源主要有卵巢、肾上腺和外周组织的转化。卵巢源性高雄激素主要表现为外周血TT和FT的升高，升高程度根据病因不同而有所差别。分泌雄激素肿瘤者升高最为明显，一般TT＞200 ng/dl则考虑肿瘤可能。卵泡膜细胞增生症患者T水平也接近肿瘤患者。不过作为高雄激素最主要的病因，PCOS患者TT水平增幅则相对较小，为正常对照女性的1.5～2倍。根据美国国立卫生研究院（NIH）1990年的标准确诊的PCOS患者中22%～85%表现为TT升高，70%表现为FT升高。研究表明FT较TT更为敏感和精确，因为只有未与SHBG结合的FT才是真正发挥雄激素作用的成分。但由于检测方法复杂且稳定性差，现有指南多推荐使用游离雄激素指数（free androgen index, FAI）来评估生化高雄激素。

DHEAS和DHEA水平代表了肾上腺的雄激素分泌能力，其升高主要见于先天性肾上腺皮质增生、库欣综合征和慢性高催乳素血症。其中DHEAS无明显节律性波动，更易于临床检测。PCOS患者中约25%存在高DHEAS血症，约10%表现为单纯DHEAS升高。如果其水平超过700 mg/dl则高度提示肾上腺的雄激素分泌瘤，不论是否伴有T的升高。雄烯二酮由卵巢和肾上腺分泌，两种来源比例大致相当，也可作为评估高雄激素血症的辅助指标。约18%PCOS患者存在雄烯二酮升高，9%表现为单一高雄烯二酮血症。

DHT是在外周组织中发挥作用的主要雄激素成分，但由于其代谢清除较快，直接检测无法准确反映外周组织的雄激素浓度。可用其代谢产物3α-雄甾烷二醇葡萄糖苷酸来间接测量。多数研究证实DHT及其代谢产物的增多与临床高雄激素表现同步。

第三节 · 高雄激素相关疾病

一、卵巢相关疾病

（一）多囊卵巢综合征（PCOS）

PCOS是以月经稀发、雄激素分泌过多、卵巢多囊样改变为特征的妇科内分泌疾病，并常合并有胰岛素抵抗。目前，2003年提出的鹿特丹共识是诊断PCOS最常用的标准，即在排除其他引起高雄激素疾病的前提下（如先天性肾上腺皮质增生、库欣综合征等），符合下列3项中的任意2项，可确诊为PCOS：稀疏排卵或无排卵；有高雄激素血症的临床和（或）生化改变；超声检查发现多囊卵巢。

其中，高雄激素是PCOS的一个重要的临床特征。雄激素过多会影响PCOS患者卵泡发育，导致排卵障碍，并表现出月经失调、多毛、痤疮和男性化体征等。PCOS高雄激素的发生机制较为复杂，主要包括：① 性激素及促性腺激素分泌失调，研究发现，PCOS患者的雌酮/雌二醇值较高，可导致LH分泌增加，进而加重促性腺激素分泌紊乱。② 胰岛素抵抗及高胰岛素血症，多项临床观察研究证实胰岛素抵抗会引起PCOS患者的高胰岛素血症，进而导致高雄激素血症。高胰岛素血症调控雄激素水平的分子机制主要涉及细胞色素P450c17α的活性、胰岛素样生长因子1（IGF-1）系统激活及性激素结合球蛋白（SHBG）合成抑制等。此外，研究表明肾上腺皮质功能异常和遗传因素也可能在PCOS的高雄激素血症发病机制中起到一定作用。

（二）卵巢肿瘤

一些卵巢肿瘤具有雄激素分泌功能，患者可表现出男性化特征。其中，最常见的卵巢源性雄激素分泌肿瘤是支持-间质细胞肿瘤，亦称 Sertoli-Leydig 细胞肿瘤，占卵巢肿瘤的0.2%～0.5%。其他还有卵巢脂质细胞肿瘤、颗粒细胞瘤、卵泡膜细胞瘤、卵巢内膜腺癌等。卵巢分泌雄激素肿瘤通常骤然起病，表现为迅速进展的女性男性化，如临床出现闭经、月经稀发、多毛、阴蒂肥大等，血睾酮水平超过200 ng/dl，且超声或计算机断层扫描（CT）在盆腔或卵巢区发现可疑包块提示存在卵巢分泌雄激素肿瘤可能。但在部分患者中激素水平的变化较隐匿，只有轻度的血清T升高，容易误诊。卵巢源性雄激素分泌肿瘤多数以分泌雄烯二酮为主，因而患者多表现为血清雄烯二酮水平相对于 T 不成比例升高，尿 17-酮类固醇轻度升高。卵巢分泌雄激素肿瘤可为良性或恶性，整体预后较好，5 年生存率达 70%～90%。

（三）其他卵巢疾病

卵巢的肾上腺遗迹可见于极少数的 CAH 患者，患者一般表现为类 PCOS 症状，包括高雄激素。此外，雌二醇合成途径中的卵巢类固醇生成阻滞也是导致雄激素过量的另一较为少见的原因。这可能是由卵巢 3β-HSD、17β-HSD 或芳香化酶活性先天不足引起的，病变严重度取决于酶活性的缺乏程度。真两性畸形患者也可出现女性表型伴雄激素过量，如阴蒂肥大。妊娠期男性化可能由黄体瘤或高反应性黄素化所致，在产后可自发消退。

二、肾上腺疾病

（一）早发性肾上腺皮质功能初现

肾上腺皮质功能初现（adrenarche）是指肾上腺皮质形态和功能变化导致肾上腺雄激素前体（adrenal androgenic precursors，AAP）增加的生理现象，血清 DHEAS 水平超过 40 μg/dl 是判断指标，通常在 5～8 岁发生。阴毛初现是肾上腺源性雄激素上升的临床表现，多在 8 岁乳房开始发育后出现。如果 8 岁前出现雄激素作用的临床表现（如阴毛初现），同时合并明显高于青春期前期但不超过 Tanner II～III 期的血清 AAP 水平，通常定义为早发性肾上腺皮质功能初现（premature adrenarche，PA）。PA 可能与成人期的某些疾病的发生有一定相关性。研究发现 PA 患者常常有更高的心血管疾病及 PCOS 的发病风险。

（二）功能性肾上腺高雄激素症

功能性肾上腺高雄激素症（functional adrenal hyperandrogenism，FAH）是指糖皮质激素可抑制的 ACTH 依赖性的 17-酮类固醇过量，在女性高雄激素患者中约占 25%。它多与卵巢高雄激素同时发生，研究表明 PCOS 患者中 20%～50% 存在 FAH；也可单独存在，但比较少见。现有证据表明，FAH 是由于肾上腺类固醇合成失调所致，包括 17-羟化酶或 17,20-裂解酶活性增强导致的 17-酮类固醇对 ACTH 的高反应，肾上腺 17-酮类固醇的过度产生与 DHEAS 水平的升高不一致及其他皮质类固醇的分泌与代谢失调。有研究发现在瘦型 PCOS 患者中 1 型 11β-羟类固醇脱氢酶存在功能性多态，可以抑制外周皮质酮转化为皮质醇的效率，进而表现为 DHEAS 及皮质醇对 ACTH 反应性的升高。高胰岛素血症也可能与肾上腺功能失调有关。

（三）先天性肾上腺皮质增生

先天性肾上腺皮质增生（congenital adrenal hyperplasia，CAH）是一种常染色体隐性遗传病。患者由于合成酶缺乏（如 21-羟化酶、2 型 3β-HSD 或 1 型 11β-羟化酶）导致皮质醇分泌减少，对 ACTH 分泌的负反馈抑制减弱，进而引起肾上腺皮质代偿性增生及雄激素前体聚积。其中超过 90% 的 CAH 是由于 21-羟化酶缺乏所致。

经典型 21-羟化酶缺乏型 CAH 多在婴儿期即被诊断，女性患儿由于存在先天性男性化，通常会表现出生殖器模糊和失盐危象。非典型 21-羟化酶缺乏型 CAH 可表现为早发性阴毛初现、青春期或成人期多毛、痤疮或闭经。这是除 PCOS 之外

另一个引起青春期和成年早期雄激素过多的常见原因，易与 PCOS 混淆。患者仅有轻度高雄激素表现，不会出现女性假两性畸形。其临床表现严重程度与 21-羟化酶缺乏程度相关。

3β-HSD 缺陷型 CAH 常出现在婴儿期，表现为因先天性男性化而导致的生殖器模糊、皮质醇和醛固酮缺乏及 DHEAS 水平的大幅升高。11β-羟化酶缺陷型 CAH 主要表现为由先天性男性化导致的生殖器模糊并伴有高血压。在上述两种类型的 CAH 中，迟发性高雄激素血症较为少见。

（四）其他肾上腺疾病

有雄激素分泌功能的肾上腺肿瘤、肾上腺皮质酮还原酶缺乏、DHEA 磺基转移酶缺乏及糖皮质激素抵抗等也是引起肾上腺源性高雄激素血症的原因，但均较罕见。

第四节·高雄激素的诊断与管理

一、高雄激素的诊断

高雄激素临床表现异质性显著，临床和生化高雄激素表现并不一定同时存在。部分女性血清雄激素指标均在正常范围，但可能由于局部组织对循环雄激素的敏感性增加，或是基因表达的种族差异而表现出高雄激素的皮肤和头发的变化；反之部分女性，特别是亚洲女性，可能会出现生化高雄激素血症，而没有明显的临床症状。因此，对高雄激素的诊断应包括临床和生化两方面。

（一）临床高雄激素的诊断

1. 多毛·多毛是最常见的高雄激素临床改变。其评估方法主要包括客观和主观两种。客观评估是通过照片或毛发称重来诊断，结果精确度高但耗时较长，不易操作，多用于科学研究。临床上诊断多毛主要是基于修订的 Ferrimane-Gallwey 评分（m-FG 评分）。它对身体 9 个部位（上唇、下巴、胸部、上下背部、上腹部、下腹部、手臂和大腿）的毛发生长程度进行 0（没有终毛）～4（大量终毛）的评分。该评分虽然易受观察者主观判断差异的影响，但可操作性强，目前被认为是诊断多毛的首选方法。但需注意在评估毛发生长前要仔细询问患者是否在近期进行过脱毛。一般用电针或激光脱毛需等待 3 个月后再行检查，而用脱毛膏或脱毛蜡需等待 4 周，用剃刀刮毛需等待 5 日。

多毛的诊断界值一直存在争议，经报道的诊断标准在 2～10 分。这一方面是由于不同研究选择的人群差异和种族异质性。高加索女性较高，多在 3～8 分；而东亚女性则较低，陈子江等对中国北方地区女性的流行病学调查提示 m-FG 评分超过 2 分可诊断为多毛。另一项同时纳入中国南方地区的更大规模研究将诊断界值提高到 5 分。另一方面是取决于所选择的研究方法。多数研究是基于流行病学原理，将"正常"或"对照"人群第 95 百分位作为区分正常与异常的分界。但这样可能会受到"对照"人群的选择偏倚的影响，比如是否是严格筛选过的健康人群，或是未选择的社区人群等。而且以第 95 百分位来定义对于临床干预或预防来说可能过于严格而错过了早期干预的机会。因此，对研究人群进行聚类分析或相似统计学处理而找到合适的界值可能更为合理。DeUgarte 等通过此方

法对进行入职体检的非选择人群（包括黑种人和白种人）进行评估，结果发现以 3 分为多毛诊断标准更恰当，在所研究人群中多毛发生率约为 1/5。对于其他种族人群还需要对大规模流行病学调查数据进行再分析以得到更为合理的诊断界值。

2. 痤疮·痤疮的诊断需要基于详细的病史询问和体格检查，目前尚没有广为接受的标准。美国皮肤病学会基于病变的数量、类型和分布将痤疮分为轻度、中度和重度。轻度以粉刺为主要皮损；中度是指粉刺外还有中等数量的丘疹、脓疱和结节；重度是指有结节或囊肿性、聚合性痤疮，多数有疼痛并形成囊肿。但需注意，单一痤疮改变并不能作为诊断高雄激素的依据，大多数痤疮患者可能并没有雄激素过量，只有伴发月经失调或多毛等表现时才高度提示临床高雄激素可能。

3. 其他临床体征·其他高雄激素的临床表现还包括雄激素性脱发和男性化。雄激素性脱发的诊断主要根据头发分布，多采用 Ludwig 分类法，可分为Ⅰ～Ⅲ 3 型（图 9-9-8）。需注意排除其他导致脱发的原因，包括头皮真菌感染、自身免疫性疾病、血液病或营养缺陷等。

男性化是一种相对少见的雄激素过量的临床表现，通常与雄激素水平显著升高有关。主要表现为雄激素性脱发、阴蒂肥大、声音低沉、肌肉量增加、乳房缩小、闭经等。阴蒂增大的标准是测量阴蒂根部横径超过 1 cm 或阴蒂指数（阴蒂头部最大纵径×最大横径）超过 35 mm^2。如出现男性化需排除分泌雄激素肿瘤、肾上腺皮质增生等疾病。

全面细致的病史采集和体格检查对诊断临床高雄激素至关重要，但应注意患者主诉并不能反映病变的严重程度，甚至并不能为诊断提供依据。比如说大部分有多毛困扰的女性并没有其他证据提示存在高雄激素相关疾病的可能，她们的雄激素水平可能较低，并不需要进行内分泌检查，也不一定需要进行医疗干预。同时伴随症状的判断也是寻找病因和确定治疗方案的关键，如有月经失调的患者需要进一步检查排卵情况及卵巢形态以明确是否存在 PCOS；有快速进展的多毛症或有男性化的迹象则增加了分泌雄激素肿瘤的可能；有肥胖或向心性肥胖、黑棘皮症等应建议行胰岛素抵抗、糖尿病或代谢综合征的筛查；有明显的家族聚集性的高雄激素表现者需考虑 CAH 的可能；有满月脸、多血质外貌、痤疮、向心性肥胖、皮肤紫纹、骨质疏松和高血压等表现则提示库欣综合征。

（二）生化高雄激素的诊断

诊断高雄激素的生化指标包括睾酮（T）、DHEAS 和雄烯二酮，其中 T 在临床上应用更为广泛。但在女性中，T 的检测有很多缺陷。目前临床检测 T 广泛应用的是酶联免疫吸附或化学发光分析，但结果批间和批内差异明显，可比性差。质谱法或液相色谱法是指南推荐的检测方法，更为准确，但操作复杂，成本也较高。此外，医疗机构检测的多为总 T（TT），而事实上有活性并发挥雄激素作用的是游离 T（FT）。FT 尚没有较为稳定、经济、便捷的检测方法，因此多数相关指南推荐以游离雄激素指数（FAI）作为诊断指标，其计算方法为血清 TT（ng/ml）/SHBG（nmol/L）×1 000。其他雄激素指标一般不作为常规检测项目，不过 DHEAS 升高提示肾上腺源性雄激素增加的可能，需结合病史、其他症状和影像学检查结果一起综合判断。

血液检测是临床上诊断生化高雄激素的主要方式，但部

分国外研究，特别是对低龄人群的检查更推荐唾液或尿液等无创检测。虽然有研究认为尿液雄性激素代谢产物的测量并不稳定，但随着方法的不断改进，其应用前景可能更为广阔。

二、高雄激素的管理

女性高雄激素的管理应该是多方面综合管理，除了直接治疗高雄激素症状外，还应同时纠正其他伴随症状，包括月经失调、不孕、肥胖、胰岛素抵抗等。本节仅探讨高雄激素症状的治疗，其他相关治疗详见相应章节。

临床上寻求医疗干预最多的主诉是高雄激素的皮肤改变，如多毛、痤疮等。治疗方法包括药物治疗和机械疗法。

（一）药物治疗

抗雄激素药物主要通过以下几个途径达到治疗目的：① 抑制卵巢雄激素合成；② 增加雄激素与血清结合蛋白的结合；③ 减少外周雄激素前体的转化；④ 在靶组织直接抑制雄激素的作用。

1. 复方口服避孕药（combined oral contraceptive，COC）·COC 是治疗高雄激素最常用的药物，其雌激素成分可以抑制 LH 及其介导的卵巢雄激素的合成，增加血清 SHBG 水平从而减低游离雄激素指数。但目前关于不同雌激素剂量和雌激素类型对多毛治疗效果的证据仍有限。临床常用的 COC 中雌激素成分主要有戊酸雌二醇和 17β-雌二醇。研究表明，雌激素含量为 20～25 mg 的 COC 与含量为 30～35 mg 的相比，其对 TT 和 FT 的抑制效果相当，但对 SHBG 合成的促进作用稍差。对于多毛的治疗作用目前还没有明确报道，用药途径（口服或经皮）对于治疗效果的影响也有待进一步研究。部分 COC 的孕激素成分，如醋酸环丙孕酮（cyproterone acetate，CPA）、醋酸氯地孕酮（chlormadinone acetate，CMA）、屈螺酮（drospirenone，DRSP）和地诺孕素（dienogest，DNG），也具有抗雄激素作用。不过尚没有证据表明哪一种成分的避孕药效果更佳。此外，COC 还可通过对抑制 ACTH 分泌进而降低 DHEAS 水平。

COC 治疗时间因症状不同而有所区别。一般用药 3 周即可达到抑制卵巢源性雄激素的作用，此时检测血清指标可评估治疗效果。治疗痤疮则不超过 1～2 个月即可起效。COC 是指南推荐的治疗痤疮的一线药物。研究表明含 CPA 或醋酸氯地孕酮的 COC 较含 LNG 的疗效更为显著。但单一孕激素制剂会加重痤疮进展，因而并不推荐。对于毛发生长的抑制需要 9～12 个月，这主要是由毛发生长周期决定的。有研究表明，口服 CPA 能够改善高雄激素性脱发，可作为二线治疗选择。

COC 的副作用主要包括恶心、腹胀、情绪变化、突破性出血和血栓。据报道，应用第三代和含有 DRSP 的 COC 较应用第二代者血栓栓塞事件风险增加 3.5 倍。雌激素含量较高也会增加血栓风险，但需注意其绝对风险仍然很低，并不应该因此限制其应用。

2. 抗雄激素药物·抗雄激素药物主要包括雄激素受体阻滞剂，如 CPA、螺内酯和氟他胺，以及 5α-还原酶抑制剂，如非那雄胺。CPA 是一种经典的抗雄激素药物，主要是通过竞争性结合雄激素受体从而阻断 T 和 DHT 与受体的结合来发挥抗雄激素作用。此外，它还可以通过诱导肝酶合成来加速 T 的代谢清除。这是治疗轻度多毛症和痤疮的有效方法。副作

用包括不规则子宫出血、恶心、头痛、疲劳、体重增加和性欲减退。

螺内酯具有中度的抗雄激素作用，可同时减少卵巢和肾上腺雄激素合成。起始剂量为 50 mg/d，最大量可达 100～200 mg/d。其副作用包括昏睡、胃部不适和月经过多，同时给予口服避孕药可降低月经过多的发生率。用药期间，特别是治疗早期，需周期性监测血钾。有乳腺癌高危因素的患者禁用。

氟他胺属于非甾体抗雄激素药物，没有孕激素、雌激素、肾上腺皮质激素、抗促性腺激素或雄激素活性，可用于治疗多毛。但由于存在肝毒性风险，氟他胺并不是治疗多毛的首选。对于严重多毛患者如需使用，则最大量不能超过 375 mg/d。

非那雄胺可竞争性抑制 2 型 5α-还原酶。虽然有研究证实其对多毛有一定治疗作用，但在毛囊皮脂腺中发挥作用的主要是 1 型 5α-还原酶，因此非那雄胺并不是治疗多毛的理想药物。

上述抗雄激素药物都存在不同程度的致畸和低雄激素相关不良反应，包括肌无力、性欲减退等。因此，并不推荐单用这一类药物，而是应该作为 COC 的补充用药联合使用。随机临床对照试验也证实，抗雄激素药物联合 COC 比单药治疗多毛更有效。值得注意的是，如已应用含 CPA 的 COC，额外增加 CPA 剂量并不会增强治疗效果。

3. 其他药物·异维甲酸是目前证实治疗痤疮临床效果最佳的药物，对于各类型痤疮均有效，可以用于对其他治疗不敏感的患者。对于炎症性痤疮还可外用过氧化苯甲酰和类维生素 A 或口服抗生素。

高雄激素性脱发的一线治疗药物是 2% 米诺地尔，用于患处皮肤和头发，每次 1 ml，每日 2 次，使用 6 个月后需进行再次评估。Cochrane 系统综述和 meta 分析证实，与安慰剂相比米诺地尔可有效治疗高雄激素性脱发。

（二）机械疗法

机械疗法是通过物理或化学方法直接从皮肤表面去除毛发，对于多毛的治疗更为高效，因而应用也更为广泛，主要包括短期和长期疗法。短期疗法包括剃须、化学脱毛和拔毛。这些方法相对安全且价格合理，副作用也很少，可能会出现刮伤、皮炎、毛囊炎等。现有证据认为剃须并不会导致多余的毛发生长。此外，13.9% 的盐酸依氟鸟氨酸溶液外用也可以减少面部毛发的生长，它通过抑制毛囊中细胞生长和分化所必需的鸟氨酸脱羧酶达到抑制毛发生长的作用，这个作用是可逆的，且维持期较短，需要每日使用。

长期疗法包括电解和激光治疗。自 1875 年电解就开始用于治疗非意愿的毛发过多。它可以通过对局部真皮乳头的化学破坏或热损伤，较长时间地抑制毛发生长。相关副作用包括不适感、红斑、皮肤变色和瘢痕。应用局部麻醉剂可有效减轻不适感。但研究表明患者对其治疗效果的满意度仍低于激光治疗。

激光治疗是基于选择性的光热作用使能量聚集于毛囊中的黑色素，进而破坏毛囊。肤色较深者治疗效果较差，因为光能会被周围皮肤吸收，减弱对毛囊的作用，而且还可能导致皮肤变色和烧伤。因此，在治疗时还需注意根据情况对激光波长进行选择。研究证实激光治疗可使毛发减少 50% 以上，效果可持续 6～12 个月，因此建议每 6～12 个月进行一次维护治疗。

对于高雄激素的治疗并不是一蹴而就的，需要一个长期管理和调整的过程。但大多数评估临床高雄激素治疗效果的研究只有 6～12 个月，因此尚不清楚具体应该治疗多长时间。目前认为应在约 2 年内达到最大限度的雄激素抑制，然后可根据再次评估结果调整用药，可以减少甚至停止使用抗雄激素药物，同时继续应用 COC。半数以上的患者可通过该方案维持理想的治疗效果。

参考文献

［1］ Carmina E, Lobo RA. Hirsutism, alopecia and acne//Becker KL. Principles and Practice of Endocrinology and Metabolism［M］. 3rd ed. Philadephia：JB Lippincott，2001，991－1006.

［2］ Dewailly D, Robin G, Catteau-Jonard S, et al. Interactions between androgens, FSH, anti-Müllerian hormone and estradiol during folliculogenesis in the human normal and polycystic ovary［J］. Hum Reprod Update，2016，22：709－724.

［3］ Ehrmann DA, Barnes RB, Rosenfield RL. Hyperandrogenism, hirsutism, and the polycystic ovary syndrome//DeGroot LJ, Jameson JL. Endocrinology［M］. 4th ed. Philadelphia：WB Saunders，2000：2122－2137.

［4］ El-Maouche D, Arlt W, Merke DP. Congenital adrenal hyperplasia［J］. Lancet，2017，390(10108)：2194－2210.

［5］ Hohl A, Ronsoni MF, Oliveira Md. Hirsutism：diagnosis and treatment［J］. Arq Bras Endocrinol Metabol，2014，58(2)：97－107.

［6］ Heidelbaugh JJ. Endocrinology update：hirsutism［J］. FP Essent. 2016，451：17－24.

［7］ Ibanez L, Diaz R, Marcos MV, et al. Clinical spectrum of premature pubarche：links to metabolic syndrome and ovarian hyperandrogenism［J］. Rev Endocr Metab Disord，2009，10(1)：63－76.

［8］ Lizneva D, Gavrilova-Jordan L, Azziz R, et al. Androgen excess：Investigations and management［J］. Best Pract Res Clin Obstet Gynaecol，2016，37：98－118.

［9］ Leerasiri P, Wongwananuruk T, Angsuwathana S, et al. Correlation of clinical and biochemical hyperandrogenism in Thai women with polycystic ovary syndrome［J］. J Obstet Gynaecol Res，2016，42(6)：678－683.

［10］ Lobo RA, Mishell Jr DR, Paulson RJ, et al//Fertility, Contraception, and Reproductive Endocrinology［M］. 4th ed. Oxford：Blackwell Science，1997：342－362.

［11］ Oudenhoven MD, Kinney MA, Morrell DS, et al. Adverse effects of acne medications：recognition and management［J］. Am J Clin Dermatol，2015，16(4)：231－242.

［12］ Prizant H, Gleicher N, Sen A. Androgen actions in the ovary：balance is key［J］. J Endocrinol，2014，222(3)：R141－R151.

［13］ Peigné M1, Villers-Capelle A, Dewailly D, et al. Hyperandrogenism in women［J］. Presse Med，2013，42(11)：1487－1499.

［14］ Pochi PE, Shalita AR, Plewig G, et al. Report of the Consensus Conference on Acne Classification. Washington D. C.，March 24 and 25，1990［J］. J Am Acad Dermatol，1991，24(3)：495－500.

［15］ Rosenfield RL. Hirsutism and the variable response of the pilosebaceous unit to androgen［J］. J Invest Dermatol Symp Proc，2005，10(3)：205－208.

［16］ Jameson JL, de Kretser DM, Grossman AB, et al. Endocrinology：adult and pediatric［M］. 7th ed. Philadelphia：Elsevier，2016：2275－2279.

［17］ Rotterdam ESHRE/ASRM-Sponsored PCOS consensus workshop group. Revised 2003 consensus on diagnostic criteria and long-term health risks related to polycystic ovary syndrome (PCOS)［J］. Hum Reprod，2004，19(1)：41－47.

［18］ Schmidt TH, Shinkai K. Evidence-based approach to cutaneous hyperandrogenism in women［J］. J Am Acad Dermatol，2015，73(4)：672－690.

［19］ Stanczyk FZ. Diagnosis of hyperandrogenism：biochemical criteria［J］. Best Pract Res Clin Endocrinol Metab，2006，20(2)：177－191.

［20］ Voutilainen R, Jaaskelainen J. Premature adrenarche：etiology, clinical findings, and consequences［J］. J Steroid Biochem Mol Biol，2015，145：226－236.

［21］ Williams RM, Ward CE, Hughes IA. Premature adrenarche［J］. Arch Dis Child，2012，97(3)：250－254.

［22］ Yildiz BO. Diagnosis of hyperandrogenism：clinical criteria［J］. Best Pract Res Clin Endocrinol Metab，2006，20(2)：167－176.

［23］ 周淑华.雄激素性脱发的临床研究近况［J］.国外医学（皮肤性病学分册），1998，3：165－167.

第十章 · 经前期疾病

陶敏芳

经前期疾病(premenstrual disorders,PMD)是一种反复发生在黄体晚期的涉及情感、躯体和行为的综合征。症状一般在月经前发作,月经来潮后自然消失,下一周期月经前再次发作。经前期综合征严重程度不一,严重者影响患者的工作和个人生活。

一、关于命名

1. 经前紧张症(premenstrual tension)·在临床关注这一综合征时,该命名即开始被应用。该命名主要强调的是患者在特定时期,即黄体期出现的一系列精神性症状,包括易激动、烦躁、乏力、焦虑、抑郁、睡眠障碍等。

2. 经前期综合征(premenstrual syndrome,PMS)·随着临床对经前紧张症的关注,发现该综合征不仅有精神性症状,还包含各种躯体症状及行为学变化,因此针对此综合征的命名也不断被提出。1949年西班牙学者提出经前期综合征更恰当;1953年Greene R和Dalton K指出经前紧张症的表达是不令人满意的,因为紧张只是综合征所有症状中的一个。

3. 经前期疾病(premenstrual disorders,PMD)·1953年Greene R和Dalton K提出了经前期综合征的命名后,该综合征在定义、分类、症状量化、临床管理等一直缺乏标准化的共识。2008年针对该健康问题成立了经前期疾病国际协会(The International Society of Premenstrual Disorders,ISPMD)。在该协会主持下的第一次会议对诊断的结构达成共识,第二次会议对分类达成共识,第三次会议对管理达成共识,2016年第四次会议形成最新共识。在该协会的4次共识中均采用了经前期疾病这一命名。经前期疾病较好地概括了这一综合征,包括经前期焦虑障碍(premenstrual dysphoric disorder,PMDD)等。由于目前我国国内并未对此命名形成共识,因此本章节仍以经前期综合征来阐述。

二、发病率

受命名和诊断标准不统一的影响,经前期综合征的发病率报道不一。对大多数妇女来说在月经前有精神和躯体不适等症状的并不少见,有统计报道只有3%～10%的妇女在经前无任何不适;而50%～70%的妇女有轻度不适,20%～30%的妇女有中重度不适,2%～10%的妇女症状严重以致影响正常的生活和工作。在关注经前期综合征时情绪相关问题也引起临床高度重视。经前期焦虑障碍则是一种严重失去行为能力的状态,严重影响个人关系和职业活动。PMS发生于30%～40%的育龄期女性,而PMDD的发生仅占3%～8%。

2016年ISPMD形成最新共识,即采用经前期疾病(premenstrual disorders,PMD)这一命名使定义、分类、症状量化、临床管理等标准化。但基于该命名的发病率尚缺乏大样本的流行病学调查。

三、发病原因

经前期综合征的发病机制迄今不明,一般认为是由内分泌系统、神经系统和社会精神因素相互作用导致了经前期综合征的发生。

1. 精神社会因素。

2. 内分泌激素失调

(1) 卵巢激素的影响:由于经前综合征的症状反复发生在黄体期,因此卵巢激素失调首先被认为是发病原因。由于黄体期雌激素水平增高,因此认为增高的雌激素作用于中枢神经系统而引起激动和肿胀感,导致经前期综合征的发生。但又发现排卵前雌激素水平达到整个月经周期的最高峰时,却无类似症状出现。因此,单用雌激素水平增高不能完全解释发病原因。考虑由于经前期体内孕激素水平低下时期与经前期综合征的发生时期相符,认为孕激素低下是经前期综合征的发生因素。但是实际是补充了孕激素并不能有效地缓解症状。此外也有一些研究发现,孕酮在中枢神经系统的中间代谢产物孕烷醇酮(pregnanolone)和别孕烷醇酮(allopregnanolone)参与γ-氨基丁酸的功能调节,当这两种代谢产物异常时可影响妇女的行为和精神状态,因此他们认为孕酮代谢的异常可能参与经前期综合征的发生。

(2) 其他内分泌激素。

3. 神经递质异常

(1) 类阿片肽:类阿片肽参与调节了情绪、食欲、睡眠和激素的分泌。卵泡期和黄体早期,类阿片肽水平较高,无症状出现;黄体晚期时类阿片肽水平降低,会出现紧张、焦虑、抑郁、易怒等症状。提示中枢神经系统类阿片肽水平的变化可能引起经前期综合征的发生。

(2) 5-羟色胺:是调节体内情绪活动、睡眠质量和食欲等多种功能的主要递质。5-羟色胺活性下降可导致抑郁、情绪不稳定、焦虑、注意力差、腹胀和乳房痛等。有研究发现黄体晚期时,经前期综合征患者体内5-羟色胺水平显著低于正常妇女。

4. 肾素-血管紧张素-醛固酮系统·是人体内重要的体液调节系统。黄体期该系统活性升高,导致体液潴留,可能与经前期综合征之腹胀、体重增加等症状有关。

5. 前列腺素·前列腺素广泛分布于全身各组织器官,影响水电解质代谢和情绪、行为及体温的调节。目前的研究虽未发现前列腺素与经前期综合征的发生有直接关系,但临床上用前列腺素抑制剂治疗经前期综合征可取得一定疗效。

四、临床表现

临床表现涉及情感、躯体和行为症状等，症状在月经前1周开始出现，月经来潮后症状消失。

1. 情感症状·表现为情绪不稳、抑郁、焦虑、易激惹、乏力、睡眠障碍等。

2. 躯体症状·疼痛、头痛、背痛、关节和肌肉疼痛；体重增加、水肿、腹胀、恶心、腹泻等。

3. 行为症状·乏力、厌食、活动减少、工作效率低下、社交障碍、性欲改变等。

五、诊断与分类

经前期综合征诊断主要根据经前期症状和周期性反复发作于黄体期，以及月经来潮后自然消退的特点一般都可做出初步诊断。

但诊断标准长期未得到共识。2007年在Halbreich U等16位国际多学科专家会议上对经前期综合征的诊断标准达成共识，希望临床医师采用。但实际并没有被普遍采纳。于是2008年9月这些多学科专家在蒙特利尔成立了经前期疾病国际协会（The International Society for Premenstrual Disorders，ISPMD），最初的目的是推进经前期疾病诊断标准的统一及临床试验的设计量化和指南，并希望该标准能被下一版的世界卫生组织国际疾病分类（ICD-11）及美国（DSM-V）认可。之后该协会又召开了2次会议讨论经前期疾病的诊断、分类、治疗等。在2016年第4次会议上达成了共识，诊断依据如下：① 准确的病史的获得及诊断前连续2个月经周期，每日连续不间断症状评价（症状日记）；② 症状出现在黄体期；③ 月经来潮后症状解除。第四次经前期疾病国际协会达成的共识确定了经前期疾病的分类，分为核心PMD与变异PMD（表9-10-1）。

表9-10-1 核心PMD与症状特点

PMD分类	症状特点
核心PMD	症状出现在排卵周期 症状无特异性：可以是躯体症状 症状的数量无特异 症状在月经后或排卵前消失 症状在黄体期复现 症状必须回顾性评价（至少2个周期） 症状必须引起明显的损害
变异PMD	
经前恶化	精神和躯体症状在经前期恶化
非排卵引起的PMD	因卵巢活动引起的症状重于排卵因素（少见）
孕激素引起的PMD	症状因外源性孕激素应用而导致
月经缺失的PMD	症状由于持续卵巢活动引起，尽管月经已经被抑制

核心PMD根据症状分为：① 显著心理型；② 显著躯体型；③ 混合型。如果症状有①和③者，符合经前期焦虑疾病。

此外，在正确诊断经前期综合征前还应该有：① 完整的妇科检查以除外器质性病变引起的症状；② 精神病学评估。

六、处 理

1. 一般治疗·适用于症状较轻的患者。

（1）相关知识宣教与指导，帮助患者正确认识病症，大部分患者都能正确度过不适期。

（2）适当休息，尤其针对行为症状为主的患者。

（3）食用清淡食物，避免刺激性食物加重胃肠道等的症状。

2. 药物治疗·包括对症治疗、调整血清素或抑制排卵的药物治疗。

（1）对症治疗：适用于症状比较严重的患者。治疗目标以缓解症状为主，应体现个体化原则。① 情感症状：尤其是有焦虑、抗抑郁的患者可采用抗焦虑、抗抑郁和镇静的药物。② 躯体症状：采用止痛药缓解疼痛症状。止痛药物按阶梯用药。一般首先使用非阿片类药物，如果达到止痛效果，可加用弱阿片类药物，如果两者合用后仍不能止痛，则可以使用强阿片类药物。对中、重度疼痛，最好使用两种以上止痛药物，这样可以减少其用量及并发症，增强止痛效果。

（2）调整血清素水平：选择性5-羟色胺再摄取抑制剂（SSRIs）可作为治疗主要以情绪症状为主的PMS的一线药物。一项研究表明SSRIs治疗组的PMS症状缓解率明显高于安慰剂组（60%～90%比30%～40%）。一项SSRI系统回顾中，在整个月经周期连续服药效果好于仅在黄体期服药。但在最近的一项荟萃分析中又认为这两种服药方式在治疗效果上无显著差异。

（3）抑制排卵：① 口服避孕药，为首选药物，因为排卵抑制后，使症状得到缓解。② GnRHa，抑制下丘脑-垂体-卵巢轴的功能，使相关症状得到完全缓解，效果明显。缺点是价格昂贵，可出现各种低雌激素症状，引起骨量丢失。一般不做常规应用，也不适应长期使用。

参考文献

[1] Câmara RA，Köhler CA，Frey BN，et al. Validation of the Brazilian Portuguese version of the Premenstrual Symptoms Screening Tool (PSST) and association of PSST scores with health-related quality of life [J]. Braz J Psychiatry，2017，39：140-146.

[2] Uran P，Yürümez E，Aysev A，et al. Premenstrual syndrome health-related quality of life and psychiatric comorbidity in a clinical adolescent sample：a cross-sectional study[J]. J Psychiatry Clin Pract，2017，21：36-40.

[3] Hofmeister S，Bodden S. Premenstrual syndrome and premenstrual dysphoric disorder[J]. Int J Psychiatry Clin Pract，2016，27：1-5.

[4] Raval CM，Panchal BN，Tiwari DS，et al. Prevalence of premenstrual syndrome and premenstrual dysphoric disorder among college students of Bhavnagar，Gujarat[J]. Indian J Psychiatry，2016，58：164-170.

[5] Ismaili E，Walsh S，O'Brien PM，et al. Fourth consensus of the International Society for Premenstrual Disorders (ISPMD)：auditable standards for diagnosis and management of premenstrual disorder[J]. Arch Womens Ment Health，2016，19：953-958.

[6] Kadian S1，O'Brien S. Classification of premenstrual disorders as proposed by the International Society for Premenstrual Disorders[J]. Menopause Int，2012，18：43-47.

[7] O'Brien PM，Bäckström T，Brown C，et al. Towards a consensus on diagnostic criteria，measurement and trial design of the premenstrual disorders：the ISPMD Montreal consensus [J]. Arch Womens Ment Health，2011，14：13-21.

[8] Halbreich U，Backstrom T，Eriksson E，et al. Clinical diagnostic criteria for premenstrual syndrome and guidelines for their quantification for

research studies[J]. Gynecol Endocrinol, 2007, 23: 123 - 130.

[9] Freeman EW. Premenstrual syndrome and premenstrual dysphoric disorder: definitions and diagnosis[J]. Gynecol Endocrinol, 2007, 23: 123 - 130.

[10] Halbreich U, Borenstein J, Pearlstein T, et al. The prevalence, impairment, impact, and burden of premenstrual dysphoric disorder (PMS/PMDD)[J]. Psychoneuroendocrinology, 2003, 28 Suppl 3: 1 - 23.

[11] Cohen LS, Soares CN, Otto MW, et al. Prevalence and predictors of premenstrual dysphoric disorder (PMDD) in older premenopausal women.

The Harvard Study of Moods and Cycles[J]. J Affect Disord, 2002, 70: 125 - 132.

[12] Limosin F1, Ades J. Psychiatric and psychological aspects of premenstrual syndrome[J]. Encephale, 2001, 27: 501 - 508.

[13] Futterman LA, Rapkin AJ. Diagnosis of premenstrual disorders[J]. J Reprod Med, 2006, 51(4 Suppl): 349 - 358.

[14] Kues JN, Janda C, Kleinstäuber M, et al. How to measure the impact of premenstrual symptoms? Development and validation of the German PMS-Impact Questionnaire[J]. Women Health, 2016, 56: 807 - 826.

第十一章 · 围绝经期综合征

徐 苓

第一节 · 绝经相关术语

每位长寿妇女都必然经历绝经。绝经标志女性卵巢功能衰退、生殖功能终结。卵巢功能衰退是一个渐进的过程，很久以来人们将这一变更时期称为围绝经期，又称"更年期"。"更年期"一词虽已被广泛使用，但其确切内容仍比较含糊。为统一认识，消除模糊，推动关于绝经问题的研究，世界卫生组织人类生殖研究、发展和研究培训特别规划署于 1994 年 6 月 4 日在日内瓦召开了有关 20 世纪 90 年代绝经研究进展工作会议，对绝经相关的术语做出了如下定义。

一、绝 经

绝经(menopause)指妇女一生中的最后一次月经。绝经的方式分为自然绝经和人工绝经。

1. 自然绝经(nature menopause) · 指无明显病理原因，卵巢功能自然衰退而导致的永久性停经。自然绝经的时间只能回顾性确认，定义为一生中最后一次月经(final menstrual period, FMP)后的 12 个月。

2. 人工绝经(induced menopause) · 指在自然停经前手术切除双侧卵巢(切除或保留子宫)或因医源性丧失卵巢功能(如化疗或放疗后)而致月经终止。

3. 早绝经(premature menopause) · 理论上的定义指发

生绝经的年龄低于以参照人群绝经年龄平均值的 2 个标准差。现实世界中，因很多国家和地区尚缺乏一般人群自然绝经年龄分布的可靠估计值，故多以 40 岁作为一临界值，即绝经发生在 40 岁以前可以认为是早绝经。

二、绝经前期

绝经前期(premenopause)指卵巢具有活动功能的时期，包括自青春发育到绝经，也就是绝经前的整个生育期。

三、绝经过渡期

绝经过渡期(menopausal transition)指妇女绝经前的一段时期，包括从开始出现卵巢功能衰退征兆(临床表现、内分泌学及生物学特点)一直到最后一次月经。

四、围绝经期

围绝经期(peri - menopause)指妇女绝经前后的一段时期，包括从开始出现卵巢功能衰退征兆(临床表现、内分泌学及生物学特点)一直到最后一次月经后的 1 年。

五、绝经后期

绝经后期(postmenopause)指卵巢功能真正衰竭后的时期，从人生中最后一次月经以后一直到生命终止。

绝经相关各期的划界和术语见图 9 - 11 - 1。

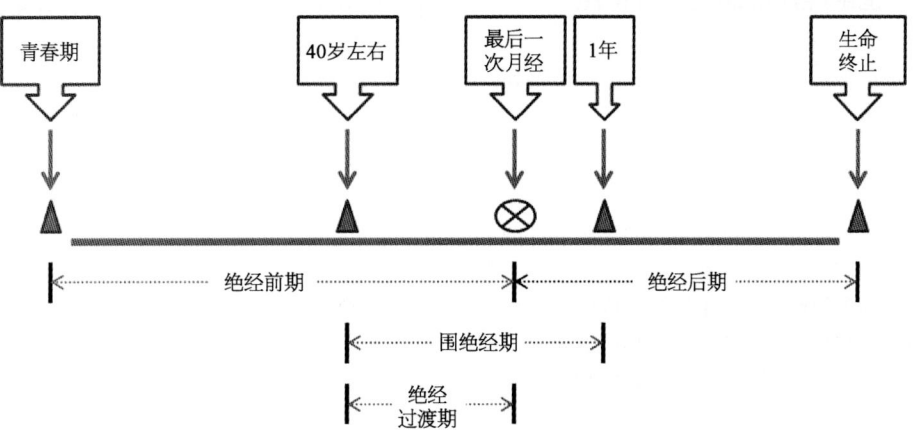

图 9 - 11 - 1　绝经相关各期的划界和术语示意图

第二节·**女性生殖衰老**

一个多世纪以来，全球范围内，伴随人口数量的增长，人均寿命也在延长。在女性生殖衰老方面，全球的变化趋势显示初潮年龄逐渐提前，而绝经年龄却始终维持稳定。发达国家女性平均绝经年龄在50～51岁；我国的流行病学资料显示，存在微弱的地区差异，但总体上中国妇女平均绝经年龄稳定在47～49岁。

绝经是女性生育功能的终结，也是女性生殖衰老的标志。与其他物种或人类男性不同，人类女性生殖衰老明显早于躯体衰老，即生殖能力终结远远先于生命终止。绝经多发生在中年，平均50岁左右（范围为40～60岁）。因此，女人只要长寿，就必定经历绝经。为了更准确地描述女性生殖衰老的进程和状态，在2001年举办的生殖衰老分期研讨会（the Stage of Reproductive Aging Workshop，STRAW）上确立了女性生殖衰老的分期。该分期在10年后（2011年）又得到进一步修改和完善，形成STRAW＋10版，现被普遍应用，见图9-11-2。

期别	−5	−4	−3b	−3a	−2	−1	+1a	+1b	+1c	+2
名称	生育期				绝经过渡期		绝经后期			
	早期	峰期	晚期		早期	晚期	早期			晚期
					围绝经期					
持续时间	可变				可变	1～3年	2年(1+1)		3～6年	至死亡
基本指标										
月经周期	从可变到规律	规律	规律	经量/周期长度轻微变化	连续2个月经周期与原有周期相差≥7日	停经间隔≥60日				
支持指标										
FSH AMH 抑制素B			低 低	变化* 低 低	↑变化* 低 低	↑＞25 IU/L	↑变化*		稳定 非常低 非常低	
卵泡数			低	低	低	低	非常低		非常低	
描述特征										
绝经相关症状						可能有血管舒缩症状	常有血管舒缩症状			泌尿生殖道萎缩

初潮 ▼（位于−5之前）   FMP(0) ▼（位于−1与+1a之间）

图9-11-2 生殖衰老研讨会分期系统（STRAW＋10）

* 表示月经第2～5日采血

该分期自月经初潮开始，将女性一生分为3个阶段：生育期、绝经过渡期和绝经后期。以最后一次月经（FMP）为原点（0），再分为−1～−5和+1～+2共10个期，每个期都有相应的名称、期限及特点。

第三节·**围绝经期的病理生理特点**

围绝经期的病理生理特点主要由生物学、内分泌学和临床表现3个方面的变化来体现。

一、生物学变化

绝经的生物学变化基础是卵巢的兴衰。卵巢是女性的生殖腺，主要功能是排卵和分泌女性性激素。卵巢的特殊生理结构决定了卵巢兴衰的独特形式。卵细胞是组成卵巢结构的基本单元。卵巢中卵细胞数目的储备在胎儿期已成定局。卵细胞不可再生的特点决定了其只会消耗，不能增加。女性一生中卵细胞储备在胚胎20周时达到峰值，从胚胎20周到出生时，超过2/3的卵泡自然闭锁，卵细胞由原来的600万～800万迅速减少至100万～200万。所以，卵泡闭锁速度最快的时期是在出生前，绝大多数卵细胞已在出生前消耗。出生后卵细胞继续消耗，到月经初潮时，其数目已减少至30万～50万。进入生育期至绝经前，有400～500个被选择排卵，其余大多数卵细胞都以凋亡告终。到绝经时，卵巢里残余的卵细胞只剩下不足数百个。绝经就是卵细胞的耗竭。从绝经前十余年起卵细胞减少的速度加快，也意味着生殖衰老的步伐从此加快。女性生殖能力的下降大约从近30岁开始，35岁后加速，近40岁起则明显下降。

现实世界中，生殖衰老进程有明显的个体差异，绝经年龄范围宽泛，40～60岁。这种差异可能与卵巢原始储备及卵细胞消耗速度不同有关。Hansen KR等收集122名女性卵巢的标本、年龄0～51岁、无影响卵巢的疾病，采用立体技术在同一实验室计数非生长状态卵泡数，发现同年龄女性之间卵泡数相差很大，表明卵巢储备的个体差异，所以生殖衰老不能绝对用单一的年龄因素来解释。此外，生殖衰老进程还受种族、文化、地域、生活方式和社会经济状况等因素影响。各种环境因素的暴露如生活习惯、饮食、疾病等，也可能成为生殖衰老在不同时间启动的一个触发因素，如吸烟或不良环境的暴露等都可能与生殖衰老提前有关。尽管生殖衰老过程在人群中存在一个普遍适用的规律，但就个体而言，因受多种复杂因素的相互作用，其发生时间的早晚和进程的快慢也会存在差异。也就是说，生殖衰老在时间学和症状学上，都会有个体的不同。

然而，近年来，这种关于卵细胞耗竭的观点遇到了挑战。有证据显示，雌性哺乳动物成年后通过激活生殖干细胞可以生成新的卵细胞。并已有从鼠和人卵巢中提取出卵原干细胞的报道，确认了在成年哺乳动物中确实存在这种细胞。

二、与生殖相关的内分泌学变化

在生育期，女性的生殖功能是由下丘脑-垂体-卵巢轴的分泌与调节来完成。参与调节的生殖激素有下丘脑分泌的下丘脑促性腺激素释放激素（GnRH），垂体分泌的促性腺激素（gonadotropin，Gn），包括卵泡刺激素（FSH）和黄体生成素（LH）；卵巢分泌的雌二醇（E_2）和抑制素 B（inhibin B），排卵后分泌孕酮（progesterone，P_4）。妇女每月一次有规律的生理周期正是这个生殖内分泌轴中所有激素之间和谐的、完美的、有序的正、负反馈调节的结果。此外，卵巢还分泌抗米勒管激素（antimullerian hormone，AMH），该激素能体现卵巢内始基卵泡的储备状况，可以用来评估卵巢衰退的程度，也是一项生殖衰老的标志。目前研究表明，该激素的分泌不受 Gn 所控制。

进入绝经过渡期，以上各项激素均会发生相应的变化。

（一）卵巢激素的变化

1. 雌激素·在绝经过渡期，E_2 水平变化较大。由于卵泡数目减少，E_2 的分泌总体呈波动式下降趋势，失去正常周期性改变的模式。卵巢衰退的初期雌激素有所下降，导致 FSH 分泌增加，这一变化又可刺激卵巢里的卵泡发育，从而分泌雌激素，会出现雌激素代偿性增加。如此反复，形成 E_2 分泌的波动性。至绝经过渡晚期，E_2 的平均浓度则逐渐达稳定的低水平。随着绝经的进展，循环中雌激素的来源和性质也发生了重要改变。来自卵巢的雌二醇明显减少，而雌酮的比例相对增加。大部分雌酮来自肾上腺雄激素前身物质在腺外转化。

2. 孕激素·在正常月经周期中，孕激素是排卵以后黄体分泌的。生殖衰老的最早表现是排卵障碍，因此进入绝经过渡期最早出现的是孕激素不足，并持续存在和发展，直至完全缺乏。

3. 雄激素·女性体内的雄激素来自卵巢和肾上腺。进入绝经过渡期，由于卵巢功能下降，来自卵巢的雄激素也会减少，血中雄烯二酮的水平只有生育期的一半。而肾上腺来源的脱氢表雄酮和硫酸脱氢表雄酮也有所下降，这主要与年龄增长有关。

4. 抑制素 B·主要由小窦状卵泡的颗粒细胞分泌，与优势卵泡的被选择有关，是 FSH 的一个最主要的负反馈调控物质。进入绝经过渡期，卵泡数减少的速度加快，当卵泡数降至某个水平时，抑制素 B 分泌减少，血清 FSH 水平即升高，而此时 E_2 并未明显减少。E_2 和抑制素 B 两者影响 FSH 的作用点不同，E_2 的反馈调控主要通过下丘脑-垂体；而抑制素 B 则选择性地作用于垂体。抑制素 B 下降与 FSH 升高这种负相关表现，既反映了卵泡数目的减少，也反映生殖衰老中卵泡功能活性的降低。因此，抑制素 B 是反映真实卵泡储备的一个敏感指标。

5. 抗米勒管激素（AMH）·是一种糖蛋白激素，影响组织生长和分化。妊娠 8 周时，男性胎儿睾丸开始分泌 AMH，导致米勒管退化；女性胎儿 36 周之后卵巢才表达 AMH。在女性，AMH 仅由卵巢内进入生长状态的窦前卵泡和小窦状卵泡（≤4 mm）的颗粒细胞分泌；分泌的模式和数量不受促性腺激素调控，而是由其自身的基因表达所决定，AMH 可能是一个只源于卵巢的激素。女性胎儿出生时，血中 AMH 几乎难以检测到，出生以后缓慢增加。15～25 岁血液浓度稳定，约为 3 ng/ml，从 30 岁起下降明显，至绝经时低至不可测及。切除双侧卵巢后的 3～5 日也不可测及。在评估生殖衰老进展中，它是较抑制素 B 出现更早的标志物。

（二）垂体激素

1. 垂体促性腺激素（Gn）·与女性生殖调节相关的 2 个垂体前叶激素是 FSH 和 LH。下丘脑分泌 GnRH，作用于垂体，使其分泌 FSH 和 LH，而 FSH 和 LH 分别与卵泡发育及排卵有关，并调节卵巢分泌雌激素和孕激素。值得提出的是卵巢分泌的雌激素、孕激素不仅作用于子宫等相应的靶器官，还会通过血循环对下丘脑和垂体的分泌功能发出反馈调节，包括雌激素、孕激素对上级的负反馈调节和排卵前雌激素对下丘脑和垂体的正反馈调节。正是由于这些反馈调节的和谐与有序，才造就了女性每月一次，周而复始的规律性月经周期。进入绝经过渡期，由于卵巢开始衰老，分泌雌激素、孕激素的功能减退，对下丘脑和垂体的负反馈调节也减弱，导致垂体促性腺激素 FSH 和 LH 的过多分泌。所以，FSH 升高是卵巢功能减退的一个标志性变化。在绝经过渡早期，由于雌激素是波动的、不稳定的，FSH 也呈现为波动的、不稳定的。进入绝经过渡晚期，随着卵泡进一步耗竭，卵泡分泌的雌激素和抑制素更加减少，FSH 水平则持续在高水平。绝经后 2～3 年，血清中 FSH 水平较正常育龄妇女卵泡期增加 10～15 倍，LH 水平约增加 3 倍。以后则不再继续上升，并随年龄增长有所下降。绝经 10 年后，促性腺激素约下降至最高值的一半。

2. 催乳素（prolactin）·垂体前叶分泌的催乳素也与生殖调节有关。催乳素的分泌受下丘脑分泌的多巴胺来调节。当催乳素升高时可抑制卵巢功能及卵巢激素的分泌。催乳素的分泌受绝经的影响不大，所以绝经过渡期催乳素的变化不明显。也有人发现绝经后催乳素的分泌略有下降。

（三）下丘脑激素

GnRH 脉冲式的节律分泌对女性生殖周期的调节至关重要。脉冲频率的改变会导致无排卵和月经紊乱，甚至闭经。绝经过渡期由于卵巢激素的变化，会带来反馈机制的失调，GnRH 脉冲频率紊乱，导致排卵障碍，所以临床上会出现绝经过渡期的月经失调。绝经后 3～5 年，GnRH 分泌减退。

（四）其他激素

其他非生殖直接相关的激素在绝经过渡期的表现主要与年龄有关，在此不一一赘述，请参照相关章节。

三、临床表现

月经改变及出现血管舒缩等绝经相关症状是进入绝经过渡期两个最典型的临床表现。

（一）月经改变

1. 月经改变的表现·进入绝经过渡期，卵巢功能衰退最早发生的变化是排卵功能障碍。所以，最早出现的临床问题是绝经过渡期月经失调。表现形式大体有 3 种：闭经、月经稀少和异常子宫出血。

（1）闭经：10%～15%的妇女在 40 岁以后突然闭经，且以后也不再有月经，直接进入绝经。

（2）月经稀少：这种情况最常见，约 60%以上的妇女月经周期延长，甚至停经数月后又来月经；也有表现为月经量减少，以后逐渐停止。

（3）异常子宫出血：10%～20%的妇女表现为不规则子宫出血，周期紊乱，经期延长，或淋漓不净，或大量出血不止，甚至导致贫血。

2. 月经改变的临床处理

（1）诊断：月经改变是绝经过渡期的常见情况，对其做出诊断的真正意义是排除其他病因所致的月经改变。特别是对异常子宫出血的患者，一定要排除出血的器质性病因，如妊娠相关的出血、妇科的良性和恶性疾病或肿瘤、血液病、医源性（如激素类药物或宫内节育器等）出血等。仔细询问病史和体格检查是诊断过程的基本内容。除此之外，有时还需要做一些特殊检查，如血常规、妊娠试验、生殖激素测定、盆腔超声等。如需要排除子宫内膜病理因素时还要做宫腔镜检查。

（2）处理：绝经过渡期月经失调的主要病因是排卵障碍，是孕激素缺乏，所以治疗以孕激素为主。

闭经或月经稀发的患者可周期给孕激素，即每个周期的后半周期给孕激素 10～15 日，具体用药可以是地屈孕酮 10 mg/d，10～15 日；或微粒化黄体酮 200 mg/d，10～15 日。这样做有以下意义：① 可以控制月经的规律性；② 保护子宫内膜，预防子宫内膜增生甚至子宫内膜癌；③ 应用过程中停孕激素后没有撤退出血，表明进入绝经过渡晚期；④ 停孕激素后撤血不能按时干净，提醒应再进行病因评估。

异常子宫出血诊断后应立即止血，药物止血也是以孕激素为主。贫血不严重者可选择生理剂量的孕激素，目的是让子宫内膜转化为分泌期，停用孕激素后发生内膜脱落，相当于月经，或称药物性刮宫。当内膜脱落干净后出血停止，所以又称孕激素内膜脱落法止血。具体用药如地屈孕酮 20 mg/d，10 日；或微粒化黄体酮 200 mg/d，10 日；或黄体酮注射液 20 mg/d，7日。应告诉患者，用药期间不一定马上止血，需停药撤退性出血数日后才能真正止血。此种止血方法的最大优点是符合生理，所用药物安全，缺点是不能马上止血，需停药后内膜脱落干净才能血止。所以，这种内膜脱落法止血只适用于贫血不严重的患者。对于贫血严重立即止血者可选择高效合成孕激素，让内膜萎缩迅速止血。任何高效合成孕激素都可以，如炔诺酮 10～15 mg/d，血止后逐渐减量，维持至贫血纠正，停药撤退性出血；或醋酸甲羟孕酮 20～30 mg/d（8～10 mg，每日 3 次），血止后逐渐减量，维持至贫血纠正，停药撤退性出血。

所有绝经过渡期异常子宫出血止血后一定要实施长期管理，其重要意义是预防子宫内膜病变。长期管理的方法仍是周期给孕激素，即每个周期的后半周期给孕激素，具体做法同上文闭经部分。对于平素有月经过多、痛经或子宫腺肌症的妇女，止血后也可选择放置一种含孕激素的宫内缓释系统（曼月乐），即控制了月经，又能有效地减少出血、缓解痛经，同时也有避孕功能。因为是子宫局部释放孕激素，极少进入血液，所以全身的影响很小，安全性好。

（二）绝经相关症状（绝经期综合征）

绝经期综合征指绝经过渡期由于卵巢分泌的雌激素波动或下降，导致自主神经系统功能紊乱及神经递质失调，出现全身多种不适的一组综合征，俗称更年期综合征。可出现在月经改变之前或之后，也可与月经改变几乎同时出现。持续时间因人而异，范围宽泛，少数人可持续到绝经后 10 多年才减轻或消失，绝经症状持续时间的中位数是 2～4 年。绝经相关症状表现多种多样，大体上分为三大类。

1. 血管舒缩症状·这是一类最常见且典型的绝经相关症状，中国绝经妇女的患病率约 50%以上，流行病学研究报道欧美白种人患病率高于亚洲人。其为阵发性、热浪般阵阵上涌的潮热、潮红或伴出汗，发作频率、严重程度和持续时间个体差异很大。此症状可持续 1 年以上至数年。多数妇女到绝经后期，自主神经系统已逐渐适应，在新的激素环境中达到新的平衡，潮热症状会自然消失。

2. 精神神经症状·进入绝经过渡期才出现的睡眠障碍、忧郁、焦虑、多疑、情绪不稳定等也是常见的绝经相关症状。有些人表现为烦躁、易激动、失眠、注意力不集中、大声哭闹等，亦有人表现为焦虑、恐慌、多疑、缺乏自信、性功能减退、对外界丧失兴趣、严重者有轻生念头。伴随这些神经精神症状的同时，也会出现各式各样躯体敏感和不适症状。

3. 心血管症状·30%左右的妇女进入绝经过渡期会出现心悸、胸闷、憋气甚至心绞痛样症状，但心内科系列检查并无阳性发现。此外，也有 15%～20%妇女此时出现血压轻度升高，常表现为阵发性且不稳定。

为了便于对上述症状的严重程度进行客观评估，临床上也会采用一些量表，如 Kuppermen 评分、Greene 症状评分、MRS 评分系统等。具体评分方法见表 9-11-1～表 9-11-3。

表 9-11-1 Kuppermen 评分量表

症状	基本分	程度评分			
		0	1	2	3
潮热出汗	4	无	<3 次/日	3～9 次/日	>10 次/日
感觉异常	2	无	有时	经常有刺痛、麻木耳鸣等	经常，且严重
失眠	2	无	有时	经常	经常，且严重，需服安定类药物
焦躁	2	无	有时	经常	经常，不能自控
忧郁	1	无	有时	经常，能自控	失去生活信心
头晕	1	无	有时	经常，影响生活	影响生活与工作
疲倦乏力	1	无	有时	经常	日常生活受限
肌肉关节痛	1	无	有时	经常，不影响功能	功能障碍
头痛	1	无	有时	经常，能忍受	需服药
心悸	1	无	有时	经常，不影响工作	需治疗
皮肤蚁走感	1	无	有时	经常，能忍受	需治疗

注：症状评分=基本分×程度评分；各项症状评分相加之和为总分。

表9-11-2 **Greene评分量表**

		日 期			
		用药时限(月)			
(P)心理症状	(A)焦虑症状	心率加快			
		容易紧张			
		失眠			
		容易激动			
		焦虑			
		注意力不能集中			
	(D)抑郁症状	容易疲劳、乏力			
		对生活和工作失去兴趣			
		不开心、忧郁			
		好哭			
		容易烦躁			
(S)躯体症状		眩晕			
		大脑或躯体感觉压力			
		身体感觉麻木或刺感			
		头痛			
		肌肉和关节疼痛			
		手、脚感觉障碍			
		憋气			
(V)血管舒缩症状		潮热			
		夜间盗汗			
(S)性		性欲减退			
		总 分			

注:评分标准:0=无症状;1=有时有;2=经常有;3=经常有,程度重,影响工作和生活。

表9-11-3 **绝经症状等级评分表(MRS)**

	症 状				
	无	轻度	中度	严重	非常严重
评 分	0	1	2	3	4
潮热、出汗					
功能性心脏不适(心悸、心率快、胸闷等)					
睡眠障碍(入睡难、半夜醒、早醒)					
抑郁情绪					
烦躁					
忧虑					
身心疲惫(虚弱、注意力不集中、易忘)					
性功能问题(性欲、性生活及性满意度下降)					
泌尿系统障碍(尿频、尿失禁等)					
阴道干、性交困难					
关节和肌肉痛					

补充雌激素对改善以上绝经相关症状疗效显著,不能用或不愿意接受激素治疗的妇女也可选择中药或植物药以缓解症状。健康的生活方式、适当的体育锻炼,以及健康、丰富的娱乐和社交活动均有利于绝经相关症状的改善。

第四节 · 围绝经期相关的其他健康问题

绝经过渡期是女性从生育功能旺盛走向衰退的变更时期,神经、内分泌及代谢都会发生明显变化,导致调节失衡,从而发生一系列近期和远期的健康问题。所以,人们又称妇女的这个时期为"多事之秋"。除上文提到的月经紊乱及绝经期综合征外,全身多个器官和系统也会出现相应的健康问题。

一、心血管疾病

心血管疾病是绝经后女性致病致死的主要原因。以往的研究表明女性在50岁以前,其冠心病的发病率明显低于男性,但50岁以后,女性冠心病的发病率迅速上升,几乎与男性接近。早绝经(包括人工绝经及卵巢早衰)的妇女冠心病发病风险也明显高于正常年龄绝经的妇女。这说明卵巢分泌的雌激素对心血管有一定的保护作用,而绝经会带来心血管疾病风险增加。关于绝经后补充激素对心血管病的影响一直存在争议。现在公认的观点是在绝经早期开始补充激素对心血管有一定的保护作用,冠心病发生率有所下降。但绝经后期,即60岁以后,或绝经超过10年后才开始启动激素治疗,对心血管的益处则不复存在,详见本章第五节。

二、泌尿生殖道萎缩症状

泌尿生殖系统也是雌激素的靶器官。绝经后雌激素缺乏会导致泌尿生殖道萎缩,从而带来一系列临床问题,常见的有以下几种。

1. 性生活困难 · 雌激素缺乏使阴道萎缩、狭窄、黏膜菲薄,极易损伤和出血。同时由于血流减少,腺体分泌减少致使阴道干涩,性交困难、疼痛难忍,甚至发生阴道破损和出血。

2. 反复发作的老年性阴道炎 · 阴道萎缩也带来阴道内物理化学环境及生态的变化。雌激素下降导致阴道pH上升,酸性环境被打破,乳酸杆菌减少,使阴道的自然防御机制遭到破坏,极易受病原菌侵袭而发生老年性阴道炎。

3. 反复发作的泌尿系感染 · 和阴道萎缩一样,绝经后泌尿系统的萎缩和生态变化使一些绝经后妇女经常发生泌尿系统感染。发病时尿频、尿痛、排尿有烧灼感,十分痛苦。而抗生素治疗效果并不理想。

泌尿生殖系统症状对雌激素治疗的反应较好。局部使用低效价/低剂量雌激素不会发生全身性风险,可适用于任何年龄的绝经后妇女。对这一问题的积极治疗可明显改善绝经妇女的生活质量。由于停止治疗后症状可能会复发,往往需要长期治疗。

三、绝经后骨质疏松

已知雌激素有明确的促进钙吸收和抑制骨吸收的功能,从而对骨骼有重要的保护作用。雌激素对骨代谢调节和骨保护作用的相关过程非常复杂，包括：促进前破骨细胞的凋亡、抑制破骨细胞活性，通过成骨细胞刺激胶原的合成，促进胃肠对钙的吸收，调节甲状旁腺素的分泌，改善中枢神经系统的功能从而降低摔倒倾向，增加流经骨骼的血流。

绝经后性激素缺乏是绝经后骨质疏松的主要原因之一。女性伴随绝经所致的雌激素水平降低，对破骨活性的抑制减少，骨吸收增加，导致绝经后的一段时间（特别是绝经的头3～5年）骨量快速丢失。这一过程导致女性比男性更早出现骨质疏松。

绝经激素治疗能有效预防绝经引起的骨转换加速和骨丢失，可以降低包括脊椎和髋部在内的所有骨质疏松性骨折的发生风险。对于60岁以前或绝经10年以内的骨折高危女性为预防骨折绝经激素治疗是一种有效治疗方法。60岁以后以预防骨折为唯一目的而决定是否继续用激素治疗时，应该考虑其特定的剂量和用药途径可能存在的长期获益和风险，并与其他非激素疗法进行比较。

四、其他退化性改变

雌激素对女性的滋润作用几乎是全身性的。绝经后雌激素缺乏除与上文提及的健康问题有关外，身体其他器官和系统也都会发生一系列退化性改变。如皮肤胶原减少、变薄、干燥、弹性下降、出现皱纹和皮肤瘙痒等；毛发脱落，乳房下垂，脂肪分布及形体改变；骨性关节炎发病增加，骨骼和肌肉的衰退及记忆和认知功能减退等。

第五节·围绝经期的健康管理

绝经是一个自然过程，绝经不是病，也不需要治疗绝经。但是，绝经过渡期由于卵巢功能从旺盛走向衰退，引起全身内分泌代谢发生了多种变化，并带来一系列相关的健康问题，甚至埋下一些老年疾病的隐患。

因此，对绝经过渡期要做好管理，让妇女能平安、顺利、健康地渡过这段时期十分必要。

围绝经期的健康管理总体上包括健康的生活方式和药物治疗。

一、健康的生活方式

持之以恒的健康生活方式对改善绝经相关症状、预防心血管病、骨质疏松等疾病有极其重要的作用，包括合理的膳食结构和饮食习惯、保证营养均衡；适当的身体锻炼及户外活动；充足睡眠、良好心态及和谐的人际关系；禁烟、限酒、控盐；补充适量的钙和维生素 D 等。

二、药物治疗

药物治疗包括基础病的药物治疗和绝经药物治疗。基础病的药物治疗指高血压、糖尿病、关节病等常规药物治疗。绝经药物治疗指专门治疗绝经相关问题的药物，包括激素治疗和非激素治疗。关于绝经激素治疗将在下一节重点阐述，本节从略。这里重点介绍绝经问题的非激素治疗。

1. 中医中药治疗·中医中药对更年期症状个体化地辨证治疗有着悠久的历史，也广泛用于临床。中药治疗显示能有效缓解更年期症状以及强骨健骨等功效。但一些中药规范的临床研究时间较短，尚缺乏长期（1年以上）有效性和安全性的研究资料。

2. 植物雌激素·植物雌激素指植物中存在的一类非甾体类物质，结构与雌激素类似，可与雌激素受体结合，产生雌激素样或抗雌激素样活性。植物雌激素主要包括三大类：异黄酮（isoflavones）、香豆素（coumenstans）和木脂素（lignans）。研究较多的是异黄酮。大豆异黄酮是人类膳食中最主要的植物雌激素来源，主要存在于大豆及其制品中。流行病学资料显示大豆产品可降低心血管疾病和癌症的风险，在一些国家和地区，含大豆异黄酮的食品可用于妇女保健。在人类，植物雌激素对于治疗更年期潮热及骨质疏松的保护作用，以及对乳腺和子宫的安全性尚未被研究证实，现有的资料多来自实验室。所以，目前植物雌激素主要作为保健食品应用。因为存在个体差异，对有些妇女长期使用也需关注其可能的雌激素影响。

3. 植物药·植物药指用现代工艺从植物中提取特定成分的药。用于更年期治疗的植物药主要指黑升麻异丙醇萃取物及升麻乙醇萃取物。可能的机制是其代谢产物通过激动中枢5-羟色胺等神经递质的受体，来缓解焦虑、抑郁、失眠等症状。因其不是激素，推荐用于不适合或不接受激素治疗的有上述症状的围绝经期妇女。

4. 选择性5-羟色胺再摄取抑制剂（selective serotonin reuptake inhibitors，SSRI）·是一种中枢神经递质调节剂。临床已证实 SSRI 能有效改善绝经妇女的情绪障碍和潮热症状，可用来代替雌激素的应用。长期应用可能会产生撤退效应，因此不主张突然停药。其长期应用的安全性仍需进一步研究。

5. 非激素抗骨质疏松药物·雌激素能有效预防绝经妇女骨质疏松并降低骨折风险。而以上列举的各种非激素药物对于骨骼的保护作用还没有被充分证实。对于不适合应用雌激素的妇女，为达到防治骨质疏松的目的，可选择已有充分临床证据的非激素抗骨质疏松药物，包括抑制骨吸收药物，如二膦酸盐类、选择性雌激素受体调节剂（SERM）及 RANKL 单克隆抗体等；促进骨形成药物，如甲状旁腺素（PTH）、骨硬化素抗体及维生素 K 等。应用这些药物的同时必须配合足量的钙剂和维生素 D。

第六节·绝经激素治疗

虽然绝经是人类生命进程中的一个重要自然现象，而绝经后雌激素缺乏又给长寿女性带来诸多身体变化和健康问题。毫无疑问，激素补充治疗能一定程度上减缓激素缺乏相关的退化性改变，改善临床症状，提高生活质量。关于绝经激素治疗已有半个多世纪的发展历史，但其发展路程并非平坦，争议不断。本节将重点介绍激素治疗史、争议和最新进展。

一、绝经激素治疗史简介

自20世纪40年代第一个雌激素产品问世以来，因其有效缓解绝经的不适症状而受到很多妇女青睐。但随后发现用雌激素的妇女子宫内膜癌风险明显增加,雌激素的应用经历了第一次风波。直到20世纪70年代,人们认识了孕激素对子宫内膜有保护作用,对有子宫的妇女在应用雌激素的同时需要加用孕激素,子宫内膜癌的风险不再增加了。大量的研究证据已毫无争议地证明了雌激素+孕激素的方案对子宫的安全性,对子宫内膜癌的担心也得到了明确而彻底的解决。之后,随着一些观察性研究发现使用激素治疗可以降低心血管病风险,为了充分证明这一点,在20世纪90年代开展了系列RCT研究,其中最具有代表性的是美国国立卫生研究院(NIH)启动的以绝经后妇女为研究对象,以激素治疗为预防慢病基础干预措施为目的的大型随机对照研究。参加研究的对象为50~79岁绝经后妇女。16 680例有子宫的绝经后妇女随机分配接受口服结合雌激素(CEE)0.625 mg/d+安宫黄体酮(MPA)2.5 mg/d或安慰剂,另10 739例已切除子宫者随机分配接受单用CEE 0.625 mg/d或安慰剂。研究的主要终点指标是冠心病(包括非致死性心肌梗死和死亡),其他指标包括浸润性乳腺癌、脑卒中、肺栓塞、子宫内膜癌、结肠癌、髋部骨折及其他原因死亡。研究期限预计为8年(2007年结束)。但是在研究进行到第5年时,有子宫一组的研究被安全监控部提前终止,理由是发现应用激素治疗组的一些风险比安慰剂组增加了。在2002年7月发表了这项研究的中期报告。这项研究报告肯定了绝经激素治疗可以降低椎体、非椎体及髋部骨折的风险,这是绝经激素治疗对骨骼作用有力的循证医学证据。但该试验同时提出与安慰剂组比较,应用CEE+MPA的妇女冠心病、卒中、肺栓塞、静脉血栓、浸润性乳腺癌的风险增加,该报告的结论是绝经后激素治疗总体评估弊大于利。这一数据对人们的认识产生了广泛的负面影响,再次掀起了人们对激素治疗的更大恐慌。

在女性健康研究(WHI)的首批结果发表10年之后,关于绝经激素治疗(MHT)的证据越来越多,人们对其的认识也变得更为理性。国际绝经学会(IMS)在2011年、2013年、2016年多次发布了关于绝经后激素治疗的推荐意见并反复更新和补充。2012年11月,国际绝经学会(IMS)在法国巴黎主持了一个多学科的研讨会,参会代表分别来自美国生殖医学会、亚太绝经联盟、内分泌学会、欧洲男女更年期学会、国际骨质疏松基金会、北美绝经学会及其他相关医学组织。此次会议就绝经激素治疗的观点达成了一个代表多学科的全球性共识,该共识已同步发表在 Climacteric 和 Maturitas 杂志上。2016年,又发表了该共识的更新版。国际绝经学会关于绝经后激素治疗的推荐意见及绝经激素治疗的全球共识,清晰地阐明了绝经激素治疗的利与弊以及应用规范,代表了当今关于绝经激素治疗最新进展和最权威的观点。

关于绝经激素治疗最新进展的核心是认识到绝经激素治疗启动的年龄很重要,肯定了在绝经早期(如60岁以下,或绝经不到10年)开始启动激素治疗具有良好的安全性。

二、MHT利弊分析的新观点

(一)MHT的获益

1. **血管舒缩症状** · MHT是治疗血管舒缩症状和泌尿生殖道萎缩最有效的疗法,在60岁前或绝经后10年内开始启用获益最多。其他绝经相关主诉如关节肌肉痛、抑郁、睡眠障碍和阴道萎缩等,可以在MHT期间得到改善。个体化应用MHT(包括必要时使用雄激素)可以同时促进性生活和总体生活质量。

2. **绝经后骨质疏松症** · MHT能有效预防绝经引起的骨转换加速和骨丢失。MHT可以降低包括脊柱和髋部在内的所有骨质疏松症相关的骨折发生率,对并非骨折高危的女性也有预防作用。对于具有骨折危险因素且60岁以下或绝经10年内的绝经后女性,MHT可以考虑作为预防和治疗骨质疏松症相关骨折的一线方法。考虑到MHT长期应用的潜在风险(如乳腺癌)可能超过获益,所以不推荐60岁以后单纯为预防骨折而开始使用MHT。当60岁以后以预防骨折为唯一目的时,应该权衡MHT的特定剂量和用药途径可能存在的长期获益和风险,并与其他非激素疗法进行比较。

3. **心血管疾病** · 心血管疾病是绝经后女性致病致死的主要原因。主要的一级预防措施包括戒烟、减肥、降压、规律的有氧运动及糖尿病和血脂的控制。MHT可以通过改善血管功能、胆固醇水平和血糖代谢而降低心血管风险。有证据表明,在绝经前后开展雌激素治疗,会对心血管有保护作用。

WHI研究显示,在较年轻(50~59岁)或绝经<10年的女性中,MHT倾向降低冠状动脉疾病的风险。在单用雌激素试验中,随访10年,心肌梗死和冠状动脉事件显著减少,死亡率也降低。在雌激素-孕激素分支中,也提示风险降低的趋势,但没有达到统计学意义。在包括WHI在内的随机对照临床研究的meta分析进一步确认了单纯接受CEE的较年轻女性(60岁以下)冠状动脉疾病(CAD)和死亡率显著降低。丹麦骨质疏松症预防研究(DOPS)是一项开放的随机对照研究,该研究对较年轻女性从绝经一开始就给予标准剂量的雌二醇和醋酸炔诺酮治疗,治疗期长达10年并随访16年。结果发现,与不用激素治疗相比,接受治疗的妇女心肌梗死和充血性心力衰竭的死亡率和住院率均显著降低。鉴于以上信息,对于60岁以下、刚刚绝经且无心血管疾病迹象的女性,启动单纯的雌激素治疗可以降低冠状动脉心脏疾病的发病率和死亡率。虽然雌孕激素联合应用的证据不如前者有力,但它很可能对这些较年轻的女性也具有心脏保护作用。60岁后是否继续MHT治疗,应通过整体的风险-获益分析来决定,不过60岁以上女性应用MHT的长期随机对照研究资料较少。

至此,随机对照研究及观察性研究均提供了强有力的证据表明:标准剂量的雌激素单独应用可以降低60岁以下、绝经10年以内女性的冠状动脉疾病和全因死亡。在同样人群中雌孕激素治疗的结果呈相似的趋势,但证据精确度稍低。总而言之,绝经激素治疗不增加60岁以下或绝经10年以内健康女性的冠状动脉事件。有研究显示,老年或绝经超过10年的女性启动MHT可能增加冠状动脉事件风险,尤其是在应用的前2年内。一些数据表明,60岁以上的女性开始使用MHT时,如果同时使用他汀类药物可以降低冠状动脉事件风险。无论如何,对于60岁以后的女性,不推荐以心血管一级预防为唯一目的而启动MHT。

4. **其他获益** · 全身MHT和局部雌激素应用均可有效改善因雌激素缺乏所致泌尿生殖道萎缩状况,如反复发作的老年性阴道炎、反复泌尿道感染及性生活困难等,保持阴道健康。局部用药更安全、作用更显著,而且没有严格的年龄限制。对于具有阴道干涩、性交不适及反复泌尿系统感染的绝经后妇女，局部低剂量雌激素治疗是首选。

（二）MHT 潜在的风险

关于激素治疗与子宫内膜癌的风险在加用孕激素后已得到明确的解决，所以当前关于 MHT 的风险主要集中在乳腺癌、静脉栓塞、卒中和冠状动脉事件。

1. 乳腺癌·乳腺癌发病的影响因素是复杂的，不同国家、不同人种乳腺癌的发病率也不尽相同。乳腺癌与绝经后 MHT 的相关程度还存在很大争议。乳腺癌风险增加可能与 MHT 相关性很小（每年<0.1%），这个数据小于一般生活方式，如体育活动少、肥胖和饮酒等因素与乳腺癌相关的风险。

来自 WHI 的随机对照数据表明，初次使用 MHT 的患者在应用的最初 5 年内不会增加乳腺癌风险。WHI 研究甚至还显示，对子宫切除女性单独使用 CEE 治疗 7.1 年，其乳腺癌发病和死亡的风险反而比安慰剂组更低。WHI 的受试者绝大多数超重或肥胖，这可能会影响其乳腺癌的基础风险。所以这个结果无法可靠地外推至更年轻和不太肥胖的女性。然而，在 WHI 研究中雌激素＋孕激素组的结果表明应用雌、孕激素治疗 5 年后，乳腺癌的风险增加了 26%。这提示乳腺癌风险的增加可能与加用了孕激素有关，或许和孕激素的种类有关。

一项关于法国妇女大规模队列研究表明，与人工合成的孕激素相比，微粒化孕酮或地屈孕酮与口服或透皮雌二醇联合使用乳腺癌风险更低。芬兰的一项注册研究也指出，使用地屈孕酮至少在 5 年内未发现乳腺癌风险增加，而使用合成孕激素风险有小幅度增加。

此外，口服和经皮雌激素之间似乎不存在风险差别。

基线乳腺 X 线密度可能是乳腺癌风险的一个独立危险因素。通过选择基线风险较低的妇女（如无基线或治疗引起的乳房密度增加）及提供生活方式预防措施的培训（如减轻体重、限制酒量、增加运动等）可部分降低与 MHT 相关的乳腺癌风险增加。

综上所述，当前关于 MHT 与乳腺癌的风险可总结如下：50 岁以上女性乳腺癌风险与 MHT 相关性较复杂；乳腺癌风险增加主要与雌激素治疗中加入孕激素及持续使用的时间有关；天然或接近天然的孕激素比合成孕激素对乳腺癌的风险更小；MHT 相关的乳腺癌绝对风险很小，停止治疗后风险就降下来；缺乏乳腺癌幸存者应用 MHT 的安全性数据，所以乳腺癌被认为是激素治疗的禁忌证。

2. 血栓栓塞（VTE）和脑血管事件·随着年龄的增长，MHT 相关的严重 VTE 事件风险会增加（尽管 60 岁前风险性很小），并与肥胖、吸烟及血栓形成呈正相关。

基于多项观察性研究和临床对照研究发现 VTE 的发生风险与应用口服雌激素有关。因为口服雌激素有肝脏的首过效应，激活凝血因子。而经皮雌激素的吸收避免了肝脏首过效应，可以避免口服相关的 VTE 风险。因此，对于血栓高风险女性应考虑经皮给药治疗。孕激素类型和持续应用时间也可能影响血栓栓塞事件的风险。一些口服的人工合成孕激素（如醋酸甲羟孕酮 MPA）可能增加风险。在年轻女性中，VTE 的绝对风险很小。WHI 研究显示，在 50～59 岁妇女中应用雌孕激素治疗 1 年，VTE 绝对风险为每 10 万女性中额外

增加 11 例，单用雌激素治疗增加 4 例；两者均远远低于正常妊娠过程中的 VTE 风险。

卒中风险也与年龄有关，在 60 岁之前属罕见事件，60 岁以后风险变得更明显。在 WHI 研究中，与 MHT 相关的卒中风险是每 10 万女性中患病者每年增加 1～2 例。

来自英国的一项大规模观察性研究结果表明，经皮雌激素≤50 μg 的剂量不会增加缺血性卒中的风险，而大剂量雌二醇经皮给药和口服雌激素均显示增加风险。因此，应用低剂量经皮制剂更安全。

总之，口服 MHT 会增加 VTE 事件和缺血性卒中风险，但对于 60 岁以下的女性，绝对风险罕见。观察性研究指出低剂量经皮治疗的风险更低。

三、关于 MHT 安全性其他关注的问题

除上面提到的关于 MHT 获益（缓解绝经症状、预防绝经后骨质疏松性骨折、降低年轻绝经女性冠心病风险、改善泌尿生殖道萎缩症状）与风险（乳腺癌、血栓与卒中事件）的明确共识外，还有些关于 MHT 安全性的问题及困惑需要澄清。

（一）MHT 与体重

自然情况下，多数女性的体重随年龄的增长而增加。从青春期至绝经，平均每年体重增加 0.5 kg，因此总体情况是绝经后妇女的体重比年轻时增加。这一方面是由于生活方式、体力活动的改变，另外的原因是绝经后由于雌激素缺乏所引起的代谢变化，特别是脂肪分布的改变，更多脂肪集中在腹部，这一现象表明体重增加与雌激素缺乏有一定关系。绝经后 MHT 会带来血脂参数的有利变化，调节脂肪分布，特别是使用天然雌激素制剂和不影响代谢的孕激素制剂，不会造成体重的额外增加。多项随机对照临床试验也证实，与使用 MHT 的妇女比较，不用 MHT 的妇女体重增加更明显。其实，绝经后妇女不管是否应用 MHT，都应坚持健康的生活方式，才是保持理想体重的重要措施。

（二）MHT 与肿瘤

1. MHT 和乳腺癌·关于 MHT 和乳腺癌的关系已在上文阐述。现将主要观点重申如下：① 不同国家的乳腺癌发病率不同，而 MHT 相关的乳腺癌风险增加很小；WHI 研究结果证实，子宫切除女性应用无拮抗的雌激素（CEE）7 年后乳腺癌的诊断风险和死亡率不但没有增加，反而略有降低。② 有子宫的妇女长期应用 MHT，乳腺癌风险可能有轻度增加，这种风险增加与孕激素及用药时间的长短有关。有研究表明，不同种类的孕激素对乳腺的影响是不同的。一些研究表明，微粒化孕酮或地屈孕酮与雌二醇合用与不用 MHT 的妇女比较，没有增加乳腺癌风险，而使用人工合成的孕激素乳腺癌风险有所增加。所以国际绝经学会建议有子宫的妇女在应用 MHT 时，选择微粒化孕酮或地屈孕酮与雌二醇合用对乳腺更安全。③ 还需要更多的数据评估不同类型、剂量和给药途径的雌激素、孕激素和雄激素对乳腺癌发病率的影响。④ 基线乳腺 X 线密度与乳腺癌风险密切相关，但这和 MHT 相关的乳腺癌无关。只是乳腺 X 线密度增加可能妨碍对乳房 X 线片的解读。

2. MHT 与子宫内膜癌·关于 MHT 与子宫内膜癌的关系已经很明确，主要与适当加用孕激素有关。明确的观点如

下：① 单用雌激素治疗(不联合孕激素)与子宫内膜增生和子宫内膜癌风险增高有关，并呈时间和剂量依赖关系。② 停止治疗后，这种风险的增加仍然持续多年。③ 孕激素可以防止雌激素对子宫内膜的增殖作用。④ 内膜保护需要使用足够剂量和时间的孕激素。合理加用孕激素，子宫内膜癌的风险不再增加。⑤ 雌孕激素连续联合用药的方案比非 MHT 人群内膜癌风险还低。⑥ 低剂量方案具有更少的内膜刺激和更少的子宫出血。⑦ 孕激素子宫内给药是一种合理的给药方式并且能提供有效的内膜抑制。⑧ 关于替勃龙对子宫内膜影响的随机对照试验数据显示，它与雌孕激素连续联合治疗具有相似的影响。⑨ 他莫昔芬对子宫内膜具有雌激素效应，而雷洛昔芬和其他新型 SERM 对子宫没有明显的影响。⑩ 通常不推荐将 MHT 用于内膜癌的后续治疗。

3. MHT 与卵巢癌 · 这方面的高级别证据不多。现有证据表明：① 多数研究一致证明，绝经之前应用复方口服避孕药明显降低卵巢癌发病风险。② WHI 研究是唯一的一项关于 MHT 和卵巢癌风险的随机对照研究。在接受联合 MHT 的女性中，风险没有显著性的增加。③ 散在的几项病例对照和人群研究显示，MHT 妇女卵巢癌的风险有所增加，但是不同治疗时间和类型的效果在研究中差别很大。在一项大规模研究中，停药后增加的风险在 2 年内回到正常水平，表明其可能只具有促进作用而不是诱导作用。④ 总体观点是，长期单一的雌激素治疗可能与较小的卵巢癌归因危险度相关，其值为 0.7/1 000，用药 5 年，而在雌激素加孕激素治疗的患者中其风险增高的可能性更小，甚至没有。

4. MHT 与宫颈癌 · 长期队列研究表明，使用 MHT 不增加宫颈癌的风险。WHI 的随机对照研究显示，使用 MHT 不增加宫颈癌的风险。

5. MHT 与结、直肠癌 · ① 绝大多数观察性研究显示，口服 MHT 可以降低结、直肠癌发生风险。② meta 分析的结果显示，MHT 停止 4 年后仍然对结、直肠癌风险降低具有益作用。既往使用 MHT 者患结、直肠癌的相对风险(RR)为 0.80(95%CI 0.74~0.86)，而正在使用者的 RR 是 0.66(95%CI 0.59~0.74)。③ 一项关于绝经后妇女应用替勃龙的 RCT(LIFT)研究表明，替勃龙可降低 60~79 岁女性的结肠癌风险。④ WHI 研究证实，单独雌激素治疗对结、直肠癌风险没有影响；而雌激素和孕激素使用者结、直肠癌风险有所降低(RR 0.56,95%CI 0.38~0.81)。⑤ 仅仅是为预防结直肠癌，不应用 MHT。⑥ 目前还没有非口服 MHT 对结、直肠癌风险有影响的数据。

6. MHT 与上消化道癌 · ① 胃癌和食管癌多见于男性，其原因还不清楚。② 一项巢式病例对照研究显示，在 MHT 使用者中，胃癌的发病率降低(RR 0.48,95%CI 0.29~0.79)，但对食管癌没有影响。③ 已知口服 MHT 会对胆囊功能产生影响，观察性研究显示 MHT 使用者中胆囊切除的比例增加。④ 关于 MHT 应用与胆囊癌的关系，仅有一项小规模病例-对照研究报告，发现 MHT 的使用增加胆囊癌风险，并随应用时间延长风险增加(RR 3.2,95% CI 1.1~9.3)，还有待更多的研究证实。

7. MHT 与肺癌 · ① 肺癌发病的主要危险因素与吸烟有关。肺癌是女性癌症死亡的重要原因之一。② 据大量观察

性研究报道，激素避孕药和绝经后 MHT 对肺癌风险有保护作用。③ WHI 中单纯使用雌激素的随机对照试验发现，MHT 与安慰剂相比，非小细胞肺癌的风险没有增加。④ WHI 中雌激素与孕激素联用治疗的随机对照试验中，非小细胞肺癌的风险呈增加趋势，但没有达到显著性。⑤ 仅在 60~69 岁的女性中，其风险增加具有统计学意义，其绝对归因危险度为 1.8/1 000，用药 5 年。⑥ MHT 使用者的肺癌死亡风险较高，吸烟者的风险增加幅度最大。⑦ 在 50~59 岁的女性中，没有观察到肺癌风险的增加。

(三) MHT 与神经系统

人脑是雌激素和其他甾体激素的靶器官。雌激素通过直接影响神经元与胶质细胞，间接影响氧化应激、炎症、脑血管及免疫系统，从而影响神经功能与神经系统疾病。

1. MHT 与认知功能 · 对于中年女性的观察性研究提示，自然绝经对记忆或其他认知功能没有持续的影响。在围绝经期，有些女性会经历一些暂时的问题，但不严重。在绝经过渡期和绝经后早期开始 MHT 对认知的长期影响仍不清楚，迫切需要在该领域深入研究。

2. MHT 与阿尔茨海默病 · ① 对于因阿尔茨海默病而痴呆的女性，有限的临床试验证据表明 MHT 并不能改善痴呆症状或延缓疾病进程。② 有限的临床试验证据提示，绝经后晚期启动 MHT 增加所有原因所致的痴呆风险。③ 观察性证据显示，在较年轻的绝经女性中启动 MHT 与阿尔茨海默病风险降低相关。一些观察性研究的结果支持治疗时间窗这一观点，中年女性使用 MHT 对降低老年痴呆症风险有益，而老年女性使用 MHT 则有害。

3. MHT 与抑郁症 · ① 绝经前和绝经后抑郁症患病率相似。然而，绝经过渡期和绝经早期的抑郁症风险可能增加。② 多个临床试验证据表明，绝经过渡期采用短期雌激素治疗可显著改善抑郁症。③ 有限的临床研究证据提示，绝经后晚期雌激素治疗对抑郁没有影响。④ 进一步评估雌激素(不管是单雌治疗还是联合治疗)对绝经过渡期抑郁症的潜在益处，有待开展更大规模的研究。

4. MHT 与其他神经系统疾病 · ① MHT 对帕金森病的发病率和症状的潜在影响仍未知。② 一项小规模临床试验显示，联合使用 MHT 可能增加绝经后女性癫痫发作的频率。③ 绝经前孕激素治疗对癫痫发作频率没有明显影响，但能否推广至绝经后癫痫女性尚不清楚。④ 绝经后头痛患病率比绝经前低。有限的观察数据表明，正在应用的 MHT 与头痛频率增加呈正相关。⑤ 多发性硬化可能受激素水平影响。目前还不清楚 MHT 是否会影响多发硬化的症状或疾病进程。

总之，基于对激素治疗利与弊全面并循证的分析后，总体观点正如国际绝经学会(IMS)在关于绝经激素治疗的最新推荐中指出：激素治疗是维持绝经后妇女健康总体策略的一部分，如同关于饮食、运动、吸烟和饮酒等生活方式的推荐。激素治疗的安全性很大程度上取决于年龄。小于 60 岁的健康妇女应用激素治疗基本上不用考虑安全性问题。这是国际绝经学会关于激素治疗科学的、明确的定位。这一阐述大大澄清了许多人对激素治疗的盲目恐惧。当然，激素治疗也不能滥用。在临床应用中严格掌握激素治疗的适应证和禁忌证是

保证利大于弊的基础,合理规范的个体化应用能做到利更大,弊更小。

四、MHT 的规范化应用

(一) MHT 启用时机

关于激素治疗启用时机已有当前最新的共识,即启用激素治疗的时间宜早不宜迟。MHT 的全球共识及国际绝经学均提倡女性 60 岁以前或绝经不到 10 年开始启用激素治疗受益远远大于风险。在绝经早期开始激素治疗不仅能有效缓解绝经相关的症状,还能获得对心血管的保护作用,而且这个时期也是阻止绝经早期阶段骨量的快速丢失,预防绝经后骨质疏松症的最佳时机。对于 60 岁以上的绝经妇女,如果仅以预防骨折为唯一目的时是否应用激素治疗需根据个体情况进行利弊评估,考虑对远期健康的可能影响酌情而定,原则上不推荐 60 岁以上的妇女以预防骨折为唯一目的时开始使用激素治疗。

(二) 激素治疗的规范

1. 严格把握激素治疗的适应证和禁忌证

(1) 适应证:① 具有因卵巢功能减退出现的绝经相关症状,如潮热、出汗等血管舒缩症状及睡眠、情绪障碍等。② 泌尿生殖道萎缩症状,如阴道干涩、烧灼感、性生活困难、反复发作的老年性阴道炎及反复性泌尿系统感染等。③ 低骨量或骨质疏松高危的绝经早期妇女。

(2) 禁忌证:① 已知或怀疑妊娠;② 原因不明的阴道出血或子宫内膜增生;③ 已知或怀疑患有乳腺癌;④ 已知或怀疑患有性激素相关的恶性肿瘤;⑤ 活动性静脉或动脉血栓栓塞性疾病;⑥ 严重肝肾功能障碍;⑦ 血卟啉症、耳硬化症;⑧ 脑膜瘤是孕激素的禁忌证。

(3) 慎用情况:① 子宫肌瘤;② 子宫内膜异位症;③ 子宫内膜增生史;④ 尚未控制的糖尿病及高血压;⑤ 血栓史及血栓形成倾向;⑥ 胆囊疾病;⑦ 癫痫、偏头痛、哮喘;⑧ 系统性红斑狼疮;⑨ 乳腺良性疾病;⑩ 乳腺癌家族史。

2. 国内常用的绝经激素治疗制剂

(1) 雌激素制剂:包括口服、经皮和经阴道使用的雌激素制剂。

1) 口服雌激素制剂:① 结合雌激素类(conjugated estrogen,CEE),又称妊马雌酮、共轭雌激素,是最早用于绝经激素治疗的雌激素。1941 年,第一个天然 CEE(进口商品名:倍美力 primarin)研制成功,由妊娠母马尿液中提取,成分复杂,45% 为硫酸雌酮,55% 为其他各种雌激素。1942 年获美国食品和药品管理局(FDA)批准用于治疗绝经相关症状。因其历史最悠久,所以国际上发表的大多数关于激素治疗的研究都是来自 CEE 的应用,现在国内已有结合雌激素的仿制品。结合雌激素(商品名:倍美力)进口药有两种规格:0.625 mg/片和 0.3 mg/片,每盒 28 片;国产药有 3 种规格:CEE 0.625 mg/片、0.3 mg/片和 0.45 mg/片,每盒 28 片。一般常规剂量 0.3~0.625 mg/d,有子宫的妇女可选择周期用或连续用方案酌情加用孕激素。② 戊酸雌二醇,是微粉化和脂化的雌二醇,口服后迅速水解为雌二醇和戊酸,戊酸再进一步代谢为二氧化碳和水排出体外。因此,戊酸雌二醇的药代和药效等同于雌二醇,属于天然雌激素。戊酸雌二醇(商品名:

补佳乐,progynova)的规格:1 mg/片,每盒 21 片,用于绝经激素治疗的常用剂量为口服 0.5~1 mg/d,有子宫的妇女可选择周期用或连续用方案酌情加用孕激素。③ 17β-雌二醇,与卵巢分泌的雌二醇结构相同,故属于天然雌激素。17β-雌二醇制剂的常用剂量为每日 1~2 mg。目前国内尚无 17β-雌二醇单方片剂,临床上广泛使用的是 17β-雌二醇与孕激素组成的雌孕激素续贯复方制剂(商品名:芬吗通),每盒包装 28 片。每片含 17β-雌二醇 1 mg(芬吗通 1/10)或每片含 17β-雌二醇 2 mg(芬吗通 2/10),两种复合制剂的后 14 片都添加了孕激素(地屈孕酮 10 mg)。④ 其他口服雌激素,合成雌激素如己烯雌酚(diethylstilbestrol,DES)、乙炔雌二醇(ethinyl estradiol,EE)和乙炔雌三醇环戊醚(尼尔雌醇 nylestriol),也曾用于缓解绝经症状,但因可能的不良反应及缺乏长期应用受益风险的研究证据,一般已不再推荐使用。

2) 经皮吸收雌激素制剂:经皮 17β-雌二醇制剂有皮贴及凝胶两种。因经皮吸收,避免了肝脏首过效应;经皮吸收直接入血,生物利用度高,因而总摄入低,对凝血活性影响较小,使血栓风险更低。对血栓风险高及肝脏功能不好的绝经妇女应用经皮吸收雌激素制剂更有优势。① 半水合雌二醇皮肤贴剂(商品名:松奇):成分 17β-雌二醇,规格:1.5 mg/贴剂,每盒 4 贴。每次应用半贴~1 贴,每周更换 1 次,贴在除乳房、外阴和脐以外任何较为平坦、富于脂肪的皮肤上,如下腹部、大腿处。② 雌二醇凝胶(商品名:爱斯妥凝胶):成分 17β-雌二醇(酒精水化的凝胶),规格:每支 40 g,每克凝胶含 17β-雌二醇 0.6 mg,每日用 1.25~2.5 mg 凝胶,均匀涂抹于远离乳房及外阴的皮肤处。涂抹在皮肤上后经皮吸收入血。用药期间应避免使用任何影响皮肤的药物或强烈清洁剂。

3) 经阴道吸收雌激素制剂:经阴道应用的雌激素制剂为局部给药方式,除避免了肝脏首过效应外,同时也限制了全身性吸收,副作用小,相对安全。主要用来改善绝经妇女泌尿生殖道萎缩症状。可以用于绝经后的任何年龄。国内应用的经阴道吸收雌激素制剂有结合雌激素软膏、雌三醇软膏和普罗雌烯胶囊/乳膏。① 结合雌激素软膏(商品名:倍美力软膏):成分为结合雌激素,规格:每支 15 g,每克软膏中含活性成分结合雌激素 0.625 mg。阴道内用,初始剂量 0.5 g,每日 1 次,连续应用 2 周后可酌情减为每周 2~3 次。② 雌三醇软膏(商品名:鸥维婷),成分为雌三醇,规格:每支 15 g,每克软膏中含活性成分雌三醇 1 mg。阴道内用,初始剂量 0.5 g,每日 1 次,连续应用 2 周后可酌情减为每周 2~3 次。③ 普罗雌烯胶囊/乳膏(商品名:更宝芬),成分为普罗雌烯,为严格局部作用的雌激素,几乎没有全身作用。规格:有 2 种剂型,胶囊和乳膏。胶囊每粒含普罗雌烯 10 mg,每盒 10 粒。乳膏每支 15 g,每克乳膏中含活性成分普罗雌烯 10 mg。阴道内用,胶囊每日 1 粒,症状好转后可改为 2~3 日放 1 粒。乳膏初始剂量 1 g,每日 1 次,涂抹于阴道口,连续应用 2 周后可酌情减为每周 2~3 次。

(2) 孕激素制剂

1) 天然孕激素制剂:① 黄体酮(商品名:黄体酮),又称孕酮,与卵巢黄体分泌的天然孕激素相同。成分黄体酮,规格:黄体酮油剂,每支 20 mg,肌内注射。因长期注射不方便,所以该制剂多用于调经和保胎,基本上不用于绝经激素治疗的长期应用。② 微粒化黄体酮,成分为黄体酮,国内有 3 种制剂:a. 安琪坦(进口商品名),微粒化黄体酮软胶囊,100 mg/粒,每盒 30 粒。用于雌孕激素周期序贯治疗的后半周期,每日 200 mg,连用 10～14 日;用于雌孕激素连续联合治疗时,每日 100 mg,连续服。该制剂即可口服也可阴道给药。经阴道给药吸收迅速且避免肝脏首过效应。b. 琪宁(国产商品名),微粒化黄体酮胶丸,100 mg/丸,每盒 6 粒。用于雌孕激素周期序贯治疗和连续联合治疗时的用法同安琪坦,该制剂同样即可口服也可阴道给药。c. 益玛欣(国产商品名),微粒化黄体酮胶囊,50 mg/粒,每盒 20 粒,用法同安琪坦,该胶囊只用于口服,不可阴道用药。

2) 合成孕激素制剂:合成孕激素制剂很多,这里只简单介绍用于绝经激素治疗的几种孕激素。① 地屈孕酮(商品名:达芙通),是反转的孕酮衍生物。虽为合成孕激素,但其成分及药理特点最接近天然孕激素。该药最突出的特点是其所有的代谢产物除保持单纯的孕激素活性外,没有其他孕激素可能具有的雌激素、雄激素及糖皮质激素等活性作用,所以又称为中性孕激素。这一特点奠定了这个孕激素的安全性和单一性,可安心地用于保护子宫内膜而不担心其他不良反应。特别是乳腺的安全性。绝经激素治疗相关的乳腺癌风险与使用的孕激素种类有关。几项大型队列研究表明,与其他合成的孕激素相比,地屈孕酮与雌二醇合用,对乳腺癌的风险更小。规格:10 mg/片,每盒 20 片,口服。用于雌孕激素周期序贯的后半周期,每日 10 mg,连用 10～14 日;用于雌孕激素连续联合治疗时,每日 5 mg,连续服。② 醋酸甲羟孕酮(商品名:安宫黄体酮),是孕酮的衍生物。除孕激素活性外,有弱雄激素和糖皮质激素活性。WHI 研究显示在单用雌激素分支的妇女,治疗超过 7 年,没有发现乳腺癌风险增加,而雌孕激素联合应用分支中 5 年后发现乳腺癌风险增加了,而这个分支妇女所用的孕激素正是醋酸甲羟孕酮,提示醋酸甲羟孕酮的应用可能与乳腺癌风险增加有关。鉴于这一点,并考虑到其长期应用对糖代谢和肝功能的影响,在绝经激素治疗时,尽量不建议长期使用该药。规格:2 mg/片,每盒 100 片,口服。用于雌孕激素周期序贯治疗时,在周期的后半周期,每日 6 mg,连用 10～14 日;用于雌孕激素连续联合治疗时,每日 2 mg,连续服。③ 左炔诺孕酮(商品名:曼月乐),又称左旋 18-甲基炔诺酮(levonorgestrel,LNG),是一种孕激素活性极强的合成孕激素,该药的口服制剂不用于绝经激素治疗。近年来,左炔诺孕酮宫内缓释系统(LNG-IUS)正在被越来越多的妇女接受。该系统置于宫腔内,每日向宫腔释放 LNG 20 μg,极少入血,使子宫内膜局部的药物浓度为血浆浓度的千倍以上,全身影响很小,直接起到了保护子宫内膜的作用,代替了口服孕激素,全身安全性更好,有效期 5 年。规格:该系统含左炔诺孕酮 52 mg,每日向宫腔平稳释放 LNG 20 μg。用法:置于宫腔内,有效期 5 年。

(3) 雌孕激素复合制剂:既然有子宫的妇女补充雌激素时一定要配上孕激素,所以雌孕激素复合制剂服用更简便,依从性更好。

1) 雌孕激素序贯制剂:这种序贯制剂的基础是模仿正常月经周期中雌激素、孕激素的变化模式,即月经的前半周期只有雌激素,后半周期(相当于排卵后)是雌激素和孕激素相伴

而行。停止激素后,子宫内膜脱落,子宫出血,相当于月经。临床使用此种方式可建立预知的"月经周期"。国内常用的有两种:① 雌二醇/地屈孕酮片(商品名:芬吗通),有 1/10 和 2/10 两种规格,均为每盒 28 片包装,1/10 包装规格指每盒中前 14 日的片剂中每片含 17β-雌二醇 1 mg,后 14 日的片剂中每片含 17β-雌二醇 1 mg 及地屈孕酮 10 mg;2/10 包装规格指每盒前 14 日的片剂中每片含 17β-雌二醇 2 mg,后 14 日的片剂中每片含 17β-雌二醇 2 mg 及地屈孕酮 10 mg。口服,用于符合激素治疗条件且希望有周期性出血的女性,每日 1 片,连续服用,无需停药。② 戊酸雌二醇/醋酸环丙孕酮片(商品名:克龄蒙),每盒 21 片,前 11 日的片剂中每片含戊酸雌二醇 2 mg,后 10 日的片剂中每片含戊酸雌二醇 2 mg 和醋酸环丙孕酮 1 mg。口服,用于符合激素治疗条件且希望有周期性出血的女性,月经第 5 日开始服,每日 1 片,连服 21 日,停药约 7 日,其间可能有"月经",然后,再开始服下一盒。

2) 雌孕激素连续联合制剂:雌二醇/屈螺酮片(商品名:安今益),每盒 28 片,每片含 17β-雌二醇 1 mg 和屈螺酮 2 mg。口服,用于符合激素治疗条件且不希望有周期性出血的绝经后女性。每日 1 片,连续服。

(4) 其他制剂:如替勃龙[商品名:利维爱(进口)、紫竹爱维(国产)],它不是雌激素,也不是孕激素,被称为是一种组织选择性雌激素活性调节剂。其有效成分是 7-甲基异炔诺酮,口服后在体内迅速代谢为 3α-羟基替勃龙、3β-羟基替勃龙和 Δ⁴-异构体三种化合物。3α-羟基替勃龙、3β-羟基替勃龙能与雌激素受体结合,表现为雌激素样作用;而 Δ⁴-异构体与孕激素和雄激素受体结合,表现为孕激素和弱雄激素活性。因此,有子宫的妇女应用替勃龙时不用额外加用孕激素。用于绝经后不希望有周期出血的妇女,能有效缓解绝经相关症状,预防骨质疏松,治疗泌尿生殖道萎缩问题,改善性欲、提高绝经妇女生活质量。成分:7-甲基异炔诺酮,规格:每片 2.5 mg,每盒 7 片,口服,每日 1.25～2.5 mg,连续服。

3. 药物制剂的选择·雌激素应尽量选择天然制剂。有子宫的妇女需要加用孕激素时,应尽量选择对乳腺影响更小的孕激素。国际绝经学会的最新推荐指出:已有的研究表明,与合成的孕激素相比,微粒化黄体酮和地屈孕酮与天然雌二醇联合应用,对乳腺癌的风险更小。对有肥胖、高血压、糖尿病、高血脂等血栓高危妇女,推荐选择非口服激素治疗,如经皮雌激素,经阴道或子宫局部应用的孕激素。

4. 个体化制定激素治疗方案

(1) 局部用药与全身用药:只是泌尿生殖道萎缩症状,没有全身症状者,建议采用阴道局部应用小剂量雌激素,有效且安全;需要全身用药时,有子宫妇女应用雌激素同时应加用适当剂量的孕激素,以对抗雌激素对子宫内膜的刺激,保护子宫内膜;无子宫或已行子宫切除的妇女只需用雌激素,不需要加孕激素。

(2) 周期用药与连续用药:较年轻的绝经妇女(包括卵巢早衰者)及绝经 1～2 年内的妇女可采用雌孕激素周期治疗,即模仿月经周期,每日都给雌激素,后半周期加用孕激素,停用孕激素后就会有类似月经样的规律的周期出血。对于年龄较长、绝经时间较长的妇女,不希望再有周期出血者,可根据妇女意愿采用雌孕激素连续联合方案,即每日同时服用雌激素和孕激素,子宫内膜不会增厚,也没有周期性变化,因而不

会有周期性子宫出血。

(3) 应用最低有效剂量：以绝经症状得到明显改善，又没有出现如乳房胀痛、不规则阴道出血等不良反应，患者自觉舒服为最适宜剂量。若这个剂量不足以阻止骨丢失，不建议增加雌激素的剂量，可另外加用其他非激素抗骨质疏松药物。

(4) 坚持进行规范的安全性评估：开始激素治疗后应定期进行有效性和安全性监测，以评估是否有禁忌证出现，尤其要关注乳腺、子宫及血栓倾向等。这样的监测至少每年进行1次，在重新评估利弊后，对是否需要和能否继续应用激素治疗做出决策。一般妇女每年1次常规的健康体检基本可以满足以上评估的需求。一些有高危因素的妇女应适当增加检查的频率，缩短检查的间隔，可以6个月做1次重点评估。这些妇女包括有乳腺癌家族史、较重度的乳腺增生及乳腺良性结节、乳腺密度较高、子宫肌瘤等。血栓高危的妇女应很好地控制血栓相关的肥胖、高血压、高血脂、糖尿病等。

(5) 关于治疗期限：绝经激素治疗全球共识和国际绝经学会阐明的观点是：没有理由强行限制MHT的应用期限，应根据患者情况进行个体化决定。任何时候只要发现不适合继续使用或妇女本人不愿意继续使用激素时，随时可以停用。WHI试验和其他众多研究的数据显示，60岁前开始MHT的健康女性，至少在使用5年内是安全的。至于是否继续治疗并无绝对限制。应根据患者的治疗目的和需求及每位妇女的个人风险谱对继续治疗的风险与获益进行客观评估。由妇女及其医师在充分知情后做出审慎的决定。实际上，有些健康的绝经妇女在使用5年后也可以适当继续使用并继续受益。

五、绝经妇女补充雄激素

女性体内的雄激素主要来自卵巢和肾上腺。绝经前雄激素水平呈现随年龄增长而下降的趋势，绝经时大多数妇女到更年期时，循环睾酮水平和前雄激素、雄烯二酮和脱氢表雄酮(DHEA)仅是她们20岁时的一半。雄激素缺乏的临床症状和体征主要是性欲和性唤起减退，雄激素补充治疗对双侧卵巢切除术、垂体功能减退或肾上腺功能减退大规模安慰剂对照的随机对照研究一致显示，对于手术绝经后雌激素治疗，自然绝经后雌孕激素治疗，绝经后无激素治疗和绝经前较晚生育年龄的女性，连续应用睾酮，有利于改善她们的性欲望、性兴奋、性快感和性高潮、性生活满意度。雄激素补充治疗的副作用呈剂量相关性，主要表现出高雄激素的临床体征，如出现痤疮、胡须、嗓音变粗等。选择适当的剂型和剂量可避免这些副作用。

没有一项大规模安慰剂对照的随机对照试验证明适当剂量的经皮睾酮有不良代谢影响或影响子宫内膜作用。现有数据未提示经皮睾酮增加患乳腺癌的风险。关于口服DHEA对改善绝经后女性的性功能、性快感或代谢健康的临床功能尚不十分确定，但可能会改善肾上腺功能不全女性的健康相关的生活质量和抑郁症。阴道DHEA给药改善绝经后女性性功能的作用还需进一步研究证实。睾酮对预防骨骼和肌肉丢失、保护认知能力和心血管方面的作用还需要进一步研究证实。

参考文献

[1] WHO Scientific Group on Research on the Menopause in the 1990's. WHO Technical Report Series 866a. Geneva, Switzerland, 1994.
[2] Soules MR, Sherman S, Parrott E, et al. Executive summary: stages of reproductive aging workshop (STRAW)[J]. Fertil Steril, 2001, 76: 874-878.
[3] Harlow SD, Gass M, Hall JE, et al. Executive summary of the stages of reproductive aging workshop +10: addressing the unfinished agenda of staging reproductive aging[J]. Menopause, 2012, 19: 387-395.
[4] Lamberts SWJ, Van Den Beld AW. Endocrinology and aging[M]//Melmed S, Polonsky KS, Larsen PR, et al. Williams textbook of endocrinology[M] 13th ed. Philadelphia: Elsevier, 2016: 1234-1241.
[5] Bulun RE. Physiology and patholology of the female reproductive axis [M]//Melmed S, Polonsky KS, Larsen PR, et al. Williams textbook of endocrinology. 13th ed. Philadelphia: Elsevier, 2016: 637-655.
[6] Hansen KR, Knowlton NS, Thyer AC, et al. A new model of reproductive aging: the decline in ovarian non-growing follicle numberfrom birth to menopause[J]. Hum Reprod, 2008, 23: 699-708.
[7] Writing Group for Women's Health Initiative Investigators. 2002 Risks and benefits of estrogen plus progestinin healthy postmenopausal women: principal results from the women's health initiative randomized controlled trial[J]. JAMA, 2002, 288: 321-333.
[8] Schierbeck LL, Rejunmark L, Tofteng CL, et al. Effect of hormone replacement therapy on cardiovascular events in recently postmenopausal women: randomised trial[J]. BMJ, 2012, 9: e6049.
[9] Villiers TJ, Hall JE, Pinkerton JV, et al. Revised global consensus statement on menopausal hormone therapy[J]. Maturitas, 2016, 91: 153-155.
[10] Baber RJ, Panay N, Fenton A. IMS Writing Group. 2016 IMS Recommendations on women's midlife health and menopause hormone therapy[J]. Climacteric, 2016, 19: 109-150.
[11] Farr IN, Khosla S, Miyabara Y, et al. Effects of estrogen with micronized progesterone on cortical and trabecular bone mass and microstructure in recently postmenopausal women[J]. J Clin Endocrinol Metab, 2013, 98: E249-E257.
[12] 中华医学会妇产科分会绝经学组.绝经过渡期和绝经后期激素补充治疗临床应用指南(2009版)[J].中华妇产科杂志,2010,45: 635-638.
[13] 中华医学会妇产科分会绝经学组.绝经相关激素补充治疗的规范流程(2013版)[J].中华妇产科杂志,2013,48: 155-158.
[14] 徐苓,赵珩.围绝经期的流行病学调查[J].生殖医学杂志,1993,2: 23-27.
[15] 徐苓.激素补充治疗与骨质疏松[M]//郁琦.绝经学.北京：人民卫生出版社,2013: 345-351.
[16] 陈蓉,于昕.激素补充治疗的具体应用[M]//郁琦.绝经学.北京：人民卫生出版社,2013: 253-263.

第十二章 · 妇科肿瘤与女性生殖内分泌

戴钟英

人体中有多种激素，它与人体的各种器官有密切联系。人体中的一些激素与女性生殖器官也同样有十分密切的联系，女性生殖器官是它们作用的靶器官，而且这些激素与妇科某些肿瘤之间存在诸多关联，而一些激素的水平或代谢的失衡导致某些妇科肿瘤的发生,如子宫内膜癌被认为与雌激素(estrogen,E)、孕激素(progesterone,P)的代谢失调有关,又有一些妇科肿瘤,特别是某些卵巢肿瘤能分泌多种激素,可直接影响其临床表现;尚有一些妇科肿瘤,它分泌专一的激素,如绒毛膜癌,分泌 HCG,可以作为诊断、观察治疗结果、是否复发的重要指标。现分别将与激素有较多关联的卵巢肿瘤、子宫内膜癌及绒毛膜癌分节阐述如下。

第一节 · 卵巢肿瘤与女性内分泌

根据 WHO(2014 年)卵巢肿瘤分类,可分上皮间叶肿瘤、性索-间质肿瘤、生殖细胞肿瘤、生殖细胞-性索-间质肿瘤、杂类肿瘤、间皮肿瘤、软组织肿瘤、淋巴和髓系肿瘤及继发性肿瘤共十大类。

可以说,或是通过肿瘤细胞本身,或是通过非赘生性的间质细胞的反应活性,几乎任何一种卵巢肿瘤或多或少都可以产生内分泌效应,虽然仅有 5% 左右的卵巢肿瘤在临床上显示出明显的内分泌活性,但在卵巢肿瘤中其生化方面有内分泌活性证据是十分普遍的。

在临床上常见的具有明显的内分泌活性的肿瘤是性索-间质肿瘤,还有生殖细胞肿瘤及一些其他少见的肿瘤,现分别阐述如下。

一、分泌类固醇激素的卵巢肿瘤

在胚胎发育至 5 周时,性腺开始出现;在胚胎正常发育过程中,原始性腺中的性索组织在女性则出现颗粒细胞(granulosa cell),原始性质的特殊间叶组织在女性中形成卵泡膜细胞(theca cell);颗粒细胞和卵泡膜细胞具有强大的分泌类固醇激素的功能。卵巢性索-间质肿瘤是由上述性索组织及特殊间叶组织分化而来的细胞所形成的肿瘤,它往往由单一细胞组成,如颗粒细胞瘤、卵泡膜细胞瘤、支持细胞瘤、睾丸间质细胞瘤或纤维瘤;也可以由两种或两种以上细胞组合而成,如颗粒-卵泡膜细胞瘤、支持-间质细胞瘤。在极罕见情况下,有颗粒细胞、卵泡膜细胞、支持细胞及睾丸间质细胞 4 种成分组成的两性母细胞瘤,这种肿瘤中大多数能分泌不同的类固醇激素,因此临床也可能出现各种不同的内分泌异常的表现。

(一)卵巢颗粒细胞瘤

卵巢颗粒细胞瘤(ovarian granulosa cell tumor)是性索-间质肿瘤中最常见的,它仅占卵巢肿瘤的 1.0%～1.4%,我国石一复(2002 年)报道在 14 006 例卵巢肿瘤中性索-间质肿瘤占 1.7%,颗粒细胞瘤占 1%,后者在性索-间质肿瘤占 40%～60%。临床上属低度恶性。本病发生学的研究目前尚无突破性进展,从细胞遗传学角度探索,关于肿瘤有 12 -三体综合征恶化者已有多篇报道,以后又有 22 -单体综合征及 14 -三体综合征的报道,故不少学者认为这可能是发生颗粒细胞瘤的原因之一。

1. 病理表现·根据病理特征分成人型和幼年型两种。

(1)成人型颗粒细胞瘤:5% 发生于青春期前,60% 发生于绝经后。

巨检:肿瘤大多为单侧型,约 10% 为双侧型。直径为 5～15 cm,但最小的仅在显微镜下才能发现。肿瘤表面光滑,偶可见分叶状。手术时发现有自发性破裂者 10%～15%,其切面一般为实质性,呈白色颗粒或鱼肉状,质脆,但可见有不同程度的囊性变,当有黄素化时可呈土黄色。

镜下:组织学呈多种表现形式,且在同一种瘤中可有多种形式存在。肿瘤细胞特征:瘤细胞小,呈圆形、卵圆形或多边形,胞质少,呈嗜伊红色,透明。细胞膜界限不清,细胞核卵圆形或圆形,染色质呈细网状,核中央具有典型的深沟即核沟,有助于鉴别诊断。瘤细胞的超微结构与正常非黄体化的颗粒细胞相似,胞质内有发育完好的高尔基体、丰富的线粒体和内质网,但无分泌颗粒,根据瘤细胞的排列,又可分为下列类型。

1)大细胞型:有数层环形排列的颗粒细胞,形成多个囊腔,与大的卵泡相似。在囊壁的颗粒细胞中,含有大量的Call - Exner 小体,此为 1875 年 Call 和 Exner 发现的一种特殊的颗粒细胞瘤的镜下病理表现,其特点是由颗粒细胞环绕成小圆形囊腔,由中心呈花冠样向外放射排列,细胞核呈环形垂直于囊腔而呈菊花状。Call - Exner 小体在颗粒细胞瘤内的量越多提示肿瘤分化越好。

2)其他类型:其他尚可分为微小卵泡型、腺瘤样型、小梁型、丝带型和弥漫型,前两型中尚可见 Call - Exner 小体,弥漫型的瘤细胞成为短棱形,排列紧密,弥漫成片,结缔组织极少,极似肉瘤,故又称肉瘤型。

3)免疫组织化学研究:瘤细胞胞质内雌激素受体表达阳性,细胞角蛋白(aptokeratin)阳性,上皮细胞膜抗原(EMA)阴性。

(2)幼年型颗粒细胞瘤:1979 年 Scully 首先报道,现已被确认为该瘤的特殊亚型。

巨检:绝大多数为单侧,直径为 10～15 cm。多数为实质性,切面显灰色或黄色,有时可见出血区域,偶见单房或多房囊肿,囊内含清液或胶冻状液体。

镜下:瘤细胞大小较均匀,胞质丰富,嗜酸性,细胞核染色深,无核沟,核分裂象多见,常超过 5/10 个高倍镜(HPF)。瘤细胞排列成大小不等的不典型滤泡,呈带状或弥漫成片块状的实质性区域,在呈片块状的瘤细胞中,有形态不一、边界清晰、圆形的滤泡形成,状似发育中的卵泡。

2. 临床表现

(1)发病年龄:妇女一生各个年龄阶段都可以发生颗粒细胞瘤,早至足月婴儿,晚至 88 岁均已有报道,据国外文献统计平均发生年龄为 42～47 岁。北京协和医院两次统计平均年龄为 49 岁。其中病理分型为幼年型者发病年龄小,Fox(1992 年)的材料表明 97% 发生在 30 岁以前,而成人型 65% 发生于绝经后。

(2)症状:除少数无症状而偶然发现外,绝大多数均因腹腔块物及雌激素影响的症状而发现。

1)雌激素影响的症状:颗粒细胞可以分泌雌激素,因为颗粒细胞瘤产生大量雌激素而影响不同年龄患者,约有 70% 患者可以出现与雌激素相关的症状。

对处于青春期前的女孩,过多的雌激素将表现出性早熟,但雌激素是由颗粒细胞瘤产生的,并非真性性早熟,故称为假性性早熟(pseudo-precocious puberty)，首先出现乳房增大，继之为无排卵性月经，并有阴毛、腋毛出现，阴阜隆起，外阴及子宫也提前成熟，同时骨龄亦超前发育，但精神及思想发育却与正常女孩相同。此时可以出现腹部肿块或盆腔肿块，有时可伴有腹水及腹痛。Cronje(1998年)报道17例12岁以下颗粒细胞及卵泡膜瘤，其中70%表现为性早熟，24%有腹痛，18%有腹水。经查阅文献，在163例颗粒细胞瘤中与肿瘤有关的病死率为9%；在预后方面有性早熟者预后好。

在生育年龄的妇女，主要表现为月经紊乱。由于雌激素的波动，可有闭经，间以不规则阴道出血或月经过多、经期延长的表现。出现闭经者，一般报道为15%。不规则出血则在60%左右，而子宫内膜可以是增生相或呈简单型增生过长，直至复杂型增生过长，甚至子宫内膜癌。颗粒细胞瘤患者发生子宫内膜癌的概率为一般人群的10倍。本病患者易并发子宫肌瘤，发生乳腺癌的可能也增高。

绝经后的妇女主要表现为绝经后出血，由于雌激素刺激，阴道柔软，子宫似正常大小，无萎缩表现，与其年龄不相称。阴道细胞学显示鳞形细胞成熟指数左移，其子宫内膜亦可出现增生过长、不典型增生及癌变。根据复旦大学附属妇产医院资料，34例绝经后有阴道出血的颗粒细胞瘤患者，除1例外均有不同程度的子宫内膜增生过长，并发子宫内膜癌为3.3%。此外，乳房亦可增大，腹痛。

2) 盆块或腹块：空腹时患者可偶然无意中在下腹部扪及肿块。中老年妇女亦可在妇科检查时扪及盆腔块状物。

3) 腹水：北京协和医院报道有腹水者达32%，腹水可呈血性甚至伴有胸腔积液，一般见于晚期患者。

4) 腹痛：少数患者因肿瘤破裂或扭转而出现腹痛，若肿瘤巨大可见腹部膨隆，有腹部肿块或下腹隐痛。

3. 诊断·颗粒细胞瘤并非十分少见，又因有明显的激素相关症状，因此在幼女有"性早熟"表现，青年或中年妇女闭经或不规则出血，老年妇女有绝经后出血，阴道子宫不萎缩，盆腔内有实质性或部分囊性的块状物，则应考虑到该肿瘤存在的可能。

颗粒细胞瘤的最后诊断仍需依靠病理诊断，Call‐Exner小体是比较有特征性的表现，但其组织学表现复杂，应做多点切片，有时Call‐Exner小体出现，请有经验医师复核，并可做免疫组织化学染色，以协助诊断。

4. 辅助诊断

(1) 影像学检查：B超、CT、MRI可以协助诊断盆腔肿块，但因无特异表现，故难以诊断。

(2) 实验室检查：① 雌激素及雄激素测定，在"性早熟"、闭经、绝经期后出血妇女的尿及血中雌激素可有不同程度升高。② 阴道涂片，受雌激素影响，阴道细胞学成熟指数升高。③ 抑制素(inhibin)检测，抑制素是一种由两个不同亚单位构成的联合体，是颗粒细胞瘤的一种敏感的血清和免疫组化标志物。对抑制素在卵巢肿瘤表达的研究证实，抑制素在颗粒细胞瘤及其他性索‐间质肿瘤病理切片的表达阳性率高达94%～100%，而其他肿瘤的表达在20%以下，或为阴性，因此有助于鉴别诊断。正常绝经期后抑制素 $\alpha < 50$ U/L，颗粒细胞瘤抑制素的表达远高于正常女性，可达6 150 U/L。肿瘤去除后可降至正常，故可用于诊断和随访。④ 抗米勒管激素

(AMH)检测：AMH是睾丸支持细胞产生的糖蛋白，AMH也可以由卵巢产生，正常妇女绝经前为 2.76 ± 0.80 μg/L，正常值<5 μg/L，Rey等检测9例复发性成人型颗粒细胞瘤，AMH除1例外，其余均升高，达6.8～117.9 μg/L，在临床症状消退后，AMH降至2 μg。在黏液性上皮卵巢肿瘤中，抑制素亦可增高，故AMH较之更具有特异性。

(3) 诊断性刮宫：此为一重要的诊断步骤，刮出的组织时常能发现是增生过长或是不典型增生，甚至是子宫内膜癌，它是决定处理的重要依据。

5. 预后·对颗粒细胞瘤的恶性程度一直有不同看法，有的学者认为它是相对的良性肿瘤，但更多的学者认为它是低度到中度恶性肿瘤，同样可以有Ⅲ期的病例，还可以转移至肝脏或肠管，只不过其恶化程度低于一般卵巢癌而已。另外，从组织学表现以确定其恶化程度也存在争议：弥漫型表现预后不良或以细胞分裂相的多少以决定其预后，对这些尚未有一致看法，但是远期复发确是颗粒细胞瘤的一个特点，如根据复旦大学附属妇产医院73例颗粒细胞瘤长期随访的观察，其5、10、15、20年生存率分别为75.81%、59.09%、54.55%及36.84%，复发率高达40%。

目前判断颗粒细胞瘤预后的指标最重要的仍是临床期别，Ⅰ期的5年生存率为91.8%，Ⅱ期为75.9%，Ⅲ期为22.5%。其他的则与患者年龄、出现症状的时间、肿瘤大小、是否破裂、组织学类型、核分裂象的多少、初次手术的方式等多种因素有关。

6. 处理·处理原则是以手术为主，必要时可以化疗及放疗。

(1) 手术治疗：对已有子女，特别是肿瘤直径>10 cm或双侧卵巢累及者，应做全子宫及双侧附件切除，如包膜已破则术后辅以化疗。至于保守性手术治疗仅限于幼女或年轻女性尚未生育者，如肿瘤活动、包膜完整、腹腔内及身体其他部位未见转移灶。术前应检查子宫内膜排除恶性病变，术中应检查对侧卵巢，取楔形薄片组织做冷冻切片以除外微型病灶，术后需长期随访。

对Ⅰ期患者应常规行腹腔冲洗做细胞学检查，对要求保留生育功能者可做患侧切除而不需淋巴结清除。对Ⅱ期以及Ⅱ期以上患者，与一般卵巢癌的处理原则相同，除子宫及两侧附件切除外，应切除大网膜、腹腔内转移病灶及腹膜后淋巴结，术后化疗。

(2) 化疗：颗粒细胞瘤对化疗比较敏感，对包膜完整者可以不用化疗，但也有学者认为患者年龄大，肿瘤直径大，病理检查核分裂象多者为避免复发最好做化疗4～6个疗程，Ⅱ期以及Ⅱ期以上者常规化疗。

化疗方案可以有PEB、PVB、PAC等数种、Homesley等对临床Ⅱ～Ⅲ期手术完全切除肿瘤或复发的以颗粒细胞瘤为主的性索‐间质肿瘤用PEB方案治疗(顺铂、依托泊苷、博来霉素)，37%(14/37)在Ⅱ期时无肿瘤发现，6例完全缓解者存活时间平均延长达24.4个月。

治疗方式则有腹腔化疗、静脉化疗、动脉插管化疗等数种，根据患者病情进行选择。

(3) 放疗：颗粒细胞瘤虽然不如无性细胞瘤对放疗的敏感性高，但比较上皮癌而言，放疗仍是敏感的。对临床Ⅱ期以

上,术后放、化疗联合治疗亦为有效的治疗手段,对不能手术的患者,放疗的有效率达50%。

(二)卵泡膜细胞瘤及颗粒-卵泡膜细胞瘤

卵泡膜细胞瘤(theca cell tumor)是卵巢-间质肿瘤的一种。瘤细胞可分泌雌激素,故为功能性卵巢瘤的一种。卵泡膜细胞瘤的病理研究中发现单以卵泡膜细胞组成的较少,多数与颗粒细胞共存,当以颗粒细胞为主者称为颗粒-卵泡膜细胞瘤(granulosa theca cell tumor),以卵泡膜细胞为主者则称卵泡膜细胞颗粒细胞瘤,绝大多数卵泡膜细胞瘤是良性肿瘤,恶性者罕见。

卵泡膜细胞瘤在卵巢肿瘤中的发病率较低,石一复等报道占0.2%,其发生率与颗粒细胞瘤之比为1:(4~5)。

1. 病理表现

(1)巨检:肿瘤一般为单侧,实质性,圆形或椭圆形,表面光滑,可呈分叶状,有薄而有光泽的纤维包膜,直径1~30 cm,平均8 cm。

(2)镜下:肿瘤细胞呈圆形或短菱形,核呈圆形或卵圆形,包质丰富均匀,呈细网状,偶见空泡形成。脂肪染色可见细胞内有丰富的脂质,用显微镜可见双折光性,同时内含胆固醇和类脂质,证明与雌激素的形成有密切的关系,但不同肿瘤类脂质含量有差别。细胞排列成束状,相互交织,呈螺纹状,为不同程度的玻璃变样的纤维结缔组织分隔。含空泡的肿瘤细胞除用脂肪染色证实为类脂质外,也可用免疫组织化学法对雌二醇、孕酮及睾酮等受体检测其所含的类固醇。肿瘤出现黄素化时,则称为黄素化卵泡膜细胞瘤,临床上偶有出现男性化体征者。发生恶变的病理表现,其具体观察为质脆、软、如鱼肉状,呈黄色。恶性肿瘤细胞呈短菱形或多形性,细胞密集,大小不规则,排列混乱,核染色深浅不一,分裂象多见,常>4/10 HPF。

颗粒-卵泡膜细胞瘤,即颗粒细胞及卵泡膜细胞,为含有两种成分的肿瘤。其发生率低于颗粒细胞瘤而高于卵泡膜细胞瘤,临床表现依该两种细胞所占比例而定,如颗粒细胞占优势,则潜在恶性程度较大。由于其为功能性肿瘤故对子宫内膜亦有影响。

2. 临床表现

(1)发病年龄:文献记载最幼者为14个月,长者至92岁,青春期前发病者仅为个例报道,平均发病年龄为58岁,65%发生于绝经期。

(2)雌激素增高:可表现为闭经,约1/3可出现子宫内膜增生过长,甚至癌变。又因激素水平波动而表现为不规则阴道出血,特别是绝经后出血。

(3)男性化:少见,仅2%的患者有此表现,在卵泡膜细胞瘤有黄素化时出现此症状。主要为不育、多毛症、痤疮、声音低沉、阴蒂增大、乳房萎缩、睾酮升高,如肿瘤切除,症状可消失。

(4)腹部体征:可能出现块物,肿瘤扭转或破裂时可出现腹痛,恶变时出现腹水征。

(5)并发硬化性腹膜炎(sclerosing peritonitis):1994年Clemento首次报道6例黄素化卵泡膜细胞瘤有硬化性腹膜炎,均有肠梗阻。术中发现病变处腹膜纤维化增厚达4~5 mm,累及大网膜及小肠,镜下可见增生的纤维细胞,平滑肌母细胞被胶原纤维或结缔组织所分隔,并伴有慢性炎症浸润,

局部区域细胞分裂十分活跃,达12个/10 HPF,可出现绞痛、腹泻、肠梗阻症状,但在处理后仍可存活多年。

3. 诊断·常见闭经、月经紊乱、绝经后阴道出血,妇科检查或B超发现盆腔肿块而引起注意,患者血、尿雌激素水平增高。诊断性刮宫时子宫内膜呈增生过长,甚至不典型增生或癌变时更应想到此病。最后诊断仍需术后病理检查而定。

4. 预后·卵泡膜细胞瘤一般为良性,故预后良好。即使发生子宫内膜癌,因病变范围局限,范围小,极少浸润,故全子宫切除者复发者很少。恶性者仅占2%~5%,易发生于绝经后,多为腹腔内种植,但分化均较好,恶性程度低,经化疗及放疗后效果满意,预后远较卵巢上皮癌为好。

5. 治疗·未生育者及年轻妇女可先做患侧切除,冰冻切片证实后,对侧卵巢做薄片状楔切,无肿瘤者卵巢予以保留。年龄40岁以上者可做全子宫及两侧附件切除。在诊断性刮宫证实为子宫内膜癌者术时适当扩大手术。对恶性卵巢卵泡膜细胞瘤,则进行术后辅以顺铂为主的联合化疗,效果良好。放射治疗效果也满意。

(三)卵巢支持-间质细胞肿瘤

卵巢支持-间质细胞肿瘤又称卵巢睾丸母细胞瘤(arrhenoblastoma)或卵巢男性母细胞瘤(androblastoma)。

这是一组比较罕见的卵巢-间质细胞瘤,Pick于1905年首次报道,1930年Meyer提出该类肿瘤源于卵巢门区的门细胞,以后发现能产生雄激素,患者有男性化表现而命名为睾丸母细胞瘤。因该类肿瘤3/4有男性化表现,1973年的WHO卵巢组织分类将之定名为支持-间质细胞瘤。

卵巢支持-间质细胞瘤的分类十分复杂,90%为单侧性,一般在10 cm以下,其外形往往仍保持卵巢原有形态,最小仅1 cm,大的可达28 cm,但一般平均在10 cm以下。目前分为三类,分别叙述如下。

1. 卵巢支持细胞瘤

(1)病理表现

1)巨检:肿瘤体积不大,一般在5 cm或以下,单侧,圆形,切面为黄色或黄白色。

2)镜下:细胞为立方形状,呈柱形或高椎形,胞质透明,一般含少量脂滴,偶见脂质丰富者。细胞核呈圆形或椭圆形,一端钝圆,一端细尖,如葵花籽状。其排列呈一种腺腔极小的腺管状结构,内衬以有葵花籽型核的立方或柱状细胞,簇状分布,像睾丸内的精曲小管。另一种腺腔较大,类似高柱状,细胞的胞质丰富,嗜伊红染色,细胞核亦呈葵花籽样。细胞排列成假复层,腺管排列紧密,状似腺瘤。其内分泌功能不如其他支持-间质细胞瘤明显。因细胞内含有脂类物质,说明能分泌雌激素及雄激素。

(2)临床表现

1)发病年龄:Young收集28例,年龄为2~70岁,平均27岁。

2)临床表现:60%有内分泌功能异常表现。Tanosbli和Norris报道28例,17例有内分泌异常,其中12例女性化表现,3例为性早熟,9例为月经过多,而另5例则为男性化。Fox等报道90%有分泌异常,70%表现为雌激素过多,20%为雄激素过多。

由于年龄分布跨度大,故幼年可以出现性早熟,中年妇女

则有月经过多、不规则出血，老年妇女为绝经后出血，仅特殊病例分泌孕酮、醛固醇、肾素。

Peutz-Jeghers综合征：该综合征为一种常染色体遗传病，表现为胃肠道息肉，合并皮肤与黏膜过度的黑色素沉着，近年来已有卵巢支持细胞瘤合并本症的多篇文献报道。

（3）诊断：女性化或男性化加以妇科检查及B超发现块状物，术后病理诊断确定。

（4）预后：高分化者预后良好。

（5）处理：年轻者，病变局限于一侧，做病侧切除冰冻切片证实后，对侧卵巢薄片楔切未发现异常者，可以保留卵巢。对年长无生育要求者做全子宫及双侧附件切除。有浸润及转移者按卵巢上皮癌治疗原则处理。

2. 卵巢间质细胞瘤

（1）病理表现

1）巨检：肿瘤直径在1～7 cm，多为5 cm以下，平均为2.4 cm。切面呈淡黄色，偶见出血。

2）镜下：门细胞瘤（hilus cell tumor）在青春期后妇女卵巢门区80%存在门细胞巢，可以增生或产生肿瘤，细胞为圆形、卵圆形或多角形。细胞核大，位居中，染色质稀疏，有1个以上嗜碱性核仁，胞质丰富，可见棕色色素，尚可在胞质、核中找到Reinke结晶而有助于诊断。

非门细胞区间质细胞瘤（Leydig cell tumor of ovary, nonhilus type），近年来发现在卵巢非门细胞区的一般间质内可出现大体和组织及形态相似的肿瘤，细胞内亦可见Reinke结晶。由于一般体积较小，故可与门细胞瘤相区别。若长至一定体积则难以区别。

（2）临床表现

1）年龄：4～84岁，平均61岁，常见于绝经期妇女。

2）临床症状：因间质细胞瘤一般较小，无论妇科检查或B超均难发现，主要依靠内分泌异常的症状以诊断此病。其中以男性化表现为主（80%），因雄激素升高，年轻女性表现为多毛症，阴蒂肥大，月经减少或闭经，乳房萎缩；老年妇女因闭经、乳房及子宫萎缩而难与生理变化相区别；但若阴蒂肥大、面部多毛及声音粗而似男性，应疑及该肿瘤。以女性化表现为主者仅10%，有雌激素升高，月经过多，绝经期出血，子宫内膜增生过长，甚至癌变的报道。

（3）诊断：因肿瘤体积小，主要依靠临床症状，在除外肾上腺皮质肿瘤等男性化病因后应考虑做剖腹检查并借病理以诊断之。部分患者血清AFP水平升高，肿瘤免疫组化染色AFP阳性，其升高的确切意义尚待研究。

（4）预后：绝大多数为良性，预后良好，恶性广泛转移者少见。

（5）处理：病变仅限于一侧卵巢者仅做单侧卵巢切除即可，对侧卵巢宜做薄片楔切做冰冻病理检查，排除恶变后保留。老年妇女以全子宫及双侧附件切除为宜，有广泛转移者则与卵巢上皮癌处理方法相同，术后化疗或放疗。

3. 卵巢支持-间质细胞瘤·含支持细胞及间质细胞两种成分，为卵巢支持-间质细胞肿瘤中最常见的，有转移能力，发生率约为所有卵巢肿瘤的0.5%。

（1）病理表现

1）巨检：其大小差异很大，但多为6～7 cm，平均10 cm，绝大多数为单侧，实质性切面呈灰白色、黄色。

2）镜下：根据镜下结合临床表现，可进一步分为以下3种，高分化、中分化及低分化型，分化程度越低，恶性程度越高。① 高分化型：有两种成分，各自分化成支持细胞型及间质细胞型，有管状结构组织。② 中分化型：主要由未成熟的支持细胞组成，排成小梁状、弥漫状和条索状，疏松的结缔组织间质中有大量间质细胞，产生雄激素，有男性化临床表现。③ 低分化型：又称肉瘤样型，主要由密集的棱形细胞组成，排列成宽阔的细胞柱，相互交叉吻合，形态似未分化的性腺，其间质中偶见分化差的小管及小量间质细胞，通常有明显的男性化。

除此以外，尚有两种亚型：① 网状亚型，在中、低分化的支持-间质细胞瘤中，有类似睾丸网的结构，可仅占肿瘤的一小部分直至全部均匀为此类结构，网状区域内可有各种不规则小管裂隙的变化。② 伴异源成分型，约20%支持细胞含异源性成分，胃肠道上皮最常见，其预后好；有含横纹肌及软骨者，预后差；含肝样细胞或神经外胚成分者偶见。

（2）临床表现

1）发病年龄：通常发生在30岁前的妇女，据Young、Fox等资料，平均发病年龄为25岁，以11～45岁多见。高分化型、中分化型、低分化型、网状亚型及伴异源成分型的平均发病年龄分别为36岁、25岁、24岁、17岁及23岁。

2）分泌异常症状：最重要的是内分泌异常症状，因血清孕酮和雄烯二酮的升高，使女性特征消失而逐步发生男性化，发生率在25%～77%，开始时月经减少、闭经、不育、乳房萎缩，继而发生多毛症、痔、声调低沉、出现喉结及阴蒂增生。Roth认为分化程度越差，男性化发生率越高，高分化亦可表现雌激素刺激的表现。

3）腹部肿块：因肿瘤直径平均在10 cm左右，发现腹部肿块的可能性大。

4）腹痛：少数因肿瘤扭转及自发型破裂而发生腹痛。

（3）诊断：因内分泌异常及腹块而就诊，血清睾酮或雄烯二酮的升高可疑及此瘤，最后诊断仍需剖腹检查。

（4）预后：与病理分型及发现时肿瘤分期有关，伴异源型中胃肠道上皮来源者预后较好，其他各型预后差，尤以低分化为甚，除累及腹腔外，可见各处脏器转移。

（5）处理：对青年无生育Ⅰ期患者，可行患侧切除，术后化疗可用联合化疗方案、顺铂、多柔比星、环磷酰胺、放线菌素D、长春新碱、博来霉素均为有效药物。

（四）两性母细胞瘤

两性母细胞瘤（gynandroblastoma）为一种极为罕见的卵巢肿瘤，源于未分化的卵巢间质，Meyer于1930年首例报道，因其极为罕见，至2013年国外文献仅报道26例。

1. 病理

（1）巨检：大多数为单侧性，卵圆形，直径多数在2～6 cm，亦有大至20 cm，表现光滑，切面黄色，多为实性。

（2）镜下：含有结构清楚的Call-Exner小体的颗粒细胞及卵泡膜细胞，同时又有支持-间质细胞，该两种成分并不完全分隔，而是相互交织，这种相互交织的成分至少占肿瘤的10%以上。如肿瘤内有颗粒细胞瘤，同时又有间质细胞，相互独立存在则不能称为两性母细胞瘤。

2. 临床表现及诊断

(1) 发病年龄:青春期少女至绝经期后妇女均可发生,平均年龄为 27 岁。

(2) 内分泌异常表现:因有两种细胞成分,故可出现雌激素或雄激素影响的内分泌异常现象,以雌激素为主可出现月经过多、绝经后出血及子宫内膜增生过长;若以雄激素为主则可出现闭经、乳房萎缩及多毛症、阴蒂肥大等男性化症状。

(3) 盆腔块状物:肿瘤常在直径 6 cm 以下,需妇科检查及 B 超辅助可发现。

(4) 激素测定:常有雌激素升高或有雄激素升高。

3. 预后·因两种成分细胞均分化良好,至今仅 1 例恶性病变报道,绝大部分属良性肿瘤。

4. 处理·如系单侧,患者年轻或有生育要求者做患侧肿瘤切除即可;如为两侧性,年长而无生育要求可做子宫及两侧附件切除。但因病例少,需积累一定数量方可下结论。

（五）伴环状小管性索瘤

伴环状小管性索瘤(sex cord tumor with annular tubules,SCTATS)亦为罕见卵巢性索-间质瘤,1970 年 Scully 首先报道 13 例,认为是一种来自颗粒细胞并含有支持细胞的肿瘤。该肿瘤除有内分泌症状外,尚可伴发或不伴发 Peutz-Jeghers 综合征(Peutz-Jeghers syndrome,PJS),故颇有特殊性。

1. 病理表现

(1) 巨检:直径多数为 5 cm 左右,实质性,切面呈淡黄色,可有囊性变,有时伴钙化或出血,一般为单侧性,双侧性者肿瘤直径＜3 cm,PJS 多发生在双侧性者。

(2) 镜下:伴管状结构 SCTATS 的特点。① 简单环管形小管:肿瘤细胞沿环管状小管周边排列呈环形小管或车轮状,中心有嗜伊红的玻璃样物质。② 复杂性环管形小管:在较大的巢内,由连续不断的环管状小管组成,小管内有玻璃样物质。环管结构内的细胞含有脂质,它来源于卵巢性索细胞,是介于颗粒和支持细胞间的中间型细胞,具有双向分化潜能,因此瘤组织内可见少量已分化成熟的颗粒细胞或支持细胞。此外,尚可见到钙化斑。

临床上是否伴发 PJS,两者镜下表现并不同,但对瘤体较大者,应注意镜下的核分裂象,若＞5/10 HPF 应视为有恶变可能。

2. 临床表现

(1) 年龄:20～30 岁妇女多发,平均年龄为 27 岁。

(2) 内分泌异常:由于血中雌激素升高,月经紊乱为最常见的症状,有不规则阴道出血及闭经等约占 50%。少女可出现性早熟,老年妇女绝经后出血。子宫内膜可出现子宫内膜息肉,子宫内膜增生过长,部分患者则呈萎缩性改变,当有孕激素作用时,子宫内膜可有蜕膜样改变。

(3) PJS:中文名黑色素斑-胃肠多发性息肉综合征,本病以黏膜、皮肤色素沉着及胃肠系统多发性息肉为特点的综合征,是一种先天性常染色体显性遗传病,有家族倾向。青春期发病,有色素沉着,多见于口唇及四周、颊部、面部及四肢,色素呈黑色、棕褐色、灰色,直径为 2～3 cm,息肉最多见于小肠,其性质为错构瘤。可引起腹痛,大量肠出血,肠套叠、腹泻等症状。需注意 PJS 尚可与乳腺癌、宫颈恶性腺瘤等伴发。

(4) 宫颈腺癌:虽然 SCTATS 少见,但已有多例与宫颈癌并发的报道。

(5) 盆腔块状物:对于小的 SCTATS 难以扪及,经腹或阴道检查扪及的盆腔肿块表面光滑,实质性,活动,偶因肿瘤破裂或扭转而发生腹痛。

3. 诊断

(1) 根据临床症状:① 伴发 PJS,小的 SCTATS 常伴发 PJS,除内分泌症状及盆腔肿块外应注意皮肤是否出现色素斑及小肠多发性息肉。② 不伴发 PJS,为较大的 SCTATS,常伴有内分泌症状。

(2) 宫颈检查:如疑有 SCTATS,应对宫颈做仔细检查,包括宫颈刮片、宫颈活检,甚至锥切。

(3) 实验室检查:① 性激素,血雌孕激素水平升高。② 肿瘤标志物,血清抑制素(inhibin)、米勒管抑制物质(mullerian-inhibiting substance,MIS)升高,而 CA125 及癌胚抗原(CEA)并不升高。

4. 预后·几乎所有伴发 PJS 者,肿瘤直径＜5 cm 者,病理表现为良性,尽管 PJS 的肠息肉可以恶变,但仅为 2%。至于伴发宫颈腺癌者则需术后随访处理,其预后良好。较大的 SCTATS,直径＞5 cm,表现为恶性者在 20% 以上,可有转移、复发,但复发时间较晚,平均 6.3 年。

5. 处理

(1) 伴发 PJS:因可累及两侧卵巢,虽常以良性为转归,仍以全子宫及两侧附件切除为宜,对 PJS 不应忽视,请内科、外科处理。

(2) 不伴发 PJS:常为较大的 SCTATS,有恶变可能,应做全子宫及两侧附件切除,长期随访,若为临床 Ⅱ 期患者,则按卵巢上皮癌手术范围处理后辅以化疗。

(3) 伴有宫颈腺癌者:按宫颈癌处理原则处理。

二、具有内分泌功能的卵巢生殖细胞肿瘤

生殖细胞肿瘤有很多种,其中一些具有内分泌功能,现分述如下。

（一）非妊娠性卵巢绒毛膜癌

原发性卵巢绒毛膜癌(choriocarcinoma of ovary)十分罕见,可分为妊娠性和非妊娠性两种,本文所叙述者为非妊娠性卵巢绒毛膜癌。非妊娠绒毛膜癌纯为生殖细胞衍化而来。生殖细胞来源的绒毛膜癌(简称绒癌)极少为单纯性的,大多数均混有其他生殖细胞肿瘤成分,如未成熟性畸胎瘤、无性细胞瘤、胚胎性癌、内胚窦瘤。北京协和医院报道非妊娠性绒癌 11 例,10 例原发于卵巢。

1. 病理

(1) 巨检:多为单侧性,以右侧多见。肿瘤直径为 3～8 cm,包膜光滑,软而质脆,易出血,切面常为棕红色,有出血坏死,如为混合体,常有其生殖细胞肿瘤形态。

(2) 镜下:由细胞滋养细胞及合体滋养细胞所组成。细胞滋养细胞中等大小,立方形、圆形或卵圆形。核圆,居中,核膜清晰,有时核内有空泡,或含有核仁,核分裂象活跃。合体滋养细胞特点为大小不等的多核细胞组成,胞质嗜伊红,周界不清,胞质往往融合在一起。核多为卵圆形,不规则,深染,分裂象少。两种细胞可相互混合,亦可以细胞滋养细胞居中而

环绕以合体滋养细胞,细胞间隙常有出血,肿瘤中无绒毛可见。

2. 临床表现

(1)年龄:Axe 报道 6 例,年龄为 6～35 岁,北京协和医院收治 10 例,10～37 岁,平均为 20 岁。

(2)腹痛为最主要表现:Axe 报道 4 例均诉腹痛,北京协和医院 10 例中,7 例腹痛,腹痛为肿瘤内出血、坏死、破裂所致。

(3)不规则阴道出血:因绒毛膜癌分泌 HCG,使功能性间质黄素化所致,子宫内膜尚可有反应。北京协和医院的 10 例中 7 例有不规则阴道流血。

(4)盆腔块物:均可发现盆腔或腹部肿块,B 超可协助诊断,尚可伴有腹水。北京协和医院的 10 例中 7 例有下腹部块物。

(5)其他:常伴有发热、恶病质,亦偶见性早熟。

3. 诊断

(1)B 超:除可发现肿块外,尚可协助发现是否有肝、肾等脏器转移。

(2)X 线胸片:可协助诊断有无肺转移。

(3)CT 或 MRI:可协助诊断有无脑转移。

(4)实验室检查:① HCG 测定,尿 HCG 测定阳性,血 HCG 测定异常升高。② 甲胎蛋白(AFP),当伴发卵黄素瘤时可以明显升高。

当年轻妇女有肿瘤病史时,注意是否有原发性绒毛膜癌的可能,血、尿 HCG 测定是最敏感的方法,可以协助诊断,同时应注意了解有无转移症状。

4. 治疗·治疗原则与妊娠绒毛膜癌相同,因治疗方法的改进,加以早期发现,其预后已有改进,女性治疗效果好,但偶有难治者,对年轻未育者可以单侧切除后辅以化疗,其化疗方案仍用甲氨蝶呤(MTX)、5-氟尿嘧啶(5-FU)联合更生霉素(KSM),近来有用 PEB 方案者,对难治性的可用 EMO/CO 方案,此处不赘述。男性因诊断时已多有脏器转移,治疗效果差。

(二)单胚层高度特异性畸胎瘤

畸胎瘤中某一成分生长发展高度优势,占据了畸胎瘤的大部或全部,该组织可以生成增生性病变、良性或恶性肿瘤,最常见的是甲状腺组织和类癌。

1. 卵巢甲状腺肿(struma ovarli)·如肿瘤完全由甲状腺组成时,称为单纯性甲状腺肿。

(1)病理表现

1)巨检:常为单侧性,曾有人报道约 15% 的患者对侧卵巢有含甲状腺组织的畸胎瘤,其直径一般 6～8 cm,切面呈多房结构,可大或极微小,充满黄褐色及琥珀样胶状物质,如出现灰白色乳头生长时,应注意其恶变的可能性。

2)镜下:可见真正的甲状腺组织,表现为大小不一的滤泡状结构,被覆单层柱状或扁平的上皮,腔内含嗜伊红胶性物质,滤泡内偶尔出现上皮增生呈低乳头状结构,也可出现滤泡状腺样结构,恶性者少见,如出现恶变,往往为滤泡状腺癌的形态。

(2)临床表现:北京协和医院报道自 1990—2012 年共 68 例,其发生率约为成熟性畸胎瘤的 1.6%(68/4 338),发病年龄为 17～81 岁,平均为 42 岁。临床表现主要为出现腹部肿

块,或因扭转而产生腹痛,可以出现腹水甚至胸腔积液,虽为良性肿瘤,少数者为恶性,可经淋巴及血行转移,亦可侵犯邻近器官。

本病虽为甲状腺组织,但仅少数患者可出现甲状腺功能亢进症状。因该肿瘤一般均为良性,故预后良好,即使有胸腹水者,即假性 Meigs 综合征(pseudo-Meigs syndrome),在术后亦自行消失。北京协和医院报道的 68 例中 4 例(6%)为恶性。恶性者的治疗原则与一般卵巢癌相同,手术切除后加放疗及化疗。

2. 卵巢类癌(carcinoid of ovary)·类癌是一组由多种分化好的神经内分泌细胞构成的肿瘤,可分泌具有生物活性的多肽类激素和生物活性胺。类癌可发生于多种器官,最常见的是胃肠道和肺,卵巢类癌是非常罕见的低度恶性生殖细胞肿瘤,其发生率尚不足全部卵巢恶性肿瘤的 0.15%。

(1)病理表现:这种细胞属于弥散性内分泌系细胞,散在分布,消化道内最多见,这种细胞在生化上可摄取胺前体,经脱羧反应而产生多肽激素。

1)巨检:实质性,大小不均,北京协和医院 1975—2008 年共报道 6 例,直径为 6～18 cm,切面均质,呈淡黄色,常为单侧性,对侧卵巢往往可找到成熟性畸胎瘤。

2)镜下:根据不同程度分化,表现亦呈多样性,分化好的,细胞为大圆形或多边形,核圆,呈细胞巢团,无分裂象;中等分化者为菱形细胞,呈波纹、束状排列,有少量核分裂象;分化差者细胞呈多边形,核大,异形性明显,分裂象多,有坏死;最差者细胞小,核分裂象多,胞质极少,相当于燕麦细胞癌。

免疫组织染色中其神经内分泌指标 CgA、Syn 阳性,为鉴别诊断要点。

(2)临床表现

1)腹部肿块或盆腔肿块:可经妇科检查或 B 超发现块物。

2)类癌综合征:北京协和医院的 6 例中 2 例并发类癌综合征,类癌综合征的症状有面部潮红,外周血管功能紊乱,腹痛,腹泻,皮下水肿,支气管痉挛,甚至右心衰竭。卵巢类癌瘤细胞所产生的 5-羟色胺及其代谢产物不经静脉可以直接进入卵巢静脉流入血循环而产生类癌综合征,肿瘤越大,分泌功能越活跃,文献报道凡肿瘤直径>10 cm 时均有分泌功能。

(3)预后:细胞分化好,分布如巢团的类癌预后好,虽有类癌综合征,手术切除后,症状和尿中的 5-羟吲哚乙酸(即 5-羟色胺衍生物)可迅速消失。但分化差的相当于燕麦细胞癌者预后很差。上述 6 例经手术后 3 例长期随访无瘤生存,3 例破裂者经手术及化疗,1 例死亡,1 例死于原发性肺癌,1 例无瘤生存 33 年。

(4)处理:因对侧常并发畸胎瘤故手术时做双侧附件及子宫切除,如有恶变者按卵巢癌处理原则处理。

三、性母细胞瘤

性母细胞瘤(gonadoblastoma)是一种混合性的生殖细胞性索间质瘤,首先于 1953 年由 Scully 报道,1970 年补充报道 64 例。至 2006 年,国内外仅报道 200 余例。其分散的细胞巢内生殖细胞与无性细胞瘤及精源细胞瘤十分类似,而小的细胞又与未成熟的颗粒细胞和支持细胞相类似,故以名之。

1. 病理表现

(1) 巨检:直径绝大多数<5 cm,右侧较左侧多。表面光滑,圆形或卵圆形,呈软骨样。切面呈浅灰色或棕色,约80%伴钙化现象。1/3的患者对侧亦有性母细胞瘤。

(2) 镜下:可分为单纯型和混合型两类。混合型是指在性母细胞瘤中混合生殖细胞来源的其他肿瘤成分,无性细胞瘤最为常见,其次为绒毛膜癌、内胚囊瘤、胚胎性癌等。单纯型肿瘤在肿瘤内必须见到两种类型细胞,一种为大而圆,胞质透亮,核圆居中的生殖细胞,从组织学、超微结构、组化反应各方面与无性细胞及精原细胞瘤相似;另一种为较小的长卵形细胞,与不成熟的颗粒细胞与支持细胞相似。肿瘤细胞呈巢状分布,巢内两种类型的细胞排列有一定规律:长卵形细胞围绕的间质内有嗜伊红玻璃样物质,颇像 Call-Exner 小体。间质组织内的纤维结缔组织,多数含有数量不等的睾丸间质样-黄素化的卵泡样细胞群。胞质内可见 Reinke 结晶。肿瘤组织内有散在的钙化灶,呈散在圆形或斑点状,多数位于细胞巢内,呈沙粒状,钙化灶有时可融合成片。根据以上所述,其鉴别诊断主要是环小管性索瘤和无性细胞瘤。

2. 病因研究·近年对参与胚胎和性别和两性生殖器官形成的研究中提示有多种基因参与,如 SRY 基因(sex-dererming region Y gene)等,已有不少报道,发现性腺母细胞瘤患者常与基因突变(如 SRY 基因突变)或缺失(如 9P 缺失)有关,总之其发病机制复杂,仍需进一步研究。

3. 临床表现

(1) 年龄:发病年龄在6~38岁,约1/3在15岁以下。

(2) 临床症状:① 体型,其中80%的患者为女性型。② 月经情况,原发性闭经或间歇性阴道出血多见。③ 男性化,20%在临床上出现男性化,如毛发增多、阴蒂肥大、声音低沉、喉结明显,以及17-酮类固醇升高。④ 性腺发育不全,性母细胞瘤好发于性腺发育不全患者中,特别是表现为女性型具有 Y 型染色体的患者中。其性质常为条索状、卵睾或隐睾,在 Tuner 综合征也有本瘤的报道。

4. 诊断

(1) 临床症状:月经情况及男性化表现,特别是怀疑有性腺发育不良者应考虑发生该肿瘤的可能性。

(2) 影像学检查:B超显示卵巢肿大,可能伴有钙化;盆腔 X 线摄片约有20%可能发现卵巢区域的钙化。

(3) 性激素:血清雄激素升高,或有雌激素升高,如混合有生殖细胞肿瘤,则可能伴有 HCG 或 AFP 的升高。

(4) 染色体检查:性母细胞瘤主要发生在性腺发育不良的携带 Y 染色体的个体,据 Scully 对74例的分析,约22%起源于胚条性腺,18%起源于隐睾,其余则起源性别不能确定的个体,其常见的核型为46,XY(约57%),其次为45, X/46, XY 嵌合体。此外,本病尚有家族性的报道。因此,性母细胞瘤患者,无论其表型为何种,其染色体均无正常的女性核型(46,XX)。

5. 预后及处理·单纯性且细胞巢未浸润间质者预后好,可以考虑为良性,或为原位恶性,其预后好,如细胞巢已浸润间质者,生殖细胞有分裂现象,则为恶性。混合型需要根据混合型的生殖细胞肿瘤以决定其恶变程度,处理原则为手术切除,即便是单侧性的性母细胞瘤亦需做两侧切除,因对侧常是纤维条索或不成熟的卵睾或睾丸,将来仍有发展为肿瘤的问题。

由于性母细胞瘤的发生在性腺发育不全并且有 Y 染色体组型的个体,目前大部分学者建议此类患者应在青春期预防切除性腺以防止以后发生肿瘤及恶变。

四、其他伴内分泌功能的卵巢肿瘤

(一) 卵巢小细胞瘤

卵巢小细胞癌(ovarian small cell carcinoma,SCC)也称燕麦状细胞癌(oat cell carcimona),是一种十分罕见的卵巢肿瘤,伴有高钙血症为其特征,1982年 Dickersin 首次报道11例,迄今文献报道不过200例,该肿瘤发生在少女及年轻妇女,其组织来源不明。本病尚可分为两型,一种通常伴发高钙血症,另一种有神经内分泌特征,但少见。

1. 病理表现

(1) 巨检:卵巢小细胞癌的直径为15~20 cm,为单侧性,切面苍白,结节状,可有小区域出血坏死或囊性变。

(2) 镜下:为弥漫成片、排列十分紧密的小圆细胞,核呈椭圆形或棱状,深染,占细胞的大部,胞质很少,核中常为一个核仁,分裂象多,典型的细胞排列为弥漫型,亦可呈小岛状或小梁状排列,单个细胞的坏死(凋亡)多见。该瘤易与颗粒细胞瘤及恶性淋巴瘤混淆,可以用免疫组织化学相区别。

2. 临床表现

(1) 发病年龄:北京协和医院报道10例,其中<20岁3例,>40岁5例。

(2) 合并高钙血症:Dickersin 报道的11例均有高钙血症,此后报道的病例约2/3有高钙血症,血清磷值正常或低于正常水平。肿瘤切除后血钙恢复正常,复发时又上升,故可作为随访指标。

(3) 腹部症状:腹痛与腹胀是常见的症状,另外腹部肿块、腹水亦常见,其转移快,盆腔、腹股沟淋巴结均可累及。

3. 诊断·根据腹部肿块、腹水及高钙血症应考虑本病,但需要手术病理证实,并与颗粒细胞瘤和恶性淋巴瘤区别。

4. 预后·本病高度恶性,预后极差,发现时常为晚期,Taraszewski 统计术后平均存活18个月。

5. 治疗·以手术为主,辅以化疗,有 PAC、VAC、PVB 及 PE 方案,但均不满意。

(二) 卵巢转移性肿瘤

由于卵巢的血供及淋巴管十分丰富,与周围脏器均有交通;当其他脏器发生恶变肿瘤时,有可能经浆膜面、淋巴、血行、输卵管及医源性转移至卵巢,亦可直接或通过腹水侵犯卵巢,因此卵巢转移性肿瘤在卵巢恶性肿瘤中并不罕见。石一复报道国内6省15个单位14 000例卵巢肿瘤组织学类型分析中卵巢转移共273例,占卵巢肿瘤的1.95%,占卵巢恶性肿瘤的8.1%,其中以消化道转移最多见,占卵巢转移性肿瘤的67%,占卵巢恶性肿瘤的5.4%,其次为生殖系统肿瘤转移、乳腺癌转移。

卵巢的血供丰富,在绝经期前患者,卵巢间质有分泌雌激素、孕激素及雄激素的潜能,当肿瘤转移至卵巢,激发上述类固醇激素的分泌,故临床上偶尔能出现内分泌症状,如有报道在35例中有11例伴有内分泌失调,其中2例闭经,3例为绝经后阴道出血,余者为不规则阴道出血。Secreto 报道乳腺癌转移至卵巢导致患者尿中睾酮增高。Bruckman 等报道卵巢转移性肿瘤患者娩出男性化女婴。Woodruff 等认为男性化是由于肿瘤间质缺乏酶系，不能把已衍化为雄性的激素转化成雌性激素。

卵巢转移性肿瘤一般均有原发肿瘤史，如上消化道或下消化道症状，曾有乳腺癌病史或乳房扪及块状物，阴道不规则流血史等，因此需要对原发病灶进行搜索。

卵巢转移性肿瘤往往双侧被累及，肿瘤直径从卵巢正常大小至直径 15 cm，一般均保持卵巢原有外形，呈肾形或卵圆形，表面光滑有结节状隆起。切面大多为实质性，在实质组织中呈透明胶冻样者最多见，偶见有囊腔者，少数可见纤维瘤样型，纤维织成漩涡状。镜下的主要特征最常见的是印戒细胞（signet cell），即细胞内产生大量黏液而将细胞核推向胞质的边缘，核变深细长，状如新月，整个细胞看来像个印戒。其他可见细胞核居中或偏于一边而胞质呈嗜伊红色染色的非印戒细胞型，尚可见胞质极少的小细胞型。肿瘤间质为菱形或短菱形细胞，核卵圆，胞质少，间质细胞呈巢状或交叉状围绕肿瘤细胞群，有时亦可呈片状增生，或表现为疏松和水肿，部分肿瘤的间质细胞可以变大变圆，胞质丰富，有黄素化倾向，用苏丹类染色往往为阳性，表示细胞内含有类脂，有时分泌雌激素，临床上该类患者可出现月经失调或绝经后阴道流血。

五、伴有内分泌功能的卵巢瘤样病变

（一）卵泡囊肿及黄体囊肿

这两种囊肿是生育年龄最常见的囊肿，一般直径在 5 cm 或以下。卵泡囊肿（follicular cyst）周围为可以分泌雌激素的颗粒细胞；黄体囊肿（luteal cyst）周围是可以分泌孕激素的黄素化的颗粒细胞。肿瘤细胞所分泌的雌激素或孕激素可产生症状，发生闭经。当雌激素的分泌发生波动时可以有不规则出血或月经过多，在婴儿及发育前的女孩可以出现性早熟。卵泡囊肿及黄体囊肿均可自发性消退，因此发现后可以观察 3 个月，如不消退，特别是在多房情况下，可以经腹或腹腔镜下手术。

（二）多囊卵巢综合征

详见本篇第八章多囊卵巢综合征。

（三）卵巢间质增生

卵巢间质增生（stromal hyperplasia of ovary）以卵巢间质过度增生但不见黄体细胞为特征。增生始于卵巢髓部继而出现于皮质部。病变一般均为双侧性，卵巢体积略增。其切面可见卵巢皮质区明显增宽，质地较坚实，镜下可见皮质区内短菱形细胞呈巢状或漩涡样增生。它常见于绝经期妇女，因增生的间质细胞可产生雌激素，故可伴有子宫内膜增生过长，尿雌激素可升高，患者出现不规则阴道出血，此外尚可伴有子宫肌瘤及子宫内膜腺癌。

（四）卵巢间质卵泡膜增殖症

卵巢卵泡膜细胞增殖症（ovarian stromal hyperthecosis）以卵巢间质增生并伴有散在或巢状的卵泡膜细胞为特征，卵巢亦轻度增大，皮质及髓质呈白色，质坚实，镜下可见在远离卵泡的卵巢间质中有卵泡膜样细胞群，且含有脂质，该细胞用油红"O"染色为阳性，不含 Reinke 结晶，可以与睾丸间质细胞瘤区别。该病大多数均发生在生育年龄，偶见男性化，并伴有肥胖、高血压、糖耐量受损或糖尿病，尚可发生黑棘皮瘤及高雄酮血症，以上临床症状常逐渐发生，但亦可突然发病，有

如伴发男性化肿瘤。

（五）卵巢大片水肿

卵巢大片水肿（ovarian massive edema）是以单侧或双侧卵巢明显增大和水肿为特征。Kalstone 等于 1969 年首先报道其病因主要因卵巢系膜扭转，影响静脉回流，部分可能因卵巢间质增生，使卵巢体积重量增加而重力下垂所致。患者卵巢肿大，直径可达 8～35 cm。表面光滑，质坚实，常可见蒂扭转。切面可见卵巢组织苍白，水肿，无囊腔，但有水样液体溢出。镜下可见卵巢间质水肿十分明显，细胞排列疏松，大片淡伊红的液体分布在疏松的组织中，髓质内静脉淋巴明显扩张，少数病例可见间质细胞增生及黄素化，可能是引起男性化的原因，患者发病常见于 30 岁，偶见于儿童及青少年，其症状有腹痛、月经不规则或闭经，偶有男性化表现，B 超可协助发现盆腔肿块。

治疗：一般需做腹腔镜检查，冷冻切片明确诊断后，可行卵巢楔形切除，亦可做多点穿刺放液，并辅以卵巢固定术。

（六）卵巢妊娠黄体瘤

卵巢妊娠黄体瘤（pregnancy luteoma of ovary）是妊娠内含有单个或多个黄素化结节状病变，大多数发生在妊娠 3 个月后，足月妊娠时因剖宫产后扎管时偶然发现，也偶见于葡萄胎或绒毛膜癌。妊娠黄体瘤并非真性肿瘤，它可能是由于长期大量 HCG 的刺激引起。在美国，大多数患者为黑种人，约 25% 的患者有雄激素产生过度的证据。母亲有雄性化表现者娩出的女婴亦有雄性化表现。约 1/3 患者两侧卵巢均累及，约有半数患者卵巢内有多个结节。患者的卵巢体积增大呈单个或多个结节状隆起，结节可为自镜下方能看到至最大直径可达 20 cm 者。切面边界清楚，棕红色，常有局灶性出血。镜下可见弥漫的黄素化细胞增生，细胞较大，但其大小在黄素化颗粒细胞和黄素化卵泡膜细胞之间，细胞呈多边形，胞质丰富，核圆，核仁清楚，可见少数核分裂象，细胞内无脂质，较具有特征性的是其中有甲状腺滤泡样结构，可见小灶性钙化。妊娠黄素瘤的预后良好，分娩后可自行消退。

第二节·子宫内膜癌

子宫内膜癌（endometrial carcinoma）是指原发于子宫内膜的一组上皮性恶性肿瘤。它是女性生殖道中常见的三大恶性肿瘤之一，占女性生殖道恶性肿瘤的 20%～30%，多见于 50 岁以上的妇女。

近年来，根据病因、分子生物学、组织学及临床观察，将子宫内膜癌分为Ⅰ型及Ⅱ型。Ⅰ型主要包括子宫内膜样腺癌及其亚型，Ⅱ型则包括子宫内膜浆液性腺癌和透明细胞癌等。Ⅰ型是雌激素依赖型，它的发生可能与雌激素的长期刺激有关，如仅有雌激素的刺激而无孕激素的保护发生子宫内膜增生，甚至发生子宫内膜不典型增生，继而癌变。临床上可见于长期患无排卵性疾病如卵巢颗粒细胞瘤、多囊卵巢综合征、无排卵性功能性子宫出血的患者，绝经后长期服用雌激素以免发生经绝期综合征的妇女。另外，大数据统计发现患子宫内膜癌的妇女较一般正常妇女月经初潮提早而经绝延迟，这些都提示其发病与雌激素有关。Ⅰ型患者占子宫内膜癌的

80%以上,均为子宫内膜样癌,雌孕激素受体常呈阳性反应。由于患者较年轻,细胞分化好,转移少,发生肌层浸润少,因此预后好。Ⅱ型是非雌激素依赖型,其发病与雌激素无明确关系。此类患者仅占10%,其组织类型常为浆液性腺癌、透明细胞癌,患者常为老年体瘦妇女,癌组织周围内膜组织萎缩,其组织学分化差,雌、孕激素受体呈阴性反应,常有深度浸润或转移,预后差。另外,尚有10%的患者与遗传因素有关,其中有卵巢癌、肠癌或乳腺癌的家族史。

近年来,国内外均报道子宫内膜癌的发病率明显增加。我国过去统计子宫内膜癌与宫颈癌的发病比例在1:(4～10),华西医科大学报道自1955—1991年3个阶段的子宫颈癌与子宫内膜癌之比各为18:1、6.1:1及1.6:1。而据复旦大学妇产医院报道1983—1991的子宫内膜癌的病例为1952—1962年的2.1倍。

一、病　理

1. 巨检 • 子宫可为正常大小,亦可呈均匀性增大,其子宫腔内膜病变可呈两型:① 弥漫型,肿瘤侵犯了大部或全部内膜,甚至沿宫角侵犯输卵管,病变区域显著增厚,呈息肉或菜花状,质脆,呈灰白色或浅黄色常伴出血,坏死。但较少侵入肌层,晚期则侵入深肌层。② 局限型,病灶局限于子宫腔内膜,常位于子宫底或子宫角部,呈菜花、息肉状,易出血。病灶小而可侵入肌层。

2. 镜下 • 子宫内膜样腺癌(endometriod adenocarcinoma)是子宫内膜癌中最常见的类型,占子宫内膜癌的80%～90%,癌组织若分化好,其组织结构与增生期子宫内膜相似,但细胞及腺体结构均有一定的非典型性,癌细胞核增大变圆,染色质粗,染色深,胞质少,核仁明显。细胞排列紧密,呈假复层。腺体密集,形态不规则,出现背靠背及共壁现象。分化差时细胞异型性较大,腺体结构大小不一,有出芽、分支形态怪异,分裂象多,呈实性条状或弥散片状结构。内膜样腺癌中有时有分泌现象,称为分泌性腺癌,有纤毛细胞成分并占优势,称为分泌型腺癌,均属内膜样腺癌。

子宫内膜浆液性腺癌(serous adenocarcinoma)其形态类似卵巢的浆液性腺癌,乳头结构细长,反复分支,有时呈实性片状结构,细胞常呈高度非典型性,半数病例有多核、巨核或畸形核,常见广泛的坏死及砂砾体形成。

透明细胞腺癌(clear cell adenocarcinoma)由胞质透明含糖原的透明细胞、鞋钉样细胞及嗜酸性细胞组成。透明细胞大而规则,胞质丰富,PAS染色阳性,核大深染。鞋钉样细胞胞浆少,核明显增大,畸形,突向腺腔内。恶性程度高。

二、转移途径

大多数子宫内膜癌生长缓慢,在子宫腔内生长、蔓延时间较长,少数特殊病理类型和低分化腺癌患者的病变发展快,短期内可发生浸润和转移。其主要转移途径为直接蔓延及淋巴转移,血行转移见于晚期患者。

1. 直接蔓延 • 病灶初期沿子宫内膜向周围蔓延,上可波及输卵管,下可延及子宫颈。若病灶向肌层浸润可累及深肌层甚至穿透全肌层。累及子宫浆膜而种植于大网膜,子宫两侧及子宫直肠凹陷,甚至直肠。

2. 淋巴转移 • 转移途径与病灶生长部位有关,当病灶累及肌层后发生转移,子宫底病灶常沿阔韧带上部的淋巴管网,经骨盆漏斗韧带转移至腹主动脉旁淋巴结,子宫角部及子宫体部病灶易沿圆韧带转移至腹股沟淋巴结。子宫的峡部及已累及宫颈管的病灶可转移至子宫旁、闭孔、髂内、髂外及髂总的淋巴结,此亦为最主要的转移途径,子宫后壁的病灶可沿子宫骶骨韧带转移至直肠淋巴结。

3. 血行转移 • 病变晚期可经血行转移至肺、肝、长骨及脊柱。

三、分　期

子宫内膜癌的分期,在不同年代曾有多个学者及不同学术组织提出,按组织学、病变累及范围及手术病理的各种分期,目前较多采用的是国际妇产科联盟(FIGO,2009年)修订的手术病理分期。若一开始即用放射治疗者则采用FIGO于1991年制订的临床分期(表9-12-1)。

表9-12-1　子宫内膜癌手术病理分期(FIGO,2009年)

Ⅰ期	肿瘤局限于子宫体
ⅠA	肿瘤浸润深度为1/2肌层
ⅠB	肿瘤浸润深度≥1/2肌层
Ⅱ期	肿瘤侵犯子宫颈间质,但无子宫体外蔓延
Ⅲ期	肿瘤局部和(或)区域扩散
ⅢA	肿瘤累及浆膜层和(或)附件
ⅢB	阴道和(或)子宫旁受累
ⅢC	盆腔淋巴结和(或)腹主动脉旁淋巴结转移
ⅢC1	盆腔淋巴结阳性
ⅢC2	腹主动脉旁淋巴结阳性伴(或不伴)盆腔淋巴结阳性
Ⅳ期	肿瘤侵犯膀胱和(或)直肠黏膜,和(或)远处转移
ⅣA	肿瘤侵犯膀胱和(或)直肠黏膜
ⅣB	远处转移,包括腹腔内和(或)腹股沟淋巴结转移

四、临床表现

1. 发病年龄 • 子宫内膜癌多发生在年长妇女,绝经后妇女占70%～75%。国内报道平均年龄在55岁左右,国外报道发病的中位数在61～63岁。但我国很多三甲医院报道40岁以下的妇女占5%～10%。复旦大学附属妇产科医院报道最小年龄为21岁,哈尔滨医科大学报道的为16岁。故对此类妇女有不规则阴道流血者需提高警惕。

2. 阴道排液或阴道流血 • 此为常见的临床症状,其内容为带血性的液体,部分伴有恶臭,亦有表现为阴道流血,呈间歇性,量或多或少。在绝经后妇女伴有此等症状者必须警惕子宫内膜癌。

3. 下腹部疼痛 • 常见于晚期患者,患者因子宫颈被累及而发生子宫腔积脓或病变累及子宫周围浸润盆腔神经丛或伴有感染引起发热及疼痛。患者常伴有贫血、消瘦及恶病质。

4. 其他的有关病史及表现 • 应询问患者过去的病史:有无长期应用雌激素病史,有无长期闭经或月经紊乱病史,是否患过卵巢性索间质肿瘤病史。另外,要注意患者是否肥胖或伴有高血压及糖尿病。肥胖、糖尿病、高血压被称为子宫内膜癌"三联征",肥胖者皮下脂肪大量积蓄,雄烯二酮可经芳香化酶的作用转变为雌酮，在雌酮长时间的作用下而发生子宫内膜癌。而此类患者的胰岛素普遍高于正常人群而存在胰岛素抵抗，血糖升高。

五、诊　断

首先要明确诊断，病理诊断是金标准；其次要了解病变部位及累及范围，以此作为选择治疗方法的基础。Bourdel 等认为经验对子宫内膜癌的诊断十分重要，他以高年资及低年资医师对宫腔镜下识别的对比率说明这一问题，因此对诊断子宫内膜癌需要通过各种方法积累经验。下面介绍各种诊断和辅助诊断的方法。

1. 病史及临床表现·详细询问过去病史，包括初潮年龄、月经情况、过去有无盆腔肿瘤史，有无"三联征"、体重指数、有无长期应用此激素及其衍生物，他莫昔芬史、有无乳腺癌及子宫内膜癌的家族史，仔细做妇科检查，观察阴道分泌物的性质、有无恶臭、子宫大小、子宫两侧有无增厚及块状物。

2. 细胞学检查·子宫颈刮片、阴道后穹隆涂片，取样做细胞学检查辅助诊断子宫内膜癌的阳性率为 50％～65％，近来发展了内膜冲洗、尼龙网刮取及子宫腔内吸取涂片法，阳性率可提高至 90％左右。如杨曦、廖秦英等报道用子宫内膜细胞采集器在子宫腔内采集子宫内膜细胞共 1 377 例，用液基薄片技术制片，阅片，并与病理切片对照，其符合率达 88.2％，敏感度为 87.2％。Du 等复习 1994—2015 年的 10 篇文献，子宫内膜吸引器法（pipelle）方法简易，可减少患者痛苦，取材的满意率为 77.3％～100％，与切除子宫的病理比较准确率为 62.5％～95.5％。故在恰当部位取材其准确性较高，有临床应用价值。

3. 子宫内膜活检及分段诊断性刮宫·过去经典子宫内膜癌的诊断方法是做分段诊断性刮宫，或在宫腔镜下活检。刘从容（2009 年）用子宫内膜取样器对 157 例患者做负压取样，并与诊断性刮宫对照，对子宫内膜癌的诊断符合率可达 100％。

4. CA125 检测·肿瘤标志物 CA125 在检测子宫内膜癌方面有一定的实用价值，叶辉霞、李小毛报道在 5 880 例分期手术前做 CA125 检测，结果 Ⅰ、Ⅱ、Ⅲ、Ⅳ 期 CA125 阳性率分别为 19.8％、39.5％、58.4％ 及 78.7％，CA125 随分期增加，阳性率增高。另外，组织学分级越低，阳性率越高；随着浸润深度增加，阳性率逐渐增加，凡腹水细胞学阳性、子宫颈浸润、阴性转移、淋巴结转移，CA125 阳性率高。故 CA125 阳性有助于预测子宫内膜癌高危因素及肿瘤进展程度。此外，尚有 CA125 检测作为预测预后及复发的指标之一。

5. B 超检查·可检查子宫大小、子宫腔形状、子宫腔内有无赘生物及其大小、子宫内膜厚度、肌层有无浸润及深度，以上内容可为临床诊断及病理取材提供重要参考。对于浸润子宫肌层深度，若浸润深度＜50％为浅层浸润，≥50％为深肌层浸润，其预测的准确率约为 75％。B 超检查尚可作为绝经后妇女有无子宫内膜病变的筛查，临床上常以子宫内膜厚度＞5 mm 为选择的位点。杨明珠等对绝经后子宫内膜增厚的患者 348 例进行回顾性分析，其结论为在子宫内膜增厚的人群中，除子宫内膜厚度≥10 mm 有阴道出血或黏液外，绝经年龄＞55 岁且绝经年限＜10 年、合并高血压或肥胖是增加绝经后子宫内膜癌风险的危险因素，相应人群应做进一步检查有

利于早期发现子宫内膜癌。

6. MRI·MRI 对软组织的分辨率高，优于 CT，有多方位、多序列成像的优点，可准确显示盆腔及子宫解剖，对判断肿瘤的肌层浸润深度、淋巴结转移与周围软组织的关系具有重要价值，特别是对高龄、肥胖及伴有内科合并症的患者，在选择治疗方式及手术前的评估可提供可信的依据。

7. 正电子发射体层成像（氟脱氧葡萄糖正电子发射体层成像，PET/CT）·本技术集中断层成像和全身显像的优点，提高了定位和定性的精确性，有较高的诊断能力和准确性，能为确定治疗方案提供更可靠的依据，所以是具有临床诊断应用价值的功能代谢学检查方法。PET - CT 在诊断淋巴结转移方面具有比 CT、MRI 更高的敏感性，是为其特点，但因价格昂贵，限制了它的应用。

六、治　疗

子宫内膜癌的主要治疗方法是手术治疗，其次包括放疗、化疗及激素药物治疗。治疗方法的选择应根据内膜癌累及的范围（包括是否累及肌层及其深度，是否可能有淋巴结累及）、病理学类型及细胞分化程度、患者年龄及全身情况而定。影响子宫内膜癌预后的高危因素有：Ⅱ型子宫内膜癌、深肌层浸润、脉管间隙受侵、宫颈管浸润、淋巴结转移及年龄过大。一般早期患者以手术为主，术后根据术中所见及结合存在的高危因素选择治疗方法。晚期采用手术、放射、药物综合治疗。

1. 手术治疗·为主要的治疗方法，手术的目的：① 确定手术-病理分期，明确病变范围及相关的预后因素；② 切除病变子宫及其他可能存在的转移病灶（包括两侧附件及腹膜后淋巴结）。手术的步骤应是进腹腔后先行腹腔冲洗，取腹腔及盆腔冲洗液做细胞学检查，然后全面探查腹腔和盆腔内的脏器，对可能病变处取活检做冰冻切片，然后行全子宫切除及两侧附件切除，子宫切除后应在术中常规切开宫腔，观察病变范围，并切开病变处肌层，确定有无肌层浸润及浸润深度，并做冰冻切片，加以确认，以进一步确定手术范围。如 Ⅰ 型子宫内膜癌无肌层或浅肌层浸润而细胞分化好（G_1），可不必清除淋巴结，切除的标本应常规做多点石蜡切片病理检查，同时做雌孕激素受体检查。Ⅰ 期患者有以下情况之一者：Ⅱ 型子宫内膜癌、Ⅰ 型子宫内膜样腺癌细胞分化差（G_3），有盆腔和（或）腹主动脉旁淋巴结转移可疑、肌层浸润≥1/2、癌灶累及子宫腔面积超过 50％，则行盆腔淋巴结切除及腹主动脉旁淋巴结切除或取样。Ⅱ 期则行改良的广泛子宫切除及双侧附件切除加盆腔淋巴结切除及腹腔淋巴结切除或取样。对 Ⅲ、Ⅳ 期子宫内膜癌首选以手术为主的综合治疗，最大限度地切除肿瘤病灶，使残存瘤体直径≤1 cm，然后继以放疗或化疗，对病灶较大无法切除的病灶可先行术前化疗或放疗，使病灶缩小再行手术。近来，亦有以介入法化疗治疗晚期子宫内膜癌，较静脉化疗有更高的手术切除率。

2. 放射治疗·放射治疗是治疗子宫内膜癌的有效方法，但单纯的放射治疗对于 Ⅰ 期子宫内膜癌患者，5 年生存率仅 52％，故目前单纯放射治疗仅用于禁忌证或无法手术切除的晚期患者。自 1988 年 FIGO 分期后治疗以手术为主，术前放射的使用已明显减少。

放射治疗分腔内照射及体外照射两种。腔内照射多用后

装治疗机做腔内照射,放射源为钴-60或铯-137,体外照射常用钴-60或直线加速器。

单纯放射治疗常用于手术禁忌证或已无法手术的患者。而术后放射主要用于Ⅰ期有高危因素和Ⅱ期子宫内膜癌。对有深肌层浸润、细胞分化差及淋巴结转移者患者有益,可以降低局部复发,改善无瘤生存期。

3. 化疗·可用于术后有复发高危因素的患者及晚期或复发的子宫内膜癌患者,常用药物有顺铂、紫杉醇、环磷酰胺、阿霉素及表阿霉素、依托泊普,其他亦有氟尿嘧啶、长春新碱、甲氨蝶呤者,在20世纪90年代以前用单一化疗方案,但疗效并不满意,此后单一药物治疗被联合化疗所替代,有效率可达40%~60%。最常用的联合化疗方案有顺铂+阿霉素(或表阿霉素)的PA方案;顺铂+阿霉素(或表阿霉素)+环磷酰胺的PAC方案;其他亦有用紫彬醇+卡铂,紫彬醇+顺铂,卡铂+甲氨蝶呤+氟尿嘧啶+甲羟孕醇等各种方案。总之,化疗在子宫内膜癌的治疗中仍为一种重要手段,其新的方案的开发与放疗的结合,还在进一步研究中。

4. 激素疗法·自20世纪50年代以来,即已有学者提出用孕激素治疗子宫内膜癌,并取得一定疗效,因孕激素服用方便、毒性小,其对子宫内膜癌的治疗研究一直持续不断。自Kauppila等报道孕激素受体(PR)阳性的内膜癌对孕激素反应明显,其缓解率达89%,而PR阴性者其缓解率仅17%。现孕激素已大量运用于子宫内膜癌的患者。目前分析其机制可能是孕激素通过与孕激素受体的结合形成复合物进入细胞核,延缓DNA和RNA的复制,抑制癌细胞的生长。目前主要用于有高危因素且雌孕激素受体阳性患者、对晚期或复发的患者、有手术禁忌证的患者、年轻的早期要求保留生育功能的患者,其口服用药有甲羟孕酮、甲地孕酮,注射用的有己酸孕酮。用药时间至少3个月。

我国李春梅等曾报道对8例早期子宫内膜癌要求保留生育功能的患者(均PR阳性)用宫腔镜电切病变区域联合孕激素治疗,8例中有4例自然妊娠,1例流产,3例成功分娩。

七、预 后

Jeppesen等报道丹麦2008—2009的Ⅰ期及Ⅱ期子宫内膜癌2612例,平均年龄为66岁。截至2014年底,5年生存率为87.5%,183例(7%)癌症复发,其中子宫内膜样腺癌复发者为6.6%,非子宫内膜样腺癌复发者为14.3%。阴道复发者的5年生存率为64.8%,远道转移者为17.5%。影响子宫内膜癌预后因素众多。

1. 年龄·发病年龄越大,患者死亡和复发的风险越大,原因是老年患者合并症多、Ⅱ型子宫内膜癌患者多、深肌层浸润等不良因素发生率增高。我国杨晓辉、李小毛等在5690例的分析中指出,≥60岁以上的老年患者糖尿病、高血压的概率明显高于≤40岁的年轻患者,老年患者中出现子宫内膜癌的概率为年轻患者的3~4倍,细胞分化差的和深肌层浸润为年轻患者的2~3倍。故证实年龄是影响预后的重要因素。

2. 肿瘤的病理性质、细胞学分级、肌层浸润深度是决定患者预后的重要因素·子宫内膜癌的Ⅱ型内膜癌中浆液性腺癌、透明细胞癌病理类型预后差,又往往发生在老年妇女,其病程进展快,肌层浸润深,预后差。盆腔淋巴结转移、脉管癌栓阳性、腹主动脉旁淋巴结转移多为预测其预后的重要依据。徐珍等在358例子宫内膜手术方式的研究中显示以上三者为影响子宫内膜癌患者预后的危险因素,其中盆腔淋巴结转移是影响子宫内膜癌预后的独立危险因素。

3. 治疗方案的选择及复发后的措施·因医院级别、就诊医师的水平和经验、技术设备的不同,必然会影响患者治疗方案的选择及复发后的措施,其预后也将有差异。

八、随 访

子宫内膜癌治疗结束后需定期随访,其75%~95%的复发在术后2~3年,部位常在阴道顶端,术后随访时间在术后3年内应3个月1次,重点为妇科检查、阴道细胞学涂片(重点为顶端)、血清CA125检测、胸部X线摄片,必要时做CT及MRI检查,3年后6个月1次,5年后每年1次。

九、预 防

预防措施包括加强宣传,凡绝经后妇女及绝经前期月经紊乱的妇女应及时就医。正确掌握雌激素的应用指征和用法,对具有高危因素的妇女,如肥胖、不育、绝经延迟及伴有卵巢肿瘤的患者、长期应用雌激素及他莫昔芬的妇女,定期做妇科检查,检测子宫内膜厚度,必要时做子宫内膜抽吸检查。

第三节 · 妊娠性滋养细胞肿瘤

滋养细胞疾病分妊娠性滋养细胞疾病及非妊娠性滋养细胞疾病两种,前者专指与妊娠有关者,后者与妊娠无关。在女性中如前文在卵巢肿瘤曾叙述的非妊娠性绒毛膜癌者属于此类,在男性中则有睾丸绒毛膜癌。本文专门叙述妊娠性滋养细胞肿瘤。

妊娠性滋养细胞肿瘤早已被人们认识,随着对该疾病认识的深化,长期以来,其命名一直在变更,近来人们认识到过去命名为葡萄胎、恶性葡萄胎及绒毛膜上皮癌的妊娠性滋养细胞疾病来源于胚外层,并非来源于组织学上3个胚层组织的外胚层。

在1994年WHO对妊娠性滋养细胞疾病分为下列六大类:葡萄胎(完全性及部分性)、侵袭性葡萄胎、绒毛膜癌、胎盘部位滋养细胞肿瘤、杂类滋养细胞病变及未分类滋养细胞病变。这些病变的一个共同特点是可以分泌甚至是大量分泌人促绒毛性腺激素(HCG)此外,它们的共同特点是来源于精卵结合的胚胎。本病好发于生育年龄妇女,潜伏期短,其与妊娠有密切关系。肿瘤的血行转移并往往是快速的,对化疗十分敏感,其生物学行为有时十分诡异(如绒毛膜癌可在妊娠结束后多年突然发作,病变可以转移至胎儿,甚至自然消失等)。当然,这六类疾病的病理,临床表现又各不相同。

妊娠性滋养细胞疾病的发病率,以葡萄胎为例,亚洲国家较欧美国家高3~10倍,其中印度尼西亚、菲律宾、泰国均为高发地区,我国亦为高发区之一。不过近年来,葡萄胎已明显减少。1957年宋鸿钊的大规模统计,其与妊娠数之比为

1：250。至1991—2000年,石一复的大规模统计其与妊娠之比降为1：400。下降的原因,主要与开展计划生育后足月妊娠分娩率明显下降有关,但因各种自然流产、人工流产、药物流产率仍高,故滋养细胞疾病数仍然较高,故仍需加以重视。以下重点讨论对人体伤害大的侵袭性葡萄胎及绒毛膜癌(恶性滋养细胞肿瘤)。

一、病　理

1. 侵袭性葡萄胎·巨检可见水疱,较细小,须仔细辨认。镜检时可见有绒毛结构,个别仅在镜下找到残存的绒毛结构,滋养细胞过度增生及不同程度的不典型增生已侵入肌层或血窦,其转移途径主要是血行转移,并在该部位引起组织破坏,形成血肿,常见的转移部位是肺,其次是阴道。

2. 绒毛膜癌·巨检可见宫壁上形成暗红色或紫红色病灶,多数为单个,偶见多个,常伴有出血,坏死或感染,质脆,直径大小不一,偶可达数厘米,侵犯肌壁,突入子宫腔或侵犯浆膜层,宫旁静脉可有癌灶,少见情况下子宫内无瘤,但在肺或阴道内出现转移灶。镜下可见增生的滋养细胞侵犯子宫肌层及血管,生长活跃,排列紊乱,不再见到绒毛结构,这是与侵袭性葡萄胎最主要的区别。增生的滋养细胞较正常的滋养细胞大2～3倍,有明显核仁,有时可见多核的巨核瘤细胞。绒毛膜癌主要是血行扩散,最常见的是肺,其次是阴道、脑及肝。

二、临床表现

1. 阴道不规则流血·侵袭性葡萄胎的阴道流血发生在葡萄胎排出后(自然流产或刮宫后),是最常见的症状,阴道流血可以是持续的,也可以是间歇的,有的患者在葡萄胎后有过1～2次或数次的类似月经,继以闭经,再开始阴道出血。绒毛膜癌的流血与葡萄胎有所不同,绒毛膜癌几乎一半发生于葡萄胎,其余发生于流产和正常分娩后,发生于三者的比例大约是2：1：1,极少数发生在异位妊娠后,其发生于葡萄胎后者,至发生绒毛膜癌的平均时间50％在1年以上。而发生于足月妊娠后其间隙时间可长达10年,甚至20年以上。绒毛膜癌的阴道出血亦不规则,量不多,但亦可发生大出血,或因子宫内的绒癌大出血,或阴道结节破溃而出血。

2. 腹痛·当侵袭性葡萄胎或绒毛膜癌穿破子宫发生内出血或宫腔内积血过多时均可发生不同程度的腹痛,而以腹腔内出血时腹痛最剧。

3. 盆腔肿块·若子宫内有病灶,则子宫增大,若伴发卵巢黄素囊肿,盆腔内可扪及肿块,偶可发生子宫侧壁破溃,侵袭性葡萄胎或绒毛膜癌均可穿入阔韧带而形成盆腔血肿则在子宫侧旁扪及质软的肿块,阴道内结节转移时可经妇科检查发现。

4. 转移病灶表现·因转移部位的不同而出现不同症状,肺转移为最常见,表现为咳血、咯血,有时伴胸痛时应疑有血胸;肾转移时则出现血尿;消化道转移时出现便血;如出现剧烈疼痛或肢体活动受限、失语,提示有脑转移;偶有出现于少见部位者,如臀部周围疼痛,为神经系统的马尾部转移;突然意识丧失、昏迷则可能为癌栓造成的急性肺梗死。

三、诊　断

1. 临床特点·凡过去有葡萄胎史、流产或足月产史而

有不规则阴道出血,子宫增大,血尿HCG测定阳性或增高而宫内宫外被排除妊娠者应考虑到侵袭性葡萄胎,特别是妊娠绒毛膜癌的可能。末次妊娠或葡萄胎1年以上者,首先考虑绒毛膜癌,半年至1年内发病者则侵袭性葡萄胎及绒毛膜癌均有可能,需借助辅助诊断方法以鉴别,最终仍需病理证实。

2. HCG测定·异位妊娠、足月妊娠、流产及葡萄胎一般在妊娠终止后血HCG测定应分别在10日、15～30日、30日和3个月内转为正常,若超过以上时限,血HCG仍保持高值或继续上升者应疑有侵袭性葡萄胎及绒毛膜癌。临床上疑有中枢神经系统转移者可做腰椎穿刺以测定脑脊液。以HCG浓度与周围血清HCG浓度之比诊断,但此数据的可变因素很多,且腰椎穿刺对已有颅内压增高患者有一定危险,而目前影像学已对颅内病变有较高诊断价值,故现已不常用。

3. 影像学诊断·

(1) B超或彩色多普勒：超声检查是最简便的辅助诊断方法,首先是因恶性滋养细胞肿瘤对子宫或其他脏器的浸润,由于组织的破坏,周围血运丰富,可以变形、扩张、形成动静脉瘘,因此对病灶的存在与否,病灶的部位、大小、形态均可做出较为详细的描述,同时由于超声技术的改进及超声造影剂的应用,对治疗前后病灶的大小、血流情况的改变均可提供较为详尽的信息,结合血HCG变化,对治疗的有效性可以做出较为客观的评估,以便决定进一步的治疗方案。

(2) X线检查：主要用于肺部检查,X线片可见片状或散在圆球状阴影,但其缺点是难以显示微小而隐蔽的病灶。

(3) CT：有多个断面扫描成像的平面及密度分辨率较高的优点,对肺、脑等易于转移的部分能更早地发现微小和转移的病灶,所以具有较高的诊断价值,故在妊娠期滋养细胞疾病中常规应用CT诊断肺部及肝脏有无转移病灶。

(4) MRI：也同样具有多个断面成像及软组织对比好的优点,主要用于脑、肝、脾、肾转移病灶的检查。

(5) 放射血管介入：可以通过盆腔血管的分布和其他转移部位的血管形态和分布清晰地了解肿瘤及转移病灶的大小、临床分期及其向周围浸润的情况,继之还可进行局部的灌注治疗。

(6) 宫腔镜：临床上对高度怀疑宫腔内有恶性滋养细胞者,宫腔镜检查具有一定的价值,它可直接观察宫腔形态,可疑病变位置所在,并可直接取材做病理检查。

四、临床分期

FIGO(2000年)妊娠性滋养细胞肿瘤分期和预后评分见表9-12-2和表9-12-3。

表9-12-2　FIGO(2000年)妊娠性滋养细胞肿瘤分期

分　期	定　义
Ⅰ期	病变局限于子宫
Ⅱ期	病变扩散,但仍局限于生殖器官(附件、阴道、阔韧带)
Ⅲ期	病变转移至肺,有或无生殖系统病变
Ⅳ期	所有其他转移

表 9 - 12 - 3　FIGO(2000 年)妊娠性滋养细胞肿瘤预后评分

评　分	0	1	2	4
年龄(岁)	<40	≥40	—	—
前期妊娠	葡萄胎	流产	足月产	—
距前次妊娠时间(月)	<4	4~7	7~12	>12
治疗前后血 HCG(U/L)	≤10^3	>10^3~10^4	>10^4~10^5	>10^5
最大肿瘤大小(包括子宫)	—	3~5 cm	≥5 cm	—
转移部位	肺	脾、肾	胃肠道	肝、脑
转移病灶数目	—	1~4	5~8	>8
先前失败化疗			单药	两种或两种以上药物

注:≤6 分为低危;≥7 分为高危。

五、治　疗

对恶性滋养细胞的治疗曾经走过一段曲折的路,20 世纪 50 年代以前,除非在早期诊断并以手术治疗该种疾病得以存活。但往往因就诊过晚,治疗方法单一,因之死亡率高达 90%。50 年代初,Hertz 和 Lee 有鉴于在白血病合并妊娠用甲氨蝶呤 (MTX)治疗白血病时,妊娠流产,病理检查发现胎盘的绒毛坏死,因而试以 MTX 治疗绒毛膜癌获得成功。此为当时用化疗治疗恶性肿瘤取得成功的少数病种之一。60 年代以来,我国宋鸿钊教授先试用 6-巯基嘌呤(6-MP),后用氟尿嘧啶(5-FU)加更生霉素(KSM)治疗侵袭性葡萄胎及绒毛膜癌获得良好疗效,此后的多年中,单药及多药化疗的方案,辅以手术、放射的治疗方法纷呈,使恶性滋养细胞的预后大为改观。

对侵袭性葡萄胎与绒毛膜癌的治疗基本相同,此处一并叙述,其治疗的基本原则是以化疗为主,手术与放疗为辅。

1. 化疗 · 常用的一线化疗药物有甲氨蝶呤(MTX)、放线菌素 D(Act-D)或国产放线菌素 D(更生霉素,KSM)、氟尿嘧啶(5-FU)、环磷酰胺(CTX)、长春新碱(VCR)、依托泊苷 (VP-16)、顺铂(DDP)等。

(1) 单一药物化疗:一般用于Ⅰ期患者,目前常用的单药化疗药物及用法见表 9-12-4。

表 9 - 12 - 4　推荐常用单药化疗药物及其用法

药　物	剂量、给药途径、疗程日数	疗程间隔
MTX	0.4 mg/(kg·d)肌内注射,连续 5 日	2 周
每周 1 次 MTX	50 mg/m² 肌内注射	1 周
MTX+	1 mg/(kg·d)肌内注射,第 1、3、5、7 日	2 周
四氢叶酸(CF)	0.1 mg/(kg·d)肌内注射,第 2、4、6、8 日(24 h 后用)	
MTX	250 mg 静脉滴注,维持 12 h	
Act-D	10~12 μg/(kg·d)静脉滴注,连续 5 日	2 周
5-FU	28~30 mg/(kg·d)静脉滴注,连续 8~10 日	2 周

注:疗程间隔一般指上一疗程化疗的第 1 日至下一疗程化疗的第 1 日之间的间隔时间。这里特指上一疗程化疗结束至下一疗程开始的间隔时间。

(2) 联合化疗:用于Ⅱ~Ⅲ期患者,可用以下方案,亦可用 EMA-CO 方案,该方案亦常用于复发患者(表 9-12-5)。以氟尿嘧啶为主的联合化疗方案(见表 9-12-6)。

表 9 - 12 - 5　Ⅳ期及复发常用 EMA - CO 方案

方　案		剂量、给药途径	疗程间隔
EMA-CO			2 周
第一部分	EMA		
第 1 日	VP-16	100 mg/m² 静脉滴注	
	Act-D	0.5 mg 静脉注射	
	MTX	100 mg/m² 静脉注射	
	MTX	200 mg/m² 静脉滴注 12 h	
第 2 日	VP-16	100 mg/m² 静脉滴注	
	Act-D	0.5 mg 静脉注射	
	四氢叶酸(CF)	15 mg 肌内注射	
	(从静脉注射 MTX 开始算起 24 h 给药,每 12 h 1 次,共 2 次)		
第 3 日	四氢叶酸 15 mg 肌内注射,每 12 h 1 次,共 2 次		
第 4~7 日	休息(无化疗)		
第二部分	CO		
第 8 日	VCR	1.0 mg/m² 静脉注射	
	CTX	600 mg/m² 静脉注射	

表 9 - 12 - 6　联合化疗方案及用法

方　案		剂量、给药途径、疗程日数	疗程间隙
5-FU+ KSM			3 周
	5-FU	26~28 mg/(kg·d) 静脉滴注 8 日	
	KSM	6 μg/(kg·d) 静脉滴注 8 日	
ACM 三联序贯			2 周
	ACTD	40 μg 静脉滴注 第 1、4、7、10、13 日	
	CTX	400 mg 静脉滴注 第 2、5、8、11、14 日	
	MTX	20 mg 静脉滴注 第 3、6、9、12、15 日	

注:对脑部转移者常采用全身化疗加鞘内注射,必要时可以加用全颅照射。

(3) 化疗注意事项:每一疗程结束后,每周测定血 HCG 1 次,结合临床及影像学检查,在化疗结束后的 18 日内,血

HCG 下降至少一个对数级方称有效，在治疗过程中，注意化疗对骨髓的抑制及消化系统的毒副反应。停药指征：对低危患者，血 HCG 连续 3 次阴性后，再予以 1～2 个疗程化疗停药，高危患者则需连续 2～4 个疗程。

2. **手术治疗** · 此为主要的辅助治疗方法，手术的目的是去除病灶，控制出血和可能伴有的感染，减少化疗所需的疗程和用药总量。方法有：① 子宫切除，对无生育要求无转移的患者可在第一次化疗后选择做全子宫切除，并继以多疗程化疗至血 HCG 正常。② 局部病灶切除，包括化疗后的子宫局部病灶、阴道转移结节、肺部具有耐药久治效果不良的病灶（包括肺叶切除）、盆腔内转移结节。对子宫病灶十分明确而突发大量出血者可以用动脉插管化疗达到止血及化疗目的，并可行子宫病灶切除加子宫重建手术。

3. **放射治疗** · 因化疗的有效性加以手术切除的可靠性，放射治疗已少用，仅用于脑部及肺和肝脏耐药而难以手术切除的病灶。

4. **保留生育功能** · 对要求保留生育功能的患者应对其进行全面检查，权衡是否可行并选择恰当的方案，在治疗结束后，继续随访，满 12 个月后方可考虑妊娠。

六、预 后

检查手段的改进，早期病例增加，且因化疗的全面施行，加以手术辅助治疗，5 年生存率至少提高至 80％以上，在有经验的单位，5 年生存率更高。

七、随 访

治疗结束后必须严密随访，出院后第 1 年每个月随访 1 次，持续 3 个月，以后每 3 个月 1 次，随访满 1 年后每半年随访 1 次，持续 3 年，满 5 年后每 2 年随访 1 次。

参考文献

［1］ Kurman RJ, Carcangiu ML, Herrington CS, et al. WHO Classification of Tumours of Female Reproductive Organs［M］. 4th ed. Lyon: IARC, 2014.

［2］ Ligqins CA, Ma LT, Schlumbrecht. Sertoli-Leydig cell tumor of the ovary: A diagnostic dilemma［J］. Gynecol Oncol Rep, 2016, 15: 16 - 19.

［3］ Yang B, Wilberger A. Gynandroblastoma with juvenile granulosa celltumor and concurent renal cell carcimona: a case report and review of literature［J］. Int J Surg Patheol, 2015, 23: 393 - 398.

［4］ Ravishauker S, Mangray S, Kurkchubasche A, et al. Unusual Sertoli cell tumor associated with sex cord tumor with annular tubules in Peutz-Jeghers sqndrome: Report of a case and review of the literature on ovarian tumors in Reuta-Jeghers Sqndrome［J］. Int J Surg Pathol, 2016, 24:

［5］ Jeppesen MM, Jensen PT, Hansen DG, et al. The nature of early-stage endometrial cancer recurrence-A national cohort study［J］. Eur J Cancer, 2016, 69: 51 - 60.

［6］ Du J, Li Y, Lv S, et al. Endometrial sampling devices for early diagnosis of endometrial lesions［J］. J Cancer Res Clin Oncol, 2016, 142: 2515 - 2522.

［7］ Bourdel N, Modaffari P, Tognazza E, et al. Dose experience in hysteroscopy improve accuracy and interobserver agreement in the management abnormal uterine bleeding?［J］. Surg Endose, 2016, 30: 5558 - 5564.

［8］ 曹泽毅.中华妇产科学［M］.3 版.北京：人民卫生出版社 2014, 2262 - 2308: 2316 - 2433.

［9］ 张惜阴.实用妇产科学［M］.2 版.北京：人民卫生出版社, 2003: 75.

［10］ 曹泽毅.中国妇科肿瘤学［M］.北京：人民军医出版社, 2011: 287 - 320.

［11］ 连利娟.林巧稚妇科肿瘤学［M］.4 版.北京：人民卫生出版社, 2006: 431 - 478, 638 - 697.

［12］ 石一复.葡萄胎、绒毛膜癌及相关疾病［M］.北京：人民军医出版社, 2006: 9 - 20, 87 - 69.

［13］ 向阳.宋鸿钊滋养细胞肿瘤学［M］.3 版.北京：人民卫生出版社, 2011: 144 - 183.

［14］ 谢幸, 苟文丽.妇产科学［M］.8 版.北京：人民卫生出版社, 2013: 334 - 343.

［15］ 曹冬焱, 向阳, 杨秀玉, 等.非妊娠性绒毛膜 17 例临床分析［J］.中华妇产科杂志, 2003, 38: 284 - 286.

［16］ 王永学, 潘凌亚, 黄专芳, 等.卵巢甲状腺肿 68 例临床分析［J］.中华妇产科杂志, 2014, 49: 451 - 454.

［17］ 孙田春, 张蓉, 季斌, 等.原发性卵巢类癌 6 例及文献复习［J］.中国肿瘤临床, 2009, 36: 375 - 380.

［18］ 曹智.性腺母细胞瘤［J］.四川肿瘤防治, 2006, 19: 220 - 223.

［19］ 李林, 吴今英, 张蓉, 等.原发卵巢小细胞癌临床病理特点及预后分析（附 4 例报告文献复习）［J］.中国肿瘤临床, 2014, 4: 589 - 592.

［20］ 扬佳欣, 沈铿, 孙智晶, 等.原发性卵巢小细胞癌六例临床分析［J］.中华妇产科杂志, 2006, 41: 483 - 484.

［21］ 石一复.我国 10 288 例卵巢恶性肿瘤的分类及组织学类型［J］.中华妇产科杂志, 2002, 37: 97 - 100.

［22］ 杨明珠, 李亚军, 王文素.绝经后子宫内膜增厚人群子宫内膜癌相关因素探讨［J］.中日友好医院学报, 2015, 29: 166 - 172.

［23］ 杨曦, 廖秦平, 吴成, 等.子宫内膜细胞学检查在子宫内膜癌筛查中的应用［J］.中华妇产科杂志, 2013, 48: 884 - 890.

［24］ 魏丽惠.关于子宫内膜癌筛查的思考［J］.中国计划生育与妇产科, 2015, 7: 26 - 28.

［25］ 李小毛, 杨晓辉, 叶辉霞, 等.早期子宫内膜癌患者腹水细胞学检查阳性的危险因素及其对预后的影响［J］.实用妇产科杂志, 2015, 31: 591 - 595.

［26］ 杨晓辉, 李小毛.发病年龄对子宫内膜癌预后的影响［J］.广东医学, 2015, 36: 1033 - 1036.

［27］ 王佳, 李小毛.保留卵巢对年轻早期子宫内膜癌患者预后影响的荟萃分析［J］.中华妇产科杂志, 2015, 11: 602 - 607.

［28］ 张燕燕.晚期子宫内膜癌的治疗进展［J］.实用癌症杂志, 2013, 28: 327 - 329.

［29］ 李春梅, 罗颖, 毛邱娜, 等.宫腔镜电切术联合孕激素对早期子宫内膜癌保留生育功能治疗 8 例分析［J］.实用妇产科杂志, 2013, 29: 224 - 226.

［30］ 吴飞, 范丽梅, 许智光, 等.子宫内膜癌患者术后应用性激素补充治疗的安全性荟萃分析［J］.中华医学杂志, 2016, 96: 53 - 57.

［31］ 徐珍, 彭芝兰, 曾俐琴, 等.358 例子宫内膜癌手术方式及影响预后的危险因素分析［J］.实用妇产科杂志, 2015, 31: 274 - 277.

第十三章 · 女性不孕症的评估与处理

邵红芳　戴钟英

生殖繁衍后代是生物的本能要求，人类能生育是正常现象，而不孕症是一组多病因导致的生育障碍状态，是育龄夫妇生殖不良健康的原因之一。在社会高度发展的今天，不孕症是一种影响男女双方的复杂问题，甚至是影响家庭、社会的不安定因素，因此应该对不孕症进行必要的关注。

不孕症的发病率因国家、民族和地区不同存在差异，我国

不孕症的发病率为 $7\%\sim10\%$，世界卫生组织对发达国家的不孕不育发病情况进行统计，结果显示有高达 15% 的育龄夫妇受到不孕症的困扰。虽然目前尚缺乏能反映我国育龄夫妇不孕不育发病情况的可靠数据，但该症发病率高、影响人数多、范围广是毋庸置疑的，这足以引起医学界和社会的注意。

正常受孕与妊娠是一个复杂的连续过程，其中任何一种因素的异常都有可能导致不孕症。正常妊娠需要以下几个重要环节：① 男性精液的质量正常，包括精子数量、活动力、畸形率、精液的黏滞度。② 女性卵巢功能正常，可以接受垂体激素的指令正常地排卵。③ 正常的输卵管，包括输卵管通畅、肌层有良好的蠕动功能、输卵管上皮细胞的纤毛有良好的活动功能。④ 正常的子宫内膜，子宫形态正常，子宫内膜的组织学正常，在卵巢激素的作用下子宫内膜同步发育，为受精卵做好着床的准备，并允许受精卵在子宫腔内着床发育成长。⑤ 母体的内环境正常，有关生殖免疫功能与内分泌功能会影响胚胎的着床与成长发育。

一、定 义

有正常性生活的夫妇无避孕措施至少 12 个月而未怀孕，称为不孕症。不孕症可分为原发性和继发性两大类，既往无避孕从未有过妊娠史为原发性不孕；既往有过妊娠史，而后无避孕连续 12 个月未孕者称为继发不孕。

二、病 因

不孕原因主要有女方因素、男方因素及不明原因。

(一) 女方不孕因素

1. 输卵管与盆腔因素 · 约占不孕不育症病因的 35%，包括以下内容。

(1) 输卵管病变：慢性输卵管炎由淋病奈瑟菌、结核分枝杆菌、沙眼衣原体等感染引起输卵管伞端粘连闭锁或输卵管黏膜破坏，使输卵管不全、完全阻塞或积水导致不孕。

(2) 盆腔病变：盆腔炎、子宫内膜异位症、结核性盆腔炎等均可以局部或广泛的疏松或致密粘连，造成盆腔和输卵管功能和结构的破坏。

(3) 子宫内膜异位症：其典型症状为慢性盆腔痛和不孕，其具体发病机制目前尚不完全清楚，可能由盆腔与子宫腔免疫机制紊乱导致排卵、输卵管功能、受精、黄体生成与子宫内膜容受性及盆腔粘连等机械性因素等多个环节对妊娠产生影响。

(4) 子宫因素：如子宫肌瘤，包括黏膜下肌瘤、体积较大影响宫腔形态的肌壁间肌瘤可影响胚胎着床而影响妊娠。另外，子宫内膜病变以子宫内膜息肉、粘连、炎症等多见。近年来随着人工流产及宫腔手术操作的增加，造成子宫内膜损伤后子宫内膜粘连封闭，导致受精卵难以着床。如果造成子宫内膜基底层不可逆的损伤，将是临床处理非常棘手的一大难题。

(5) 生殖器肿瘤：如有内分泌功能的卵巢肿瘤造成持续无排卵而影响妊娠，生殖器发育畸形如子宫畸形（纵隔子宫和双角子宫较为常见）、先天性输卵管发育异常也能引起不孕和流产。

2. 排卵障碍 · 占 $25\%\sim35\%$。有些排卵障碍的病因是持久存在的，有的则是动态变化，不能作为唯一的、绝对的和持久的病因进行界定。主要原因如下。

(1) 多囊卵巢综合征（polycystic ovarian syndrome，PCOS）：是卵巢性不排卵中最常见的病因，以持续不排卵和高雄激素血症为主要表现，并伴有多毛、肥胖、高雄激素、胰岛素抵抗及不孕。

(2) 卵巢早衰（premature ovarian insufficiency，POI）：指的是妇女在 40 岁之前发生闭经并伴有促性腺激素升高。可分为：① 特发性 POI，最常见者，无明确原因，染色体核型为正常，测不到自身免疫抗体。腹腔镜检查可见双侧卵巢萎缩。② 性腺发育不全性，常表现在 25 岁前即闭经，其染色体核型有一半左右患者可为异常（45，X/46，XX，Xp－、Xq－及 47，XXX），此类患者大部分第二性征发育不良，卵巢呈条索状，体积小，卵泡少或缺如。③ 自身免疫性，很多自身免疫性疾病可引起 POI，最常见的是桥本甲状腺炎，也可以见于系统性红斑狼疮、类风湿关节炎、克罗恩病等，在患者血中可以检测到各种器官的特异性自身免疫抗体，该类患者的卵巢活检中可见淋巴细胞浸润。④ 医源性，临床常见于放疗、化疗、卵巢肿瘤剥除术残余卵巢组织过少等均可导致 POI。⑤ 其他原因，女性幼年时感染流行性腮腺炎可破坏卵巢组织，严重的盆腔粘连、双侧输卵管切除术等均可在一定程度上影响卵巢储备功能。

(3) 高催乳素血症：原因有很多。① 常见的是垂体微腺瘤（<1 cm）或垂体巨腺瘤（>1 cm），另有脑垂体病变如空蝶鞍综合征、颅咽管瘤等；② 可由于甲状腺功能减退、肾上腺功能减退、多囊卵巢综合征等伴发高催乳素血症；③ 可由于药物包括卵巢类固醇激素、抗癫痫药、抗抑郁药等也会引起高催乳素血症等。其主要症状表现为泌乳、月经失调或闭经、不孕、血催乳素升高，同时伴有原发疾病的相应表现，如垂体或颅内肿瘤产生压迫时可有头痛、头胀、视力模糊或视野缺失，伴有 PCOS 时可有肥胖、多毛等。

(4) 促性腺激素（gonadotropins，Gn）异常性闭经：可分为低 Gn、正常 Gn、高 Gn 性闭经（具体详见闭经章节）。

(二) 男方不育因素

此方面因素占 $30\%\sim40\%$，随着环境污染、不良生活方式（饮食习惯、吸烟、酒精、压力、违禁药品等）、慢性疾病等因素使得男方因素所占的比例越来越高，主要是生精障碍与输精障碍。

1. 精液异常 · 性功能正常，先天或后天原因导致精液异常，表现为无精、弱精、少精、精子发育停滞、畸精症等。在男性不育患者中染色体异常的发病率约为 5%，少精子症男性中发病率为 $5\%\sim10\%$，无精子症男性中发病率高达 $15\%\sim20\%$，常见的染色体异常可以是结构异常（如缺失、重复、易位、倒位等）或数量异常（如三体、四体、非整倍体等），包含了性染色体异常（如克兰费尔特综合征：47，XXX）或常染色体异常（相互易位和罗伯逊易位）。另外某些药物如：抗生素、抗高血压药可以干扰精子的生成，西咪替丁、螺内酯、红霉素、硝苯地平及促合成代谢的药物可以影响精液的质与量。

2. 性功能异常 · 外生殖器发育不良或勃起障碍、不射精、逆行射精等，使精子不能正常射入阴道内，均可造成男性不育。某些 α 肾上腺素能拟似药物如酚妥拉明、甲基多巴、利血平可以导致射精功能异常，β受体阻滞剂可以导致阳痿。

3. 免疫因素·精子作为一种抗原可以影响细胞的免疫系统，在男性生殖道免疫屏障被破坏的情况下，精子、精浆在体内产生抗精子抗体，使射出的精子产生凝集而不能穿过宫颈黏液。5%～10%的不育症男性存在精子的自身免疫反应。

（三）不明原因不孕

属于男女双方均可能存在的不孕因素，占不孕病因的10%～20%，是一种生育力低下的状态，可能的病因包括免疫性因素、潜在的卵母细胞质量异常、受精障碍、隐性输卵管因素、胚胎植入失败、遗传缺陷等因素，只是应用目前的检测手段无法确诊。近年来随着生殖免疫深入研究表明，在复发性流产（recurrent spontaneous abortion，RSA）中存在自身免疫性 RSA 与同种免疫性 RSA。

1. 自身免疫型 RSA·包括：① 组织非特异性自身抗体产生，如抗心磷脂抗体、抗核抗体、抗 DNA 抗体等。② 组织特异性自身抗体产生，如抗精子抗体、抗甲状腺抗体。

2. 同种免疫型 RSA·包括：① 固有免疫紊乱，包括自然杀伤细胞数量及活性升高、巨噬细胞及树突状细胞功能异常、补体系统异常等。② 获得性免疫紊乱，包括封闭抗体异常、T 淋巴细胞和 B 淋巴细胞异常、辅助性 T 淋巴细胞细胞因子（Th1/Th2）异常等。

如抗心磷脂综合征是一种非炎症性自身免疫性疾病，以体内产生大量的抗心磷脂抗体为主要特征，临床表现为动静脉血栓形成、病理妊娠、血小板计数减少等，是 RSA 最为重要而且可以治疗的病因。此外，临床上还有继发性与系统性红斑狼疮或类风湿关节炎等的自身免疫性疾病，称为继发性抗磷脂抗体综合征（APS）。

关于甲状腺自身抗体阳性与流产的关系，目前已有大量循证医学证据证明两者有显著相关性。有研究发现，RSA 患者的甲状腺抗体阳性率显著增高，其他研究也发现，甲状腺自身抗体阳性妇女的 RSA 发生率增高。

三、检查方法

不孕可能是男女一方的问题，但有时往往双方都有缺陷，因此通过男女双方全面检查找出不孕原因是诊断不孕症的关键。男方病史采集、体格检查与精液检查是首选的检查项目，对女方应做以下检查内容。

（一）是否排卵的检测

1. 基础体温监测·这是确定是否排卵最简易可行的办法，基础体温监测需要持续 3 个月经周期，一般情况下排卵日体温是基础体温最低的一日，第 2 日体温即上升 0.2～0.3℃，以后持续 12～14 日。周期性连续的基础体温测定可以大致反映有无排卵和黄体功能，但不能作为独立的诊断依据，可结合其他排卵监测方法辅助使用。

2. 宫颈黏液检查·宫颈黏液的变化受卵巢类固醇激素的影响，排卵期随雌激素水平逐渐增高，宫颈黏液也逐渐增多，黏度逐渐降低；排卵前宫颈口松开，黏液发亮透明，拉力强，黏性最低，利于精子透过；排卵后，受孕激素的影响，黏液分泌量减少，质变稠，拉力差。此检查曾以评分法判别是否排卵，但因方法比较烦琐而且不够准确，临床上已少用。

3. 血孕酮的测定·卵巢类固醇激素的分泌呈周期性改变，正常月经周期的黄体期，血中孕激素水平会明显升高，如血孕酮＞16 nmol/L(5 ng/ml)可视为有排卵。

4. B 超监测卵泡·月经周期规律的妇女，一般在月经周期第 12 日开始监测有无优势卵泡发育（＞13 mm），之后间隔 2～3 日继续监测卵泡是否成熟（卵泡直径达 18～22 mm），2～3 日后监测卵泡有无排出。一般建议阴道超声检查，检查内容同时包括：子宫大小和形态、肌层回声、子宫内膜的厚度与分型。

（二）输卵管通畅与子宫形态的检查

1. 输卵管通液·在消毒情况下通过宫颈向宫腔内注射生理盐水以了解输卵管是否通畅，此方法不够准确，故临床意义不是很大。

2. 子宫输卵管 X 线造影·用 40%碘化油或 66%泛影葡胺行子宫输卵管造影，观察造影剂注入子宫和输卵管的动态变化，注意宫腔形态、位置，注意输卵管走行、形态、位置，以及盆腔内造影剂弥散情况。对输卵管结核及子宫内膜结核的诊断有很好的效果。

3. 子宫输卵管超声造影·用通过向宫腔注射全氟丙烷人血白蛋白微球注射液（雪瑞欣），可在超声下观察子宫的形态与占位，同时观察输卵管的通畅情况。

4. 宫腔镜检查·观察子宫形态、内膜的色泽和厚度，双侧输卵管开口、是否有宫腔粘连、畸形、息肉、黏膜下肌瘤等病变。联合腹腔镜同时输卵管插管通液，了解输卵管的通畅情况。宫腔镜下同时可以行子宫内膜诊刮，以便于了解是否存在子宫内膜炎症（如结核等）、子宫内膜病变。

5. 腹腔镜检查·可与宫腔镜检查同时进行，用于盆腔情况的检查诊断，直视下观察子宫附件的大小形态及有无盆腔粘连。可以同时进行粘连分解术和内膜异位灶电灼术等。输卵管通液试验可在直视下观察输卵管的形态、通畅度及周围有无粘连。

6. 染色体检查·可了解夫妇双方性染色体数目与形态有无异常、常染色体数目与形态及结构有无异常，便于发现某些家族遗传性疾病或习惯性流产的原因所在。

四、不孕症的处理

不孕与年龄的关系，是不孕最重要的因素，选择恰当治疗方案应充分评估女性卵巢的生理年龄、治疗方案合理性和有效性，以及其性能价格比。治疗原则尽量采取自然、安全、合理的治疗方案。首先应改善生活方式，对体重超重者应减轻体重至少 5%～10%；对体质瘦弱者，纠正营养不良和贫血；戒烟、戒毒、不酗酒；掌握性知识，了解自己的排卵规律，性交频率适中，以增加受孕机会。同时纠正内分泌紊乱（高雄激素血症、胰岛素抵抗、高催乳素血症等），生殖免疫治疗目前越来越引起关注。对不孕症的治疗应根据诊断的病因进行。

（一）治疗生殖道器质性病变

1. 输卵管成形术·对输卵管不同部位阻塞或粘连，可行腹腔镜输卵管造口术、整形术、吻合术及输卵管子宫移植术，以达到输卵管再通的目的。手术效果取决于输卵管伞端组织的完整程度及输卵管黏膜功能有无破坏。对较大的输卵管积水，目前治疗观点主张切除或结扎，阻断炎性积水对子宫内膜环境的干扰与对胚胎的化学毒性作用，为辅助生殖技术创造条件。

2. 肿瘤·对于有内分泌功能的卵巢肿瘤可影响卵巢排卵,应予以切除;性质不明的卵巢肿瘤,应尽量于不孕症治疗前得到诊断,必要时手术探查,根据快速病理诊断考虑是否进行保留生育能力的手术。

3. 子宫病变·子宫肌瘤、子宫内膜息肉、子宫纵隔、子宫腔粘连等如果影响宫腔环境,干扰受精卵着床和胚胎发育,可行宫腔镜下切除、粘连分离或矫形手术。

4. 子宫内膜异位症·首诊应进行腹腔镜诊断和治疗,对于复发性内异症、卵巢功能明显减退的患者,慎重手术。对中重度病例可直接考虑辅助生殖技术。

5. 生殖系统结核·对于活动性结核应行抗结核治疗,用药期间应采取避孕措施。因盆腔结核多累及输卵管和子宫内膜,多数患者需借助辅助生殖技术妊娠。

(二)诱导排卵

应用药物或手术的方法诱发卵巢的排卵功能,诱导单卵泡或少数卵泡发育,其应用的对象多有排卵障碍,具体见本篇第十四章。

(三)辅助生殖技术

辅助生殖技术(assisted reproductive techniques,ART)指在体外对配子与胚胎采用显微操作技术,帮助不孕夫妇受孕的一组方法,包括人工授精、体外受精及其衍生技术等,具体见本篇第十四章。

辅助生殖技术因涉及伦理、法规和法律问题,需要严格管理和规范。同时新技术蓬勃发展,如血浆置换、核移植、治疗性克隆和胚胎干细胞体外分化等胚胎工程技术的进步,必将面临伦理和法律问题新的约束和挑战。

参考文献

[1] 谢幸,苟文丽.妇产科学[M].北京:人民卫生出版社,2013:369-373.
[2] 中华医学会.临床技术操作规范:辅助生殖技术和精子库分册[M].北京:人民军医出版社,2010:3-4,8.
[3] 陈家伦.临床内分泌学[M].上海:上海科学技术出版社,2011:863-868.
[4] Papanikolaou EG, Pozzobon C, Kolibianakis EM, et al. Incidence and prediction of ovarian hyperstimulation syndrome in women undergoing gonadotropin-releasing hormone antagonist in vitro fertilization cycles[J]. Fertil Steril, 2006, 85:112-120.
[5] Broekmans FJ, Fauser BCJM. Female infertility: evalution and management[M]//Jameson JL, De Groot LJ, De Kretser DM, et al. Endocrinology: adult and Pediatric. 7th ed. Philadelphia: WB Saunders, 2016:2260-2274.
[6] Cavallini G, Beretta G. 男性不育症的临床管理[M].陈向锋,刘凯峰,彭靖,张国辉,译.上海:上海科学技术出版社,2017:52.

第十四章·诱导排卵与辅助生殖

龙晓宇 黄锇 乔杰

第一节·诱导排卵

诱导排卵(ovulation induced,OI)是指应用药物或手术的方法诱发卵巢的排卵功能,一般以诱导单卵泡或少数卵泡发育为目的,其应用的对象本身多有排卵障碍。超促排卵又称控制性卵巢刺激(controlled ovarian stimulation, COS),指以药物手段在可控制的范围内诱发多卵泡的发育和成熟,其应用的对象本身多有正常的排卵功能。

一、促排卵治疗的适应证

(一)无排卵性不孕症(包括 WHO I 型排卵障碍和 WHO II 型排卵障碍)

世界卫生组织把排卵障碍分为3型:I型,无内源性雌激素产生,FSH低下或者正常,患者可以有低水平或正常水平的E_2,而月经稀发者只与正常的雌激素有关。低雌激素结合低促性腺激素水平提示下丘脑-垂体水平中枢来源的疾病。这类排卵障碍占不孕症女性不到10%,被称为WHO I型,是中枢性闭经的特殊类型。II型,有内源性雌激素产生,卵泡刺激素(FSH)、催乳素和雌激素水平基本正常,多见于多囊卵巢综合征等排卵障碍性疾病,80%~90%排卵障碍的女性为这种类型。III型,为高促性腺激素性性腺功能低下,FSH升高,雌激素很低,如卵巢功能衰竭,占不孕症女性的5%和普通女性人群的1%~2%。排卵功能障碍中适合进行促排卵治疗的是WHO I型排卵障碍和WHO II型排卵障碍。

(二)黄体功能不足

有研究认为诱导排卵可以改善黄体功能不足女性的生育能力,然而这一观点尚存在争议。部分研究证实,可以通过"诱导排卵策略",利用诱导排卵的药物,改善卵泡质量和数量,治疗黄体功能不足,从而提高生育力。

(三)其他

如配合宫腔内人工授精治疗的卵巢刺激,或者不明原因不孕症、轻型子宫内膜异位症等。

二、常用诱导排卵药物的原理及用法

(一)克罗米芬

治疗排卵障碍使用最广泛的抗雌激素制剂是枸橼酸克罗米芬(clomifene,氯米芬,CC)是一种人工合成的雌激素衍生物,化学名为:N,N-二乙基-2-[4-(1,2-二苯基-2-氯乙烯基)苯氧基]乙胺枸橼酸盐。19世纪60年代首次人工合成以来,作为非甾体制剂,用于促排卵治疗,廉价、安全、方便、有效,现成为应用最广泛的促排卵药。克罗米芬结构与雌激素类似,与体内的雌激素受体竞争性结合,直接作用下丘脑促性腺激素释放激素(gonadotropin releasing hormone, GnRH)神经元,抑制雌激素对下丘脑和垂体的负反馈作用,诱导下丘脑分泌GnRH,通过下丘脑-垂体-卵巢轴的作用,使垂体促性腺激素(gonadotropin,Gn)分泌增多,增加卵泡刺激素(FSH)和黄体生成素(LH)的分泌,促进卵泡的生长、发育、成熟和排卵。

克罗米芬的适应证为下丘脑-垂体-卵巢轴完整的排卵障碍性不孕症，是此类患者的一线治疗药物。在早到中卵泡期口服克罗米芬，可引起内源性血清 FSH 水平上升，从而促进卵泡生长。这种 FSH 的上升伴随有相似的血 LH 水平升高。克罗米芬常规起始剂量为 50 mg/d，从自然月经周期或孕激素撤退性出血的第 5 日起，连用 5 日；阴道超声监测直至卵泡成熟排出。若排卵失败或不排卵，则重复上述促排卵治疗。如果无成熟卵泡，下一月经周期则将促排卵药物剂量增加 50 mg。研究表明，剂量超过 150 mg/d，并不能提高患者排卵率，患者每日最大剂量不超过 250 mg/d，在治疗周期中总剂量不大于 750 mg。排卵障碍的患者接受克罗米芬促排卵治疗后，排卵率为 60%～85%，妊娠率为 30%～40%。基于 4 项对月经稀发患者用安慰剂对照研究的 meta 分析显示，克罗米芬排卵和妊娠的比值比分别为 6.8 和 4.2。

克罗米芬排卵率为 60%～80%，克罗米芬促排卵总体妊娠率为 30% 以上，大约有 20% 妊娠患者可能存在自然流产。目前一致认为，如果克罗米芬 150 mg/d 连续治疗 3 个周期，仍无卵泡发育或不排卵，考虑为克罗米芬抵抗。如果经过 6 个促排卵治疗周期仍未妊娠，则不建议继续使用克罗米芬促排卵。为什么部分患者经克罗米芬治疗后有排卵但未受孕？其原因包括患者选择、治疗方案和其他造成生育力低下的因素存在。此外，对生殖道的抗雌激素效应也是原因之一。研究报道，克罗米芬对输卵管运输功能、宫颈黏液性状及子宫内膜有不良影响。

克罗米芬半衰期长，5～7 日，能阻断雌激素对下丘脑的正反馈，使 LH 峰不能及时形成，造成排卵推迟甚至形成黄素化囊肿（luteinized unruptured follicle，LUF）。同时，克罗米芬与中枢性雌激素受体（estrogen receptor，ER）结合后被清除所需的时间较长，克罗米芬诱导卵泡生长后产生的雌激素不能负反馈抑制下丘脑-垂体，持续性高水平的 FSH 使得多个卵泡生长，导致多胎妊娠及卵巢过度刺激综合征（ovarian hyperstimulation syndrome，OHSS）。克罗米芬直接作用于子宫内膜，竞争占据子宫内膜的 ER，降低雌激素靶器官对雌激素的敏感性，导致雌激素不能充分发挥效应，抑制子宫内膜生长，影响受精卵的着床，降低了患者妊娠率；同时克罗米芬抑制雌激素对孕激素发挥作用，引起黄体功能不全，使分泌期子宫内膜发育不良，导致胚胎和内膜发育不同步，影响胚胎着床和早期发育。克罗米芬还与宫颈 ER 结合，使宫颈处于低雌激素水平，宫颈黏液量少，黏稠，不利于精子穿透，降低患者妊娠率。

（二）来曲唑

来曲唑（letrozole）是人工合成的三苯三唑类衍生物，化学名 1-[双（4-氰基苯基）甲基]-1,2,4-三氮唑，归类于高特异性的非甾体类第三代芳香化酶抑制剂。芳香化酶抑制剂最初是应用于晚期乳腺癌的治疗，来曲唑是美国 FDA 批准的治疗绝经后辅助治疗乳腺癌的药物。药物说明书中适应证并不包括促排卵，自 2000 年 Mitwally 和 Casper 首次报道来曲唑在无排卵的多囊卵巢综合征（PCOS）患者及枸橼酸氯米芬（Clomiphene citrate，CC）抵抗患者中具有和 CC 相似的促排卵作用后，其促排卵作用逐渐被生殖领域医师重视。来曲唑代谢快，口服后，很快在胃肠道被完全吸收，1 h 后达到最高血清浓度，绝对生物利用率可达到 99.9%，血浆浓度半衰期为 2 日，早卵泡期给药时，来曲唑能减少雌激素对垂体-下丘脑轴

的反馈，从而导致促性腺激素分泌增加。目前是 PCOS 患者首选的促排卵药物。

来曲唑可能的作用机制如下：① 芳香化酶是雄激素向雌激素转化过程中的限速酶，来曲唑能与内源性底物竞争芳香化酶位点，可以阻断 98% 以上的芳香化酶活性，进而抑制雌激素的合成。外周血雌激素水平的下降，解除了雌激素对下丘脑/垂体的负反馈抑制，促进内源性促性腺激素分泌增加，从而刺激卵泡的发育。来曲唑代谢快，半衰期仅 45 h，一般经 5 个半衰期（10 日）后可被人体完全清除，这样卵泡发育后雌激素水平迅速恢复，抑制了 FSH 的大量分泌，优势卵泡的生长及小卵泡的闭锁得以正常进行，降低了多胎妊娠的风险及 OHSS 的发生，保证单个卵泡的生长和排卵。② 来曲唑通过阻断雄激素底物向雌激素的转化，使卵巢内雄激素短暂富集，增加早卵泡期 FSH 受体的表达，进而增加卵泡对 FSH 的敏感性，扩大 FSH 效应，促进卵泡发育。此外，卵巢内蓄积的雄激素可刺激胰岛素样生长因子及多种内分泌、旁分泌因子的表达，协同 FSH 促进卵泡的生长。③ 来曲唑通过降低血液和外周靶组织中的雌激素水平，上调子宫内膜上的雌激素受体，进而增加子宫内膜对雌激素的敏感性，促进子宫内膜上皮和基质的迅速增殖，提高子宫血流量和内膜厚度，最终实现内膜生长和卵泡发育同步。

来曲唑促排卵的效果及优势已得到国内外学者认可，但其最佳用药方案及使用剂量仍在探讨。目前临床上使用较多的是早卵泡期开始服药的连续用药方案，包括 2.5 mg/d、5.0 mg/d 或 7.5 mg/d，从月经第 3～5 日开始，连续使用 5 日，3 种剂量均有效。2005 年，Mittally 等提出了来曲唑的单剂量用药方案，发现月经第 3 日单次口服来曲唑 20 mg 与 2.5 mg/d 连用 5 日的方案相比，在子宫内膜厚度、优势卵泡数目、排卵率和妊娠率方面效果相似。

（三）促性腺激素类（Gn）

外源性促性腺激素可成功治疗抗雌激素药物诱导排卵失败的 WHO Ⅱ 型排卵障碍患者，自 1958 年以来已被广泛用于治疗无排卵性不孕症患者。重组促性腺激素的开发也提供了机会来更清楚地阐述卵巢 E_2 合成的生理学。在进一步的卵泡发育过程中，LH 和 FSH 发挥协同作用。LH 激活卵泡膜细胞内细胞色素 P450 侧链裂解酶和 3β-羟类固醇脱氢酶的活性将胆固醇转化为雄烯二酮（AD）和睾酮（T）。FSH 诱导颗粒细胞内芳香化酶的活性将 AD 和 T 转化为雌酮和 E_2。从胆固醇合成雌激素有两种细胞（颗粒细胞和卵泡膜细胞）和两种激素（LH 和 FSH）参与，称为"两细胞-两促性腺激素学说"。除了激活芳香化酶活性外，FSH 还可诱导 LH 受体，进一步增加颗粒细胞的 FSH 受体形成，促进 DNA 和蛋白质的合成。无排卵患者治疗的临床观察也支持此观点。

最近的研究已证实，LH 影响卵泡发育和妊娠的安全性及所需剂量。已确定 0.5～1 U 的起始水平足以对卵泡膜细胞提供最大刺激。主要包括 HCG、FSH 及 HMG。

（1）HCG：化学结构和生物活性与 LH 相似，当卵泡成熟时用其模拟 LH 峰。由于其半衰期长，作用持久，常用于黄体支持。

（2）FSH：包括从绝经后女性尿液中提取并纯化的尿源性 FSH（uFSH）及通过基因重组工程获得的重组 FSH

（rFSH）。rFSH 较 uFSH 纯度更高，出现过敏反应等副作用更少，因而临床上应用更广泛。

（3）HMG：从绝经后女性尿液中提取，每支 HMG 含 LH 和 FSH 各 75 U。

Gn 的使用方法需根据年龄、卵巢储备功能及病因而定。一般于月经第 5 日开始，每日肌内注射 75～100 U，在此过程中根据卵泡监测结果调整用量，当出现优势卵泡直径＞18 mm 时，肌内注射 HCG 5 000～10 000 U 诱发排卵。

此外，Gn 可联合 CC 及 LE 使用。

（四）促性腺激素释放激素类似物

1. GnRH 激动剂（GnRH - a）· GnRH - a 给药后可激发 Gn 高峰，同时与 GnRH 受体紧密结合造成受体降调节，脉冲式分泌消失，使垂体处于去势状态，避免 LH 峰提前出现。此时，再应用 Gn 诱导多个卵泡同步发育，以获取多个卵泡供 IVF 使用。GnRH - a 常与 HMG、FSH 及 HCG 联合使用诱导排卵。常用的药物包括戈那瑞林、亮丙瑞林、曲普瑞林等。

2. GnRH 拮抗剂（GnRH - ant）· 由于结构特性，GnRH - ant 与 GnRH - a 相比，与 GnRH 受体亲和力更高。GnRH - ant 通过竞争性与 GnRH 受体结合阻断内源性 GnRH 的释放，从而调控内源性 Gn 的释放。临床上，GnRH - ant 主要用于 IVF 的超促排卵中，常用药物包括西曲瑞克和阿倍瑞克等。

（五）其他

除上述常规的促排卵药物外，也有联合应用 Gn 和生长激素（GH），可增加卵巢对 Gn 的反应性，减少 Gn 的用量，改善子宫内膜容受性，提高卵子质量，进而提高成功率。然而，关于 GH 的剂量、使用方式及确切疗效还有待一步研究明确。

有研究报道，二甲双胍作为一种促排卵药物，可改善胰岛素的敏感性，降低 LH 及总睾酮和游离睾酮的浓度，增加 FSH 和性激素结合球蛋白水平。推荐二甲双胍 500 mg/d，口服，7～10 日后可增加至每次 500 mg，一日 3 次。也可根据反应，调整为每次 1 000 mg，一日 2 次。治疗的最佳持续时间仍不清楚，但许多研究报道，使用 2～4 个月才有效。有研究表明二甲双胍可以降低妊娠期糖尿病、先兆子痫和早产等妊娠并发症的发生，但大部分是小样本和非随机化研究。二甲双胍在 PCOS 患者妊娠期的疗效仍需进一步研究。

此外，口服避孕药（OC）也有用于 CC 抵抗者，小剂量阿司匹林的使用也被发现可改善成功率，但目前证据仍不充分。

第二节 · 辅助生殖技术

辅助生育技术（assisted reproductive techniques，ART）广义上是指各种帮助不孕夫妇妊娠的技术，主要包括人工授精、体外受精-胚胎移植及其衍生技术等。

一、人工授精

人工授精（artificial insemination，AI）是指不通过性交活动，而是通过人工方法将精子注入女性生殖道内使其受孕的一种技术。包括使用丈夫精液人工授精（artificial insemination with husband sperm，AIH）和供精者精液人工授精（artificial insemination by donor，AID）。女方需要具备至少一条通畅的输卵管、发育正常的卵泡。人工授精可以在自然周期或促排卵周期进行，但如果有超过 3 个优势卵泡发育，可能增加多胎妊娠的发生风险，应取消本周期。

1. 夫精人工授精· 可分为阴道及宫颈管内人工授精和宫腔内人工授精。前者适用于女方正常，男方精液正常，但由于某种因素（如性功能障碍）导致不能性交者。而后者在临床上更多见，适用于男性少精弱精症、不明原因不孕、宫颈因素及免疫因素不孕的夫妇。将精液洗涤，上游法处理，去除精浆，吸取 0.3～0.5 ml 精子悬浮液，在女方排卵期间，通过导管经宫颈管注入宫腔内授精。

2. 供精人工授精· 供精人工授精是将供精者的冷冻精液经复苏处理后注入女性生殖道内使之受孕的技术。适用于不可逆的无精子症、男方或家族有不宜生育的严重遗传病、母儿血型不合不能得到存活的新生儿。因接受供精人工授精意味男性放弃生育权，涉及许多伦理问题，故需夫妻双方申请且充分知情并签署协议书才能进行。妊娠结局及子代情况应严格随访，向精子库及时反馈，为避免子代近亲结婚，规定每一位供精者的冷冻精液最多只能使 5 名妇女受孕。授精方式同前述，可分为阴道及宫颈管内人工授精和宫腔内人工授精。

二、体外受精-胚胎移植

体外受精-胚胎移植（in vitro fertilization and embryo transfer，IVF - ET）技术指从女性卵巢内取出卵子，在体外与精子发生受精并培养 3～5 日，再将发育到卵裂期或囊胚期阶段的胚胎移植到宫腔内，使其着床发育成胎儿的全过程。因为受精过程发生在体外"试管"中，故俗称为"试管婴儿"。

1. 适应证· ① 输卵管性不孕症，包括双侧输卵管阻塞、输卵管缺如、严重盆腔粘连或输卵管手术史等输卵管功能丧失等；② 男性少、弱精子症；③ 排卵障碍；④ 子宫内膜异位症；⑤ 不明原因不孕。

2. 禁忌证· ① 男女任何一方患有严重的精神疾病、泌尿生殖系统急性感染、性传播疾病；② 患有《母婴保健法》规定的不宜生育且目前无法进行产前诊断或胚胎植入前遗传学诊断的遗传性疾病；③ 任何一方具有吸毒等严重不良嗜好；④ 双方之一接触致畸量的射线、毒物、药物并处于作用期；⑤ 女方子宫不具备妊娠功能或严重躯体疾病不能承受妊娠。

3. 步骤· IVF - FT 的主要步骤为：药物刺激卵巢促排卵、监测卵泡至发育成熟，经阴道超声介导下取卵，将卵母细胞和精子在模拟体内环境的培养液中受精，受精卵在体外培养箱中继续培养 2～5 日，形成卵裂期胚胎或囊胚，继而进行子宫腔内胚胎移植，并同时使用黄体酮行黄体支持。胚胎移植 2 周后测血 HCG 水平确定妊娠，移植 4～5 周后阴道超声检查确定临床妊娠。

三、卵细胞质内单精子注射

卵细胞质内单精子注射（intracytoplasmic sperm injection，ICSI）是在显微操作系统的帮助下，在体外直接将单个精子注入卵母细胞质内使其受精，然后进行胚胎移植的技术。适应证为严重的少、弱、畸精子症；无精子症经附睾穿刺或睾丸活检取精；既往治疗中受精失败或受精率极低；须行植入前胚遗传学诊断的。

四、胚胎植入前遗传学诊断

植入前胚胎遗传学诊断（preimplantation genetic diagnosis，PGD）是指在体外对胚胎进行遗传学诊断，避免遗传病患儿出生的技术。当胚胎体外培养发育到 6～10 个卵裂球时，通过显微操作技术取 1～2 个卵裂球或者胚胎发育到囊胚期取滋养外胚层细胞，进行细胞或分子遗传学检查，将未携带遗传病的胚胎移植回子宫使女方妊娠，从而避免遗传病患儿的妊娠、出生。适应证是染色体异常的患者或结构异常携带者（包括染色体易位或者倒位等），夫妻一方为性连锁遗传病的患者或携带者，可进行基因诊断的单基因病患者或者携带者。

胚胎植入前遗传学筛查（preimplantation genetic screening，PGS）是指胚胎植入着床之前，对早期胚胎进行染色体数目和结构异常的检测，通过一次性检测胚胎 23 对染色体的结构和数目，分析胚胎是否有遗传物质异常的一种早期产前筛查方法。它适用于复发性流产的患者、反复胚胎种植失败的患者、高龄妇女拟行 IVF 助孕、生育过染色体异常患儿的夫妇。

夫妇在选择 PGD/PGS 周期治疗前，需充分知晓整个过程中的各类风险，涉及常规体外授精的治疗过程、PGD/PGS 技术造成的胚胎活检、冷冻复苏损伤、个别胚胎可能诊断不明、检测后无可移植胚胎、染色体嵌合型胚胎发育潜能的不确定性、无法常规鉴别染色体结构异常的携带者、由于胚胎自身的生物学特性及检测技术的局限性可能导致误诊的风险，以及若获得持续妊娠，需行产前诊断确诊等。

五、辅助生殖技术常见并发症

1. 卵巢过度刺激综合征（OHSS）· OHSS 指诱导排卵药物刺激卵巢后，导致多个卵泡发育、雌激素水平过高及颗粒细胞的黄素化，引起全身血流动力学改变的病理情况，是辅助生殖技术中最常见、最具潜在危险的并发症。据统计，在所有促排卵患者中，轻度 OHSS 的发病率为 20%～33%，中度 OHSS 的发病率为 3%～6%，重度 OHSS 的发病率为 0.1%～2%，妊娠周期中 OHSS 的发病率约为非妊娠周期的 4 倍。据世界卫生组织统计，OHSS 的死亡率在 1/50 000～1/45 000。

OHSS 主要的病理改变为全身血管通透性增加，血液中水分进入体腔，血液成分浓缩，HCG 会加重发病。轻度仅表现为腹部胀满、卵巢增大；重度表现为腹部膨胀，大量腹腔积液、胸腔积液，导致血液浓缩、重要脏器血栓形成和功能损害、电解质紊乱等严重并发症，严重者可引起死亡。治疗原则以增加胶体渗透压扩容为主，防止血栓形成，改善症状为辅。近年来逐渐得到重视的卵巢温和刺激和自然周期的方案，可以显著减少该并发症的发生。研究表明，OHSS 的发生与血管内皮生长因子（VEGF）、肾素-血管紧张素-醛固酮系统（RAAS）、IL-1、IL-2、IL-6、IL-8、TNF-α、组胺、前列腺素、血小板活化因子等细胞因子等关系密切。

OHSS 重在预防，早期识别 OHSS 各种危险因素，并合理判断卵巢对刺激的反应，在此基础上采取干预措施可有效降低 OHSS 的发生风险。轻度 OHSS 具有自限性，可以不做处理，但需要严密观察，停用任何 Gn，以肌内注射或阴道给予黄体酮代替 HCG 的黄体支持。中、重度 OHSS 的患者应收入病房观察治疗，根据情况配以扩容、穿刺治疗、预防血栓等治疗，合并严重并发症，如血栓、ARDS、肾衰竭或多脏器衰竭保守治疗无效时，可考虑终止妊娠。对于并发卵巢囊肿蒂扭转或卵巢破裂者，应尽早手术，并尽可能缩小手术范围；若卵巢无缺血坏死，尽量保留卵巢组织。

2. 多胎妊娠 一次妊娠中同时怀有≥2 个胎儿称为多胎妊娠，包括双胎、三胎和高序多胎妊娠。诱导排卵药物导致的多卵泡发育及多个胚胎移植，致使多胎妊娠发生率高达 30% 以上。多胎妊娠是促排卵及 IVF-ET 过程中的常见并发症之一，称为医源性多胎妊娠。多胎妊娠的自然发生率约为 1∶89。而中华医学会生殖医学分会数据显示，2016 年国内生殖医学中心的多胎妊娠率高达 30%～40%。多胎妊娠的发生对母婴的围生期结局影响很大，增加母婴并发症、流产和早产的发生率，围生儿患病率和死亡率风险。

为了降低 ART 相关的多胎妊娠率，临床上应严格控制促排卵药物的应用指征。此外，对于 IVF-ET 过程中由于移植多枚胚胎导致的多胎妊娠，临床医师应根据患者的实际情况，全面评估患者年龄、健康状况、孕产史、胚胎质量和子宫病理情况，在不影响临床妊娠率的情况下选择最恰当的移植胚胎数，从而降低多胎妊娠发生率。目前国内规范限制移植的胚胎数目在 2～3 个以内，有些国家已经采用了单胚胎移植的概念和技术，减少双胎妊娠，杜绝三胎（含三胎）以上妊娠。

在多胎妊娠早期或中期妊娠过程中行减胎术可以作为改善多胎妊娠结局的补救措施。减胎术包括经阴道减胎术和经腹部减胎术，手术方式及目标胎儿的选择应根据孕妇孕周、健康状况及多胎妊娠类型等进行综合评估。减胎术可降低多胎妊娠早产率和低出生体重儿的发生率，从而改善临床妊娠结局。术后应密切监测母体的凝血功能，防治出血、感染等并发症的发生。

3. 相关肿瘤 促排卵与卵巢癌、乳腺癌和子宫内膜癌的关系目前尚无定论。不孕症患者由于平均妊娠次数少、卵巢持续排卵等原因成为卵巢肿瘤的高发人群。现有研究表明，不孕症可能是卵巢肿瘤发生的独立危险因素，但促排卵药物的使用与卵巢肿瘤发生的相关性目前尚不确切。因此，有必要对应用促排卵药物治疗患者进行长期跟踪随访，对存在肿瘤发病高危因素、癌症家族史、大剂量或长时间促排卵药物应用及出现卵巢持续增大或卵巢囊肿的不孕妇女，更应加强监测，以便及时发现肿瘤并给予治疗。

参考文献

[1] Jelica A, Trnini-Pjevi A, Mladenovi-Segedi L, et al. Comparison of the efficiency of clomiphene citrate and letrozole in combination with metformin in moderately obese clomiphene citrate-resistant polycystic ovarian syndrome patients[J]. Srp Arh Celok Lek, 2016, 144(3-4): 146-150.

[2] Oktem M, Guler I, Erdem M, et al. Comparison of the effectiveness of clomiphene citrate versus letrozole in mild IVF in poor prognosis subfertile women with failed IVF cycles[J]. Int J Fertil Steril, 2015, 9(3): 285-291.

[3] Lee KS, Joo JK, Lee YJ, et al. Clinical outcomes of 3-day or 5-day treatment with clomiphene citrate combined with gonadotropins and a

timed intercourse cycle in PCOS patients[J]. Maturitas, 2015, 81(1)：184.

[4] Homburg R, Hendrisks ML, Konig TE, et al. Clomifene citrate or low-dose FSH for the first-line treatment of infertile women with anovula- tion associated with polycystic ovary syndrome: prospective random rizemultinational study[J]. Human Reprod, 2012, 27(2)：468-473.

[5] Streda R, Mardesic T, Sobotka V, et al. Comparison of different starting gonadotropin doses（50，75 and 100 IU daily）for ovulation induction combined with intrauterine insemination[J]. Arch Gynecol Obstet, 2012, 286(4)：1055-1059.

[6] Reed BG, Ezzati M, Babayev SN, et al. Use of clomiphene citrate in minimal ovarian stimulation cycles negatively impacts endometrial thickness, independent of peak estradiol levels：an argument for a freeze-all approach[J]. Fertil Steril, 2015, 104(3)：e170.

[7] Wallace KL, Johnson V, Sopelak V, et al. Clomiphene citrate versus letrozole：molecular analysis of the endometrium in women with polycystic ovary syndrome[J]. Fertil Steril, 2011, 96(4)：1051-1056.

[8] 刘雷,王颖,杨东明.枸橼酸氯米芬加补佳乐治疗排卵障碍的治疗效果分析[J].中国现代药物应用,2017,11(02)：78-79.

[9] Mitwally MF, Casper RF. Aromatase inhibition improves ovarian response to follicle-stimulating hormone in poor responders[J]. Fertil Steril, 2002, 77(4)：776-780.

[10] Weil SJ, Vendola K, Zhou J, et al. Androgen receptor gene expression in the primate ovary：cellular localization, regulation, and functional correlations[J]. J Clin Endocrinol Metab, 1998, 83(7)：2479-2485.

[11] Mitwally MF, Casper RF. Single-dose administration of an aromatase inhibitor for ovarian stimulation[J]. Fertil Steril, 2005, 83(1)：229-231.

[12] Humaidan P, Nelson S M, Devroey P, et al. Ovarian hyperstimulation syndrome：review and new classification criteria for reporting in clinical trials[J]. Hum Reprod, 2016, 31(9)：1997-2004.

[13] Kasum M, Oreskovic S, Franulic D, et al. Current medical strategies in the prevention of ovarian hyperstimulation syndrome[J]. Acta Clin Croat, 2017, 56(1)：133-142.

[14] Pacchiarotti A, Selman H, Valeri C, et al. Ovarian stimulation protocol in IVF：an up-to-date review of the literature[J]. Curr Pharm Biotechnol, 2016, 17(4)：303-315.

[15] 孙贻娟,黄国宁,孙海翔,等.关于胚胎移植数目的中国专家共识[J].生殖医学杂志,2018,27(10)：940-945.

[16] Siristatidis C, Sergentanis TN, Kanavidis P, et al. Controlled ovarian hyperstimulation for IVF：impact on ovarian, endometrial and cervical cancer — a systematic review and meta-analysis[J]. Hum Reprod Update, 2013, 19(2)：105-123.

[17] Runnebaum IB, Stickeler E. Epidemiological and molecular aspects of ovarian cancer risk[J]. J Cancer Res Clin Oncol, 2001, 127(2)：73-79.

[18] Bensdorp AJ, Cohlen BJ, Heineman MJ, et al. Intra-uterine insemination for male subfertility[J]. Cochrane Database Syst Rev, 2007：CD000360.

[19] De Brucker M, Tournaye H. Factors influencing IUI outcome：male age [M]//Cohlen BJ, Ombelet W. Intra-Uterine insemination：evidence-based guidelines for daily practice. Boca Raton, USA：CRC Press, Taylor & Francis Group, 2014：35-38.

[20] Jennings JC, Moreland K, Peterson CM. In vitro fertilisation. A review of drug therapy and clinical management[J]. Drugs, 1996, 52：313-343.

[21] Olivennes F. Ovarian hyperstimulation syndrome prevention strategies：individualizing gonadotropin dose[J]. Semin Reprod Med, 2010, 28：463-467.

[22] Kulkarni AD, Jamieson DJ, Jones HW Jr, et al. Fertility treatments and multiple births in the United States[J]. N Engl J Med, 2013, 369：2218-2225.

[23] Fragouli E, Alfarawati S, Daphnis DD, et al. Cytogenetic analysis of human blastocysts with the use of FISH, CGH and aCGH：scientific data and technical evaluation[J]. Hum Reprod, 2011, 26：480-490.

第十五章 · 女性避孕及内分泌

徐晋勋　程利南

第一节 · 常用女性避孕方法

20 世纪 50 年代以来,甾体激素避孕药的问世和宫内节育器(IUD)的广泛使用,被称为"全球计划生育的一场革命"。现代避孕方法使世界上人口出生率降低了 1/3。60 余年来,避孕节育措施有了很大发展。目前,可供育龄夫妇选用的避孕方法不下数十种。总体上,避孕方法可分为两大类：甾体激素类和非甾体激素类。

一、甾体激素类避孕方法

1. 复方短效口服避孕药 · 复方短效口服避孕药有单相型、双相型、三相型和四相型等制剂,我国仅有单相型、三相型上市。无论是国内还是国外,应用最为广泛的仅是单相型。

2. 单纯孕激素微丸类短效口服避孕药 · 我国尚无市场供应。

3. 速效避孕药(探亲避孕药) · 为我国所特有,目前已很少应用。

4. 长效口服避孕药 · 目前国内使用已不普遍。

5. 长效避孕注射剂 · 有雌孕激素复方注射剂和单纯孕激素注射剂两类。

6. 缓释系统避孕制剂 · 缓释系统避孕制剂有皮下埋植剂,阴道避孕药环,微囊、微球避孕注射剂,释放孕激素的 IUD 和皮肤贴膜等,目前国内市场供应仅有皮下埋置剂和释放孕激素的 IUD。

7. 紧急避孕药 · 有雌孕激素复方紧急避孕制剂、单纯孕激素类左炔诺孕酮及抗孕激素类米非司酮和醋酸乌里司他。目前,无论是国外还是国内,雌孕激素复方紧急避孕制剂已基本上被单纯孕激素类左炔诺孕酮所替代,国内临床使用的紧急避孕药主要是左炔诺孕酮和米非司酮(第一代抗孕激素制剂),第二代抗孕激素制剂醋酸乌里司他在国内尚未上市。

二、非甾体激素类避孕方法

1. 带铜 IUD 类。

2. 屏障避孕 · 包括外用避孕器具和外用杀精剂类。

3. 易受孕期知晓法 · 旧称"自然避孕法",常用的方法主要有日历节律法、标准日法、基础体温法、症状-体温法、宫颈黏液法、二日法和哺乳期闭经避孕法等。

4. 绝育术 · 包括女性绝育和男性绝育。

5. 免疫避孕 · 已研究多年,但尚未见有正式临床使用的报道。

6. 其他·逆行射精法、体外排精法等。

人工流产，包括药物抗早孕、子宫负压吸引术、钳括术、各种中孕引产术和子宫切开取胎术等，在计划生育学中属于妊娠确诊后节制生育的补救措施，不属于避孕范畴。

上述的各种避孕方法中，除男性绝育外，均或多或少与女性内分泌相关。例如，易受孕期知晓法的避孕机制源于女性月经周期和哺乳期的内分泌变化；临床上也观察到女性绝育术后有发生内分泌失调的现象；外用杀精剂使用者中少数妇女也可能发生月经改变。然而，非甾体激素类避孕方法毕竟不像甾体激素类那样与女性内分泌有着密切的、直接的关联。因此，本章主要阐述甾体激素类避孕方法与女性内分泌之间的相互作用、相互影响。

第二节·甾体激素避孕药的临床应用

一、甾体激素避孕药的组成成分

目前，常用甾体激素避孕制剂都是由一种雌激素和一种孕激素或由单纯的一种孕激素组成。

甾体激素避孕药制剂中常用的合成雌激素主要是应用于短效口服避孕药中的炔雌醇（enthinylestradiol，EE）、应用于长效口服避孕药中炔雌醚（quinestrol，CEE），以及应用于长效避孕注射剂中的戊酸雌二醇（estradiol valerate）和环戊丙酸雌二醇（estradiol cypionate）等（图9-15-1）。

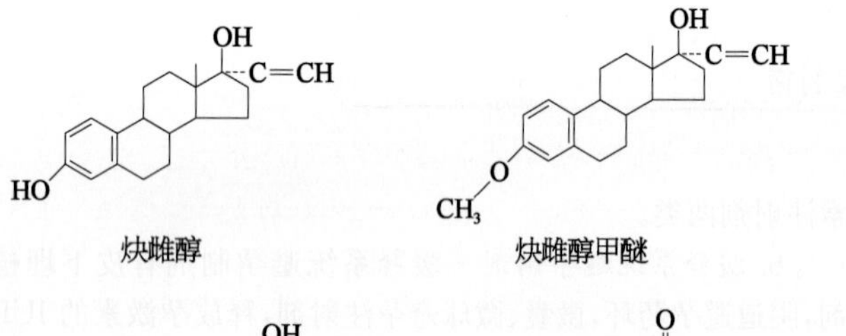

图9-15-1 甾体激素避孕药中合成雌激素的化学结构
（炔雌醇甲醚为炔雌醇的衍生物，现已很少使用）

传统甾体激素避孕药制剂中常用的合成孕激素主要分为两类：① 17α-羟孕酮类，如甲地孕酮（妇宁片，megestrol acetate）、氯地孕酮（chlormadinone acetate）、甲羟孕酮（甲孕酮，安宫黄体酮，medroxyprogesterone acetate）、己酸孕酮（hydroxyprogesterone caproate）和环丙孕酮（cyproterone

acetate）（图9-15-2）。② 19-去甲基睾酮类，如炔诺酮（妇康片，norethisterone，norethindrone）、炔诺孕酮（norgestrel）、左炔诺孕酮（左旋18-甲基炔诺酮，levonorgestrel，LNG）、庚酸炔诺酮（NET-EN）、炔诺肟酯（肟炔诺酮，norgestimate，NMG）、脱氧孕烯（地索高诺酮，desogestrel，DG）和孕二烯酮（gestodene，GSD）（图9-15-3）。

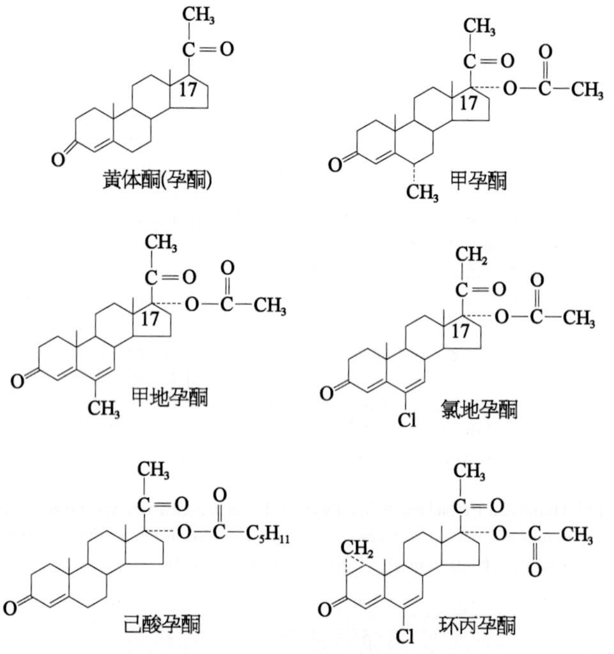

图9-15-2 17α-羟孕酮类孕激素的化学结构

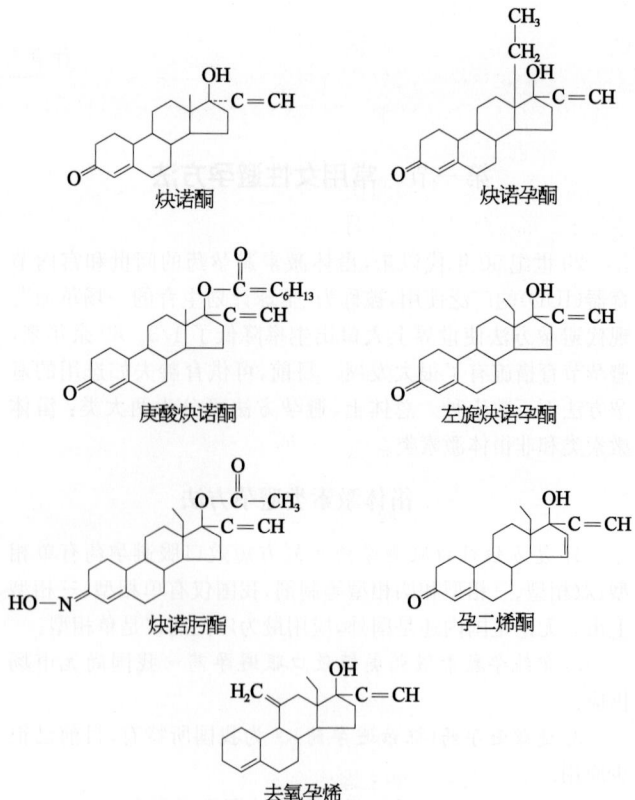

图9-15-3 19-去甲基睾酮类孕激素的化学结构（左炔诺孕酮为炔诺孕酮的左旋构体，庚酸炔诺酮用于长效避孕针）

19-去甲基睾酮类中炔诺酮在临床上被称为"第一代孕激素",左炔诺孕酮被称为"第二代孕激素",炔诺肟酯、脱氧孕烯和孕二烯酮被称为"第三代孕激素"。

除上述 2 类传统的合成孕激素外,近年又出现了第三类合成孕激素,为 17 - α 螺旋内酯类的屈螺酮(drospirenone, DRSP),结构类似天然孕酮。屈螺酮除有高孕激素活性、抗促性腺激素和抗雄激素效应外,还有轻度抗盐皮质激素(抗醛固酮)作用,但无雌激素作用,无糖皮质激素或抗糖皮质激素作用,所以能降低已知的对肾素-血管紧张素-醛固酮系统(RAAS)的雌激素依赖性影响(图 9 - 15 - 4)。

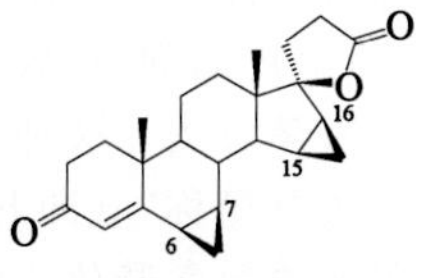

图 9 - 15 - 4
屈螺酮的化学结构

抗孕激素类紧急避孕药米非司酮(mifepriston)和醋酸乌里司他(ulipristal acetate,UPA,商品名:Ella)的化学结构见图 9 - 15 - 5。

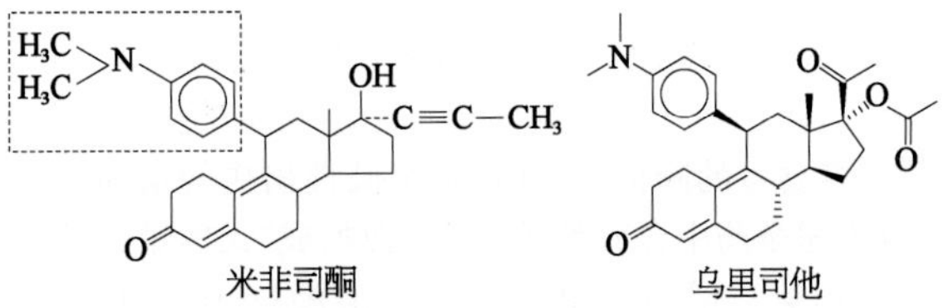

米非司酮   乌里司他

图 9 - 15 - 5 紧急避孕药米非司酮和乌里司他的化学结构

二、甾体激素避孕药的作用机制

甾体避孕药通过对生殖过程中多个环节的作用达到避孕效果。这些环节包括对"下丘脑-垂体-卵巢轴"激素调节的干扰,以及对子宫内膜、子宫颈和输卵管等靶器官的直接作用。不同制剂的甾体激素避孕药因所含成分和剂量各不相同,避孕作用的环节也有所区别。

(一)抑制排卵

复方甾体激素避孕药使用者的基础体温呈单相型,月经中期 LH 和 FSH 峰消失,月经后半期血清孕酮含量显著降低,这些均提示正常的排卵被抑制。甾体避孕药抑制排卵主要作用于"下丘脑-垂体"部位。合成孕激素在较大量时,能有效抑制 LH 峰,单独应用便能抑制排卵和滤泡发育(如 DMPA 避孕注射剂);合成雌激素可抑制 FSH,影响优势滤泡形成;雌激素有协助孕激素在细胞内发挥作用的效应,能减少复方甾体避孕药中孕激素的含量。此外,雌激素有稳定子宫内膜、预防突破性出血的作用。

(二)改变宫颈黏液的理化性状

各种孕激素单独应用或与雌激素联合应用时,均能使宫颈黏液分泌量减少且变得更为稠厚,黏液拉丝反应消失,螺旋形的黏蛋白分子排列狭窄,影响精子活力,不利于精子穿透。有些单纯孕激素避孕制剂,如口服微丸类(Minipill)、释放孕激素的 IUD、皮下埋植剂等,并不完全抑制排卵和滤泡发育,改变宫颈黏液的理化性状是它们的主要作用环节。

(三)影响输卵管的生理功能

正常的卵巢激素可通过对输卵管的节段运动、纤毛活动及输卵管液的分泌和液流的影响,调节控制输卵管的正常生理功能,包括配子的运行、营养、受精和受精卵的发育。甾体激素避孕药使正常卵巢分泌的雌、孕激素比例发生变化,输卵管生理功能受到影响,使配子或孕卵的运行速度发生变化,破坏了生殖过程中的同步协调关系。

(四)使子宫内膜变薄、萎缩,并影响子宫内环境

甾体激素避孕药使用者,子宫内膜变薄,内膜腺体数量减少,腺管小而直,呈萎缩退化状;腺体周围出现假蜕膜反应;并能使子宫腔内碱性磷酸酶的活性增强,碳酸酐酶活性下降,影响子宫内环境,不利于孕卵着床。

(五)降低精子受精功能和卵巢黄体激素的合成

孕激素能使人类精子在子宫和输卵管内的获能受抑。低剂量孕激素避孕制剂不影响排卵,但应用后月经周期的激素变化与正常周期又有所不同,其 LH、FSH 和孕酮水平平均较低,这些均提示黄体发育欠佳。

紧急避孕药的作用机制尚不完全清楚,可能随给药时间的不同而有所差异。目前认为,除延迟或抑制排卵外,还可能通过改变子宫内膜、影响宫颈黏液的性状、干扰配子和孕卵的运输、直接抑制精卵结合和影响黄体功能等途径发挥效应。左炔诺孕酮(LNG)在胚泡植入后已无任何作用,并无抗着床作用。由于米非司酮、乌里司他有抗孕激素样的作用,虽然可能有抗着床作用,但作为紧急避孕使用时并未达到抗着床时应有的剂量。

三、甾体激素避孕药的适应证与禁忌证

(一)复方短效口服避孕药、长效口服避孕药和长效避孕注射剂

1. 适应证·要求避孕的健康育龄妇女,无甾体激素禁忌证者,均可选用。

2. 禁忌证·① 妊娠;② 哺乳期(单纯孕激素避孕制剂可用);③ 曾有服口服避孕药后发生黄疸史、瘙痒史者;④ 血栓栓塞性疾病患者;⑤ 脑血管意外及其病史者;⑥ 缺血性心脏病、冠心病及其病史者;⑦ 高血压患者(收缩压≥160 mmHg,舒张压≥100 mmHg);⑧ 糖尿病伴有肾脏、视网膜、神经病变者;或糖尿病伴有血管合并症;或糖尿病病史 20 年以上者;⑨ 活动性胆囊疾病及有胆汁排泄先天性缺陷者(Doubin-Johnson 综合征和 Roter 综合征);⑩ 急慢性肝炎、肾炎患者,良性或恶性肝脏肿瘤患者;⑪ 乳腺癌患者;⑫ 原因不明的阴道流血患者;⑬ 偏头痛、抑郁症或过敏等;⑭ 35 岁以上、每日吸烟>15 支;⑮ 子宫脱垂、阴道前后壁膨出、慢性咳嗽、经常便秘等不宜使用阴道避孕药环。

单纯孕激素避孕制剂,能避免一些雌激素引起的不良反应,可用于不宜使用雌激素的一些情况,如产后哺乳期;35 岁以上吸烟妇女;正在服用可能影响复方避孕制剂效果的药物,如利福平、苯妥英钠等。

(二)紧急避孕药

1. 适应证·① 未采用任何避孕措施;② 觉察到避孕方法使用不当或失误;③ 无可靠避孕方法的妇女遭受性暴力的伤害。

2. 禁忌证·已确诊的妊娠,因紧急避孕药对已成立的妊娠无能为力。

四、甾体激素避孕药的常规使用方法

临床应用的甾体激素避孕药品种繁多，用法不尽一致，使用前应由医师指导或需仔细阅读说明书。现介绍几种基本的使用方法。

（一）复方短效口服避孕药

临床常用的复方短效口服避孕药主要有如下两种使用方法。

（1）月经周期的第 5 日开始，每晚 1 片，连服 22 日，不能间断。如果当晚漏服，次晨必须补服 1 片。通常在停药的 1～3 日月经来潮，月经第 5 日，开始服下一周期药片。如无月经来潮，应在停药第 7 日晚服下一周期药物。

（2）月经周期的第 1 日开始，每晚 1 片，共服 21 片。停药 7 日，在此期间月经来潮。停药 7 日后，无论月经是否来潮或干净与否，都在第 8 日晚服下一周期药片。

为了提高妇女服药的依从性，有些口服避孕药的包装是每板 28 片，其最后 7 片是不含激素的"提示片"（安慰剂）。这样包装的避孕药，只需按顺序服药，不必停药。

近年，国内市场上一种较为新颖的口服避孕药（炔雌醇/屈螺酮），采用"24+4"的服药方法。这一避孕药的包装虽然仍是每板 28 片，但只有最后 4 片是不含激素的提示片；比其他口服避孕药额外提供了 3 日的激素剂量。该避孕药（炔雌醇/屈螺酮）的特点是：① 雌激素含量低，每片含 EE 20 μg；② 孕激素的屈螺酮具有持续抗盐皮质激素和抗雄激素活性。

（二）单纯孕激素（微丸类）口服避孕药

每日差不多同一时间服 1 片，不间断，即使经期也要服用。服完 1 个包装后，接着服第 2 个包装。

（三）长效口服避孕药

每月服 1 片，开始服用的第 1 个周期服用方法因不同的品种而异，需参阅药物说明书。

（四）长效避孕针注射剂

根据不同的品种，每 1～3 个月肌内注射 1 次。开始使用的第 1 个周期，不同的品种也不一样，需参阅药物说明书。

（五）皮下埋植剂

需到医院请医师放置在左上臂内侧中部皮下（左利手者放置在右上臂内侧）。

（六）阴道避孕药环（国内尚没有此类避孕产品）

在月经来潮的 5 日内，放置在阴道深处。根据不同的产品放置后的避孕时效不同，避孕有效期从 3 周～1 年不等，使用前请仔细阅读产品说明书。

（七）紧急避孕

1. 米非司酮·性交后 5 日（120 h）内口服 1 片（10 mg 或 25 mg）。

2. 左炔诺孕酮·性交后 3 日（72 h）内口服 1 片（0.75 mg），12 h 后重复 1 次。

近年，已将无防护措施性生活后 LNG 的服用时间延长至 5 日（120 h）内，并可采用 1.5 mg 一次服用，且 1.5 mg 的服用方法正在替代 0.75 mg 的 2 次服药法。需要提醒的是：无防护措施性生活后紧急避孕药服用的时间越早、效果越好；已有临床数据显示，无防护措施性生活后 LNG 在 72 h 内服用的有效率要高于 72～120 h 的服用。

3. 乌里司他·性交后 120 h 内服用 1 片（30 mg）。

五、甾体激素避孕药在应用和研究上的一些进展

（1）对于适合使用激素避孕方法者，在需要落实避孕措施时，无论处于月经周期的哪一日，只要确认没有怀孕，都可立即选择使用复方短效口服避孕药、单纯孕激素避孕片、透皮贴剂、长效避孕针或阴道避孕药环等各种激素类的避孕方法。这种避孕的应用，被称为"激素避孕立即开始法"（简称"立即开始"）。"立即开始"在应用时要注意，单纯孕激素避孕片服用的 2 日（其他激素避孕方法开始的 7 日）内，需加用安全套等辅助避孕方法或禁欲，以预防可能的妊娠，直至所采用的激素避孕法产生避孕作用。已有系统综述认为，与激素避孕应用的常规开始法（简称"常规开始"）比较，"立即开始"组意外妊娠率有所降低、使用者的满意度有所提高，而不良反应的发生率、续用率、停用率等与"常规开始"并无差异。

（2）试图降低复方避孕药增加心血管疾病的风险，经多年的努力，现已有 EE 含量低至 15 μg/d 的口服避孕药。不过，雌激素含量的降低，往往伴随突破性出血的增加。最近，有把复方避孕药中合成雌激素类型改换成"天然雌激素"的趋势，如改用雌二醇（E_2）和雌二醇戊酸酯（estradiol valerate，E_2V），目的是降低代谢的影响，尤其是降低因 EE 引起的血栓形成的风险。欧洲上市的一种"四相片"，含 E_2V 和地诺孕素（dienogest），在止血和代谢研究中取得满意结果，并已批准用于月经量过多的治疗。在欧洲上市的 E_2 与醋酸诺美孕酮（nomegestrol acetate）复方避孕药也有类似有利的代谢结果。

（3）一种新的 DMPA 避孕注射剂——"超细皮下注射制剂"（a micronized subcutaneous preparation）已经问世，与现有的 DMPA 注射剂具有同样的效能和不良反应，但可以自己注射，提高了使用者的可接受性。

（4）皮下埋植避孕制剂要置入在上臂内侧的皮下。有时，会遇到取出困难，主要是放置较深的缘故。近年，制造商在单根型皮埋剂 implanon 里加了 15 mg 硫酸钡（制剂更名为 nexplanon 或 implanon NXT），能用 X 线检测，并将其装入改进的放置器里，可避免放置较深的不足。

（5）一种"小曼月乐"IUD——Skyla 已被美国 FDA 批准上市（2013 年）。Skyla 的框架较小而容易放置，剂量较低（含 LNG 13.5 mg，释放速率 6 μg/d），使用期限较短（3 年），因而比较适用于未曾怀孕过青年。

六、甾体激素避孕药的常见不良反应及其防治

以复方短效口服避孕药、单纯孕激素皮下埋植剂和紧急避孕药为代表进行阐述。

（一）短效口服避孕药

1. 类早孕反应·服药初期可出现恶心、呕吐等类早孕反应，通常无需处理，2～3 个月后自然消退。症状较重者，可对症处理。

2. 突破性出血·突破性出血发生率随服药时间的延长而逐渐下降。发生突破性出血，可换用另一种避孕药，也可按出血时间的不同采取相应的措施。

(1) 出血发生在周期前半期：每日加服炔雌醇 0.005～0.015 mg，至服完避孕药止。

(2) 连续 2 个周期发生出血：需预防性加药。预防性加药通常需连续 3 个周期。① 出血时间不固定者，从服避孕药起，每日加服炔雌醇 0.005 mg，连续 22 日。② 出血时间固定者，于每次出血前 2 日起，每日加炔雌醇 0.005 mg，至服完避孕药为止。

(3) 出血发生在周期后半期：出血量少，出血时每晚加服避孕药 0.5～1 片，至服完避孕药为止。出血量多，如月经状，于当晚停药，停药的第 5 日，再开始下一个月的避孕。

3. 经量过少和闭经 · 个别服药者月经量明显减少，甚至出现闭经。闭经的发生率为 1%～2%。

(1) 经量过少：一般不需处理；如要求治疗者，可在服避孕药同时加服炔雌醇 0.005 mg，连续 2 个周期。

(2) 闭经：① 药物服完后未来月经者，排除妊娠后可于停药的第 7 日服下一周期避孕药；② 连续 2 个周期闭经者，可换服另一种避孕药；③ 换服避孕药后仍闭经，或连续 3 个周期闭经者，停用，等待月经恢复，停药期间采用屏障法避孕；④ 停药后仍然闭经，应按闭经做相应的诊治。

4. 体重变化 · 部分妇女服药后体重增加，一般发生在服药最初几个月，是暂时性的，但不引起肥胖症。通常不必处理，可适当控制饮食，适当增加些体育活动。已有研究数据显示，避孕药与安慰剂（或空白对照）的随机对照比较的结果并不支持复方口服避孕药或复方避孕药皮肤贴膜的使用与体重变化之间存在因果关系。

5. 皮肤色素斑 · 发生率约为 5%，如某些妇女妊娠时所见，日光下加重，可给予维生素 E、维生素 C 等。

6. 头痛 · 详见"皮下埋植剂"。

7. 性欲或情绪变化 · ① 少数出现"性欲增强"或"性欲减退"，可进行心理调适或更换不同的口服避孕药；② 少数主诉"易激动"或"抑郁"。一般发展缓慢，在服药的最初几个月并不明显，必要时停药。

（二）皮下埋植剂

1. 月经紊乱 · 皮下埋植剂（简称皮埋剂）放置后发生的月经紊乱主要有：月经频发、淋漓不净、月经间点滴出血等，少数为月经稀发或闭经（仅占月经紊乱的 10%）。月经紊乱的发生率在使用的第 1 年可高达 70%，随使用时间延长，会有所好转。

皮埋剂引起的月经紊乱因出血量不多，并不造成明显的健康危害，但往往是停用的原因。放置 5 年内因月经紊乱的累积粗终止率为 20%。良好的咨询服务，可明显提高皮埋剂所造成的各种异常出血的耐受性，降低停用率。皮埋剂引起的闭经，有些在闭经 1 年以后月经会自行恢复；有些则 1 年以后仍然闭经。

对于皮埋剂放置后的月经紊乱和闭经，原则上不必过多干预，因有逐步好转的规律。对不能耐受者，可根据不同情况，采用如下方法。

(1) 点滴出血时间较长，可用维生素 C、维生素 K、安络血等对症处理，或氨甲环酸（止血环酸）0.25～0.5 g，每日 3～4 次，并给些消炎药物。

(2) 出血时间长（>7 日），不能耐受者，可给以下药物之

一，但 1 年内不超过 5 次：① 炔雌醇 0.025～0.05 mg 每日 1 次，连服 22 日；② 短效复方口服避孕药 1～2 片，每日 1 次，连服 22 日；③ 布洛芬（异丁苯丙酸）200 mg，每日 3 次，连服 3 日（消化性溃疡者不宜用）。

(3) 出血量多，又不愿取出者：复方甲地孕酮避孕注射剂，每周 1 针，2 周为一疗程（一次性治疗，不宜反复使用）。

(4) 闭经者，如无症状，在排除妊娠后，可不必处理。如闭经时间长，心理不能承受者：① 炔雌醇 0.05 mg，每晚 1 次，连服 20 日；② 长效口服避孕药 1～2 片，顿服。

皮下埋植剂取出后，阴道流血或滴血会在几日内停止，闭经者会在 1～2 个月内恢复月经。

2. 功能性卵巢囊肿 · 主要是滤泡囊肿、滤泡黄素化，发生率不高，须排除卵巢良性或恶性肿瘤。如果 B 超确诊为功能性卵巢囊肿，不必取出埋植剂；随访，3 个月 1 次。通常，功能性囊肿在数月后消失，如囊肿持续增大、疑为实质性时，应剖腹探查。

3. 头痛 · 一般性头痛可对症处理。如果出现严重持续头痛，一过性双眼或单眼视力障碍、脉动样耳鸣、闪光幻觉及眼球转动时疼痛，须及时取出皮下埋植剂。

（三）紧急避孕

紧急避孕药最常见的不良反应主要是恶心、呕吐，一般不超过 24 h。其他不良反应有不规则子宫出血、月经提前或延迟；对月经延迟者需排除妊娠。服用紧急避孕药后，还可能发生乳房胀痛、头痛、头晕、乏力等，一般均较轻微，必要时对症处理。

七、甾体激素避孕药罕见的严重并发症

甾体激素避孕药的严重并发症并不常见，但如果发生，往往产生较为严重的后果；这些罕见的并发症主要包括：高血压、静脉血栓栓塞、心肌梗死、脑血管意外（卒中）和恶性肿瘤。短期服用甾体激素避孕药（如紧急避孕药），并不增加这些严重并发症的危险。研究发现，相对而言，单纯孕激素类制剂与这些严重并发症发生的相关性较小。这些严重的并发症主要与长期使用雌激素含量较高复方避孕制剂或身体的特殊情况相关。

（一）高血压

以往有研究发现，高剂量复方口服避孕药（COC）（炔雌醇 ≥50 μg/片）使用者中 5% 发生高血压；低剂量 COC（炔雌醇 ≤35 μg/片）使用者中高血压的发生率仅约 0.42%[41.5/（10 000 妇女·年）]；并认为 COC 对血压的影响是短暂的，往往在停药 3 个月内恢复正常。

后来，低剂量 COC 的大量研究认为，血压正常的妇女服用 COC，并不增加高血压发生的危险；即使是以往有妊娠高血压史者，服用 COC 也不增加诱发高血压的危险。鉴于此，在避孕方法的咨询指导中，有关血压问题，仅将中度高血压病患者（收缩压 ≥160 mmHg，舒张压 ≥100 mmHg）列入 COC 使用的禁忌。

（二）静脉血栓栓塞

COC 使用者静脉血栓栓塞（VTE）的风险增加 3～5 倍。不过，VTE 发生的风险与多种因素有关，如年龄、肥胖、凝血功能、基因突变、家族史和个人史等。同时，VTE 发生的风险

也取决于 COC 所含雌激素的剂量,如果每片雌激素含量≤50 μg,VTE 的风险也随之下降。所以,WHO 推荐使用炔雌醇含量≤35 μg 的低剂量口服避孕药。不同的 COC 制剂,如透皮贴剂、阴道避孕药环等,VTE 的风险与口服药一样。COC 中所含不同的孕激素类,对 VTE 的风险也是有影响的,如含有孕二烯酮、脱氧孕烯、屈螺酮的 COC,VTE 的风险要高于含有左炔诺孕酮的 COC,虽然这一风险的差异在生物学似真性(biological plausibility)上有些偏差。应该说,无论使用哪种孕激素的 COC,VTE 的绝对风险是很低的,使用者为 9/(10 000 妇女·年),未孕的非使用者为 5/(10 000 妇女·年),远低于正常妊娠导致的 VTE[29/(10 000 妇女·年)]。

开始服用 COC 第 1 年 VTE 的风险最大,随使用时间的延长,风险降低。VTE 风险,通常在停服 COC 的 3 个月内消失。如果停药 4 周以上再次使用,使用初期 VTE 的风险也会增加。

现已明确,leiden 因子 V 突变与 VTE 相关。该基因突变在欧罗巴人群中的发生率为 5.27%,是亚洲人群(0.45%)的 10 多倍。国内从 1967 年广泛使用 COC 以来,迄今尚无发现 COC 有增加中国妇女 VTE 发生率的作用,但缺乏可靠的统计资料予以证实。虽然 VTE 较为罕见,在避孕措施使用十分普遍的人群中,仍应高度重视。在给予 COC 前,常规了解是否有 VTE 的家族史,可能有助于降低 VTE 发生的风险。如前所述,肥胖者服用 COC,VTE 的风险上升,但吸烟或高血压者的风险并不升高。

(三)心肌梗死

一项汇集 23 项研究的荟萃分析显示,现用 COC 者与未曾使用 COC 者比较,心肌梗死的发病率是增加的,比值比(OR)为 2.5(95%CI 1.9~3.2)。心肌梗死的风险与 COC 所含雌激素的剂量相关;不过,即使服用低剂量雌激素的 COC,心肌梗死的发病率仍然有所增加。吸烟和高血压增加服用 COC 妇女心肌梗死的风险;糖尿病和血胆固醇过高,或者曾有妊娠高血压、先兆子痫病史者也可能增加这一风险。

(四)脑血管意外

多数研究认为,不吸烟、无高血压的妇女,服用低剂量 COC 并不增加出血性或血栓栓塞性(缺血性)卒中的危险;但现用复方口服避孕药者中,缺血性脑卒中的风险增加(OR 为 2.7,95%CI 2.2~3.3);主要是吸烟、高血压或患有先兆偏头痛的 COC 使用者,会增加缺血性脑卒中的风险。因此,识别危险因素(除了吸烟、高血压、偏头痛外,还有肥胖、糖尿病、脂代谢异常等)是降低使用 COC 妇女脑血管意外风险的关键。

(五)乳腺癌

COC 的使用与乳腺癌发生风险的关系,结论并不完全一致。多数研究认为,无论近期还是曾使用过 COC 者与未曾使用者的比较,乳腺癌的发生率并未增加或仅轻微增加。在显示乳腺癌发生率轻微增加的研究中,这一风险在 COC 停用后的 10 年内逐渐消失。已观察到,有乳腺癌家族史者使用 COC 乳腺癌的发生率并未进一步上升,因此 WHO"避孕方法选择的医学标准"认为,有乳腺癌家族史的妇女也可以合理选择应用 COC,在使用过程中需定期随访。

(六)子宫颈癌

现已明确,子宫颈癌发生的主要风险因素是 HPV(人乳头瘤病毒)感染。COC 的使用,对已有 HPV 感染的妇女,发生子宫颈癌的风险是增加的,但对未感染 HPV 的妇女并无不良影响。HPV 感染者,COC 使用超过 5 年,子宫颈癌发生的风险增加 3 倍;停用 COC 后,风险逐渐降低,在 10 年后恢复至正常人水平。

COC 的使用对子宫颈没有额外的保护作用(避孕套的使用对子宫颈有屏障保护作用),增加了使用者暴露于 HPV 的机会,也就增加了子宫颈癌发生的风险。如果 COC 的使用者,尤其是 COC 的使用超过 5 年者,每年进行 1 次子宫颈癌筛查,可把这一风险降至最低。

(七)肝癌

COC 的使用与肝癌发生的风险增加相关,但仅限于乙型肝炎患者。在其他人群,肝癌发生的绝对风险是很低的。

八、COC 非避孕作用的益处

20 世纪 50 年代末口服避孕药问世以来,已成为当今世界上应用最广泛、研究最高的药物。口服避孕药除具有高效的避孕作用外,还有很多非避孕作用的益处。

1. 保护妇女健康,提高生活质量·COC 完美应用的意外妊娠率仅为(0.2~0.4)/(100 妇女·年),在理论上是目前最为有效的一类避孕方法。COC 的应用,能减少妇女因非意愿妊娠和分娩发生的死亡和并发症危险。据统计,世界上每分钟便有一位妇女死于妊娠并发症,非洲的产妇死亡率高达 600/10 万,亚洲为 400/10 万,欧洲为 10/10 万。

COC 除用药前需进行健康咨询和必要的检查外,不需医学特殊监护,不用外科手术干预,使用过程与性生活无直接关联,且由女性自己控制,所以能提高妇女地位,提高生活质量。

2. 控制月经周期,减少月经失血·月经周期不规则、出血量较多且出血时间较长的女性往往感到十分烦恼,且易发生缺铁性贫血。COC 服用者,大多数月经周期能控制在 28 日左右,经期在 4 日以内,经量有不同程度减少,有利于减少贫血的发生和贫血的逐渐纠正。

3. 缓解经前紧张症,辅助治疗子宫内膜异位症·临床发现,COC 服用期间,经前紧张症和子宫内膜异位症的临床症状均有所缓解。COC 还用于子宫内膜异位症的辅助治疗之中。

4. 降低盆腔炎发生率,保持骨矿物质含量·COC 服用者与非服用者比较,急性盆腔炎发生率下降(RR 0.2~0.8)。这是由于 COC 中孕激素使子宫颈管黏液变得黏稠,形成黏液栓,阻断精子和微生物上行所致。长期服用 COC,对骨矿物质含量的保持、减少骨质疏松等是有益的。

5. 减少某些恶性肿瘤的发生·COC 服用者中卵巢癌、子宫内膜癌和结肠直肠癌的发生率是降低的。降低这三类恶性肿瘤发生的机制分别是:① COC 能有效地抑制排卵,减少卵巢反复经历滤泡破裂,并能使血浆促性腺激素处于较低的水平。② COC 能降低子宫内膜的过度刺激;也能使子宫内膜定期脱落、排出。③ COC 中所含的雌激素和孕激素可改变肝内胆酸的浓度和含量,也可间接提供胆酸。

第三节·**女性内分泌疾病患者避孕方法的选择**

女性内分泌疾病患者避孕方法选择，常常是一件令人为难的事。以往，遇到这种情况时，人们常常将甾体激素避孕药排除在外，仅建议患者使用屏障避孕法或 IUD。其实，这样的做法并不明智，有时也不利于患者的健康。WHO 根据循证医学的原则，于 1994 年和 1995 年举行了两次会议，组织国际上有关专家对已积累的避孕方法使用的数据进行研讨，形成了《避孕方法选择的医学标准》。根据 WHO 最近修订的避孕方法选择的医学标准(2015 年)，结合我国计划生育的实际情况，现将部分女性内分泌疾病患者对常用避孕方法是否适用进行简要分析。分析限于已积累的避孕方法使用的数据。分析中，将内分泌疾患是否适用情况分为四级：① 适用，在任何条件下均可使用，几乎无不利因素；② 可用，通常可使用，使用中利大于弊；③ 慎用，一般不作推荐，仅在其他方法不能提供或不被接受时使用，使用中弊大于利；④ 禁用，不能使用。

一、甲状腺疾病

甲状腺疾病患者适用复合型口服避孕药(简称 COC)、复合型避孕注射剂(简称 CIC)、单纯孕激素避孕方法(简称 POC，包括微丸类口服避孕药、DMPA 和 NET - EN 长效避孕注射剂和皮下埋植剂)、宫内节育器(简称 IUD)和屏障避孕法(包括外用避孕器具和外用杀精剂)。以上 IUD 包括带铜 IUD(简称 Cu - IUD)和含左炔诺孕酮 IUD(简称 LNG - IUD)。单纯甲状腺肿还可行绝育术；甲状腺功能亢进者绝育术要根据情况特殊对待；甲状腺功能低下者，绝育术应暂缓至条件许可时。

二、糖尿病

无血管性病变者(包括非胰岛素依赖型和胰岛素依赖型)，适用 Cu - IUD 和屏障避孕法；也可用 COC、CIC、POC 和 LNG - IUD；行绝育术要慎重。

肾脏病变、视网膜病变和神经病变者，以及其他血管病变或糖尿病 20 年以上者，适用 Cu - IUD 和屏障避孕法；也可用单纯孕激素口服避孕药、皮下埋植剂和 LNG - IUD；慎用 DMPA 和 NET - EN 长效注射剂；禁用 COC 和 CIC；绝育术要根据情况特殊对待。

有妊娠糖尿病史者，以上各种方法均适用。

三、高血压

1. 有妊娠高血压病史、现血压在正常范围并有经常测量血压条件者·适用 POC、IUD、皮下埋植剂、孕激素避孕针(DMPA/NET - EN)、屏障避孕法；可用 COC、CIC；可行绝育术。

2. 有高血压史(包括妊娠高血压)，但无经常测量血压条件者·适用 Cu - IUD、屏障避孕法；可用 POC、LNG - IUD、长效孕激素避孕针(DMPA/NET - EN)；慎用 COC、CIC；行绝育术要慎重。

3. 能够控制(收缩压 140～159 mmHg、舒张压 90～99 mmHg)，并有测量血压条件者·适用 IUD、屏障避孕法、单纯孕激素口服避孕药和皮下埋植剂；可用长效孕激素避孕针(DMPA/NET - EN)；慎用 COC 和 CIC；行绝育术要慎重。

4. 收缩压≥160 mmHg、舒张压≥100 mmHg 者或高血压伴血管病变者·适用 Cu - IUD、屏障避孕法；可用单纯孕激素口服避孕药、皮下埋植剂和 LNG - IUD；慎用长效孕激素避孕针(DMPA/NET - EN)；禁用 COC 和 CIC。

四、高血脂(无其他心血管疾病风险)

适用 Cu - IUD 和屏障避孕法；可用 POC、LNG - IUD、COC 和 CIC；可行绝育术。

五、肥　胖

1. 体重指数(BMI)≥30 kg/m² · 适用 Cu - IUD、屏障避孕法、单纯孕激素口服避孕药、长效孕激素避孕针(DMPA/NET - EN)、皮下埋植剂和 LNG - IUD；可用 COC、CIC；行绝育术要慎重。

2. 月经初潮至 18 岁以下的女孩，BMI≥30 kg/m² · 适用 Cu - IUD、屏障避孕法、单纯孕激素口服避孕药、皮下埋植剂和 LNG - IUD；可用 COC、CIC、长效孕激素避孕针(DMPA/NET - EN)。

六、乳腺疾病

1. 有良性乳腺疾病或乳腺癌家族史者·以上各种方法均适用。

2. 未明确诊断的乳腺包块·适用 Cu - IUD 和屏障避孕法；可用 COC、CIC、POC、皮下埋植剂、长效孕激素避孕针(DMPA/NET - EN)和 LNG - IUD；行绝育术要慎重。

3. 乳腺癌患者·适用 Cu - IUD 和屏障避孕法；禁用 COC、CIC、POC 和 LNG - IUD；行绝育术要慎重。

4. 乳腺癌 5 年内未复发者·适用 Cu - IUD 和屏障避孕法；慎用 COC、CIC、POC 和 LNG - IUD；可行绝育术。

七、子宫内膜癌

子宫内膜癌适用 COC、CIC、POC、皮下埋植剂、长效孕激素避孕针(DMPA/NET - EN)和屏障避孕法；禁用 IUD，但是对已经放置了 IUD 的妇女可以继续使用；暂缓绝育术至条件许可时。

八、卵巢良性肿瘤和卵巢癌

卵巢良性肿瘤患者适用以上各种方法。卵巢癌患者适用 COC、CIC、POC 和屏障避孕法；慎用 IUD，但是对已经放置了 IUD 的妇女可以继续使用；暂缓绝育术至条件许可时。

九、子宫肌瘤

子宫肌瘤适用 COC、CIC、POC 和屏障避孕法；宫腔未变形者可用 IUD；宫腔变形者禁用 IUD；行绝育术慎重。

十、子宫内膜异位症和严重痛经

子宫内膜异位症和严重痛经适用 COC、CIC、POC、LNG - IUD、皮下埋植剂、长效孕激素避孕针(DMPA/NET - EN)和屏障避孕法；可用 Cu - IUD；子宫内膜异位症患者行绝育术要根据情况特殊对待。

参考文献

[1] Goldberg AB, Darney P. Female contraception [M]//Becker KL. Principles and Practice of Endocrinology and Metabolism. 3rd ed. Philadelphia：J B Lippincott, 2001：1022.

[2] 黄丽丽.女用类固醇避孕药[M]//程利南,车焱.现代计划生育学.上海：复旦大学出版社,2014：95-148.

[3] 上海市紧急避孕协作组.不同剂量米非司酮用于紧急避孕的临床多中心研究[J].中华妇产科杂志,1999,34：335-338.

[4] Glasier AF, Cameron ST, Fine PM, et al. Ulipristal acetate versus levonorgestrel for emergency contraception：A randomized non-inferiority trial and meta-analysis[J]. Lancet, 2010, 375：555-562.

[5] 翁梨驹.甾体激素避孕药的作用机理[M]//曹泽毅.中华妇产科学（下册）.3版.北京：人民卫生出版社,2014：2943-2945.

[6] Glasier A. Contraception[M]//Jameson JL, DeGruot LJ, de Kretser DM. Endocrinology, 7th ed. Philadelphia：Saunders, 2015：2297-2309.

[7] Trussell J, Raymond EG, Cleland K. Emergency contraception：A last chance to prevent unintended pregnancy. Office of Population Research, Princeton University. Available from：http：//ec. princeton. edu/questions. 2016.

[8] 复方口服避孕药临床应用中国专家共识专家组.复方口服避孕药临床应用中国专家共识[J].中华妇产科杂志,2015,50：81-90.

[9] 黄丽丽,程利南.甾体激素避孕药[M]//陈子江.生殖内分泌学.北京：人民卫生出版社,2016：499-509.

[10] Joachim M, Heinemann K, Kunz M, et al. Ethinyl estradiol 20 μg/drospirenone 3 mg 24/4 oral contraceptive for the treatment of functional impairment in women with premenstrual dysphoric disorder[J]. Int J Gynecol Obstet, 113：103-107.

[11] Cheng L, Che Y, Gülmezoglu AM. Intervention for emergency contraception[J]. Cochrane Database Syst Rev, 2012, 8：CD001324.

[12] Lopez LM, Newmann SJ, Grimes DA, et al. Immediate start of hormonal contraceptives for contraception [J]. Cochrane Database of Systematic Reviews 2008, Issue 2. Art. No.：CD006260.

[13] Gallo MF, Lopez LM, Grimes DA, et al. Combination contraceptives：effects on weight [J]. Cochrane Database Syst Rev, 2014, (1)：CD003987.

[14] Goldberg AB, Darney P. Complications and side effects of steroidal contraception[M]//Becker KL. Principles and Practice of Endocrinology and Metabolism, 3rd ed. Philadelphia：J B Lippincott, 2001：1022-1033.

[15] Khader YS, Rice J, John L, et al. Oral contraceptive use and risk of myocardial infarction：a meta-analyses [J]. Contraception, 2003, 68：11-17.

[16] WHO. Medical eligibility criteria for contraceptive use. A WHO family planning cornerstone[M]. 4th ed. Geneva：WHO, 2009.

[17] Gierison JM, Coeytaux RR. Oral contraceptive use and risk of breast, cervical, colorectal, and endometrial cancers：a systematic review[J]. Cancer Epidemiol Biomarkes Prev, 2013, 22：1931-1943.

[18] WHO. Improving access to quality care in family planning — medical eligibility criteria for contraceptive use[J]. Geneva：WHO, 1996, 13-85, 109.

[19] WHO. Medical eligibility criteria for contraceptive use. A WHO family planning cornerstone[R]. 5th ed. Geneva：WHO, 2015.

第十六章·乳腺疾病的内分泌学

沈镇宙　柳光宇　杨帆

第一节·乳腺发育与内分泌的关系

一、女性乳腺发育的内分泌环境

非妊娠期妇女的乳腺发育主要受下丘脑-垂体-卵巢轴的调控。通常认为青春期是卵巢发挥功能的始点,但事实上卵巢的发育是一个渐进的过程。卵巢功能的调节机制也十分复杂,其中包括促性腺激素释放激素（GnRH）、黄体生成素（LH）、卵泡刺激素（FSH）的抑制素及激活素、生长激素（GH）、催乳素（PRL）等多种激素的参与。在胎儿发育的晚期及出生后一个较短的时间内,卵巢功能一度非常活跃。之后卵巢进入相对静止期,直至青春期又开始活跃起来。从青春期开始,乳腺导管受卵巢分泌的多种激素的共同作用而延伸并产生分支。雌激素和孕激素是后天乳腺发育过程中两个非常重要的激素,它们通过与乳腺组织内相应的受体结合而发挥作用。此外,垂体分泌的催乳素也可能直接参与乳芽的形成。而在切除了垂体和卵巢的小鼠中,人们还发现生长激素也可以直接或间接地通过局部的介质胰岛素样生长因子1（IGF-1）刺激乳腺导管的生长。

在妇女妊娠期内乳腺的发育同样受到许多内分泌激素的调控,包括催乳素、胰岛素、生长激素、糖皮质激素、雌激素和孕激素等,其中部分激素来源于胎盘、胰腺、肾上腺等内分泌器官,不同内分泌器官在妊娠期的不同阶段发挥作用,乳腺组织依时序对特定的刺激因子选择性地发生反应,以此来调控细胞的增殖和分化。

除了内分泌腺体的全身性调控之外,正常的乳腺发育还有另外3种局部的内分泌调控方式。① 旁分泌（paracrine）途径,即乳腺的间质细胞和某些类型的乳腺上皮细胞可以合成雌激素或雌激素受体的共同调节蛋白,从而对邻近的乳腺上皮细胞起调控作用;② 自分泌（autocrine）途径,即某些类型乳腺上皮细胞会分泌一些小分子物质,该分子又作用于同一细胞发挥调控作用;③ 并列分泌（juxtacrine）,即生长调控因子表达在细胞表面,通过与毗邻细胞的表面受体作用而发挥生理功能。研究发现在乳腺发育的各阶段,许多生长因子多肽都参与了这类局部调控,其中起正调节作用的有表皮生长因子（EGF）、转化生长因子α（TGF-α）等,而起负调节作用的有TGF-β等。

多数情况下乳腺局部的生长因子受到全身性的激素调节。因此,乳腺组织的发育处在一个全身及局部都极其复杂而又相互联系的内分泌环境之中,各类内分泌因子及其调节途径的作用导致了一系列生理性的变化,最终决定了乳腺组织的结构和生物学的特性。

二、各阶段女性乳腺的形态及生理变化与内分泌的关系

（一）新生儿乳腺

自出生起的1~2周内,新生儿（不论男性女性）的乳头下

会出现1~2 cm直径的硬结,并可有少量乳汁样分泌,称为生理性乳腺肥大。这是由于分娩前,母体产生的性激素就通过胎盘进入胎儿体内,引起乳腺导管上皮增生及管腔扩大。这一现象可延续到出生后3~4周,以后逐步消失。此后乳腺的发育基本处于静止状态直至青春期开始。

(二)青春期的乳腺发育

女性在接近青春期的时候,受到卵巢内分泌激素及生长激素等的作用,原先静止的乳腺腺体组织及周围间质均开始显示出生长活性,乳房开始逐渐增大。在激素作用下,主乳管和次级导管不断伸长并形成分支,它包括两种形式:① 已经存在的导管被一分为二;② 一根延伸的导管上枝生出多个"小乳芽"进而形成分支。雌激素还促进乳腺间质内结缔组织增生和弹性增加,乳腺脂肪减少,从而形成丰满外形。乳腺导管不断生长、分支,并形成梅花瓣形的终末乳芽,最后发展形成原始的乳腺小叶(或称为1型小叶)。1型小叶的形成在月经初潮后的1~2年内。

青春期男性乳房发育较女性晚,发育程度也远较女性低,乳房变化轻微且不规律,发育期限也较短。60%~70%的男性在青春期可见乳房稍突出,在乳头下可触及硬结如扣大小,轻微触痛,往往一侧较明显,或仅限于一侧,也有双侧均出现者,一般在1~2年后逐渐消退。如果体内性激素紊乱,可导致青春期男性乳房肥大。其原因主要是体内雌激素、孕激素、睾酮等激素之间的平衡失调,即雌激素增加,雄激素减少,有效雌激素/睾酮(E_2/T)的值增大。此外,乳腺组织对雌激素的反应过度敏感也是原因之一,会表现为单侧乳腺发育而对侧则不明显。

(三)性成熟妇女非妊娠哺乳期的乳腺

尽管乳腺主要的生理变化都发生在青春期,但它还将继续发育,并且其最终的组织形态学改变存在明显的个体差异。成年女性的正常乳腺组织中存在另外两种分化更成熟的小叶类型:2型和3型小叶。它们较1型小叶有更多的新生腺泡。若妇女未经妊娠,则其乳腺组织内始终以未分化的结构(如终末导管和1型小叶)为主,偶尔可以见到分化比较成熟的2型和3型小叶。而首次足月妊娠之后乳腺组织中大多为分化相当成熟的小叶结构(如3型小叶),这种组织形态可以一直维持到40岁左右。40岁之后小叶的形态再逐渐恢复到接近从未生育过的状态。因此,妊娠时期的内分泌因素可以使妇女的乳腺组织真正实现分化成熟。

性成熟期妇女的乳腺组织在雌激素和孕激素的作用下,会出现周期性的变化。① 卵泡期:在月经来潮后雌激素水平逐步增高,达到200~300 pg/ml;而孕激素水平较低,不到1 ng/ml。此时乳腺导管伸展,管腔扩大,管周间质血管增多,小叶腺上皮细胞略有增生。② 黄体期:排卵以后孕激素水平升高,达到10~20 ng/ml;催乳素水平亦增高;而雌激素水平仅为卵泡期的1/3~1/2。此时小叶内腺上皮细胞增生活跃,月经前3~4天增生达到高峰,腺上皮细胞肥大,并有分泌现象,同时伴有腺管周围间质水肿。月经来潮后随着雌、孕激素水平的迅速降低,乳腺导管与终末导管上皮萎缩、脱落,水肿消退,乳腺小叶及腺泡体积缩小,即为复旧。由于腺泡周围含有感觉神经末梢,因此临床上月经来潮前会出现乳房不适、发胀,或有不同程度疼痛和压痛,局部增厚或形成肿块,而月经来潮后上述症状可以减轻或完全消失;由于乳腺组织的这一生理特点,故临床上检查乳腺的最佳时间应为月经来潮后的5~7日,此时比较容易鉴别乳腺是病理性或生理性改变。

(四)妊娠、哺乳期妇女的乳腺

妊娠期乳腺发育的程度是决定产后乳汁分泌的重要因素。妊娠早期,导管及导管分支的增生更为显著,小叶增生明显增多,小叶内腺泡数目也急剧增多,此时的乳腺小叶又被称为4型小叶,这一过程又被称为"小叶腺泡的分化"。参与这一过程的激素有雌二醇、孕酮、催乳素、生长激素、胰岛素、糖皮质激素等。妊娠后期,新形成的微小导管及腺泡腔扩大,腺泡细胞分化为可以合成乳蛋白和脂质的初乳细胞。初乳细胞是乳腺上皮分化的最高阶段。尽管初乳细胞已具有分泌功能,但高浓度的雌激素会抑制催乳素的分泌,因而此时的乳腺尚无泌乳活动。在此阶段还有一个重要的内分泌激素——催产素,它产生于垂体后叶,可以诱导乳腺导管外层肌上皮细胞的增生和分化。

分娩后,雌激素及孕激素浓度迅速下降,来自垂体的催乳素分泌量迅速增加,受其影响,小叶内腺泡继续增生、密集,乳腺上皮分泌活跃;同时在催产素的作用下,肌上皮细胞开始收缩,乳腺开始分泌乳汁。婴儿吮吸乳汁的动作又可正反馈调节催乳素的分泌而增加泌乳。由于血清中高水平的催乳素可以负反馈调节垂体FSH和LH的分泌,从而抑制卵巢功能,故哺乳期的妇女往往不来月经,但多数情况下仍有排卵。

断乳后,乳汁停止分泌,腺泡萎缩,数目减少,导管变小,间质增多,间质中淋巴细胞增多,大约断乳3个月后乳腺又可基本恢复到哺乳前状态。断乳后乳腺复归的过程实质上是乳腺上皮细胞凋亡的过程,TGF-β可能在其中发挥调节作用。而肌上皮细胞在此阶段分泌胶原溶解蛋白,对乳腺的复归起辅助作用。

(五)绝经期妇女的乳腺

当卵巢停止合成雌二醇,月经不再来时,妇女就进入了绝经期,平均年龄是51岁。而在最后一次月经周期前,会有几年的"围绝经期",其间月经变得不规则。

不管是否生育过,随着体内雌激素水平的下降,乳腺组织在妇女绝经后都开始退化,表现为细胞增生的停滞,凋亡的增加,乳腺内的结构又恢复到以1型小叶为主的状态,而2、3型小叶数量均明显减少。同时大量脂肪组织替代原先的小叶位置,间质出现纤维化。然而有些退化并不规则,部分导管反而扩张形成囊肿,残留乳腺组织与结缔组织混杂一起,形成不规则结节状,临床上易与肿瘤混淆。

第二节·内分泌与乳腺肿瘤的关系

乳腺是内分泌的靶器官,它受体内激素和生长因子的共同作用而生长发育,并产生生理功能。正常乳腺会随着周围内分泌环境的改变而不断地发生变化,这种生理变化不仅贯穿妇女的各个生理时期,而且发生在育龄期妇女的每个月经周期。但是,当人体内分泌大环境或内分泌微环境发生异常时,某些乳腺疾病,特别是乳腺肿瘤,发生的机会就增加了。

一、内分泌与乳腺良性肿瘤的关系

纤维腺瘤是年轻妇女最常见的一类良性肿瘤，一般发生在15～24岁的阶段。该阶段由于青春期激素的影响，乳腺由静止期突然转入活跃生长期。有时腺体成分对激素的刺激过度敏感，使小叶结构增大超出正常范围，这就形成了单个的纤维腺瘤。有学者认为纤维腺瘤与局部雌激素浓度较高有关，因为在纤维腺瘤组织中发现雌二醇及其硫酸盐水平较周围正常组织高。尽管纤维腺瘤的主要成分是间质组织，但目前多数观点认为它是正常乳腺小叶过度增生或增生不良的结果。镜下纤维腺瘤由终末导管、小叶组织及其周围大量的结缔组织间质构成。小的纤维腺瘤的体积仅略大于正常的单个小叶，而大者临床上可触及明显的肿块。尸检发现纤维腺瘤的发生率为15%～23%，而临床上报道的人群发生率仅为2.2%。因此，大多数纤维腺瘤没有临床症状或体征。纤维腺瘤的自然病程包括一个一过性的增生期以及随后的静止期或萎缩期。研究发现46%的纤维腺瘤在发病5年之内发生退缩，而69%在9年内发生退缩。但是部分纤维腺瘤在妊娠期会增大，当纤维腺瘤直径＞5cm则被认为是一种病理性的情况。

二、内分泌与乳腺癌的关系

19世纪末期，George Beatson发现采用双侧卵巢切除术可以使部分绝经前患者的乳腺癌退缩，这一发现不仅揭开了乳腺癌内分泌治疗的序幕，而且首次证实了多数乳腺癌是内分泌激素依赖性肿瘤。近几十年来，随着乳腺癌病因学研究的深入以及乳腺癌内分泌治疗的发展，人们对内分泌激素与乳腺癌发生和发展的关系有了更多的认识。

（一）增加乳腺癌风险的内分泌因素

1. *初潮早和停经晚*·流行病学研究发现，初潮年龄每提早1岁，乳腺癌的危险度就增加25%，而55岁后自然绝经者患乳腺癌的风险是45岁前人工停经者的2倍。无论是初潮早还是停经晚，其实质是妇女暴露于卵巢分泌的激素环境的时间延长。

2. *未育或晚育*·大量流行病学调查发现，未育妇女40岁后患乳腺癌的风险较生育过的妇女高，若妇女第一胎正常妊娠年龄＞35岁，则其患乳腺癌的机会也会增大。目前认为第一次足月妊娠可以使乳腺导管上皮和小叶向更成熟阶段分化，而该分化过程可以使乳腺上皮细胞具有更强的抗基因突变能力，因此第一次足月妊娠年龄越早，乳腺组织在妇女一生中受内外环境因素影响而导致突变的概率越低。

3. *未哺乳*·哺乳可以降低患乳腺癌的风险，尤其是绝经前乳腺癌。哺乳期妇女雌激素水平较低，可以抑制乳腺癌的发生和发展。同时，可能还有一些与哺乳直接相关的生理效应可以预防乳腺癌的发生。

4. *外源性雌激素治疗*·45岁以前的妇女，口服避孕药（以雌二醇为主要成分）使用时间少于10年的，乳腺癌的相对危险性为2.0；而超过10年的则相对危险性为4.1。绝经后妇女长期采用雌激素替代疗法同样会增加乳腺癌的风险。

5. *2型糖尿病*·一项病例对照研究显示胰岛素抵抗及高胰岛素血症患者乳腺癌的发病率显著上升，且是独立于体重及脂肪分布以外的危险因素。由于胰岛素是人类乳腺癌细胞的生长因子之一，因此2型糖尿病的高胰岛素血症可直接促进乳腺癌的发生。另外，体内胰岛素水平与性激素结合球蛋白水平呈负相关，因此高胰岛素水平会提高雌激素水平。

6. *其他内分泌因素*·研究发现，绝经后妇女体内催乳素的高水平会增加乳腺癌的危险性。动物试验及大量基础研究也提示催乳素是乳腺癌的促癌因子，类似的内分泌激素还有雄激素、胰岛素样生长因子1（IGF-1）等。但是流行病学研究同时也发现某些激素（如雌三醇、促黑素）及某些产科疾病（如妊娠高血压综合征）与乳腺癌风险的下降有关。总之，种种迹象表明内分泌激素在乳腺癌的发生中扮演着重要的角色，但目前对各种激素与乳腺癌发生机制的联系尚未完全明了。

（二）内分泌因素对乳腺癌的影响

乳腺癌细胞的增殖依赖内分泌激素，这些激素可以来源于人体的内分泌器官或组织，如卵巢、肾上腺分泌的雌二醇；也可以由肿瘤组织内部通过旁分泌和自分泌途径产生，如乳腺癌细胞分泌的各种生长因子。

内分泌大环境对乳腺癌最显著的影响就是妊娠期间或者之后1年内发生的乳腺癌。因为妇女妊娠期内胎盘会分泌大量的激素和生长因子，从而促进肿瘤的发生和发展。多项临床研究发现，妊娠哺乳期乳腺癌患者预后较差。而在妊娠哺乳期内患乳腺癌，一方面肿瘤生长迅速，另一方面妊娠哺乳期内正常乳腺组织的增生会掩盖乳腺癌的临床表现，使癌症不易被早期发现，致使这类乳腺癌的预后往往不佳。

雌二醇对一部分乳腺癌的增殖分裂起主要调控作用，这类乳腺癌被称为激素敏感型乳腺癌，大约占人类乳腺癌的70%。研究发现某些乳腺癌组织中的雌二醇浓度明显高于血浆中的雌二醇浓度，因此乳腺癌细胞中的雌二醇除了来自内分泌腺以外，还来自乳腺癌细胞的旁分泌和自分泌途径。雌二醇是通过其受体而发挥作用的，但在肿瘤发生发展过程的各个阶段，雌激素受体都会发生量变和质变（详见下一节），这种肿瘤细胞内部内分泌微环境的变化可能进一步影响肿瘤的生物学行为，以及对抗癌内分泌治疗药物的敏感性。

第三节·性激素受体及其作用机制

人类性激素受体，又称甾体类激素受体，是甾体类激素作用于正常乳腺上皮或乳腺癌细胞的信号转导通路中重要的元件。深入研究性激素受体的基本结构、作用机制、调节机制及其在乳腺癌发生与发展过程中的变化，有助于揭示乳腺癌内分泌治疗有效和耐药的奥秘。

一、雌激素受体及其作用机制

雌激素受体（ER）是目前研究最多的甾体类激素受体之一，也是当前乳腺癌内分泌治疗的主要靶点。目前发现雌激素受体有两大亚型：ERα和ERβ，此外还存在这两种雌激素受体各自的变异体。

（一）雌激素受体α亚型

ERα又称为经典ER，其编码的基因位于6号染色体上，主要在细胞核内表达。它包含595个氨基酸残基，由8个外

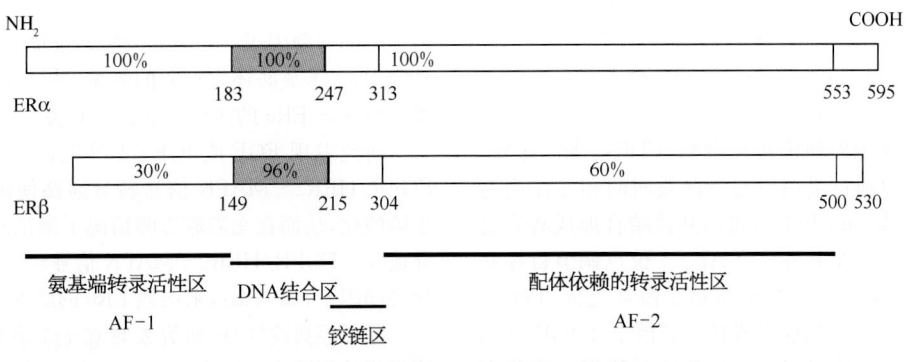

图 9-16-1 雌激素受体的结构模式图

显子编码,共6个功能区(A~F),4个磷酸化位点和2~3个转录激活位点,其中心为 DNA 结合域,C 末端为配体结合域(图9-16-1)。上述各个功能区参与细胞核内的经典雌激素信号转导途径。配体结合域发生的 *ESR1* 基因突变(Y537、D538等)因被发现可能与内分泌治疗耐药相关,而成为新近研究的热点之一。ERα 不仅存在于细胞核内,还有一小部分位于细胞膜上,并参与其他信号转导通路的介导或调控。

1. ERα 在正常乳腺组织中的表达及作用机制·采用免疫组织化学的方法(后述)可以在正常乳腺上皮中检测到 ERα 蛋白,但几乎都集中在终末导管和乳腺小叶,而且阳性细胞的比例较低,平均仅占所有上皮细胞的 7%~17%,妇女绝经前 ERα 阳性细胞的比例可随年龄而有所增加,至绝经后可达到一个相对稳定的水平。已经证实,敲除了 ERα 的小鼠乳腺导管上皮的增生和分支明显受到影响,因此 ERα 是调节正常乳腺组织发育和增殖必不可少的物质。目前对 ERα 是如何调节正常乳腺上皮细胞生长的机制尚不清楚,但有研究发现正常乳腺组织中增生活跃的细胞与 ERα 阳性的细胞是两个不同的群体,绝大部分 ERα 阳性的正常乳腺上皮细胞不具有增殖活性。因而推测:雌激素并非直接调控正常乳腺上皮细胞的生长,最有可能的机制是雌激素刺激 ERα 阳性细胞产生生长因子,后者通过旁分泌途径刺激邻近的 ERα 阴性细胞的生长。而一小部分 ERα 阳性又同时具有增殖活性的上皮细胞可能在乳腺癌发生的过程中发挥主要作用。

2. ERα 在乳腺癌及癌前病变中的表达差异·相对于正常乳腺上皮中检测到的 ERα 阳性细胞的比例,在大约 70% 的浸润性乳腺癌中可以检测到明显高于正常水平的 ERα 蛋白。另外,来自流行病学的研究发现:ERα 在乳腺癌患者的正常乳腺组织的表达量高于非乳腺癌患者的乳腺组织;乳腺癌高发人群较乳腺癌低发人群的乳腺上皮中有更多的 ERα 表达。这些研究均提示由 ERα 介导的雌激素信号通路在乳腺癌发生的过程中发生了显著的变化。

乳腺导管内增生性病变是一组起源于乳腺终末导管小叶单位的上皮增生性病变,主要分为3类:普通型导管上皮增生(usual ductal hyperplasia, UDH)、非典型导管上皮增生(atypical ductal hyperplasia, ADH)和导管原位癌(ductal carcinoma in situ, DCIS)。在 UDH 中,ERα 的表达较正常有增加,但仍然保持着随年龄的增长而增加的特征。而几乎所有 ADH 都高表达 ERα,并且不存在年龄差异。大约 70% 的 DCIS 病灶内有较高水平的 ERα,其表达不存在年龄差异,但与 DCIS 的分级呈负相关,即组织分化较差,坏死程度较高的 DCIS,ERα 多不表达或者低表达。此外,九成以上的小叶原位癌(lobular carcinoma in situ, LCIS)也大量表达 ERα。ERα 的表达随着乳腺癌前病变的升级而失去年龄差异的特点,反映了其在乳腺癌发展过程中肿瘤不断增强的自主性和失控性。然而,根据免疫组织化学的研究结果,含 ERα 阳性细胞的病灶比例从 ADH(>95%)到 DCIS(约 70%)事实上是在逐渐降低的;而 ERα 阳性细胞的百分比也从 ADH 的 90% 以上,降到 DCIS 的 45% 左右。换言之,随着病变的进展产生了越来越多的 ERα 阴性癌变细胞。而 ERα 阴性的 DCIS 较 ERα 阳性者组织学分化差,侵袭性强,临床预后不良。

近年来,研究者们把目光更多地投向原发灶与转移灶雌激素受体表达不一致的乳腺癌上,大量研究发现虽然雌激素受体在原发灶、淋巴结转移、远处转移灶之间的一致性较高,但原发灶与转移灶之间雌激素受体的表达还是存在差异,既有阴转阳,又有阳转阴,文献报道比例在 10%~30%。该现象提示复测转移灶中的雌激素受体水平应予以重视。

由于 ERα 是雌激素诱导靶细胞增殖信号转导通路的第一关,因此不难理解它的量变对乳腺癌的发生及生长具有重要意义,也正因为如此,乳腺癌的内分泌干预会取得很好的效果。然而,临床研究也显示只有大约 60% 的 ERα 阳性乳腺癌对雌激素受体拮抗剂或芳香化酶抑制剂等内分泌治疗敏感;即便是对内分泌治疗敏感的乳腺癌,在治疗一段时间后许多还会失效,即发生继发性耐药。研究表明大部分对三苯氧胺继发性耐药的乳腺癌仍然高表达 ERα。这提示了在乳腺癌的发生和发展过程中,ERα 量变的同时,还存在其他分子机制的改变。

3. ERα 介导乳腺癌细胞增殖的分子生物学机制·目前的研究认为 ERα 主要位于乳腺癌细胞核内,并作为核内多种与细胞转化、增殖功能相关基因转录的调节剂而发挥作用。这一作用机制被称为经典的 ERα 信号转导途径,又称基因途径(图9-16-2)。

在经典的 ERα 信号转导途径中,雌二醇首先与 ERα 的配体结合域相结合,诱导其发生磷酸化和构型改变,并形成 ERα 二聚体。形成二聚体结构后的受体,其 DNA 结合域(DBD)被暴露出来,利于受体复合物与靶基因 DNA 上的高特异性结合位点——雌激素反应元件（ERE）相结合，受体的两个活化功能域 AF-1、AF-2 募集不同的分子，启动靶基因的转录。通过这一方式雌激素可以调节多种与细胞增殖相关蛋白质的表达，如 PS2、热休克蛋白、转化生长因子 α（TGF-α）、血管内皮生长因子（VEGF）、细胞周期依赖性激酶（CDKs）等。此外，被激活的 ERα 还可以通过蛋白质与蛋白质间的相互作用与其他核内转录因子，如 Jun 和 Fos 蛋白共价结合形成转录复合体，再由后者通过 DNA 上另一个 AP-1 位点调节目标基因的转录。受此方式调控的蛋白质包括孕激素受体（PgR）、卵清蛋白、周期素（cyclin）D1、胰岛素样生长因子 2（IGF-2）、胰岛素样生长因子 1 受体（IGF-1R）和胶原酶等。这些下游分子在乳腺癌的发生发展中发挥重要作用，如 cyclin D1 的表达增多，可引起细胞周期的异常，IGF 表达增多，可参与 EGFR/HER2-MAPK 的跨膜信号通路激活 ERα 信号通路。

目前已经发现细胞核内经典的 ERα 信号转导途径同时有许多协调因子的参与，它们通过与 ERα 共价结合的方式，对其转录活性起增强或抑制的调节作用。增强 ERα 转录活性的被称为协同激活因子，如 AIB1（SRC3）、TIF2、CBP、cyclin D1，它们在乳腺癌中的表达水平普遍高于癌旁乳腺组织；而抑制 ERα 转录活性的被称为协同抑制因子，如 N-CoR、REA 则在乳腺癌中被下调或活性减弱。在乳腺癌组织中，选择性雌激素受体调节剂（SERM），如三苯氧胺对 ERα 的拮抗

作用可能就是通过与雌二醇竞争配体结合域，使受体结构更利于协同抑制因子的结合而发挥转录抑制功能。而在子宫或骨骼中，三苯氧胺还发挥弱的雌激素样的作用，这可能与这些组织内缺乏 ERα 的协同抑制因子有关。

研究发现 EGF 或 IGF-1 等生长因子可以通过跨膜的 EGFR/HER2-MAPK 信号转导通路使细胞核内的 ERα 发生磷酸化，从而在无需雌二醇情况下激活经典的 ERα 信号转导途径。EGFR/HER2-MAPK 信号转导通路还会通过磷酸化协同因子，如 AIB1，来增强 ERα 的活性。

除了经典途径外，研究发现在正常乳腺上皮细胞和乳腺癌细胞的细胞膜上还存在一小部分有功能的 ERα，它较核内的受体对雌激素或 SERM 的反应更快，并直接影响或激活其他跨膜生长因子受体，如 IGF-1R、Src、EGFR、HER2 等。这一通路被称为膜激发的非经典的 ERα 信号转导途径，或非基因途径（图 9-16-2）。雌激素或三苯氧胺可以通过细胞膜上的 ERα 非基因途径激活 EGFR/HER2 信号转导通路，而后者又可以激活和放大核内 ERα 的基因活性而促进肿瘤增殖。这种细胞信号转导通路之间的交互作用假说被称为 ERα 与 EGFR/HER2 之间的对话（Cross Talk）。此外，ERα 非基因途径还通过激活 PI3K/Akt/mTOR 通路，影响核内 ERα 的磷酸化。以上的发现，对进一步研究乳腺癌内分泌治疗的耐药机制及研究逆转耐药的新靶向治疗药物具有重要意义。

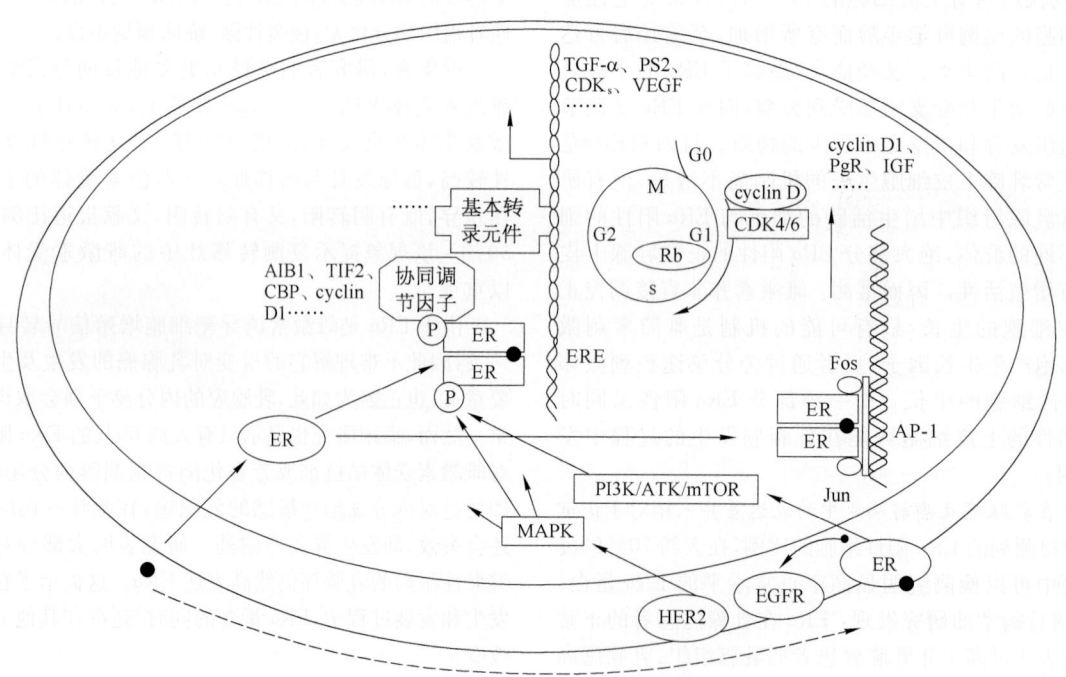

图 9-16-2 乳腺癌细胞中 ERα 信号转导途径

（二）雌激素受体 β 亚型

ERβ 的编码基因位于 14 号染色体上，其分子量较小，含 530 个氨基酸残基（图 9-16-1）。ERα 和 ERβ 的 DNA 结合域高度同源（95%），表明两种受体亚型均可以和 ERE 结合。ERβ 和 ERα 在配体结合域的同源性仅为 53%，另外 ERβ 缺乏大部分的 C 末端 F 区，因此推测两种受体有不同的生物学活性。而研究也已经证实在 AF-1 位点，不同配体（雌激素、

SERM）通过 ERα 和 ERβ 可以发挥截然不同的作用。

自 ERβ 被发现之后，就陆续有报道称在人类正常乳腺组织中有其 RNA 和蛋白质的表达，结果发现 ERβ 几乎存在于所有正常个体的乳腺组织内，而且几乎是无处不在：除乳腺上皮细胞外，还存在于肌上皮细胞和间质成纤维细胞中，并且是乳腺间质中主要的雌激素受体形式。相比之下，在正常情况下 ERα 的表达则显得势弱且局限。在正常

乳腺上皮组织内有一小部分细胞同时表达 ERα 和 ERβ,而绝大多数仅表达 ERβ。尽管迄今 ERβ 的功能还有待深究,但有研究发现在同时表达两种受体的细胞中,ERβ 对 ERα 起负调节作用,并推测该调节作用是通过和 ERα 形成异二聚体而实现的。

在对一系列乳腺癌前期病变,包括上皮高度增生、ADH 和 DCIS 的研究中,也发现 ERβ 蛋白水平较正常有明显的下降;特别要指出的是在高分级 DCIS 中,其 ERβ 的下降较低分级 DCIS 更为显著。此外在这些病灶中,ERβ 的表达与增殖指数 Ki67 的表达呈负相关。

在乳腺癌中,ERβ 总体上处于低表达水平,但也存在着一定的个体差异,而这种差异并不取决于 ERα 的表达状态和水平。有学者因此将乳腺癌分成以下四大类:ERα 和 ERβ 同时表达,仅 ERβ 表达,仅 ERα 表达,以及两种受体都不表达。仅 ERβ 表达的细胞系,更容易增殖、侵袭和转移。对于乳腺癌中 ERβ 的表达究竟有何意义目前尚有争议,尚未见有大宗样本的多因素研究的报道证实 ERβ 与肿瘤患者的总生存率和无瘤生存率相关。

(三) 雌激素受体的突变体、变异体及雌激素相关受体

ESR1 编码雌激素受体,*ESR1* 突变在许多研究中被证实与转移性乳腺癌获得性耐药相关,*ESR1* 突变簇集于雌激素受体的配体结合域,其在原发性乳腺癌中的突变较为罕见,而以转移性乳腺癌为主,尤其是接受芳香化酶抑制剂治疗后发生耐药的乳腺癌,突变率为 11%～39%。*ESR1* 突变包括基因扩增、基因重排和错义点突变,错义点突变多发生于 Y537S 和 D538G 两个位点,其编码的 ERα 可以在没有雌激素存在的情况下发生激活。*ESR1* 突变可从液体活检中检出,两项 Ⅲ 期临床试验分别发现,*ESR1* 突变患者的 PFS 和 OS 较 *ESR1* 野生型明显缩短,提示了 *ESR1* 突变作为预后指标的价值。

所谓雌激素受体的变异体是指与野生型雌激素受体同由一个基因编码,但由于外显子的选择性剪接而出现部分氨基酸片段缺失或插入的一组受体亚型。ERα 和 ERβ 都存在各自的变异体,它们之间在功能上大同小异。研究发现乳腺癌组织和正常乳腺组织中,雌激素受体变异体 mRNA 的表达谱以及它们与野生型 mRNA 的比例存在明显的差异,因而提示 ER 的变异体可能在乳腺癌发生过程中起重要作用。也有报道提示 ERα 的变异体与乳腺癌内分泌治疗耐药密切相关。

雌激素相关受体(ERRα)是一类孤儿核受体,不存在内源性配体,但与 ERα 存在相互作用。一些研究发现,ERRα 还可诱导芳香化酶的表达,同时影响 EGFR2、IGF-1R 等通路。这些结果均提示着 ERRα 表达与预后的相关性,ERRα 可能为药物治疗提供了新的靶点。

二、孕激素受体及其作用机制

孕激素受体(PR)是经典的雌激素受体信号转导途径的下游产物之一,正常人类乳腺上皮可以同时表达两种孕激素受体的变异体:PRA 和 PRB,后者较前者在氨基端多了 164 个氨基酸残基,因此 PRB 也就相应地多了一些功能。

PR 在正常情况下仅存在于一小部分乳腺上皮细胞中,后者往往同时也表达 ERα。在正常乳腺组织中这些 PR 阳性的细胞都是非增殖性细胞,但与 ERα 不同的是,绝经后乳腺组织内 PR 水平较绝经前是降低的。研究发现,去除了正常乳腺组织中的 PR 后,导管明显增生,但分支减少并且不出现小叶腺泡的分化,因此提示 PR 在调节正常乳腺组织发育中同样扮演重要角色。

以往对 PR 在乳腺癌前期病变中的表达情况的研究并不多,但已有的研究结果提示基本上与 ERα 雷同。一组来自日本的研究发现两种 PR 的变异体近乎 100% 存在于乳腺上皮高度增生和不典型增生病灶中;而在 DCIS 中 PRA 的阳性率降为 65%,而 PRB 为 75%,同时表达水平也有下降。这项研究还发现在乳腺癌发生发展的不同病理阶段,PRA 与 PRB 的比例也有变化。

此外,另一项研究的资料也发现 PR 的两种变异体在 ADH、DCIS 的细胞中同时表达的现象明显减少,取而代之的是一个细胞一种 PR 变异体的表达方式,且常常是表达 PRA 的细胞占优势。由于以往的研究结果表明 PRA 是 PRB 的主要协同抑制因子,并且对 ERα 也有调节作用。在浸润性乳腺癌阶段 PR 的阳性率在 50%～70%。在 PR 阳性的乳腺癌中,PRA 阳性和 PRB 阳性细胞的比例差异极大,而许多情况下是以一种 PR 变异体的表达占优势。一项研究将肿瘤分为 PRA/PRB≥1.2 与 PRA/PRB≤0.83 两组,结果显示 PRB 比例高的肿瘤有更短的 RFS(P=0.02)和 DMFS(P<0.001),提示了 PRA/PRB 值在抗雌激素受体治疗中的预后和预测价值。

此外在人类乳腺癌中还发现了不同于 PRA 和 PRB 的变异体,尽管目前对它们的作用和价值尚不了解,但无疑为探索甾体类激素受体的改变在乳腺癌发生和发展中的作用提供了新的线索。

PR 的表达被看作是一个完整的 ER 信号转导通路的标志,并预示有相对良好的预后和对内分泌治疗的高敏感性。最近几项大样本研究发现 ER 阳性 PR 阴性的乳腺癌对三苯氧胺耐药,而对芳香化酶抑制剂或卵巢去势的治疗敏感,提示 PR 表达缺失的乳腺癌仍然依赖于雌激素而生长。导致 PR 不表达的原因可能是 IGF-1R 或 EGFR/HER2 等生长因子信号转导途径被激活,从而下调 PR 基因转录,并且导致肿瘤对三苯氧胺的耐药;另一种解释就是其启动子基因 AP-1 位点的变异。

三、雄激素受体及其作用机制

正常乳腺也是雄激素作用的靶器官。在乳腺发育过程中,雄激素往往扮演一个与雌激素的作用相拮抗的角色。雄激素是通过乳腺组织中的雄激素受体(AR)而发挥作用的。近年的研究发现 AR 蛋白中含有短多聚谷氨酸重复序列的亚型,具有很高的转录活性和对雄激素的高敏感性;而流行病学研究发现带有编码此类 AR 等位基因的人群发生乳腺癌的危险性较低,因此推测具有较高活性的 AR 对乳腺癌具有一定的抑制作用。

60%～70% 的乳腺癌中都可以检测到 AR 的表达,后者通常与雌、孕激素受体共同表达。研究发现,特异性 AR

信号转导途径可促进肿瘤增殖。通过对癌前病变和癌旁组织的检测发现，AR 在乳腺癌发生过程中似无明显的量变。Takagi 等研究发现 AR 与 KLF5 蛋白表达相关，而 KLF5 蛋白是一个独立的 DFS 和乳腺癌特异性生存的预后因素，AR-KLF5 信号转导通路可能为 AR 阳性乳腺癌提供新的治疗靶点，而 AR 在乳腺癌发生进展中的作用仍有待进一步研究。

四、激素受体的检测方法

用于临床和科研的激素受体的检测方法有很多，但基本上可以归成两类。第一类是利用放射标记配体竞争结合法检测受体，第二类是用抗体检测受体的蛋白质表达水平。

（一）配体结合法

目前仍然应用的配体结合法（ligand binding assay）是葡聚糖包裹活性炭（dextran coated charconal，DCC）法。DCC 法的优点是对 ER 和 PR 的定量检测更具特异性和客观性，在精确控制的条件下，有很好的重复性。但在受体浓度很低的情况下，如 3~10 fmol/mg，差异性较大。DCC 法是客观定量，人为因素并不是一个主要的影响因素。但 DCC 法也有许多不便之处，其过程比较复杂，对实验室的条件要求较高，实验材料具有低放射性等。DCC 法的标本需要集中操作，对社区医院或发展中国家而言可能比较困难。由于检测过程的复杂性和结果的不确定性，目前已经逐渐被更为方便快捷的免疫组化法所取代，但在临床和基础科研工作中仍有其应用价值。

（二）单克隆抗体法

单克隆抗体法（monoclonal antibody assay）包括免疫组织化学法（immunohistochemical，IHC）和免疫酶标法（enzyme immunoassay，EIA）。但目前最常用的是 IHC。

IHC 的优点是它对于细针穿刺、核心活检、小肿瘤及体液的沉淀物等标本均可以进行检测。同时，甲醛固定、石蜡包埋或冷冻标本也可以检测。它检测的是所有受体蛋白质的表达，而不仅仅是未结合的部分。高水平的内源性、外源性激素或他莫昔芬（tamoxifen）治疗对检测结果均没有影响。它能够直接对恶性肿瘤的受体蛋白质进行定量分析。此外，IHC 还可以特异性地识别各种受体的异构体。由于上述原因及检测过程对实验条件要求不高，IHC 是目前应用最广的检测 ER 和 PR 的方法。

不过 IHC 同样也有很多缺点，标本固定方式的不同，操作程序的改变，不同公司的抗体以及对抗原的处理不同都可能影响检测结果的准确性。不同的抗体只能够检测受体的特殊形式，如 ERα 或 ERβ，而检测某些异构体或变异株则难度较大。检测结果的分析具有较强的主观性，不同观察者可能得出不同的结论。对于不同实验室来说，评分、评价系统，以及阳性、阴性的标准都可能不一样。

第四节·乳腺癌的内分泌治疗

内分泌治疗是乳腺癌各种治疗方法中除了手术外最古老的方法，1890 年 Beatson 应用双侧卵巢切除在绝经前晚期乳腺癌患者中取得良好的效果，此后内分泌治疗受到广泛的关注，但在未经选择的患者中，其有效率为 25%~30%。20 世纪 70 年代以后由于激素受体测定的临床应用，可确定肿瘤对激素的依赖性，进而判断对内分泌治疗的疗效。在激素受体阳性患者应用内分泌治疗的疗效可达 70%~80%，而激素受体阴性者内分泌治疗的疗效<8%。

内分泌治疗：① 减少雌激素的合成。② 阻断雌激素对肿瘤细胞的作用。

常用的内分泌治疗的方法：① 抗雌激素药物，如选择性雌激素受体调节剂。② 抑制雌激素合成的药物，如芳香化酶抑制剂。③ 孕酮类药物。④ 脑垂体促性腺激素的类似物。⑤ 卵巢切除术。

一、抗雌激素类药物

甾体激素在乳腺癌的病因学上甚为重要，内源性激素对乳腺及其肿瘤的生长起重要作用，同时对其他组织如子宫内膜、阴道、骨、肝及心血管起调节作用；临床上应用药物治疗乳腺癌最早是用超高剂量的雌激素及雄激素治疗。1940 年以后三苯乙烯类作为抗雌激素药物，尤其是三苯氧胺（tamoxifen）的临床应用是具有划时代性的。目前，三苯氧胺是乳腺癌手术后的辅助治疗及晚期乳腺癌内分泌治疗的首选药物。

抗雌激素类药物分为两大类：选择性雌激素受体调节剂（selective estrogen receptor modulator，SERM）和选择性雌激素受体下调剂（selective estrogen receptor downregulator，SERD）。两者的共同点是抗雌激素作用都在 ER 水平阻断雌激素对肿瘤的作用。但前者区别于后者之处在于对雌激素受体不仅有拮抗（antagonist）作用，同时还有稍弱的类雌激素（agonist）作用。正是由于前者存在一定的促效作用，因而造成对绝经后患者骨密度增加及血脂降低的有益作用，而对子宫内膜等有副作用。

（一）SERM

SERM 又分为两类：① 三苯乙烯类，如三苯氧胺及托瑞米芬、屈洛昔芬等。② 非甾体类，如雷洛昔芬。

1. 三苯氧胺·是非甾体类的雌激素受体调变剂，1971 年起进入临床，1977 年被批准用于治疗绝经后转移性乳腺癌。目前已被全球广泛地用于治疗绝经前后各期乳腺癌，在过去 30 年来一直是作为抗雌激素药物治疗乳腺癌的金标准，用于术后 ER（+）/PR（+）患者的辅助治疗及晚期复发患者的治疗，术后辅助用药可降低远处转移及对侧乳房第二原发肿瘤的发生，长期用三苯氧胺还有其他的临床优点，由于其类雌激素样作用，可以维持骨密度及降低血浆低密度脂蛋白和胆固醇。三苯氧胺作为术后辅助用药对 ER（+）/PR（+）患者可以提高术后生存率及减少复发、转移。

1998 年 EBCTCG（早期乳腺癌临床试验合作组）对 55 个临床研究 36 689 例早期乳腺癌患者应用三苯氧胺的临床效果进行分析，三苯氧胺能减少术后复发及转移，应用时间以 5 年为最好，从不同 ER 的情况看，ER（+）的效果最好，对危险性的下降亦是在用 5 年时最明显。应用 5 年后其降低危险性的作用仍存在。但用药超过 5 年以上时，其疗效未再有提高。2005 年 EBCTCG 汇总 194 项临床研究进行分析，显示与 1998 年相似的结论。对于 ER（+）患者，5 年三苯氧胺治疗能降低乳腺癌每年死亡率,治疗 5 年优于 1~2 年。5 年三苯氧胺治疗使得早期术后乳腺癌的 0~4 年与 5~14 年的每年死亡率相近。

三苯氧胺的副作用:潮热是三苯氧胺的抗雌激素作用,药物作用于下丘脑及垂体轴而引起雌激素水平下降而引起;三苯氧胺的类雌激素作用使药物作用于子宫内膜而引起子宫内膜息肉、单纯性或复合性子宫内膜增生及子宫内膜癌,但子宫内膜癌的发生率很低。此外抗雌激素的作用可以引起栓塞,包括深静脉栓塞、肺血管栓塞或脑血管病变。有时三苯氧胺长期应用后可有药物抵抗性,而作用下降。

此外,三苯氧胺亦可引起肝功能障碍,少数病例可以有视网膜炎而使视力下降,但停药后恢复。

2. 托瑞米芬·结构式与三苯氧胺相似,但在其侧链上多一个氯离子,同样具有类雌激素及抗雌激素作用。其对子宫内膜的 DNA 合成有降低的作用,因而对子宫内膜的影响较小,但仍有一定的作用。Ⅱ期临床荟萃分析证实该药与三苯氧胺的作用相似,疗效相似,与三苯氧胺间有一定的交叉。

3. 雷洛昔芬·是非甾体类苯并噻吩的衍生物,其作用也是与雌激素竞争雌激素受体,在乳腺及子宫中有抗雌激素及类雌激素样作用。临床前研究证实雷洛昔芬有类雌激素样作用可用于减少骨质疏松,降低血浆胆固醇,不增高血浆甘油三酯及引起子宫内膜的增生等,因而本品也被用于预防骨质疏松症。

雷洛昔芬作为乳腺癌的预防研究,MORE 临床试验是多中心、随机、双盲的研究,共入组 7 705 例绝经后妇女,年龄最大 81 岁(中位年龄 66.5 岁),作为骨质疏松的治疗,用量 60 mg/d,在 5 129 例用药组中出现乳腺癌 13 例,对照组 2 576 例中发生乳腺癌 27 例(RR 0.24,95%CI 0.13~0.44,$P<$ 0.001),减少 ER(+)乳腺癌 90%,而 ER(−)乳腺癌无差别。

美国乳腺与肠道外科辅助治疗研究组(NSABP)的一项 STAR 研究比较了 Raloxifene 与三苯氧胺作为预防乳腺癌的疗效,该试验将 Gail 模型作为风险阈值的评估标准。研究发现,与雷洛昔芬相比,三苯氧胺的预防作用更为显著,但雷洛昔芬的血栓事件、子宫内膜癌风险和白内障的发生等对人体的副作用更少。

(二)SERD

氟维司群(fulvestrant)是第一种也是目前唯一一种雌激素受体下调剂(SERD),对雌激素受体的亲和力较三苯氧胺更强,能降解雌激素受体,下调肿瘤细胞的雌激素受体和孕激素受体水平。

对于氟维司群的临床研究略微经历了一点波折。早先的两项随机对照Ⅲ期临床研究证明了在绝经后转移性乳腺癌患者中,氟维司群(250 mg,每月 1 次)的疗效与芳香化酶抑制剂阿那曲唑(1 mg,每日 1 次)相当。而稍后的一项Ⅲ期随机对照 CONFIRM 研究显示,对于既往内分泌治疗失败的绝经后激素受体阳性乳腺癌患者,氟维司群 500 mg 与氟维司群 250 mg 相比,PFS、OS 均延长,中位 PFS 分别为 6.5 个月和 5.5 个月($P=0.006$),中位 OS 分别为 26.4 个月和 22.3 个月($P=0.02$)。因此,直到最近的一项头对头Ⅲ期 FALCON 研究,才最终证实氟维司群(500 mg,每月 1 次)治疗激素受体阳性的晚期乳腺癌患者,较阿那曲唑(1 mg,每日 1 次)显著延长 PFS,中位 PFS 分别为 16.6 个月和 13.8 个月($P=0.048\,6$)。氟维司群 500 mg 疗效优于芳香化酶抑制剂,可作为临床一线治疗优选方案。

氟维司群的作用还体现在 ESR1 突变患者的治疗上,ESR1 是一种与早期芳香化酶抑制剂治疗相关的突变,其编码的 ERα 可以在没有激素的情况下激活,这类患者应用芳香化酶抑制剂阻断雌激素信号通路可能无效,但高剂量氟维司群在 ESR1 突变患者中仍可能存在一定疗效。China CONFIRM 亚组分析显示,芳香化酶抑制剂辅助治疗失败后,氟维司群 500 mg 组的中位 PFS 为 5.8 个月,而 EFECT 和 SoFEA 等研究显示非甾体类芳香化酶抑制剂治疗失败后换用甾体类的中位 PFS 仅为 3 个月左右。在芳香化酶抑制剂治疗失效的患者中,换用氟维司群不失为一种明智的选择。

目前,氟维司群已批准用于复发、局部晚期或晚期乳腺癌的各线解救治疗。

二、芳香化酶抑制剂

绝经后妇女体内的雌激素是由雄激素及肾上腺皮质产生的胆固醇经芳香化酶转化而形成的。芳香化酶参与雄烯二酮转化成雌酮,睾酮转化为雌二醇,芳香化酶抑制剂能抑制雄激素转化成雌激素,从而达到治疗目的。

芳香化作用也可以在肌肉、脂肪及肿瘤中进行,约 2/3 的乳腺肿瘤有芳香化酶的表达,可在原位合成雄激素而刺激肿瘤生长。抗雌激素类药物的作用是通过与雌激素受体结合,从而阻断雌激素的作用,但不影响雌激素的合成。芳香化酶抑制剂的作用方式与三苯氧胺等抗雌激素药物不同,此类药物是内源性雌激素合成的阻断物,其作用点与肿瘤的雌激素受体合成无关。

药物特异性抑制芳香化酶参与的雌激素合成将具有较大的优点:① 芳香化酶抑制剂的作用是可逆的,停药后可恢复雌激素的合成;② 芳香化酶抑制剂可特异性地抑制雌二醇的合成,而其他方法如切除内分泌腺体等会影响其他甾体类激素的合成;③ 芳香化酶抑制剂的副作用较轻,并发症较少;④ 芳香化酶抑制剂可以完全阻断周围组织内的雌激素合成。

芳香化酶抑制剂可以分为甾体类(Ⅰ型)与非甾体类(Ⅱ型)(表 9-16-1)。

项 目	第一代	第二代	第三代
Ⅰ型	testolactone	formestane(福美坦)	exemestane(依西美坦)
Ⅱ型	AG 氨鲁米特	fabrozole(法曲唑)	fabrozole(法曲唑) letrozole(来曲唑)

表 9-16-1　芳香化酶抑制剂

(一)甾体类(Ⅰ型)芳香化酶抑制剂

1. tastolactone·是最早的模拟天然底物雄烯二酮的药物,其作用是与雄激素竞争作为芳香化酶的底物,和酶的底物结合位点发生共价不可逆结合,以抑制雄激素向雌激素的转化。药物在人体的作用需要达到较高的浓度。同时男性激素样本质常有较多的副作用。近年来新一代的Ⅰ型芳香化酶抑制剂如 formestane 及 exemestane（依西美坦）有较强的特异性，不可逆地抑制雌激素的合成，停药后需要数日才能恢复雌激素的水平。

2. 依西美坦（exemestane，aromasin）·是不可逆性类固醇芳香化酶灭活剂，口服后 1.2～2.9 h 达到最高血药浓度。半衰期为 24 h。口服后 90% 与血浆蛋白质结合，与白蛋白及 α_1 核糖结合，主要在肝内代谢，细胞色素 P450 3A4 是参与代谢的主要同工酶，每日口服 25 mg 后血浆雌二醇浓度可下降 85%～95%。但不影响皮质醇或醛固酮分泌。

临床每日 25 mg 口服可使绝经后妇女体内芳香化酶抑制率达 95%，循环血雌激素抑制出现在给药后 2～3 日，在以往用过其他内分泌药物有效以后再失败的病例应用依西美坦客观缓解率达 9%，另有 17.5% 的患者疾病稳定超过 24 周。

与非甾体类芳香化酶抑制剂之间无交叉耐药者，用非甾体类芳香化酶抑制剂失效病例应用依西美坦仍有部分患者可得到缓解。不良反应有潮红、恶心、乏力、出汗等，部分患者可有骨关节锐痛等。

（二）非甾体类（Ⅱ型）芳香化酶抑制剂

1. 第一代·代表药物为氨鲁米特（aminioglutethimide，AG），最早作为抗惊厥药物，以后发现 AG 能抑制肾上腺所有类固醇激素的合成，从而起到药物肾上腺切除的功能，用于绝经后晚期乳腺癌的有效率为 30%，对骨转移的效果较好。AG应用时可引起血液中肾上腺皮质激素水平的下降，从而引起垂体水平促肾上腺皮质激素分泌增加。因而在应用时需同时口服氢化可的松。用法：AG 开始时每日 2 次，每次 250 mg，同时口服氢化可的松 20 mg，每日 4 次。不良反应有头晕、步态不稳，有时有共济失调、皮疹、恶心、食欲下降、白细胞降低等。

2. 第二代·代表药物为福美坦（formestane，又称 fantaron）有效率为 23%～39%。对软组织及骨转移的效果较好，以往内分泌治疗有效患者如应用三苯氧胺、AG 等复发后改用福美坦有部分患者仍可有效。用法为 250 mg 加生理盐水 4 ml 稀释后作深部肌内注射，每 2 周 1 次，不良反应有恶心、皮疹、头痛、头晕、嗜睡、注射部位疼痛等。

法曲唑（fadrozole）对以往应用内分泌治疗有效患者，复发后改用法曲唑有 16% 的患者仍可取得一定的疗效。

3. 第三代·代表药物包括阿那曲唑、来曲唑。第三代非甾体类芳香化酶抑制剂对芳香化酶的抑制作用更强，有高度的选择性，较第一及第二代芳香化酶抑制剂的副作用更小。

阿那曲唑（anatrozle，arimidex）口服后 2 h 可达血浆峰值。阿那曲唑用法每日 1 次，每次 1 mg，用药后可使芳香化酶及雌二醇的抑制率达到 98% 及 80%。上市临床研究显示阿那曲唑治疗以往曾接受三苯氧胺治疗的绝经后晚期乳腺癌有效率为 12.6%，肿瘤稳定超过 24 周者 29.7%，中位进展时间（TTP）4.8 个月，中位生存时间（TTF）26.7 个月，有效者中 85% 疗效维持 24 周以上。美国一组比较阿那曲唑与甲孕酮疗效的结果见表 9 - 16 - 2，该组患者中 40% 以上曾接受化疗，70% 以上 ER 和（或）PR 检测为阳性。

表 9 - 16 - 2　阿那曲唑与甲孕酮疗效比较

项　目	阿那曲唑（128 例）	甲孕酮（128 例）
中位年龄（岁）	65	65
有效率	37%	35%
TTP（月）	4.8	4.6
TTF（月）	26.7	22.5
2 年生存率	56.1%	46.3%
CR＋PR＋SD≥6 个月	29.7%	28.1%

注：CR，完全缓解；PR，部分缓解；SD，稳定。

来曲唑（letrozalo，又称 femara）是苄三唑类的衍生物，口服经胃肠道吸收，生物利用度可达 99% 以上，与蛋白质结合后可迅速分布于组织中，半衰期 2 日，作为第三代芳香化酶抑制剂，具有高度选择性，耐受性好，药理作用强。来曲唑的一项关键性临床试验 P024 研究是一项在 24 个国家，201 个中心随机双盲的Ⅲ期临床研究，比较 907 例进展期乳腺癌，随机分为两组，一组先用三苯氧胺，另一组用来曲唑，如疾病进展则交替应用。两组的基本情况相似，结果见表 9 - 16 - 3。2001 年 1 月美国 FDA 批准来曲唑作为绝经后激素受体阳性的晚期或复发妇女的一线内分泌治疗药物，用法为每次 2.5 mg 口服，每日 1 次。

表 9 - 16 - 3　来曲唑和三苯氧胺治疗乳腺癌的疗效比较

项　目	来曲唑	三苯氧胺	HR（95% CI）	P 值
TTP（月）	9.4	6.0	0.70（0.60～0.82）	0.000 1
TTF（月）	9.1	5.8	0.71（0.61～0.82）	0.000 1
CR＋PR	30%	20%	1.71（1.26～1.31）	0.000 6
临床收益率	49%	38%	1.55（1.19～2.01）	0.000 1

注：CR，完全缓解；PR，部分缓解；两组相比来曲唑较三苯氧胺有较高的疗效。

（三）芳香化酶抑制剂在绝经后早期乳腺癌辅助治疗中的应用

乳腺癌是一种慢性病，也是一种容易有血运转移的疾病。手术后在最初 3 年内复发占 70%，但 10 年后仍有复发危险的存在。即使肿瘤小，淋巴结无转移但分化较差者亦有复发的可能。1996 年 Saphner 汇总了 7 个临床报告，在 3 585 例乳腺癌术后随访中发现复发危险在 1～2 年最高，2 年后逐渐下降，5～10 年时为高峰期的 1/3，但 10 年后仍存在复发的危险。

近年的 4 项研究证实，早期乳腺癌术后应用化疗及内分泌治疗作为手术后的辅助治疗后，可以减少复发的危险，但远期随访时有部分患者仍有复发的可能；二期患者手术后无病生存期在 5 年后仍有 13% 的复发危险，即诊治后 5～15 年的复发危险性为 21%；三期患者术后 10 年及 15 年的复发危险为 18% 及 30%，淋巴结阳性者亦相似。远期复发率在受体阳性的病例较受体阴性者为高，这是由于受体阴性的肿瘤发展较快，因而易在早期复发，而受体阳性者，手术到复发间期较长，复发时间亦推迟。

ER(一)者,术后复发较早,一直到第4年时达到最高峰,ER(十)者则复发较迟,但在术后第4年时其上升的曲线与ER(一)者相交叉。此后ER(十)者复发曲线持平,而ER(一)者则病死率反而有所下降,ER(十)者在5~10年后仍有复发的可能。

NSABP、B-14的研究显示,ER(十)病例术后应用三苯氧胺5年能降低肿瘤的复发率及病死率,但应用时间超过5年则无益。1998年EBCTCG对55个临床随机分组研究ER(十)PR(十)共36 689例早期乳腺癌应用三苯氧胺的效果,术后应用三苯氧胺能降低复发率及病死率,但5年后仍有部分病例可以有复发。因而很多临床研究在改变临床用药方法及应用新药以提高疗效。目前报道较多的是芳香化酶抑制剂的临床应用。目前临床应用的方法如下。

1. 术后起始即用·ATAC试验:入组对象为淋巴结不论有无转移,共有31个国家380个中心参加,入组病例9 366例,该研究比较阿那曲唑、三苯氧胺及两者合用的疗效。目的是比较药物的安全性、耐受量及两者合用是否比较单药应用为好,次要目的是观察各组无肿瘤复发率及总生存率。在33个月时分析合用组的效果并不比单用三苯氧胺组为好,因此试验停止合用组,改为阿那曲唑组与三苯氧胺组的对比。随访68个月时92%的患者完成5年的疗程,阿那曲唑组较三苯氧胺组复发相对危险性降低17%,绝对危险下降2%(HR 0.87,95%CI 0.78~0.92)。随访10年时,ER(十)患者中,阿那曲唑组较三苯氧胺组可绝对降低5年复发率2.7%、10年复发率4.3%、10年远处复发率2.6%。对全组患者进行分析,阿那曲唑较三苯氧胺可延长DFS(P=0.04)、TTR(P=0.001)、TDR(P=0.03)。ATAC的10年随访结果证实了阿那曲唑(商品名:瑞宁得)作为绝经后早期乳腺癌的初始内分泌治疗的有效性和较好耐受性,确立了其在绝经后乳腺癌术后辅助内分泌治疗中的地位。

BIG1-98试验评价来曲唑与他莫昔芬作为绝经后激素受体阳性的早期乳腺癌辅助治疗的效果,共入组4 399例。经33个月随访来曲唑与三苯氧胺相比显著提高无病生存期(DFS)(HR=0.81,95%CI 0.71~0.93,P=0.003)。该研究的亚组分析发现如果ER(十),PR受体不论阳性或阴性,来曲唑对DFS的改善程度无差别。8.1年随访结果显示,单药来曲唑治疗显著优于单药三苯氧胺治疗,而单药来曲唑、来曲唑序贯三苯氧胺、三苯氧胺序贯来曲唑的DFS分别为87.5%、87.7%和85.9%,由此对于绝经后激素受体阳性的早期乳腺癌,单药来曲唑优于单药三苯氧胺,而与三苯氧胺序贯并无明显优势。

2. 应用2~3年三苯氧胺后改用芳香化酶抑制剂·IES试验在应用2~3年三苯氧胺后随机分组比较继续用三苯氧胺与改用依西美坦的疗效,共入组4 742例。手术后先用2~3年三苯氧胺,以后随机分为两组,一组改用依西美坦,另一组继续用三苯氧胺,经30.6个月随访,两组发生的事件数分别为183例及266例,与三苯氧胺相比,依西美坦组的HR为0.68(P<0.001),两组PFS分别为91.5%及86.8%,依西美坦组的D-DFS(无远处转移生存)也高于三苯氧胺组(HR 0.6,P=0.04),但两组总病死率无差别。

ITA、ABCSG8/ARNO95临床研究比较应用2~3年三苯氧胺后继续三苯氧胺和改用芳香化酶抑制剂的疗效,分别入组448例及3 224例,HR分别为0.35及0.60(P<0.000 2和0.000 9),说明改用芳香化酶抑制剂后的效果较好。

3. 应用5年三苯氧胺后继续应用芳香化酶抑制剂·以往的临床研究证实能手术治疗的乳腺癌术后,如ER(十)PR(十)患者应用内分泌治疗能降低复发,因而应用5年三苯氧胺已成为辅助内分泌治疗的标准方案。NSABPB 14研究显示三苯氧胺治疗超过5年则不再提高疗效,但5年后部分患者仍有复发危险及对侧乳房第二原发肿瘤的可能。MA17试验是研究应用5年三苯氧胺后再用芳香化酶抑制剂能否进一步提高生存率,该试验入组5 187例,在完成5年三苯氧胺辅助治疗后比较继续用来曲唑或安慰剂的治疗,中位随访64个月,显示芳香化酶抑制剂组DFS、D-DFS、OS均优于安慰剂组。根据MA17的结果,NCCN指南推荐三苯氧胺治疗5年后延长芳香化酶抑制剂治疗5年(共10年)。

4. 5年后延长使用芳香化酶抑制剂·基于MA17试验,研究者设计了MA17R试验,并于ASCO2016公布了MA17R研究结果,该研究入组了1 918例患者,研究芳香化酶抑制剂治疗5年后,延长治疗能否获得进一步获益。来曲唑组与安慰剂组的5年DFS分别为95%和91%(P=0.01),对侧乳腺癌年发病率分别为0.21%和0.49%(P=0.007),证实了延长使用芳香化酶抑制剂对复发风险的改善。

与MA17和MA17R试验形成对比的是,在2016年St. Antonio会议上披露的NSABP B-42、DATA、IDEAL三项关于延长内分泌治疗的研究,均显示阴性结果。因此,关于延长芳香化酶抑制剂治疗的建议,需要重新考量。

5. 三种第三代芳香化酶抑制剂的比较·Ⅲ期MA27研究是一项第三代甾体与非甾体芳香化酶抑制剂之间的比较研究,7 576例绝经后激素受体阳性的早期乳腺癌患者随机分入依西美坦组和阿那曲唑组,中位随访4.1年,4年的EFS相当,分别为91%和91.2%。而另一项Ⅲ期随机对照研究FACE,旨在比较两种非甾体类芳香化酶抑制剂来曲唑与阿那曲唑在辅助治疗中的疗效,结果依然没有统计学上的显著差异。

而在一项Ⅱ期新辅助内分泌临床研究ACOSOG Z1031中,入组381例患者随机接受16~18周依西美坦、来曲唑、阿那曲唑3种药物的新辅助内分泌治疗后,三组都获得了较高的临床有效率,分别为依西美坦62.9%(95%CI 53.8%~71.4%)、来曲唑74.8%(95%CI 66.3%~82.1%)、阿那曲唑69.1%(95%CI 60.1%~77.1%)。3个治疗组之间无明显统计学差异。

ASCO2017上发布了一项FATA-GIM3研究,入组3 697例患者,研究阿那曲唑、依西美坦、来曲唑三种芳香化酶抑制剂在5年起始辅助治疗或2年三苯氧胺序贯3年芳香化酶抑制剂中的疗效,在DFS上三种芳香化酶抑制剂未能呈现统计学差异,起始辅助用药和序贯用药两种治疗策略也没有统计学差异,但仍看到了起始辅助治疗的获益趋势(起始组96.8%,序贯组95.3%,P=0.052)。

第三代芳香化酶抑制剂共有的常见不良反应有骨关节酸痛(20%)、恶心(15%)、咳嗽(11%)、疲劳(11%),以及头痛、潮热、腹泻等。少见的不良反应有外周血栓(包括静脉血栓、肺动脉栓塞）、心肌缺血、暂时性脑缺血、脑栓塞等。

三、卵巢去势

卵巢去势是乳腺癌内分泌治疗的重要组成部分，可分为不可逆的卵巢去势与可逆的卵巢去势，前者包括了卵巢切除术和卵巢放疗，后者主要指以促性腺激素释放激素类似物（GnRHa）为代表的卵巢药物去势。

（一）卵巢切除术

1896 年，苏格兰医师 Beatson 首次将双侧卵巢切除术应用于绝经前转移性晚期乳腺癌患者，术后患者获得 4 年生存期，这拉开了卵巢去势治疗的序幕。卵巢去势手术可以快速可靠地使雌激素水平下降到绝经后水平，同时可以预防卵巢癌的发生，尤其是卵巢癌高危人群（如 BRCA1 或 BRCA2 基因突变的乳腺癌患者）。但是手术去势会造成不可逆的过早绝经，增加骨质疏松及心血管事件等的风险，同时手术去势意味着永久丧失生育能力。随着卵巢去势逐渐应用于乳腺癌辅助治疗，第一个关于卵巢去势的临床研究于 1948 年开始开展。EBCTCG 在对这些早期临床研究的荟萃分析中提出接受卵巢抑制治疗的年龄＜50 岁试验组患者与对照组相比存在显著的生存获益，其年复发风险降低了 17%，病亡风险降低了 13%。

（二）卵巢放疗

半个世纪前，放射治疗就开始用于卵巢去势。卵巢放疗可以使患者避免手术，在临床上较易实施，且费用合理，但疗效不稳定，受患者年龄、放射剂量、剂量分割方式、靶区设计等因素影响。与手术去势相比，放疗去势的雌激素水平下降较为缓慢，同时盆腔放射可能造成远期放疗不良反应，这些都限制了卵巢放疗的临床应用。

（三）促性腺激素释放激素拟似物（GnRHa）

GnRH 是由下丘脑分泌的肽类激素，与垂体的 GnRH 受体结合生成及释放黄体生成素（LH）及卵泡刺激素（FSH），从而促使卵巢分泌雌激素。GnRH 拮抗剂与天然的 GnRH 类似，仅在第 6 位及第 10 位的氨基酸排列有所不同，其通过负反馈作用于下丘脑，抑制下丘脑生成，同时竞争性地与垂体细胞膜上的 GnRH 受体结合，从而抑制垂体分泌 LH 及 FSH，影响卵巢雌激素的生成，其作用相当于药物性的卵巢切除。目前临床应用的药物有戈舍瑞林（goserelin）、亮丙瑞林（leuprolide）及布舍瑞林（buserelin）。

GnRHa 是人工合成的 10 肽，应用后血浆 LH 水平可有一过性增高，以后逐步下降到绝经后水平。用法为皮下注射，每 28 日 1 次。用药后可有一次性雌激素增高，但以后逐步下降。用药 1～2 个月后开始停经，停药后 6 个月大多数患者可以恢复月经。Matu-sumoto 等报道 28 例绝经前妇女平均年龄为 31～55 岁，用药平均 12 个月，停药后 22 例（78.6%）恢复月经，50 岁以下病例 22 例中有 18 例恢复月经（81.8%），而 50 岁以上，6 例中 4 例恢复（66.7%）。GnRHa 的副作用有用药后短期内有一过性雌激素升高，部分患者可有发热、面部潮红、多汗、性欲降低，少数患者有恶心、呕吐、皮疹瘙痒、体重增加等反应。

GnRHa 可用于晚期乳腺癌复发的治疗。早期一项对 318 例绝经前和围绝经期的晚期乳腺癌给予戈舍瑞林联合他莫昔芬或戈舍瑞林单药治疗进行比较，结果显示联合组在延迟疾病进展上稍有优势（P=0.03），但 OS 并无统计学差异。另一项随机试验比较了布舍瑞林联合他莫昔芬在绝经前转移性乳腺癌中的疗效，联用组较布舍瑞林单药或他莫昔芬单药可有更多的 PFS、OS 获益。

GnRHa 也用作绝经前可手术乳腺癌术后的辅助治疗。一项纳入了全球 16 个有关 GnRHa 应用于辅助治疗临床试验的荟萃分析显示，在激素受体阳性的乳腺癌患者中，联合 GnRHa 的辅助治疗可降低复发风险和复发后死亡风险。SOFT 和 TEXT 试验是两项与卵巢功能抑制相关的研究，TEXT 比较了卵巢功能抑制联合依西美坦或三苯氧胺在绝经前激素受体阳性乳腺癌中的疗效；SOFT 则在（新）辅助化疗结束后仍然处于绝经前的乳腺癌中开展，研究发现，对于激素受体阳性人表皮生长因子 2（human epidermal receptor 2，HER2）阴性的绝经前乳腺癌患者，若临床病理参数为高复发风险，则卵巢功能抑制联合依西美坦的治疗较单纯三苯氧胺可将 5 年无乳腺癌间期（BCFI）提高 10%～15%，若中等复发风险则提高至少 5%，若低复发风险则改善较少。

GnRHa 在绝经前乳腺癌患者的新辅助内分泌治疗中也占有一席之地，STAGE 试验入组了 204 例激素受体阳性乳腺癌患者，给予戈舍瑞林联合他莫昔芬或戈舍瑞林联合阿那曲唑治疗，结果显示戈舍瑞林联合阿那曲唑的总缓解率（ORR）更高（阿那曲唑组 70.4%，他莫昔芬组 50.5%，P=0.004），在超声和 MRI 的疗效评估上，阿那曲唑组也优于他莫昔芬组。

卵巢功能衰竭是乳腺癌辅助治疗的常见毒性反应。对部分年轻乳腺癌患者进行卵巢功能的保护，尽可能保留其生育功能是非常必要的。一项 POEMS 试验研究显示，GnRHa 与化疗联用于绝经前期激素受体阴性的乳腺癌患者，可以降低卵巢衰竭率（GnRHa 组 8%，单独化疗组 22%，P=0.04），同时在妊娠结局、DFS 和 OS 上都有提高。PROMISE 试验则发现，在辅助 CMF 化疗的基础上联合 GnRHa，可使闭经发生率较单纯 CMF 治疗降低 17%（GnRHa 组 25.9%，单纯 CMF 组 8.9%，P＜0.001）。2015 年 St.Gallen 全球专家组投票，就有 78.9% 的专家支持激素受体阴性的年轻乳腺癌患者在接受化疗的同时，加用 GnRHa 保护患者的生育功能，给年轻患者带来一线生育希望。

四、孕激素类药物

孕激素类药物用于乳腺癌的治疗已有较长的历史。目前常作为三线的内分泌治疗药物用于绝经后患者。

孕激素类药物的作用机制：① 孕激素类药物可通过负反馈抑制下丘脑 GnRH 分泌，从而抑制 LH 及 FSH 的分泌，也可通过抑制垂体 ACTH 分泌，减少肾上腺皮质中的雌激素分泌。② 诱导肝 α 还原酶，使体内雄激素降解，抑制雌二醇的合成。③ 孕激素类药物可在靶细胞水平与孕激素受体结合，竞争性抑制雌二醇与 ER 的结合，从而阻断雌激素对乳腺癌细胞的作用。

常用药物有：① 甲地孕酮（megestrolacetate，MA，megace，美可治），是半合成孕激素的衍生物，每片 160 mg，每日 1 次，最大剂量可达 800 mg/d。有效率为 25%～30%。② 甲羟孕酮（MPA provera，甲孕酮），也是孕激素的衍生物，每次 500～1 000 mg，口服或肌内注射，每日 1 次，有效率为 30%。

孕酮类药物可以单用，亦可与化疗药物合用。对孕激素受体阳性患者的治疗效果较好，对软组织、骨转移者的效果较好，对肝、脑等部位转移，效果较差。该药与化疗药物合用时可减轻化疗副作用，同时起到保护骨髓的作用。

孕酮类药物的副作用包括：① 阴道出血、阴道分泌液、乳房胀痛、乳头溢液等。② 体液潴留，少数患者可出现胸闷、呼吸困难等。③ 少数患者可出现深静脉血栓，偶有出现黄疸。④ 增进食欲，增加体重。因其具有增加食欲的作用，该药亦可用于治疗肿瘤恶病质，但对有潜在糖尿病、高血压、心脏病的患者不宜长期使用。

五、克服内分泌治疗耐药的靶向治疗

内分泌治疗在激素受体阳性乳腺癌综合治疗中占有重要的地位，但原发性与继发性耐药是当前内分泌治疗面临的一道难题。许多研究证明，雌激素受体和生长因子受体信号通路之间存在相互作用，这种相互作用是导致内分泌治疗耐药的主要机制之一，针对这些通路的靶向治疗药物为以雌激素受体为核心的内分泌治疗提供了新的思路。除此以外，还可以通过抑制旁路激活途径、抑制相关下游效应分子等方式，达到逆转肿瘤细胞内分泌耐药的效果。

（一）人表皮生长因子 2（HER2）信号通路相关靶向治疗

研究发现，HER2 与 ER 信号通路存在一定的相互作用，从而引起内分泌治疗的耐药。

在激素受体及 HER2 双阳性乳腺癌的治疗中，内分泌联合 HER2 靶向治疗能否抑制耐药通路的激活呢？TAnDEM 临床试验入组了 207 例病理证实激素受体及 HER2 阳性的转移性乳腺癌患者，患者接受阿那曲唑联合曲妥珠单抗或阿那曲唑单药治疗直至疾病进展。两组患者的 OS 并无显著差异（联合组 28.5 个月，单药组 23.9 个月），但联合组的 PFS（4.8 个月）较单药组（2.4 个月）显著延长（P＝0.001 6），临床获益率也明显提高（联合组 42.7%，单药组 20.3%）。在 ECF30008 研究中，来曲唑联合 HER1/2 激酶抑制剂拉帕替尼与来曲唑单药治疗对比，联合组 PFS 有近 3 倍的增高。这两项试验均证实抗 HER2 靶向治疗联合芳香化酶抑制剂能提高激素受体、HER2 双阳性乳腺癌的临床获益，但对拉帕替尼的研究并没有到此终结。ASCO2017 公布了 ALTERNATIVE 临床试验的结果，显示拉帕替尼、曲妥珠单抗、芳香化酶抑制剂三者联用较曲妥珠单抗与芳香化酶抑制剂联用组有更长的 PFS（三药组 11 个月，双药组 5.7 个月，P＝0.006 4）。

（二）表皮生长因子受体信号通路相关靶向治疗

EGFR 和 ER 信号通路之间也存在相互作用，研究表明 EGFR 可通过与 HER2 形成异源二聚体引起下游信号通路的激活，导致内分泌耐药。

小分子酪氨酸激酶抑制剂吉非替尼，能抑制 EGFR-HER2 异源二聚体的形成和磷酸化，逆转内分泌耐药。一项三苯氧胺联合吉非替尼在激素受体阳性转移性乳腺癌中的 Ⅱ 期临床试验探讨了吉非替尼在逆转内分泌耐药中的临床应用，在 206 例初次复发或三苯氧胺辅助治疗后的患者中，吉非替尼联合组对比安慰剂组，中位 PFS 分别为 10.9 个月和 8.8

个月，提示了吉非替尼在部分人群中获益的可能性，但其结果还需进一步验证。

（三）PI3K/Akt/mTOR 信号通路相关靶向治疗

PI3K/Akt/mTOR 信号通路是激素受体阳性乳腺癌重要的下游信号通路之一，在肿瘤的增殖、侵袭和转移中扮演着重要的角色。PI3K 活性水平的增高，是内分泌治疗耐药的重要机制之一，因此相对于抑制多种上游受体的活性，抑制下游关键信号通路更为直接、有效。

1. PI3K 抑制剂·目前针对 PI3K 的在研靶向药物包括泛PI3K 抑制剂和 PI3K 亚型特异抑制剂，其中 buparlisib 是一种泛 PI3K 抑制剂，Ⅲ 期 BELLE-2 纳入了 1 147 例绝经后激素受体阳性的局部晚期或转移性乳腺癌患者，比较 buparlisib 联合氟维司群与氟维司群单药治疗的疗效，结果显示，联合组的PFS 优于单药组（联合组 6.9 个月，单药组 5.0 个月，P＜0.001），存在 PI3K3CA 突变的亚组，两药联用的 PFS 提高更为显著（联合组 7.0 个月，单药组 3.2 个月，P＜0.001）。

2. mTOR 抑制剂·mTOR 是一种丝氨酸/苏氨酸蛋白激酶，是 PI3K 和 Akt 的下游关键分子。mTOR 包括 mTORC1 和 mTORC2，mTORC1 可促进 mRNA 转运和蛋白质合成，参与糖代谢和脂质合成，mTORC2 参与调控 Akt 磷酸化。mTORC1 抑制剂依维莫司基于 Ⅲ 期 BOLERO-2 试验的阳性结果已被 FDA 批准用于治疗乳腺癌。

TAMRAD 试验是一项 Ⅱ 期随机临床试验，入组了 111 例芳香化酶抑制剂治疗后进展的患者，予以三苯氧胺联合依维莫司或三苯氧胺单药治疗，联合组的 6 个月临床获益率获得提高（联合组 61%，对照组 42%，P＝0.045），同时中位 PFS 显著延长（联合组 8.6 个月，对照组 4.5 个月，P＝0.002）。BOLERO-2 纳入 724 例绝经后 ER 阳性既往治疗进展的乳腺癌，给予依维莫司联合依西美坦或依西美坦单药治疗，联合组的 PFS 显著延长（联合组 7.8 个月，单药组 3.2 个月，P＜0.000 1），但两组间 OS 无统计学差异。

（四）MAPK 信号通路相关靶向治疗

MAPK 信号通路与 PI3K/Akt/mTOR 同处下游，介导 HER2 及 EGFR 诱导的内分泌治疗耐药。MAPK 通路包括 3 条途径：细胞外信号调节激酶信号通路、c-Jun N-末端激酶和 p38-MAPK，此外还可磷酸化 ER 共激活因子，诱导内分泌治疗耐药。

一项 Ⅱ 期临床试验探讨了氟维司群联合 MAPK 抑制剂司美替尼治疗芳香化酶抑制剂耐药的晚期乳腺癌的疗效，目前已取得一定成果，但仍需进一步验证。

（五）细胞周期调控相关靶向治疗

细胞周期依赖性激酶（CDK）等蛋白调控细胞周期，CDK4/6 与细胞周期性蛋白 D（cyclin D）结合形成复合物，并对视网膜母细胞瘤蛋白（Rb）进行磷酸化，促进肿瘤生长。CDK 和 cyclin D 是包括 ER 在内的多条信号通路共同的下游分子，在乳腺癌中，常存在 cyclin D 过表达、CDK4/6 基因扩增、结合抑制剂丢失等改变，使 cyclinD-CDK4/6-Rb 途径发生异常，加速肿瘤由 G_1 期向 S 期转变，从而促进肿瘤细胞的增殖。同时，细胞周期性蛋白 D1 可结合在 ERα 的配体结合域，与雌激素协同促进 ERα 与靶基因上的 ERE 结合，增强 ER 经典途径的基因转录活性；在雌激素缺乏的情况下，细胞周期性蛋白 D1 可表现出激活 ER 的能力。这为 CDK4/6 抑制剂逆转内分泌耐药的治疗提供了理论基础。

CDK4/6 抑制剂，包括 palbociclib、ribociclib 和 abemaciclib，其中 palbociclib 联合内分泌治疗的 Ⅲ 期研究（PALOMA - 2）和 Ribociclib 的 Ⅲ 期研究（MONALEESA - 2）近期均公布了阳性结果，并先后被 FDA 批准用于乳腺癌治疗。

PALOMA - 2 入组了 666 例患者，观察 palbociclib 联合来曲唑与安慰剂联合来曲唑在绝经后 ER 阳性 HER2 阴性乳腺癌患者中的疗效，结果显示，palbociclib 组的 PFS 获得显著提高（palbociclib 组 24.8 个月，安慰剂组 14.5 个月），实现了晚期一线治疗 2 年生存期的突破。

MONALEESA - 2 入组了 688 例患者，观察 ribociclib 联合来曲唑与安慰剂联合来曲唑在 HR 阳性 HER2 阴性的晚期乳腺癌及转移性乳腺癌患者中的疗效情况。中期分析显示，ribociclib 组的 PFS 明显优于安慰剂组（$HR = 0.556, P < 0.01$），很快该试验就因疗效过于显著而提前终止。MONALEESA - 2 继 PALOMA - 2 后进一步巩固了 CDK4/6 抑制剂联合芳香化酶抑制剂治疗 HR 阳性 HER2 阴性晚期绝经后乳腺癌中的一线治疗地位。

CDK4/6 抑制剂的研发脚步并没有止于此，PALOMA - 3、MONALEESA - 3、MONARCH - 2 等临床研究进一步观察了 CDK4/6 抑制剂联合氟维司群在绝经后 HR 阳性 HER2 阴性晚期乳腺癌的疗效。PALOMA - 3 显示，palbociclib 联合氟维司群显著提高 PFS（palbociclib 组 9.5 个月，安慰剂组 4.6 个月，$P < 0.01$）。MONARCH - 2 试验结果显示，在入组的 669 例激素受体阳性 HER2 阴性的转移性乳腺癌患者中，予以氟维司群联合 abemaciclib 或氟维司群联合安慰剂治疗，abemaciclib 联合氟维司群组的中位 PFS 较安慰剂组显著延长（abemaciclib 组 16.4 个月，安慰剂组 9.3 个月，$P < 0.01$）。目前，MONARCH - 3、MONALEESA - 3、研究 CDK4/6 抑制剂在绝经前或围绝经晚期乳腺癌中疗效的 MONALEESA - 7、研究 CDK4/6 抑制剂能否代替化疗的 PEARL 等相关研究正在进行中。

参考文献

[1] Stingl J. Estrogen and progesterone in normal mammary gland development and in cancer[J]. Horm Cancer, 2011, 2：85 - 90.

[2] Reinert T, Saad ED, Barrios CH, et al. Clinical implications of ESR1 mutations in hormone receptor-positive advanced breast cancer[J]. Front Oncol, 2017, 7：26.

[3] Rossi S, Basso M, Strippoli A, et al. Hormone receptor status and Her - 2 expression in primary breast cancer compared with synchronous axillary metastases or recurrent metastatic disease[J]. Clin Breast Cancer, 2015, 15：307 - 312.

[4] Anbalagan M, Rowan BG. Estrogen receptor alpha phosphorylation and its functional impact in human breast cancer[J]. Mol Cell Endocrinol, 2015, 418 Pt 3：264 - 272.

[5] Bozkurt KK, Kapucuoglu N. Investigation of immunohistochemical ER alpha, ER beta and ER betacx expressions in normal and neoplastic breast tissues[J]. Pathol Res Pract, 2012, 208：133 - 139.

[6] Mandusic V, Dimitrijevic B, Nikolic-Vukosavljevic D, et al. Different associations of estrogen receptor beta isoforms, ER beta1 and ER beta2, expression levels with tumor size and survival in early- and late-onset breast cancer[J]. Cancer Lett, 2012, 321：73 - 79.

[7] May FEB. Novel drugs that target the estrogen-related receptor alpha: Their therapeutic potential in breast cancer[J]. Cancer Manag Res, 2014, 6：225 - 252.

[8] Mohammed H, Russell IA, Stark R, et al. Progesterone receptor modulates er alpha action in breast cancer[J]. Nature, 2015, 523：313 - 317.

[9] Rojas PA, May M, Sequeira GR, et al. Progesterone receptor isoform ratio: A breast cancer prognostic and predictive factor for antiprogestin responsiveness[J]. J Natl Cancer Inst, 2017, 109(7).

[10] Prat A, Cheang MCU, Martin M, et al. Prognostic significance of progesterone receptor-positive tumor cells within immunohistochemically defined luminal a breast cancer[J]. J Clin Oncol, 2013, 31：203 - 209.

[11] Takagi K, Miki Y, Onodera Y, et al. Kruppel-like factor 5 in human breast carcinoma: A potent prognostic factor induced by androgens[J]. Endocr Relat Cancer, 2012, 19：741 - 750.

[12] Asano Y, Kashiwagi S, Onoda N, et al. Clinical verification of sensitivity to preoperative chemotherapy in cases of androgen receptor-expressing positive breast cancer[J]. Br J Cancer, 2016, 114：14 - 20.

[13] Early Breast Cancer Trialists' Collaborative G. Effects of chemotherapy and hormonal therapy for early breast cancer on recurrence and 15-year survival: An overview of the randomised trials[J]. Lancet, 2005, 365 (9472)：1687 - 1717.

[14] Vogel VG, Costantino JP, Wickerham DL, et al. Update of the National Surgical Adjuvant Breast and Bowel Project Study of Tamoxifen and Raloxifene (STAR) P - 2 trial: Preventing breast cancer[J]. Cancer Prev Res (Phila), 2010, 3(6)：696 - 706.

[15] Di Leo A, Jerusalem G, Petruzelka L, et al. Final overall survival: Fulvestrant 500 mg vs 250 mg in the randomized CONFIRM trial[J]. J Natl Cancer Inst, 2014, 106(1)：djt337.

[16] Ellis MJ, Llombart-Cussac A, Feltl D, et al. Fulvestrant 500 mg versus Anastrozole 1 mg for the first-line treatment of advanced breast cancer: Overall survival analysis from the phase Ⅱ FIRST study[J]. J Clin Oncol, 2015, 33(32)：3781 - 3787.

[17] Toy W, Shen Y, Won H, et al. ESR1 ligand-binding domain mutations in hormone-resistant breast cancer[J]. Nat Genet, 2013, 45(12)：1439 - 1445.

[18] Jiang Z. A phase Ⅲ study of Fulvestrant 500 mg versus 250 mg in postmenopausal Chinese women with advanced breast cancer and disease progression following failure on prior antiestrogen or aromatase inhibitor therapy: Supporting superior clinical benefit for the 500 mg dose[J]. The 2014 San Antonio Breast Cancer Symposium, 2014.

[19] Johnston SR, Kilburn LS, Ellis P, et al. Fulvestrant plus Anastrozole or placebo versus Exemestane alone after progression on non-steroidal aromatase inhibitors in postmenopausal patients with hormone-receptor-positive locally advanced or metastatic breast cancer (SoFEA): a composite, multicenter, phase 3 randomised trial[J]. Lancet Oncol, 2013, 14(10)：989 - 998.

[20] Zhang J, Gao H. The number needed to treat for everolimus plus exemestane or fulvestrant relative to exemestane alone from BOLERO - 2, EFECT, and SoFEA trials[J]. Eur J Cancer, 2013, 49：S411 - S411.

[21] Cuzick J, Sestak I, Baum M, et al. Effect of anastrozole and tamoxifen as adjuvant treatment for early-stage breast cancer: 10-year analysis of the ATAC trial[J]. The Lancet Oncology, 2010, 11(12)：1135 - 1141.

[22] Coates AS, Keshaviah A, Thurlimann B, et al. Five years of letrozole compared with tamoxifen as initial adjuvant therapy for postmenopausal women with endocrine-responsive early breast cancer: Update of study BIG 1 - 98[J]. J Clin Oncol, 2007, 25(5)：486 - 492.

[23] Jakesz R, Jonat W, Gnant M, et al. Switching of postmenopausal women with endocrine-responsive early breast cancer to anastrozole after 2 years' adjuvant tamoxifen: Combined results of ABCSG trial 8 and ARNO 95 trial[J]. The Lancet, 2005, 366(9484)：455 - 462.

[24] Higgins MJ, Liedke PER, Goss PE. Extended adjuvant endocrine therapy in hormone dependent breast cancer: The paradigm of the NCIC - CTG MA. 17/BIG 1 - 97 trial[J]. Crit Rev Oncol Hemat, 2013, 86(1)：23 - 32.

[25] Goss PE, Ingle JN, Pritchard KI, et al. Extending aromatase-inhibitor adjuvant therapy to 10 years[J]. N Engl J Med, 2016, 375(3)：209 - 219.

[26] Goss PE, Ingle JN, Pritchard KI, et al. Exemestane versus anastrozole in postmenopausal women with early breast cancer: NCIC CTG MA. 27 — a randomized controlled phase Ⅲ trial[J]. J Clin Oncol, 2013, 31(11)：1398 - 1404.

[27] Ellis MJ, Suman VJ, Hoog J, et al. Randomized phase Ⅱ neoadjuvant comparison between letrozole, anastrozole, and exemestane for

postmenopausal women with estrogen receptor-rich stage 2 to 3 breast cancer: Clinical and biomarker outcomes and predictive value of the baseline PAM50-based intrinsic subtype — ACOSOG Z1031[J]. J Clin Oncol, 2011, 29(17): 2342 - 2349.

[28] Klijn JG, Beex LV, Mauriac L, et al. Combined treatment with buserelin and tamoxifen in premenopausal metastatic breast cancer: A randomized study[J]. J Natl Cancer Inst, 2000, 92(11): 903 - 911.

[29] Regan MM, Francis PA, Pagani O, et al. Absolute benefit of adjuvant endocrine therapies for premenopausal women with hormone receptor-positive, human epidermal growth factor receptor 2-negative early breast cancer: TEXT and SOFT trials[J]. J Clin Oncol, 2016, 34(19): 2221 - 2231.

[30] Masuda N, Sagara Y, Kinoshita T, et al. Neoadjuvant Anastrozole versus Tamoxifen in patients receiving Goserelin for premenopausal breast cancer (STAGE): A double-blind, randomised phase 3 trial[J]. Lancet Oncol, 2012, 13(4): 345 - 352.

[31] Moore HC, Unger JM, Phillips KA, et al. Goserelin for ovarian protection during breast-cancer adjuvant chemotherapy[J]. N Engl J Med, 2015, 372(10): 923 - 932.

[32] Lambertini M, Boni L, Michelotti A, et al. Ovarian suppression with triptorelin during adjuvant breast cancer chemotherapy and long-term ovarian function, pregnancies, and disease-free survival: A randomized clinical trial[J]. JAMA, 2015, 314(24): 2632 - 2640.

[33] 贾晓青, 柳光宇. 克服乳腺癌内分泌耐药的靶向治疗新进展[J]. 肿瘤, 2013, 33(1): 91 - 96.

[34] Kaufman B, Mackey JR, Clemens MR, et al. Trastuzumab plus anastrozole versus anastrozole alone for the treatment of postmenopausal women with human epidermal growth factor receptor 2-positive, hormone receptor-positive metastatic breast cancer: Results from the randomized phase Ⅲ TAnDEM study[J]. J Clin Oncol, 2009, 27(33): 5529 - 5537.

[35] Osborne CK, Neven P, Dirix LY, et al. Gefitinib or placebo in combination with Tamoxifen in patients with hormone receptor-positive metastatic breast cancer: a randomized phase Ⅱ study[J]. Clin Cancer Res, 2011, 17(5): 1147 - 1159.

[36] Lee JJ, Loh K, Yap YS. PI3K/Akt/mTOR inhibitors in breast cancer [J]. Cancer Biol Med, 2015, 12(4): 342 - 354.

[37] Baselga J, Im SA, Iwata H, et al. Buparlisib plus fulvestrant versus placebo plus fulvestrant in postmenopausal, hormone receptor-positive, HER2-negative, advanced breast cancer (BELLE - 2): a randomised, double-blind, placebo-controlled, phase 3 trial[J]. Lancet Oncol, 2017, 18(7): 904 - 916.

[38] Treilleux I, Arnedos M, Cropet C, et al. Translational studies within the TAMRAD randomized GINECO trial: Evidence for mTORC1 activation marker as a predictive factor for everolimus efficacy in advanced breast cancer[J]. Ann Oncol, 2015, 26(1): 120 - 125.

[39] Piccart M, Hortobagyi GN, Campone M, et al. Everolimus plus exemestane for hormone-receptor-positive, human epidermal growth factor receptor-2- negative advanced breast cancer: overall survival results from BOLERO - 2 dagger[J]. Ann Oncol, 2014, 25(12): 2357 - 2362.

[40] Bartholomeusz C, Xie X, Pitner MK, et al. Mek inhibitor selumetinib (AZD6244; ARRY - 142886) prevents lung metastasis in a triple-negative breast cancer xenograft model[J]. Mol Cancer Ther, 2015, 14(12): 2773 - 2781.

[41] Murphy CG, Dickler MN. The role of cdk4/6 inhibition in breast cancer [J]. Oncologist, 2015, 20(5): 483 - 490.

[42] Finn RS, Martin M, Hope S, et al. PALOMA - 2: Primary results from a phase Ⅲ trial of palbociclib (P) with letrozole (L) compared with letrozole alone in postmenopausal women with ER +/HER2-advanced breast cancer (ABC)[J]. J Clin Oncol, 2016, 34(suppl): Abstr 507.

[43] Hortobagyi GN, Stemmer SM, Burris HA, et al. Ribociclib as first-line therapy for HR-positive, advanced breast cancer[J]. N Engl J Med, 2016, 375(18): 1738 - 1748.

[44] Sledge GW, Jr., Toi M, Neven P, et al. Monarch 2: abemaciclib in combination with fulvestrant in women with HR +/HER2-advanced breast cancer who had progressed while receiving endocrine therapy[J]. J Clin Oncol, 2017: JCO2017737585.

[45] Cristofanilli M, Turner NC, Bondarenko Ⅰ, et al. Fulvestrant plus palbociclib versus fulvestrant plus placebo for treatment of hormone-receptor-positive HER2-negative metastatic breast cancer that progressed on previous endocrine therapy (PALOMA - 3): final analysis of the multicenter, double-blind, phase 3 randomised controlled trial[J]. Lancet Oncol, 2016, 17(4): 425 - 439.

第十篇
妊娠内分泌

第一章·胚胎发育和胎盘内分泌

戴钟英

在生物进化过程中,各种生物繁衍后代的方式不同,动物界哺乳动物中人类是地球上最高级的生物。人类在从生殖细胞、受精、发育、生长成熟及其生殖过程中,内分泌的调节作用特别是激素起了十分重要的作用。本章主要叙述了人类胚胎发生、发育、胎盘的形成及其内分泌的变化。

第一节·受孕、种植及早期胚胎发育

一、卵泡的发育和调控

哺乳类动物的卵成熟是从胎儿性腺嵴分化开始的。在人类,先从卵母细胞说明卵母细胞的发生过程,它最早起始于原始生殖细胞(primordial germ cell,PGC)的迁徙,终至于排卵。哺乳类动物的 PGC 被认为是由上皮钙黏素及周围组织的信号转导参与的细胞间相互作用诱导产生的。在人类,人胚的第 3~4 周,卵黄囊近尿囊处的内胚层内出现圆形或椭圆形的 PGC,直径为 25~30 μm,明显大于周围的体细胞,核呈偏心柱、圆形或椭圆形,有 1~2 个核仁。起初 PGC 位于尿囊顶部,由此沿内胚层经主动运输至后肠上皮层,此时依赖可使细胞自由活动的伪足穿过后肠壁沿体腔顶部并沿背面的余膜,做变形运动,最终迁徙入发生中的未分化的性腺(indifferent gonad)内,在迁徙过程中,细胞不断进行有丝分裂,至 1 个月胚胎时已有 700~1 000 个 PGC 移入并定居在未来的性腺内。2 个月胚胎时,细胞分裂增加至 60 万个卵原细胞群,如果胚胎的细胞核型是 46,XX 体细胞及 PGC 表面无组织相容性 Y 抗原(histocompatibility Y antigens),未分化的性腺则发育成卵巢,卵巢的形成比睾丸晚。人胚在第 10 周以后发生初级性索,随后初级性索退化,相继发生次级性索,开始形成许多孤立的细胞团,成为原始细胞。其周围是一层小而扁平的卵泡细胞,中央有一个 PGC 分化而来的卵原细胞。在妊娠 5 个月时,胎儿卵巢内的生殖细胞高达 600 万个。以后它们不再分裂而大量退化,仅小部卵原细胞长大,分化成初级卵母细胞,出生时留下的初级卵母细胞 70 万~200 万个。而卵原细胞全部消失,而初级卵母细胞具有与卵原细胞同样数量和质量的染色体。

人类卵母细胞的成熟要经过两次分裂,也称为成熟分裂。第一次分裂发生在胎儿 2 个月时,染色体先行复制。第一次减数分裂前期,染色体的分裂经过以下几个时期:细线期、偶线期、粗线期、双线期及网线期。在婴儿出生时,每侧卵巢约有 50 万个初级卵泡,初级卵泡以后还会不断消失。到青春期开始,它们占满了卵巢的皮质部,只剩下了 3 万~4 万个卵泡,在青春期前,所有初级卵母细胞都停滞在网线期,甚至在排卵终止前才完成第一次减数分裂,46 条染色体均分到两个子细胞内,即一个是次级卵母细胞,一个则是胞质很少的极体,核型均为 23,X,而其他的卵母细胞仍处于网线期,其中可达 3~50 年之久,这种分裂停滞现象是初级卵母细胞所特有的。第二次分裂是以排卵前开始时,并在排卵中完成的。次级卵母细胞迅速开始形成卵细胞及胞质极少的第二极体。

在女性一生中,仅 300~400 个卵母细胞能发展至成熟和排卵。此时卵母细胞和周围的卵泡细胞都有丰富的绒毛,细胞之间有缝隙连接(gap junction),这种连接可使小分子的物质由一种类型细胞进入另一类型细胞。当卵母细胞被卵泡细胞完全包绕时,开始形成透明带,它是位于卵母细胞和卵泡细胞之间的一层主要由三种糖蛋白组成的半透明膜样组织。

卵泡的成熟和排卵受脑垂体分泌的卵泡刺激素(FSH)及黄体生成素(LH)的影响。排卵前期 FSH 的升高,激发卵泡成熟,使颗粒细胞产生较多的激素,当 FSH 短暂下降而 LH 迅速上升的过程中,导致卵泡的排卵。因此,由下丘脑-卵巢轴激素相互的正常调节是发生排卵的重要因素。排出的卵子

和紧附于周围的卵泡细胞、放射冠聚合于输卵管末端的伞端，这些周围的细胞通过细胞间桥到透明带以至于卵黄囊周围间隙，向卵子提供营养，控制其成熟及受精过程。输卵管在雌激素及孕激素的协同作用下，将卵子以及附着于其周围的细胞通过输卵管上皮的纤毛活动和输卵管肌层的蠕动向子宫腔输送。

二、精子的形成和受精过程

睾丸有两个主要功能：一是分泌激素，主要是睾酮；二是精子。在人类，精子的发生是在青春期，精子是由睾丸的曲细精管生精上皮精原细胞发育而来的，它的任务是为胚胎传递雄性的遗传信息。在曲细精管中，精原细胞位于基底膜，在发育过程中，成为初级精母细胞。经过第一次减数分裂，成为两个初级精母细胞，在第二次减数分裂后成为4个精子细胞，染色体减数为23，X或23，Y。精子细胞再经过形态变化，成为前端有顶体的精子头，中间为中心粒的颈部及含有螺旋体的中段，以及含有基因线的长长的尾部。由此一个精原细胞最终形成4个精子，此时精子已经上升到曲细精管的管腔，由周围Sertoli细胞游离出来，进入管腔。

人类的精原细胞分化成为成熟的精子需时70±4日，发生精子的效率大约为每克睾丸组织每日产生300万～400万个精子，精子从睾丸的输精小管输送至等待射精的位置需时10～14日，射出的精液中每毫升的精子数约为2 000万个。每次射精时有几亿精子进入阴道，精子在阴道内运动的方式有两种，一种是以5～10 min穿过宫颈黏质，在1 h左右达到输卵管壶腹部，但能抵达输卵管壶腹部的精子不超过200；是否能受精，则取决于精子的数量（200个左右）；另一种方式是大量精子进入宫颈腺窝，形成控液库，在射精后10～150 min从库内不断释放精子，使精子不断进入输卵管，保证一定的数量到达壶腹部使卵子受精。精子在女性生殖道内的存活时间各有不同，在阴道内为2.5 h，在宫颈为48 h，在宫腔为24 h，在输卵管为48 h，一般认为精子只能在性交后24 h内保持受精能力。

由于卵的外周被覆了一层相当厚的坚实的透明带，因此对精子来说，在受精过程中，必须经历重要的生理变化。首先是获能（capacitation），早在20世纪50年代就有学者观察到在雌兔中只有在排卵前6 h置入输卵管内的精子才能与卵子受精，即至少需要等待6 h，精子才能受精，因为精子头外表有一层能阻止顶体酶释放的糖蛋白，该层糖蛋白被女性生殖道分泌物中的酶降解从而获得受精能力，此现象称为"获能"。各种动物的获能时间不同，实验证明在这段时间内子宫和输卵管对精子获能起协同作用。精子获能后耗氧量增加，尾部摆动幅度、频率均明显增大，是一种高度激活状态，活动能力明显增加。同时其腺苷酸环化酶活性增加，cAMP水平增高，依赖cAMP的蛋白激酶受到刺激，进一步影响膜蛋白的磷酸化、膜的结构及性质因之改变。获能后进一步的变化是顶体反应（acrosome reaction），精子头部是覆盖在精子核部上的帽状结构，顶体内含有多种水解酶，如透明质酸酶、蛋白酶、脂酶、神经酰胺酶等。透明质酸酶可以分解卵丘细胞的透明质液，有利于精子的穿透而进入放射冠的间隙；脂酶可以分解放射冠的酯键，帮助精子穿过放射冠；最后精子借助顶体素

（acrosin）的消化作用，在透明带上穿破一个通道，恰恰可以允许一个精子通过。精子穿过透明带后与卵子质膜接触，开始精卵质膜融合。实验证明，正常个体发育，必须同时含有来自父体和母体的遗传信息。在小鼠实验中，将母体或父体的原核从受精的鼠卵中取出，而给予父体或母体的原核，正常的发育不可能进行。两个父体原核形成的卵仅能形成胎盘，而两个母体原核形成的卵仅能形成组织不全的胚胎。因此证明来自母亲的同一基因，其功能可能与来自父亲的完全不同。

精卵融合后仅数分钟，卵子内含的蛋白水解酶及多肽皮质颗粒崩解，此即皮层反应。皮质颗粒所释放的酶水解透明带的ZP3，使透明带变性，其他精子不能再与其结合而无法再进入卵子，这称为透明带反应。在皮层反应后，卵膜收缩，第2次减数分裂完成，第2极体被排出，卵子的染色体形成雌性原核，精子头部形成雄性原核，并形成一层新核膜。这两个原核同时发育，开始复制DNA，在同步合成DNA过程中，雌雄原核逐步向细胞中央靠拢，于是核膜溶解，染色体混合，第1次分裂开始，这一过程大约历时12 h。

三、胚泡形成与植入

受精卵分裂是受精成功最重要的标志。受精卵的分裂基本上是一种典型的有丝分裂。第1次分裂开始了卵裂期，卵裂期的细胞分裂不同于一般意义上的细胞分裂。卵裂期的每次分裂，细胞没有生长期，而其体积仅为原来的一半。因此，在卵裂的早期，细胞核与细胞质的比例低，到卵裂末期，核质的比例增大，卵裂的结果形成大量的小细胞，逐渐发生组织分化，器官发生，形成了多层次结构的复合的机体。根据最近的观察，受精卵在受精后的24 h，在出现第2极体的一侧，卵细胞出现V字形凹陷，30 h左右完全分裂大小不完全相等的细胞，大的称为大卵裂球（macromere），小的称为小卵裂球（micromere）。分裂不断地进行，40 h左右形成Ⅳ卵裂球期，50 h达Ⅷ卵裂期，72 h已有16个卵裂球，称为桑葚胚（morula），仍是实心的。当胚胎在2个细胞、4个细胞及早期8个细胞期，如果将胚胎上的1个细胞分离出来，它具有发展成为一个完整生物体的全部潜能。

在发育至桑葚期这一阶段中，有一些新的基因产物被表达，包括E黏附素（E-cadherin）、裂缝连接蛋白（GAP junction protein）、紧密连接蛋白（tight junction protein）、细胞骨架（cytoskeleton）及生长因子（growth factor），它们使细胞紧密连接，又在细胞之间构成通道，有些还具有双重作用，如紧密连接蛋白在腔化（cavitation）中扮演了重要角色，它还使外层的分裂细胞极化，分出顶区，形成微绒毛。在16个细胞阶段，这些外层分裂细胞形成滋养层（trophoblast），这是一层覆盖在孕卵外层的胚外组织，最终将形成胎盘，而相对于内层未极化的分裂细胞将形成内细胞块，最终发育成胚胎。在受精后的第4日，64个卵裂球仍是实心的；至第5日已是100多个卵裂球阶段，这时胚卵已从实心的细胞团形成中心为囊状的胚泡（blastocyst）。外层的细胞形成紧密的连接，细胞侧旁裂隙有液体向中心部位的囊泡流入，使囊泡逐渐充盈扩大；而内细胞块则位于细胞的胚极端；胚泡的外层滋养细胞，形态较大，无胞质分裂的能力，它包围了内细胞块及囊泡。

人们对于输卵管输送受精卵的过程知之甚少，推测输卵

管液体有营养胚泡和进行气体交换的功能，可能还含有控制或加速卵裂的物质，人类胚卵在早期囊胚期完成通过输卵管并被排于子宫腔中，全程需时 5 日。囊胚在子宫腔内继续发育 24～48 h，在该时期内囊胚明显地扩大，内细胞块在胚极已形成一片状的细胞层，此时胚卵失去其透明带。透明带的消失可能有机械力的破坏，而更可能是酶的消化所致。

胚胎出现于子宫腔内无疑将给予子宫及卵巢一些信号以支持妊娠，由于滋养细胞产 HCG，它支持黄体的生存，而使人类进入妊娠周期的黄体较非妊娠周期黄体相的第 5～8 日有较高的孕激素水平。

胚泡逐渐埋入子宫内膜的过程称为植入（implantation），又称着床（imbed）。着床是哺乳类动物所特有的生殖活动，植入于受精后的第 5～6 日开始，至第 11～12 日完成。

植入是一个十分深刻的变化过程。母子双方的短暂结合（在人类约为 9 个月），是两个在基因型和发育阶段不同的个体统一起来，两者既紧密联系又相互保持独立，它与同种异体移植（allogeneic transplantation）过程十分相似。子宫对胚泡这个异体并不排斥，相反地能容纳并保护其正常发育，直至分娩。

植入开始于黏附（attachment）。研究表明，胚泡产生的层粘连蛋白（laminin）和子宫内膜上的 β 整合素（β- integrin）促使胚泡黏附于子宫内膜上，胚泡与子宫内膜上皮细胞间形成的微绒毛相互交织，胚泡的滋养层细胞和内膜上皮细胞间形成桥粒等专门固着结构。此时内细胞块的滋养层先与子宫内膜层接触，并分泌蛋白酶，消化与其接触的子宫内膜组织，胚泡则沿其被消化的组织缺口逐渐进入子宫内膜组织的功能层，完成其侵入（invasion），于是胚泡紧密地附着于子宫壁上，从而建立起母子间结构上的联系。在植入过程中子宫内膜同步地受孕酮的作用，子宫内膜体腺肥大、弯曲，腺腔中含有大量黏液和糖原，内膜血管充血，结缔组织肥大，间质细胞出现特殊的反应——蜕膜化。即胚泡直接紧密接触的区域细胞变得肥大，呈嗜酸性，且转录活跃。蜕变细胞的肥大在支持妊娠方面是很重要的，如生成催乳激素（luteotropin）以支持黄体，防止对胚胎种植发生免疫排斥。

总之，胚泡着床是一个复杂的生物学过程，主要是通过类固醇激素-免疫细胞-细胞因子、黏附因子网络的调节来实现的，整个植入过程要在雌激素和孕激素的精细调节下才能正常进行。着床的机制十分复杂，与之有关的物质很多，包括激素、细胞因子、免疫因子、酶、黏附分子等。其中黏附分子特别是整合素在胚胎着床中的作用日益受到重视，已成为研究热点之一，此处不再赘述。

着床后的发育迅速而又复杂，在短时间内胚胎要建立胎盘和胎儿的结构。胚外滋养层的滋养细胞分化成细胞滋养细胞及合体滋养细胞，细胞滋养细胞有很高的分裂速度，它迅速分裂出一层环绕胚胎的合体滋养细胞，以后在合体滋养细胞群内形成间隙，该间隙最终变成紧密接触母体毛细血管血循环的腔隙，在此处，绒毛逐渐形成。在哺乳动物中有很多种不同的胎盘，其主要区别在于分隔胎儿和母亲血液循环的细胞或组织的层数。在人类，是一种名为绒毛膜受血（hemochorial）的胎盘，即绒毛膜与母血直接接触的胎盘，分隔母血及胎儿血的仅 3 层胎儿结构：胎盘绒毛内的血管内膜、绒毛膜间质及绒毛膜上皮。

四、胚胎的早期发育

在受精后 8 日，胚泡部分侵入子宫内膜，如前所述，胚泡的胚极即含有滋养细胞的一端首先侵入子宫内膜。相对于胚极的一极，即对胚极（abembryonic pole），其内细胞块分裂增殖并逐渐分化为两层细胞，一层细胞呈立方形，位于胚泡腔一面，称内胚层（endoderm layer）；另一层呈高柱状，细胞较大，位于内胚层及滋养细胞之间，称为原始外胚层（primitive ectoderm layer）。此时，原始外胚层与滋养细胞之间从仅有一些小的腔隙融合成一个大腔，即羊膜腔（amniotic cavity）。在腔的顶部，由细胞滋养细胞分裂迅速分化出一层细胞，以后覆盖羊膜腔的表面，称为羊膜细胞。受精后的第 9 日，胚泡植入初破口已为纤维素凝集块（fibrin coagulation）所填塞。同时，在内胚层一侧，围绕胚泡腔的细胞滋养层向内分化出一层薄膜，称为外体腔膜（exocoelomic membrane），它与内胚层相连续共同形成一囊，称为外体腔囊（exocoelomic sac），又称为初级卵黄囊（primary yolk sac）。受精后的第 12 日，上述的合体滋养层细胞长入内膜深层，由其分泌的一种血管扩张素溶解子宫内膜的毛细血管内皮，形成腔隙，母体血液流入滋养层腔隙内。以后多处的腔隙相通成为网状，由于动静脉血压的差异，血液从动脉流入滋养层腔隙网的血窦，以后又汇入小静脉，于是建立起子宫胎盘循环（utero- placental circulation）的雏形。在此时，一个重要变化就是细胞滋养细胞层分裂，所产生的子细胞形成胚外中胚层（extraembryonic mesoderm）。随之在滋养层与羊膜及体腔隙之间区域迅速增大，而且胚外中胚层内出现裂隙并迅速扩大而成为一个大的腔隙，称为胚外体腔（extraembryonic coelom）。随着胚外体腔的扩大，几乎包绕了羊膜囊、初级卵黄囊和胚盘的外周，只有一束胚外中胚层将胚盘和羊膜囊与滋养层内面相连，这一束组织称为体蒂（body stalk），这也是未来脐带最初的起端。在受精后的第 13 日开始，在两个胚层的胚盘头端中央，出现索前板（prochordal plate）；尾端中线处出现一条浅沟，称为原沟（primitive groove）；在原始外胚层深层面与原沟相对的位置，形成一条高起的细胞索，称原条（primitive streak）；在原条的头部，出现细胞密集的原结，并且在外胚层和内胚层之间，有中胚层出现。自此，胚胎的 3 个胚层均已出现，接受一套管理基因的调控和指令，胎儿的各个器官逐步分化、形成，并建立起正常的功能。本节主要阐述受孕、种植和早期胚胎的发育，并了解妊娠期内分泌的变化。

第二节·胎盘内分泌

胎盘的生命虽然短暂，但它是一个十分重要的器官。正是因为胎盘的存在，它保证了一个新生命的诞生。胎盘具有消化、呼吸、排泄等多种功能，它不但能从母体转运营养给胎儿，并从胎儿转运代谢中的废物给母体，以排出体外，而且它还生成大量的激素以促进胎儿的生长，调节并保证母体对妊娠的需求，同时保持母体内环境的稳定。人类胎盘产生的蛋白质激素见表 10-1-1。

表 10-1-1　人类胎盘产生的蛋白质激素

激　素	原始非胎盘部位表达区	结构或功能相似的物质	功　能
人绒毛膜促性腺激素（HCG）	—	LH、FSH、TSH	支持黄体功能，调节胎儿睾丸睾酮分泌，刺激母体甲状腺
胎盘催乳素（PL）	—	GH、催乳素	帮助母体适应胎儿能量要求
促肾上腺皮质激素释放激素（CRH）	下丘脑	—	松弛平滑肌，产程的启动
		—	启动胎儿及母亲糖皮质激素的生成
促性腺激素释放激素（GnRH）	下丘脑	—	调节滋养细胞 HCG 的生存
促甲状腺激素释放激素（TRH）	下丘脑	—	未知
生长激素释放激素（GHRH）	下丘脑	—	未知
变异的生长激素（HGH-V）	垂体内未发现	—	妊娠胰岛素抵抗的潜在的介体
神经肽 Y	脑	—	有调节滋养细胞分泌 CRH 的潜能
甲状旁腺激素相关蛋白	—	—	调节钙和其他溶解物，调节胎儿微量元素的平衡
抑制素	卵巢/睾丸	—	可能抑制 FSH 介导的排卵，调节 HCG 的合成
激活素	卵巢/睾丸	—	调节胎盘 GnRH 的合成

一、人绒毛膜促性腺激素

人绒毛膜促性腺激素（HCG）是一种糖蛋白，其生物活性与黄体生成素（LH）十分相似，它们都可以通过细胞膜 LH/HCG 受体起作用。HCG 几乎全部在胎盘内生成，但是胎儿的肾脏及胎儿的一些组织也可以生成很少量的 β-HCG 或完整的 HCG，在非妊娠妇女和男性，一些组织也可以生成极少量的 HCG，但在滋养细胞肿瘤可以产生大量的 HCG。

1. HCG 的化学结构及生物合成・HCG 的分子量约为 36 700，在人体激素中其碳水化合物的含量最高，约为 30%。碳水化合物的成分，特别是位于终末端的唾液酸保护分子以免分解代谢。

HCG 分子由两个完全不同的亚单位构成，α 亚单位有 92 个氨基酸残基，β 亚单位有 145 个氨基酸残基，它们以 11~12 个二硫键连接，以静电和疏水力结合，在试管内可以使之分离。

HCG 在结构上与 3 种其他的糖蛋白激素有一定的联系，即 LH、FSH 和促甲状腺素（TSH），所有这 4 种激素的 α 亚单位的氨基酸序列是相同的，但是 β 亚单位部分的序列就完全不同，所以这些激素所表现的性质也完全不同。

HCG 的 α 亚单位和 β 亚单位的生成分别由两个染色体

调节。α 亚单位基因位于第 6 号染色体 q12~q21 上，该基因存在所有 4 种糖蛋白的编码序列。在第 19 号染色体上有产生 β-HCG/β-LH 家族的 8 个分散基因。其中 7 个基因存有 β-HCG，一个则有 β-LH 的编码序列，但仅有两个 β-HCG 的基因是表达的，HCG 的 α 和 β 亚单位合成大分子量的前体后为微粒体内肽酶（endopeptidases）所裂解。一旦完整 HCG 合成，迅速从细胞的分泌颗粒释放。在妊娠的前 5 周，HCG 在细胞滋养细胞及合体滋养细胞都有表达，以后在妊娠的头 3 个月内 HCG 几乎完全由滋养细胞产生的。

2. HCG 的分泌・由合体滋养细胞产生的绝大多数 HCG 是呈脉冲式释放入母体的。HCG 在排卵受精后的 7.5~9.6 日在母体血清内可以测及，以后水平日益升高，最高可达 120 U/ml，妊娠 10 周后 HCG 逐渐降低，妊娠 10~15 周时其脉冲式释放减少，并降至较低的水平直至足月。多胎妊娠中因有较多的滋养细胞团块，母血中 HCG 水平较一般为高。至于滋养细胞疾病如葡萄胎，滋养细胞明显增多，母血中 HCG 水平极高。

母尿中 HCG 水平的变化大体上与母血浓度相平行，末次月经后 6 周时约为 1 U/ml，至 60~80 日时达 100 U/ml，以后下降。胎儿血中 HCG 水平变化也与母血浓度相平行，但仅为母血浓度的 30%，早期妊娠时 HCG 浓度与母血浓度相似，但随妊娠进展，浓度降低，至足月时，浓度为母血浓度的 1/5。

促进 HCG 生成的因素包括胎盘产生的促性腺激素释放激素（GnRH）、生长因子及细胞因子、甲状腺激素，这些因素可能是通过增加 HCG 亚单位基因转录及保持其 mRNA 的稳定使 HCG 在母血维持较高的水平。胎盘激活素（activins）增加胎盘 HCG 的分泌并启动胎盘的分化，而抑制素（inhibins）及卵泡抑素（follistatin）则减少 HCG 的分泌。另外，滋养细胞表达 LH/绒毛膜促性腺激素（CG）受体，低水平的 HCG 可以通过自我调节形式增加 HCG 的生成，而高水平的 HCG 及孕激素又可抑制 HCG 的生成，在 10 周以后母体血清 HCG 处于较低水平。根据以上所述，调节 HCG 的因素较复杂，故在活体内调节 HCG 合成的因素尚未明确。

3. HCG 的代谢和清除・游离的 α 亚单位、β 亚单位及完整的 HCG 由滋养细胞分泌，完整的 HCG 半衰期为 24 h，而 LH 仅为 2 h，时间的差异达 10 倍之多，如前所述，这主要是由于糖基化的 C 末端的存在。游离的 α 亚单位及 β 亚单位的半衰期各为 10~15 min 及 34~35 min。绝大多数的 HCG 和其亚单位在整个妊娠期以不变的速率经母亲的肾脏清除。

分泌后，β 亚单位将会分解，可能是通过酶的作用在肽链上先发生裂解，经常是在第 44~45 残基和第 47~48 残基之间，造成一个裂解的 HCG（nicked HCG）和裂解的游离 β 亚单位（nicked free β）。裂解的生物学意义还不明确，但裂解的 β 亚单位的生物活性减低约 20%，其对单克隆抗体的免疫活性可能受到严重影响。裂解的 HCG 分子在母血及尿中占 HCG 分子的 10%~20%。在母亲的肾脏内，裂解的 β 亚单位进一步变成 β 核心碎片（β-core fragment）。β 核心碎片由两个肽组成，即 β 亚单位的残基 6~40 及 55~92，由 5 个二硫键连在一起，虽然它在母体血清中测不出，但是在母尿中它是主要的分子。因此，滋养细胞分泌完整的 HCG 及游离的 α 亚单位和 β 亚单位，但裂解的或不裂解形式的 HCG 及其亚单位和核心碎片则分泌在母尿中。

4. HCG 的生物活性·HCG 在妊娠中作用繁多,HCG 在母体组织中是作为对卵巢的一个信号以支持黄体,否则黄体退化,流产必然发生。HCG 作用于黄体细胞的 LH/HCG 受体,激活腺苷酸环化酶以及其他信号支持黄体生成固醇类物质。在哺乳类动物早期妊娠给予抗 HCG 血清将导致妊娠的终止足以证明其对支持黄体的重要性。

在子宫内膜基层、血管及胎盘等处发现 LH/HCG 受体,使人们认识到 HCG 在妊娠中的作用。在胎盘里,HCG 调节细胞滋养细胞分化为合体滋养细胞;在胎儿,从滋养细胞或从胎儿肾脏来的 HCG 刺激间质细胞产生睾酮,促使生殖器分化。但一般认为游离的 HCG 亚单位并不具有上述的生物功能。HCG 在妊娠中的生物活性见表 10-1-2。

表 10-1-2 妊娠期 HCG 的作用

支持黄体于妊娠 6～9 周时合成孕激素
抑制 LH 的周期性释放
诱导孕妇行为的改变,如恶心、呕吐、口渴、嗜睡及生理活动降低
启动早期胚胎的生长发育
启动种植
支持子宫肌的安静状态
调节胎盘类固醇及廿烷类物质合成
增加绒毛外滋养细胞的侵蚀性
防止母亲 T 细胞的活性,通过合体滋养细胞内吲哚胺 2,3 二氧化酶的上调,调节细胞滋养细胞的分化
调节 HCG 亚单位的表达
通过对脐血管的作用使母体与胎儿循环之间营养和代谢物质的交换
在妊娠终末期时,启动胎膜的弱化并增加前列腺素的产物

5. HCG 的临床测定·从血清及尿中测定 HCG 是诊断早期妊娠的重要方法。现代测定血清 HCG 的敏感度已达 25 U/L,并在排卵后的 8～12 日即可测出妊娠,在排卵后的 14～18 日可以从尿中测出妊娠。系列地定量检测 HCG 是一种提供妊娠物是否健康成长信息的手段。在正常妊娠的第 5～6 周,血清 HCG 经 1.5～2.5 日增加 1 倍,对此称为倍增时间(doubling time)。如果倍增时间延长,提示可能发生流产或胚胎发生异位种植。当结合病史,进行 B 超检查,常可判断出胚胎的所在位置及是否存活;当阴道超声在子宫腔内未见孕囊而血清 HCG＞1 500 U/L 时,要考虑异位妊娠;同样,当阴道超声在子宫内可见孕囊甚至胚胎,但未见胎心搏动,而母体血清＞9 000 U/L,则要考虑流产。因此,血清及尿 HCG 测定是一个十分有用的工具。

测定母体血清 HCG,结合 AFP 及游离的 E_2 可用于产前诊断染色体异常,即所谓的多标志物筛查。该方法结合母亲年龄可以检出大约 60% 的 Down 综合征,假阳性率为 5%。需要注意的是,凡 35 岁以上的妇女 Down 综合征检出率可达 95%,而 20 岁以下者为 25%。在中期妊娠,升高的 HCG(完整、裂解或游离的 β 亚单位)对 Down 综合征是一个敏感的血清标志物。β 核心碎片亦已发展为尿液筛查 Down 综合征的

有效方法。在这些妊娠中,从滋养细胞内已发现 α-HCG 和 β-HCG mRNA 水平升高,尽管这些基因并不位于第 21 号染色体上。相反,18-三体综合征中血清 HCG 的水平则降低。

尚有学者曾尝试以母体血、尿 HCG 水平预测胎盘功能不全的妊娠并发症或合并症(如妊娠高血压综合征、胎儿宫内生长受限、妊娠合并慢性肾炎等)的胎儿预后,但目前临床有更为敏感的方法而已不用上述方法。

在妊娠性滋养细胞疾病和肿瘤中,测定 HCG 水平对诊断和检测病情的发展是十分有效的。在妊娠性滋养细胞疾病患者所取得的样本,裂解的 HCG 或游离 β-HCG 水平都极高,可能是由于缺少 C 端延伸的氨基酸之故,因此重要的是要选择一种免疫分析法来检测 HCG 的代谢物。在非滋养细胞肿瘤中,HCG 亦可用于检测某些肿瘤的治疗效果;在睾丸肿瘤中,约 5% 精原细胞肿瘤及 66% 的非精原细胞的生殖细胞均分泌游离的 β-HCG;在卵巢肿瘤中,主要是生殖细胞肿瘤中也有一部分分泌 HCG,也可用以观察治疗预后。

二、人胎盘催乳素

人胎盘催乳素(human placental lactogen, HPL)是 Ehrhardt 于 1936 年首次描述,由于它有催乳及生长激素(在免疫化学方面与人类生长激素相似)的生物活性,过去曾称为绒毛生长激素,曾用名为绒毛膜生长催化激素(chorionic somatomammotropin)。近来,大多数学者仍用原来名称,即 HPL。1964 年,Grumbach 及 Kplan 用免疫荧光法发现 HPL 如同 HCG 一样,集中在合体滋养细胞内,早在卵受精后第 2～3 周在滋养细胞中即可测得其存在。原来认为 HPL 仅出现在合体滋养细胞内,因此是在滋养细胞分化为合体滋养细胞后表达 HPL,但是 Manao 等于 1992 年已确证在妊娠后的 6 周内,HPL 存在于细胞滋养细胞内。

1. HPL 的化学结构及生成·HPL 是非糖基化多肽的单链结构物,其分子量为 22 279。HPL 包含 191 个氨基酸残基,而人类生长激素(human growth hormone, HGH)则有 188 个氨基酸残基,这两种氨基酸的序列 96% 同源,HPL 的结构与人类催乳素(human prolactin, HPRL)也很相似,大约 67% 的氨基酸同源,因此人们考虑 HPL、HPRL 与 HGH 来源于同一种祖传基因。

在染色体 17q22～24 有 5 个基因,组成了催化素-生长激素-胎盘催乳素基因家族,其中 2 个基因 HCS-A 及 HCS-B 编码 HPL,至足月妊娠时 HCS-A 的转录较 HCS-B 的转录多 5 倍。

HPL 的生成并非仅局限于滋养细胞内,它还可以在男性或女性的恶性肿瘤患者用直接放射免疫分析法从血清中测出 HPL,这些肿瘤包括支气管癌、淋巴瘤、嗜铬细胞瘤和肝癌,浓度为 5～15 μg/ml,较其他已知的蛋白质激素为高。足月妊娠时 HPL 的分泌量极大,它占了胎盘核糖蛋白合成蛋白质的 7%～10%,足月妊娠胎盘中的 mRNA 5% 为 HPL mRNA,故近足月时 HPL 的产生速度为 1 g/d,为所有人类已知的激素之最。HPL 在母体血浆内的半衰期为 10～80 min。HPL 在胎儿的血及母亲和新生儿尿中均十分低。

因为 HPL 主要分泌于母血中,所以胎儿脐血中 HPL 量

甚微,故可以推测,HPL 的主要作用是针对母亲。不过,即使 HPL 在胎儿体中的含量极微,人们仍在继续研究其对胎儿生长的作用。

2. HPL 的调节 · 有多种促泌素可加强 HPL 的分泌,使成熟的激素并不储存于分泌颗粒中,而可能于合成后迅速释放。在母体激素中,诸如甲状腺素,它可能更多的是参与调节 HPL 的合成,在 HPL 的启动子区内已发现一个正向的甲状腺激素结合位点,甲状腺素上调 HPL 基因的表达。有些证据也表明 GnRH 刺激而 SRIF 则抑制合体滋养细胞合成 HPL,因在早期妊娠时 HPL 生成量低,免疫染色可见胎盘中有大量的 SRIF,随妊娠的发展 SRIF 减少,至足月妊娠时,SRIF 并不抑制 HPL 的分泌,多巴胺的激动剂溴隐亭可以明显抑制垂体催乳素的分泌,但对早期妊娠时的 HPL 水平并无影响。

一系列的观察发现胎盘 HPL 的分泌受母体代谢的调节。过长时间的饥饿可以导致 HPL 在母体血清中升高,短时间饥饿则无此影响。富含蛋白质和葡萄糖的饮食对母体 HPL 也无显著影响。但是关于葡萄糖、胰岛素、氨基酸及脂类物质是否是 HPL 的短期调节者仍有争论。总的来说,葡萄糖、胰岛素的短期作用对 HPL 水平的影响很小,胰岛素及 cAMP 可以刺激 HPL 的合成,而 PGE_2 及 PGF_{2a} 则抑制 HPL 的分泌。

3. HPL 的生物活性及其作用 · HPL、HGH、HPRL 的生物活性在程度上是相似而重叠的。HPL 在正常妊娠中是否为一种主要激素尚有争论,但有很多证据认为 HPL 有代谢、促躯体生长、促泌乳的作用。它使母体的环境处于波动范围最小的状态下,使妊娠有持续的营养供应。

HPL 对母体代谢过程的作用归纳起来,可能有以下几种:脂肪分解以增加母体循环中的脂肪酸,对母体的代谢和胎儿的营养提供能量;有抗胰岛素样作用而使母体的胰岛素水平增高,有利于蛋白质合成及向胎儿运输氨基酸。

三、其他胎盘蛋白质激素

(一) 绒毛膜促肾上腺皮质激素

20 世纪 70 年代,人们从胎盘中分离出类似促肾上腺皮质激素(adrenocorticotropic hormone,ACTH)的物质,Odagiri 等于 1999 年曾从胎盘浸液中发现 ACTH、促脂素(lipotropin)及 β-内啡肽,并假设它们都来源于分子量为 31 000 的前体分子 proopiomelanocortin(POMC)。Licott 等于 1977 年也发现在一些分散的胎盘细胞中能合成 ACTH。给孕妇使用地塞米松并不影响胎盘中 ACTH 的生物活性及放射免疫活性,最后以放射性标记氨基酸的方法证明胎盘内 ACTH 的存在。

绒毛膜 ACTH 的生理作用至今尚不明确,在产程开始前,整个妊娠期间 ACTH 的血浆水平均低于男性及非妊娠妇女。但是随妊娠的进展,绒毛膜 ACTH 逐渐增加,妊娠期胎盘生成的 ACTH 可释放入母体及胎儿,但 ACTH 不能通过胎盘(如从母体至胎儿)。促肾上腺皮质激素释放激素在试管中可以刺激和释放绒毛膜 ACTH。

(二) 绒毛膜促甲状腺素

已经证实胎盘能生成绒毛膜促甲状腺素,但在正常妊娠中其生理作用尚不明确。在葡萄胎或绒毛膜癌的赘生性滋养细胞中可以生成绒毛膜促甲状腺素家族,但是伴有滋养细胞疾病的甲状腺活性的增加,一般认为与 HCG 本身的促甲状腺

性质有关。

(三) 变异的生长激素

在胎盘中有一种基因能编码一种变异的生长激素。该基因位于生长激素-催乳素基因簇中。变异的生长激素(human growth hormone - variant,HGH - V)有时归类于胎盘生长激素,它由 191 个氨基酸残基组成,其中 15 个氨基酸残基的位置排序不同于 HGH。HGH - V 由胎盘生成,可能位于合体滋养层。由于 HGH - V 和 HGH 的交叉反应,尚难以准确地了解其在妊娠中合成和分泌的情况,HGH - V 在妊娠 21~25 周时出现于母体血浆中,浓度逐渐增加,直至 36 周后保持相对的稳定。HGH 的母血水平与胰岛素样生长因子 1 有一定关系,在试验中滋养细胞分泌 HGH - V 可以抑制葡萄糖的生成,并与量的大小有关,HGH - V 的生物活性与 HPL 相似。

(四) 甲状旁腺激素相关蛋白

甲状旁腺激素相关蛋白(parathyroid hormone-related protein,PTH - rP)曾被认为是具有多种功能的蛋白质,在正常成人组织中,特别是男性和女性的生殖器官,包括子宫肌层及内膜、卵巢黄体及正在泌乳的乳腺都能合成 PTH - rP,而成人的甲状旁腺并不能合成 PTH - rP。

胎儿很多组织也能合成 PTH - rP,包括胎儿的甲状旁腺、肾脏和胎盘。曾经认为 PTH - rP 可能与胎儿的甲状腺作用有关,最近有实验支持这一观点。成人甲状旁腺分泌 PTH 的速度是受血浆 Ca^{2+} 浓度调节的。除了胎盘分泌的 PTH - rP 以外,其他组织分泌的 PTH - rP 并不能调节 Ca^{2+} 的浓度。Heilman 等于 1992 年发现细胞外的 Ca^{2+} 可影响滋养细胞 PTH - rP 的分泌。

(五) 松弛素

松弛素(relaxin)是由 105 个氨基酸残基的前松弛素原剪切而成,它的结构与胰岛素及神经生长因子相似,在人类黄体、蜕膜及胎盘中均有松弛素的表达。

在动物实验中证实松弛素可能增加母体心血管系统适应妊娠而增加的阻力。在非孕鼠给予松弛素可减少全身血管的阻力,增加心排血量及肾小球滤过率达 20%~40%,在人类妊娠中亦有此类似作用。

松弛素可以增加啮齿类动物分娩时的耻骨离合分离,但在人类中并无可靠的证据。

很多文献研究松弛素与早产的关系,提示松弛素的水平与自发性早产有关;有些研究提示松弛素可以降解脂膜细胞外间质成分。因此,这些研究提示松弛素似与早产及产程的启动有关。

(六) 下丘脑释放激素

有关下丘脑释放或抑制激素,如 GnRH、TRH、CRH、GHRH 及生长激素释放抑制因子(somatostatin),在胎盘内部有其同类的激素生成。它们所起作用目前很多还不明确。现分别介绍如下。

1. 促性腺激素释放激素(GnRH) · 在胎盘内有大量 GnRH,学者们已发现 GnRH 出现于细胞滋养细胞而不是合体细胞中,Siler - Khodr 于 1980 年在试管内证明人类胎盘能合成 GnRH 及促甲状腺激素释放激素(thyrotropin-releasing hormone)。离体的胎盘组织外培养表明,GnRH 可显著增加胎盘组织 HCG 的释放。

2. 促皮质激素释放激素（CRH） · 1955 年 Guillenin 首次报道下丘脑中存在强大的生物活性物质促肾上腺皮质激素释放因子（corticotropin releasing factor，CRF）。1984 年自羊丘脑分离为 41 肽质物质，定名为 CRH。免疫组化证明，子宫内膜结缔组织和柱状上皮、妊娠的滋养细胞内均存在 CRH 免疫阳性颗粒。通常妊娠时血浆 CRH 主要来源是胎盘，足月自然分娩时表达最高。在非妊娠妇女，CRH 的血浆水平为 15 pg/ml，至妊娠晚期开始及近足月妊娠时达到 250 pg/ml 及 1 000～2 000 pg/ml；产程开始后，母体 CRH 的水平上升了 2～3 倍。CRH 的受体可以出现在很多组织中，如胎盘、胎膜、肾上腺、交感神经节、淋巴细胞、胃肠道、胰腺、性腺及子宫肌层。大量滋养细胞生成的 CRH 进入母血。学者们提出 CRH 是胎盘循环中强有力的血管扩张剂，对妊娠期的应急信号起放大作用；它通过与前列腺素、催产素、皮质激素和雌激素等分泌激素的相互作用，形成分娩启动的正反馈机制。

1995 年 Mclean 等称 CRH 为"胎盘生物钟"，认为 CRH 控制着分娩的启动，2007 年丁依玲等的研究表明早产与足月临产组胎盘、胎膜组织 CRH mRNA 的表达水平均高于足月未临产组，可见两者分泌的 CRH 均与分娩有关，而早产者的 CRH 升高，炎性细胞因子、糖皮质激素、前列腺素、催产素、抗利尿激素、血管紧张素等均可刺激胎盘 CRH 的分泌。

3. 促甲状腺激素释放激素（cTRH） · 胎盘能合成 cTRH 已经证实，但有关其合成的调节因素及其生物活性目前尚知之甚少。

4. 生长激素释放激素（GHRH） · 又称生长分泌素（somatocrinin），它曾在人类某些肿瘤及发生肢端肥大的肿瘤中表达。1992 年 Berry 等曾确定在人类胎盘中有 GHRH mRNA 表达，但胎盘 GHRH 的功能尚不明确。

（七）神经肽 Y

神经肽 Y（neuropeptide Y，NPY）是一种含 36 个氨基酸残基的肽类物质，它广泛分布于脑内神经系统，并可见于心脏、呼吸道及泌尿生殖道的交感神经内。1989 年 Petraglia 等自胎盘的滋养细胞中分离出 NPY，已经证实胎盘内有 NPY 的受体，当对胎盘细胞给予 NPY 时可导致 CRH 的释放。1997 年李泽桂等发现人脐血管上皮细胞在胚胎发育过程中就可能合成和分泌多种血管活性物质，NPY 出现于胚胎的第 16 周。2006 年李红霞等的研究显示 NPY 在妊娠期肝内胆汁淤积症（ICP）的胎盘中表达显著增高，表明胎盘合成和分泌血管活性物质功能失调，可能参与了 ICP 的发生与发展。2007 年周立岩等的研究发现 NPY 在子痫妇女的胎盘组织中表达明显增高，因此子痫的发病与胎盘 NPY 的水平增高有密切的关联。

（八）抑制素 A 及激活素 A

抑制素 A（inhibin A）与激活素 A（activin A）属于转化生长因子 β（transforming growth factor - β，TGF - β）超家族，妊娠时主要由胚胎分泌。正常妊娠时，妊娠早期激活素 A 维持在较低水平，8～24 周逐渐上升，至足月妊娠时达最高峰，抑制素 A 在妊娠 8～10 周时达到第一高峰，14～30 周相对稳定，至足月妊娠时达最高峰。抑制素 A 与激活素 A 在局部可调节胎盘产生各种激素，如 GnRH、HCG、CRH、HPL、E_2、P 等；在全身可通过绒毛间隙，经子宫静脉进入母体循环，作用于下丘脑-垂体-卵巢轴，调节 FSH、E_2、P 等激素的分泌。它

们在子宫内膜蜕膜化、胎盘形成、保持胎盘的血供及胎儿发育中起重要作用。目前已有研究表明子痫前期患者血清血激活素 A 和抑制素 A 浓度异常升高，而其水平与疾病严重程度有相关性，但其上调的原因尚不清楚。另外，研究表明，它们和病理妊娠中的流产、异位妊娠、妊娠滋养细胞疾病相关。将抑制素用于唐氏综合征的筛查可有助于提高检出率，降低假阳性率。

（九）心房利钠肽

心房利钠肽（ANP）前体分子为 126 个氨基酸的生物活性肽，其羧基端水解后的产物由 28 个氨基酸组成。有强大的利尿、尿钠排泄、调节水盐平衡和血管松弛的作用。正常情况下由前房肌细胞生成，但 1995 年 Lim 等发现它可以由胎盘的滋养细胞合成，ANP 受体则于胎盘组织中表达。

（十）瘦素

瘦素（leptin）是肥胖基因（obese gene）的产物，分子量是 16 000，它由 146 个氨基酸残基组成。近年来研究发现，瘦素不仅存在于脂肪组织中，胎盘、胎儿骨骼、软骨均可产生瘦素。妊娠时，胎盘中有瘦素及瘦素受体的表达，胎儿脐血的瘦素可能部分来自胎盘，瘦素与出生体重、身长、足长、BMI 和胎盘重量呈正相关。巨大儿脐血中瘦素水平升高，说明胎儿脐血瘦素水平的变化与胎儿的状况有一定关系，提示瘦素是调节胎儿生长的重要因子。

四、固醇类激素

胎盘分泌大量固醇类激素，即雌激素及孕激素，它们促成母体一系列生理变化以维持胎儿生长、发育，现分别阐述如下。

（一）雌激素

卵巢分泌雌激素的量相当少，至妊娠 7 周时，由胎盘分泌的雌激素约有 50% 已进入母体，处于高雌激素水平状态。一名近足月妊娠的妇女，每日由合体滋养细胞合成雌激素的量相当于 1 000 名排卵妇女一日卵巢生成雌激素的量；而一名妇女一次妊娠中所产生雌激素的量比一个正常排卵妇女 150 年中所产生的雌激素量还多。

1. 胎盘雌激素的合成 · 卵巢内产生的雌激素是从醋酸或胆固醇从头开始，特别是在卵巢由卵泡膜细胞合成雄烯二酮（androstenedione），然后转移至卵泡由颗粒细胞摄取合成 17β-雌二醇（17β - estradiol）。

胎盘生成雌激素的机制与卵巢完全不同，由于胎盘缺乏关键性的酶：17α-羟化酶（17α - hydroxylase）和 17,20-碳链裂解酶（17,20 - desmolase），结果不能将固醇类 C21 转变成固醇类 C19 化合物，而后者恰恰是雌激素专一的直接前体。因此其生成雌激素必须通过其他的途径。1961 年 Stakemann 发现怀有无脑儿的孕妇尿中的雌激素含量仅为正常孕妇尿中的 1/10，而无脑儿的肾上腺不发育，因此他合理地推测胎儿肾上腺提供一种物质启动胎盘生成雌激素。此后不少学者都通过放射标记硫酸脱氢表雄酮（dehydroepiandrosterone sulfate，DHEAS）转变成在尿中具有放射性的雌激素而证实它确实是由胎盘生成的雌激素前身。以后又发现当妊娠 30 周时，母体肾上腺分泌的脱氢表雄酮有 30%～40% 转变成 17β-雌二醇，但是母体肾上腺在妊娠时并不能生成足够的 DHEAS，它仅代替胎盘合成雌激素的一小部分，从定量来说，

胎儿肾上腺在人类妊娠中是胎盘雌激素前体的重要来源(图10-1-1)。

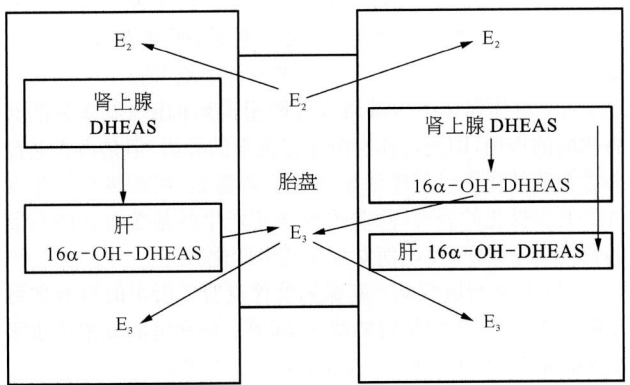

图 10-1-1　人类胎盘雌激素生成物合成图解

硫酸脱氢表雄酮(DHEAS)由胎儿肾上腺大量形成,并在胎儿肾上腺及肝脏内转变成 16α-羟基硫酸脱氢表雄酮(16α-OH-DHEAS),然后在胎盘内转变成雌激素,即 17β-雌二醇(E_2)及雌三醇(E_3),近足月时,约有一半的 E_2 来自胎儿肾上腺的 DHEAS,而另一半来自母亲的 DHEAS。另一方面,胎中 90% 的 E_3 来自胎儿的 16α-OH-DHEAS,仅 10% 为其他来源,由胎盘生成的固醇类激素分泌入母亲血液中

胎儿肾上腺是胎儿时期胎儿体内最大的器官。在足月胎儿,胎儿肾上腺皮质的重量相对于成人的肾上腺皮质要大 25 倍。在正常情况下,胎儿肾上腺中 85% 是由特殊的胎儿带所组成。在妊娠 8 周时,胎儿肾上腺就有能力生成类固醇激素,在早期妊娠时,由于胎儿垂体本身正在发育过程中,胎儿肾上腺独立于 ACTH 的刺激,经历其最重要的生长时期,它的快速生长可能受到其他激素如 HCG、HGH 等的影响。在早期妊娠以后胎儿脑垂体激素对胎儿肾上腺的激素十分重要。无脑儿的脑垂体发育很差,至妊娠 14～15 周,虽有正常的肾上腺发育,但因 ACTH 水平很低,其肾上腺的胎儿带在妊娠 20 周以后萎缩。此外,无脑儿的 LDL 胆固醇水平上升,反映了胎儿带萎缩后血浆胆固醇的代谢减少。

ACTH 对胎儿肾上腺的作用是由生长因子 2 介导的,它启动细胞增殖,和腺苷酸环化酶协同刺激固醇类物质的生成。胎儿肾上腺皮质的固醇类物质生成能力很强,它可以从醋酸含两个碳原子的片段开始合成胆固醇,在多数胎儿血浆胆固醇是从胎儿肝脏开始合成的。胎儿血浆中低 LDL 胆固醇水平并不是胎儿 LDL 合成能力减损所致,而是胎儿肾上腺快速应用 LDL 为固醇类物质合成的结果。每日胎儿肾上腺能将胎儿 LDL 胆固醇转变成 100～200 mg 的固醇类物质,约占足月妊娠时胎盘生成的雌三醇(E_3)前体的 90%。主要的固醇类物质 DHEA 由于胎儿肾上腺有丰富的磺基转移酶(sulfotransferase,转磺酶)将之转变为 DHEAS,而这些硫化物作为底物是不能由 3β-羟类固醇脱氢酶(3β-hydroxysteroid dehydrogenase,3β-HSD)转化而分泌入胎儿血循环,在胎儿肝内进行 16α-羟基化,仅有很少的肾上腺分泌的 DHEAS 逃脱胎肝的 16α-羟基化。

16α-羟基-DHEAS 作为底物在胎盘内经硫酸酯酶、3β-HSD-1、17β-HSD 及芳香化酶等多种酶的复合作用转而成为 E_3,在肝内未经 16α-羟基化的少量 DHEAS 至胎盘后,由 3β-HSD-1、17β-HSD 及芳香化酶作用形成雌二醇(E_2),或

由 3β-HSD-1 及芳香化酶作用而形成雌酮(E_1),因 16α-羟基化 DHEAS 在胎盘循环比 DHEAS 多,结果由胎盘生成的 E_1：E_2：E_3 之比大约为 14：5：81。

男性胎儿有 X 连锁硫酸酯酶缺乏(经常是由于基因缺乏)者不能将胎盘内的 16α-羟基 DHEAS 转化为 16α-羟基化 DHEA,因此在妊娠期中形成雌激素的量很少,这些胎儿发育正常,出生后可发生 X 连锁鱼鳞病。有些报道叙述在这种情况下宫颈成熟和自然临产的失败,因此提出在晚期妊娠时,高水平的雌激素水平为生殖器做准备是很重要的;至于其他酶的缺乏,可以导致雌激素的减少,并不伴有自然产程开始的失败。

胎盘雌激素合成的关键性酶是芳香化酶。芳香化酶是由两个多肽组成的复合酶,由位于人类第 15 号染色体上的基因 *CYP19* 编码,它可使 19C 睾酮转化成 18C 雌激素。它与局限于合体滋养细胞微绒毛顶部的硫酸酯酶同时存在,这种设置使这两种酶产生的雌激素能迅速进入母体。当合体滋养细胞积累,胎盘芳香化酶活性增加,它可以防止雄激素分泌入母体或从母体传入胎儿体。芳香化酶缺乏症十分少见,它可伴有母亲和胎儿的雄性化,但胎儿都可发育至足月妊娠并经历正常的分娩历程。

2. 胎盘雌激素的分泌·妊娠早期,母体卵巢是雌激素的主要来源,分泌的是 E_2;妊娠 6 周以后,胎盘开始生成一定数量的雌激素,自此以后其分泌量不断增加。胎盘是 E_2 及 E_1 生成的主要部位,E_3 的生成则几乎全部在胎盘内。在整个妊娠过程中,雌激素的血浆浓度不断上升,至足月妊娠时,E_2 及 E_1 的水平分别达到 15 μg/L 及 8 μg/L。胎盘生成 E_3 的量与胎儿肾上腺皮质的生长速度相平行,并远远超过 E_2 及 E_1。E_3 在母体血清中是非结合的,因此可以迅速地排入母尿中,它的半衰期为 5～8 min,其在母体血清中的浓度于足月时与 E_2 相似。

3. 妊娠期雌激素的作用·过去,很多学者认为雌激素有支持妊娠、为适应分娩而发生的产道变化等作用。但是应该注意到,胎盘雌激素的浓度主要依靠由胎儿肾上腺生成的雄激素的前体物质(DHEAS 及 16α-羟基-DHEAS),所以看来胎儿是最终影响很多由雌激素介导的母亲生理作用的决定因素。

在滋养细胞内雌激素的作用为刺激受体介导的 LDL 摄入,另外雌激素加强 11β-HSD2 的表达,滋养细胞的 11β-HSD2 可以使母体的皮质醇(cortisol)失去活性,而使胎儿的脑垂体和下丘脑从母体的影响下分离出来;另一方面,胎儿的 ACTH 刺激 DHEAS 的大量生成,以及由胎儿肾上腺皮质生成的少量皮质醇。胎儿皮质醇调节胎儿肺成熟和表面活性物质的生成,和胎盘的 CRH 一样,它还刺激分娩活动。因此,上述观察表明雌激素在调节胎儿和胎盘激素生成方面起独特作用。

雌激素对妊娠动物的子宫血流也有调节作用。在妊娠前半期,母体螺旋动脉的子宫内膜及子宫肌层段被滋养细胞浸润,其对母体自主神经系统的调节相对不敏感。而体液因素,如雌激素可以增加子宫肌层及子宫内膜血管床的血流,雌激素对子宫血流的作用部分是由前列腺素类物质所介导。雌激素还显示了诱导新血管形成的作用,该作用可能是通过对生长因子如 IGF 及血管上皮生长因子的上调完成的,这些作用

都是逐渐而自然地进行，并未使子宫血流发生急剧的变化。

在妊娠晚期雌激素对妊娠终止的调节——产程的开始及泌乳有十分确切的证据：晚期妊娠时，雌激素激活了母体的昼夜节律以刺激催产素的分泌，并诱导子宫肌裂隙连接的形成，使子宫收缩同步化。雌激素还刺激人类乳腺组织的上皮细胞增生，它通过包括刺激 IGF-1 和上皮生长因子在内的生长因子使乳腺细胞分裂。这些都是在妊娠期通过胎儿调节母体生理变化的例子。

4. 胎盘雌激素的临床意义 前文所述胎盘生成的雌激素的生理作用可以反映出雌激素的生成对胎儿的生存有很大的意义。由于种种原因可以使胎盘雌激素的生成减少，偶尔也有使雌激素增加者，但甚为罕见。现根据其原因分别叙述如下。

（1）胎儿肾上腺利用 LDL 的能力降低：胎盘雌激素减少的最常见原因为获得性胎儿利用 LDL 的能力降低，它导致 DHEAS 的生成速度减慢，可利用的雌激素前体减少。这种情况常见于高血压及严重的糖尿病合并妊娠。表现为胎盘雌激素生成减少，母体血及尿中水平下降，新生儿脐血 DHEAS 水平下降而 LDL 水平升高。

（2）死胎：实验证明将动物脐带结扎后，胎盘和胎儿仍存留于子宫中，雌激素的生成突然下降；如临床上胎儿因某种原因死亡，尿中雌激素水平亦锐降。前文中已表明胎儿死亡后胎儿肾上腺功能完全丧失，雌激素前体供应中断，无法生物合成雌激素所致，但是孕激素并不受影响。

（3）无脑儿：由于垂体发育不全，缺乏 CRH 刺激，胎儿肾上腺皮质的胎儿带缺乏，因 C11 类固醇前体缺乏，胎盘雌激素的生成严重受限，而且该种新生儿的脐血中脱氢表雄酮很低，尿中雌激素极低。

（4）胎儿肾上腺发育不良：是一种少见的胎儿发育不良，在该类胎儿中因生成胎盘雌激素的胎儿肾上腺 C19 前体缺乏，使雌激素的生成量明显减少。

（5）胎盘硫酸酶缺乏：胎盘缺乏硫酸酶，就不能将 DHEAS 转换成 DHEA，故在此以下的转化成雌激素的步骤均受阻。如前文所述，这是一种 X 连锁遗传病（患者均为男性），患者今后的生活中可能伴发鱼鳞病（ichthosis）。

（6）胎盘芳香化酶缺乏：胎盘中缺乏芳香化酶将难以使胎盘中的雄甾烯二酮转化为 17β-雌二醇，以致母体和胎儿中雄甾烯二酮及睾酮过高而出现母体及女性胎儿男性化。对男性胎儿并无影响，但在其成长过程中，因缺乏雌激素，骨骺端不能闭合，成年时身高极高且伴骨化不全。

（7）唐氏综合征：中期妊娠时，用母体血测定 HCG、AFP 及未结合的雌三醇水平以筛查唐氏综合征，该症患者的母血中雌激素水平下降，原因尚不明确，有可能为唐氏综合征胎儿肾上腺的 C19 类固醇的形成不当所致。

（8）胎儿母幼红细胞增多症：在某些严重的胎儿 D 抗原同种免疫患者，母体雌激素水平比同一孕龄正常妊娠者为高，可能与该类患者胎盘重量增加有关。

5. 母体疾病对胎盘雌激素形成的影响 母体的某些情况也可影响胎盘雌激素的形成，现介绍如下。

（1）糖皮质类固醇的影响：当给患者用糖皮质类固醇可以使胎盘雌激素生成明显降低，糖皮质类固醇抑制母体和胎儿脑垂体 ACTH 的分泌，结果是母体及胎儿肾上腺分泌胎盘的雌激素前体 DHEAS 降低。

（2）母体肾上腺功能不全：肾上腺皮质功能不全合并妊娠，母体尿雌激素水平降低，降低的主要内容为雌酮和 17β-雌二醇。

（3）母体卵巢产生雄激素的肿瘤：由于胎盘有很强的芳香化酶的作用，即使母体有分泌雄激素的肿瘤，但是由于胎盘芳香化酶的作用可使雄激素转化为雌激素，因而极少发生女性胎儿男性化的表现，除非该肿瘤所产生的是芳香化酶不能转化的大量睾酮，可以使女性胎儿男性化。

（4）母体肾脏疾病：妊娠妇女伴有肾盂肾炎时可有尿雌三醇水平降低，推测是肾的清除率降低，而血清的雌激素水平仍是正常的。

（5）母体高血压、重度妊娠高血压综合征（PIH）、糖尿病：当妊娠合并高血压、PIH 及糖尿病时，血管痉挛，子宫胎盘血流降低，胎儿肾上腺血流分布亦减少，生成 DHEA 的能力亦受损，这主要是由于母体疾病所导致的雌激素生成减少而非胎盘功能下降所致。

6. 妊娠期雌激素定量测定的临床应用 因为 E_3 是胎盘和胎儿主要的固醇类而排入母体循环及母尿的产物，所以母血 E_3 浓度或母尿中定量测定 E_3 可以反映胎儿和胎盘的发育异常。例如，胎儿在妊娠中、晚期突然死亡，数小时后母体中 E_3 浓度迅速下降。因此，20 世纪 70 年代以来，测定血浆结合的 E_2 浓度或尿 E_3 的量一直是高危妊娠中衡量胎儿安危的方法。但是因为血清雌激素测定在不同患者之间有较大差异，E_3 的量测定也有同样问题，自 80 年代末，E_2 及 E_3 的测定已经让位于超声测量技术，超声可以测定胎儿大小、羊水多少、胎动情况等，用胎儿生物物理评分及对胎儿的电子监护以检测高危妊娠胎儿的状况更为准确。

在过去 10 年中，血清未结合 E_3 水平已经用于筛查唐氏综合征及其他染色体异常，它包括母体血清 AFP、未结合 E_3 及 HCG 测定，从 21 个研究所收集的数据显示血清未结合 E_3 的水平在唐氏综合征中较低，平均为正常值的 0.72，包括母体血清未结合 E_3 水平监测可使唐氏综合征的检出率增加 5%～10%。关于唐氏综合征 E_3 血清低水平的病理生理基础不明，但有一些理论推测，胎儿胎盘单位可能发育延迟，结果使 E_3 的生成量减少，HCG 的生成增加（反映了早期妊娠值），但是其他胎盘分泌物在这些妊娠中并未减少。

最近有学者将雌激素应用于预测自发性早产。血清 E_3 水平一般分娩前升高，而唾液中的 E_3 水平与母亲血清 E_3 水平具有高度的相关性。因此，将唾液 E_3 水平测定用于预测早产，不但易于取得标本，又无血清 E_3 水平在一日中的波动之虞；在妊娠 22 周后单独测定 E_3 水平升高者在预测 36 孕周前自然分娩，其敏感度为 40%，但是在低危妊娠中阳性预测值为 14%，在高危妊娠中阳性预测值为 26%。

（二）孕激素

孕激素是妊娠期中另一种重要的类固醇激素。在人类妊娠早期时的孕激素是卵巢黄体分泌的，至妊娠 6～7 周时，卵巢生成的孕激素量已经很少，此时孕激素主要是胎盘利用母体循环中的脂蛋白方式转运来的胆固醇在胎盘内合成的。其中低密度脂蛋白（LDL）、极低密度脂蛋白（VLDL）在整个妊娠期母体血液中都十分丰富,它们能为合体滋养细胞所利用。当然,生成激素的细胞也能利用醋酸(acetate)从头合成胆固醇,但这条通路在胎盘中是有限的。至妊娠7~10周,切除人的黄体甚至切除双侧卵巢并不影响尿孕烷二醇的分泌速度。在正常人类妊娠中,孕激素的血浆水平与雌激素一样与日俱增,正常单胎妊娠,每日生成孕激素达250 mg,在有些妊娠,诸如双胎,每日生成孕激素的量可以超过600 mg。

1. 胎盘孕激素的生成。在合体细胞内,孕激素是由胆固醇经两次酶的作用生成的。第一步是胆固醇在线粒体内经细胞色素 P450 胆固醇侧链裂解酶(cytochrome 450 cholesterol side chain cleavage enzyme)反应分解为孕烯醇酮,然后在微粒体内经 3β-羟基固醇类脱氢酶和 $\Delta^{4,5}$-异构酶的作用转化成孕激素。

人类胎盘生成大量孕激素,经证明用放射性标记的醋酸在胎盘内合成胆固醇十分缓慢,因为生成胆固醇所需要的限速酶3-羟基-3-甲基戊二酰-辅酶A(3-hydroxy-methylglutaryl coenzyme A,HMG-CoA)还原酶在胎盘组织的微粒体内很少,因此为生成大量孕激素,胎盘必须依靠外源性胆固醇。学者们注射放射性标记的类固醇,在尿中可以找到与血浆中胆固醇相似的具有活性的孕烷二醇,Helling 等早在1970年发现孕妇母体血浆内的胆固醇是孕妇体内90%孕激素生物合成的前体。这些发现与在滋养细胞内从头开始合成孕激素的量很小的结论是一致的。胎盘内 HMGCoA 还原酶在滋养细胞内被血中高水平的 LDL 所抑制,所以抑制其合成;当 LDL 缺乏时,在滋养细胞内从头开始(即从醋酸开始)合成胆固醇就增多了。Simpson 等(1979、1980)也均发现胎盘滋养细胞优先用母血中的 LDL 生物合成孕激素,它不像雌激素主要经胎儿肾上腺的前体进行合成,而是从胎盘运用母体血中前体进行生物合成。另外,研究还发现孕激素的生物合成很大程度上取决于滋养细胞膜上 LDL 受体数目,同时还依赖子宫-胎盘的血流。

Simpson 和 Burkhart 发现在人类胎盘组织中孕激素的浓度可以抑制胆固醇分解酯化的酶,可以防止胆固醇转化成不能利用的储存形式——胆固醇酯而增加了胆固醇至孕激素的生物合成,还可以保护游离脂肪酸从胆固醇的再酯化。

早在妊娠4周时即已发现合体层微绒毛膜的凹陷部有 LDL 受体显现,与其他组织一样,在整个妊娠期中这些受体对 LDL 的亲和力不变。在人类,滋养细胞的 LDL 受体在滋养细胞是两种独特的 mRNA,一种是5.3 kb mRNA,另一种是3.7 kb mRNA。LDL 受体基因表达在妊娠早期最高,在这个时期妊娠的高表达对滋养细胞的生长以及对供应孕激素的前体是很重要的,在妊娠进展过程中5.3 kb mRNA LDL 受体逐渐减少。

2. 胎盘孕激素的代谢。妊娠后胎盘产生的孕激素85%进入母体血液循环,仅有少量的孕激素通过胎盘至胎儿。妊娠期胎盘产生的孕激素的主要代谢途径是通过一些酶还原为 5α-二氢孕激素,随之在肝内与硫酸结合排入胆汁。

3. 孕激素的生理作用。孕激素的主要功能是支持妊娠,它为胚胎准备了可以种植的子宫内膜;在整个妊娠中,使子宫静寂,而且调节母体免疫系统以防止胎儿被排斥。

孕激素抑制子宫肌层钙-钙调蛋白-肌凝蛋白氢键激酶系统。部分是调节 Ca^{2+} 通道,从肾上腺素能受体调动细胞内的储存钙。孕激素还抑制裂隙连接的形成。这些孕激素的作用是通过受体的介导而表现的,并可被孕激素受体的拮抗剂 RU486(mifepristone,米非司酮)所阻断。抗孕激素制剂诸如米非司酮曾用于人工流产,因为它们可以在受孕后迅速终止妊娠而且可以用于准备分娩,可能是通过启动裂隙连接的形成以及 Ca^{2+} 通道的生物合成。应该指出,孕激素并未在分娩前撤退,而米非司酮也不是通过其自身诱导产程开始的。

学者们还认为孕激素在抑制淋巴细胞的毒性使母体接受胎儿这个半移植物中起了重要作用,特别是孕激素启动淋巴细胞生成支持胎儿胎盘生长的细胞因子,并抑制溶解细胞的细胞因子的生成。

尽管人们已经证实或推测孕激素在支持妊娠中起十分重要的作用,但是还有很多未知作用,尚需做更多的研究。

4. 孕激素测定的临床应用。早期妊娠时的异常妊娠,如异位妊娠及流产常伴有母亲的孕激素低水平,此时的低孕激素值反映了缺乏对黄体刺激,可能是由于 HCG 的分泌减少,在较小的程度上是因滋养细胞孕酮生成减少所致。依靠血清孕激素水平不能区分流产和异位妊娠,但是可以根据8~18 ng/ml 的判别水平与正常早期妊娠相区别,小于判别水平者敏感度为90%,特异性为85%~90%。血清值在25 ng/ml 以上者为正常值,<5 ng/ml 可以诊断子宫已排空,若在5~25 ng/ml 需进一步做超声检查。

参考文献

[1] Becker KL. Principles and practice of endocrinology and mctabolism[M]. 3rd ed. Philadelphina: JB Lippincott, 2001: 1049 - 1101.

[2] Parry S, Strauss JF Ⅲ. Placental hormones[M]//DeGroot LJ, Jameson JL. Endocrinology. 4th ed. Philadelphia: WB Saunders, 2000: 2379 - 2390.

[3] Cunningham FG, Leveno KJ, Bloom SL, et al[M]. Williams obstetrics, 24th ed. New York: McGraw-Hill, 2014: 101 - 108.

[4] Marshall S, Senabheera SN, Parry LJ, et al. The Relaxin in normal and abnormal uterine function during the menstrual cycle and early pregnancy [J]. Reprod Sci, 2017, 24(3): 342 - 354.

[5] Paiva SPC, Veloso CA, Campos FFC, et al. Elevated levels of neuropeptide in preeclampsia: a pilot study implicating a role for stress in pathogenesis of the disease[J]. Neuropeptides, 2016, 55: 127 - 135.

[6] 曹泽毅. 中华妇产科学[M]. 3 版. 北京: 人民卫生出版社, 2014: 210 - 225.

[7] 孙开来. 人类发育与遗传学[M]. 2 版. 北京: 科学出版社, 2008: 57 - 74.

[8] 孙刚. 胎盘内分泌的基础与临床[M]. 上海: 上海第二军医大学出版社, 2001: 41 - 58.

[9] 田鸾应, 陈实, 高武英, 等. 胎盘组织中瘦素受体表达与胎儿宫内发育迟缓[J]. 实用儿科临床杂志, 2005, 20(1): 51 - 53.

[10] 刘彤, 尚涛, 芮广海. 瘦素在胎盘组织中的表达及其与新生儿体重的关系[J]. 中华妇产科杂志, 2001, 36(5): 287 - 289.

[11] 宋绮颖. 抑制素1和激活素 A 与妊娠[J]. 国际妇产科学杂志, 2011, 38(2): 123 - 127.

[12] 董旭东, 吴云萍, 江江, 等. 子痫前期胎盘抑制素 A、胎盘激活素 A 和胎盘抑制素 B 基因的表达[J]. 实用妇产科杂志, 2011, 27(3): 194 - 196.

[13] 傅勇强, 奉元秀, 唐玲芳, 等. 心房和利钠肽和脑钠肽及血管紧张素 Ⅱ 与妊娠高血压综合征的相关性研究进展[J]. 医学综述, 2010, 16(20): 3051 - 3053.

[14] 李红霞, 刘伯婵, 姚珍薇, 等. 神经肽 Y 在孕鼠肝内胆汁淤积症胎盘中的表达及意义[J]. 重庆医科大学学报, 2006, 31(6): 831 - 835.

[15] 金丹, 倪鑫. 胎盘促肾上腺、皮质激素释放激素的作用与调控[J]. 国外医学妇幼保健手册, 2003, 14(5): 295 - 297.

[16] 高江曼, 于洋, 乔杰. 促性腺激素释放激素在女性生殖系统的分布及作用[J]. 生殖与避孕, 2013, 33(5): 253 - 257.

第二章 · 妊娠期内分泌变化

杨慧霞

妊娠期间，孕妇的各器官、系统均发生了明显变化以适应胎儿生长发育的需求，母体内分泌腺在妊娠期积极参与适应性变化。

一、垂 体

由于妊娠期垂体前叶分泌催乳素的嗜酸细胞增生，垂体前叶体积可增加至非妊娠期的2～3倍，垂体后叶受到挤压轻度减小，垂体体积增大约1/3。这使得蝶鞍内压力增加，垂体更容易受到血供变化和低血压的影响，此时发生严重产后出血更易导致垂体梗死（席汉综合征）。

血清催乳素在妊娠5～8周开始升高，妊娠足月时为非妊娠期的10倍。垂体前叶中的催乳素细胞增生，占比由非妊娠期的20%增加至足月时的60%。在妊娠中晚期，血清催乳素大部分来源于蜕膜组织，为产后哺乳做准备。不哺乳的女性，产后3个月血清催乳素可降至正常，哺乳女性则需数月，并在哺乳时间歇性产生高催乳素血症。

因妊娠期雌、孕激素及抑制素水平升高，产生负反馈作用，卵泡刺激素（FSH）和黄体生成素（LH）水平可降至难以测出。胎盘生长激素对下丘脑和垂体产生抑制作用，垂体生长激素水平降低，但由于胎盘生长激素存在，总生长激素水平升高。促肾上腺皮质激素（ACTH）和黑细胞刺激素（MSH）水平升高，使面颊、乳晕、腹中线、外阴等处有色素沉着。

妊娠期血清渗透压和血钠水平轻度降低。垂体后叶产生的催产素水平在妊娠期大幅上升，并在第二产程达到峰值。

二、甲状腺

垂体前叶分泌的促甲状腺激素（TSH）和胎盘分泌的促甲状腺激素释放激素（TRH）使妊娠期甲状腺出现生理性血管增生和滤泡增加，甲状腺激素的合成和分泌增加。肾脏排泄增加导致血清碘水平下降，妊娠后期，碘被胎儿摄入进一步降低了母体碘水平。WHO建议妊娠期碘摄入由 $100\ \mu g/d$ 增加至 $150\sim200\ \mu g/d$。当碘摄入充足时，妊娠期甲状腺会保持原有大小或轻度肿大（超声测量才能发现）。但在碘缺乏国家，10%妊娠妇女患甲状腺肿，甲状腺体积可增大25%。

受大量雌激素影响，肝脏合成的甲状腺激素结合球蛋白（TBG）增加，血清中 TT_4 和 TT_3 水平在妊娠初期开始增加，妊娠中期达到高峰。由于目前检测方法都是免疫测定，血清中 FT_4 和 FT_3 水平难以准确测定，妊娠期 FT_4 和 FT_3 的变化尚存在争议。大多数研究认为，妊娠期 FT_4 和 FT_3 在妊娠早期略有升高，此后轻微下降，但多在非妊娠期的正常范围内。

TSH和人绒毛膜促性腺激素（HCG）在结构上非常相似，它们有共同的 α 亚基和相似的 β 亚基。因此，HCG有促甲状腺作用，随着妊娠早期HCG的升高，FT_4 升高，TSH降低，并且HCG的峰值越高，TSH水平越低。据统计，循环中HCG每升高 10 000 U/L，TSH降低 0.1 mU/L。在一些孕妇中，HCG的促甲状腺作用会导致短暂的甲状腺功能亢进，称为妊娠期短暂甲状腺毒症。

胚胎在妊娠12周开始合成甲状腺激素，在此之前，胎儿发育所需甲状腺激素完全依赖母体供给，12周后，胚胎发育仍然受到母体甲状腺激素的影响。此前研究认为，由于胎盘裂解酶活跃，TSH不能通过胎盘，T_3 和 T_4 极少通过胎盘，但近期有研究发现，甲状腺未发育或合成功能障碍的新生儿脐血中甲状腺激素水平为正常婴儿的20%～50%，这说明甲状腺激素可通过胎盘。

Haddow JE 等发现母亲妊娠期甲状腺功能减退若未经治疗会对胎儿神经系统发育产生不良影响，主要体现在7～9岁时智商降低7分，运动和语言发育得分也显著降低。在丹麦进行的一项前瞻性队列研究中，发现母亲妊娠早期甲状腺功能减低增加癫痫和自闭症风险，低 FT_4 增加女孩中自闭症和多动症风险。但两项大样本随机对照研究分别在妊娠12周和17周进行甲状腺疾病的筛查和治疗却没能改善预后，这可能是干预孕周偏晚所致。

由于妊娠期免疫妥协作用，甲状腺自身抗体在妊娠期显著下降，分娩后逐渐上升至妊娠前水平。

碘需要胎盘主动转运，胎儿血清碘浓度为母体的75%。当母体血清碘浓度过高时，胎儿易发生高碘性甲状腺肿。同样，放射性碘可通过胎盘，妊娠12周后暴露于放射性碘会导致胎儿甲状腺功能减退、精神发育迟滞及甲状腺癌发生率增加。因此，孕妇和哺乳期女性需摄入适宜剂量的碘。

三、甲状旁腺

甲状旁腺激素（PTH）的主要功能为调节钙磷代谢，维持钙磷的稳定和平衡。PTH主要作用于肾小管和骨质，使肾小管对钙的重吸收增加，磷重吸收减少，以使得血钙升高，血磷降低。甲状旁腺在妊娠期处于增生状态，妊娠24周开始PTH水平明显升高，以满足妊娠期，尤其是妊娠中晚期胎儿对钙的需求。

整个妊娠期，胎儿从母体摄取约 30 g 钙，WHO推荐孕妇自妊娠20周开始每日至少摄入 1.5～2 g 钙。

四、肾上腺

妊娠期母体和胎儿的肾上腺都发生了很大的变化。肾上腺是胎儿期发育最完善的内分泌器官，足月时，胎儿肾上腺甚至可以达到成人相同重量，并且分泌比母体更多的类固醇。母体和胎儿分泌的类固醇大部分为硫化的脱氢表雄酮

(DHEA)，胎盘可利用 DHEA 合成大量的雌激素。近期研究发现，当母体处于高压力状态或患某些疾病时，可导致胎儿肾上腺体积增加，血清类固醇水平增加。而当使用外源性糖皮质激素时，会对胎儿肾上腺发育产生影响。

为满足胎儿生殖系统和体系统发育的需要，妊娠期下丘脑-垂体-肾上腺轴活性增强，肾上腺皮质功能增强，表现为高皮质醇状态。血清中醛固酮、去氧皮质酮(DOC)、皮质醇结合球蛋白(CBG)、ACTH 和游离皮质醇水平均升高。肾上腺总重量不变，但产生糖皮质激素的束状带增生。妊娠早期，血浆总皮质醇水平即显著增高，到妊娠末期达到非妊娠期的 3 倍，甚至达到库欣综合征的诊断标准，皮质醇昼夜节律仍然存在，通常早晨达峰，但昼夜节律性减弱。

非妊娠期，促肾上腺皮质激素释放激素(CRH)主要由下丘脑分泌，并接受皮质醇的负反馈调节。妊娠期，胎盘和胎膜产生大量 CRH 并释放至母体循环，CRH 自妊娠第 4 周开始显著增加，20 周达峰并且持续至妊娠结束，可达非妊娠期的 100～1 000 倍。同时垂体对皮质醇升高的敏感性降低，而对 CRH 的反应增加，肾小球滤过性的改变使得皮质醇的血浆清除改变。同时，雌激素也有促皮质醇作用。这些生理变化共同作用使得皮质醇水平显著升高。

皮质醇水平升高而临床表现为紫纹、高血糖和易疲劳，即使达到库欣综合征标准，但一般不会导致皮质醇增生症的临床表现。

五、胰腺与能量代谢

由于妊娠期胎盘相关的催乳素、雌孕激素、胎盘生长因子等，以及皮质醇水平升高，均有拮抗胰岛素的作用，胰岛代偿性增大，β 细胞增生，胰岛素分泌增加，胰岛素抵抗加重，这使得空腹血糖下降，餐后血糖升高，发生高胰岛素血症。在部分孕妇中，发生妊娠期糖尿病(详见妊娠期糖尿病)。

参考文献

[1] Cunningham FG, Leveno KJ, Bloom SL, et al. William Obstetrics[M]. 25th ed. New York: McGraw-Hill, 2018.

[2] Karaca Z, Tanriverdi F, Unluhizarci K, et al. Pregnancy and pituitary disorders[J]. Eur J Endocrinol, 2010, 162(3): 453-475.

[3] Alexander EK, Pearce EN, Brent GA, et al. 2017 Guidelines of the American thyroid association for the diagnosis and management of thyroid disease during pregnancy and the postpartum[J]. Thyroid, 2017, 27(3): 315-390.

[4] Rainey WE, Rehman KS, Carr BR. Fetal and maternal adrenals in human pregnancy[J]. Obstet Gynecol Clin North Am, 2004, 31(4): 817-835.

第三章 · 妊娠甲状腺疾病的诊治

单忠艳　滕卫平

第一节 · 妊娠期甲状腺功能的生理性变化

妊娠后母体会发生一系列激素和代谢的变化，与甲状腺代谢相关的变化是血清甲状腺素结合球蛋白(TBG)增加，肾脏对碘的清除率增加，以及甲状腺激素的合成和转化增加。

一、TBG 增加

妊娠妇女血清 TBG 浓度从妊娠 6～10 周开始增加，在妊娠 20～24 周达到平台，并持续妊娠的全过程，血清 TBG 达到非妊娠时基值的 1.5～2 倍。这是因为雌激素引起肝脏 TBG 合成增加及雌激素所致的 TBG 糖基化使 TBG 代谢清除率减慢和半衰期延长。由于 TBG 浓度的增加，血清总 T_4(TT_4)、总 T_3(TT_3)的浓度增加；在碘充足地区，血清游离 T_4(FT_4)、游离 T_3(FT_3)的浓度仍然可以维持在正常范围。

二、HCG 增加

妊娠期血清 HCG 的浓度在受孕后的第 1 周就开始增加，在 3 个月内达到高峰，然后下降，所以这种变化主要影响妊娠的第 1～3 个月(妊娠早期)。

HCG 与 TSH 有相同的 α 亚单位、相似的 β 亚单位和受体亚单位，所以对甲状腺细胞 TSH 受体有轻度的刺激作用。由于这种刺激作用，在妊娠 8～14 周可以导致垂体-甲状腺轴的抑制。血清 HCG 的水平与血清 TSH 水平呈现一种镜像关系。血清 HCG 的浓度每增加 10 000 U/L，血清 T_4 浓度增加 0.6 pmol/L，同时血清 TSH 浓度降低 0.1 mIU/L。早期大约有 15% 的正常妊娠妇女出现血清 TSH 水平低于正常；妊娠中期 10% 血清 TSH 水平低于正常；妊娠晚期 5% 血清 TSH 水平低于正常。大多数妊娠妇女的血清 HCG 高峰仅能维持数日，所以不会导致甲亢。仅有 1.5% 的妊娠妇女由于 HCG 对甲状腺的刺激作用发生妊娠一过性甲亢。

三、胎盘脱碘酶活性增加

在人的组织中存在 3 种脱碘酶。Ⅰ型脱碘酶可同时催化内环和外环脱碘，是一种含硒蛋白质，存在于肝、肾、甲状腺和垂体，主要介导血清中 T_3 的生成，也可催化反 T_3(rT_3)的转化。Ⅱ型脱碘酶主要存在于脑、垂体、棕色脂肪组织和胎盘；Ⅲ型脱碘酶主要存在于胎盘、脑和表皮，催化 T_4 向 T_3，T_3 向 $3,3'$二碘甲状腺原氨酸(T_2)转化。Ⅱ型脱碘酶的活性在绒毛膜和蜕膜中的活性较羊膜高；在胎盘中Ⅲ型脱碘酶可抑制Ⅱ型脱碘酶的活性。

四、肾脏对碘清除率增加

妊娠期间由于肾小球滤过率的增加，肾脏对碘的清除率增加,还有一部分碘和碘化甲状腺原氨酸从母体转运至胎儿体内。因此,血清中无机碘的浓度下降。生活在边缘性碘缺乏地区的妇女妊娠期间会出现碘绝对或相对缺乏和甲状腺体积的增大;甚至在碘充足地区如美国,女性的甲状腺体积在妊娠期间会增大10%～20%。在妊娠后半期随着胎儿的甲状腺合成甲状腺激素的增加,胎儿对碘的需求量也增加。

五、妊娠期母体甲状腺相关检测指标的变化

1. TSH·是判断甲状腺功能的最敏感指标。妊娠期母体血清 TSH 水平的变化趋势已大致明确,TSH 水平在妊娠早期最低,妊娠中期以后逐渐回升,这主要与 HCG 具有一定的促甲状腺作用有关,在妊娠早期,血清 TSH 水平与 HCG 的水平呈镜像改变。

2. FT_4·妊娠期间 FT_4 变化规律是高峰出现在8～12周,较基线值增加10%～15%,然后下降,至20周回到非妊娠水平。FT_4 分析法的最新进展是通过使用在线固相萃取-液相色谱质谱法(LC/MS/MS)。与免疫检测方法相比,具有更高的特异性。

3. TT_4·TT_4 不受检测方法的影响。在非妊娠人群 TT_4 的参考范围稳定,在不同的碘摄入量人群、使用不同方法测定的 TT_4 具有可比性。妊娠对 TT_4 的影响主要是 TBG,与非妊娠状态比较,TBG 增加1.5倍,TT_4 在妊娠期间亦增加约为非妊娠时的1.5倍。

4. FT_3 和 TT_3·血 FT_3 和 TT_3 在妊娠期的变化趋势分别与 FT_4 和 TT_4 较为一致。

六、妊娠特异参考值的建立

1. 妊娠期特异的血清甲状腺指标参考值·妊娠期甲状腺激素代谢改变势必带来血清甲状腺指标参考值的变化,所以需要建立妊娠期特异的血清甲状腺指标参考范围(简称妊娠期参考值)。2017年美国甲状腺协会(ATA)指南提出妊娠三期特异的 TSH 参考范围定义:① 如果可以,各医院/实验室应该定义自己的人群和妊娠三期特异的甲状腺指标参考范围,能够代表该地区的典型人群。② 如果上述不可行,可以使用相似人群的妊娠期特异的甲状腺指标参考范围,并使用相似的检测方法。③ 如果无法得出内部或可借鉴的甲状腺指标参考范围,TSH 可使用4.0 mIU/L 作为参考上限,对于大多数检测方法来说,这个数值相当于比非妊娠期 TSH 的上限低0.5 mIU/L。同一种测定方法,不同公司试剂的测定值也存在较大差异。例如,Roche 公司 TSH 测定值较 DPC 公司测定结果升高23%。TSH 值还受到碘摄入量的影响。

2. 建立妊娠期特异的血清甲状腺指标参考值·依据美国临床生化研究院(NACB)的标准:① 妊娠妇女样本量至少120例;② 排除 TPOAb、TgAb 阳性者(免疫化学发光等敏感测定方法);③ 排除有甲状腺疾病个人史和家族史者;④ 排除可见或者可以触及的甲状腺肿;⑤ 排除服用药物者(雌激素类除外)。妊娠期 TSH 和 FT_4 参考值具有孕龄特异性。ATA 推荐的是妊娠三期特异的参考值,即 T1 期妊娠1～12周(妊娠早期),T2 期妊娠13～27周(妊娠中期),T3 期妊娠28～40周(妊娠晚期)。因为妊娠对血清 TSH 的影响在妊娠7周以后显现,因此建议 T1 期采用7～12周参考人群。妊娠4～6周采用非妊娠成人的参考值。T2 和 T3 期可以建立相应的各期参考值。建立妊娠期 TSH 和 FT_4 参考值可以选择95%可信区间,即 2.5th 为下限和 97.5th 为上限。中国妊娠妇女血清 TSH、FT_4 参考值见表10-3-1,FT_4 参考值的 5th 和 10th 切点值见表10-3-2。

表 10-3-1　中国妊娠妇女血清 TSH、FT_4 参考值

试剂公司	TSH(mIU/L)			FT_4(pmol/L)			方　法
	T1	T2	T3	T1	T2	T3	
DPC	0.13～3.93	0.26～3.50	0.42～3.85	12.00～23.34	11.20～21.46	9.80～18.20	化学发光免疫分析法
Abbott	0.03～3.6	0.27～3.80	0.28～5.07	11.49～18.84	9.74～17.15	9.63～18.33	化学发光免疫分析法
Roche	0.05～5.17	0.39～5.22	0.60～6.84	12.91～22.35	9.81～17.26	9.12～15.71	电化学免疫分析测定法
Bayer	0.03～4.51	0.05～4.50	0.47～4.54	11.80～21.00	10.6～17.60	9.20～16.70	化学发光免疫分析法

表 10-3-2　中国妊娠妇女 FT_4 参考值的 5th 和 10th 切点值(pmol/L)

试剂公司	T1		T2		T3		方　法
	5th	10th	5th	10th	5th	10th	
DPC	13.46	14.30	11.66	12.21	10.40	11.10	化学发光免疫分析法
Abbott	12.95	13.18	10.44	11.03	10.38	10.92	化学发光免疫分析法
Roche	13.72	14.07	10.25	10.54	9.57	9.99	电化学免疫分析测定法
Bayer	12.10	12.7	10.80	11.70	9.60	10.30	化学发光免疫分析法

第二节·妊娠期甲状腺功能亢进症

一、妊娠剧吐引起的一过性甲亢

1.概念·妊娠剧吐是指妊娠早期剧烈的恶心、呕吐、体重较妊娠前下降5%以上,多伴有体液电解质失衡和新陈代谢障碍。妊娠剧吐可能与妊娠期产生的高水平的血清HCG有关。妊娠早期孕妇血清HCG水平升高时,部分孕妇出现血清促甲状腺激素(TSH)降低,甲状腺激素水平升高,称为妊娠一过性甲亢(GTT),在妊娠剧吐患者中常见,又称为妊娠剧吐合并一过性甲亢(TTHG)。

2.发病机制·在妊娠期间,母体的甲状腺会发生一系列生理性改变,如甲状腺结合球蛋白浓度增加、肾脏对碘清除率增加,以及与TSH活性相似的HCG增多等,进而对妊娠期妇女的甲状腺功能产生影响。GTT的发病机制尚未明确,但从目前的研究中可以得知,与自身免疫性甲状腺病不同,GTT的发病机制与甲状腺抗体无关,而与妊娠早期HCG促甲状腺激素活性的异常增加有关。

3.患病率·GTT在亚洲的发病率为3%~11%,为妊娠期Graves病发病率的10倍。

4.临床表现和危害·① 在妊娠4~9周出现妊娠剧吐,表现为严重的恶心、呕吐伴体重下降。② 根据脱水的程度,部分患者需住院治疗。③ 缺少甲状腺肿、眼征、近端肌无力等典型的甲亢表现,患者可能表现轻度的心动过速和手颤。

5.实验室检查·① TSH下降甚至无法测出。由于妊娠期间TSH会出现生理性下降,因而目前对TSH的正常值范围争议较大。血清FT_4上升,血清FT_3也可升高,但不及FT_4升高常见和显著,而rT_3亦可增高。② 甲状腺自身抗体及TRAb均为阴性。

6.诊断和鉴别诊断·妊娠剧吐合并甲状腺毒症的患者中,对于那些既往没有自身免疫性甲状腺疾病,没有甲状腺肿大,没有甲状腺相关突眼,没有典型的甲亢症状如心动过速、排便次数增多、肌无力、震颤,甲状腺自身抗体如TPOAb、TgAb、TRAb阴性者,需首先考虑GTT。GTT通常与Graves病鉴别。以下几方面更支持GTT的诊断。

病史:① 在妊娠之前无甲亢相关症状;② 既往妊娠中出现类似的呕吐症状;③ 妊娠剧吐的家族史;④ 既往无甲状腺疾病史。

体格检查:① 无甲状腺肿;② 无Graves眼病;③ 体格检查中无眼球震颤等严重的甲亢体征;④ 有脱水的征象。

实验室检查:① FT_4升高,FT_3亦可升高但不及FT_4明显;② TSH降低甚至无法测出;③ 甲状腺自身抗体阴性,TRAb滴度是Graves病活动的主要指标,因此对于鉴别诊断具有非常重要的意义;④ 60%GTT出现一过性电解质紊乱并有50%出现肝功异常;⑤ 妊娠早期血清HCG为38~173 kU/L,GTT患者HCG多>200 kU/L。

7.治疗·妊娠剧吐合并GTT以禁食,静脉补液,维持水电解质平衡对症处理为主,一般不予以抗甲亢药物治疗。2017年美国甲状腺协会《妊娠和产后甲状腺疾病诊治指南》均推荐:GTT治疗以支持疗法为主,纠正脱水和电解质紊乱,不主张给予ATD(推荐级别A),原因为:① 随着妊娠的进展,妊娠期一过性甲亢症状会逐渐缓解,一般妊娠14~18周血清甲状腺激素可以恢复到正常水平。② 常用的ATD药物中甲巯咪唑(MMI)和丙基硫氧嘧啶(PTU)都有不同的严重不良后果。对于那些症状特别严重的GTT患者可短期试用ATD治疗,因为母体和胎儿暴露于明显的甲状腺功能亢进中的风险大于将胎儿暴露于ATD中。如果症状持续,可以给予短期的β受体阻滞剂治疗,如普萘洛尔,如果症状改善,药物剂量逐渐减量,2~6周停药。

8.预后·GTT患者多数情况下,妊娠14~18周妊娠剧吐好转,血清FT_4通常于妊娠18周之前恢复正常。有研究发现,约70%的GTT患者在妊娠第一期末甲状腺功能恢复正常,而其余多在18周时恢复正常。部分患者血清TSH在妊娠第二期仍可被抑制。

二、妊娠期 Graves 病

1. 概念·甲亢是一种常见的内分泌疾病。妊娠期甲亢是指由于孕妇甲状腺激素分泌过多,超过妊娠期甲状腺激素上限,而TSH降低甚至不能测出。

2. 发病机制·Graves病患者体内存在一种免疫球蛋白抗体,也称甲状腺刺激免疫球蛋白(TSAb),可以通过胎盘,引起胎儿和新生儿甲状腺增大或甲亢。Graves病孕妇的体内还存在TRAb,引起T_4和T_3合成过多的而使患者发生甲亢。

3. 患病率·妊娠期甲状腺毒症的患病率为1%,其中临床甲亢占0.4%,亚临床甲亢占0.6%。分析病因,约85%妊娠期甲亢是由于TSH受体抗体刺激甲状腺引起的Graves病所致,其中包括妊娠前和新发Graves病;妊娠甲亢综合征(syndrome of gestational hyperthyroidism,SGH)也称一过性甲亢(transient hyperthyroidism)约占10%;甲状腺高功能腺瘤、结节甲状腺肿、葡萄胎等仅占5%。

4. 临床表现和危害·妊娠期甲亢可能出现以下的症状体征:情绪不安,易激惹;皮肤潮热多汗;正常进食情况下,体重不增甚至下降;四肢近端肌肉消瘦;妊娠剧吐,延续到妊娠中期不能缓解;双手颤动;胎儿生长受限;睡眠、休息时心率>100 次/分;脉压>50 mmHg;突眼及胫前黏液性水肿;高血压及心脏病变。妊娠前即有甲亢病史的患者,诊断明确。对于妊娠期首次发现的甲亢,其临床表现不易与妊娠期高代谢综合征鉴别。

5. 实验室检查·妊娠期甲亢的实验室诊断:妊娠期血循环中TBG增高,与T_3、T_4结合可致血清TT_3、TT_4增高。测定血清FT_3及FT_4,可排除TBG的影响,如血清TSH低于0.1 mIU/L,同时FT_4和(或)FT_3增高,则提示妊娠期甲亢。

目前临床实验室采用的检测FT_3和FT_4的试剂盒均不是直接测定FT_3和FT_4,所测得的FT_3和FT_4波动较大。此外,目前尚无适合妊娠期特异的检测FT_3和FT_4的方法以及妊娠期FT_3和FT_4的参考范围。而TT_4检测不受方法学的影响,在非妊娠人群TT_4的参考范围稳定,在不同的碘摄入量人群,使用不同的方法TT_4均有可比性。TT_4在妊娠期间增加约为非妊娠时的1.5倍。

6. 诊断和鉴别诊断·妊娠合并甲亢的诊断:孕妇出现除了临床表现如心率快,体重增加不明显、乏力、呕吐、甲状腺肿大，甚至有突眼、胫前黏液性水肿及既往有甲亢病史外，甲亢诊断标准每个实验室有不同的数值，但一般认为若血浆 FT_3、FT_4 升高和 TSH 降低，则甲亢的诊断可确定。而妊娠期 Graves 病的临床表现较为复杂，许多患者在妊娠早期即出现明显症状。在服用 ATD 治疗的同时，部分患者病情恶化，经一次 ATD 治疗缓解后 Graves 病仍可能复发。孕妇 Graves 病的病程多变，约 30% 在妊娠中晚期之前能自行缓解。

妊娠合并甲亢的鉴别诊断：

（1）妊娠妇女常出现情绪不安、易怒、怕热、多虑、易激动、脉搏快等症状，类似甲亢。

（2）妊娠早期反应表现为食欲缺乏、恶心、呕吐、体重下降等，也类似甲亢。

（3）妊娠剧吐者有 60% 甚至伴有甲亢生化指标异常，偶尔也有甲亢症状，直到妊娠 18 周后才能恢复正常。

（4）妊娠妇女甲状腺表现为生理性肿大，易与甲亢早期混淆。

（5）此外还要特别注意，要对妊娠期 Graves 病和 GTT 进行鉴别。这两种疾病具有共同的临床表现，其中包括心悸、焦虑、怕热、手抖。病史及体格检查是鉴别其病因的最好方式。患者没有甲状腺疾病病史，没有 Graves 病相关表现（甲状腺肿、突眼），轻度自限性失调及呕吐倾向于诊断为 GTT。

7. 治疗

（1）妊娠期甲亢禁用放射碘治疗：由于妊娠 10 周后，胎儿甲状腺可浓集碘，^{131}I 治疗会导致胎儿甲减的发生。选择放射性碘治疗的甲亢妇女，治疗后 6 个月内应避免怀孕。

（2）妊娠期甲亢不主张甲状腺手术治疗：妊娠早期甲状腺手术容易引起流产，妊娠晚期甲状腺手术易发生产科意外，手术应选择在妊娠中期后半段进行，但因风险较大，妊娠期甲亢很少采用手术治疗。妊娠期甲亢采取甲状腺切除术的适应证是：对 ATD 过敏或存在药物禁忌证；需要大剂量 ATD 才能控制甲亢；患者不依从 ATD 治疗。妊娠期间原则上不采取手术治疗甲亢。如果确实需要，甲状腺切除术选择的最佳时机是 T_2 期的后半期。手术后测定妊娠妇女 TRAb 滴度，以评估胎儿发生甲亢的潜在危险性。可以应用 β 受体阻滞剂和短期碘化钾溶液（50～100 mg/d）行术前准备。

（3）妊娠期甲亢首选抗甲状腺药物治疗：在常用治疗甲亢药物中，碘化物可通过胎盘引起胎儿甲状腺肿大，并发生甲减，妊娠期最好不用，但可在甲状腺手术前准备或抢救甲状腺危象时短期内使用。β 受体阻滞剂，如普萘洛尔 20～30 mg/d，每 6～8 h 服用，对控制甲亢高代谢症状有帮助。应用 β 受体阻滞剂长期治疗与宫内生长限制、胎儿心动过缓和新生儿低血糖相关，使用时应权衡利弊，且避免长期使用。β 受体阻滞剂可用于甲状腺切除术前准备。碳酸锂可引起婴儿先天性异常，在妊娠期甲亢也应慎用，因此临床首选 ATD 治疗妊娠期甲亢。

8. 预后·妊娠期母亲无论是服用 PTU 还是 MMI，对下一代的甲状腺功能均无不良影响。妊娠合并 Graves 病可以对胎儿和新生儿造成不同程度的危害，中晚期胎儿可能发生甲减、甲亢、胎儿生长受限、胎死宫内、早产、死产等并发症。妊娠期 Graves 病，TRAb 中 TSI 可透过胎盘，刺激胎儿 T_3、T_4 增加，引起胎儿甲亢；而 TRAb 中促甲状腺激素结合抑制免疫球蛋白（TBII）可透过胎盘抑制胎儿 T_3、T_4 产生，引起胎儿甲减。

三、妊娠期合并甲亢的治疗

1. 原则·在妊娠期，甲亢治疗的特殊性在于，控制过高甲状腺素的同时要考虑药物对胎儿的影响，并尽可能避免甲减发生。原则是最低剂量的 ATD 把 FT_4 的水平控制在正常范围的上限或稍高于正常上限。

2. 抗甲药物治疗·常用的 ATD 有两种：甲巯咪唑（MMI）和丙硫氧嘧啶（PTU），均能通过胎盘，影响到胎儿，因此若母体用药过量，则会引起胎儿甲状腺功能减退及甲状腺肿大，导致围生儿死亡率及难产率升高。MMI 致胎儿发育畸形已有报道，主要是皮肤发育不全和"甲巯咪唑相关的胚胎病"，包括鼻后孔和食管的闭锁、颜面畸形等。妊娠 6～10 周是 ATD 导致出生缺陷危险窗口期，MMI 和 PTU 都有影响，既往认为 PTU 是妊娠期安全使用的药物。然而丹麦的一项研究表明，2%～3% 暴露于 PTU 的儿童出现与之相关的先天畸形。这些畸形轻微，如面部、颈部囊肿和泌尿系统畸形。因此，在妊娠前和妊娠 T1 期优先选择 PTU。2017 年 ATA 指南推荐 PTU 治疗孕妇甲亢应持续到妊娠 16 周，如妊娠 16 周后仍需要进行 ATD 治疗，目前尚无证据支持应该继续应用 PTU，还是应该转换成 MMI。因为两种药物治疗都与潜在的不良反应有关，而且转换药物可能导致甲状腺功能变化。特别是目前国内尚缺乏 PTU 引起的急性肝衰竭调查报告。在 PTU 和 MMI 转换时应当注意监测甲状腺功能变化及药物不良反应，特别是血常规和肝功能。除了单纯胎儿甲亢这种少见情况外，控制妊娠期甲亢，不推荐 ATD 与 LT_4 联合用药。因为这样会增加 ATD 的治疗剂量，导致胎儿出现甲状腺肿和甲减。

鉴于 ATD 都能导致胎儿发生出生缺陷的风险，建议正在接受 ATD 治疗的妇女一旦确定怀孕，立即就诊，检测甲状腺功能和 TRAb，决定是否应用 ATD 治疗。尽量避免在主要致畸期（妊娠 6～10 周）用药，应在此期之前停药。有些患者在妊娠早期停用 ATD 后甲亢可能复发或加重。复发风险较大的因素包括：孕前 ATD 治疗的时间短（<6 个月）、TSH 水平低、MMI 每日剂量超过 5～10 mg 或 PTU 100～200 mg 才能维持甲状腺功能正常、有活动性眼病或巨大甲状腺肿，以及高水平 TRAb。尽管有些患者有上述复发的风险，是否应用 ATD，要取决于妊娠期 FT_4 水平和患者的临床症状。停药后，每 1～2 周做临床评估和 TSH、FT_4 或 TT_4 检测。如果 FT_4 始终正常，妊娠中、晚期可每 2～4 周监测 1 次甲状腺功能。根据每次评估结果，决定是否继续停药观察。有些患者停药后，甲亢症状加重、FT_4 或 TT_4、TT_3 升高明显，建议继续应用 ATD，T1 期优先选择 PTU，MMI 为二线选择。既往应用 MMI 的妊娠妇女，若在妊娠早期需要继续治疗，如可以应用 PTU，应该尽快转换成 PTU。MMI 和 PTU 的转换比例为 1:（10～20），PTU 应每日 2～3 次分开服用。ATD、TRAb 和母体甲状腺激素均可以通过胎盘屏障进入胎儿。当妊娠 20 周胎儿甲状腺建立自主功能后，ATD 和 TRAb 会作用到胎儿甲状腺。为了避免对胎儿的不良影响，应当使用最小有效剂量的 ATD 实现控制目标，即妊娠妇女血清 FT_4 或 TT_4 值接近或者轻度高于参考范围上限。妊娠期血清 T_4 是甲亢控制的主要监测指标，而不是 TSH。当 T_3 很高或 T_3 型甲亢时，需要监测血清 T_3。伴有高水平 TRAb 的妊娠妇女，ATD

需持续应用直到分娩。

TRAb滴度是Graves病活动的主要标志。TRAb滴度升高提示可能发生下列情况：① 胎儿甲亢；② 新生儿甲亢；③ 胎儿原发甲减或中枢性甲减；④ 新生儿原发甲减。上述并发症的发生依赖下述因素：① 妊娠期间甲亢控制不佳可能诱发短暂的胎儿中枢性甲减；② 过量ATD与胎儿及新生儿甲减有关；③ 在妊娠后半期时高滴度TRAb是胎儿或新生儿甲亢的危险因素；④ 95%活动性Graves甲亢的TRAb滴度升高，放射性碘治疗后血清TRAb的水平高于手术切除术后。

妊娠Graves病需要监测TRAb的适应证：① 母亲有活动性甲亢，未治疗或应用ATD治疗；② 放射性碘治疗病史；③ 曾有生产新生儿甲亢的病史；④ 曾在妊娠期间行甲状腺切除术治疗甲亢。在活动性Graves病或既往有Graves甲亢病史的妊娠妇女，胎儿及新生儿甲亢的发病率分别为1%和5%，如果未及时诊断和予以治疗会增加胎儿/新生儿甲亢的发病率及死亡率。大多数患者血清TRAb水平随妊娠周数增加而下降。对妊娠后半期母体甲亢不能控制或存在高滴度TRAb（高于参考范围上限3倍）的妇女，需要从T_2期开始监测胎儿心率，超声检查胎儿的甲状腺体积、生长发育情况、羊水量等。对于具有甲亢高危因素的新生儿，应密切监测其甲状腺功能。

3. β受体阻滞剂·可控制高代谢综合征，但不宜超过数周，因长期使用可致胎儿生长受限、流产、早产，妊娠期时应用可致新生儿低血糖、呼吸暂停、心动过缓。妊娠期常用普萘洛尔10~30 mg口服，3次/日。因其抑制心脏并收缩支气管平滑肌，故支气管哮喘、房室传导阻滞、心力衰竭、肺心病者禁用。

4. 含碘药物的应用·碘可迅速、短时抑制甲状腺素的合成和释放，长期应用可因"逃逸"现象而加剧甲亢。此外碘可迅速通过胎盘，被胎儿甲状腺摄取，造成胎儿甲状腺肿大和甲减。故除非甲状腺手术或甲状腺危象的治疗需要，否则妊娠期禁用大量碘剂治疗。哺乳期和新生儿也应避免。

5. 妊娠期和哺乳期绝对禁止放射性碘治疗·由于[131]I通过胎盘后胎儿血清浓度可达母体的75%，并滞留于胎儿甲状腺长达70~75日，而胎儿的组织对放射线更加敏感，故致胎儿甲状腺严重损伤，并可导致智力障碍、畸形、癌症患病率增加。接受放射性碘治疗后至少4~6个月方可妊娠。此外值得注意的是，放射性碘治疗后的6~12个月，TRAb上升达到最高值，5年后仍有约40%阳性。

6. 手术治疗·妊娠期间原则上不采取手术治疗甲亢。如果确实需要，手术最佳时期是妊娠中期的后半期。大部甲状腺切除（切除约80%甲状腺组织）对孕妇来说，风险主要是流产、早产、甲减和甲状旁腺功能减退。

7. 手术治疗的指征·妊娠期应避免甲状腺全切除术。部分切除术用于：甲状腺肿大致压迫症状；孕妇对ATD药物过敏、不耐受、出现不良反应（粒细胞减少、肝功能损害）或不依从治疗；需要大剂量方能控制病情（PTU 300 mg/d或MMI 30 mg/d以上）；药物抵抗；高功能甲状腺腺瘤、毒性结节性甲状腺、高度怀疑有恶变者。TRAb持续高水平者，与胎儿甲亢关系密切，甲状腺部分切除有利于降低TRAb阳性率。术后第1年TRAb阳性40%~71%，术后第2年仅4%阳性。如果确定手术，T_2期是最佳时间。可以应用β受体阻滞剂和短期碘化钾溶液（50~100 mg/d）行术前准备。

第三节·妊娠期甲状腺功能减退症

一、妊娠期临床甲减

1. 概念·甲减是由各种原因导致的甲状腺激素的合成和分泌减少或组织利用不足而引起的全身低代谢综合征。

2. 患病率·美国妊娠期临床甲减的患病率是0.3%~0.5%，国内报道的患病率为1.0%。在碘充足地区，引起临床甲减的最常见原因是自身免疫甲状腺炎。其他原因包括甲状腺手术和[131]I治疗等。

3. 临床表现和危害·妊娠期临床甲减表现与成人甲减类似，但有时并不典型。研究表明未经治疗或者治疗不完全的妊娠期临床甲减不仅与流产、贫血、高血压、先兆子痫、胎盘早剥及产后出血发生率明显增加有关，也与胎儿低出生体重、胎儿窘迫、先天性畸形、胎儿臀位和新生儿死亡风险增加有关。而且孕妇临床甲减对于后代包括智商、运动能力、语言能力、注意力等在内的神经智力发育存在不良影响。

4. 诊断·妊娠期临床甲减的诊断标准是：① 血清TSH>妊娠期特异性参考范围上限（97.5th），血清FT_4<妊娠期参考范围下限（2.5th）。② 如果不能得到妊娠早期TSH妊娠特异性参考范围，可以采用非妊娠人群TSH参考范围上限下降20%的数值或者4.0 mIU/L作为妊娠早期TSH的切点值。③ 如果血清TSH>10 mIU/L，无论FT_4是否降低，按照临床甲减处理。

5. 治疗·T_4的供应对胎儿脑发育至关重要，妊娠期间胎儿脑组织中大部分T_3由母体T_4转化而来。妊娠期临床甲减首选LT_4治疗。不建议使用三碘甲状原氨酸（LT_3）、T_3/T_4联合和干甲状腺片治疗。妊娠临床甲减的完全替代剂量可以达到每日2.0~2.4 μg/kg。根据患者的耐受程度增加剂量，尽快达标。合并心脏疾病者需要缓慢增加剂量。对于严重临床甲减的患者，在开始治疗的数天内给予2倍替代剂量，使甲状腺外的T_4池尽快恢复正常。妊娠期临床甲减的血清TSH治疗目标是将TSH控制在妊娠期特异性参考范围的下1/2。如若无法获得妊娠特异性参考范围，则采用如下目标：T1期0.1~2.5 mIU/L，T2期0.2~3.0 mIU/L，T3期0.3~3.0 mIU/L。

临床甲减妇女计划怀孕，需要通过LT_4替代治疗将甲状腺激素水平恢复至如下目标：血清TSH 0.1~2.5 mIU/L，更理想的目标为1.2~1.5 mIU/L。一项研究证实：当TSH<1.2 mIU/L时，仅有17%妇女在妊娠期间需要增加LT_4的剂量。临床甲减妇女妊娠后LT_4替代剂量通常需要增加25%~30%。根据上述血清TSH治疗目标需及时调整LT_4剂量。临床甲减妊娠妇女妊娠前半期（1~20周）甲状腺功能的监测频度是每4周1次。妊娠26~32周至少应检测1次血清甲状腺功能指标。临床甲减妊娠妇女产后LT_4剂量应降至妊娠前水平，并需要在产后6周复查血清TSH水平，调整LT_4剂量。

6. 预后·虽然未经治疗（或治疗不充分）的甲减可对妊娠产生不利影响，但目前没有数据表明，经过治疗的甲减妇女产科并发症的风险增加。因此，对于定期监测和得到恰当治疗的甲减妊娠妇女，没有必要进行额外的产科检查。

二、妊娠期亚临床甲减

1. 概念及患病率 · 妊娠期亚临床甲减（subclinical hypothyroidism）是指妊娠妇女血清 TSH 水平高于妊娠期特异的参考值上限（97.5th），而 FT_4 水平在妊娠期特异的参考值范围内（2.5～97.5th）。有文献报道妊娠期亚临床甲减患病率为 2%～3%。

2. 临床表现和危害 · 妊娠期亚临床甲减对妊娠结局及后代发育影响方面，仍缺乏大规模前瞻性的研究数据，已有的临床研究结果不一致。国内外多项研究和 meta 分析显示亚临床甲减妊娠妇女自发流产、早产、胎盘早剥发生率增加和胎儿宫内生长迟缓、新生儿呼吸窘迫综合征的发生风险明显增加，并且妊娠期糖尿病和因胎儿窘迫行剖宫产的风险也明显升高。但是，在澳大利亚进行的一项共纳入 2 411 名妊娠妇女的队列研究发现，妊娠早期（9～14 周）TSH 水平不能预测妊娠20 周以后妊娠不良结局。尽管妊娠期亚临床甲减对妊娠不良结局影响证据尚不一致，尽管不同研究存在设计、TSH 参考范围及妊娠结局类型的差异，但仍提示母体 TSH 水平升高增加了流产及早产等妊娠并发症的发生风险，而且 TPOAb 水平升高可明显加重这种不良影响，以致 TPOAb 阳性妊娠妇女 TSH>2.5 mIU/L 时发生不良结局的风险增加。但是至今没有明确证据证实亚临床甲减的妊娠妇女给予左甲状腺素钠治疗可以完全降低妊娠不良结局的风险。妊娠期亚临床甲减对胎儿神经智力发育的影响尚不明确。已有研究表明，与甲状腺功能正常的妊娠妇女相比，未经治疗的亚临床甲减妊娠妇女后代智商评分降低，并且运动、语言和注意力发育迟缓。2012 年在英国和意大利进行的妊娠期甲状腺功能筛查和干预研究（Controlled Antenatal Thyroid Screening study, CATS）中，对 21 846 名研究对象进行产前甲状腺功能筛查，对 390 例妊娠期亚临床甲减或妊娠期低 T_4 血症妊娠妇女，在平均妊娠 12 周 3 日时启动左甲状腺素钠干预，给药起始剂量150 μg/d，测定后代 3 岁时的智商，干预组与未干预组没有显著差异。继 CATS 研究之后，还有研究表明，母体 FT_4 水平与后代智商、后代大脑灰质体积及皮质体积呈倒"U"形曲线关系，FT_4 水平不论过高还是过低，都对后代智力发育有不利影响，母体妊娠期亚临床甲减对后代智力发育有不利影响，并且 FT_4 水平越低，这种影响越大。但对妊娠期亚临床甲减的过度干预，也会适得其反。

3. 诊断 · 妊娠期亚临床甲减的诊断标准是：血清 TSH>妊娠期特异参考范围上限（97.5th），血清 FT_4 在参考范围之内（2.5～97.5th）。建议各地区建立自己的妊娠特异性 TSH 参考值，做到 3 个特异：妊娠期、碘摄入量和试剂商。没有条件建立妊娠期特异参考值范围的单位，妊娠早期 TSH 妊娠特异性参考范围可以采用非妊娠人群 TSH 参考范围上限下降20% 的数值或者 4.0 mIU/L 作为妊娠早期 TSH 的切点值。

4. 治疗 · 目前最新的国内外指南均推荐根据 TSH 水平和 TPOAb 是否阳性选择不同的治疗方案：① 血 TSH>妊娠特异性参考范围，无论 TPOAb 是否阳性，均推荐 LT_4 治疗；② 血 TSH>2.5 mIU/L 且低于妊娠特异性参考范围上限，伴 TPOAb 阳性，考虑 LT_4 治疗；③ TSH>2.5 mIU/L 且低于妊娠特异性参考范围上限、TPOAb 阴性，既往有流产等不良妊娠结局，考虑 LT_4 治疗；④ TSH≤2.5 mIU/L 且高于妊娠特异性参考范围下限，伴 TPOAb 阳性，不推荐 LT_4 治疗，监测TSH；⑤ TSH 在妊娠特异性参考范围、TPOAb 阴性、既往没有妊娠不良结局，不推荐 LT_4 治疗。妊娠期亚临床甲减的治疗药物、治疗目标和监测频度与临床甲减相同。LT_4 的治疗剂量可能小于临床甲减。可以根据 TSH 升高程度，给予不同剂量 LT_4 治疗。LT_4 的起始剂量可根据 TSH 升高程度选择。TSH>妊娠特异参考值上限，LT_4 的起始剂量可为 50 μg/d；TSH>8.0 mIU/L，LT_4 的起始剂量可为 75 μg/d；TSH>10 mIU/L，LT_4 的起始剂量可为 100 μg/d。应用 LT_4 口服时，建议空腹状态下口服（建议离进食、饮料或其他药物的间隔时间 30～60 min 及更长）。另外，在服用 LT_4 后 4 h 内避免补充钙、铁和维生素等，避免影响前者的吸收。

5. 预后 · 目前大型前瞻性研究结果不足以证实积极治疗亚临床甲减对后代神经认知功能有改善，但并不能因此排除亚临床甲减对后代发育可能的危害，也不能排除 LT_4 干预治疗的有效性。特别是妊娠早期是 LT_4 干预的最佳时机，过晚启动 LT_4 治疗不能改善神经系统的发育。

第四节 · 妊娠与甲状腺自身免疫

一、妊娠期 TPOAb 阳性

1. 概念及患病率 · TPOAb 或 TgAb 在非选择性妊娠妇女中的阳性率为 2%～17%，在高加索和亚洲裔妇女中患病率较高，在非洲裔美国人中患病率较低。抗体的阳性率因种族而异。一项来自比利时的研究发现，在治疗不孕的妇女中，8% 的妇女 TPOAb 和 TgAb 均为阳性，而 5% 仅有 TgAb 阳性，4% 仅有 TPOAb 阳性。仅有 TgAb 阳性的妇女血清 TSH 明显高于甲状腺抗体阴性的妇女。虽然仅用 TPOAb 反映甲状腺自身免疫情况可能会遗漏一小部分仅 TgAb 阳性的妇女。目前，绝大多数研究仅通过测定 TPOAb 评估甲状腺自身免疫及临床结局。因此，本章节中仅应用 TPOAb 评估甲状腺自身免疫的存在。

妊娠期 TPOAb 阳性是指妊娠期间血清 TPOAb 的滴度超过试剂盒提供的参考值上限。单纯的 TPOAb 阳性是指不伴有血清 TSH 升高和 FT_4 降低的血 TPOAb 阳性者。

2. 临床表现和危害 · 甲状腺功能正常而甲状腺自身抗体阳性的妊娠妇女，妊娠期间发生亚临床甲减及临床甲减的风险均明显增高。抗体阳性患者在妊娠前 3 个月，残留的甲状腺功能仍然可以满足妊娠的需求，但是在妊娠晚期，病态的甲状腺因为失代偿可出现亚临床甲减或者临床甲减。研究发现妊娠早期单纯甲状腺自身抗体阳性[TPOAb 和（或）TgAb 阳性]的妊娠妇女自然流产风险增加，妊娠早期亚临床甲减合并甲状腺自身抗体阳性[TPOAb 和（或）TgAb 阳性]的妊娠妇女自然流产的风险更高。Irivani 课题组的病例对照研究发现复发性流产（3 次或更多）的患者 TgAb 和（或）TPOAb 阳性率显著增高（OR 2.24，95% CI 1.5～3.3）。Kutteh 发现，与200 名健康对照组比较，700 名 TPOAb 和（或）TgAb 阳性妇女复发性流产的发生率增高（14.5% 比 22.5%，P=0.01）。一项包括 8 篇文献、460 例甲状腺抗体阳性患者和 1 923 名对照者的 meta 分析提示,甲状腺抗体阳性与复发性流产显著相关(OR 2.3,95% CI 1.5～3.5)。对 4 项研究的 meta 分析显示,甲状腺自身抗体阳性时接受辅助生殖者的流产风险增高(RR 1.99,95% CI 1.42～2.79)。对妊娠期甲状腺功能正常 TPOAb 阳性孕妇进行 LT$_4$ 干预的 RCT 研究数据有限,最近的一项 meta 分析汇总了这些研究的结果,显示对 TPOAb 阳性、甲状腺功能正常的妇女给予 LT$_4$ 治疗并未改善受孕率(RR 1.75,95% CI 0.90～3.38),但能提高活产率(RR 2.76,95% CI 1.20～6.44)。研究表明,与正常妊娠妇女比较,甲状腺功能正常 TPOAb 阳性妊娠妇女早产发生率增高。前瞻性研究结果表明,TPOAb 阳性比阴性妊娠妇女围生期死亡率增高。甲状腺自身抗体阳性无临床甲减的妊娠妇女胎盘早剥风险增高。母亲甲状腺自身抗体阳性与产后抑郁和新生儿呼吸窘迫综合征有关,也可能与后代注意力缺失/多动问题有关。Williams 等随访了 97 例足月妊娠母亲及其后代,评估后代 5.5 岁的神经认知功能,发现 TgAb 阳性的妊娠妇女后代认知能力和运动评分更低,脐带血 TgAb 阳性的儿童认知能力评分更低;而且对儿童 4 岁和 7 岁时分别进行认知评估,发现母亲 TPOAb 阳性与后代 4 岁时智商降低相关。国内研究发现,妊娠 16～20 周母亲甲状腺功能正常 TPOAb 增高是后代 25～30 个月运动和智力发育评分降低的显著预测因子。还有研究发现,母亲 TPOAb 阳性与儿童表达问题有关,特别是注意力不集中/多动问题增加。病例对照研究发现,自闭症儿童的母亲与对照组儿童母亲相比妊娠期间 TPOAb 阳性比例增加。也有研究认为妊娠期甲状腺自身抗体阳性与流产、早产等妊娠不良结局没有相关性。

3. 诊断·甲状腺自身抗体阳性的诊断标准是 TPOAb 或 TgAb 滴度超过试剂盒提供的参考值上限。TPOAb 的滴度在妊娠期及产后有变化,从 T$_1$ 期到 T$_3$ 期呈下降趋势,产后 6 周较产前再次升高。TPOAb 下降原因与母体对胎儿的免疫妥协作用有关。

4. 治疗·在甲状腺功能正常 TPOAb 阳性的妊娠妇女中补充硒制剂以降低 TPOAb 浓度的研究结果不一致,现有证据不支持对 TPOAb 阳性妊娠妇女常规补硒治疗。目前也尚无充分证据支持在甲状腺功能正常 TPOAb 阳性的妊娠妇女中使用 LT$_4$ 降低流产与早产的风险。尽管小型非随机病例对照研究证实在甲状腺自身抗体阳性的妊娠妇女中静脉使用免疫球蛋白可以预防反复流产,但目前对甲状腺功能正常反复流产的妊娠妇女仍不建议静脉使用免疫球蛋白治疗。总之,目前国内外指南均建议不常规推荐对甲状腺自身抗体阳性甲状腺功能正常的妊娠妇女进行治疗,而应给予每 4～6 周检查 1 次甲状腺功能;如果 TPOAb 阳性且妊娠早期血 TSH 增高超过 2.5 mIU/L 则可考虑给予 LT$_4$ 治疗;如血 TSH 增高超过妊娠特异性参考值范围上限,则必须给予 LT$_4$ 治疗。尽管 LT$_4$ 治疗降低 TPOAb 阳性、甲状腺功能正常的首次妊娠妇女流产发生风险的证据不足,由于应用 LT$_4$ 治疗甲状腺功能正常、TPOAb 阳性有流产史的妊娠妇女仍可能有潜在的受益,而且风险小,在这种情况下可以考虑起始每日 25～50 μg 的 LT$_4$ 治疗。

二、自身免疫性甲状腺炎(AIT)与不良妊娠结局

1. AIT 与不孕·不孕症是指定期无保护性性交 12 个月未能实现临床妊娠。研究显示,不孕症患者中 26.6% 存在甲状腺自身抗体阳性,高于对照组。多囊卵巢综合征患者与对照组相比,其 TPOAb 阳性的患病率更高。虽然这种抗体是否会干扰成熟卵母细胞受精尚不清楚,但是在 AIT 妇女卵巢滤泡中可以检测到甲状腺自身抗体。因此,除了需要对不孕妇女甲状腺功能进行筛查外,也应对甲状腺自身抗体进行检测。

2. AIT 与流产及早产·妊娠不足 28 周、胎儿体重不足 1 000 g 而终止妊娠者称流产。早产被定义为胎儿出生发生在妊娠 37 周前。流产与早产是常见的妊娠期并发症。除了甲状腺功能改变所产生的影响外,AIT 增加流产与早产的机制可能包括妊娠期甲状腺抗体对胎盘反应性增高;动物模型显示甲状腺抗体可导致胎盘损害,导致流产与早产的风险增加等。有研究报道妊娠早期甲状腺自身抗体阳性的妊娠妇女流产及早产的风险增加。

3. AIT 与辅助妊娠·辅助妊娠是指体外受精与胚胎移植(in vitro fertilization and embryo transfer,IVF - ET)技术是不孕夫妇常用的人工辅助生育技术。有研究报道 AIT 不但增加 IVF - ET 的流产率,也降低其妊娠率。除了 AIT 患者体内甲状腺功能的改变对辅助妊娠可产生的影响外,高滴度的甲状腺自身抗体能直接和胎盘抗原结合,影响滋养层细胞的增殖分化,引起胎盘发育异常导致胚胎停育。另外,AIT 时 T 细胞功能失调,降低子宫内膜的容受性,干扰胚胎着床,母体对胚胎的免疫排斥作用增高,因此即使甲状腺功能正常的 AIT 患者胎停育、流产率也偏高。一项 meta 分析收集了一系列 LT$_4$ 治疗 TPOAb 阳性甲状腺功能正常目前正接受辅助生殖(ART)妇女的数据,结果发现,尽管 LT$_4$ 的治疗对妊娠率并没有影响,但其分娩成功率增加。目前没有足够的证据确定 LT$_4$ 治疗可以提高 TPOAb 阳性甲状腺功能正常妇女 ART 成功率。推荐亚临床甲减妊娠妇女接受 IVF 或 ICSI 治疗时同时接受 LT$_4$ 治疗,治疗目标是血 TSH<2.5 mIU/L。对于甲状腺功能正常抗体阳性的接受辅助生殖治疗的妇女并不推荐糖皮质激素治疗。

参考文献

[1] Mandel SJ, Spencer CA, Hollowell JG. Are detection and treatment of thyroid insufficiency in pregnancy feasible? [J]. Thyroid, 2005, 15(1): 44 - 53.

[2] Casey B, de Veciana M. Thyroid screening in pregnancy[J]. Am J Obstet Gynecol, 2014, 211(4): 351 - 353 e351.

[3] Zhang X, Yao B, Li C, et al. Reference intervals of thyroid function during pregnancy: self-sequential longitudinal study versus cross-sectional study[J]. Thyroid, 2016, 26(12): 1786 - 1793.

[4] Yan YQ, Dong ZL, Dong L, et al. Trimester and method-specific reference intervals for thyroid tests in pregnant Chinese women: methodology, euthyroid definition and iodine status can influence the setting of reference intervals[J]. Clin Endocrinol (Oxf), 2011, 74(2): 262 - 269.

[5] Li C, Shan Z, Mao J, et al. Assessment of thyroid function during first-trimester pregnancy: what is the rational upper limit of serum TSH during the first trimester in Chinese pregnant women? [J]. J Clin Endocrinol Metab, 2014, 99(1): 73 - 79.

[6] Tagami T, Hagiwara H, Kimura T, et al. The incidence of gestational hyperthyroidism and postpartum thyroiditis in treated patients with

Graves' disease[J]. Thyroid, 2007, 17(8): 767 - 772.

[7] Laurberg P, Bournaud C, Karmisholt J, et al. Management of Graves' hyperthyroidism in pregnancy: focus on both maternal and foetal thyroid function, and caution against surgical thyroidectomy in pregnancy[J]. Eur J Endocrinol, 2009, 160(1): 1 - 8.

[8] Mandel SJ, Cooper DS. The use of antithyroid drugs in pregnancy and lactation[J]. J Clin Endocrinol Metab, 2001, 86(6): 2354 - 2359.

[9] Cooper DS, Laurberg P. Hyperthyroidism in pregnancy[J]. Lancet Diabetes Endocrinol, 2013, 1(3): 238 - 249.

[10] Andersen SL, Olsen J, Wu CS, et al. Severity of birth defects after propylthiouracil exposure in early pregnancy[J]. Thyroid, 2014, 24(10): 1533 - 1540.

[11] Laurberg P, Andersen SL. Therapy of endocrine disease: antithyroid drug use in early pregnancy and birth defects: time windows of relative safety and high risk? [J]. Eur J Endocrinol, 2014, 171(1): R13 - 20.

[12] Clementi M, Di Gianantonio E, Cassina M, et al. Treatment of hyperthyroidism in pregnancy and birth defects[J]. J Clin Endocrinol Metab, 2010, 95(11): E337 - 341.

[13] 滕卫平,段涛,宁光.妊娠和产后甲状腺疾病诊治指南[J].中华内分泌代谢杂志,2012,28(5):356.

[14] Alexander EK, Pearce EN, Brent GA, et al. 2017 Guidelines of the american thyroid association for the diagnosis and management of thyroid disease during pregnancy and the postpartum[J]. Thyroid, 2017, 27(3): 315 - 389.

[15] Liu H, Shan Z, Li C, et al. Maternal subclinical hypothyroidism, thyroid autoimmunity, and the risk of miscarriage: a prospective cohort study[J]. Thyroid, 2014, 24(11): 1642 - 1649.

[16] Ong GS, Hadlow NC, Brown SJ, et al. Does the thyroid-stimulating hormone measured concurrently with first trimester biochemical screening tests predict adverse pregnancy outcomes occurring after 20 weeks gestation? [J]. J Clin Endocrinol Metab, 2014, 99(12): E2668 - E2672.

[17] 薛海波,李元宾,滕卫平,等.妊娠早期母亲亚临床甲状腺功能减退症对其后代脑发育影响的前瞻性研究[J].中华内分泌代谢杂志,2010,26(11): 916 - 920.

[18] Li Y, Shan Z, Teng W, et al. Abnormalities of maternal thyroid function during pregnancy affect neuropsychological development of their children at 25 - 30 months[J]. Clin Endocrinol (Oxf), 2010, 72(6): 825 - 829.

[19] Lazarus JH, Bestwick JP, Channon S, et al. Antenatal thyroid screening and childhood cognitive function[J]. N Engl J Med, 2012, 366(6): 493 - 501.

[20] Han C, Li C, Mao J, et al. High Body Mass Index Is an Indicator of Maternal Hypothyroidism, Hypothyroxinemia, and Thyroid-Peroxidase Antibody Positivity during Early Pregnancy[J]. Biomed Res Int, 2015, 2015: 351831.

[21] Yu X, Shan Z, Li C, et al. Iron deficiency, an independent risk factor for isolated hypothyroxinemia in pregnant and nonpregnant women of childbearing age in China[J]. J Clin Endocrinol Metab, 2015, 100(4): 1594 - 1601.

[22] Henrichs J, Bongers-Schokking JJ, Schenk JJ, et al. Maternal thyroid function during early pregnancy and cognitive functioning in early childhood: the generation R study[J]. J Clin Endocrinol Metab, 2010, 95 (9): 4227 - 4234.

[23] Williams FL, Watson J, Ogston SA, et al. Maternal and umbilical cord levels of T4, FT4, TSH, TPOAb, and TgAb in term infants and neurodevelopmental outcome at 5.5 years[J]. J Clin Endocrinol Metab, 2013, 98(2): 829 - 838.

[24] Poppe K, Glinoer D, Van Steirteghem A, et al. Thyroid dysfunction and autoimmunity in infertile women[J]. Thyroid, 2002, 12(11): 997 - 1001.

[25] Davis LE, Lucas MJ, Hankins GD, et al. Thyrotoxicosis complicating pregnancy[J]. Am J Obstet Gynecol, 1989, 160(1): 63 - 70.

[26] Thangaratinam S, Tan A, Knox E, et al. Association between thyroid autoantibodies and miscarriage and preterm birth: meta-analysis of evidence[J]. BMJ, 2011, 342: d2616.

[27] Kim CH, Ahn JW, Kang SP, et al. Effect of levothyroxine treatment on in vitro fertilization and pregnancy outcome in infertile women with subclinical hypothyroidism undergoing in vitro fertilization/ intracytoplasmic sperm injection[J]. Fertil Steril, 2011, 95(5): 1650 - 1654.

[28] Toulis KA, Goulis DG, Venetis CA, et al. Risk of spontaneous miscarriage in euthyroid women with thyroid autoimmunity undergoing IVF: a meta-analysis [J]. Eur J Endocrinol, 2010, 162(4): 643 - 652.

[29] Kung AW, Chau MT, Lao TT, et al. The effect of pregnancy on thyroid nodule formation[J]. J Clin Endocrinol Metab, 2002, 87(3): 1010 - 1014.

第四章 · 妊娠期糖尿病的诊治

杨慧霞

糖尿病与妊娠并存,包括两种状态:① 糖尿病合并妊娠(diabetes in pregnancy,DIP);② 妊娠期糖尿病(gestational diabetes mellitus,GDM)。DIP 是指妊娠前被明确诊断或妊娠期因血糖升高幅度达到世界卫生组织(WHO)对非妊娠期糖尿病的诊断标准而被首次诊断的 1 型或 2 型糖尿病(尤以 2 型糖尿病居多),亦称为妊娠前糖尿病(pregestational diabetes mellitus,PGDM)。而 GDM 通常在妊娠 24～28 周被诊断,是妊娠期高血糖,但非糖尿病,即妊娠期血糖升高程度不足以被诊断为 DIP 的妊娠期高血糖。因此,DIP 和 GDM 均可在妊娠任何时期被诊断,但 GDM 通常在妊娠 24 周之后诊断。国际妇产科联盟(International Federation of Gynaecology and Obstetrics,FIGO)估计,1/6 的新生儿是由妊娠期高血糖母亲分娩的。而妊娠期的高血糖,16% 是由于 DIP 引起的,但最主要(84%)还是归因于 GDM。DIP 和 GDM 两者在发病机制、诊断与治疗等方面是有差异的(图 10 - 4 - 1)。现分述如下。

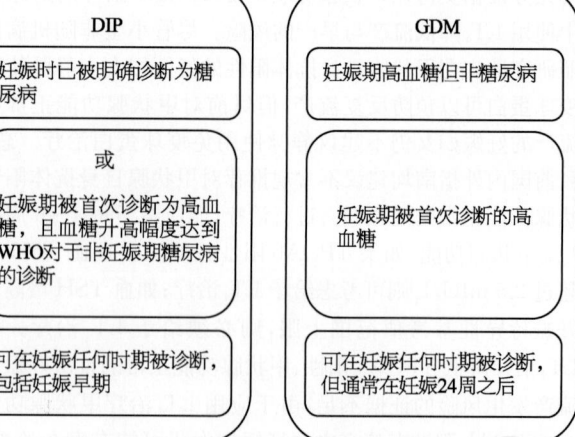

图 10 - 4 - 1　DIP 与 GDM 的不同点

第一节 · 糖尿病患者妊娠

女性1型糖尿病少年儿童到达生育年龄后结婚、怀孕,在近20年来比较多见。回顾在20世纪初,胰岛素尚未问世,女性少年儿童糖尿病能活到成年的极少。1922年之前,糖尿病女性妊娠的报道不足100例,其中胎儿或新生儿病死率高达90%以上,孕妇病死率为30%。20世纪70年代中期,医师仍然建议糖尿病妇女以不怀孕为上策,因为糖尿病孕妇中有50%会发生产科问题。现在随着对糖尿病妊娠的病理生理学认识的提高以及糖尿病相关诊疗技术的改进,糖尿病妇女妊娠后,血糖不仅能够得到理想控制,围生儿并发症也在一定程度上明显降低。

一、妊娠期体内能量代谢及激素分泌的特点

妊娠是唯一可以导致血浆葡萄糖调节障碍的生理过程。正常妊娠时,胰岛素敏感性较妊娠前下降,妊娠晚期时下降范围可达33%~78%,同时胰岛素分泌代偿性增加1.5~2.5倍,所以正常妊娠往往被看作是“易感糖尿病”的状态。虽然这些改变同胎盘的增大及胎儿的生长相并行,但其中的具体机制尚不明确。现有研究认为,妊娠时胎盘激素和女性激素、皮质激素等分泌增加,对抗胰岛素的作用增强。此外,炎症因子和脂肪因子在妊娠期糖代谢异常的发生中也起重要作用。同时,自身免疫和遗传因素也是导致妊娠期胰岛分泌功能下降,以及外周组织器官对胰岛素敏感性下降的原因。

妊娠早期血容量的增加和妊娠晚期胎儿胎盘对血糖的消耗,使得妊娠期妇女空腹血糖浓度的基线值呈下降趋势,而餐后血糖升高的峰值较非妊娠期妇女高。对于1型糖尿病的妊娠期妇女而言,有研究发现,在妊娠晚期,1型糖尿病孕妇比未妊娠妇女的胰岛素敏感性低50%,而在妊娠早期和分娩后1周内,两者对比胰岛素敏感性无差异。所以,妊娠前已有1型糖尿病的孕妇,妊娠早期胰岛素需求下降,但妊娠晚期,则需增加胰岛素剂量。

二、妊娠期拮抗胰岛素的激素分泌

1. 人胎盘催乳素(HPL) · 随着妊娠进展,HPL分泌量逐渐增加。HPL可促进脂肪分解,导致游离脂肪酸增加,从而抑制外周组织对葡萄糖的摄取,促进糖异生,使血糖升高,糖耐量下降。

2. 人绒毛膜促生长泌乳素(human chorionic somato-mammotropin,HCS) · 妊娠期间HCS分泌增加。该激素具有类生长激素作用,使血糖升高,并促进脂肪分解,导致血游离脂肪酸水平升高,从而降低外周组织的胰岛素敏感性,减少对葡萄糖的摄取。

3. 皮质醇 · 妊娠期间肾上腺皮质激素分泌明显增加,促进糖异生,糖原储备增加以及利用减少,从而显著降低胰岛素敏感性,升高血糖水平。

4. 催乳素 · 妊娠初期,雌激素分泌增多使垂体催乳素分泌增加。催乳素的结构与生长激素相似,会影响葡萄糖代谢,使血糖升高。孕妇的脂肪细胞及骨骼肌细胞在上述激素的影响下,对葡萄糖的摄取明显降低,靶细胞对胰岛素的敏感性降低,表现为胰岛素抵抗;因而1型糖尿病患者妊娠期胰岛素注射剂量显著增加。一旦胎儿及胎盘娩出,则胰岛素抵抗消失,胰岛素注射剂量迅速减少。

三、糖尿病孕妇的新生儿可能出现的异常

在过去,妊娠合并1型糖尿病的突然不明死胎率是10%~30%。现在,尽管上述不良妊娠结局已不多见,但在血糖控制不佳的妇女中仍然会发生。妊娠合并糖尿病的高死胎率与慢性宫内缺氧有关。此外,糖尿病合并DIP的先天畸形是中国围生儿死亡的最重要原因,如今比例可达30%~50%,且在妊娠合并糖尿病妇女中,因致死性先天畸形导致的新生儿死亡已超过胎死宫内的数量。除了公认的孕妇高血糖是主要的致畸因素外,妊娠合并糖尿病的致畸因素还包括酮体过多、促生长因子抑制剂过量和过多的氧自由基。此外,糖尿病孕妇新生儿出现的异常,还有巨大儿(macrosomia)、低血糖(hypoglycemia)、低血钙(hypocalcemia)、呼吸窘迫综合征(respiratory distress syndrome,RDS)、红细胞增多症(polycythemia)、高胆红素血症(hyperbilirubinemia)、肾静脉血栓形成(renal vein thrombosis)、心肌病(cardiomyopathy)、先天性心脏病(congenital heart disease)等。

巨大儿(出生体重≥4 000 g)是最常见的新生儿异常,即使妊娠期严格控制血糖的糖尿病孕妇,也可能分娩巨大儿。母体血循环中的胰岛素是不能通过胎盘的,胎儿接受来自母体的营养物质如葡萄糖、氨基酸等以后,刺激胎儿的β细胞分泌胰岛素。母体糖尿病未得到满意控制,其高血糖、高氨基酸血症导致胎儿胰岛β细胞增生及高胰岛素血症,从而刺激胎儿脂肪及糖原合成,刺激胎儿骨骼生长。妊娠30周之前,羊水胰岛素浓度与母体HbA_{1c}水平相关。母体糖尿病控制较差者的新生儿身高、体重、皮下脂肪及肝脏等均较正常孕妇的新生儿高、大、重。这些新生儿的巨大儿在出生后的最初几日内易发生低血糖,且是较严重的低血糖,应予以关注。

胎儿接受母体高血糖,使胎肺表面糖原的消耗延迟,这些糖原是胎肺表面活性磷脂的前体,糖原迟迟不消耗就不能生成活性磷脂,胎儿气管及肺部表面活性物质太少,导致肺成熟延迟。妊娠38周之前分娩的新生儿RDS的发生率较正常孕妇的新生儿增加6倍。不论新生儿出生体重如何,新生儿均需接受呼吸窘迫的监测。但近期几项临床研究表明,控制良好的糖尿病孕妇在38~39周分娩,新生儿RDS的风险并不会高于一般人群。

糖尿病孕妇新生儿常有红细胞增加,使血液黏稠度增高,易发生脑、肾或其他器官的血栓形成。因动脉导管或卵圆孔未闭,胎血循环状态可持续存在。先天性心脏病包括大血管转位、主动脉狭窄、房间隔及室间隔缺损的发生率较正常孕妇高5倍。

四、糖尿病患者妊娠前后的处理

(一)糖尿病患者受孕时间的选择

研究指出,妊娠10周内的高糖化血红蛋白(HbA_{1c})水平同胎儿畸形、先天性心脏病,以及尾部退化综合征间存在明显相关性,但若控制PGDM患者妊娠前$HbA_{1c}<6.5\%$,则可显著降低这些先天性畸形的发生。因此,所有计划妊娠的PGDM、糖耐量受损(impaired glucose tolerance,IGT)和空腹血糖受损(impaired fasting glucose,IFG)的妇女,均需在妊娠

前进行详细的计划与准备。

妊娠前的计划与准备包括妊娠前咨询、良好控制血糖、糖尿病并发症评估和妊娠前药物的合理使用。详细来说,便是计划妊娠的 PGDM 患者在避免低血糖发生的同时,应尽量控制血糖,使 $HbA_{1C}<6.5\%$,使用胰岛素者 HbA_{1C} 可 $<7\%$;此外,计划妊娠的 PGDM 患者妊娠前应评估视网膜病变、糖尿病肾病、糖尿病周围神经病变、脑血管疾病等并发症状况;同时,PGDM 患者妊娠前应停止使用妊娠期禁忌药物,如血管紧张素转换酶抑制剂和血管紧张素 II 受体拮抗剂等,并在妊娠前及妊娠早期补充含叶酸的多种维生素。

(二)糖尿病患者妊娠期应注意观察的并发症

1. 高血压 · 妊娠前已有高血压的糖尿病患者在妊娠期应限制食盐摄入量及每日液体摄入量,血压仍高,可使用甲基多巴和肼苯哒嗪降压,不影响胎儿发育。ACEI、ARB 类药物可能导致胎儿近端肾小管发育不全和羊水过少,在妊娠期禁用。

2. 视网膜病变 · 妊娠前已存在视网膜病变的,妊娠开始后需定期进行眼底检查。视网膜病变在妊娠期间会加重。若妊娠过程中,血糖未得到满意控制,则妊娠后期发生视网膜剥离、双目失明可能增加;同时患高血压、肾脏病变的孕妇,视网膜病变发展较快、较重。是否需要终止妊娠,产科需征求孕妇及其亲属的意见。

3. 肾脏病变 · 并发肾病的糖尿病妇女需要非常专业细致的管理。适当限制蛋白质摄入。此外,控制血压对于防止肾功能恶化和改善妊娠结局至关重要。

4. 感染 · 约 1/5 糖尿病孕妇发生泌尿系统感染。细菌感染应使用抗生素,但抗生素的剂量尽量小。妊娠期间宜避免发生病毒感染。

(三)糖尿病患者妊娠期的治疗

1. 糖尿病的监测 · 良好的母体血糖监测,可明显降低糖尿病合并妊娠的不良妊娠结局发生率。数十年的临床研究证实,良好的血糖自我监测结合强化胰岛素治疗,使得许多 PGDM 孕妇的妊娠期血糖得到改善。建议 PGDM 孕妇每日监测 6～8 次血糖或进行动态血糖监测,每 2 个月检测 1 次 HbA_{1C},每 2 周到产科及内分泌科各 1 次,医师根据血糖状态及时调整胰岛素剂量。

PGDM 孕妇妊娠期血糖控制目标为:空腹血糖及餐前和夜间血糖水平应控制在 3.3～5.6 mmol/L,餐后峰值血糖在 5.6～7.1 mmol/L,$HbA_{1C}<6.0\%$;且 1 型糖尿病患者,产程中将血糖控制于 4.0～7.0 mmol/L 时,其低血糖发生率较低。

若空腹血糖正常,而餐后血糖常偏高,则需调整进餐的量和进餐次数,少量多餐会有帮助。尿糖的监测是不需要的,妊娠期间肾糖阈常较低,血糖正常时也会出现尿糖阳性。但是,尿酮体的监测是很重要的。母体游离脂肪酸过多,经过肝脏形成酮体。酮体可通过胎盘进入胎儿体内,高浓度酮体会影响胎儿的生长发育。妊娠期间,若血糖控制较差,则需每日留取晨尿检测尿酮体。

为了实现血糖的最佳控制,美国糖尿病协会(American Diabetes Association,ADA)推荐孕妇首选胰岛素治疗 1 型或 2 型糖尿病。二甲双胍控制良好的 2 型糖尿病妇女可继续使用二甲双胍治疗,而接受其他药物治疗的妇女则需换成胰岛素治疗。但妊娠前用二甲双胍控制良好的 2 型糖尿病妇女妊

娠后,随着孕周的增长,往往还需要加入胰岛素治疗。

糖尿病患者妊娠期使用胰岛素控制血糖需注意避免酮症发生。以使用基因重组人胰岛素为宜。动物胰岛素若产生胰岛素抗体,抗体可通过胎盘进入胎儿体内,与胎儿胰岛素结合,使胎儿产生高胰岛素血症。1 型糖尿病孕妇可使用短效胰岛素每日 3 餐前注射,早餐前或睡前加用适量中效胰岛素。2 型糖尿病孕妇可采用短效胰岛素与中效胰岛素联合注射,于早餐前及晚餐前各 1 次。基因重组人胰岛素类似物,目前尚未被推荐用于妊娠期。此外,改变胰岛素治疗方案时,一次只更换一种胰岛素和一个剂量。

2. 生活方式干预 · 生活方式干预包括营养和运动治疗。饮食控制是治疗母体糖尿病的关键。热量摄入应基于妊娠前体重和预期妊娠期增重来制定范围,不建议在妊娠期减重。体重指数正常的孕妇每日应按 30～35 kcal/kg 摄取热量,而肥胖的孕妇,每日摄入热量可低至 15 kcal/kg。一般建议,PGDM 患者,一般在妊娠早期每日能量摄入建议不低于 1 500 kcal,妊娠中、晚期不低于 1 800 kcal,并以 1 800～2 200 kcal 为宜。PGDM 孕妇的妊娠期膳食为一日三餐合并三份加餐。膳食营养构成为碳水化合物占总热量的 40%～50%,蛋白质占总热量的 20%,脂肪占总热量的 30%～40%,其中饱和脂肪酸应低于 10%。而热量的餐间分配为早餐 10%～20%,午餐 20%～30%,晚餐 30%～40%,加餐共占 30%。

运动可以有效降低 2 型糖尿病患者的胰岛素抵抗水平。对于妊娠期的运动疗法,目前世界范围内暂无统一且明确的指南。但是包括美国妇产科医师协会(American College of Obstetricians and Gynecologists,ACOG)、加拿大糖尿病协会(The Canadian Diabetes Association,CDA)、澳大利亚运动医学会(Sports Medicine Australia,SMA)在内的多个机构均建议,对于没有运动禁忌证的孕妇,每周应保持 150 min 及以上的中等强度运动。孕妇在开始进行运动治疗前,需接受全面的身体评估,并获得专业且个体化的运动指导。运动锻炼的方式以涉及机体大肌肉群的有氧运动和抗阻力运动为宜,并避免易摔倒或碰撞的运动形式。对于先前没有规律运动的孕妇,运动持续时间可自 15 min 开始,并逐步延长。为了防止低血糖的发生,建议进食 30 min 后运动,当血糖水平<3.3 mmol/L 或>13.9 mmol/L 时,应停止运动。

3. 产科的监护与处理 · 产科监护的目的在于正确选择分娩时间,保证分娩过程顺利、母子平安。PGDM 孕妇如果妊娠期血糖控制良好且胎儿产前检测也正常,应等到胎儿成熟后再考虑分娩。ACOG 建议血糖控制好且无血管疾病的糖尿病妊娠 39 周后分娩。而对于并发血管疾病的 PGDM 孕妇,建议在 37～39 周分娩。只有在高血压病恶化、胎儿出现明显胎儿生长受限(fetal growth restriction,FGR)、胎儿宫内窘迫才考虑在 37 周前分娩,并根据临床情况,考虑给予糖皮质激素促胎肺成熟。

分娩过程血糖需维持在 70～120 mg/dl(3.9～6.7 mmol/L)。如血糖<3.9 mmol/L,则应加速葡萄糖输入,血糖高可皮下注射短效胰岛素 4～8 U,1～4 h 监测 1 次血糖。需做剖宫产时,应在手术当日检查术前血糖在 70～140 mg/dl(3.9～7.8 mmol/L)即可进行剖宫产;若血糖较高,则需皮下注射中效胰岛素,1～2 h 后开始手术。术中应监测血糖,视血糖水平

决定是否需输注葡萄糖和(或)胰岛素。分娩后需用的胰岛素剂量明显减少,根据其餐前、餐后血糖水平予以适当剂量的胰岛素治疗。产后的膳食总热量约为 25 kcal/(kg·d),产后自行哺乳的产妇,则给予 27 kcal/(kg·d)。哺乳期的糖尿病患者,血糖水平仍应维持在正常范围,母亲高血糖,其分泌的乳汁中葡萄糖浓度亦升高。

第二节·妊娠期糖尿病

GDM 是在妊娠中晚期被诊断的糖尿病,且不同于 1 型或 2 型糖尿病。通常在分娩后血糖可恢复至正常水平。先前的流行病学研究表明,GDM 在不同人群中的发病率为 9.3%~25.5%。FIGO 认为目前全世界约有 1/7 的新生儿是由 GDM 母亲分娩的。而我国 GDM 的发病率高达 17.5%。

一、诊断标准

现阶段,国际上存在多种关于 GDM 的筛查与诊断方法,但以 2010 年国际糖尿病与妊娠研究组(International Association of Diabetes and Pregnancy Study Groups,IADPSG)提出的 GDM"一步法"诊断标准应用最为广泛,即未被诊断为糖尿病的孕妇,于妊娠 24~28 周行 75 g 口服葡萄糖耐量试验(oral glucose tolerance test,OGTT),若空腹、服糖后 1 h 和 2 h 血糖值中有任意一项及以上达到或超过 5.1 mmol/L、10.0 mmol/L 和 8.5 mmol/L,诊断为 GDM。但若妊娠期间任意时间,空腹血糖(FPG)≥7.0 mmol/L 或 75 g OGTT 2 h 血糖值≥11.1 mmol/L,则诊断为 PGDM。但 FIGO 建议各个国家和地区,仍应根据当地的医疗资源和实际情况,选择适宜的诊断方法。

我国目前采用此标准进行 GDM 和 PGDM 诊断。但依据我国国情,进行了适当修改。即对于资源匮乏地区在妊娠 24~28 周首先进行 FPG 检测,如 FPG≥5.1 mmol/L,可直接诊断为 GDM,FPG<4.4 mmol/L,可暂不行 OGTT,此外强调妊娠早期 FPG 水平不能作为 GDM 的诊断依据。但妊娠早期 6.1 mmol/L≤FPG<7.0 mmol/L(110~125 mg/dl)应被认为可能已经患有 GDM 并进行饮食和运动管理,5.6 mmol/L≤FPG<6.09 mmol/L(92~109 mg/dl)视为 GDM 高危人群,注意其妊娠期的营养和运动锻炼,并在妊娠 24~28 周进行 75 g OGTT 检查。

二、高危因素对母儿的影响

GDM 的高危因素包括种族和母亲因素,如妊娠年龄较大、妊娠前超重或肥胖、妊娠期体重过度增长、身材矮小、多囊卵巢综合征(PCOS)、糖尿病家族史以及 GDM 病史等。正常情况下,由于妊娠期激素水平如胎盘催乳素、孕酮、雌激素、皮质激素、催乳素等的变化,母体胰岛素抵抗程度随妊娠的进展而不断增加,并在妊娠 24 周左右平稳,而随着母体胰岛素抵抗程度的增加,母体胰岛素的分泌能力也随之增加以寻求机体平衡。但是,当胰岛素的分泌能力不足以弥补母体的胰岛素抵抗时,GDM 便会发生。这也说明,为什么妊娠前存在胰岛素抵抗的妇女(超重、肥胖、糖耐量受损或代谢综合征),更容易在妊娠期间发生 GDM。而随着研究的深入,一些新的介导胰岛素抵抗的因子也被证实参与 GDM 的发生,如脂联素、瘦素、抵抗素、肿瘤坏死因子 α、白细胞介素 6、白细胞介素 8 等。

GDM 同多种母儿不良妊娠结局密切相关,比如对于母亲,可增加剖宫产、肩难产、妊娠期高血压[包括子痫前期(preeclampsia,PE)]和远期 2 型糖尿病的风险;对于子代,可引起巨大儿、产伤、新生儿低血糖、红细胞增多症及高胆红素血症的发生。不仅如此,随着近年"健康与疾病的发育起源学说"(development of health and disease,DOHaD)理论不断深入,更有越来越多的证据提示,宫内高血糖还可使子代远期发生肥胖、2 型糖尿病及代谢综合征的风险增加。2000—2006 年的高血糖与不良妊娠结局研究(HAPO 研究)表明,轻度的宫内高血糖即可导致不良妊娠结局的发生,并且这些不良妊娠结局的风险随妊娠期母亲血糖水平的升高而增加,没有明显的风险阈值。

三、GDM 的治疗

1. 治疗目标·治疗的目标是保证母亲和胎儿的健康。

(1) GDM 患者妊娠期血糖应控制在餐前及餐后 2 h 血糖值分别≤5.3 mmol/L、6.7 mmol/L;夜间血糖不低于 3.3 mmol/L,妊娠期 HbA_{1C}<5.5%。

(2) 避免低血糖及酮症的发生。

2. 治疗措施

(1) 生活方式干预:生活方式干预包括医学营养治疗和运动锻炼。两者是治疗和管理 GDM 的主要方式。医学营养治疗指根据孕妇自身的血糖水平以及不同妊娠前体重和妊娠期体重增长,推荐适宜的每日营养摄入总量,以及各类营养物质,如碳水化合物、脂肪、蛋白质、膳食纤维等在每日总能量中的所占比例,从而使 GDM 孕妇的血糖水平控制在正常范围,并保证母儿的合理营养摄入。研究表明,GDM 单胎患者,能量摄入<2 050 kcal/d 可减少体重增长,维持正常血糖水平,避免酮尿,并使新生儿出生体重接近 3 542 g 的平均水平。能量摄入 1 600~1 800 kcal/d 不会引起酮症,但若低于 1 500 kcal/d 则会增加酮症的发生,影响子代的神经系统发育。碳水化合物的摄入宜占每日膳食总能量的 50%~60%,蛋白质占 15%~20%,脂肪占 25%~30%,此外膳食纤维应摄入充足,有研究显示,膳食纤维的摄入量每增加 10 g/d,GDM 的发生率下降 26%。FIGO 建议妊娠期女性每日摄入至少 28 g 的纤维。

对于妊娠期运动的建议如前所述。目前,越来越多的研究证实,妊娠期运动可预防 GDM 的发生,并治疗和管理 GDM 患者的妊娠期血糖水平和胰岛素抵抗程度。有研究显示,妊娠前中等强度运动与高强度运动,可分别使 GDM 的发生风险下降 35%与 71%;而妊娠早期中等强度运动与高强度运动,则可使 GDM 的发生风险分别下降 37%与 66%。而相比单纯饮食管理,饮食＋运动管理的 GDM 孕妇妊娠期体重增长较低,需胰岛素治疗人数和胰岛素治疗用量均显著下降,且胰岛素治疗起始时间延后。此外,对于其他妊娠结局,妊娠期运动也发挥着重要作用,如有助于孕妇经阴道分娩,降低剖宫产率,减轻孕妇妊娠期抑郁和烦躁症状并控制孕妇妊娠期体重过度增长,预防 PE 发生等。

(2) 胰岛素治疗:当妊娠期饮食、运动治疗无法使妊娠合并糖尿病患者血糖达标时，需及时起始胰岛素控制血糖。具体方法为在饮食和运动疗法控糖 3～5 日后，测定妊娠合并糖尿病患者 24 h 的末梢血糖（夜间、三餐前 30 min、三餐后 2 h 血糖）及尿酮。全血中的葡萄糖浓度通常较血清或血浆中的葡萄糖浓度高 15%，且动脉血中的葡萄糖浓度通常分别较末梢毛细血管血和静脉血高 5 mg/dl 和 10 mg/dl。目前实验室检查静脉血清或血浆葡萄糖为最常用且最准确的指标，但血糖仪检测末梢血糖更便捷且可由患者本人操作。若个点血糖指标达标，则继续饮食和运动治疗，若不达标且饮食控制后出现饥饿性酮症，增加热量摄入血糖又超标，则需起始胰岛素治疗。胰岛素的使用应从小剂量开始，并逐渐调整。

胰岛素制剂种类多，常用的胰岛素制剂包括超短效、短效、中效、长效和预混型胰岛素。超短效胰岛素包括天冬胰岛素和赖脯人胰岛素，皮下注射后 15 min 内起效，药效高峰出现在注射后 31～71 min，且药效可持续 2～4 h，是美国食品和药物管理局（FDA）批准的妊娠期安全用药，可有效控制餐后血糖。短效胰岛素如常规人胰岛素（regular human insulin, RHI），通常在皮下注射后 30～60 min 起效，2～4 h 到药效高峰，药效持续 6～8 h。中效胰岛素如中性鱼精蛋白锌胰岛素（neutral protamine hagedorn, NPH）起效慢，通常在注射后 1～2 h 起效，4～8 h 达药效高峰，但药效持续时间可长达 12～18 h。因此，夜间应用 NPH 易引起清晨低血糖的发生。地特胰岛素属于长效胰岛素，相比 NPH 有更长的药效持续时间和较低的低血糖发生率，同时有研究表明，地特胰岛素具有控制妊娠期体重的作用。因此也被 FDA 批准为妊娠期的 B 类用药。预混型胰岛素是由短效胰岛素与中效胰岛素按不同比例混合的制剂，目前混合的比例包括 30%/70%、25%/75%、50%/50%，可在有效控制餐后血糖的同时减少低血糖的发生。

此外，胰岛素泵可模拟正常人胰岛素的生理性分泌，并按照人体需要的剂量将胰岛素持续地推注到患者皮下，从而使胰岛素更生理化，血糖控制更平稳，进而减少了低血糖的发生。为实现妊娠前及妊娠期良好的血糖控制，需根据血糖监测结果，选择符合生理特点、个体化的胰岛素治疗方案。

（3）口服降糖药物：FIGO 在其刚刚发布的关于 GDM 诊断、管理和护理指南中提到，口服降糖药物二甲双胍和格列本脲在控制妊娠期血糖中是安全有效的，这一点也被越来越多的学者支持和认可。

现有研究认为，二甲双胍与格列本脲相比，可更好地控制孕妇孕期体重增长，并且采用二甲双胍进行治疗的孕妇新生儿出生体重、巨大儿及小于胎龄儿发生率较低。但有研究显示，GDM 患者应用二甲双胍治疗的失败率为 26.8%（48/179），应用格列本脲治疗的失败率平均为 23.5%（40/170）。一些关注二甲双胍治疗 GDM 的远期结局研究提示，二甲双胍治疗的 GDM 患者子代 2 岁时肩胛及手臂皮下脂肪较胰岛素治疗患者子代多，且二甲双胍组子代 8 岁时空腹血糖较高。

FIGO 指南认为，对于 GDM 患者，口服降糖药物价廉且方便，使用前不需接受培训，且大部分妊娠合并糖尿病患者表示更倾向于接受口服降糖药治疗。因此，对于拒绝使用胰岛素的患者，或在胰岛素缺乏的地区，口服降糖药可作为替代治疗。但是目前，我国尚缺乏相关的循证医学证据，且此两种药

物暂未纳入我国妊娠期治疗糖尿病的注册适应证。但对于拒绝使用胰岛素的孕妇，在知情同意书的基础上，可慎用。当然，我们更应当加强对妊娠期口服降糖药的了解和研究。

（4）血糖监测：由于妊娠期妇女的肾糖阈是降低的，血糖正常情况下，尿糖也会阳性，所以不采用尿糖检验作为观测指标。血糖监测很重要。每周至少监测空腹及 3 餐后血糖 2 日。使用血糖仪，在家自行检测毛细血管全血血糖并记录是值得推广的监测方法。必要时可进行 72 h 连续血糖监测。每 6～7 周检查 1 次 HbA$_{1C}$ 以评估几周以来血糖水平。

（5）尿酮体监测：尿酮体检查每周至少 3 次，以清晨尿标本检查为宜。因妊娠时清晨易出现酮症。可使用尿酮试纸在家自行检查并记录。监测尿酮体有助于及时发现孕妇摄取糖类或热量不足，纠正其膳食结构。发现酮症应到医院处理。

（6）门诊随访：妊娠糖尿病孕妇需定期到产科门诊检查血压、尿蛋白、超声检查胎儿是否为巨大胎儿，巨大儿出生时可能发生外伤或窒息，产科需事先拟定分娩方案，是否需要准备剖宫产。

（7）产后观察：产后随访，有助于帮助妊娠合并糖尿病患者产后体重回降、母乳喂养、预防感染及 GDM 患者远期发生 2 型糖尿病和代谢综合征，同时预防并及早干预妊娠高血糖患者子代远期肥胖、2 型糖尿病及代谢综合征的发生。建议所有妊娠合并糖尿病孕妇产后 6～12 周进行随访，同时建议有 GDM 病史的妇女产后 1 年以上计划妊娠，并于计划妊娠前行 OGTT 检测或至少妊娠早期行 OGTT 检测，血糖正常者 24～28 周仍需再行 OGTT 检测，此外建议有条件者每 3 年进行随访。

但目前国内外的产后随访率偏低，这与大家对产后随访的重视程度不高及医护人员的相关知识不足有关。因此，产科医师需同内科医师及儿科医师相联合，共同为产后随访提供支持。并且，如果可以将产后随访同幼儿疫苗接种及定期体检联系起来，那么将明显提高产后随访的依从性。

综上，糖尿病可对母儿带来近远期一系列的不良影响。因此，妊娠合并糖尿病的治疗与管理需引起重视并贯穿全程——妊娠前计划与准备、妊娠期治疗与监测及 GDM 患者产后随访。在全程的管理中进行饮食管理和运动干预，并密切监测血糖和母儿健康状况。此外，对需要进行药物治疗的患者，及早起始药物治疗，并依据个体情况选择适宜的药物治疗方案。

参考文献

[1] Hod M, Kapur A, Sacks DA, et al. The international federation of gynecology and obstetrics (FIGO) initiative on gestational diabetes mellitus: A pragmatic guide for diagnosis, management, and care[J]. Int J Gynaecol Obstet, 2015, 131 Suppl 3: S173 - 211.

[2] American Diabetes Association. Management of diabetes in pregnancy: standards of medical care in diabetes-2019[J]. Diabetes Care, 2019, 42 (Suppl 1): S165 - S172.

[3] Metzger BE, Lowe LP, Dyer AR, et al. Hyperglycemia and adverse pregnancy outcomes[J]. N Engl J Med, 2008, 358(19): 1991 - 2002.

[4] 中华医学会妇产科学分会产科学组, 中华医学会围产医学分会妊娠合并糖尿病协作组. 妊娠合并糖尿病诊治指南（2014）[J]. 中华妇产科杂志, 49: 561 - 569.

[5] Gabbe SG, Niebyl JR, Simpson JL, et al. Obstetrics: normal and problem pregnancies[M]. 7th ed. Philadelphia: Elsevier Inc, 2017.

[6] Committee Opinion No. 650. Physical activity and exercise during pregnancy and the postpartum period[J]. Obstet Gynecol, 2015, 126(6): e135 - e142.

第十一篇
内分泌胰腺及糖尿病

第一章·胰腺内分泌组织形态及发育

齐建国　李秀钧

第一节·胰腺内分泌组织的发育

一、胰腺发育及细胞分化的调控

胚胎发育初期，胰腺来自原肠内胚层上皮。最初(胚胎发育 36/37 日)在原肠十二指肠部长出胰腺背芽(dorsal bud)，旋即(37/38 日)出现腹芽(ventral bud)。39 日时腹芽绕十二指肠旋转与背芽融合、折叠、生长，形成具有内、外分泌组织及导管的分支状胰腺结构。腹芽成为富含胰多肽(pancreatic polypeptide，PP)的胰腺头部(十二指肠叶)；而背芽则形成富含胰岛素和胰高血糖素的胰腺体、尾部(脾叶)(图 11-1-1)。

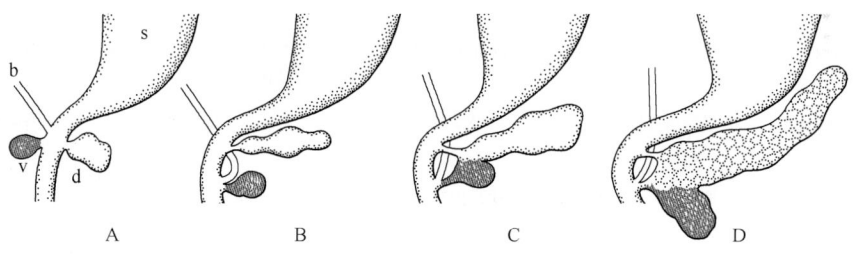

图 11-1-1　哺乳类胰腺发育简图
A. 从原肠内胚层十二指肠部长出背芽、腹芽(深色处)；B. 在胆管下方的主腹芽转位接近背芽；C. 两芽融合；D. 腹芽成为富含胰多肽(PP)细胞的胰腺头部(十二指肠叶)；背芽则成为富含胰高血糖素的胰腺体尾部(脾叶)。b：胆管；d：背芽；s：胃；v：腹芽

背芽的形成受起源于中胚层的脊索与内胚层上皮相互作用而分泌的多种信号肽调控，包括成纤维细胞生长因子(fibroblast growth factor，FGF)、转化生长因子 β(transforming growth factor-β，TGF-β)及音猬因子(sonic hedgehog，Shh)等信号通路。正常情况下，TGF-β 及 FGF 信号低表达，Shh 信号阻抑，若 Shh 过表达则导致胰腺发育不良。但上述信号调控仅具允许作用。腹芽的形成受侧板中胚层(lateral plate mesoderm，LPM)间充质与内胚层相互作用所释放的指导信号蛋白，如活化素(activin，为 TGF-β 超家族成员)、形态发生蛋白(morphogenetic protein，BMP)、FGF 及视黄酸(retinoic acid)等的调节。最近研究表明胰腺间充质信号对胰腺发育十分重要。早期它们诱导胰腺上皮细胞生长分化，继之则促进内分泌及外分泌细胞的增殖(图 11-1-2)。

胰腺的内分泌细胞及外分泌腺泡细胞均由胰腺导管上皮的前体细胞分化而来。在胰腺发育关键时刻各种转录因子的表达，是控制前体细胞向胰腺外分泌或向内分泌细胞方向，以及向内分泌细胞不同谱系分化的决定因素。已知的转录因子达数十种之多(表 11-1-1)。

在胰腺发育的各阶段常为多个因子，多条信号通路形成网络，协同调控胰腺的发育。此调控过程十分复杂，不少问题尚待厘清。现仅就其中研究较多、作用较明确的一些因子及信号通路概述如下。

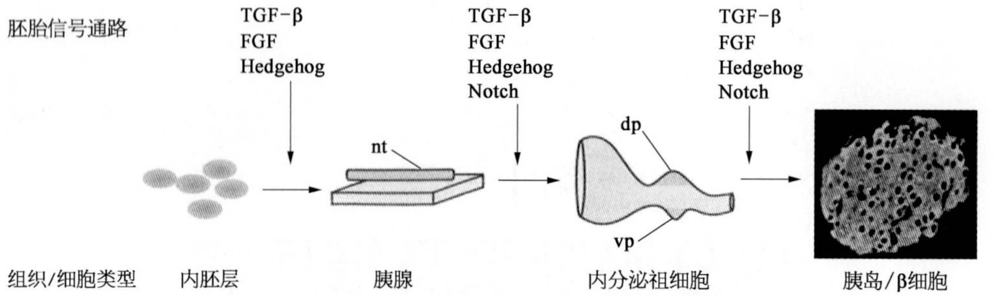

图 11-1-2 胚胎信号通路对胰腺及内分泌胰岛形成各阶段的调节
dp：胰腺背部；nt：脊索；vp：胰腺腹部。引自 De Groot LJ，Jameson JL. Endocrinology. 7th ed. 2015，517-526

表 11-1-1 胰腺转录因子

因子	家族	表达组织、细胞	下游胰腺基因	小鼠突变疾病*	人突变疾病
NEUROG3	bHLH	胎胰内分泌祖细胞、CNS	*NeuroD1*、*PAX4*、*NKX2.2*	DM，胰岛细胞缺如	纯合：吸收不良、早发 DM 或永久性新生儿 DM
NEUROD1	bHLH	胰岛、肠内分泌细胞、CNS	胰岛素	DM，胰岛细胞减少	杂合：MODY6，迟发 DM 纯合：永久性新生儿 DM，发育延迟、耳聋、视力减退、共济失调
ATOH8	bHLH	祖细胞、内外分泌腺	*Neurog3*	胚胎早期死亡	
PTF1A	bHLH	外分泌胰腺、CNS	外分泌酶基因	外分泌胰腺发育不良，脾异位胰腺	
BHL-HB8	bHLH	外分泌胰腺、浆液性外分泌细胞	器官结构异常		
PDX1/IPF1	Para 同源结构域	β 细胞和 δ 细胞、胃十二指肠、CNS	胰岛素、*IAPP*、*GLUT2*、葡萄糖激酶	胰腺发育不良	杂合：MODY4 纯合：胰腺发育不良，PND
MNX1	Para 同源结构域	β 细胞、肠、CNS、淋巴组织	*GLUT2*	背胰发育不良	杂合：骶骨发育不良 纯合：骶骨发育不良、肺缺陷、PND，发育延迟
PAX2	配对结构域	胰岛、尿生殖道、CNS	胰高血糖素	视神经，CNS 及尿生殖道缺陷	杂合：肾-眼缺损综合征
PAX4	配对同源结构域	胎胰、CNS	*PAX4* 基因（自阻抑）	β 细胞、δ 细胞减少	杂合：迟发 DM，酮症倾向 DM 纯合：早发 DM，酮症倾向 DM
PAX6	配对同源结构域	胰岛、CNS、肠内分泌细胞	胰高血糖素、胰岛素、生长抑素	全胰岛细胞减少，胰高血糖素减少	杂合：眼球畸形，IGT 复合杂合：PND，垂体功能减低、小脑、小眼
ARX	配对相关同源结构域	α 细胞、δ 细胞、CNS		α 细胞减少	X 连锁精神发育迟缓
NKX2.2	NK 同源结构域	β 细胞、α 细胞和 PP 细胞、CNS	*Nkx6.1*、胰岛素 *GLUT2*、葡萄糖激酶	DM，无胰岛素	纯合：PND、DD、皮质性色盲、听力下降
NKX6.1	NK 同源结构域	β 细胞、CNS		β 细胞减少，产后死亡	
IRX1	IrX 同源结构域	α 细胞、CNS、肺、肢体			
IRX2	IrX 同源结构域	α 细胞、CNS、心脏		不明显	
CDX2	Caudal-同源结构域	胰岛及肠	胰高血糖素	杂合：肠肿瘤，胃肠易位 纯合：死胎	
ISL1	LIM 同源结构域	胰岛、CNS	生长抑素，胰高血糖素	无胰岛细胞，死胎	杂合：迟发 DM
LMX1A	LIM 同源结构域	β 细胞、CNS	胰岛素	Dreher；顶板小脑不全	
POU3F4	Pou-同源结构域	α 细胞、CNS	胰高血糖素		纯合：神经源性耳聋
HNF1A	Pou-同源结构域	胰岛、肝、肾	*PAX4*、*Neurog3*、*GLUT2*、大鼠胰岛素 I	DM，β 细胞葡萄糖感受减低	杂合：MODY3

(续表)

因子	家族	表达组织、细胞	下游胰腺基因	小鼠突变疾病*	人突变疾病
HNF1B	Pou-同源结构域	胰岛、胰腺导管、肝、肾	*PAX4*、*PDX1*	死胎	杂合：MODY5、肾功能不全
ONE-CUT1	Cut-同源结构域	肝、胰腺导管	*Neurog3*	IGT，小胰岛	
FOXA1	叉头/Winged 螺旋	胰岛、肠、肝	胰高血糖素	低血糖症	
FOXA2	叉头/Winged 螺旋	胰岛、外分泌、导管、肠、肝、CNS	*PDX1*、*Neurog3*、*Kcnj11*、*Abcc8*	死胎	
FOXA3	叉头/Winged 螺旋	胰岛、肠、肝	胰高血糖素	无胰腺表型	
RFX3	RFX 调节因子	在胰岛广泛增加	葡萄糖激酶	α细胞、β细胞和ε细胞增加	
RFX6	RFX 调节因子	内胚层、胰岛、肠内分泌	葡萄糖激酶	无α细胞、β细胞、δ细胞或ε细胞，PP细胞增加，肠缺陷	纯合：肠缺陷、PND
HNF4α	核受体	肝、胰岛、肾	*Hnf1a*、糖酵解酶	死胎	杂合：MODY1
MAFA	bZIP	β细胞、眼、CNS	胰岛素、*PDX1*	DM，胰岛发育正常	
MAFB	bZIP	α细胞、不成熟β细胞、多种其他细胞	胰高血糖素、*PDX1*	α细胞和β细胞减少	
C-MAF	bZIP	α细胞、眼、多种其他细胞	胰高血糖素		

注：CNS，中枢神经系统；DD，发育迟滞；DM，糖尿病；IAPP，胰岛淀粉样多肽；MODY，青少年的成年发病型糖尿病；PND，永久性新生儿糖尿病。*除非另指，小鼠表型均为动物纯合突变；NEUROG3，神经源素 3；bHLH，碱性螺旋-环-螺旋；NEUROD，神经源性分化因子；ATOH8（atonal homologue），驱蠅同系物，为神经源素下游靶蛋白（bHLH 家族）；PTF1A，胰腺特异性转录因子 1A；PDX1，胰腺十二指肠同源异型盒蛋白 1；IPF1，胰岛素启动子因子 1；RFX，调节性因子 X；HNF，肝细胞核因子；MAFA，肌腱膜纤维肉瘤癌基因同系物 A；FOXA，叉头因子 A；bZIP，碱性亮氨酸拉链型转录因子。

（一）PDX1、PTF1A、MNX1 因子及相关信号通路

最早在胰腺内胚层表达的转录因子有两个：① Parahox 同源结构域因子（parahox homeodomain factor 1；或称胰腺十二指肠同源异型盒蛋白 1，pancreatic duodenal homeodain-containing protein1，PDX1）；② 属于碱性螺旋-环-螺旋家族（basic-helix-loop-helix，bHLH）的胰腺特异性转录因子 1A（pancreas specific transcription factor，PTF1A）。在胰腺背芽出现前一日，PDX1 首先表达于胰腺内胚层。几乎同时表达于胰芽的还有另一 Parahox 同源结构域转录因子 MNX1，亦称 HB9。已如前述，这些因子相互作用，协同调控胰芽发育。PDX1 在背芽的表达有赖于 MNX1；而 PDX1 在腹芽内胚层的表达则由上述源于 LPM 的活化素、BMP 及视黄酸等信号的诱导。此外，在对 *PDX1* 基因启动子的研究中还发现，*PDX1* 上游的其他调控因子，如肝细胞核因子 1（HNF1）、叉头蛋白（Foxa）家族、Cut 同源结构域 1（Onecut 1）、配对同源结构域因子 6（paired homeodomain factor 6）及 PDX1 本身。

PDX1 上游基因对其调控的作用在下述实验中得到证实：缺乏 Onecut1 的小鼠 *PDX1* 表达减少，胰腺缩小；胚体缺乏 FOXA2，则不能激活 *PDX1* 基因；去除 MNX1 可特异性地阻滞胰腺背芽的生长。

至于 *PDX1* 本身，它对胰腺内、外分泌组织的发育都是至关重要的。如该因子缺如，则无胰腺发育形成，β 细胞的分化和成熟也离不开它的作用。

（二）Notch 信号通路

切迹（Notch）信号通路对胰腺发育过程中内、外分泌细胞命运的决定也具有十分重要的作用。在胰腺形成之初，组成性异位表达截短的活化型 Notch1 受体可同时阻断胰腺内、外分泌细胞的分化。即使胰腺前体细胞已具内分泌特性（endocrine specification），此期如 Notch 信号组成性激活，它仍可阻断内分泌前体细胞的分化，甚至可将某些向 α 细胞或 β 细胞分化的内分泌表型转向分化为导管的命运。但在完全成熟的内分泌细胞 Notch 的活化则不足以转变这些细胞的分化状态。

Notch 信号减低则呈现与上述相反的作用。在缺乏 Notch 信号主要成分的转基因小鼠，其 bHLH 家族转录因子 NEUROG3 表达上调，后者促进胰腺内分泌部分的分化。Notch 对胰腺细胞分化的这种负性调节作用，是通过一种所谓"侧抑制"（lateral inhibition）机制实现的，即使受 Notch 调控的细胞对其配体激活的 Notch 信号变得不太敏感，此细胞也能启动特有的分化程序，不断向邻近细胞提供 Notch 配体，从而阻抑这些细胞的分化。

Notch 信号通路本身的调控机制尚未完全阐明。最近的研究提示，在胰腺形成期 Notch 由胰腺间充质的 FGF 信号所激活。Notch 下游的靶基因已知有 *Ngn3* 和 *Hes1*，两者皆属于 bHLH 转录因子家族成员，其作用见下文。

（三）NEUROG 3 通路

神经源素 3（neurogenin 3，NEUROG 3）属于 bHLH 家族转录因子。此通路的上游调控者为 Notch，为负调节因子。此外，其正调节因子尚有 HNF1、FOXA、Onecut1 及 SOX9 等，它们形成网络，协同调节 NEUROG3 的功能。

NEUROG3 通路下游的靶基因很多，已证实的包括 *NeuroD1* 和 *Atoh8*（bHLH 家族）、*Myt1* 和 *Insm1*（锌指因子）、*Pax4*（配对同源结构域因子）和 *Nkx2.2*（同源结构域因

子)等。

NEUROG3 对胰岛的发育、内分泌细胞的分化极为重要。它居于胰腺内分泌发育早期调控信号的上游。谱系追踪研究表明，如它在适当的祖细胞表达则该细胞就注定发育为胰岛细胞；如在胰芽广泛表达，它能迫使所有胰腺细胞分化为不成熟的胰岛细胞。至于分化为胰岛细胞的何种亚类，则需视其表达的时间而定。如早期表达则分化为 α 细胞；晚期表达则分化为其他类型的细胞。

另一方面，Gradwohl 等的研究也反证了 NEUROG3 为胰

岛 4 种内分泌细胞谱系发育所必需的重要作用。如缺乏 Neurog3 基因，则小鼠胰腺不能发育出任何内分泌细胞，且小鼠于出生后数日即死于糖尿病。

尚须指出，NEUROG3 的重要性虽然如此，但其主要作用仅限于胰岛发育的早期，要完成胰岛各细胞系的分化、胰岛的构建，以及其功能的成熟还需要众多下游靶因子协同作用。在胰岛分化结束前 NEUROG 信号即关闭，在成熟的分泌激素的细胞亦不再表达。

(四) 胰腺内、外分泌发育转录因子调控小结(图 11 - 1 - 3)

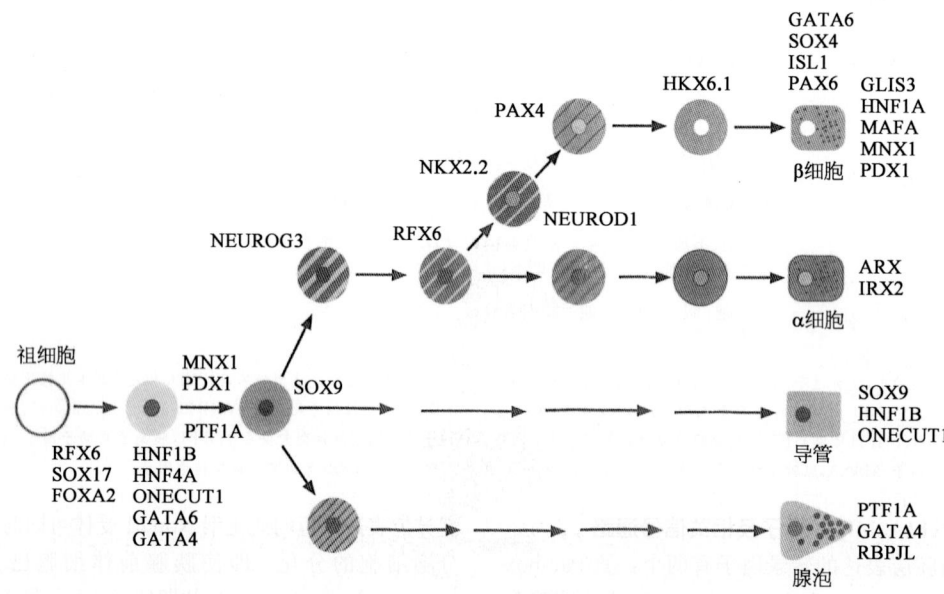

图 11 - 1 - 3　胰腺及其内分泌部分分化发育过程中胰岛转录因子作用模式图

各转录因子所在部位是其表达的时间或主要功能作用时间，或两者决定的，某些因子作用于多个阶段，为简明起见仅图示其关键阶段。引自 De Groot LJ, Jameson JL. Endocrinology. 7th ed. 2015,517 - 526

在胰腺发育过程中，转录因子的表达有先有后，其功能亦各异。但有些因子可在胰腺发育的不同阶段均有表达，或于发育的某一时间窗多个因子共表达。早期表达因子较多，如 SOX、HNF、PDX1、MNX1、NEUROG3 和 NEUROD1 等。这些因子调控胰腺内、外分泌部分的发育，它们不但在早期起作用，而且对后期已发育成熟的细胞仍有调控作用。在中期表达的因子有 RFX6、NKX2.2、NEUROD1 等。晚期表达的因子亦甚多，其中一些早期已表达，调控胰腺发育，如 HNF、PDX1、SOX9、PAX6 等。有的则仅限于终末期表达或仅限于调控某一谱系的成熟细胞，如 PDX1、MAFA(masculoaponeurotic fibrosarcoma oncogene homolog A, 肌腱膜纤维肉瘤癌基因同系物 A, 为 β 细胞成熟因子)、MNX1 调节 β 细胞，SOX9、NEUROG1 调控导管上皮细胞，ARX 及 IRX2 调控 α 细胞，PTF1A 调控外分泌腺泡细胞等。

二、胰岛的形成

人胚胎发育第 7 周时尚无内分泌细胞出现。至第 9 周开始出现胰腺内分泌细胞。其出现的次序为 α 细胞(胰高血糖素免疫染色阳性细胞)、β 细胞、δ 细胞及 PP 细胞。从导管上皮细胞分化而来的内分泌细胞最初为单个细胞，附着于导管。尔后细胞增殖、簇集成团，与导管分离，迁徙穿入周围的间充质内，其外被覆成纤维细胞或胶原纤维被膜，形成胰岛。内分

泌细胞穿入间充质的过程需要借助于转化生长因子 β (TGF-β)激活基质金属蛋白酶(matrix metalloproteinases, MMP)，使细胞外基质(extracellular matrix, ECM)降解方能实现。细胞培养实验虽然提示 MMP 参与内分泌细胞的迁徙过程，但尚缺乏体内实验的证据。

三、胰岛细胞组合机制

哺乳动物的胰岛细胞主要有 4 种，分别为 α 细胞、β 细胞、δ 细胞和 PP 细胞。此外，尚有极少许 D1 细胞、EC 细胞及 G1 细胞，它们所占胰岛细胞数量均小于 1%。在胰岛细胞中 β 细胞最多，占胰岛细胞数量的 60%～80%，δ 细胞占 5%～10%，α 细胞及 PP 细胞占 10%～20%。胰岛结构多呈经典的拓扑学模式，即核心-岛幔(core-mantle)式，以 β 细胞居中，其他非 β 细胞居于周围。啮齿类胰岛为其代表，人胰岛则不尽然。小胰岛与之相似，大者其细胞排列更为复杂。近期研究发现 α 细胞和 β 细胞呈三层板(trila minal plate)或"三明治"样排列：α 细胞居于两外层，β 细胞夹于其中。但也可见 β 细胞将 α 细胞包围，呈 β/α 异群接触。三层板反复折叠为三维空间结构。在结构与功能上，胰岛是一个由多种细胞类群组成的"生物社会学社区"(biosociologic community)，是包括门脉微循环系统、神经、间桥的，具有内分泌和旁分泌(paracrine)功能的一个完整的内分泌器官。岛内通过内分泌和旁分泌，以及

神经递质、离子通道等复杂信号网络及细胞间的对话（cross-talking），对胰岛细胞进行精密的调控，以维持胰岛细胞及全身代谢的平衡。胰岛细胞的这种分布特点并非是随机的组合，而是由胰岛细胞表面的细胞黏附分子（CAM）的作用决定的。黏附分子介导细胞之间的相互作用，影响细胞的生长与分化，对维持胰岛的正常结构与功能至关重要。例如上皮细胞黏附分子（EP-CMA），一种人类泛癌抗原（pancarcinoma antigen），对胰岛形态的发育具有调节作用。在胰岛形成时，各类细胞的分隔需要非 Ca^{2+} 依赖的神经细胞黏附分子（NCAM）的介导。假若缺乏此类黏附分子，则胰岛细胞呈随机分布，致使胰岛丧失其正常结构与功能。β细胞的簇集也需要一种钙依赖的细胞黏附分子，即钙黏附分子（cadherin）。如缺乏此分子，除 α 细胞聚集外，其余胰岛细胞均不会发生簇集。

此外，目前认为在内分泌细胞迁徙过程中，整合素（integrin）也具有重要作用。整合素为异二聚体跨膜蛋白，是细胞外基质的受体，具有促进胰岛形成的作用。当向小鼠肾囊下移植人胎胰腺时，如给小鼠注射整合素阻滞肽（integrin-blocking peptide）则可抑制胰岛的形成。整合素是一个大家族，有不同成员，其底物呈特异性，作用亦各异。人胚和成年β细胞整合素的表达不同，这可能与胚胎β细胞活动度较成年者更高，其防止内分泌细胞迁徙定位及胰岛形成后的再离散有关。尽管如此，关于胰腺内分泌细胞的迁徙、定位及胰岛形成的机制，仍有不少问题尚待解决。转基因动物研究显示，一个胰岛的内分泌细胞可有几种不同的前体细胞来源。因此推测可能有一种特殊的诱导机制，引导胚胎发育过程中内分泌细胞的分型，使这些细胞离开导管并沿着某一特定路径迁徙至某一特定的场所。但迄今这种特殊的诱导分子，如化学趋化因子，尚未被发现。至于迁徙的细胞是迁移向已形成的胰岛，抑或与其他新生的内分泌细胞簇集为新的胰岛，亦不得而知。

胰岛三维组织结构具有重要的生理学意义。体外实验表明，将成年大鼠胰岛分离成单个细胞，则细胞失去其调节功能。

四、β细胞的新生与复制

在胰岛发育过程中或发育成熟后，β细胞群体通过细胞更新保持动态平衡，以适应代谢环境的变化，维持血糖水平的稳定。通常情况下，β细胞数量增加可通过两种途径：① 由胰腺导管上皮细胞的前体细胞在转录因子调控下分化为β细胞，称为β细胞新生（neogenesis）；② 分化成熟的β细胞自身复制。胚胎发育后期，通过上述两种途径β细胞快速增殖而凋亡率很低，因而β细胞数量急剧增加。出生后β细胞增殖速度减慢，大鼠断奶时，β细胞数量已达成年水平。大鼠10～15日龄，β细胞出现一次凋亡和更新的过程，丧失的β细胞由新生及复制的细胞补偿，故β细胞总量仍保持不变。

最近的胰岛器官移植研究极大推动和促进了对β细胞新生和胰岛内细胞更新的认识，取得了不少颇有价值的发现，现略举一二。

（一）地塞米松（Dex）/Ngn3 诱导 β 细胞分化

Orpeza 等在胚胎发育早期成功诱导了β细胞的分化。于非洲爪蟾（*Xenopus leavis*）原肠胚形成期（12 期），他们给爪蟾胚胎注射地塞米松（Dex），诱导 Ngn3 过表达 4 h，可致胚胎内胚层细胞向 β 细胞系分化并促进胰岛素和生长抑素的表达。于 15 期诱导 Ngn3 激活 4 h，则可促进表达胰岛素、生长抑素和胰高血糖素的三种内分泌细胞系的分化，且促进 β 细胞异位（胃、十二指肠）发育。继而，这个研究组又用此方法在小鼠和人胚中成功地重复了上述结果。

（二）胰岛内非 β 细胞转化为 β 细胞

众多动物实验研究已证明，在用多种方法（白喉内毒素、四氧嘧啶、链脲菌素以及免疫破坏或胰腺切除）制备的完全或次全切除胰腺的动物模型上，观察到 α 细胞转化为分泌胰岛素的 β 细胞。四氧嘧啶去除 β 细胞后 2 周内，观察到大量 β 细胞均来自 α 细胞。α 细胞的这种转化能力，即可塑性（plasticity）颇强，且不受年龄限制，自青春期可持续至老年，然而青春期前则否。其转化机制系通过转分化（transdifferentiation），α 细胞重编程（reprogramming），而非细胞增殖。体外实验证明，α 细胞转化还需要调控胰岛素表达的关键转录基因，诸如 *PAX6*、*Mafb*、*Cmaf*、*Neurod* 等的参与。

尚须指出，只需要 α 细胞群体的小部分就足以维持胰高血糖素功能，其余大部皆可充当新生 β 细胞的后备军。

（三）δ 细胞向 β 细胞的转分化

Chera 等报道，除 α 细胞外，胰岛的 δ 细胞，甚或胃肠道和下丘脑表达生长抑素（somatostatin, SST）的细胞也可能转分化为表达胰岛素的细胞。其转分化机制系通过产生生长抑素的 δ 细胞的整体自发性重编程。自发性重编程涉及 δ 细胞的去分化和增殖，也与调控胰岛发育的转录因子有关，如 FOXO1 及其下游的靶因子再表达。

（四）调控 β 细胞增殖的其他因素

调控 β 细胞增殖的因素很多，其中作用最强者为 D-葡萄糖和氨基酸。前者可刺激 β 细胞核有丝分裂调控其细胞周期；后者，特别是支链氨基酸，通过刺激胰岛素调节的、对热和酸稳定的磷酸化蛋白（PHAS-1）的磷酸化而促进 β 细胞增殖。此外，胰岛素样生长因子结合蛋白（insulin-like growth factor-binding protein，IGFBP）对刺激 β 细胞的有丝分裂也起决定性作用。它不仅为胰岛素样生长因子（insulin-like growth factors，IGF）的载体，而且在细胞水平影响 IGF 的利用及生物活性。胰岛素本身和 IGF 受体结合也能促进胰岛细胞的复制，其作用是通过减少 FOXO1 对 PDX1 表达的抑制而实现的。另外，催乳素、胎盘促乳素、肝细胞生长因子、表皮生长因子、胰高血糖素样肽 1（GLP-1）、葡萄糖依赖性促胰岛素多肽（GIP），以及葡萄糖激酶等皆可调节胰岛 β 细胞的增殖，但作用有限。

第二节·胰腺内分泌组织形态学

一、胰岛细胞的超微结构

在电镜下，根据细胞形态、大小及分泌颗粒很难将胰岛的几种细胞区别开来，但利用激素特异性的免疫组织化学染色，即可区分这些细胞。

1. β 细胞·呈多面状，常 8～10 个围绕毛细血管排列成管状。每个 β 细胞皆有两面与毛细血管相邻。胞质中含有丰富的分泌颗粒(10 000 个左右)，其直径 250～350 nm，分为成熟与未成熟的两种分泌颗粒。前者有电子密度核心，其外周有一宽松的晕环，颗粒含有结晶物质，结晶状态随种属而异，如鸡、犬者为星形。其分泌颗粒为颗粒限定膜(granule-limiting membrane)松散包绕。未成熟的分泌颗粒无明显晕环，其内容为中等电子密度。

2. α 细胞·多为柱状，小于 β 细胞，含 200～250 nm 直径电子密度的分泌颗粒，多有一狭窄的晕环，颗粒外周紧裹一层颗粒限定膜。用免疫金技术可见在颗粒周边有胰高血糖素肽，在核周有丰富的粗面内质网(RER)堆积。α 细胞与 β 细胞掺杂形成胰岛的不连贯外壳，由成纤维细胞和胶原纤维囊与外分泌组织分开。但多数情况下仅由胰岛细胞和外分泌细胞的两层基膜或由出岛血管与外分泌组织隔开。

3. δ 细胞·为树突状，颗粒化细胞，其体积小于 β 细胞及 α 细胞。颗粒直径 200～250 nm，亦为颗粒限定膜所包绕，内含中等电子密度的均一物质。胞质中 RER 不显著。

4. PP 细胞·其分泌颗粒的电子密度及形态、大小随种属而异。人 PP 细胞颗粒电子密度致密，细长形，直径 120～160 nm。犬、猫则呈球形，直径 300 nm，电子密度不一。

二、胰岛的血供

胰腺背叶血流主要由胃十二指肠动脉及脾动脉供给；而腹叶则由肠系膜上动脉供给。人与大鼠胰岛血流方向相同，即由胰岛中心向周边，由胰岛向腺泡的方向流动。入岛小动脉从胰岛外壳的非连贯间隙处进入 β 细胞核心，然后沿 β 细胞周围分支成毛细血管，在各层细胞之间穿插，于外分泌组织间(小胰岛)或沿胰岛周围(大胰岛)汇入集合小静脉。胰岛的这种血管网络与肾小球毛细血管网酷似，称为胰岛-腺泡门脉系统(islet-acinar portal system)。但胰岛血供也可能存在相反的流向，即由周围的 α 细胞、δ 细胞流向胰岛核心。

胰岛血供的这种解剖学特点，与胰岛内激素的旁分泌调控有密切关系，即 β 细胞(胰岛素)处于血供的上游，而 α 细胞、δ 细胞居下游，使 β 细胞所分泌的胰岛素通过胰岛内微循环(intra-islet microcirculation)，抑制下游的胰高血糖素及生长抑素的分泌。同时，这种血供特点也使胰岛激素，特别是胰岛素进入下游的腺泡组织，影响外分泌胰腺的功能。

三、胰岛的神经支配及神经递质调节

支配胰腺的交感与副交感神经纤维分布于毛细血管、腺泡及胰岛周围。在胰岛内，纤维分布与胰岛细胞并行，或于毛细血管周围间隙，甚至达于毛细血管内皮基膜下。其所分泌的神经递质可直接释放入组织间隙，从而影响邻近的胰岛细胞。

胆碱能神经兴奋可增加胰岛素、胰高血糖素及胰多肽的分泌，引起餐后低血糖反应。肾上腺素能神经兴奋，则引起应激性高血糖反应。此外，胰岛中的神经肽种类繁多，作用复杂，许多问题尚待阐明。例如交感神经纤维中尚含有甘丙肽(galanin)、神经肽 Y(NPY)，可抑制胰岛素分泌；而副交感神经纤维中含有血管活性肠肽(VIP)、胃泌素释放肽(GRP)，亦

为胰岛素的促分泌激素。同时，胰岛内还存在其他的胺能、肽能神经递质，如 5-羟色胺、多巴胺、脑啡肽、P 物质及胆囊收缩素(CCK)等，其作用尚不清楚。此外，胰岛细胞除本身分泌的激素外，也含有其他胺类或神经肽，其作用更有待研究。其中值得提及的是 γ-氨基丁酸(γ-aminobutyric acid，GABA)。除了有 GABA 能神经纤维分布于岛周及伸入胰岛外壳影响胰岛功能外，还发现 GABA 存在于胰岛 β 细胞的胞核、胞质及线粒体中，但胰岛素分泌颗粒不含此递质。参与 GABA 生成的谷氨酸脱羧酶(GAD)和参与 GABA 降解的 GABA 转氨酶(GABA-T)亦定位于 β 细胞。β 细胞是胰岛中能合成、降解 GABA 的唯一细胞。但 GABA 并非胰岛素的共分泌激素。GABA 可能抑制胰高血糖素及生长抑素的分泌，并与自身免疫性糖尿病的发生有密切的关系。

第三节·环境因素对内分泌胰腺发育的影响

胚胎发育过程中，尤其在器官形成期，胚胎对宫内环境变化极为敏感。在此时间窗，胚胎如暴露于不利环境因素，则易导致其内分泌胰腺发育的障碍，受累个体出生后易罹患代谢性疾病。

一、化学物质和药物的影响

（一）抗抑郁药物的作用

女性抑郁症十分常见，有报道其患病率可高达 20%。围生期(perinatal period)患抑郁症的孕妇如服用抗抑郁药可增加妊娠不良结局的发生率。Del Long 等观察了选择性 5-羟色胺再摄取抑制剂(serotonin reuptake inhibitor，SSRI) sertraline(抗抑郁药)对 Wistar 大鼠胚胎内分泌胰腺发育的影响。他们于大鼠交配后立即给予皮下注射盐酸舍曲林 [10 mg/(kg·d)]直至分娩。分娩后第 1 日取仔鼠胰腺组织，检测内分泌胰腺发育标志物 PDX1、Ngn3、Neurod/Beta2(神经源性分化因子)、Mafa、Pet1/Fev(5-羟色胺能 E-26 转录因子)的表达，并检测胰岛血管结构的发育情况。结果发现 SSRI 暴露组仔鼠的内分泌胰腺发育关键转录因子基因 *Ngn3* 及其下游的靶基因表达显著减少，调控胰腺内分泌细胞分化的关键转录因子 PDX1、Neurod、Fev 的表达也显著减少。此外，药物暴露仔鼠胰岛血管生成及胰岛特异表达的血管内皮生长因子(VEGF)的表达较对照组均明显减少，β 细胞面积明显减小，血清胰岛素水平明显降低。

该研究表明，孕期暴露于 SSRI 的仔鼠其胰腺内分泌细胞发育不良，并导致其血清胰岛素水平明显降低。

（二）吸烟及尼古丁的作用

女性烟民有日益增多和年轻化的趋势。有流行病学调查报道妊娠妇女吸烟率高达 15%～20%。烟草中成瘾的主要成分为尼古丁(nicotine)。对采用其他方法戒烟失败的妊娠妇女，常向她们推荐采用尼古丁替代疗法(nicotine replacement therapy，NRT)。发育中的胚胎暴露于尼古丁会导致不良结局，包括出生后乃至成年个体(动物和人)发生肥胖、胰岛 β 细胞功能障碍、糖耐量受损或 2 型糖尿病等代谢综合征风险增高。

此外，Bruin 等用动物模型研究了尼古丁对围孕期（孕前 2 周至断奶）动物胰岛 β 细胞线粒体结构和功能的影响。他们对受试的雌性 Wistar 大鼠从交配前 2 周开始，每日皮下注射重酒石酸尼古丁（nicotine bitartrate）1 mg/（kg·d），直至断奶（出生后第 21 日）。然后分别于产后第 3、15 及 26 周取仔鼠胰腺组织，用电镜观察 β 细胞线粒体的形态学变化。线粒体形态学变化测评是根据线粒体嵴、膜及整体结构的完整性，有无肿胀及程度，空泡形成等，分为 1～5 级（健康、完整→严重破坏）。结果发现，尼古丁暴露仔鼠较对照鼠 β 细胞线粒体结构明显异常，3～5 级（中→重度结构改变）比例较对照组明显增高，且异常变化始于产后第 3 周，并随增龄而加重，第 26 周时暴露组 3～5 级改变的检出率高达 56%，而对照组仅为 1%。

测定柠檬酸合成酶（线粒体总量指标）及复合酶Ⅳ（细胞色素 C 氧化酶）活性对 β 细胞线粒体功能的评估。结果在 26 周龄暴露仔鼠，其复合酶Ⅳ活性较对照鼠明显降低；而柠檬酸合成酶活性两组间无明显差异。

此外，该研究还发现 26 周龄暴露仔鼠的 β 细胞胰岛素颗粒明显减少；离体胰岛细胞葡萄糖刺激的胰岛素分泌（GSIS）亦明显降低。

上述结果表明，大鼠围孕期胚胎暴露于尼古丁，会导致其子代 β 细胞线粒体结构明显破坏、功能异常及 β 细胞功能障碍。

（三）糖皮质激素的作用

业已证明，胚胎持续暴露于高浓度糖皮质激素（GC）环境可造成内分泌胰腺结构与功能异常，并致罹患胎儿成年后高血压，下丘脑-垂体-肾上腺轴功能亢奋，糖耐量受损乃至糖尿病发病风险增高。此不良结局系通过处于发育期的胰腺中 GC 信号通路的激活及影响胰腺内分泌发育的关键信号通路所致。

胚胎组织表达 GC 受体 α 亚型（GRα），GRβ 则不表达。Phan-Hug 等从志愿手术终止妊娠的早期人胚和第 2 孕期（T2）死胎组织的研究发现，人胚胎发育第 6 周即开始表达 GRα，但仅表达于间充质细胞。至第 9～13 周，含胰岛素的细胞团（胰岛形成之初）亦表达 GR，且和胰岛素启动子因子 1（insulin promoter factor 1，IPF1）共表达。高浓度的 GC 和 GRα 结合而激活 GC 信号通路。

胚胎所暴露的高浓度 GC 环境可由多种因素引起。例如应激致孕妇内源性 GC 分泌增多，或孕期服用 GC。Valtat 等采用模拟上述两种环境因素变化的动物模型对 GC 影响内分泌胰腺发育的作用及其机制进行了研究：① 地塞米松处理的大鼠模型（仿服药），从大鼠胚胎发育 21 日的胰腺分离胰岛并进行培养。用地塞米松（10^{-7} mol/L）处理体外培育的胎鼠胰岛，并同样处理培养的、其内分泌功能与胰腺组织非常接近的 Min6 细胞。② 小鼠仿应激模型：自小鼠受孕 11.5～18.5 日限制其摄食量（为对照鼠的半量/日），受孕第 18.5 日时取鼠胎胰待检。主要观测指标包括过氧化物酶体增殖物活化受体 γ 共激活因子 1α（PGC-1α）、调控胰腺内分泌发育的关键转录因子和胰岛功能等。结果发现，地塞米松处理胰岛 β 细胞和 Min 6 细胞后，这两类细胞的 PGC-1α 表达均增加，但调控 β 细胞的关键转录因子基因 $pdx1$、$NKx2.2$、$Pax4$、$Pax6$、

$ISL1$、$Mafa$，以及 $Srebplc$ 和 $Glut2$ 的表达均减少，同时伴有 β 细胞发育不良，胰岛素分泌减低及糖代谢异常。高糖皮质激素导致不良作用的机制可概括如下：GC 致 β 细胞 PGC-1α 过表达，PGC-1α 为 GR（核受体）的共调节因子，它和 GR 形成 GR/PGC-1α 复合物后能与 $pdx1$ 启动子的 β 细胞特异活性关键区域相结合，从而阻遏 $pdx1$ 等基因的表达。

此外，还有研究认为，PGC-1α 可能通过表观遗传学的机制调控 β 细胞基因的表达，即通过组蛋白甲基化及乙酰化修饰而调控 β 细胞功能相关的生物钟基因 $Bmal1$ 的表达。

二、疾病状态的影响

（一）甲状腺功能减低

切除晚期妊娠绵羊胚胎甲状腺所致甲状腺激素缺乏（原发性甲状腺功能低减），致胚胎 β 细胞增殖和 β 细胞量（mass）增加 30%～40%，伴胰岛素分泌增高。但其他器官呈现相反改变：短肢、心脏、消化道重量减少。β 细胞增殖可能通过胰腺细胞的新生或成熟前期 β 细胞的增殖两种途径。此外，胰岛内的高胰岛素环境也可反过来再刺激 β 细胞的增殖。胰岛素刺激 β 细胞增殖的机制可能与通过磷脂酰肌醇 3 激酶 PI3K 和丝裂原活化蛋白激酶（mitogen-activated protein kinase，MAPK）信号通路激活 mTOR 和 S6 激酶有关。胰岛 α 细胞量则未见变化。另一方面，高浓度甲状腺激素对 β 细胞呈相反作用，它抑制绵羊离体胰岛 β 细胞的增殖，此抑制作用呈剂量依赖性。

（二）肥胖的影响

肥胖孕妇的后代发生肥胖、糖尿病等代谢病的风险明显增高，已广为人知，但妊娠期肥胖对胚胎内分泌胰腺发育的影响则研究较少。Zhang 等用围孕期（交配前 60 日至妊娠 135 日）人工高热量饲料喂养的肥胖羊模型，观察了妊娠前半期和后半期胚胎内分泌胰腺的变化。结果显示，此肥胖动物模型胚胎内分泌胰腺呈双相变化：妊娠前半期胚胎生长加速，伴 β 细胞有丝分裂增加，β 细胞数量增加和产时高胰岛素血症；而妊娠后半期则胚胎生长减慢，β 细胞凋亡增加，β 细胞数量减少和产时血胰岛素水平减低。如产后胰岛结构与功能未能恢复正常，则可能导致胎儿出生后糖代谢异常、糖耐量受损及糖尿病。

第四节·胰岛结构与功能的关系及其临床意义

一、胰岛细胞结构的生理学意义

散布于胰腺外分泌组织中的胰岛，既作为一个独立而完整的内分泌器官存在，又保持着与外分泌胰腺密不可分的联系。胰岛在解剖学上的特殊结构保证了其功能的实现。前已言及，胰岛血流由中心向周边流动，这样就保证了上游的 β 细胞通过其所分泌的胰岛素调控下游的胰高血糖素和生长抑素的分泌。虽然尚未证实胰岛内和上述完全相反的血供流向，但不等于 α、δ 细胞对 β 细胞无影响。周边非 β 细胞可通过旁分泌作用，即 α、δ 细胞所分泌的激素可经细胞之间的连接间隙而影响邻近的 β 细胞，使岛内各细胞之间的活动同步协调

起来。同时胰腺内的神经节含有胆碱能、肾上腺素能及肽能神经元，也在协同胰岛乃至胰腺的分泌活动中扮演着"起搏器"（pacemaker）的角色。

胰岛素、生长抑素及胰多肽还具有调控外分泌功能及外分泌组织生长的作用；而肠促胰素（incretin）、胃抑肽（GIP）、胆囊收缩素（CCK）及其他胃肠肽也对胰岛具有调节作用。

二、2 型糖尿病病因及发病机制的新视角

关于 2 型糖尿病的病因和机制详见本书糖尿病章。此处仅提出两点新的认识略加讨论。

（一）关于传统观念的争论问题

β细胞功能失调和胰岛素抵抗仍是迄今所公认的 2 型糖尿病发病机制的传统观念，然而两者孰轻孰重、孰先孰后尚无定论，世界卫生组织（WHO）及美国糖尿病协会（ADA）的立场也反映了这种争论的现况。WHO（1999 年）在其指南关于"糖尿病分型及诊断"中指出，以"胰岛素抵抗为主伴胰岛分泌相对不足，或以胰岛素分泌缺陷为主伴或不伴胰岛素抵抗"。ADA 在其 2021 年"糖尿病管理标准"（Standards of Medical Care in Diabetes）中表述为"系在胰岛素抵抗基础上 β细胞分泌功能进行性丧失所致"。很显然，两权威组织的表述是对此争论的调和。近年来的一些研究成果或许能对解决上述纷争提供一些新的思路。

关于胰岛素抵抗，传统观念是指胰岛素作用的经典靶组织如骨骼肌、脂肪组织的胰岛素抵抗和肝胰岛素抵抗，前者又称外周胰岛素抵抗。这样就将分泌胰岛素的 β细胞和周围靶细胞分为两个元素，并将其对立起来。20 世纪 90 年代发现胰岛 β细胞和其靶细胞（肝、肌细胞）一样，也有胰岛素受体及受体后的胰岛素信号通路。它所分泌的胰岛素不仅调节外周靶细胞的代谢，而且还可与其自身细胞膜上的胰岛素受体相结合及激活 β细胞内的胰岛素信号通路，刺激胰岛素基因转录，胰岛素再合成及释放。这表明 β细胞具有自身调控（上调）胰岛素再合成及释放的作用，称为前馈（feed forward）作用。这样，β细胞就成为既是产生和分泌胰岛素的主体，又是接受胰岛素（内源性和外源性）调控的客体（靶细胞），即 β细胞扮演了双重角色，提示 β细胞成为胰岛素作用的又一新的靶细胞。

20 世纪末，Joslin 糖尿病中心的学者们发现，β细胞胰岛素受体基因特异敲除（βIRKO）的小鼠，其葡萄糖刺激的胰岛素 1 相分泌（GSIS）明显低下，但对精氨酸的刺激反应保持不变。同时小鼠出现糖耐量受损，具有和人 2 型糖尿病相似的表型。由此他们提出了"β细胞胰岛素抵抗（β-cell insulin resistance）和 β细胞水平的胰岛素抵抗是外周胰岛素抵抗和 β细胞功能障碍的连接点"的新概念。但这个 β细胞胰岛素抵抗小鼠模型是一个单基因遗传学模型，正如笔者所说，将其用于 2 型糖尿病还有不足之处。因为后者为多基因遗传，并与环境因素交互作用而发病，情况复杂得多。现已达成共识，环境因素在常见型 2 型糖尿病发病中起主导作用。全球 2 型糖尿病能在短期内暴发流行就是环境因素起主要作用的最有力的证据，且环境因素具有可防、可控性。

在此基础之上，李军、邬云红等探索了胰岛 α细胞是否也存在胰岛素抵抗的问题，因为发现 α细胞也存在胰岛素受体及受体后胰岛素信号通路。由此前临床上根据 2 型糖尿病患者胰高血糖素升高的现象，有人也曾提出 α细胞胰岛素抵抗的假设，但未能直接证明。李军、邬云红等采用环境因素（高脂肪、高热量饲养）诱导的肥胖及糖尿病大鼠模型，和高糖、高脂肪酸、高胰岛素环境体外培养的 HIT - T15 细胞系进行了一系列体内、体外的研究，首次证明了 α细胞也存在对内、外源性胰岛素的抵抗，即 α细胞胰岛素抵抗（α-cell insulin resistance）。利用上述动物和细胞模型，该课题组进一步证明在同一时间窗，α细胞胰岛素抵抗和 β细胞胰岛素抵抗并存；同时发现 α细胞胰岛素抵抗与 α细胞功能障碍（胰高血糖素增高，高糖及胰岛素的抑制作用减弱，胰高血糖素基因及蛋白质表达增高以及 α细胞由正常的周边分布变为向中心迁徙）并存；β细胞胰岛素抵抗与 β细胞功能障碍（β细胞对葡萄糖刺激的反应减弱，β细胞胰岛素基因及蛋白质表达减少，β细胞匀浆胰岛素含量减少等）并存；α、β细胞功能障碍与外周胰岛素抵抗并存。

上述结果清楚地表明，传统概念中的外周胰岛素抵抗与 β细胞功能障碍两者是同时发生的；两者相互联系在一起的，是不可分割的，是一个级联反应（cascade）上游（胰岛素信号）和下游（胰岛素在靶细胞的效应）的关系，即上游信号转导障碍致下游靶细胞（肝、肌肉、脂肪，以及 α、β细胞本身）胰岛素作用（功能）异常的关系。因此，上述学者提出 2 型糖尿病发病机制"一元论"的概念。

（二）糖尿病 β细胞衰竭新机制——β细胞去分化

一般认为，1 型糖尿病的 β细胞衰竭主要是由于 β细胞的免疫破坏所致。而 2 型糖尿病的 β细胞衰竭其原因更为复杂，遗传缺陷及有害环境因素均有作用。主流观点是 β细胞对外周胰岛素抵抗失代偿；糖脂毒性及 β细胞线粒体、内质网氧化应激致 β细胞凋亡率增加；β细胞数量减少等。但实际上，相对于 β细胞功能障碍而言，2 型糖尿病 β细胞凋亡仅轻度增加。新近哥伦比亚大学 Accili 课题组根据其发现提出了糖尿病 β细胞衰竭的新机制——β细胞去分化（dedifferentiation）。

他们在表达葡萄糖运转子 4（Glut4）的组织（骨骼肌、脂、肝、脑神经元等）选择性敲除胰岛素受体基因（GIRKO）的胰岛素抵抗和糖尿病的小鼠模型观察到高血糖症、高胰高血糖素血症、β细胞量减少等糖尿病特征。由于 β细胞的分化和 β细胞数量受其相关的转录因子调控，他们检测了 PDX1、MafA、Neurog3 及 FOXO1 的表达。结果发现 FOXO1 免疫活性随血糖升高而降低；严重高血糖时 β细胞 FOXO1 免疫活性丧失，且与胰岛素丧失量相平行，还伴有 Neurog3 表达增高。为了确定 FOXO1 缺失和 β细胞衰竭之间的因果关系，他们观察了 β细胞 FOXO1 基因敲除小鼠（IKO 鼠）的胰岛细胞。结果发现，缺乏 FOXO1 的 β细胞退回到了未定型（uncommitted）的、内分泌祖细胞样时期的细胞，即 β细胞发生去分化，转变为发育早期的前 β细胞（Neurog3$^+$）。去分化的 β细胞脱颗粒，不再表达胰岛素，而转分化为 α、δ 及 PP 细胞，其细胞量增加约 35%，这和糖尿病 β细胞衰竭时 β细胞量减少，胰岛素缺乏而 α细胞增多，胰高血糖素增高恰相吻合。他们又在 db/db、STZ 糖尿病鼠及胰岛素受体单倍体功能不全（haploinsufficiency，Ins R$^{+/-}$）所致胰岛素抵抗动物模型上成功地重现了上述结果。本研究结果显示，借助 FOXO1 防止 β细胞去分化或恢复其再分化功能可望成为 2 型糖尿病治

(三) 2型糖尿病发病中的胰岛整体观和机体整体观

前已言及，胰岛是一个独立完整的内分泌器官，是一个含多种细胞群体的生物社区，因此在探究糖尿病发病机制及防治对策时，宜将其作为一个整体来加以考虑，而非只看其中某一个成分，如只关注β细胞而不及其余。否则，可有片面之虞。诚然，β细胞是胰岛最大的细胞群体，研究也最多。

胰岛整体观至少有下述证据支持：① 近年对α细胞研究的重要发现凸显了α细胞在2型糖尿病发病中的重要作用。如α细胞胰岛素抵抗及α细胞的功能异常，如胰高血糖素分泌增多，对高糖抑制反应减低、刺激内生糖增多，成为导致空腹及餐后高血糖的重要因素。② 胰高血糖素样肽1A(GLP-1A)对α细胞的抑制作用，使α细胞成为2型糖尿病治疗的靶点。③ 在β细胞群遭到毁灭性打击的危难之时，α细胞会伸出"援助之手"，将自身转化为胰岛素分泌细胞。反之，β细胞去分化时又可转化为α细胞，即α/β细胞具有互变、互补性(reciprocal)。④ 将链脲佐菌素(STZ)所致β细胞全"切除"的1型糖尿病小鼠的胰高血糖素受体基因全敲除(Gcgy⁻/⁻)，6周后小鼠血糖、口服葡萄糖耐量试验(OGTT)、腹腔注射糖耐量试验(IPGTT)和其他代谢参数完全正常。凡此上述研究均说明α细胞在2型糖尿病发病中的重要作用不容忽视，且应成为2型糖尿病防治的重要新靶点。

此外，如前所述，在β细胞量锐减的极端情况下，即胰岛结构功能遭到严重破坏时，δ细胞群这个胰岛生物学社区的"少数民族"也能毅然投入"救亡"，转化自身将其补充到胰岛素分泌细胞群中去。以上事实说明，在探讨2型糖尿病发病机制时，胰岛非β细胞的作用值得大力研究，胰岛结构与功能的完整性在2型糖尿病发病及防治中的作用不容忽视。

三、胰岛细胞结构在糖尿病防治方面的意义

(一) β细胞的分化与新生

不久前，不少学者还一致认为成熟分化的β细胞如同神经元，是一种丝裂后期(postmitotic)细胞，再生能力极为有限，因而成年后β细胞数量几无变化。但近年的研究结果对此观点提出了质疑。研究发现，虽然β细胞群体的更新(turnover)缓慢，但它是处在动态的变化之中，其更新周期约1个月。在应答于环境变化的挑战(应激)，如肥胖、妊娠及胰岛素抵抗时，β细胞通过细胞肥大(体积增加)及增殖(细胞数量增加)两种代偿机制，以增加胰岛素的分泌。妊娠时β细胞量可增加50%；大鼠胰腺90%切除术后1周β细胞量增加3～4倍；8周时，其10%的残留胰腺中的β细胞重量已达整个胰腺的42%。长效胰高血糖素样肽1(GLP-1)类似物exendin-4刺激和慢性胰腺炎时也可见到β细胞的新生。动物实验还证明，胰岛素受体及胰岛素受体底物1(IRS-1)敲除杂合小鼠的β细胞量较野生型小鼠增加10倍。

这些发现为保护和恢复糖尿病的β细胞功能开辟了新的途径，对糖尿病防治有重要意义。现已证明，在转录因子PDX1、IDX-1、Foxo-1及IGF-1等的诱导下，胰腺导管的某些上皮细胞可丧失其上皮细胞表型而迅速增殖，并转化成可分化为胰腺内分泌细胞的多能干细胞。George等利用此技术在治疗STZ诱导的1型糖尿病小鼠取得了初步的成功，

他们用大鼠胰岛素启动子1及IGF-1嵌合(Rip-1/IGF-1)的转基因小鼠，使其β细胞表达IGF-1，然后腹腔注射STZ造成1型糖尿病模型。结果β细胞IGF-1转基因1型糖尿病小鼠由于β细胞的增殖与再生而β细胞量明显增加，1个月后仅有轻度高血糖，2个月后血糖逐渐下降并维持正常，3个月时恢复基线水平，8个月后20只小鼠全部存活；反之，20只非IGF-1转基因糖尿病对照小鼠则由于严重胰岛素缺乏及严重的高血糖等代谢紊乱而于2个月后逐渐死亡，至4个月时全部死亡。该研究说明，β细胞IGF-1表达能有效地促进1型糖尿病小鼠残存β细胞的增殖与再生，对抗β细胞凋亡，恢复β细胞功能，但远期疗效有待观察。

(二) 早期快速纠正高血糖症的重要意义

β细胞糖毒性已众所周知，并为临床和动物实验所证实。高糖可致β细胞凋亡。但Guz等发现STZ所致小鼠高血糖经胰岛素注射第7日时血糖正常化，此时胰岛中仍有新生β细胞出现，但仅出现于15%血糖正常化的小鼠，而注射STZ后高血糖1日即正常化的小鼠，其60%以上出现再生的β细胞。该研究通过动物实验，从β细胞新生的角度为胰岛素强化治疗，恢复并保持血糖正常化对保护β细胞功能的重要性提供了有力支持。另一方面，翁建平等的多中心临床试验也取得了相同的结果。他们对新诊断的2型糖尿病进行早期胰岛素强化(CS11/MDI)治疗至血糖正常后2周停药，结果1年后胰岛素强化组缓解率明显高于口服降糖药对照组，并伴胰岛β细胞功能的持续改善，1年时胰岛素组患者的胰岛素急性反应增加尚能保持。

(三) β细胞对葡萄糖反应的异质性引出的新思考

葡萄糖刺激的胰岛素分泌(GSIS)是β细胞的重要特征，而GSIS 1相分泌的缺失是2型糖尿病的重要特点。但研究发现，β细胞群体中每个细胞对葡萄糖刺激的反应程度并不一致，存在明显的异质性。体外实验证明，当葡萄糖浓度在6～8 mmol/L时，仅有小部分β细胞具有分泌反应。增加糖浓度，则募集更多的β细胞进入分泌池，同时也更增强了先前已参加分泌的β细胞的分泌反应。这就是说，当葡萄糖浓度发生变化时，β细胞群体中只有一部分细胞有反应而其余细胞则处于静息的贮备状态。β细胞之间这种差别的原因尚不清楚。但提示，在胰岛素分泌不足的情况下，如何动员募集更多的β细胞进入分泌池是一个很值得研究的问题。

参考文献

[1] 李秀钧.胰腺内分泌组织及形态发育[M]//陈家伦.临床内分泌学.上海：上海科学技术出版社，2011：894-897.
[2] De Groot LJ, Jameson JL. Endocrinology[M]. 7th ed. Philadelphia：WB. Saunders, 2015：517-526.
[3] 齐建国.内分泌胰腺的发育[M]//潘长玉.Joslin糖尿病学.北京：人民卫生出版社，2007：22-42.
[4] Orpeza O, Horb M. Transient expresion of Ngn3 in Xenopus endoderm promotes early and ectopic development of pancreatic beta and delta cells[J]. Genesis, 2012, 50：271-281.
[5] Bosco D, Armanet M, Morel P, et al. Unique arrangement of α- and β-cells in human islest of Langerhans[J]. Diabetes, 2010, 59：1202-1210.
[6] Ding L, Gysemans C, Mathieu C. β cell differentiation and regeneration in type 1 diabetes[J]. Diab Obes Metab, 2013, 15(Suppl 3)：98-104.
[7] Chera S, Baronnier D, Chila L, et al. Diabetes recovery by age-dependent conversion of pancreatic δ-cells into insulin producers[J]. Nature, 2014, 514：503-507.

[8] De Long NE, Gutgessell MK, Petrik JJ, et al. Fetal exposure to sertraline hydrochloride impairs pancreatic β‐Cell development[J]. Endocrinology, 2015, 156(6): 1952-1957.

[9] Lockhart F, Liu A, Champion BL, et al. The effect of cigarette smoking during pregnancy on endocrine pancreatic function and fetal growth: A pilot study[J]. Front Public Health, 2017, 5(314): 1-6.

[10] Bruin JE, Petre MA, Raha S, et al. Fetal and neonatal nicotine exposure in wistar rats causes progressive pancreatic mitochondrial damage and beta cell dysfunction[J]. PLos One, 2008, 3(10): 1-10.

[11] Phan-Hug F, Guimiot F, Lelievre V, et al. Potential role of glucocorticoid signaling in the formation of pancreatic islets in human fetus[J]. Pediatr Res, 2008, 64(4): 346-351.

[12] Valtat B, Riveline JP, Zhang P, et al. Fetal PGC‐1α overexpression programs adult pancreatic β‐cell dysfunction[J]. Diabetes, 2013, 62(4): 1206-1216.

[13] Hazzis SE, De Blasio MJ, Davis MA, Hypothyroidism in utero stimulates pancreatic β cell proliferation and hyperinsulinemia in the ovine fetus during late gestation[J]. J Physiol, 2017, 595(11): 3331-3343.

[14] Zhang L, Long NM, Hein SM, et al. Materal obesity in ewe results in reduced pancreatic β‐cell numbers in late gestation, and decreased circulating insulin concentration at term[J]. Domest Anim Endocrinol, 2011, 40(1): 30-39.

[15] 李军,李秀钧,张杰,等.糖耐量受损大鼠胰岛α细胞胰高血糖素及神经肽Y的表达[J].中华内分泌代谢杂志,2004,20(3): 185-189.

[16] Li J, Li XJ, Lou M, et al. Evidence for insulin resistance of pancreatic α‐cells[J]. Diabetologia, 2004, 47(Suppl 1): A169(Sci).

[17] 邬云红,李秀钧,罗梅,等.高脂饮食肥胖大鼠胰岛α细胞胰岛素抵抗机理的探讨[J].中华医学杂志,2005,85(27): 1907-1910.

[18] Talchai C, Xuan SH, Lin HV, et al. Pancreatic β cell dedifferentiation as a mechanism of diabetic β cell failure[J]. Cell, 2012, 150(9): 1223-1234.

[19] George M, Ayuso E, Casellas A, et al. B cell expression of IGF‐1 leads to recovery from type l diabetes[J]. J Clin Invest, 2002, 109: 1153-1163.

[20] Guz Y Teitelman TG. Detrimental effect of protracted hyperglycemia on beta-cell neogenesis in a mouse model of diabetes[J]. Diabetologia, 2002, 45: 1689-1696.

[21] Weng JP, Li YB, XU W, et al. Effect of intensive insulin therapy on β‐cell function and glycaemia control in patients with newly diagnosed type 2 diabetes: a multicenter randomized parallel-group trial[J]. Lancet, 2008, 371: 1753-1760.

第二章·胰岛素生物合成、分泌及代谢

李秀钧　邓尚平

第一节·胰岛素的生物合成

一、胰岛素的化学结构

胰岛素是一种多肽蛋白质激素。其前激素（prohormone）是胰岛素原（proinsulin），它包含了一个完整的胰岛素分子和一个连接肽（connecting peptide），此肽两端在代谢过程中各脱去两个碱性氨基酸后，称为 C 肽（C peptide）。人胰岛素是一条直链多肽，由 86 个氨基酸组成，其中包含胰岛素分子的 A 链（21 肽），为酸性；B 链（30 肽）呈碱性和 C 肽（31 肽）。C 肽的氨基端和羧基端各以一对碱性氨基酸 Arg31、Arg32 及 Lys64、Arg65 分别与 B 链的羧基端和 A 链的氨基端相连接，此二处亦为胰岛素的前体分子加工为成熟胰岛素的酶切点。在 A、B 两链之间和 A 链本身共有 3 个二硫键（S—S）相连，其连接点均为胱氨酸，分别为 B_7—A_7、B_{19}—A_{20} 及 A_6—A_{11}。S—S 键是由胱氨酸的硫氢基（—SH）氧化缩合而形成。在无脊椎动物进化过程中某些结构特征具有保守性，如上述 3 个二硫键，A 链的氨基端及羧基端和 B 链羧基端的疏水残基等。这些区域的化学结构如有任何改变将导致生物活性的显著减低或丧失。它们对维持胰岛素的二级和三级结构特征具有重要作用。而二级、三级结构是胰岛素与胰岛素受体相结合（亲和性）所必不可少的。此外，B 链 C 端疏水残基（23～27）对胰岛素在溶液中形成二聚体也具有重要作用。

胰岛素原、胰岛素和 C 肽的分子量分别为 9 000、5 800 和 3 020。哺乳动物的胰岛素分子结构差别不大，生物活性相似。而 C 肽的种属差异较大，几乎没有免疫交叉反应。胰岛素原在 β 细胞的粗面内质网（RER）中折叠、卷曲形成一定的空间结构的过程中，C 肽起重要作用。已知与胰岛素空间结构相似的物质尚有 IGF‐1 和 IGF‐2，以及松弛素（relaxin），而这些物质的连接肽只有 22 个或更少的氨基酸残基，同样能形成类似的空间结构。故 Binder、Knecht 等认为，人胰岛素原 C 肽的 28～31 个氨基酸残基可能无作用，是多余的。另有学者认为，胰岛素原在酶解过程中，C 肽有重要作用。

胰岛素原的生物学意义可能是通过 C 肽来形成和维持胰岛素分子的稳定性和完整性。有实验证明，胰岛素原在尿素和弱碱性溶液中经氧化处理只损失 20%～30%，而同样处理胰岛素则 99% 的分子被破坏。一分子胰岛素原与 2 个 Zn^{2+} 结合可生成稳定的六聚体。胰岛素原可在有 Zn^{2+} 或无 Zn^{2+} 的条件下结晶。此六聚体和结晶能维持原有的空间结构。胰岛素原分子中的 C 肽包裹胰岛素的表面，遮盖着胰岛素的重要活性基团，如 A_1、A_5、A_{12} 及 B_2 等部位。此外，C 肽与 A 链和 B 链相连接，降低了胰岛素的生物活性，并使胰岛素免受胰岛素酶（insulinase）的直接分解。胰岛素酶是一种中性酶，广泛存在于全身组织，特别是肝和肾。但它很难分解胰岛素原，而胰岛素原降解的中间产物则较易被此酶所分解。胰岛素原能竞争性地抑制胰岛素酶的活性。

二、人胰岛素基因

人胰岛素基因定位于第 11 号染色体短臂 15 区带（Ch11 p15），为单拷贝基因。除大鼠、小鼠等啮齿类动物具有 Ⅰ、Ⅱ 两个非等位基因外，多数动物的胰岛素基因亦为单拷贝。人胰岛素基因有 3 个外显子和隔夹于其间的 2 个内含子。此结构与多种动物相似，但大鼠及小鼠胰岛素基因 Ⅰ 缺乏内含子 2。不同种属内含子的长度及序列因种属不同而异（119～3 500 bp）。胰岛素属于胰岛素样生长因子（IGF）等肽激素超家族成员,它与 IGF 在一级、三级结构以及调节生长和代谢作用方面具有高度相似性,因而在漫长的(5 亿多年)进化过程中,它们的基因可能由同一祖先衍化而来,因此胰岛素基因是一个十分古老的基因。但它们也有不同之处。IGF 基因可于多种组织表达,而胰岛素基因只选择性地表达于胰岛 β 细胞。

人胰岛素基因位于调节区域上游外的 5′旁区重复串联处,是唯一具有多态性的区域,早期研究认为此区多态性与 2 型糖尿病有关,但后来的许多研究未能证实,但它在基因连锁分析时是一个有用的标记。胰岛素基因的点突变可导致家族性高胰岛素血症综合征及糖尿病的发生。

三、胰岛素的生物合成

胰岛素需经过复杂的加工程序和步骤而生成。首先,胰岛素的生物合成是人胰岛素基因在胰腺 β 细胞的选择性特异表达的过程。此过程包括胰岛素基因在 β 细胞核内的转录和翻译以及转录和翻译后的加工等步骤。胰岛素基因转录的产物 mRNA 经过初步加工,去除两个未翻译的内含子之后,由细胞核转移至粗面内质网(RER)的核糖体中翻译为前胰岛素原(preproinsulin),而非胰岛素。前者为在胰岛素原 B 链疏水的氨基端加上一段 24 个氨基酸残基为信号肽(signal peptide)或前导序列(leader sequence),此信号肽与细胞质中的信号识别颗粒(signal-recognition particle,SRP),一种核糖核蛋白颗粒相互作用,有助于新生的前胰岛素原分子穿入 RER 内池。前胰岛素原进入 RER 后,信号肽很快(1～2 min)被该处的信号肽酶切除而成为胰岛素原。胰岛素原再经过分子折叠及二硫键的形成(由蛋白二硫键异构酶催化)和氧化,然后被包装成小泡(转运元件,transitional element)经 RER 转运至高尔基(Golgi)体,于此处被包装为分泌颗粒(SG),即 β 颗粒(β-granules)。有证据提示分子折叠及二硫键形成过程受 RER 中含 Lys-Glu-Asp-Leu 羧基端定位序列(KDEL)的蛋白二硫键异构酶催化。在高尔基体,胰岛素原进一步裂解为胰岛素及 C 肽(含 26～31 氨基酸残基的多肽片段),变为成熟的分泌颗粒。在此分泌颗粒中,除等分子的胰岛素及 C 肽外,尚含有残余的胰岛素原和部分裂解的中间产物以及其他各种少量的 β 细胞分泌产物。

以上为胰岛素生物合成的概况。胰岛素生物合成前期的产物为胰岛素的前激素,而非胰岛素。现就此前激素的加工或胰岛素的转化过程中关键环节再分述之。

(一)前胰岛素原转变为胰岛素原

此过程在 RER 进行,为时短暂(仅 1～2 min),已如上述。

(二)胰岛素原转变为胰岛素

此过程在高尔基复合体内加工完成。当胰岛素原在 RER 合成后,立即被包裹为小泡,并输送至高尔基复合体的顺面(cis region);而后再经由此顺面转位至高尔基体的反面,或反面高尔基网(trans Golgi network,TGN),在该处以芽生的形式,形成网络蛋白包被的分泌颗粒,同时胰岛素原又经胰岛素原转化酶(proinsulin convertases,PCS)水解而产生胰岛素。此后,包被分泌颗粒的网络蛋白迅速脱落,而形成成熟的分泌颗粒。前一过程,即由 RER 转位至高尔基体为能量依赖过程,约需时 20 min。

自 20 世纪 70 年代开始,对胰岛素原转化酶的研究历时

20 余年。现已知胰岛素转化酶有两大类:内肽酶与外肽酶(羧肽酶 E 或 H,CPE 或 CPH,为羧肽酶 B 的同系物,更具最适酸性 pH)。前者为枯草菌素样和酵母 Kex2 基因产物同源的钙依赖性丝氨酸内肽酶,或称枯草菌素样蛋白原转化酶(subtilistin-like proprotein convertases,SPC 或 PC),又分两种:Ⅰ类即 PC1 或 PC3,Ⅱ类即 PC2。PC1/PC3 要求钙浓度较低,而 PC2 则需要的钙离子浓度较高。PC2 和 PC1/PC3 对胰岛素原的作用也不相同。最初的研究认为,PC2 选择性地作用于 A 链与 C 肽的连接处;而 PC1/PC3 则作用于 B 链与 C 肽的连接点。然而后来的研究结果表明只要酶的活性够高,无论 PC2 抑或 PC1/PC3 对上述两连接点均能进行酶切。用离体胰岛氚标氨基酸(^{3}H-amino acid)示踪实验证实两酶作用的时序是 PC1/PC3 先于 PC2。PC1/PC3 作用于 TGN 中新合成的初期胰岛素原分泌颗粒,而 PC2 则仅于 pH 低至 5.5 时作用于成熟的分泌颗粒。PC1/PC3 首先将胰岛素原的 B 链与 C 肽的连接处(Arg31,Arg32)切断,产生脱 31,32 中间产物,即脱 Arg31,Arg32 胰岛素原(Des-31,32 proinsulin),作为 PC2 作用的底物。PC2 则将 A 链与 C 肽的连接点,即 Lys64,Arg65 氨基酸处切断,最终产生天然的胰岛素和 C 肽。相反的作用途径亦存在,即在 PC2 酶切下,先产生脱 64,65 胰岛素原,然后再经 PC1/PC3 于 B 链和 C 肽连接处切除 31,32 两个精氨酸残基而产生天然胰岛素。无论上述何种作用途径,在 A、B 两链与 C 肽被切断后尚有羧肽酶(CPE、CPH),切除羧基端的碱性残基,才能成为成熟的天然胰岛素。

在胰岛素原加工过程中 PC1/PC3 的作用似较 PC2 更为重要。这表现在:① 在正常情况下,PC1/PC3 负责 2/3 的胰岛素原处理,即 PC2 仅加工 1/3 的胰岛素。② 用基因敲除技术及脉冲追踪(pulse-chase)技术也证明 PC2$^{-/-}$ 小鼠出现的胰岛素原约为 1/3 的脱 31,32 胰岛素原。③ 人 PC1/PC3 基因突变杂合子血清中无胰岛素测得,脱 31,32 胰岛素原很少或缺如,伴脱 64,65 胰岛素原显著增多。以上表明,在 β 细胞 PC1/PC3 的作用居于主导地位。

(三)β 细胞分泌颗粒的形成及成熟

已如前述,胰岛素的前体合成后,在 RER 被膜分拣(sorting)为小囊泡输送至 TGN,进一步加工为原颗粒,再经转化酶的作用及其他生化作用组装而转变为成熟分泌颗粒。从原颗粒至成熟分泌颗粒,要经历以下主要过程:① 在胰岛素原转化酶作用下,形成胰岛素及 C 肽。② 胰岛素脱离胰岛素原后与锌原子结合形成结晶。尚无证据表明 C 肽能与胰岛素共结晶,但在分泌颗粒中,有少量(1%～2%)的胰岛素原可与胰岛素共结晶。③ 胰岛素在颗粒中的组装:结晶的胰岛素在颗粒中央形成致密核心,而 C 肽仅存于核心周围液体腔隙的溶液中。胰岛素的三维空间结构为 3 个二聚体围绕一个通过两个锌原子的三叠主轴排列形成六聚体。每一锌原子皆于六聚体平面之上或其下与 3 个 B10 的组氨酸并列。在胰岛素结晶体中二聚体于 B 链 C 端 B24 和 B26 氨基酸残基之间通过氢链而结合在一起,形成反平行 β 折叠(antiparallel β-pleated sheet)结构。④ 颗粒中内环境的变化,主要是 pH 变化,由于酸性环境适于新生胰岛素的结晶,因此分泌颗粒在成熟过程中 pH 经历了以 RER 的弱碱性(有利于胰岛素原的折叠和巯基的氧化)至高尔基体的中性,TGN 分泌颗粒的逐步

酸化过程。成熟颗粒的 pH 范围在 5.0～6.0。pH 酸化机制与 TGN 小囊的质子泵功能有关。胰岛素原进入 TGN 进行加工时，质子泵开始增加氢离子的摄入，以置换被胰岛素原转化酶切下的碱性氨基酸（精氨酸、赖氨酸），其结果致使颗粒中 pH 下降。

最近发现质子泵功能由 β 细胞固有途径的转化酶 furin（为成对碱性氨基酸蛋白酶）所激活。假如 β 细胞缺乏 furin，则胰岛素原加工发生障碍。与未成熟的颗粒原（prognanule）比较，成熟颗粒有如下特征：① 颗粒变小，密度增大，颗粒中有致密核心，周围有一晕环，为液体腔隙。② 颗粒核心为只含胰岛素，不含 C 肽的结晶，结晶为六聚体，含 2 个锌原子。C 肽溶于核心周围的液体中。③ pH 酸性（5.0～6.0）。

综上所述，胰岛素的生物合成，包括从前胰岛素原至胰岛素原，再到细胞内转运、分选，蛋白质水解以致分泌颗粒的包装和储存的全过程，是在 β 细胞内一条拓扑学与生物化学高度完美整合的自动化"生产线"。发生胰岛细胞瘤时，此种精微稳定的整合过程被打破，导致胰岛素释放失控和大量胰岛素原释放。对后者的检测可作为临床诊断有用的指标。

锌在胰岛素生物合成中起什么作用尚未十分明了。可能至少有以下作用：① 维持胰岛素三维空间结构的稳定性。② 调节胰岛素原的转化过程，它将新生成的胰岛素变成无渗透活性、化学稳定的结晶型，从而有效地和有关酶类隔开，并有利于结晶的储存。③ 作为一种分泌信使，影响 β 细胞或 α 细胞的离子通道。

（四）C 肽的生物学作用

1. C 肽对胰岛素生物合成的作用·大量证据支持 C 肽在胰岛素生物合成中具有重要作用：① C 肽将胰岛素 A、B 两链的相互作用由无效的双分子反应变为浓度依赖的高效的单分子反应；② 有利于胰岛素原肽链的折叠及二硫键的形成；③ 引导转化酶与碱基对有效结合及酶切，近年一分子模型研究提示 C 肽的这一功能尤为重要；④ C 肽延伸了胰岛素原肽链长度，使之易于跨越 RER 膜，而穿越 RER 膜及核糖体估计约需 65 个氨基酸残基；⑤ 控制胰岛素生物合成的翻译环节，当合成的新肽链达到与 C 肽相近的长度时翻译即为信号识别蛋白（SRP）所终止；⑥ 在其完成对胰岛素生物合成的作用后易于脱离胰岛素原，此功能亦颇为重要。

2. C 肽其他的潜在功能·20 世纪 90 年代以后，一些研究报道提示 C 肽和（或）其所产生的小片段肽可能尚具有其他生物活性，如促进葡萄糖运转与利用，改善糖尿病患者的肌肉、皮肤、视网膜和神经的微循环，刺激肾小管 Na^+-K^+-ATP 酶（ATPase）活性。甚至提出血循环中的 C 肽可能有助于改善血糖控制及延缓糖尿病血管并发症的发生和发展。

新近，Bhatt 采用人脐静脉内皮细胞和链脲佐菌素所致 1 型糖尿小鼠的主动脉内皮细胞作为实验载体，进行体内、体外试验，验证 C 肽对高血糖和高血糖记忆（hyperglycemic memory，HGM）效应所致的血管损伤是否具有保护作用。结果发现：① 在高糖组，无论是培养的脐静脉内皮细胞，还是糖尿病小鼠的主动脉内皮细胞的活性氧簇（ROS）、过氧化亚硝酸盐（$ONOO^-$）及硝基酪氨酸均明显增高。内皮细胞凋亡亦增加，p53 及线粒体接头蛋白 p66[shc] 持续上调。同样，在 HGM 组，无论脐静脉内皮细胞还是主动脉内皮细胞，上述氧

化应激标志及细胞凋亡率也明显增加，p53 及 p66[shc] 明显上调。② C 肽处理或替代治疗可防止高糖及 HGM 所致培养细胞及糖尿病鼠主动脉氧化应激标志持续升高及内皮细胞凋亡；C 肽替代治疗同时抑制 p53 及 p66[shc] 的上调。③ 胰岛素可抑制 p53 及 p66[shc] 的上调，但对氧化应激标志及细胞凋亡无影响。根据以上结果，笔者提出对 1 型糖尿病或晚期 2 型糖尿病用胰岛素加 C 肽治疗的策略可能对预防血管并发症有益。

由于人天然 C 肽生物半衰期短，约 30 min，需要多次用药（4～5 次/日）方能维持其血浆浓度在正常范围，临床应用不便，故近年长效 C 肽研发问世。该制剂是对人 C 肽分子结构进行修饰：于其 N 端共价连接一个分子量 40 000 的聚乙二醇（PEG）分子，为 PEG-C 肽（pegylated C-P）。PEG-C 肽既保持了人天然 C 肽的生物活性，半衰期又延长至 6～7 日，每周皮下注射 1 次即可，大大方便了临床应用。

最近，Wahren 等进行了为期 52 周的多国（美国、加拿大和瑞典）多中心（32 个）2b 期临床随机双盲平行对照试验，对长效 C 肽对 250 例 1 型糖尿病伴轻至中度糖尿病周围神经病治疗的疗效及安全性进行验证。结果长效 C 肽（低/高剂量）治疗组治疗 52 周后跗趾震颤觉阈值（VPT）较对照组均明显改善，分别改善 28%（$P<0.003$）和 17%（$P<0.02$），但双侧腓肠肌神经传导速度（SNCV）和改良的 Toronto 临床神经病记分无明显改变。

对于本试验中 PEG-C 肽改善 VPT 而未改善 SNCV，笔者的解释是影响两者的因素/机制不同。前者系神经冲动转导/转化（transduction）的变化，即由机械能转化为神经信号的变化。作用点在 Aβ 纤维支配的远端皮肤感觉神经突触的特殊膜受体处，主要为 Pacinian 小体。而 SNCV 系神经冲动传导速度（speed of conduction）的变化，作用点在长神经束，包括其轴索的横径、有髓鞘程度及郎飞结（Ranvier node）处多种离子的完整性等。故 PEG-C 肽能改善远端感觉神经功能，却对神经传导速度少有影响，甚或无直接作用。

四、胰岛素生物合成的调控

胰岛素生物合成的调控机制十分复杂，尚未完全阐明，参与调控的因子也很多，难以一一述及。现仅就研究较多者作概要讨论。

（一）葡萄糖

葡萄糖是胰岛素生物合成最重要、最强有力的生理性调控因子。它对胰岛素生物合成，从人胰岛素基因在 β 细胞的表达、转录、翻译、蛋白质加工、颗粒形成及成熟，直至胰岛素的分泌胞吐-胞吞偶联全过程均有调控作用。胰岛素基因选择性地于胰岛 β 细胞表达是由一些反式激活因子（transactivating factor）的作用所致。这些因子与位于基因上游 300～400 bp 含有葡萄糖控制元件的 DNA 识别序列（TATA 框），或转录起始点相结合而启动转录。与此同时，增强子、特异性和非特异性转录因子对转录的进行亦必不可少。增强子 E1、A2-C1、A4-A3 及 E2 框的作用尤为重要，E1、C1 及 A3 突变可致葡萄糖调节的转录降低。而转录因子从增强（如 BETA2/NeuroD 及 PDX1）和抑制（如 C/EBPβ）两方面起作用。葡萄糖在调控胰岛素基因转录的机制中，其促进 PDX1 磷酸化十分重要，因为磷酸化的 PDX1 与胰岛素基因启动因

子调节域相结合而使转录效率显著提高。而在此过程中胰岛素信号转导蛋白 PI3K 又起到中心调节作用,用 PI3K 抑制剂 LY2944002 可阻断上述作用。体外试验证明增加葡萄糖浓度,数小时内胰岛素 mRNA 大量增加。反之,低血糖时胰岛素 mRNA 水平迅速降低。

在蛋白质翻译水平葡萄糖在翻译的起始期、肽链延长期及前胰岛素原向 RER 转移等的多个环节均起调节作用。有学者提出胰岛素原生物合成特异性的翻译调控还在于前胰岛素原 mRNA 本身,尤其在 3′非翻译区(3′ untranslated region, 3′-UTR)。该处含有嘧啶富集序列(PRT)的元件和高度保守的 UUGAA 元件及嘧啶序列结合蛋白(PTB)和葡萄糖反应的结合以控制前胰岛素原 mRNA 的稳定性。另外,还发现在前胰岛素原 5′非翻译区(5′-UTR)的保守的翻译调控顺式元件,即前胰岛素原葡萄糖元件(ppIGE)亦为葡萄糖诱导的胰岛素原翻译调控所必需。在胰岛细胞质提取物中发现的一种蛋白质反式作用因子(ppIEBP)可与前胰岛素原 mRNA 的翻译调控的 ppIGE 顺式元件呈葡萄糖依赖式的结合,这与葡萄糖调节的胰岛素原生物合成的特点一致。

如前所述,葡萄糖对胰岛素的产生可在不同水平进行调节。具体的调节发生于哪一水平需视 β 细胞暴露于高糖的时间。例如 3 h 以内正常浓度的葡萄糖对胰岛素原合成的作用全在翻译水平;超过 12 h,葡萄糖的调节不但仍在翻译水平,而且它还可以通过促进前胰岛素原 mRNA 的稳定性和为翻译提供更多的前胰岛素原模板而起到了对翻译调节的增补作用。更长期葡萄糖作用的调控则与胰岛素基因转录增加有关,且此过程呈 Ca^{2+} 依赖性。此外,葡萄糖对胰岛素原生物合成翻译水平的特异性调控与对胰岛素分泌颗粒的其他蛋白质合成的调控机制相同。

(二)其他营养素的调节作用

1. 氨基酸 · 大鼠离体胰岛实验证明 L-亮氨酸及其脱氨基产物可提高胰岛素 mRNA 水平。

2. 游离脂肪酸(FFA)对胰岛素的合成及分泌均有作用 · 短期作用刺激葡萄糖诱导的胰岛素分泌,而长期作用则对胰岛素分泌起抑制作用。至于对胰岛素基因转录的作用则因脂肪酸的种类不同而异。如饱和脂肪酸棕榈酸在高糖时降低大鼠胰岛素基因 I 及人胰岛素基因启动子活性而抑制胰岛素基因转录及 mRNA 的稳定性。另有学者发现棕榈酸呈剂量依赖地降低 PDX1、IDX-1 mRNA 及蛋白质水平。然而生理浓度的 FFA 对胰岛素生物合成和 β 细胞其他功能的维持至关重要。

3. 钙离子 · 钙及钙调素(CaM)及其激酶对胰岛素合成及分泌均十分重要。前者如胰岛素原转化酶活性需依赖钙离子的存在,且不同的 PC 需要的钙离子浓度不同。

4. 其他中间代谢产物 · 谷氨酸、乙酰乙酸对葡萄糖刺激的胰岛素原的合成均有明显刺激作用。糖、脂代谢在线粒体中产生的 ATP 对胰岛素原的合成有一定的促进作用,但仅在早期。此外葡萄糖诱导的胰岛素分泌是 ATP 依赖的,这是众所周知。另有报道三羧酸循环的中间产物琥珀酸甲酯及琥珀酸脱氢酶抑制剂-丙二酸甲酯可增加葡萄糖刺激的胰岛素原生物合成。在糖代谢增加时线粒体中琥珀酸产生增多,并向胞质中转移,转化为琥珀酸 CoA,后者作为促进-偶联第二

信号而促进葡萄糖诱导的胰岛素原生物合成。这一发现有重要临床意义,它为 2 型糖尿病高血糖状态下胰岛素增高的机制提供了合理的解释,并可能有一定靶向治疗的意义。

(三)激素的调控作用

1. 胰高血糖素样肽 · 胰高血糖素样肽 1(glucagon-like peptide 1,GLP-1)是胰岛素生物合成最强有力的刺激物。GLP-1 与 β 细胞的 G 蛋白偶联受体(GPCR)结合而增强葡萄糖刺激的胰岛素分泌(GSIS)。其作用机制是通过提高细胞内 cAMP 水平而增强葡萄糖诱导的胰岛素合成作用。已知 GLP-1 增加胰岛素原的生物合成的作用主要在翻译水平,而非转录水平。

2. 瘦素 · β 细胞表面存在瘦素受体(OB-R)。动物实验证明在 β 细胞其作用和 GLP-1 恰好相反,它降低 β 细胞 cAMP 水平,抑制胰岛素基因表达,并在高糖的情况下抑制胰岛素分泌。由于瘦素对胰岛素合成和分泌的抑制作用,因此它可能与肥胖者 2 型糖尿病的发病有关。

3. 生长激素(GH)和催乳素(PRL)· 也可刺激胰岛素合成及释放增加,并刺激 β 细胞生长。在大鼠胰岛 β 细胞株的实验结果显示,GH 刺激胰岛素的合成呈剂量效应。PRL 可促进胰岛素基因的转录和表达。GH 刺激胰岛素合成部分通过刺激胰岛素基因转录,且此作用需要钙离子的参与。用钙通道阻滞剂维拉帕米可阻断 GH 诱导的 β 细胞胰岛素基因转录为此提供了支持证据。

4. 糖皮质激素 · 可提高大鼠 β 细胞的胰岛素原 mRNA 水平。但也有相反的实验结果显示,糖皮质激素可抑制胰岛素的合成和释放。许多激素调节胰岛素基因表达是通过影响细胞内 cAMP 的浓度来实现的。这些激素包括 GLP-1、肾上腺素、甘丙肽(galanin)及生长抑素等。用胰岛单个细胞或整个胰岛做实验对比发现,胰岛素基因的基础表达在后者比前者高 2 倍以上。这说明胰岛中细胞之间的相互作用(旁分泌系统)也可能是调节胰岛素基因表达的重要因素。

(四)胰岛素的自调节作用

最近研究发现胰岛素不仅对它的外周靶组织、靶细胞,如骨骼肌、脂肪及肝发挥生理效应,而且对它自身的分泌细胞,即胰岛 β 细胞的胰岛素的生物合成及分泌也有调控作用。这一论断是基于证明了胰岛 β 细胞如同胰岛素作用的经典靶细胞(肝、脂肪、肌细胞)一样也存在胰岛素受体及受体后胰岛素信号通路。这样,β 细胞就扮演了双重角色,它既是胰岛素产生的细胞,又成为胰岛素作用的靶细胞,这包括正反馈和负反馈作用,前者又称前馈作用或 β 细胞的自分泌(autocrine)作用。按照这一模式,β 细胞在葡萄糖刺激下分泌胰岛素,而所分泌的胰岛素再通过和 β 细胞膜上的胰岛素受体相结合,激活 β 细胞胰岛素受体信号转导系统而调控胰岛素的合成和分泌的全过程,包括胰岛素基因的转录和翻译、β 细胞内钙流动及分泌颗粒的胞吐。Aspinwall 用电流计测定法观察到胰岛素可迅速地直接促进 β 细胞胰岛素的分泌。除了调控胰岛素基因外,胰岛素也调节 β 细胞的葡萄糖激酶(GK)基因。Leibiger 等提供的证据显示胰岛素对此两基因的调节途径不同。胰岛素刺激胰岛素基因转录是通过 A 型胰岛素受体及磷酸肌醇 3 激酶/钙调素激酶 Ⅱ 途径(IR-A/PI3K/CaMK Ⅱ),而胰岛素刺激 GK 基因转录是通过 B 型胰岛素受体和磷

酸肌醇依赖性蛋白激酶/蛋白激酶 B(PDK/PKB)途径。和上述多数报道的正反馈结果相反，也有少数研究结果显示胰岛素对β细胞的胰岛素合成和分泌起抑制作用。亦有报道无论内源性或外源性胰岛素对葡萄糖刺激的胰岛素合成均无明显作用。这些学者通过采用二氮嗪或生长抑素，或去除钙离子，抑制内源性胰岛素分泌，或相反，用磺脲类或格列奈促进胰岛素分泌，或于培养基中加入胰岛素等均未发现葡萄糖刺激的胰岛素生物合成的显著增加。

出现矛盾性结果的原因可能与实验条件和实验动物的种属的差别，以及动物是否经过遗传学处理和实验材料的差别，如用β细胞株或完整胰岛等有关。一般认为未经遗传学处理动物的完整胰岛，胰岛素对其自身的分泌呈抑制作用。而在完整的胰岛β细胞，除胰岛素对其生物合成和分泌的调节作用外，尚存在胰岛内部邻分泌对β细胞的调节作用。在不同的实验条件下，α细胞及δ细胞产生不同的邻分泌作用也可能是造成实验结果差异的原因。

尽管还存在分歧意见，但β细胞胰岛素自分泌作用的发现是近年来细胞生物学领域的一个重要突破，它对胰岛素作用、胰岛素抵抗及对 2 型糖尿病机制的再认识均有重要的意义。例如，Joslin 糖尿病中心 Kahn 等用特异性敲除β细胞胰岛素受体的方法，使小鼠产生了与人 2 型糖尿病早期相似的典型表征：兼具 IGT、胰岛素抵抗和β细胞葡萄糖刺激的胰岛素 1 相分泌缺失，但β细胞对氨基酸的刺激反应仍然保留。这有力地表明β细胞胰岛素信号转导的障碍，即在β细胞水平的胰岛素抵抗是连接 2 型糖尿病外周胰岛素抵抗和β细胞功能障碍的桥梁。这个模式能较好地将多年来关于 2 型糖尿病发病机制中外周胰岛素抵抗与β细胞功能缺失孰先孰后，孰为原发孰为继发的争论统一起来。

五、胰岛素生物合成的病理

在胰岛素生物合成过程中任何有关环节的异常，包括胰岛素基因突变，转化酶活性异常，调节因子、β细胞胰岛素信号系统的异常、β细胞代谢，特别是糖脂代谢紊乱等均可致病。例如 PDX1 突变可致 2 型糖尿病。β细胞胰岛素信号转导障碍可导致β细胞的胰岛素抵抗及胰岛素分泌的缺陷，长期慢性高血糖可增加胰岛素原的合成，出现高胰岛素原血症，为早期 2 型糖尿病的重要表型特征。

此外，胰岛素基因突变所致的一级结构改变可使胰岛素生物活性降低。这是因为胰岛素结构改变之后，造成胰岛素与受体结合困难。现已发现几种由胰岛素基因突变所产生的异常结构胰岛素，它们分别命名为芝加哥胰岛素(Phe→Lue^{B}25，B 链第 25 位苯丙氨酸为亮氨酸所取代)、洛杉矶胰岛素(Phe→Ser^{B}24，即 B 链原来第 24 位的苯丙氨酸为丝氨酸所取代)、Wakayama 胰岛素(Val→His^{65})。此种胰岛素结构异常所致的胰岛素抵抗只占极少数。

第二节·胰岛素分泌

在β细胞内胰岛素从其生物合成至其分泌是从细胞核、RER、高尔基体、分泌颗粒经胞质向细胞膜胞吐及胞吞的连续

过程。一些调节因子对胰岛素的合成和分泌均有调节作用，有的则主要作用于上述过程的某一或某些环节。

一、胰岛素分泌的细胞机制和分子机制

20 世纪 90 年代以后由于膜片钳(patch-clamp)技术、实时细胞表面容量测定(real-time capacitance measurement)、激光共聚焦显像，碳纤维电流计、核磁光波谱、全内反射荧光(TIRF)显像及基因工程等具有时空高分辨率的新技术的应用，我们对胰岛素释放的机制有了更加深刻的了解。

成熟的胰岛素分泌颗粒是通过胞吐的形式而释放的。这种方式和其他激素，如神经递质的分泌颗粒释放相似。新合成的分泌颗粒离开高尔基体后需经细胞质输送至质膜下接近细胞表面，以备释放。电镜观察小鼠单个β细胞含有 10 000 余个分泌颗粒。这些分泌颗粒按其成熟程度不同可分为两个群体：一小部分(约占总数的 1‰~5‰)为已激发的能即刻释放的颗粒属于快速释放池(readily releasable pool，RRP)或立即释放池(IRP)。这些颗粒如同箭在弦上，一触即发。一有刺激时(如葡萄糖)勿需任何进一步加工修饰，可立即释放，为胰岛素的第 1 相分泌。其余绝大部分(95‰以上)距胞膜较远，尚未具备释放能力的颗粒属贮备池(reserve pool)。但这些颗粒在刺激持续存在时可被动员、募集，称静息的新来者(new comer)，即新颗粒，可继续补充入 RRP，释放构成胰岛素 1 相分泌的大部分和 2 相分泌几乎全部。

分泌颗粒释放过程包括以下环节：颗粒的运输(运动)(trafficking)、停泊(docking)、融合(fusion)及最终颗粒内容物的排空，即胰岛素的释出(胞吐)。

1. 颗粒的运输·分泌颗粒离开高尔基体后进入胞质。在刺激因子作用下向β细胞周边质膜下的释放带(release zone)转移。颗粒运动有两种方式：① 迅速定向跳跃式的移动，平均运动速度为 0.6 μm/s 左右；② 缓慢的非定向弥散式运动。

定向运输系统：研究表明β细胞骨架是分泌颗粒快速定向运动的重要载体和超微结构基础。胞质中的微管、微丝织如蛛网向细胞周边质膜下辐射，分泌颗粒沿这些微管微丝系统快速定向移动。虽然骨架系统为分泌颗粒的运动提供了重要条件，但运动的发生尚有赖刺激信号(如葡萄糖)及一系列复杂的化学反应过程。例如需要细胞内钙离子浓度增高，与 CaM 结合，再结合分泌颗粒上的 CaM 激酶Ⅱ，后者使微管相关蛋白 2(microtube-associated protein-2，MAP-2)磷酸化，并需水解 ATP 获得运动能量。以这种微管运动的蛋白重链突变转染 INS1 及 MIN6 细胞，发现这些细胞分泌颗粒快速运动能力及分泌能力丧失。进一步用微管蛋白解聚剂长春新碱处理可使葡萄糖刺激的胰岛素 1 相和 2 相分泌减少 50‰。

2. 停泊(docking)·如同船舶停泊码头，或着坞，易位至紧邻质膜下(RRP 池)的分泌颗粒靠近质膜，通过多种连接蛋白，诸如小 G 蛋白(rabs)和分泌颗粒的小突触泡膜蛋白(synaptobrevin/VAMP-2)与质膜结合蛋白，即质膜受体，如突触融合蛋白(如 Syntaxin 和 SNAP-25)与β细胞质膜紧密附着。

3. 融合(fusion)·上述分泌小泡的蛋白与质膜蛋白结合而形成的分泌颗粒质膜复合体紧密固着于质膜，并与质膜钙离子通道结合。分泌颗粒膜开孔与钙通道口对合，在融合乃

至继后的胞吐过程间至关重要的是上述连接蛋白——可溶性乙基马来酰亚胺敏感因子附着蛋白受体(SNARE)与质膜受体蛋白,如 SNAP-25,或称 t-SNARE(靶向定位 SNAP 受体)和突触融合蛋白的作用,它们互相连接,像多条绳索将分泌颗粒与质膜及质膜上的钙通道紧密拴在一起,使 Ca^{2+} 流入仅局限于分泌颗粒处膜孔,而膜孔处的 Ca^{2+} 微结构域(microdomain)精密地调控着胞吐过程中 Ca^{2+} 信号的时空变化。

4. 胞吐(exocytosis)·指颗粒中的内容物——胰岛素被排空的过程,是胰岛素释放的最后一道工序。如同已安装上发射塔的火箭,只有在点火时火箭才能升空一样,完成上述停泊及融合步骤只是为颗粒的排空提供了机械装置,尚不具释放的能力,也只有在"点火"(priming)后才能引发颗粒内容物的释放。这个引发过程是一个刺激引发的复杂代谢过程,即所谓刺激-分泌偶联(stimulus-secretion coupling)。其中关键的变化是在 V 型 H^+-ATPase 和氯离子通道作用下 ATP/ADP 增高及分泌颗粒的酸化。酸化的颗粒在 Ca^{2+} 浓度升高达到释放水平,胞吐即发生。关于 ATP/ADP 变化对胰岛素释放的意义,现在认为 ATP 升高起允许作用,而 ADP 降低则起到代谢开关的作用,对颗粒是否获得释放能力起决定性作用。

需要特别指出的是,在胞吐事件发生过程中参与调控的效应成分众多,诸如:代谢物、激素、离子及种类繁多的蛋白质等。它们分工明确,但又协调动作。如葡萄糖在 1、2 相 GSIS 中起主导作用,而 GLP-1 起强化扩增作用;用氯化钾刺激主要引起已停泊的分泌颗粒融合,而单用葡萄糖刺激则主要增加未停泊的新颗粒的融合。不同蛋白组装复合体更具有不同功能,如 Munc18a/syntaxin-1A/SNAP25/VAMP2 复合物介导已停泊的分泌颗粒的胞吐;而 Munc 18b/syntaxin-3/SNAP25/VAMP8 复合物则介导新颗粒的胞吐,构成 GSIS 几乎 2 相分泌的全部和 1 相分泌的大部分。

此外,Syntaxin 家族中的 Syntaxin-2(Syn-2),又称表皮形态发生素(epimorphin),已知其影响肠道生长和乳腺癌的发生。早期研究认为它对胰岛素分泌无作用。但新近 Gaisamo 研究组发现 Syn-2 对 GSIS 起负调节钳制作用。他们将小鼠 Syn-2 敲除后发现小鼠胰岛 β 细胞分泌颗粒池的动员、补充、融合及点火均增加,从而使 GSIS 1 相分泌(胰岛细胞表面灌注,15 min)较野生型对照小鼠增加 110%,2 相分泌(随后 25 min)增加 114%。结果表明 Syn-2 敲除通过点火及胰岛素分泌颗粒的补充,增加 β 细胞去极化诱导的胞吐。此外采用膜片钳及延时摄影(time-lapse)TIRFM 技术观察单个颗粒胞吐动力学变化,发现贮备池的新颗粒补充入 RRP,新分泌颗粒占到 1 相分泌的 70%。这一发现校正了过去认为 RRP 负责 1 相,贮备池负责 2 相的欠准确概念。笔者提出 β 细胞 Syn-2 可能成为 2 型糖尿病治疗新的靶标。

5. 胞吐-胞吞偶联(exocytosis-endocytosis coupling)·胞吐之后,余留下的分泌颗粒膜通过内吞作用被再回收利用,此过程即为胞吐-胞吞偶联。如前所述,胰岛素分泌的一个周期包括从人胰岛素基因的转录及翻译后加工(在 RER),分泌颗粒在反面高尔基体管网状结构(TGN)组装、成熟及从 TGN 转运到胞质的分泌池,募集于质膜胞吐,胞吞至内体,再运回

至高尔基体的 TGN。胞吞后事件是指将胞吐后残留的囊泡膜及有关成分回收,返程运回 TGN,作为新生颗粒包装的原料再利用,为新一轮胞吐做准备。可见它是胰岛素分泌过程不可分割的重要环节。

胞吐-胞吞偶联现象及其重要性早在 20 世纪 70 年代已被提及。然而半个世纪中人们对其关注甚少,这与对胞吐研究之火爆恰成鲜明的反差,迄今仍对其知之甚少。现仅就近期 Yamaoka 和 Fan 等的研究结果,对胞吞略加讨论。

与胞吐相似,胞吞也是一个十分复杂的过程,由多条信号通路、多种信号分子和结合蛋白与离子通道等参与,于质膜胞吐部位进行。以葡萄糖诱导的胞吞模式为例,简述胞吞过程(图 11-2-1)。

首先是葡萄糖的重要始动作用。已如前述,葡萄糖是胰岛素产生及释放过程作用最强的生理性调控因子,葡萄糖相继刺激胞吐和胞吞两过程。葡萄糖经 GLUT2 进入 β 细胞后,经三羧酸循环代谢产生 ATP,细胞内 ATP/ADP 升高,激活 β 细胞质膜下胰岛素信号通道的关键分子磷脂酰肌醇 3 激酶(PI3K),致使磷脂酰肌醇 3(1、4、5)磷酸(PIP$_3$)产生增多。PIP$_3$ 与 ARNO 相结合,并将其募集于质膜的胞内侧。ARNO 又称为胞黏素 2(cytohesin2,CTPH2),是一种小鸟嘌呤核苷 3 磷酸酶(small GTPase)超家族成员,Arf6 的鸟嘌呤核苷酸转换因子(guanine nucleotide exchange factor,GEF),它可将非活化型的 Arf6,即 GDP 结合型转化为活化型的 Arf6,即 GTP 结合的 Arf6,以调节胞吞的早期事件。与此同时,ARNO 通过其构象变化及其鸟嘌呤核苷转换的作用将 Rab27a(小 GTPase 的超家族另一成员)GTPase 活化蛋白(GAP),即 EP164,募集于质膜下同一部位,于该处将 Rab27a 由 GTP 结合型转换为 GDP 结合型,即活化型,是一种新的 Rab27a 相互作用蛋白,即 Coronin3 或 IQGAP1,能选择性地与其形成复合物,以调节胞吞的晚期过程。

有趣的是 Rab27a 在其活化状态,即 GDP 结合型调节胞吞,然而在其基础状态,即 GTP 结合型则调控胞吐。此时它能与多种 GTP 依赖的效应子(GTP-dependent effectors),如 exophilin8(或称 slac2-c)、granuphilin(SIP4a)及 exophilin7(JFC1)等相结合发挥着胞吐发生前胰岛素分泌颗粒的运输及将颗粒拴着于质膜的作用,因此 Rab27a 扮演了既调控胞吐又调控胞吞的双重角色。

胞吞过程已知的一些细节如下:Arf6 被 ARNO 转换成活化的 GTP 结合型后,通过网络蛋白接头(clathrin adaptor)AP-2 形成网格蛋白包被小陷窝(小囊泡)。与此同时,动力素 2(dynamin 2),又称微管结合 GTPase(microtubule binding GTPase),也被募集于囊泡颈部。其作用是将囊泡从其颈部剪断,使其脱离质膜而内陷化(内吞)。上述 Rab27a 相互作用蛋白 Coronin3 与 GDP 结合型 Rab27a 相结合后便具有 F 肌动蛋白的成束活性,亦被募集于质膜内吞处,并将内吞物逆向运回高尔基体以备再用。

归纳上述胞吞过程的要点如下:① 葡萄糖为激发胞吞(和胞吐)的始动因子;② 葡萄糖激活的 PI3K 通路对胞吐-胞吞偶联起关键的调控作用,它级联式地激活偶联下游的 ARNO-Arf6 信号通路和 EP164-Rab27a 信号通路以分别调控胞吐和胞吞及胞吞的早、晚期过程;③ 在胞吐、胞吞事发

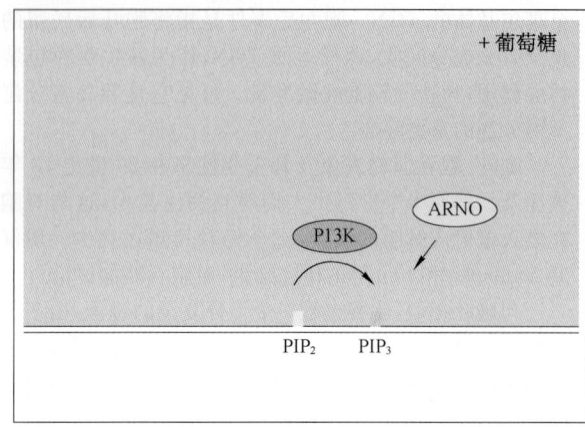
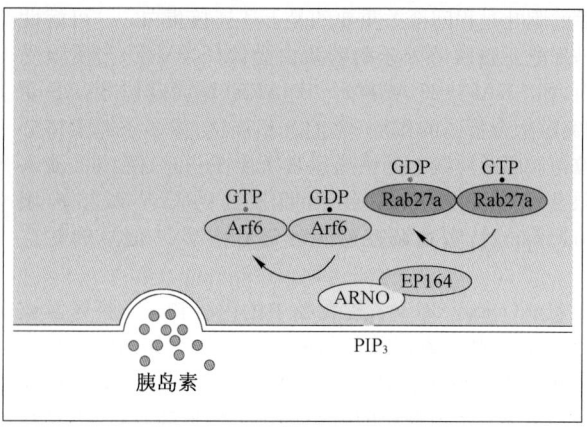
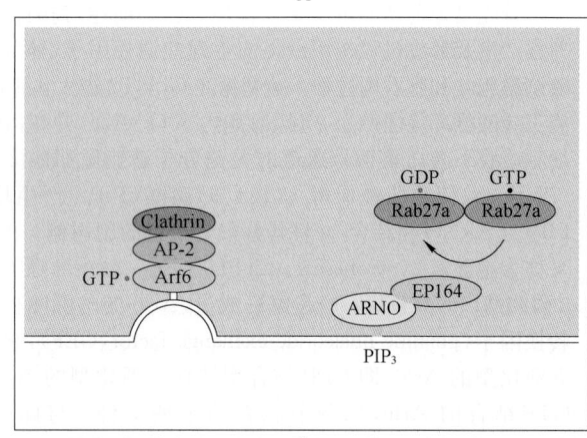
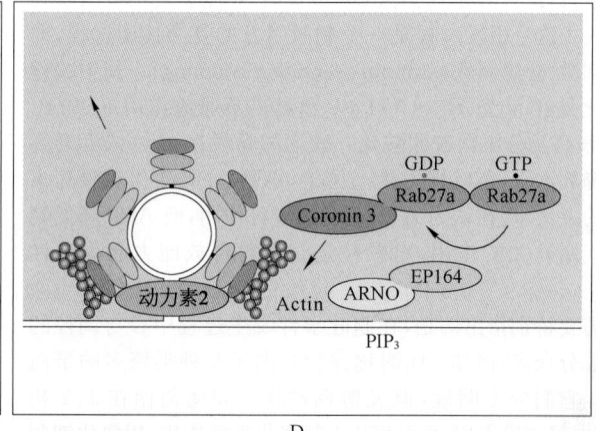

图 11-2-1 葡萄糖诱导的胞吞模式图

A. 葡萄糖的刺激激活外周 PI3K 产生 PIP₃，PIP₃ 招募 ARNO 于质膜。B. EP164 也被招募至质膜 ARNO 处，外周 ARNO 将 GDP 结合型 Arf6 转变为 GTP 结合型 Arf6；而外周 EP164 则将 GTP 结合型 Rab27α 转变成 GDP 结合型 Rab27a。葡萄糖刺激同时关闭 K$_{ATP}$ 通道，开启 Ca²⁺ 通道，细胞内 Ca²⁺ 增高，促进胰岛素分泌颗粒与质膜融合及 β 细胞胰岛素的释放。C. GTP 结合型 Arf6 通过 AP-2 形成网络蛋白包被的小囊泡。D. 动力素 2 被招募至新形成的囊泡颈部，将囊泡剪断，脱离质膜。GDP 结合型 Rab27a 招募其结合蛋白 Coronins 至质膜，并促进其 F 肌动蛋白的成束作用。后者为调控囊泡剪断后胞吞的晚期过程所必需。PI3K：磷脂酰肌醇 3 激酶；PIP₃：磷脂酰肌醇 3 磷酸；ARNO：一种鸟嘌呤核苷酸转换因子（Rab27a 转换因子）；Arf6：小 GTPase 超家族成员；Rab27a：小 GTPase 超家族另一成员；AP-2：接头-2；Coronin3：Rab27a 的相互作用蛋白。引自参考文献[16]

现场（质膜上）簇集着具有不同功能的各种信号分子，如活化因子、抑制因子、效应子、钙离子结合蛋白、相互作用蛋白、黏附因子、剪切、拴绑的因子等。其中扮演重要角色者如小 GTPase 超家族成员中的 Arf（如 Arf6）、Rab（如 Rab27a）、ARNO 和 EP164 等。④ Arf6 和 Rab27a 均需转变成活化型始能发挥其调节作用。例如前者由 GDP 结合型 Arf6 转换为 GTP 结合型 Arf6；后者由 GTP 结合型 Rab27a 转变成 GDP 结合型 Rab27a。因此，它们起到了"分子开关"（molecular switch）的作用。

胞吞与糖尿病：前已言及，胞吞与胞吐是一个连续的不可分割的两个阶段。胞吞是下一轮胞吐的基础。和胞吐一样，胞吞信号通路的任何故障亦将导致糖代谢受损，甚或发生糖尿病。已有报道小鼠缺乏 PI3K 出现糖耐量受损伴胰岛素分泌降低。ARNO 或 *Arf6* 基因沉默则葡萄糖刺激的胰岛素 2 相分泌受抑。此外，动力素 2 缺失亦出现以上相似的异常变化。

二、胰岛素分泌的调节

胰岛素的分泌有两种方式：调节性或刺激性分泌途径（regulatory or stimulatory secretion pathway）和非调节性分泌途径。而以调节性分泌为胰岛素分泌的主导途径，占胰岛素分泌量的 98%～99%，其中主要包括胰岛素和等分子的 C 肽以及少量胰岛素原及中间产物。同时它也是维持血糖稳态，使机体适应内外环境不断变化的重要机制。非调节性分泌又称固有的分泌途径（constitutive secretion pathway）或基础分泌途径，分泌量仅占 1%～2%，其所分泌的内容物主要为在胰岛素生物合成过程中在高尔基体 TGN 内未进入分泌颗粒的胰岛素原。在胰岛素瘤细胞通过非调节性途径分泌的胰岛素，特别是胰岛素原显著增加，后者成为诊断本病的有用标志。

由于调节性分泌途径居于主导地位，本节将着重讨论。

调节胰岛素分泌的因子很多，可归为三类：① 代谢类，包括各种营养物质和一些药物；② 激素类；③ 神经调节。这些因子刺激或抑制胰岛素的分泌。它们可能在胰岛素生物合成至分泌的上游与下游的某一或多个环节起调节作用，但本节着重讨论其对胰岛素分泌的调节作用，其他调节作用详见胰岛素生物合成一节。

（一）代谢类

1. 葡萄糖·在代谢调节因子中以葡萄糖最为重要，它是迄今已知的刺激胰岛素分泌最强的生理性调节因子。对胰岛素的调节分泌模式也是以葡萄糖刺激的胰岛素分泌（glucose-stimulated insulin secretion, GSIS）研究最多，且尚在不断深入。因此,它已成为了解胰岛素分泌调节途径的经典模式,概括如下:① 葡萄糖通过 β 细胞膜上的 GLUT2 进入 β 细胞。② 在胞质中葡萄糖在葡萄糖激酶(glucokinase,GK)作用下磷酸化,生成 6-磷酸葡萄糖,后者经糖酵解途径(β 细胞糖代谢的主要途径)产生丙酮酸和少量 ATP;③ 丙酮酸进入线粒体内,转化为乙酰 CoA,经三羧酸循环(TCA)氧化产生更多 ATP。此外 ATP 尚可通过糖代谢旁路经还原型 NADH 产生。④ 胞质中 ATP/ADP 增高,关闭 β 细胞 K_{ATP} 敏感通道,致细胞内 Na^+、K^+ 浓度升高,即正电荷提高,胞膜去极化。当膜电位由静息的 $-70\ mV$ 上升至 $-20\ mV$ 时,开启电压门控的 L-钙通道。Ca^{2+} 由细胞外流入,β 细胞内 Ca^{2+} 浓度增高,在分泌颗粒与质膜的融合孔处的高钙环境(见前)可激活某些激酶类,如蛋白激酶 C(PKC)、钙调素及钙调素激酶 Ⅱ(CaMKⅡ)等而触发胞吐。

以上过程的关键环节是 β 细胞葡萄糖磷酸化限速酶 GK 的活性、丙酮酸产生、线粒体的功能、ATP/ADP 升高、离子通道和激酶活性等。

除了上述作用之外,在 β 细胞内葡萄糖代谢还以下列作用参与 GSIS:① 激活磷脂酶 C(PLC),促进质膜磷脂水解,产生 1,4,5-三磷酸肌醇(IP_3)和二酰基甘油(DAG),以激活 PKC,即所谓 IP_3/DAG 依赖的 PKC 胰岛素分泌扩增途径。同时 IP_3 还可动员内质网中的钙外流,使胞质中钙浓度进一步提高,这是从 β 细胞内途径增加胞质钙浓度的机制,而与钙通道开启提高胞质钙浓度的机制不同,后者为 β 细胞外钙来源。② 葡萄糖通过激活磷脂酶 A_2(PLA_2)刺激花生四烯酸(AA)产生。AA 的代谢物前列腺素及白三烯也可动员内质网钙外流,并对胰岛素分泌具有刺激或抑制作用。③ 在 β 细胞,葡萄糖具有生脂前体的作用,通过脂肪酸(FA)重新合成途径,由葡萄糖转化合成的饱和及不饱和脂肪酸的途径为 GSIS 的一新机制。此途径可概括如下:葡萄糖代谢增加胞质中长链酰基辅酶 A(LC-CoA),结果致柠檬酸(丙二酸单酰 CoA 的前体)增多,而抑制肉毒碱棕榈酰基转移酶 1(CPT-1),进而抑制 FFA 的 β 氧化。因此,GSIS 不仅涉及 FFA 氧化的抑制,同时又伴有 FFA 的重新合成。

葡萄糖刺激的胰岛素分泌关键机制在于它必须通过糖在 β 细胞内的正常代谢,产生代谢-分泌偶联(metabolic-secretory coupling),或刺激-分泌偶联(stimulation-secretion coupling)信号。这个问题一直是近几十年,尤其近年的热门研究课题。近年来,许多实验室都在联合代谢生物化学、酶学、分子生物学、生物物理化学等多学科攻关,采用基因工程、磁共振成像等先进研究方法,不遗余力地寻找 GSIS 新的偶联因子(coupling factor)及产生偶联的途径。

Newgard 等最近提出丙酮酸羧化酶(pyruvate carboxylase,PC)催化的丙酮酸循环(pyruvate cycling)对 GSIS 偶联因子的产生有重要作用,而丙酮酸、柠檬酸、丙二酸单酰 CoA、CPT-1 及谷氨酸等都被认为可能是 GSIS 中的重要偶联因子,对 GSIS 有重要作用。

除葡萄糖外,其他糖类、糖的衍生物,诸如 D-甘露糖、果糖、半乳糖,D-葡萄糖胺等经体外试验证明均能刺激或强化胰岛素分泌。木糖醇和山梨醇也能促进犬和人的 β 细胞功能。

2. 氨基酸・氨基酸是胰岛素促分泌物,且其作用不依赖葡萄糖,但葡萄糖可强化其刺激胰岛素分泌的作用。必需氨基酸如亮氨酸、精氨酸、赖氨酸的作用最强。此外,一些氨基酸的代谢物,如苯丙酮酸、α-酮异己酸及 α-酮-β-甲基戊酸在无糖的情况下也对胰岛素分泌有强的刺激作用。

3. 脂肪・FFA 对胰岛素分泌起双重作用。急性作用增加胰岛素分泌,慢作用则抑制其分泌。在大鼠和人降低空腹血浆 FFA 水平可使 GSIS 严重受损。FFA 刺激胰岛素分泌的机制已如上述。

4. 钙通道及钙离子・电压依赖的钙通道(Ca_v 通道)及钙离子对胰岛素生物合成及其分泌调控的重要性在上文多处略已提及,现再就 Ca_v 通道不同亚单位的作用及其病理生理意义补叙如下:① Ca_v 通道种类繁多,迄今分子克隆已分离出 Ca_v 通道亚单位基因至少 26 个。其中,仅 $Ca_v\alpha_1$ 就有 10 个。而 β 细胞 $Ca_v\alpha_1$ 亚单位至少有 6 个,包括 Ca_v1、Ca_v2 和 Ca_v3 三类。但与胰岛素合成和分泌相关最主要的是 Ca_v1,属高电压激活(high-voltage activated,HVA)的 L 型 Ca_v 通道。② Ca_v1 对胰岛素合成及分泌的调控作用包括两方面:一是 Ca_v 通道开放,内流的 Ca^{2+} 的直接作用;二是 Ca_v 通道亚单位所呈现的非通道蛋白(nonchannel protein)功能的间接作用。前者如直接刺激胰岛素基因转录、蛋白质磷酸化、β 细胞增殖及分化以及胰岛素分泌颗粒运输和触发胞吐等(见前),这已为人们所熟知。但对其亚单位非通道功能则研究尚少,结果也不一致。已知 Ca_v1 有两种亚型:$Ca_v1.2$ 和 $Ca_v1.3$,它们的作用也有所不同。小鼠实验提示,$Ca_v1.3$ 可能对基础胰岛素分泌有重要作用,且为低葡萄糖浓度时的刺激分泌偶联。$Ca_v1.3$ 缺乏小鼠显示 $Ca_v1.2$ 亚单位蛋白过表达。因此,$Ca_v1.2$ 可代偿 $Ca_v1.3$ 功能的不足,两者对胞吐的不同作用尚有待阐明。关于 $Ca_v2.3$ 通道的作用,$Ca_v2.3^{-/-}$ 小鼠模型及 $Ca_v2.3$ 通道选择性肽阻断剂 SNX-482 的实验结果显示均能选择性地抑制 β 细胞去极化所致晚期而非早期电容反应。由此看来,经 $Ca_v2.3$ 通道流入之 Ca^{2+} 可能选择性调控 GSIS 的 2 相分泌,而对 1 相分泌无影响。其机制可能与 $Ca_v2.3$ 通道位于胞吐部位较远端,主要负责从 RP 募集胰岛素颗粒至 RRP/IRP 有关。Ca_v1 通道则不然,它与胞吐结构紧密结合,主要调控 GSIS 的 1 相分泌。至于 $Ca_v2.1$、$Ca_v2.2$ 和 Ca_v3 亚类的作用则更有待研究。③ Ca_v 通道亚单位在质膜上形成孔道,介导 Ca^{2+} 内流,此重要功能不难理解。但令人惊异的是,除此作用之外,研究发现其亚单位尚具有非通道蛋白功能,它能与其他信号分子对话(cross talking),通过蛋白质-蛋白质交联,形成复杂的分子网络。例如 $Ca_v1.3$ 亚单位可与 Syntaxin 1A 结合形成 $Ca_v1.3$ 通道-胞吐蛋白网络信号组(signalosome)。再如 $Ca_v\beta3$ 亚单位与细胞内肌醇-1,4,5P_3 受体结合形成的 $Ca_v\beta3$ 亚单位-细胞内 Ca^{2+} 储存网络,抑制细胞内 Ca^{2+} 的释放。④ 病理意义。关于 Ca_v 通道与糖尿病关系的资料十分有限。动物实验从链脲佐菌素(STZ)糖尿病大鼠观察到其 β 细胞 Ca_v1 和 Ca_v3 通道活性显著增高,但钙通道亚单位基因表达却显著下降。STZ 糖尿病大鼠胰岛 β 细胞钙通道的类似变化亦见于 Goto-Kakizaki 大鼠和 OLETF 大鼠(2 型糖尿病模型),其机制有待阐明。ZDF 大鼠(2 型糖尿病模型)则与此相反,其 $Ca_v1.2$ 和 $Ca_v1.3$ 亚单位的 mRNA 水平和活性均下降。临床研究方面,尚缺乏大宗病例资料。据报告对一组918例日本2型糖尿病患者$Ca_v1.3$亚单位基因的多态性检测,发现ATG重复扩增,但频率太低,难以和常见型2型糖尿病发病相联系。此外,有研究报道Timothy综合征(致命性心律失常伴多器官异常)患者的$Ca_v1.2$亚单位基因错义突变(G1216A转换)致β细胞钙内流增多,胰岛素分泌不适当增加而导致低血糖发作。另有报道患6型脊髓小脑共济失调伴$Ca_v1.2$亚单位基因突变的一日本人家系5代13个成员,5人受检者中3人患糖尿病。鉴于$Ca_v2.1$通道在胞吐中的重要作用,因此由$Ca_v2.1$亚单位基因突变所致6型脊髓小脑共济失调时2型糖尿病患病率增高就不足为奇了。

对β细胞各类钙通道的生理、病理学的深入研究有望发现糖尿病治疗的新靶点。

5. 钾离子·电压依赖K^+通道$K_v2.1$ 6～12个四聚体(tetramer)的簇集对β细胞去极化诱导的胞吐十分重要,但$K_v2.2$无此作用。$K_v2.1$编码基因KCNB1沉默,则分泌颗粒的募集、胞吐受损。2型糖尿病时$K_v2.2$表达降低,胰岛素分泌受损。$K_v2.1$四聚体簇集的分子结构基础是其羧基端簇集序列(clustering sequence)的保持。

6. 磺脲类(SU)降糖药·药物首先与β细胞膜上K_{ATP}通道的SU受体(SUR1)相结合而关闭K_{ATP}通道,继后的机制与GSIS相似(详见糖尿病治疗章节),但SU与高亲和力SUR1结合对K通道的抑制是不完全的,至多只能达60%～80%。不同的SU对K_{ATP}通道的抑制程度及促泌模式亦各异。Liu等用全细胞膜片钳夹实验观察了生理浓度的格列喹酮(Glq, 527.6 ng/ml)、格列齐特(Glc, 3.243 ng/ml)和格列本脲(GlB, 49.4 ng/ml)对HIT-T15细胞(β细胞系)K_{ATP}通道的抑制情况;同时还动态地观察了(180 min)上述3种SU在生理浓度时对培养的HIT-T15细胞胰岛素分泌曲线的影响。结果发现,Glq关闭K_{ATP}通道的时间最短,GIB最长,而格列齐特与格列喹酮相似。它们对K_{ATP}通道关闭的平均$t_{1/2}$分别为2.5 min、6.8 min和2.4 min。至于胰岛素分泌模式,Glq为双峰,第1峰于用药后10 min到达,第2峰较低,出现于30 min;GLB为单峰分泌,达峰时间45 min;Glc的胰岛素分泌模式或与Glq相似。新一代咪唑啉(imidazoline)化合物BL11282对依赖葡萄糖的胰岛素胞吐有强的刺激作用,但它不阻断K_{ATP}通道,且不影响基础胰岛素水平。同时该药物在基础状态下不降低血糖,因此低血糖危险性可忽略不计。

(二) 激素类

胰高血糖素刺激胰岛素分泌,而生长抑素则抑制胰岛素分泌。甲状腺功能亢进时血胰岛素原水平升高,β细胞对葡萄糖的敏感性增加。甲状旁腺素(PTH)对胰岛素分泌呈双向作用:低剂量刺激,增大剂量抑制其分泌。低剂量的刺激作用可被维拉帕米所阻断,提示钙信号在介导β细胞对PTH的反应中起重要作用。GLP-1和GlP也是促进GSIS的重要激素,其作用机制主要是通过激活与腺苷环化酶偶联的激素受体,继而cAMP浓度增高,调节GSIS的多个环节,包括K_{ATP}通道、钙通道、细胞内钙储备、分泌颗粒的移动、停泊及融合等。此外,它们对β细胞电压依赖的K通道(K_v)、细胞的复极也有调节作用。β细胞所分泌的胰岛素通过自分泌正反馈环不仅可刺激胰岛素的生物合成,也可通过活化PI3K途径

而致细胞内钙释放,促进胰岛素分泌。用电流计检测在3 mmol/L葡萄糖培养的单个β细胞胰岛素分泌,发现胰岛素迅速而直接地促进胰岛素分泌。但亦有相反的报道,Khan等将1～100 nmol/L胰岛素加入用10 mmol/L葡萄糖培养的胰岛,其胞吐受到抑制。

(三) 神经调节

肾上腺素能激动剂,包括肾上腺素、去甲肾上腺素和氯压定均抑制胰岛素分泌,刺激交感神经纤维也有相同作用。肾上腺能神经α受体阻滞剂酚妥拉明可解除此抑制,而增加基础及刺激的胰岛素分泌。现已知肾上腺素能激动剂对胰岛素分泌的抑制是通过G蛋白偶联的$α_{2A}$受体起作用的。受体的作用又由百日咳毒素敏感的Gi和Go蛋白所介导,最终使腺苷环化酶受抑制。与此相反,副交感神经兴奋则刺激胰岛素分泌,阿托品可阻断此作用。动物及人的实验均证明进餐时迷走神经刺激胰岛素分泌,即使在进餐前见到食物,嗅及香味,甚至对食物的欲念均可诱发胰岛素分泌,提示迷走神经的反射性刺激对于快速反应的1相分泌的重要性,而1相分泌对于遏制进餐后初期血糖的快速升高以及肝脏迅速的胰岛素化有重要意义。毒蕈碱M3受体被乙酰胆碱或碳酰胆碱激活也通过迷走神经途径,但胰岛或全胰腺移植在去除迷走神经支配时能维持血糖的正常,又提示此通路似非必需。

三、胰岛素分泌的障碍

在胰岛素分泌机制任何环节的结构与功能异常均可导致胰岛分泌的障碍。这种障碍可表现为:分泌量减少或增多及成分的异常或分泌模式的异常。

20世纪60年代对血糖升高刺激胰岛素分泌的研究发现有以下现象。

(1) β细胞反应迅速:静脉注射葡萄糖或离体胰腺葡萄糖灌注实验均显示,血糖开始升高几秒钟至几分钟,胰岛素分泌即迅速升高达峰值。

(2) 胰岛素分泌强度与血糖浓度呈正相关:血糖浓度增加,胰岛素分泌峰值也增加,最终达到平顶(最大限度)。剂量反应曲线呈常见的反S形。

(3) β细胞的双时相分泌:如果血糖持续性升高(静注葡萄糖或离体胰腺葡萄糖灌注试验)均可见β细胞分泌呈快慢两个峰,即早期或第1时相反应(一般持续5～7 min)和迟发或第2时相反应(持续时间视葡萄糖输注时间而定)。第1时相峰尖锐,持续时间短;第2时相上升较缓慢,但曲线下面积较大。当停止葡萄糖输注时,血胰岛素水平迅速下降与血糖下降相平行。在同样的血糖浓度刺激下,第2时相的胰岛素分泌强度比第1时相者大。

用膜片钳、电镜、激光共聚焦及碳纤维电流汁等技术观察到β细胞在葡萄糖刺激下所发生的变化为GSIS的双相分泌提供了细胞生物学支持。呈现时相性分泌的原因可能与β细胞胞质内存在功能不同的分泌颗粒池,即RRP和贮备池(reserve pool)有关。1相分泌快速,相当于RRP加上从贮备池募集的部分新颗粒的迅速排空,而2相分泌则为贮备池颗粒的释放。两相的时间间隔出现乃由于贮备池颗粒尚需用获能、动员、组装、点火等一列准备,使之具有释放能力。高钾(如30 mmol/L)诱发胰岛素的分泌与GSIS不同,为单相分

泌,提示2相分泌需要代谢过程。众所周知,葡萄糖刺激的1相分泌功能丧失是2型糖尿病的突出特征,但它保留了对精氨酸的反应,这可能与葡萄糖和精氨酸对β细胞所诱发电活动的方式不同有关。前者需继发于葡萄糖的代谢,而后者则具有直接电刺激作用。此外,糖尿病时GSIS存在触发及增强作用的缺乏,而对精氨酸而言,则仅累及后一作用。尽管2型糖尿病患者的精氨酸诱发的胰岛素1相分泌存在,但不等于反应正常。如与非糖尿病患者进行比较,反应减低超过80%。在临床上,1相分泌受损不仅见于2型糖尿病,在IGT,甚至空腹血糖在6.1 mmol/L以上即可出现,糖尿病患者1相分泌异常的确切机制尚未完全阐明,可能由于遗传及代谢缺陷影响到胰岛素分泌过程的诸多环节,特别是胞质ADP浓度不能降低,RRP的容量不足,有分泌能力的颗粒与钙通道的组装失责,或诸环节之间不协调等有关。

此外,胰岛素的分泌呈脉冲式或突发式,人两脉冲的时间间隔为10 min,犬为7 min,在服葡萄糖后脉冲频率增加,间隔缩短为5~7 min,振幅增大。胰岛素分泌的生理性波动在外周较弱,但在门静脉则更明显。这种生理性波动的机制尚不清楚,可能与肝脏糖酵解代谢存在波动有关。糖尿病胰岛素分泌模式变化,脉冲频率减少,或振幅降低,或变得不规则。分泌模式变化的病理意义有待阐明,另外胰岛素分泌异常的另一表现为分泌成分的不正常,如在IGT或2型糖尿病早期分泌的胰岛素原比例增高,致使胰岛素原/胰岛素增高,而胰岛素瘤时分泌的胰岛素原则更多,且分泌呈自主性,不受血糖调控。

第三节·胰岛素、C肽及胰岛素原的代谢

一、胰岛素的代谢

胰岛素的代谢器官首要为肝脏,次为肾脏。健康人的肝脏廓清约80%的β细胞所分泌的内源性胰岛素,其余则为肾、肌和肠等廓清。正常情况下分泌的胰岛素大约60%经门静脉为肝脏所摄取。

(一)胰岛素在肝脏的代谢

目前一致认为胰岛素在肝脏的代谢方式是经肝胰岛素受体介导的,胰岛素与肝细胞膜上的胰岛素受体相结合,形成胰岛素受体-配体复合物(receptor-ligand complex)。继之,此激素受体-配体复合物旋即内陷(internalization),形成胞质内的囊泡。囊泡于内体(endosome)处胰岛素被酶降解,胰岛素受体则重新插入质膜,以备下一个胰岛素分泌脉冲用,整个循环约需5 min。胰岛素与其受体的亲和力减低,则肝胰岛素廓清率降低而出现高胰岛素血症,此为肝胰岛素抵抗的重要机制。关于胰岛素在肝脏代谢的调节因子问题至今仍未完全解决。胰岛素廓清率的主要决定因素似乎是肝胰岛素摄取量的多寡,而肝胰岛素的摄取量又取决于入肝的胰岛素的波动幅度,即胰岛素脉冲振幅的高低。肝胰岛素脉冲之间的平均间隔时间与胰岛素受体循环一次时间相吻合,亦为5 min左右。对葡萄糖的作用也广为研究,口服或静脉输注葡萄糖所致肝胰岛素摄取降低,或增加,或无变化。至于胰高血糖素、生长抑

素、蛋白质摄入等的作用更不确定。

(二)胰岛素在肾脏的代谢

肾脏为仅次于肝脏的胰岛素降解的重要器官,其降解机制亦不明确。可能有两种机制,其一为肾小球过滤和近曲小管重吸收。被肾小球过滤的胰岛素大部分被重吸收,而从尿中排出的完整胰岛素仅小部分。其二为球后血流中的胰岛素经小管周围摄取,约占肾脏过滤的50%。

(三)β细胞的降解

胰岛素在β细胞的降解发生于胰岛素分泌受抑制时,此时通过降解以减少β细胞内胰岛素贮备。降解过程为分泌颗粒与溶酶体融合,然后为溶酶体的蛋白水解酶所降解,这一现象称为分泌自噬(crinophagy)。

(四)其他组织

除肝、肾而外,骨骼肌也是胰岛素降解的重要部位。此外,脂肪细胞、红细胞、单核细胞及粒细胞和胎盘组织等均能降解胰岛素,其生理意义有待阐明。

二、C肽的代谢

过去认为C肽无活性,无生理功能,但近年的研究发现C肽在胰岛素生物合成中有重要作用,且在治疗1型糖尿病时,如与胰岛素合用可能减少糖尿病的并发症。

在生理条件下,肝脏对C肽几无摄取,而且在口服或静脉葡萄糖刺激下肝脏对C肽的摄取也无增加,C肽的廓清与血浆浓度无关。Faber等将合成人C肽注射于正常志愿者和1型糖尿病患者,结果两组廓清率无差别。因在生理情况下,在血浆浓度很宽的范围内,其廓清率均恒定,即使在非稳态时,血浆C肽浓度也能准确反映其分泌率。

三、胰岛素原的代谢

人血清中胰岛素原与脱二肽胰岛素原含量大致相当,此量高于正常胰腺及门静脉的含量,后者为2%~4%。与胰岛素相比,胰岛素原的代谢率更慢,肝摄取亦低于胰岛素,但其在肾脏的降解则较胰岛素为高。如在慢性肾衰竭时空腹血胰岛素原水平较正常人升高5~7倍,而胰岛素水平则仅增加2~4倍。

参考文献

[1] 李秀钧,邓尚平.胰岛素生物合成、分泌及代谢[M]//陈家伦.临床内分泌学.上海:上海科学技术出版社,2011:897-904.

[2] Steiner DF. Biosynthesis, processing and secrection of the islet hormones: Insulin[M]//DeGroot LJ, Jameson. endocrinology. 7th ed. Philadelphia: WB Saunders, 2015: 527-542.

[3] 陈家伟.胰岛素分泌的细胞生物学[M]//潘长玉.Joslin糖尿病学.14版.北京:人民卫生出版社,2007:88-104.

[4] 项坤三.特殊类型糖尿病[M].上海:上海科学技术出版社,2011:53-60.

[5] 邓尚平.胰岛素[M]//朱禧星.现代糖尿病学.上海:上海医科大学出版社,2000:22-34.

[6] Melloul D, Marshak S, Cerasi E. Regulation of insulin gene transcription [J]. Diabetologia, 2002, 45: 309-326.

[7] Alarcon C, Wicksteed B, Prentki M, et al. Succinate is a preferential metabolic stimulus-coupling signal for glucose-induced proinsulin biosynthesis[J]. Diabetes, 2002, 51(8): 2496-2504.

[8] Opara E, Sykcs Z, El-shewy H. Perturbation β-cell microtubule assembly effect on nutrient stimulated insulin secretion[J]. Diabetes, 2003, 52 (Suppl 1): A129.

[9] Bhatt MD, Lee YJ, Jung SH, et al. C-peptide protects against hyperglycemic memory and vascular endothelial cell apoptosis[J]. J

Endocrinol, 2016, 231: 97-108.

[10] Wahren J, Foyt H, Daniels M, et al. Long-action C-peptide and neuropathy in type 1 diabetes: A 12-month clinical trial[J]. Diabetes Care, 2016, 39: 596-602.

[11] Rorsman P, Renstrom E. Insulin granule dynamics in pancreatic beta cells [J]. Diabetologia, 2003, 46: 1029-1045.

[12] Newgard CB, Lu Dlt. Jensen MV, et al. Stimulation/secrection coupling factors in glucose-stimulated insulin secretion[J]. Diabetes, 2002, 51 (suppl 3): S389-S393.

[13] Kulkarni RN, Postic C, Kahn CR, et al. Tissue-specific knockout of the insulin receptor in pancreatic β cells creates an insulin secrectory defect similar to that in type 2 diabetes[J]. Cell, 1999, 96: 329-339.

[14] Leibiger B, Leibiger IB, Kahn CR, et al. Selective insulin signaling through A and B insulin receptors regulates transcription of insulin and glucokinase genes in pancreatic β cells[J]. Mol Cell, 2001, 7: 559-570.

[15] Leibiger LB, Leibiger B, Berggren PO. Insulin feedback action on pancreatic β cell function[J]. FEBS Lett, 2002, 532: 1-6.

[16] Yamaoka M, Ando T, Terabayashi T, et al. PI3K regulates endocytosis after insulin secretion by mediating signaling crosstalk between Arf6 and Rab27a[J]. J Cell Sci, 2016, 129: 637-649.

[17] Fan F, Ji C, Wu Y, et al. Dynamin 2 regulates biphasic insulin secretion and plasma glucose homeostasis[J]. J Clin Invest, 2015, 125(11): 4026-4041.

[18] Zhu D, Xie L, Kang YH, et al. Syntaxin 2 acts as inhibitory SNARE for insulin granule exocytosis[J]. Diabetes, 2017, 66(4): 948-959.

[19] Fu JY, Dai XQ, Plummer G, et al. K_v 2. 1 clustering contributes to insulin exocytosis and rescues human β-cell dysfunction[J]. Diabetes, 2017, 66(7): 1890-1900.

[20] Liu SY, Tian HM, Liao DQ, et al. The effect of gliquidone on K_{ATP} Channels in pancreatic β-cells, cardiomyocytes, and vascular smooth muscle cells[J]. Diabetes Res Clin Pract, 2015, 109: 334-349.

[21] Liu SY, Xiao Z, Tang ZM, et al. Gliquidone features different from glibenclamide in the insulin secreetion pattern and closing the K_{ATP} channels profiles in HIT-T15 cells[J]. Diabetologia, 2009, 52(suppl 1) S176-431.

[22] Yang SN, berggren PO. The role of votage-gated caleium channels in pancreatic β-cell physiology and pathophysiology[J]. Endocr Rev, 2006, 27(6): 621-676.

第三章·胰岛素的生物学效应及其作用的分子机制

周丽斌 陈家伦 张玉青

第一节·胰岛素的生物学效应

胰岛素的生物学效应极其广泛,在物质代谢过程中起重要作用,并调节机体的生长和发育,其作用涉及机体的各种器官、组织和细胞,其中肝脏、肌肉、脂肪组织为胰岛素的重要靶器官。以往认为脑组织是胰岛素非敏感组织,但近年来胰岛素的中枢作用日益受到重视,除参与调节进食与体重外,还与生殖、认知功能和大脑的发育有关。在外周组织,胰岛素作为合成代谢激素,促进葡萄糖、脂肪、氨基酸的摄取、利用及储存(表11-3-1);在中枢,胰岛素作为分解代谢激素,反馈抑制进食、降低体重,维持机体的能量平衡。

表 11-3-1　胰岛素的代谢作用

项目	效应	效应分子
糖代谢		
葡萄糖转运	增加	GLUT4
糖酵解	增加	6-磷酸果糖-2激酶、果糖-2,6-磷酸酶、6-磷酸果糖激酶
糖原合成	增加	糖原合成酶
糖原分解	降低	糖原磷酸化酶
糖异生	降低	磷酸烯醇丙酮酸羧激酶、果糖-1,6-磷酸酶、葡萄糖-6-磷酸酶
糖氧化	增高	丙酮酸脱氢酶
脂代谢		
脂肪分解	降低	激素敏感脂酶
脂肪合成	增加	脂肪酸合成酶,乙酰辅酶A羧化酶
胆固醇合成	增加	3-羟-3-甲基-戊二酰辅酶A
酮体生成	降低	肉毒碱酰基转移酶1
脂肪酸氧化	降低	肉毒碱酰基转移酶1

（续表）

项目	效应	效应分子
蛋白质代谢		
氨基酸转运	增加	氨基酸转运系统
蛋白质合成	增加	真核启动子4E-结合蛋白1
蛋白质分解	降低	溶酶体
氨基酸氧化	降低	转氨酶、支链酮酸脱氢酶

一、胰岛素对糖代谢的作用

胰岛素是机体维持血糖稳定的最重要激素,主要通过促进葡萄糖的摄取和利用、糖原的合成及抑制糖异生、糖原分解,减少肝糖的输出,降低血糖。

1. 促进葡萄糖的摄取和利用·细胞外的葡萄糖主要通过细胞膜上的葡萄糖转运蛋白(GLUT)实现跨膜转运,自1977年GLUT1被分离纯化,至今已有14种不同的GLUT被发现,它们的分布具有组织特异性,其中GLUT1普遍存在于各种细胞和组织,调控基础糖代谢,而GLUT4仅表达于脂肪细胞、骨骼肌细胞和心肌细胞,是GLUT家族中唯一对胰岛素高度敏感的葡萄糖转运子,餐后胰岛素分泌增加,使存在于细胞质内的GLUT4转位至细胞膜,促进葡萄糖快速进入骨骼肌、脂肪细胞,胰岛素分别使脂肪细胞和骨骼肌细胞的葡萄糖摄取增加10倍和5倍左右。肝脏不含GLUT4,存在的GLUT2对葡萄糖的亲和力较低,其K_m值在10 mmol/L左右,胰岛素不能直接促进葡萄糖进入肝细胞,但胰岛素可通过刺激葡萄糖激酶(GK),促进细胞内的葡萄糖磷酸化和代谢,造成细胞外内的高葡萄糖浓度差,间接促进葡萄糖进入肝脏。

葡萄糖转运是糖代谢的限速步骤,葡萄糖一进入细胞,迅速被磷酸化,另外胰岛素也通过调节葡萄糖的氧化和糖原合成,保持细胞内葡萄糖和葡萄糖-6-磷酸的低水平,促进葡萄糖顺着细胞外内的浓度差进入胞内。胰岛素可使6-磷酸果糖-2激酶($6PF_2K$)/果糖-2,6-二磷酸酶($F_{2,6}P_2$)去磷酸化,激酶活性增加,磷酸化果糖-6-磷酸酶,产生的果糖-2,6-二磷酸激活6-磷酸果糖激酶、抑制果糖-1,6-二磷酸酶活性促进糖酵解,抑制糖异生。胰岛素增加糖原合成酶磷酸酶的活性,使糖原合成酶去磷酸化,促进糖原合成。

由于胰岛素抑制脂肪分解、降低血浆游离脂肪酸(FFA)水平,通过葡萄糖-游离脂肪酸循环间接增加葡萄糖的摄取,骨骼肌中FFA氧化增加产生乙酰辅酶A,反馈抑制葡萄糖氧化、糖酵解和葡萄糖转运的关键酶。

2. 减少肝糖输出・过夜空腹后,肝脏和肾脏产生葡萄糖,肾脏仅占10%~20%,胰岛素抑制空腹葡萄糖的产生。胰岛素分泌量增加一倍抑制80%葡萄糖的产生,增加3倍其作用接近饱和,胰岛素几分钟内起效,但达最大效应需3h。胰岛素可通过直接和间接机制抑制肝糖的产生,胰岛素结合肝细胞的受体后,通过共价修饰的快速级联效应,抑制糖异生和糖原分解的酶,直接抑制糖的产生,在此过程中,胰岛素激活丙酮酸脱氢酶、乙酰辅酶A羧化酶(ACC)和糖原合成酶(GS),失活糖原磷酸化酶和磷酸化激酶。另外,胰岛素也通过在转录水平调控糖异生和糖原分解酶的基因表达,其中GK、丙酮酸激酶(PK)和$6PF_2K/F_{2,6}P_2$的基因表达被上调,而磷酸烯醇丙酮酸羧激酶(PEPCK)和果糖-1,6-二磷酸酶被下调。胰岛素作用于肝外组织,减少对糖异生前体的供应,间接抑制肝糖的生成。胰岛素通过降低骨骼肌蛋白分解、增加氨基酸的摄入,促进细胞内糖的氧化和糖原合成,减少丙氨酸、丙酮酸和乳酸等糖异生底物供应给肝脏;胰岛素抑制脂肪分解、刺激FFA的摄取和再酯化,降低血浆FFA和甘油的水平,减少糖异生所需的底物和能量。胰岛素对骨骼肌和脂肪组织的作用起效较慢,因胰岛素必须通过内皮细胞到达靶组织,而胰腺β细胞分泌的胰岛素直接进入肝门静脉,对肝脏的直接作用快速。另外,胰岛素也可作用于中枢神经系统抑制肝糖的生成。胰岛素主要通过对肝的直接作用抑制肝糖的产生,而当其分泌量明显增加时,其间接作用才变得明显,最终间接作用占25%。胰岛素在基础水平上小到中等量的增加,主要通过抑制糖原分解降低糖的产生,而仅当胰岛素水平进一步升高时,糖异生抑制才变得明显。

二、胰岛素对脂肪代谢的作用

1. 促进脂肪合成、抑制脂肪动员・胰岛素刺激肝脏和脂肪组织合成脂肪,在脂肪组织胰岛素促进葡萄糖的摄取,转变成3-磷酸甘油,为脂肪合成提供底物。合成甘油三酯(TG)所需的脂肪酸主要来自血液循环中的FFA,由脂肪组织脂解或血管内脂蛋白中的甘油三酯水解提供,餐后胰岛素分泌增加,抑制脂肪组织脂解,同时激活脂蛋白脂酶(LPL),水解血浆脂蛋白(主要为乳糜微粒)中的甘油三酯,释放出FFA为脂肪组织利用。另外,胰岛素激活脂肪酸合成酶(FAS)、ACC等成脂关键酶及通过转录因子类固醇调节元件结合蛋白-1(SREBP-1)增加成脂基因的表达,促进脂肪合成。

脂肪组织中的脂肪动员对胰岛素极其敏感,胰岛素基础水平降低明显促进脂解。胰岛素的抗脂解效应通过抑制激素

敏感脂酶(HSL)介导,胰岛素激活磷酸酶,使HSL去磷酸化而失活,另外胰岛素通过磷酸二酯酶降低细胞内的cAMP,抑制cAMP依赖的蛋白激酶,而抑制HSL。脂肪组织释放FFA的速率由脂解和脂肪细胞内FFA的再酯化相对速率决定,除了抗脂解效应,胰岛素通过刺激脂肪细胞的糖摄取和糖酵解,增加3-磷酸甘油,促进再酯化。肥胖患者的胰岛素抗脂解效应降低,然而其升高的胰岛素足以代偿,并且脂肪细胞内FFA再酯化增加,进一步抑制FFA的动员。内脏脂肪组织对于胰岛素的抗脂解敏感性较外周脂肪组织低,腹型肥胖的个体FFA动员速率明显增加,过多的FFA进入肝脏,致使肝脏的胰岛素敏感性下降,促进肝的糖异生,增加极低密度脂蛋白(VLDL)的产生,并且由于LPL活性降低,VLDL清除减慢,导致高甘油三酯血症。另外,在胰岛素抵抗状态,血浆高密度脂蛋白(HDL)浓度降低,小而密LDL升高。

2. 抑制酮体产生和促进酮体清除・酮体由肝脏的长链脂肪酸不完全β氧化,致使乙酰辅酶A过剩转化而成,被肝外组织利用。胰岛素主要通过三种不同机制降低酮体的血浆浓度:抑制脂解、抑制肝内生酮和增加酮体的外周清除。胰岛素抑制脂解,降低肝脏FFA的摄入量,同时调控肝内FFA的代谢途径,直接抑制肝脏的酮体生成。进入肝内的脂肪酸可被酯化为TG,以VLDL形式分泌,或进入氧化途径。长链脂肪酸进入线粒体、β氧化和生酮由线粒体外膜上的载体蛋白肉毒碱酰基转移酶1调控,胰岛素通过降低该酶的活性抑制肝脏的脂肪酸氧化和酮体生成,提高3-磷酸甘油的水平,增加肝内的酯化,使脂肪酸进入TG途径。

三、胰岛素和蛋白质代谢

胰岛素调控蛋白质代谢的机制涉及氨基酸转运、氨基酸氧化、蛋白质合成和分解。胰岛素促进氨基酸进入细胞,降低血浆中氨基酸水平,为细胞内的蛋白质合成提供底物;氨基酸反过来通过调节葡萄糖和蛋白质代谢影响胰岛素的作用。胰岛素主要刺激骨骼肌、肝脏的蛋白质合成,然而在肝脏也可抑制一些蛋白质如PEPCK的合成。胰岛素血浆浓度从0至基础水平(0~10 μU/ml)时刺激蛋白质合成作用明显,而其浓度高于基础水平时作用不明显,同样胰岛素血浆低于基础水平时,蛋白质合成速率显著降低。除用于合成蛋白质,氨基酸的另一功能是氧化供能,胰岛素抑制氨基酸氧化与其调控蛋白质分解、降低氨基酸水平有关。在肝脏,生糖氨基酸用于葡萄糖的合成,胰岛素抑制糖异生这一过程。胰岛素抑制蛋白质分解与其稳定溶酶体膜有关,在骨骼肌胰岛素通过抑制泛素-蛋白质体和自噬-溶酶体的降解降低蛋白质分解。临床上胰岛素缺乏的糖尿病患者,其蛋白质分解明显增加,呈负氮平衡,经胰岛素治疗,蛋白质分解抑制,尿氮丢失减少。

四、胰岛素对生长和生殖的作用

胰岛素作为合成代谢激素,涉及机体生长的复杂调控。正常的胰岛素功能对于正常的生长极为重要,血糖控制不佳的糖尿病年轻患者,即使其生长激素处于较高水平,但生长明显障碍。胰岛素对生长的影响主要表现在蛋白质和脂质的合成代谢效应上,如胰岛素抑制糖异生和酮体生成,使氨基酸用于蛋白质的合成。通常胰岛素并非单独起作用,与其他激素、

代谢产物和神经信号协同调控蛋白或脂质的合成。胰岛素可刺激胰岛素样生长因子1和2(IGF-1、IGF-2)的生成，介导生长激素的促生长效应，以及肝、脂肪组织的胰岛素样作用，在未控制的糖尿病患者，IGF的生成和血浆浓度降低，胰岛素治疗后，可恢复正常浓度。IGF-1、IGF-2是胰岛素的结构同源物，能结合胰岛素受体，胰岛素同样也能结合IGF-1受体(IGR-1R)，并且胰岛素和IGF-1R能组成功能杂合体，两者间的作用相互交叉，胰岛素结合IGF-1R发挥促生长、分化作用，IGF-1也可通过胰岛素受体发挥生长、代谢作用。胰岛素受体敲除的小鼠出生后不久即死亡，表明胰岛素受体对于出生后的生长和代谢是必需的。胰岛素的生长作用涉及许多组织，胰岛素可促进脂质摄取，增加脂肪储存，也可通过促进蛋白质合成和抑制蛋白质分解使肌肉增粗。

生殖与代谢、生长紧密相关，过瘦或过胖皆可导致生殖功能障碍。胰岛素/IGF系统在细胞的代谢、生长、增殖、分化和存活中起重要作用，几乎影响每一个器官。胰岛素/IGF信号参与性的发育、生殖和性别决定，胰岛素受体和IGF-1受体双重突变小鼠显示肾上腺完全发育不全和睾丸发育不全，这种小鼠的卵巢分化和生殖细胞进入减数分裂延迟。在支持细胞(Sertoli cell)敲除胰岛素受体和IGF-1R的成年小鼠睾丸体积和每日的精子产量减少75%。

五、胰岛素和心血管

大量的流行病学显示高血压与肥胖、胰岛素抵抗关系密切，胰岛素抵抗是高血压的独立危险因素，是肥胖、糖尿病、高血压和心血管疾病的共同特征，胰岛素的心血管作用与代谢作用关系密切。胰岛素本身增强交感神经的兴奋性，并非由其代谢效应所致，而与其中枢神经作用有关，也涉及压力受体反射机制。在胰岛素抵抗状态，交感神经的活性增强，血管阻力增加，血压升高，并促进动脉粥样硬化的形成，增加血小板的数目和凝聚性，触发心血管事件的发生。在交感神经活动过度或去交感神经支配的状态下，胰岛素刺激的葡萄糖摄取皆受抑制。另外胰岛素促进髓袢钠的重吸收，并可通过影响交感神经的活性和血管紧张素Ⅱ介导的醛固酮分泌增强其潴钠效应，升高血压。胰岛素也可通过丝裂原激活蛋白激酶(MAPK)信号刺激血管内皮释放血管收缩因子内皮素(ET-1)增加血管阻力。然而在生理状态下，胰岛素并未使血压升高，主要是由于胰岛素有选择性地直接扩张某些血管如骨骼肌血管床，由胰岛素刺激内皮细胞产生一氧化氮(NO)扩张血管，在血管扩张时，胰岛素刺激葡萄糖的摄取增强。在正常状态下，胰岛素刺激的缩血管和扩血管反应保持平衡，在肥胖和胰岛素抵抗状态，这种平衡被打破，胰岛素刺激的NO产生减少，而ET-1、VCAM-1和其他黏附分子分泌增加，致使血压升高。

胰岛素是一种生长因子，能刺激平滑肌和成纤维细胞的增殖和位移、平滑肌细胞摄取脂蛋白及增加Ⅰ型纤溶酶原激活物抑制因子(PAI-1)的产生。这些效应由MAPK途径介导，而NO的生成由磷脂酰肌醇3激酶(PI3K)介导，在胰岛素抵抗时，PI3K途径受损，MAPK途径加强，促进高血压和动脉硬化的发生。

胰岛素降低血管张力涉及阳离子的代谢，通过降低血管平滑肌细胞(VSMC)受体介导和电压依赖的钙离子内流，也

降低细胞器内钙离子的释放和外流扩张血管，其机制与胰岛素增加细胞膜和细胞器上 Ca^{2+}-ATP 酶的活性，增加 Ca^{2+} 依赖钾通道的活性有关，这些效应部分通过增加内皮细胞和VSMC产生的NO介导。另外，胰岛素增加 Na^+-K^+-ATP 酶的活性，降低血管张力。镁离子是血管张力调节的重要因素，胰岛素增加细胞对镁离子的摄取，胞内镁离子缺乏时，外周血管阻力增加，镁离子还有抗动脉硬化作用。

六、胰岛素对肾脏的影响

胰岛素在肾脏的作用主要涉及血压的调控、电解质的代谢和糖代谢。胰岛素在肾脏的作用部位主要在肾小管，胰岛素促进髓袢钠的重吸收，所起的抗尿钠排泄作用并非由于其诱导的低钾血症所致，而与 Na^+-K^+-ATP 酶活性的增高有关。足细胞的葡萄糖摄取通过 Glut4 介导是胰岛素依赖的，胰岛素对足细胞的影响涉及肾病蛋白(nephrin)、瞬时受体电位(TRP)阳离子通道和BKCa通道的上调，nephrin的表达随糖尿病肾病和蛋白尿的进展而降低，可能是胰岛素信号的缺陷损伤了足细胞的完整性。足细胞特异性胰岛素受体敲除的小鼠显示足细胞丢失、肾小球硬化和系膜扩张。在胰岛素抵抗患者，高胰岛素血症对肾脏存在长期抗尿钠排泄作用，促进高血压的发生；在2型糖尿病患者，高胰岛素血症选择性地增加白蛋白的排泄。胰岛素在保持钾的稳态中起重要作用，胰岛素促进肝脏和外周组织摄取钾，诱导低血钾，减少尿钾排泄。在生理状态下，尿酸的排泄与尿钠排泄并行，输注胰岛素时，尿酸的清除率降低。在肥胖患者，高胰岛素血症抑制尿酸和尿钠的排泄，因此临床上高尿酸血症通常与高血压、肥胖、胰岛素抵抗、2型糖尿病相伴。在近曲小管，胰岛素影响肾脏的糖异生，近曲小管胰岛素受体敲除小鼠的空腹血糖升高，肾皮质的糖异生关键酶葡萄糖-6-磷酸酶(glucose-6-phosphatase)活性增加。另外，近曲小管的葡萄糖重吸收依赖于钠-葡萄糖共转运子2(SGLT2)，胰岛素上调SGLT2可减少餐后葡萄糖的丢失，而在2型糖尿病患者葡萄糖的重吸收增加。

七、胰岛素的中枢作用

早期观点认为循环中的胰岛素难以通过血脑屏障，胰岛素无中枢性作用。1978年，Havrankova等发现胰岛素及其受体存在于成年哺乳动物的脑中，随后证明脑中的胰岛素来自血液循环，通过胰岛素受体介导的跨内皮转运系统进入中枢神经系统(CNS)，胰岛素在脑脊液中的浓度为循环中的1/3。胰岛素受体广泛分布于CNS，在下丘脑等能量代谢调控区域较集中，在调控摄食、能量平衡中起重要作用。给动物脑室直接输注胰岛素，降低食物摄取，并兴奋交感神经，使能量消耗增加，体重降低。神经元胰岛素受体特异敲除的小鼠模型显示进食增多，体脂增加，并出现生殖功能障碍。另外有研究报道，胰岛素的中枢作用直接抑制肝糖的生成，其作用通过PI3K途径介导。因此，胰岛素在CNS作为分解代谢激素与其在外周作为合成代谢激素相反，这两种胰岛素作用相互制约，形成反馈环路，共同维持体脂量的平衡。在肥胖患者，胰岛素分泌增加，进入CNS抑制体重的进一步增加。胰岛素促进肥胖的观点使得人们避免选择刺激胰岛素分泌的饮食，事

实上葡萄糖刺激的胰岛素分泌增加仅使体重轻微增加,进食高糖饮食,分泌的胰岛素优先进入下丘脑。然而,当长期进食高脂饮食时,脑的胰岛素转运障碍,胰岛素的中枢作用受损,摄食增多,体重增加。胰岛素中枢作用涉及许多相关激素,与胰岛素的中枢作用相似,瘦素是另一种长期调控摄食和能量平衡的激素,胰岛素抑制摄食和瘦素有相加作用,并且胰岛素增加瘦素的表达和分泌。胰岛素抑制增食欲神经肽 Y(NPY)和 Agouti 相关肽(AgRP)的基因表达,增加厌食欲肽前阿黑皮素原(pro-opiomelanocortin,POMC)和可卡因-苯丙胺调节转录肽(CART)的表达。缩胆囊素是抑制食欲的短期信号,胰岛素可使其诱导饱食感的作用增强。另外,胰岛素在 CNS 也可通过激活棕色脂肪组织产热调节体温。新的证据表明胰岛素可调节认知功能、记忆和情绪,胰岛素中枢作用的缺陷与阿尔茨海默病的发病相关。还有研究显示 CNS 的胰岛素受体/IGF 受体信号与长寿有关。

第二节·胰岛素作用的分子机制

胰岛素的生物效应呈多样化,可大致分为两类,一类涉及物质代谢,如葡萄糖转运、糖原合成、脂肪合成、蛋白质合成,另一类主要为促进细胞生长、增殖、抑制细胞凋亡。胰岛素的生物效应按其实现的方式可分为两种类型:① 胞内效应,通过共价修饰使已存在的蛋白质(酶、信号蛋白、转录因子)活化或失活,作用迅速,以秒、分计。② 核内效应,调控基因转录及相应蛋白质的表达,以及细胞分化、生长,以小时、天计。

胰岛素效应的实现主要通过两类酶系:① 蛋白激酶,使蛋白质底物(酶、信号蛋白)磷酸化,并使其活化或失活,按使蛋白质中何种氨基酸磷酸化而命名,如酪氨酸激酶、丝氨酸/苏氨酸激酶。② 磷酸酶,使蛋白质底物去磷酸化,从而将其激活或抑制,也按使蛋白质中何种氨基酸去磷酸化而命名。胰岛素结合其受体后,通过一系列蛋白激酶、磷酸酶的级联反应(cascade),发挥其生物效应,其中不具有酶活性的适配蛋白(adaptor)起连接上、下游信号蛋白的作用。在胰岛素信号转导中,以 PI3K 途径和 Ras-MAPK 途径研究得较为深入,前者主要与胰岛素的代谢效应有关,但也涉及基因转录,后者主要实现胰岛素的基因转录调控,促进细胞生长、增殖功能,同时也参与代谢调节,胰岛素刺激代谢效应所需的浓度低于促有丝分裂的浓度。

一、胰岛素的信号转导

1. 胰岛素受体 · 胰岛素受体(IR)与 IGF-1 受体同属受体酪氨酸激酶(RTK)家族,均由两个 α 亚基和两个 β 亚基形成异四聚体,α 亚基全部在细胞外,β 亚基分为胞外区、跨膜区和胞内区,两个 α 亚基之间及与 β 亚基之间以二硫键相连。IRβ 亚基细胞内区含有蛋白酪氨酸激酶,IRα 亚基对 β 亚基的 RTK 起抑制作用,胰岛素一旦与 α 亚基特异性结合,构象发生改变,对 β 亚基的抑制作用即解除,酪氨酸激酶活化,使 β 亚基特定部位酪氨酸自身磷酸化。

在 β 亚基至少有 7 个酪氨酸自身磷酸化位点存在于 3 个不同区域,2 个位于胞内靠膜区,3 个在活化袢(activation loop),2 个在 C 末端。靠膜区的酪氨酸磷酸化介导底物识别,活化袢区的酪氨酸自身磷酸化增加激酶活性,C 端区域酪氨酸磷酸化的意义仍未明确,可能与受体的促有丝分裂活性有关。在非活化状态下(无胰岛素刺激),酪氨酸激酶的催化位点被活化袢掩盖,使其不能与 ATP 及受体底物接触。经胰岛素激活后,活化袢上的 Y1158、Y1162、Y1163 酪氨酸残基自身磷酸化,引起构象改变,从而使 ATP 及胰岛素受体底物(IRS)能与 RTK 的催化位点相接触,使受体底物上的酪氨酸残基磷酸化,其中第 1030 位赖氨酸是 ATP 结合位点(图 11-3-1)。

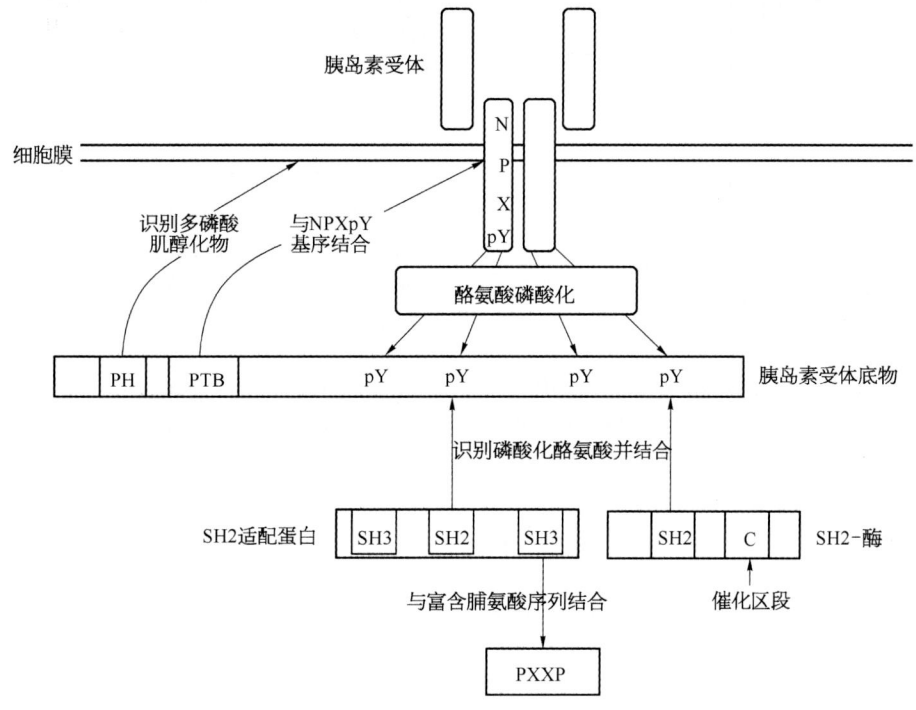

图 11-3-1 胰岛素信号转导中蛋白质-蛋白质相互作用示意图

2. IRS·自从 1985 年 IRS-1 被分离纯化，目前，至少有 9 种胰岛素受体酪氨酸激酶（IRK）的胞内底物被发现，其中 4 种属于 IRS 家族（IRS1-4），其他包括 Gab-1、p60^{dok}、Cbl、APS 和 Shc 异形体。这些底物的功能类似船坞，可作为下游含肉瘤同源区段 2（SH2）信号蛋白的停靠平台，使后者磷酸化，对传入的信号进行整合、放大，调控细胞的生长和代谢。IRS 蛋白 N 端（氨基端）含一保守的普克丁同源区段（PH），可与含磷脂酰肌醇化物的膜结构相结合，介导蛋白/脂质间的相互作用，将 IRS 蛋白锚定在细胞膜紧靠受体之处。在 PH 区段的 C 端（羧基端）侧含磷酸化酪氨酸结合区段（PTB），PTB 既能结合磷酸化酪氨酸，又能结合磷脂酰肌醇化物，可识别 IRβ 亚基靠膜区的 NPXpY 基序（N 门冬酰胺，P 脯氨酸，X 任何氨基酸，pY 磷酸化酪氨酸），介导蛋白质与蛋白质间的相互作用，偶联 IRS 与胰岛素受体。IRS 蛋白的 C 端区域变化较大，不具有保守性，含有多个酪氨酸磷酸化基序，构成多种含 SH2 蛋白的停靠位点，由此将信号从 IRS 蛋白传至 SH2 蛋白。SH2 适配蛋白通常含有肉瘤同源区段 3（SH3），识别富含脯氨酸序列中的 PXXP 基序，将信号由 SH2 蛋白传至下游分子（图 11-3-2）。许多 SH2 蛋白为适配蛋白，包括 PI3K 的 p85α 调节亚基、生长因子受体结合蛋白 2（Grb2）、Crk Ⅱ、Nck 等。一些 SH2 蛋白本身即具有酶活性，如含 SH2 结构域的肌醇磷酸酶（SHIP）、含 SH2 结构域的酪氨酸磷酸酶 2（SHP2）、胞质酪氨酸激酶 Fyn 及 Csk。

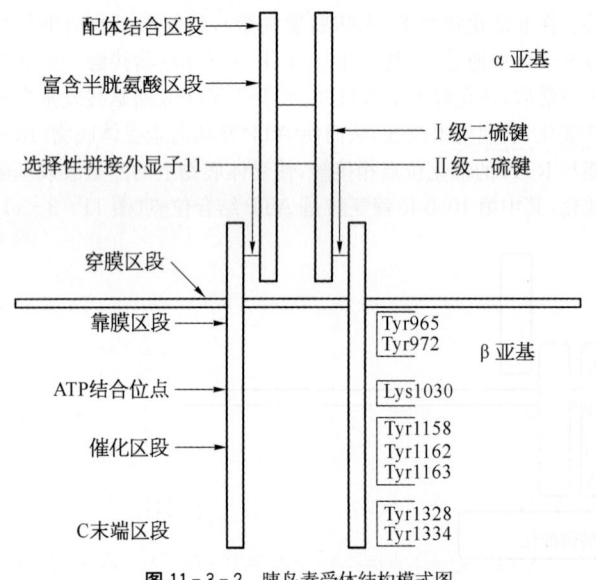

配体结合区段 —— α 亚基

富含半胱氨酸区段 ——

—— Ⅰ 级二硫键

—— Ⅱ 级二硫键

选择性拼接外显子 11 ——

穿膜区段 ——

靠膜区段 —— Tyr965 Tyr972 β 亚基

ATP 结合位点 —— Lys1030

催化区段 —— Tyr1158 Tyr1162 Tyr1163

C 末端区段 —— Tyr1328 Tyr1334

图 11-3-2　胰岛素受体结构模式图

IRS-1 含有 22 个潜在的酪氨酸磷酸化位点，当 IRS-1 被 IRK 激活后，至少有 8 个以上的酪氨酸被磷酸化。另外 IRS-1 还有 40 多个潜在的丝氨酸/苏氨酸磷酸化位点，可被 PKC、PKA、MAPK 等磷酸化。在未被激活的基础情况下，IRS-1 上的丝氨酸处于磷酸化状态，而被胰岛素激活后，酪氨酸磷酸化增强。

不同的 IRS 蛋白由于组织分布、亚细胞定位及其内在活性的不同，在细胞水平显示不同的功能，但其功能具有互补性。IRS-1 和 IRS-2 是维持代谢稳态的主要亚型，在胰岛素通过其特异性受体发挥生理效应上都起重要作用，在胰岛素

代谢效应方面，促进肌肉、脂肪组织摄取、利用葡萄糖，以 IRS-1 为主，IRS-2 为次；而促进肝脏糖原合成和抑制葡萄糖输出，则以 IRS-2 为主，IRS-1 为次，IRS-2 还促进胰腺生成胰岛素。

3. PI3K 途径·PI3K 是一种脂质激酶，在介导胰岛素的代谢效应中起关键作用。PI3K 由一个分子量为 85 000 的调节亚基（p85）和一个 110 000 的催化亚基（p110）组成，前者含有 2 个 SH2 区段，与 IRS 蛋白上的 pYMXM（磷酸化酪氨酸-甲硫氨酸-任何氨基酸-甲硫氨酸）基序和 pYXXM（磷酸化酪氨酸-任何氨基酸-任何氨基酸-甲硫氨酸）相结合，后者催化细胞膜上磷脂酰肌醇（PI）的磷酸化。静息状态时 p85 对 p110 起抑制作用，在胰岛素刺激下，IRS 与 p85 相结合，其抑制作用解除，p110 即活化。目前发现调节亚基至少有 8 种不同的异型体，这可能与 PI3K 功能的多样性有关，其中 p85α 对许多刺激起主导作用。

PI3K 激活后，锚定至细胞膜，使 PI、磷脂酰肌醇一磷酸（PIP）和磷脂酰肌醇二磷酸（PIP$_2$）磷酸化而生成 PIP、PIP$_2$ 或磷脂酰肌醇三磷酸（PIP$_3$），这些产物被认为是胰岛素和其他生长因子的第二信使，与含有 PH 区段的下游分子结合，将信号下传。PIP$_3$ 尤为重要，是介导胰岛素 PI3K 依赖的生物学效应的主要介质。PIP$_3$ 可直接与 PI3K 的下游信号分子结合，通过多种机制介导此处的信号转导，如调节它们的催化活性；通过构象的改变，使磷酸化位点暴露；促使靶分子向细胞膜集聚形成特异性信号复合体。PI3K 下游的信号分子为 3-磷酸肌醇依赖的蛋白激酶（PDK）（有 PDK1 及 PDK2 两种）以及 Akt（为 v-akt 基因所编码癌蛋白在正常细胞内的同源物），又称蛋白激酶 B（PKB）。PDK 及 Akt/PKB 皆为丝/苏氨酸蛋白激酶，且都含 PH 区段。Akt 上的 PH 区段与 PI3K 激酶的产物结合后锚定至细胞膜，其第 308 位苏氨酸及 473 位丝氨酸分别被 PDK1 及 PDK2 磷酸化而激活，活化的 Akt 脱离细胞膜，进入核内，磷酸化细胞质和核内的许多蛋白质发挥生理效应。目前发现了 Akt 的 3 种亚型（1~3），其生物学效应有较大差异，在细胞内 Akt（1 和 2）是最主要的两种，其相对比例及亚细胞定位决定了胰岛素信号的特异性。AKT2 是维持葡萄糖稳态最重要的亚型，可促进葡萄糖的转位，而 AKT1 对于生长、AKT3 对于脑发育尤为重要。Akt 的下游底物包括糖原合成酶激酶 3（GSK3）、诱导型一氧化氮合酶（iNOS）、6-磷酸果糖-2 激酶（6PF$_2$K）、环腺苷一磷酸反应元件结合蛋白（CREB）、叉头转录因子、抗凋亡的 NF-κB 和促凋亡的 Bcl-2 相关死亡蛋白（BAD）等，可产生如糖原合成、蛋白质合成、葡萄糖转运、抗脂解、抑制细胞凋亡等多种生物学效应。Akt 被胰岛素激活后，可使 GSK-3α21 位和 GSK-3β9 位上的丝氨酸磷酸化，部分失活 GSK-3，降低糖原合成酶的磷酸化速率，促进糖原合成。胰岛素也通过 PI3K 途径特异性地增加糖原颗粒上的蛋白磷酸酶 1（PP1）活性，使糖原合成酶去磷酸化。Akt 既可通过磷酸化 BAD 使其失活，也可通过 IκB 激酶（IKK）激活 NF-κB 起抗凋亡作用。现知非经典的蛋白激酶 C（aPKC）λ 和 ζ 也可被 PDK 磷酸化激活参与胰岛素刺激的葡萄糖转运及蛋白质合成。

4. Ras-MAPK 途径·GTP 结合蛋白 p21ras 是在人类肿瘤组织中发现的第一个原癌基因产物，分布在细胞膜，与

GDP 结合时,处于非活化状态,当 GTP 取代 GDP 结合 Ras 后,激起一系列的激酶级联反应。RAS - MAPK 是胰岛素信号转导的另一条重要途径,也可被许多其他生长因子激活。胰岛素刺激细胞后,酪氨酸磷酸化的 IRS 蛋白或 Shc 与适配蛋白 Grb2 相互作用,募集鸟苷酸交换蛋白 SOS 至细胞膜,激活 Ras 蛋白,其中 Grb2 以 SH2 区段与 IRS 或 Shc 结合,以 SH3 区段与 SOS 结合,形成复合体。Ras 一旦激活,逐步激活 Raf、MEK、MAPK,活化的 MAPK 进入细胞核,催化 $p62^{TCF}$、c-jun、c-myc、Elk1、fos 等转录因子的磷酸化,启动转录程序,引起细胞的增殖和分化。MAPK 可调控一些酶的活性,磷酸化的 MAPK 激活核糖体蛋白 S6 激酶,使糖原合成酶去磷酸化,促进糖原合成;酪氨酸磷酸酶 2C 可被 MAPK 失活。在胰岛素抵抗状态下,Ras - MAPK 途径的信号转导并未受损。

5. mTOR 途径·哺乳动物雷帕霉素靶蛋白(mammalian target of rapamycin, mTOR)是一种丝氨酸/苏氨酸激酶,包括 2 种复合体:mTORC1 和 mTORC2。除了共享催化亚基 mTOR,mTORC1 和 mTORC2 均含有 mLST8、Deptor 和 Tti1,另外 mTORC1 还有 2 个独特的组分 Raptor 和 AKT1S1(PRAS40),而 mTORC2 还包含 Rictor、mSIN1 和 PRR5(Protor1/2)。这两种复合体受生长因子和胰岛素的调控,可对不同营养、应激和低氧/能量状态做出应答,调节各种生物学过程,包括蛋白质和脂质合成、自噬、细胞的迁移、生长和增殖。

正常情况下,结节性脑硬化复合物 1(TSC - 1)和 TSC - 2 形成二聚体复合物,是小 GTP 酶 Rheb(Ras-homolog enriched in brain)的抑制剂,而 Rheb 是 mTOR 活化所必需的刺激蛋白。当 Akt 被胰岛素活化后可磷酸化抑制 TSC - 1/TSC - 2,解除对 Rheb 的抑制而激活 mTORC1。另外,Akt 介导的 AKT1S1 磷酸化可解除其对 mTORC1 的抑制,激活 mTORC1。mTORC1 通过其下游效应分子调节各种生理功能,其中其所调控的蛋白合成最为人们熟知,主要通过磷酸化激活核糖体蛋白 S6 激酶 S6K1 和 S6K2,以及磷酸化抑制真核细胞翻译起始因子 4E -结合蛋白 1(eukaryotic translation initiation factor 4E - binding protein 1, 4E - BP1)介导。mTORC1 通过促进 SREBP1/SREBP2 的表达及其蛋白质裂解,介导活化的转录因子转位进入细胞核,增加脂肪酸或胆固醇合成相关基因的表达,促进脂质合成。mTORC2 在胰岛素信号中主要通过 AGC 家族激酶,包括 Akt、血清和糖皮质激素诱导蛋白激酶 1(SGK1)调控细胞的存活和生长。

6. 葡萄糖转运的调控·葡萄糖转运是细胞糖代谢和脂合成的限速步骤,依靠细胞膜上的 Gluts 实现跨膜转运,Gluts 是一种具有 12 个跨膜区段的糖蛋白家族,其跨膜 α 螺旋区段组成葡萄糖通道。目前发现的 14 种 Gluts 中,Glut1 普遍存在于各种细胞和组织,分布在细胞膜上,持续地转运细胞外的葡萄糖进入细胞,调控基础糖代谢。尽管胰岛素不刺激 Glut1 的转位,但能通过 Ras - MAPK 途径增加细胞的 Glut1 表达。

Glut4 表达于外周胰岛素敏感组织,其表达量与胰岛素刺激葡萄糖转运的程度相关。在脂肪细胞分化过程中,Glut4 表达逐渐增加,Glut1 表达相应减少,在成熟的大鼠脂肪细胞,Glut1 仅占 5%～10%。外周胰岛素敏感组织的葡萄糖转运

在保持机体的糖代谢平衡中起重要作用,骨骼肌处理的葡萄糖分别占机体基础状态和高胰岛素状态下的 20% 和 75%～95%,在高胰岛素状态下骨骼肌中代谢的葡萄糖几乎都以糖原的形式储存。雄性小鼠 Glut4 的一个等位基因敲除导致严重的外周胰岛素抵抗,随后发展成糖尿病,而肝的胰岛素敏感性仍依然存在,表明骨骼肌和脂肪组织 Glut4 蛋白的表达变化足以改变体内的糖平衡。20 多年前,Cushman 等首先发现胰岛素通过刺激葡萄糖转运子从胞质内转位至细胞膜促进葡萄糖的转运,这一发现确立了转位现象是胰岛素快速刺激骨骼肌和脂肪细胞葡萄糖转运的机制。与 Glut1 不同,基础状态时,Glut4 主要分布在细胞质内的囊泡,胰岛素刺激后,迅速转位至细胞膜,介导细胞外的葡萄糖进入细胞内。研究发现在未刺激的棕色脂肪细胞和心肌细胞表面 Glut4 仅占 1%,胰岛素刺激后增加到约 40%;在 3T3 - L1 脂肪细胞表面,胰岛素刺激可将 Glut4 的比例从基础的 5%～10%增加到30%～50%。

Glut4 的转位需要胰岛素信号和囊泡转运通路的协调。Glut4 储存囊泡(GSV)包含胰岛素调节的氨基肽酶(insulin-regulated aminopeptidase, IRAP)、脂蛋白受体相关蛋白 1(lipoprotein receptor-related protein 1, LRP1)、sortilin 和囊泡相关膜蛋白 2(VAMP2)等蛋白质,在未受刺激状态下,TUG 和 Ubc9 将其隔离在细胞内。活化的 Akt 磷酸化 AS160(即 TBC1D4),AS160 含有一个 Rab GTPase 活化蛋白(GAP)结构域,AS160 的磷酸化抑制了其 GAP 活性,与 GSV 上的 IRAP 和 LRP1 脱离,解除了对 Rab GTPase 的抑制作用,而 Rab GTPase 参与调节 GLUT4 囊泡的分裂融合及定位。AS160 靶向调节的 Rabs 有 Rabs8A、Rabs10、Rabs13。其中 Rab10 是脂肪细胞中最主要的 GTPase,而肌肉细胞中则为 Rabs8A 和 Rabs13,它们通过各自的效应分子促进 GSV 由核周向胞膜转移。胰岛素同时通过 PI3K 激活其下游分子 Rac1,促进皮质肌动蛋白纤维的重塑。在脂肪细胞,另一个 Rho GTP 酶 TC10α 被胰岛素激活后通过与其下游分子结合促进 GSV 向胞膜移动。这些作用共同使 GSV 锚定于胞膜,通过 GLUT4 囊泡上的 VAMP2 与胞膜上的 synatxin4 和 SANP23 形成 SNARE 复合体实现与胞膜的融合(图 11 - 3 - 3)。SNARE 复合体的形成受诸多蛋白质的调节,如 Munc18c、Synip 和 Doc2b,这些蛋白质接受 Akt 及 PTP - 1B 的信号调控。

二、胰岛素信号转导的负调控

随着胰岛素信号转导分子机制研究的逐渐深入,胰岛素信号系统的调控网络进一步扩展,不同激素信号系统之间的对话(crosstalk)不断被揭示。胰岛素的信号转导不仅受其他激素信号系统的调控,并能通过不同的机制进行自身调控。胰岛素信号转导下调的主要机制包括受体的内在化、信号蛋白的降解、酪氨酸去磷酸化和丝/苏氨酸的磷酸化,以及 IR 激酶的假底物等,可在不同的水平进行反馈调控。

胰岛素结合其受体后,胰岛素-受体复合物内在化,进入核内体降解,或进入受体再循环重返细胞表面,细胞表面受体下调,减弱始动信号。胰岛素受体除招募胰岛素信号的正向调节因子,也招募其他调节因子减弱胰岛素的信号转导,如适配蛋白 Grb10、Grb14 和蛋白酪氨酸磷酸酶 PTP - 1B。胰岛

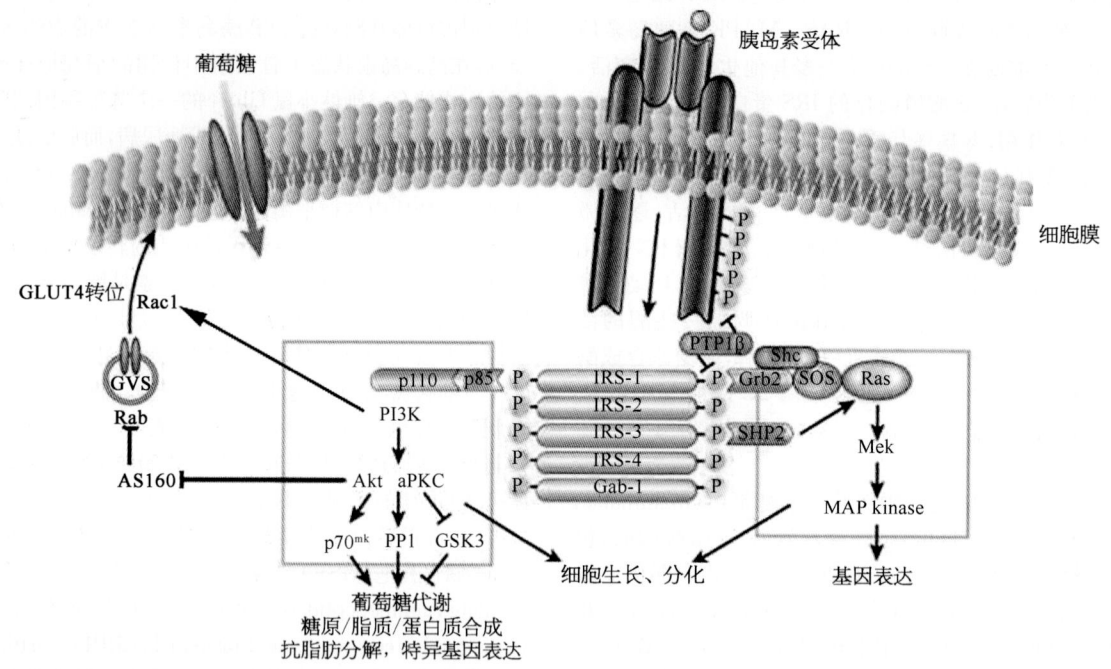

图 11-3-3 胰岛素的信号转导

素脱离 α 亚基后，IRK 仍保持磷酸化状态，具有酪氨酸激酶活性，其失活需 β 亚基上某些特异酪氨酸残基的去磷酸化，由蛋白酪氨酸磷酸酶（PTPases）介导，PTP-1B 和白细胞抗原相关酪氨酸磷酸酶（LAR）是目前发现与 IRK 密切相关的 PTP 酶，前者属于非受体型 PTP 酶，后者属于受体型 PTP 酶，两者皆受 IRK 的激活，却使胰岛素受体去磷酸化，下调胰岛素的信号转导。在 2 型糖尿病患者或动物胰岛素靶组织中 PTP-1B 和 LAR 活性增加，PTP-1B 基因敲除小鼠的胰岛素敏感性增高，并对高脂饮食引起的肥胖耐受，以 PTP-1B 反义寡核苷酸治疗胰岛素抵抗大鼠，其胰岛素敏感性增加，骨骼肌过度表达 LAR 的转基因小鼠出现胰岛素抵抗。IRK 活性可被浆细胞膜糖蛋白1（PC-1）抑制，PC-1 是一种穿膜蛋白，存在于多种组织，具有磷酸二酯酶活性，其作用机制为直接作用于胰岛素受体的 α 亚基。胰岛素受体上的丝/苏氨酸残基也可被蛋白激酶 C（PKC）磷酸化，从而抑制酪氨酸磷酸化，对胰岛素的信号转导进行负调控。

IRS 是胰岛素信号转导调控的重要位点，细胞在基础状态时 IRS 上的丝/苏氨酸处于磷酸化状态，抑制酪氨酸磷酸化，在胰岛素刺激下，酪氨酸磷酸化，胰岛素信号得以转导。含 2 个 SH2 区段的胞质 PTP 酶 SHP2 可使 IRS-1 的酪氨酸去磷酸化，降低 PI3K 途径的信号转导，却增加 MAPK 的活性。IRS-1 上共有 30 多个丝氨酸磷酸化位点，多种激酶包括 PKA、PKC、MAPK、mTOR、aPKC、PI3K、GSK3、JNK（c-Jun N-terminal kinases）、酪蛋白激酶 Ⅱ（casein kinase Ⅱ）等可磷酸化这些位点，其中一些是胰岛素激活的激酶，对胰岛素信号转导进行负反馈调控，其他信号系统也可通过其中一些激酶调控胰岛素信号的转导。许多代谢产物和细胞因子促进 IRS 蛋白丝/苏氨酸残基的磷酸化，如血液中的 FFA、二酰甘油、脂酰辅酶 A、葡萄糖、神经酰胺可激活 PKC，促进 IRS-1/IRS-2 的丝氨酸磷酸化；多种因子如 PDGF、血管紧张素 Ⅱ、高胰岛

素血症、TNF-α 和其他细胞因子等均增加 IRS-1 丝/苏氨酸残基的磷酸化，其中一些如 TNF-α 是丝/苏氨酸激酶的激活物，而另一些是丝/苏氨酸磷酸酶的抑制剂。TNF-α 可直接作用于胰岛素的信号转导，促进 IRS-1 的丝/苏氨酸磷酸化，降低 IRK 活性，减少 IRS-1 与 PI3K 的相互作用，导致胰岛素抵抗。TNF-α 可通过 JNK 的活化磷酸化 IRS-1 蛋白 307 位丝氨酸，JNK 是 MAPK 家族成员，以 Raf→MEK→MAPK 途径激活，由于对不同的应激信号起反应，也被称为应激活化蛋白激酶，其他细胞因子及炎症、外伤等应激因素也可通过 JNK 影响胰岛素的信号转导。过度营养摄入所致的内质网应激也可通过 JNK 减弱胰岛素信号。TNF-α 或 FFA 也可通过活化 IκB 激酶（IKK）磷酸化多个 IRS-1 蛋白丝/苏氨酸残基，IKK 的活化也可通过激活 mTORC1/S6K 增强 IRS-1 的丝氨酸磷酸化，IKK$^{+/-}$ 杂合子小鼠的胰岛素敏感性增高。

细胞长期处于胰岛素刺激下，导致 IRS-1 上的丝/苏氨基酸磷酸化，也可使 SOS 磷酸化，导致 SOS/Grb2 复合体的分离，MAPK 通路失活。IRS 的丝/苏氨酸磷酸化是下调胰岛素信号转导的短期机制，而 IRS 被蛋白酶体的降解可导致长期胰岛素抵抗，多种细胞株经长期胰岛素刺激，IRS-1 经泛素/蛋白酶体降解途径降解，需 PI3K 的激活。

不是所有的 IRS-1 丝氨酸残基磷酸化都是抑制性的，PI3K 的下游底物 Akt 磷酸化 IRS-1 蛋白 PTB 区域内和附近的丝氨酸残基，使 IRS-1 免受酪氨酸磷酸酶的作用，而处于酪氨酸磷酸化状态，因此 Akt 具有正反馈的作用。

最近研究显示，乙酰化酶 p300 增加的 IRS-1 和 IRS-2 乙酰化可使其酪氨酸磷酸化水平降低，减弱胰岛素的信号转导，而抑制 p300 活性可增加胰岛素敏感性，因此 p300 乙酰化活性是 2 型糖尿病治疗的潜在靶点。

Akt 是胰岛素信号转导的重要调定点，Akt 的激活依赖

于 PIP₃ 的产生，因此脂质磷脂酶可通过减少 PIP₃ 的产生调控 Akt 活性。有证据表明，SHIP 和 PTEN［磷酸磷脂酶（phosphatase）和张力素同源物（tensin homologue）］通过降低浆膜中 PIP₃ 的产生下调胰岛素信号。肌醇磷脂酶 SHIP2 在 3T3-L1 过度表达抑制胰岛素刺激的葡萄糖转运，而此基因缺失的小鼠胰岛素敏感性增高。

一类 IR 信号抑制剂为适配蛋白 GRB10 和 GRB14，这些蛋白含有 2 个结合 IR 的不同结构域，可作为假底物阻碍 IRS 的结合和活化。另一类 IR 信号抑制剂为 SOCS 蛋白，这类家族的 4 个成员（SOCS1、SOCS3、SOCS6 和 SOCS7）已被发现可减弱胰岛素的信号，其抑制机制一是通过结合和占据 IR 的磷酸化酪氨酸位点；二是通过 SOCS 盒结构域招募泛素连接酶到 IRS 蛋白进行蛋白酶降解。

三、胰岛素调控基因表达

胰岛素调控 150 多个基因的表达，其机制主要涉及转录、mRNA 的稳定和蛋白质的翻译三个水平，其中 mRNA 的稳定机制尚未清楚，转录及蛋白质的翻译机制已进行了较为深入的研究。

IRS 至少通过两条途径调控基因的转录，一条是 ras/MAPK 途径调控的转录因子 Elk 和 fos，另一条是 Akt 介导的叉头转录因子（FOXO），前一条主要涉及生长，后一条在代谢酶类的调控中起重要作用。与 MAPK 和 Akt 的基因调控作用相反，FOXO 磷酸化抑制转录活性，而 Elk 和 fos 的磷酸化促进转录活性。FOXO 在未磷酸化状态时，位于细胞核内和靶基因启动子上的胰岛素反应序列相互作用，起转录活化因子作用，当 Akt 被胰岛素活化后，FOXO 直接被磷酸化，结合 14-3-3 蛋白，移出细胞核，在胞质被泛素化，通过 26S 蛋白酶体降解，抑制靶基因的表达，FOXO 的靶基因包括调节细胞凋亡、细胞周期及葡萄糖生成的基因。与其他 FOXO 不同，FOXO6 在胰岛素的刺激下并不转出细胞核，胰岛素磷酸化 FOXO6 后阻止其与靶基因启动子的结合，降低其转录活性。FOXO 在不同类型的细胞有不同的调控功能，在肝细胞，FOXO 调控葡萄糖-6-磷酸酶、PEPCK、过氧化物增殖体激活受体 γ 共激活子 1（PGC-1）等糖异生关键因子的转录。FOXO 介导了胰岛素对脂肪细胞分化作用，神经肽的转录和加工，在维持 β 细胞身份中起重要作用。研究发现 FOXO1 调控胰岛素抵抗状态下 β 细胞的代偿，其活性下降与 β 细胞的去分化密切相关。FOXO 还调控过氧化氢酶和过氧化锰歧化酶的基因表达，保护细胞的氧化应激。FOXO 可作为共激活子或共阻遏子调控核激素受体的转录活性。

目前至少有 8 个不同的胰岛素共有反应元件（IRE）被发现，包括血清反应元件、活化蛋白 1（AP-1）基序、Ets 基序、E-盒基序、SREBP、甲状腺转录因子 2（TTF-2）基序，这些均介导胰岛素刺激的基因转录效应，而 PEPCK 样基序介导胰岛素对 PEPCK、胰岛素样生长因子结合蛋白 1（IGFBP-1）、酪氨酸氨基转移酶和葡萄糖-6-磷酸酶催化亚基等基因转录的抑制效应。在葡萄糖-6-磷酸酶催化亚基的启动子，肝细胞核因子（HNF-1）作为辅助因子通过胰岛素反应元件增强胰岛素的效应。PEPCK 是糖异生的关键酶，PGC-1 促进 PEPCK 的转录，PGC-1 的启动子上有 cAMP 反应元件（CRE），胰高

血糖素可通过 cAMP 信号途径，磷酸化 cAMP 反应元件结合蛋白（CREB），促进 PGC-1 的表达，增加肝糖的输出。无胰岛素刺激时，FOXO 位于核内，与 PGC-1 启动子上的胰岛素反应元件结合，诱导 PGC-1 的表达，胰岛素可通过 PI3K/Akt 途径，磷酸化 FOXO，抑制 PGC-1 的表达。FOXO 也可通过直接与 PEPCK 上的启动子结合调控其转录活性。另外，CREB-CREB 结合蛋白（CBP）-CREB 调节的转录共激活子（CRTC2）是调控肝糖异生的重要复合体，胰岛素通过激活盐可诱导的激酶 2（SIK2）磷酸化 CRTC2，使其转出核外，被泛素化而降解，降低其糖异生的作用。

IRS-2 基因敲除的小鼠出现 β 细胞衰竭，表明胰岛素信号对于保持 β 细胞的生长和功能起重要作用，而在 Irs2⁻/⁻ 小鼠 FOXO1 的不足可部分恢复 β 细胞的增殖、增加胰腺转录因子胰腺/十二指肠同源基因 1（PDX1）的表达，逆转 β 细胞的衰竭。FOXO1 和 PDX1 在 β 细胞的核内定位具有排他性，当突变的 FOXO1 在核内组成性表达时，PDX1 的表达缺乏。

属于叉头基因家族产物还有 Foxa1、Foxa2 和 Foxa3，Foxa2 在胰腺、肝脏、脂肪组织的发育中起作用，抑制脂肪细胞的分化，Foxa3 对肝脏的糖异生酶和 GLUT2 表达起调节作用。

真核翻译启动因子 4E（eIF4E）在蛋白质翻译的启动过程中起重要作用，eIF4E 识别 mRNA 5′端的帽子结构 m⁷GpppX，通过与脚手架蛋白 eIF4G 相互作用，把翻译复合体连接至 mRNA 5′末端，eIF4E 结合蛋白（4E-BP）与 eIF4G 竞争结合 eIF4E 上的位点，抑制翻译的启动。4E-BP 与 eIF4E 的结合是可逆的，当 4E-BP 低磷酸化时与 eIF4E 结合，高度磷酸化时结合解除。FOXO 刺激 4E-BP 的转录，抑制蛋白合成，当 Akt 被激活时，FOXO 磷酸化，关闭 4E-BP 的转录。Akt 被胰岛素激活后，磷酸化抑制 TSC2 与 TSC1 形成复合体，解除对 mTOR 抑制，mTOR 通过磷酸化 S6K 和 4E-BP1，调节蛋白质合成。

肝脏的糖脂代谢涉及许多基因的表达，胰岛素调控糖酵解和成脂基因的表达需要葡萄糖的代谢信号，葡萄糖通过转录因子碳水化合物反应元件结合蛋白（ChREBP）结合于葡萄糖反应元件（GIRE）起作用。餐后血浆中葡萄糖浓度升高，刺激胰岛素的分泌，高水平的胰岛素和葡萄糖经门静脉进入肝脏，胰岛素通过 PI3K 途径诱导 SREBP-1c 的转录，合成的 SREBP-1c 进入核内，激活 GK 的转录，抑制 PEPCK 的转录，GK 的下游代谢信号 6-磷酸葡萄糖和 5-磷酸木酮糖激活 ChREBP，ChREBP 进入核内与 SREBP-1c 共同激活肝脏 PK、ACC、FAS 等糖酵解和脂肪合成的基因，最终使葡萄糖合成脂酰辅酶 A。胰岛素上调 SREBP-1c 的转录活性作用可被 mTORC2 的抑制所阻断，表明 mTORC2 也是 SREBP-1c 的上游调控因子。

胰岛素信号转导分子机制的研究正在深入，不同激素（生长因子、细胞因子）信号系统之间的交叉联系将逐渐清晰，胰岛素信号系统的调节将逐步扩展，由内分泌、代谢、脂肪组织延至神经、免疫系统，使得 2 型糖尿病的发病机制有望取得突破，并且在预防及治疗上获得重大进展。

参考文献

[1] Mueckler M. Facilitative glucose transporters[J]. Eur J Biochem, 1994,

219：713-725.

[2] Jameson JL，DeGroot LJ，de Kretser DM. Endocrinology[M]. 7th ed. Philadelphia：WB Saunders，2016：556-585.

[3] Havel PJ. Peripheral signals conveying metabolic information to the brain：short-term and long-term regulation of Food Intake and Energy Homeostasis[J]. Experimental Biology and Medicine，2001，226：963-977 .

[4] McGarry JD. Banting lecture 2001：dysregulation of fatty acid metabolism in the etiology of type 2 diabetes[J]. Diabetes，2002，51：7-18.

[5] Saltiel AR，Kahn CR. Insulin signalling and the regulation of glucose and lipid metabolism[J]. Nature，2001，414：799-812.

[6] Chiang SH，Baumann CA，Kanzaki M，et al. Insulin-stimulated GLUT4 translocation requires the CAP-dependent activation of TC10[J]. Nature，2001，410：944-948.

[7] Chen Q，Pekala PH. Tumor necrosis factor - α induced insulin resistance in adipocytes[J]. PSEBM，2000，223：128-135.

[8] Litherland G，Hajduch E，Hundal HS. Intracellular signalling mechanisms regulating glucose transport in insulin sensitive tissues[J]. Mol Membr Biol，2001，18：195-204.

[9] Virkamaki A，Ueki K，Kahn CR. Protein-protein interaction in insulin signaling and the molecular mechanisms of insulin resistance[J]. J Clin Invest，1999，103：931-943.

[10] 陈家伦. 胰岛素信号转导及临床意义（上）[J]. 国外医学内分泌分册，2002，22：1-3.

[11] 陈家伦. 胰岛素信号转导及临床意义（下）[J]. 国外医学内分泌分册，2002，22：65-68.

[12] Baumann CA，Chokshi N，Saltiel AR，et al. Cloning and characterization of a functional peroxisome proliferator activator receptor - γ - responsive element in the promoter of the CAP gene[J]. J Biol Chem，2000，275：9131-9135.

[13] White MF. IRS proteins and the common path to diabetes[J]. Am J Physiol Endocrinol Metab，2002，283：E413-E422.

[14] O'Brien RM，Streeper RS，Ayala JE，et al. Insulin-regulated gene expression[J]. Biochem Soc Trans，2001，29：552-558.

[15] Czech MP. Insulin's expanding control of forkheads[J]. Proc Natl Acad Sci U S A，2003，100 ：11198-11200.

[16] Kitamura T，Nakae J，Kitamura Y，et al. The forkhead transcription factor Foxo1 links insulin signaling to Pdx1 regulation of pancreatic ß cell growth[J]. J Clin Invest，2002，110：1839-1847.

[17] Malsuzaki H，Daitoku H，Hatta M，et al. Insulin-induced phosphorylation of FKHR(Foxo1) targets to protesaomal degradation[J]. PNAS，2003，100：11285-11290.

[18] Zhande R，Mitchell JJ，Wu J，et al. Molecular mechanism of insulin-induced degradation of insulin receptor substrate 1[J]. Mol Cell Biol，2002，22：1016-1026.

[19] Gingras AC，Raught B，Sonenberg N. Regulation of translation initiation by FRAP/mTOR[J]. Genes Development，2001，15：807-826.

[20] Foufelle F，Ferre P. New perspectives in the regulation of hepatic glycolytic and lipogenic genes by insulin and glucose：a role for the transcription factor sterol regulatory element binding protein - 1c[J]. Biochem J，2002，366(Pt 2)：377-391.

[21] Kido Y，Nakae J and Accili D. The insulin receptor and its cellular targets [J]. J Clin Endocrinol Metab，2001，86：972-979.

[22] Foster LJ，Klip A. Mechanism and regulation of GLUT - 4 vesicle fusion in muscle and fat cells [J]. Am J Physiol Cell Physiol，2000，279：C877-C890.

[23] Artunc F，Schleicher E，Weigert C，et al. The impact of insulin resistance on the kidney and vasculature[J]. Nat Rev Nephrol，2016，12：721-737.

[24] Tokarz VL，MacDonald PE，Klip A. The cell biology of systemic insulin function[J]. J Cell Biol，2018，217：2273-2289.

[25] Peng J，He L. IRS posttranslational modifications in regulating insulin signaling[J]. J Mol Endocrinol，2018，60：R1-R8.

[26] Haeusler RA，McGraw TE，Accili D. Biochemical and cellular properties of insulin receptor signalling[J]. Nat Rev Mol Cell Biol，2018，19(1)：31-44.

[27] Vogt MC，Brüning JC. CNS insulin signaling in the control of energy homeostasis and glucose metabolism-from embryo to old age[J]. Trends Endocrinol Metab，2013，24(2)：76-84.

[28] Dongerkery SP，Schroeder PR，Shomali ME. Insulin and its cardiovascular effects：what is the current evidence? [J]. Curr Diab Rep，2017，17(12)：120.

第四章·胰岛其他激素的生化和生理

王　晓

第一节·胰高血糖素

1923 年 Kimball 和 Murlin 报道在胰腺提取物中存在能升高血糖的物质，并将其命名为胰高血糖素。1953 年 Staub 等获得其纯化结晶产物，同时 Bromer 等确定了胰高血糖素的氨基酸序列。1959 年胰高血糖素成为继胰岛素之后第二个可用放射免疫法测定的多肽激素。1962 年有学者用免疫荧光法证实胰高血糖素来源于胰岛 α 细胞，此后发现 α 细胞功能失调在糖尿病患者葡萄糖和酮体过量生成中起重要作用。Suthreland 在对胰高血糖素生物学作用的研究中发现了 cAMP 这一具有广泛生化作用的重要第二信使分子，因此而获得了 1971 年的诺贝尔生理学或医学奖。自 70 年代开始，胰高血糖素的生理学研究揭示其除了急性升高血糖之外，还具有抑制摄食、刺激棕色脂肪组织产热、抑制胃蠕动、调节脂代谢等多种生理作用。得益于固相肽合成技术的重大进展和具有更高水溶性和化学稳定性的胰高血糖素类似物的产生，

人们对胰高血糖素生理作用的认识不断加深，并揭示了其家族成员在临床应用方面的广阔前景。

一、胰高血糖素结构

人胰高血糖素是由 29 个氨基酸组成的直链多肽，其一级结构见图 11-4-1，分子量为 3 485。胰高血糖素的血清浓度为 50～100 ng/L，在循环中半衰期为 5～10 min，主要在肝脏灭活，肾脏也有降解作用。此外，血浆中还有一种含量丰富的高血糖素样免疫活性物质（glucagon-like immunoreactivity，GLI），主要由回肠及结肠的 L 细胞所分泌，其理化性质及生物活性与胰高血糖素明显不同，一般认为胰高血糖素及各种胰高血糖素样多肽均来源于由前胰高血糖素原基因（preproglucagongene，Gcg）所编码的胰高血糖素原（proglucagon，ProG）。猪、牛和人类胰高血糖素的氨基酸序列完全相同，这种高度保守性提示其结构对生物活性的重要性。去除 C 端门冬酰胺-苏氨酸残基或是去除 N 端组氨酸残基均可显著降低与其受体的结合能力。胰高血糖素是垂体腺苷酸环化酶激活多肽

(PACAP)/胰高血糖素超家族的一员,该家族目前发现有 9 个成员,包括胰高血糖素、胰高血糖素样肽 1(glucagon-like peptide-1,GLP-1)、GLP-2、GIP、GRF、PHM、PACAP、胰泌素(secretin)和血管活性肠肽(VIP),在基因结构、组织分布、作用机制(激活 cAMP)及其受体结构上均有相似之处。

H-His-Ser-Gln-Gly-Thr-Phe-Thr-Ser-Asp-Tyr-Ser-Lys-Tyr-Leu-Asp-Ser
 1   2   3   4   5   6   7   8   9 10 11 12 13 14 15 16

-Arg-Arg-Ala-Gln-Asp-Phe-Val-Gln-Trp-Leu-Met-Asn-Thr-OH
 17 18 19 20 21 22 23 24 25 26 27 28 29

图 11-4-1 人胰高血糖素一级结构

二、胰高血糖素基因及生物合成

胰高血糖素基因全长 10 kb,包含 6 个外显子和 5 个内含子,人类的胰高血糖素基因位于 2 号染色体,可表达于多种组织,如胰岛 α 细胞、小肠 L 细胞和部分脑组织(主要位于脑干的孤束核)。该基因编码的激素原在不同组织经过组织特异性蛋白酶解作用,加工成多个肽类激素(图 11-4-2)。哺乳动物胰高血糖素原在细胞内合成后进一步加工,在分子中含有成对碱性氨基酸的部位水解,最后形成 6 个不同的多肽:胰高血糖素相关胰多肽(glucagon-related pancreatic peptide,GRPP,含 30 个氨基酸)、胰高血糖素(glucagon,含 29 个氨基酸)、GLP-1(含 37 个氨基酸)、GLP-2(含 35 个氨基酸)、插入肽 1(inserting peptide-1,IP-1,含 6 个氨基酸)、插入肽 2(IP-2,含 13 个氨基酸),统称为胰高血糖素原衍生肽(PGDP)。这些衍生肽对某些葡萄糖代谢过程的调节作用相反,因此其细胞特异性翻译后加工显得尤为重要。激素原转换酶(PC)参与了胰高血糖素原的翻译后剪切加工。PGDP 两侧有成对碱性氨基酸,是 PC 的识别位点。PC2 表达于成体胰腺 α 细胞,参与 α 细胞内胰高血糖素原翻译后加工。胰高血糖素原经过 PC2 翻译后加工,释放的肽主要为胰高血糖素、GRPP、IP-1 和胰高血糖素原主要片段(包含 GLP-1、IP-2

和 GLP-2)。PC2 基因敲除小鼠不能将胰高血糖素原加工为成熟的胰高血糖素,表现为中等程度的低血糖和 α 细胞增生,以胰高血糖素替代治疗后,上述症状得以纠正。肠道 L 细胞和孤束核神经元主要表达 PC1/3,胰高血糖素原经过翻译加工后的产物为 GLP-1、GLP-2、IP-2、肠高血糖素(glicentin,其组成为 GRPP、胰高血糖素和 IP-1)和胃泌酸调节素(oxyntomodulin,其组成为胰高血糖素和 IP-1)。研究发现胰高血糖素和胃泌酸调节素均可进一步裂解成 C 端和 N 端两个片段,胰高血糖素的 C 端片段为胰高血糖-(19~29),可调节细胞膜钙离子流、抑制胰岛素分泌,为胰高血糖素在心脏的正性肌力作用所必需。

鉴于胰高血糖素和 GLP-1 在糖代谢调节中的相反作用,α 细胞和肠道 L 细胞中高血糖素原的翻译后加工需要由不同 PC 介导。但在特定状态下,这种细胞特异性也会发生变化,有研究表明,胚胎胰岛 α 细胞既表达 PC2 也表达 PC1/3,与此类似,有报道称在血糖控制极差的糖尿病患者胰岛中发现部分 α 细胞表达 PC1/3 并能分泌有活性的 GLP-1,这种胰岛 α 细胞分泌的 GLP-1 可能起到保护或促进 β 细胞分泌功能的作用。

三、胰高血糖素基因表达调控

胰高血糖素最早可在 E9.5 日的小鼠胚胎中检测到,是啮齿类动物胰腺内分泌激素中出现最早的。在妊娠 8 周的人类胚胎中可检测到胰岛素的表达,而胰高血糖素的出现则晚 1 周。胰腺发育过程中,α 细胞分化受到一系列转录因子的严格调控,包括 Prox1、PAX6、Arx、Nkx2.2、NeuroD1、Isl1、Sox4 和 Foxa2,其中 PAX6、Arx 或 Foxa2 敲除小鼠无法产生有功能的 α 细胞,表明其在 α 细胞发育过程中发挥重要作用。

组织特异性 Gcg 基因表达通过细胞特异性转录因子与基因启动子区 DNA 顺式作用元件的结合来实现。大鼠 Gcg 启动子区存在至少 6 个顺式作用元件,分别是 G1~G5 及一个

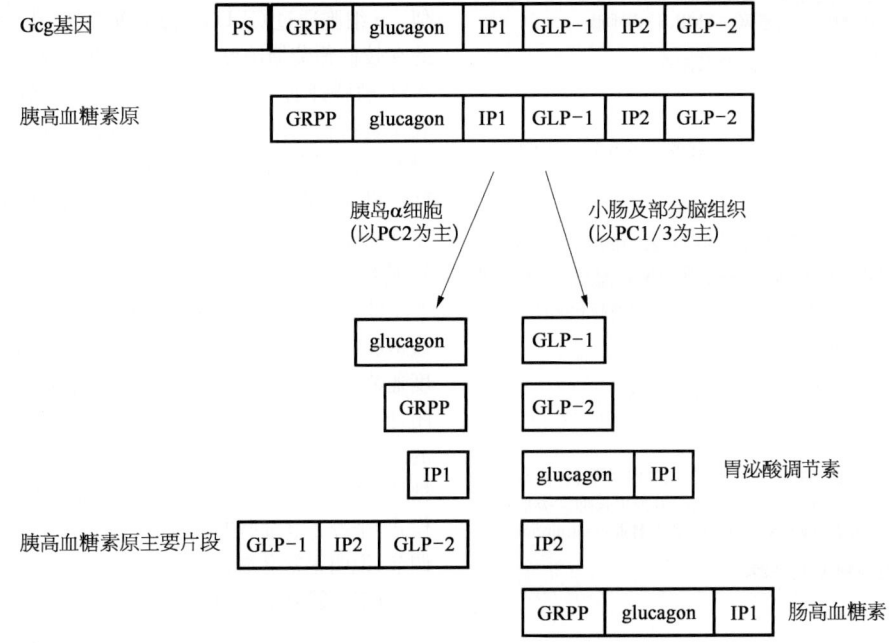

图 11-4-2 胰高血糖素原在不同组织中的差异剪切

cAMP 反应元件 CRE,其中 G1 和 G4 是构成启动子的必要元件,对 Gcg 基因在 α 细胞的特异性表达有重要作用,而 G5、G2、G3 和 CRE 是较远端的增强子元件。在 α 细胞中,PAX6 与 cMaf 或 MafB 形成的异二聚体与 G1 结合,促进 Gcg 基因表达;而在 β 细胞中,PDX1、PAX4 和 Nkx6.1 与 G1 结合,阻止了 G1 与 pax6/Maf 异二聚体的结合,从而抑制 Gcg 基因表达。PAX6 也可与 G3 结合促进 Gcg 基因表达,PAX6 敲除小鼠的 Gcg mRNA 水平显著降低。G4 是 G1 的一部分序列,可与转录因子 NeuroD1 结合。Foxa1、Foxa2 与 G2 和 G3 结合也能促进 Gcg 基因表达,Foxa1 或 Foxa2 敲除小鼠由于 Gcg mRNA 下降 70%～90% 导致严重低血糖。

饥饿和低血糖可刺激胰高血糖素原基因表达,胰岛素可抑制其表达。在小肠 L 细胞,营养素、胃泌素释放肽(GRP)、抑胃肽(GIP)、胰岛素可上调胰高血糖素原基因表达。而 cAMP 和 PKA 激动剂可同时上调胰高血糖素原基因在胰腺和小肠的表达。Wnt 信号通路也能促进肠道细胞 Gcg 表达,但对 α 细胞没有影响。

四、胰高血糖素的分泌调节

营养物质、自主神经系统、旁分泌系统及某些激素可调节胰高血糖素的分泌。在各种因素综合调控下,胰高血糖素参与调节体内物质代谢,维持内环境稳定。引起胰高血糖素释放的主要生理和病理性刺激因子包括低血糖、高氨基酸血症、肾上腺素能神经系统激活和迷走神经系统的刺激(表 11-4-1)。抑制胰高血糖素释放的主要因素有高血糖、高胰岛素血症及血游离脂肪酸水平升高等(表 11-4-2)。

表 11-4-1 刺激胰高血糖素释放的因素

底物	低血糖、血游离脂肪酸降低、多种氨基酸、延胡索酸、谷氨酸
神经因素	刺激肾上腺素能或乙酰胆碱能神经、刺激下丘脑腹正中核和腹外侧核
局部因素	肾上腺素、去甲肾上腺素、多巴胺、血管活性肠肽、神经紧张素、蛙皮素、P 物质、前列腺素、cAMP、β-内啡肽
激素	胃泌素、胆囊收缩素、抑胃肽、生长激素
离子	总钙减少、缺磷、缺镁
药物	呋塞米、蛇毒、磷酸二酯酶 A_2、左旋多巴、可乐定、羟间唑啉
环境因素	饥饿、运动、应激、平衡餐

表 11-4-2 抑制胰高血糖素释放的因素

底物	高血糖(包括果糖、木糖醇)、血游离脂肪酸增高和酮体
局部因素	血清素、生长抑素
激素	胰岛素、GLP-1、肠促胰素、雌激素、胰淀素
离子	钙离子、镁离子
药物	阿托品、β 受体阻滞剂、α_2 受体阻滞剂、吲哚美辛、布洛芬、苯妥英钠、普鲁卡因、地西泮、苯乙双胍、多种生长抑素类似物、磺脲类药物、艾塞那肽(exendin-4)、普兰林肽(pramlintide)
环境因素	富含碳水化合物饮食、妊娠

(一) 葡萄糖

血糖浓度是影响胰高血糖素分泌的重要因素。血糖升高时,胰高血糖素分泌减少,血糖降低时,胰高血糖素分泌增加。低血糖对胰高血糖素的刺激不仅取决于低血糖的水平,也取决于血糖下降的速度。血糖从高水平迅速下降时,虽然血糖水平正常或仍高于正常,但也可促进胰高血糖素的分泌。葡萄糖是胰高血糖素分泌的主要生理性调节因子,但分子机制复杂,可能包含直接抑制和间接抑制等多种调节机制。有研究认为葡萄糖可以通过刺激胰岛其他细胞分泌胰岛素、GABA、Zn^{2+}、生长抑素等因子以旁分泌方式间接调节 α 细胞分泌胰高血糖素。GABA 是哺乳动物中枢神经系统主要的抑制性神经递质,在胰岛 β 细胞中也存在高水平的 GABA 及催化其生成的酶——谷氨酸脱羧酶(GAD)。人类胰岛主要表达 GAD65,针对 GAD65 的自身抗体与 1 型糖尿病有关,但 GABA 和 GAD65 在胰岛的生理作用并不清楚。一种学说认为 GABA 以琥珀酸形式进入三羧酸循环,可以作为 β 细胞的供能物质,另一种学说认为 GABA 在 β 细胞中作为一种旁分泌信号分子将信号从 β 细胞传递给周围细胞。α 细胞表达 GABA 受体,以 GABA 拮抗剂抑制 GABA 受体活化,可对抗葡萄糖对胰高血糖素分泌的抑制作用。Wang 等研究发现胰岛素可通过诱导 α 细胞内 GABA 受体转位使其激活,α 细胞膜超极化,抑制胰高血糖素释放。提示胰岛素除直接抑制胰高血糖素分泌外,还可以促进 GABA 对胰高血糖素分泌的抑制作用。锌离子与胰岛素共同处于分泌颗粒中,葡萄糖刺激胰岛素分泌的同时,引起锌离子的释放。研究发现,锌离子可以通过开放 α 细胞上的 K_{ATP} 通道抑制细胞的电活动和胰高血糖素分泌。也有研究支持葡萄糖对胰高血糖素分泌有直接调节作用,如在分离的 α 细胞中,葡萄糖仍然能够调节胰高血糖素分泌,在人类和啮齿类胰岛中,阻断 GABA 和 Zn^{2+} 离子信号后,高糖仍能抑制胰高血糖素分泌。但是由于缺乏足够灵敏的手段监测单个 α 细胞胰高血糖素分泌的动态变化,葡萄糖直接调控胰高血糖素分泌的电生理模型还有待于进一步完善。现有实验数据支持葡萄糖直接调节 α 细胞胰高血糖素分泌的分子机制与 β 细胞内胰岛素分泌的代谢分泌偶联机制相似。α 细胞通过 GLUT1 摄取葡萄糖,其 Km 为 1 mmol/L,因此在较低葡萄糖浓度下,葡萄糖也能源源不断进入 α 细胞内。ATP 敏感钾通道在胰高血糖素分泌调节中也发挥重要作用,它负责将葡萄糖代谢产生的 ATP 转变为膜电位的变化,进而触发钙离子和钠离子内流,将代谢与胰高血糖素分泌进行偶联。SUR1 敲除小鼠中,低糖刺激和高糖抑制的胰高血糖素分泌都明显受损。钙离子和钠离子内流是胰高血糖素分泌的触发因素。所不同之处在于,在 α 细胞中,较低浓度的葡萄糖所产生的 ATP 即能抑制 K_{ATP},使膜去极化达到开放电压依赖钙通道和钠通道的程度,因此低糖促进胰高血糖素分泌,而高浓度葡萄糖条件下,K_{ATP} 使细胞去极化的程度反而使该通道关闭,抑制胰高血糖素分泌。α 细胞的复极化也是由 K_v 通道负责的。其中具体的调节机制还需要进一步研究。综上所述,葡萄糖调控胰高血糖素分泌的机制包括直接作用和间接作用多种模式,来源于 β 细胞的多种旁分泌因子参与胰高血糖素分泌的调节,说明正常 β 细胞功能对于胰高血糖素分泌的重要性。

(二) 氨基酸促进胰高血糖素分泌

氨基酸的作用与葡萄糖相反,能促进胰高血糖素分泌。高蛋白饮食或静脉注入多种氨基酸均可使胰高血糖素分泌增加。谷氨酰胺、丙氨酸和精氨酸均能刺激胰高血糖素分泌,以精氨酸的作用最强。血浆氨基酸升高,一方面可促进胰岛素分泌,使血糖下降;另一方面还能同时促进胰高血糖素分泌,对防止低血糖发生有一定的生理意义。

(三)脂肪酸和胰高血糖素分泌

基础状态下,脂肪酸是胰岛主要的供能物质。在培养的豚鼠胰岛中加入脂肪酸氧化的抑制剂能促进胰高血糖素分泌,在培养液中加入游离脂肪酸可抑制胰高血糖素分泌。将实验犬的血游离脂肪酸水平控制在近似于长期饥饿的水平,可使胰高血糖素水平降低40%,提示在能量供应不足状态下,胰高血糖素的分泌增加,但当游离脂肪酸水平超过细胞的能量需求时,胰高血糖素水平降低。也有研究发现,在分离胰岛的离体试验中,游离脂肪酸特别是棕榈酸在孵育的前120 min能显著促进胰高血糖素的分泌,与激活L型钙通道促进钙内流和抑制生长抑素的分泌有关。

(四)胰高血糖素的旁分泌调节

胰岛内胰岛素、胰高血糖素和生长抑素通过旁分泌机制相互调节,对维持代谢平衡非常重要。胰岛的外围部分以分泌胰高血糖素的α细胞为主,占优势的β细胞分布在中间部分,其间有少量δ细胞。由α细胞分泌的胰高血糖素可刺激β细胞和δ细胞分泌相应的胰岛素和生长抑素,胰岛素和生长抑素可抑制胰高血糖素分泌,生长抑素还抑制胰岛素分泌。在1型糖尿病患者中,常伴有血浆胰高血糖素水平升高。应用胰岛素控制血糖后,胰高血糖素水平恢复正常。α细胞胰岛素受体水平与肝脏相当,K_{ATP}的表达高于β细胞,胰岛素可瞬间激活K_{ATP},抑制α细胞膜电活动和胰高血糖素分泌,提示胰岛素可能通过调节K_{ATP}活性抑制胰高血糖素分泌。外源性生长抑素可抑制胰高血糖素分泌,在大鼠胰岛和胰腺的灌流试验中发现选择性SSTR2抑制剂能增加胰高血糖素分泌,提示胰岛δ细胞分泌的生长抑素可通过SSTR2以旁分泌形式抑制胰高血糖素分泌。另外,α细胞的分泌反应还可能涉及自分泌调节机制,L-谷氨酸储存于胰高血糖素分泌颗粒中,低血糖时与胰高血糖素共同分泌,分泌的谷氨酸通过α细胞离子型谷氨酸受体(iGluR)刺激α细胞分泌更多的胰高血糖素,这一机制有助于α细胞在血糖值小范围波动时更高效地调节胰高血糖素分泌。与胰岛素共分泌的胰岛淀粉素(amylin)也可调节胰高血糖素分泌,但在分离的胰岛和灌注的胰腺中,对胰高血糖素的抑制作用消失,提示是一种间接作用。

(五)神经调节

胰岛细胞周围有丰富的神经支配,α细胞的分泌活性也受交感、副交感和交感肾上腺轴的调控,肾上腺素、去甲肾上腺素及多巴胺等儿茶酚胺对α细胞有很强的刺激作用,刺激迷走神经也引起胰高血糖素的分泌。各种应激又可通过交感神经促使胰高血糖素分泌。在灵长类、小鼠和犬中,低血糖引起的胰高血糖素分泌主要与自主神经系统的激活有关,在细胞水平通过α细胞上的毒蕈碱样、肾上腺素能和肽能受体起作用。除了经典的神经递质外,胰腺和胰岛内的副交感神经中还有一些神经肽的累积,如血管活性肠肽、垂体腺苷酸环化酶激活多肽和胃泌素释放肽,它们可以刺激胰腺的胰高血糖素释放,而甘丙肽和神经肽Y可以储存在交感神经末梢。交感和副交感神经系统由下丘脑的不同部分控制,主要是腹内

侧和外侧核,这些部位感知葡萄糖浓度变化的分子机制还不清楚。有学者认为,位于这些部位的葡萄糖敏感神经元可通过增加或降低其代谢率对低糖或高糖做出反应。ATP敏感钾通道、GLUT2可能参与葡萄糖敏感神经元对葡萄糖浓度变化的识别。孤束核内葡萄糖敏感的神经元也可直接感知葡萄糖浓度变化并投射到外侧下丘脑和室旁核。脑干内葡萄糖敏感神经元也参与自主神经系统对低血糖的反应。另有研究显示,葡萄糖敏感的星状胶质细胞也参与调节低血糖时α细胞的分泌反应。

(六)肠促胰素的调节作用

GLP-1和GIP是两种肠道细胞产生的促胰岛素分泌激素,被称为肠促胰素。两者经典的生物学作用是促进胰岛素分泌,降低血糖。在体实验中还伴有抑制胰高血糖素分泌的作用,但用GLP-1处理分离的大鼠α细胞或用GIP处理α-TC1细胞,均观察到其对胰高血糖素分泌的促进而非抑制作用,提示肠促胰素可能通过促进胰岛素分泌抑制胰高血糖素分泌,而不是对α细胞的直接抑制作用。

其他在胃肠道表达的肽类激素,如胆囊收缩素、血管活性肠肽和胃释放肽也可刺激胰高血糖素的分泌。但是,目前尚不清楚这些肠肽的促胰高血糖素分泌机制是内分泌性的抑或是神经性的,因为它们除了作为内分泌激素,还起到神经递质的作用。

五、生理作用

胰高血糖素通过与靶细胞膜上的特异性受体相结合而发挥其生理作用。胰高血糖素受体含485个氨基酸,是一个分子量62 000的糖蛋白。胰高血糖素受体广泛分布于肝脏、脂肪组织、胰岛β细胞、D细胞、心肌、胃黏膜、肾上腺、肾脏和脑组织中。在肝细胞中,胰高血糖素受体位于肝细胞的浆膜,且有两种受体亚型,其解离常数分别为0.1～1.0 nmol/L和10～100 nmol/L。胰高血糖素受体属于G蛋白偶联受体家族中的成员,但与本家族中VIP和促胰岛素分泌的其他激素受体的作用不同,与胰高血糖素结合区的氨基酸序列在各种属中具有高度保守性,但有关受体作用的许多机制仍未阐明。胰高血糖素与其受体结合后,引起受体变构,激活与之偶联的G蛋白,目前发现至少两种G蛋白:Gsα和Gq参与胰高血糖素受体的信号转导,Gsα激活后进一步激活腺苷酸环化酶(AC),使胞内cAMP升高,激活PKA。Gq激活后可激活磷脂酶C,IP3生成增加,胞内钙离子释放。现已阐明人胰高血糖素受体基因位于17号染色体,编码区长5.5 kb,其中被12个内含子分隔。胰高血糖素受体基因中含有葡萄糖调节元件(增强子),主要受葡萄糖的兴奋性调节。Buggy等利用不同的受体突变体研究发现其细胞表面表达需要C端尾部一个含5个氨基酸的区域参与。胰高血糖素刺激的受体内在化需要C端尾部的磷酸化。Unson等则发现胰高血糖素12、17和18位氨基酸所带的正电荷对胰高血糖素与受体的稳定结合有重要作用。胰高血糖素受体敲除小鼠可存活,表现为高浓度的胰高血糖素、中度低血糖和糖耐量改善,葡萄糖可大幅上调胰高血糖素受体基因表达。

(一)胰高血糖素对肝糖代谢的调节

胰高血糖素对血糖的影响主要通过调节肝糖代谢,在肝

脏切除的大鼠中，其升糖作用消失。胰高血糖素能通过刺激糖原分解，抑制糖原合成来快速升高血糖，还能刺激肝糖异生来增加葡萄糖输出。实验证实基础浓度的胰高血糖素对于维持饥饿状态肝糖输出非常重要，体内实验中肝糖异生和糖原分解对胰高血糖素同样敏感。另一试验则发现低剂量胰高血糖素仅能刺激非糖异生形式的葡萄糖释放，而高剂量胰高血糖素可同时刺激糖异生和非糖异生两条途径。大量证据显示上述作用多是通过 cAMP 介导，部分糖原分解作用可能通过非 cAMP 依赖方式发生。体外试验中，脉冲式给予胰高血糖素比持续暴露于胰高血糖素更能刺激肝糖输出，在人体试验中有相似结果，当同时间歇性给予胰高血糖素和胰岛素时，胰高血糖素刺激葡萄糖生成的作用会超过胰岛素对其的抑制作用。除肝细胞的自主作用之外，中枢神经系统在胰高血糖素血糖调节中也发挥了重要作用。

胰高血糖素调节糖原代谢：胰高血糖素促进肝糖原分解的同时抑制糖原合成，胰高血糖素经肝细胞膜受体激活依赖 cAMP 的蛋白激酶，从而抑制糖原合成酶并激活磷酸化酶，后者磷酸化糖原，使其分解，生成葡萄糖-6-磷酸，进而被葡萄糖-6-磷酸酶转化为葡萄糖输出。另外，胰高血糖素可增加葡萄糖-6-磷酸酶活性，并可通过 PKA 激活 cAMP 反应元件结合蛋白（CREB）和过氧化物酶体增殖物激活受体 γ（PPARγ）共激活子 1（PGC-1）上调葡萄糖-6-磷酸酶的转录。在饥饿、糖尿病酮症等肝糖原水平较高的状态下，胰高血糖素升高血糖的作用尤其明显。

胰高血糖素促进肝糖异生：胰高血糖素可通过调节糖异生多个关键酶的活性和表达促进肝糖异生。磷酸烯醇式丙酮酸激酶（PEPCK）催化草酰乙酸生成磷酸烯醇式丙酮酸（PEP），是糖异生途径的限速步骤。胰高血糖素可通过 PKA-CREB-CRTC2 信号通路增加肝细胞 PEPCK mRNA 水平。PGC-1 和 HNF-4 也同时被转录激活，共同作用使 PEPCK 基因转录增加。果糖二磷酸酶-1（FBP-1）催化二磷酸果糖的 1 位磷酸水解生成 6-磷酸果糖，是糖异生中另一重要步骤，二磷酸果糖可变构抑制 FBP-1，而二磷酸果糖浓度受双功能酶磷酸果糖激酶-2/果糖二磷酸酶-2（FBP-2）调节，胰高血糖素作用后，激活的 PKA 使该酶 36 位丝氨酸磷酸化，抑制 PFK-2 活性，FBP-2 活性增加，降低二磷酸果糖水平，解除其对 FBP-1 的抑制。葡萄糖-6-磷酸酶催化糖异生的最后一步反应，胰高血糖素通过增加葡萄糖-6-磷酸酶的活性并促进其表达，促进葡萄糖的输出。另外，胰高血糖素还可抑制肝 L 型丙酮酸激酶，加速肝摄取血中的氨基酸，进而增强糖异生。

抑制糖酵解：PFK-1 将 6-磷酸果糖转变为二磷酸果糖，是糖酵解早期限速步骤，二磷酸果糖可变构激活 PFK-1，胰高血糖素可通过降低二磷酸果糖水平抑制 PFK-1 活性，降低糖酵解。

丙酮酸激酶（PK）催化 PEP 生成丙酮酸，是糖酵解的最后一步。胰高血糖素可通过激活 PKA 磷酸化 PK，磷酸化的 PK 更容易被丙氨酸和 ATP 变构抑制，而不易被二磷酸果糖变构激活。另外，胰高血糖素还能抑制 PK 基因转录并增加 PK mRNA 降解。胰高血糖素通过多种机制抑制 PK，引起糖酵解降低的同时增加糖异生。

（二）胰高血糖素对脂代谢的调节

胰高血糖素对脂代谢也有多方面的调节作用，早在 1954 年就有学者用同位素标记的乙酸、葡萄糖和果糖进行脂肪酸合成实验，发现胰高血糖素能抑制这些标记底物掺入脂肪酸，提示它能抑制脂肪酸的从头合成。胰高血糖素也能显著增加肝细胞和脂肪细胞的甘油三酯分解，促进肝脏和脂肪组织甘油、脂肪酸和乙酰辅酶 A 的生成，被认为是通过激活激素敏感脂肪酶（HSL）完成的。

胰高血糖素调节脂代谢的另一个表现是刺激酮体生成，McGarry 等证实肝脏酮体生成依赖肝脏游离脂肪酸流入和肝脏的代谢状态，并受血浆胰高血糖素糖素/胰岛素的影响。胰高血糖素增加脂解为生酮提供游离脂肪酸；抑制糖酵解使丙二酰辅酶 A 生成降低，降低了对肉毒碱脂酰转移酶Ⅰ的抑制作用，促进脂肪酸氧化。在这种情况下，进入肝细胞内的大量游离脂肪酸有效地转化成酮体，释放入血。胰高血糖素的生酮作用与其诱导的胰岛素分泌幅度密切相关，胰岛素能显著对抗健康者和糖尿病患者胰高血糖素诱导的生酮作用，生长抑素可通过抑制胰高血糖素水平阻止 1 型糖尿病患者由于胰岛素水平较低引起的酮症酸中毒。

（三）胰高血糖素对摄食和饱腹感的影响

在人类和啮齿类动物，胰高血糖素均能抑制摄食量并促进体重降低。其对摄食的作用主要通过肝-迷走-下丘脑轴实现。肝脏通过迷走神经的感觉纤维向下丘脑传递循环肝胰高血糖素的浓度变化，大脑通过降低食物摄入量来对此做出反应，并不影响进食频率。胰高血糖素降低摄食量主要通过增加饱腹感而非味觉改变，与进食后行为无关。与其作为进食终结因子相一致的是，进食期间胰高血糖素水平增加，预先抑制胰高血糖素信号或用中和抗体抑制胰高血糖素作用后，进食量增加，相反，进食过程中刺激胰高血糖素信号会结束进食。大量证据支持肝-迷走-下丘脑轴在其中的作用，进食过程中肝门静脉的胰高血糖素水平显著升高而肝静脉的变化较小，提示进食过程中释放的胰高血糖素主要集中在肝脏，向腔静脉注射胰高血糖素抑制进食所需要的浓度是门静脉注射量的 10 倍。将腹部迷走神经的肝支切断后能阻断胰高血糖素的厌食作用，保留肝支切除腹部迷走不能阻断该作用，提示肝支在其中的重要作用。

（四）胰高血糖素对能量消耗和产热的影响

1960 年有研究发现同样饮食条件下胰高血糖素能降低体重增长量并使实验动物的体脂含量降低。有的实验能观察到体重降低，但没有摄食变化，提示胰高血糖素能通过食欲非依赖的方式降低体重，可能是通过增加能量消耗和脂质利用。大鼠皮下注射胰高血糖素会引起代谢率的快速瞬时升高，1 h 达高峰，4 h 恢复。低胰岛素血症患者，静脉给予胰高血糖素后基础代谢率升高，低胰岛素似乎是胰高血糖素产热作用的前提条件，因为同时输注胰岛素后胰高血糖素的产热作用消失。

有研究显示胰高血糖素可通过激活棕色脂肪组织发挥产热作用，大鼠给予胰高血糖素后氧耗和棕色脂肪的温度升高，胰高血糖素能刺激棕色脂肪来源细胞的氧耗。大鼠和人暴露在寒冷环境下胰高血糖素水平升高，适应寒冷大鼠的血和棕色脂肪内胰高血糖素水平均增加。

（五）胰高血糖素的其他代谢调节作用

胰高血糖素还可促进肝细胞对氨基酸（尤其是生糖氨基酸）的摄取，降低血中胆固醇和甘油三酯水平，刺激纤维蛋白原形成。一定条件下，胰高血糖素可增加肾血流量和肾小球滤过率，促进肾排钠和其他离子，在药理剂量，胰高血糖素可刺激肾上腺儿茶酚胺释放，可用于嗜铬细胞瘤诊断，与可乐定抑制试验相结合，对嗜铬细胞瘤诊断的敏感性达 100%，特异性为 79%。药理剂量的胰高血糖素可使心脏细胞内 cAMP 浓度升高，增加心肌收缩力，对于 β 受体阻滞剂治疗引起的毒性作用或有益处。胰高血糖素还有平滑肌解痉作用，多用于各种诊断或治疗，如支气管痉挛。

六、胰高血糖素及其作用在糖尿病中的改变

胰岛素和胰高血糖素是调节葡萄糖稳态的两个关键因子，其绝对值和相对比值在体内均受到严格调控，随营养状态而改变。在 1 型和 2 型糖尿病患者中由于胰岛素作用的绝对或相对不足，造成了相对高胰高血糖素血症。这种状态有利于肝脏葡萄糖输出，导致高血糖的发生。在正常人群和动物中，餐后胰岛素迅速升高而胰高血糖素水平降低，2 型糖尿病患者餐后胰岛素分泌延迟或受到抑制而胰高血糖素未被抑制甚至升高，这一现象与 2 型糖尿病患者的糖耐量相关并可作为预测因子。抑制餐后胰高血糖素血症可纠正 2 型糖尿病的餐后高血糖。高胰高血糖素血症也参与了 1 型糖尿病餐后糖不耐受的形成。但高胰高血糖素血症并不能在胰岛素分泌正常的健康人中引起糖不耐受，提示 1 型糖尿病或 2 型糖尿病胰岛素分泌延迟或不足时，高胰高血糖素血症对于启动和维持高血糖有重要作用。用反义寡核苷酸降低肝脏胰高血糖素受体表达，可降低 *ob/ob* 小鼠的血糖、游离脂肪酸和甘油。在 *db/db* 小鼠和 ZDF 大鼠中的结果相似。

鉴于高胰高血糖素血症对糖尿病患者高血糖的可能作用，降低肝脏对胰高血糖素的反应将有助于糖尿病患者高血糖的治疗，近年来，通过拮抗胰高血糖素信号以达到稳定血糖的研究不断进展，包括应用中和胰高血糖素的抗体、胰高血糖素的肽类拟似物和非肽类小分子胰高血糖素受体拮抗剂。高亲和力的胰高血糖素抗体可有效降低动物体内游离胰高血糖素，同时降低血糖。早期的胰高血糖素受体拮抗剂多是肽类物质，近期多致力于小分子非肽类制剂的研究。喹阿啉（quinoxaline）和吡咯喹阿啉（pyrroloquinoxaline）、巯基苯丙咪唑（mercaptobenzimidazole）、2-吡啶-3,5-二芳基吡咯（2-pyridyl-3,5-diarylpyrrole）、苯基吡啶（4-phenylpyridine）等均为胰高血糖素受体的非肽类拮抗剂。目前，已有研究显示非肽类小分子胰高血糖素受体拮抗剂可影响人体内的葡萄糖水平。

虽然糖尿病时胰高血糖素水平升高，但此时胰高血糖素对胰岛素引起的低血糖反应减弱，尤其是在糖尿病病程 5 年以上的患者中普遍存在，1 型糖尿病患者较 2 型糖尿病患者更为严重。经适当的胰岛素治疗，血糖控制稳定后并不能恢复胰岛素所致的低血糖引起的胰高血糖素分泌的正常反应，减弱的胰高血糖素反应可通过肾上腺素分泌增加而代偿。这种现象与糖尿病自主神经病变的关系并不密切，然而存在自主神经病变时发生率更高。最近报道，长期慢性高胰岛素血症（包括内源性如胰岛素瘤，外源性如强化胰岛素治疗）均可诱导对抗低血糖激素（又称低血糖反应激素）的分泌缺陷，去除这些因素可以恢复正常反应。这种现象可能是胰岛素对胰高血糖素基因的抑制作用所引起的。

七、胰高血糖素在肥胖治疗中的潜在价值

升糖作用显然不利于胰高血糖素单独作为体重控制药物，尤其是在糖尿病患者。但其抑制摄食、促进脂解和产热的生物学作用依然吸引研究者将其作为减肥药的潜在研发靶点。

胰高血糖素的临床应用还受限于其在生理条件下水溶性低、稳定性差和降解速度快，目前的固相肽合成技术部分解决了这一问题。将胰高血糖素的 28 位天冬酰胺残基替换成天冬氨酸后，可降低其等电点，增加在生理 pH 条件下的溶解性。在胰高血糖素 C 末端接入 exendin-4 C 末端的 9 个氨基酸序列使其延长后，也可达到同样的效果。与天然的胰高血糖素相比，这些合成的类似物生物活性虽有所降低，但水溶性大大增加，能够满足临床前期对胰高血糖素类似物减重效果的评估。通过联合应用抗高血糖的辅助治疗措施，研究者发现胰高血糖素类似物能显著降低实验动物的体重，改善糖代谢。基于这样的研究结果，进一步利用固相肽合成技术开发出含有不同修饰位点的胰高血糖素-GLP-1 或胰高血糖素-GLP-1-GIP 嵌合肽。这类嵌合肽通过对胰高血糖素受体和 GLP-1 受体及 GIP 受体的平衡激活，限制胰高血糖素生糖作用的同时，保留其厌食、促脂解和产热作用，达到减重效果。2009 年有研究报道一种长效 GLP-1/胰高血糖素嵌合肽能显著降低高脂喂养小鼠的体重增加，增加能量消耗和脂解，改善胆固醇、脂质和葡萄糖代谢。嵌合肽对饮食诱导的肥胖小鼠的减重效果优于单用 GLP-1，且在 GLP-1R 缺失小鼠中仍有效。两种激素在结构上的高度同源性是这一构想实现的生化基础。

第二节 · 胰岛淀粉样多肽

1901 年，Opie 和 Weichselbaum 首次报道人的胰岛发生"透明样变性"，以后发现其中含淀粉样蛋白（amyloid），并证实为 2 型糖尿病患者胰岛淀粉样沉积物的主要成分。1986 年，Westermark 等从 2 型糖尿病患者的胰岛中分离出一种多肽，称为胰岛淀粉样多肽（IAPP）；同时他们还发现胰岛淀粉样蛋白就是由 IAPP 聚合形成的纤维。早期研究发现 IAPP 在胰腺沉积常与 2 型糖尿病的病程进展相关，且体外研究发现高浓度 IAPP 可抑制胰岛素分泌，故侧重于其与 2 型糖尿病相关性的研究。随后的研究发现，非糖尿病状态下也存在 IAPP，而且它还具有胰腺外的代谢调节作用，因此也有研究者将其命名为 amylin。越来越多的证据表明，和胰岛素、胰高血糖素一样，IAPP 也是由胰岛细胞分泌并参与维持血糖稳态的激素。IAPP 类似物普兰林肽（pramlintide）的研制成功极大地推动了对 IAPP 生理、病理学作用的认识。

一、IAPP 的生物合成

IAPP 是由 37 个氨基酸组成的多肽，相对分子量为 3850，其氨基酸序列与降钙素基因相关肽（CGRP）有 45% 的同源

性,同属于 CGRP 家族,该家族还包括肾上腺髓质素和降钙素。人 IAPP 前体是由 89 个氨基酸组成的前 IAPP 原,包括 67 个氨基酸的 IAPP 原和 22 个氨基酸的信号肽,除去信号肽后,IAPP 原的 C 端和 N 端依次被高尔基体中的 PC1/3 及分泌颗粒中的 PC2 剪切,最终加工为成熟的 IAPP。PC2 活性有赖于低 pH 和高浓度钙离子,分泌颗粒内 pH 较低且有高浓度钙离子,有利于 PC2 在分泌颗粒内对前 IAPP 原进行剪切,PC2 敲除鼠不能产生成熟的 IAPP。胰岛素的加工更依赖于 PC1/3,而 PC2 对 IAPP 的加工更重要,高糖可能通过影响分泌颗粒内 IAPP 的加工过程,使得糖尿病状态下胰岛 β 细胞内不成熟的 IAPP 增多。IAPP 翻译后加工包括 C 端酪氨酸的酰胺化、苏氨酸的 O-糖基化和在 cys-2 和 cys-7 间形成二硫键,这些翻译后修饰对于 IAPP 的生物活性都很重要。在人、其他灵长类及家猫可见到胰岛淀粉样沉积物,而啮齿类动物在自然条件下不出现胰岛淀粉样沉淀,这种种属差异可能与不同物种 IAPP 在 20～29 位氨基酸序列不同有关,将人 IAPP 第 25、28 和 29 位氨基酸残基替换为脯氨酸所产生的普兰林肽则不具有沉积特性。但并非所有人的胰岛都会发生淀粉样沉淀,所以还存在未知的促发因素启动淀粉样沉淀形成。

二、IAPP 基因结构及表达

人 IAPP 基因位于 12 号染色体短臂上,包含 3 个外显子和 2 个内含子。外显子 1 编码 IAPP mRNA 5′-非翻译区(UTR)的大部分序列,外显子 2 编码剩余的 5′-UTR 序列、信号肽和 N 端肽原的 5 个氨基酸,外显子 3 编码剩余 N 端肽原、IAPP、C 端肽原和 5′-UTR。IAPP 在胰岛 β 细胞的表达最丰富,其次在胰岛 D 细胞、肺、胃肠道、神经系统和成骨细胞也有表达。对人 IAPP 基因 5′端序列的分析发现其调控序列与胰岛素 5′端调控序列有同源性。IAPP 和胰岛素 mRNA 共同表达于胰岛 β 细胞,但其调控机制可能不同,葡萄糖和地塞米松可上调大鼠 β 细胞 IAPP mRNA 表达,而饥饿、慢性低血糖和大剂量 STZ 可下调其表达。转录因子 PDX1 在葡萄糖刺激的 IAPP mRNA 表达中有重要作用,涉及钙离子浓度的变化。葡萄糖和 forskolin 都能增加 IAPP mRNA 表达,在 INS-1 细胞中 PKA 抑制剂可阻断 forskolin 对 IAPP mRNA 的作用,而对葡萄糖的作用没有影响,提示葡萄糖对 IAPP mRNA 的作用不依赖 PKA 信号通路。

三、分泌的影响因素

循环 IAPP 主要来源于胰岛,IAPP 与胰岛素共同合成于胰岛 β 细胞,且共定位在相同的分泌小泡,因此 IAPP 与胰岛素在适当的刺激因素作用下一起分泌,其分泌比例约为 1∶15。刺激因素包括营养物质、肠促胰素和神经信号等。葡萄糖、精氨酸和脂肪酸等营养素均可刺激循环 IAPP 浓度升高,但调控 IAPP 分泌的分子机制至今尚不清楚。在培养的 β 细胞和大鼠胰腺灌流试验中,胰高血糖素和 GLP-1 可刺激 IAPP 分泌,生长抑素和胰岛素可抑制其分泌。胆碱能拟似物可刺激大鼠胰岛释放 IAPP。有研究观察比较了 IAPP 与胰岛素分泌的相互关系,发现葡萄糖、精氨酸和碳酰胆碱(carbachol)刺激胰岛素分泌的同时也刺激 IAPP 分泌,而生长抑素可同时抑制胰岛素和 IAPP 分泌。另有研究显示急性

作用时,葡萄糖刺激的 IAPP 和胰岛素分泌相当,长期作用后则有利于 IAPP 的合成和分泌。在这些研究中,血浆 IAPP、胰岛素水平的改变相伴发生,但不完全一致,提示 IAPP 和胰岛素分泌的调节机制可能不同。

在健康人群中,空腹 IAPP 水平为 4～8 pmol/L,餐后为 15～25 pmol/L。肥胖伴有胰岛素抵抗的 2 型糖尿病患者和糖耐量异常者 IAPP 浓度升高,1 型糖尿病患者由于胰岛 β 细胞功能严重障碍,IAPP 缺乏。

IAPP 主要由肾脏清除,因此慢性肾衰竭患者血 IAPP 浓度升高,透析可降低 IAPP 水平。从门脉灌注 IAPP 可降低其生物活性,提示 IAPP 部分可通过肝脏代谢。IAPP 在大鼠的半衰期为 13 min,在人为 20～45 min。

四、IAPP 受体

骨骼肌、肾脏、肺、大脑和胰岛 β 细胞均有 IAPP 的结合位点,IAPP 受体由降钙素受体(CTR)和受体活性修饰蛋白(receptor-activity-modifying protein,RAMP)共同组成的异二聚体。CTR 是 7 个跨膜结构域 G 蛋白偶联受体,可结合 IAPP,而 RAMP 是一组单穿膜分子(由胞外 N 端大片段、穿膜片段和胞内 C 端小片段组成),与 CTR 结合后改变 CTR 的药理学特性,使其转变为与 IAPP 有高亲和力的受体。RAMP 家族包含 RAMP1、RAMP2 和 RAMP3 三种蛋白,而 CRT 有不同的剪切体,它们之间的不同组合形成了多样化的受体亚型,可能在 IAPP 的不同生物学作用中发挥重要作用。

五、IAPP 的生物学作用

目前已发现 IAPP 有多种生物学作用(表 11-4-3),共同参与调节葡萄糖进入血循环的速度。

表 11-4-3　IAPP 的生物学作用
胰腺 　负性调节胰岛素分泌 　抑制胰高血糖素分泌
胃肠系统 　抑制胃排空 　抑制胃酸、消化酶分泌
中枢神经系统 　抑制摄食 　刺激餐后饮水
肌肉 　抑制胰岛素诱导的葡萄糖摄取 　降低糖原含量
肾脏 　刺激肾素活性 　促进远端肾小管水、钠重吸收
骨 　抑制骨吸收 　降低血钙水平 　刺激成骨细胞增生
血管 　诱导血管舒张

(一) 对胰岛素分泌的影响

在分离的大鼠β细胞、大鼠胰岛、胰腺灌流和大鼠及人的体内试验中 IAPP 均可抑制胰岛素分泌,用 IAPP 抗血清阻断 IAPP 活性后可剂量依赖性地增加精氨酸刺激的大鼠胰岛胰岛素、胰高血糖素和生长抑素分泌。在人体试验中,阻断 IAPP 活性对基础状态下胰岛素水平无影响,但可促进葡萄糖刺激的胰岛素分泌。

人 IAPP(hIAPP)的转基因小鼠表现为糖负荷后胰岛素分泌反应降低和糖耐量异常。雄性 IAPP 敲除鼠糖负荷后胰岛素水平升高、糖耐量增加,雌性 IAPP 敲除鼠胰岛素水平正常,糖耐量增加,提示 IAPP 的胰腺外作用参与葡萄糖稳态的调节。

给予外源性 IAPP 类似物可抑制胰岛素分泌,部分通过激活β细胞上与 Gi 偶联的 IAPP 样受体,抑制 cAMP 生成起作用。内源性 IAPP 能生理性抑制β细胞的分泌,包括胰岛素和 IAPP,通过反馈抑制作用,部分可能是旁分泌抑制作用。

IAPP 刺激新生大鼠胰岛细胞增生,对β细胞凋亡无显著影响。IAPP 在小鼠发育早期(E12)即有表达,IAPP 敲除小鼠胰岛的发育正常,表明其不影响胚胎胰岛的生长和发育。

(二) 对胰高血糖素分泌的影响

在一项大鼠的高胰岛素-正糖钳夹试验中,生理浓度的 IAPP 可抑制精氨酸刺激的胰高血糖素分泌,1 型糖尿病患者服用 IAPP 类似物后,餐后胰高血糖素水平降低。低血糖和氨基酸刺激的胰高血糖素分泌是两个不同的过程,IAPP 对其影响也不同。IAPP 可抑制氨基酸刺激的胰高血糖素分泌,但对低血糖刺激的胰高血糖素分泌无影响。

(三) 对胃肠道的影响

生理浓度的 IAPP 可抑制胃排空、胃酸分泌和消化酶分泌,这些作用的共同结果是协同调节营养素进入血液的速度,其靶点主要在中枢神经系统。早期在动物和人类进行的研究发现,补充 IAPP 或普兰林肽可延缓餐后或糖负荷后的血糖升高。当时猜想,可能是 IAPP 抑制葡萄糖的吸收。但分离小鼠肠段,灌注 IAPP 提示,IAPP 并不影响小肠对葡萄糖的吸收和转运,且在临床上普兰林肽并不影响静脉葡萄糖的利用,所以 IAPP 影响餐后血糖的环节可能是抑制胃排空。

自发性糖尿病鼠(BB/W)由于β细胞的破坏,体内合成的 IAPP 量极低,进食 20 min 后,BB/W 鼠胃已排空 90% 的食物,而正常对照鼠仅为 40%～50%。AC187 是 IAPP 受体的拮抗剂,可选择性、高亲和力地与受体结合,给予 AC187 可如 IAPP 敲除鼠一样,加速胃的排空。这些研究均提示 IAPP 可能是生理性胃排空抑制剂。在胃中没有发现 IAPP 的结合位点,IAPP 抑制胃排空可能不是直接作用于胃肠道。目前已发现 IAPP 在大脑中的结合位点包括下丘脑、孤束核以及最后区(AP),AP 是背侧迷走神经核参与的神经襻的一部分,后者可调控胃肠的运动。它们位于环脑室区,没有血脑屏障,可接触血液中的多肽;IAPP 可结合于 AP,而破坏双侧迷走神经可以取消 IAPP 对胃排空的抑制作用,提示 IAPP 可能通过中枢神经系统抑制胃排空。胰岛素诱导的低血糖可对抗 IAPP 对胃排空的抑制。

随着普兰林肽临床试验的不断进展,有关普兰林肽对 1 型糖尿病患者胃排空影响的资料也越来越多。研究显示,大剂量普兰林肽可明显抑制胃排空,延缓餐后血糖的上升,有助于全天血糖的控制。

(四) 对摄食和能量消耗的影响

在啮齿类动物 IAPP 可抑制摄食,长期给大鼠皮下和脑室 IAPP 灌流可降低体重,而 IAPP 敲除小鼠体重增加。IAPP 对摄食的抑制主要通过厌食作用,双侧迷走神经破坏后不影响 IAPP 对摄食的影响,提示位于中枢神经系统的 IAPP 受体参与介导其对摄食的抑制作用。AP 区富含 IAPP 结合位点,功能性 IAPP 受体的组成成分 CTR、RAMP1 和 RAMP3 mRNA 也在 AP 区表达。除了对摄食的影响外,IAPP 还被证明可以通过激活交感神经增加棕色脂肪组织的产热,从而起到控制体重的作用。用 IAPP 受体拮抗剂 AC187 预处理能消除 IAPP 增强棕色脂肪活性的作用,表明 IAPP 的交感神经作用是受体介导的。

(五) IAPP 与糖尿病

IAPP 是 2 型糖尿病和胰岛素瘤患者淀粉样沉积的主要成分,hIAPP 转基因鼠在高脂喂养后可形成淀粉样沉积,并伴有胰岛功能受损,曾认为 IAPP 可能参与糖尿病的形成。同时,IAPP 是一种伴随胰岛素分泌的生理激素,能通过抑制胃排空降低营养素进入循环的速度,抑制餐后胰高血糖素分泌来抑制进食后葡萄糖升高,对于糖尿病有较好的治疗价值。

糖尿病患者餐后胰高血糖素和肝糖输出得不到有效抑制,且胃排空加速,均不利于餐后血糖的控制。IAPP 可抑制餐后胰高血糖素释放、抑制胃排空,理论上可辅助胰岛素治疗糖尿病。普兰林肽是人 IAPP 的类似物,其第 25、28、29 位氨基酸残基被替代为脯氨酸,既保持了生物活性,又无自身聚集倾向。1 型糖尿病患者短期或 14 日皮下持续输注普兰林肽后,可显著降低餐后高血糖。在一项为期 4 周的试验中,皮下给予普兰林肽能改善 1 型糖尿病和 2 型糖尿病晚期患者 24 h 血糖,降低果糖胺和 HbA_{1c} 水平。另有研究显示皮下给予普兰林肽 52 周,可降低胰岛素治疗的 2 型糖尿病患者 HbA_{1c} 和体重,目前已成为 1 型和 2 型糖尿病胰岛素治疗的辅助治疗措施。

(六) IAPP 与肥胖

IAPP 是摄食的重要生理调节因子,而普兰林肽可对抗胰岛素强化治疗中体重增加的副作用,提示其有潜在的减重作用。研究发现 IAPP 既能引起正常饮食动物的体重降低,也能降低高脂饮食诱导的肥胖大鼠体重,且主要降低脂肪含量。在人体也有类似的减重效果,普兰林肽单独即可显著、持久、剂量依赖性降低肥胖患者的体重,与生活方式干预措施联用能发挥更持久的减重作用。除单独发挥减重作用之外,IAPP 还能与其他激素如瘦素(leptin)、PYY、CCK 和 GLP-1 等发挥协同作用。肥胖常伴有瘦素信号通路的抵抗,研究显示 IAPP 信号通路敏感性在肥胖时依然保持,且能增加瘦素的敏感性,可能与调节瘦素受体数量和信号强度增加下丘脑对瘦素的反应性有关。在一项持续 24 周的临床研究中,联用普兰林肽和瘦素拟似物 metreleptin 较单独普兰林肽和 metreleptin 组的减重效果更明显。

第三节·生长抑素

1973年，生长抑素首次由 Guillenmin 从下丘脑提取液中分离，具有抑制垂体生长激素释放的作用。随后的研究发现神经系统的其他部位、胰岛的 δ 细胞和散在于肠道的 D 细胞也可以分泌生长抑素。生长抑素对机体多种内分泌或非内分泌功能有广泛的抑制作用，其对胰岛素和胰高血糖素分泌的抑制作用成为近年来糖尿病治疗的潜在靶点。

一、生长抑素的合成及其组织分布

目前发现主要有 2 种生长抑素，胰岛 δ 细胞分泌的生长抑素是由 14 个氨基酸残基组成的多肽（S14），分子量为 1 658，链内有一个二硫键。肠道分泌的生长抑素含 28 个氨基酸残基（S28），其结构包括完整的 S14 序列，在 S14 分子的 N 端增加了 14 个氨基酸。2 种生长抑素均来源于同一个前体物质——含 116 个氨基酸的前生长抑素原，后者经剪切生成含 92 个氨基酸的生长抑素原，进一步经过加工生成 S14 和 S28。生长抑素广泛表达于脑和外周组织，在神经系统中，以下丘脑下部表达最为丰富。消化道黏膜有分泌生长抑素的 D 细胞，以胃窦部最多，消化道 D 细胞占体内 D 细胞总数的 70%。胰岛内 δ 细胞占正常人及大鼠胰岛细胞的 5%～10%，且位于胰岛外周，分离胰岛时极易被胶原酶损伤，故对哺乳动物胰岛 δ 细胞的研究非常困难。目前对生长抑素基因在胰岛 δ 细胞的表达调控机制及翻译后加工过程知之甚少。

二、分泌的调节

正常人基础生长抑素浓度为 10.1 ± 7.2 pg/ml，男女之间无明显差异。餐后血浆生长抑素水平明显升高，高峰出现在餐后 60 min，约为基础水平的 3 倍。生长抑素半衰期短，少于 4 min。许多生理因素及营养素可刺激或抑制生长抑素分泌。葡萄糖、氨基酸及胃酸刺激生长抑素分泌，胰岛素、肾上腺素、去甲肾上腺素、血清素及内源性阿片可抑制其分泌。

（一）营养素

在 3 mmol/L 浓度下，葡萄糖即可诱导小鼠胰岛 δ 细胞分泌生长抑素，其刺激生长抑素分泌的半数最大浓度为 5～6 mmol/L，在人胰岛中也观察到类似现象。δ 细胞表达 1 型和 3 型葡萄糖转运体（GLUT1 和 GLUT3），对葡萄糖有较高的亲和力。δ 细胞表达高丰度的葡萄糖激酶，葡萄糖对生长抑素的刺激作用可能部分通过增加 ATP：ADP 的比例产生。与 α 和 β 细胞相似，δ 细胞也是可电刺激兴奋的细胞。葡萄糖诱导的分泌伴有动作电位的生成。δ 细胞与 β 细胞一样表达 K_{ATP} 通道的编码基因 KCNJ11 和 ABCC8，该通道在低糖时开放，维持细胞膜的极化状态，葡萄糖产生的 ATP 引起 K_{ATP} 关闭使细胞膜去极化。磺脲类药物有相似的作用，K_{ATP} 开放剂能阻止细胞膜去极化和生长抑素分泌。其代谢分泌偶联机制与 β 细胞极为相似，但 δ 细胞 K_{ATP} 活性较 β 细胞低，这解释了在较低葡萄糖浓度下葡萄糖就能促进生长抑素的分泌。对小鼠 δ 细胞的研究发现，动作电位的产生起始于低阈值 T 型钙通道的开放，特别是 $Ca_v3.2$，使膜电位进一步去极化到 -45 mV，进一步激活电压门控钠通道 $Na_v1.3$ 和 $Na_v1.7$，后两

者的快速激活完成了动作电位的爆发，其中 L 型（$Ca_v1.3$）和 P/Q 型电压门控钙通道（$Ca_v2.1$）的开放也发挥了一定的作用。细胞膜的复极化主要由 A 型 K 电流（$K_v4.1$ 和 $K_v4.2$）完成，其中也有延迟整流钾通道（$K_v1.5$ 和 $K_v2.1$）的贡献。电压门控钠通道和 T 型 L 型钙通道的失活也起到了一定作用。动作电位中激活的 $K_v1.5$ 和 $K_v2.1$ 在 2 个相邻的动作电位之间缓慢失活，与复活的钠通道和 T 型 L 型钙通道构成了 2 个相邻的动作电位之间缓慢的去极化过程。单细胞转录组学的数据显示，人类 δ 细胞的离子通道组成与此相似。

精氨酸和亮氨酸被证实可刺激生长抑素分泌，精氨酸的促泌作用可能是通过阳离子氨基酸高亲和力转运体 1 和 2 的生电作用，引起细胞膜去极化和动作电位的产生，尤其是葡萄糖存在已经抑制 K_{ATP} 活性的条件下。而亮氨酸的促泌作用可能是通过 SLC7A5 编码的大的中性氨基酸转运体小亚基 1 进入 δ 细胞后氧化产生 ATP 引起的。血浆游离脂肪酸则可抑制生长抑素分泌，脂肪酸受体 GPR120 的特异性激动剂也能抑制生长抑素分泌，而在 FFAR4 敲除鼠的胰岛中该作用消失，提示脂肪酸通过该受体发挥作用。软脂酸急性促进胰岛素和胰高血糖素分泌似乎可以用其抑制生长抑素分泌来解释，因为去除了旁分泌抑制因子的缘故。在饥饿状态下，游离脂肪酸对生长抑素的抑制有利于胰高血糖素分泌增加发挥其生理作用。

除了葡萄糖等营养素对 δ 细胞的直接作用，生长抑素的分泌还受到旁分泌因子、循环激素和胰岛内神经递质的调节。

（二）胰岛内调节因子

虽然 δ 细胞表达胰岛素受体，但胰岛素对生长抑素的分泌调节作用并不明确。胰高血糖素可以通过细胞膜上的胰高血糖素受体促进生长抑素的分泌。Urocortin3 是促肾上腺皮质激素释放激素家族成员，含 38 个氨基酸残基。有研究发现，它可与胰岛素从 β 细胞共分泌出来刺激生长抑素分泌。δ 细胞选择性表达 2 型促肾上腺皮质激素释放激素受体（CRHR2），Urocortin3 的促泌机制涉及其对 CRHR2 的激活和细胞内 cAMP 浓度增加。在 CRHR2 或 Ucn3 敲除的小鼠中，葡萄糖诱导的生长抑素分泌降低 50%～60%，同时伴有胰岛内生长抑素含量降低。γ-氨基丁酸（GABA）是一种可与胰岛素共分泌的神经递质，可促进人胰岛的生长抑素分泌。另有研究显示人胰岛 δ 细胞也可释放 GABA，通过自分泌方式使 δ 细胞去极化刺激动作电位的产生。L-谷氨酸是一种刺激性神经递质，在胰岛 α 细胞中 L-谷氨酸与胰高血糖素共同存在于分泌颗粒中。低糖可刺激 L-谷氨酸与胰高血糖素从 α 细胞共分泌，而 δ 细胞表达谷氨酸受体，另外在低糖条件下用谷氨酸孵育胰岛，也可刺激生长抑素分泌，并能被谷氨酸受体拮抗剂阻断，提示低浓度葡萄糖可能通过刺激 α 细胞释放 L-谷氨酸，然后 L-谷氨酸作用于 δ 细胞，刺激生长抑素分泌。

（三）内分泌调节因子

δ 细胞表达 GLP1R 和 GIPR，推测 GLP-1 和 GIP 可通过激活各自受体促进生长抑素分泌。δ 细胞选择性表达胃促生长素（ghrelin）受体 GHSR，ghrelin 通过该受体促进生长抑素分泌，进而通过旁分泌发挥对胰岛素分泌的抑制作用。

钙调节的生长抑素分泌：葡萄糖诱导的生长抑素分泌伴

有细胞内钙离子的升高,在分离的小鼠δ细胞中,3 mmol/L葡萄糖即可引起胞内钙离子震荡,将葡萄糖浓度降低到0.5 mmol/L或者加入二氮嗪均能抑制钙离子的这种变化。细胞外高钾引起的膜去极化也可以引起生长抑素分泌。葡萄糖引起钙离子震荡的机制还有待于进一步研究,其中部分涉及细胞内钙离子的动员。

三、生理作用

自1973年发现至今,对生长抑素的生理作用有了更深的认识,它参与调节脑内神经传递,对腺垂体、胰腺和胃肠道的分泌有调节作用,同时可影响正常和肿瘤组织的细胞增殖。

目前共发现5个生长抑素受体的亚型(SSTR1~5),为G蛋白偶联受体。生长抑素与其受体结合后,通过Gi作用于细胞内多种效应分子,如抑制腺苷酸环化酶、抑制钙通道、激活钾通道等。

生长抑素可明显抑制生长激素的分泌,但对其生物合成并无抑制作用,所以生长抑素撤退后会引起生长激素分泌的反弹。生长抑素可抑制TSH分泌及TRH对TSH分泌的作用,但对正常人催乳素、ACTH、LH及FSH的分泌无明显影响。下丘脑所分泌的生长抑素的作用仅限于垂体,对胰岛素则无作用。生长抑素对胃泌素、胃动素、抑胃肽、VIP、胆囊收缩素及肠高血糖素的分泌均有抑制作用。生长抑素能抑制或减缓胃排空、胃酸及胃蛋白酶分泌,抑制胰液分泌、胆囊收缩,减少胃肠道的血液灌注,进而影响胃肠道的吸收功能。

胰岛δ细胞分泌的生长抑素可作为旁分泌因子,在局部抑制胰岛内毗邻β细胞和α细胞分泌胰岛素和胰高血糖素,这种抑制作用由其特异性受体介导,人的β细胞主要表达SSTR1和SSTR5,选择性SSTR1激动剂能抑制胰岛素分泌,生长抑素通过多种机制抑制胰岛素出胞。生长抑素可抑制腺苷酸环化酶,导致细胞内cAMP浓度下降,从而抑制Epac2介导的细胞内钙离子浓度的升高;生长抑素还可激活G蛋白门控的内向整流钾通道(GIRK)使β细胞超极化,降低VDCC的通透性和钙离子内流及胰岛素出胞。SSTR2主要表达在α细胞,SSTR2激动剂能抑制胰高血糖素分泌。生长抑素可激活钾通道使细胞膜超极化进而关闭VDCC,抑制胰高血糖素分泌,还可通过钙调磷酸酶抑制胰高血糖素分泌颗粒的出胞。δ细胞也有SSTR5的表达,提示生长抑素可通过自分泌作用抑制自身分泌。

有研究发现,糖尿病大鼠胰岛生长抑素mRNA和蛋白质含量均增加,且其增多程度与胰岛素缺乏程度明显相关;胰岛δ细胞瘤患者可因生长抑素分泌增多,胰岛素分泌受抑制而出现糖尿病,肿瘤切除后糖尿病可完全消失,提示生长抑素升高有致糖尿病作用。由于生长抑素同时还抑制胰高血糖素的分泌,故这类糖尿病患者的糖尿病多不严重。生长抑素在糖尿病研究中的意义主要在于它能显著抑制胰岛素及胰高血糖素的分泌。在控制较差的糖尿病患者中往往存在高胰高血糖素血症,给予外源性生长抑素能抑制胰高血糖素的水平,并降低1型和2型糖尿病患者胰岛素的用量。虽然糖尿病时胰高血糖素水平升高,但此时胰高血糖素对胰岛素引起的低血糖反应减弱,可能与生长抑素信号增强有关。SSTR2拮抗剂能

恢复胰岛素治疗的糖尿病模型中胰高血糖素的分泌,对抗胰岛素治疗引起的低血糖反应。长效生长抑素拟似剂有望成为胰岛素治疗的辅助用药,但鉴于SSTR2的广泛表达,这类研究转化到人体时要考虑到其安全性。

生长抑素对多种APUD细胞的激素分泌功能有抑制作用的原因是这些细胞膜上含有生长抑素受体,生长抑素与受体结合后,主要通过G蛋白偶联途径发挥作用,但其详细机制尚未阐明。各种APUD细胞均表达生长抑素受体,包括生长抑素细胞、生长抑素瘤细胞和许多受GH/IGF-1调节的增生性组织,如Graves突眼症等。利用这些特征可用生长抑素受体显像(生长抑素类似物或激动剂显像)来诊断APUD肿瘤及相关病变。同样,生长抑素及其类似物亦可用于治疗各种相关疾病。

第四节 · 胰多肽

1968年Kimmel等在提纯鸡胰岛素时发现了胰多肽。1972年分离出了人胰多肽,随后发现其与多种胰腺神经内分泌肿瘤相关。胰多肽由36个氨基酸残基组成,分子量为4 200。胰岛PP细胞可分泌胰多肽,在人胰岛细胞中的比例小于5%,主要位于胰头。胃肠道散在的F细胞和某些脑神经细胞也可分泌胰多肽,故认为胰多肽是一种脑肠肽。

一、分泌的调节

正常人空腹血浆胰多肽含量很低(40~60 pg/ml),半衰期为5~10 min。进食可诱导血胰多肽水平迅速升高,包括快速早期相(5~30 min)和延缓的晚期相(0.5~6 h)。早期相胰多肽分泌受蛋白餐和胰腺胆碱能神经活性的影响,晚期相分泌除受迷走神经活性影响外,也受其他因素如胃泌素、胰泌素、胆囊收缩素、蛙皮素、血管活性肠肽、抑胃肽等影响,切断迷走神经或注射阿托品可降低胰多肽分泌。持续饥饿、老龄、运动和控制不良的糖尿病基础胰多肽水平增加,胰岛素诱导的低血糖能刺激胰多肽分泌。胰腺切除和慢性胰腺炎伴有胰多肽缺乏,生长抑素明显抑制胰多肽分泌。

二、生理作用

目前所知胰多肽最强的生理作用是抑制摄食,被认为是一种厌食激素。过表达胰多肽的小鼠由于摄食量严重降低导致出生后死亡,肥胖小鼠注射胰多肽后摄食量降低,体重增加量降低。健康人输注胰多肽后食欲和摄食量均降低,有报道肥胖人群空腹胰多肽水平降低,二相分泌反应降低,给予药理剂量的胰多肽可抑制摄食。研究显示摄食量减少由降低胃排空增加饱腹感引起。其作用与位于脑干和下丘脑ARC区的神经肽Y家族的Y4受体有关。与此相反,胰多肽对中枢神经的直接作用是促进食欲。另外,腹腔内给予胰多肽能增加实验动物的活动量和耗氧量,进而增加能量消耗。胰多肽还可抑制胰腺外分泌,使胆囊松弛,减少胆汁分泌。静脉滴注胰多肽不影响胃酸分泌,也不影响糖脂代谢及其他激素分泌。胰多肽可作为迷走神经张力的指标。

三、胰多肽与疾病的关系

食欲亢进引起的 Prader-Willi 综合征患者餐后胰多肽分泌反应降低,给予外源性胰多肽后摄食减少。神经性贪食症引起的病态肥胖症患者餐后胰多肽水平降低,神经性厌食症患者餐后胰多肽分泌反应增强,提示胰多肽有希望成为肥胖症和其他以过量能量摄入为特征的疾病的治疗靶点。其优势在于能够以最小的副作用抑制食物摄入。然而,胰多肽在循环中的半衰期相对较短,为 6~7 min。因此,为了延长胰多肽作用时间,需要研发更持久的胰多肽类似物。目前已有研究团队通过修改胰多肽的氨基酸序列成功延长了胰多肽的半衰期,并且该胰多肽类似物目前已通过第一阶段的临床试验证明了其有效性和安全性。

另外,多种内分泌肿瘤,如类癌、VIP 瘤、胰高血糖素瘤、胃泌素瘤、胰岛素瘤和多发性内分泌腺病均与胰多肽分泌有关。VIP 瘤患者循环胰多肽水平升高,1 型糖尿病、LADA 及肾病患者循环胰多肽也升高。糖尿病酮症患者更为明显,病情控制后,胰多肽浓度下降,提示胰岛功能损伤可导致胰多肽分泌异常。在胆囊纤维变性、肥胖和急性胰腺炎特别是脂肪泻和胰腺钙化的患者,胰多肽分泌降低。

参考文献

[1] Sherwood NM, Krueckl SL, McRory JE. The origin and function of the pituitary adenylate cyclase-activating polypeptide (PACAP)/glucagons superfamily[J]. Endocr Rev, 2000, 21: 619 - 670.
[2] Philippe J. Structure and pancreatic expression of the insulin and glucagon genes[J]. Endocr Rev, 1991, 12: 252 - 271.
[3] Lefebvre PJ. The intriguing diversity of the glucagons gene products[J]. Curr Diabetes Rep, 2002, 2: 201 - 202.
[4] Müller TD, Finan B, Clemmensen C, et al. The new biology and pharmacology of glucagon[J]. Physiol Rev, 2017, 97(2): 721 - 766.
[5] Sandoval DA, D'Alessio DA. Physiology of proglucagon peptides: role of glucagon and GLP - 1 in health and disease[J]. Physiol Rev, 2015, 95 (2): 513 - 548.
[6] Hay DL, Chen S, Lutz TA, et al. Amylin: Pharmacology, Physiology, and Clinical Potential[J]. Pharmacol Rev, 2015, 67(3): 564 - 600.
[7] Rorsman P, Huising MO. The somatostatin-secreting pancreatic delta-cell in health and disease[J]. Nat Rev Endocrinol, 2018, 14(7): 404 - 414.
[8] Khandekar N, Berning BA, Sainsbury A, et al. The role of pancreatic polypeptide in the regulation of energy homeostasis [J]. Mol Cell Endocrinol, 2015, 418 Pt 1: 33 - 41.

第五章 · 1 型及 2 型糖尿病中胰岛的结构与功能

汪启迪

一、生理学意义

正常胰腺组织由内分泌细胞和外分泌细胞两种主要细胞类型组成,其中外分泌细胞占大部分,主要负责消化酶的合成及运输。而内分泌细胞散布在胰腺外分泌腺泡间,为不规则的细胞团,称为胰岛。胰岛既作为一个独立而完整的内分泌器官存在,又保持着和胰腺外分泌组织密不可分的联系。胰岛遍布于胰腺各部,分布不均,以胰尾最多。胰岛大小不等,小的胰岛只有几个细胞形成细胞簇,大的有数百个细胞构成细胞团,也有零散单个的内分泌细胞位于腺泡和导管附近。胰岛内分泌细胞约占胰腺体积的 1%~2%,其起源与胰腺外分泌细胞相同,由前肠尾端内胚层伸出的背胰芽和腹胰芽发生。两个胰芽中的大部分上皮细胞形成外分泌部;而另一部分细胞分散在外分泌部内,生成胰岛。胰岛细胞并非由单一细胞构成,目前已知胰岛含有 5 种分泌激素的内分泌细胞。分泌胰岛素的 β 细胞数量最多,其次是分泌胰高血糖素的 α 细胞,还有分泌生长抑素 δ 细胞。另有两种罕见的细胞类型,分别为产生胰多肽的 PP 细胞和胃促生长素(ghrelin)的 ε 细胞。胰岛内分泌细胞类型的组成和相对丰度因物种而异。在啮齿类动物中,β 细胞位于胰岛的中心,而 α 细胞和 δ 细胞则覆盖包围在外周。成人胰岛则缺乏这种清晰的包覆核心(core-mantle)的结构:β 细胞与 α 细胞和 δ 细胞混合掺杂于胰岛中心及外周。目前研究发现人类 β 细胞占胰岛内分泌细胞的比例存在较大的异质性,范围从 28% 至 75% 不等,而小鼠 β 细胞则占内分泌细胞的 61%~81%,变异性较小。在结构上,胰岛内分泌细胞紧靠在毛细血管上,所分泌的激素通过毛细血管壁渗入血液内。同时,胰腺内含有胆碱能、肾上腺能及肽能神经元的神经节也在协同胰岛乃至外分泌腺的分泌活动中扮演着"起搏器"(pacemaker)的角色。另外,胰岛素、生长抑素及胰多肽还可调控外分泌功能及外分泌组织的生长;反之,胰岛又受胆囊收缩素(cholecystokinin, CCK)、胃抑肽及其他胃肠肽的影响。

尽管胰岛内分泌细胞仅占胰腺的极小部分,却对机体的营养代谢起到了至关重要的作用,特别是葡糖糖的稳态调节。血糖在体内的平衡主要取决于 α 细胞和 β 细胞分泌激素的直接调控,其中胰岛素降血糖,而胰高血糖素起升高血糖的作用,α 细胞和 β 细胞通过各自分泌的激素来维持血糖水平的稳定。

二、病因学及发病学意义

(一) 1 型糖尿病

1 型糖尿病的病理改变主要包括胰岛 β 细胞的免疫损毁而导致 β 细胞大量坏死及凋亡,最终 β 细胞量显著减少,胰岛正常结构被破坏和胰岛素绝对缺乏。另一方面,1 型糖尿病胰岛中 α 细胞增多,从而引起胰高血糖素分泌过多。针对 β 细胞自身抗原进行攻击的成人自身免疫糖尿病,如成人隐匿性自身免疫性糖尿病(latent autoimmune diabetes in adult, LADA),其 β 细胞也有免疫性的炎症坏死及凋亡,但发展过程较经典 1 型糖尿病更为缓慢。

1. 1 型糖尿病前驱期 β 细胞量的改变 · 目前普遍认为 1

型糖尿病与胰岛受到炎症破坏有关。研究证实，1 型糖尿病发病过程中有不同程度的慢性胰岛炎症，其通过细胞接触抑制和促炎细胞因子诱导胰岛细胞死亡，导致糖尿病前期的 β 细胞量减少。最初认为 β 细胞量在高血糖出现前是呈线性下降的。然而近年来，随着对 1 型糖尿病前驱期发病模式研究的深入，有学者通过检测人类血液标本中非甲基化胰岛素 DNA 作为 β 细胞凋亡的标志物，发现在 1 型糖尿病高危患者中 β 细胞凋亡增多，并且随着前驱期进展凋亡程度进一步增加直至临床诊断期，提示 β 细胞量大幅度的减少主要发生在糖尿病前驱期的后段。另有学者认为自身免疫攻击对 β 细胞量下降的延迟效应与炎症应激引起的 β 细胞增殖相互抵消有关。

2. 1 型糖尿病发病期 β 细胞量的改变 · 由于不同患者的胰岛形态破坏和功能障碍程度存在异质性，对高血糖的发生有不同的影响。对大多数严重和早发糖尿病来说，β 细胞量几乎完全丧失（约 80%），这一现象普遍存在于 1 型糖尿病患者中。而老年发病的 1 型糖尿病患者的 β 细胞量较青少年发病糖尿病患者的剩余 β 细胞量保留的更多（达 40%）。因此，1型糖尿病发病后剩余 β 细胞量与功能取决于患者发病年龄、胰岛炎的程度和细胞形态破坏程度。发病后，持续的自身免疫浸润继续破坏 β 细胞，随着代谢和血糖负荷增加破坏程度进一步加重，导致内质网应激和细胞凋亡，在糖尿病发病后的早期 β 细胞凋亡程度迅速增加，而在病程长的 1 型糖尿病中凋亡速度减慢，这可能是 β 细胞数量减少的结果。然而，即使在糖尿病发病后，自身机体的代偿机制仍然会对 β 细胞量减少起到抵抗的作用。2006 年 Meier 等发现 1 例 89 岁新发 1型糖尿病患者胰腺中的 β 细胞增殖异常增多。Willcox 等在 10 例新发 1 型糖尿病患者胰腺中同样发现可能由于炎症本身或高血糖应激引起的 β 细胞增殖增加。另外，有学者发现在病程长的 1 型糖尿病患者的胰腺外分泌腺中存在增多的散在 β 细胞簇，其可能是逃避了自身免疫攻击或代偿性增殖而出现的一类细胞群。因此，β 细胞凋亡和再生（包括增殖、新生）可能共存于 1 型糖尿病的进展过程。

（二）2 型糖尿病

2 型糖尿病的病因、发病机制更为复杂，涉及的器官、组织更多。长期以来，研究者的主要关注点仍集中在胰岛素作用的外周靶器官上，如骨骼肌、脂肪组织及肝脏的胰岛素抵抗，而对胰岛在 2 型糖尿病发病中的作用或地位未予以充分重视。根据经典的世界卫生组织（WHO）对糖尿病的定义、诊断与分型新标准（1999 年）中关于 2 型糖尿病病因诊断（以胰岛素抵抗为主伴胰岛素相对不足，或以胰岛素分泌缺陷为主，伴或不伴胰岛素抵抗）的论述反映了对外周抵抗及胰岛功能障碍在 2 型糖尿病发病中的地位"并驾齐驱"的主导观点。然而，最新的大量研究提示，糖尿病的发病机制中的核心关键在于功能性胰岛 β 细胞量的下调，其过程极为复杂，包括 β 细胞代偿与失代偿，两者的动态变化不仅取决于胰岛 β 细胞绝对数目的变化（由 β 细胞分裂、再生和凋亡共同调节），还受到 β 细胞身份（beta cell identity）和功能性成熟（functional maturation，即糖刺激胰岛素分泌的能力）维持的影响。以往大多数 2 型糖尿病治疗主要针对改善胰岛素抵抗或促进胰岛素分泌，目前大量的基础研究转向研究恢复功能性 β 细胞量。

1. β 细胞代偿 · β 细胞代偿在防止肥胖和胰岛素抵抗向 2型糖尿病发展过程中起到了重要的作用。代偿增多的 β 细胞容量使胰岛素分泌增加，改善了高血糖状态和葡萄糖耐受不良。早在 1933 年 Ogilvie 就发现，肥胖者的 β 细胞容量较消瘦者为多。后续进一步的研究观察到，β 细胞容量在肥胖或体重过重患者中增多了 50%～90%。Butler 等在肥胖患者胰腺组织中观察到，尽管没有发现大量显著增殖的 β 细胞，但胰岛素阳性的胰腺导管细胞明显增多。这一结果提示肥胖患者 β 细胞代偿增多的原因之一是 β 细胞再生。除了 β 细胞数量的代偿增加，β 细胞自身功能也具有可塑性，在肥胖和胰岛素抵抗时可发挥代偿作用。不同研究均证实，肥胖患者增加的空腹血清胰岛素水平和糖刺激的胰岛素分泌（GSIS）水平明显较 β 细胞量的增多更为显著。体外实验同样发现，尸检肥胖患者胰腺分离的胰岛 GSIS 能力比消瘦患者的胰岛要高 2～3 倍。

2. β 细胞失代偿 · 随着 β 细胞代偿能力耗竭，其适应性反应不足以对抗胰岛素抵抗的进展时，β 细胞量逐渐下降，机体即出现 2 型糖尿病。尽管少数报道没有发现 2 型糖尿病与正常对照组 β 细胞量存在差异，大多数研究都认为 2 型糖尿病中 β 细胞量下降 24%～65%。β 细胞量的丢失程度在 2 型糖尿病个体中存在差异，其异质性与患者年龄、体重指数（BMI）有关。而 Rahier 等的研究发现 β 细胞量丢失程度与糖尿病病程呈明显相关性。除了 β 细胞量丢失，β 细胞功能障碍同样在 2 型糖尿病中 β 细胞衰竭的发病机制中起到重要作用。较之 β 细胞量丢失，2 型糖尿病胰岛素分泌能力减少更明显（为 50%～97%），提示 β 细胞量丢失程度并不完全反映功能障碍下降程度，证据如下。首先，有研究发现在切除 50% 胰腺的半胰腺切除手术患者中，尽管胰岛素分泌能力减弱但术后的 24 h 血糖水平基本正常，而只有存在肥胖和胰岛素抵抗的半胰腺手术切除患者发展为 2 型糖尿病的风险增加。其次，2型糖尿病 β 细胞功能障碍的另一证据是胰岛素释放的动力学变化，包括第一时相的丢失和规律释放模式的紊乱。再者，一些条件下 β 细胞功能快速恢复，胰岛素水平提升而 β 细胞量扩增并不参与这一过程。例如短期热量限制可快速改善 2型糖尿病糖代谢，行代谢手术的肥胖 2 型糖尿病患者在数日或数周后血糖水平明显改善。β 细胞葡萄糖敏感性的快速恢复和早期胰岛素反应以及胰岛素敏感性的正常化是 β 细胞功能快速修复反应的机制。

3. β 细胞去分化和转分化 · 目前越来越多研究表明，2 型糖尿病胰岛 β 细胞量缺乏与 β 细胞相互转化有关。近年的观点提出，胰岛内分泌细胞并非一成不变的，在特定的条件下，分化成熟的胰岛内分泌细胞之间是可以相互转化的。胰岛内分泌细胞的相互转化可能通过两种不同的途径完成，即先"去分化"（de-differentiation）为无内分泌激素表达的祖细胞状态再发生"转分化"（trans-differentiation），或是经过两种激素双阳性的中间过程直接"转分化"。应激条件下，β 细胞可发生"去分化"，转为前体细胞，避免了细胞死亡；在应激条件撤除后，去分化细胞可再分化为成熟 β 细胞。而在某些特定的条件下，体内的 α 细胞和 δ 细胞也可通过不同路径转化为 β 细胞，重建功能性 β 细胞容量。在糖尿病发病过程中，胰岛 β 细胞的"去分化"和"转分化"可能是引起功能性 β 细胞量下调的关键因素。2012 年 Accili 团队首次提出了β细胞"去分化"是糖尿病发病机制中的关键因素而非凋亡：研究团队在长期代谢压力的 Foxo1 敲除小鼠上观察到，β细胞特异性转录因子 PDX1、MafA、Nkx6.1 及 GLUT2 表达下降，β细胞呈现出幼稚不成熟的细胞状态（表达胚胎期的转录因子 Ngn3、Oct4 等），退化到祖细胞或类干细胞状态出现内分泌祖细胞标志，发生"去分化"，并可向其他内分泌细胞类型如α细胞转化。这些去分化β细胞身份发生了丢失，无法维持正常的成熟功能状态，丧失了胰岛素分泌的功能。因此，2 型糖尿病中β细胞容量缺失的原因可能是部分β细胞在病程中发生了去分化而呈胰岛素阴性导致。

在 2 型糖尿病患者的胰岛中研究人员也发现了β细胞存在去分化、转分化的证据。White 等首先在糖尿病患者胰腺组织中发现了胰岛素和胰高血糖素共表达细胞的存在，而 Spijker 等进一步发现糖尿病患者胰腺组织内相较正常者胰腺组织，有更多的胰岛素和胰高血糖素共表达的细胞，以及 Nkx6.1 阳性、胰高血糖素阳性而胰岛素阴性的细胞。2016 年 Cinti 等观察到糖尿病患者的胰腺组织中存在大量β细胞去分化现象，同时部分β细胞向α细胞和δ类似细胞发生了转分化，并且发现在 2 型糖尿病患者胰腺组织中 Aldh1a3 为对照组的 3 倍左右。Aldh1a3 是胰岛β细胞前体细胞标志物，大量存在于人类胚胎期的胰腺中，2 型糖尿病患者胰腺组织中 Aldh1a3 明显增多，再次肯定了糖尿病中胰岛β细胞发生了去分化。然而，目前对糖尿病胰腺中有多少比例的去分化、转分化胰岛β细胞仍存有争议。Butler 等发现在肥胖和正常体重的 2 型糖尿病患者胰岛中，去分化内分泌细胞非常少（为每个胰岛 0.11~0.39 个），其数量并没有达到糖尿病动物模型的比例。此外，不同种族糖尿病发病机制也存在异质性。与西方人相比，中国人糖尿病起病时往往 BMI 较低，且β细胞功能相对更差，因此在 BMI 更低，胰岛功能更弱的糖尿病患者中研究胰岛β细胞身份相互转化将更具有临床意义。2018 年瑞金医院的最新研究成果发现，中国人群中血糖控制良好的 2 型糖尿病患者胰岛中的去分化细胞和多激素表达细胞比例显著高于非糖尿病患者（10.0%±1.0% 比 3.6%±0.3%，$P<0.0001$ 和 4.2%±0.4% 比 2.8%±0.5%，$P<0.05$），去分化细胞及多激素共表达细胞的比例升高与病程呈线性相关。此外，在非糖尿病的慢性胰腺炎患者中同样发现了约 10.4% 的内分泌细胞存在去分化且伴有祖细胞标志 Aldh1a3 的高表达，这提示在胰腺炎等代谢压力下炎症诱导β细胞发生身份相互转化可能是胰源性糖尿病的发生机制。这些最新研究共同表明，β细胞的身份丢失、去分化及向其他不同类型内分泌细胞的转分化可能是糖尿病发病机制中调控功能性β细胞容量的关键因素，提示胰岛细胞的相互转化在糖尿病发生发展中起到了重要的作用。

除了上述功能性β细胞量的参与，还有许多因素影响了 2 型糖尿病的发病：如线粒体功能障碍引起青少年的成年发病型糖尿病（MODY）葡萄糖激酶（GK）的功能异常、β细胞异常凋亡及β细胞胰淀素纤维的沉积、细胞骨架、葡萄糖转运蛋白 2（Glut2），以及其他细胞器的结构与功能异常等，因此糖尿病的发生是多因素参与的复杂过程。

三、在对糖尿病防治方面的意义

基于对胰岛功能重要性及胰岛β细胞生长发育分子机制的认识不断深入，恢复胰岛β细胞数量及功能是改善甚至治愈糖尿病的有效方法。胰腺细胞本身具有较高的可塑性，胰腺导管细胞、腺泡细胞、胰腺内分泌其他类型细胞均可转化为β细胞，且β细胞也具有自我增殖的潜能。研发促进β细胞再生的方案有助于为糖尿病治疗提供新的思路。最近研究证实了多种胰岛β细胞再生途径，包括β细胞自我复制增殖及再分化、非胰岛β细胞转分化或重编程产生新的β细胞及相关药物促进β细胞再生等。

1. β细胞自身增殖、再生与再分化·研究发现，虽然β细胞群体的自然增殖过程极为缓慢，但它是处于动态的变化之中，其更新周期约 1 个月。在应激状态下，如肥胖、妊娠及胰岛素抵抗时，β细胞通过细胞肥大（体积增加）及增殖（细胞数量增加）两种代偿机制，以增加胰岛素分泌。妊娠时β细胞量可增加 50%，而大鼠胰腺 90% 切除术后 8 周残留胰腺中的β细胞量已达到残余胰腺的 42%，长效胰高血糖素样肽 1 类似物 exendin-4 刺激和慢性胰腺炎时也可见到β细胞的新生。动物实验还证明，胰岛素受体及胰岛素受体底物 1（IRS-1）敲除杂合小鼠的β细胞量较野生型小鼠增加 10 倍。现已证明，在转录因子 PDX1、IDX-1 及 IGF-1 等诱导下，胰腺导管的某些上皮细胞可丧失其上皮细胞表型并迅速增殖，并转化为可分化的胰腺内分泌细胞的多能干细胞，George 等利用β细胞表达 IGF-1 的转基因小鼠予以链脲佐菌素（STZ）干预，发现实验组受损β细胞出现复制与再生并且β细胞数量明显增加，说明β细胞 IGF-1 表达能有效促进 1 型糖尿病鼠残存β细胞的复制与再生，对抗β细胞凋亡，恢复β细胞功能。其他学者也发现在糖尿病发病前给 NOD 鼠皮下注射重组 IGF-1 可减少胰岛淋巴细胞的侵袭和胰岛炎，延缓甚至逆转糖尿病的发生。

此外，上述β细胞自身去分化的过程同样可以通过干预使其再分化为功能成熟的β细胞：胰岛素治疗在降低 K_{ATP} 通道异常的糖尿病小鼠的高血糖同时，使去分化的β细胞重新分化成熟，从而纠正胰岛素含量的异常，提示胰岛素干预可能是在早期防止β细胞去分化并促β细胞再分化的有效策略。在 db/db 小鼠模型上发现限制饮食干预同样可以逆转去分化标志物 Aldh1a3 在糖尿病小鼠中的异常高表达，也为糖尿病治疗提供了新的思路。

2. α细胞转分化为β细胞·个体发育过程中α细胞和β细胞具有相同的谱系来源，而有研究发现，在β细胞缺乏的情况下，机体可能通过胰岛自身的α细胞转分化为β细胞进行代偿。在白喉毒素诱导的选择性β细胞消融小鼠模型中，可观察到α细胞向β细胞的转化。PAX4 在小鼠胰腺中的异位表达可将祖细胞转化为α细胞，随后转化为β细胞。而参与胰岛α细胞向β细胞转化的另一个重要的转录因子是 PDX1。出生后，在 Ngn3 阳性的内分泌祖细胞中诱导 PDX1 的表达可使α细胞迅速转分化为β细胞。此外腺病毒介导的肝细胞核因子α（hepatocyte nuclear factor α，HNF-α）异位表达亦可促使体外α细胞向β细胞的转分化。

最近 Patrick 团队发现了γ-氨基丁酸（γ-aminobutyric

acid，GABA）可诱导 α 细胞向 β 细胞转分化。谱系追踪（lineage tracing）显示，GABA 通过激活 Ngn3 促使 α 细胞增殖并转分化为 β 样细胞，提高胰岛素分泌能力，有效改善糖尿病小鼠的糖代谢状态。初步结果显示，利用 GABA 制剂可显著促进 α 细胞向 β 样细胞转分化，从而诱导 β 样细胞数量增多，上调胰岛素分泌，改善葡萄糖耐量，恢复血糖稳态并明显延长糖尿病模型小鼠生存时间。该研究组将人源胰岛细胞异体接种于小鼠肾周组织，经 GABA 刺激后新生 β 样细胞数量显著增多，而 α 细胞数量则呈现减少趋势，提示 GABA 同样可以促使人 α 细胞向 β 样细胞转分化。药物诱导胰岛 α 细胞向 β 细胞转分化的新疗法，为针对胰岛细胞间相互转化的糖尿病治疗奠定了基础，具有广阔的临床应用前景。

3. 胰腺外分泌细胞转分化为 β 细胞·Melton 等将共表达 Ngn3、PDX1、MafA 3 个转录因子的腺病毒载体注入小鼠胰腺内，可将胰腺外分泌细胞转分化为诱导性 β 细胞，其与原有的正常 β 细胞在大小、形态、超微结构和基因表达上十分相似，并且能够明显改善血糖水平。Rovira 等发现当胰腺切除后，新生 β 细胞不仅来源于 β 细胞自我增殖，还有大量来源于胰腺导管上皮细胞。Wang 对成年大鼠实施胰腺部分导管结扎术（PDL）处理后，发现 β 细胞容量显著增加，并伴有导管上皮细胞的分化标志物细胞角蛋白 20（cytokeratin 20，CK20）活性升高，并且在结扎后的导管上皮细胞中 GLUT2 表达，提示导管细胞具有转分化为 β 细胞的潜能。另外，Zhan 等的研究也发现，肝细胞生长因子（hepatocyte growth factor，HGF）联合 β 细胞素 δ4（beta cellulin - δ4）可促进 β 细胞的增殖和分化，诱导胰腺导管上皮细胞转分化为 β 细胞，并具有 GSIS 能力，与成熟 β 细胞相似的表型。

此外，胰腺腺泡细胞也具有分化为 β 细胞的潜能。体外实验显示，将 Ngn3、PDX1、MafA3 这三种基因转染入大鼠腺泡细胞后，细胞内胰岛素基因的表达和相关转录因子的表达都有明显的升高。转分化后的细胞能够分泌胰岛素，并且能够缓解 STZ 诱导的 NOD - SCID 鼠的糖尿病症状。而 Akinci 等的一项研究显示，甲状腺激素受体 α（thyroid hormone receptor α，TRα）可以通过与 PI3K 的亚基 p85α 结合，导致丝氨酸/苏氨酸激酶（serine /threonine，Akt）的磷酸化进而促进了 PDX1、Ngn3 和 MafA 的表达，诱导腺泡细胞转分化为能够分泌胰岛素的 β 样细胞。另外，Baeyens 等证实腺泡细胞可通过表皮生长因子和睫状神经营养因子的干预激活 Ngn3 和转录激活子 STAT 信号通路，使其获得内分泌活性向 β 细胞转分化，形成具有葡糖糖刺激胰岛素分泌功能的 β 样细胞。

4. 干细胞分化为 β 细胞·干细胞是指具有分化潜能的细胞，根据其来源可分为胚胎干细胞（embryonic stem cell，ESC）、成体干细胞（adult stem cell，ASC）和诱导多能干细胞（induced pluripotent stem cell，iPSC）。ESC 属于全能干细胞，具有发育分化成为机体内几乎所有组织细胞类型的潜能。人 ESC 具有可分化为具有胰岛素分泌功能的 β 样细胞的潜能。利用体外基因转导技术，向 ESC 中转入胰岛发育相关的关键转录因子（如 PAX4、PDX1 等），可以诱导其向胰岛素分泌细胞定向分化。近年 Pagliuca 等通过联合调控人 ESC 多个信号通路，以三维细胞培养系统实现了大规模功能性 β 细胞生产，这使获得大量可用于移植的 β 细胞成为可能。2006

年，日本 Yamanaka 研究小组将 Oct 4、Sox2、c-Myc、Klf4 等 4 个转录因子导入小鼠成纤维细胞中，可将其诱导转化为多潜能干细胞，即 iPSC。利用 EGF 等细胞因子，可诱导人源 iPSC 分化为具有胰岛素分泌功能的 β 样细胞，并取得了较高的胰岛素分泌细胞的诱导效率和分泌效率。越来越成熟的干细胞移植技术将为糖尿病治疗开辟一条新的途径。

5. 药物刺激胰岛 β 细胞的再生·药物治疗仍是目前控制患者血糖水平最主要的方法。噻唑烷二酮类（TZD）、GLP - 1 类似物、二肽基肽酶 - 4（dipeptidyl peptidase 4，DPP - 4）抑制剂等药物目前也被证实具有促进胰岛 β 细胞再生的作用。TZD 可激活过氧化物酶增殖物激活受体 γ（PPARγ），对抗肿瘤坏死因子 α（TNF - α）作用，从而促进胰岛 β 细胞的增殖并抑制其凋亡，对胰岛 β 细胞具有保护的作用。GLP - 1 可以作用于 β 细胞促进胰岛素基因转录、胰岛素合成和分泌，刺激 β 细胞增殖和分化并抑制其凋亡，同时还可以抑制胰高血糖素分泌来保护胰岛。而 DPP - 4 抑制剂通过阻碍体内 GLP - 1 的降解，从而升高血清中 GLP - 1 水平。此外，一些生长因子如肝细胞生长因子、内皮生长因子等同样具有刺激 β 细胞增殖分化的作用。

四、小 结

越来越多的证据显示，糖尿病小鼠和糖尿病患者的胰岛 β 细胞存在身份丢失、去分化和转分化，使糖尿病患者的功能性胰岛 β 细胞量下降。目前对于 1 型和 2 型糖尿病的治疗方式，主要是体内注射胰岛素或口服促胰岛素分泌或胰岛素增敏剂类的药物，使患者的血糖控制在正常水平，无法从根本上解决功能性 β 细胞量的缺失。如何利用胰岛细胞的相互转化，恢复功能性 β 细胞量是目前糖尿病治疗亟需解决的难题。目前大量的研究聚焦在如何维持功能性 β 细胞的身份成熟状态，使得探究 β 细胞的相互转化再生的分子机制显得格外重要。了解哪些信号通路或药物及小分子化合物能够减缓或逆转去分化转分化途径或特异有效地促进功能性成熟的 β 细胞的相互转化再生，将为治疗糖尿病提供新的策略。相信在不久的将来，有更多的技术可以运用至胰岛的相互转化再生，让治愈糖尿病成为现实。

参考文献

[1] DeGroot LJ, Jameson JL. Endocrinology[M]. 4th ed. Philadephia: WB Saunders, 2000: 654 - 662.

[2] Bonner-Weir S. Perspective: Postnatal pancreatic beta cell growth[J]. Endocrinology, 2000, 141(6): 1926 - 1929.

[3] Muoio DM, Newgard CB. Mechanisms of disease: Molecular and metabolic mechanisms of insulin resistance and beta-cell failure in type 2 diabetes[J]. Nat Rev Mol Cell Biol, 2008, 9(3): 193 - 205.

[4] Eisenbarth GS. Type I diabetes mellitus. A chronic autoimmune disease [J]. N Engl J Med, 1986, 314(21): 1360 - 1368.

[5] Van Belle TL, Coppieters KT, Von Herrath MG. Type 1 diabetes: etiology, immunology, and therapeutic strategies[J]. Physiol Rev, 2011, 91(1): 79 - 118.

[6] Bonifacio E, Knip M, Simell O, et al. Seroconversion to multiple islet autoantibodies and risk of progression to diabetes in children[J]. JAMA, 2013, 309(23): 2473 - 2479.

[7] Brozzi F, Nardelli TR, Lopes M, et al. Cytokines induce endoplasmic reticulum stress in human, rat and mouse beta cells via different mechanisms[J]. Diabetologia, 2015, 58(10): 2307 - 2316.

[8] Herold KC, Usmanibrown S, Ghazi T, et al. β Cell death and dysfunction

during type 1 diabetes development in at-risk individuals[J]. J Clin Invest, 2015, 125(3): 1163 - 1173.

[9] Sherry NA, Kushner JA, Glandt M, et al. Effects of autoimmunity and immune therapy on beta-cell turnover in type 1 diabetes[J]. Diabetes, 2006, 55(12): 3238 - 3245.

[10] Sreenan S, Pick AJ, Levisetti M, et al. Increased beta-cell proliferation and reduced mass before diabetes onset in the nonobese diabetic mouse[J]. Diabetes, 1999, 48(5): 989 - 996.

[11] Campbell-Thompson M, Fu A, Kaddis JS, et al. Insulitis and β - cell mass in the natural history of type 1 diabetes[J]. Diabetes, 2015, 65(3): 719 - 731.

[12] Klinke DJ, Calbet JAL. Age-corrected beta cell mass following onset of type 1 diabetes mellitus correlates with plasma C-peptide in humans[J]. PLoS One, 2011, 6(11): e26873.

[13] Roser F. Shorter remission period in young versus older children with diabetes mellitus type 1[J]. Exp Clin Endocrinol Diabetes, 2007, 115 (01): 33 - 37.

[14] Akirav E, Kushner J A, Herold K C. β - Cell mass and type 1 diabetes: going, going, gone? [J]. Diabetes, 2008, 57(11): 2883 - 2888.

[15] Chmelova H, Cohrs CM, Chouinard JA, et al. Distinct roles of β - cell mass and function during type 1 diabetes onset and remission [J]. Diabetes, 2015, 64(6): 2148 - 2160.

[16] Tersey SA, Nishiki Y, Templin AT, et al. Islet β - cell endoplasmic reticulum stress precedes the onset of type 1 diabetes in the nonobese diabetic mouse model[J]. Diabetes, 2012, 61(4): 818 - 827.

[17] Willcox A, Richardson SJ, Bone AJ, et al. Evidence of increased islet cell proliferation in patients with recent-onset type 1 diabetes [J]. Diabetologia, 2010, 53(9): 2020 - 2028.

[18] Levitt HE, Cyphert TJ, Pascoe JL, Hollern DA, et al. Glucose stimulates human beta cell replication in vivo in islets transplanted into NOD-severe combined immunodeficiency (SCID) mice[J]. Diabetologia, 2011, 54(3): 572 - 582.

[19] Meier JJ, Bhushan A, Butler AE, et al. Sustained beta cell apoptosis in patients with long-standing type 1 diabetes: indirect evidence for islet regeneration? [J]. Diabetologia, 2005, 48(11): 2221 - 2228.

[20] Keenan HA, Sun JK, Levine J, et al. Residual insulin production and pancreatic ss-cell turnover after 50 years of diabetes: Joslin Medalist Study[J]. Diabetes, 2010, 59(11): 2846e2853.

[21] Prentki M, Matschinsky FM, Madiraju SRM. Metabolic signaling in fuel-induced insulin secretion[J]. Cell Metab, 2013, 18(2): 162 - 185.

[22] Dayeh T, Ling C. Does epigenetic dysregulation of pancreatic islets contribute to impaired insulin secretion and type 2 diabetes? [J]. Biochem Cell Biol, 2015, 93(5): 511 - 521.

[23] Talchai C, Xuan S, Lin HV, et al. Pancreatic β cell dedifferentiation as a mechanism of diabetic β cell failure[J]. Cell, 2012, 150(6): 1223 - 1234.

[24] Lin HV, Ren H, Samuel VT, et al. Diabetes in mice with selective impairment of insulin action in Glut4 - expressing tissues[J]. Diabetes, 2011, 60(3): 700 - 709.

[25] Cinti F, Bouchi R, Kim-Muller JY, et al. Evidence of β - cell dedifferentiation in human type 2 diabetes[J]. J Clin Endocrinol Metab, 2016, 101(3): 1044 - 1054.

[26] Wang Z, York NW, Nichols CG, et al. Pancreatic β - cell dedifferentiation in diabetes and re-differentiation following insulin therapy [J]. Cell Metab, 2014, 19(5): 872 - 882.

[27] Rorsman P, Arkhammar P, Bokvist K, et al. Failure of glucose to elicit a normal secretory response in fetal pancreatic beta cells results from glucose insensitivity of the ATP-regulated K$^+$ channels[J]. Proc Natl Acad Sci U S A, 1989, 86(12): 4505 - 4509.

[28] Blum B, Hrvatin S, Schuetz C, et al. Functional beta-cell maturation is marked by an increased glucose threshold and by expression of urocortin 3 [J]. Nat Biotechnol, 2012, 30(3): 261 - 264.

[29] Otonkoski T, Andersson S, Knip M, et al. Maturation of insulin response to glucose during human fetal and neonatal development. Studies with perifusion of pancreatic isletlike cell clusters[J]. Diabetes, 1988, 37(3): 286 - 291.

[30] Gao T, Mckenna B, Li C, et al. Pdx1 maintains β - cell identity and function by repressing an α - cell program[J]. Cell Metab, 2014, 19(2): 259 - 271.

[31] Taylor B, Liu FF, Sander M. Nkx6. 1 is essential for maintaining the functional state of pancreatic beta cells[J]. Cell Rep, 2013, 4(6): 1262 - 1275.

[32] Gu C, Stein GH, Pan N, et al. Pancreatic beta cells require NeuroD to achieve and maintain functional maturity[J]. Cell Metab, 2010, 11(4): 298 - 310.

[33] Nishimura W, Takahashi S, Yasuda K. MafA is critical for maintenance of the mature beta cell phenotype in mice[J]. Diabetologia, 2015, 58(3): 566 - 574.

[34] Du A, Hunter CS, Murray J, et al. Islet - 1 is required for the maturation, proliferation, and survival of the endocrine pancreas [J]. Diabetes, 2009, 58(9): 2059 - 2069.

[35] Aguayo-Mazzucato C, Zavacki AM, Marinelarena A, et al. Thyroid hormone promotes postnatal rat pancreatic β - cell development and glucose-responsive insulin secretion through MAFA[J]. Diabetes, 2013, 62(5): 1569 - 1580.

[36] Riley KG, Pasek RC, Maulis MF, et al. Connective tissue growth factor modulates adult β - cell maturity and proliferation to promote β - cell regeneration in mice[J]. Diabetes, 2015, 64(4): 1284 - 1298.

[37] Yoshihara E, Wei Z, Lin CS, et al. ERRγ is required for the metabolic maturation of therapeutically functional glucose-responsive β cells[J]. Cell Metab, 2016, 23(4): 622 - 634.

[38] Artner I, Hang Y, Mazur M, et al. MafA and MafB regulate genes critical to β - cells in a unique temporal manner[J]. Diabetes, 2010, 59 (10): 2530 - 2539.

[39] Artner I, Blanchi B, Raum JC, et al. MafB is required for islet β cell maturation[J]. Proc Natl Acad Sci U S A, 2007, 104(10): 3853 - 3858.

[40] Collombat P, Xu X, Ravassard P, et al. The ectopic expression of Pax4, in the mouse pancreas converts progenitor cells into α and subsequently β cells[J]. Cell, 2009, 138(3): 449 - 462.

[41] Yang PY, Thorel F, Boyer FD, et al. Context-specific α - to - β - cell reprogramming by forced Pdx1 expression[J]. Genes Dev, 2011, 25(16): 1680 - 1685.

[42] Chakravarthy H, Gu X, Enge M, et al. Converting adult pancreatic islet α cells into β cells by targeting both dnmt1 and arx[J]. Cell Metab, 2017, 25(3): 622 - 634.

[43] Papizan JB, Singer RA, Tschen SI, et al. Nkx2. 2 repressor complex regulates islet β - cell specification and prevents β - to - α - cell reprogramming[J]. Genes Dev, 2011, 25(21): 2291 - 2305.

[44] Artner I, Lay J L, Hang Y, et al. MafB: an activator of the glucagon gene expressed in developing islet alpha- and beta-cells[J]. Diabetes, 2006, 55(2): 297 - 304.

[45] White MG, Marshall HL, Rigby R, et al. Expression of mesenchymal and alpha-cell phenotypic markers in islet beta-cells in recently diagnosed diabetes[J]. Diabetes Care, 2013, 36(11): 3818 - 3820.

[46] Spijker HS, Song H, Ellenbroek JH, et al. Loss of beta-cell identity occurs in type 2 diabetes and is associated with islet amyloid deposits[J]. Diabetes, 2015, 64(8): 2928 - 2938.

[47] Sun J, Ni Q, Xie J, et al. Beta cell dedifferentiation in T2D patients with adequate glucose control and non-diabetic chronic pancreatitis[J]. J Clin Endocrinol Metab, 2019, 104(1): 83 - 94.

[48] George M, Ayuso E, Casellas A, et al. β cell expression of IGF-I leads to recovery from type 1 diabetes[J]. J Clin Invest, 2002, 109(9): 1153 - 1163.

[49] Guz Y, Torres A, Teitelman G. Detrimental effect of protracted hyperglycaemia on beta-cell neogenesis in a mouse murine model of diabetes[J]. Diabetologia, 2002, 45(12): 1689 - 1696.

[50] Ben-Othman N, Vieira A, Courtney M, et al. Long-term GABA administration induces alpha cell-mediated beta-like cell neogenesis[J]. Cell, 2016, 168(1 - 2): 73 - 85.

[51] Rovira M, Huang W, Yusuff S, et al. Chemical screen identifies FDA-approved drugs and target pathways that induce precocious pancreatic endocrine differentiation[J]. Proc Natl Acad Sci U S A, 2011, 108(48): 19264 - 19269.

[52] Zhou Q, Brown J, Kanarek A, et al. In vivo reprogramming of adult pancreatic exocrine cells to beta-cells[J]. Nature, 2008, 455 (7213): 627 - 632.

[53] Ersin A, Anannya B, Greder L V, et al. Reprogramming of pancreatic exocrine cells towards a beta (β) cell character using Pdx1, Ngn3 and MafA[J]. Biochemical J, 2012, 442(Pt 3): 539 - 550.

[54] Furuya F, Shimura H, Asami K, et al. Ligand-bound thyroid hormone receptor contributes to reprogram ming of pancreatic acinar cells into

insulin-producing cells[J]. J Biol Chem, 2013, 288(22): 16155 - 16166.

[55] Pagliuca F, Millman J, Gürtler M, et al. Generation of functional human pancreatic β cells in vitro[J]. Cell, 2014, 159(2): 428 - 439.

[56] Tsolaki M, Papaliagkas V, Anogianakis G, et al. PPARγ ligands increase expression and plasma concentrations of adiponectin, an adipose-derived protein[J]. Diabetes, 2001, 50(9): 2094 - 2099.

[57] Vilsbøll T, ToftNielsen MB, Krarup T, et al. Evaluation of beta-cell secretory capacity using glucagon-like peptide 1[J]. Diabetes Care, 2000, 23(6): 807 - 812.

[58] Shirakawa J, Amo K, Ohminami H, et al. Protective effects of dipeptidyl peptidase-4 (DPP-4) inhibitor against increased β cell apoptosis induced by dietary sucrose and linoleic acid in mice with diabetes[J]. J Biol Chem, 2011, 286(29): 25467 - 25476.

第六章·下丘脑、神经肽和糖尿病

胡 吉　胡仁明

一、概　述

早在 19 世纪,胰岛素还未被发现,但当时的学者已经揭示了中枢神经系统(CNS)对糖代谢的作用。1850 年 Claude Bernard 发现对犬脑髓质进行穿刺会导致其发生糖尿病。20 世纪,Hetherington 和 Ranson 发现破坏了下丘脑而非垂体的结构,可以导致病理性肥胖以及神经内分泌紊乱。虽然后来胰岛素的发现使这个成果被长期掩盖,但近 20～30 年来,学者们对糖尿病与 CNS 之间的关系又逐渐感兴趣起来。这主要是因为发现了许多肽类物质,其功能与摄食、能量消耗、体重改变、物质代谢和肠道功能有关,可能在不同方面和层次影响了糖尿病的发病。神经肽是一种神经递质,哺乳动物脑内仅 10% 的突触递质不是肽类,足见其重要性。本章主要讨论下丘脑如何通过神经肽的作用调控能量代谢和血糖平衡,以及神经内分泌异常与糖尿病之间的关系。

二、下丘脑与代谢调节

目前认为下丘脑是调节内脏活动的较高级中枢,也是调节内分泌、代谢的较高级中枢。它能接受并整合各种调节信号。下丘脑与 CNS 其他部位有着密切的联系,它和脑室周围器官毗邻,该部位缺乏血-脑屏障使许多代谢产物、激素和调节性肽类可以直接接触神经元。下丘脑通过分泌调节性肽类作用于自主神经系统和垂体而对代谢进行调节。

下丘脑接受外部环境和内部环境传输而至的信息,其中有很多与摄食、代谢相关(如糖皮质激素、雌激素、瘦素、胃促生长素等)可以直接作用于下丘脑神经元。下丘脑整合上述信息,并将输出信号投射至垂体前叶、后叶、脑皮质、脑干的运动神经元及运动前神经元、脊髓皮质、自主神经(交感与副交感)节前神经元。最终导致内分泌、行为、自主神经反应协调维持内环境稳态及能量平衡。

下丘脑位于间脑的最腹面,是双侧对称结构,被第三脑室分为左右两半。前方为视交叉,后方为乳头体和脑脚间窝。第三脑室侧壁下部是下丘脑的一部分。基底部是正中隆起,向下伸展通过垂体柄与垂体相连。下丘脑分前、中、后区三个部分,其神经细胞呈神经核的组合。前区的视上核(SCN)和室旁核(PVN)发出纤维到垂体后叶,称为视上(室旁)垂体束。中区有腹内侧核(VMN 或 VMH)、背内侧核(DMN 或 DMH)、弓状核或漏斗核(ARC)、下丘脑外侧核(LHA)等。

后区主要是下丘脑后核和乳头体核。近年来研究发现,与代谢调节有关的主要就是这些下丘脑核团。除了下丘脑以外,还有一些部位对摄食及能量平衡具有调控作用,如脑干能接受内脏器官包括胃肠道输送的感觉信号,会聚至迷走背核复合体(DVC)。DVC 包括了孤束核(NTS)、迷走背侧运动神经核(DMV)和极后区(AP)。

ARC 与 VMH 是整合血源性分子信号的最重要部位,这些分子包括激素(如瘦素、胰岛素、胃促生长素)及营养物质(如葡萄糖、游离脂肪酸等)。在 ARC 中,有的神经元共表达刺鼠相关肽(Agouti-related peptide, AgRP)和神经肽 Y(neuropeptide Y, NPY),有的神经元含有前阿黑皮素原(proopiomelanocortin, POMC)的衍生肽类,这些都具有重要的生理功能。含有 NPY/AgRP 及 POMC 的神经元投射延展到其他重要的下丘脑核团,如 PVN, DMH 和 LHA,继而再投射到下丘脑内、外区域来影响摄食、能量代谢、自主神经功能等生物行为(图 11-6-1)。

(一)下丘脑对摄食与食欲的影响

下丘脑属于中枢黑皮质素系统,对于摄食调控具有重要作用。ARC 接收外周食欲信号,调节两类神经元释放神经肽。一组神经元共表达 NPY/AgRP,可以增加饥饿感和食欲,进而促进摄食并增加体重。另一组神经元共表达 POMC 和可卡因-苯丙胺调节转录肽(cocaine-and-amphetamine-regulated transcript, CART),可以减少饥饿感,抑制食欲,导致摄食减少和体重下降。当摄食开始,来自消化道的感觉信号通过血流中的肠道激素或者迷走神经/躯体感觉神经的神经纤维被传递到 CNS。弓状核整合了上述信号,并通过迷走神经或各种激素信号来做出反应。其中有抑制食欲的激素如胆囊收缩素(cholecystokinin)、多肽 YY(polypeptide YY)、胰高血糖素样肽 1(GLP-1)、胃泌酸调节素(oxyntomodulin)、瘦素(leptin)等及促进食欲的激素如胃促生长素(ghrelin)等。当摄入的能量超过消耗之后,过剩的能量以脂肪的形式储存于皮下、内脏脂肪细胞。在这个反馈环路中,下丘脑是中枢调控环节中最重要的一环(图 11-6-1)。

(二)下丘脑对糖代谢的影响

CNS 的能量来源主要是血中的葡萄糖,为了保证脑部的功能,循环中的血糖水平必须达到一定的安全范围。在血糖处于 3～5.6 mmol/L 生理浓度的时候,脑的糖浓度在 0.5～2.5 mmol/L。当给予胰岛素引发低血糖(2～3 mmol/L)时,

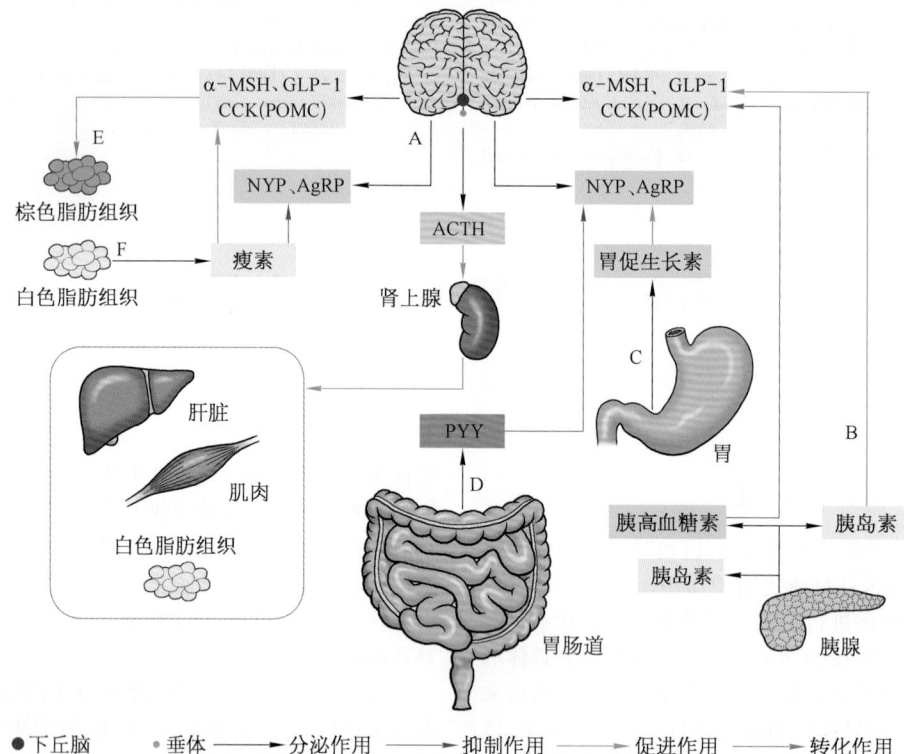

● 下丘脑 ● 垂体 ——→ 分泌作用 ——→ 抑制作用 ——→ 促进作用 ——→ 转化作用

图 11-6-1 下丘脑及神经肽参与调控代谢的机制

A：下丘脑的自体节律行为通过下丘脑刺激垂体释放促肾上腺皮质激素（ACTH），作用于肾上腺皮质分泌糖皮质激素，促进靶器官（包括肝、肌、脂肪组织）脂肪分解，调控合成的限速酶，促进能量代谢；B：胰岛素促进下丘脑 POMC 类神经元分泌抑食欲激素（MSH、GLP-1、CCK）；胰高血糖素抑制下丘脑 POMC 类神经元分泌抑食欲激素；C：胃分泌胃促生长素促进下丘脑 NPY/AgRP 类神经元分泌增食欲激素；D：胃肠道分泌 YY 肽（PYY）作用于下丘脑，抑制下丘脑 NPY/AgRP 类神经元分泌增食欲激素；E：下丘脑 POMC 类神经元分泌抑食欲激素（MSH、GLP-1、CCK）促进棕色脂肪组织的表达；F：白色脂肪分泌瘦素抑制下丘脑 NPY/AgRP 类神经元分泌增食欲激素；或促进下丘脑 POMC 类神经元分泌抑食欲激素。

脑葡萄糖可降至 0.5 mmol/L 左右。进食发生后，机体能迅速产生胰岛素，控制血糖升高，促进糖原合成。而当空腹状态血糖偏低时，升糖机制在 CNS 的调控下也会被激活，如胰高血糖素的分泌阈值是血糖 4.4 mmol/L 左右，肾上腺素的分泌阈值是血糖＜3.8 mmol/L，而肾上腺皮质激素与生长激素的分泌阈值是血糖＜3.7 mmol/L。

长期以来脑部尤其是下丘脑和脑干一直被认为在调控血糖方面起着至关重要的作用。在下丘脑的 VMN 和下丘脑外侧（LH）均含有葡萄糖敏感的神经元，分别称为葡萄糖应答性（GR）神经元和葡萄糖敏感性（GS）神经元。GR 神经元通过 ATP 敏感的钾通道来感受葡萄糖，血糖升高，细胞内 ATP/ADP 增加，钾通道关闭，细胞去极化，GR 神经元动作电位频率增加。存在于 LH 的 GS 神经元分 Ⅰ～Ⅳ 型，大多因血糖升高而受抑制。其中 Ⅰ 型仅对葡萄糖敏感，在血糖 5.6 mmol/L（脑糖 2.1 mmol/L）时最活跃，而在血糖升至 10～12 mmol/L（脑糖 3.2～3.4 mmol/L）时就处于完全静息状态；Ⅱ、Ⅲ 型神经元对较大范围的葡萄糖浓度敏感，Ⅲ 型神经元中脑糖＜0.6 mmol/L 时活性最强，而直至＞4.2 mmol/L 方静止；Ⅳ 型在血糖＞7 mmol/L 时激活。除了葡萄糖敏感的神经元，AMP 活化的蛋白激酶（AMPK）也被认为是下丘脑的葡萄糖和营养素的感受器，瘦素和胰岛素也直接作用于脑干和下丘脑，影响葡萄糖的代谢。

下丘脑主要通过自主神经作用于肝脏、胰腺及通过调控垂体分泌 ACTH、GH 来控制外周血糖。在肝脏，迷走神经兴奋激活糖原合成酶，促进糖原合成，交感神经兴奋则激活糖原磷酸化酶促进葡萄糖输出。在胰岛从迷走神经接受副交感信号，从内脏神经接受交感信号，其分泌还受循环儿茶酚胺的影响。交感神经兴奋导致胰高血糖素分泌并抑制胰岛素分泌；副交感神经兴奋可同时激活胰高血糖素和胰岛素分泌，但以后者为主。

VMN 和 LH 对外周血糖、摄食和能量平衡具有相反的调节作用：刺激 VMN 导致交感神经激活和高血糖；刺激 LH 导致迷走神经激活和胰岛素分泌。下丘脑通过这些机制感受外周血糖的变化并对之进行调控，以使中枢神经系统的葡萄糖水平保持稳定。

（三）下丘脑对脂代谢的影响

脑对脂类的感受部位主要位于下丘脑和脑干（其他部位如海马和纹状体也具有感受脂肪酸的功能），近来研究发现下丘脑对脂肪酸的感受对于能量平衡的调节也具有重要作用。很早就有研究证实脂肪酸可以通过血脑屏障，并被脑组织利用。下丘脑 VMN 神经元和星形胶质细胞可以表达脂肪酸转运蛋白（FATP）-1 和 4、脂肪酸转运酶 FAT/CD36（CD36）的基因，故这类细胞可能具有摄取脂肪酸的功能。不仅如此，VMN 神经元还能表达长链脂酰辅酶 A 合成酶（ACS）、肉毒碱棕桐酰基转移酶 1a 和 1c (CPT1a、1c)、解偶联蛋白 2(UCP-2)、脂肪酸合成酶(FAS)及脂蛋白脂酶(LPL),提示它们可能还具有利用并调控脂肪酸代谢的功能。

脂肪酸既能兴奋也能抑制特异性的神经元,这种所谓的"代谢敏感性神经元"能利用葡萄糖及脂肪酸作为双向的信号分子,以适应如空腹、进食、低血糖或高血糖等各种代谢状态,并做出恰如其分的反应。脂肪酸也可能具有有害效应,如促进神经酰胺的合成,进而导致炎症和内质网应激,损害神经元的功能。

中枢如何调节外周脂代谢? 脑可以通过感知激素、代谢物质和神经肽等来调节肝脏脂质的合成及极低密度脂蛋白-甘油三酯(VLDL-TG)的分泌。如下丘脑尤其在 ARC 对于肝脏脂质代谢及血脂异常具有重要的调节作用。而肝脏也可以通过交感-副交感神经与中枢进行双向交流。如链脲佐菌素(STZ)诱导的糖尿病小鼠下丘脑 MC3/4 受体信号被激活,导致肝脏表达脂肪从头合成的标志物 Srebp1c 和 Scd1 基因下调;阻断 MC3/4 受体信号则能增加肝脏脂质水平。中枢给予 NPY 能增加 VLDL 的分泌(与进食无关),该效应由 NPY-1受体介导,并需要交感神经支配。NPY-Y1 受体激活后,能进一步活化影响肝脏磷脂和甘油三酯重构、VLDL 成熟分泌的相关基因(Scd1、Arf1 和 Lipin1)。有些问题目前仍未明确,如脂肪酸是如何被转运进入中枢、胶质细胞或神经元;这些脑内的脂肪酸是否来自循环中的脂肪酸或甘油三酯;神经元如何感知脂肪酸浓度、对脂肪酸产生反应后会释放何种神经递质、肽类等。

三、神经肽的作用

(一) 神经肽 Y(NPY)

NPY 是一种由 36 个氨基酸构成的发卡样多肽,含较多酪氨酸,是目前世界上进化最保守的多肽,人类基因序列与软骨鱼类及哺乳动物之间有 92% 的序列同源性。NPY 在脑中(尤其下丘脑)含量丰富。在下丘脑,NPY 主要在 ARC 合成,NPY 神经元由 ARC 发出,通过 LHA 投射至 PVN 和 DMN。NPY 与不同的受体(Y1、Y2、Y4、Y5、Y6)结合,可以产生不同的生物学效应。神经肽 Y 的增加可能会导致肥胖和糖尿病的发生与发展。在大鼠第三脑室或 PVN 注射 NPY 可强烈刺激摄食,即使对已有饱感的动物仍能进一步促进摄食,重复注射效果并不减弱,最终导致肥胖。另一方面,通过拮抗交感神经系统活性抑制棕脂肪组织(BAT)产热,导致体内最重要的产热组织的热生成减少,使整个机体的能量消耗也减少。NPY 注射在 PVN 后,可刺激迷走神经介导的胰岛分泌,导致胰岛素和胰高血糖素分泌增加,综合作用促进血糖暂时轻度升高。还可以刺激 ACTH 的释放,使循环中皮质醇水平升高,能够介导应激引发的肥胖和代谢综合征。

(二) 刺鼠相关蛋白(AgRP)

AgRP 主要产生于 ARC 神经元,产生部位与 NPY 相同,具有较强的食欲刺激作用。AgRP 由 132 个氨基酸组成,大鼠与人类 AgRP 氨基酸序列有 81% 的同源性。目前认为 AgRP 是黑皮质素系统的拮抗剂,可能作用于下丘脑黑皮素 3、4 受体,竞争性拮抗 α-MSH 介导的 G 蛋白活化,降低细胞内 cAMP 含量,而后者可导致饱感和厌食的产生。AgRP 的表达在能量负平衡及能量需求增加的情况下增加,注射外源性 AgRP 可以增加食物摄入,从而使体重和体脂含量增加。不仅如此,研究还发现激活 AgRP 神经元至内侧杏仁核(MeA)的神经投射通路,可降低小鼠恐惧感,增进冒险摄食,这种行为反应,与小鼠在极度饥饿时出现的"冒险觅食行为"极为相似。此外,研究还发现 AgRP 可刺激下丘脑-垂体-肾上腺皮质轴(HPA)释放 ACTH、皮质醇和催乳素,此外还能增加肾上腺皮质激素对 IL-1β 的反应,具有一定的炎症调控作用。

(三) 阿黑皮素原(POMC)及黑皮质素受体(MCR)信号

POMC 是一类神经肽的前体分子,在下丘脑的侧部含有 POMC 的神经元,这些神经元是瘦素的重要靶器官。POMC 经加工后可以形成 ACTH、α-MSH、β-MSH、γ-MSH、β-内啡肽(β-EP)。黑皮素受体(MCR)是 G 蛋白偶联受体,分为 1~5 个亚型,分布于脑部,尤其是下丘脑部位、黑色素细胞、巨噬细胞、脂肪细胞等。MC3R、MC4R 对于食欲调节、能量平衡具有重要的作用。MSH 尤其是 α-MSH 与 MC4R 结合后,可以产生食欲抑制效应,当该受体被突变或敲除后,可以导致个体极度肥胖。内源性 MCR 激动剂主要来自 POMC 的裂解产物,如 ACTH4-10、α-MSH 等;内源性 MCR 的拮抗剂主要是 AgRP。此外,α-MSH 和外源性 MC4R 激动剂可以减少内脏脂肪,促进葡萄糖利用,增加胰岛素敏感性;敲除 MC4R 或使用 MC4R 外源性拮抗剂可以出现高胰岛素血症、高血糖,提示与 2 型糖尿病的发病有关。约有 5% 的严重早发病理性肥胖存在 MC4R 的基因突变。下丘脑以外部位的 MC4R 对代谢也有调节作用:在自主控制的神经元上的 MC4R 并不改变摄食就能适度地减轻体重的增加,而足以使能量消耗正常化,减轻高血糖及高胰岛素血症。恢复脑干区的 MC4R 表达能改善高胰岛素血症。

中枢 5-羟色胺(5-HT)系统对于摄食也有很强的调节作用,其通过 14 个不同的受体(5-HTR)起作用,POMC 神经元表达 HT2cR,受 5-HT 的调控,可以直接被激活而发挥抑制食欲的作用。

(四) 可卡因-苯丙胺调节转录肽(CART)

人的 CART 肽原含有 89 个氨基酸残基,在体内被加工成 2 个最具生物活性的片段,即 CART42-89 和 CART49-89,可在脑、垂体、内脏中广泛表达,参与多种生理功能调节,这些功能包括摄食和体重的调节、能量平衡、内分泌调节及压力调节、疼痛及记忆等的调节。在中枢神经系统内,CART 与一些其他参与摄食调节的神经递质和神经肽共存,如 DMN 和 LH 中的黑色素聚集激素(melanin-concentrating hormone, MCH)、PVN 中的 CRF、ARC 中的 α-MSH,提示 CART 在摄食调控中具有重要作用。大多数研究发现,CART 具有食欲抑制作用,在禁食动物、肥胖 Zuker 大鼠及糖尿病 ob/ob 小鼠弓状核 CART mRNA 表达下调,甚至几乎不表达。脑室或 PVN 内直接注射 CART55-102 或 CART62-102(相当于人类的 CART42-89 和 CART49-89)不但可以抑制正常进食及饥饿动物的进食,也可抑制 Zuker 大鼠进食及脑室内灌注 NPY 诱导的进食反应。

(五) 瘦素

瘦素是由 ob 基因编码的由 167 个氨基酸组成的分泌型蛋白质。广泛存在于哺乳类、两栖类、爬行类、鱼类等,其基因序列高度保守。它主要由白色脂肪组织产生,已知瘦素受体

（LepR）有 a～f 6 种亚型,表达于中枢神经系统和外周器官,如下丘脑、海马、脑干、大脑皮质、中脑,以及胰岛、肝脏、甲状腺、心脏等。在中枢神经系统,瘦素通过多种信号通路,调控机体能量平衡和代谢稳态,包括抑制食欲、增加能量消耗、减少脂肪合成和存储、降低体重等。瘦素功能异常与肥胖及相关疾病关系密切,如 2 型糖尿病、代谢综合征、心脑血管疾病等。瘦素能激活 POMC/CART 神经元,同时抑制 NPY/AgRP 神经元,抑制摄食并增加能量消耗,减少肝脏葡萄糖释放,降低血糖。瘦素还能作用于 GABA 神经元上的 LepR,产生降糖效应,纠正因胰岛素缺乏引起的高血糖。此外,瘦素还能激活 DMN 和视前区（POA）神经元,增加棕色脂肪组织的产热。LHA 含有促食欲素及 MCH 神经元,促食欲素神经元表达 LepRb,瘦素与之结合后,可减少促食欲素的释放。瘦素还可通过 PVN 的 LepR 抑制 HPA 轴从而降低血皮质醇浓度,进而降低血糖。对于外周,瘦素主要通过作用于下丘脑 LepR,经中枢神经系统下行通路改变肝糖异生相关因子的基因表达,抑制肝糖异生、增加胰岛素敏感性;同时可以直接作用于肝细胞表面的 LepR,促进肝糖原合成。瘦素能促进肌肉细胞对葡萄糖的摄取和脂肪酸氧化,降低血糖。瘦素对胰高血糖素、胰岛素的效应也具有调节作用,总体能改善胰岛素敏感性和血糖水平。瘦素还能改善 1 型糖尿病合并全身脂代谢障碍患者的血糖水平,甚至可纠正 DKA;但对于 2 型糖尿病,瘦素可能只对胰岛素和瘦素缺乏的 2 型糖尿病患者有效。瘦素抵抗与糖尿病的发生与发展密切相关。在 ARC 的 POMC 神经元,瘦素通过 PI3K 信号通路调控葡萄糖代谢水平;特异性敲除 PI3K,可降低胰岛素敏感性,并导致葡萄糖耐量降低。

下丘脑 VMN 在体重稳态的调节方面具有重要作用,还能调节外周骨骼肌、白色脂肪、棕色脂肪组织的胰岛素敏感性。瘦素作用于 VMN 能显著增加骨骼肌和棕色脂肪对葡萄糖的摄取,提示瘦素作用于 VMN 可以增加外周胰岛素敏感性。

（六）胃促生长素（ghrelin）

胃促生长素是一强效的食欲刺激激素,由排空的胃分泌,在空腹时,其血浆浓度达到顶峰,饱餐后降至最低。胃促生长素是生长激素促分泌激素受体（GHS-R）的内源性配体,其靶点是 ARC 的神经元,可以促进 NPY 和 AgRP 释放和食欲增加,并阻断瘦素诱导的食欲下降;同时胃促生长素对胰岛素的分泌具有一定的调节作用,但离体、在体及人体研究结果还有矛盾之处,缺乏统一认识。对于胰岛素抵抗,较为一致的看法是胃促生长素能降低胰岛素敏感性,血清低胃促生长素水平可以通过中枢调节机制影响机体摄食及能量平衡,有效改善胰岛素抵抗,但对外周的胰岛素抵抗作用不甚一致。在脂肪组织,胃促生长素能增加脂肪细胞增生及脂肪含量的总体增加。在 2 型糖尿病患者,血清胃促生长素水平明显低于正常人,这种降低可能具有有益和保护作用。此外,还发现证明胃促生长素通过抑制促炎症细胞因子表达,发挥抗炎作用。

（七）甘丙肽（galanin）及其受体

甘丙肽为一含 29 个（人类 30 个）氨基酸的肽,最早在猪肠内发现,其后在多种动物的中枢、外周神经元内被发现。甘丙肽广泛分布于中枢和外周神经系统以及内分泌系统中。其

mRNA 在大鼠和小鼠的下丘脑和脑干区域含量最多,在视叶前核、室周核、下丘脑、杏仁核、蓝斑、孤束核等区域都有高密度分布,具有多种生理学功能,如胰岛素分泌、促进摄食及抑制胃肠蠕动、提高机体对胰岛素的敏感性等,与糖尿病的发生与发展密切相关。甘丙肽与 NPY 促进摄食有所不同,前者主要刺激引起脂肪摄入增加,而后者刺激主要引起碳水化合物摄入。

甘丙肽受体主要有 3 种亚型,分别是 GALR1、GALR2、GALR3,都属于 G 蛋白偶联受体。甘丙肽通过 Go2 亚型 G 蛋白信号通路对胰岛素分泌产生抑制作用,而这种作用主要是通过激活的 GALR1 发挥的。GALR1 基因敲除后发现小鼠饮食习惯显著改变,更倾向于低脂饮食,葡萄糖清除能力减弱,血糖升高,食欲减退,体重下降。侧脑室给予 GALR1 特异性受体激动剂能显著增加大鼠的摄食量和体重。甘丙肽既抑制 β 细胞分泌胰岛素,又能增加体重,看似矛盾,推测是甘丙肽可能通过 GALR1 增加胰岛素的敏感性和碳水化合物的利用所致。

（八）促食欲素（orexin）

促食欲素包括促食欲素 A（含有 33 个氨基酸残基）及促食欲素 B（含有 28 个氨基酸残基）。它是由同一前体蛋白裂解产生的一对兴奋性神经肽激素。促食欲素由下丘脑中特定的神经元产生,主要位于外侧下丘脑区、穹隆周围区,以及下丘脑后部。许多研究发现,促食欲素在调控一系列生理活动中扮演重要角色,包括进食、睡眠、觅食和能量、血糖动态平衡等。促食欲素主要通过两个 G 蛋白偶联受体（OXR1、OXR2）发挥作用。下丘脑腹内侧核是 OXR1 表达最丰富的区域,而 OXR2 高表达于下丘脑结节乳头核、室旁核、弓状核及外侧下丘脑区。

下丘脑促食欲素神经元精确感知外周营养状态,调节自主神经平衡,控制外周组织产生和利用葡萄糖。下丘脑促食欲素神经元能刺激交感神经节前纤维和副交感神经元,通过改变自主神经平衡来对血糖稳态进行双重调节。

（九）胰高血糖素样肽 1（GLP-1）

它是一种主要由远端回肠、直肠、结肠 L 细胞分泌的多肽激素,肠腔内的营养物质如葡萄糖、脂肪等能直接刺激 GLP-1 的释放。由于其能促进胰岛 β 细胞分泌胰岛素,故目前其类似物（受体激动剂）已被广泛应用于临床 2 型糖尿病的治疗。除了通过促进胰岛素分泌降低血糖之外,目前发现 GLP-1 还有广泛的生理作用,故此 GLP-1 类似物这类药物也有着较为复杂的降糖外作用。

在大脑中,GLP-1 可以由孤束核（NTS）尾部一些不含儿茶酚胺的神经元产生,这些神经元是大脑中唯一可以合成 GLP-1 的区域,但外周应用 GLP-1 可透过血脑屏障进入脑。其作用于下丘脑引起饱感可有两条途径:一是神经性,进食后迷走神经活动增强,刺激位于下丘脑的迷走神经核的受体。另一是体液性,回肠及结肠的 L 细胞将 GLP-1 分泌入血循环,通过脉络丛被摄取而达到下丘脑。GLP-1 通过与其受体结合而发挥其生理效应。GLP-1 受体属于 G 蛋白偶联受体 B 家族（分泌素家族）中的胰高血糖素受体亚家族。其除表达于胰腺外,还表达于中枢神经系统、胃肠道、心血管、肺、肾、淋巴细胞等组织。在中枢神经系统,GLP-1 受体主要表达于脑干、穹隆下器官、下丘脑、中脑边缘系统、颞叶皮质和海马等区域的神经细胞上。GLP-1 可以作用于下丘脑 ARC 的 NPY/AgRP 及 POMC/CART 神经元,抑制 NPY/AgRP

的表达,促进 POMC/CART 的表达,导致食欲下降。另外 GLP-1 局部注射至 PVN 也能显著抑制食欲。NTS 可接收从胃肠道传入的迷走神经纤维和从舌传入的味觉纤维,在 NTS 局部注射 GLP-1 亦能引起显著的食欲抑制。

对于外周的脂肪细胞,GLP-1 可促进胰岛素依赖性葡萄糖摄取,从而增强其对胰岛素的敏感性,进而缓解高血糖。脂肪组织分泌的细胞因子及趋化因子,统称为脂肪因子(adipokines),如瘦素、脂联素、TNF-α、IL-6、CRP 及 MCP-1 等。在胰岛素抵抗患者中,其脂肪细胞炎症因子的表达和(或)分泌增加,进一步导致局部及全身的代谢紊乱。GLP-1 可使循环中炎性细胞因子如 TNF-α、IL-6 及 IL-1β 水平降低,抗炎性脂肪因子脂联素水平升高,且这种抗炎作用与体重、血糖的变化无关。

(十)胆囊收缩素(CCK)

CCK 是一种胃肠激素,是一类长短不同的分子的总称,其活性形式以 CCK-8 为主,主要由肠道的"I"细胞和大脑神经元分泌,在中枢系统中主要分布于大脑皮质、纹状体、杏仁核、下丘脑和中脑等处。CCK 受体(CCKR)属于 G 蛋白偶联受体,分为 CCK-AR 和 CCK-BR。CCK-AR 不仅分布在胆囊、胰腺、胃及外周的迷走神经中,还分布于中枢系统中的极后区(AP)、DMV、NTS 及下丘脑。对于消化道,CCK 能刺激胰液分泌和胆囊收缩,增强小肠和大肠运动,抑制胃排空,总体抑制胃液分泌。对于中枢,CCK 具有减少摄食,抑制食欲的作用,不仅直接通过其位于 NTS 下丘脑的受体抑制食欲,而且抑制 NPY 表达,间接调控食欲。CCK 还能促进内源性胰岛素的分泌和胰岛细胞生长,故对于胰岛细胞有一定的保护作用。2 型糖尿病患者静脉给予外源性 CCK-8 20 min 后进食标准餐,可明显降低餐后血糖并使胰岛素的分泌显著增高。

四、脑-肠轴对代谢的调节

Michael Gershon 最早提出了"肠-脑轴"的概念,即由肠管和肠道神经系统、肠道微生物形成所谓的人体"第二大脑"。广义来说,脑-肠轴涵盖了 CNS、神经内分泌系统、神经免疫系统,包括 HPA 轴,交感、副交感神经,肠道内部的神经系统及肠道微生物。它们之间相互作用的改变在许多疾病的发生与发展中扮演着重要的角色。胃肠道和大脑之间的相互作用主要通过迷走神经和脊神经,以及它们的神经节和脊髓等解剖结构。迷走神经是肠腔到延髓孤束核的主要通路,也是肠道

微生物与中枢所调节的行为之间神经交流的重要途径(图 11-6-1)。

肠道是机体最大的内分泌器官,可分泌多种激素调节葡萄糖与能量的平衡。目前已经明确遍布胃肠道的肠道内分泌细胞可以表达许多肽类激素前体,这些细胞的数量、密度及分泌激素谱都是可被调控的。消化道代谢手术(RYGB 术或胃袖状切除术)后,2 型糖尿病得到缓解,伴随体重下降,但其具体机制仍未完全阐明,其中 PYY、GLP-1 和胃泌酸调节素(oxyntomodulin,OXM)等胃肠道激素可能起到关键作用。此外,肠道内大量的微生物也组成了复杂的内环境,影响着机体的代谢、免疫等生理功能。人体肠道中存在约 10^{14} 个数量的微生物,约为人体细胞总数的 10 倍,其基因组数是人类的 100 多倍,其中厚壁菌门和拟杆菌门是最主要的两类。研究发现,无论是 1 型糖尿病还是 2 型糖尿病患者的肠道菌群与非糖尿病患者肠道菌群相比都处于失调的状态。目前尚不清楚肠道菌群的改变是疾病的结果还是原因,或兼而有之。

参考文献

[1] Low MJ. Neuroendocrinology[M]// Melmed S, Polonsky KS, Larsen PR, et al. Williams textbook of endocrinology. 13th ed. Philadelphia: WB Saunders, 2015: 110-175.

[2] Polonsky KS, Buran CF. Type 2 diabetes mellitus[M]// Melmed S, Polonsky KS, Larsen PR, et al. Williams textbook of endocrinology. 13th ed. Philadelphia: WB Saunders, 2015: 1386-1450.

[3] Cone RD, Elmquist JK. Neuroendocrine control of energy stores[M]// Melmed S, Polonsky KS, Larsen PR, et al. Williams textbook of endocrinology. 13th ed. Philadelphia: WB Saunders, 2015: 1608-1632.

[4] Morton GJ, Cum mings DE, Baskin DG, et al. Central nervous system control of food intake and body weight[J]. Nature, 2006, 443(7109): 289-295.

[5] Diepenbroek C, Serlie MJ, Fliers E, et al. Brain areas and pathways in the regulation of glucose metabolism[J]. Biofactors, 2013, 39(5): 505-513.

[6] Osundiji MA, Evans ML. Brain control of insulin and glucagon secretion. Endocrinol Metab Clin[J]. North Am, 2013, 42(1): 1-14.

[7] Bi S, Kim YJ, Zheng F. Dorsomedial hypothalamic NPY and energy balance control[J]. Neuropeptides, 2012, 46(6): 309-314.

[8] Seoane-Collazo P, Fernø J, Gonzalez F, et al. Hypothalamic-autonomic control of energy homeostasis[J]. Endocrine, 2015, 50(2): 276-291.

[9] Coll AP, Yeo GSH. The hypothalamus and metabolism: integrating signals to control energy and glucose homeostasis[J]. Curr Opin Pharmacol, 2013, 13(6): 970-976.

[10] Carey M, Kehlenbrink S, Hawkins M. Evidence for central regulation of glucose metabolism[J]. J Biol Chem, 2013, 288(49): 34981-34988.

[11] Magnan C, Levin BE, Luquet S. Brain lipid sensing and the neural control of energy balance[J]. Mol Cell Endocrinol, 2015, 418 Pt 1: 3-8.

第七章·胰岛素敏感性和胰岛 β 细胞功能评估

李光伟　王　琛

第一节·概　述

胰岛素抵抗和胰岛 β 细胞胰岛素分泌功能(以下简称 β

细胞功能)受损是发生糖尿病的两个最重要的病理生理学因素,两者在糖尿病发病过程中哪一个是始动因素尚不十分明了。一般认为在不同的患者,在疾病的不同阶段这两种因素的重要性有所差别。在大多数 2 型糖尿病患者胰岛素抵抗是

始动因素,在β细胞能分泌足够的胰岛素进行代偿时,血糖水平尚可以维持正常,一旦代偿性的胰岛素分泌不能与胰岛素抵抗相抗衡,血糖就不可避免地升高。有些学者认为任何高血糖都是胰岛素缺乏(相对缺乏或绝对缺乏)是完全正确的。在1型糖尿病和少数2型糖尿病患者胰岛素缺乏——即β细胞功能受损是疾病的始动因素,胰岛素缺乏引起的高血糖又成为继发胰岛素抵抗的原因。在既有胰岛素缺乏又有胰岛素抵抗背景的人群,则胰岛素缺乏与胰岛素抵抗相对较严重者更容易发生糖尿病,且病情恶化更快,血糖水平更高。胰岛素抵抗和β细胞功能在糖尿病病理过程中如此错综复杂的关系使人们不得不寻找可靠的方法来定量地评估这两个因素在不同人群分布的状况。

第二节·胰岛素敏感性评估

胰岛素抵抗是指胰岛素的生物学作用在机体未能得到充分发挥,即机体的胰岛素敏感性降低。胰岛素敏感性测定法可按测定(葡萄糖对)外源性胰岛素的代谢反应还是测定(葡萄糖对)内源性胰岛素的代谢反应分为直接的胰岛素敏感性测定法和间接的胰岛素敏感性测定法;还可按测定方法的复杂程度分为简单测定法和复杂测定法。

一、直接的胰岛素敏感性测定法

(一) 正常血糖胰岛素钳夹技术(以下简称正糖钳夹或Clamp)

评估胰岛素抵抗的金标准是高胰岛素正常血糖钳夹技术测定的胰岛素介导的葡萄糖代谢率[M/I, M 值, mg/(kg·min), I 是稳态状况下平均胰岛素浓度],这种测定相对准确。

这一技术由 DeFronzo 于 1979 年创立,可定量测定胰岛素抵抗。具体做法是经静脉同时输入胰岛素和葡萄糖,使体内胰岛素达到某特定的浓度(纠正胰岛素缺乏)。同时调整葡萄糖输入速度,使血葡萄糖水平逐渐稳定在 80～90 mg/dl (4.48～5.04 mmol/L,既无低血糖也无高血糖),称为稳态(steady state)。在稳态情况下机体的葡萄糖代谢率等于葡萄糖的输注量。葡萄糖输注量越大表明机体的胰岛素敏感性越好。若输入 ^{3}H 标记的葡萄糖者可以进一步了解葡萄糖被代谢的具体场所。实验期间频繁取血测定血糖及胰岛素浓度 2 h,计算稳态情况下单位体表面积(或每千克代谢体重)每分钟代谢葡萄糖的量,这是目前世界上公认的测定机体胰岛素抵抗的"金标准"。血浆胰岛素浓度接近 100 μU/ml 时维持正常血糖所需的外源葡萄糖不足 150 mg/(m² · min)时为胰岛素抵抗。这一技术以同时输入外源胰岛素及葡萄糖的方法避免了"内源性胰岛素缺乏"(如在糖尿病患者)及"低血糖"(如在胰岛素耐量试验中)对胰岛素敏感性测定的影响,成为在糖耐量正常、糖耐量受损(IGT)及糖尿病患者群均可信赖的技术。除此之外的任何胰岛素敏感性评估方法都不能与之相比拟。特异性、可重复性较好,变异系数<10%。葡萄糖-胰岛素钳夹技术的一个重要事实是糖耐量正常者也可能有明显的胰岛素抵抗,其严重程度并不亚于 2 型糖尿病患者和 IGT 者,但这种测定因取血次数太多和昂贵、费时,难以被患者接

受,即使在国外大的研究中心也只用于少量病例的研究。由于种种复杂的情况,少数病例研究的结果必须在普通人群中才能推广使用。历史已证明它不可能成为规模较大人群研究中使用的手段。对葡萄糖-胰岛素钳夹技术的另一个批评是在正常生理条件下并非有如此稳定的高胰岛素血症,而更为普遍的情况是胰岛素水平的暂时波动(transient excursion)。它所测定的胰岛素敏感性可能并不与空腹状态下的胰岛素敏感性密切相关,在空腹状态下肝源性葡萄糖输出和非胰岛素依赖性葡萄糖利用在葡萄糖稳态中占支配地位。这一技术最大的缺点是昂贵、费时,不可能在大样本特别是人群研究中使用。另外,它还可能高估糖尿病人群的胰岛素敏感性,因为在给糖尿病患者同时输注胰岛素和葡萄糖时,有时难以将血糖维持在 80～90 mg/dl 水平。血糖高于此限就会刺激内源性胰岛素分泌,从而高估外源性胰岛素介导的葡萄糖代谢量。因此,尽管葡萄糖-胰岛素钳夹技术测定的结果极有参考价值,但其结果也应审慎对待。

涉及胰岛素钳夹技术的研究中特别应注意,严格的血糖控制范围。为了保证血糖水平平稳,波动较小,频繁的血糖监测是必备的条件。有些研究者为了节省时间和经费随意延长血糖测定间隔时间,其研究结果的可靠性会大受影响。如欲减少血糖测定次数,则应将其方法学在数量较大和糖耐量水平不同人群中与经典方法加以详细比较,以供其他研究者参考。

(二) 胰岛素耐量试验

本试验由 Reaven 于 1993 年提出,具体做法是静脉注射胰岛素,测定注射胰岛素后 30～40 min 血中葡萄糖下降率。因屡次发生低血糖、低血糖的反调节使血糖下降幅度减少,其结果与正糖钳夹技术测定的胰岛素敏感性相关较差而一度被废止。近年有人对该法作了改良,将胰岛素剂量由 0.1 U/kg 降为 0.05 U/kg,但实践中在糖耐量正常者仍不乏发生低血糖者,使用时应多加注意。胰岛素耐量试验的优点是在某种程度上纠正了胰岛素缺乏对胰岛素敏感性测定的影响,但仍有潜在的缺点,即固定剂量的胰岛素在不同个体中纠正胰岛素缺乏的程度不同,这种"纠正"有时并不完全。胰岛素耐量试验过程中如血糖值仍超过肾糖阈,从肾脏"漏"出的糖也会被计入血葡萄糖下降率之中,从而扩大了机体的胰岛素敏感性。

二、间接胰岛素敏感性测定法

(一) 微小模型(minimal model)计算公式

这是另一较为公认的胰岛素敏感性测定方法。该法预先假设机体仍有葡萄糖刺激分泌胰岛素的胰岛 β 细胞,给受试者经静脉连续输入 10% 葡萄糖,输葡萄糖前以每分钟的间隔取三个点的基线血标本,在开始输糖后于前 10 min 每隔 2 min 取血,以后每 10 min 取一次直到 60 min。50、55、60 min 得平均血糖及胰岛素值被用于计算机体的胰岛素敏感性。实验全程需要取血 32 次,将血糖值输入计算机数学模型中进行计算。这种方法在科研中应用较胰岛素钳夹技术为广泛。该方法由于明显的缺点而在不断的修正之中。主要缺点是取血次数太多,且测定的胰岛素敏感性受胰岛素缺乏(即 β 细胞功能衰竭)的影响。与任何涉及静脉葡萄糖耐量的胰岛素敏感性测定法一样,微小模型需有足够的内源性胰岛素才

能正确评估胰岛素敏感性,在胰岛素分泌功能受损者,是胰岛素缺乏而非胰岛素抵抗使糖清除率下降,在这种情况下,此模型会高估胰岛素敏感性。这一种缺点即使是在 1986 年增加甲苯磺丁脲(tolbutamide)300～500 mg 注射后也不能克服。所以 1990 年又修正该法,给糖耐量正常者输 0.02 U/kg,给糖尿病患者输 0.05 U/kg 胰岛素试图纠正在糖尿病患者中胰岛素分泌不足对准确测定胰岛素敏感性的影响。但是不同的 2 型糖尿病患者胰岛素缺乏程度不同,一律给予 0.05 U/kg 的剂量是否合理也是值得进一步考虑的问题。关于取血次数,1993 年以来人们进行了多种尝试,减少为 22 点、14 点、12 点的试验。结果显示取血次数为 12 个点时所测定的胰岛素敏感性与胰岛素钳夹技术测定的 M 值(胰岛素敏感性指标,每千克代谢体重每分钟胰岛素介导的葡萄糖代谢率)相关性在 2 型糖尿病明显变弱($r=0.30$),而在糖耐量正常及糖耐量受损组 $r=0.53$,$r=0.58$),远低于取血次数为 22 个点时所测定的值($r=0.41$,在糖耐量正常及糖耐量受损组 $r=0.53$,$r=0.48$)。结论是这种减少次数的模型仅能适用于非糖尿病人群,常规用于糖尿病人群前需进一步研究。由于每人需取血数十次,微小模型数学公式也难以普遍应用。

微小模型及正糖钳夹技术都因复杂费时价格贵,在群体研究中难以使用,必然要在某些领域让位于一些较为简便经济的评估方法,这就是为什么自正常血糖胰岛素钳夹技术问世以来,人们不断呼吁寻找适合流行病学研究的简单的胰岛素敏感性指数,以及为什么近 20 年来有近 20 种指数陆续显露头角的原因。

(二) 恒定速率输注葡萄糖模型法(CIGMA)

为了改善稳态模型方法的精确性,Hosker 等在 1985 年建立了 CIGMA 法。给受试者连续静脉输注葡萄糖 5 mg/(kg·min) 1 h,约相当于基础肝糖输出的 2 倍,第 50 min、55 min 及 60 min 动脉化血葡萄糖的均值视为机体的胰岛素敏感性。本法与胰岛素钳夹测定的胰岛素敏感性(M/I)密切相关($r=0.66$),且方法简单费用低廉,其缺点是评估胰岛素敏感性时受胰岛素缺乏的影响。

(三) 空腹血胰岛素

空腹高胰岛素血症被认为是胰岛素抵抗标志的理由是:假定胰岛对葡萄糖刺激的胰岛素的分泌反应未减弱,那么胰岛素就会升高到与胰岛素抵抗相应的水平以维持血糖水平正常。在非糖尿病人群空腹血胰岛素是很好的胰岛素抵抗指数,它与正糖钳夹测定 M 值密切相关,相关系数 0.7～0.8,曾应用于国外许多著名的研究。一般说来空腹血浆胰岛素水平不应高于 15 μU/ml,正常血糖者的空腹高胰岛素血症被认为是胰岛素抵抗的标志。糖耐量正常者伴长期高胰岛素血症预示着将要发生糖尿病,这已为学者们广泛认同。而在糖尿病人群,因有胰岛素分泌缺乏,此时降低了的空腹血胰岛素水平已不再能代表机体的胰岛素抵抗情况。

(四) 空腹血糖(FPG)/空腹胰岛素(FINS)及口服葡萄糖耐量试验(OGTT)血糖曲线下面积/胰岛素曲线下面积

血糖与胰岛素的比值曾被不少人用作胰岛素敏感性指数。美国著名糖尿病专家 Caro 著文评价目前世界上流行的胰岛素敏感性检测方法时称:葡萄糖耐量试验中,葡萄糖及胰岛素曲线下面积比值,可测定胰岛素敏感性。空腹血糖浓度依赖于肝葡萄糖释放率,而后者又受胰岛素浓度调节,故可认为空腹血糖/空腹胰岛素可作为最简单的胰岛素抵抗指标,并进一步指出 FPG(mg/dl)/FINS(μU/ml)值 <6 是肥胖、IGT 和胰岛素抵抗综合征的特征。Caro 曾指出使用 FPG/FINS 做胰岛素敏感性指数的某些限制:它不能用于有 β 细胞胰岛素分泌功能有缺陷的病例,如糖尿病患者。我们以往的研究也证明 FPG/FINS 在 2 型糖尿病人群中并不相关,即使是在非糖尿病人群中,使用这一"比值"来判定胰岛素敏感性在很多情况下它会做出错误的判断。例如,以较高的 FINS 水平维持高的 FPG 水平者的胰岛素敏感性较差,FPG/FINS:60/10 的个体应较 FPG/FINS 为 120/20 或 180/30 的个体胰岛素敏感性高。然而该比值所判定的这 3 个个体的胰岛素敏感性却相等,因为他们的 FPG/FINS 都是 6。在上述情况下"比值"不能区分这些个体哪个是胰岛素敏感,哪个是胰岛素抵抗。表明它不是一个可靠的评定机体胰岛素敏感性的指数,国外文献中近年也不再用这一指数。使用 OGTT 血糖及胰岛素曲线下面积比值来评定胰岛素敏感性,这一指数与使用空腹血糖与胰岛素比值有相似的缺陷。

(五) 稳态模型评估的胰岛素抵抗指数(Homa‑IR)

稳态模型(Homa model)是基于血糖和胰岛素在不同器官(包括胰腺、肝和周围组织)的相互影响而建立的数学模型。1985 年首次发表时使用的胰岛素抵抗公式 FINS/22.5e^{-logFPG} 这一形式。该模型仅用空腹血糖和胰岛素值就能评估机体的胰岛素抵抗(Homa‑IR)和 β 细胞功能(Homa‑IS):Homa‑IR=FINS/22.5e^{-lnFPG},Homa‑IS=20×FINS/(FPG−3.5),其中胰岛素为 μU/ml,葡萄糖为 mmol/L。Homa‑IR、IS 指数。该模型的基本假设是:① 胰岛素缺乏时空腹血糖升高的程度与正常胰岛素分泌对血糖的反应形态相似。② 空腹胰岛素水平与胰岛素抵抗程度相称。因仅涉及空腹状态下血糖和胰岛素值,该法操作简单,价格便宜,对患者几乎无损伤而受到广泛欢迎。但由于最初报道的某些缺陷,这对指数一度被冷落,未能在许多研究中应用。最重要的问题是:① 样本(NGT 12 例,2 型糖尿病 11 例)中做了与正糖钳夹资料的相关分析;② 表达形式复杂,难于理解其物理意义;③ 报告显示其测定的精确性较差;④ 其胰岛素抵抗是以正常体重非糖尿病患者的中值来表达,而在健康人胰岛素敏感性幅度是很宽的,因此似乎很难在正常人确定胰岛素抵抗的标准值。1996 年 Haffner 将原表达式改换为 FPG×FINS/22.5,并取其自然对数值,应用于大量病例的前瞻性研究,但仍始终局限于非糖尿病人群,因为担心在糖尿病人群中常规 RIA 法测定的胰岛素内含有过多的胰岛素原(proinsulin)会使结果出现偏差。而在 NGT 和 IGT 人群空腹胰岛素中胰岛素原仅占 7% 和 9%,即 90% 仍为真胰岛素,故 Homa‑IR 在此人群中评估结果是可靠的。1999 年,Emoto 等在磺脲类药治疗和单纯饮食治疗的数量较多的 2 型糖尿病患者中分析了 Homa‑IR 与 Clamp‑IR 的相关性,结果发现在这两组糖尿病患者 Homa‑IR 对数转换值与 Clamp‑IR 密切相关($r=-0.73$)。45 例 2 型糖尿病患者在 2 周内做 Homa‑IR 重复测定,两次测定变异系数 11.7%,相关系数 0.958,从而认为 Homa‑IR 在 2 型糖尿病也是可用的。并得到一回归方程:

$$Clamp-IR = 14.876 - 0.059 \times 年龄 - 0.243 \times$$
$$BMI - 5.564 \times \log(Homa-IR)$$

这一公式可解释64%葡萄糖钳夹技术测定的胰岛素敏感性。2000年意大利学者Bonara等报道Homa-IR CV为11.2%～13.8%，它与Clamp-IR的相关系数在男性为-0.8，女性为-0.796，<50岁者为-0.83，50岁者为-0.8，BMI<27 kg/m²者为-0.8，BMI>27 kg/m²者为-0.765，非糖尿病者为-0.754，糖尿病者为-0.695，认为若测定真胰岛素，这一公式适用于各类人群。

关于Homa模型中这一对简单的胰岛素抵抗及β细胞功能指数的应用价值近年来的评论主要有如下几点：在病例较多的情况下它与正糖钳夹测定的结果有很好的相关性，这种良好的相关性甚至在糖尿病人群也存在。Homa-IR对数转换值比原始值更可靠，调整Homa-IR影响后，Homa-IS也可用于临床研究。有关Homa的研究中有人用普通RIA法测定的胰岛素，也有真胰岛素的。

1999年6月在San Diego举行的第59届ADA年会上专家们比较了胰岛素敏感性复杂测定法及简单测定法的优缺点。认为与正糖钳夹或微小模型相比，Homa-IR确实不够完美，会丢失部分信息。克服简单方法缺点的措施是：① 扩大标本量能"滤掉噪声"，使可靠性增加。② 调整胰岛素分泌的影响可保留90%的有用信息。许多专家强调了仅涉及空腹血糖及胰岛素测定的胰岛素敏感性计算公式（如Homa指数）及β细胞胰岛素分泌功能公式在临床研究中应用的可能性，专家们还推荐在糖尿病基因研究中使用这一方法，尽管它并非完美。可以预测Homa-IR将会在更广泛的领域内使用。

（六）空腹血糖胰岛素乘积的倒数 IAI=1/(FPG×FINS)

$1/(FPG \times FINS)$系李光伟与美国NIH的糖尿病流行病学家Peter H.Bennett于1993年共同提出，其所依据的基本原理为：从生理学角度看，胰岛素是目前已知的唯一负性调整血糖的激素，其降糖作用的发挥有赖于机体的胰岛素敏感性。在清晨空腹状态下，血糖、胰岛素和组织胰岛素敏感性间达到稳定平衡，血浆胰岛素及组织胰岛素敏感性都与血糖呈负相关，为叙述简便，写作：$FPG/(FINS \times sensitivity)$，其中FPG、FINS分别为空腹血浆葡萄糖和胰岛素，sensitivity为组织胰岛素敏感性，变成等式即为$FPG = K \times 1/(FINS \times sensitivity)$，在评估相对胰岛素敏感性时平衡常数K可略去，得出$FPG = 1/(FINS \times sensitivity)$，由此可转换为$sensitivity = 1/(FINS \times FPG)$，此值为非正态分布，故计算时取其自然对数。我们用美国两种族320例胰岛素钳夹技术研究的资料证实，以上述公式评估的胰岛素敏感性与正糖钳夹测定的胰岛素介导的葡萄糖代谢$[M,mg/(kg \cdot min)]$高度显著相关。在糖耐量正常、IGT和2型糖尿病人群与正糖钳夹测定的胰岛素敏感性的相关系数，分别为$-0.78(n=150)$、$-0.71(n=62)$、$-0.71(n=29)$，这种情况与6年后日本学者Emoto的报道从方法学到结果完全一致。Homa模型公式1985年首次发表时使用的胰岛素抵抗公式$FINS/22.5e^{-\ln FPG}$这一形式，1995年改为$(FINS \times FPG)/22.5$。可以看出这与我们1993年提出的敏感性公式$1/(FPG \times FINS)$极为相似。在统计分析中这两种公式显然会得出几乎完全相似的结果。

（七）QUICK 胰岛素敏感性指数

美国NIH肺、心脏血压研究所的Katz于2000年提出$QUICK = 1/(lgI_0 + lgG_0)$，称为定量胰岛素敏感性检测指数。$I_0$为空腹血胰岛素，$G_0$为空腹血葡萄糖。对57例糖耐量正常人及2型糖尿病人群分析结果，他的这一指数与正糖钳夹测定的胰岛素敏感性密切相关$(r=0.75)$，比微小模型毫不逊色$(r=0.75)$。他复习1985—1997年15篇相关文献，微小模型与正糖钳夹S1，相关系数r为$0.41 \sim 0.54$（6篇文章），$0.84 \sim 0.92$（5篇文章）。这一指数使用价值与$FINS/22.5e^{-\ln FPG}$及$1/(FPG \times FINS)$无异。

（八）从 OGTT 试验计算胰岛素敏感性

$ISI = 10\,000/(G_0 \times 10)^{1/2}(G_{MEAN} \times I_{MEAN})^{1/2}$这一公式于1999年由Matsuda M和DeFronzo RA提出，据报道它评估的胰岛素敏感性与正糖钳夹技术测定的胰岛素敏感性高度相关，优于Homa-IR。

三、科研工作中评估胰岛素敏感性应该注意的某些问题

直接的胰岛素敏感性测定法和间接的胰岛素敏感性测定法都有某些不足之处：对间接测定法的一个主要的批评是在糖耐量正常和糖尿病人群所测定的胰岛素中胰岛素原的含量相差较大；直接测定法除正糖钳夹技术外都可能有外源性胰岛素补充不够充分致内源性胰岛素缺乏纠正不足的情况，而这些都会影响测定的准确性。涉及葡萄糖耐量试验的胰岛素敏感性测定指数的共同缺点是不能区别胰岛素缺乏与胰岛素抵抗，将胰岛素缺乏误判为胰岛素敏感。

每一位做胰岛素抵抗研究的人都要仔细琢磨β细胞胰岛素分泌功能的Starling曲线。深入理解血糖逐渐升高过程中胰岛素分泌的倒马蹄形曲线，这样可能会在使用某些胰岛素敏感性指数时少犯错误。要特别注意各位学者提出某些指数的特定条件及所选研究对象的实际范围（如包括2型糖尿病，可能仅为轻或中度病情，绝不包括使用胰岛素者），详细了解公式使用中的某些限制，以避免误用。而在涉及静脉注射胰岛素的试验，既要注意低血糖的危险及低血糖对胰岛素敏感性测定的干扰，又要注意合理地、恰当地纠正内源性胰岛素缺乏。在涉及体液占体重比例的指数时又要注意人群的可比性。男性与女性、老年人与年轻人、肥胖与消瘦的人体液占体重的比例有较大差别，这种差别无疑会影响某些公式对胰岛素敏感性的评估。

这里存在着一个"择优"选用及在使用同一指数中的"扬长避短"问题，择优就是选公认可靠的指数，如在少量病例研究中，若有条件应使用正常血糖胰岛素钳夹技术。用微小模型分析法时，宜选用最新修订的（如经静脉给胰岛素由正常血糖胰岛素钳夹技术证实可靠，而且取血次数不低于14次）方法。正常血糖胰岛素钳夹技术及微小模型分析法以外的简单指数的合理利用也很有价值，尤其是空腹胰岛素倒数(1/FINS)在许多重要群体研究中证实了正常血糖胰岛素钳夹技术的重要结论。但有些指数中有明显缺点的，如空腹胰岛素、空腹血糖与胰岛素比值、OGTT血糖及胰岛素曲线下面积比值等，这些指数有的不适用于有β细胞功能差的人群（如

糖尿病人群），有的即使在非糖尿病人群使用也造成"误判"和"失真"，这会导致错误的研究结果。

因为这些指数无不是由血胰岛素测定及血胰岛素与葡萄糖关系（包括葡萄糖、胰岛素比值或乘积）中推定胰岛素敏感性，而胰岛素浓度测定的变异远远大于血糖测定，可以想象这类测定的误差很大程度上由胰岛素浓度测定的变异所致。使用这些简单指数重要的先决条件就是准确的胰岛素测定，如空腹胰岛素在 5 μU/L 以下往往差之毫厘，谬以千里，要避免在研究中涉及这类人群。测定药盒质量要高，而且应重复测定，取均值以确保准确。实验室测定没有这些保证，则不宜做这类课题的研究，以免导致错误结论。

涉及葡萄糖耐量试验的胰岛素敏感性测定指数的共同缺点是不能区别胰岛素缺乏与胰岛素抵抗，将胰岛素缺乏误判为胰岛素敏感。糖负荷相当于功能刺激试验能暴露潜在的胰岛素缺乏，从这一意义上说空腹值反而比糖负荷后的值有更大的优点，因为空腹值可掩盖潜在的内源性胰岛素缺乏。我们有时会看到一些报道以口服葡萄糖耐量试验（OGTT）胰岛素曲线下面积或葡萄糖面积/胰岛素面积作为胰岛素抵抗指数，结果显示 2 型糖尿病患者糖耐量正常者胰岛素敏感性"更高"，而在这种情况下应用仅涉及空腹值的指数反而不会出现这种情况。所以并不在于测定"几个点"，空腹"一个点"反而优于 OGTT 的"多个点"。

克服内源性胰岛素缺乏的办法就是形形色色的胰岛素耐量试验，而这些试验常在某些人发生低血糖（国内某些报道低到 2.7 mmo/L）而在另一些人则又未能克服内源性胰岛素不足，这种作用的两极化使其准确性大受影响。

四、临床工作中胰岛素抵抗的评估

在临床工作中，用正常血糖胰岛素钳夹技术以外的间接的胰岛素敏感性软参数都不能对个体胰岛素敏感性做出估计。从临床医生的角度，不需做复杂的检查就可较准确地辨认出胰岛素抵抗的个体。曾有学者提出将患者某些临床征象打分：有 2 型糖尿病、高血压、心肌梗死家族史 2 分，男性型脂肪分布（WHR＞0.85）、高血压（＞18.7/12.0 kPa，即＞140/90 mmHg）、高甘油三酯（＞1.9 mmol/L）、高尿酸血症（＞386.8 μmol/L）、脂肪肝（γ-谷氨酰转肽酶＞25 IU/L，B超密度）各判 1 分，总分值＜3 时基本不疑有胰岛素抵抗，而≥3 则疑有胰岛素抵抗。再做 OGTT，诊断糖耐量受损（IGT）和 2 型糖尿病者不必测胰岛素即划入代谢综合征。而 OGTT血糖正常者，若 FINS≥15 mU/L 则划入代谢综合征，小于该值则不列入而继续观察。这与"正常或高血糖情况下，胰岛素水平高于正常"的胰岛素抵抗的定义十分吻合。从我们自己的材料看，这一做法很有参考价值，但若在某些实验室胰岛素测定值偏低，则不宜拘泥于 FINS≥15 mU/L 这一标准。所以临床工作中粗略地评估无严重胰岛素缺乏的个体或群体的胰岛素敏感性并不困难：胰岛素水平不低＋高血糖，胰岛素水平高＋高血糖都表示胰岛素抵抗。问题常常出在胰岛素水平低而血糖高的人，一些简单参数常在这一人群出现误判。

有些人很急于将某些公式用到临床工作中，用以判定个体胰岛素抵抗的有无，这在胰岛素测定未标准化的今天不会有多少益处，因为提出一个切点（cut-off point）的绝对值只能

引起混乱：同一个体在某医院因 FINS 值为 15 mU/L，在另一医院测定为 10 mU/L，可能就会被分别判为有胰岛素抵抗和无胰岛素抵抗，这种人为的划分往往会把事情弄糟。这就是我们尽管有 200 余例糖耐量正常人群：空腹血糖＜5.83 mmol/L（105 mg/dl），OGTT2 h 血糖＜6.67 mmol/L（120 mg/L），其FINS 均值为15 mU/L，75％百分位数为 21 mU/L，也未敢贸然发表我们的胰岛素敏感性指数"正常值"的原因。如果在临床工作中用上述公式判定个体间胰岛素敏感性差异，则应保证胰岛素测定准确，并建立自己的实验室的正常对照值。胰岛素钳夹技术及微小模型尽管能较准确测定个体的胰岛素敏感性，但应用这两者来判定糖尿病属于哪一型既无必要也不可能，因为太昂贵，其结果并非决定糖尿病治疗方案所必需。因这两种方法都需要测定胰岛素，故在胰岛素测定未标准化的今天，若用这些方法，也应建立自己实验室的正常参考值。

第三节 · 胰岛 β 细胞功能评估

胰岛 β 细胞胰岛素分泌缺陷是致糖尿病的重要病理生理机制，只有 β 细胞功能缺陷（质和量）不足以维持葡萄糖代谢稳态时才出现临床高血糖表现，其自然病程可表现为血糖调节减损（包括空腹血糖异常或糖耐量减退）及糖尿病。因此，测定胰岛 β 细胞的胰岛素分泌功能对于了解糖尿病的发生、发展，预测糖尿病的预后，制定适当的治疗方案是非常重要的。

一、胰岛 β 细胞功能评估中的困难

体内胰岛 β 细胞功能评估与胰岛素敏感性评估相比更为困难，可操作性更差，存在更多的矛盾和争论，没有一种方法像正糖钳夹技术评估胰岛素敏感性那样可靠地评估 β 细胞功能的标准。评估 β 细胞功能如此困难，有以下几种原因。

（一）胰岛素分泌方式的复杂性

1. 胰岛素分泌量和分泌时相的变化·胰岛 β 细胞的胰岛素分泌有 2 个时相。糖耐量正常者（NGT）接受 25 g 葡萄糖静脉注射后，会出现胰岛素分泌的第一时相（即刻相），它有一个很高的峰值，但持续时间仅有数分钟。接着是第二时相（即延迟相），由于血糖水平随即下降，故正常人胰岛素分泌的第二时相曲线较为低平。高葡萄糖钳夹试验中，由于人为地造成了高血糖状态，使 β 细胞功能有机会显露其最大的胰岛素的分泌能力，故第二时相曲线上升平缓且可以持续数小时。在 OGTT 及日常生活条件下进餐后，由于血糖上升速度较为缓慢，血浆胰岛素高峰在正常人多出现于 30 min（OGTT）或45～60 min（进餐）而不出现于 0～10 min，故不称其为第一时相，而称其为早期分泌，之后的曲线代表胰岛素的后期分泌。

在从糖耐量正常到糖耐量受损（IGT）、糖尿病的演变过程中，反映 β 细胞功能的胰岛素的分泌模式变化较为复杂，分泌量和时限的变化：其第一时相和第二时相分泌向相反方向发展，最先发生改变的是第一时相胰岛素分泌的减少或消失，接着是第二时相分泌量的增加及分泌峰值的后移，然后第二时相无峰值出现，最后第二时相基础分泌也渐消失。上述分泌模式使得用胰岛素分泌描述 β 细胞功能变得十分困难：胰

岛素分泌的量不等同于β细胞功能，因为分泌量相同者分泌达峰时间可有不同。

2. 受糖负荷和胰岛素抵抗双重刺激调节·糖负荷量大，胰岛素分泌量增加；胰岛素抵抗严重，胰岛素分泌量也增加。胰岛素分泌量低者不等同于β细胞功能差（如糖耐量正常与IGT比较），胰岛素分泌量高于正常也不等同于β细胞功能亢进。因为血糖已高于正常水平的胰岛素抵抗者，按照"任何高血糖都是胰岛素缺乏"的观点已经存在β细胞功能不足，尽管其胰岛素分泌总量仍可能高于正常。然而若以胰岛素分泌量来评估β细胞功能，则会误判胰岛素分泌总量仍高于正常人的胰岛素抵抗者（如某些IGT者）为"β细胞功能亢进"。而实际上这种代偿性的高胰岛素血症仅仅为满足需求，且常常是不敷需要，而并非超越需求的自主分泌过多。

3. 机体对食物中营养成分和药物刺激的胰岛素分泌反应不同·如对胰高血糖素刺激有反应，但对葡萄糖刺激可能无反应，对磺脲类药物刺激也可能无反应。对不同的刺激物反应不同：在对糖刺激已不发生反应的个体在某些氨基酸或药物（如胰高血糖素）刺激下仍有胰岛素分泌增加。

（二）胰岛素测定的不确定性

（1）目前胰岛素测定方法变异较大，所测的胰岛素值的准确性和重复性较差。

（2）胰岛素原的干扰：胰岛素原在糖耐量异常人群明显升高，这种升高常与真胰岛素水平升高不平行，从而造成所谓不成比例的高胰岛素血症使胰岛素原/（胰岛素＋胰岛素原）升高。

上述种种使得临床和科研工作中的β细胞功能评估非常容易误入歧途，使临床及科研中β细胞功能评估中出现许多尴尬。

（三）β细胞功能的定义不明朗

通常以胰岛素分泌量来判定β细胞功能，而胰岛素分泌量并不总能代表β细胞功能。一个突出的例子是IGT人群，这个人群血糖水平高于正常人，有些已接近糖尿病，显然有β细胞功能受损，但其胰岛素分泌量常为糖耐量正常人群的数倍。某国外著名杂志报道从糖耐量正常向糖尿病演变过程中，糖尿病病程逾10年，胰岛素水平与正常人相同时已经是"β细胞功能衰竭"。

狭义的β细胞功能仅指β细胞在葡萄糖刺激下分泌胰岛素以维持血糖水平稳定的功能，广义的定义则指β细胞在葡萄糖及葡萄糖以外的因素，如精氨酸、胰高血糖素、化学药物等刺激下分泌胰岛素来维持血糖水平稳定的能力。狭义定义可用于评定与药物治疗无关的β细胞胰岛素分泌功能；广义的定义则用于评定与药物治疗有关的胰岛素分泌功能，如改善胰岛素敏感性，刺激胰岛素的分泌，纠正高血糖的毒性等是否引起β细胞功能变化及变化的机制。

实事求是地说，现行的胰岛β细胞功能评估方法并不能令人满意，尚无可称为完美的方法。因为完美的方法应该既反映胰岛素分泌的多少又反映其达峰的时限。下述各指标都在某种程度上反映β细胞功能。

二、β细胞胰岛素分泌功能临床评估

（一）血糖水平

血糖水平是β细胞功能最直接的反映，任何血糖升高都

意味着胰岛素缺乏，即β细胞胰岛素分泌功能受损。从这个意义上说，血糖水平应该是β细胞功能最简单可靠的标志。然而实际上并非血糖水平相同的人β细胞功能都一样：血糖水平相似的1型和2型糖尿病患者比较，1型糖尿病患者β细胞功能常更差，因为刺激胰岛素分泌的口服降血糖药可使2型糖尿病患者血糖素水平升高，但对1型糖尿病患者却无能为力。这是因为血糖水平受胰岛素分泌能力及机体胰岛素敏感性双重影响，血糖相似，有胰岛素抵抗者β细胞功能比胰岛素敏感者好。

（二）血浆胰岛素水平是反映β细胞胰岛素分泌功能的又一重要指标

1. 空腹血浆胰岛素或C肽水平·在非糖尿病患者可用于判定胰岛素抵抗，结合血糖水平可评估胰岛素缺乏（如在糖尿病人群血糖高而胰岛素水平正常，提示已有胰岛素分泌相对不足，如胰岛素水平低于正常则表示严重胰岛素缺乏）。北京中日友好医院200例糖耐量正常者血胰岛素水平空腹值为$16.8\pm10.8\ \mu U/ml$，OGTT 1 h值为$97.2\pm59.9\ \mu U/ml$，OGTT 2 h为$63.2\pm50.0\ \mu U/ml$。而同期测定的糖耐量低减者上述值为23.8 ± 14.2，125.0 ± 72.5及$127.1\pm76.8\ \mu U/ml$。糖尿病人群处于疾病早、中、晚期其测定结果不同，空腹血糖正常或仅轻度升高者胰岛素水平可高于正常人，但空腹血糖超过160 mg％者，则全日胰岛素水平绝对低于正常人。由于常规RIA测定胰岛素含有真胰岛素、胰岛素原及断裂的胰岛素原，故常使人担心其临床应用是否可靠。一般说来在非糖尿病人群胰岛素原及断裂胰岛素仅占RIA测定胰岛素的7％～9％，实际上90％以上是真胰岛素，故在这一人群RIA法测定的胰岛素不失为胰岛素抵抗和β细胞功能的标志。但有时也出问题，其原因也是胰岛素分泌受"双重挑战（challenge）"——糖负荷和胰岛素抵抗的影响。C肽与胰岛素等分子分泌入血，C肽与胰岛素没有交叉免疫反应，它的测定不受胰岛素的干扰。接受外源性胰岛素的患者或已产生抗胰岛素抗体的患者，用C肽值可评估内源性胰岛素分泌能力。在这些患者，血中存在C肽表明有内源性胰岛素产生，外周血中C肽/胰岛素已用于评估胰岛素在肝脏的清除率。正常空腹C肽水平为0.3～1.3 ng/ml，此值可用于评估糖尿病患者残存的β细胞功能。有人建议基础空腹C肽值<0.2 ng/ml，胰高血糖素刺激后90 min<0.51 ng/ml可判定为1型糖尿病。2型糖尿病患者如果空腹C肽水平较低，葡萄糖刺激后反应差，应考虑胰岛素治疗。

2. 第一时相胰岛素分泌（AIR）·测定静脉25 g葡萄糖负荷后10 min内胰岛素分泌的总量，称为急性胰岛素释放量，被认为是非进食情况下机体胰岛素分泌对最大强度的脉冲刺激反应，是公认的较好的β细胞功能指数，在文献中大量引用，可预测发生糖尿病的危险。方法是静脉注射25 g葡萄糖，测定0、3、4、5、8、10 min的血浆胰岛素，正常人高峰值可达250～300 $\mu U/ml$，IGT者约为200 $\mu U/ml$，而糖尿病患者常低于50 $\mu U/ml$。这种方法测定的β细胞功能受胰岛素抵抗的干扰，调整胰岛素敏感性后，可恰当评估机体β细胞功能。但AIR在糖负荷2 h血糖水平高于180 mg/dl者就已消失。这使得它难以评估中晚期糖尿病人群胰岛素分泌功能。

3. 胰岛素峰值与基础值的比值（I_p/I_0）·正常人在糖负荷

后胰岛素水平可比基础值升高6倍(甚至8倍),低于5倍者可能已有功能损害。但目前的胰岛素测定方法很难对高值做出准确的测定,而且在不同糖耐量水平人群,胰岛素峰值出现的时间相差甚远,临床出现误差机会增加,故使这一比值减色不少。

一般说来β细胞功能未受损者,糖负荷刺激后血胰岛素水平可比其空腹值升高6倍(甚至8倍),低于5倍者很可能已有功能损害,但目前应用的某些胰岛素测定法,常常呈"高值不高",所以单纯以绝对升高倍数判断要十分谨慎,要对自己实验室测定的误差有清醒的认识。另外即使测定胰岛素,以胰岛素水平评估的IGT人群的β细胞功能也比NGT人群"亢进"。

4. 糖负荷后胰岛素曲线下面积·因其只反映胰岛素分泌数量,而不能反映其达峰时间,因而不能区分曲线下面积相同但其达峰时间不同的正常人和2型糖尿病患者的β细胞功能的差异;因受胰岛素抵抗影响,会误判IGT人群β细胞功能亢进。所以计算"胰岛素曲线下面积"可粗略判定β细胞胰岛素分泌功能,但做相对更确切的评估时,一定要排除胰岛素抵抗的干扰。在肥胖或胰岛素抵抗程度相近似的人群(如1型糖尿病患者之间,非肥胖LADA之间,或在2型糖尿病患者之间)中做β细胞胰岛素分泌功能的相对比较,大致判断β细胞功能衰竭的程度时,OGTT曲线下面积仍可作为临床参考。

胰岛素曲线的形态有时比面积大小更重要,曲线峰值越后移,曲线越趋于平坦,β细胞功能越差,曲线低平者更差。

(三) 精氨酸刺激试验

它是一种非葡萄糖刺激的β细胞功能试验。静脉给予最大刺激量的精氨酸(5 g),测定0、2、3、4及5 min时血浆胰岛素,2~5 min胰岛素均值与空腹胰岛素的差值被认为是β细胞胰岛素分泌功能。精氨酸刺激有反应表明机体尚存在一定数量的β细胞能继续分泌胰岛素。如果精氨酸刺激无反应,则可能表明机体实际存在的β细胞已丧失殆尽。这种方法评估的β细胞功能与葡萄糖刺激的β细胞功能可能完全不同,即对葡萄糖刺激反应很差的人,精氨酸刺激后仍可有良好反应。

该方法安全,副作用是口内金属味儿或短暂的麻木感。

(四) 胰高血糖素刺激试验

方法是静脉注射1 mg胰高血糖素,测定0和6 min C肽或胰岛素水平。其临床意义与精氨酸刺激实验相同,主要用于了解第一相胰岛素分泌情况。与精氨酸相比,胰高血糖素升高血糖水平较弱。副作用有恶心、呕吐、潮红、心跳加速。

以上两种方法可判定2型糖尿病患者是否仍有存活的β细胞,但对此两种物质有反应并不一定表明这些个体也对葡萄糖刺激有反应或对刺激胰岛素分泌的药物有反应。

β细胞胰岛素分泌功能临床评估中存在的主要问题是仅"粗略"定性,很少有β细胞功能正常与异常的"切点"。上述情况的出现主要受两方面限制:① 尚未确定或难以确定一个标准人或标准人群(年龄、血糖水平、BMI);② 未能做到胰岛素测定的标准化。在这样两种限制存在的情况下规定一个切点或正常范围反而更容易在临床诊断中引起混乱。临床β细胞功能的临床评估"粗"一些比"细"一些好。

在日常临床工作中如何调整胰岛素敏感性的影响、较合理地评估胰岛素分泌功能尚缺少较为实用的手段。一般说来OGTT中胰岛素分泌曲线低平代表β细胞胰岛素分泌储备功能较差。在胰岛素抵抗程度相当的个体间,使用上述计算公式

也可对β细胞胰岛素分泌功能做出大致正确的估计。医师往往可根据患者对口服降糖药或胰岛素的反应和剂量需求等临床征象正确判定患者的β细胞功能,据此恰当地指导临床工作。

三、科研工作中的β细胞功能评估

(一) 高糖钳夹技术

空腹2 h后静脉输入葡萄糖,血糖较空腹值高125 mg/dl,每5 min测静脉血糖1次,调整葡萄糖输入速度使维持高血糖状态2~3 h,输入葡萄糖0~10 min(每2 min取血测胰岛素)胰岛素分泌量为第一时相胰岛素分泌量。以后每10 min取血,稳态后30 min血胰岛素均值为最大胰岛素分泌量。因血糖浓度恒定,糖输入速度就是糖代谢指数。在同样的高血糖刺激下β细胞分泌胰岛素的量代表β细胞真实的胰岛素分泌功能。高糖钳夹技术可测定胰岛素早期和晚期分泌量,是经典和公认的方法。此种方法受胰岛素抵抗影响,所评估的是胰岛素分泌量,而非真正β细胞功能。

(二) 微小模型计算法

频繁取血的静脉糖耐量试验,以计算机模型计算注射葡萄糖后即时胰岛素分泌量及第二时相胰岛素分泌量。它是公认的可同时评估胰岛素敏感性和胰岛素分泌量的方法。它适用于样本量较小的精确研究,所评估的也不是β细胞功能。

(三) 胰高血糖素刺激试验或精氨酸刺激试验

见临床评估部分。

(四) 糖负荷后胰岛素增值与血糖增值的比值

$\Delta I/\Delta G$ 如$(I_{30} - I_0)/(G_{30} - G_0)$,即 $\Delta I_{30}/\Delta G_{30}$,1967年由Seltzer等提出后,曾用于临床研究,近年来在国外某些前瞻性研究中经常应用。它是公认的较好的β细胞功能指数之一,被广泛应用反映早期胰岛素分泌功能。它的缺点是不能比较胰岛素分泌曲线平坦的人群的β细胞功能,因为在这些人$I_{30} = I_0$,$\Delta I_{30} = 0$,国内已有某些研究显示以此方法评估β细胞功能会使1/3或更多病例的结果难以分析(混合餐也可激发粗略的双向胰岛素释放,其第一峰出现在30~45 min)。有些研究者发现$\Delta I_{60}/\Delta G_{60}$评估β细胞功能比$\Delta I_{30}/\Delta G_{30}$毫不逊色。此类评估会受胰岛素抵抗的干扰,使用时必须调整胰岛素敏感性的影响。

(五) 静脉葡萄糖注射第一时相胰岛素分泌

静脉注射25 g葡萄糖,测定0、3、4、5、8、10 min的血浆胰岛素,正常人高峰值可达250~300 μU/ml,IGT者约为200 μU/ml,而糖尿病患者常低于50 μU/ml。这种方法测定的β细胞功能受胰岛素抵抗的干扰,调整胰岛素敏感性后,可恰当评估机体β细胞功能。缺点是这一时相胰岛素分泌在OGTT 2 h血糖水平大于180 mg/dl时就已消失,故难以评估中晚期糖尿病患者胰岛素分泌功能。

(六) 空腹状态下胰岛素原/总胰岛素

在糖耐量正常情况下胰岛素原仅占空腹总胰岛素免疫反应物的7%~10%,而在糖尿病人群可占28%甚至更多。任何可导致胰岛β细胞应激及衰竭的情况均可使胰岛素的半成品释放入血而发生不成比例的高胰岛素原血症。在血糖正常者不成比例的高胰岛素原血症是预测糖耐量进一步恶化的指标,可预测将来发生糖尿病。这种不成比例的高胰岛素血症可以是先天固有的,也可以是后天获得的。

长期高血糖过度刺激β细胞分泌胰岛素也会对 PI/I 发生影响，这是因为胰岛素原裂解为胰岛素按一定顺序由两个酶控制。第一步，经 PC3 作用使 PI 降解为脱 31,32 - PI，第二步，经 PC2 作用再将脱 31,32 胰岛素原裂解至胰岛素。然而葡萄糖水平对 PC3、PC2 的影响并不一致，前者受高血糖影响而合成加速，后者却不受血糖控制。这样，长期高血糖使全血中脱 31,32 - PI 浓度显著升高，而造成不成比例高胰岛素原血症。已有研究显示从 PI 起将其 90% 裂解为胰岛素需 3 h，而在急需胰岛素分泌时 PI 无充分时间裂解为胰岛素即被分泌，如此会使原来的不成比例高 PI 血症更严重，总 IRI 中 PI 成分更多。部分糖尿病患者 OGTT 2 h PI/I 非但不升高反而下降，很可能表明另外一种情形：β细胞合成前胰岛素原和胰岛素原的能力也下降，从而暴露出更为严重的β细胞功能衰竭，即半成品生产也不足。以此类推，在从糖耐量正常者（NGT）向糖尿病过渡过程中，随病情恶化 PI/I 的比例并非呈直线上升而是呈类似倒马蹄形，即从 NGT→IGT→早期糖尿病，PI 呈上升趋势。但到晚期糖尿病，PI/I 下降甚至低于 NGT 人群，所以认为 PI/I 越高β细胞功能越差，在严重糖尿病者会出现误导。

（七）稳态模型β细胞功能指数（Homa - β）

Mathews 等的稳态模型中提出一个胰岛素分泌指数即 Homa - β = 20 × FINS/（FPG - 3.5），实际上是对 FINS/FPG 这一简指数的修正。它也受胰岛素抵抗的干扰，易误将胰岛素抵抗判定为β细胞胰岛素分泌功能"亢进"。Homa - β细胞功能公式的缺点是会高估β细胞功能，因为胰岛β细胞功能衰竭在糖负荷刺激下才能充分显露，而空腹状态只能部分反映β细胞功能。尽管如此，它在流行病研究中仍有重要价值，因成百上千例患者的研究做复杂的刺激试验在实践中是较为困难的。Homa - β细胞功能公式仅涉及空腹血糖及胰岛素，只需取一次空腹血，就能对胰岛素分泌情况做出大致的估计。它的另一优点是还有一个仅涉及空腹血糖及空腹胰岛素的胰岛素敏感性公式：Homa - IR = FPG × FINS/22.5，使之在β细胞功能评估中可同时调整胰岛素敏感性影响而结果更近于真实。

（八）空腹及糖刺激后血浆胰岛素与糖的比值

此法作为群体研究中的胰岛β细胞功能的指数比单纯空腹胰岛素测定更有价值，我国学者常用它来评估胰岛β细胞功能。按采血时间的不同，此比值可分为空腹状态（I_0/G_0）和糖负荷后状态两种类型，后者又可根据采血时点的不同而分为 I_{30}/G_{30}、I_{60}/G_{60}、I_{120}/G_{120}（式中 I 为胰岛素水平，G 为血糖浓度，而英文字母后的数字表示糖负荷后的采血时间）。其中：I_0/G_0 法在糖尿病流行病学研究中更为方便。从理论上讲，糖负荷试验服糖后所测定数据应比空腹状况更能暴露潜在的β细胞功能损害，但试验中需要服糖或者进食，而且有资料表明，糖负荷后的 I/G 与临床情况的符合率并不高于空腹状态；包括 I/G（FINS/FPG、INSlh/PG1h 等），20 × FINS/（FPG - 3.5），ΔI/ΔG，胰岛素血糖曲线下面积比等。在评估β细胞功能中存在的问题与用胰岛素曲线下面积评估相似，问题主要在 IGT 人群。从 NGT→IGT→糖尿病的过程中胰岛素分泌的变化并非直线，而是马蹄形曲线。但血糖水平的升高从 NGT→IGT 比较平缓，IGT→糖尿病则十分显著，这样 I/G 从 NGT→IGT 陡然升高，从 NGT→糖尿病迅速下降，最大的问题是可能将 IGT 人群的胰岛素抵抗评定为β细胞功能"亢进"。

（九）从 OGTT 试验演绎出的新的β细胞功能评定指数

因为 OGTT 在临床糖尿病诊断工作中大量使用，因此人们对从口服葡萄糖耐量试验评估β细胞功能有持久的热情。近两年一些学者试着以 OGTT 中胰岛素和血糖水平计算胰岛β细胞功能。

1. 通过回归方程分别计算第一及第二时相胰岛素分泌量。

2. 提出修正的公式 如 MBCI =（FINS × FPG）/（2 hPG + 1 hPG - 7.0）。

在数量较多的 IGT 和 NGT 人群中该公式可较为实际地反映随血糖水平下降β细胞功能的降低，比 Homa - β、$\Delta I_{30}/\Delta G_{30}$ 及 AIR 优越，表现在这一修正公式与胰岛素钳夹技术测定的胰岛素敏感性相结合可解释 OGTT 2 h 血糖的 36% 和 OGTT 平均血糖的 41%。在中国 NGT、IGT 人群，它与糖负荷后血糖水平相关更密切：在 NGT 人群，Homa - β功能指数及 $\Delta I_{30}/\Delta G_{30}$ 与 1 h PG 相关较差（$P = 0.058$，$P = 0.023$），而 MBCI 则与 1 hPG、2 hPG 均高度显著相关（$P = 0.000 1$），在 IGT、NGT 总组中 MBCI、Homa - IS、$\Delta I_{30}/\Delta G_{30}$ 与 1 hPG 相关系数分别为 -0.787、-0.534、-0.507，与 2 h PG 相关系数分别为 -0.766、-0.513、-0.396（$P = 0.000 1$）。MBCI 能分辨 2 hPG 相差 1.10 mmol/L 人群β细胞功能的差别。在美国 NGT、IGT 人群中它比文献中常用β细胞功能指数与糖负荷后血糖关系更密切。以葡萄糖钳夹技术测定的胰岛素敏感性分别与第一时相胰岛素分泌 Homa - IS 或 $\Delta I_{30}/\Delta G_{30}$ 组合仅能解释 1 hPG 变化的 0.28、0.15、0.32，2 hPG 变化的 0.21、0.21、0.18 及 OGTT 平均血糖水平的 0.32、0.30、0.30，而它与 MBCI 组合则能解释 1 hPG 变化的 0.36，及总血糖变化 0.41。值得指出的是胰岛素抵抗，第一时相胰岛素分泌，OGTT 胰岛素曲线下面积及各时点胰岛素比值加在一起也仅能解释 1 hPG 的 0.52，2 hPG 的 0.47，平均血糖水平的 0.52。可见 MBCI 确是一个简便有效的β细胞功能指数，不做过于复杂昂贵的检查，仅利用 OGTT 提供的信息也有可能对β细胞功能做可信的评估。

（十）胰岛β细胞葡萄糖敏感性

胰岛β细胞的主要功能是在葡萄糖的刺激下合成和分泌胰岛素。胰岛β细胞受到血中葡萄糖刺激、感知血糖变化而分泌胰岛素的能力，被称为β细胞的葡萄糖敏感性（β - cell glucose sensitivity，βCGS）。新近研究显示，在 2 型糖尿病发生发展的早期阶段，β细胞数量的减少并非源于细胞死亡或凋亡，而是由于β细胞呈现去分化状态所致。所谓去分化是指β细胞逆向分化到幼稚不成熟的祖细胞状态，并可向其他内分泌细胞类型，如α细胞转化，这些返祖的β细胞对葡萄糖刺激不反应——葡萄糖敏感性下降。

人体胰岛β细胞葡萄糖敏感性评估最早是 Mari 等于 2002 年提出的。他们根据口服葡萄糖耐量试验（OGTT）中不同血糖水平，计算 C 肽的分泌速率的平均斜率，来反映β细胞对不断增加葡萄糖浓度的反应能力。其中 C 肽的分泌速率是根据 Eaton 和 Van Cauter 提出的胰岛素释放率数学模型计算得出。该模型基于 C 肽分泌的二室理论，考虑到 C 肽动力学参数，并结合人群年龄、性别、体表面积、肥胖状态及是否有糖尿病等代谢参数。该方法利用血浆 C 肽水平计算得出，能够准确地反映肝前胰岛素的分泌。然而，在临床工作中，正常葡萄糖耐量人群和没有使用过胰岛素治疗的糖尿病患者中，C 肽不是常规检测指标，其检测在流行病学研究中也鲜有应用。因此，βCGS 不适于大量人群的评估。有鉴于此，2017 年上海市第六人民医院贾伟平教授研究团队提出根据 OGTT 中不同葡萄糖刺激下血浆胰岛素分泌速率来评估胰岛 β 细胞葡萄糖敏感性（IRRG）。经过与血浆 C 肽计算的 βCGS 比对，结果显示两者均与一相胰岛素分泌处置指数密切相关；且 IRRG 降低是远期 2 型糖尿病发生的危险因素。尽管 OGTT 中血浆胰岛素水平不能反映 β 细胞真实的胰岛素分泌，但是鉴于胰岛素测定在临床广泛应用，因此在缺乏 C 肽数据的情况下，IRRG 常作为反映 β 细胞葡萄糖敏感性的简易指标，用于临床研究评估。

四、扬长避短，合理运用现行评估方法

已如前述，目前 β 细胞功能评估方法并不完美。尚无任何一种方法能同时描述胰岛素在分泌时相和分泌数量的变化。即使与最优越的胰岛素抵抗指数（正糖钳夹技术测定的葡萄糖代谢率）相结合，常用的 β 细胞功能指数如 AIR、Homa-β、$\Delta I_{30}/\Delta G_{30}$ 仅能解释 OGTT 2 h 血糖变化的 20% 和 OGTT 平均血糖水平的 30%，这似乎使人很难理解胰岛素抵抗和 β 细胞功能是血糖升高的两个最重要的因素这一公认的概念。从更深一层意义看来，糖尿病患者无论 1 型、2 型或任何其他类型，都有 β 细胞分化、再生，胰岛素合成、储存、分泌等功能变化。这些变化最终结果是胰岛素分泌不敷代谢的需要。胰岛 β 细胞功能的改变是"质及量"的动态变化，目前国内外文献中使用的 β 细胞功能评估方法都未能完美地表达这样复杂的变化。然而这并不意味着这些计算方法无任何实用价值。著名的 2 型糖尿病前瞻性研究 UKPDS 用以评估 β 细胞功能的方法就是并非无争议的 Homa 指数。该研究发现初诊 2 型糖尿病人群的 β 细胞功能仅及正常人的 50%，而且以后以每年 4.5% 的速度下滑。从研究曲线反向延长研究者又推定在诊断糖尿病 12 年之前的 β 细胞功能为 100%。如果说这一结果对糖尿病防治的启示令人关注，那么它使用的评估 β 细胞功能的方法就更加引发了人们的思考：为什么如此著名的研究使用仅涉及空腹血糖和空腹胰岛素测定的如此简单的评估 β 细胞功能的方法？为什么这样简单的方法得出的结果得到了如此广泛的认同和赞誉？人们不能不承认与其他领域的研究一样，β 细胞功能评估研究中学会欣赏和应用有缺陷的东西也十分重要。当然这种欣赏应当是建立在清楚地了解各种评估方式的优点及局限的基础上。对其局限没有清楚的认识则变成盲目地欣赏盲目地应用，如此不可能不犯错误。可以很有信心地说，合理地应用目前的 β 细胞功能评估方法能够做很好的 β 细胞功能研究。所谓合理主要是指扬长避短。这要求研究者在研究之初：① 要精心选择合适的研究对象，若应用 AIR 最好避开 AIR 已经消失的人群；若选用 $\Delta I_{30}/\Delta G_{30}$ 尽量避免 $I_{30}=I_0$ 的人群。② 精心选择检测指标：在比较正常人和糖尿病人群 β 细胞功能时最好测真胰岛素以避免胰岛素原的干扰，但在清一色的 2 型糖尿病人群则测真胰岛素和普通胰岛素都可以。当然还要注意选择高质量的测定药盒和技术娴熟有高度责任心的测定人员。③ 精心地做统计分析：在胰岛素抵抗程度不同的人群以涉及胰岛素量判定 β 细胞功能的

方法时，一定要用多因素分析排除胰岛素抵抗的干扰。应当承认目前国内外此类研究中未很好地注意上述三方面的情况都有存在，但这第三点更为突出。以稳态模型 $20 \times FINS/(FPG-3.5)$ 公式为例，在 IGT 组以它评估的 β 细胞胰岛素分泌功能可能高于 NGT 组（墨西哥裔美国人 β 细胞分泌功能在 NGT、IGT 组分别为 257.4 ± 9.6 及 298.3 ± 23.1，$P < 0.001$），即对糖耐量正常及糖耐量低减人群的细胞功能做出与实际情况相反的判断。这主要是因为这些指数有其身份上的两重性，它既能在某种程度上反映胰岛素分泌能力，又在某种程度上反映胰岛素敏感性。经调整胰岛素抵抗这个混杂因素影响，则恢复了 IGT 组胰岛素分泌功能劣于 NGT 组的本来面目（墨西哥裔美国人 β 细胞分泌功能在 NGT、IGT 组分别为 275.6 ± 9.2 及 252.6 ± 22.1；$P < 0.001$）。可见不排除胰岛素抵抗的"干扰"，不可能以这类指数正确评估 β 细胞胰岛素分泌功能。因为在那种情况下这些指数可将胰岛素抵抗误判为 β 细胞胰岛素分泌功能更好。这就是为什么国内外学者都强调在胰岛 β 细胞胰岛素分泌功能评估中必须要排除胰岛素抵抗的影响。其实稍加注意这类错误是完全可以避免的。

一位伟大的哲人说过："感觉到了的东西我们不能立刻理解它，只有理解了的东西才能更深刻地感觉它。"这对胰岛素抵抗 β 细胞功能评估同样适用。只要大家深入理解各种指数的生理学基础，了解它的优点和局限，大胆而又谨慎合理地使用，扬长避短，才能更加体会到这些指数的实用价值。

当然，人们也期待着更合理、更准确，但相对简单的 β 细胞功能指数以供流行病学研究之用。

参考文献

[1] DeFronzo RA. Lilly Lecture 1987. The triumvirate：beta-cell, muscle, liver. A collusion responsible for NIDDM [J]. Diabetes, 1998, 37：667-687.

[2] DeFronzo RA, Tobin JD, Andres R. Glucose clamp technique：a method for quantifying insulin secretion and resistance[J]. Am J physiol, 1979, 237：E214-E223.

[3] Bergman RN, Phillips LS, Cobelli C. Physiologic evaluation of factors controlling glucose tolerance in man：measurement of insulin sensitivity and β-cell glucose sensitivity from the response to intravenous glucose [J]. J Clin Invest, 1981, 68：1456-1467.

[4] Matthews DR, Hosker JP, Rudensli AS, et al. Homeostasis model assessment：insulin resistance and beta-cell function from fasting plasma glucose and insulin concentrations in man[J]. Diabetologia, 1985, 28：412-419.

[5] Haffner SM, Miettinen H, Stern MP. The homeostasis model in the San Antonio Heart Study[J]. Diabetes Care, 1997, 20：1087-1092.

[6] Haffner SM, Miettinen H, Gaskill SP, et al. Decreased insulin secretion and increased insulin resistance are independently related to the 7-year risk of NIDDM in Mexican-Americans[J]. Diabetes, 1995, 44：1368-1391.

[7] 李光伟,潘孝仁,Lillioja S,等.检测人群胰岛素敏感性的一项新指标[J].中华内科杂志,1993, 32：660.

[8] 李光伟,潘孝仁.空腹血胰岛素、葡萄糖比值作为 β 细胞功能指数的可能性[J].中华内分泌代谢杂志, 1998, 14：232-235.

[9] Proundler AJ, Godsland IF, Steyenson JC. Insulin pro-peptides in conditions associated with insulin resistance in human and their relevance to insulin measurements[J]. Metabolism, 1994, 43：446.

[10] Bonora E, Targher G, Alberiche M, et al. Homeostasis model assessment closely mirror the glucose clamp technique in the assessment of insulin sensitivity[J]. Diabetes Care, 2000, 23：57-63.

[11] Weyer C, Tataranni PA, Bogardus C, et al. Insulin resistance and insulin secretary dysfunction are independent predictors of worsening of glucose

tolerance during each stage of type 2 diabetes development[J]. Diabetes Care, 2001, 24: 89 - 94.

[12] 年晓萍, 孙改生, 窦春梅, 等. 糖尿病患者胰岛素抵抗和B细胞功能与血糖水平的关系[J]. 中华医学杂志, 2002, 82: 732 - 735.

[13] Cederholm J, Wibell L. Insulin release and peripheral sensitivity at the oral glucose tolerance test[J]. Diabetes Res Clin Pract, 1991, 10: 167 - 175.

[14] Hanson RL, Pratley RE, Bogardus C, et al. Evaluation of simple indices of insulin sensitivity and insulin secretion for use in epedemiologic studies [J]. Am J Epidemiol, 2000, 151: 190 - 198.

[15] 李光伟, 杨文英, 胡英华, 等. 以(FINS * FPG)/(PG2H+PG1H - 2FPG)评估胰岛β细胞分泌功能的可能性探讨[J]. 中华内科杂志, 2000, 39: 234 - 238.

[16] Emoto M, Nishizawa Y, MaekawaK, et al. Homeostasis model assessment as a clinical index of insulin resistance in type 2 diabetic patients treated with sulfonylureas [J]. Diabetes Care, 1999, 22: 818 - 822.

[17] Anderson RL, Hamman RF, Savage PJ, et al. Exploration of simple insulin sensitivity measures derived from frequently sampled intravenous glucose tolerance (FSIGT) tests, the insulin resistance atherosclerosis study[J]. Am J Epidemiol, 1995, 142: 724 - 732.

[18] Walker M, Fulecher GR. Alberti KGMM, The assessment of insulin action in vivo[M]// KGMM Aberti, P Zimmet, RA DeFronzo and Keen (Honorary). Textbook of Diabetes Mellitus. 2nd ed. New York: John & Sons Ltd, 1997.

[19] Clausen JO, Borch-Jensen K, Ibsen H, et al. Insulin sensitivity index, acute insulin response, and glucose effectiveness in a population-based sample of 380 young, healthy Caucasians: analysis of the impact of gender, body fat, physical fitness, and life-style factors[J]. J Clin Invest, 1996, 98: 1195 - 1209

[20] Ward WK, Bolgiano DC, McKnight B, et al. Diminished B cell secretary capacity in patients with non-insulin-dependent diabetes mellitus[J]. J Clin Invest, 1984, 74: 1318 - 1328.

[21] Larsson H, Ahren B. Glucose-dependent arginine stimulation test for characterization of islet function: studies on reproducibility and priming effect of arginine[J]. Diabetologia, 1998, 41: 772 - 777.

[22] Porte D Jr. Banting Lecture 1990: β - cells in type II diabetes mellitus[J]. Diabetes, 1991, 40: 166 - 180.

[23] Ahren B, Pacini G. Impaired adaptation of first-phase insulin action and insulin secretion in postmenopausal women with glucose intolerance[J]. Am J physiol, 1997, 273: E701 - E707.

[24] Haffner SM, Miettine H, Gaskill SP, et al. Decreased insulin action and insulin secretion predict the development of impaired glucose tolerance[J]. Diabetologia, 1996, 39: 1201 - 1207.

[25] Cederholm J, Wibell L. Insulin release and peripheral sensitivity at the oral glucose tolerance test [J]. Diabetes Res Clin Pract, 1990, 10: 167 - 175.

[26] Seltzer HS Allen W, Herron AL, et al. Insulin secretion in response to carbohydrate intolerance in mild diabetes mellitus[J]. J Clin Invest, 1967, 46: 323 - 334.

[27] Kosaka K, Hagura R, Kuzuya T. Insulin response in equivocal and definite diabetes with special reference to subjects who had mild glucose intolerance but later developed definite diabetes[J]. Diabetes, 1997, 26: 944 - 952.

[28] Turner RC, Matthews DR, Holman RR, et al. Relative contributions of insulin deficiency and insulin resistance in maturity-onset diabetes[J]. Lancet, 1982, 1: 596 - 598.

[29] Mako ME, starr JI, Rubenstein AH. Circulating proinsulin in patients with maturity onset diabetes[J]. AM J Med, 1997, 63: 865 - 869.

[30] Heaton DA, Millward BA, Gray IP, et al. Increased proinsulin levels as an early indicator of B - cell dysfunction in non-diabetic twins of type 1 (insulin-dependent) diabetic patients[J]. Diabetologia, 1998, 31: 182 - 184.

[31] Levy J, Atkinson AB, Bell PM, et al. Beta-cell deterioration determines the onset and rate of progression of secondary dietary failure in type 2 diabetes mellitus: the 10-year follow-up of the belfast diet study[J]. Diabet Med, 1998, 15: 290 - 296.

[32] Rudenski AS, Hadden DR, Atkinson AB, et al. Natural history of pancreatic islet β - cell function in Type 2 diabetes mellitus studied over six years by homeostasis model assessment[J]. Diabet Med, 1998, 5: 36 - 41.

[33] Haffner SM, Kennedy E, Gonzalez C, et al. A prospective analysis of the HOMA model: the Mexico City Diabetes Study[J]. Diabetes Care, 1996, 19: 1138 - 1141.

[34] Polonsky KS, Given BD, Hirsch L, et al. Quantitative study of insulin secretion and clearance in normal and obese subjects[J]. J Clin Invest, 1998, 81: 435 - 441.

[35] Matsuda A, DeFronzo RA. Insulin release and peripheral sensitivity at the oral glucose tolerance testing[J]. Diabetes Care, 1999, 22: 1462 - 1470.

[36] Stumvoll M, Yki-Jarvinen H, Mitrakou A, et al. Use of the oral glucose tolerance test to assess insulin release and insulin sensitivity[J]. Diabetes Care, 2000, 23: 295 - 301.

[37] Larsson H, Ahren B. Glucose-dependent arginine stimulation test for characterization of islet function[J]. Diabetologia, 1998, 41: 772 - 777.

[38] Breda E, Melissa KC, Toffolo F, et al. Oral glucose tolerance test minimal model indexes of β - cell function and insulin sensitivity[J]. Diabetes, 2001, 50: 150 - 158.

[39] 项坤三. 特殊类型糖尿病[M]. 上海: 上海科学技术出版社, 2011: 53 - 71.

[40] Accili D, Talchai SC, Kim-Muller JY, et al. When beta-cells fail: lessons from dedifferentiation[J]. Diabetes Obesity Metab, 2016, 18 Suppl 1: 117 - 122.

[41] Talchai C, Xuan S, Lin HV, et al. Pancreatic beta cell dedifferentiation as a mechanism of diabetic beta cell failure[J]. Cell, 2012, 150: 1223 - 1234.

[42] Wang Z, York NW, Nichols CG, et al. Pancreatic beta cell dedifferentiation in diabetes and redifferentiation following insulin therapy[J]. Cell Metab, 2014, 19: 872 - 882.

[43] Mari A, Schmitz O, Gastaldelli A, et al. Meal and oral glucose tests for assessment of beta-cell function: modeling analysis in normal subjects[J]. Am J Physiol Endocrinol Metab, 2002, 283: E1159 - E1166.

[44] Eaton RP, Allen RC, Schade DS, et al. Prehepatic insulin production in man: kinetic analysis using peripheral connecting peptide behavior[J]. J Clin Endocrinol Metab, 1980, 51: 520 - 528.

[45] Van Cauter E, Mestrez F, Sturis J, et al. Estimation of insulin secretion rates from C-peptide levels. Comparison of individual and standard kinetic parameters for C-peptide clearance[J]. Diabetes, 1992, 41: 368 - 377.

[46] Li Y, He S, Sun Y, et al. Deterioration of insulin release rate response to glucose during oral glucose tolerance test is associated with an increased risk of incident diabetes in normal glucose tolerance subjects[J]. IUBMB life, 2017, 69: 756 - 766.

第八章 · 糖尿病的流行病学

金文胜 潘长玉

流行病学是在群体水平研究疾病发生与发展变化规律的方法性学科。研究内容包括疾病的地域、时间和人口学分布（描述流行病学），从人群和动态的资料中分析疾病的病因和危险因素（分析流行病学），并为从总体上控制和预防疾病、改善预后而提供重点对象和干预措施（试验流行病学）。糖尿病是一种常见病、多发病，其病因复杂，分型繁多，病理生理过程迁延漫长，在其发生与发展过程中来自环境和遗传的种种因素都不同程度地发挥作用。在研究糖尿病的病因、分型、诊断标准和防治措施等方面都运用了大量的流行病学方法和研究成果,特别是针对最常见的2型糖尿病。本章内容集中于论述主要类型即1型和2型糖尿病的流行病学,以及并发症的流行病学。对于妊娠糖尿病和其他类型的糖尿病请参考其他相关的章节。

2型糖尿病占糖尿病总体人群的90%～95%及以上,患病率高,起病隐匿,早期症状不明显,流行病学主要调查其患病率。1型糖尿病比较少见,典型者多见于儿童,流行病学常常调查其儿童人群的年发病率。虽然成人和其他各年龄段1型糖尿病患者的临床研究报道有明显增加的趋势,但迄今对成人1型糖尿病的大规模流行病学研究依然阙如。然而,在临床实践中,随着胰岛素分泌和胰岛自身免疫抗体检测技术的进展及推广,1型糖尿病患者在成人将越来越多。而与此相反的是,以往1型糖尿病人群的重灾区在14岁以下的儿童,2型糖尿病却因为儿童肥胖和不健康生活方式的影响,有迅猛增加的趋势,并取代1型糖尿病成为儿童糖尿病的主体类型。故目前糖尿病的流行趋势有两个特点:一是儿童2型糖尿病增加超过1型糖尿病,另一个是成人1型糖尿病的人数在增多,可能总数已经超过儿童1型糖尿病。诸多的国外和国内的统计数据没有区分1型和2型,尤其没有区分存量的已诊断患者的类型,可以把这个的总体人群或成年人群患病率调查作为2型糖尿病调查,1型糖尿病流行病学调查往往有专门说明。胰岛β细胞自身免疫损伤所致的1型糖尿病可以发生在任何年龄,一些成年起病的1型糖尿病症状不典型者可能被归于2型糖尿病,进入成年期的即使典型1型也会计入总体患病率,在此被当成2型患病率。同时,特殊类型的糖尿病也会计入总体患病率,因其数量很小影响不明显。还有一些因素,比如没有对成年起病的1型糖尿病进行过调查,儿童1型糖尿病的调查可能并未反映真正的总体人群的1型糖尿病发病率。这些因素使得1型糖尿病的流行病学估算趋于保守,而2型糖尿病的估算可能也略偏高。这主要是由于目前不能对成年起病的糖尿病患者进行有效的免疫学指标筛查,且在免疫学指标的分型价值上也存在争议,故不能将成人起病的不典型1型和2型糖尿病区分开来。对于"其他类型"(如MODY和线粒体糖尿病)混入2型糖尿病,也没有简便的分子生物学方法适用于大规模人群调查,估计可能有5%左右的2型糖尿病属于"其他类型"。而有10%～20%的原先归于"非胰岛素依赖型糖尿病(NIDDM)"的患者有胰岛自身抗体阳性,这些患者是否都是1型,或是成人隐匿型自身免疫性糖尿病(LADA),看法还不一致。出于这些目前尚不能解决的问题,在某种程度上,我们只能将2型和总体糖尿病或者是成人糖尿病的流行病学调查视为等同。此外,诊断标准、调查人群的人口学参数等都一定程度上会影响流行病学的调查结果。

第一节·2型糖尿病的流行病学

一、全球及国内流行病学研究

(一) 全球糖尿病流行状况及区域分布

2000年国际糖尿病联盟(IDF)发布了第一版全球糖尿病的流行病学数据,估算当时全球20～79岁的糖尿病患者人数大约是1.5亿,西太平洋地区有8000万,超过总人数的一半。世界上糖尿病人数占前三位的国家依次为印度(3270万)、中国(2260万)和美国(1530万),这三个国家患者的总数超过了7000万,差不多占全球患病总人数的一半。2015年IDF发布了第七版《糖尿病概览》,此时全球糖尿病总人数已经达到了4.15亿,总患病率为8.8%,西太平洋地区为1.53亿,中国已经超过印度成为第一位糖尿病大国,人数达到1.1亿;居第二位的是印度,约7000万;第三位是美国,约3000万。此三个糖尿病大国患者总人数达到2.1亿,跟2000年统计相似也是接近全球患者人数的一半。亚洲于2000年是糖尿病的重灾区,在糖尿病人口排名世界前十位的国家中,亚洲占有5席,除印度、中国外,还有巴基斯坦、日本和印度尼西亚。5国的患者人数之和接近8000万,而另外不到一半的糖尿病人口分布在美洲、欧洲、非洲和大洋洲。然而在2015年的估算中,仅有印度尼西亚、日本和孟加拉国进入了前十名,其他前十位的糖尿病大国分别是巴西、俄罗斯、墨西哥和埃及。

2000年的估算反映了后发展国家在现代化进程中糖尿病快速流行的趋势积累出来的现状。当时,亚洲国家总体患病率保持在全球平均水平,但从局部看,在东南亚和西太平洋的岛国或岛屿居民拥有全球最高的区域/国家患病率。在患病率排名的前十位中,亚太地区占据多位,包括巴布亚新几内亚(15.5%,第一)、巴林(14.8%,第三)、中国香港地区(12.1%,与阿鲁巴岛、百慕大岛、英属维尔京群岛、格林纳达等并列第七)、巴基斯坦(11.8%,第八)及汤加(11.5%,第十)。这其中除巴基斯坦为大陆,其他都是太平洋岛屿国家或地区。国家/区域分布的另一个特点是发展中国家的患病率比较高,如巴基斯坦、捷克(11.7%,第九)、埃及(9.2%)、古巴(8.5%)等。一些新兴的工业化国家或地区如新加坡、中国香港地区也拥有较高的患病率(超过8%),日本、新西兰、马来西亚、韩国的患病率也在较高的水平(6%～8%)。发达国家中美国的患病率较高,为8%;西欧发达国家的患病率彼此之间比较接近,如英国、法国、德国在3%～4%;北欧稍高。其他部分国家的患病率见图11-8-1。然而在2015年的大区域统计估算中,北美和加勒比海地区具有最高的患病率(11.5%),美国2012年的调查是12%,而墨西哥自21世纪以来一直是糖尿病的高发国家,其患病率长期在12%以上,其他邻近美国的国家(可能也同样得益于美国的下游产业链的转移、经济发展)也出现不同程度的上升;其次为中东、北非地区(10.7%)和中南美洲(9.6%),这些国家丰富的石油资源带来的富裕也是主要原因;西太平洋地区和东南亚地区均为8.8%,这个地区不仅是目前全球经济和财富增长最活跃的区域,也还包含了2000年患病率在10%以上的高发国家或地区;欧洲作为发达国家仅有7.3%,与2000年的3%～4%比较增长幅度仍然较大,除了福利制度外,也可能与移民有关;最低的地区非洲仅为3.8%。这两次间隔15年的估算即反映了全球糖尿病快速的流行趋势,总患病人口和总患病率成倍增加,同时也反映了经济贸易全球化使得糖尿病的流行在不同区域之间均衡化,相反的情况则是全球化程度较差的非洲。

IDF 2015年绘制的全球糖尿病流行地图显示,年龄校正的患病率在12%以上的国家包括:加勒比地区的墨西哥、苏

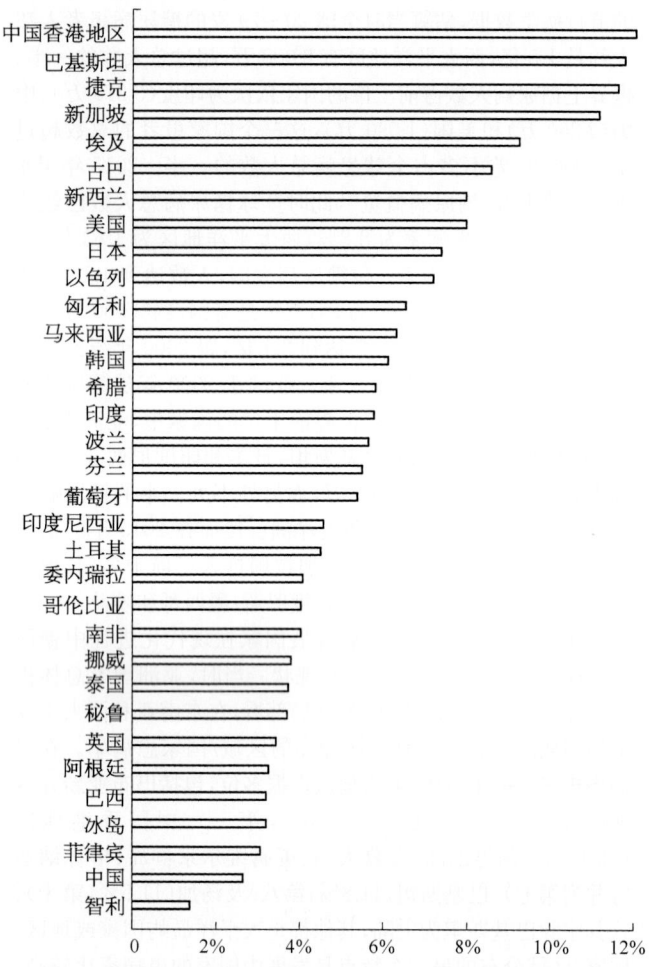

图 11 - 8 - 1 IDF 对部分国家和地区 2000 年糖尿病患病率的统计

里南，中东北非的土耳其、埃及、沙特阿拉伯、阿曼、阿联酋，以及太平洋地区的马来西亚和巴布亚新几内亚；处于第二线的 9%～12% 的国家则包括亚洲的中国、印度、不丹、伊朗、伊拉克、约旦，欧洲的俄罗斯、马其顿、阿尔巴尼亚、波黑、塞尔维亚、黑山、葡萄牙，北非的突尼斯、利比亚，美洲的美国、哥伦比亚、厄瓜多尔、巴西、圭亚那、巴拉圭、智利。西欧国家、加拿大、澳大利亚、新西兰的发达国家则处在 5%～9% 的水平，<4% 的低洼地区主要处在东非和西北非国家。可以看出，处在第一线的全部为发展中国家，第二线的除美国和葡萄牙外也主要是发展中国家，发达国家则处在第三线水平，最低的第四线水平是经济最落后的部分非洲地区。

（二）国内流行病学调查及区域分布

21 世纪之前，我国于 1980 年、1994 年和 1996 年进行过三次全国性糖尿病普查，分别覆盖全国 14 省 30 万人、19 省和地区 20 余万人和 11 省 4 万人。1980 年调查采用我国的兰州标准覆盖全年龄组人群，患病率仅为 0.67%，这个患病率由于作为全人群中青少年和中青年患病率低（当时糖尿病向较低年龄的流行趋势还未形成）而拉低了总体患病率，但诊断标准似乎更接近 WHO 1999 而不是更严格的 WHO 1985（主要是空腹血糖切点下调），使得其与后者标准调查数据比可能更激进，故总体上还是可以与随后多次的成人调查来对比。全国糖尿病协作组在 1994 年用 WHO 1985 年标准调查了 25～64 岁的人群，患病率为 2.28%。向红丁等 1996 年的调查结果

为 3.21%，总人数逾 3 000 万。此次调查发现北京市患病率最高，超过 6%，其次为四川。处于全国平均水平左右的有河南、山东、吉林、甘肃、江苏和广东（3%～4%），安徽和浙江较低，不足 2%。11 省市中除北京外其他地区的患病率比较接近，处于 2%～4%，东西地区及南北地区相比分布也比较均匀。利用同时期其他有可比性的调查资料，经过 1980 年全国人口普查标化后，上海的患病率也在 4% 以上，与北京、四川一道形成了我国糖尿病的相对高发地区。同时期广西、福建、山西的未标化患病率为 2%。没有发现低于 1% 的省份。因此，这个时间段我国糖尿病的分布大致是，存在相对高发的地区，其他地区比较平均，没有明显的低发区（图 11 - 8 - 2A）。

在 21 世纪，总共有 4 次全国调查（表 11 - 8 - 1）。2000—2001 年中国医学科学院阜外心血管病医院参与 InterAsia 研究，在 15 540 例 35～74 岁人群中筛查国内糖尿病患病率（使用空腹血糖诊断标准），结果为 5.5%（男性 5.2%，女性 5.8%）。2002 年全国健康与营养调查组对全年龄段 31 省市抽样人群共 10 万人进行了糖尿病筛查（对空腹血糖≥5.5 mmol/L 的个体进行 OGTT 筛查），结果为 2.6%（城市 4.5%，农村 1.8%），该患病率比 InterAsia 的研究结果低，主要是调查人口年龄范围大拉低了数值。2007 年杨文英等在 46 239 例 20 岁以上抽样人群进行筛查（使用空腹血糖和标准糖耐量试验），发现全国患病率高达 9.7%，糖尿病总人口接近 1 亿。随后 2010 年瑞金医院与国家疾病控制中心（CDC）合作，在全国 98 658 例 18 岁以上抽样人群进行筛查（纳入 HbA$_{1c}$≥6.5% 的标准并进行全人群 OGTT），结果患病率为 11.6%，糖尿病总人口估算达到了 1.1 亿，成为全球首个糖尿病人口突破 1 亿的国家。

表 11 - 8 - 1 我国 4 次全国性糖尿病流行病学调查情况汇总

调查年份	调查人数（万）	年龄（岁）	糖尿病患病率（%）	筛选方法（诊断标准）
2001—2002	1 554	35～74	5.5	FPG
2002	10	全人群	2.6	FPG+OGTT
2007	46 239	≥20	9.7	FPG+慢头餐 2hPG
2010	98 658	≥18	9.7	HbA$_{1c}$+OGTT

注：FPG，空腹血糖；2hPG，餐后 2 h 血糖；OGTT，口服葡萄糖耐量试验；HbA$_{1c}$，糖化血红蛋白

21 世纪几次调查没有报道国内区域差异，但仍然显示了几个特点。首先，北方患病率较南方高，2001 年 InterAsia 发现北方患病率为 2.7%，明显高于南方的 1.4%，这与 2007 杨文英等调查结果相符。其次，城乡之间虽有差别，但趋势正在缩小，2002 年营养与健康调查显示出城乡差别（城市 4.5%，农村 1.6%，患病率为大城市＞中小城市＞乡村），但 2007 年调查显示城乡差别正在缩小（男性城乡患病率分别为 12.8% 和 8.9%，女性分别为 10.1% 和 7.7%），2010 年调查数据与 2007 年结果类似（城市 14.3%，农村 10.3%），由此表明，农村糖尿病患病率逐年增加，呈追赶态势，这反映出经济水平的差异造成糖尿病流行的地区差异。第三，除城乡差别外，地域差别也日趋明显，而且糖尿病患病率与省际和省内的经济水平呈正相关。比如作为省会城市贵阳的两次调查，患病率从

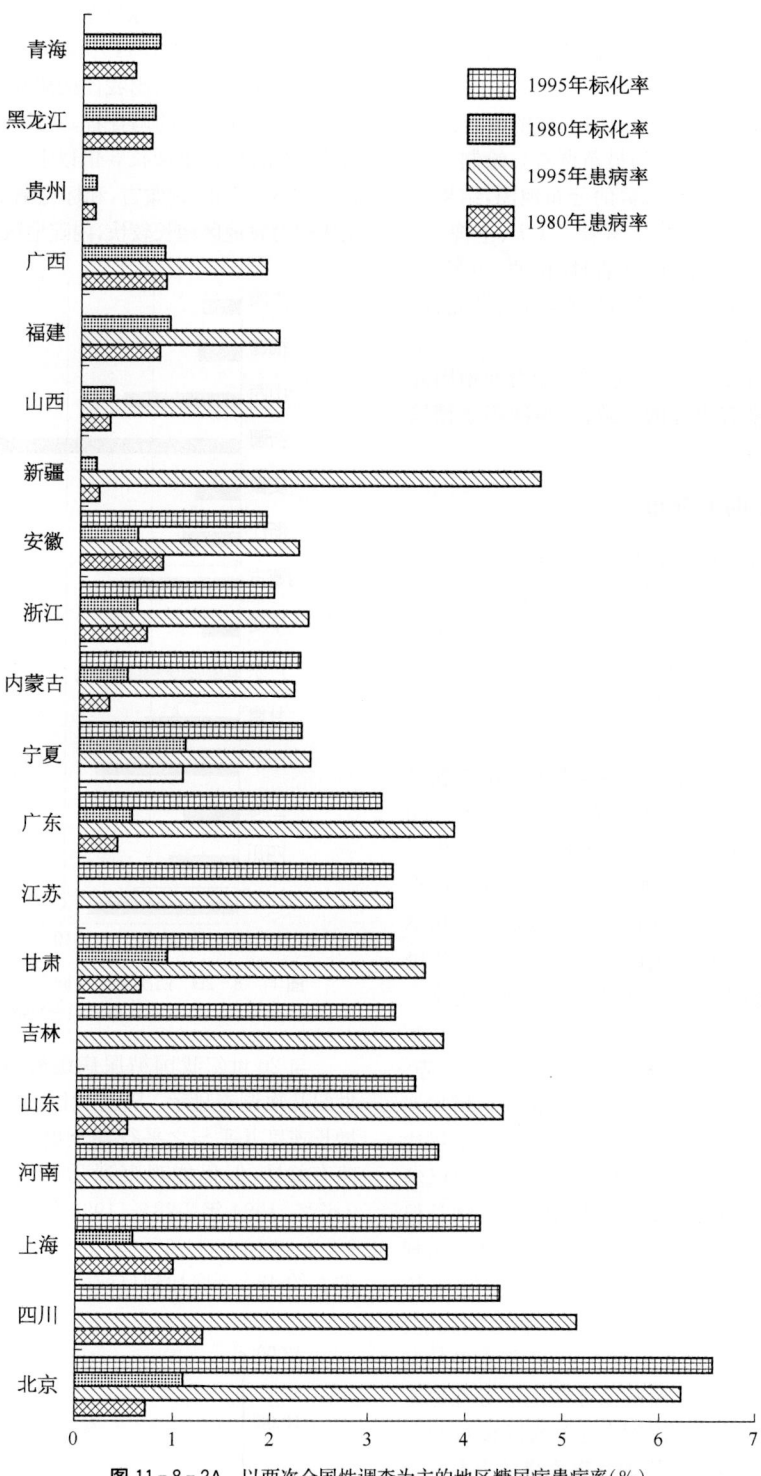

图 11-8-2A 以两次全国性调查为主的地区糖尿病患病率(%)

1. 广西:1995 年用广西亚热带区调查资料;2. 福建:1995 年用 1995 年福建省调查资料;3. 山西:
1995 年用 1994 年山西省调查资料;4. 新疆:1995 年用 1994 年新疆二宫地区调查资料;5. 安徽:1980
年用蚌埠调查资料,1995 年用安徽省调查资料;6. 上海:1980 年用 1979 年上海 10 万人调查资料,
1995 年用盛正妍上海调查资料;7. 四川:1980 年用四川医学院调查资料

2009 年的 13.0% 增加到 2015 年的 14.9%,超过全国平均水平
并达到了一线发达城市的水平,而贵州全省 2012 年的 20~80
岁抽样人群调查城镇仅为 6.01%、农村 3.47%,反映了城乡差
别巨大。少数民族地区经济相对落后,如 2012 年云南基诺人
的调查为 6.8%,2010 年新疆 18 岁以上成人哈萨克族为
5.3%、维吾尔族为 2.4%;海南安岳县农村 50 岁以上人群调

查显示,即使在此高发年龄段其患病率也只有 4.49%。云南
曲靖 18 岁以上患病率更低(1.72%),青海为 4.8%。经济发
达温州的成人则达到了 15.5%,杭州萧山区为 10.64%(标化
率 8.3%)。但是,在南方发达地区的东莞(6.0%)和惠州
(6.23%),其患病率则较低,而在经济相对不发达的甘肃,一
项大样本成人抽样调查显示其患病率高达 10.6%,与 2008 年

沿海发达省份江苏的调查结果（成人患病率 10.9%）相似，因此大区域调查需要结合小区域调查综合分析才能得出较详尽的糖尿病区域分布态势图。

江苏疾控中心回顾 1980 年以来的国内主要的流行病学研究数据（没有包括 2013 年宁光团队的最新调查），绘制了过去 10 年中国各省份综合糖尿病流行态势的分布地图，结果显示，9% 以上患病率的省份包括：北京、天津、重庆、上海、广东；6%～9% 的省份包括：新疆、黑龙江、吉林、山西、山东、河南、江苏、四川、云南、江西、福建；3% 的省份有陕西、湖北、湖南、广西、贵州、西藏。以地区来计，华东 8.0%、华西 4.6%、华中 5.1%、东北 5.8%。可以看出来的是，这样一个分布地图并不是与各省的经济发展水平有很好的一致性，再次提示糖尿病流行受到多因素的影响。

二、时间分布

糖尿病的流行随着调查年份的临近而呈现不断增加的趋势。全球来看，20 世纪 30 年代大约是 1.3%，1994 年为 5.5%，2000 年为 8%，而 2012 年达到了 9.3%。在已经工业化的发达国家，糖尿病的流行状况比较稳定，增长相对缓慢；新兴工业化国家已经或正在经历糖尿病的急增期。如新加坡华人糖尿病的患病率在 1975 年为 1.6%，1985 年为 4.0%，1992 年达到 8%，最新的数据已经超过 9%。一些发展中国家和滞后国家，随着生活条件改善，患病率也将明显上升。从 2000 年以来的 IDF《糖尿病概览》中可以看出，随着经济全球化的蔓延，后发展国家的糖尿病患病率增加显著；而从南北半球来看，北半球国家由于传统饮食结构的蛋白质及脂肪较高和率先发达，其患病率增加缓慢，其中增加的主要因素可能与移民相关；而南半球发展中国家，由于传统饮食结构中的碳水化合物（糖类）比例较高、发展滞后，在西方化生活方式的转变中，糖尿病的发病不仅增加迅速且已经超过发达国家流行态势。IDF 曾经在 2000 年预计，糖尿病人口从 1994 年的 1 亿增加到 2000 年的 1.5 亿的基础上，2010 年将达到 2.15 亿，2025 年达到 3 亿，而事实上在其 2015 的估算中全球糖尿病的人口已经达到了 4.15 亿，远远超过了其预测，可见其当时的预测是保守的，低估了全球化和经济发展的影响。但是其于 2000 年预计的增量人口主要来自发展滞后的亚洲和非洲国家则非常恰当地印证了全球化和经济均衡化对糖尿病流行状态的影响。IDF 2000 年预计在未来 15 年，这些国家在 1994 年水平的基础上将增加 2～3 倍，而欧洲、大洋洲及原苏联地区等在原来的基础上增加 60%。大体上，全球糖尿病人数以接近每年 500 万～600 万的速度递增，人数的增加和患病率的上升在全球呈普遍现象。但发展中国家和落后地区，不仅目前已经占有了大多数糖尿病患者，在未来 10～20 年内，还将占有全球糖尿病人口的更大比例。2015 年的地区数据表明，发展中的南半球国家或地区贡献了 2000 年以来糖尿病增量部分的绝大多数，同时其患病率的急速升高已经几乎与北半球发达国家持平，由于人口基数较大，目前发展中国家的总体糖尿病人数远超过西方发达国家。

我国从 1980 年（0.67%）到 1996 年（3.2%）糖尿病患病率增加了 5 倍，人数大约从 480 万（以当时总人口 8 亿计）增加到 3 200 万（以当时人口 10 亿计），总人数增长 7 倍。1993 年

WHO 登记的中国糖尿病患病率来源于 1986 年大庆调查的资料，数据为 1.6%，1994 年潘孝仁等报道的全国调查患病率为 2.5%，从中可以看出我国的患病率有明显的逐渐增加的趋势。从最早和最近的调查看，增长较快的地区有：山东、广东、上海、北京，标化率增长 5 倍以上。实际患病率增长较快者有北京、山东、广东、内蒙古，和标化率基本吻合。总的来说，经济发达的沿海地区增长较快，内陆地区较慢（图 11-8-2B）。

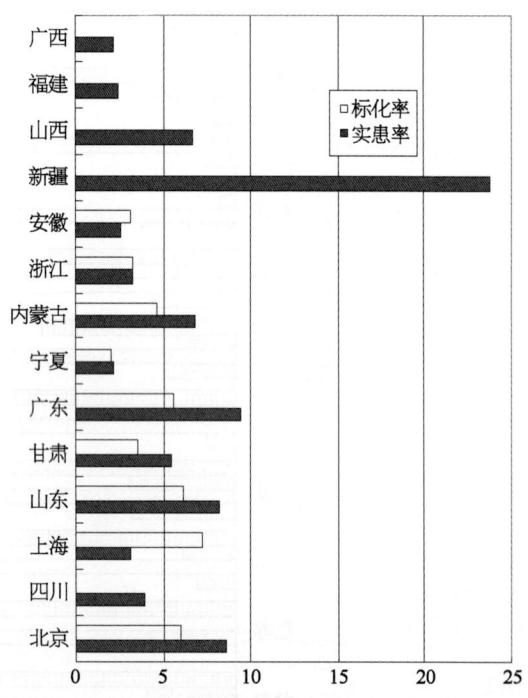

图 11-8-2B 两次全国性调查为主的地区糖尿病增长倍数
（本文作者综合数据分析）

与 20 世纪我国糖尿病缓慢增长趋势明显不同的是，21 世纪几次调查显示：随着我国经济总量的快速增长，糖尿病增长速度几乎与之平行甚至更甚。虽然诊断标准、调查人群略有差异，但仍能观察到几乎呈指数增长的趋势：1980 年 0.67%、1994 年 2.28%、1996 年 3.21%、2002 年 5.5%、2008 年 9.7%、2010 年 11.6%（图 11-8-3）。总人口从改革开放初期的大约 480 万增加到目前的 1.1 亿，患病率增加了 16.8 倍，患

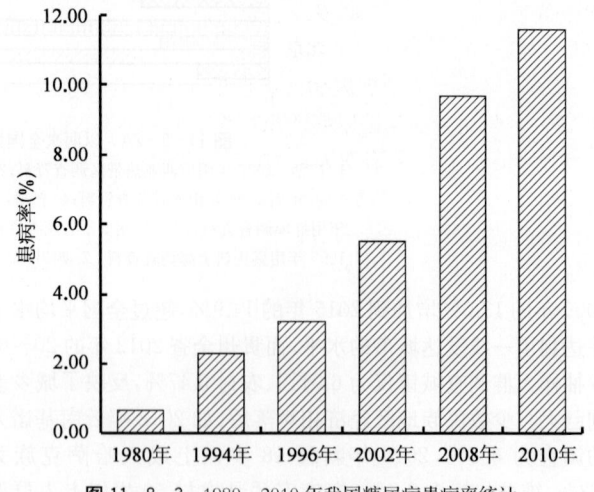

图 11-8-3 1980—2010 年我国糖尿病患病率统计

病人口增加了 22.9 倍。与此相对应的是,我国 GDP 从约5 000 亿增加到约 60 万亿,增加 120 倍,GDP 从占全球的 2%增加到占 20%,增长为 10 倍。

三、人口学分布

(一) 年龄

2 型糖尿病的患病率随年龄增加而增加,发病具有明显的年龄依赖性,我国两次全国糖尿病调查都表明两者的相关系数在 0.9 以上。早期调查显示我国 40 岁以下的人口患病率不到 0.3%。40~60 岁年龄段在 3.5% 左右,60 岁以上人群又比 40~60 岁年组高 1.5~2 倍(对我国 1994 年以来发表的35 篇有代表性文献资料的合并数据分析,以下未特殊注明的数据资料类同),可以看出糖尿病患病率实际上是随年龄增长递增的(图 11-8-4)。这种年龄相关的患病趋势是 2 型糖尿病的显著特点,在性别、各个地区或国家、不同的调查时期都存在。

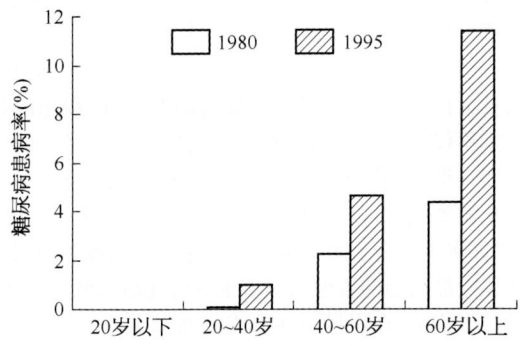

图 11-8-4 两次全国普查年龄相关的患病率变化(1995 年没有报道 20 岁以下的数据)

我国新近的调查再次证实了糖尿病患病率与年龄的高度相关性,6 个年龄段 18~29 岁、30~39 岁、40~49 岁、50~59岁、60~69 岁、70 岁以上的各自患病率,在 2007 年调查中男性分别是 2.6%、5.2%、11.1%、15.5%、18.1% 和 21.8%,女性分别是 1.2%、3.0%、7.3%、13.1%、20.3% 和 22.0%;2010 年的调查分别是 4.5%、6.6%、11.3%、17.6%、22.5% 和 23.5%(扣除 HbA$_{1C}$ 影响与 2007 年呈可比数据为 3.4%、5.5%、9.7%、14.6%、18.8% 和 20.4%);2002 年全国健康与营养调查18~44 岁、45~59 岁和 60 岁以上分别是 1.3%、4.3% 和 6.8%(图 11-8-5)。

然而,青少年 2 型糖尿病的患病增长趋势令人担忧。美国 10~19 岁组青少年糖尿病的患病率在 0.45%~5.09%,其中比较高的是皮马印第安人,而较低的包括印度裔在内;在0~16 或 19 岁的不同种族人群中,新发的 2 型糖尿病患者占16%~46%。美国 2001—2009 年 10 年期间,1 型糖尿病的患病率从 1.49‰ 增长到 1.93‰,8 年期间增加了 21.1%;2 型糖尿病则从 0.34‰ 增加到 0.46‰,增长 30.5%。在日本,20 岁以下的糖尿病患者当中 70%~80% 属于 2 型,美国黑种人青少年糖尿病有 46% 为 2 型。在新发现的糖尿病患者中,大约有10%~45% 是 2 型。我国 1980 年对 10 岁以下组和 20 岁以下组进行过调查,当时青少年糖尿病的患病率为 0.5/万。目前临床屡可见到 20 岁以下肥胖 2 型糖尿病患者,尽管我国还

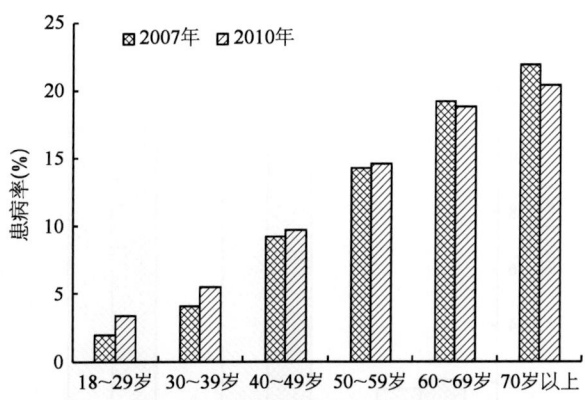

图 11-8-5 2007 年和 2010 年全国普查年龄相关的患病率变化(本文作者综合数据分析)

没有对青少年糖尿病的类别构成做过大规模调查,但可以预计,青少年糖尿病中 2 型的比例会随整个社会的发展变化,特别是独生子现象、肥胖、体力劳动减少等因素而增加。青少年2 型糖尿病患病的增加与多种因素有关,除了一般性的体力活动减少、肥胖、家族史阳性、种族等因素外,还与青少年特定的生长发育有关,青春期性激素和生长激素的分泌被认为与发病有密切关系,在肥胖、处于月经初潮时期的女孩,多囊卵巢综合征(PCOS)也是一个重要原因。调查发现,青少年糖尿病女孩患病率稍高于男孩,与女孩的青春期特点有关。我国1980 年的调查也能看到,在 10~19 岁组,女孩的患病率也比男孩要明显增高。但是 2002 年的全国营养与健康调查虽然包括了青少年人群,但没有报告其糖尿病的患病数据。

(二) 性别

两性之间患病率没有明显差别。在我国,40 岁以下年龄组及 40~60 岁组男女患病率十分接近,但 60 岁以上组男性比女性略高(图 11-8-6)。总体上男性患糖尿病的风险稍高于女性,校正年龄后男性的风险大约是女性的 1.1 倍(95%CI1.05~1.14)。新近的调查表明,无论是总体人群还是各年龄段相比,男性发病风险略高于女性,前者大约为后者的 1.2 倍(10.6% 比 8.8%)、1.1 倍(12.1% 比 11.0%)或 1.17 倍(2.1% 比1.8%)。然而涵盖全人群(0~102 岁)的 2002 年全国健康与营养调查男女糖尿病患病率分别为 2.5% 和 2.7%,与单纯成人调查不一致,可能有两个原因,一个是全年龄段稀释了女性病率,其次可能是青少年的女性患病略高(图 11-8-7)。

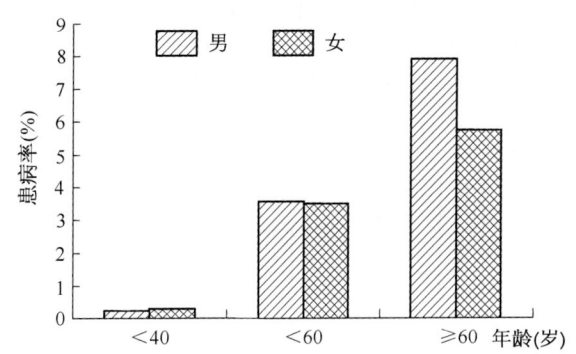

图 11-8-6 历次调查不同性别和年龄的发病率(本文作者综合数据分析)

(三) 文化程度、职业与城乡差别

文化水平、职业和城乡差别对糖尿病患病率的影响可能

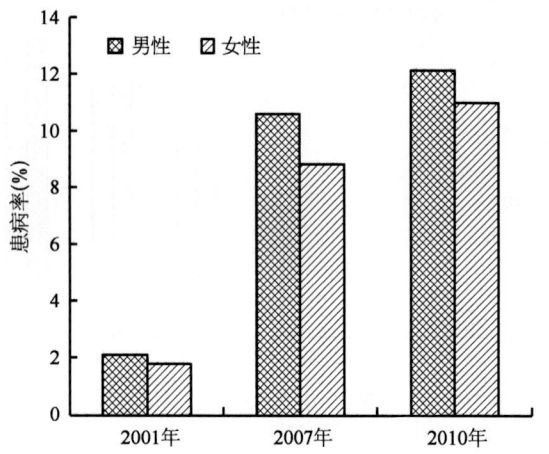

图 11-8-7　历次调查不同性别的发病率（本文作者综合数据分析）

是间接的，中间环节包括健康意识、年龄构成、体力活动、饮食结构等。虽然国内的研究结论不完全一致，也缺乏多因素的分析报告，但有几点趋势：① 干部人群与同龄非干部人群比较患病率高，不论是在职干部还是退休干部；② 文化水平越高，患病率越低，两者存在反比现象；③ 城市居民显著高于农村居民。

我国不同职业的糖尿病患病率有以下顺序：农民＜工人＜知识分子＜干部，而文化水平上的顺序则是：小学以下＞高中以下＞大专以上（图 11-8-8、图 11-8-9）。存在明显的矛盾现象。一般而言，农民和工人属于低教育水平群体，按照文化水平他们的患病率应当较高，而按照职业却处于低水平。除了年龄结构的影响，地区差异可能也是一个很重要的原因，如牡丹江市 40 岁以上农村居民的患病率可高达13.7％，而在福建贫困山区，患病率不足 1％；1994 年潘孝仁等发现低教育水平是糖尿病患病的"独立危险因素"，特别是在高收入的低教育水平群体。河北省调查发现文化水平低的

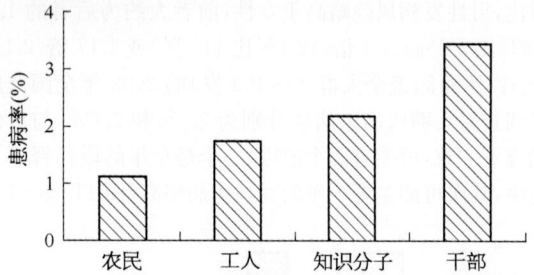

图 11-8-8　不同职业的患病率比较（本文作者综合数据分析）

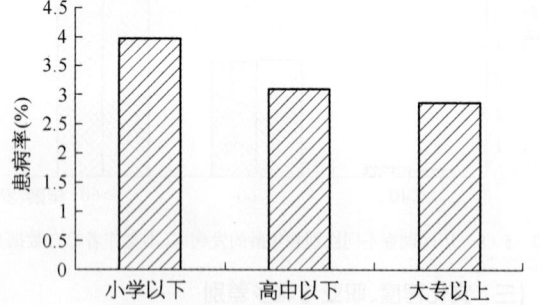

图 11-8-9　不同文化程度的患病率比较（本文作者综合数据分析）

人群风险较高，是一个重要的危险标志。老年人群的调查则提示高文化水平的保护作用，如华东交通大学、上海水产大学等老年教师的筛查患病率约为 5％，为最低水平（图 11-8-10）。在首钢的研究显示，没有发现脑力劳动和体力劳动者患病率有明显差异，也说明这个问题的复杂性。关于文化水平和职业患病率分布上的矛盾，可能需要进一步的多因素分析校正混杂变量才能解决。

进入 21 世纪之后，社会的多元化发展使得传统的职业定位变得模糊，越来越多的人从事紧张的脑力劳动为主的工作或者轻度的体力劳动，传统的以体力劳动为主的工人、农民在变少或其劳动强度减低，流水线上的工人具有长时间和长期的全身静止伴随局部简单重复性劳作。还有很多个体从业者，其职业和劳动的特性难以定位，这些类型的个体占了社会人群的主体，所以新近的调查没有统计职业分层的患病率情况。但正如在危险因素中所要提到的，工作规律性差、社会性心理应激、饮食不节制和静坐的工作生活方式及其相关的肥胖，具备以上一个或多个特点的职业都将会成为糖尿病的高患病人群。如上所述，虽然城市居民的职业呈多元化和动态化表现，但农村以务农为职业的人群患病率是很低的，比如海南安岳县大样本的 50 岁以上人群的调查，可以预想的是，其低患病率不仅得益于长期务农，而且也得益于他们坚持了较为传统而一贯的生活方式。然而，从农村到城市务工的、职业呈多元化发展的新一代农民工，如果经历城市化生活时间越长，同时如果因教育程度低下而自我保健意识较差，则其糖尿病患病风险显然会随着融入城市生活而逐渐向城市高患病风险靠近。事实上，在农村一些率先富裕而又过度享受物质生活的群体与城市一样糖尿病是高发的，而坚持务农劳动和一贯简朴生活方式的群体其患病是低的。目前国内有数以亿计的农民工活跃在全国众多城市，他们是一群穿梭于农村和城市，同时又从农村生活方式向城市生活方式过度的、承受糖尿病高发压力的人群，但迄今国内并没有针对他们的调查。在既往多个调查的抽样人群中由于户口的关系，很可能经历由于身不在农村、户口不在城市双重原因而失去抽样机会。毫无疑问，诸多的因素暗示他们是一个糖尿病的高发人群，而我们的调查可能遗忘了他们，比如，2007 年的全国调查区分 6 个大区域、4 个城市化程度、3 个经济状况水平进行分层抽样，纳入了 152 个街道和 112 个村庄；2010 年全国调查第一层抽样为 7 个大区域和 3 个直辖市，第二层为城市和农村的分别，第三层为农村 4 个经济水平和城市 3 个人口水平，尽管要求抽样对象至少在当地居住 6 个月以上，但与前次的调查相似，如果没有所在地的户籍，就可能不能得到当地行政机构的协助。有可能已经加入城市户籍的农民工成为抽样人群，但未入籍的农民工则可能没有这样的机会，后者即不能在农村被抽样，也没有可能在城市被抽样。这个灰色地带的人群对糖尿病患病率的调查结果存在影响，城市可能由于入籍人群的患病率偏高而偏高（参考前述文化与患病风险的关系），相反农村的患病率可能偏低。假如按照户籍进行归位抽样，取得的结果很可能是城乡差别比目前已知的更小。因此，农民工作为一个糖尿病高危职业，我们对其患病率数据的掌握相当匮乏。

前述我们已经在区域分布中简单提到了城乡差别。事实

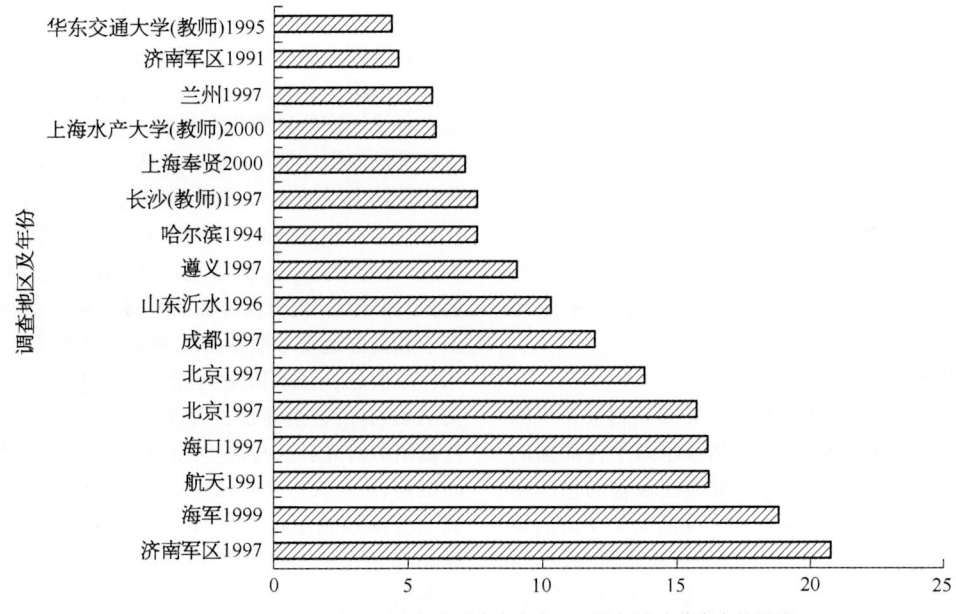

图 11-8-10　1990 年以后老年糖尿病患病率(%)调查(本文作者文献汇总)

上这种差别有大量的数据支持,而且比较显著,新近的数据与过去的数据比较,这种差别缩小。1997 年中国 12 区中老年糖尿病协作组的调查发现,除哈尔滨外,其他 11 区的城市患病率都明显高于农村。总体上城市要比农村高 70%～80%。北京、成都、郑州、西安,特别是遵义,城市比农村高出 1 倍以上(图 11-8-11)。从全球范围来讲,城乡差别也是影响糖尿病分布的重要因素,特别是在发展中国家,如印度和基里巴斯的密克罗尼西亚人群,城市患病率显著高于农村,坦桑尼亚的班图也类似。在发达国家,由于城乡一体化程度高,差别不很

明显,且有些还与收入呈负相关,如美国的西班牙裔人群,收入越高患病率越低。收入对于患病率的影响可能是双向的。在发达国家收入高可能自我保健活动的投入增多,而在发展中或落后国家,相对高水平收入可能意味着饮食结构变化、热量摄入增多、职业性的体力活动减少,从而从两方面影响患病率。河北省的调查表明,人均收入及饮食开支与患病率呈正相关(回归系数 1.859,$P<0.01$),独立于家族史、体重指数、腰臀比、职业性体力劳动等变量,说明人均收入在我国可能成为糖尿病患病的一个重要相关因素。收入水平与城乡差别存在

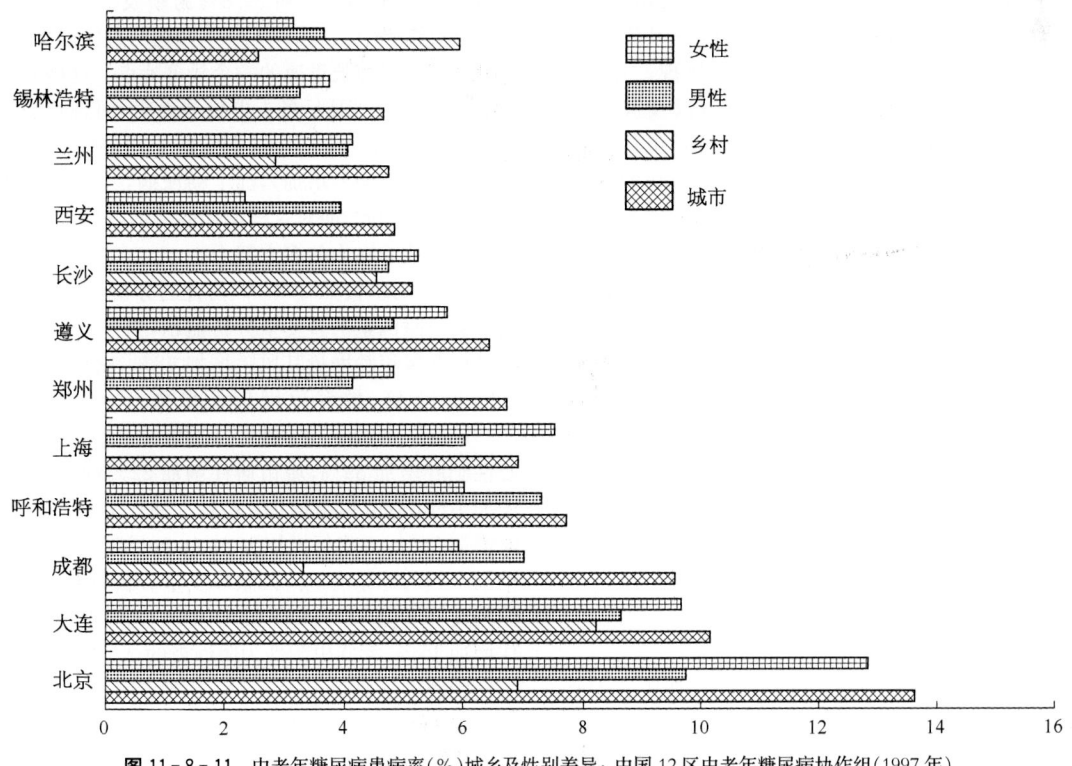

图 11-8-11　中老年糖尿病患病率(%)城乡及性别差异:中国 12 区中老年糖尿病协作组(1997 年)

一定的内在联系，且事实上也观察到两者对糖尿病的影响具有一致性。新近几个全国调查都关注了城乡患病率的差别，比如 2001 年的 InterAsia 研究发现，城乡分别是 7.8% 和 5.1%，2002 年的全国营养与健康全年龄组调查分别是 4.5% 和 1.8%，2010 年全国调查分别是 14.3% 和 10.3%。2007 年全国调查统计了不同经济发达程度的城乡差别，在发达地区城乡分别为 12.0% 和 12.0%，中度发达地区分别为 11.3% 和 6.7%，不发达地区分别为 10.4% 和 5.8%，非常清楚地显示了随经济发展城乡差别倾向于消除，城乡患病率差别在缩小；反之，欠发达地区城乡的贫富分化则城乡患病率差异较大。

（四）民族与种族

2 型糖尿病的患病与种族明显相关。美国亚利桑那州的皮马印第安人其患病率可高达近 50%，居住于太平洋岛国的密克罗尼西亚人也有很高的患病率，该种族在瑙鲁的患病率逾 40%，在基里巴斯也有 12% 左右。太平洋岛国如斐济的印第安人，也高达 20%。此外，印度人、美国西班牙裔人、巴西人、南非印第安人、突尼斯人、马耳他人的患病率也比较高。大部分患病率高的种族有两个特点，一是他们具有传统的生活方式；二是与城市化引起的生活转型有关。一些种族的高发人群往往局限于城市，而农村部分还低于一般水平。比如基里巴斯农村的密克罗尼西亚人、农村印第安人、农村突尼斯人等，患病率都较低。种族相关的患病率增高与该人群经历生活方式的剧变有密切联系，如皮马印第安人的高患病率与其整体性的肥胖有密切关系。传统或当地居民民族在城市化过程中出现 2 型糖尿病的增多，而保留原传统或封闭居住方式的人则维持很低的患病率。

我国目前也在经历剧烈的社会转型，对外开放和城市化程度提高，两次全国调查已经表明患病率和患病人数大幅度增加，而且还将继续增加。与西方高加索人相比，华裔从遗传上可能是糖尿病的易患和高患人群，一旦生活于富裕和西方化生活方式，这种遗传倾向就会显现。比如，2000 年就已经发现毛里求斯、新加坡的华人，以及我国香港和台湾地区患病率都位居世界前列，提示当时预计城市化对我国内地也将有类似的影响，这种影响在最新的几次调查中得到了很好的证实，从数据上看也与海外华人的高患病率相似。

我国是一个多民族的国家，除了前述的调查中提到的哈萨克族、维吾尔族、云南基诺族的患病率远远低于全国的总体水平，还有一些调查也显示了其他少数民族的患病率低于主体的汉族人群，比如 2013 年对云南 4 个少数民族 35 岁以上 5 532 例的调查发现，其总体患病率为 4.7%；贵州龙里县布依族 20 岁以上 2 022 例抽样人群的患病率仅为 2.6%。经济水平落后、居住环境封闭、西方生活方式侵入较少、坚持传统的民族生活方式和饮食习惯是少数民族糖尿病风险较低的主要原因。

四、危险因素及其流行状况

几乎所有的证据指向和显而易见的认知是，糖尿病主要的背景性危险因素是经济生活水平的发展以及随之而来的生活方式和饮食习惯的改变。Chen 等回顾了 1980 年以来中国

糖尿病流行趋势的演变，发现糖尿病的患病与国家 GDP 的增长有强烈的一致性，意味着与居民收入的增长呈正相关；而另一些研究则从居民饮食结构中蛋白质和脂肪比例增加、总热量的摄取增多等因素与糖尿病增长趋势有关。久坐的生活方式是备受诟病的致糖代谢异常的习惯，与饮食不节制共同构成肥胖的原因。但是，Chen 等认为，除了饮食因素、工作性和休闲性体力活动减少、肥胖增加这几个显而易见的原因之外，社会压力和相关的心理应激、个人情绪缺少社会关怀和疏导不足、工作家庭双重的心理压力等，构成了糖尿病患病的社会-心理-神经-内分泌方面的不良因素关系网，也是导致饮食不节和良好运动习惯缺如的重要心理背景。比如，在紧张的工作之后，业余休闲的活动多半是中国饮食文化为基础的社交活动，有的甚至继续长久静坐通过网络信息、社交、游戏来打发闲暇时光。这些现代化所带来的社会问题，需要政府、民间机构、医务人员来共同应对，否则随经济发展而伴发的糖尿病土壤越来越肥沃的状况不可能有效改变。以 2007 年和 2010 年两次的调查来看，中国糖尿病的患病率和总人口都居于各国前列，而其他国家的发展历史则表明，在社会现代化初步达成并稳定后糖尿病的增长态势会逐渐趋于平缓而产生饱和现象。然而，这两次调查与其之前较近的数值比较，我们看到了糖尿病的"井喷"现象，而这两次调查所显示出来的 IGR 人群之多令人惊异，特别是 2010 年 IGR 人群达到 50%（2007 年是 15.5%），即使扣除 HbA_{1c} 的影响仍然很高。从中看出，虽然这 3 年期间糖尿病的流行趋势相对多稳定，但糖尿病前期人群的增长依然十分惊人。这提示，如果拉开一个更长的时间未来去做调查，这些糖尿病的后备大军将有相当一部分成为糖尿病患者，导致另一个糖尿病井喷的流行趋势，这会让我们看不到何时达到饱和和发病，何时流行状况趋于平缓。在新近调查中新发糖尿病是总体糖尿病人群的主体：2007 年调查中男女分别有 61.3% 和 59.8% 为新发，2010 年总体新发占 70%（未诊断 8.1%/总体 11.6%），这与过去的多次调查类似，是糖尿病人口增长迅速的一个显著特点。这些新发者多数是从既往庞大的 IGR 后备人群发展而来，而现在我国成人已经拥有了 50% 的后备人群（扣除 HbA_{1c} 影响仍有 31%，较 2007 年 15.5% 调查明显增加），加上糖尿病，共有 60% 以上的成人血糖异常。因此，面对这样严峻的局面，迫切需要包括医疗机构特别是政府在内的多方努力。

总的来说，按照 2007 年调查的分析，糖尿病或糖尿病前期患病危险因素的多变量分析显示，男性较女性增加 26% 风险，每 10 年年龄增量其风险增加 68%，家族史阳性者为阴性者的 3.14 倍，教育程度较低增加 57%，超重（BMI 25～29.9 kg/m²）增加 43%，肥胖（BMI≥30 kg/m²）增加 117%，中心性肥胖增加 39%，城市居住增加 22%；此外还有收缩压每增加 10 mmHg 风险增加 17%，甘油三酯每增加 50 mg/dl 风险增加 28%，心率每增加 10 次/min 风险增加 29%。2010 年全国调查的糖尿病危险因素多变量分析具有类似的发现：男性较女性增加 52%，每年龄增加 10 岁风险增加 55%，城市居住增加 15%，家族史阳性为阴性者的 2.59 倍，超重、肥胖或中心性肥胖增加风险 30%～103%，收缩压每增加 22 mmHg 风险增加 47%；此外，总胆固醇每增加 43 mg/dl 或低密度脂蛋白胆固醇每增加 31 mg/dl 风险分别增加 65% 和 10%，甘油三

酯每增加 118 mg/dl 风险增加 12%;保护性因素有,高密度脂蛋白胆固醇每增加 12 mg/dl 则可以减低风险 30%,经济中度发达水平较不发达水平减少 20%,现行吸烟和现行饮酒可以分别减少 16% 和 14%,较高教育水平(高中以上)没有发现有统计学意义,可能为分层不太合理。这两个研究都很好地综合分析了糖尿病的诸多危险因素,总体上与其他调查和纵向数据的演变是一致的。

(一) 老龄化

老龄化所带来的糖尿病的增多并不是一件坏事,反而是人口寿命延长的一个伴随现象。已经知道,糖尿病部分是一种老年退行性疾病,糖尿病的患病率与年龄关系密切,比较不同时期、不同地域的患病率,年龄结构是必须校正的一个因素。老龄化在发达国家已经成为一种现状,在发展中国家则成为一种快速增长的趋势;发展中国家的老龄化趋势与发达国家的老龄化稳定是前者糖尿病迅速增加的原因之一。我国目前也在经历快速的老龄化,1999 年我国人口为 12.594 亿,60 岁以上占 10%(1.28 亿),2004 年占 11%(1.43 亿),2010 年则达到了 12.78%(1.74 亿)。国家统计局的资料显示,从 2003 年到 2013 年,我国 65 岁以上人口从不足 6% 增长到 9%。在北欧,70% 的 2 型糖尿病为 65 岁以上的老年人,我国大约 1/3 的糖尿病属于老年人群,40 岁以下者不到 10%,40~60 岁占我国糖尿病人口的大多数。根据 1980 年和 1995 年的两次全国调查,年龄相关的患病率变化在 60 岁以上组增加了 2.7 倍,40~60 岁组增加了 2.1 倍,而 20~40 岁组增加了 10 倍。尽管中老年是 2 型糖尿病的主要易患对象,随着社会的发展,发病年龄有年轻化趋势,年龄较轻者的患病率增长迅猛,不容忽视。但社会发展带来人口的老龄化,将使老年糖尿病人群占的比例愈来愈大。按老龄人口占总数 10% 为老年型国家计算,我国早已经步入老龄化社会,糖尿病的患病趋势由于这一因素将明显加重,糖尿病对老年人的健康危害也将加重,如美国 1990 年调查,糖尿病在老年人死亡原因中排第四位。

(二) 家族史

2 型糖尿病具有明显的家族聚集性,首钢调查发现家族史阳性人群的患病率明显增高,与阴性人群比较相对危险为 2.22。对国内资料的分析发现,患者中将近有 1/5 的人有家族史。家族史阳性的人群患病率为 5.12%,阴性者为 1.75%,阳性者的危险性大约是阴性者的 3 倍。多因素分析剔除体重指数、腰臀比、体力活动和人均收入的影响,家族史阳性者的危险性大约是阴性者的 5 倍。国外的研究发现,与普通或总体人群相比,糖尿病史父母双方均无的人群患病风险是 0.8~0.9,一方阳性为 1.6~2.2,双方阳性为 2.2~3.4。对 2 型糖尿病家族(患者至少有 1 个一级亲属或 2 个二级亲属患病)的分析也发现,先证者一级亲属的患病率是对照人群的 3~6 倍。重庆医科大学的研究更高,糖尿病家族中一级亲属的患病率是散发组的 19 倍,二级亲属是 15 倍,家系总患病率是散发组的 26 倍。在家系遗传中,母系遗传略高于父系,先证者母亲患糖尿病的概率是父亲的 2 倍;母亲有糖尿病的人群,子女的患病率为 56%,父亲组为 49%。家族聚集的糖尿病人数以 2~3 个多见,占家族数的 80%。个别家族四代可追溯出 10 余位患者(这不排除特发性糖尿病)。

家族史使糖尿病风险显著增加,在我国总体人群中,有糖尿病家族史者大约占 6.2%(2010 年调查父母至少一方有糖尿病者为 5.6%),家族史阳性的糖尿病患者占糖尿病总数的 17%。家族聚集现象即反映了血缘相关的糖尿病的遗传倾向,血缘不相关的夫妻共患现象则反映了共同生活方式的后天作用。纵向血缘分析,由于子女与父母生活时间有限,更反映遗传倾向。可以预知,生活方式的现代化和社会老龄化、糖尿病患病率的增加,可能会暴露更强的家族聚集现象和遗传倾向。比如,2010 年全国调查总人群中有 5.6% 的个体有父母糖尿病阳性病史,但是在城市可以达到 9.1%,农村只有 4.0%,说明城市的高患病率与遗传有关,反过来也说明城市高患病率暴露了更多的遗传倾向。

(三) 肥胖

糖尿病的患病随着肥胖程度的增加而增加,两者有明显的正相关。我国的流行病学资料分析表明,超重或肥胖人群的糖尿病患病率为 3.37%,体重正常或消瘦者为 0.76%,两者的相对风险为 4.4 倍。我国大约有 1/5 的人口达到超重以上的体重水平,在糖尿病人群中有 1/2 的人超重。肥胖或超重是饮食结构变化、热量摄入过多、体力活动不足的后果,在发达国家如美国,超重和肥胖的患病率可高达 50%。肥胖与 2 型糖尿病有密切的内在联系。我国的肥胖人群随生活水平的提高将越来越多,特别在中青年,肥胖将构成这一群体易患糖尿病的重要因素。2002 年健康与营养全人群调查显示,超重人群占 17.6%(BMI 24~28 kg/m^2),肥胖(BMI≥28 kg/m^2)为 5.6%;2007 年调查显示,BMI<18.5、18.5~24.9 kg/m^2、25.0~29.9 kg/m^2、≥30 kg/m^2 人群各自的糖尿病患病率分别是 4.5%、7.6%、12.8%、18.5%。2010 年调查显示,BMI≥25 kg/m^2 的人群已经占全部人群的 35%(其中 BMI≥30 kg/m^2 占 5.7%),BMI<25 kg/m^2、25~29.9 kg/m^2、≥30 kg/m^2 糖尿病的患病率分别是 8.3%、17.0% 和 24.5%。这些调查都显示不仅肥胖作为危险因素在人群中有流行趋势,也证明了 BMI 水平与糖尿病发病的高度关联。

(四) 高血压、血脂异常及代谢综合征

高血压和糖尿病类似,在我国经济发展过程中都呈剧烈流行趋势,两者均与肥胖有密切关联,随 BMI 的升高患病率升高,在流行病学调查中都发现三者之间的密切关系,是代谢综合征(MS)的核心组分。1994 年我国高血压的总患病率全国调查为 11%,2002 年全国健康与营养调查为 18.8%,2007 年糖尿病调查的血压数据分析发现已经达到 26.6%,2009—2010 年王海燕团队进行的全国十三省市自治区 5 万余人的调查显示我国高血压的标化患病率达到了 29.6%。高血压人群的 2 型糖尿病患病率保守估计有 10%~20%,远远高于非高血压人群。在 2 型糖尿病患者中有 30%~50% 合并有高血压,1994 年全国高血压调查我国的糖尿病合并率为 55%,两病合患在人群中比例甚高。血脂异常也与 2 型糖尿病患病明显相关,国内对糖尿病危险因素的研究发现,血脂异常人群的糖尿病患病可高达 18%,而糖尿病人群有 50% 以上存在血脂紊乱。一项国内调查发现,MS 人群 10 年糖尿病的发病率为 4.2%,其中空腹血糖是重要的预报因素,发生为糖尿病的个体有 71.4% 来自基线空腹血糖受损(IFG)的人群,与无 IFG 的 MS 人群相比,其糖尿病发生风险为

2.91倍。

（五）心血管疾病

2003—2004年的欧洲心脏调查使用OGTT研究了冠心病合并高血糖的情况，发现冠心病人群的糖尿病患病率达到55%（已知和新诊断分别为45%和10%），包括糖尿病前期在内总共有3/4的高血糖存在。随后2005年胡大一和潘长玉领导国内52家医院启动了中国心脏调查，也使用空腹血糖和OGTT联合筛查，发现已诊断、新诊断糖尿病和糖尿病前期分别33%、20%和24%，与欧洲调查高度一致。两个研究都强调了使用OGTT而不是仅仅空腹血糖筛查冠心病人群糖尿病的重要性。2006年一例回顾性研究显示了急性冠脉综合征（ACS）住院人群有1/4合并糖尿病。

（六）其他危险因素

在女性，巨大胎儿分娩史是预示糖尿病患病的重要危险指标，我国的合并数据分析表明（图11-8-12），无巨胎分娩史女性的2型糖尿病患病率为2.33%，阳性者为7.26%，相对危险高达3倍。低出生体重亦是2型糖尿病的危险因素，且与家族史有协同作用。多数国内研究没有发现吸烟和饮酒与糖尿病患病率有关，但合并数据分析显示，两者对糖尿病患病有微弱的促进作用（吸烟：4.66%，不吸烟：4.03%，饮酒：3.85%，不饮酒：3.5%）。这种微弱作用没有校正其他因素，其意义有限。但是日本和芬兰的研究发现，吸烟与糖尿病有独立相关关系，美国有一项研究表明，中度饮酒（61.9～122.7 g/周）人群的患病率最低，而不饮酒者和饮酒量较大者，患病率较高，提出少量饮酒可以减少糖尿病的患病危险。考虑到2010年全国研究的数据，吸烟和饮酒与糖尿病风险的关联需要结合具体个体的情况，可能受到其他因素的影响而有不同的调查结果。

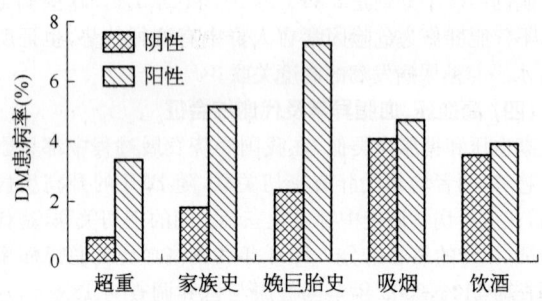

图11-8-12　危险因素对患病率的影响（%）（本文作者综合数据分析）

五、分子流行病学

2型糖尿病有很强的遗传性。单卵双生子共同患病的概率可达45%～96%，如果后患病的同胞寿命足够长，这一概率可达100%，大部分双胞胎在10年之内先后患病。异卵双生一致患病的概率明显降低，为3%～37%，提示2型糖尿病的遗传来自双亲提供的两个单倍体，而不仅是一方的单倍体。系谱分析没有发现明显的性染色体连锁现象。2型糖尿病属于多基因遗传，多基因异常的总效应形成遗传易感性，环境在发病中起重要作用。随着美国糖尿病学会（ADA）1997年分型标准的问世和推广，一些原先归属于"非胰岛素依赖型糖尿病"的类型随着分子水平病因的明确，被归于"其他类型

糖尿病"，这其中包括涉及胰岛β细胞胰岛素释放异常的单基因突变类型，如MODY和线粒体糖尿病，与胰岛素抵抗有关的基因异常。可以预见，在2型糖尿病中还会发现更多单基因突变类型，其病因一旦明确，很有可能从"2型糖尿病"归到"其他类型糖尿病"，因此对2型糖尿病遗传基础的定位是多基因异常构成的遗传易感性。已经在部分人群研究过的基因有：胰岛素受体底物（IRS）、己糖激酶Ⅱ（HK-Ⅱ）、葡萄糖激酶（GK）、葡萄糖转运蛋白4（Glut4）及Glut2、胰高血糖素受体、磺脲类受体（SU-R）、c-myc、胰岛淀粉样多肽（IAPP）、解偶联蛋白2（UCP-2）、TNF-α、胰岛素等基因。在中国人的研究提示，IRS、Glut2、胰高血糖素受体、SU-R、IAPP、UCP-2、胰岛素、Calpain10基因与2型糖尿病发病有关，而HK-Ⅱ、IRS-1Gly972Arg突变与2型糖尿病无关，Glut4未发现有突变，TNF-α基因与2型糖尿病的关系可疑。关于基因变异的频率与糖尿病发病的关系，尚需要方法学上的进步以及大样本的研究来进一步证实。

第二节·1型糖尿病的流行病学

一、地理分布

全球将近有500万1型糖尿病患者，其中200多万分布在北美和欧洲，患病率也以这两个地区为最高，分别为0.25%和0.19%，其中美国20岁以下人群的患病率为0.26%，英国为0.22%。非洲、东南亚和西太平洋地区的患病率最低。1型糖尿病的分布与北半球纬度有一定关系，纬度越高、越靠近北极圈的国家发病率越高，两者呈明显正相关（$r=0.76$），这可能受气候影响的结果，但这不能解释气候温和的地中海撒丁岛也有很高的发病率。IDF 2001年的统计表明，1型糖尿病在全球糖尿病总人数中约占2%，但在高发地区如北美、北欧和西欧，这一比例可达到5%或甚至以上。我国没有对1型糖尿病进行过全国性患病率调查。据山东省1994年普查资料，我国人群1型糖尿病的患病率大约是0.05%，占糖尿病的4.5%。所占糖尿病的比例可能估计过高，这与山东省当时的实患率较低（1%）有关。若以我国糖尿病患病率3.2%计算，那么1型所占的比例大致是1%～2%，做出这样的估算十分困难。由于我国晚近的糖尿病调查对象都是成人，这样可能这个数字低估了青少年1型糖尿病的患病率。但从发病率可知，我国是1型糖尿病低发区，而总体糖尿病的患病率达到3%～4%，因此1型所占糖尿病的比例应该不会超过平均水平2%。

对1型糖尿病的流行病学研究更多的是年发病率，而不是患病率。年发病率最高的地区是芬兰和撒丁岛，可高达30/10万～35/10万。相对高发区北欧、西欧和北美发达国家在10/10万以上，而其他世界不发达地区发病率相对较低。我国属于1型糖尿病的低发区，20世纪90年代WHO在我国多个城市用捕获-再捕获技术进行了1型糖尿病发病率的调查工作，结果表明，我国城市儿童（14岁以下）的年发病率在0.1/10万～0.9/10万，其中上海最高，遵义最低，东南西北没有发现明显的地区差异（表11-8-2）。

表 11-8-2　我国儿童 1 型糖尿病的年发病率(1/10 万)

地　区	调查年份	实患率	校正率
长春*	1984—1985	0.76	0.78
长沙*	1989—1994	0.23	
福州*	1989—1995	0.64	
广州*	1990—1999	0.55	
桂林*	1989—1998	0.60	
哈尔滨*	1989—1997	0.65	0.66
海南*	1989—1996	0.29	0.30
青岛**	1990—1999		1.03
上海*	1980—1991	0.61	0.72
上海*	1989—1993	0.83	0.96
石家庄*	1985—1997	0.60	0.64
铁岭*	1988—1995	0.19	
乌鲁木齐*	1989—1993	0.61	
无锡*	1990—1997	0.70	0.56

注：* 为 WHO DIAMOND (The WHO multinational Project of Childhood Diabetes)计划资助；** 20 岁以下人群。

二、时间分布

1 型糖尿病有缓慢增加的趋势。在北欧芬兰、瑞典和挪威三国，1965—1995 年的 30 年期间，各国的发病率有不同程度的增加。欧洲 1989—1994 年儿童 1 型糖尿病的发病率每年增长 3.4%，多国研究资料表明全球 1 型糖尿病以每年 3% 速度递增，且年龄越小，递增的速度越快。我国的海南、广州、上海也都发现 1 型糖尿病有逐年增加的趋势。

1 型糖尿病的发病有明显的季节性，随着气温的变化而波动，发病率和气温呈明显的负相关($r=-0.67$)。冬春季为多发季节，其次为秋季，夏季最低。对季节变化最敏感的是 10～14 岁儿童，而幼年儿童如 0～4 岁组和 5～9 岁组发病的季节性相对不明显。

三、人口学分布

儿童两性 1 型糖尿病的发病率总体上没有明显差别，但在 10～14 岁组女孩略高，据认为这可能为女孩的青春期发育先于男孩所致。儿童的患病年龄高峰在 10～14 岁，这与青春期发育启动、抗胰岛素激素分泌增加、胰岛 β 细胞负荷加重有一定关系。山东省 1 型糖尿病的调查还发现，25 岁左右又有一发病高峰。在美国，20 岁以下发病和 20 岁以上发病的人群各占 1 型糖尿病人数的一半。虽然典型的 1 型糖尿病往往发生在儿童人群，实际上在各个年龄组甚至老年人也都可以起病。目前的分型诊断技术还不完善，部分成人发病的糖尿病不典型，起病后很长时间不依赖胰岛素治疗，但有相关抗体的阳性，比如，在非胰岛素依赖型糖尿病人群中有 20% 的胰岛细胞抗体(ICA)阳性。一些最终发展到需要胰岛素治疗的患者，25 岁以后发病、不肥胖、起病后不需要胰岛素、无明显酮症倾向、C 肽检查显示仍有残存的胰岛素合成和释放能力，谷氨酸脱羧酶(GAD)抗体阳性，被称为成人隐匿型自身免疫糖

尿病(LADA)。成人的 1 型糖尿病不如儿童发病迅猛，可能在于成人免疫系统成熟后对 β 细胞的自身免疫破坏进行缓慢，作用温和，不能在短时间内彻底摧毁 β 细胞群。虽然胰岛 β 细胞有强大的储备功能，残存 10% 还可以维持血糖的正常，但如果残存的胰岛功能同时受到其他一些常见于成人的致病因素的挑战，如胰岛素抵抗，则可以促使糖尿病发生，已经发现 LADA 患者也存在明显的胰岛素抵抗。因此不能忽视成人 1 型糖尿病病因学上的多元性。

种族似乎不是 1 型糖尿病发病的因素。虽然芬兰的发病率为全球最高，但在种族上和生活传统上与之很类似的爱沙尼亚发病率只有它的 1/3；冰岛人主要是来自挪威的移民，其发病率却明显低于挪威；冷战时期东德和西德的发病率也相差很大。我国的一些地区调查也都能发现多个少数民族病例。

四、主要危险因素

(一) 自身免疫标志物

自身免疫反应贯穿于 1 型糖尿病整个发病过程。潜伏期将近 100% 的患者可以检测出至少一种胰岛自身免疫抗体。发病初期仍有 78%～80% 的患者有阳性抗体发现，但随着病情的加重，β 细胞的丧失，只有部分患者抗体阳性。针对胰岛 β 的自身免疫可快可慢，潜伏期可长可短。在同卵双生子，后患病者最多可在发病的前 12 年出现自身抗体，还可以观察到中间有长达 11 年的糖耐量受损时期。因此自身免疫标志物可以预报未来 1 型糖尿病的发病。这些标志物包括胰岛素自身抗体(IAA)、ICA 和 GAD 抗体。IAA 一般在糖尿病发病后出现，对发病的预报价值不大。而 1 型糖尿病的发病前期有 90% 的患者 ICA 阳性，且 ICA 的人群阳性率与该人群的 1 型糖尿病的患病率高度相关，然而只有 10% 的人将来发生糖尿病，因此 ICA 预报的特异性不高。但是 ICA 对 1 型糖尿病一级亲属有良好的预报能力。对 1 型糖尿病患者一级亲属 11 年的随访发现，ICA 高滴度者有 50% 发病，低滴度者只有 8% 发病，这提示遗传因素可以加强 ICA 的预报能力。GAD 抗体与 ICA 高度相关，ICA 阳性人群有 70% GAD 抗体阳性，GAD 抗体预报 1 型糖尿病也有较好效果，在 20 岁以上人群，敏感性高于 80%，小于 10 岁人群为 54%。所有这些抗体的滴度可随病程的延长而逐渐减弱。在人群中用自身抗体筛查 1 型糖尿病高危人群可能花费巨大，但在一级亲属中用此法筛查值得推荐。

(二) 家族史

1 型糖尿病的家族聚集性没有 2 型糖尿病强，只有 10%～20% 的患者有家族史，大部分患者与已知的 1 型糖尿病患者没有密切的血缘关系。但是患者同胞或子代的患病率可以达到 5%～10%，是一般人群的 10～20 倍。国内有限的调查显示患者家族史的阳性率仅有 10%(表 11-8-3)，其一级亲属的患病率也只有普通人群的 3～5 倍，在患者中甚至 2 型糖尿病家族史的阳性率高于 1 型糖尿病，是否提示一些 2 型糖尿病的易感基因也可能参与 1 型糖尿病发病，有待深入研究。

(三) 年龄

1 型糖尿病以往又称"儿童发病型糖尿病"，一般认为儿童

表 11-8-3 1型糖尿病患者的家族史调查

调查地区	患者数量	家族史阳性	阳性(%)	文 献 来 源
广州	20	5	25	中国糖尿病杂志,1998, 6: 122
哈尔滨	75	9*	12	中国公共卫生,2001, 17: 58
青岛	30	6	19.4	山东医药,1999, 39: 3
山东	128	8	6.3	山东医药,1998, 38: 5
无锡	18	0	0	江苏医药,1999, 25: 229
合计	271	28	10	

注：* 其中 7 例为 2 型糖尿病家族史。

是好发和高发人群，且儿童发病快，β细胞功能丧失较明显，症状典型，依赖胰岛素治疗，因而临床上易于诊断。流行病学调查也主要登记诊断明确的儿童人群。有文献报道起病年龄越小，易感基因簇集越多，起病越快，症状越典型，这可能与免疫系统的致病特性和幼稚程度有关，而成人免疫系统较不易受环境因素的激惹而产生混乱。但是如前所述，1型糖尿病能够发生在任何年龄，目前关于成人1型糖尿病的发病率和患病率的调查资料几乎缺如，主要原因是诊断困难，具体有以下几点：① 症状不典型，不能根据临床特点确立诊断；② 用于普查的免疫标志物检测成本过高或缺少标准化；③ 即使自身抗体阳性的糖尿病，是否都是1型糖尿病还存在不少争议，因为成人糖尿病的病因学具有多元性；④ 有文献报道自身抗体阳性来自遗传，是个体的遗传学特征，并不一定表示出现胰岛β细胞自身免疫破坏。但是假如20%自身抗体阳性的2型糖尿病中有一半是1型，那么1型糖尿病的成人患病率也远远高于儿童，如果这样，则成人患1型糖尿病的危险不但不比儿童低，而是高得多，只是由于诊断困难，使1型混入2型而掩盖了这一实际情况。研究成人1型糖尿病的起病特点和自身免疫标志物的诊断价值，制定诊断规范，对非自身免疫因素是否及如何参与1型糖尿病发病进行研究，应是当务之急。

（四）病毒感染

大约80%的儿童患者在发病前有明确的病毒感染史，包括呼吸道病毒和肠道病毒，如风疹病毒、麻疹病毒、腮腺炎病毒、EB病毒、柯萨奇病毒、埃可病毒等。在先天性风疹病毒感染的患儿，有20%未来可患1型糖尿病，患病者中70%能检出ICA阳性，如果携带HLA-DR3、DR4，则发病风险更高，而携带DR2则有保护作用。柯萨奇病毒表达的P2-C蛋白与胰岛β细胞的GAD65的氨基酸序列相似，感染后可诱发交叉免疫反应，在一组患者中，柯萨奇病毒的阳性率（64%）明显高于对照组（44%），携带HLA-DR4抗原也可以加强该病毒的致病性。病毒感染可以通过直接的溶细胞作用、交叉免疫，以及促进HLA抗原的高表达、提高T淋巴细胞的活性等途径，加重已有的潜在或轻度的自身免疫倾向，破坏β细胞，诱发1型糖尿病。

（五）营养因素

婴儿母乳喂养缺乏或不足，代之以牛乳喂养，据认为与1型糖尿病的发病有关，牛乳中的某些蛋白质成分可以通过婴幼儿尚未发育成熟的肠黏膜屏障，诱发免疫反应。比如，牛乳清蛋白与胰岛β细胞的p69蛋白具有同源性，刺激机体产生交叉反应抗体（即ICA69）。易感基因如HLA单倍体含有A1-B8-DR3-DQ2(A1 * 0501 B1 * 0201)，能够加强牛乳喂养与1型糖尿病的关系。由于母乳含有丰富的生长因子、细胞因子、抗体等，缺少母乳喂养可以导致肠黏膜屏障发育不良、成熟延迟、分泌型IgA合成减少、局部免疫功能和屏障功能下降，为牛乳蛋白诱导过度免疫提供了条件。牛乳中的酪蛋白，如β酪蛋白A1的裂解产物在局部有免疫抑制作用，可以通过抑制肠道对病毒的防御能力导致病毒感染的机会增加。牛乳喂养和母乳喂养不足导致肠黏膜局部发育不良和免疫能力下降，可能是病毒或食物蛋白诱导发病的重要机制。

（六）气候因素

寒冷使儿童病毒感染的机会显著增加，同时还能使体内抗胰岛素激素分泌增加，增加胰岛β细胞的负担，加速β细胞在免疫破坏阶段的失代偿。不过，年龄偏低的儿童受气候因素的影响较小，这可能有两方面原因，一是年幼儿童室外活动少，受家长监护多，有研究报道家长对儿童的监护程度与1型糖尿病的发病相关，受监护少的儿童病毒感染的机会增加，发病率提高。其次是，越是年幼的儿童，其发病的遗传倾向越强，易感基因簇集越多，同时β细胞损坏速度快，发病越迅速，对季节的依赖性不强。

五、分子流行病学

2型糖尿病的遗传主要来自多个致病基因不同外显效应的综合表现，在同卵双生子中发病率可达100%，家族聚集现象也较明显，说明这些致病基因在跨代传递中有很强的连锁效应。然而，迄今所知的1型糖尿病分子遗传学机制表明，1型的遗传效应主要来自染色体6p21的HLA编码基因。1型同卵双生子的共患率为25%～60%，而HLA完全相同的同胞为15%～20%，异卵双生子为6%（即单倍体相同），单倍体和HLA都不相同者与普通人群的发病率等同，可见1型糖尿病的遗传特性有50%来自HLA基因。但是，HLA基因与其他基因相比，在跨代传递中有明显的连锁不平衡特点，所谓的连锁不平衡是指单倍体生殖细胞在减数分裂过程中某一区域的基因与其他位置的基因发生交换的频率，一般而言，位置越靠近的基因，相互交换的频率越大。HLA的连锁不平衡现象使得子代与亲代的HLA基因相比较，具有一定的"个性"特点，所以1型糖尿病与自身携带的特定基因的关系强于与亲代基因的关联，跨代遗传不如2型明显，患者的一级亲属患病率也比2型低，且同卵双生子共患率较2型低也说明环境因素在发病中的重要性强于2型。

HLA表达的抗原与免疫反应及其调节有关，在抗原提呈的过程中依赖HLA I类（对CD8+细胞毒T细胞）和II类（对CD4+辅助T细胞）抗原对相应T淋巴细胞表面抗原（CD8或CD4）的识别，否则不能活化T细胞。MHC抗原（主要组织相容性抗原）限制作用的程度取决于HLA抗原的提呈能力和数量。特定氨基酸序列的HLA抗原或者HLA抗原的高表达能够使免疫反应增强。决定与HLA抗原特性和受激发高表达的特定编码基因与β细胞的自身免疫损伤有关。HLA基因位于第6条染色体上，有三个连续区域分别编码II类、III类和I类抗原，其中II类有DP、DQ、DR亚区，三个亚区的若干 A 位点编码Ⅱ类抗原的 α 链(α1 和 α2),若干 B 位点编码 β 链(β1 和 β2)。两条链不同的编码位点编码Ⅱ类分子的不同位置的抗原决定簇,如 DR3、DR4、DR2、DR5、DR9 等。人群研究发现,与 1 型糖尿病的发病有关的主要是 DQ 亚区的某些编码位点及相应的抗原决定簇。DQ 区内包含两个编码 α 链的序列 A1 和 A2 及两个编码 β 链的序列 B1 和 B2,在序列内部存在不同的等位基因位点(如 DQB1＊0302)。

在高加索白种人,DR3、DR4 的编码基因是 1 型糖尿病的易感基因,有 95％的患者携带 DR3 和(或)DR4,对照组仅有 50％。DR3 纯合子的相对危险度为 5,DR4 纯合子为 8,而 DR3/DR4 杂合子为 14。在我国上海、北京和台湾地区的研究发现 DR3、香港发现 DR3/DR9 杂合子与 1 型糖尿病易感有关。我国北方的研究发现不仅 DR3 而且 DR4 携带者的患病风险增高。进一步的基因分析发现编码 β 链第 57 位氨基酸的 DQB1 基因位点和编码 α 链第 52 位氨基酸的 DQA1 基因位点是 DQ 基因与 1 型糖尿病易感的关键所在。如果 β 链第 57 位氨基酸为天门冬氨酸,则有保护作用,而非带电氨基酸(丙氨酸、丝氨酸、缬氨酸)则有致病作用;α 链 52 位为精氨酸有致病作用,其他氨基酸则有保护作用。分别编码 DR3 和 DR4 的等位基因 DQB1＊0201 和 DQB1＊0302 均缺乏 β 链第 57 位天门冬氨酸的密码子,而能够编码第 57 位天门冬氨酸的基因如 DQB1＊0301、DQB1＊0602、DQB1＊0603 都有保护作用。然而在日本和中国第 57 位非天门冬氨酸的致病作用不如在白种人强,但 α 链 52 位精氨酸的作用与白种人类似。DQB1 的 57 位非天门冬氨酸和 DQA1 的 52 位精氨酸是 1 型糖尿病的独立危险标志,两者同时存在时患病危险性可提高 45 倍。但是,DQB1＊0602(编码 DQ6 抗原簇)和 DQB1＊0603(编码 DQ18 抗原簇)有保护作用,特别是对 DR4 阳性者。DQ6 和 DQ18 不仅 β 链编码位点与 DR3 和 DR4 不同,α 链的编码位点 DQA1＊0102(DQ6)和 DQA1＊0103(DQ18)也与 DR3(DQA1＊0501)和 DQ4(DQA1＊0301)不一样。它们的保护作用恰恰因为都能编码 57 位精氨酸。

第三节 · 并发症流行病学

糖尿病并发症是一个动态的过程,与糖尿病起病年龄、累积病程、遗传、环境因素、代谢控制水平及其他危险因素有关,因此在不同的人群和不同的时代调查结果可能差别较大。目前糖尿病并发症尚未进行国家级、省级的大规模普查,其流行病学的数据主要来自对住院人群、门诊人群、社区登记人群及特定研究人群的调查。不同的研究使用流行病学指标不同,包括:横断面调查的总体患病率、队列观察的人年(或其他人数随访时间乘积单位)发病率、队列研究的发病率或累积发病率、高血糖毒性总体暴露时间(糖化血红蛋白异常超正常余额与随访时间乘积的单位)的发病率等。但需要特别注意的是,发病率或累积发病率是更能准确反映并发症实际危害的指标,而患病率存在一定缺陷(未考虑死亡等因素);另外,由于析因干预对照性研究的研究人群具有特定要求,因此其并发症流行病学数据仅可作为参考使用,不能代表一般人群;而横断面调查虽可提供较全面的数据,但由于人群偏倚的因

素可能使得数据描述较为粗陋。本节主要讨论糖尿病的特异性微血管并发症及 1 型糖尿病患者大血管并发症的流行病学。

一、糖尿病并发症及其危害

糖尿病并发症的发生使其成为当代主要致残、致死的重要原因,包括心肌梗死、脑卒中、终末期肾病、糖尿病足相关的残疾、失明、一般性活动能力下降及死亡风险增加。在中国启动经济建设后的近 40 年,糖尿病的流行经历了初涨期、暴涨期而进入维持期,糖尿病人数的持续增长推动了并发症的增长,并已累积成为当前高度的并发症流行趋势。在发达国家,虽然其总体医学水平的进步使得心血管疾病、终末期肾病、失明、截肢等绝对风险减少,但糖尿病致死、致残的相对风险却在增加,这一现象在中国也已充分展开:美国 NCEP 研究发现在整体社会心血管风险减低的同时合并糖尿病的冠心病发生率却在持续增加,而国内的调查也显示中国 3/4 的心血管疾病合并糖代谢异常。糖尿病直接或间接的死亡风险迅速攀升,如今其已成为终末期肾病、失明、非外伤性截肢的第一位原因。

国内研究者对 2 型糖尿病人群的并发症流行病学进行了综合调查,显示在初诊、门诊及住院患者中存在不同的并发症流行状况。初诊糖尿病的患者其糖尿病神经病变(DNE)、糖尿病视网膜病变(DR)及糖尿病肾病变(DN)的发生率分别为 7.31％、4.05％及 32.31％,其中以 DN 最高。初诊时肾病高发的现象在国内其他研究中均得到证实,甚至在 IGT 人群也有将近 10％的患病率。而门诊人群的调查显示 DR、DN 及 DNE 的患病率均大约为 15％,冠心病(CHD)、脑血管疾病(CBD)及下肢动脉疾病(LEAD)的患病率为 10％～15％;另一项国内门诊登记研究表明 DNE 患病率较为突出,达 17.8％,DR 及 DN 分别为 4.8％及 10.7％,CHD 高达 30.1％,CBD 为 6.1％;A1chieve 研究纳入 10 889 例中国门诊人群,结果显示约一半的患者合并微血管并发症,其中 DR、DN 及 DNE 的患病率分别为 16.3％、22.3％及 33.3％,大血管并发症的患病率为 21.3％。与门诊调查相比较,住院人群调查反映出更为严重的并发症流行趋势:早期北京协和医院总结 1991—2000 年 10 年的住院患者资料,显示 1/4 到 1/3 的患者合并 DR 或 DN,DNE 的发生率超过一半,CHD、CBD 及 LEAD 发生率分别为 15.9％、12.2％及 5.0％。而大血管并发症方面,中国慢性病前瞻性研究发现在 10 年的随访跨度内,糖尿病人群的心脑血管疾病、外周血管疾病及肝病的发病风险是非糖尿病人群的 2～2.4 倍,肾病发病风险达 13.1 倍,死亡风险为 2 倍,寿命大约缩短 9 年(以半数生存率所处的年龄水平计);另外,ACCORD 研究发现,东亚人种与西方高加索人相比,东亚糖尿病患者发生卒中和肾病的风险显著高于高加索人。

虽然这些调查存在样本量、研究人群、评估方法等诸多方面的差异,但基本揭示了近年来我国并发症的流行状况(表 11-8-4)。下面将分述不同并发症流行病学的专项调查数据,同时考虑到国内研究主要针对 2 型糖尿病并发症流行病学,而国外的研究则更侧重于 1 型糖尿病并发症研究,因此大致将国内、国外的研究分开讨论。

表 11-8-4　国内人群部分并发症调查数据（%）

调查年份	样本量	DR	DN	DNE	CHD	CBD	LEAD/PAD
1991—2000	3 469	31.5	39.7	51.1	25.1	17.3	9.3
1991—2000	24 496	24.3	33.6	60.3	15.9	12.2	5.0
2001—2002	2 448	29.3	79.2	36.2	1.9	11.4	4.7
2005	1 433	22	25.4	29.7	33.3	2.9	—
2006	1 591	4.05	32.31	7.31	9.29	—	—
2007	1 524	4.8	10.7	17.8	30.1	6.1	—
2009—2010	10 889	16.3	22.3	33.3	21.3		
2010—2011	25 817	16.4	15.1	14.4	14.9	10.1	9.3
2016	95	18.9	45.3	83.2	48.4	77.9	

注：DR，糖尿病视网膜病变；DN，糖尿病肾病变；DNE，糖尿病神经病变；CHD，冠心病；CBD，脑血管疾病，LEAD，下肢动脉粥样硬化病变；PAD，外周动脉疾病。

二、国内糖尿病微血管病变

（一）糖尿病视网膜病变（DR）

一项天津视力残疾调查发现，DR 在总体眼病和致盲中占比逐年增加，2000 年 DR 占 2.5%（第十位），2010 年 DR 占 33.5%（第一位）。国内研究者对 DR 进行了多项研究（表 11-8-5），发现我国 2 型糖尿病 DR 的患病率为 20%～40%。北京及上海的调查数据较接近，约为 28%；山东的一项农村调查结果也与之相似，而长治的农村调查 DR 发生率高达 37.46%；调查中 DR 相对低发（<20%）的区域有：泸州（15.57%）、东莞（17.9%）、无锡（5.4%）和广东（7.1%）。文献数据显示随着调查人群年龄的减小，DR 发生率逐渐增加，提示调查年龄对 DR 发病存在影响：长治 15 岁以上的调查 DR 为 37.46%，山东 25 岁以上农村调查为 26.3%、45 岁以下人群调查为 19.8%，泸州 40 岁以上人群为 15.57%，无锡 50 岁以上为 5.7%。另外，糖尿病病程也是影响 DR 发病的重要因素：王芳等发现病程 0～5 年、5～10 年、10～15 年、15～20 年和 20 年以上 45 岁以下患者 DR 患病率分别为 11.8%、13.2%、15.4%、27.0% 和 62.5%，显示了糖毒性暴露程度与并发症发生的正相关性。有些调查区分了 DR 的严重程度，发现背景性视网膜病变（BDR）为主流，而增殖性视网膜病变（PDR）的社区人群患病率仅在 1%～4%。值得指出的是，糖尿病前期人群 DR 发生率为 8%，这与其他报道的各种微血管并发症在 IGR 人群的患病率（均 10%）类似，可见在低度糖毒性暴露患者，人群中有少数遗传易感性较强的个体也可以发生并发症。

表 11-8-5　国内人群糖尿病视网膜病变（DR）部分调查数据

调查地区	调查年份	调查人数（人）	DR 发生率（%）	文献来源
本溪	2008—2009	2 276	31.8	[87]
泸州	2011	1 374	15.57	[88]
北京	2011—2012	519	27.2	[81]
	2007	445	29.2	[82]
东莞	2011—2012	1 310	17.9	[89]
广州	2008—2009	155	7.1	[90]

（续表）

调查地区	调查年份	调查人数（人）	DR 发生率（%）	文献来源
山东	2007—2008	707	26.3	[84]
长治	2007—2008	2 632	37.46	[85]
上海	2005—2006	642	19.9	[91]
	2003—2004	535	27.29	[83]
	2007—2012	805	46.89	[92]
	2006	767	22.9	[93]
无锡	2010	703	5.4	[94]
武汉	2011—2013	380	21.32	[95]
天津	2000	200	2.5	
	2010	200	33.5	[80]
河南	1996—1999	736	12.4	[96]
山西	2010—2011	480	19.8	[86]
广西	2007—2010	1 610	30.2	[97]
天津	2004—2009	9 237	32.9	[98]
济南	2009	250	56.4	[99]

黄斑大致负责 90% 的视觉能力，糖尿病黄斑水肿（DME）是影响视力的重要因素，虽然并不是糖尿病特异性并发症，但可以由 DR 发展所致，也可以与 DR 发展不平行，近年来受到越来越多的重视。一项上海社区调查随访了 5 年基线眼底检查无并发症的人群，结果发现 DME 累积患病率达到了 19.71%，与此同时 DR 的累积发生率为 46.89%，显示这组糖尿病平均病程 11 年的人群并发症从无到有，进展凶险。另外，部分研究调查了住院人群的 DR 患病率为 30%～56%，较社区人群明显增高，可能由于住院人群糖尿病病情参数的偏倚，在同等病程拥有比社区人群更高的患病率。

总体上，我国社区 2 型糖尿病人群的 DR 患病率大致在 25%～30% 的水平，住院患者的发生率较高，其中以 BDR 为主，约占 90%，尚有少数患者出现 DME。DR 的发生与年龄及糖尿病病程有关，中期病程（5～10 年）为高发阶段；尚未发现区域、城乡之间有明显的差别。

（二）糖尿病神经病变（DNE）

DNE 种类繁多、分型不一，以症状常见而持久的糖尿病周围神经病变（DPN）调查为主，少数为自主神经病变（DAN）。国内 DNE 部分调查数据（表 11-8-6）显示：住院人群 DPN 的患病率大致在 70%～90%，社区人群患病率仅有 8%～36%，门诊人群介于社区及住院人群之间，为 40%～50%。少数调查涉及了 DAN，比如张军的住院人群调查，确诊的 DAN 为 8.4% 或症状性 DAN 为 15.4%，与此对应的确诊的 DPN 和症状性 DPN 也较高，为 54.07% 和 84.61%。另外，鹿斌等调查了社区人群糖尿病前期的 DPN 患病率为 2.8%，对应的糖尿病和 NGT 患病率分别为 8.4% 和 1.5%，提示糖尿病前期人群各项微血管并发症都有低频度的发生，再次显示糖毒性作用具有剂量-效应的连续相关性。总体上，由于 DNE 有症状上的显性表现，因此住院患者中的患病率调查有明显的集中表现（达 70%～90%），而门诊人群为 40%～50%，社区人群小于 20%。

表 11-8-6 国内人群糖尿病神经病变（DNE）部分调查数据

调查地区	调查年份	调查人数（人）	DNE 发生率（%）	文献来源
保定	2003—2005	138	89.1	[105]
长沙	1997—2001	836	54.07	[104]
沈阳	2001—2002	135	61.5	[107]
南京	1994—1999	378	24.6	[108]
湛江	2015	94	69.56	[109]
洛阳	2011—2012	287	39.4	[103]
上海	2008—2009	1 018	51.8	[102]
	2010—2013	2 035	8.4	[100]
	1998—2001	739	36.6	[101]

国内的调查尚未显示病程进展的影响，平均 3.7 年病史的患者，DPN 可以达到 80%，新诊断的人群可达到 25%～56%，10～20 年病程为 50%～75%，平均 10 年左右的为 61%，这可能是 DNE 诊断评估的不规范导致，某些一过性的 DNE 也被纳入调查之中。目前神经病变尚缺少通用的分类和诊断标准，是否一过性可逆的急性神经病变可以纳入其中，还是仅仅应当纳入持续存在的不可逆、难治性的 DNE，目前尚未达成共识。

（三）糖尿病肾病（DN）

国内 DN 部分调查数据显示（表 11-8-7）：住院人群微量蛋白尿（MAU）发生率大致为 30%，较门诊筛查水平（约 40%）稍低，社区人群发生率约为 20%。潘长玉等于不同年份进行 2 次门诊 MAU 筛查，结果患病率均大约为 40%，大量蛋白尿处于 15%～26%；国内一项大样本门诊筛查研究发现 17% 的患者有大量蛋白尿，对应的 MAU 为 41.9%。以上结果提示 MAU 患病率需要注重在无症状或非住院糖尿病人群的普查，不可忽视潜在的 MAU 阳性患者，还应注重门诊定期筛查蛋白尿并及时干预。

研究者在糖调节受损（IGR）人群中发现 MAU 患病率约为 10%，与 DNE 及 DR 的糖尿病前期调查结果相类似，提示糖尿病前期人群也有一定的糖尿病特异性微血管并发症的发生。但有一些研究表明在正常糖耐量（NGT）人群中 MAU 患

表 11-8-7 国内人群糖尿病肾病（DN）部分调查数据

调查地区	调查年份	调查人数（人）	DN 发生率（%）	文献来源
上海	2002—2007	1 576	31.2	[110]
	2000—2001	244	20.9	[115]
	2008—2009	1 421	18.51	[114]
北京	2003—2010	1 758	29.1	[111]
广东	2011—2012	2 631	14.5	[116]
国内多中心	2002	2 130	58.9	[113]
	1998	2 430	65	[77]
	2001	2 248	61	
	2003	2 729	45	

病率接近 10%，提示 MAU 的发生可能与糖毒性无关。因此，尽管 MAU 对于 DN 的诊断有价值，但 MAU 的诊断并非具有特异性，MAU 的阳性可以指向诸多的肾脏病变，尤其是目前流行病学调查人群中 CKD 已超过 10%。不过仍可确定的是，在 IGR 人群甚至在高位正常血糖范围的人群，存在一定的血糖毒性相关的并发症，除了糖毒性的作用，个体的基因易感显然也起到了协同作用。

三、国外并发症流行病学研究

由于种族、生活方式、糖尿病治疗模式和控制水平、筛查方法的差异，国外并发症流行病学的研究与国内存在诸多不同，有些数据存在可比性，如 A1Chieve 研究发现国内外的并发症流行病学基本相似；有些则不然，如国内症状性的神经病变明显高于客观检查阳性的患病率，而美国 RDNS 研究发现仅有少数客观检查阳性的患者有临床症状。因此，此处将国外的并发症流行病学研究单独分述。

国外并发症流行病学研究的特点：① 重点调查 1 型糖尿病患者的并发症流行状况，因为 2 型的并发症受到了非糖尿病因素的重大影响，严格说来不是糖尿病的"直系"后果；② 用队列研究方法，随访并发症的年发病率和累积发病率；③ 研究更多的针对特定并发症、针对固定人群的并发症的发生过程，了解不同病程阶段发病率的高低，探讨发病风险与不同病程时期的关系，如匹兹堡糖尿病视网膜病变研究（PEDC）和威斯康星糖尿病视网膜病变研究（WESDR）；④ 研究不同时代、不同起病年龄对并发症风险的影响；⑤ 研究并发症评估的切实可靠的方法并实际运用，如 RDNS；⑥ 探讨累积高血糖毒性暴露与并发症发生的量效关系等。这些国外研究更深刻地揭示了并发症的发生规律及其相关的危险因素，为防治提供了更为详尽的基础数据。

（一）1 型糖尿病死亡分析

PEDC 研究发现早发 1 型糖尿病患者在病程 17 年后才出现首例死亡，在 35 年病程之前死亡率为 1%～3%，超过 37 年后死亡率达 6%（此时患者年龄在 40～50 岁）。20 世纪 60—70 年代的研究分析发现 1 型糖尿病患者的早期死亡绝大部分来自急性并发症，但 90 年代前后急性并发症的死亡率从 73.6% 下降至 15%，心血管疾病（CVD）的死亡和肾脏疾病的死亡≥20%，同时感染也是重要的死亡原因。Secrest 等从 1960 年随访至 2008 年，18 岁以内起病的 1 型糖尿病患者总

体死亡率为 26%，20 年病程的患者总死亡率达 70%，其中 40% 来自 CVD。1 型糖尿病患者随年龄增长 CVD 危险因素逐渐加重，这些因素一方面加剧了微血管并发症的风险；另一方面促使 CVD 早发并成为致死的重要原因。微血管病变和 CVD 交织存在是死亡的高危状态。RDNS 研究发现，神经病变尤其是心脏自主神经病变是 1 型糖尿病患者猝死的重要原因。EURODIAB、ACCORD 及 STENO 研究均发现神经病变是糖尿病患者死亡的重要危险因素。

（二）1 型糖尿病多个并发症结局随访研究

医学技术的进步、医疗模式及人文关怀的改进给 1 型糖尿病患者带来了福音。PEDC 纵向研究发现，1 型糖尿病患者各项残疾及死亡风险从 22.6%（20 世纪 60 年代）下降至 15.8%（20 世纪 70 年代），但 CVD、显性肾病（ODN）及 PDR 的变化不大。PEDC 和 DCCT 综合人群随访 30 年数据分析发现，单纯随访组中 PEDC 人群的并发症发生率最高，其次 DCCT 常规治疗人群中结局最好的是 DCCT 强化治疗，三组的 PDR 分别为 50%、47% 和 21%，DN 分别是 25%、17% 和 9%，CVD 也明显获益，分别是 15%、14% 和 9%，与 20 世纪 60 年代和 20 世纪 70 年代的数据对比，PDR 的改善提示强化降血糖治疗具有明显益处。EURODIAB 对欧洲多国病程近 15 年的 1 型糖尿病患者进行了并发症的静态调查，发现 MAU30.6%（5 年以内病史为 19.3%），DR46%（20 年以上病史 82%），并发症的发生与病程有明显关系，短病程仅有 25%，而长病程可达 82%。DCCT/EDIC 两阶段研究系统观察了 1 型糖尿病患者并发症的发生情况，从 1983—1989 年入组到 1993 年结束，平均干预 6.5 年的第一研究阶段至 2010—2012 年的平均随访 18 年的第二阶段，DR 的基线患病率高、发展势头迅猛，基线常规组和强化组均各有 50% 的患者出现 DR，研究结束时 2 组 DR 发生率分别增加到 82.7% 和 71.7%，随访结束时 2 组分别继续增加至 95.3% 和 89.2%。EURODIAB 和 DCCT/EDIC 的研究数据提示，如果病程足够长，普遍血糖控制不理想，糖毒性暴露足够多则 DR 的发生几乎可覆盖全部的 1 型糖尿病患者。尽管如此，DCCT 研究仍发现，至结束时强化治疗组 DR 在一级预防人群降低风险 76%，二级预防人群降低 63%，提示强化治疗具有重要的临床益处，随病程进展强化治疗对 DR 的构成产生了非常明显的影响，单纯微血管瘤有所增加，但轻中度 DPDR 和 PDR 显著减少，并且越严重的 DR，其防治效果越好，显示了 DR 虽然不能绝对防治，但控制血糖能够大幅度减少 DR 的进展和晚期视力损害。DCCT/EDIC30 年随访结果及 PEDC 研究结果中均显示了晚期 PDR 有良好的可预防性。

与 DR 相比，DCCT/EDIC 研究未发现 AER 和大量蛋白尿在内的 DN 对患者存在强覆盖性，基线 2 组大约覆盖 10% 的患者，研究结束时常规组为 17.8%，强化组为 10.2%，随访结束时 2 组分别为 24.9% 和 18.5%，表明强化降糖对 DN 较对 DR 总体上有更好的可干预性。另外，研究结果也发现 DNE 对患者的覆盖率较低（6%~7%）、可干预性较好（干预结束时常规组为 17.5%、强化组为 9.3%，随访结束时分别为 32.7% 和 23.0%）。DCCT 研究的重大意义在于：首先发现了并发症在 1 型糖尿病患者的高危高发状态（尤其是 DR）；其次发现了高血糖毒性导致的并发症具有比较好的可干预性；第

三、DN 和 DNE 的总体可干预性优于 DR。除此之外，有数个跨越 DCCT 研究时间段的连续观察的长程研究，比如匹兹堡和 Joslin 中心的研究显示，在后 DCCT 时代，DR 的流行状况得到了很好的扭转，其根本原因在于 DCCT 的研究促进了糖尿病患者更好的代谢控制，这是近代糖尿病医疗领域乃至整个医疗领域具有里程碑意义的事件。曾有学者认为微血管并发症的风险具有"病程饱和现象"，即病程 30 年左右以后并发症发生减少，个体对糖毒性产生耐受，而事实上，这仅仅只是后 DCCT 时代并发症防治效果得到显著改善的结果，病程长的患者得益于强化降糖所减低的年发病率或即时发病率。

研究表明青少年起病的 2 型较 1 型糖尿病并发症的风险显著增加：美国一项青少年起病的糖尿病登记研究发现，在平均 10 岁起病的 1 型和平均 14 岁起病的 2 型糖尿病患者，随访大约 8 年分别达到 18 岁和 22 岁年龄时发现，2 型的并发症发生率高达 72%，而 1 型大约是其 1/3，2 型和 1 型发生率分别为：DN19.9% 和 5.8%，DR9.1 和 5.6%，DPN17.7% 和 8.5%，动脉硬化 47.4% 和 11.6%，高血压 21.6% 和 10.1%，心脏自主神经病变 15.7% 和 14.4%。欧洲有项类似的小规模研究，该研究在基线无并发症的 25 岁以前起病 1 型和 2 型糖尿病患者随访中位数 5 年（1 型和 2 型平均年龄分别为 17.1 岁和 21.6 岁），发现每 1 000 人年 1 型和 2 型并发症分别为：DR77.4 和 78.0，DN62.0 和 58.8，DNE7.8 和 13.9、缺血性心脏病 1.2 和 5.4，全部并发症的校正风险 2 型是 1 型的 2.11 倍。总体上，美国青少年 1 型糖尿病患者 8 年的累积患病率（如果不计死亡）DN、DR、DNE 都处在 6%~8%，欧洲 5 年的累积患病率在 30%~40%，可见尽管欧洲的 1 型糖尿病研究对象年龄比美国略高，但其微血管并发症的发生率显著高于美国。

另外，虽然有研究表明多胎妊娠是糖尿病发生的危险因素，但不是并发症的危险因素，EURODIAB 分析了 1 型糖尿病女性患者妊娠胎数对未来并发症的影响，结果发现妊娠对并发症有一定保护作用：妊娠组与非妊娠组 MAU 各为 6% 和 10%，DR 在生育两胎或以上为 34%，一胎为 45%，无妊娠继续增高到 48%，PDR 相应三组分别为 8%、7% 和 16%。这种保护作用原因尚不清楚，可能与妊娠高雌激素状态对血管的保护作用有关。

（三）眼部并发症

2012 年 Yau 等收集到了 35 项 1980—2008 年发表的全球多人种、以荧光造影为诊断基础的 DR 人群调查研究的数据，并对 DR 的多人种流行趋势进行评估：总共有 22 896 例 1 型和 2 型糖尿病患者，平均年龄 58.1 岁，中位病程 7.9 年，患病率经 2010 年世界糖尿病人口年龄标化，结果发现全人群的任一 DR 的发生率为 34.6%，PDR6.96%，DME6.81%，威胁视力的 DR 发生率为 10.2%。糖尿病病程是 DR 发生及病情进展的最主要因素：1 型患者任意 DR（VTDR）在小于 10 年、10~20 年、20 年以上分别是 20.53%、55.55%、86.22%，对应的 2 型分别是 18.11%、51.10%、52.15%；这三个病程的 PDR 在 1 型分别是 0.37%、19.46%、40.36%，2 型是 1.06%、6.92%、15.13%；DME 在 1 型是 0.55%、12.27%、17.31%，在 2 型是 3.07%、11.94%、16.47%；VTDR 在 1 型是 0.74%、

14.20、47.2％，在 2 型是 3.37％、16.14％、25.95％。在各型 DR 及各病程阶段，1 型都显著高于 2 型。

对于 DR 流行病学数据，需要注意 DR 的评估方法，仅以眼底检查发现单纯微血管瘤临床意义有限，而没有荧光造影的检查可能会漏诊许多已有渗出和缺血性病变的中期非增殖性视网膜病变（NPDR）。因此，必须关注规范检查所发现的"一般性 DR"和"有临床意义的 DR"区别及其调查数据。比如在 UKPDS30 的报告中，初诊未随访的 2 型糖尿病 2 964 例，单纯血管瘤以上病变的 DR 男性高达 47％，女性 39％，而明显 DR 仅有 8％和 4％。所谓"有临床意义的 DR"包括：中重度的 NPDR、PDR 和 DME，这些病变均具有明显的视力威胁（VTDR）。DCCT 的研究启示，长病程可以导致 DR 接近 100％的发生率，而干预之后虽然单纯微血管瘤病变增加，但有意义的临床病变却在减少。DCCT/EDIC 研究显示，较重的 DR 不仅具有临床意义而且与降血糖治疗关系密切，越严重的 DR 越能够通过降血糖得到较好的预防。上述 1980—2008 年的大样本深入个体资料分析显示，PDR 在 10 年以内病程的患病率不超过 1％，而对应的总 DR 则高达 20％；10~20 年 PDR 和 VTDR 已经超过 10％；20 年以上病程两者患病率接近 20％。而在 DCCT 研究中，DCCT 常规组和 PEDC 的 PDR 均达到 50％，但 DCCT 干预组仅有 21％，由此说明 1980 年以来的 PDR20 年以上病程的患病率与 DCCT30 年以上的患病率相似，提示通过降糖而减少 DR 发生的干预方式取得了较大成果。

DME 的发生几乎与 PDR 同步，10 年以内和 10~20 年病程与 PDR 接近并略超过，但 20 年以上病程 DME 超过 20％。前 DCCT 时代启动的 WESDR 研究中，1 型糖尿病患者在 10 年随访时 DME 发生率已超过 20％；WESDR 研究几乎一致性地发现了 DME 的高发状态：WESDR Ⅳ 比较了 919 例 30 岁以前和 1 121 例 30 岁以后发病的 2 型糖尿病，年轻起病者 5 年随访即达到黄斑水肿 10％，20 年以上 29％；年长起病者 5 年为 3％，20 年以上为 28％；WESDR ⅩⅩⅢ 研究在 955 例 30 岁以前起病的患者随访 25 年黄斑水肿累积发病率达到 29％，有临床意义的 DME 为 17％，在 4~9、10~13、14~24、25 年以上病程四个阶段的年发病率分别为 2.3％、2.1％、2.3％、0.9％；WESDR Ⅱ 研究 996 例年轻起病的 1 型糖尿病患者显示，病程≤5 年的 DR 总患病率为 17％，≥15 年则为 97.5％；PDR 病程≤10 年为 1.2％，≥35 年为 67％。需要指出的是，尽管 WESDR 研究开始于 1980—1982 年纳入患者，但大部分入选者在此时已经有较长糖尿病病史，在此期间其得到的医疗干预可能不如 DCCT 常规组，更不如 DCCT 结束后的 EDIC 研究常规组，这是 DCCT 所谓好的"代谢记忆效应"的原因之一。

Yau 等的汇总分析发现 2 型糖尿病中各型 DR 患病率均低于 1 型，与 WESDR 显示的两种类型糖尿病的差别相似。Debelea 研究也发现了 2 种类型的差别：15~30 岁青年起病的 2 型糖尿病患者各种并发症均高于 1 型，2 型并发症风险是 1 型的 2 倍以上，其原因可能是 2 型患者较 1 型有更多早发的 CVD 危险因素，这加重了微血管并发症的发生，但到病程晚期，1 型的肾病高发及环境相关的 CVD 危险因素与 2 型持平，此时并发症风险与 2 型持平甚至超出。

（四）神经并发症

DNE 大致可以分为全身性病变和局灶性病变，全身性病变包括高血糖神经病变、合并或不合并自主神经病变的对称性远端多神经病变（DSDP）以及急性痛性感觉神经病变；局灶性病变包括脑神经病变、局灶性肢体神经病变、胸椎和腰椎的神经根病变。DNE 除了分型复杂，其分期也尚未有定论，另外由于对 DNE 的临床评估和诊断手段繁多，一致性不好，故有多种综合评估的积分方法来协助诊断，但目前也缺乏公认和临床普及较好的积分方法。鉴于以上这些复杂性，DNE 流行病学的调查结果之间存在较多不同。一些以临床症状和简单检查手段为主的调查能够发现的病变可能属于临床型 DNE，而一些症状和体征不明显但检查阳性的调查可能包含了诸多的亚临床病变。

DSDP 是临床调查最常见和最典型的类型。RDNS 研究在 102 例 2 型和 278 例 1 型糖尿病患者混合人群筛查发现，糖尿病患者非糖尿病源性的神经病变可达 10％，1 型糖尿病 DNE 60％、多神经病变 54％、症状性 15％；2 型糖尿病 DNE 59％、多神经病变 45％、症状性 13％，总体 2/3 有 DNE，但只有近 20％有症状，与国内调查结果相似，但症状性 DNE 明显低于国内。EURODIAB 调查发现 1 型糖尿病的 DNE 为 28％；DiaComp 问询调查发现 1 型糖尿病的 DNE 及其他并发症在全球所调查的国家之间差别非常大，最高的立陶宛为 29.9％，罗马尼亚为 12.4％，其他国家均<10％；美国 SLVD 的社区人群调查发现 2 型糖尿病患者的 DNE 为 25.8％，同时 NGT 和 IGT 人群分别为 3.9％和 11.2％；1989 年美国健康问询调查（NHIS）研究发现，症状性感觉神经病变在非糖尿病人群大约有 10％的发生率，糖尿病为 40％左右，提示如果除去糖尿病不相关的神经病变，糖尿病的感觉型 DNE 大约为 30％。以上研究显示，以症状、问询等简单方法调查的 DNE 患病率比较低，大约为 30％，而用严谨方法的 RDNS 发现的 DNE 可达 60％，但症状性的只有 15％，提示客观检查和综合评分在评估 DNE 中的重要价值，也表明无症状的 DNE 可能占 DNE 的一大部分，这部分患者可能会疏于干预和血糖控制进而导致 DNE 进展并出现相关的后果，包括糖尿病足（DF）、夏科关节病和猝死。Dekker 等对 18~90 岁 22913 糖尿病例患者进行了 15 年的追踪调查，发现 DF7.2％，夏科关节病 7.0％，四分位高血糖暴露相应的 DF 分别为 5.2％、6.4％、7.9％、13.9％（$P<0.01$），与血糖控制水平关系密切，但对应的夏科关节为 7.8％、5.6％、4.4％、10.0％（$P=0.469$），与血糖关系不大。

在自主神经病变方面，PEDC 研究调查了 1 型糖尿病患者的心脏自主神经病变（CAN），平均随访 4.7 年，373 例中 104 例（27.9％）发病，发病率为 5.9/（100 人·年）。Pappachen 等在 100 例 1 型或 2 型患者调查 CAN 的患病率，用 Eving 方法调查，发现 CAN 患病率 60％，1 型糖尿病与高龄、QT 间期、10 年以上病程和肾病关系密切，2 型糖尿病与 DPN、QT 间期延长、高龄、10 年以上病程有关。RDNS 在 462 例糖尿病患者（其中 151 为 1 型）分析糖尿病自主神经病变（DAN）与心源性猝死的关系，发现心源性猝死与冠心病和 DN 有关，其次是 HDL-C 和 DAN 有关。日本 Dogo 研究对 287 例 19~65

岁2型糖尿病男性进行调查，发现DNE为47%，勃起功能障碍（ED）39%，DNE与ED发生关系密切，同时该研究还在19岁以上469例男性2型糖尿病患者中发现中度ED达64.2%，重度ED51.0%，抑郁症15.1%，抑郁症与ED关系密切。

总体上，由于早期DNE较为隐匿，其识别高度依赖神经电生理的手段，在临床水平的调查可能由于敏感性欠缺并不能完全反映其患病率，一些综合手段筛查或评分系统调查的DNE患病率可高达60%，这其中相当部分是早期或亚临床的DNE，提示如果有足够敏感和可靠的检查手段，DNE将与DR同样成为非常常见的并发症。DNE的早期发现不足可能在于医患双方对其重视不够，以及DNE的分类、分期、检测手段的标准化、自主神经病变的检测手段等缺乏公认的标准。

（五）糖尿病肾病

按照Morgenson分期定义，DN的早期表现为高血糖相关的肾小球灌注异常并导致的MAU，后期表现主要为进展性临床蛋白尿及相伴随的进行性GFR的丢失，其典型病理改变主要为肾小球结节性或弥漫性硬化。目前，将糖尿病肾病（DKD）的定义从糖尿病高血糖导致的肾病转换为糖尿病状态下合并的肾病，其逻辑上包含三种情况：糖尿病所致的肾病、与糖尿病无关的肾病和可能与糖尿病有关的肾病。这种分类的好处有利于解决既往肾脏穿刺病理与DN仅有1/2不到的低吻合度，并且可以区分良性进展性非DN和进展性DN并给予不同的干预措施。虽然临床上可以根据一些已知的条件来帮助鉴别DN或非DN，但概念上的明确可以加强临床关于糖尿病合并肾损害的病因分类的规范性。但缺点是DKD的概念淡化了糖尿病早期的代谢性损害的病理生理机制，并且淡化了MAU作为关键干预窗口期的意义和大量蛋白尿在后期分型中的价值，转而求助于CKD的GFR分期指标，这客观上削弱Morgenson分期的临床价值和DN的病理生理演变过程，减少对代谢-血流动力学-蛋白尿为轴心的损害机制的认知，转而强调后果性GFR演变，这对于DN的治疗干预具有不利性。

在流行病学调查中，主要评估手段仍是考察尿蛋白排泄水平，有时使用GFR或肌酐，但后者不具有特异性。使用MAU或非特异蛋白尿筛查DN，其特异性虽然较好，但也要考虑非DN因素，其还与一些生理性因素、高血压、老龄化等有关，而且MAU的检测重复性欠佳，晨尿和随机尿有差别，因此临界性的异常需注意重复检查以确认。在NGT人群，5%～10%出现MAU，而IGR人群的调查数据为10%～15.5%。因此，DN出现的蛋白尿异常与DNE类似，既可以在糖尿病前期乃至NGT人群出现，也可以由非糖尿病原因导致。

UKPDS按Morgenson分期在5 079例2型糖尿病的新诊断人群中分析调查了DN的发病和进展情况，结果显示在基线总共有7.2%的患者出现蛋白尿异常，其中MAU占6.5%，平均随访10.4年后，在基线蛋白尿正常的人群中，总共有18.3%发生MAU，5.6%出现大量蛋白尿，1.5%肌酐出现异常，0.3%需要肾脏替代治疗（RRT）。DCCT/EDIC对1 441例1型糖尿病患者进行类似时间的随访（中位随访时间13年，最长达到25年），结果发现10年大量蛋白尿的发生达到28%，与UKPDS明显不同，后者以MAU为主，另外1型糖尿病患者的ESRD发生率为4%，而2型仅为0.3%。可见在相同的较长随访时间，青年起病的1型糖尿病患者和初诊的2型患者其DN进展要快得多，结局也更恶劣。其中固然考虑到DCCT的入组人群属于有数年病史的早期患者，UKPDS为新诊断患者，DCCT年龄较轻，UKPDS年龄较大，这些不同因素可能造成了DN发病和进展的不同。

Koye等对DN的年发生率进行多项研究的荟萃分析，发现在1型糖尿病患者MAU的年发病率为2%～3%，2型或者混合两型的研究大致为8%，eGFR失代偿的年发生率为2%～4%。此数据与UKPDS 2型患者的分析相似，后者显示从正常蛋白尿进展到MAU的年发生率为2%，从MAU进展到大量蛋白尿或者从大量蛋白尿进展到肌酐升高需要RRT分别为2.8%和2.3%。每个阶段的DN每年有0.1%左右的跨级递进，在不同的阶段死亡率也逐渐增加，如正常蛋白尿、MAU、大量蛋白尿、肾衰竭患者的年死亡率分别为1.4%、3.0%、4.6%和19.2%。这显示DN的进展性及其随着进展致死性明显增加。

社区或多个国家的1型糖尿病患者的募集登记随访研究也提供了DN的流行病学数据。一项联合PEDC和WHO的1型糖尿病患者人群的5年随访分析发现，MAU的发生率大致为18%。在EURODIAB，基线蛋白尿正常的1型糖尿病人群随访7.3年后，MAU阳性率可达12.6%，平均病程15年时MAU可达21.7%，同时有7.8%发生大量蛋白尿。比较美国PEDC与欧洲EURODIAB IDDM并发症的研究数据，在青少年起病1型糖尿病人群，大量蛋白尿发生率分别为27%和12%，微量蛋白尿分别为22%和25%。从20世纪50年代开始随访的PEDC研究显示了前DCCT时代1型患者极高的ESRD发病率，1950—1964年有25年病史的1型患者的ESRD发病率男性可达30.6%，女性为18.0%；30年病史，男性为43.4%，女性为24.6%；在1965—1980年，则状况大有改善，25年病史的患者ESRD男性发病率7.6%，女性为13.8%，30年病史男性为13.7%，女性为21.0%；大量蛋白尿的发病率相似。另一项匹兹堡研究也显示了即使在前DCCT时代，1型患者的肾病预后也随时代进步而改善，1965—1969、1970—1974、1975—1979年ESRD累积发病率分别为9.1%、4.7%、3.6%。

通过目前已经取得的糖尿病防治的成果去追溯20世纪后半叶的研究则会发现，在病程25～30年的1型患者，晚期DN特别是ESRD的发生率可以累及1/3～1/2的患者。通过时代进步带来的各种便利，特别是DCCT后认知到的强化控制血糖的好处，ESRD的发生率已经显著减低。同时我们也认识到，MAU是DN干预、防止进展的最佳窗口期，所以MAU不仅应当成为流行病学调查的指标，也应是临床上针对每个患者实施干预和检测的实用指标。

（六）糖尿病大血管并发症

糖尿病与动脉粥样硬化（AS）为基础的大血管病变关系复杂，从流行病学角度看，应该注意几点：第一，大血管病变更多取决于其自身诸多的危险因素，而糖尿病本身易合并诸多危险因素。第二，糖尿病是血管病变的一个重要恶化因素，糖尿病患者的AS病变累及更为广泛而严重，临床症状更为隐匿而具有高危风险。第三，糖尿病扰乱内皮细胞功能，同时破坏斑块的稳定性，使 AS 病变有向高级发展的趋势，诱发 CVD 事件。大量的流行病学研究显示，糖尿病 CVD 的风险是非糖尿病的 2～4 倍；男性糖尿病 CVD 增加 1 倍，女性患者在绝经后增加 3 倍；普通人群有 40% 死于 CVD 疾病，而糖尿病患者则可能达到 70%～80%；糖尿病有一半以上合并高血压；糖尿病高血糖诱导的血脂谱变化更具有致 AS 的作用。美国自 20 世纪 70 年代开展 NCEP 计划以来非糖尿病的 CHD 已经有效地减少了 30%，但是在糖尿病人群中 CHD 的发生率反而显著升高，这种防治效果上的差别促使临床医师思考其背后的原因及防治办法，目前已知在糖尿病患者进行 CVD 预防时，需要更严格的经典危险因素的控制，而且要早期启动、长期维持达标。

在 CVD 的发生中，无论是 1 型还是 2 型糖尿病，MAU 或大量蛋白尿都是极为重要的危险因素，在 DCCT 研究中显示，有蛋白尿的人群发生 CHD 的风险是无 MAU 人群的 10 倍。MAU 在糖尿病的病程进展中起极为重要的枢纽作用：首先，MAU 是糖尿病高血糖毒性积累的后果；其次，MAU 预示早期微血管并发症的发生，有潜在的 DR 和 DNE 伴随或者高度风险；再次，MAU 是 CVD 风险在原来基础上叠加了新风险的高危状态；第四，MAU 预示肾病发生和进展，而 CKD 又是 CVD 另一种高度的危险状态。如果在 MAU 期间未进行有效干预，发展到大量蛋白尿和肌酐升高的肾功能失代偿期，则不仅表明糖尿病糖毒性作用产生了新的更严重后果，也表明机体已经将上述所涉及的微血管和大血管并发症推到了极度的高危状态，其中相当部分的患者已经出现晚期的并发症和心血管事件的后遗症。因此，在控制糖尿病上，血糖达标是一方面，而预防 MAU 和控制其进展则具有更重要的意义。

PEDC 研究和 EURODIAB 研究调查了 1 型糖尿病的 CVD 患病率：病程早期大约为 5%，10～15 年的患病率大约为 10%，病程在 30 年以上可达 25%。此研究结果与 DCCT/EDIC 大致相同，在大约 17 年随访过程中，强化组 CVD 患病率大约为 5%，常规组大约为 10%，但考虑到 DCCT 入组时的病程已经有 2.6 年（DR 一级预防）或 8.6 年（DR 二级预防），总体的糖尿病病程长于 PEDC 和 EURODIAB 研究，而 CVD 患病率却相当于或少于后两者，说明 DCCT 研究中控制血糖的优越性。

1987 年英国设立了全科医师研究数据库（GPRD），Soedamah-Muthu 从此数据库中选取了 7 479 例 35 岁以下诊断的 1 型糖尿病患者，以年龄和性别相匹配（5 比 1 匹配）的 38 116 例非糖尿病患者作为对照，从 1992 年基线开始随访到 1999 年（平均 4.7 年），1 型糖尿病患者病程 15±12 年。结果发现 1 型糖尿病组和对照组每 1 000 人年的绝对风险分别是：急性冠脉综合征男性 3.5 和 1.3（HR 3.0），女性 2.9 和 0.5（HR 7.6）；冠脉重建男性 2.0 和 0.4（HR 5.0），女性 1.5 和 0.1（HR 16.8）；致死性加非致死性脑卒中男性 2.7 和 0.8（HR 3.7），女性 2.0 和 0.5（HR 4.8）；致死性和非致死性心肌梗死、冠脉重建、急性 CHD 死亡在内的主要 CHD 终点为男性 5.1 和 1.6（HR 3.6），女性 4.1 和 0.5（HR 9.6）；心肌梗死、急性 CHD 和脑卒中导致的致死性 CVD 男性 2.8 和 0.5（HR 5.8），女性 2.5

和 0.3（HR 11.6）；主要 CVD（包括致死或非致死性心肌梗死、冠脉重建、急性 CHD 死亡和致死或非致死性脑卒中）男性为 7.3 和 2.3（HR 3.6），女性为 5.5 和 0.9（HR 7.7）。将此数据按照患者的总病程转化为现患病率（至少要假定没有死亡且患者每年的发病率均等），大约与其他研究发现的 15 年左右病程的患者 CVD 风险 10% 左右一致。另外，此研究显示 1 型糖尿病男性的相对风险是非糖尿病的 3～6 倍，女性是 5～17 倍，这与 2 型糖尿病的 CVD 风险类似，即女性糖尿病患者的 CVD 相对风险要高于男性，特别是绝经后阶段。同时，此研究还分析了年龄相关的绝对和相对风险，结果无论是男性还是女性，尽管随着年龄的增长 1 型糖尿病患者的 CVD 绝对风险与对照人群同样增加，但相对风险却在年轻、病程较短的患者更明显：如男性 35 岁以内的患者 HR 达到了 11.3，而 35～75 岁以上个年龄段波动于 2.3～4.4；女性在小于 35 岁、35～40 岁、45～55 岁 HR 为 10～15，但在 55～65 岁、65～75 岁、75 岁以上则波动于 4.0～8.3。因此，年龄相关的 CVD 风险增加并不妨碍早期和年轻患者有更高的相对风险水平，这提示 1 型糖尿病患者的 CVD 预防应当从早期开始。

在脑卒中方面，NHS 在平均病程 30 年以上的 1 型糖尿病患者随访 24 年发现，1 型糖尿病患者致死性或非致死性脑卒中是非糖尿病患者的 5.9 倍（2 型为 2.3 倍）；在外周动脉疾病方面，瑞典研究分析了 1975—2004 年的住院患者数据库，发现在 31 354 例 1 型糖尿病患者中总共有 465 例出现了非创伤性下肢截肢，其相对风险是非糖尿病适配人群的 86 倍，在超过 65 岁的 1 型糖尿病患者中男性有 20.7%、女性有 11.0% 经历了非创伤性下肢截肢，这与 PEDC 研究人群 LEAD 的发生率 12.1% 相当。

参考文献

[1] International Diabetes Federation. Diabetes atlas 2000 [J]. Executive Summary, 2001.

[2] International Diabetes Federation. Diabetes atlas 2015 [J]. Executive Summary, 2015.

[3] 全国糖尿病研究协作组调查研究组.全国 14 省市 30 万人口中糖尿病调查报告[J].中华内科杂志,1981,20：678 - 683.

[4] Pan XR, Yang WY, Li GW, et al. Prevalence of diabetes and its risk factors in China, 1994[J]. Diabetes Care, 1997, 20：1664 - 1669.

[5] 向红丁,刘纬,刘灿群,等.1996 年全国糖尿病流行病学特点基线调查报告[J].中国糖尿病杂志,1998,6：131 - 133.

[6] 盛正妍,刘蝈,王煜非,等.上海市市区 9 376 成人中糖尿病患病率调查研究[J].中国糖尿病杂志,2001,9：214 - 217.

[7] 于志恒,潘海林,黎英荣,等.中国亚热带地区糖尿病患病率调查[J].中华内科杂志,1997,36：694 - 696.

[8] 福建省糖尿病协作组.福建省两次糖尿病调查对比报告[J].福建医科大学学报,1997,31：229 - 231.

[9] 杨静,何国芬,张巨才,等.山西省 25 岁以上 11 734 人糖尿病调查报告[J].山西医药杂志,1997,27：123 - 125.

[10] Gu D, Reynolds K, Duan X, et al. Prevalence of diabetes and impaired fasting glucose in the Chinese adult population: international collaborative study of cardiovascular disease in Asia (InterASIA) [J]. Diabetologia, 2003, 46：1190 - 1198.

[11] 李立明,饶克勤,孔灵芝,等.中国居民营养与健康状况调查技术执行组.中国居民 2002 年营养与健康状况调查[J].中华流行病学杂志,2005,7：478 - 484.

[12] Yang W, Lu J, Weng J, et al. Prevalence of diabetes among men and women in China[J]. N Engl J Med, 2010, 362：1090 - 101.

[13] Xu Y, Wang L, He J, et al. Prevalence and control of diabetes in Chinese adults[J]. JAMA, 2013, 310：948 - 959.

[14] 王玭,时立新,张巧,等.2009 和 2015 年贵阳市城区居民糖尿病、糖尿病前

期患病率比较研究[J].现代预防医学,2016,43:4462－4466.

[15] 冯一冰.贵州省汉族和布依族居民糖尿病流行状况和相关危险因素研究[J].中国疾病预防控制中心,2015.

[16] 蒋伏松,侯旭宏,杨丽萍,等.云南省基诺族成年人糖尿病的患病率及其相关因素[J].疾病监测,2016,31:598－602.

[17] 何菲,马儒林,牛强,等.新疆汉族和维吾尔族人群糖尿病流行现状调查及影响因素分析[J].中国糖尿病杂志,2015,23:3－6.

[18] 龚世富,毛继,刘俊强,等.安岳县农村50岁以上中老年人糖尿病患病率及影响因素分析[J].海南医学,2016,27:1349－1351.

[19] 朱艺,唐相信,张玉春,等.云南省曲靖市糖尿病流行病学调查[J].糖尿病新世界,2015,12:142－145.

[20] 马福昌,周敏茹,岳建宁,等.青海省成年居民身体活动水平及其与慢性病的关系[J].中国慢性病预防与控制,2016,24:481－484.

[21] 邵永强,樊丽辉,李江峰,等.温州市居民糖尿病患病率及危险因素调查研究[J].中国预防医学杂志,2015,16:966－971.

[22] 林君英,蒋园园,葛阳,等.2014年杭州市萧山区18周岁及以上居民糖尿病患病情况及相关危险因素分析[J].实用预防医学,2017,24:141－144.

[23] 张蓉.2014年度东莞市长安社区居民慢性病患病率及其危险因素分析[J].暨南大学,2016.

[24] 李桂平,赖玉林,邱爱婷,等.惠州市2型糖尿病流行病学调查[J].药物流行病学杂志,2015,11:654－657,664.

[25] 郝丽.甘肃省成人糖尿病流行病学调查[J].兰州大学,2015.

[26] 童国玉.江苏地区糖尿病、代谢综合征患病率现况调查[C].中华医学会第十次全国内分泌学学术会议论文汇编,2011:1.

[27] Zuo H, Shi Z, Hussain A. Prevalence, trends and risk factors for the diabetes epidemic in China: a systematic review and meta-analysis[J]. Diabetes Res Clin Pract, 2014, 104: 63－72.

[28] McCarty D, Zimmet P. Diabetes 1994 to 2010: Global estimate and projections [J]. Leverkusen, Germany: International Diabetes Federation, 1994.

[29] King H, Aubert RE, Herman WH. Global burden of diabetes, 1995－2025: prevalence, numerical estimates, and projections[J]. Diabetes Care, 1998, 21: 1414－1431.

[30] King H, Rewers M, WHO Ad Hoc Diabetes Reporting Group. Global estimates for prevalence of diabetes and impaired glucose tolerance in adults[J]. Diabetes Care, 1993, 16: 157－177.

[31] Pan CY, Lu JM, Tian H, et al. Study of prevenlence of diabetes mellitus in adults in the Shougang Corporation in Beijing[J]. Diabet Med, 1996, 13: 663－668.

[32] Dabelea D, Mayer-Davis EJ, Saydah S, et al. Prevalence of type 1 and type 2 diabetes among children and adolescents from 2001 to 2009[J]. JAMA, 2014, 311: 1778－1786.

[33] American Diabetes Association. Type 2 diabetes in children and adolescents[J]. Diabetes Care, 2000, 23: 381－389.

[34] 董艳梅,李晓霞,李淑华,等.牡丹江市农村居民糖尿病流行病学研究[J].牡丹江医学院学报,2000,21:5－7.

[35] 范世良,许祥霖,孙敏,等.福建贫困山区糖尿病流行病学调查[J].中国民政医学杂志,1995,7:206.

[36] 张晓明,裴秀珍,戚海,等.河北省糖尿病流行病学研究[J].实用预防医学,1998,5:68－71.

[37] 国家"九五"攻关计划糖尿病研究协作组.中国12个地区中老年人糖尿病患病率调查[J].中华内分泌代谢杂志,2002,18:280－284.

[38] 苏蓉,蔡乐,董峻,等.云南省4个独有少数民族糖尿病患病、知晓、治疗和控制现况及其与社会经济地位的相关性分析[J].现代预防医学,2016,20:3733－3737.

[39] 平波,王定明,单广良,等.贵州省龙里县布依族成人体质和健康状况调查.现代预防医学,2016,13:2389－2391,2401.

[40] Chen X, Yang W. Epidemic trend of diabetes in China: for the Xiaoren Pan Distinguished Research Award in AASD[J]. J Diabetes Invest, 2014, 5: 478－481.

[41] 沈洪兵,徐耀初,沈靖,等.Ⅱ型糖尿病家族聚集性的流行病学研究[J].疾病控制杂志,1998,2:8－10.

[42] 邹世品,田鄂,李萍,等.糖尿病的家族聚集性和遗传流行病学研究[J].疾病控制杂志,1998,2:27－28.

[43] 张素华,余璐,邱鸿鑫,等.家族性非胰岛素依赖型糖尿病患者的家系调查[J].中华医学杂志,1996,76:435－439.

[44] Wang J, Zhang L, Wang F, et al. Prevalence, awareness, treatment, and control of hypertension in China: results from a national survey[J]. Am J Hypertens, 2014, 27: 1355－1361.

[45] 李岩,赵冬,王薇,等.中国11省市35～64岁人群应用不同代谢综合征诊断标准的比较[J].中华流行病学杂志,2007,28(1): 83－87.

[46] Bartnik M, Ryden L, Ferrari R, et al. The prevalence of abnormal glucose regulation in patients with coronary artery disease across Europe. The Euro Heart Survey on diabetes and the heart[J]. Eur Heart J, 2004, 25: 1880－1890.

[47] Hu DY, Pan CY, Yu JM, et al. The relationship between coronary artery disease and abnormal glucose regulation in China: the China Heart Survey[J]. Eur Heart J, 2006, 27: 2573－2539.

[48] 刘军,赵冬,刘群,等.中国31个省市自治区急性冠脉综合征住院患者糖尿病患病现况分析[J].中华流行病学杂志,2008,29(6): 526－529.

[49] Carlsson S, Persson PG, Alvarsson M, et al. Low birth weight, family history of diabetes, and glucose intolerance in Swedish middle-aged men[J]. Diabetes Care, 1999, 1043－1047.

[50] Uchimoto S, Tsumura K, Hayashi T, et al. Impact of cigarette smoking on the incidence of type 2 diabetes mellitus in middle-aged Japanese men: the Osaka Health Survey[J]. Diabet Med, 1999, 16: 951－955.

[51] Qiao Q, Valle T, Nissinen A, et al. Smoking and the risk of diabetes in elderly Finnish men. Retrospective analysis of data from a 30－years follow-up study[J]. Diabetes Care, 1999, 22: 1821－1826.

[52] Wei M, Gibbsons LW, Mitchel TL, et al. Alcohol intake and incidence of type 2 diabetes in men[J]. Diabetes Care, 2000, 23: 18－22.

[53] 张吉凯,王声涌,胡毅玲,等.国内非胰岛素依赖型糖尿病分子流行病学研究进展[J].预防医学文献信息,2001,3: 305－308.

[54] 魏群利,刘志诚,王坚.Ⅱ型糖尿病的流行病学与分子流行病学现代研究现状[J].江苏临床医学杂志,2001,5: 272－274.

[55] 赵仲堂,郝风荣,潘玉珍,等.山东省糖尿病流行病学研究[J].山东医科大学学报,1998,36: 40－44.

[56] 杨泽.我国儿童胰岛素依赖型糖尿病流行病学研究总结[C].中国糖尿病研究课题工作会议.北京: 1995年10月.

[57] Green A, Sjolie AK, Eshoj O. The epidemiology of diabetes mellitus: insulin-dependent diabetes mellitus [M] // Pichup J, Williams G. Textbook of diabetes (Volume 1). 2nd ed. London: Blackwell Science, 1997: 1－16.

[58] Patterson CC, Dahlquist G, Soltesz G, et al. Variation and trend in incidence of children diabetes in Europe[J]. Lancet, 2000, 355: 873－876.

[59] Onkamo P, Vaananen S, Karvonen M, et al. Worldwide increase in incidence of type 1 diabetes: the analysis of the data on published incidence trends[J]. Diabetologia, 1999, 42: 1395－1403.

[60] Bennett PH, Rewers MJ, Knowler WC. Epidemiology of diabetes mellitus[M] // Daniel Porte Jr, Sherwin RS. Ellenberg & Rifkin's Diabetes mellitus. 5th ed. New York: McGraw-Hill Company Inc(北京: 科学出版社影印版), 1998: 373－400.

[61] 徐德忠.分子流行病学[M].北京: 人民军医出版社,1998: 297－314.

[62] Komulainen J, Kulmala P, Savola K, et al. Clinical, autoimmune and genetic characteristics of very young children with type 1 diabetes. Childhood Diabetes in Finland (DiMe) Dtudy Group[J]. Diabetes Care, 1999, 22: 1950－1955.

[63] Elliott RB, Harris DP, Hill JP, et al. Type 1 (insulin-dependent) diabetes mellitus and cow milk: casein variant consumption [J]. Diabetologia, 1999, 42: 292－296.

[64] Harrison LC, Honeyman MC. Cow's milk and type 1 diabetes: the real debate is about mucosal immune function[J]. Diabetes, 1999, 48: 1501－1507.

[65] Bain SC, Mijovic CH, Barnett AH. Genetic factor in the pathogenesis of insulin-dependent diabetes mellitus [M]// Pichup J, Williams G. Textbook of diabetes (Volume 1). 2nd ed. London: Blackwell Science, 1997: 1－3.

[66] 张慧颖,王滨有.Ⅰ型糖尿病的分子流行病学研究进展[J].疾病控制杂志,2000,4: 250－252.

[67] 杨泽,王克安.Ⅰ型糖尿病的流行病学和分子流行病学研究[J].中华流行病学杂志,1995,16: 310－313.

[68] 马书平,苏永,袁慧娟,等.2型糖尿病初诊时慢性并发症相关因素分析及中日比较[J].中原医刊,2006,9－10.

[69] Zhou X, Wei Y, Qiu S, et al. Propofol decreases endoplasmic reticulum stress-mediated apoptosis in retinal pigment epithelial cells[J]. PLoS One, 2016, 11: e0157590.

[70] Liu Z, Fu C, Wang W, et al. Prevalence of chronic complications of type 2 diabetes mellitus in outpatients-a cross-sectional hospital based survey in urban China[J]. Health Qual Life Outcomes, 2010, 8: 62.

[71] Litwak L, Goh SY, Hussein Z, et al. Prevalence of diabetes complications in people with type 2 diabetes mellitus and its association with baseline characteristics in the multinational A1chieve study[J]. Diabetol Meta Syndr, 2013, 5: 57.
[72] 张斌,向红丁,毛微波,等.北京、上海、天津、重庆四城市住院 2 型糖尿病患者糖尿病慢性并发症及相关大血管疾病的流行病学分析[J].中国医学科学院学报,2002,452-456.
[73] 向红丁.我国糖尿病慢性并发症的流行病学现状[J].中华医学信息导报 2003,11.
[74] Bragg F, Li L, Chen Z. Urban-rural differences in diabetes-associated mortality in China-reply[J]. JAMA, 2017, 317: 1689.
[75] Clarke PM, Glasziou P, Patel A, et al. Event rates, hospital utilization, and costs associated with major complications of diabetes: a multicountry comparative analysis[J]. PLoS Med, 2010, 7: e1000236.
[76] Woodward M, Patel A, Zoungas S, et al. Does glycemic control offer similar benefits among patients with diabetes in different regions of the world? Results from the ADVANCE trial[J]. Diabetes Care, 2011, 34: 2491-2495.
[77] 潘长玉,田慧,刘国良,等.中国城市中心医院糖尿病健康管理调查[J].中华内分泌代谢杂志,2004,20: 420-424.
[78] 刘英哲,陈泽奇,张清梅,等.1 433 例 2 型糖尿病及并发症临床流行病学调查[J].中国医师杂志,2005,607-609.
[79] 方团育,何扬利,陈开宁,等.高龄糖尿病患者临床情况分析[J].中华老年医学杂志,2016,35: 409-412.
[80] 孟艳菊,郑曰忠,尹则琳.天津市视力残疾患者近 10 年病因变化趋势分析[J].中国实用眼科杂志,2016,34: 640-643.
[81] 邹燕红,贾伟,李乾,等.北京市德胜社区糖尿病患者视功能损伤调查[J].中华眼视光学与视觉科学杂志,2013,15: 454-458.
[82] 李炳震,刘瑜玲,韩亮,等.北京市顺义区 40 岁及以上人群糖尿病视网膜病变的流行病学调查[J].中华实验眼科杂志,2011,29: 747-752.
[83] 邹海东,张皙,朱剑锋,等.上海市北新泾街道糖尿病患者视网膜病变的患病率调查[J].中华眼底病杂志,2006,22: 31-34.
[84] 舒相汶,王玉,范传峰,等.山东省农村人群糖尿病视网膜病变的流行病学调查[J].中华眼底病杂志,2010,26: 113-115.
[85] 王红波,孙凤仙,张勤,等.山西省长治东部农村地区糖尿病视网膜病变的流行病研究[J].中华眼底病杂志,2010,26: 109-112.
[86] 王芳,王春芳,闫建林.45 岁以上糖尿病患者中糖尿病视网膜病变的患病率调查及相关危险因素分析[J].中华实验眼科杂志,2013,31: 783-787.
[87] 屈丹,邢桂红,哈长愉,等.2008 至 2009 年本溪市中心城区 2 型糖尿病患者视网膜病变患病率及相关因素调查[J].中华糖尿病杂志,2009,1: 337-340.
[88] 张俊,谢明捷,吕红彬,等.2011 年四川省泸州市 40 岁及以上人群糖尿病视网膜病变患病率及影响因素调查[J].中华眼科杂志,2013,49: 789-794.
[89] 张敏,崔颖,孟倩丽,等.广东省东莞市糖尿病视网膜病变流行病学调查[J].眼科新进展,2014,34: 260-263.
[90] 崔颖,郭海科,孟倩丽,等.广东省直机关公务员糖尿病视网膜病变患病率筛查及危险因素分析[J].中华眼底病杂志,2012,28: 241-244.
[91] 张红霞,贾丽丽,侯旭宏,等.上海社区糖尿病前期及糖尿病人群视网膜病变患病率及相关危险因素分析[J].中华医学杂志,2009,89: 1749-1752.
[92] 金佩瑶,彭金娟,邹海东,等.上海市新泾社区 2 型糖尿病居民 5 年随访的前瞻性调查研究: 糖尿病视网膜病变和糖尿病黄斑水肿的发病率及危险因素[J].中华实验眼科杂志,2016,34: 363-367.
[93] 胡海英,鹿斌,张朝云,等.上海市中心城区 2 型糖尿病患者视网膜病变现况调查[J].中华流行病学杂志,2007,28: 838-840.
[94] 谢田华,朱靖,傅东红,等.无锡市滨湖区 50 岁及以上人群糖尿病视网膜病变患病情况调查[J].中华眼底病杂志,2013,29: 495-498.
[95] 李厚秀,刘中华,丁锋,等.武汉铁路局职工糖尿病视网膜病变患病率筛查及危险因素分析[J].中国实用眼科杂志,2014,32: 856-860.
[96] 赵志刚,马书平,张菱,等.2 型糖尿病初诊时视网膜病变的调查分析及中日比较[J].眼科研究,2000,18: 451-453.
[97] 李梦媛,周平,胡秋明.糖尿病患者视网膜病变的筛查分析[J].中国实用眼科杂志,2011,29: 543-547.
[98] 常宝成,赵芊,许瀛海,等.天津地区内分泌科就诊的 2 型糖尿病患者视网膜病变及黄斑水肿的患病率调查[J].中华内分泌代谢杂志,2011,27: 664-667.
[99] 王玉,范传峰,舒相汶,等.住院糖尿病人视网膜病变发生率调查及其危险因素分析[J].中国实用眼科杂志,2009,27: 1045-1047.
[100] 鹿斌,周丽诺,李益明,等.汉族糖尿病和糖尿病前期人群外周神经病变患病率及相关因素调查(SH-DREAMS 研究).中华医学会第十二次全国内分泌学学术会议论文集[C].西安,2013,204-204.
[101] 沈琴,贾伟平,包玉倩,等.上海社区糖尿病及糖调节受损人群周围神经病变的横断面调查[J].上海医学,2009,32: 374-378.
[102] 沈娟,刘芳,曾辉,等.2 型糖尿病患者振动觉阈值检测及影响因素[J].中华糖尿病杂志,2009,1: 440-443.
[103] 赵富利,亓民,刘辉,等.2 型糖尿病周围神经病变危险因素的相关分析[J].中国综合临床,2014,30: 503-506.
[104] 张军,雷闽湘,刘泽灏,等.452 例 2 型糖尿病合并神经病变的临床特点[J].中国医师杂志,2004,6: 744-746.
[105] 李志红,张云良.2 型糖尿病患者 F 波检测对神经病变早期诊断的临床意义[J].中华物理医学与康复杂志,2008,30: 292-293.
[106] 曹瑛,薛耀明,杨群英,等.不同性别 2 型糖尿病患者周围神经病变筛查结果分析[C].2010 中国医师协会内分泌代谢科医师分会年会,中国广东广州,2010,2.
[107] 谷剑秋,张锦.老年 2 型糖尿病患者周围神经病变的临床分析[J].中华老年医学杂志,2004,23: 429.
[108] 潘曙升,赵明,王坚.南京地区 378 例 2 型糖尿病神经病变相关因素调查及风险因素探讨[J].医学研究生学报,2002,15: 38-38,56,74.
[109] 吴丹.神经电生理检查对糖尿病神经病变的诊断价值[J].吉林医学,2017,38: 225-226.
[110] 李青,杨明,包玉倩,等.2 型糖尿病住院患者"肾功能不全"的患病率调查[J].中华医学杂志,2008,88: 1966-1969.
[111] 周雁,郭立新,于冬妮,等.1 758 例 2 型糖尿病住院患者糖尿病肾病的相关因素分析[J].中华流行病学杂志,2012,33: 610-613.
[112] 金文胜,潘长玉.国际糖尿病联盟关于代谢综合征定义的全球共识[J].中华内分泌代谢杂志,2005,21: 附录 4b-1-附录 4b-2.
[113] 中国内地微量白蛋白尿患病率调查协作组.中国内地 2 型糖尿病合并高血压患者微量白蛋白尿检出率调查[J].中华内科杂志,2007,46: 184-188.
[114] 许嵘,钟一红,陈波,等.上海市郊区 2 型糖尿病患者肾脏疾病及其危险因素研究[J].中华内科杂志,2012,51: 18-23.
[115] 王文霞,贾伟平,包玉倩,等.上海社区糖尿病及糖尿病前期慢性肾脏并发症患病现状调查[J].中华医学杂志,2006,86: 2527-2532.
[116] 张如意,王娇,陈容平,等.尿微量白蛋白阴性的超重肥胖 2 型糖尿病患者估算的肾小球滤过率下降的相关危险因素分析[J].中华内分泌代谢杂志,2014,30: 43-46.
[117] Secrest AM, Becker DJ, Kelsey SF, et al. Cause-specific mortality trends in a large population-based cohort with long-standing childhood-onset type 1 diabetes[J]. Diabetes, 2010, 59: 3216-3222.
[118] Suarez GA, Clark VM, Norell JE, et al. Sudden cardiac death in diabetes mellitus: risk factors in the Rochester diabetic neuropathy study[J]. J Neurol Neurosurg Psychiatry, 2005, 76: 240-245.
[119] 王玉珍,许樟荣.糖尿病神经病变的诊治进展[J].中国医刊,2017,52: 8-11.
[120] Miller RG, Secrest AM, Ellis D, et al. Changing impact of modifiable risk factors on the incidence of major outcomes of type 1 diabetes: the pittsburgh epidemiology of diabetes complications study[J]. Diabetes Care, 2013, 36: 3999-4006.
[121] Pambianco G, Costacou T, Ellis D, et al. The 30-year natural history of type 1 diabetes complications: the pittsburgh epidemiology of diabetes complications study experience[J]. Diabetes, 2006, 55: 1463-1469.
[122] Microvascular and acute complications in IDDM patients: the EURODIAB IDDM Complications Study[J]. Diabetologia, 1994, 37: 278-285.
[123] Karamanos B, Porta M, Songini M, et al. Different risk factors of microangiopathy in patients with type I diabetes mellitus of short versus long duration. The eurodiab IDDM complications Study[J]. Diabetologia, 2000, 43: 348-355.
[124] Diabetes Control and Complications Trial Research Group, Nathan DM, Genuth S, et al. The effect of intensive treatment of diabetes on the development and progression of long-term complications in insulin-dependent diabetes mellitus[J]. N Engl J Med, 1993, 329: 977-986.
[125] Diabetes Control and Complications Trial/Epidemiology of Diabetes Interventions and Complications (DCCT/EDIC) Research Group, Nathan DM, Zinman B, et al. Modern-day clinical course of type 1 diabetes mellitus after 30 years' duration: the diabetes control and complications trial/epidemiology of diabetes interventions and complications and Pittsburgh epidemiology of diabetes complications experience (1983 - 2005) [J]. Arch Intern Med, 2009, 169:

1307 - 1316.

[126] Aiello LP. Group DER Diabetic retinopathy and other ocular findings in the diabetes control and complications trial/epidemiology of diabetes interventions and complications study[J]. Diabetes Care, 2014, 37: 17 - 23.

[127] Dabelea D, D'Agostino R Jr, Mayer-Davis EJ. Complications of diabetes diagnosed in children and adolescents-reply[J]. JAMA, 2017, 317: 2553 - 2554.

[128] Amutha A, Anjana RM, Venkatesan U, et al. Incidence of complications in young-onset diabetes: Comparing type 2 with type 1 (the young diab study) [J]. Diabetes Res Clin Pract, 2017, 123: 1 - 8.

[129] Chaturvedi N, Stephenson JM, Fuller JH. The relationship between pregnancy and long-term maternal complications in the EURODIAB IDDM Complications Study[J]. Diabet Med, 1995, 12: 494 - 499.

[130] Yau JW, Rogers SL, Kawasaki R, et al. Global prevalence and major risk factors of diabetic retinopathy [J]. Diabetes Care, 2012, 35: 556 - 564.

[131] Sjolie AK, Stephenson J, Aldington S, et al. Retinopathy and vision loss in insulin-dependent diabetes in Europe. The eurodiab IDDM complications Study[J]. Ophthalmology, 1997, 104: 252 - 260.

[132] Kohner EM, Aldington SJ, Stratton IM, et al. United Kingdom prospective diabetes study, 30: diabetic retinopathy at diagnosis of non-insulin-dependent diabetes mellitus and associated risk factors[J]. Arch Ophthalmol, 1998, 116: 297 - 303.

[133] Klein R, Klein BE, Moss SE, et al. The wisconsin epidemiologic study of diabetic retinopathy. ⅩⅤ. The long-term incidence of macular edema [J]. Ophthalmology 1995, 102: 7 - 16.

[134] Klein R, Klein BE, Moss SE, et al. The Wisconsin epidemiologic study of diabetic retinopathy. Ⅳ. Diabetic macular edema[J]. Ophthalmology, 1984, 91: 1464 - 1474.

[135] Klein R, Knudtson MD, Lee KE, et al. The Wisconsin Epidemiologic Study of Diabetic Retinopathy ⅩⅩⅢ: the twenty-five-year incidence of macular edema in persons with type 1 diabetes [J]. Ophthalmology, 2009, 116: 497 - 503.

[136] Klein R, Klein BE, Moss SE, et al. The Wisconsin epidemiologic study of diabetic retinopathy. Ⅱ. Prevalence and risk of diabetic retinopathy when age at diagnosis is less than 30 years[J]. Arch Ophthalmol, 1984, 102: 520 - 526.

[137] Llewelyn JG. The diabetic neuropathies: types, diagnosis and management[J]. J Neurol Neurosurg Psychiatry, 2003, 74 Suppl 2: ii15 - ii19.

[138] Dyck PJ, Kratz KM, Karnes JL, et al. The prevalence by staged severity of various types of diabetic neuropathy, retinopathy, and nephropathy in a population-based cohort: the Rochester Diabetic Neuropathy Study[J]. Neurology, 1993, 43: 817 - 824.

[139] Tesfaye S, Stevens LK, Stephenson JM, et al. Prevalence of diabetic peripheral neuropathy and its relation to glycaemic control and potential risk factors: the eurodiab IDDM complications study[J]. Diabetologia, 1996, 39: 1377 - 1384.

[140] Walsh MG, Zgibor J, Borch-Johnsen K, et al. A multinational assessment of complications in type 1 diabetes: the DiaMond substudy of complications (DiaComp) Level 1[J]. Diab Vas Dis Res, 2006, 3: 80 - 83.

[141] Franklin GM, Kahn LB, Baxter J, et al. Sensory neuropathy in non-insulin-dependent diabetes mellitus. The San Luis Valley Diabetes Study [J]. Am J Epidemiol, 1990, 131: 633 - 643.

[142] Harris M, Eastman R, Cowie C. Symptoms of sensory neuropathy in adults with NIDDM in the U. S. population[J]. Diabetes Care, 1993, 16: 1446 - 1452.

[143] Dekker RG 2nd, Qin C, Ho BS, et al. The effect of cumulative glycemic burden on the incidence of diabetic foot disease[J]. J Orthop Surg Res, 2016, 11: 143.

[144] Stella P, Ellis D, Maser RE, et al. Cardiovascular autonomic neuropathy (expiration and inspiration ratio) in type 1 diabetes. Incidence and predictors[J]. J Diabetes Complications, 2000, 14: 1 - 6.

[145] Pappachan JM, Sebastian J, Bino BC, et al. Cardiac autonomic neuropathy in diabetes mellitus: prevalence, risk factors and utility of corrected QT interval in the ECG for its diagnosis[J]. Postgrad Med J, 2008, 84: 205 - 210.

[146] Furukawa S, Sakai T, Niiya T, et al. Diabetic peripheral neuropathy and

prevalence of erectile dysfunction in Japanese patients aged＜65 years with type 2 diabetes mellitus: the Dogo Study[J]. Intern J Impot Res, 2017, 29: 30 - 34.

[147] Furukawa S, Sakai T, Niiya T, et al. Depressive symptoms and prevalence of erectile dysfunction in Japanese patients with type 2 diabetes mellitus: the Dogo Study[J]. Intern J Impot Res, 2017, 29: 57 - 60.

[148] 饶小胖,徐梅,梁梅,等.不同代谢异常人群微量白蛋白尿患病率调查研究[J].中华保健医学杂志,2015,17: 489 - 491.

[149] 王先令,陆菊明,潘长玉,等.糖尿病前期尿白蛋白排泄率和微量白蛋白尿患病率的比较[J].中华内科杂志,2004,43: 170 - 173.

[150] Bahar A, Makhlough A, Yousefi A, et al. Correlation between prediabetes conditions and microalbuminuria [J]. Nephrourol Mon, 2013, 5: 741 - 744.

[151] Adler AI, Stevens RJ, Manley SE, et al. Development and progression of nephropathy in type 2 diabetes: the United Kingdom Prospective Diabetes Study (UKPDS 64) [J]. Kidney Int, 2003, 63: 225 - 232.

[152] de Boer IH, Rue TC, Cleary PA, et al. Long-term renal outcomes of patients with type 1 diabetes mellitus and microalbu minuria: an analysis of the Diabetes Control and Complications Trial/Epidemiology of Diabetes Interventions and Complications cohort[J]. Arch Intern Med, 2011, 171: 412 - 420.

[153] Koye DN, Shaw JE, Reid CM, et al. Incidence of chronic kidney disease among people with diabetes: a systematic review of observational studies [J]. Diabet Med, 2017, 34: 887 - 901.

[154] Stephenson JM, Fuller JH. Microalbu minuria is not rare before 5 years of IDDM. EURODIAB IDDM Complications Study Group and the WHO Multinational Study of Vascular Disease in Diabetes Study Group[J]. J Diabetes Complications, 1994, 8: 166 - 173.

[155] Chaturvedi N, Bandinelli S, Mangili R, et al. Microalbu minuria in type 1 diabetes: rates, risk factors and glycemic threshold[J]. Kidney Int, 2001, 60: 219 - 227.

[156] Mattock MB, Cronin N, Cavallo-Perin P, et al. Plasma lipids and urinary albu min excretion rate in Type 1 diabetes mellitus: the EURODIAB IDDM Complications Study[J]. Diabet Med, 2001, 18: 59 - 67.

[157] Lloyd CE, Stephenson J, Fuller JH, et al. A comparison of renal disease across two continents: the epidemiology of diabetes complications study and the EURODIAB IDDM Complications Study[J]. Diabetes Care, 1996, 19: 219 - 225.

[158] Costacou T, Fried L, Ellis D, et al. Sex differences in the development of kidney disease in individuals with type 1 diabetes mellitus: a contemporary analysis[J]. Am J Kidney Dis, 2011, 58: 565 - 573.

[159] Nishimura R, Dorman JS, Bosnyak Z, et al. Incidence of ESRD and survival after renal replacement therapy in patients with type 1 diabetes: a report from the Allegheny County Registry[J]. Am J Kidney Dise, 2003, 42: 117 - 124.

[160] Jensen T, Borch-Johnsen K, Kofoed-Enevoldsen A, et al. Coronary heart disease in young type 1 (insulin-dependent) diabetic patients with and without diabetic nephropathy: incidence and risk factors [J]. Diabetologia, 1987, 30: 144 - 148.

[161] Forrest KY, Becker DJ, Kuller LH, et al. Are predictors of coronary heart disease and lower-extremity arterial disease in type 1 diabetes the same? A prospective study[J]. Atherosclerosis, 2000, 148: 159 - 169.

[162] Koivisto VA, Stevens LK, Mattock M, et al. Cardiovascular disease and its risk factors in IDDM in Europe. EURODIAB IDDM Complications Study Group[J]. Diabetes Care, 1996, 19: 689 - 697.

[163] Nathan DM, Cleary PA, Backlund JY, et al. Intensive diabetes treatment and cardiovascular disease in patients with type 1 diabetes[J]. N Engl J Med, 2005, 353: 2643 - 2653.

[164] Soedamah-Muthu SS, Fuller JH, Mulnier HE, et al. High risk of cardiovascular disease in patients with type 1 diabetes in the U. K. : a cohort study using the general practice research database[J]. Diabetes Care, 2006, 29: 798 - 804.

[165] Janghorbani M, Hu FB, Willett WC, et al. Prospective study of type 1 and type 2 diabetes and risk of stroke subtypes: the Nurses' Health Study[J]. Diabetes Care, 2007, 30: 1730 - 1735.

[166] Jonasson JM, Ye W, Sparen P, et al. Risks of nontraumatic lower-extremity amputations in patients with type 1 diabetes: a population-based cohort study in Sweden[J]. Diabetes Care, 2008, 31: 1536 - 1540.

第九章 · 糖尿病的诊断与分型

金文胜　潘长玉

第一节 · 糖尿病定义及概述

糖尿病是一组以高血糖为主要特征的临床综合征。当血糖升高到一定程度,临床上可以出现典型的烦渴、多饮、多尿、体重下降等症状。血糖的重度升高可导致酮症酸中毒、高渗性昏迷等急性代谢紊乱,甚至危及生命。长期无明显症状的高血糖状态也可以引起微血管并发症,包括视网膜病变、肾脏病变和神经病变,以及与慢性高血糖相关的大血管病变,如冠心病、脑卒中、下肢动脉供血不足等。糖尿病足则与大血管和微血管病变,以及糖尿病病程关联的全身综合状态有关。

高血糖的产生主要由于胰岛素的缺乏和周围胰岛素敏感组织特别是骨骼肌、脂肪对胰岛素的抵抗。一些因素特别是自身免疫反应对胰岛β细胞的破坏引起的胰岛素释放不足或缺乏,某些基因突变致使胰岛素释放减少和胰岛素氨基酸结构的改变使胰岛素作用效能下降,构成胰岛β细胞和胰岛素的原发性改变,是引起血糖升高的重要因素,这些因素可以引起糖尿病的快速发病或相对缓慢发病。但临床上最常见的糖尿病是不同程度的胰岛素抵抗及β细胞失代偿共同作用所导致的血糖缓慢升高,它与遗传、年龄、饮食、肥胖、其他生活方式、高血压、相关脂代谢紊乱密切相关。

糖尿病的最终病因是遗传和环境因素。在遗传缺陷的基础上,环境因素的作用可以导致糖尿病的发病,但是我们至今对多数糖尿病患者的遗传基础仍然知之甚少。糖尿病的基本病理生理基础是胰岛素抵抗和胰岛素缺乏,事实上不论两者谁发生在先,在相互作用的动态发病过程中往往最终都合并存在。慢性的发病过程愈长,两者最终合并存在的概率愈高。在胰岛β细胞迅速损毁、急性起病型的儿童或青少年糖尿病中,一般出现胰岛素抵抗少见,多数仅需要生理剂量的胰岛素治疗。而在慢性自身免疫损毁的成人糖尿病(LADA),胰岛素缺乏可以和胰岛素抵抗并存,胰岛素敏感组织的葡萄糖转运蛋白4(Glut4)的表达、易位和活化均需要胰岛素的刺激,胰岛素缺乏可以使其数量和功能下降,导致靶细胞对胰岛素的不敏感。迄今在多数糖尿病患者仍然不清楚胰岛素缺乏和胰岛素抵抗何者发生在先。胰岛素的作用和胰岛素的释放之间存在密切失调、灵敏的闭环式负反馈调节机制,糖尿病发病时往往同时合并功能性胰岛素释放失调和胰岛素作用的缺陷。以胰岛素抵抗为主的患者,早期可有胰岛素高分泌以及相关的餐后反应性低血糖,以后亦将逐渐出现胰岛素的缺乏。糖尿病其他一些重要的病理生理改变还有肝脏糖代谢的异常和有关激素的紊乱。空腹肝脏葡萄糖释放的增加和餐后不受抑制,即餐后肝糖周转加强(肝脏从血循环摄取餐后葡萄糖,也可释放葡萄糖进入血液),以及胰高血糖素的分泌加强,也构成糖尿病的病理生理改变。

糖尿病的微血管并发症主要与血糖升高有关,但大血管并发症与胰岛素抵抗相关因素有关,包括高胰岛素和高胰岛素原血症、高血压、肥胖、血脂紊乱、年龄老化、凝血纤溶异常、内皮细胞功能紊乱等,这些被称为胰岛素抵抗或代谢综合征的临床表型在胰岛素抵抗型糖尿病甚为常见。糖尿病慢性并发症的发生与糖尿病的病因、病理生理基础及相关改变有密切的联系,这些异常改变通过蛋白非酶糖基化、干扰细胞信号转导、多元醇通路、氧化应激、形成羧基产物等影响全身细胞特别是血管细胞的功能。糖尿病的血管并发症是糖尿病致死致残、预后不良的主要原因,一半以上的糖尿病死于心血管疾病。

本章主要介绍糖尿病分型及诊断标准的依据、变迁及具体内容。重点是在1997年美国糖尿病学会(ADA)和1999年世界卫生组织(WHO)的最新分型和诊断标准(该标准已得到广泛认可并成为新的通用标准)。而将其他分型和诊断标准在诊断史部分介绍,这其中包括1979年美国糖尿病数据小组(NDDG)和1980年及1985年的WHO分型和诊断标准。1979年以来的分型和诊断标准的变迁有密切的内在联系,不可分割,但这样做的目的主要是使我们能够专注于新标准,避免与原有标准混同,使新内容更易理解。目前已经有一些研究资料可用于评论新标准,而不是仅仅和旧标准进行抽象比较。

第二节 · 诊断与分型的理论基础

糖尿病的发病从理论上说有一个从致病因素、病理生理改变、血糖升高、并发症发生的慢性过程。临床上不同疾病规范的诊断一般应当包括病因诊断、病理或解剖诊断、病理生理诊断(或功能诊断)中的一项或几项。糖尿病的命名最初来自症状的描述(diabetes 意为多尿,mellitus 意为甜味,含糖)。作为一个古老的疾病,人类对它的探索已经持续了数千年之久,但至今对这个疾病还缺乏完全明确的认识。大约在将近半个世纪以前,糖尿病的诊断主要依靠临床症状。一定意义上说,有高血糖症状的糖尿病的诊断是符合规范诊断要求的,首先血糖明显升高是引起病理生理异常的主要机制,这些异常包括营养不良、脱水、酸中毒甚至休克等。其次血糖升高是主要临床表现即典型的烦渴、多饮、多尿的病因。这意味着血糖是一个理想的诊断指标,"糖尿病"这一名词是一个"理想"的诊断名称。然而,随着胰岛素的使用和其他治疗方法的发现和重度高血糖的控制,高血糖的急性危险逐渐减少,致死性减低,长期的观察发现无明显症状的患者常发生一些特征性的慢性并发症。尽管后来认识到慢性并发症与血糖存在密切的关系,但血糖仍不能完全解释慢性并发症的发生,其中也有遗传和其他因素的影响。对糖尿病的基础、临床和流行病学研究发现了遗传和环境因素为糖尿病的基本病因，胰岛素抵抗、胰岛素缺乏和相关改变是主要病理生理机制，高血糖是它们的结果。因而，糖尿病又可以称为"高血糖为主要特征的临床综合征"。

用血糖这种生化指标作为诊断标准不太符合一般性诊断规范，用高血糖相关的临床症状来诊断糖尿病也为时太晚。已经有研究发现，利用胰岛素抵抗指数、胰岛素释放能力甚至甘油三酯水平等指标和其他临床资料，如家族史、体重指数、腰臀比、血压水平等的积分对未来糖尿病有良好的预报作用。但是另一方面，这些指标作为诊断标准还存在明显的缺陷，最重要的是它们不能反映糖尿病的全貌，甚至不能反映血糖升高；其次，对糖尿病不具有特异性，再次是还存在技术上标准化困境等。血糖则处在糖尿病的自然病程中特殊而有利的位置。首先，它是病因和病理生理改变的直接后果，其次它与糖尿病特征性微血管并发症及 β 细胞功能恶化有直接关系。这两点构成了血糖是糖尿病"前因"和"后果"之间的桥梁；而且，一般说来血糖升高的程度能从数量上反映病理生理的变化及预示并发症的发生；再次，它能比较有效地反映其他临床异常，如代谢综合征的其他表型；第四，高血糖可导致典型糖尿病症状；最后，通过大量研究已经发现了有效的血糖诊断切点。这些特点使血糖作为诊断指标广为认可。

诊断和分型密不可分，糖尿病的病因和病理生理是分型方面重要而可靠的依据。比如基因型 *HLADQB1* ∗ *0201/* ∗ *0302* 和表型 *HLADR3/DR4* 以及相关自身抗体、C 肽水平等在诊断 1 型糖尿病上具有重要价值，而胰岛素抵抗、高胰岛素血症、肥胖等是将糖尿病归为 2 型的重要依据。糖尿病有极大的异质性，单一的诊断类型不能完全概括所有临床表型，在诊断和分型方面，目前已经尽最大可能运用了对糖尿病的最新认识和研究成果，正如 1985 年 WHO 制订诊断分型标准时所言，糖尿病的诊断和分型将随人类对糖尿病认知的进步而修改、完善。新的分型和诊断标准也继续保持了这种开放性姿态。例如，ADA（2003 年）和中国糖尿病学会（2005 年）主张正常血糖的上限应从 6.1 mmol/L 下调到 5.6 mmol/L，但最后并没有被 WHO 和欧洲国家认同。

第三节·糖尿病的诊断

一、糖尿病诊断史

糖尿病是一个古老的疾病，大约在有历史记录的 3 500 年的时间里，人类对糖尿病的认识仅仅局限于多饮、多尿、烦渴和体重下降、尿味甜等典型症状。这其中可能主要是现在所谓的快速进展的 1 型，但早期也有对肥胖 2 型患者的记载。直到近代随着科学研究的兴起，证实尿中的甜味物质为葡萄糖，尿糖的排出与血糖的升高有关，并认识到糖尿病的主要特征，即高血糖是糖尿病急性代谢紊乱、死亡及临床症状的病理生理基础。在 20 世纪的初期，出现了最早的葡萄糖测定方法：班氏法，这种半定量法既用来测定血糖，也用来测定尿糖，精度不能满足临床需要。后来发明了著名的福林-吴法、邻苯二甲胺法等，最后已糖激酶法和葡萄糖氧化酶法自 20 世纪

80 年代左右成为临床上的标准方法。

20 世纪中期，发现了进餐后动脉、静脉、毛细血管血液葡萄糖含量有差异。正常情况下，进餐后门静脉吸收的葡萄糖进入动脉系统，经毛细血管网络，被组织利用一部分葡萄糖后返回静脉系统。餐后一段时间内，总是动脉血糖＞毛细血管血糖＞静脉血糖。1948 年 Goldberg 和 Luft 发现：三者空腹血糖差别甚微，而餐后 1 h 动脉血糖比静脉高 25～40 mg/dl，2 h 高 8～15 mg/dl。20 世纪 60 年代，Zalme 和 Dillon 确定了血浆血糖的测定优于全血血糖，理由是血浆血糖能准确反映组织间液葡萄糖浓度，不受红细胞含糖少的影响，糖酵解不会持续存在，血浆分离简易且比血清分离快。血浆血糖等于血清血糖，但比全血血糖高 14%～15%。在糖尿病的新旧诊断标准中都运用了这些糖尿病学先驱们的研究成果（表 11 - 9 - 1）。

表 11 - 9 - 1	对糖尿病的认识与诊断历史
时间与来源	发现与描述
公元前 1550 年埃及	多饮、多尿，尿甜
公元前 600 到公元前 400 年古印度	
公元前 2 世纪	
公元 1 世纪 Celsus	名词"多尿症（diatetes）"出现
约公元 600 年（中国隋代）甄立言	尿甜
1674 年（欧洲）Thomas Willis	尿甜
1776 年 Mathew Dobson	尿风干后留有糖，患者血浆有甜味
1835 年（Bouchardat1875 年记载）及稍后几年	尿糖为葡萄糖，血液中含有葡萄糖
1855 年 Rollo 和 Bernard	尿糖与血糖有联系
1911—1919 年 Benediet、Epstein、Folin 和 Wu	建立血糖测定方法
1889 年 Hotmeinsten	提出葡萄糖耐量试验（OGTT）
1913 年 Allen	首次进行 OGTT，以后运用渐多
1921 年 Hagedorn	动脉毛细血管（A）血糖与静脉（V）血糖有差异
1946 年 Mosenthal 和 Barry	空腹 A - V 葡萄糖差别不大，但餐后大
1948 年 Golberg 和 Luft	糖负荷 1 h 后，葡萄糖浓度 A＞V，高 25～40 mg/dl，2 h 高 8～15 mg/dl
1965 年 Zalme 和 Dillon	血浆血糖测定优于全血血糖，血浆血糖比全血血糖高 14%～15%

口服葡萄糖耐量试验（OGTT）在 100 多年以前就提出，20 世纪 10 年代开始有人实施，到 20 年代末期逐渐使用广泛。虽然 OGTT 有很长的历史，但是它的临床运用并没有一个统一的标准，主要表现在：① 葡萄糖的负荷量应该多大；② 负荷后取血样的时间点；③ 这些时间点的正常值上限；④ 在操作上也缺乏统一的技术规范，如试验前准备要求、糖水浓度、饮完时间等（表 11 - 9 - 2）。直到 1979/1980 年 NDDG/WHO 标准的问世，OGTT 实施才得以标准化，使得不同的流行病学调查、临床研究、基础研究的结果具有可比性和交流性。该标准根据糖尿病的特征性后果，即微血管并发症来确定 OGTT

2 h血糖诊断阈值。可以说这是糖尿病诊断史中的里程碑。正是根据在这个标准基础上进行的大量临床与流行病学研究,1997 年 ADA 对 1980 年的糖尿病诊断标准进行了修改。修改主要原因是:空腹和 OGTT 2 h 血糖作为独立的诊断标准,两者的符合率很差。但新标准仍然重视并继续以糖尿病

"后果"而非"前因"来确定诊断阈值的思路。这个新诊断标准是随着对糖尿病认识深入、对 WHO 1980 年开放标准的完善和补充,并很快(1998 年和 1999 年)得到了 WHO 的原则性支持(相对强调 OGTT)。可以预计,对糖尿病的认识还将不断深入,新的诊断标准依然需要反映这种认识上的进步。

表 11-9-2　OGTT 诊断标准的历史

葡萄糖		血样(静脉)	正常值上限(mg/dl)				
			0 h	1 h	1.5 h	2 h	3 h
Mosenthal 和 Barre(1950 年)	100 g	全血	100	150	—	100	—
Fajans 和 Conn(1959 年)	1.75 g/kg 体重	全血 血浆	— —	160 185	140 160	120 140	— —
Wilkerson(1960 年)	100g	全血 血浆	110 125	170 195		120 140	110 125
英国糖尿病学会(BDA)	50 g	全血 血浆	— —	160 180		110 130	— —
美国大学联合糖尿病研究计划(UGDP)(1970 年)	30 g/m² 体表面积	全血 血浆	0 h, 1 h, 2 h, 3 h 总和 500 以上 0 h, 1 h, 2 h, 3 h 总和 600 以上				
兰州会议(1980 年)	75 g	血浆	125/200(0.5 h)	190		150	125

1979 年 NDDG 确定了糖尿病诊断的两个主要血糖切点:即空腹血糖 > 7.8 mmol/L 和 75 g OGTT 2 h 血糖 11.1 mmol/L;一个次要血糖切点是随机血糖 11.1 mmol/L,还对 OGTT 的操作标准进行了严格规定。OGTT 2 h 血糖 11.1 mmol/L 直接来自数个血糖值与微血管病变相关的流行病学研究,因此一直被当成糖尿病诊断的金标准。而当时空腹血糖 7.8 mmol/L 的来源多是讨论共识,主要理由是当时发现 OGTT 2 h 血糖≥11.1 mmol/L 的人群有 90% 以上空腹血糖≥7.8 mmol/L,这可能与当时血糖测定方法和对空腹血糖的流行病学研究不足有关。尽管 20 世纪 80 年代初期就开始发现空腹血糖 7.8 mmol/L 诊断糖尿病的敏感性较差,以至于 OGTT 2 h 血糖成为流行病学调查的常规手段。1980 年和 1985 年,WHO 利用这两个血糖切点先后两次颁布诊断标准,作为当时全球通行的诊断规范。总的来说,这三次标准的主要内容大同小异,一脉相承(表 11-9-3)。

表 11-9-3　糖尿病 1979 年(NDDG)、1980 年(WHO)和 1985 年(WHO)诊断标准的主要内容

1. 有糖尿病症状(烦渴、多饮、多尿、体重下降),并且随机血糖≥11.1 mmol/L
2. 无症状,空腹血糖≥7.8 mmol/L,另一次被证实和(或)另一次 75 g OGTT 2 h 血糖≥11.1 mmol/L
3. 无症状,OGTT 2 h 血糖≥11.1 mmol/L,另一次被证实和(或)空腹血糖≥7.8 mmol/L

符合以上任意一条即可诊断糖尿病

二、诊断方法

(一)患病诊断

1. 临床表现·典型的临床表现常常在青少年 1 型和较重的 2 型糖尿病患者出现。一些患者在获得诊断之前有可能以急性并发症为首要表现,甚至出现酮症酸中毒和昏迷。平时

无明显症状的患者在应激时症状加重,如感染、外科手术、心脑血管急性事件等。有相当一部分患者可能以糖尿病并发症的症状来就医,如视力下降、肢体麻木疼痛,发现蛋白尿。一些患者由于伤口愈合困难而发现血糖升高,或者可以有反复的皮肤感染、女性的外阴瘙痒等。

2. 尿糖·正常情况下人肾糖阈 160～180 mg/dl,通过肾脏排到尿中的葡萄糖很少,30～150 mg/dl,常规班氏试剂检测阴性(敏感度 300 mg/dl 以上)。在无肾性糖尿的个体,尿糖阳性提示血糖明显升高,应当进一步进行血糖测定。肾糖阈在青年人、妊娠妇女和皮质激素治疗的患者较低,同时尿糖测定容易受尿中其他还原物质如服用维生素 C 的影响,也不能鉴别 6 碳糖的种类。因此,严格来说尿糖检测不能为诊断所用,但可能提示血糖异常。正常人负荷后 2 h 以前的高峰血糖可大于肾糖阈,出现尿糖阳性。研究发现 3%～4% 负荷后尿糖阳性的人群当中,约有一半为糖尿病。有明显糖尿病症状就诊的患者,还应检查尿酮。

3. 血糖测定·对糖尿病可疑和高危的个体要进行空腹血糖测定,如果空腹血糖明显超过诊断标准,无需重复可以建立诊断;有人认为随机血糖 > 15 mmol/L,也可以建立诊断。如果血糖在界线水平,或轻度升高,应当复查,或者进行 OGTT。如果血糖较高但仍未达到诊断标准,则应定期复查,直到诊断明确。

4. 糖化血红蛋白·糖化血红蛋白反映 2 个月左右的血糖总水平,与空腹血糖和 OGTT 2 h 血糖有高度关联,与微血管并发症的关联与血糖相似。糖化血红蛋白超出正常水平提示有糖尿病或糖耐量受损的可能。如果空腹血糖正常而糖化血红蛋白升高,应当进行 OGTT 以排除餐后高血糖性糖尿病。继美国糖化血红蛋白标准化计划(NGSP)已经推荐糖化血红蛋白可以作为一个诊断标准,2010 年 ADA 也接纳其作为三个血糖诊断指标之外的第四个诊断指标。国内 2020 年的诊断标准也推荐其作为诊断标准,但是鉴于糖化血红蛋白检测

国内使用方法繁多、受影响因素很多、标准化的测定技术没有普及，可能还需要更多的临床数据来完善。

5. 糖化血清蛋白（糖化白蛋白或果糖胺）·为非酶促白蛋白糖基化产物，反映 20 日（白蛋白半衰期）的血糖水平，其水平升高也应进行诊断性检查。

6. 静脉葡萄糖耐量试验（IVGTT）·在不能口服葡萄糖的患者，或者口服葡萄糖肠道吸收明显异常者，如甲减、甲亢、吸收障碍综合征、胃肠切除术后等，可以进行 IVGTT。具体方法是，以总量 0.5 g/kg 的葡萄糖在浓度为 25% 的条件下 1～3 min 静脉注射。注射前取血测定空腹血糖。从注射完毕开始计时，注射的另一侧静脉取血标本，每 10 min 收集血样 1 次，60 min 共 7 次。根据血糖浓度的变化计算葡萄糖清除率 K 值：$K = 0.69/T_{1/2}$，$T_{1/2}$ 为血糖下降到 0 时间浓度的一半所需的时间。K 值的单位是每分钟每千克体重血糖下降的百分比。K 值大于 1.2 为正常，小于 1.0 为糖尿病，处于两者之间为可疑状态。IVGTT 不能代表生理状态，且敏感性较 OGTT 差，一般很少使用。但正是 IVGTT 排除了胃肠道吸收和对餐后代谢的有关激素的影响，如肠-胰岛轴，胰高血糖素样肽 1（GLP-1）、胃抑肽（GIP）的分泌对胰岛素的影响，可以用 IVGTT 来估计葡萄糖的清除率和胰岛素的早相（1 min 和 3 min）释放功能。

7. 口服葡萄糖耐量试验（OGTT）·75 g 葡萄糖 OGTT 是诊断糖尿病的标准试验，可疑患者或者是临床无症状者，连带测定空腹血糖的 OGTT 能够帮助明确诊断。但是 OGTT 2 h 血糖变异度很大，可以达到 16.7%，而空腹血糖为 4.5%，这种变异至少有三个方面的来源：① 个体本身在不同时间、不同状态下的生物学差异，如健康状态、睡眠、运动、药物使用、饮食成分、胃肠功能、情绪变化等；② 试验操作上的非标准化，如开始测试时间、葡萄糖浓度、时间上的准确性、试验期间患者的活动、血样的采取和保存等；③ 某些客观因素，如环境温度，冬季对内源性胰岛素需求增加，可使糖耐量轻度减低，而气温过高能使循环加速，动脉血静脉化，负荷后动静脉葡萄糖差值减少，静脉血糖升高而使糖耐量降低。因此，自 NDDG 开始提出来的诊断标准都强调空腹血糖和 OGTT 的重复性和操作的标准化，减少人为和客观因素的影响。NDDG 在 1979 年中规定诊断标准的文献中的 6 条规定，仍然被目前最新的诊断标准所采纳（表 11-9-4）。

表 11-9-4　1979 年 NDDG 规定的 OGTT 标准化操作规定

1. 测试前至少有 3 日时间每日摄取的碳水化合物不低于 150 g
2. 尽可能中断使用对糖耐量结果有影响的药物（如噻嗪类、水杨酸类、可的松、烟酸、口服避孕药，甚至口服降糖药和胰岛素）
3. 没有潜在的或明显的感染（感染影响糖耐量）或等感染治愈后进行试验
4. 体力活动的评估（长期不活动和卧床不起降低糖耐量，这是老年人糖耐量异常多见的重要因素）
5. 选择恰当的测试时间（午后血糖对糖负荷的反应性增高，以早上试验为基本标准）
6. 注意并存的其他疾病的影响

（二）分型诊断

1. 临床资料·起病年龄、起病缓急、有无症状或症状轻重、体形肥胖还是消瘦、尿中有无酮体，有无高血压、血脂紊乱，家族史记载情况，有无妊娠，以及血浆胰岛素和 C 肽水平和对胰岛素的依赖性等，可以帮助区分临床大部分糖尿病的类型。即使临床上比较少见的成人隐匿性自身免疫糖尿病（LADA）和青少年的成年发病型糖尿病（MODY），临床资料也可以指明进一步分型检测的方向。所以，丰富的临床资料的收集是分型诊断的基础。

2. 免疫学检测·主要用于确定 1 型糖尿病。抗体检测包括谷氨酸脱羧酶 65（GAD65）抗体、胰岛细胞抗体（ICA）、胰岛素自身抗体（IAA）、酪氨酸磷酸酶（IA-2、IA-2β）抗体。比较常用的是 IAA、ICA 和 GAD 抗体检测。1 型糖尿病在出现症状时有 50%～60% 至少其中一种抗体阳性。国内对已经明确类型的儿童糖尿病进行检测，发现 1 型者 90% 有自身抗体阳性，而 2 型不到 10%。免疫学检测在症状不典型的 LADA 的诊断中有重大价值。尤其对于亚洲这样的以非肥胖糖尿病居多的地区。对亚洲地区多个国家 40 岁以下糖尿病的调查发现，在 915 例新诊断的青年型糖尿病中，有 12% GAD 抗体阳性，3% ICA 阳性，2% 两种抗体均阳性，这种检测对于诊断的分型和治疗极有意义。

3. 遗传学检测·对于 HLA 基因的检测有助于 1 型糖尿病的诊断，HLA-DQ-B*0201/0302 及其表型 DR3/DR4 是 1 型的好发标志，HLA Ⅱ 类抗原 β 链第 57 位氨基酸非天门冬氨酸和 α 链 52 位为精氨酸也是 1 型的独立发病标志。对于已经明确的几种单基因突变糖尿病，基因检测是明确分型诊断的唯一手段，包括线粒体亮氨酸 tRNA3243 位 A→G 的突变和几种 MODY 基因的点突变，MODY 基因突变影响的功能蛋白包括肝脏核转录因子 4α（HNF-4α）、葡萄糖激酶（GK）、HNF-1α、胰岛素启动子调节因子 1（IPF-1）、HNF-1β 等。

三、诊断标准

（一）一般糖尿病诊断（或非妊娠糖尿病）

现行的诊断标准即 ADA 1997 年的标准（表 11-9-5）和 WHO 标准（表 11-9-6 和图 11-9-1）仍然坚持了以往糖尿病诊断的 2 个原则：① 以血糖作为诊断指标；② 根据远期预后，尤其是微血管病变来确定血糖的诊断阈值。但同时强调，最佳的血糖诊断值应当考虑医疗、社会和经济的因素。这条原则能够在一定程度上说明新标准不提倡费时、费钱、操作复杂、不易推广的 OGTT 的倾向。修改原有诊断标准的理由既有新发现的空腹血糖优点，也有 1985 年 WHO 标准内在的不一致性。大致说来，具体有以下几点：① 空腹血糖 7.8 mmol/L 与 2 h 血糖 11.1 mmol/L 作为可以独立诊断糖尿病的标准，其间存在明显的不一致，几乎所有的空腹血糖＞7.8 mmol/L 者 2 h 血糖＞11.1 mmol/L；而 2 h 血糖＞11.1 mmol/L 者只有 1/4 空腹血糖＞7.8 mmol/L。② 空腹血糖作为诊断标准已经有了充分的流行病学依据。20 世纪 90 年代的几个研究在继续证明 2 h 血糖 11.1 mmol/L 作为黄金标准的同时，发现空腹血糖与 2 h 血糖一样，存在一个类似的切点反映微血管并发症的发生（表 11-9-7A）。同样也有证据表明空腹血糖在反映大血管病变的风险方面与 OGTT 2 h 血糖有较好的可比性（表 11-9-7B）。③ 空腹血糖比 2 h 血糖有更好的重复性。④ 空腹血糖反映的人群糖尿病患病率水平与 2 h 血糖类似。⑤ 空腹血糖检测比 OGTT 简单、便宜、易推广，能节省社会资源，在流行病学调查中不推荐 OGTT 常规使用，但在临床患病诊断和研究需要时还推荐使用。

表 11-9-5　ADA 1997 年诊断标准(血糖均为静脉血浆血糖)

糖尿病诊断
1. 有糖尿病症状同时随机血糖≥200 mg/dl(11.1mmol/L)("随机"是指一天中的任何时间,与进餐无关。典型的糖尿病症状包括多尿、多饮及不能解释的体重下降)
或
2. 空腹血糖≥126 mg/dl(7.0 mmol/L)。"空腹"是指至少 8 h 没有热量摄入
或
3. OGTT 2 h 血糖≥200 mg/dl(11.1 mmol/L),该试验应当按照 WHO 1985 年标准中的规定操作,使用的葡萄糖量相当于 75 g 无水葡萄糖
如果能除外急性代谢紊乱引起的血糖显著升高,该标准应当在另一天的重复检测中确认
不推荐临床上常规做第三次 OGTT

关于空腹血糖(FPG)类型的规定
FPG<110 mg/dl(6.1 mmol/L)为正常
FPG≥110 mg/dl(6.1 mmol/L)及<126 mg/dl(7.0 mmol/L)为空腹血糖受损(IFG)
FPG≥126 mg/dl(7.0 mmol/L)为临时诊断的糖尿病(按糖尿病诊断标准进行再次确认)

相应的 OGTT 类型
负荷后 2 h 血糖(2hPG)<140 mg/dl(7.8 mmol/L)为正常葡萄糖耐量
2hPG≥140 mg/dl(7.8 mmol/L)及<200 mg/dl(11.1 mmol/L)为葡萄糖耐量受损
2hPG≥200 mg/dl(11.1 mmol/L)为临时诊断的糖尿病(按糖尿病诊断标准进行再次确认)

表 11-9-6　WHO 1999 年诊断标准				
	血糖浓度 mmol/L(mg/dl)			
项　目	全　血		血　浆	
	静　脉	毛细血管	静　脉	毛细血管
糖尿病				
空腹或	≥6.1(110)	≥6.1(110)	≥7.0(126)	≥7.0(126)
负荷后 2 h	≥10.0(180)	≥11.1(200)	≥11.1(200)	≥12.2(220)
葡萄糖耐量受损(IGT)				
空腹(如测定)和	<6.1(110)	<6.1(110)	<7.0(126)	<7.0(126)
负荷后 2 h	≥6.7(120)	≥7.8(140)	≥7.8(140)	≥8.9(160)
空腹血糖受损(IFG)				
空腹	≥5.6(100)及<6.1(110)	≥5.6(100)及<6.1(110)	≥6.1(110)及<7.0(126)	≥6.1(110)及<7.0(126)
和(如测定)负荷后 2 h	<6.7(120)	<7.8(140)	<7.8(140)	<8.9(160)

注:流行病学或人群筛查,可以单独使用空腹血糖或 75 g OGTT 2 h 血糖值,临床上,如果没有急性代谢紊乱和明显症状,糖尿病的诊断应当经过另一次重复测试予以确认。
除非能立即分离血浆,一般不应使用血浆葡萄糖值,而红细胞糖酵解造成对真糖浓度的低估且难以估计降低多少。也要注意即使糖酵解抑制剂也不能完全抑制糖酵解,全血样本应当储存在 0~4℃或立即离心,或者立即测定。
OGTT 测试要求:① 测试前至少 3 日每日碳水化合物摄入不低于 150 g,保持日常活动量,有证据表明测试前日晚餐应含有 30~50 g 碳水化合物。② 隔夜空腹 8~14 h 次晨进行,其间可饮水,不能吸烟,应当记录对结果有影响的因素(如药物、活动、感染等)。③ 取空腹血样后,受试者口服 75 g 无水或 82.5 g 一水葡萄糖(溶于 250~300 ml 温水中),5 min 内饮毕,从饮糖水一开始就计时,收集 2 h 血样。④ 若不能立即测血糖,应用含氟化钠的试管收集血标本(6 mg/ml 血液),并立即离心分离血浆;血浆在测试前应冷藏于 0~4℃。

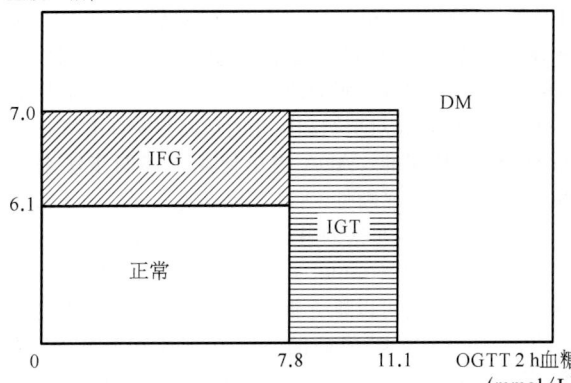

图 11-9-1　WHO 1999 年糖尿病诊断标准图示

表 11-9-7A　ADA 确定空腹血糖诊断值的依据:微血管病变		
研　究　来　源	确　定　方　法	确定值 mmol/L (mg/dl)
皮马印第安	以 OGTT 2 h 11.1 mmol/L 为金标准作 ROC(受试者工作曲线)	6.8(123)
	与 OGTT 2 h 11.1 mmol/L 以上人群的视网膜病变患病率相等	6.7(120)
太平洋人群研究	与 OGTT 2 h 11.1 mmol/L 以上人群的视网膜病变患病率相等	7.0(126)
NHANES Ⅲ	与 OGTT 2 h 11.1 mmol/L 以上人群的视网膜病变患病率相等	6.7(121)
埃及	空腹血糖 7.2 mmol/L 与 OGTT 2 h 血糖 11.5 mmol/L 为切点的视网膜病变患病率相等	7.2(129)

（续表）

研究来源	确定方法	确定值 mmol/L (mg/dl)
McCane	计算机模拟与OGTT 2 h报告视网膜病变的敏感性和特异性等价的空腹血糖	6.8(123)

表 11-9-7B　ADA确定空腹血糖诊断值的依据：大血管病变

研究来源	结　果
Jackson CA	2 h血糖与冠心病关系更密切，但其他大血管疾病指标 2 h血糖与空腹血糖没有明显差别
Beks BJ	50～74岁人群，空腹血糖和2 h血糖与周围动脉疾病的关系类似
巴黎前瞻性研究	致死性冠心病与空腹血糖和2 h血糖均有关，在空腹血糖≥6.9 mmol/L(125 mg/dl)和2 h血糖≥7.8 mmol/L(140 mg/dl)显著升高
巴尔的摩纵向老化研究	心血管疾病在空腹血糖 6.1～6.7 mmol/L(110～120 mg/dl)以上呈线性增加

新标准的主要修改在于将空腹血糖（FPG）诊断标准从7.8 mmol/L下调到7.0 mmol/L，并且认为这个空腹血糖标准可以替代OGTT 2 h 11.1 mmol/L标准。至于保留2 h血糖标准的主要理由有三：① 它呈双态分布，能区分正常和疾病状态；② 该切点有效地反映了微血管病变的发病风险；③ 依据它积累了大量的糖尿病基础、临床和流行病学研究资料。WHO 1999年的标准与ADA 1997年标准的主要差别在于对OGTT及其2 h血糖诊断价值的态度和倾向略有不同。前者的倾向性更强一些。新的WHO报告指出，"在有条件的情况下"可以在流行病学调查时使用OGTT标准，在临床上"最好"能同时使用OGTT和空腹血糖做出诊断。但即便如此，WHO也同样认为可以在流行病学调查时"单独"使用空腹血糖标准，也不反对在临床情况下单独使用空腹血糖做出诊断。看来目前WHO和ADA一样倾向于优先运用空腹血糖。WHO报告还有两个重要的特点：① 将空腹血糖受损（IFG）和葡萄糖耐量受损（IGT）并称为糖调节受损（IGR），这是与诊断有关的术语变化；② 强调了血液标本成分、处理对血糖测定结果的影响。

（二）妊娠糖尿病（GDM）诊断

妊娠期间血糖对孕妇和胎儿不良影响的阈值比普通糖尿病的诊断阈值要低。妊娠期由于体内多种抗胰岛素激素的变化可以导致胰岛素抵抗，出现血糖升高。越在妊娠后期，抗胰岛素激素分泌水平越高，血糖升高的可能性越大。及时诊断和有效治疗妊娠糖尿病，能够防止糖尿病对孕妇和胎儿的危害。

对GDM一般主张采取"筛查试验－诊断试验"两步法。特别是对糖尿病高危的妊娠妇女要进行GDM筛查。筛查使用随机时间 50 g OGTT 1 h血糖，如果＞7.8 mmol/L或7.2 mmol/L（两者的Youden指数几乎完全相等，Youden指数＝敏感度＋特异度－1），则进行正规的100 g OGTT检查；如果50 g OGTT 1 h血糖＜7.8 mmol/L或7.2 mmol/L，则暂时排除GDM。筛查的高危孕妇包括妊娠前肥胖、糖尿病家族史、高龄产妇、以往有不良妊娠或分娩病史、多次妊娠、来自糖尿病高危人种等。如果高危孕妇产检初期排除GDM，还应当在妊娠24～28周复筛，随着孕周的增加，糖尿病的发病危险增高，初期筛查正常不能排除妊娠晚期GDM的可能。相应地，GDM低危孕妇不需要进行筛查，所谓低危应当包括下列项目：年龄＜25周岁、孕前体重正常、无糖尿病家族史、既往无糖耐量异常、无不良产科病史、非糖尿病或GDM好发种族。

筛查阳性者进行OGTT诊断试验。GDM的OGTT诊断试验标准有一个历史变化过程，现在也仍有分歧。1964年O'Sallivan对一组未经选择的孕妇进行了100 g OGTT试验，以均数加两个标准差作为各时间点的正常值上限，0、1、2、3 h的正常值上限分别为5.0、9.2、8.1、7.0 mmol/L，其中两点达标即诊断GDM。当时测定的是静脉全血血糖，NDDG换算成静脉血浆血糖后，这四点数值为 5.8、10.5、9.2、8.1 mmol/L。Carpenter的换算结果则是5.3、10.0、8.6、7.8 mmol/L（这即为ADA新近推荐的标准，见下文）。100 g葡萄糖产生的胃肠道反应比较常见，Fernando 在 O'Sallivan标准的基础上改用75 g OGTT，推荐的四点血浆血糖标准为：5.6、10.5、9.2、8.1 mmol/L。来自O'Sallivan系列的标准是两种GDM诊断标准之一（在第二届国际GDM会议上，NDDG标准被认可为通用国际标准），另一个标准是WHO标准，1987年WHO曾建议在妊娠妇女使用普通糖尿病诊断标准，这一标准主要在欧洲使用。随着对糖尿病诊断标准的更新，WHO 1999年的GDM标准也发生了变化。

我国也有学者提出了自己的GDM诊断标准，其内容为：① 两次空腹静脉血浆血糖达到 5.8 mmol/L，可以诊断；② 进行 75 g OGTT，0、1、2、3 h的上限为5.5、10.2、8.1、6.6 mmol/L，其中两点达标也可以诊断GDM。但是国内目前常用的标准还是以NDDG标准居多，这可能受到第二届国际GDM会议推广该标准的影响。也有一些研究使用75 g的Fernando标准，但很少有人使用WHO的标准。国内50 g葡萄糖负荷试验（GCT）筛查也主要是用 1 h 7.8 mmol/L标准，很少使用7.2 mmol/L。

GDM新诊断标准的情况是，1999年WHO取消了原来的妊娠IGT，在接受空腹血糖 7.0 mmol/L糖尿病诊断阈值的基础上，将达到糖尿病（空腹血糖）和IGT（餐后血糖）诊断标准确定为GDM诊断标准。即空腹血糖≥7.0 mmol/L和（或）OGTT 2 h血糖≥7.8 mmol/L者，则可诊断GDM。1997年ADA认为：只要孕妇满足普通糖尿病诊断标准，则当然是可以诊断为糖尿病（这就是所谓的"一步法"）。但是普通标准不能准确反映血糖升高对孕妇和胎儿的负面影响，GDM还需要更低的血糖诊断标准。ADA提出使用上述两步法来诊断GDM，75 g或100 g诊断性OGTT标准见表11-9-8，两点达标诊断则成立。两步法的另一种情况是：如果第一步50 g OGTT 1 h血糖＞10.6 mmol/L，再检查空腹血糖，若空腹血糖＞5.8 mmol/L，也可以确立糖尿病的诊断。从上面的介绍可以看出，目前妊娠糖尿病的诊断标准还没有完全统一，WHO的标准过于强调普通标准在孕妇的适应性，1999年将符合IGT者也归为GDM，该标准已经意识到，对孕妇产生不良危害的血糖阈值要低于普通糖尿病诊断阈值。但它的缺点是 OGTT 诊断值的降低没有相应的空腹血糖诊断值的降低，没有提到 IFG 是不是 GDM，而 ADA 的 OGTT 空腹血糖上限比 IFG 下限值还低。对 GDM 筛查和诊断的流程见图 11-9-2。

表 11-9-8 　ADA 用 100 g 或 75 g 葡萄糖负荷诊断妊娠糖尿病的标准（静脉血浆）		
	mg/dl	mmol/L
100 g		
空腹	95	5.3
1 h	180	10.0
2 h	155	8.6
3 h	140	7.8
75 g		
空腹	95	5.3
1 h	180	10.0
2 h	155	8.6

注：两种糖耐量试验均要求建立诊断必须有两点或两点以上血糖超过以上规定数值。要求测试前至少 3 日每日碳水化合物摄入不低于 150 g，体力活动不限制，空腹 8～14 h 后次晨进行。测试过程中受试者保持静坐且不能吸烟。

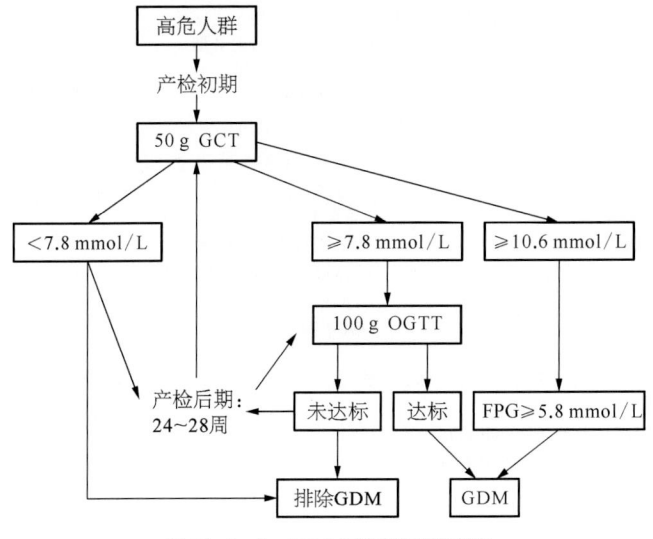

图 11-9-2　GDM 的筛查和诊断程序
其中早期 OGTT 未达标者，产检后期可以从 50 g GCT 开始重筛，也可以直接进行诊断性 OGTT

对于诊断为 GDM 的患者，分娩 6 周后应当复查 75 g 标准 OGTT，按照普通诊断标准，明确糖尿病是否持续存在，还是分娩后糖尿病缓解。但无论如何，有 GDM 病史的患者是未来发生糖尿病的高危人群。

根据较新的"高血糖与不良妊娠后果"（HAPO）研究结果而被"高血糖与妊娠研究国际联盟"（IADPSG）采纳的国际标准是：于妊娠 24～28 周行 75 g OGTT 一步法诊断 GDM，其标准是：于 0、1、2 h 静脉血浆血糖切点分别是 5.1、10.0、8.5 mmol/L，其中任意一点超出即可以诊断 GDM。这个标准明显宽松于两步法标准，被广泛认为可以使 GDM 的患病率从 5%～6% 增加到 15%～20%。这个标准被国内、国际接纳，也随后被 ADA 接纳。尽管其优点是可以为青年女性糖尿

病和肥胖的妇女妊娠带来更多的安全性益处，但其缺点也是明显的，除了增加 GDM 的患病率、带来大量的医疗资源的投入之外，其实际的证据仅仅是 HAPO 的关联性研究，缺乏干预性研究的证据。如果使用这个宽松的标准，则依其所诊断的 GDM 人群有比传统标准更多的可以进行生活方式的干预治疗而非药物治疗，显然，目前的 GDM 控制达标要求比这个标准的血糖值还要高。主要是考虑到 HAPO 研究衍生的 IADPSG 标准证据上的不足，美国国立卫生研究院（NIH）于 2013 年组织了一个包括糖尿病、妇产科、儿科等学科专家在内的会议仍然推荐两步法的诊断标准，这个标准已经被美国妇产科学会（ACOG）接纳成为指南标准，IADPSG 标准被边缘化。事实上，正如最新的 ADA 指南指出的，新的标准还需要更多的证据。

四、糖尿病高危人群筛查及流行病学诊断

新标准建议使用 FPG 或 OGTT 对糖尿病高危人群进行筛查，包括：年龄在 45 岁以上者，应当每 3 年检查 1 次；而 45 岁以下者，如果有肥胖、一级亲属糖尿病家族史、高危人种、女性的巨大胎儿分娩史或妊娠糖尿病史、高血压、血脂紊乱、既往有 IGT 或 IFG，都应进行筛查。而在没有上述明显危险因素的人群，则建议不必强求筛查。

临床上能识别的高危人群多半与年龄和心血管危险因子有关，而有证据表明 OGTT 2 h 血糖更能反映这些患者的糖尿病风险。对这些高危人群进行 OGTT 测试具有充分理由。

关于流行病学诊断，单独使用空腹或 OGTT 任何一种标准，都将遗失 1/3 左右的患者，尽管两者单独诊断的糖尿病几乎一样多，但是"此糖尿病人群"与"彼糖尿病人群"并不是同一群人，因此国内学者仍然建议在有条件的情况下两者合并使用，有关这一点参见本章第五节。

第四节·糖尿病的分型

一、分型的历史

诊断的历史反映了对高血糖后果认知的进步，而分型的历史则反映了对糖尿病临床异质性进行病因、病理生理研究的进步。前者反映糖尿病临床和流行病学研究成果，后者侧重反映糖尿病的基础研究成果。分型的历史大体可分为三个阶段：① 对两种主要类型的临床表型的早期识别；② 提出胰岛素抵抗和胰岛素缺乏的概念，治疗是否需要胰岛素维持生命作为分型标准；③ 分子生物学时代基因和免疫学水平对糖尿病异质性的认识。糖尿病的异质性不仅表现在不同的患者临床表型和遗传类型不同，在同一个人，不同的发病阶段，其内在的病理生理过程也在发生变化。因此，临床上分型不仅要从"横向角度"，也需要从"纵向角度"理解疾病的异质性；同时，随着研究的深入，认识不断完善，分型将更加细致，更加反映疾病的实质。

在公元前数百年到 20 世纪早中期，为第一阶段。这个阶段人类积累了对糖尿病临床表现的丰富资料，在临床上能区分两种主要类型。但是直到胰岛素的发现和运用，1936 年 Himsworth 才发现这两型糖尿病对外源胰岛素治疗的反应有

明显差别，青少年起病的重型患者需要的剂量比成人起病的肥胖患者少。1951 年 Lawrence 提出胰岛素抵抗和胰岛素缺乏的概念，它们是两个主要糖尿病类型各自的病理生理特点。这导致两型糖尿病治疗上存在显著差别，这种治疗差别被 1979 年 NDDG 用作主要的分型标准，次年又被 WHO 采纳。这段时间为第二阶段。这期间 Fajians 提出了糖尿病的病情分级（表 11-9-9），这个分级反映了糖尿病的慢性发病过程。1980 年以后，随着分子生物学、免疫学技术的进步和相关学科的进展，对主要类型尤其是 1 型的遗传学和免疫学认识取

得了重要进展，对 2 型的类似研究发现了一些单基因突变型糖尿病以及成人自身免疫反应糖尿病。但是这些研究要求先根据临床和流行病学特点将候选家族和人群甄别出来，如 MODY、LADA 有明显的临床特征，然后再进行遗传学和免疫学检测。新标准总结 1980 年以来的糖尿病研究成果，重新制定了分型标准，这为第三阶段（表 11-9-10）。第三阶段中的 1985 年 WHO 更新的分型标准与 1980 年没有实质性差别，主要是将营养不良相关性糖尿病单列出来，作为一种主要类型（表 11-9-11），实际上仍然代表第二阶段对糖尿病的认识。

表 11-9-9　糖尿病分型历史：1965 年的病情分级（WHO，Fanjans）

检 测 项 目	糖尿病倾向	隐 性 糖 尿 病	无症状糖尿病	显 性 糖 尿 病
空腹血糖异常	－	－	－	＋
OGTT 异常	－	－*	＋	＋
可的松-OGTT 异常	－	＋	＋	＋
葡萄糖兴奋胰岛素分泌延迟或不足	＋	＋	＋	＋

注：* 应激时可出现"＋"。

表 11-9-10　糖尿病分型的历史

时 间 和 来 源	描　　　　述	
主要类型	目前 1 型	目前 2 型
公元前 600 到公元前 400 年 Charak 和 Sushruta	重型，消瘦、干渴、脱水	肥胖，少动，喜甜食
1875 年 Lancereaux（法国）	年轻，重型	年老，肥胖型
1910—1920	青年起病型（JOD）	成人起病型（MOD）
	生长性起病型	成人起病型，稳定型
	酮症倾向，脆性	酮症抵抗，脂肪过多
1936 年 Himsworth	胰岛素敏感	胰岛素不敏感
1951 年 Lawrence	1 型：绝对胰岛素缺乏	2 型：相对胰岛素缺乏
1979—1980 年 NDDG 和 WHO	胰岛素依赖型糖尿病（IDDM），1 型	非胰岛素依赖型（NIDDM），2 型
1985 年 WHO	IDDM	NIDDM
1997—1999 年 ADA 和 WHO	1 型（不同于 IDDM）	2 型（不同于 NIDDM）
次要类型	类 型 名 称	
1946—1951 年 Lawrence	脂肪萎缩性糖尿病	
1955 年 Hugh-Jones	J 型糖尿病，青年人酮症抵抗性糖尿病（KRYD）	
1955—1959 年 Zuidema	Z 型糖尿病，胰腺钙化和青年人营养不良性糖尿病	
1961—1964 年 O'Sullivan	妊娠葡萄糖不耐受，妊娠糖尿病	
1965 年 WHO，Fajans	糖尿病病情分级	
1974—1976 年 Tettersal 和 Fajians	青少年的成人发病型糖尿病（MODY），Mason 型	
1979—1980 年 NDDG 和 WHO	妊娠糖尿病（GDM）（1998 年 WHO 诊断标准更新）	
1985 年 WHO	营养不良相关性糖尿病（MRDM）	
	—胰腺纤维钙化性糖尿病（FCPD）（相当于 Z 型）	
	—胰腺蛋白质缺乏性糖尿病（PDPD）（相当于 J 型）	
1997 年 ADA	摒弃 MRDM，将 FCPD 归于其他类型的"外分泌胰腺疾病"部分	
1999 年 WHO	同 1997 年 ADA	

表 11-9-11　1985 年 WHO 的糖尿病及相关糖耐量类型的分型

临床类型
　糖尿病
　　胰岛素依赖型糖尿病（IDDM）
　　非胰岛素依赖型糖尿病（NIDDM）
　　　非肥胖
　　　肥胖
　　营养不良相关性糖尿病
　　其他类型糖尿病（与特殊状态和某些综合征有关）

　妊娠糖尿病
　葡萄糖耐量受损（IGT）
　　非肥胖
　　肥胖
　　与特殊状态和某些综合征有关

统计学类型
　既往葡萄糖耐量异常
　潜在葡萄糖耐量异常

二、1999 年 WHO 分型标准

新的分型标准成为"病因学"标准,是对 1985 年的"治疗学"标准的完善,反映糖尿病基础研究的最新成果和目前对糖尿病的最新认识。

糖尿病的异质性表明不同糖尿病类型的本质不同,需要从病因学上进行阐明,以区分不同类型糖尿病的发病特点、临床表现、治疗要求及预后。糖尿病的异质性主要表现在:① 一些绝然不同的疾病临床上都可以有以血糖升高为特征的糖尿病表现;② 糖尿病在不同的种族之间患病率差异很大;③ 不同的糖尿病患者临床表型千差万别,发病年龄相差很大;④ 不同糖尿病的遗传背景不同;⑤ 在热带国家存在一种特殊的胰腺钙化诱导的糖尿病。与 1985 年 WHO 分型相比,新的分型标准(表 11-9-12)为了使糖尿病新的命名和术语能够反应病因学特点,主要做了以下几方面的修改:① 废除"胰岛素依赖型糖尿病(IDDM)"和"非胰岛素依赖型糖尿病

(NIDDM)"的名称代之以"1 型"和"2 型"糖尿病,规定仅用阿拉伯数字而不用罗马数字;② 对 1 型糖尿病和 2 型糖尿病做了明确的病因学规定;③ 取消"营养不良性糖尿病",将"胰腺纤维钙化性糖尿病"归入第三大类"其他类型";蛋白质缺乏性糖尿病需要新的依据证实,暂时不归类;④ 取消 IGT 作为糖尿病的一种类型,把它作为糖尿病分期中的一个阶段;⑤ 保留妊娠糖尿病,但依据新的标准诊断。同时还强调:① 血糖高低只能反映病情轻重,不能反映病因和治疗需求;有些人存在分型中的某些病因,但血糖不一定能达到糖尿病标准。而很多患者高血糖控制后常常可以不需要胰岛素治疗。因此,糖尿病的病因和临床表现没有肯定一致的关系,需要胰岛素治疗也不一定意味着永久胰岛素依赖;② 具体分型取决于诊断时的情况,各种分型之间存在交叉现象,特别是妊娠糖尿病与其他类型的交叉。该分型标准还在每一类型糖尿病亚组分型中均保留"其他"一类,以便深入研究,明确病因后,加以充实、完善。

表 11-9-12　WHO 1999 年的病因学糖尿病分型

Ⅰ. 1 型糖尿病:
　A. 免疫介导性
　B. 特发性
Ⅱ. 2 型糖尿病
Ⅲ. 其他类型糖尿病
　A. β 细胞功能遗传缺陷

染色体 20,HNF4α 突变(MODY1)	染色体 7,葡萄糖激酶基因突变(MODY2)
染色体 12,HNF1α 突变(MODY3)	染色体 13,IPF-1 突变(MODY4)
线粒体 DNA3243 位突变	其他

　B. 胰岛素作用遗传缺陷

A 型胰岛素抵抗(黑棘皮病)	矮妖精貌综合征	Rabson-Mendenhall 综合征
脂肪萎缩性糖尿病	其他	

　C. 外分泌胰腺疾病

纤维钙化性胰腺病变	胰腺炎	创伤/胰腺切除
肿瘤	囊性纤维化	血色病
其他		

　D. 内分泌疾病

库欣综合征	肢端肥大症	嗜铬细胞瘤
胰高血糖素瘤	生长抑素瘤	其他

　E. 药物或化学物质诱导

烟酸	糖皮质激素	甲状腺激素
α 受体激动剂	β 受体激动剂	噻嗪类
苯妥英钠	戊烷脒	Vacor(一种鼠药)
干扰素 α 治疗	其他	

　F. 感染

先天性风疹	巨细胞病毒	其他

　G. 免疫介导型糖尿病的少见类型

胰岛素自身免疫综合征	抗胰岛素受体抗体	"僵人"综合征
其他		

　H. 其他可伴有糖尿病的遗传综合征

Down 综合征	Friedreich 共济失调	亨廷顿舞蹈病
Klinefelter 综合征	Lawerance-Moon-Biedel 综合征	强直性肌萎缩
卟啉病	Prader-Willi 综合征	Turner 综合征
Wolfram 综合征	其他	

Ⅳ. 妊娠糖尿病

(一) 1 型糖尿病

1 型糖尿病的病因是 β 细胞受到破坏引起的胰岛素绝对缺乏。这个名称包括以往的青年发病型糖尿病、IDDM、Ⅰ 型

(或 1 型)糖尿病等。β 细胞损害主要由自身免疫反应引起,但也包括部分原因不明者。两者都有一定的遗传倾向,前者与 HLA 相关的基因遗传有关,后者基因传递情况还不清楚。

1. 免疫介导性·在临床前期,可以在近100%的患者血液中发现至少一种与胰岛β细胞有关的自身抗体:ICA、IAA、GAD抗体、酪氨酸磷酸酶 IA2、IA2β 抗体等,其中 ICA、GAD 抗体有多种类型。发病初期仍有一半左右的人能检测到这些抗体。自身免疫反应的发生与特定的 HLA 基因型密切相关,研究发现 HLA - DR3/DR4、在中国人甚至 DR9 抗原表型与β细胞自身免疫破坏有密切关系。β细胞的破坏速度在不同的患者相差很大,能够发生在任何年龄,一般在成年前起病者发病速度快、症状典型、易获诊断,所以认为此型多发于青年人。而成人发病者β细胞损伤速度慢、发病过程长、症状不明显,常误诊为"2型"。芬兰的研究发现,起病年龄与发病速度的关系,除了与免疫系统的成熟程度有关,还有遗传基础。越小发病者,携带的致病基因型越多,而晚发病者,其致病基因型携带较少,或者同时有保护基因型。但是有遗传缺陷的人群只有10%左右的发病,而病毒感染、缺乏母乳喂养、牛乳中的酪蛋白变种、胃肠黏膜屏障功能低下等构成起诱发作用的环境因素。起病快、β细胞丧失比较彻底的患者,短期内血糖迅速升高,可出现明显的酮症。胰岛素缺乏相对较轻者,或出现应激下酮症倾向。这型患者肥胖少见但可以出现。有些患者合并有其他自身免疫性疾病,如 Graves 病、桥本甲状腺炎、艾迪生病、亚急性甲状腺炎、恶性贫血等。这些患者也往往有类似的 HLA 基因型。

2. 特发性·少见,主要出现的亚洲和非洲地区。病因不明,出现永久的胰岛素缺乏,临床表现与免疫介导性1型糖尿病很相似,亦有明显酮症倾向。但β细胞破坏与已知的自身免疫反应无关,与 HLA 无关,没有相应的基因类型,但有强烈的遗传特性。患者呈发作性酮症酸中毒,发作间期对胰岛素的依赖程度不一。

3. 成人隐匿性自身免疫糖尿病(LADA)·成人发病的自身免疫反应性β细胞破坏进展缓慢或部分损害,有以下原因:① 遗传易感性较弱;② 保护基因的作用;③ 在破坏的同时出现β细胞的再生;④ 免疫损伤启动后诱导免疫耐受等。IA2 抗体为急性起病的标志物,慢性起病以 GAD 抗体(GADA)和 ICA 为标志。GAD 抗体和 ICA 可以预报对胰岛素的依赖性,但前者更敏感。在全球有10%～20%的非胰岛素依赖糖尿病患者有 ICA 或 GAD 抗体阳性,其中82%在诊断后4年以内需要胰岛素治疗。在亚洲,初诊为2型糖尿病者能够检测到 GAD 抗体比欧洲高,中国有16%、日本有47%GADA 阳性,这可能与亚洲非肥胖型2型糖尿病较多有关。HLA - DQB1 * 0302 为未来胰岛素依赖的标志,如果诊断后5年仍不需胰岛素,则依赖性明显降低。HLA - DQB1 * 0602 及 HLA - DQA1 * 0102 有保护作用。但年龄在65岁以上者,即使 GAD 抗体和 IA2 抗体阳性,患者也大部分超重,血浆胰岛素水平正常,长时间不需胰岛素。研究发现致病性最强的 HLA - DR3/DR4 杂合子频率20岁以前发病者比以后发病者明显增高。我国的研究发现,具有 LADA 临床特点的患者,C 肽水平介于典型1型和2型之间,体重指数与1型相当,明显低于2型,发病年龄在20～75岁,GADA 的阳性率达到100%,ICA 为60%,远远高于1型,2型则没有1例阳性,LADA 中10%合并甲亢。目前没有权威的 LADA 诊断标准,

但一般要求符合以下几点:20～25岁以后起病,起病方式类似2型,没有酮症,体重指数较低,4年左右内可不用胰岛素,自身免疫抗体阳性等。

(二) 2型糖尿病

2型糖尿病的病因主要是存在胰岛素释放和作用的缺陷,可以从主要的胰岛素抵抗伴有相对胰岛素缺乏,到主要的胰岛素释放障碍合并胰岛素抵抗;包括以往的非胰岛素依赖型糖尿病、Ⅱ型(或2型)糖尿病和成人发病型糖尿病,是临床上最常见的类型。2型糖尿病的胰岛素释放缺陷并不等于β细胞出现坏死性病变,在β细胞形态上甚至不能区分正常和2型糖尿病患者的差别。目前对于胰岛素抵抗和胰岛素释放障碍何者为2型糖尿病的原发性病变,尚无定论。胰岛素抵抗和胰岛素释放缺陷的确切病因也不十分清楚。一些新的证据指出脂代谢异常可以引起胰岛素抵抗和胰岛素释放障碍,导致2型糖尿病,同时内皮细胞功能紊乱和持续存在的亚临床炎症、氧化应激也被认为与胰岛素抵抗的发生有关。在多数情况下,发病是由于β细胞对胰岛素抵抗的失代偿所致。没有绝对的胰岛素缺乏,患者可以不需要补充外源性胰岛素而生存,没有自发性酮症,但应激时可出现。这些患者中可能混杂有相当部分至今病因未完全明确的其他类型糖尿病。就像 LADA、MODY、线粒体糖尿病的发现,随着病因的明确,可能会有更多的患者归于其他类型。2型糖尿病的遗传倾向比1型明显,同卵双生发病的一致率可达100%,后者只有50%～60%。目前认为2型糖尿病属于复杂的多基因遗传病,疾病的外显取决于多个主效基因和微效基因的综合外显作用。患者往往伴有肥胖,或者是脂肪分布向腹部集中,发病随年龄、种族、生活方式而有变化,通过改善生活方式和减肥,可以使病情减轻或者预防发病。起病比较隐蔽,可以没有明显症状而多年未获诊断,不少患者在发现时就已经存在并发症。常常合并存在胰岛素抵抗相关的因素,如心血管危险因子和疾病,糖尿病是胰岛素抵抗综合征或代谢综合征的重要组成。

(三) 其他类型糖尿病

1. β细胞遗传缺陷·包括几种与β细胞功能有关的单基因突变。

MODY:基因突变主要与胰岛素基因表达的调控有关,其中葡萄糖激酶(GK)调节胰岛素释放水平随血糖水平而变化。GK 表达于肝脏和胰岛β细胞,具有高 Km 值,葡萄糖进入细胞后首先被该酶催化生成6-磷酸葡萄糖,这个反应直接决定下游 ATP 的合成水平,反应水平与 ATP 合成平行,使葡萄糖定量决定胰岛素的释放。在餐后血糖升高阶段,高 Km 值的 GK 在高浓度葡萄糖范围内调节胰岛素释放水平,控制血糖,被称为"葡萄糖感受器"。GK 基因的突变,可以使葡萄糖诱导的胰岛素释放效应减弱或消失。MODY 发病年龄较早,一般在25岁以前,起病时可以不需要胰岛素治疗,没有明显的酮症,所以被称为"青少年的成年发病型糖尿病"。高血糖的主要原因是胰岛素缺乏,胰岛素抵抗很轻或者没有,但不存在胰岛细胞的自身免疫抗体和相关的基因型。多消瘦,病情进展缓慢,轻者甚至无症状。遗传方式为常染色体显性遗传,在一级亲属中至少有1例发病。到目前为止,已经发现有6种 MODY(表 11 - 9 - 13),但仍有15%～20%临床表型为

MODY 的患者病因不明。在发现 MODY 较多的英国和法国,诊断 MODY 要符合以下几个条件:① 家族中至少有 1 人,最好是有 2 人 25 岁以前发病;② 起病时表现为 2 型糖尿病,5 年内不需要用胰岛素;③ 常染色体显性遗传,要求至少 3 代发生糖尿病,最好堂表亲或其子代有相同的糖尿病表型,一般排除双亲为糖尿病的患者。

表 11-9-13		部分 MODY 各型的病因与临床特点			
类 型	突变蛋白质	基因位置	基 因 功 能	临 床 特 点
MODY1	HNF-4α	20q12~q13.1	调节 HNF-1α 和 IPF-1 的基因转录	极少见,发病年龄 10~30 岁,随病情发展出现胰岛素缺乏,多需胰岛素治疗,血管并发症与 1 型类似
MODY2	GK	7q15~p13	β 细胞葡萄糖代谢	少见,血糖轻度升高,无明显症状,进展慢,诊断年龄晚,妊娠可伴糖耐量异常,并发症少见,50% 突变者未达糖尿病诊断标准
MODY3	HNF-1α	12q24.2	与胰岛素基因启动子结合,调节胰岛素基因转录	常见类型,占 MODY 的 65%,2 型的 1%~2%。诊断年龄早,高血糖症状明显,消瘦,部分诊断年龄较大或不发病,进行饮食、口服药、胰岛素治疗各 1/3
MODY4	IPF-1	13q12.1	同上,并调节胰腺生长发育	极少见,普通 2 型中该突变占 1%~6%,体重指数明显低于无突变者
MODY5	HNF-1β	17cen-q21.3	调节 HNF-4α 基因转录	极少见,可伴有肾病(与肾单位发育有关),代谢特征不详
MODY6	NeuroD1/BETA2	2q32	与 β 细胞再生有关的转录因子	仅发现 2 个家系

线粒体糖尿病:线粒体生产 ATP,人线粒体 DNA 有 16 569 个碱基对,连续排列表达 2 个 rRNA,22 个 tRNA 和 13 个蛋白质的编码序列,没有内含子。线粒体 DNA 的突变影响 ATP 的合成,导致能量介导的胰岛素释放功能障碍;同时,一些能量代谢旺盛的组织、如骨骼肌、听力系统等受累,出现糖尿病和其他相应的症状。已经发现线粒体 DNA3243 位 A→G 突变,影响亮氨酸 tRNA 功能,是至今最多见的导致糖尿病的突变类型。其他引起糖尿病的突变还有:3316 位 G→A,2 型糖尿病患者有 3.6% 存在该突变,以及 4079 位 T→G 突变影响谷氨酸 tRNA 功能。线粒体糖尿病表现为母系遗传,症状多不明显,成年发病,不肥胖,逐渐出现对胰岛素的依赖,部分伴有神经、肌肉等症状,60% 出现不同程度的听力下降。国内研究发现在 2 型糖尿病患者中 3243 位突变阳性率为 0.4% 左右,而在母亲有糖尿病的患者当中的检出率高达 3%,未发现多见于日本人的 3316 位突变与糖尿病发病的关系,而且线粒体糖尿病的 3243 位突变类型与 Wolfram 综合征糖尿病存在交叉现象。临床上出现糖尿病伴有耳聋、母系遗传,要高度怀疑线粒体糖尿病,并进行相应的 DNA 检测以确定诊断。

胰岛素原转化为胰岛素障碍:已经在几个家系发现这种常染色体遗传现象,患者的血糖轻度升高,症状不明显,血糖升高是由于胰岛素原的生物学作用较胰岛素明显低而引起。

2. 胰岛素作用的遗传缺陷 胰岛素通过与受体的结合激活受体后信号转导通路而产生复杂的生物学效应。胰岛素受体的突变导致对胰岛素不敏感,高胰岛素血症,出现程度不等的血糖升高或糖尿病,这类糖尿病临床少见。患者可以出现黑棘皮病,女性可有卵巢肥大、囊性化及男性化,这些表现称为 A 型胰岛素抵抗。我国有学者报道的 7 例黑棘皮病患者中,全部都有高胰岛素血症,1 例患有糖尿病,1 例有糖耐量受损,3 例女性患者中均有继发性闭经,2 例多毛,1 例伴多囊卵巢,提示这些患者可能伴有 A 型胰岛素抵抗。

矮妖精貌综合征和 Rabson-Mendenhall 综合征也由胰岛素受体突变所致,多半发生在儿童,在宫内就有明显的生长迟缓,胰岛素抵抗严重。前者有特殊的面部表现,如面容畸形、鼻塌陷、耳郭位置低,患儿发育迟缓、消瘦、皮下脂肪少,多毛,常常在早期夭折,后者有牙齿排列不整和指甲增厚,以及松果体肥大,可伴有多毛、黑棘皮病。

虽然在动物发现胰岛素受体底物 1(IRS-1)突变可以引起糖尿病,但是在人类至今还未能发现与胰岛素受体后信号转导通路有关的功能蛋白的基因点突变与糖尿病发病有关。

3. 胰腺外分泌疾病 胰腺外分泌的严重或弥漫性病变可以累及胰岛 β 细胞。但是即使是急性或重症胰腺炎也极少并发糖尿病,甚至切除 90% 的胰腺也不能诱发糖尿病。其原因可能在于胰岛细胞占胰腺体积小,散在岛状分布,且胰岛 β 细胞有很强的代偿能力。广泛胰腺囊性纤维化可以累及 β 细胞功能,有 5%~15% 发生糖尿病,其中有一半患者需要胰岛素替代治疗,这可能与抗纤维化的皮质激素治疗不无关系。某些胰腺肿瘤甚至小腺癌也可引起糖尿病,则可能与癌肿分泌某些致糖尿病的因子有关。血色病由于肠道吸收过多的铁,引起过多的含铁血黄素沉积在胰腺,影响 β 细胞功能,放血治疗可以改善糖耐量。纤维钙化性糖尿病常伴有腹痛,并放射到背部,X 线可发现胰腺钙化,活检可见胰腺导管有钙化石形成。

4. 内分泌疾病 生长激素、儿茶酚胺、胰高血糖素、糖皮质激素都是胰岛素拮抗激素,这些激素在某些疾病状态(如生长激素瘤、嗜铬细胞瘤、库欣综合征、胰高血糖素瘤)下的升高能够引起葡萄糖耐量受损,部分患者出现糖尿病。甲状腺激素也可以通过加快葡萄糖的肠道吸收，使部分患者出现糖尿病表现，大多数出现葡萄糖不耐受。生长抑素可以同时抑制胰高血糖素和胰岛素的释放，引起轻度糖尿病，可以出现酮症。醛固酮增多症伴有的低血钾可以导致胰岛素释放障碍，诱发糖尿病。如果积极治疗原发疾病，去除诱因，这类糖尿病常常可以治愈。

5. 药物和化学物质诱导的糖尿病·有许多药物或化学物质通过损害胰岛素的释放功能和胰岛素的作用诱发糖尿病。烟酸和皮质激素可以引起胰岛素作用下降，诱导糖耐量异常。α或β受体阻滞剂的诱发机制可能在于干扰胰岛素释放。噻嗪类利尿剂可引起低血钾而影响胰岛素的释放，还可能影响胰岛素的外周作用。氯苯甲噻二嗪（二氮嗪）可以迅速降低血压，用于治疗高血压危象，同时也是治疗胰岛β细胞瘤的药物，该药可以损伤胰岛素释放。已经证明，在高血压患者使用β受体阻滞剂、利尿剂等药物长期治疗，可使高血压人群糖尿病的患病率明显增高。在新近公布的一项大型临床试验（ALLHAT）中，利尿剂对降压和减少心血管事件有明显优势，但对代谢无不利影响，糖尿病的发生率增加。有些化学物可能对β细胞有直接的毒性作用，如一种鼠药 Vacor。α干扰素治疗可能诱导胰岛细胞抗体和β细胞自身免疫损伤，引起糖尿病。总之，众多的激素、药物和化学物质可以通过影响胰岛素释放和作用、直接细胞毒机制、诱导β细胞免疫损伤等方式引起糖尿病的发病。

6. 感染·某些病毒感染可能诱发β细胞的损伤，包括先天性风疹、柯萨奇病毒、巨细胞病毒、腺病毒、腮腺炎病毒、麻疹病毒等。病毒感染诱导的β细胞损伤与 HLA 有很大关系。这类往往和 1 型糖尿病不能区分，特别是，有学者认为，1 型糖尿病是在遗传缺陷和高免疫反应基础上，病毒感染诱发的自身免疫β细胞损伤。病毒感染与 1 型糖尿病发病密切相关。

7. 免疫介导的糖尿病的少见类型·多内分泌腺体自身免疫综合征（包括 I 型和 II 型）可以伴有糖尿病，特别是在 II 型多见，但这类糖尿病似乎可以归为 1 型糖尿病。部分 1 型糖尿病伴有其他自身免疫性内分泌疾病。胰岛素自身免疫综合征的患者体内出现抗胰岛素抗体，能够与胰岛素结合或者分离，患者常肥胖，血胰岛素水平升高。抗原与抗体结合不规律。当抗原抗体结合时，游离胰岛素水平下降，血糖升高，促进更多的胰岛素释放；当抗原抗体解离，血液中出现过多的游离胰岛素，则出现低血糖反应。患者有轻度的糖尿病症状，血糖轻中度升高，胰岛素抗体滴度显著增高，游离胰岛素水平变化不定。还有一些患者存在抗胰岛素受体抗体，它与胰岛素受体的结合阻断了胰岛素的作用，使血糖升高。但在部分患者，抗体与受体结合后可以激活受体，导致低血糖。抗胰岛素受体抗体阳性可见于系统性红斑狼疮和其他自身免疫性疾病，它引起的重度胰岛素抵抗也可以有皮肤病变，出现黑棘皮病。还有一种所谓的"僵人综合征"，为神经系统自身免疫性疾病，患者常具有高滴度的 GAD 抗体，可以与胰岛β细胞发生交叉免疫反应，这种患者有 1/3 会发生糖尿病。

8. 其他伴发糖尿病的遗传综合征·许多遗传性综合征可以伴有糖尿病，如染色体异常的 Down 综合征（21 三体综合征、先天愚型）、Klinefelter 综合征（染色体 47，XXY 型，又称

先天性曲细精管发育不良症）、Turner 综合征（染色体 45，X0型，卵巢发育不全），这些疾病引起糖尿病的具体机制不详。Wolfram 综合征呈常染色体隐性遗传，表现为神经性耳聋、视乳头萎缩和垂体性尿崩症，合并胰岛素缺乏性糖尿病。据认为此病存在两个候选基因突变位点：染色体 4p 和线粒体DNA，我国有学者认为线粒体 3243 位的基因突变可能是Wolfram 综合征的病因之一。

（四）妊娠糖尿病

妊娠糖尿病（GDM）指首次在妊娠期间发现的糖尿病或糖耐量受损，包括：① 妊娠期间出现的葡萄糖不耐受；② 以前有葡萄糖耐量受损或糖尿病但在妊娠期间首次发现；③ 可以是暂时性糖尿病，或妊娠后继续存在的糖尿病。妊娠早期的血糖往往比正常水平还偏低，此时发现糖尿病或糖耐量异常，表明妊娠前已经存在糖代谢异常。但在妊娠早期即使糖耐量完全正常，也不能代表妊娠后期不发生糖尿病。由于妊娠相关激素的变化，在妊娠的后 1/3 时间最易发生糖耐量受损。因其对胎儿和母体的不良影响，妊娠糖尿病是值得关注的一类糖尿病，但是妊娠糖尿病可以是其他糖尿病或糖尿病发病潜在趋势在妊娠期的表现，与其他糖尿病有若干交叉。理论上，各种糖尿病均可以表现为妊娠糖尿病。

第五节·目前诊断与分型标准的评价

WHO 1999 年的分型标准有几大优点：将分型建立在病因的基础之上；简洁明了；还兼顾了疾病的临床表型；保持了开放性；对目前的糖尿病病因学研究成果进行了全面概括；对没有明确依据的一些类型进行搁置，等待新的证据；将 IGT 视为糖尿病发展的一个阶段而不是一个类型，等等。因此较 1985 年的分型标准有了明显的进步。

新的诊断标准主张以下调的空腹血糖作为主要的和独立的诊断标准，仍然承认 OGTT 标准，对 OGTT 标准的倾向略强于 ADA。这等于认为糖尿病有两个诊断标准来源。自从新标准发布以来，一般倾向于将 ADA 的标准认作是空腹血糖标准，WHO 的标准为 OGTT 标准（1985 年的 OGTT 2 h 标准基本涵盖了 7.8 mmol/L 的空腹标准），并进行比较。总结目前的研究成果，单纯的空腹血糖诊断标准至少有两方面的不足之处，下面分述之。

一方面是，尽管单纯空腹血糖作为诊断标准有类似于OGTT 标准的并发症循证医学证据（表 11 - 9 - 7），它所反映的糖尿病患病率也与 OGTT 标准类似，但是多个人群研究表明，分别符合这两个标准和同时符合这两个标准的糖尿病患者大约各占 1/3，欧洲糖尿病诊断标准流行病学协作分析（DECODE）表明，FPG 7.0 mmol/L 诊断的糖尿病（可以称为单纯空腹高血糖糖尿病，IFH）占 1/3 强，OGTT 2 h 诊断的糖尿病（单纯负荷后高血糖糖尿病，IPH）占 1/3 弱，同时符合两者（联合高血糖糖尿病，CHG）的也为 1/3 弱。与美国第三次健康和营养调查研究（NHANES III）相比，IPH 要比 IFH 比例高。NIDDK（美国糖尿病、消化病、肾病研究所）的研究、荷兰 Hoorn 研究有类似的结果。三种糖尿病的比例会随调查人群的年龄有所变化，年龄越大，IPH 越多，IFH 越少。普通

人群,空腹血糖诊断糖尿病可能稍微比 OGTT 保守,因为 OGTT 11.1 mmol/L 的等价空腹血糖略低于 7.0 mmol/L,但有人群差异。国内研究提示等价的空腹血糖甚至在 6 mmol/L 左右,提示中国人以负荷后血糖升高多见。单纯按空腹血糖诊断在中国人遗漏 1/3 以上的糖尿病患者。DECODE 研究还表明,在非肥胖的患者和老年人,餐后高血糖相对多见;肥胖、年龄较轻者以空腹血糖升高较多。在前一个人群,空腹标准遗漏的患者将在 1/3 以上。因此,从糖尿病的筛查和临床诊断来说,废除 OGTT 将漏诊 1/3 的糖尿病患者,如果考虑到经费和条件,至少在年龄较大的人群,肥胖者,要进行 OGTT 检查。亚洲糖尿病诊断标准协作分析(DACODA)指出,亚洲人空腹血糖偏低,应当坚持同时使用 OGTT 标准。

第二方面,空腹血糖和餐后血糖升高的机制不同,简单说来,空腹血糖升高往往是胰岛素释放不足的表现,而餐后血糖升高的主要原因为胰岛素抵抗。胰岛素抵抗具有复杂的病因学背景,是全身系统性改变,与老龄化和多种疾病尤其是心血管疾病的发生有关。单纯空腹血糖诊断的糖尿病不如 OGTT 诊断的糖尿病能反映这种疾病和老龄化的风险。较早的研究表明,心血管危险因子和心血管疾病与餐后血糖的相关显著强于空腹血糖。德国糖尿病干预研究(DIS)发现糖尿病心肌梗死的发病与餐后血糖有关而与空腹血糖关系不大。多个研究还发现,餐后血糖与心血管死亡和总死亡风险的相关性大于空腹血糖,IPH 比 IFH 更能反映这种死亡风险。DECODE 发现,餐后血糖从 4.5 mmol/L 开始就与总死亡风险呈线性相关,而空腹血糖到 7.0 mmol/L 以上才有总死亡平缓上升,且空腹血糖与死亡率的相关性依赖于 OGTT 2 h 血糖;反之,OGTT 2 h 血糖与死亡的关系则独立于空腹血糖。这提示,由于空腹血糖与 OGTT 2 h 血糖存在很密切的线性相关,空腹血糖反映的死亡风险可能来自它与 2 h 血糖的关系。IPH 和 IFH 糖尿病的这种差别同样也反映在 IGT 和 IFG,最近国际糖尿病联盟(IDF)对 IGT 和 IFG 的研究进展进行了详细的总结。总之,空腹血糖标准的第二个不足之处是没有充分反映糖尿病患者的心血管疾病的风险和预后,也没有充分反映患者的死亡风险。

就我国的实际情况而言,至少有 3 个重要因素要求我们坚持同时运用糖尿病诊断的空腹和 OGTT 两个标准,尽可能早期诊断糖尿病并减少糖尿病患者的漏诊,充分估计心血管和死亡风险。第一是空腹血糖比欧美人低,第二是我国的人口老龄化问题严重,第三是我国目前转型时期糖尿病人口增长迅速,心血管疾病患病率增加。对危险人群进行早期诊断,早期治疗,是客观形势的要求。

参考文献

[1] Ruige JB, de Neeling JN, Kostense PJ, et al. Performance of an NIDDM screening questionnaire based on symptoms and risk factors[J]. Diabetes Care, 1997, 20:491-496.

[2] McGarry JD. Dysregulation of fatty acid metabolism in the etiology of type 2 diabetes[J]. Diabetes, 2002, 51:7-18.

[3] Gerstein H, Yusuf S. Dysglycaemia and risk of cardiovascular disease[J]. Lancet, 1996, 347:949-950.

[4] McCance DR, Hanson RL, Pettitt DJ, et al. Diagnosing diabetes mellitus: do we need new criteria? [J]. Diabetologia, 1997, 40:247-255.

[5] National Diabetes Data Group. Classification and diagnosis of diabetes mellitus and other categories of glucose in tolerance[J]. Diabetes, 1979, 28:1039-1057.

[6] World Health Organization. Diabetes mellitus: report of a WHO Study Group [J]. Geneva, World Health Org, 1985.

[7] The Expert Committee on the Diagnosis and Classification of Diabetes Mellitus. Report of the expert committee on the diagnosis and classification of diabetes mellitus[J]. Diabetes Care, 1997, 20:1183-1197.

[8] Alberti KG, Zimmet PZ. Definition, diagnosis and classification of diabetes mellitus and its complications. Part 1: diagnosis and classification of diabetes mellitus provisional report of a WHO consultation[J]. Diabet Med, 1998, 15:539-553.

[9] World Health Organization, Department of Noncommunicable disease Surveillance. Definition, diagnosis and classification of diabetes mellitus and its complication. Report of a WHO Consultation. Part 1: Diagnosis and classifications. Geneva: WHO, 1999.

[10] American Diabetes Association. Standard medical care in diabetes[J]. Diabetes Care, 2016, 39(Suppl 1):S13-S22.

[11] American Diabetes Association. Classification and diagnosis of diabetes [J]. Diabetes Care, 2017, 40(Suppl 1):S11-S24.

[12] Jarrett RJ, Keen H. Hyperglycaemia and diabetes mellitus[J]. Lancet, 1976, 2:1009-1012.

[13] Sayegh HA, Jarrett RJ. Oral glucose-tolerance tests and the diagnosis of diabetes: results of a prospective study based on the Whitehall survey[J]. Lancet, 1979, 2:431-433.

[14] Sayetta RB, Murphy RS. Summary of current diabetes-related data from the National Center for Health Statistics [J]. Diabetes Care, 1979, 2:105-119.

[15] Taylor R, Zimmet P. Limitation of fasting plasma glucose for the diagnosis of diabetes mellitus[J]. Diabetes Care, 1981, 4:556-558.

[16] Harris MI, Hadden WC, Knowler WC, et al. Prevalence of diabetes and impaired glucose tolerance and plasma glucose levels in US population aged 20-74 yr[J]. Diabetes, 1987, 36:523-534.

[17] Unger RH, Foster DW. Diabetes mellitus. Williams textbook of endocrinology[M]. 9th ed. Philadelphia: Elsevier, 1998:973-1059.

[18] MavDonald MJ, Liston L, Carlson I. Seasonality in glycosylated hemoglobin in normal subjects: does seasonal incidence in insulin-dependent diabetes suggest specific etiology? [J]. Diabetes, 1987, 36:265-268.

[19] 赵敏,付红,杨忠礼,等.儿童糖尿病血清学分型诊断的临床流行病学评价[J].中国校医,2002,16:4-5.

[20] Pan CY, Cockram CS, Khalid BAK, et al. Metabolic, immunological and clinical characteristics in newly diagnosed Asia diabetes patients aged 12-40 years[J]. Diabet Med, 2004 Sep;21(9):1007-1013.

[21] Bain SC, Mijovic CH, Barnett. Genetic factor in the pathogenesis of insulin-dependent diabetes mellitus [M]// Pickup JC, Williams G. Textbook of diabetes (Volume 1). 2nd ed. London: Blackbell Science, 1997: 13. 1-13. 13.

[22] 林珏英.妊娠期糖尿病[J].广西医学,2001,23:1126-1129.

[23] 孙颖,王建华,齐秀英.妊娠糖尿病的筛查与防治[J].天津医科大学学报,2001,8:124-126.

[24] 吴连芳.妊娠糖尿病的筛查和诊断[J].中级医刊,1997,32:3-5.

[25] 郭彩霞,王山米.妊娠期糖尿病[J].中华妇产科杂志,1996,31:636-639.

[26] 陈家伦.循证医学对糖尿病诊断的贡献及目前存在的分歧[J].中华内分泌代谢杂志,2003,19:1-4.

[27] Komulainen J, Kulmala P, Savola K, et al. Clinical, autoimmune and genetic characteristics of very young children with type 1 diabetes. Childhood Diabetes in Finland (DiMe) Dtudy Group[J]. Diabetes Care, 1999, 22:1950-1955.

[28] Bennett PH, Rewers MJ, Knowler WC. Epidemiology of diabetes mellitus[M]// Daniel Porte Jr, Sherwin RS. Ellenberg & Rifkin's diabetes mellitus. 5th ed. New York: McGraw-Hill Company Inc, 1998:373-400.

[29] Pozzilli P, Dimario U. Autoimmune diabetes not requiring insulin at diagnosis (Latent Autoimmune Diabetes of the Adult). Definition, characterization, and potential prevention[J]. Diabetes Care, 2001, 24:1460-1467.

[30] Zimmet P, Rowley M, Turner R, et al. Crucial points at diagnosis. Type 2 diabetes or slow type 1 diabetes[J]. Diabetes Care, 1999, 22(Suppl. 2):b59-b64.

[31] 叶蓉绍,盛正妍,刘嵋,等.成人隐匿性自身免疫性糖尿病的临床特点和诊断要点[J].中国糖尿病杂志,2000,8：24-26.

[32] Turner RC, Levy JC. Note on the GENNID Study[J]. Diabetes Care, 1996, 19：892-895.

[33] Velho G, Robert JJ. Maturity-onset diabetes of the young (MODY)：genetic and clinical characteristics[J]. Horm Res, 2002：57(suppl 1)：29-33.

[34] Fajans SS, Bell GI, Polonsky KS. Molecular mechanisms and clinical pathophysiology of maturity-onset diabetes of the young[J]. N Engl J Med, 2001, 345：971-980.

[35] 纪立农,侯晓梅,韩学尧.中国人2型糖尿病人群中线粒体基因突变的发生率及其临床特点的研究[J].中国糖尿病杂志,2000,8：72-74.

[36] 尹士男,潘长玉.中国40岁以下发病的糖尿病患者线粒体基因tRNA$^{LEU(UUR)}$A3243G突变的研究[J].中华内分泌代谢杂志,2002,18：29-32.

[37] 于盟,齐今吾,项坤三,等.线粒体tRNA$^{LEU(UUR)}$基因突变糖尿病[J].中华内分泌代谢杂志,2002,18：285-288.

[38] 石长虹,宋秀玲,孙杰.Wolfram综合征与线粒体基因突变糖尿病[J].中国糖尿病杂志,2001,9：367.

[39] 卜东明,何戎华.黑棘皮病伴高胰岛素血症7例报告[J].中国糖尿病杂志,2002,10：48.

[40] 杨小洁,李春霖,陆菊明,等.黑棘皮病12例观察[J].中级医刊,2000,35：39.

[41] The ALLHAT Officer and coordinators for the ALLHAT Collaborative Reseasrch Group. Major outcomes in high-risk hypertensive patients randomized to angiotensin-converting enzyme inhibitor or calcium channel blocker vs diuretic the antihypertensive and lowering treatment to prevent heart attack trial (ALLHAT) [J]. JAMA, 2002, 288：2081-2097.

[42] American Diabetes Association. Gestational diabetes mellitus[J]. Diabetes Care, 2000, 23(suppl 1)：s77-s79.

[43] DECODE Study Group on behalf of the European Diabetes Epidemiology Study Group. Will new diagnostic criteria for diabetes mellitus change phenotype of patients with diabetes? Reanalysis of European epidemiological data[J]. BMJ, 1998, 317：371-375.

[44] Vegt FD, Dekker JM, Stehouwer CD, et al. The 1997 American Diabetes Association Criteria Versus the 1985 World Health Organization Criteria for the diagnosis of abnormal glucose tolerance poor agreement in the Hoorn Study[J]. Diabetes Care, 1998, 21：1686-1690.

[45] Gabir MM, Hanson RL, Roumain J, et al. Plasma glucose and prediction of microvascular disease and mortality evaluation of 1997 American Diabetes Association and 1999 World Health Organization criteria for diagnosis of diabetes[J]. Diabetes Care, 2000, 23：1113-1118.

[46] 陆小平,陆菊明,孔祥涛,等.单一测定空腹血糖在诊断糖尿病和糖耐量减低中的局限性[J].中国糖尿病杂志,1996,4：135-138.

[47] 徐向进,潘长玉,田慧,等.WHO及美国糖尿病协会糖尿病诊断标准在老年人群中运用的分析和评估[J].中华内分泌代谢杂志,2002,18：357-361.

[48] THE DECODE Study Group. Consequences of the new diagnostic criteria for diabetes in older men and women. The DECODE Study (Diabetes Epidemiology：Collaborative Analysis of Diagnostic Criteria in Europe) [J]. Diabetes Care, 1999, 22：1667-1671.

[49] Qiao Q, Nakagami T, Tuomilehto J, et al. Comparison of the fasting and the 2-hour glucose criteria for diabetes in different Asian cohorts[J]. Diabetologia, 2000, 43：1470-1475.

[50] DECODA Study Group, The International Diabetes Epidemiology Group. Cardiovascular risk profile assessment in glucose-intolerance Asian individuals - an evaluation of the WHO two-step strategy：the DECODA Study (Diabetes Epidemiology：Collaborative analysis of Diagnostic Criteria in Asian) [J]. Diabet Med, 2002, 19：549-557.

[51] Hanefeld M, Temelkova-Kuektschiev T. The postprandial state and the risk of atherosclerosis[J]. Diabet Med, 1997, 14：s6-s11.

[52] Bjornholt JV, Erikssen G, Aaser E, et al. Fasting blood glucose：an underestimated risk factor for cardiovascular death. Results from a 22-year follow-up of healthy nondiabetic men[J]. Diabetes Care, 1999, 22：45-49.

[53] The DECODE study group. Glucose tolerance and mortality：comparison of WHO and American Diabetes Association diagnostic criteria. The DECODE study group. European Diabetes Epidemiology Group. Diabetes Epidemiology：collaborative analysis of diagnostic criteria in Europe[J]. Lancet, 1999, 354：617-621.

[54] Unwin N, Shaw J, Zimmet P, et al. Impaired glucose tolerance and impaired fasting glycaemia：the current status on definition and intervention[J]. Diabet Med, 2002, 19：708-723.

[55] Genuth S, Alberti KG, Bennett P, et al. Expert committee on the diagnosis and classification on diabetes mellitus Follow-up report on the diagnosis of diabetes mellitus[J]. Diabetes Care, 2003, 26：3160-3167.

[56] 中华医学会糖尿病学分会.空腹血糖受损下限诊断切割点的建议[J].中华医学杂志,2005,85：1947-1950.

[57] World Health Organization and International Diabetes Federal. definition and diagnosis of diabetes mellitus and intermediate hyperglycemia Report of a WHO/IDF Consultation. Printed by the WHO Document Production Services, Geneva, Switzerland, 2006.

第十章·青少年的成年发病型糖尿病

翁建平　朱延华

青少年的成年发病型糖尿病(maturity-onset diabetes of the young, MODY)是一种由于单基因突变导致胰岛β细胞功能缺陷的特殊类型糖尿病。其主要特征为符合孟德尔常染色体显性遗传规律；发病年龄早,一般于25岁以前发病；临床表现类似2型糖尿病,通常无酮症倾向,以胰岛素分泌不足为原发病理基础,胰岛β细胞功能遗传性缺陷为特点；同时临床表现又具有高度异质性的疾病。

一、MODY 的历史及分型

在应用胰岛素以前,Cammidge 就发现有些糖尿病患者与其他的青少年糖尿病患者不同,其父母中的一个也患有糖尿病,并且预后较好。1928 年提出"显性遗传模式几乎总是和预后良好相关"。这大概是对 MODY 的最早认识。这种有明显遗传倾向年轻起病的家族性糖尿病陆续被认识,并且20世纪60年代和70年代,Fajans 开始对其进行了研究,Tattersall 于1974年提出常染色体显性遗传是这种糖尿病的一个特征,1975年开始引用 MODY 这个术语,当时指的是儿童(青少年)时期发病的成人糖尿病,并归纳了 MODY 的一些临床特征,许多至今仍在使用。

连锁分析是确定遗传病因领域中的突破点。1991年,Bell 及 Xiang 等对 Fajans 长期随访的 RW 家系五代近百个成员的临床资料及89个成员的 DNA 样本,以75个 DNA 多态标记进行家系连锁研究,将该家系的致病基因定位于20号染色体长臂 20q12～q13.1,此是第一个确认了染色体位置的 MODY 基因,故命名为 MODY1；因为其染色体定位处未见已知与糖代谢或与糖尿病病理生理机制直接相关的基因,所以只能进行陆续排除无关基因来筛找致病基因的定位克隆研究。直到 1996 年,才先后确认 *MODY1* 基因及位于染色体 12q 的 *MODY3* 基因均为转录因子基因。它们分别是肝细胞核因子 4α 及肝细胞核因子 1α 基因(HNF-4α 及 HNF-1α)。而 1992 年 Froguel 等在法国人 MODY 家系中确认了第二个 *MODY* 基因(*MODY2*)位于 7 号染色体长臂,该染色体位点处恰有与细胞糖代谢有重要关系的葡萄糖激酶基因(GCK),Froguel 研究组以此作为候选基因,确认了患者存在 GCK 突变,因此认定 MODY2 致病基因就是葡萄糖激酶基因。随着分子生物学技术的发展和遗传统计方法的进步,以及人

们对 MODY 高度异质性的认识,越来越多的 MODY 家系被研究报道及分型。目前共命名 13 种 MODY 致病基因(表 11-10-1),除羧基酯脂肪酶(CEL)在胰腺腺泡细胞合成与分泌外,其他均在胰岛 β 细胞中分泌与表达。这些基因的功能性突变均可导致胰岛 β 细胞的功能异常和糖尿病。由于这些基因也可在其他组织如肝脏和肾脏中表达,因此在有些 MODY 类型中出现肝脏和肾脏功能的异常。另外还有 16%~45% 的家系具有典型 MODY 临床表现及遗传特征,但分子遗传学机制尚未明确,而其未明的致病基因则被称为 *MODY-X* 基因。

表 11-10-1　MODY 亚型及相关基因定位

基因名称	OMIM	基因位置	基因功能	主要缺陷部位
肝细胞核因子 4α(HNF-4α)	125850	20q	细胞核转录因子	胰腺
葡萄糖激酶(GCK)	125851	7p15~p13	己糖激酶Ⅳ	胰腺/肾脏
肝细胞核因子 1α(HNF-1α)	600496	12q24.2	转录因子(同源结构域)	胰腺/肾脏
胰岛素启动子因子 1(IPF-1)	606392	13q12.1	转录因子(同源结构域)	胰腺
肝细胞核因子 1β(HNF-1β)	137920	17q12	转录因子(同源结构域)	胰腺/肾脏
神经分化因子 1(NeuroD1)	606394	2q	转录因子(bHLH)	胰腺
特异蛋白类 Krupple 转录因子 11(KLF11)	610508	2q25	转录生长因子(β细胞诱导早期生长反应 2)	胰腺
羧基酯脂肪酶(CEL)	609812	9q34.3	控制胰腺内分泌和外分泌功能	胰腺
配对同源结构域转录因子 4(PAX4)	612225	7q32	转录因子(配对结构域基因 4)	胰腺
胰岛素(INS)	176730	11p15.5	胰腺的内分泌细胞,合成胰岛素,与 2 型糖尿病和胰腺的吸收障碍有关	胰腺
酪氨酸蛋白激酶(BLK)	191305	8p23~p22	酪氨酸激酶(B 淋巴细胞)	胰腺
ATP 结合盒转运子亚家族 8 号成员(ABCC8)	125853	11p15.1	调控因子(调控 ATP 依赖的钾离子通道和胰岛素的分泌)	胰腺
钾离子内向整流通道蛋白亚家族 11 号成员(KCNJ11)	606176	11p15.1	通道蛋白(细胞营养代谢和膜电活动联系起来)	胰腺

二、流行病学

由于 MODY 患病率较低,临床表型的高度异质性及诊断本身所存在的困难,不同种族的 MODY 基因谱存在较大的差异,目前还没有较完整而系统的 MODY 流行病学资料。从已经报道的数据发现其广泛分布于欧洲、拉丁美洲、非洲及亚洲的印度和日本等人群,我国香港及台湾等地也陆续有家系报道。根据欧洲资料统计 MODY 占糖尿病的 2%~5%。在 13 种 MODY 亚型中,HNF-1α/MODY3 和 GCK/MODY2 是最常见的导致 MODY 的突变,在英国高加索 MODY 病例中占80%。分布最广的是 MODY3,几乎存在于已报道的所有人群中,占全部 MODY 家系的 21%~64%;其次是 MODY2,为欧洲最常见类型,占 8%~63%;其他亚型均较少见。在我国香港地区 MODY 患者比例不足 10%;而在我国 MODY 比例不足 5%,20 世纪末期开始探索至今,发现 MODY1~6 这经典的 6 种亚型并不是中国 MODY 人群的主要致病基因。2014 年 Liu 等研究发现了致 MODY13 的 *KCNJ11* 基因突变患病率超过以往中国上海发现的 MODY 亚型患病率的总和

(<5%),*KCNJ11* 可能是中国人患病率最高的 *MODY* 基因。目前许多与 MODY 相关的未知致病基因(*MODY-X*)基因仍未找到。下一代测序将有效发现和识别出新的 MODY 致病基因。

三、发病机制

13 种 MODY 亚型中,除 MODY2 与葡萄糖激酶基因突变有关外,还包括其他 8 种转录因子 HNF-4α/MODY1、HNF-1α/MODY3、IPF1/MODY4、HNF-1β/MODY5、NEUROD1/BETA2/MODY6、KLF11/MODY8、PAX4/MODY9 和 BLK/MODY11 和一种激素即胰岛素(INS)/MODY10 及 2 种编码 ATP 敏感性钾离子通道(K_{ATP} 通道)亚基 SUR1 和 Kir6.2 蛋白的基因 *ABCC8/MODY12* 和 *KCNJ11/MODY13*。以上致病基因编码的蛋白中既有与胰岛 β 细胞分化、发育和分泌胰岛素功能密切相关的转录因子,又有参与糖、脂代谢的关键酶和调控胰岛 β 细胞分泌胰岛素的 K_{ATP} 通道的两种亚单位组成蛋白。

MODY1 由转录因子 *HNF-4α* 基因突变所致,HNF-

4α 主要调控 β 细胞发育、胰岛素分泌及糖、脂代谢。HNF-4α 是 HNF-1α 的上游调控因子，由于 HNF-4α 基因突变所导致的 HNF-1α 表达下降是导致葡萄糖代谢紊引的原因之一。功能性 HNF-4α 缺失的胚胎干细胞，由于受该转录因子调控的基因包括葡萄糖转运子-2、醛缩酶 B、甘油醛 3-磷酸脱氢酶及丙酮酸酶等的表达缺陷，影响了葡萄糖的转运及酵解过程，结果使胰岛素分泌受损。

MODY2 由葡萄糖激酶基因突变葡萄所致，葡萄糖激酶是葡萄糖酵解的第一个限速酶，在胰岛 β 细胞和肝细胞中催化葡萄糖转变成 6-磷酸葡萄糖。胰岛 β 细胞中的葡萄糖激酶受血中葡萄糖浓度的调节，血糖升高可直接增强葡萄糖激酶活性，使葡萄糖代谢速度加快，进一步促进胰岛素的分泌，故胰岛 β 细胞中的葡萄糖激酶有"葡萄糖感受器"之称；肝脏中的葡萄糖激酶受胰岛素调节，进食后血糖升高，胰岛素分泌增多，葡萄糖激酶活性增强，促进肝细胞中糖原的合成，该酶缺陷可以导致餐后血糖升高。研究表明，β 细胞葡萄糖激酶活性的轻微下降将提高葡萄糖诱导的胰岛素分泌的感受阈，这是 MODY2 发生的主要机制。目前已发现 300 多个与 MODY2 相关的葡萄糖激酶突变，包括无义突变、错义突变、缺失突变等。这些突变通过改变酶活性及酶与葡萄糖或三磷酸腺苷的结合力，使葡萄糖激酶选择性地对血中葡萄糖浓度的"感受力"下降，胰岛素分泌的快速时相延迟或消失，分泌率下降，从而导致不适当的胰岛素分泌不足，而 β 细胞对于其他促胰岛素分泌物如精氨酸的刺激反应正常。

MODY3 由转录因子 HNF-1α 突变所致，HNF-1α 主要由三个功能区组成，包括氨基端的二聚化区，羧基端的反式激活区，以及中间的核酸结合区，它主要以同二聚体或与 HNF-1β 以异二聚体形式与所调节的相应基因片段结合；HNF-1α 缺失的小鼠 β 细胞不能通过糖酵解生成还原型烟酰胺腺嘌呤二核苷酸（NADH），进而使葡萄糖诱导的三磷酸腺苷生成减少，导致 β 细胞发育不良，胰岛素分泌量降低。

MODY4 由胰岛素启动因子 IPF-1 突变所致，IPF-1 调控 β 细胞的发育、分化、凋亡和胰岛素基因的表达。IPF-1 对胚胎期胰腺发育及成年期胰腺内分泌特异性基因的转录调节起着重要的作用。胚胎期该蛋白质的表达缺失，可导致胰腺发育不良，而其杂合子突变则通过下调相关基因的表达，从而影响了胰岛素的分泌。

MODY5 由 HNF-1β 基因突变所致，HNF-1β 调节胰岛素的分泌和肾小管对糖的重吸收。患者常伴肾功能不全，出现肾性糖尿、高尿酸血症和进行性非糖尿病肾病。

MODY6 由 NeuroD1 突变所致，NeuroD1 突变导致胰岛细胞分化障碍，β 细胞功能缺陷及胰岛素分泌不足。

MODY7 由转录因子 KLF11 突变所致，该基因定位于染色体 2p25.1。KLF11 是 SP/KLF 锌指 DNA 结合调控蛋白，蛋白羧基端为 SPl 样序列锌指样结构，氨基端为 KLF11 基因主要转录活性区域，在胰腺细胞生长过程中起负性调节作用，调节细胞生长、衰老、凋亡、代谢和血管生长，并调控胰岛素的合成及分泌。

MODY8 由 CEL 基因突变所致，该基因定位于 9q34.2，由 11 个外显子组成。CEL 基因主要在胰腺腺泡和乳腺细胞中表达，胰液和乳汁中可有其表达产物 CEL，而 β 细胞并不表

达 CEL 基因。CEL 又称为胆盐依赖型脂肪酶，分泌后进入小肠，经胆盐激活后参与水解、吸收胆固醇和脂溶性维生素，其突变可导致胰腺的脂肪增多和外分泌功能障碍，患者表现为糖尿病、粪便中弹性蛋白酶缺乏、胰腺外分泌功能障碍、胰腺发育不良和纤维化。

MODY9 由 PAX4 基因突变所致，PAX4 基因定位于 7q32.1，是一种转录抑制因子，在胚胎发育第 9 日时出现在胰腺干细胞中，参与祖细胞的分化，随后选择性地在 β 细胞中表达，维持 IPF1 和 Kir6.2 的表达，在胰岛的发育和 β 细胞增殖、分化过程中起重要作用，并调节葡萄糖刺激的胰岛素分泌。

MODY10 由胰岛素基因突变诱发，该基因定位于染色体 11p15.5，包含 3 个外显子，编码胰岛素 A、B 链及部分 C 肽，调控 β 细胞发育和胰岛素分泌。该基因突变可导致胰岛素前体合成障碍，使之在内质网降解，导致内质网负荷过重，引起 β 细胞凋亡。新生儿、儿童和成人都可以发病，胰岛素基因突变同时也是异常胰岛素病和持续性新生儿糖尿病的致病基因之一。

MODY11 由 BLK 基因突变所致，定位于染色体 8p23.1，由 13 个外显子组成，是一种原癌基因 src 家族的非受体酪氨酸激酶，调控细胞的增殖及分化，主要在 B 淋巴细胞中表达，少数存在于 β 细胞，通过上调转录因子 PDXl 和 Kir6.2 促进葡萄糖刺激胰岛素的合成和分泌，增加 β 细胞转录因子的表达。BLK 基因突变使胰岛素合成减少，目前病例发现该型 MODY 患者较其他类型肥胖或超重突出。

MODY12 由 ABCC8 基因突变所致，定位于 11p15.1 的 ATP 结合域，参与物质的跨膜转运，是 MRP 亚族成员，参与多种药物抵抗，调控胰岛素的释放。ABCC8 编码 K_{ATP} 通道中的磺脲类受体，K_{ATP} 通道参与细胞膜的电活动，反映 β 细胞的能量状态，决定葡萄糖刺激的胰岛素分泌和释放。

MODY13 由 KCNJ11 基因突变所致，定位于 11p15.5~12.2，编码 K_{ATP} 通道中的 Kir6.2 亚基。MODY12 和 MODY13 共同编码 K_{ATP} 通道，故两者发病机制相近，临床表现不易区分。ABCC8 和 KCNJ11 基因突变与先天性胰岛功能亢进或新生儿及成人发病的糖尿病均有关，两者基因表达增加可导致新生儿短暂性糖尿病或永久性新生儿糖尿病，基因表达减少或失活产生先天性高胰岛素症和低血糖，并可发展成为 MODY。

13 种 MODY 亚型均以原发性胰岛素分泌缺陷而非胰岛素抵抗为病理生理基础，但具体发病机制目前仍未十分清楚。

四、临床表现

MODY 是一组以胰岛素分泌缺陷为特征的慢性高血糖综合征，最常见的典型临床表现为发生于非肥胖儿童或青少年的轻度、无症状血糖升高。患者通常有明显的糖尿病家族史并具有符合常染色体显性遗传规律的多代遗传学特征。一些患者可仅有轻度高血糖并持续多年；而有些患者在发展为显性糖尿病之前可仅表现为不同程度的糖耐量异常，由于缺乏明显的临床症状，有些 MODY 通常于成年期才明确糖尿病的诊断。除葡萄糖激酶突变所致的 MODY2 以外，几乎所有携带有 MODY 基因突变的个体最终都会发生糖尿病。MODY 临床异质性高，临床表现多样（表 11-10-2），故认识各亚型的特征表现有重要的临床意义。

类型	主 要 特 征	治 疗
MODY1	高血糖,常伴随脂代谢紊乱,甘油三酯水平降低	磺脲类/胰岛素
MODY2	发病早,病情轻,可仅表现为糖耐量异常	饮食控制
MODY3	"三多"症状明显,可伴肾脏损害	磺脲类
MODY4	血糖升高时可伴发热腹痛和腹泻,常合并胰腺外分泌功能障碍	饮食控制/胰岛素
MODY5	肾发育畸形(如肾囊肿),女性泌尿生殖道畸形,肝功能异常	胰岛素
MODY6	20岁左右病,血清胰岛素低,C肽测不出,少量患者可出现超重或肥胖,可有不同程度的糖尿病并发症	胰岛素
MODY7	胰岛素分泌不足,血清胰岛素和血糖水平随时间波动大,胎儿可出现宫内发育迟缓	磺脲类
MODY8	粪便中弹性蛋白酶缺乏,胰腺发育不良和胰腺外分泌功能障碍,一些患者常伴轻微腹痛和稀便	胰岛素
MODY9	表现为多尿和多食,血糖升高,尿酮体可呈阳性	饮食控制/胰岛素
MODY10	发病年龄较早,临床表现较轻,饮食调整即可控制血糖,少数需要胰岛素治疗	饮食控制/口服药物/胰岛素
MODY11	肥胖或超重较其他型突出,可同时合并系统性红斑狼疮	胰岛素/口服药物
MODY12	临床特征多变,家族中可出现新生儿糖尿病	磺脲类
MODY13	临床特征多变,家族中可出现新生儿糖尿病,一般表现为胰岛素分泌高峰延迟	磺脲类

表 11-10-2 **MODY 的临床特征**

MODY1 患者的临床表现与 MODY3 相似,但发病率更低,一般 25 岁前起病,其余在 25～60 岁获得诊断,少数不外显的突变携带者终生不发生糖尿病。少数外显率高的患者由于起病年龄小,病情较重且进展快,易被误诊为 1 型糖尿病。患者胰岛素的敏感性相对正常,大多数体重指数较低,临床症状明显,病情随年龄加重,血糖控制情况常进行性恶化,易并发糖尿病视网膜病变及糖尿病肾病,半数患者最终需要胰岛素治疗。患者微血管和大血管并发症均常见,一般认为其发生频率与 1 型或 2 型糖尿病相似。对于临床上高度怀疑 MODY3/HNF-1α 基因突变但基因检测阴性时,应当考虑到 HNF-4α 突变的可能性。主要胰腺外表现可能是由于肝脏 HNF-4α 靶基因转录降低所致。MODY1 患者的甘油三酯、ApoAⅡ、ApoCⅢ和 ApoB 的浓度降低,这和 2 型糖尿病患者的甘油三酯水平通常升高恰好相反。这种降低可能是载脂蛋白减少导致的脂蛋白脂酶活性降低所致。

MODY2 患者因血糖升高而引起的临床表现较轻,不足一半的患者表现为显性糖尿病。该亚型外显率较高而完全,大多数突变携带者在青春期即出现血糖水平的轻度升高,因无症状而未被发现,约 50% 携带突变的妇女于妊娠期通过葡萄糖耐量筛查试验发现糖尿病,而目前通过家系调查发现的最小 MODY2 患者诊断年龄为 1 岁。MODY2 病情进展缓慢,许多患者可以长期保持糖耐量受损或轻度空腹高血糖。微血管并发症包括糖尿病视网膜病变、糖尿病肾病较少见且

预后良好,而与大血管并发症相关的危险因素,如高血压、肥胖、血脂紊乱等也较少在 MODY2 患者聚集,故与之相关的心脑血管并发症也较少见。葡萄糖激酶基因突变除引起血糖增高外,还影响胚胎发育从而导致新生儿出生体重低,这可能是胎儿期胰岛素分泌不足的结果,但这种现象在其他 MODY 亚型中并不多见。

MODY3 在临床上最常见,致病基因突变的外显率很高,25 岁时,有近 63% 的携带者出现糖尿病,至 55 岁时,有约 96% 的携带者发病。发病年龄与突变位点有关,突变位点位于 8～10 号外显子的携带者发病年龄平均比突变位点位于 1～6 号外显子者早 8 年。少数外显率高的患者由于起病年龄小,病情较重且进展快,易被误诊为 1 型糖尿病。表现为儿童期血糖正常,随着年龄增加,逐渐出现高血糖并进行性加重。由于近端小管 Na^+-葡萄糖共转运载体 SGLT2 表达减少,早发的肾糖阈下降是其显著特点,口服葡萄糖耐量试验(OGTT)当峰值血糖≥8.4 mmol/L 时尿糖即可阳性。由于 β 细胞功能障碍早期即可出现,OGTT 试验 2 h 血糖与空腹血糖差值也明显增加,可达 6 mmol/L。与 2 型糖尿病不同的是 MODY3 患者高密度脂蛋白胆固醇(HDL-C)升高,当切点值取 1.12 mmol/L 时,诊断 MODY3 的敏感性和特异性分别为 75% 和 64%。因高敏 C 反应蛋白(hsCRP)的形成受 HNF-1α 基因调控,故 hsCRP 显著下降是 MODY3 的另一个显著特征,可用于与 1 型、2 型糖尿病及其他亚型 MODY 的鉴别诊断。但 hsCRP 受炎症影响大,对于体内存在炎症的糖尿病患者,鉴别诊断价值下降。有研究显示,DG9 聚糖指数(岩藻糖化/非岩藻糖化的三天线聚糖的比值)可不受炎症影响,在 MODY3 患者显著下降,有用于鉴别诊断的价值。

MODY4 基因突变的外显率较低,35 岁左右起病,血糖升高时可伴发热、腹痛和腹泻,常合并胰腺外分泌功能障碍。该型的发病与环境因素中的肥胖和高胰岛素血症等密切相关。第一个报道的 MODY4 家系中先证者为 IPF1 基因突变的纯合子,发病年龄大于 25 岁;临床表现为先天性胰腺缺乏和糖尿病,而其父母亲均为该基因突变的杂合子携带者,该家系的临床表现并不严格地符合经典的 MODY 的诊断标准。近几年在欧洲人群研究中发现 IPF1 某些位点突变与晚发的普通 2 型糖尿病易感性有关。

MODY5 由 HNF-1β 基因突变所致,HNF-1β 调节胰岛素的分泌和肾小管对糖的重吸收,参与多种组织器官的胚胎发育,如肝、肾、肠、胰岛等。该型 MODY 的特征性病变为泌尿生殖道异常,如肾囊肿、子宫发育不全或双角子宫、尿道下裂、附睾囊肿或输精管闭锁等,其中以肾囊肿最多见,常伴肾功能不全,出现肾性糖尿、低镁血症、高尿酸血症和进行性非糖尿病肾病。也可合并肝功能异常,消化道发育不良,胆道系统功能障碍,胰腺萎缩。

MODY6 患者自 20 岁左右起病,血清胰岛素水平低,C 肽测不出,少数患者可出现超重或肥胖,可有不同程度的糖尿病并发症。

MODY7 的主要特点为胰岛素分泌不足,血清胰岛素和血糖水平随时间波动大,胎儿可出现宫内发育迟缓。

MODY8 罕见,成人起病(平均 36 岁),合并胰腺外分泌功能受损,患者一般没有肥胖,空腹血糖和餐后血糖中度升

高,一些患者常伴有轻微腹痛和稀便。可能伴有神经系统的异常。此外少量 CEL 存在于血清中,与胆固醇和氧化型脂蛋白共同作用,影响动脉粥样硬化的进程。

MODY9 临床表现严重程度不等,表现为多尿和多食,血糖升高,尿酮体阳性,较早出现肾脏并发症,有发生肾衰竭的风险。

MODY10 罕见,发病年龄较早,多在 20 岁前起病,临床表现较轻。但迄今尚未完全了解为什么这些患者尽管有胰岛素分泌,但也有酮症酸中毒及胰岛素替代治疗后呈现严重胰岛素缺陷表型的原因。胰岛素基因突变在 1 型糖尿病患者中较为少见,但筛查 1 型糖尿病患者的自身抗体后,如果为阴性,接下来应该继续筛查胰岛素基因突变。

MODY11 患者较其他类型肥胖或超重突出,血清胰岛素水平相对不足。该型基因突变的患者可同时合并系统性红斑狼疮。

MODY12 家系患者一般伴有肥胖,但无明显高脂血症及高胆固醇血症,此外该家系中可存在新生儿糖尿病患者。

MODY13 临床特征多变,家族中可出现新生儿糖尿病,一般表现为胰岛素分泌高峰延迟。该家系中患者糖尿病发病年龄不等,最小的 13 岁,最大的 59 岁。

五、诊断和鉴别诊断

明确的分子诊断可使患者获得最理想的治疗;可以协助评估患者预后及提供遗传咨询信息;遗传筛查可以明确其家族成员是否为相同突变携带者,防止误诊。

MODY 患者的胰岛素不足程度介于 1 型及 2 型糖尿病之间,临床表现又具有两者的特点,研究显示,目前有近 80% 的 MODY 个体被误诊为 1 型糖尿病和 2 型糖尿病,因此将 MODY 从 1 型糖尿病和 2 型糖尿病中鉴别出来非常重要(表 11 - 10 - 3)。当患者临床表现为 2 型糖尿病,但也有多代遗传的糖尿病史(至少 2~3 代),尤其是早发糖尿病的家族史,呈常染色体显性遗传,应当怀疑 MODY。大多数 MODY 患者比较消瘦,但肥胖并不能排除 MODY 的诊断。当一个年轻的患者表现为 1 型糖尿病,而胰岛自身抗体检测阴性,C 肽水平尚可测得;胰岛素水平相对于高血糖则有不相称的降低,提示胰岛 β 细胞功能缺陷也应当怀疑 MODY。

表 11 - 10 - 3　MODY 与 1 型及 2 型糖尿病临床表型的比较

特　点	1 型糖尿病	MODY	2 型糖尿病
发病高峰年龄	5~15 岁	<25 岁	>40 岁
起病方式	急,症状明显	隐匿,症状较轻	隐匿,症状较轻
体型	多消瘦	非肥胖	肥胖
酮症倾向	常见	极少	不常见
胰岛素依赖	依赖	不依赖	不依赖
自身抗体	阳性	阴性	阴性
HLA 关联性	相关	不相关	不相关
遗传方式	多基因,散发非孟德尔遗传	单基因常染色体显体	多基因,家族聚集非孟德尔遗传
病理生理	β 细胞自身免疫损害致胰岛素分泌绝对缺乏	胰岛素分泌不足	胰岛素抵抗及胰岛素分泌相对不足

尽管诊断年龄曾是 MODY 的一个重要特征,但诊断年龄、诊断时间和不依赖胰岛素治疗的时间已不再是定义 MODY 的指征,这对超过 25 岁和进行胰岛素治疗的患者尤为重要,当患者家系多代出现糖尿病,尤其是当家系中有年轻糖尿病患者的时候,即使有肥胖,结合临床特征也应考虑是否需要进行 MODY 基因检测。

MODY 的临床诊断可参考 2008 年 Vaxillaire 等提出诊断指标:① 常染色体显性遗传至少 3 代,家系成员有相似的表型;② 其中至少 1~2 个家系成员在 25 岁前诊断为高血糖;③ 糖尿病确诊后至少 5 年内不需要胰岛素治疗或胰岛素治疗的患者具有能明显测出的 C 肽水平;④ 胰岛素水平通常在正常范围内,但对于高血糖来说仍有不相称的降低,表明 β 细胞功能缺陷;⑤ 少见超重或肥胖。

六、治　疗

MODY 的治疗以纠正代谢紊乱、防止或延缓并发症及延长寿命为目的,因为发病年龄较小,对高血糖的控制应更为严格。治疗方案可根据不同 MODY 亚型及高血糖的严重程度决定。

MODY1 的患者对磺脲类药物很敏感,有报道使用磺脲类降糖药可成功维持血糖数十年,血糖控制不良的情况下考虑胰岛素治疗。

MODY2 一般血糖升高较轻微,2/3 患者仅需要饮食运动控制。由于在 75 g 口服葡萄糖耐量试验中大多数 GCK 突变患者血糖几乎不升高,故避免进食粗制的碳水化合物并不像在 2 型糖尿病患者中那么重要。另外 1/3 的患者对磺脲类降糖药有显效,一般无需胰岛素治疗。GCK 突变患者唯一需要接受治疗的可能是在妊娠期间。治疗的策略与否需要根据母体是否将突变基因遗传给了胎儿。

MODY3 突变患者对磺脲类降糖药的降糖作用非常敏感。这一点在初诊时和诊断后的 10 年最为明显,因此在治疗初期可能会出现明显的低血糖。治疗首选小剂量磺脲类药物,但随着疾病进展,大多数患者最终可能需要胰岛素。大多数研究证明,MODY3 患者的胰岛素敏感性基本正常,因此并不推荐在临床上使用胰岛素增敏剂治疗 MODY 患者。而 α 糖苷酶抑制剂如阿卡波糖则仍可用于餐后血糖控制不佳的 MODY3 患者。大约 1/3 的患者仅需要饮食控制;1/3 口服药物;还有 1/3 通过胰岛素治疗。接受胰岛素治疗的患者比饮食控制或口服药物治疗的患者年龄偏大、偏胖。有报道指出用二甲双胍代替磺脲类,血糖控制会明显恶化,恢复使用磺脲类降糖药 HbA$_{1C}$ 下降到 4%~5%。因此,低剂量的磺脲类降糖药是最适合的一线药物,开始使用时必须小心。那格列奈类是降低餐后血糖的良好选择。也有在磺脲类药物的基础上加用二肽基肽酶-4(DPP-4)抑制剂改善胰岛β细胞功能的报道。MODY3 患者可发生微血管并发症,特别是视网膜病变,尤其是血糖控制不良的情况下更容易发生,故良好的血糖控制至关重要。

MODY4 推荐饮食控制联合胰岛素治疗;MODY5 症状较重,一般早期即需要胰岛素治疗;MODY6 患者常需要胰岛素治疗;MODY7 对磺脲类药物敏感,磺脲类药物可作为首选治疗;MODY8 存在胰腺发育不良和纤维化,胰岛功能受损,目前没有发生酮症的报道,一般采用胰岛素治疗;MODY9 病情轻患者仅需饮食控制,病情重患者胰岛素治疗;MODY10 发病年龄较早,临床表现较轻,饮食调整即可较好控制血糖,少数需要胰岛素治疗;MODY11 开始即可以考虑口服磺脲类药物治疗,后期血糖升高明显需要胰岛素治疗;MODY12 首选考虑口服磺脲类药物治疗;MODY13 存在一种强烈的基因型-表型相关关系,*KCNJ11* 激活突变患者对口服磺脲类药物治疗敏感,其效果甚至优于胰岛素。*KCNJ11* 失活突变的患者使用胰岛素能较好调控血糖。

七、展　望

基因诊断对 MODY 实现精准个体化治疗具有非常实际的意义。我国目前报道的 MODY 家系里,超过 90% 仍找不到致病基因,由此也引申带来 MODY-X 的概念。对 MODY-X/新的致病基因的确认往往需要进一步的全基因组外显子测序和功能学研究,将不仅有助于丰富我们对胰岛 β 细胞功能缺陷的认识,而且为个体化诊治提供依据。同时随产前分子遗传诊断的发展,遗传咨询和治疗方案的选择对优生优育的作用将日趋明显。

参考文献

[1] Cammidge PJ. Diabetes mellitus and heredity[J]. Br Med J, 1928, 2 (3538): 738-741.

[2] Fajans SS, Conn JW. Tolbutamide-induced improvement in carbohydrate tolerance of young people with mild diabetes mellitus[J]. Diabetes, 1960, 9: 83-88.

[3] Tattersall RB. Mild familial diabetes with dominant inheritance[J]. Q J Med, 1974, 43: 339-357.

[4] Tattersall RB, Fajans SS. A difference between the inheritance of classical juvenile-onset and maturity-onset type diabetes of young people[J]. Diabetes, 1975, 24(1): 44-53.

[5] Classification and Diagnosis of Diabetes[J]. Diabetes Care, 2017, 40(Suppl 1): S11-S24.

[6] Tattersall R. Maturity-onset diabetes of the young: a clinical history[J]. Diabet Med, 1998, 15(1): 11-14.

[7] Bell GI, Xiang KS, Newman MV, et al. Gene for non-insulin-dependent diabetes mellitus (maturity-onset diabetes of the young subtype) is linked to DNA polymorphism on human chromosome 20q[J]. Proc Natl Acad Sci U S A, 1991, 88(4): 1484-1488.

[8] Froguel P, Vaxillaire M, Sun F, et al. Close linkage of glueoki nase locus on chromosome 7p to early onset noninsulin dependent diabetes mellitus[J]. Nature, 1992, 356(6365): 162-164.

[9] Shields BM, Hicks S, Shepherd MH, et al. Maturity-onset diabetes of the young(MODY): how many cues are missing[J]. Diabetologia, 2010, 53: 2504-2508.

[10] Yamagata K, Furuta H, Oda N, et al. Mutations in the hepatocyte nuclear factor-4alpha gene in maturity-onset diabetes of the young (MODY1)[J]. Nature, 1996, 384(6608): 458-460.

[11] Yamagata K, Oda N, Kaisaki PJ, et al. Mutations in the hepatocyte nuclear factor-1alpha gene in maturity-onset diabetes of the young (MODY3)[J]. Nature, 1996, 384(6608): 455-458.

[12] Horikawa Y, Iwasaki N, Hara M, et al. Mutation in hepatocyte nuclear factor-1 beta gene (TCF2) associated with MODY[J]. Nat Genet, 1997, 17(4): 384-385.

[13] Stoffers DA, Ferrer J, Clarke WL, et al. Early-onset type-II diabetes mellitus (MODY4) linked to IPF1[J]. Nat Genet, 1997, 17(2): 138-139.

[14] Horikawa Y, Iwasaki N, Hara M, et al. Mutation in hepatocyte nuclear factor-1 beta gene (TCF2) associated with MODY[J]. Nat Genet, 1997, 17(4): 384-385.

[15] Weng JP, Lehto M, Forsblom C, et al. Hepatocyte nuclear factor-1 beta (MODY5) gene mutations in Scandinavian families with early-onset diabetes or kidney disease or both[J]. Diabetologia, 2000, 43(1): 131-132.

[16] Wang C, Fang Q, Zhang R, et al. Scanning for MODY5 gene mutations in Chinese early onset or multiple affected diabetes pedigrees[J]. Acta Diabetol, 2004, 41(4): 137-145.

[17] Malecki MT, Jhala US, Antonellis A, et al. Mutations in NEUROD1 are associated with the development of type 2 diabetes mellitus[J]. Nat Genet, 1999, 23(3): 323-328.

[18] Fernandez-Zapico ME, van Velkinburgh JC, Gutiérrez-Aguilar R, et al. MODY7 gene, KLF11 is a novel p300-dependent regulator of Pdx-1 (MODY4) transcription in pancreatic islet beta cells[J]. J Biol Chem, 2009, 284(52): 36482-36490.

[19] Raeder H, Johansson S, Holm PI, et al. Mutations in the CEL VNTR cause a syndrome of diabetes and pancreatic exocrine dysfunction[J]. Nat Genet, 2006, 38(1): 54-62.

[20] Plengvidhya N, Kooptiwut S, Songtawee N, et al. PAX4 mutations in Thais with maturity onset diabetes of the young[J]. J Clin Endocrinol Metab, 2007, 92(7): 2821-2826.

[21] Edghill EL, Flanagan SE, Patch AM, et al. Insulin mutation screening in 1,044 patients with diabetes: mutations in the INS gene are a common cause of neonatal diabetes but a rare cause of diabetes diagnosed in childhood or adulthood[J]. Diabetes, 2008, 57(4): 1034-1042.

[22] Borowiec M, Liew CW, Thompson R, et al. Mutations at the BLK locus linked to maturity onset diabetes of the young and beta-cell dysfunction[J]. Proc Natl Acad Sci U S A, 2009, 106(34): 14460-14465.

[23] Bowman P, Flanagan SE, Edghill EL, et al. Heterozygous ABCC8 mutations are a cause of MODY[J]. Diabetologia, 2012, 55(1): 123-127.

[24] Bonnefond A, Philippe J, Durand E, et al. Whole-exome sequencing and high throughput genotyping identified KCNJ11 as the thirteenth MODY gene[J]. PLoS One, 2012, 7(6): e37423.

[25] Liu L, Nagashima K, Yasuda T, et al. Mutations in KCNJ11 are associated with the development of autosomal do minant, early-onset type 2 diabetes[J]. Diabetologia, 2013, 56(12): 2609-2618.

[26] Vaxillaire M, Froguel P. Monogenic diabetes in the young, pharmacogenetics and relevance to muhifactorial forms of type 2 diabetes[J]. Endocr Rev, 2008, 29(3): 254-264.

[27] Shields BM, Hicks S, Shepherd MH, et al. Maturity-onset diabetes of the young (MODY): how many cases are we missing?[J]. Diabetologia, 2010, 53(12): 2504-2508.

[28] Thanabalasingham G, Owen KR. Diagnosis and management of maturity onset diabetes of the young (MODY)[J]. BMJ, 2011, 19, 343: d6044.

[29] Hattersley AT, Patel KA. Precision diabetes: learning from monogenic diabetes[J]. Diabetologia, 2017, 60(5): 769-777.

第十一章·成人隐匿性自身免疫性糖尿病

周智广　李　霞

1 型和 2 型糖尿病是糖尿病的两种主要类型,而成人隐匿性自身免疫性糖尿病(latent autoimmune diabetes in adults,LADA)是从貌似 2 型糖尿病患者中筛选出来的 1 型糖尿病。根据 1999 年世界卫生组织(WHO)对糖尿病分型的新建议,LADA 属于自身免疫性 1 型(1A 型)糖尿病中的缓慢起病亚型。该类患者与经典的胰岛素依赖性糖尿病（IDDM）的发病机制相同，不同之处在于其胰岛 β 细胞功能减退缓慢。由于 LADA 的特殊性，它可作为进行 1 型糖尿病免疫学研究的一种人类模型。研究 LADA 患者中具有不同进展速度的自身免疫过程有助于了解 1 型糖尿病的病理改变，尝试新的免疫干预措施，从而可能为 1 型糖尿病的预防甚至治愈提供依据。

一、LADA 概念的提出及延伸

1977 年，英国 Irvine 等首先观察到部分成年非胰岛素依赖性糖尿病（NIDDM）患者血胰岛细胞抗体（islet cell antibody，ICA）阳性，大多数为非肥胖者，易出现口服降糖药继发失效而需改用胰岛素治疗。鉴于其临床表现介于 NIDDM 与 IDDM 之间，20 世纪 80 年代有学者称其为中间型（1.5 型）糖尿病。同期芬兰 Groop 等报道 ICA 阳性的 NIDDM 患者血清 C 肽水平低，HLA - DR3 和 DR4 等 1 型糖尿病的易感基因频率增加，随访观察到 β 细胞功能持续下降，故将其称为隐匿性（latent）或迟发性（late-onset）1 型糖尿病。1990 年，美国 Baekkeskov 等首次证明 IDDM 胰岛 64000 抗原的本质是谷氨酸脱羧酶（glutamic acid decarboxylase，GAD），并建立了其抗体（GADA）的免疫沉淀酶活性分析方法。1993 年，澳大利亚 Tuomi 等对一组成年发病的 NIDDM 患者检测 GADA 发现有较高阳性率，并将此类糖尿病命名为 LADA。从名称上讲，LADA 主要具有成年起病、病程进展缓慢、具有胰岛自身免疫破坏的证据（如一种或多种胰岛自身抗体阳性）三个特征。许多学者将这一类以 NIDDM 起病，具有免疫破坏并逐步进展至 IDDM 的糖尿病患者分别称为缓慢进展性胰岛素依赖性糖尿病（slowly progressive IDDM，SPIDDM）、抗体阳性的 2 型糖尿病、1.5 型糖尿病及诊断时不需要胰岛素的自身免疫性糖尿病（autoimmune diabetes not requiring insulin at diagnosis）等。这些名称的不统一及其所指人群的不同给确定 LADA 的定义带来一定的困难。目前国内外的文献报道普遍倾向于将 GADA 或 ICA 等胰岛自身抗体阳性的成人起病的 2 型糖尿病称为 LADA。

二、LADA 的流行病学

在白种人中对 LADA 的患病率进行的研究较多，但由于其诊断标准尚未统一以及各研究胰岛自身抗体的种类和方法的不同，各文献报道 LADA 的患病率极不一致，在 0.2% ～ 30%。高加索人群中，成年发病型糖尿病的 GADA 阳性率为 4% ～ 12%，年轻或使用胰岛素治疗的患者阳性率更高。我国在 25 个城市共 46 个中心联合进行了 LADA China 多中心协作研究，调查了 5 128 例 15 岁以上中国初诊 2 型糖尿病患者，发现其中 LADA 的患病率为 6.2%；若以 18 岁为成人年龄截点则 LADA 的患病率为 6.1%，以 30 岁为截点则为 5.9%。

若以秦岭-淮河为界，则北方地区 LADA 的患病率高于南方，并呈由东北向西南递减的趋势，且不能用免疫学及遗传学差异解释，可能与其气候、地形及生活方式有关。

随着中国人口的老龄化，中国 ≥ 60 岁的老年 2 型糖尿病的患病率达 20%，老年 LADA 的比例更是不容忽视。目前筛查人数最多、规模最大的 UKPDS 结果表明老年 LADA 中 GADA 的阳性率达 7%，Hoorn 研究表明其 GAD65 抗体阳性率达 3.5%，中国老年 LADA 的人数更是超过了 200 万（LADA-China 未发表数据）。然而，老年 LADA 的临床特征及免疫学特征仍有待研究。在不同性别及民族亚组中，LADA 患病率无显著性差异。

三、LADA 的发病机制

（一）遗传因素

LADA 本质上属于 1 型糖尿病，同样是在遗传易感性的基础上由环境因素的触发而引起胰岛 β 细胞自身免疫的损害所致。但 LADA 的进展为何较经典的 1 型糖尿病缓慢？目前的研究多集中在基因分布频率的差异方面。早在 1987 年，日本学者 Kobayashi 就发现 ICA 持续阳性的糖尿病患者较 ICA 阴性者出现 HLA - BW54 和 DR4 的频率高；后来对于 LADA 患者未发生糖尿病的一级亲属进行的研究也表明，LADA 的一级亲属在未发生糖尿病之前即出现胰岛 β 细胞功能异常，且这种异常与 HLA 存在相关性。LADA 的 HLA 表型与经典青少年起病的 1 型糖尿病者并不完全相同，且与正常人有一定重叠。我们的研究发现 DRB1 * 0405 - DQA1 * 03 - DQB1 * 0401 和 DRB1 * 0901 - DQA1 * 03 - DQB1 * 0303 是主要的 LADA 易感基因单倍体型，同时也与 1 型糖尿病的发病风险有关。DRB1 * 0301 - DQA1 * 05 - DQB1 * 0201 与 1 型糖尿病有很强的关联性，同时也与 LADA 有关，但其与 LADA 的关联强度只有其与 1 型糖尿病关联强度的一半左右。有趣的是，1 型糖尿病最敏感的单倍体型 DRB1 * 0901 - DQA1 * 05 - DQB1 * 0201、DRB1 * 0301 - DQA1 * 03 - DQB1 * 0201 和 DRB1 * 0301 - DQA1 * 03 - DQB1 * 0303 却与 LADA 不相关。

1 型糖尿病属于多基因遗传性疾病，有多个易感性和保护性基因，其中关系最密切的为 HLA 基因，即 IDDM1，LADA 的易感性还与位于 11p15 的胰岛素基因即 IDDM2 有关，IDDM2 可能用于编码跨越胰岛素基因和与其相关的 VNTR 长约 4.1 kb 的 DNA 片段。短片段的 1 型 VNTR 是 1 型糖尿病的易患基因，而长的 3 型 VNTR 起保护作用，3 型的 VNTR 伴有较高水平胰岛素 mRNA 在胸腺的表达。由于胸腺是诱导免疫耐受的部位，较高水平的胰岛素 mRNA 可能是 3 型 VNTR 起保护作用的机制，可能与 LADA 患者的进展缓慢有关。瑞典学者对 HLA、IDDM 相关抗体和 IDDM 起病年龄之间的关系进行过两个独立的病例对照研究，结果表明糖尿病易感基因 HLA - DR3 - DQA1 * 050 - DQB1 * 02 与 DR3 - DQA1 * 050 - DQB1 * 0201 / HLA - DR4 - DQA1 - 0301 - DQB1 * 0302 在起病小于 10 岁者中的频率较高，而起病大于 30 岁中的频率较低；保护型基因 DR15 - DQA1 * 0102 * DQB1 * 0602 的分布正好相反，回归分析显示 DR3 与性别，DQB1 * 0602 与起病年龄有关，因此成人起病的 1 型糖尿病的缓慢进程可能与易感基因和保护性基因的比例降低有关。但这些研究结果并不一致，2003 年 Hosszufalusi 对 54 例 LADA 和 57 例成人起病的 1 型糖尿病进行 HLA - DQB10302，- DR4，- DR3，- DR3/DR4 易感基因的检测结果发现这两组人群易感基因的频率均高于对照组，但两组间的分布无显著性差异。

在中国人群中，HLA-DQ易感基因型频率呈现由经典1型糖尿病、LADA向2型糖尿病的递减趋势，其中最常见的易感基因单体型为DQA1*03-DQB1*0303及DQA1*03-DQB1*0401，有别于高加索人群。

细胞毒T淋巴细胞相关抗原4(CTLA-4)是激活的T淋巴细胞表达的一种膜蛋白，对T细胞的增殖有负反馈调节作用。CTLA-4基因外显子1G等位基因是1型糖尿病的独立危险因素，它不依赖发病年龄、其他易感基因及免疫标志。LADA与CTLA-4G等位基因的相关性不如经典的1型糖尿病明显，有学者认为CTLA-4G等位基因多态性与1型糖尿病的发展速度有关。

(二) 免疫因素

1. 体液免疫·LADA的体液免疫反应主要表现为血液循环中存在胰岛自身抗体，包括GADA、ICA、蛋白酪氨酸磷酸酶2抗体(IA2-Ab)、胰岛素自身抗体(IAA)、羧基肽酶H抗体(CPH-Ab)及新近发现的锌转运体8抗体(ZnT8A)等，其中GADA阳性最常见。由于受LADA诊断标准、筛查人群、抗体检测方法及阳性阈值、种族等不同因素的影响，这些抗体在糖尿病中的阳性率不同。抗体联合检测可以提高LADA的检出率。

谷氨酸脱羧酶(GAD)是抑制性神经递质γ-氨基丁酸(GABA)的合成酶，广泛存在于中枢和周围神经系统、肝、脾、睾丸及胰岛β细胞中。研究表明GADA是糖尿病患者体内最早出现的自身抗体，在临床表现出现前数年甚至10余年即可存在。GAD可能是自身免疫性糖尿病的始动靶抗原，因为用GAD处理过的NOD鼠不仅可防止1型糖尿病的发生，抑制T细胞对GAD的反应，而且可抑制β细胞其他抗原的T细胞反应；而其他自身抗原却不能抑制除自身以外的其他抗原的T细胞反应。GADA在LADA中的诊断价值已得到证实。我们进行的体外研究发现，GADA能够抑制人胎胰岛β细胞胰岛素的合成和释放，并且有补体依赖性细胞毒作用；而且GADA阳性的2型糖尿病患者具有某些1型糖尿病的特点，如起病年龄较早，低体重，C肽水平低下，且GADA滴度与C肽水平呈负相关，这均提示GAD在LADA发病中的作用。但在LADA患者中也发现有些GADA滴度与胰岛功能不一致的现象，可能与GADA亚型的不同分布有关。在1型糖尿病的动物模型NOD鼠中，抗体亚型的分布可反映正在进行的细胞免疫应答，但在人类中这种相关性不如NOD鼠中明显。但一般认为，Th2细胞分泌的白细胞介素4(IL-4)所刺激产生的IgG4和IgE反映Th2型免疫反应，而IgG1反映Th1型免疫反应。Petersen等报道1型糖尿病患者中各亚型的分布为IgG1>IgG4>IgM>IgE>IgA>IgG3>IgG2，而对照组存在非成熟型即Th2型免疫球蛋白如IgM、IgE的量较多，为IgG1>IgM>IgE>IgG4>IgG3>IgA>IgG2，可能各种抗体亚型的比例与临床表型有关。

体外研究发现1型糖尿病患者ICA阳性的血清或免疫球蛋白成分可抑制葡萄糖刺激鼠或人类分离胰岛的胰岛素分泌水平；ICA阳性的LADA患者OGTT和胰高血糖素刺激后相对应的C肽水平下降，而ICA由阳性转为阴性者的C肽水平升高，提示ICA可能与胰岛细胞损害有关。

ICA和GADA是诊断LADA最常用的自身免疫指标。研究表明经典1型糖尿病患者血清中ICA的表位被GAD或IA-2封闭，而在LADA中此现象的频率较低，这提示除ICA和GADA外，LADA患者中还有许多其他的未知抗体。

IA2-Ab和IAA是青少年起病的1型糖尿病患者存在的重要自身抗体，但在成人起病的糖尿病患者中出现频率低，一旦出现则常与GADA重叠存在，故对LADA诊断的敏感性低。

CPH存在于胰岛和多种内分泌细胞中，其表达随着胰岛素的分泌而增加。Cstano通过免疫印迹法证实CPH是胰岛细胞的自身抗原，但由于针对CPH的自身抗体检测对于经典IDDM的诊断缺乏敏感性(阳性率在0~10%)，故研究其对1型糖尿病诊断价值的报道不多。2000年，周智广等发现高加索人LADA组的CPH-Ab阳性率明显高于非糖尿病正常对照和2型糖尿病患者，提示CPH-Ab可能是LADA患者体内的自身免疫标志。再进一步对中国人545例临床初诊为2型糖尿病患者进行研究发现，CPH-Ab的阳性率在2型糖尿病中为5.5%，在1型糖尿病中为0，在正常对照组为0.8%。而且在比较各组的胰岛功能时发现，CPH-Ab阳性患者的胰岛功能介于2型糖尿病和GADA阳性的LADA之间。CPH-Ab阳性的患者是否代表了一种进展更为缓慢的自身免疫性糖尿病，这需要进一步的随访资料证实。

CD38是介导胰岛素分泌的介质之一，其抗体存在于约15%的1型和2型糖尿病患者中，但在新发糖尿病中的阳性率约为3.8%，这提示CD38抗体是一种晚发性抗体，因而推测其在LADA中的阳性率较高。的确，Mallone发现15%的LADA患者CD38抗体阳性。更有趣的是，CD38抗体与其他的胰岛自身抗体不同，在体外能刺激葡萄糖介导的胰岛素分泌，而且CD38抗体阳性者的胰岛功能较阴性者为佳，是否是一种保护型抗体尚需要进一步的研究。

ZnT8A目前已成为胰岛自身抗体的又一新成员。国内LADA China全国多中心研究结果显示，ZnT8A在初诊2型糖尿病患者中阳性率为1.99%，与IA2-Ab阳性率1.96%相似，高于目前国际报道的1.4%。如在传统的GADA和IA2-Ab检测基础上，进一步联合检测ZnT8A，则将LADA的诊断阳性率由7.57%提高到8.62%。由于ZnT8A具有高度胰岛β细胞特异性，其自身抗体ZnT8A阳性较其他自身抗体阳性更能准确和特异地反映胰岛存在的自身免疫反应。故在检测GADA和IA2-Ab基础上，进一步联合检测ZnT8A能提高LADA的诊断阳性率，降低漏诊、误诊率，在临床中有着重要的实际意义。

其他尚有一些存在争议的少见的胰岛自身抗体，大多出现在经典1型糖尿病患者中，如热休克蛋白65、SOX13(ICA12)、ICA69抗体、Glima38抗体、AADC(芳香族L氨基酸脱羧酶)抗体、GM21(胰岛特殊单涎酸神经节苷脂)抗体等。这些抗体对LADA的病理学意义尚缺乏研究。

2. 细胞免疫·20世纪70年代中期到90年代中期，研究多集中在自身抗体的检测并由此发现了许多重要的自身抗原，曾认为B淋巴细胞介导的体液免疫在1型糖尿病的发病过程中起决定性作用，但随着研究的深入，这一观点已日益受到挑战。因为将ICA及GADA阳性患者外周血单个核细胞转移给严重联合免疫缺陷小鼠，并通过转移人类B淋巴细胞使小鼠产生 ICA，但其并未发生胰岛细胞损害、糖耐量受损或糖尿病。这说明胰岛自身抗体本身并不足以诱导胰岛 β 细胞破坏，而只是针对 β 细胞自身免疫反应的标志物而已，而且出现的时间晚于自身免疫性 T 细胞。因此自 20 世纪 90 年代中期，研究者们将更多注意力转移到 T 细胞介导的自身免疫在 1 型糖尿病中所起的作用方面。T 细胞是通过何种机制直接或间接地破坏胰岛 β 细胞呢？目前认为，T 细胞的作用由一系列复杂精密的机制所调控，如 T 细胞在胸腺内的成熟、抗原的部位和性质、抗原表达的水平和时机、特定等位基因的遗传性状，以及 T 细胞暴露于病原均可以使这些自身反应 T 细胞失控而破坏自身组织成分。当 T 细胞在胸腺内经历阳性选择和阴性选择过程后，在外周发挥作用的应该是自身 MHC 限制并且自身耐受的，当这种耐受性丧失后，T 细胞便会去攻击自身胰岛 β 细胞而导致糖尿病发生。有关细胞免疫致病作用的研究主要集中在经典的青少年起病的 1 型糖尿病中，其在 LADA 中发病的地位如何尚不清楚，但其确实参与了 LADA 患者胰岛细胞的破坏过程。早在 1992 年，Zavala 就报道 LADA 患者的外周血单个核细胞（PBMC）可抑制大鼠的胰岛细胞分泌胰岛素，这证明 LADA 患者体内存在细胞介导的自身免疫反应。但这种对胰岛自身抗原的免疫反应程度较经典 1 型糖尿病患者弱，而且 LADA 患者的 PBMC 对多种胰岛蛋白的反应较 1 型糖尿病更具有异质性。细胞免疫致 LADA 发病最为直接的证据来自对一例 LADA 患者进行的胰腺活检，发现该患者具有以 T 细胞为主的胰岛炎，这无疑也是 LADA 属于 1 型糖尿病的又一佐证，对于正确分型和理解 1 型糖尿病的病理改变有指导意义。Fukui 等观察到 GADA 阳性的 2 型糖尿病患者不仅存在胰岛炎，还鉴别出 PBMC 对 GAD 的反应，并将患者分成胰岛素缺乏和非缺乏组进行比较：前者与对照有差异而后者无，说明疾病发展越接近 1 型者其细胞免疫反应越强。但机体诱发的细胞免疫过程非常复杂，与病程和胰岛自身抗原存在多个显性表位等因素有关，加上研究方法复杂、不易标准化，因此细胞免疫检测尚不能广泛应用于临床。

四、LADA 的临床特点

（一）起病年龄

关于 LADA 诊断的年龄界限，由 15 岁至 45 岁不等，目前多数采用国际上较为公认的国际糖尿病免疫学会（IDS）标准，将起病年龄界定在 30 岁。事实上，7～8 岁的儿童亦存在缓慢进展的自身免疫性糖尿病，被称为"青年人隐匿性自身免疫性糖尿病"（latent autoimmune diabetes in the young, LADY）。对于 LADA 具体的起病年龄，不同研究者所得到的结果不同：Tuomi 等报道的起病年龄大于 35 岁；Niskanen 等报道的则为 45～64 岁；北京中日友好医院潘孝仁教授报道 LADA 发病年龄＞20 岁，平均 31.8 岁，范围为 20～48 岁；依据目前国际通用的年龄划分点，LADA China 多中心研究发现在中国人群中，小于 30 岁的临床初诊 2 型糖尿病患者 GADA 阳性率高达 11.4%，而大于 30 岁患者 GADA 阳性率为 5.9%，大于 30 岁患者以 10 岁为年龄段划分的各年龄亚组间无统计学差异。考虑中国对于成人的定义为 18 岁以上，并且我们已有相应年龄的患病数据，因此在中华医学会糖尿病学分会《关于成人隐匿性自身免疫糖尿病（LADA）诊疗的共识》中，我国

专家建议将年龄截点定为 18 岁。

（二）体重

肥胖的糖尿病患者中也有一定数量的 LADA。我们关于 2 035 例初诊 2 型糖尿病的研究表明，LADA 在肥胖糖尿病患者（以 BMI≥25 kg/m² 作为判断标准）中的患病率达 8.8%，提示肥胖并不是排除 LADA 的标准。而且，随着现代生活方式变化所引起肥胖症的患病率逐渐增加，肥胖的 LADA 患者也会增多，因为一方面有更多的 LADA 患者合并有肥胖，另一方面肥胖及其伴随的胰岛素抵抗会诱导胰岛功能已有一定程度受损的 LADA 前期患者发病，因此应该对所有的新发糖尿病患者进行抗体检测，以期早期正确分型。

（三）性别

许多自身免疫性疾病如系统性红斑狼疮等的发生与性别有关。对于经典的 IDDM 而言，有研究显示其在白种人中男性略多于女性，而在非白种人中则女性略多于男性，其差异不十分显著。性别对于 LADA 的患病率及其病程进展是否有影响尚无定论。瑞典的研究显示，ICA 在 15～34 岁的糖尿病患者中的阳性率无性别差异；而其在 30～34 岁组中的阳性率则偏低。日本学者的研究发现，ICA 阳性的男性 LADA 患者的胰岛功能较女性差，指出男性是 LADA 进展的一个危险因素。虽然胰岛自身抗体在初诊 2 型糖尿病患者中的检出率不存在性别差异，但男性患者似乎比女性的胰岛功能减退更快，这可能与性激素及其结合蛋白、性连锁易感基因位点及体脂分布的差别有关。这与其他的自身免疫糖尿病中性别分布情况是否一致，是一个值得探讨的问题。

（四）病程

LADA 的临床表现可分为非胰岛素依赖阶段和胰岛素依赖阶段。在病程早期即非胰岛素依赖阶段，LADA 的表现与 2 型糖尿病相似，可用口服降糖药物控制血糖、无自发酮症倾向；后期出现胰岛细胞功能衰竭、继发性口服药物失效、需依赖胰岛素治疗。但每一个体从发病到出现胰岛素依赖的时间不一，一般需要 3～5 年。我们对 2 型糖尿病和 LADA 患者胰岛 β 细胞功能进行的长达 4 年的前瞻性观察显示，在病程 3.3 年时，LADA 患者空腹 C 肽下降达 50% 以上者所占百分比已达 33%，而在病程 6.3 年时此比例达 100%；而 2 型糖尿病患者在病程 7.8 年时仅有 22% 空腹 C 肽下降达 50% 以上，这提示 LADA 患者在糖尿病诊断后 3～5 年内可进展为胰岛素依赖，而 2 型糖尿病诊断后 7～8 年才见 C 肽水平降低。

（五）自身免疫标志

胰岛细胞自身抗体阳性是在成人起病 2 型糖尿病患者中确诊 LADA 的重要依据。目前最常用的抗体为 GADA、IA2-Ab、IAA 及 ZnT8A，兼顾提高 LADA 阳性检出率和预测胰岛素治疗需要来看，LADA 一线筛查指标当首选 GADA，然后进一步行 IA2-Ab、ZnT8A 检测。对未使用过胰岛素治疗的初诊 2 型糖尿病患者，如经济条件许可，可进一步联合检测 IAA。我们的多中心协作研究结果显示，非胰岛素治疗新确诊的 2 388 例成人糖尿病患者中 206 例（8.63%）受试者自身抗体阳性，其中 GADA 阳性者占 5.78%，而 IA2-Ab、ZnT8A、IAA 阳性者分别占 1.51%、1.84% 和 1.26%。而且，联合检测 GADA、ZnT8A 和 IAA 三个抗体，可使自身免疫性糖尿病的诊断率达 92.2%（190/206）。其他一些非胰岛细胞

的器官特异性自身抗体如甲状腺、胃壁细胞抗体对 LADA 的诊断有辅助价值，但无特异性。

对糖尿病患者进行细胞免疫检测尚未在临床开展。迄今最常用且最经典的检测 T 细胞免疫反应的方法为 PBMC 的增殖反应，以氚标记胸腺嘧啶核苷的掺入予以反映，评估针对胰岛 β 细胞抗原的 T 细胞免疫反应。但受抗原制剂差异、细胞培养条件等多种因素的影响，细胞增殖反应的检测结果变异很大，加之存在一定的放射污染，使其应用受到限制。新近出现的固相酶联免疫斑点（enzyme-linked immunospot，ELISPOT）试验，是在以往 ELISA 检测基础上的进一步发展，可以检测出外周血中极少量的甚至是早期反应的抗原特异性 T 细胞，并通过分析其分泌的细胞因子来了解 T 细胞功能。该方法敏感性高、分析客观、易于操作，是一种理想的细胞免疫反应的评估方法。另一种颇为引人注目的方法是利用可溶性 MHC - 肽四聚体（soluble-MHC-peptide tetramer，简称 Tetramer）来分析 T 细胞的反应性。该方法敏感性更高，可以直接检测并定量分析 T 细胞与特异性抗原的亲和力大小，还能通过流式细胞仪将抗原特异性 T 细胞分离出来，保存或进一步培养，有助于进一步分析其特性，但技术要求较高。

（六）胰岛功能和胰岛素抵抗

与 2 型糖尿病相比，LADA 患者的胰岛功能较差，且其 C 肽下降的速度较 2 型糖尿病迅速，亦存在胰岛素抵抗。一般说来，2 型糖尿病患者需 6～8 年可进展到胰岛素依赖阶段，而 LADA 患者只需 3～5 年。Carlsson 研究了 111 例 LADA 患者在三种血糖水平（5.6 mmol/L、14 mmol/L、28 mmol/L）时胰岛 β 细胞对葡萄糖和精氨酸的反应，将精氨酸刺激胰岛素分泌高峰的 1/2 处血糖水平用于反映胰岛素敏感性。结果发现在所有的血糖水平，LADA 患者对精氨酸的反应所产生的胰岛素分泌能力均较 2 型糖尿病差，而胰岛素的敏感性在两者间并无差异，且两组的胰高血糖素水平均较正常对照组为高，但 LADA 和 2 型糖尿病间无显著性差异，笔者认为 LADA 存在胰岛素抵抗，但其胰岛素的分泌能力较 2 型糖尿病差，同时具有经典 1 型糖尿病和 2 型糖尿病的共同特点。此后 Behme 及周智广等用稳态模型（HOMA）公式评估了胰岛素抵抗水平，也发现 LADA 患者的 HOMA 胰岛素抵抗指数显著性高于正常对照。

（七）并发症

从理论上讲，LADA 可发生与糖尿病相关的各种急、慢性并发症，但目前对其研究有限。LADA 发生酮症或酮症酸中毒的比例高于 2 型糖尿病而低于经典 1 型糖尿病，这可能与 LADA 的胰岛素缺乏程度及自然病程有关。LADA 的微血管并发症（视网膜、肾和神经病变）患病率与 2 型糖尿病相似，但其视网膜病变患病率低于相似病程的经典 1 型糖尿病，这可能与 LADA 和 2 型糖尿病的糖代谢障碍相关，且两者比经典 1 型糖尿病的发病年龄晚或胰岛 β 细胞功能较好有关。LADA 的大血管并发症患病率亦与 2 型糖尿病相似，但高于类似病程的经典 1 型糖尿病，这可能与后者起病年龄较轻使年龄成为重要的混杂因素有关。欧洲 Action LADA 研究及中国 LADA China 研究均报道炎症因子 IL - 6 在 LADA 与 1 型糖尿病患者中水平相似，均低于抗体阴性的 2 型糖尿病患者。而在中国人群中，LADA 的超敏 C 反应蛋白（hs-CRP）水平与 2 型糖尿病患者相似，但高于正常对照和 1 型糖尿病患者。糖尿病并发症的发生不仅与高血糖、低度炎症等代谢因素有关，还随着病程延长而增加。

（八）其他自身免疫性内分泌紊乱

LADA 作为一种自身免疫性疾病，较易合并与经典 1 型关联的其他自身免疫病，包括自身免疫甲状腺病、乳糜泻（celiac disease）及艾迪生病等。其中，合并甲状腺自身抗体阳性和亚临床甲状腺功能异常最常见；50% 的 GADA 高滴度（指数>0.5）的 LADA 患者存在甲状腺自身抗体阳性，而其中 47.1% 的患者有亚临床甲状腺功能异常。上述组合提示 LADA 可作为自身免疫多内分泌腺病综合征（APS）的一个重要组成部分，且常以 APS - Ⅲ 型存在；这可能与其携带 HLA - DR3 - DQ2 或 HLA - DR4 - DA8 等高危易感基因型有关。

表 11 - 11 - 1 比较了 LADA、1 型糖尿病和 2 型糖尿病的临床、免疫和代谢特点。各种类型糖尿病患者的起病年龄有较大程度的重叠，LADA 可发生在成年后的任何年龄，年龄较轻者的自身抗体阳性率较高，更易于发生内源性胰岛素缺乏。由于一部分 LADA 患者起病时尚有一定水平的胰岛素分泌且存在胰岛素抵抗，所以易被误诊为 2 型糖尿病。尽管 LADA 患者有胰岛素抵抗状态，但其代谢综合征的患病率较低，与 2 型糖尿病相比，有较低的体重指数、血压和甘油三酯水平。总之，LADA 的临床表型和代谢特点具有很大的异质性：抗体的类型、数目和滴度都可能影响 LADA 的临床表现。早在 2001 年，Lohmann 观察到 ICA 和 GADA 皆阳性和高滴度 GADA 的 LADA 患者的临床特征更类似经典 1 型糖尿病，而单独 ICA 阳性或低滴度 GADA 的 LADA 患者的表现接近 2 型糖尿病，从而提出 LADA - 1 亚型和 LADA - 2 亚型的概念。这一概念的提出丰富了 LADA 的疾病谱。近期，一项 LADA - China 研究表明，GADA 高滴度、低滴度的自身免疫糖尿病及 2 型糖尿病三组受试对象在随访 3 年后残余胰岛 β 细胞功能分别为 42%、90%、97%，证实了胰岛自身抗体滴度与胰岛功能衰减的速度呈正相关，提示应用连续的观点来看待糖尿病的分型诊断。这提示处于自身免疫机制介导的以胰岛素缺乏为主的经典 1 型糖尿病和以胰岛素抵抗为主的 2 型糖尿病之间的，是既存在胰岛素分泌缺陷又存在胰岛素抵抗的过渡类型——1.5 型糖尿病即 LADA。就这方面而言，或许基于任何意义上的糖尿病分型都存在其局限性。

表 11 - 11 - 1	LADA、1 型糖尿病和 2 型糖尿病的临床和代谢特点比较	
项 目	2 型糖尿病	LADA	1 型糖尿病
起病年龄（岁）	10～90（>40 多见）	15～70（35～50 多见）	0～90（<20 多见）
所占比例	80%	10%	10%
胰岛自身抗体	阴性	阳性(35%)	阳性(64%)
HLA 易感基因	无	有	有
胰岛功能	升高或正常	正常或降低	衰竭
发展为胰岛素治疗的时间	8 年（6～10 年）	4 年（2～6 年）	起病时
胰岛素抵抗	严重	存在	无

（续表）

项　目	2 型糖尿病	LADA	1 型糖尿病
大血管并发症发生率	高	高	低
微血管并发症发生率	稍低	较低	高
代谢综合征发生率	高	少见	无
治疗	磺脲类、双胍类、胰岛素	双胍类、胰岛素	胰岛素
免疫调节剂作用	无益处	正在研究	有益

五、LADA 的诊断和鉴别诊断

（一）诊断

国外 Tuomi 等，最早提出 LADA 的诊断标准。国内潘孝仁等、周智广和伍汉文、池莲祥等曾提出 LADA 的早期诊断标准。目前，国际上较为公认的 LADA 诊断标准为国际糖尿病免疫学会（IDS）标准：胰岛自身抗体作为胰岛 β 细胞自身免疫的标志物，可区分 LADA 与 2 型糖尿病；而诊断糖尿病后一段时间内不依赖胰岛素治疗则可与经典 1 型糖尿病区别。但如下几个问题：LADA 诊断的最小年龄界限、是否为酮症起病及胰岛自身抗体阳性需要进一步讨论。"中华医学会糖尿病学分会关于成人隐匿性自身免疫糖尿病（LADA）诊疗的共识"提出 LADA 的诊断标准为：① 胰岛自身抗体阳性；② 年龄≥18 岁；③ 诊断糖尿病后至少半年不依赖胰岛素治疗。糖尿病诊断成立后，排除妊娠糖尿病或其他特殊类型糖尿病。另外，异常的细胞免疫反应通常较抗体出现得早，且可反映正在进行的自身免疫破坏进程，随着特异性高、操作简单的 ELISPOT 方法的建立，这方面的研究可能会增加 LADA 诊断的敏感性（图 11-11-1）。

（二）鉴别诊断

（1）成年起病的 1 型糖尿病为晚发性 1 型糖尿病（late onset type 1 diabetes），有自发酮症倾向，无较长的非胰岛素依赖阶段，常在起病时即需要胰岛素治疗。

（2）胰岛功能差的 2 型糖尿病常在 2 型糖尿病的晚期出现，需要胰岛素治疗，但血清中的自身抗体阴性可与 LADA 鉴别。

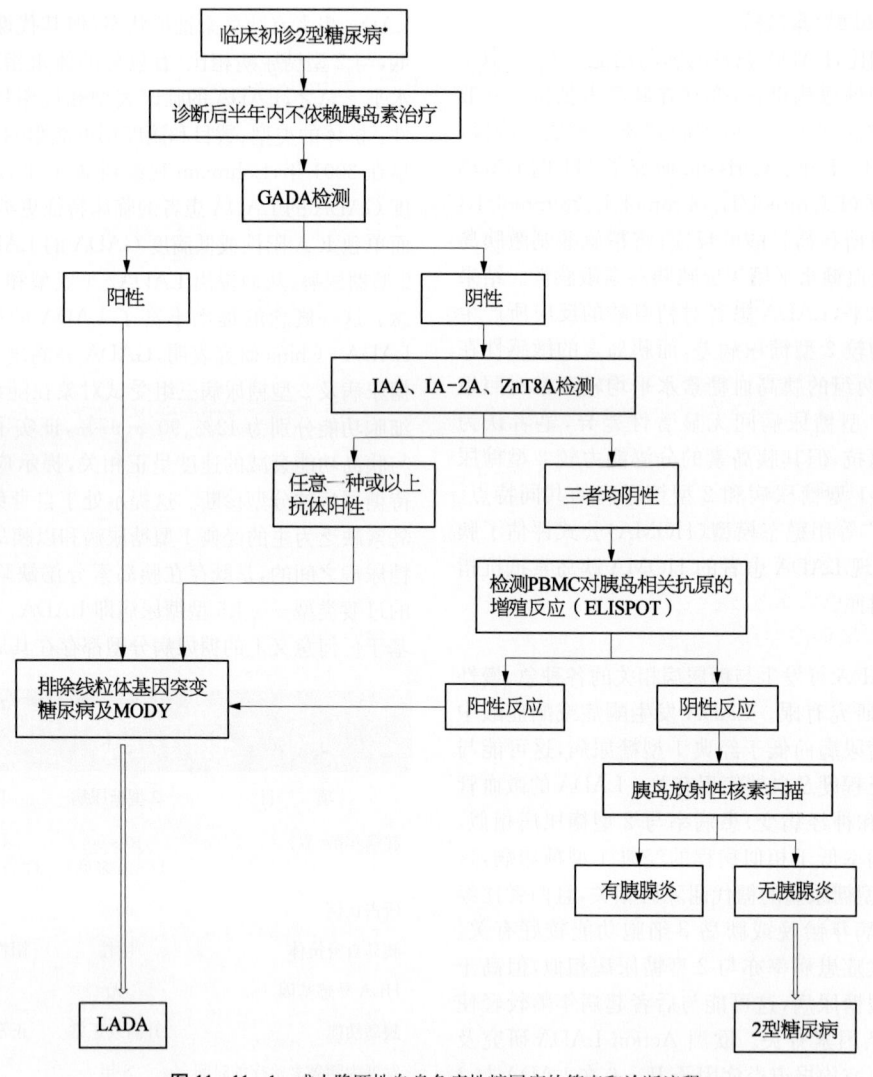

图 11-11-1　成人隐匿性自身免疫性糖尿病的筛查和诊断流程

* 有条件者，可同时做 HLA 基因分型和胰岛功能检测，前者有利于进一步诊断 LADA，但尚不能作为独立诊断指标；后者可能知道临床治疗和估测患者预后

（3）青少年的成年发病型糖尿病（MODY）属常染色体显性遗传病，家族中有两代以上的遗传史，发病年龄常小于25岁，病情较轻，多不需要胰岛素治疗，自身抗体阴性。以上特点可与LADA鉴别。

（4）线粒体性糖尿病为线粒体tRNA核苷酸3243A-G基因突变所致，这种基因突变改变了胰岛β细胞对葡萄糖的反应。其临床特点为母系遗传倾向、起病较早、体型消瘦，可伴神经性耳聋。基因检测、家族史及自身抗体检测可与LADA鉴别。

六、LADA 的治疗

LADA存在非胰岛素依赖及胰岛素依赖两个临床阶段，对LADA的诊断和治疗的重点在非胰岛素依赖阶段。在此阶段中，治疗LADA的目的在于减少胰岛自身免疫损害，尽可能保留残存β细胞功能，延缓胰岛素依赖阶段的出现，取得良好的代谢控制，防止并发症。由于血糖水平于LADA患者是较抗体阴性的2型糖尿病患者更严重的危险因素，控制血糖以延缓并发症的发生是重要的，同时要保护残存的胰岛细胞功能，因为对1型糖尿病患者的研究证明有C肽分泌功能的患者发生微血管并发症的频率较低。

"Cochrane Collaboration"曾对10个随机对照的临床试验进行荟萃分析，纳入1 019例LADA患者，干预方案包括DiaPep 277、GAD疫苗、胰岛素皮下注射、活性维生素D_3和罗格列酮。DiaPep 277的干预研究尚在进行中，计划将纳入400例LADA患者。荟萃分析结果显示胰岛素促泌剂如磺脲类药物可刺激胰岛素分泌，增加含有胰岛自身抗原的分泌颗粒的释放，可能会加剧正在进行的免疫破坏，促使胰岛细胞衰竭。Kobayashi等的观察亦证明此现象，目前认为LADA患者应尽量避免应用磺脲类药物。对NOD小鼠的研究表明二甲双胍不能阻止胰岛中淋巴T细胞的浸润和NOD小鼠发生糖尿病，提示此药可能对LADA的免疫破坏无作用，但其降糖作用可能会使胰岛细胞免受高血糖的刺激而起到有益作用。噻唑烷二酮类如罗格列酮已广泛用于2型糖尿病的治疗。更引人注目的是其作为过氧化物酶增殖活化受体γ（PPARγ）的配体有潜在的抗炎和免疫调节作用，可预防NOD小鼠发生糖尿病。因此，对LADA患者可能有延缓免疫破坏的作用，值得进一步研究。胰岛素可使胰岛β细胞得到休息，减少自身抗原的异常表达，促进残存胰岛β细胞修复还有诱导免疫耐受，提高Th2细胞功能及抑制胰岛β细胞凋亡等作用。临床试验也表明胰岛素可防止LADA的胰岛β细胞进一步损害并维持一定功能，尤其早期应用胰岛素对抗体滴度高且胰岛功能较好的LADA患者有保护作用，对入组时C肽水平低于10 ng/ml者无效，这提示LADA患者应尽早使用胰岛素保护残存胰岛β细胞。二肽基肽酶-4（DPP-4）抑制剂，在2型糖尿病中显示出了较好的疗效与安全性；动物和细胞实验提示该类药物可能有助于改善β细胞功能，具有潜在的免疫调节作用。我们最近一项小样本的研究显示，西格列汀与胰岛素联用有助于保护LADA患者的胰岛功能，多中心、更大样本的临床试验仍在继续，以期获得更为明确的证据。胰岛特异性抗原GAD疫苗为LADA的免疫治疗带来希望。一项GAD65临床随访5年研究显示，空腹及餐后C肽水平（20 μg

组）在5年后仍得到改善。我们使用维生素D与胰岛素联合治疗随访1年，较单用胰岛素组能更好地保护空腹C肽水平。低剂量雷公藤多苷试验性免疫抑制治疗LADA，呈现可保护残存胰岛β细胞功能的趋势。其他可能用于LADA的措施多来自对经典1型糖尿病的预防研究，如以抗原为基础的疗法、单克隆抗体疗法、细胞因子疗法、免疫抑制剂如环孢素A等、尼克酰胺、卡介苗等等，这些疗法对经典1型糖尿病的保护作用尚不确切且停药后容易反复，其对LADA患者的效果需要进一步的临床试验阐明。

因此，目前LADA的治疗共识为：应避免使用磺脲类药物。LADA患者如代谢状态（血糖、糖化血红蛋白、胰岛功能等）良好，可考虑使用除磺脲类外的其他口服降糖药治疗方案（双胍类等），直至进展至胰岛素依赖阶段。胰岛自身抗体高滴度且代谢状况较差的LADA患者应早期使用胰岛素治疗。

参考文献

[1] Tuomi T, Groop LC, Zimmet PZ, et al. Antibodies to glutamic acid decarboxylase reveal latent autoimmune diabetes mellitus in adults with a non-insulin-dependent onset of disease[J]. Diabetes, 1993, 42(2): 359-362.

[2] Buzzetti R, Di Pietro S, Giaccari A, et al. High titer of autoantibodies to GAD identifies a specific phenotype of adult-onset autoimmune diabetes [J]. Diabetes Care, 2007, 30(4): 932-938.

[3] Zhou Z, Xiang Y, Ji L, et al. Frequency, immunogenetics, and clinical characteristics of latent autoimmune diabetes in China (LADA China study): a nationwide, multicenter, clinic-based cross-sectional study[J]. Diabetes, 2013. 62(2): 543-550.

[4] Yang W, Lu J, Weng J, et al. Prevalence of diabetes among men and women in China[J]. N Engl J Med, 2010, 362(12): 1090-101.

[5] Turner R, Stratton I, Horton V, et al. UKPDS 25: autoantibodies to islet-cell cytoplasm and glutamic acid decarboxylase for prediction of insulin requirement in type 2 diabetes. UK Prospective Diabetes Study Group[J]. Lancet, 1997, 350(9087): 1288-1293.

[6] Ruige J, Batstra MR, Aanstoot HJ, et al. Low prevalence of antibodies to GAD65 in a 50- to 74-year-old general Dutch population. The Hoorn Study[J]. Diabetes Care, 1997, 20(7): 1108-1110.

[7] Kobayashi T, Maruyama T, Shimada A, et al. Insulin intervention to preserve beta cells in slowly progressive insulin-dependent (type 1) diabetes mellitus[J]. Ann N Y Acad Sci, 2002, 958: 117-130.

[8] Luo S, Lin J, Xie Z, et al. HLA Genetic Discrepancy Between Latent Autoimmune Diabetes in Adults and Type 1 Diabetes: LADA China Study No. 6[J]. J Clin Endocrinol Metab, 2016, 101(4): 1693-1700.

[9] Hosszúfalusi N, Vatay A, Rajczy K, et al. Similar genetic features and different islet cell autoantibody pattern of latent autoimmune diabetes in adults (LADA) compared with adult-onset type 1 diabetes with rapid progression[J]. Diabetes Care, 2003, 26(2): 452-457.

[10] Huang G, Xiang Y, Pan L, et al. Zinc transporter 8 autoantibody (ZnT8A) could help differentiate latent autoimmune diabetes in adults (LADA) from phenotypic type 2 diabetes mellitus[J]. Diabetes Metab Res Rev, 2013, 29(5): 363-368.

[11] Peterson L, van der Keur M, de Vries RR, et al. Autoreactive and immunoregulatory T-cell subsets in insulin-dependent diabetes mellitus [J]. Diabetologia, 1999, 42(4): 443-449.

[12] Zhou ZG, Lagasse J, VALLE T, et al. Carboxypeptidase-H autoantibodies lack sensitivity and specificity for diagnosis of type 1 diabetes but may be an additional immune marker in latent autoimmune diabetes of adulthood(LADA) [J]. Diabetes, 2000(Suppl 1): A411.

[13] Mallone R, Ortolan E, Pinach S, et al. Anti-CD38 autoantibodies: characterisation in new-onset type I diabetes and latent autoimmune diabetes of the adult (LADA) and comparison with other islet autoantibodies[J]. Diabetologia, 2002, 45(12): 1667-1677.

[14] Fukui M, Nakamura N, Nakano K, et al. HLA-associated cellular response to GAD in type 2 diabetes with antibodies to GAD[J]. Endocr J, 2000, 47(6): 753-761.

[15] 宁光.新形势下中国糖尿病的预防与控制.中华内分泌代谢杂志,2017,33

(3)：181－184.

[16] Xiang Y, Huang G, Shan Z, et al. Glutamic acid decarboxylase autoantibodies are dominant but insufficient to identify most Chinese with adult-onset non-insulin requiring autoimmune diabetes: LADA China study 5[J]. Acta Diabetol, 2015;52(6)：1121－1127.

[17] Juhl C, Bradley U, Holst JJ, et al. Similar weight-adjusted insulin secretion and insulin sensitivity in short-duration late autoimmune diabetes of adulthood (LADA) and type 2 diabetes: Action LADA 9 [corrected] [J]. Diabet Med, 2014, 31(8)：941－945.

[18] Carlsson A, Sundkvist G, Groop L, et al. Insulin and glucagon secretion in patients with slowly progressing autoimmune diabetes (LADA) [J]. J Clin Endocrinol Metab, 2000, 85(1)：76－80.

[19] Behme M, Dupre J, Harris SB, et al. Insulin resistance in latent autoimmune diabetes of adulthood[J]. Ann N Y Acad Sci, 2003, 1005：374－377.

[20] 金萍, 周智广, 杨琳, 等.成人隐匿性自身免疫糖尿病与甲状腺自身免疫的关系[J].中华内科杂志,2004,43(5)：363－367.

[21] Lohmann T, Kellner K, Verlohren HJ, et al. Titre and combination of ICA and autoantibodies to glutamic acid decarboxylase discriminate two clinically distinct types of latent autoimmune diabetes in adults (LADA) [J]. Diabetologia, 2001, 44(8)：1005－1010.

[22] Liu L, Xiang Y, Huang G, et al. Latent autoimmune diabetes in adults with low-titer GAD antibodies: similar disease progression with type 2 diabetes: a nationwide, multicenter prospective study (LADA China

Study 3) [J]. Diabetes Care, 2015, 38(1)：16－21.

[23] Huang G, Yin M, Xiang Y, et al. Persistence of glutamic acid decarboxylase antibody (GADA) is associated with clinical characteristics of latent autoimmune diabetes in adults: a prospective study with 3-year follow-up[J]. Diabetes Metab Res Rev, 2016, 32(6)：615－622.

[24] Brophy S, Davies H, Mannan S, et al. Interventions for latent autoimmune diabetes (LADA) in adults[J]. Cochrane Database Syst Rev, 2011, 2011(9)：CD006165.

[25] Yang Z, Zhou Z, Li X, et al. Rosiglitazone preserves islet beta-cell function of adult-onset latent autoimmune diabetes in 3 years follow-up study[J]. Diabetes Res Clin Pract, 2009, 83(1)：54－60.

[26] Zhao Y, Yang L, Xiang Y, et al. Dipeptidyl peptidase 4 inhibitor sitagliptin maintains β-cell function in patients with recent-onset latent autoimmune diabetes in adults: one year prospective study[J]. J Clin Endocrinol Metab, 2014, 99(5)：E876－E880.

[27] Agardh C, Lynch KF, Palmér M, et al. GAD65 vaccination: 5 years of follow-up in a randomised dose-escalating study in adult-onset autoimmune diabetes[J]. Diabetologia, 2009, 52(7)：1363－1368.

[28] Li X, Liao L, Yan X, et al., Protective effects of 1－alpha-hydroxyvitamin D3 on residual beta-cell function in patients with adult-onset latent autoimmune diabetes (LADA) [J]. Diabetes Metab Res Rev, 2009, 25(5)：411－416.

[29] 欧阳玲莉,周智广,彭健,等.雷公藤多苷治疗 LADA 的初步临床观察[J].中国糖尿病杂志,2000,8：7－9.

第十二章·线粒体糖尿病

殷　峻　吴松华

近 10 年来,糖尿病分子病因学的一个重要进展就是对以母系遗传糖尿病和耳聋为主要临床表现的线粒体(mt)基因突变糖尿病(MDM)的认识,并将其应用于日常临床诊断和治疗。mt 基因突变中的 mt tRNA$^{Leu(UUR)}$ 基因 nt3243A＞G 突变所致糖尿病已为国内外学者所公认,以及该突变又能以简易的分子生物学技术检出,故 MDM 中 mt tRNA$^{Leu(UUR)}$ 基因 nt3243A＞G 突变目前已成为首次进入日常临床基因诊断的一种糖尿病亚型。1999 年以后世界卫生组织(WHO)已正式将其分类为一种特殊类型糖尿病。

第一节·线粒体结构及其功能特点

mt 是真核细胞的一个重要细胞器,在核外胞质内,是细胞的能量转换系统,是细胞内供能站。在代谢率高的组织细胞如心肌、肝脏及胰岛 β 细胞等 mt 的数目较多,且对能量供应障碍极为敏感。精子细胞 mt 数量少,且几乎均位于活动量大的尾部,故 mt 基因缺陷仅由母亲遗传。mt 是两层膜围成的特殊囊状结构,内膜向内褶叠形成嵴,内膜包围的腔为内室或称线粒体基质。外膜通透性大,相对分子量 10 000 以下的物质可自由通过。内膜通透性小,有高度选择性,相对分子量＞150 的物质就不易通过。在内膜的基质面有很多基粒,基粒又称 ATP 酶复合体,分头、柄和基部 3 个部分。头部含 ATP 酶,柄部含 ATP 酶抑制物,基部为质子(H$^+$)通道。

mt 中催化的三羧酸循环、脂肪酸氧化及蛋白质合成与分解的有关酶类至少有 120 多种,均存于基质中。基质内含 DNA,是由双链 DNA 组成的环状结构。mt 基粒是 mt 的基本功能单位,为氧化作用和 ATP 合成的偶联部位。在氧化磷酸化过程中,由呼吸酶复合体等所组成的电子传递链(呼吸链)起着重要作用。线粒体内的氧化磷酸化过程除产生能量 ATP 以外,尚能在病理情况下产生有害物质——活性氧簇(ROS),即当呼吸链被抑制时,电子堆积在复合物Ⅰ和辅酶 Q 中,使氧分子进一步生成超氧化物离子 O$_2^-$。ROS 的快速积聚使复合物Ⅰ、Ⅱ、Ⅲ的 FeS 活性中心及三羧酸循环中的乌头酸酶失活,导致能量代谢障碍。而其长期慢性堆积可损伤 mt 及细胞蛋白质、脂肪和核酸。此外,线粒体内膜间隙含有多量的凋亡诱导因子以及 caspase(一种特殊的蛋白酶)等细胞促死因子,从而与细胞凋亡相联系。线粒体过度摄 Ca^{2+},ROS 的堆积和能量产生下降可进一步导致细胞凋亡。所以一旦氧化磷酸化产生障碍即可造成各类细胞功能受损。

第二节·线粒体基因及其基因突变

真核细胞含有单拷贝核 DNA 和数千拷贝的 mtRNA,mtRNA 呈环状双链,人类中为 16 569 bp,分别由富含鸟嘌呤的重链(H)和富含胞嘧啶的轻链(L)组成。有编码用的 13 个 Oxphos 基因亚单位,翻译用的 2 个 rRNA 基因及 22 个 tRNA 基因,无内含子,有一个非编码控制区。1981 年完成了人 mt

基因全部核苷酸序列测定,mtDNA 可以半保留复制方式进行自我复制、转录及翻译。mt 基因有其独特的氨基酸密码及解码机制。mtDNA 因其无组蛋白的保护,缺乏修复系统及易受超氧化物损害等原因而突变率极高,为染色体 DNA 的 10～20 倍。且因 mt 基因排列紧密,无内含子,一旦 mtDNA 突变易影响功能。mt 基因突变可分点突变、重排和 DNA 丢失等,其丢失率可达 83%～98%,研究证实 mtDNA 丢失与某些核基因有关。重排包括缺失和重复,迄今报道缺失已超过 120余种。患者不同组织可含有不同比例正常或突变的 mtDNA(异胞质性),只有当突变的 mtDNA 数量超过一定的阈值时才会出现临床表型的变化(阈值效应)。突变包括结构基因的突变、rRNA 基因突变及 mt tRNA 基因突变。细胞融合实验证实,细胞的突变型 DNA 达 90% 时可导致 mt 蛋白质翻译功能受损,细胞色素 C 氧化酶活力减弱。mt 基因突变对临床表现的影响尚受到细胞 mt 的杂胞质性、母系遗传、组织细胞的ATP 需要最低阈值、环境及染色体基因突变对 mt 基因作用等因素的影响。mt 蛋白质是双基因控制,其中 10% 的mtDNA 复制、重组、转录等过程所需酶由 mt 基因编码合成,其余由染色体基因控制,两类基因相互影响。此外,一种 mt疾病可有几种不同的 mt 基因突变位点,亦有突变的基因型相同而临床表现不同(表型异质性)。尚可有中性突变,不致病而仅构成基因多态性。有的属遗传性 mt 基因突变,有的突变可经自然选择而消失。有时,野生型 mt 基因可对发生突变的mt 基因起补偿作用从而减轻 mt 基因突变的严重后果。此外,突变累计需要一定时间,故 mt 基因突变疾病多为中老年人。在判定 mt 基因突变是否属致病突变时应注意以下一些情况:突变致氨基酸密码改变,对照组无此突变,突变与疾病在家系内呈共同分离,以及呈杂胞质性。此外,尚须排除有染色体氧化磷酸化基团亚单位突变或由于两类 DNA 的基团组内联合缺陷所致的疾病。

第三节 · 线粒体基因突变糖尿病

一、流行病学

各国学者在各种族及各种人群中对 mt tRNA$^{Leu(UUR)}$ 基因 nt3243A>G 突变糖尿病的患病率进行了广泛调查(部分列于表 11-12-1、表 11-12-2)。国内上海市第六人民医院项坤三等报道首个 MDM 家系后,各地相继开展了该病的患病率调查。由于所选择的对象和条件不同,各国及各地的报告差异较大,国外报道总体认为在糖尿病患者中为 0.5%～2.8%,国内 2 型糖尿病患者中约为 0.6%。但在有糖尿病家族史的糖尿病患者中调查,普遍明显高于糖尿病群体中的患病率。尽管 mt tRNA$^{Leu(UUR)}$ 基因 nt3243A>G 突变糖尿病患病率总体上比较低,但在具备某种高危因素或数种高危因素组合存在的人群中其发生率明显增高,这为临床早期诊治甚或发病前诊断和预防发病打下基础。笔者单位对 1 048 例糖尿病,按糖尿病起病年龄小于 45 岁,BMI≤24(kg/m^2)及有母系遗传史等条件予以不同组合,发现如果具备条件越多,发生率越高,4 个条件均具备时最高可达 6.5%。

表 11-12-1 **mt tRNA$^{Leu(UUR)}$ 基因 nt 3243 A→G 突变糖尿病患病率(部分国外学者报道)**

报 告 者	观察种族	选 择 条 件	观察例数	突变(+)(例)	突变发生率(%)
Nishi S 等(1994 年)	日本人	非糖尿病	214	0	0
SaKer PJ 等(1997 年)	英国白种人	2 型糖尿病(有家族史)	748	2	0.27
Vionnett N 等(1993 年)	法国白种人	2 型糖尿病(有家族史)	287	5	1.74
Kitagiri H 等(1994 年)	日本人	糖尿病(母糖尿病)	300	4	1.33
Otabes 等(1993 年)	日本人	2 型糖尿病,有家族史,发病<40 岁	210	5	2.38
Hart LM 等(1995 年)	荷兰白种人	2 型糖尿病,随机选择	473	2	0.42
Keiichi 等(2001 年)	德国白种人	母亲糖尿病	122	1	0.8

表 11-12-2 **2 型糖尿病中 nt 3243 A→G 突变的患病率(国内部分资料)**

报 告 者	地 区	2 型糖尿病(例)	患病率(%)	有糖尿病家族史者(例)	患病率(%)
项坤三	上海	1 167	1.0		
纪立农	北京	716	0.4		
白淑英	东北	108	1.85	97(非糖尿病者)	2.1
周晓雪	华东	90	0.0		
翁建平	华南	340	1.5		
修玲玲	华南			130	3.1
萧建忠	北京	294	0.7	54	7.4

二、MDM 的发病机制

自 1992 年 van den Oiweland 等报道由于 mt tRNA$^{Leu(UUR)}$ 基因 nt3243A＞G 点突变引起的仅呈糖尿病及耳聋家系以来，mt 基因突变糖尿病受到各国学者重视。mtDNA 的病理性突变能影响 mt 内呼吸链活性，导致 ATP 产生减少。临床发现 MDM 的一个主要生理学异常为机体葡萄糖负荷后的胰岛素分泌不足，而细胞学研究也表明如使用氧化磷酸化抑制剂或去除 mtDNA 可明显损害葡萄糖介导的胰岛素分泌能力。胰岛 β 细胞感知血糖水平变化而分泌胰岛素过程中 ATP 起重要作用，β 细胞内呼吸链复合物Ⅰ由至少 40 个多肽组成，其中 7 个（ND1、2、3、4、4I、5 和 6）由 mtDNA 编码。复合物Ⅳ氧化磷酸化亦含有 mtDNA 所编码的三肽，此外 mt 基因尚编码细胞色素 B 基因。其多个环节均有可能因含高比例的突变线粒体基因所引起的能量代谢障碍而受到损害。除了葡萄糖激酶（GCK）以外，mt 正常的氧化磷酸化是胰岛素分泌的重要条件。而且胰岛 β 细胞为高代谢率细胞，ATP 最低需要阈值较高，易受到损害。另一种可能为 mt 基因突变影响骨骼肌氧化磷酸化功能，糖无氧酵解增强，乳酸生成增多，通过三羧酸循环肝糖生成亢进致血糖增高，此可能系一部分伴骨骼肌病变的 mt 基因突变糖尿病的发病机制。再者，细胞呼吸链受阻造成的 ROS 堆积和能量生成减少所诱发的 β 细胞凋亡以及 β 细胞受损不稳定易受免疫攻击，均为 mt 基因突变引起糖尿病的可能机制。mt tRNA$^{Leu(UUR)}$ 基因 nt3243A＞G 突变处位于 16srRNA 和 tRNA$^{Leu(UUR)}$ 基因的结合部位，该部位与转录终止有关。故该突变（nt3243A＞G）不仅干扰 tRNA$^{Leu(UUR)}$ 合成，亦影响转录终止，其造成的后果严重，这也可能是为何该处点突变不但是线粒体基因突变所致糖尿病最常见原因，而且是易造成耳聋、心脏和视网膜受累等多器官组织受损的原因，亦是 MELAS 综合征的最主要病因。

（一）mt tRNA$^{Leu(UUR)}$ 基因突变糖尿病

mt tRNA$^{Leu(UUR)}$ 基因的二氢尿嘧啶环上的 nt3243 发生 A→G 突变常造成表现为脑及肌肉病变和乳酸酸中毒等的 MELAS 综合征。1992 年报道此种突变可仅呈糖尿病和耳聋表现。目前各国研究均表明该种突变为线粒体基因突变糖尿病中最常见的类型。mt tRNA$^{Leu(UUR)}$ 基因迄今已见至少 10 种以上可能致糖尿病的突变。除 tRNA$^{Leu(UUR)}$ 基因以外，至今尚报道 10 余种其他线粒体基因点突变可能与糖尿病有关（表 11-12-3），但至今，得到公认的尚属 mt tRNA$^{Leu(UUR)}$ 基因 nt3243A＞G 点突变所致糖尿病。

表 11-12-3	与糖尿病可能有关的线粒体 DNA 点突变	
核苷酸编号	基	因
1310	C→T	12SrRNA
1438	G→A	12SrRNA
3243	A→G	tRNA^{leu}
3250	T→C	tRNA^{leu}
3251	A→G	tRNA^{leu}
3252	A→G	tRNA^{leu}

（续表）

核苷酸编号	基	因
3254	C→T	tRNA^{leu}
3256	C→T	tRNA^{leu}
3260	A→G	tRNA^{leu}
3264	A→G	tRNA^{leu}
3271	T→C	tRNA^{leu}
3333	C→T	tRNA^{leu}
3302	A→G	tRNA^{leu}
3303	C→T	tRNA^{leu}
3316	G→A	ND1
3426	A→G	ND1
8344	A→G	tRNA^{lys}
12026	A→G	ND4
12258	C→A	tRNA^{ser}
14709	T→C	tRNA^{Glu}
14577	T→C	ND6

研究发现，nt3243A＞G 突变尚可在多种疾病和综合征中出现，可出现各种脏器受损，如可见于脊椎、肛门、心血管、肾脏、肢体缺损等多种病变的 VACTERL 综合征中。晚近尚发现 mtDNA 突变不仅与胰岛 β 细胞分泌胰岛素有关，还与糖尿病微血管病变的发生有关，与妊娠糖尿病有关。

（二）其他线粒体 DNA 变异所致糖尿病

比较少见，主要为缺失（如 nt4398-14882、10.4 kb 缺失）和重复（如 nt6000-15000，8 kb 重复）。

三、MDM 的临床特点、诊断与治疗

（一）临床特点

1. 发病年龄·多于 45 岁前发病，报道的最大年龄为 83 岁，家系成员发病年龄差异较大。

2. 家族史·家族性糖尿病多见，均呈母系遗传但并非累及所有子女。因 2 型糖尿病为常见病，故可与 mt 糖尿病混合存在，如此时亲线粒体基因有突变但尚未发病，可使该家系显现为非母系遗传状。各组织细胞内突变及正常基因的比值在各家系间及家系内各成员间均有差异，呈组织杂胞质性。

3. 糖尿病情况·临床表现常介于 1 型与 2 型糖尿病之间，但多类似不典型 2 型糖尿病。体重指数多正常或偏消瘦，胰岛 β 细胞功能均有不同程度的减退，有人发现尽管临床上可表现为正常糖耐量或血糖增高，但均至少有一种检查可以发现 β 细胞胰岛素分泌功能减退。多数在病初或病程中需胰岛素治疗，胰岛细胞抗体均阴性。但因胰岛 β 细胞线粒体基因突变易致免疫不稳定而遭受自体免疫攻击，而可能表现为合并 1 型糖尿病。

4. 可伴有轻至中度的神经性耳聋·超过 75％的患者存在感觉神经性听力丧失，且耳聋的发生常先于糖尿病。听力损失在男性中更为常见和严重。少数家系成员可伴一些其他系统症状或体征。

家系内糖尿病患者或突变者的临床表现可有明显不同：2 型糖尿病伴听力障碍，仅呈 2 型糖尿病或听力障碍者，无糖尿病或听力障碍表现，可伴有其他神经肌肉表现。少数甚或伴有 2 型或 1 型糖尿病或因杂胞质性等原因而掩盖了母系遗传表现等。

5. 眼病·黄斑营养不良同样是本病的特征性的表现。不论糖尿病的病程和血糖控制情况，患者常无严重的以微血管增生为特点的糖尿病视网膜病变。

6. 脑病·45 岁以下的卒中患者中 nt3243A＞G 占比 1%，枕叶脑梗死占比 6%。这些卒中的 nt3243A＞G 患者有 3/4 伴有糖尿病和耳聋。半数以上患者头颅 CT 或 MRI 扫描呈异常表现。

7. 肌病·一般表现为运动后痉挛或虚弱，约 43% 的患者伴有肌病，病理见红肌纤维紊乱，运动试验示最大摄氧率降低，血乳酸峰值增加。

8. 其他·患者左心室肥厚和心脏自主神经病变的发生率较同水平正常人增加；在疾病早期就可出现蛋白尿，肾活检常提示局部节段性肾小球硬化；可有便秘及假性肠梗阻，并有餐后恶心呕吐，电镜发现小肠平滑肌细胞内可见到肿胀的线粒体；患者大多身材矮小，BMI＜20 kg/m²。

(二) 诊断线索

有下列情况之一或多种情况者应进一步检查以明确是否可能为 mt 基因突变糖尿病：① 有母系遗传可能家族史的糖尿病患者；② 2 型糖尿病起病早（＜40 岁，尤其体型偏瘦者）；③ 伴神经性耳聋的糖尿病；④ 胰岛 β 细胞分泌功能明显降低，需用胰岛素治疗的 2 型糖尿病患者；⑤ 伴中枢神经系统表现、骨骼肌及心肌病变、视网膜变性、视神经萎缩、眼外肌麻痹及血乳酸水平增高等的糖尿病者。此外，与糖尿病持续时间不符的微血管并发症以及谷氨酸脱羧酶（GAD）自身抗体在非肥胖糖尿病患者中的阴性也是诊断的线索。发现先证者突变阳性后应检查所有一级亲成员，以检出一部分尚未发病者。先证者突变虽阴性，但符合上述 MDM 特点的亦应进一步筛查其一级亲糖尿病成员。

诊断筛查方法：mt tRNA^Leu(UUR) 基因 nt3243A＞G 突变的临床检出率常受样本的杂胞质程度和突变检测方法影响。机体不同组织的不同细胞中杂胞质性也有不同：母系遗传糖尿病伴耳聋（MIDD）患者尿沉渣中 mt tRNA^Leu(UUR) 基因 nt3243A＞G 突变的比例一般最高，其次为唾液，外周血最低。对于杂胞质程度不同的样本须选用不同的方法：杂胞质程度＞5% 的样本，可选择限制性片段长度多态（PCR-RFLP）技术、直接测序和高分辨率熔解曲线分析（HRM）等方法，对于杂胞质程度 1%～5% 的样本，可选择焦磷酸测序（pyrosequencing）进行检测。对于 RFLP 检测阳性者，可用一代测序的方法复核，提高阳性结果的可靠性。对于怀疑为线粒体基因突变糖尿病但检测提示阴性的患者，可能存在两种情况：① 存在 mt tRNA^Leu(UUR) 基因 nt3243A＞G 突变，但该患者的杂胞质性低于检测方法的检测阈值。② 其他基因突变所致疾病。此时可对该可疑线粒体基因突变糖尿病患者进行家系检查提高检测阳性率，对于高度怀疑的患者，可行肌肉活检，若活检显示出不规则的红色纤维，则是线粒体紊乱的特征。

(三) 治疗原则

主张轻度运动，不宜剧烈活动，以免运动后血乳酸水平过度升高，因 mt 基因变异本身有使血中乳酸升高倾向。

饮食应注意碳水化合物的摄入，现虽有许多报道指出低碳水化合物饮食对糖尿病，甚至某些难治性糖尿病如 MODY、B 型胰岛素抵抗综合征等有一定的作用，但对于本病患者，低碳水化合物饮食并不适用。线粒体功能障碍使脂肪酸氧化功能受限，而低碳水化合物饮食又使得糖酵解缺乏原料。

因线粒体糖尿病出现进行性 β 细胞分泌缺陷，故最终需胰岛素治疗。部分发病急或病重者，诊断确定后立即用胰岛素治疗。部分患者尚具一定的胰岛素分泌能力，可予以适量磺脲类药口服。因本病有乳酸增多倾向，且二甲双胍会抑制线粒体复合物 I 的功能，应避免双胍类药物。同理，小檗碱也不适用于本病患者。需要注意的是，本病患者，特别是出现肌病的患者，要避免他汀类药物的使用。研究发现 HMG-CoA 还原酶抑制剂可通过甲羟戊酸途径同时降低胆固醇和辅酶 Q。患者可能有较高的乳酸酸中毒率和对他汀类药物的不耐受性，导致肌痛，并可能恶化现有肌病的症状。他汀类药物还会导致线粒体功能障碍和肌肉组织 DNA 数量减少，进一步加重病情。

辅以各种代谢治疗：如补充常见的 Oxphos 辅助因子和底物，防止氧自由基对线粒体的损伤等。近年比较确定的是辅酶 Q10 治疗，但需长期用药。辅酶 Q10 为呼吸链的电子运载体，其还原形式泛醌醇作为抗氧化剂可防止自由基对线粒体膜蛋白及 DNA 的氧化损害。研究发现 150 mg/d，1～3 年后可提高 β 细胞分泌胰岛素能力，减轻运动后乳酸水平，改善听力。

此外，对于妊娠晚期的患者，需注意避免使用硫酸镁，因为硫酸镁会与线粒体膜中的钙竞争，加重肌肉损伤。

参考文献

[1] Murphy R, Turnbull DM, Walker M, et al. Clinical features, diagnosis and management of maternally inherited diabetes and deafness (MIDD) associated with the 3243A＞G mitochondrial point mutation[J]. Diabet Med, 2010, 25(4)：383 - 399.

[2] 殷峻, 包玉倩.线粒体糖尿病的临床特征与应对[J].中华糖尿病杂志, 2017, 9(6)：342 - 345.

[3] Chinnery PF, Elliott C, Green GR, et al. The spectrum of hearing loss due to mitochondrial DNA defects[J]. Brain, 2000, 123(1)：82 - 92.

[4] Guillausseau P. Maternally inherited diabetes and deafness: a multicenter study[J]. Ann Intern Med, 2001, 134(1)：721 - 728.

[5] Yin J, Gao Z, Liu D, et al. Berberine improves glucose metabolism through induction of glycolysis[J]. Am J Physiol Endocrinol Metab, 2008, 294(1)：E148 - E156.

[6] Apostolopoulou M, Corsini A, Roden M. The role of mitochondria in statin-induced myopathy[J]. Eur J Clin Invest, 2015, 45(7)：745 - 754.

[7] Schirris TJ, Renkema G, Ritschel T, et al. Statin-induced myopathy is associated with mitochondrial complex Ⅲ inhibition[J]. Cell Metab, 2015, 22(3)：399 - 407.

[8] Naing A, Kenchaiah M, Krishnan B, et al. Maternally inherited diabetes and deafness (MIDD)：Diagnosis and management[J]. J Diabetes Complications, 2014, 28(4)：542 - 546.

[9] Gry MW, Burger G, Lang BF. Mitochondrial evolution[J]. Science, 1999, 283：1476 - 1481.

[10] 项坤三, 陆惠娟, 吴松华, 等.线粒体 tRNA^Leu(UUR) 基因突变糖尿病的基因诊断[J].中华医学杂志, 1995, 75(4)：216 - 219.

[11] 项坤三, 王延庆, 吴松华, 等.线粒体 tRNA^Leu(UUR) 基因突变糖尿病——患病

率估测、临床特点及基因诊断途径[J].中国糖尿病杂志,1995,3(3)：129-135.

[12] 纪立农,侯晓梅,韩学尧.中国人2型糖尿病人群中线粒体基因突变的发生率及其临床特点的研究[J].中国糖尿病杂志,2000,8(2)72-74.

[13] Maassen JA, Janssen GM, Lemkes HH. Mitochondrial diabetes mellitus [J]. J Endocrinol Invest, 2002, 25：477-484.

[14] Lynn S, Wardell T, Johnson MA, et al. Mitochondrial diabetes investigation and identification of a novel mutation[J]. Diabetes, 1998, 47(11): 1800-1802.

[15] Tawata M, Hayashi JI, Isobe K, et al. A new mitochondrial DNA mutation at 14577 T/C probably a major pathogenic mutation for maternally inherited type 2 diabetes[J]. Diabetes, 2000, 49: 1269-1272.

[16] Fukuda M, Nakano S, Imaizumi N, et al. Mitochondrial DNA mutations are associated with both decreased insulin secretion and advanced microvascular complications in Japanese subiects [J]. J Diabetes Complications, 1999, 13：277-283.

[17] Chen Y, Liao WX, Roy AC, et al. Mitochondrial gene mutation in gestational diabetes mellitus[J]. Diabetes Res Chin Pract, 2000, 48(1)：29-35.

[18] Herve N, Danielle PL, Claude D, et al. Searching for A3243G mitochondrial DNA mutation in buccal mucosa in order to improve the screening of patients with mitochondrial diabetes[J]. Eur J Endocrinol, 2001, 145：541-542.

[19] Suzuki S, Hinokio Y, ohtomo M, et al. The effects of coenzyme Q10 treatment on maternally inherited diabetes mellitus and deafness and mitochondrial DNA 3243(A to G) mutation[J]. Diabetologia, 1998, 41：581-588.

第十三章 · 继发性糖尿病

第一节 · 内分泌疾病伴高血糖及糖尿病

洪 洁

人体血糖平衡依赖于全身多器官对葡萄糖的吸收、转运、摄取、代谢、排出等作用,神经系统与体液系统共同参与了血糖调节的过程。通过多种激素的作用,机体可在面对不同外界环境的刺激下,使血糖稳定在正常范围,保证各器官的能量供应,维持正常的生理功能。胰岛素作为机体目前已知的最主要的降糖激素,在血糖调控的过程中起到了关键作用,任何导致胰岛素信号通路发生障碍的因素均会引起机体糖代谢异常。

但另一方面,机体中同时存在其他多种激素共同参与血糖平衡的调控,如胰高血糖素、生长激素、糖皮质激素、盐皮质激素、肾上腺素、甲状腺素等,以及近年来发现的一系列多肽等。这些激素可通过调控其各自的下游通路,直接或间接地影响葡萄糖在体内的代谢过程。因此,这些激素信号通路异常同样会引起机体血糖调控失常,造成高血糖或糖尿病。临床上我们经常可以见到1型糖尿病或2型糖尿病与多种激素分泌异常所致的疾病,如垂体、肾上腺、甲状腺等疾病伴发,持续过量的激素可以拮抗胰岛素的作用或干扰胰岛素的分泌引起中等程度的糖耐量受损至具有症状的显性糖尿病。本章节将分别就几种常见内分泌激素对胰岛素、葡萄糖代谢作用的影响,以及内分泌疾病伴发糖代谢异常的流行病学、发病机制及预防和治疗等最新进展予以阐述和探讨。

一、肢端肥大症与高血糖及糖尿病

1. 生长激素的代谢性作用 · 人生长激素(growth hormone, GH)由腺垂体分泌,可促进机体细胞分裂,促进组织生长,同时还可参与糖代谢的调节。GH分泌由生长激素释放激素(growth hormone releasing hormone, GHRH)的促分泌作用与生长抑素(somatostatin)的抑制作用共同调节。GH与肝脏内的GH受体结合后,可促进肝脏细胞内血清胰岛素样生长因子1(insulin-like growth factor 1, IGF-1)的合成与分泌。

IGF-1通过与外周组织的IGF-1受体结合,介导GH的大部分代谢作用。同时也可直接通过赖氨酸激酶直接激活其受体,启动下游JAK/STAT通路,参与机体生理功能与代谢的调控。GH可促进脂肪分解,增加血浆游离脂肪酸(free fatty acid, FFA)和酮体浓度,营养供应充足时GH可增加肝脏和肾脏糖异生,GH还可促进蛋白质合成,引起瘦体重增加。IGF-1则可发挥一定的类胰岛素样作用,但与胰岛素不同的是,IGF-1仅刺激外周组织对葡萄糖的摄取和利用,并不影响肝糖原分解。且该胰岛素样作用仅表现为短期的急性作用,作用持续不超过1h。长期的GH升高可以引起机体明显的胰岛素抵抗,拮抗胰岛素功能,导致血糖升高。

2. 肢端肥大症与高血糖 · 肢端肥大症是一种罕见的临床综合征,患病率为(69~120)/100万,可明显增加患者的死亡率。其病因是GH过量分泌,通常由垂体生长激素细胞腺瘤引起,极少部分病例是由于下丘脑或异位分泌生长激素释放激素的肿瘤导致。过量的生长激素可导致糖耐量异常、糖尿病、高血压和左心室肥厚等,这些临床表现均是心血管疾病的危险因素。肢端肥大症中糖尿病的患病率在不同的研究中从12%到37.6%不等,如纳入空腹血糖受损(impaired fasting glucose, IFG)和葡萄糖耐量受损(impaired glucose tolerance, IGT),患者出现糖代谢紊乱的概率可达16%~54%。肢端肥大症患者出现糖尿病的风险与年龄、病程、体重指数(BMI)及糖尿病家族史有关,诊断肢端肥大症时患者血浆IGF-1的水平也是提示患者是否合并糖代谢紊乱的预测因素。由于肢端肥大症发病较为隐匿,约20%的患者在疾病诊断明确前已合并糖尿病。一项日本的研究对327例住院的2型糖尿病患者进行筛查,结果显示其中有2例患者(0.6%)存在垂体生长激素腺瘤。

肢端肥大症引起糖尿病最重要的机制为胰岛素抵抗,与一般2型糖尿病患者不同,2型糖尿病患者的胰岛素抵抗通常由于体重增加及内脏脂肪堆积引起,而肢端肥大症患者则通常体型偏瘦,内脏脂肪较少,其胰岛素抵抗与GH/IGF-1

素乱有关。肌肉摄取葡萄糖下降可由 GH 的直接作用或继发于 GH 导致的脂质分解增加。一方面，GH 水平升高促进脂肪分解，导致 FFA 水平升高，通过竞争性抑制导致肌肉对葡萄糖的摄取和利用下降，同时 GH 刺激的糖异生也进一步加剧了这种情况。在 Moller 等的研究中，在正常人中输注 GH（100 μg/h）4 h 后发现双侧前臂肌肉对葡萄糖的摄取降低 40%，另一些研究发现生理剂量的 GH 即可快速抑制肌肉摄取葡萄糖和葡萄糖氧化分解，并促进脂肪氧化。同时，Moller 等还发现新发的肢端肥大症患者血糖和胰岛素水平明显升高，经蝶窦垂体瘤切除术后可恢复正常。另一方面，GH 也被证明可以直接阻断胰岛素信号转导。Del Rincon 等研究发现 GH 可通过下调胰岛素信号通路的关键蛋白 p85α，直接阻断胰岛素信号通路，并可抑制胰岛素受体底物 1（insulin receptor substrate 1, IRS-1）及其下游磷脂酰肌醇 3-激酶（PI3K）活性，降低肌肉与脂肪组织对葡萄糖的摄取，引起胰岛素抵抗。既往研究中肢端肥大症患者大多表现出胰岛素敏感性下降，虽然一些患者可通过增加 β 细胞胰岛素分泌代偿以维持正常的糖耐量，但这部分患者也存在肝糖产生增加及肝脏和外周组织胰岛素抵抗。高生长激素水平下出现的高胰岛素血症与一系列代谢改变最终将导致患者胰岛 β 细胞功能出现失代偿，引起糖耐量异常和糖尿病的发生。

许多研究证明肢端肥大症患者合并糖尿病可导致心血管事件的发生率与死亡率增加。例如意大利一项纳入 1 512 例肢端肥大症患者的队列研究发现合并糖尿病可增加患者死亡率。但对于肢端肥大症患者继发糖尿病进行干预后是否改善死亡率尚无研究数据证实。对于肢端肥大症患者继发糖尿病的治疗目标亦与普通糖尿病患者相同，旨在控制血糖及预防微血管和大血管并发症的发生。治疗肢端肥大症患者继发糖尿病最重要的是对原发疾病的治疗。原发病治疗手段包括手术、生长抑素类似物、GH 受体拮抗剂及多巴胺受体激动剂等。对于绝大多数肢端肥大症患者，通过经蝶窦垂体瘤切除术去除 GH 分泌腺瘤是首选的治疗方法。成功去除肿瘤后可有效改善高血糖，有研究显示手术治疗肢端肥大症后，术前合并糖尿病患者中有 23%～58% 血糖恢复正常。然而，如果术前 β 细胞功能已经受损，糖尿病可能在术后持续存在。生长抑素类似物（somatostatin analogues, SSA）如奥曲肽和兰瑞肽，主要作用于生长抑素受体 2（somatostatin receptor 2, SSTR2），对 SSTR5 也有一定作用。一项纳入 31 项研究和 619 例患者的荟萃分析显示 SSA 可有效降低空腹血清胰岛素水平，但对血糖水平的作用结果不尽相同。第二代 SSA 帕瑞肽可与多种生长抑素受体亚型包括 SSTR1、SSTR2、SSTR3 和 SSTR5 结合，其中对 SSTR5 的亲和力较奥曲肽高 39 倍。由于胰岛 β 细胞主要表达 SSTR2 和 SSTR5，α 细胞主要表达 SSTR2，帕瑞肽优先与 SSTR5 结合，抑制胰岛素分泌，因此使用帕瑞肽治疗会导致患者血糖上升。对于帕瑞肽导致的高血糖，Henry 等发现使用利拉鲁肽和维达列汀治疗效果最佳。培维索孟是一种人类 GH 受体拮抗剂，为治疗肢端肥大症的二线用药。与 SSA 治疗相比，培维索孟可降低肢端肥大症患者的空腹血糖。有研究发现培维索孟可以减少夜间内源性葡萄糖产生并改善胰岛素敏感性。多巴胺受体激动剂包括卡麦角林和溴隐亭可与 SSAs 联用治疗肢端肥大症。一项小型研

究发现长期溴隐亭治疗的肢端肥大症患者胰岛素水平显著下降。卡麦角林是治疗肢端肥大症首选的多巴胺受体激动剂，但关于卡麦角林对肢端肥大症血糖控制的影响尚缺乏数据。

目前没有针对肢端肥大症所致继发糖尿病的具体管理指南，也未见大型临床试验比较验证不同降糖药物对肢端肥大症患者的疗效。由于二甲双胍可针对肢端肥大症导致高血糖的病理生理机制，通过抑制糖异生及改善胰岛素抵抗降低血糖水平。因此，一般参照美国糖尿病协会（ADA）对普通 2 型糖尿病的建议，在治疗原发疾病的同时首选二甲双胍治疗。如二甲双胍不足以控制血糖，则应考虑使用二线治疗方法，即基于肠促胰岛素的药物。

二、库欣综合征与高血糖及糖尿病

1. **糖皮质激素的代谢性作用** · 糖皮质激素（glucocorticoid）经肾上腺分泌后，在 11β-羟类固醇脱氢酶（11β-HSD）的催化下，转变为具有激素活性的皮质醇或不具活性的皮质酮。11β-HSD 具有两种亚型，11β-HSD1 主要将皮质酮转化为皮质醇，而 11β-HSD2 则相反。糖皮质激素可以通过其对糖原、蛋白质、脂肪代谢的作用影响糖代谢，且可影响全身大部分参与糖代谢的器官，引起全身糖代谢失衡，血糖升高。在肝脏，糖皮质激素可增加肝内糖异生和肝糖输出。其可通过结合并激活糖皮质激素受体（glucocorticoid receptor, GCR）以增加磷酸烯醇式丙酮酸羧激酶和葡萄糖-6-磷酸酶活性增加肝糖输出，也可通过上调叉头框蛋白 O1（forkhead box protein O1, FOXO1）以增加丝裂原活化蛋白激酶磷酸酶 3（MAP kinase phosphatase-3, MKP-3）的表达，促进肝脏糖异生。同时，糖皮质激素可削弱胰岛素对肝糖输出的抑制作用，并通过刺激过氧化物酶体增殖物激活受体 γ（PPARγ）促进肝细胞内的脂质蓄积，诱导肝脏胰岛素抵抗的发生。在骨骼肌细胞中，过多的糖皮质激素可引起骨骼肌蛋白质水解，导致肌肉摄取葡萄糖减少。另一方面，糖皮质激素还可直接损害或通过蛋白质水解后的氨基酸积聚抑制 IRS-1 及其下游 PI3K 活性，抑制 AKT 信号通路，通过影响其下游效应物，降低肌肉细胞对葡萄糖的摄取和储存。例如，抑制胰岛素依赖性葡萄糖转运蛋白 4（GLUT4）的膜转位或增加糖原合成抑制物糖原合成酶激酶-3（glycogen synthase kinase 3, GSK3）的活性，引起肌肉葡萄糖摄取与糖原生成减少，导致明显的胰岛素抵抗。糖皮质激素对脂肪细胞的作用较为复杂，一方面糖皮质激素可以和胰岛素发挥协同作用，显著上调内脏脂肪成脂基因的表达，促进内脏脂肪生成，引起中心性肥胖。内脏脂肪细胞的脂质过载可引起外周胰岛素抵抗和糖代谢异常。但是，糖皮质激素的这一成脂作用在皮下脂肪表现并不明显，短期内糖皮质激素作用甚至可以造成脂肪分解增多，引起血 FFA 和甘油三酯水平升高，高甘油三酯血症引起异位脂质沉积和脂毒性对外周器官的损害也可诱发胰岛素抵抗和糖尿病。

糖皮质激素还可引起胰岛 β 细胞功能异常。在糖皮质激素水平升高早期，β 细胞数量代偿性增多，胰岛素分泌代偿性增加。而后，长期高水平的糖皮质激素对 β 细胞功能有负面影响，然而这种变化是糖皮质激素对胰岛 β 细胞的直接作用还是机体的代偿性表现尚未明确。有研究发现，前体 β 细胞

和成熟 β 细胞存在 GCR 过表达，提示过多的糖皮质激素可影响胰岛 β 细胞量和功能。另有研究发现糖皮质激素可通过影响葡萄糖转运蛋白 2（GLUT2）的表达和稳定性、氧化应激、增加电压门控 K⁺ 离子通道活性及降低 Ca^{2+} 信号转导等机制抑制胰岛 β 细胞分泌胰岛素。同时糖皮质激素还可通过过表达硫氧还蛋白互作蛋白（thioredoxin-interacting protein，TXNIP）、激活丝裂原活化的蛋白激酶（MAPK）及激活未折叠蛋白反应（unfolded protein response，UPR）三条通路触发促凋亡机制，诱导 β 细胞凋亡，损伤 β 细胞功能。

近年来，糖皮质激素影响糖代谢的一些新机制也得到关注。例如有研究发现地塞米松可抑制小鼠 GLP-1 分泌，提示糖皮质激素可影响 L 细胞分泌肠道激素，并减弱肠道激素对胰岛 β 细胞的作用。人体试验中虽未发现地塞米松直接抑制肠道激素分泌的明确证据，但肠道激素对 β 细胞的促分泌作用下降已得到证实。另有小鼠试验发现长时间的高糖皮质激素水平可抑制骨钙素的合成与释放，降低骨钙素对胰岛素敏感性的促进作用。糖皮质激素还可影响大脑神经递质释放，例如 Yi CX 等发现糖皮质激素可促进小鼠弓状核神经元的食欲因子神经肽 Y（neuropeptide Y，NPY）的表达，促进肝脏内胰岛素抵抗的发生。糖皮质激素还可通过与其他激素的交互作用，如影响生长激素和 IGF-1 水平、激活盐皮质激素受体（mineralocorticoid receptors，MR）、对儿茶酚胺及胰高血糖素等激素促进肝糖原分解的允许作用影响糖代谢。

2. 库欣综合征与高血糖·库欣综合征患者中糖代谢紊乱非常常见，20%～45% 的内源性库欣综合征患者合并糖尿病，其合并糖代谢异常的风险主要包括疾病病程、疾病的严重程度、年龄、遗传易感性和生活方式等，而与引起皮质醇增高的病因无关。外源性皮质醇给药引起糖尿病的发生风险则较难估计，最近的荟萃分析结果显示糖皮质激素使用者出现新发糖尿病的风险为普通人的 1.5～2.5 倍，发生风险可能与给药剂量相关。此外，许多研究发现合并亚临床库欣综合征的肾上腺意外瘤患者发生胰岛素抵抗的风险较高，其中合并糖尿病或糖耐量受损的发生率为 20%～25%，具体与肿瘤大小、午夜皮质醇水平及 1 mg 地塞米松抑制试验结果有关。由于单纯评估空腹血糖会低估高皮质醇血症患者糖代谢紊乱的实际患病率，因此口服葡萄糖耐量试验（OGTT）被认为是诊断库欣综合征中糖代谢受损的金标准，HbA₁C≥6.5% 亦有助于临床上对库欣综合征患者糖尿病的筛查。

众所周知，糖尿病是心血管并发症的风险因素，而治疗糖皮质激素诱导的糖尿病对减少内源性和外源性高皮质激素患者的心血管风险大有神益。目前对于库欣综合征患者继发糖尿病的治疗仍以治疗原发病为主，血糖管理与普通 2 型糖尿病患者类似。一般高糖皮质激素水平得到纠正后，糖尿病可显著改善或治愈，但库欣综合征复发时可重新出现血糖异常。对于库欣病患者，推荐的一线治疗为垂体腺瘤切除术，对于无法耐受手术、术后复发或术后疾病不缓解的患者，放疗可作为二线治疗手段，双侧肾上腺切除术可作为疾病持续不缓解或危重患者的挽救治疗。随着手术或放疗后血皮质醇水平恢复正常，患者的代谢异常一般可得到改善。部分患者在原发病缓解后可能需继续糖尿病的治疗，此时应注意调整抗糖尿病药物的剂量以避免低血糖发生。药物治疗被认为是库欣综

合征的二线或三线治疗手段，用于手术禁忌、术后复发或术后疾病不缓解、垂体放疗前后及异位 ACTH 综合征肿瘤位置不明等情况。药物种类包括直接作用于肾上腺的药物、糖皮质激素受体拮抗剂和作用于垂体的药物，不同药物选择会影响库欣综合征继发糖代谢异常的治疗效果。减少肾上腺皮质醇分泌的药物包括酮康唑、美替拉酮、米托坦和 LCI699 等。酮康唑是常用的降低血皮质醇水平的药物，既往研究提示酮康唑在每日剂量 200～1 200 mg 时可有效改善库欣综合征患者的血糖水平。美替拉酮与 LCI699 为 11β-羟化酶抑制剂，主要作用于 11-脱氧皮质醇向皮质醇的转换。美替拉酮在每日剂量 250～4 500 mg 时可有效控制患者血糖。LCI699 对 11β-羟化酶有更强的抑制作用，少量研究提示其在治疗库欣综合征时亦可降低血糖。米非司酮是一种孕酮受体拮抗剂，在较高浓度下也具有拮抗糖皮质激素受体的作用。由于其起效迅速，2012 年 FDA 批准米非司酮用于治疗不适合手术的库欣综合征患者及其并发的糖尿病。一些研究发现米非司酮治疗可有效改善库欣综合征患者血糖、稳态模型评估的胰岛素抵抗指数（HOMA-IR）和胰岛 β 细胞功能指数（HOMA-β）。Fleseriu 等则发现米非司酮在每日剂量 300～1 200 mg 治疗 24 周后，合并糖尿病或 IGT 的库欣综合征患者 OGTT 葡萄糖曲线下面积可下降 25%。针对垂体促肾上腺皮质激素瘤的药物包括影响多巴胺受体和生长抑素受体的神经调节剂及影响下丘脑-垂体-肾上腺轴调节的药物，如 PPARγ 激动剂和维甲酸受体激动剂。多巴胺受体激动剂如卡麦角林，不仅可以降低皮质醇水平，还可以改善库欣综合征患者糖耐量异常。而第二代 SSA 帕瑞肽则可能加重患者的高血糖。PPARγ 激动剂如噻唑烷二酮类药物在实验条件下有对抗糖尿病和潜在的抑制垂体瘤细胞增殖的作用，但由于尚未在人体试验中取得类似效果，因此该类药物对库欣病患者的治疗效果和血糖控制效果尚不明确。同样库欣小鼠模型中维甲酸有降低激素水平减少肿瘤大小的作用，亦有前瞻性研究结果显示维甲酸在每日剂量 80 mg 时可有效降低库欣患者的尿皮质醇水平并改善血糖。

库欣综合征治疗后糖代谢的好转是明确的，但极少有研究分析不同抗糖尿病治疗对内源性和外源性库欣综合征引起的高血糖的疗效。对于病情严重的内源性库欣综合征患者，在原发病治疗的基础上常需配合使用胰岛素以尽快实现血糖控制。对于围手术期和手术未能治愈的库欣综合征患者，血糖控制均十分必要。在这种情况下，一线治疗方案为以二甲双胍为代表的胰岛素增敏剂的使用。原发疾病治疗后皮质醇水平下降时仍需密切监测血糖，根据情况调整降糖药物用量以避免低血糖的风险。而对于外源性库欣患者，其血糖控制需借助胰岛素。由于此时血糖升高以餐后血糖为主，更适合短效胰岛素使用，而对于糖代谢紊乱显著的患者亦可加用基础胰岛素，具体剂量取决于糖皮质激素类药物的用量。目前对于库欣综合征继发的糖尿病治疗药物的研究仍在继续，如尝试 11β-羟基类固醇脱氢酶抑制剂、降钙素及选择性糖皮质激素受体调节剂等药物控制或预防内源性和外源性高皮质激素患者的高血糖。

三、甲状腺功能疾病与高血糖及糖尿病

甲状腺疾病对葡萄糖代谢影响显著，甲状腺激素可分别

作用于肝脏、白色脂肪组织、骨骼肌和胰腺等部位,影响患者血糖水平和胰岛素敏感性。

甲状腺功能亢进可伴随碳水化合物、脂质和蛋白质代谢的显著异常。表现为:① 患者肠道葡萄糖和乳糖吸收增多,餐后 30 min 及 60 min 血糖高于正常;② 甲亢患者基础代谢率增高,甲状腺素促进体内蛋白质、脂肪氧化分解增加,β 受体介导的交感活性增加促进了脂解和生酮作用,而游离脂肪酸的增加可能也参与了糖耐量受损的过程;③ 甲亢时,过多的 T_3 可显著上调肝脏细胞内糖原分解及糖异生相关基因表达,导致肝糖原的分解增加、糖原合成受抑、促进糖异生,致血糖升高;④ GLUT4 表达减少,造成葡萄糖利用障碍,有学者行高胰岛素正葡萄糖钳夹试验发现外周胰岛素敏感性在甲亢患者体内明显降低;⑤ 患者体内连接肽酶存在缺陷,导致胰岛素原(PI)不能正常地分解去除 C 肽而生成具有生物学活性的胰岛素;⑥ 甲状腺激素活性与胰岛细胞的发育和功能有关。正常胰岛细胞表达 $T_3R\alpha1$ 和 $T_3R\beta1$,在维持胰岛功能与胰岛细胞发育中起到重要作用。T_3 通过增强 V-MAF 肌腱膜纤维肉瘤癌基因同源物 A(v-maf musculoaponeurotic fibrosarcoma oncogene homolog A,MafA)基因表达,促进细胞成熟,使得胰岛细胞能够对葡萄糖刺激产生反应,进而分泌胰岛素。但是严重的甲状腺毒症会抑制胰岛细胞中葡萄糖介导的胰岛素分泌,并加快胰岛素的清除,甲亢患者肾脏胰岛素清除率可增加约 40%。

甲状腺功能与糖尿病之间的联系是复杂的。1 型糖尿病患者,尤其是女性患者发生自身免疫性甲状腺疾病的风险较非糖尿病患者显著升高,这可能是由于两种自身免疫疾病的遗传易感性相似。然而,关于 2 型糖尿病与甲状腺功能异常的交互作用,目前研究结果尚未一致。有研究发现在血糖控制较差的 2 型糖尿病患者中,有 30% 的患者存在血清 TSH 水平异常升高或降低,当患者血糖水平得到控制后,部分患者 TSH 水平可恢复正常。与此对应,葡萄糖代谢异常在甲状腺功能亢进症患者中常见,一些研究报道亚临床及显性甲状腺功能亢进症患者 OGTT 试验中存在血糖及胰岛素水平升高。胰岛素分泌受损和外周胰岛素敏感性降低是导致甲亢时发生葡萄糖耐量受损的原因。甲亢时甲状腺激素可促进细胞表面 GLUT1、GLUT3 和 GLUT4 表达升高,糖异生活跃,糖原合成受抑,肠道对己糖吸收增加,引起血糖升高。同时 Health ABC 研究也发现亚临床及显性甲状腺功能减退症也与空腹血糖升高有关,其原因与甲减导致肌肉与脂肪组织的胰岛素抵抗有关。甲状腺功能减退时骨骼肌细胞葡萄糖转运蛋白表达减少,引起葡萄糖向肌肉的转运减少,有研究显示甲减经过治疗,甲状腺功能恢复正常后,骨骼肌细胞 GLUT4 表达可升高 15 倍。同时,线粒体活性降低亦是甲状腺激素缺乏时造成糖代谢异常的原因之一。这些研究为甲状腺功能异常与胰岛素抵抗和糖尿病发生的相互作用提供了有力的证据。

基于目前对甲状腺功能与糖尿病关系的认识,建议所有糖尿病患者都应进行甲状腺功能筛查,尤其对具有酮症倾向的患者更应完善甲状腺功能检查。多数甲状腺功能亢进患者在进行口服糖耐量试验时可发现血糖和胰岛素水平升高。对于轻度升高者,使用口服降糖药即可得到控制,而病情较严重

者,需要联合胰岛素治疗,且需要的胰岛素剂量常大于单纯糖尿病患者。甲亢是消耗性疾病,此类继发糖尿病患者不宜对饮食进行过多控制,一般在甲亢病情得到控制后,糖耐量会逐渐好转。

四、原发性醛固酮增多症与高血糖及糖尿病

肾素-血管紧张素-醛固酮系统(renin-angiotensin-aldosterone system,RAAS)对维持液体与电解质平衡十分重要,在某些疾病状态下,如高血压、肾动脉狭窄、充血性心力衰竭等,RAAS 系统可被病理性激活。醛固酮增多症由肾上腺醛固酮分泌过多引起,引起顽固性高血压,并伴有低钾血症和代谢性碱中毒。RAAS 系统各部分的阻断药物被广泛应用,可有效降低患者血压,而最近的临床研究还证明了阻断 RAAS 系统对 2 型糖尿病的发病有保护作用,这里总结了 RAAS 系统对糖代谢的影响。

RAAS 系统激活可直接引起胰岛素抵抗。在肌肉细胞,血管紧张素 II(angiotensin II,Ang II)和醛固酮可以抑制 IRS-1 的磷酸化,从而抑制胰岛素下游通路及 GLUT4 向细胞膜的转位,减少肌肉对葡萄糖的摄取,引起胰岛素抵抗。在动物模型中使用 ACEI 及 ARB 类药物后,GLUT4 转位增加,骨骼肌对葡萄糖的摄取增加,Ang II 抑制 GLUT4 转位的机制包括 NADPH 氧化酶的激活与活性氧的形成。小鼠模型中,肾素抑制剂阿利吉仑也可明显改善胰岛素抵抗。Ang II 还可通过醛固酮导致胰岛素抵抗发生。醛固酮可引起小鼠脂肪细胞的氧化应激、炎症和胰岛素抵抗,还可抑制解偶联蛋白-1 并诱导棕色脂肪细胞的胰岛素抵抗。此外,RAAS 系统活性升高引起的胰岛素抵抗还可能与一氧化氮(nitric oxide,NO)水平改变有关。一方面,NO 水平增高可增强 ACEI 与 ARB 类药物对肌肉摄取葡萄糖的促进作用,如 Shiuchi 等发现糖尿病小鼠予以 ACEI 治疗后血糖和胰岛素水平下降,其机制依赖于一氧化氮合酶。另一方面 Csibi 等发现 Ang II 可抑制 AKT 磷酸化,导致 GLUT4 转位下降,而这种现象可被一氧化氮合酶抑制剂阻断。

虽然目前关于 RAAS 在调节葡萄糖稳态中的作用多集中在胰岛素敏感性上,RAAS 系统对胰腺分泌胰岛素功能的影响也日益受到关注。例如,Ang II 可通过促进血管收缩,减少胰岛血供影响胰岛素分泌。已有研究者在小鼠实验中观察到该现象,人体试验中给予 Ang II 亦会降低基础胰岛素水平,并导致糖耐量受损。近来还有研究发现内源性醛固酮可抑制小鼠体内胰岛素分泌。长期高血糖会增加胰岛 β 细胞血管紧张素 1 型受体(angiotensin type 1 receptor,AT1 receptor)表达,同时促进细胞的氧化应激、炎症和凋亡,最终导致胰岛素分泌下降。给予 ACEI、ARB 或肾素抑制剂治疗可逆转这些不利影响,增加 β 细胞胰岛素分泌。而由于醛固酮降低胰岛素分泌的机制与醛固酮受体无关,因此当利用醛固酮受体拮抗剂治疗时患者血浆肾素活性、Ang II 和醛固酮水平明显增加,反而会进一步导致 β 细胞功能恶化。例如 Swaminathan 等发现给予 2 型糖尿病伴顽固性高血压患者螺内酯治疗后血压虽然得到明显改善,但是 Ang II 水平明显增加,同时患者血糖进一步升高。

五、嗜铬细胞瘤/副神经节瘤与高血糖及糖尿病

具有激素活性的嗜铬细胞瘤/副神经节细胞瘤（pheochromocytomas and paragangliomas, PPGL）对患者代谢状态的影响主要为干扰体内葡萄糖代谢平衡和促进脂肪分解，且与患者的代谢率升高有关。过多的儿茶酚胺激素可通过激活 α 和 β 受体，改变葡萄糖代谢，包括减少糖原生成，增加糖原分解，增加肝脏内糖异生，减少胰岛素释放，增加胰高血糖素释放等。PPGL 被认为是糖尿病的继发原因之一，PPGL 患者合并糖尿病的概率在不同研究为 21% 到 37% 不等。

PPGL 患者可同时存在胰岛细胞分泌功能受损和外周胰岛素敏感性下降。PPGL 患者 OGTT 显示胰岛早期相分泌功能下降，胰岛素峰值延后，胰岛素峰值下降。Komada 等利用高胰岛素正葡萄糖钳夹技术对 13 例 PPGL 患者进行检测，发现患者葡萄糖刺激的胰岛素分泌反应性受损，手术切除肿瘤后胰岛素分泌功能可恢复正常。其他一些研究中甚至发现患者服用 α 受体阻滞剂后即可出现胰岛素分泌的改善。合用 β 受体阻滞剂后该效果并未明显放大，提示胰岛 β 细胞 α 受体激活是 PPGL 患者出现胰岛分泌功能受损的主要原因。

人们很早就意识到 PPGL 患者存在胰岛素敏感性受损，临床治疗中人们发现 PPGL 患者手术治疗前对于静脉胰岛素的反应较差，而后研究者们利用高胰岛素正葡萄糖钳夹技术发现 PPGL 患者手术后胰岛素敏感性明显好转。儿茶酚胺对胰岛素抵抗的致病作用是在高血糖情况下，仍继续促进患者肝葡萄糖生成，抑制内脏和肌肉葡萄糖摄取。Han 与 Bonen 等的研究发现肾上腺素和胰岛素同时存在时，可出现 GLUT4 介导的细胞对葡萄糖的摄取降低，提示高浓度的肾上腺素可抑制胰岛素对细胞利用葡萄糖的刺激作用。PPGL 患者血 FFA 水平升高也是造成胰岛素抵抗的潜在原因。此外，少量研究显示 PPGL 患者在原发病治疗后脂联素和瘦素水平升高，而脂联素和瘦素水平升高均与胰岛素敏感性改善有关。但目前尚不清楚 PPGL 患者术前是否一定存在瘦素和脂联素水平下降，以及脂联素和瘦素水平的变化是否由于儿茶酚胺的直接或间接作用所致。

总之，嗜铬细胞瘤/副神经节细胞瘤患者糖尿病和葡萄糖耐量受损的发病机制是多因素的，包括胰岛素分泌受损和胰岛素缺乏，胰岛素信号转导和反应缺陷，以及内源性葡萄糖产生增加等。其他新发现的机制包括儿茶酚胺通过脂联素和瘦素对胰岛素敏感性的间接影响以及儿茶酚胺通过脂肪分解对葡萄糖代谢的影响。

六、胰腺神经内分泌肿瘤与高血糖及糖尿病

神经内分泌肿瘤（neuroendocrine tumours, NET）可以导致一系列局部和全身的症状，这些症状与肿瘤对周围组织的压迫和肿瘤的神经内分泌功能相关。NET 可发生在身体的任何部位，但最常见的是消化系统和呼吸系统的神经内分泌肿瘤，分别占所有 NET 的 70% 和 25%。胰腺神经内分泌肿瘤占胃肠道神经内分泌肿瘤的 4%~7%，西方国家中 PanNET 的发病率为 0.8/10 万。PanNET 的发病机制与危险因素尚未明确，根据少量流行病学研究结果，肿瘤家族史、糖

尿病、过高的 BMI 被认为是 PanNET 发生的危险因素。PanNET 可引起患者的糖代谢异常和显性糖尿病，既可由肿瘤对胰腺的直接破坏引起，也可由肿瘤导致的激素分泌改变引起，如胰高血糖素瘤和生长抑素瘤。当 PanNET 患者接受胰腺手术治疗后，胰岛素分泌减少也可造成患者术后糖尿病的发生。

胰高血糖素瘤是由胰岛 α 细胞分泌过量的胰高血糖素而导致的罕见肿瘤，其年发病率约为 1/2 000 万。胰高血糖素的生理作用为增加肝葡萄糖输出并维持正常血糖。此外，胰高血糖素还可减少蛋白质合成。因此，胰高血糖素水平升高时可导致氨基酸分解代谢及血糖水平升高，引起皮肤损伤和糖尿病。胰高血糖素瘤通常在肿瘤大小超过 4~5 cm 或出现转移时出现典型的临床症状，其突出症状包括皮损、糖尿病和深静脉血栓等。胰高血糖素瘤患者葡萄糖耐量的异常与肿瘤大小有关，具有较大肝转移灶患者的空腹血浆胰高血糖素水平往往高于未见转移的患者。同时巨大肝转移灶可降低肝脏代谢胰高血糖素的能力，进一步增加外周胰高血糖素水平。胰高血糖素不一定直接诱导高血糖的发生，但可对肝脏葡萄糖的代谢功能产生损害。Wermers 等对 21 例胰高血糖素患者进行随访分析，发现仅 8 例患者在病程初期即合并糖尿病，随着疾病发展，最终有 16 例患者出现糖尿病，其中 75% 的患者需要胰岛素治疗。彻底切除肿瘤是治愈胰高血糖素瘤的唯一办法，使用生长抑素类似物降低胰高血糖素水平可以缓解糖尿病、皮损、深静脉血栓等症状。

生长抑素瘤约占胃肠胰神经内分泌肿瘤的 4%，其发病率约为 1/4 000 万。生长抑素瘤可分泌生长抑素，但仅有少于 10% 的病例出现明显的生长抑素水平升高或间断性生长抑素分泌。生长抑素有抑制生长激素、促甲状腺素、胰岛素和胰高血糖素的分泌，抑制胃酸分泌，减少内脏血流，降低门静脉压力等作用。生长抑素瘤的典型症状通常包括糖尿病、腹泻或脂肪泻、胆囊疾病（特别是胆石症）、胃酸过少和体重减轻等。当生长抑素瘤发生于胰腺时更容易出现明显的临床症状。既往流行病学研究结果显示，75% 的胰腺生长抑素瘤患者可合并糖尿病，当肿瘤发生在十二指肠时仅 11% 的患者会出现糖尿病。这可能是由于肿瘤生长在胰腺时更容易出现高生长抑素血症，且肿瘤细胞会替代胰腺正常的功能细胞导致胰岛素分泌障碍。一般情况下，生长抑素瘤导致的糖尿病症状较轻，可依靠饮食、口服降糖药物或小剂量胰岛素控制。

参考文献

[1] Resmini E, Minuto F, Colao A, et al. Secondary diabetes associated with principal endocrinopathies: the impact of new treatment modalities[J]. Acta Diabetol, 2009, 46(2): 85 - 95.

[2] Jørgensen JO, Møller L, Krag M, et al. Effects of growth hormone on glucose and fat metabolism in human subjects[J]. Endocrinol Metab Clin North Am, 2007, 36 (1): 75 - 87.

[3] Hannon AM, Thompson CJ, Sherlock M. Diabetes in patients with acromegaly[J]. Curr Diab Rep, 2017, 17(2): 8.

[4] Scaroni C, Zilio M, Foti M, et al. Glucose metabolism abnormalities in Cushing's syndrome: from molecular basis to clinical management[J]. Endocr Rev, 2017, 38(3): 189 - 219.

[5] Mullur R, Liu YY, Brent GA. Thyroid hormone regulation of metabolism [J]. Physiol Rev, 2014, 94(2): 355 - 382.

[6] Iwen KA, Schröder E, Brabant G. Thyroid hormones and the metabolic syndrome[J]. Eur Thyroid J, 2013, 2(2): 83 - 92.

[7] Favre GA, Esnault VL, Van Obberghen E. Modulation of glucose metabolism by the renin-angiotensin-aldosterone system[J]. Am J Physiol Endocrinol Metab, 2015, 308(6): E435 - E449.

[8] Fallo F, Federspil G, Veglio F, et al. The metabolic syndrome in primary aldosteronism[J]. Curr Diab Rep, 2008, 8(1): 42 - 47.

[9] Luther JM, Brown NJ. The renin-angiotensin-aldosterone system and glucose homeostasis[J]. Trends Pharmacol Sci, 2011, 32(12): 734 - 739.

[10] Erlic Z, Beuschlein F. Metabolic alterations in patients with pheochromocytoma [J]. Exp Clin Endocrinol Diabetes, 2019, 127: 129 - 136.

[11] Mesmar B, Poola-Kella S, Malek R. The Physiology behind diabetes mellitus in patients with pheochromocytoma: a review of the literature [J]. Endocr Pract, 2017, 23(8): 999 - 1005.

[12] Gallo M, Ruggeri RM, Muscogiuri G, et al. Diabetes and pancreatic neuroendocrine tumours: Which interplays, if any? [J]. Cancer Treat Rev, 2018, 67: 1 - 9.

第二节 · 药物性高血糖及糖尿病

林丽香 陈 刚

药物性高血糖及糖尿病系指由于使用药物而发生的高血糖,如血糖高达糖尿病的诊断标准则为药物学糖尿病。按药物致高血糖的机制不同而分为:影响胰岛素生成或分泌的药物;导致胰岛素抵抗阻碍胰岛素作用的药物;既影响胰岛素分泌又影响其作用的药物,以及不依赖胰岛素作用而升高血糖的药物。

一、影响胰岛素生成或分泌的药物

(一) 苯妥英钠

苯妥英钠是抗癫痫药。对大鼠胰腺组织的研究表明,高浓度的苯妥英钠可完全阻断胰岛素的一相和二相分泌,它通过电压依赖的 Ca^{2+} 通道可逆地阻断 Ca^{2+} 进入 β 细胞。正常人口服治疗剂量的苯妥英钠,静脉葡萄糖刺激胰岛素早期和晚期分泌均有明显下降并伴随血糖明显升高。苯妥英钠也可引起高渗性非酮症性高血糖,这些并发症并不常见,可能与遗传易感性有关,也可能由于患者存在其他糖尿病的危险因素如糖耐量受损或胰岛素敏感性下降,一旦停药,糖尿病通常会逆转。

(二) 喷他咪

喷他咪是抗寄生虫药。它可导致 β 细胞损伤,乃至坏死。其作用是剂量和时间依赖性的,有 26% 患者在用药 1 周内由于胰岛素的快速释放,引发高胰岛素血症和低血糖,尔后导致持续性高血糖,在若干疗程后 19% 的患者在 2～6 个月出现高血糖,也可出现酮症酸中毒。在 128 例用喷他咪治疗卡氏肺囊虫性肺炎的获得性免疫缺陷综合征(AIDS)患者 48 例(37.5%)出现严重糖代谢紊乱,其中低血糖 7 例,低血糖并发展为糖尿病的 18 例,单纯为糖尿病者 23 例,在 41 例糖尿病患者中 26 例需要胰岛素治疗。

(三) 吡甲硝苯脲(灭鼠优,吡命尼)

吡甲硝苯脲是杀鼠药,误服灭鼠优会使 β 细胞迅速死亡,被破坏的 β 细胞首先释放胰岛素发生低血糖,而后胰岛素绝对缺乏发生糖尿病或糖尿病酮症酸中毒。灭鼠优通过对抗尼克酰胺核苷酸产生致病作用,后者是氧化还原反应中重要的辅酶,早期使用尼克酰胺有一定的保护作用,但确切疗效尚未肯定。

(四) β 受体阻滞剂

β 受体阻滞剂抑制胰岛在胰高血糖素、葡萄糖和精氨酸刺激下的胰岛素分泌,可使非糖尿病者出现糖耐量受损或 2 型糖尿病,也可使 2 型糖尿病患者血糖难以控制。非选择性 β 受体阻滞剂对糖耐量的影响较选择性 $β_2$ 受体阻滞剂更大,长期使用 β 受体阻滞剂发生糖尿病的危险性增加。有两项对男性高血压患者治疗的研究,一项是在英国进行为期 9 年的社会性健康调查,另一项是对部分瑞典男性患者的 12 年随访,结果显示与非高血压对照组相比,患糖尿病的相对危险度是 6～6.1。在另一项用普萘洛尔治疗 6 个月以上的 40 例高血压患者中有 23 例发展为糖尿病。β 受体阻滞剂和利尿剂联合应用对糖耐量的损害有累加作用,瑞典的一项为期 10 个月的研究表明,用氢氯噻嗪与普萘洛尔合用空腹血糖升高 0.56 mmol/L(10 mg/dl)。而单用氢氯噻嗪控制空腹血糖升高 0.18 mmol/L(3.24 mg/dl)。由于包括年龄、体重、家族史、高血压在内的许多因素都是糖尿病的危险因素,所以在评估 β 受体阻滞剂的致病性时应进行随机试验,以控制其他因素的影响。

(五) 双脱氧肌苷

双脱氧肌苷是用于治疗 HIV 感染和 AIDS 的一种核酸类似物,由于损害 β 细胞而致糖尿病。另一机制可能是其治疗中伴发低血钾抑制了胰岛素释放,至今已有超过 80 例的报道。

(六) L-门冬酰胺酶

L-门冬酰胺酶是抗肿瘤药物,一些用 L-门冬酰胺酶治疗的非糖尿病儿童出现糖尿病及糖尿病酮症酸中毒。这些患者胰岛素水平很低。L-门冬酰胺酶并不参与胰岛素的代谢,而低剂量的门冬酰胺酶抑制胰岛素的生成,这可能因为胰岛素分子有 3 个门冬酰胺残基。在停药或者治疗结束后,糖尿病可随之消失。

(七) 二氮嗪

二氮嗪是血管扩张剂,过去常用于治疗恶性高血压。肠道外使用二氮嗪可抑制胰岛素分泌,一直被用于治疗胰岛素瘤。大剂量静脉注射二氮嗪可使非糖尿病患者出现糖尿病酮症酸中毒,停药后可恢复。其抑制胰岛素分泌的机制可能与二氮嗪使 K_{ATP} 通道持续开放有关。

(八) 降钙素

降钙素用于治疗骨质疏松症,药理剂量的降钙素能抑制基础状态以及糖刺激后的胰岛素分泌,因此对正常人可能有致糖尿病作用。

(九) 硝苯吡啶

硝苯吡啶常用于治疗心绞痛和高血压,其影响糖代谢作用是使胰岛素分泌减少,糖耐量减低。

(十) 阿片制剂

阿片制剂可抑制胰岛素分泌,引起高血糖。吗啡的升血糖效应已被阐明。海洛因成瘾可提高血浆基础胰岛素水平,但静脉葡萄糖刺激胰岛素分泌显著降低(排除年龄、性别、体重等因素影响)。人类胰腺组织有 β-内啡肽存在,提示内源性的阿片样物质可能对胰岛素分泌的胰内控制有一定作用。

(十一) 氟喹诺酮类抗菌药

文献报道称少数氟喹诺酮类抗菌药会引起高糖血症或者低糖血症。回顾分析加拿大 Ontaria 医院住院患者血糖代谢紊乱情况,结果发现相比于大环内酯类或其他非氟喹诺酮类抗生素,加替沙星治疗引起高糖血症的校正比值比为 16.7,引起低糖血症为 4.3。采用回顾性队列分析方法研究 2000 年 10 月 1 日至 2005 年 9 月 30 日治疗的患者,发现抗生素引起的严重低糖血症和高糖血症粗略发病率分别为:加替沙星 0.35‰ 和 0.45‰,左氧氟沙星 0.19‰ 和 0.18‰,环丙沙星 0.10‰ 和 0.12‰,阿奇霉素 0.07‰ 和 0.10‰。在糖尿病患者中,发生低血糖的 OR 值分别为:加替沙星 4.5,左氧氟沙星 1.8,环丙沙星 1.0。17 108 例患者在氟喹诺酮或头孢曲松钠治疗的 72 h 内进行血糖代谢紊乱评估(血糖大于 200 mg/dl 或小于 50 mg/dl),血糖紊乱发生率分别为:加替沙星 1.01%,左氧氟沙星 0.93%,头孢曲松钠 0.18%,环丙沙星 0。101 例血糖代谢紊乱中,高糖血症占 92 例,低糖血症占 9 例。准确地说,加替沙星通过抑制 β 细胞 ATP 敏感的 K^+ 通道(Kir6.2)以刺激胰岛素释放。长期加替沙星治疗抑制胰岛细胞合成胰岛素。

二、导致胰岛素抵抗,阻碍胰岛素作用的药物

(一) 糖皮质激素

长期接受糖皮质激素治疗者,糖耐量受损或糖尿病的发生率为 14%~28%,其发生率与所用糖皮质激素剂量相关。正常人给予大剂量泼尼松(≥30 mg/d)在很短时间内血糖和胰岛素水平有明显增加,当泼尼松剂量小于 7 mg/d 时对糖耐量的影响则很小。糖皮质激素致血糖升高可能与下列因素有关:① 影响胰岛素信号蛋白磷酸化及蛋白质表达,导致胰岛素抵抗,减少外周组织对葡萄糖的利用。② 使储存的蛋白质和脂肪分解,致进入肝脏的游离脂肪酸(FFA)和支链氨基酸增多,也使细胞内糖异生酶浓度增加,糖异生底物和肝内糖异生酶的增加使肝糖输出增多。肝糖输出常受胰岛素调控,而糖皮质激素使胰岛素作用减弱,由于胰岛素抵抗和糖皮质激素的直接作用,脂肪和肌肉对葡萄糖的利用减少。③ 促进胰岛 α 细胞分泌胰高血糖素。实验证明治疗剂量的糖皮质激素可促进蛋白质分解,增高血中氨基酸浓度,后者刺激胰岛 α 细胞分泌胰高血糖素,导致血糖增高。④ 直接损害胰腺,对一组 54 例长期接受糖皮质激素治疗患者的尸检发现,50% 以上病例的胰腺有灶性损害,其中 16 例呈现急性胰腺炎伴脂肪坏死。

糖皮质激素引起糖尿病的特点:① 病情较轻,多无明显糖尿病症状;② 空腹血糖不甚高,一般不超过 13.3 mmol/L;③ 停用糖皮质激素后糖尿病消失;④ 酮症酸中毒罕见;⑤ 对胰岛素反应多数敏感,少数有拮抗现象。

(二) 醋酸甲地孕酮

用于治疗癌症和 AIDS 的恶液质患者以促进食欲,增加体重。有报道显示使用醋酸甲地孕酮 80 mg 每日 4 次的 2 例 AIDS 患者发生糖尿病,其中 1 例停药后糖尿病消失,再次用药糖尿病复发。其机制未明,可能与胰岛素敏感性下降、热量摄入增多有关。

(三) 口服避孕药

曾有报道长期应用口服避孕药者有 4%~35% 发生糖耐量异常,且妊娠妇女也有糖耐量改变,提示口服避孕药可能诱发糖尿病。其作用机制与雌激素相似,可能是降低胰岛素敏感性。雌激素能增加垂体对生长激素释放激素的敏感性,有升高血浆生长激素的作用,而生长激素可降低糖耐量,又抗胰

岛素作用。然而大量流行病学调查显示小剂量雌激素疗法或三相式口服避孕药与糖尿病之间没有必然联系。护士健康研究(Nurse Health Study)对 121 700 个女性进行长达 15 年以上的研究显示,当前使用的口服避孕药不增加糖尿病发生的相对危险度($RR=0.86$),以往使用的口服避孕药则稍增加糖尿病发生的相对危险度($RR=1.12$),但不存在剂量和时间依赖性。然后对那些已经出现糖尿病倾向的人群或有糖尿病家族史和妊娠糖尿病史者则不推荐使用口服避孕药。

(四) 生长激素

生长激素抑制胰岛素受体后作用,是拮抗胰岛素的激素,也可促进肝脏释放葡萄糖,抑制细胞内葡萄糖的磷酸化,使血糖升高。据报道 3 例使用生长激素治疗生长激素缺陷的儿童出现糖尿病,停药后糖尿病好转,其中 1 例仍有糖耐量受损,其他 2 例存在高血糖的高危因素。随着重组生长激素的问世,生长激素在生长激素缺乏的儿童中使用增多,而其他原因引起的矮小症、心肌重塑、老年性肌萎缩等方面也有广泛应用,应在糖尿病易感人群中慎用。

(五) 烟酸

烟酸治疗脂代谢紊乱,可出现高血糖。短期使用烟酸可降低进入肝脏的 FFA,并可减少糖异生。但是烟酸的药效很短暂,停药后 FFA 会反弹至基础浓度上 50% 到 100%,进入肝脏的 FAA 增多,使 FAA 的氧化反应增加,消耗了细胞内尼克酰胺腺嘌呤二核苷酸(nicotinamide adenine dinucleotide, NAD),肝细胞氧化能力受损,使糖合成的代谢途径从激活转为抑制,糖异生增加,使肝糖输出增多。长期每日服用 1~4.5 g 烟酸,由于血 FFA 升高导致严重的胰岛素抵抗,正常人可代偿性增加胰岛素分泌,使糖耐量维持正常;而在胰岛素分泌贮备减少的患者可出现糖耐量受损及 2 型糖尿病,2 型糖尿病的患者服用烟酸可引起血糖控制恶化。Kahn 等研究表明,11 例患者使用烟酸治疗 2 周,胰岛素的反应性和敏感指数均降低。血清胰岛素水平升高,提示有胰岛素抵抗,因此使用长效烟酸衍生物可防止高血糖的不良反应。

(六) β 受体激动剂

β 受体激动剂可降低胰岛素敏感性,引起胰岛素抵抗,增加肝糖输出使葡萄糖利用减少。当给肺部疾病患者局部用药时,并不增加糖尿病的危险性,而在妊娠期,胰岛素敏感性已经降低,如果用特布他林(terbutaline 博利康尼)预防早产使 12%~33% 的孕妇出现妊娠期糖尿病;口服或皮下注射后 5~7 日,血糖和胰岛素水平增高,提示已出现胰岛素抵抗。

对 91 名糖耐量正常的先兆早产孕妇予以口服特布他林每日 30 mg 治疗;11% 的患者出现妊娠期糖尿病。另一组 634 例情况相似孕妇的对照试验显示,发病率为 6%;而皮下注射特布他林每日 <3 mg,发病率为 5%,表明存在剂量相关性。类固醇激素与 β 受体激动剂联合应用,糖尿病的危险性明显增加。

(七) 胰岛素生长因子受体 1(insulin-like growth factor 1 receptor, IGF-1R)抑制剂

IGF-1R 与胰岛素受体(insulin receptor, IR)具有一定的同源性,能够激活 PI3K/AKT/mTOR 通路,调节细胞增殖、抑制细胞凋亡等。因此,IGF-1R 抑制剂包括 IGF-1R 单抗及小分子抑制剂等,可能会干扰胰岛素信号转导,导致高血糖。

IGF-1R 单抗之前有多个药物进行了临床研究，但因疗效欠佳未能进一步进行。检索了近 5 年的 6 个有关 IGF-1R 单抗的临床研究报道，都报道了高血糖的不良反应。其发生率从 10%～100% 不等（所有等级），而 3～4 级的高血糖有 0～46% 的发生率，且与药物使用剂量及频次相关。

在 IGF-1R 小分子抑制剂的两项Ⅰ期临床试验和一项Ⅲ期随机对照临床试验中，高血糖都是比较常见的不良事件。在两个Ⅰ期临床试验中，不考虑药物剂量，所有级别的高血糖发生率分别为 17% 和 37%，而Ⅲ期临床试验的发生率则为 3%。3 级及以上的高血糖发生率则为 3%～5%。

（八）EGFR 抑制剂

EGFR 并不直接参与葡萄糖的代谢，因此 EGFR 抑制剂包括小分子的吉非替尼、厄洛替尼和阿法替尼等，以及单抗如帕尼单抗和西妥昔单抗等，高血糖不良反应并不常见。罗西替尼是第 3 代 EGFR 酪氨酸激酶抑制剂（tyrosine kinase inhibitor，TKI），用于有 EGFR L858R、19del 突变及 T790M 突变的非小细胞肺癌患者。在临床Ⅰ期和Ⅱ期的剂量递增试验中，所有级别的高血糖不良事件出现在 46% 的患者中，高血糖的发生率与药物剂量相关。目前认为罗西替尼导致高血糖主要与其代谢产物 M460 和 M502 影响胰岛素信号转导相关，而不是直接由罗西替尼导致。

（九）PI3K、AKT 和 mTOR 抑制剂

PI3K/AKT/mTOR 通路是 IGF-1R 和 IR 的下游通路，处于胰岛素信号转导的通路当中。因此，PI3K、AKT 和 mTOR 抑制剂会干扰细胞内对胰岛素的应答，抑制葡萄糖的转运和糖原合成，并促进糖原分解，导致高血糖。

PI3K 抑制剂目前只有少数几个进行了临床研究，包括 pilaralisib、pictilisib 和 buparlisib。在 pilaralisib 和 pictilisib 的Ⅰ期临床研究中，高血糖的发生率不到 8%。而在 buparlisib 的Ⅰ期临床研究中，所有级别的高血糖发生率达到 31%，且 3～4 级的高血糖有 8%。

AKT 是一种蛋白激酶，有三种亚型 AKT1、AKT2 和 AKT3。目前的 AKT 抑制剂只能抑制一种或两种亚型的，也有能抑制全部 3 种亚型的。多种 AKT 亚型抑制剂比单一 AKT 亚型抑制剂会引起更高的高血糖发生率。在 1 项 AKT1 抑制剂 afuresertib Ⅰ期临床研究中，仅有不到 3% 的受试者出现了高血糖。MK-2206 是一种能同时抑制 AKT1 和 AKT2 的药物，其Ⅰ期临床研究中，只出现不到 8% 的高血糖发生率，均为 1 级或 2 级；而其两个Ⅱ期临床研究者，高血糖的发生率则分别达到了 10% 和 30%。而两个能够同时抑制三种亚型 AKT 的药物 ipatasertib 和 GSK2141795，Ⅰ期临床研究的高血糖发生率分别为 9% 和 21%。

mTOR 抑制剂已有多种进入临床使用，报道其总体高血糖的发生率为 7%～93%；而其 3 级或 4 级高血糖的发生率总体要高于 PI3K 抑制剂和 AKT 抑制剂。在依维莫司单药治疗胰腺神经内分泌肿瘤的Ⅱ期、Ⅲ期临床试验中，高血糖的发生率在 12%～25%，其中 3 级或 4 级的高血糖为 5%～18%。而在依维莫司单药治疗肾癌的Ⅱ、Ⅲ期临床试验中，高血糖的发生率则要高很多（50%～58%），其中 3～4 级高血糖的发生率则与治疗胰腺神经内分泌肿瘤相仿（8%～12%）。在替西罗莫司治疗肾癌的临床研究中，高血糖的发生率为 19%～

27%（所有级别），3～4 级为 3%～14%，且其高血糖发生率与药物剂量无关。

三、既影响胰岛素分泌又影响其作用的药物

（一）利尿剂

一些研究表明利尿剂可使非糖尿病患者出现糖耐量异常，使 2 型糖尿病患者血糖难以控制。噻嗪类利尿剂出现糖耐量受损的发病率因疗程长短而不同，在 10%～40%。Bengtsson 等对 1 462 例妇女为期 10 年的研究，发现使用噻嗪类利尿剂治疗后，原来糖耐量正常的患者发生糖耐量受损的相对危险度为 3.4～4.6。但 Gurwitz 等随机对照研究得出不同的结论，他们发现单独使用噻嗪类利尿剂并不增加糖尿病的危险性，而联合使用多种降压药会增加糖尿病的发生率。由于高血压本身可使糖尿病发生率增加 2 倍，只有进行随机干预试验，才能获得更可靠的结论。利尿剂致高血糖的机制可能为：① 抑制胰岛素分泌，噻嗪类与二氮嗪类药物的作用机制不同，后者通过开放磺脲类药物所关闭的 K_{ATP} 通道，使 β 细胞去极化，噻嗪类利尿剂则抑制 Ca^{2+} 摄取从而影响激发-分泌的偶联反应，类似于苯妥英钠的作用机制。此外还可诱发低血钾，使细胞内钾耗竭导致胰岛素分泌可逆性受损，间接引起糖耐量受损。② 使胰岛素敏感性下降，随机双盲研究表明噻嗪类药物治疗 12 周，血胰岛素水平上升，胰岛素敏感指数下降。说明此类药物影响糖代谢的机制比较复杂。襻利尿剂除可诱发低血钾从而间接影响 β 细胞的内分泌功能，也可抑制 β 细胞膜上的氯泵，直接影响胰岛素分泌。

（二）环孢素

用于肾移植后的免疫抑制治疗时，引起糖尿病或糖耐量受损的发病率为 13%～47%，然而环孢素与糖皮质激素同时使用，后者本身也是致糖尿病药物，起到一定的累加或协同效应。Boudreaux 等研究发现使用环孢素、硫唑嘌呤和类固醇激素治疗患者糖尿病发病率显著提高 6.2%～13.2%，他们还发现年老和较重的患者移植后发生糖尿病的危险性高于年轻和瘦的患者，达 30%。

环孢素引起糖尿病的机制与胰岛 β 细胞功能受损和胰岛素抵抗有关。据报道肾移植患者使用环孢素治疗发生糖尿病，同时也出现 C 肽释放降低，当药量减少，C 肽水平回升。但另外有报道用环孢素治疗导致糖尿病的患者尽管糖耐量受损出现胰岛素抵抗，C 肽水平却无明显改变。在犬的动物模型上，上述两种作用机制同时存在。

（三）他克莫司

他克莫司（tacrolimus，FK506）是一种与环孢素作用机制相似但效果更强的药物，也可致糖尿病，特别与糖尿病激素联合使用时，一组 24 例肾移植患者使用他克莫司和类固醇激素治疗，4 例发生糖尿病，其中 2 例停用激素后糖尿病减轻，最终的发病率为 8%。这与另一组 14 例使用环孢素和糖皮质激素的患者发病率相同。最近在肝移植患者中进行他克莫司和环孢素两组免疫抑制剂的对照实验，结果表明高血糖的发生率相似（他克莫司为 47%，环孢素为 38%），然而他克莫司发生糖尿病的例数是环孢素的 2 倍。

（四）蛋白酶抑制剂

蛋白酶抑制剂是一种抗逆转录酶病毒的药物，其制剂为

印地那韦（indinavir）、那非那韦（nelfinavir）、利托那韦（ritonavir）及沙奎那韦（saquinavir），被用于治疗 HIV 感染和 AIDS，可引起脂质营养不良，也可使原先无糖尿病的患者发生 2 型糖尿病，目前至少有超过 80 例高血糖的报道，还有一些酮症酸中毒。此类药物对代谢的其他影响包括中心性肥胖和酮症酸中毒的反复发作，提示存在胰岛素抵抗和胰岛素分泌的改变。

（五）氯氮平

氯氮平是抗精神病药，曾报道 2 例患者在使用氯氮平治疗后出现糖尿病，其中 1 例发生酮症酸中毒。目前还没有关于氯氮平对糖耐量影响的研究，氯氮平使体重增加，引起胰岛素抵抗，而这些患者出现酮症酸中毒也提示胰岛素分泌受损。

（六）他汀类治疗

过去数年，有报道显示他汀药物会加速 2 型糖尿病病情发展，血糖难以控制。13 个随机他汀试验联合 meta 分析纳入 91 140 个研究对象，发现在治疗的第 4 年有 4 278 人患糖尿病，其中他汀治疗组有 2 236 例，对照组有 2 042 例，他汀治疗增加 9% 的糖尿病患病率。255 例受试者他汀治疗 4 年后，出现 1 例新发糖尿病。

对心血管疾病高危到低危患者进行评估他汀治疗降低心血管事件及死亡风险。即使是大血管事件 5 年风险低于 10% 的个体，低密度脂蛋白胆固醇（LDL - C）每下降 1 mmol/L，5 年内大血管事件绝对下降约 11/1 000。他汀治疗总体获益结果为：LDL - C 每下降 1 mmol/L，全因死亡率下降 10%，冠心病死亡率下降 20%，大血管事件下降 22%。JUPITER 试验纳入 17 603 名研究对象，详细分析在一级预防中他汀治疗的中心血管事件和糖尿病发生风险。11 508 名对象分组到有 1 或 1 个以上糖尿病主要危险因素组（代谢综合征、空腹血糖受损、BMI≥30 kg/m²、HbA$_{1C}$≥6%），6 085 名研究对象分组为无糖尿病高危因素组。有 1 个或 1 个以上糖尿病主要危险因素组，他汀治疗降低 39% 心血管终点事件，36% 静脉血栓症，17% 总死亡率，28% 糖尿病患病率。无糖尿病高危因素组，他汀治疗降低 53% 原发性心血管终点事件，53% 静脉血栓症，22% 总死亡率，不增加糖尿病患病率。

所有数据均表明，不论是一级预防还是二级预防，他汀治疗降低心血管事件的获益远大于加速新发 2 型糖尿病的风险。

四、不依赖胰岛素作用而升高血糖的药物

（一）赛庚啶

赛庚啶是兼有抗 5 - 羟色胺和抗组胺两种作用的药物。此药在正常人有阻滞胰岛素降低血糖的作用，其降低糖耐量或升高血糖的机制尚不明了。

（二）吲达帕胺

吲达帕胺为长效降压药，Elisaf 等报道高血压患者给予培哚普利（每日口服 4 mg）和吲达帕胺（每日口服 2.5 mg）联合治疗 4 周，空腹血糖和口服 75 mg 葡萄糖后 2 h 血糖较治疗前显著升高。一般认为排钾性利尿剂可损害糖耐量，血管紧张素转化酶抑制剂能改善高血压患者胰岛素敏感性。吲达帕胺也为排钾性利尿剂，长期治疗可致血钾下降，因此吲达帕胺引起糖耐量受损有可能是其排钾作用的结果，但其确切机制

不明。

（三）其他

沙丁醇、水杨盐酸、利福平、肌肉松弛剂等均可引起高血糖。某些蛋白质合成激素和雄激素也干扰胰岛素作用，代偿性地引起高胰岛素血症，偶尔引起糖耐量异常。此外，茶碱、异烟肼和萘啶酸等过量时也可引起短暂的高血糖，其机制尚未明了。PD - 1 抑制剂引起高血糖可能与其激活 T 细胞，导致 T 细胞攻击胰岛细胞相关。Pembrolizumab 治疗转移性黑色素瘤或非小细胞肺癌的 I 期临床研究中，高血糖的发生率分别为 40% 和 48%，其中 3 级为 2%，4 级为 3%。在 nivolumab 治疗黑色素瘤的 III 期临床研究中，在接受治疗的 206 例患者中出现 1 例高血糖。

结论：药物所致糖尿病是由不同的药物通过不同的机制而产生的，潜在的糖代谢异常和糖尿病家族史是药物糖尿病的高危因素。同所有药物性损害一样，如果可能，则应停用引起血糖增高的药物，除某些药物引起的不可逆糖尿病外，其他情况停药后，糖耐量异常均可恢复。

参考文献

[1] Levin SR, Booker Jr BJ, Smith DF, et al. Inhibition of insulin secretion by diphenylhydantoin in the isolated perfused pancreas [J]. J Clin Endocrinol Metab, 1970, 30(3): 400 - 401.

[2] Siegel EG, Janjic D, Wollheim CB. Fnenytoin inhition of insulin release. Studies on the Involvement of Ca²⁺ fluxes in rat pancreatic islets[J]. Diabetes, 1982, 31: 265 - 269.

[3] Lambertus MW, Murthy AR, Nagami P, et al. Diabetic ketoacidosis following pentamidine therapy in a patient with AIDS[J]. West J Med, 1988, 149: 602 - 604.

[4] Assan R, Perronne C, Assan D, et al. Pentamidine-induced derangements of glucose homeostasis[J]. Diabetes Care, 1995, 18: 47 - 45.

[5] Pont A, Rubino JM, Bishop D, et al. Diabetes mellitus and neuropathy following Vacor ingestion in man [J]. Arch Intern Med, 1979, 139: 185 - 187.

[6] Skarfors ET, Lithell HO, Selinas I, et al. Do antihypertensive drugs precipitates in predisposed men? [J]. Br Med J, 1989, 298: 1147 - 1152.

[7] Helgeland A, Leren P, Foss OP, et al. Serum glucose levels during long-term observation of treated and untreated men with mild hypertension. The Oslo study[J]. Am J Med, 1984, 76: 802 - 805.

[8] Munshi MN, Martin RE, Fonseca VA. Hyperosmolar nonketotic diabetic syndrome following treatment of human immunodeficiency virus infection with didanosine[J]. Diabetes Care, 1994, 17(4): 316 - 317.

[9] Gillette PC, Hill LL, Sterling KA, et al. Transient diabetes mellitus secondary to L-asparaginase therapy in acute leukemia[J]. J Pediatr, 1972, 81: 109 - 111.

[10] Danforth E Jr. Hyperglycemia after diazoxide[J]. N Engl J Med, 1971, 285: 1487.

[11] 刘新民. 内分泌代谢疾病鉴别诊断学[M]. 北京: 科学出版社, 1990: 77 - 79.

[12] Bruni JF, Watkins WE, Yen SSC. β - Endorphins: the human pancreas [J]. J Clin Endocrinol Metab, 1980, 49: 649.

[13] 廖二元, 超楚生. 内分泌学[M]. 北京: 人民卫生出版社, 2001: 1621 - 1623.

[14] 刘慧霞, 何碧秀. 糖皮质激素加重高糖诱导的胰岛素抵抗[J]. 中国医师杂志, 2002, 4: 638 - 640.

[15] Zimmerman T, Haber F, Rodriguez N, et al. Contribution of insulin: resistance to catabolic effect of prednisone on leucine metabolism[J]. Diabetes, 1989, 38: 1238 - 1244.

[16] 陈传贞, 傅祖植, 严棠. 类固醇性糖尿病[J]. 新医学, 1986, 9: 468 - 470.

[17] Henry K, Pathgaber S, Sullixan C, et al. Diabetes mellitus induced by megesterol acetate in patient with AIDS and cachexia[J]. Ann Intern Med, 1992, 116: 53 - 54.

[18] Panwalker A. Hyperglycemia induced by megesterol acetate (letter) [J]. Ann Intern Med, 1992, 116: 878.

[19] Rimm E, Manson J, Stampfer M, et al. Oral contraceptire use and the

risk of type 2 diabetes in a large population of women[J]. Diabetologia, 1992, 35: 917

[20] Regenstein A, Belluomini J, Katz M. Terbutaline tocolysis and glucose intolerance[J]. Obstet Gynecol, 1993, 81: 739 - 741.

[21] Botero D, Danon M, Brown R. Symptomatic non-insulin dependent diabetes during therapy with recombinant growth hormone[J]. J Pediatr, 1993, 123: 590 - 592.

[22] Prnter E, Patter C. Biphasic nature of blood glucose and free fatly acid changes following intravenous nicotinic acid in man[J]. J Clin Endocrinol Matab, 1967, 27: 430 - 443.

[23] Lithell H, Vessby B, Hellsing K. Changes in tolerance and plasma insulin during lipid-lowering treatment with diet, clofibrate and niceritrol[J]. Atherosclersis, 1982, 43: 177 - 184.

[24] Kahn S, Beard J, Schwartz M, et al. Increased beta cell secretory capacity as a mechansim for islet adaption to nicotinic acid insulin resistance[J]. Diabetes, 1989, 38: 562 - 568.

[25] Foley MR, Langdon MB, Gabbe SG, et al. Effect of prolonged oral terbutaline therapy on glucose tolerance in pregnancy[J]. Am J Obstet Gynecol, 1993, 168: 100 - 105.

[26] Lindenbaum C, Ludrnir J, Teplick FB, et al. Maternal glucose intolerance and the subcutaneous terbutaline pump[J]. Am J Obstet Gynecol, 1992, 166: 925 - 928.

[27] Murphy MB, Kohner E, Lewis PJ, et al. Glucose intolerance in hypertensive patients treated with diuretics: a fourteen-year follow up[J]. Lancet, 1982, 2: 1293 - 1295.

[28] Gurwitz JH, Bohn RL, Glynn RJ, et al. Antihypertensive drug therapy and the initiation of treatment for diabetes mellitus[J]. Ann Intern Med, 1992, 118: 273 - 278.

[29] Sandstrom PE. Inhibition by hydrochlorothiazide of insulin release and calcium influx in mouse pancreatic β cells[J]. Br J Pharmacol, 1993, 110: 1359 - 1362.

[30] Plaunik FL, Rodriguez IS, Zanalle MT. et al. Hypokalemia, glucose intolerance and hyperinsulinemia during diuretic therapy [J]. Hypertension, 1992, 19(suppl): 1126 - 1129.

[31] Sandstrom PE. Burnetanide reduces insulin release by a direct effect on the pancreatic cells[J]. Eur J Pharmacol, 1990, 187: 377 - 383.

[32] Boudreaux JP, McHugh L, Caanafas DM, et al. The impart of cyclosporine and combination immunosuppression on the incidence of post transplant diabetes in renal allograft recipients[J]. Transplant, 1987, 44: 376 - 381.

[33] Wahlstrom HE, Akimoto R, Endres D, et al. Recovery and hypersecretion of insulin and reversal of insulin resistance after withdrawal of short-tern treatment[J]. Tansplantation, 1992, 53: 1190 - 1195.

[34] Fung JJ, Alessiani M, AbuEimagad K, et al. Adverse effects associated with FK 506[J]. Transplant proc, 1991, 23: 3105 - 3108.

[35] U. S. Multicenter FK506 Liver Study Group. A comparison of tacrolimus (FK 506) and cyclosporine for immunosuppression in liver transplantation [J]. N Engl J Med, 1994, 331: 1110 - 1115.

[36] Eastone JA, Decker CF. New-onset diabetes mellitus associated with use of a protease inhibitor[J]. Ann Intern Med, 1997, 127: 948.

[37] Popli AP, Konicki PE, Jurjus GJ, et al. Clozapine and associated diabetes mellitus[J]. J Clin Psychiatry, 1997, 58: 108 - 111.

[38] Higano CS, Berlin J, Gordon M, et al. Safety, tolerability, and pharmacokinetics of single and multiple doses of intravenous cixutumumab (IMCA12), an inhibitor of the insulin-like growth factor-I receptor, administered weekly or every 2 weeks inpatients with advanced solid tumors[J]. Invest New Drugs, 2015, 33(2): 450 - 462.

[39] Rajan A, Carter CA, Berman A, et al. Cixutumumab for patients with recurrent or refractory advanced thymic epithelial tumours: A multicentre, open-label, phase 2 trial[J]. Lancet Oncol, 2014, 15(2): 191 - 200.

[40] Abou-Alfa GK, Capanu M, O'Reilly EM, et al. A phase II study of cixutumumab (IMC - A12, NSC742460) in advanced hepatocellular carcinoma[J]. J Hepatol, 2014, 60(2): 319 - 324.

[41] Reidy-Lagunes DL, Vakiani E, Segal MF, et al. A phase 2 study of the insulin-like growth factor-1 receptor inhibitor MK - 0646 in patients with metastatic, well-differentiated neuroendocrine tumors[J]. Cancer, 2012, 118(19): 4795 - 4800.

[42] Becerra CR, Salazar R, Garcia-Carbonero R, et al. Figitumumab in patients with refractory metastatic colorectal cancer previously treated with standard therapies: A nonrandomized, open-label, phase II trial[J]. Cancer Chemother Pharmacol, 2014, 73(4): 695 - 702.

[43] Puzanov I, Lindsay CR, Goff L, et al. A phase I study of continuous oral dosing of OSI - 906, a dual inhibitor of insulin-like growth factor - 1 and insulin receptors, in patients with advanced solid tumors[J]. Clin Cancer Res, 2015, 21(4): 701 - 711.

[44] Fassnacht M, Berruti A, Baudin E, et al. Linsitinib (OSI - 906) versus placebo for patients with locally advanced or metastatic adrenocortical carcinoma: A double-blind, randomised, phase 3 study[J]. Lancet Oncol, 2015, 16(4): 426 - 435.

[45] Sequist LV, Goldman JW, Wakelee HA, et al. Efficacy of rociletinib (CO -1686) in plasma-genotyped T790M - positive non-small cell lung cancer(NSCLC) patients(pts) [J]. J Clin Oncol, 2015, 33(15): 8001.

[46] Sarker D, Ang JE, Baird R, et al. First-in-human phase I study of pictilisib (GDC - 0941), a potent pan-class I phosphatidylinositol - 3 - kinase (PI3K) inhibitor, in patients with advanced solid tumors[J]. Clin Cancer Res, 2015, 21(1): 77 - 86.

[47] Shapiro GI, Rodon J, Bedell C, et al. Phase I safety, pharmacokinetic, and pharmacodynamic study of SAR245408 (XL147), an oral pan-class I PI3K inhibitor, in patients with advanced solid tumors[J]. Clin Cancer Res, 2014, 20(1): 233 - 245.

[48] Rodon J, Braña I, Siu LL, et al. Phase I dose escalation and expansion study of buparlisib (BKM120), an oral pan-Class I PI3K inhibitor, inpatients with advanced solid tumors[J]. Invest New Drugs, 2014, 32 (4): 670 - 681.

[49] Spencer A, Yoon SS, Harrison SJ, et al. The novel AKT inhibitor afuresertib shows favorable safety, pharmacokinetics, and clinical activity in multiple myeloma[J]. Blood, 2014, 124(14): 2190 - 2195.

[50] Yap TA, Yan L, Patnaik A, et al. Interrogating two schedules of the AKT inhibitor MK - 2206 in patients with advanced solid tumors incorporating novel pharmacodynamic and functional imaging biomarkers [J]. Clin Cancer Res, 2014, 20(22): 5672 - 5685.

[51] Ma BB, Goh BC, Lim WT, et al. Multicenter phase II study of the AKT inhibitor MK - 2206 in Cancer Therapeutics Research Group (MC1079) [J]. Invest New Drugs, 2015, 33(4): 985 - 991.

[52] Ramanathan RK, McDonough SL, Kennecke HF, et al. Phase 2 study of MK - 2206, an allosteric inhibitor of AKT, as second-line therapy for advanced gastric and gastroesophageal junction cancer: ASWOG Cooperative Group Trial (S1005) [J]. Cancer, 2015, 121(13): 2193 - 2197.

[53] Burris HA, Siu LL, Infante JR, et al. Safety, pharmacokinetics (PK), pharmacodynamics (PD), and clinical activity of the oral AKT inhibitor GSK2141795 (GSK795) in a phase I first-in-humanstudy [J]. J Clin Oncol, 2011, 29(15): 3003.

[54] Tabernero J, Saura C, Roda Perez D, et al. First-in-human phase I study evaluating the safety, pharmacokinetics (PK), and intratumor pharmacodynamics (PD) of the novel, oral, ATP-competitive AKT inhibitor GDC - 0068[J]. J Clin Oncol, 2011, 29(15): 3022.

[55] Yao JC, Shah MH, Ito T, et al. Everolimus for advanced pancreatic neuroendocrine tumors[J]. N Engl J Med, 2011, 364(6): 514 - 523.

[56] Oh DY, Kim TW, Park YS, et al. Phase 2 study of everolimus monotherapy in patients with nonfunctioning neuroendocrine tumors or pheochromocytomas/paragangliomas[J]. Cancer, 2012, 118(24): 6162 - 6170.

[57] Kamp K, Gumz B, Feelders RA, et al. Safety and efficacy of everolimus in gastrointestinal and pancreatic neuroendocrine tumors after (177)Lu-octreotate[J]. Endocr Relat Cancer, 2013, 20(6): 825 - 831.

[58] Motzer RJ, Escudier B, Oudard S, et al. Efficacy of everolimus in advanced renal cell carcinoma: A double-blind, randomised, placebo-controlled phase III trial[J]. Lancet, 2008, 372(9637): 449 - 456.

[59] Hudes G, Carducci M, Tomczak P, et al. Temsirolimus, interferon alfa, or both for advanced renal-cell carcinoma[J]. N Engl J Med, 2007, 356 (22): 2271 - 2281.

[60] Atkins MB, Hidalgo M, Stadler WM, et al. Randomized phase II study of multiple dose levels of CCI - 779, a novel mammalian target of rapamycin kinase inhibitor, in patients with advanced refractory renal cell carcinoma[J]. J Clin Oncol, 2004, 22(5): 909 - 918.

[61] Lamm W, Vogl UM, Bojic M, et al. Safety and efficacy of temsirolimus in heavily pretreated patients with metastatic renal cell carcinoma[J]. Acta Oncol, 2012, 51(1): 101 - 106.

[62] Bellmunt J, de Wit R, Vaughn DJ, et al. Pembrolizumabas second-line therapy for advanced urothelial carcinoma[J]. N Engl J Med, 2017, 376 (11): 1015 - 1026.

[63] Robert C, Long GV, Brady B, et al. Nivolumab in previously untreated melanoma without BRAF mutation[J]. N Engl J Med, 2015, 372(4): 320 - 330.

第十四章·1型糖尿病的病因、发病机制和自然病程

纪立农 刘 蔚

一、概 论

根据新的糖尿病分类标准,1型糖尿病是指各种原因导致胰岛内产生胰岛素的β细胞的数量严重减少或缺失所导致的糖尿病。典型1型糖尿病的临床特征是体内严重的胰岛素缺乏或缺失,如果不采用外源性胰岛素替代治疗可因高血糖、糖尿病酮症酸中毒而发生死亡。故在既往的糖尿病分类系统中,1型糖尿病亦被称为"胰岛素依赖型糖尿病"。根据人种的不同,1型糖尿病占全部糖尿病人群的5%~10%。根据病因的不同,1型糖尿病至少可以被分为1A型糖尿病和1B型糖尿病。1A型糖尿病的病因为自身免疫性,1B型糖尿病的病因虽然与自身免疫无关,但病因仍不清楚。在过去,凡是对胰岛素有严重依赖倾向的糖尿病患者均被诊断为1型糖尿病。但是近年来的研究显示,一些与胰腺发育和胰岛素生成相关的基因如肝细胞核因子 1β(HNF - 1β)、葡萄糖激酶(GCK)及编码 ATP 敏感的钾离子通道亚单位的 Kir6.2 和 *KCNJ11* 基因的突变可以导致严重的β细胞的数量减少而发生类似于1型糖尿病临床表现的永久性新生儿糖尿病(permanent neonatal diabetes mellitus, PNDM)。Imagawa 等描述了一种可能与1A型1型糖尿病在病因学上不同的暴发型1型糖尿病(fulminant type 1 diabetes),该型糖尿病在日本大约占急性起病的1型糖尿病病例中的20%,主要临床特征是与明显升高的血糖间不匹配的正常糖化血红蛋白水平。相信随着对1型糖尿病病因学研究的深入,更多的由不同病因导致的1型糖尿病的亚型将被揭示。

1A型糖尿病常常和一些自身免疫性疾病相关,其中最常见的是甲状腺疾病(Graves 病和甲状腺功能减退症)和乳糜泻。比利时糖尿病登记(Belgian Diabetes Registry)显示,在1型糖尿病的患者中,有22%的患者甲状腺过氧化物酶自身抗体呈阳性。在1型糖尿病患者中,每10人中就大约会有1人表达与肠道病变乳糜泻相关的谷氨酰胺转移酶 IgA 抗体,其中有超过一半的患者在进行肠黏膜活检时会发现合并有腹部病变;在每50名1型糖尿病患者中就会有1人存在与阿狄森病相关的21-羟化酶自身抗体阳性,其中大约有25%的患者最终将发展为阿狄森病。此外,与1A型糖尿病相关的其他自身免疫性疾病还有恶性贫血、类风湿性关节炎、自身免疫性多腺体综合征(APS - Ⅰ、APS - Ⅱ)、X连锁的多腺体病-免疫功能异常-腹泻综合征(XPID)等。

1A型糖尿病的发病率在世界上存在着非常大的差异,在白种人中最高,亚洲裔人种中最低。例如,英国儿童中1型糖尿病的年发病率为(1.8~2.0)/(10万人·年),而中国儿童中

1型糖尿病的年发病率为0.57/(10万人·年),芬兰儿童发生1A型糖尿病的危险几乎是日本儿童的40倍,而我国最新报道的1型糖尿病发病率为1.01/(10万人·年)。1A型糖尿病的发病率有明显上升的趋势。一个覆盖欧洲地区44个国家的 EURODIAB 合作研究显示,1型糖尿病的发病率每年上升3%~4%,且在欧洲中部及东部一些国家增长更明显,在0~4岁的儿童中,发病率上升最明显。

既往,1型糖尿病一直被认为是一种儿童和青少年时期的疾病,但是近年来较多的流行病学资料显示1型糖尿病在成人中也有较高的发生率。而且,并不是所有发生在儿童中的糖尿病都是自身免疫性糖尿病。非洲裔美国人和西班牙裔美国人的糖尿病患儿中的大约50%病例不是自身免疫性糖尿病。这些患儿缺少抗胰岛自身抗体,其中很大一部分人体重指数(BMI)>25 kg/m²(~25%),很多儿童都存在对疾病最具保护性的 HLA - DQB1 等位基因(DQB1 * 0602),另外很多儿童还合并胰岛素抵抗。非洲裔美国患儿常常患被称为"1.5型糖尿病",这些患者即使在发病时合并酮症酸中毒,但在最初的胰岛素治疗后可以有很长的时间不依赖胰岛素治疗。目前研究最清楚的非自身免疫性糖尿病是呈常染色体显性遗传的青少年的成年发病型糖尿病(MODY)中的 MODY2、MODY1 和 MODY3 亚型。由葡萄糖激酶基因突变所导致的 MODY2 是一种较轻的糖尿病,患者空腹血糖多正常。MODY1 为肝细胞核因子 4α(NHF - 4α)基因突变所致。由 NHF - 1α 基因突变所导致的 MODY - 3 是白种人 MODY 中最为常见的类型。MODY1 和 MODY3 易误诊为1型糖尿病。近年来,在世界多个国家,主要在肥胖儿童中发生的非自身免疫性糖尿病的发病率逐渐增加,其临床特征与成人2型糖尿病相似。其病因可能并非与已知的 MODY 基因相关,本质上可能为多基因复杂遗传疾病。

本章节将主要描述1A型糖尿病(在本章中将用1型糖尿病表示)病因、发病机制和自然病程。

二、病 因

(一) 遗传因素

1. 1型糖尿病的遗传现象

(1) 家族聚集性:1型糖尿病存在着明显的家族聚集现象。虽然大部分1型糖尿病患者的一级亲属(85%~90%)不会发生糖尿病,但在他们当中1型糖尿病的发生率较一般人群明显增高。比如,在美国,1型糖尿病在普通人群中的患病率为1/300,而在1型糖尿病的一级亲属中1型糖尿病的患病率为1/20。

父亲为1型糖尿病患者的后代及1型糖尿病患者的同胞,有同样患1型糖尿病的风险。母亲是1型糖尿病患者的后代患病风险要小些。对于父亲或母亲是1型糖尿病患者的后代患病风险率不同的现象的原因目前仍不清楚。

(2)同卵双胞胎中1型糖尿病发生的高一致性:对遗传背景具有完全相同特征的同卵双胞胎中的1型糖尿病发病情况的调查显示,同卵双生儿之一患1型糖尿病,另一个发生1型糖尿病的总危险性为20%~50%。即同卵双胞胎中1型糖尿病发生的一致性为20%~50%。Redondo等的研究同时发现,如果同卵双胞胎中的一人发生1型糖尿病的年龄小于5岁,则另一人在40年的随访时间内发生1型糖尿病的概率为70%;然而如果发病年龄大于25岁,则上述概率仅为10%。提示同卵双胞胎间完全相同的遗传背景与糖尿病发生的高危险性有关,但环境因素、偶然因素及非体细胞基因组水平突变(例如,印记基因、T细胞受体多样性)亦在1型糖尿病的发生中起到了重要的作用。

(3)发病危险性的人种特异性:1型糖尿病的发生率在世界范围内存在很大的差异,表现为显著的人种特异性。在白种人中1型糖尿病的发病率最高,而在亚洲裔人种中的发病率明显降低。1型糖尿病最为流行的地方是斯堪的那维亚,在那里1型糖尿病占所有糖尿病患者的20%,到了南欧就下降到了15%,美国为10%,在日本和中国则不到1%。这种1型糖尿病发病危险性的人种特异性可能是不同人种间的遗传背景不同所致。

2. 与1型糖尿病易感性相关的遗传学证据

(1)主要组织相容性复合物:决定1型糖尿病易感性的最重要遗传因素是主要组织相容性复合物基因区(major histocompatibility complex,MHC),也被称为人类白细胞抗原(human leukocyte antigen,HLA)基因区,该区的基因变异可以解释约50%的1型糖尿病家族聚集性。该基因区位于染色体6q21,MHC基因区的大约长度为400万碱基。该区域包括Ⅰ类(人类白细胞抗原基因 HLA-A、HLA-B、HLA-C);Ⅱ类(包括免疫应答基因,HLA-DP、HLA-DQ 和 HLA-DR)和Ⅲ类(包括一系列补体基因),以及其他影响免疫功能的基因,还有与免疫功能无关的基因,如肾上腺类固醇基因等。

HLA是迄今被发现的与1型糖尿病遗传易感性相关性最强的基因,该区域的基因变异可以解释50%的1型糖尿病家族聚集性。在HLA基因区内存在与1型糖尿病发生危险性增高或降低相关的易感或保护基因型或单倍型。在具有HLA-DR3,DQ2或DR4,DQ8组成的单倍体型的人群中,发生1型糖尿病的风险约增加9倍,而在正常对照组中,仅有不足40%的人群具有这些单倍体型。美国人群新生儿中2.4%携带最高风险 DR-DQ 基因型(DR3/4,DQ8/2 杂合基因型),其在10岁之前发展成为1型糖尿病的儿童中携带率最高(50%),而在表现为1型糖尿病的成人中携带率为20%~30%。1A型糖尿病的高危基因型包括 DQB1＊0301/DQA1＊0501,DQB1＊0201(DQ2)与 DRB1＊0401(0402 或 0405)/DRA1＊0301,DQB1＊0302(DQ8)。一些 HLA 等位基因如 DQA1＊0102,DQB1＊0602 与1型糖尿病的发病危险性降低相关。在对 HLA 基因的氨基酸编码与1型糖尿病发生危险

性相关的研究中发现,位于 DQB 第57位的天门冬氨酸具有保护性,而位于 DQA 第52位的精氨酸与糖尿病危险性增加相关。

已知的与1型糖尿病发生危险性相关的 HLA 基因的基因型,以及单倍型的频率,在不同人种中有所不同。这可能是不同人种1型糖尿病发病率不同的原因之一。但是相同的 HLA-DR 和 DQ 基因型对各个人种1型糖尿病发生危险性的影响是相同的。因此,即使在1型糖尿病发病率很低(如韩国、日本)的种族,当相同的基因型表达时,发病的危险性也相应增加或减少。

(2)胰岛素基因:另外一个与1型糖尿病危险性明显相关的位点是胰岛素基因的所在的染色体区域。该区域的DNA变异可以解释约10%的1型糖尿病家族聚集性。位于胰岛素基因5′端的核苷酸串联重复序列的重复次数与1型糖尿病危险性相关。最长的核苷酸串联重复序列(141~209个重复单位)与1型糖尿病危险性减少相关,较短的核苷酸串联重复序列(26~63个重复单位)也与1型糖尿病危险性减少相关。

(3)其他基因:HLA 基因和胰岛素基因位点影响了大约60%的1型糖尿病遗传易感性。剩下的遗传易感性可能与其他的基因多态性/突变相关。例如,许多研究已经表明,在被激活的 CD4+ 和 CD8+ T 细胞膜上表达的细胞毒性 T 细胞相关抗原4(CTLA-4)的多态性可能增加1型糖尿病的遗传易感性。有研究显示 CTLA-4 基因可能通过与 HLA 的协同作用导致1型糖尿病。还有研究显示编码淋巴细胞酪氨酸磷酸酶(LYP)的 PTPN22 基因中的一个错义突变(Arg620Trp)使发生1型糖尿病的危险性增加了约1.7倍。还有研究显示 TNF-β 基因、IL-10、IL-6 和 IL-18 的基因多态性也与1型糖尿病的遗传易感性相关。

此外,通过对1型糖尿病家系的基因组扫描,已经在人类染色体上发现了在 HLA 和胰岛素位点之外的至少18个染色体位点与1型糖尿病的遗传易感性相关。但是在这些位点中那些基因导致发生1型糖尿病的高发病危险性尚未得到阐明。

(二)环境因素

遗传背景完全相同的同卵双胞胎之间1型糖尿病患病一致率小于50%,说明环境因素在1型糖尿病的病因中起重要作用。目前主要有两种假说解释1型糖尿病发病的环境因素。第一种假说认为病毒等环境因素是触发自身免疫而导致1型糖尿病的原因。1型糖尿病季节性发病率的变化和流行现象,以及许多横断面及回顾性的研究均提示某种病毒感染或儿童时期早期的某些饮食可能会影响1型糖尿病发病的危险性。虽然流行病学研究提示了许多可能与1型糖尿病发病相关的环境因素(如风疹病毒、肠病毒、轮状病毒、麻疹病毒、腮腺炎病毒、牛奶、硝酸盐类、亚硝酸盐、亚硝胺类)。但至今只有先天性风疹综合征与1型糖尿病的发生具有肯定的关系,而后天的风疹病毒感染似乎和1型糖尿病无关。现在仍不清楚先天性风疹病毒是通过直接破坏内分泌系统,还是通过诱发针对内分泌系统的自身免疫来导致糖尿病的。

在丹佛和科罗拉多进行的 DAISY(青年糖尿病自身免疫研究)研究从新生儿出生随访至今,尚未发现任何证据证明饮

用牛奶、肠道病毒属感染、接种疫苗会增加糖尿病患病的危险性。一些研究（包括来自 DAISY 研究的报道）提示早期食用谷类或麸质食物及奶粉喂养可能会增加 1 型糖尿病发病的危险性，但近期欧洲发表的一些大规模前瞻性研究未发现上述现象。有若干个病例报道了在患者接受干扰素 α 治疗后出现抗胰岛细胞自身抗体，之后发展为 1 型糖尿病或其他自身免疫性内分泌疾病。在动物模型中，一些可产生干扰素 α 的复合物，如 poly‑IC（一种病毒 RNA 类似物）等会导致胰岛炎（选择性地损伤 β 细胞）并诱发糖尿病，这进一步说明了干扰素 α 和糖尿病之间的关系。因此，干扰素 α 已成为病毒导致 1 型糖尿病发病的一种重要细胞因子。

第二个假说是基于"卫生学假说"的基础上，这一假说认为环境因素也可以抑制自身免疫过程的发展。简单来说，对于小婴儿来说，我们周围的环境可能太干净，缺乏抑制自身免疫的物质，因此导致了免疫调节的缺陷，从而导致"Th2"疾病（如哮喘）和"Th1"疾病（如 1 型糖尿病）发病率不断上升。

（三）其他因素

年龄和性别是与 1 型糖尿病发病相关的重要因素。1 型糖尿病发生的高峰年龄为 11～14 岁。这个年龄段是青春期启动和身体的加速生长期。大约 70% 的典型 1 型糖尿病在 30 岁之前发生。在成人中，1 型糖尿病在同卵双胞胎的发病一致率只有 6%，远远低于 1 型糖尿病在儿童同卵双胞胎的发病一致率。随着发病年龄的增加，糖尿病的发病过程趋于缓慢，病情稳定。如在成人发病的 LADA 患者中，许多患者最初被诊断为 2 型糖尿病，采用口服药物治疗也可以使高血糖在较长的时间内得到控制。

多个研究显示女性患者 1 型糖尿病发生的高峰年龄较男性提前。在瑞典和新西兰所有新发生 1 型糖尿病的登记记录中，15 岁之前发生 1 型糖尿病的患者中以男性居多。但在亚洲和非洲国家的调查显示，在上述年龄段中，1 型糖尿病的患者以女性居多。有趣的是，在高发病率 [20/(1 000 人·年)] 的国家，男性 1 型糖尿病患者居多；而在低发病率的国家 [4.5/(1 000 人·年)]，女性 1 型糖尿病患者居多。在更年长的年龄段（15～34 岁）所作的调查显示，男性患者的人数是女性的 1.5 倍。

三、病理学、免疫病理学和发病机制

（一）病理学

对新诊断的 1 型糖尿病患者胰腺的病理检查发现其胰腺的体积较相同年龄和性别的非糖尿病个体小。对病程较长的 1 型糖尿病的胰腺病理检查则可发现胰腺萎缩和少到可以忽略的残存胰岛 β 细胞，胰腺萎缩主要发生在含 α 细胞和 β 细胞较多的胰尾部。对胰腺中胰岛的组织化学检查可发现胰岛的组成主要以 α 细胞、δ 细胞和 PP 细胞为主，β 细胞消失或仅有微量残存。同时，近期的研究亦发现 1 型糖尿病除了胰岛 β 细胞的破坏减少，胰腺体积及体现胰腺外分泌功能的淀粉酶水平亦有降低。

（二）免疫病理学和发病机制

1. 与 1 型糖尿病相关的自身免疫抗体·在 1 型糖尿病患者及其一级亲属的体内可以检测出针对胰岛 β 细胞的自身免疫抗体，如胰岛素抗体（IAA）、抗谷氨酸脱羧酶（GAD65）抗体

（GADA），以及胰岛细胞抗体（ICA512Ab）。这些抗体可在糖尿病发生之前的很长时间出现，可单独或联合预测 1 型糖尿病发生的危险性。如从幼儿出生即开始进行的有关糖尿病相关自身抗体表达的研究提示，这些标志物的出现是预测今后 1 型糖尿病发生的主要危险因素，且同时合并出现多个抗体者发生 1 型糖尿病的风险明显升高。糖尿病病程和胰岛自身抗体水平之间存在负相关关系，即病程越长，胰岛自身抗体的阳性率越低。在病程小于 1 年的 1 型糖尿病患者中，胰岛自身抗体（包括 GADA、IAA 及 ICA）阳性率为 71.4%，而病程超过 1 年的患者中，阳性率下降至 67.7%。胰岛自身抗体在人类 1 型糖尿病发病机制中所扮演的角色是导致疾病发生的原因还是疾病的标志尚未完全揭示清楚。实际上，X 连锁无 γ 球蛋白血症患者（先天性 B 细胞免疫缺失）也可以发生 1 型糖尿病，提示无论是在糖尿病的发生或疾病的进展过程中 B 细胞的参与都不是必需的。在过去的 15 年，在胰岛自身抗体识别的目标抗原的阐明方面已有显著的进步。

（1）胰岛素抗体：胰岛素是第一个被发现的胰岛自身抗原。IAA 在患有 1 型糖尿病且接受外源胰岛素治疗的患者体内被发现。胰岛素自身抗体在每个使用皮下胰岛素（包括人胰岛素）的患者中出现。这些患者在几周到几个月的治疗后，基本上均会产生胰岛素自身抗体。因此，对于胰岛素治疗人群，胰岛素自身抗体/抗体阳性并不能作为 1 型糖尿病诊断的支持证据。

胰岛素是唯一已被确认的特异性 β 细胞胰岛抗原，且常常被认为是最先暴露并被免疫系统识别进而诱发自身免疫过程的抗原。几乎所有的在 5 岁之前发病的 1 型糖尿病儿童均表达胰岛素自身抗体。但大概约一半的在 15 岁以后发生 1 型糖尿病的患者都缺乏胰岛素自身抗体。目前认为这种关系是高水平的胰岛素自身抗体和更快的 β 细胞被破坏速度之间相关的体现。但是仅有胰岛素自身抗体的个体（如没有 ICA 或 GAD 自身抗体）的疾病发生速度与胰岛素自身抗体间的相关性并不明显。

在 2 岁以下的儿童中，胰岛素自身抗体通常是第一个出现的自身抗体，随后相继出现 GAD 自身抗体及 ICA 自身抗体，对于许多在出生后几年就患糖尿病的儿童，多种自身抗体在几个月到 1 岁时就出现。通常第一种抗体在 6 个月的时候就出现了。母亲患有 1 型糖尿病的胎儿或新生儿体内，可出现经胎盘进入胎儿体内的母亲源性的胰岛素抗体。但这种非胎儿源性的抗体在出生后 6 个月基本消失。其他的抗体如 GAD 抗体也可以经胎盘进入到胎儿体内，但一般在出生后 1 年可消失。

（2）谷氨酸脱羧酶抗体：谷氨酸脱羧酶（GAD）同工酶中的 GAD65 在所有的胰岛细胞（α、β、δ、PP）中均表达，是产生神经介质 γ‑羟丁酸（GABA）的催化酶。胰岛细胞中 GABA 的产生可能与调控胰岛中各种细胞间的功能协调有关。GAD65 抗体在普通人群中的检出率约为 1%，但在 1 型糖尿病患者及其亲属相对更常见。GADA 可在糖尿病发病前的许多年或在出生时即可检测到。在新发生糖尿病的儿童中，70%～80% 的患者体内可检测到 GADA。GADA 的出现频率与糖尿病发病年龄相关。但在 10 岁前发病的儿童中，女性患者中 GADA 检出的频率较高。1 型糖尿病的病程越长，

GADA 的检出频率越低。但在病程大于 10 年的 1 型糖尿病患者中,仍有 50％可检测出 GAD65 抗体。GAD65 抗体在 DQB1 * 0201 - A1 * 0501 - DRB1 * 03 阳性患者中出现的频率较 DQB1 * 0302 - A1 * 0301 - DRB1 * 04 阳性患者中出现的频率高。

(3) ICA512(IA - 2)/IA - 2β 抗体:ICA512 是在应用 1 型糖尿病患者的血清筛查胰岛蛋白表达库时被发现的。其他研究人员在研究胰岛素瘤时也发现了 ICA512,并将之命名为胰岛素瘤相关抗原 2(IA - 2)。此外,另外一个相关的抗原 IA - 2β 也被独立发现。结构上相关,ICA512 和 IA - 2β 与酪氨酸磷酸酶样分子的序列有相当大的同源性,但都已证明没有酶活性。ICA512 和 IA - 2β 在神经和内分泌组织广泛分布,并且分子与胰岛分泌颗粒相关。大部分识别 ICA512 分子的抗体与 IA - 2β 有交叉反应。少数 1 型糖尿病患者仅有 IA - 2β 抗体而没有 ICA512 自身抗体,然而大约 10％的糖尿病患者有 ICA512 抗体,但缺乏 IA - 2β 抗体。另外,几乎所有抗 IA - 2β 的抗体能被 ICA512 分子吸收。

当 ICA512 抗体能够被检测到时,被检测者通常已经表达了与胰岛素或 GAD65 反应的抗体。但是,仍有许多新发生 1 型糖尿病者仅表达 ICA512 自身抗体。对于一些个体,ICA512 抗体也许是在糖尿病发生之前唯一可被检测到的自身抗体。

2. 免疫病理学和发病机制·1 型糖尿病的早期病理变化特点是胰岛炎。在病程较短的 1 型糖尿病患者的胰腺组织检查中可以观察到炎症细胞对胰岛的浸润现象。这些细胞主要包括 CD4、CD8 淋巴细胞、B 细胞、T 细胞、巨噬细胞和自然杀伤细胞,说明这些细胞在 β 细胞功能损伤中均起一定的作用。受到免疫攻击的 β 细胞可以发生凋亡而导致细胞数量的逐渐减少。但 β 细胞分泌胰岛素代偿的能力非常强,只有当胰岛 β 细胞的数量减少 80％～90％时才会出现明显的高血糖。一般来讲,1 型糖尿病被认为是一种 T 细胞介导的疾病,这在人类或小鼠身上都有大量的实验证据支持。早期在小鼠身上的研究证明抗 T 细胞表面受体 CD3 的抗体治疗可以预防糖尿病,且近期一项应用人类抗 CD3 抗体对 1 型糖尿病高危人群进行的干预性研究显示其可以明显推迟 1 型糖尿病的发病。目前认为,1 型糖尿病的发病机制是与 1 型糖尿病相关的 HLA Ⅱ类抗原与启动 1 型糖尿病自身免疫过程的短肽特异性的结合所致,这种结合物被 CD4+ T 细胞表面的 T 细胞受体识别后激活对 β 细胞具有杀伤性的 T 细胞和针对抗原产生抗体的 B 细胞。由抗原提呈细胞(APC)或 T 细胞释放出来的细胞因子在这个过程中起调控作用。在这些细胞因子中,干扰素 γ 和 IL-2 促进细胞免疫反应(Th1 反应),而其他细胞因子如 IL-4 和 IL-10 促进细胞免疫反应(Th2 反应)。细胞毒性 T 细胞表面 Fas 配体的表达同样也是进展为显性糖尿病的标志。在发生胰岛细胞炎时对胰岛进行的检查结果提示发生了 Fas 介导的细胞凋亡,可能是一种 β 细胞功能损伤的机制。

四、病理生理学

在新诊断的 1 型糖尿病患者,可以检测到接近正常下限的 C 肽水平,随着病程的进展,C 肽的水平逐渐降低到测不到,标志着 β 细胞的消失和自身胰岛素分泌能力的完全丧失。

在新诊断为 1 型糖尿病的患者中,ICA 和 GAD65 抗体的滴度与高空腹 C 肽水平相关,而高 IAA 抗体滴度与低 C 肽水平相关。在 1 型糖尿病高危个体中可出现反映 β 细胞高负荷的高胰岛素原血症。一般认为,体重在正常范围内的 1 型糖尿病患者的胰岛素敏感性正常。

五、自然病程

目前,对 1 型糖尿病自然病程的认识上所取得的共识是 1 型糖尿病的自然病程可以分为以下几个阶段:① 第一阶段为遗传易感期,即携带 1 型糖尿病的易感基因,但没有针对 β 细胞的自身免疫反应的发生;② 第二阶段为自身免疫启动和活动期,是在 1 型糖尿病的遗传易感基因和环境触发因素共同作用下导致体内发生针对 β 细胞的自身免疫反应,β 细胞受到破坏并出现胰岛素分泌异常,但仍可维持正常血糖,在该阶段体内出现自身免疫的标志物——胰岛自身抗体;③ 第三阶段为严重胰岛素缺乏和高血糖期,β 细胞因受到严重破坏而发生严重胰岛素缺乏,导致糖尿病,但仍然可以检测到 C 肽;④ 第四阶段为胰岛素依赖期,C 肽检测不到,依赖外源性胰岛素补充来维持生命。1 型糖尿病的自然病程进展的速度呈现非常大的异质性。

(一)在儿童和青少年中发生的典型 1 型糖尿病的自然病程

多个已报道的研究随访了包括儿童在内的 1 型糖尿病的一级亲属中自身抗体的发生与随后发生 1 型糖尿病的情况。如来自美国丹佛的 DAISY 研究、德国的 BabyDiab 研究和芬兰的研究(如 DIPP 研究和 TRIGR 研究),都采用了前瞻性队列研究方法研究了 1 型糖尿病的一级亲属中出现的胰岛自身免疫抗体与今后发生糖尿病危险性之间的关系。即使在不同的研究间存在着被研究人群在地域分布上和自身抗体检测方法上的许多差异,但总的来说,这些研究的结果显示出一致性。外源性经胎盘进入胎儿体内的自身抗体消失相对缓慢,有少部分婴儿体内的自身抗体可持续到 1 岁。胰岛自身抗体在生后的前几个月就存在,但是通常到出生后 9 个月后才出现发展。在 9 个月与 3 岁的儿童自身抗体产生量呈增加趋势。在婴儿中首先产生的自身抗体,通常是相当高水平的胰岛素自身抗体。一些婴儿进展到显性糖尿病时就会失去抗体的表达。大部分进展为糖尿病者在发病前表现出多种胰岛自身抗体的表达。自身抗体往往持续性存在,很少个体表现为抗体消失并未进展至糖尿病。自身抗体的存在通常呈持续性,只有在很少的儿童中多种抗体的表达呈一过性。在 1 型糖尿病一级亲属和普通人群中,有一过性胰岛自身抗体出现的人群只占不到 2％。持续性存在的自身抗体与 1 型糖尿病遗传因素紧密相关,在 DAISY 研究中没有一个曾出现一过性的胰岛自身抗体表达的儿童携带高危 HLA 基因型(DR3/4,DQ2/8 杂合基因)。

持续存在的胰岛自身抗体在 1 型糖尿病的一级亲属,特别是在携带危险基因型 DQ8/2 的亲属中明显增加。1 型糖尿病患者携带 DQ8/2 基因型的同胞有大于 50％的可能性在 3 岁之前出现胰岛自身抗体。DQ8/2 携带者后代表达抗体的危险性同样很高,但是大约只有 DQ8/2 携带者同胞的危险性的一半。相比较而言,来自一般人群中的 DQ8/2 携带者只有＜5％的风险表达自身免疫抗体。如果在年轻的儿童中出现胰岛自身抗体，大部分继续表达多种胰岛自身抗体。前瞻性的研究显示，胰岛自身抗体表达的种类越多，发生糖尿病的危险性越高。如果两种或两种以上抗体同时表达，发生糖尿病的危险性接近80％。

早时相胰岛素分泌的丧失早于1型糖尿病的发病，并且严重的胰岛素分泌异常（低于第一个百分位）是儿童快速进展为糖尿病的一个危险因素。现在，许多研究人员通过测量空腹胰岛素水平，以及在经静脉葡萄糖输入后1 min及3 min的胰岛素水平的ICARUS方法评估1相胰岛素分泌。前瞻性的流行病学队列研究显示，将对1相胰岛素分泌的评估和抗体的检测结合起来可显著提高预测糖尿病发生的能力。

通过口服糖耐量试验（OGTT），可在1型糖尿病的高危人群（如胰岛自身抗体阳性的1型糖尿病患者的亲属）中发现许多"隐匿性1型糖尿病"。有些儿童通常有正常的空腹血糖水平但OGTT中的2 h葡萄糖水平超过200 mg/dl。因此，根据糖尿病的诊断标准可以被诊断为糖尿病。

（二）成人隐匿性自身免疫性糖尿病（LADA）

虽然1型糖尿病的高发年龄在青少年时期，但1型糖尿病可以发生在任何年龄。曾经报道过一位1型糖尿病的母亲在69岁时发生1型糖尿病，她表现出多种胰岛自身抗体，在糖尿病发病前，早时相胰岛素分泌低于第一个百分位达1年时间。多个研究显示，5％～30％最初考虑为2型糖尿病的患者实际上患1型糖尿病。成人1型糖尿病通常发病过程缓慢。诊断成人1型糖尿病的最好办法是胰岛自身抗体存在，特别是GAD65自身抗体。有胰岛自身抗体的患者通常较快速地（通常在3年内）进展到需要胰岛素治疗的阶段。LADA

患者携带的HLA等位基因与典型的1型糖尿病患者相似，但HLADQ8/DQ2的频率偏低。因为被诊断为2型糖尿病的人群众多，所以隐藏在其中的LADA患者的数量是很大的。估计LADA患者可能约占所有1型糖尿病患者的一半。在一些国家如日本，研究人员推测很大部分1型糖尿病患者在成人发病。

参考文献

[1] DiMeglio LA, Evans-Molina C, Oram RA. Type 1 diabetes[J]. Lancet, 2018, 391(10138): 2449 - 2462.
[2] Rewers M, Ludvigsson J. Environmental risk factors for type 1 diabetes [J]. Lancet, 2016, 387(10035): 2340 - 2348.
[3] Weng J, Zhou Z, Guo L, et al. Incidence of type 1 diabetes in China, 2010 -13: population based study[J]. BMJ, 2018, 360: j5295.
[4] Pociot F, Lernmark Å. Genetic risk factors for type 1 diabetes[J]. Lancet, 2016, 387(10035): 2331 - 2339.
[5] Concannon P, Rich SS, Nepom GT. Genetics of type 1A diabetes[J]. N Engl J Med, 2009, 360(16): 1646 - 1654.
[6] Nyaga DM, Vickers MH, Jefferies C, et al. The genetic architecture of type 1 diabetes mellitus[J]. Mol Cell Endocrinol, 2018, 477: 70 - 80.
[7] Robertson CC, Rich SS. Genetics of type 1 diabetes[J]. Curr Opin Genet Dev, 2018, 50: 7 - 16.
[8] David T, Ling SF, Barton A. Genetics of immune-mediated inflammatory diseases[J]. Clin Exp Immunol, 2018, 193(1): 3 - 12.
[9] Redondo MJ, Steck AK, Pugliese A. Genetics of type 1 diabetes[J]. Pediatr Diabetes, 2018, 19(3): 346 - 353.
[10] Bjornstad P, Donaghue KC, Maahs DM. Macrovascular disease and risk factors in youth with type 1 diabetes: time to be more attentive to treatment? [J]. Lancet Diabetes Endocrinol, 2018, 6(10): 809 - 820.
[11] Dayan CM, Korah M, Tatovic D, et al. Changing the landscape for type 1 diabetes: the first step to prevention[J]. Lancet, 2019, 394(10205): 1286 - 1296.
[12] Mishra R, Hodge KM, Cousminer DL, et al. A global perspective of latent autoimmune diabetes in adults[J]. Trends Endocrinol Metab, 2018, 29(9): 638 - 650.

第十五章 · 暴发性1型糖尿病

贾伟平　周　健

暴发性1型糖尿病（fulminant type 1 diabetes）由Imagawa等首次报道，以胰岛β细胞呈超急性、几乎完全不可逆性破坏，血糖急骤升高，糖尿病酮症酸中毒进展迅速，可缺乏胰岛自身抗体为特征，暂归于特发性1型糖尿病（1B型）。2000年首次提出暴发性1型糖尿病以来，引起了国内外学者的广泛关注，中国人的暴发性1型糖尿病也相继有报道。目前对暴发性1型糖尿病的报道多集中在东亚人群，初步流行病学研究表明占以酮症或糖尿病酮症酸中毒起病的1型糖尿病患者10％～20％。由于起病急骤、代谢紊乱极其严重，并可合并肝、肾、心脏、横纹肌等多脏器的功能损害，如未及时诊断和治疗，常导致患者在短期内死亡。因此，作为内分泌代谢疾病中的急危重症，暴发性1型糖尿病应引起临床医师的高度重视。

一、基本概念及诊断标准

近半个世纪以来，随着对糖尿病本质认识的逐渐深化，其

诊断和分型也不断地发生变化。1997年美国糖尿病学会（ADA）和1999年世界卫生组织（WHO）提出了沿用至今的糖尿病分型，即将糖尿病分为4个类型：1型糖尿病、2型糖尿病、特殊类型糖尿病和妊娠糖尿病，并且首次将1型糖尿病分为免疫介导性（1A型）和特发性（1B型）2种亚型。在呈1型糖尿病临床表现的患者中，部分患者无自身免疫机制参与的证据，通常归为1B型糖尿病。由于到目前为止，对1B型糖尿病的病因、发病机制及临床特征等诸方面仍不十分清楚，故又称为特发性1型糖尿病。特发性1型糖尿病主要特点为病因未明且与自身免疫无关，其临床表现呈高度异质性，目前已知有3种不同的类型。1999年WHO糖尿病专家委员会的定义指出了其中两种形式。一种为酮症倾向，需要长期胰岛素治疗；另一种在特定阶段发生酮症酸中毒，其后可长期不需要胰岛素治疗。还有一种即本文所涉及的暴发性1型糖尿病。

2000年Imagawa等在日本人群新诊断的1型糖尿病患

者中发现一组（11例）以急骤起病、无胰岛炎症伴胰酶增高、糖尿病相关自身抗体阴性为特征的病例，认为这可能是1型糖尿病的一种特殊类型，命名为"暴发性1型糖尿病"。由于最初未发现其明确的病因及自身免疫的证据，初步将其归类于特发性1型糖尿病（1B型）。其后日本学者组织了多中心的临床调查研究，共纳入161例暴发性1型糖尿病患者进行分析，见到其临床特征主要表现为：① 大多数患者起病前有过前驱感染病史；② 发病急骤，平均病程4.4日；③ 代谢紊乱严重，起病时随机血糖平均水平为44.4 mmol/L，且伴有严重的酸中毒和电解质紊乱；④ 糖化血红蛋白（HbA_{1C}）接近正常；⑤ 胰岛β细胞功能极差；⑥ 通常无自身免疫的证据，但少数患者亦可阳性，161例患者谷氨酸脱羧酶抗体（glutamic acid decarboxylase antibody，GADA）阳性率为4.8%；⑦ 胰腺外分泌腺受损。其中由于发现小部分患者GADA阳性，暴发性1型糖尿病的诊断标准随之修订，即不再将不能检测到胰岛自身抗体作为诊断要素之一。

目前认为暴发性1型糖尿病的主要特点是胰岛β细胞呈超急性、完全性不可逆的破坏，因此高血糖及酮症酸中毒进展非常迅速，从胰岛β细胞功能正常及血糖正常到胰岛β细胞的完全破坏及酮症酸中毒仅仅历时几日，一般很少超过1周，与经典的1A型糖尿病的自然病程具有显著的不同。根据Eisenbarth教授提出的经典1型糖尿病（即1A型糖尿病）的自然病程，大致可以分为以下6个发展阶段：① 遗传易感；② 环境触发；③ 自身免疫激活；④ 持续的代谢异常；⑤ 明显的糖尿病症状；⑥ 胰岛素依赖。

关于暴发性1型糖尿病的诊断，国际上尚无统一的标准，目前参考较多的是2012年日本糖尿病学会（Japan Diabetes Association，JDS）的标准（表11-15-1），分为筛查标准和诊断标准。

表11-15-1　暴发性1型糖尿病的诊断标准（2012年）

筛查标准

出现糖代谢紊乱症状（口干、多尿、多饮、体重下降），1周内发生糖尿病酮症或酮症酸中毒
初诊时血浆葡萄糖水平≥16.0 mmol/L

诊断标准

出现高血糖症状（初诊时评估尿或血酮体）后迅速（大约1周内）出现糖尿病酮症或酮症酸中毒
初诊时血糖水平≥16.0 mmol/L（288 mg/dl），且HbA_{1C}<8.7%（NGSP）
尿C肽<10 μg/d，或空腹血清C肽<0.3 ng/ml（0.1 nmol/L），胰高血糖素兴奋后或进食后C肽峰值<0.5 ng/ml（0.17 nmol/L）

其他表现

胰岛自身抗体，如谷氨酸脱羧酶抗体（GADA）、蛋白酪氨酸磷酸酶抗体（IA₂-Ab）、胰岛素自身抗体（IAA）多为阴性
胰岛素治疗前，疾病的病程可为1~2周
98%患者中可以观察到胰酶（淀粉酶、脂肪酶或弹性蛋白酶1）水平升高
70%患者中可观察到流感样体征（发热、上呼吸道症状等）或胃肠道症状（上腹痛、恶心和（或）呕吐）
本病可在妊娠期间或分娩后2周内发生
可能与HLA-DRB1*0405-DQB1*0401相关

注：NGSP，美国国家糖化血红蛋白标准化计划（National Glycohemoglobin Standardization Program）。

关于暴发性1型糖尿病的诊断，需要补充说明以下几个方面。

（1）对于既往为糖调节受损的患者，其HbA_{1C}水平可能较高，故该切点［HbA_{1C}<8.7%（NGSP）］不适用于此类患者。

（2）对于有糖尿病酮症或酮症酸中毒表现的患者，应常规行暴发性1型糖尿病筛查，达到筛查标准者，进一步行胰岛自身抗体、HbA_{1C}、胰岛功能、肝功能等检查。

（3）符合3条诊断标准即可诊断为暴发性1型糖尿病；如果符合后2条但病程超过1周，也应高度怀疑为暴发性1型糖尿病。

（4）暴发性1型糖尿病起病前常有流感样症状或胃肠道症状，容易被误诊为急性呼吸道感染或急性胃肠炎，因此应提高对本病的认识，早发现、早诊断和早治疗。

（5）临床上检测血糖化血清白蛋白（glycated albumin，GA）可反映近2~3周血糖控制的总体水平，既往周健等研究发现3例暴发性1型糖尿病患者中2例患者GA水平已有不同程度升高，分别为22%、24%（正常参考值为11%~17%），因此GA对于暴发性1型糖尿病患者病情评估及临床诊断的意义值得进一步研究。

（6）1,5-脱水葡萄糖醇（1,5-anhydroglucitol，1,5-AG）可反映既往1~2周平均血糖水平。日本的一项研究结果显示，暴发性1型糖尿病患者的血清1,5-AG水平显著低于2型糖尿病患者，而其HbA_{1C}未见显著差异，提示1,5-AG可能可用于暴发性1型糖尿病患者病情评估和临床诊断。

二、流行病学

暴发性1型糖尿病确切的患病情况尚不清楚。根据目前的报道，暴发性1型糖尿病多见于亚洲国家，以日本的发病率最高，中国、韩国次之，而在欧美人群中鲜有报道。因此，暴发性1型糖尿病是否为亚洲人群特有尚有待于进一步研究。其中，日本及韩国等的初步流行病学研究表明，在以酮症起病的1型糖尿病患者中，暴发性1型糖尿病分别占19.4%（43/222）和7.1%（7/99）。我国的调查研究显示，约占1型糖尿病的9.1%（8/87），其中在18岁以上以酮症或酮症酸中毒起病的1型糖尿病患者中占14%。近期一项纳入了全国16家医院的多中心研究结果显示，对于中国未成年患者，暴发性1型糖尿病占新诊断1型糖尿病的1.56%。

综合现有资料显示，暴发性1型糖尿病发病有以下流行病学特征：① 多为散发。② 发病率与人种相关，黄种人＞白种人，迄今暂无黑种人发病的相关报道。③ 平均发病年龄为39岁，以20岁以上发病者为多，且女性发病年龄多小于男性。④ 男女发病率无明显差别，男性患病率随年龄增加而增加。⑤ 发病与妊娠显著相关。

三、发病机制

暴发性1型糖尿病的病因和发病机制尚不十分清楚，目前认为可能与遗传（HLA基因型）、环境（病毒感染）和自身免疫等因素有关。

1. **遗传因素**　人类白细胞抗原（human leukocyte antigen，HLA）基因是与经典1型糖尿病发病相关的重要遗传易感基因，有研究表明HLA-DR-DQ上某些基因型频率

增加可能与暴发性 1 型糖尿病有一定相关性。

有研究表明，HLA-DR4-DQ4 与日本暴发性 1 型糖尿病的发病相关，其中 DRB1＊0405-DQB1＊0401、DQA1＊0303-DQB1＊0401 及 DQA1＊0302-DQB1＊0303 出现频率较高。Tsutsumi 等的研究结果显示，有 32.6％ 的暴发性 1 型糖尿病患者携带有 DRB1＊0405-DQB1＊0401 基因型，明显高于正常对照组的 14.2％。由此，"暴发性 1 型糖尿病与 HLA-DRB1＊0405-DQB1＊0401 相关"这一条临床特点被纳入了 2012 年 JDS 的诊断标准中。此外，尚有相关研究结果显示，日本人群中 HLA-DRB1＊0405-DQB1＊0401 是 GADA 阴性者的易感基因，而 HLA-DRB1＊0901-DQB1＊0303 这一基因型在 GADA 阳性和妊娠相关性暴发性 1 型糖尿病患者中更常见。而一项以韩国人群为研究对象的研究结果显示，HLA-DRB1＊0405-DQB1＊0401 与本病发病显著相关。而对于中国人群，周智广等的研究中指出，在 19 例中国暴发性 1 型糖尿病患者中，15.8％携带有 DQA1＊0102-DQB1＊0601，明显高于 1 型糖尿病患者的 1.3％ 及正常对照组的 3.9％。

然而，需要注意的是，本病的发病中遗传的作用也具有异质性。韩国有研究见到一对双胞胎兄弟有相同的 HLA-DR-DQ 单倍型，但表型不同，即分别患暴发性 1 型糖尿病和经典 1 型糖尿病。

2. 病毒感染·由于大多数患者在起病前 2 周内有前驱感染病史，提示病毒感染可能与发病有关。日本的全国调查研究表明，71.7％ 的暴发性 1 型糖尿病患者起病初有流感样症状，72.5％ 有胃肠道感染体征，部分患者肠道病毒 IgA 抗体滴度明显增高。目前发现相关的病毒有柯萨奇病毒、埃可病毒、轮状病毒、疱疹病毒、腮腺炎病毒、甲肝病毒等。

然而，病毒感染在暴发性 1 型糖尿病的发病中究竟扮演何种角色及其机制目前尚不清楚。推测病毒可以通过以下 3 个途径破坏胰腺 β 细胞：① 病毒直接感染易感个体的 β 细胞，并在细胞内自我复制导致细胞破坏；② 病毒感染激活固有免疫应答，通过巨噬细胞的作用清除病毒和受感染 β 细胞，其中细胞因子可能起重要作用；③ 适应性免疫应答被激活，通过 T 细胞清除病毒和受感染 β 细胞。Imagawa 等研究发现部分患者在病毒感染后多种抗体升高，提示并不是病毒本身而是病毒感染后继发反应引发了暴发性 1 型糖尿病。Tanaka 等发现患者胰岛细胞和外分泌组织中有肠病毒，认为肠病毒引起机体的免疫应答导致了本病：感染的 β 细胞同时表达 CXC 趋化因子配体 10、干扰素 γ 和 IL-18，并通过正反馈系统造成了 β 细胞快速而严重的损伤。

3. 免疫因素·关于免疫机制是否参与发病一直存在较大的争议。最初 2000 年 Imagawa 等报道 11 例暴发性 1 型糖尿病的胰岛自身抗体均为阴性，胰腺内分泌组织的病理活检亦无 T 细胞浸润，故认为暴发性 1 型糖尿病与自身免疫无关。然而随后的进一步随访研究发现，部分暴发性 1 型糖尿病患者出现 GADA 阳性或伴发 Graves 病、桥本甲状腺炎等，少数患者胰岛组织可见淋巴细胞浸润，提示自身免疫反应参与了部分暴发性 1 型糖尿病患者的发病。

国内周智广等研究见到新诊断暴发性 1 型糖尿病患者胰岛自身抗体阳性率可达 40％（8/20 例）。Aida 等以 3 例暴发性 1 型糖尿病患者为研究对象，发现其胰岛周围及胰岛内有 T 细胞及巨噬细胞浸润，提示固有免疫与获得性免疫均参与了本病的发生。同时，新近研究发现，Toll 样受体 9/干扰素调节因子 7（TLR9/IRF7）通路与本病的发生发展密切相关，可通过细胞毒性 T 细胞相关抗原 4（cytotoxic T-lymphocyte-associated protein 4，CTLA-4）和叉头转录因子 3（Forkhead box P3，Foxp3）介导本病的发生。此外，也有相关研究指出，巨噬细胞介导的胰岛炎症可能是造成 β 细胞损伤更为重要的原因。

4. 妊娠·Imagawa 等发现，几乎所有的妊娠期起病的 1 型糖尿病均属于暴发性 1 型糖尿病，且多发于妊娠晚期及分娩后 2 周内。而 Shimizu 等在比较了妊娠相关性暴发性 1 型糖尿病和非妊娠相关性暴发性 1 型糖尿病的临床特点后指出，前者的发生可能与孕妇妊娠期激素水平及代谢紊乱有关。此外，亦有人工流产 10 日后出现暴发性 1 型糖尿病的相关报道，提示人流手术也可能增加本病的发生风险。

5. 其他·有研究指出，部分药物（如卡马西平、美西律、布洛芬等）引起的药物过敏综合征可能参与本病的发生。Onuma 等指出，与普通人群相比较，药物过敏综合征患者发生暴发性 1 型糖尿病的风险增加，且平均年龄偏大。同时，部分抗肿瘤药物可能也是本病的致病因素。周智广等新近亦报道了 1 例聚乙二醇干扰素 α-2a 治疗丙型肝炎引起的暴发性 1 型糖尿病，考虑可能与药物引起的自身免疫有关。

此外，近期还有一例多形红斑后出现暴发性 1 型糖尿病的病例报道，两者之间的相关性还需进一步探究。

四、临床特征

暴发性 1 型糖尿病大多数为成人起病，无性别差异，妊娠妇女是本病的高危人群。与经典 1 型糖尿病相比，暴发性 1 型糖尿病具有以下的临床特点。

1. 出现高血糖症状到发生酮症酸中毒时间很短·患者出现"三多一少"症状到发生酮症或酮症酸中毒的时间一般在 1 周以内。Sekine 等报道了 1 例患者发病前 1 日血糖还在正常范围，次日即出现血糖骤升和 C 肽水平骤降。有些甚至在发病前观察到低血糖的症状，可能是由于胰岛迅速破坏使已经合成的胰岛素迅速释放入血而引起。由于病程非常短，患者起病时的 HbA_{1c} 接近正常或仅有轻度升高。

2. 起病时有严重的代谢紊乱·90％以上的暴发性 1 型糖尿病患者以酮症酸中毒起病，约半数起病时有意识障碍。起病时高血糖、酮症酸中毒和电解质紊乱比经典 1 型糖尿病更严重。

3. 起病时胰岛功能几乎完全、不可逆的丧失·患者起病时胰岛功能已近乎完全丧失。随访研究表明暴发性 1 型糖尿病患者其后亦未出现"蜜月期"，提示胰岛细胞完全和不可逆的破坏。

4. 起病时可合并肝、肾、心脏、横纹肌、胰腺外分泌等多脏器功能损害·部分患者起病时可合并肝、肾、心脏、横纹肌等多脏器功能损害，表现为伴有肝酶、胰酶（胰淀粉酶、脂肪酶、弹性蛋白酶等）和肌酶升高，严重时可发生横纹肌溶解、急性肾衰竭、脑水肿甚至心跳骤停（表 11-15-2）。其中周健等于 2007 年对 1 例暴发性 1 型糖尿病患者进行腓肠肌活检证实有严重的横纹肌溶解并进行报道后,开始受到大家的关注。横纹肌溶解症指一系列影响横纹肌细胞膜、膜通道及其能量供应的多种遗传性或获得性疾病导致的横纹肌损伤,细胞膜完整性改变,细胞内容物释放入血的临床综合征,可以导致急性肾衰竭,因此及时做出诊断及治疗非常重要。

表 11-15-2　暴发性 1 型糖尿病的并发症

并发症	国内文献报道	国外文献报道
横纹肌溶解	周健等,2007	Huang Z, et al. 2010
干燥综合征	张军等,2013	—
多器官功能衰竭	李艳丽等,2011	Ochi F, et al. 2008
宫内死胎	张昭等,2012	Fu J, et al. 2013
急性胰腺炎	吴君等,2011	Tanaka S, et al. 2013
急性肝功能衰竭	肖靖,2013	—
心肌炎	魏琼等,2012	Makino K, et al. 2013
急性肾衰竭	—	Mizutani T, et al. 2011
糖原性肝病	—	Murata F, et al. 2012
药疹伴嗜酸性粒细胞增多和系统症状(DRESS)	—	Dubois-Laforgue D, et al. 2013
药物高敏综合征(DHS)	—	Minegaki Y, et al. 2013
桥本甲状腺炎	—	Minegaki Y, et al. 2013
胰岛素自身免疫综合征(IAS)	—	Kim HS, et al. 2012
血小板减少	—	Yasuda H, et al. 2012
冠脉微循环障碍	—	Yamada H, et al. 2014
脑水肿	董红梅等,2014	—
高钾血症	—	Kinoshita T, et al. 2018

5. 其他特点·约 70% 的患者发病前有流感样症状和腹部症状。同时,妊娠合并暴发性 1 型糖尿病的临床症状更严重,胎儿预后差。而近期的一项针对妊娠合并暴发性 1 型糖尿病的研究结果指出,血糖/HbA$_{1C}$≥3.3 可能可以作为鉴别妊娠合并暴发性 1 型糖尿病切点,同时,诊断时该比值的升高预示着更严重的胰岛素分泌功能障碍和不良预后。

五、治疗原则

目前对于暴发性 1 型糖尿病的治疗尚未见大样本报道,已有的研究均以个例报道为主。基本原则是患者一旦疑诊为暴发性 1 型糖尿病,应按照酮症酸中毒治疗原则给予积极补液、小剂量胰岛素静脉滴注、纠正电解质及酸碱失衡、对症及支持治疗等,同时要严密监测血糖、酮体、肝肾功能、胰酶、肌酶、心电图等。同时还要注意以下几个方面。

(1)暴发性 1 型糖尿病患者可合并肝、肾、心脏、横纹肌等多脏器功能损害,因此在临床诊治过程中,应抓住时机积极抢救。患者因起病急骤,代谢紊乱严重,全身情况差,故应迅速建立两条静脉通道,一路胰岛素持续静脉滴注,另一路扩容及其他抗感染等治疗。由于患者有严重脱水,甚至严重循环障碍,胰岛素皮下吸收差,故不推荐使用胰岛素泵治疗,而应以静脉输注胰岛素为主。同时对于可能发生的心跳骤停做好准备,随时进行早期心肺复苏。

(2)重视患者可能发生横纹肌溶解症及其所导致的急性肾衰竭。血肌酸激酶水平是横纹肌溶解症最特异的指标,Gabow 等建议血肌酸激酶≥正常峰值 5 倍(>1 000 U/L)具有诊断价值,因此在治疗过程中,要注意患者是否有肌肉乏力、肿痛及茶色尿。特别是应将血清肌酸激酶作为暴发性 1 型糖尿病抢救治疗时的常规检测项目,并密切监测其动态变化,以早期诊断和处理横纹肌溶解症。

(3)由于该病可累及胰腺外分泌,绝大部分患者伴有胰酶水平升高,临床上应与糖尿病酮症酸中毒合并急性胰腺炎鉴别。如患者虽有胰酶水平升高,但腹部 CT 和 B 超检查中无胰腺的水肿坏死,且随着酮症酸中毒的好转,胰酶在 2～3 周能恢复正常,则不考虑合并急性胰腺炎,无需给予胰腺炎的相关治疗。

(4)妊娠相关的暴发性 1 型糖尿病患者不但自身危害大,而且死胎率高。缩短高血糖时间、及时纠正酮症酸中毒并及时行剖宫产术可能是挽救胎儿生命的关键。

(5)暴发性 1 型糖尿病患者胰岛功能极差,血糖波动大,易发生低血糖。因此,患者酮症酸中毒纠正后,长期的降糖治疗方案一般需要速效或超短效胰岛素联合中长效胰岛素皮下 4 次强化治疗。部分患者可以使用持续皮下胰岛素输注治疗以改善血糖控制。胰岛素泵治疗通过持续皮下胰岛素输注方式,能最大限度地模拟胰岛素的生理性分泌模式,从而能更平稳地控制血糖,减少血糖波动,减少低血糖发生及减少胰岛素吸收的变异。

六、预　后

暴发性 1 型糖尿病起病急骤、代谢重度紊乱,若无法早期正确诊断并及时治疗,患者死亡率高。此外,目前对其患者的随访研究表明,酮症或酮症酸中毒纠正后肝酶、胰酶和肌酶等能在 2～3 周恢复正常,但未观察到胰岛功能的恢复,需依赖胰岛素治疗。同时较经典 1 型糖尿病,其胰岛功能更差,胰岛素使用剂量更高,且低血糖发生率、出现糖尿病微血管并发症的风险更高。

然而,Koyano 等报道了 1 例 34 岁暴发性 1 型糖尿病男性患者,经相关治疗后,其胰岛 α 细胞部分恢复,虽然其 C 肽仍无法测得。此外,亦有报道显示,1 例 44 岁女性患者同时出现急性胰腺炎和暴发性 1 型糖尿病,经早期强化治疗后,该患者胰岛 β 细胞功能部分恢复。

总之,暴发性 1 型糖尿病是近年来刚提出的 1 型糖尿病的新亚型,其发病考虑可能是遗传、环境和免疫因素三者共同作用的结果。临床特征包括起病前出现流感样和腹部症状,出现糖代谢紊乱症状 1 周内到发生糖尿病酮症或酮症酸中毒,HbA$_{1C}$ 接近正常或仅有轻度升高,胰岛功能几乎完全地、不可逆破坏,可缺乏糖尿病相关自身抗体,伴有胰酶升高,与妊娠有一定相关性。由于暴发性 1 型糖尿病具有起病急骤、代谢紊乱严重、病情进展迅速,临床经过复杂及预后差等特点，因此要引起临床医师的高度重视，正确的诊断和及时恰当的治疗对病情的转归至关重要，而对于患者长期的降糖治疗方案，需要胰岛素强化治疗，包括持续皮下胰岛素输注治疗。

参考文献

［1］ Imagawa A, Hanafusa T, Miyagawa J, et al. A novel subtype of type 1 diabetes mellitus characterized by a rapid onset and an absence of diabetes-related antibodies. Osaka IDDM Study Group[J]. N Engl J Med, 2000, 342: 301 - 307.

［2］ 周健，贾伟平，包玉倩，等.暴发性 1 型糖尿病合并横纹肌溶解症一例[J].中华内科杂志，2007,46: 944 - 945.

［3］ 周健，包玉倩，李鸣，等.暴发性 1 型糖尿病的临床特征及治疗策略探讨[J].中华糖尿病杂志，2009,1: 34 - 38.

［4］ Deng D, Xia L, Chen M, et al. A case of fulminant type 1 diabetes associated with acute renal failure[J]. Neuro Endocrinol Lett, 2015, 36: 115 - 118.

［5］ Dong H, Liu L, Zhou Y, et al. Sudden death of a 15 - year-old girl due to fulminant type 1 diabetes mellitus-diabetic ketoacidosis induced cerebral edema?[J]. J Forensic Leg Med, 2014, 26: 5 - 9.

［6］ Expert Committee on the Diagnosis and Classification of Diabetes Mellitus. Report of the expert committee on the diagnosis and classification of diabetes mellitus[J]. Diabetes Care, 2003, 26 Suppl 1: S5 - S20.

［7］ The Expert Committee on the Diagnosis and Classification of Diabetes Mellitus. Report of the Expert Committee on the Diagnosis and Classification of Diabetes Mellitus[J]. Diabetes Care, 1997; 20: 1183 - 1197.

［8］ Alberti KG, Zimmet PZ. Definition, diagnosis and classification of diabetes mellitus and its complications. Part 1: diagnosis and classification of diabetes mellitus provisional report of a WHO consultation[J]. Diabet Med, 1998, 15: 539 - 553.

［9］ Imagawa A, Hanafusa T, Uchigata Y, et al. Fulminant type 1 diabetes: a nationwide survey in Japan[J]. Diabetes Care, 2003, 26: 2345 - 2352.

［10］ Imagawa A, Hanafusa T, Awata T, et al. Report of the Committee of the Japan Diabetes Society on the research of fulminant and acute-onset type 1 diabetes mellitus: new diagnostic criteria of fulminant type 1 diabetes mellitus (2012)[J]. J Diabetes Investig, 2012, 3: 536 - 539.

［11］ 李青，吴松华，潘洁敏，等.住院糖尿病患者的糖化血清白蛋白水平及其影响因素[J].中华医学杂志，2007,87: 2294 - 2296.

［12］ Takahashi S, Uchino H, Shimizu T, et al. Comparison of glycated albumin (GA) and glycated hemoglobin (HbA1C) in type 2 diabetic patients: usefulness of GA for evaluation of short-term changes in glycemic control[J]. Endocr J, 2007, 54: 139 - 144.

［13］ 周健，李红，杨文英，等.糖化血清白蛋白正常参考值的多中心临床研究[J].中华内科杂志，2009,48(6): 469 - 472.

［14］ Ying L, He X, Ma X, et al. Serum 1,5 - anhydroglucitol when used with fasting plasma glucose improves the efficiency of diabetes screening in a Chinese population[J]. Sci Rep, 2017, 7(1): 11968.

［15］ Koga M, Murai J, Saito H, et al. Serum 1,5 - anhydroglucitol levels in patients with fulminant type 1 diabetes are lower than those in patients with type 2 diabetes[J]. Clin Biochem, 2010, 43(15): 1265 - 1267.

［16］ Imagawa A, Hanafusa T. Series: clinical study from Japan and its reflections: a nationwide survey of fulminant type 1 diabetes[J]. Nihon Naika Gakkai Zasshi, 2013, 102: 1829 - 1835.

［17］ Cho YM, Kim JT, Ko KS, et al. Fulminant type 1 diabetes in Korea: high prevalence among patients with adult-onset type 1 diabetes[J]. Diabetologia, 2007, 50: 2276 - 2279.

［18］ 郑超，林健，杨琳，等.暴发性 1 型糖尿病的患病状况及其特征[J].中华内分泌代谢杂志，2010,26: 188 - 191.

［19］ Gu Y, Wang Y, Li P, et al. Fulminant Type 1 Diabetes in Children: A Multicenter Study in China[J]. J Diabetes Res, 2017, 2017: 6924637.

［20］ Tsutsumi C, Imagawa A, Ikegami H, et al. Class II HLA genotype in fulminant type 1diabetes: A nationwide survey with reference to glutamic acid decarboxylase antibodies[J]. J Diabetes Investig, 2012, 3: 62 - 69.

［21］ Shimizu I, Makino H, Imagawa A, et al. Clinical and immunogenetic characteristics of fulminant type 1 diabetes associated with pregnancy[J]. J Clin Endocrinol Metab, 2006, 91: 471 - 476.

［22］ Kwak SH, Kim YJ, Chae J, et al. Association of HLA genotype and fulminant type 1 diabetes in Koreans[J]. Genomics Inform, 2015, 13: 126 - 131.

［23］ Zheng C, Zhou Z, Yang L, et al. Fulminant type 1 diabetes mellitus exhibits distinct clinical and autoimmunity features from classical type 1 diabetes mellitus in Chinese[J]. Diabetes Metab Res Rev, 2011, 27: 70 - 78.

［24］ Jung JH, Hahm JR, Kim MA, et al. Fulminant autoantibody-negative and type 1A diabetes phenotypes in a Korean HLA identical dizygotic twin[J]. Diabetes Care, 2005, 28: 2330 - 2331.

［25］ Imagawa A, Hanafusa T, Makino H, et al. High titres of IgA antibodies to enterovirus in fulminant type - 1 diabetes[J]. Diabetologia, 2005, 48 (2): 290 - 293.

［26］ Imagawa A, Hanafusa T. Fulminant type 1 diabetes—an important subtype in East Asia[J]. Diabetes Metab Res Rev, 2011, 27: 959 - 964.

［27］ Tanaka S, Aida K, Nishida Y, et al. Pathophysiological mechanisims involving aggressive islet cell destruction in fulminant type 1 diabetes[J]. Endocr J, 2013, 60: 837 - 845.

［28］ Minegaki Y, Higashida Y, Ogawa M, et al. Drug-induced hypersensitivity syndrome complicated with concurrent fulminant type 1 diabetes mellitus and Hashimoto's thyroiditis[J]. Int J Dermatol, 2013, 52: 355 - 357.

［29］ 郑超，林健，黄干，等.暴发性 1 型糖尿病的免疫学特征探讨[J].中华医学杂志，2009,89: 2544 - 2547.

［30］ Aida K, Nishida Y, Tanaka S, et al. RIG - I - and MDA5 - initiated innate immunity linked with adaptive immunity accelerates beta-cell death in fulminant type 1 diabetes[J]. Diabetes, 2011, 60: 884 - 889.

［31］ Wang Z, Zheng Y, Hou C, et al. DNA methylation impairs TLR9 induced Foxp3 expression by attenuating IRF - 7 binding activity in fulminant type 1 diabetes[J]. J Autoimmun, 2013, 41: 50 - 59.

［32］ Mizutani T, Yoshimoto T, Kaneko R, et al. Diagnosis of fulminant type 1 diabetes mellitus in an autopsy case with postmortem changes[J]. Leg Med (Tokyo), 2011, 13: 250 - 253.

［33］ Shibasaki S, Imagawa A, Tauriainen S, et al. Expression of toll-like receptors in the pancreas of recent-onset fulminant type 1 diabetes[J]. Endocr J, 2010, 57: 211 - 219.

［34］ 陈婧，宁丹，李翔，等.人工流产后暴发性 1 型糖尿病一例[J].中华糖尿病杂志，2015,7: 189 - 190.

［35］ Onuma H, Tohyama M, Imagawa A, et al. High frequency of HLA B62 in fulminant type 1 diabetes with the drug-induced hypersensitivity syndrome[J]. J Clin Endocrinol Metab, 2012, 97: E2277 - 2281.

［36］ Adachi J, Mimura M, Gotyo N, et al. The development of fulminant type 1 diabetes during chemotherapy for rectal cancer[J]. Intern Med, 2015, 54: 819 - 822.

［37］ Takahashi A, Tsutsumida A, Namikawa K, et al. Fulminant type 1 diabetes associated with nivolumab in a patient with metastatic melanoma [J]. Melanoma Res, 2018, 28(2): 159 - 160.

［38］ Zheng Y, Wang Z, Xie Z, et al. Fulminant type 1 diabetes caused by peginterferon α - 2a therapy in hepatitis C[J]. J Diabetes, 2018, 10(5): 419 - 420.

［39］ Ma Z, Zhang W. A case of fulminant type 1 diabetes after erythema multiforme[J]. Diabetes Res Clin Pract, 2016, 120: 182 - 183.

［40］ Sekine N, Motokura T, Oki T, et al. Rapid loss of insulin secretion in a patient with fulminant type 1 diabetes mellitus and carbamazepine hypersensitivity syndrome[J]. JAMA, 2001, 285: 1153 - 1154.

［41］ 陈海冰，包玉倩，周健，等.暴发性 1 型糖尿病合并心跳骤停抢救成功一例[J].上海医学，2009,32: 172 - 173.

［42］ Liu L, Jia W, Liu R, et al. Clinical study of pregnancy-associated fulminant type 1 diabetes[J]. Endocrine, 2018, 60(2): 301 - 307.

［43］ Gabow PA, Kaehny WD, Kelleher SP. The spectrum of rhabdomyolysis [J]. Medicine, 1982, 61: 141 - 152.

［44］ Murase Y, Imagawa A, Hanafusa T, et al. Fulminant type 1 diabetes as a high risk group for diabetic microangiopathy - a nationwide 5-year-study in Japan[J]. Diabetologia, 2007, 50: 531 - 537.

［45］ Koyano HM, Matsumoto T. Recovery from exocrine pancreatic insufficiency in a patient with fulminant type 1 diabetes[J]. Intern Med, 2013, 52: 573 - 575.

［46］ Yamashita K, Sato Y, Seki K, et al. Fulminant type 1 diabetes with robust recovery of insulin secretion: a case report[J]. Diabetes Res Clin Pract, 2013, 100: e34 - e38.

第十六章 · 2型糖尿病的发病机制与自然病程

陈家伦　杨文斌

2型糖尿病是人体与生存环境发生交互作用而产生的复杂多因素疾病,其致病机制尚未完全清楚。总体而言,2型糖尿病是以机体长期能量超载为前提,胰岛为关键控制模块,胰岛重构(islet remodeling)和多组分细胞重编程(cell reprogramming)为物质基础,在遗传和(或)环境因素所致易感人群中以血糖升高为标志性临床表型,以胰岛素分泌缺陷合并全身胰岛素抵抗为功能特征,以视网膜病变发病率出现显著升高拐点的血糖切点定义为诊断标准,涉及碳水化合物-蛋白质-脂肪等多重宏量能量物质代谢紊乱的临床综合征。

2型糖尿病发病机制和自然病程的认识过程,是对以高血糖为基本特征的一组临床综合征的病理生理机制和分型分类分期整体认识过程的一部分。最早糖尿病还是以症状定义的疾病,病例少见,视野仅限于葡萄糖-胰岛素轴之间的作用关系。伴随糖尿病分型的进展,对2型糖尿病病因的认识,起初认为是以胰岛素分泌不足、胰岛衰竭为病因;"胰岛素抵抗"概念的提出(定性)和放射免疫法及钳夹技术的应用(定量),逐步认识到胰岛素抵抗是2型糖尿病发病过程的始动和推动因素;除葡萄糖利用障碍以外,游离脂肪酸利用障碍也是全身胰岛素抵抗的关键组分;认识到胰岛素分泌相对和绝对不足是2型糖尿病发病机制的二元学说;针对2型糖尿病自然病程不同阶段的人群从流行病学、遗传学、病理生理学[胰岛素分泌和(或)抵抗]、对生活方式/药物干预的反应性,在群体层面描绘了2型糖尿病发病自然病程的动态演变过程(个体层面仍未实现),并认识到2型糖尿病及其糖尿病前期在一定程度上可能是可以预防、延缓,甚至可能逆转的。近年来,对胰岛素抵抗的理解从整体的全身黑箱模式入手,渐次分解为肝脏、肌肉、脂肪、胰腺、中枢神经、神经体液、循环、肾脏、肠道等多个子集,对胰岛重构的理解从单纯功能衰竭分解为功能障碍和结构障碍两个层次,从更具全局观的能量代谢角度审视2型糖尿病的发病机制。

一、人体能量代谢的特点

高血糖是能量代谢稳态失衡整体表现的一部分,因此糖尿病的疾病改变并非仅只为高血糖(glucose-centricity)。在能量代谢过程中,碳水化合物、蛋白质、脂肪都可充当能量底物,但其特点各有不同。碳水化合物的主要利用形式是葡萄糖,其代谢特点为直接溶于水,在体内随血流和组织间液转运且转运速度快;能量供给速度快和效率高,无任何代谢废物,可随时保证即时供能和爆发力。从临床表现看,只要血糖降低至一定水平,人体就能够即刻感受到(低血糖)。三羧酸循环的能量底物定量分析提示,葡萄糖是最主要的能量底物。

脂肪(甘油三酯)是自然界单位重量能量密度最高的物质,储能效率高。甘油三酯不溶于水,由甘油结合三个游离脂肪酸链而形成,流动性低。脂肪以脂解作用产生的游离脂肪酸为主要供能形式,确保高能代谢组织器官的需要。

蛋白质由氨基酸通过不同的排列组合形式实现生物多样性的复杂功能。蛋白质虽然也可供给能量,但是能量密度与碳水化合物一致。一般禁食情况下,人体优先动员储备的碳水化合物,随后是脂肪,最后才会动员蛋白质用于供给能量。碳水化合物和脂肪都只含有碳、氢、氧三种物质;而蛋白质含有第四种物质(氮),因此代谢会有含氮废物,因此必须以一定的肾功能将含氮废物排出体外作为基础。

因此,三大能量物质的代谢特点可以总结为碳水化合物的"供"能、脂肪的"储"能、蛋白质的"功"能。胰岛素同时影响碳水化合物、蛋白质和脂肪,兼有免疫调节、促增殖、血管活性等作用。将糖尿病主要矛盾体现在能量即时处置和利用能力下降,血糖水平升高;发病机制归结于胰岛素分泌和作用缺陷,是现有证据基础上所获得的最大公约数。

从人群角度看,2型糖尿病并不是单一疾病,而是包括能量处置异常(胰岛素分泌缺陷为特征)、能量利用异常(胰岛素抵抗为基本特征)和能量过量存储-异位存储(合并超重肥胖为特征)三要素失衡,相互交叉重叠的聚合胰岛素分泌和敏感性广泛差异的疾病谱;是以能量即时处置和利用为基本矛盾,胰岛素作用失代偿为基础,胰岛素抵抗和胰岛素分泌缺陷相对贡献不一的一组疾病。

在人类的漫长历史中,进化更有利于善于储存能量的个体,以应对长期存在的饥饿、外伤和感染的危险;而面临最近100年才出现群体的能量摄入相对过剩,既往善处逆境,善于储存能量且生殖隔离的群体(如岛民、特定部落聚居原住民等)则发生糖尿病的风险反而更高。虽然类似2型糖尿病的文字描述早已出现在数千年前古埃及莎草纸的记载中,但2型糖尿病成为社会普遍流行疾病,不过是第二次世界大战后全球范围内工农业生产效率大幅提高,劳动强度降低且期望寿命显著延长的结果,迄今不过几十年时间。

与2型糖尿病庞大的患者群人数相比,目前明确的糖尿病相关基因位点少之又少。这同样表明,绝大多数2型糖尿病可能是既有的正常葡萄糖稳态系统在持续能量正平衡的稳态应变超超荷下出现错误信号,而导致一系列恶性循环的结果;而不是某一基因突变所导致"全或无"的疾病状态。

从糖尿病的临床医学角度来看,细胞核DNA编码和线粒体DNA编码及其多态性可能是糖尿病相关遗传变异的一部分,可用于解释部分特殊类型糖尿病和2型糖尿病的易感机制;线粒体通过高能中间体调节的表观遗传学则与2型糖尿病临床发病机制和治疗干预措施直接有关。

正常健康情况下，机体通过精细的模块化调节机制将血糖水平稳定于范围较窄的正常区间内，维持葡萄糖稳态（glucose homeostasis）。能量代谢具有以下特点：① 间断摄食、全身转运、持续利用；高度依赖血流完成全身转运（蛋白辅助转运或直接溶于血液）；② 能量开环输入（open-loop input），黑匣子（blackbox）式闭环模糊控制（fuzzy control in a chaotic fashion），精准调节：血糖低于正常水平时，机体代谢以异化作用（catabolism）为主；而当高于正常水平时，以同化作用（anabolism）为主。③ 总体趋向为单向生化反应的底物消耗-补充循环（substrate depletion-repletion cycles），其中关键中间代谢产物之间可通过相互转换进行双向调节；但最终结局都是生成可直接利用的 ATP、二氧化碳、水及含氮废物（蛋白质）；④ 能量信号与下游信号紧密偶联（coupling），形成以能量信号为扳机触发点（triggering），涉及内分泌-神经-免疫-循环调节的网状级联反应（coordinated cascading network signals）；其中内分泌代谢即时调节机制以"基础-负荷后时相"为特点，神经即时调节机制以"开关效应"为特点，循环即时调节机制以"舒张-收缩"为特点；⑤ 为处置间断进食以供能和持续用能以满足全身机体需要的矛盾，以胰岛（胰岛素-胰高血糖素-生长抑素等）-胃肠道激素［胃促生长素（ghrelin）-GLP-1等］为代表的即时调节/控制模块的内分泌现象普遍具有基础和进餐负荷后双相分泌特征，而延时调控机制如脂肪因子（瘦素等）则具有显著昼夜节律特征；在空腹基础和进餐后状态下，靶器官对能量代谢的底物选择在不同时相下也存在脂肪酸（空腹）-葡萄糖（进餐后）的不同偏好（代谢弹性与 Randle 循环）；⑥ 基于能量底物和氧的可及性和利用能力，同一能量底物可以有不同的代谢路径；如葡萄糖代谢同时存在高耗能耗氧（如氧化磷酸化）和低耗能耗氧（如糖酵解）的双重代谢机制；脂肪酸同时存在高耗能的 β 氧化直接生成 ATP 通路和低耗能低胰岛素依赖的肝脏经由草酰乙酸的糖异生通路。部分组织器官可在双重代谢机制中相互转换，而部分组织器官则高度依赖某一代谢机制。⑦ 在能量不足的饥饿状态下，能量的动员和利用大体是按碳水化合物-脂肪-蛋白质的顺序分级分层动员；正常和超量摄入能量情况下的利用（utilization）、分流（partitioning）和溢出（spillover）主要取决于

靶器官细胞能量底物水平状态（demand-driven anaplerosis）、对能量底物的偏好和对胰岛素信号的敏感性。如在高胰岛素血症（如餐后状态）的情况下，胰岛素敏感个体的骨骼肌细胞会消耗多达 70%～90% 的循环葡萄糖，而其他组织却会为此付出代价；胰岛素的超生理剂量暴露在骨骼肌细胞表现出对葡萄糖的极端竞争优势，以至于中枢神经系统无法获得足以维持正常功能的葡萄糖，从而出现严重低血糖反应。这种胰岛素依赖性的能量竞争优势，使得骨骼肌细胞能够以剥夺式获取本应分配给其他非胰岛素高度依赖性细胞的能量。饥饿情况下，由于胰岛素水平相对降低，骨骼肌优先获取葡萄糖的竞争优势会下降；此刻主要经由糖异生而来的葡萄糖会优先供给中枢神经系统和免疫系统。如再次进食，获取的能量中碳水化合物会优先补给被消耗的肝糖原和肌糖原，同时抑制糖异生过程；进食后，机体会暂停易化分解作用，优先消耗经进食补充的碳水化合物。无论在肝细胞还是脂肪细胞，胰岛素对脂肪分解的抑制作用无需葡萄糖信号；反之，以葡萄糖为底物的脂质合成作用则必须依赖于胰岛素。⑧ 氧也是能量代谢的关键限制因素，合并缺氧也是胰岛-脂肪-视网膜等组织在 2 型糖尿病及其并发症发病过程中的重要特点。

由于能量转运和利用高度依赖于血流，如果把能量视为流水（Flux）的话，按照能量的流向从上游到下游的时间位置，可归纳为从能量食饮摄入（入，ingestion and intake）、能量消化吸收（化，Assimilation absorption and biosynthesis）、能量在全身范围通过动静脉血流-组织间液和细胞间隙对供能器官组织细胞的灌流转运（运，Perfusion, delivery and transport）、代谢利用（用，metabolism and utilization）、储存（存，storage）、排泄排遗（排，excretion and defecation）不同站次的全面紊乱，主要涉及中枢神经、消化、循环、免疫、骨骼运动和内分泌代谢等诸多系统，通过诸多激素、代谢、神经、免疫信号以串并（crosstalk）、趋异（divergence）、汇集（convergent）的全面障碍。在本文中，将能量理解为流水，能量代谢的整个过程理解为河流，有助于更充分完整把握 2 型糖尿病的发病机制及其病因。与能量流相匹配的是，胰岛素在消化系统的分泌、循环系统的全身转运、全身组织器官的作用、肝脏清除、肾脏的降解作用（图 11-16-1）。

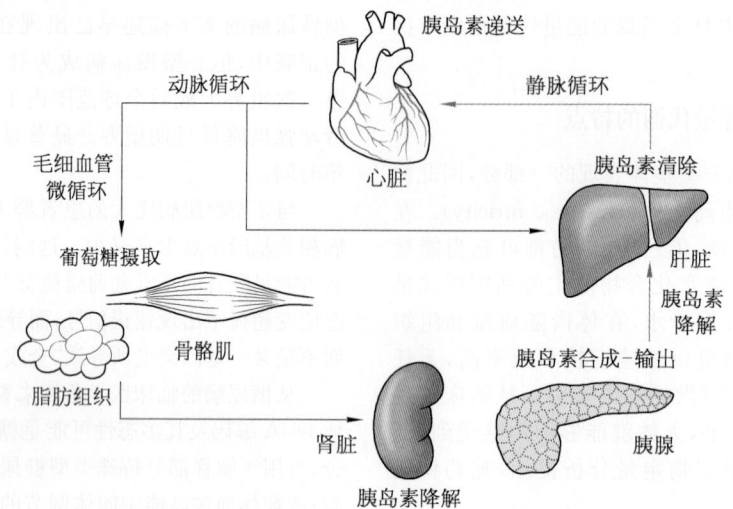

图 11-16-1　胰岛素的分泌、转运、作用和清除/降解

能量代谢从分布的空间位置角度,可分为以下几个不同的代谢池。其中,上下消化道、呼吸道、泌尿道、皮肤理解为机体内外环境物质交换池(energy exchange compartment),在能量代谢中以消化道最为关键;各组织器官细胞内以线粒体-细胞质为核心的细胞能量利用体系可以理解为能量利用池(energy utilization compartment);动静脉毛细血管系统为能量转运循环池(energy delivery compartment),其中由于心脏搏动和动脉系统是推动血流的主动因素,因此更多起到转"运"的职能;而在微循环系统完成能量、氧和代谢废物的交换,因此相对于"用"职能更重要;组织间液可理解为"循环转运池"与"细胞利用池"之间的交换池;在能量摄入和利用之间有个能量储备池(energy storage compartment),主要包括糖原和脂肪。

与经典内分泌学中主要依赖(负)反馈机制进行内环境调节相比较,血糖稳态更多依赖前馈控制机制(feed-forward control)和自身调节(autoregulation)进行调节。前馈控制(类似于预测控制)的优势在于响应速度更快,与反馈控制一起,精确调控能量响应的速度和精度。

二、2型糖尿病血糖升高的自然病程

糖尿病发病的关键机制-胰岛素分泌和作用的缺陷,在血糖升高前若干年即已存在;达到糖尿病诊断标准的血糖水平升高已属糖尿病自然病程的后期。糖尿病高危个体的血糖水平呈进行性、持续性升高,跨越糖尿病前期,直至达到糖尿病诊断标准。

不同个体从正常血糖进展到糖尿病的时间有所不同。在驱动血糖水平升高的过程中,不同的病理生理机制在不同阶段占据主要矛盾:可能是以胰岛素抵抗为背景,因胰岛β细胞分泌功能进行性降低为主要矛盾;胰岛β细胞功能失代偿的结局就是血糖的进行性升高。大多数个体的负荷后2h血糖水平变化规律为初期缓慢的线性升高,继而转变为快速的指数升高。这意味着虽然就群体而言,血糖水平的变化是连续性的;但是就某一个体而言,2型糖尿病的发病之前有长期的量变积累过程,而真正发生质变则是在长期量变积累基础上较短时间内迅速发生的(图11-16-2)。类似现象在包括皮马印第安人、高加索、南亚、东亚等不同人群研究中已经观察到。

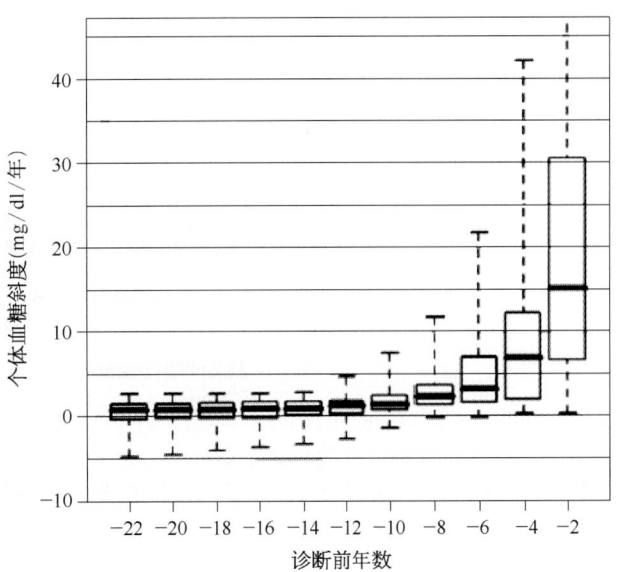

图 11-16-2 皮马印第安人长期随访的血糖演变示意图

在2型糖尿病的发病过程中,为处置超载能量,β细胞需要分泌更多的胰岛素,以维持血糖水平稳定在狭窄的正常区间;这样的结果势必引起转运进入细胞及线粒体的能量物质增加而超过实际能量需求。为确保细胞内能量摄取和利用的平衡,机体降低对胰岛素的敏感性,在肌肉和骨骼肌表现为胰岛素刺激的葡萄糖和脂肪酸摄取和利用障碍,在肝脏表现为肝糖过多生成和输出。胰岛素抵抗受年龄、体重、种族、体脂含量(尤其是腹部)、体育锻炼和药物治疗等多种因素影响。如图所示,在胰岛素抵抗初期,胰岛素分泌从正常到代偿,胰岛素水平会代偿性分泌增加,清除减少,表现为高胰岛素血症;即使表现为高胰岛素血症,仍代表胰岛素相对缺乏。引起能量超载和胰岛素抵抗的环境因素持续存在,β细胞功能开始恶化。一旦胰岛素分泌不再跟上胰岛素抵抗的步伐,则表现为高血糖。2型糖尿病发病时,β细胞功能显著降低;待到糖尿病临床诊断时,β细胞功能则可能已降低超过50%。2型糖尿病自然病程中,胰岛素分泌能力表现为抛物线;胰岛素抵抗则表现为持续进展至一定程度即保持稳定(图11-16-3);但从全身影响角度看可能分保护性代偿阶段-病理性失代偿阶段两个不同的阶段。

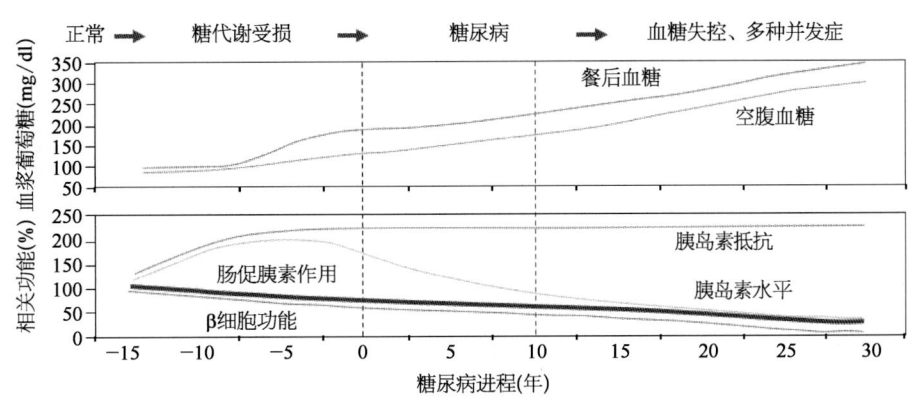

图 11-16-3 2型糖尿病的自然病程

三、高血糖的成因

引起胰岛素分泌和作用缺陷上游的更深层次机制,包括氧化应激、慢性炎症、线粒体功能障碍、内质网应激等,发生时间更早,影响范围更广泛;与2型糖尿病关系密切

的伴发疾病,如超重肥胖、动脉粥样硬化、阿尔茨海默病、特定类型肿瘤等的发病机制同样相关。因此,把2型糖尿病的病因可视为2个不同的层次:① 由于胰岛素抵抗及分泌缺陷引起高血糖的成因;② 引起胰岛素抵抗和分泌缺陷的病因(图11-16-4)。

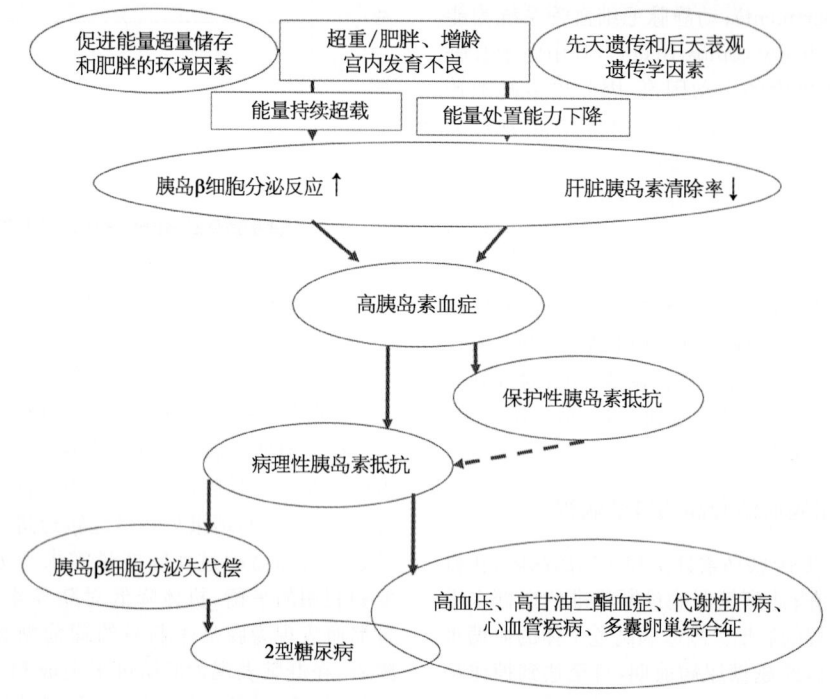

图 11-16-4 2型糖尿病发病机制示意图

1. 空腹-餐后状态转换与胰岛素分泌·胰岛素分泌可分为基础相和负荷相。正常进食后,当血糖水平超过为5 mmol/L 的阈值,激发胰岛素大量分泌(葡萄糖刺激的胰岛素分泌,glucose-stimulated insulin secretion,GSIS)。单独摄入碳水化合物、脂质或蛋白质都会有类似的刺激作用,而葡萄糖是最重要的刺激信号(胰岛素分泌的负荷相)。经历禁食8 h以上,胰岛素分泌则转换为基础相分泌。胰岛素分泌的生物学意义在于针对能量摄入的峰谷而进行适应性调节;一方面,在空腹乃至饥饿状态等能量低可及性状态下,维持"基础相分泌",确保组织器官通过糖原分解、糖异生、脂肪分解,甚至蛋白质分解而来的能量分子(葡萄糖、氨基酸、游离脂肪酸等)能够转运至细胞内以满足供能需求;另一方面,在进餐能量大量摄入时,瞬时分泌释放足够的胰岛素以确保同化作用调节血糖水平尽快回复到稳态水平,既抑制肝糖的生成和输出,又补充已消耗的肝糖和肌糖原,并将循环中的葡萄糖-脂质转运至细胞内存储以备能量短缺时的需要。

在2型糖尿病发病过程中,初期不断代偿且后期受损更显著的是葡萄糖刺激的胰岛素分泌能力;如进一步出现空腹状态的基础胰岛素分泌显著下降,意味着胰岛功能的普遍衰竭(不仅仅是β细胞应对高糖环境的胰岛素分泌能力,还有α细胞应对低糖环境的胰高血糖素分泌能力及反应性等)(图11-16-5)。

2. 胰岛素抵抗和分泌缺陷的相互作用·葡萄糖稳态的维持有赖于机体葡萄糖生成/储存、利用/清除之间的平衡,是胰岛素分泌和作用之间精细调节的结果。从系统的角度看,胰

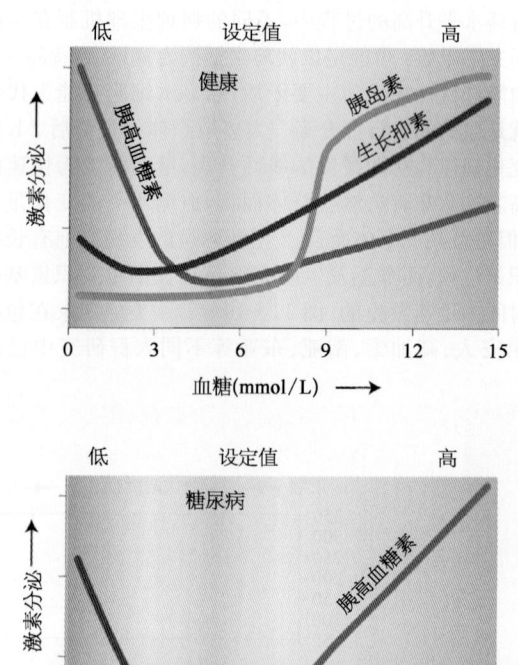

图 11-16-5 高血糖发展过程中的胰岛激素分泌动态改变

岛素靶器官对胰岛素的反应性下降是机体对能量正平衡的生理性反应。

在健康个体进展到2型糖尿病的代偿过程中，葡萄糖刺激的胰岛素分泌作用占比越来越高；待到进展到失代偿阶段，葡萄糖刺激的胰岛素分泌作用占比反而下降，说明胰岛应对能量的调节能力下降。β细胞可以通过自身及其他胰腺细胞的去分化和(或)转分化、自噬等机制以响应环境应激因素，从而以胰岛细胞量变化尽可能小的前提下满足能量调节的功能需求。2型糖尿病发病过程中发生的β细胞衰竭，胰岛细胞量(结构)或者分泌(功能)障碍孰为核心机制仍存争议，不过可认为胰岛重构应该包括结构重构和功能代偿重构两个方面。

在能量摄入不足或感染时，机体需动员能量以维持血糖水平正常，并优先满足关键脏器和循环/免疫系统的需要；在此情况下抑制胰岛素介导的葡萄糖摄取，同时抑制胰岛素的抗脂解作用，表现出显著胰岛素抵抗，是维持正常血糖水平而发生的负反馈结果。

反之，如果能量的摄入"长期"超过实际需要，为维持正常血糖水平，在胰岛素介导作用下，多余能量在脂肪细胞、骨骼肌、肝细胞等胰岛素敏感组织以甘油三酯的形式被储存。当能量储存超越机体本身的储备能力时，负反馈机制同样占优势。此时发生的胰岛素抵抗可视为是在能量持续正平衡背景下，机体系统为避免进一步肥胖和细胞能量处置障碍而致影响细胞功能的自我保护和适应。

脂肪细胞平均大小可以直接预测胰岛素抵抗的程度。如果此时作为葡萄糖稳态应变负荷(allostatic load)的能量正平衡能够及时纠正，作为适应机制的胰岛素抵抗尚有机会回复正常。反之，随着稳态应变负荷的继续，胰岛素抵抗进一步发展为肥胖、2型糖尿病而难以自我恢复其胰岛素敏感性。如给予极低热量饮食干预或者强化运动及生活方式干预新发2型糖尿病及糖尿病前期等高危人群，则可以逆转部分人群的糖代谢并长期维持；与此相伴随的改变包括胰腺脂肪含量、脂肪肝等异位脂质沉积的逆转及β细胞功能的显著改善，甚至降低心血管事件及死亡风险的趋势。基于肝脏和胰腺在糖代谢中的关键作用，有人提出糖尿病发病机制的肝胰双循环假说，并不断提供证据以加强其可信度(图11-16-6)。

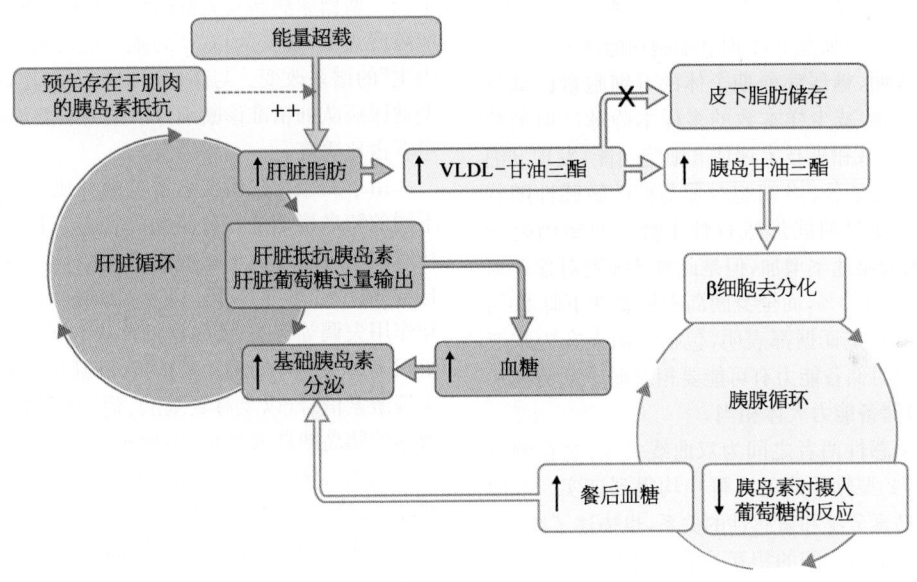

图11-16-6　2型糖尿病发病的肝胰双循环假说

随着不断持续甚至加重的稳态应变负荷，β细胞功能需要不断代偿才能维持正常血糖水平，此时空腹胰岛素水平已相对升高；正常血糖的个体之间，胰岛素敏感性的差别可以达到6~7倍。尽管如此，β细胞仍能够通过适应和代偿，维持血糖在正常水平。当β细胞不能代偿胰岛素抵抗的持续负担，失代偿的结果是负荷后血糖轻度升高的"糖耐量受损"，此时β细胞量增加，空腹胰岛素水平升高，胰岛素早相分泌出现延迟或低平；最终，在肥胖或胰岛素抵抗存在的情况下，β细胞完全失代偿，血糖水平显著升高达到糖尿病诊断标准。可以认为，在2型糖尿病的病程中，胰岛素抵抗出现在前，胰岛素分泌缺陷/衰竭表现在后。在代偿早期，胰岛素抵抗和胰岛素高分泌是保护机制；当引起胰岛素抵抗和胰岛素高负荷分泌的环境因素持续存在，胰岛素抵抗转化为致病因素；不仅仅是2型糖尿病的致病因素，也是与胰岛素抵抗相关的若干临床综合征的致病要素。其中，肝脏的胰岛素清除是一个动态过程，尤其对碳水

化合物的摄入，尤其是在基础胰岛素分泌发生显著变化之前。无论胰岛素抵抗的程度如何，肥胖个体血浆胰岛素水平和胰岛素分泌速率都会增加；而在一部分胰岛素抵抗人群的胰岛素清除速率也会下降；尽管胰岛素分泌增加是决定胰岛素水平升高的主要因素，但随着血浆胰岛素水平升高，胰岛素清除速率会下降。胰岛素清除速率下降可能是由于胰岛素抵抗个体的胰岛素清除机制达到饱和有关。减少能量摄入，可增加胰岛素清除率，因此减少碳水化合物的利用，可能与肝脏的代谢适应效应有关。于禁食时脂解和脂肪酸氧化增加，导致甘油三酯存储减少。迄今通过全基因组关联研究(GWAS)已发现了400多个与2型糖尿病相关的基因变异，主要与胰岛功能有关，但是单个基因的贡献很小，不足于糖尿病总发病风险的20%。

有"碳水化合物摄入-胰岛素分泌假说(carbohydrate-insulin model)"肥胖-2型糖尿病发病模型，认为精加工碳水化合物饮食摄入会刺激更多胰岛素分泌，从而促进脂肪在脂肪组织中

的沉积，并加剧饥饿感而进一步增加能量摄入，形成能量摄入-存储的代谢恶性循环。基于"碳水化合物摄入-胰岛素分泌假说"，观察到减少碳水化合物摄入可降低循环胰岛素水平，脂质存储减少，脂质丢失增加；且能量消耗支出显著增加（每日 400～600 kcal）。然而，在实践中，低碳水化合物饮食与低脂饮食相比，若总热量摄入相当的前提下，宏量能量物质占比不同，长期干预观察中糖尿病发病风险中并无显著差别，但需更多证据以证实。

持续高胰岛素血症本身与胰岛素抵抗的进展有关。在高胰岛素血症下，胰岛素抵抗者的骨骼肌细胞无法获得优先获取能量的竞争优势，而处置的葡萄糖占比却明显减少，从而使其他类型细胞对葡萄糖的利用显著增加。骨骼肌细胞对能量底物的竞争优势是取决于具体情况，如循环胰岛素水平或运动消耗量。即使单次运动，也足以增强胰岛素敏感性和由此增加骨骼肌细胞获取能量的竞争力，同时限制能量分流溢出至脂肪组织。即使单次运动或禁食行为可能有助于改善某些中间指标，但只有长期运动或饮食控制，才可能在糖代谢控制水平上有所体现。

UKPDS 研究采用稳态模型（HOMA）评估 β 细胞分泌功能，2 型糖尿病初诊时，约 50% 的 β 细胞功能已经丧失。ACT - NOW 研究显示，进展至 IGT 时 β 细胞功能最多已丧失 75%～80%。尸检表明，糖尿病前期个体的 β 细胞量已减少约 50%。采用更敏感的减少样本数的多样本静脉注射葡萄糖耐量试验（FSIGTT）或钳夹技术评估 β 细胞功能，发现 β 细胞功能下降要更早、更显著。β 细胞对葡萄糖的敏感性随着 2 h 血糖水平的升高而呈曲线形进行性下降。即使仍处于 NGT 阶段，β 细胞的分泌速率增加，但是此时 β 细胞对葡萄糖的敏感性已下降 50%～70%，而全身胰岛素敏感性下降 20% 左右。临床经验和实验室证据都表明，包括中国人在内东亚人群的胰岛素分泌绝对储备能力有可能要相对弱于欧美高加索白种人，但是相对储备能力大体相当。

胰岛素分泌和敏感性两者之间为双曲线关系；这在健康人群、糖尿病前期和 2 型糖尿病的人群中均得到证实。双曲线现象不但反映胰岛素分泌和敏感性的关系，也描述了胰岛 β 细胞和胰岛素作用靶器官之间的相互关系。利用胰岛素分泌和敏感性的双曲线关系，不但可以观察到 2 型糖尿病直系亲属、多囊卵巢综合征、合并妊娠糖尿病既往史、增龄、IGT 和 2 型糖尿病患者等不同人群的胰岛素分泌和敏感性关系，而且在高危人群中利用这一规律可能预测不同个体发生 2 型糖尿病的风险（图 11 - 16 - 7）。

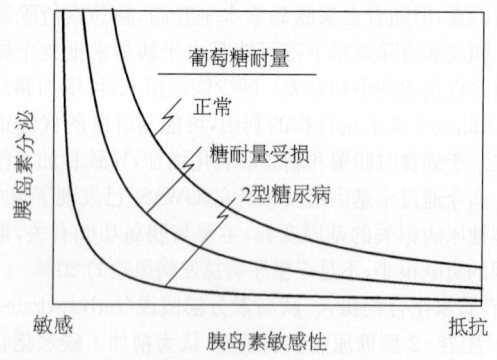

图 11 - 16 - 7　双曲线预测 2 型糖尿病高危人群的发病危险

虽然胰岛素分泌缺陷和胰岛素抵抗都与 2 型糖尿病的发病相关，但是胰岛素分泌缺陷是比胰岛素抵抗更强的 2 型糖尿病发病的预测指标。即在糖尿病的发病过程中，胰岛素抵抗是糖尿病发病的充分条件而胰岛素分泌功能异常是必要条件。

根据上海市糖尿病研究所对上海地区 309 例新诊断 2 型糖尿病患者的精氨酸刺激试验和稳态模型评估的胰岛素抵抗指数（HOMA - IR）分析结果，仅有 5.02% 的患者胰岛素分泌和敏感性相对正常，35.1% 合并单纯胰岛素抵抗，30.09% 合并单纯胰岛素分泌缺陷，29.78% 存在胰岛素分泌和敏感性的双重缺陷。

近年来，4C 研究对 94 952 名 40 岁以上中国全国范围抽样成人非糖尿病人群 340 443 人年的随访发现，与 β 细胞功能障碍相比，胰岛素抵抗与更高的糖尿病发生风险相关，尤在肥胖人群中更为显著，即合并肥胖的胰岛素抵抗预示着更高的糖尿病发生风险。这表明，在胰岛功能储备基本由遗传和表观遗传学背景决定的前提下，能量正平衡不断累积的稳态应变负荷驱动 2 型糖尿病的发病。值得注意的是近 30～40 年，中国 2 型糖尿病新发人群的疾病特征可能发生由以"β 细胞功能障碍为主"转变为以"β 细胞功能障碍为背景，胰岛素抵抗为主"的谱系改变。与高加索白种人相比，近期完成的中国 2 型糖尿病队列精准诊断细分以胰岛素分泌缺陷为主要矛盾的患者占比更高。

由于 2 型糖尿病疾病本身的异质性，不同个体可表现为不同的胰岛素抵抗和分泌缺陷特点。其中，胰岛素分泌缺陷从时间上可表现为早相或后相缺陷，在空间上可能与 β 细胞自身"质"和"量"的缺陷，以及 α 细胞功能失调、肠促胰素分泌和作用失调等有关；胰岛素抵抗从空间上可分为以肌肉、脂肪组织等为主的外周胰岛素抵抗、肝脏胰岛素抵抗、胰岛对胰岛素等激素信号，以及对氨基酸、葡萄糖、脂肪酸等能量信号不敏感的胰岛胰岛素抵抗、中枢神经系统胰岛素抵抗等。人体骨骼肌约占体重的 40%，肌肉组织对胰岛素敏感性的降低对胰岛素抵抗的相对贡献最大。

目前已知，空腹血糖升高和负荷后血糖升高的糖尿病患者其病理生理机制有所不同。目前认为，以负荷后血糖升高为主（IGT/IPH）的患者以早相胰岛素分泌缺陷和（或）外周组织胰岛素抵抗为主；以空腹血糖升高为主（IFG/IFH）的患者以迟相胰岛素分泌缺陷和（或）肝脏胰岛素抵抗为主。复合型血糖升高则是不同病理生理缺陷的叠加。高血糖患者均存在不同程度的胰岛自身对胰岛素的抵抗。

近年来，对糖代谢的关注，由胰岛素为主，扩大到包括炎症因子、脂肪因子、胃肠道激素等更多激素类调节物质；目前还没有超越胰岛素分泌（绝对）不足和胰岛素抵抗（相对不足）的概念能够最终解释糖尿病的发病机制。胃肠道激素的分泌、循环水平和作用虽然在 2 型糖尿病发病过程中有所改变，但认为是疾病发病过程中的伴随因素，而非因果要素。主要因为胰岛素在能量代谢的用-存平衡的决定性关键调节作用无可替代，在反映能量即时代谢水平的血糖水平中尤其如此。

合并高胰岛素血症的胰岛素抵抗人群，即使空腹血糖尚处于正常水平，其胰岛素刺激的葡萄糖处置能力已经受损，血浆氨基酸（主要是支链）和游离脂肪酸（FFA）升高。肝糖原分解和糖异生以维持正常血糖,机体对能量的偏好从主要依赖碳水化合物底物转变为依赖脂肪酸氧化;节余的葡萄糖供给基本只利用葡萄糖的组织器官细胞(包括大脑、红细胞和肾髓质)和必要的蛋白质储存量(原本会用于糖异生)。糖异生主要依赖于门静脉血浆胰岛素水平降低和血浆胰高血糖素浓度升高,有利于丙酮酸羧化酶(pyruvate carboxylase, PC)和磷酸烯醇丙酮酸羧化激酶(phosphoenolpyruvate carboxykinase, PEPCK)等糖异生酶的转录。

四、糖尿病的发病机制:从代谢到血管

光线经过角膜和晶状体的折射进入眼球,后者的形状由睫状肌控制,可以调整焦距。光线到达视网膜之后转化成电信号,经视神经进入脑。光和食物是两种仅有的人体节律(circadian)调节信号。

视网膜的基本功能是光能-电能换能,并传递信号到中枢神经系统,并作为输入信号的一部分被整合。因此,在解剖学方面,视网膜有高达10层不同功能的单细胞复杂结构,以完成换能工作;因应于视网膜的功能和解剖学需求,在代谢方面,感光细胞是视网膜中最丰富的神经元细胞,也具有最高需氧量;视网膜是人体能量和氧需求最高的器官,远超过大脑的代谢率,因此是反映代谢环境改变最敏感的区域;在循环方面,视网膜是人体唯一可经过光学设备直接清晰观察到的微循环血管床,因此是微循环改变最敏感的区域,而且是唯一通过可视而定性定量诊断分级并进行干预治疗的区域;在神经方面,光能通过"视网膜感光细胞-双极细胞-神经节细胞"的联结回路完成电化学换能,将信号直接通过视神经连接脑实质。早期视网膜病变患者的感光细胞相关神经元已出现退行性变;然而从临床角度,无论神经退行性改变或代谢改变均无法定性和定量评估;只有血管和血流改变可以通过光学检测进行定性评估。

正是由于以上解剖-代谢-循环-神经四重要素的敏感性,导致视网膜是观察糖尿病带来病理改变的最佳窗口。从临床角度看,口服葡萄糖耐量试验负荷后2h血糖在11.1 mmol/L水平(HbA_{1C} 6.5%)左右时出现糖尿病视网膜病变发生率增加的拐点;在1型糖尿病人群开展的DCCT研究流行病学调查提示,高糖总暴露(HbA_{1C}水平相对升高幅度×暴露时间)可解释视网膜病变发病及进展绝对风险的11%。威斯康星糖尿病视网膜病变流行病学研究(Wisconsin Epidemiologic Study of Diabetic Retinopathy, WESDR)中HbA_{1C}、血压、总胆固醇三因素累积可解释视网膜病变风险的9%~10%。虽然高血糖与糖尿病视网膜病变并非因果关系,但属于强相关关系。无论糖尿病细分类型如何,各亚型间视网膜病变发病风险大体相当;说明视网膜病变发病风险大体反映糖尿病病变风险,而与不同亚型细分诊断关系不大;这样可确保视网膜病变用于糖尿病疾病诊断的特异性。

视网膜的功能单位为视网膜神经血管单元(retinal neurovascular unit, RNVU)。RNVU是以神经元细胞(神经节细胞、无长突细胞、水平和双极细胞)、微小血管(血管内皮细胞、周细胞;视网膜小动脉含有平滑肌细胞)、神经胶质细胞(尤其是Müller细胞和星形胶质细胞)、免疫细胞(小胶质细胞、血管周巨噬细胞)及其附属组织相互作用,组成复杂物理-生物化学耦合系统的功能单元;胶质细胞与神经元的协作耦合,确保局部内环境能量代谢的稳态平衡和神经递质的精准调节;RNVU也形成血眼(视网膜)屏障,以控制高度依赖血流的氧和能量底物向视网膜转运。神经血管单元的意义在于调节视网膜局部血流,使之与能量代谢需求的波动相匹配协调。例如,在健康视网膜,光刺激增强会增加视网膜血流,这就是向被激活的神经元提供氧气和其他营养物质的过程,这一过程称为神经血管耦合(neurovascular coupling)。

从血流调节角度看,血管平滑肌细胞和周细胞组成的毛细血管负责神经组织的供能供氧。早期患者视网膜毛细血管的周细胞即出现缺失,表明血流调节能力下降。血糖水平本身就是视网膜血流的决定性因素,血糖水平升高可引起周细胞缺失。糖尿病视网膜病变在无光刺激的基础状态下,局部血流的早期病变特征为灌注不足(hypoperfusion),随着疾病进展则出现血流超灌注(hyperperfusion)。糖尿病患者在光刺激下,视网膜舒张功能受限,供血供氧能力下降。高血糖可引起视网膜微循环血管密度降低,视网膜局部缺氧,以血管稀疏(vasculopenia)为特征。

视网膜局部的毛细血管和周细胞均极其微小;在两组视网膜相邻毛细血管上的周细胞细胞质之间存在直径200~500 nm的"桥接"细丝(命名为毛细血管周细胞间通道纳米管, interpericyte tunnelling nanotubes, IP-TNT)(图11-16-8)。通道纳米管形成间隙连接(gap junction connection),而不是细胞质连接(cytoplasm connection);间隙连接只允许交换小分子和钙离子,但阻止大分子(例如细胞器)通过。在光刺激视网膜并触发神经元活动时,一个与神经元相邻的周细胞松弛而引起毛细血管舒张,从而可使神经元获得更多血流灌注;几乎与此同时,通过这种远端周细胞之间的管状连接(通道纳米管)的周细胞引起毛细血管收缩,从而在不需要的地方限制了血流。收缩毛细血管的周细胞中钙水平升高,而扩张血管中的钙水平下降。毛细血管血流在细胞层次形成沙漏样相互支持的间隙连接,可确保供血供氧能力的可持续性。而高血糖可关闭视网膜毛细血管的间隙连接,从而降低对血流的调节能力。

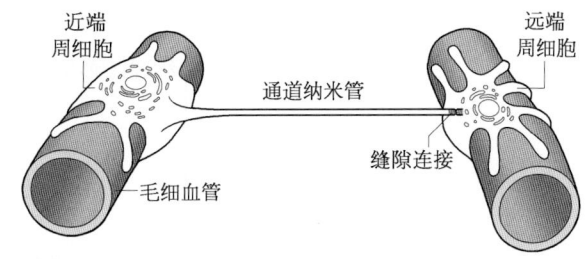

图11-16-8 视网膜毛细血管周细胞间通过"通道纳米管"保证持续供血供氧供能

从能量供给角度看,视网膜同时具备很强的有氧糖酵解(Warburg效应)和三羧酸循环氧化供能的能力,其中约80%葡萄糖通过有氧糖酵解代谢转化为乳酸,而非通过氧化磷酸化。由于供能效率低,氧酵解供能仅占视网膜中ATP产量的20%以下,意味着线粒体氧化磷酸化仅需一小部分葡萄糖即可产生绝大多数ATP;而视网膜氧化产生的大部分能量(约65%)并非源自葡萄糖;而是源自脂肪酸氧化。由此可见,糖

尿病患者发生视网膜病变,关键在于极高能量代谢需求的组织,能量转运-利用的平衡被打破;在糖尿病疾病代偿阶段,为了维持足够血流确保局部能量代谢需要,出现代偿性毛细血管血流灌注增加;但随着病情进展,最终呈现毛细血管灌注降低,血管减少。糖尿病视网膜病变虽然分为非增殖期和增殖期(有新生血管形成)两个阶段,但在增殖期血管网稀疏而不是密集。这一改变不仅仅出现在视网膜局部,也出现在全身各处,如糖尿病肾病的发病机制即从肾小球的高滤过-高灌注-高压力最终进展到低灌注的终末期肾病。糖尿病合并的以微血管血管减少-灌注降低,大血管狭窄-血流闭塞的循环障碍,是机体对能量"用"与"运"矛盾对立的升级结果。虽然糖尿病在临床角度并无分级分期,但是从糖代谢的糖尿病前期进展到糖尿病阶段、微循环的毛细血管血流灌注(血管网密布)增加进展到灌注减少(血管减少,血管网稀疏)、大血管的高动力灌注到血流阻塞(以弥漫性动脉粥样硬化和血管弹性下降的动脉硬化为基础的外周血管疾病-心肌梗死或缺血性卒中)的三个维度来认识疾病的严重程度。

五、引起胰岛素抵抗和分泌缺陷的病因

机体内外各种急慢性扰动(perturbation)因素,作为稳态应变负荷不断挑战葡萄糖稳态,而葡萄糖稳态则通过系统自身的缓冲和适应能力而得以继续维持,即葡萄糖稳态应变(glucose allostasis)。

1. 胰岛素抵抗的发生机制·胰岛素抵抗的发生机制目前主要有两种论点:脂质超载论和炎症论。脂质超载论以骨骼肌为例,增大的脂肪细胞可引起二酰基甘油等信号分子在骨骼肌等部位积聚,强化胰岛素信号转导的负反馈机制,抑制胰岛素信号转导;炎症论为"两次打击"模型,即能量持续超载背景下,能量在脂肪细胞以甘油三酯的形式被储存,脂肪细胞体积持续增大、数目增多;伴随着这一改变,脂肪细胞脂肪酸释放增加,脂肪组织局部缺氧;继而吸引和募集巨噬细胞并激活(第一次打击),巨噬细胞分泌或修饰旁分泌和(或)内分泌因子(第二次打击),在靶细胞(如脂肪细胞或肝细胞)阻断胰岛素信号转导,诱导胰岛素抵抗。在胰岛素抵抗最深入研究的细胞因子包括肿瘤坏死因子α(TNF-α)和白细胞介素 1β(IL-1β);针对以上细胞因子的单克隆抗体均有改善胰岛素抵抗和糖耐量的作用。不同的是炎症论中着重强调脂肪组织巨噬细胞(adipose tissue macrophage,ATM)感受能量超载信号并被激活的作用;而脂质超载论更强调脂质作为能量底物,本身作为能量超载信号,启动一系列下游负反馈事件的作用(图11-16-9)。两者相互交叉,互有补充,反映两种机制的对话(cross-talk)。

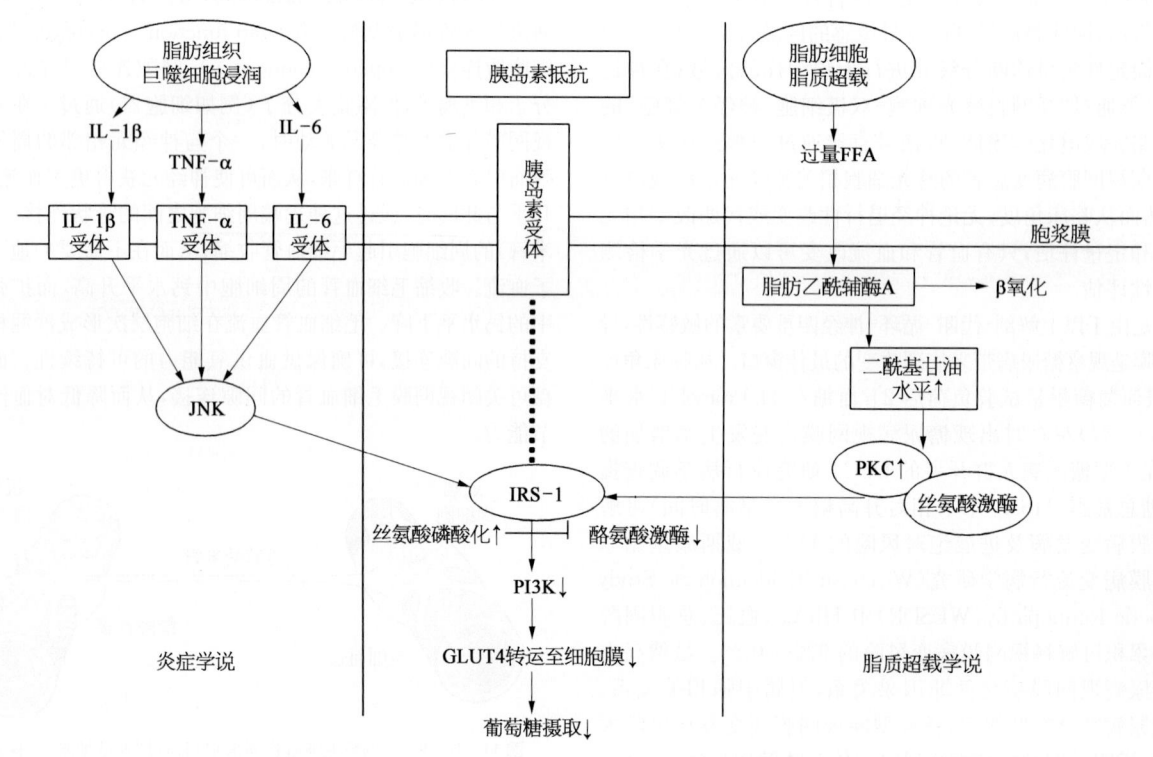

图 11-16-9 骨骼肌发生胰岛素抵抗的炎症论和脂质超载论

免疫和代谢是保证人类生存的最核心系统。在长期进化过程中,对病原体或营养物质的感受、信号转导和效应机制部分共享相同的功能单元。炎症是机体应对能量正负平衡情况下的正常适应性反应,对胰岛素抵抗和β细胞功能衰竭均有贡献。目前认为2型糖尿病本身即是非感染性亚临床炎症疾病;炎症信号通路既可由 TNF-α、IL-1β 等炎症因子激活,也可由葡萄糖、脂类等营养信号激活。葡萄糖、游离脂肪酸自身即具有促炎作用。2型糖尿病及其高危人群的白细胞计数可能上升,而且包括C反应蛋白(CRP)、纤溶酶原、纤溶酶原激活物抑制剂1(PAI-1)、唾液酸、白细胞计数、IL-6、IL-1β 等的炎症反应标志物和急性相反应蛋白均可作为2型糖尿病的预测指标。大量流行病学研究都提示炎症指标可预测2型糖尿病的发病风险;运动锻炼可显著降低 CRP 等炎症指标;美国糖尿病预防计划(DPP)研究中经过强化生活方式干预后,

炎症指标改善,糖尿病发病率显著降低。

巨噬细胞募集在已成熟的大脂肪细胞周边形成环状结构浸润脂肪组织。巨噬细胞除清除凋亡脂肪细胞,有助于脂肪组织的重构以外,还发挥免疫调节作用。脂肪组织局部缺氧可能放大炎症反应的程度,影响胰岛素信号的转导。

从进化的角度,脂肪细胞与巨噬细胞同源。在持续能量正平衡的背景下,脂肪组织的巨噬细胞由原先具有抗炎作用的表型分化为具有致炎作用的表型;脂肪细胞分化、体积增大,胰岛素介导的葡萄糖摄取能力增加,可活化巨噬细胞;巨噬细胞的募集/活化不但可促进脂肪细胞释放促炎介质,导致脂肪组织为巨噬细胞浸润;而且可促进脂肪前体细胞分化为脂肪细胞,促使脂肪组织的形成;脂肪前体细胞更可分化为巨噬细胞样细胞,直接发挥促炎作用。同样,血糖水平的升高也可直接活化巨噬细胞。

炎症反应主要通过 κB 抑制物激酶 β(IKKβ)/NF-κB 通路和 Jun 氨基端激酶(JNK)通路的激活、细胞因子信号抑制物(SOCS)的参与均与胰岛素抵抗有关;TNF-α,IL-6 等通过各自受体也可刺激活化 JNK 和 IKKβ/NF-κB 双重通路。JNK 活化后作用于胰岛素靶细胞,导致胰岛素受体底物(IRS)丝氨酸磷酸化,从而抑制胰岛素信号的输出,直接引起胰岛素抵抗。炎症反应和能量过载的信号在内质网整合,最终表现为胰岛素信号转导的障碍和胰岛素抵抗。

TNF-α 在肥胖患者和动物的脂肪组织高表达,敲除 TNF-α 的小鼠胰岛素敏感性提高。同样,肥胖个体的脂肪组织 TNF-α 高表达,给予健康个体外源性 TNF-α 可引起胰岛素敏感性降低。采用 TNF-α 拮抗剂治疗类风湿关节炎患者的同时,观察到了胰岛素抵抗的改善。敲除 JNK-1 的小鼠也表现为胰岛素敏感性改善,可避免发生胰岛素抵抗、脂肪肝和糖尿病。JNK-1 的活化与内脏脂肪的集聚有关,而内脏脂肪集聚总是不可避免地导致肥胖和胰岛素敏感性的恶化。

早在 1 个世纪以前,大剂量水杨酸钠和阿司匹林即被用于降低轻度糖尿病患者的尿糖水平,但是小剂量阿司匹林对血糖降低无效。目前已知阿司匹林是通过抑制 IKKβ/NF-κB 途径而发挥作用的。

此外,蛋白激酶 C(PKC)通路不但在糖尿病并发症中扮演重要角色,而且也参与 2 型糖尿病的发病过程。脂肪酸代谢产物脂肪酰乙酰辅酶 A 和二酰基甘油等可活化肌肉组织的 PKC-θ 或肝脏的 PKC-δ,抑制胰岛素作用。PKC 本身即可活化下游的 IKKβ 通路,引起胰岛素抵抗。目前已知,JNK 通路、IKKβ/NF-κB 通路和 PKC 通路在胰岛素抵抗中交互作用,共同致病。但是各个不同通路在胰岛素抵抗发病的整个过程中各自所起的作用还不清楚。

2. 能量转运循环池对血管的双向调节作用·胰岛素本身就是血管活性激素,可调节血管张力和血流,调控能量底物对肌肉组织的灌注和供能。正常情况下,胰岛素作用于导管动脉(conduit artery)以增加顺应性,作用于阻力小动脉(直径 100~400 μm,决定血管阻力)增加流向组织的总体血流,作用于毛细血管前小动脉增加毛细血管灌注,并扩大内皮交换表面积。

在不同能量可及性前提下,胰岛素对微血管表现出舒张-收缩双向调节作用。当能量可及性低时,胰岛素受体激活后的下游信号以 PI3K 通路为主,以确保血管舒张和充分的能量交换;同时,GLUT4 转位促进葡萄糖的再摄取。而当高可及性时,胰岛素受体激活后的下游信号以丝裂原活化蛋白激酶(MAPK)通路为主,确保血管收缩,限制能量物质交换。在肥胖、代谢综合征、高血压和(或)2 型糖尿病中观察到的胰岛素抵抗患者,常表现出血管内皮功能障碍,一氧化氮利用率降低且内皮素作用增强,在微循环毛细血管收缩-舒张调节、组织灌注和能量/氧交换的调节能力降低,在大血管病变则进展为局部缺血/缺氧、动脉硬化、动脉粥样硬化、高血压等。另一方面,运动可增加微循环募集作用,以能量利用为前提而起到类似胰岛素的作用(增加肌肉组织局部微循环灌注和胰岛素摄取)。包括运动在内的治疗性生活方式是糖尿病预防和治疗的基石。采用肾素-血管紧张素系统(RAS)阻断剂可能改善糖尿病前期个体的糖代谢,与 RAS 系统扩张微循环、改善能量转运和交换有关。

如前所述,能量转运循环池在不同能量可及性背景下起到不同的调节作用。若能量灌注不足,则毛细血管舒张,微循环能量交换面积扩大,尽最大可能转运交换能量物质;若能量超载,尤其是长期正平衡,则以微循环收缩,能量转运效率降低,底物交换减少,最终确保细胞内代谢稳定。

3. 能量利用池对能量代谢的调节作用·人体最直接的供能物质是三磷酸腺苷(ATP);人体每日摄入的能量除用于基础代谢以外,绝大部分都是靠肌肉运动消耗的;而肌肉活动的能量,首先由肌细胞中的 ATP 迅速提供,之后由磷酸肌酸(CP)及时分解补充。该过程称为 ATP-CP 循环。肌细胞中的 CP 浓度约为 ATP 的 5 倍,但贮量甚微,只能提供肌肉活动几秒至 1 分钟使用;故而需要从营养物质分解代谢来提供合成 ATP 的能量,营养物质主要是碳水化合物、脂肪和蛋白质,但一般不动用蛋白质。

在中等强度及以下强度运动时,食物在有氧条件下生成二氧化碳和水,再通过氧化磷酸化过程合成大量 ATP 来提供能量,使肌肉活动能经济和持久地进行,该过程需要氧的参与。有氧代谢过程初始阶段,主要利用碳水化合物,但随着时间延长,利用脂肪的比例增大,随后脂质成为主要的代谢能源。

从供能组织器官角度看,不同组织器官对能量底物有不同的偏好;在不同代谢状态下,也会有所不同。

对 2 型糖尿病发病机制的传统观点是,细胞内过度氧化应激会引起炎症反应,继而引起胰岛素细胞衰竭和外周组织胰岛素抵抗。不过也有观点认为,在氧化和还原反应两者之间存在"微妙平衡"。2 型糖尿病的发病更可能是氧化不足,而非过度氧化应激。从代谢角度看,糖尿病与衰老的过程类似,更接近于加速衰老的线粒体衰竭状态。

单个神经元与脑毛细血管的距离很少超过 8~20 μm。由于氧在脂质中的溶解度优于水,血脑屏障不是氧运输的屏障。由于神经元与脑毛细血管的距离较短,可确保神经元获得足够的氧气以进行线粒体呼吸。因此,一般公认"葡萄糖是健康成人大脑唯一可经血液运输,并支持其代谢需求的能量物质"。正常情况下,人体大约 1/4 的葡萄糖用于大脑供能。其为脑组织、红细胞、免疫细胞供能是葡萄糖代谢的最重要机制。

（1）肝脏：是人体同时供能和耗能的器官；同时扮演葡萄糖的储存者、消耗者和生产者的角色；同时需处置脂肪酸、氨基酸和各种细胞因子等。饮食中只有约33%的碳水化合物进入肝脏，而饮食中的脂肪仅占肝脂肪酸池的10%～20%。

在肝脏，葡萄糖通过细胞质中的糖酵解转化为丙酮酸，然后丙酮酸在线粒体中被氧化，从而通过三羧酸循环和氧化磷酸化生成ATP。在进食状态下，糖酵解产物用于通过从头脂肪形成来合成脂肪酸。长链脂肪酸被并入肝细胞中的三酰基甘油、磷脂和（或）胆固醇酯中。这些复杂的脂质存储在脂质小滴和膜结构中，或作为极低密度的脂蛋白颗粒分泌到循环系统中。在禁食空腹状态下，肝脏通过糖原分解和糖异生作用向肝外组织器官输出葡萄糖；肝糖异生是内源性葡萄糖产生的主要来源。肝能量代谢受神经元和激素信号严格调节，交感神经系统刺激，而副交感神经系统抑制肝糖异生。胰岛素刺激糖酵解和脂肪生成，但抑制糖异生，胰高血糖素对抗胰岛素的作用。包括CREB、FOXO1、ChREBP、SREBP、PGC-1α和CRTC2在内的众多转录因子和共激活因子控制着催化代谢途径关键酶的表达，从而控制肝脏能量代谢。肝脏对胰岛素抵抗表现为肝脏对胰岛素清除作用下降，基础胰岛素对肝糖异生的抑制作用不足，脂质大量异位存储于肝脏，引起代谢性肝病。代谢性肝病可视为2型糖尿病的合并症之一。

根据在空腹血糖受损（IFG）和2型糖尿病人群的研究，肝脏对胰岛素敏感性下降是导致血糖水平升高的重要因素。人肝脏胰岛素抵抗表现为胰岛素对肝糖输出的抑制作用减弱（基础状态下和负荷餐后），对葡萄糖摄取减少，对胰岛素清除减少。

在胰岛素作用下肝糖原的及时合成和适时分解，糖异生反应的及时参与是肝脏维持葡萄糖稳态的关键机制。正常情况下，血浆胰岛素水平与肝糖输出之间具有剂量相关性，肝脏对门静脉中微小的胰岛素水平变化极为敏感；与此同时，外周组织对葡萄糖的摄取对胰岛素水平的细微变动并不十分敏感。因此，在糖尿病自然病程极早期，血浆胰岛素水平发生细微升高时，肝脏是全身葡萄糖稳态调节的主要决定因素。肝细胞特异性敲除胰岛素受体的小鼠表现为β细胞代偿性增殖、空腹和餐后高血糖、外周胰岛素抵抗、高胰岛素血症、代谢综合征、严重代谢异常和早发动脉粥样硬化；而脂肪细胞敲除胰岛素受体的小鼠仅表现为葡萄糖摄取功能障碍而免于肥胖、糖耐量异常和脂代谢紊乱的发生，从而延长生存时限；肌细胞敲除胰岛素受体的小鼠也仅表现为骨骼肌葡萄糖摄取障碍而全身糖代谢维持正常。这表明肝脏胰岛素抵抗发生在2型糖尿病病程的极早期，可能是胰岛素抵抗发生的原发部位，早于外周组织的胰岛素抵抗。

纵向流行病学研究提示，肝细胞内甘油三酯过多沉积，可独立于BMI、腹型肥胖或全身肥胖而作为2型糖尿病和动脉粥样硬化发生危险的预测指标之一。脂肪肝的形成与肝实质细胞脂肪转运和合成增加、氧化利用和以脂蛋白形式转出减少有关。

1）肝糖输出：机体进食富含碳水化合物的饮食后，超过即时需要的葡萄糖在肝脏以肝糖原的形式储存起来，作为禁食时的首要葡萄糖来源。正常禁食期间，大约90%的葡萄糖由肝脏提供；其中多数葡萄糖（约2/3）为对胰岛素作用不敏

感的组织（中枢神经系统）所利用，其余被胰岛素敏感组织（肌肉等）利用。因此，在禁食状态下，肝脏的主要作用是提供能量，防止低血糖的发生。此时内源性葡萄糖生成（endogenous glucose production，EGP）来自糖原分解（glycogenlysis）和葡萄糖异生（gluconeogenesis）两条途径；糖原分解和葡萄糖异生调节机制的异常引起肝脏胰岛素抵抗，引起肝糖输出增加。

控制糖原分解和葡萄糖异生主要有赖于胰高血糖素（特异性刺激内源性葡萄糖生成）和胰岛素（特异性抑制内源性葡萄糖生成）基础分泌的平衡；其中约50%肝糖来自胰高血糖素的作用。进食引起的胰岛素水平升高导致胰岛素/胰高血糖素值升高，肝糖输出被抑制（促进糖原合成、抑制糖原分解和糖异生），肝糖输出下降60%～90%，避免餐后血糖过度升高。

肝脏本身对葡萄糖生成的自我调节机制在于肝脏糖原分解的速率会根据葡萄糖异生的速率进行调整，既可避免内生葡萄糖生成过量导致血糖水平升高，同时避免糖异生速率过低导致低血糖。空腹血糖正常和IFG个体经过隔夜禁食后，糖原分解和从乳酸、氨基酸、甘油和丙酮酸等葡萄糖异生途径而来的葡萄糖对内源葡萄糖生成的贡献大致相当；IFG个体接受外源性胰岛素对内源性胰岛素和胰高血糖素的分泌产生抑制作用，葡萄糖异生减速，造成内生葡萄糖生成和释放减少。而2型糖尿病患者肝糖输出增加量的约90%来自糖异生加速。

肝糖原合成的限速酶是糖原合成酶，肝糖原分解的限速酶是磷酸化酶，糖异生的限速酶是磷酸烯醇丙酮酸羧激酶（PEPCK）。胰岛素通过阻断糖异生和糖原分解来抑制肝脏葡萄糖的产生和释放，这是胰岛素对肝脏的直接和主要作用。此外，胰岛素还通过对α细胞、脂肪组织和骨骼肌的作用对肝糖输出产生间接影响。在胰岛内，胰岛素可通过γ-氨基丁酸及其受体系统抑制胰高血糖素的释放；胰岛素可通过降低脂肪细胞释放的游离脂肪酸和甘油，以及骨骼肌细胞释放的糖异生前体水平，发挥抑制糖异生反应的作用；胰岛素还通过中枢神经系统（主要是下丘脑）对肝糖输出产生抑制作用。胰岛素对肝脏的直接和间接作用（通过胰高血糖素、下丘脑、迷走神经、骨骼肌、脂肪组织等）都有赖于正常的胰岛素信号转导途径。胰岛素对肝脏的间接作用需要时间更长、更高的胰岛素水平。

2）肝糖摄取：肝脏通过对葡萄糖的直接摄取作用、进餐后减少肝糖的生成和输出参与餐后血糖的调节。和肝糖输出一样，胰岛素直接作用下的肝脏葡萄糖摄取（hepatic glucose uptake，HGU）占50%左右（通过增加肝糖原储存实现），间接作用占50%（通过增加糖酵解和葡萄糖氧化实现）。

诸多因素可能影响胰岛素对肝脏葡萄糖摄取的作用。例如葡萄糖自身在与胰岛素协同作用下对肝糖摄取有调节作用。因此，单纯高胰岛素血症本身并不能促进肝糖摄取；同样，肝脏在胰岛素缺乏的高血糖环境下也不能显著促进肝糖摄取。

在合并外周胰岛素抵抗的情况下，肝脏对葡萄糖摄取的作用在全身葡萄糖利用中的地位显得更为重要。这意味着在病理意义的高血糖/高胰岛素血症的情况下，肝糖摄取更重要。

3）肝脏对胰岛素的清除作用：在首过效应下，来自门静脉的胰岛素大约50%在肝脏被清除。因此，有效的胰岛素清除可避免体循环中过高的胰岛素水平。因此，门静脉中胰岛素浓度是体循环的1倍；由于胰岛素脉冲样分泌造成的水平波动振幅是体循环的10倍。大多数的胰岛素摄取经由受体通路完成，而长期慢性高胰岛素血症可能造成受体下调，胰岛素清除能力下降。胰岛素敏感性和胰岛素清除能力呈线性正相关关系；2型糖尿病患者胰岛素清除率显著下降。

肝脏胰岛素抵抗可能是2型糖尿病自然病程中较早出现的病理生理现象，导致肝脏胰岛素抵抗→血糖升高→葡萄糖毒性引起的外周胰岛素抵抗→代偿性高胰岛素血症的恶性循环。胰岛素在肝脏直接和（或）间接作用的缺陷与胰岛素抵抗的发生发展密切相关。

（2）骨骼肌：是能量氧化的重要场所。正常个体在休息状态下，游离脂肪酸可满足骨骼肌约90%的能量需求，葡萄糖氧化被抑制；进餐后，脂质氧化被抑制，在胰岛素的作用下进入骨骼肌的葡萄糖增加，由己糖激酶磷酸化为6-磷酸葡萄糖，继而合成肌糖原。

游离脂肪酸进入骨骼肌后有两个去处：① 经过线粒体β氧化被利用；② 被储存为甘油三酯。能量持续正平衡的情况下，脂肪酸的分解和摄取速率显著增加；与健康个体相比，2型糖尿病患者的脑、脂肪和内脏组织对葡萄糖的摄取并无明显降低，表现最突出的是骨骼肌对葡萄糖的摄取和利用能量降低（图11-16-10）。肥胖和2型糖尿病患者的骨骼肌，在空腹状态下因葡萄糖氧化未被有效抑制而增强，且脂质氧化作用减弱；餐后状态下胰岛素介导的葡萄糖氧化及其抑制血浆脂肪酸转运进入细胞氧化利用的作用减弱；机体对葡萄糖的处置速率降低是餐后高血糖的重要原因。骨骼肌在空腹、餐后状态下对能量底物的转换功能异常可能是骨骼肌胰岛素抵抗的关键机制，也可能是骨骼肌内脂质含量的原因之一。

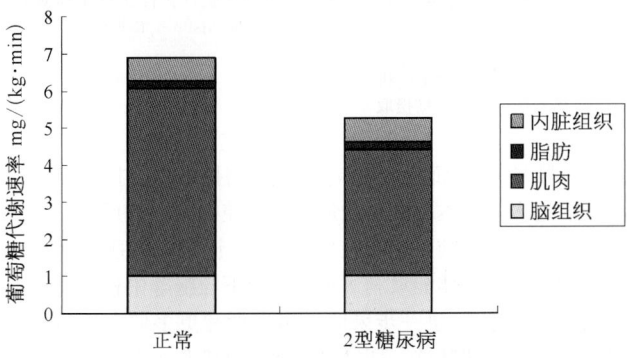

图11-16-10 骨骼肌胰岛素抵抗是2型糖尿病患者的主要改变

胰岛素刺激的葡萄糖摄取/氧化和糖原合成功能异常是骨骼肌胰岛素抵抗的核心表现。这一现象在2型糖尿病患者的一级亲属或肥胖个体中可以观察到。健康个体短暂的脂肪酸或葡萄糖水平升高即可显著降低胰岛素介导的葡萄糖摄取和糖原合成。高血糖或脂肪酸升高的个体降低血糖或脂肪酸后，胰岛素抵抗改善，胰岛素介导的葡萄糖摄取和糖原合成增加。胰岛素通过IRS-1和PI3K信号引起葡萄糖转运作用减弱、糖原合成限速酶糖原合成酶的活性降低是引起改变的关键病理机制。

肌细胞分泌IL-6、IL-8和IL-15等"肌肉因子"参与能量代谢和免疫调节，因此肌肉同时被视为内分泌器官和免疫器官。肌细胞内脂代谢和葡萄糖代谢相互影响。同肝脏一样，甘油三酯的异位沉积程度与胰岛素敏感性负相关。骨骼肌内脂质含量（intramyocellular lipids，IMCL）与脂肪的获得程度有关。

长期接受耐久训练的运动员胰岛素敏感性高，但是IMCL仍可能显著升高；健康个体运动一次，次日即可发现骨骼肌内甘油三酯合成增加；实验动物限制能量摄入或运动锻炼即可增加骨骼肌内甘油三酯含量。糖尿病高危个体进行一定强度的有氧运动后体重下降，脂肪分布和葡萄糖耐量改善；目前对肌肉、脂肪组织之间的信号如何进行相互信号交换还不明确。目前已知，骨骼肌内甘油三酯并不直接参与胰岛素抵抗的致病过程，而合成甘油三酯的底物脂肪酸及其代谢产物（如二酰基甘油DAG、神经酰胺、LCA-CoA等）在引起胰岛素抵抗的过程中扮演更重要的角色。在人和啮齿类动物的肌肉活检组织中LCA-CoA含量与胰岛素抵抗强相关；体重下降伴随着LCA-CoA水平的下降和胰岛素抵抗的改善。引起骨骼肌对胰岛素敏感性下降的原因与氧化应激、糖毒性和脂毒性等有关。

4. 能量储备池对代谢的调节作用·长期营养过剩和能量正平衡会引起脂肪组织体积增大、增生和异位（肌肉-肝脏-胰腺等）甘油三酯沉积。可能由于脂肪细胞局部缺氧而最终导致细胞凋亡和死亡；周边巨噬细胞大量募集并释放促炎因子如肿瘤坏死因子、IL-1β和IL-6等，促发局部和全身性轻度炎症。脂肪组织局部炎症反应可直接或通过抑制胰岛素信号转导增加脂解作用，自白色脂肪组织中释放FFA和甘油。在肝脏，以甘油为底物，FFA衍生的乙酰辅酶A，变构激活丙酮酸羧化酶，刺激糖异生。FFA和甘油作为生成甘油三酯的底物，在缺乏足够线粒体功能的情况下启动代谢性肝病并产生抑制胰岛素信号的脂毒性代谢产物。肝细胞胰岛素抵抗不仅会长期上调糖异生，而且会降低胰岛素刺激的糖原合成和葡萄糖摄取，进而增加餐后葡萄糖的产生。在肌肉组织，线粒体脂肪氧化消耗不足（可能是遗传的），加速FFA可用性并促进脂质合成，抑制胰岛素刺激的葡萄糖转运和糖原合成。

依照脂肪细胞不同的驻留位置和功能，白色脂肪组织是最基本的脂肪组织，通过储存多余能量并同时防止脂肪滴在非脂肪组织中积聚。脂肪组织会以增加数量或增加体积方式生长，脂肪细胞体积增加与代谢性疾病（如肥胖症或糖尿病）关系更为密切。如果脂肪细胞数量增加，就可能会有更多的新脂肪细胞产生，可以有效锁死脂肪，避免代谢障碍。因此，代谢稳态主要依赖于脂肪祖细胞（adipocyte progenitor cells，APC）进行从头脂肪合成，成为成熟脂肪细胞的能力。不同脂肪祖细胞的分子表达有差别，但具有类似的增殖能力和成脂能力。源自CD34高表达的脂肪祖细胞的脂肪细胞，具有更高的脂质处置能力；而源自CD34无表达的脂肪祖细胞的脂肪细胞，更类似于米色脂肪细胞，具有更显著的内分泌激素分泌能力。与皮下或大网膜部位相比，股臀部位分布的脂肪祖细胞更丰富。脂肪组织响应长期能量正平衡而膨胀，储存多余的甘油三酯，同时限制在肌肉、肝脏等部位的异位脂肪沉积及其继发的代谢和炎症改变。下半身脂肪组织的脂肪祖细胞可能与应对能量超载而增加脂肪细胞数量更相关,有助于脂肪形成和小脂肪细胞的产生,从而具有预防代谢性疾病的价值。

脂肪组织不仅是被动的燃料库,而且还是内分泌器官。随着持续能量超载,脂肪细胞在形态上发生重构,体积变大;

在功能上对胰岛素介导抗脂解作用减弱,导致过量FFA"溢入"其他组织,引起其他组织的继发性胰岛素抵抗。脂肪细胞还分泌活性物质如脂肪酸、瘦素、脂联素、TNF-α、IL-1β等均直接通过脂肪因子的作用异常(如瘦素抵抗)或生成异常(脂肪因子分泌过量或减少)参与葡萄糖稳态的调节(表11-16-1)。

表11-16-1 主要脂肪因子对糖代谢的影响				
脂肪因子	对进食行为或中枢神经系统的影响	对肝糖生成的作用	对葡萄糖处置利用的作用	对β细胞和胰岛素分泌的影响
瘦素	降低食欲	通过AMPK增加肝脏胰岛素敏感性	通过AMPK增加肌肉胰岛素敏感性,减少IMCL	作为脂肪细胞-胰岛素反馈环路的一部分,抑制胰岛素原合成和胰岛素分泌来减少胰岛素释放;可能有助于β细胞的生存;瘦素抵抗与糖代谢直接有关
脂联素	对进食无直接影响,但是脑室内给予脂联素可增加能量消耗;在脑脊液中存在	通过AMPK增加肝脏胰岛素敏感性	结果不一致;增强胰岛素作用或无影响	对健康个体胰岛素合成和分泌无直接影响,但在高脂饮食的实验动物观察到胰岛素分泌改善
TNF-α	降低食欲	在啮齿类动物可抑制胰岛素信号,但对健康成人无直接影响	白色脂肪组织、骨骼肌对胰岛素介导的葡萄糖摄取减少;活化JNK、AMPK、NF-κB等丝氨酸激酶;IRS-1、AS160的丝氨酸磷酸化;SOCS3表达;抑制GLUT4;生成ROS等	体外葡萄糖介导的胰岛素分泌能力减弱、β细胞分泌增加;体内尚不明确,可能与β细胞功能衰竭有关
IL-6	降低食欲	通过胰岛素信号转导途径降低胰岛素敏感性(可能与SOCS3表达部分相关)	研究结果不一致	可能对β细胞增殖具有保护作用;IL-6在转基因小鼠胰岛的表达可引起胰岛增生和胰岛炎
抵抗素	可能降低食欲;在脑脊液内存在	降低胰岛素敏感性,增加肝糖输出	减少葡萄糖摄取,作用不及在肝脏显著	体外研究提示可损害葡萄糖介导的胰岛素分泌能力
视黄醇结合蛋白4(RBP-4)	不详	降低胰岛素敏感性,通过活化PEPCK通路增加糖异生	降低骨骼肌胰岛素敏感性,机制不详	不详
内脏脂肪素(visfatin)	不详	不详	通过胰岛素受体增强胰岛素敏感性	在β细胞进行性恶化个体观察到循环visfatin水平升高
人网膜素(omentin)	不详	不详	通过不同于胰岛素的机制增强胰岛素信号和葡萄糖摄取	不详

瘦素的主要生理作用是减少能量摄入,增加能量支出:通过不依赖于胰岛素的AMPK通路改善葡萄糖摄取;通过促进脂肪酸氧化而减少甘油三酯异位沉积;通过促进PGC-1α的基因表达、上调解偶联蛋白1/2、促进线粒体生物合成等机制改善胰岛素敏感性和分泌。

肥胖或IGT个体进行强化生活方式干预/胃旁路手术后,瘦素等脂肪因子伴随着胰岛素敏感性和糖代谢的改善而改善,且这一改变不依赖于体脂等改变。然而,肥胖或2型糖尿病患者又多合并瘦素水平显著升高,升高了的瘦素水平并不能引起进食减少应有的作用,提示合并瘦素抵抗;瘦素水平升高(瘦素抵抗)提示2型糖尿病的发病危险增加。

瘦素抵抗可能与瘦素受体功能障碍、通过血脑屏障的转运障碍、抑制瘦素信号通路的基因(如SOCS3、PTP1B等)表达增加等有关;意味着肥胖和2型糖尿病的危险增加。

5.中枢神经系统·尽管2型糖尿病的直接病理生理机制在于胰岛素的绝对或相对不足,但是导致2型糖尿病的病因

并不止胰岛本身,而在于更高层次的调控中枢。持续超过需要摄取过多能量本身就是能量稳态调控机制中负反馈机制失效的反映。下丘脑可能存在"能量平衡调定点",肥胖和2型糖尿病可能是机体能量利用不足而给下丘脑等中枢控制机制发出错误信号后,进一步采取过多进食和更多储存能量的结果。目前还不清楚这一调定点是通过饥饿和进食中枢之间的平衡机制,还是另有其他通路作用。目前已知与食欲调节相关的核团(孤束核、弓状核、室旁核等)、与血糖调节相关的核团(下丘脑腹内侧核、杏仁体内侧核等)、与进食奖赏行为相关的核团(背侧纹状体等)、与成瘾效应相关的核(伏核等)均参与摄食行为和血糖调节。

下丘脑通过接收和整合代谢(如葡萄糖、脂肪酸等)、激素(如胰岛素、胃促生长素、瘦素等)和神经信号对能量平衡、食欲和摄食发挥调节作用。下丘脑接收到外周信号后发生指令,限制摄食和内源性葡萄糖的生成(图11-16-11)。表11-16-2示脑室内注射一些营养代谢物和激素研究中枢神经系统对葡萄糖

稳态和肝糖输出的控制和影响。下丘脑在控制能量平衡、进食和葡萄糖稳态平衡的功能是在全身调控机制的一部分；目前已知下丘脑 AMPK、IKKβ/NF-κB、内质网应激、丙二醛辅酶 A、钙/钙调蛋白依赖蛋白激酶等异常与能量平衡调定紊乱

有关。高血糖个体表现为下丘脑感受、整合、外传信号的功能异常。下丘脑对某些神经肽、胰岛素、长链脂肪酸、胃促生长素、葡萄糖等信号的不敏感与肥胖、胰岛素抵抗有关；恢复下丘脑神经元对激素和代谢信号的敏感性有助于糖代谢的改善。

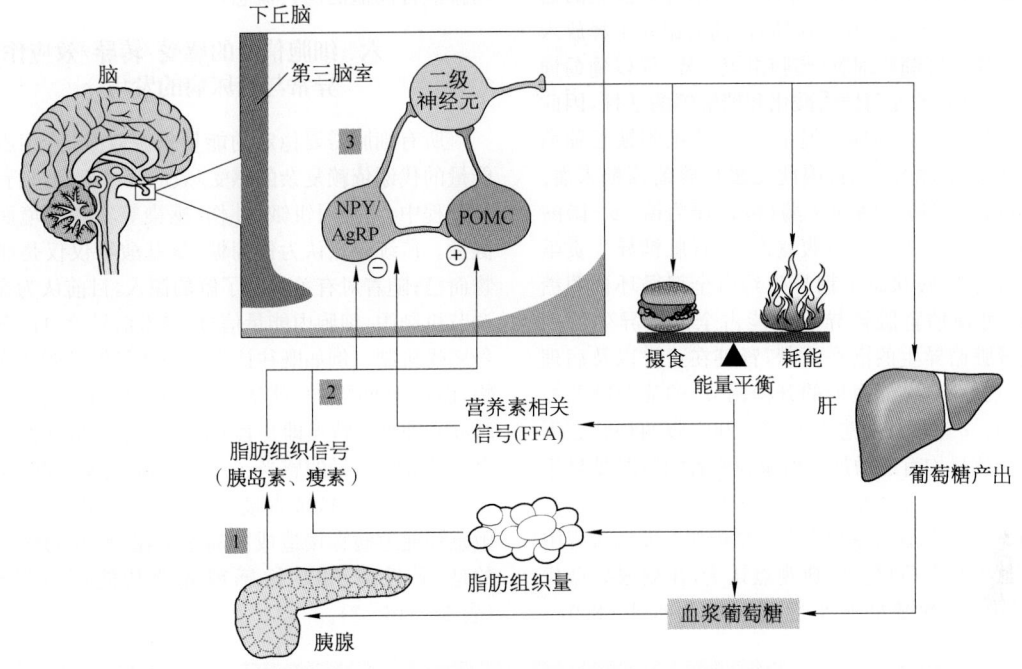

图 11-16-11　以中枢神经系统为核心的能量摄入调节机制

表 11-16-2　中枢神经系统对葡萄糖稳态和肝糖输出的控制和影响

脑室内注射	葡萄糖生成	糖异生	糖原分解	PEPCK mRNA	葡萄糖-6-磷酸酶 mRNA	血糖水平
葡萄糖	↓	↓	↓	±	↓	↓
乳酸	↓	↓	↓	±	↓	↓
油酸	↓	×	×	±	↓	↓
胰岛素	↓	↓	±	↓	↓	↓
瘦素	↓	↑	↓	↑	↑	×
黑素细胞刺激素	↑	↑	±	↑	↑	×
瘦素（不依赖黑素细胞刺激素的作用）	↓	±	↓	±	±	×

注：PEPCK,磷酸烯醇丙酮酸羧激酶；×,表示无相关数据；±,表示无显著变化。

　　小鼠特异性敲除神经元的胰岛素受体，表现为胰岛素抵抗、葡萄糖耐量受损和肥胖。全身胰岛素受体敲除的小鼠，完全恢复胰岛素受体在胰岛和肝脏的表达和功能，而部分恢复下丘脑的表达和功能，虽然可以纠正高血糖，但是不能完全纠正肝脏胰岛素抵抗；这表明下丘脑胰岛素信号的活化是胰岛素全身作用的一部分。下丘脑 IR/IRS/PI3K 信号通路是胰岛素对肝糖输出抑制作用机制的一部分：循环中胰岛素经血脑屏障进入结合位于下丘脑弓状核的胰岛素受体，通过活化 IRS 和 PI3K，引起 K_{ATP} 通道开放和神经元超极化而抑制肝糖生成和输出。SUR-1 敲除的小鼠表现为胰岛素对肝糖输出的抑制作用减弱；关闭 K_{ATP} 通道的磺酰脲类药物格列苯脲脑室内给药可阻断胰岛素对肝糖输

出的抑制作用，而开放 K_{ATP} 通道的二氮嗪则产生相反的作用。GLP-1 类药物通过迷走神经向中枢神经系统传递信号，抑制食欲和进食行为。

　　6. 能量排泄-排遗机制作为代谢调节机制的补充。所有摄入的能量物质都会被胃肠道吸收，而总有部分最终通过粪便排出体外。即使已转运至循环系统的营养成分也仍可通过肾脏过滤从尿液中逸出。经排泄（尿液）或排遗（粪便）释出的能量物质是能量平衡调节机制中易被忽视的重要组成部分。促进胃肠道蠕动、减少消化道对能量物质的吸收增加粪便排遗（肠脂肪酶吸收抑制剂 orlistat 或胃肠道 SGLT1 抑制剂）或增加肾脏葡萄糖重吸收，增加尿液排泄（SGLT2 抑制剂），均有一定减重和降糖作用；也有糖尿病前期人群采用以上药物

干预而逆转的报道。代谢手术患者减重和改善糖代谢的机制也包括经粪便排遗能量增加至与吸收不良相当的水平（350～850 kcal/d）。

肾脏主要通过葡萄糖异生和葡萄糖重吸收双重机制调节葡萄糖水平。葡萄糖利用方面，可将肾脏看作两个独立的器官；其中葡萄糖利用主要发生在肾髓质，而葡萄糖异生释放入血则仅限于肾皮质。肾髓质细胞（与脑组织一样，仅以葡萄糖为能量底物）具有显著的葡萄糖磷酸化和糖酵解酶活性，因此可磷酸化利用能量并积累糖原。但是，肾髓质细胞缺乏葡萄糖-6-磷酸酶和其他糖异生酶，因此无法释放葡萄糖入血。另一方面，肾皮质细胞通过糖异生酶（包括葡萄糖-6-磷酸酶），生成葡萄糖并释放入血。空腹状态下，肾脏糖异生贡献约为20%。若基于空腹状态下糖异生约占全部循环葡萄糖量一半的假设，可预估肾脏糖异生可能占全部糖异生的约40%。考虑到肾脏糖异生的潜在贡献，肾脏在正常以及病理生理状态（如肝功能不全、低血糖的升糖调节）的葡萄糖调控机制起重要作用。2型糖尿病患者在餐后和空腹两种状态下肾脏葡萄糖的释放量均有所增加。糖尿病患者的肾脏糖异生增加量比非糖尿病个体多3倍。相反，糖尿病患者肝葡萄糖异生仅增加约30%。肾脏对糖异生及2型糖尿病发病过程中的实际定量贡献尚存在争议。经典观点认为，在糖尿病糖代谢恶化的进程中，如葡萄糖水平超过肾糖阈水平（8.9～

10 mmol/L），肾脏重吸收被抑制，肾脏经尿液排出葡萄糖。但以高糖葡萄糖钳制试验进行精细观察，肾脏葡萄糖排泄与血糖增加成比例增加。当将血糖降低至正常血糖水平时，糖尿症仍可能存在，因此在2型糖尿病患者中不一定坚持葡萄糖排泄肾阈值的经典概念。

六、细胞信号的感受/转导/效应作用异常与糖尿病的发病

所有细胞需要稳定的能量来源以维持；细胞内大分子和能量的代谢依赖复杂的感受/效应反馈机制进行调控；并在进化过程中，为应对饥饿、外伤、感染等不利环境而维持系统稳健性。传统观点认为葡萄糖、氨基酸等仅仅是能量代谢的底物而已；随着对有关机制了解的深入，目前认为在葡萄糖稳态调节机制中，细胞内能量信号、激素信号等可能分享共有的信号感受机制。例如既往认为脂肪酸仅仅是脂代谢的产物和底物，而棕榈油酸本身就是调节脂肪细胞脂质合成的关键激素。胰岛β细胞的特点即是其分泌胰岛素与机体的代谢速率相耦合。胰岛素信号的感受、转导的功能失调（如丝氨酸激酶磷酸化等）与胰岛素抵抗直接相关；而效应机制之一的胰岛ATP敏感钾通道直接造成胰岛素分泌/释放的障碍。与之不同的是，下丘脑ATP敏感钾通道功能则与肝糖生成有关（表11-16-3）。

表11-16-3　2型糖尿病发病过程中部分信号效应/感受机制

	功　能	机　制	作　用
能量信号通路			
AMPK通路	感受胞内ATP信号，恢复ATP/ADP比值	刺激合成代谢 抑制产生ATP的分解代谢	控制全身能量代谢稳态
mTOR通路	感受氨基酸信号 调控细胞生长和增殖 控制组织和器官生长	刺激蛋白质合成 刺激核糖体合成	调节血糖水平 在肝脏和脂肪组织之间对能量贮存进行调节
己糖胺通路	感受葡萄糖信号 参与肌肉、肝脏和脂肪组织的能量代谢 将脂肪组织的能量信号传递给大脑	调节葡萄糖转运系统的胰岛素敏感性 刺激脂质合成 刺激糖原合成 刺激瘦素和脂联素分泌 刺激细胞因子分泌	为组织、器官维持正常功能而提供能量 促进细胞的生存和修复 联络外周代谢和中枢神经系统的代谢
激素信号通路			
胰岛素通路	调节糖脂代谢 促进细胞生长和增殖 抗凋亡 保护机体免受氧化应激的损害	通过控制酶和调节蛋白质的磷酸化参与能量代谢 控制基因转录	通过中枢神经系统对食欲的调节 控制能量摄入

2型糖尿病发病过程中信号效应/感受各个机制都是整个能量代谢系统的一部分。葡萄糖通过GLUT4发挥作用，刺激胰岛素分泌、活化胰岛素受体而活化哺乳类雷帕霉素靶蛋白（mTOR）；此外，葡萄糖还通过未知的直接途径活化mTOR。胰岛素则通过与细胞膜上的受体结合，引起胰岛素受体亚单位的磷酸化和胰岛素受体底物（IRS）的酪氨酸激酶磷酸化。胰岛素受体底物活化后调节磷酸肌醇3激酶的活性，继而活化Akt（蛋白激酶B）。活化的Akt可间接刺激

mTOR的活性。mTOR是细胞对营养、生长因子等信号做出反应的核心调节机制之一，mTOR活化可促进蛋白质的合成。

AMP活化的蛋白激酶（AMPK）系统是细胞内能量状态的感受机制之一。当机体ATP生成减少（如缺血、缺氧等）或消耗增加（如肌肉收缩等）时，细胞内AMP：ATP升高，AMPK被活化。AMPK活化后，即动员分解代谢，加速生成ATP；减少需要消耗ATP的生物合成、细胞增殖等作用。因

此,AMPK 在维持人体能量稳态方面扮演重要角色。由于能量过量摄入和缺乏运动,糖尿病高危人群的 AMPK 处于低活化状态,因此可能是糖尿病发病机制之一。节食或运动锻炼的获益与活化 AMPK 有关。瘦素等的作用机制之一即是通过 AMPK 实现的。AMPK 主要通过活化 eEF2K 和抑制 mTOR 信号通路调节蛋白质翻译。在胰岛 β 细胞,高糖引起的 AMPK 抑制与 mTOR 活化呈负相关。mTOR 机制可能有助于解释不同个体对精氨酸刺激试验和口服葡萄糖耐量试验的反应有所不同。

七、小 结

通俗地讲,2 型糖尿病是在少动多食的环境因素下,在具有遗传或表观遗传学缺陷个体,引起胰岛高分泌及代偿性高胰岛素血症,进而产生胰岛素抵抗;最终导致胰岛分泌衰竭,β 细胞所分泌的胰岛素不足以控制血糖水平在正常范围内。以系统的角度考察 2 型糖尿病发病过程,从中枢神经系统控制、迷走神经传递电信号的主动进食行为,到胃肠道能量消化吸收(胃肠道激素主要起到进食行为的开关调节效应),再到血循环从大血管到微循环的转运和能量交换,再到细胞内的利用。整体而言,2 型糖尿病是以胰岛功能代偿与失代偿为核心机制(表现为胰岛功能障碍),"自私"大脑(低运动意愿-高进食意愿,表现为多食少动的社会行为)和"自私"线粒体(能量底物经循环转运和交换进入各组织细胞内,生成 ATP 供能;但拒绝过多能量进入细胞氧化供能,表现为保护性或病理性胰岛素抵抗)处置能力之间的失衡。

从胰岛素分泌、循环灌注(运)和能量利用(用),也都有类似抛物线或 Starling 曲线(从正常到高代偿,再到失代偿)的规律。在机体代谢通路中,倾向于更多生理性增强氧化磷酸化或生酮作用、糖酵解作用和糖异生作用、促进节约胰岛素效应(insulin sparing)的干预措施,有助于回复这一失衡,成为 2 型糖尿病的有效干预措施。如仅仅是改善即时血糖维持在正常范围而以能量储存增加为代价,则不一定有利于 2 型糖尿病。迄今所有以刺激内源性胰岛素分泌和补充外源性胰岛素为干预手段的 2 型糖尿病高危人群研究,都没有得到糖代谢有所改善的证据。

参考文献

[1] Archer E, Pavela G, McDonald S, et al. Cell-specific "competition for calories" drives asymmetric nutrient-energy partitioning, obesity, and metabolic diseases in human and non-human animals[J]. Front Physiol, 2018, 9: 1053.

[2] Titchenell PM, Quinn WJ, Lu M, et al. Hepatocyte insulin signaling is required for feeding-induced lipogenesis but dispensable for the suppression of glucose production[J]. Cell Metab, 2016, 23(6): 1154 - 1166.

[3] Krycer JR, Quek LE, Francis D, et al. Insulin signalling requires glucose to promote lipid anabolism in adipocytes[J]. J Biol Chem, 2020, 295 (38): 13250 - 13266.

[4] Wallace DC. Bioenergetics, the origins of complexity, and the ascent of man[J]. Pro Natl Acad Sci U S A, 2010, 107 (Suppl 2): 8947 - 8953.

[5] Watson JD. Type 2 diabetes as a redox disease[J]. Lancet, 2014, 383 (9919): 841 - 843.

[6] 陆俊茜,贾伟平,包玉倩,等.空腹血糖水平与精氨酸刺激后胰岛素急性分泌的关系[J].中华糖尿病杂志,2009,1(2): 98 - 101.

[7] Hudish LI, Reusch JE, Sussel L. β - Cell dysfunction during progression of metabolic syndrome to type 2 diabetes[J]. J Clin Invest, 2019, 129

(10): 4001 - 4008.

[8] Noguchi GM, Huising MO. Integrating the inputs that shape pancreatic islet hormone release[J]. Nat Metab, 2019, 1(12): 1189 - 1201.

[9] Haeusler RA, McGraw TE, Accili D. Biochemical and cellular properties of insulin receptor signalling[J]. Nat Rev Mol Cell Biol, 2018, 19(1): 31 - 44.

[10] Zheng C, Liu Z. Vascular function, insulin action, and exercise: an intricate interplay[J]. Trends Endocrinol Metab, 2015, 26(6): 297 - 304.

[11] Mason CC, Hanson RL, Knowler WC. Progression to type 2 diabetes characterized by moderate then rapid glucose increases[J]. Diabetes, 2007, 56(8): 2054 - 2061.

[12] Yagihashi S, Inaba W, Mizukami H. Dynamic pathology of islet endocrine cells in type 2 diabetes: b-Cell growth, death, regeneration and their clinical implications[J]. J Diabetes Investig, 2016, 7(2): 155 - 165.

[13] Weir GC. Glucolipotoxicity, β - cells, and diabetes: the emperor has no clothes[J]. Diabetes, 2020, 69(3): 273 - 278.

[14] Weir GC, Gaglia J, Bonner-Weir S. Inadequate β - cell mass is essential for the pathogenesis of type 2 diabetes[J]. Lancet Diabetes Endocrinol, 2020, 8(3): 249 - 256.

[15] Holman RR, Clark A, Rorsman P. β - cell secretory dysfunction: a key cause of type 2 diabetes [J]. Lancet Diabetes Endocrinol, 2020, 8 (5): 370.

[16] Wang T, Lu J, Shi L, et al. China Cardiometabolic Disease and Cancer Cohort Study Group. Association of insulin resistance and β - cell dysfunction with incident diabetes among adults in China: a nationwide, population-based, prospective cohort study [J]. Lancet Diabetes Endocrinol, 2020, 8(2): 115 - 124.

[17] Taylor R, Al - Mrabeh A, Sattar N. Understanding the mechanisms of reversal of type 2 diabetes[J]. Lancet Diabetes Endocrinol, 2019, 7(9): 726 - 736.

[18] Taylor R, Al - Mrabeh A, Zhyzhneuskaya S, et al. Remission of human type 2 diabetes requires decrease in liver and pancreas fat content but is dependent upon capacity for b cell recovery[J]. Cell Metab, 2018, 28: 1 - 10.

[19] Metea MR, Newman EA. Signalling within the neurovascular unit in the mammalian retina[J]. Exp Physiol, 2007, 92(4): 635 - 640.

[20] Coughlin BA, Feenstra DJ, Mohr S. Müller cells and diabetic retinopathy [J]. Vision Res, 2017, 139: 93 - 100.

[21] Duh EJ, Sun JK, Stitt AW. Diabetic retinopathy: current understanding, mechanisms, and treatment strategies [J]. JCI Insight, 2017, 2 (14): e93751.

[22] Antonetti DA, Klein R, Gardner TW. Diabetic retinopathy[J]. N Engl J Med, 2012, 366(13): 1227 - 1239.

[23] Liu S, Dai Z, Cooper DE, et al. Quantitative analysis of the physiological contributions of glucose to the TCA cycle[J]. Cell Metab, 2020 Oct 6;32 (4): 619 - 628.

[24] Nolan CJ, Prentki M. Insulin resistance and insulin hypersecretion in the metabolic syndrome and type 2 diabetes: Time for a conceptual framework shift[J]. Diabetes Vas Dis Res, 2019, 16(2): 118 - 127.

[25] Bergman RN, Piccinini F, Kabir M, et al. Hypothesis: role of reduced hepatic insulin clearance in the pathogenesis of type 2 diabetes [J]. Diabetes, 2019, 68(9): 1709 - 1716.

[26] Kim MK, Reaven GM, Chen YD, et al. Hyperinsulinemia in individuals with obesity: Role of insulin clearance[J]. Obesity(Silver Spring), 2015, 23(12): 2430 - 2434.

[27] Gerstein HC, Werstuck GH. Dysglycaemia, vasculopenia, and the chronic consequences of diabetes[J]. Lancet Diabetes Endocrinol, 2013, 1 (1): 71 - 78.

[28] Ludwig DS, Ebbeling CB. The carbohydrate-insulin model of obesity: beyond "calories in, calories out"[J]. JAMA Intern Med, 2018, 178(8): 1098 - 1103.

[29] Hall KD, Guyenet SJ, Leibel RL. The carbohydrate-insulin model of obesity is difficult to reconcile with current evidence[J]. JAMA Intern Med, 2018, 178(8): 1103 - 1105.

[30] Zhu S, Larkin D, Lu S, et al. Monitoring C-peptide storage and secretion in islet β-cells in vitro and in vivo[J]. Diabetes, 2016, 65(3): 699 - 709.

[31] Lund J, Gerhart-Hines Z, Clemmensen C. Role of energy excretion in human body weight regulation[J]. Trends Endocrinol Metab, 2020, 31 (10): 705 - 708.

第十七章·遗传因素在 2 型糖尿病中的作用

徐 敏

2 型糖尿病是一种多基因遗传性疾病，其遗传背景非常复杂，遗传模式与单基因遗传病明显不同，环境因素对其也有极大影响，是由多个基因参与并与环境因素共同作用产生的，并且遗传易感性对于环境危险因素的作用表现各异。本文主要介绍了 2 型糖尿病的遗传倾向和特点、主要的遗传学研究方法和发现、遗传-环境相互作用对 2 型糖尿病的影响及研究前景和挑战等。

一、2 型糖尿病的遗传倾向

（一）家族易感性

家系调查研究发现，糖尿病患者的子女、同胞或异卵双生子其一生中发生糖尿病的概率是 40%，而如果夫妻双方均为糖尿病，其子女发生糖尿病的概率增加至 70%。另外，发病越早的 2 型糖尿病患者家族聚集倾向就越明显。双生子研究显示遗传因素在 2 型糖尿病发生中发挥重要的作用，同卵双生子的 2 型糖尿病共患率为 20%～91%，而异卵双生子的共患率为 10%～43%。虽然各研究结果之间变异较大，但都显示了同卵双生子共患率高于异卵双生子，同卵双生子更显著地受遗传因素的影响。2 型糖尿病有很强的家族聚集性，对具有 2 型糖尿病家族史的患者而言，环境因素和遗传因素可能共同发挥作用，目前很难区分哪个作用更强。

（二）种族易感性

世界范围内不同地区不同种族 2 型糖尿病的患病率有很大差异，某些地区糖尿病患病率很低，比如马普切印第人的一些部落仅为 1% 左右；而美国亚利桑那州皮马印第安人患病率高达 50% 以上，这些差异提示不同人群其易感基因变异及其频率有所不同。此外，种群混合研究也表明，不同种族对糖尿病的易感性不同，如当地的瑙鲁人 2 型糖尿病的患病率明显高于瑙鲁人与其他种族混血的人群，皮马印第安人 2 型糖尿病患病率与其和欧洲裔美国人混血的程度成反比。此外，对生活在同一地区的不同种族的人群糖尿病患病调查发现，这些生活环境基本一致的人群糖尿病患病率也明显不同，如在英国约有 140 万糖尿病患者，其中白种人的患病率约为 2.4%，而加勒比非洲后裔及南亚后裔糖尿病患病率比白种人高 3～6 倍。

二、2 型糖尿病的遗传学研究

（一）候选基因研究（candidate genes studies）

2 型糖尿病的主要病理生理改变是胰岛素分泌障碍及胰岛素抵抗，因此胰岛素信号转导通路上有关基因及与胰岛素分泌、β 细胞增殖、分化及凋亡相关的基因是 2 型糖尿病的候选基因。此外，与能量、糖脂代谢有关的代谢通路中的关键基因也是 2 型糖尿病重要的候选基因。将该方法应用于 2 型糖尿病易感基因发现的主要步骤为，选择具有胰岛素分泌障碍和胰岛素抵抗的生物学功能的基因，采用基因组直接测序搜索突变位点，测序覆盖编码和基因调控区域，确定突变的基因位点以进行进一步验证。但是，应用该方法的主要局限在于糖尿病的确切发病机制尚不明确，不能确定哪些基因参与了 2 型糖尿病的发病，因此候选基因研究比较有限。

目前已报道的文献中，PPARG 和 KCNJ11 基因是通过基于群体相关分析的候选基因方法发现的具有代表性的 2 型糖尿病易感基因。David Altshuler 等报道了第一个通过候选基因的方法发现的 2 型糖尿病易感基因 PPARG。PPARG 基因中错义突变的 Pro12Ala 与 2 型糖尿病易感性相关。而过氧化物酶体增殖物激活受体（PPARγ）由 PPARG 基因编码，是调节脂肪代谢的核激素受体，与胰岛素敏感性相关，是糖尿病治疗药物的靶点。此外，PPARG 基因是少数已被证实与胰岛素抵抗相关的基因。Gloyn AL 等基于家系的病例对照研究验证了 KCNJ11 基因中 E23K 多态性与 2 型糖尿病易感性相关。KCNJ11 基因编码 SUR1 受体及 ATP 敏感的内向整流钾通道 Kir6.2 通道并且参与调控胰岛素分泌，是糖尿病治疗药物——磺脲类药物的作用靶点。

（二）连锁分析（linkage studies）

连锁分析主要基于家系资料，其最成功的例子是 MODY 基因的发现，但由于其对外显率较低的遗传变异检出效率不高，并且现有资料显示 2 型糖尿病易感基因的变异外显率都不高，因而很难得到明确且可重复的连锁分析信号，仅部分区域在多项研究中被报道。TCF7L2 是通过连锁分析成功找到的 2 型糖尿病易感基因。

2006 年，Grant 等在丹麦和美国人群队列中，在连锁分析基础上发现位于 10 号染色体长臂上的 2 型糖尿病易感基因——TCF7L2。该基因编码 TCF4 蛋白质，属于含有高迁移蛋白质 DNA 结构域的转录因子家族。此后，来自不同地区不同人群的研究基本都证实了 TCF7L2 基因与 2 型糖尿病的相关性。临床研究提示 TCF7L2 基因变异与 β 细胞功能改变、胰岛素分泌障碍相关。TCF7L2 基因在 2 型糖尿病患者，特别是携带有 T/T 基因型患者的胰岛内表达增加了 5 倍。

（三）全基因组关联研究（GWAS）

研究表明，人类基因组中最为常见的遗传变异为单核苷酸多态性（single neucleotide polymorphisms，SNP），即 DNA 链上单个核苷酸的改变。这些变异分布广、密度大，在整个基因组中可达到上千万个。若能对所有这些 SNP 进行筛查，找出与 2 型糖尿病相关的变异将可能对 2 型糖尿病的分子机制有更深入的了解。随着人类基因组计划和国际人类基因组单体型图谱计划的完成，以及高通量 SNP 分型手段的不断出现，基于 SNP 的 GWAS 成为可能。自 2007 年下半年 5 个 GWAS 研究结果发表以来,2 型糖尿病分子遗传学研究进入了新阶段。这些研究具有一些共同的特点:首先研究对象均来自欧洲,每项研究的样本数均较前有较大增加,其中患者数从 686 人至 1 924 人不等,对照人数从 669 人至 5 275 人不等,总计人数超过 18 000 人;其次,每项研究的标本均来自相对局限的北欧人群,所有受试对象均为北欧人后裔,这样可大大减少种群的混杂因素;第三,这些研究均进行了扩大样本的病例对照验证(总数超过 55 000 人),从而极大地增加了研究结果的可靠性。

Sladek R 等报道了第一个糖尿病 GWAS 的研究结果,该项研究通过对来自法国的 661 例 2 型糖尿病患者和 614 名正常对照者,发现 SLC30A8 基因及 HHEX/IDE 基因的遗传变异与 2 型糖尿病相关,同时也验证了 TCF7L2 rs7903146 与 2 型糖尿病相关。

早期 GWAS 大多在欧洲人群中进行,因此大部分 2 型糖尿病相关的 SNP 位点在白种人中报道并验证。自 2008 年在日本人群中发现了 KCNQ1 基因并报道了亚洲地区首个 GWAS 后,日本人群中先后报道了 UBE2E2 和 C2CD4A - C2CD4B 等基因,在汉族人中也报道了 PPARD 和 SRR 基因、SPRY2 和 CDC123/CAMK1D 基因、GRK5 和 RASGRP1 基因与 2 型糖尿病相关。

2014 年一项多中心多种族多人群(欧洲、东亚、南亚、墨西哥裔及墨西哥裔美国人等)的 GWAS 发现,2 型糖尿病风险等位基因在跨种族人群中具有显著的一致性。但仍有少数位点具种族特异性,如 KCNQ1 基因就是之一。KCNQ1 基因自首次在日本人群中发现后,已有多项研究报道在亚洲人群中,KCNQ1 rs2237892、rs2237895、rs2237897、rs163182 与 2 型糖尿病有关,而在其他人群中尚未被报道。因此,认为该基因具有亚洲人群特异性。然而 Voight BF 等于 2010 年在欧洲人的大样本人群(8 130 例 2 型糖尿病患者及 38 987 名正常对照者)研究中首次发现了 KCNQ1 rs231362 与 2 型糖尿病相关,其在欧洲人群中首次被验证。2012 年,一项包括 8 个东亚人群的 GWAS 荟萃分析发现了 8 个 2 型糖尿病相关位点,其中 HNF4A 和 GLIS3 基因已在白种人报道过,PEPD 基因在日本人群中报道过,而 KCNK16、MAEA、GCC1 - PAX4、PSMD6 和 ZFAND3 基因则是首次被发现,这可能提示这几个基因是东亚人群特异性的 2 型糖尿病易感基因。

目前,已超过 120 个基因区域或位点被报道与 2 型糖尿病遗传易感性相关(表 11 - 17 - 1),其中大部分(>90%)位点都位于非编码区。但这种相关性并不意味着这些位点具有 2 型糖尿病遗传特异性,也不代表两者之间具有明确的因果关系。功能学实验证实在已报道的 2 型糖尿病相关基因中,与胰岛 β 细胞功能有关的较多,而与胰岛素抵抗有关的较少。大部分基因参与胰岛素的合成与分泌,而参与对靶器官作用的较少。这提示环境因素在胰岛素抵抗中发挥了重要的作用,与胰岛素抵抗相关的基因所产生的效应可能被环境因素所掩盖。当然,这种情况也可能是受限于目前测序技术的发展。

表 11 - 17 - 1　2 型糖尿病相关的易感基因位点

序号	基　因	SNP	染色体	变异性质	风险等位基因	发现途径	值
1	PPARG	rs1801282	3	错义突变	C	候选基因	1.14
2	KCNJ11	rs5219	11	错义突变	T	候选基因	1.14
		rs5215	11	错义突变	C	全基因组扫描	1.14
3	TCF7L2	rs7903146	10	内含子	T	GWAS	1.65
		rs7901695	10	内含子	C	GWAS	1.37
		rs4506565	10	内含子	T	GWAS	1.36
4	SLC30A8	rs13266634	8	错义突变	C	GWAS	1.12
5	WFS1	rs10010131	4	内含子	T	候选基因	0.90
		rs1801212	4	错义突变	A	GWAS	1.09
		rs734312	4	错义突变	A	GWAS	1.06
		rs1801214	4	错义突变	T	GWAS	1.08
6	TCF2 (HNF1B)	rs7501939	17	内含子	C	GWAS	0.91
		rs4430796	17	内含子	A	GWAS	0.91
7	HHEX	rs1111875	10	间隔序列	C	GWAS	1.13
		rs5015480	10	间隔序列	C	GWAS	1.18
8	IGF2BP2	rs4402960	3	内含子	T	GWAS	1.14
		rs6769511	3	内含子	C	GWAS	1.23
9	FTO	rs8050136	16	内含子	A	GWAS	1.23
10	CDKAL1	rs7754840	6	内含子	C	GWAS	1.12
		rs7756992	6	内含子	G	GWAS	1.2
11	CDKN2A 和 CDKN2B	rs10811661	9	间隔序列	T	GWAS	1.2
		rs2383208	9	间隔序列	A	GWAS	1.34
		rs7018475	9	间隔序列	G	GWAS	1.35

（续表）

序号	基　因	SNP	染色体	变异性质	风险等位基因	发现途径	值
12	JAZF1	rs864745	7	内含子	T	GWAS	1.1
13	CDC123 – CAMK1D	rs12779790	10	间隔序列	G	GWAS	1.11
		rs10906115	10	间隔序列	A	GWAS	1.13
14	TSPAN8 – LGR5	rs7961581	12	间隔序列	C	GWAS	1.09
15	THADA	rs7578597	2	错义突变	T	GWAS	1.15
16	ADAMTS9 – MAGI1	rs4607103	3	间隔序列	C	GWAS	1.09
17	NOTCH2	rs10923931	1	内含子	T	GWAS	1.13
18	KCNQ1	rs2237892	11	内含子	C	GWAS	1.4
		rs2237897	11	内含子	C	GWAS	1.33
		rs231362	11	内含子	G	GWAS	1.08
		rs2237895	11	内含子	C	GWAS	1.29
19	LOC64673 和 IRS1	rs2943641	2	间隔序列	C	GWAS	1.19
20	RBMS1 和 ITGB6	rs7593730	2	内含子	C	GWAS	1.11
21	CENTD2	rs1552224	11	内含子	A	GWAS	1.14
22	KIAA1486 – IRS1（IRS1）	rs7578326	2	间隔序列	A	GWAS	1.11
23	BCL11A	rs243021	2	间隔序列	A	GWAS	1.08
24	MTNR1B	rs1387153	11	间隔序列	T	GWAS	1.09
25	ZBED3	rs4457053	5	间隔序列	G	GWAS	1.08
26	PRC1	rs8042680	15	内含子	A	GWAS	1.07
27	KLF14	rs972283	7	间隔序列	G	GWAS	1.07
28	DUSP9	rs5945326	X	间隔序列	A	GWAS	1.27
29	TP53INP1	rs896854	8	内含子	T	GWAS	1.06
30	ZFAND6	rs11634397	15	间隔序列	G	GWAS	1.06
31	HMGA2	rs1531343	12	UTR – 3	C	GWAS	1.1
32	HNF1A	rs7957197	12	内含子	T	GWAS	1.07
33	C2CD4A 和 C2CD4B	rs7172432	15	间隔序列	A	GWAS	1.11
34	PTPRD	rs17584499	9	内含子	T	GWAS	1.57
35	SRR	rs391300	17	内含子	G	GWAS	1.28
36	SPRY2	rs1359790	13	间隔序列	G	GWAS	1.15
37	C6orf57	rs1048886	6	错义突变	G	GWAS	1.54
38	AP3S2	rs2028299	15	UTR – 3	C	GWAS	1.1
39	HMG20A	rs7178572	15	内含子	G	GWAS	1.09
40	GRB14	rs3923113	2	间隔序列	A	GWAS	1.09
41	ST6GAL1	rs16861329	3	内含子	G	GWAS	1.09
42	VPS26A	rs1802295	10	UTR – 3	A	GWAS	1.08
43	MAEA	rs6815464	4	内含子	C	GWAS	1.13
44	GLIS3	rs7041847	9	内含子	A	GWAS	1.1
45	FITM2、R3HDML 和 HNF4A	rs6017317	20	间隔序列	G	GWAS	1.09
46	GCC1 和 PAX4	rs6467136	7	间隔序列	G	GWAS	1.11
47	PSMD6	rs831571	3	间隔序列	C	GWAS	1.09
48	ZFAND3	rs9470794	6	内含子	C	GWAS	1.12
49	PEPD	rs3786897	19	内含子	A	GWAS	1.1
50	KCNK16	rs1535500	6	内含子	T	GWAS	1.08
51	RBM43 和 RND3	rs7560163	2	间隔序列	C	GWAS	1.33

（续表）

序号	基　因	SNP	染色体	变异性质	风险等位基因	发现途径	值
52	ANK1	rs515071	8	内含子	C	GWAS	1.18
53	HNF4A	rs4812829	20	内含子	A	候选基因 GWAS	1.09
54	FAF1	rs17106184	1	内含子	G	GWAS	1.10
55	TMEM154	rs6813195	4	间隔序列	C	GWAS	1.08
56	SSR1	rs9505118	6	内含子	A	GWAS	1.06
57	POU5F1	rs3130501	6	内含子	G	GWAS	1.07
58	LPP	rs6808574	3	内含子	C	GWAS	1.07
59	ARL15	rs702634	5	内含子	A	GWAS	1.06
60	ABCB9	rs4275659	12	内含子	C	GWAS	1.06
61	PROX1	rs340874	1	内含子	C	GWAS	1.07
62	GCKR	rs780094	2	内含子	C	GWAS	1.06
		rs1260326	2	错义突变	C	GWAS	1.07
63	DGKB	rs2191349	7	间隔序列	T	GWAS	1.06
64	INS－IGF2	rs2334499	11	间隔序列	T	GWAS	1.35
65	ADCY5	rs11708067	3	内含子	A	GWAS	1.12
66	GCK	rs4607517	7	内含子	A	GWAS	1.07
67	MTNR1B	rs10830963	11	内含子	G	GWAS	1.09
68	TLE4/CHCHD9	rs13292136	9	间隔序列	C	GWAS	1.11
69	UBE2E2	rs7612463	3	间隔序列	C	GWAS	1.15
70	TMEM163	rs6723108	2	基因上游区域	T	GWAS	1.31
71	ANKRD55	rs459193	5	内含子	G	GWAS	1.08
72	PAM	rs35658696	5	错义突变	G	GWAS	1.17
73	MIR129－LEP	rs791595	7	内含子	A	GWAS	1.17
74	TLE1	rs2796441	9	内含子	G	GWAS	1.07
75	GPSM1	rs11787792	9	内含子	A	GWAS	1.15
76	ZMIZ1	rs12571751	10	内含子	A	GWAS	1.08
77	GRK5	rs10886471	10	内含子	C	GWAS	1.12
78	CCND2	rs11063069	12	内含子	C	GWAS	1.12
79	KLHDC5	rs10842994	12	内含子	C	GWAS	1.10
80	SGCG	rs9552911	13	内含子	A	GWAS	0.67
81	RASGRP1	rs7403531	15	内含子	T	GWAS	1.10
82	BCAR1	rs7202877	16	间隔序列	T	GWAS	1.12
83	SLC16A13	rs312457	17	内含子	G	GWAS	1.20
84	LAMA1	rs8090011	18	内含子	G	GWAS	1.13
85	MC4R	rs12970134	18	间隔序列	G	GWAS	1.26
86	CLIP2	rs10401969	19	内含子	C	GWAS	1.13
87	GIPR	rs8108269	19	基因下游区域	G	GWAS	1.10
88	BCL11A	rs243088	2	间隔序列	T	GWAS	1.10
89	KCNQ1	rs163184	11	内含子	G	GWAS	1.12
90	DGKB	rs17168486	7	内含子	T	GWAS	1.15
91	HMG20A	rs7177055	15	间隔序列	A	GWAS	1.08
92	GRB14	rs13389219	2	内含子	C	GWAS	1.07
93	PAX4	rs2233580	7	错义突变	T	GWAS	1.79

（续表）

序号	基　因	SNP	染色体	变异性质	风险等位基因	发现途径	值
94	*THADA*	rs35720761	2	错义突变	C	GWAS	1.12
95	*GPSM1*	rs60980157	9	错义突变	C	GWAS	1.09
96	*RREB1*	rs9379084	6	错义突变	G	GWAS	1.13
97	*PPIP5K2*	rs36046591	5	错义突变	G	GWAS	1.19
98	*ABCC8*	rs757110	11	错义突变	C	GWAS	1.07
99	*TM6SF2*	rs58542926	19	错义突变	T	GWAS	1.14
100	*MTMR3*	rs41278853	22	内含子 错义突变	A	GWAS	1.14
101	*ACSL1*	rs60780116	4	内含子	T	GWAS	1.09
102	*HLA-DQA1*	rs9271774	6	基因上游区域	C	GWAS	1.09
103	*SLC35D3*	rs6918311	6	间隔序列	A	GWAS	1.06
104	*MNX1*	rs1182436	7	内含子	C	GWAS	1.08
105	*ABO*	rs635634	9	基因上游区域	T	GWAS	1.08
106	*PLEKHA1*	rs2292626	10	内含子	C	GWAS	1.07
107	*MAP3K11*	rs111669836	11	基因上游区域	A	GWAS	1.06
108	*NRXN3*	rs10146997	14	内含子	G	GWAS	1.07
109	*CMIP*	rs2925979	16	内含子	T	GWAS	1.07
110	*ZZEF1*	rs7224685	17	内含子	T	GWAS	1.07
111	*GLP2R*	rs78761021	17	内含子	G	GWAS	1.06
112	*LOC105371814*	rs79349575	17	内含子	A	GWAS	1.06
113	*ANK1*	rs516946	8	内含子	T	GWAS	1.09
114	*CCDC85A*	rs1116357	2	间隔序列	G	GWAS	1.09
115	*FAM60A*	rs147538848	12	内含子	A	GWAS	1.11
116	*DMRTA1*	rs1575972	2	间隔序列	T	GWAS	1.19
117	*ASB3*	rs9309245	2	间隔序列	G	GWAS	1.10
118	*ATP8B2*	rs67156297	1	间隔序列	A	GWAS	1.14
119	*MIR4686*	rs7107784	11	调控区	A	GWAS	1.14
120	*INAFM2*	rs67839313	15	下游基因变异	C	GWAS	1.09

（四）全基因组测序（whole-genome sequencing）及外显子组测序（exome sequencing）

　　通过 GWAS 发现的常见变异仅能解释 10%～15% 的 2 型糖尿病遗传度，这说明未被 GWAS 发现的基因变异可能在 2 型糖尿病的遗传中起更大的作用。因此，希望通过二代甚至三代全基因组及外显子组测序等方法找到低频或罕见基因变异（0.1%＜等位基因频率＜5%），以期找到尚未被发现的相关遗传变异体。

　　全基因组序列并不能直接寻找到具体的相关基因，而是通过研究均匀分布于整个基因组的微卫星标记来间接筛查相关基因座位。通过该方法实现致病基因的全基因组定位后，在相关基因座位附近选用更密集的多态性遗传标志进一步缩

小可疑区域的范围（即相关基因的精细定位）。当目标基因的定位程度精细到小于 1 cM（即约 1 Mb）的范围时，才有可能实现在 DNA 分子水平上克隆该基因的 DNA 序列。cDNA 及 DNA 微点阵技术（DNA micro-array）在多基因疾病相关基因精确定位中发挥重大作用。

　　外显子测序则是近几年出现的能够快速检测遗传缺陷相关疾病的测序方法。许多疾病的致病基因位于蛋白编码区，外显子测序可以较便捷地识别。虽然也有一部分突变位点位于不能被外显子所捕获的基因调控区，但相比于全基因组测序，外显子测序较低的经济成本，使其更具有一定的实用性。它不仅能应用于罕见病的基因检测，更能在大样本人群的基因外显子区域筛选常见病的易感

基因。相较于 GWAS 而言,外显子测序能够发现疾病相关的低频变异基因。

Estrada K 等在拉丁美洲人群(1 794 例糖尿病患者和 1 962 名正常对照者)中通过全基因组测序,发现了 HNF1A 的低频变异位点与 2 型糖尿病相关,这个基因在 0.36% 正常对照组者和 2.1% 糖尿病患者中被检测到,这个基因也是 MODY 3 型的致病基因。Fuchsberger C 等在 2 657 名欧洲人中进行了全基因组测序,在 12 940 人中进行了外显子测序,发现大部分常见的变异基因与之前 GWAS 所报道的结果类似,并未发现相关基因的低频变异。因此,希望通过全基因组测序和外显子测序相结合来发现与 2 型糖尿病遗传相关的低频变异位点的可行性还需进一步探讨。

三、基因与环境的交互作用

2 型糖尿病是遗传基因与环境因素交互作用(gene and environment interaction, GEI)的结果。遗传因素决定了糖尿病患病的可能性,而发病年龄及严重程度,不仅与遗传因素有关,也与环境因素紧密相关。

(一) SNP 与生活方式

1. SNP 与饮食

(1) SNP 与食物摄入:国内外很多研究关注 2 型糖尿病基因与饮食因素在糖尿病发病中的交互作用。Ruchat SM 等研究发现,TCF7L2 rs12573128 基因变异与脂肪摄入量对胰岛素敏感性、葡萄糖耐量存在交互作用。在 A/A 基因型携带者中,脂肪摄入量越低,胰岛素敏感性和葡萄糖耐量越好;而 G 等位基因携带者中未发现这种相关性。该研究同时发现 G 等位基因与空腹血糖升高相关,这提示 G 等位基因携带者可能是 2 型糖尿病高危人群,并且很难通过低脂肪饮食改善胰岛素敏感性和糖耐量受损。美国哈佛大学进行了基于 2 年的减肥饮食干预随机对照试验(Pounds Lost 研究)的基因-饮食交互作用研究,结果表明 IRS1 rs2943641 基因变异与饮食对空腹胰岛素水平和稳态模型评估的胰岛素抵抗指数(HOMA-IR)的改善存在交互作用。在高碳水化合物饮食组,C 等位基因携带者胰岛素水平和 HOMA-IR 改善更明显,而低碳水化合物饮食组中的结果相反。Xu M 等、Goni L 等研究表明支链氨基酸/芳香氨基酸(BCAA/AAA)相关基因 PPM1K rs1440581 基因变异与饮食因素对体重减轻、空腹胰岛素、HOMA-IR、HOMA-B 水平改变存在交互作用。PPM1K rs1440581 C 等位基因携带者在高脂低热量饮食情况下更难改善胰岛素敏感性;在 T 等位基因携带者中,10 周饮食干预对血糖控制有一定作用,在高脂低热量饮食情况下更易改善胰岛素水平和 β 细胞敏感性。Fisher E 等的一项病例对照研究表明,CAV2 rs2270188 基因与日常脂肪摄入量对 2 型糖尿病患病风险增加存在交互作用。将日常饮食中的脂肪摄入量从 30% 增加至 40% 后,携带 CAV2 rs2270188 T/T 纯合子个体 2 型糖尿病的患病风险增加。Sonestedt E 等研究表明,携带有 GIPR rs10423928 A/A 纯合子个体摄入高脂低碳水化合物饮食,而携带 T/T 纯合子个体摄入低脂高碳水化合物饮食,能降低 2 型糖尿病患病风险。此外,也有研究表明全谷物饮食能影响餐后血糖和胰岛素分泌。例如 Fisher E 指出,TCF7L2 rs7903146 基因变异与全谷物饮食对 2 型糖尿病患病存在交互作用。在 TCF7L2 rs7903146 C/C 基因型携带者中,全谷物饮食对 2 型糖尿病患病风险表现出负相关性,而在 T 等位基因携带者中未显示这种相关性。

(2) SNP 与微量元素摄入:微量元素摄入与 2 型糖尿病的发生显著相关,微量元素摄入与基因遗传背景的交互作用研究也受到了广泛重视。一项包含 14 个队列研究的荟萃分析结果显示 SLC30A8 rs11558471 变异与总锌摄入量(饮食锌含量和锌补充量)对于空腹胰岛素浓度的影响存在交互作用。SLC30A8 基因编码将锌从胞内转向胞内囊泡的转运蛋白,从而促进胰岛素的合成和分泌。高总锌摄入量可以减弱 SLC30A8 rs11558471 基因变异所致的升血糖效应。来自中国人群的一项研究表明 SLC30A8 rs13266634 基因变异与血浆锌水平对 2 型糖尿病的发病存在交互作用,高血浆锌水平与 2 型糖尿病发病率降低相关,血浆锌水平每增加 10 μg/dl,能使 T/T、C/T、C/C 基因型携带者糖尿病患病风险分别降低 22%、17%、7%。

2. SNP 与体力活动:运动可以降低 2 型糖尿病的患病风险,其降低患病风险的程度与遗传因素相关。因此,基因变异与运动在影响 2 型糖尿病患病风险中可能存在交互作用。运动干预被认为可以减弱风险等位基因对代谢指标和糖尿病风险的效应。Barwell 等研究发现,运动干预后有家族史的 2 型糖尿病女性患者相对于无家族史的 2 型糖尿病女性患者胰岛素敏感性可得到更好的提高。HERITAG 家庭研究证明,PPARG 基因变异与体力活动在影响血糖调节、胰岛素敏感性及 β 细胞功能方面具有交互作用,PPARG 12 位氨基酸 Ala 者在运动干预情况下血糖和胰岛素代谢及 β 细胞功能能够得到更好的改善。线粒体功能与胰岛素敏感性有关,在 2 型糖尿病的病理生理机制中发挥重要作用。PPARD 基因是线粒体功能的决定基因。PPARD rs2267688 G 等位基因携带者能提高有氧运动对胰岛素敏感性的改善作用,而 PPARD rs1053049 C 等位基因、rs6902123 C 等位基因及 rs2267668 C 等位基因携带者的遗传风险则不易被有氧运动改变。

一项基于人群的大型前瞻性队列研究表明 2 型糖尿病易感基因 CDKN2A/B rs10811661、HNF1B rs4430796 及 PPARG rs1801282 与体力活动对血糖调节受损发生风险均存在显著交互作用;同时,CDKN2A/B 基因变异和 HNF1B 基因变异对于 2 h 血糖水平的影响与体力活动存在显著的交互作用;当将 2 型糖尿病的发生作为结局变量时,仅 HNF1B 基因变异与体力活动的交互作用存在统计学意义。HNF1B rs4430796 G 等位基因携带者在体力活动组与降低餐后 2 h 血糖水平、糖调节受损风险及 2 型糖尿病发病风险显著相关,而这种保护效应在非体力活动组消失甚至呈相反效应。同理,CDKN2A/B rs10811661 C 等位基因携带者及 PPARG rs1801282 G 等位基因携带者从体力活动中获益亦更明显。

(二) SNP 与药物治疗

口服降糖药作为 2 型糖尿病的主要治疗方式,在糖尿病及糖尿病前期患者中应用广泛,而基因变异是否影响药物对于 2 型糖尿病的发生发展目前受到国内越来越多研究者的重视。

Becker ML 等研究表明 SLC47A1 rs2289669 基因变异影

响二甲双胍对 2 型糖尿病患者的血糖控制；而 Zhou K 等研究表明在 2 型糖尿病患者中，*SLC22A1* rs683369 基因变异与二甲双胍治疗对血糖以及糖化血红蛋白的控制不存在交互作用。在糖尿病预防计划（Diabetes Prevention Program，DPP）研究中，Jablonski KA 等对 3 234 名超重或肥胖伴有血糖调节受损的糖尿病前期人群进行研究，发现在二甲双胍治疗组 *SLC47A1* rs8065082 T 等位基因和 *SLC22A1* rs683369 C 等位基因与 2 型糖尿病发病风险降低相关，而在安慰剂对照组中未发现这种相关性。该研究同时还报道了编码二甲双胍受体的 *STK11*、*PRKAA1*、*PRKAA2* 及 *PRKAB2* 基因与二甲双胍干预对于 2 型糖尿病发病风险存在交互作用。

Qin W 等和 Wang T 等在中国人群中研究了 *NOS1AP* rs10494366，rs12742393 基因与瑞格列奈治疗对新诊断糖尿病患者的血糖及胰岛素控制的交互作用，结果发现 rs10494366 T 等位基因可以提高瑞格列奈治疗后的胰岛素敏感性；而 rs12742393 C 携带者在瑞格列奈治疗后的空腹血糖、空腹胰岛素及胰岛素抵抗改善更明显。Huang Q 等研究发现 *IGF2BP2* rs4402960、rs1470579 基因变异影响 2 型糖尿病患者瑞格列奈治疗后血糖及胰岛素改善情况，rs4402960 T 等位基因携带者瑞格列奈治疗后餐后胰岛素水平改善更加明显；而 rs1470579 C 等位基因携带者瑞格列奈治疗后空腹血糖及餐后血糖改善更明显。在 DPP 研究中，Majithia AR 等研究了 *SLC30A8* rs13266634 基因在糖尿病前期人群中与干预方式（生活方式干预、二甲双胍干预和曲格列酮干预）对空腹前胰岛素水平的交互作用，发现交互作用不具有统计学意义，*SLC30A8* 基因的危险位点并不影响各干预因素的效应。而 Jiang F 等在中国人群中研究发现 *SLC30A8* rs13266634 基因与罗格列酮治疗对新诊断糖尿病患者胰岛素敏感性存在交互作用，*SLC30A8* rs13266634 T 等位基因携带者罗格列酮控制后胰岛素敏感性改善更加明显。

（三）SNP 与产前环境因素

胎儿的发育过程可能会影响其成年后健康情况，宫内营养不良可能会导致胰岛素分泌障碍及胰岛素抵抗，增加其成年后患 2 型糖尿病的风险。已有研究表明，评估宫内营养不良的指标——低出生体重与 2 型糖尿病患病风险具有一致性。

据报道肾素血管紧张素 I 转移酶基因（*ACE*）I/D 多态性与低出生体重对于胰岛素抵抗存在交互作用，I 基因型携带者相较于 D 基因型者较少受低出生体重对胰岛素抵抗的影响。一项荷兰的出生队列研究探究了基因多态性与胎儿营养不良的交互作用对 2 型糖尿病的影响，结果显示 *IGF2BP2* rs4402960 基因变异与胎儿营养不良对糖耐量影响呈显著交互作用，G 等位基因携带者相对免受胎儿期营养不良对成年后糖耐量受损的影响。

四、2 型糖尿病遗传因素研究的应用与展望

2 型糖尿病的遗传研究已经有了重大进展，但 GEI 研究才刚刚起步。既往关于 GEI 研究多为观察性研究，如病例对照研究和队列研究，可能存在混杂偏倚和反向因果关系，虚假相关性，特别是在横断面研究和回顾性研究中更多出现。与此同时，环境因素测量精度即使微小地降低，

也可能导致 GEI 研究中的统计学检验效能降低几十倍。传统的统计学方法也不适用于 GEI 的分析。因此，未来 GEI 的研究发展将极大地依赖于新方法的出现，并需要大型前瞻性的队列研究和随机对照临床试验的验证。

目前，提出针对全人群有效的 2 型糖尿病防治措施，非常重要但也充满挑战。2 型糖尿病易感基因的研究，目的在于更便捷地筛查 2 型糖尿病易感人群。而 GEI 研究则能在遗传因素作用的基础上，为 2 型糖尿病易感人群或患者提供针对性、个体化且有效的防治措施。但是，如何将 GEI 研究中的"有统计学意义"与临床意义相结合有待于进一步探讨。此外，如何对个体所具有的遗传上的危险因素进行个体化干预，对 2 型糖尿病的预防仍是一个巨大挑战。

遏制 2 型糖尿病的流行不单单需要每个人自己的努力，更需要全社会的改变。GEI 的研究虽然是一个漫长的过程，但其在延缓疾病进展、减少并发症等方面能够提供更有效和更有针对性的防治措施和建议。

参考文献

［1］ Vaxillaire M，Froguel P. Monogenic diabetes：Implementation of translational genomic research towards precision medicine［J］. J Diabetes，2016，8（6）：782－795.

［2］ Kim SH. Maturity-onset diabetes of the young：what do clinicians need to know? ［J］. Diabetes Metab J，2015，39（6）：468－477.

［3］ Vaxillaire M，Froguel P. Monogenic diabetes in the young，pharmacogenetics and relevance to multifactorial forms of type 2 diabetes ［J］. Endocr Rev，2008，29（3）：254－264.

［4］ Polak M，Cavé H. Neonatal diabetes mellitus：a disease linked to multiple mechanisms［J］. Orphanet J Rare Dis，2007，2：12

［5］ Michalak wojnowska M，Gorczycasiudak D，Gorczyca T，et al. Association between rs7901695 and rs7903146 polymorphisms of the TCF7L2 gene and gestational diabetes in the population of Southern Poland［J］. Ginekol Pol，2016，87（11）：745－750.

［6］ Tarnowski M，Wieczorek A，Dziedziejko V，et al. IL16 and IL18 gene polymorphisms in women with gestational diabetes［J］. Ginekol Pol，2017，88（5）：249－254.

［7］ Altshuler D1，Hirschhorn JN，Klannemark M，et al. The common PPARγ Pro12Ala olymorphism is associated with decreased risk of type 2 diabetes［J］. Nat Genet，2000，26（1）：76－80.

［8］ Gloyn AL，Weedon MN，Owen KR，et al. Large-scale association studies of variants in genes encoding the pancreatic beta-cell KATPchannel subunits Kir6. 2（KCNJ11）and SUR1（ABCC8）confirm that the KCNJ11 E23K variant is associated with type 2 diabetes［J］. Diabetes，2003，52（2）：568－572.

［9］ Grant S F，Thorleifsson G，Reynisdottir I，et al. Variant of transcription factor 7-like 2（TCF7L2）gene confers risk of type 2 diabetes［J］. Nat Genet，2006，38（3）：320－323.

［10］ Lyssenko V，Lupi R，Marchetti P，et al. Mechanisms by which common variants in the TCF7L2 gene increase risk of type 2 diabetes［J］. J Clin Invest，2007，117（8）：2155－2163.

［11］ Sladek R，Rocheleau G，Rung J，et al. A genome-wide association study identifies novel risk loci for type 2 diabetes［J］. Nature，2007，445（7130）：881－885.

［12］ Unoki H，Takahashi A，Kawaguchi T，et al. SNPs in KCNQ1 are associated with susceptibility to type 2 diabetes in East Asian and European populations［J］. Nat Genet，2008，40（9）：1098－1102.

［13］ Tsai FJ，Yang CF，Chen CC，et al. A genome-wide association study identifies susceptibility variants for type 2 diabetes in Han Chinese［J］. PLoS Genet，2010，6（2）：e1000847.

［14］ Shu XO，Long J，Cai Q，et al. Identification of new genetic risk variants for type 2 diabetes［J］. PLoS Genet，2010，6（9）：e1001127.

［15］ Li H，Gan W，Lu L，et al. A genome-wide association study identifies GRK5 and RASGRP1 as type 2 diabetes loci in Chinese Hans［J］. Diabetes，2013，62（1）：291－298.

[16] Asian Genetic Epidemiology Network Type 2 Diabetes（AGEN－T2D）Consortium，Mahajan A，Go MJ，et al. Genome-wide trans-ancestry meta-analysis provides insight into the genetic architecture of type 2 diabetes susceptibility[J]. Nat Genet，2014，46(3)：234－244.

[17] Voight BF，Scott LJ，Steinthorsdottir V，et al. Twelve type 2 diabetes susceptibility loci identified through large-scale association analysis[J]. Nat Genet，2010，2(7)：579－589.

[18] Cho YS，Lee JY，Park KS，et al. Genetics of type 2 diabetes in East Asian populations[J]. Curr Diabetes Rep，2012，12(6)：686－696.

[19] Lawlor N，Khetan S，Ucar D，et al. Genomics of islet (Dys)function and type 2 diabetes[J]. Trends Genet Tig，2017，33(4)：244－255.

[20] Jason F，Fuchsberger C，Mahajan A，et al. Sequence data and association statistics from 12，940 type 2 diabetes cases and controls[J]. Sci Data，2017，4：170179.

[21] Estrada K，Aukrust I，Bjørkhaug L，et al. Association of a low-frequency variant in HNF1A with type 2 diabetes in a Latino population[J]. JAMA，2014，311(22)：2305－2314.

[22] Fuchsberger C，Flannick J，Teslovich TM，et al. The genetic architecture of type 2 diabetes[J]. Nature，2016，536(7614)：41－47.

[23] Saxena R，Saleheen D，Been LF，et al. Genome-wide association study identifies a novel locus contributing to type 2 diabetes susceptibility in Sikhs of Punjabi origin from India[J]. Diabetes，2013，62(5)：1746－1755.

[24] Mohlke KL，Boehnke M. Recent advances in understanding the genetic architecture of type 2 diabetes[J]. Hum Mol Genet，2015，24(R1)：R85－R92.

[25] Scott RA，Scott LJ，Mägi R，et al. An expanded genome-wide association study of type 2 diabetes in Europeans[J]. Diabetes，2017，66(11)：2888－2902.

[26] Zeggini E，Scott L，Saxena R，et al. Meta-analysis of genome-wide association data and large-scale replication identifies additional susceptibility loci for type 2 diabetes[J]. Nate Genet，2008，40(5)：638－645.

[27] Voight BF，Scott LJ，Steinthorsdottir V，et al. Twelve type 2 diabetes susceptibility loci identified through large-scale association analysis[J]. Nat Genet，2010，42(7)：579－589.

[28] Morris AP，Voight BF，Teslovich TM，et al. Large-scale association analysis provides insights into the genetic architecture and pathophysiology of type 2 diabetes[J]. Nat Genet，2012，44(9)：981－990.

[29] Ruchat SM，Elks CE，Loos RJ，et al. Diabetes susceptibility genes and dietary fat intake for adiposity and glucose homeostasis-related phenotypes[J]. J Nutrigenet Nutrigenomics，2009，2(4－5)：225－234.

[30] Qi Q，Bray GA，Smith SR，et al. Insulin receptor substrate 1 gene variation modifies insulin resistance response to weight-loss diets in a 2-year randomized trial：the Preventing Overweight Using Novel Dietary Strategies（POUNDS LOST）trial[J]. Circulation，2011，124(5)：563－571.

[31] Xu M，Qi Q，Liang J，et al. Genetic determinant for amino acid metabolites and changes in body weight and insulin resistance in response to weight-loss diets：the POUNDS LOST Trial[J]. Circulation，2013，127(12)：1283－1289.

[32] Goni L，Qi L，Cuervo M，et al. Effect of the interaction between diet composition and the PPM1K genetic variant on insulin resistance and β cell function markers during weight loss：results from the Nutrient Gene Interactions in Human Obesity：implications for dietary guidelines（NUGENOB）randomized trial[J]. Am J Clin Nutr，2017，106(3)：902－908.

[33] Fisher E，Schreiber S，Joost HG，et al. A two-step association study identifies CAV2 rs2270188 single nucleotide polymorphism interaction with fat intake in type 2 diabetes risk[J]. J Nutr，2011，141(2)：177－181.

[34] Sonestedt E，Lyssenko V，Ericson U，et al. Genetic variation in the glucose-dependent insulinotropic polypeptide receptor modifies the association between carbohydrate and fat intake and risk of type 2 diabetes in the Malmo Diet and Cancer cohort[J]. J Clin Endocrinol Metab，2012，97(5)：E810－E818.

[35] Fisher E，Boeing H，Fritsche A，et al. Whole-grain consumption and transcription factor－7－like 2（TCF7L2）rs7903146：gene-diet interaction in modulating type 2 diabetes risk[J]. Br J Nutr，2009，101

(4)：478－481.

[36] Kanoni S，Nettleton JA，Hivert MF，et al. Total Zinc intake may modify the glucose-raising effect of a zinc transporter（SLC30A8）variant a 14－cohort meta-analysis[J]. Diabetes，2011，60(9)：2407－2416.

[37] Shan Z，Bao W，Zhang Y，et al. Interactions between zinc transporter－8 gene（SLC30A8）and plasma zinc concentrations for impaired glucose regulation and type 2 diabetes[J]. Diabetes，2014，63(5)：1796－1803.

[38] Barwell ND，Malkova D，Moran CN，et al. Exercise training has greater effects on insulin sensitivity in daughters of patients with type 2 diabetes than in women with no family history of diabetes[J]. Diabetologia，2008，51(10)：1912－1919.

[39] Ruchat SM，Rankinen T，Weisnagel S，et al. Improvements in glucose homeostasis in response to regular exercise are influenced by the PPARG Pro12Ala variant：results from the HERITAGE Family Study[J]. Diabetologia，2010，53(4)：679－689.

[40] Stefan N，Thamer C，Staiger H，et al. Genetic variations in PPARD and PPARGC1A determine mitochondrial function and change in aerobic physical fitness and insulin sensitivity during lifestyle intervention[J]. J Clin Endocrinol Metab，2007，92(5)：1827－1833.

[41] Thamer C，Machann J，Stefan N，et al. Variations in PPARD determine the change in body composition during lifestyle intervention：a whole-body magnetic resonance study[J]. J Clin Endocrinol Metab，2008，93(4)：1497－1500.

[42] Brito EC，Lyssenko V，Renström F，et al. Previously associated type 2 diabetes variants may interact with physical activity to modify the risk of impaired glucose regulation and type 2 diabetes a study of 16，003 Swedish adults[J]. Diabetes，2009，58(6)：1411－1418.

[43] Becker ML，Visser LE，van Schaik RH，et al. Genetic variation in the multidrug and toxin extrusion 1 transporter protein influences the glucose-lowering effect of metformin in patients with diabetes：a preliminary study[J]. Diabetes，2009，58(3)：745－749.

[44] Zhou K，Donnelly LA，Kimber CH，et al. Reduced-function SLC22A1 polymorphisms encoding organic cation transporter 1 and glycemic response to metformin：a GoDARTS study[J]. Diabetes，2009，58(6)：1434－1439.

[45] Jablonski KA，Mcateer JB，de Bakker PI，et al. Common variants in 40 genes assessed for diabetes incidence and response to metformin and lifestyle intervention in the diabetes prevention program[J]. Diabetes，2010，59(10)：2672－2681.

[46] Qin W，Zhang R，Hu C，et al. A variation in NOS1AP gene is associated with repaglinide efficacy on insulin resistance in type 2 diabetes of Chinese[J]. Acta Pharmacol Sin，2010，31(4)：450－454.

[47] Wang T，Wang Y，Lv DM，et al. Effects of NOS1AP rs12742393 polymorphism on repaglinide response in Chinese patients with type 2 diabetes mellitus[J]. Pharmacotherapy，2014，34(2)：131－139.

[48] Huang Q，Yin JY，Dai XP，et al. IGF2BP2 variations influence repaglinide response and risk of type 2 diabetes in Chinese population[J]. Acta Pharmacol Sin，2010，31(6)：709－717.

[49] Majithia AR，Jablonski KA，McAteer JB，et al. Association of the SLC30A8 missense polymorphism R325W with proinsulin levels at baseline and after lifestyle，metformin or troglitazone intervention in the Diabetes Prevention Program[J]. Diabetologia，2011，54(10)：2570－2574.

[50] Jiang F，Li Q，Hu C，et al. Association of a SLC30A8 genetic variant with monotherapy of repaglinide and rosiglitazone effect in newly diagnosed type 2 diabetes patients in China[J]. Biomed Environ Sci，2012，21(1)：23－29.

[51] Whincup PH，Kaye SJ，Owen CG，et al. Birth weight and risk of type 2 diabetes：a systematic review[J]. JAMA，2008，300(24)：2886－2897.

[52] Kajantie E，Rautanen A，Kere J，et al. The effects of the ACE gene insertion/deletion polymorphism on glucose tolerance and insulin secretion in elderly people are modified by birth weight[J]. J Clin Endocrinol Metab，2004，89(11)：5738－5741.

[53] Hoek MV，Langendonk JG，Rooij SRD，et al. Genetic variant in the IGF2BP2 gene may interact with fetal malnutrition to affect glucose metabolism[J]. Diabetes，2009，58(6)：1440－1444.

[54] 黄亚，徐敏，徐瑜，等.2 型糖尿病基因与环境交互作用研究进展[J].中华内分泌代谢杂志，2015，31(6)：548－551.

[55] Malecki MT，Klupa T. Type 2 diabetes mellitus：from genes to disease[J]. Pharmacol Rep，2005，57 suppl：20－32.

第十八章·儿童青少年 2 型糖尿病

顾卫琼

据 2015 年国际糖尿病联盟报道,全球糖尿病总数及经济支出逐年攀升。与此同时,伴随着青少年糖尿病发病率的逐年升高。过去,人们对儿童青少年糖尿病的关注集中在 1 型糖尿病。随着儿童青少年肥胖成为全球性的公共卫生问题,与肥胖相关的 2 型糖尿病在儿童青少年中的发病率也呈急剧上升趋势。儿童青少年 2 型糖尿病与 1 型糖尿病差别甚多,也有不同于成人 2 型糖尿病的特点。在儿童青少年 2 型糖尿病病例增多的情况下,如何对患者及早开展诊治以及预防工作成为医疗工作者关注的焦点。

一、流行病学

2 型糖尿病多无症状,多在筛查或感染诱发高血糖、酮症时发现,因使用胰岛素治疗,易被误诊为 1 型糖尿病。肥胖既往常见于 2 型糖尿病患者,但随着儿童青少年肥胖增多,1 型糖尿病患儿也可出现超重和肥胖,临床表现的重叠使得区分 1 型糖尿病和 2 型糖尿病变得困难。

SWEET 是一项国际多中心儿童青少年糖尿病研究,该研究在 2006—2016 年纳入 27 104 例儿童,其中 1 型糖尿病占 95.5%,2 型糖尿病占 1.3%,其他类型糖尿病占 3.2%。研究发现 2 型糖尿病患儿的诊断年龄大于 1 型糖尿病,且需要的胰岛素治疗剂量更少,HbA$_{1C}$ 水平更低。美国的 SEARCH 研究数据显示,在 2002—2012 年,儿童青少年 2 型糖尿病发病率校正前每年上升 7.1%（从 2002—2003 年的 9.0/10 万到 2011—2012 年的 12.5/10 万）;非高加索裔白种人的增长速度低于非高加索裔黑种人、亚洲人、太平洋岛国和美国原住民;在校正年龄、性别、种族差异后,2 型糖尿病的发病率每年增长 4.8%。

从 1995 年至 2010 年,一项我国 14 个医学中心参与,共纳入 4 337 836 例 0～18 岁糖尿病患者的研究显示,新发 1 型糖尿病、2 型糖尿病和其他类型糖尿病平均年发病率分别为 96.8/10 万、8.0/10 万及 3.3/10 万。在这 15 年期间,我国青少年儿童 2 型糖尿病的发病率从 4.1/10 万增长至 10.0/10 万,发达地区的发病率（15.16/10 万）要明显高于较不发达地区（1.64/10 万）。在纳入的 3 153 例肥胖儿童中,空腹血糖异常者占 18.24%,糖耐量受损者占 5.99%,两者皆有者占 4%。2007—2013 年,Wu 等在我国浙江省开展的流行病学调查发现,5～19 岁发病的 2 型糖尿病患儿在年龄标化后,年发病率为 1.96/10 万,发病率无性别差异,城市发病风险较农村高 1.49 倍,且发病率随年龄增长而增加。2013 年年龄标化后的 2 型糖尿病发病率是 2007 年的 5 倍,且发病率在 10～19 岁的青少年中每年递增 26.6%。

二、发病机制

(一) 胰岛素抵抗与分泌不足

儿童青少年与成人 2 型糖尿病发病的病理生理机制相似,包括胰岛 β 细胞受损,肝脏、肌肉、脂肪等组织的胰岛素抵抗,以及机体肠促胰素、胰岛 α 细胞功能、肾脏对葡萄糖的过滤和脂解的改变。其中胰岛素抵抗是 2 型糖尿病发病的一个重要起始因素。当机体由于某种原因,如肥胖,出现胰岛素抵抗时,胰岛 β 细胞促进胰岛素分泌以维持血糖稳定,机体因此出现代偿性高胰岛素血症和相应的食欲增强、体重增加。胰岛 β 细胞在长期"高负荷"工作下功能发生衰退,导致胰岛素分泌不足。

胰岛素抵抗与胰岛 β 细胞受损在儿童青少年 2 型糖尿病疾病进展中"孰轻孰重"尚存在争议,但目前已有的研究结果提示,胰岛 β 细胞功能衰退可能更为显著。大型流行病学研究如 UKPDS 和 TODAY 研究结果提示,青少年 2 型糖尿病患者的胰岛 β 细胞功能衰退速度比成人患者更快,青少年患者胰岛 β 细胞功能平均每年衰退 20%～35%,但胰岛素抵抗指数变化很小。Bacha 等进一步应用高胰岛素正糖钳夹技术检测青少年 2 型糖尿病患者 β 细胞功能和胰岛素抵抗指标,在平均观察 20 个月后同样发现患者周围组织和肝脏胰岛素抵抗指标、体重及 BMI 无明显变化,β 细胞功能每年降低约 20%。Tfayli 等也应用钳夹技术,在糖耐量正常的年轻肥胖患者中测得胰岛素分泌功能与胰岛素抵抗指标的比值（DI）,研究者发现随着空腹血糖升高,DI 降低;空腹血糖 90～100 mg/dl 的患者比空腹血糖小于 90 mg/dl 的患者 DI 值要低 49%,这提示在糖耐量受损或糖尿病发生前,在肥胖患儿可能已经有了 β 细胞功能的改变。

(二) 遗传因素

2 型糖尿病儿童有阳性家族史的概率要远远高于 1 型糖尿病患者。如 Copeland 等在对 TODAY 队列研究的基线水平分析中发现,近 90% 患儿有阳性家族史。患病家系多累及父母双方,且多人患病。目前发现众多与 2 型糖尿病发病相关的基因,如 TCF7L2 和 KCNJ11 基因与 β 细胞功能受损相关,PPARG 和 IRS1 基因则与胰岛素抵抗相关。

目前 2 型糖尿病相关基因的研究多基于成人,儿童青少年的相关研究较少,但其遗传因素可能与成人的 2 型糖尿病相同。如 Barker 等在对血糖正常成人的 GWAS 分析中发现,许多与空腹血糖相关的基因位点在儿童中同样可检测到,且效应值与成人相同。Vassy 等研究发现,青少年的 38 个 2 型糖尿病相关单核苷酸多态性（SNP）的遗传风险评分（GRS）可预测其成年后 2 型糖尿病的发病。Morandi 等研究发现,在肥胖和正常体重的儿童青少年中,与 β 细胞功能相关的 SNP 的 GRS 评分与其空腹血糖水平和 β 细胞功能指标相关;结果提示与 β 细胞功能相关的遗传风险基因会在一定程度上影响肥胖患儿的胰岛素分泌功能,进而导致空腹血糖升高和糖尿病的发生。

(三) 环境因素与生活方式

随着生活水平的提高，儿童青少年看电视、上网、玩游戏的时间增多，高脂高热量的食物摄入增加，而体育锻炼时间减少，因此产生大量肥胖患儿。肥胖在 2 型糖尿病患儿中十分普遍。一项香港的研究显示早发家族性 2 型糖尿病中遗传因素仅占 14%，肥胖占 55%，这提示肥胖是 2 型糖尿病发病更为重要的因素，并且内脏型肥胖较皮下脂肪增多更具危险性。

母亲妊娠期患有糖尿病，改变子宫内环境，即可致胎儿肥胖合并高甘油三酯血症、高胰岛素血症，增加患儿患 2 型糖尿病的风险。TODAY 研究的基线分析显示，1/3 患 2 型糖尿病的青少年，其母亲在妊娠期患有妊娠糖尿病，且这部分患者较母亲未患妊娠期糖尿病的患者发病年龄更小，胰岛 β 细胞功能更差，糖化血红蛋白水平更高。

Eriksson 和 Bhargava 等的研究提示，低出生体重及儿童期体重增长迅速的患者成年后 2 型糖尿病患病风险增加。Hannon 和 Suglia 等研究发现，青少年 2 型糖尿病患病风险增加与低出生社会地位相关，这可能与西方低社会地位家庭出生的孩子肥胖发生率较高相关，也可能源于贫困所致的压力及抑郁等心理健康问题。

三、临床特点

儿童 2 型糖尿病发病缓慢，35% 无症状，仅 25% 有多尿或夜尿或尿路感染等，体重减轻不明显，因而仍然超重。手术或感染时出现 DKA 占新诊断患者的 5%~25%，新诊断患者酮尿发生率可高达 33%~50%。2 型糖尿病患病年龄呈下降趋势，最小的患者仅 4 岁；10~14 岁占 73%，青春期患者多见于 12~16 岁，且多见于女性。患儿多有肥胖，且多为中心性肥胖，体重指数大于同年龄同性别儿童的第 95 百分位数。除了高血糖外，患者还可表现出脂代谢异常、高血压、多囊卵巢综合征 (PCOS)、脂肪肝等。黑棘皮病在肥胖的 2 型糖尿病患者中多见，多见于颈背 (99%)、腋下 (73%)、皮褶处 (36%) 或腋窝。黑棘皮病常伴高胰岛素血症及胰岛素抵抗 (图 11-18-1)。

四、实验室检查

1. 尿糖及尿酮·儿童 2 型糖尿病血糖轻度升高而未达到肾糖阈 (8.8 mmol/L 或 160 mg/dl) 时尿糖可阴性，故不及血糖检查准确，但尿糖检查方便经济，尿酮可协助诊断酮症或 DKA，以便及时抢救治疗。

2. 血糖及血脂·定期为肥胖儿童检查血糖及血脂有助于早期诊断 2 型糖尿病并及早开展治疗。血糖应查空腹及餐后 2 h 血糖。

3. 糖化血红蛋白 (HbA1C) 或果糖胺·前者为血糖和糖化血红蛋白的结合物，可表示近 3 个月的血糖水平，HbA1C 检测应该采用高压液相离子层析法 (HPLC) 检测。后者为血糖和血清蛋白结合物，表示近 3 周的血糖水平。

4. 血 C 肽和胰岛素·血 C 肽降低有助于诊断 1 型糖尿病。血胰岛素升高有助于诊断 2 型糖尿病，但降低亦不能除外 2 型糖尿病。最好能查血胰岛素原，因为胰岛素增高不完全是真胰岛素增多，其中包括胰岛素原水平升高，而它并不能

发挥胰岛素的生理功能。

5. 血中抗体检测·应联合检查多种胰岛细胞抗体：胰岛素自身抗体 (IAA)、胰岛细胞抗体 (ICA)、蛋白酪氨酸磷酸酶抗体 (IA-2Ab)、谷氨酸脱羧酶抗体 (GADA) 及锌转运子 ZNT8 等，以排查 1 型糖尿病。

6. 肝脏 B 超检查·因患儿多有肥胖，以检查有无脂肪肝。

7. 其他·必要时可做遗传基因检测以除外特殊类型糖尿病。

五、诊 断

分为糖尿病诊断和糖尿病分型诊断，后者应结合临床表现、家族糖尿病遗传史，以及血糖、C 肽等生化检查，并除外特殊类型糖尿病。

(一) 糖尿病的诊断

根据 2017 年发表的《中国儿童青少年 2 型糖尿病诊治专家共识》，目前我国对儿童青少年 2 型糖尿病的诊断仍依据美国糖尿病协会和国际儿童青少年糖尿病协会共同制定的诊断标准，符合该标准以下 4 条中的 1 条即可诊断糖尿病。

(1) 空腹血糖≥7.0 mmol/L (126 mg/dl)。

(2) 口服糖耐量试验 (用 1.75 g/kg 无水葡萄糖溶于水作为糖负荷，最大不超过 75 g) 糖负荷后 2 h 血糖≥11.1 mmol/L (200 mg/dl)。

(3) 有糖尿病的三多一少症状且随机血糖≥11.1 mmol/L (200 mg/dl)。

(4) HbA1C>6.5%。

诊断糖尿病时必须用静脉血浆测定血糖。以上任何一种检测方法，如果没有糖尿病典型症状，必须次日复查才能确诊。此外，急性感染、创伤或其他应激情况下可出现暂时性血糖增高，若没有明确的糖尿病症状，也不能以此血糖值诊断，应在应激消除后复查。除上述外，空腹血糖 6.1~7.0 mmol/L 称为空腹血糖受损 (IFG)，OGTT 2 h 血糖 7.8~11.1 mmol/L 称为糖耐量受损 (IGT)。IFG 和 IGT 均可能发展成糖尿病，应定期随访及治疗。

值得注意的是，单纯以 HbA1C 诊断的人群和以空腹血糖或糖耐量诊断的人群并不完全重叠。如 Ehehalt 等在 4 848 名之前未诊断糖尿病的超重和肥胖的儿童中，分别用 HbA1C 和 OGTT 作为糖尿病诊断标准，研究结果显示空腹血糖的受试者工作特征曲线 (ROC) 切点为 5.4 mmol/L (灵敏度 70%，特异度 88%)，HbA1C 的切点为 6.0% (灵敏度 94%，特异度 93%)，这提示在超重肥胖的儿童和青少年中，HbA1C 比 OGTT 诊断糖尿病似乎更可信。但目前在儿童中以 HbA1C 作为糖尿病诊断标准仍存争议，因此单独以 HbA1C 诊断时仍需慎重。

(二) 糖尿病的分型

我国儿童糖尿病中 1 型占 89.6%，2 型占 7.4%，因此儿童青少年糖尿病分型时通常首先考虑为 1 型糖尿病。如出现以下线索，可提示 2 型糖尿病：2 型糖尿病家族史、肥胖、起病缓慢、糖尿病症状不明显、发病年龄偏大、无需使用胰岛素治疗、存在胰岛素抵抗表现，如黑棘皮病、高血压、血脂异常、多囊卵巢综合征等。

临床表现

97%超重或肥胖

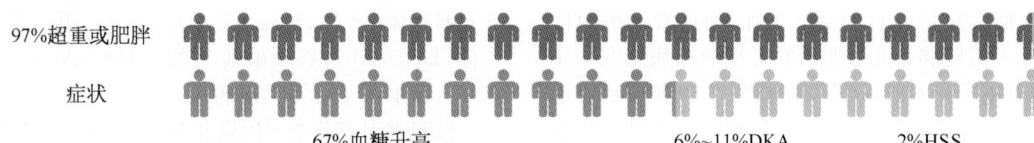

症状

67%血糖升高　　　　　6%~11%DKA　　　2%HSS

86%有黑棘皮病

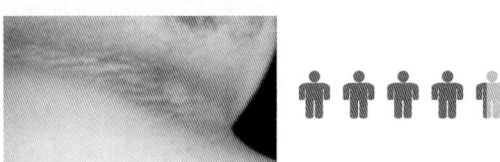

临床特征

在所有研究队列中有65%~70%的女性，队列中有种族多样性，种族组成在国家之间各有不同

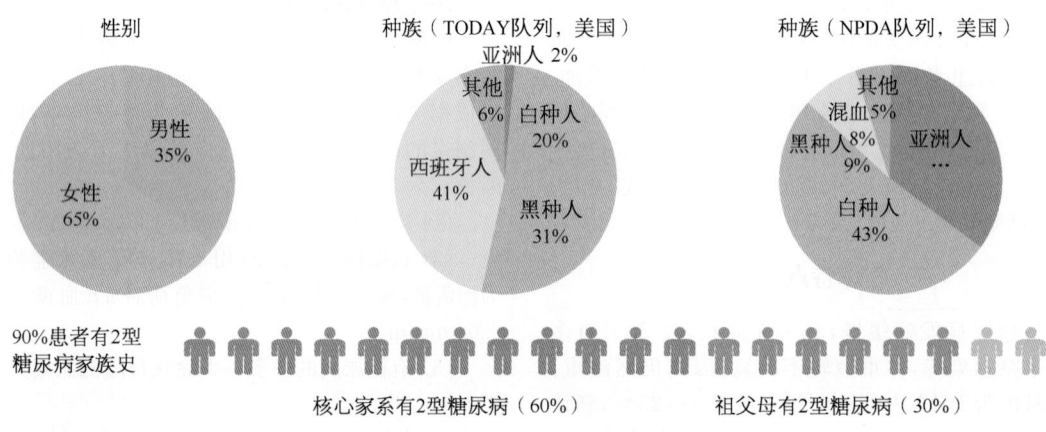

性别　　　　　　　　种族（TODAY队列，美国）　　　　种族（NPDA队列，美国）

亚洲人 2%

男性 35%
女性 65%

其他 6%　白种人 20%
西班牙人 41%　黑种人 31%

其他 混血5%
黑种人 8%　亚洲人 …
白种人 43%　9%

90%患者有2型
糖尿病家族史

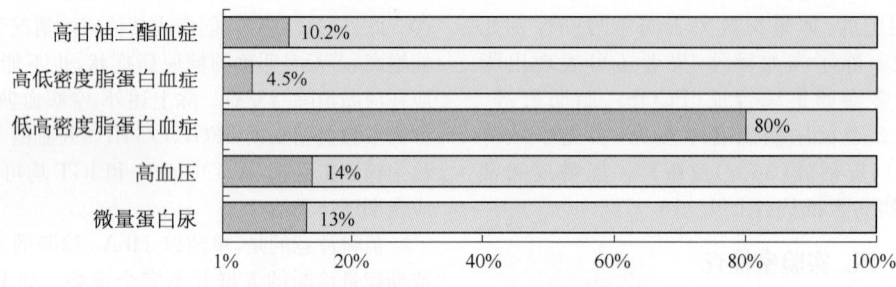

核心家系有2型糖尿病（60%）　　　祖父母有2型糖尿病（30%）

并发症

青少年的2型糖尿病患者并发症常见

高甘油三酯血症	10.2%
高低密度脂蛋白血症	4.5%
低高密度脂蛋白血症	80%
高血压	14%
微量蛋白尿	13%

1%　20%　40%　60%　80%　100%

图 11-18-1 青少年 2 型糖尿病患者的临床特点

尽管如此，在临床工作中仍会发现 1 型和 2 型糖尿病难以鉴别清楚，原因包括：① 肥胖多为 2 型糖尿病的特点，但儿童肥胖发病率增加，新诊断的 1 型糖尿病也有 20%～30% 合并肥胖。② 2 型糖尿病诊断时在急性期也可合并代谢紊乱，包括酮症或酮症酸中毒。③ 在一些地区和人群中，糖尿病发病率高导致阳性家族史也常见。④ 胰岛素及 C 肽释放试验具有局限性。在 1 型糖尿病和 2 型糖尿病特定病程中胰岛素和 C 肽水平可有部分重叠。如 1 型糖尿病蜜月期的 C 肽水平可处于正常范围之内；而急性高血糖时，由于高血糖对胰岛细胞的毒性作用，可导致 2 型糖尿病的 C 肽水平相对较低，如果临床病情稳定后数个月 C 肽水平仍然低下，则倾向于诊断 1 型糖尿病。⑤ 自身抗体检测的不足。亚洲人群 1 型糖尿病患儿抗体阳性率较低，自身抗体阴性不能排除胰腺自身免疫的存在。另一方面，很典型的 2 型糖尿病也有可能存在胰岛

细胞的自身免疫。因此，对于临床诊断为 2 型糖尿病的患儿也应考虑糖尿病自身抗体检测。

随着基因检测技术的提高，单基因糖尿病的诊断率日益增加。6 个月龄前发病的糖尿病均应行基因检测。儿童或青年期诊断者如果不具备 1 型糖尿病或 2 型糖尿病的特点，且连续多代有糖尿病（提示常染色体显性遗传模式），则应考虑 MODY 基因检测。青少年无肥胖而出现严重胰岛素抵抗，要考虑胰岛素受体基因检测。

部分患儿刚开始诊断时可能难以明确分型，此时要引导家长和患儿把重点放在控制血糖上，暂时不要对分型过于焦虑，而后可通过治疗反应和追踪观察重新评估分型。1 型、2 型及单基因糖尿病的临床特征见表 11-18-1。

（三）2 型糖尿病的诊断路径

见图 11-18-2。

项　目	1 型糖尿病	2 型糖尿病	MODY
童年或青少年期发病年龄	任何年龄	青春期前发病少见	任何年龄
体重	均可能	正常体重少见	均可能
症状(多饮多尿、体重减轻)	普遍存在	2/3	常见
症状持续时间	<1 个月	多>1 个月	均可能
酮症酸中毒	常见	少见(6%～11%)	/
40 岁前患糖尿病的家族史	不常见	多有 T2DM 家族史	普遍有三代家系家族史
黑棘皮病	少见	常见(86%)	/
种族	任何	主要为黑种人或少数民族	任何
糖尿病相关抗体(IA-2、谷氨酸脱羧酶、胰岛素抗体)	多数阳性	阴性大于 90%	阴性大于 99%
HNF1A、GCK 或 HNF4A 的基因突变	阴性	阴性大于 90%	普遍存在突变
并发症	十分罕见	常见(86%)	罕见

表 11-18-1　1 型、2 型及单基因糖尿病的临床特征

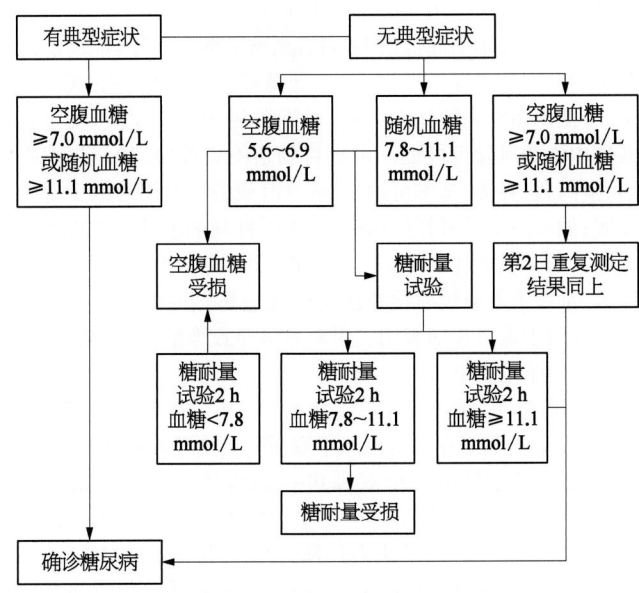

图 11-18-2　儿童青少年糖尿病的诊断路径图

六、鉴别诊断

(一) 1A 型糖尿病

1A 型糖尿病为自身免疫性糖尿病,发病急,秋冬季多见,多尿、多食症状明显,多伴消瘦。首诊时 DKA 高达 30%～40%,婴幼儿及儿童多见。家族糖尿病遗传史在 15% 以下,常可查得遗传易感基因(HLA-DR3、DR4 或 DQα-52 精氨酸),或缺乏抗病基因(HLA-DR2、DQβ-57 门冬氨酸),胰岛炎(+)、β 细胞减少,血及尿 C 肽降低,血胰岛素降低,胰岛细胞抗体阳性(IAA、ICA-512/IA-2Ab、IA-2βAb、GADA),可合并多内分泌腺自身免疫综合征而具备其他的内分泌腺抗体,胰岛素释放试验曲线低平。治疗以胰岛素为主,病程早期对双胍类药物有效。

(二) 1B 型糖尿病

1B 型糖尿病又称特发性 1 型糖尿病或不典型糖尿病,亦称 Flatbush 糖尿病。占 1 型糖尿病的 10%。1985 年 Winter 首次报道,至今病因不明。发病急,多无诱因 DKA,需胰岛素治疗,男性多见。血中胰岛细胞抗体阴性,体态与临床似 2 型糖尿病,胰岛素控制病情后口服降糖药及饮食控制亦有效,但远期疗效仍以胰岛素治疗为佳。尿中 C 肽减少,血 HbA$_{1c}$ 水平与血糖不成比例(前高后低),血淀粉酶增高,胰腺活检未见胰腺炎改变,但是腺外分泌腺管周有淋巴细胞浸润,肠道有轮状病毒浸润,可查血、尿 C 肽及血淀粉酶与 2 型糖尿病区别。

(三) 线粒体糖尿病

特点为母系遗传,轻至中度耳聋(可在病后 20 年出现),年龄为 11～81 岁,无酮症倾向,不胖,但 β 细胞功能降低。发病初 2～3 年可不用胰岛素似 2 型糖尿病,以后则需胰岛素治疗以至于易误诊为 1 型糖尿病。基因突变在 tDNA^{leu}3243,近年来发现新的线粒体 DNA 突变在 14577T/C,基因 np3316 和 np3394 点突变。

(四) MODY 型糖尿病

MODY 型糖尿病是一种以常染色体显性遗传方式在家系内传递的早发但临床表现类似 2 型糖尿病的疾病。MODY 型糖尿病是临床诊断。对任何一个糖尿病患者如进行充分临床检查及家系成员调查,都可确定该家系的糖尿病是否是 MODY 型糖尿病。目前通用的 MODY 型糖尿病的诊断标准是三点:① 家系内至少三代直系家属内均有糖尿病患者,且其传递符合常染色体显性遗传规律。② 家系内至少有一个糖尿病患者的诊断年龄在 25 岁或以前。③ 糖尿病确诊后至少在 2 年内不需使用胰岛素以控制血糖。这个诊断标准表明 MODY 型糖尿病是由基因突变致其产物功能异常所致;致病基因的一个拷贝异常即可导致胰岛 β 细胞功能缺陷,引起早年血糖增高;患者的胰岛 β 细胞功能缺陷程度上存在异质性但均呈进行性减损,所以高血糖出现年龄不一,但多数呈进行性增高。

七、治　疗

儿童 2 型糖尿病治疗以饮食控制及体育锻炼为主,必要时加服降糖药,血糖较高或 DKA 时需胰岛素治疗。

(一) 治疗目的

(1) 保持血糖在目标范围:美国糖尿病协会建议对于儿童糖尿病患者,推荐 HbA$_{1c}$ 目标<7.5%。

（2）保证患儿正常生长发育，体重达同龄标准体重。

（3）预防及控制各种并发症。

（二）治疗策略

1. 生活方式的干预·生活方式干预是 2 型糖尿病的首要治疗手段，要注重全家的参与，同时还应包括营养师、心理医师、社会工作者等在内的多学科教育和管理人员。有效的自我管理教育和自我管理支持是近年来糖尿病教育的重点，可延缓和预防糖尿病并发症的发生。参与各种培训计划、心理咨询等，应作为评估、监测和治疗的一部分。对于糖尿病前期和高危患儿，更应强调生活方式干预，以有效降低发病率。

2. 饮食治疗·糖尿病前期及糖尿病的患儿可接受个体化医学营养治疗（MNT）以达到治疗目标。MNT 是由营养师、内分泌医师、护理教育工作者、糖尿病患者及其家庭组成的团队为达到患者的个体化营养需求而共同制定。营养干预计划应在保证儿童青少年正常生长发育的前提下，纠正已发生的代谢紊乱，减轻胰岛 β 细胞负荷，延缓并减轻糖尿病及并发症的发生和发展。合理的膳食计划能使降糖药物剂量和食物、运动量相匹配，使患儿达到最佳的降糖效果。

MNT 要求能量和营养素充足且均衡。据美国儿科协会 2 型糖尿病的指南，6～12 岁儿童每日热量需控制在 3 765.6～5 020.8 kJ（900～1 200 kcal）为宜，13～18 岁则需要每日 5 020.8（1 200 kal）以上。宏量营养素的分配应根据总热量摄入和代谢控制目标进行个体化评估。

血糖控制达标的关键是监测碳水化合物的摄入量，推荐每日碳水化合物供能比 45%～60%，建议碳水化合物来源于低血糖生成指数（GI）且富含膳食纤维的食物，如荞麦、黑米等，以及蔬菜、水果、豆类和奶制品，但水果中香蕉、葡萄、甘蔗等含糖量高者不宜多吃，且减少含糖饮料及含蔗糖食物的摄入。

膳食脂肪的摄入建议占每日总能量的 25%～30%，增加植物脂肪占总脂肪摄入的比例，限制饱和脂肪酸、反式脂肪酸和胆固醇的摄入。食油类应选用玉米油、豆油、花生油和菜籽油。胆固醇高的食物，如动物内脏、蛋黄、鱼籽等应限制食用。

肾功能正常的糖尿病患儿推荐蛋白质摄入量占总能量的 15%～20%。植物来源的蛋白质，尤其是大豆蛋白有助于降低血脂。乳清蛋白有助于胰岛素分泌，改善糖代谢。高蛋白膳食短期食用有助于减重，但不建议肥胖人群长期使用。

糖尿病患者膳食纤维推荐摄入量为 10～14 g/4 184 kJ（1 000 kcal），膳食纤维可改善餐后血糖代谢和长期糖尿病控制，谷物纤维可增强胰岛素敏感性。

此外，饮食方式也有利于管理 2 型糖尿病和糖尿病前期。如 Megan 等让 8 例 7～16 岁的肥胖 2 型糖尿病受试者先接受 8 周的极低热量饮食（＜3 360 kJ/d），后改为 34 周的低热量饮食（约 6 300 kJ/d）。试验结束后患者体重减轻 12.3%，所有受试者均脱离脂肪肝诊断标准，糖耐量也恢复正常。除此外，低碳水化合物饮食、低升糖指数饮食、间断性禁食等均可降低饮食中的糖负荷，改善胰岛素抵抗，降低血糖。因此，对年轻的肥胖 2 型糖尿病患者而言，合适的饮食方式是一个恰当的减重降糖选择。

3. 运动·运动有助于控制体重，增强胰岛素敏感性，有利于血糖控制及生长发育。在运动治疗中需调动患者对运动的积极性，循序渐进，重在长期坚持。有心肺功能异常、严重高血压者或严重高血糖的患儿需在专家指导下参与运动。

建议采用增加能量消耗并容易坚持的有氧运动项目，如快走、漫步、上下楼梯、登山、游泳、打球、骑自行车等。此外，也可将力量训练，如哑铃、杠铃等器械运动和柔韧性训练，如各种伸展运动相结合。有氧运动时的运动强度可用脉搏衡量，脉搏应达到最大心率的 60%～75%，可参照公式脉搏＝（220－年龄）×（60%～75%）。建议每日坚持锻炼至少 30 min，最好达 60 min 的中等强度运动。每周中等强度运动至少 5 日才能起到控制体重的作用。

4. 药物治疗

（1）二甲双胍：现各指南均只推荐二甲双胍作为治疗儿童青少年 2 型糖尿病的口服降糖药。虽然美国的 TODAY 研究显示儿童青少年患者使用二甲双胍（1 000 mg/d）加罗格列酮（4 mg/d）的联合降糖治疗，血糖控制情况要优于二甲双胍单药治疗，但目前除二甲双胍外的其他口服降糖药在儿童青少年中使用仍缺乏足够的有效性及安全性数据，FAD 也未批准其他口服降糖药用于儿童青少年。

二甲双胍不引起低血糖，对 β 细胞无刺激作用，能增加肝脏和肌肉的胰岛素敏感性，减少肝糖输出，抑制食欲、减轻体重，降低血脂和高胰岛素血症，长期服用无不良反应，发生乳酸酸中毒的风险也较低。可有胃肠道不良反应，如一过性腹痛、腹泻、恶心等，基本可耐受，进食时或餐后服用可减少胃肠反应；如无法耐受可暂停用药；采用缓释制剂也可减少胃肠道反应。肝肾功能不全者、严重感染、酸中毒未愈、酮症、脱水、缺氧、重大手术或放射检查使用碘化造影剂时禁用以免引起乳酸性酸中毒。长期服用二甲双胍可导致维生素 B_{12} 缺乏，应定期检测维生素 B_{12} 水平。

如果患儿代谢稳定（$HbA_{1C} < 9\%$ 及随机血糖 < 13.9 mmol/L 且无症状），以二甲双胍开始治疗，90% 的青少年在起始治疗时单用二甲双胍可控制病情。推荐初始剂量 500 mg/d，×7 日，接下的 3～4 周每周增加 500 mg/d，最大不超过 2 000 mg/d。一般认为长期应用二甲双胍后，HbA_{1C} 可有 1%～2% 的降低，也可一定程度上降低体重。值得注意的是，美国 TODAY 研究提示仅一半的 2 型糖尿病患儿能通过二甲双胍单药治疗持久控制血糖，其有效性可持续时间小于 18 个月。

（2）胰岛素：胰岛素可快速改善代谢异常并能保护胰岛 β 细胞功能。随机血糖 > 13.9 mmol/L 和（或）$HbA_{1C} > 9\%$，即血糖较高时应采用胰岛素治疗。1 日 1 次中性鱼精蛋白锌胰岛素或基础胰岛素（0.25～0.5 U/kg 起）通常可有效控制代谢异常。患儿如代谢仍不稳定但无酸中毒可联用二甲双胍。如果二甲双胍联用基础胰岛素（最高 1.2 U/kg）仍未达到目标，需逐渐加用餐前胰岛素，直到血糖正常。血糖稳定后胰岛素每次减量 30%～50%，过渡到单用二甲双胍，过渡期往往需 2～6 周。在使用胰岛素时要注意低血糖及体重增加的风险。

如果经过以上治疗，血糖仍然不能控制，要重新考虑 2 型糖尿病的诊断或者加强生活方式的改变。

5. 代谢手术·目前关于儿童代谢手术的研究尚有限。根据国际儿科内分泌手术协会（International Pediatric Endosurgery Group）指南，对于接近成人身高的青少年，体重指数＞40 kg/m² 或＞35 kg/m² 并有严重并发症者方可考虑手术干预。肥胖的 2 型糖尿病青少年代谢手术后,体重指数有显著下降,2 型糖尿病及合并症病情都有好转,同时也能更快达到 HbA₁c 控制目标。代谢手术术式中,传统的 Roux-en-Y 胃旁路术安全性较差,胃束带和袖管胃切除术等较新式的手术较为安全。但目前对于儿童患者,还是不推荐常规应用。代谢手术需要内分泌科、胃肠外科、营养科等多学科团队合作,手术后需坚持生活方式的干预。

(三) 血糖监测

自身血糖监测的频次应基于血糖控制情况和自身条件个体化,血糖控制理想时,1 周数次餐前餐后血糖测量即可;控制不理想时,应增加测量频次,如每日三餐前后加凌晨的血糖。如果使用胰岛素,一定要注意无症状低血糖的检测。HbA₁c 可每 3 个月监测 1 次,如未达标,需要强化治疗。

(四) 2 型糖尿病并发症和合并症的评估与治疗

儿童青少年 2 型糖尿病并发症发生风险要高于 1 型糖尿病。Dabelea 等的研究显示,在校正年龄因素后,除心血管自主神经病变外,2 型糖尿病并发症的发病率如糖尿病肾病、糖尿病视网膜病变、外周神经病变、动脉硬化、高血压等均较 1 型糖尿病要明显升高;校正糖化血红蛋白、体重指数、腰高比等风险因素外,2 型糖尿病肾病、视网膜病变和外周神经病变发生风险更高,而动脉硬化和高血压没有明显差异。所以,2 型糖尿病一经诊断即需进行相关并发症和合并症的评估。

1. 糖尿病肾病·尿白蛋白/肌酐在初诊时检测后,应每年检测 1 次,取随机尿样检测白蛋白/肌酐。当 3 次尿标本至少 2 次白蛋白/肌酐升高(＞30 mg/g),应考虑应用血管紧张素转化酶抑制剂(ACEI)治疗,并逐渐加量直到比值正常。在控制好血糖和血压后,应争取使尿蛋白在 6 个月内达标。

2. 高血压·定义为平均收缩压或舒张压大于同年龄、性别和身高血压值的第 95 百分位数。高血压诊断应非同日复测 3 次血压证实。起始治疗包括加强锻炼、减轻体重、低盐饮食。6 个月后血压仍大于第 95 百分位数,应开始使用 ACEI,控制目标值是血压持续＜130/80 mmHg,或低于同年龄、性别、身高组血压的第 90 百分位数。

3. 脂代谢异常·有高胆固醇血症家族史、家族中有 55 岁前发生心血管事件或家族史不详者应在血糖控制好后检查空腹血脂谱。如无家族史,青春期开始进行首次血脂筛查。脂代谢异常诊断后应每年复查 1 次。血脂目标水平为低密度脂蛋白胆固醇＜2.6 mmol/L(100 mg/dl),高密度脂蛋白胆固醇＞0.91 mmol/L(35 mg/dl),甘油三酯＜1.7 mmol/L(150 mg/dl)。在控制血糖、饮食,改变生活方式后,如低密度脂蛋白胆固醇＞4.1 mmol/L,或＞3.4 mmol/L 伴心血管危险因素时可加用他汀类药物。如空腹甘油三酯＞4.5 mmol/L 或非空腹＞11.3 mmol/L 即可开始药物治疗。

4. 糖尿病视网膜病变·儿童青春期开始或≥10 岁,一旦糖尿病病程达 3～5 年,应该考虑进行首次扩瞳后综合性眼科检查。

5. 糖尿病神经病变·2 型糖尿病确诊时应该筛查远端对称性多发性神经病变,可使用简单的临床检查手段进行筛查,以后至少每年筛查 1 次。严格控制糖尿病病情有助于改善神经病变,疼痛明显时可以采用镇痛剂对症治疗。

6. 非酒精性脂肪肝病(NAFLD)·2 型糖尿病患儿常合并有 NAFLD,故需对此进行相应评估,包括肝脏 B 超或磁共振脏脂肪定量等,以后每年 1 次。对于有胰岛素抵抗的患儿,控制体重及口服二甲双胍均能降低肝酶,改善 NAFLD。如在控制体重和糖尿病治疗下肝酶仍持续升高,需考虑肝脏活检。

7. 多囊卵巢综合征(PCOS)·目前认为 PCOS 是胰岛素抵抗综合征的一部分。对于女孩患者应详细询问月经史,如存在月经稀少、原发性或继发性闭经,以及多毛及痤疮等高雄激素血症的临床表现以及生化表现时,需考虑 PCOS 诊断。PCOS 患儿应控制体重、加强体育锻炼,改善胰岛素抵抗,口服二甲双胍能改善卵巢功能。

(五) 预防

国外开展预防工作一般较早,一级预防从幼儿园开始,二级预防在中小学中开展。但目前就我国而言,由于成本较高,不利于大规模开展,主要侧重于高危人群的筛查。目前筛查人群主要是超重并有 2 项或 2 项以上其他糖尿病危险因素(一级或二级亲属中有 2 型糖尿病史,胰岛素抵抗相关临床状态,母亲妊娠期糖尿病史)的儿童和青少年;可使用空腹血糖、糖耐量试验 2 h 血糖或 HbA₁c 筛查糖尿病前期。高危人群应通过饮食控制和运动降低糖尿病发生风险;糖尿病前期人群注意筛查心血管疾病危险因素。

参考文献

[1] 陈家伦.临床内分泌学[M].上海:上海科学技术出版社,2011:1007-1011.
[2] 中华医学会儿科学分会内分泌遗传代谢学组.儿童青少年 2 型糖尿病诊治中国专家共识[J].中华儿科杂志,2017,55(6):404-410.
[3] 项坤三.特殊类型糖尿病[M].上海:上海科学技术出版社,2011:204.
[4] Bacha F, Gungor N, Lee S, et al. Progressive deterioration of beta-cell function in obese youth with type 2 diabetes[J]. Pediatr Diabetes, 2013, 14(2):106-111.
[5] Barker A, Sharp SJ, Timpson NJ, et al. Association of genetic loci with glucose levels in childhood and adolescence: a meta-analysis of over 6,000 children[J]. Diabetes, 2011, 60(6):1805-1812.
[6] Bhargava SK, Sachdev HS, Fall CH, et al. Relation of serial changes in childhood body-mass index to impaired glucose tolerance in young adulthood[J]. N Engl J Med, 2004, 350(9):865-875.
[7] Bullock A, Sheff K. Incidence trends of type 1 and type 2 diabetes among youths, 2002-2012[J]. N Engl J Med, 2017, 377(3):301.
[8] Chernausek SD, Arslanian S, Caprio S, et al. Relationship between parental diabetes and presentation of metabolic and glycemic function in youth with type 2 diabetes: baseline findings from the TODAY trial[J]. Diabetes Care, 2016, 39(1):110-117.
[9] Copeland KC, Zeitler P, Geffner M, et al. Characteristics of adolescents and youth with recent-onset type 2 diabetes: the TODAY cohort at baseline[J]. J Clin Endocrinol Metab, 2011, 96(1):159-167.
[10] Dabelea D, Stafford JM, Mayer-Davis EJ, et al. Association of type 1 diabetes vs type 2 diabetes diagnosed during childhood and adolescence with complications during teenage years and young adulthood[J]. JAMA, 2017, 317(8):825-835.
[11] Ehehalt S, Wiegand S, Korner A, et al. Diabetes screening in overweight and obese children and adolescents: choosing the right test[J]. Eur J Pediatr, 2017, 176(1):89-97.
[12] Eriksson JG, Kajantie E, Lampl M, et al. Trajectories of body mass index amongst children who develop type 2 diabetes as adults[J]. J Intern Med, 2015, 278(2):219-226.
[13] Fu JF, Liang L, Gong CX, et al. Status and trends of diabetes in Chinese children: analysis of data from 14 medical centers[J]. World J Pediatr, 2013, 9(2):127-134.
[14] Gow ML, Baur LA, Johnson NA, et al. Reversal of type 2 diabetes in youth who adhere to a very-low-energy diet: a pilot study[J].

Diabetologia, 2017, 60(3)：406-415.

[15] Today Study Group. Effects of metformin, metformin plus rosiglitazone, and metformin plus lifestyle on insulin sensitivity and beta-cell function in TODAY[J]. Diabetes Care, 2013, 36(6)：1749-1757.

[16] Hannon TS, Arslanian SA. The changing face of diabetes in youth：lessons learned from studies of type 2 diabetes[J]. Ann N Y Acad Sci, 2015, 1353：113-137.

[17] Hannon TS, Rofey DL, Lee S, et al. Depressive symptoms and metabolic markers of risk for type 2 diabetes in obese adolescents[J]. Pediatr Diabetes, 2013, 14(7)：497-503.

[18] Matthews DR, Cull CA, Stratton IM, et al. UKPDS 26：Sulphonylurea failure in non-insulin-dependent diabetic patients over six years. UK Prospective Diabetes Study (UKPDS) Group[J]. Diabet Med, 1998, 15(4)：297-303.

[19] Morandi A, Bonnefond A, Lobbens S, et al. Associations between type 2 diabetes-related genetic scores and metabolic traits, in obese and normal-weight youths[J]. J Clin Endocrinol Metab, 2016, 101(11)：4244-4250.

[20] Morgan AR. Determining genetic risk factors for pediatric type 2 diabetes[J]. Curr Diab Rep, 2012, 12(1)：88-92.

[21] Pacaud D, Schwandt A, de Beaufort C, et al. A description of clinician reported diagnosis of type 2 diabetes and other non-type 1 diabetes included in a large international multicentered pediatric diabetes registry (SWEET)[J]. Pediatr Diabetes, 2016, 17 Suppl 23：24-31.

[22] Suglia SF, Demmer RT, Wahi R, et al. Depressive symptoms during adolescence and young adulthood and the development of type 2 diabetes mellitus[J]. Am J Epidemiol, 2016, 183(4)：269-276.

[23] Tfayli H, Lee S, Arslanian S. Declining beta-cell function relative to insulin sensitivity with increasing fasting glucose levels in the nondiabetic range in children[J]. Diabetes Care, 2010, 33(9)：2024-2030.

[24] Turner RC, Cull CA, Frighi V, et al. Glycemic control with diet, sulfonylurea, metformin, or insulin in patients with type 2 diabetes mellitus：progressive requirement for multiple therapies (UKPDS 49). UK Prospective Diabetes Study (UKPDS) Group[J]. JAMA, 1999, 281(21)：2005-2012.

[25] Vassy JL, Dasmahapatra P, Meigs JB, et al. Genotype prediction of adult type 2 diabetes from adolescence in a multiracial population[J]. Pediatrics, 2012, 130(5)：e1235-1242.

[26] Wu H, Zhong J, Yu M, et al. Incidence and time trends of type 2 diabetes mellitus in youth aged 5-19 years：a population-based registry in Zhejiang, China, 2007 to 2013[J]. BMC Pediatr, 2017, 17(1)：85.

第十九章·葡萄糖调节受损

潘长玉　金文胜

第一节·概述、定义及诊断

一、概　述

糖尿病的发病是一个慢性的、逐渐演变的过程。在遗传基础上，环境因素作用的累积、年龄的增长导致血糖水平的逐渐升高和葡萄糖耐量的缓慢减低。为了反映这一发病过程，世界卫生组织（WHO）曾在 1965 年根据 Fanjans 的提议，将糖尿病分成四个类型：糖尿病倾向、隐性糖尿病、无症状糖尿病和显性糖尿病。已经认识到，在血糖（包括负荷后血糖）完全正常和糖尿病之间存在一个过渡阶段。1979 年，美国糖尿病资料组（NDDG）和 1980 年 WHO 根据流行病学结论统一了糖尿病的诊断标准，并将糖尿病和正常血糖之间的过渡状态命名为"葡萄糖耐量受损（IGT）"，但仍然将 IGT 作为糖尿病的一个类型；流行病学的结果显示这种临界状态的血糖升高仍然伴有未来诸多疾病的风险，不能认为是完全正常。20 世纪 80 年代早期和以后的认识也证明这一看法。1997 年美国糖尿病协会（ADA）根据 1980 年以来的研究成果，将糖尿病认作是有业已存在或未来发生微血管并发症的一种长期、不可逆的高血糖状态，而 IGT 则不具有此种糖尿病的特征性风险，其血糖升高也并非不可逆，将 IGT 从糖尿病的分型中独立出来。同时，由于有了新证据支持空腹血糖作为诊断糖尿病的独立诊断标准，且诊断价值类似于口服葡萄糖耐量（OGTT）标准，还提出了空腹血糖介于糖尿病诊断标准和完全正常之间的空腹血糖受损（IFG）的概念。1999 年，WHO 将 IGT 和 IFG 一同视为糖尿病发生过程的中间阶段，或者是糖尿病的高度危险状态，并将两者统称为葡萄糖调节受损

（IGR），或者是后来 ADA 所命名的"糖尿病前期"。

葡萄糖耐量受损（IGT）这一名词在国内有时又称为"葡萄糖耐量减低"，或者是"葡萄糖耐量低减"，但是它不等同于葡萄糖耐量异常或者葡萄糖不耐受（glucose intolerance），后两个名词的含义包括糖尿病和 IGT，但不包括 IFG，因为 IFG 不属于葡萄糖耐量问题。给一个个体命名 IGR 应当经过严格临床检查，并且结果明确。IGR 不包括任何非生理状态下的空腹或负荷后血糖升高，血糖升高应该除外慢性疾病、创伤、急性感染、急性重症疾病、药物的影响，而且还要尽可能排除运动、饮食、睡眠、情绪的影响。去除各种微妙的血糖影响因素，指定标准化的血糖或糖耐量试验的条件和流程，尽可能减少血糖检测的波动性，增加可重复性，使得血糖数据是一般生理条件下检测到本真数据。IGR，特别是 IGT，应当根据生理性指标进行定义，不包括皮质醇葡萄糖耐量试验阳性的个体，即以往的"隐性糖尿病"。几乎所有发生糖尿病的个体都要经历 IGR 阶段，但在胰岛 β 细胞呈现暴发性损害、快速进展的儿童 1 型糖尿病，IGR 阶段可能不明显或者缺乏；而 1 型糖尿病的同卵双生同胞亦可在其中一个发病 12 年后另一个才发病，后发病者中间有长达 11 年的 IGT 时期，而成人 1 型糖尿病具有明显的 IGT 阶段。有少数 2 型糖尿病进展快，IGR 阶段也可以不明显，但这取决于对患者进行血糖测试的频度。

IGR 阶段体现了糖尿病多种慢性致病因素与血糖自身调节和代偿能力之间复杂的矛盾关系。这些矛盾关系甚至比糖尿病阶段更加错综复杂、隐晦不清，同时伴随有心血管危险因素和亚临床炎症水平的存在；主要矛盾不像糖尿病那么突出，还涉及糖代谢调节机制以外的广泛病理生理的异常。这些亚临床、中间指标的异常之间具有复杂的横向和网络式联系，形

成所谓的毒性"共同土壤",隐藏着发生多种疾病的可能性,往往是几种常见疾病的前期表现。因而,IGR代表了一种复杂的亚临床疾病状态,在致病因素占优势的情况下可以逐渐出现多种临床病症,而通过加强机体的生理调节因素和代偿能力、降低危险因素,不仅可以逆转IGR恢复到正常糖代谢状态(以血糖值为标准),还可以防止或延缓IGR相关的后续病症的发生,或者使已经存在的临床或亚临床疾病出现缓解。IGR既是多种疾病,如心血管疾病、高血压、脂代谢异常、糖尿病的危险状态,也是对这些疾病进行预防和干预的重要阶段。IGR人群从多个角度看,是值得纳入临床视野并进行积极而适当干预的对象。

二、定义和诊断

当前WHO的IGT诊断是指空腹血糖没有达到糖尿病诊断标准,即7.0 mmol/L以下,同时75 g标准葡萄糖耐量试验(OGTT)2 h血糖≥7.8 mmol/L,并<11.1 mmol/L。IFG是指空腹血糖≥6.1 mmol/L,但<7.0 mmol/L,同时OGTT 2 h血糖未达糖尿病标准。实际上,如果去除相互涵盖的情形,IGR有三种情况:孤立性IFG、孤立性IGT和IFG合并IGT。这三种状态各有不同的病理生理和临床意义。它们带有的一些疾病的临床危险性和预后也不完全等同,但IGT和IFG对预报糖尿病和心血管疾病有相加效应。血糖水平与微血管病变密切相关,在IGR阶段的血糖升高也可以见到不可忽视的糖尿病微血管并发症的存在。从并发症上看,IGT和IFG上限与糖尿病的分界的划分不是绝对的,而且在不同的人种/人群或不同的流行病学研究中有微妙的差异。

餐后血糖的变异大,受影响的因素众多。即使尽可能消除了试验前和试验过程中的种种主观和客观因素的影响,进行了标准化试验,但仍有一个不可克服的影响因素,即患者自身在一般稳定状态下的不同时间的生物学变异。这些因素可以造成OGTT 2 h血糖具有高达15%～20%的变异度,相对而言,空腹血糖的变异度只有5%左右。在这些可克服或不可克服因素的影响下,IGT诊断的可重复性并不高,多数研究发现其重复性在25%～75%,国内解放军总医院短期重复的一致率为31.7%,意大利为35%,澳大利亚为48%,芬兰为67%,坦桑尼亚为76%。因此,国际糖尿病联盟(IDF)提议,IGT的诊断应当拟在3个月内进行两次OGTT,取其平均值来确定。

IGR诊断的上限(即糖尿病的诊断阈值)有明确的临床流行病学医学依据,但是关于下限问题仍有争议。这种争议可能涉及IGR定义和诊断标准的基本问题。也就是说,应当根据什么来定义IGT和IFG,是未来糖尿病的风险,还是已经存在或将来发生的心血管危险因素和心血管疾病风险,或者是兼顾糖尿病风险和心血管风险;然后在此基础之上,根据流行病学数据确定IGT的下限值。比如美国DPP研究就制订了一个供人参考的糖尿病风险预报的多变量模型。然而,关于这一问题至今并没有明确的共识或科学依据。不过,目前的趋势是,宜根据IGR的未来糖尿病风险、心血管风险、心血管死亡和总死亡风险来确立IGT和IFG的下限值。对已有资料的总结提示,IGT的下限值应当在目前的7.8 mmol/L之

下,而IFG的6.1 mmol/L的下限似乎也过高。ADA就是多年来一直坚持IFG的下限为5.6 mmol/L,其主要的理由是空腹血糖在这个数值以上已经具有了损害胰岛β细胞功能的病理意义,潘长玉等利用国内的大样本数据也证实了这一点:当空腹血糖超过5.6 mmol/L时,就已经开始损害β细胞对血糖刺激的正相关反应,这意味着IFG有发展为糖尿病的潜力。显然,如果IFG有其自身应有的病理意义而被临床关注,ADA的下限值显然比中华医学会糖尿病学分会(CDS)或WHO的6.1 mmol/L具有更好的医学正当性。

第二节 · 流行病学

一、患病率分布

(一) 地域分布

1. 全球分布 · IGT的分布与糖尿病的分布大体上有平行之处,但也有例外。在糖尿病高发的地区和种族,IGT的患病率也较高。据1993年WHO的报道和其他地区性调查,IGT的高发地区仍然是太平洋岛屿当地居民、经历社会变化和经济发展的发展中国家、非西方民族的发达地区以及美国。亚洲太平洋地区有众多的人口,大部分国家在经历社会转型,包含有相当数量的岛国居民,IGT在该地区大量存在。印度的IGT患病率达到10%～20%,泰国为10%～19%,阿曼为10%～17%,日本的福冈为15%(福冈糖尿病研究),亚洲糖尿病诊断标准流行病学协作分析(DECODA)(包括美国和巴西两个非亚洲国家)发现IGT的患病率达到15%。居住在斐济的美拉尼西亚人为8%～19%,散居在太平洋岛屿的密克罗尼西亚人为14%～27%;瑙鲁人男性为12%～20%,女性为14%～21%。同为太平洋岛民的波利尼西亚人局部地区可高达9%～23%,这两个人种的城市患病率比农村明显增高。美国主要人种如非西班牙裔白种人、非西班牙裔黑种人、西班牙人的IGT患病率都在10%以上,高者能达20%;美国第三次全国健康与营养调查(NHANES III)显示IGT的患病率为19%。非洲的坦桑尼亚是糖尿病的高发区,其IGT的患病率在班图人和印第安人也达到10%或10%以上。欧洲国家的IGT居于中间水平,一般为5%～10%。西欧的发病率稍微较高,欧洲糖尿病诊断标准流行病学协作分析(DECODE)表明(表11-19-1),欧洲的患病率为11.9%。IGT的调查受到年龄的影响,瑞典调查55～57岁的人群,其IGT的患病高达27.9%。

| 表 11 - 19 - 1　成年人的 IGR 患病率(%) | | | | | |
研　究	地区	总 IGT	总 IFG	I - IGT	I - IFG	IGT/ IFG
NHANESIII	美国	14.9	8.3	11.0	4.4	3.9
DECODE	欧洲	11.9	10.0	8.8	6.9	3.1
DECODA	亚洲*	16.7	6.6	11.9	3.7	2.8

注:I - IFG 为孤立性 IFG;I - IGT 为孤立性 IGT;IGT/IFG 为两者合并存在。* 包括美国和巴西。

IGT的地域分布与种族有明显的联系,糖尿病高发人种

一般 IGT 也比较多见。这种地区和人种的分布同时还受到城市化和经济发展、生活方式变化的影响。但是有些地区和种族的 IGT 患病率与糖尿病患病率极不一致,相差比较大。如新加坡华人,IGT 的患病率为 0.8%(男)/0.3%(女),而糖尿病的患病率可达到 7%(男)/7.8%(女),类似的情形见于澳大利亚当地居民,这两个数据分别是 1%～5% 和 20% 左右;还有美国皮马印第安人,其糖尿病患病率为 50%,但 IGT 只有 12%～17%。也有 IGT 患病率高于糖尿病患病率的情况,如坦桑尼亚的班图人 IGT 患病率为 7.5%～16%,而糖尿病的患病率只有 1% 左右;美国的非西班牙裔白种人 IGT 和糖尿病的患病率分别为 10%～20% 和 3%～7%;密克罗尼西亚农村人分别是 15% 和 4%,俄罗斯为 5%(男)/10%(女)和 1.8%(男)/3.6%(女)。

2. 国内分布·我国 IGT 的调查工作始于 1979 年上海糖尿病流行病学调查,发现当时上海的 IGT 患病率为 0.3%(糖尿病为 0.71%,下同)。兰州标准确立后,1980 年进行了第一次全国调查,表明我国 IGT 的患病率为 0.3%(1.6%),此后两次全国调查分别在 1994 年和 1996 年,IGT 的患病率分别为 3.2%(2.5%)和 5.23%(3.62%)。1993 年 WHO 引用的中国资料为 1986 年的大庆调查,IGT 的全球人口标化率为 1.6%(1.6%)。较早的大型的调查还有首钢研究(1993 年),IGT 的患病率为 3.9%(3.2%)。我国 IGT 的患病率较高的地区主要分布在沿海地区,包括广州(12%)、广东(5.9%)、常州(9.0%)、福建(5.2%),这些地区的患病水平均达到或超过了 1996 年的全国调查结果(5.2%),内陆地区仅有太原为 5.7%。其他地区患病率相对较低(图 11-19-1)。

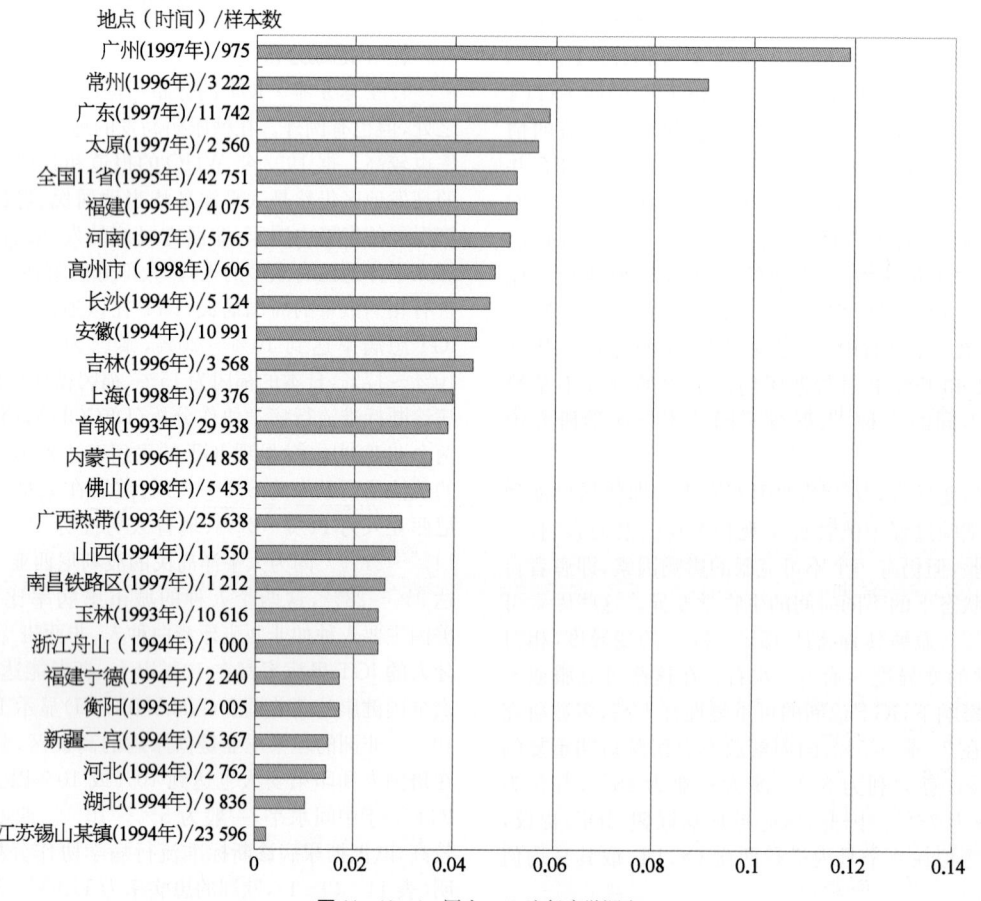

图 11-19-1 国内 IGT 流行病学调查

3. IFG 的分布·从表 11-19-1 看出,IFG 与 IGT 存在交叉,总体上,IGT 的人群患病率明显高于 IFG;无论就总患病率还是孤立性患病率,IFG 都要低于 IGT。欧洲的 IFG 和 IGT 患病率比较接近,亚洲相差最大,总 IFG 不到总 IGT 的一半,孤立性 IFG 与孤立性 IGT 相差更甚。美国 IGT 和 IFG 的差别介于以上两者之间。由于交叉部分的影响,总 IFG 大约是总 IGT 的一半多,孤立性 IFG 则不到孤立性 IGT 的一半。IGT 和 IFG 重叠部分很少,有 1/3～1/2 的 IFG 伴有 IGT,而只有 1/4 左右的 IGT 伴有 IFG。

2007 年全国调查时,IGR 中孤立性 IGT 高于孤立性 IFG,但是到 2010 年全国调查,则 IFG 明显高于 IGT,这种短时间的变化可能主要来自两个因素:一个是后者的 IFG 的诊断下限(5.6 mmol/L)低于前者(6.1 mmol/L),另一个可能是显示了饮食结构的西方化转变、碳水化合物占比减少的效应,以及肥胖流行趋势加重带来的 IFG 增加。我们看到,单纯从 IFG 的下限取值来看,国内的一些研究已经注意到了 5.6 mmol/L 比 6.1 mmol/L 有更好的合理性。

我国的香港和台湾也进行过 IFG 患病率的研究。香港的 IFG 也明显低于 IGT,总患病率 IGT 为 7.2%,IFG 为 2.0%,孤立性患病率分别为 6.1% 和 0.9%。重叠部分甚少。对澎湖列岛抽样调查发现,年龄校正的 IFG 患病率为 21%(未做 OGTT),其高峰为 50～59 岁的男性,达 30.7%;最低为 40～

49岁女性,为14.7%。我国内地应当利用以往的大型调查数据明确IFG的患病情况及各种分布趋势。

二、时间分布

与糖尿病一样,IGT也有随调查时间的临近而患病率逐渐增加的趋势。几次国内大型调查包括全国性调查的数据表明,我国的IGT患病率有以下明显的时间变化顺序:1979年为0.3%(上海),1980年为0.9%(全国),1986年为0.9%(大庆),1993年为3.2%(全国)、3.9%(首钢),1996年为5.23%(全国)。1997和1998年广州和上海的患病率达到10%以上。这种变化趋势在各个中老年各年龄组都能见到(表11-19-2)。

表11-19-2	不同时间和年龄段的IGT患病率(%)		
时间 \ 年龄	40~49岁	50~59岁	60岁以上
1993—1994年	4.26	6.51	8.38
1995—1996年	5.74	7.84	11.62
1998—1999年	8.43	11.23	14.78

2007年杨文英全国调查IGR城市患病率为15.5%,农村16.6%;到2010年全国调查为50.1%,但是扣除糖化血红蛋白标准带来的20%,根据ADA标准的IGR为30%,同时考虑到其使用了空腹血糖下限5.6 mmol/L,而2007年使用的是6.1 mmol/L,整体上IGR应该更加接近2007年的数据。由于在考虑同样标准情况下时隔3年的两个调查糖尿病患病率一致为9.7%(2010年扣除糖化血红蛋白标准的影响),而IGR也有接近的趋势,因此大致可以认为,中国工业化依赖糖尿病流行的持续上升趋势应该有了区域平缓的态势,未来预计在这个高峰平台期一段后,随着医疗技术进步和国民健康意识的增强,糖尿病及其前期的流行趋势有减低的可能。

三、性别与年龄

IGT的患病率随着年龄的增长而增加,到80岁以后才有所下降。IFG患病率则没有这种现象,其高峰分布在40~50岁的中年人。两者的分布也有明显的性别差异,大致而言,IGT在女性较多见,IFG在男性多见。但这种性别差异会受到年龄的影响,比如70岁以上的老年人IFG的女性多于男性,而老年男性患IGT可能要高于同龄的女性。目前的研究提示如下趋势:年轻人空腹血糖增高(或IFG)多见,老年人餐后血糖升高(或IGT)多见;女性餐后血糖升高(或IGT)多于男性;肥胖者空腹血糖升高(或IFG)多见,非肥胖者餐后血糖升高(或IGT)多见。合并心血管疾病的患者IGT常见,而IFG少见,这与老年化一致。IGT显然属于餐后血糖清除受阻的表现,老年人的肌肉质量减少、活动能力变差、心血管疾病所致的体力活动的减少、血管病变和微循环的障碍等,都限制了从餐后状态混合高水平血糖和胰岛素跨血管的弥散、胰岛素敏感组织尤其是骨骼肌对葡萄糖的摄取和利用等多个环节餐后血糖的清除。反过来,IFG的原理则主要是肝脏葡萄糖释放增多,肥胖和脂肪肝均会损害肝脏的胰岛素敏感性,故肥胖者IFG多见,反过来,由于育龄期女性雌激素的保护,脂

肪毒性的肝脏作用得到缓解,因而IFG较少,而进入绝经后或老年期,其IGT就会增加。

四、IGT患病率与糖尿病患病率的关系

糖尿病和IGT的患病趋势一般呈平行变化。但是IGT是可变的,即可以向糖尿病发展,也可以恢复正常,还可以维持IGT状态,而糖尿病则不可逆。IGT的现患人数和现患率受到新发生的IGT和向正常或糖尿病转化的IGT影响。由于遗传因素是固定的,生活方式在IGT的不同转化中起重要作用。如果遗传因素较强,则致糖尿病生活方式可以使易患者较快越过IGT阶段,过渡到糖尿病状态,使糖尿病人数明显多于IGT人数。最典型的是皮马印第安人,还有新加坡华人、澳大利亚当地居民等。如果遗传因素较弱,则生活方式使IGT转变为糖尿病需要较长的时间,即使部分转为NGT,总体IGT人群仍呈聚集而增多,与糖尿病的比例大于1甚至更高。但是必须承认的是,现代生活方式的持续作用既使IGT患病率增加,也持续地促使IGT转变为糖尿病,同时IGT阶段有缩短趋势。在现代化生活方式条件下,从NGT过渡而来的IGT因向糖尿病转变而减少,IGT的人数或患病率取决于两者的代数和。从已有的流行病学数据分析可以知道,如果这个代数和是正的,也就是说IGT的人数在增加,则糖尿病的总患病率在IGT增量的推动下也应该是增加的;如果这种环境作用达到饱和,IGT人数趋于稳定,IGT向糖尿病过渡的人数也趋于稳定,加上晚期糖尿病的人数增多带来的死亡增加,则糖尿病患病率会趋于稳定。对西方发达国家而言,如果去除移民因素的影响,其总体患病率自工业化以来,特别是工业化早期是逐渐增加的,而最近数十年相对稳定。反观新型工业化国家,包括中国,糖尿病的患病率几乎重演了西方工业化的历程,显示明显的逐渐增加趋势,虽然没有看到饱和现象,但最近的2007年和2010年的两次全国调查似乎提示了这种饱和趋势。即使扣除人种、文明类型和饮食结构等因素的差异,都改变不了工业化带来的富足在任何地域都推动了糖尿病增多这一事实。1996年全国调查发现,"糖尿病/IGT"的值随城市化、富裕程度的提高和年龄增长而增加,这提示环境因素有重要影响。但从时间序列上看,国内调查显示这个比例不是越来越高,而是越来越小(表11-19-3提示,"IGT/糖尿病"患病率有明显的随调查年份逐渐增加的趋势)。表明在我国现阶段的社会转型过程中,IGT的增长速度高于糖尿病的增长速度。一定意义上讲,如果IGR/IGT发生和IGR向糖尿病转化环境因素发挥了重要作用,那么,尽管遗传因素对个体的胰岛素抵抗和分泌能力贡献良多,但这种贡献主要体现在IGR向糖尿病的转变过程当中。因此,大致可以认为,IGT/糖尿病患病率越高,暗示环境因素的作用越大,遗传因素的作用越小,反之亦然。对照国内的全国性调查,提示改革开放以来,IGT的剧涨超过糖尿病的剧涨,提示环境因素起了主导作用,尽管与国外其他人种横向比较,中国人依然具有很强的糖尿病遗传易感性。可以预计,未来,当环境因素的作用稳定,抗糖尿病的民间意识和医疗努力,以及高龄晚期糖尿病个体的死亡,会抵消糖尿病一直增加的趋势,进而达到一个合适的平台期。

表 11-19-3　不同时期 IGT 和糖尿病的患病率及其比值

项　目	IGT(%)	糖尿病(%)	IGT/糖尿病
1979 年(上海)	0.3	0.71	0.42
1980 年(全国)	0.9	1.6	0.56
1981 年(大庆)	0.62	0.82	0.76
1993 年(首钢)	3.9	3.2	1.22
1993 年(广西)	2.5	1.5	1.62
1994 年(全国)	3.2	2.5	1.28
1994 年(安徽)	4.4	2.2	2.0
1995 年(福建)	5.23	2.04	2.57
1996 年(全国)	5.23	3.62	1.44
1997 年(广东)	5.9	3.5	1.66
1997 年(广州)	12	6.8	1.73

五、IGR 的危险因素

大量的研究资料表明，IGT 的危险因素与糖尿病基本重叠，包括种族、年龄、糖尿病家族史、肥胖或腹部脂肪堆积、体力活动不足、高血压和血脂紊乱等。一般糖尿病的患病没有明显的性别倾向，但如前所述，IGT 女性较多见，IFG 以男性居多。IFG 也不同于 IGT 和糖尿病，通常在中年人患病率最高，中年以后不再增加。肥胖和血脂紊乱倾向于首先发生 IFG，但也可以发生 IGT。而非肥胖者和老年人，IGT 较 IFG 常见。由于年龄的影响，高血压者出现 IGT 的倾向可能强于出现 IFG。糖尿病家族史也可以增加 IGT 的患病机会。一组日本的研究还发现吸烟可以预报 IFG 的风险，中低量的饮酒则对 IFG 有保护作用，不饮酒或中等量以上饮酒的人 IFG 的风险增加。

第三节·发病机制和病理生理

一、发病机制

糖尿病发病前机体糖代谢的调节发生了一系列的变化，这些变化是机体适应性代偿的结果，也同时构成了糖尿病前期血糖异常升高的发病机制。目前已经有相当多的主要来自人类的证据资以对糖尿病前期糖代谢失调进行总结。这对于糖尿病的发病机制的认识也是重要的，因为对糖尿病患者的观察大约只能代表糖尿病的病理生理学变化，不能明确糖尿病发生的动态过程。

(一) 胰岛素释放

1. 空腹和餐后胰岛素释放·在 IFG、IGT 或者 IFG 合并 IGT 的患者观察到，空腹和葡萄糖负荷后胰岛素的释放出现代偿性升高。IGT 和 IFG 的空腹胰岛素水平基本相当，但是 OGTT 2 h 胰岛素有如下关系，IGT 合并 IFG＞IGT＞IFG。在 OGTT 过程中孤立性 IFG 30 min 和 2 h 胰岛素水平均低于孤立性 IGT。IFG 的胰岛素释放曲线与正常组相似，表现为钟型曲线，大约 40 min 后开始下降，但整体曲线幅度要高于正常对照。而 IGT 的胰岛素释放曲线在 40 min 后呈持续

低坡度升高，整体曲线幅度高于正常对照、IFG 及糖尿病。因此，孤立性 IGT 的空腹和餐后胰岛素水平明显高于 IFG。

空腹血糖能够影响负荷后胰岛素的释放。大约在空腹血糖自 5.6～6.4 mmol/L 水平开始就能损害糖刺激后的胰岛素反应幅度。最近研究发现，OGTT 2 h 胰岛素水平与空腹血糖成反比。对 IFG、IGT、IFG 并 IGT 三组人群分析，OGTT 30 min 的胰岛素／葡萄糖与空腹血糖呈负相关。但是除了空腹血糖的影响，IGT 餐后血糖升高刺激的餐后胰岛素释放可以比 IFG 更多，此时 β 细胞还能够对餐后高血糖做出一定反应。IGT 与 IFG 这种动态胰岛素释放能力的差别可以解释为，IGT 以外周（肌肉和脂肪）胰岛素抵抗为主要特点（高胰岛素血症），而 IFG 则以胰岛素释放不足为特点。其实这只考虑了问题的一方面。胰岛素的升高有时是 β 细胞功能相对健全的表现，且 β 细胞对空腹或负荷后血糖升高的代偿能力存在明显的人种差异。

2. 早相胰岛素释放·早相胰岛素的释放功能在胰岛素的餐后降糖作用中发挥首要作用。对 IGT 5～10 min 以内早相胰岛素释放的研究发现，皮马印第安人呈现代偿性增高，而欧洲高加索人出现明显的释放不足。Pimenta 等在一组没有明显心血管风险指标的高加索 IGT 患者见到，早相胰岛素释放明显低于对照组，而高胰岛素正常糖钳夹技术测定的胰岛素敏感性没有差别。指出某些 IGT 是可以由单纯胰岛素释放障碍所致，而非胰岛素抵抗。Lillioja 比较高加索人和皮马印第安人 IGT 的差异后认为，在不同的人种（以及不同的糖尿病类型），胰岛素抵抗和胰岛素缺乏发挥的作用有主次之分。皮马印第安人的胰岛素释放代偿能力很强，往往极度肥胖后出现糖尿病（胰岛素释放失代偿），因此胰岛素抵抗发挥主要作用；而其他人种在轻中度或重度肥胖前甚至不肥胖时，就可以出现胰岛素释放失代偿，从 IGT 过渡到糖尿病。

Weyer 等研究了从正常糖耐量（NGT）到 IGT 动态变化过程中早相胰岛素释放的变化，发现从 NGT 过渡到 IGT，纵向比较早相胰岛素释放明显减少；而另一组随访过程中维持 NGT 不变者，早相胰岛素释放甚至有所增加，说明早相胰岛素释放的受损对 IGT 的发生是有贡献的。最近他们又对正常空腹血糖（NFG）并 NGT（作为对照组）、IFG、IGT 和 IGT 合并 IFG 早相胰岛素释放的差别做了横向比较，发现 IGT 早相胰岛素释放仅轻度下降，而 IFG 则明显下降，IFG 合并 IGT 组下降幅度最大。这与空腹血糖损害负荷后较晚期胰岛素释放的结果是一致的，同时餐后血糖的升高与空腹血糖升高，对早相胰岛素释放的损害有一定的叠加作用。

(二) 葡萄糖清除

1. 胰岛素抵抗·所有使用稳态模型（HOMA）计算胰岛素抵抗的研究都发现，IFG 的胰岛素抵抗比 IGT 严重，而 IFG 合并 IGT 比孤立 IFG 更严重。这与 IGT 的胰岛素水平高于 IFG，从而说明 IGT 胰岛素抵抗更严重是矛盾的。这种矛盾显然是由于 HOMA 胰岛素抵抗的计算公式使用空腹指标所引起。孤立的 IGT 比 IFG 空腹胰岛素水平虽然较高但相差并不大，而孤立 IFG 的空腹血糖明显高于孤立 IGT，所以（空腹胰岛素 × 空腹血糖）/22.5 的结果是 IFG 高于 IGT。HOMA 指数不能提示餐后葡萄糖的摄取对胰岛素的敏感性，因此更大程度上反映肝脏对胰岛素的敏感性。从这个角度说，IFG 的肝脏胰岛素抵抗高于 IGT。IGT 胰岛素释放动态

曲线普遍高于 IFG 表明,IGT 的外周胰岛素抵抗比 IFG 严重(空腹血糖主要受肝脏葡萄糖输出的控制,胰岛素对外周糖摄取作用小于肝脏,而餐后状态,70%的葡萄糖依靠胰岛素加以清除,肝脏只占其中的 1/3,有 2/3 是在外周)。因此,要搞清这种中心(肝脏)和外周(主要是骨骼肌)胰岛素抵抗的差别,必须对肝脏和外周糖代谢的作用有所区分。

2. 肝脏与外周葡萄糖的摄取与肝糖输出·Weyer 等还利用高胰岛素正常葡萄糖钳夹技术和同位素示踪技术对 IFG、IGT 和两者合并的肝脏和非脂肪组织的糖代谢(主要发生在肝脏和骨骼肌)进行了研究,他们的一些结果也得到其他研究的支持。

(1) 骨骼肌和肝脏的糖摄取:非脂肪组织摄取的葡萄糖主要用于葡萄糖氧化和糖原合成。在基础胰岛素水平(相当于空腹状态),从 NGT 过渡到 IGT 仅有糖摄取的轻微下降,糖原合成和葡萄糖氧化几乎没有变化。但是与维持 NGT 的人群相比较,进展到 IGT 的人群在 NGT 阶段基础糖摄取明显降低;在高胰岛素状态(相当于餐后状态)也能见到类似的趋势,表明 IGT 的发生在 NGT 阶段就已经启动,这或许提示特殊的遗传特质,也不能排除非胰岛素靶组织糖摄取减低。高胰岛素状态下非脂肪体重对外源葡萄糖的清除主要发生在肝脏和骨骼肌,而且排除了葡萄糖效应的影响。从 NGT 发展到 IGT 可以见到高胰岛素刺激的糖原合成明显下降,但葡萄糖氧化水平变化不大,说明餐后状态 IGT 高胰岛素诱导的骨骼肌和肝脏糖摄取的减少主要是由于糖原合成受阻。餐后状态糖原合成减少是 IGT 发生的重要原因。

对 NFG 并 NGT(对照组)、孤立 IFG、孤立 IGT、IFG 合并 IGT 的横向比较发现,空腹状态后三组的葡萄糖清除都明显降低,彼此之间差别不大。IFG 组和 IFG 合并 IGT 组比孤立 IGT 的糖原合成似乎更少,但糖氧化略好。在餐后高胰岛素的作用下,后三组的总体糖摄取水平也都明显低于对照组,三组之间也没有明显差异。但是这种下降主要是由于糖原合成不足引起,糖氧化水平与对照组相当。

比照胰岛素释放能力,IGT、IFG 和两者合并三种状态之间的差别似乎不在于骨骼肌和肝脏糖摄取的不同(虽然它们均比正常对照下降),而在于胰岛素释放能力的不同。三者基础和餐后糖摄取的降低水平相似,而 IFG 和 IFG 合并 IGT 者早相胰岛素释放减低比 IGT 者严重。

(2) 肝脏葡萄糖输出:从 NGT 过渡到 IGT 没有发现空腹和餐后肝糖输出的显著增加,但与不发展到 IGT 的人相比,进展到 IGT 的人在 NGT 阶段就已经有肝脏餐后葡萄糖输出的升高和空腹葡萄糖输出的不足。前者提示 IGT 者在 NGT 阶段就存在餐后肝糖输出的增加;若横向比较,这种餐后肝糖输出的增加对 IGT 餐后血糖的升高有实质性贡献。后者与观察到的 IGT 者在 NGT 阶段空腹糖摄取明显下降一致,并提示,空腹机体葡萄糖消耗减少。这要求肝糖输出降低以维持血糖在正常水平。这反映了 IGT 患者在早期就有空腹葡萄糖摄取的不足,不管这种摄取是否依赖胰岛素,但肯定与机体葡萄糖消耗的减少有关,而体力活动减少肯定是机体利用葡萄糖不足的重要原因。

对四组(包括对照组 NFG 并 NGT)横向比较发现,血糖升高的三组其空腹肝糖输出与对照组并没有明显差异,餐后肝糖输出则有不同程度的增加。其中 IFG 合并 IGT 组最明显,其次为 IFG 和 IGT。

(三) 小结:胰岛素释放和胰岛素抵抗与 IGR 的发病

IFG 和 IGT 有大致相同方向的糖代谢调节变化,IFG 损害餐后胰岛素分泌,空腹胰岛素可以变化不大或升高,而 IGT 至少会有餐后胰岛素水平代偿性和延迟性增加、早相胰岛素分泌不足、空腹和餐后糖摄取下降、餐后肝糖输出增加等。但是 IFG 与 IGT 的更主要差别在于:IFG 的早相胰岛素释放受损更明显,IGT 的餐后胰岛素释放增加更高(虽然同时伴有延迟性分泌增加)。IFG 早相胰岛素释放明显不足没有引起餐后血糖明显升高,表明 IFG 具有良好的外周胰岛素敏感性。而 IGT 早相胰岛素的不足引起血糖升高,后者进一步刺激餐后胰岛素的升高。即使如此仍存在餐后高血糖,说明 IGT 的发生主要在于外周胰岛素抵抗,同时其 β 细胞代偿能力良好。餐后血糖的清除主要依靠胰岛素的作用也支持这一种试验研究结论。而 IFG 的发生与表 11-19-4 列出的多种异常有关,但似乎空腹肝糖输出与之无关。可能是由于空腹葡萄糖摄取减少,通过胰岛素分泌的增加抑制了肝糖输出的增加,这表明了空腹胰岛素水平与血糖之间达成了一种新的 IFG 水平上的平衡,这种情况下主要由肝糖输出决定的空腹血糖实际上受到抑制是对 IFG 的一种代偿反应。然而,空腹葡萄糖摄取的减少虽然在 HOMA 指数看来正好反映 IFG 的胰岛素抵抗,实际情形并非如此。因为空腹状态下胰岛素依赖的糖清除所占比例不到 1/3。因此,IFG 的发生与基础状态下全身血糖摄取(主要是非胰岛素依赖糖摄取)减少有关,这一减少与外周胰岛素抵抗并无多大关系。为了平衡血糖浓度,肝糖输出要求相应降低,这个过程由空腹胰岛素升高作用于肝脏,抑制肝糖输出来完成。若升高的空腹胰岛素不能将空腹血糖维持正常,最终发生 IFG,则可以认为是由于肝脏对升高的空腹胰岛素反应不敏感所致,即所谓的肝脏胰岛素抵抗。这种由于空腹糖利用减少引起的胰岛素升高而肝脏调节血糖机制没有做出适当反应,最终还是可以归结为肝脏胰岛素抵抗。对患者的研究恰好证实(表 11-19-4),IFG 空腹糖利用减少,而肝糖输出没有相应下降,故出现 IFG。正好 IFG 空腹胰岛素升高,但它没有使空腹肝糖输出减少,肝脏的胰岛素抵抗是导致 IFG、主要是孤立性 IFG 的主要原因。需要指出的是,空腹状态下非胰岛素依赖的糖清除不足在 IFG 的发生中发挥了一定的作用。

表 11-19-4 **IGR 发病机制小结**				
项 目		IFG	IGT	IFG + IGT
胰岛素释放	空腹	↑	↑	↑↑
	早相	↓↓	↓	↓↓↓
	餐后	↑	↑↑	↑↑↑
胰岛素抵抗(HOMA)		↑↑	↑	↑↑↑
葡萄糖摄取	空腹	↓	↓	↓
	餐后	↓	↓	↓
肝糖输出	空腹	→	→	→
	餐后	↑	↑	↑↑

注:与 NGT 组或者与 NFG+NGT 组比较,↑表示增加,↓表示下降,→表示差别不大。

综上，一定程度上可以认为，IFG 有肝脏胰岛素抵抗但外周胰岛素抵抗较轻，所以空腹血糖升高；而 IGT 外周胰岛素抵抗明显而肝脏胰岛素抵抗较轻，所以出现餐后血糖的升高。但 IGT 和 IFG 之间的发病机制存在复杂的交互关系。下文将讨论到脂代谢和血管系统在其中的作用，两者对空腹和餐后血糖的升高有不完全相同的作用。

（四）胰高血糖素分泌异常

就绝对水平而言，OGTT 过程中的胰高血糖素释放曲线整体上 IGT 并不比 NGT 升高，甚至还低。然而，进一步分析发现，IGT 患者 OGTT 2 h 血糖升高或 2 h 胰岛素升高对胰高血糖素的抑制作用明显低于 NGT 组，大约是 NGT 的 50%。使用高胰岛素正常糖钳夹技术发现，IGT 患者的胰高血糖素水平不能抑制到正常对照水平，IGT 胰高血糖素的绝对值下降不足 NGT 的 1/3，因此提出在 IGT 患者存在胰岛 α 细胞对胰岛素的抵抗。在餐后状态，由于 IGT 高血糖和高胰岛素浓度不能有效抑制胰高血糖素的分泌，使后者促进肝糖输出的作用有所增强，进一步加重了餐后血糖的升高。进一步研究发现，α 细胞功能紊乱在 IGT 普遍存在。高胰岛素时 α 细胞存在胰岛素抵抗，胰岛素不能充分抑制胰高血糖素分泌；当胰岛素缺乏时，胰高血糖素分泌甚至更高。因此，胰岛素释放不足和 α 细胞胰岛素抵抗是 IGT 时餐后 α 细胞抑制不充分的两个主要因素。α 细胞功能亢进在 IGT 的发病中起很重要作用，研究发现，只要能够有效抑制餐后胰高血糖素水平，胰岛素抵抗就可以通过胰岛素释放的增加得到克服，从而维持血糖处于 NGT 状态，否则，就发生 IGT。目前还不清楚糖尿病状态下的 β 细胞转分化、去分化和再分化等机制在 IGR 阶段是否发挥了一定的作用。

（五）胰高血糖素样肽 1（GLP-1）作用缺陷

OGTT 过程通过激活肠道促胰岛素分泌激素 GLP-1 和胃抑肽（GIP）的分泌，使胰岛素分泌，尤其是早期胰岛素分泌明显高于静脉葡萄糖耐量试验（IVGTT）。这些肠道激素促进的胰岛素分泌占餐后胰岛素分泌量的 30%～60%。GLP-1 除了促进胰岛素合成和分泌，还能抑制胰高血糖素的分泌。在 IGT 患者的研究发现，葡萄糖钳夹（钳夹浓度约 10 mmol/L）过程中，GLP-1 注射诱导的急性胰岛素释放尖峰消失，后续的胰岛素释放水平也明显低于 NGT，表明 IGT 患者存在 GLP-1 对 β 细胞的作用缺陷。

（六）脂代谢的影响

IGR 的体重、脂肪净重、脂肪所占的体重比高于正常人，血浆游离脂肪酸、甘油三酯也升高。IGT 有明显的高 VLDL 血症、HDL 减低，有小而密 LDL 的形成。肥胖者血浆脂肪酸和甘油三酯的升高对糖代谢调节有严重的负面影响，损害胰岛素的释放和作用，影响肝脏糖调节功能，使血糖逐渐升高。在糖代谢紊乱的演变中，早期脂肪向脂肪组织堆积，非脂肪组织的脂肪沉积也增多，出现外周脂肪合成的饱和，后期外周脂肪合成能力下降、分解加强，血脂升高。脂肪的异常沉积和后期脂肪分解的增多是血糖升高的早期机制。脂代谢异常可以损害肝脏的糖调节能力，使空腹血糖升高。如果脂代谢异常导致了全身内皮细胞功能的异常，出现外周胰岛素抵抗和心血管疾病倾向，则可出现餐后血糖的升高。

（七）胰岛素受体前的血管机制

在 IFG 和 IGT 均能观察到内皮依赖的血管舒张功能下降，它至少涉及三种独立的机制：① IGR 氧化应激的增强，NO 灭活增加；② 血管对胰岛素反应的减弱；③ 脂肪酸和脂蛋白损伤血管的功能和改变血管形态。有证据表明，血管异常，包括动脉粥样硬化的发生、内皮功能的下降与 IGR 平行发病。循环葡萄糖和胰岛素需要跨越血管尤其是微循环而到达组织间液，这一过程能够影响胰岛素促进糖摄取效应的 40%。循环系统血流动力学功能和结构异常引起受体前胰岛素抵抗，使餐后血糖升高，促使 IGT 的发生。IGR 状态下的肥胖和脂肪过多相关的异位沉积和血脂的异常能够损害微血管内皮细胞功能，虽然目前没有在临床水平发现甘油三酯和胰岛素抵抗干预能够带来高危患者的心血管益处，但在动脉粥样硬化的早期可以看到脂肪对内皮细胞功能的损害。这种损害来自在微血管水平对内皮细胞的影响。富含甘油三酯的脂蛋白可以通过 APO-CⅢ 激活内皮细胞的 PKC 路径，并抑制胰岛素-IRS-PI3K-AKT-eNOS-NO 通路，使内皮细胞 NO 合成和释放减少，减弱了 NO 的扩张血管、抑制血小板凝聚、抗血管增殖、抗炎作用。使得局部的血管舒张收缩功能失调，最后导致微循环功能障碍，餐后循环中高水平的胰岛素和葡萄糖跨血管壁弥散障碍，形成胰岛素抵抗的血管水平机制。

二、IGR 的病理生理

（一）胰岛素抵抗与高胰岛素血症

大部分的 IGR 患者存在明显的胰岛素抵抗，胰岛素抵抗的最终来源与细胞能源储存过度有关。脂肪和骨骼肌的胰岛素抵抗使能量储存向肝脏及非胰岛素靶组织转移，出现肝脏脂肪变性、血管脂质沉积。同时由于胰岛素作用不足和抗胰岛素激素如胰高血糖素和儿茶酚胺等作用增强，使得激素敏感的脂肪酶作用增强，脂肪分解加速，循环游离脂肪酸增加，刺激形成高胰岛素血症作为对糖脂相关的能量代谢紊乱的代偿，有效的代偿是肥胖的形成，而失代偿则是肥胖和脂肪毒性、胰岛素抵抗和糖代谢紊乱同时存在。脂肪毒性一方面形成了其特有的临床表型，但另一方面即使在高胰岛素状态胰岛素依赖或非依赖的葡萄糖的代谢机制仍然受到明显损害（通过 Randle 循环或抑制胰岛素信号的代谢调控通路等机制）。虽然内皮细胞的糖代谢不受胰岛素调控，但胰岛素可以通过与促进胰岛素靶组织相同的信号转导途径，引起 NO 合成增加。IGR 时外周血糖去路受阻和血糖升高诱导内皮细胞葡萄糖转运蛋白 1 表达，葡萄糖摄取增多，再通过比如脂肪酸激活的途径，IRS 酪氨酸磷酸化减少，丝氨酸磷酸化增多，经 PI3K 途径生成的 NO 减少，而 MAPK 途径活化，内皮细胞表达 TGF-β 等生长因子增多，后者引起受内皮细胞调控的平滑肌细胞增殖。这表明了代谢性胰岛素抵抗诱导了非代谢性胰岛素抵抗。

高胰岛素血症可经过血管紧张素受体Ⅱ介导的途径促进血管平滑肌细胞的增殖，使 PAI-1 合成增加，增加血管阻力和凝血倾向。

（二）血脂紊乱

IGR 血脂的异常来源于机体能量过剩，包括碳水化合物和脂肪。葡萄糖能够生成甘油三酯（TG），反之则否。在胰岛素抵抗和能量过剩条件下，富含 TG 蛋白增多：除了有可能食物脂肪摄取过多，还有摄食后外周组织摄取乳糜微粒的 TG

成分减少,肝脏合成 VLDL 增多。而外周的脂肪合成增加不能抵偿外周脂肪存储饱和加速敏感脂肪酶活性增高导致的脂肪分解增强,出现所谓的脂肪周转加速现象,其净效应是多个途径引起的血脂紊乱。VLDL 通过与 HDL 的胆固醇交换和肝脂酶对交换后 HDL、LDL TG 的水解,使 HDH 胆固醇减少,LDL 体积变小,密度增加。这种血脂表型具有较强的致动脉粥样硬化作用。

(三)氧化应激、炎症

空腹和 OGTT 过程中,IGT 氧化应激水平明显高于 NGT,且与内皮依赖的血管舒张功能受损呈平行变化。长期的氧化应激不仅损害内皮细胞功能,NO 的减少使起抗凝、抗平滑肌细胞增殖作用下降,凝血作用加强;并且氧化应激能够激活内皮细胞黏附分子的表达,引起它与白细胞的异常黏附,白细胞释放细胞因子。已经发现,在糖尿病前期的血糖轻度升高患者,以 CRP 为标志的炎症水平增加。脂肪组织表达的炎症因子也是 IGR 炎症水平增高的原因之一。

(四)凝血与纤溶异常

在 IGR 以上的多种机制引起血管功能紊乱的同时,可以见到 PAI-1 表达的增加,直接促进 PAI-1 表达的因素包括高胰岛素血症和甘油三酯的升高。PAI-1 的升高使凝血倾向加强,破坏凝血与纤溶的平衡,进一步加重局部血流动力学的异常。

(五)对糖代谢调节的进一步损害

如果能量过剩导致的血糖和血脂紊乱,不能通过控制摄食和能量消耗的增加得以有效的缓解,糖脂代谢将进一步恶化,胰岛素抵抗进一步加重、胰岛素β细胞出现异常病理变化或功能失代偿,肝脏处理葡萄糖的能力下降,全身性血管病变(特别是脑血管系统)使非胰岛素依赖的葡萄糖摄取减少,糖消耗减少加重,最后发生糖尿病。早期血管功能的障碍影响餐后血糖和胰岛素的弥散,因此血管功能的异常与 IGT 的关系比 IFG 更密切。这可以部分解释 IGT 与血管病变的联系比 IFG 更强。但是后期,非胰岛素依赖的糖清除的减少和胰岛素抑制肝脏糖输出的作用减弱,空腹血糖也发生升高,IFG 和 IGT 合并出现,或者向糖尿病发展,此时已经伴有明显的心血管系统异常。在代谢恶化过程中,年龄是一个明显的危险因素,但肥胖加重不是糖代谢进一步受损的因素,这类似胰岛素抵抗并不在糖尿病的发病过程中会持续加重。在 IGT 向 NGT 转化的过程中可以见到肥胖加重,而向糖尿病转化者体重维持不变。模仿人类脂肪萎缩性糖尿病建立无白色脂肪的糖尿病鼠,发现移植脂肪组织后可使糖尿病明显减轻。从能量储存角度来说,正是由于脂肪组织的储能功能,使机体的相对能量过剩得到缓解。过氧化物酶体增殖物激活受体(PPAR)γ 也是通过增强脂肪细胞分化,增加能够储能的脂肪细胞数量来缓解能量过剩,达到糖尿病治疗目的。

第四节·葡萄糖调节受损的危害性

一、糖尿病风险

如前所述,糖尿病发病有一个漫长的过程,血糖逐渐升

高。血糖升高基本上反映了向糖尿病发展的进度。因此,介于糖尿病和正常血糖之间的血糖阶段 IGR,其发生糖尿病的可能性高于正常阶段的血糖,是发生糖尿病的危险阶段。流行病学资料证实,IFG 和 IGT 在未来数年内发生糖尿病的风险明显高于正常血糖人群,而 IGT 合并 IFG 的风险又高于单独的 IFG 或 IGT。20 世纪 80 年代我国大庆研究的资料表明,IGT 发生糖尿病的年转化率为 7.7%,90 年代的首钢研究为 8.95%。Unwin 等总结了多个 IGR 未来发生糖尿病的研究。在平均 5 年左右的随访过程中,IFG 和 IGT 的糖尿病转化率有明显的种族或人群差异。在 Hoorn 研究、毛里求斯多种族研究和日裔巴西人的研究中,孤立性 IGT 和孤立性 IFG 的糖尿病转化率几乎相等,三个研究分别大约为 33%、21% 和 65%。意大利 11 年的研究和英国的研究则显示 IGT 的转化率要高于 IFG,但是在肥胖的皮马印第安人,孤立性 IFG 的转化率要明显高于孤立性 IGT,分别为 30% 和 20%。全部研究都显示 IGT 合并 IFG 的转化率高于两者的孤立状态。两者的合并往往有相加效应,甚至高于孤立状态转化率之和。提示 IGT 和 IFG 合并使糖尿病的风险大幅度提高。

从糖尿病的人群来源方面看,占人群 10%～20% 的 IGR 大约贡献了 60% 的糖尿病患者,其余 40% 来源正常血糖人群,这可能主要是由于没有行 OGTT 检查和(或)IGR 阶段较短而不能及时发现 IGR 阶段。来自孤立性 IGT 的糖尿病要比孤立性 IFG 多一些,而来自 IGT 和 IFG 合并的人群最少,这是由于人群基数有明显的差别。最明显的是在皮马印第安人群,虽然孤立性 IGT 的转化率(20%)比孤立性 IFG 明显低(31%),但是由于孤立性 IGT 在人群中占的比例或其人数明显高于孤立性 IFG,所以从孤立性 IGT 产生的糖尿病患者占未来总糖尿病患者总数的 34%,而孤立性 IFG 的贡献仅为 9.2%。

二、心血管疾病及死亡风险

(一)IGR 的心血管及死亡风险

在糖代谢失调,血糖逐渐升高的过程中,心血管疾病(CVD)的发病机制也逐步启动。有充分的证据表明,IGR 阶段,特别是 IGT,不仅已经有了心血管发病机制的启动,而且存在诸多心血管危险因子的聚集,并表现为临床水平的 CVD。从正常糖代谢到 IGR 再到糖尿病,CVD 风险有相应逐渐加强的趋势。特别是 IGR 的 CVD 危险因子、CVD 患病率及死亡率均显著高于正常糖代谢人群,其(主要是 IGT)心血管风险甚至与糖尿病不相上下。

对 IGT 人群的大量研究证实,与 NGT 相比,IGT 患者往往合并有多个 CVD 危险因子,包括肥胖、脂肪腹部集中、血脂紊乱、高血压、高胰岛素和高胰岛素原血症,氧化应激水平升高,凝血倾向增加。在这些因素的影响下,可以观察到 IGT 患者内皮细胞功能紊乱、血管舒张功能下降,分泌生长因子促血管平滑肌细胞增殖,分泌炎症因子激活亚临床炎症,分泌凝血因子(如 PAI-1)加重局部血流动力学障碍;最后动脉粥样硬化致病机制激活,并表现为血管功能和形态学双重异常。反过来血管病变又进一步加重代谢紊乱,形成恶性循环。使用高频探头 B 超观察到 IGT 人群颈动脉内膜中层厚度增加、血管内壁斑块形成增多。颈动脉病变与冠状动脉病变呈平行

趋势，是反映冠心病、脑血管病及全身动脉粥样硬化的公认指标。

在形成动脉粥样硬化病变的基础上，IGT 人群的心脑血管疾病的发病率也显著高于 NGT 人群。其 CVD 患病风险是 NGT 人群的 1.5～2 倍。中国大庆 IGT 调查显示 IGT 组的心电图缺血性异常改变是 NGT 组的 10 倍，CVD 不稳定事件也增多。前瞻性、大样本、长时程的临床观察发现，IGT 的 CVD 或冠心病的死亡风险大约是 NGT 的 2 倍以上，总死亡风险是 NGT 的 1.5 倍。"芝加哥心脏研究"甚至报道，在 OGTT 1 h 血糖≥11.1 mmol/L 的非糖尿病人群（空腹和 OGTT 2 h 均未达到糖尿病诊断标准），其男性 CVD 的死亡风险是 NGT 的 3.8 倍，女性为 7.2 倍。这些研究结果提示，与多重危险因素干预试验（MRFIT）发现的糖尿病 CVD 风险（是非糖尿病人群的 2～4 倍）比较，IGT 的 CVD 和死亡风险与糖尿病相当。英国糖尿病前瞻性研究（UKPDS）甚至较早的美国大学糖尿病组研究（UGDP）都没有发现降低血糖能明显改善 CVD 风险（UKPDS：强化治疗降低冠心病风险约 15%，但脑血管疾病风险显著增加，总体 CVD 风险没有明显改变）。这些研究提示糖尿病发病后的血糖水平与 CVD 风险的关系并不如想象的密切。可以认为，在血糖逐渐升高的过程中，单纯代谢紊乱贡献的 CVD 风险大约在 IGT（或 IGR）阶段达到平台，糖尿病诊断之后的 CVD 风险的增加主要来自其他新的危险因素的参与和年龄的增长。IGT（IGR）阶段是需要给予重视的 CVD 预防阶段。

（二）IFG 与 IGT 的差异

餐后血糖主要由于外周胰岛素抵抗所致。全身性改变，特别是血管系统的功能和形态异常与胰岛素抵抗关系密切。与之相符合的是，流行病学研究也观察到 IGT 与 CVD 关系比 IFG 密切。但是空腹血糖（或 IFG）和餐后血糖（或 IGT）在病理生理上并非泾渭分明。肝脏胰岛素作用不足主要与 IFG 发病有关，它可以是脂代谢异常或胰岛素分泌不足的结果，这两者也可以出现在 IGT 个体，尽管 IFG 外周胰岛素抵抗不如 IGT 明显。反过来，肝脏胰岛素抵抗可以出现脂代谢紊乱，并损害外周血管系统和外周组织的胰岛素敏感性。如果受损的血管在管径较小的阻力动脉，便与其他能量代谢、水盐代谢和血管调控机制的紊乱同时作用，引起高血压的发生。显然，IFG 和 IGT 存在着较大的病理生理学交叉，实际上也有人观察到 IFG 和 IGT 的血脂水平和血压水平相当。但是 IGT 系统性内皮细胞损害较重。这可能是由于餐后血糖波动性升高可以提高氧化应激水平，激活内皮细胞异常分泌，使内皮细胞发生有利于动脉粥样硬化的改变。IGT 高胰岛素水平也比 IFG 明显，对血管也有一定的影响。多个前瞻性或横断面研究发现，内皮细胞功能异常和动脉粥样硬化指标与餐后血糖有独立相关性，空腹血糖则否。这些证据提示糖尿病前期的 IGT 或餐后高血糖的 CVD 风险高于 IFG 或空腹高血糖。众多临床研究或资料分析，如意大利 Bruneck 研究、德国 IGT 动脉粥样硬化糖尿病风险（RIAD）研究、日本福冈糖尿病研究（The Funagata Diabetes Study）、欧洲 DECODE 研究都支持 IGT 或 OGTT 2 h 血糖与动脉粥样硬化、CVD 风险或 CVD 死亡、总死亡有关。对 CVD 及总死亡风险的分析发现，餐后血糖与之的关联不仅强于空腹血糖，且一定程度上能独立于

其他 CVD 危险因子，而 IFG 则这种独立相关性不明显。甚至空腹血糖与死亡风险的关联依赖于餐后 2 h 血糖。虽然在血糖正常范围到糖尿病阶段的一个大范围内，可以见到随着空腹血糖和餐后 2 h 血糖的升高 CVD 死亡风险也逐渐升高，但是餐后血糖与 CVD 死亡的关系更为密切；而在 IGR 阶段，IGT 比 IFG 更加恰当并充分地反映了血糖与 CVD 及死亡风险的关系。当然，IFG 自身也携带一定的 CVD 风险，当 IFG 和 IGT 合并存在，CVD 和死亡风险比孤立存在者高。

三、微血管病变

与 CVD 大血管病变不同，微血管病变的发病一般在糖尿病发生之后启动，并成为糖尿病发病的重要标志。然而 IGR 也拥有一定的微血管病变发病风险（参见糖尿病并发症流行病学章节）。对一组 5 000 余例皮马印第安人的 10 年随访观察发现，孤立性 IFG、孤立性 IGT 和 IGT 合并 IFG 三组的视网膜病变的发病率分别为：3.3%、0.6% 和 4.1%（NGT/NFG 和糖尿病组分别是 0.3% 和 20%）；肾脏病变三组的数据分别是 6.4%、2.3% 和 3.6%（NGT/NFG 是 1%，糖尿病大约是 14%）。国内也发现 IGT 有尿白蛋白排泄的增多，亦提示 IGT 具有潜在的微血管病变风险。与预报 CVD 风险不同的是，对微血管病变的预报空腹血糖或 IFG 在 IGR 阶段似乎强于餐后血糖或 IGT。

第五节 · 葡萄糖调节受损的干预

一、干预的必要性和可行性

IGR 已经表现为包括生活方式在内的致病因素导致的代谢紊乱。发生了能量消耗和能量储存的失衡。体内能量过多，超出了能量储存能力。产生了轻度的血糖升高及明显的血脂异常，同时伴有游离脂肪酸在脂肪组织的饱和沉积和非脂肪组织的异常沉积，并进一步对代谢和心血管系统产生明显的负面影响。如果这些因素及相互之间的恶性循环不能被及时纠正，其中胰岛 β 细胞出现失代偿，糖脂代谢进一步恶化并进入糖尿病阶段，且伴有明显的心血管疾病表现。反之，如果减少能量摄入、增加能量消耗或者增加能量储存的空间（如通过 PPARγ 激动剂促进脂肪细胞的分化），则有可能改善糖脂代谢紊乱，血管功能和形态的异常也可能相应得到改善。同样，对血管内皮细胞采取保护措施以改进血管功能，有利于改善胰岛素抵抗，糖脂代谢也将受益。IGR 代谢异常尚具有可逆性，各种致病因素、中间指标联系密切，相互影响，对一种异常因素的改善常常可以惠及另一些因素。而在糖尿病阶段，代谢异常可逆程度减少，改善血糖以降低 CVD 风险则相对较为艰难。但是，近年来对肥胖程度较重且合并糖尿病的患者进行的减重手术有力地证明了，即使在糖尿病阶段，强力而大幅度的减重可以带来全面的代谢益处，不仅可以有效地至少短期内逆转糖尿病的发生达到某种"治愈"的效果，同时减轻其相伴的包括高血压在内的 CVD 风险多重因素，更加证明了我们过去数十年来积累的关于肥胖和能量过剩损害心血

管和代谢调控生理的基本认知,肥胖是目前所谓的"心血管代谢风险"的主要初始病因。

二、主要干预措施

对 IGR 的干预多在 IGT 人群进行研究。就目前的干预措施包括非药物的生活方式干预、药物干预、减重手术。生活方式的干预主要是对能量代谢的失衡进行调整,包括控制饮食、改善饮食结构、加强体力活动。进行低热量、高纤维、低饱和脂肪酸饮食,限制脂肪占总热量的比例等措施为 IGR 改进饮食的主要内容。其次为增加体力活动,进行有规律、达到一定强度的体力锻炼,以增加能量消耗,清除脂肪在非脂肪组织的异常沉积和减少脂肪组织储脂的饱和度;同时运动可以增加局部血流,改进内皮细胞功能,增强血管调节能力,增加血流依赖的组织糖摄取,加强有氧代谢。在严格生活方式干预无效或坚持困难的情况下,可以进行药物干预。对一些中间指标的药物干预包括直接降低血糖、调理血脂谱、控制血压等。通过直接使用降血糖药物,如二甲双胍、阿卡波糖控制血糖,改善代谢,有利于减轻 IGR 的心血管和糖尿病风险。对于具有手术指征的肥胖 IGR 患者,还可以进行手术减重治疗。

三、干预的疗效

IGT 干预研究表明,在改善代谢,减少糖尿病发病的同时,心血管疾病发病也明显下降;心血管干预试验也表明,以预防心血管疾病为目的的干预措施,可使糖尿病的发病率下降。这些发现与目前对 IGT 或 IGR 病理生理的认识高度一致。

对 IGT 的糖尿病预防试验国内研究较早,随后出现了芬兰糖尿病预防研究(FDPS)、美国糖尿病预防计划(DPP)和欧美协作的"预防 NIDDM 研究"(STOP - NIDDM)。这几个研究探讨了生活方式干预和抗高血糖药物(二甲双胍、阿卡波糖)预防糖尿病的疗效,发现单纯生活方式干预可使糖尿病风险下降 50%左右(大庆研究随访 6 年为大于 40%,FDPS 和 DPP 均随访约 3 年都为 58%),二甲双胍下降 31%(DPP),阿卡波糖下降 21%(STOP - NIDDM)。国内研究报道了二甲双胍干预 1 年使 IGT 人群的糖尿病发病率下降达 81%。之后又报道了我国多中心的研究结果,饮食控制、二甲双胍、阿卡波糖使糖尿病的危险各减少 29%、83%和 64%。理论上生活方式干预效果应优于中间指标的干预,这与 DPP、FDPS 观察到的结果一致。但生活方式的干预要求临床医师耐心指导、密切跟踪及患者有相应的合作能力、充分的意愿和遵从指导的持续性,因此实施过程中应当强调与患者建立良好的信任以改善沟通的效果,提高生活方式教育和改良的疗效。事实上,所有的药物干预都有一个反弹现象,总体上的印象是,这些药物与其说是预防了 IGT 人群糖尿病的发生,不如说是对 IGT 人群的高血糖进行了提前治疗,或者是掩盖了其潜在的向糖尿病发展的病理生理演变,因为事实是,抗糖尿病药物只是降低了血糖,而没有从根本上改善持续存在甚至逐步进展的向糖尿病发展的病理生理基础。从这个方面来说,生活方式的干预可能具有独特的效果,如果糖尿病是遗传和环境因素的结果,在遗传基础目前无法改造的情况下,生活方式的干

预可以减少环境因素的致病效果,从而从根本上预防糖尿病的发生。这种考量已经在大庆研究的后续观察中得到证实:与药物干预出现短期糖尿病发病率反弹不同,生活方式干预不仅在研究阶段的当时可以减少 IGT 人群的糖尿病风险(下降 43%),而且在研究结束后的 10 余年的随访中,这种非药物的干预益处依然持续存在,甚至还有扩大的趋势(下降 51%),这与药物干预的反弹现象截然不同。需要考虑的是,一个研究阶段密切跟踪的生活方式的教育和改良,可能能够通过影响终身,从而获益。因此,所谓的生活方式干预和教育,似乎存在一个"阈值",在这个阈值达到之前,IGT 个体可能会反转原来有害的生活方式,而一旦达到一定的"阈值"效应,才能不可逆地纠正不良的生活习惯,获得大庆研究中所见到的长期益处。然而这毫无疑问对具体的 IGT/IGR 个体而言,对医务人员和相关的社会力量形成了强大的挑战。

来自冠心病预防研究表明了预防冠心病的同时糖尿病发病的减少,提示糖尿病和冠心病可被共同预防。心脏终点预防评估(HOPE)研究率先发现 ACEI(雷米普利)减少糖尿病发病。之后西苏格兰冠心病预防研究(WOSCOPS)报道他汀类调脂药(普伐他汀)使糖尿病发病风险降低了 30%。但是,他汀类药物预防糖尿病的效果并没有得到证实,反倒是荟萃分析显示过度的胆固醇控制可能会稍微增加糖尿病的风险,只是这种风险与他汀类的收益相比似乎可以忽略。同样,DREAM 研究在安慰剂对照条件下也没有发现雷米普利能预防糖尿病,但 NAVIGATOR 研究中的缬沙坦却能较安慰剂减少 14%的糖尿病风险($P<0.001$)。总体上,ACEI 或 ARB 的代谢益处可能是相对于其他的降压药物而言,一些荟萃分析已经指出,相较于利尿剂、β受体阻滞剂甚至钙通道阻滞剂,RAS 阻断剂的确具有代谢方面的相对优势。另外,STOP - NIDDM 发现,阿卡波糖降低血糖,使糖尿病发病率减少的同时,还有 CVD 方面的好处,干预组心肌梗死的相对风险下降 92%,CVD 事件下降 31%,甚至高血压也下降 34%。随后在糖尿病人群进行的样本较小的 MERIA 研究中,依然能够发现阿卡波糖的这种心血管益处,但是收益效果较 STOP - NIDDM 明显缩小。鉴于阿卡波糖对亚洲人群有较好的适合性,即将揭晓的 ACE 研究在亚洲的 IGT 人群观察该药以 CVD 为一级终点的预防效果,其结果自然令人翘首以盼。

抗心血管药物的代谢益处和抗糖尿病药物的心血管益处一度使得从基础角度认知到具有"共同土壤"背景的"心血管代谢风险"可以被交叉或共同预防的可行性,在新世纪的糖尿病心血管学术界相当部分的精力致力于通过改善代谢(包括进一步控制血糖和特定的药物)而取得 CVD 益处。虽然诸多的替代终点(如颈动脉内膜中层厚度)的研究,提示降低血糖或餐后血糖、特定药物较其他药物可以带来亚临床动脉粥样硬化的改善,但临床设计严谨的大型研究,如 DREAM、NAVIGATOR 等,使用二重析因设计,针对这种 CVD 和糖尿病可共同预防的可能性,并没有发现在 IGT 人群预防糖尿病能够切实得到 CVD 益处,也没有发现 RAS 阻断剂与安慰剂对照能够预防糖尿病的发生。但是从大庆研究最近的一个 CVD 风险的后续随访研究看到,在生活方式干预 IGT 糖尿病风险长期有效的基础上,CVD 风险在研究结束后延长期的长期随访中也观察到有明显的改善,DPP 和 FDPS 研究也揭示

了 IGT 人群的生活方式干预带来了诸多 CVD 危险因素的改善。这种令人鼓舞的发现显示即使在 CVD 预防上，预防糖尿病的生活方式的干预也是具有持久而长期益处的。反观在糖尿病的控糖领域，一些药物（如 DPP-4 抑制剂）在前期的研究表现出良好的 CVD 益处，但在随后安慰剂对照、CVD 一级终点的 RCT 研究中却没有发现这种益处是这些药物内在固有的。近期 LEARER 研究和 EMPA-REG 研究显示了作为降糖药物的 GLP-1 受体激动剂和 SGLT2 抑制剂能够与安慰剂对照有显著的 CVD 益处，对既往的认识产生了一定的颠覆作用，其内在的机制有待进一步考证，但是抑制摄食、减重效应、盐负荷的减少、一定的降压结果等，这些与生活方式改良密切相关的变化，与在大庆研究中观察到的生活方式干预具有内在的一致性。因此，药物治疗如果有效，也许应当从源头与生活方式的改良接轨，否则，针对中间指标血糖的干预，其对 IGT 人群的糖尿病预防和 CVD 预防，可能都不具有根本性，也就不具有长期性。

参考文献

［1］ World Health Organization, Department of Noncommunicable disease Surveillance. Definition, diagnosis and classification of diabetes mellitus and its complication. Report of a WHO Consultation. Part 1：Diagnosis and classifications［R］. Geneva：WHO, 1999.

［2］ American Diabetes Association. Classification and Diagnosis of Diabetes［J］. Diabetes Care, 2017, 40(Supplement 1)：S11-S24.

［3］ 潘长玉.葡萄糖耐量低减的定义、诊断及流行病学特点［J］.中华内分泌代谢杂志,2001,17：393-394.

［4］ Unwin N, Shaw J, Zimmet P, et al. Impaired glucose tolerance and impaired fasting glycaemia：the current status on definition and intervention［J］. Diabet Med, 2002, 19：708-723.

［5］ Gabir MM, Hanson RL, Roumain J, et al. Plasma glucose and prediction of microvascular disease and mortality. Evaluation of 1997 American Diabetes Association and 1999 World Health Organization criteria for diagnosis of diabetes［J］. Diabetes Care, 2000, 23：1113-1118.

［6］ Balkau B, Ducimetiere P, Bertrais S, et al. Is there a glycemic threshold for motality risk?［J］. Diabetes Care, 1999, 22：696-699.

［7］ Shaw JE, Dowse GK, Zimmet P, et al. Impaired fasting glucose：how low should it go?［J］. Diabetes Care, 2000, 23：34-39.

［8］ King H, Rewers M, WHO Ad Hoc Diabetes Reporting Group. Global estimates for prevalence of diabetes and impaired glucose tolerance in adults［J］. Diabetes Care, 1993, 16：157-177.

［9］ 上海市糖尿病研究协作组.上海地区十万人口中糖尿病调查报告［J］.中华医学杂志,1980,60：323-329.

［10］ 全国糖尿病研究协作组调查研究组.全国14省市30万人口中糖尿病调查报告［J］.中华内科杂志,1981,20：678-683.

［11］ Pan XR, Yang WY, Li GW, et al. Prevalence of diabetes and its risk factors in China, 1994. National Diabetes Prevention and Control Cooperative Group［J］. Diabetes Care, 1997, 20：1664-1669.

［12］ 向红丁,刘纬,刘灿群,等.1996 年全国糖尿病流行病学特点基线调查报告［J］.中国糖尿病杂志,1998,6：131-133.

［13］ Pan CY, Lu JM, Tian H, et al. Study of prevenlence of diabetes mellitus in adults in the Shougang Corporation in Beijing［J］. Diabet Med, 1996, 13：663-668.

［14］ Chen KT, Chen CJ, Gregg EW, et al. High prevalence of impaired fasting glucose and type 2 diabetes mellitus in Penghu Islets, Taiwan：evidence of a rapidly emerging epidemic?［J］. Diabetes Res Clin Pract, 1999, 44：59-69.

［15］ Yang W, Lu J, Weng J, et al. Prevalence of diabetes among men and women in China［J］. N Engl J Med, 2010, 362：1090-1101.

［16］ Xu Y, Wang L, He J, et al. Prevalence and control of diabetes in Chinese adults［J］. JAMA, 2013, 310：948-959.

［17］ Nakanishi N, Nakamura K, Matsuo Y, et al. Cigarette smoking and risk for impaired fasting glucose and type 2 diabetes in middle-aged Japanese men［J］. Ann Intern Med, 2000, 133：183-191.

［18］ Nakanishi N, Suzuki K, Tatara K. Alcohol consumption and risk for development of impaired fasting glucose or type 2 diabetes in middle-aged Japanese men［J］. Diabetes Care, 2003, 26：48-54.

［19］ Tripathy D, Carlsson M, Almgren P, et al. Insulin secretion and insulin sensitivity in relation to glucose tolerance. Lesson from the Botnia Study［J］. Diabetes, 2000, 49：975-980.

［20］ Davies MJ, Raymond NT, Day JL et al. Impaired glucose tolerance and fasting hyperglycaemia have different characteristics［J］. Diabet Med, 2000, 17：433-440.

［21］ Guerrero-Romero F, Rodriguez-Moran M. Impaired glucose tolerance is a more advanced stage of alteration in the glucose metabolism than impaired fasting glucose［J］. J Diabetes Complications, 2001, 15：34-37.

［22］ Lilliojia S. Impaired glucose tolerance in Pima Indians［J］. Diabet Med, 1996, 13：S127-S132.

［23］ Pimenta W, Mitrakou T Jensen T, et al. Insulin secretion and insulin sensitivity in people with impaired glucose tolerance［J］. Dianet Med, 1996, 13：S33-S36.

［24］ Weyer C, Bogerdus C, Mott DM, et al. The natural history of insulin secretory dysfunction and insulin resistance in the pathogenisis of type 2 diabetes mellitus［J］. J Clin Invest, 1999, 104：787-794.

［25］ Weyer C, Bogardus C, Pratley RE. Metabolic characteristics of individuals with impaired fasting glucose and/or impaired glucose tolerance［J］. Diabetes, 1999, 48：2197-2203.

［26］ Ahren B, Larsson H. Impaired glucose tolerance (IGT) is associated with reduced insulin-induced suppression of glucagons concentrations［J］. Diabetologia, 2001, 44：1998-2003.

［27］ Shah P, Basu A, Basu R, et al. Impact of lack of suppression of glucagon on glucose tolerance in humans［J］. Am J Physiol, 1999, 277：E283-E290.

［28］ Ipp E. Impaired glucose tolerance. The irrepressible α-cell?［J］. Diabetes Care, 2000, 23：569-570.

［29］ Fritsche A, Stefan N, Hardt E, et al. Characterization of beta-cell dysfunction of impaired glucose tolerance：evidence for impairement of incretin-induced insulin secretion［J］. Diabetologia, 2000, 43：852-858.

［30］ McGarry JD. Dysfunction of fatty acid metabolism in the etiology of type 2 diabetes［J］. Diabetes, 2002, 51：7-18.

［31］ Pinkney JH, Stehouwer CD, Coppack SW, et al. Endothelial dysfunction：cause of the insulin resistance syndrome［J］. Diabetes, 1997, 46(Suppl. 2)：S9-S13.

［32］ Yudkin JS. Is insulin vasoculotoxic?［J］. Diabetologia, 1997, 40：S145-S146.

［33］ Wiernsperger N. Defects in microvascular haemodynamics during prediabetes：contributor or epiphenomenon?［J］. Diabetologia, 2000, 43：1493-1448.

［34］ Kawakami AM, Osaka, M, Tani H. Apolipoprotein CIII and atherosclerosis. Beyond effects on lipid metabolism［J］. Circulation, 2008, 118(7)：731-742.

［35］ Baron AD. Insulin resistance and vascular function［J］. J Diabetes Complications, 2002, 16：92-102.

［36］ Kawano H, Motoyama T, Hirashima O, et al. Hyperglycemia rapidly suppresses flow-mediated endothelium-dependent vasodilation of brachial artery［J］. J Am Coll Cardiol, 1999, 34：146-154.

［37］ Pradhan AD, Manson JE, Rifai N, et al. C-reactive protein. Interleukin 6, and risk of developing type 2 diabetes mellitus［J］. JAMA, 2001, 286：327-334.

［38］ Sakkinen PA, Wahl P, Cushman M, et al. Clusting of procoagulation, inflammation, and fibrinolysis variables with metabolis factors in insulin resistance syndrome［J］. Am J Epidemiol, 2000, 152：897-907.

［39］ Meigs JB. Invited vommentary：insulin resistance syndrome? Syndrome X? Multiple metabolism syndrome? A syndrome at all? Factor analysis reveals patterns in the fabric of correlated metabolism risk factors［J］. Am J Epidemiol, 2000, 152：908-911.

［40］ Warram JH, Sigal RJ, Martin BC, et al. Natural history of impaired glucose tolerance：follow-up at Joslin Clinic［J］. Diabet Med, 1996, 13：S40-S45.

［41］ Chao L, Marcus-Samuels B, Mason MM et al. Adipose tissue is required for the antidiabetic, but not for the hypolipidemic, effect of thiazolidinediones［J］. J Clin Invest, 2000, 106：1221-1228.

［42］ 金文胜,潘长玉.2 型糖尿病的一级预防［J］.中华内科杂志,2002,41：571-572.

[43] 潘孝仁,李光伟,刘娟,等.432 例糖耐量减低患者二年的演变[J].中华内分泌代谢杂志,1991,7：24－26.

[44] Burchfiel CM, Hamman RF, Marshall JA, et al. Cardiovascular risk factors and impaired glucose tolerance：the San Luis Valley Diabetes Study[J]. Am J Epidemiol, 1990, 131：57－70.

[45] Fujimoto WY, Bergstrom RW, Leonetti DL, et al. Metabolic and adipose risk factors for NIDDM and coronary disease in third-generation Japanese-American men and women with impaired glucose tolerance [J]. Diabetologia, 1994, 37：524－532.

[46] Bonora E, Kiechl S, Oberhollenzer F, et al. Impaired glucose tolerance, type II diabetes mellitus and carotid atherosclerosis：prospective results from the Bruneck Study[J]. Diabetologia, 2000, 43：156－164.

[47] Fujimoto WY, Leoneti DL, Kinyoun JL, et al. Prevalence of complications among second-generation Japanese American men with diabetes, impaired glucose tolerance or normal glucose tolerance [J]. Diabetes, 1987, 36：730－739.

[48] Bonora E, Kiechl S, Willeit J, et al. Prevalence of insulin resistance in metabolic disorders：the Bruneck Study [J]. Diabetes, 1998, 47：1643－1649.

[49] Wagenknecht LE, D'Agostino RB, Haffner SM, et al. Impaired glucose tolerance, type 2 diabetes, and carotid wall thickness. The Insulin Resistance Atherosclerosis Study [J]. Diabetes Care, 1998, 21：1812－1818.

[50] Niskanen L, Rauramaa R, Miettinen H, et al. Carotid artery intima-media thickness in elderly patients with NIDDM and in nondiabetic subjects[J]. Stroke, 1996, 27：1986－1992.

[51] Kawano H, Motoyama T, Hirashima O, et al. Hyperglycemia rapidly suppresses flow-mediated endothelium-dependent vasodilation of brachial artery[J]. J Am Coll Cardiol, 1999, 34：146－154.

[52] Mohan V, Deepa R, Rani SS, et al. Prevalence of coronary artery disease and its relationship to lipids in a selected population in South India：The Chennai Urban Population Study (CUPS No. 5) [J]. J Am Coll Cardiol, 2001, 38：682－687.

[53] Ohlson LO, Bjuro T, Larsson B, et al. A cross-sectional analysis of glucose tolerance and cardiovascular disease in 67-year-old men[J]. Diabet Med, 1989, 6：112－120.

[54] Rewers M, Shettery SM, Baxter J, et al. Prevalence of coronary heart disease in subjects with normal and impaired glucose tolerance and non-insulin dependent diabetes mellitus in a biethnic Colorado population[J]. Am J Epidemiol, 1992, 135：1321－1329.

[55] Pan XR, Liu PA, Hu YH, et al. Impaired glucose tolerance and its relationship to ECG-indicated coronary heart disease and risk factors among Chinese：Da Qing IGT and diabetes study[J]. Diabetes Care, 1993, 16：150－156.

[56] Mykkanen L, Laakso M, Pyrorala K. Asymptomatic hyperglycemia and atherosclerotic vascular disease in elderly[J]. Diabetes Care, 1992, 15：1020－1030.

[57] Jarrett RJ. The cardiovascular risk associated with impaired glucose tolerance[J]. Diabet Med, 1996, 13：S15－S19.

[58] Pan WH, Cedres LB, Liu K, et al. Relationship of clinical diabetes and asymptomatic hyperglycemia to risk of coronary heart disease motality in men and women[J]. Am J Epidemiol, 1986, 123：504－516.

[59] 金文胜,潘长玉.糖尿病治疗新观念：心血管疾病危险的综合控制[J].国外医学内分泌分册,2003,23：1－2.

[60] Bonora E, Kiechl S, Oberhollenzer F, et al. Impaired glucose tolerance, type Ⅱ diabetes mellitus and carotid atherosclerosis：prospective results from the Bruneck Study[J]. Diabetologia, 2000, 43：156－164.

[61] Hanefeld M, Koehler C, Schaper F, et al. Postprandial plasma glucose is an independent risk factor for increased carotid intima-media thickness in non-diabetic individuals[J]. Atherosclerosis, 1999, 144：229－235.

[62] Temelkova-Kurktschiev TS, Koehler C, Henkel E, et al. Postchallenge plasma glucose and glycemic spikes are more strongly associated with atherosclerosis than fasting glucose or HbA1c level[J]. Diabetes Care, 2000, 23：1830－1834.

[63] Tominaga M, Igarshi K, Eguchi H, et al. Impaired glucose tolerance is a risk factor for cardiovascular disease, but not impaired fasting glucose[J]. Diabetes Care, 1999, 22：920－924.

[64] Decode Study Group. Glucose tolerance and cardiovascular motality：comparison of fasting and 2－hour diagnostic criteria[J]. Arch Intern Med, 2001, 161：397－405.

[65] 李春霖,陆菊明,潘长玉,等.糖耐量低减患者动态血压与尿白蛋白排泄率的关系[J].中华肾脏病杂志,1997,13：92－96.

[66] Pan XR, Li GW, Hu YH, et al. Effect of diet and exercise in preventing NIDDM in people with impaired glucose tolerance[J]. Diabetes Care, 1997, 20：537－544.

[67] Li CL, Lu JM, Pan CY, et al. Effect of metformin on impaired glucose tolerance patients[J]. Diabet Med, 1999, 16：477－481.

[68] Tuomilehto J, Lindstron J, Eriksson JG, et al. Prevention of type 2 diabetes mellitus by changes in lifestyle among subjects with impaired glucose tolerance[J]. N Engl J Med, 2001, 344：1343－1350.

[69] Knowler WC, Barrett-Connor E, Fowler SE, et al. Reduction in the incidence of type 2 diabetes with lifestyle intervention or metformin[J]. N Engl J Med, 2002, 346：393－403.

[70] Chiasson J, Josse R, Gomis R et al. Acarbose can prevent the progression of impaired glucose tolerance to type 2 diabetes mellitus：results of a randomised clinical trial. The STOP-NIDDM randomized Trial [J]. Lancet, 2002, 359：2072－2077.

[71] 陆菊明,潘长玉,田慧,等.二甲双胍和食物纤维在糖耐量低减人群向糖尿病发展中的干预作用[J].中国糖尿病杂志,2002,10：340－343.

[72] 杨文英,林丽香,齐今吾,等.阿卡波糖和二甲双胍对 IGT 人群糖尿病预防的效果——多中心 3 年前瞻性观察[J].中华内分泌代谢杂志,2001,17：131－134.

[73] Li G, Zhang P, Wang J, et al. The long-term effect of intervetions to prevent diabetes in the China Da Qing Diabetes Prevention Study：a 20-year follow-up study[J]. Lancet, 2008, 371(9626)：1783－1789.

[74] The Heart Outcome Prevention Evaluation Study Investigators. Effects of an angiotensin-converting-enzyme inhibitor ramipril on cardiovascular events in high-risk patients[J]. N Engl J Med, 2000, 342：145－153.

[75] Freeman DJ, Norrie J, Sattar N, et al. Pravastatin and the development of diabetes mellitus. Evidence for a protective treatment effect in the West of Scotland Coronary Prevention Study [J]. Circulation, 2001, 103：357－362.

[76] DREAM Trial investigators. Effect of Ramipril on the incidence of diabetes[J]. N Engl J Med, 2006, 355(15)：1551－1562.

[77] Navigator Study Group. Effect of valsartan on the incidence of diabetes and cardiovascular events[J]. N Engl J Med, 2010, 362(18)：1748.

[78] Hanefeld M, Schaper F. Acarbose：oral anti-diabetes drug with additional cardiovascular benefits[J]. Expert Rev Cardiovasc Ther, 2008, 6(2)：153－163.

[79] Holman RR, Bethel MA, Chan JC, et al. Rationale for and gesign of the Acarbose Cardiovascular Evaluation (ACE) trial[J]. Am Heart J, 2014, 168(1)：23－29.

[80] DREAM Trial investigators. Effect of rosiglitazone on the frequency of diabetes in patients with impaired glucose tolerance of impaired fasting glucose：a randomized controlled trial[J]. Lancet, 2006, 368(9541)：1096－1105.

[81] Navigator Study Group. Effect of nateglinide on the incidence of diabetes and cardiovascular events[J]. N Engl J Med, 2010, 362(16)：1463－1476.

[82] Li G, Zhang P, Wang J, et al. Cardiovascular mortality, all-cause mortality, and diabetes incidence after lifestyle intervention for people with impaired glucose tolerance in the Da Qing Diabetes Prevention Study：a 23-year follow-up study[J]. Lance Diabetes Endocrinol, 2014, 2(6)：474－480.

[83] Hoffman EB, Cavender MA, Udell JA, et al. Saxagliptin and cardiovascular outcome in patients with type 2 diabetes mellitus[J]. N Engl J Med, 2013, 369(14)：1317－1326.

[84] White WB, Cannon CP, Heller SR, et al. Alogliptin after acute coronary syndrome in patients with type 2 diabetes[J]. N Engl J Med, 2013, 369(14)：1327－1335.

[85] Green JB, Bethel MA, Armstrong PW, et al. Effect of sitagliptin on cardiovascular outcomes in type 2 diabetes[J]. N Engl J Med, 2015, 373(3)：232－242.

[86] Marso Sp, Daniel GH, Brown-Frandsen K, et al. Liraglutide and cardiovascular outcomes in type 2 diabetes[J]. N Engl J Med, 2016, 375(4)：311－322.

[87] Zinman B, Wanner C, Lachin JM, et al. Empagliflozin, cardiovascular outcomes, and mortality in type 2 diabetes[J]. N Engl J Med, 2015, 373(22)：2117－2128.

第二十章·婴儿高血糖与新生儿糖尿病

陈凤玲

婴儿指出生 2 年以内的儿童,婴儿发生高血糖状态的常见原因主要是：① 应激性高血糖；② 1 型糖尿病；③ 新生儿糖尿病。

约 5% 的婴儿高血糖由应激所致,应激性高血糖的常见原因包括：急性疾病、创伤、高热惊厥、高于 39℃ 的发热等,应激性高血糖进展为显性糖尿病的概率是 0～32%,那些不伴严重疾病的婴儿高血糖更可能发展为糖尿病,且在这些婴儿高血糖的患者中胰岛细胞自身抗体(ICA)和胰岛素自身抗体(IAA)对 1 型糖尿病有很好的预测价值。

尽管 1 型糖尿病在小的儿童中并不常见,但是 1 型糖尿病仍然是 2 岁以前发生的糖尿病的常见类型。而且,一旦在 2 岁以前发生,其自身免疫对胰岛 β 细胞的攻击可能更为强烈,发生在婴儿期的 1 型糖尿病胰岛 β 细胞自身抗体阳性率达到 85%～90%,大约 50% 的患者出现 4 种不同的胰岛自身抗体。同时,婴儿期发生的 1 型糖尿病患者,常常携带 1 型糖尿病易感的 HLA 基因型。

一、新生儿糖尿病的定义及历史回顾

新生儿糖尿病的发病率很低,约占所有出生的新生儿的 1/40 万,其特征是在出生后 6 个月以内发生明显的高血糖。根据其临床的发展分为永久性新生儿糖尿病(permanent neonatal diabetes mellitus, PNDM)和暂时性新生儿糖尿病(temporary neonatal diabetes mellitus, TNDM),后者通常在 3 个月内缓解。1995 年 von Muhlendahl 和 Herkenhoff 两位学者提出了新生儿糖尿病最初的临床定义：在出生后 1 个月以内的需要胰岛素治疗的高血糖,且持续 2 周以上。后来,他们对 57 例婴儿高血糖病患者进行长期观察发现,临床上可以将婴儿高血糖分为两种不同的类型,一种是可以缓解的短暂的高血糖(31 例,TNDM),但是部分病例后来再发(13 例)。另一种是永久性的高血糖(26 例,PNDM)。在这 57 例高血糖患者中,47 例高血糖发生在出生后的 1 个月内,另 10 例发病年龄在出生后 31～90 日。后来意大利儿科内分泌糖尿病协会的一组大样本婴儿糖尿病的临床研究发现,在 111 例出生 1 年内发生糖尿病的患者中,发生在出生后 180 日内的 36 例高血糖患儿,除少数几例伴有自身免疫性肠病外,他们体内 1 型糖尿病易感的自身抗体检查都是阴性的,且这些患儿不携带 1 型糖尿病易感的 HLA 基因型。但是,在出生后 180～365 日才发生高血糖的 75 例患儿中,1 型糖尿病的自身抗体和 HLA 的易感单倍型则较为常见。这些发现表明新生儿糖尿病与 1 型糖尿病在临床的区别是发病时间更早,于是他们建议临床上将出生后 180 日以前发生的高血糖称为新生儿糖尿病,而将出生 180 日以后发生的高血糖称为婴儿 1 型糖尿病。

二、新生儿糖尿病的致病基因及其与临床表现的关系

在 1995 年之前,新生儿糖尿病的病因是完全未知的。近 20 年来,新生儿糖尿病的病因学研究进展迅速,其致病原因不断被发现,目前认为新生儿糖尿病大多是由单基因突变引起的,已经发现 PDX1(IPF1)、EIF2AK3、GCK、FOXP3、ABCC8、KCNJ11、PTF1A、GLIS3、INS、NEUROD1、NEUROG3、NKX2-2、MNX1、IER3IP1、RFX6、GATA6、GATA4 和 SLC19A2 基因突变可能是新生儿持续性高血糖的病因(表 11-20-1),而染色体 6q24 区域的父系印记缺陷(ZAC/HYMA1)、KCNJ11、ABCC8、SLC2A2、HNF1B、ZFP57 基因突变与暂时性新生儿糖尿病的发生密切相关。

(一) 胰岛素启动子因子 1(IPF1)基因

IPF1 又称胰十二指肠同源区蛋白(PDX1)。胰腺的发育需要一系列的转录因子的调控,IPF1 在这一过程中起重要的作用,其对胰岛素及胰岛 β 细胞的某些特定基因(包括葡萄糖转运子 2、葡萄糖激酶)的表达有重要的调节作用。最初发现 IPF1 基因的杂合突变在 MODY4 的发生中起决定性的作用。但现在发现该基因的纯合单核苷酸的插入突变和复合杂合性突变都可以导致新生儿糖尿病。目前,已经报道了 9 例因该基因突变的新生儿糖尿病患者,这些患者可表现为低出生体重、胰腺发育缺陷及胰腺外分泌功能不足。

(二) 真核起始因子 2α 激酶(EIF2AK3)基因

2000 年,Wolcott-Rallison 综合征的原因被揭示,Wolcott-Rallison 是一种罕见的常染色体隐性遗传疾病,此患者表现出 PNDM,骨骼发育异常及其他的相关特征(如肝脏功能障碍、智力发育迟缓)。在所有的患者中发现了 EIF2AK3(又称为 PERK 基因)基因的纯合或复合杂合突变,这些突变使该基因的功能丧失。在 EIF2AK3 基因敲除的小鼠中,出现高血糖、生长迟缓、骨骼缺陷、胰腺外分泌腺的萎缩及肝脏功能障碍,这些表现与人类 Wolcott-Rallison 综合征的表现类似。胰腺组织 PERK 基因特异性敲除的小鼠出生时胰腺的 β 细胞数量减少,且 β 细胞的分泌功能低下,提示 PERK 在胎儿期的胰岛 β 细胞的增殖和分化方面可能发挥重要作用。

(三) 葡萄糖激酶(glucokinase, GK)基因

葡萄糖激酶是调节胰岛素分泌的关键调节酶,它促进进入胰岛 β 细胞内的葡萄糖酵解或通过有氧氧化而产生 ATP,促进钾通道关闭,钙通道开放而释放胰岛素。有人称 GK 为胰腺 β 细胞的葡萄糖感受器。葡萄糖激酶基因的突变可以导致两种相反的疾病状态。葡萄糖激酶基因的杂合失活突变导致更为常见的常染色体遗传的 MODY2,患者在出生时出现

					表 11-20-1　婴儿和新生儿单基因糖尿病
基　因	遗传方式	报道病例数	平均出生体重(g)	平均诊断年龄(日)	临 床 表 现
IPF1(PDX1)	隐性	8	1 971 (1 560~2 760)	11 (1~20)	早发糖尿病、胰腺发育不良、胰腺外分泌功能障碍
EIF2AK3	隐性	约90	2 488 (1 500~3 600)	58 (4~180)	WRS综合征、骨骺发育异常、骨质增生、急性肝衰竭、发育迟缓、甲减等
GK	隐性	53	1 598 (1 400~3 700)	35 (1~90)	空腹高血糖
FOXP3	X连锁	约70	2 058 (1 250~3 750)	11 (1~30)	IPEX综合征、绒毛萎缩的慢性腹泻、肾病综合征、湿疹、贫血等
KCNJ11	显性	>500	2 550 (1 400~3 500)	60 (1~180)	DEND、发育迟缓、糖尿病酮症酸中毒、癫痫
ABCC8	显性/隐性	约200	2 650 (1 290~3 520)	51 (1~180)	iDEND、发育迟缓、局部阵发性痉挛
PTF1A	隐性	12	1 756 (1 200~2 600)	16 (1~21)	严重的神经功能障碍和小脑发育不全、胰腺外分泌功能缺陷、生长发育迟缓等
GLIS3	隐性	27	1 625 (1 170~2 050)	<1周	宫内生长发育迟缓、先天性甲减、肝大、肝纤维化、青光眼、面部畸形等
INS	显性/隐性	117	2 637 (1 400~3 750)	80 (1~182)	糖尿病酮症酸中毒、呼吸和胃肠道症状
NEUROD1	隐性	2	1 860 (1 490~2 230)	60	小脑发育不全、生长发育迟缓、视听觉受损
NEUROG3	隐性	2	1 935 (1 910~1 960)	75	低出生体重、腹泻
NKX2-2	隐性	2	1 290 (1 220~1 360)	5 (2~7)	生长发育迟缓、运动功能障碍、皮质性盲、双侧听力受损
MNX1	隐性	2	2 065 (1 900~2 230)	112	生长发育迟缓、神经源性膀胱功能障碍
IER3IP1	隐性	8	2 853 (2 300~3 540)	30 (1~60)	头小畸形、癫痫等
GATA4	显性	5	1 626 (1 240~1 810)	2 (1~7)	胰腺发育不全或缺如、先天性心脏畸形、发育迟缓
GATA6	显性	33	1 660 (1 560~1 760)	18 (0.5~56)	胰腺发育不全、先天性心脏畸形、宫内生长发育迟缓
RFX6	隐性	15	1 687 (1 300~2 700)	4 (1~10)	宫内生长发育受限、十二指肠闭锁/旋转不良、胰腺或胆囊发育异常、慢性腹泻等
SLC19A2	隐性	15	/	69 (1~182)	贫血、耳聋
SLC2A2	隐性	8	2 350 (2 050~2 500)	4.7 (4~5)	FBS、肝大、近端肾小管酸中毒、生长受限
HNF-1β		22	2 298	11 (7~15)	宫内生长发育受限、低出生体重、胰腺外分泌功能障碍
CFTR囊纤维化相关糖尿病		4	2 800	48 (3~88)	发育停滞、呼吸和胃肠道症状
ZAC/HYMA1		约400	2 013 (1 200~3 150)	7 (1~42)	巨舌、发育生长受限、脐疝、颅面畸形等

轻微的高血糖,但往往是在为了其他原因检查血糖时才被发现。而该基因的纯合失活突变,将引起严重的永久性新生儿糖尿病。此外,葡萄糖激酶的激活突变可以引起新生儿高胰岛素低血糖症。2001年发现2例葡萄糖激酶基因纯合性失活突变导致的PNDM。GK基因敲除的纯合子小鼠表现为出生后高血糖和酮症酸中毒,并在出生后3～5日死亡;而具有完全性的GK缺乏的患者,表现为出生低体重和出生后1日即发生糖尿病。进一步的研究发现GK基因纯合或复合杂合性突变导致的PNDM往往具有相似的临床表现。这些发现证实GK在胰岛素分泌中的重要作用,并且在人和小鼠的β细胞不能被己糖激酶替代。在这些患者中试图用磺脲类药物取代胰岛素治疗,虽然理论上是可能的,但实际上效果是不理想的。

(四) 叉头盒蛋白3(foxhead box protein3, FOXP3)基因

2001年,两个不同的研究小组报道了一种伴随肠病、湿疹和自身免疫甲状腺疾病的新生儿自身免疫性糖尿病,命名为IPEX综合征(immunodeysregulation,polyendocrinopathy, Enteropathy,X-Linked Syndrome,免疫失调、多内分泌腺病、肠病、X性连锁综合征),他们发现位于X染色体p11.23区域的FOXP3基因的失活突变可能是引起该综合征的原因。该综合征只在男孩中发生。FOXP3是表达于调节T细胞的一个转录因子,在维持自身免疫耐受方面起重要作用。FOXP3的异常,引起调节T细胞的功能异常,从而导致IPEX或相关的症状。到目前,已经发现了超过70例因该基因突变导致的新生儿糖尿病患者。最近,人们通过骨髓移植成功使该类型的婴儿持续性高血糖的症状得到缓解。

(五) ATP敏感的钾通道(KCNJ11)和磺酰脲类药物受体(ABCC8)基因

KCNJ11基因编码胰腺β细胞的ATP敏感的钾通道(Kir6.2)的孔道部分,2004年,Hattersley的课题组在散在和一些家系的PNDM中发现了显性的KCNJ11基因的激活突变。大量的研究发现,KCNJ11基因突变是PNDM的常见原因,占所有报道的PNDM病例的40%～64%。KCNJ11基因突变引起的糖尿病平均在出生后1～220日发病,出生时低体重,但体重也可以正常。通常是发病越早,出生时体重越低。Kir6.2基因突变所致的PNDM,其血糖水平差异较大,患者血浆C肽水平的变异范围也较大。同时,这些PNDM患者可伴有胰腺以外的症状,如肌肉无力、行走和语言发育迟缓等。Kir6.2基因突变有时可引起DEND综合征的表现,如运动、智力发育的延缓、肌肉无力、癫痫、面部畸形及新生儿糖尿病等。Kir6.2基因的杂合突变还可引起TNDM。在意大利的一组报道中,约50%的病例中存在不同程度的神经损害,并且表型与基因型有关。但是,与没有神经损害的患者相比,伴有神经损害的患者其β细胞功能缺陷并没有明显的差异。Kir6.2基因突变可能通过以下的途径来影响钾通道对ATP的敏感性:① 突变发生在钾通道的ATP结合位点,直接影响ATP与钾通道的结合;② 突变增加了钾通道开放状态的稳定性,间接影响ATP的敏感性;③ 突变影响了Mg^{2+}-ATP通过SUR1关闭钾通道的能力;④ 突变可能通过影响钾通道对磷脂酰肌醇二磷酸信号的敏感性;⑤ 突变可能通过引起胰岛结构异常(α和β细胞的分布紊乱)导致胰岛功能紊乱。结果导致钾通道的持续开放,使血糖对胰岛素释放的刺激作用丧失,进而引起严重的高血糖。

2006年,在新生儿或婴儿起病的糖尿病患者中发现ABCC8(编码SUR1的基因)的突变。在法国的系列研究中发现ABCC8基因突变占PNDM病例的7%及TNDM的15%。SUR1基因突变引起的糖尿病,其发病时间多在出生后3～125日,40%的患者伴有低出生体重,50%伴有运动和智力发育迟缓,但是没有癫痫。这些表现与KCNJ11基因突变引起的临床表现是相似的。因此,尝试应用磺脲类药物治疗这些患儿,结果发现,磺酰脲类药物可以对一部分由于ABCC8基因突变引起的新生儿糖尿病患儿有明显疗效。

ATP敏感的钾通道是由4个SUR1和4个Kir6.2亚单位组成的异8聚体。正常情况下,磺脲类药物与SUR1结合可以促进钾通道的关闭,激发胰岛素的分泌,使血糖下降。因此,在给予磺脲类药物治疗KCNJ11基因和ABCC8基因突变导致的新生儿糖尿病患者时,有可能促进基因突变引起的持续开放的钾通道的关闭,从而达到较好的治疗效果。因此,对这些患者的早期正确诊断具有重要的意义。当然,这需要加强我们的临床分子诊断的意识和技术平台的建设。

(六) PTF1A(transcriptional regulator 1 alpha)基因

PTF1A基因是一种具有螺旋-环-螺旋结构的转录因子,该转录因子在脊髓和视网膜GABA神经元的正常发育中起重要的作用。PTF1A敲除的小鼠表现为脑发育不全。2004年发现了PTF1A基因可以引起新生儿糖尿病,这个基因突变引起的新生儿糖尿病表现出常染色体隐性遗传。该基因突变的PNDM患者还可伴有低出生体重、胰腺和小脑发育不全和运动不协调等症状。

(七) GLIS3(encoding GLI similar 3)基因

GLIS3是GLI样锌指蛋白家族的成员之一,作为转录因子发挥对靶基因的调控作用,它广泛表达于胰腺、肾脏、肝脏、眼等各个组织,参与它们的生长发育。2006年发现了GLIS3基因突变可以引起新生儿糖尿病,目前已经报道有27例因该基因突变引起的糖尿病,他们多在出生后1周内发病。该型新生儿糖尿病除了血糖升高外,患儿常出现因甲状腺缺如导致的甲状腺功能减退,同时伴有低出生体重。CT和腹部B超显示患儿的胰腺小而发育不全。

(八) 胰岛素(INS)基因

2007年,Story J等发现胰岛素基因的杂合突变是新生儿糖尿病的一个病因,该基因突变引起的糖尿病发病年龄平均为9周,往往伴有明显的高血糖和酮症酸中毒。突变发生在前胰岛素原分子的重要结构区,可能导致胰岛素不能发生正常折叠,并影响胰岛素原进入正常的分泌途径。异常折叠的胰岛素原在内质网引发非折叠蛋白质反应和严重的内质网应激,并引起潜在的β细胞凋亡或死亡。2008年另一个研究发现,胰岛素基因突变在新生儿糖尿病中占12%,仅次于KCNJ11的31%,高于ABCC8的10%。研究还发现胰岛素基因突变也可能是某些MODY和胰岛自身抗体阴性的1型糖尿病的致病基因。

(九) 神经分化因子 1(*NEUROD1*)基因

NEUROD1 作为一种转录因子可以参与调控涉及胰岛β细胞中血糖调节相关基因的表达(包括胰岛素启动因子1、胰岛素基因、磺脲类受体1),在胰岛组织发育过程的网络调节中起着重要的作用。神经分化因子1基因突变可以导致不同的疾病状态,该基因的杂合突变可以导致 MODY6 或成人隐匿性自身免疫糖尿病的发生,而 2010 年发现该基因的两个纯合突变(c.364dupG、c.427_428del)均可导致基因编码框架移位,产生完全缺乏活性域的截短的 NEUROD1 蛋白,从而使患儿发生 PNDM。发生该基因纯合突变的两个患儿除了表现为持续性的高血糖,还表现为生长发育迟缓、视力障碍、神经性耳聋及小脑发育不全,但胰腺大小及外分泌功能未见明显异常。

(十) 神经元素 3(*NEUROG3*)基因

NEUROG3 属于碱性螺旋环螺旋转录因子家族,在中枢神经系统和发育中的胰腺中高表达,是胰腺内分泌发育的调节因子;*NEUROG3* 基因敲除的小鼠不能产生任何胰腺内分泌细胞并且在出生后几日内死于糖尿病。*NEUROG3* 的突变可以导致不同的疾病,纯合错义突变可以导致以缺乏肠内分泌细胞为特征的先天性吸收不良性腹泻;2011 年人们先后发现了该基因的复合杂合突变和纯合突变都可以导致患儿发生新生儿糖尿病伴有严重的腹泻,同时这些患儿也都表现为低出生体重。

(十一) *NKX2-2* 基因

NKX2-2(NK2 homeobox 2)基因是一种调控细胞分化的同源结构域转录子,参与中枢神经系统的形态发生。*NKX2-2* 基因敲除小鼠表现为严重的神经功能障碍;而纯合性胰腺特异性该基因剔除的小鼠,则在出生后不久死于严重的高血糖。2013 年 Flanagan SE 等发现 *NKX2-2* 基因的两个纯合性突变[p.P119fs(c.356del)和 p.R129X(c.385C>T)]可分别引起 PNDM,两例患儿平均诊断年龄在 4.5 日,表现为宫内发育迟缓,低出生体重,胰岛素分泌障碍但不伴有胰腺外分泌功能明显异常等。

(十二) *MNX1* 基因

MNX1 基因编码的转录因子参与调控β细胞的分化和成熟。*MNX1* 在成年小鼠胰腺的成熟β细胞中特异性表达;当 *MNX1* 基因发生完全性无效突变会导致δ细胞的数量增加近 3 倍,同时在胰腺中残留的β细胞尚不成熟,β细胞成熟的分子标记减少或缺失。2013 年,Bonnefond A 等首次发现 *MNX1* 基因的纯合性错义突变[p.F272L(c.816C>A)]可以导致 PNDM;2014 年,Flanagan SE 发现除了 *MNX1*(c.816C>A)纯合突变,该基因的另一个纯合突变[p.F248L(c.744C>G)]也可以导致新生儿糖尿病,患儿均表现为宫内生长迟缓,但是胰腺外分泌功能没有明显异常。

(十三) *IER3IP1* 基因

IER3IP1 基因编码的小分子蛋白定位于内质网,在内质网应激反应中发挥重要的作用,该基因失活后会导致神经元和胰岛β细胞的凋亡。*IER3IP1* 基因突变会导致 MEDS,MEDS 是一种常染色体隐性遗传疾病,患者表现为 PNDM 伴小头畸形、癫痫,以及骨骼缺陷、生长发育受限等。2011 年 Poulton 等报道了第一例 MEDS 患者,目前已经发现在 *IER3IP1* 基因上有 3 种不同的突变(2 个纯合突变,1 个复合杂合突变)与该综合征的发生有关。

(十四) *GATA4* 基因和 *GATA6* 基因

GATA4 和 *GATA6* 都是 GATA 家族转录因子中的成员,对胰腺的生长发育都起着十分重要的作用。*GATA4*:人们发现在 *PDX1* 基因启动子区域含有几个 GATA4 结合位点;另外在该基因敲除小鼠胚胎中,腹胰完全缺如(小鼠的胰腺组织有其自身的发展规律,胰腺及其各类细胞主要起源于内胚层前肠末端十二指肠区域上部的内胚层细胞。在发育早期 E 8.5 日左右,前肠内胚层上皮细胞外翻,进而生成为背胰芽和腹胰芽)。2010 年,D'Amato E 报道了第一例 *GATA4* 基因突变患者伴新生儿糖尿病;2014 年,Shaw-Smith C 等报道了 4 例 *GATA4* 基因突变导致的新生儿糖尿病,而且体外的研究发现,*GATA4* 基因的 c.819C.A(N273K)突变,可以导致 GATA4 和靶基因的 GATA4 反应元件的结合能力下降,其对靶基因的反式激活作用减弱。这些已经报道的患儿都表现为低出生体重及不同程度的心脏畸形。*GATA6*:2012 年,Allen HL 等通过对 27 例胰腺发育不全的患者进行基因测序后发现有 15 例患者分别携带不同的 *GATA6* 基因杂合失活性突变,临床表现为新生儿糖尿病及胰腺外分泌功能不足,在这 15 例患者中有 14 例患者同时有先天性心脏发育畸形,同时有些患儿还伴有先天性胆道发育异常、肠道发育障碍等。目前,已经报道了 33 例因 *GATA6* 基因突变引起的新生儿糖尿病,他们多有胎儿宫内发育迟缓及低出生体重。

(十五) *RFX6* 基因

Mitchell-Riley 综合征是一种由 *RFX6* 基因突变引起的常染色体隐性遗传病,患者多表现为严重的新生儿糖尿病伴胰腺发育不全、空肠回肠闭锁、肠旋转不良、慢性腹泻及胆囊发育不全等消化系统缺陷。*RFX6* 是转录因子中调节因子 X 家族中的成员,在成熟的胰腺中高表达,它可以调节一些参与β细胞成熟及功能的转录因子,对胰腺的发育起着十分重要的作用;在小鼠中,*RFX6* 基因缺陷可导致小鼠不能产生除胰多肽细胞外的其他任何正常的胰岛细胞类型。目前,已经发现在 *RFX6* 基因上有 14 个不同的突变(13 个纯合突变,1 个复合杂合突变)与该综合征的发生有关。

(十六) *SLC19A2* 基因

TRAM 综合征即硫胺反应性巨幼细胞贫血综合征,是一种罕见的常染色体隐性遗传病,是由于编码硫胺素转运体 THTR-1 的 *SLC19A2* 基因发生突变所致,患者主要表现为逐渐加重的神经性耳聋、巨幼细胞性贫血及出生后至儿童早期出现的糖尿病,口服治疗量的硫胺素可以有效缓解 TRAM 患者的糖尿病和贫血症状。*SLC19A2* 在不同的组织器官广泛表达,*SLC19A2* 基因突变后导致胰岛细胞无法转运硫胺素,正常的有氧代谢无法有效进行,从而导致β细胞受损及胰岛素分泌减少,最终导致糖尿病。在目前已经报道的 TRAM 患者中有 15 例表现为新生儿糖尿病。

(十七) *SLC2A2*(溶质转运家族 2 成员 2)基因

SLC2A2(溶质载体蛋白家族 2A2)又称 *GLUT2*(葡萄糖转运蛋白 2),它编码一种质膜糖蛋白主要表达在肝脏、胰岛细胞、小肠及肾上皮细胞,可以促进葡萄糖的双向转运。因

此,当 *SLC2A2* 基因发生某些突变时,可以导致 Fanconi-Bickel 综合征(FBS 或糖原储存病 X1 型)。FBS 是一种由于 *SLC2A2* 基因突变所致的常染色隐性遗传病,病变主要累及肝脏、胰岛 β 细胞和肾小管,患者主要表现为高血糖、肝大、严重的生长发育迟缓等。2012 年,Sansbury FH 等认为对于新生儿糖尿病患者,即使在没有 FBS 的临床特点表现,在排除常见的基因突变后,也应考虑 *SLC2A2* 基因突变的可能。目前已经报道了 7 种不同的 *SLC2A2* 基因纯合突变可以导致新生儿糖尿病。

(十八) ZFP57 基因

ZFP57(Zinc finger protein 57 homolog)编码的锌指蛋白包括了 KRAR 结构域和 7 个锌指结构并且在多种组织细胞中广泛表达,在人和鼠中,*ZFP57* 参与维持了早期胚胎发生时的基因组印记。这个蛋白质可以识别甲基化的 DNA 序列 TGCCGC,这个序列存在于所有已知的鼠和人类印记控制区域中。2008 年,I Karen Temple 报道了在 TNDM 患者中约有一半患儿携带 *ZFP57* 基因突变(包括纯合和复合杂合突变),这些患儿可表现为宫内生长发育受限、低出生体重、巨舌、心脏缺陷、生长发育迟缓等。*ZFP57* 基因突变导致 TNDM 的机制有待于进一步探索研究。

(十九) 肝核因子 1β(HNF-1β)基因

HNF-1β 通过与靶基因的特异序列结合参与生物个体发育过程,调节与机体各部分正常发育或细胞正常分化有关基因的表达。这些靶基因包括白蛋白、α 抗胰蛋白酶、甲胎蛋白、氨基肽酶、左旋丙酮酸激酶(PKL)、Glut2、胰岛素基因等。*HNF-1β* 最初从肝细胞中克隆,以后发现在成年动物中,该基因主要表达于肾脏,在肝脏、胰岛 β 细胞和肠道中呈低水平表达。最近发现其表达于啮齿类动物的胰腺祖细胞中。先前的研究发现该基因突变是 MODY5 的致病基因,该基因突变患者常出现胰腺萎缩、多发性肝囊肿、肾脏发育缺陷等,患者可出现早期的肾衰竭、泌尿生殖器畸形等。近来研究发现该基因突变可以引起新生儿糖尿病,该类患儿表现出宫内发育迟缓、低出生体重、胰腺萎缩、轻度的胰腺外分泌功能不全等。

(二十) 囊性纤维化跨膜电导调节体(cystic fibrosis transmembrane conductance regulator,CFTR)基因

CFTR 广泛分布于机体上皮组织,包括呼吸道、肝胆道、胰腺导管、生殖道和皮肤的汗腺导管等。该基因是 ATP 结合转运体超家族(ATP binding cassette transporter superfamily)的一个特殊成员,编码一种氯离子通道蛋白,它通过促进水盐转运而控制上皮细胞分泌物的量与组成成分,如分泌物中的氯离子和 HCO_3^- 离子的含量等。该基因突变导致呼吸道上皮、汗腺、胰腺导管上皮、肝胆道内皮的分泌功能异常。在胰腺,表现为胰腺外分泌功能障碍及慢性胰腺炎。囊性纤维化相关糖尿病或糖耐量异常是囊性纤维化常见的晚期表现,多在 10 岁以后出现,胰岛素缺乏是其主要原因。最近,发现该基因突变引起的糖尿病也可以在新生儿期即可发病,平均发病年龄在 12 周,伴有低出生体重、发育停滞、呼吸和胃肠道症状。以往的研究认为囊性纤维化相关糖尿病主要是由于反复胰腺导管的阻塞感染,造成慢性胰腺炎导致的。*CFTR* 基因突变导致新生儿糖尿病的机制有待于进一步阐明。

(二十一) ZAC 和 HYMAI 基因

1995 年,人们首次发现在 2 例新生儿短暂的高血糖患者中具有 6 号染色体父系单亲二体型。进一步研究发现,大约 80% 的 TNDM 患者携带这一遗传缺陷,这一遗传缺陷导致父系印记基因(*ZAC* 和 *HYMAI*)的表达增加。伴有染色体 6q24 印记缺陷的新生儿短暂性高血糖的临床特征是:患儿出生时多是低体重儿,糖尿病在新生儿期起病(糖尿病平均发病年龄为 7 日),3 个月后明显缓解(平均 111 日),约 1/3 患儿出现程度较轻的巨舌症。

三、新生儿糖尿病的治疗策略

在较大的儿童中,糖尿病的诊断较为容易。婴儿糖尿病的诊断则较为困难,只有 50% 的患者表现出糖尿病的典型症状,如多饮、多尿、消瘦等。而一部分患者表现感染、腹泻、发热及生长发育停滞等。在住院患者中,有些出现严重的高血糖及酮症酸中毒,这些患者起初可以出现脱水、情感淡漠或哭闹不止。

在治疗方面,完全良好控制病情较为困难,研究中发现,低血糖和酮症酸中毒的发生率明显高于较大的儿童。而且,患者需要每日 24 h 的监管。对于 1 型糖尿病胰岛素泵的治疗效果优于其他的胰岛素给药方法。而 *KCNJ11* 和 *ABCC8* 基因突变的新生儿糖尿病可以应用磺酰脲类药物治疗,从而达到血糖的良好控制和胰腺外分泌症状的缓解。

正如上述,基因突变的筛查在遗传咨询和选择正确的治疗方案中,具有重要的指导作用,如胰岛素基因突变是显性遗传的,*KCNJ11* 基因突变是隐性遗传的。而 *KCNJ11* 和 *ABCC8* 基因突变的新生儿糖尿病可以应用磺脲类药物达到理想血糖控制目标,并能有效地缓解患者的胰腺外症状。对 PNDM 的定义显得容易引起误导并且带来不确定性。有学者认为,在出生后 1 年以内发生的糖尿病,且 1 型糖尿病自身抗体阴性的患者,应高度怀疑是单基因突变引起的。对这些患者需要进行及时的基因突变筛查,从而为患者制定一种及时合理的治疗策略。而对 PNDM 和 TNDM 的定义也建议修改为婴儿单基因糖尿病(monogenic diabetes of infancy,MDI)。

参考文献

[1] 罗小平,李玉祥.新生儿低血糖症与高血糖症的诊治[J].中国实用妇科与产科杂志,2003,19(6):338-331.

[2] 文作,魏克伦.新生儿低血糖的研究进展[J].小儿急救医学,2001,8(2):119-120.

[3] 颜纯.实用儿科学[M].7 版.北京:人民卫生出版社,2002:2051-2057.

[4] von Mühlendahl KE, Herkenhoff H. Long-term course of neonatal diabetes[J]. N Engl J Med, 1995, 333(11):704-708.

[5] De Franco E, Flanagan SE, Houghton JAL, et al. The effect of early, comprehensive genomic testing on clinical care in neonatal diabetes: an international cohort study[J]. Lancet, 2015, 386: 957-963.

[6] Sperling MA, Menon RK. Differential diagnosis and management of neonatal hypoglycemia [J]. Pediatr Clin North Am, 2004, 51(3):703-723.

[7] De Franco E, Shaw-Smith C, Flanagan SE, et al. Biallelic PDX1 (insulin promoter factor 1) mutations causing neonatal diabetes without exocrine pancreatic insufficiency[J]. Diabet Med, 2013, 30(5):197-200.

[8] Rubio-Cabezas O, Patch AM, Minton JA, et al. Wolcott-Rallison

syndrome is the most common genetic cause of permanent neonatal diabetes in consanguineous families[J]. J Clin Endocrinol Metab, 2009, 94(11): 4162 - 4170.

[9] Esquiaveto-Aun AM, De Mello MP, Paulino MF, et al. A new compound heterozygosis for inactivating mutations in the glucokinase gene as cause of permanent neonatal diabetes mellitus (PNDM) in double-first cousins [J]. Diabetol Metab Syndr, 2015, 18, 7: 101.

[10] Xavier-da-Silva MM, Moreira-Filho CA, Suzuki E, et al. Fetal-onset IPEX: report of two families and review of literature[J]. Clin Immunol, 2015, 156(2): 131 - 140.

[11] Flanagan SE, Patch AM, Mackay DJ, et al. Mutations in ATP-sensitive K+ channel genes cause transient neonatal diabetes and permanent diabetes in childhood or adulthood[J]. Diabetes, 2007, 56(7): 1930 - 1937.

[12] Babiker T, Vedovato N, Patel K, et al. Successful transfer to sulfonylureas in KCNJ11 neonatal diabetes is determined by the mutation and duration of diabetes[J]. Diabetologia, 2016, 59(6): 1162 - 1166.

[13] Dimitri P, Habeb AM, Gurbuz F, et al. Expanding the clinical spectrum associated with GLIS3 mutations[J]. J Clin Endocrinol Metab, 2015, 100 (10): 1362 - 1369.

[14] Støy J, Edghill EL, Flanagan SE, et al. Insulin gene mutations as a cause of permanent neonatal diabetes[J]. Proc Natl Acad Sci USA, 2007, 104 (38): 15040 - 15044.

[15] Rubio-Cabezas O, Minton JA, Kantor I, et al. Homozygous mutations in NEUROD1 are responsible for a novel syndrome of permanent neonatal diabetes and neurological abnormalities [J]. Diabetes, 2010, 59 (9): 2326 -2331.

[16] Rubio-Cabezas O, Jensen JN, Hodgson MI, et al. Permanent neonatal diabetes and enteric anendocrinosis associated with biallelic mutations in NEUROG3[J]. Diabetes, 2011, 60(4): 1349 - 1353.

[17] Flanagan SE, De Franco E, Lango Allen H, et al. Analysis of transcription factors key for mouse pancreatic development establishes NKX2 - 2 and MNX1 mutations as causes of neonatal diabetes in man[J]. Cell Metab, 2014, 19 (1): 146 - 154.

[18] Bonnefond A, Vaillant E, Philippe J, et al. Transcription factor gene MNX1 is a novel cause of permanent neonatal diabetes in a consanguineous family[J]. Diabetes Metab, 2013, 39(3): 276 - 280.

[19] Abdel-Salam GM, Schaffer AE, Zaki MS, et al. A homozygous IER3IP1 mutation causes microcephaly with simplified gyral pattern, epilepsy, and permanent neonatal diabetes syndrome (MEDS) [J]. Am J Med Genet A, 2012, 158 A(11): 2788 - 2796.

[20] Shaw-Smith C, De Franco E, Lango Allen H, et al. GATA4 mutations are a cause of neonatal and childhood-onset diabetes[J]. Diabetes, 2014, 63 (8): 2888 - 2894.

[21] Allen HL, Flanagan SE, Shaw-Smith C, et al. GATA6 haploinsufficiency causes pancreatic agenesis in humans[J]. Nat Genet, 2011, 44(1): 20 - 22.

[22] Concepcion JP, Reh CS, Daniels M, et al. Neonatal diabetes, gallbladder agenesis, duodenal atresia, and intestinal malrotation caused by a novel homozygous mutation in RFX6 [J]. Pediatr Diabetes, 2014, 15 (1): 67 - 72.

[23] Shaw-Smith C, Flanagan SE, Patch AM, et al. Recessive SLC19A2 mutations are a cause of neonatal diabetes mellitus in thiamine-responsive megaloblastic anaemia[J]. Pediatr Diabetes, 2012, 13(4): 314 - 321.

[24] Sansbury FH, Flanagan SE, Houghton JA, et al. SLC2A2 mutations can cause neonatal diabetes, suggesting GLUT2 may have a role in human insulin secretion[J]. Diabetologia, 2012, 55(9): 2381 - 2385.

[25] Edghill EL, Bingham C, Slingerland AS, et al. Hepatocyte nuclear factor -1 beta mutations cause neonatal diabetes and intrauterine growth retardation: support for a critical role of HNF - 1beta in human pancreatic development[J]. Diabet Med, 2006, 23(12): 1301 - 1306.

[26] Docherty LE, Kabwama S, Lehmann A, et al. Clinical presentation of 6q24 transient neonatal diabetes mellitus (6q24 TNDM) and genotype-phenotype correlation in an international cohort of patients [J]. Diabetologia, 2013, 56(4): 758 - 762.

[27] Mackay DJ, Callaway JL, Marks SM, et al. Hypomethylation of multiple imprinted loci in individuals with transient neonatal diabetes is associated with mutations in ZFP57[J]. Nat Genet, 2008, 40(8): 949 - 951.

第二十一章 · 代谢综合征

祝之明　孙　芳

一、概　念

代谢综合征(MS)定义为一组由肥胖、糖脂代谢紊乱和高血压聚集存在,且相互关联,以动脉粥样病变为主要结局的临床综合征。2009 年美国心脏协会/美国国家心脏、肺和血液研究所、国际糖尿病联盟、世界心脏联盟、国际动脉粥样硬化学会和国际肥胖研究协会发表联合声明,提出了统一的代谢综合征诊断标准,特别指出不同种族人群诊断腹型肥胖需要采用不同的标准。我国 MS 的诊断标准与国际标准基本一致,主要由我国高血压防治指南修订委员会、成人血脂异常防治指南修订委员会及中华医学会糖尿病学分会,依据国外 MS 的诊断标准和我国人群 MS 流行病学数据提出统一标准,见表 11 - 21 - 1。

国内外指南对 MS 诊断标准的主要差异,集中在对腹型

表 11 - 21 - 1　国内外 MS 诊断标准

指南/共识	初选人群	组　分	肥　胖	血　压	血脂紊乱	血　糖
中国*	全人群	≥3 项	WC>90 cm(男),>85 cm(女)	≥130/85 mmHg 或有高血压病史或已接受相应治疗	TG≥1.7 mmol/L HDL - C<1.04 mmol/L	FPG≥6.1 mmol/L,糖负荷2 h 血糖≥7.8 mmol/L,或有糖尿病
国外**	全人群	≥3 项	WC>102 cm(男),>88 cm(女);亚洲>90 cm(男),>80 cm(女)	≥130/85 mmHg 或有高血压病史或已接受相应治疗	TG≥1.7 mmol/L或已接受治疗 HDL - C<1.03 mmol/L(男),<1.3 mmol/L(女)或已接受治疗	FPG≥5.6 mmol/L 或已接受相应治疗

注: * 2013 年《中国 2 型糖尿病防治指南》; * * 2009 年 AHA/NHLBI 共识。

肥胖和高密度脂蛋白胆固醇(HDL-C)异常切点值的纳入，国外强调应依据不同性别与种族确定相应的腹型肥胖切点，以及 HDL-C 的切点存在显著的性别差异，相较于西方人群，中国人肥胖程度较轻，而体脂分布趋于向腹腔内积聚，更易形成腹型肥胖，即使在体重指数正常的人群中，也有 14% 的腹型肥胖。国内采用腹部磁共振或 CT 成像技术，精确评估腹内脂肪积累，并与腰围值和心血管及糖尿病的风险对比，提示男性腰围≥90 cm，女性腰围≥85 cm 作为国人腹型肥胖的诊断切点较合理，且与日韩等东亚人群研究结果有可比性。在 MS 的各个组分中，我国 MS 患者高血压最为常见(65.4%)，血脂异常主要表现为高甘油三酯血症(高达 56.2%～76.0%)和低 HDL-C，且低 HDL-C 人群的缺血性心血管病风险增加 50%。虽然目前不再强调腹型肥胖为 MS 的诊断前提，但腹型肥胖是 MS 的最重要特征及病理生理基础。我国 MS 的主要类型以肥胖合并高血压和血脂异常最多，占 53.7%；其次为肥胖合并糖代谢异常和高血压，占 30.5%。

二、流行病学

1. 国外 MS 的流行特征·MS 在全球发达国家和发展中国家中均呈逐年增加的趋势，IDF 公布的数据显示，全球成人 MS 患病率为 20%～25%，快速增长的患病率与城市化、工业化、老龄化和生活方式的改变密切相关。美国国家健康与营养调查研究(NHANES)显示 2011—2012 年 MS 的患病率为 35%，远高于全球平均患病率。

按照美国胆固醇教育计划成人治疗组第三次指南(ATPIII)标准筛查，德国 MS 患者男性为 25%，女性为 18%，低于美国。芬兰和瑞典从 1990 年起进行 2 型糖尿病家族中早发 MS 的研究(Botnia)，结果显示，非糖尿病组男性比女性 MS 患病率更高(15% 比 10%)。亚太地区 MS 流行病学数据显示，日本 2004 年城市调查 40～87 岁成人 MS 粗患病率为 16.5%。韩国大于 20 岁成人调查显示，MS 的患病率从 1998 年的 24.9% 增长至 2007 年的 31.3%。而印度 20～80 岁人群数据调查显示总体患病率为 33.5%，其中女性远远高于男性(42.3% 比 24.9%)。

2. 我国 MS 的流行特征·2010 年，上海瑞金医院对 98 658 名中国大陆成人调查显示，总体 MS 患病率为 33.9%，其中男性 31.0%，女性 36.8%，估算全国 4 亿多成人患有 MS，其中一半左右的患者为低 HDL-C 和高血压，且不同性别存在组分的差别，女性患者腹型肥胖和低 HDL-C 比例高于男性，而男性高血压、高血糖和高甘油三酯的比例高于女性。城乡间比较，城市明显高于农村(37.8% 比 32.1%)。汉族人群的 MS 患病率高于其他少数民族，而低 HDL-C 比例低于少数民族(60.2% 比 64.5%)。而另一项来自中国糖尿病和代谢紊乱的研究数据显示，在腹型肥胖的患者中，MS 的比例为 49.5%，且存在性别差异，男性 MS 患病率为 73.7%，远远高于女性(36.9%)。部分国家 MS 的患病率见图 11-21-1。

三、病理生理机制

MS 的病理生理机制十分复杂，涉及全身多个组织器官的改变，既往认为胰岛素抵抗在 MS 中发挥关键作用，但大量研究表明将其作为解释 MS 发病的主要病因，则有其局限性。

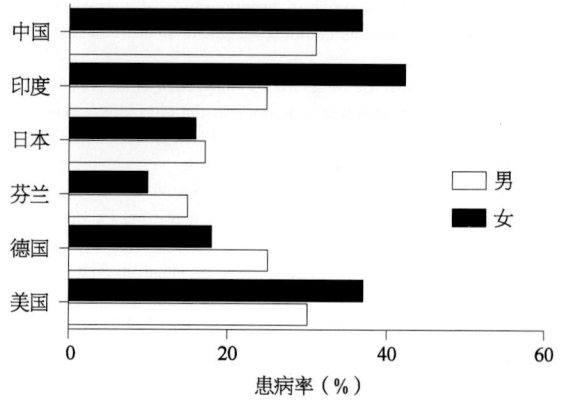

图 11-21-1　部分国家的代谢综合征患病率(%)

首先，MS 与胰岛素抵抗现象是有本质区别的；其次，MS 组分与胰岛素抵抗并非完全存在因果关系；第三，MS 伴发的高胰岛素血症与胰岛素抵抗；第四，胰岛素抵抗为一生理和病理生理状态，受多种因素影响，除胰岛素钳夹技术外，目前尚无简易准确的临床评价方法；第五，MS 的工作定义中，胰岛素抵抗也非诊断所必需。对 MS 而言，胰岛素抵抗可能只是其发病过程中的一个重要环节。

目前胰岛素抵抗的含义已不局限于经典的胰岛素的生物学作用，即胰岛素敏感组织对葡萄糖的摄取和利用。许多病理生理变化也用胰岛素抵抗来解释，如心血管重构和功能异常、动脉粥样硬化、炎症反应和凝血状态改变，上述许多改变多发生在非胰岛素敏感组织，因此如何评估胰岛素对这些器官、组织和细胞的作用值得探讨。另外，许多因素可影响胰岛素抵抗，作为 MS 干预的主要靶标似乎缺乏特异性。近年来研究表明 MS 的发病是胰岛素敏感的代谢器官与胰岛素非敏感的功能器官功能紊乱的综合结果(图 11-21-2)。

1. 胰岛素敏感的代谢器官在 MS 中的作用

(1) 脂肪组织：是人体重要的能量代谢器官，脂肪堆积是肥胖的主要原因，人体脂肪主要存在两种形式，即白色脂肪，以甘油三酯为能量的储存形式；棕色脂肪则以产热的方式消耗能量。全身棕色脂肪及褐色化皮下脂肪含量与糖尿病、肥胖、血脂紊乱等代谢紊乱相关，生理状态下，可通过抑制能量的过多堆积而发挥心血管代谢的保护作用。另一方面，部分白色脂肪细胞可通过棕色化，转变为"米色脂肪细胞"，而皮下脂肪的棕色化可显著影响产热及糖代谢。白色脂肪棕色化的过程包括诱导解偶联蛋白 1(UCP1)产生及非偶联呼吸产热相关基因的表达。

大量研究证实脂肪组织代谢异常与 MS 发生有关。首先，肥胖患者的脂肪细胞分解产生过量的游离脂肪酸，导致胰岛素抵抗。其次，当脂肪细胞本身作为储存脂质的器官功能受到损伤时，脂肪酸可以甘油三酯的形式异位沉积于全身其他各处组织，如肌肉、肝脏和腹内脂肪，导致胰岛素抵抗、炎症反应和脂毒性。研究显示，严重肥胖患者血中脂滴蛋白 CIDE A 和脂滴包被蛋白水平降低，导致脂肪细胞包被脂质的能力下降，脂肪分解增加，从而加重了胰岛素抵抗。相反，轻度肥胖患者的脂滴蛋白 CIDE A 和脂滴包被蛋白水平正常，无脂肪分解增加和胰岛素抵抗。因此，脂肪细胞储存脂质的能力不同决定了肥胖是否最终导致胰岛素抵抗。另外，脂肪细胞分泌一些脂肪因子，如脂联素和瘦素。研究显示，肥胖、2 型

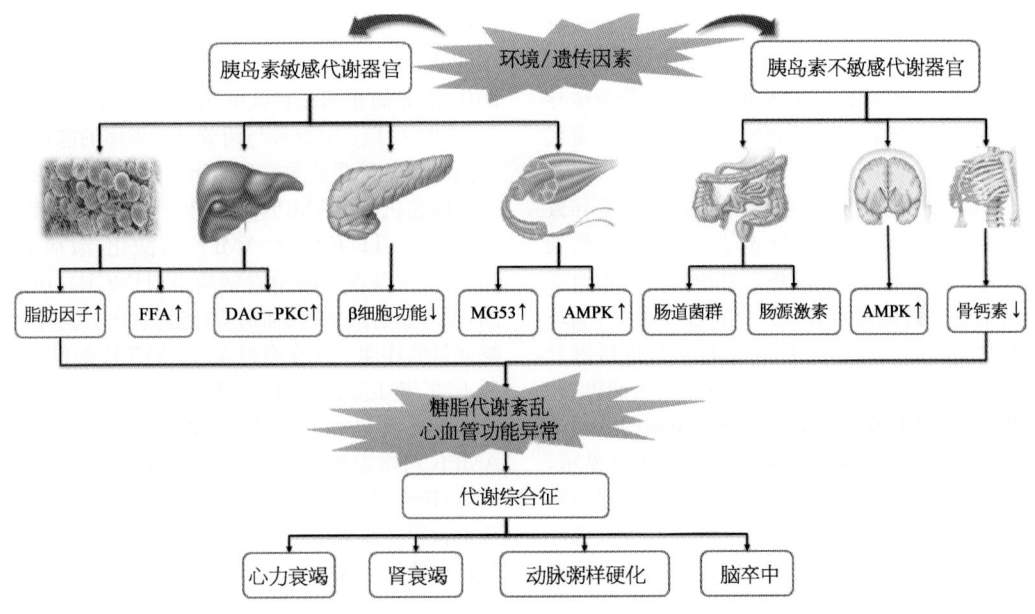

图 11-21-2　MS 的病理生理机制

糖尿病、冠心病等患者的血中主要为低免疫原性的脂联素。脂联素基因多态性也与一些人群的 MS 和 2 型糖尿病的易感性有关。实验研究表明,高脂喂养的小鼠敲除脂联素基因后,将导致糖耐量受损和胰岛素抵抗,而过表达脂联素后将缓解 apoE 敲除小鼠动脉粥样硬化的程度。另外,给予合并非酒精性脂肪肝的 ob/ob 小鼠外源性多聚体脂联素后可减少肝脏的脂质沉积和胰岛素抵抗。脂联素可激活 AMP 活化的蛋白激酶(AMPK),并促进 AMPK 介导的肌肉组织的葡萄糖转运和脂肪酸氧化,抑制肝脏的糖异生,噻唑烷二酮类药物可升高血清脂联素水平。

瘦素具有抑制食欲的作用,同时还增加外周组织中氧化代谢和脂肪酸氧化,其效应依赖物瘦素的直接作用和交感神经系统介导的中枢下丘脑作用。研究表明瘦素的直接效应和中枢介导的外周组织效应均与 AMPK 激活相关,但其在下丘脑中枢核团的效应为抑制 AMPK 活性。当瘦素缺乏或其受体作用障碍时,脂质可沉积于体内多个组织器官,导致细胞损伤。Unger 等发现,Zucker 糖尿病肥胖大鼠的肝脏、肌肉和胰腺 β 细胞中均存在脂质的异位沉积,且早于糖尿病和胰岛 β 细胞凋亡的出现。为此,他提出了脂毒性概念,并指出瘦素的一个主要作用是防止脂质异位沉积及引起脂毒性作用(凋亡、线粒体功能紊乱、炎症、胰岛素抵抗)。在瘦素受体功能缺陷的啮齿类动物 fa/fa 大鼠、ZDF 大鼠,以及缺乏瘦素的 ob/ob 小鼠中,AMPK 活性减弱而丙二酸单酰辅酶 A 浓度升高,而后者为胆固醇合成的重要限速酶。

(2)肝脏:肝脏是调节葡萄糖代谢的重要器官,进食状态下,肝脏将血中的葡萄糖转变为糖原储存,饥饿状态下则分解肝糖原维持血糖的稳定。正常状态下胰岛素抑制肝糖原分解,肝脏局部的 FFA 水平增加,可导致肝脏对胰岛素的抵抗,从而使肝糖输出增加;同时 FFA 增加导致糖异生底物增多,糖异生增强,总的效应是使肝糖输出增多,引起血糖升高。在单纯性肥胖和肥胖向 IGT 的发展过程中,循环 FFA 和胰岛素浓度均增加,肝脏表现为对胰岛素抑制葡萄糖输出的抵抗。

胰岛素抵抗状态下,予以大鼠正糖高胰岛素钳夹试验并持续输注脂肪乳从而增加血中游离脂肪酸水平,发现肝脏胰岛素抵抗的进展与 DAG 浓度的升高、PKC 激活和 IκBα 水平降低相关。在重度肥胖患者肝脏中也发现了相同的 PKC 激活改变,而下调 PKC 表达后,能有效防止高脂导致的大鼠肝脏胰岛素抵抗。在非酒精性脂肪肝(NAFLD)/非酒精性脂肪性肝炎(NASH)患者肝脏中观察到的代谢与炎症状态的改变,与脂毒性所致的其他器官改变相似。

(3)骨骼肌:骨骼肌占人体体重的 40% 以上,肌肉收缩促进葡萄糖转运。运动时,骨骼肌摄入葡萄糖增加,另外运动也能使糖酵解相关酶的活性增加,乳酸转运能力增强。尽管肌糖原分解产生 ATP 主要对肌肉供能,但在一些特殊生理活动下,如餐后、运动后对血糖稳定起一定的调节作用。血糖过高时,可刺激骨骼肌细胞膜上葡萄糖转运蛋白 4(GLUT4)增加,加快对血中葡萄糖的摄取利用,当血糖过低时,也可通过产生乳酸的糖异生作用,调节血糖。

由于骨骼肌负责支配 70%~90% 胰岛素介导的葡萄糖代谢,骨骼肌中的胰岛素抵抗在 MS 及 2 型糖尿病发病机制中起关键作用。而胰岛素抵抗时骨骼肌 AMPK 和乙酰辅酶 A 羧化酶(ACC)磷酸化水平均明显降低,从而影响葡萄糖转运能力。目前对于骨骼肌胰岛素抵抗的机制,相对于脂肪和肝脏而言,研究较少。实验研究证实骨骼肌特异性 MG53 介导了胰岛素受体和胰岛素受体底物 1(IRS1)的降解。当 MG53 上调时,可引起胰岛素抵抗、肥胖、高血压和脂代谢紊乱,在胰岛素抵抗模型中 MG53 表达显著增高可导致肌肉胰岛素抵抗和 MS。反之,敲除 MG53,维持胰岛素受体、IRS1 和胰岛素信号的完整性,可预防高脂饮食诱导的 MS,其机制与 MG53 通过 E3 泛素连接酶,靶向作用于胰岛素受体和 IRS1,介导其产生泛素依赖性的降解,调控骨骼肌中的胰岛素信号和代谢有关。因此,MG53 是骨骼肌中胰岛素信号的一个重要负性调控因子,且 MG53 介导的骨骼肌胰岛素信号抑制在全身胰岛素抵抗和 MS 中起关键作用。

慢性缺氧状态也会通过骨骼肌的作用影响全身代谢。研究发现，阻塞性睡眠呼吸暂停患者处于 2 周慢性间歇性缺氧状态后，通过增加骨骼肌中的 AMPK Thr172 和 Tbc1d1 ser237 磷酸化，改善糖耐量，且独立于体重变化和葡萄糖诱导的胰岛素反应，揭示了组织特异性 AMPK 途径对全身能量代谢的影响。

（4）胰腺 β 细胞：肌肉及肝脏的胰岛素抵抗并不是导致高血糖的始动因素，因为胰岛 β 细胞分泌过多胰岛素所致的高胰岛素血症才是直接原因。然而，并不清楚高胰岛素血症是自我代偿的结果还是其他因素导致。值得注意的是，循环中的游离脂肪酸水平升高可快速促进胰岛素分泌，而缓慢升高的饱和脂肪酸及葡萄糖则使胰岛 β 细胞损伤及功能障碍，最终导致细胞凋亡。在不同刺激条件下胰岛 β 细胞的反应不同，这一现象同样可见于内皮细胞及其他细胞。研究显示，AMPK 的激活可防止饱和脂肪酸及高糖培养下的胰岛 β 细胞凋亡和线粒体功能障碍，而胰岛 β 细胞缺失的小鼠予以成纤维细胞生长因子 21（FGF-21）干预后，可防止饮食诱导的糖尿病发生。此外，胰腺甘油三酯聚集对 β 细胞功能也有影响。总之，胰腺是胰岛素的直接分泌器官，但其在 MS 发生发展中的作用仍需进一步明确。

2. 胰岛素不敏感的代谢器官在 MS 中的作用

（1）肠道：肠道是人体最大的消化器官，同时也是内分泌代谢器官。能量平衡包括两种主要功能状态：空腹/吸收后分解代谢状态与消化/吸收合成代谢状态，这两种代谢条件之间的转换与膳食摄取和消化/吸收密切相关，取决于胃肠功能状态。胃肠道也是维持水电解质平衡的重要器官，长期高热量饮食可诱导人体或啮齿类动物脂肪细胞肥大，脂肪炎症因子释放增多产生胰岛素抵抗和糖尿病，高脂饮食可导致肠道上皮屏障能力降低，使肠道内菌群产生的内毒素乘机穿透肠黏膜保护屏障，通过循环到达全身脂肪组织、肝脏等，由此触发的炎症级联反应导致外周胰岛素抵抗及非酒精性脂肪肝。此外，肠道参与全身代谢调节的过程还包括：肠内营养感受器介导了向肠外器官传递的信号通路；胆汁酸的循环；肠道激素（GLP-1、GIP 等）调节血糖；肠道细菌自身代谢产物调节人体代谢；肠上段参与水/盐预吸收从而调节肾脏的钠盐排，食物中脂肪胆固醇的吸收等。

尽管目前对肠道代谢的研究较少，但肠道与 MS 之间的关联颇受关注。人体和肠道菌群是相互共生，且相互影响的。人体肠道中已发现超过 3 500 种细菌，基因数更是达到人体基因数的 100 倍。饮食、药物、感染、衰老等多种因素可造成肠道菌群失衡，进而导致代谢紊乱。

肠道菌群与肥胖密切相关，肥胖多处于慢性炎症反应状态，而肠道菌群产生的内毒素血症可能是引发炎症反应的重要原因。研究发现，肥胖个体肠道菌群比例失调与正常体重者存在差异，其中革兰阴性细菌数量增多，细胞壁的脂多糖成分具有内毒素作用，破坏肠道黏膜屏障进入血液，引发内毒素血症。干预肠道菌群能有效改善肥胖，肠道内给予牛樟薄孔菌（一种药用真菌）能明显降低高脂喂养的 C57BL/6J 小鼠体重，同时具有抗炎、降糖的作用。

此外，肠道菌群与 2 型糖尿病密切相关，对国人 2 型糖尿病患者的肠道微生物与宏基因组关联分析研究发现，患者存

在肠道菌群失调，一些常见的产生丁酸细菌的基因丰度降低，多种机会性致病菌增多，厚壁菌和梭菌的比例显著性减少，而丁酸及其衍生物已被证实具有保护线粒体功能、抗氧化应激的作用，是防止胰岛素抵抗、脂肪肝的保护性因素。

（2）中枢：中枢参与调节机体整体的能量代谢，这是全身不同级别能量调节的最高层面，其中 AMPK 的研究全面揭示了其内在机制。AMPK 的活性受细胞中 AMP/ATP 的影响，当 AMP/ATP 升高时，AMPK 磷酸化，激活下游靶分子，如 ACC、羟甲基戊二酸单酰辅酶 A（HMGR）、mTOR 等信号通路，参与脂肪酸氧化、葡萄糖转运、氧化应激等的调节，从而影响能量的代谢。而在中枢系统，AMPK 的作用机制与外周有所不同，其主要是通过调节摄食进而改变能量摄入。

下丘脑是人体调节食欲的"总控开关"，激活下丘脑 AMPK 可增加神经肽 Y 的表达，增加食物摄入；而抑制下丘脑 AMPK 则可减少神经肽 Y 的表达。动物试验也发现，去甲肾上腺素神经元中过表达神经肽 Y 大鼠（OE-NPY^{DBH}）出现肥胖和糖耐量异常。此外，外周分泌的瘦素、胃促生长素、GLP-1 也可作用于下丘脑 AMPK 调节食欲。近年来发现饱食因子 Nesfatin-1 也是导致代谢综合征，包括高甘油三酯血症、肥胖症、2 型糖尿病、高血压的因素之一，但其具体作用机制尚未完全明确。中枢对能量的调节也会产生适应性改变，早期研究发现，胃肠转流术（RYGB）后，患者对食物的喜好发生改变，对食物的欲望降低，转而选择低热量食物。大脑功能磁共振显像提示这可能与手术后大脑皮质不同区域功能变化导致的摄食行为改变有关，术后患者大脑皮质对高热量食物的反应明显低于非手术的肥胖患者。PET 显像也发现 RYGB 患者术后与正常体重以及肥胖患者相比，大脑不同区域表现出对氟代脱氧葡萄糖（FDG）的摄取差异，且纹状体部的多巴胺受体-2 的活性降低。

（3）骨骼：既往认为，骨骼是一静默器官，除其自身新陈代谢以外，不参与机体其他代谢。近年研究发现，骨骼同样参与糖代谢、能量代谢和生殖调节，也有代谢器官的特征。肥胖与常见的骨骼代谢性疾病骨质疏松相关，肥胖患者骨密度增加，可防止男性骨质疏松。一些骨骼分泌的蛋白，如骨钙素（OCN），可促进胰岛 β 细胞分泌胰岛素，改善外周的胰岛敏感性。骨钙素是一种丰富的非胶原骨基质蛋白，常作为检测骨形成的生化指标。然而，除了参与骨量的增加外，研究还发现骨钙素敲除鼠（$Ocn^{-/-}$）出现明显的腹型肥胖，提示骨钙素参与了能量代谢。此外，$Ocn^{-/-}$ 鼠还显现出高血糖、高胰岛素血症及糖耐量受损，而野生型对照鼠长时间输注 OCN 后，可改善高糖刺激的胰岛素分泌。体外研究也显示，骨钙素可促进高糖刺激下的胰岛素分泌可能与其剂量依赖地增加胰岛 β 细胞 Ins1、Ins2、Ccnd2 和 Cdk4 的表达有关。$Ocn^{-/-}$ 鼠除了明显的腹型肥胖外，其血脂联素水平明显降低，提示 Ocn 可能通过脂联素调节胰岛素敏感性。此外，Ocn 还可直接调节骨骼肌的葡萄糖代谢。在体外，Ocn 通过激活 MEK 增加分化 C2C12 肌管细胞对葡萄糖的摄取，并上调 Akt 信号通路。予以大鼠短暂或持续的 Ocn 输注，可明显增加其运动耐力，而不影响胰岛素水平。此外，肌肉纤维的 Ocn 信号可直接刺激葡萄糖诱导的葡萄糖转运蛋白 GLUT4 转位到质膜。

3. MS 相关的靶器官损害·MS 有较高的心脑血管风险，

可导致心脏、肾脏及血管损害,这些器官是 MS 作用的靶器官,也是导致心血管事件的重要原因。

(1)血管:MS 患者最主要的临床后果为血管损害,其最常见的死亡原因为动脉粥样血管病变。代谢综合征的主要成分均可损害全身大血管及小血管,增加心血管疾病风险。对我国 MS 患者的分析显示,炎症因子血超敏 C 反应蛋白与患者 MS 的组分明显相关,且是心血管损害的独立预测因子。代谢致血管损害主要涉及血管内皮、中膜、外膜的结构和功能变化,包括:氧化应激产生 ROS 引起膜脂质过氧化和 DNA 损伤;血管活性物质合成或表达异常,使血管平滑肌细胞过度收缩和舒张异常;抗凝血和促纤溶活性降低,易致血栓形成;合成和分泌生长因子增加,促使血管平滑肌细胞增殖、移行和形成新内皮;细胞骨架蛋白解聚和重组、细胞间缝隙形成、通透性增加。胰岛素在血管功能调控中起重要作用,生理状态下胰岛素可通过内皮分泌 NO、内皮素(ET)和前列环素(PGI₂)调节血管的舒缩状态,而胰岛素抵抗时,高浓度的胰岛素可直接损伤内皮,并通过激活酪氨酸激酶刺激 ET mRNA 转录、合成,产生大量 ET,造成血管和心肌组织的进一步损伤。此外,高浓度的胰岛素还可造成 PGI₂ 合成障碍,导致 PGI₂ 释放减少,而胰岛素抵抗可通过 FFA 浓度升高、胰岛素信号通路的异常及可能的 RAAS 激活、ET-1 分泌异常机制导致血管内皮损害。此外,长期的高血糖也可通过激活 PKC、晚期糖基化终末产物、氧化应激导致血管内皮细胞凋亡、高凝状态和血管舒缩功能异常。而在脂质代谢紊乱导致的血管内皮损害中,局部炎性细胞成为超氧阴离子的重要来源,而 LDL 被氧化修饰后生成的 OX-LDL 是导致血管内皮损害的重要因素,高胆固醇饲养的兔、猴及猪血管的 NO 减少,其机制与氧化损伤密切相关。此外,在动脉粥样斑块中发现有 T 细胞存在,并可检测到免疫球蛋白;对胆固醇喂养的兔的研究发现,胆固醇沉积早期即发生补体激活,促进单核细胞的血管募集,提示免疫因素在脂质紊乱引起血管内皮损害中起重要作用。

血脂紊乱、糖尿病、高血压还涉及中膜、外膜的损伤,中膜平滑肌细胞具有合成和释放多种活性物质的作用,可调节血管收缩与舒张。糖尿病大动脉病变在形态学上表现为平滑肌细胞增殖和细胞外基质成分结构和组成的改变,功能改变则主要表现为血管生物力学特性和血管壁通透性的改变等。血脂紊乱可引起平滑肌细胞增殖。而高血压时,血管平滑肌对 AngⅡ、ET-1、AVP 和 NE 等多种活性物质反应性增强,其机制可能为 AT1R 表达上调有关。笔者发现一种新的非选择性阳离子通道-瞬时受体电位通道-3(TRPC3)在高血压患者单核细胞和自发性高血压大鼠(SHR)的主动脉表达明显增加。相对于中膜而言,对血管外膜的研究还较少,事实上,外膜中成纤维细胞在一定条件下,可转化为肌成纤维细胞,向腔内迁移,参与动脉粥样硬化的新生内膜的形成;同时,外膜中的巨噬细胞在炎症介质刺激下,可表达 iNOS,外膜中 NO 产生量明显高于中膜,并导致血管舒张。另外,外膜中 NADPH 氧化酶在各种病理条件下激活,产生 ROS 增多,使内皮依赖的舒张反应受损和血管产生自发反应性增高,导致高血压。因此,MS 的血管病变是各因素间在细胞和分子水平相互影响对血管壁产生相加作用的综合结果,其血管病变不只局限于内膜和中膜,还累及外膜。

(2)心脏:高血压引起的心脏改变以左心室肥厚、血管周围纤维化、冠状动脉血流异常、心内膜下血流储备下降及左心室舒张功能降低为特征,各种因素之间在同步和非同步的演变过程中相继发生,互为因果。在自发性高血压大鼠(SHR)血管周围纤维化的发生是一早期现象,可能与 SHR 的血管内皮细胞通过调节肾素血管紧张素、一氧化氮等系统,影响胶原纤维的生成和(或)分解及血管平滑肌、心肌细胞的增殖有关。心脏间质纤维化主要发生在高血压的中晚期,其主要原因不是循环激素的变化和高血压本身,而是心脏内局部因素的异常。在 SHR,心肌成纤维细胞、Ⅰ型胶原 mRNA 的表达明显增高,且对一些活性物质存在异常反应。同时心肌胶原的分解代谢降低,胶原合成与分解代谢失衡导致了间质纤维化的发生。另外,由于高血压及高血糖,也易造成冠状动脉微血管病变。高血压时心脏微血管病变发生于小动脉硬化之前,是影响心脏受损的关键血管病变。Weber 等报道,微血管稀少是高血压早期改变的重要特征,对高血压的发生发展有重要作用,这也能解释临床上高血压患者出现心绞痛但冠状动脉造影正常的现象,这部分患者心脏组织光学显微镜所见多是小灶性或以微血管为中心放射状的纤维化病变,但往往不是真正意义上的冠心病,心脏微血管病变正是造成此类患者心肌缺血的重要原因。

糖尿病微血管病变主要累及心肌,影响心肌微循环,导致慢性缺血缺氧。此外,同高血压一样,糖尿病同样可导致左心室肥厚,但与单纯高血压所致的后壁和间隔部的同等程度增厚不同,主要表现为后室壁增厚,而间隔部不变。另有报道,糖尿病存在较严重的心肌细胞凋亡及坏死,心肌细胞减少但心肌纤维增生容易导致左心室扩张及心肌收缩功能下降,即糖尿病性心肌病,其机制涉及 PPAR 激活、冠状动脉血管病变及肾素血管紧张素系统激活,促进心肌细胞氧化应激,炎症反应及心肌细胞死亡。

(3)肾脏:高血压、肥胖、糖尿病和血脂紊乱也是导致肾脏损害的主要病因。肥胖是启动代谢综合征肾功能损害的始动环节,而血脂紊乱是加重损害的重要因素,TG 水平增高和 HDL-C 降低不仅与胰岛素抵抗有关,而且与肾血管内皮损伤有关,胰岛素抵抗和肾血管内皮损伤均能使肾损害加重。神经体液因素如血管紧张素Ⅱ和交感神经兴奋等引起肾脏组织结构和功能重建,最终导致肾功能进行性损害。

肥胖可引起肾脏早期高滤过,重度肥胖患者(BMI>38 kg/m²)的 GFR 和有效肾血浆流量较正常人分别增加51%和31%,其肾血管扩张和高滤过状态在早期是机体对肥胖引起肾小管钠盐重吸收增多的一种代偿机制,但随着全身动脉压的增高,这种改变将会加重肾脏血流动力学负担,同时尿蛋白排泄增加可促进肾单位和肾功能的进行性丧失。

MS 时高胰岛素血症可通过直接和间接途径导致肾脏损害的发生,高胰岛素血症可增加肾小球滤过率,导致肾小球肥大的硬化,胰岛素也能增加肾小管对钠的重吸收,导致钠水潴留。另外,胰岛素还能增加肾小管对尿酸的重吸收,导致高尿酸血症,进而加重肾脏的损害,高胰岛素血症还引起炎症反应损伤肾小球系膜。

MS 时肾素血管紧张素系统（RAS）激活可加重肾脏损害，血管紧张素 II 的产生增加出球动脉收缩，而加重由于全身动脉血压增高引起的肾小球静水压增加，从而增加肾脏血流动力学负担。肥胖时 RAS 激活显著增加肾小管对钠盐的重吸收，还可通过非血流动力学的途径引起肥胖相关的肾小球损伤和肾单位丧失，其中肾脏局部的 RAS 激活在肾脏肥大形成中可能起十分关键的作用，其机制涉及细胞周期的阻断、炎性细胞因子表达增加，促进纤维化等。

四、MS 的心血管危险性评估

MS 的主要临床结局为动脉粥样硬化性心血管病（ASCVD），因此心血管代谢改变的临床评估对预测代谢综合征未来 10 年的心血管风险尤为重要。

临床评估主要针对心血管代谢危险因素筛查、生活方式、心血管与代谢病史及家族史、体格检查后，进行心血管与代谢的功能与影像学检查等。据此，美国临床内分泌医师学会（AACE）提出了代谢综合征高危人群的概念，即年龄＞40 岁、非白种人群，BMI＞25 kg/m²［或腰围≥102 cm（男），≥88 cm（女）］、静息生活方式、有妊娠糖尿病或糖耐量受损者、有 2 型糖尿病、高血压或心血管病家族史者及已确诊为心血管病、高血压、多囊卵巢综合征、非酒精性脂肪肝或黑棘皮病者。中国糖尿病学会提出符合以下条件之一者属代谢综合征的高危人群：年龄＞50 岁，有 1 项或 2 项 MS 组成成分，但尚不符合 MS 的诊断标准者，有心血管病、多囊卵巢综合征、非酒精性脂肪肝及各种类型的脂肪萎缩症者，有肥胖、2 型糖尿病、高血压、血脂异常，尤其是多项组合或 MS 或心血管病家族史者。近年来，由于糖尿病的诊断标准有了更新，2010 年 ADA 糖尿病指南将糖化血红蛋白＞6.5％列入糖尿病的诊断标准之一，此后国际上多个糖尿病指南均对此进行更新，其证据来源于多项临床研究中发现糖化血红蛋白升高与非糖尿病人群中发生糖尿病的风险、慢性肾脏疾病、心血管病及全因死亡明显相关。中国糖尿病指南暂未纳入糖化血红蛋白的诊断标准，源于多种病理生理状态下对 HbA_{1c} 的影响、缺乏标准化的检测方法及价格，因此糖化血红蛋白升高的非糖尿病患者暂

不划为高危人群。

代谢综合征有较高的心血管风险，国际上著名的心血管预测模型有美国的 Framingham 模型、欧洲的系统冠脉风险评估模型、英国的 QRISK 模型，2013 年 ACC/AHA 指南发布了心血管 10 年风险预测模型（Pooled Cohort Equations），即早期无 ASCVD 人群 10 年内发展为严重 ASCVD 事件的风险，包括非致命性心肌梗死、冠心病（CHD）死亡、致死或非致死性卒中。模型中涉及的因素包括：性别、年龄（20～79 岁）、种族（非洲裔美国人或白种人等其他）、总胆固醇、HDL - C、收缩压、是否降压治疗、是否糖尿病、是否吸烟。然而这些心血管风险预测模型的参数主要源于西方人群的数据，并不适合亚洲人群，更不适合于中国人。新近国家心血管病中心依据多个国人的前瞻性队列研究结果，对比了针对亚洲人群的 InterASIA 和 China MUCA 模型与 Pooled Cohort Equations 对中国人群心血管风险预测的差异，提出了适合中国人的心血管 10 年风险预测模型（China - PAR），其因素包括：性别、血压水平、是否吸烟、总胆固醇、HDL - C、有无糖尿病、是否降压治疗，并纳入腹围、地理区域、城市化和 ASCVD 家族史这些因素，该模型能较特异地预测中国人群未来 10 年的心血管风险，也更符合人口、遗传及环境的综合效应，有益于代谢综合征心血管风险的早期评估。

五、MS 的防治

MS 的防治应强调以下几方面：① 多重心血管代谢危险因素的聚集，将显著增加心血管事件的风险，将无冠心病的糖尿病患者提高到相当于冠心病危险的高度，应给予更积极的治疗；② 更强调其亚临床阶段的代谢因素变化，尤其是对高胆固醇血症的关注；③ 更注重综合干预及随访管理。尽管认识到对 MS 必须综合干预结合个体化治疗，但由于缺乏相关的处理共识或指南，目前对代谢综合征的治疗仍沿用组分干预模式，但综合达标率不高，尤其对肥胖和血压控制不理想。可依据 MS 发展的不同阶段及相应的组分构成，采取不同的干预策略。干预措施主要有生活方式改变、药物治疗及手术干预等（图 11 - 21 - 3）。

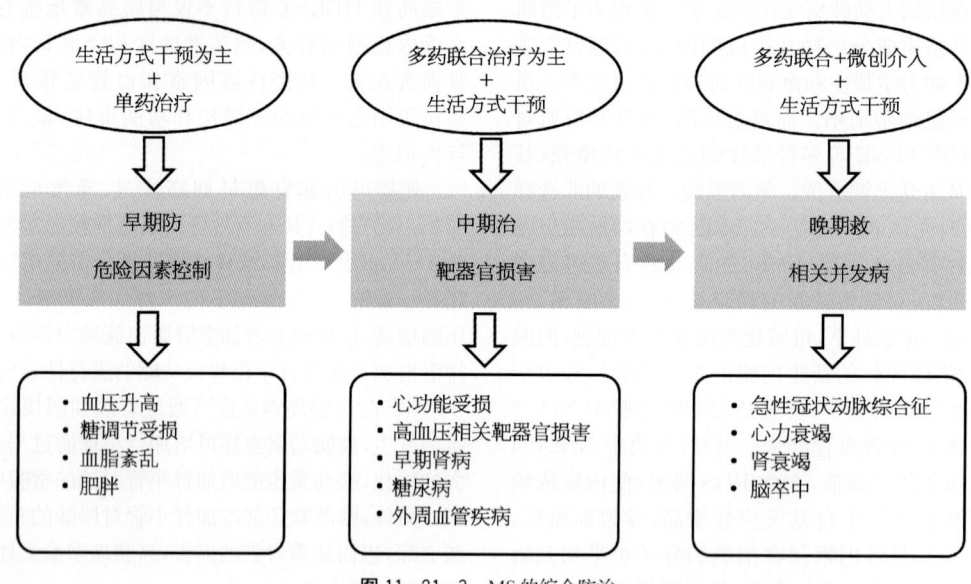

图 11 - 21 - 3 MS 的综合防治

1. 生活方式改变

(1) 健康膳食：不健康膳食是造成 MS 的重要危险因素之一，长期坚持合理膳食，包括减少摄入饱和脂肪、反式脂肪酸及胆固醇，减少单糖摄入，增加全谷物、蔬菜及水果，同时保持碳水化合物、脂肪、蛋白质的均衡，因为长期的不均衡营养膳食是有害的。不论是平衡饮食、地中海、DASH（Dietary approaches to stop hypertension）饮食、低碳水化合物饮食（Atkins 或生酮饮食）和低脂饮食，均强调控制总体热量的摄入。平衡饮食的关键是减少总热量（比机体需求减少 500～1 000 kcal/d），其中碳水化合物占总热量 50%～60%，蛋白质 15%，脂肪 25%～35%（饱和脂肪酸<10%）。优点是较容易执行和耐受，各种食物之间可以相互替代，满足个体化需求，但减重速度较慢。地中海饮食强调减少饱和脂肪酸，增加不饱和脂肪酸含量，提高患者的耐受性，但"标准"的地中海饮食难于定量。DASH 饮食以果蔬及低钠高钾盐为主，对高血压控制较好，低碳水化合物饮食对热量、蛋白质和脂肪摄入不做严格限制，以高蛋白食物满足食欲，增加饱腹感，3～6 个月减重迅速和显著，但长期（>1 年）的减重效果并不优于其他膳食方案，可引起便秘及导致某些营养成分缺乏而难以坚持。低脂饮食严格限制热量摄入，减重效果非常明显，但难以持久。有研究显示某些膳食类型可能更适合某些特定肥胖人群。低碳水化合物饮食比低脂饮食更有利于存在胰岛素抵抗人群的减重和维持体重的作用，而低脂、高碳水化合物饮食可能更适合胰岛素敏感人群。如低脂饮食可以更好减少低密度脂蛋白胆固醇（LDL-C）水平，高脂饮食反而减少甘油三酯水平，提高 HDL-C 水平，这些对血脂的调节作用与减重幅度相关。高糖饮食可促使餐后血糖剧烈升高，增加餐后胰岛素和 TG 水平，长期可加重胰岛素抵抗。另有研究报道一些患者身上也可观察到血 VLDL 生成增多，导致高 TG 血症和 HDL-C 降低，认为这可能是饮食中的高糖可诱导血 TG 升高，同时对胰岛素敏感性产生不利影响。AHA 建议每日糖的添加应不超过 25 g（女性）和 38 g（男性），儿童则应少于 25 g。

盐的过量摄入导致 RAAS 和交感神经系统激活，致钠水潴留和血压升高，根据 WHO 推荐，普通人群每日摄盐量应少于 6 g。AHA 建议根据生理需要热量的不同，普通人钠的摄入最大不超过 2.3 g/d。限盐对高血压的控制达标有明确获益，AHA 建议对于高血压患者，为使血压良好达标，应尽可能减少钠盐的摄入，理想的每日摄入钠应少于 1.5 g/d（相对应的钠盐为 3.8 g/d），限盐对血压的有益效应在老年人、黑种人、血压较高患者及对盐敏感的高血压患者中更显著。而研究调查显示，限盐对于糖尿病、慢性肾病等慢性疾病患者，同样能减少心血管风险，甚至应更加严格，而目前针对糖尿病患者的限盐缺乏共识性建议。一项随机对照临床研究结果显示，对于 2 型糖尿病或 IGT 合并高血压患者，遵照指南适度限盐（钠盐 5～6 g/d），不考虑患者的血压水平，均能减少心血管疾病风险，且独立于降压带来的获益，同时可减少尿微量白蛋白。

对于超重或肥胖的 MS 患者，控制体重至关重要，在维持目前体重所需的每日热量摄入基础之上，减少 600 kcal/d 摄入或减少相对应热量的脂肪摄入，可有效持续减重。尽管极低热量饮食（800～1 600 kcal/d）和极低热量饮食（800 kcal/d 或更少）能在早期有效控制体重，但并不适合所有患者，需根据患者的肥胖程度和全身可耐受情况，在医师指导下完成，且最长时间不超过 12 周。

众多 RCT 和 meta 分析的结果显示只要遵守各种饮食方案的原则，各种膳食类型减重的长期效果并无显著差别。减重幅度与热量的限制程度相关，与膳食类型没有明显关系。不能保持对饮食方案的依从性是体重"反弹"增加的主要原因，加上机体维持体重的适应性改变（基础代谢率降低）和减重后的能量消耗减少也参与其中。

基于现有的循证证据，美国糖尿病协会 2018 年关于体重管理的饮食推荐不再给出三大营养物质的比例，只要减少每日的热量摄入均可获得同样的减重效果。强调个体化原则，在减少总热量摄入的前提下，让患者选择自己喜欢，并能长期坚持的膳食类型。

除了膳食类型的影响外，某些膳食行为，如口味喜好性，对心血管代谢也有重要影响。有研究表明肥胖患者喜甜食及含脂高的食物，其盐摄入量也增加。2021 年辣椒素受体（TRPV1）的发现及其作用获诺贝尔生理学或医学奖，近年国内外人群及基础研究和我们的系列工作显示，长期辣膳食有显著的减肥、降压、改善糖脂代谢及减少盐摄入的作用，其机制与作用于在体内广泛分布的辣椒素受体启动相关的代谢通路和信号分子有关，提示某些功能性膳食因子也可能作为防治代谢综合征的新措施（图 11-21-4）。辣膳食对心血管代谢的益处已写入我国健康方式预防心血管代谢疾病指南。

(2) 规律运动：规律科学的运动可改善心血管疾病结局，其机制包括改善脂肪炎症因子的表达水平、骨骼肌的葡萄糖利用、胰岛素敏感性及血管内皮舒张功能等。涉及肌肉的运动模式包括机械性（动态和静态）和代谢性（需氧和无氧）两种，大部分运动同时包含了这几种形式，只是不同运动种类中各自比例不同。有氧运动是临床上推荐给 MS 患者的主要运动形式，充足的氧能充分氧化体内的葡萄糖，消耗脂肪，增强和改善心肺功能，预防骨质疏松，调节心理和精神状态。而近年来，无氧运动即抗阻运动也日益受到研究者的关注，与有氧运动相比，抗阻运动可以更明显地提升基础代谢率，改善胰岛素抵抗，使机体更有效地控制血糖，同时可以有效增加骨密度，因此可以作为预防和改善 MS 的重要训练组分，是美国心脏病协会推荐用来预防心血管病的有效方式之一。专业的运动处方建议将两种运动形式相组合。

美国糖尿病协会鼓励 2 型糖尿病成年患者每周至少进行 2 次抗阻运动，训练强度以轻度或中度为主，美国国立卫生研究院的研究结果显示，中等强度的有氧运动对于 MS 的改善效果明显优于低强度和高强度的有氧运动，且推荐运动强度为 8 kcal/(kg·周)。另外需坚持规律有氧运动，有益于减少体脂、改善血压，如每日 30 min 中等强度或更高强度的运动，每周至少 5 次，而对于防止体重反弹时，运动时间则更长，推荐每日 60～90 min。评估活动强度可参考心率法，即中强度体力活动时，活动者的目标心率应该达到本人最大心率的 50%～70%，高强度体力活动时，应达到 70%～85%，最大心率的计算方法为 220 减去年龄。另外，可参考博格主观费力程度量表，12～14 分为中强度，12 分以下为低强度，14 分以上为高强度体力活动。

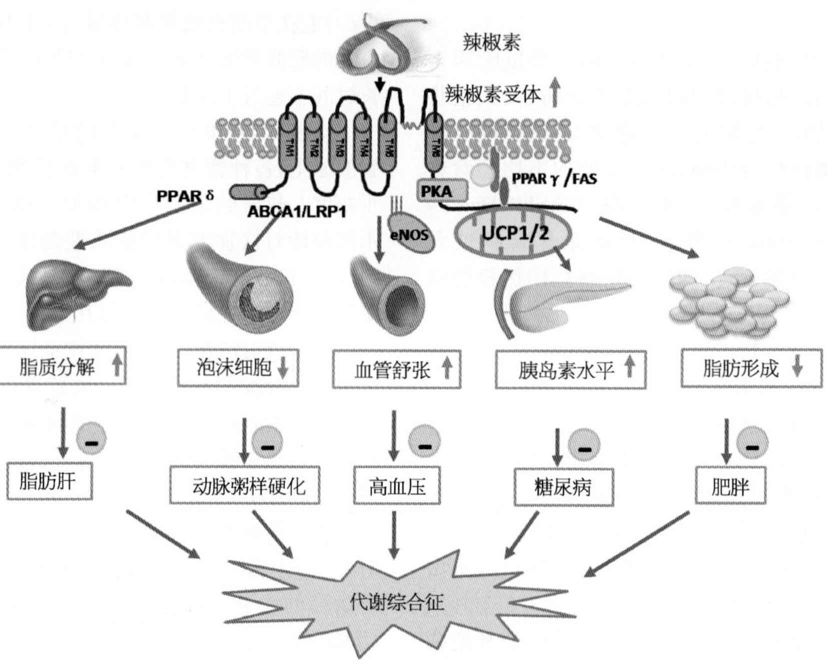

图 11-21-4　功能性膳食因子辣椒素对心血管代谢因素的影响
引自 Sun F et al.Nutrients,2016

2. MS 的药物治疗·MS 的药物治疗涉及调脂、降压、降糖及减肥等多个环节,强调对心血管代谢的综合保护及降低心血管疾病的远期风险。目前尚无特异的,针对 MS 的药物组合推荐,临床实践上仍依据其组分变化,循证医学证据及指南建议,并结合患者的具体情况做出个体化的治疗策略,最终目的为减少副作用及冠心病和脑卒中等事件的发生。

(1) 高血压的控制:高血压被列为 MS 的主要成分之一,是由于 MS 有较高的高血压罹患率,且高血压与其他成分关系密切。MS 患者何时启动降压治疗应根据不同的心血管预测风险而定。在生活方式干预条件下,如血压持续升高≥140/90 mmHg 应启动降压治疗,ATPIII 建议,MS 患者的血压应控制在 130/85 mmHg 以内。而合并糖尿病时,由于心血管风险大大增加,血压持续高于 130/85 mmHg 即应启动药物治疗降压治疗,而血压控制目标应低于 130/80 mmHg。JNC8 尽管并没有在起始降压药物的选择方面给予限制,即各种降压药物均可作为首选药物,但由于各种药物的降压机制不同,对代谢的影响各有差异。CDS 将糖尿病合并高血压的血压达标值确定为<130/80 mmHg,与美国新的高血压指南完全接轨,但中国高血压防治指南和 2017 年 ADA 专家共识仍将沿用<140/90 mmHg 的达标值。尤其值得注意的是,最新的美国高血压指南将高血压定义为≥130/80 mmHg,血压 120～129/<80 mmHg 为血压升高。130～139/(80～89) mmHg 为 1 级高血压,≥140/90 mmHg 为 2 级高血压。高血压前期[120～139/(80～89) mmHg]定义不再用。新的定义警示血压≥130/80 mmHg 者,其心血管风险的增加,强调在 130/80 mmHg 就开始干预可以预防更多的高血压并发症,但该指南也提出诊断为高血压是预警,但不一定需要药物治疗,而先通过生活方式干预降低危险,但患者如有冠心病、脑卒中和糖尿病,或 10 年动脉粥样硬化性心血管病风险≥10%,血压≥130/80 mmHg 时就应考虑应用降压药物。如果

无上述并发病,且 10 年动脉粥样硬化性心血管病风险<10%,起始用药的血压值≥140/90 mmHg。对于已确诊高血压的患者,如果有心血管或 10 年心血管病危险≥10%,降压目标是 130/80 mmHg;如果 10 年心血管病危险<10%,血压降至 130/80 mmHg 以下也是合理的。糖尿病、稳定性冠心病、心力衰竭、慢性肾病和脑卒中(非急性期)患者的降压靶目标值全部为 130/80 mmHg。推荐的初始药物治疗包括噻嗪类利尿剂、钙通道阻滞剂、ACEI/ARB,未纳入 β 受体阻滞剂。2 级高血压,如果血压高于目标值 20/10 mmHg(即≥150/90 mmHg),初始就应使用 2 种一线降压药物或固定剂量复方制剂,1 级高血压起始也可使用单一降压药物。

代谢综合征患者降压药物选择有其特点。由于胰岛素抵抗与 RAAS 激活有关,且代谢综合征患者高血压及高血糖常合并存在,故 ACEI 和 ARB 常作为首选,特别是在合并微量白蛋白尿及糖尿病肾病时。此外,在需要联合降压时,可加用小剂量的利尿剂。但应避免噻嗪类利尿剂和 β 受体阻滞剂的联合。

目前研究与发展趋势突出了内分泌代谢紊乱在高血压发生发展和防控中的作用与地位,倡导的心血管代谢风险评估,推荐高血压与代谢危险因素综合管理与干预,体现了将高血压与心血管代谢风险融为一体,早期预防及综合干预的特点,以血压为突破口,全链条式控制多重心血管代谢危险因素,最终减少心血管事件,体现早诊优治,使代谢综合征的防治措施更有可操作性。

(2) 血脂的控制:代谢综合征血脂谱异常包括 TG 的升高及 HDL-C 的降低。血脂管理已成为防治动脉粥样硬化性心血管疾病(ASCVD)的主要策略,同时也是干预代谢综合征的核心,各大指南均将 LDL-C 列为干预的首要靶点,但仅控制 LDL-C,仍不能解决剩余心血管风险,即 TG 的升高及 HDL-C 的降低。前瞻性流行病学研究显示 HDL-C 的水平与 ASCVD 风险呈负相关,提示升高 HDL-C 的水平可降低

心血管死亡风险。然而,升高 HDL - C 药物所带来的获益并未达到预期,可能与检测 HDL - C 与实际的 HDL 颗粒存在差异有关。因此,尽管最新血脂管理指南将低 HDL - C 水平作为 ASCVD 风险评估的危险因素,但因缺乏相关研究证据的支持,并未将其作为药物干预的靶点。与低 HDL - C 相伴的高 TG,也是导致剩余心血管风险的重要原因,且人群代谢综合征中合并 TG 升高的比例更高,且经他汀治疗后仍有大量的患者 TG 未达标。纳入亚太地区 26 项研究的荟萃分析发现,血清 TG 水平是冠心病和卒中风险的重要独立预测因子,遗传学研究也证实降低 TG 与减少心血管疾病死亡的关系。临床上现有主要降低 TG 的药物包括贝特类、烟酸类和高纯度鱼油制剂。其中贝特类药物因其安全有效,成为各大指南的首选推荐。贝特类为 PPARα 激动剂,贝特类药物通过激动 PPARα,调节靶基因 LPL 和载脂蛋白 A1 和载脂蛋白 A2 的表达,从而发挥降低血浆 TG 水平,提高 HDL - C 水平作用,并使小而致密的 LDL 颗粒转变为大而疏松的 LDL 颗粒,促进胆固醇的逆转运。非诺贝特还可显著降低餐后 TG 和富含 TG 的脂蛋白残粒水平 45%～70%,降低氧化脂肪酸 15%。启动贝特类药物的时机如下:① TG≥5.6 mmol/L 时,需立即启动非诺贝特治疗,预防急性胰腺炎;② LDL - C 已达标,但 TG 仍≥2.3 mmol/L 的心血管疾病高风险患者(如糖尿病患者)的一级预防;③ LDL - C 已达标但 TG 仍≥2.3 mmol/L 的 ASCVD 患者的二级预防。总之,对代谢综合征的调脂治疗 LDL - C 达标是关键,兼顾 TG/HDL - C 达标。

(3)血糖控制:代谢综合征的糖代谢异常较为复杂,可呈现糖调节受损、高胰岛素血症和糖尿病的单独或混合存在,除参照糖尿病的治疗原则外,强调在早期改善糖代谢异常尤为重要,因相关指南将无冠心病的糖尿病患者提高到相当于冠心病危险的高度。

降糖药物中,几种经典的降糖药物研究较多,如胰岛素增敏剂噻唑烷二酮类药物通过激活 PPARγ,增加胰岛素介导的葡萄糖摄入和抑制肝糖生成,直接改善肌肉和肝脏的胰岛素敏感性,因而具有降低血糖、糖化血红蛋白、胰岛素、减重及抗动脉粥样硬化作用,同时 PPARγ 为糖脂代谢共同作用靶点。

UKPDS 证实在相同降糖作用下,二甲双胍较其他降糖药物更明显降低心血管发病率和死亡率,提示二甲双胍具有独立于降糖作用之外的心血管保护作用。二甲双胍可通过激活 AMPK,抑制细胞合成代谢,促进分解代谢,关闭消耗 ATP 的信号通路,恢复细胞能量平衡,因此能减少心肌缺血及再灌注损伤,在动物实验中已观察到,在无糖尿病的条件下,二甲双胍仍能减少心肌梗死的面积。此外,研究发现,二甲双胍可逆转 ob/ob 小鼠及高脂喂养大鼠的脂肪变性,治疗脂肪肝,这与 AMPK 介导的脂肪酸氧化增加、脂质合成减少有关。

α-糖苷酶抑制剂主要降低餐后血糖,且显著降低 IGT 患者进展为 2 型糖尿病的风险。ACE 研究显示在冠心病合并 IGT 的患者中,观察到使用 α-糖苷酶抑制剂阿卡波糖可显著减少进入 2 型糖尿病患者的比例,提示可预防心血管高危人群的糖尿病风险。因此,提示同样是心血管高风险的代谢综合征患者,尚处于糖尿病前期时,使用 α-糖苷酶抑制剂,可减少糖尿病发生,降低心血管死亡。

近年来,肠促胰素类药物以 GLP - 1 受体激动剂和 DPP -

4 抑制剂为代表,作用机制均为干预了 GLP - 1,通过葡萄糖依赖性的刺激胰岛素分泌,降低胰高血糖素分泌,延缓胃排空,抑制肝糖输出等多种作用降糖。CONFIDENCE 研究比较了胰岛素、吡格列酮、艾塞那肽三种药物的降糖效果,结果显示,艾塞那肽组降低糖化的效果与胰岛素相当,显著优于吡格列酮。此外,GLP - 1 受体激动剂还具有多重减重机制:作用于中枢神经系统,抑制食欲,延缓胃排空,增加饱腹感,减少能量摄入,减少肝脏脂肪的堆积。其减重效果持续,研究显示最长可维持 82 周。此外,GLP - 1 受体激动剂还有对心血管的保护作用,除了因为其降糖、减重所带来的心血管获益之外,研究还显示,人类心脏上存在 GLP - 1 受体,循环中的 GLP - 1 与其结合后,可促进葡萄糖利用,增加脂肪酸氧化,改善血管内皮功能,舒张血管,改善心功能。一项大型回顾性分析,纳入 39 275 例使用艾塞那肽治疗的 2 型糖尿病患者和 381 218 例使用其他降糖方案的患者,结果显示,艾塞那肽治疗 2 型糖尿病的心血管事件风险相对更低。一项长期研究还发现,艾塞那肽治疗 3.5 年可明显改善血脂谱,总胆固醇下降 11 mg/dl,LDL - C 下降 12 mg/dl,HDL - C 升高 9 mg/dl。

高盐摄入是导致高血压的主要危险因素,但盐是如何影响糖调节的机制并不清楚,目前体内唯一同时参与糖和盐代谢的分子为钠-葡萄糖共转运体(SGLT),在肾脏近端小管细胞分布的主要为 SGLT2,它能够以 1∶1 比例重吸收尿钠与尿糖。SGLT2 抑制剂通过抑制肾脏 SGLT2 表达,可减少肾小管对葡萄糖的重吸收,增加从尿中排出的葡萄糖,从而降低血糖。此外,此类药物在降糖的同时,还表现出对血压、体重的显著影响。EMPA - REG BP™ 研究显示,SGLT2 抑制剂恩格列净(10 mg 和 25 mg)使用 12 周后,明显降低糖尿病合并高血压患者的动态血压,无论患者是否服用降压药物或服用几种降压药物。SGLT2 抑制剂可改变血压的昼夜节律,从非构型转变为构型趋势。其机制可能与改善了高糖导致的水盐代谢紊乱,促进尿钠排泄从而降压有关。我们的最近研究发现,代谢综合征 db/db 小鼠的肾周脂肪 PPARδ/脂联素表达下调和肾脏 SGLT2 功能异常有关,导致高盐摄入时尿钠和尿糖潴留,加重了糖代谢紊乱,促进了高血压的发生,要减轻代谢综合征的钠水潴留及降低血压,调控 SGLT2 甚为重要。SGLT2 抑制剂降低体重的程度与 GLP - 1 类似物相当,其短期内的减重效应可能与轻度利尿效应有关,而其长期的体重控制与尿中排出葡萄糖,减少了机体碳水化合物形式的能量蓄积有关。有报道 SGLT2 抑制剂能明显降低腹型肥胖患者的腹部肥胖面积,并带来一系列血清学指标的好转,包括谷丙转氨酶(ALT)和 γ-谷氨酰转肽酶(γ - GT)水平的明显下降,提示同时可改善脂肪肝。近年来一系列大规模临床试验均证实 SGLT2 抑制剂改善多重代谢紊乱及心肾血管的保护作用,显示其在代谢综合征治疗中的较大潜力。

(4)减肥药物:减肥药物的作用机制包括三大类:抑制食欲;抑制营养吸收;促进能量消耗,GLP - 1 受体激动剂利拉鲁肽具有上述效应,表现出多靶点的减肥作用。奥利司他是目前临床常用的减肥治疗的口服药物,中国多中心研究显示肥胖患者服用奥利司他 24 周后,除明显减轻体重外,在血脂、血糖、血压方面均得到改善,但其脂肪泻等不良反应效果明显。此外,降糖药物中双胍类、阿卡波糖、SGLT2 抑制剂也有减轻体重的作用，但目前尚缺乏大型的针对肥胖治疗的循证医学依据，仍未作为单纯减肥使用。其他一些减肥药均因其中枢或心血管系统的副作用，临床已弃用。

3. 代谢综合征的微创介入治疗

（1）代谢手术：近年来，针对一些生活方式干预和药物治疗效果不佳的肥胖和2型糖尿病应用胃肠道代谢手术取得了较好的效果。国内外多项临床试验证实代谢手术能全面控制代谢综合征的各组分，如体重、血糖、血压、血脂。此外，代谢综合征相关的并发病也有显著改善，如心血管病、骨关节疾病、多囊卵巢综合征、睡眠呼吸暂停、认知功能减退等。目前，代谢手术已作为治疗手段之一写入国内外糖尿病管理指南。国外指南推荐 BMI≥35 kg/m² 的糖尿病患者的可选择手术治疗，BMI 30～35 kg/m² 经优化药物治疗血糖控制仍不满意患者的替代治疗选择，亚洲及其他高风险人群，BMI 切点可下调2.5 kg/m²。《中国肥胖和2型糖尿病外科治疗指南（2014）》建议 BMI≥32.5 kg/m² 的糖尿病患者可选择手术治疗，BMI≥27.5 kg/m² 内科治疗无效的糖尿病患者也可手术治疗。BMI<27.5 kg/m² 内科治疗无效的糖尿病患者合并代谢综合征及高心血管风险者，患者自愿也可考虑手术治疗，但不作为常规推荐。这是基于手术临床疗效以及多项 RCT 研究的证据。大多数糖尿病的代谢手术声明中并没有纳入术前胰岛功能。患者是否进行手术，除了前述条件以外，临床还应结合患者并发症情况、对手术的诉求、术后的依从性、经济状况、家庭的支持度综合考虑。

代谢手术发展至今共分为三种术式：① 限制性手术，如可调节胃束带术、袖状胃切除术；② 吸收不良性手术，如胆胰分流术＋十二指肠转位术、胆胰分流术等；③ 限制＋吸收不良性复合手术，如胃转流手术、十二指肠-空肠旁路术等。目前最常用的是袖状胃切除术和胃旁路手术。袖状胃切除术操作简单、并发症少、减重效果好，并且在实施该手术后若体重反弹可再次施行其他术式，主要用于以减重为主要手术目的，对术后营养需求较高的青少年、近期拟妊娠的人群。胃旁路手术是代谢手术的标准术式，其降糖、降脂、降压等作用已经得到了明确的临床研究支持，但其改变原有消化道的结构，具有不可逆性，术后胃肠道反应稍多，可能出现营养不良，主要用于肥胖合并糖尿病的患者。

一项基于 Swedish Obese Subjects（SOS）数据和两项 RCT 研究的综合分析显示，手术组的糖尿病缓解率达到 64%，明显高于药物降糖组的 15%，其中单纯胃减容术（VBG，GB）后糖尿病缓解率为 60%，而在胃减容加转流手术（RYGB，BPD）为 76%。现有术式的减重效果如下：BPD＞RYGB＞VSG＞LAGB，同时，各种术式在具体操作中也可根据旷置长度、残胃容积、流出道大小达到预期的减重效果。另外，单纯的体重下降也并不能带来良好的降糖效果，故针对糖尿病患者，RYGB 是平衡体重和血糖获益后的较好选择。我们的研究结果也显示 RYGB 对代谢综合征患者降压、减重和改善糖脂代谢异常与炎症反应与长期效果。

（2）去肾动脉交感神经消融术：交感神经激活可升高血压，促进葡萄糖的利用，增加脂肪和肝脏的糖异生，减少胰岛素分泌。肥胖伴胰岛素抵抗时，存在交感神经系统激活，导致机体出现氧化应激和炎症状态，易发展为顽固性高血压。近年来开展的经皮肾动脉去交感神经消融术（RDN）主要针对激活的交感神经活性治疗高血压，有研究显示 RDN 也能调节代谢平衡，改善胰岛素抵抗，该治疗在没有体重改变和生活方式干预的情况下，也明显改善了患者的糖代谢、胰岛素敏感性。此外，在合并高胰岛素血症的多囊卵巢综合征的患者中，RDN 能明显改善胰岛素抵抗。一项前瞻性研究证实，与单纯药物相比，RDN 显著降低空腹血糖、血清胰岛素和 C 肽水平，提高胰岛素的敏感性。尽管交感神经系统的过度激活与代谢综合征、心血管疾病之间均存关联，但局部干预交感神经系统能否改善整体的代谢，其机制如何，尚缺乏相关研究。

总之，代谢综合征患病率高，危害性大，其诊断标准国内外已统一，代谢综合征的 10 年心血管病风险高，其主要临床后果为动脉粥样硬化性心血管病。代谢综合征的发病除与脂肪、肝脏、肌肉的代谢异常及胰岛素抵抗有关外，还涉及骨骼、肠道、中枢等多个非胰岛素敏感的代谢器官的功能异常，其靶器官损害相较单纯糖脂代谢异常、高血压和肥胖更为严重且广泛，并可导致严重的心脑血管事件。代谢综合征需综合干预，减少远期的并发病，其具体治疗措施包括生活方式改变、控糖、减重、降压及调脂药物的联合治疗。对难治性代谢综合征，可考虑微创介入治疗，如胃肠道代谢手术，这些措施有望成为代谢综合征的有效治疗手段。

参考文献

［1］ Alberti KG, Eckel RH, Grundy SM, et al. Harmonizing the metabolic syndrome: a joint interim statement of the international diabetes federation task force on epidemiology and prevention; national heart, lung, and blood institute; american heart association; world heart federation; international atherosclerosis society; and international association for the study of obesity［J］. Circulation, 2009, 120: 1640-1645.

［2］ 中国高血压防治指南修订委员会.中国高血压防治指南 2010［J］.中华心血管病杂志,2011,39: 701-708.

［3］ 中国成人血脂异常防治指南修订联合委员会.中国成人血脂异常防治指南（2016 年修订版）［J］.中国循环杂志,2016,31: 7-28.

［4］ 中华医学会糖尿病学分会.中国 2 型糖尿病防治指南（2013 年版）［J］.中华内分泌代谢杂志,2014,30: 26-89.

［5］ Assmann G, Guerra R, Fox G, et al. Harmonizing the definition of the metabolic syndrome: Comparison of the criteria of the adult treatment panel iii and the international diabetes federation in united states american and european populations［J］. Am J Cardiol, 2007, 99: 541-548.

［6］ Ranasinghe P, Mathangasinghe Y, Jayawardena R, et al. Prevalence and trends of metabolic syndrome among adults in the asia-pacific region: a systematic review［J］. BMC Public Health, 2017, 17: 101.

［7］ Lu J, Wang L, Li M, et al. Metabolic syndrome among adults in China: The 2010 China noncommunicable disease surveillance［J］. J Clin Endocrinol Metab, 2017, 102: 507-515.

［8］ 祝之明.代谢综合征病因探索与临床实践［M］.北京: 人民军医出版社,2005.

［9］ Puri V, Ranjit S, Konda S, et al. Cidea is associated with lipid droplets and insulin sensitivity in humans［J］. Proc Natl Acad Sci U S A, 2008, 105: 7833-7838.

［10］ Scherer PE. Adipose tissue: From lipid storage compartment to endocrine organ［J］. Diabetes, 2006, 55: 1537-1545.

［11］ Okamoto Y, Kihara S, Ouchi N, et al. Adiponectin reduces atherosclerosis in apolipoprotein e-deficient mice［J］. Circulation, 2002, 106: 2767-2770.

［12］ Yu AS, Keeffe EB. Nonalcoholic fatty liver disease［J］. Rev Gastroenterol Disord, 2002, 2: 11-19.

［13］ Tomas E, Tsao TS, Saha AK, et al. Enhanced muscle fat oxidation and glucose transport by acrp30 globular domain: acetyl-coa carboxylase inhibition and amp-activated protein kinase activation［J］. Proc Natl Acad

Sci U S A，2002，99：16309 – 16313.

[14] Yamauchi T，Kamon J，Minokoshi Y，et al. Adiponectin stimulates glucose utilization and fatty-acid oxidation by activating amp-activated protein kinase[J]. Nat Med，2002，8：1288 – 1295.

[15] Combs TP，Berg AH，Obici S，et al. Endogenous glucose production is inhibited by the adipose-derived protein acrp30[J]. J Clin Invest，2001，108：1875 – 1881.

[16] Nawrocki AR，Rajala MW，Tomas E，et al. Mice lacking adiponectin show decreased hepatic insulin sensitivity and reduced responsiveness to peroxisome proliferator-activated receptor gamma agonists［J］. J Biol Chem，2006，281：2654 – 2660.

[17] Minokoshi Y，Alquier T，Furukawa N，et al. AMP-kinase regulates food intake by responding to hormonal and nutrient signals in the hypothalamus [J]. Nature，2004，428：569 – 574.

[18] Laeger T，Baumeier C，Wilhelmi I，et al. Fgf21 improves glucose homeostasis in an obese diabetes-prone mouse model independent of body fat changes[J]. Diabetologia，2017，60：2274 – 2284.

[19] Liu R，Hong J，Xu X，et al. Gut microbiome and serum metabolome alterations in obesity and after weight-loss intervention[J]. Nat Med，2017，23：859 – 868.

[20] Gu Y，Wang X，Li J. Analyses of gut microbiota and plasma bile acids enable stratification of patients for antidiabetic treatment［J］. Nat Commun，2017，8：1785.

[21] Scholtz S，Miras AD，Chhina N，et al. Obese patients after gastric bypass surgery have lower brain-hedonic responses to food than after gastric banding[J]. Gut，2014，63：891 – 902.

[22] Thanos PK，Michaelides M，Subrize M，et al. Roux-en-y gastric bypass alters brain activity in regions that underlie reward and taste perception [J]. PLoS One，2015；10：e0125570.

[23] Ochner CN，Kwok Y，Conceicao E，et al. Selective reduction in neural responses to high calorie foods following gastric bypass surgery[J]. Ann Surgery，2011，253：502 – 507.

[24] Hunt KF，Dunn JT，le Roux CW，et al. Differences in regional brain responses to food ingestion after roux-en-y gastric bypass and the role of gut peptides：a neuroimaging study[J]. Diabetes Care，2016，39：1787 – 1795.

[25] Dunn JP，Cowan RL，Volkow ND，et al. Decreased dopamine type 2 receptor availability after bariatric surgery：Preliminary findings[J]. Brain Res，2010，1350：123 – 130.

[26] Lee NK，Sowa H，Hinoi E，et al. Endocrine regulation of energy metabolism by the skeleton[J]. Cell，2007，130：456 – 469.

[27] Ferron M，Hinoi E，Karsenty G，et al. Osteocalcin differentially regulates beta cell and adipocyte gene expression and affects the development of metabolic diseases in wild-type mice[J]. Proc Natl Acad Sci U S A，2008，105：5266 – 5270.

[28] Zhao Z，Nie H，He H，et al. High-sensitivity C-reactive protein predicts target organ damage in chinese patients with metabolic syndrome[J]. Metabolism，2007，56：1612 – 1619.

[29] Weber KT. Fibrosis in hypertensive heart disease：Focus on cardiac fibroblasts[J]. J Hypertens，2004，22：47 – 50.

[30] 闫振成，祝之明.代谢综合征危险性预测和靶器官损害评估[J].中国实用内科杂志,2008,28(11)：913 – 915.

[31] Goff DC Jr，Lloyd-Jones DM，Bennett G，et al. 2013 acc/aha guideline on the assessment of cardiovascular risk：a report of the american college of cardiology/american heart association task force on practice guidelines[J]. Circulation，2014，129：S49 – S73.

[32] Yang X，Li J，Hu D，et al. Predicting the 10-year risks of atherosclerotic cardiovascular disease in chinese population：The china-par project （prediction for ascvd risk in China）［J］. Circulation，2016，134：1430 – 1440.

[33] Sun F，Xiong S，Zhu Z. Dietary capsaicin protects cardiometabolic organs from dysfunction[J]. Nutrients，2016，8(5). pii：E174.

[34] Zhao Y，Gao P，Sun F，et al. Sodium intake regulates glucose homeostasis through the ppardelta/adiponectin-mediated SGLT2 pathway [J]. Cell Metab，2016，23：699 – 711.

[35] Zhang H，Pu Y，Chen J，et al. Gastrointestinal intervention ameliorates high blood pressure through antagonizing overdrive of the sympathetic nerve in hypertensive patients and rats[J]. J Am Heart Assoc，2014，3：e000929.

第二十二章 · 1型糖尿病的治疗

奚 立 罗飞宏

1型糖尿病治疗的目标是使患者达到最佳的"健康"状态，包括使用个体化的方案达到最佳的血糖控制；避免严重低血糖、症状性高血糖及酮症酸中毒的发生；延缓糖尿病慢性并发症的发生；提供积极的医疗服务和糖尿病管理知识；预防家长或孩子由于糖尿病产生的心理问题，改善患者的生活质量；预防青春期代谢恶化；维持正常的生长与发育。要达到上述目的，必须从饮食治疗、运动、药物治疗、血糖监测和糖尿病教育五个方面综合治疗。有人将这五项治疗措施形象地比喻为"五驾马车"。

一、胰岛素的治疗

（一）胰岛素种类和剂型

按制剂来源分为动物胰岛素、人胰岛素和人胰岛素类似物。按作用时间分为速效（超短效）胰岛素类似物、短效（常规）胰岛素、中效胰岛素、长效胰岛素（包括长效胰岛素类似物）和预混胰岛素（包括预混胰岛素类似物）。速效胰岛素类似物如门冬、赖脯和谷赖胰岛素等因具有特殊的结构特点，具有更快的吸收速度及更短的起效时间。门冬胰岛素批准使用

年龄在2岁以上，赖脯胰岛素则在12岁以上，目前在儿童中的使用越来越普遍。短效胰岛素是目前儿童患者中应用最广的胰岛素制剂，也是目前最广泛使用的静脉输注胰岛素剂型。长效胰岛素类似物能够更好地模拟生理性基础胰岛素分泌，较中效胰岛素日间变异性更小，低血糖发生率更低。目前常用的长效人胰岛素类似物有甘精胰岛素和地特胰岛素。对儿童患者，甘精胰岛素已在欧洲获得批准可用于2岁以上儿童，但在国内用药指征尚在审批中；地特胰岛素在国内已获得批准可用于6岁以上的儿童。预混胰岛素虽然使用方便，但短效和中效胰岛素比例已定，国际共识中不建议在儿童、青少年中使用。常见的胰岛素皮下注射后的作用时间见表11 – 22 – 1。

表 11 – 22 – 1 常用胰岛素种类和作用时间

胰岛素种类	开始作用时间（h）	高峰时间（h）	维持时间（h）
速效	0.15～0.35	1～3	3～5
短效	0.5	2～4	6～8
中效	1～2	4～12	12～24

（续表）

胰岛素种类	开始作用时间（h）	高峰时间（h）	维持时间（h）
混合（短效＋中效）	0.5	2～8	18～24
长效			
甘精胰岛素	2～4	12～24	24～36
地特胰岛素	1～2	6～12	20～24

（二）治疗原则

（1）1 型糖尿病患者因自身胰岛素分泌绝对缺乏，完全或部分需要外源性胰岛素替代以维持体内糖代谢平衡和生存。

（2）1 型糖尿病患者胰岛功能差，需要通过外源性胰岛素以模拟生理性胰岛素分泌方式进行胰岛素补充，基础加餐时胰岛素治疗是 1 型糖尿病首选的胰岛素治疗方案。

（3）应用基础加餐时胰岛素替代治疗，尽可能在避免低血糖的前提下使血糖达标，能够降低 1 型糖尿病远期并发症发生率。

（4）建议胰岛素治疗方案应个体化，方案的制定需兼顾胰岛功能状态、血糖控制目标、血糖波动幅度与低血糖发生风险。

（三）治疗方案

1. 强化胰岛素治疗方案·推荐所有的 1 型糖尿病患者采用强化胰岛素治疗方案。DCCT 研究及其后续的研究证实：通过强化胰岛素治疗、控制体重和自我管理教育等方式，可以降低患者多种慢性并发症的发生。

（1）基础加餐时胰岛素治疗（multiple dose insulin injections，MDI）：也称每日多次胰岛素注射方案，是目前 1 型糖尿病患者最常用的强化方案。根据正常人的胰岛素分泌模式，一般三餐前用短效胰岛素或速效胰岛素类似物，睡前用中效（有些患者需要早餐前也注射 1 次）或长效胰岛素或其类似物。与中效胰岛素相比，长效胰岛素类似物空腹血糖控制更好，夜间低血糖发生风险更低。

（2）持续皮下胰岛素输注（continuous subcutaneous insulin infusion，CSII）也称胰岛素泵治疗，是采用人工智能控制的胰岛素输入装置，通过持续皮下输注胰岛素的方式，模拟胰岛素的生理性分泌模式从而控制高血糖的一种胰岛素治疗方法。

胰岛素泵治疗时可选用的胰岛素为短效胰岛素或速效胰岛素类似物。速效胰岛素类似物吸收快、起效迅速，在持续皮下胰岛素输注中更具优势。中效胰岛素、长效胰岛素及预混胰岛素不能用于持续皮下胰岛素输注。CSII 更有利于 HbA_{1c} 控制和生活质量的提高，减少严重低血糖的发生风险。CSII 使用适应证：MDI 方案血糖控制不理想者；频发低血糖和（或）发生无症状低血糖者；妊娠糖尿病患者；对胰岛素极度敏感者（胰岛素泵比皮下注射更精确）；既往发生过黎明现象者（此类患者可通过提高基础胰岛素量来对抗清晨高血糖）；因神经病变、肾病、视网膜病变等糖尿病并发症或根据病情需要加强血糖管理者；实施 MDI 方案的患者有意愿且有良好的自我管理能力者，包括频繁的自我血糖监测、碳水化合物计算、胰岛素剂量调整。

（3）闭环胰岛素泵（closed-loop insulin pump）及仿生胰岛腺（bionic pancreas）：随着技术的进展，最大限度排除人工影响的全自动闭环胰岛素泵或闭环人工胰腺（closed-loop artificial pancreas）的研究开发已经获得初步成功。闭环胰岛素泵将血糖测定、胰岛素输注的自动调控技术融为一体，通过复杂的数学模型考虑了诸多生理因素如饮食、活动、生长发育、妊娠等的影响，不同的生理过程赋予了不同的工作模式，全自动控制胰岛素的输出。2014 年 Hovorka 等报道了青年 1 型糖尿病患者自由生活状态下夜间使用闭环胰岛素泵的合理性、安全性、有效性，研究表明在家中不受监督的使用闭环胰岛素泵是安全和可行的，日间和夜间血糖控制均可得到改善，夜间低血糖发生率低。另外一项由法国、意大利、荷兰多国组织的交叉、随机研究对傍晚及夜间家用单激素人工胰腺疗效进行评估，研究人员发现，随机分配在闭环控制系统治疗组的 1 型糖尿病患者夜间低血糖事件显著减少。

2. 非强化胰岛素治疗方案·尽管推荐所有 1 型糖尿病患者均应尽早以及长期使用强化胰岛素治疗方案，但在部分患者，如处于蜜月期或不能坚持强化胰岛素治疗方案的患者可短期使用预混胰岛素治疗。该方案缺乏在儿童青少年 1 型糖尿病患者中循证医学的证据。

（四）胰岛素的剂量

1. MDI 方案·5 岁以下胰岛素总量通常＜0.5 U/(kg·d)，5 岁以上至青春期前儿童通常需要 0.5～1.0 U/(kg·d)，青春期需求可能使胰岛素量大幅上升，可达 1.0～1.5 U/(kg·d)。成人患者胰岛素需要总量 0.4～0.8 U/(kg·d)。MDI 方案中效或长效胰岛素可能占日总剂量的 30%～50%，其余的 50%～70% 的常规或速效胰岛素分配在 3 次餐前给药。初始时可以按照三餐 1/3、1/3、1/3 分配。餐前剂量的准确计算要根据餐前血糖值，饮食种类、数量，特别是碳水化合物含量以及体内的活性胰岛素来确定，并要充分考虑进食后体力活动量的大小来确定。

糖尿病初发患者一般经 10 日至 2 周左右时间规范治疗，可出现受损的胰岛功能部分缓解，分泌不同量的胰岛素，此时可视血糖情况逐渐减少胰岛素用量，并改中效胰岛素与短效胰岛素合用减少注射次数，分早晚 2 次餐前 30 min 皮下注射；胰岛素剂量一直减少到每日最少必需量，往往低于 0.5 U/(kg·d)，即进入缓解期（蜜月期），如患者愿意配合不影响学习，亦可以一直采用三餐前速效胰岛素加睡前长效胰岛素治疗的模式。2%～3% 的患者可进入完全缓解期，不需注射胰岛素，但仅维持几周到几个月，极少数可维持 2 年，因此缓解期也需要监测血糖，缓解期后患者胰岛素需要量逐渐增加。

2. CSII 方案

（1）使用胰岛素泵治疗方案的患者，可根据平时血糖水平及体重情况确定初始推荐剂量，一般为 1 日胰岛素总量(U)＝体重(kg)×(0.4～0.5) U/kg。

（2）由 MDI 转换为 CSII 方案：如原血糖控制佳，1 日胰岛素总量(U)＝用泵前胰岛素用量(U)×(70%～85%)；如原血糖控制不佳，则可先保持原剂量。

（3）每日基础量＝全天胰岛素总量×(60%～40%)。基础量的剂量划分需考虑人体激素分泌规律病兼顾个体特点，一般早晨由于生长激素、皮质激素等胰岛素拮抗激素水平逐渐升高，即存在黎明现象，故一般凌晨 5:00 至早 8:00 左右将基础量设置为最高,22:00 至次晨 2:00 一般将基础量设置为最低。理论上基础量可以设置为每 0.5 h 为一时间段,但从临床上看无需如此精密,段数太繁琐往往导致操作非常复杂难以掌握,一般全日划分为 4~6 个时间段即可。

(4) 餐时追加量=全天胰岛素总量×(40%~60%),根据早中晚三餐比例一般按 1/3、1/3、1/3 或 1/5、2/5、2/5 分配,之后根据血糖监测结果调整。控制餐后高血糖更为精细的方法还有以双波和方波方式给予胰岛素,延长其作用时间。

3. 胰岛素剂量的调整·胰岛素的原则是根据 SMBG 或 CGS 的监测结果进行个体化的调整。必须在专业医师指导下进行胰岛素剂量调整。当初始胰岛素治疗、血糖剧烈波动、频繁发生低血糖、应激状态(如创伤、精神打击、劳累过度等)、月经前后、妊娠期、治疗方案变动(如胰岛素泵与多次皮下注射胰岛素治疗转化)、饮食和运动等生活方式发生改变时,应注意及时调整胰岛素剂量。

一般根据患者进食碳水化合物情况及与目标血糖的差异为基础进行剂量调整。在非夜间低血糖所致的晨起空腹血糖升高时应增加前一日晚餐前或者睡前的中效或长效胰岛素。餐后血糖高则增加餐前速效或短效胰岛素用量。午餐前及晚餐前血糖水平升高,如果使用基础胰岛素,则增加早餐前基础胰岛素剂量/午餐前常规或速效胰岛素的量。当使用速效胰岛素作为餐前大剂量注射方式时,也可调整饮食中碳水化合物的比例。

(五) 特殊情况下的胰岛素治疗

(1) 脆性糖尿病阶段:脆性糖尿病阶段是指由于胰岛 β 细胞功能完全衰竭,出现血糖巨幅波动,高血糖与低血糖同日内交替出现,频发不可预知的严重低血糖;可发生酮症酸中毒;糖尿病急慢性并发症的发生率及糖尿病相关的死亡率均较高。一定病程后 1 型糖尿病可进入脆性糖尿病阶段,少数进展迅速的 1 型糖尿病在确诊时即可进入脆性糖尿病阶段。脆性糖尿病阶段的胰岛素治疗,建议使用 CSII 方案,或速效胰岛素类似物联合长效胰岛素类似物方案。联合应用非促泌剂类的口服药可能有助于减轻血糖波动,但尚缺少临床证据。

(2) 1 型糖尿病超重或肥胖者存在胰岛素抵抗,胰岛素需要量增加,必要时可联合二甲双胍(10 岁以下儿童禁用)。

(3) 1 型糖尿病合并感染和处于应急状态时,胰岛素需要量增加。

(4) 1 型糖尿病患者禁食时,仍然需要基础胰岛素补充,之后根据进食和血糖逐渐恢复并调整餐时胰岛素。

(六) 胰岛素治疗的副作用

1. 低血糖·低血糖是胰岛素治疗中最常见的副作用,因此在胰岛素治疗期间应注意是否有心动过速、出冷汗、脸色苍白等低血糖反应。一般在糖尿病治疗的早期,低血糖的症状较为明显,患者容易察觉。但随着病程的延长,相当部分患者对低血糖的生理性对抗调节反应减弱,从而产生无知觉性低血糖症。而无知觉性低血糖症可显著增加 1 型糖尿病患者持续和严重低血糖风险。无知觉性低血糖症在老年人中经常出现,但也可发生于儿童 1 型糖尿病患者。

强化治疗的患者发生严重低血糖的风险增加 2~3 倍。发生低血糖的原因有胰岛素用量过大,注射胰岛素后未按时进食或进食太少,活动量过大或时间过长等。

ADA 建议对于任何有意识的低血糖个体可选用任何形式的含葡萄糖的碳水化合物,但口服葡萄糖 15~20 g 是治疗首选。低血糖治疗后应每隔 15 min 进行一次血糖筛查,如果个体仍存在低血糖,应再次给予葡萄糖或碳水化合物。低血糖惊厥昏迷时,应静脉给予 10%葡萄糖液 2~2.5 ml/kg,或给予胰高血糖素 1 mg 静脉推注或皮下注射。

2. 慢性胰岛素过量(Somogyi 反应)·胰岛素慢性过量,尤其晚餐前中效胰岛素过量,凌晨 2:00—3:00 易发生低血糖,低血糖引发反调节激素如生长激素、肾上腺素、糖皮质激素、胰高血糖素等激素分泌增加,使血糖增高,清晨出现高血糖,称低-高血糖反应,即 Somogyi 反应。如果清晨尿糖阴性或弱阳性,而尿酮体阳性,则提示夜间低血糖,应监测凌晨 2:00—3:00 血糖,并减少晚餐前或睡前中效胰岛素用量。

3. 局部或全身过敏反应·极少数患者使用胰岛素后可出现荨麻疹、血管神经性水肿、紫癜等,个别甚至可出现过敏性休克。轻度过敏反应可在继续用药过程中消失。

4. 胰岛素耐药·在无酮症酸中毒情况下,若每日胰岛素用量>2 U/kg,仍不能控制高血糖时,在排除 Somogyi 反应后应考虑胰岛素耐药,可能为胰岛素抗体增高所致。胰岛素用量可减少,也可加用胰岛素增敏剂。

5. 胰岛素性水肿·部分 1 型糖尿病初治患者在使用胰岛素后可发生水肿,其产生的机制与水钠储留有关,继续使用可消失。水肿轻者可不处理,患者主诉症状重者或水肿较重者,可短时使用利尿剂,一般以氢氯噻嗪和安体舒通(螺内酯)联用为佳。

6. 皮下脂肪增生·皮下脂肪增生是胰岛素治疗中最常见的局部并发症。部分患者注射部位皮肤红肿、发痒、皮下硬结、皮下脂肪萎缩或增生。皮下脂肪增生会导致胰岛素吸收延迟或不稳定,对糖尿病的管理造成不利影响。一旦发现注射部位有疼痛、凹陷、硬结的现象出现,应立即停止在该部位注射,直到症状消失。

(七) 1 型糖尿病的辅助治疗

目前已在 1 型糖尿病成人患者中研究了采用胰淀素类似物(普兰林肽)、二甲双胍和胰高血糖素样肽 1(glucagon-like peptide 1, GLP-1)受体激动剂(艾塞那肽)类药物来辅助胰岛素治疗,但这些药物的安全性和有效性尚未明确。根据成人患者的研究,普兰林肽是这些辅助治疗中是最有前景的,但需要仔细管理以避免发生严重低血糖。有学者建议 1 型糖尿病患者使用二甲双胍作为胰岛素治疗的辅助疗法,从而改善糖尿病控制并缓解体重增加。但该研究不支持为超重的青少年糖尿病患者开具二甲双胍改善血糖控制。

针对 1 型糖尿病患者的胰腺或胰岛细胞移植技术仍在不断发展中。胰腺移植术仅用于存在糖尿病严重进展性并发症且生存质量极差的成人患者,包括需进行肾移植的终末期肾病患者。移植的经验表明,胰岛细胞移植与胰腺移植相比,侵袭性小,安全可靠,但影响胰岛细胞移植长期生存的仍然是免疫排斥。

二、饮食控制

饮食控制是糖尿病治疗的最重要的环节,饮食控制必须个体化,根据年龄、营养状态、代谢紊乱的程度、活动的强度、糖尿病相关并发症的情况如血脂紊乱、高血压、肾脏疾病，以及经济情况、生活习俗等因素综合考虑。儿童和青少年糖尿病患者的饮食必须提供足够的热量和平衡膳食以供生长和发育所需。饮食治疗必须与胰岛素治疗同步进行。推荐所有1型糖尿病患者接受由注册营养师制定的个体化的医学营养治疗（MNT）。MNT是糖尿病治疗的"五驾马车"之一，是糖尿病患者应该长期坚持的基础性治疗措施。MNT的目标是在保证患者正常生活和儿童青少年正常生长发育的前提下，纠正已发生的代谢紊乱，减轻胰岛β细胞负荷，从而延缓并减轻糖尿病及并发症的发生和发展，进一步提高其生活质量。

（一）热量的计算

糖尿病饮食治疗中的"总量控制"原则是指需针对患者每日所摄入的食物总能量进行控制，通过对食物能量摄入的控制可调控患者的体重，改善胰岛素敏感性，对饮食治疗效果起到决定性的作用。

成年1型糖尿病患者基本能量的摄入水平按每千克理想体重25～30 kcal/d 计算，再根据患者的体型、体力活动量及应激状况等调整为个体化的能量推荐值，其中体力活动量和应激状况为影响实际能量消耗的两个主要因素。

儿童1型糖尿病患者全日能量摄入的计算可采用下面公式：总热量（kcal）＝1 000＋年龄×（70～100）（括号中的系数70～100，即1～3岁儿童按100，3～6岁按90，7～10岁按80，大于10岁者按70分别计算）。

无论是成人还是儿童1型糖尿病患者，当实际能量摄入与推荐能量摄入之间的数值存在较大差距时，均应采取逐步调整的方式使实际摄入量达到推荐摄入量；其中患者体重变化可作为其阶段性（3个月）能量出入平衡判断的实用参考指标。

（二）热量的分配

三大营养素中碳水化合物为45％～60％，脂肪为25％～35％，蛋白质为15％～20％。孕妇、乳母、营养不良及消耗性疾病蛋白质供应科相应增加，合并肾脏并发症则需减少。儿童糖尿病患者可将全日热量分三大餐和三次点心，早餐为每日总热量的2/10，午餐和晚餐各3/10，上午及下午餐间点心各0.5/10，睡前点心1/10；如受各种条件限制无法达到上述要求的，可按早餐为每日总热量的2.5/10，午餐和晚餐各3.5/10，睡前点心1/10。成年糖尿病患者可分为早餐1/5，中餐和晚餐各2/5。

1. 碳水化合物（糖类）·碳水化合物是人体获取能量的主要来源，亦是体内多个器官系统的主要能源物质；但碳水化合物摄入过多易影响血糖控制，并增加胰岛负担。因此，合理摄取碳水化合物成为影响糖尿病患者病程进展的重要内容。对于1型糖尿病患者而言，应根据碳水化合物的种类和数量来初步确定胰岛素剂量。更为灵活的饮食管理模式为碳水化合物计数（carbohydrate counting）方式，即通过计算摄入食物中碳水化合物的量来相对准确地估算餐前胰岛素用量，这种方式要求患者具有较好的自我管理能力。

在选择碳水化合物的种类时，要关注其血糖生成指数（glycemic index, GI）。低GI食物可减少餐后血糖水平的波动，如未经加工的全谷、粗杂粮、豆类及含膳食纤维丰富的食物如麸皮、豆渣等，推荐在食物选择中注意搭配。纯碳水化合物食物如淀粉、果糖、蔗糖和酒精等过量摄入可能对血脂特别是对甘油三酯的改善不利，故应注意避免。

糖尿病患者膳食纤维摄入可高于健康成人推荐摄入量，推荐25～30 g/d 或 10～14 g/1 000 kcal。

不推荐糖尿病患者饮酒，如饮酒则需计入全日总能量，具体摄入量可参考：女性每日不超过1个酒精单位，男性每日不超过2个酒精单位，建议每周饮酒不超过2次。1个酒精单位相当于啤酒285 ml，或葡萄酒100 ml，或白酒30 ml。

2. 脂肪·膳食脂肪作为一种重要的营养物质不仅为机体提供能量与必需脂肪酸，促进脂溶性维生素的吸收，还能增进食物的美味，增加饱腹感。膳食脂肪的主要来源是食物脂肪和烹调用油。脂肪摄入量的增加虽然对餐后血糖水平影响较小，但不利于长期的血糖控制、血脂异常和心血管并发症的预防，以及胰岛素敏感性的改善。

饮食中脂肪控制的目的是限制饱和脂肪酸和胆固醇。膳食总脂肪的摄入以每日占总能量的25％～35％为宜，对超重或肥胖患者，脂肪供能比应控制在30％以内。限制饱和脂肪酸与反式脂肪酸的摄入量，饱和脂肪酸的摄入量不应超过供能比的10％。多不饱和脂肪酸不宜超过总能量的10％。单不饱和脂肪酸是较好的膳食脂肪来源，可取代部分饱和脂肪酸供能，宜大于总能量的12％。膳食中宜增加富含ω-3多不饱和脂肪酸的植物油，每日摄入3.5 g的ω-3脂肪酸可显著降低TG水平，ω-3多不饱和脂肪酸与ω-6多不饱和脂肪酸比例宜为1:（4～10）。推荐每周吃鱼2～4次（尤其是ω-3多不饱和脂肪酸含量丰富的鱼）。每日胆固醇摄入量不宜超过300 mg。

3. 蛋白质·针对肾功能正常的糖尿病患者，推荐蛋白质的适宜摄入量在总能量的15％～20％。对糖尿病肾病患者，每日蛋白质摄入占总热量8％或以下。植物来源的蛋白质，尤其是大豆蛋白，相比动物蛋白更有助于降低血糖水平。高蛋白膳食在短期内（3个月内）有助于减轻体重，但是不建议超重或肥胖人群长期使用高蛋白质膳食。乳清蛋白有助于促进胰岛素分泌，改善糖代谢，并在短期内减轻体重。

4. 维生素和微量元素·尚无明确证据表明无维生素缺乏的糖尿病患者大量补充维生素会产生代谢益处，因此不推荐1型糖尿病患者常规大剂量补充维生素。维生素D缺乏与糖尿病发生有关，但无证据表明在糖耐量受损（IGT）的患者补充维生素D能预防糖尿病发生。烟酸不能减少糖尿病发生，但对已确诊糖尿病的患者补充烟酸具有调节血脂、降低血磷等作用。补充B族维生素，可改善糖尿病神经病变。

糖尿病患者常发生钙、镁及微量元素硒、锌、铁等元素的负平衡，但在通常情况下，患者没有必要额外补充，通过合理的食物搭配完全可以满足需要。

未得到控制的糖尿病一般会存在维生素、微量元素的负平衡或缺乏，在某些人群中，如幼儿、老年人、孕妇、严格的素食者和严格限制饮食的肥胖者、糖尿病手术者可能需要补充部分维生素和微量元素。

三、运动治疗

运动可使机体的氧化量显著增加，加速利用肌肉储存的糖原、甘油三酯及循环中的游离脂肪酸和肝脏释放的葡萄糖。对正常人,规律的运动对预防心血管系统疾病十分有益,但对于1型糖尿病患者,运动的利弊并存,因患者的状态及运动强度和方式而异。

运动有利于患者身心健康,增强胰岛素敏感性,但也增加了1型糖尿病患者高血糖及低血糖的发生率。运动过程中,多种激素如胰岛素、胰高血糖素、儿茶酚胺、生长激素、皮质醇等参与了能量和葡萄糖代谢平衡。如果升糖激素增加或胰岛素不足,可导致肝糖输出增多及骨骼肌对葡萄糖的摄取减少,从而导致高血糖。高血糖可发生于运动前后或运动中,当1型糖尿病患者未注射胰岛素超过12~48 h,或有酮症,运动会加重高血糖和酮症的风险。因此,严重高血糖和有酮症时,患者应避免剧烈活动,对遗漏胰岛素注射者尤其需注意。但是另一方面,运动也会增加患者低血糖风险,特别是运动之后再次运动更加明显。这种对低血糖延迟的敏感性被称为运动的"滞后效应",源于肌肉补充糖原的滞后。临床经验表明,多数患者运动前血糖高于5.6 mmol/L较安全,患者适量减少餐前胰岛素剂量或增加食物摄入量可减少运动诱发的低血糖。

(一)运动治疗的适应证及禁忌证

1. 适应证·病情稳定的患者均应参加多种形式的有氧运动。

2. 禁忌证·① 合并各种急性感染;② 酮症或酮症酸中毒未纠正;③ 空腹或餐前血糖>13.9 mmol/L;④ 频发低血糖时;⑤ 严重的糖尿病肾病、严重的糖尿病视网膜病变和严重的糖尿病神经病变,以及有心血管疾病风险未控制的患者。

(二)运动方式、强度、时间和频率

运动通常被归类为有氧或无氧运动。有氧运动和无氧运动对于大部分糖尿病患者均有益。一些研究表明,高强度间歇训练相较于连续有氧运动在改善心血管功能和糖代谢参数上更有效。不过1型糖尿病患者心血管控制改善最有效的运动方式尚不确定。

大多数成年糖尿病患者应参加每周至少150 min中等到较大强度的体力活动,分布在至少3日内,不活动的时间不超过连续2日。进行较短时间较大强度或间歇训练(最少75 min/周),可适用于年轻人或身体素质更好的个体。儿童和青少年1型糖尿病患者应该参加每日至少60 min中等或较大强度有氧运动,至少每周3日的较大强度肌肉力量和增强骨强度的活动。

糖尿病患者运动强度以最大运动强度的60%~70%为宜,通常用心率或自身感觉来衡量运动强度。糖尿病患者运动强度应保持心率(次/分)=(220-年龄)×(60%~70%)或运动时感觉全身发热、出汗,但非大汗淋漓。

开始运动的时间一般在餐后1.5 h,每日至少1次;每次运动的时间30~60 min,包括运动时5~10 min的热身运动及结束前的10 min的整理运动,达到中等运动量的时间持续约30 min。

(三)运动和血糖控制目标

运动开始前血糖应该在一个合适范围。考虑的因素包括血糖和胰岛素浓度变化趋势、患者安全性及基于经验的患者个人偏好。运动开始时,如果循环胰岛素浓度高,则碳水化合物的摄入量需要增加(表11-22-2)。

表11-22-2 运动开始前血糖浓度及血糖管理推荐策略

血糖水平	运动建议
开始血糖低于目标水平 (<5 mmol/L;<90 mg/dl)	运动前摄取10~20 g葡萄糖 延迟运动指导血糖超过5 mmol/L(>90 mg/dl),密切监测低血糖
开始血糖接近目标水平(5~6.9 mmol/L;90~124 mg/dl)	在开始有氧运动前摄取10 g葡萄糖 无氧运动和高强度间歇训练可以开始
开始血糖在目标水平(7~10 mmol/L;126~180 mg/dl)	有氧运动可以开始 无氧运动和高强度间歇训练可以开始,但血糖浓度会上升
开始血糖轻度高于目标水平(10.1~15.0 mmol/L;182~270 mg/dl)	有氧运动可以开始 无氧运动和高强度间歇训练可以开始,但血糖浓度会上升
开始血糖高于目标水平(>15 mmol/L;>270 mg/dl)	如果高血糖原因不明(与最近进食不相关),则检查血糖。如果血酮轻度升高(高达1.4 mmol/L),则仅限于低强度短时(<30 min)运动。运动开始前可能需要小剂量胰岛素帮助。如果血酮升高(≥1.5 mmol/L),禁忌运动,建议快速进行血糖管理 如果血酮较低(<0.6 mmol/L)或尿酮小于++(或<4.0 mmol/L)可开始轻度到中度的有氧运动。运动时应检测血糖浓度,以检测血糖浓度是否进一步升高

(四)运动注意事项

(1)运动的原则为循序渐进、力力而行、持之以恒,在保证安全的前提下进行。

(2)预防低血糖。

运动对血糖的影响与运动类型、持续时间及个体对激素变化的反应性等有关,每千克体重每小时运动大概会消耗1~1.5 g碳水化合物。

尤其要预防运动中及运动后低血糖。运动后低血糖多见于青春期少年,运动后低血糖甚至可延迟至24 h后发生。有氧运动碳水化合物所需量见表11-22-3。

同时还应警惕夜间低血糖,运动后夜间低血糖风险增加。① 若睡前血糖<7.0 mmol/L,应给予补充碳水化合物,确保睡前血糖高于7.0 mmol/L;② 减少运动日基础胰岛素剂量10%~20%,在某些情况下甚至减少50%;③ 若白天有运动,睡前进食至少10~15 g碳水化合物,最好是低GI食物或混合餐,如一杯牛奶,有助于葡萄糖缓慢而持续吸收入血;④ 若日间运动量特别大或持续时间特别长,应设定闹钟在凌晨测血糖,若有需要则进食碳水化合物。

四、血糖监测评估和控制目标

血糖监测是现代糖尿病治疗"五驾马车"的重要组成部分,其结果有助于评估糖尿病患者糖代谢紊乱的程度,制订合理的降糖方案,同时反映降糖治疗的效果并指导治疗方案的调整,被学术界誉为自胰岛素发现后糖尿病领域的主要成就之一。随着科技的进步,血糖监测技术也有了飞速的发展,血糖监测越来越准确、全面、方便、痛苦少。

表 11 - 22 - 3 有氧运动碳水化合物所需量及低血糖预防策略

项　目	伴有或不伴有糖尿病运动员有氧运动所需	低胰岛素状态下低血糖的预防	高胰岛素状态下低血糖的预防
运动前进食（低脂肪、低升糖指数）	根据运动强度和类型每千克体重应至少 1 g 碳水化合物	根据运动强度和类型每千克体重应至少 1 g 碳水化合物	根据运动强度和类型每千克体重应至少 1 g 碳水化合物
运动前立即进食（高升糖指数）	无需碳水化合物	如果血糖浓度低于 5 mmol/L（<90 mg/dl），摄入 10～20 g 碳水化合物	如果血糖浓度低于 5 mmol/L（<90 mg/dl），摄入 20～30 g 碳水化合物
运动后进食	每千克体重 1.0～1.2 g 碳水化合物	应遵循运动营养指南以最大限度地恢复胰岛素对血糖的调节	应遵循运动营养指南以最大限度地恢复胰岛素对血糖的调节
运动（持续 30 min）	无需碳水化合物	如果血糖浓度低于 5 mmol/L（<90 mg/dl），摄入 10～20 g 碳水化合物	可能需要摄入 15～30 g 碳水化合物来预防和治疗低血糖
运动（持续 30～60 min）	少量碳水化合物（10～15 g/h）可提高表现	低到中等强度运动（有氧）：碳水化合物需要量（10～15 g/h）取决于活动过程中测得的运动强度与血糖浓度；高强度运动（无氧）：运动过程中不需要碳水化合物，除非测量期间血糖浓度低于 5 mmol/L（<90 mg/dl）；如果是，摄取 10～20 g 碳水化合物	每 30 min 可能需要 15～30 g 碳水化合物以防止低血糖
运动（持续 60～150 min）	每小时 30～60 g 碳水化合物	每小时 30～60 g 碳水化合物以预防低血糖和提高表现	每小时 75 g 碳水化合物以预防低血糖和提高表现
运动（>150 min）	每小时 60～90 g 碳水化合物	遵循运动营养指南（每小时 60～90 g 碳水化合物），恰当胰岛素调整以改善血糖	遵循运动营养指南（每小时 60～90 g 碳水化合物），恰当胰岛素调整以改善血糖

（一）血糖监测方法

患者自我血糖监测（self-monitoring of blood glucose, SMBG）和利用快速血糖仪进行床边血糖监测（point of care testing, POCT）是临床上血糖监测的基本形式；反映 2～3 个月平均血糖水平的 HbA₁c 是反映长期血糖控制水平的金标准；连续 3～5 日的动态血糖监测是在血糖波动较大患者中发现无症状低血糖和血糖波动特征的重要手段；血、尿酮体也是反映糖代谢异常程度的有用指标。

1. SMBG 和 POCT · SMBG 和 POCT 反映实时血糖水平，是临床血糖监测的基本形式。SMBG 和 POCT 包括血糖监测、记录、回顾和方案调整 4 个方面的含义。

（1）SMBG：SMBG 是糖尿病自我管理的一部分，由家庭成员或患者本人在日常生活对患者进行血糖监测。可以了解饮食、运动、情绪变化、其他疾病或应激等对血糖的影响，及时发现低血糖，帮助患者更好地了解自己的疾病状态，调节自我行为干预，与医师共同制定个体化生活方式干预和优化药物治疗方案。国际糖尿病联盟（IDF）、美国糖尿病协会（ADA）和英国国家卫生与临床优化研究所（NICE）等机构发布的指南均强调，SMBG 是糖尿病综合管理和教育的组成部分，建议所有糖尿病患者均需进行 SMBG。

（2）POCT：POCT 是由经培训的临床医护人员对住院患者进行血糖检测，以评估病情、制定和调整治疗方案。POCT 方法只能用于对糖尿病患者血糖的监测，不能用于诊断。

（3）SMBG 和 POCT 血糖监测的方案

1）血糖达标者每日监测 4 次血糖（早餐前、中餐前、晚餐前、睡前）。

2）治疗开始阶段或出现以下情形时可增加 SMBG 频率至 7 次/日或以上（包括进餐前后、睡前、运动前后、发生低血糖时）：血糖控制不达标；强烈的血糖控制意愿而 HbA₁c 未达标者；低血糖事件发生频率增加或对低血糖症状的感知降低；应激状态；备孕、孕期和哺乳期；处于特殊生活状态（如长时间驾驶、从事高危活动或外出旅游等）。

3）住院期间进行的 POCT 可以强化血糖监测，如持续的每日三餐前＋三餐后＋睡前。

2. HbA₁c 监测 · HbA₁c 是反映既往 2～3 个月平均血糖水平的指标，在临床上已作为评估长期血糖控制水平的金标准，也是临床上确定是否需要调整治疗的重要依据。但存在不能精确反映患者低血糖的风险和不能反映血糖波动特征的局限性。

以往由于 HbA₁c 的检测不够标准化，故不推荐用于诊断糖尿病。近年，HbA₁c 的标准化检测在全球不断完善，尤其是在 2003 年建立了一种新的更特异的检测参照，促进了对 HbA₁c 作为糖尿病筛查和诊断方法的重新评估。2011 年，WHO 正式发布"应用 HbA₁c 诊断糖尿病"的咨询报告，推荐在有条件的地方将 HbA₁c 检测作为糖尿病的辅助诊断手段，6.5% 为诊断糖尿病的临界值。同时，HbA₁c<6.5% 并不能排除经血糖检测诊断的糖尿病。

对于治疗达标和血糖控制稳定的患者，每年应该检测 HbA₁c 至少 2 次。对更改治疗方案或血糖控制未达标的患者，以及儿童和青少年型糖尿病患者，每 3 个月检测 1 次 HbA₁c。

3. 连续血糖监测（continuous glucose monitoring, CGM）· CGM 是通过监测皮下组织间液葡萄糖浓度而间接反映血糖水平的检测技术，可提供连续、全面、可靠的全天血糖信息，了解连续数天血糖波动的趋势，发现不易被传统监测方法所检测的隐匿性高血糖和低血糖，尤其对发现无症状低血糖可能有益。

CGM 监测是 SMBG 的一种有效补充，存在以下情况的 1

型糖尿病患者强烈推荐采用 CGM 监测方案：① 血糖波动较大时；② 有严重并发症或正在接受可能导致血糖波动的治疗者；③ 现阶段有无感知的低血糖、夜间低血糖、较高频率的低血糖事件（每周 2 次以上）。

4. 血酮和尿酮 · 反映严重糖代谢紊乱的重要监测指标。目前可用的监测方法包括尿酮（乙酰乙酸）、血酮（β-羟丁酸）。在下列情况下应该监测酮体水平：① 伴有发热和（或）呕吐的疾病期间；② 持续血糖≥14 mmol/L 时；③ 持续多尿伴血糖升高，尤其出现腹痛或呼吸加快时。当血酮>3.0 mmol/L 时，须密切监测生命体征、血糖，必要时监测血 pH、电解质等。另外，应该注意的是，1 型糖尿病患者在空腹、低碳水化合物饮食、持续运动锻炼时，血、尿酮水平会出现生理性升高。

（二）血糖控制目标

降低高血糖和防止低血糖是 1 型糖尿病血糖控制的两大目标，目前公认的血糖控制标准为：在最少发生低血糖风险的情况下应使患者的血糖尽可能接近正常水平。综合考虑每日活动量、良好血糖控制的意愿、发生并发症的可能性、合并

症、低血糖发生频率和低血糖史等因素，为每个 1 型糖尿病患者制定个体化的糖化血红蛋白控制目标。

1. 儿童血糖控制目标 · ADA 对儿童血糖控制目标传统的建议是，6 岁以下 HbA$_{1C}$ 小于 8.5%，6～12 岁 HbA$_{1C}$ 小于 8%，13～19 岁 HbA$_{1C}$ 小于 7.5%；但近年随着技术的进展，强化血糖控制并不显著增加低血糖发生的风险，因此建议各年龄组儿童青少年的 HbA$_{1C}$ 水平控制水平为小于 7.5%，但要尽量避免或减少严重低血糖发生的风险。

国际青少年糖尿病联盟推荐所有儿童阶段患者的 HbA$_{1C}$ 目标为低于 7.5%，详见表 11-22-4。

2. 成人血糖控制目标 · 对于非妊娠成年 1 型糖尿病患者，合理的 HbA$_{1C}$ 控制目标为小于 7.0%。个别患者糖尿病病程短、预期寿命长、无明显心血管疾病及低血糖等不良反应发生时，HbA$_{1C}$ 控制目标可小于 6.5%。对于年老体弱、有严重低血糖发生、预期寿命有限、有微血管或大血管并发症的患者，治疗目标可适当放宽至 8.5%。对于非妊娠的糖尿病成人患者 ADA 推荐的血糖控制标准见表 11-22-5。

表 11-22-4　国际青少年糖尿病联盟建议的儿童糖尿病血糖控制参考标准（2014）

	理 想	尚 佳	不 佳	高度危险
临床症状				
高血糖	无	有，但无症状	多尿 多饮 遗尿	视力模糊 体重不增 生长缓慢 青春发育延迟 影响上学 皮肤或生殖器感染 微血管并发症
低血糖	无	偶尔轻度低血糖 无严重低血糖	严重低血糖	严重低血糖 意识丧失和（或）抽搐
生化指标				
SMBG(mmol/L)	3.6～5.6	4～8	>8	>9
餐前血糖(mmol/L)	4.5～7.0	5～10	10～14	>14
餐后血糖(mmol/L)	4.0～5.6	6.7～10	<4.2 或>9	<4.4 或>11
夜间血糖(mmol/L)	3.6～5.6	4.5～9	<4.2 或>9	<4.0 或>11
HbA$_{1C}$(%)	<6.5	<7.5	7.5～9.0	>9.0

注：控制指标必须个体化，不同的个体可能有不同的控制标准，小年龄儿童、幼儿特别是曾有严重低血糖或无知觉性低血糖症患者更是如此。如果早晨血糖<4 mmol/L，要考虑夜间低血糖。上述指标根据临床研究确定，但尚无严格的事实依据。

表 11-22-5　ADA 建议的成年糖尿病控制参考标准（2017）

指　标	建议达标范围
HbA$_{1C}$	<7.0%
餐前血糖	80～130 mg/dl(4.4～7.2 mmol/L)
餐后血糖峰值	180 mg/dl(10.0 mmol/L)

五、糖尿病酮症酸中毒（diabetic ketoacidosis，DKA）的治疗

DKA 通常是新发 1 型糖尿病患儿的首发表现。在一项北美的临床研究中发现，DKA 作为 1 型糖尿病首发表现的发

生率大约为 30%。另一项大型前瞻性研究发现，近 60% 的 DKA 发作仅发生于 5% 的儿童。DKA 也是引起儿童和成人 1 型糖尿病死亡的重要急性并发症，酮症酸中毒最严重的并发症是脑水肿，在儿童中的发病率是 3%，占儿童糖尿病死亡的 20%。回顾性的研究发现，酮症酸中毒脑水肿的发生与补液量有关，如果 24 h 的输液量超过 4 L/m² 或最初 4 h 的输液量>50 ml/kg 即有可能发生脑水肿。

酮症酸中毒的治疗包括纠正高血糖、脱水和电解质紊乱，治疗中应特别注意正确补充水、电解质及合理应用胰岛素。酮症酸中毒急性期初 24 h 内的治疗目标不是要求血糖正常，而应保持正常的血流动力学状态，恢复循环中的血容量，改善组织的灌注；降低血糖和血渗透压；以一稳定的速度清除血酮

和尿酮；纠正水电解质紊乱及相关有害因素。治疗过程中必须严密监测，每小时有详尽临床记录、实验室结果、体液平衡及胰岛素剂量，以免误治。

（一）输液治疗

酮症酸中毒最首要的治疗是通过静脉输液的方法恢复细胞外容量。由于酮症酸中毒患者一般均伴有血浆渗透压增高，故先予以生理盐水补液，补液的量和速度视脱水的程度而定。脱水程度的估计可参照临床表现、血渗透压和纠正的血钠浓度。

血渗透压(mOsm/kg H_2O)=2×血 Na^+(mmol/L)+血糖(mg/dl)/18+尿素氮(mg/dl)/2.8。

纠正血 Na^+ 的计算(mmol/L)=测出 Na^+ +1.6×(血糖 mmol/L−5.5)/5.5。

如纠正 Na^+ 的血浓度超过 140 mmol/L 和血渗透压超过 330 mOsm/kg，提示存在较大量的水的丢失；计算的血渗透压与神志也有关系，神志不清和昏迷往往发生在血渗透压超过 330 mOsm/kg 时。

儿童、青少年患者则按脱水的程度计算补液量，一般轻度脱水补液量为 100～120 ml/kg，中度脱水补液量为 120～150 ml/kg，重度脱水补液量为 150～180 ml/kg；轻度酮症酸中毒或轻度脱水者首剂生理盐水 10 ml/kg、重度脱水按 20 ml/kg 计算，于 1 h 内输入。如伴休克，按上述生理盐水剂量可重复 1～2 次。在输入盐水后应观察是否排尿，如无尿应注意肾功能，是否存在高渗性昏迷。应防止液量过多和水肿。输入生理盐水后改用 0.45％氯化钠（半张盐水），可用等量注射用蒸馏水加入生理盐水配制，以后根据血钠浓度及血糖测定决定所输液体。治疗前 8 h 给所需量的一半，余量于 16 h 内输入。轻度脱水者每日补液量不应超过 2 500 ml/m² 体表面积，中度脱水不应超过 3 200 ml/m²，重度脱水不应超过 4 000 ml/m²，如 24 h 补液量超过 4 000 ml/m² 会增加脑水肿的危险。如果血清 Na^+ 没有随血糖的下降而相应升高，应警惕有潜在的中枢神经系统渗透压不良变化，可重新应用生理盐水，并减慢输液速度。

（二）小剂量胰岛素的应用

正常人空腹血浆胰岛素浓度为 5～20 $\mu U/ml$，当血浆胰岛素浓度达 10 $\mu U/ml$ 时能抑制肝糖原分解，达 20 $\mu U/ml$ 时能抑制糖异生，达 30 $\mu U/ml$ 能抑制脂肪分解，达 50～60 $\mu U/ml$ 时可促肌肉、脂肪组织摄取葡萄糖，达 100～200 $\mu U/ml$ 时可促 K^+ 进入细胞内。研究发现抑制酮体生成所需的胰岛素最高浓度为 120 $\mu U/ml$，此时静脉滴注胰岛素所需的速度为每小时 0.1 U/kg。因此，成人通常用 4～6 U/h，一般不超过 10 U 即可达到治疗酮症酸中毒代谢紊乱的目的；而儿童、青少年患者仍以每小时 0.1 U/kg 为最佳初治剂量，婴幼儿胰岛素用量可减为每小时 0.05 U/kg。

酮症酸中毒患者末梢循环差，胰岛素皮下注射效果不佳，一般以静脉滴注的方法为宜。患者应建立静脉双通道，保证胰岛素和补液能同时输入。胰岛素的种类应采用正规胰岛素，最好用输液泵控制输液速度。静脉滴注胰岛素时应每 1～2 h 监测血糖 1 次，儿童当血糖≤13.9 mmol/L(≤250 mg/dl) 时可加入葡萄糖液，常用 5％葡萄糖液（将输入液体配制成含糖 2.5％～3％的浓度）；继用静滴胰岛素。使血糖维持在 8.3～11.1 mmol/L(150～200 mg/dl)，当血糖<11.1 mmol/L(<200 mg/dl)而仍有酸中毒时(血 pH<7.3)，可加用 10％葡萄糖液输入。静注胰岛素的速度可减慢到每小时 0.02～0.06 U/kg 至酮症酸中毒纠正。成人患者当血糖≤13.9 mmol/L(≤250 mg/dl)时，也可按胰岛素：葡萄糖 1：4～1：6 的比例直接滴入葡萄糖、胰岛素混合溶液，如 5％葡萄糖 500 ml 中加入胰岛素 4～6 U。

酮症酸中毒治疗过程中应逐渐降低血糖，血糖下降速度每小时不超 4.2～5.6 mmol/L(75～100 mg/dl)，缓慢纠正血糖，使血糖维持在 11.1～16.7 mmol/L(200～300 mg/dl)以保护脑组织，避免因血渗透压的急速改变加重中枢神经系统病变。

如患者能进食，血 pH>7.3，血糖<16.7 mmol/L(<300 mg/dl)，可开始皮下注射胰岛素，胰岛素用量、用法参照前述。首次皮下注射胰岛素 30 min 后停止输液和静滴胰岛素，以后根据血糖监测调整胰岛素用量。

（三）纠正电解质的紊乱

尽管典型的酮症酸中毒患者钾的丢失量为 500～700 mmol，但多数的患者由于胰岛素的缺乏、高渗状态和酸中毒造成血钾增高。在治疗过程中，由于大量液体的输入和胰岛素的应用，钾离子向细胞内移，血钾可以快速下降。在血钾低于 5.5 mmol/L 时应补钾，补液中的钾用量可按 20～40 mmol/L 计算。具体的钾需要量则以不同的血钾浓度而定。如血钾浓度低于 3.3 mmol/L，则补液中的钾用量可按 40 mmol/L 计算，如血钾浓度介于 3.3～5.5 mmol/L，则补液中的钾用量可按 20～30 mmol/L 计算，目标在于维持血钾浓度在 4～5 mmol/L。

（四）酸中毒的处理

胰岛素治疗可抑制酮体生成，刺激酮体代谢可产生内源性 HCO_3^-，所以总体上酮症酸中毒不主张使用碳酸氢钠纠正酸中毒。对于血 pH≥7.0 的患者，不主张纠正酸中毒。若纠正酸中毒使 pH 快速升高，致氧离曲线左移，减少了外周组织利用氧的能力；另外 CO_2 易通过血脑屏障进入脑脊液，弥散于水中形成弱酸，而 HCO_3^- 不易进入中枢，若过多应用碳酸氢钠结果可能造成低钾血症、脑脊液反常性的酸中毒和低氧。

若血 pH<7.0 时，可适当纠酸。碳酸氢钠的需要量可用以下公式：5％NaHCO₃(ml)=0.2×|BE|×体重(kg)，5％NaHCO₃ 必须用生理盐水稀释成 1.4％的等张液（加 2 倍生理盐水）在 1 h 内输入。血 pH 越低，纠正酸中毒应越慢。1～2 h 后复查血 pH 仍低于 7.0 时，可再补 NaHCO₃。

多数 DKA 患者有磷酸根的丢失，因此补钾时可给一半的磷酸钾，一半氯化钾，有助于避免高氯血症，又可补充磷酸根。

（五）酮症酸中毒并发症的处理

脑水肿多发于儿童患者，特别是初发的儿童糖尿病患者。补液速度过快或血糖纠正过快容易诱发脑水肿。治疗过程中出现头痛和神志的改变多提示脑水肿的发生。可给予 20％甘露醇每次 1.25～5 ml/kg 静脉注射，并可短期应用地塞米松治疗脑水肿。

成年患者酮症酸中毒并发呼吸窘迫综合征很罕见但往往致命。检测血氧浓度有助于了解呼吸窘迫综合征的发生。

六、糖尿病教育及随访

(一) 糖尿病教育

1980年WHO糖尿病专家委员会声明,教育是糖尿病治疗的基石,糖尿病教育的目的对已诊断为糖尿病的患者尤其是儿童患者来说,教会家长和儿童糖尿病自我管理必需的知识和技能,以达到代谢良好控制和控制糖尿病并发症的目的。

糖尿病是一种持续的慢性疾病,需要技术丰富的专业人员进行管理。糖尿病自我管理教育与支持(diabetes self management education and support,DSME/S)所提供的框架和信息能够使家庭做好承担患儿糖尿病护理责任的准备,并有利于患儿在成长过程中顺利过渡到自我护理。DSME/S是所有糖尿病患者护理不可缺少的一部分。糖尿病自我管理教育的基本原则建议一旦诊断,就应给予1型糖尿病患者和至少一名家庭成员进行DSME,包括:① 应根据需要随时给予个体化、有针对性的自我管理教育指导,尤其应关注学龄期、青春期、婚育期等时期生理、心理的教育和辅导。② 定期组织开展小组式的管理经验交流有助于患者的社会交流和信心培养。③ 重视家庭成员对DMSE知识的掌握,对于年轻患者的糖尿病管理有重要的支持作用和意义。④ 糖尿病治疗中心应建立由多专业医务人员组成的糖尿病教育和支持团队。建议由内分泌科、儿科、心理科、营养科、眼科、肾内科、产科等多个专科医师及糖尿病专业教育护士等组成,并根据患者不同时期,不同疾病状态的需要给予相关的、持续的专业辅导。

糖尿病的教育形式可包括讲课、小型学习班、咨询门诊、热线电话、广播电视、互联网微信平台等。举办糖尿病夏令营,是对糖尿病儿童进行教育的最好形式,他们聚在一起,互相学习,交朋友,可使他们去除抑郁感,通过夏令营教育训练过的患儿,血糖控制多能好转。许多参加过糖尿病夏令营的儿童在成年后可以担当咨询员的角色。

(二) 糖尿病随访

糖尿病是慢性疾病,对糖尿病的随访及代谢指标的监测十分重要。在患者家庭得到充分培训且糖尿病管理计划已制定且稳定后,推荐至少每3个月随访1次,以评估血糖控制情况并按需调整管理。然而,必须培训患者家属在随访就诊间期进行临时调整和联系糖尿病团队辅助调整胰岛素剂量。如有以下情况时,需要就诊更频繁:初始教育阶段、患者及其家属需要强化训练自我治疗管理时;血糖控制和胰岛素剂量调整存在问题时;当胰岛素方案做出重要改变(如开始胰岛素泵治疗)时。

临床常见的检查指标包括:

1. 体格检查

(1) 身高和体重:监测正常生长情况,警惕体重增加不足或过度。

(2) 血压:采用年龄特异性标准筛查高血压。

(3) 青春期评估:判断患者所处的青春期阶段以预估胰岛素需求的变化。在青春期早期,胰岛素抵抗和胰岛素需求量增加。

(4) 甲状腺:检查甲状腺是否肿大,以筛查是否有自身免疫性甲状腺炎。

(5) 皮肤:检查胰岛素注射部位有无脂肪增生或萎缩的征象,这些变化可改变胰岛素吸收速率。还应检查用于监测血糖的部位,以确保无皮肤刺激。

(6) 眼睛:普通眼睛检查适合作为常规评估的一部分。然而,对于视网膜病变的筛查,在不扩瞳时进行的眼底镜检查无多大价值,因为糖尿病视网膜病变常始于视网膜周边。因此,所有患者都应定期进行扩瞳眼底检查。青春期前起病者,在发病病程5年以上或在11岁时,或在青春发育开始时做首次眼底检查,随后每年检查1次;青春期后起病的患者应在发病2年后首次检查眼底,随后每年检查1次。

(7) 四肢:对于已满10岁的儿童患者,应每年进行足部检查。随着糖尿病病程变长,应检查四肢有无证据显示关节活动度受限(肢端硬化、关节或手指僵硬)或周围神经病变(足部)。

2. 实验室评估 · 实验室评估包括评估血糖控制情况和筛查远期后遗症。

(1) HbA$_{1C}$:用来评估血糖控制,每3个月测1次。

(2) 尿微量白蛋白或尿白蛋白与肌酐比值检查:随机样本检测,以筛查糖尿病肾病。青春期前起病者,在发病病程5年以上或在11岁时,或在青春发育开始时做首次尿微量白蛋白或尿白蛋白与肌酐比值检查,随后每年检查1次;青春期后起病的患者应在发病2年后首次检查尿微量白蛋白或尿白蛋白与肌酐比值,随后每年检查1次。

(3) 血脂全套检查:以筛查血脂异常。10岁时(或是青春期在10岁前开始的情况下,在青春期发动时)开始筛查。对于有心血管疾病危险因素的患儿应更早开始筛查,这些危险因素包括肥胖或有早发心血管疾病家族史。血脂检查如果结果正常,每5年筛查1次;如果结果异常,每年筛查1次;如果初始筛查正常但患儿的血糖控制不佳(如 HbA$_{1C}$>9%),建议至少每2年筛查1次,因为血糖控制不佳的患儿可能存在新的血脂异常。

(4) 甲状腺功能:筛查自身免疫性甲状腺炎(甲减),每年检测1次,包括TSH、T$_4$和游离T$_4$。如果甲状腺肿大,则同时测甲状腺抗体。

参考文献

[1] American Diabetes Association. Standards of medical care in diabetes - 2018[J]. Diabetes Care, 2018, 41 Suppl 1: 1 - 153.

[2] Kropff J, Del Favero S, Place J, et al. 2 month evening and night closed-loop glucose control in patients with type 1 diabetes under free-living conditions: a randomised crossover trial[J]. Lancet Diabetes Endocrinol, 2015, 3(12): 939 - 947.

[3] Hovorka R, Elleri D, Thabit H, et al. Overnight closed-loop insulin delivery in young people with type 1 diabetes: a free-living, randomized clinical trial[J]. Diabetes Care, 2014, 37, 5: 1204 - 1211.

[4] Weisman A, Bai JW, Cardinez M, et al. Effect of artificial pancreas systems on glycaemic control in patients with type 1 diabetes: a systematic review and meta-analysis of outpatient randomised controlled trials[J]. Lancet Diabetes Endocrinol, 2017, 5: 501 - 512.

[5] Rewers MJ, Pillay K, de Beaufort C, et al. ISPAD Clinical Practice Consensus Guidelines 2014. Assessment and monitoring of glycemic control in children and adolescents with diabetes[J]. Pediatr Diabetes, 2014, 15 Suppl 20: 102 - 114.

[6] Handelsman Y, Bloomgarden ZT, Grunberger G, et al. American association of clinical endocrinologists and american college of

endocrinology-clinical practice guidelines for developing a diabetes mellitus comprehensive care plan-2015[J]. Endocr Pract, 2015, 21 Suppl 1: 1-87.

[7] Breton MD, Cherñavvsky DR, Forlenza GP, et al. Closed-Loop Control During intense prolonged outdoor exercise in adolescents with type 1 diabetes: the artificial pancreas ski study[J]. Diabetes Care, 2017, 40: 1644-1650.

[8] Tokunaga K, Furubayashi T. Dietary therapy for obesity[J]. Nihon Rinsho, 2013, 71(2): 315-319.

[9] Evert AB, Boucher JL, Cypress M, et al. Nutrition therapy recommendations for the management of adults with diabetes[J]. Diabetes Care, 2013, 36: 3821-3842.

[10] Schwingshackl L, Strasser B, Hoffmann G. Effects of monounsaturated fatty acids on glycaemic control in patients with abnormal glucose metabolism: a systematic review and meta-analysis[J]. Ann Nutr Metab, 2011, 58(4): 290-296.

[11] 于冬妮, 孙明晓. 1型糖尿病的营养治疗[J]. 中国实用内科杂志, 2016, 36(7): 540-542.

[12] Jaacks LM, Liu W, Ji L, et al. Diabetes nutrition therapy and dietary intake among individuals with Type 1 diabetes in China[J]. Diabet Med, 2015, 32: 399-406.

[13] Wylie-Rosett J, Aebersold K, Conlon B, et al. Medical Nutrition Therapy for Youth with Type 1 Diabetes Mellitus: More than Carbohydrate Counting[J]. J Acad Nutr Diet, 2012, 112: 1724-1727.

[14] 中华医学会糖尿病学分会. 中国糖尿病医学营养治疗指南(2013)[J]. 中华糖尿病杂志, 2015, 7: 73-88.

[15] Riddell MC, Gallen IW, Smart CE, et al. Exercise management in type 1 diabetes: a consensus statement[J]. Lancet Diabetes Endocrinol, 2017, 5: 377-390.

[16] Quirk H, Blake H, Tennyson R, et al. Physical activity interventions in children and young people with type 1 diabetes mellitus: a systematic review with meta-analysis[J]. Diabet Med J Br Diabet Assoc, 2014, 31: 1163-1173.

[17] Robertson K, Riddell MC, Guinhouya BC, et al. Exercise in children and adolescents with diabetes[J]. Pediatr Diabetes, 2014, 15: 203-223.

[18] Yardley JE, Hay J, Abou-Setta AM, et al. A systematic review and meta-analysis of exercise interventions in adults with type 1 diabetes[J]. Diabetes Res Clin Pract, 2014, 106: 393-400.

[19] Shetty VB, Fournier PA, Davey RJ, et al. Effect of exercise intensity on glucose requirements to maintain euglycemia during exercise in type 1 diabetes[J]. J Clin Endocrinol Metab, 2016, 101: 972-980.

[20] 中华医学会糖尿病学分会. 中国血糖监测临床应用指南(2015年版)[J]. 中华糖尿病杂志, 2015, 7: 603-613.

[21] Miedema K. Towards worldwide standardisation of HbA_{1C} determination[J]. Diabetologia, 2004, 47(7): 1143-1148.

[22] World Health Organization. Use of glycated haemoglobin (HbA_{1C}) in the diagnosis of diabetes mellitus: abbreviated report of a WHO consultation[J]. Geneva: WHO, 2011.

[23] Klingensmith GJ, Tamborlane WV, Wood J, et al. Diabetic ketoacidosis at diabetes onset: still an all too common threat in youth[J]. J Pediatr, 2013, 162: 330-334.

[24] Rewers A, Chase HP, Mackenzie T, et al. Predictors of acute complications in children with type 1 diabetes[J]. JAMA, 2002, 287, 19: 2511-2518.

[25] Edge JA, Roy Y, Bergomi A, et al. Conscious level in children with diabetic ketoacidosis is related to severity of acidosis and not to blood glucose concentration[J]. Pediatr Diabetes, 2006, 7, 1: 11-15.

[26] Wolfsdorf J, Craig ME, Daneman D, et al. Diabetic ketoacidosis[J]. Pediatr Diabetes, 2007, 8, 1: 28-43.

[27] Chiang JL, Kirkman MS, Laffel LM, et al. Type 1 diabetes through the life span: a position statement of the American Diabetes Association[J]. Diabetes Care, 2014, 37, 7: 2034-2054.

[28] Haas L, Maryniuk M, Beck J, et al. National standards for diabetes self-management education and support[J]. Diabetes Educ, 2012, 38, 5: 619-629.

第二十三章·成人 1 型糖尿病的治疗

张 波 李照青 李世蕊

尽管传统经典 1 型糖尿病定义为儿童发病，但这种疾病可以发生在任何年龄，甚至 80～90 岁的老年人。总计约 50% 的病例发生在成人。而高达 50% 的成人 1 型糖尿病最初被诊为 2 型糖尿病。新近基于人群的调查研究显示，中国人新发 1 型糖尿病大多是为成人，约 65.3% 的新发 1 型糖尿病诊断年龄在 20 岁以上。因此，加强对成人 1 型糖尿病的研究对糖尿病患者的正确分型，正确治疗意义重大。

在高加索人 1 型糖尿病患者中，儿童及青少年占较大比重，而在亚洲不同，如日本人中，成人起病的 1 型糖尿病是儿童病例的 2 倍以上，高于中国。成人起病与年轻起病者比较，C 肽的水平在两组之间有差别，年轻组血清和尿 C 肽水平显著低于成人组，与此相符，年小儿童在诊断时更可能存在糖尿病酮症酸中毒(diabetes ketoacidosis, DKA)。发病年龄早的患者其部分缓解或蜜月期更短。成人和儿童 1 型糖尿病患者在自身抗体种类、胰岛炎类型等方面有差别。

除经典 1 型糖尿病外，成人自身免疫 1 型糖尿病还存在一种类型为成人隐匿性自身免疫性糖尿病(latent autoimmune diabetes of adult, LADA)。LADA 作为 1 型糖尿病的一个亚型，诊断标准为糖尿病诊断成立后，排除妊娠糖尿病或其他特殊类型糖尿病，并具备下述 3 项：① 胰岛素自身抗体阳性，首先推荐检测谷氨酸脱羧酶抗体(GADA)，联合 IA-2A、IAA、ZnT8A 可提高检出率；② 糖尿病诊断年龄≥18 岁(国外多界定为 30 岁)；③ 在诊断后至少半年不需胰岛素治疗。

1 型糖尿病的临床发病年龄是由 β 细胞破坏激烈程度决定的，这一破坏过程是遗传和环境共同作用的结果。本文主要讨论成人 1 型糖尿病的治疗进展。

一、常规治疗的进展

(一) 胰岛素治疗

DCCT 研究以来，胰岛素强化治疗一直是 1 型糖尿病的标准治疗方案，胰岛自身抗体高滴度且代谢状况较差的 LADA 患者应尽早使用胰岛素治疗。胰岛素治疗对控制 1 型糖尿病患者的高血糖是必要的，同时可以减少因胰岛素绝对缺乏所致糖尿病酮症/酮症酸中毒发生风险。目前市面上有多种胰岛素制剂，通常 1 型糖尿病患者需每日多针胰岛素注射治疗，中长效/长效胰岛素模拟正常人的基础胰岛素分泌，短效/速效胰岛素模拟正常人餐食胰岛素分泌，目前最新的长效胰岛素药效达 42 h，更为平稳地控制患者血糖，减少胰岛素注射后所致低血糖。

(二) 胰岛素以外的治疗药物

LADA 患者应避免应用磺脲类药物，LADA 患者如代谢状态(血糖、HbA₁c、胰岛功能等)良好,可考虑使用除磺脲类外的其他口服降糖药治疗方案,直至进展至胰岛素依赖阶段。经典1型糖尿病患者也可以联合使用以下这些药物。

1. 普兰林肽·是胰淀粉样多肽的一种合成类似物,也是至今为止继胰岛素后第二个获准用于治疗1型糖尿病的药物。胰淀粉样多肽是一种由37个氨基酸残基构成的多肽激素,由胰腺β细胞释放,具有多种生理功能,如减慢食物(包括葡萄糖)在小肠的吸收速度,通过抑制胰高血糖素减少肝糖的产生,减少患者食欲,协助机体调节血糖水平等等。不过,天然胰淀粉样多肽在溶液中并不稳定,易水解,不适合用于治疗。普兰林肽是经筛选、合成出的一种稳定的胰淀粉样多肽类似物。普兰林肽与胰淀粉样多肽的氨基酸序列差异表现在前者第25、28和29位上由脯氨酸所替代。研究证实,普兰林肽可以延缓葡萄糖的吸收,抑制胰高血糖素的分泌,减少肝糖生成和释放,因而具有降低糖尿病患者体内血糖波动频率和波动幅度,改善总体血糖控制的作用。普兰林肽主要用于单用胰岛素,以及联合应用胰岛素和二甲双胍仍无法取得于其疗效的糖尿病患者,其可与胰岛素合用,可减少胰岛素用量,但不能取代胰岛素,起始给药应为15 μg,以后再根据患者病情逐步将维持剂量加大到30 μg或60 μg,每次增加剂量15 g。RCT研究显示普兰林肽可以降低HbA₁c 0.3%,降低体重1~2 kg。普兰林肽的主要副作用为低血糖,严重低血糖反应通常在用药后3 h内发生。

2. 二甲双胍·为双胍类药物,可增加外周葡萄糖摄取,尤其是肌肉中的葡萄糖摄取,并降低肝脏糖异生。LADA患者如BMI≥25 kg/m²,并希望血糖达标前提下尽量减少胰岛素用量,控制胰岛素治疗带来的体重增长,则可考虑加用双胍类药物。二甲双胍用量可考虑1.0 g每日2次,研究证实加用双胍后对于超重的LADA患者可获得血糖优化、减轻体重、改善血脂代谢紊乱。经典1型糖尿病也可以酌情使用,特别是长病程者。二甲双胍的副作用包括胃肠道症状和低血糖症,可通过缓慢增加剂量或使用缓释制剂来减缓不适。

3. 钠-葡萄糖转运蛋白抑制剂·钠-葡萄糖协同转运蛋白(SGLT)作为细胞膜协同转运蛋白,主要包括SGLT1和SGLT2。SGLT1主要分布于小肠细胞,参与葡萄糖的吸收,此外也分布于骨骼肌、肾脏、心脏。SGLT2主要作用于肾近端小管,负责肾脏90%葡萄糖重吸收。SGLT2抑制剂是一种新型降糖药,通过减少肾脏对糖的重吸收,同时降低了肾脏排糖阈值,增加尿葡萄糖排泄量,降糖作用不依赖胰岛功能。研究证实该类药品可改善患者的代谢情况,减少胰岛素用量,降体重,降压,最终达到心血管结局获益。有动物试验发现该类药物的应用对胰岛β细胞功能的保护和再生可能有益。在1型糖尿病患者的研究证实应用SGLT2抑制剂的患者也可获得与2型糖尿病同样的获益,但DKA发生率增高。研究表明SGLT2/SGLT1抑制剂可能是1型糖尿病患者胰岛素的一个合适的辅助物,但对于胰岛素绝对缺乏的患者胰岛素药物用量下降后可引起脂肪分解增加,血酮水平升高,进一步增加患者酮症酸中毒风险,正常或轻度升高的血糖不能排除DKA的诊断,应尽量避免停用胰岛素或过度降低剂量。同时患者尿糖排出增多,需警惕泌尿系/生殖系统感染。DKA的风险需要通过潜在利益来平衡。需要进行更多的研究,特别是有新

的证据表明这些药物可以预防长期肾脏疾病。

4. GLP-1受体激动剂·GLP-1为一种肠道激素,在进食后由小肠L细胞分泌,可刺激葡萄糖反应性胰岛素分泌,抑制胰高血糖素释放,延迟胃排空,从而增加饱腹感。目前有关1型糖尿病治疗中应用的研究报道仅限于艾塞那肽和利拉鲁肽,尽管对这些药物的研究报道证实它们的使用与每日总胰岛素剂量和体重的减少有关,但辅以GLP-1受体激动剂药物治疗对血糖控制的结局不一。GLP-1受体激动剂也被认为可以延长2型糖尿病患者β细胞的寿命并诱导其增殖,有个别研究发现在LADA患者用GLP-1药物治疗后HOMA-β升高。研究发现,由GLP-1受体激动剂药物对血脂代谢的作用可抑制1型糖尿病患者体内乙酰乙酸和β-羟基丁酸水平的增加,但无研究证实该类药物可减少DKA发生。药物的主要副作用为胃肠道症状(如恶心、呕吐),还有致命和非致命的坏死性胰腺炎发生率更高,但这可通过更密切的检查避免。

5. 二肽基肽酶-4抑制剂·二肽基肽酶-4(DPP-4)是一种细胞表面的丝氨酸蛋白酶,可灭活多种生物活性肽,包括GLP-1和GIP。DPP-4抑制剂通过使DPP-4失活而不分解GLP-1进而提高GLP-1水平,发挥降糖作用。目前较多研究集中于沙格列汀在1型糖尿病患者中的应用,对于血糖结局研究结果不一,也有少数研究证实服用沙格列汀后可降低1型糖尿病患者餐后30 min的胰高血糖素,但对血糖控制情况无明显改善。该类药物可否在1型糖尿病降糖方面获益尚需进一步研究。

(三) 胰岛素泵治疗

每日多针胰岛素注射治疗,因胰岛素药物的药效动力学和药代动力学仍会增加患者血糖的波动。胰岛素泵治疗在每日多针注射胰岛素基础上进一步优化胰岛素治疗模式,持续皮下胰岛素输注(CSII)分基础率和餐前大剂量两部分给药,更贴近胰腺生理分泌胰岛素模式,较多针胰岛素注射方案更有效改善1型糖尿病患者血糖,更可减少血糖波动,减少低血糖及高血糖并发症发生。闭环胰岛素泵(closed-loop control,CLC)即在传统胰岛素泵的基础上增加了血糖感受器连续自动测定血糖浓度并将测定结果转变为电脉冲信号,然后由电子计算机系统加以处理和计算,调整注射泵输出的时间和速度,最后由胰岛素注射泵按"指令"输出胰岛素。

有研究证实闭环胰岛素泵在目前已有治疗方案基础上进一步优化患者血糖控制,增加患者血糖达标时间,同时减少低血糖发生。夜间闭环胰岛素泵装备可有效减少患者夜间低血糖发生,保障患者的治疗安全。

换言之,联合使用胰岛素自动输注系统和CGM可以形成基本不用患者操作的人工胰腺。胰岛素泵和探头技术的跨越式发展,以及临床试验数据的增加,显示部分或全自动系统成为现实。

二、改变疾病进程的治疗(disease-modifying therapies)

(一) 胰岛移植的现状及存在的问题

1972年,Ballinger等首次报道了将分离获得的健康大鼠胰岛经腹腔移植至糖尿病大鼠,可逆转高血糖。2000年,

Shapiro 等报道了 7 例 1 型糖尿病患者胰岛移植术后采用无糖皮质激素免疫抑制方案,均在 1 年内成功停用胰岛素,预后明显改善。该研究使用的临床方案被称为 Edmonton 方案,其应用使胰岛移植的临床疗效显著提高,被认为是胰岛移植史上的一个里程碑。近年来随着人体胰岛分离纯化技术的改进和新的免疫抑制方案的广泛使用,胰岛移植技术逐步成熟,发展为一项可以常规开展、有效的临床技术。

2016 年,美国临床胰岛移植协会(CITC)完成了具有关键性意义、为期 3 年的首个多中心(8 个)、前瞻性、单组、Ⅲ 期临床试验,评估临床上纯化的人胰岛(PHPI)治疗 1 型糖尿病的有效性及安全性。研究纳入了 48 例患者,在移植后 1 年和 2 年,糖化血红蛋白控制在 7% 以下的患者分别达到 87.5% 和 71%,且恢复低血糖感知能力、避免难治性严重低血糖发生,证实 PHPI 移植是一项安全、有效的治疗方法。目前胰岛移植的适应证包括:严重低血糖或无感知低血糖,胰岛素治疗下血糖难控制的 1 型糖尿病。合作胰岛移植登记处(CITR)的第九次年度报告显示 1999—2013 年,美国、欧洲及澳大利亚已完成超过 1 900 次的同种异体胰岛输注和 660 例自体胰岛输注。进一步分析显示患者单独胰岛移植后实现不依赖胰岛素治疗的因素包括:受者年龄 ≥35 岁、移植的胰岛当量(IEQ)≥325 000、诱导免疫抑制方案为 T 细胞耗竭和(或)TNF-α 抑制、免疫抑制维持治疗使用哺乳动物雷帕霉素靶向基因抑制剂和钙调神经磷酸酶抑制剂。患者肾移植合并胰岛移植后实现不依赖胰岛素治疗的因素包括:供者胰岛功能良好、移植的胰岛当量(IEQ)≥325 000。

诸多临床试验证实与外源性胰岛素治疗相比,胰岛移植能够更好地控制血糖,避免严重低血糖,是 1 型糖尿病治愈最有潜力的疗法。但胰岛移植广泛应用仍受到许多因素的限制,包括供体胰岛的来源严重不足、纯化胰岛的数量和功能、移植后胰岛丢失、受者需长期进行免疫抑制治疗、肝门静脉输注后的炎症反应等。随着这些问题的解决,胰岛移植技术将在临床广泛应用。

(二) 1 型糖尿病治疗未来的发展方向

1. **免疫治疗** · 如前所述,1 型糖尿病是一类 T 细胞介导的自身免疫性疾病,机体免疫系统破坏胰岛 β 细胞从而导致胰岛素绝对缺乏,糖代谢紊乱。过去的 30 年间,研究者以 1 型糖尿病的致病机制为基础,利用各种方式的免疫治疗探索通过抑制自身免疫反应,达到增加 β 细胞数量,以减少胰岛素用量和维持血糖平稳等目标的免疫疗法。目前的免疫治疗方法包括非特异性免疫抑制、特异免疫调节、抗原特异性治疗和细胞治疗,针对不同的靶点均取得了一定的成果。

(1) 抗体相关的免疫治疗:最初的免疫治疗大部分通过特异性抗体治疗一过性去除体内的自身免疫性淋巴细胞,达到抑制自身免疫的、保留胰岛 β 细胞的目的。这类特异性抗体包括人源化抗 CD3 单克隆抗体(teplizumab 和 otelixizumab)、抗 CD20 抗体(rituximab)、兔抗人胸腺细胞免疫球蛋白、抗 IL-1 抗体等。其中最具代表性的是抗 CD3 抗体。Protégé 试验中新诊 1 型糖尿病患者给予两次 teplizumab 治疗(基线及第 26 周,每次治疗持续 14 日),可以改善 β 细胞功能,减少外源胰岛素用量,降低糖化血红蛋白。2 年后,teplizumab 治疗组患者的胰岛 β 细胞功能下降速度仍低于对照组。但这种作用不

能持久,患者最终仍进展为胰岛素绝对缺乏。多项研究的回顾性分析发现 1 型糖尿病患者对 teplizumab 的效果也存在显著差异,亚组分析显示基线时较低的糖化血红蛋白、较少的外源胰岛素用量、较好的胰岛功能均是疗效显著的指标。因此,进一步的临床试验需根据代谢指标及免疫指标筛选出对抗体治疗更敏感的 1 型糖尿病,以期获得更好的疗效,实现治疗的个体化。

1 型糖尿病诊断时胰岛 β 细胞大部分已被破坏;人类胰岛细胞在体内虽可以增殖,但速度极其缓慢,因此将降低 β 细胞破坏速度的免疫治疗和促进 β 细胞增殖的治疗(如质子泵抑制剂和肠促胰素相关药物)联合起来,是 1 型糖尿病抗体免疫治疗的一个新方向。

(2) 抗原相关治疗:部分学者利用接种自身抗原的方式诱导免疫耐受,从而达到预防和治疗 1 型糖尿病的效果。目前研究中最关注的 1 型糖尿病相关自身抗原是胰岛素和谷氨酸脱羧酶 65(GAD65)。胰岛素作为自身抗原,在 1 型糖尿病高危人群中使用胰岛素治疗未能实现良好的预防效果。在一项最新的 Ⅰb 期临床试验中,HLA-DR4(DRB1 * 0401)限制性前胰岛素多肽 C19-A3 阶段性接种新诊断 1 型糖尿病以实现免疫耐受。结果显示该项治疗是安全的,未出现严重的过敏反应,而治疗结束 1 年后随访发现治疗组患者胰岛 β 细胞功能及外源性胰岛素用量较 1 年前均无显著变化,且血清中 IL-10 水平增高,体内 FOXP3+ 的调节性 T 细胞比例增高,显示接种多肽 C19-A3 提高了患者的免疫耐受。

临床试验结果显示,接种谷氨酸脱羧酶 65-球蛋白(GAD65/alum)的免疫疗法的临床试验未能显著改善患者体内的 C 肽反应。但是研究者仍未放弃该靶点,GAD65 联合其他药物(包括维生素 D、维生素 D 和布洛芬、维生素 D 和依那西普等)治疗 1 型糖尿病的临床试验正在进行中,期待其取得良好的效果。

(3) 调节性 T 细胞:调节性 T 细胞是一类免疫抑制细胞,在免疫耐受中发挥重要作用,在多种自身免疫性疾病中均发现调节性 T 细胞的功能缺陷,因此该类细胞也成为自身免疫疾病的治疗靶点。Marek 等招募了 10 例 8～16 岁的 1 型糖尿病患者,通过分选得到高纯度的调节性 T 细胞,在体外进行扩增并回输至患者体内。患者输注后体内调节性 T 细胞比例显著增高。半年后随访发现 8 例患者胰岛素用量无变化,2 例患者脱离胰岛素治疗;血清 C 肽水平显著高于对照组。随后的 Ⅰ 期临床研究也显示了自体调节性 T 细胞疗法的安全性,患者未出现输注反应或细胞治疗相关的严重不良反应;同时,输注的自体调节性 T 细胞可在体内存活 1 年以上,治疗组患者 2 年后 C 肽水平仍未下降。这些数据为自体调节性 T 细胞治疗的 Ⅱ 期临床试验提供了有力的数据支持。

2. **胰岛移植技术的发展** · 供体器官不足是所有器官移植面临的共同问题,解决这一问题的方法包括异种来源的胰岛。临床前研究通过改良免疫抑制剂的使用、猪胰岛的基因编辑及减毒处理,实现了猪胰岛在灵长类动物体内长期存在并分泌胰岛素。Edmonton 方案中每例 1 型糖尿病受者需 2～3 名供体提供胰岛。Hering 等研究发现,胰岛移植治疗中,每例 1 型糖尿病患者移植的胰岛数量 >7 000 IEQ/kg 时,即可达到治疗效果,量化了胰岛移植数量。为了尽可能地避免胰岛分

离纯化中的损失,最大程度保留胰岛的功能,美国临床胰岛移植协会发布了一套完整的分离纯化胰岛的标准操作规程。这些均为胰岛移植技术的临床大规模应用提供了基础。

为了解决胰岛移植后需终身服用免疫抑制剂的问题,研究者利用微囊封装技术,将移植的胰岛与体内的细胞进行隔离,避免免疫排斥反应的发生。研究者在不同的动物体内验证了微囊材料的可行性,部分装置能在无免疫抑制情况下保护胰岛功能,但仍存在生物相容性、囊周纤维化等问题,亟待进一步的解决。

3. 造血干细胞和祖细胞(HPSC)治疗·临床应用广泛的干细胞包括造血干细胞和间充质干细胞,均可通过体外培养分化为分泌胰岛素的β细胞。近年来多项研究利用自体骨髓造血干细胞移植治疗1型糖尿病。研究发现造血干细胞诱导分化的β细胞移植治疗能够治疗新发1型糖尿病,保留胰岛β细胞功能,减少胰岛素用量或停用胰岛素。但这些研究多为单中心、小样本研究,且缺少对照组,因此研究结果尚需大规模、多中心的随机对照研究加以验证。

Forina等的最新研究发现在非肥胖糖尿病(NOD)小鼠和糖尿病患者的HPSC中,程序性死亡配体-1(PD-L1)表达显著降低。PD-L1能够抑制T细胞的活性,是近年最热门的癌症治疗靶点。Forina等通过基因工程或小分子药物提高HPSC表面PD-L1表达,回输至NOD小鼠可成功逆转高血糖。该研究为1型糖尿病的治疗提供了新的靶点。

目前1型糖尿病的治疗主要依赖于外源性胰岛素,随着不同剂型胰岛素的出现,血糖监测系统的完善,胰岛素泵技术的发展,患者可选择的治疗方式逐渐增多。然而1型糖尿病患者血糖的控制情况仍不理想,严重低血糖发作、无感知低血糖等仍是威胁生命的并发症。因此,如何让患者保留胰岛β细胞,维持β细胞功能,是1型糖尿病患者治疗的根本。胰岛移植技术和免疫治疗是两种最有希望治愈1型糖尿病的方法。尽管这两种方式均仍存在诸多不足,异种移植的研究、胰岛移植中新型生物材料的应用、免疫抑制新靶点的发现、多种药物联合的免疫疗法、个体化治疗的引入等新的研究均让我们看到了1型糖尿病治疗的希望。

三、血糖监测的进展

血糖检测在糖尿病管理中有着举足轻重的作用,目前临床血糖监测方法主要有:血糖仪进行指尖毛细血管血糖监测、动态血糖监测、糖化血红蛋白监测等。

(一) 指尖毛细血管血糖监测

频繁监测血糖水平,根据血糖监测结果调整饮食、运动等生活方式,调整药物治疗,可改善1型糖尿病的血糖控制,减少患者血糖波动。建议口服降糖药的患者每周2~4次空腹或餐后2h血糖,或就诊前1周连续监测3日,每日监测三餐前、三餐后、睡前共7点血糖。联合胰岛素治疗的患者,建议通过监测7点血糖调整胰岛素用量。然而,很少有人经常进行频繁的指尖血糖测试。

(二) HbA$_{1C}$

反映既往2~3个月平均血糖水平的指标,是临床上评估长期血糖控制情况的金标准。ADA推荐成人1型糖尿病血糖控制目标为≤7%,儿童1型糖尿病为≤7.5%。目标的设定应根据诸多因素而个体化设定,包括合并症、患者自身管理血糖的能力和态度、可获得的健康资源等。在孕妇和备孕女性患者中要更严格。而在发生无感知低血糖,有严重低血糖史,严重并发症和预期寿命短的患者中应设定更宽松的目标,以获得最佳结局。

(三) 连续血糖监测(CGM)

已成为优化糖尿病治疗的重要诊疗选择,分回顾性CGM和实时CGM两种,适用于有无法解释的严重低血糖、反复低血糖、无症状性低血糖、夜间低血糖,无法解释的高血糖尤其是空腹高血糖、血糖波动大、对低血糖恐惧而刻意保持高血糖者,或用于患者教育。研究证实血糖波动同样增加患者微血管并发症及大血管并发症的发生率。随机对照试验(RCT)表明,CGM可以改善HbA$_{1C}$(下降0.5%~1.3%),并降低持续皮下胰岛素输注和多个每日注射使用者的血糖变异性,提高患者生活质量。应用实时动态血糖监测能及早发现低血糖发生趋势,有效预防低血糖发生,可使患者低血糖发生率降低,最新的带有自动胰岛素暂停功能的实时动态胰岛素泵的治疗可让1型糖尿病患者在低血糖范围内停留的时间更短。尽管CGM必须在临床实践中提供潜在的益处,但监测结果的准确性和费用仍使患者对CGM的接受度及依从性较差。这些都可能会妨碍实现真正的CGM临床益处。研究表明,无需毛细血管血糖校正的新一代葡萄糖监测系统与现有的CGM系统一样精确,患者耐受性好,有效地降低了血糖变异性,增加了血糖达标的时间,费用更低,患者接受度更高。

四、成人1型糖尿病的心血管并发症的治疗

1型糖尿病大血管并发症包括在心脏、外周血管和脑中出现的动脉粥样硬化和血栓形成。与微血管并发症不同,通过强化血糖控制心血管并发症危险性并不能减少。大血管并发症仍是过早病和致死的主要原因。有数据显示与健康个体比较,1型糖尿病患者的预期寿命减少8~13年。

在过去25年,1型糖尿病中微血管病变和大血管病变危险性已极大减少,结局显著改善。这些改善大部分是由于血糖控制更佳,相关危险因素管理水平提高,如高血压和高脂血症。遗传学研究还没有显示特定的基因与并发症的发生存在强相关性。在过去5年,通过整合危险因素进入预测模型形成的新技术已用于预测并发症,如QDdiabetes和QRISK3网络计算公式。

虽然新诊断的LADA患者代谢综合征组分合并率低,但糖尿病相关并发症发生率较高。胰岛素抵抗是LADA患者的一个特征,其在糖尿病患者血管病变的发展中起着重要作用。研究胰岛素抵抗与代谢和炎症参数的关系被记录为糖尿病患者心血管疾病的高风险。LADA患者多有明显的血脂异常,这被认为是一个重要的动脉粥样硬化危险因素,再加上胰岛素敏感性减低和高血压,可以增加心血管风险,增加血管事件的风险。有研究发现在确诊LADA1年后,12%的患者已经出现了微血管和大血管并发症。LADA患者的低密度脂蛋白水平低于2型糖尿病患者,与年龄、体重指数和腰臀比无关,同时高密度脂蛋白水平低于2型糖尿病患者。糖尿病大血管并发症患病率低于2型糖尿病,高于1型糖尿病。不同

研究显示，LADA 患者心血管疾病的发生率与 2 型糖尿病相比无差异，心因性死亡及全因死亡风险低于经典 1 型糖尿病及 2 型糖尿病。

1 型糖尿病存在病因学的异质性，不仅包括上述讨论的自身免疫 1 型糖尿病(T1A)型，还有未讨论的非自身免疫亚型(T1B)。尤其在亚洲年轻患者中，T1A 比白种人低，T1B 比例较高。2000 年 Imagawa 等将以急骤起病、缺乏糖尿病相关抗体并胰酶升高为特征的糖尿病命名为暴发性 1 型糖尿病(fulminant type 1 diabetes，FT1D)。

FT1D 黄种人的发病率高于白种人，以日本人的发病率最高，中国、韩国及菲律宾也均有发病报道。Imagawa 等统计以酮症或酮症酸中毒起病的日本 1 型糖尿病患者中，FT1D 患者约占 19.4%，且有季节性发病的特点，5、6 月份发病率最高。韩国新诊断的 1 型糖尿病患者中，FT1D 患者的占比为 7.1%，其中≥18 岁发病者占 30.4%。国内报道 FT1D 患者的占比为 1.5%～5.45%。高加索人和印第安人中罕见报道。不得不承认，T1B 如 FT1D 或病毒诱发的 1 型糖尿病流行病学资料尚匮乏，亟待开展。

通过适当的筛查方法，对 LADA 或 FT1D 患者尽早诊断能够提高治疗效果，可能使用一些方法延缓针对 β 细胞的破坏过程，从而获得延缓甚至预防胰岛素依赖。这些适当筛查方法包括检测糖尿病患者血中抗胰岛自身抗体和空腹 C 肽水平。

成人发病的 1 型糖尿病与 2 型糖尿病和其他类型糖尿病的鉴别诊断充满挑战性，正确的诊断具有重要的临床意义，对预防和管理都有深远影响。尽管存在病因异质性，在通常临床情况下，早期诊断和对糖尿病进行分类还是要依靠临床基础，包括测定胰岛自身抗体和空腹 C 肽水平，早期诊断和正确分型对预防并发症非常重要。前述讨论的 T1A 的治疗原则也同样适用于 T1B 患者。在我国，针对 1 型糖尿病，特别是成人 1 型糖尿病的管理和预防，流行病学、临床和基础研究还相当薄弱，任重道远，亟待大力加强。唯有通过积极主动地应用最新的临床进展，转化最新的科研成果，才能使得罹患这种致残致死率很高的疾病的患者最终获得最佳结局，提高其生活质量，延长其寿命。

参考文献

[1] DiMeglio LA, Evans-Molina C, Oram RA. Type 1 diabetes[J]. Lancet, 2018, 391(10138): 2449-2462.

[2] Weng J, Zhou Z, Guo L, et al. T1D China Study Group. Incidence of type 1 diabetes in China, 2010-13: population based study[J]. BMJ, 2018, 360: j5295.

[3] Buzzetti R, Zampetti S, Maddaloni E. Adult-onset autoimmune diabetes: current knowledge and implications for management[J]. Nat Rev Endocrinol, 2017, 13(11): 674-686.

[4] Leete P, Mallone R, Richardson SJ, et al. The effect of age on the progression and severity of type 1 diabetes potential effects on disease mechanisms[J]. Curr Diab Rep, 2018, 18(11): 115.

[5] 中华医学会糖尿病学分会.关于成人隐匿性自身免疫糖尿病(LADA)诊疗的共识[J].中华糖尿病杂志，2012,4(11): 641-647.

[6] Desai M, Clark A. Autoimmune diabetes in adults: lessons from the UKPDS[J]. Diabet Med, 2008, 25 Suppl 2: 30-34.

[7] Zaharia OP, Bobrov P, Strassburger K, et al. Metabolic characteristics of recently diagnosed adult-onset autoimmune diabetes mellitus[J]. J Clin Endocrinol Metab, 2018, 103(2): 429-437.

[8] Iqbal A, Novodvorsky P, Heller SR. Recent updates on type 1 diabetes mellitus management for clinicians[J]. Diabetes Metab J, 2018, 42(1): 3-18.

[9] Garg SK, Henry RR, Banks P, et al. Effects of sotagliflozin added to insulin in patients with type 1 diabetes[J]. N Engl J Med, 2017, 377(24): 2337-2348.

[10] Wod M, Thomsen RW, Pedersen L, et al. Lower mortality and cardiovascular event rates in patients with Latent Autoimmune Diabetes in Adults (LADA) as compared with type 2 diabetes and insulin deficient diabetes: a cohort study of 4368 patients[J]. Diabetes Res Clin Pract, 2018, 139: 107-113.

[11] Shapiro AM, Lakey JR, Ryan EA, et al. Islet transplantation in seven patients with type 1 diabetes mellitus using a glucocorticoid-free immunosuppressive regimen[J]. N Engl J Med, 2000, 343(4): 230-238.

[12] Hering BJ, Clarke WR, Bridges ND, et al. Phase 3 trial of transplantation of human islets in type 1 diabetes complicated by severe hypoglycemia[J]. Diabetes Care, 2016, 39(7): 1230-1240.

[13] Herold KC, Gitelman SE, Ehlers MR, et al. Teplizumab (anti-CD3 mAb) treatment preserves C-peptide responses in patients with new-onset type 1 diabetes in a randomized controlled trial: metabolic and immunologic features at baseline identify a subgroup of responders[J]. Diabetes, 2013, 62(11): 3766-3774.

[14] Ludvigsson J, Krisky D, Casas R, et al. GAD65 antigen therapy in recently diagnosed type 1 diabetes mellitus[J]. N Engl J Med, 2012, 366(5): 433-442.

[15] Bluestone JA, Buckner JH, Fitch M, et al. Type 1 diabetes immunotherapy using polyclonal regulatory T cells[J]. Sci Transl Med, 2015, 7(315): 315ra189.

[16] Ricordi C, Goldstein JS, Balamurugan AN, et al. National institutes of health-sponsored clinical islet transplantation consortium phase 3 trial: manufacture of a complex cellular product at eight processing facilities[J]. Diabetes, 2016, 65(11): 3418-3428.

[17] Desai T, Shea LD. Advances in islet encapsulation technologies[J]. Nat Rev Drug Discov, 2017, 16(5): 338-350.

[18] Ben Nasr M, Tezza S, D'Addio F, et al. PD-L1 genetic overexpression or pharmacological restoration in hematopoietic stem and progenitor cells reverses autoimmune diabetes[J]. Sci Transl Med, 2017, 9(416): pii: eaam7543.

[19] 柳岚,曾division,桑丹,等.暴发性 1 型糖尿病研究新进展[J].中国糖尿病杂志，2018,26(5): 431-436.

[20] Park Y, Wintergerst KA, Zhou Z. Clinical heterogeneity of type 1 diabetes (T1D) found in Asia[J]. Diabetes Metab Res Rev, 2017, 33(7). doi: 10.1002/dmrr.2907.

第二十四章 · 2 型糖尿病管理概论

严 励

糖尿病(diabetes mellitus)是一组由多病因引起以慢性高血糖为特征的代谢性疾病，是由于胰岛素分泌和(或)作用缺陷所引起的。长期碳水化合物、脂肪、蛋白质代谢紊乱可引起多系统损害，导致眼、肾、神经、心脏、血管等组织器官慢性进行性病变、功能减退及衰竭；病情严重或应激时可发生急性严重代谢紊乱，如糖尿病酮症酸中毒(DKA)、高渗高血糖综合征。糖尿病是由遗传和环境因素的复合病因引起的临床综合征，其病因和发病机制仍未完全阐明，目前仍缺乏病因治疗。但随着对糖尿病的病理生理、病因和临床表现的认识进步和深化，对糖尿病本质的认识也逐渐丰富。近年来，新药层出不穷，糖尿病管理理念也逐渐从"医院管理"向"注重患者自我管理教育与支持"转变；从"重治轻防"向"防治并重"转变；从"单纯降糖"向"控制多重心血管危险因素"转变；从"尽量单药治疗"向"早期联合用药"转变；从"首选口服降糖药"向"及早启用胰岛素"转变；从"单纯药物治疗"向"综合治疗"转变，等等。相信随着对糖尿病的认识的进一步加深，糖尿病管理理念今后还会不断改变和完善。

糖尿病治疗的近期目标是控制高血糖和相关代谢紊乱以消除糖尿病症状和防止急性严重代谢紊乱；远期目标是预防及(或)延缓糖尿病慢性并发症的发生和发展，维持良好健康和学习、劳动能力，保障儿童生长发育，提高患者的生活质量，降低病死率和延长寿命。

糖尿病的管理强调以患者为中心的协同管理模式，该团队应包括临床医师、护士、营养师、运动学专家、药剂师、口腔医师、足病医师及精神科医师等，患者从中得到专业的治疗，并积极参与整个治疗过程。在糖尿病诊疗过程中要充分考虑患者的临床特征(如年龄、BMI、性别、种族、遗传差异、合并症、低血糖风险等)，以及患者的偏好、需求、价值取向。所有的临床决策均需患者与临床医师共同参与制定。

重视对糖尿病患者的综合医学评估和合并症评估：在患者首次就诊时即应进行完整的医学评估，后续随访也应定期进行，包括并发症和合并症情况和管理、社会心理状态、患者自我管理情况、营养状态、社会支持等。

使新诊断的糖尿病患者达到良好血糖控制可延缓糖尿病微血管病变的发生、发展；早期良好控制血糖可能对动脉粥样硬化性心血管疾病有长期的保护作用(代谢记忆效应)，尚可保护β细胞功能及改善胰岛素敏感性；全面控制2型糖尿病的危险因素可明显降低动脉粥样硬化性心血管疾病和微血管病变的发生风险和死亡风险。故糖尿病管理须遵循早期和长期、积极而理性、综合治疗和全面达标、治疗措施个体化等原则(表11-24-1)。国际糖尿病联盟(IDF)提出糖尿病综合管理5个要点(有"五驾马车"之称)：糖尿病教育、医学营养治疗、运动治疗、血糖监测和药物治疗。

| 表 11-24-1 | 糖尿病综合控制目标《中国 2 型糖尿病防治指南(2017 版)》 |

检 测 指 标	目 标 值
血糖(mmol/L)	
空腹	4.4~7.0
非空腹	≤10.0
HbA₁c(%)	<7.0
血压(mmHg)	<130/80
HDL-C(mmol/L)	
男性	>1.0
女性	>1.3

(续表)

检 测 指 标	目 标 值
TG(mmol/L)	<1.7
LDL-C(mmol/L)	
未合并 ASCVD	<2.6
合并 ASCVD	<1.8
体重指数(kg/m²)	<24
尿白蛋白/肌酐(mg/mmol)	
男性	<2.5(22 mg/g)
女性	<3.5(31 mg/g)
或尿白蛋白排泄率	<20 μg/min(30 mg/24 h)
主动有氧活动(分钟/周)	≥150

注：ASCVD,动脉粥样硬化性心血管疾病。

应对血糖控制的风险与获益、可行性和社会因素等进行综合评估，为患者制定合理的个体化 HbA₁c 控制目标。对大多数非妊娠成人，HbA₁c 的合理控制目标为<7%；而对病程短、预期寿命长、无明显心血管疾病(CVD)等患者，可考虑更严格的 HbA₁c 目标；而对于有严重低血糖病史、预期寿命有限、已有显著微血管或大血管并发症、糖尿病病程长的患者，应采用较为宽松的 HbA₁c 目标。

糖尿病患者在治疗过程中可能发生血糖过低现象。低血糖可导致不适甚至生命危险，也是血糖达标的主要障碍，应该特别注意。根据国际低血糖研究小组的建议，将低血糖分为低血糖警戒值、具有显著临床意义的低血糖、严重低血糖 3 个级别。1 级低血糖：血糖<3.9 mmol/L 且≥3.0 mmol/L；2 级低血糖：血糖<3.0 mmol/L；3 级低血糖：没有特定血糖界限，伴有意识和(或)躯体改变的严重事件，需要他人协助。治疗过程中，需要为糖尿病患者制定个体化的治疗方案以达到控制血糖疗效的最大化和低血糖风险的最小化。注意引起低血糖发生的诱因、预防和及时治疗低血糖。每个医院或医疗机构应采用和实施低血糖处理流程。应对每位患者制定低血糖预防和治疗计划。医院内低血糖发作应在医疗文书中记录并跟踪。当血糖<3.9 mmol/L 时，应该重新评估并改进治疗方案，以预防以后低血糖的发生。

本章只对 2 型糖尿病治疗(管理)的要点作一概述，有关各项措施的具体应用，详见各章节。

一、糖尿病健康教育

糖尿病健康教育是重要的基础管理措施，是决定糖尿病管理成败的关键。健康教育包括糖尿病防治专业人员的培训、医务人员的继续医学教育、患者及其家属和公众的卫生保健教育。每位糖尿病患者均应接受全面糖尿病教育，充分认识糖尿病并掌握自我管理技能。鼓励应用互联网、远程学习、移动 APP 软件等新辅助技术。建议所有患者不要吸烟、使用其他烟草产品或电子香烟。戒烟咨询和其他形式的治疗是糖尿病治疗的一个常规组成部分。评估对糖尿病自我管理教育和支持的需求有 4 个关键时间点：在诊断时、每年、出现复杂化因素时及发生照护改变时。

二、医学营养治疗

医学营养治疗(medical nutrition therapy)是糖尿病基础

管理措施，是综合管理的重要组成部分。推荐所有糖尿病患者接受由营养师制定的个体化的医学营养治疗。对医学营养治疗的依从性是决定患者能否达到理想代谢控制的关键影响因素。其主要内容和目标包括：帮助患者制定营养计划和形成良好的饮食习惯、纠正代谢紊乱、达到良好的代谢控制、减少动脉粥样硬化性心血管疾病（ASCVD）的危险因素、提供最佳营养以改善患者健康状况、增加胰岛素敏感性和减缓β细胞功能障碍的进展。总的原则是确定合理的总能量摄入，合理、均衡地分配各种营养物质，恢复并维持理想体重。所有糖尿病患者并没有一个统一的理想的碳水化合物、蛋白质和脂肪的热量来源比例；所以宏量营养素的分配应根据总热量摄入和代谢控制目标进行个体化评估。在治疗过程中随访调整十分重要。

三、运动治疗

运动治疗在糖尿病的管理中占重要地位，尤其对肥胖的2型糖尿病患者，运动可增加胰岛素敏感性，有助于控制血糖和体重。根据年龄、性别、体力、病情、有无并发症及既往运动情况等，在医师指导下开展有规律的合适运动，循序渐进，并长期坚持。久坐时应每隔30 min进行一次短暂的身体活动，建议每周150 min中等强度运动。老年糖尿病患者每周进行2～3次灵活性和平衡性训练，可根据个人偏好包括瑜伽和太极活动以增加柔韧性、肌肉力量和平衡。运动前、后要监测血糖。运动量大或激烈运动时应建议患者调整食物及药物，以免发生低血糖。血糖＞14～16 mmol/L，近期频繁发作低血糖或者血糖波动较大，有糖尿病急性并发症和严重心、脑、眼、肾等慢性并发症者暂不适宜运动。

四、病情监测

包括血糖监测、其他CVD危险因素和并发症的监测。

血糖监测基本指标包括空腹血糖、餐后血糖和HbA$_{1C}$。建议患者应用便携式血糖仪进行自我血糖监测，指导调整治疗方案。持续血糖监测（CGM）可作为无症状低血糖和（或）频发低血糖患者自我血糖监测（SMBG）的补充，目前实时和间歇性扫描血糖监测装置已经运用于临床。HbA$_{1C}$用于评估长期血糖控制情况，也是临床指导调整治疗方案的重要依据之一，患者初诊时都应常规检查，开始治疗时每3个月检测1次，血糖达标后每年也应至少监测2次。更改治疗方案或血糖控制未达标的患者应每3个月检测HbA$_{1C}$1次。即时/床旁检测HbA$_{1C}$有助于及时调整治疗方案。也可用糖化血清白蛋白来评估近2～3周的血糖控制情况。

对于糖尿病前期和糖尿病的人群，评估并治疗其他心血管疾病危险因素。患者每次就诊时均应测量血压；每年至少1次全面了解血脂以及心、肾、神经、眼底等情况，尽早给予相应处理。

同时还应评估癌症、认知功能障碍、骨折、脂肪肝、睡眠呼吸暂停综合征、自身免疫性疾病、人类免疫缺陷病毒感染、焦虑症、抑郁症、摄食行为障碍及严重精神疾病等合并症。

五、高血糖的药物治疗

包括口服降糖药物和注射制剂两大类。在饮食和运动不

能使血糖控制达标时应及时起用降糖药物治疗。

口服降糖药物主要有促胰岛素分泌剂（磺脲类和格列奈类）、双胍类、噻唑烷二酮类、α-糖苷酶抑制剂、二肽基肽酶-4（DPP-4）抑制剂和钠-葡萄糖共转运蛋白2（SGLT2）抑制剂。

注射制剂有胰岛素及胰岛素类似物、GLP-1受体激动剂。

对于2型糖尿病，应在综合考虑疗效、低血糖风险、对体重的影响、潜在不良反应、成本及患者偏好的基础上，以患者为中心指导治疗药物的选择和治疗方案的制定。

（一）口服降糖药物

2型糖尿病是进展性的疾病，为控制血糖达标，在临床上多数患者需药物治疗，且常常需要多种口服降糖药物的联合治疗。

1. 促胰岛素分泌剂

（1）磺脲类（sulfonylureas，SU）：SU的主要作用为刺激β细胞分泌胰岛素，使血糖下降。可使HbA$_{1C}$降低1%～2%。

适应证：SU作为单药治疗主要选择应用于新诊断的2型糖尿病非肥胖患者、用饮食和运动治疗血糖控制不理想时。

禁忌证或不适应证：1型糖尿病，有严重并发症或β细胞功能很差的2型糖尿病，儿童糖尿病，孕妇、哺乳期妇女，大手术围手术期，全胰腺切除术后，对SU过敏或有严重不良反应者等。

不良反应：① 低血糖反应；② 体重增加；③ 皮肤过敏反应；④ 消化系统，上腹部不适、食欲减退等，偶见肝功能损害、胆汁淤滞性黄疸；⑤ 心血管系统：某些SU可减弱心肌缺血的预处理能力，可能会对心血管系统带来不利影响，但目前尚无资料证实会增加2型糖尿病患者心血管疾病的发病率和病死率。

（2）格列奈类：非磺脲类促胰岛素分泌剂。主要通过刺激胰岛素的早时相分泌而降低餐后血糖，主要用于控制餐后高血糖，也有一定降低空腹血糖作用。于餐前或进餐时口服。可降低HbA$_{1C}$0.3%～1.5%。

适应证：同SU，较适合用于2型糖尿病早期餐后高血糖阶段或以餐后高血糖为主的老年患者。

禁忌证或不适应证：与SU相同。

不良反应：常见是低血糖和体重增加，但低血糖的风险和程度较SU轻。

2. 双胍类（biguanides） 目前广泛应用的是二甲双胍。二甲双胍是2型糖尿病患者控制高血糖的一线用药和联合用药中的基础用药。

通过抑制肝葡萄糖输出，改善外周组织对胰岛素的敏感性、增加对葡萄糖的摄取和利用而降低血糖。可使HbA$_{1C}$下降1%～2%。二甲双胍不增加体重。

适应证：作为2型糖尿病治疗的一线用药，可单用或联合其他药物。

禁忌证或不适应证：① 肾功能不全［肾小球滤过率＜45 ml/(1.73 m^2·min)］、肝功能不全、缺氧及高热患者禁忌，慢性胃肠病、慢性营养不良不宜使用；② 2型糖尿病合并急性严重代谢紊乱、严重感染、缺氧、外伤、大手术、孕妇和哺乳期妇女等；③ 对药物过敏或有严重不良反应者；④ 酗酒者。

不良反应：① 消化道反应，主要副作用，进餐时服药、从

小剂量开始、逐渐增加剂量,可减少消化道不良反应;② 皮肤过敏反应;③ 乳酸性酸中毒,为最严重的副作用,但罕见,但也须注意严格按照推荐用药;④ 单独用药极少引起低血糖;⑤ 长期使用可能导致维生素 B_{12} 缺乏,应定期监测维生素 B_{12} 水平,必要时补充。

3. 噻唑烷二酮类(thiazolidinediones,TZD,格列酮类)・增加靶组织对胰岛素作用的敏感性而降低血糖。TZD 可以使 HbA_{1c} 下降 $1.0\%\sim1.5\%$。

适应证:可单独或与其他降糖药物合用治疗 2 型糖尿病,尤其是肥胖、胰岛素抵抗明显。

禁忌证或不适应证:不宜用于 1 型糖尿病、孕妇、哺乳期妇女和儿童。有心力衰竭[纽约心脏学会(NYHA)心功能分级Ⅱ级以上]、活动性肝病或转氨酶升高超过正常值上限 2.5 倍,以及严重骨质疏松和骨折病史的患者应禁用。现有或既往有膀胱癌病史的患者或存在不明原因的肉眼血尿的患者禁用吡格列酮。

不良反应:单独使用时不导致低血糖,但与胰岛素或促胰岛素分泌剂联合使用时可增加低血糖发生的风险。体重增加和水肿是 TZD 的常见副作用,在与胰岛素合用时更加明显。TZD 还与骨折和心力衰竭风险增加相关。

4. α-糖苷酶抑制剂(AGI)・食物中淀粉、糊精和双糖(如蔗糖)的吸收需要小肠黏膜刷状缘的 α-糖苷酶,AGI 抑制这一类酶从而延缓碳水化合物吸收,降低餐后高血糖。AGI 可使 HbA_{1c} 降低 $0.5\%\sim0.8\%$,不增加体重。

适应证:适用于以碳水化合物为主要食物成分,或空腹血糖正常(或不太高)而餐后血糖明显升高者。可单独用药或与其他降糖药物合用。

禁忌证或不适应证:肠道吸收甚微,通常无全身毒性反应,但肝、肾功能不全者仍应慎用。不宜用于有胃肠功能紊乱者、孕妇、哺乳期妇女和儿童。1 型糖尿病不宜单独使用。

不良反应:常见为胃肠道反应,如腹胀、排气增多或腹泻。

5. DPP-4 抑制剂・目前有两类基于肠促胰素的降糖药物应用于临床。包括 DPP-4 抑制剂和 GLP-1 受体激动剂(见注射制剂部分)。

抑制 DPP-4 活性而减少 GLP-1 的失活,提高内源性 GLP-1 水平。可降低 HbA_{1c} $0.5\%\sim1.0\%$。单独使用不增加低血糖发生的风险,也不增加体重。

适应证:单药使用,或与其他口服降糖药物或胰岛素联合应用治疗 2 型糖尿病。

禁忌证或不适应证:孕妇、儿童和对 DPP-4 抑制剂有超敏反应的患者,1 型糖尿病或 DKA 患者的治疗。

不良反应:总体不良反应发生率低。可能出现头痛、超敏反应、肝酶升高、上呼吸道感染、胰腺炎、关节痛等不良反应,多可耐受。DPP-4 抑制剂整体心血管安全性良好,阿格列汀和沙格列汀不增加心血管事件风险,但可能增加心力衰竭住院风险,尤其是已经存在心脏或肾脏疾病的患者。

6. 钠-葡萄糖共转运蛋白 2(SGLT2)抑制剂・通过抑制近段肾小管管腔侧细胞膜上的 SGLT2 作用而抑制葡萄糖重吸收,降低肾糖阈、促进尿葡萄糖排泄,从而达到降低血糖的作用。

SGLT2 抑制剂降低 HbA_{1c} $0.5\%\sim1.0\%$,还可减轻体重和降低血压作用。SGLT2 抑制剂在一系列大型心血管结局及肾脏结局的研究中显示了心血管及肾脏获益。SGLT2 抑制剂单用不增加低血糖风险,联合胰岛素或磺脲类药物时,可增加低血糖发生风险。

适应证:单独使用,或与其他口服降糖药物及胰岛素联合使用治疗 2 型糖尿病。

禁忌证或不适应证:1 型糖尿病。2 型糖尿病 GFR < 45 ml/(1.73 m^2・min)者。

不良反应:总体不良反应发生率低。可能出现生殖泌尿道感染,多数轻到中度,抗感染治疗有效。部分可能增加截肢风险和骨折风险。SGLT2 抑制剂可能会引起 DKA,在使用期间应密切监测;明确诊断为 DKA 者,应立即停用,并按 DKA 治疗原则处理。

(二)注射制剂

1. 胰岛素・胰岛素是控制高血糖的重要和有效手段。

胰岛素使用原则:① 胰岛素治疗应在综合治疗基础上进行;② 方案应力求模拟生理性胰岛素分泌模式。③ 从小剂量开始,根据血糖水平逐渐调整至合适剂量。

1 型糖尿病:一经诊断就应开始胰岛素治疗并需终身替代治疗。由于患者残余 β 细胞数量和功能有差异,胰岛素治疗方案要注意个体化。① 某些成人隐匿性免疫性糖尿病(LADA)患者早期或部分 1 型糖尿病患者在"蜜月期",可短期使用预混胰岛素每日 2 次注射。但预混胰岛素不宜用于 1 型糖尿病的长期治疗。② 多数患者需采用多次皮下注射胰岛素或持续皮下胰岛素输注(continuous subcutaneous insulin infusion,CSII,俗称胰岛素泵)方案,尤其 β 细胞功能已衰竭或妊娠时。初始剂量为 $0.5\sim1.0$ U/(kg・d);其中全天剂量的 $40\%\sim50\%$ 用于提供基础胰岛素,剩余部分分别用于每餐前。例如每餐前 $20\sim30$ min 皮下注射短效胰岛素(或餐前即时注射速效胰岛素类似物),睡前注射中效或长效胰岛素(或胰岛素类似物)以提供基础胰岛素;胰岛 β 功能特别差、血糖波动大者可另于早餐前给予一次小剂量中效或长效胰岛素以维持日间的基础水平。CSII 可提供更接近生理性胰岛素分泌模式的胰岛素治疗方法,低血糖发生风险较少。

2 型糖尿病:以下情况应考虑起始胰岛素治疗:① 经生活方式干预和较大剂量多种口服降糖药联合治疗,血糖仍未达控制目标($HbA_{1c}\geqslant7.0\%$);② 在糖尿病病程中,出现无明显诱因的体重显著下降时;③ 对症状显著、血糖明显升高的新诊断 2 型糖尿病,诊断时即可考虑胰岛素治疗,可以联用或不联用其他药物。可根据患者的具体情况,选择基础胰岛素(通常白天继续服用口服降糖药,睡前注射中效胰岛素或长效胰岛素类似物)或预混胰岛素,根据患者的血糖水平,选择每日 $1\sim2$ 次的注射方案;当使用每日 2 次注射方案时,应停用促胰岛素分泌剂。胰岛素替代治疗的适应证主要包括:2 型糖尿病 β 细胞功能明显减退、口服降糖药治疗反应差伴体重减轻或持续性高血糖、难以分型的消瘦糖尿病等。治疗方案可为每日注射 2 次预混胰岛素或预混胰岛素类似物;也可以采用餐时+基础的多次皮下注射胰岛素、每日 3 次预混胰岛素类似物或 CSII 等胰岛素替代治疗方案。

总而言之,可先为患者制订试用方案,逐渐调整至达到良好血糖控制。

采用替代胰岛素治疗方案后，有时早晨空腹血糖仍然较高，可能的原因为：① 夜间胰岛素应用不足；② "黎明现象（dawn phenomenon）"，即夜间血糖控制良好，也无低血糖发生，仅于黎明短时间内出现高血糖，可能由于清晨皮质醇、生长激素等分泌增多所致；③ Somogyi 效应，即在夜间曾有低血糖，在睡眠中未被察觉，但导致体内胰岛素拮抗激素分泌增加，继而发生低血糖后的反跳性高血糖。夜间多次（于 0、2:00、4:00、6:00、8:00）测定血糖，有助于鉴别早晨高血糖的原因。

采用强化胰岛素治疗时，低血糖症发生率增加，应注意避免、及早识别和处理。2 岁以下幼儿、老年患者、已有严重并发症者均不宜采用强化胰岛素治疗。

糖尿病患者在急性应激时，容易促使代谢紊乱迅速恶化。此时不论哪一种类型糖尿病，也不论原用哪一类药物，均应使用胰岛素治疗以渡过急性期，待应激消除后再调整糖尿病治疗方案。急性期血糖控制良好与预后有密切关系，但应注意避免发生低血糖，对老年、合并急性心肌梗死或脑卒中的患者尤其要小心，目前建议危重患者的血糖维持在 $7.8 \sim 10.0$ mmol/L 较合适。糖尿病患者如需施行择期大手术，应至少在手术前 3 日即开始使用或改用胰岛素治疗，宜选用短效胰岛素或联合应用短效和中效制剂，术后恢复期再调整糖尿病治疗方案。上述情况下，如需静脉滴注葡萄糖液，可每 $2 \sim 4$ g 葡萄糖加入 1 U 短效胰岛素。

胰岛素的主要不良反应是低血糖、水肿、视力模糊、胰岛素过敏反应、脂肪营养不良等。

2. GLP-1 受体激动剂 • GLP-1 受体激动剂与胰岛 β 细胞的 GLP-1 受体结合后，可葡萄糖依赖性地刺激胰岛素分泌和合成；同时，减少胰高血糖素释放；另外，可作用于中枢神经系统 GLP-1 受体，进而减少食物摄入；并通过促进棕色脂肪组织的生热作用和白色脂肪组织分解增加能量消耗；延迟胃排空。

GLP-1 受体激动剂需皮下注射，可使 HbA_{1c} 降低 $1.0\% \sim 1.5\%$，且有显著的降低体重作用。

适应证：可单独或与其他降糖药物合用治疗 2 型糖尿病，尤其肥胖、胰岛素抵抗明显者。

禁忌证或不适应证：有胰腺炎病史者禁用。不用于 1 型糖尿病或 DKA 的治疗。艾塞那肽禁用于 GFR<30 ml/min 患者；利拉鲁肽不用于既往有甲状腺髓样癌史或家族史患者，以及 2 型多发性内分泌腺肿瘤综合征患者。

不良反应：恶心、呕吐、腹泻、消化不良、上呼吸道感染和注射部位结节是常见的不良反应，低血糖的发生率很低；罕见的不良反应包括胰腺炎、皮炎等。大多数治疗开始时出现恶心的患者，症状的发生频度和严重程度会随着继续治疗时间的延长而减轻。

六、2 型糖尿病高血糖的管理策略和治疗流程

坚持以患者为中心的原则来指导药物选择。考虑因素包括伴发疾病（动脉粥样硬化性心血管疾病、心力衰竭、慢性肾脏疾病）、低血糖风险、对体重的影响、成本、副作用的风险及患者的偏好，制定个体化的治疗方案，且强调跟踪随访，根据

病情变化调整治疗方案，力求达到安全平稳降糖、长期达标。

生活方式干预是 2 型糖尿病的基础治疗措施，应该贯穿于糖尿病治疗的始终。如果单纯生活方式干预血糖不能达标，应开始药物治疗。首选二甲双胍，且如果没有禁忌证，其应一直保留在治疗方案中；不适合二甲双胍治疗者可选择其他种类药物。如单独使用二甲双胍治疗血糖未达标，可加用其他种类的降糖药物。无论 HbA_{1c} 水平是否达标，2 型糖尿病患者合并 ASCVD、ASCVD 高风险、心力衰竭或慢性肾脏病，建议首先联合有心血管疾病和慢性肾脏病获益证据的 GLP-1 受体激动剂或 SGLT2 抑制剂。基线 HbA_{1c} 较高的患者，也可直接开始两个口服降糖药联合治疗。两种口服药联合治疗而血糖仍不达标者，可采用 3 种口服药联合治疗，或加用胰岛素治疗（每日 1 次基础胰岛素或每日 $1 \sim 2$ 次预混胰岛素）或 GLP-1 受体激动剂。如血糖仍不达标，则应将治疗方案调整为多次胰岛素治疗或 CSII。

伴有明显的高血糖症状的新诊断 2 型糖尿病，或者已诊断为 2 型糖尿病、使用两种或两种以上口服降糖药联合治疗 3 个月以上血糖仍明显升高，$HbA_{1c}>9.0\%$，以及已经起始胰岛素治疗且经过充分的剂量调整血糖仍未达标（$HbA_{1c}>7.0\%$）的 2 型糖尿病患者，往往需要进行短期的胰岛素强化治疗以短时间内改善高糖毒性。

对于长期血糖控制不良且已有动脉粥样硬化性心血管疾病的 2 型糖尿病患者，应该考虑联合 SGLT2 或 GLP-1 受体激动剂治疗，因已证实这些药物加入标准治疗中可减少心血管和全因死亡率。在动脉粥样硬化性心血管疾病合并心力衰竭的高危患者或合并心力衰竭的患者中，首选 SGLT2 抑制剂。对于患有 2 型糖尿病和慢性肾脏疾病的患者，考虑使用 SGLT2 抑制剂或 GLP-1 受体激动剂，以降低慢性肾脏疾病进展或（和）心血管事件的风险。

对于没有达到血糖目标的 2 型糖尿病患者，不应推迟药物强化治疗。药物治疗方案应定期重新评估（每 $3 \sim 6$ 个月 1 次），并根据需要进行调整。

七、代谢手术治疗糖尿病

体重管理是糖尿病综合管理的重要内容，超重或肥胖患者减重有助于血糖控制和减少对降糖药物的需求。强调以并发症为中心的模式，而不是以 BMI 为中心的超重和肥胖的管理模式。首选生活方式干预，必要时可加用减重药物。选择降糖药物时，应考虑药物对体重的影响。如果生活方式干预联合或不联合药物治疗未能有效地减轻体重且血糖控制不佳者，可以考虑代谢手术。代谢手术可明显改善肥胖 2 型糖尿病患者血糖、血脂及体重控制。代谢手术应该在具有多学科团队的有治疗糖尿病和胃肠外科经验的大医院进行。术前要对患者进行全面评估，包括对治疗的依从性、心理健康、是否有酒精或药物滥用史、相关精神疾病病史等；手术后的患者应该根据国内外专业学会的代谢手术术后管理指南接受长期生活方式支持，并定期监测微量营养素和营养状态。但目前代谢手术治疗的适应证、禁忌证及具体术式尚未完全统一，且现有临床证据多来自非亚洲裔人群。在国内开展相关治疗应严格规范手术的适应证，权衡利弊，保证治疗效果的同时降低手术长、短期并发症发生的风险。

八、胰腺移植和胰岛细胞移植

治疗对象主要为1型糖尿病患者。单独胰腺移植或胰肾联合移植可解除对胰岛素的依赖,改善生活质量。

九、糖尿病慢性并发症的防治原则

糖尿病慢性并发症是患者致残、致死的主要原因,强调早期防治。1型糖尿病病程≥5年者及所有2型糖尿病患者确诊后应每年进行慢性并发症筛查。现有证据显示:仅严格控制血糖对预防和延缓2型糖尿病患者,特别是那些长病程、已发生ASCVD或伴有多个心血管危险因素患者慢性并发症的发生发展的作用有限,所以应早期和积极全面控制ASCVD危险因素。

(1)各指南对糖尿病患者的高血压的目标值未达成国际共识,《中国2型糖尿病防治指南(2017版)》推荐血压一般应控制在130/80 mmHg以下。可选择血管紧张素转换酶抑制剂(ACEI)、血管紧张素Ⅱ受体阻滞剂(ARB)、钙通道阻滞剂(CCB)、利尿剂、β受体阻滞剂等药物,首选ACEI或ARB;常需要多种降压药物联合应用。

(2)处理血脂异常前应进行ASCVD总体危险全面评估,调脂治疗的首要目标是LDL-C。LDL-C一般控制目标<2.6 mmol/L,极高危患者<1.8 mmol/L或较基线降低50%,超高危(极高危患者伴以下一项:LDL-C<1.8 mmol/L仍有不稳定型心绞痛、CKD≥3期、早发心脑血管疾病)的患者,LDL-C<1.4 mmol/L。首选他汀类药物并长期坚持使用;如TG>5.7 mmol/L,应先用贝特类药物,以减少发生急性胰腺炎的风险;如他汀不能耐受或LDL-C未能降至目标值,或严重混合性血脂异常,可考虑他汀与其他调脂药联合,如他汀+依折麦布,他汀+贝特类药物,有条件者可联合应用前蛋白转化酶枯草溶菌素9(PCSK9)抑制剂,以进一步降低心血管事件风险。

(3)小剂量阿司匹林(75~150 mg/d)作为有ASCVD病史的糖尿病患者的二级预防,对不适用阿司匹林者,可用氯吡格雷(75 mg/d)替代;对于伴有ASCVD危险因素、年龄≥50岁的1型或2型糖尿病患者,可考虑将小剂量阿司匹林作为一级预防策略。

(4)严格的血糖控制可预防或延缓1型糖尿病和2型糖尿病蛋白尿的发生和进展,已有微量白蛋白尿而血压正常的早期肾脏病患者应用ACEI或ARB也可延缓肾病的进展;一旦进展至临床肾病期,治疗的重点是矫正高血压和减慢GFR下降速度。ACEI或ARB除可降低血压外,还可减轻蛋白尿和使GFR下降延缓。临床肾病期患者以优质动物蛋白为主;GFR进一步下降后加用复方α-酮酸。尽早使用促红细胞生成素纠正贫血,治疗维生素D-钙磷失平衡可明显改善进展期患者的生活质量和预后。应比非糖尿病肾脏病患者更早启动肾脏替代治疗。

(5)综合眼科检查包括散瞳后眼底检查、彩色眼底照相,必要时行荧光造影检查。重度非增殖性视网膜病变(NPDR)应尽早接受视网膜光凝治疗;增殖性糖尿病视网膜病变患者存在威胁视力情况时(如玻璃体积血不吸收、视网膜前出现纤维增殖、黄斑水肿或视网膜脱离等)应尽早行玻璃体切割手术;有威胁视力的糖尿病性黄斑水肿也可应用抗血管内皮生长因子玻璃体腔内注射。争取尽可能保存视力。妊娠期间更需严密随访。

(6)早期严格控制血糖并保持血糖稳定是糖尿病神经病变最重要和有效的防治方法;其他如甲钴胺、前列腺素类似物、醛糖还原酶抑制剂、α-硫辛酸等有一定的作用;对痛性糖尿病神经病变可选用抗惊厥药、选择性5-羟色胺和去甲肾上腺素再摄取抑制剂或三环类抗忧郁药物等。

(7)所有患者都应定期行足部检查(包括足部检查、保护性感觉的测试、下肢动脉病变检查等),并进行足部自我护理的教育;对高危足应防止外伤、感染,积极治疗血管和神经病变。对于足溃疡及高危足患者推荐多学科管理,给予规范化处理,以降低截肢率和医疗费用。

(8)筛查和治疗阻塞性睡眠呼吸暂停低通气综合征(OSAHS)。可以通过改善生活方式,如减重及运动、非仰卧位睡姿、戒酒、避免服用镇静催眠类药物等;持续正压通气(CPAP)治疗;其他治疗方式还包括口腔矫治器、上气道刺激及手术。

(9)关注糖尿病患者的口腔健康。糖尿病可引起或加重牙周病、口腔黏膜病变、龋齿、牙槽骨吸收牙齿松动脱落、颌骨及颌周感染等各种口腔疾病。及时筛查和处理。

十、儿童和青少年2型糖尿病

儿童和青少年糖尿病管理不能简单地按照成人糖尿病的管理方法来进行。儿童及青少年糖尿病的流行病学、病理生理学、疾病发展和治疗效果与成人糖尿病不同,且对于儿童和青少年,1型糖尿病与2型糖尿病的管理与治疗也有许多不同之处。儿童和青少年2型糖尿病在诊断的同时要注意是否存在伴发病或并发症,包括高血压、微量白蛋白尿、眼底病变、睡眠呼吸障碍、血脂异常和脂肪肝等。青春期少女应注意是否合并PCOS。起始药物治疗可以单用二甲双胍或胰岛素,或两者联合使用。如果存在糖尿病症状、严重高血糖,存在酮症/DKA则需要胰岛素治疗。

十一、围手术期管理

择期手术前应尽量将空腹血糖控制<7.8 mmol/L及餐后血糖<10 mmol/L;接受大、中型手术者术前改为胰岛素治疗;并对可能影响手术预后的糖尿病并发症进行全面评估。需急诊手术而又存在酸碱、水电解质平衡紊乱者应及时纠正。术中、术后密切监测血糖,围手术期患者血糖控制在8.0~10.0 mmol/L较安全。

十二、免疫接种

根据年龄为儿童和成人糖尿病患者提供常规接种疫苗。病程≥6个月的所有糖尿病患者均应每年接种流感疫苗。患者应常规接种乙肝疫苗。

十三、预 防

各级政府、卫生部门、社会各界共同参与糖尿病的预防、治疗、教育、保健计划。以自身保健管理和社区支持为主要内容。提倡合理膳食,经常运动,防止肥胖。给予2型糖尿病高危人群适当生活方式干预可有效延缓或预防 2 型糖尿病的发生。糖尿病前期个体通过糖尿病自我管理的教育和支持计划，可有效预防或延缓 2 型糖尿病的发生。在强调生活方式干预的基础上，鼓励利用互联网、智能手机 APP 软件、可穿戴设备等新技术作为有效的辅助手段。如果生活方式干预后血糖水平仍未见改善，可给予药物干预。对于体重指数（BMI）≥35 kg/m² 、年龄＜60 岁、既往有妊娠糖尿病病史的女性，可考虑应用二甲双胍预防 2 型糖尿病。建议糖尿病前期患者至少每年监测是否进展为糖尿病。

参考文献

[1] 中华医学会糖尿病学分会.中国 2 型糖尿病防治指南（2017 年版）[J].中华糖尿病杂志,2018,10(1)：4-65.
[2] American Diabetes Association.Introduction：standards of medical care in diabetes-2019[J]. Diabetes Care, 2019, 42 (S1)：S1-S193.
[3] AACE/ACE. Consensus statement by the American Association of Clinical Endocrinologists and American College of Endocrinology on the comprehensive type 2 diabetes management algorithm-2019 executive summary[J]. Endocr Pract, 2019, 25(1)：69-100.
[4] 葛均波,徐永健,王辰.内科学[M].9 版.北京：人民卫生出版社,2018.

第二十五章·胰岛素

杨文英

第一节·胰岛素制剂、用法及并发症

一、注射胰岛素制剂

临床上使用的胰岛素有很多种分类方法，本节主要介绍根据来源和化学结构、纯度及作用时间的分类方法。

（一）根据来源和化学结构分类

根据来源和化学结构的不同，分为动物胰岛素、人胰岛素和胰岛素类似物。

动物胰岛素是从动物胰腺中提取出来的，主要来源于牛和猪的胰脏。人胰岛素分子结构是由 A 和 B 两个多肽链组成，其中 A 链含有 21 个氨基酸，B 链含有 30 个氨基酸。猪和牛胰岛素与人胰岛素结构相似，也是由 51 个氨基酸组成，但是猪胰岛素与人胰岛素有 1 个氨基酸的差别，而牛胰岛素与人胰岛素有 3 个氨基酸的不同（图 11-25-1）。

动物胰岛素目前在我国的大城市已很少使用，主要使用的猪胰岛素一般可见于医疗资源缺乏的地区。长期使用动物胰岛素可能会出现胰岛素抵抗、过敏、注射部位脂肪增生或萎缩、低血糖反应等不良反应，主要是由于动物胰岛素与人胰岛素结构不同导致免疫原性增高，以及动物胰岛素纯度低、杂质含量较高造成的，使用动物胰岛素也有诱导抗胰岛素抗体的

趋势，抗体形成可能影响外源性动物胰岛素的活性和吸收，并可能导致药代动力学的不可预测。

人胰岛素的生产起源于 1963 年，首先从人尸胰腺中进行人胰岛素的提取，1974 年出现了化学合成的人胰岛素，但是直到 1981 年随着基因重组 DNA 技术的发展，经微生物发酵生物合成人胰岛素获得成功，人胰岛素才开始大量应用于临床。由于商业化生产的人胰岛素与人体自身分泌的胰岛素结构完全相同，并且纯度高，杂质含量很少，因而降糖效果明显优于动物胰岛素，且不良反应明显减少，胰岛素剂量也相应减少。

胰岛素类似物是对人胰岛素分子修饰的产物，与人胰岛素相比，控制血糖的能力相似，但在模拟生理性胰岛素分泌和减少低血糖发生风险方面，胰岛素类似物优于人胰岛素。

目前全球范围内，临床上使用的胰岛素主要是重组人胰岛素和胰岛素类似物。

（二）根据胰岛素中杂质的含量分类

根据胰岛素中杂质的含量不同，可分为单峰纯胰岛素及单组分胰岛素。

1923 年刚刚开始商业化生产的胰岛素杂质含量高达 10 000～30 000 ppm，到 1926 年才在生产过程中常规使用重结晶法对胰岛素进行处理，使杂质得到了进一步清除。20 世纪 50 年代到 60 年代，逐步出现了杂质含量在 50～100 ppm 的单峰纯胰岛素、改进单峰纯胰岛素及高纯胰岛素。70 年代

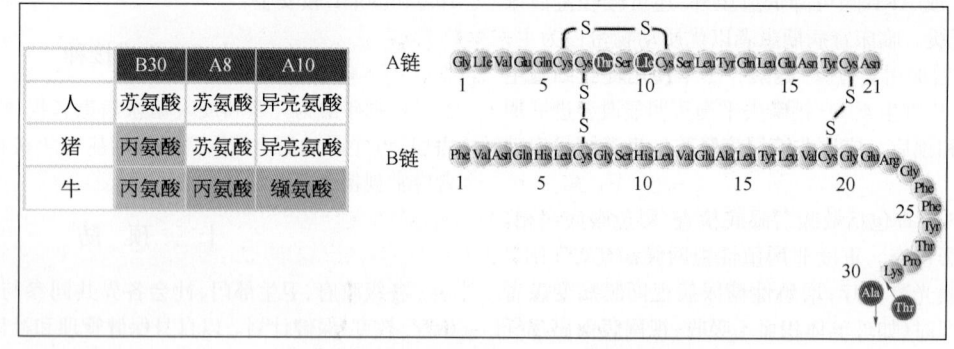

	B30	A8	A10
人	苏氨酸	苏氨酸	异亮氨酸
猪	丙氨酸	苏氨酸	异亮氨酸
牛	丙氨酸	丙氨酸	缬氨酸

图 11-25-1 动物胰岛素与人胰岛素的区别

初期,随着层析分离技术在工业上的广泛应用,通过凝胶过滤层析和离子交换层析分离技术,使胰岛素从大多数杂质及高分子量杂质中分离出来,并使胰岛素溶液中的污染物含量降到最低程度。1973 年诺和诺德公司首先研制成功了单组分胰岛素,使胰岛素溶液中的杂质含量降到小于 1 ppm。这种纯度的改进,使胰岛素的过敏反应和脂肪萎缩等不良反应得到显著改善。

(三) 根据胰岛素起效时间及作用时间分类

人胰岛素或动物源胰岛素可分为短效胰岛素、中效胰岛素、长效胰岛素及预混胰岛素。

1. **短效胰岛素**・又称 R 胰岛素、可溶性胰岛素或正规胰岛素。这种类型的胰岛素注射到皮下组织后,30 min 之内起效,1.5～3.5 h 达到最大效应,全部的作用持续时间 7～8 h。在胰岛素被发现后的前 15 年里,只有酸性胰岛素溶液,原因是酸化能够灭活某些胰腺酶污染物,这些污染物在 pH 为中性时,能降低胰岛素的药效。直到 1961 年诺和诺德公司才生产出世界上第一支与人血液 pH 相近的短效胰岛素。短效胰岛素单独使用时,一般每日要注射 3～4 次,也可以与中效或长效胰岛素联合使用。使用普通注射器进行短效胰岛素与中效或长效胰岛素混合注射时,应先将短效胰岛素抽入注射器

内。人短效胰岛素即使纯度很高,仍然存在一些不足,主要是在溶液中胰岛素分子易形成六聚体,注射到皮下后,六聚体经过解聚后变成单体才能吸收,因此吸收及达峰过程较慢。为了与餐后血糖上升速度同步,一般餐前 30 min 注射。但餐前 30 min 注射给患者带来极大的不便,且不易掌握。治疗中一般推荐餐前注射,为更好地控制餐后血糖,餐前胰岛素用量往往比实际需要的量偏大。当餐后血糖控制满意时,下一餐前容易发生低血糖反应。为克服低血糖反应,要提醒患者小量加餐,或准时进餐,或下餐前避免长时间活动等,可能会给患者带来一些不便(图 11 - 25 - 2)。

2. **中效胰岛素**・包括低精蛋白锌胰岛素/中性鱼精蛋白锌胰岛素(NPH,为纪念发明者 Hagedorn 博士而命名)和慢胰岛素锌混悬液(Lente)。NPH 是将胰岛素分子与鱼精蛋白及少量的锌离子结合,由此形成的复合物能够在皮下组织中逐渐溶解,使胰岛素能够缓慢地从蛋白质上释放出来并被人体逐渐吸收,从而有较长的作用时间。这类胰岛素一般在皮下注射后 1.5 h 之内起效,4～12 h 达到最大效应,全部的作用持续时间大约 24 h(图 11 - 25 - 3)。Lente 是胰岛素与锌、醋酸盐的混悬液,药代动力学特点与 NPH 类似,作用高峰和作用持续时间较 NPH 稍长。

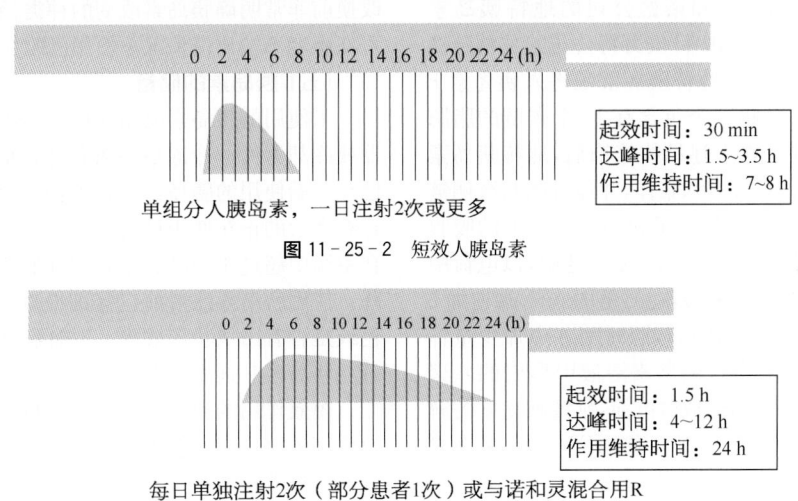

单组分人胰岛素,一日注射2次或更多

> 起效时间:30 min
> 达峰时间:1.5~3.5 h
> 作用维持时间:7~8 h

图 11 - 25 - 2　短效人胰岛素

每日单独注射2次(部分患者1次)或与诺和灵混合用R

> 起效时间:1.5 h
> 达峰时间:4~12 h
> 作用维持时间:24 h

图 11 - 25 - 3　中效人胰岛素

3. **长效胰岛素**・包含两种:鱼精蛋白锌胰岛素(PZI)和特慢胰岛素锌悬液(Ultralente)。PZI 胰岛素是将胰岛素与大量的鱼精蛋白及少量锌离子结合,注射后 3～4 h 起效,12～20 h 达峰,作用时间维持 24～36 h。而 Ultralente 胰岛素是将胰岛素仅与高浓度的锌离子结合形成的,最大作用时间为 18～24 h。

4. **预混胰岛素**・预混胰岛素是指含有两种胰岛素的混合物,可同时具有短效和中效胰岛素的作用,制剂中的短效成分起效迅速,可以较好地控制餐后高血糖,中效成分持续缓慢释放,主要起替代基础胰岛素分泌作用。通常给药后 0.5 h 之内起效,2～8 h 达到最大效应,全部的作用持续时间最长可达 24 h。

(四) 胰岛素类似物

随着临床实践的增加,人们越来越多地发现人胰岛素在临床使用过程中存在着一些局限性。为了改善人胰岛素的不

足,从 20 世纪 90 年代中期人们开始了对人胰岛素类似物的研究。目前全球范围内使用的胰岛素类似物分为速效胰岛素类似物、长效胰岛素类似物和预混胰岛素类似物。

1. **速效胰岛素类似物**・又称超短效胰岛素类似物,是专门为了快速起效而设计的。由于短效人胰岛素起效慢、作用达峰慢,易导致餐后血糖控制不佳及低血糖反应,而且必须在餐前 30 min 注射也使患者感到非常不方便。而速效胰岛素类似物可以改善短效人胰岛素的这些缺点,能够快速起效,快速达到作用峰值并快速恢复基础状态,能更好地模拟生理性胰岛素分泌模式。因而能够获得更好的餐后血糖控制,更低的低血糖发生风险,尤其是夜间低血糖,以及更灵活的生活方式。速效胰岛素类似物皮下注射后 10～20 min 起效,最大作用时间为注射后 1～3 h,作用持续时间为 3～5 h(图 11 - 25 - 4)。目前临床上已经使用的速效胰岛素类似物有门冬胰岛素(Insulin aspart,诺和锐®)、赖脯胰岛素(Insulin lispro,优泌

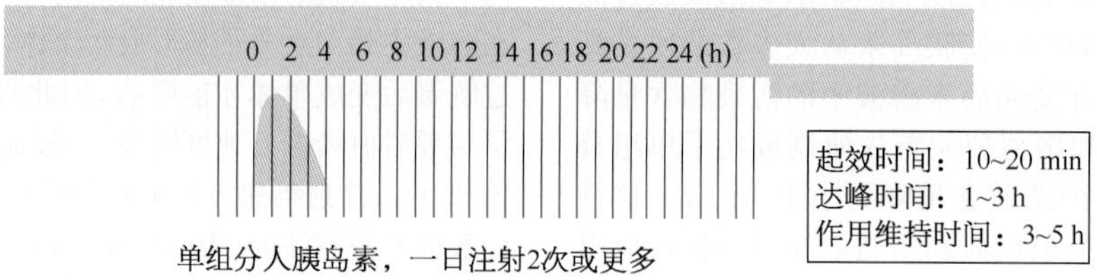

图 11 - 25 - 4　速效人胰岛素类似物

乐®），以及谷赖胰岛素（Insulin glulisine，艾倍得®）。门冬胰岛素是将人胰岛素分子结构中 B 链第 28 位的脯氨酸用天门冬氨酸替代而成，赖脯胰岛素则是将 B 链第 28、29 位的脯氨酸、赖氨酸对调形成的。这些结构的改变降低了胰岛素分子形成六聚体的趋势，使胰岛素分子在皮下注射后以单体形式存在，因而起效迅速。

2. 长效胰岛素类似物·由于目前使用的中、长效胰岛素注射后会产生比较高的峰值，降糖作用不够平稳。在睡前注射时如果剂量比较大较易产生夜间低血糖，而剂量不足又会导致第 2 日早餐前的血糖较高。长效胰岛素类似物由于作用平稳，因此即使睡前注射剂量较大时，也不容易出现夜间低血糖，而又可以良好地控制次日清晨的血糖水平。临床现有的长效胰岛素类似物有两种：诺和诺德公司的地特胰岛素（Insulin detemir，诺和平®）和赛诺菲-安万特公司的甘精胰岛素（Insulin glargine，来得时®）。地特胰岛素是将人胰岛素 B 链第 30 位的苏氨酸去掉，而将一个包含有 14 个碳链的脂肪酸接到 B29 位的赖氨酸上。经上述结构修饰后，地特胰岛素在皮下注射部位自身聚合，形成双六聚体，并通过脂肪酸侧链与白蛋白可逆性结合，从而显著延缓了胰岛素在皮下的吸收速度。甘精胰岛素的结构是在人胰岛素的 A 链中，以电荷中性的甘氨酸取代第 21 位的天冬氨酸，在 B 链的 NH_2 端增加 2 个精氨酸，使等电点由 5.4 提高到 6.7，同时配方中加少量锌（30 mg/L）。结构经上述修饰后，胰岛素溶液中形成的六聚体更加稳定，在皮下注射部位易形成微沉淀，延缓胰岛素的解聚和吸收。由于 A 链 21 位及 B 链 NH_2 修饰位不参与胰岛素受体的结合，因而不影响胰岛素的生物活性。地特胰岛素和甘精胰岛素的降糖作用都可持续 24 h，而且无明显峰值出现，能更好地模拟正常状态下的基础胰岛素分泌。在临床应用中，地特胰岛素、甘精胰岛素与中效胰岛素（NPH）比较，整体降糖效果相似，但是空腹血糖控制更好，低血糖（包括夜间低血糖）发生减少。另外，地特胰岛素还具有体重增加少的特点。文献报道使用甘精胰岛素的患者，多能耐受，明显的不良反应是注射部位的疼痛和不适，原因可能与其弱酸性有关，免疫原性包括有潜在的致抗体产生的可能性。其免疫原与 NPH 相似。长效胰岛素类似物不能静脉给药，皮下注射部位与其他类型的胰岛素相似，与 NPH 换用时，可等剂量替换。

3. 预混胰岛素类似物·是速效胰岛素类似物和中效胰岛素的混合物，目前临床上常用的预混胰岛素类似物有门冬胰岛素 30 注射液、精蛋白锌重组赖脯胰岛素混合注射液（25R）、门冬胰岛素 50 注射液、精蛋白锌重组赖脯胰岛素混合注射液（50R）等。预混胰岛素类似物的速效成分起效迅速，因此可紧邻餐前注射，注射后无需等待 30 min 方可进餐。

除此之外，目前国外市场上还有一些浓缩胰岛素和吸入

性胰岛素产品，但应用较少。

临床上使用的胰岛素制剂存在多种剂型，不同剂型每瓶制剂所含胰岛素的单位不同，分为 40 U/ml、100 U/ml 或 500 U/ml 等。临床使用中一般多用 40 U/ml 和 100 U/ml 制剂，500 U/ml 很少用于普通糖尿病患者，仅在严重胰岛素抵抗，每日需胰岛素剂量过大者。不同种类的胰岛素降糖作用可根据个体化调整使用剂量。但免疫原性不同，如果有动物胰岛素过敏或准备妊娠或妊娠糖尿病者，应使用人胰岛素。不同种属胰岛素替换时可能影响血糖控制状况，应在专科医师指导下调换。由于人胰岛素生产技术的成熟及大批量生产，动物胰岛素的使用会逐渐被替代。

当胰岛素制剂改变时，医务人员应详细告诉患者，使之在改换前非常明确胰岛素改变的种类、剂量及注射时间等，切不可在患者不知详情情况下使用已改变的胰岛素种类。

（五）胰岛素的储备

未使用的胰岛素应储存在 2～8℃，不应放入或靠近冷藏器或冷却器件。冷冻后不可使用。应在注射有效期内使用。已经开始使用的胰岛素可在室温中存放 4～6 周。患者应该存有多余的正在使用种类的胰岛素。若使用中的胰岛素储存在室温中超过 4～6 周，尽管仍在有效期内，可能造成效价下降。使用胰岛素注射前应仔细检查瓶内胰岛素的性状，如颜色或是否有团块状形成等。不能解释的血糖升高均应检查是否与胰岛素制剂变化有关。

短效作用的胰岛素和 NPH 自行混合后可同时注射，但短效作用的胰岛素一般不和长效或超长效胰岛素混合，因为长效或超长效胰岛素中含有的锌（Zn）可结合短效胰岛素，使之作用延长，结合达平衡后也使得长效或超长效胰岛素作用时间不能达 24 h。磷酸盐做缓冲液的胰岛素如 NPH 不能和长效胰岛素混合，因为锌磷酸盐可能会沉淀，结果使较长效作用的胰岛素逆转成短效作用的胰岛素。自混胰岛素使用中如果血糖控制满意可继续。注意几点：① 甘精胰岛素由于其溶液 pH 为酸性，不应与其他胰岛素混合注射。② 如果患者使用的混合比例与预混胰岛素比例接近，可直接用预混胰岛素。③ 短效胰岛素与 NPH 混合后可即刻注射或放置后再用。④ 短效胰岛素一般不推荐与长效胰岛素混合使用，除非患者已经接受这种混合制剂且血糖控制稳定。⑤ 速效胰岛素类似物可与 NPH、长效和超长效胰岛素混合，且在餐前 15 min 内注射使用。⑥ 磷酸盐做缓冲液的胰岛素（如 NPH）不与含有锌的胰岛素自行混合使用。

二、胰岛素使用

胰岛素是所有 1 型糖尿病和很多 2 型糖尿病的主要治疗药物，皮下注射胰岛素的目的是模拟生理性胰岛素分泌的能

量代谢的需要。外源胰岛素治疗与体内生理性胰岛素分泌的主要区别点是：① 正常人胰岛素分泌受糖、氨基酸、其他能量物质及激素的调节，十分复杂，且有迅速应答的反应。② 内源性胰岛素从β细胞释放到血循环中，先进入门脉系统，经肝代谢后才进入体循环中，外源胰岛素经皮下注射吸收后直接进入体循环。为详细了解体内胰岛素分泌与血糖的关系，从而尽量合理使用外源胰岛素，首先理解生理性胰岛素分泌与血糖的关系。

（一）胰岛素的分泌与血糖的关系

人体的血糖是依靠两部分的胰岛素分泌调控的：一是基础状态的胰岛素分泌，它能够使人体在基础非进餐状态的血糖维持在一个正常的水平；二是餐时的胰岛素分泌，使人体在进餐后 1 h 血糖很少超过 8 mmol/L，并在餐后 2 h 回落到接近于空腹状态的血糖水平。从这个角度来说，接受胰岛素治疗的患者，如果胰岛功能明显缺乏，在进行胰岛素替代治疗时不但应注意补充餐后的胰岛素不足，同时还应补充基础胰岛素的不足。

在基础状态下，生理性的胰岛素分泌大约是每小时 1 U，在高血糖的刺激下，胰岛素的分泌能够达到每小时 5 U 左右，在低血糖状态的时候(低于 1.7 mmol/L)，内源的胰岛素基本停止分泌。同时内源性胰岛素的代谢途径与外源性胰岛素不同，内源性胰岛素首先经门脉系统进入肝脏，有 50%～60% 在肝脏代谢被清除，然后进入血循环。因此在内源性胰岛素分泌的状态下，门静脉血中的胰岛素水平比外周动脉的胰岛素水平要高 2～3 倍。因此，内源性胰岛素在发生效应之前，有一个在肝脏代谢的前过程。外源性胰岛素注射后直接进入血循环。内源性胰岛素进入血液循环以后，在静脉当中的半衰期是 5～10 min。而外源性静脉注射的胰岛素的半衰期最长可以达 20 min。了解有关胰岛素的基础概念对于理解胰岛素治疗是很重要的。另外血液中的 C 肽水平也是一个比较好的衡量内源性胰岛素功能的指标。因为人体血液中的 C 肽是与内源性胰岛素等分子从胰岛向外周组织分泌的，在肝脏的代谢非常少，只有 5% 左右，因此用血液循环中的 C 肽水平来衡量内生胰岛素功能，尤其在外源胰岛素注射时，是一个较好的指标。C 肽的半衰期是 11.1 min，由于 C 肽在肝脏代谢很少，因此在外周血中的浓度是胰岛素的 5 倍左右。

（二）胰岛素治疗的适应证

主要有：① 糖尿病。② 糖尿病合并严重急性并发症，如酮症酸中毒、高渗性非酮症性昏迷、乳酸性酸中毒伴高血糖时、各种急性重症感染等。③ 糖尿病在手术或应激状态时，如手术或各种应激状态影响到血糖及代谢平衡的紊乱。④ 糖尿病口服降糖药有禁忌证。⑤ 2 型糖尿病经饮食及口服降糖药血糖未达标。⑥ 妊娠糖尿病经饮食治疗血糖未达标。⑦ 全胰切除或坏死性胰腺炎导致胰岛素水平绝对缺乏引起的继发性糖尿病。

上述各种胰岛素治疗的适应证中，对 1 型糖尿病、糖尿病的各种急性并发症、妊娠及继发于胰腺切除或破坏引起的糖尿病使用胰岛素治疗意见一致；在 2 型糖尿病中，如何使用及何时使用胰岛素治疗，近年来有了新的进展。这种认识源于英国糖尿病前瞻性研究(UKPDS)的证据。在这个大样本的前瞻性研究中，揭示了 2 型糖尿病的自然病程及单药治疗的

效果，使临床医生明确了胰岛素抵抗和 β 细胞分泌功能的缺陷都是 2 型糖尿病发病的主要原因。随着病程的延长，如果胰岛素抵抗不能缓解，β 细胞功能的逐年下降是血糖逐渐升高的主要原因。同时在新诊断的 2 型糖尿病中，患者的 β 细胞功能已经进入失代偿期，UKPDS 的结果显示，新诊断未治疗的 2 型糖尿病 β 细胞功能已丧失 50% 左右，这就给 2 型糖尿病患者使用外源胰岛素控制高血糖提供了依据。同时，UKPDS 的结果在比较单药治疗的效果时也发现，单一磺脲类或双胍类口服降糖药的效果也逐年减退。无论是按糖化血红蛋白(HbA$_{1C}$)小于 7% 为控制尚满意的标准判断或是按 HbA$_{1C}$ 小于 8% 为控制尚可的标准统计，3 年、6 年和 9 年后磺脲类和二甲双胍类口服降糖药分别仅能有半数、1/3 左右和 20% 左右的患者 HbA$_{1C}$ 控制在上述范围内，因此提出联合治疗的必要性。基于上述结果，西太平洋区 2 型糖尿病治疗指南中提出胰岛素治疗的适应证简单概括为：① 进行合理的饮食治疗和口服降糖药物治疗仍然未达到良好控制目标的患者。② 口服降糖药物治疗继发失效的患者。③ 难以分型的消瘦的糖尿病患者。

（三）胰岛素治疗的使用方法

胰岛素治疗方案分为起始治疗和强化治疗两种。

1. 胰岛素的起始治疗·对于 1 型糖尿病患者，在发病时就需要胰岛素治疗，且需终身胰岛素替代治疗。2 型糖尿病患者虽不需要胰岛素来维持生命，但在生活方式和口服降糖药联合治疗的基础上，若血糖仍未达到控制目标，即可开始口服降糖药和胰岛素的联合治疗。一般经过较大剂量多种口服药物联合治疗后仍 HbA$_{1C}$>7.0% 时，即可考虑启动胰岛素治疗，以控制高血糖和减少糖尿病并发症的发生和发展。新发病 2 型糖尿病患者如有明显的高血糖症状、发生酮症或酮症酸中毒(DKA)，可首选胰岛素治疗。待血糖得到良好控制和症状得到显著缓解后再根据病情确定后续的治疗方案。新诊断糖尿病患者与 1 型糖尿病鉴别困难时，可首选胰岛素治疗，待血糖得到良好控制、症状得到显著缓解、确定分型后再根据分型和具体病情制定后续的治疗方案。在糖尿病病程中(包括新诊断的 2 型糖尿病)，出现无明显诱因的体重显著下降时，应该尽早使用胰岛素治疗。起始治疗的方案可根据患者具体情况选用基础胰岛素或预混胰岛素起始胰岛素治疗。

（1）基础胰岛素在胰岛素起始治疗中的应用：① 基础胰岛素包括中效人胰岛素和长效胰岛素类似物。② 当仅使用基础胰岛素治疗时，保留原有口服降糖药物，不必停用胰岛素促泌剂。③ 睡前注射，初始剂量为 0.2 U/(kg·d)。④ 密切监测血糖，根据空腹血糖调整睡前胰岛素用量。⑤ 通常每 3～5 日调整一次剂量，每次调整量在 1～4 U 直至空腹血糖达标。⑥ 如 3 个月后空腹血糖控制理想但 HbA$_{1C}$ 不达标，应考虑调整胰岛素治疗方案。睡前加用中长效胰岛素治疗主要依据是：患者空腹血糖升高的原因是夜间肝糖产生过多，或夜间药物作用减弱。当中效胰岛素在睡前注射时，其达峰时间是在注射后 6～8 h，恰在黎明时血糖最高的时间段，从而降低空腹血糖水平较理想。睡前一次中效胰岛素注射，空腹血糖下降满意以后，大部分患者白天的血糖可以得到明显的改善。患者睡前血糖在 5.0～6.0 mmol/L 时，一般不需要睡前加餐。如果睡前中效胰岛素注射后空腹、早餐后和午餐后的

血糖改善比较好，但是晚餐后的血糖仍然比较高，提示白天胰岛素量仍然不足，因中效胰岛素不能有效持续 24 h 作用，需要早餐前再增加一次中效胰岛素的注射，增加中午、晚餐后血胰岛素的浓度。如果患者每日已经超过 2 次胰岛素注射，外源性胰岛素需要的剂量比较大，表明 β 细胞功能比较差，可以停用胰岛素促分泌剂，保留胰岛素增敏剂和 α-糖苷酶抑制剂（图 11-25-5）。

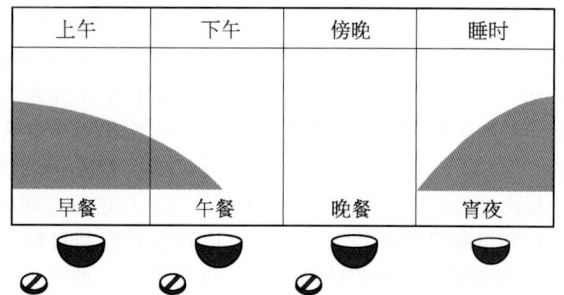

中效人胰岛素

上午	下午	傍晚	睡时
早餐	午餐	晚餐	宵夜

继续口服降血糖药治疗　　中效人胰岛素，早餐前或
　　　　　　　　　　　　睡前注射，每日1次

图 11-25-5　中效人胰岛素每日注射 1 次

（2）预混胰岛素在胰岛素起始治疗中的应用：预混胰岛素包括预混人胰岛素和预混胰岛素类似物。根据患者 β 细胞功能、血糖情况，可个体化选择每日 1 次或每日 2 次的注射方案。

预混胰岛素每日 2 次注射方案：是最常见的预混胰岛素起始方案，即早餐和晚餐前 2 次预混胰岛素皮下注射。2 型糖尿病患者随着内源性胰岛素分泌的减少，空腹血糖和餐后血糖同时升高，且在中国患者中，尤以餐后血糖升高显著。预混胰岛素每日 2 次注射，可以兼顾空腹和餐后的血糖控制。针对不同人种的研究显示，在白种人中，起始预混胰岛素和基础胰岛素的降糖疗效相似，而在亚洲人群中起始预混胰岛素的降糖幅度要优于起始基础胰岛素。荟萃分析显示，预混胰岛素对于空腹血糖的控制与基础胰岛素相似，而对于餐后血糖控制更优。同时，预混胰岛素更具卫生经济学优势，相比于基础胰岛素可节约长期总医疗成本。在预混胰岛素的种类选择上，预混胰岛素类似物较预混人胰岛素能更好地模拟生理性胰岛素分泌，有效控制餐后血糖，降低低血糖发生风险，且注射时间更加灵活，提高患者的生活质量。由于午餐前不注射胰岛素，中效胰岛素在午餐前后的吸收轮廓仅有轻度高峰，不能与进餐后血糖吸收后达峰同步。对于午餐后血糖控制不理想的患者，可将午餐分餐，或是联合口服降糖药，如 α-糖苷酶抑制剂或双胍类药物等，同时注意监测血糖。

具体使用方法为：① 每日 2 次预混胰岛素注射时应停用胰岛素促泌剂。② 起始的胰岛素剂量一般为 0.2～0.4 U/（kg·d），按 1∶1 的比例分配到早餐前和晚餐前。③ 根据前一日晚餐前血糖和次日空腹血糖分别调整次日早餐前和晚餐前的胰岛素用量，每 3～5 日调整 1 次，根据血糖水平每次调整的剂量为 1～4 U，直到血糖达标。④ 1 型糖尿病在"蜜月期"阶段，可短期使用预混胰岛素每日 2～3 次注射。预混胰岛素不宜用于 1 型糖尿病的长期血糖控制。

每日 1 次晚餐前预混胰岛素补充治疗：① 适用人群，生活方式干预及两种或两种以上口服降糖药最大有效剂量治疗后 HbA$_{1c}$≥7.0% 的患者。② 预混胰岛素选择，低预混人胰岛素、低预混胰岛素类似物、中预混人胰岛素、中预混胰岛素类似物。临床医生应注意根据患者具体情况决定，中预混胰岛素主要针对餐后血糖升高明显的患者；③ 起始剂，每日 1 次起始剂量一般为 0.2 U/（kg·d），晚餐前注射，预混人胰岛素应在餐前 30 min 皮下注射，预混胰岛素类似物可在餐前即刻注射或餐后立即注射，并根据患者情况作适当调整。④ 如果 HbA$_{1c}$ 或空腹血糖仍不达标，则可改为每日 2 次治疗方案，再不达标可改为每日 3 次治疗方案，参考"1-2-3 次方案"。⑤ 可根据患者具体情况调整口服降糖药。

2. 胰岛素的强化治疗·绝大多数 1 型糖尿病患者需要行胰岛素强化治疗，对于已起始胰岛素治疗的 2 型糖尿病患者，如果基础胰岛素或预混胰岛素与口服药联合治疗，仍 HbA$_{1c}$>7.0%，或出现严重的血糖代谢紊乱时，应及时开始胰岛素强化治疗。此外，对于 HbA$_{1c}$>9.0% 或空腹血糖>11.1 mmol/L 的新诊断 2 型糖尿病患者可实施短期胰岛素强化治疗，以解除高血糖状态，预防或延缓糖尿病并发症的发生和发展。

（1）新诊患者的短期胰岛素强化治疗：对于血糖较高的初发 2 型糖尿病患者，口服药物很难在短期内使血糖得到满意的控制并改善高血糖症状。临床试验显示，在血糖水平较高的初发 2 型糖尿病患者中，采用短期胰岛素强化治疗可显著改善高血糖所导致的胰岛素抵抗和胰岛 β 细胞功能下降。治疗时间在 2 周至 3 个月为宜，治疗目标为空腹血糖 3.9～7.2 mmol/L，非空腹血糖≤10 mmol/L，可暂时不以 HbA$_{1c}$ 达标作为治疗目标。同时应对患者进行医学营养及运动治疗，并加强对糖尿病患者的教育。短期胰岛素强化治疗方案包括基础-餐时胰岛素治疗方案，即多次皮下注射胰岛素或持续皮下胰岛素输注（CSII）或预混胰岛素每日注射 2～3 次的方案。具体使用方法如下。

1）多次皮下注射胰岛素：基础＋餐时胰岛素每日 1～3 次注射。血糖监测方案需每周至少 3 日，每日 3～4 点血糖监测。根据睡前和三餐前血糖水平分别调整睡前和三餐前的胰岛素用量，每 3～5 日调整 1 次，根据血糖水平每次调整的剂量为 1～4 U，直到血糖达标。亦可采用每日 2～3 次预混胰岛素方案（预混人胰岛素每日 2 次，预混胰岛素类似物每日 2～3 次）：血糖监测方案需每周至少 3 日，每日 3～4 点血糖监测。根据睡前和餐前血糖水平进行胰岛素剂量调整，每 3～5 日调整 1 次，根据血糖水平每次调整的剂量为 1～4 U，直到血糖达标。

2）持续皮下胰岛素输注（CSII）：CSII 需要使用胰岛素泵来实施治疗。血糖监测方案需每周至少 3 日，每日 5～7 点血糖监测。根据血糖水平调整剂量直至血糖达标。

每日多次皮下注射需要在 1 日内多次注射，多次监测血糖，治疗方式相对复杂，CSII 更接近生理性胰岛素分泌模式，低血糖风险小，有利于提高患者生活质量，但费用较为昂贵。对于短期胰岛素强化治疗未能诱导缓解的患者，是否继续使用胰岛素治疗或改用其他药物治疗，应由糖尿病专科医师根据患者的具体情况来确定。对治疗达标且临床缓解者，可定期（如 3 个月）随访监测；当血糖再次升高，即空腹血糖>

7.0 mmol/L或餐后2 h血糖>10 mmol/L的患者重新起始药物治疗。

（2）已使用胰岛素患者的强化治疗：在胰岛素起始治疗的基础上，经过充分的剂量调整，如患者的血糖水平仍未达标或出现反复的低血糖，需进一步优化治疗方案。

1）多次皮下注射胰岛素：可以采用餐时＋基础胰岛素或每日3次预混胰岛素类似物进行胰岛素强化治疗。两者具体方法同新诊断患者的短期强化治疗。餐时＋基础胰岛素是目前临床上比较常使用的治疗方案，它能更好地模拟生理性胰岛素分泌模式，适用于大多数1型糖尿病和需要胰岛素强化治疗的2型糖尿病患者。开始使用餐时＋基础胰岛素方案时，可在基础胰岛素的基础上采用仅在一餐前（如主餐）加用餐时胰岛素的方案。之后根据血糖的控制情况决定是否在其他餐前加用餐时胰岛素。需要注意的是，当1型糖尿病患者内生胰岛功能极差而中效胰岛素的作用时间不能覆盖24 h的情况下，晚餐前血中外源胰岛素水平较低，血糖可能会升高。

A. 一日3次注射：常见的方案是早、午、晚三餐前即刻注射低或中预混胰岛素类似物。可用于预混胰岛素每日2次注射后血糖仍未得到满意控制的患者或不愿意接受基础＋餐时胰岛素强化治疗的患者。对于前一种情况，可午餐前起始2～4 U或每日胰岛素总量的10%，并可能需要减少早餐前的剂量2～4 U；对于后一种情况，临床医师根据具体情况决定。这种方案较基础＋餐时每日4次疗法减少了一次胰岛素注射，有利于提高患者依从性，且控制血糖疗效和安全性与之相似。少见的方案是早餐及午餐前分别注射短效胰岛素或速效胰岛素类似物，晚餐前短效及中长效胰岛素合在一起注射，此方案需注意中长效胰岛素剂量不易偏大也不易过小。

B. 一日4次注射：三餐前分别注射短效胰岛素或速效胰岛素类似物，睡前注射中长效胰岛素。这是目前临床上比较常使用的治疗方案，它能更好地模拟生理性胰岛素分泌模式，易于调整每次的胰岛素剂量，从而获得更好的血糖控制。它是目前临床上胰岛素强化治疗最常用的方案，适用于大多数1型糖尿病和需要胰岛素强化治疗的2型糖尿病患者。仅有一点需要注意的是，当1型糖尿病患者内生胰岛功能极差而中效胰岛素的作用时间不能覆盖24 h的情况下，晚餐前血中外源胰岛素水平较低，血糖可能会升高，这种情况时需要考虑睡前换用可以作用24 h的长效胰岛素类似物。

C. 一日5次注射：三餐前短效胰岛素或速效胰岛素类似物注射，早餐前和睡前注射中效胰岛素。2次中效胰岛素的剂量占全日剂量的30%～50%，其余剂量以短效胰岛素或速效胰岛素类似物分配到三餐前。

2）胰岛素泵治疗：胰岛素泵被称为持续皮下胰岛素输注系统（CSII）。主要适用人群有：1型糖尿病患者、计划受孕和已孕的糖尿病妇女或需要胰岛素治疗的妊娠糖尿病患者、需要胰岛素强化治疗的2型糖尿病患者。放置胰岛素的容器通过导管分别与针头和泵连接，针头置于腹部皮下组织，用可调程序的微型电子计算机控制胰岛素输注，模拟胰岛素的持续基础分泌（通常为每小时0.5～2 U）和进餐时的脉冲式释放，胰岛素剂量和脉冲式注射时间均可通过计算机程序的调整来控制。它可以持续皮下小剂量输注胰岛素，模拟基础胰岛素

分泌，控制空腹及餐前血糖。它也可以每餐前大剂量输注胰岛素，模拟餐时胰岛素分泌，控制餐后血糖。胰岛素泵是目前所有胰岛素治疗方案中最能模拟生理性胰岛素分泌模式的方案，因此能更好地控制血糖，减少低血糖发生，提高患者的生活质量。胰岛素泵治疗的初始剂量设定，一般是在皮下注射的基础上，把血糖控制相对满意的全日胰岛素剂量的80%作为胰岛素泵治疗的初始剂量，其中40%～60%定为基础胰岛素量进行持续缓慢皮下注射，控制空腹及餐前血糖水平。另外在三餐前还要进行大剂量的胰岛素注射，模拟人体在进餐刺激后的胰岛素的暴发性分泌以有效控制餐后血糖。胰岛素泵在使用过程中应定期更换注射部位，以避免感染及针头堵塞。规范的操作、密切的自我血糖监测和正确、及时的程序调整是保持良好血糖控制的必备条件。另外，更加模拟人体自身胰腺的人工胰腺仍在研发过程中，人工胰腺由葡萄糖感应器、微型电子计算机和胰岛素泵组成。葡萄糖感受器能敏感地感知血糖浓度的动态变化，将信息传给电子计算机，指令胰岛素泵输出胰岛素，模拟胰岛β细胞分泌胰岛素的模式。由于技术上及经济上的原因，尚未能广泛应用。

（四）胰岛素起始治疗中应注意的问题

在胰岛素起始治疗的时候，应该注意以下几点：① 使用胰岛素治疗时，还应让患者进行生活方式干预，控制饮食，适量运动。给予胰岛素治疗后，患者食欲可能增加，如不进行生活方式干预，则会造成体重增加。② 进行胰岛素替代治疗时，用中效或长效胰岛素（包括长效胰岛素类似物）以模拟基础胰岛素分泌，应该保证补充的基础胰岛素能够覆盖24 h生理需求；模拟进餐后刺激的胰岛素则应能更好地符合生理模式，即作用要快，而且3 h后即可回落到基础状态，从而既能控制餐后高血糖，又不会造成下餐前的低血糖。③ 对于胰岛素抵抗非常严重的2型糖尿病患者，可联合二甲双胍或噻唑烷二酮类药物增加胰岛素敏感性，也可联合其他口服降糖药协助控制血糖，避免胰岛素剂量过大。④ 胰岛素治疗方案中，如果1型糖尿病患者不存在明显的胰岛素抵抗，其胰岛素使用剂量应该是每日每千克体重0.7～0.8 U；对血糖波动非常大的1型糖尿病患者，可以每餐联合α-糖苷酶抑制剂，延缓餐后血糖的吸收，达到药物分餐的作用。不但可以减少胰岛素的用量，还能减少血糖的波动，避免下一餐前的低血糖。由于大部分2型糖尿病患者存在胰岛素抵抗，因而每日需要的胰岛素的剂量反而更大，每日每千克体重可能大于1.0 U。

（五）胰岛素强化治疗

良好或接近正常的血糖控制可以减缓糖尿病慢性并发症的发生，临床上把血糖达到上述目的治疗方法称为强化治疗。越来越多的临床研究证实，强化血糖控制可以显著减少任何与糖尿病相关并发症的危险性。20世纪70年代针对1型糖尿病进行的DCCT研究证实，随着HbA1c水平的下降，糖尿病各种并发症包括视网膜病变、糖尿病肾病、神经病变等微血管病变发生的风险都显著下降。英国进行的糖尿病前瞻性研究（UKPDS）结果也证明强化血糖控制对于延缓2型糖尿病患者微血管病变及大血管病变也非常有益。因此，强化治疗越来越受到临床医师的重视。由于强化治疗是指各种能使糖尿病患者的血糖接近于正常的治疗方案，因此往往与胰岛素治疗联系在一起，因为需要强化治疗的大部分患者都是病程长、

血糖高的糖尿病患者。这些患者要想达到强化治疗的目的大都需要胰岛素治疗，用口服药治疗很难达标。需要强化治疗的患者，空腹和餐后血糖都很高，因此需要的胰岛素方案更应该接近于生理模式。胰岛素强化治疗的主要适应证是：1型糖尿病、妊娠糖尿病及2型糖尿病中使用简单胰岛素方案不能达到良好血糖控制的患者。强化治疗的方案分为两类，一类是短期强化治疗，主要是对新诊断的2型糖尿病患者或口服降糖药继发失效的患者进行强化，目的是消除高血糖糖毒性，恢复患者的β细胞功能，减轻胰岛素抵抗，使患者获得较长时间非药物治疗的血糖稳定期或使部分口服降糖药物失效的患者恢复口服药的治疗。另一类是长期强化治疗，主要是对1型糖尿病患者或2型糖尿病口服药继发失效的患者进行长期的胰岛素强化治疗。目的是修复β细胞功能中能够恢复的部分，不能恢复的就用胰岛素强化血糖控制来减少并发症的发生。采用胰岛素强化治疗时，低血糖发生率可增加，应注意避免、及早识别和处理。胰岛素强化治疗的禁忌证包括：2岁以下幼儿、老年患者、有严重低血糖危险增加的患者、已有晚期严重并发症或有其他缩短预期寿命的疾病或医疗情况者、酒精中毒和有药物成瘾者、精神病或精神迟缓者。

（六）速效胰岛素类似物的临床使用

目前临床上使用的短效人胰岛素有一些不足之处：① 起效慢，由于注射后30 min才能起效，最大作用时间与餐后血糖同步性较差，因而需要患者在餐前30 min或更早注射，餐后血糖才能有效控制。但是餐前30 min注射，给患者的生活带来极大的不便。② 低血糖发生率高，如果患者餐后血糖已达到良好的血糖控制，则需要的胰岛素剂量比较大，使下一餐前容易出现低血糖反应。为了获得良好的餐后血糖的控制，同时防止低血糖的发生，患者需要两餐间加餐，从而导致患者体重增加，对糖尿病的整体控制不利。如果不加餐，则要求患者的进餐时间非常固定，稍有延迟就会出现低血糖现象，加重了患者对胰岛素注射的顾虑。速效胰岛素类似物可以改善短效人胰岛素的缺点，起效快，达峰快，恢复到基础状态快，更加符合生理要求，因而可以使糖尿病患者获得更好的餐后血糖控制，更少的低血糖发生率及更加灵活的生活和治疗方式。在使用速效胰岛素类似物时，应当注意的是：对于1型糖尿病患者或胰岛功能很差的2型糖尿病患者，由于基础胰岛素分泌很少，而速效胰岛素类似物作用消失得很快，因此从短效胰岛素改用时，基础胰岛素的剂量应适当调整。速效胰岛素类似物可用于治疗1型糖尿病患者及需要胰岛素治疗的2型糖尿病患者，尤其是有下列情况者：① 餐后高血糖控制不佳。② 易发生夜间低血糖。③ 餐前30 min注射不方便。④ 想要减少对进餐的依赖。⑤ 需要灵活的生活方式。⑥ 需要个体化的治疗来获得良好的血糖控制。将短效胰岛素改为速效胰岛素类似物时，可按照1∶1的比例将短效胰岛素转换成速效胰岛素类似物，并将注射时间调整到餐前立即注射，同时适当调整早餐前或睡前的中效胰岛素（NPH胰岛素）的治疗剂量，一般NPH胰岛素要占全日剂量的40%～50%或更多。

三、胰岛素治疗的并发症

（一）代谢并发症

胰岛素治疗的主要并发症是低血糖，尤其是在强化治疗中，低血糖的发生频率较常规治疗增加3倍。低血糖发生的原因有：胰岛素剂量过大，延迟进餐，餐中碳水化合物过少和活动增加等。胰岛素起始治疗时，如果基础量补充不适当，例如，晚餐前中效胰岛素补充过大，在夜间0点左右出峰。此时正值睡眠中非进餐状态，对抗胰岛素的升糖激素分泌最低，需要的胰岛素量最少，低血糖发生较常见。当低血糖发生后，由于患者正在睡眠中，卧位时对低血糖反应不敏感，即使血糖较低但患者不易察觉，很容易发生Somigy反应。低血糖的危害主要有反跳性高血糖、昏迷、影响认知记忆功能，以及增加心血管事件风险等。长期反复发生低血糖会引起大脑功能损害。老年糖尿病患者治疗中，低血糖的危害可能比高血糖对其慢性并发症的影响更大。因此，老年患者一般不必进行胰岛素强化治疗，血糖控制目标也适当放宽。

（二）体重增加

体重增加是胰岛素治疗很难避免的问题。体重增加的原因有：血糖控制后能量丢失的减少及胰岛素的促合成作用。在胰岛素治疗后，大幅度地减少尿糖的丢失，能量得以储存，体重增加会较明显。同时如果餐后血糖达标，为避免下一餐前低血糖，患者常需加餐，可能也会造成总热量摄取增多，也是长期体重渐增的原因之一。克服体重增加的措施有：① 胰岛素的日剂量个体化的控制在合理范围内。② 控制总热量的摄入，增加适当的运动协助降低血糖而减少胰岛素的日剂量。③ 如无禁忌，2型糖尿病患者均应联合二甲双胍，可有效减少体重的增加。

（三）胰岛素水肿

较大剂量的胰岛素使用可引起外周组织的水肿。它常发生在起始胰岛素治疗时，特别是以往代谢控制较差，或在酮症酸中毒纠正后，容易出现胰岛素水肿。发生机制可能与高血糖的渗透性利尿和脱水得到纠正、钠盐和水平衡发生急剧改变，同时胰岛素可促进肾小管对钠的重吸收增加。

（四）胰岛素过敏反应和胰岛素抗体

胰岛素的过敏反应非常罕见。对胰岛素制品的过敏反应只有不到1/3被认为与胰岛素本身有关，其他大部分过敏反应则认为是由防腐剂所致。无论是猪或牛的胰岛素，由于其结构与人胰岛素结构的差异，均有免疫原性。人胰岛素结构与人体分泌的胰岛素结构相同，但由于在溶液中形成多聚体也可能偶有过敏反应发生。由于胰岛素制剂的改进及人胰岛素的广泛使用，胰岛素的过敏反应已经非常少见。胰岛素的过敏反应主要以皮疹和红斑等皮肤改变为主。一般在胰岛素注射后3～48 h后出现。在注射部位出现疹性结节、红斑等。随着治疗的继续，数周后可自行消失。过敏性休克非常少见。

胰岛素抗体通常是多克隆抗体，主要是因为抵抗胰岛素分子不同部位的抗原决定簇所致。这些抗体与抗原的亲和力很低且有较大的变异性。胰岛素抗体可以产生许多临床后果，包括：血中胰岛素抗体及射部位的局部反应。血中胰岛素抗体与胰岛素的结合和不规则释放可引起血糖很大的波动。因为胰岛素结合了抗体后改变了胰岛素在血浆的清除率，同时降低了其他组织对游离胰岛素的利用度。因此，当胰岛素与抗体结合时，胰岛素的生物学活性下降且作用时间延长；当抗体与胰岛素解离后，大量游离胰岛素发挥生物学效应，则可发生血糖急剧下降。由于这种解离不可预测，可造成无法预测的低血糖反应。但是，只要胰岛素抗体水平低于10％，上述的临床现象不会很严重。

外源胰岛素注射引起的胰岛素抗体需与内源胰岛素抗体区别。内源性胰岛素抗体即自身胰岛素抗体见于1型糖尿病早期、Graves病，以及使用青霉胺、苯达嗪或普鲁卡因酰胺治疗的患者中。尽管胰岛素过敏及抗体产生罕见，尤其是胰岛素制剂纯度提高和人胰岛素在治疗上广泛使用后更是大幅度减少了，但如果发生这种免疫反应，首先判断否需要处理，第一步应停用原使用的胰岛素品种，更换成纯度更高的胰岛素或人胰岛素。如果使用人胰岛素过敏，可尝试改为在日间注射较小剂量速效胰岛素类似物或使用胰岛素泵，过敏反应可能逐渐消失。一般过敏反应轻者更换胰岛素加用抗组胺药，重者可给予肾上腺皮质激素或肾上腺素治疗。

（五）胰岛素注射引起的局部反应

胰岛素注射引起的局部反应包括注射部位的皮下组织萎缩、脂肪萎缩及脂肪增生等。发生脂肪或皮下组织萎缩的机制主要与免疫复合物在局部沉淀有关。在脂肪萎缩的组织中，有胰岛素和IgG存在，并且血中胰岛素抗体也增加。改善这种状态通过更换纯度更高的胰岛素一般能够缓解。人胰岛素和胰岛素类似物广泛用于临床后，脂肪萎缩已经相当罕见。由皮下脂肪增生而产生的局部硬结与免疫反应无关，主要与胰岛素注射部位的局部营养作用有关。发生原因可能与多次在固定部位注射有关，同一注射部位内的轮换和不同注射部位之间的轮换是有效的预防方法。胰岛素注射部位的其他反应还有感染，主要与消毒不好、注射器不洁净或局部抵抗能力太差有关，注意预防应可避免。

第二节 · 胰岛素强化治疗

一、胰岛素强化治疗的背景和意义

在糖尿病的治疗过程中，需要严格控制血糖。与常规治疗相比，胰岛素强化治疗不仅能够更好地模拟人体正常的生理性胰岛素分泌模式；同时，良好的血糖控制还可以明显降低糖尿病并发症发生和发展的风险，起到预防或延缓糖尿病并发症的作用。

糖尿病控制与并发症试验（diabetes control and complications trial，DCCT）是一项在1型糖尿病患者中进行的大型临床研究，目的是探讨通过强化治疗是否可以降低糖尿病并发症发生的频率和严重程度。治疗前患者平均 HbA_{1C} 为8.8％，经过6年半的随访研究，强化治疗组 HbA_{1C} 下降至7.1％，而常规治疗组 HbA_{1C} 为9.2％。与常规治疗相比，强化治疗可明显改善1型糖尿病患者微血管（新发视网膜病变风险降低76％，病变进展风险降低54％；此外，微量蛋白尿、蛋白尿、神经病变的风险也显著降低）及大血管并发症（强化治疗使大血管病变的发生风险下降41％）结局。DCCT研究的后续随访研究——糖尿病干预与并发症的流行病学研究（Epidemiology of Diabetes Interventions and Complications Study，EDIC）进一步证实了早期胰岛素强化治疗在微血管及大血管并发症方面的获益，并且发现这些获益在其后的几十年里将持续存在，即使在其后的随访期间强化治疗和常规治疗组间的血糖水平已无显著差异。据此，研究者们认为在1型糖尿病患者中，早期的胰岛素强化治疗可显著降低微血管及大血管并发症风险，并且存在"代谢记忆"效应，故应尽早开始。另一项始于20世纪70年代的大型临床研究 UKPDS 是在2型糖尿病患者中进行的，其研究目的之一也是探讨强化治疗对糖尿病并发症的影响。治疗前患者平均 HbA_{1C} 为9.1％，经过10年的随访调查，接受强化治疗的患者平均 HbA_{1C} 稳定在7％，而接受常规治疗的患者为7.9％。此外，与常规治疗相比，强化治疗可以使所有与糖尿病相关的终点事件的发生风险下降12％，与糖尿病相关的死亡事件发生风险下降10％，所有原因引起的死亡率下降6％，微血管并发症的发生风险下降25％。同时发现，HbA_{1C} 每降低1％，微血管并发症减少37％，糖尿病相关死亡减少21％。2008年发表的该研究随访结果进一步证实：在糖尿病长期的治疗过程中，虽然常规治疗组和强化治疗组在血糖控制上早已没有了差异，但强化治疗可以显著降低大血管并发症，尤其是心肌梗死的发生率。因此，在糖尿病诊断的早期就开始进行强化治疗，将使糖尿病后期发生微血管和大血管并发症的风险大大降低。但值得注意的是，在后来进行的控制糖尿病患者心血管风险行动（action to control cardiovascular risk in diabetes，ACCORD）、糖尿病和心血管病行动：百普乐及达美康缓释片对照试验（action in diabetes and vascular disease：preterax and diamicron controlled evaluation，ADVANCE）及退伍军人糖尿病研究（veterans affairs diabetes trial，VADT）中发现，强化降糖可降低微血管并发症（主要是肾病）的发病率，但大血管并发症并无改善甚或加重。为什么采用更为严苛的血糖控制目标并没有更多的获益呢？为什么在UKPDS研究中观察到的获益未得到复制呢？通过分析发现，ACCORD、ADVANCE和VADT试验入组人群的年龄、体重、并发症、病程、降糖治疗方案等与UKPDS研究人群存在明显差异，而这些因素与糖尿病患者的预后存在密切的相关性。另外，ACCORD、ADVANCE和VADT研究中强化治疗组的低血糖发生率均高于常规治疗组，而低血糖，尤其是发生在合并心血管高危因素糖尿病患者中的低血糖，可能与心血管疾病间存在复杂的相关性。基于这些大型的循证证据，2型糖尿病患者的血糖控制目标及治疗策略被重新审视。强化降糖治疗的获益受到个体因素的制约，2型糖尿病的血糖管理应充分考虑年龄、体重、病程、并发症等个体特征，制定个体化的血糖控制目标；同时，在治疗过程中需要充分考虑到降糖治疗可能导致的负面效果，如低血糖、体重增加等。

强化血糖控制的方法有很多种，无论是使用一种口服降糖药，还是两种以上口服降糖药联合使用，抑或是启动胰岛素治疗，都可以获得良好的治疗效果。但是，对于那些糖尿病病程较长，血糖水平较高的患者来说，胰岛素强化治疗是实现血糖控制达标的重要治疗方法之一。此外，胰岛素强化治疗还具有一定的β细胞保护作用。研究发现，很多糖尿病患者在确诊时往往还残存50％的β细胞功能，但随着病情的发展，β细胞的功能以每年4.5％的速度逐渐下降，直至其分泌功能完全丧失。通常，在2型糖尿病早期高血糖状态下，β细胞的功能是可逆的，尽早启动胰岛素强化治疗，不仅可以缓解体内胰岛素缺乏的状况，使血糖控制迅速达标，还可以促进β细胞的第一时相胰岛素分泌功能得以恢复，起到保护β细胞的作用。

二、胰岛素强化治疗的适应人群

一般来说，临床上对以下两类人群往往首先考虑使用胰岛素强化治疗。一类是1型糖尿病患者的终身胰岛素替代治疗；另一类是2型糖尿病患者不同病程阶段的强化治疗，即在新诊断血糖较高时给予短期的胰岛素强化治疗；在糖尿病进展中，血糖控制不佳时也可给予短期胰岛素强化治疗；在糖尿病晚期则需长期的胰岛素强化治疗。胰岛素强化治疗在2型糖尿病各个阶段均具有重要的临床意义。

对于新诊断的2型糖尿病患者，以往临床上常采用"阶梯式"的治疗方法，即先通过生活方式干预，如果血糖不能控制在理想水平，则开始使用一种口服降糖药进行治疗，或根据血糖控制情况，逐渐采用两种或三种口服降糖药联合使用的方式。若仍不能实现血糖控制达标，才考虑开始使用胰岛素治疗。

目前临床上常用的几类口服降糖药，主要有磺脲类、格列奈类、双胍类、噻唑烷二酮类、α-糖苷酶抑制剂、DPP-4抑制剂等。一般来说，除α-糖苷酶抑制剂和DPP-4抑制剂降糖作用较弱外，其他几种常用的口服降糖药的降糖效果基本相当，其降低HbA$_{1C}$的幅度与治疗开始时患者基线的HbA$_{1C}$水平相关，即随着基线HbA$_{1C}$的升高，治疗后HbA$_{1C}$的下降幅度也增加。一项综合了63项临床研究，涉及5种常用口服降糖药的meta分析研究显示，单独使用一种口服降糖药治疗，患者HbA$_{1C}$的平均下降幅度均在1%~2%，两种或两种以上口服降糖药联合使用时，HbA$_{1C}$可以在单药治疗的基础上继续下降0.5%~1.5%。由此可见，对于新诊断的2型糖尿病患者，尤其是HbA$_{1C}$≥11%的这部分患者来说，很难通过生活方式干预和短期口服药强化治疗，将HbA$_{1C}$控制在低于7%，甚至6.5%的理想水平。在2015年ADA和EASD联合发表的共识声明中也明确指出，对于血糖控制不达标的患者应该尽早起始胰岛素治疗。

近年临床研究表明，新诊断的2型糖尿病患者启动胰岛素强化治疗，除了可以明显改善血糖控制，缓解高糖状态对机体造成的毒性外，还可改善胰岛素抵抗，增加胰岛素敏感性；并具有保护β细胞，恢复第一时相胰岛素分泌的作用；部分患者通过胰岛素强化治疗后，其β细胞功能甚至可以回到2型糖尿病自然病程的起始阶段。有学者认为随着2型糖尿病进展胰岛β细胞会出现去分化现象，失去胰岛素的分泌功能，而胰岛素强化治疗可能逆转胰岛β细胞的去分化，使之重新恢复为有功能的β细胞。有研究对使用口服降糖药和胰岛素进行强化治疗的患者进行了比较，结果发现使用胰岛素进行强化治疗的患者，HbA$_{1C}$达标率高于使用口服降糖药进行强化治疗的患者，而且血糖达标时间也大大缩短。这表明对于新诊断的2型糖尿病患者来说，早期胰岛素强化治疗可以获得比口服降糖药更加明显的治疗效果。

不仅如此，对不同糖尿病病程患者，进行短期的胰岛素强化治疗都可以带来一定程度的临床缓解，甚至包括病程较长的2型糖尿病患者。Park S等的研究显示，经过平均53.6日的胰岛素泵强化治疗后，病程＜1年的患者缓解率可达到62%，2~5年者、6~10年者、11~15年者的缓解率分别为52.90%、22.60%、20%。对于患病时间较长的2型糖尿病患者而言，随着糖尿病的进展，β细胞功能也进行性下降，单纯依赖生活方式的干预和（或）口服降糖药治疗，很难实现HbA$_{1C}$的控制目标。对这类患者给予胰岛素强化治疗，可以快速地改善机体的高血糖持续状态，减少高血糖对β细胞功能造成的损害。

而对病程晚期的2型糖尿病患者而言，长期应用胰岛素强化治疗的主要意义在于替代生理性胰岛素分泌，更好控制血糖，减少并发症，延长患者生命。已有研究显示，与常规胰岛素治疗相比，强化胰岛素治疗组多种并发症风险显著下降；且强化治疗使视网膜病变、糖尿病肾病、蛋白尿和临床神经病变的发生时间显著延迟。

除此之外，临床上的一些危急重症，如严重创伤、烧伤、感染等应激状态时，常会伴有应激性高血糖的发生。应激性高血糖会增加感染的发生率、抑制创口愈合及神经功能的恢复，甚至还可能引起多脏器功能衰竭，增加危急重病患者的病死率。因此，对于这类患者也需要通过胰岛素强化治疗控制血糖，降低各种并发症的发生率。

三、胰岛素强化治疗的方法

（一）基础-餐时胰岛素补充方案

基础-餐时胰岛素补充方案又称"三短一长"的治疗方案，这种多次皮下注射胰岛素的方案是临床上常用的胰岛素强化治疗方法。常用方法是在每次正餐前注射短效胰岛素或速效胰岛素类似物，早餐前或睡前注射中效胰岛素或长效胰岛素类似物。其中，中效胰岛素或长效胰岛素类似物用于补充基础胰岛素的不足，餐前注射短效胰岛素或速效胰岛素类似物用于补充餐时胰岛素的不足。基础胰岛素剂量占胰岛素每日总剂量的40%~50%，剩余的胰岛素剂量可以根据需要分配到三餐前注射。胰岛素每日总剂量可以根据个体血糖的控制情况来确定，同时还需要根据餐前和睡前血糖的控制情况及时进行调整。一般来说，在起始胰岛素强化治疗的早期，可以通过住院调节胰岛素用量，待血糖控制稳定后，患者就可以在家中通过自我血糖监测，自行调整胰岛素的剂量。

众所周知，理想的基础胰岛素作用时间应能覆盖24 h，而且无明显的作用峰值，以免发生空腹和餐前低血糖；理想的餐时胰岛素应在注射后能很快达到作用峰值，并在血糖下降到正常水平时，其作用也降至基础水平，避免出现下一餐前的低血糖。"三短一长"的治疗方案使用人胰岛素制剂时，由于受到人胰岛素本身作用特性的限制，存在着餐时血糖控制不佳、基础胰岛素作用时间不够长等缺陷，与生理性胰岛素分泌模式还存在较大的差异。因此，目前临床上更多采用的是胰岛素类似物的"三短一长"方案。这种方案是以速效胰岛素类似物（如门冬胰岛素或赖脯胰岛素）替代短效胰岛素，具有起效快、作用时间短的特点，能较好地模拟生理性餐时胰岛素分泌。同时以长效胰岛素类似物（如地特胰岛素或甘精胰岛素）替代中效胰岛素，使得基础胰岛素的作用时间可以覆盖24 h。这种"三短一长"的治疗方案更加符合生理性胰岛素分泌模式，因此在血糖的调控面也更加精细、周到。

（二）持续皮下胰岛素输注（CSII）

CSII 在临床上的应用已有 40 余年，CSII 的最大优势是可以模仿生理性胰岛素分泌模式，使血糖控制在最佳状态，并能减少胰岛素的注射总量。通过胰岛素泵，不仅可以预先调整 24 h 的胰岛素基础输出量和每小时不同的输出量，还可以在餐前设置"即时输出量"以控制餐后血糖，当某一时段血糖过高时，还可以"追加"一定剂量的胰岛素。由于 CSII 可以精确控制胰岛素的输出量，因此使用 CSII 不仅能够很好地控制血糖、降低血糖波动，其低血糖的发生率也比胰岛素每日多次注射低。由于 CSII 的操作较为复杂，因此在 ADA 对 CSII 的声明中，明确指出：使用 CSII 时要求有熟练的专业医务人员，仔细地选择适合的患者，细致监测患者血糖，并对患者进行全面的教育。此外，由于价格较昂贵，因此目前 CSII 的普及程度还有待提高。

（三）预混胰岛素类似物注射方案

近年来，临床上逐渐开始使用预混胰岛素类似物来设计胰岛素强化治疗方案，并通过一些积极的研究对这种强化治疗方案进行探讨。预混胰岛素类似物，如门冬胰岛素 30，是由 30% 门冬胰岛素和 70% 精蛋白门冬胰岛素混合而成的胰岛素类似物。其速效部分起效快（10～20 min），可以更好地控制餐后血糖；中效部分吸收缓慢，作用持续时间达 24 h，可以提供稳定的基础胰岛素水平。

预混胰岛素类似物的用法包括每日 1 次、2 次和 3 次给药方案，不同的方法均有中国人群的临床研究证实其有效性和安全性。一项在中国和日本进行的研究显示，对二甲双胍联合磺脲类药物血糖控制不佳的 2 型糖尿病患者，起始门冬胰岛素 30 每日给药 1 次的方案疗效和安全性与甘精胰岛素每日 1 次治疗相似。另一项中国多中心研究考察了口服降糖药疗效不佳时，给予门冬胰岛素 30 每日 2 次注射和每日 3 次注射的有效性和安全性。结果表明，对使用口服降糖药血糖控制不良的 2 型糖尿病患者，门冬胰岛素 30 无论是每日 2 次还是每日 3 次均能有效控制血糖，而且每日 3 次并不增加低血糖风险。另一项中国研究对预混或自混合胰岛素方案血糖控制不佳的患者，分别进行研究者指导下患者自行调整剂量和研究者调整剂量的门冬胰岛素 30 每日 2 次治疗，结果发现无论是在研究者指导下患者自行调整剂量还是研究者调整剂量，门冬胰岛素 30 每日 2 次均可有效且安全地控制血糖。新近发表的结果显示，对于基础胰岛素疗效不佳的 2 型糖尿病患者，给予门冬胰岛素 30 每日 2 次或每日 3 次均可有效降低血糖。由此可见，无论在口服降糖药物疗效不佳，还是既往曾使用过胰岛素的人群，预混胰岛素类似物每日 1 次、每日 2 次或每日 3 次均可有效且安全地控制血糖。预混胰岛素类似物的出现为胰岛素治疗提供了更多的选择。

四、胰岛素强化治疗中需要注意的几点

糖尿病的治疗需要坚持个体化的原则，对胰岛素强化治疗来说更是如此。多样化的胰岛素强化治疗方案可以给患者带来更多益处。对于需要进行胰岛素强化治疗的患者，需要根据患者的实际情况，选择合适的方案并及时进行调整。

胰岛素强化治疗是建立在严格的血糖监测基础上的，无论使用哪种胰岛素强化治疗方案，都需要密切监测血糖变化，根据血糖变化及时调整治疗方案和胰岛素剂量。低血糖是胰岛素强化治疗中经常遇到的问题，胰岛素类似物的低血糖发生率低。因此，除了在胰岛素强化治疗期间严格监测血糖、及时调整注射剂量外，胰岛素类似物也是推动强化治疗安全达标的有力武器。

此外，胰岛素强化治疗在获得良好血糖控制的同时，往往不可避免地会出现体重增加的情况，因此无论采用何种强化治疗方案，都应该在治疗的同时坚持生活方式干预，合理控制饮食，选择对体重影响小的药物，避免体重过度增加。

参考文献

[1] Pickup JC, Williams G. The structure and phylogeny of Insulin[M]// textbook of diabetes. 2nd ed. Oxford: Blackwell Scientific, 1997, 7.1 - 7.8.

[2] 中华医学会糖尿病学分会.中国 2 型糖尿病防治指南（2013 年版）[J].中华糖尿病杂志,2014,6：447 - 496.

[3] Bolli GB, Owens DR. Insulin glargine[J]. Lancet, 2000, 356：443 - 445.

[4] Home P. Insulin glargine: the first clinically useful extended-acting insulin in half a century? [J]. Exp Opin Invest Drugs, 1999, 8：307 - 314.

[5] Hermansen K, Madsbad S, Perrild H, et al. Comparison of the soluble basal insulin analog insulin detemir with NPH insulin[J]. Diabetes Care, 2001, 24：296 - 301.

[6] 中国国家处方集编委会编委会.中国国家处方集（化学药品与生物制品卷）[M].北京：人民军医出版社,2017.

[7] DeGroot LJ, Jameson JL. Endocrinology[M]. 4th ed. Philadelphia: WB Saunders, 2000：828 - 831.

[8] Becker KL. Principles and practice of endocrinology and metabolism[M]. 3rd ed. Philadelphia: J B Lippincott, 2001：13480 - 13605.

[9] . Yang W, Lu J, Weng J, et al. Prevalence of diabetes among men and women in China[J]. N Engl J Med, 2010, 362：1090 - 1101.

[10] Strojek K, Bebakar WM, Khutsoane DT, et al. Once-daily initiation with biphasic insulin aspart 30 versus insulin glargine in patients with type 2 diabetes inadequately controlled with oral drugs: an open-label, multinational RCT[J]. Curr Med Res Opin, 2009, 25：2887 - 2894.

[11] John M, Kalra S, Unnikrishnan AG, et al. Recommendations for insulin initiation based on ethnicity[J]. Med Hypotheses, 2011, 77：460 - 461.

[12] Rys P, Wojciechowski P, Siejka S, et al. A comparison of biphasic insulin aspart and insulin glargine administered with oral antidiabetic drugs in type 2 diabetes mellitus—a systematic review and meta-analysis[J]. Int J Clin Pract, 2014, 68：304 - 313.

[13] Palmer JL, Beaudet A, White J, et al. Cost-effectiveness of biphasic insulin aspart versus insulin glargine in patients with type 2 diabetes in China[J]. Adv Ther, 2010, 27：814 - 827.

[14] McSorley PT, Bell PM, Jacobsen LV, et al. Twice-daily biphasic insulin aspart 30 versus biphasic human insulin 30: a double-blind crossover study in adults with type 2 diabetes mellitus[J]. Clin Ther, 2002, 24：530 - 539.

[15] 中华医学会内分泌学分会.预混胰岛素临床应用专家共识（2016 年版）[J].药品评价,2016,13：5 - 11.

[16] U. K. prospective diabetes study 16. Overview of 6 years' therapy of type II diabetes: a progressive disease. U. K. Prospective Diabetes Study Group[J]. Diabetes, 1995, 44：1249 - 1258.

[17] Cusi K, Cunningham GR, Comstock JP. Safety and efficacy of normalizing fasting glucose with bedtime NPH insulin alone in NIDDM [J]. Diabetes Care, 1995, 18：843 - 851.

[18] Pickup JC, Williams G. Insulin manufacture and formulation [M]// textbook of diabetes. 2nd ed. Oxford: Blackwell Scientific, 1997: 31.1 - 31.11.

[19] Pickup JC, Williams G. The pharmacokinetics of insulin[M]// textbook of diabetes. 2nd ed. Oxford: Blackwell Scientific, 1997: 32.1 - 32.14.

[20] Pickup JC, Williams G. Insulin injection treatment and its complications [M]// textbook of diabetes. 2nd ed. Oxford: Blackwell Scientific, 1997: 1 - 33.

[21] Ghazavi MK, Johnston GA. Insulin allergy[J]. Clin Dermatol, 2011, 29: 300 - 305.

[22] 中华医学会糖尿病学分会,中国糖尿病药物注射技术指南(2011版)[J]. 中华全科医师杂志,2012,11(5):319-321.

[23] Pickup JC, Williams G. Drug treatment of non-insulin-dependent diabetes mellitus [M]// Textbook of diabetes. 2nd ed. Oxford: Blackwell Scientific, 1997: 38.3 - 38.18.

[24] Kanakis SJ, Leichter SB. The business of insulin pump in diabetes care: clinical and economic considerations [J]. Clin Diabetes, 2002, 20: 214 - 216.

[25] White JR, Davis SN, Cooppan R, et al. Clarifying the role of insulin in type 2 diabetes management[J]. Clin Diabetes, 2003, 21: 14 - 21.

[26] The Diabetes Control and Complications Trial research group. The effect of intensive treatment of diabetes on the development and progression of long-term complications in insulin-dependent diabetes mellitus[J]. N Engl J Med, 1993, 329: 977 - 986.

[27] United Kingdom Prospective Diabetes Study (UKPDS) group. Intensive blood-glucose control with sulphonylureas or insulin compared with conventional treatment and risk of complications in patients with type 2 diabetes (UKPDS 33) [J]. Lancet, 1998, 352: 837 - 853.

[28] Holman RR, Paul SK, Bethel MA, et al. 10-year follow-up of intensive glucose control in type 2 diabetes[J]. N Engl J Med, 2008, 359: 1577 - 1589.

[29] Action to Control Cardiovascular Risk in Diabetes Study Group, Effects of intensive glucose lowering in type 2 diabetes[J]. N Engl J Med, 2008, 358: 2545 - 2559.

[30] Patel A, MacMahon S, Chalmers J, et al. Effects of a fixed combination of perindopril and indapamide on macrovascular and microvascular outcomes in patients with type 2 diabetes mellitus (the ADVANCE trial): a randomised controlled trial[J]. Lancet, 2007, 370: 829 - 840.

[31] Reaven PD, Moritz TE, Schwenke DC, et al. Intensive glucose-lowering therapy reduces cardiovascular disease events in veterans affairs diabetes trial participants with lower calcified coronary atherosclerosis [J]. Diabetes, 2009, 58: 2642 - 2648.

[32] Inzucchi SE. Oral antihyperglycemic therapy for type 2 diabetes: scientific review[J]. JAMA, 2002, 287: 360 - 372.

[33] Inzucchi SE, Bergenstal RM, Buse JB, et al. Management of hyperglycemia in type 2 diabetes, 2015: a patient-centered approach: update to a position statement of the American Diabetes Association and the European Association for the Study of Diabetes[J]. Diabetes Care, 2015, 38(1): 140 - 149.

[34] Nathan DM, Buse JB, Davidson MB, et al. Management of hyperglycaemia in type 2 diabetes: a consensus algorithm for the initiation and adjustment of therapy. A consensus statement from the American Diabetes Association and the European Association for the Study of Diabetes[J]. Diabetologia, 2006, 49: 1711 - 1721.

[35] Weng J, Li Y, Xu W, et al. Effect of intensive insulin therapy on β-cell function and glycaemic control in patients with newly diagnosed type 2 diabetes: a multicentre randomised parallel-group trial[J]. Lancet, 2008, 371: 1753 - 1760.

[36] Talchai C, Xuan S, Lin HV, et al. Pancreatic β cell dedifferentiation as a mechanism of diabetic β cell failure[J]. Cell, 2012, 150(6): 1223 - 1234.

[37] American Diabetes Association. Continuous subcutaneous insulin infusion [J]. Diabetes Care, 2004, 27 (Suppl 1): S110.

[38] Yang W, Xu X, Liu X, et al. Treat-to-target comparison between once daily biphasic insulin aspart 30 and insulin glargine in Chinese and Japanese insulin-naïve subjects with type 2 diabetes[J]. Curr Med Res Opin, 2013, 29: 1599 - 1608.

[39] Yang W, Zhu L, Meng B, et al. Subject-driven titration of biphasic insulin aspart 30 twice daily is non-inferior to investigator-driven titration in Chinese patients with type 2 diabetes inadequately controlled with premixed human insulin: A randomized, open-label, parallel-group, multicenter trial[J]. J Diabetes Investig, 2016, 7(1): 85 - 93.

[40] Yang W, Ji Q, Zhu D, et al. Biphasic insulin aspart 30 three times daily is more effective than a twice daily regimen, without increasing hypoglycemia, in Chinese subjects with type 2 diabetes inadequately controlled on oral antidiabetes drugs [J]. Diabetes Care, 2008, 31: 852 - 856.

第二十六章·口服降糖药及胰高血糖素样肽/类似物

第一节·磺酰脲类

李焱

磺酰脲类(SU)药物是临床应用最早、最广泛的口服降糖药。至今有60余年的临床应用史,具有起效时间快、降糖疗效确切、临床循证证据较多(减少糖尿病眼底视网膜病变、糖尿病肾病)和价格较为低廉等特点。虽然存在发生低血糖和增加体重的风险,但通过改进剂型、合理使用等方法可减少其副作用。磺酰脲类药物依然是目前国内外学术组织在2型糖尿病防治指南推荐的重要口服降糖药。

一、作用机制

磺酰脲类降糖机制包括胰腺内和胰腺外作用。刺激胰腺胰岛β细胞分泌胰岛素,提高血胰岛素水平是其主要降糖机制。胰腺外作用可能包括增强胰岛素作用和模拟胰岛素等作用。

(一) 胰腺内的作用

磺酰脲类刺激胰岛素分泌,不影响胰岛素合成。通过ATP敏感的钾离子通道(K_{ATP})或EpacEA - Rp1途径刺激胰岛素分泌。K_{ATP}由磺脲类药物受体(SUR1)和内向整流型钾离子通道6.2.(Kir6.2)按4:4构成。磺脲类药物与SUR1结合后,关闭Kir6.2导致钾离子外流减少,β细胞膜去极化,激活细胞膜上的电压依赖性钙离子通道开放,细胞外钙离子内流增加,细胞内钙离子浓度升高,触发包含胰岛素的囊泡移动并与细胞膜融合,以泡吐形式分泌胰岛素至组织间液,然后吸收入门静脉,快速抑制肝糖输出,继而促进外周组织摄取和利用葡萄糖。

磺酰脲类也可通过增强胰岛素分泌颗粒膜上的ClC-3 Cl^-通道活性,将Cl^-转运至颗粒内,协同v型质子泵c-H^+-ATPase把H^+泵入颗粒内,使颗粒内的微环境极度酸化而刺激泡吐作用分泌胰岛素。

此外,SU亦可直接与Epac2结合,激活Rup1而促进胰岛素分泌。Epac2是鸟苷三磷酸酶Rap1的鸟嘌呤核苷酸交换因子。由$3',5'$-环磷苷磷酸(cAMP)激活,介导非蛋白激酶A依赖的cAMP触发的胰岛素分泌,即Epac2A/Rap1信号通路也参与SU介导刺激的胰岛素分泌。

(二) 胰腺外的降糖作用

由于在胰腺切除的动物和1型糖尿病患者中使用SU

并不能降低血糖,故 SU 的胰腺外降糖作用一直存在争议。有学者认为胰腺外作用来自降低血糖缓解葡萄糖毒性的结果,但也有研究显示某些 SU 具有激活胰岛素受体底物下游信号而模拟胰岛素的作用。在胰岛素抵抗明显的糖尿病动物模型中,某些 SU 可同时降低胰岛素和血糖水平,提示可能改善胰岛素作用。细胞培养的结果显示 SU 浓度依赖性刺激肌肉和脂肪细胞的糖原合成和脂质合成,亦有体外研究发现 SU 在药理浓度下具有激活脂肪细胞 PPARγ 转录活性的作用,而且与胰岛素增敏剂吡格列酮的作用强度相当的特点。

二、分 类

按照研发时间和结构特点,降糖强度可将 SU 分为第一代和第二代,有学者将格列美脲划分为第三代。目前临床上绝大多数使用第二代以后的 SU 药物,因为其使用剂量小,降糖作用强,服药次数为每日 1～2 次。除格列苯脲外,第二代 SU 的低血糖发生和体重增加风险较小。长效制剂和控释或缓释剂型的出现进一步提高服药方便性和增加患者的依从性(每日一次服用)。

常用磺酰脲类的结构、种类及临床使用特点见表 11 - 26 - 1。

表 11 - 26 - 1 磺酰脲类降糖药的主要特点及临床应用

名　称	R_1	R_2	片剂量 (mg)	剂量范围 (mg/d)	服药次数 (每日)	作用时间 (h)	肾脏排泄 (%)
第一代							
甲苯磺丁脲	CH_3-	$-(CH_2)_3CH_3$	500	500～3 000	2～3	6～12	100
氯磺丙脲	$Cl-$	$-(CH_2)_2CH_3$	250	100～500	1	24～72	80～90
第二代							
格列本脲			2.5～5	1.25～15	1～2	16～24	50
格列吡嗪			5	2.5～30	1～2	12～24	68
(格列吡嗪控释片)			5	5～20	1	24	
格列齐特	CH_3-		80	40～240	1～2	12～24	60～70
(格列齐特缓释片)			30	30～120	1	24	
格列喹酮			30	15～180	2～3	4～6	5
格列美脲			1	1～8	1	24	60

三、适应证

(1) 不能耐受二甲双胍的新诊断 2 型糖尿病患者。

(2) 二甲双胍或其他口服降糖药未能达到良好血糖控制时,可加用 SU。

(3) 磺酰脲类可以与基础胰岛素联合使用,一般不宜与短效胰岛素及其类似物合用。

四、禁忌证或不适合使用人群

对 SU 过敏者是绝对禁忌,下列为不适合使用人群。

(1) 1 型糖尿病、胰腺疾病或胰腺切除导致的糖尿病患者。

(2) 2 型糖尿病患者合并急性代谢紊乱。

(3) 2 型糖尿病患者并发严重应激状态(急性心脑血管疾病、手术、感染等)。

(4) 严重的肝肾功能不全患者。

五、副作用

低血糖和体重增加是第二代 SU 的主要副作用。由于 SU 在正常血糖水平依然可以刺激胰岛素分泌,抑制肝糖输出,故 SU 可导致低血糖。临床常见患者可以自行纠正的轻中度低血糖,需要第三者帮助才可恢复意识的严重低血糖少见。但对于存在动脉粥样硬化型心血管疾病,尤其冠心病的糖尿病患者,任何程度的低血糖都有可能导致严重后果。发生低血糖的高危因素包括老年患者、长效与强效制剂（主要为优降糖）、饮食不规律、合用其他降糖药（尤其胰岛素）、接近正常血糖水平的血糖控制、过度饮酒、非降糖药物的药物相互作用等。

治疗早期的体重增加是 SU 增加机体利用葡萄糖，减少尿糖排泄的结果。通常 6 个月左右体重稳定，可增加 $1\sim 3\,kg$。如果持续体重增加，注意排除低血糖导致的过度进食和未适当控制饮食。

六、使用 SU 的注意事项

1. 使用时机·2 型糖尿病的早期应用 SU 的效果较好，因其降糖作用依赖于残存 β 细胞的数量和功能。

2. 降糖幅度·SU 可降低新诊断 2 型糖尿病患者 HbA_{1C} 达 1.5% 左右。各种 SU 之间的降糖能力无明显差别。各种 SU 在低血糖、体重增加方面稍有差异，目前倾向于选择第二代或第三代的磺脲类药物（老年人慎用优降糖）。

3. 剂量调节·SU 药物初始从小剂量开始，逐渐增加，每 $1\sim 2$ 周增加 1 次。老年人更为缓慢加量，以避免或减少低血糖。一般使用药物说明书推荐的最大剂量的一半，已经接近其最大的降糖效果，单纯使用大剂量 SU 并无必要。

4. 联合用药·SU 不与作用机制相似的列奈类药物联合使用，也不主张与短效胰岛素联合使用。由于 GLP - 1 与 SU 有共同的作用点 Epac2，故 DPP - 4 抑制剂和 GLP - 1 受体激动剂与 SU 联合，会显著增加胰岛素分泌，低血糖风险增加。

5. 磺脲类药物的继发失效和原发失效·"原发失效"指新诊断的糖尿病患者使用磺脲类药物时，血糖就未得到良好的控制。可能的原因是 1 型糖尿病或某些特殊类型糖尿病被误诊为 2 型糖尿病。临床上更为常见的是"继发失效"：指初始治疗有效控制血糖 6 个月至 2 年，随后血糖重现升高的现象，每年发生率为 10% 左右。发生的原因主要归于 2 型糖尿病疾病本身的进展，即 β 细胞数目逐渐减少和（或）功能的减退，也可能胰岛素抵抗增加或者 β 细胞对 SU 的不敏感，而不是 SU 加剧了 β 细胞的凋亡、衰竭。排除糖尿病分型的可能错误，以及去除加剧胰岛素抵抗的感染、应激、药物等可逆因素，对于无法确定原因的继发性失效患者，可联合其他口服药，或加用基础胰岛素控制血糖。

6. 磺脲类与心血管疾病·虽然 SU 可减弱缺血预适应对缺血心肌细胞的保护作用，一些回顾性的观察性研究结果也提示 SU 可能增加某些心血管疾病的发生，但前瞻性随机对照研究（RCT）和基于 RCT 的荟萃分析结果显示 SU 不会增加 2 型糖尿病患者的心血管疾病风险，目前的结论是 SU 对心血管疾病的影响是中性的。

7. 特殊人群的 SU 使用

（1）虽然肥胖/超重不是使用 SU 的禁忌证，但由于肥胖/超重患者在糖尿病早期存在高胰岛素血症，肥胖/超重 2 型糖尿病患者应优先考虑减轻体重，改善胰岛素抵抗，尽可能使用不增加体重的降糖药。

（2）妊娠妇女：虽然有临床证据显示，与胰岛素治疗相比，优降糖治疗妊娠期间的糖尿病不会增加新生儿畸形发生率，但增加胎儿/新生儿体重，以及提高新生儿低血糖风险。目前不主张妊娠期使用 SU 治疗糖尿病。

（3）儿童和青少年：不推荐 SU 用于治疗儿童或青少年的 2 型糖尿病。

（4）特殊类型糖尿病：某些特殊类型的糖尿病使用 SU 的降糖效果优于胰岛素治疗（非药物说明书用药）。由于 SU 受体或 Kir6.2 编码基因（KCNJ11、ABCC8）的激活突变，导致 K_{ATP} 持续开放，β 细胞膜过度极化抑制了胰岛素分泌，表现为新生儿永久性糖尿病，使用 SU 可部分关闭 K_{ATP}，刺激胰岛素分泌而控制血糖。青少年的成年起病型糖尿病（MODY）亚型 MODY1 和 MODY3 分别为 HNF4A 和 HNF1A 基因突变，患者对 SU 敏感，也可使用 SU 控制血糖。

（5）肝功能异常，丙氨酸转氨酶（ALT）超出正常值 3 倍以上，尤其合并胆红素升高的 2 型糖尿病患者均不应使用 SU。

（6）肾功能异常，$eGFR \geqslant 60\ ml/(1.73\ m^2 \cdot min)$ 以上的患者，各种 SU 均可选用。如 $eGFR\ 30 \sim 60\ ml/(1.73\ m^2 \cdot min)$ 优先考虑使用主要经肝脏代谢，胆道排泄的 SU（格列喹酮），以减少低血糖发生风险。

七、药物经济学评估

磺酰脲类具有较强的降糖作用，而价格相对较低，并且具有长期应用的临床经验，即使伴有低血糖和体重增加的风险，依然具有良好的成本/效益比。

参考文献

[1] Wright JJ, Tylee TS. Pharmacologic therapy of type 2 diabetes[J]. Med Clin N Am, 2016, 100：647 - 663.

[2] Lang V, Light PE. The molecular mechanisms and pharmacotherapy of ATP-sensitive potassium channel gene mutations underlying neonatal diabetes[J]. Pharmacogenomics Pers Med, 2010,3：145 - 161.

[3] Salvo F, Moore N, Arnaud M, et al. Addition of dipeptidyl peptidase - 4 inhibitors to sulphonylureas and risk of hypoglycaemia：systematic review and meta-analysis[J]. BMJ, 2016, 353：i2231.

[4] Abdelmoneim AS, Eurich DT, Light PE, et al. Cardiovascular safety of sulphonylureas：over 40 years of continuous controversy without an answer[J]. Diabetes Obes Metab, 2015, 17：523 - 532.

[5] Balsells M, García-Patterson A, Solà I, et al. Glibenclamide, metformin, and insulin for the treatment of gestational diabetes：a systematic review and meta-analysis[J]. BMJ, 2015, 350：h102.

第二节·二甲双胍

洪 洁 宁 光

二甲双胍在临床上已有 50 多年，是目前全球应用最广泛的口服降糖药物。几经反复，目前该药已经成为治疗 2 型糖尿病的一线首选和全程用药。

一、二甲双胍发现的简史

二甲双胍的发现与欧洲一夏季开花的多年生草本植物——山羊豆密切相关。山羊豆因富含胍类及其相关分子，于 1918 年被发现可以降低血糖。胍类及部分衍生物在 20 世纪前半叶被用于治疗糖尿病，但因生物毒性和胰岛素应用增加而限制了其临床应用。其后一种低毒性的胍类生物碱——山羊豆碱，其精确结构为异戊烯胍被发现，且相继有近十种相似生物碱被发现或合成。

Werner 和 Bell 于 1922 年首次合成二甲双胍,且在 20 世纪 40 年代研究抗疟疾药物的临床试验中偶然发现,其对流感治疗有效的同时,不时会产生降低血糖的效果。但二甲双胍在降糖方面的应用一直未受到重视,而同属于胍类衍生物的苯乙双胍(降糖灵,DBI)和丁双胍(其商品名是 Silubin)已相继用于临床,到 20 世纪后半叶因乳酸性酸中毒等副作用,在临床上才逐渐停用。直到 1961 年 Jean Sterne 证实二甲双胍降糖作用需依赖胰岛素分泌功能存在,且在非糖尿病患者中并无降糖效应,同时开展临床试验,二甲双胍才正式应用于临床。

二、药代动力学

二甲双胍属双胍类,其主要结构为双胍,N 端含有 2 个非极化基团 R1 和 R2,均为甲基,具疏水性(图 11-26-1)。其晶体结构的稳定性主要依靠分子间的氢键维持。口服 0.5～1.0 g 二甲双胍普通片后迅速被小肠吸收,于 2.5 h 血浆浓度达峰值,约 2 mg/L,绝对生物利用度为 50%。近几年,消化道副作用较轻微的二甲双胍缓释片使用率逐渐提高,口服 1.0 g 二甲双胍缓释片后血浆药物浓度于 4.8 h 达到峰值,约 1.18 mg/L,绝对生物利用度为 50%～60%。二甲双胍吸收后呈快速且广泛分布,因其结构稳定,吸收后不与血浆蛋白质结合,不在肝脏和体内代谢,而是以原型经肾脏随尿液排泄。肾功能正常者口服该药后平均排泄半衰期为 6～7 h,肾功能受损患者该药排泄半衰期也相应延长,与肌酐清除率相关。

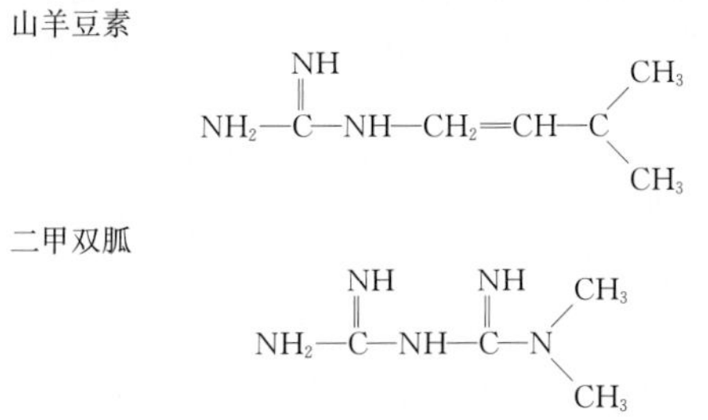

山羊豆素

二甲双胍

图 11-26-1 山羊豆素和二甲双胍的化学结构比较

三、作用机制

二甲双胍仅在高血糖时才发挥降糖作用,在血糖正常时则无降糖作用,因而极少引起临床低血糖,是比较安全的一线降糖药物。近年来,二甲双胍发挥降糖作用的相关机制研究也日益深入,其主要作用机制如下。

1. 降低肝脏葡萄糖产生和输出·二甲双胍抑制肝脏糖异生和糖原分解从而降低肝脏葡萄糖产生和输出,以前者占主导作用,是二甲双胍降低血糖的主要原因之一。近几年研究显示,通过抑制肝脏糖异生,可以使空腹血浆葡萄糖降低 25%～30%。二甲双胍抑制肝脏糖异生主要通过抑制糖异生关键酶磷酸烯醇式丙酮酸脱氢酶(PEPCK)的活性,并且刺激丙酮酸向丙氨酸转化;同时,二甲双胍抑制肝脏摄取乳酸,减少糖异生的底物。此外,有研究表明二甲双胍作用于肝细胞线粒体,抑制细胞呼吸减少糖异生,诱导葡萄糖转运蛋白表达从而增加葡萄糖利用。二甲双胍作用于体外大鼠肝脏细胞后降低细胞内 ATP 浓度,而 ATP 是糖酵解途径关键酶丙酮酸

激酶的变构抑制剂,所以二甲双胍通过糖酵解合成乳酸为肝脏提供糖异生的底物,使得肝脏糖异生不致受到严重阻碍,这也是该药不引起临床低血糖的重要原因。

2. 增加基础葡萄糖利用·基础状态下葡萄糖的主要利用部位包括脑、血细胞、肾髓质、肠道和皮肤。多项研究显示 2 型糖尿病患者接受二甲双胍治疗可以提高胰岛素介导的葡萄糖利用,较对照组提高 20%～30%。骨骼肌是二甲双胍增加胰岛素介导的葡萄糖利用的主要部位。体内试验发现二甲双胍可以使糖尿病大鼠的葡萄糖利用和肌肉糖原合成趋于正常化。体外试验利用 2 型糖尿病患者骨骼肌细胞和链脲佐菌素诱导糖尿病动物模型的骨骼肌细胞进一步支持了体内试验的结果,发现二甲双胍处理可显著提高骨骼肌对葡萄糖的摄取和利用,该作用主要通过增加胰岛素受体酪氨酸激酶活性,促进糖原合成,增加葡萄糖转运体 4(GLUT4)的数量和活性而实现。

3. 改善胰岛素抵抗·胰岛素抵抗主要指血中高胰岛素既不能使靶器官有效利用葡萄糖,也不能有效抑制内源性葡萄糖的产生。胰岛素抵抗与代谢综合征的发生密切相关,而改善胰岛素抵抗可以有效控制 2 型糖尿病及其相关并发症的发生发展。二甲双胍治疗的肥胖或非肥胖 2 型糖尿病患者在血糖和糖耐量改善的同时,血清胰岛素水平下降,提示该药通过促进葡萄糖氧化,促进靶器官的糖原合成而增加周围组织对胰岛素的敏感性,改善胰岛素抵抗。

4. 激活 AMP 活化的蛋白激酶(AMPK)·AMPK 因其受 AMP 激活并调节脂代谢途径的三种关键酶而于 1989 年首次被命名为"AMP 活化的蛋白激酶"。多项研究证实 AMPK 作为细胞的"能量感受器"而起到能量开关作用。AMPK 感受细胞内 AMP/ATP 及 ADP/ATP 比例的变化,两者比例升高表示细胞内能量过低,AMPK 被激活,促进 ATP 合成的分解代谢活动加强,消耗 ATP 的合成代谢活动减弱,继而能量稳态恢复平衡。该调节主要表现为:在骨骼肌,激活 AMPK 促进葡萄糖转运和脂肪酸氧化;在肝脏,激活 AMPK 抑制糖异生和胆固醇、甘油三酯合成,促进脂肪酸氧化产生 ATP。2001 年一项研究将二甲双胍分别作用于大鼠肝细胞和肝脏,从体内和体外证实了其对 AMPK 的激活作用。此后越来越多的研究显示,二甲双胍通过激活肝脏和骨骼肌的 AMPK,抑制肝脏脂质合成及糖异生,促进骨骼肌的葡萄糖摄取,降低血糖。值得注意的是,除 AMP 外,AMPK 也存在其他激活途径:2017 年发表于 Nature 的一项研究显示,在感受到果糖-1,6-二磷酸(FBP)缺乏的情况下,醛缩酶(aldolase)可通过促进溶酶体复合体的合成,激活 AMPK。

5. 肠道·近年来部分研究提出,肠道是二甲双胍发挥降糖作用的一个重要靶器官。主要作用靶点可能如下:① 二甲双胍激活结肠上皮细胞的 AMPK,促进肠道对葡萄糖的摄取和利用,PET 成像显示尤以结肠明显。② 二甲双胍作用于肠道,促进 GLP-1 分泌。③ 高脂饮食诱导的肥胖及相关代谢并发症往往伴有肠道菌群组成的改变及循环脂多糖(LPS)水平升高。肠道菌群失衡及循环 LPS 水平升高造成的代谢性内毒素血症进一步加重肥胖及血糖异常。二甲双胍被认为可以调节高脂饮食诱导的肥胖小鼠和糖尿病小鼠的肠道微生物组成,主要表现为增加潜在益生菌的比例,通过 AMPK 依赖

性或非依赖性（如脆弱拟杆菌-GUDCA-FXR轴）方式改善胰岛素抵抗，以及维持肠道上皮屏障功能，减少LPS释放，最终达到调控血糖的效果。

6. 其他·二甲双胍降糖效果存在个体差异，提示在基因层面可能存在调控二甲双胍作用的机制。一项由MetGen联盟发起的GWAS研究发现，编码葡萄糖转运体GLUT2的*SLC2A2*基因，其内含子上rs8192675位点为C时，较该位碱基为T的患者在使用二甲双胍后HbA_{1c}下降增加0.17%；该位点C纯合子比T纯合子的HbA_{1c}下降多0.33%。

四、对糖尿病代谢相关并发症的作用

1. 对体重的作用·二甲双胍可以通过血脑屏障，作用于中枢神经系统抑制食欲，减少热量摄入，使肥胖患者的体重轻度下降，但对体重正常的2型糖尿病患者无明显降体重作用。同时与其他降糖药物合用不会导致体重明显增加。因其能改善胰岛素抵抗和降低体重又不影响血糖正常人的血糖水平，临床上常用二甲双胍治疗伴有胰岛素抵抗的肥胖患者。

2. 对心血管系统的作用·1998年发表的第一个关于治疗糖尿病口服降糖药的大型随机临床试验UKPDS充分揭示了降糖药物能改变糖尿病终点事件。在这个为期10年的随访研究中，与以饮食控制为主的对照组相比，长期使用二甲双胍除了能降低血糖、调节体重及减少低血糖发生，还能显著降低心血管事件的发生，减少糖尿病相关死亡，提高生存率。上述疗效并未在随机接受磺脲类药物或者胰岛素强化治疗的患者中观察到，提示二甲双胍对心血管的保护作用并不依赖于严格的血糖控制而实现。2008年发表的UKPDS随访研究阐明早期应用二甲双胍治疗糖尿病或可以延续其心血管获益，延缓糖尿病相关心血管疾病的发生发展。此外，二甲双胍可降低周围血管阻力，改善微动脉顺应性，增加局部血液供应和营养交换，故可使高血压患者获益。2013年瑞金医院内分泌科研究团队发表的一项SPREAD-DIMCAD研究，通过在15个中心进行服药3年的双盲、双模拟、随机、平行安慰剂对照的前瞻性研究，入选304例2型糖尿病合并冠心病患者，比较了两种常用降糖药物格列吡嗪和二甲双胍在冠心病基础上的2型糖尿病患者再发心血管事件的影响。研究结果显示，经过中位数为5年的随访，二甲双胍较格列吡嗪降低心血管事件达46%，提示在高风险患者中，二甲双胍有显著改善心血管复合终点事件的益处。进一步通过脂质组学分析发现，与格列吡嗪相比，3年的二甲双胍治疗显著改善了受试者的脂代谢紊乱，尤以用药后第2、3年明显，其对脂质谱组成的影响大于格列吡嗪应用组。部分脂质代谢的改变被认为和远期心血管事件发生相关。该研究进一步为二甲双胍治疗糖尿病从而减少心血管事件发生风险提供了证据支持。

3. 对肾脏的作用·二甲双胍对肾脏具有保护作用，对糖尿病性肾病有一定改善。近年研究发现，二甲双胍可减少肾脏足细胞凋亡，同时降低糖尿病患者尿白蛋白水平，该作用可能是通过AMPK/mTOR信号通路介导。

五、剂型及剂量

1. 二甲双胍普通片·盐酸二甲双胍500 mg及标准的赋形剂成分（乳糖、多乙酸乙烯酯、硬脂酸镁）是最常用的剂型。

另一种常用剂型是850 mg，国内也生产250 mg。每日随餐服用，有利于规律用药。二甲双胍普通片剂在胃内迅速崩解释放，10%~20%的患者可能出现胃肠道不良反应，部分患者对胃肠道反应不耐受时，易出现漏服、减量。

2. 二甲双胍肠溶胶囊·该剂型在肠溶材料的包裹下到达小肠后迅速崩解吸收，定位释放、靶向给药从而发挥降糖效应。该制剂胃肠道刺激轻，最大限度规避上消化道对药物的损耗和酶解，生物利用度高，一般是每日3次，餐前服用。

3. 二甲双胍缓释片·该剂型以凝胶包裹药物，缓慢释放发挥降糖效应。每日仅需服用一次，降糖效果与二甲双胍普通片剂相当，且上消化道不良反应较轻。因其服药次数少不容易漏服，且发挥降糖效果稳定持久，患者对该剂型的二甲双胍依从性较好，从而大大改善其血糖的长期稳定控制。

4. 复方制剂·二甲双胍可以和噻唑烷二酮类药物（TZD）、DPP-4抑制剂及磺脲类药物等组成复方制剂。二甲双胍和TZD复方制剂有吡格列酮二甲双胍片，其两种成分作用机制互补，通过改善肝脏和外周组织胰岛素抵抗，增加这些组织对葡萄糖的摄取能力来降低血糖。DPP-4抑制剂和二甲双胍的复方制剂市售包括西格列汀二甲双胍片和二甲双胍维格列汀片等，该类复方制剂治疗优势为葡萄糖依赖性地促进胰岛素的合成分泌，在实现有效降糖的同时减少低血糖事件的发生，保护胰岛β细胞功能。二甲双胍和磺脲类药物复方制剂常用的有格列本脲/二甲双胍、格列美脲/二甲双胍和格列吡嗪/二甲双胍。磺脲类药物可促进胰岛素分泌，二甲双胍和磺脲类药物联合作用机制互补，具有更全面针对2型糖尿病病理生理的特点，比单用二甲双胍或单用格列本脲能更好地控制空腹血糖和HbA_{1c}，但应注意低血糖风险。

5. 剂量·无论何种剂型，二甲双胍的降糖疗效与其剂量显著相关。根据我国《二甲双胍临床应用专家共识（2016年版）》，二甲双胍起效的最小推荐剂量为500 mg/d，成人可用的最大剂量为2 550 mg/d，最佳有效剂量为2 000 mg/d。临床对二甲双胍没有固定的剂量规定，其有效剂量视患者个体的病情、血糖的检查结果而调整，调整原则为"小剂量起始，逐渐加量"。开始时500 mg/d服用或<1 000 mg/d，1~2周后加量至最大有效剂量2 000 mg/d或最大耐受剂量。可根据患者状况个体化治疗，通常剂量为1 500~2 000 mg/d，分2~3次服用。

六、适应证

（1）2型糖尿病患者，特别是伴有肥胖、超重、高胰岛素血症、高脂血症者，包括中华医学会糖尿病学分会（CDS）、美国糖尿病学会（ADA）、欧洲糖尿病研究会（EASD）在内的大多数指南推荐二甲双胍为一线用药。

（2）单用其他口服降糖药或胰岛素，血糖控制不佳或无效者，可与二甲双胍联合用药。

（3）糖耐量调节受损患者，为防止和延缓其血糖进一步恶化发展为糖尿病，可酌情使用二甲双胍治疗。

在欧美二甲双胍也适用于10岁及以上2型糖尿病儿童，但缓释片格华止®XR仅适用于17岁以上者，可单用，也可与胰岛素联用。在儿童2型糖尿病患者中的最大推荐剂量为每日2 000 mg。

七、禁忌证

(1) 中度和严重肾衰竭[肌酐＜45 ml/min 或 eGFR＜45 ml/(1.73 m² · min)]。

(2) 可造成组织缺氧的疾病(尤其是急性疾病或慢性疾病的恶化),如失代偿性心力衰竭、呼吸衰竭、近期发作的心肌梗死、休克。

(3) 严重感染和外伤,外科大手术,临床有低血压等。

(4) 已知对盐酸二甲双胍过敏。

(5) 急性或慢性代谢性酸中毒,包括有或无昏迷的糖尿病酮症酸中毒(糖尿病酮症酸中毒需要用胰岛素治疗)。

(6) 酗酒者。

(7) 接受血管内注射碘化造影剂者,可以暂时停用本品。需要接受其他血管造影剂者,需根据其 eGFR 水平调整二甲双胍用量:对于 eGFR 在 45～60 ml/(1.73 m² · min)的患者,二甲双胍剂量限制为最大 2 000 mg/d;在 30～44 ml/(1.73 m² · min)范围者为 1 000 mg/d;对于 eGFR＜30 ml/(1.73 m² · min)的患者,暂停使用本品。

(8) 维生素 B₁₂、叶酸缺乏未纠正者。

八、二甲双胍联合用药的疗效

(一) 二甲双胍和胰岛素促泌剂

胰岛素促泌剂包括磺脲类和格列奈类药物。磺脲类药物是临床上 2 型糖尿病患者常用的口服药物之一,主要通过刺激胰岛 β 细胞分泌胰岛素发挥降糖作用。二甲双胍联合格列本脲治疗能更显著降低 HbA₁c 和空腹血糖,且胃肠道反应、低血糖等不良事件发生率低。格列奈类药物属于就餐时促胰岛素分泌剂,与磺脲类类似,与二甲双胍联用比单药治疗能更有效降低 HbA₁c,而低血糖发生的风险更小,故在二甲双胍联合磺脲类药物且低血糖发生风险较高时,可考虑选用二甲双胍联合格列奈类药物。

(二) 二甲双胍和噻唑烷二酮类

二甲双胍联合噻唑烷二酮类可以明显改善血糖控制。在二甲双胍单药治疗基础上加用罗格列酮可使 HbA₁c 从 8.1% 降至 6.8%。胰岛素抵抗严重的患者可考虑二甲双胍联合 TZD 药物的治疗方案。

(三) 二甲双胍与 α-糖苷酶抑制剂

α-糖苷酶抑制剂作为治疗 2 型糖尿病的一类常用口服药物,主要通过抑制小肠绒毛上的 α-糖苷酶,延迟碳水化合物吸收,降低餐后血糖。虽然口服阿卡波糖会降低二甲双胍的生物利用度,但尽管如此,单用二甲双胍血糖控制不佳者加阿卡波糖可使 HbA₁c 降低 0.8%～1.0%。证实二甲双胍与阿卡波糖联合治疗能够提高血糖控制水平,延缓糖尿病及其相关并发症的发生发展。和噻唑烷二酮类药物一样,α-糖苷酶抑制剂也可用于三联疗法与二甲双胍和磺脲类联用。

(四) 二甲双胍和胰岛素

二甲双胍可以增强肝脏和肌肉组织的胰岛素敏感性,口服降糖药联合治疗 血糖控制不佳的 2 型糖尿病患者启动胰岛素治疗后可以保留二甲双胍。研究证实,与单用胰岛素相比,二甲双胍联合胰岛素治疗平均减重 2.1 kg,HbA₁c 下降 0.9%,总胆固醇水平下降 0.29 mmol/L,同时并不会增加低血糖的发生风险。胰岛素种类的增多使二甲双胍-胰岛素联合用药方式更为灵活,但也使胰岛素的选择更为复杂。首先,可用甘精胰岛素作为基础胰岛素提供者,即一日一次胰岛素注射加二甲双胍。也可用中性鱼精蛋白锌胰岛素(NPH)代替甘精胰岛素,但 NPH 必须睡前注射,且发生夜间低血糖可能性更大。

(五) 二甲双胍和 GLP-1 类似物/调节物

GLP-1 是一种餐后降低血糖的肠促胰素,能够促进胰岛素分泌,改善外周组织对胰岛素的敏感性,降低胰高血糖素浓度,延迟胃排空,抑制食欲,其作用机制依赖于血糖浓度,低血糖的发生率较低。GLP-1 因其有效的降糖效果及心血管保护作用而成为 2 型糖尿病和心血管疾病的研究重点,而今 GLP-1 受体激动剂利拉鲁肽已成为临床上常用的降糖药物。但由于 DPP-4 能使其快速失活,天然 GLP-1 治疗效果受到影响。二甲双胍能抑制 DPP-4 活性,单一剂量二甲双胍可在服药 4～6 h 后使 DPP-4 活性降低 80%,其抑制效应在 25～500 μmol/L 的浓度范围内呈剂量相关性,这也正是二甲双胍发挥生理作用的浓度范围。尽管二甲双胍所造成的 DPP-4 浓度变化不足以明显影响循环中 GLP-1 或胰岛素的水平,但已有实验证实二甲双胍与持续 GLP-1 输注联合使用时有额外的降血糖作用。证据显示,在二甲双胍治疗基础上加用 GLP-1 受体激动剂,可进一步降低空腹血糖和 HbA₁c,提高血糖达标率,改善胰岛 β 细胞功能,改善胰岛素抵抗,降低体重和收缩压,且不增加严重低血糖发生的风险。此外,中国临床试验 Strategy 研究结果显示,在以二甲双胍/西格列汀为基础的二联治疗上,及时加用第 3 种口服降糖药物包括格列美脲、格列齐特、瑞格列奈或阿卡波糖,在大多数患者中有良好的降糖疗效、体重变化少、低血糖发生率低、耐受性良好,带来临床获益。

(六) 二甲双胍和 SGLT2 抑制剂

SGLT2 为一种钠-葡萄糖协同转运蛋白,SGLT2 抑制剂可以通过抑制肾脏对葡萄糖的重吸收,使过量的葡萄糖从尿液中排出,以达到降低血糖的目的,是一类新型抗糖尿病药物。

2017 年 ACP 指南中关于双药联合治疗的研究显示,在降糖方面,二甲双胍联合 SGLT2 抑制剂降低 HbA₁c 水平的效果优于二甲双胍联合 DPP-4 抑制剂/磺脲类;在减重方面,二甲双胍联合 SGLT2 抑制剂的减重效果优于单用二甲双胍;在心血管方面,二甲双胍联合 SGLT2 抑制剂的降压效果优于单用二甲双胍或二甲双胍联合磺脲类/DPP-4 抑制剂;同时较后者更少引起心率增加;在低血糖事件发生风险方面,二甲双胍联合 SGLT2 抑制剂降低低血糖发生风险的效果优于二甲双胍联合磺脲类药物。但指南同时也指出,SGLT2 抑制剂联合二甲双胍较其他单药或联合用药均增加生殖道真菌感染风险。

参考文献

[1] Bailey CJ. Metformin: historical overview[J]. Diabetologia, 2017, 60(9): 1566-1576.

[2] Musi N, Hirshman MF, Nygren J, et al. Metformin increases AMP-activated protein kinase activity in skeletal muscle of subjects with type 2

diabetes[J]. Diabetes, 2002, 51(7): 2074-2081.

［3］Zhang CS, Hawley SA, Zong Y, et al. Fructose-1, 6-bisphosphate and aldolase mediate glucose sensing by AMPK[J]. Nature, 2017, 548 (7665): 112-116.

［4］Zhou K, Yee SW, Seiser EL, et al. Variation in the glucose transporter gene SLC2A2 is associated with glycemic response to metformin[J]. Nat Genet, 2016, 48(9): 1055-1059.

［5］Hong J, Zhang Y, Lai S, et al. Effects of metformin versus glipizide on cardiovascular outcomes in patients with type 2 diabetes and coronary artery disease[J]. Diabetes Care, 2013, 36(5): 1304-1311.

［6］Van Der Molen AJ, Reimer P, Dekkers IA, et al. Post-contrast acute kidney injury. Part 2: risk stratification, role of hydration and other prophylactic measures, patients taking metformin and chronic dialysis patients American College of Radiology[J]. Eur Radiol, 2018, 28(7): 2856-2869.

［7］Schwarz SL, Gerich JE, Marcellari A, et al. Nateglinide, alone or in combination with metformin, is effective and well tolerated in treatment-naive elderly patients with type 2 diabetes[J]. Diabetes Obes Metab, 2008, 10(8): 652-660.

［8］母义明,纪立农,宁光,等.二甲双胍临床应用专家共识(2016年版)[J].中国糖尿病杂志,2016,91: 399-404.

［9］Qaseem A, Barry MJ, Humphrey LL, et al. Oral pharmacologic treatment of type 2 diabetes mellitus: A clinical practice guideline update from the American college of physicians[J]. Ann Intern Med, 2017, 166 (4): 279-290.

［10］Nauck M, Frid A, Hermansen K, et al. Long-term efficacy and safety comparison of liraglutide, glimepiride and placebo, all in combination with metformin in type 2 diabetes: 2-year results from the LEAD-2 study[J]. Diabetes Obes Metab, 2013, 15(3): 204-212.

［11］Derosa G, Cicero AFG, Franzetti IG, et al. Effects of exenatide and metformin in combination on some adipocytokine levels: a comparison with metformin monotherapy[J]. Can J Physiol Pharmacol, 2013, 91(9): 724-732.

［12］母义明,纪立农,李春霖,等.二甲双胍临床应用专家共识(2018年版)[J].中国糖尿病杂志,2019,27(3): 161-173.

第三节·α-糖苷酶抑制剂

张翼飞

20世纪70年代,由细菌(放线菌属、链霉菌属)中提取出一系列的α-糖苷酶抑制剂。这些抑制物在化学结构上的共同点是含有1分子环己六醇(cyclonexitol)和1分子氨基糖(4,6-二脱氢-4氨基D葡萄糖)组成的活性中心,称为阿卡波糖。在阿卡波糖的两侧(或一侧)有若干分子的葡萄糖。葡萄糖分子数目愈多,则具有愈强的抑制α-淀粉酶的活性;若葡萄糖分子数目少,则主要抑制二糖苷酶类(蔗糖酶、麦芽糖酶等)的活性。阿卡波糖为一假性四糖,其结构中含有环己六醇、氨基糖及2分子右旋葡萄糖。环己六醇及氨基糖形成的阿卡波糖,为抑制α-糖苷酶的活性部位。

经过十余年的研究,α-糖苷酶抑制剂被开发成为不同于促胰岛素分泌药、胰岛素增敏剂,而是通过影响肠道功能而治疗糖尿病的药物。

目前应用于临床的α-糖苷酶抑制剂主要为阿卡波糖,其余还有伏格列波糖、米格列醇,阿卡波糖的研究较多,现主要以阿卡波糖为代表作一介绍。

一、α-糖苷酶抑制剂的作用方式和药理研究

(一)对碳水化合物消化、吸收的作用

食物中的单糖,如葡萄糖、果糖、半乳糖,可在肠上皮细胞的刷状缘处直接被吸收。食物中的绝大部分碳水化合物为复合糖,包括分子量较低的低聚糖(寡糖)及分子量大的多糖。复合糖必须先经过消化,亦即在唾液、胰液α-淀粉酶(肠上皮细胞刷状缘处的α-糖苷酶)的作用下分解为单糖后,才能被吸收。食物中的蔗糖在肠细胞刷状缘处被α-糖苷酶(蔗糖酶)分解为1分子葡萄糖及1分子果糖后被吸收。

食物中含量最多的碳水化合物是淀粉,先后经唾液及胰液α-淀粉酶的作用分解为麦芽糖(由2分子葡萄糖组成)、麦芽三糖(含3分子葡萄糖)及糊精(为寡糖),继而在肠刷状缘处被α-糖苷酶(麦芽糖酶、异麦芽糖酶、葡萄糖淀粉酶)分解为葡萄糖,然后被吸收。食物中的蔗糖则不需经过这些酶的作用,可直接由蔗糖酶的作用生成1分子葡萄糖和1分子果糖。所有已分解的葡萄糖均需经小肠壁的主动转运进入血液,而果糖则可通过被动转运运送。

肠上皮细胞α-糖苷酶活性主要位于小肠上部,经过精制的碳水化合物在此处迅速被吸收,导致餐后的血糖高峰。小肠较低的部位由于没有酶作用的底物(碳水化合物已在小肠的上部被消化吸收),在生理状况下,小肠下端α-糖苷酶活性远较小肠上端为弱。

阿卡波糖与伏格列波糖作用部位有所不同,阿卡波糖既抑制α-淀粉酶,对麦芽糖酶、异麦芽糖酶、转移酶及蔗糖酶也有作用,而伏格列波糖主要抑制后4种酶,其抑制二糖苷酶类(蔗糖酶、麦芽糖酶等)的作用较强。

(二)抑制剂的作用方式

以阿卡波糖为代表的α-糖苷酶抑制剂的结构为类似、又非寡糖的"假寡糖",可在小肠上部细胞刷状缘处和寡糖竞争而与α-糖苷酶相结合,酶上的位点被假寡糖占据后,寡糖的消化吸收即受阻碍,小肠上段未被消化、吸收的碳水化合物被运送到小肠中、下段及结肠。假寡糖与α-糖苷酶结合是可逆的,经2～3 h后,假寡糖即缓慢地被水解下来,寡糖继续被平稳地消化吸收。α-糖苷酶抑制物的作用机制是由于其性中心内含有氮,可与α-糖苷酶上结合碳水化合物位点紧密相连,其亲和力远较酶的正常底物(如蔗糖酶-蔗糖)强大。

此外,阿卡波糖通过延缓碳水化合物的吸收,可在餐后较晚期(餐后60～240 min)使血中GLP-1水平上升。GLP-1可延缓胃排空,并有其他对2型糖尿病有益的作用。

(三)阿卡波糖的药理作用

1. 对碳水化合物代谢的影响·阿卡波糖延缓蔗糖、淀粉的消化和吸收,而对单糖(葡萄糖)的吸收无影响,因阿卡波糖对肠中Na^+依赖的葡萄糖转运体无作用。正常人在接受含淀粉及蔗糖较多的试餐后,阿卡波糖可使餐后血糖及胰岛素上升幅度减弱。餐后血胰岛素的高峰降低和阿卡波糖呈剂量依赖关系,而血糖的高峰降低和阿卡波糖无明显的剂量依赖关系。血糖高峰后的低谷在阿卡波糖作用下,也变得不太明显,从而可避免低血糖的发生。

对于2型糖尿病患者,在饮食控制的基础上,阿卡波糖可使餐后血糖降低20%～25%。阿卡波糖也可使空腹血糖水平降约10%。阿卡波糖单独应用不引起低血糖。阿卡波糖使碳水化合物降解及吸收延缓,使到达小肠下部及大肠的可酵解的碳水化合物增加;如未引起腹泻,则不会引起能量的丢失。未被吸收的多糖可被结肠的细菌分解成可被吸收的短链脂肪酸,但会引起胃肠道不良反应如胀气等,尤其是大剂量

应用时更是如此。

2. 阿卡波糖对脂质代谢的影响·对糖尿病和高脂血症动物模型,阿卡波糖可降低血中胆固醇和游离脂肪酸水平,还能降低 α/β 脂蛋白胆固醇水平。于人体,阿卡波糖可降低血甘油三酯水平,可能是降低极低密度脂蛋白(VLDL)合成所致。对于正常人、2型糖尿病、1型糖尿病及脂质代谢紊乱的患者,阿卡波糖可降低血胆固醇水平。对正常人,阿卡波糖可降低 ApoA1 和 ApoA2 水平,而不影响 ApoB 水平。

一项在中国进行的多中心临床研究,共计入组未经药物治疗的初发2型糖尿病患者 106 例,其中阿卡波糖 55 例,格列吡嗪 51 例,随机入组,干预3个月。结果显示,阿卡波糖非常显著地改变了肠道寄生菌群的微生态,显著增加了乳酸杆菌和双歧杆菌的丰度,降低拟杆菌丰度,同时增加初级胆汁酸与次级胆汁酸的比值,通过肠道调控机制增强其对与糖脂代谢的调节作用。

3. 阿卡波糖对其他物质代谢的影响·除了影响碳水化合物吸收外,阿卡波糖还增加脂肪、水、氮、铁、铬从粪便的排泄,但不增加钙、镁、磷、锌或铜的排泄。于正常人,阿卡波糖可使血维生素 A 浓度降低,但不影响维生素 B_1、维生素 B_2、维生素 C 及维生素 E 的浓度。对2型糖尿病患者阿卡波糖不影响血主要电解质(Na^+、K^+、Mg^{2+}、Ca^{2+})、维生素 B_{12} 及叶酸的浓度,尽管粪氮排量增加,仍可维持总体氮平衡。

4. 阿卡波糖的不良反应

(1)胃肠道反应:阿卡波糖的主要不良反应为肠道功能紊乱,这是由于小肠中未被消化吸收的碳水化合物酵解后引起肠道内气体产生过多,临床上表现为腹鸣、腹胀、腹泻、腹痛。肠道不良反应经过一段时间治疗后逐渐减弱、消失,这并非由于阿卡波糖的效力减弱,而是因为小肠上段未消化的碳水化合物到达小肠中、下段,通过底物的诱导作用,小肠中、下段 α-糖苷酶活性逐渐增强,因而碳水化合物的消化吸收虽然延缓,仍可以生理性方式进行,故肠道不良反应可逐渐减轻,以至于消失。

(2)全身性不良反应:阿卡波糖被胃肠道吸收不到1%,很少到达身体其他部位,故全身性不良反应不多见。早期5年内大量病例临床试验未发现对血液生化及血液学指标有不良影响。对 6 354 例用阿卡波糖治疗患者的综合分析,未发现对肝功能有不良影响;但在一项采用大剂量阿卡波糖(半数以上患者用到 300 mg,每日3次)的随机、双盲、安慰剂对照的研究中,血清转氨酶升高者阿卡波糖组为 3.8%,安慰剂组为 0.9%。转氨酶升高者临床上无症状,不伴其他肝功能变化,在停用阿卡波糖后即恢复正常。此外,贫血发生于阿卡波糖组(7/618 例)也较安慰剂组(1/627 例)为高,可能与阿卡波糖减少肠道铁的吸收有关。

二、阿卡波糖的降糖效果及对胰岛素分泌、胰岛素敏感性的影响

(一)降糖效果

对早期2型糖尿病患者,一项包括 13 篇安慰剂对照报道,共计 1 094 例的 meta 分析显示平均 HbA_{1c} 降低 0.9%,餐后血糖降低 3 mmol/L,空腹血糖降低 1.3 mmol/L。

长程降糖效果:Mertes 5 年随访观察表明阿卡波糖长程单药治疗 HbA_{1c} 由基线均值 8.4%±1.9% 降至 6.6%±1.7%,

联合用药 HbA_{1c} 由 9.3%±1.7% 降至 8.0%±1.6%。

在英国前瞻性糖尿病研究(UKPDS)后期,在 1 946 例患者中 14% 继续用饮食治疗,52% 用单一药物治疗,34% 用2种以上降糖药物治疗而效果欠佳,随机加用阿卡波糖或安慰剂,在3年期间,阿卡波糖降 HbA_{1c} 效果与安慰剂相比一直保持在低 0.5% 水平。

(二)血浆胰岛素的变化

多项试验显示阿卡波糖可显著降低餐后血浆胰岛素水平。餐后胰岛素的降低主要与餐后血糖降低对 β 细胞的刺激作用减轻有关。在随机对照试验中也证实了阿卡波糖降血浆胰岛素的效果。在与安慰剂对照研究中,疗程 12 个月结束时,阿卡波糖组与安慰剂组餐后血胰岛素分别降低 271 pmol/L 及 89 pmol/L,空腹胰岛素分别降低 13 pmol/L 及 2 pmol/L。

在 Essen I 研究中,阿卡波糖与格列本脲的降糖效果相仿,而餐后 1 h 胰岛素格列本脲组升高 96.7 pmol/L,阿卡波糖组降低 80.7 pmol/L。

(三)阿卡波糖与胰岛素敏感性

于糖耐量受损(IGT)个体及2型糖尿病患者,阿卡波糖可改善胰岛素敏感性,此效果被认为是继发于餐后高血糖被抑制、血糖毒性降低所致。一组中等肥胖的老年2型糖尿病患者经阿卡波糖治疗1年后,血糖钳夹试验显示胰岛素敏感性提高了 30%,同时 HbA_{1c}、空腹及餐后血糖皆明显降低。

(四)阿卡波糖与低血糖及体重变化

与磺酰脲类或二甲双胍相比较,单用阿卡波糖发生低血糖的患者甚少。与磺酰脲类比较,前者增加体重,阿卡波糖不增加体重,Mertes 研究中,阿卡波糖组体重降低 0.9 kg。

(五)阿卡波糖与其他口服降糖药比较

在 Essen I 研究中,阿卡波糖与格列本脲相比较,两者降糖作用分别为 HbA_{1c} −1.1%、−0.9%,餐后 1 h 血糖 −2.2 mmol/L、−1.9 mmol/L,空腹血糖为 −1.4 mmol/L、−1.6 mmol/L。

在 Essen II 研究中,阿卡波糖与二甲双胍及安慰剂比较,在 24 周疗程结束时,HbA_{1c} 均值分别为 8.5%、8.7% 和 9.8%,餐后 1 h 血糖均值分别为 8.7 mmol/L、9.0 mmol/L 和 10.9 mmol/L。空腹血糖均值分别 7.6 mmol/L、7.8 mmol/L 和 9.2 mmol/L。

在我国进行的未经降糖药物治疗的2型糖尿病患者维格列汀(n=399)与阿卡波糖(n=202)对比研究中,治疗 24 周后,与基线相比,HbA_{1c} 平均降幅分别为 −1.44%±0.07% 和 −1.36%±0.10%,空腹血糖下降分别为 −1.25±0.11 mmol/L 和 −1.52±0.16 mmol/L,体重分别下降 −0.5±0.1 kg 和 −1.8±0.2 kg。两组患者均未发生低血糖事件。阿卡波糖组的胃肠道不良事件明显多于维格列汀组,分别为 24.8% 和 11.3%。

(六)阿卡波糖与其他降糖药联合治疗

1. 与磺酰脲类合用·多起报道在2型糖尿病采用磺酰脲类治疗后,疗效不够满意的患者,加用阿卡波糖,可使糖代谢好转,与加用安慰剂者有明显差别。加用阿卡波糖治疗后,患者全日血糖水平较前下降,餐后血糖下降 20% 以上,尿糖明显减少或转为阴性,HbA_{1c} 亦有降低,至6个月最明显。餐后血浆胰岛素的上升较安慰剂对照者为少。治疗过程中磺酰脲

类降糖药的用量往往可以减少,平均减少 18%。

2. 与二甲双胍合用·在 2 型糖尿病中与二甲双胍合用。在加拿大一项多中心研究中,原来单用二甲双胍组,在合用阿卡波糖后糖代谢明显较合用安慰剂组改善。餐后 90 min 血糖高峰均值由 19.3 mmol/L 降至 15.8 mmol/L,明显大于安慰剂组的变化;空腹血糖均值亦由 14.3 mmol/L 降至 12.8 mmol/L;HbA$_{1C}$ 在加用阿卡波糖后亦有下降,与安慰剂组比较,下降 0.8%。

3. 在磺酰脲类、二甲双胍合用基础上加用阿卡波糖·一组对 90 例已用最大剂量磺酰脲类加二甲双胍的 2 型糖尿病患者加阿卡波糖的研究,患者经用一种磺脲类药加二甲双胍,且两者都用到最大剂量仍控制不佳,加用阿卡波糖 100 mg,每日 3 次,共 24 周,可使 HbA$_{1C}$、餐后 2 h 血糖及体重显著下降,并有 1 例产生严重低血糖,而后将磺酰脲类药量减少一半,血糖控制良好。提示对那些磺酰脲类及双胍类联合应用控制不好,而又对使用胰岛素存在疑虑的 2 型糖尿病患者,加用阿卡波糖是一种可以试用的方法。

4. 与胰岛素合用·在加拿大多中心研究中,在 2 型糖尿病患者中原用胰岛素治疗基础上加用阿卡波糖或安慰剂,结果证明加用阿卡波糖后,餐后 90 min 血糖高峰均值由 18.4 mmol/L 降为 15.7 mmol/L,与安慰剂组的变化有显著差别,空腹血糖无变化,HbA$_{1C}$ 下降了 0.4%。在治疗过程中,由于高血糖好转,而减少胰岛素用量(减少 15% 以上)者,于加用阿卡波糖组为 36%,而安慰剂组仅为 6%。

在美国进行的多中心、双盲、安慰剂对照的研究中,1 型糖尿病患者在胰岛素治疗基础上,联用阿卡波糖治疗可显著降低餐后血糖的波动幅度,HbA$_{1C}$ 均值下降了 0.48%,而低血糖的发生频率则没有显著改变。

三、阿卡波糖与心血管危险因素及心血管病变

(一) 对脂代谢的作用

数项研究显示阿卡波糖可以剂量依赖方式降低餐后高脂血症。2 型糖尿病患者在进餐前口服阿卡波糖 100 mg 可使餐后 60 min、90 min、120 min 血清甘油三酯显著降低,还可使 60 min、120 min 血清胆固醇残粒样颗粒的升高减轻。

(二) 对血液凝固激活的作用

糖尿病者餐后高血糖及高胰岛素血症伴有血浆中一些反映血液凝固激活的标志物水平上升,包括凝血酶原组分 1、2 及 D-二聚体。研究表明在进标准餐前服用阿卡波糖 100 mg,与服安慰剂相比,餐后凝血酶原组分 1、2 及 D-二聚体的升高受到明显抑制。

(三) 改善 2 型糖尿病患者血管内皮功能障碍

2 型糖尿病患者血流介导的血管舒张功能(FMD)减弱。一组研究于 60 例 2 型糖尿病合并冠心病患者随机分至阿卡波糖加格列齐特及对照组单用格列齐特治疗,两组在性别、年龄、BMI 等方面有可比性,疗程 6 周。结束时含阿卡波糖组与单用格列齐特组相比,FMD 明显改善,血浆 NO 明显升高,内皮素明显降低。

(四) 阿卡波糖与餐后外周血单个核细胞中核因子

2 型糖尿病患者在进食标准早餐后,血糖增高的同时,外周血单个核白细胞中核因子(NF-κB)被激活,表现为 NF-κB 由胞质转位至核内。20 例 2 型糖尿病患者在保持原用降糖治疗不变条件下,随机、双盲分至加用安慰剂对照组或加用阿卡波糖组,疗程 8 周。在基线时及 8 周后两组患者皆做一次标准早餐试验,并在餐前及餐后测血糖及外周血单个核细胞中 NF-κB 被激活状态。对照组及阿卡波糖组在基线时试餐后 2 h 与试餐前相比,两组血糖皆明显升高,单个核细胞的核中 NF-κB 含量明显增多。在经 8 周处理后,阿卡波糖组与基线时比较,餐后高血糖有明显降低($P=0.004$),餐后核中 NF-κB 与保守性核苷酸序列结合活性明显降低($P=0.02$),NF-κB p65 向核中的转位明显减少($P=0.02$);而对照组经 8 周处理后,与基线时比较,餐后血糖、核中 NF-κB 结合活性、核中 NF-κB p65 向核中转位皆无差别。说明阿卡波糖在降低餐后高血糖的同时,降低了外周单个核白细胞中核因子 NF-κB 的活化,减少促炎症因子、黏附因子表达所造成的急性血管内皮损害。

(五) 阿卡波糖与安慰剂对照治疗 2 型糖尿病对心血管事件影响的 meta 分析

此分析纳入了 7 篇随机、双盲、安慰剂对照,阿卡波糖治疗 2 型糖尿病患者至少 52 周的报道,目的在于判断阿卡波糖降低心血管事件的效果。共计 2 180 例患者,阿卡波糖组 1 248 例,安慰剂组 932 例,基线资料两组有可比性。两组中各有一半以上的患者(阿卡波糖 57.5%,安慰剂 56.1%)已有心血管病或高血压,并同时在使用心血管药物(阿卡波糖 56.5%,安慰剂 60.2%)。

阿卡波糖治疗与安慰剂相比,伴有 HbA$_{1C}$ 下降($P<0.01$),空腹血糖下降($P<0.01$),餐后血糖下降($P<0.024$)。阿卡波糖治疗使心血管事件相对危险降低了 35%($P=0.006\,1$),而且发生新事件的时间也较晚($P=0.005\,7$)。此外,发生心肌梗死的相对危险降低了 64%($P=0.012$)。在调整了体重、收缩压、甘油三酯水平后仍有显著性。

四、阿卡波糖干预糖耐量受损(IGT)的效果

多项 IGT 干预试验证实,在用药期间阿卡波糖组中发生糖尿病的相对风险皆明显低于对照组,但在 STOP-NIDDM 平均干预 3.3 年,结束后继续观察期,原干预组的优势消失,糖尿病发生率上升,说明为保持效果需继续用药。在阿卡波糖干预 IGT 研究中,出现了一些值得注意的病理生理及临床变化,包括:① 干预组反映炎症的 C 反应蛋白(CRP)降低。② 颈动脉内膜中层厚度(CIMT)的变化。在 STOP-NIDDM 研究的一个亚组中,132 例 IGT 者被随机分至阿卡波糖组或安慰剂组,两组基线资料皆可比,在试验开始前及结束时测 CIMT,经过平均 3.9 年观察期,阿卡波糖组平均 CIMT 增加 0.02±0.07 mm,安慰剂组增加了 0.05±0.06 mm($P=0.027$)。阿卡波糖组平均 CIMT 年增加值较安慰剂降低约 50%。多元线性回归分析显示 CIMT 的进展与阿卡波糖的应用显著相关。③ 心血管事件的比较。在纳入 1 429 例 IGT 者,随机对照的 STOP-NIDDM 试验观察了阿卡波糖对心血管事件的效果作为二级终点。事前确定的心血管事件包括冠心病、心血管死亡、充血性心力衰竭、脑血管事件、周围血管病变及新发生的高血压(≥140/90 mmHg,1 mmHg=0.133 kPa)。结果共有 47 例发生了 1 次或更多的心血管事件,32 例见于安慰

剂组,而阿卡波糖组仅有 15 例,相对风险降低 49%($P<0.026$)。绝对危险降低 2.5%。在心血管事件中,下降最多的为心肌梗死(下降 91%,$P=0.02$)。高血压发生的相对危险降低 34%($P=0.006$),绝对危险降低 5.3%。

上述资料表明,阿卡波糖除了降低餐后高血糖外,还可改变餐后状态中一系列对心血管不利的因素,如高胰岛素血症、高血脂、血液凝活化、炎症因子,此可能与其可改善血管内皮功能和延缓颈动脉内膜中层厚度增加有关。至于心血管事件的发生率,尤其是发生心肌梗死的相对危险,在 IGT 干预 STOP-NIDDM 及 7 篇 2 型糖尿病 meta 分析中,阿卡波糖组皆较安慰剂组为低。不过,STOP-NIDDM 中发生心血管事件的例数不够多,meta 分析中的试验皆非以心血管事件为主要终点,疗程较短的研究,尚需以心血管事件为一级终点的随机对照试验予以证实。在中国进行的 ACE 试验(阿卡波糖心脏评估研究)为一大型心肌梗死伴糖耐量受损(IGT)患者以阿卡波糖干预的随机双盲、安慰剂对照试验,共计入组 6 522 例患者,阿卡波糖组 3 272 例,安慰剂组 3 250 例,结果证明在患有冠心病的中国 IGT 患者中,阿卡波糖治疗组降低主要心血管事件的风险相对于安慰剂组没有显著差异,但可以显著降低糖尿病的发病率。

五、阿卡波糖的用法和用量

(1)为了不影响本品的抑制 α-糖苷酶效果,应在进食前即服,或在进第一口食物时将本品嚼碎一起服用。

(2)为了减轻本品的肠道不良反应,应从小剂量开始,每日 3 次,每次 50 mg,隔 1～2 周或更久,按需要增量,可在每餐前增加 25～50 mg。出现明显肠道不良反应时不应加量,必要时需减量。大多数患者每日 3 次,每次 100 mg,可获满意效果。

(3)本品的疗效与肠道不良反应和食物的组成有一定关系。食物中必须有足够量的碳水化合物,如占总热量的 30% 以上,本品方能奏效。复合糖(如淀粉)宜多,简单糖(如蔗糖)宜少,否则可加重肠充气、腹泻等不良反应。

六、阿卡波糖的禁忌证、慎用证及用药注意事项

(1)肠道炎症、慢性肠道疾病伴吸收或消化不良者、部分性肠梗阻或有肠梗阻倾向者、结肠溃疡及可因肠道充气而加重病情者,如疝等皆禁用本品。

(2)肝功能异常者不用。须知大剂量可使肝功能受损,应尽可能避免大剂量。

(3)肾功能损害者,血肌酐超过 176.8 μmol/L 时不用。

(4)有严重造血系统功能障碍者不用。

(5)有感染发热者不用。

(6)孕妇不用,目前尚无妊娠期用本品的资料。乳母不用,目前无本品是否能由乳汁分泌的资料。动物实验提示阿卡波糖可能进入乳汁。

(7)儿童用药。阿卡波糖用于儿童病例的经验还有限,按生产厂家(Bayer)所收集的资料,5～16 岁患者对阿卡波糖的耐受性与成人相仿,诉不良反应者占 50.7%。因不良反应而中途停药者占 6.9%,主要为胃肠道症状。由于儿童用阿卡波糖的经验不多,其安全性还不清楚,故 18 岁以下者不宜用。

(8)有恶性肿瘤者不宜用。

(9)酗酒者不宜用。

(10)已在用泻剂或止泻者不宜用。

(11)在服用助消化药的酶制剂,如淀粉酶、胰酶时,不宜合用本品,因可削弱本品的疗效。

(12)同时用新霉素可使餐后血糖更为降低,并使本品胃肠道不良反应加剧。

(13)同时合用其他降糖药,如胰岛素、磺酰脲类或二甲双胍,有可能发生低血糖,应密切观察,必要时应减少上述降糖药剂量。

(14)在用本品过程中如发生低血糖,应静脉注射或口服葡萄糖治疗,如用蔗糖或一般甜食无效,因 α-糖苷酶活性被抑制,寡糖及多糖的消化吸收受阻,血葡萄糖水平不能迅速提高。

七、伏格列波糖

伏格列波糖为抗病毒的 α-糖苷酶抑制剂 deoxynojirimycin 的衍生物。此药与阿卡波糖相仿,口服后吸收甚少,以原形从肠道排出。在小肠内局部发挥作用,其特点为抑制二糖苷酶类(蔗糖酶、麦芽糖酶等),作用特别强,而不抑制 α-淀粉酶。于健康受试者,伏格列波糖 0.3 mg 与阿卡波糖 100 mg 在降低餐后血糖效果及消化道不良反应的发生率和严重度方面相仿。伏格列波糖于餐后 1 h 使血糖及血浆胰岛素浓度明显降低。对于 2 型糖尿病患者伏格列波糖与阿卡波糖的降血糖作用及消化道不良反应也相仿。伏格列波糖与卡托普利、格列苯脲、氢氯噻嗪及华法林无药物相互作用。临床研究证实,口服伏格列波糖 0.2～0.3 mg,一日 3 次,能防止餐后高血糖,不影响食欲、胃动力和体重。在肥胖的 2 型糖尿病患者,伏格列波糖能减少氧化应激的产生,减少可溶性细胞间黏附分子 1,降低餐后血糖和血脂水平。

1. **伏格列波糖干预 IGT** · 一项日本采用伏格列波糖对 897 例 IGT 患者进行干预 1 年的安慰剂对照、多中心、双盲研究结果表明,伏格列波糖组患者进展为糖尿病的危险性较安慰剂组明显降低(50/897 比 106/881,HR 0.595,95% CI 0.433～0.818,$P=0.001\,4$);伏格列波糖组 IGT 转变为正常血糖的人数明显多于安慰剂组(599/897 比 454/881,HR 1.539,95% CI 1.357～1.746,$P<0.000\,1$)。

2. **伏格列波糖对颈动脉内皮中层厚度(CIMT)的影响** · 一项伏格列波糖对 CIMT 影响的开放性随机前瞻性研究,在 101 例原用饮食控制或磺脲类或胰岛素治疗的 2 型糖尿病患者中,51 例服用伏格列波糖 0.4～0.6 mg/d,余 50 例维持原来治疗,疗程 3 年,观察颈动脉平均内皮中层厚度(AveCIMT)及最大厚度(MxCIMT)。结果未用伏格列波糖组 AveCIMT、MxCIMT 皆有进展,分别增加(0.056±0.046)及(0.098±0.122)mm/年($P<0.01$),而服用伏格列波糖组,不论其原用何种治疗,AveCIMT、MxCIMT 皆有削减,分别为(-0.024±0.047)及(-0.021±0.144)mm/年。加用伏格列波糖组在疗程结束后 HbA$_{1C}$、总胆固醇及甘油三酯显著降低,高密度脂蛋白胆固醇(HDL-C)升高。多变量回归分析显示伏格列波糖独立降低 AveCIMT 的进展 0.069 mm/年($P<0.01$)。

3. 伏格列波糖有关实验性研究 · 对 *ob/ob* 肥胖糖尿病小鼠的研究证实，采用含 0.001％伏格列波糖的饮料喂养 3～4 周，DPP - 4 活性降低 40％～51％，小肠和结肠的 GLP - 1 含量分别增加 1.5～1.6 倍和 1.4～1.6 倍，血浆活性 GLP - 1 水平升高 1.9～4.1 倍。

对兔子模型研究证实，饲以伏格列波糖能使冠状动脉闭塞 30 min、重灌注 48 h 后的心肌梗死面积显著缩小、心功能异常得到明显改善。伏格列波糖增加基础和餐后血浆 GLP - 1 水平，同时降低餐后血糖水平。GLP - 1 受体的抑制剂 exendin(9～39)、PI3K 抑制剂渥曼青霉素（wortmannin）、NOS 抑制剂 LNAME(N nitro L argininemethylester) 及 K_ATP 通道抑制剂 5 - HD(5 - hydroxydecanoate) 均可消除伏格列波糖缩小心肌梗死面积的作用。Western 印迹结果则显示伏格列波糖上调心肌梗死后心肌 Akt、eNOS 的磷酸化，exendin(9～339)、wortmannin 能抑制刺激对 Akt 磷酸化。以上结果提示伏格列波糖缩小心肌梗死面积的机制为通过兴奋 GLP - 1 受体，激活了 PI3K - Akt-eNOS 途径。

伏格列波糖对糖尿病患者心血管事件终点的效果尚未见报道。

参考文献

[1] 王先令，陆菊明，潘长玉.不同糖耐量水平者血清 C 反应蛋白水平及阿卡波糖干预的影响[J].中华内分泌代谢杂志,2003,19：254 - 256.

[2] 杨文英，林丽香，齐今吾，等.阿卡波糖和二甲双胍对 IGT 人群糖尿病预防的效果——多中心 3 年前瞻性观察[J].中华内分泌代谢杂志,2001,17：131 - 134.

[3] Clissold SP, Edwards C. Acarbose. A preliminary review of its pharmacodynamics and pharmacolinetic properties and therapeutic potential[J]. Drugs, 1988, 35(3)：214 - 243.

[4] Balfour JA, mc Tavish D. Acarbose. An update of its pharmacology and therapeutic use in diabetes mellitus[J]. Drugs, 1993, 46(6)：1025 - 1054.

[5] Merles G. Safety and efficacy of acarbose in the treatment of type 2 diabetes：data from a 5-year surveillance study[J]. Diabetes Res Clin Pract, 2001, 52(3)：193 - 204.

[6] Chiasson JL, Josse RG, Hunt JA, et al. The efficacy of acarbose in the treatment of patients with non-insulin-dependent diabetes mellitus. A multicenter controlled clinical trial[J]. Ann Intern Med, 1994, 121(12)：928 - 935.

[7] Gu Y, Wang X, Li J, et al. Analyses of gut microbiota and plasma bile acids enable stratification of patients for antidiabetic treatment[J]. Nat Communications, 2017, 8(1)：1785.

[8] Hanefeld M, Fischer S, Schulze J, et al. Therapeutic potentials of acarbose as first line drug in NIDDM insufficiently treated with diet alone [J]. Diabetes Care, 1991, 14：732 - 737.

[9] Rosenstock J, Brown A, Fischer J, et al. Efficacy and safety of acarbose in metformin-treated patients with type 2 diabetes[J]. Diabetes Care, 1998, 21：2050 - 2055.

[10] Kelley DE, Bidot P, Freedman Z, et al. Efficacy and safety of acarbose in insulin-treated patients with type 2 diabetes[J]. Diabetes Care, 1998, 21：2056 - 2061.

[11] Hoffmann J, Spengler M. Efficacy of 24-week monotherapy with acarbose, glibendamide, or placebo in NIDDM patients. The Essen Study [J]. Diabetes Care, 1994, 17：561 - 566.

[12] Hoffmann J, Spengler M. Efficacy of 24-week monotherapy with acarbose, metformin or placebo in dietary-treated NIDDM patients. The Essen - II study[J]. Am J Med, 1997, 103：483 - 490.

[13] Meneilly GS, Ryan EA, Radziuk J. et al. Effect of acarbose on insulin sensitivity in elderly patients with diabetes. Diabetes Care, 2000, 23：1162 - 1167.

[14] Enc FY, Imeryus N, Akin L, et al. Inhibition of gastric emptying by acarbose is correlated with GLP - 1 response and accompanied by CCK release[J]. Am J Physiol Gastrointest Liver Physiol, 2001, 281：

G752 -G763.

[15] Holman RR, Call CA, Turnez RC, et al. A randomized double blind tral of acarbose in type 2 diabetes shows improves glycemic control over 3 years (U.K. Prospective Diabetes Study 44) [J]. Diabetes Care, 1999, 22：960 - 964.

[16] Hollander P, Pi-Sunyer X, Coniff RF. Acarbose in the treatment of type I diabetes[J]. Diabetes Care, 1997, 20：248 - 253.

[17] McCulloch DK, Kurtz AB, Tattersall RB. A new approach to the treatment of nocturnal hypoglycemia using alpha-glucosidase inhibition [J]. Diabetes Care, 1983, 6；483 - 487.

[18] Lam KS, Tiu SC, Tsang MW, et al. Acarbose in NIDDM patients with poor control on conventional oral agents. A 24-week placebo controlled study[J]. Diabetes Care, 1998, 21；1154 - 1158.

[19] Spengler M, Cagatay M. Evaluation of efficacy and tolerality of acarbose by postmarketing surveillance[J]. Diab Stoffw, 1992, 1；218 - 222.

[20] Shanefel M, Chiasson JL, Koehler C, et al. Acarbose slows pregression of intima media thickness of the carotid artieries in subjects with impaired glucose tolerance[J]. Stroke, 2004, 35：1073 - 1078.

[21] Chiasson JL, Josse RG, Gomis R, et al. STOP - NIDDM trial Research Group. Acarbose treatment and the risk of cardiovascular disease and hypertension in patients with impaired glucose tolerance：the STOP - NIDDM trial[J]. JAMA, 2003, 290：486 - 494.

[22] Holman RR, Coleman RL, Chan JCN, et al. Effects of acarbose on cardiovascular and diabetes outcomes in patients with coronary heart disease and impaired glucose tolerance (ACE)：a randomised, double-blind, placebo-controlled trial[J]. Lancet Diabetes Endocrinol, 2017, 5 (11)：877 - 886.

[23] Hanefeld M, Cagatay M, Petrowitsch T, et al. Acarbose reduce the risk for myocardial infarction in type 2 diabetic patients：meta analysis of seven long-term studies[J]. J Eur Heart, 2004, 25：10 - 16.

[24] Shimbukruo M, Higa N, ChinenI, et al. Effect of a single administration of acarbose on postprandial glucose excursion and endothelial dysfunction in type 2 diabetic patnetes：a randomized cross over study[J]. J Clin Endocrinol Metab, 2006, 91；837 - 842.

[25] Rudofsky G Jr, Reismann P, Schiekofer S, et al. Reduction of postprandial hyperglycemia in patients with type 2 diabetes reduces NF - κB activation in PBMCs[J]. Horm MetabRes, 2004, 36：1 - 9.

[26] Yamagishi SI, Matsui T, Ueda S, et al. Clinical utility of acarbose, an α - glucosidase inhibitor in cardiometabolic disorders[J]. Curr Drug Metab, 2009, 10；159 - 163.

[27] Moritoh Y, Takeuchi K, Hazama M, et al. Chronic administration of voglibose, an α - glucosidase inhibitor, increases active glucagons like peptide - 1 levels by increasing its secretion and decreasing dipeptidyl peptidase - 4 activity in ob/ob mice[J]. J Pharmacol Exp Ther, 2009, 329；669 - 676.

第四节 · 噻唑烷二酮类

张翼飞

噻唑烷二酮（thiozolidinediones，TZD）为 20 世纪 80 年代初研制成功的一类具提高胰岛素敏感性可用来治疗 2 型糖尿病的药物。于 90 年代证实其作用靶点为过氧化物酶体增殖物激活受体 γ（PPARγ）。最早进入临床开发研究者为曲格列酮（troglitazone，TRG），此药因肝毒性于世纪之交撤出市场；随后用于临床者为罗格列酮（rosiglitazone，RSG）、吡格列酮（pioglitazone，PIO）。作为药物，这类化合物统称格列酮类（glitazones）。

一、化学结构及药代动力学

TZD 衍生物的基本化学结构为噻唑烷 2 - 4 - 二酮。合成了多种以 TZD 为基础的化合物，由于侧链结构的不同，在生物学活性上既有共同之处，也可有差别。

格列酮类口服后迅速良好吸收，生物利用度甚高。RSG

口服后约 1 h 达峰值,空腹服药或与食物同服对总吸收量无明显影响,血药曲线下面积相仿,约 99.8% 与血浆蛋白质,主要是与白蛋白结合。

格列酮类皆在肝脏代谢,但相关的酶系有差别。RSG 主要经细胞色素 P450 同工酶中的 CYP2C8 途径代谢,一小部分经 CYP2C9 代谢,而不是经 CYP3A4 代谢,故药物相互作用较少。PIO 则经 CYP2C8 代谢部分经 CYP3A4 代谢,故其代谢可被 CYP3A4 抑制剂如酮康唑抑制达 85%(其效应加强)。RSG 的血浆半衰期为 3～4 h,PIO 及其活性代谢物的半衰期为 16～24 h。有中、重度肝损害者,格列酮类血药峰值及血药曲线下面积较健康人增强 2～3 倍,消除半衰期也明显延长,故此类药不可用于有临床肝病及血清转氨酶明显升高超过正常值高限 2.5 倍者。

RSG 在体内充分代谢,主要途径为 N-去甲基化及羟化,继而与硫酸或葡萄糖醛酸相结合,RSG 剂量的 2/3 由尿排泄,1/3 由胆汁排泄。PIO 剂量的约 2/3 由粪排泄,1/3 由尿排泄,所有代谢物的活性皆甚微。尿中测不到原形药。

二、作用机制

TZD 的作用机制现知其为 PPARγ 的高度选择性及强力的激动剂。PPAR 属于激素核受体超家族,为调控基因转录的因子。有 3 种亚型:PPARα、PPARδ(又称 PPARβ)和 PPARγ,各种 PPAR 亚型在组织中的表达及主要代谢作用见表 11-26-2。

表 11-26-2　PPAR 3 种亚型的组织表达谱和代谢作用

项　　目	PPARα	PPARδ	PPARγ
组织表达谱	骨骼肌、脂肪组织、血管、肝、肾、肾上腺	广泛表达	脂肪组织、骨骼肌、心脏、肝、肾、肠、血管、巨噬细胞、胰岛细胞
代谢作用	血管、抗炎、脂肪氧化	胆固醇反向转运	脂肪细胞生成、脂肪重新分布、葡萄糖代谢、脂肪氧化、血管、抗炎

各型 PPAR 的天然配体多为脂质。药物中 TZD 为 PPARγ 的强效、特异性配体,贝特类为 PPARα 效力较弱的配体。近年筛选出了数种 PPARγ 及 α 双重促效剂,在动物研究及初期临床试验中显示有增强胰岛素敏感性及改善血脂谱的效果,但由于肿瘤生成、心血管事件增多等不良反应,尚未有被批准上市者。

于人类,PPARγ 在胰岛素作用的关键靶组织:脂肪组织、肌肉、肝中表达。PPARγ 被激活后调控与胰岛素效应有关的多种基因的转录,这些基因的功能涉及葡萄糖的产生、转运、利用及脂肪代谢的调节,如加强胰岛素受体底物 2(IRS-2)、葡萄糖转运子 4(Glut 4)、脂蛋白脂酶、脂联素(adiponectin)的表达及抑制肿瘤坏死因子 α(TNF-α)、瘦素(leptin)的表达。

TZD 通过激活 PPARγ 调控基因转录的机制见图 11-26-2。TZD 与 PPARγ 的配基结合区相结合后使其激活,并与被 9-顺式维甲酸激活的维甲类受体(RXR)形成异二聚体,此二聚体作为转录因子与 DNA 上的特异性核苷酸序列:PPARγ 反应元件结合,后者组成为两个同向性半位点(6 个碱基对:AGGTCA)中间隔以 1 个不定核苷酸。被 TZD 激活并发生构形上变化的异二聚体进一步募集有关的蛋白质辅助激活因子形成复合物,后者促进组蛋白乙酰化,使核小体的结构处于更为开放、活跃的状态;另一方面又直接与基础的转录机器进行相互作用。通过上述机制 TZD 调控有关基因转录。

PPARγ 除了在胰岛素的主要靶组织:脂肪、肌肉、肝表达外,以后证明还表达于单核细胞/吞噬细胞、血管内皮细胞、血管平滑肌细胞、肾小球系膜细胞、肾小管上皮细胞等组织,提示 PPARγ 激动剂格列酮类有多方面的生物学效应。

三、格列酮类改善糖代谢、胰岛素抵抗及 β 细胞功能

1. 降血糖效果·RSG 每日 4 mg 或 8 mg,1 次服或分 2 次服,PIO 每日 15～45 mg,1 次服,可明显改善 2 型糖尿病患者空腹及餐后血糖及 HbA1c。大剂量效果较小剂量更显著,空腹血糖及 HbA1c 愈高者,治疗后改善程度愈明显,HbA1c 平

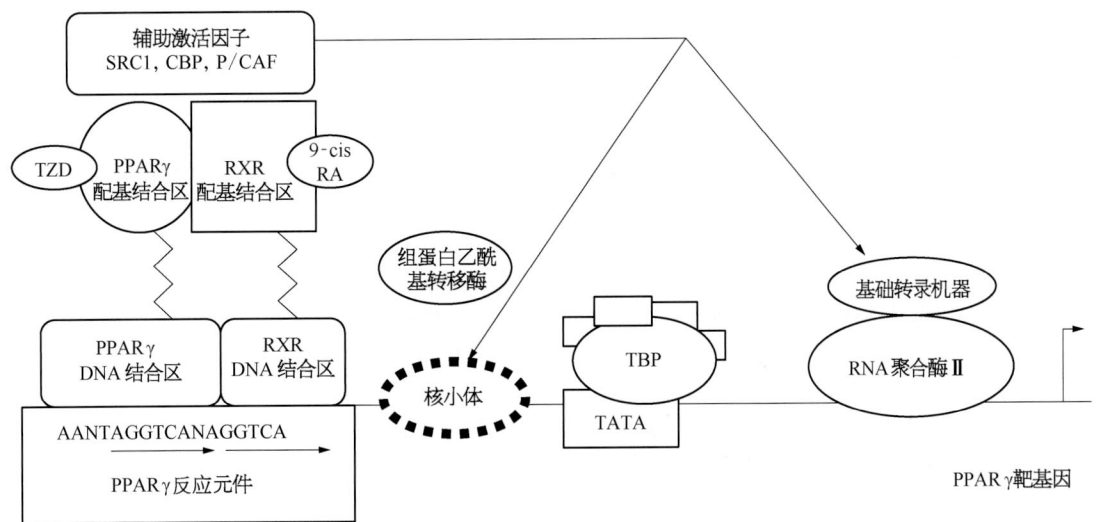

图 11-26-2　噻唑烷二酮通过激活 PPARγ 调控基因转录的机制

TBP:TATA 结合蛋白;RXR:维甲类受体;RA:维甲酸;TZD:噻唑烷二酮;SRC1:类固醇受体辅助激活因子;CBP:CREB 结合蛋白,CREB 为 cAMP 反应元件结合蛋白;P/CAF:p300/CBP 联系因子

均下降约1.5%。对于肥胖的及不肥胖的2型糖尿病患者，TZD皆有效，对于老年患者也适用。

2. 提高胰岛素敏感性·多项试验研究了TZD(含TRO、RSP、PIO)对胰岛素敏感性的影响，所用方法包括被称为评估外周胰岛素敏感性"金标准"的高胰岛素正葡萄糖钳夹试验、多样本静脉葡萄糖耐量试验(微小模型法)及一些较简易的方法，如HOMA模型评估的胰岛素敏感性、口服葡萄糖耐量等，皆证明TZD可显著改善肥胖或不肥胖伴胰岛素抵抗的2型糖尿病患者对胰岛素的敏感性，加强的程度介于30%～100%。

3. 治疗前后血浆胰岛素、C肽、胰岛素原浓度变化·2型糖尿病时，血中胰岛素前体：胰岛素原及32-33裂解胰岛素原增高，其与胰岛素比率高于正常人，表明患者胰岛β细胞功能障碍，未经完全修饰的胰岛素前体物释放增多。经RSG治疗52周后，血浆胰岛素、C肽较治疗前下降，胰岛素原及32-33裂解胰岛素原皆降低，其下降程度超过胰岛素；而对照的格列本脲组血浆胰岛素、胰岛素原较治疗前皆上升。

4. 罗格列酮、二甲双胍、格列本脲持久降糖效果的比较·在糖尿病终点进展试验(ADOPT)中，以口服降糖药继发性失效作为终点(空腹血糖大于10 mmol/L，2次)比较了RSG、二甲双胍、格列本脲对新诊断2型糖尿病患者的持久性降血糖效果，共纳入4 127例患者，随机分为3组，疗程中位数4年，最长者6年。上述3种药物继发性失效5年累积发生率分别为15%、21%、34%；HbA$_{1C}$均值维持在7%以下的时间分别为60个月、45个月、33个月；胰岛素敏感性(HOMA)年上升率分别为6.9%、5.8%、4.9%；β细胞功能(HOMA)年下降率分别为−2.0%、−3.1%、−6.1%。说明在新诊断的2型糖尿病患者中RSG的持久降糖效果优于二甲双胍及格列本脲，其机制可与改善胰岛素敏感性、延缓β细胞功能衰退有关。在PIO降糖试验中，观察到的稳定降糖时期达3年半。

5. 联合用药·2型糖尿病患者经二甲双胍、磺脲类或胰岛素治疗不能达到控制目标时，加用RSG或PIO可显著改善高血糖。一项试验研究了原接受磺酰脲类(SU、格列本脲、格列齐特或格列吡嗪)继发性效差的2型糖尿病患者加用小剂量RSG的效果。574例患者随机分为3组，分别接受RSG 1 mg、2 mg每日2次或安慰剂。经26周治疗后，SU合用RSG 4 mg/d组效果较RSG 2 mg/d组及安慰剂组为佳，HbA$_{1C}$<7.0%者分别为60%、39%、19%；空腹血糖下降≥1.6 mmol/L者分别为56%、38%、21%，空腹血糖达标(7.8 mmol/L)者分别为34%、18%、7%，3组提示为低血糖症状的发生率皆甚低，分别为2.09%、5.3%、3.4%。RSG与格列吡嗪半量合用较之单用足量格列吡嗪者，磺脲类继发失效明显减少，降糖作用更佳。TZD与二甲双胍皆具降低胰岛素抵抗的效果，但两者的作用机制不同，两者的作用部位也有差别，TZD主要促进外周组织(肌)摄取葡萄糖，而二甲双胍主要抑制肝葡萄糖输出，故两者合用，抗糖尿病效果加强。如剂量适当减少，前者的增体重、后者的消化道不良反应可减轻。

TZD与胰岛素合用可加强降糖效果，减少胰岛素用量，但可使体重增加，水肿加重，心力衰竭发生倾向增加，需权衡利弊。

6. 干预糖调节异常、延缓糖尿病发生的效果·"雷米普利及罗格列酮降低糖尿病发生，DREAM试验"纳入了5 269例糖耐量受损(IGT)及(或)空腹血糖调节受损(IFG)者，进行2×2析因随机、对照试验，分为：① RSG(8 mg/d)+安慰剂；② 雷米普利(15 mg/d)+安慰剂；③ RSG+雷米普利；④ 两种安慰剂，共4组，历时3年。然而在报道结果时，并未按4组进行分析，而是将①、③两组合并，作为RSG组，其中有一半合用雷米普利，将②、④两组合并，作为安慰剂组，其中有一半用雷米普利。结果RSG组与安慰剂组相比，转变为糖尿病的相对风险降低62%，经3个月药物洗脱期后，原用RSG者虽未能完全防止IGT向2型糖尿病的转变，但与原安慰剂组相比进展较慢，发生率较低。

采用PIO干预IGT向糖尿病转变的大系列试验ACTNOW研究，经2.6年随访，PIO组糖尿病年转变率仅为1.5%，安慰剂组为6.8%，PIO组糖尿病转变率与安慰剂组相比，降低81%；同时，糖耐量恢复正常者，于PIO组为42%，而安慰剂组为28%，有显著差别。

四、对心血管危险因子的作用

TZD，主要为PIO、RSG对传统的，以及一些新出现的心血管危险因子，皆有改善的作用。

1. 对血脂谱的影响·用RSG及PIO治疗后，HDL-C显著上升。HDL-C水平可最高升达20%。总胆固醇(TC)及LDL-C在RSG治疗后上升，LDL-C/HDL-C无明显变化；小而密的LDL-C颗粒有降低。用PIO治疗后，LDL-C与安慰剂对照组相比，两者无差别，但与PIO组基线值相比，有报道示轻度上升，但小而密的LDL-C下降明显。甘油三酯(TG)介于200～400 mg/dl者用RSG后，无显著性变化，而高于400 mg/dl者有下降。PIO治疗后，患者TG明显下降，介于9%～20%。

2. 血浆游离脂肪酸降低·游离脂肪酸(FFA)在胰岛素抵抗的发生、加重上起重要作用。RSG及PIO皆明显降低血FFA水平，与磺脲类对比试验中，在相仿的降糖效果下，格列酮类降低FFA的作用明显更强。

3. 对尿白蛋白排泄量的影响·微量白蛋白尿一方面表示糖尿病肾脏病变，同时也是反映血管内皮损害的心血管危险标记。数项RSG与格列本脲对比的2型糖尿病临床试验中都发现，两种药物对糖代谢改善效果相仿，而在降低尿白蛋白排量及减少微量白蛋白尿的发生与进展方面，RSG的效果明显为优。说明RSG不仅通过改善高血糖而减少尿白蛋白，还具有其他的作用机制。研究证明PPARγ在肾小球系膜细胞表达，而RSG在体外试验中能抑制人肾小球系膜细胞的增生。PIO也有相似的降低白蛋白尿的效果。

4. 对血压的作用·格列酮类对伴有或不伴有高血压的2型糖尿病患者，以及无糖尿病的肥胖者皆有轻度降血压效果。降血压作用与减轻胰岛素抵抗有关，抑制内皮细胞缩血管因子内皮素产生为格列酮类降血压的机制之一。一项RSG(60例)及格列本脲(63例)治疗2型糖尿病的对比研究测定了基线时、28周、52周24 h动态血压变化。2组52周血压平均值与基线值的差别相比较，RSG组收缩压−3.5 mmHg(P=

0.0219)，舒张压－2.7 mmHg（$P=0.0046$），平均动脉压－2.8 mmHg（$P=0.0110$）。另一组代谢综合征患者，用 RSG 单药治疗。在疗程 2 年内动态血压监测显示舒张压平均下降 2.7 mmHg，PIO 也有类似的轻度降血压效果。

5. 改善纤溶系统活性和降低 PAI-1·纤维蛋白溶酶原激活物抑制剂1（PAI-1）升高反映纤溶系统活性下降。胰岛素抵抗及 2 型糖尿病患者血浆 PAI-1 升高。一项对比单用磺脲类降糖药及磺脲类合并 RSG 治疗 2 型糖尿病对纤溶系统活性效果的研究显示：单用磺脲类组 PAI-1 抗原含量及 PAI-1 活性皆上升，而合用 RSG 组两者皆下降。

6. 炎症反应指标下降·在心血管疾病，尤其冠心病的发病机制中，炎性反应起重要作用。2 型糖尿病患者的炎症指标，包括 C 反应蛋白（CRP）、IL-6、白细胞计数皆高于正常人。胰岛素抵抗的程度与血浆 CRP 明显相关。炎症发生机制之一为胰岛素抵抗时脂肪组织释放的促进炎症的细胞因子，如 TNF-α 增多。RSG 与 PIO 皆可显著降低 CRP、白细胞计数、IL-6 等。

7. 降低基质金属蛋白酶9（MMP-9）·由巨噬细胞及血管平滑肌细胞产生的基质金属蛋白酶，具有使胶原及其他基质蛋白降解的作用，在炎症反应等条件下，其表达增加为引起纤维帽破裂、造成急性心肌梗死的原因之一。TRO 已被证明可抑制人类巨噬细胞及血管平滑肌细胞中 MMP-9 的表达及其活性。RSG 及 PIO 治疗皆可使 2 型糖尿病患者血 MMP-9 降低。

8. 减轻颈动脉内膜中层厚度及 PTCA 后血管内膜增生·由超声技术测得的颈动脉内膜中层厚度（CIMT）与胰岛素抵抗有关，并被认为是动脉粥样硬化事件的一个标志，其厚度增加者日后心血管事件的发生率增高。格列酮类，包括 TRG、RSG、PIO，在疗程为 6～18 个月与安慰剂或磺脲类对照研究中皆使 CIMT 降低。且此种效果并非由于糖、脂代谢改善所致，提示 TZD 可直接作用于动脉粥样硬化发展过程。利用血管内超声检测技术，对接受过经皮穿刺冠脉内放置支架（PTCA）后的患者观察 TZD 类对新的内膜增生、冠状动脉再度狭窄程度的效果，结果显示，与安慰剂或常规治疗相比较，TRG、RSG、PIO 皆有显著降低冠状动脉再狭窄的效果。与对 CIMT 的效果相同，也为 TZD 的独立作用，而与血糖、血脂变化无关。

五、TZD 与心血管事件

TZD（RSG、PIO）于离体细胞试验、动物动脉粥样硬化模型、临床上心血管危险因子、颈动脉内膜中层厚度，以及冠状动脉血运重建后再度狭窄皆显示有益的作用，对临床心血管事件的影响尚未有定论，两种 TZD（PIO 及 RSG）在不同类型的病例所取得的效果也不一致。

在糖调节异常［IGT 及（或）IFG］者（DREAM 试验）RSG 与安慰剂对照组的心血管事件（主要急性心肌梗死）数无显著差异；在新诊断的 2 型糖尿病患者，RSG、二甲双胍、格列本脲三组（ADOPT）的心血管事件，RSG 与二甲双胍相近，格列本脲最低；对于磺脲类或二甲双胍继发失效的 2 型糖尿病患者，2009 年发表了以 RSG 心血管安全性为主要终点的 RECORD 试验的总结。经平均 5 年半治疗后，RSG 与对照组相比较主

要复合终点，即心血管原因住院或心血管原因死亡，包括心脏病发作、充血性心力衰竭和卒中发生例数无统计学差异，心血管住院及心血管死亡分别为 321 例及 323 例，风险比为 0.99。RSG 与对照组比较，在全因死亡、心血管死亡、主要不良心脏事件、心脏病发作、卒中方面的发生率无明显增加。但是加用 RSG 组的心力衰竭风险增加（$HR\ 2.24, 95\%CI\ 1.27～3.97$），另一个小组重新评估这些心血管结局的数据后，也得出相似的结果。

Nissen 等所作有关 RSG 多项小规模、短疗程（多为 6 个月）的试验加上 DREAM 及 ADOPT 两项大规模较长时期（数年）试验所做的 meta 分析显示 RSG 较对照组急性心肌梗死的风险增加；而采用疗程在 1 年以上的 RSG 试验加上 DREAM、ADOPT 及 RECORD 中期结果所作的 meta 分析并未显示 RSG 有显著增高急性心肌梗死的风险。一项药物安全性研究比较了 RSG、二甲双胍（Met）、磺脲（SU）单药治疗各 8 977 例，双药治疗（RSG＋Met、RSG＋SU、Met＋SU）各 1 362 例，比较心肌梗死及冠状动脉血运重建为冠心病风险的发生率，结果显示 3 药治疗无显著差别。

同年发表的 BARI-2D 研究也证实，合并稳定型冠心病的 2 型糖尿病患者，接受含 RSG 的胰岛素增敏剂组与提供胰岛素的磺脲及胰岛素组相比较，心血管事件的发生率无明显差别。

而近年来，美国对来自国家数据库的处方资料进行回顾性分析，发现与 PIO 相比，使用 RSG 时心力衰竭风险和全因死亡率增加。其中最大型的研究纳入 227 571 例 65 岁及以上的美国医疗照顾保险（Medicare）参与者，这些受试者开始使用 RSG 或 PIO 治疗，随后进行最长达 3 年的随访。2 型糖尿病老年患者中，与 PIO 组相比，RSG 组的脑卒中、心力衰竭和全因死亡风险显著更高（HR 分别为 1.27、1.25 和 1.14）。但与 PIO 组相比，RSG 使用者的心肌梗死风险并未显著增加。

PIO 针对病程较晚的已有心血管事件的 2 型糖尿病大规模试验（PRO active）中，纳入了 5 238 例患者，观察近 3 年，其主要二级终点，即心肌梗死、卒中、加全因死亡复合终点，与安慰剂对照组比较，相对风险降低 16%（$P=0.027$），有统计学意义。上述 3 个终点各自相对降低率分别为 22%、18%、11%。但其一级复合终点，即心肌梗死、卒中、急性冠状动脉综合征、冠状动脉及下肢血管血运重建、踝以上截肢，加上全因死亡的相对风险降低率为 10%（$P=0.095$），差别未达统计学意义。此外，PIO 组的心力衰竭较对照组为多（不过心力衰竭死亡病例并未增多）。

一项包括有对照组的 19 项 PIO 试验（含 PRO active）共 16 390 例所作的 meta 分析显示 PIO 组心肌梗死、卒中、死亡的相对风险降低 18%（$P=0.005$）。

以上结果说明 PIO 对糖尿病心血管事件，尤其是二级预防，有显著的效果，但需防止心力衰竭。

六、格列酮类的安全性及注意事项

1. TZD 与水肿及充血性心力衰竭·TZD 引起水肿或使原有水肿加重的发生率介于 2.5%～16.2%，TZD 剂量大、老年人、女性、肾功能减退、胰岛素合用等因素使水肿发生率增

加。水肿发生有关机制为肾单位集合管上皮细胞中表达的 PPARγ 被激活，导致上皮钠通道 γ(ENac) 的表达增强，肾小管钠、水重吸收增多，临床上用 RSG 后血细胞比容降低者，提升血细胞比容的效果依次为螺内酯、噻嗪类、利尿剂、袢利尿剂。另一可能引起外周水肿的原因为微血管通透性增加。心力衰竭为 TZD 治疗的重要问题，在原已有心力衰竭（纽约心脏学会Ⅰ、Ⅱ级）的患者，用 TZD 者水肿发生率明显高于对照组，心力衰竭药物治疗措施也增多，对原来无心力衰竭的患者，无论是新诊断糖尿病患者或是已对磺脲或二甲双胍继发失效者，还是已有心血管事件及心血管危险因素者，TZD 组发生心力衰竭皆较对照组为多，不过心力衰竭病死率并未增高，提示心力衰竭原因主要为水钠潴留，而非心肌损害加重。

对已有心力衰竭患者不用 TZD 类，对于水肿明显、有肾脏病变、老年患者、病程久者，慎用 TZD 类，有必要应用时，宜用小剂量，RSG 4 mg/d 或 PIO 15 mg/d。

与血浆容量增加有关的不良反应：使用 RSG 及 PIO 后，血浆容量可稍增加，使血红蛋白及血细胞比容轻度降低，多发生于用药 4～12 周，以后即保持相对稳定。水肿及贫血的发生率 TZD 组高于安慰剂、二甲双胍及磺脲类降糖药组。

2. 对肝功能影响·TRG 上市后监测，有 10 余例发生严重肝损害，因此先后在欧洲和美国停用。在 RSG 及 PIO 与安慰剂对比试验中，两种药物组 ALT 升至正常值高限 3 倍以上者皆与安慰剂者相仿：RSG 0.17%(6/3 455)，安慰剂 0.18%(1/561)；PIO 0.26%(4/1 526)，安慰剂 0.25%(2/793)。在离体肝细胞毒性研究中，TRG 20 μmol/L 显示肝毒性，而 RSG≤100 μmol/L 无明显肝毒性，而治疗用量 RSG 仅为 TRG 的 1%～2%。按目前资料 RSG、PIO 对肝不利影响明显低于 TRG，但毕竟同属 TZD 类，因而仍应慎重对待，用药前必须测肝功能，转氨酶升高大于正常值高限 2.5～3 倍者禁用；介于正常及 2.5 倍者查明原因，有肝病临床症状者不用，无症状者在密切观察下必要时慎用。用药过程中第 1 年每 2 个月查肝功能，以后亦定期复查，如 ALT 大于正常值高限 2.5～3 倍即停药；如仅轻度上升应密切观察，有疑问时即停用。

3. 体重变化·用 TZD 治疗后，体重增加，其原因与 PPARγ 激活后，刺激前脂细胞分化为脂细胞，体脂增加有关。体外研究证明在 TZD 作用下，皮下脂肪中的前脂肪细胞较之来自内脏脂肪者分化为脂肪细胞的能力明显更强。临床上在 TZD 治疗前后磁共振检查显示体脂出现重分布，对心血管代谢病风险较小的皮下脂肪增多，而风险较大的内脏脂肪减少。

4. 低血糖·TZD 为抗糖尿病药而非低血糖药，不刺激内源性胰岛素分泌，单独应用时甚少引起低血糖（<1%～2%），但与其他治疗糖尿病药物合用，则可出现低血糖，应注意。

5. TZD 类与骨折·于糖尿病患者，与其他降糖药（磺脲类、二甲双胍及胰岛素）相比较，TZD 类(RSG、PIO)引起骨折的危险性增加，骨折多发生于外周（腕部、上肢、下肢）骨及髋部，椎骨较少。绝经后女性及老年患者（男、女）发生者较多，采用大剂量 TZD 者较多，疗程多在 1 年以上。骨折的发生与骨形成减弱、骨量丢失有关，其发生机制为 PPARγ 被激活后，促使间质干细胞向脂肪细胞的分化增多，而向成骨细胞的分化减少。

在美国进行的 Health ABC 研究，是一项为期 4 年的观察性研究，纳入 70～79 岁的糖尿病患者 666 例，每 2 年评估 1 次骨密度。使用 TZD 类的女性(n=69)与不使用 TZD 类药物的女性相比，骨丢失更多。ADOPT 试验也发现新诊断的糖尿病女性患者随机分配接受 RSG 治疗 4 年后，其骨折发生率高于采用二甲双胍或格列本脲治疗的女性患者。RECORD 试验发现，RSG 组骨折的发生率高于对照组（185 例比 118 例，RR 1.57，95%CI 1.26～1.97）。骨折主要发生在下肢远端和上肢，女性中比男性更常见。此外，一项在英国进行的大型普通医疗实践研究数据库人群研究表明，使用 PIO(OR 2.59，95%CI 0.96～7.01)和 RSG(OR 2.38，95%CI 1.39～4.09)均与男性和女性低创伤性骨折有关。

6. 合并有多囊卵巢综合征伴胰岛素抵抗的患者·在用格列酮类治疗后，病情可改善，并有潜在的受孕可能，对于不宜或不愿受孕者需加注意。

7. 罗格列酮修改后的适应证·鉴于 RSG 在心血管方面的风险，最近美国 FDA 发表声明指出，RSG 今后在美国只能用于两类人群，即无法通过使用其他药物控制血糖的 2 型糖尿病患者及目前正在使用 RSG 且效果良好的患者，并且这些患者需要知道 RSG 的安全风险且愿意坚持服用。其后中国 FDA 也将 RSG 的适应证修改为仅适用于其他降糖药无法达到血糖控制目标的 2 型糖尿病患者。

参考文献

[1] Henry RR. Thiazolidinediones[J]. Endocr Metab Clin North Am, 1997, 26: 553-573.

[2] Spiegelman BM. PPARγ adipogenic regulator and thiozolidinedione receptor[J]. Diabetes, 1998, 47: 507-514.

[3] Reginato MJ, Lazar MA. Mechanisms by which thiozolidinediones enchance insulin action[J]. Trends Endocrinol Metab, 1999, 10: 9-13.

[4] Barman Balfour JA, Plosker GL. Rosiglitazone[J]. Drugs, 1999, 57: 921-930.

[5] Lebovitz HE, Salzman A. Rosiglitazone liver safety update[J]. Diabetes, 2000, 49 (Suppl 1), A38.

[6] Miyazaki Y, Mahankali A, Matsuda M, et al. Effect of pioglitazone on abdominal fat distribution and insulin sensitivity in patients with type 2 diabetes mellitus[J]. Diabetes, 2000, 49 Suppl, A299.

[7] Porter LE, Freed MI, Jones NP, et al. Rosiglitazone improves β-cell function as measured by proinsulin/insulin ratio in patients with type 2 diabetes[J]. Diabetes, 2000, 49 Suppl 1, A122.

[8] Rubin C, Egan J, Schneider R. Combination therapy with pioglitazone and insulin in patients with type 2 diabetes[J]. Diabetes, 1999, 48 Suppl 1, A110.

[9] McGuire DK, Inzucchi SE. New drugs for the treatment of diabetes mellitus, Part I: Thiozolidinediones and their evolving cardiovascular implications[J]. Circulation, 2008, 117: 440-449.

[10] Meier C, Kraenzlin ME, Bodmer M, et al. Use of thiozolidinediones and fracture risk[J]. Arch Intern Med, 2008, 168: 820-825.

[11] Dormandy JA, Charbonnel B, Eckland DJ, et al. Secondary prevention of macrovascular events in patients with type 2 diabetes in the PRO active study (Prosepective Pioglitazone Clinical Trial in Macrovascular Events): a randomized controlled trial[J]. Lancet, 2005, 366: 1279-1289.

[12] Lincoff AM, Wolski K, Nicholls SJ, et al. Pioglitazone and risk of cardiovascular enents in patients with type 2 diabetes mellitus: a meta-analysis of randomized trials[J]. JAMA, 2007, 298: 1180-1188.

[13] Nissen SE, Wolski K. Effect of rosiglitazone on the risk of myocardial infarction and death from cardiovascular cause[J]. N Engl J Med, 2007, 26: 2457-2471.

[14] Gerstein HC, Yusuf S, Bosch J, et al. Effect of rosiglitazone on the frequency of diabetes in patients with impaired glucose tolerance or impaired fasting glucose: a randomized controlled trial[J]. Lancet, 2006,

368；1096-1105.

[15] Home PD, Pocodk SJ, Beck Nielsen H, et al. Rosiglitazone evaluated for cardiovascular outcomes in oral agent combination therapy for type 2 diabetes (RECORD)：a multicentre, randomized, open-label trial [J]. Lancet, 2009, 373：2125-2135.

[16] Mahaffey KW, Hafley G, Dickerson S, et al. Results of a reevaluation of cardiovascular outcomes in the RECORD trial [J]. Am Heart J 2013；166：240.

[17] Nissen SE, Wolski K. Rosiglitazone revisited：an updated meta-analysis of risk for myocardial infarction and cardiovascular mortality [J]. Arch Intern Med, 2010, 170：1191.

[18] Home PD, Pocock SJ, Beck-Nielsen H, et al. Rosiglitazone evaluated for cardiovascular outcomes：an interim analysis [J]. N Engl J Med, 2007, 357：28-38

[19] Kahn SE, Haffner SM, Heise MA, et al. Glycemic durability of rosiglitazone, metformin or glyburide monotherapy [J]. N Engl J Med, 2006, 355：2427-2443.

[20] McAfee AT, Koro C, Landon J, et al. Coronary heart disease outcomes in patients receiving antidiabetic agents [J]. Pharmacoepidemiol Drug Saf, 2007, 16：711-725.

[21] The Action to Control Cardiovascular Risk in Diabetes Study Group. Effects of intensive glucose lowering in type 2 diabetes [J]. New Engl J Med, 2008, 358：2545-2559.

[22] 冯波.罗格列酮对心肌梗死和心血管死亡风险的影响——14项长期临床研究的meta分析 [J].中华内分泌代谢杂志,2008,24：59-61.

[23] Graham DJ, Ouellet-Hellstrom R, MaCurdy TE, et al. Risk of acute myocardial infarction, stroke, heart failure, and death in elderly Medicare patients treated with rosiglitazone or pioglitazone [J]. JAMA, 2010, 304：411.

[24] Tripathy D, Banerji MA, Bray GA, et al. ACTos NOW for the prevention of diabetes (ACT NOW) Study (Abstract) [J]. Diabetologia, 2008, 51：Suppl 1：S99

[25] Chiquette E, Ramirez G, DeFronzo R. A meta analysis comparing the effect of thiazolidinediones on cardiovascular risk factors [J]. Arch Intern Med, 2004, 164：2097-2104.

[26] Goldberg RB, Kendall DM, Deeg MA, et al. A comparison of lipid and glycemic effects of pioglitazone and rosiglitazone in patients with type 2 diabetes and dyslipidenmia [J]. Diabetes Care, 2005, 28：1547-1554.

[27] Barnett AH. Redefining the role of thiazolidinediones in the management of type 2 diabetes [J]. Vascul Health Risk Management, 2009, 5：141-151.

[28] Campbell TW. Durable glycaemia-the promised land [J]. Brif J Diabetes Vasc dis, 2009, 9：53-63.

[29] Schwartz AV, Sellmeyer DE, Vittinghoff E, et al. Thiazolidinedione use and bone loss in older diabetic adults [J]. J Clin Endocrinol Metab, 2006, 91：3349.

[30] The BARI 2 D Study Group. A randomized trial of therapies for type 2 diabetes and coronary artery disease [J]. N Engl J Med, 2009, 360：2503-2515.

第五节·格列奈类促胰岛素分泌剂

张翼飞　李果

格列奈类为一类非磺脲类的胰岛素促泌剂,因其化学结构与氯茴苯酸(米格列奈,meglitinide)同源而命名,包括安息香酸衍生物瑞格列奈(repaglinide)和苯丙氨酸衍生物那格列奈(nateglinide)。此类药物主要通过刺激胰岛素的早时相分泌而降低餐后血糖,可将 HbA_{1C} 降低 0.5%～1.5%。

格列奈类与磺脲类降糖药的作用机制皆是与胰岛β细胞膜上 ATP 敏感的钾通道(K^+-ATP)的调节亚单位,称为磺脲受体(SUR_1)相结合,进而使 K^+-ATP 的功能亚单位钾离子选择性通道(Kir6.2)关闭,钾离子浓度升高,β细胞去极化,从而电压依赖的钙通道开放,钙离子内流,细胞内钙离子浓度升高,遂促进胰岛素分泌至胞外。

不同格列奈类及磺脲类与 SUR 的结合位点有差别。SUR 是一种膜蛋白(图11-26-3),其分子量约140 000,氨基端(N 端)在细胞外,羧基端(C 端)在细胞内。从 N 端起由两个穿膜区(TMD)组成：TMD-1 及 TMD-2。TMD-1 又分为两个部分,即 TMD-N(N 端侧)及 TMD-C(C 端侧),前者含 5 个螺旋状穿膜段,后者含 6 个穿膜段,TMD-2 亦含 6 个穿膜段。在 SUR N 端及 TMD-2 的胞外襻上结合有糖基。在 TMD1-C 和 TMD-2 之间及 TMD-1 之后各有一胞内长襻,分别称为核苷酸结合褶 1(NBF-1)和核苷酸结合褶 2(NBF-2),为β细胞内葡萄糖代谢产生的三磷酸核苷(ATP)与 SUR 结合并使其激活的部位。

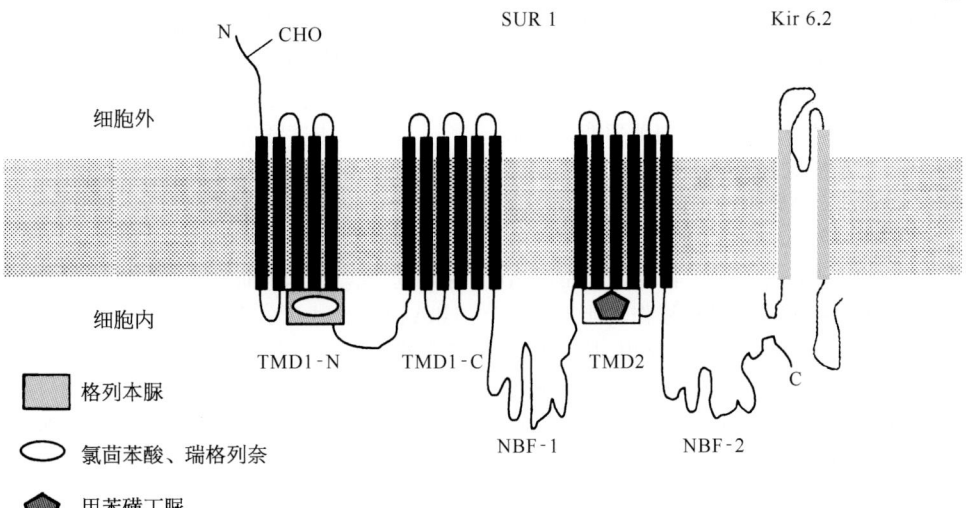

图 11-26-3　促胰岛素分泌剂在 ATP 敏感钾通道的结合位点

磺脲类的磺脲核心与 SUR 的 TMD-2 相结合并发挥药理效应,如第一代磺脲中的甲苯磺丁脲(D860)就是如此。第二代磺脲中的格列本脲(优降糖)除了其磺脲核心与 TMD-2 结合外,其侧链上的氯茴苯酸(meglitinide)还与 TMD1-N 结合,这一相互作用亦具有使 Kir6.2 关闭的效应,格列本脲与 SUR1 的双结合位点及加上的侧链使亲脂性增强,可解释此第二代磺脲的药效远较甲苯磺丁脲强大且持久。

瑞格列奈为氯茴苯酸的衍生物，其结合位点及作用方式估计与后者相同，从化学结构上的比较显示，瑞格列奈可与格列本脲的苯酰胺部分重叠，而那格列奈则可与后者的磺酰脲部分重叠。从功能实验上进行研究，已知大鼠 SUR$_1$ 第 1237 位的丝氨酸残基为磺酰脲结合位点的一部分，通过 PCR 构建人 SUR$_1$ 上丝氨酸 1237 酪氨酸点突变，将带有此点突变的人 SUR$_1$ 与人 Kir6.2 一起表达于 HEK 细胞，结果显示这一突变的钾通道对甲苯磺丁脲不起反应，而对格列本脲仍敏感，可被其抑制（关闭），突变的钾通道对瑞格列奈敏感，而对那格列奈不敏感。这一研究提示那格列奈是与 SUR$_1$ 胞内的磺酰脲结合位点 S1237 结合、相互作用而发挥效应。此外，有研究显示那格列奈能完全地将瑞格列奈从其结合的受体上取代，说明两者的受体的结合部位是重叠的或构象上是偶联的。

格列奈类仅在营养物存在时才刺激胰岛素的合成和释放，促胰岛素分泌效果较磺酰脲类更为快速而短暂，血糖水平高时其作用增强，血糖低时则效果减弱，因而降低餐后高血糖的作用较强，其低血糖的发生率低。

不同于磺脲类，瑞格列奈和那格列奈不抑制营养素刺激胰岛蛋白质合成，提示长期给药的情况下两者较磺脲类更有利于 β 细胞胰岛素的储备。与磺脲类及瑞格列奈不一样，那格列奈对磺脲类不敏感的胰岛仍然能刺激胰岛素的分泌，说明那格列奈具有不同于前两者的促胰岛素分泌的机制。研究显示那格列奈处理 Goto-Kakizaki 大鼠 6 周，可使已降低的第一时相胰岛素分泌得到部分恢复，同时使已降低的胰岛内的胰岛素分泌颗粒泊靠（docked）数和胰岛素分泌颗粒与质膜的融合数目得到恢复，免疫组化显示那格列奈使原来细胞分散、结构不规则的胰岛恢复正常，而格列本脲无这些作用，说明格列奈类较磺脲类能更好地促进胰腺 β 细胞功能的恢复。

那格列奈、瑞格列奈与磺脲类受体结合的特性有差别，那格列奈与 K$_{ATP}$ 通道的亲和性较瑞格列奈低，关闭和重新开放 K$_{ATP}$ 通道的速度也较瑞格列奈快。人体的研究显示那格列奈促进胰岛素分泌的作用较磺脲类迅速，逆转也较快。糖耐量试验显示，葡萄糖负荷前口服那格列奈后即刻就出现胰岛素分泌小高峰，而在格列本脲组，只有在静脉注射葡萄糖 30 min 后或口服葡萄糖 60 min 后才能见到药物加强胰岛素的分泌作用；尽管糖负荷后 240 min 血糖水平均恢复至基线水平，与那格列奈和安慰剂组不同，格列本脲组的胰岛素水平仍然维持在高水平。那格列奈在摄入后的 15 min 内就能兴奋胰岛素的分泌，药物一旦撤除其加强胰岛素的分泌作用能迅速逆转。那格列奈的作用机制仅在餐后阶段发挥作用，其对空腹血糖的影响较弱；瑞格列奈促进胰岛素分泌的作用机制不局限于餐后时段，因此它对空腹血糖的影响大于那格列奈。临床上，格列奈类的服药时间通常在餐前 30 min 至进餐前即刻，那格列奈一般在餐前即刻服用，瑞格列奈通常于餐前 30 min 内服用。

一、瑞格列奈

(一) 药理、药效和药代动力学

瑞格列奈对基础胰岛素分泌无明显刺激作用，但在糖负荷后对胰岛素分泌的刺激作用可超过格列本脲。其促进正常

胰岛 β 细胞分泌胰岛素的作用具有葡萄糖依赖性，葡萄糖水平越高，β 细胞对瑞格列奈的敏感性越强，更多的胰岛素被释放。由于瑞格列奈促进餐后早期胰岛素分泌的作用较磺酰脲类更强，更符合生理性，故其控制餐后高血糖的作用较磺脲类（如格列本脲）更佳，引起低血糖的机会也较少。此外，早期胰岛素分泌的恢复对血游离脂肪酸（FFA）浓度变化亦起有利的影响。2 型糖尿病患者基础状态下血 FFA 水平较正常人为高，餐后由于早期胰岛素分泌障碍，FFA 水平的下降也较少。比较 2 型糖尿病患者服格列本脲或瑞格列奈餐后 40 min 时，瑞格列奈组 FFA 的下降较格列本脲组显著。说明瑞格列奈对 2 型糖尿病的糖脂代谢异常皆可起有益作用。

瑞格列奈口服后迅速而近于完全吸收，餐前服用吸收较好，能刺激更多的胰岛素分泌。进餐时服用吸收稍延缓，经首过代谢后口服药物的生物利用度为 56%～60%。其刺激胰岛素分泌的作用起效迅速，持续时间较短，在血液循环中与蛋白质结合，98% 与血清白蛋白结合，约 1 h 达血浆药物浓度峰值，血药半衰期约 1 h。瑞格列奈主要在肝脏中进行代谢，由 CYP2C8 及 CYP3A4 酶快速代谢为非活性物质，服药 96 h 后，约 98% 的瑞格列奈被代谢，其中 90% 出现在粪便中，8% 经尿液排泄。血浆最大药物浓度（C$_{max}$）呈剂量依赖性，随着服药剂量 0.5 mg、1.0 mg、2.0 mg、4.0 mg 的升高，C$_{max}$ 也相应升高。患有中度至重度肝功能不全者，在服药 4.0 mg 单剂量瑞格列奈后，血浆浓度较健康者高。在有严重肾功能不全的患者，服药瑞格列奈 7 日后，药物的 C$_{max}$ 及药物的曲线下面积（AUC）也较健康者升高，药物半衰期也有升高趋势。

(二) 适应证

（1）2 型糖尿病患者经饮食及运动治疗未能有效控制高血糖，而其胰岛 β 细胞尚有一定的分泌胰岛素功能，却又不足以抑制餐后血糖升高者。

（2）目前无急性并发症（包括酮症酸中毒、高渗性非酮症综合征、感染、手术等）。

（3）不合并妊娠，非哺乳期。

（4）无严重肝功能不全，丙氨酸氨基转移酶/门冬氨酸氨基转移酶未超过正常值上限的 1.2 倍。

（5）轻、中度肾功能减退：为了解肾功能受损的 2 型糖尿病患者使用瑞格列奈的安全性及有效性，欧洲数国参与的临床试验对此进行了研究。281 例 2 型糖尿病患者分为 5 组：肾功能状况见表 11-26-3。在纳入期 6 周中，患者继续用原来的糖尿病治疗，继而改用瑞格列奈，1～4 周为调剂量期（如 HbA$_{1C}$ 增加>1.0%，则退出试验，共 27 例，其中 12 例原用口服降糖药联合疗法或胰岛素），以后 3 个月为维持剂量期，最终瑞格列奈用量于肾功能重度和极度受损者较其余组更小。结果显示，不良反应的类型及严重度在纳入期及用瑞格列奈期相仿，低血糖反应在纳入期与肾功能受损程度有关，极重组最多，而在用瑞格列奈期间则无此情况。HbA$_{1C}$ 及血脂在纳入期及用瑞格列奈期无明显变化。总的说来，肾功能不全患者无需调整瑞格列奈起始剂量，严重肾功能损伤或肾功能不全需进行血液透析的 2 型糖尿病患者在增加瑞格列奈服用剂量时应谨慎。

（6）无代偿性心力衰竭、不稳定型心绞痛、严重心律失常，近 1 年内未发生过心肌梗死。

表 11－26－3　用瑞格列奈治疗 2 型糖尿病患者肾功能状况

项　目	肾功能正常	肾功能减退			
		轻度	中度	重度	更重
例数	151	64	44	12	10
内生肌酐清除率[ml/(1.73 m²·min)]	>80	60～80	40～59	30～39	20～29
血清肌酐(mg/dl)均值(SD)	0.8(0.2)	0.9(0.3)	1.2(0.5)	1.9(0.6)	2.6(1.3)

（7）单一用药效果欠佳时，与二甲双胍或格列酮类合用，可加强效果。不宜与磺脲类降糖药合用，因作用方式相同，不能提高疗效。

（8）无伴随使用吉非贝齐。

（三）用法、用量和临床疗效

1. 用法·餐前 15 min 以内服用，每日 3 次，疗效优于每日 2 次服法。剂量起始每餐时 0.5 mg（对已使用过另一种口服抗糖尿病药而换成瑞格列奈者，开始即可用每餐 1 mg），按血糖调节用量，因人而异，最大单次剂量为 4 mg。进一次餐服 1 次药，不进餐时不服药。

2. 单独应用本药者

（1）一项用本药与安慰剂对照、双盲、随机、交叉的群体研究，第一餐前口服单一剂量瑞格列奈 0.5～4.0 mg 后，血浆葡萄糖平均最高浓度和达到最高血糖浓度的时间与安慰剂比较，均有降低；而胰岛素和 C 肽的最高血浆浓度均有升高。与安慰剂比较，服用瑞格列奈组的患者血浆葡萄糖的曲线下面积（$AUC_{0\sim240\ min}$）显著减少，而胰岛素和 C 肽的 $AUC_{0\sim240\ min}$ 则显著增加。当进第二餐后，若不再服瑞格列奈，则不再有因第一餐服药而参与的促胰岛素分泌作用，在第一餐最后阶段（第 240 min）瑞格列奈的血浆浓度已低于可以测到的水平，示其快速吸收、快速代谢作用，故其低血糖反应少。此项研究显示第一餐前服药后 10 min 瑞格列奈即发挥作用，30 min 达高峰，使得整体胰岛素分泌模式更接近正常，故可抑制餐时的血糖升高，纠正高血糖的毒性作用，降低整体血糖水平。HbA_{1C} 下降明显，因而有可能延缓 β 细胞功能衰退，并且不会引起体重增加。这组患者在研究结束后，有 94.1% 的患者愿意继续使用瑞格列奈。

（2）一组未经药物治疗的 2 型糖尿病患者，随机分为安慰剂组或瑞格列奈组治疗 16 周，结果瑞格列奈治疗组的 HbA_{1C} 水平较基线下降 1.14%，较安慰剂组降低了 0.99%，血糖水平较基线降低 1.8 mmol/L，较安慰剂组降低 1.44%。体重无明显变化。

（3）国内 1999 年报道一组 2 型糖尿病患者共 150 例，分为瑞格列奈和格列吡嗪各 75 例治疗的对比研究。完成 12 周试验者中单用瑞格列奈 72 例，日平均剂量为 4.09±2.24 mg；单用格列吡嗪 65 例，日平均剂量为 10.0±5.03 mg。治疗后与基线值相比，瑞格列奈组 HbA_{1C} 下降 0.43%，空腹血糖（FPG）下降 0.98 mmol/L（$P<0.05$）；格列吡嗪治疗组 HbA_{1C} 下降 0.45%，FPG 下降 1.4 mmol/L（$P<0.05$），两组间比较无

显著差异（$P>0.05$），提示两者降糖作用相仿。格列吡嗪组 11% 的患者发生不同程度的不良反应，瑞格列奈组低血糖发生率（5%）仅约为格列吡嗪组（9%）的一半。两组治疗前后平均血清胆固醇、甘油三酯和体重均略有上升，但与治疗前比较及两组间差异无统计学意义。两组治疗前后血常规、肝肾功能指标无显著差异，试验过程中心电图正常转为不正常者，瑞格列奈为 3%，格列吡嗪为 5%。

（4）2001 年国内另一组报道，为多中心、开放性、单组临床试验，共 296 例 2 型糖尿病患者中，完成全部 12 周治疗者 284 例，与治疗前比较 FBG 下降 1.75 mmol/L，餐后血糖（PBG）下降 3.08 mmol/L，HbA_{1C} 下降 0.80%，瑞格列奈降低 FPG、PBG、HbA_{1C} 的有效率分别为 77.0%、77.4%、48.8%。经药物疗效相关分析表明，药物疗效与糖尿病病程呈负相关，即病程越长，餐后血糖及 HbA_{1C} 下降越少，FPG 下降与糖尿病病程长短相关性不明显。

（5）2 型糖尿病以瑞格列奈对比格列本脲治疗对颈动脉内膜中层厚度（CIMT）及炎症因子的影响。一项研究将 175 例未经药物治疗的 2 型糖尿病患者（男 93 例，女 82 例，年龄 35～70 岁）随机分至瑞格列奈组（88 例）或格列本脲组（87 例），两组基线指标可比，无差别。开始 6～8 周调整降糖药物至最适剂量（瑞格列奈 1.5～12 mg/d，格列本脲 5～20 mg/d），继而治疗 12 个月。结果两组患者 HbA_{1C} 的下降幅度（分别为 −0.9%，−0.8%）无显著差别（$P=0.13$）。空腹血糖格列本脲组下降更显著（$P<0.001$），餐后血糖峰值及餐后 2 h 血糖曲线下面积瑞格列奈组下降更显著（分别为 $P<0.001$，$P<0.01$）。CIMT 明显降低者（定义为下降 >0.020 mm）于瑞格列奈组 52%，格列本脲组仅 18%（$P<0.01$），CIMT 的降低与餐后血糖的变化相关，而与空腹血糖无关。治疗后瑞格列奈组 IL-6 及 C 反应蛋白的降低程度较格列本脲组更为显著（分别为 $P=0.04$，$P=0.02$）。说明以降餐后血糖为主的快速、短暂促胰岛素分泌剂瑞格列奈较之以降空腹血糖为主的长效磺脲药格列本脲对 CIMT 的降低及炎症指标的下降更为有效。

（6）在 2017 年报道的一组多中心、开放性、随机对照临床试验中，患有囊性纤维病且新诊断为糖尿病的患者被随机分为瑞格列奈组和胰岛素组，瑞格列奈组 34 例，日平均剂量为 2.6（范围 0.5～12.0）mg；胰岛素组 41 例，日平均剂量为 18.6（范围 4.5～72.0）U。基线 HbA_{1C} 分别为 6.4% 和 6.6%（$P>0.05$）。24 个月后瑞格列奈组 HbA_{1C} 下降 0.2%，胰岛素组 HbA_{1C} 上升 0.2%，两组 HbA_{1C} 变化无显著差异（$P=0.15$）。以上结果提示瑞格列奈在囊性纤维化相关糖尿病中的降糖效果与胰岛素相当。

（7）在 2018 年国内报道的一组研究中，未经药物治疗的 2 型糖尿病患者，被随机分为瑞格列奈组（$n=40$）或二甲双胍组（$n=20$）进行单药治疗。基线 HbA_{1C} 绝对值无显著差异（$P>0.05$）。15 周后瑞格列奈组 HbA_{1C} 下降 1.8%，二甲双胍组 HbA_{1C} 下降 1.6%，两组 HbA_{1C} 下降无显著差异（$P>0.05$）。两组稳态模型评估的 β 细胞功能均显著升高，但仅有瑞格列奈组静脉糖耐量试验中的第一时相胰岛素分泌显著改善。以上研究结果提示瑞格列奈与二甲双胍相比在新诊断的 2 型糖尿病的血糖控制中具有非劣性。

3. 瑞格列奈与其他降糖药联合应用

（1）瑞格列奈与二甲双胍联合应用可使 HbA_{1c} 下降 1.4%，而单用瑞格列奈或单用二甲双胍仅分别下降 0.4% 和 0.3%。二甲双胍或瑞格列奈单药治疗时仅 19% 左右的患者 $HbA_{1c}<7\%$；而瑞格列奈与二甲双胍联合应用时，$HbA_{1c}<7\%$ 的患者达 56%。

（2）2014 年报道的一项荟萃分析纳入 22 个研究，发现瑞格列奈与二甲双胍联用与单用二甲双胍相比可使 HbA_{1c} 多下降 1.2%，而不增加低血糖事件的发生。

（3）一项比较单用瑞格列奈或罗格列酮及两药合用的研究，含 124 例 2 型糖尿病患者，随机分为上述 3 组，疗程 24 周。结束时比较治疗前后 HbA_{1c} 变化，于 3 组分别降低 0.25%、0.41%、1.3%。充分说明快速促胰岛素分泌剂联合胰岛素增敏剂可获良好的协同效果。

（4）一组采用二甲双胍治疗 2 型糖尿病患者（$HbA_{1c}>7.1\%$）随机分为二甲双胍加用瑞格列奈组、瑞格列奈或二甲双胍单药治疗组，结果显示单药治疗组的 HbA_{1c} 水平降低 0.3%～0.4%，而联合治疗组下降 1.4%。瑞格列奈组和联合治疗组体重分别增加 2.4 kg 和 3.0 kg。

（5）一组采用单药治疗效果欠佳的 2 型糖尿病患者，经洗脱期随机分为瑞格列奈组、曲格列酮组和两者联合治疗组。经 22 周治疗后，瑞格列奈组的 HbA_{1c} 水平由 8.8% 降至 8.0%，曲格列酮组由 8.7% 降到 8.3%，联合治疗组由 8.7% 下降到 7.0%；单药治疗组的血糖降低 2.4～2.6 mmol/L，联合治疗组降低 4.4 mmol/L。低血糖发生率那格列奈组为 4%，曲格列酮组 1%，联合治疗组 6%。各组体重增加 1～2 kg。

（6）瑞格列奈餐前 4 mg，每日 3 次，与睡前小剂量低精蛋白胰岛素联合应用，对血糖的控制较两者单用更佳。

（7）2016 年报道的一项多中心、非对照、为期 52 周的研究发现瑞格列奈与沙格列汀合用的患者在试验第 4 周 HbA_{1c} 下降 0.44%，第 52 周 HbA_{1c} 下降 0.5%。5% 的患者自诉出现低血糖事件。

（8）一项为期 24 周、日本人群的随机对照试验，纳入 40 例沙格列汀单药治疗效果欠佳的患者（HbA_{1c} 7.0%～8.5%），随机分为两组。一组患者联用瑞格列奈与沙格列汀，另一组患者换用瑞格列奈单药。经 24 周治疗后，联合治疗组 HbA_{1c} 下降 0.7%，瑞格列奈单药组 HbA_{1c} 上升 0.03%。

（9）2016 年国内的一项多中心的随机对照研究，含 5 535 例血糖控制不良的患者，纳入研究后换为二甲双胍与沙格列汀联合治疗 20 周后血糖控制仍不佳的患者被随机分为 4 组，分别予以进一步联合应用格列吡嗪、格列齐特、瑞格列奈、阿卡波糖治疗 24 周。加用格列吡嗪组 HbA_{1c} 下降 0.65%，加用格列齐特组 HbA_{1c} 下降 0.70%，加用瑞格列奈组 HbA_{1c} 下降 0.61%，加用阿卡波糖组 HbA_{1c} 下降 0.45%。与加用格列吡嗪组相比，加用格列齐特及加用瑞格列奈在降糖效果方面具有非劣性，而加用阿卡波糖治疗效果较弱。

（四）不良反应

1. 低血糖·一般较轻微，给予碳水化合物较易纠正。一组 1 228 例糖尿病患者用瑞格列奈 1 年，低血糖患者占 16%，若以其中血糖<2.5 mmol/L 的相对危险性为 1，则 417 例用格列本脲低血糖占 20%，为瑞格列奈的 2 倍；99 例用格列齐

特占 15%，为瑞格列奈的 4 倍；用格列吡嗪 81 例中占 19%，为瑞格列奈的 2 倍。

2. 消化道反应·少见，通常较轻微，偶发腹痛、腹泻、恶心、呕吐和便秘。

3. 过敏反应·偶见皮肤瘙痒、发红、荨麻疹。

4. 肝脏酶升高·仅见于个别患者，且为轻度和短暂性。

（五）注意事项

（1）瑞格列奈不应在重度肝功能异常的患者中使用；严重肾功能损伤或肾功能不全需进行血液透析的 2 型糖尿病患者在增加瑞格列奈服用剂量时应谨慎。

（2）孕妇、乳母、12 岁以下儿童尚无应用经验，故禁用本药。

（3）与胰岛素增敏剂如格列酮类、二甲双胍合用会增加低血糖发生的危险性，应严密观察。

（4）如合用本药及胰岛素增敏剂仍未能控制高血糖，应改用胰岛素治疗。

（5）发生应激反应如感染、发热、外伤、手术时，应改用胰岛素治疗。

（六）药物相互作用

（1）瑞格列奈主要（98%）经由肝脏 CYP2C8 和 CYP3A4 氧化代谢。已知葡萄柚汁、吉非罗齐、克拉霉素、环孢素、甲氧苄氨嘧啶、唑类抗真菌药（酮康唑、伊曲康唑）、红霉素、米比法地尔对上述酶类有抑制作用，可使瑞格列奈血浆浓度升高，同时应用可能导致低血糖；其中吉非罗齐对 CYP2C8 有强力的抑制作用，可导致瑞格列奈血浆浓度时间曲线下面积（AUC）增加 8 倍，环孢素 A 可使瑞格列奈 AUC 增加 144%，临床上应避免同时应用。利福平、苯妥英钠对这些酶有诱导作用，同时服用可导致瑞格列奈的血浆浓度降低，药效减弱，如利福平可使瑞格列奈 AUC 减少 32%～65%，这些药物均不应与瑞格列奈同时应用。

（2）单胺氧化酶抑制剂、非选择性 β 受体阻滞剂、血管紧张素转换酶抑制剂、非固醇类抗炎药、水杨酸盐、奥曲肽、乙醇及促合成代谢的激素等，可增强本药的降血糖作用，增加低血糖发生的危险性，β 受体阻滞剂可能掩盖低血糖症状，乙醇还可能会加重或延长低血糖症状。

（3）口服避孕药、噻嗪类利尿降压药、糖皮质激素、达那唑、甲状腺激素和拟交感神经药等，可减弱本药的降糖作用。

（4）本药不影响地高辛、茶碱和法华林的药代动力学特性，西咪替丁也不影响本药的药代动力学。

二、那格列奈

为苯丙氨酸衍生物，N-[（反式-4-异丙基环己烷）羧基]-D-苯丙氨酸。

（一）药理、药效和药代动力学

作用方式基本同于磺酰脲类，促使 β 细胞膜 K^+-ATP 通道关闭，膜去极化，钙通道开放，钙离子内流，胰岛素颗粒移动，胰岛素分泌。但与 K^+-ATP 通道结合、解离的速度皆快，刺激胰岛素分泌的作用快速而短暂，具有快速降低餐后高血糖的作用，单独应用低血糖的发生较少。胰岛素释放的程度与葡萄糖水平有关，葡萄糖高时，β 细胞对那格列奈敏感性增加，胰岛素的释放增多。本药对 2 型糖尿

病能否奏效,视患者胰岛β细胞是否尚保持一定的分泌胰岛素功能而定。

磺酰脲类受体(SUR)有三种。SUR_1是胰岛β细胞的ATP敏感的钾离子通道(K^+-ATP)的重要组成部分,和Kir6.2两种亚基构成异八聚体。在心室肌细胞上分布的K^+通道由SUR_{2A}和Kir6.2组成;在血管平滑肌细胞K^+通道由SUR_{2B}和Kir6.1亚单位组成。那格列奈对K^+-ATP通道的组织选择性较磺脲类有利,对SUR_{2A}和SUR_{2B}的亲和力较低,因而对心脏和血管平滑肌在缺血时引起血管扩张和保护心肌功能的不利影响较小。

近来采用MIN6胰岛β细胞株的实验研究显示,阻断ATP敏感的钾离子通路的药物二氮嗪(开放K_{ATP}通道)和维拉帕米(L型电压依赖的钙通道阻滞剂)完全阻断甲苯磺丁脲和格列本脲兴奋胰岛素分泌的作用,但不能完全抑制那格列奈和米格列奈刺激的胰岛素分泌;在不含钙离子培养基的条件下,那格列奈和米格列奈仍然刺激胰岛素分泌;培养基中同时加入维拉帕米和硝苯呋海因(非特异性内质网钙离子流出阻滞剂),那格列奈和米格列奈兴奋胰岛素分泌的作用完全被抑制。以上研究结果提示,那格列奈和米格列奈还可通过不依赖ATP敏感的钾离子通道的机制,经由内质网释放钙离子介导刺激胰岛素分泌。

本药在口服后迅速吸收,达到血药峰值的时间约为50 min,进高脂饮食可使其血药峰值增加12%,但达峰时间延缓约50%。那格列奈口服后20～40 min胰岛素水平增加,30～90 min产生降糖作用;餐后服药,那格列奈的吸收和降糖作用均减弱。那格列奈的生物利用度约73%,在血循环中大部分(98%)与蛋白质广泛结合,主要与白蛋白结合。口服后在肝中通过细胞色素P450酶系充分代谢,主要通过CYP2C9(70%)和CYP3A4(30%)。大部分那格列奈(84%～87%)由肝脏代谢为无降糖活性的各种水解和葡萄糖醛酸化的化合物,未代谢的药物原型和药物的代谢产物大部分(83%)经尿液排泄,10%由肠道排出。对肥胖小鼠的研究显示,那格列奈有抑制DPP-4,增加GLP-1水平的作用,因此那格列奈降糖作用可能部分由内源性的肠促胰素介导。

1. 单独用药

(1) 治疗2型糖尿病的效果:单药治疗的效果与磺脲类的比较,那格列奈与磺脲(格列本脲)对血糖及胰岛素分泌效果的比较如下。① 那格列奈降低餐后血糖向上波动的效果强于格列本脲,格列本脲降低空腹血糖的效果强于那格列奈。② 那格列奈对空腹胰岛素无影响,但液状标准餐后胰岛素的反应加强,且高峰早期出现(20～60 min);格列本脲使空腹胰岛素上升,标准餐后胰岛素反应亦同样加强,但出现较迟且持续甚久(1～4 h)。③ 12 h内19次血胰岛素谱测定显示那格列奈组餐后快速上升,至下一餐前降至基值;而格列本脲组餐后上升,至下一餐前仍处于高水平。格列本脲组暴露于胰岛素的总量为那格列奈组的2倍。④ 那格列奈显著加强胰岛素生成指数(标准早餐后15 min血胰岛素对比餐前增值与葡萄糖增值的比值,用以判定葡萄糖刺激胰岛素快速释放的效果),格列本脲对此毫无效果,同于安慰剂组。以上结果充分证明那格列奈可恢复餐后生理性胰岛素快速释放,从而显著减轻餐后血糖的向上波动。

(2) 采用那格列奈120 mg三餐前服用11周,结果既往未经药物治疗的患者HbA_{1C}水平在基线8.2%的基础上降低1.1%,而先前采用二甲双胍治疗、血糖水平控制不佳的患者在基线8.2%的基础上降低0.9%。

(3) 一项多中心、双盲、随机对照、为期16周的临床试验纳入130例2型糖尿病患者(HbA_{1C} 6.9%～9.4%),随机分为瑞格列奈组(瑞格列奈0.5 mg三餐前服用)与那格列奈组(那格列奈90 mg三餐前服用)。16周后瑞格列奈组HbA_{1C}下降1.17%,那格列奈组HbA_{1C}下降0.81%($P<0.001$),提示瑞格列奈单药治疗的降糖效果优于那格列奈。

(4) 顿服那格列奈与安慰剂对比改善2型糖尿病患者葡萄糖负荷后内皮功能障碍。

于15例饮食治疗的2型糖尿病者进行双盲随机、交叉、安慰剂对照研究,并以年龄匹配,糖耐量正常的健康人作为对照组。患者随机先后做2次OGTT,一次在试验前服90 mg那格列奈,另一次服安慰剂。试验在上午空腹施行,2次间隔至少1周。OGTT前及开始后30 min、60 min、90 min、120 min测血糖及胰岛素,OGTT前及120 min时以精密的体积描记仪各测1次内皮功能,包括缺血后充血反应过程中前臂血流量峰值及总的充血反应性血流量。结果显示,正常对照组在服葡萄糖前(基线时)及后120 min所测上述2项指标间无明显差别,而糖尿病患者2次试验基线时2项指标皆明显低于正常对照组($P<0.05$);服安慰剂后OGTT 60～120 min血糖升至18.1 mmol/L、19.4 mmol/L、19.2 mmol/L、120 min前臂血流2项指标与空腹值相比明显降低($P<0.05$);服那格列奈后60～120 min,血糖为14.9 mmol/L、15.7 mmol/L、14.9 mmol/L,血糖曲线下面积明显低于服安慰剂后($P<0.05$),120 min前臂血流2项指标与空腹值比较无差别。糖尿病患者服安慰剂及那格列奈后120 min时的血糖与内皮功能(血流2项指标)呈显著负相关,说明与安慰剂相比,那格列奈明显改善糖尿病患者糖负荷后血管内皮功能障碍,与那格列奈显著降低负荷后高血糖有关。

(5) 2007年报道的一项非盲、随机对照的观察性研究纳入78例既往未用药,且血糖控制良好($HbA_{1C}<6.5%$)的2型糖尿病患者,随机分为那格列奈组与非治疗组,研究发现1年后那格列奈组颈动脉内中膜厚度下降0.017 mm,而非治疗组颈动脉内中膜厚度增加0.024 mm。

(6) 与阿卡波糖相比,那格列奈能显著增加餐后胰岛素分泌,降低餐后120 min游离脂肪酸、240 min非对称性二甲基精氨酸(ADMA)水平,增加空腹高密度脂蛋白胆固醇水平,降低空腹低密度脂蛋白胆固醇水平。阿卡波糖降低空腹总甘油三酯水平的效果优于那格列奈。

2. 联合用药

(1) 那格列奈与二甲双胍联合应用:Horton等比较了单用那格列奈或二甲双胍,合用两药及安慰剂组的糖代谢控制及胰岛素分泌状况,701例2型糖尿病患者随机分为上述4组。4组的基线状况具可比性,尤其HbA_{1C}与空腹血糖(FPG),疗程24周,那格列奈每餐前(1～30 min)服120 mg,二甲双胍每餐开始后服500 mg,两药合用组每餐服两药分别120 mg及500 mg。疗程结束时与基线值比较,安慰剂、那格列奈、二甲双胍、两药合用组HbA_{1C}分别升高0.5%、降低

0.5%、降低 0.8%、降低 1.4%。治疗前后液状标准餐后(0～130 min)血糖曲线下面积比较分别为每小时减少 0.6 mmol/L、2.1 mmol/L、1.1 mmol/L、2.5 mmol/L。说明降血糖效果二甲双胍较那格列奈强，降餐后血糖效果那格列奈较二甲双胍强，两者合用效果最佳。

(2) 一项安慰剂对照、对未经药物治疗的 2 型糖尿病患者(HbA$_{1C}$ 8.3%～8.4%)采用那格列奈(120 mg，每日 3 次)或二甲双胍(0.5 g，每日 3 次)或两者联合应用进行治疗 24 周的研究的结果显示，安慰剂组 HbA$_{1C}$ 上升 0.3%，那格列奈或二甲双胍单药治疗组下降 0.8%，两者联合应用组的 HbA$_{1C}$ 水平下降 1.6%。各组体重变化不到 1 kg，低血糖发生率单药治疗组不到 2%，联合治疗组不到 4%，因低血糖脱落的患者不到 0.3%。

(3) 另一项安慰剂对照研究，2 型糖尿病患者 HbA$_{1C}$ 水平为 8.1%～8.4%分为 3 组分别采用那格列奈(120 mg，每日 3 次)、曲格列酮(600 mg，每日 1 次)或两者联合治疗 16～24 周，结果 HbA$_{1C}$ 水平分别降低 0.7%、1.0%和 1.8%，各单药治疗组间无明显区别，联合治疗组中 79%的患者达到 HbA$_{1C}$<7.0%。

(4) 一组用二甲双胍(2 000 mg)治疗控制欠佳的患者(HbA$_{1C}$ 8.2%)，加用那格列奈后 HbA$_{1C}$ 水平降低 0.6%。

(5) 那格列奈不宜与磺脲类或瑞格列奈合用，因作用方式相同，不能增加效果，反可加重胰岛 β 细胞的负担。

(二) 不良反应

1. 低血糖·在单独用本药的 1 441 例糖尿病患者，其低血糖(<3.3 mmol/L)的发生率为 2.4%，多较轻，未见严重低血糖及夜间低血糖。安慰剂组 458 例患者为 0.4%，接受格列本脲治疗的患者低血糖发生率为 7.2%。

2. 头晕·见于 3.6%的患者。

3. 血尿酸水平·那格列奈可增加血清尿酸水平，其意义尚未明了。

4. 体重增加·较少，较基线值增加少于 1 kg，与二甲双胍合用时体重不增加。

(三) 药物相互作用

那格列奈与二甲双胍和格列本脲的相互作用尚未确定，但在体外可通过抑制细胞色素 P450 酶 CYP2C9 而抑制磺酰脲中甲苯磺丁脲的代谢。那格列奈与地高辛和法华林无相互作用。对其他高蛋白结合率的药物没有影响。那格列奈的药代动力学也受同时服用的药物影响，它不应与吉非罗齐、克拉霉素、伊康唑、酮康唑同时应用，因为这些药物会导致那格列奈的血浓度升高，诱发低血糖。

(四) 适应证、禁忌证、用法与用量

(1) 适应证及禁忌证同瑞格列奈。

(2) 那格列奈单一或联合疗法的开始剂量为 120 mg，每日 3 次餐前服用，老年 2 型糖尿病患者开始时宜在餐前服用 60 mg。对血糖接近目标值的患者可用 60 mg，为了减少低血糖的发生，餐前 1～15 min 以内服用。

参考文献

[1] Israili ZH. Advances in the treatment of type 2 diabetes mellitus[J]. Am J Ther, 2011, 18: 117 - 152.

[2] Shimabukuro M, Higa N, Takasu N, et al. A single dose of nateglinide improves post-challenge glucose metabolism and endothelial dysfunction in type 2 diabetic patients[J]. Diabet Med, 2004, 21: 983 - 986.

[3] Kawai J, Ohara-Imaizumi M, Nakamichi Y, et al. Insulin exocytosis in Goto-Kakizaki rat β - cells subjected to long-term glinide or sulfonylurea treatment[J]. Biochem J, 2008, 412: 93 - 101.

[4] Shigeto M, Katsura M, Matsuda M, et al. Nateglinide and mitiglinide, but not sulfonylureas, induce insulin secretion through a mechanism mediated by calcium release from endoplasmic reticulum[J]. Pharmacol Exp Ther, 2007, 322: 1 - 7.

[5] Blickle JF. Meglitinide analogues: a review of clinical data focused on recent trials[J]. Diabetes Metab, 2006, 32: 113 - 120.

[6] Cheng AY, Fantus IG. Oral antihyperglycemic therapy for type 2 diabetes mellitus[J]. CMAJ, 2005, 172: 213 - 226.

[7] Foley JE, Khemlani LS. Glinides[M]// Leroith D, Taylor SI, Olefsky JM. Diabetes Mellitus, A Fundamental and Clinical Tex. 3rd ed, Philadelphia: Lippincott Williams & Milkins, 2004: 1163 - 1176.

[8] Bryan J, Aguilar-Bryan L. Sulfonylurea receptors, ATP-sensitive potassium chunnels and insulin secretion[M]//LeRoit D, Taylor SI, Olefsky JM. Diabetes Mellitus. 2nd ed. Philadelphia, New York: Lippincott-Raven, 2000: 61 - 78.

[9] Hansen AMK, Christensen IT, Wahl P. Repaglinide and nateglinide are differentially affected by a single point mutation in SUR1/Kir6.2 channels [J]. Diabetes, 50, Suppl 2, A9.

[10] Damsbo P, Clanson P, Marbury TC, et al. A double blind randomized comparison of meal related glycemic control by repaglinide and glyburidein well controlled type 2 diabetes patients[J]. Diabetes Care, 1999, 22: 789 - 794.

[11] 潘长玉，朱禧星，李光伟，等.新型口服抗糖尿病药物——瑞格列奈在中国 2 型糖尿病患者中的疗效及安全性分析[J].中华内分泌代谢杂志,1999, 15: 359 - 362.

[12] Moses RG, Gomis R, Franden KB, et al. Flexible meal-related dosing with repaglinide facilitates glycemic control in therapy-naïve type 2 diabetes[J]. Diabetes Care, 2001, 24: 11 - 15.

[13] 瑞格列奈临床试验协作组(高妍等).治疗 2 型糖尿病的疗效及安全性[J]. 中华内分泌代谢杂志,2001,17: 135 - 138.

[14] Owens DR. Repaglinide-prandial glucose regulator: a new class of oral antidiabetic drugs[J]. Diabet Med, 1998, 15 (Suppl 4): S28 - S36.

[15] Hasslacher C. For the Multinational Repaglinide Renal Study Group. Safety and efficacy of repaglinide in type 2 diabetic patients with and without impaired renal[J]. Diabetes Care, 2003, 26: 88 - 891.

[16] Singhal P, Carey PE, Bennett S, et al. Post-prandial metabolic control in type 2 diabetes: repaglinide achieves more physiological plasma free falty acid profiles[J]. Diabetes, 2001, 50 (Suppl 2): A521.

[17] Raskin P, McGill J, Hale P, et al. Repaglinide/Rosiglitazone combination therapy of type 2 diabetes[J], Diabetes, 2001, 50 (Suppl 2): A128.

[18] Dunn CJ, Fanlds D. Nateglinide[J]. Drugs, 2000, 60: 607 - 615.

[19] Kalbag, JB, Walter YH, Nedelman JR, et al. Mealtime glucose regulation with nateglinide in healthy volunteers[J]. Diabetes Care, 2001, 24: 73 - 77.

[20] Keilson L, Mathe RS, Walter YH, et al. Synergistic effects of nateglinide and meal administration on insulin secretion in patients with type 2 diabetes mellitus[J]. J Clin Endocr Metab, 2000, 85, 1081 - 1086.

[21] Horton ES, Clinkingbeoud C, Gatlin M, et al. Nateglinide alone and in combination with metformin improves glycemic control by reducing mealtime glucose levels in type 2 diabetes[J]. Diabetes Care, 2000, 23: 1660 - 1665.

[22] Hollander P, Schwartz S, Gatlin M, et al. Nateglinide, but not glyburide, selectively enhances early insulin release and more effectively controls post-meal glucose excursions with less total insulin exposure[J]. Diabetes, 2000, 49 (Suppl 1): A111.

[23] Rosenstock J, Gatlin M, Mallows S, et al. Nateglinide improves glycemic control alone and in combination with troglitazone in patients with type 2 diabetes[J]. Diabetes, 2000, 49 (Suppl 1): A123.

[24] Hanefeld M, Bouter KB, Diakenson S, et al. Rapid and short acting mealtime insulin secretion with nateglinide controls both prandial and mean glycemia[J]. Diabetes Care, 2000, 23: 202 - 207.

[25] Esposito K, Giugliano D, Nappo F, et al. Regression of carotid atherosclerosis by control of post prandial hyperglycemia in type 2 diabetes mellitus[J]. Circulation, 2004, 110: 214 - 219.

[26]《中国糖尿病防治指南》编写组.中国糖尿病防治指南[M].北京:北京大学医学出版社,2004.

[27] Chen M, Hu C, Jia W. Pharmacogenomics of glinides[J]. Pharmacogenomics, 2015,16(1):45-60.

[28] Landgraf R. Meglitinide analogues in the treatment of type 2 diabetes mellitus[J]. Drugs Aging, 2000, 17(5):411-425.

[29] Ballmann M, Hubert D, Assael BM, et al. Repaglinide versus insulin for newly diagnosed diabetes in patients with cystic fibrosis: a multicentre, open-label, randomised trial[J]. Lancet Diabetes Endocrinol, 2018, 6 (2):114-121.

[30] Takahashi H, Hidaka S, Seki C, et al. Characteristics of repaglinide effects on insulin secretion[J]. Eur J Pharmacol, 2018,828:52.

[31] Ma J, Liu LY, Wu PH, et al. Comparison of metformin and repaglinide monotherapy in the treatment of new onset type 2 diabetes mellitus in China[J]. J Diabetes Res, 2014, 2014:1-6.

[32] Xu W, Mu Y, Zhao J, et al. Efficacy and safety of metformin and sitagliptin based triple antihyperglycemic therapy (STRATEGY): a multicenter, randomized, controlled, non-inferiority clinical trial[J]. Sci China Life Sci, 2017,60(3):225-238.

[33] Yin J, Deng H, Qin S, et al. Comparison of repaglinide and metformin versus metformin alone for type 2 diabetes: a meta-analysis of randomized controlled trials[J]. Diabetes Res Clin Pract, 2014,105(3):e10-e15.

[34] Nishimura A, Usui S, Kumashiro N, et al. Efficacy and safety of repaglinide added to sitagliptin in Japanese patients with type 2 diabetes: a randomized 24-week open-label clinical trial[J]. Endocr J, 2016, 63(12):1087-1098.

[35] Mita T, Watada H, Shimizu T, et al. Nateglinide Reduces Carotid Intima-Media Thickening in Type 2 Diabetic Patients Under Good Glycemic Control[J]. Arterioscler Thromb Vasc Biol, 2007, 27(11):2456-2462.

[36] Gao HW, Xie C, Wang HN, et al. Beneficial metabolic effects of nateglinide versus acarbose in patients with newly-diagnosed type 2 diabetes[J]. Acta Pharmacol Sin, 2007,28(4):534-539.

[37] Kawamori R, Kaku K, Hanafusa T, et al. Efficacy and safety of repaglinide vs nateglinide for treatment of Japanese patients with type 2 diabetes mellitus[J]. J Diabetes Invest, 2012, 3(3):302-308.

[38] Zhou J, Deng Z, Lu J, et al. Differential therapeutic effects of nateglinide and acarbose on fasting and postprandial lipid profiles: a randomized trial [J]. Diabetes Technol Ther, 2015,17(4):229-234.

第六节·胰高血糖素样肽1及其受体激动剂与DPP-4抑制剂

张翼飞　陈家伦

进食或摄入葡萄糖后肠道分泌肽类激素参与糖代谢的调控,此类激素称为肠促胰素(incretin)。肠促胰素促进胰岛β细胞分泌胰岛素并抑制α细胞释放胰高血糖素,还有其他生物学作用。目前已明确的肠促胰素有两种:胰高血糖素样肽1(glucagon-like peptide-1, GLP-1)及葡萄糖依赖性胰岛素释放肽(glucose-dependent insulinotropic peptide, GIP)。GIP原称抑胃肽(gastric inhibitory peptide),后发现其具有葡萄糖依赖性的促胰岛素分泌作用,于是在保持缩略词GIP不变的条件下,改用现名。两种肠促胰素中GLP-1对血糖的调节作用明显强于GIP,在2型糖尿病中,餐后GLP-1的释放低于正常,而在2型糖尿病中GIP的生物效应降低,故GLP-1被研究开发用于治疗2型糖尿病。GLP-1的半衰期短,进入血循环后迅速被DPP-4降解。目前以肠促胰素为基础的降糖药物有GLP-1受体激动剂(包括艾塞那肽、利拉鲁肽、利司那肽和司美格鲁肽等)和DPP-4抑制剂(包括西格列汀、沙格列汀、维格列汀、利格列汀和阿格列汀等)。

一、GLP-1的生物化学及其受体激动剂的研制和DPP-4抑制剂的开发

GLP-1名称源起于此激素与胰岛α细胞所分泌胰高血糖素(glucagon)源于同一基因:胰高血糖素原(proglucagon)基因,由于基因转录翻译后的蛋白质:胰高血糖素原加工程序酶切方式的差别,于胰岛α细胞生成胰高血糖素,而于肠L细胞生成GLP-1和GLP-2。在肠L细胞中胰高血糖素原经酶作用裂解形成4种GLP-1同类肽:GLP-1(1-37)、GLP-1(1-36)酰胺,以及去除N端6个氨基酸残基的GLP-1(7-37)、GLP-1(7-36)酰胺,后两种为具生物活性的形式,两者的生物效应相同,皆称为GLP-1。

GLP-1氨基端(N端)为组氨酸(His),第2位为丙氨酸(Ala),羧基端为甘氨酸(Gly)。GLP-1在体内迅速降解,失去活性。外源性注入体内的GLP-1在血循环中的半衰期仅约1min,这是由于体内普遍存在的DPP-4将GLP-1 N端的两个氨基酸(组氨酸和丙氨酸)裂解下来,使其失去生物活性。N端第2位为丙氨酸或脯氨酸的生物活性肽,是DPP-1最合适的酶作用底物。目前研制出的具有GLP-1生物学活性的药物有以下几类。

1. 短效GLP-1受体激动剂·包括艾塞那肽(每日2次)及利司那肽。以艾塞那肽为例,艾塞那肽原称艾桑丁4(exdendin-4),是一天然的GLP-1模拟剂,是由一种蜥蜴(gilamonster lizard)唾腺所分泌毒液中提出的39肽。与GLP-1的氨基酸序列呈53%同源性,此物可与GLP-1受体结合,为一完全的受体激活物。由于其第2位为甘氨酸而不似GLP-1为丙氨酸,能免受DPP-4迅速降解,皮下注射后的效果可持续数小时,并已研制出仅需每周注射1次的长效制剂。

2. 长效GLP-1受体激动剂·包括利拉鲁肽、缓释艾塞那肽(每周1次)、度拉糖肽和司美格鲁肽。以利拉鲁肽为例,利拉鲁肽结构上的特点为将34位的赖氨酸更换为精氨酸,在26位的赖氨酸增加3个16碳棕榈酰脂肪酸侧链。这一结构上的变化使其能与白蛋白相结合,可保护其免被DPP-4迅速降解,延缓在吸收处的吸收,并可不被肾脏排泄,从而使其血浆半衰期延长至10h以上,每日皮下注射1次,即可维持降糖效果。

3. DPP-4抑制剂·已研制出多种口服有效的DPP-4抑制剂,包括西格列汀、沙格列汀、维格列汀、利格列汀和阿格列汀。DPP-4被抑制后,内源性GLP-1的降解明显延缓,血中GLP-1浓度升高,至近于正常人水平。临床应用的DPP-4抑制剂必须具有高度专一性,只抑制DPP-4,而不抑制体内其他类别的DPP,若同时抑制DPP-8、DPP-9则可出现种属特殊性及组织特异性毒性。此外,DPP-4的酶作用底物除GLP-1外,还有其他的肽类,如神经肽Y、P物质、胃泌素释放肽及一些趋化因子。

二、GLP-1的生物学效应

GLP-1受体在体内广泛存在,包括胰岛、胃、十二指肠、脑、心、肺、肾、肝、肌肉、脂肪组织,GLP-1有多种生物学效应。

1. GLP-1促进胰岛素的分泌及生物合成·GLP-1促胰岛素分泌的效应是葡萄糖依赖性的，血糖愈高，作用愈强，血糖下降时作用减弱，血糖低至3.36 mmol/L时不再有刺激胰岛素分泌的作用。由于这一特点，较少引起严重低血糖。

GLP-1在胰岛β细胞上有特异性的受体，其基因被定位于第6号染色体。GLP-1与其受体结合后，与受体偶联的G蛋白即被激活，继而G蛋白α亚基使腺苷酸环化酶活化，β细胞内cAMP浓度升高，依赖cAMP的蛋白激酶A(PKA)被激活，PKA使葡萄糖信号转导途径中一些起关键作用的蛋白质磷酸化而促使胰岛素分泌，包括对ATP敏感的钾离子通道，电压依赖性的钙离子通道，以及与胰岛素释放机制相关的分子。

GLP-1还促进胰岛素的生物合成，从胰岛素基因转录到胰岛素生物合成的多个步骤皆受到兴奋，从而可保证胰岛素的供应以备分泌之需。GLP-1能上调与胰岛素分泌机制有关组成分子的基因转录。PKA可使核转录因子cAMP反应元件(cAMP response element，CRE)结合蛋白(CREB)磷酸化并活化，继而CREB与胰岛素原基因启动子区的一个关键性的DNA序列CRE结合，从而加强胰岛素原基因转录的效率。

2. GLP-1增加胰岛β细胞的数量·GLP-1可促使β细胞增殖，还能促使胰管上皮细胞的前体细胞(progenitor cells)分化成新的β细胞，使糖耐量下降的老年大鼠胰腺内分泌细胞的数量增加。

GLP-1及exendin-4已被证明可通过两种机制增加β细胞量：前体细胞的分化/新生及已存在β细胞的凋亡减少。于动物研究表明在体内exendin-4可引起β细胞的分化，而在体外条件下只能上调PDX1的表达，提示exendin-4促进β细胞的分化及分泌胰岛素功能还需要其他旁分泌/内分泌因素。

3. GLP-1抑制胰高血糖素的分泌·GLP-1不仅促胰岛素释放，还抑制胰高血糖素分泌，可直接作用于胰岛α细胞，或是间接通过兴奋β细胞分泌胰岛素，后者以旁分泌方式抑制α细胞分泌胰高血糖素。于2型糖尿病患者，GLP-1可使其餐后胰高血糖素浓度明显降低。

4. 抑制食欲及摄食·于正常人、肥胖者及肥胖的2型糖尿病患者，GLP-1对食欲和摄食有抑制作用，这一效应对肥胖的2型糖尿病患者有益。GLP-1作用于下丘脑促进饱感的机制可有两条途径：① 神经性，进食引起迷走神经活动增强，刺激位于下丘脑的迷走神经核的受体。② 体液性，回肠及结肠的L细胞将GLP-1分泌入血循环，通过脉络膜丛被摄取而进入下丘脑。

5. 延缓胃内容物排空作用·GLP-1抑制胃肠的分泌功能及动力，延缓胃内容物的排空，胃排空率减慢可减轻餐后高血糖。不过剂量较大时可引起消化道不良反应。

6. GLP-1对心血管系统的作用·近年研究发现GLP-1对心血管系统具有益的作用。

(1) 对血管内皮功能的保护作用：采用造成局部缺血后肱动脉血流介导性血管扩张技术评估血管内皮功能，证实GLP-1对糖尿病伴冠心病患者可改善其内皮功能，而对健康对照者并无明显作用。

(2) 对心肌缺血的保护作用：于犬的实验证明，在使动脉闭塞10 min后给予GLP-1灌注，可使心脏局部室壁运动早期恢复，收缩功能恢复正常，并且无再灌注心律失常发作。

(3) 对心功能的保护作用：对实验性扩张型心肌病犬，GLP-1输注可显著增加左心室射血分数、每搏输出量、心排出量，同时显著降低左心室舒张末期压、心率和全身血管阻力。于充血性心力衰竭患者，也证实GLP-1输注可改善左心室射血分数和功能状态。

三、GLP-1受体激动剂

(一) 短效GLP-1受体激动剂

1. 艾塞那肽·血循环中半衰期60~90 min，皮下注射1次血药浓度可维持4~6 h，早、晚餐前15 min内注射。起始剂量每次5 μg，每日2次，以后可按需增至10 μg，每日2次。艾塞那肽不能用于重度肾损害(肌酐清除率<30 ml/min)或终末期肾病患者。

(1) 单药治疗：于饮食、运动治疗效果欠佳(HbA₁c 7.9%、7.8%)的2型糖尿病患者，艾塞那肽5 μg及10 μg每日皮下注射2次，疗程24周，与安慰剂组比较，3组HbA₁c下降分别为0.7%、0.9%及0.2%。空腹血糖下降分别为17.5 mg/dl、18.7 mg/dl及5.2 mg/dl，体重下降分别为2.8 kg、3.3 kg、1.4 kg。HbA₁c达标(<7%)分别为48%、46%及29%。艾塞那肽(3组合并)恶心发生率为8%，而安慰剂组无发生者，低血糖发生率于3组分别为5%、4%及1%。

(2) 联合用药

1) 合用二甲双胍：原用二甲双胍效果未达标者(HbA₁c 8.3%、8.2%)，加用艾塞那肽5 μg或10 μg，每日2次，同时设安慰剂组，疗程30周。结果3组HbA₁c分别为降低0.4%、0.8%及增加0.1%；空腹血糖分别为降低7 mg/dl、10 mg/dl及增加14 mg/dl；体重分别下降1.6 kg、2.8 kg及0.3 kg。HbA₁c达标者(<7%)于两药联合组为46%，而单用二甲双胍(加安慰剂)者为11%。联合用药组恶心发生率为45%，呕吐为12%，轻度至中度低血糖于联合用药组及单用二甲双胍组皆为5%。

2) 合用磺脲类：原用磺脲类药物效果欠佳者(HbA₁c 8.5%、8.6%、8.7%)，加用艾塞那肽5 μg及10 μg，每日2次，同时设安慰剂组，疗程30周。结果HbA₁c于加用艾塞那肽的2组分别降低0.5%及0.9%，而加安慰剂者增加0.1%。空腹血糖3组变化分别为-5 mg/dl、-11 mg/dl和+7 mg/dl。体重3组分别降低0.9 kg、1.6 kg、0.6 kg。联合用药2组(加用艾塞那肽5 μg及10 μg，每日2次)，恶心发生率为39%、51%；呕吐为10%、13%；轻度至中度低血糖为14%、36%。

3) 合用两种口服降糖药：原用二甲双胍联合磺脲药控制仍欠佳者(HbA₁c 8.5%)，加用艾塞那肽5 μg及20 μg，每日2次，加安慰剂，疗程30周。HbA₁c于两艾塞那肽组分别降低0.6%及0.8%，而加安慰剂组增加0.2%；空腹血糖变化于两艾塞那肽组分别降低9 mg/dl及11 mg/dl，而安慰剂组增加14 mg/dl；体重于两艾塞那肽组皆下降1.6 kg，安慰剂组降低0.9 kg。

(3) 艾塞那肽疗程达3年的效果：原用二甲双胍或(及)

一种磺脲药,参加延长疗程观察达 3 年共 217 例,基线年龄 58±10 岁,体重 99±18 kg,体重指数(BMI)34±5 kg/m²,HbA₁c 8.2%±1.0%。在治疗期间,体重继续下降,1 年时平均降低近 4 kg,达 3 年时降低 5.3±0.4 kg。基线 BMI< 30 kg/m² 者降低 3.9±0.7 kg,>30 kg/m² 者降低 5.8± 0.5 kg。HbA₁c 在疗程达 12 周时即较基线值下降 1.1%± 0.1%,此降糖效果一直保持至第 3 年。基线 HbA₁c<9% 者(平均 7.8%)至 3 年时降低 0.6%±0.1%,>9% 者(平均 9.7%),降低 2.1%±0.2%。

疗程达 3.5 年的患者亚组心血管危险因子,包括甘油三酯、总胆固醇、LDL-C、HDL-C、收缩压、舒张压,皆有显著性改善。这些危险因子的改善与体重降低程度相关,将体重下降 kg 数分为四分位,下降最显著者(降低 12.8 kg)受益最多,推测与艾塞那肽减少摄食量有关。

2. 利司那肽·部分结构与艾塞那肽相似,半衰期为 2.7～ 4.3 h,利司那肽初始剂量为一次 10 μg,每日 1 次,皮下注射,任意餐前 1 h 内给药;2 周后,剂量可增至一次 20 μg,每日 1 次。

欧洲、日本及美国将利司那肽用于联合口服降糖药或基础胰岛素治疗血糖控制欠佳的 2 型糖尿病成人患者,目前不作为一线治疗。如果在现有磺酰脲类或基础胰岛素的基础上加用利司那肽,需降低原有药物剂量以避免低血糖,不推荐将利司那肽用于 eGFR<30 ml/(1.73 m²·min) 的肾损害患者。

(1)联合口服降糖药:原用二甲双胍血糖控制欠佳的 2 型糖尿病患者(HbA₁c 8.1%),加用利司那肽(一次 20 μg,每日 1 次)与安慰剂,疗程 24 周,利司那肽组较安慰剂组 HbA₁c 显著下降(-0.9% 比-0.4%)。

(2)联合基础胰岛素:应用甘精胰岛素联合二甲双胍后血糖控制欠佳的 2 型糖尿病患者(HbA₁c 8.4%)随机分为两组,一组联用利司那肽,另一组给予安慰剂,疗程 24 周,利司那肽组较安慰剂组 HbA₁c 显著下降(-0.6% 比-0.3%)。

(二)长效人胰岛素类似物

1. 利拉鲁肽·皮下注射后半衰期 11～15 h,每日注射 1 次,即可控制全日血糖。对于 2 型糖尿病患者,利拉鲁肽可作为单药治疗辅助饮食和运动,或与口服降糖药和基础胰岛素联合应用,目前不作为一线治疗。

(1)单药治疗:对未用过降糖药或用过 1 种口服药但未达足量,基线平均体重 92.6 kg,平均 HbA₁c 8.3% 的 745 例患者随机分至利拉鲁肽 1.2 mg/d(L1 组)和 1.8 mg/d(L2 组),格列美脲(G 组)8 mg/d,疗程 52 周。HbA₁c 下降于 L1、L2 组分别为 0.84%、1.14%,皆显著多于 G 组的 0.51%。空腹血糖于 L1、L2 组分别下降 0.84 mmol/L 及 1.42 mmol/L,也显著多于 G 组下降的 0.29 mmol/L,体重于 L1、L2 组分别下降 2.05 kg、2.45 kg,与 G 组升高 1.0 kg 有显著差别。餐后血糖下降于 L1、L2 组分别为 1.71 mmol、2.08 mmol,G 组为 1.36 mmol/L。HbA₁c 控制达标(<7.0%)者于 L1、L2 组分别为 43%、51%,皆显著高于 G 组 28%。恶心发生率于 L1、L2、G 组分别为 27.5%、29.3% 及 8.5%,不过恶心多为短暂,于 4 周已明显减少。

HOMA 胰岛素抵抗指数及空腹胰高血糖素水平于 L1、L2 组皆下降,而 G 组反而升高,两药相比有显著差别。利拉

鲁肽治疗后胰岛素抵抗减轻可能与 2 型糖尿病中高水平胰高血糖素改善有关。轻度低血糖发生率于 L1、L2 组分别为 12% 及 8%,而 G 组为 24%,L1、L2 组和 G 组皆未发生重度低血糖。

(2)联合用药

1)合用二甲双胍:于原用口服降糖药,HbA₁c 为 8.4% 的患者,在全部用二甲双胍的基础上,分别加用利拉鲁肽 0.6 mg(L1)、1.2 mg(L2)或 1.8 mg(L3),安慰剂(P)及格列美脲(G)4 mg/d,疗程 26 周。HbA₁c 下降于 L1、L2、L3 组分别为 0.7%、1.0% 及 1.0%,与 P 组相比有显著差别,后者升高 0.1%;与 G 组相比较 L2、L3 呈非劣效。空腹血糖于 L1、L2、L3 组分别下降 20 mg/dl、29 mg/dl 和 31 mg/dl,而安慰剂组升高 7 mg/dl。体重于 3 个利拉鲁肽组分别降低 1.8 kg、2.6 kg 和 2.8 kg。HbA₁c 达标者(<7%)于 L1～L3 组介于 28%～42%,P 组为 11%,G 组为 36%。恶心发生率于 L1～ L3 组为 11%～19%,到 16 周时已减少至<4%。轻度低血糖发生率于 L1～L3 组为 0.8%～3.3%,P 组为 2.5%,G 组为 16.9%,皆未发生严重低血糖。

2)合用磺脲药:于 HbA₁c 为 8.5%、8.4% 的患者,以每日不同剂量利拉鲁肽 0.6 mg(L1)、1.2 mg(L2)或 1.8 mg(L3),安慰剂或罗格列酮(4 mg/d)联合格列美脲治疗 26 周。HbA₁c 在 3 个利拉鲁肽组分别下降 0.6%、1.1%、1.1%,安慰剂组增加 0.2%,L2、L3 组的 HbA₁c 下降值皆超过罗格列酮组。空腹血糖 L2、L3 皆下降 29 mg/dl,皆超过罗格列酮组。体重于利拉鲁肽组改变不多,可能与此试验中基础用药为磺脲药以及患者基线体重不过高有关。

2. 艾塞那肽·是皮下用艾塞那肽的一种缓释剂,半衰期约 2 周,可用于二甲双胍和(或)饮食、运动干预后血糖控制不佳的 2 型糖尿病患者。剂量为 2 mg 皮下注射,每周 1 次,可在一日中的任意时间注射,注射时间与餐食无关。

(1)联合口服降糖药:每周 1 次艾塞那肽与一日 2 次艾塞那肽、格列美脲、吡格列酮、西格列汀用于经二甲双胍干预后血糖控制不佳的 2 型糖尿病患者,每周 1 次艾塞那肽降低 HbA₁c 1.5%～1.6%,而对照组药物使 HbA₁c 降低 0.9%～ 1.4%。

(2)联合胰岛素:对使用甘精胰岛素(联合或不联合二甲双胍)后血糖控制不佳的 2 型糖尿病患者联用一周 1 次艾塞那肽或安慰剂,疗程 28 周,结果显示,每周 1 次艾塞那肽组的 HbA₁c 降幅较安慰剂组显著增大(-0.96% 比-0.23%)。

3. 度拉糖肽·半衰期为 5 日左右,因此可以一周给药 1 次。在美国和欧洲,度拉糖肽可作为单药治疗或联合口服降糖药、基础胰岛素和餐时胰岛素用于 2 型糖尿病,目前不作为一线治疗。度拉糖肽初始剂量为一次 0.75 mg,每周 1 次,为进一步改善血糖控制,剂量可增至一次 1.5 mg,每周 1 次。

(1)联合口服降糖药:对应用二甲双胍后血糖控制不佳的 2 型糖尿病患者,加用度拉糖肽(每周 0.75 mg 或 1.5 mg)或西格列汀,为期 52 周,结果显示,两种剂量的度拉糖肽组平均 HbA₁c 降幅都显著更大(每周 0.75 mg 度拉糖肽组 HbA₁c 从 8.2% 降至 7.3%,每周 1.5 mg 度拉糖肽组从 8.1% 降至 7.0%,西格列汀组从 8.0% 降至 7.6%)。度拉糖肽在体重降低方面亦显著优于西格列汀(-2.6 kg 和-3 kg 比

—1.53 kg）。

（2）联合餐时胰岛素：对使用餐时赖脯胰岛素联合或不联合二甲双胍治疗的 2 型糖尿病患者接受了一周 1 次度拉糖肽（1.5 mg 或 0.75 mg）或一日 1 次睡前甘精胰岛素，为期 52 周，结果显示，高剂量和低剂量度拉糖肽组与甘精胰岛素组相比，26 周时的 HbA$_{1C}$ 降幅更大（−1.48% 和 −1.42% 比 1.23%）。度拉糖肽组的恶心、呕吐及腹泻发生率是甘精胰岛素组的 3～8 倍。

4. 司美格鲁肽·半衰期为 155～184 h，可以一周 1 次皮下给药，但美国和欧洲目前只有皮下注射剂，作为饮食和运动的辅助措施用于 2 型糖尿病成人患者，不作为一线治疗。司美格鲁肽初始剂量为 0.25 mg，每周 1 次，持续 4 周。4 周后，剂量增至每次 0.5 mg，每周 1 次。如果持续 4 周后血糖仍高于目标范围，则剂量可增至 1 mg，每周 1 次。肾脏或肝脏受损的患者无需调整剂量。

（1）单药治疗：对接受饮食和运动干预或口服降糖药单

药治疗效果不佳的 2 型糖尿病患者，比较了一周 1 次皮下注射司美格鲁肽（0.5 mg 或 1 mg）与一日 1 次口服西格列汀（100 mg），为期 30 周，结果显示，司美格鲁肽组的 HbA$_{1C}$ 降幅更大（−1.9% 和 −2.2% 比西格列汀组−0.7%）。司美格鲁肽 1 mg 组因不良事件而停止治疗的患者比例更高（10.8%，司美格鲁肽 0.5 mg 组为 2.9%，西格列汀组为 1.9%）。

（2）联合口服降糖药：对使用二甲双胍、噻唑烷二酮类或两者联合治疗后血糖控制不佳的 2 型糖尿病患者（平均基线 HbA$_{1C}$ 为 8.1%），比较了一周 1 次皮下注射司美格鲁肽（0.5 mg 或 1 mg）与一日 1 次口服西格列汀（100 mg），为期 56 周，结果显示，两种剂量司美格鲁肽组的 HbA$_{1C}$ 平均降幅都比西格列汀组更大（−1.3% 和 −1.6% 比 −0.5%）。

（三）GLP－1 受体激动剂的心血管效应

近年来，关于 GLP－1 受体激动剂心血管效应的大型临床研究（包括 ELIXA、EXSCEL、LEADER、SUSTAIN－6）结果已陆续公布（表 11－26－4）。

表 11－26－4　GLP－1 受体激动剂与 DPP－4 抑制剂的大型心血管安全性研究

项　目	GLP－1受体激动剂				DPP－4抑制剂		
研究名称	ELIXA	EXSCEL	LEADER	SUSTAIN－6	TECOS	EXAMINE	SAVOR－TIMI
研究药物	利司那肽	艾塞那肽	利拉鲁肽	司美格鲁肽	西格列汀	阿格列汀	沙格列汀
样本量	6 068	14 752	9 340	3 297	14 735	5 380	16 492
年龄（岁）	60.3±9.7	62	64.3±7.2	64.6±7.4	65±8	61	65±9
糖尿病病程（年）	9.3±8.2	12.0	12.7±8.0	13.8±8.1	12±8	7	10.3
中位数随访时间（年）	2.1	3.2	3.8	2.1	3.0	1.5	2.1
HbA$_{1C}$（%）	7.7±1.2	8.0	8.7±1.6	8.7±1.5	7.2±0.5	8.0±1.1	8.0±1.4
主要复合终点	首次发生心血管死亡、非致死性心肌梗死、非致死性卒中或因不稳定型心绞痛住院	首次发生心血管死亡、非致死性心肌梗死、非致死性卒中或因不稳定型心绞痛住院	首次发生心血管死亡、非致死性心肌梗死、非致死性卒中复合终点	首次发生心血管死亡、非致死性心肌梗死、非致死性卒中复合终点	首次发生心血管死亡、非致死性心肌梗死、非致死性卒中或因不稳定型心绞痛住院	心血管死亡、非致死性心肌梗死或非致死性卒中复合终点	心血管死亡、非致死性心肌梗死或非致死性缺血性卒中复合终点
次要复合终点	主要复合终点＋因心力衰竭或冠状动脉血运重建住院	主要复合终点＋因心力衰竭或冠状动脉血运重建住院	主要复合终点＋因心力衰竭、冠状动脉血运重建或因不稳定型心绞痛或心力衰竭住院	主要复合终点＋因心力衰竭、冠状动脉血运重建或因不稳定型心绞痛或心力衰竭住院	首次发生心血管死亡、非致死性心肌梗死或非致死性卒中	主要复合终点＋住院 24 h 因不稳定型心绞痛而进行血运重建	主要复合终点＋因心力衰竭、冠状动脉血运重建或不稳定型心绞痛住院
研究结果	组间主要复合终点事件发生率无显著差异（利司那肽组对安慰剂组：13.2%比 13.4%，$P=0.81$）	组间主要复合终点事件发生率无显著差异（艾塞那肽组对安慰剂组：11.4%比 12.2%，$P=0.06$）	组间主要复合终点事件发生率试验组低于安慰剂组（利拉鲁肽组对安慰剂组：13.0%比 14.9%，$P=0.01$）	组间主要复合终点事件发生率试验组低于安慰剂组（司美格鲁肽组对安慰剂组：6.6%比 8.9%，$P=0.02$）	组间主要复合终点事件发生率无显著差异（西格列汀组对安慰剂组：6.6%比 8.9%，$P=0.65$）	组间主要复合终点事件发生率无显著差异（阿格列汀对安慰剂组：11.3%比 11.8%，$P=0.32$）	组间主要复合终点事件发生率无显著差异（沙格列汀组对安慰剂组：7.3%比 7.2%，$P=0.99$）
	组间次要复合终点事件发生率无显著差异（利司那肽组对安慰剂组：21.7%比 21.8%，$P=0.96$）	组间次要复合终点事件发生率无显著差异（艾塞那肽组对安慰剂组：31.8%比 33.5%）	组间次要复合终点事件发生率试验组低于安慰剂组（利拉鲁肽组对安慰剂组：20.3%比 22.7%，$P=0.005$）	组间次要复合终点事件发生率试验组低于安慰剂组（司美格鲁肽组对安慰剂组：12.1%比 16.0%，$P=0.002$）	组间次要复合终点事件无显著差异（西格列汀组对安慰剂组：10.2%比 10.2%，$P=0.84$）	组间次要复合终点事件无显著差异（阿格列汀对安慰剂组：12.7%比 13.4%，$P=0.26$）	组间次要复合终点事件发生率无显著差异（沙格列汀组对安慰剂组：12.8%比 12.4%，$P=0.66$）

（续表）

项　目	GLP-1受体激动剂			DPP-4抑制剂			
研究结果	与安慰剂组相比，利司那肽治疗不增加心力衰竭住院风险（利司那肽对安慰剂组：4.0%比4.2%，P=0.75）	与安慰剂组相比，艾塞那肽治疗不增加心力衰竭住院风险（艾塞那肽对安慰剂组：3.0%比3.1%，P=0.49）	与安慰剂组相比，利拉鲁肽治疗不增加心力衰竭住院风险（利拉鲁肽对安慰剂组：4.7%比5.3%，P=0.14）	与安慰剂组相比，司美格鲁肽治疗不增加心力衰竭住院风险（司美格鲁肽对安慰剂组：3.6%比3.3%，P=0.57）	与安慰剂组相比，西格列汀治疗不增加心力衰竭住院风险（西格列汀对安慰剂组：3.1%比3.1%，P=0.98）	与安慰剂组相比，阿格列汀治疗不增加心力衰竭住院风险（阿格列汀组对安慰剂组：3.1%比2.9%，P=0.657）	与安慰剂组相比，沙格列汀治疗显著增加心力衰竭住院风险（沙格列汀组对安慰剂组：3.5%对2.8%，P=0.007）

关于利司那肽的 ELIXA 试验纳入了 6 068 例过去半年内发生过心肌梗死或因不稳定型心绞痛而住院的 2 型糖尿病患者，将其随机分至利司那肽或安慰剂联合其他糖尿病药物（主要是二甲双胍、胰岛素和磺酰脲类）。中位随访 25 个月后，利司那肽组与安慰剂组相比，主要复合终点（心血管源性死亡、非致死性心肌梗死、非致死性脑卒中或因不稳定型心绞痛住院）的发生率无显著差异（13.2% 比 13.4%，HR 1.02，95%CI 0.89～1.17）。复合终点各项内容的发生率差异在两组间均无统计学意义。因心力衰竭而住院的发生率差异亦无统计学意义。研究期间，利司那肽组 HbA$_{1C}$ 水平比安慰剂组大约低 0.27%。

一周 1 次艾塞那肽的 EXSCEL 研究将 14 752 例 2 型糖尿病患者（73.1% 既往有 CVD）随机分至接受一周 1 次艾塞那肽或安慰剂。中位随访 3.2 年后，两组主要复合终点（首次发生心血管源性死亡、非致死性心肌梗死或非致死性脑卒中）的发生率差异无统计学意义（艾塞那肽组与安慰剂组相比：11.4% 比 12.2%，HR 0.91，95%CI 0.83～1.0）。艾塞那肽组 HbA$_{1C}$ 水平比安慰剂组大约低 0.53%。

在关于利拉鲁肽的 LEADER 研究中，入组 9 340 例 2 型糖尿病患者（HbA$_{1C}$ 8.7%），患者随机进入利拉鲁肽组或安慰剂组，大多数患者接受联合治疗，包括使用二甲双胍、磺酰脲类药物和（或）胰岛素。中位随访 3.8 年后，利拉鲁肽组的主要终点（主要复合结局为首次发生心血管源性死亡、非致死性心肌梗死或非致死性脑卒中的时间）发生率更低（13% 比 14.9%，HR 0.87，95%CI 0.78～0.97）。随访 3 年时，利拉鲁肽组的 HbA$_{1C}$（均数差值 0.4%）、体重（均数差值 2.3 kg）和收缩压（均数差值 1.2 mmHg）更低，而舒张压（均数差值 0.6 mmHg）和心率（均数差值 3 次/分）更高。利拉鲁肽组中针对糖尿病药物、降脂药物和利尿剂的添加治疗少于安慰剂组。利拉鲁肽组的重度低血糖风险更低（2.4% 比 3.3%）。

关于司美格鲁肽的 SUSTAIN-6 研究纳入了 3 297 例 2 型糖尿病患者（HbA$_{1C}$ 8.7%）；患者随机进入司美格鲁肽组（一次 0.5 mg 或 1 mg，一周 1 次）或安慰剂组，同时联合二甲双胍、胰岛素和（或）磺酰脲类进行治疗。中位随访 2 年后，司美格鲁肽组与安慰剂组相比，主要复合结局（首次发生心血管源性死亡、非致死性心肌梗死或非致死性脑卒中）的发生率更低（6.6% 比 8.9%，HR 0.74，95%CI 0.58～0.95）。在复合结局的各项中，非致死性脑卒中的发生率在司美格鲁肽组显著降低（1.6% 比 2.7%），而非致死性心肌梗死的发生率差异无统计学意义（2.9% 比 3.9%），心血管源性死亡的发生风险相近（2.7% 比 2.8%）。司美格鲁肽组中以下指标的降幅显著大

于安慰剂组：HbA$_{1C}$（低剂量和高剂量组与安慰剂组相比，分别低 0.7% 和 1%）、收缩压（分别低 1.3 mmHg 和 2.4 mmHg）和体重（分别低 2.9 kg 和 4.3 kg）。

以上研究表明，在 2 型糖尿病合并心血管疾病（cardiovascular disease，CVD）的患者中，利拉鲁肽、度拉糖肽和司美格鲁肽组的 CVD 结局减少，而利司那肽和艾塞那肽并未增加或减少 CVD 结局。在已确诊的心力衰竭患者中，利拉鲁肽对心力衰竭的结局没有影响。但是，这些心血管研究纳入的都是心血管风险极高危人群，且研究时间相对较短；目前仍需更多的研究探究 GLP-1 受体激动剂在低危人群中的 CVD 安全性。

（四）GLP-1 受体激动剂的安全性

1. 消化道不良反应·2011 年的一项 meta 分析显示，在采用 1 种或 2 种口服降糖药后血糖控制欠佳的 2 型糖尿病患者中加用 GLP-1 受体激动剂（艾塞那肽、利拉鲁肽、阿必鲁肽、利司那肽）或安慰剂及对照药物（甘精胰岛素、DPP-4 抑制剂、噻唑烷二酮类、磺酰脲类），GLP-1 受体激动剂组与安慰剂或对照药物组相比，恶心发生率更高（高 8%～40%），腹泻发生率更高（高 3%～118%），体重减轻更多（组间差值 -5.1～-1.3 kg）。此外，GLP-1 受体激动剂可减缓胃排空，必须谨慎用于胃轻瘫患者。

2. 药物免疫反应·在免疫反应方面，40%～50% 的患者在应用艾塞那肽后出现对此药的抗体，于大多数患者，并未影响其降糖效果；但近 6% 出现高效价抗体（>1/625）者，约半数降糖作用减弱。利拉鲁肽治疗后未发现有抗体产生，此可能与此药与 GLP-1 只有一个氨基酸差别有关。

3. 胰腺炎·在用艾塞那肽治疗的 2 型糖尿病患者中有发生急性胰腺炎者，美国 FDA 为此要求在该药的说明书中警示胰腺炎的症状和体征。用利拉鲁肽治疗的 497 例患者中有 2 例出现胰腺炎，分别发生于用药 197 日（1.2 mg/d）及 333 日（1.8 mg/d）。2 例皆康复，第 1 例继续用药。GLP-1 受体激动剂治疗 2 型糖尿病与急性胰腺炎之间的关系尚未有定论。有研究报道，用艾塞那肽治疗中急性胰腺炎的发生率为 1.7 例/（1 000 人·年），低于对照药物加安慰剂组急性胰腺炎发生率 3.0 例/（1 000 人·年），也低于用胰岛素治疗中的 2.0 例/（1 000 人·年）。同时 2 型糖尿病患者发生胰腺炎的危险为一般人群的 3 倍，因而艾塞那肽治疗中发生急性胰腺炎还难以断定是由药物引起还是与 2 型糖尿病中易患因素有关。

4. 注射部位反应·在比较胰岛素与每周 1 次 GLP-1 受体激动剂（包括艾塞那肽）的研究中，GLP-1 受体激动剂引起局部反应约 10%，而胰岛素给药的局部反应仅为 1%～5%。

在对比试验中,一周 1 次艾塞那肽组的注射部位反应发生率显著高于一日 2 次艾塞那肽组,一周 1 次艾塞那肽组也高于利拉鲁肽组。一周 1 次艾塞那肽引起的反应包括脓肿、蜂窝织炎和坏死,伴或不伴皮下结节。

5. 其他·在啮齿类动物的研究中发现,利拉鲁肽和度拉糖肽与甲状腺 C 细胞的肿瘤发生有关,药物可刺激降钙素的释放,该效应由 GLP-1 受体介导。目前,尚不明确在人类中是否有这些效应,因为人类的甲状腺 C 细胞数量比大鼠少得多,而且人类 C 细胞中 GLP-1 受体的表达水平非常低。虽然短期人体试验显示降钙素水平没有变化,但由于甲状腺髓样癌的发生过程可能历时数年,且患病率较低,难以量化这一风险。因此,对于有甲状腺髓样癌或多发性内分泌腺瘤病 2A 和 2B 型个人史或家族史的患者,不推荐使用利拉鲁肽、一周 1 次艾塞那肽和司美格鲁肽。

四、DPP-4 抑制剂

(一) 西格列汀

1. 药代动力学·口服后达药峰值时间 1~4 h,半衰期为 12.4 h,生物利用度近 87%,可与食物同服或空腹服用,含高脂餐不影响其药代动力学。

西格列汀约 79% 以原形由尿排出。肾功能减退患者应减量,肌酐清除率 30~50 ml/min,血清肌酐男性 1.7~3.0 mg/dl,女性 1.5~2.5 mg/dl,日服 1 次,50 mg;肌酐清除率 <30 ml/min,血清肌酐男性 >3.0 mg/dl,女性 >2.5 mg/dl,日服 1 次,25 mg。

2. 临床应用

(1) 单药治疗:于未用过口服降糖药的 2 型糖尿病患者(HbA1c 8.1%),疗程 24 周,日服 100 mg,200 mg 组,HbA1c 分别降低 0.79%、0.94%,控制达标(HbA1c≤7%)分别为 41% 及 45%,明显多于安慰剂组(17%);空腹血糖下降可达 3.0 mmol/L;低血糖发生率低,体重治疗前后无明显变化。

(2) 联合用药

1) 原用二甲双胍(1 500 mg/d)效果欠佳(HbA1c 8.0%)加用西格列汀 100 mg/d,HbA1c 下降 0.7%,空腹血糖降低 16 mg/dl,而安慰剂组上升 9 mg/dl,有显著差异,体重减少 0.6~0.7 kg。

2) 原用磺脲药效果欠佳(HbA1c 8.34%),加用西格列汀 100 mg/d 后 HbA1c 降低 0.4%,而安慰剂组升高 0.3%;空腹血糖降低 4.4 mg/dl,安慰剂组增加 15.7 mg/dl,有显著差别。

(3) 西格列汀、二甲双胍单药或联合治疗 104 周效果:起始用单药,① 西格列汀 100 mg/d;② 二甲双胍 500 mg,每日 2 次;③ 二甲双胍 1 000 mg,每日 2 次;④ 西格列汀 50 mg/d,每日 2 次+二甲双胍 500 mg,每日 2 次;⑤ 西格列汀 50 mg/d,每日 2 次+二甲双胍 1 000 mg,每日 2 次。基线 HbA1c 8.5%~8.7%,疗程由 24 周延伸至 54 周,继而延长至 102 周。5 组降糖效果皆保持稳定,至 102 周时,5 组 HbA1c 分别降低 1.1%、1.1%、1.3%、1.4%、1.7%;5 组空腹血糖分别降低 27 mg/dl、41 mg/dl、43 mg/dl、48 mg/dl 和 57 mg/dl;5 组餐后 2 h 血糖分别降低 74 mg/dl、73 mg/dl、87 mg/dl、96 mg/dl 和 110 mg/dl。

(二) 维格列汀

1. 药代动力学·口服,50 mg,每日 2 次,或 100 mg,每日 1 次。服后达药峰值时间约 2 h。可与食物同服,对药代动力学无明显影响。体内代谢:约 80% 水解,约 20% 经肾脏排泄。轻度肾功能受损(Ccr≥50 ml/min)的患者不必调整剂量;中度或重度肾功能受损患者的剂量为一次 50 mg,一日 1 次。

2. 临床应用

(1) 单药治疗:于未用过降糖药的 2 型糖尿病患者(HbA1c 8.7%),维格列汀 50 mg 日服 2 次,疗程 52 周,HbA1c 较基线值降低 1%,空腹血糖降低 16 mg/dl,皆有显著性。体重较基线值仅增加 0.3 kg,无显著差别。

(2) 联合用药

1) 原用二甲双胍降糖效果不满意者(HbA1c 8.4%),加用维格列汀每日 50 mg 或 100 mg,HbA1c 分别下降 0.5% 及 0.9%。

2) 原用一种磺脲降糖药效果不满意者(HbA1c 8.5%),加用维格列汀每日 50 mg 或 100 mg,HbA1c 皆降低 0.6%。空腹血糖轻度下降,未达显著性。体重于 50 mg 组降低 0.1 kg,与加安慰剂组相仿,100 mg 组增加 1.3 kg,明显多于加安慰剂组的降低 0.4 kg。

3) 于原用胰岛素治疗数年效果不够满意者,加用维格列汀 50 mg(每日 2 次)或安慰剂。加用维格列汀后,HbA1c 降低 0.5%,空腹血糖及体重 2 组无明显差异。加用维格列汀组低血糖及重度低血糖发生率皆低于加安慰剂组。

(3) 对比观察

1) 维格列汀(100 mg/d)与二甲双胍(2 000 mg/d)对比,为期 52 周,HbA1c 分别降低 1.0% 及 1.4%,皆不增体重,胃肠道不良反应发生率维格列汀明显较低。

2) 维格列汀(100 mg/d)与罗格列酮(8 mg/d)比较,为期 24 周,两药 HbA1c 降低效果相近,维格列汀不升体重,于 BMI>35 kg/m² 者,维格列汀降体重 1.1 kg,而罗格列酮升体重 1.7 kg。维格列汀组水肿发生率约为罗格列酮组的一半。

3) 维格列汀(50 mg 每日 2 次)与阿卡波糖(根据耐受性调整最大剂量 100 mg,每日 3 次)于未经降糖药治疗的 2 型糖尿病患者进行单药治疗比较,疗程 24 周。HbA1c 平均降幅分别为 1.44% 及 1.36%,无统计学差异;终点 HbA1c<7% 者分别为 46.4% 及 49.0%。空腹血糖平均下降分别为 1.25 mmol/L 及 1.52 mmol/L,体重分别降低 0.5 kg 及 1.8 kg。两组皆无低血糖报告。胃肠道不良反应阿卡波糖多于维格列汀,分别为 24.8% 及 11.3%。

(三) 沙格列汀

1. 药代动力学·口服,5 mg,每日 1 次。服后达药峰值时间约 2 h。可与食物同服,对药代动力学无明显影响。体内代谢:主要由 CYP450 3A4/5 代谢,其主要代谢产物 BMS-510849 具有药理活性,约 75% 从肾脏排泄。若患者伴中度至重度慢性肾脏病(GFR≤45 ml/min)或使用强效 CYP450 3A4/5 抑制剂(如酮康唑等),推荐剂量为 2.5 mg。

2. 临床应用

(1) 单药治疗:于未用过降糖药的 2 型糖尿病患者(HbA1c 6.8%~9.7%),沙格列汀 5 mg,日服 1 次,疗程 42

周,与安慰剂组相比,HbA$_{1C}$ 降低 0.63%,空腹血糖降低 1.4 mmol/L,餐后血糖降低 2.3 mmol/L,皆有显著性。体重变化不明显,低血糖发生率低,耐受性好。

（2）联合用药

1）原用二甲双胍血糖控制不佳的 2 型糖尿病患者,加用沙格列汀每日 2.5 mg、5 mg 或 10 mg,HbA$_{1C}$ 分别下降 0.59%、0.69% 及 0.58%,空腹血糖分别下降 14.3 mg/dl、22.0 mg/dl 及 20.5 mg/dl。

2）原用一种磺脲降糖药效果不满意者（HbA$_{1C}$ 8.5%）,加用沙格列汀每日 2.5 mg 或 5 mg,HbA$_{1C}$ 降低 0.54% 或 0.68%。HbA$_{1C}$<7% 的患者比例在联合沙格列汀组更高,低血糖发生率各组没有差异。

（四）阿格列汀

1. 药代动力学·口服,25 mg 或 12.5 mg,每日 1 次。服后达药峰值时间约 1.4 h。可与食物同服,对药代动力学无明显影响。约 76% 经肾脏排泄。内生肌酐清除率（Ccr）为 30～60 ml/min 的患者减量至一次 12.5 mg,每日 1 次;Ccr<30 ml/min 或接受透析的患者减量至 6.25 mg/d。

2. 临床应用

（1）单药治疗:于未用过降糖药的 2 型糖尿病患者（HbA$_{1C}$ 7.0%～10.0%）,阿格列汀 12.5 mg 或 25 mg,日服 1 次,疗程 26 周,与安慰剂组相比,HbA$_{1C}$ 降低 0.56% 及 0.59%,各组不良反应及低血糖发生率无显著差别,耐受性好。

（2）联合用药

1）原用二甲双胍血糖控制不佳的 2 型糖尿病患者,加用阿格列汀每日 12.5 mg 或 25 mg,HbA$_{1C}$ 分别下降 0.55% 及 0.64%。

2）原用一种磺脲降糖药效果不满意者,加用阿格列汀每日 12.5 mg 或 25 mg,HbA$_{1C}$ 降低 0.39% 或 0.53%,而安慰剂组增加 0.01%。

3）原用胰岛素（单用或联合二甲双胍）控制欠佳的 2 型糖尿病患者,加用阿格列汀每日 12.5 mg、25 mg 或安慰剂,HbA$_{1C}$ 降低 0.63%、0.71% 及 0.13%。

（五）利格列汀

1. 药代动力学·口服,5 mg,每日 1 次。服后达药峰值时间约 1.5 h。可与食物同服,对药代动力学无明显影响。该药主要通过肠肝系统（80%）或尿液（5%）消除,肝肾功能受损者不必调整剂量。

2. 临床应用

（1）单药治疗:于未用过降糖药的 2 型糖尿病患者,利格列汀 5 mg/d,疗程 24 周,利格列汀组 HbA$_{1C}$ 降低 0.44%,而安慰剂组升高了 0.25%。

（2）联合用药

1）原用二甲双胍血糖控制不佳的 2 型糖尿病患者,加用利格列汀每日 5 mg/d,HbA$_{1C}$ 较基线下降 0.49%,而安慰剂组增加了 0.15%。

2）原用一种磺脲降糖药效果不满意者,加用阿格列汀 5 mg/d 及安慰剂,HbA$_{1C}$ 分别降低 0.72% 及 0.1%。

（六）DPP-4 抑制剂的心血管效应

2012 年的一项 meta 分析显示,接受沙格列汀治疗的 2 型糖尿病患者心血管事件发生率显著低于安慰剂、二甲双胍、格列本脲、噻唑烷二酮类药物治疗的患者;2013 年的一项 meta 分析显示,与对照组[包括安慰剂、口服降糖药和（或）胰岛素治疗]相比,DPP-4 抑制剂（包括西格列汀、沙格列汀、维格列汀、利格列汀、阿格列汀）治疗显著降低 2 型糖尿病患者的主要不良心血管事件[MACE,包括心血管死亡、非致死性心肌梗死、卒中、急性冠状动脉综合征和（或）作为严重不良事件的心力衰竭]和全因死亡风险。但是,自 2013 年起陆续公布的 SAVOR-TIMI、EXAMINE、TECOS 三项前瞻性大型心血管安全性临床研究尚未观察到 meta 分析显示的结果,DPP-4 抑制剂对 2 型糖尿病患者心血管安全性指标仅显示出非劣效性影响（表 11-26-4）。

在 TECOS 研究中,14 735 例确诊 CVD（既往有重要冠状动脉疾病、缺血性脑血管疾病或外周动脉粥样硬化性疾病）的 2 型糖尿病患者被随机分至西格列汀组或安慰剂组,合并应用其他降糖药物（主要为二甲双胍、磺酰脲类、胰岛素）。中位随访 3 年后,两组的主要复合心血管结局（心血管死亡、非致死性心肌梗死、非致死性脑卒中、因不稳定型心绞痛而住院）发生率无显著统计学差异（西格列汀组 6.6% 比安慰剂组 8.9%,HR 0.98,95%CI 0.89～1.08）。复合终点中各种事件的差异均无统计学意义。两组因心力衰竭住院的事件率差异亦无统计学意义（均为 3.1%）。

在 SAVOR-TIMI 研究中,16 492 例具有心血管风险的 2 型糖尿病患者被随机分至沙格列汀组或安慰剂组,合并应用其他降糖药物（主要为二甲双胍、磺酰脲类、胰岛素）。中位随访 2.1 年后,沙格列汀组和安慰剂组的主要终点（心血管死亡、非致死性心肌梗死、非致死性缺血性脑卒中的复合终点）发生率无显著差异（7.3% 比 7.2%,HR 1.00,95%CI 0.89～1.12）。沙格列汀组因心力衰竭住院的患者显著高于安慰剂组（3.5% 比 2.8%,HR 1.27,95%CI 1.07～1.51）。

在 EXAMINE 研究中,5 380 例发生急性心肌梗死或近期因不稳定型心绞痛住院的 2 型糖尿病患者被随机分至阿格列汀组或安慰剂组,合并应用其他降糖药物（主要为二甲双胍、磺酰脲类、胰岛素）。中位随访 1.5 年后,阿格列汀组和安慰剂组的主要终点（心血管原因所致死亡、非致死性心肌梗死、非致死性脑卒中的复合终点）发生率无显著差异（11.3% 比 11.8%）。阿格列汀组因心力衰竭住院的患者高于安慰剂组,但无显著统计学差异（3.9% 比 2.9%）。

以上研究表明,对合并心血管疾病或多重危险因素的 2 型糖尿病患者而言,DPP-4 抑制剂不增加心血管风险,但是沙格列汀有可能会增加心力衰竭的风险。由于目前完成的心血管风险评估研究的中位随访时间 1.5～3.0 年,所以尚不能明确 DPP-4 抑制剂治疗时间延长是否能带来心血管方面的进一步获益或者风险的增加,还需随访时间更长的临床试验来证实 DPP-4 抑制剂长期应用的心血管获益与风险;并且,目前关于 DPP-4 抑制剂的心血管研究都是以极高风险人群为对象,尚缺少研究反映这些药物在 CVD 风险较低患者中的心血管安全性。

（七）DPP-4 抑制剂的安全性

短期研究显示,DPP-4 抑制剂的耐受性良好。这类药物如果不与胰岛素或磺酰脲类同时使用,对体重和低血糖风险没有影响。常见副作用有以下几项。

1. 免疫功能·一篇 meta 分析汇总了多项比较 DPP-4 抑制剂（西格列汀、沙格列汀、维格列汀、利格列汀、阿格列汀）与安慰剂、其他类型降糖药或另一种 DPP-4 抑制剂的试验，结果显示：DPP-4 抑制剂组的鼻咽炎风险略高于安慰剂组（6% 比 5.3%，RR 1.13，95%CI 0.99~1.29），这主要由西格列汀亚组导致（5.3% 比 4.1%，RR 1.35，95%CI 1.03~1.77）。上呼吸道感染及尿路感染的风险未显著升高，而头晕和头痛的风险稍有升高（8.2% 比 7.5%，RR 1.14，95%CI 1.02~1.26）。3 项头对头比较的研究显示，不同 DPP-4 抑制剂的不良反应差异无临床意义。

2. 胰腺·据报道，使用 DPP-4 抑制剂可出现急性胰腺炎。如果患者出现持续重度腹痛、伴或不伴恶心，应考虑胰腺炎，并停用 DPP-4 抑制剂。一旦确诊胰腺炎，就不要重新使用 DPP-4 抑制剂。此外，有胰腺炎病史的患者不应启用 DPP-4 抑制剂。

3. 肝功能·维格列汀和阿格列汀使用者的肝功能障碍（肝酶升高、肝炎）虽少见，但已有报道。因此，应在开始使用维格列汀及阿格列汀前检测肝功能，并且在治疗的第 1 年里每 3 个月复测 1 次。如果 AST 或 ALT 持续≥正常值上限的 3 倍，则应停药。

4. 炎症性肠病·一项人群研究发现使用 DPP-4 抑制剂的炎症性肠病风险高于其他降糖药[53.4/（10 万人·年）比 34.5/（10 万人·年），HR 1.75，95%CI 1.22~2.49]。中位随访时间为 3.6 年。使用 3~4 年后该风险最高，4 年过后下降。这些结果还有待验证，可能的机制也有待进一步研究。

5. 皮肤·临床前的动物实验发现，使用部分 DPP-4 抑制剂（包括维格列汀和沙格列汀）可出现引起严重皮肤反应，包括皮肤发红、肿胀、起水疱和剥落且大剂量时出现坏死。在上市后报道中，西格列汀、沙格列汀、利格列汀及阿格列汀均可引起超敏反应，包括全身性过敏反应、血管性水肿和皮肤水疱性病变（包括 Stevens-Johnson 综合征）。

6. 肌肉骨骼·部分 DPP-4 抑制剂（西格列汀、维格列汀、沙格列汀）可出现重度关节痛。其他已报道的肌肉骨骼副作用包括肌痛、肌无力和肌肉痉挛。据报道，症状可发生于开始 DPP-4 抑制剂治疗后的 2 日至 5 个月。大部分患者的症状在停药后 1 个月内消退。

五、小 结

GLP-1 受体激动剂具有葡萄糖浓度依赖性降血糖的作用特点，低血糖发生率低，同时可以减轻体重，降低血压，减少心血管病危险因素。目前，GLP-1 受体激动剂在国内被批准可以单独用药或与其他降糖药联合使用。多项研究表明，在一种口服降糖药（二甲双胍或磺脲类）治疗失效后加用 GLP-1 受体激动剂有效，这为降糖治疗提供了新的方法。

DPP-4 抑制剂均为口服制剂，通过抑制 DPP-4 活性而减少 GLP-1 在体内的降解，使内源性 GLP-1 的水平升高。GLP-1 以葡萄糖浓度依赖的方式增强胰岛素分泌，抑制胰高血糖素分泌。目前，DPP-4 抑制剂在国内被批准单药使用或与二甲双胍或磺脲类联合治疗。综上所述，基于 GLP-1 的降糖药物为 2 型糖尿病的治疗提供了新的选择。

参考文献

[1] 陈家伦.胰高血糖素样肽 1 及其类似物、模拟剂与 DPP-4 抑制剂[M]// 陈家伦.临床内分泌学.上海：上海科学技术出版社,2011.

[2] 中华医学会糖尿病学分会.基于胰高血糖素样肽 1 降糖药物的临床应用共识[J].中华糖尿病杂志,2014,6：14-20.

[3] Koliaki C, Doupis J. Incretin-based therapy: a powerful and promising weapon in the treatment of type 2 diabetes mellitus[J]. Diabetes Ther, 2011, 2：101-121.

[4] Nauck MA, Vardarli I, Deacon CF, et al. Secretion of glucagon-like peptide-1 (GLP-1) in type 2 diabetes: what is up, what is down?[J]. Diabetologia, 2011, 54：10-18.

[5] Holman RR, Bethel MA, Mentz RJ, et al. Effects of once-weekly exenatide on cardiovascular outcomes in type 2 diabetes[J]. N Engl J Med, 2017, 377：1228-1239.

[6] Liu J, Li L, Deng K, et al. Incretin based treatments and mortality in patients with type 2 diabetes: systematic review and meta-analysis[J]. BMJ, 2017, 357：j2499.

[7] Eng C, Kramer CK, Zinman B, et al. Glucagon-like peptide-1 receptor agonist and basal insulin combination treatment for the management of type 2 diabetes: a systematic review and meta-analysis[J]. Lancet, 2014, 384：2228-2234.

[8] Del Olmo-Garcia MI, Merino-Torres JF. GLP-1 Receptor agonists and cardiovascular disease in patients with type 2 diabetes[J]. J Diabetes Res, 2018, 2018：4020492.

[9] Nauck MA, Meier JJ, Cavender MA, et al. Cardiovascular actions and clinical outcomes with glucagon-like peptide-1 receptor agonists and dipeptidyl peptidase-4 inhibitors[J]. Circulation, 2017, 136(9)：849-870.

[10] Htike ZZ, Zaccardi F, Papamargaritis D, et al. Efficacy and safety of glucagon-like peptide-1 receptor agonists in type 2 diabetes: a systematic review and mixed-treatment comparison analysis[J]. Diabetes Obes Metab, 2017, 19(4)：524-536.

[11] Marso SP, Daniels GH, Brown-Frandsen K, et al. Liraglutide and cardiovascular outcomes in type 2 diabetes[J]. N Engl J Med, 2016, 375：311-322.

[12] Marso SP, Bain SC, Consoli A, et al. Semaglutide and cardiovascular outcomes in patients with type 2 diabetes[J]. N Engl J Med, 2016, 375：1834-1844.

[13] Pfeffer MA, Claggett B, Diaz R, et al. Lixisenatide in patients with type 2 diabetes and acute coronary syndrome[J]. N Engl J Med, 2015, 373：2247-2257.

[14] Drucker DJ, Buse JB, Taylor K, et al. Exenatide once weekly versus twice daily for the treatment of type 2 diabetes: a randomised, open-label, non-inferiority study[J]. Lancet, 2008, 372：1240-1250.

[15] Davies M, Pieber TR, Hartoft-Nielsen ML, et al. Effect of oral semaglutide compared with placebo and subcutaneous semaglutide on glycemic control in patients with type 2 diabetes: a randomized clinical trial[J]. JAMA, 2017, 318：1460-1470.

[16] Azoulay L, Filion KB, Platt RW, et al. Association between incretin-based drugs and the risk of acute pancreatitis[J]. JAMA Intern Med, 2016, 176：1464-1473.

[17] Halfdanarson TR, Pannala R. Incretins and risk of neoplasia[J]. BMJ, 2013, 346：f3750.

[18] Owens DR, Monnier L, Hanefeld M. A review of glucagon-like peptide-1 receptor agonists and their effects on lowering postprandial plasma glucose and cardiovascular outcomes in the treatment of type 2 diabetes mellitus[J]. Diabetes Obes Metab, 2017, 19(12)：1645-1654.

[19] Cobble ME, Frederich R. Saxagliptin for the treatment of type 2 diabetes mellitus: assessing cardiovascular data[J]. Cardiovasc Diabetol, 2012, 11：6.

[20] Monami M, Ahrén B, Dicembrini I, et al. Dipeptidyl peptidase-4 inhibitors and cardiovascular risk: a meta-analysis of randomized clinical trials[J]. Diabetes Obes Metab, 2013, 15(2)：112-120.

[21] Scirica BM, Bhatt DL, Braunwald E, et al. Saxagliptin and cardiovascular outcomes in patients with type 2 diabetes mellitus[J]. N Engl J Med, 2013, 369：1317-1326.

[22] White WB, Cannon CP, Heller SR, et al. Alogliptin after acute coronary syndrome in patients with type 2 diabetes[J]. N Engl J Med, 2013, 369：

1327 - 1335.

[23] Green JB, Bethel MA, Armstrong PW, et al. Effect of sitagliptin on cardiovascular outcomes in type 2 diabetes[J]. N Engl J Med, 2015, 373: 232 - 242.

[24] DeFronzo RA, Hissa MN, Garber AJ, et al. The efficacy and safety of saxagliptin when added to metformin therapy in patients with inadequately controlled type 2 diabetes with metformin alone[J]. Diabetes Care, 2009, 32: 1649 - 1655.

[25] Bosi E, Camisasca RP, Collober C, et al. Effects of vildagliptin on glucose control over 24 weeks in patients with type 2 diabetes inadequately controlled with metformin[J]. Diabetes Care, 2007, 30: 890 - 895.

[26] Gallwitz B, Rosenstock J, Rauch T, et al. 2-year efficacy and safety of linagliptin compared with glimepiride in patients with type 2 diabetes inadequately controlled on metformin: a randomised, double-blind, non-inferiority trial[J]. Lancet, 2012, 380: 475 - 483.

[27] DeFronzo RA, Burant CF, Fleck P, et al. Efficacy and tolerability of the DPP - 4 inhibitor alogliptin combined with pioglitazone, in metformin-treated patients with type 2 diabetes[J]. J Clin Endocrinol Metab, 2012, 97: 1615 - 1622.

[28] Gooßen K, Gräber S. Longer term safety of dipeptidyl peptidase - 4 inhibitors in patients with type 2 diabetes mellitus: systematic review and meta-analysis[J]. Diabetes Obes Metab, 2012, 14: 1061 - 1072.

[29] Platt RW, Filion KB, Platt RW, et al. Association between incretin-based drugs and the risk of acute pancreatitis[J]. JAMA Intern Med, 2016, 176: 1464 - 1473.

第七节・钠-葡萄糖共转运蛋白 2 抑制剂

张翼飞

一、钠-葡萄糖共转运蛋白 2 对肾脏糖重吸收的作用

正常情况下,人体每日经由肾脏过滤约 180 L 血液,滤过 160~180 g 葡萄糖,但由于分布在近曲小管上的钠-葡萄糖共转运蛋白(SGLT)的存在,几乎所有的葡萄糖都被重吸收。但当血糖浓度超过 10 mmol/L(肾糖阈)时,超出了肾小管重吸收能力,就会出现尿糖,血糖浓度越高,从尿中排出的葡萄糖就越多。人类 SGLT 家族主要包括 SGLT1 ~ SGLT6,由 SLC5 基因家族编码,广泛分布于人体各个组织。其中,SGLT2 主要分布于肾脏近曲小管近端 S1 段管腔侧细胞膜上,是一种低亲和、高负载的载体,以 1:1 的比例结合钠离子和葡萄糖,负责肾小管约 90% 葡萄糖的重吸收。另外,其余 10% 的葡萄糖则通过分布于近曲小管远端 S2~3 段的 SGLT1 重吸收,与 SGLT2 相比,具有高亲和、低负载的特性,葡萄糖和钠离子以 1:2 的比例重吸收入血。在一项对家族性肾性糖尿的研究中,研究人员发现存在着编码 SGLT2 的 SLC5A2 基因突变,该突变引起患者肾糖阈下降,出现程度不同的尿糖,但大部分个体无明显症状。目前,已有超过 20 种包括错义、无义和剪切错误等导致不同的 SCL5A2 基因突变被报道,其纯合和混合突变杂合子突变个体表现严重的尿糖。因此,针对该转运体研发的 SGLT2i,可以有效地抑制肾小管对葡萄糖的重吸收,不依赖胰岛素途径促进尿糖排泄进而起到降糖作用。2012 年 11 月,首个 SGLT2i 达格列净(dapagliglozin)被欧盟批准上市,自此以后,已经有多个 SGLT2i 相继上市。2013 年 3 月,美国 FDA 批准上市首个 SGLT2i 卡格列净(canagliflozin),2014 年 FDA 又批准了达格列净和恩格列净(empagliflozin)治疗 2 型糖尿病。伊格列净(ipragliflozin)、托格列净(tofogliflozin)和鲁格列净(luseogliglozin)在日本已经上市。目前在我国上市的有达格列净、恩格列净和卡格列净(表 11 - 26 - 5)。

表 11 - 26 - 5　SGLT2i 中国临床研究有效性[$\bar{x}\pm s$, $\bar{x}\pm SE$, $x(95\%CI)$]

药物	干预方式		基线空腹血糖	基线 HbA$_{1C}$	空腹血糖变化	HbA$_{1C}$变化
恩格列净	单药治疗	安慰剂	8.59±1.99	7.91±0.78	0.65(0.44~0.87)	0.08(−0.03~0.18)
		10 mg	8.48±1.79	7.87±0.88	−1.08(−1.29~−0.87)	−0.66(−0.76~−0.56)
		25 mg	8.47±1.89	7.86±0.85	−1.36(−1.57~−1.14)	−0.78(−0.88~−0.67)
	联合二甲双胍± 磺脲类药物	安慰剂	8.42±1.99	8.15±0.83	0.31(0.11)	−0.17±0.05
		10 mg	8.38±1.82	8.07±0.81	−1.29(0.11)	−0.82±0.05
		25 mg	8.69±1.87	8.10±0.83	−1.29(0.11)	−0.77±0.05
达格列净	单药治疗	安慰剂	167.13(42.79)	8.35±0.95	2.5(0.14)	−0.29(−0.43~−0.16)
		5 mg	154.37(31.68)	8.14±0.74	−25.1(−1.39)	−1.04(−1.18~−0.90)
		10 mg	162.22(43.30)	8.28±0.95	−31.6(−1.75)	−1.11(−1.24~−0.98)
	联合二甲双胍± 磺脲类药物	安慰剂	9.2±2.5	8.13±0.85	0.03(−0.23~0.28)	−0.23(−0.35~0.11)
		5 mg	9.0±2.2	8.09±72	−1.2(−1.45~−0.95)	−0.82(−0.94~−0.70)
		10 mg	9.0±2.2	8.17±0.84	−1.48(−1.72~−1.23)	−0.85(−0.96~−0.73)
卡格列净	单药治疗	安慰剂	8.8±1.8	7.9±0.90	−0.4	−0.47±0.096
		100 mg	8.7±1.9	8.00±0.90	−1.4	−0.97±0.095
		300 mg	8.9±2.0	8.00±0.90	−1.8	−1.06±0.095

二、药物疗效

(一)降糖疗效

在全球范围内,已完成的 SGLT2i 多项临床研究对该类药物的降糖疗效进行了评价,SGLT2i 降低 HbA$_{1C}$幅度大,为 0.5%～1.0%,与常用的口服降糖药相比,其降糖疗效与二甲双胍相当,优于磺脲类药物和西格列汀。联合胰岛素使用时,还可以减少每日胰岛素用量 5.9～8.7 U。

（二）对代谢的其他有利作用

1. 对体重的影响·SGLT2i 每日可通过抑制肾脏的重吸收排泄 60～80 g 葡萄糖，相当于每日多消耗掉 240～320 kcal，从而可起到减轻体重的作用。有研究发现，SGLT2i 在最初时主要通过渗透性利尿减轻体重，而长时间降体重的作用主要是通过改变能量消耗来源（碳水化合物转为脂肪），导致体脂减少，包括皮下脂肪和内脏脂肪。在 2 型糖尿病患者中，SGLT2i 单药使用可使患者体重平均减轻 2～3 kg，在与磺脲类药物、噻唑烷二酮或胰岛素联合使用时，可以一定程度地减轻这些降糖药对患者的增重影响。

2. 对血脂的作用·多项研究发现 SGLT2i 可以改善血脂谱，如降低甘油三酯，同时升高 HDL-C 和 LDL-C，但不增加 LDL-C/HDL-C。与 DPP-4 抑制剂相比，SGLT2i 具有更强的升高 HDL-C 水平的作用。

3. 对血压的影响·多项研究发现，无论是单药还是多药使用，SGLT2i 可同时降低患者的收缩压和舒张压，其作用机制尚未明确，主要与以下有关：① 抑制近曲小管钠离子重吸收；② 渗透性利尿；③ 改善血管弹性和体重减轻。

4. 对心血管系统的影响·EMPA-REG OUTCOME 研究显示，与安慰剂相比，恩格列净组心血管死亡、非致死性心肌梗死、非致死性卒中的主要复合终点减少 14%，心血管死亡减少 38%，全因死亡减少 32%，减少心力衰竭住院 35%。CANVAS 研究显示，与安慰剂相比，卡格列净组心血管死亡、非致死性心肌梗死、非致死性卒中的主要复合终点减少 14%，减少心力衰竭住院 35%。心血管死亡和全因死亡都具有减少 13% 的趋势，但均未达到统计学意义。DECLARE（Dapagliflozin Effect on Cardiovascular Events）研究是一项随机双盲、安慰剂对照的全球多中心临床研究，是迄今 SGLT2i 规模最大、随访最长的心血管结局研究（CVOT），纳入具有多种心血管危险因素或已明确诊断心血管疾病的 2 型糖尿病患者，旨在进一步了解达格列净在合并心血管风险的 2 型糖尿病患者中的心血管结局。结果表明，与安慰剂相比，达格列净显著降低心力衰竭住院（hHF）或心血管死亡复合终点高达 17%（4.9% 比 5.8%，HR 0.83，95% CI 0.73～0.95，$P=0.005$）。

5. 对肾脏的影响·CANVAS-R 研究提示，与安慰剂相比，卡格列净降低蛋白尿进展风险高达 27%。肾脏复合结局导致的住院率降低 40%～47%（血清肌酐值翻倍或 eGFR 值，以及肾脏性死亡或肾脏替代治疗的发生率下降 40%），而包括心血管死亡在内的相同肾脏复合结局导致的住院率降低 18%～23%。CREDENCE 研究则是首个以肾脏硬终点为主要终点的降糖药研究，旨在探讨卡格列净对合并 2、3 期慢性肾脏病[eGFR 30～90 ml/(1.73 m² · min)]合并大量蛋白尿的 2 型糖尿病患者肾脏终点事件的影响。结果显示，与安慰剂相比，卡格列净使患者的肾脏复合终点（终末期肾病、血肌酐倍增和肾脏性死亡）降低 34%。

EMPA-REG OUTCOME 研究的主要目的是评估恩格列净的心血管结局，试验次要终点为糖尿病视网膜病变和肾脏病变。与安慰剂相比，恩格列净在肾病事件或恶化方面显示出非劣效性。在伴有常见肾脏疾病的患者中，与安慰剂组相比，恩格列净组患者发生肾脏疾病事件或恶化的 HR 为 0.58（95% CI 0.47～0.71，$P<0.001$）。

三、主要不良反应

1. 泌尿生殖道感染·由于 SGLT2i 抑制葡萄糖的重吸收，尿液中高浓度的葡萄糖导致了泌尿生殖道细菌和霉菌感染的机会增加。有研究表明，应用 SGLT2i 治疗后，患者生殖道感染的发生率为 4.8%～5.7%，但多为轻中度，常规抗感染治疗通常有效。女性中多为阴道念珠菌病、外阴阴道炎等，大多发生在初始治疗的 4 个月内；男性中多为念珠菌性龟头炎和阴茎包皮炎，常发生于治疗的第 1 年内。因此，起始治疗前建议询问相关病史，如半年内反复发生泌尿生殖道感染者则不推荐使用；在使用过程中发生感染，需抗感染的同时建议暂时停用 SGLT2i，待治愈后可继续使用。在治疗过程中，特别是起始的 1 个月内，需要关注患者是否出现感染的症状和体征，如有则及时就医明确诊断。在治疗的过程中，建议患者适量饮水，勿憋小便，注意个人外阴卫生，减少感染的发生。

2. 低血糖·SGLT2i 仅仅与胰岛素或磺脲类药物联合使用时低血糖发生风险增加，建议联合应用时注意调整胰岛素或磺脲类药物剂量，避免低血糖发作。单用或合并二甲双胍、DPP-4 抑制剂、TZD 等使用时并不明显增加低血糖发生风险。

3. 糖尿病酮症酸中毒（DKA）·在 SGLT2i 临床研究及随后的临床应用中，曾发生酮症或 DKA 病例，但是发生率较低，约为 0.1%。目前尚不完全确定 SGLT2i 与 DKA 直接的关系。在使用 SGLT2i 时发生 DKA 的患者，大部分是 1 型糖尿病或是正在联合胰岛素治疗的 2 型糖尿病患者，而 1 型糖尿病的 DKA 发生率显著高于 2 型糖尿病。其中原因主要有：减少胰岛素用量导致血酮体生成增加；SGLT2i 减少肾脏对酮体的清除作用；渗透性利尿导致体液容量丢失，酮体生成增加，但具体机制尚不明确。此外，SGLT2i 治疗过程中部分患者存在手术、过度运动、脱水、感染、停用促泌剂、饮酒、低碳水化合物或低热量饮食和其他生理及病理等诱因，较易发生 DKA。使用 SGLT2i 时发生 DKA 或酮症时患者症状常常不典型，血糖水平仅轻度升高（≤13.9 mmol/L），被称为"血糖不高的 DKA"，易漏诊或误诊。因此，针对可能的机制，临床使用 SGLT2i 时，特别是胰岛功能较差的患者，应有对 DKA 的警惕性。对于正在使用 SGLT2i 的患者，出现 DKA 相关症状，比如腹痛、恶心、口渴加重、乏力和呼吸困难等，应考虑 DKA 的可能性，检测血酮体和动脉血气分析以明确诊断，而血糖正常或轻度升高不能排除 SGLT2i 使用期间的 DKA 诊断。治疗上应立即停用 SGLT2i，并按照传统的 DKA 诊疗程序进行。对于 SGLT2i 的相关 DKA 预防，建议对于择期手术或侵入性操作，以及剧烈体力活动（比如马拉松赛前）应停用 SGLT2i 24 h；急诊手术或极端应激事件应立即停药，并采取其他措施降糖；联合胰岛素共同治疗时切忌过度减量或突然停用；治疗期间避免酗酒及极低碳水化合物或生酮饮食；对于服用 SGLT2i 的患者不常规推荐尿酮体测定，怀疑 DKA 时首选检测血酮体。目前，SGLT2i 在我国未被批准用于 1 型糖尿病，但 2019 年 3 月，达格列净 5 mg 剂量型作为首个 SGLT2i 被欧洲药品管理局批准用于治疗 1 型糖尿病。

4. 其他·关于 SGLT2i 长期临床应用过程中的安全性也有相关报道,在临床试验和使用后报告的一些不良事件,如肿瘤、骨折、截肢等。大多数综述和荟萃分析显示,SGLT2i 不会增加整体肿瘤的发生风险。而有一项研究中发现,6 045 例达格列净治疗组患者中有 10 人(0.17%)发生膀胱癌,而对照组 3 512 例中仅有 1 例。在恩格列净的 EMP - REG 研究中也发现了膀胱癌发生率增加,但由于病例数少无法得出结论。而卡格列净的研究未发现此风险,因此 SGLT2i 与膀胱癌的发生是否相关仍需要进一步研究。最早 CANVAS 研究提示,与对照组相比,卡格列净组骨折的发生率显著升高,且大多发生在药物治疗的早期。其主要机制可能与增加骨转换率及血清碱性磷酸酶、维生素 D 水平降低有关。之后,FDA 分别于 2015 年和 2016 年发出卡格列净会导致腿部和足部截肢风险升高的警告,但达格列净和恩格列净至今未发现这种风险。但是,SGLT2i 在骨折高危风险的人群中仍应谨慎使用。

四、临床适用、禁忌人群及用法

1. 适用人群·SGLT2i 可用于成人 2 型糖尿病,当饮食和运动等生活方式干预后血糖仍得不到满意的控制或二甲双胍不能耐受时,可单独使用,也可以与其他口服降糖药及胰岛素联合使用。基于 SGLT2i 起效依赖于一定水平的 eGFR,故患者的 eGFR 需要大于 45(恩格列净、卡格列净)或 60(达格列净)ml/(1.73 m^2 · min)(表 11 - 26 - 6)。

表 11 - 26 - 6　FDA 批准的不同 SGLT2i 治疗方案及与肾功能关系

项　　目	达格列净	卡格列净	恩格列净
起始剂量(mg)	5	100	10
最大剂量(mg)	10	300	25
服用方式	餐前/餐后	第一次正餐前	餐前/餐后
肾功能 [ml/(1.73 m^2 · min)] eGFR>60	5~10 mg	100~300 mg	10~25 mg
eGFR45~60	不建议	≤100	10~25 mg
eGFR<45	/	不建议	不建议

2. 禁忌证或非适应证·糖尿病酮症酸中毒,重度肾功能损害、晚期肾脏疾病患者(ESRD)或正在接受透析的患者。1 型糖尿病、儿童青少年、孕妇和哺乳期妇女:目前已经完成的探索性研究证实了 SGLT2i 联合胰岛素治疗 1 型糖尿病的疗效和安全性。且在 2019 年 3 月,达格列净 5 mg 剂量型作为首个 SGLT2i 被欧洲药品管理局批准用于治疗 1 型糖尿病,但 1 型糖尿病患者使用 SGLT2i 发生 DKA 的风险可能增加,因此后续疗效和风险安全性仍需进一步研究。目前,我国未批准任何 SGLT2i 用于 1 型糖尿病的治疗。儿童、青少年、孕妇和哺乳期妇女中缺乏 SGLT2i 的使用数据,暂不推荐在此类人群中的应用。

参考文献

[1] Roden M, Weng J, Eilbracht J, et al. Empagliflozin monotherapy with sitagliptin as an active comparator in patients with type 2 diabetes: a randomised, double-blind, placebo-controlled, phase 3 trial[J]. Lancet Diabetes Endocrinol, 2013, 1: 208 - 219.

[2] Häring HU, Merker L, Seewaldt-Becker E, et al. Empagliflozin as add-on to metformin plus sulfonylurea in patients with type 2 diabetes: a 24-week, randomized, double-blind, placebo-controlled trial[J]. Diabetes Care, 2013, 36: 3396 - 3404.

[3] Ji L, Ma J, Li H, et al. Dapagliflozin as monotherapy in drug-naive Asian patients with type 2 diabetes mellitus: a randomized, blinded, prospective phase III study[J]. Clin Ther, 2014, 36: 84 - 100, e109.

[4] Yang W, Han P, Min KW, et al. Efficacy and safety of dapagliflozin in Asian patients with type 2 diabetes after metformin failure: a randomized controlled trial[J]. J Diabetes, 2016, 8(6): 796 - 808.

[5] Ji L, Han P, Liu Y, et al. Canagliflozin in Asian patients with type 2 diabetes on metformin alone or metformin in combination with sulphonylurea[J]. Diabetes Obes Metab, 2015, 17: 23 - 31.

[6] Zinman B, Wanner C, Lachin JM et al. Empagliflozin, cardiovascular outcomes, and mortality in type 2 diabetes[J]. N Engl J Med, 2015, 373: 2117 - 2128.

[7] Stephen D. Wiviott MD, et al. Dapagliflozin and cardiovascular outcomes in type 2 diabetes[J]. N Engl J Med, 2019, 380: 347 - 357.

[8] Neal B, Perkovic V, Mahaffey KW, et al. Canagliflozin and cardiovascular and renal event in type 2 diabetes[J]. N Engl J Med, 2017, 377: 644 - 657.

[9] Perkovic V, Jardine MJ, Neal B, et al. Canagliflozin and renal outcomes in type 2 diabetes and nephropathy[J]. N Engl J Med, 2019, 380: 2295 - 2306.

[10] Handelsman Y, Henry RR, Bloomgarden ZT, et al. American association of clinical endocrinologists and american college of endocrinology position statement on the association of SGLT2 inhibitors and diabetic ketoacidosis [J]. Endocr Pract, 2016, 22: 753 - 762.

第二十七章·胰岛移植治疗糖尿病研究的现状和发展趋势

彭永德

糖尿病是危害人类健康的常见慢性病之一,发病率逐年增高。糖尿病引发的慢性并发症包括心血管病变、视网膜病变、肾脏与神经病变等,常严重威胁患者的健康和生命,由此支出的医疗费用也是家庭和社会的巨大负担。据国外资料,约 80% 的糖尿病患者直接因心血管疾病致死,糖尿病也被称为冠心病的等危症。因肾衰竭而行透析治疗或移植治疗的患者中,由糖尿病肾病引起者占 25%～30%。DCCT、UKPDS 等多项国际糖尿病临床研究证实纠正糖代谢紊乱,可有效防止、延缓微血管病变的发生与发展。但目前无论是临床应用的胰岛素常规治疗,还是近期发展的人工内分泌胰腺、胰岛素泵等治疗措施均无法达到治愈糖尿病的目标。

近年来逐步发展的胰岛移植既能提供胰腺移植的作用,

又大大降低手术风险。胰岛细胞移植比胰腺移植更简单、安全，是当今世界糖尿病治疗领域研究的主流方向之一。简单来说，胰岛细胞移植技术，就是摘取人或动物的胰腺，经过消化、分离、提取纯化胰岛细胞，将具有胰岛素分泌功能的细胞，经过血管移植到糖尿病患者的肝脏内，在药物的保护下控制排斥反应，当这些细胞在患者体内存活后，便能发挥正常的胰岛素分泌功能，从而达到勿需注射或仅少量注射胰岛素，便能满意控制血糖的目的。目前临床胰岛移植被认为是最安全和损伤最小的侵入性移植操作，统计数据表明 2000 年至今，全球已有超过 1 500 例患者接受该项治疗，胰岛移植已经从基础研究进入临床治疗选项之一，进而可能达到 1 型糖尿病的终极治疗目标——治愈。

第一节·胰岛移植实验研究

1970 年 Younszai 等首先报道了腹腔内移植大鼠胰岛使糖尿病状态暂时减轻。1972 年 Ballinger 与 Lacy 制成糖尿病大鼠模型，通过腹腔内胰岛移植，较长期地改善糖尿病症状。Richard 等报道胰岛移植使糖尿病大鼠血糖完全恢复正常长达 7 个月之久。至今胰岛移植实验研究广泛深入地开展，取得了很大的成果。

胰岛移植步骤可以简单概括为供胰消化后胰岛分离纯化、体外培养、胰岛植入、受体免疫抑制和免疫耐受治疗以维持胰岛存活与功能。

一、胰岛的分离与纯化

胰岛仅占胰腺体积的 1%～4%。通过分离去除胰腺外分泌组织来纯化胰岛，可以提高移植物量，增加安全性，减少移植物免疫原性。目前常用的方法为胶原酶消化后聚蔗糖液（Ficoll）密度梯度离心纯化胰岛。释放酶作为消化酶广泛用于大动物和啮齿类动物的胰岛分离。Serva 胶原酶 NB1（胶原酶 NB1 添加中性蛋白酶）是新型消化酶用于人胰岛分离。

二、胰岛细胞培养

胰岛细胞培养是体外保存胰岛的方法之一，既可以纯化胰岛又降低免疫原性。将已消化分离的胰岛按一定的密度接种于培养瓶或多孔细胞培养板中，培养温度对于胰岛免疫原性和存活率均有影响。研究发现胰岛细胞与导管细胞共同培养比单纯胰岛细胞培养增殖率高。实验证实一些药物和因子如生长激素、烟酰胺、胰岛素样生长因子 1、表皮生长因子等可能对胰岛细胞生长有促进作用。

三、胰岛植入

移植部位影响移植物存活，其中肝脏、脾脏、腹腔网膜、睾丸、肾包膜下等均曾作为移植部位进行研究。目前应用最为广泛的移植部位是肝脏门静脉胰岛混悬液注入。该部位损伤小、血供丰富、胰岛素的生成和代谢符合生理。

胰岛血液灌注丰富，占胰腺血供的 5%～15%。胰岛在分离纯化、体外培养过程中脉管系统易受损，可以导致胰岛中

心血流灌注不足。因此，移植物的再血管化与微循环建立影响移植物存活和功能。许多实验研究表明适当的微血管血供对胰岛移植长期存活至关重要。

四、胰岛移植物排斥的机制和防治

胰岛移植物排斥根据病因、严重程度和发生时间分为三种：超急性、急性和慢性排斥反应。超急性排斥反应发生于移植后数小时内，与受体体内已形成或预处理供体抗体有关，这一过程见于异种移植。急性排斥反应多见于同种异体移植，与"自身"和"非自身"抗原分子识别及应答有关。慢性排斥反应以纤维化、移植物结构破坏为特点，最终导致移植失败。

急性排斥反应主要通过免疫抑制剂解决，而慢性排斥反应则通过免疫耐受方法解决。免疫抑制剂联合免疫耐受诱导是目前解决胰岛移植排斥的主要策略。

（一）免疫抑制剂的应用和进展

全身免疫抑制剂使用是预防移植物排斥的经典方案。第一代药物包括硫唑嘌呤、糖皮质激素、抗淋巴细胞血清。尽管有效，但毒性很大，长期使用不仅增加感染与肿瘤发生率，而且有肾脏和胰岛 β 细胞毒性，可以诱导糖尿病发生。

第二代药物包括环孢素 A(CsA)和他克莫司(FK506)等，多联合用药又称鸡尾酒疗法。环孢素 A 是应用最广泛的免疫抑制剂，在治疗期间可使移植物保持存活，但停药后可发生排斥，它有肾毒性，对胰岛细胞亦有损害作用。他克莫司是一种新的免疫抑制剂，已在许多动物模型中证明有抑制异体移植物排斥的作用。

环孢素 A、他克莫司和类固醇等免疫抑制剂均存在胰岛毒性、致糖尿病副作用。无胰岛毒性的新型免疫抑制剂成为研究热点。其他相关的新型免疫抑制剂，如吗替麦考酚酯（MMF，骁悉）及雷帕霉素（rapamycin）能防止排斥，胰岛毒性低，逐渐成为临床胰岛移植的常用免疫抑制药物。

随着免疫学研究进展，一些新型免疫抑制剂不断问世。抗人 CD154 单抗已被证实可明显保护胰岛移植物功能。抗CD3 单抗莫罗单抗已成为目前器官移植治疗急性排斥反应的经典药物。

（二）改变移植物的免疫原性

供体组织预处理或移植前经体外培养，可以去除供体过路白细胞，降低移植物的免疫原性。供体胰岛在体外低温（24℃）培养，移植时注射抗淋巴细胞血清，体外 MHC - Ⅱ 单抗预处理，这些方法均可显著降低成人胰岛移植物的免疫原性，使异体与异种胰岛移植成功。

（三）免疫隔离

通过选择性半透膜将胰岛与受体的免疫系统隔离，葡萄糖和胰岛素可以双向弥散、自由通过，而抗体或细胞不能通过，这种免疫隔离装置可以保护胰岛。将胰岛混悬于海藻酸盐微滴中，外面包被一层聚赖氨酸，从而形成微包囊，产生物理性免疫隔离装置。这种微包囊的主要问题是稳定性欠佳、与胰岛的生物相容性较差，同时也影响移植胰岛的再血管化。

（四）免疫耐受诱导

早期观察到孪生动物由于在胎儿期共用母体胎盘循环，

所以移植后不需要免疫抑制剂。这种免疫系统选择性接受异体移植物被称为免疫耐受。动物模型研究通过将供体骨髓或造血干细胞植入准备器官移植的受体建立嵌合体，成功获得免疫耐受。

胰岛移植免疫抑制和耐受研究发展很快。从不同层面、不同机制作用于免疫系统的多个方法均很有前景，由于单个方法效果有限，所以主张多种免疫抑制和诱导耐受方法联合用于胰岛移植。

第二节·临床胰岛移植

一、胰岛移植物的制备

研究表明未纯化人胰腺组织制备物含有 90% 以上的外分泌组织，植入后产生严重并发症，包括脾梗死、脾包膜撕裂、食管静脉出血、DIC、高血压、门静脉血栓形成、门静脉高压、肝梗死、肝衰竭，甚至死亡。大量未纯化组织进入肝脏直接形成栓塞，同时外分泌组织消化后释放促凝血酶也可进一步促进栓塞形成，从而导致门静脉压力增高。上述研究均表明植入未纯化人胰腺组织不安全。胰岛纯化可以提高移植物量，提高安全性，减少移植物免疫原性，便于免疫调节。近期研究发现胰岛纯化、浓缩移植胰岛细胞体积在 10 ml 以内、小剂量肝素化、胰岛灌注时检测门静脉压力可以减少门静脉血栓形成。

胰岛消化分离与培养具体如下。

人胎和成人胰岛是国内外应用于临床胰岛移植最普遍的移植物材料。由于伦理和来源等问题，人胎胰岛移植已很少进行，成人胰岛是主要的移植来源。1988 年 Ricordi 等建立了成人胰岛自动分离法，通过自动化装置从成人胰腺分离胰岛，将胶原酶溶液通过胰管注入胰腺内，胰岛在恒温消化过程中逐渐释出，避免了胶原酶对胰腺的过度消化，同时还由于人为干预少，大大降低了污染率，胰岛获得率很高且对胰岛损伤作用很小，已从胰腺中游离出来的胰岛及时被分离出来，从而避免过度消化造成胰岛损伤。Ricordi 方法的关键是最小的机械损伤和持续胶原酶消化，胰岛释放而避免过度消化。此后，不少研究者对其进行了一些改进，现已为成人胰岛分离的经典方法被广泛应用。基于 Ricordi 的连续消化策略，后人建立了自动化细胞提取系统，通过计算机系统控制灌注压力、胶原酶温度、酶释放的速率和一次性使用的管道系统，标准化控制消化过程，实时监控，调整消化温度和 pH 等参数进一步提高胰岛得率。

由于胰岛分离后混有较多的外分泌腺体组织，纯化步骤至关重要。人类胰岛纯化难度非常大，无论是腺泡还是胰岛的密度与直径，个体差异很大。目前主要使用密度梯度离心法分离纯化。目前最常用的人类胰岛分离密度介质是聚蔗糖液（Ficoll）、Euroficoll、Ficoll 泛影钠液和小牛血清蛋白。

尽管研究提高了消化酶、胰管酶灌注、自动化分离操作系统、密度梯度离心技术，胰岛分离纯化依然费时、费力、困难重重。即使准备充足，胰岛分离依然仅获得胰岛的 20%～50%。临床研究表明年龄超过 20 岁、高体重指数、轻度血糖

升高、无心脏停搏或严重低血压的供体可以获得较高的胰岛得率和活率。严格筛选供体，外科团队经验，供胰获取技术和最短冷缺血时间对于胰岛分离和移植后存活均非常重要。

温缺血时间对胰岛组织损伤最大，应尽可能避免。供胰获取操作中尽快原位冷却，缩短热缺血时间和稳定内源性胰酶活性。同样冷缺血时间也应达到最短。在许多国家原位血管灌注 UW 液是供体器官移植手术的常规。UW 液可以保护胰岛，提高冷缺血时间，但冷缺血时间一般不超过 12 h，尽快运输胰腺到胰岛分离实验室以缩短冷缺血时间。冷缺血时间显著影响胰岛得量，因而加拿大艾伯塔大学用充氧全氟化炭和 UW 液双层充氧方法保存胰腺，明显增加延长冷缺血时间和胰岛得量，使 12 h 的冷缺血时间获得成功胰岛分离。双层充氧保存法通过增加供氧而减少冷缺血保存过程中细胞的损伤，已被作为胰腺供体保存的标准方案。

二、胰岛制备物质量监测

人胰岛质量是胰岛移植成功的关键。胰岛质控指标包括胰岛数量、胰岛纯度、活性与功能，以及胰岛无菌性。移植前胰岛评估是临床使用前判断移植细胞质量的重要环节。除了排除内毒素、支原体、细菌污染的潜在可能性以外，还要判断胰岛细胞的活性和潜能。

（一）胰岛鉴别与纯度

双硫腙（dithizone，DTZ）染色是鉴别胰岛和评估胰岛纯度的一种简便方法。DTZ 可使胰岛 β 细胞着色，而其他胰岛细胞和非胰岛组织不着色，通过显微镜可直接进行计数或手挑，新鲜分离的胰岛和培养胰岛均可着色。DTZ 染色是目前应用最广的胰岛活体染色的方法。

（二）胰岛数量与体积

健康成人胰腺重约 50 g，包含大约 100 万个胰岛，经过分离和纯化，通常只能获得 20 万～50 万个胰岛，纯度为 50%～80%。移植的胰岛数量通常以胰岛当量（IE）表示，是胰岛细胞计数国际通用单位。一个 IE 相当于一个直径 150 μm 的胰岛。采用 DTZ 染色，可正确计数胰岛。根据第 4 届国际胰腺与胰岛移植大会人胰岛质控研讨会的意见，临床胰岛移植的胰岛质控指标应符合下述最小的需要量，胰岛数量 8 000 IE/kg，胰岛纯度 >80%，活性 >80%，终体积 <7 ml，胰岛葡萄糖灌流显示胰岛素分泌呈双相反应。

（三）胰岛活性与内分泌功能

胰岛活性是决定胰岛移植效果的关键因素，采用吖啶橙（acridin orange，AO）与碘丙啶（propidium iodine，PI）荧光染色，不仅可以鉴别活性与无活性全胰岛，且可鉴别胰岛内活性与无活性成分。AO 为浸润性染料，可侵入活细胞发出绿色荧光，PI 为排斥性染料，不能进入活细胞，与已死亡或正在死亡的细胞的核酸结合，发出红色荧光。故 AO-PI 双色荧光染色对细胞活性的评估较常用的台盼蓝染色明显优越。

胰岛素释放试验是常用的胰岛功能检测方法，现认为胰岛葡萄糖灌流试验是胰岛功能体外测定的标准方法，它可提供葡萄糖介导的胰岛素释放的动态改变，并计算刺激指数，鉴定其分泌能力。移植后功能预测的最佳实验是部分胰岛移植入无胸腺免疫缺陷糖尿病小鼠后糖尿病的改善。

（四）胰岛无菌性

胰岛培养应排除内毒素和支原体、细菌等各种微生物污染。胰岛移植前质量评估要求革兰染色阴性。

三、病例选择与术前准备

1型糖尿病，病程至少2年以上，无严重的慢性并发症，胰岛素自身抗体（IAA）、胰岛细胞抗体（ICA）、谷氨酸脱羧酶抗体（GADA）及胰岛抗原抗体（IA-2A）阴性，且能合作定期随访者。

检测空腹与胰高血糖素刺激或餐后血清C肽水平，IAA、ICA、GADA、IA-2A，糖代谢指标（空腹与餐后血糖浓度，HbA_{1C}），慢性并发症（24h尿蛋白与白蛋白排泄量），作为基础数据。术后定期随访复查上述指标，以指导患者治疗与正确评估胰岛移植物功能存活情况。

临移植前与移植早期须积极控制受体患者的高血糖状态。大量研究证明，正常糖环境有利于胰岛细胞生长，高糖环境不利于胰岛移植物存活与再血管化。因此，为了提供一个良好的胰岛移植物生长环境，在临移植前与移植早期须给予患者强化胰岛素治疗，务使血糖控制接近正常，并至少持续至移植后2周。

四、最佳移植部位选择

移植部位可以影响胰岛移植物的存活。国内临床胰岛移植过去采用了多种移植部位，大多为腹膜腔内与肌内，少数为肝内、脑内、胰包膜下等，实践证明，肌内移植不利于移植物存活，应废弃不用。目前成人胰岛移植多选择经门静脉肝内移植。

五、免疫抑制剂应用

成人胰岛异体移植后，免疫抑制治疗一般采用ALG或OKT_3诱导，然后以环孢素、硫唑嘌呤与糖皮质激素维持。最近，加拿大Alberta大学组报道完全不用糖皮质激素，采用雷帕霉素、FK506与噻尼哌（zenapax，daclizumab）取得良好的移植效果。

六、胰岛移植效果评定

胰岛移植效果应从胰岛功能、糖代谢控制与糖尿病慢性并发症的发生发展等方面加以综合评定。

（一）胰岛功能

空腹血清C肽和胰高血糖素刺激后（或餐后）血清C肽水平是胰岛功能与胰岛移植物功能存活的可靠指标。胰岛移植有效患者空腹与胰高血糖素刺激后或餐后血清C肽水平应比移植前显著增高。移植后血清C肽水平明显增高的受体，在随访观察中，如血清C肽水平持续降低，提示胰岛移植物功能丧失。此外，受体胰岛素每日需用量亦可作为胰岛移植效果评定的一个指标。胰岛素每日需用量比移植前稳定地减少50%以上，糖代谢控制良好，提示胰岛移植有效。

（二）糖代谢控制

（1）空腹与餐后血糖浓度接近正常或保持在正常范围。
（2）HbA_{1C} 6%～7%。

上述指标表明糖代谢控制优良。

（三）糖尿病慢性并发症

对移植有效病例应予较长期密切随访观察其微血管病变如视网膜病变、肾病与神经病变的发生与发展情况，是否达到延缓或减轻。

七、胰岛移植后的自身免疫再激活

胰岛移植可能招致自身免疫重新激活，因移植物免疫破坏而致糖尿病的复发。因此，胰岛细胞相关抗体检测、对胰岛或胰腺移植的适宜时间的选择及移植后移植物功能存活的监测均有重要意义。

第三节·胰岛移植现状和展望

胰岛移植是一种有效的胰岛β细胞的替代疗法，可以帮助1型糖尿病患者有效控制血糖。到目前为止，全球40个国际中心大约有1500多例患者接受了胰岛移植，长期随访临床结果显示，移植后5年50%～70%的患者无需胰岛素治疗。美国国立卫生研究院（NIH）在北美资助的第三阶段多中心试验也证实了胰岛移植的有效性和安全性。

一、成人胰岛移植

（一）Edmonton方案

加拿大Alberta大学外科Shapiro医生等采用释放酶（Liberase）经导管灌注消化胰腺，在无异种蛋白环境中纯化胰岛，新鲜胰岛经门静脉肝内移植，并使用不含糖皮质激素的免疫抑制方案，进行临床胰岛移植获得巨大成功，并形成了著名的Edmonton方案。该小组于2000年在《新英格兰医学杂志》报道了7例血糖极不稳定的脆性1型糖尿病例，移植1年后全部停用胰岛素，引起国际对胰岛移植广泛关注。Edmonton方案成功的关键包括：胰腺离体后尽量缩短冷缺血时间；无异种蛋白环境中纯化胰岛；胰岛移植量不少于9000 IE/kg（一般需要2～3个供胰提供）；小剂量他克莫司、雷帕霉素、噻尼哌且不含糖皮质激素的免疫抑制剂方案对胰岛功能和糖代谢无不良影响。

2003年上海交通大学医学院附属第一人民医院依照Edmondon方案，成功完成了国内首例1型糖尿病患者的成人胰岛移植，随后国内已有多家医院开展临床成人胰岛移植，获得了初步的疗效，但由于建立成人胰岛移植的技术体系的投资及难度较大，加之供体来源紧缺，整体进展较慢，有待于建立国家级临床胰岛移植研究中心，促进临床胰岛移植研究健康有序发展，以免造成资源的浪费。

此外，迈阿密大学对Edmondon方案进行了一些改进，包括分离胰岛经体外短期培养及阻断TNF-α作用，与新鲜成人胰岛移植相比，培养的胰岛移植同样可出现较好临床效果，但加用英利昔单抗阻断TNF-α作用未显示更多的临床益处。

（二）单个供胰的胰岛移植

日本京都大学报道了首例单个亲属活体供胰采用Edmonton方案的胰岛移植获得成功。供体是56岁的母亲，受体为患糖尿病15年的27岁女儿，其血糖极不稳定。从母亲节段供胰分离胰岛数量为 408 114 IE,立即移植给供体,随访 3 个月糖尿病女儿维持胰岛素不依赖,母亲于术后 18 日安全出院并恢复工作,提示活体供胰可能作为胰岛移植另一个选择。该研究表明了单个供胰分离的胰岛可满足临床移植获得胰岛素不依赖的可行性,鉴于胰岛移植技术尚存在一些不确定因素,目前并不提倡亲属活体供胰的胰岛移植。

(三)免疫抑制方案

有关胰岛移植免疫抑制药物选择面临巨大的挑战,首先需要克服自身免疫和异体免疫两大障碍,其次尽量避免对移植胰岛产生潜在毒性作用。早期方案主要参照器官移植的免疫移植方案,包括硫唑嘌呤、环孢素 A 和糖皮质激素。采用此方案不到 10% 的患者获得胰岛素停用。近年来 Edmonton 方案通过引入高效、低致糖尿病性及不用糖皮质激素的免疫抑制方案,显著改变了移植胰岛的临床效果,包括雷帕霉素(sirolimus)、小剂量他克莫司(tacrolimus,FK506)和噻尼哌(zenapax,daclizumab,一种 IL-2 受体阻滞剂)。尽管恶性肿瘤、移植后淋巴瘤和败血症的风险目前已降很低或已排除,但接受胰岛移植的患者需长期应用免疫抑制治疗。新型的免疫抑制方案如 T 细胞拮抗剂[hOKT3gamma 1(Ala-A1a)]、β 细胞拮抗剂利妥昔单抗(rituximab)、外周免疫耐受诱导剂(anti-CD40L 和 belatacept)均已进入临床前期和临床研究,然而目前还没有单一的免疫抑制方案能够有效预防同种异体移植排斥反应,同时又能避免长期使用对移植受体的副作用。

(四)5 年随访报告和 NIH 多中心协作研究

加拿大 Edmonton 小组对 65 例胰岛移植病例做了总结,其中 52 例接受了 2 次移植,11 例接受了 3 次移植,胰岛数量为 799 912±30 220 IE(11 910±469 IE/kg),其中 44 例达到定义的胰岛素不依赖。平均随访 5 年时胰岛素停用率虽为 10%,但恢复胰岛素治疗的病例胰岛素剂量仅为移植前的一半,低血糖计分和血糖脆性指数明显改善。在 128 次手术中,15 例出血,5 例出现门静脉分支血栓。尽管大多数患者恢复使用胰岛素,但在移植后 5 年仍具有 C 肽分泌功能,表明胰岛移植能够缓解血糖的不稳定性和低血糖问题。

美国 NIH 组织了欧美地区 9 个科研中心对 Edmonton 方案的可行性和重复性进行研究。36 例 1 型糖尿病患者,完全按照 Edmonton 方案(包括尸胰供体、胰岛分离后不经过培养,2 h 内移植、免疫抑制剂方案相同)胰岛移植。36 例中 16 例(44%)末次移植后第一年达到定义的胰岛素不依赖性,10 例(28%)胰岛素部分依赖,10 例(28%)移植胰腺失活。末次移植后第一年达到定义的胰岛素不依赖的 16 例中有 5 例(31%),第二年仍保持胰岛素不依赖性。该临床研究肯定了 Edmondon 方案的有效性。

Edmonton 方案随访研究观察一些移植胰岛细胞难以长期维持胰岛素非依赖性,大约 1/4 受体病例移植后第 2～3 年需要额外外源胰岛素。部分胰岛移植后慢性功能丧失的原因是目前研究的重点,可能与免疫排斥、自身免疫反应激活、长期服用致糖尿病的免疫抑制剂有关。

(五)展望

胰岛移植要完成从临床研究到临床治疗的转变,就必须实现像胰腺移植那样用一个供体获得胰岛素不依赖。要实现这一目标,必须寻求如下策略:① 提高分离胰岛细胞对代谢的调控能力(metabolic potency)、对炎症反应的耐受能力(inflammatory resilience)及免疫攻击躲避能力(immune stealth);② 抑制血栓形成和针对胰岛移植物的炎症反应;③ 用较少致糖尿病副作用的方案获得免疫保护。长期维持胰岛素不依赖状态将是另一难题,主要需明确开始起效的异体胰岛移植物的功能丧失是否与下列因素有关:① 免疫抑制方案控制自身免疫和异体免疫反应的失效;② 在目前免疫抑制方案下胰岛再生(regeneration)能力丧失;③ 由于共同植入的前胰岛细胞数量和活力不足而致的胰岛新生(neogenesis)能力丧失。可见目前的胰岛移植技术远未完美,尚有不少瓶颈问题。因而,目前认为成人胰岛移植仅适应于极不稳定的糖尿病患者;或已进行另一个器官移植并已接受免疫抑制治疗的糖尿病患者。

二、猪胰岛异种移植

早在 20 世纪 80 年代苏联医生尝试用胎猪胰岛细胞移植治疗 1 型糖尿病患者取得初步疗效,后来瑞典医生 Reinholt 将胎猪胰岛细胞放在肾移植糖尿病患者的肾包膜下,3 周后做肾穿刺活检显示胰岛超微结构正常并含有运输囊泡,表明胎猪胰岛细胞移植糖尿病患者后可以存活。成功的异种胰岛移植需要足量且功能良好及微生物学安全的胰岛。长期随访报道表明异种猪胰岛移植后可激活针对异种的免疫反应。猪内源性逆转录病毒被认为是异种胰岛移植的主要感染性障碍。一般认为环孢素 A＋骁悉＋来氟米特联合方案作为异种移植的标准免疫抑制。近年来有关采用异种猪胰岛临床移植的报道极少,可见异种猪胰岛的临床移植尚有较长的路要走。

三、胰岛干细胞

目前胰岛移植面临的主要问题是供体胰腺匮乏和胰岛分离产量较低。寻找其他来源的胰岛细胞势在必行。胚胎干细胞和成体干细胞已成为胰岛细胞的替代来源,要使这些干细胞来源的胰岛素分泌细胞成为临床胰岛移植真正细胞来源,尚需克服多种实验障碍。首先要建立一种获得与胰岛细胞功能接近的纯化的胰岛素分泌细胞的操作规程;其次是移植本身问题的解决,如免疫排斥、肿瘤发生、植入部位及生物安全性等。尽管生物工程干细胞移植仍较遥远,但让胰岛移植未来露出曙光。

胰腺干细胞来源按发育阶段的不同,分为胚胎干细胞(ESC)和成体干细胞(ASC)。

1. 胚胎干细胞(embryonic stem cells, ESC)·是来源于囊胚内层细胞团或胚胎生殖嵴分离出来的全能干细胞,具有多向分化潜能,在适当的条件下可被诱导分化为多种细胞或组织。胚胎干细胞在体外通过不同的培养环境,可以诱导分化为胰岛素分泌细胞。胚胎干细胞是目前在体外诱导分化为胰腺 β 细胞研究中最为深入的靶细胞。目前已有多项研究证实通过基因调控或条件诱导培养可以将大鼠和人类的 ESC 诱导分化为胰岛素分泌细胞。胚胎干细胞的全能性为人们研究糖尿病细胞治疗开辟了新的途径。

Soria 等首次报道通过基因调控的方法诱导小鼠胚胎干细胞分化为胰岛素分泌细胞,并证实小鼠胚胎干细胞经基因修饰及筛选培养诱导分化为胰岛素分泌细胞,且于糖尿病大鼠体内移植这些细胞可逆转高血糖状态。Lumelsky 等基于体外细胞培养用五步法将小鼠的胚胎干细胞诱导分化为能分泌胰岛素的类似于胰岛的结构,这些细胞植入后发生血管化,形态类似于胰腺的胰岛,并保持分泌胰岛素的能力。Shi 等报道了以激活素 A 联合全反式维甲酸为诱导剂的三步法诱导鼠胚胎干细胞分化为胰岛素生成细胞,细胞外葡萄糖浓度可以调节胰岛素释放,这些细胞亦可以使链脲佐菌素糖尿病模型鼠的血糖降至正常。

Assady 等报道在体外培养和诱导人胚胎干细胞,使其分化为具有 β 细胞特征的细胞,该细胞合成、分泌胰岛素,并且表达葡萄糖转运体 2 和葡萄糖激酶基因。Segev 等建立了一种从人胚胎干细胞诱导分化形成未成熟胰岛样细胞群的方法,该细胞群同时表达胰高血糖素和生长抑素,与未成熟胰腺细胞相似。D'Amou 模拟体内胰腺发生环境诱导人胚胎干细胞表达内分泌激素,得到的胰岛素表达细胞功能与胎儿 β 细胞相似,分泌胰岛素、胰高血糖素、生长抑素、胰多肽等,对多种内分泌刺激反应性地释放胰岛素和 C 肽。

但是胚胎干细胞来源的胰岛素分泌细胞存在致瘤作用、分泌胰岛素水平低、分化细胞类型不纯、免疫排斥强等问题有待解决。同时伦理问题也限制了胚胎干细胞的临床应用。

2. 胰腺干细胞·理论上,胰腺干细胞可能存在于胎胰或成年胰腺组织(胰腺导管上皮细胞)中,也可来源于胚胎干细胞的进一步分化。但成年胰腺组织中是否存在胰腺干细胞仍然存在争议。许多成人胰腺再生实验模型提示成人胰腺内的 β 细胞在损伤时可能会存在限制性的再生。因此有理由相信,和其他组织一样干细胞/前体细胞也存在于胰腺体内参与胰腺的再生与修复过程。与胚胎干细胞相比,成体干细胞具备分化潜能较弱,更易向特定的组织细胞分化的优点,从而备受瞩目。目前认为存在两种胰腺成体干细胞:一种来源于胰腺导管上皮细胞,包括导管细胞和腺泡细胞,该群细胞可以增殖分化形成内分泌细胞;第二种细胞来自胰岛来源干细胞,研究发现链脲佐菌素完全破坏鼠胰岛 β 细胞后,胰岛又生成胰岛素分泌细胞,证明胰岛来源干细胞的存在。

Zulewski 等研究发现成年大鼠和人胰岛与胰管上皮中都存在 nestin 阳性细胞,其具有干细胞的特性,体外培养可分化为胰腺内分泌细胞和外分泌细胞。证明人及鼠的胰管上皮及胰岛中存在胰腺干细胞,并且可以在体外向胰岛细胞分化。Ramiya 从成年糖尿病前期的 NOD 小鼠分离胰腺导管干细胞,体外持续培养并不断传代 3 年以上,细胞数增殖近 1 万倍,形态学呈现较典型的胰岛样结构,基因和蛋白质水平均证实表达许多胰岛细胞的标志性基因,功能研究显示对高浓度葡萄糖有胰岛素释放应答反应,进一步将分化成熟的胰岛细胞移植入 NOD 小鼠可完全逆转其糖尿病状态。Bonner 等在体外分离出人胰腺导管细胞,经培养诱导分化为含导管细胞和内分泌细胞的胰岛样细胞团,在葡萄糖刺激下分泌胰岛素,且胰岛素分泌量随糖浓度的升高而增加。通过免疫组化和超微结构分析确定这一细胞群包含胰腺各种内分泌细胞。

Melton 研究小组报道,成年期小鼠和胰腺切除术后小鼠的胰岛 β 细胞主要来自原有的 β 细胞自我复制,而不是多能

胰腺干细胞的分化。结果提示体内 β 细胞作为终末细胞仍然存在增殖能力,具备潜在的临床胰岛移植应用价值,同时对成体干细胞的存在产生疑问。该报道在学术界引发了关于成体胰腺中是否存在胰腺干细胞的激烈争论。

近来某些研究显示成人干细胞的功能可塑性可能比预想的大得多,成人干细胞的应用将摆脱困扰胚胎干细胞的伦理问题,且可进行自体移植。总体来说,扩增及诱导胰腺干细胞分化是获得胰岛细胞替代物的更直接的途径。但所得到的胰岛细胞产生的胰岛素量还未达到正常成熟胰岛细胞水平。目前应用胰腺干细胞还需解决胰腺干细胞的特异性标记、最佳的分离、扩增及诱导方案等问题。

更新的研究着手于肝干细胞、骨髓间充质干细胞、神经干细胞、胎儿脐带血、脐血间充质干细胞、脂肪间充质干细胞及胎盘多潜能细胞神经干细胞等定向分化,以寻求更多的细胞来源应用于细胞替代疗法。骨髓间充质干细胞(mesenchymal stem cells, MSC)作为来源于骨髓基质系统的非造血性干细胞,近期的研究发现其具有独特的免疫学特征,MSC 通过产生一系列细胞因子,作用于抗原提呈细胞、T 细胞和 NK 细胞等免疫细胞而抑制机体免疫功能的发挥,被用来尝试预防和治疗移植物抗宿主病(graft-versus-host disease, GVHD)取得了一定的成功。同种异基因胰岛联合 MSC 移植,MSC 有能力抑制 T 细胞的增殖,使 Th1/Th2、Tc1/Tc2 的平衡向 Th2 和 Tc2 倾斜,抑制初始 T 细胞和记忆 T 细胞,抑制单核细胞来源的 DC 成熟及功能,可以减轻排斥反应的发生。由于 MSC 容易体外扩增,而且来源丰富,易于保存,因此可能在未来预防移植并发症的发生中有着广泛的应用前景,这也为胰岛移植中特异性免疫耐受的建立开辟了新途径。

综上所述,胰岛移植仍是 1 型糖尿病理想的治疗,但目前胰岛主要从尸胰分离而获得,在美国据器官共享联合网络统计每年不足 6 000 个供体胰腺可以使用,且一个移植受体常需多个供胰分离的胰岛。国际糖尿病联盟预计每年新诊断的 1 型糖尿病超过 3 万人。同时我国的组织器官供体更加匮乏,可见对于广大的 1 型糖尿病患者依靠成人胰岛来源可谓是杯水车薪。临床移植效果虽有较显著提高,但如何长期维持胰岛移植物功能仍是亟待解决的问题。胰岛或干细胞移植的理念提供了众多诱人的前景,相信随着胰岛移植的基础和临床研究进一步的进展,临床胰岛移植效果必将进一步提高,有望造福广大 1 型糖尿病患者。

参考文献

[1] Shapiro AM, Ricordi C, Hering BJ, et al. International trial of the Edmonton protocol for islet transplantation[J]. N Engl J Med, 2006, 355: 1318-1330.

[2] Shapiro AM, Pokrywczynska M, Ricordi C. Clinical pancreatic islet transplantation[J]. Nat Rev Endocrinol, 2017, 13: 268-277.

[3] Pavlakis M, Khwaja K. Pancreas and islet cell transplantation in diabetes[J]. Curr Opin Endocrinol Diabetes Obes, 2007, 14: 146-150.

[4] Pagliuca FW, Millman JR, Gurtler M, et al. Generation of functional human pancreatic beta cells in vitro[J]. Cell, 2014, 159: 428-439.

[5] Hermann M, Margreiter R, Hengster P. Molecular and cellular key players in human islet transplantation[J]. J Cell Mol Med, 2007, 11: 398-410.

[6] Karnieli O, Izhar-Prato Y, Bulvik S, et al. Generation of insulin-producing cells from human bone marrow mesenchymal stem cells by genetic manipulation[J]. Stem Cells, 2007, 25: 2837-2844.

［7］ Barton FB, Rickels MR, Alejandro R, et al. Improvement in outcomes of clinical islet transplantation: 1999 - 2010［J］. Diabetes Care, 2012, 35: 1436 - 1445.

［8］ Ichii H, Ricordi C. Current status of islet cell transplantation［J］. J Hepatobiliary Pancreat Surg, 2009, 16: 101 - 112.

［9］ Keating A. How do mesenchymal stromal cells suppress t cells?［J］. Cell Stem Cell, 2008, 2: 141 - 150.

［10］ Samoylova ML, Borle D, Ravindra KV. Pancreas transplantation: indications, techniques, and outcomes［J］. Surg Clin North Am, 2019, 99: 87 - 101.

［11］ Cooper TT, Bell GI, Hess DA. Inhibition of retinoic acid production expands a megakaryocyte-enriched subpopulation with islet regenerative function［J］. Stem Cells Dev, 2018, 27: 1449 - 1461.

［12］ Spaggiari M, Di Bella C, Di Cocco P, et al. Pancreas transplantation from pediatric donors: a single-center experience［J］. Transplantation 2018, 102: 1732 - 1739.

［13］ Syed F, Bugliani M, Novelli M, et al. Conformal coating by multilayer nano-encapsulation for the protection of human pancreatic islets: In-vitro and in-vivo studies［J］. Nanomedicine, 2018, 14: 2191 - 2203

［14］ Rickels MR, Stock PG, de Koning EJP, et al. Defining outcomes for β - cell replacement therapy in the treatment of diabetes: a consensus report on the igls criteria from the ipita/epita opinion leaders workshop［J］. Transplantation, 2018, 102: 1479 - 1486.

［15］ Besancon A, Demir Z, Goncalves T, et al. Differential impact of T-bet and IFNγ on pancreatic islet allograft rejection［J］. Transplantation, 2018, 102: 1496 - 1504.

第二十八章 · 干细胞治疗糖尿病的研究现状与应用前景

洪天配 杨 进

胰岛移植治疗糖尿病患者具有良好的疗效,但面临供体胰岛组织来源不足的巨大难题,从而使干细胞定向分化为胰岛细胞的研究成为当前的热点领域。近年来,干细胞相关技术不断取得突破,许多新的研究成果拓展了干细胞治疗糖尿病的理念。本章拟对干细胞治疗糖尿病研究领域的重要进展和发展趋势进行简要的介绍。

一、胰岛移植的机遇与挑战

1 型糖尿病通常存在胰岛素分泌绝对缺乏。2 型糖尿病患者在诊断时胰岛 β 细胞功能就已丧失 50% 或以上,随着病程进展,β 细胞功能进行性下降,最终也需要外源性胰岛素替代治疗。因此,重建功能性胰岛 β 细胞总量是治愈糖尿病的潜在希望。

2000 年,胰岛移植治疗 1 型糖尿病取得了突破性进展。加拿大学者提出胰岛移植的 Edmonton 方案,可使胰岛移植后的 1 型糖尿病患者完全停用胰岛素治疗超过 1 年以上。该方案的核心内容包括:① 胰岛分离纯化后即刻进行移植;② 移植足够数量的胰岛组织,每次移植需要使用 2 个或 2 个以上的供体胰腺;③ 改良了抗免疫排斥药物治疗方案,采用非类固醇激素类药物和单克隆抗体的联合治疗。2004 年,Edmonton 方案的国际多中心临床试验的初步结果显示,胰岛移植术后 1 年以上不依赖胰岛素治疗者达 64%。新近的研究显示,因低血糖感知受损而频繁发生严重低血糖事件的 1 型糖尿病患者,在接受胰岛移植 1 年后,42% 的患者未再发生严重低血糖事件,胰岛移植使患者低血糖感知明显恢复,消除了严重低血糖事件对患者心理的影响,患者生活质量显著改善。然而,每次胰岛移植的胰岛数量需要来自 2 个或 2 个以上的供体胰腺,且移植后需要长期的抗免疫排斥治疗,故限制了胰岛移植的广泛开展。

二、干细胞的概念和分类

干细胞是机体及其各种组织细胞的初始来源,其最显著的生物学特征是既有自我更新和不断增殖的能力,又有多向分化的潜能。根据不同的来源,干细胞可分为胚胎干细胞（embryonic stem cells,ESC 或 ES 细胞）、诱导性多潜能干细胞（induced pluripotent stem cells, iPSC 或 iPS 细胞）及成体干细胞。

(一) ES 细胞

ES 细胞是从着床前的早期胚胎（囊胚）内细胞团中分离得到的一种干细胞,理论上具有分化为机体内几乎所有组织细胞类型的潜能。1981 年,ES 细胞的分离和培养首先在小鼠中获得成功。随后,牛、羊等大动物的 ES 细胞分离和培养也相继获得成功。1998 年,人类 ES(hES) 细胞首次建系成功。迄今 hES 细胞已被证实可诱导定向分化为神经细胞、心肌细胞、胰岛细胞等多种组织细胞。

(二) 体细胞核移植来源的 ES 细胞

治疗性克隆是指采用体细胞核移植（somatic cell nuclear transfer, SCNT）技术将患者体细胞的细胞核注入供体去核卵母细胞,在体外激活形成克隆胚胎,培养至囊胚阶段,分离携带有患者基因型的 ES 细胞,进而在体外诱导分化为某种特定的组织细胞用于疾病治疗。2000 年,SCNT 来源的小鼠 ES 细胞建系成功。2007 年,在非人灵长类动物中建立 SCNT 来源的 ES 细胞系。2013 年,SCNT 来源的 hES(SCNT - hES) 细胞建系成功。然而,由于 hES 细胞建系需要破坏早期胚胎,加之 SCNT - hES 细胞建系技术尚不成熟,需耗费较多人类卵母细胞,且 SCNT 技术存在导向生殖性克隆的风险,故 hES(尤其是 SCNT - hES)细胞研究面临伦理学争议。

(三) 体细胞重编程来源的 iPS 细胞

2006 年,日本科学家首次通过体外基因转染技术将 Oct4、Sox2、c - Myc、Klf4 等 4 个转录因子导入小鼠成纤维细胞中,可将其诱导转化为多潜能干细胞,即 iPS 细胞,从而避开了 hES 细胞研究的伦理学争议。2007 年,日本和美国两个独立的研究团队几乎同时宣布成功获得了人类 iPS 细胞。iPS 细胞在许多生物学特征方面与 ES 细胞存在高度的相似性,既包括细胞形态、生长特性、表面标志物、注射到裸鼠皮下可形成含有 3 个胚层组织结构的畸胎瘤等,也包括 DNA 甲基化、基因表达谱、染色质状态、形成嵌合体动物等。

在添加组蛋白去乙酰化酶抑制剂丙戊酸的情况下,仅用

Oct4 和 Sox2 两个转录因子即可将人类成纤维细胞重编程为 iPS 细胞,从而避免原癌基因 c - Myc 和 $Klf4$ 诱发肿瘤形成的潜在风险。另有研究显示,采取 mRNA 转染技术或小分子化合物干预即可将人类皮肤成纤维细胞等多种类型体细胞重编程为 iPS 细胞,这些方法不仅可显著提高 iPS 细胞建系效率,还可消除基于 DNA 载体与宿主整合技术所引发的相关风险。此外,已成功建立了来源于脐带血的 iPS 细胞,降低了成体细胞随器官寿命的延长而积累基因突变的风险。2013 年,邓宏魁教授团队发现,小分子化合物体外干预可诱导体细胞重编程为 iPS 细胞。2017 年,该团队通过筛选小分子化合物进行体外干预,建立具有胚内和胚外发育潜能的多潜能干细胞系,称为潜能扩展的多潜能干细胞,其分化潜能具有全能性的特征。

(四) 成体干细胞

成体干细胞是存在于机体内某个组织或器官中的干细胞,理论上在特定条件下可分化为特定的细胞、组织或器官,是修复和再生的基础。在通常情况下,成体干细胞倾向于分化为自身组织的细胞类型。成体干细胞有三大生物学特征:① 注入体内后有明显的趋化性,可集中到达受损伤的部位;② 在损伤部位局部微环境的诱导下,可向损伤组织修复所急需的细胞类型分化,促进损伤组织的修复;③ 注入体内后很少形成肿瘤。对于临床应用而言,可从浅表组织或容易获取的组织中分离患者的自体干细胞,进而诱导定向分化为所需的细胞类型。

三、干细胞治疗糖尿病的研究进展

诱导干细胞定向分化为胰岛素产生细胞(insulin producing cells, IPC)是干细胞用于治疗糖尿病的关键技术环节。

(一) ES 细胞向 IPC 分化的研究进展

2001 年,有研究显示,hES 细胞形成的拟胚体中有 1%~3% 细胞呈胰岛素阳性染色,证实 hES 细胞有自发分化为 IPC 的潜能。为提高 ES 细胞分化为 IPC 的效率,通常采用下列体外定向诱导分化策略:① 利用遗传学技术,在 ES 细胞中导入胰岛发育相关的关键因子,启动其定向分化;② 在培养体系中添加各种生物因子,经过多步骤方案诱导 ES 细胞定向分化为 IPC;③ 采用胎儿胰岛或发育增殖的胰腺组织制备的条件培养基或与上述组织共培养或共移植诱导 ES 细胞定向分化为 IPC。

在胰岛发育过程中,胰十二指肠同源盒因子 1(PDX1)、神经元素 3(Ngn3)、配对盒因子 4(PAX4)等多种转录因子起着关键作用。同样,这些转录因子也可诱导或加速 ES 细胞向胰腺前体细胞或 IPC 方向分化。研究显示,采用 $PDX1$、$PAX4$ 等基因的转染技术,可促进 ES 细胞向 IPC 分化。将 IPC 移植到糖尿病小鼠体内后,可发挥一定的降糖效应。此外,采用体外蛋白质转导技术,将 PDX1 蛋白导入 hES 细胞内,导入的蛋白激活下游基因,也可促进 hES 细胞分化为 IPC。

在 ES 细胞培养体系中,利用不同的培养基和细胞外基质或添加不同的生物因子,采取分阶段诱导的方式,可将 ES 细胞定向分化为 IPC。2001 年,Lumelsky 等首次建立了稳定的 5 步法定向诱导分化方案(ES 细胞扩增→拟胚体形成→巢蛋白阳性的胰腺前体细胞筛选→胰腺前体细胞扩增→诱导向

IPC 分化),可将小鼠 ES 细胞在体外诱导分化为 IPC。同样,采用该诱导分化方案,hES 细胞也可被诱导分化为 IPC,后者移植到糖尿病小鼠体内后具有一定的降糖作用。近年来,模拟体内胰岛 β 细胞发育过程的方案已成为最常采用的体外诱导定向分化策略。2006 年,D'Amour 等采用改良的 5 步法体外诱导定向分化方案(hES 细胞→定型内胚层→肠管内胚层→胰腺内胚层和内分泌前体细胞→表达激素的内分泌细胞),将 hES 细胞诱导分化为产生各种胰岛激素的胰岛样细胞。在 ES 细胞来源的胰岛样细胞中,胰岛素合成水平接近成人胰岛的水平,但体外条件下葡萄糖刺激的 C 肽释放反应非常微弱,类似于胎儿胰岛 β 细胞。

另有研究显示,采用小鼠胚胎胰芽制备含有可溶性因子的条件培养基,或与小鼠 β 细胞系共培养,可在体外诱导小鼠 ES 细胞定向分化为 IPC。同样,采用大鼠胰腺部分切除后的再生胰腺组织制备含有可溶性因子的条件培养基,也可诱导大鼠骨髓间充质干细胞(mesenchymal stem cells, MSC)分化为 IPC。与小鼠胚胎背胰共移植到免疫缺陷小鼠体内,hES 细胞来源的胰腺前体细胞可进一步分化为胰岛 β 细胞样结构。上述结果提示,干细胞与其分化微环境之间的相互作用也是决定干细胞向 β 细胞分化和成熟的一个关键因素。

上述各种分化方案均面临诱导分化效率低、分化细胞的成熟度低(多激素共表达)、分化细胞移植后存在免疫排斥反应等问题。近期,Melton 教授团队采用三维悬浮培养方案对 hES 细胞进行大规模分化培养,并筛选了 70 多个化合物的 150 余种组合,最终选择 11 个化合物添加至改良的 5 步法诱导分化方案中,获得了数量巨大的分化细胞团,其在直径大小、IPC 比例、特异性转录因子表达、细胞钙离子流、葡萄糖和氯化钾刺激的胰岛素分泌反应、胰岛素分泌颗粒等方面均与人类原代胰岛非常相似,移植至糖尿病小鼠体内,小鼠葡萄糖耐量状态恢复正常,效果与移植人类原代胰岛相似。上述结果提示,通过 hES 细胞规模化制备功能性胰岛 β 细胞,有望为糖尿病细胞替代治疗提供充足的细胞来源。D'Amour 等将 hES 细胞诱导分化为胰腺内胚层细胞(pancreatic endoderm cells, PEC)后移植到链脲佐菌素(STZ)诱导的糖尿病小鼠体内,经过体内的进一步分化,移植物在特异性转录因子表达、胰岛素原加工、胰岛素分泌颗粒等方面表现出功能性胰岛 β 细胞的特征,不仅可分泌胰岛素和 C 肽,还可发挥明显的降糖效应。此外,将该 PEC 接种入隔离包囊中,再移植至糖尿病小鼠体内,移植 7 周后可检测到人胰岛素的分泌,到移植后 20 周时 PEC 可分泌足够的人胰岛素,以逆转糖尿病小鼠的高血糖状态。生物发光成像分析显示,移植后 60~154 日,包囊内 PEC 均可见存活。因此,移植包囊化的 PEC 既可促进其进一步分化和成熟,又可保证移植物的安全。

自 2009 年起,全球先后批准了多项 hES 细胞治疗疾病的临床研究。美国 ViaCyte 生物技术公司利用 hES 细胞制备的 PEC 产品已获准进入 Ⅰ、Ⅱ 期临床试验阶段,这是干细胞治疗糖尿病领域的重大事件。一项 PEC 移植治疗 1 型糖尿病的临床试验(注册号:NCT 03163511)由美国加州大学圣迭戈分校和 ViaCyte 生物技术公司联合开展,在这项为期 2 年的非随机、开放标签的 Ⅰ、Ⅱ 期临床试验中,PEC 及其细胞载体

(PEC-Direct)被移植至1型糖尿病患者皮下,评估移植两个剂量的 PEC-Direct 治疗1型糖尿病的安全性、耐受性及有效性,终点指标包括治疗后的所有不良反应、C肽水平改善等。考虑到该细胞产品存在免疫排斥反应,患者可能需终身使用抗免疫排斥药物,故该临床试验仅纳入低血糖感知受损、频繁发生严重低血糖事件的1型糖尿病患者。该临床试验自2017年6月开始实施,计划纳入55例受试者。

为克服免疫排斥反应,ViaCyte 生物技术公司将 PEC 接种入多聚四氟乙烯免疫隔离包囊装置,制成细胞移植产品 PEC-Encap。2014年,美国 FDA 批准了 PEC-Encap 移植治疗1型糖尿病的临床试验(注册号:NCT 02239354)。该研究是一项为期2年的非随机、开放标签的Ⅰ、Ⅱ期临床试验,计划入选40例的1型糖尿病患者,评估皮下移植 PEC-Encap 的安全性、耐受性及有效性,并进行不同剂量的探索,试验终点指标包括治疗后的不良反应、C肽水平改善等。该临床试验计划在美国和加拿大进行。

(二) SCNT-hES 细胞向 IPC 分化的研究进展

理论上,通过 SCNT 技术制备患者特异性的 hES 细胞并将其诱导分化为 IPC 是同时解决胰岛移植中供体胰岛来源不足和免疫排斥反应两大难题最有希望的途径。2014年,1型糖尿病患者特异性的 SCNT-hES 细胞系建系成功,为患者个性化的 hES 细胞用于治疗糖尿病奠定了重要基础。新近,1型糖尿病患者特异性的 SCNT-hES 细胞已被诱导定向分化为功能性胰岛β细胞。在 STZ 糖尿病小鼠中,将 SCNT-hES 来源的β细胞和人类原代胰岛分别移植至小鼠肾囊内,均可使小鼠血糖水平恢复正常。因此,SCNT-hES 细胞来源的β细胞是用于1型糖尿病患者细胞替代治疗的理想细胞。

(三) iPS 细胞向 IPC 分化的研究进展

研究显示,小鼠皮肤成纤维细胞制备的 iPS 细胞可被诱导分化为 IPC,将其经肝门静脉注入1型糖尿病和2型糖尿病小鼠体内,可提高胰岛素释放水平,改善小鼠的高血糖状态,糖化血红蛋白(HbA_{1c})水平可趋于正常。另有研究显示,将人 iPS 细胞成功诱导分化为 IPC,其与 hES 细胞来源的 IPC 在细胞形态、基因和蛋白表达谱、葡萄糖刺激的胰岛素分泌反应等方面是相似的。2008年,Park 等建立了多种疾病特异性的 iPS 细胞系,其中包括1型糖尿病患者来源的 iPS 细胞系。2009年,成功将建立的1型糖尿病患者特异性 iPS 细胞诱导定向分化为 IPC。新近,另有研究发现,去甲基化处理可大幅度提高1型糖尿病患者特异性 iPS 细胞分化为 IPC 的效率,移植至糖尿病动物体内可发挥降糖作用。

2017年,日本研究团队报道了一例 iPS 细胞来源的视网膜色素上皮细胞移植治疗黄斑变性的临床试验(注册号:UMIN000011929)。该团队利用一例患有年龄相关性黄斑变性的女性患者的皮肤成纤维细胞制备 iPS 细胞,先将其诱导分化为视网膜色素上皮细胞薄层,再将该细胞薄层移植至视网膜黄斑中央凹之下。结果显示,移植后患者黄斑水肿迅速消失,但随访至4个月时重新出现,水肿程度与基线时相似;移植后1年,移植物保持完好,没有细胞增殖、局部或全身性恶性病变,患者的最佳矫正视力虽未改善,但也无进一步恶化。值得注意的是,移植后1年行荧光素眼底血管造影显示,

移植物中存在微量的荧光信号,目前尚不清楚其是否为新生血管。

理论上,患者特异性 iPS 细胞来源的 IPC 有望同时解决胰岛移植中供体胰岛来源不足和免疫排斥反应两大难题。然而,目前尚无 iPS 细胞用于治疗糖尿病的报道。iPS 细胞来源的 IPC 除用于糖尿病患者的细胞替代治疗外,还可作为疾病模型用于糖尿病的发病机制研究,并可在新药研发中作为药物筛选的工具。

(四) 成体干细胞治疗糖尿病的研究进展

目前几乎所有的组织或器官中均已发现特异性成体干细胞的存在,理论上成体干细胞是修复和再生的基础。采用患者自体的成体干细胞进行移植治疗可避免免疫排斥问题。

1. **胰腺干细胞**·在快速生长、发育、妊娠及肥胖等特殊条件下,胰腺细胞可发生增殖、分化、新生等动态变化,以适应机体代谢需求。国内外研究显示,胰腺干细胞在体外可诱导分化为胰腺内分泌和外分泌细胞。胰腺干细胞在体内的组织定位和表型特征目前尚不清楚。谱系示踪分析显示,碳酸酐酶Ⅱ阳性的胰导管细胞在出生后和胰腺受损的情况下可形成胰岛和腺泡细胞。此外,胰导管结扎诱导的胰腺新生细胞源于导管内 Ngn3 阳性的细胞,并且这些细胞在体外可分化为功能性胰岛细胞。另有研究显示,将表达细胞角蛋白19的成人胰导管来源的干细胞诱导分化为胰岛样细胞,这些细胞具有葡萄糖刺激的胰岛素分泌反应,移植到裸鼠肾囊区可分化为胰腺的内分泌和外分泌细胞。

理论上可尝试从糖尿病患者的胰腺中获取胰腺干细胞,并在体外进行扩增培养、诱导分化形成新的胰岛细胞,最后再将这些细胞移植到患者体内。目前人类胰腺干细胞研究的主要困惑包括:缺乏特异性标志分子,分离、纯化及鉴定比较困难;体外诱导分化方案各不相同,研究结果差异较大;分化所得的胰岛细胞数量有限,成熟度较差,胰岛素含量和葡萄糖刺激的胰岛素分泌量均较低,不能完全实现胰岛素分泌的生理性调节。因此,胰腺干细胞用于治疗糖尿病的临床前景尚不十分清楚。

2. **与胰腺胚胎起源相近的成体组织干细胞**·胰腺内分泌细胞也可能来源于其他组织特异性的成体干细胞的转分化,如肝脏干细胞、小肠干细胞等。肝脏与胰腺均来自内胚层,并且表达许多相同的早期转录因子。因此,理论上可利用肝脏干细胞制备胰岛细胞。研究显示,胎儿肝脏前体细胞在导入 Pdx1 基因后,可定向分化为胰岛β细胞,这些细胞存在葡萄糖刺激的胰岛素分泌反应,移植后可纠正糖尿病小鼠的高血糖状态。在高糖或活化素 A 等细胞因子的诱导下,肝脏卵圆细胞也可在体外分化为 IPC,这些细胞表达胰岛β细胞特异性的转录因子,移植到糖尿病动物体内可降低血糖。此外,采用 GLP-1 处理离体培养的成体小肠上皮细胞,可使其分化为具有葡萄糖反应性的 IPC,移植到糖尿病小鼠体内能够使血糖恢复正常。

3. **MSC 和其他成体干细胞**·MSC 是一类具有多向分化潜能的成体干细胞,分布在全身组织或器官的间质中,有较强的增殖能力,免疫原性弱,在适当的诱导分化条件下,可引起特异性的组织分化,MSC 可分化为成骨细胞、成肌细胞等中胚层细胞,也可分化为神经细胞等外胚层细胞,还可分化为肝

细胞等内胚层细胞。因此，研究 MSC 向胰岛细胞的分化，将为治疗糖尿病提供可供移植的细胞来源。MSC 分化为胰岛 β 细胞的基本原理是借助生物因子启动 MSC 中胰岛特异性转录因子的表达，改变其原有细胞形态，产生胰岛特异性的激素。体外研究和动物实验显示，骨髓来源的干细胞在体外和体内均可分化为 IPC，这些细胞具有类似胰岛的形态结构，可表达胰岛素、胰高血糖素等胰岛特异性基因产物，具有成熟 β 细胞的超微结构，存在葡萄糖刺激的胰岛素分泌反应，移植后具有降血糖效应。国内学者从 1 型糖尿病和 2 型糖尿病患者中获得骨髓 MSC，并在体外诱导分化为功能性 IPC。

其他类型的成体干细胞（如脂肪干细胞等）在体外也可诱导分化为功能性胰岛细胞，但是有些在体外培养条件下制备的细胞缺乏胰岛细胞正常发育所需的必要信号，导致制备的细胞存在部分性功能缺失。例如，虽然可分泌胰岛素，但是并不能精确模仿胰岛 β 细胞的生理性调节作用，故还需进一步从形态特征、超微结构、生理学作用等方面对分化鉴定结果进行验证。

4.骨髓干细胞移植治疗糖尿病·骨髓干细胞包含造血干细胞、MSC、内皮祖细胞等多种干细胞亚群，具有多向分化的潜能。骨髓干细胞是一种被广泛研究和应用的成体干细胞，骨髓造血干细胞用于治疗血液系统疾病的技术已较为成熟。采用患者自体的骨髓干细胞进行移植可克服免疫排斥问题。动物实验显示，将骨髓来源的细胞移植到糖尿病小鼠体内有助于胰岛细胞的新生。骨髓干细胞移植可促进小鼠受者胰岛细胞的增殖，使得胰岛细胞数量增多，胰岛结构改善，胰岛素分泌量增多。在自身免疫性糖尿病发病之前进行骨髓移植可阻止非肥胖糖尿病小鼠发生糖尿病。谱系示踪实验证实，骨髓来源的干细胞可迁移至胰腺并且产生 IPC。另有研究显示，这些 IPC 并非骨髓来源，而是残存 β 细胞的自我复制，推测骨髓干细胞移植可释放细胞因子或重建胰腺局部的免疫平衡状态，从而缓解糖尿病。

2007 年，巴西学者在 15 例新诊断的 1 型糖尿病患者中给予大剂量免疫抑制剂后进行自体非清髓造血干细胞移植（autologous nonmyeloablative hematopoietic stem cell transplantation，AHST），14 例达到停用胰岛素注射，最长者达 35 个月，其中 13 例 HbA$_{1c}$ 水平维持在 7% 以下；移植后 6 个月 C 肽释放反应比移植前明显增加，12 和 24 个月时几乎保持不变。2009 年，该研究团队增加了病例数至 23 例，并延长了随访时间，观察到在胰岛素停用或减量的同时，C 肽水平显著升高，并可长期保持。波兰学者的研究显示，8 例接受 AHST 治疗的 1 型糖尿病患者均可停用胰岛素注射治疗，1 例患者在移植后 7 个月重新注射低剂量胰岛素，6 例患者服用阿卡波糖即可获得良好的控制血糖。朱大龙教授团队在 13 例新发 1 型糖尿病患者（其中 10 例伴有酮症酸中毒）给予 AHST，并随访 31～54 个月。结果显示，在给予大剂量环磷酰胺后患者的淋巴细胞数量显著降低，AHST 后淋巴细胞数量逐渐恢复，同时伴有血清胰岛自身抗体、促炎性细胞因子水平的下降，提示 AHST 可调控免疫系统的重建。11 例患者胰岛素的需求量显著下降，伴有 HbA$_{1c}$ 水平下降和 C 肽水平升高。其中有 3 例患者停用胰岛素注射 7～54 个月。此外，残

存 β 细胞存活与 β 细胞功能呈正相关，而与胰岛自身抗体浓度呈负相关；输注的干细胞数量与血清抗炎性细胞因子和空腹 C 肽水平呈正相关，而与促炎性细胞因子水平和输注后的胰岛素需求量呈负相关。宁光教授团队的研究显示，AHST 可下调 T 细胞的数量，改变外周血单个核细胞的基因表达谱，提示 AHST 可能通过调节 T 细胞的自身免疫反应来改善 β 细胞功能。将这两项临床试验进行汇总分析，28 例 1 型糖尿病患者行 AHST，其中 15 例患者（53.6%）停用胰岛素，有 8 例患者停用胰岛素达 2 年。此外，酮症酸中毒可影响 AHST 的治疗效果。谭建明教授团队通过胰腺动脉插管将脐带 MSC 和自体骨髓单核细胞联合移植至 1 型糖尿病患者体内，观察干细胞联合治疗 1 型糖尿病的有效性和安全性。这是一项随机对照、开放标签的临床研究，拟纳入 42 例 1 型糖尿病受试者，年龄在 18～40 岁，HbA$_{1c}$ 水平 7.5%～10.5%，病程 2～16 年，随机分配到干细胞联合移植组或标准治疗对照组。在随访 1 年的主要终点中，干细胞联合移植组 C 肽的分泌量较基线显著增加，71%（15/21）的受试者升高 105.7%，而接受标准治疗的对照组受试者 C 肽较基线下降了 7.7%；干细胞联合移植组 HbA$_{1c}$ 自基线显著下降 1.26%，而对照组则较基线升高 1.2%；干细胞联合移植组的空腹血糖也明显下降 24.4%，对照组仅下降 4.3%。虽未能停止胰岛素治疗，但干细胞联合移植患者的胰岛素需求量较基线减少了 29.2%，而对照组则维持原状。此外，干细胞联合移植组受试者的焦虑和抑郁症状减轻，生活质量评分提高，而对照组则无明显变化。干细胞联合移植组严重低血糖事件发生率降低，未报道严重不良事件。

Estrada 等对 2 型糖尿病患者进行经胰腺动脉自体骨髓干细胞移植与高压氧联合治疗，每 3 个月随访 1 次，1 年后患者的代谢控制较基线显著改善，表现为空腹血糖和 HbA$_{1c}$ 显著降低，空腹 C 肽和 C 肽/血糖明显升高，胰岛素需要量减少，而体重指数保持不变。Bhansali 等采用选择性胃十二指肠动脉内输注自体骨髓干细胞治疗 10 例需要胰岛素治疗的 2 型糖尿病患者，7 例患者达到首要终点，即胰岛素剂量减少≥50% 判断为有效，其中 3 例患者可完全脱离胰岛素，平均 HbA$_{1c}$ 下降 1.0%，在 7 例有效患者中有 3 例 HbA$_{1c}$<7%。在整组和有效组中，空腹和胰高血糖素刺激的 C 肽水平均显著增加，稳态模型评估的 β 细胞功能指数（HOMA - β）显著升高，胰岛素抵抗指数（HOMA - IR）则无明显改变。随后，该团队开展了一项随机单盲安慰剂对照临床试验，旨在明确自体骨髓干细胞治疗的安全性和有效性。22 例 2 型糖尿病患者（三种口服降糖药治疗无效，需每日注射胰岛素≥0.4 IU/kg 才能达到 HbA$_{1c}$<7.5%，且维持至少 1 年）随机分为两组，随访 12 个月。实验组靶向注射（胰十二指肠上动脉 6 例、胃十二指肠动脉 4 例、胰十二指肠下动脉 1 例）自体骨髓干细胞（单个核细胞），12 周后应用粒细胞集落刺激因子动员采集外周血单个核细胞并行肘前静脉输注，对照组采取相同的操作流程，注射生理盐水。实验组 82%（9/11）患者达到首要终点（胰岛素剂量减少≥50%），平均胰岛素剂量减少达 62%，对照组剂量减少 23.4%，两组间差别有统计学意义。实验组 HbA$_{1c}$ 水平基本保持稳定，而对照组则显著升高。与对照组相比，胰高血糖素刺激的 C 肽水平显著更高，并且胰岛素需要

量的减少幅度与 C 肽水平呈正相关。上述结果提示,自体骨髓干细胞移植在 2 型糖尿病患者中也可改善胰岛 β 细胞功能。

综上所述,骨髓干细胞移植治疗糖尿病在小型临床试验中已被证实具有一定的疗效,但其长期疗效和安全性尚需在高质量的大型随机对照临床试验中加以验证,其治疗作用机制也需要进一步探讨。

四、基于干细胞相关技术的糖尿病治疗策略研究进展

(一) 胰腺、肝脏及肠道细胞的体内转分化

胰岛 β 细胞再生的另一个策略是借鉴干细胞相关技术,从患者体内细胞增殖、分化或转化着手,重建功能性 β 细胞总量,从而避开干细胞建系、体外诱导定向分化面临的伦理和技术难题,以及异体细胞移植的免疫排斥问题。

1. 胰腺其他类型细胞在体内直接转化为胰岛 β 细胞·腺泡和导管细胞占胰腺的 95% 以上,且在各种刺激条件下具有增殖能力,这使它们成为胰岛 β 细胞再生的重要细胞来源。Zhou 等向成年小鼠的胰腺外分泌细胞中导入 3 个调控 β 细胞发育的关键性转录因子 Ngn3、PDX1 及 MafA,成功将其重编程为 IPC,这些细胞与原代 β 细胞在形态、体积、超微结构、分子标志物等方面无显著差异,可表达 β 细胞功能所必需的基因,重塑局部的血管分布,分泌胰岛素,从而降低 STZ 糖尿病小鼠的高血糖。上述结果提示,在成体器官中可利用特定因子将体细胞重编程,直接进行细胞的体内转化,而不必先将体细胞在体外逆转到多潜能干细胞状态再进行诱导分化,这不仅可避免诱导定向分化的繁琐步骤和低效率,也可避免干细胞的成瘤性风险。此外,胰腺外分泌细胞与 β 细胞在表观遗传学上具有较高的相似性,两者间的转化仅需进行较少的遗传学修饰。然而,这种方法诱导形成的胰岛细胞不能形成典型的胰岛样结构。

胰岛 α 细胞与 β 细胞之间可表达相同的转录因子(如 Isl1、PAX6 等),且在葡萄糖代谢和激素分泌的调控机制上也非常相似。此外,在成熟胰腺组织中,α 细胞位于 β 细胞的周边,且可感应血糖水平的变化。因此,在体内将 α 细胞转变为 β 细胞同样具有良好的研发前景。已有研究显示,在胰腺前体细胞中过表达 PAX4 可产生 α 细胞,继而转分化为 β 细胞,但该分化细胞并不能使血糖恢复到正常水平。2010 年,Thorel 等利用谱系示踪方法发现,在条件性白喉毒素受体转基因小鼠给予白喉毒素诱导 β 细胞几乎完全缺失的情况下,α 细胞可自发转化为 β 细胞,但显著的 β 细胞再生需要数个月才能完成。另有研究显示,应用胰腺导管结扎联合四氧嘧啶可在 2 周内完成胰岛再生,新生的 β 细胞主要来源于 α 细胞,而非胰腺前体细胞,且在老年动物体内仍然存在 α 细胞向 β 细胞的转化。在该动物模型中,虽然 β 细胞新生迅速有效,但血糖水平仍未完全恢复正常。上述结果提示,成体胰腺细胞之间存在自发的细胞转化。

新近的研究显示,在正常小鼠和 STZ 诱导的 1 型糖尿病小鼠中,γ-氨基丁酸(gamma-aminobutyric acid,GABA)腹腔注射可下调 α 细胞标志物 Arx 表达,上调 β 细胞标志物 PAX4 表达,促进 α 细胞向 β 细胞转化,进而动员导管上皮形成

Ngn3 阳性前体细胞,引起 α 细胞新生;新生的 α 细胞进一步转化为 β 细胞,最终导致显著的 β 细胞再生。此外,GABA 干预可多次逆转 STZ 反复注射所诱导的高血糖。然而,要完全恢复到 STZ 损伤之前的 β 细胞总量,大约需要注射 GABA 治疗 3 个月。另有研究显示,抗疟药青蒿素类化合物可通过激活 A 型 GABA 受体从而促进斑马鱼、小鼠、大鼠、人等种属的 α 细胞转化为 β 细胞。然而,该研究并未详细提供其增加 β 细胞数量幅度的数据,且该效应在啮齿类动物中通常需要数周到数月才能显现。

促进胰腺外分泌细胞或胰岛 α 细胞向 β 细胞转化是体内重建功能性 β 细胞总量的重要策略,研发安全有效促进 α 细胞向 β 细胞转化的药物是治疗甚或逆转糖尿病的潜在希望。GABA 和青蒿素类化合物似乎具有潜在的临床应用前景,但其长期使用的安全性必须进行认真评估。

2. 肝细胞在体内直接转化为胰岛细胞·在胚胎发育过程中,肝脏和胰腺均来自肠管内胚层,且在转录因子表达等方面具有许多相似之处。肝脏是胰岛素作用的主要靶器官,可感应体内血糖水平的变化。此外,成体肝脏有一定的再生能力。因此,将体内的肝细胞转化为能够分泌胰岛素的细胞是一个重要的研发方向。研究显示,将 PDX1、Ngn3 等转录因子导入成年 STZ 糖尿病小鼠肝细胞内,可激活肝细胞内胰岛素基因的表达,将其转变为 IPC,从而减轻模型动物的高血糖。尽管如此,这种方法所产生的 IPC 并不是完全成熟的胰岛细胞。

3. 肠道前体细胞在体内异位产生胰岛素·胰腺前体细胞和肠道前体细胞均可表达 Ngn3。胰腺前体细胞主要存在于胚胎发育期,但在生理状态下的成体胰腺中数量极少。然而,肠道前体细胞在成年期持续存在,以维持肠道内分泌细胞的不断更新。研究发现,肠道特异性叉头盒蛋白 O1(forkhead box O1,FoxO1)基因敲除可增加肠道 Ngn3 阳性的前体细胞及子代细胞的数量,并可在肠上皮生成 IPC,这些细胞具有胰岛 β 细胞特异性标志物的表达,具有葡萄糖刺激的胰岛素分泌反应,可降低血糖水平。在 STZ 糖尿病小鼠中,FoxO1 基因敲除可诱导肠道 IPC 的新生。在肠道生成 IPC 这一现象在胚胎期和成年的动物中均可发生。进一步研究证实,肠道生成的 IPC 并非来自肠道细胞的转分化,而是因为 Ngn3 阳性的前体细胞向 IPC 分化的抑制作用消失所致。由于肠道细胞的更新速率较高,发生损伤后肠道 IPC 可快速再生,并且肠道细胞具有部分的免疫豁免效应,故肠道生成的 IPC 可免受免疫系统的攻击和破坏。完成上述研究的美国哥伦比亚大学 Accili 教授团队已着手筛选和研发 FoxO1 特异性抑制剂,有望在 1 型糖尿病治疗中取得颠覆性的重大突破。

(二) 促进胰岛 β 细胞新生的生物因子

在大多数哺乳动物中,体内 β 细胞的凋亡与新生之间保持动态平衡,每日约有 3% 的 β 细胞被更新。研究显示,多种生长因子和激素可在体外或体内促进 β 细胞新生,减少 β 细胞凋亡,为胰岛再生治疗带来新的希望。

近期的研究发现,肠促胰素在胰岛再生中发挥重要作用。GLP-1 是一种重要的肠促胰素,主要由末端空肠、回肠及结肠的 L 细胞分泌。GLP-1 具有促进胰岛 β 细胞增殖和抑制

其凋亡的作用，可导致 β 细胞体内或体外的复制和新生。GLP-1 及其受体激动剂可增加正常小鼠和糖尿病小鼠的 β 细胞总量，改善年龄相关性糖耐量受损，阻止或延缓 *db/db* 小鼠发生糖尿病，降低 STZ 或胰腺部分切除术小鼠糖尿病的严重程度。此外，GLP-1 可诱导胰腺的导管细胞和腺泡细胞分化为 IPC，还可诱导巢蛋白阳性的胰腺前体细胞分化为表达胰岛素和胰高血糖素的细胞。

葡萄糖依赖性促胰岛素多肽（GIP）是另一种重要的肠促胰素。GIP 由十二指肠和空肠的 K 细胞分泌，具有强烈的葡萄糖依赖性促胰岛素分泌作用。研究显示，GIP 不仅可促进第一时相胰岛素分泌，还具有促进脂肪合成、抑制胃酸分泌等作用。与 GLP-1 一样，GIP 也可促进胰岛 β 细胞增殖和新生，抑制 β 细胞凋亡，从而增加 β 细胞总量。

促胃液素、表皮生长因子、胰岛素样生长因子 1、胰岛素样生长因子 2、血小板衍生生长因子等生物因子在特定条件下均可发挥促进胰岛 β 细胞有丝分裂的作用，使 β 细胞增殖率明显提高，阻止 STZ 处理小鼠发生糖尿病。然而，上述生物因子对糖尿病患者 β 细胞再生是否具有类似的促进作用，目前尚不清楚。

五、总结与展望

重建糖尿病患者的功能性胰岛 β 细胞总量是治疗糖尿病的理想策略，干细胞技术的飞速发展为糖尿病患者的细胞替代治疗提供广阔的应用前景。ES 细胞是目前研究最广泛、最成熟的干细胞体系，hES 细胞向胰岛细胞分化的研究为细胞替代治疗提供理论和技术积淀，SCNT-hES 细胞可解决免疫排斥的难题，评估 hES 细胞治疗 1 型糖尿病的安全性和有效性已进入临床试验，但 hES 细胞（特别是 SCNT-hES 细胞）研究仍面临伦理学争议。iPS 细胞有望同时解决伦理学争议和免疫排斥反应两大难题，建立糖尿病患者特异性的 iPS 细胞系具有潜在的临床应用前景。患者自体的成体干细胞不存在伦理和免疫排斥问题，且具有来源广泛、安全性好等特性，故已成为目前临床研究最常用的干细胞，自体骨髓干细胞移植治疗糖尿病在小型临床试验中已被证实具有一定的疗效。此外，胰岛 α 细胞、肝脏和肠道细胞向 β 细胞转化等干细胞相关技术也具有潜在的临床应用前景。另一方面，干细胞相关技术在研究胰腺的胚胎发育、糖尿病的发病机制、药物筛选、基因治疗等方面均可能具有一定的应用价值。

目前干细胞技术治疗糖尿病正处于基础理论和关键技术亟待突破的阶段，要达到最终的广泛临床应用仍需假以时日。首先，如何有效诱导干细胞向胰岛细胞分化的关键技术问题还没有彻底解决。其次，目前研究成果大多数是在啮齿类动物模型中得到的，故其用于治疗糖尿病患者的安全性尚不清楚。当前迫切需要开展的工作包括：明确调控胰腺和胰岛 β 细胞正常胚胎发育的关键信号分子；发现促进胰岛 β 细胞分化的特异性诱导因子，对体外诱导分化方案进行优化；对细胞替代治疗糖尿病进行严格的有效性和安全性评价；建立患者特异性的干细胞库；针对干细胞技术治疗糖尿病的临床应用问题制定合理的操作规程和管理规范。随着干细胞研究的深入开展和技术的不断完善，相信干细胞技术必将为糖尿病治疗学领域开辟一片崭新的天地。

参考文献

[1] 洪天配.胰岛移植的研究现状与应用进展[J].中国实用内科杂志,2006,26(17)：1311-1313.

[2] Foster ED, Bridges ND, Feurer ID, et al. Improved health-related quality of life in a phase 3 islet transplantation trial in type 1 diabetes complicated by severe hypoglycemia[J]. Diabetes Care, 2018, 41(5)：1001-1008.

[3] 魏蕊,洪天配.干细胞技术治疗糖尿病的研究进展与应用前景[J].世界华人消化杂志,2011,19(05)：441-450.

[4] Wei R, Hong T. Lineage reprogramming: a promising road for pancreatic beta cell regeneration[J]. Trends Endocrinol Metab, 2016, 27(3)：163-176.

[5] 杨进,刘国强,洪天配.治疗性克隆与体细胞重编程：殊途同归[J].生理科学进展,2009,40(02)：101-105.

[6] Gao M, Yang J, Wei R, et al. Ghrelin induces cardiac lineage differentiation of human embryonic stem cells through ERK 1/2 pathway[J]. Int J Cardiol, 2013, 167(6)：2724-2733.

[7] Wei R, Yang J, Liu GQ, et al. Dynamic expression of microRNAs during the differentiation of human embryonic stem cells into insulin-producing cells[J]. Gene, 2013, 518(2)：246-255.

[8] Yu F, Wei R, Yang J, et al. FoxO1 inhibition promotes differentiation of human embryonic stem cells into insulin producing cells[J]. Exp Cell Res, 2018, 362(1)：227-234.

[9] Tachibana M, Amato P, Sparman M, et al. Human embryonic stem cells derived by somatic cell nuclear transfer[J]. Cell, 2013, 153(6)：1228-1238.

[10] Takahashi K, Tanabe K, Ohnuki M, et al. Induction of pluripotent stem cells from adult human fibroblasts by defined factors[J]. Cell, 2007, 131(5)：861-872.

[11] Warren L, Manos PD, Ahfeldt T, et al. Highly efficient reprogramming to pluripotency and directed differentiation of human cells with synthetic modified mRNA[J]. Cell Stem Cell, 2010, 7(5)：618-630.

[12] Hou P, Li Y, Zhang X, et al. Pluripotent stem cells induced from mouse somatic cells by small-molecule compounds[J]. Science, 2013, 341(6146)：651-654.

[13] Yang Y, Liu B, Xu J, et al. Derivation of pluripotent stem cells with in vivo embryonic and extraembryonic potency[J]. Cell, 2017, 169(2)：243-257.

[14] Lumelsky N, Blondel O, Laeng P, et al. Differentiation of embryonic stem cells to insulin-secreting structures similar to pancreatic islets[J]. Science, 2001, 292(5520)：1389-1394.

[15] D'Amour KA, Bang AG, Eliazer S, et al. Production of pancreatic hormone-expressing endocrine cells from human embryonic stem cells[J]. Nat Biotechnol, 2006, 24(11)：1392-1401.

[16] Pagliuca FW, Millman JR, Gurtler M, et al. Generation of functional human pancreatic beta cells in vitro[J]. Cell, 2014, 159(2)：428-439.

[17] Yamada M, Johannesson B, Sagi I, et al. Human oocytes reprogram adult somatic nuclei of a type 1 diabetic to diploid pluripotent stem cells[J]. Nature, 2014, 510(7506)：533-536.

[18] Sui L, Danzl N, Campbell SR, et al. Beta-cell replacement in mice using human type 1 diabetes nuclear transfer embryonic stem cells[J]. Diabetes, 2018, 67(1)：26-35.

[19] Zhang D, Jiang W, Liu M, et al. Highly efficient differentiation of human ES cells and iPS cells into mature pancreatic insulin-producing cells[J]. Cell Res, 2009, 19(4)：429-438.

[20] Park IH, Arora N, Huo H, et al. Disease-specific induced pluripotent stem cells[J]. Cell, 2008, 134(5)：877-886.

[21] Manzar GS, Kim EM, Zavazava N. Demethylation of induced pluripotent stem cells from type 1 diabetic patients enhances differentiation into functional pancreatic beta cells[J]. J Biol Chem, 2017, 292(34)：14066-14079.

[22] Mandai M, Watanabe A, Kurimoto Y, et al. Autologous induced stem-cell-derived retinal cells for macular degeneration[J]. N Engl J Med, 2017, 376(11)：1038-1046.

[23] Mandai M, Kurimoto Y, Takahashi M. Autologous induced stem-cell-derived retinal cells for macular degeneration[J]. N Engl J Med, 2017, 377(8)：792-793.

[24] Liu KC, Leuckx G, Sakano D, et al. Inhibition of Cdk5 promotes beta-

cell differentiation from ductal progenitors[J]. Diabetes, 2018, 67(1): 58-70.

[25] Zhang L, Hu J, Hong TP, et al. Monoclonal side population progenitors isolated from human fetal pancreas[J]. Biochem Biophys Res Commun, 2005, 333(2): 603-608.

[26] Zalzman M, Anker-Kitai L, Efrat S. Differentiation of human liver-derived, insulin-producing cells toward the beta-cell phenotype[J]. Diabetes, 2005, 54(9): 2568-2575.

[27] 魏蕊, 洪天配. 自体骨髓干细胞移植治疗糖尿病的研究现状[J]. 中国糖尿病杂志, 2010, 18(9): 710-713.

[28] Couri CE, Oliveira MC, Stracieri AB, et al. C-peptide levels and insulin independence following autologous nonmyeloablative hematopoietic stem cell transplantation in newly diagnosed type 1 diabetes mellitus[J]. JAMA, 2009, 301(15): 1573-1579.

[29] Gu W, Hu J, Wang W, et al. Diabetic ketoacidosis at diagnosis influences complete remission after treatment with hematopoietic stem cell transplantation in adolescents with type 1 diabetes[J]. Diabetes Care, 2012, 35(7): 1413-1419.

[30] Cai J, Wu Z, Xu X, et al. Umbilical cord mesenchymal stromal cell with autologous bone marrow cell transplantation in established type 1 diabetes: a pilot randomized controlled open-label linical study to assess safety and impact on insulin secretion[J]. Diabetes Care, 2016, 39(1): 149-157.

[31] Estrada EJ, Valacchi F, Nicora E, et al. Combined treatment of intrapancreatic autologous bone marrow stem cells and hyperbaric oxygen in type 2 diabetes mellitus[J]. Cell Transplant, 2008, 17(12): 1295-1304.

[32] Bhansali A, Asokumar P, Walia R, et al. Efficacy and safety of autologous bone marrow derived stem cell transplantation in patients with type 2 diabetes mellitus: a randomized placebo-controlled study[J]. Cell Transplant, 2013, 23(9): 1075-1085.

[33] Zhou Q, Brown J, Kanarek A, et al. In vivo reprogramming of adult pancreatic exocrine cells to beta-cells[J]. Nature, 2008, 455(7213): 627-632.

[34] Thorel F, Nepote V, Avril I, et al. Conversion of adult pancreatic alpha-cells to beta-cells after extreme beta-cell loss[J]. Nature, 2010, 464(7292): 1149-1154.

[35] Ben-Othman N, Vieira A, Courtney M, et al. Long-term GABA administration induces alpha cell-mediated beta-like cell neogenesis[J]. Cell, 2017, 168(1-2): 73-85.

[36] Li J, Casteels T, Frogne T, et al. Artemisinins target GABA$_A$ receptor signaling and impair alpha cell identity[J]. Cell, 2017, 168(1-2): 86-100.

[37] Talchai C, Xuan S, Kitamura T, et al. Generation of functional insulin-producing cells in the gut by Foxo1 ablation[J]. Nat Genet, 2012, 44(4): 406-412, S401.

第二十九章·糖尿病急性并发症

陆菊明　郭清华

糖尿病急性并发症包括糖尿病酮症酸中毒、高血糖高渗综合征、乳酸性酸中毒、低血糖症等。随着胰岛素的广泛应用及使用方法的进步，糖尿病急性并发症的死亡率明显下降，现在已不是糖尿病患者死亡的主要原因，但如诊断和处理不当，仍可威胁糖尿病患者的生命，需予以足够的重视。

第一节·糖尿病酮症酸中毒

糖尿病酮症酸中毒(diabetic ketoacidosis, DKA)是由于机体胰岛素分泌严重不足和升糖激素不适当升高引起的碳水化合物、脂肪和蛋白质代谢紊乱综合征，以致水、电解质和酸碱平衡失调，临床以高血糖、高血酮和代谢性酸中毒为主要表现，是糖尿病患者最常见的严重急性并发症和急症。

一、流行病学资料

英国和瑞典1型糖尿病患者DKA的年发病率分别为13.6/1 000和14.9/1 000。美国罹患DKA患者的住院率在过去10年内上升了30.0%。我国缺乏全国性的高血糖危象的流行病学调查数据。四川华西医院内分泌科1996—2005年住院糖尿病患者急性并发症(包括DKA、高血糖高渗综合征、乳酸性酸中毒、糖尿病低血糖症等)的平均发生率为16.8%，总体呈逐年上升趋势。因急性并发症入院的具体原因中，DKA最常见，为70.4%。

在1921年胰岛素问世之前糖尿病酮症酸中毒的死亡率高达90%以上，随着胰岛素的问世和抗生素的应用及补液纠

正脱水，病死率降至10%以下。但在老年患者及合并有危及生命的严重疾病者，病死率仍较高。

二、发病机制

(一) 常见诱因

任何加重胰岛素缺乏或胰岛素抵抗的因素或增加胰岛素拮抗激素分泌的因素均可诱发酮症酸中毒的发生。许多患者的诱因不是单一的，10%～30%的患者无明显诱因而突然发病。常见的诱因如下。

1. 感染·是最常见的诱因，占50%以上，以呼吸道、泌尿道、消化道的感染最为常见，口腔、下肢、会阴部及皮肤的感染也可成为诱因，但常被漏诊。

2. 胰岛素使用不当·随意中断胰岛素的使用或突然减少胰岛素剂量，占15%～20%，在1型糖尿病患者，尤其是"脆性糖尿病"完全依赖外源胰岛素，一旦停用，短期内患者就可发生本病。

3. 体内代谢负荷剧增·如饮食失控，进食过多高糖、高脂肪食物或酗酒等，或短期内不适当静脉输入过多葡萄糖。

4. 应激状态·如急性胰腺炎、脑血管意外、急性心肌梗死、心力衰竭、外伤、手术、麻醉、妊娠分娩、脑卒中及甲亢等，以及精神创伤、过度激动等。

5. 其他诱因·如体内产生胰岛素抗体，使用糖皮质激素、噻嗪类利尿剂、拟交感神经药物及某些抗精神病药物等。

(二) 病理生理

乙酰乙酸、β羟丁酸和丙酮，三者统称酮体，其中乙酰乙酸和β羟丁酸为较强的有机酸。酮体是脂肪动员时脂肪酸β

氧化的正常代谢产物。脂肪经脂肪酸β氧化或乙酰辅酶 A 缩合生成的乙酰乙酸辅酶 A 再经β-羟-β-甲基戊二酰单酰辅酶 A（HMG-CoA）合成酶和裂解酶转化为乙酰乙酸，在肝脏脱去羟基生成丙酮或还原为β羟丁酸。肝脏是生成酮体的主要器官，而肝脏本身不能利用酮体，肝外组织可氧化利用酮体。在肝外组织，β羟丁酸经氧化脱氢生成乙酰乙酸，经琥珀酰辅酶 A 转硫酶或乙酰乙酸硫激酶的作用活化为乙酰乙酸辅酶 A，再分解乙酰辅酶 A，进入三羧酸循环进行氧化利用。心肌、骨骼肌、肾脏和脑组织由于缺乏相应的酶而不能利用酮体。酮体主要从肾脏排出，仅部分丙酮可随呼吸排出。在酮体的生成过程中，胰岛素和其拮抗激素调节其生成和利用，使其血浓度保持在正常范围内。当胰岛素缺乏、胰高血糖素等胰岛素拮抗激素增加时，可激活线粒体膜的肉碱系统，使脂酰辅酶 A 进入线粒体的速度加快，酮体生成增加。当酮体生成速度明显高于其组织利用速度和肾脏排泄速度时，血酮体增高，出现酮血症，增高的酮体从尿中排出时称为酮尿，临床上统称为酮症。酮体明显增高时，消耗体内大量储备碱，病情早期尚不发生酸中毒，当增高的酮体超过机体的代偿能力时则发生代谢性酸中毒，此时称糖尿病酮症酸中毒。

胰岛素严重缺乏是发生 DKA 的基本原因。胰岛素缺乏的同时，胰高血糖素、儿茶酚胺、糖皮质激素、生长激素等升糖激素升高，导致肝、肾葡萄糖生成增多，周围组织利用葡萄糖障碍，加重代谢紊乱，促进了体内的分解代谢而抑制合成代谢，出现代谢紊乱、酮症、代谢性酸中毒、脱水和电解质紊乱，从而引起循环衰竭、组织缺氧和器官功能障碍。

1. 失水·严重代谢紊乱造成机体失水，与以下因素有关：① 高糖渗透性利尿，血糖浓度增高使血浆渗透压上升，血糖升高的毫摩尔值与血浆渗透压的增加值相等；这时细胞外液处于高渗状态，细胞内液则向细胞外转移，导致渗透性利尿，而细胞内脱水；② 蛋白质和脂肪分解产生大量的酸性代谢产物，经肾脏和肺（酮体）排泄带走水分；③ 酸中毒失代偿时的厌食、恶心、呕吐，使水摄入量减少，体液丢失增多；④ 酸中毒时常有体温增高，尤其是合并有感染时，此时会加快水分的蒸发。机体液体从多方面丢失，引起血容量不足，血压下降，甚至循环衰竭。

2. 酸中毒·引起代谢性酸中毒的原因有：① 大量生成的酮体成分β羟丁酸和乙酰乙酸是较强的有机酸；② 蛋白质分解代谢增加，产生大量有机酸，如硫酸、磷酸等；③ 有机酸阴离子从肾脏排出时与钠、钾等阳离子结合，丢失大量碱；④ 组织缺氧时无氧酵解生成乳酸。其中酮体的生成量和肾脏的排泄能力对酸中毒影响最大，当过多的酮体在体内堆积，可引起代谢性酸中毒，血 pH 多数小于 7.3，少数可降至 7.0 以下。

3. 电解质紊乱·糖尿病酮症酸中毒时常有钠、钾、氯、钙、镁和磷酸根等离子的流失。体内钾的丢失常较明显，而且是治疗成功的重要方面，血钾的丢失与下列因素有关：① 渗透性利尿时带出许多钾离子；② 肾小管泌氢和合成氨的功能受损引起钾钠交换增加；③ 酸中毒时钾离子从细胞内转移到细胞外，pH 每下降 0.1，血钾上升 0.6 mmol/L，增加了细胞内的钾丢失；④ 呕吐或摄食不足加重机体钾的减少。由于代谢酸

中毒细胞内钾离子的外移和血液浓缩，在就诊时血钾浓度常正常，甚至出现高血钾，如血钾偏低，表明机体严重缺钾。而随着治疗的进行，补充血容量、胰岛素的使用、酸中毒的纠正和碱性药物的使用，血钾常明显下降，出现严重的低血钾，若不及时补充可引起心律失常和心脏骤停。总体钠的减少与以下因素有关：① 渗透性利尿；② 尿酮体排出时结合大量钠离子；③ 呕吐等原因造成体液的丢失和摄入不足。血钠往往偏低或正常。因体内氯化物的丢失，血氯常低于正常或在正常低值，但氯的丢失不如钠明显。钙、镁和磷酸根等离子的丢失也与上述原因有关，但多不严重，少数患者在治疗的过程中出现血钙和镁的下降。由于细胞分解代谢增加，磷在细胞内的有机结合障碍，磷自细胞释出后由尿排出，引起低磷血症。

4. 多脏器功能的损害·增高的血糖造成糖基化血红蛋白增高，这种血红蛋白的生理功能较差，加之红细胞内 2,3-二磷酸甘油酸的合成减少，使血红蛋白和氧的亲和力增加，导致携氧红细胞在组织释放氧的能力下降，加重因葡萄糖利用障碍引起的组织缺氧。严重失水、血容量减少和酸中毒引起周围组织微循环障碍，最终可导致低血容量性休克和血压下降。此时心率常代偿性增快，严重电解质紊乱可影响心脏传导系统，引起心律失常。高渗、循环血容量减少和血黏滞度的增加可诱发心肌梗死的发生。加之代谢性酸中毒和组织缺氧对心肌的损害，可引起心力衰竭。肾脏灌注的减少和缺氧将引起肾功能不全，出现少尿或无尿。分解代谢的增加、代谢性酸中毒和缺氧的损害常造成肝细胞功能障碍，转氨酶可轻度升高。严重的酮症酸中毒常影响中枢神经系统，对脑细胞的损害尤为明显。上述高渗、严重失水、代谢性酸中毒和脑组织缺氧等综合因素作用下可造成脑细胞损害，引起中枢神经功能障碍，出现不同程度的意识障碍，如嗜睡、反应迟钝，甚至昏迷。严重时出现脑水肿。代谢性酸中毒时降低的血 pH 刺激呼吸中枢使呼吸变得深大，频率加快，对代谢性酸中毒进行代偿，此时丙酮随呼气被呼出；当 pH 降低到 7.2 以下，呼吸变得深快，呈酸中毒呼吸（Kussmal 呼吸），呼出气体有明显的酮味，俗称烂苹果味；酸中毒继续发展，当 pH 小于 7.0 时，呼吸中枢麻痹，出现严重肌无力，呼吸开始变得浅速。若合并有肺部感染，将出现严重的低氧血症，诱发呼吸窘迫综合征的发生，危及生命。

三、临床表现

1 型糖尿病患者酮症酸中毒的发生率较高，有的 1 型糖尿病患者以酮症酸中毒为首发症状，2 型糖尿病也可发生。男女均可发病，女性略多于男性。任何年龄的糖尿病患者均可发病，肥胖者较少发生酮症。冬春季的发病率较高。

糖尿病酮症酸中毒的代谢紊乱较复杂，临床表现多样，累及全身各系统，随着病情的发生和发展，临床表现不断变化。

在发病前数日除了诱发因素的表现外常有糖尿病本身三多症状加重，口渴和乏力明显，因渗透性利尿和电解质丢失，出现轻度脱水，皮肤干燥但弹性尚可，意识清醒，对外界反应好，脉搏增快而有力，血压正常，尿量＞100 ml/h，出现尿酮

体,血糖轻度增高,一般在 20 mmol/L 以下,血渗透压正常或轻度增高,300～320 mOsm/L,血尿素氮轻度升高,pH 尚正常,电解质基本在正常范围。此期若能及时识别及正确处理,病情易于很快被逆转和控制。

随着代谢紊乱的继续加重,出现恶心、呕吐、头昏、头晕、头胀、头痛、嗜睡等脑缺氧、脱水的表现,有时出现腹痛而误诊为急腹症。此时呈中度脱水状态,皮肤、黏膜干燥,皮肤弹性较差,精神萎靡,反应迟钝,脉搏快而无力,血压偏低,呼吸深大,呈 Kussmall 呼吸,尿量逐渐减少,<100 ml/h,尿酮体强阳性,血糖升至 20 mmol/L 以上,血渗透压常>320 mOsm/L,尿素氮可达 10～20 mmol/L,血 pH 常下降,但仍>7.1。此期及时救治,大部分仍可恢复。

若病情延误,病情将继续进展,出现危重状态,乃至失去抢救的时机。此时患者精神萎靡,反应迟钝甚至昏迷,脱水严重,失水量常达体重的 10%～15%,皮肤干燥、弹性差、眼凹深陷,脉搏细速,血压下降以致不能测出,四肢冰冷,少尿或无尿,血糖常>30 mmol/L,血渗透压>330 mOsm/L,如合并高渗综合征,血渗透压将进一步增高。血 pH 降至 7.1 以下,尿素氮可达 20 mmol/L 以上。

上述病症的发展过程各阶段时间长短不等,常常还伴有合并症或诱发疾病的表现,如感染时的发热、咳嗽、心力衰竭等症状,加快了病情的进展。

四、实验室检查

考虑 DKA 时,首要的实验室检查应包括:血糖、尿素氮/肌酐、血清酮体、电解质(可计算阴离子间隙)、渗透压、尿常规、尿酮体、血气分析、血常规、心电图。若怀疑合并感染还应进行血、尿和咽部的细菌培养。如有相关指征,还应做胸部 X 线片检查。糖化血红蛋白检测有助于判断近期病情控制情况等。

(一)尿液

1. 尿糖·呈强阳性,常达 1 000 mg/dl。

2. 尿酮体·目前临床诊断 DKA 多采用尿酮体检测,其检测简便且灵敏度高,但其主要局限是留取样本时有困难,导致延误诊断,且特异性较差,假阳性率高,导致后续许多不必要的检查。尿酮体检测通常采用半定量的硝普盐法,此法无法检测出酮体的主要组分,即 β羟丁酸,因此尿酮体测定结果常明显低估实际的酮体排出量,甚至发生假阴性的结果。采用能测定 β羟丁酸的尿酮体试纸对糖尿病酮症的诊断敏感性可达 97%～98%。此外,重度 DKA 机体缺氧时,有较多的乙酰乙酸被还原为 β羟丁酸,此时尿酮反而阴性或呈弱阳性,DKA 病情减轻后,β羟丁酸转化为乙酰乙酸,使尿酮再呈阳性或强阳性,对这种血糖-酸中毒-血酮分离现象应予认识,以免错误判断病情。

3. 尿比重和尿渗透压·尿比重多>1.020,尿渗透压>500 mOsm/L。

4. 尿常规·可有少量白蛋白,如伴有肾功能不全蛋白尿明显,合并泌尿系感染时常有红细胞、白细胞和脓细胞。

(二)血液

1. 血糖测定·常明显增高,多数患者血糖在 16.7～33.3 mmol/L(300～600 mg/dl),有时可高达 55.5 mmol/L(1 000 mg/dl)。但血糖升高的程度与酮症酸中毒的严重程度有时并不完全一致。

2. 血酮体测定·DKA 最关键的诊断标准为血酮值,正常血酮体浓度为 0.05～0.34 mmol/L,糖尿病酮症酸中毒时可高达 5 mmol/L。当血酮≥3 mmol/L,或尿酮体阳性,血糖>13.9 mmol/L 或已知为糖尿病患者,血清 HCO_3^- >18 mmol/L 和(或)动脉血 pH>7.3 时,可诊为糖尿病酮症,而 HCO_3^- < 18 mmol/L 和(或)动脉血 pH<7.3,即可诊断为 DKA。如发生昏迷可诊断为 DKA 伴昏迷。

3. 血气分析及 CO_2 结合力·代偿期血 pH 和 CO_2 结合力在正常范围,随着碱剩余负值的逐渐增大,失代偿时血 pH 和 CO_2 结合力开始下降,pH 一般小于 7.3,严重时可<7.0,CO_2 结合力多<15 mmol/L,严重者<8 mmol/L。血 PO_2 可正常或偏低,合并呼吸功能衰竭时可降至 50 mmHg 以下。PCO_2 因呼吸加深加快的代偿作用常减低,纠正酸中毒后可恢复正常,若合并肺功能不全时可高于正常。缓冲碱、标准碳酸氢盐和实际碳酸氢盐是降低的。

4. 阴离子间隙·DKA 是酮酸积聚导致阴离子间隙增加的代谢性酸中毒。阴离子间隙(AG=血钠+血钾-血氯-血 HCO_3^-,单位为 mmol/L)正常范围在 7～9 mmol/L,DKA 时 AG 常>12 mmol/L。

5. 血电解质·血钠可为正常或在正常值低限,多数降至 135 mmol/L 以下,少数可>145 mmol/L。血清钾于病情初期正常或偏低,代谢性酸中毒、失水和少尿可使血钾升高。但随着补液治疗、胰岛素的使用和代谢性酸中毒的纠正,血钾会快速下降,可低于 3.0 mmol/L。血氯多数正常,少数低于正常,肾功能不全时可升高。血清钙、磷和镁多数正常,随治疗的进行可降低。纠正的[Na^+]=测得的[Na^+](mmol/L)+1.6×(血糖 mg/dl-100)/100。

6. 血清酶类·谷丙转氨酶、谷草转氨酶和乳酸脱氢酶多数正常,少数轻度升高,若明显升高提示肝脏受损。如有心肌酶的增高应警惕心肌病变或心肌梗死的发生。血清淀粉酶常轻度升高,一般在治疗后 48 h 可恢复正常,如进行性增高,多提示有急性胰腺炎。

7. 其他·血常规检查,即使无明显感染,血白细胞总数也常增高,白细胞计数>25.0×10⁹/L 则提示体内有感染可能,须进一步检查。血细胞比容和血红蛋白因脱水和血液浓缩而偏高。血尿素氮和肌酐因脱水而升高,当出现肾衰竭时明显升高。

五、诊断和鉴别诊断

对昏迷、酸中毒、失水、休克的患者均应考虑糖尿病酮症酸中毒的可能。对已有糖尿病病史的患者出现诱发糖尿病酮症酸中毒的诱发因素和脱水、酸中毒、意识障碍等临床表现时,急查血糖、尿糖、血气分析和酮体后即可确诊。按照酸中毒的严重程度(血 pH、血 HCO_3^- 和血酮)及是否存在精神症状分为轻度、中度、重度(表 11-29-1)。

需要鉴别的有以下几种情况。

1. 饥饿性酮症·非糖尿病患者如严重妊娠反应,恶心、剧烈呕吐、腹泻和禁食可产生大量酮体并可能发生代谢性酸中毒,此时血糖和尿糖正常有助于鉴别。

表 11-29-1 糖尿病酮症酸中毒（DKA）和高血糖高渗性综合征（HHS）的诊断标准

项 目	DKA			HHS
	轻度	中度	重度	
血糖（mmol/L）	>13.9	>13.9	>13.9	>33.3
动脉血 pH	7.25～7.30	7.00～7.24	<7.00	>7.30
血清 HCO_3^-（mmol/L）	15～18	10～14	<10	>18
尿酮*	阳性	阳性	阳性	微量
血酮*	阳性	阳性	阳性	微量
血浆有效渗透压†	可变的	可变的	可变的	>320 mmol/L
阴离子间隙	>10	>12	>12	<12
精神状态	清醒	清醒/嗜睡	木僵/昏迷	木僵/昏迷

注：* 硝普盐反应方法。† 有效渗透压（mmol/L）=2×Na^+（mmol/L）+血糖（mmol/L）。

2. 急腹症·糖尿病酮症酸中毒时可出现剧烈的腹痛、恶心、呕吐和血尿淀粉酶轻度增高，应与常见的急腹症如急性胰腺炎、胆石症、胆囊炎、急性阑尾炎等鉴别，个别患者可同时有急性胰腺炎。

3. 其他引起脱水及酸中毒的疾病·有恶心、呕吐者与急性胃肠炎、急性胃扩张鉴别；有外伤、手术史者与失血性休克鉴别；有血尿素氮、肌酐升高、少尿和酸中毒者，需与急性肾衰竭鉴别。血、尿糖和酮体的检测有助于鉴别。

4. 糖尿病患者其他急性并发症·糖尿病酮症酸中毒与糖尿病其他急性并发症如高渗综合征、低血糖昏迷和乳酸性酸中毒的鉴别对治疗具有指导意义，其鉴别要点见表 11-29-2。

六、防 治

糖尿病酮症酸中毒重在预防和早期诊治，一经确诊即刻给予积极治疗，其有效率与治疗头 12 h 内处理方法是否得当有直接关系。治疗措施应根据病情严重程度不同而定。

（一）预防

糖尿病患者不要随意中断或减少胰岛素使用剂量，应激时应根据血糖水平调整胰岛素的使用，避免胰岛素绝对或相对不足的情况发生。

表 11-29-2 糖尿病酮症酸中毒、高血糖高渗性综合征、低血糖昏迷和乳酸性酸中毒的鉴别

	糖尿病酮症酸中毒	低血糖昏迷	高血糖高渗性综合征	乳酸性酸中毒
病史	多发于青少年糖尿病患者，1型中断胰岛素治疗或2型合并有感染应激和胰岛素抵抗	见于糖尿病或非糖尿病患者，存在口服降糖药物、有过量胰岛素或胰岛细胞瘤病史或病变	多发于2型糖尿病老年患者，有时无糖尿病史，常有严重感染、胃肠道病变引起失水病史	糖尿病或非糖尿病患者，常有口服苯乙双胍、饮酒、肝肾功能障碍、休克、心力衰竭等病史
起病	较慢，以日计（2～4日）	较急，以时计	较缓慢	较急
症状	轻度到中度烦渴、多饮、多尿，有恶心、呕吐、腹痛，深大呼吸伴有酮味，后期出现神志淡漠、昏迷和嗜睡	饥饿、心悸、多汗、手抖等交感神经兴奋症状，有时有烦躁、抽搐、惊厥等脑细胞缺氧表现	常有烦渴、多饮、多尿、恶心、呕吐，神志淡漠、反应迟钝，阵发性灶性运动神经异常，如偏瘫、失语、抽搐等	有厌食、恶心、昏睡及伴发病的症状
体征	皮肤干燥、失水、弹性差；呼吸深大，有酮味；脉搏细速；血压下降；神经反射迟钝	皮肤苍白、潮湿多汗；呼吸正常或较浅；脉搏速而有力；血压正常或稍高；神经反射增强，病理征可为阳性	严重失水，皮肤干燥、弹性差；呼吸深大；脉搏细速；血压下降；神经反射增强，病理征可为阳性	因休克缺氧和失水皮肤干燥、苍白或发绀；呼吸深大；脉搏细速；血压下降
实验室检查				
尿糖	强阳性++++	阴性或+	阳性+～++++	阴性或+
尿酮体	阳性+～++++	阴性	阴性或+	阴性或+
血糖	>13.9 mmol/L	2.8 mmol/L 以下	>33.3 mmol/L	正常或增高
血酮体	>3 mmol/L	正常	正常或稍高	正常或稍高
CO_2CP	降低	正常	正常或降低	降低，<13.5 mmol/L
血 pH	<7.30	正常	>7.30	降低
血渗透压	稍高，300～330 mOsm/L	正常	>320 mOsm/L	可升高
血钠	偏低或正常	正常	正常或显著增高	正常或稍低
血钾	可正常、偏低或偏高	正常	可正常、偏低或偏高	可正常、偏低或偏高
HCO_3^-	<18 mmol/L	正常	>18 mmol/L	常<10 mmol/L
BUN	可正常，常升高	正常	常轻中度增高	正常或中度增高
血乳酸	一般正常，可稍升高	正常	正常或稍高	显著增高，>5 mmol/L
治疗及预后	小剂量胰岛素治疗有效，死亡率低	早期及时以葡萄糖救治有良效	补液治疗可部分缓解，合并有心脑血管病的老年患者死亡率高	对补碱治疗有效，但病死率高

（二）单纯酮症的治疗

患者无明显脱水征象和代谢性酸中毒表现，可在原有胰岛素治疗方案上调整胰岛素剂量；口服降糖药物者更换为胰岛素治疗；或在原有口服药物治疗基础上加用胰岛素治疗。多饮水直至酮症消失。若有轻度脱水表现需停用口服降糖药物，补充适量液体，静脉持续给予小剂量胰岛素［0.1 U/（kg·h）或 4～6 U/h］，纠正酮症后，可进食者改为皮下注射胰岛素。同时积极治疗伴随疾病，如感染等。

（三）酮症酸中毒的治疗

快速补液以恢复血容量,纠正失水状态,降低血糖,纠正电解质及酸碱平衡失调,同时积极寻找和消除诱因,防治并发症,降低病死率。主要治疗方法包括:补液、胰岛素、补钾、补碱及磷酸盐治疗。

1. 补充液体·补液是糖尿病酮症酸中毒首要、关键的治疗措施。酮症酸中毒时常有严重脱水、血容量不足和组织微循环灌注不良,补液后才能使有效血容量和肾脏灌注恢复,胰岛素才能发挥正常的生理效应。第 1 h 输入生理盐水,速度为 15～20 ml/(kg·h),一般成人为 1.0～1.5 L。随后补液速度取决于脱水程度、电解质水平、尿量、年龄、心肺和肾脏等脏器功能等。补液量应按净补液量计算,即为减去尿量和其他排出量后的补液量,要在第一个 24 h 内补足预先估计的液体丢失量,补液治疗是否奏效,要看血流动力学(如血压)、出入量、实验室指标及临床表现。前瞻性随机对照研究表明,DKA 患者以 500 ml/h 速度补液可有效达到治疗目标;有建议初始补液速度:第 1 h:1 000～1 500 ml(视脱水程度可酌情增加至 2 000 ml);第 2 h:1 000 ml;第 3～5 h:500～1 000 ml/h;第 6～12 h:250～500 ml/h。对有心、肾功能不全者,在补液过程中要监测血浆渗透压,对心脏、肾脏、神经系统状况进行评估以防止补液过多,心肾功能差者最好监测中心静脉压来调节输液速度和输液。

一般使用 0.9% 氯化钠液体,如血糖>33.3 mmol/L、血钠>150 mmol/L 时可先给 0.45% 低渗盐水,有休克者可适当补充胶体液,如 706 代血浆、右旋糖酐、血浆等。早期使用口服补液是适宜的。待血糖降至 11.1 mmol/L(200 mg/dl)时,应给予 5% 葡萄糖或 5% 葡萄糖盐水。不能进食者葡萄糖的摄入量应在 150 g/d 以上。有研究比较了 5% 和 10% 葡萄糖液输注对维持血糖水平的作用,结果显示 10% 葡萄糖液输注可显著降低血酮并提高血糖,但对血液 pH 及 HCO_3^- 无明显效应。

2. 胰岛素的应用·糖尿病酮症酸中毒是胰岛素治疗的绝对适应证。应选用短效胰岛素静脉给药。小剂量胰岛素治疗方案(即每小时每千克体重 0.1 U 胰岛素)是目前公认的有效治疗方式,其优点为:① 安全、简便易行;② 不易发生低血钾,不易导致低血糖和诱发脑水肿的发生;③ 最大效应抑制脂肪分解和酮体生成,而促进钾离子向细胞内转运的作用较弱。正常人空腹胰岛素浓度为 5～20 mU/L,餐后峰值为 50～100 mU/L,每小时 1 U 胰岛素持续静滴相当于空腹生理浓度胰岛素,而静滴 0.1 U/(kg·h)胰岛素相当于 100 mU/L 胰岛素浓度,已足够发挥抑制糖原分解、糖异生和脂肪分解的作用,以及促进组织对葡萄糖的利用,同时此浓度胰岛素尚不足以引起细胞外钾离子向细胞内转移的作用。重度 DKA 患者则以 0.1 U/kg 静脉注射后以 0.1 U/(kg·h)输注,若第 1 h 内血糖下降不足 10%,则以 0.14 U/kg 静脉输注后,继以先前速度输注。待血糖下降至 11.1 mmol/L 时改输 5% 葡萄糖液,按每 2～6 g 葡萄糖加 1 U 胰岛素继续点滴,使血糖维持在 8～11 mmol/L,酮体消失。当脱水、酸中毒、电解质紊乱纠正后,患者食欲恢复时,可改为皮下注射胰岛素。救治时最好建立两条静脉输液通路,一条进行补液治疗,另一条专门进行小剂量胰岛素持续静滴。静脉胰岛素泵输入适用于糖尿病酮症酸中毒的抢救,容易控制胰岛素的输入速度。

DKA 缓解标准包括血糖<11.1 mmol/L,血酮<0.3 mmol/L,血清 HCO_3^-≥15 mmol/L,静脉血 pH>7.3,阴离子间隙≤12 mmol/L。需持续进行胰岛素输注直至 DKA 缓解,不可完全依靠监测尿酮值来确定 DKA 的缓解,因尿酮在 DKA 缓解时仍可持续存在。

3. 补充电解质·糖尿病酮症酸中毒常伴有钾、钠、氯、钙、磷、镁等多种电解质的丢失。体内总钾量明显减少,平均失钾 5～12 mmol/kg,治疗之前由于脱水、酸中毒,血钾水平可正常或偏高,如此时血钾偏低表明机体严重缺钾。随着补液和胰岛素的应用,4～6 h 后血钾常明显下降,有时出现严重低血钾。因此在治疗过程中应预防性补钾,在血钾<5.2 mmol/L 时,并有足够尿量(>40 ml/h)时,应开始补钾。血钾 4.0～5.2 mmol/L 时,一般输入氯化钾 0.8 g/(L·h),血钾 3.3～4.0 mmol/L 时,一般输入氯化钾 1.5 g/(L·h),以保证血钾在正常水平。若血钾<3.3 mmol/L,应优先进行补钾治疗,暂缓胰岛素使用,治疗前血钾>5.2 mmol/L 者暂不补钾,治疗中密切监测,1 h 内复查。尿量小于 30 ml/h 或无尿者暂缓补钾,待尿量增加和血钾下降时再补充。严重的低钾血症补液和补钾治疗应同时进行,以防止发生心律失常、心脏骤停及呼吸肌麻痹。一般第一日 6～10 g。能进食者改为口服补钾,3～6 g/d,持续 5～7 日。静脉氯化钠的输入一般可补足体内钠和氯离子的丢失。研究显示钙、磷、镁等的丢失及补充对糖尿病酮症酸中毒的病情发展、预后和治疗并无确切影响。有时在纠正酸中毒时会出现一过性低钙表现,可静脉补充适量钙剂。大多数 DKA 患者无磷酸盐治疗的指征。为避免与低磷有关的心肌、骨骼肌麻痹及呼吸抑制,对心力衰竭、贫血、呼吸抑制及血浆磷酸盐浓度<0.3 mmol/L 的患者可补充磷酸盐。方法为磷酸钾 4.2～6.4 g 加入输液中。鉴于 KCl 滴注过量可能会导致高氯性酸中毒,建议给予 KCl(占 2/3)加磷酸钾(占 1/3)的配比方案治疗。过量补充磷酸盐可引起严重的低钙血症,因此在磷酸盐治疗过程中须监测血钙。

4. 纠正酸碱失衡·轻症糖尿病酮症酸中毒患者经积极输液和胰岛素治疗,酸中毒可逐渐得到纠正,无需使用碱性制剂。补碱过多过快将产生不利影响,如快速补碱后血 pH 上升较快而脑脊液尚为酸性,易引起脑细胞酸中毒;快速纠正的酸中毒促进钾离子向细胞内转移,引起低血钾。因此,应慎重补碱。但严重酸中毒可使外周血管扩张、心肌收缩力降低、低血压和发生心律失常,危及生命,应进行适当补碱治疗,建议 pH<6.9 的成年患者进行补碱治疗,方法为 $NaHCO_3$ 8.4 g 及 KCl 0.8 g 配于 400 ml 无菌用水(等渗等张液)中,以 200 ml/h 速度滴注至少 2 h,直至 pH>7.0。此后,应每 2 h 测定 1 次静脉血 pH,直至其维持在 7.0 以上。并且如果需要,治疗应该每 2 h 重复进行 1 次。pH>6.9 的患者无需进行碳酸氢盐治疗。对于 pH 为 6.9～7.1 的 DKA 患者,前瞻性随机研究未能证实碳酸氢盐治疗对病残率及病死率有显著影响,碳酸氢盐治疗对改善心脏和神经系统功能、降低血糖及缓解酮症酸中毒无优势,相反还会诱发低钾血症、组织摄氧量减少和中枢神经系统酸中毒等不利影响。

5. 并发症的防治·胰岛素治疗中最常见的并发症是低血

糖,经常是无症状性低血糖;低血钾是 DKA 治疗中常见的电解质紊乱,即便入院时血钾正常,但经过胰岛素治疗和酸中毒的纠正,血钾会急剧下降,因此需及时补钾治疗。

脑水肿:是 DKA 患者少见但可致命的合并症,儿童 DKA 患者脑水肿发病率为 0.3%～1.0%。病死率在成人患者为 20.0%～40.0%,在儿童高达 57.0%～87.0%,病死发生多在治疗后 10 h 左右(6～16 h),常在治疗后症状、体征明显改善,神志清醒后又进入昏迷状态,检查镜检查可见视乳头水肿。应早期发现、积极预防。其临床表现有:头痛、意识障碍、昏睡、躁动不安、大小便失禁、视乳头改变、心动过缓、呼吸骤停等,这些症状随着脑疝形成而进展。一旦出现昏睡及行为改变以外的其他临床症状,病死率高达 70%以上。脑水肿的发病机制尚不完全清楚,可能是由于 DKA 治疗中,脑缺血缺氧和酸中毒、血浆渗透压下降过快、补碱过早过多过快、导致细胞膜离子转运破坏等,水分过多进入中枢神经系统。治疗较为棘手,在适当减少输液速度和减少胰岛素使用剂量的同时给予静脉脱水剂甘露醇、呋塞米,肾功能不全者禁用,血压较低者可加用胶体液提高循环渗透压。即使积极治疗抢救成功率仍较低,因此重在预防。对于易发脑水肿的高渗患者要逐渐补充所丢失的盐及水分,渗透压下降速度不得＞3 mmol/h,当血糖降至 11.1 mmol/L 时,要增加葡萄糖输注,直至患者临床状态稳定。

酸中毒和应激状态常会诱发急性胃黏膜病变。已出现呕吐咖啡色胃内容物等疑有应激性溃疡者给予 H_2 受体拮抗剂或质子泵阻滞剂,并静脉或口服止血药物;尚未出现者可预防性使用抑酸药物。DKA 常因循环衰竭、酸中毒和低氧血症诱发急性肾衰竭,出现少尿或无尿,经积极治疗酮症酸中毒后仍无改善者应按急性肾小管坏死进行处理,可用呋塞米等药物或进行透析治疗。若休克持续存在,伴严重代谢紊乱,可发生心、脑、肺、肝脏、肾脏和肾上腺皮质等多脏器功能衰竭,此时治疗难度很大,预后不良。

6. 对症和支持治疗·消除诱因,针对不同的感染选用较广谱的抗生素,最好在使用抗生素之前做细菌培养和药敏试验。伴有心力衰竭、心肌梗死、外伤、手术者给予相应的处理;高热者降体温等;不能进食者,静脉营养支持,每日葡萄糖使用剂量应不少于 150 g。

DKA 和高血糖高渗性综合征(HHS)治疗流程见图 11 - 29 - 1。

第二节 · 高血糖高渗性综合征

高血糖高渗性综合征(hyperosmolar hyperglycemic state,HHS)是糖尿病患者严重的急性并发症之一。该综合

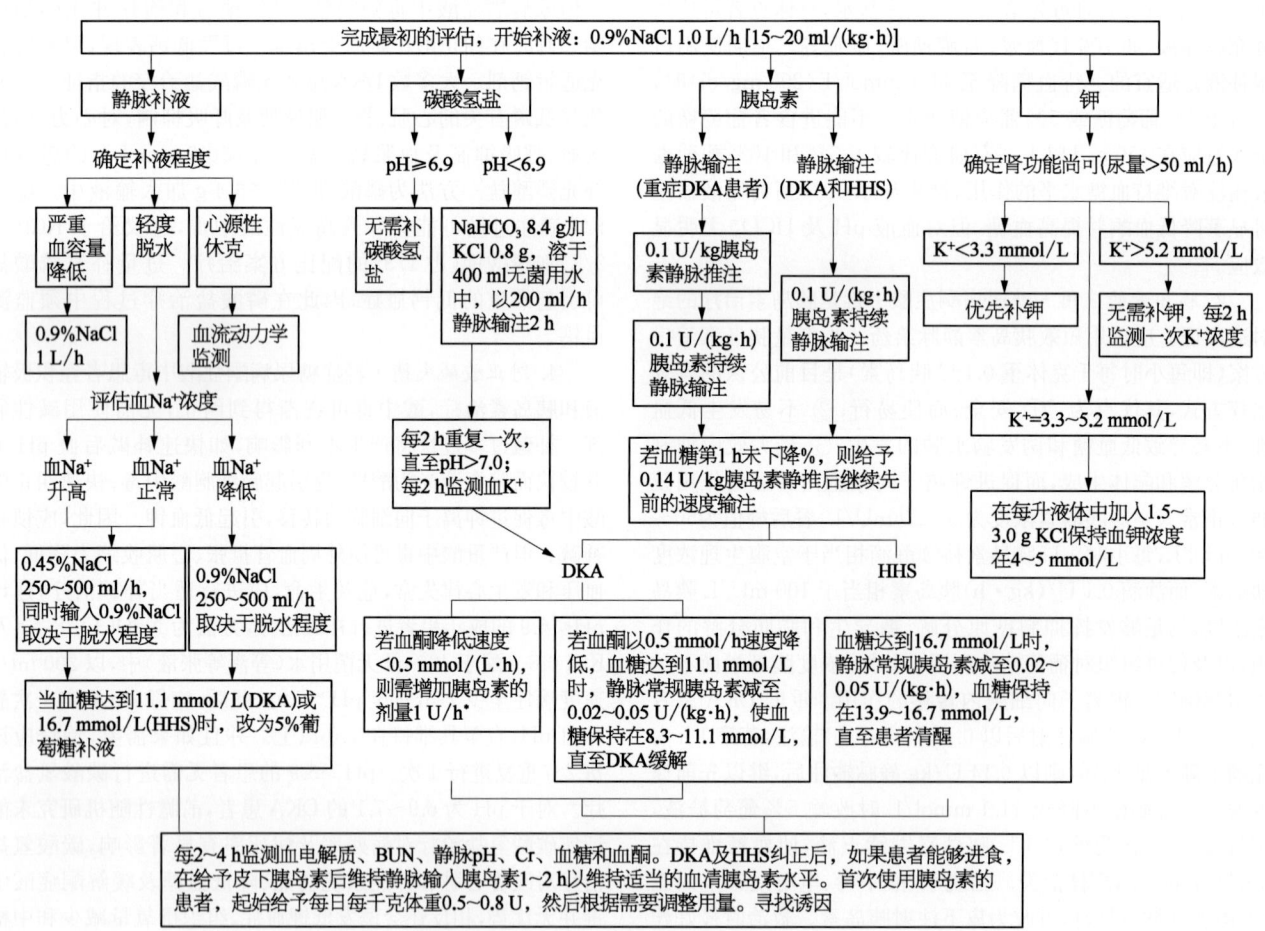

图 11 - 29 - 1 糖尿病酮症酸中毒(DKA)和高血糖高渗性综合征(HHS)治疗流程图

* 若无法进行血酮监测,则监测 HCO_3^- 浓度,使其以 3 mmol/(L·h)的速度升高,若未能以该速度升高,则增加胰岛素剂量 1 U/h

征于 1957 年由 Sament 和 Schwartz 首先报道。基于本综合征昏迷等神志改变的发生率较高,该综合征以往曾被称为高渗性昏迷、非酮症高渗性昏迷、高渗性非酮症糖尿病昏迷、糖尿病高渗昏迷等多种名称,鉴于部分患者并无神志的改变,本文称该综合征为高血糖高渗性综合征。其病情特点为严重脱水、严重高血糖、高血浆渗透压、无酮症酸中毒、常有神志改变、死亡率较高。

一、发病概况

本综合征任何年龄均可发病,多见于 50 岁以上年龄较大的患者。男女发病数无明显差异。病前有或无糖尿病史,有些糖尿病患者以该综合征为首发症状。糖尿病住院患者中约 1.0% 会并发 HHS,且其病死率高达 10.0% 左右,>75 岁的老年人为 10.0%,>85 岁者为 35.0%。在糖尿病人群中其发病率为 1%～1.5%,较糖尿病酮症酸中毒少见。其死亡率仍高达 15% 左右。

二、病因和发病机制

HHS 的发病机制与酮症酸中毒类似,也是在机体胰岛素不足的基础上加上诱因而发生的。糖尿病或糖耐量受损的患者存在胰岛素相对或绝对缺乏,当存在应激、脱水、糖负荷增加等诱因时可发病。

导致高渗综合征的诱因较多,分类如下:① 应激状态,如感染、创伤、手术、分娩、心肌梗死、脑血管意外、急性胰腺炎、腹部严重疾病、严重烧伤、肾衰竭、精神创伤等。这些情况下刺激机体内源性皮质醇、儿茶酚胺、胰高血糖素、肾上腺素、糖皮质激素和生长激素等胰岛素拮抗激素分泌增加,促进肝糖原的分解和糖异生作用加强,导致体内血糖的浓度剧增。② 糖尿病控制不佳,新发、控制不佳、治疗中断、胰岛素泵故障,不适当中断降糖药物治疗等,或同时伴有外源性葡萄糖负荷增加,如静脉补充过量高浓度葡萄糖或大量摄入碳水化合物,尤其在不知有糖耐量异常时突然增加较大的糖负荷。③ 过量使用拮抗胰岛素作用或干扰糖代谢的药物,如苯妥英钠、硫唑嘌呤、氯丙嗪、糖皮质激素、β 受体阻滞剂、噻嗪类利尿剂、呋塞米、甘露醇类脱水剂等。④ 原发性脱水病变和(或)摄水减少,如发热、大量出汗、大面积烧伤、呕吐、腹泻、使用甘露醇等进行脱水治疗;因胃肠疾病或口渴中枢异常不能摄入足量所需液体诱发该病。有人提出如糖尿病患者血糖增高时能及时摄入水可避免高渗状态的发生。⑤ 药物滥用,如酒精、可卡因等。

在上述诱因下血糖急速增高,一般血糖在 33.3～66.6 mmol/L(600～1 200 mg/dl)。明显的高血糖造成细胞外液的高渗状态,持续性渗透性利尿加重脱水和血容量减少,形成细胞内外严重脱水。一般脱水量为体液的 10%～15%,严重者可达 25%。严重的脱水状态可继发性出现高血钠,加之血容量的减少可继发醛固酮和皮质醇升高,引起钠潴留,加重高钠血症,血钠可达 155 mmol/L 以上。高钠血症使得原有的葡萄糖高渗状态进一步加重。细胞外高渗状态使得血浆渗透压高达 330～460 mOsm/L,一般在 350 mOsm/L 以上。严重的高渗、脱水造成循环血容量减少、血压下降、血流缓慢和血黏度增加,造成组织灌注不足和缺氧,损害细胞功能。因

渗透性利尿,常有电解质的丢失,其中低血钾最常见,可丢失总体钾的 20%。血钠也有丢失,但由于血液浓缩,失水大于失钠和继发性醛固酮增多等多种因素,血钠反而增高。其他电解质如钙、磷、镁、氯等均有丢失。

HHS 发生时血酮体一般不升高或仅有轻度升高。其确切机制不明,可能与以下因素有关:① 发生高渗综合征的患者一般为轻型 2 型糖尿病患者,其体内的胰岛尚有一定功能,胰岛素的水平不像糖尿病酮症酸中毒患者那样低下,此浓度足以抑制脂肪组织的动员、脂肪分解和防止酮体的产生,但尚不能有效控制增高的血糖,尤其是糖负荷急剧增加时。② 高血糖、高渗等状态可抑制儿茶酚胺、胰高血糖素、肾上腺素和生长激素等脂解激素的分泌,从而减少脂肪分解和酮体产生。③ 肝脏是合成酮体的主要器官,在严重高渗、脱水、缺氧状态下肝细胞功能异常,合成酮体能力下降。虽然高渗综合征较少伴有酮症酸中毒,但两者可以合并存在,这样病情会更复杂。此外,高渗综合征常因循环灌注不足、组织缺氧、细胞代谢紊乱而造成无氧酵解增加,细胞乳酸和有机酸产生增加,出现代谢性酸中毒和(或)乳酸性酸中毒,使原本复杂的病情更加复杂难治。

脑细胞是最容易受累的细胞,在高血糖、高血钠、失水造成的高渗状态下及由此造成的血循环不良、组织灌注差和组织缺氧时,脑细胞脱水、缺氧,出现功能异常,导致脑水肿,引起一系列神经系统的临床表现。血液黏滞度一般增加,加之老年患者常有动脉硬化和血管弹性较差,容易发生脑血栓形成。

三、临床表现

本综合征男女均可发病。任何年龄均可发病,多见于 60 岁以上老年 2 型糖尿病患者,许多患者发病前不知自己已经患有糖尿病。

一般缓慢起病,初期有前驱症状,如发热、乏力、烦渴、多饮、多尿、头晕、精神萎靡、恶心、呕吐等;若不及时诊治高血糖、高血钠及脱水继续发展,血渗透压逐渐升高,尿量进一步增加,脱水征逐渐加重,但无酸中毒大呼吸。此时常有不同程度的皮肤干燥、弹性差、口唇黏膜干枯或脱皮、眼眶凹陷、尿量开始下降以至少尿。当血渗透压大于 350 mOsm/L 时脱水征明显,血液极度浓缩,出现循环功能不全、低血压、少尿或无尿、脉搏细速、四肢厥冷等休克表现。此时常出现神经系统改变,此点有别于糖尿病酮症酸中毒的表现。患者可有头痛、躁动不安、神志恍惚、反应迟钝、淡漠、嗜睡、幻觉、语言障碍等,进一步发展会出现昏迷;有时可出现肌肉抽搐、局灶性或全身性癫痫发作、上肢拍击样震颤和偏瘫。此时查体时可发现眼球和肌肉震颤、偏瘫、肌张力增高、病理征阳性。待脱水、高血糖、高渗透压纠正后多数上述异常可缓解,当合并有脑血栓形成时神经系统的症状和体征不缓解,常是救治失败的原因之一。若混合存在糖尿病酮症酸中毒或乳酸性酸中毒,可出现相应表现,深大呼吸常见。

四、实验室检查

1. **血糖** · 显著升高,多数高于 33.3 mmol/L,一般为 33.3～66.6 mmol/L。

2. **血电解质** · 血钠常明显升高，大于 150 mmol/L，病情较重、肾衰竭、休克和血压下降的患者血钠可正常或偏低。血钾一般正常或偏低，肾功能不全时可升高。血氯和血钠的改变常一致。它可出现低血钙、低血镁。

3. **血渗透压** · 多超过 330 mOsm/L，常见范围为 340～480 mOsm/L，少数可达 500 mOsm/L。除了直接测定血渗透压外，还可用下列公式计算：

$$\text{血浆渗透压(mOsm/L)} = 2 \times (Na^+ + K^+)(mmol/L) + \text{血糖}(mmol/L) + \text{尿素氮}(mmol/L)$$

如不算尿素氮，为有效血浆渗透压，如超过 320 mOsm/L 为高渗。

4. **血 pH 和 CO_2 结合力** · 正常或偏低，血 pH 一般大于 7.30，碱剩余一般不低于 -5 mmol/L，HCO_3^- 一般不小于 18 mmol/L。酸中毒明显者需排除合并存在糖尿病酮症酸中毒和乳酸性酸中毒的可能。

5. **血酮体** · 一般正常或轻度升高，但一般不高于 0.85 mmol/L(5mg/dl)。

6. **血常规** · 白细胞多数升高，明显升高者提示感染，尤其在起病时即有发热的患者，多数存在感染。因脱水和血液浓缩，一般血红蛋白和血细胞比容均增高。

7. **肝脏和肾脏功能检查** · 谷丙转氨酶、谷草转氨酶和胆红素升高，有时乳酸脱氢酶也可增高。血尿素氮和肌酐因脱水而有不同程度升高。

8. **尿常规** · 尿糖呈强阳性，尿酮体呈阴性或弱阳性。尿比重和尿渗透压升高。尿液中可有蛋白质、红细胞等。

9. **心电图** · 可有低血钾、心肌缺血或心律失常的表现。

五、诊断和鉴别诊断

凡老年患者，无论有无糖尿病病史，出现进行性意识障碍和脱水等临床表现均应考虑本病的可能，应及时检查血糖、渗透压、电解质和酸碱度。血糖检查若大于 33.3 mmol/L、血渗透压大于 320 mOsm/L、尿酮体阴性或弱阳性，本综合征的诊断基本成立。应同时测定血乳酸和酮体，排除糖尿病酮症酸中毒和乳酸性酸中毒的合并存在。

与糖尿病酮症酸中毒和乳酸酸中毒鉴别时，测定血乳酸、酮体和血气分析很有帮助。根据血糖水平明显下降、皮肤潮湿而无脱水征象可与低血糖昏迷鉴别（表 11-29-1）。高渗综合征的昏迷、偏瘫、病理征阳性等表现很难与脑血管意外鉴别，血渗透压、血糖、脑 CT 检查和治疗反应有助于鉴别。有时高渗综合征可合并脑血管意外。

六、防　治

本综合征的治疗原则与糖尿病酮症酸中毒类似。不同的是该病的死亡率较高，因此重在预防和早期诊治，一经确诊即刻给予抢救。

1. **补充液体** · 在高血糖高渗性综合征的治疗中补液是首要、关键的治疗措施。本病患者均有严重脱水，比酮症酸中毒脱水要明显。补液不仅可使血糖下降，还可有效降低血渗透压、恢复有效血容量。平均脱水程度为体液的 10%，严重者

高达 25%。若以 25% 初步估计失水量(ml) 约为：病前体重 (kg) $\times 0.6 \times 0.25 \times 1\,000$，其中 0.6 表示体液占人体体重的百分比。第 1 h 输入生理盐水，速度为 15～20 ml/(kg·h)，一般成人 1.0～1.5 L。随后补液速度取决于脱水程度、电解质水平、尿量、年龄、心肺和肾脏等脏器功能。补液量应按净补液量计算，即减去尿量和其他排出量后的补液量，要在第一个 24 h 内补足预先估计的液体丢失量，补液治疗是否奏效，要看血流动力学（如血压）、出入量、实验室指标及临床表现。严密监测血压、尿量、脉搏、补液量和神志改变。对有心、肾功能不全者，在补液过程中要监测血浆渗透压，监测中心静脉压，并经常对患者心脏、肾脏、神经系统状况进行评估以防止补液过多。若纠正后的血钠正常或升高，则最初以 250～500 ml/h 的速度补充 0.45% 氯化钠溶液，同时输入生理盐水。但不宜过快，因快速低渗液易引起脑水肿，现多主张先用生理盐水，血浆稀释和恢复有效血容量后血钠和血糖可下降，如仍不能有效下降，可用低渗液体，或在静滴生理盐水的同时胃管内注入温白开水。待血糖降至 16.7 mmol/L 左右可用 5% 葡萄糖液或 5% 葡萄糖盐水。

2. **胰岛素的应用** · 胰岛素治疗的目的是纠正高血糖、降低血渗透压。其治疗原则和方式与糖尿病酮症酸中毒基本相同。选用小剂量短效胰岛素静脉给药，按照 0.1 U/(kg·h) 胰岛素持续静滴，使血糖的下降速度为每小时 3.9～5.6 mmol/L，血糖不宜下降过快，否则易诱发脑水肿。待血糖下降至 16.7 mmol/L 时改输 5% 葡萄糖液，可减少胰岛素输入量至 0.02～0.05 U/(kg·h) 使血糖维持在 13.9～16.7 mmol/L，直至血浆渗透压正常。输入葡萄糖按每 2～6 g 葡萄糖加 1 U 胰岛素继续点滴。待病情好转、神志清楚，以及脱水、电解质紊乱纠正后，能进食者，可皮下注射胰岛素注射。

3. **补钾治疗** · 与糖尿病酮症酸中毒相比，血钾的丢失要少一些。但体内总钾量是减少的，随着补液和胰岛素治疗，血液被逐渐稀释及葡萄糖和钾进入细胞内，使血钾迅速降低，因此只要血钾无增高，尿量在 40 ml/h 以上，治疗早期即开始补充氯化钾。血钾 > 5.2 mmol/L 时不需额外补钾治疗，但需 1h 后复查；血钾在 4.0～5.2 mmol/L 时，并有足够尿量时，补钾 0.8 g/(L·h)，血钾在 3.3～4.0 mmol/L 时，并有足够尿量时，补钾 1.5 g/(L·h)；若血钾 < 3.3 mmol/L，应优先进行补钾治疗。一般 24 h 内补入 6～8 g。能进食者改为口服补钾，4～6 g/d。

4. **纠正酸碱失衡** · 一般仅有轻度酸中毒，经足量补液和胰岛素治疗后，酸中毒即可被纠正，无需使用碱性药物。合并有酮症酸中毒或乳酸酸中毒时，血 pH 小于 6.9 时可考虑使用碱性药物。方法为 $NaHCO_3$ 8.4 g 及 KCl 0.8 g 配于 400 ml 无菌用水（等渗等张液）中，以 200 ml/h 速度滴注至少 2 h，直至 pH > 7.0。

5. **其他治疗** · 避免补液过多、过快、使用低渗液体、降血糖过快和不适当补碱，预防脑水肿的发生。一旦发生需适当减少输液速度和减少胰岛素使用剂量，同时静脉给予脱水剂甘露醇、呋塞米等，血压较低者可加用胶体液提高循环渗透压。感染、肾衰竭、心肌梗死、脑血管病变做相应处理。

第三节 · 乳酸性酸中毒

乳酸性酸中毒（lactic acidosis）是指大量乳酸在体内堆积引起的一种代谢酸中毒，是糖尿病急性并发症之一。发病率不如糖尿病酮症酸中毒高，但病情凶险，病死率高，常在50%以上。正常血乳酸浓度为 0.4～1.4 mmol/L，血乳酸超过 2.0 mmol/L 为乳酸血症，超过 5 mmol/L 并有酸中毒表现时，为乳酸性酸中毒。

一、病因和发病机制

乳酸是无氧糖酵解的代谢产物，在还原型 NADH 和乳酸脱氢酶作用下由丙酮酸还原而来，此过程为可逆性。体内多数组织如骨骼肌、红细胞、白细胞和血小板等均可产生乳酸。释放入血的乳酸被肝脏和肾脏等器官重新摄取，在有氧和 NAD 存在时，迅速转化为丙酮酸，或者转化为 CO_2 和水，或者经糖异生途径合成葡萄糖。当组织缺氧时，丙酮酸脱氢酶活性受抑制，丙酮酸不能进入三羧酸循环，加之 ATP 不足，妨碍了丙酮酸羧化酶的活性，糖异生受限，大量丙酮酸转化为乳酸。正常静脉乳酸/丙酮酸为 10/1，乳酸性酸中毒时该比值增高。

乳酸产生过多或利用过少均可引起血中乳酸的增加。常见诱因如下：① 组织缺氧是乳酸性酸中毒的常见原因。严重感染、大出血、休克、心功能不全、组织循环灌注不良、慢性肺部疾病急性发病、哮喘持续状态等因素造成周围组织缺氧，无氧酵解增强，乳酸产生增加，而肝脏和肾脏等器官在缺氧环境下不能有效地将产生的乳酸转化为能量或异生成糖，因而造成堆积。② 糖尿病患者使用双胍类降糖药物，尤其是苯乙双胍。其机制为：增加无氧酵解，丙酮酸生成增多；抑制糖异生，使丙酮酸不能异生成糖；抑制肝脏和肌肉组织摄取乳酸。苯乙双胍引起乳酸性酸中毒的发生率是二甲双胍的 20 倍，近年来，随着苯乙双胍应用的减少，糖尿病患者中乳酸性酸中毒的发生率明显下降。③ 许多药物可造成乳酸中毒，如儿茶酚胺、甲醇、乙烯乙二醇、水杨酸、乙酰氨基酚等，这些药物或者增加丙酮酸的合成或者减少其利用。有学者将乳酸性酸中毒分类如下。

1. A 型 · 由组织低氧所致。

（1）组织低灌注：① 各种休克；② 左心衰竭；③ 心输出量减少。

（2）动脉氧含量降低：① 窒息；② 低氧血症；③ 一氧化碳中毒；④ 严重贫血。

2. B 型 · 由非组织低氧所致。

（1）常见病：脓毒血症、肝肾功能障碍、糖尿病、恶性肿瘤、霍乱等。

（2）药物和毒物：双胍类、乙醇、水杨酸、甲醇等。

本文主要描述糖尿病相关乳酸性酸中毒，糖尿病患者服用一些药物，如双胍类，同时若合并存在一些引起低氧血症的疾病时，很容易发生乳酸性酸中毒。国内有人总结 6 例糖尿病乳酸性酸中毒患者，均有使用不等剂量的苯乙双胍病史。

二、临床表现

本综合征可发生于糖尿病或非糖尿病患者，多见于有严重疾病或有某些诱因的基础上。一般起病较急，临床表现视病情不同而异。除了相应原发病的症状、体征外，主要为代谢性酸中毒的表现。与糖尿病酮症酸中毒的表现有些类似，主要有厌食、恶心、呕吐、腹痛、脱水、循环衰竭、头晕、精神萎靡，严重者意识障碍。此时常有酸中毒性大呼吸、不同程度的皮肤干燥、弹性差、口唇黏膜干枯或脱皮、眼眶凹陷、少尿。如合并存在糖尿病酮症酸中毒，病死率更高。

三、实验室检查

1. 血乳酸 · 正常血乳酸水平小于 2 mmol/L，本病血乳酸水平常大于 5 mmol/L。

2. 血气分析及血电解质 · CO_2 结合力常低于 10 mmol/L，pH 一般小于 7.2，血 HCO_3^- 常小于 10 mmol/L。阴离子间隙增大，常大于 18 mmol/L。血钠有时偏高，血钾一般正常或偏高。

3. 血糖 · 血糖可正常、偏低或升高，但大多小于 13.9 mmol/L。

4. 血酮体 · 一般正常或轻度升高，但一般不高于 0.85 mmol/L（5 mg/dl）。

5. 其他 · 白细胞多数升高；谷丙转氨酶、谷草转氨酶和血尿素氮和肌酐可有不同程度升高。

四、诊断和鉴别诊断

对昏迷、酸中毒、失水、休克的患者，尤其曾有服用双胍类药物者均应考虑乳酸性酸中毒的可能。根据血乳酸水平升高、血气分析提示代谢性酸中毒、阴离子间隙增大和血尿酮体阴性或弱阳性一般不难诊断。需要与糖尿病酮症酸中毒、其他代谢性酸中毒鉴别（表 11 - 29 - 1）。

五、防 治

因本综合征死亡率高，治疗效果差，因此重在预防，一经确诊即刻给予抢救。

1. 预防措施 · 糖尿病患者肝脏、肾脏和心脏功能不全者忌用双胍类药物，其他诱发药物也要避免使用，如乙醇、甲醇、水杨酸等。积极纠正缺血、缺氧、休克和控制呼吸道疾病。

2. 一般措施 · 停用所有可能诱发该病的药物。立即给予吸氧，保持呼吸道通畅，做好人工呼吸准备，必要时气管切开。给予心电监护，监测生命体征、血乳酸、电解质、血气分析、酮体、血糖等。

3. 补充液体 · 补充生理盐水，迅速纠正脱水、休克及组织灌注不良。在中心静脉压监测下补液。液体补足后血压仍低时可考虑使用血管活性药物。

4. 纠正酸中毒及电解质紊乱 · 血 pH 小于 7.2，血 HCO_3^- 小于 10 mmol/L 时，应及时补充 4% 碳酸氢钠 100～200 ml，以生理盐水稀释为 1.25% 浓度静滴，于 1 h 左右输完。必要时可重复使用，待 pH 上升到 7.20 时暂停补碱。24 h 内补充 4% 碳酸氢钠可达 1 500 ml 以上。监测血钾，必要时可补钾治疗。

5. 葡萄糖和胰岛素的使用 · 根据血糖水平给予葡萄糖和胰岛素液体，有利于机体对乳酸的利用。

6. 透析治疗 · 对服用过量双胍类药物者伴有血钠增高、

心力衰竭、肾衰竭时可采用血液透析治疗。

参考文献

[1] 中华医学会糖尿病学分会.中国高血糖危象诊断与治疗指南[J].中华糖尿病杂志,2013,5(8):449-461.

[2] Wachtel TJ, Tetu-Mouradjian LM, Goldman DL, et al. Hyperosmolarity and acidosis in diabetes mellitus: a three-year experience in Rhode Island [J]. J Gen Intern Med, 1991, 6: 495-499.

[3] Becker KL(ed). Principles and practice of endocrinology and metabolism [M]. 3rd ed. Philadelphia: JB Lippincott, 2001: 1438-1449.

[4] DeFronzo RA, Matsuda M, Barrett EJ. Diabetic ketoacidosis: a combined metabolic-nephrologic approach to therapy[J]. Diabetes Rev, 1994, 2: 209.

[5] LeRoith D, Taylor SI, Olefsky JM. Diabetes mellitus. A fundamental and clinical text [M]. 2nd ed. Philadelphia: Lippincott-Raven, 2000: 336-347.

[6] Alberti KG. Role of glucagon and other homones in development of diabetic ketoacidosis[J]. Lancet, 1975, 1: 1307-1311.

[7] Miles JM, Rizza RA, Haymond MW, et al. Effects of acute insulin deficiency on glucose and ketone body turnover in man: evidence for the primacy of overproduction of glucose and ketone bodies in the genesis of diabetic ketoacidosis[J]. Diabetes, 1980, 29: 926-930.

[8] DeGroot LJ, Jameson JL. Endocrinology[M]. 4th ed. Pphiladelphia: WB Saunders, 2000: 908-920.

[9] Bellingham AJ, Detter JC, Lenfant C. The role of hemoglobin affinity for oxygen and red-cell 2, 3 - diphosphoglycerate in the management of diabetic ketoacidosis[J]. Trans Assoc Am Physicians, 1970, 83: 113-120.

[10] Keller U, Berger W. Prevention of hypophosphatemia by phosphate infusion during treatment of diabetic ketoacidosis coma [J]. Diabetes, 1980, 29: 87-95.

[11] Lever E, Jaspan JB. Sodium bicarbonate therapy for organic acidosis[J]. Am J Med, 1983, 75: 263-268.

[12] Green SM, Rothrock SG, Ho JK, et al. Failure of adjunctive bicarbonate to improve outcome in severe pediatric diabetic ketoacidosis [J]. Ann Emerg Med, 1998, 31: 41-48.

[13] American Diabetes Association. Hyperglycemic crisis in patient with diabetes mellitus[J]. Diabetes Care, 2003, 26: S109-S117.

[14] 廖二元,超楚生.内分泌学[M].北京：人民卫生出版社,2001:1532-1544.

[15] 黄薇,陆菊明.降糖灵致糖尿病乳酸酸中毒六例报告[J].中华内分泌代谢杂志,1996,12:185.

第三十章·糖尿病慢性并发症的分子机制

周丽斌　陈家伦

随着胰岛素和抗生素的应用,糖尿病的急性并发症所致的死亡已明显减少,糖尿病慢性并发症已成为危害人类健康的公共卫生问题。长期以来,人们已认识到高血糖与糖尿病血管病变之间的联系,并以此作为诊断糖尿病的切点,但糖尿病控制和并发症试验（DCCT）和英国前瞻性糖尿病研究（UKPDS）的研究结果才真正肯定了高血糖与糖尿病并发症之间的因果关系。对于高血糖致糖尿病并发症的机制研究在不断深入,自从20世纪60年代以来,人们先后发现多元醇通路活性增高、晚期糖基化终末产物（AGE）形成增加、蛋白激酶C（PKC）激活、己糖胺通路活性增高及补体途径激活参与高血糖诱导血管损伤的致病过程,近来研究证实线粒体电子传递链过氧化物产生过量是高血糖致血管损伤各条途径的共同机制,糖尿病微血管和大血管并发症皆可以此理论来解释。视网膜、肾脏和外周神经的糖尿病微血管并发症是各型糖尿病的特异性表现,血糖与其关系密切,而大血管的致病因素非常复杂,其中高血糖和胰岛素抵抗在其发病机制中起重要作用。尽管所有的糖尿病组织细胞均暴露于高血糖下,但仅仅那些不能下调葡萄糖进入细胞内的细胞如血管内皮细胞、肾小球系膜细胞等易受高糖损伤,因这些细胞依赖葡萄糖转运子1（Glut1）易化转运葡萄糖,细胞外的高糖顺浓度梯度直接进入细胞,已有研究证实胞内的高糖是糖尿病病理发展的关键。

第一节·多元醇途径

一、多元醇途径与糖尿病慢性并发症

糖代谢的多元醇途径包括两步酶促反应：第一步是葡萄糖被NADPH依赖的醛糖还原酶（aldose reductase, AR）还原为山梨醇；第二步是山梨醇被NAD依赖的山梨醇脱氢酶（SDH）氧化为果糖（图11-30-1）。其中AR是限速酶,它对六碳糖具有广泛的底物特异性,对葡萄糖的亲和力低,葡萄糖在生理浓度时,AR的催化速率低,而己糖激酶与葡萄糖的亲和力高,葡萄糖主要进入糖酵解途径,仅3%的葡萄糖通过多元醇通路代谢。在持续高血糖时,糖酵解达极限,AR活性增加,促进山梨醇的产生,通过该通路代谢的葡萄糖高达30%。

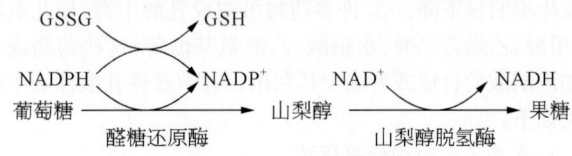

图11-30-1　多元醇途径

目前已有大量研究表明AR活性增高是糖尿病慢性并发症的机制之一：半乳糖喂养动物模型所表现出的糖尿病样并发症在功能、代谢和形态学异常特征上皆与糖尿病动物相似；结构不同的AR抑制剂（ARI）可改善糖尿病并发症；AR基因的过表达促进糖尿病动物并发症的发生；AR基因敲除可减缓糖尿病肾脏损伤的进展；在1型和2型糖尿病患者,高AR蛋白水平是糖尿病并发症的独立危险因素。

二、山梨醇-渗透压假说

山梨醇本身并不容易弥散透过细胞膜,在某些细胞中浓度增高以致细胞渗透性损害和肿胀,如在眼晶状体可发展成糖尿病性白内障,但在糖尿病血管和神经中所测得山梨醇浓度太低不足以引起渗透性损害。另外,也有研究发现半乳糖和糖尿病性白内障中多元醇堆积所致的渗透压增高并非白内

障的主要原因,抗氧化剂可阻止大鼠糖尿病白内障的发生,明显改善半乳糖喂养大鼠晶状体的透明度,尽管多元醇在晶状体中水平仍高达 80～90 mmol/L。因此,伴随 AR 活化的代谢改变可能是高血糖所致白内障的主要原因。

作为细胞内的"相容性"(compatible)有机渗透质,山梨醇、肌醇、牛磺酸等可以缓冲细胞内水电解质转移造成的渗透压力。在高血糖时,外周神经细胞内山梨醇增加,肌醇代偿性地减少,降低了磷脂酰肌醇(PI)的合成、磷酸肌醇(phosphoinositide, PPI)的转化和第二信使二酯酰甘油(DAG)的产生,使 Na^+-K^+-ATP 酶活性降低。Na^+-K^+-ATP 酶参与调节细胞内渗透压、细胞跨膜电位及多种膜功能。Na^+-K^+-ATP 酶活性减弱影响 Na^+ 从神经细胞泵出,细胞内 Na^+ 水平的提高可阻滞神经节去极化,因而减慢神经传导速度(NCV),并致神经功能损害和轴索变性,高 Na^+ 水平也可损害肌醇摄取。在急性糖尿病大鼠模型,外周神经山梨醇堆积通过相容性渗透质机制致使肌醇缺失,降低 NCV,补充肌醇或 ARI 可使神经的肌醇水平和 NCV 恢复正常。有研究认为高糖通过多元醇通路使细胞内 DAG 升高,激活 PKC,增加磷脂酶 A_2 的活性,使花生四烯酸盐和前列腺素 E_2(PGE$_2$)产生增加而降低 Na^+-K^+-ATP 酶活性。不同细胞在高糖状态下胞内 DAG 水平呈现不同变化可能因 AR 活性不同所致,尚有待进一步研究。

三、山梨醇途径与氧化应激

多元醇通路所产生的果糖比葡萄糖的糖基化效率强 10 倍,果糖及其产物 3-磷酸果糖激发非酶糖基化,ARI 治疗阻止 AGE 的形成显示多元醇通路在非酶糖基化过程中的重要作用。葡萄糖在还原为山梨醇、氧化为果糖的同时消耗了 NADPH,使 NADH 堆积,改变了细胞内的氧化还原状态。在高血糖时胞质 NADH/NAD$^+$ 增加抑制糖酵解酶磷酸甘油醛脱氢酶(GAPDH)的活性,使磷酸丙糖浓度升高,增加 AGE 前体甲基乙二醛和 DAG 的形成,激活 PKC。抑制 AR 恢复正常的糖酵解通路,阻止 α-磷酸甘油和 DAG 的形成。非酶糖基化和 PKC 的活化均可分别通过 AGE 与 AGE 受体(RAGE)的相互作用和 NADPH 氧化酶(NOX)的磷酸化促进自由基的产生,导致氧化应激。然而许多研究发现,AR 活性增高导致氧化应激是由于抗氧化机制缺陷所致。由于去乙酰化酶 SIRT 的激活依赖于 NAD,SIRT 在能量代谢中起重要作用,NAD 水平的下降可导致蛋白的过度乙酰化,因此补充 NAD 的前体有可能作为糖尿病及糖尿病肾病的有效治疗手段。

研究发现,AR 活性增高时伴随着过氧化物的产生、脂质过氧化,抗氧化物还原型谷胱甘肽(GSH)、抗坏血酸盐和牛磺酸缺失,抗氧化酶活性下调,过氧化亚硝酸盐诱导的损伤,以及丝裂原活化的蛋白激酶(MAPK)、多聚(ADP-核糖)聚合酶(PARP)活化等各种氧化应激特征。在高糖孵育的血管细胞和糖尿病大鼠组织,AR 活性增高导致过氧化物的产生,AR 抑制剂 zopolrestat 和 fidarestat 阻止大动脉过氧化物的形成。抑制 AR 降低高糖孵育的牛主动脉、视网膜内皮细胞和视网膜色素上皮细胞过氧化物的产生。等摩尔的葡萄糖比非代谢的葡萄糖类似物 3-甲基-O-葡萄糖诱导产生更多的过氧化物,表明渗透压力不是高糖诱导过氧化物形成的唯一因素。各种结构不同的 ARI 可降低晶状体、外周神经、视网膜等糖

尿病并发症组织中脂质过氧化物的产生。许多研究表明多元醇通路在高血糖诱导外周神经、晶状体、平滑肌细胞 GSH 缺失中起重要作用,抑制 AR 可阻止或逆转 GSH 的缺失。晶状体表达人 AR 基因的转基因小鼠其晶状体 GSH 降低、丙二醛(malondialdehyde)增加;外周神经施万细胞选择性过表达 AR 的糖尿病小鼠神经 GSH 降低;AR 基因敲除可阻止小鼠外周神经 GSH 的缺失。AR 活性与胞内 GSH 水平呈负相关的机制尚不清楚,可能是山梨醇堆积所致的渗透压力而非 NADPH 缺乏导致糖尿病外周神经和晶状体 GSH 的缺失。越来越多的证据表明 AR 活性增高在糖尿病诱导牛磺酸缺失的过程中起重要作用,牛磺酸是哺乳动物组织最丰富的氨基酸,可作为渗透质(osmolyte)、神经递质、膜稳定剂、Ca^{2+} 稳态调节剂、PKC 依赖的磷酸化调节剂和内源性抗氧化剂。据报道,在糖尿病动物的晶状体、外周神经、肾脏中牛磺酸缺失。虽然牛磺酸降低糖尿病并发症靶组织的脂质过氧化,但其抗氧化机制仍不清楚。作为次氯酸盐清除剂,牛磺酸对抗羟自由基(hydroxyl radicals)的产生。另外牛磺酸促进去甲肾上腺素的分解代谢,后者能自氧化,促进活性氧(ROS)的产生。牛磺酸的抗氧化机制涉及其他抗氧化成分如抗坏血酸盐系统。AR 活性增高损伤抗氧化能力可能涉及抗氧化酶,如超氧化歧化酶(SOD)、谷胱甘肽过氧化物酶。在高糖孵育的内皮细胞 AR 抑制剂 zopolrestat 减少亚硝酸盐的积累,fidarestat 也被发现对抗糖尿病外周神经、视网膜、肾皮质亚硝酸盐的增加。ARI 治疗逆转 STZ 糖尿病大鼠背根神经节神经元 MAPK 的活化,fidarestat 对抗糖尿病并发症靶组织 PARP 活化产物 ADP-核糖的堆积,MAPK 和 PARP 活化既是氧化损伤的下游事件,也通过上调炎症因子、黏附分子等的表达进一步促进氧化应激。

最近研究显示,NO 调节 AR 的活性,在高血糖时 NO 合成降低可能是 AR 活性上调的原因。腹腔注射 NOS 抑制剂可增加非糖尿病和 STZ 糖尿病大鼠大动脉 AR 活性和山梨醇的产生,而注射 NOS 底物可降低 AR 活性和山梨醇水平。

四、AR 抑制剂的临床应用前景

AR 抑制剂在啮齿类动物模型能预防糖尿病视网膜病变、神经病变和肾病的发生,但其临床应用还不尽如人意。zenarestat 在一个设计严格、多种剂量、安慰剂对照的临床试验中已被证明对糖尿病神经病变有效。两项双盲安慰剂对照的 fidarestat 临床研究结果显示其可改善糖尿病外周神经病变的主观症状和外周神经的生理功能。Tolrestat 的临床研究显示其可改善尿白蛋白的排泄,曾被批准应用于临床,但后来由于严重的肝毒性被撤销。epalrestat 也可降低糖尿病患者的尿蛋白排出,没有明显的毒性作用,但由于疗效较弱限制了其广泛应用。

第二节·蛋白质的非酶糖基化

一、晚期糖基化终末产物(AGE)的形成

蛋白质非酶糖基化是一复杂的级联反应,首先是蛋白质

分子中的氨基和葡萄糖的羰基之间通过 Maillard 反应形成不稳定的、可逆的醛亚胺（aldimine），又称 Schiff 碱的中间物，经分子内快速重排生成更稳定的酮胺化合物即 Amadori 产物，再经一系列分子缓慢重排、氧化、缩合、交联，最后形成棕色带荧光的结构稳定和不可逆的 AGE。体内蛋白质的糖基化取决于糖的类型、糖的浓度和大分子的孵育时间。离体产生的 AGE 修饰的蛋白质具有毒性、免疫原性、能激发细胞损伤。

AGE 可通过多条途径和多种代谢产物生成，包括果糖和各种糖酵解中间产物。AGE 最初被认为来源于细胞外蛋白和葡萄糖之间的非酶促反应，然而葡萄糖的 AGE 形成速率明显慢于细胞内糖源性二羰基前体的 AGE 形成速率，似乎细胞内高糖是形成细胞内和细胞外 AGE 的原发因素。AGE 可来源于细胞内葡萄糖自身氧化的乙二醛、Amadori 产物分解的 3-脱氧葡萄糖醛酮、3-磷酸甘油醛和二羟基磷酸丙酮裂解的甲基乙二醛。这些细胞内的二羰基和细胞内、细胞外蛋白质上的氨基作用形成 AGE，甲基乙二醛和乙二醛可被乙二醛酶系统解毒。这种糖基化分子的多样性产生各种异源性的 AGE，然而仅仅其中一些已被证实在糖尿病组织中堆积，包括羧甲基赖氨酸（CML）、氢化戊糖苷（pentosidine）和咪唑啉酮（imidazolones）。一些 AGE 形成交联，如 GOLD（乙二醛来源的赖氨酸二聚体）、MOLD（甲基乙二醛来源的赖氨酸二聚体）、DOLD（3-脱氧葡萄醛酮来源的赖氨酸二聚体）和氢化戊糖苷，可改变蛋白结构和功能。

二、AGE 与糖尿病并发症

20 世纪 70 年度中期，随着 HbA$_{1C}$ 的研究，Maillard 样反应的重要性才得以认识。HbA$_{1C}$ 是血红蛋白 β 链上的 N 端赖氨酸糖基化的翻译后产物，HbA$_{1C}$ 水平反映红细胞整个寿命期（100～120 日）的血糖水平。以后大量的证据表明，血糖水平与组织中 AGE 的堆积及组织病理变化的程度之间存在密切的关系。研究显示，26 周的糖尿病大鼠模型的视网膜血管特异的 AGE 荧光较正常对照增加 2.6 倍；在晶状体蛋白和肾脏皮质也观察到程度相同的类似变化，AGE 在组织的蓄积增加先于糖尿病组织学上的变化。在动物模型，不同的 AGE 抑制物可部分改善糖尿病微血管病视网膜、肾脏、神经的功能和结构异常。随着糖尿病的进展，高血糖状态下在长寿期蛋白质上形成的 AGE 不可逆地堆积，即使高血糖被纠正，糖尿病组织的 AGE 水平也未能恢复到正常水平，而是进一步促进糖尿病并发症的发展。因此，在临床上糖尿病患者胰腺成功移植，血糖降至正常水平后增殖性糖尿病视网膜病变继续进展，同样糖尿病犬在血糖正常后 3 年视网膜病变仍在进展，这种"高血糖记忆"现象可能归因于糖尿病组织 AGE 不可逆的堆积。

动物实验和临床研究皆表明 RAGE 在血管病变的发生中起重要作用。蛋白质从血管渗出增加是糖尿病血管病变首先出现的病理特征，在 STZ 诱导的糖尿病大鼠，高血糖 11 周后血管通透性增高，以 RAGE 多克隆抗体和可溶性 RAGE（sRAGE）阻断 RAGE 与其配体的相互作用可降低血管通透性的增高。RAGE 是大血管动脉粥样硬化的促进因子，ApoE 敲除小鼠以 STZ 造成糖尿病，动脉粥样快速形成，糖尿病建立 6 周后，在其动脉粥样硬化病灶 AGE、S100 堆积和 RAGE

表达增加，在糖尿病起病时给予 sRAGE 治疗，可剂量依赖性地抑制动脉粥样硬化的发展，同时降低病灶部位的组织因子、VCAM-1、AGE、S100 水平及 NF-κB 的核转位。Apo 敲除小鼠和 db/db 小鼠杂交形成的 2 型糖尿病模型进一步证实了以上结果，其动脉粥样硬化也可被 sRAGE 阻断。而在 ApoE 敲除小鼠糖尿病建立后 6 周，动脉粥样硬化形成以后给予 sRAGE 治疗，稳定了主动脉粥样硬化病灶的范围，减少血管炎症指标，阻止其进一步发展，其机制为 sRAGE 阻断了单核巨噬细胞和平滑肌细胞的增殖和迁移。高血糖肥胖 Zucker 大鼠以球囊损伤颈动脉，sRAGE 治疗减少新内膜的扩张，并伴随 RAGE 表达下降。在野生型小鼠，sRAGE 治疗也降低动脉损伤引起的新内膜扩张，而在 RAGE 纯合敲除小鼠，动脉损伤引起的新内膜扩张被阻断。这表明 RAGE 信号促进新内膜扩张中的平滑肌细胞增殖，该信号涉及 JAK 和 STAT3 的激活。另外，RAGE 拮抗剂也降低了糖尿病 ApoE 敲除小鼠的氧化应激。在糖尿病患者的动脉粥样硬化斑块 RAGE 水平明显增高，并与糖基化 HbA$_{1C}$ 水平和不稳定斑块的类型相关。在 1 型糖尿病患者，伴单纯性和增殖性视网膜病变的患者血清中内源性 sRAGE 水平明显低于无视网膜病变者，提示 sRAGE 抑制糖尿病血管并发症的发生。在糖尿病患者中 sRAGE 也是心血管疾病的生物标志物。

RAGE 在糖尿病微血管并发症的发生中也起重要作用。在糖尿病患者和动物模型，RAGE 表达在肾小球上皮细胞，也称足细胞。研究发现，在长病程糖尿病大鼠的肾脏，RAGE 的表达随 AGE 的堆积上调。在血管内皮细胞过表达 RAGE 促进小鼠肾小球肥大、蛋白尿的出现、系膜扩张、肾小球的硬化及肾功能的障碍。在 db/db 小鼠药物阻断 RAGE 或 STZ 诱导高血糖的小鼠敲除 RAGE 基因均减少白蛋白尿，阻止系膜扩张和肾小球硬化。在 db/db 2 型糖尿病小鼠，给予 sRAGE 治疗阻断血管内皮生长因子（VEGF）的表达，后者是肾小球高渗透性、单核巨噬细胞浸润的关键调节因子。AGE 可诱导牛周皮细胞的凋亡，促发氧化应激。在低氧状态下，视网膜上皮和内皮细胞增加 VEGF 的产生，促进新生血管形成，这一过程可被抗 RAGE 抗体阻断。AGE 一方面通过诱导 VEGF 刺激内皮细胞的生长，另一方面 AGE 抑制前列环素的生成，刺激内皮细胞合成 PAI-1，促进血栓形成。AGE 对周皮细胞有毒性和生长抑制作用，在视网膜病变早期出现周皮细胞丢失，而周皮细胞对邻近内皮细胞的生长、功能起调节作用，这表明当周皮细胞与内皮细胞的相互作用障碍时，血管生成和血栓形成均被促进。

三、AGE 致血管损伤的机制

细胞内 AGE 前体通过三种机制损伤靶细胞，首先被 AGE 前体修饰的胞内蛋白质功能发生改变；其次，由 AGE 前体修饰的胞外基质成分和其他基质组分、细胞上的基质受体相互作用；第三，被 AGE 前体修饰的血浆蛋白结合到内皮细胞、系膜细胞、巨噬细胞上的 RAGE，诱导炎症因子和生长因子的产生，引起血管的病理改变。

（1）内皮细胞是首先受高血糖损害的部位，AGE 形成增加更为明显。体外实验表明，内皮细胞在高糖培养液中培养 1 周，细胞内 AGE 增加 13.8 倍。碱性成纤维细胞生长因子

(basic fibroblast growth factor，bFGF)是内皮细胞中主要受AGE影响的蛋白质，当AGE-bFGF升高6倍时，内皮细胞的有丝分裂活动减少70%。FGF2糖基化，其朝向内皮细胞的趋化作用降低，给血糖正常的小鼠注射糖基化的FGF2促进血管生成的作用较非糖基化的FGF2弱，这表明糖尿病血管生成减少可能是生长因子糖基化的结果。

过表达甲基乙二醛解毒酶乙二醛酶1，可阻断高血糖刺激的细胞内吞增加，提示被AGE所修饰蛋白质参与大分子的细胞内吞。过表达乙二醛酶1也完全阻断高糖诱导米勒细胞表达血管生成素2(angiopoietin-2)，后者在周皮细胞的丢失和毛细血管的退化中起作用。在人表皮成纤维细胞，以AGE前体乙二醛处理后降低了3个蛋白酶体肽酶a的活性。在离体ᵋN-羧甲基赖氨酸(CML)和荧光糖基化酶可抵抗20S蛋白酶体的降解，表明胞内AGE的形成可改变正常蛋白的转换。视网膜的周皮细胞及米勒细胞内也被证实有AGE形成，AGE在视网膜细胞的大量堆积与糖尿病的视网膜病变有关。

AGE也可在DNA上形成，在原核细胞可导致DNA突变，改变基因的表达。高血糖也影响真核细胞的DNA，高糖培养孵育人内皮细胞可引起单链DNA裂解片段增加。AGE在糖尿病血管壁核苷酸上堆积可能最终影响正常的生理功能，临床上糖尿病视网膜毛细血管出现周皮细胞丢失可能是AGE诱导核苷酸改变的结果。

(2)细胞外蛋白质糖基化可干扰基质与基质的相互作用，影响多种基质分子的结构和功能。AGE可导致作为基质蛋白的胶原在分子间形成共价键，在I型胶原，这种分子交联可诱导更多分子交联、扩张，可溶性的血浆蛋白如LDL、IgG也可通过AGE在胶原上交联。在离体，人的LDL共价结合到糖基化的胶原，在LDL浓度一定时，脂蛋白与胶原共价交联的量与糖基化产物的量呈线性相关；当糖基化胶原水平一定时，脂蛋白共价结合的量与其浓度相关。这表明LDL特异性地与糖基化的胶原相结合，即使血浆LDL处于正常水平，高血糖诱导的糖基化产物过度交联也可以促进糖尿病患者的动脉粥样的发展。AGE交联的血浆蛋白在内皮细胞的持续积累、降解减少促进糖尿病患者血管腔变窄，另外交联也使动脉管腔狭窄时血管代偿性扩张障碍。基底膜IV型胶原AGE的形成干扰非胶原NCI区与螺旋富含区的结合，抑制IV型胶原分子侧联成为正常网状结构。AGE在层粘连蛋白的形成降低聚合物的自身集聚，减少与IV型胶原、硫酸乙酰肝素黏蛋白(heparan sulfate proteoglycan，HSPG)的结合。HSPG为一种生长调节因子，层粘连蛋白、玻璃粘连蛋白(vitronectin)上AGE形成，是糖尿病诱发的基质结合HSPG消失的原因，可以解释已观察到的糖尿病患者基底膜HSPG结合减少的现象。基底膜HSPG结合减少可刺激血管壁其他基质成分代偿性地过度产生。糖尿病毛细血管基底膜和动脉基质分子由于过度的非酶糖基化生理降解减少，导致这些结构随时间增厚。非酶糖基化的肾小球基底膜不易被胃蛋白酶、木瓜蛋白酶、胰蛋白酶和内源性肾小球蛋白酶所消化，同样糖基化胶原也不易被胃蛋白酶、胶原酶消化。从糖尿病胶原释放出的蛋白水解产物比非糖尿病胶原的片段分子量更重，表明广泛的交联阻止了一些酶的消化。由AGE引起的分子之间的胶原交联使得动脉和心肌的顺应性降低，血管僵硬度增加，导致血管舒张功能障碍、收缩期高血压。

细胞外基质AGE的形成也会影响基质与细胞的相互作用，如IV型胶原细胞结合区的AGE形成可导致内皮细胞黏附减少，层粘连蛋白A链上由6个氨基酸组成的促生长序列被AGE修饰，显著减少神经轴突的长出。肾小球的AGE可诱发肾小球系膜胶原分子的过度交联，影响肾小球基底膜及肾小球系膜细胞的结构，并通过血小板生长因子作用于肾小球系膜细胞，造成细胞合成更多的细胞外基质。所有这些过程可能导致肾小球系膜细胞的细胞外基质沉积，妨碍肾小球细胞大分子的清除，改变巨噬细胞功能，造成肾小球系膜扩张及肾小球闭锁。AGE诱导基质组分构像改变可能影响基质与血小板、血管壁细胞的相互作用，导致糖尿病血管进一步异常。这种由特异性跨膜信号受体整合素介导的异常可导致微血栓形成，对生长因子的高度反应性和血管收缩因子分泌增多。

AGE在基质形成也影响对正常血管组织完整性重要的生物功能。内皮来源的舒张因子和抗增殖因子NO可被AGE剂量依赖性地抑制，在糖尿病动物，血管对NO舒张反应的缺失与积聚的AGE有关，可被抑制AGE的形成所阻断。在培养的细胞，AGE阻断NO抑制大动脉平滑肌细胞和系膜细胞生长的作用。另外，AGE降低糖尿病血管的弹性，增加血管通透性。

(3)AGE与其特异受体结合影响基因表达导致病理变化是研究最为深入的AGE致病机制，也是阻断AGE作用的最佳靶点之一。RAGE是免疫球蛋白超家族受体的成员，该受体包含由一个V型和两个C型免疫球蛋白区组成的细胞外区、单跨膜区和短的胞质区，RAGE的配体和V区结合，胞质区为RAGE介导细胞内信号转导所必需的。缺失胞质区的RAGE植入细胞膜，也可结合其配体，但仅作为显性负突变受体(DN-RAGE)，表达DN-RAGE显著抑制RAGE介导的信号转导。仅包含细胞外区的可溶性RAGE(sRAGE)在生理状态下低水平存在于血浆中，可阻断AGE和RAGE的相互作用。RAGE表达在各种组织，包括肾、心、肝、脑，以肺水平最高，在细胞水平，RAGE表达于各种类型细胞表面，如内皮细胞、巨噬细胞、神经细胞和肾小球上皮细胞。在正常状态下，RAGE表达水平很低，在糖尿病血管病变时，其表达增加。哺乳动物diaphanous类似物1(mDia1)是甲酸家族成员，作为小分子Rho GTP酶的下游分子，通过与Actin结合蛋白profilin的相互作用参与调控Actin细胞骨架的重构，mDia1的FH1结构域与RAGE的胞质结构域相互作用介导其信号转导。AGE/RAGE相互作用产生的细胞内信号导致反应性氧中间产物的产生，p21ras的活化、MAPK的信号转导导致NF-κB转位至核内，激活多种炎症因子的转录。反应性氧中间产物通过NADPH氧化酶的激活产生，随后的研究发现，RAGE配体结合后除了诱导MAPK，还诱导多条信号途径包括cdc42/rac，一条涉及细胞生长和转移的途径，应激激活的JAK/STAT途径。除了结合AGE，RAGE还结合β淀粉样肽、amphoterin、S100/钙粒蛋白、Mac等非AGE配体，其中一些配体参与炎症反应。AGE与受体结合刺激巨噬细胞产生白细胞介素1(IL-1)、胰岛素样生长因子1(IGF-1)、肿瘤坏死因子α(TNF-α)、巨噬细胞克隆刺激因子，这些细胞因子促进肾小球系膜细胞和动脉平滑肌细胞的增殖和Ⅳ胶原的合成。肾小球系膜细胞上的RAGE与AGE结合，刺激血小板源性生长因子(PDGF)的分泌，后者介导Ⅳ型胶原、层粘连蛋白及HSPG的产生。在内皮细胞，AGE还影响凝血因子、组织因子基因表达的改变，导致内皮细胞表面两个促凝血过程的变化(procoagulatary change)。一个变化是凝血因子的活性迅速降低，导致抗凝血蛋白C的通路受阻；另一变化是组织因子活性增加，经由与凝血因子Ⅶa结合，激活因子Ⅸ和因子Ⅹ。除了促凝血改变，AGE蛋白结合内皮细胞上的RAGE也刺激血管收缩因子内皮素1的表达。

四、阻断 AGE 作用的临床应用前景

阻断 AGE 作用的途径包括：抑制 AGE 的形成、减少AGE 交联、阻断 AGE 与 RAGE 的相互作用及其信号转导。氨基胍和 OPB‑9195 是 AGE 形成的抑制物，尽管早期结果令人振奋，但在一些患者出现免疫复合物的沉着引起肾小球肾炎导致肾功能减退，使其不能应用于临床。吡哆胺是维生素 B_6 代谢的中间产物，是 AGE 形成的有效抑制物，在糖尿病大鼠吡哆胺明显延缓肾病和视网膜病变的发展，一项吡哆胺的临床研究初步结果显示其对糖尿病肾病患者的肌酐水平有改善趋势，PIONEER‑CSG‑17 研究将在糖尿病肾病患者进一步评估其作用。ALT‑711 是 AGE 交联裂解物，在糖尿病大鼠已被显示增加胶原的溶解性，降低 RAGE 的表达，该分子目前正在临床Ⅱ期试验之中。以 RAGE 为靶点阻断AGE 的作用，模拟 sRAGE 保护性效应的试剂正在研发之中。研究显示抗 RAGE 抗体对糖尿病肾病和其他并发症有治疗作用，RAGE 肽核酸适配体(aptamers)在糖尿病肾病动物模型有良好的疗效，另外小分子 RAGE 拮抗剂、RAGE siRNA 和阻断RAGE 与 mDia1 的 FH1 结构域结合的疗效也在探索之中。

第三节·PKC 活化

一、PKC 的活化途径

PKC 是一类丝/苏氨酸蛋白激酶家族，至少由 12 种亚型组成，按其对 DAG 和 Ca^{2+} 的依赖性不同分为 3 组：经典型PKC(cPKC)、新型 PKC(nPKC)和非经典型 PKC(aPKC)。cPKC 由 α、β1、β2、γ 组成，需 Ca^{2+} 和 DAG 激活；nPKC 由 δ、ε、η、θ、μ 组成，激活需 DAG，但不需 Ca^{2+}；aPKC 由 ζ、ι、λ 组成，激活时不需 Ca^{2+} 和 DAG，但可被磷脂酰丝氨酸(PS)激活。在 DAG 存在时，cPKC 和 nPKC 从胞质转位到细胞膜产生生物学效应。磷脂酶 C 介导的磷脂酰肌醇水解和磷脂酶 D 介导的磷脂酰胆碱(PC)代谢可增加细胞内 DAG 水平，然而许多研究表明高糖状态下增加的 DAG 来自从头合成，高糖抑制糖酵解酶 GAPDH 活性，使糖酵解中间产物堆积，增加 DAG合成。另外，高糖也可经 AGE 和多元醇通路间接激活 PKC。

二、PKC 活化与糖尿病并发症

在糖尿病动物和患者的视网膜、主动脉、心脏和肾小球等组织，DAG 增加与其糖尿病血管并发症相关。在各种血管细胞，培液中葡萄糖浓度从 5 mmol/L 升高至 22 mmol/L 增加细胞内 DAG 水平，DAG 并非立即增加，而是在葡萄糖浓度升高后 3~5 日达到高峰。高血糖或糖尿病诱导的血管 DAG 增加长期存在，有研究表明糖尿病大鼠即使血糖控制 3 周后主动脉中增加的 DAG 和 PKC 水平仍未恢复至正常。在不同的糖尿病组织、细胞，激活的 PKC 亚型有所不同。在糖尿病大鼠主动脉和高糖孵育的主动脉平滑肌细胞，$PKC\beta_2$ 和 $PKC\delta$被优先激活，而在糖尿病大鼠视网膜 $PKC\alpha$、β_2、ε 活性增加，在肾小球 $PKC\alpha$、β_1 活性增加。

三、PKC 活化致血管损伤的机制

DAG‑PKC 途径激活导致糖尿病血管组织多种细胞和功能异常，包括血管通透性、细胞外基质(ECM)合成、平滑肌收缩、基因表达、细胞生长、分化和新生血管形成等改变(图 11‑30‑2)。

(一) PKC 激活和血管血流异常

在糖尿病动物和患者的许多器官，包括视网膜、肾、外周动脉和外周神经微血管的血流和血管收缩功能发生异常。许多研究证实 PKC 激活引起视网膜血流下降，如以 DAG 类似物佛波酯激活 PKC 降低视网膜血流，PKC 抑制剂可使糖尿病动物视网膜、外周神经降低的血流恢复正常。在分离的兔主动脉，高糖降低内皮依赖的血管舒张，佛波酯产生相似的结果，

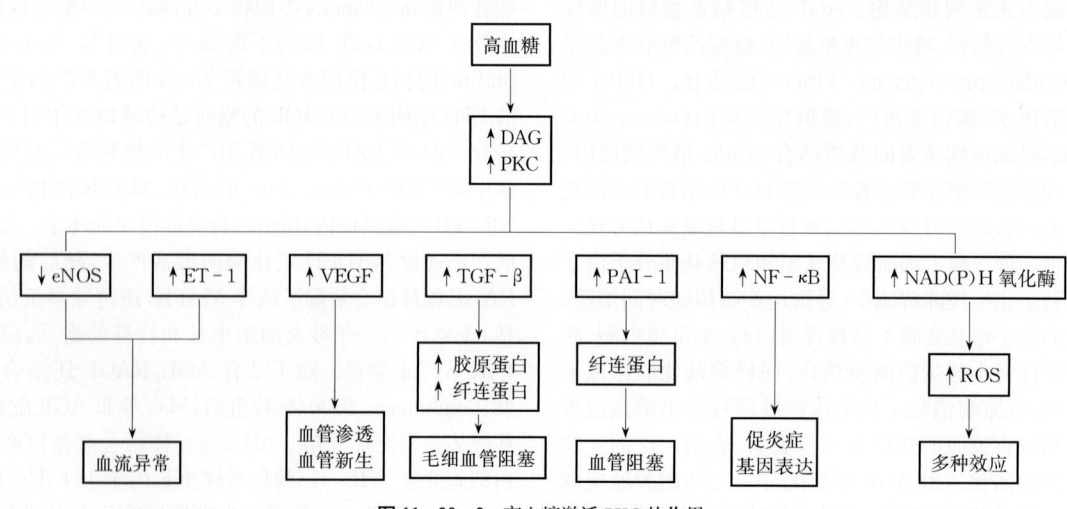

图 11‑30‑2　高血糖激活 PKC 的作用

而 PKC 抑制剂阻断这一现象。糖尿病大血管的收缩增强是由于拟胆碱剂诱导的收缩后舒张反应延迟引起,这种异常反应可被 PKC 抑制剂所阻断,表明 PKC 激活参与糖尿病异常外周血流动力学的发生。

糖尿病异常的代谢导致多种 PKC 依赖的内皮源性血管舒张因子和血管收缩因子失调。在主动脉内皮细胞,PKC 激活导致环氧合酶表达增加,舒张血管的前列环素产生降低,收缩血管的血栓素 A_2 产生增加。在糖尿病大鼠的研究发现,PKC 的激活可在一定程度上增强血管紧张素的作用,并引起血管舒张物质前列腺素 PGE_2、PGI_2 合成和花生四烯酸释放增加,从而导致肾小球高滤过,促进肾病的发展。另外,PKC 对另一对因子 NO 和 ET-1 的调节更引人关注。NO 介导内皮依赖的血管舒张,在糖尿病动物和患者,NO 的生物利用度下降,离体和在体研究均表明 PKCβ 的活化介导了高血糖诱导的内皮源性 NO 降低,在健康个体口服 PKCβ 选择性抑制剂 ruboxistaurin 可阻止滴注葡萄糖诱导的内皮依赖性血管舒张的下降。在内皮细胞,eNOS 表达和活性降低导致 NO 产生减少,而 eNOS 的表达受胰岛素受体介导的 PI3K 信号途径调控,胰岛素抵抗时 PI3K 途径抑制下调 NO 的产生,PKC 的活化选择性地抑制胰岛素受体介导的 PI3K 途径,可能通过此途径降低 NO 的生成。小鼠的肾组织以高糖或佛波酯孵育降低 NO 的生成,而 ruboxistaurin 可阻止高糖诱导的 eNOS 和 NO 的降低,表明高糖通过 PKC 抑制 eNOS 活性,降低 NO 的生成。已有研究表明 PKC 介导 eNOS 钙调蛋白结合区 495 位苏氨酸的磷酸化,降低其活性。另外,PKC 抑制 L-精氨酸进入内皮细胞降低 NO 的产生。

ET-1 主要由内皮细胞产生,是已知最强的血管收缩因子,合并动脉粥样硬化的 2 型糖尿病患者较非糖尿病的动脉粥样硬化患者血浆 ET-1 水平升高。ApoE 敲除小鼠以 ET-1 受体拮抗剂治疗 30 周,并没有改变血压和血脂,但降低 ET-1 的蛋白表达,增加 NO 依赖的血管舒张,降低主动脉粥样硬化的面积。糖尿病大鼠视网膜中 ET-1 表达增加,静脉注射 ET-1 受体拮抗剂可阻断糖尿病大鼠视网膜血流降低。在微血管内皮细胞,高糖诱导的 ET-1 表达与膜相关的 PKCβ、δ 增加有关,可被 PKC 抑制剂 GF10920X 阻断。在心脏内皮细胞,PKC 介导血管紧张素 II 刺激的 ET-1 表达,此效应被 calphostin C 阻断。在人主动脉内皮细胞,抑制 PKC 和 NF-κB 可阻断油酸诱导的 ET-1 表达增加,油酸也增加膜相关的 PKCα、β2 及 NF-κB 的结合活性。另外,ET-1 通过 PKC 依赖的机制增加自身的表达。

(二) PKC 激活与血管通透性和新血管形成

血管通透性增加是糖尿病动物血管异常的另一特征,早在糖尿病 4~6 周即出现白蛋白的渗出增高,表明内皮细胞已存在功能障碍。PKC 激活可直接促进白蛋白和其他大分子通过内皮细胞屏障,可能是通过磷酸化细胞内的骨架蛋白所致。

PKC 活化也通过调控生长因子的表达调节血管通透性和新血管形成。VEGF 在糖尿病患者的眼液中增加,在增殖性视网膜病变新生血管形成过程中起作用。PLC 的酪氨酸磷酸化激活 PKCβ 部分介导了 VEGF 促进有丝分裂和通透性增加的作用。ruboxistaurin 降低 VEGF 诱导的内皮细胞增殖、

血管形成和高通透性。另外,Williams 等报道高糖孵育主动脉平滑肌细胞增加 VEGF 的表达,可被 PKC 抑制剂阻断。

(三) PKC 激活与基质组分

高血糖导致血管基底膜增厚、细胞外基质沉积是糖尿病血管病变较早的结构改变之一,基底膜改变可影响结构支持、血管通透性、细胞黏附、增殖、分化和基因表达,导致血管功能紊乱。糖尿病患者的肾小球系膜 IV 型、VI 型胶原、纤连蛋白、层粘连蛋白增加,蛋白聚糖降低,此效应也出现在高糖孵育的系膜细胞中,可被 PKC 抑制剂阻断。TGF-β 表达增加在糖尿病系膜扩张和基底膜增厚中起重要作用,在糖尿病患者和实验性动物的肾小球,TGF-β 表达增加。同样在高糖培液中培养的系膜细胞 TGF-β 表达增加。TGF-β 直接导致 ECM 的过表达,PKC 激活增加 ECM 的产生和 TGF-β 表达,PKC 抑制剂降低高血糖诱导的 TGF-β 表达,阻止糖尿病肾病系膜扩张。

(四) PKC 活化与动脉粥样硬化

PKCβ/ApoE 双基因敲除小鼠与 ApoE 单基因敲除小鼠相比其主动脉粥样硬化程度降低,表明 PKCβ 在动脉粥样硬化发展中起作用。PKC 介导白细胞与内皮的相互作用,单核细胞黏附到内皮依赖于单核细胞 PKC 的活化,PKC 为单核细胞分化为巨噬细胞所必需。在高糖培养的内皮细胞,中性粒细胞的黏附、ICAM-1、E 选择素、P 选择素的表达增加,可被 PKC 抑制剂阻断。高糖孵育也增加内皮细胞 NF-κB 活性和 VCAM-1 的表达,被选择性 PKCβ2 抑制剂阻断。oxLDL 增加猪冠状动脉 ICAM-1 的表达和白细胞黏附到内皮,以及巨噬细胞的生长,calphostin C 和其他 PKC 抑制剂可部分阻断 ICAM-1 的表达和巨噬细胞的生长。在培养的巨噬细胞,oxLDL 也增加清道夫受体 CD36 的表达,而被 calphostin C 阻断。在单核细胞来源的巨噬细胞,高糖诱导另一个清道夫受体 LOX-1 的表达,LOX-1 表达的增加与 PKCβ2 膜定位增加有关,可被 PKCβ 特异性抑制剂 LY379196 阻断。因此,PKC 信号通过介导 oxLDL 几种不同的作用参与泡沫细胞的形成。白细胞黏附、单核细胞分化、巨噬细胞生长导致内膜泡沫细胞形成是早期动脉粥样硬化形成的关键步骤,PKC 的活化参与所有过程的调控。

(五) PKC 激活的其他效应

在主动脉平滑肌细胞和系膜细胞,高糖孵育增加 PKC 和 cPLA2 活性,引起花生四烯酸释放和 PGE_2 产生增加,Na^+-K^+-ATP 酶活性降低,PKC 和 PLA2 抑制剂可抑制高糖诱导的 Na^+-K^+-ATP 酶的活性下降。活化的 PKC 也激活各种膜相关的 NAD(P)H 依赖的氧化酶,增加过氧化物的产生,PKC 抑制剂可阻止高糖诱导内皮细胞 ROS 的形成。PKC 的活化也介导高血糖诱导 PAI-1 的过度表达。PKC 通过调节 VSMC 的增殖和凋亡参与血管重建。PKCβ2 在糖尿病小鼠的心肌选择性过表达,结缔组织生长因子(CTGF)和 TGF-β 表达增加,出现心肌病和心纤维化。PKC 也可激活 MAPK 通路。PKCβ 基因敲除小鼠的氧化应激和纤维化标志物水平降低,NADPH 氧化酶活性降低,糖尿病引起的肾脏损伤减轻。

四、PKC 抑制剂的临床应用前景

由于 PKC 在机体中有着重要的功能,抑制所有的 PKC

亚型将导致严重后果,因此开发 PKC 亚型特异性抑制剂成为必然。ruboxistaurin 是目前最有希望临床应用的 PKCβ 选择性抑制剂,在糖尿病啮齿类动物,ruboxistaurin 阻止其或逆转血管功能异常。在一项随机对照、多中心、双盲的临床研究中,ruboxistaurin 治疗 1 年降低 2 型糖尿病肾病患者的白蛋白尿。而在另一项临床研究中,ruboxistaurin 治疗 46 个月尽管阻止糖尿病患者视力的丧失,但未阻止增殖性糖尿病视网膜病变的进展。在神经病变研究中,ruboxistaurin 改善糖尿病患者的症状,但未阻止糖尿病外周神经病变的进展。另外,以反义寡核苷酸、RNA 干扰等技术失活 PKC 单个亚型的研究正在探索之中,在离体,PKCα 反义寡核苷酸降低高糖诱导的内皮细胞高通透性。维生素 E 和噻唑烷二酮(TZD)类药物通过激活 DAG 激酶,降低 DAG 水平而抑制高糖诱导的 PKC 活性,这也可能成为抑制 PKC 活性的又一治疗策略。

第四节 · 己糖胺通路活性增加

在正常血糖状态下,进入细胞内的葡萄糖只有 2%～5% 通过己糖胺旁路代谢,己糖胺旁路的第一步是 6-磷酸果糖在限速酶谷氨酰胺果糖-6-磷酸酰胺转移酶(GFAT)的作用下转化为 6 磷酸葡糖胺,最后生成尿苷二磷酸(UDP)-N-乙酰葡糖胺(GlcNAc),后者在 O-GlcNAc 转移酶(OGT)的作用下,以 O 连接将 GlcNAc 转移到多种蛋白的丝氨酸和苏氨酸残基上(图 11-30-3)。一些转录因子被 O-糖基化修饰后,活性增加,刺激靶基因表达。除了转录因子外,许多其他胞核和胞浆蛋白也被 GlcNAc 共价修饰,如 eNOS、PKC 亚型。高血糖引起各种组织己糖胺通路活性增加,通过改变基因表达和蛋白质功能促进糖尿病并发症的发生。血管内皮细胞和平滑肌细胞以高糖孵育后,GFAT 和 OGT 表达增加。在糖尿病患者和动物的血管平滑肌细胞中,GFAT 和 OGT 的表达也上调。抑制 GFAT 可阻断高糖诱导的 TGF-α、TGF-β1 和 PAI-1 转录。UDP-GlcNAc 也可增加 ROS 的产生和促凋亡因子 caspase-3 的活性,导致系膜细胞的损伤。己糖胺旁路也通过抑制胰岛素受体下游信号 PI3K/Akt 途径的激活介导高血糖和游离脂肪酸(FFA)诱导的胰岛素抵抗。

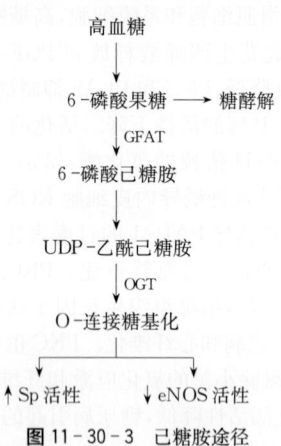

图 11-30-3 己糖胺途径

多种细胞内重要转录因子和酶的活性由丝氨酸和苏氨酸残基的磷酸化状态所决定,因此这些磷酸化位点被 O-糖基化

后影响蛋白的功能。例如,转录因子 Sp1 的丝氨酸和苏氨酸磷酸化后其活性被抑制,一旦 Sp1 糖基化,丧失了磷酸化位点,Sp1 活化,刺激其靶基因 TGF-α、TGF-β、PAI-1 和成纤维细胞生长因子 2(FGF2)的转录,这些因子参与了糖尿病患者血管重建和其他病理的发生。1177 位丝氨酸是决定 eNOS 活性的重要位点,在培养的内皮细胞,高糖诱导 eNOS1177 位丝氨酸 O-糖基化,阻止其磷酸化,抑制 eNOS 活性。

己糖胺通路活性增加介导高血糖诱导基因转录的机制仍未完全清楚。在 VSMC,Sp1 被 GlcNAc 共价修饰后调控高糖诱导的 PAI-1 启动子活化。在肾小球系膜细胞,葡糖胺本身也通过 Sp1 激活 PAI-1 启动子。最近研究显示,在主动脉内皮细胞高糖诱导葡糖胺通路活性增加 2.4 倍,导致 Sp1 O-糖基化增加 1.7 倍,Sp1 苏氨酸和丝氨酸磷酸化降低 70%～80%。在内皮细胞己糖胺通路的信号转导需 PKCβ1 和 δ 激活调节 PAI-1 启动子活性。除了 PAI-1,Sp1 的糖基化修饰可能调节其他葡萄糖反应的基因。James 等报道,在肾小球系膜细胞,高糖和己糖胺增加 NF-κB p65 亚基的 O-糖基化,增加 VCAM-1 mRNA 的表达和 NF-κB 活性,GFAT 在系膜细胞过表达也增加 NF-κB 活性及其靶基因 VCAM-1、TNF-α、IL-6 启动子的活性,因此己糖胺通路活性增加也可能通过影响 NF-κB 的基因表达,导致炎症反应和组织损伤。

除了转录因子,许多其他胞核和胞质蛋白也被 GlcNAc 共价修饰,也可以 Sp1 类似的形式被磷酸化修饰。在人的冠状动脉内皮细胞和 2 型糖尿病患者的颈动脉斑块,高血糖激活己糖胺通路使金属蛋白酶 2 和 9 的活性增加,内皮细胞蛋白的 O-糖基化明显增加。在主动脉平滑肌细胞高糖增加 GFAT 的活性,改变许多细胞核内 O-糖基化修饰蛋白的糖基化和表达。

第五节 · 氧化应激

大量的研究表明氧化应激与糖尿病并发症的发展密切相关,1 型糖尿病患者在出现并发症前几年氧化应激已非常明显,在疾病发展过程中,抗氧化潜能降低,血浆中脂质过氧化产物增加。2 型糖尿病患者与年龄匹配的对照个体相比,脂质过氧化增加,血浆 GSH、GSH 代谢酶及抗氧化潜能降低,直接与其并发症的发展速率相关。高血糖可通过多种机制引起氧化应激,而 Brownlee 研究组以其杰出的工作证实线粒体电子传递链过氧化物产生过量是高血糖诱导氧化应激的主要来源,并且是高血糖增加多元醇通路、AGE 形成、PKC 活性和己糖胺通路的共同机制,使得糖尿病并发症治疗的研究重点转向抗氧化治疗,以期用一种药物即能有效地阻断高血糖致血管病变的各种途径。

一、氧自由基的生成

正常状态下,细胞内的抗氧化系统维持氧化还原的平衡,氧化磷酸化过程中 0.4%～4% 所消耗的氧被转化为自由基过氧化物,在线粒体过氧化物被超氧化物歧化酶(SOD2)转化成过氧化氢(H_2O_2),随后在谷胱甘肽过氧化物酶的作用下分解成 H_2O 和 O_2,H_2O_2 也可弥散进入胞质被过氧化物酶体上的过氧化氢酶解毒,GSH 是细胞内重要的抗氧化物,有赖于 NADPH 和其他抗氧化物再生。当血糖升高,内皮细胞外的葡萄糖通过葡萄糖转运子 1(Glut1)自由进入胞内,糖酵解增加,产生 NADH 和丙酮酸,胞质内的 NADH 可通过穿梭系统将还原当量传递给线粒体,丙酮酸进入线粒体进行三羧酸循环产生 NADH 和 FADH$_2$,后两者通过电子传递链氧化磷酸化,为 ATP 的产生提供能量。在电子传递过程中,线粒体内膜两侧的电化学电位梯度增加,当达到一定阈值时,在呼吸链复合体Ⅲ水平抑制电子传递,延长自由基中间产物泛半醌的半衰期,后者将一个电子传递给 O$_2$ 还原成过氧化物,后者与 NO 相互作用产生过亚硝酸盐(ONOO$^-$)。过氧化物经 SOD2 作用转化为 H$_2$O$_2$,在亚铁和亚铜离子存在时,形成更具反应性的羟基(·OH),ONOO$^-$ 和·OH 可导致广泛的氧化损伤,包括氧化蛋白上的巯基、促进脂质的过氧化、降低 NO 的生物活性,并可使蛋白酪氨酸硝基化,影响多种信号的转导(如激活 NF-κB,p38MAPK),导致内皮细胞的功能障碍。解偶联蛋白(UCP)是表达在线粒体内膜的质子载体家族,介导质子的内流,使能量以热能的形式散失。在内皮细胞过表达 UCP-1 和抑制呼吸链复合体Ⅱ,降低线粒体内膜的电化学梯度,可阻止高糖诱导的过氧化物生成,这表明线粒体电子传递链是高糖诱导过氧化物的来源。而过表达 MnSOD 降解过氧化物阻断高糖诱导活性氧簇(ROS)的形成,提示最初形成的 ROS 是过氧化物。已有研究报道,在糖尿病患者 GSH、维生素 C、维生素 E 等抗氧化物降低。最近文献报道,在糖尿病大鼠血管,具有清除 ROS 作用的巯基还原酶硫氧还蛋白活性下降,而其内源性抑制物的表达升高。

二、共同机制学说

氧化应激产生的 ONOO$^-$ 可导致 DNA 单链断裂,后者被多聚 ADP 核糖聚合酶(PARP)的氨基端区域所识别,PARP 的构象发生改变,激活羧基端的催化区域,活化的 PARP 催化 ADP-核糖从其底物 NAD$^+$ 解离,转移到自身或其他蛋白质,消耗 NAD$^+$,降低糖酵解、电子传递的速率,减少 ATP 的形成,导致细胞功能障碍。由于 ADP-核糖携带负电荷,其共价结合后显著影响靶蛋白的功能。糖酵解途径中的关键酶 GAPDH 被 PARP 核糖基多聚化后活性降低,堆积的糖酵解中间代谢产物进入其他途径:磷酸二羟基丙酮(DHAP)生成 DAG 增多,激活 PKC;磷酸丙糖生成甲基乙二醛,形成 AGE;6-磷酸果糖生成 6-磷酸葡萄胺增加,己糖胺途径活性增高;葡萄糖进入多元醇通路消耗 NADPH 和 GSH(图 11-30-4)。锰超氧化物歧化酶(MnSOD)或 UCP-1 的过表达可抑制过氧化物的产生,阻止高糖诱导的 GAPDH 核糖基多聚化修饰及其活性下降,抑制多元醇、己糖胺通路活性增加、胞内 AGE 的形成和 PKC 的激活,高糖激活的上述途径也可被各种结构不同的 PARP 抑制剂阻断。在非高糖状态下,使用反义 GAPDH 寡核苷酸,胞内 AGE 增加、PKC 激活、己糖胺途径活性增加。在糖尿病并发症靶细胞,UCP-1 或 MnSOD 的过表达可纠正高血糖所致的各种表型改变,如在肾小球系膜细胞,MnSOD 的过表达抑制高血糖诱导的胶原合成;在主动脉内皮细胞,UCP-1 或 MnSOD 的过表达,阻断高血糖诱导的单核细胞黏附,阻止高糖抑制前列环素合成酶和内皮型一氧化氮合酶(eNOS)活性;化学氧化磷酸化解偶联剂或 SOD 模拟剂阻止高血糖诱导的血小板活化和聚集。在糖尿病小鼠,过表达 SOD 减轻肾小球的损伤。*PARP* 基因敲除小鼠的血管可对抗高糖诱导的 GAPDH 核糖基多聚化和内皮功能障碍。

NF-κB 在介导免疫炎症反应中起关键作用,可被众多内源性和外源性刺激物如高血糖、FFA、ROS、炎症细胞因子等激活。活化的 PARP 也可直接增加转录因子 NF-κB 活性和活化蛋白 1(AP1)的表达,促进下游基因 ICAM-1、巨噬细胞炎症蛋白 1α 和细胞因子等的表达,介导炎症反应。内皮细胞 ICAM-1 表达增加可使更多活化的白细胞聚集在糖尿病血管,进一步增强氧化应激。抑制过氧化物产生阻断高糖诱导的 NF-κB 活化。NF-κB 由 p55 和 p56 两亚基组成,在未刺激细胞与其抑制蛋白 IκB 结合以无活性的异二聚体形式存在于细胞质,细胞受刺激后,通过一系列激酶级联反应磷酸化 IκB,IκB 被泛素化降解,释放的 NF-κB 异二聚体转位至核

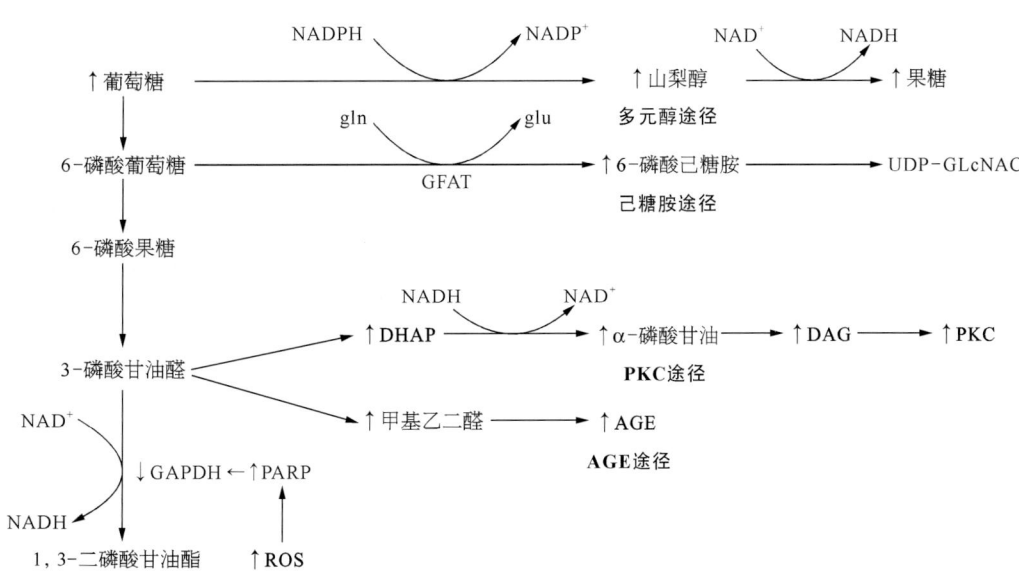

图 11-30-4 线粒体过氧化物过多产生激活高血糖致血管损伤的四条途径

内,启动靶基因的表达,而其调节的基因产物反过来激活 NF-κB。磷酸化 IκB 的 IκB 激酶(IKK)是由两个催化亚基和一个调节亚基组成的异三聚体复合物,IKK 由其上游的丝氨酸激酶 NF-κB 诱导激酶(NIK)和 NF-κB 活化激酶(NAK)磷酸化激活,可直接被阿司匹林和抗炎症的环戊烯酮前列腺素(15-脱氧-$\Delta^{12,14}$前列腺素 J2)抑制,后者是 PPARγ 的自然配体。因此,IKK、NIK 和 NAK 是阻断 NF-κB 途径、抗氧化的潜在分子靶点。

小的 GTP 结合蛋白 Rho 和它的下游靶蛋白 Rho 相关的蛋白激酶(ROCK)在细胞增殖、收缩、迁移等细胞功能中起重要作用,ROCK 信号可被葡萄糖、细胞因子和氧化应激激活,是微血管和大血管病理改变的重要调节分子。ROCK 的抑制可明显改善糖尿病小鼠的蛋白尿、肾小球肥大和巨噬细胞浸润,在糖尿病视网膜病变和神经病变 ROCK 抑制也显示有益的作用。ROCK 抑制剂降低 Nox4 的表达和尿 8-OHdG 水平。并且,在系膜细胞 ROCK 通过 NF-κB 调节炎症细胞因子的产生。有研究显示 ROCK 可直接调节 IκBα 的降解和 p65 的磷酸化。这些结果表明在糖尿病肾病 ROCK 对氧化应激有直接或炎症介导的作用。

在葡萄糖过多时 ROS 可激活 Janus 激酶-信号转导子和转录激活子(JAK-STAT)信号途径,与肾小球肥大相关,JAK2 在足细胞过表达可导致糖尿病肾病小鼠的肾脏损伤恶化。在临床上可见糖尿病肾病患者的肾脏 JAK-STAT 信号被激活。基因转录组学显示,JAK-STAT 下游靶基因在糖尿病肾病患者的肾小球表达明显高于健康者。JAK 抑制剂巴瑞克替尼(baricitinib)可减少糖尿病患者的蛋白尿。

由线粒体产生的 ROS 激活其他的炎症级联反应,位于线粒体外膜上的心磷脂可作为 NLRP3 炎症复合体的锚定坞,后者激活 caspase-1 剪切 IL-1β 和 IL-18 前体,引发慢性炎症和组织重塑。而且 ROS 的产生导致线粒体 DNA(mtDNA)的断裂,破坏脂质和蛋白质,受损的 mtDNA 导致异常线粒体蛋白质的产生和阻止线粒体蛋白的合成,致使线粒体功能障碍,进一步促进 ROS 的产生,形成恶性循环。

抗氧化机制对于清除 ROS 起重要作用,核因子 E2 相关因子 2(erythroid 2-related factor 2,Nrf2)调控抗氧化酶和解毒酶的表达,Kelch 样环氧氯丙烷相关蛋白(Kelch-like ECH-associated protein 1,Keap1)是细胞氧化应激的"感受器",通过抑制 Nrf2 的核转位调节其活性。Nrf2 激活抗氧化反应元件可增加 SOD2、谷胱甘肽过氧化物酶(GPX)、过氧化氢酶、血红素加氧酶 1、谷氨酰半胱氨酸合成酶和 NADPH 依赖的醌氧化还原酶等抗氧化酶的表达和活性。在 Nrf2 基因敲除小鼠抗氧化基因表达的降低可导致组织氧化应激增加和血管炎症通路的激活,在内皮细胞过表达 Nrf2 可降低 TNF-α、IL-1β、MCP-1 和 VCAM-1 等炎症介质的表达。Keap1-Nrf2 可通过激活 NOX 调控线粒体和胞质 ROS 的产生。Keap1-Nrf2 依赖的抗氧化物的上调可减轻肾脏的氧化负荷,Nrf2 的活化可通过降低氧化应激、TGF-β1 表达和细胞外基质的产生改善 STZ 诱导的糖尿病小鼠的肾小球病理改变。另外,Nrf2 可抑制葡萄糖诱导的系膜肥大。Nrf2 激动剂 bardoxolone 对于糖尿病肾病患者的肾脏有保护作用,然而由于高的心血管死亡率其Ⅲ期临床试验被提前终止。另一项

临床研究显示 protandim 降低脂质过氧化,增加红细胞 SOD 和过氧化氢酶的活性。在离体 protandim 激活 Nrf2 可增加血红素加氧酶 1,保护冠状动脉内皮细胞和心肌细胞。

ROS 激活的下游途径可进一步增加过氧化物的产生,各条途径间相互作用,放大氧化应激损伤。多元醇激活过程中降低 NADPH、升高 NADH、耗竭 GSH,增加氧化应激;另外,山梨醇堆积产生的胞内渗透压也增加氧化应激。最近研究显示胞浆 NADH/NAD$^+$ 增加抑制 GAPDH 的活性,磷酸丙糖浓度升高增加 AGE 前体和 DAG 的形成,激活 PKC。PKC 可激活氧化酶,增加过氧化物的产生;AGE 和 RAGE 相互作用激活 NADPH 氧化酶(NOX),产生 ROS,一些 AGE 也是氧化物,可导致脂质过氧化;NOX 也促进促炎症因子 TGF-β、TNF-α、NF-κB、IL-6、IL-18 和内皮生长因子 VEGF、FGF-2 的活化,并增加胶原的沉着。AGE 结合到 RAGE,激活 PKC 和 MAPK 等激酶,改变血管细胞的功能。己糖胺途径中产生的 PAI-1 和 TGF-β 使血管闭塞、组织缺血,增加 ROS 的产生。血管紧张素Ⅱ也可通过激活 NADPH 氧化酶,增加氧化应激,损伤内皮细胞。阻断多元醇通路、抑制 AGE 的形成及 PKC 活性可降低高糖诱导的氧化应激。正因为高血糖致血管内皮细胞损伤机制如此复杂,至今仍缺乏十分有效的干预措施。

UKPDS 的资料显示,高血糖不是糖尿病大血管病变的重要决定因素,当 HbA$_{1c}$ 从 5.5% 升高到 9.5% 时,微血管的风险增加 10 倍,而大血管的风险仅增加 2 倍。胰岛素抵抗是大血管病变发生的重要决定因素,排除其他心血管危险因素,胰岛素抵抗个体的心血管病变风险仍增加 2 倍。胰岛素抵抗时,从脂肪细胞过多释放的 FFA 进入动脉内皮细胞,使线粒体的 FFA 氧化增加,与糖氧化相似产生同样的电子供体,促进线粒体 ROS 的过多产生,激活 AGE、PKC、己糖胺途径和 NF-κB。在胰岛素抵抗的非糖尿病动物模型,抑制 FFA 从脂肪细胞释放及 FFA 在动脉内皮的氧化阻止 ROS 的产生及所致的破坏效应。在正常水平葡萄糖存在时,FFA 快速刺激主动脉内皮细胞过氧化物的产生,可被过表达 UCP-1 或 MnSOD 所抑制。

三、氧化应激的标志物

检测氧化应激标志物有助于更好地理解糖尿病并发症的发病机制及其治疗,包括检测抗氧化储备的耗竭、抗氧化酶活性的改变、自由基的产生、蛋白质、脂质、DNA 和自由基的加合物,其中自由基攻击终产物的测定可能是衡量氧化应激程度最可靠的方法。糖尿病患者的总抗氧化潜能下降,总抗氧化潜能比单个抗氧化物更能代表机体的抗氧化状态。抗氧化酶通常以离体的活性分析法测定,尽管转录水平的改变也可一定程度上反映细胞的氧化应激,在长期糖尿病的并发症易感组织,过氧化氢酶、GSH 还原酶、GSH 过氧化酶和 SOD 降低。由于自由基存在短暂,其在动物模型和临床标本的检测较为困难,采用荧光探针可实时检测氧化应激,结果可靠。自由基攻击的终产物可以高效液相色谱法(HPLC)、气相色谱-质谱法、Western 印迹和 ELISA 技术测量,组织、血浆和尿标本皆可检测。硝基化蛋白、脂质过氧化产物 8-异前列烷、DNA 加合物 8-羟-2-脱氧鸟苷及脂质加合物丙二醛等是生

物系统氧化应激最常用的标志物。

四、新药的开发前景

随着对糖尿病并发症发病机制认识的深入,针对过氧化物生成及干预其作用的药物不断被推出,在实验动物或临床上取得一定的疗效,从而也验证了线粒体过氧化物生成过多为糖尿病并发症发病的共同机制这一假说,以下几类药物有望成为糖尿病并发症的治疗新药。

(一)转酮醇酶激活剂

转酮醇酶是磷酸戊糖非氧化支路的限速酶,维生素 B_1 是该酶的辅助因子,苯磷硫胺是一类脂溶性维生素 B_1 衍生物,激活转酮醇酶,使过量的糖酵解上游产物 3-磷酸果糖、3-磷酸甘油醛转变成 5-磷酸戊糖和 4-磷酸赤藓糖。在血管内皮细胞,苯磷硫胺同时抑制高血糖诱导的己糖胺通路、AGE 形成、DAG-PKC 途径及 NF-κB 的激活,转酮醇酶反义寡核苷酸可完全阻断苯磷硫胺的上述作用。苯磷硫胺喂养糖尿病大鼠 9 个月,阻止糖尿病视网膜病变的发生,在实验动物,苯磷硫胺也延缓早期糖尿病肾病的发展。在一项随机对照、两中心、为期 3 周的临床试验中,苯磷硫胺明显改善患者的多发性神经病变症状。在一项 1 型糖尿病患者的小规模临床研究中,苯磷硫胺和硫酸锌联合使用可减少 AGE 的形成,降低单核细胞己糖胺修饰的蛋白质,使前列环素合成酶的活性恢复正常。在欧洲,苯磷硫胺作为食品补充剂,其预防糖尿病视网膜病变的临床试验正在进行之中。

(二)聚(ADP-核糖)聚合酶(PARP)抑制剂

PARP 是一种核酶,能感受 DNA 的损伤,其功能非常广泛,涉及 DNA 的修复,各种基因的转录调控,端粒酶的活性调控、细胞的增殖、分化、死亡,蛋白质功能的修饰等,在脑卒中、心肌病、心肌再灌注损伤、炎症、癌症、糖尿病及其并发症等多种病理状态下,抑制 PARP 活性,可起保护作用。烟酰胺和 3-氨基苯甲酰胺是 PARP 内源性抑制剂,长期被作为 PARP 的基准抑制剂,效力较低,作用非特异。最近几种作用更强的 PARP 选择性抑制剂已被合成,其中 PJ34 可纠正糖尿病内皮细胞的功能紊乱,改善异常的心功能,即使停止治疗几周后,其保护作用仍然存在。其他几种 PARP 抑制剂显示对早期糖尿病神经病变有保护作用。在糖尿病大鼠视网膜微血管 PARP 活性明显增加,给予 PJ34 治疗后,视网膜病变显著改善,与其降低 NF-κB 的活性有关。

(三)新型抗氧化剂

经典的抗氧化剂维生素 E 由于仅仅针对已形成的脂质过氧化产物,而对过氧化物所致的其他后果无影响,因此在临床上对糖尿病并发症的保护作用并不显著。新型小分子复合物 SOD 或过氧化氢酶模拟剂理论上能持续清除 ROS,这种复合物可使糖尿病大鼠的内皮细胞功能恢复正常,改善神经内膜的血流和运动神经传导速度。L-丙酰肉毒碱是胞内的过氧化物清除剂,改善线粒体功能,减轻 DNA 的损伤,对糖尿病动物的心脏功能、外周神经功能和血供起保护作用。硫辛酸作为线粒体抗氧化剂,能被植物和动物合成,兼具亲水和亲脂的特性,在动物实验和临床上皆显示其对糖尿病异常的内皮功能有保护作用,已被用于治疗糖尿病相关的多发性神经病变,在糖尿病动物和 2 型糖尿病患者改善神经的血流和传导。

FP15 是 $ONOO^-$ 的分解催化剂,抑制酪氨酸的硝基化,减轻 $ONOO^-$ 对血管内皮细胞的毒性作用。目前临床上应用的噻唑烷二酮(TZD)、他汀类药物、血管紧张素转换酶抑制剂(ACEI)和血管紧张素 I 抑制剂有显著的胞内抗氧化剂活性,TZD 类药物对 iNOS 有抑制作用,减少 $ONOO^-$ 的产生,他汀类药物减少血管紧张素 II 诱导的自由基生成,临床研究显示这些药物对神经病变、视网膜病变和心血管等糖尿病并发症有保护作用。降糖药 SGLT2 抑制剂可通过抑制 AGE 与 RAGE 对话、降低炎症介质、改善线粒体功能保护组织免受氧化应激的损伤。上述这些抗氧化剂,可在不同水平阻断高血糖诱导过氧化物产生过量所致的有害级联反应。

(四)NOX 抑制剂

近年来,有许多研究报道了 NOX 合成和天然抑制用于治疗糖尿病并发症,但这些抑制剂大都是非特异性的,并且很少进入临床试验。吡唑并吡啶衍复合物 GKT136901 和 GKT137831 是 NOX1 和 NOX4 亚型的双重特异性抑制剂,在小鼠近端肾小管上皮细胞 GKT136901 减少高糖刺激的 ROS 产生,降低 2 型糖尿病小鼠的蛋白尿。GKT137831 具有抗动脉粥样硬化和肾脏保护作用,降低糖尿病小鼠的蛋白尿,减轻炎症,保持肾脏的正常结构,并阻止动脉粥样硬化的进展,其抗动脉粥样硬化的作用与降低 MCP-1 的蛋白质表达和减少巨噬细胞在动脉壁的聚集有关。GKT137831 可减轻缺血诱导的大鼠视网膜炎症,减少血管新生。但是在 2 型糖尿病肾病患者进行的 IIb 期临床试验结果显示 GKT137831 没有减少蛋白尿,而炎症和 ROS 标志物降低。最近的研究显示 NOX5 也在糖尿病肾病和血管并发症的发生中起重要作用,因此开发 NOX5 特异性抑制剂用于糖尿病并发症的治疗值得期待。

第六节·补体系统和补体调节蛋白

补体系统由 30 多种可溶性蛋白和膜结合蛋白组成,是适应性免疫和先天免疫的重要效应分子,补体激活后通过经典途径、旁路途径和甘露聚糖结合凝集素(MBL)途径最终导致膜攻击复合物(MAC)的产生。MAC 插入细胞膜形成的跨膜孔允许水盐流入导致细胞溶解,MAC 短暂可逆性地插入细胞膜可激活一系列胞内信号,包括钙离子的内流、ROS 的产生、PKC 的激活、丝裂原 Ras-MAPK 信号和 NF-κB 信号的激活等,刺激促炎症因子、促血栓形成(prothrombotic)细胞因子和生长因子的释放。在补体激活系统中存在着许多限制该通路的调节分子,其中 CD59 是 MAC 形成的特异性抑制分子,限制 C9 的聚合。

许多临床和动物实验证实补体在糖尿病并发症的发病中起重要作用。免疫荧光显示,在糖尿病肾病患者的肾脏标本中 MAC 在肾小球系膜的沉着与组织损伤的程度呈明显正相关。MBL 在 1 型糖尿病患者血中的水平明显升高,而在合并血管并发症的患者中更高,并与 1 型糖尿病患者的糖尿病肾病的进展和预后呈正相关。MAC 在脉络膜毛细血管的沉着与糖尿病眼病呈明显正相关。在糖尿病患者的腓肠神经活检标本中也发现存在活化的补体蛋白和 MAC。

在糖尿病中补体介导的组织破坏主要是由于 CD59 被非酶促糖基化后失活。在动脉粥样硬化动物模型 ApoE$^{-/-}$ 小鼠敲除 CD59 加速血管粥样硬化的形成，而在内皮细胞过表达 CD59 或给予抗 C5 中和抗体阻止小鼠血管粥样硬化的发展。CD59 敲除的糖尿病小鼠有更高的 MAC 沉着。在糖尿病患者的肾脏和腓肠神经活检标本中也可观察到 CD59 的存在，而在非糖尿病患者的标本未见其表达。

基于补体在糖尿病并发症发生中的作用，在早期进行补体抑制干预有可能延缓甚或逆转糖尿病并发症的进展，然而考虑到补体存在多种生物学功能，以其作为靶向治疗糖尿病并发症的效益风险比必须仔细评估。

参考文献

[1] Hammes HP, Brownlee M. Advanced glycation end products and the pathogenesis of diabetic complications [M]//Leroith D, Taylor SI, Olefsky JM. Philadelphia: Lippincott-Raven Publishers, 1996.

[2] He ZH, King GL. Microvascular complications of diabetes[J]. Endocrinol Metab Clin N Am, 2004, 33: 215 - 238.

[3] Yonekura H, Yamamoto Y, Sakurai S, et al. Roles of the receptor for advanced glycation endproducts in diabetes-induced vascular injury[J]. J Pharmacol Sci, 2005, 97: 305 - 311.

[4] Brownlee M. The pathobiology of diabetic complications: a unifying mechanism[J]. Diabetes, 2005, 54: 1615 - 1625.

[5] Wautier JL, Schmidt AM. Protein glycation: a firm link to endothelial cell dysfunction[J]. Circ Res, 2004, 95: 233.

[6] Huijberts MSP, Schalkwijk CG. Is AGE accumulation a therapeutic target for diabetic complications? [J]. Neth J Med, 2006, 64: 1 - 3.

[7] Schrijvers BF, De Vriese AS, Flyvbjerg A. From hyperglycemia to diabetic kidney disease: the role of metabolic, hemodynamic, intracellular factors and growth factors/cytokines [J]. Endocr Rev, 2004, 25: 971 - 1010.

[8] Hudson BI, Wendt T, Bucciarelli LG, et al. Diabetic vascular disease: It's all the RAGE[J]. Antioxid Redox Signal, 2005, 7: 1588 - 1600.

[9] Jakus V, Rietbrock N. Advanced glycation end-products and the progress of diabetic vascular complications[J]. Physiol Res, 2004, 53: 131 - 142.

[10] Koya D, King GL. Protein kinase C activation and the development of diabetic complications[J]. Diabetes, 1998, 47: 859 - 866.

[11] He ZH, King GL. Can Protein kinase C ß - selective inhibitor, ruboxistaurin, stop vascular complications in diabetic patients? [J]. Diabetes Care, 2005, 28: 2803 - 2805.

[12] James LR, Tang D, Ingram A, et al. Flux through the hexosamine pathway is a determinant of nuclear factor κB - dependent promoter activation[J]. Diabetes, 2002, 51: 1146 - 1156.

[13] Buse M. Hexosamines, insulin resistance, and the complications of diabetes: current status[J]. Am J Physiol Endocrinol Metab, 2006, 290: E1 - E8.

[14] He ZH, King GL. Protein kinase Cß isoform inhibitors: a new treatment for diabetic cardiovascular diseases[J]. Circulation, 2004, 110: 7 - 9.

[15] Du XL, Matsumura T, Edelstein D, et al. Inhibition of GAPDH activity by poly (ADP - ribose) polymerase activates three major pathways of hyperglycemic damage in endothelial cells[J]. J Clin Invest, 2003, 112: 1049 - 1057.

[16] Kuroki T, Isshik K, King GL. Oxidative stress: the lead or supporting actor in the pathogenesis of diabetic complications[J]. J Am Soc Nephrol, 2003, 14: S216 - S220.

[17] Rahimi R, Nikfar S, Larijani B, et al. A review on the role of antioxidants in the management of diabetes and its complications [J]. Biomedicine Pharmacotherapy, 2005, 59: 365 - 373.

[18] Pacher P, Szabo C. Role of poly(ADP - Ribose) polymerase - 1 activation in the pathogenesis of diabetic complications: endothelial dysfunction, as a common underlying theme [J]. Antioxid Redox Signal, 2005, 7: 1568 - 1580.

[19] Ceriello A. New insights on oxidative stress and diabetic complications may lead to a "causal" antioxidant therapy[J]. Diabetes Care, 2003, 26: 1589 - 1596.

[20] Vincent AM, Russell JW, Low P, et al. Oxidative stress in the pathogenesis of diabetic neuropathy [J]. Endocr Rev, 2004, 25: 612 - 628.

[21] Evans JL, Goldfine ID, Maddux BA, et al. Oxidative stress and stress-activated signaling pathways: a unifying hypothesis of type 2 diabetes[J]. Endocr Rev, 2002, 23: 599 - 622.

[22] Virag L, Szabo C. The Therapeutic potential of poly (ADP - Ribose) polymerase inhibitors[J]. Pharmacol Rev, 2002, 54: 375 - 429.

[23] Brownlee M. Biochemistry and molecular cell biology of diabetic complications[J]. Nature, 2001, 414: 813 - 820.

[24] Nishikawa T, Edelstein D, Du X, et al. Normalizing mitochondrial superoxide production blocks three pathways of hyperglycaemic damage [J]. Nature, 2000, 404: 787 - 790.

[25] Green K, Brand MD, Murphy MP. Prevention of mitochondrial oxidative damage as a therapeutic strategy in diabetes [J]. Diabetes, 2004, 53: S110 - S118.

[26] Sheetz MJ, King GL. Molecular understanding of hyperglycemia's adverse effects for diabetic complications[J]. JAMA, 2002, 288: 2579 - 2588.

[27] Feldman EL. Oxidative stress and diabetic neuropathy: a new understanding of an old problem[J]. J Clin Invest, 2003, 111: 431 - 433.

[28] Hammes HP, Du X, Edelstein D, et al. Benfotiamine blocks three major pathways of hyperglycemic damage and prevents experimental diabetic retinopathy[J]. Nat Med, 2003, 9: 294 - 299.

[29] Babaei-Jadidi R, Karachalias N, Ahmed N et al. Prevention of incipient diabetic nephropathy by high-dose thiamine and benfotiamine [J]. Diabetes, 2003, 52: 2110 - 2120.

[30] Haupt E, Ledermann H, Kopcke W. Benfotiamine in the treatment of diabetic polyneuropathy—a three-week randomized, controlled pilot study (BEDIP study) [J]. Int J Clin Pharmacol Ther, 2005, 43: 71 - 77.

[31] Zheng L, Szabo C, Kern TS. Poly (ADP - ribose) polymerase is involved in the development of diabetic retinopathy via regulation of nuclear factor-kappaB[J]. Diabetes, 2004, 53: 2960 - 2967.

[32] Scott JA, King GL. Oxidative stress and antioxidant treatment in diabetes [J]. Ann N Y Acad Sci, 2004, 1031: 204 - 213.

[33] Dwyer JP, Greco BA, Umanath K, et al. Pyridoxamine dihydrochloride in diabetic nephropathy (PIONEER - CSG - 17): lessons learned from a pilot study[J]. Nephron, 2015, 129(1): 22 - 28.

[34] Ghosh P, Sahoo R, Vaidya A, et al. Role of complement and complement regulatory proteins in the complications of diabetes [J]. Endocr Rev, 2015, 36(3): 272 - 288.

[35] Manigrasso MB, Juranek J, Ramasamy R, et al. Unlocking the biology of RAGE in diabetic microvascular complications [J]. Trends Endocrinol Metab, 2014, 25(1): 15 - 22.

[36] Litwinoff E, Hurtado Del Pozo C, Ramasamy R, et al. Emerging targets for therapeutic development in diabetes and its complications: The RAGE signaling pathway[J]. Clin Pharmacol Ther, 2015, 98(2): 135 - 144.

[37] Folli F, Corradi D, Fanti P, et al. The role of oxidative stress in the pathogenesis of type 2 diabetes mellitus micro- and macrovascular complications: avenues for a mechanistic-based therapeutic approach[J]. Curr Diabetes Rev, 2011, 7: 313 - 324.

[38] Laddha AP, Kulkarni YA. NADPH Oxidase: a membrane-bound enzyme and its inhibitors in diabetic complications[J]. Eur J Pharmacol, 2020, 881: 173206.

[39] Adeshara KA, Diwan AG, Tupe RS. Diabetes and complications: cellular signaling pathways, current understanding and targeted therapies [J]. Curr Drug Targets, 2016, 17(11): 1309 - 1328.

[40] Matoba K, Takeda Y, Nagai Y, et al. Targeting redox imbalance as an approach for diabetic kidney disease[J]. Biomedicines, 2020, 8(2): 40.

[41] Jha JC, Ho F, Dan C, et al. A causal link between oxidative stress and inflammation in cardiovascular and renal complications of diabetes [J]. Clin Sci (Lond), 2018, 132(16): 1811 - 1836.

[42] Pickering RJ, Rosado CJ, Sharma A, et al. Recent novel approaches to limit oxidative stress and inflammation in diabetic complications[J]. Clin Transl Immunology, 2018, 7(4): e1016.

[43] Warren AM, Knudsen ST, Cooper ME. Diabetic nephropathy: an insight into molecular mechanisms and emerging therapies[J]. Expert Opin Ther Targets, 2019, 23(7): 579 - 591.

[44] Yaribeygi H, Atkin SL, SahebkarA. A review of the molecular mechanisms of hyperglycemia-induced free radical generation leading to oxidative stress[J]. J Cell Physiol, 2019, 234(2): 1300 - 1312.

[45] Yaribeygi H, Butler AE, Barreto GE, et al. Antioxidative potential of antidiabetic agents: a possible protective mechanism against vascular complications in diabetic patients[J]. J Cell Physiol, 2019, 234(3):

2436 - 2446.
[46] Wei PZ, Szeto CC. Mitochondrial dysfunction in diabetic kidney disease [J]. Clin Chim Acta, 2019, 496: 108 - 116.

第三十一章·糖尿病心、脑、外周血管病变

第一节·糖尿病与心血管疾病

陈家伟　付真真

一、概　述

心血管代谢疾病作为人类的头号杀手,每年给全球各国家地区造成了沉重的疾病负担和社会经济负担。糖尿病是心血管疾病(CVD)的主要独立危险因素之一。无论是已经发生CVD的患者还是其高危人群,糖代谢异常均可显著增加心血管事件的风险,与非糖尿病者相比,糖尿病患者发生有明显临床症状的CVD者预后更差。中国心脏调查结果显示,冠心病住院患者中糖尿病患病率为52.9%,糖调节受损患病率为24.0%,糖代谢异常总患病率为76.9%。糖代谢异常患者常常合并动脉粥样硬化性心血管病(ASCVD)危险因素。CCMR-3B研究结果显示我国2型糖尿病患者同时合并血压、血脂升高者占29.8%,而这些患者的血糖、血脂和血压均达标者仅占5.6%。2型糖尿病患者合并冠心病占14.6%,合并脑血管疾病占10.1%。糖尿病患者并发高血压的危险也较高,高血压的累积患病率为38.4%,且随年龄增加而升高。

心血管疾病是糖尿病患者常见的死亡原因,加强对糖尿病患者心血管疾病相关风险的管理有非常重要的意义。不能盲目以控制血糖为中心,而应综合管理心血管危险因素。荟萃分析证实,低密度脂蛋白胆固醇(LDL-C)每降低1 mmol/L,糖尿病患者心血管事件发生风险降低20%;高密度脂蛋白胆固醇(HDL-C)每降低0.26 mmol/L,冠心病风险增加22%;当糖化血红蛋白升高1%的时候,所有糖尿病相关终点事件增加21%,心肌梗死增加14%,卒中增加12%,微血管并发症增加37%。由此可见,血糖的水平和心血管疾病的风险密切相关。本文概述了糖尿病与心血管疾病的关系和重要性,目前国内外糖尿病防治指南均推荐,对于糖尿病患者必须加强血管危险因素的综合管理,以最大限度降低心血管事件和死亡风险。对于2型糖尿病合并心血管疾病患者,需全面控制高血糖、高血压、血脂异常、超重或肥胖等多重心血管危险因素。在血糖管理方面,临床医师应充分考虑降糖药物的疗效与安全性之间的平衡,并且全面了解常用降糖药物的心血管安全性,这样才能熟练掌握其应用原则。

二、发病机制

1. 胰岛素抵抗·胰岛素抵抗患者发生CVD是一个渐进的过程,其特征是早期内皮功能障碍和血管炎症导致单核细胞聚集、泡沫细胞形成及后续脂肪条纹的发生。多年后导致动脉粥样硬化斑块,在炎症增强的情况下斑块变得不稳定、破裂,促进闭塞性血栓的形成。与无糖尿病者相比,糖尿病患者的动脉粥样斑块含有更多的脂肪、炎性改变和血栓。超过90%的2型糖尿病患者体型肥胖,释放的游离脂肪酸(FFA)和脂肪组织细胞因子直接降低胰岛素的敏感性。在骨骼肌和脂肪组织中,FFA诱导的活性氧簇(ROS)降低了胰岛素受体底物1(IRS-1)的活性和PI3K/Akt信号转导,导致胰岛素反应性葡萄糖转运蛋白4(GLUT-4)的下调。

2. 凝血与血小板功能异常·在2型糖尿病患者中,胰岛素抵抗和高血糖参与血栓前状态的发病过程,增加纤溶酶原激活物抑制剂1(PAI-1)、凝血因子Ⅶ和Ⅻ、纤维蛋白原水平,降低组织型纤溶酶原激活物(tPA)水平。糖尿病导致冠脉事件风险增加的因素中,血小板高反应性与其有密切的相关性。许多机制导致血小板功能障碍,影响黏附、活化及聚集,最终血小板介导血栓形成。高血糖会改变血小板内Ca^{2+}稳态,导致细胞骨架异常和促凝因子分泌增多。此外,高血糖引起糖蛋白(Ⅰb和Ⅱb/Ⅲa)、P选择素的上调,增强P2Y12信号,这些都是导致1型糖尿病和2型糖尿病发生动脉粥样硬化相关风险的关键事件。

3. 血脂异常·肥胖及糖代谢异常者体内及释放到肝脏的FFA增加。因此,底物的增加导致肝脏极低密度脂蛋白(VLDL)的生成增多,减少载脂蛋白B100(ApoB)降解及增加脂肪生成。2型糖尿病和代谢综合征导致甘油三酯(TG)、LDL-C、载脂蛋白B(ApoB)升高,小而密的LDL颗粒增多,这种LDL亚型更易于氧化,在动脉粥样硬化过程中起重要作用。另一方面,最近有证据表明,由于蛋白质的改变,HDL在2型糖尿病患者可能会失去其保护作用,从而导致促氧化及炎性表型。在2型糖尿病患者,致动脉粥样硬化的血脂异常是心血管风险的一个独立预测因子,预测能力较单独的高甘油三酯或低HDL-C更强。

4. 巨噬细胞功能障碍·巨噬细胞在肥胖脂肪组织累积增加,这已成为代谢炎症和胰岛素抵抗的重要进程。除此之外,胰岛素抵抗的巨噬细胞增加氧化型低密度脂蛋白(LDL)清道夫受体B(SR-B)的表达,进而促进泡沫细胞和动脉粥样硬化的形成。活化过氧化物酶体增殖物激活受体γ(PPARγ)可增强巨噬细胞的胰岛素敏感性,从而逆转这些结局。在这个意义上,巨噬细胞异常通过促进胰岛素抵抗、脂纹形成和血管损伤,似乎给糖尿病和CVD之间提供了连接的桥梁。

5. 活性氧簇(reactive oxygen species, ROS)·当ROS的

增加超出了体内抗氧化物质对其的降解作用时即产生氧化应激，在糖尿病动物模型研究中均发现 ROS 产物增加，ROS 通过直接作用于一些核酸和蛋白质，如多聚 ADP 核糖聚合酶或是通过电子传递链发挥促细胞凋亡作用及破坏血管内稳态等过程，导致心脏功能异常。

6. 一氧化氮（NO）·一氧化氮是一种已知的血管内皮舒张因子，其由血管内皮细胞中内皮一氧化氮合酶在将左旋精氨酸氧化为左旋瓜氨酸的过程中产生 NO，通过清除超氧化物发挥抗氧化作用，最终在血管壁产生抗粥样硬化作用。动物实验表明糖尿病患者中的内皮型一氧化氮合酶表达发生改变，同时 NO 在主动脉组织中的生物利用度也明显降低，血管内皮中的超氧化物和 NO 均是高度活跃、极不稳定的基团。当超氧化物等氧化反应产物存在时，能与 NO 迅速结合，生成过氧亚硝酸盐，在糖尿病患者中，氧化应激的增强使产生的超氧化物也相应增多。大量证据显示血管中超氧化物生成的增加能够损伤内皮依赖的血管舒张作用，过量的氧化反应中间产物不能与 NO 相结合，从而直接对血管内皮及心肌细胞产生损伤，最终导致心力衰竭的发生。

7. 晚期糖基化终末产物（AGE）·高血糖环境中葡萄糖氧化过多，导致生成的 AGE 也相应增多，在血管内皮细胞、平滑肌细胞及心肌细胞上 AGE 与 AGE 受体结合后激活下游信号转导通路，促使一些促凝及黏附蛋白包括纤溶酶原激活物抑制剂、血管细胞黏附分子 1 等的表达上调，这些改变在动脉粥样硬化的发生过程中发挥作用。AGE 与 RAGE 结合后也可激活 NF-κB，引起心脏肌钙蛋白重链基因表达的异常，最终导致心肌收缩力改变，目前已知 AGE 生成及蛋白交联的抑制剂——氨基胍能改善左心室结构及功能的异常。

8. 多聚 ADP 核糖聚合酶（poly ADP-ribosepolymerase-1，PARP-1）·PARP-1 是一个分子量为 116 000 的核蛋白，是一类存在于多数真核细胞中的蛋白质翻译后修饰酶。它主要存在于细胞核内，少量存在于细胞质内。在正常情况下，PARP-1 的活性很低，PARP-1 的活性在 DNA 损伤时被提高，催化受体蛋白的聚 ADP 核糖基化反应，参与 DNA 的修复。另一方面氧化压力诱导的 PARP-1 过度激活，导致快速消耗 NAD$^+$，进而消耗 ATP，造成细胞功能失调和坏死。糖尿病中 PARP-1 的过度激活是对 ROS 所诱导的氧化应激的一种代偿反应。研究表明转录共激活因子 p300 表达的上调与 PARP-1 所诱导的心脏肥厚及纤维化病变相关，PARP-1 抑制剂已被证实可逆转糖尿病的内皮功能损伤，但目前尚未被用于临床。

9. 细胞间 Ca^{2+} 稳态异常·Ca^{2+} 是心脏内参与兴奋、收缩偶联的重要离子调节剂，心肌细胞间 Ca^{2+} 稳态对于正常心脏功能的维持起着关键作用，当心肌细胞膜发生去极时，Ca^{2+} 通过细胞膜上的 L 型钙通道进入细胞内，储存在心肌细胞肌质网（sarcoplasmic reticulum，SR）中。储存于 SR 内的 Ca^{2+} 通过 SR 上一种钙通道蛋白（ryanodine receptors，RyRs）放至细胞间与肌丝结合，启动 1 次心脏收缩。舒张发生时，细胞外的 Ca^{2+} 在肌质网膜 Ca^{2+}-ATPase（SERCA）的作用下再摄取入 SR。在糖尿病动物模型中发现，与 Ca^{2+} 稳态相关的分子 SERCA 活性的下降可使 Ca^{2+} 再摄取不足造成细胞间 Ca^{2+} 堆积，影响心肌舒张，最终导致心脏舒张功能减退，相反 SERCA

的过表达对心肌可能是一种保护作用。

10. RAAS 系统激活·大量证据表明，RAAS 的激活对于糖尿病和心力衰竭的发生起着非常重要的作用。血管紧张素 II 对于心脏、血管及肾脏有着多方面的作用。在心脏，活化的血管紧张素 II 可抑制心肌泵功能、致心律失常、增加氧化应激、破坏纤溶-抗纤溶动态平衡及促进炎症反应等，导致心脏结构、功能异常。血管紧张素 II 对于血管平滑肌细胞存在促有丝分裂的作用，从而引起血管壁增厚，活化的醛固酮同样促进心脏、血管纤维化，引起水钠潴留，导致心室重构，加剧血管炎症等作用。醛固酮在肾脏作用于远端小管和集合小管，与相应的核受体结合后直接与 DNA 相互作用，最终生成多种醛固酮诱导蛋白，导致对钠、水的重吸收增加，而水、钠潴留增加了心脏的前负荷，可促进心力衰竭发生。

三、临床特点

1. 糖尿病合并动脉粥样硬化性血管疾病（ASCVD）·ASCVD 是导致糖尿病患者死亡或失能的首要原因，也是造成糖尿病经济负担的最大因素。ASCVD 包括急性冠脉综合征、心肌梗死（myocardial infarction，MI）、心绞痛、冠状动脉或其他动脉再通、卒中、一过性脑缺血（TIA）或由动脉粥样硬化原因导致的周围动脉疾病。

2. 糖尿病合并心力衰竭·糖尿病可伴发高血压、冠状动脉粥样硬化和心肌梗死，随着时间迁移易发生心力衰竭，风险率增加 2～5 倍，病残和死亡也随之增加 30%～60%。糖尿病、心脏功能异常和心力衰竭与其病理生理改变有密切关系，如交感神经兴奋，肾素-血管紧张素-醛固酮系统激活，水钠潴留增加，血管顺应性降低，内皮素水平增加。血中游离脂肪酸升高，心肌对脂肪酸和葡萄糖利用障碍等而使左心室肥厚增大，细胞外基质糖基化终末产物增多，脂质积聚和纤维化均可使心功能减退和心力衰竭的发生，射血分数可正常或降低，高血压可加重缺血性心肌病，高血压中收缩压每增加 10 mmHg 可使心力衰竭发生风险率增加 12%，心肌代谢可由脂肪酸转向葡萄糖酵解而产生 ATP，影响心肌功能与结构，解除肺淤血，延缓病残和死亡。

3. 糖尿病心肌病变·糖尿病性心肌病变（diabetic cardiomyopathy，DCM）的特点：没有高血压，没有冠心病，而是微血管病变，进行性心肌结构和功能减退，心肌重建，左心室纤维化、肥厚，左心衰竭，心肌内脂肪堆积，弹性降低，增加病残和死亡。胰岛素信号通路的改变与高血糖、高胰岛素血症、脂肪酸、细胞内钙离子浓度、活性氧簇、神经酰胺、己糖胺、糖基化终末产物增加等有关。内皮细胞和成纤维细胞的代谢和转录发生改变，影响心肌细胞。总之，糖尿病并发症多种机制几乎均参与，包括高血糖、血脂异常、高胰岛素血症、肾素-血管紧张素-醛固酮系统、细胞因子、趋化因子、活性氧簇、糖基化终末产物、蛋白激酶 C（PKC）通路增强，还有许多中介诸如 Akt、AMPK、JNK、FoxO、mTOR、PPARα、脂毒性和自噬等参与，线粒体呼吸链障碍，代谢紊乱以致细胞凋亡，如何从分子机制改善和消除糖尿病所致心肌病变仍有待探索。研究发现糖尿病性心肌病变与微血管病变关系密切，但高血压和冠状动脉粥样硬化也可能参与发病，影响心肌的结构与功能。经年龄、血压、血胆固醇、肥胖、冠心病病史等危险因素校正后男性糖尿病患者心力衰竭的发生率是非糖尿病患者的4倍，而女性糖尿病患者高出8倍。糖尿病是心肌病的独立危险因素。糖尿病伴发心肌病是导致死亡的重要原因。糖尿病尤其女性患者的心率较快与左心室壁厚度增加和心脏重量之间呈相关性。

4. 糖尿病自主神经病变 糖尿病心血管自主神经病变（cardiac autonomic neuropathy，CAN）是糖尿病微血管病变和糖脂代谢异常引起的神经病变的一种，是2型糖尿病较常见的慢性并发症，随着患病年龄和病程的延长，CAN患病率增加28.9%～35.2%。发病机制尚未完全阐明，起病隐匿，临床表现无特异性，诊断无统一标准，易被忽视，晚期预后不良，治疗效果不佳，预防及早期诊断治疗至关重要。CAN的主要临床表现包括：运动不耐受、体位性低血压、心率增快，严重者会出现心律失常、无痛性心肌梗死及心源性猝死。Framingham研究发现血糖升高可使心脏变异性降低，即使处于糖尿病前期也存在心脏自主神经功能障碍。

5. 糖尿病与心脏性猝死 猝死在老年人中多见，可伴有终末期肾衰竭或心力衰竭，主要是室速、室颤，促发因素为粥样斑块破裂、排便困难、睡眠呼吸暂停、心电图示QT间期延长、高凝、心肌梗死后心脏破裂、心包填塞等原因。心脏性猝死占糖尿病患者所有心血管相关死亡的50%，其中大多为急性心肌缺血后的室性心律失常所致。糖尿病患者血糖水平越高，心脏猝死风险越高。Framingham研究结果显示，糖尿病使所有年龄段患者的心脏猝死风险增高近4倍，且女性高于男性。QTc延长与心律失常事件和心脏性猝死关系密切，MONICA/KORA研究表明，糖尿病患者QTc间期延长使心脏性猝死的风险增加3倍。检测心率变异性和QTc间期对

于预测糖尿病患者的心脏性猝死可能有价值，但仍缺乏足够的研究证据支持常规临床应用。

四、糖尿病心血管疾病的防治

1. 生活方式管理 生活方式控制糖尿病患者应采取综合管理策略，改善生活方式是药物治疗的基础。包括限制饮食总热量，限制脂肪摄入量，尤其是饱和脂肪酸摄入，而给予非饱和脂肪酸，减少胆固醇摄入量，增加食物纤维素，每1 kcal食物中含纤维素≥14 g，限酒甚至忌酒忌烟，限制钠盐，增加有氧运动和抗阻训练，不建议补充维生素或微量营养素来降低ASCVD的风险。对于超重或肥胖患者，应对其生活方式进行干预，使体重降低3%～5%，并长期保持，对于BMI≥40 kg/m² 或 BMI≥35 kg/m² 合并肥胖相关并发症两类患者，生活方式干预（伴或不伴药物治疗）无效时，肥胖外科手术可改善其健康状况。糖尿病患者使用的药物中二甲双胍、艾塞那肽、利拉鲁肽、钠-葡萄糖协同转运子2抑制剂对体重有减轻作用。多项研究显示减肥手术不仅减轻体重，还改善血糖水平，并减少CVD事件的发生。

2. 血糖管理 UKPDS、DCCT研究显示早期强化降糖治疗可降低糖尿病微血管病变、心肌梗死及死亡发生风险，对大血管有保护作用。但ACCORD研究因强化降糖治疗导致不良事件发生及死亡率增加而终止。因此，目前的指南及声明提出对于所有糖尿病患者应进行合理的个体化血糖管理，以减少微血管及大血管并发症的发生。对于糖尿病合并心血管疾病患者，血糖管理的原则是必须兼顾降糖的有效性和心血管安全性，并且优先考虑选择有心血管获益证据的降糖药物（表11-31-1）。

表11-31-1 常见降糖药物的心血管安全性研究

药物名称	研究名称	主要结果	心血管结局
二甲双胍	UKPDS UKPDS 10年后续随访	在超重或肥胖的2型糖尿病患者中，二甲双胍可显著降低心肌梗死风险，显著降低心血管事件复合终点（心肌梗死、猝死、心绞痛、卒中或周围血管疾病）风险，并且心血管获益具有延续效应	获益
利拉鲁肽	LEADER	在伴有心血管疾病或心血管危险因素的2型糖尿病患者中，利拉鲁肽可显著降低终点MACE和心血管死亡的风险，且不增加心力衰竭住院风险	获益
恩格列净 达格列净 卡格列净	OUTCOM EMPA-REG CANVAS	在伴有心血管疾病的2型糖尿病患者中，可显著降低心血管死亡、心肌梗死和卒中的发生，显著降低心力衰竭住院的风险	获益
罗格列酮	RECORD	在二甲双胍或磺脲类单药治疗血糖控制不佳的开放性2型糖尿病患者中，罗格列酮对首要复合终点（心血管疾病住院或心血管死亡）风险未见显著影响，但显著增加心力衰竭住院或死亡的风险	中性
吡格列酮	PROactive PROactive10年随访	在伴有心血管疾病的2型糖尿病患者中，吡格列酮对全因死亡、非致死性心梗、卒中、ACS、冠状动脉或下肢动脉的血运重建、踝关节以上的下肢截肢风险未见显著影响，但可显著降低主要次级MACE终点的风险	中性
磺脲类降糖药（SU）	UKPDS ADVANCE ACCORD	不同SU的心血管风险可能存在差异，与其他SU相比，格列齐特和格列美脲可能具有较低的心血管风险	中性
格列奈类	NAVIGATOR	那格列奈未能显著降低MACE	中性
糖苷酶抑制剂	STOP-NIDDM	一些研究发现阿卡波糖可使发生CVD的风险下降，尚需大样本随机对照研究进一步证实	中性

（续表）

药物名称	研究名称	主要结果	心血管结局
甘精胰岛素	ORIGIN	在伴有心血管高危因素的糖代谢异常患者中,甘精胰岛素对终点 MACE 的风险未见显著影响	中性
西格列汀	TECOS	在伴有心血管疾病的 2 型糖尿病患者中,西格列汀对首要复合终点的风险未见显著影响,且不增加心力衰竭住院风险	中性
沙格列汀	SAVOR - TIMI	在伴有心血管疾病的 2 型糖尿病者中,沙格列汀对 MACE 的风险未见显著影响,但增加心力衰竭住院风险	中性?
阿格列汀	EXAMINE	在既往 15～90 日发生过 ACS 的 2 型糖尿病患者中,阿格列汀对终点 MACE 的风险未见显著影响	中性

注:MACE,主要心血管不良事件,主要包括心血管疾病死亡、心肌梗死和脑卒中。

2 型糖尿病合并 ASCVD 患者的血糖控制目标应该遵循个体化原则,综合考虑患者的年龄、糖尿病病程、ASCVD 病史、其他并发症或合并症、低血糖风险等因素,充分平衡严格血糖控制的利弊得失。基于现有的循证医学证据,本共识推荐 2 型糖尿病合并 ASCVD 患者的血糖控制目标如下:① 对于大多数患者,HbA$_{1c}$ 目标应控制在<7.0%;② 对于年龄较大、糖尿病病程较长、存在低血糖高危因素的患者,HbA$_{1c}$ 目标应控制在<7.5%或<8.0%;③ 对于慢性疾病终末期患者,如纽约心脏学会(NYHA)心功能Ⅰ～Ⅳ级、终末期肾病、恶性肿瘤伴有转移、中重度认知功能障碍等,HbA$_{1c}$ 控制目标可适当放宽至<8.5%。

3. 预防低血糖·血糖和心血管预后之间存在 J 形或 U 形曲线关系,低血糖和高血糖都会产生负面影响。低血糖是糖尿病治疗的一个常见的并发症,且与心血管事件及死亡率相关。研究发现低血糖可导致心脏自主神经调节功能改变,使心率加快,收缩压升高,心肌收缩性及心输出量增加。这些作用可能加重闭塞性冠状动脉粥样硬化性心脏病的缺血。低血糖可使 QT 间期延长、心肌去极化异常改变,导致糖尿病患者心律失常及猝死风险增加。因此,在糖尿病综合管理中,预防低血糖发生是一个非常重要的目标。特别在使用胰岛素及胰岛素促泌剂的患者中尽量避免低血糖的发生。

4. 降压治疗·在 ADA 糖尿病和高血压的立场声明中,未区分不同糖尿病类型的血压控制目标。但英国前瞻性糖尿病研究(UKPDS)表明,在 2 型糖尿病患者中,将目标血压控制在<150/85 mmHg 比目标血压控制在<180/105 mmHg 能降低约 24%的大血管和微血管糖尿病并发症。

目前我国临床上还是推荐糖尿病患者的降压目标为<140/90 mmHg。对特定的患者(如存在特殊并发症高风险的年轻患者和有白蛋白尿者),为了预防卒中、视网膜病变等,推荐更低的血压控制目标(<130/80 mmHg)。存在蛋白尿或微量白蛋白尿时,推荐用血管紧张素转化酶抑制剂(ACEI)和血管紧张素Ⅱ受体拮抗剂(ARB)治疗糖尿病患者的高血压。

ADVANCE 及 ADVANCE - ON 研究中发现,强化降糖不能降低死亡率,但降压却有获益,至少在该类人群中降压比强化降糖重要。降压目标需个体化,重视血压监测的重要性。在降压药物选择方面,糖尿病伴高血压患者一般应首选 ACEI/ARB,利尿剂仍是该类人群降压药的重要选择。

5. 调脂治疗·2 型糖尿病患者的血脂异常主要表现为低密度脂蛋白胆固醇(LDL - C)和甘油三酯升高,而高密度脂蛋白胆固醇(HDL - C)降低。这与冠心病发生密切相关。目前大量临床研究显示他汀类药物治疗可以降低 2 型糖尿病患者主要冠状动脉事件的发生风险。声明推荐:① 对于年龄在 40～75 岁的糖尿病患者,若 LDL - C 水平在 1.81～4.89 mmol/L,应接受中等强度他汀治疗(使 LDL - C 平均下降 30%～50%);② 对于年龄在 40～75 岁的糖尿病患者,若动脉粥样硬化心血管疾病风险≥7.5%,应接受高强度他汀治疗(使 LDL - C 平均下降大于 50%);③ 对于年龄小于 40 岁或大于 75 岁的糖尿病患者,应权衡他汀治疗的利弊;④ 若空腹甘油三酯>5.65 mmol/L,须接受贝特类药物治疗,减少胰腺炎的风险。新近数据不建议在接受他汀治疗的糖尿病患者空腹甘油三酯>2.26 mmol/L 时再联合贝特类药物以减低 CVD 风险。ADA 指南明确提出他汀类药物与贝特类或烟酸类药物联合使用与他汀类药物单独使用相比,心血管并没有额外获益,不推荐他汀类药物和贝特类或烟酸类药物联合使用。

6. 抗血小板治疗·是否使用阿司匹林作为 2 型糖尿病患者 CVD 事件的一级预防药物目前仍存在争议。但对已有 CVD 疾病的患者可降低其心血管事件发生的风险,可作为二级预防药物。有研究显示在一级预防人群中,阿司匹林可减少男性患者心肌梗死的发生,而降低女性患者脑卒中发生的风险。但不同研究中发现阿司匹林治疗后心血管事件的减少风险不同,而且存在胃肠道出血的风险。

糖尿病患者抗血小板治疗建议:① 不建议所有的糖尿病患者常规进行抗血小板治疗作为一级预防;② 根据个体化原则,高危糖尿病患者可考虑抗血小板治疗作为一级预防;③ 糖尿病合并 ASC 患者,建议 P2Y12 受体治疗 1 年,而行 PCI 患者疗程视支架类型而定;④ 如不能耐受阿司匹林,建议氯吡格雷替代。

7. 糖尿病心力衰竭患者治疗建议·① 2 型糖尿病合并射血分数减低心力衰竭患者在 β 受体阻滞剂的基础上加用 ACEI;② 如 2 型糖尿病合并射血分数减低心力衰竭患者明显不能耐受 ACEI,可以使用 ARB 替代 ACEI;③ 所有 2 型糖尿病合并射血分数减低心力衰竭患者在 ACEI(或如果 ACEI 不能耐受,用 ARB)的基础上加用 β 受体阻滞剂以降低病死率和住院率;④ 所有心力衰竭症状持续存在(NYHA Ⅱ～Ⅳ级)且 LVEF<40%的患者,在 ACEI/ARB 和 β 受体阻滞剂治疗的

基础上加用盐皮质激素受体拮抗剂;⑤ 对于窦性心律且 LVEF＜40％的2型糖尿病合并心力衰竭患者,在充分的β受体阻滞剂、ACEI/ARB和盐皮质激素受体拮抗剂治疗的基础上,如心力衰竭症状持续存在(NYHA Ⅰ～Ⅳ级)且心率＞70次/分,可考虑加用伊伐布雷定;⑥ 2型糖尿病合并心力衰竭的患者不应使用噻唑烷二酮类降糖药。

8. 糖尿病患者心律失常治疗建议·① 糖尿病患者中心房颤动较为常见,并可增加病死率和致残率,应考虑进行心房颤动的筛查;② 糖尿病合并心房颤动患者如无禁忌证,使用维生素K拮抗剂或新型口服抗凝药物;③ 对糖尿病合并心房颤动患者进行抗凝治疗前,采用HAS-BLED评分评估出血风险;④ 对糖尿病患者进行心脏性猝死危险因素的筛查,对合并缺血性心肌病,且LVEF＜35％和心室颤动或持续性室性心动过速复苏后存活的糖尿病患者,推荐植入型心律转复除颤器;⑤ 对合并心力衰竭或急性心肌梗死后的糖尿病患者,使用β受体阻滞剂。

9. 糖尿病患者冠状动脉血运重建策略的建议·① 对于合并稳定性冠心病的糖尿病患者,除非合并严重缺血或明显的左主干或左前降支近端病变,否则应首先考虑最佳药物治疗;② 建议糖尿病合并多支血管病变或复杂病变(SYNTAX评分＞22分)的冠心病患者行CABG以改善无心血管事件的生存率;③ 对于需行血运重建治疗的糖尿病患者,如冠状动脉病变复杂程度较低(SYNTAX评分≤22分)可考虑行PCI;④ 对于急性心肌梗死的糖尿病患者,如在建议的时间窗内应首选直接PCI而非溶栓治疗;⑤ 在行PCI的糖尿病患者中,血运重建时建议优选药物洗脱支架而非裸金属支架;⑥ 对所有接受二甲双胍治疗的患者,应该暂停治疗并严密监测肾功能;⑦ 如接受二甲双胍治疗的患者在冠状动脉造影或PCI后肾功能恶化,建议暂停治疗48 h或直至肾功能恢复到初始水平。

参考文献

[1] McGuire DK. Diabetes and the cardiovascular system in braunwald's heart disease[M]. 10th ed. Philadelphia: Elsevier, 2015: 1365-1390.

[2] McGuire DK, Marx N. Diabetes in cardiovscular disease: a companion to braunwald's heart disease[M]. Philadelphia: Elsevier, 2016.

[3] Niessner A, Tamargo J, Koller L, et al. Non-insulin antidiabetic pharmacotherapy in patients with established cardiovascular disease: a position paper of the European society of cardiology working group on cardiovascular pharmacotherapy[J]. Eur Heart J, 2018, 39(24): 2274-2281.

[4] 洪天配,母义明,纪立农,等.2型糖尿病合并动脉粥样硬化性心血管疾病患者降糖药物应用专家共识[J].中国糖尿病杂志,2017,25(6):481-491.

[5] De Boer IH, Bangalore S, Benetos A, et al. Diabetes and hypertension: a position statement by the American Diabetes Association[J]. Diabetes Care, 2017, 40(9): 1273-1284.

[6] Fox CS, Golden SH, Anderson C, et al. Update on prevention of cardiovascular disease in adults with type 2 diabetes mellitus in light of recent evidence: a scientific statement from the American Heart Association and the American Diabetes Association[J]. Diabetes Care, 2015, 38(9): 1777-1803.

[7] Jellinger PS, Handelsman Y, Rosenblit PD, et al. American association of clinical endocrinologists and american college of endocrinology guidelines for management of dyslipidemia and prevention of cardiovascular disease[J]. Endocr Pract, 2017, 23(Suppl 2): 1-87.

第二节·糖尿病脑血管病变

张翼飞

糖尿病是一种以血糖升高为基本特征的代谢紊乱性疾病,由其导致的大血管和微血管并发症显著增加了糖尿病患者的病死率,同样严重影响着此类患者的生活质量。糖尿病是脑血管病的独立危险因素之一。糖尿病可使急性脑血管病(脑卒中)的发病风险显著增加,而大约20％的糖尿病患者最终将死于脑卒中。甚至糖尿病前期患者,空腹血糖升高亦与脑卒中的风险相关。近年来,随着人们对糖尿病及其并发症危害性的认识不断提高,糖尿病所致脑血管病变的相关研究也在不断完善中,本章节将着重阐述糖尿病相关脑血管病变的流行病学、发生机制及预防和治疗等最新进展。

一、流行病学

糖尿病是脑卒中的主要危险因素之一。而脑卒中是导致长期残疾和功能障碍的最主要原因,也是造成公共健康负担和各国卫生系统经济负担加重的最主要原因。虽然,在2000—2010年,全球的心源性死亡和脑卒中的死亡风险分别下降了16％和23％,与此相对应的多项研究显示,自20世纪90年代以来,糖尿病患者并发脑血管事件的比例呈现逐年下降的趋势。但是,随着全球糖尿病人口的不断增加,糖尿病相关脑血管事件的总体数量依然在不断增加。

糖尿病患者脑卒中风险仍比非糖尿病患者增加1倍以上。然而,不同种族,糖尿病脑血管事件的患病率也有差异。ADVANCE研究结果显示,心脑血管事件的总和(包括心脑血管死亡、非致死性脑死和非致死性卒中)在西方(7 004例)和亚洲(4 136例)患者中无显著差异(危险比,$RR=1.03$,95％CI 0.92～1.15),然而,西方患者的脑血管事件(定义为脑血管死亡或非致死性脑卒中)却显著低于亚洲患者($RR=0.56$,95％CI 0.47～0.67)。由此提示亚洲糖尿病患者更需密切关注脑血管并发症的防治。

一项汇集29个研究包含532 779位受试者的荟萃分析显示,与非糖尿病患者(HbA$_{1C}$＜5.7％)相比,糖尿病患者(HbA$_{1C}$≥6.5％)发生首次卒中的危险性显著增加[$HR=2.15$,95％CI 1.76～2.63],而糖尿病前期患者(5.7％≤HbA$_{1C}$＜6.5％)该风险无明显增加[$HR=1.19$,95％CI 0.87～1.62]。在糖尿病患者中,HbA$_{1C}$每增加1％,平均HR为1.17(95％CI 1.09～1.25)。

糖尿病不仅影响脑卒中的发生,同时还影响患者认知功能。大量临床研究显示,2型糖尿病患者痴呆的患病风险与非糖尿病人群相比增加2倍。而这些发生率增高的痴呆类型有老年性痴呆(AD)、血管性痴呆和混合性痴呆。

二、发病机制

糖尿病脑血管病包括大血管和小血管病变。糖尿病所致脑卒中风险增加主要表现为缺血性脑卒中,而对于出血性脑卒中,目前并没有充分的依据证明糖尿病是其危险因素之一。

(一)糖尿病大血管病变

糖尿病大血管病变产生的主要因素是加速的动脉粥样硬化和血栓形成。其发生机制十分复杂,主要通过糖尿病所伴随的糖脂蛋白质等代谢异常及血管功能异常起作用,具体表现为以下几个方面。

1. 高血糖和胰岛素抵抗·目前对高血糖产生并加速大血管病变的确切机制仍不清楚。高血糖潜在的病理生理改变,如氧化应激、山梨醇旁路代谢异常激活,晚期糖基化终产物(advanced glycation end products, AGE)和 AGE 前体的产生,大量炎症因子的产生等,均可导致血管内皮功能紊乱。另外,还有一些研究提供了高血糖直接损伤血管的证据,如血管平滑肌细胞(VSMC)在高糖环境(25 mmol/L)培养时其增殖速度明显快于生理浓度或正常血糖浓度(5.5 mmol/L)下的增殖速度;一些研究者发现高糖作用下产生的反应有:增加基础和血管紧张素 II 诱导的 VSMC 增殖及血管紧张素 II 的 AT1 受体与 JAK2 复合物的形成;增加 STAT1 和 STAT2 的酪氨酸和丝氨酸磷酸化程度。

胰岛素抵抗被认为是 2 型糖尿病的一个显著特点。已知胰岛素除了参与糖、脂和蛋白质代谢作用外,还是一个重要的血管活性激素。研究还证明,胰岛素代谢与血管活性紧密相关。事实上,胰岛素抵抗状态不仅表现为外周组织胰岛素介导的葡萄糖摄取减少,同样也表现为胰岛素介导的内皮依赖和(或)非依赖的血管扩张异常。另外,在胰岛素抵抗状态下,游离脂肪酸浓度增加,其在高胰岛素血症基础上进一步加重血管内皮功能的损伤。胰岛素通过磷脂酰肌醇-3 激酶(PI3K)通路和丝裂原活化蛋白激酶(MAPK)通路两个途径发挥作用。通过前者起到抗增殖和抗凝作用,而通过后者促进动脉粥样硬化的形成。当发生胰岛素抵抗时,PI3K 途径作用削弱,但 MAPK 途径作用未受损。由此最终导致内皮依赖性血管舒张的减少和有丝分裂效应的增加。

2. 脂代谢异常·许多研究表明,糖尿病血脂异常和高血糖及胰岛素抵抗一起,成为加速动脉粥样硬化发生的重要因素。由此可以部分解释即使某些 1 型和 2 型糖尿病患者血糖控制较理想,却无法显著减少心血管事件。糖尿病血脂异常主要表现为富含甘油三酯的脂蛋白水平升高,高密度脂蛋白(HDL)水平降低和小而密低密度脂蛋白(LDL)水平增高。其中富含甘油三酯的脂蛋白水平升高是糖尿病相关脂代谢异常的核心缺陷。

2 型糖尿病时,除甘油三酯中脂肪酸水平升高外,循环中的非酯化脂肪酸(non-esterified fatty acids, NEFA)即游离脂肪酸水平亦显著升高。NEFA 的产生增加了活性氧簇(ROS)和蛋白激酶 C 的激活,同时下调 PI3K 途径,由此导致内皮功能异常。

另外,糖尿病状态可以影响饱和 NEFA 向不饱和 NEFA 的转变过程。糖尿病患者动脉壁甘油三酯中的长链脂肪酸尤其是油酸的含量显著升高。而动脉粥样硬化斑块中的脂肪酸水平很大程度上是通过粥样斑块内脂蛋白脂酶(LPL)、分泌型磷脂酶 A₂ 和内皮脂酶来调节。另外,在粥样斑块中 LPL 还能由巨噬细胞合成。研究证实,糖尿病患者的巨噬细胞 LPL 表达明显增加。

糖尿病时普通长链 NEFA 对动脉粥样斑块的形成和进展过程中存在的一些基本细胞具有直接的影响效应,这些细胞包括:内皮细胞、单核-巨噬细胞、平滑肌细胞和 T 细胞。具体包括:① 诱导内皮细胞凋亡;② 参与细胞内胆固醇合

成、运输和分泌过程中一些重要步骤的调节;③ 影响某些细胞因子来促进 VSMC 的增殖,通过非凋亡途径导致 VSMC 坏死;促进 VSMC 移行及通过改变 VSMC 产生的细胞外基质成分来增加动脉壁 LDL 聚集等。

3. 内皮损伤和功能异常·血管内皮在动脉粥样硬化、内皮功能异常、血栓形成和纤维溶解的发生发展中扮演着重要角色。内皮和血管平滑肌细胞(VSMC)功能障碍与血栓形成倾向导致动脉粥样斑块及其相关并发症的形成。正常情况下,内皮细胞(EC)激活底物,合成和释放血管活性物质以保持血管平衡,维持正常的血流和营养物质的输送,同时避免血栓形成和白细胞渗入。正常内皮产生的前列环素和一氧化氮能抑制血小板激活,并缓解血管平滑肌收缩,维持正常血流;而糖尿病患者体内前列环素和一氧化氮的释放减少,同时伴慢性内皮一氧化氮合成活性异常,这一机制可部分解释糖尿病患者动脉粥样硬化加速。

4. 凝血和纤溶机制异常·糖尿病提高了某些强力促凝剂的表达和血浆凝血因子含量,降低了抗凝血酶Ⅲ和蛋白 C 等抗凝血因子的含量,由此增加血液凝固能力,使动脉粥样硬化斑块破裂或侵蚀更有可能导致动脉血栓闭塞。糖尿病还通过增加动脉硬化性损伤中产生的和非动脉瘤性动脉中的纤溶酶原激活物抑制因子 1(PAI-1)水平,导致纤维蛋白溶解能力受损。因此,糖尿病通过增加凝血的趋势,同时破坏纤维蛋白溶解,从而促进血栓的形成和持续。

血小板和凝血酶原系统是大血管病变中的一个重要部分。糖尿病患者体内血小板活性异常亢进,纤溶系统功能失衡,内皮功能异常,血脂异常及血流动力学改变均是糖尿病性动脉粥样硬化和血栓形成的重要因素。而糖尿病患者血小板特性异常主要表现为血小板代谢及血小板内信号通路改变,抗氧化能力降低,血小板平均容积增加,黏附和聚集能力增加、对阿司匹林敏感度降低及一氧化氮产生异常等。这些改变使血小板在糖尿病大血管病变中扮演了重要角色。

5. 氧化应激·在糖尿病的代谢紊乱情况下,原本在正常细胞内被严格控制的 ROS 的产生明显增加,进而导致细胞损伤。ROS 可作为重要的细胞内信使,使氧化还原敏感性转录因子活化,如转录因子核因子 κB(NF-κB)和活化蛋白(AP)-1 激活可促进促凝血组织因子、黏附因子、内皮素和 VEGF、TGF-β 及单核细胞化学趋化蛋白(MCP)-1 等基因的表达,最终导致血管细胞增殖和血管通透性的改变,增加了内皮的促凝能力,使血管内皮舒张功能明显弱于收缩功能,血流调节受损。

6. 血管平滑肌功能异常·糖尿病通过促进动脉粥样硬化病变的形成、斑块的不稳定性来改变 VSMC 的功能。糖尿病通过损伤交感神经系统功能,导致血管平滑肌(VSM)功能的异常。糖尿病可使 VSM 中 PKC 活性、NF-κB 和氧自由基的生成提高,此外糖尿病增加了 VSMC 向动脉粥样硬化早期损伤的迁移,是在后期损伤过程中生成细胞外基质的关键环节。动脉粥样硬化性损伤时糖尿病患者血管内皮细胞损伤降低,斑块破裂倾向增加。细胞因子的生成减少了 VSM 的胶原合成,提高了基质金属蛋白酶的生成,从而增加了斑块失稳和破裂的倾向。

7. 其他因素·近年来,大量研究已经证实,细胞外基质转换异常、动脉硬化程度增加,高同型半胱氨酸血症及遗传因素

等在糖尿病大血管病变中同样起着重要作用。另外,很多研究证实,循环和局部组织中的肾素-血管紧张素-醛固酮系统(RAAS)均与糖尿病大血管病变间存在着明确的相互关系。循环中血管紧张素通过诱导原癌基因和自分泌生长因子基因表达,刺激血管平滑肌细胞生长。血管紧张素Ⅱ主要通过作用于血管紧张素Ⅰ型受体产生一系列危害效应,最终导致血管炎症反应发生,继而导致血管粥样硬化和氧化应激产生,同时也加速了细胞凋亡。

(二) 糖尿病小血管病变

糖尿病小血管病受累部位包括:小动脉、毛细血管及小静脉,但最常累及穿通动脉。血管内皮损伤,平滑肌增生,小血管壁的基底膜增厚都可以引起慢性脑组织缺血。血管内皮细胞丢失和增生、血管壁增厚、血管腔狭窄,引起慢性、进行性的局部甚至弥漫性亚临床缺血,神经细胞脱髓鞘,少突胶质细胞丢失、轴索损伤,造成不完全性缺血。严重的小血管病变会引起血管壁损伤,微小动脉瘤形成或淀粉样物质沉淀,局部发生炎性改变、血管壁破坏、血浆成分渗出,表现为显微镜下微出血。脑小血管病引起的腔隙梗死、脑出血、白质病变、微出血和微梗死可以共同存在于同一个体内。

另有研究显示,2型糖尿病患者的脑小血管病变表现为腔隙性脑梗死和各向异性分数(FA,一种磁共振所得弥散张量成像指数)的显著降低。由于FA的降低可能直接受髓鞘质改变的影响,由此推测脱髓鞘改变是2型糖尿病患者的一个重要脑部病变。

(三) 糖尿病与认知功能改变

2型糖尿病患者认知功能改变主要影响学习和记忆功能,思维的灵活性和速度。其认知功能缺陷根据严重程度,分为三个时期:糖尿病相关认知功能减退、轻度认知功能障碍(MCI)和痴呆。大量流行病学研究显示,2型糖尿病患者痴呆的患病率显著增加。有些研究认为,2型糖尿病会导致AD的发病风险增加近1倍;另一项纳入10项纵向研究的荟萃分析显示,2型糖尿病可致AD的发病风险增加54%。然而,近期瑞典痴呆登记研究结果显示,2型糖尿病患者在诊断痴呆时年龄更轻,其中血管性和混合性痴呆的症状增加,而AD的症状相对减少。来自神经病理研究的结果也并不一致,一些研究显示,2型糖尿病合并痴呆患者脑内的淀粉样斑块和神经元纤维缠结减少,但与非糖尿病AD患者相比,存在更多的血管病变(如多发性小血栓栓塞性卒中伴微血管性脑损伤)。另一些研究却得到不同结论。

近年来,许多研究探讨了糖尿病加速认知功能障碍的潜在机制,然而到目前为止,仍未完全阐明。其病理生理改变中,慢性小血管疾病引起的穿透性小动脉腔隙性梗死和脑白质病变(脑白质疏松症)是最常见的表现。导致这种改变的可能机制有:氧化损伤,如晚期糖基化终末产物、动脉粥样硬化、心律失常、炎性细胞因子、创伤性脑损伤和低血糖;高血糖导致脑血流量减少;胰岛素抵抗导致脑代谢降低;以及某些可逆原因,如甲状腺功能减退、维生素缺乏等。

三、临床表现

(一) 症状和体征

1. 主要为脑梗死·以多发性腔隙性脑梗死多见,病变范围广泛,可有失语、神志改变、肢体瘫痪等定位体征,伴脑萎缩可表现智力下降、记忆力差、反应迟钝等。对于无临床症状的脑梗死,临床常无神经系统定位体征,反复发生,或可发生血管性痴呆、延髓麻痹等。已证实腔隙性脑梗死患者在伴发糖尿病时其神经功能恢复显著降低。

2. 脑小血管病急性发作·表现为腔隙性脑梗死或者脑实质出血,表现为脑白质病变或者脑微出血。临床缺乏特异性表现,可以没有症状。严重的脑白质病变可以引起认知功能下降、抑郁、步态障碍、吞咽和排尿功能异常。

(二) 实验室及辅助检查

1. 生化检测·主要为血糖、胰岛素、C肽、糖化血红蛋白、肝肾功能、血脂等的检测,以明确糖尿病诊断和血糖控制情况,以及合并症情况评估。

2. CT或MRI·可确定病灶部位、大小、性质(出血或缺血)。脑梗死多在24 h后显示,3~7日最佳,呈底向外的扇形或三角形低密度灶,边界清楚。MRI可更早、更好地显示病灶,T_1呈低信号,T_2呈高信号。螺旋CT血管造影对血管病变,尤对Willis环显影敏感,扫描快且便宜,颅内有磁性物质者也可应用。磁共振脑血管显像(MRA)可发现闭塞血管及侧支循环情况。另外,高分辨磁共振成像(HRMRI)血管壁成像一定程度上可显示大脑中动脉、颈动脉等动脉管壁特征,有助于卒中病因分型和明确发病机制。虽然,目前临床上没有直接显示脑小血管病的检查方法,而头颅MRI是检查脑小血管病最重要的手段。推荐常规检查序列包括T_1、T_2、T_2 * GRE、T_2-FLAIR和DWI。脑小血管病在MRI影像学上的表现主要有:新发小的皮质下梗死、可能血管起源的腔隙或白质高信号、血管周围间隙、脑微出血和脑萎缩。

3. 核素脑血流测定·包括SPECT、局限脑血流量(γCBF)和正电子发射断层扫描(PET),这些检查因价格昂贵或分辨率低等因素,目前临床上较少应用。

4. 其他·① 经颅多普勒超声波(TCD)可诊断颅内血管痉挛、狭窄和闭塞;② 数字减影血管造影(DSA)可发现阻塞血管的部位、范围(长度)、程度及侧支循环情况,仍是当前血管病变检查的金标准,但主要缺点是有创性和有一定风险;③ 急性期脑电图和脑电地形图(BEAM)都对病灶定性和定位具有一定辅助作用。

5. 认知功能评估·对此类患者的评估通常包括认知功能(cognition)、社会及日常生活能力(daily activity)、精神行为症状(behavior),可以概括为ABC。其中,认知功能评估又涉及上述的多个认知域。评估内容主要包括:① 总体认知功能评估,包括简易精神状态检查(MMSE)、蒙特利尔认知评估量表(MoCA)、阿尔茨海默病评估量表-认知部分(ADAS-cog)及临床痴呆评定量表(CDR);② 记忆力评估;③ 注意/执行功能评估;④ 语言功能评估;⑤ 视空间和结构能力;⑥ 运用功能;⑦ 日常功能的评估,包括基本日常能力(BADL)和工具性日常生活能力(IADL)。

四、预防与治疗

(一) 基础疾病的治疗

绝大部分脑卒中患者的病理生理过程无法逆转,因此治疗糖尿病脑血管病的最佳途径仍然是预防,尤其是一级预防,即针对糖尿病脑血管病的相关危险因素进行早期干预，以减少相关脑卒中事件的发生。虽然，部分研究显示，与常规治疗相比，强化血糖控制对脑卒中发病率并无显著影响，但进一步的分层分析显示，强化降糖获益发生在体重指数＞30 kg/m² 的糖尿病患者中。

目前国内外多数指南建议糖尿病患者糖化血红蛋白的控制目标为＜7％。强化降糖对脑卒中发病率的影响同时建议糖尿病合并高血压患者的血压应严格控制在 140/90 mmHg 以下，并可依据其危险分层及耐受性进一步降低。同时，糖尿病患者在严格控制血糖、血压的基础上，联合他汀类调脂药可有效降低脑卒中的风险，但不推荐他汀类药物与贝特类药物联合应用预防脑卒中。

对合并心脑血管病变的患者控制血糖过程中还要特别强调防止低血糖发生，因低血糖发生易加重心脑供能不足现象，有诱发脑血管意外的危险并加重患者的认知功能障碍。

（二）糖尿病相关脑血管病变的治疗

1. 急性缺血性脑卒中 糖尿病合并急性缺血性脑卒中治疗与一般急性缺血性脑卒中的处理原则基本相同，主要特点如下。

（1）控制血糖：血糖超过 10 mmol/L 时可给予胰岛素治疗。应加强血糖监测，尽可能将高血糖患者的血糖控制在 7.8～10 mmol/L，同时避免低血糖反应。

（2）特异性治疗

1）改善脑血循环

A. 静脉溶栓：是目前最主要的恢复血流措施。重组组织型纤溶酶原激活剂（rt-PA）和尿激酶是我国目前使用的主要溶栓药，其有效挽救半暗带组织时间窗为 4.5 h 或 6 h。目前服用新型口服抗凝药物患者日益增多。但尚缺乏临床研究评估这些患者接受静脉溶栓治疗的安全性与有效性。

对缺血性脑卒中发病 3 h 内和 3～4.5 h 的患者，应按照适应证、禁忌证和相对禁忌证严格筛选患者，尽快静脉给予 rt-PA 溶栓治疗。使用方法：rt-PA 0.9 mg/kg（最大剂量为 90 mg）静脉滴注，其中 10％ 在最初 1 min 内静脉推注，其余持续滴注 1 h，用药期间及用药 24 h 内应严密监护患者。对于发病在 6 h 内患者，可根据适应证和禁忌证标准严格选择患者给予尿激酶静脉溶栓，使用方法为：尿激酶 100 万～150 万 U，溶于生理盐水 100～200 ml，持续静脉滴注 30 min，用药期间应严密监护患者。其他可选择的药物有：小剂量阿替普酶静脉溶栓（0.6 mg/kg），以及静脉团注替奈普酶（0.4 mg/kg）。

B. 血管内介入治疗：包括血管内机械取栓、动脉溶栓、血管成形术。

C. 抗血小板治疗：对于不符合静脉溶栓或血管内取栓适应证且无禁忌证的缺血性脑卒中患者应在发病后尽早给予口服阿司匹林 150～300 mg/d 治疗；急性期后可改为预防剂量（50～100 mg/d）；溶栓治疗者，阿司匹林等抗血小板药物应在溶栓 24 h 后开始使用；对不能耐受阿司匹林者，可考虑选用氯吡格雷等抗血小板治疗；对于未接受静脉溶栓治疗的轻型卒中患者（NIHSS 评分≤3 分），在发病 24 h 内，密切观察出血风险的情况下，应尽早启动双重抗血小板治疗（阿司匹林和氯吡格雷）并维持 21 日；替格瑞洛可作为阿司匹林禁忌证的替代药物。

D. 抗凝治疗：对大多数急性缺血性脑卒中患者，不推荐无选择地早期进行抗凝治疗。

E. 降纤治疗：对不适合溶栓并经过严格筛选的脑梗死患者，特别是高纤维蛋白原血症者可选用降纤治疗，主要药物包括降纤酶和巴曲酶。

2）他汀类及神经保护治疗：在发病前服用他汀类药物的患者，应继续使用他汀治疗。未服药者，应在急性期根据患者年龄、性别、卒中亚型等确定他汀治疗的种类及强度。神经保护剂的疗效与安全性尚需进一步临床研究来予以证实。

3）其他：其他疗法包括高压氧、亚低温、中医药及针刺等，但疗效均不确切。

（3）其他情况的处理

1）脑水肿与颅内压增高：在对患者进行治疗过程中，同时应兼顾脱水降低颅内压。常用脱水剂包括：甘露醇、高渗盐水、甘油果糖、白蛋白及呋塞米等。

2）抗感染及对症支持治疗：脑血管意外期间患者较易并发肺部感染、尿路感染，以及压疮。因此，应积极抗感染治疗。但同时应避免发生电解质紊乱、低血糖和渗透压异常而影响治疗效果。并通过营养风险筛查量表进行营养风险筛查，给予患者必要的补液和营养支持治疗。

3）康复及心理治疗：和一般的脑血管病变治疗相同，糖尿病相关脑血管病变同样应注意急性期治疗后的尽早和长期康复训练。脑血管病致残率极高，早期系统康复治疗，可以使 50％～70％ 的患者达到生活基本自理或部分需要帮助。另外，患者还应得到脑血管病变相关抑郁状态的监测、药物治疗及心理疏导。

2. 脑小血管病的治疗 糖尿病相关脑小血管病需要控制血糖等危险因素，尤其是降低血压（将收缩压控制在 130 mmHg 以下）并进行抗动脉硬化治疗。除此以外，还需要进行：

（1）抗血小板治疗：对于症状性新发皮质下小梗死灶的二级预防仍然需要选用抗血小板药物，可选药物包括阿司匹林、氯吡格雷、西洛他唑。不建议长期联合使用两种抗血小板药物，因增加脑出血风险，且并不能减少脑卒中的复发风险。

（2）抗凝治疗：合并房颤时，可使用抗凝治疗，预防心房颤动引发脑卒中。可选药物包括：华法林、达比加群和利伐沙班等。但缺点是都会增加脑出血风险。

（3）他汀类调脂治疗：目前对于小血管病是否应使用他汀类药物临床研究证据不足。但作为糖尿病患者合并存在的血管危险因素，仍应予积极调脂治疗。

3. 认知功能障碍与痴呆 除了控制血糖及其他危险因素以外，目前并没有疗效十分明确的能阻止或延缓认知功能衰退进程的药物。目前临床上常用于改善认知障碍的药物，包括促智药、麦角生物碱类制剂、钙通道阻滞剂、银杏叶提取物、胆碱酯酶抑制剂、离子型谷氨酸受体拮抗剂等。但这些药物对不同程度认知障碍的临床疗效、利弊等仍有待进一步研究证实。

参考文献

[1] Arboix A, Marti-Vilalta JL. Lacunar stroke[J]. Expert Rev Neurother, 2009, 9(2)：179-196.

［2］中华医学会神经病学分会,中华医学会神经病学分会脑血管病学组.中国脑血管病一级预防指南 2015［J］.中华神经科杂志,2015,48（8）:629－643.

［3］Harding JL, Pavkov ME, Magliano DJ, et al. Global trends in diabetes complications:a review of current evidence［J］. Diabetologia, 2019, 62 (1):3－16.

［4］Li J, Dong Y, Wu T, et al. Differences between Western and Asian type 2 diabetes patients in the incidence of vascular complications and mortality:A systematic review of randomized controlled trials on lowering blood glucose［J］. J Diabetes, 2016, 8(6):824－833.

［5］Mitsios JP, Ekinci EI, Mitsios G, et al. Relationship between glycated hemoglobin and stroke risk:a systematic review and meta-analysis［J］. J Am Heart Assoc, 2018, 7(11). pii:e007858.

［6］Cechetto DF, Hachinski V, Whitehead SN. Vascular risk factors and Alzheimer's disease［J］. Expert Rev Neurother, 2008, 8(5):743－750.

［7］Pruzin JJ, Nelson PT, Abner EL, et al. Review:Relationship of type 2 diabetes to human brain pathology［J］. Neuropathol Appl Neurobiol, 2018, 44(4):347－362.

［8］Riederer P, Korczyn AD, Ali SS, et al. The diabetic brain and cognition［J］. J Neural Transm (Vienna), 2017, 124(11):1431－1454.

［9］Tanne D. Impaired glucose metabolism and cerebrovascular diseases［J］. Adv Cardiol, 2008, 45:107－113.

［10］Marso SP, Stern DM. Diabetes and cardiovascular disease［M］. Philadelphia:Lippincott Williams & Wilkins, 2004.

［11］Oram JF, Bornfeldt KE. Direct effects of long-chain non-esterified fatty acids on vascular cells and their relevance to macrovascular complications of diabetes［J］. Front Biosci, 2004, 9:1240－1253.

［12］Yu Y, Lyons TJ. A lethal tetrad in diabetes:hyperglycemia, dyslipidemia, oxidative stress, and endothelial dysfunction［J］. Am J Med Sci, 2005, 330:227－232.

［13］Xu RS. Pathogenesis of diabetic cerebral vascular disease complication［J］. World J Diabetes, 2015, 6(1):54－66.

［14］中华医学会神经病学分会,中华医学会神经病学分会脑血管病学组.中国脑小血管病诊治共识［J］.中华神经科杂志,2015,48(10):838－844.

［15］Liu J, Rutten-Jacobs L, Liu M, et al. Causal impact of type 2 diabetes mellitus on cerebral small vessel disease:a mendelian randomization analysis［J］. Stroke, 2018, 49(6):1325－1331.

［16］Biessels GJ, Despa F. Cognitive decline and dementia in diabetes mellitus:mechanisms and clinical implications［J］. Nat Rev Endocrinol, 2018, 14(10):591－604.

［17］Morley JE. Diabetes:The diabetic brain［J］. Nat Rev Endocrinol, 2017, 13(10):570－571.

［18］中国痴呆与认知障碍诊治指南写作组,中国医师协会神经内科医师分会认知障碍疾病专业委员会.2018 中国痴呆与认知障碍诊治指南(七):阿尔茨海默病的危险因素及其干预［J］.中华医学杂志,2018,98(19):1461－1466.

［19］王铭维.糖尿病与脑血管［J］.中华老年医学杂志,2007,26(8):567－569.

［20］中华医学会神经病学分会,中华医学会神经病学分会脑血管病学组.中国急性缺血性脑卒中诊治指南 2018［J］.中华神经科杂志,2018,51(9):666－682.

［21］中国痴呆与认知障碍诊治指南写作组,中国医师协会神经内科医师分会认知障碍疾病专业委员会.2018 中国痴呆与认知障碍诊治指南(三):痴呆的认知和功能评估［J］.中华医学杂志,2018,98(15):1125－1129.

第三节·糖尿病合并高血压

戚文航　张维忠

一、概　述

糖尿病和高血压患病率均随年龄而增长,两者常常在同一患者中合并存在。糖尿病患者高血压的患病率是无糖尿病患者的 2 倍,至少 1/3 以上合并高血压,并发肾脏损害时高血压患病率达 70%～80%,但不同种族之间患病率有很大差别。1 型糖尿病患者在出现蛋白尿或肾功能减退前通常血压正常,高血压是肾病的一种表现,发生肾病后平均动脉压每年升高 5%～8%。2 型糖尿病往往较早就与高血压并存,在发现糖尿病时 20%～30% 的患者已有高血压。高血压患者约 10% 有糖尿病和糖耐量受损,高血压患者发生糖尿病的可能性是正常血压者的 2.5 倍,反映两者可能相互有关联或有共同发病机制。由于发现早期糖尿病相对比发现高血压困难些,因此凡肥胖高血压者应尽可能做糖耐量试验。年龄、体重指数、病程与有无临床蛋白尿是影响糖尿病患者血压升高的主要决定因素,性别也有影响,高血压在 50 岁前男性多见,50 岁后女性超过男性。

多数糖尿病合并高血压患者往往同时有肥胖、血脂代谢紊乱和较严重的靶器官损害,从心血管事件链引出的心血管危险(cardiovascular risk)概念角度,这类患者是多重心血管危险因素的集合体,属于心血管危险的高危群体,大血管和微血管病发生率显著增加,即使血压在正常高值水平(≥130/85 mmHg)。在糖尿病患者,随着血压水平升高,尤其是收缩压,心血管病发生率增长幅度明显大于非糖尿病者,约 80% 的患者死于心、脑血管病,心、脑血管病死亡危险是正常血压糖尿病患者的 2 倍。

二、发病机制

糖尿病合并高血压不是随机巧合,两者存在内在联系。糖尿病患者固有的胰岛素抵抗、血糖升高和肾脏损害等病理生理异常,与高血压发病机制中容量、神经、激素及血管结构与功能改变密切有关。

(一)细胞外容量增加

糖尿病患者体内总可交换钠增加约 10%,导致循环血容量和细胞外容量增高。体内总可交换钠增多的原因可能是伴随葡萄糖一起肾小管钠离子重吸收增加,高胰岛素在肾小管的水钠潴留作用,以及高血糖引起细胞外液渗透压升高。体内容量调节系统,如肾功能、肾素-血管紧张素-醛固酮系统(RAS)、心房利钠肽(ANP)、细胞膜钠-钾逆向转运、肾内多巴胺和缓激肽等系统,其不同功能状况也可能参与容量增加的代偿或加重。

(二)血管收缩反应性增强

糖尿病患者血管收缩反应性增强,周围血管阻力升高。目前认为血管平滑肌细胞阳离子转运异常在糖尿病患者周围血管阻力升高中起关键作用。由于血管平滑肌细胞膜的钠泵、钙泵活性和钠-氢离子交换受胰岛素作用调节,所以无论胰岛素缺乏或胰岛素抵抗都可引起钠泵、钙泵活性降低,钠-氢离子交换增多,导致细胞内钙离子浓度与 pH 升高,促使血管活性物质作用下的阻力血管收缩反应增强,促使血管重构,血管壁增厚与壁/腔增大。

(三)胰岛素抵抗

胰岛素抵抗(insulin resistance, IR)是指必须以高于正常的血胰岛素水平来维持正常的糖耐量,表示胰岛素对机体组织处理葡萄糖的能力减退。在胰岛素抵抗状态下,机体代偿性分泌过量胰岛素维持血糖稳定,导致继发性高胰岛素血症。IR 只是胰岛素调节糖代谢作用异常,不是所有胰岛素其他作用均有异常,胰岛素的其他生物学效应反而增强,从而产生许多不利影响。

20 世纪 80 年代中期已经确立了 IR 与高血压之间的相互

关系，约50％原发性高血压患者存在不同程度的IR。IR在肥胖、血甘油三酯升高、高血压与糖耐量减退同时并存的四联症患者中最为明显。现在认为IR是原发性高血压发病的一个重要环节和机制。IR甚至可以出现在患者血压升高之前及原发性高血压的子女中。大多数继发性高血压不存在IR。

胰岛素抵抗产生的原因和机制尚未获得肯定的结论。一些研究发现以下环节可能与胰岛素抵抗有关：① 骨骼肌血流量减少，在肥胖者胰岛素的扩血管作用受损。② 骨骼肌对胰岛素介导的葡萄糖摄取利用能力减弱，在骨骼肌慢纤维数量减少或快纤维数量增多者中组织的毛细血管密度降低，具有高酵解低氧化代谢特点，摄取利用葡萄糖能力降低。③ 胰岛素受体数量改变，采用放射免疫方法测定血细胞胰岛素受体数目和亲和力，多数研究发现IR时血细胞胰岛素受体数目减少。④ 胰岛素受体酪氨酸激酶活性降低。胰岛素受体由两个α亚单位和两个β亚单位组成四联体。α亚单位在细胞膜表面，有胰岛素结合部位；β亚单位在细胞膜内，部分插入细胞质内，含酪氨酸激酶。胰岛素与α亚单位结合后激活β亚单位上的酪氨酸激酶，使细胞内含酪氨酸的基质磷酸化，启动细胞内信使系统。已有证据认为细胞内镁离子浓度降低可能是酪氨酸激酶活性下降的主要原因。目前还有许多研究深入到胰岛素受体的基因水平，发现约20种以上的基因突变可以导致IR，但还难以解释高血压患者中常见IR。⑤ 脂肪组织能释放一种称为抵抗素（resistin）的激素，抵抗素降低胰岛素刺激细胞利用葡萄糖的能力，肥胖者抵抗素释放增加。

2型糖尿病合并高血压很大程度上与胰岛素抵抗有密切关系，一般认为胰岛素抵抗是2型糖尿病和高血压的共同背景与发病机制，尤其在肥胖患者。然而，胰岛素抵抗是如何导致血压升高，尚未获得肯定解释。一种观点认为是胰岛素抵抗造成继发性高胰岛素血症引起的，因为胰岛素抵抗主要影响胰岛素对葡萄糖的利用效应，胰岛素的其他生物学效应仍然保留，所以高胰岛素血症发挥选择性靶效应，如交感活性亢进和肾脏水钠潴留，导致血压升高。Lansberg提出胰岛素抵抗所致交感活性亢进使机体产热增加，是一种对肥胖的负反馈调节，这种调节以血压升高和血脂代谢障碍为代价。另一种观点认为胰岛素抵抗使胰岛素依赖的动脉血管扩张作用受损，游离脂肪酸释放增多，内皮功能受损，引起阻力血管收缩增强，导致血压升高。

（四）血糖升高和动脉内皮功能障碍

轻中度血糖升高引起葡萄糖在肾小球高滤过，刺激近曲小管葡萄糖与钠离子协同转运，重吸收增加，其作用与血胰岛素水平无关。高血糖引起氧化应激，释放过多氧自由基，直接损害血管内皮功能，一氧化氮（NO）利用减少，纤维连接蛋白（fibronectin）和Ⅳ型胶原表达增强。长期高血糖形成的糖基化蛋白在血管壁积潴，与巨噬细胞受体结合，可释放多种细胞因子（肿瘤坏死因子和IL-1），激活肾素-血管紧张素系统。这些都导致血管平滑肌细胞增殖，血管壁胶原合成沉积增加，从而使血管发生重构，影响动脉弹性。

三、临床特点

糖尿病合并高血压不同于一般原发性高血压，是一种特殊类型高血压。其病理生理和临床表现有以下一些特点。

（一）血压升高

这类患者血压特征类似老年人高血压，以收缩压升高为主，脉压增宽，相当多患者表现为单纯收缩期性高血压；大动脉弹性提早减退，脉搏压力波传导速度加快，压力感受器敏感性下降，血压变异增大；在运动或情绪应激时有较高升压反应；较多出现血压昼夜节律减弱或消失；体位性低血压发生增加。糖尿病患者白昼坐位血压测量常低估了血压升高程度，所以应测量立位和卧位血压。随着糖尿病肾病进展，合并高血压明显增多，血压升高程度加重。糖尿病患者即使在微量白蛋白尿阶段，收缩压也可能有所升高。诊所血压正常的糖尿病患者在动态血压监测时可发现无论白昼还是晚上有较高的血压平均读数。糖尿病患者夜间血压下降幅度减少可能与自主神经功能异常、体位性低血压、细胞外容量增加及肾脏损害有关。

（二）自主神经功能障碍

交感活性亢进，副交感活性降低，血浆去甲肾上腺素水平与胰岛素水平呈正相关，静息心率较快，但心率变异减小。

（三）RAS异常

糖尿病合并高血压时血浆RAS各种组成成分不平行。多数患者无活性的前肾素升高，血浆肾素活性（PRA）降低或正常，血管紧张素转换酶（ACE）活性增强，血管紧张素Ⅱ（AT-Ⅱ）不低。血浆RAS各种组成成分明显受患者年龄、血浆容量、靶器官受损状况和并发症的影响。在未发生微血管病时PRA一般在正常水平；当出现肾脏、视网膜、自主神经等微血管病时PRA降低，ACE活性增强。

（四）心血管损害

许多患者有无症状性心肌缺血或心肌梗死，应该常规做心电图检查。糖尿病代谢异常通过糖基化终末产物（AGE）形成、PKC激活、山梨醇积聚等途径，可以造成血管多种病理改变，包括管壁细胞外基质（ECM）沉积和胶原含量增多，内皮细胞损害与增殖，管壁滋养血管再生，导致血管结构、功能改变，表现为动脉弹性减退和粥样斑块形成。高血压血流动力学异常通过刺激血管壁血管紧张素Ⅱ产生，增加AT_1受体表达，刺激细胞因子（TGF-β，VEGF）生成等途径，增强和加速了上述病变发展。

（五）肾病

在糖尿病病程后期（一般10年后），30％～40％（1型）和20％～30％（2型）患者发生肾病，表现为大量尿蛋白和进行性肾功能减退，大血管和微血管性并发症发生率与病死率增加2～4倍。无糖尿病的高血压患者一般只有少量尿蛋白，在相同血压水平时糖尿病肾病患者的尿蛋白量通常是高血压患者100倍以上。糖尿病合并高血压是影响肾病发生发展的一个重要决定因素，有报道认为携带ACE基因多态性DD型或者联合血管紧张素原基因多态性235TT型患者可能有较高肾病发生率，需定期检测尿微量白蛋白和临床常规尿蛋白。高血压也是糖尿病肾病的一种特征性标志，血压水平与尿蛋白量呈正相关，与肌酐清除率呈负相关，高血压加速患者肾功能恶化。

四、治　疗

（一）改善生活行为

糖尿病和高血压与不良的生活行为有关。由于长期改善生活行为的难度较大,现在认为应该同时采用药物积极干预的治疗策略,尤其在糖尿病合并高血压患者。然而,药物治疗手段必须建立在改善生活行为的基础上,包括减轻体重、增加运动、控制饮食,这不仅明显提高疗效,同步降低多种危险因素,而且节省医疗费用。

低热量饮食减轻体重对这类患者降低血压是最有效的措施之一。WHO/ISH 治疗指南建议至少减轻体重 5 kg。HOT 研究显示,减轻体重后使达到血压控制目标值所需的降压药数目和剂量都显著减少,即使以后体重有所回升。临床上也常可见一些有胰岛素抵抗的顽固性或难治性高血压,当发展到临床糖尿病阶段出现消瘦时血压有明显下降。然而,通过改变生活行为长期减轻体重并得以维持,具有相当难度,许多肥胖患者需要药物干预。已有的药物干预资料表明,奥利司他(orlistat)治疗肥胖高血压患者 1 年后减轻体重 5%,收缩压与舒张压分别降低 7.1 mmHg 和 5.4 mmHg;在 STORM 试验中采用西布曲明(sibutramine)治疗 2 年,93% 患者体重减轻 5% 以上,54% 患者减轻 10% 以上,同时伴随反映左心室肥厚的左心室重量指数降低。尽管西布曲明因激活交感活性在有些患者可短暂轻度升高血压和增加心率,但体重减轻对血压降低的效应占优势。

运动不仅有益于减轻体重,而且改善骨骼肌血流量,减少胰岛素抵抗,降低交感活性。运动方式以有氧等张运动较合适,如步行、游泳、骑自行车等。

除了低热量外,控制饮食还包括限制钠盐,减少饱和脂肪与酒精摄入,增加富含纤维与钾的食物(水果和蔬菜)。DASH (Dietary Approaches to Stop Hypertension)研究证实,这种饮食方式明显降低血压、血糖和血脂水平。

(二) 降压治疗

1. 目标和策略·糖尿病合并高血压患者应该实施积极降压治疗策略,血压水平超过 130/80 mmHg 就应采用降压药物治疗;血压控制目标水平:<130/80 mmHg。为了达到目标水平,通常在改善生活行为基础上需要两种以上降压药物联合治疗,其中应包括 ACE 抑制剂或血管紧张素Ⅱ受体拮抗剂(ARB)。

这种治疗策略建立在降压临床试验证据的基础上,这些临床试验包括 SHEP (Systolic Hypertension in the Elderly Program,老年收缩期高血压研究)、SYST－EUR (Systolic Hypertension-Europe,欧洲收缩期高血压研究)、CAPPP (Captopril Prevention Project,卡托普利预防计划)、NORDIL (Nordic Doltiazem Study,北欧硫氮草酮研究)、STOP－2 (Swedish Trial in Old Patients with Hypertension－2,瑞典老年高血压试验)、INSIGHT (International Nifedipine GITS Study:Intervention as a Goal in Hypertension,硝苯地平控释剂干预高血压国际研究)、ALLHAT (The Antihypertensive and Lipid Lowering Treatment to Prevent Heart Attack Trial,降压和降脂治疗预防心脏事件试验)、UKPDS (United Kingdom Prospective Diabetes Study,英国前瞻性糖尿病研究)、HOT (Hypertension Optimal Treatment,高血压最佳治疗研究)、HOPE (Heart Outcomes Prevention Evaluation,心脏终点事件预防评估)、RENAAL (Reduction of Endpoints in NIDDM with the AT－Ⅱ Antagonist Losartan,血管紧张素Ⅱ拮抗剂氯沙坦减少非胰岛素依赖性糖尿病终点事件)、PRIME (Program for Irbesartan Mortality and Morbidity Evaluation,伊贝沙坦死亡率和病残率评估)、LIFE (losartan Intervention For Endpoint Reduction in Hypertension Study,氯沙坦减少高血压终点事件干预研究),已经证实糖尿病合并高血压患者经过长期有效降压治疗能显著减少心、脑血管病和延缓肾病进展。从这些临床试验中可以获得以下一些重要的结论。

(1) 糖尿病合并高血压患者降压治疗可以获得更大益处,降压治疗是减少或延缓这类患者慢性并发症的主要措施之一。在 Syst-Eur 研究中,糖尿病亚组与非糖尿病亚组比较,尽管两组血压下降相同,但是总死亡率、心脑血管病死亡率与发生率的相对危险,糖尿病亚组要比非糖尿病亚组降低幅度更大。SHEP 研究也显示降压治疗后糖尿病亚组要比非糖尿病亚组冠心病事件相对危险较低 (0.44 比 0.81)。另外,由于糖尿病合并高血压患者有相对较高的心、脑血管病发生率,所以即使同等程度血压下降,相对危险减少相同,绝对获益人数也要比非糖尿病高血压患者更多。

(2) 糖尿病合并高血压患者的血压控制目标值应更严格,相对较低的血压控制水平能获得较大的益处。UKPDS 研究结果显示,严格控制血压(144/82 mmHg)组与不严格控制血压(154/87 mmHg)组比较,糖尿病有关的所有终点事件减少 24%($P = 0.004\,6$),糖尿病有关的死亡减少 32%($P = 0.019$),脑卒中减少 44%($P = 0.013$),心血管病事件减少 37%($P = 0.009\,2$)。HOT 研究结果显示,目标舒张压 80 mmHg 组与 90 mmHg 组比较,尽管实际达到的舒张压只相差 4 mmHg(分别为 82 mmHg 与 86 mmHg),但是心脑血管病事件减少 51%($P<0.005$)。ADVANCE 研究特定药物治疗组(培哚普利和吲达帕胺固定复方)与常规药物治疗组经 4.3 年的治疗观察,结果显示前者平均血压减少 5.6 mmHg/2.2 mmHg,可使糖尿病患者微血管或大血管事件发生率降低 9%,冠心病降低 14%,肾病和新发微量白蛋白尿发生率降低 21%,心血管死亡率降低 18%($P=0.03$),全因死亡事件的相对危险减少 14%($P=0.03$)。IDNT(厄贝沙坦糖尿病肾病试验)证实将收缩压降至 130 mmHg 以下,可以显著减少糖尿病伴高血压患者的肾脏终点事件发生。因此,《2007 美国肾脏病基金会(NKF)糖尿病肾病诊治指南》《2008 美国高血压学会(ASH)高血压伴糖尿病最新声明》和《2009 美国糖尿病学会(ADA)糖尿病诊治指南》等一致将糖尿病患者的降压目标值定为<130/80 mmHg(表 11-31-2)。ACCORD 血压试验进一步研究在 2 型糖尿病心血管疾病高危患者血糖水平控制良好的情况下,使患者收缩压<120 mmHg 或收缩压<140 mmHg,哪一种治疗目标更能减少心血管疾病事件的发生。经 1 年后两组平均收缩压即有显著差别,标准治疗组为 133.5 mmHg,强化治疗组为 119.3 mmHg,两组收缩压差达 14.2 mmHg。两组卒中的发生事件数有显著差别,强化组下降 41%($P<0.01$),其他心血管事件虽有下降趋势,但无统计学差异。提示将糖尿病患者收缩压下降至 130 mmHg 以下与下降至 140 mmHg 相比并未提供可以进一步降低 2 型糖尿病心血管疾病高危患者伴发主要心血管事件发生风险的证据。

表 11-31-2　各国相关学术组织指南对糖尿病合并高血压患者降压药物的推荐意见

指　　南	降　压　治　疗　观　点
中国糖尿病诊断和治疗指南，2007	1. RAS 抑制剂（ABB 和 ACEI）为首选药物 2. 为达到降压目标，通常需要多种降压药物联合应用，使用利尿剂和 β 受体阻滞剂时需注意药物对糖代谢的不良影响
ADA 糖尿病诊断与治疗指南，2009	1. 在患有糖尿病的高血压人群中，RAS 抑制剂（ARB 和 ACEI）用作起始治疗 2. CCB、利尿剂为 RAS 抑制剂单药治疗效果不佳时，作为联合用药选择 3. 用于存在心肌梗死病史的患者，应在 RAS 抑制剂用药基础上加用 β 受体阻滞剂，减少死亡率
NICE 糖尿病诊断与治疗指南，2008	1. 一线降压治疗物为 ACEI（非洲或加勒比海后裔、妊娠女性除外）；对 ACEI 持续不耐受的患者（肾功能恶化和高钾血症除外），用 ARB 替代 ACEI 2. 如果一线治疗血压未达标，加用 CCB 或利尿剂；如果两联治疗血压仍未达标，则加用 CCB 或利尿剂中的另外一种 3. 如果三联治疗（ACEI＋CCB＋利尿剂）血压仍未达标，则加用 α 受体阻滞剂、β 受体阻滞剂或保钾利尿剂
IDF 糖尿病诊断和治疗指南，2005	1. ACEI 和 ARB 类药物对 2 型糖尿病患者可提供心血管保护作用，是糖尿病高血压和糖尿病肾脏损害患者的一线用药 2. CCB 为无肾脏损害的糖尿病高血压患者的一线用药 3. 伴心力衰竭患者可首选利尿剂治疗 4. 心绞痛和有心肌梗死发作史的患者首选 β 受体阻滞剂治疗 5. 噻嗪类利尿剂、β 受体阻滞剂联合用药可能影响 2 型糖尿病患者的血糖、血脂和血钾水平，但尚无 RCT 证实药物会增加心血管死亡率 6. 噻嗪类利尿剂、β 受体阻滞剂联合用药可能会进一步加重 2 型糖尿病患者的代谢异常，应谨慎使用
ASH 高血压伴糖尿病治疗指南，2008	1. RAS 抑制剂可以改善 2 型糖尿病患者的代谢异常，是糖尿病高血压患者的一线用药 2. CCB、利尿剂为糖尿病高血压患者 RAS 抑制剂的首选联合用药 3. β 受体阻滞剂在糖尿病高血压患者联合使用 RAS 抑制剂和 CCB 或噻嗪类利尿剂两种降压效果不佳时加用
ESC/ESH 高血压诊断与治疗指南，2007	1. 对于伴有糖尿病高血压患者，RAS 抑制剂可以提供降压外的器官保护作用，单药治疗时的首选用药；联合治疗在 RAS 抑制剂基础上加用其他药物 2. CCB 对糖代谢的影响为中性 3. 利尿剂不应作为一线用药，噻嗪类利尿剂可能加重胰岛素抵抗，需要增加降糖药物的剂量或种类才能控制血糖水平 4. β 受体阻滞剂可能加重胰岛素抵抗，需要增加降糖药物的剂量或种类才能控制血糖水平，因此不应作为一线用药
AACE 高血压诊断与治疗指南，2006	1. ACEI 和 ARB 对糖尿病患者可有良好的肾脏保护作用，并可增加胰岛素敏感性，是伴有糖尿病的高血压患者理想的一线用药 2. 不建议 CCB 作为治疗糖尿病合并高血压的一线用药，与 RAS 抑制剂、利尿剂或 β 受体阻滞剂联合治疗，安全性和有效性均得到证实 3. 利尿剂可以作为单独用药或联合用药的一线选择，但应使用最小有效剂量，且可补钾或与保钾药同时应用。噻嗪类利尿剂对糖代谢有不利影响 4. β 受体阻滞剂可能导致或加剧 2 型糖尿病，不作为 1 型或 2 型糖尿病的一线药物
澳大利亚高血压指南，2008	1. ACEI 和 ARB 是糖尿病高血压患者的一线用药 2. CCB 对糖代谢影响为中性 3. ACEI 和 ARB 与 CCB 合用，是糖尿病脂代谢异常患者的首选治疗 4. 噻嗪类利尿剂可能增加新发糖尿病的风险，存在 IGT 和（或）代谢综合征的患者应慎用 5. β 受体阻滞剂可能加重糖尿病，不推荐用于高血压一线治疗
日本高血压治疗指南，2009	1. ACEI 和 ARB 是高血压伴有糖尿病、心脏、肾脏和脑血管等疾病患者的首选用药 2. CCB 增加胰岛素敏感性，对糖、脂代谢均无不利影响。单独用药时，预防新发糖尿病效果不如 ACEI，首选与 RAS 抑制剂联合治疗 3. 利尿剂小剂量应用，在降压同时可减少药物对代谢的影响，可用于糖尿病和胰岛素抵抗的患者。利尿剂对代谢的不利影响包括：可能引起糖耐量受损、低钾血症和高尿酸血症 4. β 受体阻滞剂不作为糖尿病患者的首选用药，β 受体阻滞剂对糖脂代谢有不利影响，且药物会掩盖低血糖的表现，使得低血糖难以被察觉，特别应避免与利尿剂合用

注：ADA，美国糖尿病学会；NICE，英国临床优化研究所；IDF，国际糖尿病联盟；ASH，美国高血压学会；ESC/ESH，欧洲心脏病学会/欧洲高血压学会；AACE，美国临床内分泌医师学会；RAS，肾脏血管紧张系统；ARB，血管紧张素Ⅱ受体拮抗剂；ACEI，血管紧张素转换酶抑制剂；CCB，钙通道阻滞剂。

（3）不同作用机制降压药为基础的联合治疗方案对这类患者的长期预后影响，即总死亡率、心脑血管病死亡率与发病率，并无本质上相反意义的差异。在 CAPPP、NORDIL、STOP-2、INSIGHT 研究中，有相当数量糖尿病合并高血压患者（3 302 例，约占 9.5%），ALLHAT 研究对象中 36% 是糖尿病患者，结果发现心、脑血管病终点事件在 ACE 抑制剂、钙拮抗剂与利尿剂或 β 受体阻滞剂之间并无显著差别。尽管利尿剂加重胰岛素抵抗和糖耐量异常，影响血糖控制，导致血脂和尿酸代谢更紊乱；尽管 ACEI 可能改善胰岛素敏感性，对心血管有降压以外的有益作用。但是多种心血管危险因素同时合并存在对心血管病变发生与发展的叠加影响是一种长期的效应，导致病变发生与发展的过程不同于触发心血管病事件的过程。在糖尿病合并高血压的高危患者中降压治疗获得的益处十分突出，冲淡或缩小了不同降压药物降压以外的作用。UKPDS 研究从减少心血管病事件的角度，指出降压甚至比降糖更重要。因此，临床上的治疗策略应着重在如何有效控制血压并且能使患者长期依从治疗,各种降压药和治疗方案的选择首先要服从这个前提,合理的联合治疗是目前主要的治疗途径。大多数国际指南一致推荐糖尿病高血压患者联合治疗(表 11 - 31 - 3)合理配伍的降压复方制剂可使患者用药简化,提高依从性,并得到较佳疗效。

表 11 - 31 - 3　国际指南一致推荐糖尿病高血压患者应联合降压治疗

指　南	联合降压治疗地位描述
JNC7,2003	大多数高血压伴糖尿病患者需要 2 种或 2 种以上的降压药物联合治疗
BHS,2004	1. 血压降低可减少患者的心血管事件,糖尿病患者血压≥140/90 mmHg 时即开始服用降压药物 2. 几乎所有高血压伴糖尿病患者需要联合治疗,很多患者甚至需要 3 种或 3 种以上的药物
ESH/ESC,2007	1. 降压对肾脏具有保护效应——延缓肾脏损害的出现及进展 2. 在糖尿病患者中,为了达到较好的降压效果,经常需联用 2 种或 2 种以上的降压药物 3. 肾素-血管紧张素系统阻滞剂(ARB 和 ACEI)具有明显降低尿蛋白的效应,因此应为联合治疗的常规组分
日本(JSH),2009	高血压伴糖尿病患者通常需要 2 种或 3 种药物联合治疗
中国,2005	为避免肾脏和心血管的损害,要求将血压降至 130/80 mmHg 以下,因此常需联合用药

注:JNC7,美国高血压预防、监测、评估和治疗联合委员会第 7 次报告;BHS,英国高血压学会;JSH,日本高血压学会。

(4) 采用阻断 RAS 的降压药物,即 ACEI 或 ARB,能有效减轻和延缓肾病进展,改善血糖控制,减少和预防糖尿病发生。RENNAL 和 PRIME 研究显示,糖尿病合并高血压患者在肾病或肾病早期阶段,ARB 明显减少尿蛋白,阻止肾病自然进程。在 CAPPP 与 LIFE 研究中,ACE 抑制剂或 ARB 比利尿剂或 β 受体阻滞剂减少新发生 2 型糖尿病 14% 与 25%,提示不同降压药物治疗对糖尿病病情有不同影响,这对于存在胰岛素抵抗或糖耐量异常的轻型高血压治疗十分有益。HOPE 研究发现,即使在血压正常患者 ACE 抑制剂也同样有上述作用。

2. 降压药物选择·对糖尿病患者降压药的选择主要根据病理生理特征、药物不良反应状况与药代动力学,同时尽可能最低限度地减少或避免降压药治疗对糖尿病病情进展和治疗的干扰,临床试验获得的证据也日益成为选择的主要依据。通常情况下血管紧张素 Ⅱ 受体拮抗剂或转换酶抑制剂、长效钙通道阻滞剂和小剂量利尿剂是较合理的选择。

(1) 利尿剂:降压作用起效较平稳缓慢,持续时间相对较长,在盐敏感性高血压、合并肥胖或糖尿病、更年期女性和老年人高血压患者有较强降压效应。各种利尿剂的降压疗效相仿。肾功能正常时应选用噻嗪类或吲达帕胺;肾功能不全时则选用襻利尿剂。利尿剂治疗高血压的主要不利作用是低血钾症和影响血脂、血糖、血尿酸代谢,这往往发生在大剂量时。长期大剂量治疗虽然减少脑卒中发生率,但不能减少冠心病事件,而且容易发生猝死。因此,现在推荐使用小剂量,以氢氯噻嗪为例,每日剂量不超过 25 mg。

在糖尿病合并高血压患者不仅可以使用利尿剂进行降压治疗,而且在不少情况下是必需使用的。其理论依据是这类患者的血压升高具有容量依赖性病理生理特征,由于存在胰岛素抵抗和获得性盐敏感,肾脏排钠能力下降,体内总可交换钠增多,以及高血糖造成渗透压增高,均导致循环血容量和细胞外容量增加。如果合并肾脏损害,容量依赖特征更为突出。其研究证据来自以噻嗪类利尿剂为主降压临床治疗试验对终点事件的有效性:SHEP 研究中氯噻酮为首选治疗组与安慰剂对照组相比较,在糖尿病患者亚组(583 例,占入选对象 12.3%)心、脑血管病事件减少不仅与总治疗人群相同,心肌梗死发生减少甚至达 56%,比总治疗人群(19%)更明显;噻嗪类利尿剂与钙通道阻滞剂(CCB)、血管紧张素转换酶抑制剂(ACEI)相比较,在 4 个较大规模临床试验 CAPPP、NORDIL、STOP - 2、INSIGHT meta 分析中,发现主要终点(心、脑血管病发生率和死亡率)无显著性差异。其临床意义在于降压联合治疗的需要,在单种降压药达标率并不高的情况下合理的联合治疗是主要的途径,利尿剂通常是必需的。在临床上不少患者不能避免使用利尿剂,因为利尿剂减少容量能有效地降低这类患者血压,并减轻体重,一些难治性高血压不少是未使用利尿剂。

目前,担忧或反对在糖尿病合并高血压患者中使用利尿剂的理由之一是:利尿剂加重多尿症状,血钾偏低引起乏力。然而应该注意到,小剂量利尿剂在开始治疗时虽然有多尿,但在长期持续治疗时并不产生多尿。低血钾发生率在联合治疗时并不常见,ALLHAT 研究中 4 年时血钾<3.5 mmol/L 的发生率为 8.5%,如果发生明显低血钾,则要高度怀疑原发性醛固酮增多症。另一个近年来被重视和强调的理由是:利尿剂加重胰岛素抵抗和糖耐量异常,影响血糖控制,导致血脂和尿酸代谢更紊乱。这种情况在利尿剂长期治疗过程中的确存在,尤其在大剂量时。不能因为担忧利尿剂的一些不良反应而舍弃有效的血压控制,噻嗪类利尿剂的不良反应可以采用小剂量的方法来减少。

(2) β 受体阻滞剂:降压作用起效较迅速强力,持续时间各种 β 受体阻滞剂有差异,主要用于交感活性增强静息心率较快的中、青年高血压或合并心绞痛患者,在老年人高血压疗效较差。各种 β 受体阻滞剂的药理学和药代动力学情况相差较大,临床上治疗高血压宜使用选择性 β_1 受体阻滞剂,如阿替洛尔(atenolol)、美托洛尔(metoprolol)、比索洛尔(bisoprolol)等,或者兼有 α 受体阻滞作用的 β 受体阻滞剂卡维地洛(carvedilol)。β 受体阻滞剂治疗高血压应使用能有效减慢心率的相对较高剂量。β 受体阻滞剂不仅降低静息血压,而且能抑制体力应激和运动状态下血压急剧升高,但在交感活性较低的夜间降压作用很小。β 受体阻滞剂治疗的主要障碍是心动过缓和一些影响生活质量的副作用。较高剂量 β 受体阻滞剂治疗时突然停药可导致撤药综合征。

虽然糖尿病不是使用 β 受体阻滞剂的绝对禁忌证,但 β 受体阻滞剂对糖尿病的发生与发展有不利影响。β 受体阻滞剂增加胰岛素抵抗,前瞻性人群随访观察(ARIC 研究)发现,在高血压患者 β 受体阻滞剂治疗比未降压治疗者糖尿病发生率增加 28%。兼有 α 受体阻滞作用的 β 受体阻滞剂(如卡维地洛)则可能改善胰岛素敏感性。β 受体阻滞剂还可能掩盖和延长降糖治疗过程中的低血糖症，如果必需使用，应使用高度选择性β₁受体阻滞剂。

（3）α受体阻滞剂：降压作用起效较迅速强力，除长效制剂外持续时间一般较短，主要用于高血压急症或顽固性高血压的联合治疗，长效制剂如多沙唑嗪（doxazosin）睡前服用对控制清晨血压急剧升高有益。α受体阻滞剂的主要缺点是首剂体位性低血压现象。α受体阻滞剂虽然能改善胰岛素抵抗，有益于通常合并存在的代谢障碍，但在肥胖、2型糖尿病患者由于体液容量增高，有可能使心力衰竭发生率增加。

（4）钙通道阻滞剂：降压作用起效迅速而强力，长效制剂具有较高的降压效应谷峰比值和较长的持续作用时间，在中、重型高血压和老年人高血压具有较好的疗效。钙通道阻滞剂治疗高血压的优点：在高盐摄入患者也有降压疗效；非类固醇类消炎解痛药物不影响降压效应；较少有治疗禁忌证；对血脂、血糖等代谢无明显影响；长效制剂的降压谷峰比值无剂量依赖性；长期控制血压的能力和服药依从性较好。主要缺点是开始治疗阶段有反射性交感活性增强。

（5）ACEI和ARB：ACEI降压作用起效缓慢逐渐增强，在3~4周时才达最大作用，限制钠盐摄入或合并使用利尿剂可使起效迅速和作用增强，在肥胖、糖尿病和心脏、肾脏靶器官受损的高血压患者具有相对较好的疗效。在中国人群中由于受高钠摄入和转换酶基因多态性（Ⅱ型较多，占40%以上）的影响，ACEI的降压疗效可能低于西方人群。ACEI的主要缺点是刺激性干咳不良反应发生率较高，可达10%~20%；在低剂量时多数ACEI的降压谷峰比值<50%；同时使用较大剂量非类固醇类消炎解痛药物明显减弱ACEI的降压作用。妊娠妇女、肾动脉狭窄患者禁用。血肌酐超过3mg患者使用需谨慎。

ARB降压作用起效缓慢平稳增强，一般在6~8周时才达最大作用，同样，限制钠盐摄入或合并使用利尿剂可使起效迅速和作用增强。除了氯沙坦外多数ARB随剂量增大降压作用增强，治疗剂量窗较宽，有较高的降压谷峰比值而且非剂量依赖性。由于与药物直接有关的不良反应很少，长期服药依从性较好。虽然在治疗对象和禁忌证方面与ACEI相同，但ARB不是ACEI不良反应的替换药，在抗高血压治疗上具有独特的治疗特点和地位。

ACEI和ARB在细胞水平有改善胰岛素的作用，阻断AⅡ对胰岛素细胞内信号传递的干扰，增强葡萄糖转运蛋白（GLUT4）和己糖激酶活性；ACEI和ARB还改善骨骼肌和脂肪组织微循环血流，因此有利于改善血糖控制，减少和预防糖尿病发生。在CAPPP与LIFE研究中，ACEI或ARB比利尿剂或β受体阻滞剂减少新发生2型糖尿病14%与25%，提示不同降压药物治疗对糖尿病病情有不同影响，这对于存在胰岛素抵抗或糖耐量异常的轻型高血压治疗十分有益。RENNAL和PRIME研究显示，糖尿病合并高血压患者在肾病或肾病早期阶段，ARB明显减少尿蛋白，阻止肾病自然进程。因此，ACEI和ARB应成为治疗糖尿病合并高血压患者主要的选择药物，尤其在预防和治疗糖尿病肾病时。

（三）改善胰岛素敏感性

因为胰岛素抵抗是发生2型糖尿病与高血压的共同基础，所以胰岛素增敏剂可能有助于这类患者的血压控制。格列酮类或双胍类降糖药在治疗2型糖尿病或糖耐量异常患者时，无论与安慰剂比较或者与其他降糖药物比较，诊所血压或动态血压监测都发现有收缩压与舒张压轻度下降。胰岛素抵抗也是难治性或顽固性高血压的主要原因。肥胖、2型糖尿病合并高血压患者在控制血压时常需要比一般高血压患者使用较多的药物和较高的剂量。据一组新近发表的顽固性高血压病例分析，继发性原因仅占18%，胰岛素抵抗占62%。采用降压药与二甲双胍联合治疗顽固性高血压伴胰岛素抵抗的患者，血压可有明显下降。

（四）多重心血管危险因素协同控制

糖尿病合并高血压患者常同时存在糖代谢、脂代谢、尿酸代谢异常，控制某一种危险因素时应注意尽可能改善或至少不加重其他心血管危险因素。降压治疗方案除了必须有效控制血压和依从治疗外，应该顾及可能对糖代谢、脂代谢、尿酸代谢等的影响。同样，降糖治疗也可能对降压治疗有干扰，如高胰岛素血症对血压升高影响；低血糖症引起血压急性升高；使用胰岛素治疗时应尽可能减少剂量。

五、展　望

随着对肥胖、2型糖尿病与高血压关系的深入研究，针对病理生理特征将引入一些新的治疗药物和方法，特别治疗那些难治性或顽固性高血压。已有证据认为AⅡ抑制人脂肪细胞分化，促使过多能量贮存在肝脏、肌肉与胰腺等组织，导致胰岛素抵抗和胰岛β细胞功能衰竭。因此通过阻断RAS诱导脂肪细胞分化和增加对胰岛素敏感的小脂肪细胞数目，可能对ACEI或ARB预防和治疗糖尿病合并高血压提供科学的理论依据，正在进行的NAVIGATOR、DREAM、ONTARGET将进一步证实这种理论。由于脂肪组织心房利钠肽（ANP）清除受体的表达增强，肥胖患者在容量扩张情况下血浆ANP相对仍较低，使用新型的血管内肽酶抑制剂如omapatrilat可能有益。由于肥胖和2型糖尿病患者血浆内皮素（ET-1）浓度升高，使用内皮素受体拮抗剂或内皮素转换酶抑制剂也有前景。以药物基因学为基础指导降压药合理选择和提高疗效，将是一个重要的发展方向。近年来已发现影响血压、脂质代谢、胰岛素敏感性的基因集中在某些特定染色体区域并连锁，因此有可能将来使用基因转录调控药物来治疗这类疾病。

参考文献

［1］ Epstein M, Sowers JR. Diabetes mellitus and hypertension［J］. Hypertension, 1992, 19: 403-418.

［2］ Stamler J, Vaccaro O, Neaton JD, et al. Diabetes, other risk factors, and 12-year cardiovascular mortality for men screened in the Multiple Risk Factor Intervention Trial［J］. Diabetes Care, 1993, 16: 434-444.

［3］ Stern N, Tuck ML. Pathogenesis of hypertension in diabetes mellitus ［M］// Le Roith D, Olefsky JM, Taylor SI. Diabetes Mellitus: A Fundamental and Clinical Text. 3rd ed. Philadelphia: Lippincott Williams & Wilkings, 2003: 943.

［4］ Landsberg L. Obesity-related hypertension as a metabolic disorder［M］// Oparil S, Weber MA. Hypertension: a companion to Brenner and Rector's the kidney. Philadelphia: WB Saunders, 2000: 118.

［5］ Villarosa IP, Bakris GL. Diabetes and syndrome X: focus on reduction of cardiovascular and renal events ［M］// Oparil S, Weber MA. Hypertension: a Companion to Brenner and Rector's The Kidney.

Philadelphia：WB. Saunders Company，2000：518.

[6] Cooper ME，Bonnet F，Oldfield M，et al. Mechanisms of diabetic vasculopathy：an overview[J]. Am J Hypertens，2001，14：475 - 486.

[7] Freire MB，Onuma T，Orban T，et al. Gender-specific association of M235T polymorphism in angiotensinogen gene and diabetic nephropathy in NIDDM[J]. Hypertension，1998，31：896 - 899.

[8] American Diabetes Association. Treatment of hypertension in adults with diabetes[J]. Diabetes Care，2002，25(suppl 1)：S71 - S73.

[9] Curb JD，Pressel Sl，Cutler JA，et al. Effect of diuretic-based antihypertensive treatment on cardiovascular disease risk in older diabetic patients with isolated systolic hypertension［J］. JAMA，1996，276：1886 - 1892.

[10] Tuomilehto J，Rastenyte D，Birkenhager WH，et al. Effects of calcium-channel blockade in older patients with diabetes and systolic hypertension［J］. N Engl J Med，1999，340：677 - 684.

[11] Hansson L，Lindholm L，Niskanen L，et al. Effect of angiotensin converting enzyme inhibitor compared with conventional therapy on cardiovascular morbidity and mortality in hypertension：the Captopril Prevention Project (CAPPP) randomized trial［J］. Lancet，1999，353：611 - 616.

[12] Hansson L，Hedner T，Lund-Johansen P，et al. Randomised tyial of effects of calcium antagonists compared with diuretics and β - blockers on cardiovascular morbidity and mortality in hypertension：the Nordic Diltiazem(NORDIL) study[J]. Lancet，2000，356：359 - 365.

[13] Hansson L，Lindholm L，Ekbom T，et al. Randmised trial of old and new antihypertensive drugs in elderly patients：cardiovascular mortality and morbidity the Swedish Trial in Olders with Hypertension - 2 study[J]. Lancet，1999，354：1751 - 1756.

[14] Brown MJ，Palmer CR，Castaigne A，et al. Morbidity and mortality in patients randomized to double-blind treatment with a long-acting calcium-channel blocker or diuretic in the International Nifedipine GITS study：Intervention as a Goal in Hypertension Treatment (INSIGHT)［J］. Lancet，2000，356：366 - 372.

[15] The ALLHAT Officers and Coordinators，for the ALLHAT Collaborative Research Group. Major outcomes in high-risk hypertensive patients randomized to angiotensin-converting enzyme inhibitor or calcium channel blocker versus diuretic. The Antihypertensive and Lipid-Lowering Treatment to Prevent Heart Attack Trial (ALLHAT)[J]. JAMA，2002，288：2918 - 2997.

[16] UK Prospective Diabetes Study Group. Tight blood pressure control and risk of macrovascular and microvascular complications in type 2 diabetes ［J］. BMJ，1998，317：703 - 713.

[17] Hansson L，Zanchetti A，Carruthers SG，et al. Effects of intensive blood pressure lowering and low-dose aspirin in patients with hypertension：principal results of the Hypertension Optimal Treatment (HOT) randomizedtrial[J]. Lancet，1998，351：1755.

[18] Heart Outcomes Prevention Evaluation Study Investigators. Effect of ramipril on cardiovascular and microvascular outcomes in people with diabetes[J]. Lancet，2000，355：253 - 259.

[19] Brenner BM，Cooper ME，Zeeuw D，et al. Effects of losartan on renal and cardiovascular outcomes in patients with type 2 diabetes and nephropathy[J]. N Engl J Med，2001，345：861 - 869.

[20] Lewis EJ，Hunsicker LG，Clarke WR，et al. Renoprotective effect of the angiotensin-receptor antagonist irbesartan in patients with nephropathy due to type 2 diabetes[J]. N Engl J Med，2001，345：851 - 860.

[21] Parving HH，Lehnert H，Brochner-Mortensen J，et al. The effect of irbesartan on the development of diabetic nephropathy in patients with type 2 diabetes[J]. N Engl J Med，2001，345：870 - 878.

[22] Lindholm LH，Ibsen H，Dahlof B，et al. Cardiovascular morbidity and mortality in patients with diabetes in the Losartan Intervention For Endpoint reduction in hypertension study (LIFE)：a randomized trial against atenolol[J]. Lancet，2002，359：1004 - 1010.

[23] Julius S，Majahalme S，Palatini P. Antihypertensive treatment of patients with diabetes and hypertension[J]. Am J Hypertens，2001，14：310S - 316S.

[24] Sowers JR，Epstein M，Frohlich ED. Diabetes，hypertension，and cardiovascular disease[J]. Hypertension，2001，37：1053 - 1059.

[25] Sharma AM，Janke J，Gorzelniak K，et al. Angiotensin blockade prevents type 2 diabetes by formation of fat cell［J］. Hypertension，2002，40：609 - 611.

第四节 · 糖尿病足

许樟荣

一、定义及其严重危害

糖尿病足的定义是发生于糖尿病患者的与局部神经异常和下肢远端外周血管病变相关的足部感染、溃疡和（或）深层组织破坏。患者从皮肤到骨与关节的各层组织均可受累，严重者可以发生局部或全足的坏疽，需要截肢。

糖尿病足是糖尿病患者致残致死的主要原因之一，也是社会的一种沉重负担和一个真正的公共卫生问题。糖尿病足预后很差，与许多癌症的病死率和致残率相同，甚至要比除了肺癌、胰腺癌以外的大多数癌症更高。糖尿病足溃疡患者生存率很低，3 年以内的累积死亡率高达 28%，而在截肢患者则接近 50%。国外学者估计，50%～70% 的下肢截肢与糖尿病有关，全球每 20 s 就有一个糖尿病患者遭受截肢。一个糖尿病患者的截肢，绝不仅仅是患者个人的不幸，也是家庭乃至社会的不幸。糖尿病足给社会和患者本人带来巨大的费用。糖尿病足占用了发达国家 12%～15% 的糖尿病的医疗卫生资源，在发展中国家，这个数目达到 40%，美国的糖尿病医疗费用中 1/3 来自糖尿病足患者。

糖尿病足最主要的不良后果是糖尿病足溃疡和截肢，严重的患者可以死亡。每年，全球大约有 400 万患者发生糖尿病足溃疡。足溃疡是最为常见的糖尿病足的表现形式，也是造成糖尿病患者截肢的主要原因。据报道，约有 85% 以上的糖尿病患者截肢起因于足溃疡。以后病情恶化到严重感染或坏疽，乃至截肢。5 个溃疡中有 4 个开始于外部创伤。虽然有 5% 以上的糖尿病患者有过足溃疡的病史，但糖尿病患者的一生中足溃疡的发生率高达 25%，换言之，约有 1/4 的糖尿病患者会在其一生中发生足溃疡。所以，预防和降低糖尿病截肢率应该从预防和及早治疗糖尿病足溃疡开始。

糖尿病患者的足病变是常见的糖尿病患者的住院原因，而且糖尿病足的住院时间长，治疗困难，医疗费用高，造成糖尿病患者的死亡率和残废率明显增加。美国最近的大数据显示，与非卧床的糖尿病门诊病例相比，糖尿病足患者住院/急诊诊治高 3.4 倍、转诊给其他专科高 2.1 倍、1 年就诊次数高 1.9 倍，而且医师花费在诊治上的时间更多。糖尿病足感染直接转诊到急诊或住院诊治更有 6.7 倍之高。

周围神经病变、下肢动脉病变和足畸形是糖尿病足溃疡危险性增加的主要原因。年龄、性别、文化程度、经济条件、生活习惯和糖尿病并发症或并存性病变也是重要的发病因素。了解这些因素，对于糖尿病足的危险评估及采取相应的预防措施甚为重要。

二、患病率

糖尿病足是用于描述糖尿病患者踝以下的皮肤及其深层组织破坏，往往合并感染和（或）下肢不同程度的动脉闭塞症，严重者累及肌肉和骨组织，与病程长短无关，活动性足病可以是新近发生的或是慢性溃疡恶性发展中。

确切的有关这种糖尿病晚期并发症的发病率和患病率的数据很有限，而且往往被低估。目前有关包括糖尿病足在内的糖尿病晚期并发症的流行病学数据局限于一些社区基础上的研究和来自数十家大医院糖尿病中心或临床的研究，如欧洲的 Eurodial 研究和我国的 2004 年、2012 年的糖尿病足溃疡调查等。我国还没有全国性的前瞻性的糖尿病足流行病学调查。相当多的糖尿病足溃疡患者并没认识到足溃疡的严重性和治疗的急迫性，因而未能及时到医院专科就诊。许多患者在家里自我处理或到附近的诊所或非医疗单位如澡堂、修脚店处理。部分严重的足病即使来医院就诊，也会因为医保问题和经济条件受限，放弃在医院的规范治疗而自动出院，甚至更为严重的放弃治疗。即使在医院住院，患者往往散在内分泌糖尿病专科、骨科、血管外科、烧伤科及普通外科、内科等多个科室，某一专业的专科调查往往会漏诊相当一部分患者。因此，根据现有的文献报告数据，往往会低估了糖尿病足的发病率和患病率，低估了糖尿病截肢率。

文献中大多数的数据来自有选择的人群，且使用不同的定义，难以将国内的或全球范围内的糖尿病足标准化，糖尿病足的类型和程度各地差别很大。如在发达国家，高达 60% 的新发溃疡与周围动脉病变有关，所谓的神经缺血性或缺血性溃疡；在发展中国家，更常见的是神经性溃疡，这些患者往往相对年轻、合并严重的感染。

meta 分析发现，全球糖尿病足溃疡的患病率是 6.3%，男性高于女性，2 型糖尿病高于 1 型糖尿病。北美的糖尿病足溃疡患病率最高，达 13.0%；大洋洲的患病率最低，为 3.0%；亚洲、欧洲和非洲分别为 5.5%、5.1% 和 7.2%。澳大利亚患病率最低，为 1.5%；比利时患病率最高，为 16.6%，其次是加拿大 14.8% 和美国 13.0%。在合并糖尿病足易患因素（如周围神经病、周围血管病和足畸形等）的人群中，患病率肯定明显增加。

国外报道的最常见的糖尿病患者足溃疡有关数据：2.2%～5.9% 的足溃疡年发病率；1.4%～8.3% 的足溃疡患病率；神经病变患者的足病 1 年发病率为 7%；新发足溃疡或溃疡复发的年累积发病率是 11%～25%；愈合的足溃疡的 2 年内再发新溃疡的发病率为 30%～50%；10% 的足溃疡患者伴有以往不知晓的糖尿病。

中华医学会糖尿病学分会糖尿病足学组（以下简称 CDFG）组织 11 个省市的 14 家三级甲等医院对 2004 年全年门诊和住院糖尿病足患者进行调查，共收集糖尿病足与周围血管病变患者 634 例。糖尿病足高发于年龄 71～80 岁、糖尿病病程 11～20 年、文化程度初小及初中、月收入 501～1 500 元的糖尿病患者。糖尿病足患者合并糖尿病并发症或相关病变及危险因素依次为神经病变（68.0%）、高血压（57.4%）、视网膜病变（42.8%）、肾病（40.4%）、血脂异常（30.0%）、下肢动脉病变（28.7%）、冠心病（28.5%）、脑血管病（24.3%），吸烟率为 38.8%。在足溃疡和（或）坏疽患者中，溃疡以单发（57.3%）、Wagner 1 级和 2 级溃疡（63.2%）为主，合并坏疽者 28.8%，部位多在足趾（88.0%），干性坏疽居多（49.1%）。足溃疡以混合型溃疡为主（60.4%），67.9% 的溃疡合并感染。糖尿病足溃疡患者平均住院日数为 26 日，住院总费用为 14 906 元。

2012 年，CDFG 再次组织了 11 个省市的 15 家三甲医院调查了全年的糖尿病足溃疡住院病例，并将调查结果与 2004

年的糖尿病足溃疡病例作了比较。与 2004 年相比，2012 年的糖尿病足溃疡患者的足病病程短、男性比例高；吸烟率、饮酒率高；空腹血糖、餐后血糖、总胆固醇及低密度脂蛋白胆固醇降低；高血压、冠心病、糖尿病肾病、糖尿病视网膜病变的患病率升高。2012 年的足溃疡感染率、Wagner 3 级以上比例及 Texas D 期（感染并缺血）比例明显升高；总截肢率升高，但大截肢率降低、愈合率升高（分别为 17.2% 比 10.2%，2.3% 比 5.9%，52.3% 比 18.2%，均 $P<0.05$），住院天数缩短，由 2004 年的 21 日降低到 18 日。这些说明，通过近些年的努力，大医院治疗糖尿病足的能力明显得到提高，足病的预后明显改善。

北欧国家的两项研究报告，在一般人群中糖尿病足溃疡的年发病率是 >2%。然而，在有选择性的高危人群中，发病率为 2.5%～7.2%。在那些有易患因素的患者中，溃疡更好发。神经性病变的患者足溃疡发病率是 5%～7%。在以往有过愈合的足溃疡的患者中，30%～50% 的患者将会在 2 年内再次发生足溃疡。

姜玉峰等调查了我国 15 家三甲医院的 669 例糖尿病足溃疡患者，2/3 为男性，平均年龄 64.0 岁；110 例为神经性溃疡，122 例为缺血性溃疡，276 例为神经缺血性溃疡，12 例为溃疡无法分类；45% 的患者为 Wagner 3 级以上的病例；总的截肢率为 19.03%，其中大截肢 2.14%，小截肢 16.88%；白细胞升高（OR 1.25）、溃疡病史（OR 6.8）与糖尿病足溃疡大截肢风险明显相关；病程增加（OR 1.004）、白细胞计数（OR 1.102）、感染（OR 2.323）、足畸形（OR 1.973）、血管再造病史（OR 2.662）和餐后血糖下降（OR 0.94）与糖尿病足溃疡小截肢明显相关。

我国的糖尿病足溃疡和截肢存在地区差别。王玉珍等对我国南方和北方 14 家医院的 2004 年全年门诊和住院的糖尿病足和周围血管病变的患者进行调查，结果发现，与南方地区相比，北方地区的糖尿病足患者足病病程长、高血压、血脂异常、冠心病、肾病、视网膜病变和神经病患病率高，合并的糖尿病并发症和其他危险因素多，足病的预后更差。南方的糖尿病足患者较多受血管和炎症因素方面的影响，而北方的糖尿病足患者受到的影响因素更多一些，更复杂一些，不仅受血液学血管病变的影响，还受经济条件方面的制约。付小兵等报道的多中心住院患者的慢性皮肤溃疡调查显示，由糖尿病所致已从 1986 年的 4.9% 上升到 2008 年的 32.6%，而创伤则由 67% 降低到 23.8%。

糖尿病足的主要不良结局是下肢截肢。通常认为，所有截肢中 70%～85% 的截肢发生于糖尿病患者。在多数研究中，糖尿病患者的下肢截肢率已经被估计为每年 7/10 万～206/10 万。不同地区、不同医院之间的截肢率差别非常大。

空军总医院报道的该院 2001—2015 年 1 771 例糖尿病足患者的截肢率为 18.24%，其中大截肢为 2.32%，小截肢为 15.92%；截肢患者的血糖控制更差、炎症指标更高、营养学指标更差，合并的下肢血管病率更高。我国 2010 年的多中心糖尿病截肢率调查收集了 39 家医院共有 1 684 例患者截肢数据，其中 475 例是因糖尿病足截肢患者，占 28.2%，但各医院的糖尿病截肢所占全院同期截肢率的百分比差别很大，最低为 2.5%（1/40），最高为 95.2%（60/63）。

国内糖尿病足溃疡发病率的研究很少。姜玉峰等报道，我国糖尿病患者 1 年内新发溃疡发生率为 8.1%，糖尿病足溃疡患者1年内新发溃疡发生率为31.6%。

三、医疗费用

2017年全球糖尿病的医疗费用高达7270亿美元,其中中国的费用为1100亿美元。大多数有关糖尿病足医疗费用的研究都是集中报告直接的医疗费用,如住院费用,包括医疗护理费用和病房费用等。

根据美国糖尿病学会的报道,美国的糖尿病患者有2230万,2012年度糖尿病医疗花费是2450亿美元。糖尿病足的人均花费是8658美元。除了单独的糖尿病花费以外,全美的糖尿病足医疗费用90亿~130亿美元。与对照者相比较,糖尿病足溃疡患者有更长的住院天数、更多天的家庭医护费用,有更多的失去工作的费用。糖尿病足溃疡患者的医疗费用是非足溃疡对照者的2倍,人均年增加医疗费用11711美元(医疗保险卡使用者)和15890美元(私人保险)。

Rayman和Jeffcoate利用英国国家的数据资料和经济模型以估算2010—2011年的英国国家医疗卫生服务中糖尿病足的费用。2010—2011年的糖尿病足医疗费用估算为5.80亿英镑,约占全国医疗卫生支出的0.6%。该费用的一半以上(3.07亿英镑)用在社区和一级医疗服务单位糖尿病足溃疡的护理上。住院糖尿病足溃疡费用为2.19亿英镑,截肢费用为5500万英镑。

我国2004年的多中心调查显示,糖尿病足溃疡患者的平均住院天数为25日,住院次均总费用14906元。2012年多中心调查的糖尿病足患者住院费用高于2004年,日均住院费用升高(955比589元),但住院天数缩短[18(12~32)比21(15~32)日]。经过消费价格指数校正后,两组住院费用差异无统计学意义。

我国2010年多中心糖尿病截肢率调查说明,病程大于20年的患者住院天数最长(42日),住院费用最多(34253元);当糖尿病截肢患者并发神经病变、下肢血管病变、肾病、视网膜病变时,住院天数及住院费用显著增加。随着Wagner分级的增加,住院天数无显著增加,但住院费用明显增加;小截肢患者与大截肢比较,住院时间短,平均少3日,住院费用少,平均低10000元;2次或多次截肢及死亡患者不但住院时间明显延长,花费显著增加。

糖尿病足可以加重糖尿病患者的医疗经济负担,但贫穷也与糖尿病足有关,不卫生的习惯导致感染性足病。另外,较为突出的危险因素是赤足走路和糖尿病足患者延迟就诊,赤足行走在许多欠发达国家非常常见,与低收入直接相关,但是这也可以是一种潜在的文化习惯。就全球而言,相对于其他一些民族,华人足病的患病率相对要低,这不仅仅与其体重有关,还与其良好的文化卫生习惯如洗脚、不赤足等有关。

四、分类和分级

糖尿病足溃疡和坏疽的原因是多方面的,主要是神经病变、血管病变和感染。根据病因,可将糖尿病足溃疡和坏疽分为神经性、缺血性和混合性。根据病情的严重程度,可进行分级。经典的分级方法为Wagner分级法(表11-31-4、图11-31-1、图11-31-2)。

表11-31-4 糖尿病足的Wagner分级法

分级	临床表现
0级	有发生足溃疡危险因素的足,目前无溃疡
1级	表面溃疡,临床上无感染
2级	较深的溃疡,常合并蜂窝织炎,无脓肿或骨的感染
3级	深度感染,伴有骨组织病变或脓肿
4级	局限性坏疽(趾、足跟或前足背)
5级	全足坏疽

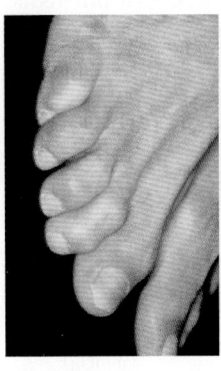 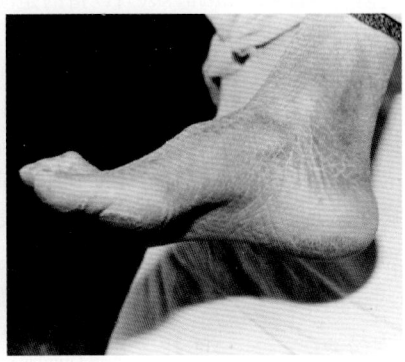

图11-31-1 Wagner 0级 爪形趾(趾间肌肉萎缩)　　图11-30-2 Wagner 0级 高弓足和鹰爪趾

发生溃疡的高度危险因素为:周围神经和自主神经病变、周围血管病变、以往有足溃疡史、足畸形(如鹰爪足、夏科足)、胼胝、失明或视力严重减退、合并肾脏病变特别是肾衰竭、独立生活的老年人、糖尿病知识缺乏者和不能进行有效的足保护者。对于这些目前无足溃疡的患者,应定期随访,加强足保护的教育,必要时请足病医师给予具体指导,以防止足溃疡的发生。

为了更好地评估糖尿病足的分型与判断预后,一些新的诊断和分类标准被提出。较为通用的为美国TEXAS大学糖尿病足分类方法(表11-31-5)和国际糖尿病足工作组提出的PEDIS分类(表11-31-6)。

表11-31-5 TEXAS大学糖尿病足分类分级方法

分级		分期	
1	溃疡史	A	无感染、缺血
2	表浅溃疡	B	感染
3	深及肌腱	C	缺血
4	骨、关节	D	感染并缺血

表11-31-6 不同严重程度的足溃疡临床表现及处治要点

分类	足溃疡不同程度的临床表现
0	下肢静息痛,坏疽前的皮肤改变但无溃疡和坏疽
1	小溃疡(足部和下肢溃疡<5cm),未累及骨或者最多影响远端趾骨
2	大溃疡并累及骨和关节、韧带;溃疡面积5~10cm²,未累及跟骨;足趾坏疽。采用足趾截趾和半掌皮肤覆盖以挽救足
3	前足和足中部大范围溃疡或足坏疽面积>10cm²;全足跟溃疡>5cm²并涉及跟骨 治疗措施为全足重建、跗横关节/跖跗关节手术、大片皮肤移植和全面伤口处置

TEXAS 分类方法评估了溃疡深度、感染和缺血的程度，考虑了病因与程度两方面的因素。截肢率随溃疡的深度和分期的严重程度而增加，如非感染非缺血的溃疡，随访期间无一截肢。溃疡深及骨组织，截肢率高出 11 倍。感染缺血并存，截肢率增加近 90 倍。

PEDIS 分类是国际糖尿病足工作组提出的根据糖尿病足溃疡病因和病情严重程度的综合分类。该分类的优点是细化，缺点是繁琐，因此一些国际专家认为，该分类更适合用于临床研究。这里 P 指的是下肢血液灌注（perfusion）；E 指的是溃疡的面积（extent/size）；D 指的是溃疡深度（depth/tissue loss）；I 指的是感染（infection），又分为无感染和轻度、中度、重度感染，即 1 级、2 级、3 级、4 级；S 指的是感觉（sensation）。

近年来，美国提出 WIfI 分类。WIfI 分类则包括了溃疡的深度和广度（wound）、下肢血液供应（ischemia）、足感染（foot infection）；0＝无病变、1＝轻度到中度病变、2＝中度到严重病变、3＝严重病变，见表 11-31-6～表 11-31-8。

表 11-31-7	下肢缺血严重程度的判别		
分类	ABI	足背动脉血压 （mmHg）	经皮氧分压 （mmHg）
0	≥0.8	≥100	≥60
1	0.7～0.79	70～99	40～59
2	0.4～0.59	50～69	30～39
3	≤0.4	<50	<30

表 11-31-8	有关糖尿病足合并感染的严重程度判别		
分类		IDSA	IWGDF
0	溃疡无红肿，无感染征象	没有感染	1
1	感染范围<2 cm²（红、肿、痛、硬结）；溃疡周围蜂窝织炎<2 cm；感染在皮肤和软组织。无局部和全身反应轻度	轻度	2
2	感染患者全身情况和代谢稳定。加上蜂窝织炎>2 cm，淋巴管炎，感染扩散到腱膜，深部组织脓肿，坏疽，肌肉韧带关节和骨感染中度	中度	3
3	感染合并全身毒素反应；全身代谢不稳定	严重	4

注：IDSA，美国感染学会；IWGDF，国际糖尿病足工作组。

如果 1 例患者有足部表浅小溃疡、早期蜂窝织炎、ABI 为 0.43，足趾血压为 35 mmHg，那么其 WIfI 分类为：W-1、I-2，fI=1；或者 WIfI 121。

如果归纳为四种情况，1 级（VL）则代表非常低危，用绿色代表；2 级（L）为低危，用黄色代表；3 级（M）中等危险，4 级（H）为高度危险，3～4 级均用红色代表。

与溃疡愈合相关的因素，单因素分析有吸烟、溃疡面积、溃疡深度、缺血程度；多元分析为缺血程度和感染程度。与截肢相关的因素，单因素分析为吸烟、溃疡面积、感染和缺血程度；多元分析为缺血程度、感染程度和糖尿病严重程度。WIfI 的研究发现，随着分期严重程度的加重，截肢率明显增高，不愈合率明显增高。

下肢血管病变的治疗目标是缓解疼痛，治愈溃疡，维持最好的生活状态。介入技术的不断改进使糖尿病足溃疡患者减少了创伤，降低了截肢率和死亡率。没有很好的分类系统，评估介入治疗的效果和预防的效果则很困难。WIfI 适用于各种治疗方法的比较和评价，实际上是严重缺血病变诊断标准、感染诊断标准和足溃疡程度的综合判断。糖尿病足的病因复杂，与非糖尿病血管病变显然不同，因此糖尿病足的诊断、治疗和预防都要贯串多学科协作的理念。

正确的分类与分级有助于选择合适的治疗方法和判断糖尿病足的预后。神经性溃疡：神经病变在病因上起主要作用，血液循环良好。这种足通常是温暖的、麻木的、干燥的，痛觉不明显，足部动脉搏动良好。并有神经病变的足可有两种后果：神经性溃疡（主要发生于足底）和神经性关节病（夏科关节）。神经-缺血性溃疡：这些患者往往同时有周围神经变和周围血管病变，足背动脉搏动消失。这类患者的足是凉的，可伴有休息时疼痛，足边缘部有溃疡或坏疽。单纯的缺血所致的足溃疡：无神经病变，则很少见。国内糖尿病足溃疡主要是神经-缺血性，其次是缺血性足溃疡。单纯的神经性溃疡相对少见，往往多见于合并周围神经病变的相对年轻的患者。

糖尿病自主神经病变导致患足与下肢皮肤干燥甚至足底皮肤开裂以至于发生感染。运动神经病变引起肌肉萎缩，足部畸形，足底压力改变，某一区域压力异常升高，产生所谓的压力性足溃疡，见图 11-31-3。最常见的神经性足溃疡的部位是前足底，常为反复遭到机械压力所致，由于周围神经病变引起的保护性感觉的缺失，患者不能感觉到这种异常的压力变化，不采取相应的预防措施，发生溃疡后并发感染，溃疡难以愈合，最后发生坏疽。因此，足溃疡和坏疽往往是神经病变、压力改变、血液循环障碍、并发感染等多种因素作用的结果。

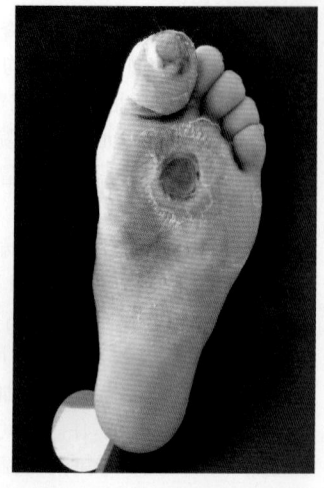

图 11-31-3　Wagner 2 级较深的多发压力性足溃疡，前掌溃疡周围是胼胝

五、临床检查

适当评估糖尿病足变是制订合理治疗方案的第一步，也是进行分类分期的前提。利用较为标准的方法，通过系统的、较为全面的询问病史和临床检查，进行科学的评估。

临床医师必须牢记，糖尿病足是糖尿病并发症的局部表现。必须对患者基本情况进行全面评估，如糖尿病病程、并发症、伴随疾病和预期寿命，以及营养状态等。这点非常重要，因为足病患者往往是老年、糖尿病病程长、并发症多、营养条件差、预期寿命短而且文化水平低、经济条件差、对医疗的顺从性很差。评估不充分而处治过于积极有时会带来严重的不良后果，甚至发生患者花了巨大费用、遭受异常痛苦而死亡。

有些还造成严重的医疗纠纷。这些基本评估不需要很多的时间和很高的费用。在此基础上，完成对足病及其相关因素的评估。

1. 病史与基本体检·病史的关键点包括识别足溃疡的原因、溃疡的持续时间、程度和进展，以及既往的和现在的治疗史。还应包括血糖和血压控制及糖尿病并发症和并存症、以往的外科治疗如血管重建手术、足的矫正或扩创手术等。体格检查还应特别注意溃疡面的描述，如溃疡的外观、范围、深度、温度、有无渗出和气味等；神经系统和血管的检查；有无足畸形、水肿、软组织感染或骨髓炎等。还应检查患者的对侧肢体和鞋袜是否合适。

2. 神经系统检查·神经系统的检查主要是了解患者是否仍存在保护性的感觉。较为简便的方法是采用 10 g 尼龙丝检查法。该方法为取一根特制的 10 g 尼龙丝（Semmes-Weinstein monofilament），一头接触于患者的跗趾、足跟和前足底外侧，用手按尼龙丝另一头轻轻施压，正好使尼龙丝弯曲，患者足底或足趾此时能感到足底尼龙丝，则为正常，否则为不正常。不正常者往往是糖尿病足溃疡的高危人群，并有周围神经病变。另一种检查周围神经的方法是利用音叉或 biothesiometer 测定振动觉。音叉测定振动觉已在神经科临床广为采用。Biothesiometer 的功能类似于音叉，其探头接触于皮肤，通常是跗趾。振动觉随着调整的电流增大而增强，由此可以定量地测出患者振动感觉。

3. 皮肤温度检查·温度觉的测定也可分为定性测定和定量测定。定性测定可以很简单，如放杯温热水，将音叉或一根细不锈钢小棍置于水中，取出后让患者不同部位的皮肤感觉，同时与测试者的感觉做比较即可。定量测定可以利用皮肤温度测定仪如 infra-red dermal thermometry，这种仪器为手持式、体积小，测试快捷、方便，准确性和重复性均较好。

4. 压力测定·压力测定有助于糖尿病足的诊断。国外已经研制出多种方法测定足部不同部位的压力，如 MatScan 系统、FootScan 系统等。这些系统测定足部压力的工作原理是让受试者站在有多点压力敏感器的平板上，或在平板上行走，通过扫描成像，传送给计算机，计算机屏幕上显示出颜色不同的足印，如红色部分为主要受力区域，蓝色部分为非受力区域，以此了解患者有无足部压力异常。通过这种方法，可以进行步态分析。糖尿病足的步态分析是有临床意义的，可以为足压力异常的矫正提供依据。足压力异常矫正处理的基本原则是增加足底与地面的接触面积，尽量减少局部受压点的压力，避免发生压力性溃疡。

更为简单易行的压力测试是所谓的"墨迹法"，即在地面上置放一张 A4 白纸，纸下有粉墨和白纸，足走在纸上，下面的白纸呈现足迹，墨迹越黑的地方意味着局部压力越大。正常人应该是足跟和前掌压力最大。如果出现异常浓黑的墨迹，就是有局部压力增高，也就是有发生足溃疡的危险。

5. 周围血管检查·通过触诊，扪及足背动脉和（或）胫后动脉搏动来了解足部大血管病变，这是简便的、传统的、也是有临床价值的检查方法。动脉搏动消失提示患者有严重的病变，需要进行密切监测或进一步检查。踝动脉-肱动脉血压比值（ABI）是非常有价值的反映下肢血压与血管状态的指标，正常

值为 1.0～1.3，≤0.9 为轻度缺血，0.41～0.70 为中度缺血，≤0.40 为重度缺血。重度缺血的患者容易发生下肢（趾）坏疽。

正常情况下，踝动脉收缩压稍高于或相等于肱动脉，但如果踝动脉收缩压过高（如≥200 mmHg）或 ABI≥1.30，则应高度怀疑患者有下肢动脉钙化，见图 11-31-4。此时，应该测定足趾的血压。通常认为，足趾动脉是不会钙化的。测定踝动脉或足趾动

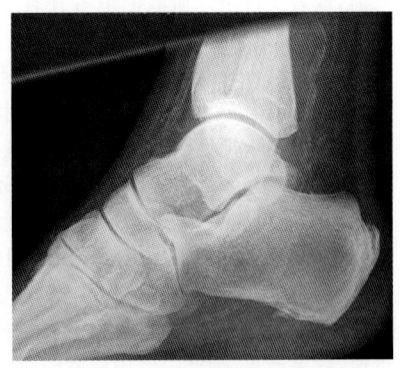

图 11-31-4　糖尿病足背动脉和胫后动脉严重钙化

脉，需要多普勒超声听诊器或仪器，仅能测定收缩压。如果用多普勒超声仍不能测得足趾收缩压，则可采用激光测定血压的方法。

血管造影可以用于了解下肢血管闭塞程度、部位，既可为决定截肢平面提供依据，又可为血管旁路手术做准备。血管造影有 CT、磁共振和血管减数造影。对于糖尿病足患者需要注意的是，造影剂可以引发和加重肾病，导致肾功能下降。患者接受造影检查前，必须检查血肌酐了解肾功能，停止服用二甲双胍至少 3 日。造影后应该充分饮水。避免造影剂肾病。

6. 跨皮氧分压（transcutaneous oxygen tension，TcPO₂）·反映微循环状态，因此也反映了周围动脉的供血。测定方法为采用热敏感探头置于足背皮肤。正常人足背皮肤氧张力大于 40 mmHg。TcPO₂ 小于 30 mmHg 提示周围血液供应不足，足部易发生溃疡，或已有的溃疡难以愈合。TcPO₂ 小于 20 mmHg，足溃疡没有愈合的可能，需要进行血管外科手术以改善周围血供。如吸入 100% 氧气后，TcPO₂ 提高 10 mmHg，则说明溃疡预后良好。

7. 糖尿病足溃疡合并感染的检查·约有 3/4 的糖尿病足溃疡合并感染。糖尿病足溃疡及其感染的及早诊断和规范治疗不仅仅能促进溃疡愈合，也是保肢的基本措施和节省医疗费用的有效途径。我国临床上，尤其是糖尿病内分泌专科，相当一部分合并有足溃疡的住院糖尿病患者诊治过程中病情恶化，足溃疡加重乃至发展到坏疽、必须截肢。更有部分的足溃疡患者由于院外治疗的不当，足溃疡合并感染得不到及时处理或转诊，乃至足坏疽需要截肢了才被转诊到三甲综合性医院。患者在基层医院甚至在地市级三级医院花费了大量的医疗费用，不仅没有控制病情，反而丢失了下肢或足。这类悲剧之所以发生，与我们糖尿病足及其相关专科的医务人员对于足感染的严重性、处理的迫切性和复杂性认识不足、技术操作不到位、转诊不及时和内外科合作不密切有关。

我国的多中心调查数据证实，约有 70% 的糖尿病足溃疡合并感染。这些患者往往合并 3 种以上的糖尿病慢性并发症，尤其是周围神经病、下肢血管病和肾病及营养不良。这些并发症或并存症使得糖尿病足溃疡的患者即使有严重的感染，也可以不表现出严重的感染征象。一些患者尽管足溃疡

感染严重、合并大量脓性渗出、局部异味难忍，但患者不一定有严重的发热，因为严重的下肢血管病变使得感染毒素难以入血，或者少许进入血液但患者并有严重的周围神经病变而感觉和反应迟钝，全身毒血症状和体征不明显。因此，客观检查非常重要。国际指南强调"糖尿病足感染必须通过临床诊断，以局部或者全身的体征或炎症的症状为基础"。患者即使没有发热症状，即使没有做许多实验室检查，但临床所见到足溃疡大量渗出、脓性渗出、有气味，局部红肿热痛（部分患者可以无痛觉），仍应该确诊糖尿病足感染。再如，创面中可以见到突出的骨组织，或者用探针探及骨组织，即使没有做细菌培养和没有进行影像学检查，结合糖尿病足溃疡病史和局部所见，骨髓炎的诊断基本成立。因为足感染尤其急性感染发展迅速，后果严重，因此一经确诊就应及时处理和进一步检查。

在糖尿病足溃疡感染的检查方面，除了上述的局部视诊、触诊外，客观的血液检查和影像学检查是必需的，血液检查如白细胞计数和分类、红细胞沉降率、C反应蛋白，影像学检查如X线片、CT和MRI，红细胞沉降率不仅反映感染严重程度，还反映感染控制的好转。需要注意的是糖尿病足合并感染的患者出现难以控制的高血糖，往往也提示有严重的感染和应激。

对于临床高度怀疑有骨组织感染但X线片阴性的患者，MRI检查可以帮助确诊。在骨髓炎、骨髓水肿阶段，X线片阴性而MRI检查阳性。对于临床鉴别骨髓炎和夏科关节病有困难时，骨组织的白细胞扫描可以提供进一步的帮助。但实际上，绝大多数医院并不行骨组织的白细胞扫描，其原因一是没有这个条件；二是常规的检查已经足以诊断严重的骨感染。

在细菌培养方面，如何取材很重要。国际上不推荐采用拭子的方法，推荐骨组织活检、组织培养的方法；不主张从软组织、窦道取样培养，这是为了排除污染的细菌。对于临床上感染表现明显并需要了解致病菌以调整抗生素治疗，但组织培养阴性的患者，可以重复进行组织培养。通常情况下，没有必要对患者重复取材培养，尤其是抗感染治疗已经有效的情况下。但是，浏览国内有关糖尿病足感染细菌培养的文献，几乎没有较大样本的通过组织培养报道足感染致病菌的文献。国内有学者报道，采用清创后从基底部刮除取样的方法，其细菌培养的特异性强。2018年欧洲糖尿病学会年会报道，由糖尿病专科医师对怀疑有糖尿病足骨组织炎的患者实行盲目骨组织活检的结果，28例糖尿病患者盲穿的骨活检首次成功率为96.5%，细菌培养阳性率为50%，无局部并发症。专家指出，糖尿病专科医师的盲穿骨活检容易操作、安全、可提供有价值的信息，而且不良反应很少。

足溃疡感染的细菌学方面，甲氧青霉素抵抗的金黄色葡萄球菌（MRSA）感染长期受到重视。

8. 夏科关节病的检查。这种创伤可以非常轻微，甚至不为患者所知，尤其是痛觉减弱或消失者，可并有关节周围小骨折。夏科关节病好发于有骨质疏松者。糖尿病神经病变者，夏科关节病的发生率更高。慢性的夏科关节病，反复的损伤导致关节面与骨组织的破坏，常伴有渗出。这些解剖学的异常增加了足溃疡的危险性。需要重视的是，这些患者并有的严重的周围神经病变使他们并没意识到有足病，甚至于发生关节脱位的严重状况下依然行走负重，从而加重足的骨关节

病变，见图11-31-5、图11-31-6。急性的夏科关节病，可与局部感染或炎症性关节病相混淆。夏科关节病造成的畸形和功能丧失是可以预防的，因此及早发现和治疗该病很重要。临床上，对于有周围神经病变而下肢供血尚好的患者，如果并有足踝部肿胀，必须注意排除夏科关节病。MRI诊断是最敏感的诊断早期夏科关节病的方法，如仅有骨膜水肿时，X线诊断不容易识别，而MRI技术可以确诊。区别夏科关节病与感

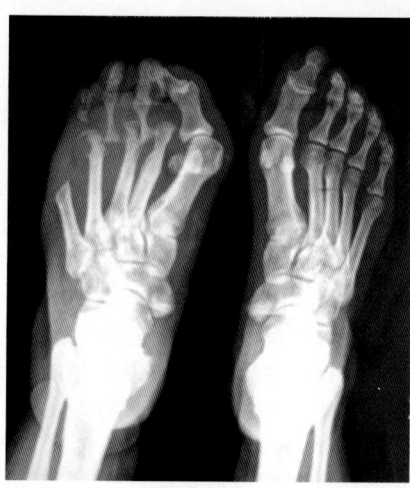

图11-31-5 左第3、4趾骨脱位，跖趾关节脱位，部分跖骨骨质破坏，关节畸形

染，特别是骨髓炎甚为重要。[111]In-标记的白细胞扫描能用于这种鉴别：阴性的白细胞扫描结果一般能除外感染。偶尔，假阴性结果也见于用了免疫抑制剂的轻度骨髓炎患者。有时，从临床上和放射学上鉴别夏科关节病与骨髓炎很困难。Jude等比较了糖尿病合并夏科关节病和糖尿病合并骨髓炎时的骨转换标志——骨特异性碱性磷酸酶（BSAP）、脱氧吡啶啉交联（deoxypyridinoline crosslinks，DPD）。两种病变的诊断依据是临床和放射学表现，骨髓炎患者的白细胞计数、红细胞沉降率、C反应蛋白要明显高于夏科关节组。

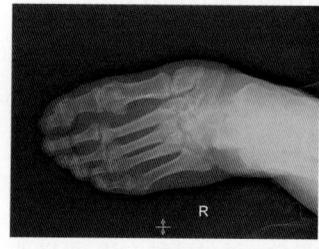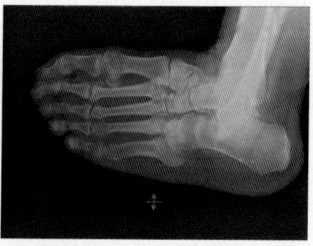

图11-31-6 夏科关节病X线片

距跗关节及跗骨间关节间隙变窄，关节面不清，骨质密度不均，内见散在囊状透亮影。第2跖趾关节对位不良，第2跖骨头骨质破坏，关节面欠整

在诊断糖尿病足时，必须注意排除其他原因导致的表现为似是而非的糖尿病足溃疡，如黑色素瘤、下肢静脉功能不全性溃疡、天疱疮、糖尿病类脂质渐进性坏死溃疡及钙化防御等。

六、筛查程序及项目

成功地处理糖尿病足的关键是定期组织筛查以识别出所有的有发展成糖尿病足危险因素的患者。建立一种能够实际操作的、适合当地卫生医疗条件的、让每一位糖尿病患者登记并参加筛查的医疗模式非常重要。这种筛查能够及时发现有危险因素的患者，筛查项目包括：眼、血压、尿蛋白和神经病变，以及足的检查如有无畸形等。

筛查本身不需要复杂的技术,但应该由训练有素的人员来完成。一些特殊的中心需要对糖尿病患者的下肢和足的问题做出正确的诊断,大多数筛查工作是在临床水平上进行的。目前国内已经加强有关糖尿病教育护士、足病护士和创面护士的培训,筛查工作通常由护士来完成。

就神经病变的足而言,电生理的研究和定量地检测震动觉和温度阈值对于研究和鉴别诊断是重要的,但不宜用作临床常规。一些简单的工具如音叉可用以半定量地诊断神经病变。至于缺血性的足,所有有血管病变的糖尿病患者均应接受现代的技术检查,如多普勒超声和血管造影,如有指征,可以进行血管成形治疗或血管重建手术。

必须认真评估所有的足溃疡及其可能的原因。应考虑神经病变、缺血性病变和感染因素的相对重要性,针对这些因素的处理是不同的。要仔细询问病史和进行检查,特别强调的是,要让糖尿病患者脱鞋脱袜接受检查,有些患者需要特殊的检查,见表11-31-9。另外,还有必要检查患者的鞋,包括鞋的大小是否合适、鞋内有否异物等。

表 11-31-9 糖尿病足变的有关检查

	临床检查	客观实验
皮肤	颜色、干燥、开裂、出汗、有无感染	望诊、触诊
形态和畸形	足趾的畸形 跖骨头的突起 夏科足畸形 胼胝	足的X线片 足的压力检查
感觉功能	针刺觉 音叉振动觉 温度觉 压力觉	细针 Biothesiometer 或音叉 温度阈值测试 尼龙丝触觉检查 足压力测定仪
运动功能	肌萎缩、肌无力 踝反射	电生理检查
自主功能	出汗减少、胼胝、足温暖、足背静脉膨胀	定量发汗试验 皮温图
血管状态	足背动脉和胫后动脉搏动、苍白、足凉、水肿	多普勒血流检查 TcPO$_2$

七、危险因素及其预防

1. **危险因素**·病史和临床体检发现有下列危险因素的糖尿病患者要给予特别的关照,加强筛查和随访以采取有效的糖尿病足的防治措施。

(1) 足溃疡的既往史。

(2) 神经病变症状(足的麻木、感觉触觉或痛觉减退或消失)和(或)缺血性血管病变(运动引起的腓肠肌疼痛或足发凉)。

(3) 神经病的体征(足发热、皮肤不出汗、肌肉萎缩、鹰爪样趾、压力点的皮肤增厚、脉搏很好、血液充盈良好)和(或)周围血管病变的体征(足发凉、皮肤发亮变薄、脉搏消失和皮下组织萎缩)。

(4) 糖尿病的其他慢性并发症(严重肾衰竭或肾移植、明显的视网膜病变)。

(5) 神经和(或)血管病变并不严重而存在的严重的足畸形。

(6) 其他的危险因素(视力下降、影响了足功能的骨科问题,如膝、髋或脊柱关节炎,以及鞋袜不合适)。

(7) 个人的因素(社会经济条件差、老年或独自生活、拒绝治疗和护理)。

(8) 糖尿病足的随访频度应根据病情的类型和程度而定。例如,足底有溃疡的患者加强复诊—患者及其家属和有关医务人员应了解足部制动减压的重要性及其如何操作。

2. **预防**·教育在预防糖尿病足溃疡方面起着重要的作用,目的是增加足保护意识和技巧。患者应该学会如何识别可能存在的足问题和如何来处理这些问题。教育者应该进行示教,如如何适当地修剪趾甲。内科医师和专科护士应该定期接受教育来加强处理高危患者的能力。对高危患者进行教育的内容如下。

(1) 每日检查足,包括足趾之间。如果患者本人不能进行这种检查,应该请别人帮助他。

(2) 定期洗脚,擦干,特别是足趾之间。洗脚水的温度应该低于37℃。

(3) 避免赤足在室内外行走或赤脚穿鞋。

(4) 不要用化学物质或膏药来除去角化组织或胼胝。

(5) 每日检查鞋的里面。

(6) 如果视力不行,患者不要自己处理足,如剪修趾甲。

(7) 对于干燥的皮肤,应该使用润滑剂或护肤软膏,但是不能用在足趾之间。糖尿病神经病变患者容易发生足跟部皮肤干燥甚至皲裂,每日用护肤软膏或油剂可以避免皮肤皲裂。

(8) 每日换袜子。不要穿有破损的袜子。

(9) 水平式即平的剪趾甲。

(10) 患者不要用刀修剪角化组织或胼胝,而应该有专业人员来处理。

(11) 患者应定期让医务人员检查足。

(12) 一旦出现水疱、皲裂、割破、抓破或疼痛,患者应告知医务人员。

(13) 适当地穿合适鞋和袜。对神经病变和(或)缺血性病变患者的鞋袜,特别是足畸形者,必须给予特别的关注,要使鞋袜适合他们。

八、治 疗

糖尿病足的治疗必须贯彻以下原则:整体与局部的结合、多学科合作基础上的分阶段综合处治。

1. **基本治疗**·糖尿病足溃疡的患者往往是老年人、合并至少3种以上的糖尿病并发症和并存症以及营养不良,因此他们的血糖控制可以适当放宽,在确保不发生低血糖的前提下尽量使血糖正常或接近正常;大多数这类患者需要营养支持,并有低蛋白血症的患者的足溃疡难以愈合;压力性足溃疡的患者应该制动即不活动或局部的被动活动。这些既有别于通常的糖尿病患者,又有别于其他急慢性的创面处治。

2. 一般措施·水肿影响了局部的血流。只要有水肿，所有的溃疡均不易愈合，这与溃疡的原因无关。可采用利尿剂或普利类降压药物治疗。

3. 神经性足溃疡的治疗·采取适当的治疗，90%的神经性溃疡可以通过保守治疗而愈合。处理的关键是要减轻原发病变造成的局部压力。可以通过特殊的改变压力的矫形鞋或足的矫形器来达到改变患者足压力。根据溃疡的深度、面积大小、渗出多少及是否合并感染来决定换药的次数和局部用药。对于一般临床医师而言，重要的是能够识别不同原因所致的不同足溃疡的特点，如神经-缺血性溃疡通常没有大量渗出，因此不宜选用吸收性很强的敷料；如合并感染、渗出较多时，敷料选择错误可以使创面泡软（maceration），病情恶化，引起严重的后果。对于难以治愈的足溃疡，在确保没有感染的情况下，可采用一些生物制剂或生长因子类物质的新型敷料，以促进神经性足溃疡的愈合。富血小板凝胶用于难愈性足溃疡可以获得较好的疗效。

4. 下肢动脉病变（动脉闭塞症，LEAD）的处理·对于有症状的 LEAD 患者，应该常规给予抗血小板药物、他汀类药物、普利类或沙坦类降压药物治疗，以改善患者下肢运动功能，并降低心血管事件发生和降低死亡率。

目前所用的血管扩张药主要有前列地尔、贝前列腺素钠、西洛他唑、盐酸沙格雷酯、萘呋胺、丁咯地尔和己酮可可碱等。目前研究显示在前列腺素类药物中，脂微球包裹前列地尔的疗效和耐受性最好，可以显著增加无痛性行走距离及最大步行距离，改善患者下肢缺血症状。脂微球包裹前列地尔能更好地促进溃疡愈合和（或）减轻疼痛，随访 6 个月后的患者大截肢或死亡明显降低，常用的推荐剂量为 10～20 μg，1 次/日，静脉滴注，疗程 14～21 日。口服的贝前列素钠能显著改善疼痛、麻木及冷感症状，治疗 12 周及 24 周无痛行走距离和最大行走距离均显著增加，常用剂量为 20～40 μg，2～3 次/日。

西洛他唑可以显著改善 LEAD 患者的间歇性跛行距离。100 mg，2 次/日的西洛他唑治疗还可以改善 LEAD 患者经皮腔内血管成形术后的血管长期通畅率，显著降低病变血管的血运重建率和截肢率。但在合并充血性心力衰竭时慎重使用，推荐剂量为 50～100 mg，2 次/日。

盐酸沙格雷酯能减小溃疡面积，增加踝肱指数、足背动脉血流量，增加无痛性行走距离，其推荐剂量为 100 mg，3 次/日。

其他的这类药物还有舒洛地特、己酮可可碱等。

在这些药物治疗过程中，需要注意药物的副作用，尤其是出血的副作用。

对于 ABI 小于 0.4 且皮温很低，或经皮氧分压小于 20 mmHg，或无痛步行距离不足 200 m，或有严重的缺血性足溃疡、夜间静息性下肢疼痛等重症下肢缺血患者，单用药物治疗的效果差，多数不能达到改善症状、保肢的目的。对于这类患者应该及早请血管外科专家会诊，考虑行血管介入治疗或外科手术治疗。糖尿病患者下肢血管重建方式，尤其是介入治疗与传统手术治疗何者更好，一直有争议。目前总体趋势是越来越多的血管外科医师选择介入治疗，或者手术＋介入治疗。

一些小的趾端的坏疽偶尔会在控制感染后自行脱落。截

肢手术后的患者，要给予康复治疗。要帮助患者尽快利用假肢恢复行走。由于一侧截肢后，另一侧发生溃疡或坏疽的可能性很大，因而必须对患者加强有关足保护的教育。患者多为行走不便，并有多种疾病或并发症的老年人，可能发生急性的下肢动脉栓塞，对此应高度重视，及时发现并尽可能给予溶栓治疗。

5. 感染的治疗·并有感染的患者，尤其是有骨髓炎和深部脓肿者，常需住院治疗。多学科合作对于严重感染的诊治非常重要。中度和所有的重度的糖尿病足感染的患者都需要请外科专家会诊；深部脓肿、腔室筋膜综合征、几乎所有的坏死性软组织感染都需要进行紧急外科干预；骨髓炎伴有蔓延的软组织感染、软组织包膜毁坏、X线平片示进行性骨破坏或溃疡中有骨突出等情况，都需要外科处理。严重的糖尿病足感染必须由外科医师进行紧急处治，任何抗生素也代替不了清创引流的作用。外科医师的及早介入有助于糖尿病足溃疡患者的保足保肢和节省医疗费用。对于发展迅速的严重的感染并发展到坏疽，及早的小截趾可以避免严重的大截肢。

对于合并感染的足溃疡，必须充分评估感染组织的血液供应，合并缺血的感染预后差，缺血既影响了抗生素的效果，又使得清创后的组织容易坏死，因此对于合并严重缺血的足溃疡，合理的处治是先行清创，紧接着立即解决供血问题，否则清创后面临的是组织坏死。需要注意的是，可以先做初步的清创，然后开通闭塞的下肢动脉，在开通血管后，还需要反复多次的清创。这点非常重要。假如对于严重足感染的患者，先解决缺血再清创，那么就有可能解决缺血问题后感染加重，甚至出现全身毒血症。需要强调的是，严重感染的足溃疡，必须刻不容缓地由外科医师手术处理。如果有些医院不具备开通血管的条件，那么应初步清创后立即转诊到有血管外科条件的上级医院。对于偏远地区，为了保命和保肢，及时的小截趾甚至大截肢都是有必要的。

我国天津学者的研究说明，合并严重缺血的感染的足溃疡需要抗生素治疗的时间要延长 1～2 周，否则感染容易复发。对于糖尿病足骨髓炎，感染的骨未经去除，推荐使用 6 周抗生素。当感染的骨组织去除后，抗生素治疗不超过 1 周。及早去除感染的骨组织可以明显缩短抗生素疗程。

在抗生素使用方面，全世界都有滥用抗生素的现象，我国抗生素使用中也是如此。我国的足溃疡患者中，预防性用抗生素很常见。必须强调，没有感染的足溃疡不需要用抗生素，大部分轻度到中度的足感染只需 1～2 周的抗生素治疗。及早外科清创明显缩短抗生素使用。抗生素使用时间过长，容易造成抗生素耐药，患者容易发生超级感染如耐甲氧西林的金黄色葡萄球菌感染或厌氧梭状芽孢杆菌感染等，还容易造成肾脏损伤等严重不良反应。

世界各地甚至不同的医院，患者所感染的细菌谱可以有明显的不同。欧洲以革兰阳性菌为主，而亚洲以革兰阴性菌更多，土耳其两者相似。我国糖尿病足感染的细菌谱也存在着地区差别。需要注意的是，这种差别还可能与患者足溃疡的诱因、就诊时间和医院诊治的水平有关。比如，初发的病因明确的足溃疡感染，大多是球菌类感染；随着感染时间的延长和抗生素的使用及病情的加重，往往出现混合菌感染，即同时

存在杆菌和球菌的感染,有些还合并厌氧菌的感染。而且,文献指出,全身抗生素治疗糖尿病足感染的疗效很不一致,尚不明确哪一种抗生素要疗效更好、更安全。抗微生物敷料的使用可以提高糖尿病足感染的创面愈合率(证据级别较低)。全身和局部应用抗生素的副作用无明显不同(证据级别中等),通常不建议局部应用抗生素。抗生素抵抗影响糖尿病足感染的疗效,许多因素可导致其发生:如面积大而深、长期或反复发作的溃疡;有住院史;血糖控制差;伴有增殖期视网膜病变;新近用过抗生素治疗;骨髓炎;有耐甲氧西林金黄色葡萄球菌或超广谱β内酰胺酶的细菌定植;合并生物膜的感染等。

一旦确诊患者足溃疡合并感染,就应加强抗炎,可采用三联抗生素治疗,如静脉用第三代喹诺酮类药物和氨苄青霉素,必要时加用甲硝唑类抗厌氧菌类药物。待细菌培养结果出来后,再根据药物敏感试验,选用合适的抗生素。此外,还需与外科医师加强联系,以便及时切开引流或必要时截肢。表浅组织的感染与深部组织感染处理有所不同。原则上,应在细菌培养的基础上决定用药。有时,感染为少见的不典型的细菌所致。要考虑在早期给予有效抗菌治疗的同时,给予局部的清创。对于表浅的感染,可以采取口服广谱抗生素,如头孢霉素加克林达霉素。不应单独使用头孢霉素或喹诺酮类药物,因为这些药物的抗菌谱并不包括厌氧菌和一些革兰阳性细菌。克林达霉素可以很好地进入组织,包括很难透过的糖尿病足。口服治疗可以持续数周。

深部感染可以用上述相同的抗生素,但是开始时应从静脉给药,以后再口服维持用药数周(最长达12周)。在临床的基础上,结合一系列X线片来了解治疗的效果。深部感染可能需要外科引流,包括切除感染的骨组织和截肢(趾)。

多重耐药增加和耐甲氧西林的金黄色葡萄球菌(MRSA)的增加意味着需要选择新的抗生素。在多数病例,MRSA是伴随长时期广谱抗生素治疗而来的定居菌。如果MRSA成为致病菌,万古霉素是有效的药物。一些新的药物也是有效的,如利奈唑胺是有效抗这类细菌的药物,可以口服也可以静脉用。在清除糖尿病足创面合并感染的MRSA方面,蛆虫治疗也有效。

生物膜(biofilm)是指附着于有生命或无生命物体表面被细菌胞外大分子包裹的有组织的细菌群体。生物膜细菌对抗生素和宿主免疫防御机制的抗性很强。生物膜是导致足感染难以根治的主要原因。以生物膜形式存在的细菌对抗生素等杀菌剂和宿主免疫防御机制有很强的抗性。积极有效的局部清创是打破生物膜、使抗生素更好发挥作用的重要手段。所以,对于足溃疡合并感染,尤其是严重的感染,必须采取积极的清创,清创的次数往往与溃疡的愈合呈正相关。

6. 外科治疗 • 难治性溃疡可以通过外科手术、去除特别的骨性突出而治疗,但是这种治疗有严重的局部并发症。当糖尿病足感染或坏疽影响到足的大部分和中部,外科医师必须选择让患者进行大截肢还是尽可能的保守治疗。Caravaggi等报道,他们采取Chopart手术(跗中切断术),在经过1次或2次手术后,取得了良好的效果。该种手术是避免糖尿病足变患者大截肢的一种合适手术。

对于较为年轻的患者,应尽可能降低截肢平面,并在截肢手术前充分考虑保留患者的行走功能,无论是踝以下小截肢,还是踝以上的大截肢。可能的话,截肢前骨科医师与康复矫形科医师共同会诊,为患者的截肢后安装假肢提供方便和可能。对于并发症多的老年人,更需要考虑的是确保一次截肢成功,避免反复截肢,术前必须充分评估患者的下肢供血条件。

决定患者是否需要截肢的两个基本要素是足感染和下肢供血的严重程度,其他因素包括患者的年龄、糖尿病病程及并发症、并存症和营养状态、预期寿命和经济条件。

7. 夏科关节病的治疗 • 主要是长期制动。患者可以用矫形器减轻足底异常增高的压力,鞋内用特殊的足垫。国外已开发了多种适用于神经性糖尿病足溃疡和夏科关节支具(casting),如足底反复发生溃疡,可以给予支具以减轻局部压力,同时又可在支具上开窗,使溃疡面暴露又接触地面。支具不但可以使病变的关节制动,还可以改变和纠正神经病变所致的足部压力异常。外科手术治疗夏科关节病(夏科足),疗效不佳。但是,夏科足合并严重的反复的足溃疡并感染,外科实施矫形清创手术是必需的。手术方式包括切除踝骨和踝关节的残余物、松弛软组织、足的重排列和固定。夏科足的预防在于及早识别。对于糖尿病病程长、合并周围神经病、足踝部肿胀但下肢供血良好者,应高度怀疑夏科足,进行必要的影像学检查,一旦确诊早期的夏科足,及早给予制动减压,往往可获良效。发展到足畸形、骨组织破坏、关节脱位等夏科足的晚期阶段,应该由骨科医师进行手术治疗。

国内有关糖尿病夏科足的临床研究很少,报道的病例不多。一个较为普遍的现象是漏诊误诊夏科足病,这需要引起我们高度重视。

九、诊治中的多学科合作与分级管理

1. 多学科合作的糖尿病足医护团队 • 尽管我国大医院的糖尿病足的总截肢率并没有明显下降,但多中心调查显示,足溃疡的愈合率增加,大截肢率明显下降,2004年住院糖尿病足溃疡患者的大截肢率为5.9%,2012年则下降到2.3%。而且,这是在2012年患者的病情较2004年的患者更为严重的基础上达到的。一个重要的原因就是我们在全国范围内积极开展和促进三甲医院糖尿病足防治中的多学科合作。外科医师的及早或适时介入使糖尿病大截肢率明显下降,足溃疡愈合率明显提高。

糖尿病足防治中的多学科合作可以有效地提高足溃疡愈合率和保肢率,这是经过国内外长期的医疗实践所证实的。综合性医院的多学科团队加强糖尿病足溃疡的综合治疗,可以缩短糖尿病足的住院日,降低致残和截肢率。处置路径可以更有效、更规范、更经济。国外学者报道,伴有骨髓炎的患者由包括骨科医师和感染性疾病专家在内的团队负责治疗时,这些患者的结局改善。美国的经验证实,在退伍军人管理系统的患者接受高质量的医疗护理和协调而又规律的随访,这些足病患者的截肢率明显降低。尽管多学科协作的形式有所不同,从领导者和协调者而言,可以是代谢内分泌、血管外科、骨科(国外往往是足病或足踝外科)、烧伤科、皮肤外科或中西医结合等专业的专家,但内外科及护理团队的密切合作是必需的。

在糖尿病足门诊和保肢随访中,多学科团队合作的模式同样有益。采用这种模式，Keyser 报道，在门诊创面护理计划中的糖尿病足溃疡愈合率为 88%，大截肢后的对侧肢体保肢率是 93%。一些证据提示，通过门诊筛查，及早发现足病变而使得截肢水平更低。早在 20 世纪 70—80 年代，欧洲的专家已经报道，在建立多学科合作的糖尿病足医护临床路径后，大截肢发生率下降了 75%。

多学科团队医疗模式在治疗糖尿病足和保肢方面有良好的费用效果比。Ortegon 等报道，联合应用有效的糖尿病足医疗护理和强化血糖控制减少了约 58% 的截肢率。其他的研究也已表明保肢有很好的费用效果比。如果施行近端的较高位的截肢，那么就需要更高的康复与假肢费用。将这些数据再加上团队合作后患者住院时间缩短，经济学效益是明显的。糖尿病足的临床实践指南提倡规范有效的处治和推动及时会诊或转诊，也起着节省费用的作用。在教学医院和任何提供糖尿病足保肢服务的医疗单位，多学科合作应该是一种标准的治疗措施。

多学科保肢服务的团队需要了解足病分类分期及其规范化诊治、血糖控制水平、心血管危险因素和其他糖尿病并发症处治等。对于有许多并存病的患者而言，有时远端的小截肢（趾）相应于大截肢而言，对于患者更有利更安全。欧洲的经验说明，在糖尿病人群中，至少 50% 的截肢可以通过协调有序的医疗措施被避免，预防措施包括对于早期损伤的积极干预、动脉重建、减少危险因素、加强患者教育和适当的门诊护理。专业化的综合治疗不仅提供高质量的糖尿病保肢服务，不仅仅是控制急性感染或缺血，而且也提供包括预防、教育和尽早干预的门诊服务，以及防止足溃疡愈合后的复发。

收治糖尿病足应贯彻以患者为中心的理念，协调服务，综合防治。多学科团队的专家包括足病师（我国现阶段没有专业的足病师，已经培养糖尿病足护士和创面护士来从事部分足病师工作）、骨科医师、内科医师、内分泌糖尿病专家、感染病专家、心血管专家、肾病专家、血管外科专家、眼科专家、整形外科专家、护理人员、营养师、介入放射学专业人员，以及足矫正师、理疗师等。根据医疗中心的实际情况和需要，这种团队人员肯定会进行调整或扩充。心理师和疼痛专家也很有用。许多辅助服务对于发展多学科团队的作用至关重要。所有这些专家和服务都可以整合在多学科的保肢治疗中。有时，这些专业的作用可以是重叠的。但不管怎样，个体的专家服务应该是专业的，团队的合作应该是以患者为中心。

在教学医院的致力于糖尿病足的临床服务具有许多优势。在大的医疗中心，互相最有联系的医疗服务往往在一个空间。这提高了效率，不仅仅是提供了服务，而且减少了患者的反复会诊，改善了患者的治疗顺应性。一般而言，教学医院的团队培养更注重研究。这类中心被首选为区域性的接受疑难复杂病例的会诊和收治中心。糖尿病足住院日长、医疗费用高，给三甲医院收治这类患者带来困难。在大的专科医疗中心，这种复杂的住院患者的日程管理常常落实到住院医师和进修医师身上，他们的作用非常重要。每日的创面评估、清创、敷料交换、细菌培养和常规用药及实验室资料留存都是住院医师的任务。鉴于我国目前的医疗体制和降低医疗费用、

提高医疗资源更有效的使用以及方便患者，严重的糖尿病足溃疡患者经过三甲医院专科处治且病情稳定后，也可以在社区医疗服务中心接受经过培训的有资质专科创面护士的日常清创、换药处理。这些社区医疗中心可以在三甲医院糖尿病足专科的帮助指导下，开展糖尿病足的诊治工作，尤其是高危糖尿病足的筛查和日常管理、跟踪和教育工作。

2. 糖尿病足的分级管理·在强调糖尿病足的多学科合作同时，必须强调足病的分级管理。糖尿病足实施分级管理有利于提高糖尿病足的愈合率、降低截肢率及降低医疗费用。

初级医疗单位如社区医疗中心，应该完成糖尿病患者的足病风险评估，对于有足病危险因素的患者实施有效的教育与管理，预防糖尿病足溃疡的发生与发展。国外的经验证明，有效的预防措施可以使一半的患者不发生足溃疡或截肢。这种预防的关键是尽早识别出有糖尿病足高度危险因素的患者，预防糖尿病足溃疡教育管理，避免促发足溃疡的因素，防止愈合的溃疡复发。对有足溃疡危险因素的患者加强糖尿病教育和定期筛查是保证这些预防措施行之有效的前提。通过询问病史和临床体检，发现有糖尿病足溃疡危险因素者要给予特别的注意，加强筛查和采取有针对性的防治措施。

二级医院具备一定的处理足溃疡条件和诊治糖尿病及其足病的能力，适合轻症糖尿病足的处治。所谓轻症足病，主要的是单纯的表浅的糖尿病足溃疡，患者年轻且血糖控制良好、无明显的糖尿病并发症。对于这类足溃疡，主要是制动、清创、换药及控制好有关影响足溃疡愈合的因素、避免和控制局部感染等。

对于合并严重感染和（或）缺血的糖尿病足溃疡患者，一般的二级医院不一定具备处治这类患者的能力，需要及时将患者转诊到具备血管外科、骨科、创面外科、矫形外科和糖尿病专科等相关专业的综合性医院，由多学科合作的团队进行糖尿病足的综合治疗，以提高足病愈合率和降低截肢率。对于糖尿病足的认识不到位、处理不专业、转诊不及时、合作不密切，这些都是造成糖尿病足患者截肢的因素。对于严重的感染、缺血的糖尿病足溃疡而言，时间就是组织，时间就是生命。及时正确的处治至关重要。一旦本科室本院不具备这方面的软硬件条件，及时转诊是必需的。

从现实的角度看，没有必要每个医疗单位都设置糖尿病足中心，但是我国一个省可以有数千万甚至上亿人口，大的地级市可以有上千万人口，建设区域性的糖尿病足中心则很有必要。

按照糖尿病足的危险程度进行分类管理。无足病危险因素的糖尿病患者为足部动脉搏动正常、尼龙丝触觉正常、没有足的畸形、无明显的糖尿病慢性并发症的患者。对于这些患者实施年度的糖尿病并发症筛查，尤其是足病检查即可，进行一般管理和教育。

已经有糖尿病足危险因素的糖尿病患者，则需要足病专业人员进行教育与管理，尽可能地降低糖尿病足的发病危险，预防足溃疡的专业化处治，如去除胼胝、选用合适鞋袜及其必要时的减压制动措施等。

对于已经有足溃疡的糖尿病患者，需要及时、科学的处治。糖尿病患者合并下列危险因素：皮肤颜色的急剧变化；局部疼痛加剧并有红肿等炎症表现；新发生的溃疡；原有的浅

表溃疡恶化并累及软组织和骨组织等，需要多学科合作处理。有下列情况时，及时转诊或会诊，如播散性的蜂窝织炎、全身感染征象、骨髓炎、下肢发展快速的严重缺血性改变。及时转诊有助于降低截肢率和减少费用。这类糖尿病足患者的处治，一般应该在有糖尿病足诊治经验团队的综合性医院完成，因为这些严重的足病处理往往涉及多专业多科室，并不是简单的控制高血糖和处理创面的问题。专业化的处治足病至关重要。例如，法国卫生当局要求，糖尿病足溃疡的患者必须48 h内到专业的足病医疗机构就诊。

3. 治疗糖尿病足基本临床治疗路径

（1）评估：全身情况，如代谢、营养、并发症、其他组织器官；局部情况：足病分类分期、足病发病三大因素即血管、感染、足部压力（vascular，infection，pressure，VIP）。

（2）病情分类：必须截肢的，转诊给骨科处理；难以保肢的，需要多学科会诊，按照足溃疡的性质和严重程度及有无感染，确定患者的入住科室和治疗方案。可能保肢和可以保肢的，积极协调，按照病情轻重缓急，多学科合作，分工负责，无缝衔接。还要积极与患者及其家属沟通，取得他们的理解和配合，并尊重他们的意见。

（3）基本处理：代谢控制、营养支持、并发症处理。局部处理：清创、改善血供、抗感染、减压、敷料选择及各种新技术的应用。

（4）防治溃疡复发：许多医师着眼于足溃疡的愈合和避免截肢。但这还不够。假如，患者花费了数万元，足溃疡确实愈合了。但出院不到1个月，足溃疡又复发，甚至发展到足坏疽、截肢，其结局一样很悲哀。所以，对于已经愈合出院的糖尿病足溃疡患者，还要重视其高危因素的定期随访和纠正，加强预防足溃疡的措施；教育患者及早发现并处理任何加重足溃疡发生发展的因素。并告知患者及家属，一旦有困难，及时寻求医务人员的帮助。

参考文献

［1］ International Diabetes Federation. IDF diabetes atlas［M］. 8th ed. Brussels：International Diabetes Federation，2017.

［2］ IDF Diabetic Foot Group. IDF Clinical Practice Recommendations on the diabetic foot［M］. Brussels：International Diabetes Federation，2017.

［3］ Driver VR，Fabbi M，Lavery LA，et al. The costs of diabetic foot：the economic case for the limb salvage team［J］. J Am Podiatr J Med Assoc，2010，100（5）：335－341.

［4］ Raghav A，Khan ZA，Labala RK，et al. Financial burden of diabetic foot ulcers to world：a progressive topic to discuss always［J］. Ther Adv Endocrinol Metab，2018，9（1）：29－31.

［5］ Skrepnek GH，Mills J，Lavery AL，et al. Health care service and outcomes among an estimated 6.7 million ambulatory care diabetic foot cases in the US［J］. Diabetes Care，2017，40（7）：936－942.

［6］ Abbas ZG. The global burden of diabetic foot［M］// Pendsey S. Contemporary management of the diabetic foot. New Delhi：Jaypee Brothers Medical，2014：24－30.

［7］ Zhang P，Lu J，Jing Y，et al. Global epidemiology of diabetic foot ulceration：a systematic review and meta-analysis［J］. Ann Med，2017，49：106－116.

［8］ Apelqvist J. Epidemiology of diabetic foot disease and etiology of ulceration［M］// Hinchliffe RJ，Schaper NC，Thompson MM，et al. The diabetic foot. London：JP Medical，2014：3－9.

［9］ 王爱红，赵湜，李强，等.中国部分省市糖尿病足调查及医学经济学分析［J］.中华内分泌代谢杂志，2005，21（6）：496－499.

［10］ 班绎娟，冉兴无，杨川，等.中国部分省市糖尿病足临床资料和住院费用等比较［J］.中华糖尿病杂志，2014，6（7）：499－503.

［11］ Jiang YF，Ran XW，Jia LJ，et al. Epidemiology of type 2 diabetic foot problems and predictive factors for amputation in China［J］. Int J Low Extrem Wounds，2015，14（1）：19－27.

［12］ 王玉珍，王爱红，赵湜，等.中国南方与北方地区糖尿病足危险因素分析［J］.中华医学杂志，2007，87（26）：1817－1820.

［13］ Jiang Y，Huang S，Fu X，et al. Epidemiology of chronic cutaneous wounds in China［J］. Wound Rep Reg，2011，19：181－188.

［14］ 徐波，杨彩哲，吴石白，等.糖尿病足患者截肢相关危险因素分析［J］.中华内科杂志，2017，56（1）24－28.

［15］ Jiang Y，Wang X，Xia L，et al. A cohort study of diabetic patients and diabetic foot ulceration patients in China［J］. Wound Rep Reg，2015，23（2）：222－230.

［16］ 王爱红，许樟荣，纪立农，等.中国城市医院糖尿病病截肢的临床特点及医疗费用分析［J］.中华医学杂志，2012，92（4）：224－227.

［17］ Rice JB，Desai U，Cummings AK，et al. Burden of DFUs for medicare and private insurers［J］. Diabetes Care，2014，37：651－658.

［18］ Kerr M，Rayman G，Jeffcoate WF. Cost of diabetic foot disease to the National Health Service in England［J］. Diabet Med，2014，31（12）：1498－1504.

［19］ Canavan RJ，Unwin NC，Kelly WF，et al. Diabetes- and nondiabetes-related lower extremity amputation incidence before and after the introduction of better organized diabetes foot care—continuous longitudinal monitoring using a standard method［J］. Diabetes Care，2008，31：459－463.

［20］ Xu Z，Ran X. Diabetic foot care in China：challenges and strategy［J］. Lancet Diabetes Endocrinol，2016，4（4）：297－298.

［21］ Zhang X，Ran X，Xu Z，et al. Epidemiological characteristics of lower extremity arterial disease in Chinese diabetes patients at high risk：a prospective，multicenter cross-sectional study［J］. J Diabetes Complications，2018，32：150－156.

［22］ 冉兴无，许樟荣，纪立农.2型糖尿病患者合并下肢动脉病变的筛查及管理规范［J］.中华糖尿病杂志，2013，5（2）：82－88.

［23］ 王爱红，姬秋和，徐向进，等.前列地尔注射液治疗2型糖尿病并发下肢动脉闭塞症的临床研究-多中心、随机、双盲、阳性药平行对照研究［J］.中华内分泌代谢杂志，2009，25（6）：608－609.

［24］ Armstrong DG，Lavery LA，Harkless LB. Validation of a diabetic wound classification system. The contribution of depth，infection，and ischemia to risk of amputation［J］. Diabetes Care，1998，21：855－859.

［25］ Lipsky BA，Berendit AR，Cornia PB，et al. 2012 Infectious diseases society of America clinical practice guideline for the diagnosis and treatment of diabetic foot infections［J］. Clin Infect Dis，2012，54（12）：1679－1684.

［26］ van Asten SAV，Mithani M，Peters EJG，et al. Complications during the treatment of diabetic foot osteomyelitis［J］. Diabetes Res Clin Pract，2018，135：58－64.

［27］ 姜鹏，费军，姜玉峰，等.糖尿病夏科足临床特点分析［J］.中国全科医学，2012，15（5C）：1741－1743.

［28］ 石鸿雁，许樟荣.糖尿病夏科足国际专家共识介绍［J］.中华糖尿病杂志，2012，4（4）：252－254.

［29］ 牛文芳，姜玉峰，刘志国，等.难愈性糖尿病足的临床应对——4例典型病例与治疗体会［J］.中华内分泌代谢杂志，2012，28（4）：340－343.

［30］ 王玉珍，吕世操，缪从庆，等.需要鉴别的似是而非的糖尿病足［J］.中华糖尿病杂志，2013，5（6）：374－377.

［31］ 冉兴无.警惕糖尿病足溃疡的诊断陷阱［J］.中华糖尿病杂志，2017，9（7）：409－411.

［32］ Armstrong DG，Boulton AJM，Bus SA. Diabetic foot ulcers and their recurrence［J］. N Engl J Med，2017，376：2367－2375.

［33］ Hingorani A，LaMuraglia GM，Henke P，et al. The management of diabetic foot：A clinical practice guideline by the Society for Vascular Surgery in collaboration with the American Podiatric Medical Association and the Society for Vascular Medicine［J］. J Vasc Surg，2016，63：3S－21S.

［34］ 刘瑾，袁晓勇，袁戈恒，等.糖尿病患者高危足筛查及分级、干预规范流程的构建［J］.中华糖尿病杂志，2017，9（5）：281－285.

［35］ William DT，Powell-Chandler A，Qureshi Q，et al. Improved limb salvage for patients with vascular disease and tissue loss associated with new model of provision targeted at the diabetic foot［J］. Diabetes Res Clin Prac，2018，35：53－57.

［36］ 许樟荣.2017年糖尿病足防治进展［J］.中华糖尿病杂志，2018，10（1）：68－71.

第三十二章·糖尿病肾病

蒋 松 刘志红

糖尿病肾病（diabetic nephropathy，DN）是慢性高血糖所致的肾脏损害，病变可累及全肾（包括肾小球、肾小管、肾间质、肾血管等）。临床上以持续性白蛋白尿和（或）肾小球滤过率进行性下降为主要特征，可进展为终末期肾脏疾病（end stage of kidney diseases，ESKD），其是糖尿病患者最主要的微血管病变。发达国家，如美国、欧洲国家和日本等流行病学调查数据表明，糖尿病肾病是 ESKD 的首要病因。在美国有超过 50% 的 ESKD 的患者是由于 DN 所导致的。目前，随着我国糖尿病人群的不断扩大，我国糖尿病肾病的发生率也在呈现不断上升的趋势。糖尿病肾病的风险因素包括高龄、性别、种族、长病程、高血糖、高血压、肥胖（尤其是腹型肥胖）、高盐饮食、血脂异常、肾毒性物质、急性肾损伤、蛋白质摄入过多等。由于糖尿病肾病患者存在极其复杂的代谢紊乱，与不合并糖尿病肾病的糖尿病患者相比，糖尿病肾病患者死亡率更高，且大部分死亡是由于心血管事件导致的。早期诊断、预防与延缓糖尿病肾病的发生发展，对降低大血管事件的发生、提高患者存活率、改善生活质量具有重要意义。本章节将介绍糖尿病肾病患者的临床特点、发生发展的分子机制、病理形态学变化及其防治方法和策略。

一、糖尿病肾病及其临床表现

（一）流行病学特点

中国糖尿病的患病率正在呈现快速上升的趋势，成为继心脑血管疾病和肿瘤之后的另一个严重危害人民健康的重要慢性疾病。中国 1 型糖尿病患病率远低于 2 型糖尿病，而且是世界上 1 型糖尿病发病率最低的国家（0.7‰）。中国人口基数大，因此 1 型糖尿病患者的绝对例数并不少。目前中国 1 型糖尿病患者总数在 200 万～300 万。近年来，中国 2 型糖尿病患者的数量激增，根据 2010 年的数据显示，我国年龄标准化后的糖尿病和糖尿病前期的患病率分比为 9.7% 和 15.5%，由此计算，我国成人中约有 9 240 万糖尿病患者（5 020 万男性和 4 220 万女性）和 1.48 亿糖尿病前期患者（7 610 万男性和 7 210 万女性），这一数量是惊人的。

糖尿病肾病是糖尿病最常见的并发症，约有 40% 的糖尿病患者会出现肾脏疾病。糖尿病肾病也是目前西方发达国家引起 ESKD 的主要病因。发达国家中近 50% 的 ESKD 患者致病原因是糖尿病肾病；30%～40% 的糖尿病肾病患者在 20 年内发展为 ESKD，需要进行透析或移植等肾脏替代治疗。我国过去相当长一段时间内最主要的慢性肾脏病（chronic kidney disease，CKD）是肾小球肾炎。但随着我国糖尿病人群基数不断增大，虽然对糖尿病肾病认识不断深入、对其防治越加重视，但目前我国糖尿病肾病患病率仍增长迅速。Zhang 等的调查研究显示，糖尿病相关的 CKD 已经超越肾小球肾炎，成为我国住院 CKD 患者的首要病因。故而早期诊断、预防与延缓糖尿病肾病的发生发展对提高糖尿病患者存活率，改善其生活质量具有非常重要意义。

（二）临床诊断标准

糖尿病肾病的诊断标准有美国肾脏疾病基金会（NKF）肾脏病预后和质量倡议（K/DOQI）指南标准（2007 年）和英国国民医疗服务（NHS）标准（2017 年更新版）。我国由中华医学会糖尿病分会发布的《糖尿病肾病防治专家共识（2014 版）》推荐糖尿病患者在合并如下任何一项可考虑为糖尿病肾病病变（适用于 1 型和 2 型糖尿病）：① 大量白蛋白尿；② 糖尿病视网膜病变伴任何一期慢性肾脏病；③ 在 10 年以上糖尿病病程的 1 型糖尿病中出现微量白蛋白尿。

确诊为 1 型糖尿病的糖尿病肾病患者常合并视网膜病变，但视网膜病变并非诊断 2 型糖尿病患者糖尿病肾病的必备条件，部分 2 型糖尿病患者可在起病时即出现肾病，但不伴有视网膜病变。研究显示，对于尿白蛋白阴性的糖尿病肾病患者，合并糖尿病视网膜病变的风险可能低于尿白蛋白阳性的糖尿病肾病患者。

诊断时，出现以下情况之一的应考虑是否为其他肾脏疾病：① 1 型糖尿病病程短（<10 年）或未合并糖尿病视网膜病变；② eGFR 迅速下降；③ 尿蛋白迅速增加或出现肾病综合征；④ 顽固性高血压；⑤ 出现活动性尿沉渣（红细胞、白细胞或细胞管型等）；⑥ 合并其他系统性疾病的症状或体征；⑦ 给予血管紧张素转换酶抑制剂（angiotensin converting enzyme inhibitors，ACEI）或血管紧张素受体拮抗剂（angiotensin receptor antagonist，ARB）治疗后 2～3 个月 eGFR 下降大于 30%；⑧ 肾脏超声发现异常。

病理活检被认为是糖尿病肾病诊断的金标准，不能依据临床病史排除其他肾脏疾病时，需考虑进行肾穿刺以确诊。

（三）临床表现

糖尿病肾病是由糖尿病引起的肾脏损伤，2007 年美国肾脏病基金会（NKF）制定了肾脏病生存质量指导指南，简称 NKF/KDOQI。该指南建议用 DKD（diabetic kidney disease）取代糖尿病肾病病变（diabetic nephropathy，DN）。2014 年美国糖尿病协会（ADA）与 NKF 达成共识，认为 DKD 是指由糖尿病引起的慢性肾病，主要包括肾小球滤过率（GFR）低于 60 ml/（1.73 m^2·min）或尿白蛋白/肌酐（ACR）高于 30 mg/g 持续超过 3 个月。糖尿病性肾小球病变（diabetic glomerulopathy）则被用于专指经过肾活检证实的由糖尿病引起的肾小球病变。

2 型糖尿病发病时症状比较隐匿，初发患者常常容易漏诊，一些患者初次往往以其并发症就诊。Mogensen 根据糖尿病肾病病理生理特点和演变过程，将 DN 分为 5 期（表 11-32-1）。我们在临床上能够看到的实际上可分为正常白蛋白尿期、微量白蛋白尿期、临床期糖尿病肾病和晚期糖尿病肾病。

表 11-32-1　糖尿病肾病的 Mogensen 分期

分　期		GFR	UAE	血　压	主要病理改变
I 期	肾小球高滤过期	↑	正常	正常	肾小球肥大
II 期	正常白蛋白尿期	↑ 或正常	休息正常,应激后 ↑	多数正常	肾小球系膜区增宽,GBM 增厚
III 期	早期糖尿病肾病期	大致正常	持续 ↑ 尿蛋白(−)	正常或 ↑	上述病变加重
IV 期	临床糖尿病肾病期	渐 ↓	尿蛋白(＋)→大量蛋白尿	↑ ↑	上述病变更重部分肾小球硬化
V 期	肾衰竭期	↓ ↓ ↓	大量蛋白尿→逐渐 ↓	↑ ↑	肾小球硬化荒废

注:GFR,肾小球滤过率;UAE,尿白蛋白排泄率;GBM,肾小球基底膜。

I 期:肾小球高滤过和肾脏肥大期。这种糖尿病肾脏受累的初期改变与高血糖水平一致,血糖控制后可以得到部分缓解。

II 期:正常白蛋白尿期。患者此时的微量白蛋白尿处于正常范围,会在运动后尿白蛋白排出率(urinary albumin excretion, UAE)升高(>20 μg/min),休息后恢复正常。此期患者的肾小球滤过率高于正常水平。但是目前对于"微量白蛋白尿"的范围划定在一定程度上仍有争议。研究发现即使尿液中的微量白蛋白尿处于"正常"范围,只要出现白蛋白,患者的肾脏病和心血管疾病的风险就会大大增加,而且尿白蛋白在 2~5 μg/min,就有预测肾脏疾病风险的意义。因此,有学者认为需要重新评估和划定用于早期肾脏损伤的尿白蛋白的定量标准;或是寻找更加敏感的早期 DN 的诊断分子标志物。

在这一阶段肾脏体积增大,肾活检可见肾小球和(或)肾小管肥大,肾小球基底膜增厚,系膜区基质增多,如果在这一期能良好地控制血糖,患者可以长期稳定处于该期。

III 期:早期糖尿病肾病,也被称为"微量白蛋白尿期"。患者 UAE 持续升高 20~200 μg/min(相当于 24 h 尿白蛋白 30~300 mg/24 h 或尿白蛋白/肌酐 30~300 μg/mg)。1 型糖尿病患者应在确定诊断 5 年后,定期筛查是否有微量白蛋白尿。2 型糖尿病患者则应在诊断为糖尿病时就立即开始定期筛查。在 2007 年 KDOQI 糖尿病肾病指南和美国糖尿病学会(ADA)的指南中均推荐 ACR 为筛查微量白蛋白尿的首选方法。微量白蛋白尿的检查,应在 6 个月内检测 3 次,分别为 1、3 和 6 个月。3 次中必须 2 次阳性,且在排除尿路感染后,方可诊断为微量白蛋白尿。微量白蛋白尿的筛查,必须每年进行 1 次。并且在进行微量白蛋白尿的筛查时,需要停用 ACEI 和 ARB,因为上述药物能有效地降低 DN 患者尿白蛋白的水平,影响检测结果。

在这个时期患者 GFR 开始下降到正常,肾小球病理改变加重,可以出现肾小球结节样病变和小动脉玻璃样变。这期患者往往伴有血压升高,且其发展成为临床期白蛋白尿的速度与其是否伴有高血压相关,伴有高血压的患者发展至蛋白尿的速度较快。胰岛素有直接增加肾小管重吸收钠、水的作用,在体内存在胰岛素抵抗的情况下,高胰岛素血症会加重钠水潴留和高血压的发生。这也是限制食盐摄入和利尿剂治疗糖尿病高血压的病理生理基础。全身及肾脏局部 RAS 系统的活化,交感神经张力增高和内皮细胞功能异常,致使内皮细胞依赖的 NO 介导的血管舒张功能异常,内皮细胞依赖的 NO 介导的血管舒张功能受损,都参与了糖尿病高血压的进程。

降压治疗以 ACEI 或 ARB 药物的应用,可以减少尿白蛋白的排出,延缓 DN 的进展。

IV 期:临床糖尿病肾病期。此期患者会出现持续性大量白蛋白尿(UAE>200 μg/min)或蛋白尿(>0.5 g/24 h),约 30% 的患者可出现肾病综合征,GFR 持续明显下降。该期的特点是尿蛋白不随 GFR 下降而减少,部分患者还伴有镜下血尿和少量管型。对于伴有大量蛋白尿和明显血尿者,要注意排除并发其他肾脏疾病的可能。而随着蛋白尿的持续和增加,患者可以出现水肿。水肿的程度往往与尿蛋白量和血浆白蛋白水平不成比例,对利尿剂反应差。其发生于胰岛素抵抗和内皮细胞功能障碍有关。胰岛素可以直接增加肾脏对钠、水的重吸收,而内皮细胞功能障碍又使得血管的通透性发生改变,从而加重了水肿。

患者一旦进入 IV 期,病情往往进行性的发展,如不积极治疗,GFR 将平均每月下降 1 ml/min。这期患者肾小球病变进一步加重,可见典型的结节病变,微血管瘤形成和渗出性病变,以及肾小球硬化等。这期患者常常同时合并其他微血管并发症,如视网膜病变、周围神经和自主神经病变、周围血管和心血管及脑血管并发症。

V 期:晚期糖尿病肾病。DN 患者一旦出现肾功能损害,其进展速度远远快于其他肾小球疾病。DN 肾脏功能状态受到多种因素的影响,如糖代谢紊乱、肾血管并发症、肥胖、尿路感染和药物等。因此,在对肾功能评估时,要注意上述因素的影响。对一些血压较难控制,加用 ACEI 或 ARB 后出现血清肌酐显著升高者,提示可能存在肾血管疾病,应进行 ECT 检查。ECT 不仅能反映肾脏的大小和轮廓,还可以精确地反映分侧肾脏肾小球滤过率。

(四) 筛查和肾功能评估

肾脏功能改变是糖尿病肾病的重要表现,反映肾功能的主要指标是 GFR,根据 GFR 和其他肾脏损伤证据可以进行 CKD 的分期。横断面调查结果显示,部分糖尿病患者无尿白蛋白排泄异常,但已经存在 GFR 下降,提示尿白蛋白阴性这也可能存在肾病,GFR 可作为糖尿病肾病的诊断依据之一。GFR 的评估方法分为外源性标志物的肾清除率测定法(如同位素稀释质谱法)和内源性标志物估算法。后者更加经济适用,适合临床应用。估算 GFR 最常用的指标是血清肌酐,基于血清肌酐的肾小球滤过率的常用计算公式有 CG(Cockcroft-Gault)公式和肾脏饮食修正公式(MDRD),2009 年又提出了 CKD-EPI 公式,被认为可以更加准确地估算 2 型糖尿病患者的 GFR,但存在争议。我国《糖尿病肾病防治专家共识(2014 版)》仍是推荐使用 2006 年我国估算的肾小球滤过率

（eGFR）协作组制定的适用于中国人的改良 MDRD 公式。

因为血清肌酐在 eGFR 中存在灵敏度不足，受个体肌肉量、蛋白质摄入、体内代谢水平、溶血、脂血等因素干扰，存在局限性。近年来，胱抑素 C（cystatin C）测定亦可以弥补血清肌酐水平在评估肾脏功能方面的一些不足，并且被认为在预测 2 型糖尿病肾病进展为 ESKD 的作用上比血清肌酐更好。与血清肌酐不同，胱抑素 C 受年龄、性别、肌肉容积和饮食中蛋白质摄入的影响小，在糖尿病控制不佳、重度消瘦的患者和老年人肌肉萎缩的情况下，胱抑素 C 仍能较好地反映肾功能状态。一些研究提出了基于胱抑素 C 的 eGFR 计算公式和 CKD 分期。东部战区总医院国家肾脏疾病临床医学研究中心在中国人群中开展的研究也显示，在肾小球高滤过情况下，胱抑素 C 反映肾功能的准确性也明显优于血清肌酐测定；并且利用 2 型糖尿病肾病患者的队列，发现基于胱抑素 C 和血清肌酐的联合 eGFR 评估公式（eGFR cre-Cys equation），可以更加精准和敏感地判断肾脏远期预后。

二、发病机制

（一）血流动力学改变

糖尿病患者肾脏血流动力学的改变，尤其是肾小球高灌注、高压力和高滤过在糖尿病肾病的形成中起关键作用。研究表明，有 10%～17% 早期糖尿病患者的 GFR 增加。借助微穿刺技术对糖尿病肾病动物模型肾内血流动力学改变的研究结果证实，糖尿病肾病肾小球滤过率增加的主要原因是：肾小球入球小动脉阻力降低，而其出球小动脉的阻力相对增加，从而使肾小球滤过压增高，出现肾小球内高滤过现象。应用 ACEI 和低蛋白饮食治疗血压正常的糖尿病大鼠，在对全身血压没有明显影响的情况下，仍能显著降低肾小球内高压力及高滤过状态，与此同时肾小球肥大等组织学改变也得到减轻。这些结果提示，肾小球毛细血管内压力的升高，是导致糖尿病肾病组织损伤的关键。在临床上人们也能观察到糖尿病肾病的发生与肾小球滤过率升高明显相关。一组对 1 型糖尿病患者的长期随访资料表明，起病初即存在肾小球滤过率升高的患者，8 年内糖尿病肾病的发生率为 53%，而起病初肾小球滤过率基本正常者，其 8 年内糖尿病肾病的发生率仅为 5%。

肾小球高滤过导致糖尿病肾病肾功能和形态学改变的机制：① 肾小球高滤过，使肾小球毛细血管切流压增加。若血管内皮细胞长期承受这种压力的作用，其形态和功能将随之发生一系列变化，包括细胞内钙离子的变化，内皮细胞合成和释放血管活性因子的异常，以及血管应激性的改变。② 肾小球内高压力，使肾小球毛细血管处于扩张状态，进而对系膜区也造成一种牵张力。系膜细胞和上皮细胞在这种牵张力的作用下，促进细胞外基质产生增加，表现为系膜区增宽和肾小球基底膜增厚。此外，由于系膜细胞具有血管平滑肌的一些特性，高牵张力的持续作用，可以出现类似于血管平滑肌细胞。在高血压作用下的变化，表现为系膜细胞增生、细胞外基质合成增加。③ 肾小球毛细血管扩张，使毛细血管表面积增加，导致附着其上的足细胞数目相对不足，表现为足细胞密度下降。若这种状态不缓解，足细胞将在持续代偿中出现功能异常，附着力下降，出现足细胞凋亡、脱落，进而加速蛋白尿的产

生和肾小球硬化的发生。④ 肾小球的高压力、高滤过，还能驱使血浆中一些大分子物质通过毛细血管壁渗出并滞留于肾脏，进一步加重系膜区基质堆积和肾小球基底膜（GBM）增厚。此外，血浆中大分子物质沉积于系膜区，还可刺激系膜细胞增殖，并使细胞外基质产生增加。糖尿病肾小球高滤过导致肾损害的形态学依据，包括足细胞足突融合、细胞质中充满内吞颗粒、足细胞从基底膜上脱落、系膜区增宽、基底膜增厚、肾小球固有细胞和近曲小管上皮细胞内可见一些被胞饮的血浆蛋白颗粒。由于经非酶糖基化反应后的血浆白蛋白较正常白蛋白更容易透过毛细血管壁，加之与糖基化终末产物（AGE）形成交联的细胞外基质成分，使其对基质降解酶的敏感性降低，细胞外基质的降解减少，于是进一步加重了细胞外基质的堆积，逐渐形成糖尿病肾病的一些较具特征的病理改变，如系膜区增宽、基底膜增厚和出现 K－W 结节等。糖代谢紊乱、血管活性物质如内皮素、抗利尿激素、缓激肽、心房利钠肽、前列腺素、一氧化氮（NO）等，均参与了肾小球高滤过的形成。肾素-血管紧张素系统（RAS）则在其中起核心作用。

在一个相当长的时期中，糖尿病肾病分子发病机制的研究主要集中在肾小球系膜细胞，从而使人们对在糖尿病这个特定病理生理情况下系膜细胞肥大增殖、细胞外基质产生及其降解的机制有了较为深入的认识。肾小球的 3 种固有细胞——系膜细胞、内皮细胞和足细胞，都参与了糖尿病肾病的发生和发展。有研究发现，内皮细胞的很多功能有赖于足细胞分泌的血管内皮生长因子（VEGF），而内皮细胞受损也将严重影响系膜细胞的功能，进一步全面阐述这些问题，将有助于加深对糖尿病肾病的认识。

（二）氧化应激与糖代谢紊乱

氧化应激是指因氧化物过量形成或抗氧化防御作用缺陷，致使细胞产生大量活性氧簇（reactive oxygen species，ROS）。ROS 具有细胞毒作用，其过多积聚对蛋白质、脂肪和核酸均有损害作用。氧化应激的产生途径，包括线粒体电子传递链、糖自身氧化、终末期糖基化和多元醇途径活化等。线粒体辅酶 Q、细胞内 NADPH 氧化酶、黄嘌呤氧化酶、环氧合酶、脂肪氧化酶、细胞色素 P450 和一氧化氮合酶（NOS）等均能介导活性氧的产生。线粒体是糖氧化作用和能量代谢的主要场所，因此活性氧主要在线粒体内产生。线粒体通过三羧酸循环（tricarboxylic acid cycle）参与糖代谢，并通过随后的电子传递链产生大量的 ATP，为细胞生命活动提供所需的能量。当细胞内糖浓度升高后，线粒体内的代谢过程也将发生相应的改变，表现为三羧酸循环产生的还原型烟酰胺腺嘌呤二核苷酸（NADH）和还原型黄素腺嘌呤二核苷酸（FADH2）增多，随即引起电子传递链活跃，跨线粒体内膜电位升高，导致辅酶 Q（泛醌）半衰期延长，而辅酶 Q 是线粒体内生成活性氧的主要分子。目前认为线粒体氧化应激触发了细胞内糖代谢异常的发生，其中包括 4 条主要途径，即多元醇通路的活化、AGE 的形成、蛋白激酶 C 的活化和己糖胺通路的活化。

（三）多元醇代谢通路的激活

多元醇通路又称山梨醇通路。由醛糖还原酶（aldose reductase，AR）和山梨醇脱氢酶（sorbitol dehydrogenase，

SDH)共同构成。高血糖加之细胞膜葡萄糖转运功能异常,使细胞内葡萄糖水平升高,从而激活多元醇通路的关键酶——醛糖还原酶。醛糖还原酶活性升高,将导致葡萄糖大量转换为山梨醇,而山梨醇是一种极性很强的化合物,不能自由透过细胞膜,可在许多组织(包括肾小球和肾小管)细胞内大量蓄积,造成细胞内高渗状态,使大量细胞外液渗入,出现细胞水肿,最后导致细胞结构破坏。山梨醇蓄积形成渗透梯度及 D-葡萄糖竞争性地与肌醇载体结合,于是细胞内肌醇池耗竭。由于肌醇直接参与磷脂酰肌醇的合成,从而使细胞膜 Na^+-K^+-ATP 酶活性降低,这种改变可直接影响肾小球及肾小管细胞的功能。此外,山梨醇氧化果糖过程与 NAD^+ 偶联生成 NADH,可使细胞内 $NADH/NAD^+$ 升高,从而导致细胞内二酰甘油(DAG)从头合成增多,继而激活了蛋白激酶 C(PKC),引起一系列的生化和生理活动改变,导致细胞功能障碍和肾组织损伤。

(四) 晚期糖基化终末产物(AGE)的形成

在糖代谢异常的情况下,蛋白质、脂质及 DNA 等与还原糖之间形成的晚期糖基化终末产物(advanced glycation end products, AGE),参与了糖尿病肾病的发生。AGE 的形成分为两步:第 1 步是开链的葡萄糖分子游离醛基和蛋白质氨基酸上的一个氨基团,通过亲和结合,迅速生成 Schiff 碱基,随后 Schiff 碱基可缓慢发生化学重排,形成稳定的可逆的糖-蛋白加合物(adducts),即 Amadori 产物。第 2 步反应是 Amadori 产物或 Amadori 产物降解的多种高度活性的羧基化合物,反过来可与其他游离氨基酸基团起反应,最终形成 AGE。AGE 在化学上是不可逆的,一经生成则不断地沉积于组织中,影响组织的正常结构和功能。AGE 导致组织损伤的机制如下:① AGE 与系膜细胞上特异性受体结合,刺激系膜细胞释放细胞因子和合成细胞外基质,进而加重肾小球病变和肾小球硬化。② AGE 与一些胶原蛋白交联,使蛋白质在组织中的沉积增加,细胞外基质成分经非酶糖基化后具有抗基质降解酶的能力,在体内降解减慢,出现系膜基质堆积、肾小球和肾小管基底膜增厚。③ AGE 与足细胞上特异性受体结合,导致足细胞损伤和大量蛋白尿的产生。④ AGE 与血管内皮细胞上 AGE 受体结合后,不仅使血管壁通透性增大,而且还能减少内皮细胞表面抗凝血酶的表达,增加前凝血因子的活性,加速糖尿病血管病变的形成。⑤ AGE 还能通过灭活一氧化氮,进而影响肾脏血流动力学。此外,糖尿病动脉粥样硬化的发生与 AGE 修饰的脂蛋白密切相关。

(五) 蛋白激酶 C(PKC)的活化

PKC 广泛存在于人体的各种组织细胞中,是细胞内一组重要的蛋白激酶。PKC 能被激素、生长因子、神经递质等激活,使细胞内多种蛋白质磷酸化,构成细胞内重要的信息网络系统,调控细胞的生理、生化功能。在高血糖状态下,葡萄糖引起二酰甘油合成增加,导致细胞内二酰甘油含量升高,进而激活 PKC,产生一系列生物学效应,参与糖尿病及其并发症的发生与发展。① PKC 的活化可激活细胞内一些转录因子(如 C-fos、C-jun),启动和增强细胞外基质 mRNA 的转录水平,使细胞外基质的合成增加。② PKC 的活化还可以抑制糖尿病大鼠肾脏一氧化氮合酶的活性,导致一氧化氮产生减少,促使血管强烈收缩,视网膜血流量减少,局部缺氧,进而

VEGF 产生增加,促使血管通透性增高和微血管瘤的形成。③ PKC 能够调节血小板的黏附、聚集与分泌功能,刺激血管内皮细胞 von Willebrand 因子的生成,增加血浆或组织中纤溶酶原激活物抑制剂 1(PAI-1)的含量和活性,从而促进高凝、低纤溶和高血黏度的形成。④ 磷脂酶 A_2(PLA$_2$)是体内重要的磷脂酶,催化磷脂裂解产生游离的花生四烯酸,它们是体内前列腺素、磷脂酶 A_2、血小板活化因子等血管活性物质及炎性介质的合成前体,调节和影响血管的多种生理功能。PKC 通路活化能增高磷脂酶 A_2 的活性。⑤ 细胞内 PKC 和磷脂酶 A_2 通路活化,是引起 Na^+-K^+-ATP 酶活性降低的重要机制。PKC 抑制剂能使降低的 Na^+-K^+-ATP 酶的活性恢复正常。

(六) 己糖胺通路

己糖胺通路(hexosamine biosynthetic pathway)的活化是糖蛋白和蛋白多糖生物合成的主要通路。正常情况下,葡萄糖进入细胞后,大部分通过糖酵解、糖原合成及磷酸戊糖旁路代谢,只有 1%~3% 的葡萄糖流量经过己糖胺通路代谢。谷氨酰胺-6-磷酸果糖转氨酶(GFAT)催化了该通路的第 1 步反应,并且 GFAT 是己糖胺通路的限速酶,而尿嘧啶二磷酸-N-乙酰-葡萄糖胺(UDP-GlcNAc)是己糖胺通路的终产物,能够作为细胞内脂质和蛋白质糖基化反应的供体。因此,细胞或组织中 GFAT 的活性及 UDP-GlcNAc 的含量,能够反映己糖胺通路的活性。高糖可以激发 GFAT 的活性,从而激活己糖胺通路,通过增加 TGF-β1 和 PAI-1 及炎性介质的释放,参与糖尿病肾病的发生。己糖胺通路的终产物 UDP-GlcNAc 使细胞内脂质活化,还可使蛋白糖基化增多,进而影响细胞的功能。

(七) 胰岛素抵抗

胰岛素抵抗是 2 型糖尿病发病的重要原因,在糖尿病肾病的发生中也有重要作用。胰岛素抵抗和高胰岛素血症可通过多种途径引起血压升高:胰岛素增强肾小管对钠的重吸收,导致水钠潴留;刺激交感神经兴奋,使全身血管收缩和心排血量增加;胰岛素抵抗和高胰岛素血症影响血管内皮细胞的功能,进一步促进血流动力学的改变。

胰岛素抵抗导致血管内皮功能障碍,常表现为以下几个方面:① 一氧化氮生物利用度减少。胰岛素可促进内皮细胞释放一氧化氮,导致血管舒张。这种作用是通过刺激一氧化氮前体物 L-精氨酸转运和一氧化氮合酶活性的方式介导的。但在胰岛素抵抗状态下,胰岛素介导的内皮细胞依赖的血管舒张严重受损,推测这可能与一氧化氮生物利用度下降有关。实验证实,糖尿病肾病时,不仅一氧化氮生物利用度下降,而且内皮细胞合成一氧化氮的量与胰岛素抵抗的严重程度成反比。一氧化氮的下调还能进一步引起内皮细胞通透性增高、血管生成机制受损和细胞外基质堆积。② 内皮素-1 水平升高。在胰岛素抵抗状态下,血浆内皮素-1 水平增加。胰岛素能通过胰岛素受体,促进内皮细胞表达和分泌内皮素-1,且这一效应与胰岛素水平成正比。在血管平滑肌细胞中,胰岛素不仅能协同血管紧张素 Ⅱ(Ang Ⅱ)和抗利尿激素,促进内皮素-1 的生成,而且还能通过增加平滑肌细胞 A 型内皮素受体合成,进一步增强内皮素-1 的作用。③ 纤溶酶原激活物抑制剂增加。纤溶酶原激活物抑制剂主要由内皮细胞产生,能抑

制组织纤溶酶原激活物，抑制纤溶酶的形成，从而阻断了纤维蛋白的溶解。有研究证明，胰岛素抵抗和高胰岛素血症与纤溶酶原激活物抑制剂水平增高之间存在紧密联系。因此，血浆纤溶酶原激活物抑制剂水平的增高也是胰岛素抵抗综合征的一部分，与高凝状态有很大关系。此外，纤溶酶原激活物抑制剂还可阻断纤溶酶介导的基质金属蛋白酶活化，导致细胞外基质降解减少。④ 在高胰岛素血症的刺激下，肝脏合成脂蛋白增加，出现高脂血症。而此时由于内皮细胞的通透性增大，大量脂蛋白等循环大分子通过内皮细胞，更加重了内皮细胞功能损害，其中低密度脂蛋白渗出沉积，更加速了动脉粥样硬化的发展。

（八）细胞因子的作用

在糖尿病肾病的发生和发展过程中，肾小球血流动力学改变、细胞外基质代谢、细胞增殖、细胞肥大等诸多方面，均有细胞因子的参与。相关的细胞因子有：转化生长因子β（TGF-β）、结缔组织生长因子（CTGF）、VEGF、胰岛素样生长因子1（IGF-1）、血小板源性生长因子（PDGF）、表皮生长因子1（EGF-1）、成纤维细胞生长因子（FGF）、肿瘤坏死因子α（TNF-α）等。细胞因子可以通过自分泌、旁分泌和内分泌途径而发挥作用，它们相互影响、相互制约，构成了糖尿病肾病的发病过程中复杂的细胞因子网络。

1. 转化生长因子β（TGF-β）· TGF-β是介导糖尿病肾病发生、发展最主要的细胞因子。1型和2型糖尿病动物模型和患者的肾小球、肾小管间质TGF-β的mRNA水平和蛋白质表达均明显增加。TGF-β的作用包括以下几个方面：① 调节细胞增殖、分化和凋亡。因细胞类型、环境因素不同，TGF-β对细胞的效应也不同。它抑制大多数肾脏细胞如近曲小管上皮细胞和肾小球足细胞的增殖和分化，与足细胞凋亡也有密切联系。在体外试验中，TGF-β可以诱导肾小球内皮细胞凋亡，但TGF-β也可通过VEGF促进内皮细胞的增殖。TGF-β对系膜细胞和成纤维细胞的增殖与分化也具有重要的作用，但受TGF-β浓度及其他细胞因子的影响，而产生不同的抑制或促进作用。此外，TGF-β1还可诱导肾小管上皮细胞转分化为肌成纤维细胞，对肾脏纤维化的发展有着重要作用。② TGF-β是介导肾脏胶原沉积的关键细胞因子。TGF-β可刺激多种基质成分（Ⅰ、Ⅲ、Ⅳ型胶原，纤维连接蛋白和蛋白多糖等）的合成。同时它还能抑制基质金属蛋白酶活性，上调蛋白酶抑制因子如纤溶酶原激活物抑制剂和金属蛋白酶组织抑制因子（TIMP）的合成，从而减少细胞外基质的降解。③ TGF-β1还可以刺激细胞合成整合素（integrins），触发细胞之间及细胞与细胞外基质的相互作用。

2. 结缔组织生长因子（CTGF）· CTGF是另一个促纤维化的细胞因子，在肾内表达增加，特别是在糖尿病肾病的肾小球增加明显。CTGF的合成是TGF-β1、高血糖或循环机械拉力刺激的结果，这些刺激剂均与糖尿病肾病的发病相关。AGE也能增加系膜细胞和成纤维细胞CTGF的表达，参与肾小球硬化及肾间质性病变的发生。CTGF还能通过促进TGF-β与TGF的Ⅱ型受体结合来增强TGF-β的作用。Yokoi等证实，行CTGF反义寡核苷酸治疗，可减少梗阻性肾病中细胞外基质的产生，延缓肾间质纤维化的发生。

3. 血管内皮生长因子（VEGF）· 肾小球内皮细胞损伤是糖尿病肾病早期的特征性改变之一。VEGF是一种选择性作用于内皮细胞的生长因子，在肾脏中主要由足细胞和肾小管上皮细胞分泌。其主要生物学特性是增加血管通透性、促进血管生成及增加黏附分子产生等。在生理情况下，肾小球足细胞分泌少量VEGF，具有维持内皮窗孔的功能；适量的VEGF能保护和修复肾小球内皮细胞，但VEGF过度表达，则会造成人类免疫缺陷病毒（HIV）样塌陷性肾小球疾病。高血糖、血管紧张素Ⅱ、TGF-β1和AGE等均能诱导足细胞过度表达VEGF。我们对不同阶段的糖尿病肾病患者进行基因芯片研究发现，糖尿病早期VEGF mRNA上调，但随着病情的进展而逐渐下调；糖尿病肾病患者肾组织中VEGF及VEGF受体2的表达明显增加，与患者的蛋白尿形成、糖尿病视网膜病变和内皮细胞损伤的形态学改变密切相关。VEGF上调可能与肾小球毛细血管通透性增加、白蛋白尿的产生和肾小球肥大等有密切联系。部分研究显示，糖尿病后期VEGF表达下调，可能与足细胞丢失有关。

4. 胰岛素样生长因子1（IGF-1）· IGF-1不仅是一种作用强大的肾小球系膜细胞促有丝分裂原，而且还能刺激系膜细胞蛋白质的合成，包括蛋白多糖、层粘连蛋白（laminin，LN）、纤维连接蛋白（fibronectin，FN）和Ⅳ型胶原等。此外，IGF-1还能诱导内皮细胞合成和释放一氧化氮，介导肾脏局部血流动力学的改变，包括减少肾小动脉阻力、增加肾小球超滤系数、肾血浆流量和肾小球滤过率等。

5. 血小板源性生长因子（PDGF）· 高糖能通过PKC介导的信号通路，刺激PDGF及其受体的表达。在糖尿病动物模型发现，循环中和肾组织中PDGF及其受体水平普遍增高；临床观察也证实糖尿病患者的血浆、尿和肾组织中也存在PDGF水平的上调。肾活检组织的免疫组化研究中观察到PDGF-A主要定位于肾小球和肾小管上皮细胞，但PDGF-B主要存在于细胞外纤维化区域。PDGF具有强烈的促有丝分裂作用和轻度的血管生成作用，能调控趋化、血管收缩、血小板聚集等效应。体外试验发现，PDGF可参与AGE诱导的系膜细胞TGF-β的释放和胶原的合成。此外，PDGF还可活化系膜细胞中特定的PKC亚型，并诱导系膜细胞增殖和迁移。

（九）遗传背景

流行病学资料表明，在糖代谢紊乱的基础上，糖尿病患者体内会出现一系列病理生理的改变，但是否出现肾脏病变，则与个体的遗传背景有着密切的联系。无论是1型还是2型糖尿病，仅有40%的患者在病程中发生糖尿病肾病。糖尿病控制和并发症的临床研究（DCCT）结果表明，糖尿病患者糖尿病肾病的发生率与血糖控制水平相关，但有26%的患者虽然血糖控制良好，仍出现了糖尿病肾病。相反，部分患者尽管多年血糖控制不佳，却不发生糖尿病肾病。在糖尿病发病后的17年内，尽管糖尿病肾病的发生率呈逐渐增高的趋势，但此后其发生率不再增高，并且开始下降。这些现象均说明糖尿病肾病的发生，不是糖尿病发展的必然结果。

除高血糖外，糖尿病肾病的发生还与个体对肾病的易感性有关。不同种族之间糖尿病肾病的患病率也存在很大差异。与高加索人相比，亚洲及美洲-加勒比海地区人种糖尿病肾病的患病率较高，有报道称美国皮马印地安人糖尿病患者中糖尿病肾病的发生率可高达80%,而一般的白种人糖尿病患者中则为30%～40%。此外,糖尿病肾病的发生还有一定的家族聚集倾向。这些现象表明,除环境因素外,遗传背景在糖尿病肾病的发生中也起相当重要的作用。

近年来开展的关于糖尿病肾病GWAS研究充分显示了糖尿病肾病的遗传易感性。NIDDK发起的一项多中心、多种族的基于家族的糖尿病肾病连锁分析显示多个染色体区域与糖尿病肾病密切相关,且种族之间存在差异。在墨西哥裔美国人群中,22号染色体一个区域与糖尿病微量白蛋白尿密切相关,该区域含有*MYH9-APOL1*基因。另一项对1型糖尿病肾病的GWAS荟萃分析显示,*AFF3*基因单核苷酸多态性rs7583877和*RGMA*、*MCTP2*基因间的单核苷酸多态性rs12437854与ESKD密切相关,功能分析提示AFF3基因通过TGF-β通路影响肾小管间质纤维化。近期也有研究对在糖尿病GWAS研究中发现的易感基因进行验证,观察其与糖尿病肾病发生风险的关系,结果显示HMGA2单核苷酸多态性rs1531343与糖尿病肾病发生密切相关。在欧洲裔美国人群中发现MYH9单核苷酸多态性rs4821480、rs2032487、rs4281481和rs3752462与2型糖尿病患者ESKD的发生风险密切相关。

糖尿病是一个多基因疾病,在糖尿病及糖尿病肾病的发生中致病基因与易感基因之间的相互作用、相互影响,构成了复杂的糖尿病肾病基因研究网络,因而造成了糖尿病肾病基因研究的复杂性。

三、肾脏病理

(一)肾脏大体标本

1型糖尿病初诊时,一般均有肾脏肥大和肾小球滤过率增高。在一些血压正常、仅有微量白蛋白尿的早期2型糖尿病肾病患者,同样存在肾脏体积增大。血糖控制后,肾脏体积可有不同程度的恢复。糖尿病肾病患者肾脏体积的变化还与下列因素有关:糖尿病病程的长短、是否伴有肥胖、高血压及是否并发肾血管病变或反复发作的慢性感染等。终末期糖尿病肾病的肾脏缩小。一般来说,糖尿病肾病患者即使病程已进入晚期,但与其他慢性肾小球肾炎所致慢性肾衰竭患者的肾脏体积相比,糖尿病肾病患者的肾脏体积还是相对较大一些。

(二)光镜

糖尿病肾病的主要形态学改变,包括肾小球肥大、肾小球基底膜增厚、系膜区增宽、基质增多、K-W结节、球囊滴(透明变性)、纤维蛋白帽(即透明变性和脂质沉着)、毛细血管祥微血管瘤、肾小管肥大、肾小管基底膜增厚与分层,以及出球小动脉、入球小动脉透明变性及动脉硬化。然而这些病变并非仅见于糖尿病肾病,如肾小球表现为弥漫性系膜增生、硬化性病变,同时并发动脉硬化,也可见于无糖尿病的高血压患者,若存在弥漫性系膜病变和仅见于入球和出球小动脉透明变性,则强烈提示有糖尿病肾病。渗出性病变(球囊滴和纤维蛋白帽)在糖尿病肾病中的发生频率较高,但也可见于其他类型慢性肾小球肾炎患者,同样糖尿病所特有的结节性病变(K-W结节),也须与淀粉样变性、轻/重链沉积病、纤维连接蛋白肾小球病,甚至与膜增生性肾小球肾炎鉴别。

1. 肾小球病变

(1)弥漫系膜增生性病变:是指系膜区广泛增宽。光镜下增宽的系膜区为正常的2～3倍。系膜基质增生,常从肾小球血管极开始,呈放射状分布,伴细胞增生。增生的基质呈嗜伊红性,PAS及PASM染色阳性,Massons三色染色呈蓝绿色(图11-32-1)。肾小球基底膜均匀增厚,是糖尿病肾病突出的改变,而且在早期就可出现。肾小球基底膜增厚和系膜区扩张,使毛细血管祥管腔变窄,滤过面积减少。可见包曼囊壁增厚。如患者有高血压、动脉硬化,肾小球可表现出毛细血管祥皱缩等缺血性改变。

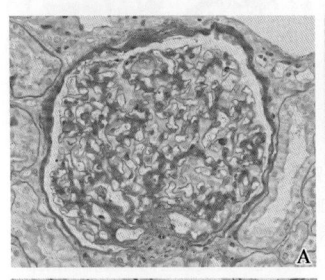
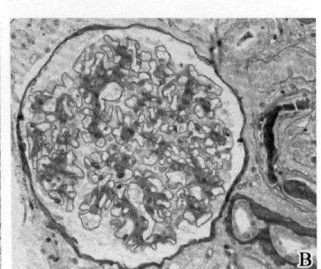
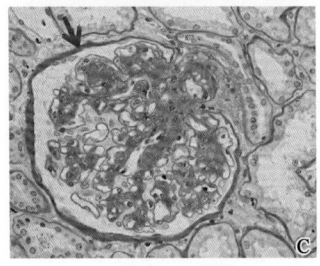

图11-32-1 糖尿病肾病:肾小球系膜区进行性增宽、基质增多

A. 肾小球系膜区基本正常;B. 肾小球系膜区中度、节段重度增宽、基质增多;C. 肾小球节段系膜区重度增宽,见结节形成(↑所示)(PAS,×400)

(2)结节样病变:1936年,Kimmelstiel和Wilson首次对糖尿病肾病肾小球结节病变进行了描述,并将其称为K-W结节。该病变被认为是糖尿病肾病较具特征性的改变。一般认为K-W结节是由系膜基质和糖基化的蛋白质分子进行性积聚而成,其形成机制与内皮细胞损伤,系膜溶解及基质增多硬化相关,肾小球系膜疏松、溶解,溶解后反复修复,形成结节。每个肾小球中结节多少、大小很不一致,是一种少细胞性结节,中等或较大的结节中心区域几乎无细胞,结节周边可见一层或数层同心圆排列的细胞。病变晚期则呈明显层状改变,Masson三色染色是蓝色,在银染下为黑色。结节周边常见高度扩张的毛细血管祥即微血管瘤(图11-32-2)。伴大量微血管瘤的患者,临床上可出现镜下血尿。

(3)足细胞病变:早期肾小球肥大,毛细血管祥扩张,致使肾小球足细胞密度降低。晚期肾小球足细胞数目减少,仅在结节周边可观察到残留的足细胞。

(4)渗出性病变:球囊滴(capsular drop)位于包曼囊的内侧,形如泪滴状,由均质、蜡样、透明的蛋白样物质聚集而成,球囊滴的外侧缘为包曼囊壁,内侧突向包曼囊腔,球囊滴是糖尿病肾病较为特征性病变(图11-32-3A),多见于中、晚期肾小球硬化患者。

纤维蛋白帽(fibrin cap)位于内皮细胞和肾小球基底膜之间,形如半月。呈嗜伊红性,由均质的血浆蛋白组成,常混有脂质成分,以周边毛细血管祥为多见。当纤维蛋白帽的体积过大时,则可堵塞祥腔,并损伤内皮细胞,引起祥与包曼囊壁粘连(图11-32-3B),其发生与内皮细胞损伤和血流动力学

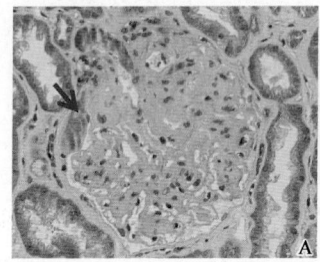
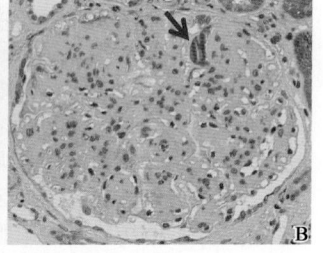

图 11-32-2 糖尿病肾病：肾小球系膜溶解及结节样病变

A. 肾小球系膜疏松、溶解（↑所示），毛细血管袢融合；B. 肾小球系膜溶解，毛细血管袢高度扩张，呈"假血管瘤样"（↑所示）（PAS×400）；C. 肾小球系膜区重度增宽，基质大量增生，呈结节样改变，结节周边可见一层或数层同心圆排列的细胞（↑所示）（PAS×400）；D. 肾小球系膜区重度增宽，基质大量增生，呈结节样改变，在银染下为黑色（PASM×400）

异常有关。此种病变也见于局灶节段性肾小球硬化、反流性肾病等其他肾小球疾病。部分患者可观察到一些肾小球虽然存在开放的毛细血管袢，但其与近端小管无连接。这种肾小球被称为无小管的肾小球（atubular glomeruli）。据报道应用连续性切片可在 17% 的糖尿病肾病患者中观察到无小管的肾小球存在，并发大量蛋白尿的患者更为多见。严格地讲，这种肾小球是没有滤过功能的。

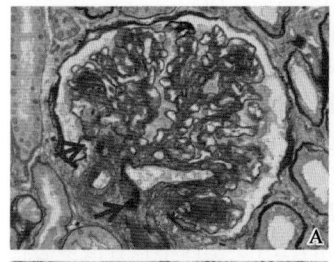
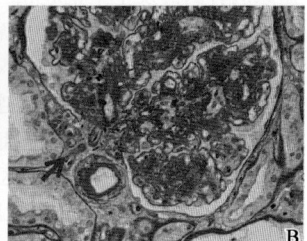
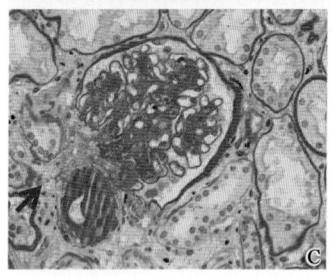

图 11-34-3 糖尿病肾病：肾小球渗出性病变

A. 肾小球包曼囊壁见"球囊滴"（↑所示）（PAS×400）；B. 肾小球毛细血管袢纤维蛋白帽，其中可见脂质空泡（↑所示）（Masson×400）

2. 肾小管-间质病变 疾病早期，肾小管上皮细胞肥大，细胞质内可见许多蛋白质或脂滴，肾小管基底膜均匀增厚。肾小管基底膜的增厚往往与肾小球基底膜增厚同时出现。肾小管萎缩，基底膜分层。肾间质损害包括间质水肿、淋巴细胞及单核细胞浸润。间质纤维化的程度，还与是否并发肾血管病变相关，有时与肾小球病变不平行。

3. 血管病变 糖尿病肾病的血管病变包括出球小动脉、入球小动脉透明变性和间质小动脉硬化。均质的嗜伊红性物质在血管内膜或中膜内沉积，致使出球小动脉、入球小动脉增厚，呈透明样变性，是糖尿病肾病患者最常见也是最早出现的血管病变（图 11-32-4）。其严重程度与肾小球硬化的发生直接相关。肾血管透明变性还见于无明显高血压的老年人或动脉硬化患者，若血管透明变性发生在年轻人，且仅限于出球

小动脉、入球小动脉时，则首先应除外糖尿病。肾动脉及其主要分支的动脉硬化，在糖尿病患者要比同年龄的非糖尿病患者更加常见。

图 11-32-4 糖尿病肾病：血管病变

A. 肾小球出入球小动脉节段内皮下渗出（↑所示）；B. 肾间质小动脉节段透明变性（↑所示）；C. 肾间质小动脉全层透明变性（↑所示）

4. 糖尿病肾病晚期病变 糖尿病肾病晚期，随着肾小球结节样病变的加重，毛细血管袢闭锁，肾小球逐渐出现全球硬化，丧失肾小球滤过功能。伴肾小管萎缩，间质增宽明显，出现广泛纤维化。此时肾功能进行性恶化，发展至 ESKD。

5. 糖尿病肾病病理分期 2010 年，Tervaet 等提出了糖尿病肾病病理分型标准，定义如下。

肾小球病变分期：Ⅰ期，肾小球基底膜增厚，轻度或非特异性光镜改变；Ⅱa 期，轻度系膜增生；Ⅱb 期，重度系膜增生；Ⅲ期，结节性硬化；Ⅳ期，球性废弃＞50%。肾小管萎缩与间质纤维化（interstitial fibrosis and tubular atrophy，IFTA）：0 分（无 IFTA）；1 分（病变范围＜25%）；2 分（病变范围 25%～50%）；3 分（病变范围＞50%）。间质炎症：0 分（无间质炎症）；1 分（与 IFTA 相关的炎症浸润）；2 分（无 IFTA 区域也有炎症浸润）。动脉透明变性：0 分（无动脉透明变性）；1 分（1 个部位透明变性）；2 分（超过 1 个部位动脉透明变性）。动脉硬化：0 分（无内膜增厚）；1 分（内膜增厚未超过中膜厚度）；2 分（内膜增厚超过中膜厚度）。

然而，该 DN 病理分型标准提出后，其是否与疾病预后相关，尚缺乏验证研究。入组 396 例经肾活检证实的 2 型糖尿病肾病患者，对该病理分型标准进行验证，结果显示肾小球病变分期和肾小管间质病变与肾脏病预后密切相关，肾小球和小管间质病变越重，进展至 ESKD 的比例越高，而血管病变则与肾脏病预后无明显相关性。

（三）免疫病理

可见 IgG 沿着肾小球毛细血管袢呈假线样沉积，可伴有 IgM、C3 的线样沉积。纤维蛋白帽和透明变性的小动脉中纤维素、脂蛋白、IgM 和 C3 有时也呈阳性。笔者所在中心糖尿病肾病肾活检资料回顾性分析显示，35.9% 的患者伴有组织 IgG 沉积，24.8% 的患者伴补体 C3 沉积，肾组织 IgG 或 C3 沉积的 DN 患者肾脏疾病的临床和病理表现更重，预后更差，但 IgG 或 C3 沉积均不是肾脏预后不佳的独立风险因素。DN 患者肾小球基底膜成分可以发生改变。Ⅳ型及Ⅴ型胶原及纤维连接蛋白

染色呈强阳性，包曼囊腔中有时可见Ⅰ型和Ⅲ型胶原。特殊染色可以发现AGE和胰淀素在系膜区和结节中的沉积。

(四) 电镜

正常成人肾小球基底膜厚为300~400 nm，糖尿病肾病患者早期就可出现肾小球基底膜增厚。晚期肾小球基底膜弥漫性增厚，可达正常的10倍。肾小球基底膜正常结构消失，代之以均质、高电子密度的基底膜样物质。偶见肾小球基底膜变薄。有人认为该变化是微血管瘤形成的前驱改变。足突增宽、扁平，足突融合，足细胞的胞质空泡变性，可见足细胞脱落、肾小球基底膜裸露。

肾小球系膜区系膜基质增多，致使系膜区弥漫性增宽，形成K-W结节，系膜细胞少量增生。系膜区结节中的基底膜样物质疏松、溶解，致使基底膜与系膜区的锚定点分离，外周祥与祥融合，形成高度扩张的"假血管瘤"样改变。结节中可见胶原纤维沉积。肾小球内皮下或基底膜内可见无定形的、纤细颗粒状的透明样渗出物，有时可含脂质。透明变性的动脉中，也可见这类物质。糖尿病肾病肾小球毛细血管祥基底膜内皮下、上皮侧及系膜区，一般无电子致密物沉积。

1型和2型糖尿病肾病的肾脏病理组织学改变虽非常相似，但1型患者的病变更加典型，而2型患者的病变则较为多样性，往往受高血压、动脉硬化和肾脏缺血等因素的影响。有报道称糖尿病出现肾脏损害的患者中典型的糖尿病肾病占60%，另有13%符合缺血性肾脏病，27%并发其他肾脏病（膜性肾病、IgA肾病等）。

四、防 治

在过去20年间，很多糖尿病所导致的重要血管并发症的发生率都存在下降趋势，但遗憾的是由糖尿病所导致的ESKD发生率并未得到有效的控制。目前大部分DN的治疗方式仍然是以对症治疗为主要方式，缺乏合适的分子靶向性干预方法。因此，对于DN需要开展防治和干预相结合的综合性防治措施。DN的治疗是综合性、一体化的治疗，包括控制血糖、控制血压、纠正脂代谢紊乱、减少尿蛋白，还包括生活方式的干预、治疗并发症、透析治疗等。糖尿病肾病的防治分为三个阶段。第一阶段为糖尿病肾病的预防，对重点人群进行糖尿病筛查，发现糖耐量受损或空腹血糖受损的患者，采取改变生活方式、控制血糖等措施，预防糖尿病及糖尿病肾病的发生。第二阶段为糖尿病肾病早期治疗，对于出现微量白蛋白尿的糖尿病患者，予以相应治疗，减少或延缓显性蛋白尿的发生。第三阶段为预防或延缓肾功能不全的发生或进展，治疗贫血等并发症，进入ESKD者可选择肾脏替代治疗。

1. 生活方式指导 · 生活方式的指导包括合理控制体重、饮食治疗、适量运动、戒烟酒等。近期研究证明控制多种危险因素（降糖、降脂、降压并注意生活干预后）能有效减少糖尿病肾病进展至ESKD的比例，显著提高生存率。

（1）医学营养治疗：医学营养治疗应强调饮食的结构合理，包括对碳水化合物、蛋白质、脂肪、钠、钾、磷等营养素的管理。每日摄入的供热量应该是患者维持接近理想体重，肥胖者可适当减少热量，消瘦者可适当增加热量。

低蛋白饮食[动物蛋白摄入0.28~0.8 g/(kg·d)]在非糖尿病肾病方面研究较多，在非糖尿病肾病中大多数文献已证实低蛋白饮食或低蛋白饮食+酮酸可以延缓慢性肾功能不全肾脏功能恶化的进程。但对于糖尿病肾病，临床上证据并不多。早期的临床观察研究和一个meta分析提示低蛋白饮食可能对糖尿病肾病有益，可以降低尿蛋白、延缓GFR下降，但这些研究主要是临床观察或回顾性分析。目前在糖尿病肾病中开展的关于观察低蛋白饮食对于肾功能延缓作用的前瞻性、随机对照（RCT）研究较少。低蛋白饮食限制在1型糖尿病的证据力度大于2型糖尿病，2型糖尿病患者相关的临床研究较少。高蛋白饮食能增加肾小球高灌注和高滤过，从而增加肾脏损伤，引起尿蛋白排泄增加。因此2007年K/DOQI指南营养建议：CKD 1~4期糖尿病患者推荐每日蛋白摄入量为0.8 g/kg。如果限制饮食中蛋白质的摄入，为达到充足的热量则需适当增加碳水化合物和（或）脂肪摄入量；增加ω-3和单不饱和脂肪酸对CKD患者可能有益。

有研究表明ACEI和ARB类药物在低钠饮食下对糖尿病肾病及心血管疾病的改善作用更加明显，但在高钠饮食下则可能存在危害，因此应限制钠的摄入，每日摄入量控制在2 000~2 400 mg。

（2）钠、钾摄入：高盐饮食是我国特有的饮食习惯。高盐摄入可升高血压及尿蛋白，增加ESRD、心脑血管疾病及全因死亡的风险。一项随机对照研究表明，限制盐摄入（≤6 g/d）可降低血压和尿蛋白，并可加强RAS抑制剂的肾脏保护作用。然而，另有观察性研究显示，在1型糖尿病患者中，极低的钠盐摄入（尿钠排泄≤50 mmol/d）可增加ESRD及死亡风险。因此，推荐糖尿病肾病患者限制盐的摄入少于6 g/d，但不应低于3 g/d。对于合并高钾血症的患者，还需要限制钾盐摄入。饮食中钠、钾的摄入需个体化，根据患者的合并症情况、使用药物、血压及血生化检查进行调整。

（3）运动：长期规律的运动可通过提高胰岛素敏感性、改善糖耐量，减轻体重，改善脂肪代谢，改善内皮功能，控制血糖、血压，减缓糖尿病及糖尿病肾病的发生发展。FinnDiane研究显示，低频率低强度体育锻炼的1型糖尿病患者发生糖尿病肾病的比例更高，因此糖尿病肾病患者运动的频率和强度应达到一定的要求。患者每周应至少进行150 min以上中等强度的有氧运动（运动时心率达到最高值的50%~70%），每周至少运动3日，每周至少安排2次对抗性训练，但在运动的过程中需要注意应为不适当或不适量的运动所带来的低血糖或其他不良后果。但对于CKD 4~5期的糖尿病患者，减重是否有益，尚有争议。

2. 控制血糖 · 控制血糖是糖尿病患者治疗的重中之重，既往较多研究提示控制血糖能够延缓CKD的进展。如DCCT及其后续的/糖尿病干预与并发症流行病学研究（EDIC研究）、英国2型糖尿病前瞻性研究（UKPDS）及美国退伍军人合作研究（VAC）分别在1型糖尿病和2型糖尿病患者中证实严格控制血糖可减少糖尿病肾病的发生或延缓其进展。ADVANCE研究对入选的11 140例2型糖尿病患者进行了再分析，结果显示，5年严格降糖治疗（平均HbA_{1c}6.5%，常规降糖组平均HbA_{1c} 7.3%）可以降低ESKD风险65%，微量白蛋白尿下降9%，大量蛋白尿降低30%，白蛋白尿进展降低10%，15%的微量白蛋白尿逆转，此结果说明对2型糖尿病患者严格降糖治疗可以减少肾脏终点的发生。

在严格控制血糖的过程中同时应该避免低血糖的风险。几个大型临床实验如 ADVANCE、ACCORD 和 VADT 已观察到在 2 型糖尿病中当平均 HbA_{1C} 降至 6.5%、6.4% 和 6.9% 时，低血糖风险增加 1.5～3 倍，而且在这些研究中并未观察到严格降糖治疗能降低心血管事件。相反在 ACCORD 研究中观察到严格降糖治疗与常规降糖治疗比较，全因死亡风险增加，因此 ACCORD 研究提前中止。基于以上的研究，临床上严格降糖治疗要充分平衡有益/有害，尽量避免发生低血糖，HbA_{1C} 的靶目标亦要个体化，充分考虑到患者的年龄、肾功能情况和其他的糖尿病所致的微血管情况。肾功能异常时，药物的代谢发生改变，排泄减慢，容易发生严重的低血糖。在肾功能不全时选择合适的药物降糖治疗是每个医师必须考虑的问题。

因此，糖尿病肾病患者的血糖控制应遵循个体化原则。根据 2012 年 K/DOQI 指南推荐为防治和延缓糖尿病的微血管并发症包括糖尿病肾病的进展，血糖控制靶目标 HbA_{1C} 为 7% 左右。对于有低血糖风险的患者，HbA_{1C} 靶目标不能低于 7%。有发生低血糖风险、预期寿命不长以及有严重并发症的患者建议靶目标血糖 HbA_{1C} 大于 7%。对老年患者，HbA_{1C} 控制目标可适当放宽至 8%～8.5%。建议 CKD3b 期及以上的糖尿病患者常规筛查 HbA_{1C}，评估长期血糖水平。由于 CKD 患者的红细胞寿命缩短，HbA_{1C} 可能被低估。在 CKD 4～5 期的患者中，可用果糖胺或糖化血清白蛋白反映血糖控制水平。

目前降糖药物包括双胍类、磺脲类、格列奈类、噻唑烷二酮类、α-糖苷酶抑制剂、二肽基肽酶-4（DPP-4）抑制剂、胰高血糖素样肽 1（GLP-1）受体激动剂、钠-葡萄糖协同转运蛋白 2（SGLT2）抑制剂等。其中大部分在肾脏代谢或排泄。在糖尿病肾病尤其是肾功能不全的患者中使用，这些药物经肾排泄减少或其活性代谢产物的清除减少，可引起低血糖等不良反应，在 GFR 低于 60 ml/(1.73 m^2·min) 时需酌情减量或停药。

近期的研究显示，SGLT2 抑制剂具有降糖以外的肾脏保护作用，GLP-1 受体激动剂亦有初步证据显示可改善肾脏结局。因此，对于合并 CKD 的 2 型糖尿病患者，可考虑优选有肾脏额外保护的降糖药物。2018 年美国和欧洲糖尿病学会关于 2 型糖尿病高血糖管理的共识推荐：合并 CKD 的 2 型糖尿病患者，使用二甲双胍后血糖不达标，且 eGFR 在合适水平，可优选 SGLT2 抑制剂；如 SGLT2 抑制剂不耐受或有禁忌，宜选择 GLP-1 受体激动剂。

SGLT2 抑制剂包括达格列净、恩格列净和卡格列净等。SGLT2 抑制剂的降糖作用随肾功能减退而下降，直至无明显疗效，一般在 eGFR＜45 ml/(1.73 m^2·min) 的患者中，应该禁用或是慎用。应注意的是，SGLT2 抑制剂可能增加尿路及生殖道感染风险，患者应适量增加饮水，保持外阴清洁，必要时给予监测和治疗。此类药物除通过抑制 SGLT2 降糖外，还具有降压、减重、降低尿酸等额外获益，上述作用可能与管球反馈、肾脏局部血流动力学改善及某些代谢效应有关。多项随机对照研究观察了 SGLT2 抑制剂在心血管高风险 2 型糖尿病患者中的心血管安全性，对肾脏次要终点进行了分析。在 EMPA-REG 预后试验中，相比安慰剂，恩格列净使肾脏终点（包括进展至大量蛋白尿，血清肌酐翻倍，开始肾脏替代治疗，或因肾脏疾病死亡）的风险下降 39%，其中血清肌酐翻倍的发生风险降低 44%。CANVAS 研究结果表明，相比安慰剂，卡格列净可使复合终点（持续肌酐翻倍、ESRD、因肾脏疾病死亡）的风险下降 47%，其中白蛋白尿进展风险降低 27%。在 DECLARE 研究中，相比安慰剂，达格列净可使肾脏终点风险下降 47%。以肾脏结局作为主要终点的 CREDENCE 研究纳入了 2 型糖尿病合并 CKD 患者（eGFR 30～90 ml/min），在中期分析时就已提前达到了预设的疗效终点（即 ESRD、血清肌酐翻倍、肾脏或心血管死亡的复合终点），证实卡格列净具有降糖以外的肾脏保护作用。其他 SGLT2 抑制剂以肾脏结局为主要终点的临床试验（如 DAPA-CKD、EMPA-KIDNEY）还在进行中。

3. 控制血压·高血压是糖尿病肾病患者最常见的并发症。高血压的定义通常是指血压大于 140/90 mmHg，在美国高血压防治指南（JNC8）中将糖尿病和 CKD 患者血压大于 130/80 mmHg 定义为高血压。1 型糖尿病患者出现高血压提示有发展为糖尿病肾病的可能，相反 2 型糖尿病患者发生高血压与糖尿病肾病并不平行。一系列的前瞻性研究提示血压升高不仅是加速糖尿病肾病进展的重要因素，也是决定患者心血管病预后的主要风险因素。在 2 型糖尿病肾病患者中，血压对肾功能的影响更加突出，收缩压超过 140 mmHg 的患者，其肾功能下降速度为每年 13.5%，而收缩压＜140 mmHg 者每年肾功能下降的速度是 1%。UKPDS 研究显示，在处于糖尿病早期的糖尿病患者中采用强化的血压控制，不但可以显著减少糖尿病大血管病变发生的风险，还显著减少了微血管病变发生的风险。

血管紧张素转换酶抑制剂（ACEI）或血管紧张素受体拮抗剂（ARB）在糖尿病肾病中有控制血压、减少蛋白尿、延缓肾功能进展的作用，是目前治疗糖尿病肾病的药物中临床证据最多的，被推荐作为治疗糖尿病肾病的一线药物。糖尿病肾病或糖尿病合并高血压的患者首选使用其中一种，不能耐受时以另一种替代，应用 ACEI、ARB 过程中，特别是肾功能减退的患者，要注意观察患者血清肌酐，血清钾及血容量的变化。一项小规模研究在 2 型糖尿病，eGFR＞70 ml/(1.73 m^2·min) 的患者发现 ACEI 与 ARB 在同等降压效果下两者延缓肾功能进展的程度类似。CSG 等研究证实 ACEI 类对 1 型糖尿病大量蛋白尿合并高血压患者延缓肾功能进展优于其他降压药物。ARB 类药物较其他降压药物对延缓 2 型糖尿病合并高血压和大量蛋白尿患者肾功能进展更有效。

ACEI 或 ARB 降压效果不理想时，可联合使用钙通道阻滞剂、噻嗪类或袢利尿剂、β 受体阻滞剂等降压药物。此外，其他的 RAS 系统治疗靶点如直接的肾素阻断剂（DRI）和醛固酮受体拮抗剂（MRA）也有部分临床研究在不断开展。目前，还有如血管紧张素转换酶 2（ACE2）激动剂、血管紧张素 Ⅱ 受体（AT Ⅱ）拮抗剂、醛固酮合成酶 CYP11B2 抑制剂等有望成为糖尿病肾脏疾病新的治疗靶点和手段。

BENEDICT 研究入选了 1 204 例 2 型糖尿病患者，给予群多普利治疗随访 3.6 年，结果提示，与安慰剂组比较 ACEI 具有延缓尿微量白蛋白出现的作用，且该作用独立于血压的降低。2011 年的 ROADMAP 研究（$n=4\ 447$）亦提示奥美沙酯具有良好的延缓尿微量白蛋白的效果。但是目前对于 ACEI 和 ARB 应用于糖尿病肾病的一级预防治疗存在争议。

ACEI 和 ARB 联合用药并不会额外增加糖尿病肾病患者获益。由于 ACEI 和 ARB 在 RAS 系统的作用位点不同,因此之前认为两者联合使用具有更好的肾脏保护作用。并且一系列小样本短期临床研究观察发现,双重 RAS 阻断具有更高的降压效果和降低蛋白尿的水平。然而,在这些研究中,也报道了联合用药可能增加副作用,如 eGFR 的急剧下降和增加高血钾的发生。特别值得一提的是 ONTARGET 研究,共25 620 例患者入选,其中 9 603 例 2 型糖尿病患者。给予双重 RAS 阻断剂包括雷米普利 10 mg/d 和替米沙坦 40 mg/d,对照组单药治疗,结果提示虽然联合用药具有更好地控制血压和降低蛋白尿作用,但是联合治疗并不增加心血管保护作用,同时增加了肾脏病事件的发生。此外,对 ORIENT 研究进行post hoc 分析发现在奥美沙坦组患者中,联合使用了 ACEI 的患者(约 77%)的患者高血钾的发生率升高,并没有发现有额外的心血管保护作用。为了进一步证实联合用药的安全性,VA NEPHRON-D 研究将患者随机分为氯沙坦(100 mg)+赖诺普利组(n=724)和氯沙坦+安慰剂组(n=724),平均随访 2.2 年,由于安全性原因提前终止,联合用药组明显增加了高血钾的发生(P<0.001)和急性肾损伤的发生(P<0.001)。

因此参考 KDIGO 指南,对于 CKD 1~4 期的糖尿病患者使用 ACEI 或 ARB 治疗高血压,其血压控制目标为 130/80 mmHg。对于血压正常、蛋白尿正常的糖尿病患者,尚无明确证据提示使用 ACEI 或 ARB 可以作为糖尿病肾病一级预防用药,但是对于血压正常,但有微量白蛋白尿等糖尿病肾病高危因素的糖尿病患者可以使用 ACEI 或 ARB 治疗延缓其疾病的进展。基于目前的临床试验结果,联合使用 RAS 系统阻断剂并不会给糖尿病肾病患者带来额外益处。

4. 纠正脂质代谢紊乱·在糖尿病肾病患者中脂代谢紊乱较为常见,表现为三酯甘油(TG,又称甘油三酯)、低密度脂蛋白胆固醇(LDL-C)升高和高密度脂蛋白胆固醇(HDL-C)水平降低,属于混合血脂异常。高脂血症不仅直接参与糖尿病胰岛素抵抗和心血管并发症的发生,LDL-C 还可以通过作用于肾小球系膜细胞上的低密度脂蛋白受体,导致系膜细胞和足细胞的损伤,加重蛋白尿和肾小球及肾小管间质纤维化的进展。糖尿病患者出现肾病综合征和肾功能不全,又会进一步加重高脂血症。UKPDS 研究显示,LDL-C 和 HDL-C 是糖尿病患者冠心病危险的前两位预测因素。LDL-C 每降低 1 mmol/L,糖尿病患者血管事件风险显著降低。4S 研究表明混合血脂异常患者较单纯 LDL-C 升高患者冠心病的发生率升高 15.1%。因此,积极纠正糖尿病肾病患者体内脂代谢紊乱,亦对糖尿病肾病具有重要意义。

脂代谢异常导致的肾脏硬化,其病理过程类似于动脉粥样硬化的形成。临床研究显示,降脂治疗有利于降低蛋白尿,有利于降低心血管风险。他汀类药物治疗降低 LDL-C 水平能减少 CKD 患者或患糖尿病的 CKD 患者动脉粥样硬化事件的风险,但不影响全因死亡率,且降脂治疗是否能改善肾脏的预后也证据不足。

根据 KDIGO 指南成人非透析的 CKD 合并糖尿病的患者,建议使用他汀类药物治疗。2016 年 ESC/EAS 血脂异常指南推荐糖尿病患者合并血脂异常应严格控制 LDL-C<1.8 mmol/L(<70 mg/dl)和(或)降幅≥50%。他汀被推荐用于适度延缓肾功能减退,从而预防发展到需要透析治疗的终末期肾病;慢性肾病患者的调脂治疗需依据 GFR,优先选择经肝脏代谢的他汀类药物,如氟伐他汀、阿托伐他汀、匹伐他汀和依折麦布。指南还明确指出,他汀具有延缓肾功能减退、心肾同时获益的优点。2013 年 ACC/AHA《降低成人动脉粥样硬化性心血管疾病胆固醇治疗指南》建议临床上无动脉粥样硬化性心血管疾病(ASCVD)的糖尿病患者,年龄 40~75 岁,LDL-C 70~189 mg/dl(1.8~4.9 mmol/L),若无禁忌证,启动中等至高等强度他汀治疗。美国糖尿病学会糖尿病诊疗指南伴明显心血管疾病的糖尿病患者推荐 LDL-C<70 mg/dl(1.8 mmol/L),无明显心血管疾病的糖尿病患者推荐 LDL-C<100 mg/dl(2.6 mmol/L)。对于糖尿病维持性透析患者,目前循证医学研究未发现他汀类药物可使患者获益,建议已经在使用他汀的患者可继续使用。

5. 降低血尿酸治疗·多个纵向队列研究已经显示,升高的血尿酸水平与糖尿病新发肾病和肾病进展或肾小球滤过率下降密切相关。这种相关性不仅在 1 型糖尿病中观察到,而且在 2 型糖尿病中亦观察到。RENAAL 事后分析显示,氯沙坦降低血尿酸水平占肾脏保护的 20% 左右,更进一步说明降低尿酸水平对保护糖尿病肾病的重要性。

尿酸导致肾损害的机制包括影响一氧化氮通路、激活 RAS 系统、诱导促炎细胞因子、增加氧化应激、促纤维化等。使用黄嘌呤氧化酶抑制剂别嘌醇能减轻尿酸引起的上述作用,如抑制 RAS 激活、降低炎症和氧化应激、改善一氧化氮生物平衡、降低尿炎症因子和改善血管内皮功能等。

别嘌醇降尿酸可以保护肾功能的恶化。有研究观察了别嘌醇治疗高尿酸血症对 GFR 下降速率的影响,研究纳入了113 例 GFR<60 ml/min 的患者,其中 37% 有糖尿病,别嘌醇使用的剂量是 100 mg/d,2 年后结果显示,使用别嘌醇治疗的患者中 GFR 平均增加 1 ml/min,而对照组 GFR 平均下降 3 ml/min。2010 年发表的一个对 40 例 2 型糖尿病肾病患者使用低剂量的别嘌醇和安慰剂随机双盲试验亦显示,4 个月的别嘌醇治疗(100 mg/d)能有效降低蛋白尿。虽然别嘌醇可以改善高尿酸的糖尿病肾病患者的蛋白尿和 GFR 下降速度,但临床使用时需要密切关注其副作用,特别是在肾功能不全时。

Preventing Early Renal Function Loss(PERL)是一个国际多中心临床随机双盲安慰剂对照的实验,主要探讨别嘌醇对 1 型糖尿病患者肾脏保护的研究,拟入选 400 例 1 型糖尿病患者(存在高风险进入肾病的风险)。GFR 评估使用血浆碘海醇(iohexol)清除率,并观察肾脏硬终点如进入 ESKD、透析或移植,实验目前仍进行中,其结果值得期待。

6. 抑制糖基化终末产物受体(RAGE)治疗糖尿病肾病的前景·长期高血糖导致微血管并发症的另一个重要通路是 AGE-RAGE 通路的激活,动脉硬化病变和增厚的肾小球基底膜上 AGE 沉积已在实验中观察到。RAGE 过度表达的糖尿病小鼠显示进展性肾小球硬化,而在 RAGE 基因敲除的糖尿病 OVE26 小鼠则观察到肾小球硬化减轻、肾功能稳定。

AGE 和 RAGE 结合后导致细胞内活性氧簇（ROS）聚集增多，随后激活核转录因子 NF-κB，引起细胞因子和细胞黏附分子等分泌增多，最后导致器官衰竭。同时 AGE 和 RAGE 结合后还能促进血管紧张素 II 引起的细胞和组织损害，加速糖尿病微血管并发症的产生。应用重组的可溶性 RAGE 可以抑制 ApoE 敲除的糖尿病小鼠动脉硬化的发展，还可稳定已存在的动脉硬化病变，说明应用外源性重组的可溶性 RAGE 可以捕获和清除循环的 AGE，阻止 AGE 和 RAGE 进一步结合引起的组织损害。

7. 醛糖还原酶抑制剂对糖尿肾病的保护作用·多元醇旁路激活在糖尿病引起微血管并发症中起重要作用。醛糖还原酶在这个通路中非常重要，而抑制醛糖还原酶理论上应该能保护肾脏。依帕司他（epalrestat）是目前唯一上市的醛糖还原酶抑制剂。临床上依帕司他保护糖尿病肾脏的试验并不多。有研究将 35 例 2 型糖尿病伴微量白蛋白尿患者分成治疗组（依帕司他 150 mg/d）和对照组，随访 5 年后显示，依帕司他治疗组尿蛋白排泄与治疗前相似，而对照组尿蛋白明显增加。血肌酐下降在依帕司他组优于对照组。Hotta 等的研究显示，依帕司他能有效降低 2 型糖尿病患者视网膜病变/肾脏病变。但是目前尚需进一步的临床大样本的研究证实醛糖还原酶抑制剂对肾脏疾病硬终点事件的保护作用。

8. 肾脏替代治疗·既往有观点认为糖尿病肾病较其他病因所致 ESKD 患者进入肾脏替代治疗的时机"宜早"。2016 年欧洲 EDTA 指南建议肾小球滤过率 eGFR 低于 15 ml/(1.73 m² · min) 的糖尿病肾病患者在条件允许的情况下可选择肾脏替代治疗，但目前现有证据并未发现提前进入肾脏替代治疗的糖尿病肾病患者生存率高于晚进入透析的患者，因此目前认为糖尿病 CKD 5 期进入透析的时机与非糖尿病 CKD 5 期患者的时机相同，血液透析和腹膜透析都可以选择。如有条件建议糖尿病 CKD 4～5 期患者进行胰腺-肾脏联合移植。

总之，目前糖尿病肾病的治疗是综合性、一体化的治疗，根据患者所处的不同阶段，选择相应的防治措施，预防为首，防治结合，分阶段综合治疗。随着对疾病认识的不断深入，新型治疗药物的研发和临床试验的开展，今后糖尿病肾病的治疗可能会取得更大的突破。

参考文献

[1] Yang W, Lu J, Weng J, et al. Prevalence of diabetes among men and women in China[J]. N Engl J Med, 2010, 362(12)：1090-101.

[2] Davison AM, Cameron JS, Grunfeld JP, et al. Oxford textbook of clinical nephrology[J]. 3rd ed. Vol 2. New York：Oxford University Press Inc, 2005, 659-678.

[3] Liu ZH. Nephrology in China [J]. Nat Rev Nephrol, 2013, 9 (9)：523-528.

[4] Zhang L, Long J, Jiang W, et al. Trends in chronic kidney disease in China[J]. N Engl J Med, 2016, 375(9)：905-906.

[5] KDOQI. KDOQI Clinical Practice Guidelines and Clinical Practice Recommendations for diabetes and chronic kidney disease[J]. Am J Kidney Dis, 2007, 49(Suppl 2)：S12-S154.

[6] 中华医学会糖尿病学分会微血管并发症学组. 糖尿病肾病防治专家共识（2014 年版）[J]. 中华糖尿病杂志, 2014, 6(11)：792-801.

[7] Tuttle KR, Bakris GL, Bilous RW, et al. Diabetic kidney disease：a report from an ADA Consensus Conference[J]. Am J Kidney Dis, 2014, 64(4)：510-533.

[8] Wachtell K, Ibsen H, Olsen MH, et al. Albuminuria and cardiovascular risk in hypertensive patients with left ventricular hypertrophy：the LIFE study[J]. Ann Intern Med, 2003, 139(11)：901-906.

[9] Klausen K, Borch-Johnsen K, Feldt-Rasmussen B, et al. Very low levels of microalbuminuria are associated with increased risk of coronary heart disease and death independently of renal function, hypertension, and diabetes[J]. Circulation, 2004, 110(1)：32-35.

[10] American Diabetes Association. Improving care and promoting health in populations：standards of medical care in diabetes-2018[J]. Diabetes Care, 2018, 41(Suppl 1)：S7-S12.

[11] Levey AS, Stevens LA, Schmid CH, et al. A new equation to estimate glomerular filtration rate[J]. Ann Intern Med, 2009, 150(9)：604-612.

[12] Stevens LA, Schmid CH, Greene T, et al. Comparative performance of the CKD Epidemiology Collaboration (CKD-EPI) and the Modification of Diet in Renal Disease (MDRD) Study equations for estimating GFR levels above 60 mL/min/1.73 m²[J]. Am J Kidney Dis, 2010, 56(3)：486-495.

[13] Kong X, Ma Y, Chen J, et al. Evaluation of the Chronic Kidney Disease Epidemiology Collaboration equation for estimating glomerular filtration rate in the Chinese population[J]. Nephrol Dial Transplant, 2013, 28(3)：641-651.

[14] Rule AD, Bergstralh EJ, Slezak JM, et al. Glomerular filtration rate estimated by cystatin C among different clinical presentations[J]. Kidney Int, 2006, 69(2)：399-405.

[15] Pan Y, Jiang S, Qiu D, et al. Comparing the GFR estimation equations using both creatinine and cystatin c to predict the long-term renal outcome in type 2 diabetic nephropathy patients[J]. J Diabetes Complications, 2016, 30(8)：1478-1487.

[16] Gregg EW, Li Y, Wang J, et al. Changes in diabetes-related complications in the United States, 1990-2010[J]. N Engl J Med, 2014, 370(16)：1514-1523.

[17] Fineberg D, Jandeleit-Dahm KA, Cooper ME. Diabetic nephropathy：diagnosis and treatment[J]. Nat Rev Endocrinol, 2013. 9(12)：713-723.

[18] Andrésdóttir G, Jensen ML, Carstensen B, et al. Improved survival and renal prognosis of patients with type 2 diabetes and nephropathy with improved control of risk factors[J]. Diabetes Care, 2014, 37(6)：1660-1667.

[19] Wadén J, Forsblom C, Thorn LM, et al. Physical activity and diabetes complications in patients with type 1 diabetes：the Finnish Diabetic Nephropathy (FinnDiane) Study [J]. Diabetes Care, 2008, 31 (2)：230-232.

[20] Cherney DZ, Perkins BA, Soleymanlou N, et al. Renal hemodynamic effect of sodium-glucose cotransporter 2 inhibition in patients with type 1 diabetes mellitus[J]. Circulation, 2014, 129(5)：587-97.

[21] Wanner C, Inzucchi SE, Lachin JM, et al. Empagliflozin and progression of kidney disease in type 2 Diabetes[J]. N Engl J Med, 2016, 375(4)：323-334.

[22] Marso SP, Daniels GH, Brown-Frandsen K, et al. Liraglutide and cardiovascular outcomes in type 2 diabetes[J]. N Engl J Med, 2016, 375(4)：311-322.

[23] Introduction：Standards of Medical Care in Diabetes-2018[J]. Diabetes Care, 2018, 41(Suppl 1)：S1-S2.

[24] Davies MJ, D'Alessio DA, Fradkin J, et al. Management of hyperglycemia in type 2 diabetes, 2018[J]. A Consensus Report by the American Diabetes Association (ADA) and the European Association for the Study of Diabetes (EASD) [J]. Diabetes Care, 2018, 41 (12)：2669-2701.

[25] Cherney DZI, Zinman B, Inzucchi SE, et al. Effects of empagliflozin on the urinary albumin-to-creatinine ratio in patients with type 2 diabetes and established cardiovascular disease：an exploratory analysis from the EMPA-REG OUTCOME randomised, placebo-controlled trial[J]. Lancet Diabetes Endocrinol, 2017, 5(8)：610-621.

[26] Neal B, Perkovic V, Mahaffey KW, et al. Canagliflozin and cardiovascular and renal events in type 2 diabetes[J]. N Engl J Med, 2017, 377(7)：644-657.

[27] Perkovic V, de Zeeuw D, Mahaffey KW, et al. Canagliflozin and renal outcomes in type 2 diabetes：results from the CANVAS Program randomised clinical trials[J]. Lancet Diabetes Endocrinol, 2018, 6(9)：691-704.

[28] Wiviott SD, Raz I, Bonaca MP, et al. Dapagliflozin and cardiovascular outcomes in type 2 diabetes[J]. N Engl J Med, 2019, 380(4)：347-357.

第三十三章·糖尿病视网膜病变及眼部并发症

杨金奎

糖尿病引起的眼部并发症有很多,有白内障、青光眼、眼球运动神经麻痹及视神经病变等,但以糖尿病视网膜病变(diabetic retinopathy,DR)最为常见,危害也最大,是糖尿病的严重并发症。糖尿病视网膜病变是糖尿病最常见的微血管并发症,也是工作年龄人群第一位的不可逆性致盲性疾病。糖尿病视网膜病变,尤其是增殖期糖尿病视网膜病变(proliferative diabetic retinopathy,PDR)是糖尿病特有的并发症,罕见于其他疾病。由于房水、晶状体、玻璃体和视网膜血管等解剖生理的特殊性,它们易受到体液理化性质异常的影响。糖尿病患者常合并多种眼部并发症,其程度和症状各不相同。眼的各部分包括结膜、角膜、虹膜、晶状体、视网膜、视神经、眼外肌都可能受到糖尿病的影响而出现病变。

糖尿病视网膜病变是工作年龄段的成人致盲的主要原因之一。在青少年中,86%的失明是糖尿病视网膜病变所致;在成人中,1/3法定失明的原因是糖尿病视网膜病。糖尿病患者致盲危险性比正常人高25倍。在首诊的2型糖尿病患者中21%有视网膜病变,70%的2型糖尿病最终将出现增殖性视网膜病变,致盲率极高。因此,对糖尿病视网膜病变进行流行病学调查、早期筛查、预防及干预治疗是提高糖尿病患者生存质量的重要环节。

糖尿病视网膜病变的主要危险因素包括糖尿病病程、高血糖、高血压和血脂紊乱,其他相关危险因素还包括糖尿病合并妊娠(不包括妊娠糖尿病)。另外,缺乏及时的眼底筛查、吸烟、青春期发育和亚临床甲减也是糖尿病视网膜病变的相关危险因素,常被忽略。而遗传是糖尿病视网膜病变不可干预的危险因素。2型糖尿病患者也是其他眼部疾病早发的高危人群,这些眼病包括白内障、青光眼、视网膜血管阻塞及缺血性视神经病变等。

存在微动脉瘤可作为鉴别糖尿病视网膜病变与糖尿病合并其他眼底病变的指标。糖尿病视网膜病变常与糖尿病肾病同时伴发。糖尿病视网膜病变合并微量白蛋白尿可作为糖尿病肾病的辅助诊断指标。糖尿病视网膜病变尿液特异性蛋白也可预测糖尿病肾病的进展。

一、糖尿病视网膜病变

(一)流行病学

国内外多项流行病学调查显示,糖尿病视网膜病变的患病率差异较大。据不同研究显示,糖尿病患者视网膜病变的患病率为24%~37%,新诊断糖尿病视网膜病变的患病率为3%~13%;糖耐量异常者视网膜病变的患病率为2%~8%。这主要与采用不同的调查对象有关。

目前视网膜病变流行病学调查的对象主要有两种:一种是以门诊或住院患者为调查对象,这种方式容易组织、资料齐全、省时、费用较低,但是获得的患病率往往偏高。如青海省张春元对380例住院糖尿病患者调查,糖尿病视网膜病变的患病率为67.89%,其中增殖期糖尿病视网膜病变患病率为17.82%。另一类是以社区或自然人群为基础的调查。Gabir等对皮马印第安人的研究得出糖尿病视网膜病变的患病率在糖尿病受损(IGT)人群中是1.2%,在空腹血糖受损(IFG)人群中是3.7%,在糖尿病人群中是19.2%。Giuffre等调查意大利40岁以上人群显示糖尿病视网膜病变的患病率为34.1%,增殖期糖尿病视网膜病变的患病率为4.5%。Rnma等调查印度20岁以上人群显示糖尿病视网膜病变的患病率为17.6%。丹麦的一项调查显示糖尿病视网膜病变的患病率为31.5%。

我国以人群为基础的糖尿病及糖尿病前期患者糖尿病视网膜病变的患病率的研究较少。2011年首都医科大学附属北京同仁医院内分泌科(北京市糖尿病防治办公室)根据2010年"昌平区卫生与人群健康状况调查"的资料,采用从166万昌平区常住自然人群中随机抽样18~79岁的8155例健康受试者,进行OGTT和HbA_{1C}及彩色眼底照相检查,得出糖尿病和糖尿病前期患者的糖尿病视网膜病变的患病率分别为9.9%和1.2%。新诊断糖尿病患者糖尿病视网膜病变的患病率(2.7%)明显低于已知糖尿病患者(18.6%)。本研究中糖尿病患者糖尿病视网膜病变的患病率显著低于西方国家相关数据,如此前报道的澳大利亚糖尿病肥胖与生活方式研究(AusDiab,15.3%)、英国前瞻性糖尿病研究(UKPDS,37%)和皮马印第安人研究(31.8%)。而本研究以OGTT为诊断标准,糖尿病患者中超过半数(54.4%)为新诊断糖尿病,可能为导致总体糖尿病视网膜病变的患病率较低的原因之一。需要注意的是,以上研究主要是针对2型糖尿病患者。

早期研究提示,1型糖尿病患者病程小于10年,视网膜病变发生率低;病程10年时60%以上的患者已有视网膜病变;病程15年者,糖尿病视网膜病变的患病率接近100%;同时还发现糖尿病病程20年以上,40%~60%的1型糖尿病患者有增殖期糖尿病视网膜病变。儿童患者相对不容易患明显的眼病,直到青春期后。后来,针对1型糖尿病患者的糖尿病控制和并发症研究(DCCT)显示,1613例病程小于5年的患者中总计有1083人(67.1%)在病程5年内发生了视网膜病变。在5~9年的随访中,555例无视网膜病变者中有2人(0.4%)视网膜病变进展至需要激光治疗的阶段,而142例有视网膜病变者中有9人(6.3%)需用激光治疗。因此,在病程小于5年的1型糖尿病患者中糖尿病视网膜病变也是很常见的,应进行早期筛查。

(二)糖尿病视网膜病变与糖尿病诊断切点

当糖尿病患者血糖到达一定的阈值时,易发生微血管并发症,糖尿病视网膜病变的发生风险显著增加。糖尿病视网膜病变的发生风险即作为糖尿病的诊断标准。许多研究一直致力于寻找一个理想的血糖阈值来预测发生糖尿病视网膜病变的风险。国外几项较大规模、有代表性的研究结果均显示空腹血糖在 6.8～7.2 mmol/L 与 2 h 血糖≥11.1 mmol/L 有良好的相关性，同时在预测糖尿病视网膜病变上有着相同的价值（相似的敏感性和特异性）。1999 年世界卫生组织（WHO）将糖尿病的诊断标准确定为空腹血糖≥7.0 mmol/L 和（或）2 h 血糖≥11.1 mmol/L。目前我国糖尿病的诊断标准都是沿用国外的标准。我国的糖尿病患病率很高，并且有大量糖尿病患者尚未被及时发现。确定糖尿病适宜的诊断方法，可以及时发现并治疗患者，减轻患者及社会的负担。

2011 年，北京同仁医院内分泌科采用昌平区常住自然人群的流行病学调查数据，采用 OGTT 和眼底照相的方法得出糖尿病相应的血糖切点分别是 FPG 7.2 mmol/L，2 hPG（OGTT 2 h 血糖）10.7 mmol/L 和 HbA$_{1C}$ 6.4%，以上结果均接近于 1999 年 WHO 糖尿病诊断标准。因此，中国人群以糖尿病视网膜病变出现为切点的糖尿病诊断标准与西方人群并没有人种差异，建议使用 1999 年 WHO 糖尿病诊断标准。并且，本研究通过比较 FPG、2 hPG 和 HbA$_{1C}$ 同糖尿病视网膜病变的相关性，评估了诊断糖尿病的最佳方法。在糖尿病诊断方面，FPG、HbA$_{1C}$ 同 2 hPG 同样有效。FPG 用于诊断糖尿病方便且廉价，尤其是在广大的中国农村地区。尽管价格昂贵，HbA$_{1C}$ 用于诊断糖尿病更为方便，因为它不需要空腹准备，在任何时候都可以进行检测。

（三）危险因素

糖尿病视网膜病变的主要危险因素包括糖尿病病程、高血糖、高血压和血脂紊乱，其他相关危险因素还包括糖尿病合并妊娠（不包括妊娠糖尿病）。另外，缺乏及时的眼底筛查、吸烟、青春期发育和亚临床甲减也是糖尿病视网膜病变的相关危险因素，常被忽略。而遗传是糖尿病视网膜病变不可干预的危险因素。2 型糖尿病患者也是其他眼部疾病早发的高危人群，这些眼病包括白内障、青光眼、视网膜血管阻塞及缺血性视神经病变等。

1. 糖尿病视网膜病变的患病率与糖尿病病程·糖尿病视网膜病变的患病率与糖尿病病程有关。美国威斯康星糖尿病视网膜病变的流行病学研究（WESDR）发现，背景型糖尿病视网膜病变、黄斑水肿、增殖性视网膜病变的患病率均与糖尿病病程显著相关。

2. 糖尿病视网膜病变的患病率与血糖水平·糖尿病视网膜病变的危险因素很多，但大多数缺乏确切的依据。一致公认的因素是血糖水平的增高，大多数研究认为保持理想血糖水平与低视网膜病变的发生率相关。美国糖尿病控制与并发症研究（DCCT）证实通过对 1 型糖尿病患者进行强化治疗，可使糖尿病视网膜病变发生的危险减少 76%。英国糖尿病前瞻性研究（UKPDS）证实通过严格控制 2 型糖尿病患者的血糖水平，可使失明的危险下降 25%。

3. 糖尿病视网膜病变的患病率与高血压·收缩压、舒张压、脉压、平均动脉压、视网膜内压及视网膜灌注压与糖尿病视网膜病变的严重程度有关。

4. 糖尿病视网膜病变的患病率与血脂异常·流行病学资料提示高血脂与视网膜病变的出现、硬性渗出的发展有关。

5. 糖尿病视网膜病变的患病率与糖尿病病程肾病·糖尿病肾病可引起脂类、血小板、血液流变学异常，推测这些因素可能与糖尿病视网膜病变发病有关。大多数流行病学研究发现糖尿病视网膜病变的有无及严重程度与微量蛋白尿、大量蛋白尿有关。

6. 糖尿病视网膜病变的患病率与其他因素·吸烟是公认的高危因素，应尽可能戒除。

妊娠也可加重糖尿病视网膜病变。患糖尿病的妇女，如准备生育，在妊娠前就需进行散瞳检查眼底，无论有无视网膜病变，妊娠期间都应每 3 个月、分娩后 1 年，进行散瞳复查眼底。如发现增殖性病变，应立即行全视网膜光凝，以免发生玻璃体出血、牵拉性视网膜脱离等严重致盲并发症。

另外，缺乏及时的眼底筛查、吸烟、青春期发育和亚临床甲减也是糖尿病视网膜病变的相关危险因素，常被忽略。而遗传是糖尿病视网膜病变不可干预的危险因素。2 型糖尿病患者也是其他眼部疾病早发的高危人群，这些眼病包括白内障、青光眼、视网膜血管阻塞及缺血性视神经病变等。

2 型糖尿病患者常伴有白内障，尽管大多数白内障属老年性，与糖尿病不存在因果关系，但白内障手术后，可能出现视网膜病变的加重。因此，对这些患者，手术后要加强眼底检查，如见病变进入增殖期，即行全视网膜光凝治疗。

（四）发病机制

高血糖可以产生多种生化缺陷，影响许多细胞信号的表达，包括刺激对视网膜病变相关的生长因子的表达。对视网膜病变生化分子机制的研究，将来有可能会开发出一系列新的治疗方法来治疗视网膜病变。目前可以特异性改善视网膜病变生化缺陷的治疗药物均未上市，正在研究之中的如蛋白激酶 C 抑制剂、血管内皮生长因子抑制剂、色素上皮源性因子及许多其他的因子也许会被证实可作为新的治疗药物。

1. 多元醇途径的增加·多元醇途径包括两步，在醛糖还原酶和 NADPH 作用下将葡萄糖还原成山梨醇，紧接着就是在山梨醇脱氢酶和 NAD$^+$ 的作用下将山梨醇氧化成果糖。醛糖还原酶在高血糖的情况下，随着山梨醇在组织中的积聚，其活性会增高。这些代谢的异常积聚到一定程度时将会造成组织的损伤，引起视网膜血管系统的结构改变。需要指出的是，在高血糖的情况下，葡萄糖进入多元醇途径的量差异很大，可以从兔子晶状体中的 33% 到人红细胞中的 11%。因此，多元醇途径在糖尿病并发症中所起的作用有可能极大程度上取决于其物种、部位和具体组织。虽然动物实验数据极有力地证实了醛糖还原酶在视网膜病变发病早期就发挥了作用，但是人体内的多元醇途径抑制实验却得到了不一致的结果。长期应用醛糖还原酶抑制剂的有效性还需在今后的研究中加以证实。

2. 晚期糖基化终末产物（AGE）生成增加·AGE 生成增加与血糖控制不良有关，这些化合物在 DNA、脂肪和蛋白质中的含量反映了一种病理生理的调节，这种调节导致机体在细胞和分子水平上的功能障碍。葡萄糖源性的 AGE 已经可以被认为是糖尿病所致的肾、神经、视网膜和血管并发症的原因。

AGE 在糖尿病并发症中的潜在重要性已在动物模型中得以体现，此实验证实用结构上完全不相关的两种 AGE 抑制剂(氨基胍和 OPB9195)可以部分阻断糖尿病视网膜、肾和神经微血管病变的结构和功能上的改变。维生素 B₆，一种 AGE 抑制剂，在实验性糖尿病动物中可以成功地阻止视网膜血管损伤而起到保护作用。动物模型和初步的临床研究同样也证实了 AGE 抑制剂匹马吉定(pimagedine)和交联阻断剂 ALT711 可以降低 AGE 所致的病理改变。

3. 己糖胺途径·体内外试验表明，通过己糖胺途径转化的葡萄糖量的增加可能会产生胰岛素抵抗、诱发糖尿病的血管并发症及诱导生长因子的合成。在正常生理条件下，约只有 3% 的葡萄糖通过己糖胺途径进行转化。此途径的限速酶是谷氨酰胺 - 6 - 磷酸 - 果糖酰胺转移酶(GFAT)。在高糖血症条件下，通过己糖胺途径的葡萄糖量增加，葡萄糖胺水平升高，这可能会造成骨骼肌和脂肪细胞的胰岛素抵抗。

在 2 型糖尿病患者中 GFAT 活性的增加与 HbA₁c 水平密切相关，并且在糖尿病肾病患者中可以发现其 GFAT 达到了一个更高的水平及 GFAT 表达异常调节。虽然有资料显示 GFAT 在大多数组织中均有表达，甚至与糖尿病晚期并发症发展有关。己糖胺途径可能参与了糖尿病视网膜神经退行性变。

4. PKC 活性的增加·蛋白激酶 C 家族是一组结构相关的庞大的酶家族，其功能需要磷脂酰丝氨酸/二酰基甘油(DAG)/游离脂肪酸和(或)钙离子与镁离子的参与而激活。目前已分离出的 12 种 PKC 同工酶中，有 9 种可被脂类第二信使 DAG 激活，这表明改变后的 DAG - PKC 途径也许在糖尿病并发症中起了很重要的作用。PKC - β 同工酶已被证实与视网膜并发症有特异性相关。在实验性糖尿病模型中 PKC - β 同工酶的激活已被证实可导致视网膜和肾血流异常。这激发了 PKC - β 同工酶特异性抑制剂的开发。一种 PKC 抑制剂 ruboxistaurin 已经进行了 Ⅲ 期临床试验治疗严重的增殖期视网膜病变及糖尿病黄斑水肿，可预防视网膜血流缓慢，减少了由激光介导的主干静脉闭塞引起的视网膜新生血管形成。虽然视网膜病变病程的进展及需要局部光凝治疗的终点事件在统计学上并未显示出明显的益处。但其却显示出了对于中度的视力丧失有效这一趋势。

5. 氧化应激·视网膜有最高的葡萄糖氧化过程，是氧摄取量最高的组织，因此视网膜在氧化应激中最容易受损伤。氧化应激的增加可以改变循环中血细胞与视网膜毛细血管内皮细胞的相互作用，从而破坏了复杂的视网膜微血管的组织结构。抗氧化的保护性酶如超氧化物歧化酶(SOD)的活性受损在糖尿病中可能也是一种氧化应激的原因。证据表明，包括 VEGF 在内的一些生长因子导致的有丝分裂级联反应与活性氧簇产生密切相关。另外，AGE 通过缺氧诱导因子 1(HIF-1)的激活而调节 VEGF 的表达。

6. 细胞因子的作用·VEGF 作为一种血管源性因子可以刺激内皮细胞胞外基质的减少、移行、增生和形成血管。现已证实，在糖尿病患者的视网膜和玻璃体中 VEGF 水平增高，并与缺血视网膜的氧化应激有关。VEGF 也在早期对糖尿病视网膜病变的发展起到很重要的作用，因此它最初曾被称为"血管渗透因子"。这些结果理论上提示，运用抗血管生成制剂如 VEGF 抑制剂来调节眼内血管生成反应，它潜在的益处将是巨大的。除了 VEGF，其他血管源性的因子包括胰岛素样生长因子1(IGF-1)、转化生长因子2(TGF-2)、碱性成纤维

胞生长因子(bFGF 或 FGF - 2)、血小板源性生长因子(PDGF)、肝细胞生长因子/扩散因子(HGF/SF)、胎盘生长因子(PIGF)和血管生成素 2(Ang - 2)与视网膜新生血管形成的关系均有报道。

7. 高血糖记忆·随着糖尿病控制与并发症研究(DCCT)和英国糖尿病前瞻性研究(UKPDS)的发表，通过控制血糖来阻止微血管并发症的效果最终得以确定。可是，这些研究依旧未阐明一些矛盾现象，还需要对糖尿病并发症的病理生理做进一步的研究。其中一个矛盾现象被称为"高血糖记忆"，这就是血糖恢复正常后仍然存在高血糖导致的微血管改变的持续进展。在 DCCT 研究结束后，原常规治疗组与原强化治疗组对视网膜病变和肾病的发生与严重程度的影响的后续效应可达 4 年，尽管这 4 年两组几乎已经是同样的糖化血红白值。有趣的是尝试用胰腺移植来达到血糖正常化的方法也未能有效阻止视网膜病变患者的病程。其他研究表明，病前的血糖(HbA₁c)和第一次就诊时血糖也影响视网膜病变的发展。这些研究提示在糖尿病开始阶段达到最佳血糖水平是至关重要的，因为 HbA₁c 水平在糖尿病第一年就与以后背景型视网膜病变的发展密切相关了。

(五) 病理与临床表现

存在微动脉瘤可作为鉴别糖尿病视网膜病变与糖尿病合并其他眼底病变的指标。糖尿病视网膜病变常与糖尿病肾病同时伴发。糖尿病视网膜病变合并微量白蛋白尿可作为糖尿病肾病的辅助诊断指标。糖尿病视网膜病变尿液特异性蛋白也可预测糖尿病肾病的进展。

糖尿病性眼底改变的病理基础是进展性微血管病变。它和身体其他部位的微血管病理改变相同，表现为毛细血管壁的周细胞减少，内皮细胞肿胀或脱落和基底膜增厚，使血管功能障碍，形成高通透性；高血糖及血液成分的改变等形成血液高黏滞性和血小板的高活性。也就是表现出高通透性、高黏滞性和高活性的"三高"现象。眼内的微血管先是出现微血管瘤、渗出、出血，以后会发生微血管阻塞，使视网膜缺血缺氧，产生新生血管生长因子，使视乳头及视网膜长出新生血管。这些新生血管不成熟，壁薄且脆很易出血，出血可以反复多次。除视网膜出血外，还可致玻璃体内形成大量玻璃体出血。出血后机化增殖可牵拉视网膜发生脱离。以上是病理发展的全过程，是一个缓慢而进行性发展的过程。正常眼底见图 11 - 33 - 1。

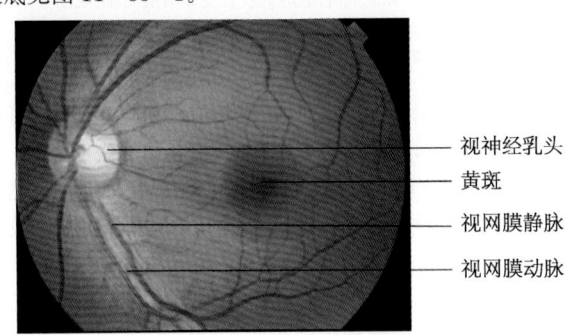

视神经乳头
黄斑
视网膜静脉
视网膜动脉

图 11 - 33 - 1 正常眼底图

左眼(视乳头在黄斑的左侧)视网膜呈橘红色，反光较强，视乳头中央有一小的生理凹陷，杯/盘约 0.3，黄斑区较周围视网膜色暗，中央凹陷处可见亮反光点，黄斑反光晕轮清晰可见，视网膜动静脉管径比例为 2∶3

1. 非增殖期糖尿病视网膜病变（NPDR）·眼底表现主要有微血管瘤，出血，视网膜水肿，硬性、软性渗出物及视网膜内微血管异常（IRMA）等。这些病变在疾病开始阶段，好发于后极部视网膜，即黄斑与视乳头附近的上下血管弓之间的区域，以后可扩展到周边。各种病变如下。

（1）微血管瘤：呈红色小点，边缘清楚，大小为15～50 μm，常发生于无血管灌注区边缘，多数为血管壁薄膨出及内皮细胞增殖，周细胞数减少。微血管瘤由视网膜毛细血管壁的局部变薄弱引起，在薄弱处，血管壁向外膨出而成瘤样扩张。

正常人的视网膜毛细血管有衬在血管内壁的内皮细胞与围绕在外的周细胞，两者的比例为1∶1，周细胞可能具有支撑血管的作用。糖尿病患者视网膜毛细血管的周细胞数明显减少，可能导致微血管瘤的形成。微血管瘤因失去正常视网膜毛细血管的屏障功能，血管内的血浆可渗漏到组织中，引起组织水肿、增厚。如果病变恰在黄斑中心，就可出现视力下降。

（2）出血：呈红色圆形小点，位于视网膜中层，火焰状出血表示位于浅层。出血是可以慢慢吸收的，通常需要数周或数月，多数较大的点片状出血，表示病变在发展。视网膜出血都能吸收，时间由数日至数周不等。但由于原发病变的存在，还可不断产生。

眼底镜下出血与微血管瘤都表现为红色小点，其区别在于出血病变边缘较模糊，血管瘤边界清楚；出血可被吸收而渐消逝，血管瘤则在较长时间内持续存在（图11-33-2）。最好的鉴别方法是做荧光血管造影，血管瘤表现为充盈荧光素的亮点，出血则因遮蔽了位于其后的脉络膜荧光而出现暗点。视网膜上的小出血一般不影响视力，但如果恰好位于黄斑，尤其在中心凹时，可使视力严重下降并出现自觉暗点。

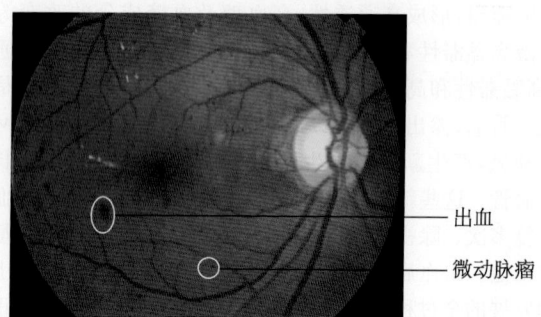

图11-33-2　糖尿病视网膜病变（轻度非增殖期）眼底图
右眼底（视乳头在黄斑的右侧）可见很多小的红点（微血管瘤）及小的出血片和少量的黄色渗出

新生血管可引起大量出血，视网膜前出血可呈舟状，可见液平面，很有特点，或出血至玻璃体内，引起骤然失明。

（3）视网膜水肿：液体积聚在视网膜层间，特别在外丛状层，呈灰白色外观增厚，可持续很长时间，合并脂性渗出或组织退行性变。

（4）硬性渗出：即脂蛋白沉积在视网膜外丛状层。它是血管内的血浆物质渗漏到周围组织中，经过一段时间水分渐被吸收，留下黄白色颗粒状的脂蛋白。表现为黄白色有光泽边缘不规则，呈围绕渗出血管的环状或成簇状分布，或融合成板块状。可经历数月或数年甚至永久不退，小的渗出不在中

心区对视力影响不大，硬性渗出如位于黄斑中心凹附近，由于血管渗出导致的视网膜水肿与增厚，极大地损害视力，是激光治疗的指征。

（5）软性渗出（棉毛斑）：比硬性渗出大，可大于半个视盘（视乳头）盘径（1个视盘直径为1.5 mm），呈白色或灰白色，边缘不清楚的斑，它表明神经纤维层缺血性梗塞坏死，常见于视盘周围。病理学上它们并非渗出，由终末小动脉和毛细血管阻塞引起，内皮细胞和周细胞全部丧失，丝棉斑可历经数周或数月完全吸收但闭塞血管永不开放。棉毛斑的出现提示视网膜已有缺血改变。

（6）静脉扩张和串珠状：静脉普遍扩张是视网膜病变的早期表现之一，血流量增加可导致静脉扩张。晚期静脉变得不规则，收窄扩张或迂曲可形成腊肠或串珠样外观，可合并大片无灌注区。静脉串珠状改变是重度非增殖期视网膜病变的表现（图11-33-3）。

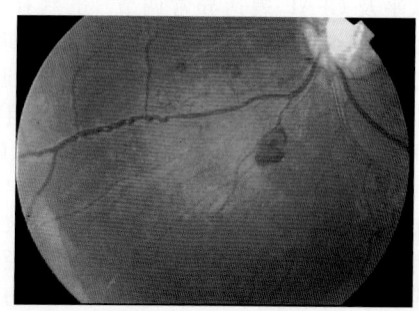

图11-33-3　糖尿病视网膜病变眼底静脉"呈串珠状"

（7）视网膜内微血管异常（IRMA）：视网膜内微血管扩张或新生血管或血管短路均包括在内，常见于无灌注区或棉毛斑周围，为代偿血管阻塞而在视网膜内形成的短路或新生血管，IRMA的出现预示要很快进入增殖期。如进一步发展长到视网膜表面，就形成视网膜上新生血管，此时病变进入增殖期。故IRMA的出现提示病变已是增殖前期或属重度非增殖期视网膜病变。

2. 增殖期糖尿病视网膜病变·眼底出现新生血管（图11-33-4），提示病变进入增殖期视网膜病变。新生血管分为两种，新生血管长在视盘上或1个视盘直径范围内，称视盘新生血管（NVD）表示眼内病变缺血比较严重。另1种为新生血管长在视网膜上，叫视网膜新生血管（NVE），NVD来自供应盘周的动脉，长在视盘表面，常合并周围大片无灌注区。新生血管可进一步引起纤维膜增生及牵拉性视网膜脱离。这些是眼底常出现的基本病变。

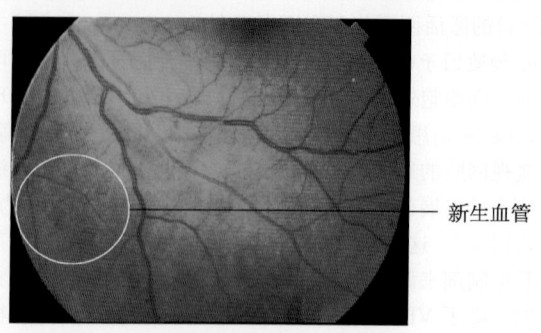

图11-33-4　糖尿病视网膜病变眼底新生血管形成

视网膜上的新生血管常位于毛细血管无灌注区的外围，如球状丝网。这些壁薄脆弱的新生血管因屏气、咳嗽或玻璃体牵拉，致血管破裂而出血。血液先积聚在玻璃体与视网膜之间，因受两层界膜的限定而成舟形，可随体位的变动而改变。积血可穿破玻璃体后界膜进入玻璃体中，使原来透明的玻璃体变为浑浊。黄斑区视网膜前出血或玻璃体内的出血都可使患眼视力明显下降。出血后随着时间的推移血液逐渐吸收，视力也渐好转。但由于新生血管的存在，反复出血不可避免。

新生血管逐渐被纤维胶质组织伴随而成纤维血管膜，牵拉视网膜脱离原来位置而产生牵引性视网膜脱离，视力明显下降。视网膜缺血产生的新生血管因子还随眼内液体流动到前部的虹膜，刺激虹膜新生血管形成和纤维血管膜的形成。覆盖房角小梁网，使房水通过小梁网流出的阻力增加致眼内压升高；纤维膜的收缩，还使虹膜与周边部的角膜相互粘连，进一步关闭房角，完全阻断了房水的外流，眼内压力上升到难以控制的地步。患眼不但丧失了视力，还因高眼压导致剧烈疼痛，有时不得不考虑摘除眼球来解除症状。

由新生血管引起的玻璃体积血、牵引性视网膜脱离，以及虹膜红变导致的新生血管青光眼是糖尿病患者失明的主要因素。因此，密切关注新生血管形成，及时进行必要的治疗，是目前防治糖尿病视网膜病变失明的重要措施。

(六) 糖尿病黄斑水肿

黄斑区是眼内中心视物最敏感的部位，此区虽然只有1.5 mm大小，人们做精细的工作、阅读、辨认颜色，全依赖此区。在患有视网膜病变时，黄斑区有渗出、水肿、出血、微血管瘤等多种病变，这些病变与整个视网膜病变程度相一致。糖尿病视网膜病变中，9%～10%均有不同程度的黄斑病变。如糖尿病性视网膜病变进入增生期，则70%均可见黄斑病变。

糖尿病性黄斑病变可有糖尿病视网膜病变的表现，如出血、微血管瘤、硬性渗出和IRMA，与视网膜水肿和后遗症有关。它是视网膜病变中对视力影响最大的因素。它是成人发病的糖尿病患者最常见、最主要的病变。此时，不影响绝大部分视网膜，只是邻近视力中央的外周网膜水肿变厚、脂质斑块沉积。在年轻的患者，水肿常与无灌注区的面积、广泛的毛细血管渗漏、较少的渗出有关。此时黄斑病变常与增生型病变有关。视力良好的黄斑病变患者3年视力丧失的危险性是24%。

(七) 诊断与分级标准

为了便于开展糖尿病视网膜病变的筛查，需要有统一的诊断与分级标准。统一的标准有利于学术交流与讨论中达成共识，也有利于评估各种治疗。从内分泌筛查发现威胁视力的视网膜病变，特别是防盲的角度考虑，推荐使用2002年国际眼病学会制定的糖尿病视网膜病变分级标准，该标准将糖尿病黄斑水肿纳入糖尿病视网膜病变中进行管理糖尿病视网膜病变的临床分级标准见表11-33-1。糖尿病黄斑水肿的分级标准见表11-33-2。

(八) 糖尿病视网膜病变的筛查与随访

糖尿病视网膜病变(包括糖尿病黄斑水肿)的患者可能无明显临床症状，因此，从防盲角度来说，定期做眼底检查尤为

表11-33-1	糖尿病视网膜病变的国际临床分级标准(2002年)
病变严重程度	散瞳眼底检查所见
无明显视网膜病变	无异常
非增殖期视网膜病变(NPDR)	
轻度	仅有微动脉瘤
中度	微动脉瘤，存在轻于重度NPDR的表现
重度	出现下列任何1个改变，但无PDR表现：① 在4个象限中都有多于20处视网膜内出血；② 在2个以上象限中有静脉串珠样改变；③ 在1个以上象限中有显著的视网膜内微血管异常
增殖期视网膜病变(PDR)	出现以下1种或多种改变：新生血管形成、玻璃体积血或视网膜前出血

表11-33-2	糖尿病黄斑水肿分级(2002年)
病变严重程度	眼底检查所见
无明显糖尿病黄斑水肿	后极部无明显视网膜增厚或硬性渗出
有明显糖尿病黄斑水肿	后极部有明显视网膜增厚或硬性渗出
轻度	后极部存在部分视网膜增厚或硬性渗出，但远离黄斑中心
中度	视网膜增厚或硬性渗出接近黄斑，但未涉及黄斑中心
重度	视网膜增厚或硬性渗出，涉及黄斑中心

重要。2型糖尿病在诊断前常已经存在一段时间，诊断时视网膜病变的发生率较高，因此2型糖尿病患者在确诊后应尽快进行首次眼底检查和其他方面的眼科检查。

1. 免散瞳眼底照相·在没有条件全面开展由眼科医师进行眼部筛查的情况下，由内分泌科经培训的技术人员使用免散瞳眼底照相机，拍摄至少两张以黄斑及视乳头为中心的45°角的眼底后极部彩色照片，进行分级诊断，是可行的糖尿病视网膜病变筛查方法。

对于筛查中发现的中度及中度以上的非增殖期视网膜病变患者应由眼科医师进行进一步分级诊断。

初筛：2型糖尿病患者应在明确诊断后短期内由经培训的专业人员进行首次散瞳后的眼底筛查。而1型糖尿病患者，在发病后的5年内应进行筛查。

随访：无糖尿病视网膜病变患者推荐每1～2年行1次检查；轻度非增殖期视网膜病变患者每年1次，中度非增殖期病变患者每3～6个月1次；重度非增殖期病变患者每3个月1次。

有糖尿病的妇女如果准备妊娠，应做详细的眼科检查，应告知妊娠可增加糖尿病视网膜病变的发生危险和(或)使其进展。妊娠的糖尿病患者应在妊娠前或第一次产检、妊娠后每3个月及产后1年内进行眼科检查。指南不适用于妊娠糖尿病患者，因为妊娠糖尿病的视网膜病变危险并不增高。

对于有临床意义的黄斑水肿应每3个月进行复查。

2. 眼底荧光血管造影·除眼底镜检查或免散瞳眼底照相外，在糖尿病视网膜病变的诊断与治疗过程中，还常做眼底荧

光血管造影检查。荧光血管造影不仅可用来区别出血与微血管瘤，还可了解微血管瘤的数量及分布范围。微血管的多少，在一定程度上反映出视网膜病变的严重性。更重要的是当黄斑出现水肿时，它能显示渗漏血管所在，指导激光治疗。荧光血管造影的另一重要价值，在于显示视网膜的无灌注区域，有时眼底检查看来像是正常的视网膜，荧光造影下却发现大片视网膜都无毛细血管灌注，这些病例很快会因视网膜的缺血而产生新生血管，应及时做激光治疗。荧光血管造影检查更是发现新生血管的重要手段，也是区别新生血管与非新生血管的重要方法。新生血管因其内皮细胞缺乏正常毛细血管的屏障作用，血管内的荧光可渗漏到管外，造影后期出现荧光着色区的扩大，而非新生血管则无此现象。

3. 光学相干断层成像· 推荐采用光学相干断层成像（optical coherence tomography，OCT）评估视网膜厚度和视网膜病理变化发现糖尿病黄斑水肿。OCT 是 20 世纪末问世的一种快速、非接触、无创伤、可重复的视网膜检查仪，用于观察黄斑区视网膜的断面，如视网膜有无水肿、增厚等。在糖尿病黄斑水肿中，与眼底荧光照影检查相结合，已广泛用于诊断、随访及评估药物或手术对黄斑水肿的治疗效果。

关于远程医疗在糖尿病视网膜病变筛查和管理中的作用目前仍有争议，多项研究得出的结论并不一致。

4. 其他检查· 当眼屈光中间质变混浊，视网膜不可见时，B 超检查主要可用来发现玻璃体出血与牵引性视网膜脱离。其他糖尿病视网膜病变的检查方法还有多焦点视网膜电图电生理仪、微视野仪、玻璃体荧光测定等。北京同仁医院内分泌科也尝试用功能核磁成像测定早期视网膜功能改变。

（九）内科治疗

1. 综合控制糖尿病· 良好地控制血糖、血压和血脂可预防或延缓糖尿病视网膜病变的进展。

控制血糖，使之长期保持达标。英国糖尿病前瞻性研究（UKPDS）证实通过严格控制 2 型糖尿病患者的血糖水平，可使失明的危险下降 25%。美国的糖尿病控制与并发症研究（DCCT）也证实通过对 1 型糖尿病患者进行强化治疗，可使糖尿病视网膜病变发生的危险减少 76%。

控制血压<130/80 mmHg。UKPDS 证实血压每下降 10/5 mmHg，视敏度恶化的风险减少 47%。

糖尿病患者通常伴有血脂异常，特别是 2 型糖尿病。伴视力减退的黄斑水肿的一个重要临床特点是含有脂蛋白的硬性渗出物，这正是慢性水肿的体征。早期研究证实降脂药对白蛋白渗出率有明显益处，但是血脂异常对糖尿病视网膜病变进展的影响仍有争议。然而，非诺贝特可减缓糖尿病视网膜病变进展，减少激光治疗需求。这提示，非诺贝特可能有降低甘油三酯以外的作用。

视网膜病变不是使用阿司匹林治疗的禁忌证，阿司匹林对视网膜病变没有疗效，但也不会增加视网膜出血的风险。

2. 内科药物治疗· 轻中度的非增殖期糖尿病视网膜病变患者在控制代谢异常和干预危险因素的基础上，可进行内科辅助治疗和随访。这些辅助治疗的循证医学证据尚不多。目前常用的辅助治疗包括：抗氧化、改善微循环类药物，如羟苯磺酸钙。活血化瘀类中成药复方丹参、芪明颗粒和血栓通胶囊等也有糖尿病视网膜病变辅助治疗的相关报道。

突发失明或视网膜脱离者需立即转诊眼科；伴有任何程度的黄斑水肿，重度非增殖性糖尿病视网膜病变及增殖性糖尿病视网膜病变的糖尿病患者，应转诊到对糖尿病视网膜病变诊治有丰富经验的眼科医师。

（1）改善微循环类药物

1）羟苯磺酸钙：化学名为 2,5-二羟基磺酸钙。它能降低血液的高黏滞性，增强红细胞的柔韧性，降低红细胞的高聚性。能抑制血小板聚集因子的合成和释放，抑制二磷酸腺苷引发的血栓形成。其能减轻或阻止视网膜微血管的渗漏，减少血管活性物质的合成，从而抑制血管活性物质的作用，预防血管内皮细胞收缩和间隙形成，阻止微血管基底膜增厚。其确切的作用机制还不清楚。羟苯磺酸钙口服量为每次 500 mg，每日 2～3 次，3 个月为一疗程，亦可长期服用，特别是早期糖尿病视网膜病患者，对晚期眼底病变则效果较差。少数患者服药后有胃肠道不适，并不影响继续服用，可自行缓解，偶有皮肤过敏反应如瘙痒等。

2）胰激肽原酶：曾称胰激肽释放酶，属于丝氨酸蛋白酶类，在生物体内以酶原形式存在。它能使激肽原降解成激肽，激肽作用于血管的平滑肌，使小血管和毛细血管扩张，增加毛细血管血流量；它还能激活纤溶酶，降低血黏度，并促使血管内皮细胞产生前列腺环素，抑制血小板聚集。目前，胰激肽原酶已成为国内预防和治疗早期糖尿病视网膜病变的常规用药之一，但至今还没有确切的临床试验证据证明其疗效。

3）活血化瘀类中成药：复方丹参、芪明颗粒和血栓通胶囊等也有糖尿病视网膜病变辅助治疗的相关报道。

（2）转酮醇酶激活剂：该类药物可以激活转酮醇酶，使因糖酵解途径受到抑制而增多的中间代谢产物 3-磷酸甘油醛和 6-磷酸果糖转变为 5-磷酸果糖和其他糖。此酶需要硫胺素作为辅助因子。研究发现，应用苯磷硫胺可预防人类非增殖性视网膜病变及实验性动物视网膜病变的主要结构损伤"无细胞毛细血管"的发生。苯磷硫胺作为非处方药及糖尿病患者预防和早期治疗的辅助用药已在德国及许多东欧国家上市使用多年，目前还没有在我国上市。

（3）抗氧化剂：大量的过氧化物本身就能抑制内皮细胞的关键酶，其中两种重要的酶是内皮型一氧化氮合酶和前列腺素合酶。这两种酶在糖尿病患者和动物中都受到抑制。用右旋-α-硫辛酸治疗大鼠实验性糖尿病视网膜病变 30 周后发现，糖尿病大鼠组无细胞毛细血管的数量比无糖尿病组明显增加。

3. 非增殖型糖尿病视网膜病变的治疗· 主要是治疗糖尿病及定期检查眼底。糖尿病治疗包括严格控制血糖、血压等综合控制达标。至于定期检查眼底的时限，轻度非增殖期糖尿病视网膜病变，可每年查 1 次，观察它的进展。中度非增殖期病变半年复查 1 次。如伴有临床有意义的黄斑水肿（clinically significant macular edema，CSME），可能需要激光治疗。

临床有意义黄斑水肿的含义，按早期糖尿病视网膜病变治疗研究（ETDRS），定为黄斑中心凹及其周围 500 μm（相当于 1/3 视盘直径）内的视网膜有水肿、增厚或有硬性渗出或者是黄斑区视网膜水肿、增厚的范围超过一个视盘直径，并且至少有部分已进入中心凹周围 1 500 μm 区域内，这时需做局部激光光凝治疗。治疗后视网膜水肿及渗出逐渐减少以至于完全吸收,视力可能提高。术后观察3个月,如水肿仍然存在,可考虑再次治疗。对增殖性视网膜病变伴有临床有意义黄斑水肿的,同样也需做黄斑区的局部激光光凝治疗。

黄斑水肿的治疗近年来有很大的发展,除传统的激光治疗外,更有局部药物及玻璃体手术等方法。玻璃体腔内注射抗VEGF抗体适用于威胁视力的糖尿病性黄斑水肿。局部药物包括糖皮质激素及抗VEGF抗体玻璃体腔内注射。它们都能使黄斑水肿明显减轻,视力有所提高。不过激素的副作用较多,如眼内压增高及白内障加速发展等。另外,还有玻璃体腔注射的并发症如眼内感染、玻璃体出血、视网膜脱离等。

对于糖尿病黄斑水肿,抗VEGF注射治疗比单纯激光治疗更具成本效益,但在增殖性糖尿病视网膜病变治疗中,抗VEGF治疗结果并不理想。

4. 增殖性视网膜病变的治疗·除继续全身治疗外,主要是做全视网膜光凝。激光光凝术仍是高危增殖性糖尿病视网膜病变患者及某些严重非增殖性视网膜病变患者的主要治疗选择。

按美国多中心糖尿病治疗研究报道,增殖期视网膜病变尚未出现高危因素前,即视盘或视网膜上的新生血管尚未达到一定范围或不伴有玻璃体出血时,不需立即做全视网膜光凝。不过根据我国国情,患者因交通不便或因经济条件等因素,不能密切观察随访时,对部分重度非增殖期或增殖前期病变,根据实际情况也可考虑全视网膜光凝治疗。

全视网膜光凝治疗后,仍然需要密切随访。如新生血管未完全隐退,可于4个月后补充治疗。增殖型视网膜病变同时伴有临床有意义黄斑水肿的,应先治疗黄斑水肿,再做全视网膜光凝。如先做全视网膜光凝,可使黄斑水肿加重而致视力下降。可选用药物,如前述的抗VEGF抗体玻璃体腔注射,减轻全视网膜光凝对黄斑的不利影响。全视网膜光凝的并发症有夜盲、视野缩小、色觉障碍、脉络膜及视网膜的渗出或脱离、眼内压增高及黄斑中心凹的意外损伤等。

晚期病例有玻璃体积血或牵引性视网膜脱离时,玻璃体手术是公认的唯一的治疗方法。切除玻璃体积血后,术中即做眼内全视网膜光凝以防止再出血。如无眼内激光设备,术后尽早做经瞳孔的激光治疗。

总之,糖尿病视网膜病变是糖尿病患者失明的最重要原因,但它又是可以防治的。从发现糖尿病起就应有效地严格控制血糖,可能防止或延缓此并发症的发生。另外,根据糖尿病视网膜病变研究(diabetic retinopathy study, DRS)和早期治疗糖尿病视网膜病变的研究(early treatment diabetic retinopathy study, ETDRS),患糖尿病后,要定期检查眼底。出现有临床意义的黄斑水肿或视网膜病变进入增殖期,及时进行激光治疗,能使绝大多数糖尿病患者免于失明。如错过上述的治疗时机,以致发生了玻璃体出血与牵拉性视网膜脱离,玻璃体手术仍有希望恢复部分视力。防治糖尿病引起的失明需要内分泌科、眼科医师及糖尿病患者与家属的密切配合与共同努力。

5. 糖尿病视网膜病变治疗的进展·糖尿病视网膜病变是糖尿病最常见的微血管并发症,可导致严重的视力丧失和失明,并对生活质量产生破坏性影响。尽管有大量证据表明,严格代谢控制和治疗相关危险因素尤其是高血压的重要性,但现实中难以维持目标HbA$_{1C}$水平,糖尿病视网膜病变的发生和进展尚难以避免。内科医师、全科医师应充分了解糖尿病视网膜病变的不同阶段以及当前的糖尿病视网膜病变和糖尿病黄斑水肿的国际分类系统,进行适当的筛查和转诊,包括向专业眼科医师转诊的紧迫性。

全视网膜光凝应用于治疗糖尿病视网膜病变新生血管和重度黄斑水肿仍然是最有循证医学证据的治疗措施。但轻、中度非增殖期视网膜病变不适合激光光凝治疗。抗血管内皮生长因子治疗是目前治疗黄斑水肿的一线治疗方法。雷珠单抗等抗VEGF抗体是有效的抗血管生成剂,玻璃体腔注射对糖尿病黄斑水肿是有效的。激素类药物玻璃体腔注射或其缓释剂植入物对糖尿病黄斑水肿也是有效的,但尚需要大样本随机双盲对照研究进行验证。牵引性视网膜脱离和玻璃体出血是玻璃体切除术的首选。

最近,多能干细胞技术的进步使得将这些细胞移植到有视网膜变性的动物后能够恢复视网膜功能。基于移植的感光细胞置换可能是恢复视网膜功能的一种有吸引力的策略。虽然这些初探性研究为人类视网膜疾病提供了新的治疗途径,但距离临床应用尚有很远的路。

最后,糖尿病学家和眼底科医师之间的密切沟通对于阻止这种破坏性糖尿病并发症的进展至关重要。

二、糖尿病相关的其他眼病

(一)糖尿病性白内障

白内障是糖尿病的一种重要眼病。白内障有三种类型:代谢性白内障、老年性白内障和继发性白内障。

代谢性白内障主要见于年轻的控制不良的糖尿病患者。由于呈绒毛状表现故又称为雪片性白内障。这种表现先出现于晶状体的囊下,进展很快,少数患者数日出现晶状体完全混浊,成为成熟性白内障。如果在病变的初期进行良好的糖尿病控制能够阻止或逆转晶状体的混浊。大多数实验性糖尿病动物出现白内障为代谢性白内障。研究发现山梨醇途径参与这种白内障的发生。应用醛糖还原酶抑制剂降低山梨醇的产生可抑制实验性糖尿病或半乳糖血症动物白内障的发生。但醛糖还原酶抑制剂临床有效性尚不确定。糖醇积聚可能是其他糖尿病并发症如神经病变、视网膜病变的潜在因素已受到重视。高脂血症可能参与代谢性白内障的发生。

老年性白内障是糖尿病患者最常见的白内障。然而糖尿病患者老年性白内障的核硬化和皮质、囊下混浊较非糖尿病者出现得早:成人发病年龄为35~54岁的糖尿病患者中59%有上述改变,而年龄相当的非糖尿病者仅有12%。这种白内障进展到影响视力的速度较快,需行晶状体摘除。

继发性白内障与其他眼部疾病如虹膜睫状体炎、脉络膜视网膜炎、高度近视或视网膜脱离有关,6%的糖尿病患者有这种白内障。这种白内障的发生率与非糖尿病人群无显著性差异。

(二)糖尿病性眼肌麻痹

脑神经麻痹所致的眼球运动瘫痪在糖尿病患者不常见

（约0.4%）。第Ⅲ对脑神经最常受累，其次是第Ⅵ对脑神经。第Ⅳ对脑神经单独或伴有其他脑神经受累不常见。常见的主诉是复视，可合并有同侧的头痛或眼痛，这些症状可先于复视。双侧神经麻痹少见，可出现于多发的脑神经病变。功能的完全恢复常需1～9个月。病变可反复，但没有异常神经再生。糖尿病引起的第Ⅲ对脑神经麻痹中重要的是避开了瞳孔神经纤维，与颅内血管瘤和肿瘤所致的神经麻痹不同，后者常影响80%～90%患者的瞳孔。眼肌麻痹的糖尿病患者需立即进行充分的内科和神经科检查，因为系列研究发现糖尿病患者42%的眼肌麻痹是由于非糖尿病因素。需要考虑的其他病因有重症肌无力、Graves病、带状疱疹、脱髓鞘疾病、原发性或转移性脑肿瘤和低血糖。

治疗眼肌麻痹是对症，目的是减轻复视。通常包括暂时遮盖患眼。全身治疗可应用改善微循环药物如胰激肽原酶和神经营养药如甲钴胺。可合并针刺治疗，必要时应用少量的止痛药，严重的疼痛不是特征性的，需要强的镇痛提示可能有颅内血管瘤。

（三）青光眼

原发性开角性青光眼在糖尿病患者（4.0%）比非糖尿病者（1.8%）多见。而且青光眼患者中糖尿病更多见（4%～18%）。关于糖尿病患者非对称性青光眼的研究认为青光眼的出现能够保护患者不出现严重的视网膜病变，但是尚有争议。眼压是眼部组织压力的主要部分，视网膜静脉压常常略超过眼压，眼压调节的改变及其与血管阻力的关系在糖尿病视网膜病变的发病中起一定的作用。

治疗糖尿病患者的开角性青光眼受患者身体状况影响。局部应用β受体阻滞剂应慎重，因为常掩盖低血糖症状或影响常合并存在的心血管疾病。必要时可用乙酰唑胺或其他的碳酸酐酶抑制剂，但由于此类药物可引起代谢性酸中毒，需经常监测电解质。肾疾病常影响这些药和其他降眼压药的选择，眼科医师和内科医师密切合作是重要的。新生血管性青光眼是晚期并发症。眼内严重缺血缺氧后，房角和虹膜上产生新生血管，使眼内液不能正常外排，眼内循环受阻，致眼内压升高。这种由糖尿病视网膜病变所引起的青光眼较难用药物或手术控制，患眼不但可完全失明，而且疼痛难忍，是并发症中最令人头痛的问题。早期的虹膜新生血管或新生血管性青光眼，如视功能好，有条件行激光或（和）手术治疗，有获得成功的机会。

（四）糖尿病性视神经病变

糖尿病尤其是已发生糖尿病视网膜病变者常发生糖尿病性视乳头病变（diabetic papillopathy），前部及后部缺血性视神经病变、视盘新生血管形成等。

糖尿病性视乳头病变一般见于1型糖尿病患者，青少年发病，单眼或双眼。眼底检查可见视盘有轻至中度水肿，视盘上毛细血管扩张，盘周有出血、渗出。有时与周围轻的糖尿病眼底病变不相称。视野检查有生理盲点扩大或弓形视野缺损。此病确切发病机制尚不十分清楚，但多数学者认为与微循环障碍有关。此病预后较好。视盘水肿历经数周或数月后自行消退，可恢复或接近原有视力。北京同仁医院发现的2例，均为1型糖尿病患者，视盘水肿明显而视网膜病变较轻。最终视盘水肿于数月后消退，视力恢复接近原水平。

前部缺血性视乳头病变与非糖尿病患者所见完全相同。因为糖尿病患者多为中老年人，很容易发生或加重原有血管病变，所以合并此病并不少见，是最常见的合并症。临床表现有：① 常为视力突然减退；② 上半或下半或象限性视野缺损；③ 视盘水肿常不对称，与视野缺损相对应的视盘部分病变常较明显或萎缩较重。可合并视盘旁出血或渗出。眼底还可见有原来视网膜病变。最终常遗有弓形暗区，多数视力有所恢复。

后部缺血性视乳头病变比较少见。临床表现有：① 视力障碍可轻可重，多数较重可重至数指或光感；② 视野暗点或缺损多样化，从中心暗点至弓形缺损、偏盲均可见到；③ 眼底检查早期视盘可正常，晚期视神经萎缩。上述疾病除了治疗糖尿病外，还可采用改善血循环药物及支持疗法。

参考文献

[1] American Diabetes Association. Erratum. Microvascular Complications and Foot Care. Sec. 10. In Standards of Medical Care in Diabetes－2017 [J]. Diabetes Care, 2017, 40(Suppl. 1)：S88－S98. Diabetes Care, 2017, 40(7)：986.

[2] Leske MC, Wu SY, Hennis A, et al. Hyperglycemia, blood pressure, and the 9-year incidence of diabetic retinopathy：the Barbados Eye Studies [J]. Ophthalmology, 2005, 112(5)：799－805.

[3] Chew EY, Davis MD, Danis RP, et al. The effects of medical management on the progression of diabetic retinopathy in persons with type 2 diabetes：the Action to Control Cardiovascular Risk in Diabetes (ACCORD) Eye Study[J]. Ophthalmology, 2014, 121(12)：2443－2451.

[4] Axer-Siegel R, Hod M, Fink-Cohen S, et al. Diabetic retinopathy during pregnancy[J]. Ophthalmology, 1996, 103(11)：1815－1819.

[5] Yang JK, Liu W, Shi J, Li YB. An association between subclinical hypothyroidism and sight-threatening diabetic retinopathy in type 2 diabetic patients[J]. Diabetes care, 2010, 33(5)：1018－1020.

[6] Parving HH, Gall MA, Skott P, et al. Prevalence and causes of albuminuria in non-insulin-dependent diabetic patients [J]. Kidney int, 1992, 41(4)：758－762.

[7] Yang JK, Wang YY, Liu C, et al. Urine proteome specific for eye damage can predict kidney damage in patients with type 2 diabetes：a case-control and a 5.3-year prospective cohort study[J]. Diabetes Care, 2017, 40(2)：253－260.

[8] Zhang X, Saaddine JB, Chou CF, et al. Prevalence of diabetic retinopathy in the United States, 2005－2008[J]. JAMA, 2010, 304(6)：649－656.

[9] Gabir MM, Hanson RL, Dabelea D, et al. Plasma glucose and prediction of microvascular disease and mortality：evaluation of 1997 American Diabetes Association and 1999 World Health Organization criteria for diagnosis of diabetes[J]. Diabetes Care, 2000, 23(8)：1113－1118.

[10] Giuffre G, Lodato G, Dardanoni G. Prevalence and risk factors of diabetic retinopathy in adult and elderly subjects：the Casteldaccia Eye Study[J]. Graefes Arch Clin Exp Ophthalmol, 2004, 242(7)：535－540.

[11] Rema M, Premkumar S, Anitha B, et al. Prevalence of diabetic retinopathy in urban India：the Chennai Urban Rural Epidemiology Study (CURES) eye study, I[J]. Invest Ophthalmol Vis Sci, 2005, 46(7)：2328－2333.

[12] Hove MN, Kristensen JK, Lauritzen T, et al. The prevalence of retinopathy in an unselected population of type 2 diabetes patients from Arhus County, Denmark[J]. Acta Ophthalmol Scand, 2004, 82(4)：443－448.

[13] Yuan MX, Peng ZH, Xin Z, et al. Low prevalence of diabetic retinopathy in a Chinese population[J]. Diabetes Care, 2012, 35(8)：e61.

[14] Malone JI, Morrison AD, Pavan PR, et al. Prevalence and significance of retinopathy in subjects with type 1 diabetes of less than 5 years' duration screened for the diabetes control and complications trial[J]. Diabetes Care, 2001, 24(3)：522－526.

[15] Xin Z, Yuan MX, Li HX, et al. Evaluation for fasting and 2-hour glucose and HbA$_{1C}$ for diagnosing diabetes based on prevalence of retinopathy in a

Chinese population[J]. PLoS One, 2012, 7(7): e40610.

[16] Wan TT, Li XF, Sun YM, et al. Recent advances in understanding the biochemical and molecular mechanism of diabetic retinopathy[J]. Biomed Pharmacother, 2015, 74: 145 - 147.

[17] Ola MS, Nawaz MI, Siddiquei MM, et al. Recent advances in understanding the biochemical and molecular mechanism of diabetic retinopathy[J]. J Diabetes Complications, 2012, 26(1): 56 - 64.

[18] Obrosova IG, Kador PF. Aldose reductase/polyol inhibitors for diabetic retinopathy[J]. Curr Pharm Biotechnol, 2011, 12(3): 373 - 385.

[19] Chen M, Curtis TM, Stitt AW. Advanced glycation end products and diabetic retinopathy[J]. Curr Med Chem, 2013, 20(26): 3234 - 3240.

[20] Das Evcimen N, King GL. The role of protein kinase C activation and the vascular complications of diabetes[J]. Pharmacol Res, 2007, 55(6): 498 - 510.

[21] Kowluru RA, Mishra M. Oxidative stress, mitochondrial damage and diabetic retinopathy[J]. Biochimica Biophysica Acta, 2015, 1852(11): 2474 - 2483.

[22] Chen HS, Wu TE, Hsiao LC, et al. Interaction between glycaemic control and serum insulin-like growth factor 1 on the risk of retinopathy in type 2 diabetes[J]. Eur J Clin Invest, 2012, 42(4): 447 - 454.

[23] Wilkinson CP, Ferris FL, 3rd, Klein RE, et al. Proposed international clinical diabetic retinopathy and diabetic macular edema disease severity scales[J]. Ophthalmology, 2003, 110(9): 1677 - 1682.

[24] American Diabetes Association. Microvascular complications and foot care: standards of medical care in diabetes - 2019[J]. Diabetes Care, 2019, 42(Suppl 1): S124 - S138.

[25] Stewart S, Lois N. Fenofibrate for diabetic retinopathy[J]. Asia Pac J Ophthalmol (Phila), 2018, 7(6): 422 - 426.

[26] Liu J, Li S, Sun D. Calcium dobesilate and micro-vascular diseases[J]. Life Sci, 2019, 221: 348 - 353.

[27] Bahrami B, Hong T, Gilles MC, et al. Anti-VEGF Therapy for Diabetic Eye Diseases[J]. Asia Pac J Ophthalmol (Phila), 2017, 6(6): 535 - 545.

[28] Moutray T, Evans JR, Lois N, et al. Different lasers and techniques for proliferative diabetic retinopathy[J]. Cochrane Database Syst Rev, 2018, 3: CD012314.

[29] Zur D, Iglicki M, Loewenstein A. The role of steroids in the management of diabetic macular edema[J]. Ophthalmic Res, 2019, 62(4): 231 - 236.

[30] Ludwig PE, Freeman SC, Janot AC. Novel stem cell and gene therapy in diabetic retinopathy, age related macular degeneration, and retinitis pigmentosa[J]. Int J Retina Vitreous, 2019, 5: 7.

第三十四章 · 糖尿病神经病变

汤正义

第一节 · 糖尿病神经病变的发病概况、分类与危害

根据不同诊断方法,主要以临床上出现糖尿病周围神经病变症状和体征进行评分,研究结果显示在不同群体糖尿病患者中周围神经病变的患病率有很大的不同。如采用美国密歇根神经病筛选工具等进行临床评估,糖尿病周围神经病变在糖尿病总人群中占 40%～60%;随访分析 2 型糖尿病患者,在初诊时有糖尿病周围神经病变的 8% 左右,随访 25 年约为45%。在中国三级甲等医院就诊的糖尿病患者中,多数文献报道糖尿病周围神经病变约占 60%。

其中,自主神经病变的患病率也是很高。在心血管方面,根据不同的研究方法,在不同的研究中,糖尿病心血管自主神经病变的患病率在 10%～90%。在中国大型医院 2 型糖尿病患者中根据 Ewing 四项法专门检查,发现约 64% 的患者心脏自主神经受到损伤,明确有相应心脏自主神经临床改变的超过30%。通过胃食管电生理检查,明确有异常的,肾食管自主神经病变也超过 60%。汗腺的自主神经损伤发生比例可能更高。

对糖耐量受损(IGT)和 1 型糖尿病患者进行早期神经活检随访观察,就可以发现神经纤维周围的毛细血管的基底膜增厚、管腔面积下降、周细胞凋亡增加和神经纤维内代谢异常,从这个意义上推测,几乎所有的糖尿病患者,均存在不同程度的糖尿病神经病变。

糖尿病高血糖损伤的神经,包括中枢和外周的神经受损。糖尿病中枢神经损伤与外周神经损伤一样,也是由于神经元内代谢异常和微血管病变引起,临床表现主要是功能性改变和缺血性脑卒中增加。糖尿病损伤几乎所有的周围神经,根

据损伤解剖与性质,主要分类见表 11 - 34 - 1。

表 11 - 34 - 1　糖尿病神经病变的分类

糖尿病性神经病变
　A. 多发性周围神经病变
　　远端对称性多神经病变
　　　小纤维神经病变
　　　大纤维神经病变
　　　小纤维和大纤维混合型神经病变(最常见)
　　自主神经病变
　　　心血管系统
　　　　心率变异性减弱
　　　　静息性心动过速
　　　　体位性低血压
　　　　猝死(恶性心律失常)
　　　消化系统
　　　　糖尿病胃轻瘫(胃病)
　　　　糖尿病肠病(腹泻)
　　　　结肠动力不足(便秘)
　　　泌尿系统
　　　　糖尿病膀胱病变(神经源性膀胱)
　　　　勃起功能障碍
　　　　女性性功能障碍
　　　泌汗异常
　　　　远端少汗/无汗症
　　　　味觉性发汗
　　　无症状性低血糖
　　　瞳孔功能异常
　B. 单发性周围神经病变(多发性单神经炎)(不典型)
　　单根颅神经或外周神经(动眼神经、尺神经、正中神经、股神经、腓总神经)
　　多发性单神经炎(如果累及多处与多发性神经病变类似)
　C. 神经根病或者多发性神经根病(非典型)
　　神经根丛病变(腰骶多神经根病、近端运动型肌萎缩)
　　胸椎神经根病

（续表）

糖尿病患者常见的非糖尿病性神经病
    压力性麻痹
    慢性炎症性脱髓鞘性周围神经病
    神经根丛病变
    急性痛性小纤维神经病变（治疗诱发）

导致糖尿病患者的死亡危险因素，主要与糖尿病自主神经病变和感觉神经受损相关。伴随糖尿病神经病变发生，临床上无痛性心肌梗死、猝死和糖尿病足的风险加大，患者的生活质量开始逐步下降，包括痛觉过敏、麻木、胃肠道食物不耐受、便秘-腹泻交替、神经源性膀胱、性功能丧失等。

第二节·糖尿病神经病变的发病机制与神经病变的异质性

糖尿病导致一系列的慢性并发症，基本病理生理过程是一样的，也就是高血糖，在基因或表观遗传基因调节控制下进入组织与细胞，使细胞内糖代谢增加，这一过程涉及众多环节，如代谢中间产物导致氧化应激、多元醇途径导致高渗应激、二酰甘油激活蛋白激酶C，后者又调节一系列因子的变化等，导致细胞内信号转导异常、蛋白质功能异常，最终使细胞整体运作失调，进一步导致细胞对胰岛素的反应下降、细胞内外多种因子，如生长因子和炎症因子紊乱，以及细胞间连接与信号传递障碍，积累到一定程度，就出现组织器官的临床异常，如神经病变、视网膜病变和肾脏病变。

人体在受到损伤的同时，机体会产生相应的保护机制，如胰岛素、胰岛素样生长因子、抗炎症因子、抗缺氧因素等。这些因素在不同的个体、同一个体不同组织器官之间有着较大的差别，导致高血糖在不同个体引起不同的慢性并发症；引起的同一并发症，不同个体间解剖部位严重性不同。

现有的针对糖尿病周围神经病变的治疗，特别是针对传统病理生理过程，在临床上只有部分疗效。高糖毒性的病理生理相关的炎症与保护因素，目前还有更深入的在糖尿病周围神经病变方面的研究，并有相应的靶向药物在动物实验取得了一些疗效。

第三节·糖尿病周围神经病变的临床表现

糖尿病对人体的损伤是全身性的，高血糖对神经的损伤可以在全身都有表现，由于解剖特点或保护因素的差异，也可能在某些部位表现比较突出。一般离心脏越远或神经纤维越长，神经末梢相对血液供应越少，神经纤维或神经末梢损伤越容易受到损伤，因此糖尿病引起神经损伤和出现临床表现在足部最常见。个体差异或同时受到其他因素影响，也可能仅有单神经损伤如动眼神经，大多数情况下，头或躯干部神经受糖尿病损伤，多合并肢体特别是下肢神经损伤。

一、远端对称性多神经病变

这是临床最常见的类型，文献报道占到糖尿病神经病变

的75%左右。神经损伤可以是大的有髓鞘神经纤维，它的功能主要与压力、平衡和运动相关，损伤后的临床表现主要以麻木、刺痛、平衡性差和肌肉萎缩为主，可以通过肌腱反射、震动觉、10 g尼龙单丝和位置觉检查发现；神经损伤可以是小的有髓鞘神经纤维，它的功能主要与保护感觉有关，如伤害感受的疼痛，临床表现为刀割样、电击样或烧灼样疼痛，可以通过温度觉或针刺觉检查发现；神经损伤更多的实际上是神经末梢，它们与大小有髓鞘神经纤维一起，产生临床复杂多样化的表现。

典型的临床发展过程，一般是随着糖尿病病程的延长，从足趾前端开始，两足对称性地出现疼痛、麻木，并逐步向近端发展，当麻木发展到膝关节附近，双手手指开始出现症状。这种疾病的发展过程，往往因为年龄、合并心血管和老年退化性疾病如颈腰椎病变的参与，在临床表现上可能有非常大的差别。也正是由于这些掺杂因素，糖尿病患者下肢的麻木、疼痛等症状可以是非对称性的，或以某侧为主，也可以只有手部症状。在这些情况下，临床鉴别诊断非常困难，实际上可能是糖尿病和掺杂因素都有参与。

神经系统的临床表现以感觉过敏和感觉缺失为主，其中感觉过敏几乎在糖尿病早期就可能存在，由于支配皮肤汗腺的自主神经受损，大多数患者皮肤干燥角化，造成瘙痒；皮肤代谢异常，使神经末梢受损，往往导致患者有蚁爬感、针刺样疼痛；当这种神经末梢的损伤由于长期代谢控制差、其他因素参与如心理负担过重、感染或心血管疾病等，导致代谢进一步异常加重，使神经末梢，即神经感受器发生剧烈改变，可产生病理性疼痛。这种疼痛，大多数是较轻，局限于下肢较多，少见情况下，如短期内血糖剧烈波动，可导致全身疼痛，疼痛程度可以较严重。

感觉不同程度的缺失可能是糖尿病最多见的临床表现。由于温度、触觉、振动包括疼痛感觉的下降，随着糖尿病病程延长，病情加重，这些感觉逐步下降，到一定程度，患者就出现麻木，开始以麻为主，更严重以木为主。糖尿病患者用计算机感觉定量检查，约90%的糖尿病患者感觉功能下降，其中临床有表现近50%，约40%仅在就诊时专科检查发现。

二、糖尿病自主神经病变

自主神经分布也是遍布全身。相对血液循环较差的，应该是皮肤，因此绝大多数糖尿病患者都出现了汗腺自主神经功能受损，由此可见糖尿病中自主神经受损应该相当普遍。自主神经在不同部位损伤，就会产生相应的临床表现，其中最重要也最容易被忽视的是心脏自主神经病变。

1. 糖尿病中心血管自主神经病变·meta分析发现，患有心脏自主神经病变的1型糖尿病患者，随访5年，死亡率达到30%，而没有心脏自主神经病变的1型糖尿病患者，随访5年的死亡率只有13%。分析这些患者的死亡危险因素，发现糖尿病患者死亡主要危险因子是自主神经病变、收缩期高血压、糖尿病足，而蛋白尿、糖尿病病程、周围感觉神经病变，以及体重在1型糖尿病患者中均没有显著的统计学意义，由此可见，慢性高血糖对死亡的影响，主要还是通过心血管自主神经病变引起。

（1）静息时心动过速：静息时患者心率多在90～100次/

分,不受呼吸、体位改变和运动的影响,是糖尿病心脏有自主神经病变的常见临床征象。这是由于迷走神经受累较交感神经严重,交感神经作用较强的缘故。这一现象,还可以因心脏窦房结功能低下而表现不明显。这些患者的共同的特点是在需要心脏输出增加时明显障碍,导致运动、严重时激动都不能耐受。因此,对糖尿病患者,运动强度需要根据检查情况做适当的指导。

(2) 直立性低血压:从平卧位改为站立位后 1 min 与 5 min 各测量 1 次血压,若站立位收缩压较平卧位时低 30 mmHg 以上,则属于直立性低血压。这是糖尿病损伤心血管自主神经比较晚和严重的征象,往往在某次身体不适,如上呼吸道感染、尿路感染或较长时间卧床后,起床或站立时发现头昏、乏力、黑矇或昏厥,症状取决于直立性低血压的程度,也与体位改变的速度相关。

糖尿病患者出现直立性低血压往往伴有其他并发症,如极度消瘦、糖尿病肾病、严重的心血管疾病等,这时的诊断往往还要考虑药物和其他病理情况。

(3) 无痛性心肌梗死:无痛性心肌梗死是指急性心肌梗死时患者缺乏典型的心绞痛症状,或仅表现为轻微的胸闷。糖尿病有自主神经病变的患病率高达 38%,临床没有明显自主神经病变的,也有 5%。常见症状有上腹部堵闷、不适、恶心、呕吐、胸闷、憋气、低血压状态、休克、突然心悸、心律失常、脑卒中、感染、异位疼痛,如上腹痛、牙痛、下颌痛、肩臂痛、下腹痛、足趾痛等。少数也可以完全无症状性没有任何自觉症状,仅心电图发现可疑心肌梗死图形,无心肌酶学改变,被心电向量图证实,多见于灶性或陈旧性心肌梗死。糖尿病患者出现上述症状和体征,由于不具备特征性改变,容易误诊而耽误抢救,死亡率极高,临床医师和患者均应重视。

(4) 猝死:在糖尿病患者中有较高的心血管病变发病率,这些患者猝死的发生率是非糖尿病者的 2 倍以上。从正常糖耐量转为糖耐量受损,再转为糖尿病后,其发生猝死的危险性显著升高。对一些其他危险因素进行屏蔽后研究发现,在有糖尿病及有猝死家族史的糖尿病患者中,发生猝死的危险性均升高 80%,并且这些患者发生心肌梗死的危险性并无显著升高。

造成猝死的原因为多种情况,自主神经病变、心电图 QT 间期延长、心率增加、左心室肥大所导致的心脏结构改变等,均可以导致猝死。除此之外,糖尿病患者血液黏滞性增高在猝死的发生中,也起到了非常重要的作用。因此,糖尿病及猝死家族史可以用于发现高危险患者,以尽早对这些患者实施干预治疗。

2. 胃肠道自主神经病变

(1) 食管运动失调:糖尿病患者食管症状,如吞咽困难、胸骨后少灼感少见,但通过钡餐检查,往往发现合并有平滑肌功能障碍。这是由于迷走神经损伤引起。如果患者诉有食管症状,应进行钡餐检查,以排除食管癌、裂孔疝、反流性食管炎等。

(2) 胃动力瘫痪:糖尿病自主神经功能异常多累及消化道,导致胃排空延迟,称为糖尿病性胃动力瘫痪,也称为胃轻瘫。以前认为糖尿病胃排空障碍是一种少见的合并症,现在估计其发病已达 50%,但对其发病机制了解有限。这些糖尿病患者的无张力胃与外科迷走神经切除术后在放射线上的表现类似,早在 1958 年,Kassander 提出了"糖尿病性胃轻瘫"的名称,并推测糖尿病患者的胃排空延迟,是迷走神经病变所致,其意义相当于自身迷走神经切除术。也有人认为是糖尿病性血管病,或肌层受累,但多倾向于前者。

正常人空腹状态(消化间期)胃活动,根据自发性胃收缩的频率和幅度分为四期(即消化间期移行运动综合波,interdigestive migrating motor complex,IMMC)。文献报道,糖尿病胃轻瘫患者缺乏胃窦 IMMC Ⅲ 期波形,严重者十二指肠、空肠亦无 IMMC Ⅲ 期波形,故有食物停滞。研究发现,血浆胃动素(motilin)与糖尿病胃轻瘫有一定关系。与 IMMC 同步观察血浆胃动素水平变化,发现健康对照组,IMMC Ⅰ 期为胃动素低水平,Ⅱ 期胃动素开始升高,Ⅲ 期胃动素达峰值,Ⅳ 期胃动素水平迅速下降。糖尿病胃轻瘫患者,虽无胃窦 Ⅲ 期活动波形,但血浆胃动素水平明显高于健康对照组,是否与胃动素受体敏感性下降,尚有待研究。

胃排空和血糖水平之间存在着相反的关系,血糖水平增高,伴胃窦收缩减慢,幽门收缩加强,延迟胃排空。

糖尿病胃轻瘫的临床表现为胃内停滞的相关症状,包括餐后上腹胀满、胃胀气、嗳气、恶心、呕吐、上腹部不适和疼痛。以餐后症状明显,但有的患者可在长时间空腹时出现恶心、呕吐。在 28 例糖尿病胃轻瘫随访 4 年的研究中,恶心占 92.9%,腹痛占 89.3%,其中 60% 为餐后腹痛,80% 为夜间腹痛。消化不良和胃食管反流的症状也可能出现,如吞咽困难和吞咽痛。胃内停滞引起胃扩张,可使食管下端括约肌松弛,引起食管反流。患者还可表现背痛,或增加原有症状的严重性,此时要考虑到粪石形成的可能,此可进一步延迟胃排空。

(3) 糖尿病性便秘腹泻:高血糖导致躯体脱水,胃肠道水分吸收增加,同时患者的大肠动力由于神经病变动力降低,导致糖尿病患者容易发生便秘,它可能是糖尿病在胃肠道最常见的症状,严重的患者可能每周只有 1~2 次大便。糖尿病这种便秘往往呈间歇性,在非便秘期大便可以完全正常,也可能伴轻度腹泻。

随着病程的延长,病情的加重,支配肠道的神经受损加重,导致肠道动力下降的同时,肠道黏膜吸收功能下降,患者可能出现轻重程度不等的腹泻。多数患者呈间歇性发作,间歇期大便可以正常,可以便秘。严重患者每日大便可以 30 次以上,危及生命,需要积极治疗。

(4) 直肠肛门功能障碍:大便失禁可能是糖尿病性腹泻相关,也可能是一个独立的症状。症状轻的可以仅外漏一点黏液和粪便。原因是直肠感觉障碍和肛门括约肌松弛。往往与糖尿病性腹泻同步发生,如果每日粪便量小于 200 g,认为是直肠肛门功能损伤。

3. 泌尿生殖系统自主神经病变

(1) 糖尿病神经源性膀胱:长期高血糖可以损害支配膀胱和尿道的自主神经,导致膀胱逼尿肌或尿道括约肌发生功能障碍,或两者功能不协调,从而引起排尿功能障碍。如果患者出现排尿困难、尿潴留、尿失禁等临床症状,B 超显示残余尿量异常增多(正常不超过 50 ml),即可诊断糖尿病神经源性膀胱。诊断本病,首先要排除影响尿道、膀胱功能的疾病,如前列腺增生及前列腺癌、尿路结石等;另外,还排除中枢性疾病，如脑、脊髓病变等，并注意有无服用影响自主神经功能的药物。

糖尿病神经源性膀胱几乎只发生在糖尿病病程较长且血糖控制较差的患者，临床上女性多于男性，女性尿道短，尿潴留尿失禁容易导致严重的泌尿道感染，且迁延不愈，如后者得不到良好的控制，可导致严重的后果。

（2）糖尿病男性勃起功能障碍：可发生于任何年龄，20～30 岁的患者发生率较低，为 25%～30%，50 岁以上患者的发生率可高达 50%～70%。大多数男性糖尿病患者的性功能障碍是在糖尿病发病后数年才出现的，且发生的时间也不一致，但是勃起功能障碍可发生于糖尿病症状出现之前。

早期勃起功能障碍患者表现为阴茎勃起的硬度有所下降，随着病情的发展，在 6～18 个月后，阴茎勃起的硬度逐渐降低，持续的时间也缩短，但此时患者的性欲是正常的，射精能力并未丧失，仍能体验到性高潮，大多数男性糖尿病患者早期性欲存在，久之逐渐丧失。其病情发展缓慢，病程渐进，到最后阴茎也完全不能正常勃起。同时还有晨起勃起缺如，夜间遗精缺如，常伴有心血管、胃肠道、泌尿系、自主神经病变等。

除骶 2～4 的副交感神经受损外，微血管障碍、代谢障碍与大血管病变可能都参与。阴茎勃起需要足够的动脉供血量，当支配阴茎的大血管中 50% 出现粥样硬化时就会出现勃起障碍。有学者认为糖尿病性勃起功能障碍血管因素约占 70%。近年应用很多改良技术研究发现，在患勃起功能障碍的糖尿病男性患者中 50%～80% 存在动脉受损。此外，还可能存在静脉瘘等。

对糖尿病性勃起功能障碍的患者的诊断除询问病史、填写勃起功能障碍自测量表等外，由于患者通常存在血管、神经的损害，因此需要做特殊检查，以明确有无血管和神经损害及损害的程度。常用的有阴茎海绵体内注射血管活性物质、彩色多普勒超声检查等，对明确存在血管功能障碍的患者还要进一步做阴茎海绵体造影及选择性阴茎动脉造影等检查，以了解病变的部位、程度。此外，还有心率对照试验等。另外，对这类患者还要排除是否服用了引起勃起功能障碍的药物等。

4. 糖尿病其他自主神经病变的一些临床表现

（1）汗腺分泌异常：糖尿病自主神经病变患者往往感下肢寒冷，上半身、颈、头部常呈代偿性多汗，尤其运动后或在温暖环境中易出汗，有时误诊为低血糖症。有的患者进食时头颈等上身多汗，甚则大汗淋漓。

（2）血管运动调节异常：由于自主神经功能紊乱，皮肤内血管对温度反射性收缩与舒张的调节失常，此种患者受冷刺激时下肢及足感觉刺痛，受热刺激时不易引起血管舒张而发汗。当交感神经完全损伤时，血管扩张，故足趾常暖于手指，血管长期扩张，收缩张力低下时通透性增加，易发生水肿。

（3）无症状性低血糖：神经内分泌功能障碍，使低血糖的中枢、心血管、汗腺、胃肠道等症状消失或不明显，导致很大的潜在危险。

（4）瞳孔调节失常：两侧常不对称，不等大，有时一侧或两侧呈不等的痉挛缩小。尤其在黑暗处，对光反射消失或减弱。

三、糖尿病单神经病变

1. 单发性神经病变·12 对脑神经中除嗅、舌下神经外，其余 10 对神经均可受损，其中最常累及者为视神经、动眼神经及展神经，一般为双侧对称性，也有单侧性，表现为视力障碍、复视等症状。眼底检查呈乳头炎或视神经乳头萎缩。当第Ⅲ（动眼）神经累及时常影响交感神经而瞳孔调节失常，有痉挛性散瞳与对光反射消失，甚而发生阿罗瞳孔，上眼睑常下垂，眼球外斜。糖尿病脑神经病变病情一般在 1 日或数日达高峰，持续数周逐渐恢复，3～5 个月可完全缓解。

尺神经、正中神经、股神经、腓总神经单独发作神经炎比较少见，多与其他神经损伤同步发生。

2. 多发性单神经炎·虽然数个单神经炎发作类似外周多神经病变，但呈特定的症状和体征解剖分布，累及神经相应的功能障碍伴特定的临床表现。

四、神经根病或多发性神经根病

1. 神经根或神经丛病变·在糖尿病病史较久的患者中，可以发生躯干型神经病变。它可以是全身外周神经病变多发部位的一部分，也可以单独发生，主要累及胸 3～12 节段神经根。临床表现为急性或渐进性单侧胸痛、腹部疼痛，常在夜间加重。急性发作往往需要排除心肌梗死、腹腔疾病、椎管疾病与神经通路上肿瘤或炎症等。如果是单独糖尿病导致的躯干型神经病变，通常在发病后 2～6 个月缓解，如果伴发其他多神经病变，预后较差。

2. 神经根丛病变·糖尿病时神经根丛病变可发生在颈丛、臂丛，但更多的在腰骶神经丛。如果有明确的定位症状，则往往是合并椎间盘突出等为主的神经损伤因素，糖尿病导致的神经控制区域相对模糊。

比较典型的是糖尿病近端运动型肌萎缩，过去称糖尿病弥散性近端神经病变或糖尿病性肌肉萎缩，或 Bruns - Garland 综合征，主要发生在下肢近端。发病呈缓慢进展，但可以急性发作。病变的部位是支配近端肌肉的神经根或神经干。由于多同时合并有感觉神经障碍，起病可以完全没有症状，也可以是大腿前部灼痛或持续性疼痛，有时疼痛可出现在其他部位如腰背、会阴或下肢远端，肌肉受累加重后，出现股四头肌无力、萎缩，提腿、起立困难。其他神经根受累的相应肌肉，如胫前肌、肋肌，也会出现相应的症状。

新的研究发现 90% 的患者出现慢性炎症性多神经脱髓鞘病变，还包括血管炎、单克隆丙种球蛋白病，以及免疫介导的神经元凋亡。大多数这种情况对治疗反应良好，少数患者可能由于糖尿病本身进展加重，伴有其他并发症包括远端感觉运动神经病变，全身情况恶化，恢复困难。

第四节·糖尿病周围神经病变的检查与诊断

由于糖尿病外周神经病变受累的范围广，严重程度又非常的不均一，也不具备特征性改变，因此诊断糖尿病周围神经病变需要仔细的临床和仪器检查，再根据检查结果做综合分析。

1. 糖尿病周围神经病变相关检查方法·临床除仔细询问病史和了解糖尿病病情外,针对糖尿病患者外周神经容易受到损伤并导致许多潜在危险,相当一部分 2 型糖尿病患者诊断时临床上就已经存在周围神经病变,因此多数国家糖尿病诊疗指南均明确提出对初诊的 2 型糖尿病患者及病史 5 年以上病史的 1 型糖尿病患者,每年均应做周围神经病变检查。检查的内容主要包括:

(1) 末梢对称性多神经病变:检查项目包括浅感觉、振动觉、10 g 尼龙丝压力觉及踝反射。1 种以上的检测项目结合可检测出超过 87% 的糖尿病周围神经病变。10 g 尼龙丝压力觉丧失及振动觉减退提示足部溃疡可能性。

(2) 糖尿病自主神经病变:心血管系统自主神经病变检查方法经典的是 Ewing 方法,包括立卧位 30/15 比值(≥1.04 正常,1.01~1.03 临界,≤1.00 异常),深呼吸心率差(≥15 正常,11~14 临界,≤10 异常),Valsalva 动作反应指数(≥1.21 正常,1.11~1.20 临界,≤1.10 异常),立卧位收缩压差(≥10 正常,11~29 临界,≤30 异常)。由于 Ewing 方法检查费时同时需要一定的技术才能准确测量,现代检查心脏自主神经功能多采用动态心电图中 RR 变异系数的相关指标,多采用 NN 间期标准差(SDNN 正常 141±39,异常<100,交感神经活性增强,单位 ms)、LF/HF(正常 1.5~2.0,与交感神经活性呈正相关)。其他自主神经病变,则在临床有相应诊断线索时,可进一步检查。

2. 糖尿病周围神经病变特殊检查·在临床症状不典型,或临床体格检查有提示时,进一步明确是否存在外周神经病变,需要借助一些仪器检查。

(1) 神经电生理:在早期患者仅表现为以小纤维损害为主的症状时,周围神经传导检查基本正常。最早出现的异常是 H 反射潜伏期延长或消失,继之出现腓肠神经和腓浅神经感觉神经电位波幅减低或消失。随着病情加重,可出现腓总神经和胫神经运动神经传导动作电位波幅减低,传导速度减慢,F 波潜伏期延长。传导速度的减慢是由于代谢因素导致快传导纤维的轴索损害,而非脱髓鞘改变,所以传导速度减慢程度不会达到脱髓病变那样严重。当病情进展到一定程度时,很多患者会出现上肢嵌压性病变,可以合并有一侧或双侧腕管综合征,以及一侧或双侧尺神经在肘部的损害。上述神经电生理改变多表现为对称性,由于糖尿病引起神经的改变主要是轴索变性,而且运动和感觉神经纤维同样都会受到影响,只是影响的程度和早晚不同。所以,即使患者在临床上只有感觉症状,但神经传导检查几乎没有纯感觉性损害的表现,而运动神经也已经累累,尤其对严重的周围神经损害的患者,腓总神经和胫神经的运动神经动作电位波幅可以很低或者消失,上肢正中神经和尺神经运动传导动作电位波幅很低或消失,感觉神经电位也会消失。此时,肌电图检查主要在肢体远端肌肉上出现慢性神经源性损害,但需要注意的是有时糖尿病合并神经根病变时可以出现近端肌肉异常。

(2) 末梢感觉定量检查:10 g 尼龙丝、开-关或定时方法的振动测试是一种感觉量化的检查,对触觉和振动觉检查较好,而对温度觉、痛觉检查,现在多用计算机辅助评估(computer-assisted sensory evaluation,CASE),带有温度觉探头和振动

觉探头。

温度觉检查(thermotest)中冷感觉,机器由 32℃ 起,以每秒 1℃ 下降,最先有温度差别感觉,即感觉探头变冷的机器温度为冷感觉温度值,数值越高越好;热感觉,机器由 32℃ 起,以每秒 1℃ 上升,最先有温度差别感觉即感觉探头变热的机器温度为热感觉温度值,数值越低越好;冷痛觉和热痛觉方法类似温度觉测定,差别是温度上升或下降速度为 1.5℃;振动觉检查(vibration test)机器从 0 振幅开始,固定振动频率 100 Hz,从 0 开始,以每秒上升 0.3 μm。患者感觉有变化时记录。

四肢的这些感觉定量检查,全部完成耗时过长,除科研外难以在临床实际操作,可根据糖尿病周围神经病变特点,选择足部仅做冷感觉、热感觉和振动觉,经比对分析后与全面检查结果一致。

(3) 角膜内神经纤维数量分析:利用角膜共聚焦显微镜,可以清晰地看到细小的神经纤维。在糖尿病时,不同相像区域可以有不同变化,不同层次的神经纤维变化也有相应的改变。神经纤维数量达到一定程度,提示患者可能存在糖尿病神经病变,与外周神经病变,主要是 DSPN 和心血管自主神经病变,存在着密切关系。缺点是需要特定的设备,不同患者个体间差异较大,没有明确的正常异常区分界限。

(4) 神经活检:主要活检部位在腓肠神经,糖尿病神经干的损伤表现为脱髓鞘病变、轴索变性和神经纤维数量的减少,主要用于科研。

(5) 表皮内神经末梢检查:利用皮肤打孔器,取得直径 3 mm 深达真皮层的组织,对神经纤维进行免疫组织化学染色,利用荧光显微镜,计算表皮神经纤维数量变化。糖尿病患者皮肤内神经纤维数量较正常对照人群同部位皮肤内的数量显著减少。由于皮肤内神经纤维数量个体差异较大,判断正常范围困难,但前后随访对照则有显著意义。

3. 糖尿病周围神经病变的诊断与病情的评估·有临床观察和仪器配合检查,发现糖尿病患者存在神经病变,但是否是糖尿病神经病变仍需要分析。一般认为在有临床症状时,有以下其中一项检查异常,没有症状,以下检查中如果有 2 项或 2 项以上异常则诊断外周神经病变:① NCV 有 2 项或 2 项以上减慢;② 振动觉异常;③ 温度觉异常;④ 踝反射消失;⑤ 足部感觉减退(取足部触觉,采用 10 g S-W 尼龙单丝 8 分法)。

在排除其他骨科和神经科疾病,如颈腰椎病变、格林-巴利综合征等后,结合糖尿病病史与病情做出糖尿病周围神经病变的诊断。

糖尿病周围神经病变诊断后,还需要确定部位和严重性。神经病变的弥漫性,判断严重程度上文献采用的方法有多种如 TCSS 评分,分三个部分:① 症状(下肢的疼痛、麻木、针刺感、乏力、走路不平衡及上肢症状),每个症状有记 1 分,无记 0 分,共 6 分;② 深腱反射(双侧膝反射及踝反射)消失记 2 分,减弱记 1 分,存在记 0 分,共 8 分;③ 足趾的感觉检查(针刺觉、温度觉、轻触觉、振动觉、关节位置觉),消失记 1 分,存在记 0 分,共 5 分;总分为 19 分。还有症状综合积分(total symptom score,TSS)、神经病变损害评分与下肢神经病变损害评分(NIS-LL)等。

第五节·糖尿病神经病变的治疗

UKPDS 对比常规与强化血糖控制，将 HbA$_{1C}$ 控制在 7.9％与 7.0％，维持 10 年，使并发症的风险降低：所有与糖尿病相关的终点事件降低 12％，心肌梗死发生率降低 16％，微血管病变发生率降低 25％，视网膜病变发生率到 12 年降低 21％、白蛋白尿发生率到 12 年降低 21％。强化血糖控制，DCCT 的研究能够使 1 型糖尿病的神经病变降低 60％。结合其他文献，预防糖尿病神经病变，最主要的还是要严格控制血糖水平，包括合理用药、饮食与运动治疗。

即使严格控制血糖，大多数 1 型与 2 型糖尿病患者，随着病程的增加，将不可避免地出现糖尿病微血管病变与神经病变。良好的血糖、血压和血脂控制，能够降低并发症发生的风险，而现有的常规糖尿病与高血压治疗，很难能使血糖、血压得到理想的控制，现有的糖尿病治疗方式或控制血糖外的治疗需要改变，以降低并发症风险。

高血糖是微血管病变与神经病变的主要原因，同时也是导致大血管并发症发生的重要因素，用尽现有的糖尿病治疗方式，也经过医患双方最大的努力，糖尿病患者血糖 24 h 都正常的目标仍很难达到；这一治疗的同时，也使严重低血糖发生的概率明显增加。利用药物预防和治疗高血糖对相应组织器官损伤，可能是糖尿病并发症预防的重要方法之一。

1. 针对发病机制的治疗·针对高血糖引起一系列生化改变，如氧化应激、高渗应激、糖基化终末产物、信号转导异常如 PKC 及炎症因子等，都有相应的动物与人体临床研究。

大多数动物研究，不管是针对高血糖引起的各种代谢异常还是炎症，结果在神经电生理等方面，绝大多数取得了很好的结果。这可能是糖尿病动物模型的关系，这些研究对象的糖尿病时间短，神经损伤时间也短，研究针对这些机制的治疗对动物模型有确切的作用，明确反映它们在高血糖时存在与阻断它们的作用。

人类的糖尿病神经病变，神经纤维与末梢多经历了数年乃至更长时间的高糖毒性损伤，针对这些机制的治疗基本都是众多异常中的一点，因此它们的作用在临床疗效方面可能就显示有限。

目前针对细胞内高渗，抑制醛糖还原酶的依帕司他在日本和中国上市，疗效与修饰后的甲基维生素 B$_{12}$ 类似，在其他国家该药及其他类似药物，疗效仍没有得到广泛的认可；现有的 AGE 抑制剂临床虽有一定疗效，但毒性太大；抗氧化剂中大剂量维生素 E 证明疗效不确切，α-硫辛酸目前的研究结果显示效果也与修饰后的甲基维生素 B$_{12}$ 类似，目前在国内已经大范围的使用，疗效最终确认仍在进行临床观察试验中；PKC 相关抑制剂已经研究近 30 年，前期临床研究显示，对糖尿病神经病变的临床总体疗效，改善率也只在 60％左右，没有药物被批准上市。

经过不懈的努力，针对发病机制的治疗，动物实验与临床应用已经有一些疗效，但离满意距离仍很大；单一药物治疗，目前没有任何药物在临床实际操作中获得更好的改善率。考虑神经病变的神经元与神经纤维损伤同时存在微血管损伤，治疗神经病变需要改善神经元和神经纤维的血供，帮助修复。

在临床上改善微循环的治疗也取得了一定的疗效。

2. 治疗策略·既然目前对糖尿病神经病变单一治疗效果均有缺陷，考虑神经病变是长期代谢紊乱的结果，联合治疗仍是目前的主流。

（1）血糖控制：改善糖尿病所有的并发症，首先需要的是血糖良好的控制。有明显糖尿病神经病变往往意味着患者病程长，体内胰岛素缺乏严重，分解代谢旺盛。要修复受损的神经，需要同化作用加强，因此较严重的神经病变，标志着患者需要用胰岛素。

（2）阻断高血糖对神经的进一步损害：针对高血糖对细胞组织损伤机制的药物，包括抗氧化剂、醛糖还原酶抑制剂等，治疗时选择 1～2 种。在血糖短期内波动较大的患者，推荐用抗氧化剂。

（3）改善末梢血循环：所有改善血流的药物，都可以根据患者具体情况选用。这些药物包括末梢血管扩张药物，如尼莫地平、地巴唑、己酮可可碱、前列腺素等；整体血管扩张药物，包括几乎所有的非利尿类抗高血压药物；软化血管药物，如口服一些酶类，很多兼有抗凝作用；抗凝药物，如阿司匹林等，不推荐用真正强的抗凝药；还有不少中医中药也有很好的改善微循环作用。

（4）改善神经元、神经纤维的营养代谢，促进神经修复：这一类药物包括维生素 B 族、维生素 C 和修饰后的维生素 B$_{12}$；一些血清或其他物质的小分子非蛋白提取物如神经节苷脂、神经妥乐平；此外，还有神经生长因子等。临床研究这些药物在一部分患者有比较好的疗效。

3. 改善症状治疗·在控制血糖等前述治疗的基础上，大部分患者的神经病变症状改善甚至消失，只有少部分，特别是病史较长、病情较重的患者，需要针对症状治疗。

（1）麻木：由于患者此时神经损伤多较严重，针对神经病变综合治疗后，大部分症状改善到不影响日常生活，没有特别的药物能直接改善症状，有些改善疼痛的药物可能对麻木有一些疗效。

（2）疼痛：在糖尿病患者群中，痛性糖尿病神经病变（painful diabetic neuropathy，PDN）的发生率，根据不同研究标准，从 3％到 20％不等，是临床上慢性疼痛综合征最常见的原因。PDN 通常表现为肢体远端特别是下肢皮肤的烧灼样疼痛、自发性疼痛及痛觉过敏等，通常还伴有其他感觉过敏和自主神经功能障碍，严重者还可伴有焦虑和抑郁等，这些因素是影响生活质量的主要原因。有关 PDN 自然病程的报道很少，有研究认为随着感觉功能损伤日益严重，疼痛的严重程度将日益减轻。了解该病发病机制及制定相应有效的治疗策略，对临床医师仍是富有挑战性的工作。

目前治疗 PDN 的药物有很多，但是这些药物一般都有副作用，并且有应用禁忌证，故应该谨慎使用。

1）抗抑郁药：三环类抗抑郁药（tricyclic drugs，TCA），TCA 的作用机制是抑制神经突触前膜对去甲肾上腺素（NE）和（或）5-羟色胺的再摄取，使突触后受体部位有效神经递质的浓度增加，以及对 N-甲基-D-天冬氨酸（NMDA）受体的拮抗作用，提高疼痛的阈值，从而缓解疼痛。这类药物不仅能缓解疼痛，而且还可以改善患者的抑郁情绪，有效药物剂量因人而异，且不良反应发生率高且较重，因此通常从小剂量开始用药,逐渐加量至有效剂量。

最常用的有阿米替林和丙米嗪,它们的有效剂量为 25～150 mg/d,副作用主要为严重的嗜睡,因此建议晚上睡前一次服用,尤其适用那些晚间疼痛、睡眠差的患者,另外一个严重的副作用是抗胆碱能作用,如口干,其他还有视野模糊、直立性低血压、心律不齐等。

选择性 5-羟色胺再摄取抑制剂(selective serotonin-reuptake inhibitors, SSRI),SSRI 是一种新型抗抑郁药,可选择性抑制突触前膜对 5-羟色胺的再摄取,使神经细胞突触间隙中可供生物利用的 5-羟色胺增多而缓解疼痛,需 1～2 周的起效期,SSRI 对于除 5-羟色胺以外的其他受体几乎没有影响,因而避免了很多不良反应,副作用较 TCA 少得多,而且程度轻,无需特殊处理。

常见的 SSRI 有帕罗西汀、文拉法辛、度洛西汀、西肽普兰等,均能不同程度地缓解 PDN 疼痛。一个有 224 例 PDN 患者参加的为期 6 周的随机、双盲的研究表明,文拉法辛 150～225 mg/d、75 mg/d 及安慰剂三组的疼痛缓解率分别为 56%、39% 及 34%,证明文拉法辛有确切的止痛作用。最近一个与丙米嗪比较的研究结果显示文拉法辛与丙米嗪治疗 PDN 的效果差不多,但较丙米嗪患者更易耐受。对于那些使用其他药物的糖尿病患者,使用 SSRI 应该谨慎,它可增加发生上消化道出血的危险。

2) 抗惊厥药物(anticonvulsants):抗惊厥药物治疗 PDN 已经多年,过去主要用苯妥英钠和卡马西平,通过降低神经细胞膜的钠离子或钙离子通透性,抑制神经细胞多突触传导,从而降低神经元的过度兴奋,恢复膜的稳定性而缓解疼痛,但疗效不理想。

目前广泛应用的是加巴喷丁与普瑞巴林,最初用于治疗复杂部分性癫痫,其结构类似在疼痛的发生及调节中起重要作用的神经递质 γ-氨基丁酸(GABA),作用机制尚未阐明,可能通过抑制电压依赖性的钙离子和钠离子通道来缓解疼痛。加巴喷丁能有效缓解疼痛及减少睡眠障碍的有效剂量为 900～3 600 mg/d,而且副作用少于 TCA,主要是头晕、嗜睡、头痛、腹泻、恶心等。一个比较加巴喷丁与阿米替林的研究认为,两者的疗效无显著性差异,但在体重增加及副作用方面,加巴喷丁明显多于阿米替林。

普瑞巴林为 GABA 类似物,结构和作用与加巴喷丁相似,具有抗癫痫、镇痛和抗焦虑活性。糖尿病周围神经病变的神经痛:初始剂量一次 50 mg,一日 3 次;根据疗效和耐受性可在 1 周内增至一次 100 mg,一日 3 次。

另一种新药拉莫三嗪也是一种治疗 PDN 的有效药物,它是一种谷氨酸受体阻滞剂,可抑制谷氨酸及天门冬氨酸释放及作用于电压敏感性钠通道,稳定神经细胞膜而缓解疼痛。Eisenberg 等在一个随机双盲的药物试验中,认为拉莫三嗪(起始剂量 25 mg/d,逐渐加量至最大维持剂量 400 mg/d)可有效改善 PDN 的症状,并且副作用少,安全性好。

另一类抗癫痫药物丙戊酸钠也用于缓解疼痛,机制可能是通过抑制 GABA 能神经突触对 GABA 的再摄取,增加突触间隙 GABA 的水平,另外抑制钠、钙通道,降低神经细胞兴奋性而缓解疼痛。最近有一个关于丙戊酸钠治疗 PDN 为期 3 个月的随机、双盲、安慰剂对照的研究,结果显示丙戊酸钠能

安全、有效缓解 PDN 的疼痛症状。

3) 抗心律不齐药物(antiarrhythmics):如利多卡因及慢心律,通过阻滞钠通道,稳定细胞膜,达到镇痛效果。利多卡因用于治疗 PDN 最早出现在 20 世纪 80 年代,一个随机、双盲、安慰剂对照的研究表明利多卡因治疗疼痛显著有效。利多卡因对于治疗严重 PDN 疗效不佳,而且没有口服药,使用时还需心电监护,故不主张长期使用。慢心律为口服药,治疗 PDN 的最大剂量为 450 mg/d,小于通常治疗心律不齐的剂量,各个研究对于其治疗 PDN 的疗效说法不一,在应用时也应经常监测心电图变化,且不主张长期使用。

4) 麻醉性镇痛药物:这类药主要作用于中枢痛觉传导通路的阿片受体而提高痛阈,对伤害刺激不再感到疼痛,常见的有曲马多、可待因、羟考酮、美沙酮等,最常见的副作用是镇静、便秘、恶心和呕吐及药物成瘾性。

5) 非甾体抗炎药(NSAIDs):通过无选择性地抑制前列腺素的合成而起到镇痛效果,早在 20 世纪 80 年代曾有研究报道 NSAIDs 对治疗 PDN 有效,在这之后很少见到相关报道。

6) 其他药物治疗:N-甲基-D-天冬氨酸受体拮抗剂,如右美沙芬,是 NMDA 受体的拮抗剂,使 NMDA 与 NMDA 受体的亲和力下降,提高疼痛的阈值,从而缓解疼痛;神经激肽受体拮抗剂,如拉奈匹坦,目前只证明在动物模型中治疗 PDN 有效,是否对人有效,还需进一步研究;另外,还有神经生长因子、末梢血管扩张剂、维生素衍生物、血清或免疫炎症提取物如神经妥乐平及川芎嗪等,对 PDN 也有一定的止痛作用。

7) 局部止痛治疗:主要用于疼痛部位相对比较局限的情况。如硝酸异山梨酯作为 NO 的供体,采用喷雾剂型局部应用,能促进血管内皮舒张,改善微循环,从而有效缓解糖尿病神经病变的疼痛、烧灼感,或者山硝酸甘油酯贴膜剂,贴于局部疼痛部位,使患者的疼痛及烧灼感均得到减轻;另外,还有辣椒素,可减少疼痛物质的释放,用法是 0.075% 辣椒素局部涂 3～4 次/日,一个疗程为 8 周,其副作用主要是涂抹部位出现烧灼感、麻刺感、红肿和叮刺感,辣椒素治疗慢性神经痛的效果比较弱,但对于那些对其他治疗无效或者不能耐受其他治疗的患者会是一个有效的辅助治疗;一种局部敷料贴片(Op-site)可以缓解开放伤口的疼痛,也可以缓解 PDN 的疼痛,改善视觉疼痛量表评分及生活质量评分;另外,有报道说一种局部应用的 5% 利多卡因贴片也可以缓解疼痛症状。

8) 理疗针灸等刺激治疗:需要有经验的临床治疗师进行治疗,对某些 PDN 有效,目前没有标准化诊疗流程,难以推广。如电针刺激能够减轻疼痛与改善睡眠;长期脊髓刺激治疗也仅 55% 的 PDN 患者有效,这些治疗需要有经验的治疗师,最终也是部分患者能够坚持。实施时需要注意安全,避免造成进一步损伤如组织损伤和感染。

(3) 自主神经症状的对症处理

1) 直立性低血压:所有患者应鼓励其缓慢改变体位。睡眠时高枕卧位通过促进钠潴留并减少夜尿可缓解症状。老年人应避免站立时间过长。少吃多餐,不宜饱餐和饥饿。有规律的有节制的适度运动可促进血管张力以减少静脉淤血。

对于轻微直立性低血压,口服肾上腺素能药物麻黄素

25～50 mg，每 3～4 h 1 次，即可维持足够血压。另一种治疗是扩充血浆容量，开始时增加钠的摄入，随后给予钠潴留的激素。在没有心力衰竭的情况下，可给予含盐丰富的食物或服用氯化钠片剂，使钠的摄入比平时饮食增加 5～8 g。氟氢可的松口服(0.1～0.5 mg/d)可改善周围血管收缩对交感刺激的反应，但仅在钠的摄入足够的情况下，由于钠潴留使体重增加 1.3～2.2 kg 和扩充了血管内液体容量才能有效。这种治疗易诱发心力衰竭，特别是在部分老年患者或有心功能减退的患者，仅仅出现水肿但没有心力衰竭则不是继续这种治疗的禁忌证。

口服吲哚美辛 25～50 mg，每日 3 次有益，对增加周围血管阻力也是有益的。但是，这些药物都可引起胃肠道症状和不应有的血管加压反应（被描述发生在用吲哚美辛和拟交感神经药物的患者）。甲氧氯普胺可抑制尿钠排泄和多巴胺过量时的血管舒张作用（极少引起直立性低血压），但可加剧帕金森病。

2) 胃动力瘫痪：首先饮食要注意低纤维、低脂肪、多餐少食、控制血糖，必要时全胃肠外营养，要改变生活方式，运动是必要的，但避免过劳及强烈运动。

药物治疗：包括胃肠动力药及镇吐药。

胃肠动力药：包括红霉素（250 mg，每日 3 次）、西沙比利、甲氧氯普胺等，临时或短期使用。

镇吐药：① 异丙嗪(promthazine，非那根)，为吩噻嗪类抗组胺药，有明显的安定作用，有催眠、镇痛和镇吐作用。镇吐时开始一次 25 mg，必要时可每 4～6 h 服 12.5～25 mg。副作用有困倦、嗜睡、口干，偶有胃肠道刺激、皮炎。② 丙氯拉嗪(prochlorperazine)，为吩噻嗪类抗精神病药。有镇吐和镇静作用。用于严重的恶心、呕吐时，口服每次 5～10 mg，一日 3～4 次。肌内注射每次 5～10 mg，必要时每隔 3～4 h 重复一次，日剂量不超过 40 mg。副作用可见嗜睡、头晕、月经失调、视物模糊等。③ 昂丹斯琼(ohdansetron)和格拉司琼(granisetron)，均为高度选择性 5 - HT3 受体拮抗剂，通过对上段小肠腹部向心性神经纤维和孤束核或呕吐化学感受区的 5 - HT3 受体的阻断作用，抑制恶心、呕吐。格拉司琼的止吐作用较昂丹斯琼强 5～11 倍。

内镜和手术：部分虽经饮食、药物治疗仍持续有慢性恶心、呕吐的患者，可能从胃造口术(gastrostoluy)或内镜治疗中获益。

3) 腹泻：四环素（250～500 mg，每日 1～2 次），对轻症的患者有一定的疗效，如无效可以试用复方地芬诺酯或洛派丁胺（易蒙停）。

4) 神经源性膀胱：在控制血糖和改善全身情况基础上，应用肌肉收缩药物，如果膀胱残余尿超过 100 ml，可给胆碱能制剂，如氨甲酰甲基胆碱 10～20 mg，每日 3～4 次；也可口服或肌内注射抗胆碱酯酶药（吡啶斯地明）、α 受体激动剂。这类药虽能兴奋平滑肌，但不良反应较多，应当慎用。有心绞痛、支气管哮喘及尿路梗阻者忌用。训练逼尿肌功能，养成按时饮水及排尿的习惯，无论有无尿意，每隔 3～4 h 排尿 1 次。合并尿路感染者，应行尿培养及药敏试验，积极抗感染。

5) 勃起功能障碍：糖尿病早期、轻症患者，经过控制血糖或胰岛素治疗后可恢复，糖尿病病史长、长期血糖控制较差患者，多经过磷酸二酯酶 V 型抑制剂（如西地那非、他达拉非和伐地那非）治疗获得满意的性生活，注意剂量与头晕、头痛、潮红、鼻塞、胃肠症状、视力障碍等副作用；不能与 NO 制剂如硝酸甘油类合用。患有心脏病者应慎用。

严重勃起功能障碍，药物治疗效果不佳，身体条件许可，可行阴茎假体植入等手术方法治疗，也可获得良好的疗效。

参考文献

[1] Pop-Busui R, Boulton A, Feldman E, et al. Diabetic neuropathy: a position statement by the American Diabetes Association[J]. Diabetes Care, 2017, 40(1): 136 - 154.

[2] Barrett E, Liu Z, Khamaisi M, et al. Diabetic microvascular disease: An endocrine society scientific statement[J]. J Clin Endocrinol Metab, 2017, 102(12): 4343 - 4410.

[3] Zochodne DW. Diabetic polyneuropathy: an update[J]. Curr Opin Neurol, 2008, 21(5): 527 - 533.

[4] Brownlee M. Biochemistry and molecular cell biology of diabetic complications[J]. Nature, 2001, 14: 813 - 820.

[5] Vinik A. Diabetic sensory and motor neuropathy[J]. N Engl J Med, 2016, 374(15): 1455 - 1464.

[6] Sumner CJ, Sheth S, Griffin JW, et al. The spectrum of neuropathy in diabetes and impaired glucose tolerance[J]. Neurology, 2003, 60(1): 108 - 111.

[7] Lozeron P, Nahum L, Lacroix C, et al. Symptomatic diabetic and non-diabetic neuropathies in a series of 100 diabetic patients[J]. J Neurol, 2002, 249(5): 569 - 575.

[8] Brownlee M. The pathobiology of diabetic complications, a unifying mechanism[J]. Diabetes, 2005, 54: 1615 - 1625.

[9] Figueroa-Romero C, Sadidi M, Feldman EL. Mechanisms of disease: The oxidative stress theory of diabetic neuropathy[J]. Rev Endocr Metab Disord, 2008, 9(4): 301 - 314.

[10] Galer BS, Gianas A, Jensen MP. Painful diabetic polyneuropathy: epidemiology, pain description, and quality of life[J]. Diabetes Res Clin Pract, 2000, 47(2): 123 - 128.

[11] Shin K, Lee S, Lee E, et al. Electroacupuncture for painful diabetic peripheral neuropathy: a multicenter, randomized, assessor-blinded, controlled trial[J]. Diabetes Care, 2018, 41(1): e141 - e142.

[12] Beek M, Geurts J, Slangen R. Severity of neuropathy is associated with long-term spinal cord stimulation outcome in painful diabetic peripheral neuropathy: five-year follow-up of a prospective two-center clinical trial [J]. Diabetes Care, 2018, 41(1): 32 - 38.

[13] Vinik A, Shapiro D, Rauschkolb C, et al. A randomized withdrawal, placebo-controlled study evaluating the efficacy and tolerability of tapentadol extended release in patients with chronic painful diabetic peripheral neuropathy[J]. Diabetes Care, 2014, 37(8): 2302 - 2309.

[14] Malik RA. Pathology of human diabetic neuropathy[J]. Handb Clin Neurol, 2014, 126(2): 249 - 259.

[15] Streckmann F, Zopf EM, Lehmann HC, et al. Exercise intervention studies in patients with peripheral neuropathy: a systematic review[J]. Sports Med, 2014, 44(9): 1289 - 1304.

[16] Liu F1, Bao Y, Hu R, et al. Screening and prevalence of peripheral neuropathy in type 2 diabetic outpatients: a randomized multicentre survey in 12 city hospitals of China[J]. Diabetes Metab Res Rev, 2010, 26(6): 481 - 489.

[17] Vinik AI, Maser RE, Mitchell BD, et al. Diabetic autonomic neuropathy [J]. Diabetes Care, 2003, 26(5): 1553 - 1579.

[18] Vinik AI, Casellini C, Névoret ML. Alternative quantitative tools in the assessment of diabetic peripheral and autonomic neuropathy[J]. Int Rev Neurobiol, 2016, 127(2): 235 - 285.

[19] Lee-Kubli CA, Calcutt NA. Painful neuropathy: mechanisms[J]. Handb Clin Neurol, 2014, 126(4): 533 - 557.

[20] Tesfaye S, Boulton AJ, Dickenson AH. Mechanisms and management of diabetic painful distal symmetrical polyneuropathy[J]. Diabetes Care, 2013, 36(9): 2456 - 2465.

[21] Ziegler D. Treatment of diabetic neuropathy and neuropathic pain: how far have we come? [J]. Diabetes Care, 2008, 31: S255 - S261.

[22] Schemmel KE, Padiyara RS, D'Souza JJ. Aldose reductase inhibitors in

the treatment of diabetic peripheral neuropathy: a review[J]. J Diabetes Complications, 2009, 24(5): 354 - 360.

[23] Ziegler D, Ametov A, Barinov A, et al. Oral treatment with alpha-lipoic acid improves symptomatic diabetic polyneuropathy: the SYDNEY 2 trial [J]. Diabetes Care, 2006, 29(11): 2365 - 2370.

[24] Tesfaye S. Advances in the management of diabetic peripheral neuropathy [J]. Curr Opin Support Palliat Care, 2009, 3(2): 136 - 143.

[25] Chou R, Carson S, Chan BK. Gabapentin versus tricyclic antidepressants for diabetic neuropathy and post-herpetic neuralgia: discrepancies between direct and indirect meta-analyses of randomized controlled trials[J]. J Gen Intern Med, 2009, 24(2): 178 - 188.

[26] 孙晶,邵加庆.血糖波动与糖尿病神经病变的关系[J].国际内分泌代谢杂志,2018,10(3): 204 - 208.

[27] 张圆,袁慧娟,赵志刚.糖尿病神经病变研究进展[J].中华糖尿病杂志,2018,10(4): 295 - 299.

[28] 刘文曲,汪志红,李启富,等.神经症状/神经缺陷评分与神经传导速度诊断糖尿病周围神经病变的相关性[J].中华糖尿病杂志,2014,6(4):

224 - 228.

[29] 张倩,梁晓春.氧化应激与糖尿病周围神经病变的研究进展[J].中华内分泌代谢杂志,2015,31(11): 1000 - 1003.

[30] 蔡琰.糖尿病神经系统并发症[M]//许曼音.糖尿病学.2版.上海:上海科学技术出版社,2015: 432 - 445.

[31] 汤正义,李向利,汤炜,等.2型糖尿病神经病变的发病情况与有关因素相关性分析[J].中华内科杂志,2003,42(12): 868 - 869.

[32] 汤正义.糖尿病周围神经病变发生发展的基础理论和相应研究[J].中国现代神经疾病杂志,2006,6(6): 437 - 440.

[33] 汤正义,张炜,张连珍,等.糖尿病神经病变病人末梢感觉定量检查方法的探讨与临床应用[J].中国糖尿病杂志,2003,11(6): 391 - 394.

[34] 凌丹芸,汤正义,汤炜,等.导致2型糖尿病心血管自主神经病变的主要危险因素及其对病情评估的价值[J].中华内科杂志,2006,45(10): 815 - 819.

[35] 汤正义,陈宇红,张连珍,等.依帕司他和甲钴胺治疗糖尿病性神经病变疗效的比较[J].世界临床药物,2003,24(9): 539 - 543.

[36] 侯瑞芳,汤正义,王卫庆,等.痛性糖尿病神经病变的药物止痛治疗[J].世界临床药物,2006,27(3): 154 - 157.

第三十五章·糖尿病其他并发症

第一节·糖尿病消化道并发症

万荣 蒋巍亮

糖尿病是一种常见的内分泌疾病,以糖代谢障碍为主,随着病程进展,易发生各种并发症。并发症分为慢性和急性两类,而以慢性尤为重要,是严重影响患者生活质量及致残甚至致死的主要原因,可累及全身器官和组织。糖尿病消化系统并发症是糖尿病常见的并发症,食管、胃肠、肝、胆等均可不同程度地被累及并导致功能紊乱和(或)病变,临床表现不一,主要包括糖尿病性胃肠病、糖尿病性胆石和胆道感染、糖尿病性肝脏病变等。

一、糖尿病胃肠病变

(一) 概述

糖尿病胃肠病变的发生率占糖尿病患者的 1/2 左右,有报道其中胃部病变占 10% 左右,腹泻和便秘各约占 20%,因部分患者无临床表现,故临床就诊发病率比实际发病率低。

(二) 发病机制

1. 自主神经病变·内脏自主神经包括迷走神经和交感神经两种,糖尿病患者自主神经病变的发生率为 20%~40%,主要是迷走神经和交感神经节发生退行性改变,进而引起胃肠蠕动功能和分泌功能下降,导致胃轻瘫、胃潴留、便秘等;同时,因为内脏神经节的病变,导致迷走神经与交感神经电偶联异常,电偶联增强时使肠蠕动增加,产生腹泻;电偶联减弱时,则表现为便秘。

目前有多种关于自主神经病变学说。① 多元醇通路学说:糖尿病时,神经、视网膜、晶状体和肾脏等组织内的葡萄糖可不依赖葡萄糖进入细胞内,在醛糖还原酶作用下,产生一系列酶联反应,使神经细胞内山梨醇通路代谢上升,果糖生成增加,易致神经细胞水肿。② 山梨醇-肌醇失常学说:糖尿病患者常有肌醇水平降低,代谢产物磷酸肌醇生成减少,致使神经元细胞膜上 Na^+ - K^+ - ATP 酶活性下降,Na^+ 在细胞内增加,导致神经节去极化减弱,神经传导速度下降或失去。③ 氧自由基学说:糖尿病患者糖代谢过程中可产生大量的超氧化物和过氧化氢,这些高度活性物质在神经组织中的增加使神经细胞膜磷脂内不饱和脂肪酸发生过氧化反应,导致一系列生化反应和结构改变,引起胃肠神经功能异常。④ 终末糖基化产物(AGE):糖尿病时,AGE 生成增加,AGE 的蓄积一方面直接影响蛋白质结构和功能;另一方面通过结合 AGE 受体(RAGE)间接发挥功能,引起神经元细胞功能障碍。

2. 胃肠内分泌失调·胃肠激素按其作用可分为兴奋型胃肠激素如胃动素、胃泌素、胆囊收缩素、P 物质;抑制性激素如血管活性肠肽、生长抑素、胰高血糖素等。长期高血糖可致胃肠激素紊乱。胃轻瘫患者血浆胃动素水平代偿性升高,而且胰高血糖素水平升高。当抑制性胃肠激素作用强于兴奋型胃肠激素时,胃肠收缩受影响,引起胃肠动力低下,排空时间延长,易导致便秘。当促进胃肠运动的激素作用强于抑制胃肠运动的激素时,易发生腹泻。

3. 微血管病变·糖尿病患者微血管病变主要表现为血管基底膜糖蛋白沉积引起血管壁增厚,伴有内皮细胞增生,使血管管腔狭窄,形态扭曲,加上高血糖引起的血黏滞度升高和血小板、红细胞聚集增加,容易引起血流减慢,甚而导致血栓形成或血管闭塞,胃肠黏膜水肿、糜烂和溃疡。

胃肠微血管病变和血流变异常发生与蛋白激酶 C(PKC)活性增加有关。PKC 活化是糖尿病血管并发症的重要生化机制:① 细胞内 PKC 通路参与血管功能调节,包括血管舒缩、通透性、基底膜再生、内皮细胞生长、血管再生、血流动力学和血凝机制等。② 参与 NO 生成调节,抑制一氧化氮合酶,一氧化氮的舒血管功能受损。③ 通过调节 vW 因子的分泌,增加 PAI - 1 含量和活性,增强血小板功能,使糖尿病患者产生血液高凝和高黏滞度。

AGE 在血管中长期蓄积，通过结合 RAGE 发挥作用，被激活的受体通过 NF-κB 使促炎症细胞因子表达增加，同时 RAGE 也可作为内皮细胞黏附受体而使白细胞聚集，直接产生炎症反应，增加内皮细胞的通透性，引起血管壁病变。

4. Cajal 间质细胞病变·Cajal 间质细胞（ICC）分布于消化道肠神经末梢和平滑肌之间，能启动节律性电活动，是胃肠活动的起搏细胞。糖尿病时 Cajal 间质细胞与其他细胞间缝隙连接松散、减少，结构破坏，线粒体肿胀，空泡样变，胞质溶解。在胃的平滑肌细胞上含有丰富的胰岛素和胰岛素样生长因子 1（IGF-1）的受体，胰岛素刺激 IGF-1 受体释放的干细胞因子是 ICC 生长和维持所必需的。Cajal 间质细胞数目减少，甚至缺失，造成胃轻瘫的发生和进展。

5. 幽门螺杆菌感染·糖尿病胃轻瘫患者幽门螺杆菌（Hp）感染率，远高于糖尿病无胃轻瘫患者的幽门螺杆菌感染率，后者感染率与普通正常人群接近。胃轻瘫患者根除 Hp 后，症状可明显改善。提示幽门螺杆菌感染与糖尿病胃轻瘫相关。

6. 胰腺外分泌功能障碍·胰腺内分泌激素有促进胰腺腺泡生长的作用，特别是胰岛素。当胰岛素分泌不足时，糖尿病患者常有不同程度的外分泌功能障碍，表现为脂肪吸收不良性腹泻。

7. 菌群失调·糖尿病患者常伴有免疫力下降和慢性炎性反应，如 T 细胞亚群比例失调、IL-6 等细胞因子水平升高等，从而导致肠道菌群的改变，小肠细菌过度生长，影响脂肪吸收。

8. 酮症酸中毒·酮症酸中毒时，患者常伴有中毒产物增加、低氧血症、水电解质平衡紊乱等，使胃黏膜微循环发生障碍，产生缺血缺氧，引起胃黏膜广泛充血、水肿、糜烂、出血，甚至产生溃疡。

（三）临床表现

1. 食管·大多数患者无食管症状，为亚临床表现。有症状者，与食管、胃动力异常和排空延缓有关，通常表现为：反酸、烧心、嗳气、胸痛、上腹部不适等食管症状和（或）慢性咳嗽、喘息或哮喘等食管外症状。

2. 胃

（1）糖尿病性胃轻瘫：胃轻瘫是一种具有胃排空延迟而没有机械性梗阻特征的慢性症状性紊乱，是糖尿病常见的消化道并发症，见于各型糖尿病患者。门诊就诊的 1 型或 2 型糖尿病患者中 30%～50% 合并胃轻瘫。糖尿病胃轻瘫患者临床表现差异很大，早期大多数患者无明显临床症状。随着疾病的发展，患者会出现不同程度的消化道症状，主要表现为上腹饱胀不适、早饱、嗳气、恶心和呕吐等，严重患者会出现上腹痛、食欲下降、体重减轻或营养不良的表现。伴有食管下括约肌压力减低的患者会出现胃食管反流症状，如反酸、反食、烧心等。此外，糖尿病胃轻瘫患者可伴其他自主神经病变征象，如直立性眩晕、泌汗异常、神经源性膀胱及阳痿等，也可合并糖尿病肾病、糖尿病足、心脑血管疾病等糖尿病并发症。

（2）应激性溃疡：一般在糖尿病酮症酸中毒易出现，在应激状态（如感染、创伤、手术等）下，患者因胃黏膜缺血、血流量下降、胃黏膜黏液分泌下降、上皮更新速度减慢、前列腺素生成减少、胃酸作用等，可导致上腹痛、呕吐咖啡色液体、黑便并伴有头晕、乏力、出汗、口干等表现，严重者可发生失血性休克。

（3）消化性溃疡：在糖尿病患者中，可发生消化性溃疡，但其一般缺乏典型的临床症状，多表现为腹胀、纳差、腹痛、反酸、嗳气。消化性溃疡主要以胃溃疡多见，十二指肠溃疡发生率低，考虑原因其一为糖尿病并发微血管病变，血管基底膜增厚，内皮细胞增生，小血管狭窄，造成胃黏膜血流量减少甚至缺血性坏死，防御功能减退；其二为糖尿病患者胃酸分泌减少。

3. 肠道

（1）糖尿病性腹泻：常呈顽固性、间歇性腹泻，大便为棕黄色水样便，量较多，每日次数少者为 3～5 次，多者可达 20～30 次，偶可伴里急后重或脂肪泻，以夜间及清晨多见。神经损害可导致肠蠕动失常，肠蠕动失常又可造成肠内细菌过度生长而致消化吸收功能不良，以及胰外分泌功能不足均可能参与发病机制。

（2）糖尿病性便秘：是糖尿病患者中常见的消化道症状之一，约 25% 的糖尿病患者有便秘史，以排便间隔时间延长，或不延长而排便困难为临床特点。主要原因是长期高血糖使胃肠自主神经功能受损，导致胃动力减退、胃排空延迟。

（四）诊断和鉴别诊断

1. 诊断原则·有明确的糖尿病病史，需除外胃肠道自身的器质性病变、其他系统疾病和药物反应、精神因素等影响。

2. 胃食管反流病·通过内镜检查、食管 24 小时 pH 监测、食管测压、质子泵抑制剂试验性治疗可诊断，需除外食管本身及其周围占位性病变或者器质性病变，如食管炎、食管癌、纵隔肿瘤等。

3. 胃轻瘫·糖尿病胃轻瘫的诊断依据包括：① 有糖尿病病史；② 主要症状，上腹饱胀不适、上腹痛、早饱、嗳气、恶心、呕吐及食欲下降，可反复发作；③ 胃排空试验阳性，常用的胃排空检查方法有电子胃镜、胃肠造影、放射性同位素法、实时超声显像法、药物吸收功能测定法和磁示踪法等；④ 排除其他引起胃排空障碍的疾病，如食管胃及十二指肠疾病、机械性肠梗阻及其他可引起胃轻瘫的全身性疾病。

4. 应激性溃疡和消化性溃疡·均需通过胃镜检查确诊。应激性溃疡镜下表现为胃窦或胃角及胃体充血、水肿、糜烂、出血；消化性溃疡应注意与胃癌、胃淋巴瘤等鉴别。

5. 糖尿病性腹泻·患者有明显的腹泻症状，糖尿病病史较长，口服降糖药物可以缓解腹泻症状。因糖尿病性腹泻无特异性，故诊断需除外其他原因可能引起腹泻的疾病。

6. 糖尿病性便秘·为排除性诊断，钡剂灌肠、肠镜检查除外结肠器质性病变如克罗恩病、结肠炎、结肠癌等后，方可确诊。

（五）治疗

1. 治疗原则·由于糖尿病胃肠病变的发生与血糖控制不良、微循环病变、自主神经变性等密切相关，故治疗上需考虑：积极控制血糖，改善微循环，控制和改善内脏神经病变。

2. 食管运动障碍·① 积极控制血糖。② 饮食治疗：采用低脂低糖高纤维素饮食，控制体重。③ 药物治疗：上腹烧灼感者，可加用抗酸剂（H₂ 受体拮抗或质子泵抑制剂）；上腹饱胀感者,可加用胃动力药(如多潘立酮、莫沙比利等)。④ 抗反流手术治疗。

3. 胃轻瘫·目前尚缺乏特效治疗药物和方法,临床以综合治疗为主。① 营养支持治疗:饮食以低脂、低纤维、少渣、流质为主,少吃多餐,避免摄入易形成胃石的食物,如柿子、橘子、可可、坚果等。伴营养不良者可给予静脉营养,保证充足的热量。应注意进食量少和呕吐可引起低钾血症,加重症状,所以要适量补钾。② 积极治疗糖尿病及其急慢性并发症,去除导致胃轻瘫的各种诱因。③ 改善微循环和神经功能。④ 药物治疗主要根据症状选择促进胃动力的药物和止吐药。⑤ 其他治疗:胃电起搏治疗、内镜治疗、手术治疗和心理治疗等。

4. 应激性溃疡·积极去除诱因,纠正酮症和降低血糖,加用抗酸类针剂药物(H_2受体拮抗剂或质子泵抑制剂),病情严重者,应禁食、胃肠减压、补液、止血、输血等抗休克治疗。保守治疗效果不佳者建议行胃镜下治疗。

5. 消化性溃疡·在积极控制血糖的基础上,以抑酸、保护胃黏膜为主,幽门螺杆菌阳性者,需根除治疗:一般采用质子泵抑制剂加甲硝唑、阿莫西林和克拉霉素等3种抗生素中的任意两种组成三联方案的2周疗法,青霉素过敏者,采用除外阿莫西林的三联方案,根治失败者,可加用铋制剂等组成四联用药方案。

6. 糖尿病性腹泻·积极控制和治疗糖尿病,使用营养神经的药物改善自主神经功能,胃肠动力药物促进消化,并发感染者需加用抗菌药物。其他药物治疗包括:思密达、生长抑素、微生态制剂等。

7. 糖尿病性便秘·控制好血糖,加强体能锻炼,合理饮食,应用B族维生素对糖尿病神经病变行辅助治疗。胃肠促动力药如莫沙必利片可增加肠蠕动,从而增加患者排便频率。乳果糖、开塞露、甘油灌肠剂等可起到润肠通便的作用。补充微生态制剂,调节肠道菌群,促进肠道平滑肌收缩,有利排便。

(六) 预防

糖尿病胃肠病变患者应积极进行二级和三级预防,在积极控制血糖的情况下,尽量避免诱发因素,如感染、外伤等,同时患者应在医师的指导下合理饮食、用药控制体重等,以有效控制疾病进展。

二、糖尿病胆石与胆道感染

(一) 概述

大量报道显示糖尿病胆石症发病率高于一般人群。胆石症的发生还与性别、年龄、肥胖和种族等有关,但也有报道称糖尿病与胆石症无明显关联。Jean等发现使用GLP-1类似物会增加胆管和胆囊疾病的风险。

(二) 发病机制

1. 胆汁中各种成分含量和比例失调

(1) 胆汁酸的含量变化:糖尿病患者胆汁内胆汁酸含量低,活性差,溶解胆固醇能力下降,易析出胆固醇和胆盐结晶。

(2) 胆汁中磷脂与胆固醇比例失调:糖尿病患者胆汁中卵磷脂含量下降,在胆汁酸含量不足时,其溶解胆固醇能力差,水胆固醇含量增加,成为胆结石形成的有利条件。

(3) 色素和胆汁成核因子:糖尿病胆色素的游离型增加,其亲水性差,易与钙沉积,成为结石形成的核心。另外,胆汁内成核因子使增加的胆固醇和胆色素进一步黏聚成核,最终形成结石。

2. 自主神经病变和激素分泌异常·由于糖尿病引起内脏神经病变,损伤迷走神经和交感神经,并引起CCK分泌神经变性,容易造成胆囊收缩不良。

3. 血脂异常·糖尿病患者体内糖脂代谢异常会导致高脂血症,血清中的甘油三酯和胆固醇显著升高,高密度脂蛋白下降,造成胆汁中胆固醇的过饱和状态,影响胆汁酸、胆固醇和磷脂的比例,使胆固醇更易析出形成结石。

4. 胆汁引流障碍和细菌异常增生·糖尿病患者常出现Oddis括约肌功能失调,胆汁排泄异常,细菌异常繁殖,容易导致胆囊结石形成和并发感染。

5. 胰岛素抵抗·其可能的机制包括:① 高浓度的胰岛素使得磷酸甘油酰基转移酶、乙酰辅酶A羧化酶活性增强,胆固醇合成增加,胆汁胆固醇的饱和度上升,胆石形成加速。② 胰岛素能够降低脂酶活性,使脂肪合成增加、分解减少,使得三酰甘油合成增加并激活低密度脂蛋白受体,导致低密度脂蛋白胆固醇由血液循环进入肝脏的量与肝脏排泌胆固醇进入胆汁的量增加。

(三) 临床表现

结石分为有症状和无症状两种。有症状者常表现为右上腹不适,并发急性胆囊炎时,则出现右上腹疼痛,向右肩背部放射,并伴有恶心、呕吐等,一般无黄疸。当炎症波及胆总管或结石引起胆总管梗阻时,则出现寒战、高热和黄疸,甚至发展为胆囊坏疽、穿孔或梗阻化脓性胆管炎,引起急性腹膜炎,发生感染性休克。

(四) 诊断与鉴别诊断

根据糖尿病病史,典型胆石症临床表现和B超、CT等影像学检查,一般不难做出诊断。但当出现急腹症时,应注意排除以下几种可能。① 急性心肌梗死:根据患者心血管病史,伴有心力衰竭和呼吸困难表现,心电图和心肌酶谱发生改变可排除。② 胃、十二指肠穿孔:有胃、十二指肠溃疡病史,起病迅速出现急腹症,腹部站立位X线平片可见膈下游离气体。③ 急性胰腺炎:血、尿淀粉酶升高,腹部CT有胰腺炎表现。④ 急性阑尾炎:患者右下腹压痛和反跳痛,B超可发现右下腹病变,有时异位阑尾需手术后才能确诊。

(五) 治疗

1. 积极控制血糖,防止并发症·若糖尿病患者血糖控制不佳,抗感染效果也差,并且容易出现酮症酸中毒等并发症,预后不良。

2. 抗感染·选用针对革兰阴性菌和厌氧菌类药物(如青霉素类、头孢菌素类、硝基咪唑类等),急性期应静脉给药,待病情稳定后改口服,体征消失后停药。

3. 解痉利胆·可选用胆道平滑肌解痉类药物(异可利定、阿托品等)和利胆类药(熊去氧胆酸片等)。

4. 抗休克治疗·病情严重合并感染性休克者,在积极抗炎和纠正水、电解质及酸碱平衡紊乱同时,应注意补充血容量,加用血管活性药。

5. 手术治疗·胆囊结石并发急性胆囊炎内科保守治疗无效或出现并发症者,宜早期外科会诊,根据患者具体病情,选择不同的手术方式（腹腔镜、内镜下乳头括约肌切开减压或取石术、直视下胆囊切除或胆总管切开取石术等）；对无手术指征者，应积极抗感染，控制血糖，防止并发症，有条件者择期手术。

近10年研究表明，无症状胆囊结石患者无需手术治疗，一般保守处理有效且安全。

（六）预防

低脂高纤维饮食，控制血糖和血脂，进行适当体育锻炼，控制体重。对有症状胆石症患者，内科治疗欠佳，为防止胆道并发症的发生，可考虑行预防性胆囊切除。

三、糖尿病的肝脏病变

（一）概述

糖尿病患者肝损害的发生率在28%～39%。国内统计数字表明糖尿病合并脂肪肝患者占28%～70%不等，其中2型糖尿病合并脂肪肝发病率比1型高。糖尿病肝硬化发病情况与患者乙醇（酒精）摄入量、是否肝炎病毒感染等因素有关。

（二）发病机制

1. 糖代谢异常·糖尿病患者血糖含量过高，利用障碍，大量血糖在肝内被转变为肝糖原和脂肪蓄积，导致肝大、脂肪肝等。

2. 脂质代谢紊乱·糖尿病胰岛素相对不足时，脂蛋白脂酶活性下降，致使脂蛋白代谢异常，胆固醇肝内转化下降并蓄积；另外，高胰岛素血症也可增加磷酸甘油酰基转移酶活性，促进肝内脂质合成和肝细胞内胆固醇聚集，诱发脂肪肝。糖尿病高血糖症也加速脂肪动员，造成肝内脂肪堆积，形成脂肪肝。

3. 药物损害·常用磺脲类药物，合并使用抗高血压药或抗生素，可造成不同程度的肝细胞损害。

4. 病毒感染·一方面糖尿病患者对病毒有易感性；另一方面患者长期自我监测血糖和注射胰岛素，也增加了感染的机会，糖尿病患者病毒性肝炎的发生率是普通人群的2～4倍。

5. 肥胖·2型糖尿病患者中，肥胖、过多摄入脂肪和碳水化合物是导致肝细胞内脂肪酸过多蓄积的主要原因。

6. 胰岛素抵抗·胰岛素抵抗抑制脂肪细胞激素敏感性酯酶，使长链脂肪酸输出增加，肝细胞内长链脂肪酸氧化产生活性氧损伤肝细胞。

（三）临床表现

1. 肝糖原沉积·患者多无明显临床症状，偶有乏力、食欲不振等，查体可扪及肝大。

2. 非酒精性脂肪性肝病·患者多数无明显症状，少数表现为疲劳、乏力、右上腹轻度不适、肝区隐痛或上腹胀痛等非特异症状。查体可及肝大，一般无触痛，少数有轻压痛或叩击痛。

3. 药物性肝损害和病毒性肝炎·均可出现肝炎的典型症状：厌油、乏力、恶心和呕吐，查体有黄疸等肝功能减退表现和肝脾大。

4. 肝硬化·代偿期症状多不典型，仅为肝功能减退表现；失代偿期时有门静脉高压症表现（食管静脉曲张、腹水、脾大等），晚期出现各种并发症（上消化道出血、肝昏迷、肝癌等）。

5. 肝癌·糖尿病患者肝癌发病率较高，为正常人群的2～3倍。

（四）诊断和治疗

1. 肝糖原沉积·根据临床表现，依靠肝活检组织学表现（肝细胞肥大，胞质中见大量糖原颗粒，胞核也因充满糖原而成空泡状）即可确诊。治疗关键是减少胰岛素用量，平稳控制血糖。

2. 非酒精性脂肪性肝病·结合临床表现、实验室检查、影像学检查，排除病毒性肝炎、药物性肝病、酒精性肝病等可导致脂肪性肝病的特定疾病，确诊依靠肝活检。治疗需控制血糖，建议低糖低脂平衡膳食，适当运动，限制热量的摄入，逐步减轻体重，补充多种维生素和微量元素，胰岛素增敏剂噻唑烷二酮类（TZD）可改善胰岛素抵抗，可用来治疗活检证实的脂肪性肝炎。GLP-1类似物利鲁肽，不仅具备多重降糖机制，而且能够减肥和改善胰岛素抵抗，适合用于肥胖的2型糖尿病患者的治疗。有肝损害者可采用保肝和抗氧化药物治疗。

3. 病毒性肝炎和药物性肝损害·根据病史、症状、肝功能改变，结合病毒标志物检查和肝脏影像学改变，一般不难做出诊断。治疗以抗炎、护肝为主，慢性病毒性肝炎者尚需抗病毒治疗。药物性肝损害除了加强护肝治疗外，严重者需停药或改用其他无肝损害类药物。

4. 肝硬化·要注意早期肝硬化与慢性肝炎和脂肪肝鉴别，失代偿期根据肝功能损害和门静脉高压表现，结合肝脏影像学或肝活检即可做出诊断，需注意与肝硬化合并糖尿病、血色病等鉴别。治疗以护肝、支持、对症、预防并发症等为主。

（五）预防

改变不良生活方式，注意低脂高纤维饮食，科学使用胰岛素，平稳控制血糖。对已发现脂肪肝患者，应控制体重，增加适当运动，降血脂，加强护肝。长期使用胰岛素患者应注意防止肝炎病毒感染。

参考文献

[1] 胡品津,谢灿茂.内科疾病鉴别诊断学[M].6版.北京:人民卫生出版社,2014:457.

[2] 王辰,王建安.内科学[M].3版.北京:人民卫生出版社,2015:1082-1083.

[3] 周晓颖,苏静,张国新.糖尿病胃肠动力障碍机制研究进展[J].国际消化病杂志,2013,33(6):373-375.

[4] 张俊清.糖尿病肾轻瘫.2013年中华医学会北京分会内分泌暨糖尿病学术年会论文集[C].北京大学第一医院,2013,78-79.

[5] Camilleri M, Parkman HP, Shafi MA, et al. Clinical guideline: management of gastroparesis[J]. Am J Gastroenterol, 2013, 108(1): 18-37, quiz 38.

[6] Kempler P, Amarenco G, Freeman R, et al. Management strategies for gastrointestinal, erectile, bladder, and sudomotor dysfunction in patients with diabetes[J]. Diabetes Metab Res Rev, 2011, 27(7): 665-677.

[7] 刘通,高海静,王万超,等.代谢综合征对新发胆石症的预测价值[J].中华消化外科杂志,2017,16(6):608-613.

[8] Lai HC, Tsai IJ, Chen PC, et al. Gallstones, a cholecystectomy, chronic pancreatitis, and the risk of subsequent pancreatic cancer in diabetic patients: a population-based cohort study[J]. J Gastroenterol, 2013, 48(6): 721-727.

[9] Faillie JL, Yu OH, Yin H, et al. Association of bile duct and gallbladder diseases with the use of incretin-based drugs in patients with type 2 diabetes mellitus[J]. JAMA Intern Med, 2016, 176(10): 1474-1481.

[10] Li X, Wang X, Gao P. Diabetes mellitus and risk of hepatocellular carcinoma[J]. Biomed Res Int, 2017, 2017: 5202684.

[11] 中华医学会肝病学分会脂肪肝和酒精性肝病学组,中国医师协会脂肪性肝病专家委员会.非酒精性脂肪性肝病防治指南(2018年更新版)[J].临床肝胆病杂志,2018,34(5):947-957.

[12] Brandon Orr-Walker,谈力欣,许樟荣.非酒精性脂肪性肝病与糖尿病[J].临床荟萃,2017,32(8):649-653.

第二节 · 糖尿病相关皮肤病

阮叶平　郭一峰　郑　捷

在全球范围内,51.1%~97%的糖尿病患者有皮肤损害,绝大多数表现在糖尿病发展过程中,少数可作为首发症状或先于糖尿病症状出现。皮肤感染及瘙痒为最常见的表现。1型和2型糖尿病患者皮肤损害发生率没有差异,但在皮肤损害的类型上,2型糖尿病的皮肤损害以皮肤感染为主,1型糖尿病则以与免疫相关的皮肤损害多见。综合文献,皮肤损害可分为四大类:① 与糖尿病相关的皮肤疾病;② 皮肤感染;③ 糖尿病并发症引起的皮肤损害;④ 药物反应。

一、致病机制

(一) 血糖相关

一方面,病理性高血糖抑制角质形成细胞增殖、迁移、蛋白合成,诱导内皮细胞凋亡,减少一氧化氮(NO)形成,影响巨噬细胞吞噬功能。另一方面,高血糖促使蛋白质的氨基酸与羧基之间的非酶促化学反应,产生了晚期糖基化产物(AGE),AGE的堆积及和特异性受体的相互作用,启动了各种通路,如诱导活性氧簇(ROS)产生、通过NF-κB诱导炎性因子产生,改变胶原蛋白特性,免疫抑制作用等,参与致病。

(二) 胰岛素相关

2型糖尿病患者存在胰岛素抵抗,体内高胰岛素血症参与致病。一方面,高胰岛素血症激活胰岛素样生长因子1(IGF-1)受体,刺激角质形成细胞和纤维细胞的增殖、分化和迁徙。另一方面,高胰岛素血症刺激卵巢产生雄激素,从而增加游离睾酮水平,参与致病。

(三) 皮肤屏障破坏相关

有研究报道在糖尿病患者皮肤中存在角质层含水量减少、角质层厚度增加而基底细胞层增殖减少、皮脂分泌减少、pH升高、弹性纤维断裂或缺如等多种改变。但上述观点目前仍存在争议。

其他机制如免疫机制、微循环障碍、神经改变等均参与糖尿病相关皮肤病的致病。

二、与糖尿病相关的皮肤疾病

(一) 糖尿病皮病(又称胫前萎缩性色素沉着斑)

本病是糖尿病最常见的皮肤损害,7%~70%的糖尿病患者都可出现本病,男女比例为2∶1。本病好发于老年糖尿病患者及病程较长的1型糖尿病患者。

皮损初起表现为双下肢伸侧的环形或不规则形暗红色丘疹或斑块,往往分布不对称,以后发展成伴有细小鳞屑的色素沉着性萎缩性斑疹(图11-35-1)。皮损也可发生于前臂、臀部和足踝两侧。陈旧皮损消退或持久不退,新的皮损又出现,无自觉症状,不发展为溃疡。单个的皮损亦可见于非糖尿病

患者,但同时出现4个或4个以上的皮损则为糖尿病所特有。

发病机制不明,目前认为是微血管病变和神经病变共同作用的综合结果。本病往往与糖尿病性视网膜和肾脏微血管病变同时发生。此外,皮损好发于骨突出部位,故微小外伤可能亦是诱发因素。

组织病理学改变主要表现为表皮及真皮乳头水肿,红细胞血管外渗,轻度淋巴细胞浸润,以及散在含铁血黄素和黑色素沉积。微血管病变主要表现为真皮浅层毛细血管壁增厚。

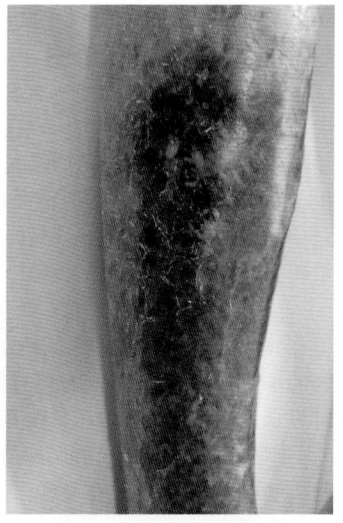

图11-35-1　糖尿病皮病
左小腿胫前伴有细小鳞屑的萎缩性色素沉着斑

一般无需治疗,需注意好发部位的保护,避免反复外伤。

(二) 面部潮红

面部潮红是糖尿病患者常见的皮肤表现,发病率为3%~59%,常见于Fitzpatrick Ⅰ型和Ⅱ型肤色人群。潮红的深浅取决于患者面部浅表静脉丛扩张充血的程度。高血糖引起微循环活动迟缓,从而导致静脉扩张充血。同时,糖尿病微血管病变破坏了毛细血管,引起局部结缔组织的损伤,导致静脉扩张,也参与了面部潮红的发生。高血压往往与糖尿病并发,亦可加重毛细血管的损伤。控制血糖,避免酒、咖啡因和其他血管扩张剂是治疗的关键。

(三) 甲周红斑

糖尿病患者甲床周围的皮肤常可出现红斑,通过毛细管显微镜观察,这种红斑是浅表血管丛扩张引起(图11-35-2)。甲周红斑是结缔组织病如硬皮病、皮肌炎常见的皮肤表现,糖尿病引起的甲周红斑在形态学上与之不同。糖尿病的甲周红斑表现为单个孤立、均匀一致的小静脉充血,而结缔组织病的甲周红斑则表现为大口径的毛细血管襻不规则的扩张充血。临床上,近端甲床毛细血管扩张充血是糖尿病伴有活动性微血管病变的重要标志,而结

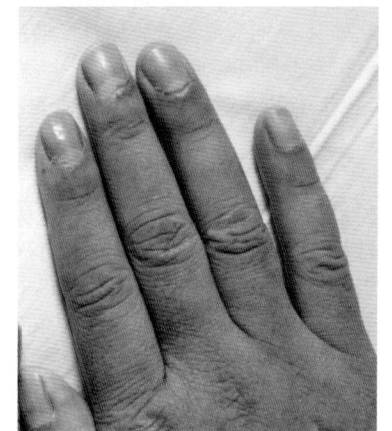

图11-35-2　甲周红斑
可见第3、4指甲周明显红斑

缔组织病在指腹端也可见明显的红色丘疹与斑疹。

此外,病程短的糖尿病患者与病程长的糖尿病患者的毛细血管改变也不相同。病程短的糖尿病患者仅表现为毛细血管襻的静脉部分扩张,而病程迁延及血糖控制不佳的患者则表现为静脉迂曲而不扩张。对于伴有其他微血管病变的糖尿

病患者,有时还可出现小的出血点或斑。

（四）色素性紫癜性皮病

本病表现为多发性褐色至红色的斑点（胡椒粉样斑），随后互相融合成棕黄色的斑片,主要发生于小腿胫前,也可见于足踝和足背。浅表静脉丛的红细胞血管外渗导致了皮损的发生,这表明毛细血管通透性异常是糖尿病微血管病变的特点之一。本病往往与糖尿病皮病伴发,常见于老年糖尿病患者,可作为充血性心力衰竭的预警。

（五）丹毒样红斑

典型皮损表现为边界清晰的红斑,主要发生于糖尿病患者的小腿下部或足背,同时伴有微循环障碍。X线检查有时可显示皮损下方的骨破坏和皮下坏疽。

本病常在发病初期被误诊为丹毒,但本病是糖尿病微血管病变所引起,因此没有发热、白细胞升高或红细胞沉降率增快等表现。

（六）皮肤增厚

皮肤增厚在糖尿病患者中非常多见。发病率随着糖尿病病程和年龄的增加而升高,往往与糖尿病引起的其他微血管病变同时发生,但与血糖控制好坏无关。

1. 糖尿病引起的皮肤增厚·可分为三种类型。

第一类：糖尿病患者普遍存在的皮肤增粗增厚,可通过显微镜、超声波或X线介入手段进行测量,通常无自觉症状。皮肤增厚与部位、年龄和性别有关。有研究发现1型糖尿病患者与年龄、性别相匹配的非糖尿病患者相比,其前臂皮肤明显增厚。

第二类：手部皮肤硬化,其中包括：关节活动受限综合征、手背皮肤增厚及砂砾样手指和糖尿病性指端硬化。该病也可以是硬皮病样综合征的表现之一。

第三类：糖尿病性硬肿病,发生于颈后、肩和上背部的对称和非凹陷性皮肤硬肿,发病率为2.5%～14%。

皮肤增厚的发病机制可能是血糖增高引起非酶促糖基化加速,糖基化的最终产物与胶原纤维发生交叉反应,使胶原降解减少,从而造成异常胶原过度堆积。其他学说还包括胰岛素作为生长因子使胶原过度产生、糖尿病引起的微血管病变导致局部供氧减少,成纤维细胞分泌胶原纤维增多等。

2. 手部皮肤硬化

（1）关节活动受限综合征：双手小关节伸展活动受限,一般累及掌指关节和近端指间关节,从第五指开始,以后可逐渐延及其他各指,病变呈双侧性和对称性,是由于关节周围结缔组织增厚导致。皮损无自觉症状,往往难以诊断。若患者不能将五指分开的双掌合并,即"祈祷征"阳性,即可诊断本病。

（2）手背皮肤增厚及砂砾样手指：1/3的关节活动受限综合征患者伴有手背皮肤的增厚和砂砾样手指。临床表现为：手背皮肤厚、紧、蜡样改变,伴手指伸侧质硬非炎性微小丘疹聚集性分布。组织病理学表现为真皮显著增厚,关节周围的胶原异常,可见到粗大、排列紊乱的胶原束被糖化氨基多聚糖沉积分隔。电镜下则表现为交叉连接的胶原束增多。关节无病理改变。

（3）糖尿病性肢端硬化：为关节活动受限合并手背皮肤增厚蜡样两种共同改变导致,1974年由Rosenbloom提出。目前将关节活动受限和皮肤增厚分开论述,故而糖尿病性肢

端硬化目前少有报道。

3. 糖尿病性硬肿病·Buschke于1900年首次报道并命名了成人"硬肿病",表现为慢性皮肤硬肿,特征性分布于颈后和颈项、上背部。此后,成人硬肿病又被分为三型。

（1）经典型：好发于青年患者,往往在呼吸道等感染后数周内发病,且多为链球菌感染。

（2）无发热型：发病前无感染、发热等前驱疾病,皮损稳定,发展缓慢。

（3）有很少一部分患者与糖尿病伴发,故称为"糖尿病性硬肿病"。发病原因不明,微血管病变引起的皮肤胶原纤维糖基化和皮肤缺氧可能是关键因素。

与"经典型"和"无发热型"相比,"糖尿病性硬肿病"起病隐匿,通常始于面部和颈部,逐步向上背部和肩部蔓延,并可累及上肢和躯干,造成活动受限。病损部位皮肤增厚肿胀,有光泽,表面皮纹消失,皮肤发红（图11-35-3）。皮损本身无疼痛,甚至触觉下降,但可间接导致颈部不适和背部疼痛。其好发于肥胖、血糖控制不佳的糖尿病患者,2型糖尿病患者本病的发病率约为2.5%,其中男女之比为10∶1。1型糖尿病甚至儿童患者都可以发病。本病与糖尿病引起的视网膜病变和肾脏病变关系密切。注射胰岛素以严格控制血糖可能有助于减轻皮肤增厚。

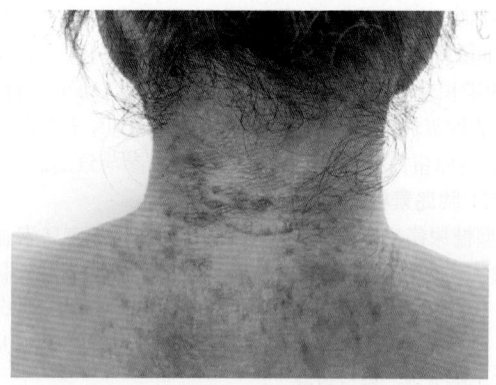

图 11-35-3 糖尿病性硬肿病
可见自颈背对称非凹陷性硬肿

组织病理学表现为网状真皮层增厚（2～3倍）,胶原束尤其是I型胶原纤维增粗肿胀,被基质隔开,大量的皮下脂肪被增厚的胶原束所替代。真皮无炎症改变,真皮内的成纤维细胞没有增多,可与硬皮病鉴别。其他辅助检查如皮肤B超和MRI可有助于评估疾病的程度和活动度。

本病病程缓慢,有报道称病程最长可达20年以上。本病治疗抵抗,目前免疫抑制剂（环孢素、MTX）、前列腺素、静脉注射人免疫球蛋白（IVIg）、青霉胺、抗生素、激素、放疗、光化学疗法（PUVA）、电子束等均有尝试。

（七）黑棘皮病

本病是一种少见的皮肤疾病,特征性表现为皮肤褶皱部位色素沉着、表皮增厚伴天鹅绒样增生,好发于腋下和颈部（图11-35-4）,也可累及腹股沟、脐、乳晕、乳房下和双手。

本病可分为恶性型、遗传型、内分泌型和特发型四种。其中内分泌型可发生于所有对胰岛素抵抗疾病的患者,尤其是年轻、肥胖和高胰岛素血症的糖尿病患者。Cherokee糖尿病

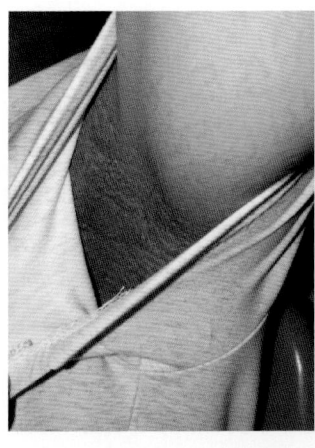
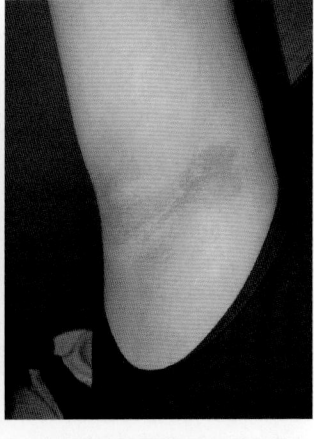

图 11-35-4 可见腋下色素沉着,质地呈天鹅绒样

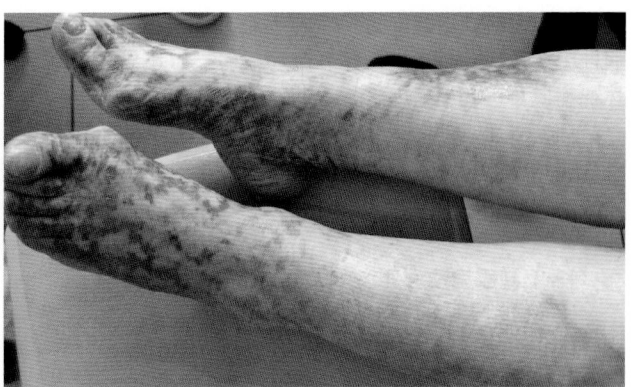

图 11-35-5 类脂质渐进性坏死
可见双下肢踝部、胫前紫红色斑块,表面光滑

研究组对年轻美洲印第安人群进行横向调查,结果黑棘皮病和高胰岛素血症的发病率分别为34.2%和47.2%。对美国新墨西哥州中学生进行的调查发现,18.9%的学生发生黑棘皮病,而具有黑棘皮病的肥胖学生中有47.2%均为高胰岛素血症。

还有研究发现本病患者易发生2型糖尿病,发生机制可能与角质形成细胞和表皮成纤维细胞上的胰岛素样生长因子受体增多有关。一份对223例黑棘皮病患者进行的研究发现,近50%的患者在50岁后发生2型糖尿病。

组织病理学表现为乳头瘤样增生、角化过度和轻度棘层肥厚。临床表现出皮肤变黑是由于表皮角化过度所致,与黑素细胞的数量及黑色素含量无关。

无自觉症状。局部可外用维甲酸或水杨酸乳膏,口服异维A酸,控制体重也可减轻皮损。

(八) 类脂质渐进性坏死

本病是糖尿病非常少见的皮肤并发症,发病率仅为0.3%~1.6%,但65%的类脂质渐进性坏死患者都伴有糖尿病,而另外35%患者中,90%伴有糖耐量受损或糖尿病家族史。该病男女发病率之比约为1:3。1型糖尿病患者本病的平均发病年龄为22岁,2型则为49岁,儿童也可发病。本病可发生于糖尿病之前、之后或与糖尿病同时发生。

本病好发于胫前和足踝,通常为双侧性和多发性,也可累及手、前臂、腹部、面部和头皮。85%的患者皮损只累及小腿。若皮损发生于小腿以外,则很少伴发糖尿病。皮损初起为红褐色丘疹,缓慢增大,相互融合形成形状不规则、大小不等的斑块,边缘清晰稍隆起,呈紫红色,中央萎缩呈淡黄色,表面光滑有陶瓷样光泽,伴毛细血管扩张。通常无自觉症状(图11-35-5)。35%的患者皮损自发或因外伤而发展为溃疡,可伴有瘙痒、烧灼感、触痛或疼痛。约20%的患者皮损在3~4年后可自行消退,遗留萎缩性瘢痕。也有极少数类脂质渐进性坏死皮疹有向皮肤鳞状细胞癌转化的报道。

组织病理学改变主要在真皮,分为渐进性坏死型和肉芽肿型。前者多见于糖尿病患者,表现为真皮内大片胶原坏死,伴不规则纤维化,坏死区周围有特征性组织细胞、成纤维细胞和淋巴样细胞浸润,单个血管内皮细胞水肿变性。后者多见于非糖尿病患者,表现为真皮内散在肉芽肿病灶,由组织细胞、上皮样细胞和巨细胞组成,胶原纤维玻璃样变性和纤维

化,血管改变少。

发病机制不明,糖尿病引起的微血管病变、抗体介导的免疫性血管炎、迟发性过敏反应、非酶促糖基化和胶原异常,以及外伤等都可能与之有关。发病率与血糖控制情况的相关性目前仍有争议。

目前尚无有效的治疗方法。外用糖皮质激素封包或皮损内注射糖皮质激素、钙调磷酸酶抑制剂可控制病情。阿司匹林、潘生丁、己酮可可碱、大剂量烟酰胺、氯法其明、环孢素、TNF-α抑制剂和PUVA等也可试用。形成溃疡时,可外用过氧化苯甲酰,必要时可局部手术切除和植皮,但皮损易在植皮部位及周围复发。

(九) 获得性穿通性皮病

本病为一组以真皮层物质通过表皮穿透至皮肤表面为特征的疾病,可分为4型:匐行性穿通性弹力纤维病、反应性穿通性胶原病、Kyrle病和穿通性毛囊炎。它主要见于合并慢性肾衰竭的糖尿病患者,但其他疾病包括甲状旁腺功能亢进、甲亢、淋巴瘤、AIDS和肝脏疾病引起肾脏病变时也可发生本病。也可单独发生于"正常人"。

皮损表现为角化过度的半球形丘疹,直径为2~10 mm,中央为毛囊性角栓,周围有红斑、斑块,散在分布或呈线状或环状分布,伴有瘙痒。它好发于四肢伸侧、躯干和手背,以及阴茎等,偶见于面部(图11-35-6)。部分存在Koebner现象。

组织病理学表现为表皮萎缩、内陷,充满角质、固缩核碎屑、炎性细胞、弹力纤维和胶原纤维的通道穿透了表皮的棘层,可见到不同类型、不同阶段的弹力纤维和胶原纤维同时出现。

发病机制不明,有人认为慢性肾衰竭和糖尿病引起的代谢紊乱使皮下结缔组织发生改变,促使真皮层物质穿透表皮;也有认为病变在表皮,糖尿病

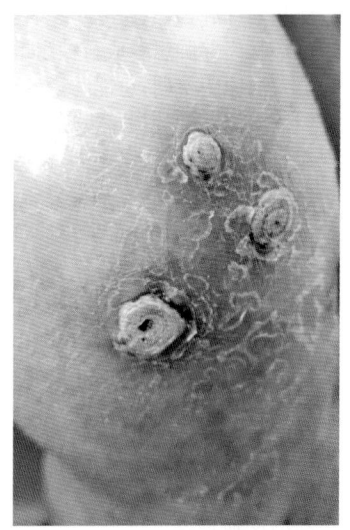

图 11-35-6 穿通性皮病
可见膝前角化过度性皮疹

本身或尿素增高引起皮肤瘙痒，搔抓后使表皮受损，由于糖尿病性微血管病变使受损局部血循环减弱导致组织坏死，最后坏死物质穿透表皮至皮肤的表面。

病程慢性，若避免外伤和搔抓，数月后可自愈。治疗方法有外用角质溶解剂、局部或内服维甲酸、PUVA、UVB、局部外用或皮损内注射糖皮质激素、口服别嘌醇、多西环素、抗组胺药和冷冻疗法等。

（十）糖尿病性大疱

少见，发病率约为 0.5%，是糖尿病的特征性皮肤表现，年龄在 17～79 岁，男女发病率之比为 2∶1。本病尤其好发于病程长及合并神经病变的老年糖尿病患者。

大疱可分为两种：一种表现为肢端无痛性、自发性和非炎症性水疱，基底不红，周围无红晕，直径可从 0.5～10 cm，形状不规则，形似烫伤。疱液无菌、清澈。初起时水疱紧张，以后随着水疱的增大而逐渐松弛，水疱干涸后表面结黑厚痂。通常发生于睡眠中，2～6 周可自愈，愈后不留瘢痕。一般无自觉症状，偶尔有不适和烧灼感。好发于小腿下部和足背及足两侧，有时手指、足趾、手和前臂也可累及。组织病理学表现为表皮内水疱，不伴棘层松解。另一种少见，表现为血疱，愈后留有瘢痕和轻度萎缩，组织病理学表现为表皮下水疱。本病与寻常型天疱疮或大疱性类天疱疮不同，组织病理学上无免疫球蛋白沉积，皮肤直接与间接免疫荧光均阴性。

发病原因不明，可能与机械性损伤、紫外线、免疫因素、钙、镁和碳水化合物代谢紊乱、微血管病变、血管功能不全等有关，导致皮肤在受到外伤后易发生真表皮分离。还有报道称 1 型糖尿病患者皮肤形成水疱的阈值降低，可能也与发病机制有关。

鉴别诊断包括天疱疮、大疱性类天疱疮、获得性大疱性表皮松解症、迟发性皮肤卟啉病、大疱性脓疱疮和多形红斑等，故诊断糖尿病性大疱时，必须为免疫荧光和疱液培养阴性、血卟啉水平正常。

发生巨大水疱时，可切开引流，但要注意防止继发感染。

（十一）环状肉芽肿

局限性环状肉芽肿与糖尿病之间的关系不明显，而播散性环状肉芽肿，尤其是老年患者，约 21% 有糖尿病，因此对播散性环状肉芽肿患者应行糖耐量检查以排除糖尿病。

发病原因不明，可能与迟发型变态反应有关。

环状肉芽肿的损害表现为皮肤色或淡红色丘疹、斑块，排列成弧形或环形，大小不等，边缘隆起，表面光滑，偶尔伴有瘙痒（图 11-35-7）。本病好发于手背和手臂（60%），以及小腿和足（20%）。85% 的患者皮损单发。播散性环状肉芽肿可发生于身体任何部位，以暴露日光的部位多见，有对称倾向。本病可与类脂质渐进性坏死并发。

组织病理学上特征性表现为真皮中上部局灶性的胶原降解，形成肉芽肿性病灶，组织细胞呈栅栏样排列在胶原束周围，真皮内含有大量黏蛋白。

局限性环状肉芽肿有自限性，愈后不留瘢痕，而播散性环状肉芽肿病程长，很少自愈，且复发率高，常在同一部位又出现新的皮损。

播散性环状肉芽肿尚无满意疗法，可选用的治疗方法有外用或皮损内注射糖皮质激素、维 A 酸、苯丁酸氮芥、碘化

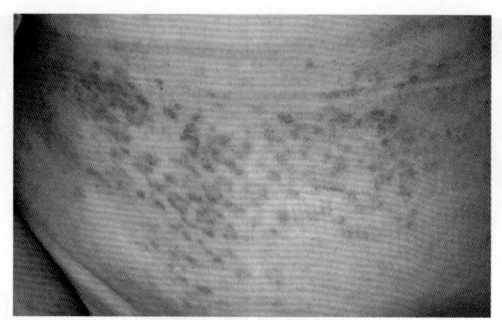

图 11-35-7 环状肉芽肿
可见躯干部位大小不等红色表面光滑环状皮疹

钾、烟酰胺、氯喹、氯法齐明、阿达木单抗、氨苯砜，以及冷冻疗法和 UVA1、PUVA 等。

（十二）黄瘤病

1. 发疹性黄瘤·本病少见，在糖尿病患者中的发病率约为 0.1%。起病突然，皮损特征性表现为成群分布、直径 2～5 mm 大小的黄色丘疹，基底红伴炎性浸润，可相互融合成较大的斑块。本病好发于臀部、肘和膝等受压部位。皮损轻度瘙痒或无自觉症状。

在 1 型糖尿病患者，由于脂蛋白酶活性降低，乳糜微粒和极低密度脂蛋白清除率减弱，引起血甘油三酯水平升高，当甘油三酯高于 1 000 mg/dl 时即可形成发疹性黄瘤。

组织病理学表现为泡沫样、充满脂质的组织细胞大量聚集于真皮，同时伴有淋巴细胞和中性粒细胞的浸润。

代谢紊乱纠正后，继发于糖尿病的发疹性黄瘤会随之消退。有高血脂家族史的患者则需服用降低甘油三酯的药物进行治疗。

2. 睑黄瘤·本病是发生于眼睑的一种特殊类型的黄瘤病。初起为小的橘黄色斑疹，逐渐隆起形成斑块，多见于上睑靠近内眦，单发或多发，发展缓慢，并可波及双侧的上下眼睑。最常见于中年女性，尤其与高脂蛋白血症、肝胆疾病及糖尿病相关。超过 50% 以上的患者血脂水平正常。

治疗以局部治疗为主，如三氯醋酸点涂、液氮冷冻、二氧化碳激光或手术切除。控制血糖并不能使睑黄瘤消退。

（十三）黄色皮肤和黄甲

糖尿病黄色皮肤和黄甲曾认为与高胡萝卜素血症相关。胡萝卜素会沉积于皮脂腺功能活跃的部位和表皮角质层增厚的部位，如掌、跖和面部。最近研究发现可能是由于真皮胶原的非酶糖基化相关的某些终产物如 2-（2-呋喃基）-4[5]-（2-呋喃基）-1H-咪唑，其具有特征性的黄色色调。

（十四）坏死性移行性红斑

本病罕见，是由胰腺 α 细胞肿瘤即胰高血糖素瘤分泌大量胰高血糖素所引起的，是胰高血糖素瘤的特征性皮肤表现，约 70% 的胰高血糖素瘤患者有类似表现。胰高血糖素瘤的诊断依据往往是通过典型的皮肤表现、血清胰高血糖素升高、糖尿病或糖耐量受损为诊断线索。坏死性异型性红斑的发病机制是由于胰高血糖素的增多使血氨基酸过度降解，引起低氨基酸血症，对角质形成细胞产生毒性作用，导致皮损的发生。

本病特点为泛发性、游走性的环状、地图状或回状边缘的暗红斑，水疱、大疱、脓疱和糜烂可同时存在，好发于面部、腹股沟和其他擦烂部位。通常红斑中央愈合，向周围扩张，皮损

变化快,一般7～14日为一周期,不治自愈,但反复发作。其他皮损还有舌炎、口炎、口角炎、结膜炎、睑缘炎和甲营养不良等。患者通常有轻度的2型糖尿病,同时伴有恶心、贫血和胃肠道溃疡等。

组织病理表现为表皮浅层出现间断的坏死松解以及继发的裂隙或水疱,可出现淡色和嗜酸性核固缩细胞。真皮浅层血管周围有淋巴细胞浸润。

根据特征性皮疹、舌炎、糖尿病、血氨基酸水平降低、胰高血糖素增高可以诊断本病。胰高血糖素瘤可通过CT或腹部动脉造影定位。

治疗目前一线方案为长效生长抑素——奥曲肽。奥曲肽可广泛抑制内、外分泌功能,如生长激素、催乳素、胰高血糖素等,从而改善皮肤症状。针对胰腺肿瘤的冷冻消融技术也对皮肤症状有明显改善。手术切除也可使胰高血糖素水平恢复正常,皮损消除,但无法根治糖尿病。有报道认为给予补充蛋白质如静脉滴注复方氨基酸注射液和高蛋白质饮食以及复合维生素等可使皮疹好转。局部可外用糖皮质激素制剂。

(十五)白癜风

Dawber等报道,成人糖尿病中白癜风(图11-35-8)的发病率为4.8%,而普通人群中则仅为0.7%～1%。1型糖尿病患者中白癜风的发病率也有增高的报道。白癜风患者中约3.1%有糖尿病。

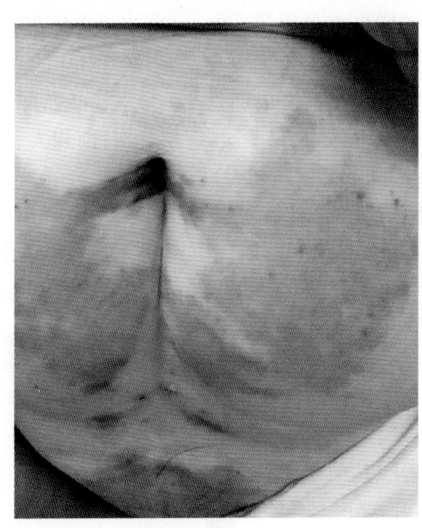

图11-35-8 白癜风
可见边界清晰色素减退斑

发病机制不明,大量事实均提示白癜风为自身免疫性疾病,患者可伴有多腺体功能减退,包括艾迪生病、桥本甲状腺炎、甲减、性腺功能障碍、糖尿病、恶性贫血、口炎性腹泻和重症肌无力等。在合并糖尿病和白癜风的患儿中发现抗甲状腺抗体、抗肾上腺抗体和抗胃壁细胞抗体的滴度增高。

血糖控制好坏与白癜风病程和转归无关。治疗上外用或系统激素、钙调磷酸酶抑制剂、光疗等均有一定疗效。

(十六)迟发性皮肤卟啉症

本病是由于血红素合成代谢障碍引起,以散在的皮疹和尿卟啉大量增加为特征。约25%年龄在45～75岁的男性患者伴有糖尿病。男性较女性好发。

最初表现为面、颈、手背等日光暴露部位的轻度多毛和色素沉着,容易被忽略。随着病情发展,损害加重,夏季光照后出现急性发疹,如水疱、大疱和糜烂,病程长,常遗留围以色素晕的白色光泽瘢痕和散在的粟丘疹。

本病是由尿卟啉原脱羧酶活性降低引起血浆中尿卟啉增多并在组织中蓄积,这些中间代谢产物从尿中排除,在Wood灯下呈现粉红色荧光,血浆中铁浓度增加。尿卟啉原脱羧酶活性降低,可以是常染色体显性遗传,也可以在一定诱因下散发。诱因包括饮酒、雌激素或其他一些具有肝毒性的芳香族碳氢化合物。

迟发型皮肤卟啉病主要在皮肤科首先被诊断,然而报道15%～24%的患者有2型糖尿病的发生。故而对于迟发型皮肤卟啉病患者的糖尿病筛查十分关键。

治疗应禁酒,连续放血,每月2～4次,每次400～500 ml。小剂量服用抗疟药可增加肝脏的卟啉排泄,如氯喹0.125 g,每周服2次。

(十七)血色素沉着病

本病是铁代谢失常性疾病,胃肠道铁吸收增加导致过多的铁沉积于组织中。最明显的是肝、心、关节、胰腺和皮肤的沉积。患者中65%有糖尿病,尤其是有糖尿病家族史的患者。

本病的皮肤表现为面部呈金属光泽蓝灰色;其他处皮肤呈石板样灰色或棕色,以腋窝、乳头、脐窝、外生殖器等处较明显;口腔黏膜、唇及眼结膜有时为黑色素沉着。皮肤结构萎缩、变薄而干燥。其他脏器受累的表现有肝硬化、关节炎、性功能减退等。血清铁和铁结合蛋白高于正常。真皮深部、毛细血管内皮细胞和汗腺内铁染色阳性,同时皮肤黑色素增加。在肝、胰等组织内有铁蛋白、含铁血黄素等沉积,同时可伴有纤维化。

防治上应忌酒及忌食含铁量高的食物。静脉放血疗法每周1次,每次400～500 ml,或应用铁螯合剂,使血清铁降低。注意治疗肝病和糖尿病。

(十八)脂肪营养不良综合征

脂肪营养不良综合征是罕见、具有异质性、与饮食和消耗无关的脂肪组织减少综合征。其中,脂肪萎缩性糖尿病是一种罕见的特殊类型的耐胰岛素无酮症性糖尿病,患者胰岛素与其受体结合降低。临床表现为全身脂肪组织明显萎缩,肝、脾大,高脂血症,非甲状腺功能亢进性基础代谢增高等特点。大多数病例起病隐匿,无自觉症状。侵及面部、背部、躯干上部和四肢近端。常见的为局部型,两颊凹陷、颧骨突出,受累部位肌肉和静脉显而易见。在糖尿病出现前,可有头颅、手、足肥大等肢端肥大症样表现。

本病尚无有效疗法,控制糖尿病不能使本病有所好转。有报道垂体摘除可使病情改善。自体脂肪移植在某些病例获得成功。目前瘦素类似物美曲普汀(metreleptin)在FDA已通过使用于治疗瘦素缺乏而导致的全身脂肪营养不良综合征的并发症。

(十九)瘙痒症

糖尿病引起的瘙痒症发生的频率不详,然而多数人认为其频率颇高,且有增加趋势。上海瑞金医院皮肤科郭一峰等对242例2型糖尿病患者进行调查,其中130例患者有皮肤瘙痒症，6 例患者有外阴瘙痒，且好发于伴有糖尿病性周围神经病变、视网膜病变或肾脏病变的患者。瘙痒的原因可能与交感神经功能异常而导致皮肤干燥以及糖尿病多神经病变导致感觉 C-纤维损害相关。

对无原发性皮疹全身瘙痒的糖尿病患者，应全面检查以排除其他引起瘙痒的原因。系统性疾病（肾病、肝病、甲减或甲亢、缺铁性贫血）或淋巴源性的恶性肿瘤（如皮肤 T 细胞性淋巴瘤等）都可在早期出现瘙痒。因此，在诊断糖尿病性瘙痒前，应排除上述疾病引起的皮肤瘙痒。

治疗可予以具有皮肤保湿功能的霜剂或软膏，严重者还可口服 H_1 受体阻滞剂。

（二十）皮赘

皮赘（图 11-35-9）作为常见的皮肤良性肿物在糖尿病患者中的发生率 23%，远高于正常人（8%）。多发皮赘提示与糖代谢异常相关，机制与胰岛素对于角质形成细胞和成纤维细胞的刺激增生相关，皮赘本身无需治疗，但若有美观需求可以外科、激光、冷冻等处理。

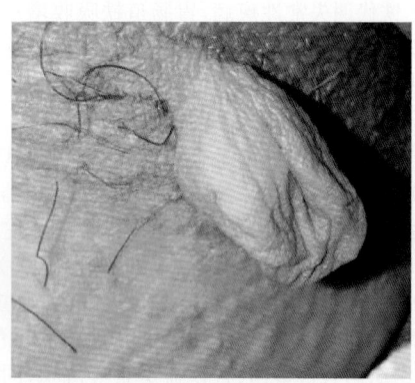

图 11-35-9 皮赘
可见皱襞部位质软皮肤肿物

（二十一）常见炎症性皮肤病（银屑病、湿疹、扁平苔藓）

银屑病、湿疹、扁平苔藓为较常见的炎症性皮肤病。其中，银屑病患者糖尿病的发生率提高 1.5 倍，人类主要组织相容性（MHC）基因组区域在染色体位置 6p21 与银屑病和糖尿病发病均相关。尽管在 1 型糖尿病患儿湿疹的发生率高于非 1 型糖尿病患儿，但至今湿疹与糖尿病的相关性，仍存在争议。扁平苔藓目前认为与糖尿病相关，银屑病患者中 1/2 有糖耐量受损，1/4 存在糖尿病。

（二十二）其他

其他可能与糖尿病相关的皮肤疾病还包括 Werner 综合征（成人早衰综合征，主要表现为早衰、软组织钙化、白内障、性功能减退、高脂血症、高血糖等）和弹力纤维性假黄瘤、脂质蛋白沉积病、Kaposi 肉瘤、透明细胞汗管瘤和疱疹样皮炎等。

三、皮肤感染

（一）细菌感染

血糖控制良好的糖尿病患者对大多数细菌感染的易感性并未增加，但控制不佳的患者与正常人相比，其细菌感染的易感性及严重程度均增高，其下肢的细菌感染与糖尿病的血管及周围神经病变有关。

足癣是细菌入侵的重要门户。糖尿病患者引起金黄色葡萄

球菌皮肤感染比非糖尿病患者为多，皮肤感染主要包括毛囊炎、疖、肿、痈、脓疱疮、丹毒、睑板炎和坏死性筋膜炎、Fournier 坏疽（急性坏死性筋膜炎，图 11-35-10）等。其他还有以下几种。

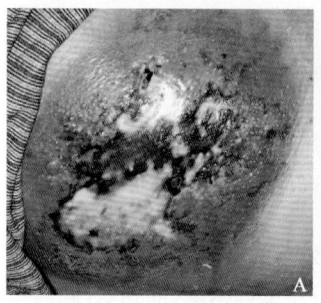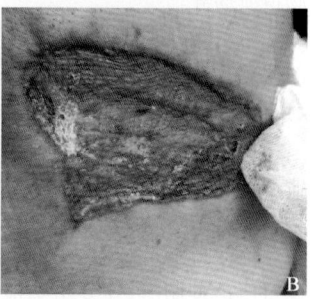

图 11-35-10 糖尿病患者背部由疖肿演变成坏死性筋膜炎
A. 植皮前；B. 植皮后

1. 恶性外耳道炎·几乎都发生于糖尿病患者，感染从外耳道开始，侵犯局部软组织，表现为蜂窝织炎，最终导致颞骨的骨髓炎，偶尔可发展为致命性脑膜炎。脑神经受累可引起第 7~12 对脑神经麻痹。脓液培养常为铜绿假单胞菌。治疗应长期应用抗假单胞菌药物，必要时行外科清创术。

2. 红癣·是由一种微小棒状杆菌引起的皮肤皱褶部位的浅表感染，由于棒状杆菌喜发酵葡萄糖，故红癣易发生于肥胖和血糖控制不佳的患者。红癣好发于腋下、腹股沟或其他间擦部位。损害为边界清楚的浅红色或浅褐色斑片，上附有糠秕样鳞屑，无明显自觉症状。Wood 灯下皮损处可见珊瑚色红荧光，刮下鳞屑油镜下检查可见革兰染色阳性的细小棒状杆菌。治疗上，小面积损害局部外用 5% 水杨酸乙醇、林可霉素乙醇、红霉素软膏等，每日 2 次，连用 2 周；面积大者可口服红霉素 0.25 g，每日 4 次，共 2 周。

（二）真菌感染

1. 皮肤癣菌感染·糖尿病患者较正常人群易患手足癣、甲癣、体股癣等皮肤癣菌感染（图 11-35-11）。上海瑞金医院皮肤科郭一峰等对 242 例 2 型糖尿病患者进行调查，结果显示皮肤真菌感染在所有皮肤损害中占首位，高达 55%，其中手、足癣占 51%，甲癣占 28%，体股癣占 6%，并且血糖控制不佳的患者发病率更高。糖尿病患者的足癣可成为细菌入侵的门户，可导致严重的细菌感染，因此一旦发现，应及时治疗。

手足癣和体股癣以局部外用抗真菌剂为主，而对于泛发性体癣或甲癣可口服抗真菌药物，如特比萘

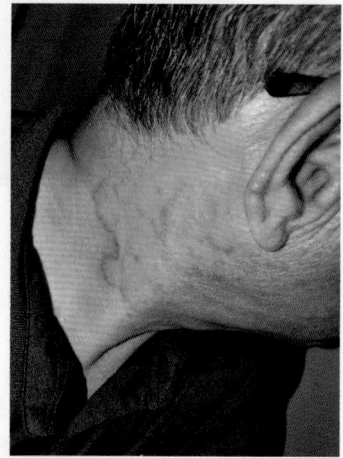

图 11-35-11 体癣
边界清晰红斑，边缘高起明显上覆细小鳞屑

芬、酮康唑、氟康唑、伊曲康唑等。上海瑞金医院向谦等研究了这四种口服抗真菌药物对糖尿病大鼠免疫系统及血糖水平的影响，结果显示氟康唑、伊曲康唑和特比萘芬可以提高糖尿病大鼠

TLR2 与 TLR4 的表达水平,伊曲康唑还可提高糖尿病大鼠 Th1 型免疫应答,这表明抗真菌药物可以影响机体的天然免疫应答与获得性免疫应答,通过活化免疫活性细胞促进机体对真菌的抵御;此外,唑类抗真菌药物氟康唑和伊曲康唑在与胰岛素合用时有降低血糖而在不与胰岛素合用时有升高血糖的现象,而特比萘芬无论是否与胰岛素合用都不会影响血糖水平。因此,在治疗糖尿病合并皮肤真菌感染时特比萘芬最为安全。

2. 念珠菌病·糖尿病患者表皮中葡萄糖含量比正常人高,有利于酵母菌和真菌生长,因此皮肤黏膜的酵母菌感染可以是糖尿病患者的早期表现,特别是血糖控制不佳的患者。口腔黏膜、生殖器或甲沟的念珠菌感染往往多见而严重。

(1) 皮肤和口腔黏膜念珠菌病:皮肤念珠菌感染表现为瘙痒性红斑周围出现水疱脓疱、浸渍、糜烂;口腔黏膜念珠菌病包括鹅口疮、念珠菌性口角炎和萎缩性念珠菌病(图 11-35-12)。鹅口疮的典型损害为大小不等的乳酪状白色斑片,散布于口腔黏膜,表面易于剥除,剥除后基底鲜红湿润。念珠菌性口角炎表现为口角灰白色,有浸渍、糜烂或裂痕。萎缩性念珠菌病则表现为硬腭和舌面上有光泽的红色萎缩性斑片,舌侧及舌下常覆盖一层灰白色膜。

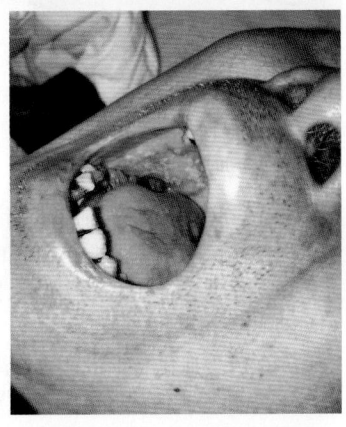

图 11-35-12 口腔念珠菌感染
右侧颊黏膜上可见大小不等白色斑片

(2) 念珠菌性外阴炎及龟头炎:念珠菌性阴道炎和外阴炎的特征是阴道黏膜黄色奶油样分泌物和片状灰白色伪膜,外阴瘙痒,可呈轻度红斑或湿疹样变化,严重时可有脓疱、剥蚀或溃疡。念珠菌性龟头炎表现为龟头及冠状沟可有浅红色糜烂及薄壁脓疱,常见到白色分泌物,糖尿病患者包茎较多,常由慢性或复发性念珠菌性龟头包皮炎所致,尤其是发生在中老年患者。尿糖可促进念珠菌的生长,某些病例其瘙痒程度可与尿糖水平相关。

(3) 念珠菌性甲沟炎及甲病:糖尿病患者念珠菌性甲沟炎的发病率增高,典型的表现为甲沟侧缘红肿压痛,有时可挤出少量脓液,甲根部甲沟受累可引起甲护膜与甲板分离,慢性甲沟炎则可波及甲板引起念珠菌性甲病,导致甲板增厚、变色,并有条纹。

治疗上,对于皮肤和黏膜的念珠菌感染以局部外用治疗为主,念珠菌性甲病则可选用伊曲康唑或氟康唑口服。

3. 毛霉病·由毛霉科的几种致病菌引起,可从呼吸道、胃肠道或皮肤黏膜伤口侵入组织,常与糖尿病并发,有致死性。鼻、脑毛霉病与糖尿病关系最密切,常见于糖尿病酮症酸中毒。典型症状为鼻甲、鼻中隔和腭部出现特征性的黑痂或脓液,感染可扩展侵及上颌窦和筛窦,甚至眼眶和脑部,往往为致命的。糖尿病患者的足部溃疡、开放性伤口、烧伤创面、移植的皮肤组织或外科手术切口,都可发生皮肤毛霉病。

治疗主要是坏死组织的清创,静脉内使用两性霉素 B,纠正酸碱平衡紊乱及控制高血糖。

4. 着色芽生病·是非传染性机会致病性感染,皮肤和肺部感染常见,肺部表现为干咳、发热、乏力,皮肤表现为:聚集性小脓疱,溃疡,脓肿。诊断通过镜检、组织病理和血清学可诊断。口服伊曲康唑、酮康唑、静脉两性霉素 B 为治疗方案,若不治疗,最终可导致死亡。

四、糖尿病并发症引起的皮肤损害

(一) 糖尿病多发性神经病变

Palumbo 等报道成人发病的糖尿病患者其外周神经病变占 10.5%,往往在糖尿病诊断前因皮肤症状而来皮肤科就诊。外周神经病变常是双侧性的,下肢较上肢严重,较突出的症状是感觉异常,包括麻木、刺痛和灼痛,其次是运动神经障碍,可引起足部肌肉麻痹、骨间肌萎缩、弓形足和杵状趾。如自主神经受累表现为下肢出汗减少或无汗,代偿性躯干和面部多汗。检查中有 3 个表现有助于诊断糖尿病性神经病变:足感觉异常,趾骨畸形,踝反射消失。

(二) 周围血管病变

糖尿病患者周围血管病变广泛,发病早,其脑血管意外是正常人的 1.7 倍,一过性局部缺血性发作为非糖尿病患者的 3 倍。毛细血管镜检查发现糖尿病患者毛细血管静脉支扩张的占 49%,对照组为 10%;眼底检查见静脉扩张、微动脉瘤、出血、渗出和新血管形成。由于微血管病变,糖尿病患者易发生足部坏疽,特别是 40 岁以上的糖尿病患者,足坏疽发病率比非糖尿病患者高 50 倍。大血管受累时可出现下肢皮肤萎缩、毛发脱落、趾发冷、甲营养不良;下肢上举时呈苍白色,下放时呈花斑状;足底皮肤慢性充血、菲薄、像绸布样;患者常感足部静止时疼痛,遇热、抬高患肢或强烈运动则使疼痛加剧。

(三) 糖尿病性溃疡及糖尿病足

15%~25% 的患者在糖尿病整个病程中发生过足部溃疡,足部溃疡和坏疽是导致糖尿病患者住院的主要原因。在美国每年约有 57 000 例非外伤性截肢,其中糖尿病为主要原因,50%~80% 的与糖尿病相关。约 85% 与糖尿病相关的下肢截肢由足部溃疡发展而来。

1. 原因和危险因素·糖尿病性足部溃疡由多种因素共同引起。引起足部溃疡的危险因素同样也是导致截肢的易感因素,包括周围血管、神经病变及感染等。

(1) 物理因素:足部生物力学变化、关节活动受限和骨变形都增加了溃疡和截肢发生的危险性。足部生物力学的改变导致步态异常,又进一步加重了足部结构的破坏。异常的受压点会使摩擦力增加。跖骨头和足部前段的变形使局部压力显著增加,从而易发生断裂破坏,因此一旦皮肤表面破损就容易发生感染。周围的皮肤常可发生蜂窝织炎,往往难以愈合。

(2) 神经病变:也是引起足部溃疡的主要危险因素之一。神经病变一方面会导致足部变形或关节活动度改变,从而产生了在受压部位的鸡眼,鸡眼进一步增加了局部压力,从而导致了局部组织的损伤、炎症、坏死和最终溃疡。另一方面,神经病变导致局部痛觉消失,反复外伤和作用于皮肤的剪力增加都无法引起保护性应答,因此皮肤的破损往往不被察觉,以至于不断恶化。同时,神经对于局部免疫的调节作用也不容忽视,神经病变也导致了局部感染的加重和伤口愈合的减慢。

(3) 血管病变引起的缺血:引起皮肤溃疡的另一个重要因

素是大血管或小血管疾病引起的局部缺血。伤口的愈合需要皮肤血流的增加，然而周围血管病变限制了皮肤的血供。微血管病变对伴有周围血管病变糖尿病患者皮肤灌注的损伤要远大于同样伴有大血管病变的非糖尿病患者。糖尿病性神经病变与血管舒张功能异常有一定关系，进而可损伤微血管的血供。糖尿病性微血管病变引起灌注减少，使组织抵抗力降低，最终导致组织快速坏死并阻碍了伤口的愈合。血管功能不全引起的缺血使局部组织氧气、营养和修复介质的供给减少，影响了伤口的愈合。在糖尿病足中，毛细血管灌注和血管扩张功能不全导致外伤后皮肤的功能性缺血。基底膜增厚与血流受阻无关，但限制了白细胞向受伤部位移行的能力，使白细胞数量减少，导致感染和溃疡的发生。此外，在伤口愈合的过程中，血源性单核细胞的移行可促进生长因子家族的产生。血小板衍生的生长因子、血管内皮生长因子、成纤维细胞生长因子、转化生长因子、胰岛素样生长因子和表皮生长因子的表达都显著增加。然而，血流的减少抑制了单核细胞的移行。

同时，微血管病变也损伤了组织的氧合作用。已证实高压氧疗能非常有效地纠正缺血组织的氧分压。氧疗可诱导创伤处血管的新生，从而修复糖尿病性微血管病变所损伤的微血管系统。高压氧疗往往对失活组织的复活非常有效，其中就包括糖尿病性足溃疡。有时，甚至是坏疽组织也可救活。

（4）静脉淤滞：糖尿病患者易发生静脉淤滞引起的溃疡。许多糖尿病患者肥胖，导致下腔静脉的压力增高，随后可引起下肢静脉压力的增高。因此，在肥胖患者往往可看到静脉曲张，皮肤破损好于静脉压力增高的部位，静脉淤滞引起的下肢溃疡预后通常较差。微血管系统在静脉性溃疡的发生机制中扮演了重要角色，静脉淤滞区域的血流往往异常。

随着静脉淤滞的增加，静脉压力也增高，特征性表现为毛细血管扩张卷曲、微血管血栓形成伴部分毛细血管阻塞、通透性增加和水肿，以及微淋巴管功能改变。水肿往往伴有毛细血管压力增高、清除率降低及毛细血管表面交换的增加，因此可出现毛细血管蜿蜒屈曲，类似小球样。营养性毛细血管减少，经皮肤氧分压降低，经毛细血管和间质性渗出增加，皮肤血管储备消失。由于功能性动静脉旁路增加，小球样的毛细血管所获得的营养减少。氧分压降低，而二氧化碳分压增高，这些改变最终导致毛细血管间的交换减少。发生溃疡后，细胞和分子应答都受损，引起慢性肉芽肿反应，导致创面不能愈合。因此，糖尿病引起的皮肤微血管病变使患者更易发生由于静脉压力增高而导致的并发症，即使很小的皮肤外伤都能导致静脉溃疡。

2. 临床表现与诊断·神经病变性溃疡最常发生于承受压力及反复受创伤的部位，如足趾、膝及跖骨头部位。溃疡圆形、凿缘，伴有角化过度。患者可有疼痛、感觉异常或下肢和足的感觉缺失，而鸡眼存在、动脉搏动可、疼痛轻微可以作为神经病变性溃疡的诊断线索。动脉（缺血性）溃疡好发生于末梢部位，如足背、足趾背和足底，周围皮温降低、黑色痂皮、脉搏缺如、疼痛剧烈是缺血性溃疡的诊断线索。静脉性溃疡较少发生于足，而多发生于小腿及内踝部位，有表浅静脉曲张可见，皮肤呈棕黄色色素改变，很少感觉疼痛。在糖尿病足的分级上目前主要有 Meggitt - Wagner 分级法（0～5 级），Texas 分类分级法（Ⅰ～Ⅲ级）和 PEDIS 分级法（评估灌注、大小、深度、感染、感觉）三种方法。其分级越高预后越差，截肢可能越

大。然而需要注意的是：在糖尿病患者下肢发生的溃疡样皮疹并非均为糖尿病并发症，也需要警惕血管炎、鳞状细胞癌（图 11 - 35 - 13）、坏疽性脓皮病（图 11 - 35 - 14）、色素癌等类似皮疹的发生，必要时活检是明智的选择。

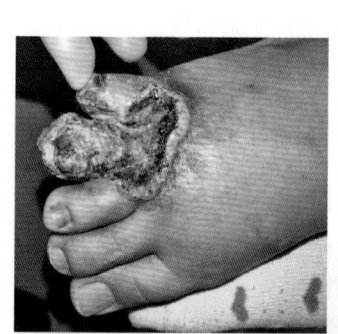
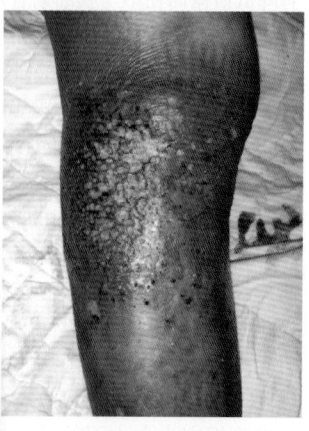

图 11 - 35 - 13
酷似溃疡的皮肤鳞状细胞癌
图 11 - 35 - 14
形态酷似溃疡的坏疽性脓皮病

3. 治疗·在充分评估了患者的溃疡、神经病变、血管和感染（包括细菌、真菌、皮肤、皮下和骨骼）情况后，治疗上，除了控制糖尿病外，主要从改善血供、控制感染、足部压力重塑、伤口处理四大角度出发。

（1）改善血供：即休息并抬高患肢弹力袜甚至外科处理以控制水肿和减低静脉压力可缓解静脉溃疡；禁止吸烟，控制血压及糖尿病，使用血小板活化因子或抗凝治疗及外科血管重建手术改善动脉溃疡。

（2）控制感染：根据美国感染科协会指南，皮肤软组织感染可以分为轻度、中度和重度，其中轻度感染需要 2 周抗生素全身用药，主要针对革兰阳性菌；中度至重度需要 2～4 周抗生素全身用药，而若有骨关节累及，至少需要 6～12 周抗生素全身用药，抗生素需要覆盖革兰阳性菌、阴性菌、厌氧菌等。同时糖尿病患者潜在的足部真菌感染也需要至少 4 周的抗真菌外用药治疗，必要时系统抗真菌药也是合理选择。

（3）足部压力重塑：作为非手术治疗，包括治疗鞋、石膏等，其中全接触石膏（TCC）可以有效减轻压力，改善预后，然而由于价格昂贵，步骤繁琐未被广泛推广。而外科减压手术等也减轻足部压力。

（4）伤口处理：包括冲洗伤口、去除鸡眼和痂皮、选择合适敷料等。冲洗伤口国际上目前认为直饮水和生理盐水均可用于冲洗伤口。去除鸡眼和痂皮对于伤口预后有明显正面效果，其中最常用的方法是直接物理去除。敷料选择上要考虑预防感染、湿润伤口等多方因素，根据伤口的实际情况加以选择。例如，渗出多的伤口选择泡沫、藻酸盐类或亲水性敷料等。干燥的伤口选择水胶体、水凝胶敷料等。针对糖尿病足，目前最新治疗还包括：负压创面治疗技术、血小板生长因子、生物工程皮肤、超高压氧气疗法（HBOT）等。

五、药物反应

（一）胰岛素引起的反应

胰岛素变态反应可由于胰岛素分子或制剂中的添加剂（如间

甲酚)或蛋白质污染物引起。其局部反应有注射部位红斑、瘙痒和硬结、水肿、皮下结节或荨麻疹。严重的即刻全身性反应如血管性水肿、支气管痉挛、呼吸困难、心血管衰竭、过敏性休克等都可发生,但很少见,如有发生需中止胰岛素治疗。延迟反应通常局限于注射部位,发生在首次治疗后 2 周左右。注射太浅容易造成皮肤反应。目前由于使用高纯度胰岛素,这些变态反应已很少见。当使用牛和(或)猪胰岛素的患者发生反应时,首先是换用人胰岛素,偶尔人胰岛素也会引起变态反应。

皮下脂肪萎缩(胰岛素性脂肪营养不良)发生于胰岛素治疗后 6～24 个月,在注射部位出现萎缩区,女性较男性更易发生,改用纯化胰岛素可以得到改善。在皮下脂肪萎缩处的血管壁上发现有免疫球蛋白和补体沉积,从而认为皮下脂肪萎缩为免疫介导反应。

胰岛素引起的脂肪肥大男性多于女性,由同一部位反复注射引起,可能是胰岛素局部合成代谢的作用,导致皮下脂肪细胞在胰岛素的反复刺激下肥大增生所致,可形成脂肪垫,在脂肪垫部位注射胰岛素会影响胰岛素的吸收,而导致血糖控制不佳,因此需规律地轮换注射部位,以预防这种情况的发生。

(二) 降糖药引起的反应

含硫化合物的降糖药物最常见的不良反应是胃肠道和皮肤,各种口服降糖药的皮肤过敏反应是相似的,可有斑疹性药疹、白细胞碎裂血管炎等,严重的皮肤反应有剥脱性皮炎、全身性多形红斑,进一步可发展为 Stevens - Johnson 综合征和中毒性表皮坏死松解症。与磺酰脲类药及其他一些药物如噻嗪类、呋塞米和磺胺类都可发生交叉反应。因此,更换药物时必须小心。磺酰脲类也会引起少见的寻常型天疱疮、银屑病样皮疹和光敏反应。而阿卡波糖也可能引起急性泛发性发疹性脓疱病、多形红斑等。

正在使用磺酰脲类药物的患者,有多达 10%～30% 的患者饮酒后可出现戒酒硫样反应,以氯磺丙脲最为常见,症状常在饮酒后 15 min 出现,1 h 内消退。表现为面部发热、潮红、眼结膜充血、头颈部血管剧烈搏动或搏动性头痛、头晕,严重者可出现恶心、呕吐、出汗、口干、胸痛、心跳加快、血压下降、视觉模糊、呼吸困难等,其严重程度与用药剂量和饮酒量呈正相关。这是由于该药物抑制了肝脏中的乙醛脱氢酶,导致乙醇的中间代谢产物乙醛的代谢受阻,乙醛在体内蓄积引起一系列中毒反应所致。因此,必须提醒患者注意这种潜在的不良反应。

参考文献

[1] Perez MI, Kohn SR. Cutaneous manifestations of diabetes mellitus[J]. J Am Acad Dermatol, 1994, 30: 519 - 531.

[2] Ferringer T, Miller OF. Cutaneous manifestations of diabetes mellitus [J]. Dermatol Clin, 2002, 20: 483 - 492.

[3] Paron NG, Lambert PW. Cutaneous manifestations of diabetes mellitus [J]. Prim Care, 2000, 27: 371 - 383.

[4] Romano G, Moetti G, Di Benedetto A, et al. Skin lesions in diabetes mellitus: prevalence and clinical correlations[J]. Diabetes Res Clin Pract, 1998, 39: 101 - 106.

[5] Huntley AC. Cutaneous manifestations of diabetes mellitus[J]. Diabetes Metab Rev, 1993, 9(3): 161 - 176.

[6] Sibbald RG, Landolt SJ. Skin and diabetes[J]. Endocrinol Metab Clin North Am, 1996, 25: 463 - 472.

[7] Ngo BT, Hayes KD, DiMiao DJ, et al. Manifestations of cutaneous diabetic microangiopathy [J]. Am J Clin Dermatol, 2005, 6 (4): 225 - 237.

[8] Behm B, Schreml S, Landthaler M, et al. Skin signs in diabetes mellitus [J]. J Eur Acad Dermatol Venereol, 2012, 26(10): 1203 - 1211.

[9] Lima AL, Illing T, Schliemann S, et al. Cutaneous manifestations of diabetes mellitus: a review[J]. Am J Clin Dermatol, 2017, 18(4): 1 - 13.

第三节・感 染

冯 凭 崔景秋

过去,感染是糖尿病患者致死的首要原因,受到人们的高度重视。现今,随着多种有效抗生素的临床应用和对糖尿病患者血糖的严格控制,感染已不再是糖尿病患者死亡的首要原因。然而,感染仍然是威胁糖尿病患者健康的严重问题,临床医师必须予以足够的重视。

糖尿病患者易发生感染,且多较严重和不易控制。除一般常见的普通感染外,某些特殊感染多见于或几乎仅见于糖尿病患者,且预后差。此外,随着医学的发展和新技术的应用,糖尿病合并感染的途径和机会也较前增加。一方面,代谢紊乱控制不佳糖尿病患者易发生感染;另一方面,感染常加剧糖尿病患者的代谢紊乱,诱发糖尿病酮症酸中毒、高渗性昏迷等急性并发症。在很多情况下,代谢紊乱控制不佳是感染的后果,而非感染的原因。糖尿病合并感染时,严格控制血糖水平仍是最重要、最基本的治疗原则之一。

一、宿主正常防御机制的紊乱

(一) 皮肤和黏膜

完整的皮肤和黏膜作为机械屏障使病菌不能侵入机体,皮肤和黏膜表面的正常菌群使病菌难以生长。糖尿病周围神经病变使皮肤对潜在损害的感知迟钝,易受损伤且常不能及时发现,延误治疗。糖尿病患者皮肤和黏膜表面的细菌数量增加,如皮肤和鼻黏膜的金黄色葡萄球菌携带率增加,咽部革兰阴性芽孢杆菌寄居增多。

(二) 血液供应

组织器官的营养和氧分压的维持,体液免疫和细胞免疫成分的供给,都有赖于正常的血供。糖尿病大血管、微血管病变使血供减少,造成组织器官营养和氧气供应减少,免疫功能障碍。代谢紊乱导致血管通透性增加,营养成分扩散入组织,为病菌(尤其是链球菌)的繁殖提供了有利环境。此外,血供减少可使治疗感染时抗生素不能在局部组织达到有效浓度。

(三) 吞噬细胞功能

吞噬细胞包括多形核白细胞和巨噬细胞,其功能包括迁移能力、趋化活性、黏附能力、吞噬能力及细胞内杀伤作用。糖尿病患者多形核白细胞的迁移、趋化性反应延迟,黏附能力降低。一些研究显示这些吞噬功能的异常与血糖水平无关,甚至在糖尿病患者的一级亲属中也存在类似情况,推测这些多形核白细胞的缺陷可能由某些基因异常所致。糖尿病患者吞噬细胞对金黄色葡萄球菌、肺炎双球菌、念珠菌等病菌的吞噬和细胞内杀伤作用受损,发生感染时其杀菌能力不如非糖尿病者。

(四) 淋巴细胞

B 淋巴细胞可转化为抗体分泌型细胞或浆细胞。T 淋巴细胞负责对病毒、细菌的细胞免疫,且可促进或抑制 B 淋巴细胞的免疫功能。糖尿病患者针对各种细菌性抗原的抗体产生减少,如对伤寒杆菌、大肠埃希菌、金黄色葡萄球菌的抗体凝集反应力下降，对金黄色葡萄球菌和白喉杆菌的抗毒素抗体减少。多数研究结果支持糖尿病患者存在细胞免疫缺陷。

二、皮肤和软组织感染

皮肤和软组织感染是糖尿病患者发病率和死亡率上升的主要原因。糖尿病的各种并发症（如感觉神经病、血管功能不全、免疫病和代谢紊乱）可使这些患者更易于发生皮肤和软组织感染。皮肤和软组织感染在糖尿病患者中比在非糖尿病患者中更常见且更严重，常表现为疖、痈、丹毒、化脓性指头炎、甲沟炎、急性蜂窝织炎和脓肿等，致病菌中耐甲氧西林金黄色葡萄球菌（MRSA）的阳性率显著增加。

皮肤和软组织的坏死性感染甚为少见，一旦发生进展迅速，病情险恶，后果严重。累及皮肤、皮下组织和筋膜的坏死性感染为坏死性筋膜炎，如蔓延至肌肉称为坏死性蜂窝织炎。皮肤和深部组织的坏死性感染多由需氧革兰阳性菌（如溶血性链球菌、金黄色葡萄球菌）或革兰阴性菌（如肠杆菌属、假单胞菌属）与微需氧或厌氧革兰阳性菌（如消化球菌属、消化链球菌属）或革兰阴性菌（如类杆菌属）协同作用所致。感染部位多见于下肢、足和会阴。手部坏死性感染虽然少见，但因其可导致截肢、功能受损或丧失等严重后果，故应给予高度重视。临床表现为全身中毒症状，患处剧烈疼痛，可有皮下气体，可合并邻近骨组织的骨髓炎，病变扩展迅速，与正常组织无明显界限。治疗原则为在尽快联合应用强有力抗生素控制感染的基础上，尽早施行彻底的外科清创术。

念珠菌属皮肤感染多见于乳房、臀部和外阴等温暖潮湿的部位，肥胖或使用抗生素的糖尿病患者尤易发生。

红癣是一种棒状杆菌（minutissimum）所致的少见皮肤感染，患者多为糖尿病患者。嗜酒的糖尿病患者尤易感染。

三、泌尿系感染

糖尿病患者易发生泌尿系感染。在糖尿病合并感染中，最常见者为泌尿系感染。女性患者尤为突出，糖尿病妇女泌尿系感染的发生率较非糖尿病妇女高 2～4 倍。糖尿病易合并泌尿系感染的宿主因素可能包括：葡萄糖尿、中性粒细胞功能缺陷和肾髓质高渗环境对白细胞杀菌能力的抑制、病原体与尿路上皮细胞的黏附增多。可能的相关危险因素有：年龄、代谢控制情况、糖尿病病程、神经源性膀胱、频繁的住院和尿路器械检查或治疗、反复发生的阴道炎及血管并发症。较之非糖尿病者，糖尿病患者的泌尿系感染易导致更为严重的并发症，如肾周围脓肿、败血症等。感染部位以肾盂和膀胱最常见。糖尿病合并的泌尿系感染几乎均为逆行途径感染所致。致病菌以革兰阴性菌为主，其中以大肠埃希菌最常见，其次是副大肠埃希菌、克雷白杆菌、变形杆菌、产气杆菌、产碱杆菌和铜绿假单胞菌；革兰阳性菌少见，主要为粪链球菌和葡萄球菌。糖尿病合并泌尿系感染可有症状，也可无明显症状。下尿路感染的典型症状为排尿困难、尿频、尿急、尿痛、血尿及腹部不适。急性肾盂肾炎的临床表现有发热、寒战、腰痛、脊肋角胀痛，以及恶心、呕吐等全身症状，可有或无下尿路感染症状。少数患者仅表现为下尿路感染症状，称为亚临床肾盂肾炎。确诊有赖于证实脓尿（非离心尿白细胞≥5 个/HP 或 ≥10 个/mm³）和菌尿的存在。糖尿病患者的上尿路感染多

为双侧受累，且易造成菌血症。此外，还有一些特殊的泌尿系统感染，如气肿性膀胱炎、气肿性肾盂肾炎、肾乳头坏死等。

（一）无症状性菌尿

当连续两次中段尿细菌培养的相同病原体菌落计数≥ 10⁵/ml，而无临床症状时，即可诊断为无症状性菌尿。糖尿病合并泌尿系感染的 10%～20% 为无症状性菌尿。糖尿病女患者无症状性菌尿较非糖尿病妇女高 3～4 倍。患有无症状性菌尿的糖尿病患者更容易出现白蛋白尿和有症状的泌尿系感染。糖尿病血管病变是引起无症状性菌尿的重要因素。无症状性菌尿以上尿路感染居多。一项随机对照临床试验显示，治疗可能会减少长期感染的时间比例、避免携带某一特殊菌群，但大多数治疗之后会发生再定植，且感染菌株不具有致病性大肠埃希菌特有的毒力因子。

（二）气肿性膀胱炎和气肿性肾盂肾炎

肾、输尿管或膀胱的产气感染少见，但糖尿病患者发生此类感染的机会显著多于非糖尿病者。病情的严重性取决于产气感染的部位，气肿性膀胱炎的存活率明显高于气肿性肾盂肾炎。凡对合理的抗生素治疗反应不佳，合并恶心、呕吐、腹泻的泌尿系感染，应疑及此病。腹部 X 线检查显示肾、输尿管或膀胱部位有花斑状透亮区，这可能与大肠埃希菌、克雷白杆菌等致病菌利用葡萄糖产生二氧化碳或氢气有关。当这些细菌导致的感染发生在供血不良区域，就会发生坏死。通过 CT 等影像学检查进行早期诊断非常重要，早期引流和用合适的抗生素治疗可有良好的疗效。

气肿性膀胱炎时气体在膀胱壁与膀胱腔内聚集，半数以上患者有肉眼血尿，多数患者抗生素治疗有效。

气肿性肾盂肾炎时可有肾区压痛、叩击痛或扪及包块，偶可触到捻发感。典型的症状包括发热、痉挛性疼痛、恶心和呕吐、急性肾功能损害和血小板减少症。1 型糖尿病的病理学包括坏死、出血性梗死和含蜂窝状气体的海绵状肾脏。2 型糖尿病的特征表现为急性和慢性炎症细胞的浸润、脓肿形成和坏死。CT 检查显示：肾脏增大、多处破坏，肾内及肾周围存在，气肿性肾盂肾炎后果严重，肾脏可被完全破坏，肾功能显著减退或丧失。除经皮导管引流加抗生素治疗外，常需行肾切除术。尽管如此，病死率仍很高。

（三）肾乳头坏死

肾盂肾炎偶可并发肾乳头坏死，这种缺血性坏死与糖尿病患者肾髓质血供不良有关。肾乳头坏死时患者除肾盂肾炎症状外，往往出现寒战、高热、衰竭等全身中毒症状及败血症表现。尿中有坏死脱落的肾乳头组织碎片，这些坏死组织可堵塞输尿管而引起肾绞痛。肾乳头坏死常累及双侧肾脏，如受累的肾乳头数量较大、坏死进展的速度较快，患者可出现肾功能急剧恶化。

（四）真菌性尿路感染

在糖尿病患者中，尿路的真菌感染并不少见。致病菌常为念珠菌，多见于使用抗生素后的继发感染，也可由会阴部真菌感染播散而来。正确的抗生素使用、实施导尿管的使用、护理和维护指南、缩短住院时间可减少念珠菌的发病率。区别真菌寄生抑或感染，有时甚为困难。若严格按操作规程收集的中段尿标本内真菌菌落计数≥10⁴/ml，应插管取尿样，如计数仍≥10⁴/ml，即可确诊为真菌感染，真菌性尿路感染可向上

侵及肾实质,引发气肿性肾盂肾炎、肾及其周围脓肿,也可发生血行播散。糖尿病患者一经确诊为真菌性尿路感染,则应立即积极治疗。氟康唑对白色念珠菌性膀胱炎高度有效,但Krusei念珠菌对氟康唑耐药,可用两性霉素膀胱冲洗。应警惕上尿路感染和血行播散,此时应全身治疗。

四、呼吸系统感染

糖尿病患者上呼吸道感染和肺炎的临床表现无特殊性,也无一致的证据表明他们比非糖尿病者更常发生呼吸系统感染。但糖尿病患者急性发病、咳嗽、脓痰和胸膜炎胸痛的发生率较低,患者多叶浸润、胸腔积液和脓胸也较少见。

其他部位感染的血行播散是导致肺炎发生的机制之一,但更常见的是吸入鼻咽部的细菌所致。糖尿病患者与非糖尿病者肺炎的病原体无显著差异,肺炎链球菌是糖尿病患者中最常见的致病生物,其次是吸入性肺炎、嗜肺军团菌和流感嗜血杆菌。在没有糖尿病的患者中,最常见的致病生物是肺炎链球菌,其次是吸入性肺炎、流感嗜血杆菌和嗜肺军团菌。肺吞噬细胞的吞噬作用是抵御吸入细菌的主要机制,而在代谢控制不佳,尤其是酸中毒的糖尿病患者,此种防御机制受损,痰革兰染色、痰细菌培养加药敏等检验有助于诊断和指导用药。金黄色葡萄球菌或需氧革兰阴性杆菌感染有时可导致严重的坏死性肺炎,病死率达40%~50%。与非糖尿病者相比,糖尿病患者的肺炎球菌和流感病毒肺炎的患病率虽不增高,但病死率较高,因为糖尿病患者的肺炎球菌肺炎易引发菌血症,流感病毒肺炎易继发金黄色葡萄球菌等细菌性肺炎和易诱发糖尿病酮症酸中毒。国外推荐对糖尿病患者进行流感病毒和肺炎球菌疫苗接种。

五、胃肠道感染和气肿性胆囊炎

对沙门菌感染的多危险因素调查显示,需药物控制的糖尿病是唯一有意义的独立危险因素,糖尿病患者胃酸分泌减少、肠蠕动减弱是易患此类胃肠道感染的原因之一。

糖尿病患者多有血脂异常、自主神经病变、胆囊舒缩功能障碍,故易并发胆囊炎、胆石症。与非糖尿病患者相比较,糖尿病患者的胆囊感染多较严重。与其他部位的产气感染一样,糖尿病血管病变被认为是气肿性胆囊炎的致病因素之一。约1/3的气肿性胆囊炎病例为糖尿病患者。气肿性胆囊炎的主要致病菌为梭状芽孢杆菌,其次为大肠埃希菌、链球菌。与一般胆囊炎相反,气肿性胆囊炎多见于男性,男女患病比例为3∶1。临床表现与普通急性胆囊炎相似,但后果严重。胆囊穿孔、坏死常见,病死率是普通急性胆囊炎的3~10倍。患者有右上腹疼痛、恶心、呕吐和发热,查体可于腹部相应位置触到捻发感,多无明显腹膜炎体征。确诊有赖于胆囊腔壁或胆周间隙存在气体的影像学证据。在发病的最初48h内可见到气体扩散至胆囊周围。为此,有人建议对可疑病例,尤其男性,在发病的最初4日内,每日做一次腹部X线检查。治疗应早期手术并联合应用氨苄西林或其他广谱青霉素、甲硝唑和氨基糖苷类,必要时可使用泰能。

六、结 核

在有效的抗结核药物广泛应用于临床之前,糖尿病患者的结核病发病率是非糖尿病者的16倍。今天,糖尿病依然是结核病发生的危险因素之一,中国糖尿病患者的结核病危险因素为男性、体重指数和焦虑,而健康的习惯、社会经济水平高、高血压、良好的住房条件,以及糖尿病诊断后饮食的有益变化被证明与降低结核病风险有关。糖尿病易发生结核感染的原因可能有:代谢紊乱和营养不良、组织内高糖和酸性环境等使机体免疫功能减弱、抗结核感染能力下降。糖尿病并发肺结核的临床表现与非糖尿病者无明显区别,但代谢紊乱控制较差者的结核中毒症状不明显,当应用胰岛素改善代谢后可出现明显的结核中毒症状。代谢紊乱严重、一般情况较差的患者的结核菌素试验可呈假阴性。有报道糖尿病患者易发生肺下叶结核。糖尿病患者对抗结核药物耐受性差,治疗效果也较单纯结核病者差,且易复发。治疗时应选用一线敏感药物,采取短程(9个月左右)化疗,尽可能静脉途径给药。

七、恶性外耳道炎

恶性外耳道炎又称侵袭性外耳道炎,是一种进展性的、局部侵袭性的感染,具有潜在的生命危险,故称"恶性"。铜绿假单胞菌是最常见的致病菌,很少有其他病菌参与。恶性外耳道炎几乎仅见于糖尿病患者,尤其是中年以上的糖尿病患者,控制不良的糖尿病患者更容易发病。游泳和使用助听器是附加易感因素。与恶性外耳道炎发病有关的因素包括耳道微血管病变、外耳道清洗和免疫力下降。感染始于外耳道,耳部疼痛、耳郭及其周围组织的触痛和肿胀、外耳道内息肉样肉芽组织形成和脓血性排出物、传导性听力损失为常见临床表现。发热和白细胞增多不常见。感染起源于外耳道的骨-软骨连接处,通过耳道的软骨和骨间隙向深部蔓延,侵及腮腺、颞骨、下颌关节、乳突骨甚至颅内,并可导致骨膜下脓肿或硬膜外或硬膜下脓肿,也可侵袭整个耳郭。早期的神经并发症是面神经麻痹。铜绿假单胞菌易侵犯小血管,引起蜂窝织炎。该病如不能及时诊断和有效治疗,病死率较高,诊断有赖于耳鼻喉科医师的参与、坏死组织取样做革兰染色和细菌培养、CT及磁共振检查等。治疗包括外科清创术、外用抗铜绿假单胞菌抗生素或醋酸滴耳液及全身抗生素的应用。后者可采用抗假单胞菌属的β-内酰胺类与氨基糖苷类联合治疗,也可单独使用头孢他啶或环丙沙星。

八、鼻-脑毛霉菌病

本病为一种少见的、病死率极高的感染,半数以上的受累者为糖尿病患者,尤其是酮症酸中毒患者。致病菌为毛霉、根霉及犁头霉菌属。高血糖、酸中毒、免疫缺陷及血清铁结合力下降致血清中游离铁增加等均使血清抑菌活性减弱,有利于该类真菌生长、繁殖。这些致病菌寄居于鼻窦,故感染首先从鼻部开始,随后扩展至眼眶和周围组织迅速侵及筛板、颅腔和中枢神经系统。临床表现为鼻塞、鼻腔血性排出物,鼻腔、鼻甲或硬腭出现黑色坏死组织、鼻周围肿胀、眶周疼痛、硬结,可有发热、头痛和昏睡。若病变侵犯血管,可造成眼睑和眶内组织缺血性梗死、海绵窦血栓和颈动脉、颈静脉血栓形成,临床表现为三叉神经眼支分布区感觉丧失、眼肌瘫痪、单侧球结膜水肿、眼球突出、视网膜出血和视力丧失。虽然此病与恶性外耳道炎都是进展性的、局部侵袭性的感染,在累及血管方面也很相似,但毛霉菌病更常侵犯脑膜和脑实质,病死率更高。没有血清学或血液检查可以诊断毛霉菌病。为了确诊应尽早行鼻甲、鼻道或腭部坏死组织的活检和培养，以直角分叉的粗大分支的无间隔厚壁菌丝侵犯组织为特征性的组织学发现，细菌培养常为阴性结果。磁共振成像可确定感染侵袭的范围。如临床疑及此病，在没有得到毛霉菌病的细菌学证据之前，即应根据临床表现开始治疗。迅速控制代谢紊乱、纠正酮症酸中毒是控制感染的基础，积极、广泛的外科清创术是治疗的关键，两性霉素是唯一有效的全身性治疗药物。最初静脉注射的两性霉素 B 高于正常剂量[高达 1.5 mg/(kg·d)]，监测肾功能以及时发现两性霉素 B 诱导的肾毒性，脂质体两性霉素 B 推荐用于肾功能受损、接受其他肾毒性治疗或不能耐受两性霉素 B 的患者。早期、积极的治疗也难以完全避免毁容，部分患者还会合并真菌性肺炎。

九、口腔疾病

已证实糖尿病与牙周病、龋齿、口腔炎、舌炎及口腔扁平苔藓等诸多口腔疾病相关联，对糖尿病相关性口腔疾病应给予足够的重视和进行更深入的研究。糖尿病患者，尤其是血糖控制较差、年龄较大、病程较长的患者，较之非糖尿病者更易患牙周炎。表现为牙龈萎缩、牙龈出血、牙周溢脓、牙齿松动及牙周膜和牙槽骨骨吸收。致病菌多为革兰阴性菌和厌氧菌。长期代谢控制不佳者易患牙周炎，而积极治疗牙周炎又可降低高血糖。糖尿病微血管病变、免疫抑制、菌群失调和胶原代谢异常是导致糖尿病合并牙周炎的可能原因。糖尿病患者与非糖尿病患者相比，变异链球菌数量增加，龋齿的发生率高。糖尿病是口腔炎的易感因素，当血糖控制不佳时，口腔念珠菌感染的危险性增高。吸烟或长时间使用牙托可导致口腔寄居念珠菌的发病率增加。在糖尿病合并的口腔黏膜炎症中，白色念珠菌感染的舌炎值得注意。由于频发的真菌感染和微血管病变，糖尿病患者的肥大舌和地图舌发生率较高。糖尿病易合并口腔扁平苔藓。Amerikanou P 等报道口腔扁平苔藓的发病率，在 1 型糖尿病为 5.76%，2 型糖尿病为 2.82%，而非糖尿病者为 1.82%。由于 1 型糖尿病与口腔扁平苔藓均以自身免疫为特点，故推测 1 型糖尿病患者易发口腔扁平苔藓可能是免疫系统异常起主要作用。糖尿病患者的扁平苔藓多为溃疡侵袭性病变。

参考文献

[1] Currie BP, Casey Jl. Host defense and infections in diabetes mellitus [M]// porte D, Shervin RS. Ellenberg & Rifkin's diabetes mellitus. 5th ed, New York: McGrawHill, 1998: 861-865.

[2] Montes LF, Dobson H, Dodge BG, et al. Erythrasma and diabetes mellitus[J]. Arch Dermatol, 1969, 99: 674-677.

[3] Carton JA, Maradona JA, Nuno FJ, et al. Diabetes Mellitus and dacteraemia: a comparative study between diabetic and non-diabetic patients[J]. Eur J Med, 1992, I: 281-287.

[4] Ruby M, Suzanne EG, Andy IMH. Management of bacterial urinary tract infections in adult patients with diabetes mellitus[J]. Tutonial Drugs, 2002, 62: 1859-1868.

[5] Geerlings SE, Stolk RP, Camps MJ, et al. Asymptomatic bacteriuria may be considered a complication in women with diabetes[J]. Diabetes Care, 2000, 23: 744-749.

[6] Hooton TM, Scholes D, Stapleton AE, et al. A prospective study of asymptomatic bacteriuria in sexually active young women[J]. N Engl J Med, 2000, 343: 992-997.

[7] Koziel H, Koziel MJ. Pulmonary complications of diabetes mellitus: pneumonia[J]. Infect Dis Clin North Am, 1995, 9: 65-96.

[8] Joshi N, Caputo GM, Weitekamp MR, et al. Primary care: infections in patients with diabetes mellitus [J]. N Engl J Med, 1999, 341: 1906-1912.

[9] 谭万寿，雷闽湘.糖尿病与感染[M]//廖二元，超楚生.内分泌学.北京：人民卫生出版社,2001: 1613-1617.

[10] Ponte E, Tabaj D, Maglione M, et al. Diabetes melhtus and oral disease [J]. Acta Diabetol, 2001, 38: 57-62.

[11] Petrou Amerikanou C, Markopoulos AK, Belazi M, et al. Prevalence of oral lichen planus in diabetes mellitus according to the type of diabetes[J]. Oral Dis, 1998, 4: 37-40.

[12] Lipsky BA, Tabak YP, Johannes RS, et al. Skin and soft tissue infections in hospitalised patients with diabetes: culture isolates and risk factors associated with mortality, length of stay and cost[J]. Diabetologia, 2010, 53: 914-923.

[13] Dalal S, Nicolle L, Marrs CF, et al. Long-term Escherichia coli asymptomatic bacteriuria among women with diabetes mellitus[J]. Clin Infect Dis, 2009, 49: 491-497.

[14] Toyota N, Ogawa D, Ishii K, et al. Emphysematous cystitis in a patient with type 2 diabetes mellitus[J]. Acts Medica Okamaya, 2011, 65: 129-133.

[15] Archana S, Vijaya C, Geethamani V, et al. Emphysematous pyelonephritis in a diabetic leading to renal destruction: pathological aspects of a rare case[J]. Malaysian J Pathol, 2013, 35: 103-106.

[16] Di Yacovo S, Garcia-Vidal C, Viasus D, et al. Clinical features, etiology, and outcomes of community-acquired pneumonia in patients with diabetes mellitus[J]. Medicine, 2013, 92: 42-50.

[17] Cheng J, Zhang H, Zhao YL, et al. Mutual impact of diabetes mellitus and tuberculosis in China[J]. Biomed Environ Sci, 2017, 30: 384-389.

[18] Nawas MT, Daruwalla VJ, Spirer D, et al. Complicated necrotizing otitis externa[J]. Am J Otolaryngol, 2013, 34: 706-709.

[19] Ananthaneni AR, Undavalli SB, Velagapudi RP, et al. Mucormycosis: an atrocious mate of patients with diabetes[J]. BMJ Case Reports, 2013, 2013. pii: bcr2013009600.

[20] Latti BR, Kalburge JV, Birajdar SB, et al. Evaluation of relationship between dental caries, diabetes mellitus and oral microbiota in diabetics [J]. J Oral Maxillofac Pathol, 2018, 22: 282.

第三十六章 · 糖尿病与恶性肿瘤

毕宇芳

近年来随着全球工业化、城镇化和生活现代化的推进，糖尿病的患病率正呈现快速上升的趋势。2016 年国际糖尿病联盟（IDF）的最新统计显示，全球范围内估计有 4.15 亿成人糖尿病患者。2010 年中国 18 岁以上人群糖尿病患病率为 11.6%，患病人口达 1.139 亿。糖尿病已成为严重威胁人类健康的一种慢性非传染性疾病，而恶性肿瘤的患病率在我国也呈现显著上升的趋势，严重威胁人类健康。

流行病学证据表明，糖尿病患者患有多种恶性肿瘤的风险显著增高。2 型糖尿病和恶性肿瘤具有许多共同的危险因素,但这两种疾病之间潜在的生物学联系尚不完全清楚。此外,观察性研究的证据表明,用于治疗高血糖的一些药物与恶性肿瘤的风险增加或降低相关。本章拟对糖尿病与恶性肿瘤研究领域中若干共识和焦点问题进行简要的介绍。

一、糖尿病与恶性肿瘤的流行病学研究进展

50 多年来,多项既往临床研究报道了糖尿病伴恶性肿瘤的病例。早在 1959 年,Joslin 等开展了糖尿病与恶性肿瘤相关性的研究,然而,并无确凿证据表明两者显著相关。随后,在 20 世纪 60 年代,人群研究确定了这两种疾病之间的关联,与非糖尿病人群相比,糖尿病患者肿瘤的发生更为常见。近来多项荟萃分析表明,2 型糖尿病人群中,结直肠癌、乳腺癌、胰腺癌、子宫内膜癌更为常见,而男性前列腺癌的发病率有降低趋势。糖尿病对肝脏、胰腺、子宫内膜癌的发生率影响最大(增加患病风险大于 2 倍以上),对于结直肠、乳腺、膀胱癌的影响相对较小(增加患病风险 1.2~1.5 倍);其他恶性肿瘤如肺癌的发生风险,并不随糖尿病的存在而增加;对于肾脏肿瘤、淋巴瘤等尚无确切的流行病学证据。美国国家营养调查 I(the national health and nutrition examination survey I,NHANES I)是较早进行的有关糖尿病与恶性肿瘤的前瞻性大样本人群队列随访调查研究,通过对 14 407 名研究对象进行为期 10 年的随访跟踪,同时在研究终点纳入了各种恶性肿瘤后,结果显示,男性糖尿病患者的恶性肿瘤发生风险较非糖尿病男性人群增加 39%。据统计,迄今鲜有研究探讨恶性肿瘤与 1 型糖尿病的关系。

在众多恶性肿瘤中,糖尿病与胰腺癌风险的相关性最早为人们所关注。糖尿病与胰腺癌之间的关系复杂,糖尿病患者中胰腺癌的发病风险增加。来自瑞典卡罗林斯卡研究中心的数据显示,在一项纳入了 529 例胰腺癌患者的巢式病例对照研究中,与正常人群相比,2 型糖尿病患者具有显著升高的胰腺癌患病风险,比值比达到 2.16(95%CI 1.72~2.72)。一项纳入 15 项病例对照研究的荟萃分析结果显示,糖尿病患者胰腺癌患病风险升高达 90%。来自旧金山加利福尼亚大学医学院的 Gupta 等对 140 万人的回顾性研究发现,新发糖尿病人群中胰腺癌的发病风险是非糖尿病人群的 2.2 倍。另外一项纳入了 35 个前瞻性研究的荟萃分析表明,糖尿病人群患胰腺癌的风险比非糖尿病人群的风险增加 94%。另一方面,胰腺癌患者中糖尿病的发生率增加。2008 年,来自美国梅奥诊所的一项纳入 720 对年龄性别匹配的胰腺癌病例对照研究发现,胰腺癌组糖尿病的发生率明显高于对照组;其中,40.2% 发生糖尿病的患者是确诊胰腺癌的同时发现患有糖尿病,15.9% 是胰腺癌确诊前 2 年内发现患有糖尿病,而在糖尿病诊断 3 年以上的患者中,胰腺癌的发病风险在病例对照之间无明显差别。综上,糖尿病与胰腺癌密切相关,互相影响。

流行病学证据表明,在校正包括饮酒、乙型和丙型肝炎病毒感染等重要混杂因素后,肝癌的发病率与糖尿病显著相关。著名的恶性肿瘤预防研究 II(the cancer prevention study-II,CPS II)针对 1 053 831 例基线无恶性肿瘤的成年研究对象开展了为期 26 年的随访调查研究,结果显示,糖尿病患者的肝癌发生风险显著高于非糖尿病患者。近期一项纳入 18 个队列研究的荟萃分析表明,糖尿病患者发生肝癌的风险是非糖尿病人群的 2.01 倍。以美国退伍军人为研究对象的队列研究提示,男性糖尿病人群的肝癌发病风险比非糖尿病人群增加了 1.16 倍。另外有研究发现糖尿病人群中肝癌的发病风险在丙型肝炎患者中风险最高,在乙肝携带者中风险最低。

结直肠癌与 2 型糖尿病有一些共同的环境危险因素,如肥胖、缺乏运动等。来自美国的 NHANES I 研究发现,男性 2 型糖尿病患者与正常人群相比,具有显著升高的结直肠癌发病风险。流行病学研究也逐渐阐释了这两个常见病之间的相关性。近期一项纳入 30 个队列研究的荟萃分析显示,糖尿病患者的结直肠癌发病风险是非糖尿病人群的 1.27 倍。He 等对一项 20 万人多种族的队列研究分析后得出,糖尿病患者发生结直肠癌的风险是非糖尿病人群的 1.2 倍。REACTION 研究表明,男性糖尿病患者结肠癌的患病率增加了 36%。

乳腺癌是全球女性中最常见的恶性肿瘤。一项纳入 39 个研究的荟萃分析显示,糖尿病患者乳腺癌的发病率是非糖尿病人群的 1.27 倍。护士健康研究(Nurses Health Study)对 11.6 万人随访 20 年后得出,相比于非糖尿病人群,糖尿病患者乳腺癌的发病风险增加了 17%。另外,据一项纳入了 16 项人群研究的荟萃分析显示,女性糖尿病患者中子宫内膜癌的发病率是非糖尿病患者的 2.1 倍。

前列腺癌与糖尿病的关系不同于其他恶性肿瘤,流行病学证据表明糖尿病患者中前列腺癌的发病率降低。近期一项纳入 29 个队列研究及 16 个病例对照研究的荟萃分析指出,糖尿病患者中前列腺癌的发病风险降低了 14%。然而,美国的 NHANES I 研究则发现 2 型糖尿病患者前列腺癌发生风险高于非糖尿病患者。因此,该关联有待进一步研究证实。

以上这些研究多在欧洲和北美中进行。最近上海瑞金医院宁光教授负责的一项针对中国 2 型糖尿病患者恶性肿瘤发生风险的研究(REACTION 研究),对中国成人的糖代谢异常是否与恶性肿瘤患病风险升高以及糖尿病人群中影响恶性肿瘤患病率的因素进行了研究,基线调查结果表明,与糖代谢正常的人群相比较,男性糖尿病患者胃癌患病的风险显著降低(PR 0.38,95%CI 0.16~0.89),而女性糖尿病患者的所有肿瘤、乳腺癌、子宫内膜癌患病风险呈现显著升高(PR 1.36,95%CI 1.20~1.56;PR 1.56,95% CI 1.21~2.00;PR 1.58,95% CI 1.16~2.15)。该研究目前正在长期随访中,以期获得更有价值的中国人群 2 型糖尿病与恶性肿瘤相关数据。

除此之外,同样来自中国人群的研究,上海女性健康研究的结果显示,在女性人群中,2 型糖尿病与原发性肝癌发生风险增加显著相关(HR 1.64,95% CI 1.03~2.61),该研究经过 13.2 年的随访跟踪,在女性人群中,并未发现 2 型糖尿病与胃癌(HR 0.92,95% CI 0.68~1.25)及肺癌(HR 0.92,95% CI 0.69~1.24)存在显著相关性。

尚未解决的问题:糖尿病一直与几种较常见恶性肿瘤的风险增加有关,但是对于多数肿瘤,尤其是不太常见的恶性肿瘤来讲,这种相关性目前的证据是有限的,因此还需要更多的研究来进一步探索。对于糖尿病和恶性肿瘤预后或恶性肿瘤特异性死亡率方面,不确定性更大。尚不清楚的是,是否糖尿病和恶性肿瘤之间的联系是直接的,糖尿病(如胰岛素抵抗和

高胰岛素血症）可能是改变恶性肿瘤风险的潜在性生物因素的标志物；抑或恶性肿瘤和糖尿病之间的关系是间接的，取决于肥胖等一系列常见的心血管代谢危险因素的中介作用。恶性肿瘤风险是否受糖尿病持续时间的影响是一个关键而复杂的问题，而糖尿病治疗常常需要多种药物治疗，又将该问题进一步复杂化。还需要进一步揭示的是，糖尿病对于恶性肿瘤预后的影响是否大于每种疾病各自本身的预后。

为了充分解决这些问题，在以人群为基础的高质量数据库中进行前瞻性研究是十分必要的。同时，比较高胰岛素水平个体和不患糖尿病且胰岛素敏感的个体特定恶性肿瘤的发生率，并且检查与糖尿病相关的其他生物标志物（如脂联素、高血糖症）也是很重要的。值得注意的是，常见的干扰因素（如体重和身体活动）必须做到准确的收集和评估。与恶性肿瘤风险相关的糖尿病病程、治疗和血糖控制程度同样需要准确地评估。鉴于糖尿病与特定部位的恶性肿瘤风险之间存在可变的相关性，我们不鼓励研究糖尿病与所有恶性肿瘤风险之间的联系。例如，因为肺癌似乎与糖尿病没有明显的联系，如果其他肿瘤与糖尿病的相关性真实存在的话，包括这种常见的恶性肿瘤在研究中会弱化观察到的相关性。

二、糖尿病与恶性肿瘤共同的危险因素

目前明确的危险因素包括年龄、性别、肥胖、体力活动、饮食、饮酒和吸烟。

1. 不可改变的危险因素

（1）年龄：尽管一些恶性肿瘤的发病高峰在童年期或青年期，但大多数恶性肿瘤的发病率是随着年龄增长而增加的。在经济发达国家，大约有78%的新发恶性肿瘤发生在55岁及以上人群。糖尿病的发病率也随着年龄的增长而增高。与肥胖流行趋势并行的是，2型糖尿病越来越多地发生在青少年和青年人中，这也额外增加了糖尿病患者的长期风险。

（2）性别：尽管某些恶性肿瘤具有性别特异性（如宫颈癌、子宫癌、睾丸癌和前列腺癌），或几乎仅发生于某一性别（如乳腺癌），但总体而言，男性的恶性肿瘤发病率更高。与同龄女性相比，男性的糖尿病风险也略高于女性。

（3）种族/民族：恶性肿瘤和糖尿病的年龄标化发病率在不同人群中差异显著。可能导致这种变异性的因素包括主要危险因素的分布、遗传因素、筛查等医疗行为，以及报告完整性的差异。在美国，非洲裔美国人比其他种族或族裔群体更容易罹患并死于恶性肿瘤；而与非西班牙裔白种人相比，非洲裔美国人、印第安人、西班牙裔美国人和亚洲裔美国人/太平洋岛民不同人群之间2型糖尿病及其并发症的分布也各有不同。与全球其他地区的研究结果类似，这种恶性肿瘤和糖尿病发病率的种族/民族差异可能部分归因于社会经济、生活方式和环境因素，但是生物因素如不同种族激素水平的差异也可能在其中发挥了一定的作用。

2. 可改变的危险因素

（1）超重、肥胖和体重变化：与体重指数（BMI）正常（$18.5 \ kg/m^2 \leqslant BMI < 25 \ kg/m^2$）的个体相比，超重（$25 \ kg/m^2 \leqslant BMI < 30 \ kg/m^2$）或肥胖（$BMI \geqslant 30 \ kg/m^2$）个体患多种类型恶性肿瘤的风险更高。与超重和肥胖关联最紧密的恶性肿瘤是乳腺癌（绝经后妇女）、结直肠癌、子宫内膜癌、胰腺癌、食管癌、肾癌、胆囊癌和肝癌。肥胖也可能增加某些恶性肿瘤（如前列腺癌）的死亡风险。在成人中，体重的增长很大程度上反映了脂肪组织而不是非脂肪组织的增加，因此与BMI相比，总体脂肪可能是衡量恶性肿瘤风险的更好指标。数十年来的研究表明，肥胖与胰岛素抵抗和2型糖尿病发病率之间存在强相关性，且肥胖的严重程度与糖尿病风险和发病年龄直接相关。一些研究发现，对于2型糖尿病和某些恶性肿瘤（如结肠癌）来说，腰围、腰臀比或内脏脂肪含量是独立于BMI的风险指标。

有证据表明，体重减轻可以降低疾病的发生风险，这也证实了肥胖与疾病之间的因果关系。就糖尿病而言，体重减轻可以降低糖尿病的发病率，并且能使相当大比例的2型糖尿病患者的血糖恢复正常。在一项随机、前瞻性、多中心的糖尿病预防项目试验中，进行饮食（体重减轻目标为5%～7%）和体力活动强化生活方式干预的高危个体其糖尿病发病率降低58%，其中体重减轻发挥了巨大的作用。此外，体重减轻还可能使妊娠糖尿病的发生风险降低。体重减轻与恶性肿瘤发生的关联尚不明确。大多数的相关证据来源于乳腺癌研究，但两者之间的关联微乎其微。由于体重减轻的定义和参照组在不同研究中存在差异，因此难以对这些研究加以比较。在美国护士健康研究中发现，只有维持体重减轻达2个研究周期或4年时，成人体重减轻和绝经后乳腺癌之间才呈显著负相关。然而，能够坚持减肥到研究结束的人数往往很少。实际上，体重减轻与恶性肿瘤相关性的观察性研究及随机临床试验不太可行。前者需要大量的样本、长期随访和对体重的严密监控，后者可能因为糖尿病及心脏疾病的保护作用而提前终止。目前，减肥手术造成的体重减轻或许可以为该问题提供新的思路。然而，其对恶性肿瘤发病率影响的证据十分有限，但是对2型糖尿病患者而言，减肥手术是一项非常有用的治疗方法。

（2）饮食：大多数研究表明，少吃红肉和加工肉类，多吃蔬菜、水果和全谷物食品有助于降低恶性肿瘤的发生风险。减少红肉和加工肉类摄入，增加单不饱和脂肪酸、水果、蔬菜、全谷物和膳食纤维的摄入可以通过改善胰岛素敏感性来预防2型糖尿病。低碳水化合物饮食（通常包括大量食用红肉和肥肉）也与体重减轻和胰岛素敏感性及血糖控制的改善有关。高血糖指数或高血糖负荷的饮食会增加2型糖尿病的发病风险，但是其与恶性肿瘤的相关性研究尚未有定论。

（3）体力活动：来自观察性流行病学研究的结果一致显示，较高水平的体力活动可以降低结肠癌、绝经后乳腺癌和子宫内膜癌的发生风险，帮助预防其他恶性肿瘤（如肺癌和侵袭性前列腺癌），提高某些恶性肿瘤（如乳腺癌和结直肠癌）患者的生存率。增加体力活动对糖尿病代谢和结局亦具有保护作用。观察及随机试验的数据表明，每周至少5日大约30 min的中等强度体力活动（如步行）可以显著降低2型糖尿病的发生风险（25%～36%）。

（4）吸烟：据估计，在世界范围内，吸烟占全部气管、支气管和肺癌死亡原因的71%。与吸烟密切相关的恶性肿瘤众多，包括喉癌、上消化道恶性肿瘤、膀胱癌、肾癌、胰腺癌、白血病、肝癌、胃癌和子宫颈癌。吸烟也是糖尿病的独立危险因素。因吸烟会增加心血管疾病、视网膜病变和糖尿病并发症

的发生风险,故对糖尿病的结局具有不利影响。

(5)饮酒:酒精饮料的摄入会增加罹患口腔癌、咽喉癌、食管癌、肝癌、结直肠癌和乳腺癌的风险。尽管过量饮酒是糖尿病的危险因素,但适度饮酒能使糖尿病发病率降低。

尚未解决的问题:目前尚不明确的关键问题是,糖尿病和某些恶性肿瘤发生风险之间的关联是由共同的危险因素(肥胖、不良饮食、体力活动和老龄化)导致,还是糖尿病本身及糖尿病典型的代谢异常(如高血糖症、胰岛素抵抗和高胰岛素血症)增加了一些恶性肿瘤的发病风险。已经明确的是,健康的体重、健康饮食和规律的体力活动能够降低2型糖尿病和某些常见恶性肿瘤的发生风险,尽管如此,由于这些因素往往存在交互作用,因此难以对各个因素的独立作用进行评估,需要更多的研究来加以论证。此外,与伴有高胰岛素血症或久坐不动的正常体重人群及代谢参数正常的肥胖人群相关的研究,对于更好地理解糖尿病和恶性肿瘤之间的关系也十分必要。就目前而言,改善生活方式对恶性肿瘤患者预后的影响知之甚微。对糖尿病不同方面(如胰岛素抵抗和β细胞功能衰竭)造成影响的遗传变异体,如何对恶性肿瘤的发生产生作用或许能够为糖尿病与恶性肿瘤之间的关系带来新的见解。这些问题的解决需要大量、长期的观察性研究。

三、糖尿病与恶性肿瘤相关的可能机制

癌变是一个错综复杂的过程。正常的细胞必须经历多重遗传"袭击"才能形成完整的肿瘤生长、侵袭和转移表型。恶性转化的过程可以分为多个步骤:起始(恶性肿瘤不可逆转的第一步)、促进(刺激起始细胞的生长)和进展(促进细胞侵袭表型的发展)。任何影响这条通路中一个或多个阶段的因素都可能与恶性肿瘤的发病或引起死亡相关。糖尿病可能通过几种机制影响肿瘤进程,包括高胰岛素血症(由胰岛素抵抗引起的内源性或由注射胰岛素或胰岛素促泌剂引起的外源性)、高血糖症或慢性炎症。

1. 胰岛素/胰岛素样生长因子轴 · 胰岛素和胰岛素样生长因子(insulin-like growth factor,IGF)受体形成细胞表面受体的复杂网络;同源二聚体和异源二聚体及介导胰岛素和IGF反应的所有功能已被描述。大多数癌细胞表达胰岛素和IGF-1受体,其中胰岛素受体亚型A通常被表达。受体亚型A可以刺激胰岛素介导的有丝分裂,甚至在IGF-1受体缺陷的细胞中也能发挥这种功能。除代谢功能外,胰岛素受体激活还可以刺激癌细胞增殖和转移。由于癌细胞中大多数葡萄糖摄取水平高且不依赖于胰岛素与其受体相结合,因此胰岛素受体激活对癌细胞的作用与增强葡萄糖摄取相比,或许与细胞存活和有丝分裂的关系更为密切。

多数信号通路在胰岛素受体或IGF-1受体与其配体相互作用后被激活。特别是胰岛素受体底物家族,在相互作用中磷酸化激活衔接蛋白,参与这一磷酸化反应的初始激酶进一步决定下游信号通路。一旦被激活,这些信号通路可以刺激多种肿瘤表型,包括增殖、避免凋亡刺激、侵袭和转移,潜在地促进多种类型癌细胞的发展。胰岛素/IGF还能够刺激参与恶性肿瘤进展的正常细胞。例如,高血糖允许IGF-1刺激血管平滑肌细胞的增殖和迁移。虽然这个过程与动脉粥样硬化的病理生理学相关,但脉管系统异常生长也是恶性肿瘤的

一个标志。除胰岛素对癌细胞的直接作用外,高胰岛素血症可能通过其对IGF-1的作用而间接促进肿瘤的发生。

2. 高胰岛素血症对其他激素的影响 · 循环胰岛素水平增加有几个间接影响,包括降低肝脏合成和血液中性激素结合球蛋白的水平,导致男性和女性对雌激素的生物利用度增加,以及女性对睾酮的生物利用度增加。在绝经前妇女中,高胰岛素血症可以使雄激素在卵巢及可能在肾上腺中的合成增加。内源性类固醇激素水平升高与绝经后乳腺癌、子宫内膜癌和其他可能的恶性肿瘤风险增加有关。

3. 高血糖与恶性肿瘤 · 当考虑糖尿病、糖尿病治疗和恶性肿瘤之间相互作用的复杂性时,葡萄糖作为一个潜在的相关介质应引起重视。近年来瓦尔堡假说(Warburg hypothesis)和恶性肿瘤能量学的重新兴起,强调了一个现象,那就是许多恶性肿瘤有赖于糖酵解产生的能源供应,从而导致机体对葡萄糖(甚至"葡萄糖成瘾")的需求增高,究其原因,主要与氧化磷酸化相比,糖酵解途径产生ATP需要更多的葡萄糖。基于以上理论,用于检测具有高葡萄糖摄取率的恶性肿瘤组织的^{18}F-氟代脱氧葡萄糖正电子成像术得以进一步发展。因此,值得注意的是,未经治疗的高血糖症或许能够促进肿瘤细胞的增殖。有关恶性肿瘤对葡萄糖剂量反应特征的直接数据较少,但是大多数恶性肿瘤具有高效上调、不依赖于胰岛素的葡萄糖摄取机制,因此可能无法从高血糖中获得进一步的生长优势。

4. 炎性细胞因子、糖尿病与恶性肿瘤风险 · 除胰岛素的直接作用之外,2型糖尿病和(或)相关肥胖可能增强导致恶性进展的其他途径。脂肪组织是一种活性内分泌器官,能够产生游离脂肪酸、IL-6、单核细胞趋化蛋白、纤溶酶原激活物抑制剂1(plasminogen activator inhibitor-1,PAI-1)、脂联素、瘦素和肿瘤坏死因子α。这些因子中的每一个都可能在调节肿瘤恶性转化或恶性进展中起作用。在某些情况下,这些分子的作用是众所周知的。例如,纤溶酶原系统与恶性肿瘤相关,其表达PAI-1造成乳腺癌患者预后不良。已知通过诸如IL-6的细胞因子激活信号转导及转录激活蛋白,可以增强癌细胞增殖、存活和侵袭,同时还能抑制宿主抗肿瘤免疫。

四、降糖治疗与恶性肿瘤

在糖尿病的治疗中,改善血糖控制是有效延缓病情进展的中心目标之一,该治疗通过减少糖尿病相关并发症的风险来努力降低发病率和死亡率。临床医师和患者在选择药物治疗糖尿病时都会考虑一些因素,这些因素包括所治疗的糖尿病类型、药物的降糖潜力、降糖治疗相关的已知急性和慢性不良反应(如体重增加、低血糖、液体潴留和胃肠道不耐受)、治疗费用及患者合并症和患者特征。近十年来,糖尿病治疗的恶性肿瘤风险问题也开始得到广泛关注。

1型糖尿病患者约占全球糖尿病人口的5%,主要机制是由于胰岛β细胞的自身免疫性破坏导致胰岛素生成障碍,因此需要立即和终身的胰岛素治疗。相比之下,2型糖尿病更为常见,约占糖尿病人口的95%。2型糖尿病通常与超重和肥胖相关(大约有80%的病例),并且通常从以胰岛素抵抗(高胰岛素血症)为特征的糖尿病前期状态到持续的胰岛素抵

抗伴随胰岛素分泌的逐渐减少，由此产生胰岛素相对不足导致空腹和餐后高血糖状态。胰岛素分泌能力持续损伤伴随肠促胰岛素作用减弱以及其他一些病理生理学缺陷，使得 2 型糖尿病的高血糖症逐渐进展。这导致随着时间的推移且药物的使用增加，大约一半的患者最终需要胰岛素治疗。为每位患者选择最合适的药物，涉及临床决策过程，包括持续的风险或收益分析。

1. 双胍类降糖药物·双胍类中二甲双胍是 2 型糖尿病患者最常用的治疗药物，通常作为初始或联合治疗用药。虽然二甲双胍在糖尿病中的作用机制尚未完全被揭示，但二甲双胍通常会降低胰岛素抵抗和高胰岛素血症患者体内葡萄糖和胰岛素的水平，其主要的作用模式是通过减少肝葡萄糖输出。

在实验室研究中，二甲双胍已被证明可抑制癌细胞的细胞增殖，减少集落形成并导致癌细胞中部分细胞周期停滞。这些研究发现，在肿瘤细胞中，二甲双胍激活腺苷酸活化蛋白激酶（AMPK）可能导致生长抑制，至少部分是通过抑制蛋白质合成。值得注意的是，动物研究表明，在接受饮食控制的小鼠中，二甲双胍的抗肿瘤活性低于接受高胰岛素血症相关的高能量饮食的小鼠。这表明二甲双胍的降胰岛素作用可能有助于其抗肿瘤活性，而且它对低胰岛素血症患者的恶性肿瘤影响较小。其他体外研究已经表明，二甲双胍可以选择性地杀死恶性肿瘤干细胞，并增强乳腺癌治疗方案的有效性。在啮齿类动物模型中显示二甲双胍可以抑制乳腺肿瘤生长。

另外，越来越多的观察性人体研究结果表明，二甲双胍治疗（与其他降糖治疗相比）与恶性肿瘤风险或恶性肿瘤死亡率的降低相关。然而，这些研究通常不能够评估其与特定恶性肿瘤类型的联系。指征混杂可能会限制对观察性研究结果的解释，因为二甲双胍最适用于糖尿病病程短且不伴有一些会增加恶性肿瘤风险的禁忌证的患者（如高龄和肝肾疾病）。其他的观察数据表明，二甲双胍可能改善恶性肿瘤预后。在早期接受新辅助治疗的乳腺癌患者中，二甲双胍治疗组获得较好的病理完全缓解。

人群研究也提示二甲双胍可能具有降低恶性肿瘤风险的作用。最近的一项纳入了 20 项研究的荟萃分析提出，与使用其他降糖药物的患者相比较，使用二甲双胍的糖尿病患者具有更高的总生存率（HR 0.66，95%CI 0.55～0.79）和恶性肿瘤相关生存率（HR 0.62，95%CI 0.46～0.84）。前瞻性队列研究也表明二甲双胍的使用与恶性肿瘤风险的降低相关，并呈剂量相关性（HR 0.90，95%CI 0.88～0.91）。

（1）乳腺癌：一项纳入了 37 项研究的荟萃分析结果表明，二甲双胍可以有效降低乳腺癌风险。针对手术前期的 I、IIa 期乳腺癌患者的随机对照双盲临床试验研究发现，二甲双胍对于乳腺癌细胞的增殖和标志物影响复杂，与安慰剂组比较，二甲双胍仅在具有胰岛素抵抗或者 HER2（+）的乳腺癌患者中降低 Ki-67 的水平，在其他乳腺癌患者中则表现出 Ki-67 水平的升高趋势。体外和大鼠模型实验研究表明二甲双胍和苯乙双胍不论是对 HER2（+）还是雌激素受体、孕激素受体及人表皮生长因子受体 2 均阴性的三阴乳腺癌细胞的增殖、转移和血管生成具有明显抑制作用。然而，最近来自加拿大多伦多大学的一项病例对照研究发现，二甲双胍的使用与乳腺癌的诊断分期及恶性程度等特征并无关联。

（2）前列腺癌：美国一项临床试验发现接受二甲双胍治疗的 2 型糖尿病患者较非使用者具有较低的前列腺癌风险（OR=0.84，95%CI 0.74～0.96），在采用 PSA 检验诊断方法的人群中这一作用更为明显。二甲双胍还可以抑制雄激素依赖性前列腺癌细胞株 LNCaP 和 C4-2 前列腺癌细胞的雄激素受体及其靶基因的作用来降低前列腺癌的风险。

（3）肺癌：中国台湾的一项队列研究发现二甲双胍可以降低 2 型糖尿病患者的肺癌风险并呈剂量相关。实验室研究也支持该结论，发现二甲双胍在一定程度上可以抑制非小细胞肺癌中包括单细胞层癌细胞、恶性肿瘤干细胞（CSC）等 5 个癌细胞家族的生长，并与 EGFR、KRAS、EML4/ALK 和 LKB1 水平无关，还与抗癌药物 SAL 具有协同作用，有效促进癌细胞的凋亡。

（4）胰腺癌：美国一项院内进行的病例对照研究发现，使用二甲双胍的患者与未使用者相比，胰腺癌风险显著降低（OR 0.38，95%CI 0.22～0.69，P=0.001），且该研究结果在将研究对象限定为糖尿病病程大于 2 年或无胰岛素使用史后仍保持显著。最近的一项荟萃分析则发现，二甲双胍可以轻度降低胰腺癌风险，但该结果并不显著（OR 0.76，95%CI 0.57～1.03，P=0.073）。

2. 噻唑烷二酮类降糖药物·噻唑烷二酮类（TZD）是过氧化物酶体增殖物活化受体 γ（PPARγ）激动剂，其单独使用时不直接增加胰岛素分泌且不引起低血糖。目前该类中有两种药物广泛使用，吡格列酮和罗格列酮。与二甲双胍不同，噻唑烷二酮类可用于肾功能不全患者，但是液体潴留是潜在的副作用。噻唑烷二酮类在部分患者中是禁忌的，特别是那些患有肝病或活动性未经治疗的或不稳定型充血性心力衰竭的患者。

体外研究表明 PPARγ 激动剂具有一些抗癌活性，如抑制生长、诱导细胞凋亡和细胞分化。基于其他临床前研究，PPARγ 目前被认为是化学预防恶性肿瘤和治疗恶性肿瘤的一个潜在的靶点。然而，最近的体外研究表明，PPARγ 激动剂对细胞生长的影响往往与 PPARγ 的存在无关，但是体外研究结果的临床相关性尚不清楚。啮齿类动物研究也表明，PPARγ 激动剂可以促进肿瘤发生，并被一些人认为是多种类、多性别致癌物。因此，噻唑烷二酮类可能会对人类恶性肿瘤风险和恶性肿瘤预后产生正性、中性或者负性的影响。

据我们所知，目前与噻唑烷二酮类相关的所有恶性肿瘤或特定部位恶性肿瘤风险的研究结果是不一致的。最近，有关罗格列酮临床试验的一项荟萃分析的结果显示，在所有联合部位或更常见的部位，恶性肿瘤发病风险无明显增加或减少，尽管特定部位的恶性肿瘤病例数量较少。流行病学研究和临床试验的荟萃分析仅能对短期暴露进行检查，主要是由于该类药物是相对近期引入的且许多临床疗效试验的持续时间较短。具体相关的人群研究结果如下。

（1）肝癌：流行病学研究提示 TZD 可能降低肝癌风险，一项纳入了 606 583 例 2 型糖尿病患者的病例对照研究在控制混杂因素（其他降糖药物的使用、慢性疾病等）后，发现不论罗格列酮还是吡格列酮均降低肝癌风险，并且这一保护作用还与服用剂量和累积服用年限（>3 年）相关（OR 0.73，95%CI 0.65～0.81；OR 0.83，95%CI 0.72～0.95）。另一项队列研究发现,与 TZD 使用者和非糖尿病患者相比较,未使用 TZD 的糖尿病患者肝癌风险升高。最近的一项纳入 5 项研究共包含 90 多万糖尿病患者的荟萃分析也表明 TZD 显著降低糖尿病患者的肝癌风险(HR 0.73,95%CI 0.63~0.85,P<0.005)。

(2) 消化系统恶性肿瘤:中国台湾的一项病例对照研究显示罗格列酮显著降低结直肠癌风险(OR 0.86,95% CI 0.76~0.96)。回顾性研究也发现 TZD 的使用与结直肠肿瘤发生呈负相关(OR 0.73,95%CI 0.57~0.92)。

(3) 乳腺癌:2005 年发表在《柳叶刀》杂志上的 PROactive 研究发现服用吡格列酮的试验组与对照组间的乳腺癌发生率有显著差别(分别发生 3 与 11 例,P=0.034),而 2009 年同样发表于该杂志上针对罗格列酮与糖尿病患者不良预后关联的 RECORD 研究,在使用罗格列酮组与对照组间未发现乳腺癌发生的显著差异。一项关于对早期乳腺癌患者短期(2~6 周)使用罗格列酮(8 mg/d)以调查其潜在抗癌作用的临床试验发现,罗格列酮对早期乳腺癌进展无显著影响。以上研究提示了罗格列酮与吡格列酮在乳腺癌发生中的不同作用。研究表明 2 型糖尿病患者的乳腺癌 2 期及以上(HER2+)预后不良,Cox 回归分析和竞争风险分析进一步证实 TZD 服用者较未服用者具有更好的临床预后及更低的死亡率。最近的一项荟萃分析纳入了 14 项相关研究,包括 5 项 RCT,7 项队列研究,2 项病例对照研究,结果并未观察到 TZD 使用与乳腺癌发生风险之间的关系。

(4) 膀胱癌:2011 年美国一项纳入了 30 173 例 2 型糖尿病患者的流行病学研究最先发现了使用吡格列酮超过 2 年可导致膀胱癌风险的升高(OR 1.4,95%CI 1.03~2.0),美国 FDA 不良事件报道了吡格列酮这一不良作用,随后意大利一项多变量分析研究结果也证明了在年龄大于 65 岁的糖尿病患者中吡格列酮使膀胱癌风险升高 4.3 倍(95%CI 2.82~6.52)的作用。这些研究结果导致法国于 2011 年将吡格列酮撤出其市场。2012 年法国一项纳入 15 多万例使用吡格列酮糖尿病患者的队列研究发现吡格列酮与膀胱癌风险升高显著相关,在累积剂量大于 28 000 mg 及使用大于 2 年者中这一升高风险作用更加明显,HR 分别为 1.75 (95%CI 1.22~2.50)和 1.36(1.04~1.79)。另一项前瞻性队列研究提示初次使用 TZD 至研究终点时间间隔大于 5 年者或持续使用 TZD 大于 5 年者分别与磺脲类(SU)组相同使用情况人群相比较均显著升高膀胱癌风险,HR 分别为 2.53(95%CI1.12~5.77)和 3.25(95%CI1.08~9.71),其中罗格列酮和吡格列酮的使用不影响膀胱癌风险。Bosetti C 等的荟萃分析显示吡格列酮与膀胱癌升高轻度相关(RR 1.20,95%CI 1.07~1.34),而罗格列酮则不升高膀胱癌风险。但最近的一项荟萃分析表明目前并无吡格列酮与膀胱癌风险升高相关的确切依据。对英国 PROactive 研究随访 6 年的结果进行分析发现,使用吡格列酮组与对照组相比,膀胱癌风险并无差异。

3. 胰岛素促泌剂类降糖药物 · 磺脲类药物(如格列本脲、格列吡嗪和格列美脲)用于治疗 2 型糖尿病已经超过 50 年。这类药物是降低糖化血红蛋白最有效的药物,但是这些药物会导致低血糖和体重增加。磺酰脲类药物和快速作用的格列奈类药物通过与特异性细胞受体结合,刺激 β 细胞释放胰岛素,从而导致细胞去极化和储存的胰岛素释放。少数观察性

研究发现,与使用二甲双胍或其他糖尿病药物治疗的患者相比,接受磺脲类药物治疗的糖尿病患者的恶性肿瘤风险或恶性肿瘤死亡更高。然而,大多数研究中磺脲类药物使用者很少有恶性肿瘤病例,因此限制了检查与特定恶性肿瘤部位的关联的能力。关于剂量、持续时间、反应性和持续使用的研究也是有限的。

磺脲类药物与恶性肿瘤风险之间的联系可能是存在的,但很难确定结果是否反映了促泌剂使用者恶性肿瘤风险增高,或者使用对比药物者(通常包括二甲双胍治疗)的恶性肿瘤风险降低。此外,如果要确定这种关联性,那么与由胰岛素水平升高介导的间接效应相比,这种机制是否涉及药物对转化细胞或具有致癌风险的细胞的直接作用还有待商榷。

(1) 磺脲类药物:高胰岛素血症可能是导致糖尿病患者恶性肿瘤风险升高的机制,近年来,一些流行病学研究提示磺脲类药物升高恶性肿瘤风险,中国台湾的一项前瞻性队列研究发现第一代和第二代磺脲类药物显著升高糖尿病患者恶性肿瘤风险,而在第三代磺脲类药物中(如格列美脲)则未发现此作用。

(2) 格列奈类药物:研究发现格列奈类药物可以显著升高糖尿病患者的恶性肿瘤风险(OR1.16,95%CI 1.06~1.28),主要包括肝癌、肺癌、胰腺癌、结直肠癌、胃癌风险的升高。

4. 肠促胰素类降糖药物 · GLP-1 是回肠内分泌细胞分泌的一种脑肠肽,具有促进胰岛素分泌、延迟胃排空的作用。DPP-4 灭活 GLP-1 的活性。以肠促胰素为基础的治疗方法包括两类药物,第一类药物是 GLP-1 受体激动剂,包含模拟天然 GLP-1 作用的药物(艾塞那肽、利拉鲁肽);另一类包含延缓天然 GLP-1 代谢的药物,主要通过抑制内源性 DPP-4 活性,从而延长天然 GLP-1 的作用(西格列汀、维达列汀、沙格列汀)。

近年来肠促胰素类药物是人们关注的热点,其中在刚刚发布的《2017 版中国 2 型糖尿病防治指南》中,DPP-4 抑制剂已跻身为二线治疗药物。这类药物的不良反应也是研究的热点,主要焦点集中在胰腺炎、胰腺癌和甲状腺髓样癌,研究证据并不一致。动物实验发现利拉鲁肽增加甲状腺髓样癌的发病风险,并且在人体中增加血清降钙素,西格列汀在啮齿类动物模型中诱导胰腺导管增生。美国 FDA 的艾塞那肽和西格列汀不良反应事件的数据显示,相比较于其他降糖治疗,这两种药物治疗组的胰腺炎的发病风险分别增加了近 11 倍和 7 倍,胰腺癌发病风险增加了约 3 倍,艾塞那肽增加甲状腺癌的风险约 4.7 倍。近期一项纳入了 3 个回顾性队列研究和 22 个随机对照临床试验的荟萃分析指出,艾塞那肽和利拉鲁肽并没有增加胰腺癌和甲状腺髓样癌的发病风险。然而,由于目前流行病学研究纳入的病例数少、研究时长短,并不能得出有效的结论。肠促胰素是一种新研发药物,临床使用年限短,因此需要展开长期的前瞻性研究;另外,此类药物一般都与二甲双胍同时使用,二甲双胍可能降低了此类药物增加恶性肿瘤发生风险的作用,因此单独使用肠促胰素药物的前瞻性临床研究也需要展开。

5. 胰岛素与胰岛素类似物 · 1 型糖尿病患者需要胰岛素治疗。随着时间的推移,β 细胞功能逐渐丧失,许多 2 型糖尿

病患者也需要胰岛素来治疗高血糖。40%～80%的 2 型糖尿病患者最终需要胰岛素治疗，以达到血糖目标值。目前存在几种胰岛素制剂：短效胰岛素、中效中性鱼精蛋白锌胰岛素（NPH），以及速效和长效的胰岛素类似物。皮下注射胰岛素会导致循环胰岛素水平显著高于内源性胰岛素分泌，从而可能增加高胰岛素血症与恶性肿瘤风险之间的联系。最近，一系列流行病学研究分析了胰岛素使用和（或）长效胰岛素类似物甘精胰岛素使用与增加患癌风险之间可能的联系。甘精胰岛素可能通过与胰岛素样生长因子 1（IGF-1）受体结合而对恶性肿瘤风险产生不同的影响。值得一提的是，在排除使用对比药物的前提下，胰岛素更常用于 2 型糖尿病病程较长的患者，而且更常用于那些有一种或多种合并症的患者，然而就我们所知，这些或其他潜在的混杂因素（体重指数、实际胰岛素剂量、血糖控制程度、血糖波动和患者其他特征）在研究设计或分析中很少被完全考虑到。

在甘精胰岛素与 NPH 对比的非盲随机临床试验中，尽管在随机分组的大约 1 000 例受试者中，5 年内有极少数恶性肿瘤终点（甘精胰岛素组 57 例，NPH 组 62 例），但是并没有发现甘精胰岛素治疗组有增加恶性肿瘤风险（所有联合部位）的证据。随机对照设计的 ORIGIN 试验（甘精胰岛素比安慰剂用于空腹血糖受损或新诊断的 2 型糖尿病患者）规模更大（大约 12 000 例随机患者，随访 6～7 年），同样证实了采用胰岛素治疗大于 6 年的 2 型糖尿病患者中，使用甘精胰岛素组与标准治疗组相比并不增加患者的所有恶性肿瘤风险。值得注意的是，这项试验的主要终点是心血管预后，可能仍不能提供关于恶性肿瘤发病率的明确证据，特别是针对特定部位的恶性肿瘤。

外源性胰岛素、胰岛素类似物和恶性肿瘤之间联系的可能机制主要有以下几个方面：使用胰岛素或胰岛素类似物可能影响肿瘤疾病的潜在机制包括直接和间接的作用。直接作用受到的关注更多，并且涉及给药配体（或其代谢物）与癌细胞、部分转化的细胞或有转化风险细胞的相互作用。间接作用机制的研究较少，涉及信号分子的相互作用，这些信号分子（如胰高血糖素、脂联素或胰岛素样生长因子结合蛋白）的水平或活性受到胰岛素对这些靶细胞的影响。就直接作用而言，不仅要考虑受试药物对所涉及的各种受体的亲和力，还要考虑药代动力学方面的问题。先前的大量研究强调了人胰岛素和胰岛素类似物在结合胰岛素样生长因子受体方面的差异，包括甘精胰岛素比人胰岛素或其他胰岛素类似物具有更高的亲和力和更高的促有丝分裂能力的证据。根据最近的研究结果表明，胰岛素受体存在于肿瘤细胞上，在某些情况下它本身可能会影响肿瘤的行为，潜在的假设是胰岛素或胰岛素类似物相对于 IGF-1 受体保留有胰岛素受体特异性，但是对促进有丝分裂作用没有太大影响，或者对肿瘤形成的影响可能较小。

回顾性研究表明，2 型糖尿病患者采用外源性胰岛素治疗与糖尿病并发症、恶性肿瘤、全因死亡率风险的升高相关，但该研究结果可能与其研究对象基线水平特征的差异相关。最近，关于 NPH 和甘精胰岛素对糖尿病患者恶性肿瘤风险的影响受到广泛关注，Stürmer T 等的研究发现，在从初始就使用甘精胰岛素而非 NPH 的患者中恶性肿瘤发生的风险并未

升高。Gerstein HC 的荟萃分析结果提示，甘精胰岛素的使用与恶性肿瘤风险升高无关。2013 年发表在《新英格兰医学杂志》上的 ORIGIN 研究同样证实了采用胰岛素治疗大于 6 年的 2 型糖尿病患者中，使用甘精胰岛素组与标准治疗组相比并不增加患者的所有恶性肿瘤风险。故目前尚无确凿证据表明甘精胰岛素增加恶性肿瘤风险。

（1）胰腺癌：来自美国 MD Anderson 恶性肿瘤中心的一项巢式病例对照研究发现，使用过胰岛素治疗者与未使用者相比具有更高的胰腺癌患病风险（HR 4.99，95%CI 2.59～9.61），但该结果受到糖尿病病程及血糖控制情况两个因素的影响；长期使用胰岛素治疗（>5 年）可以升高胰腺癌风险，但得出该结果的样本量较小仍待大样本研究证实。一项来自英国的回顾性研究也发现，与二甲双胍相比，胰岛素治疗升高胰腺癌风险（HR 4.63）。这些研究表明胰岛素对胰腺癌的发生与发展具有一定促进作用。

（2）结直肠癌：一项来自美国的横断面研究发现，长期使用胰岛素治疗与结直肠癌风险升高有关，该关联随使用年限延长而加强，与非胰岛素治疗患者相比，使用大于 18、24、36 个月者其结直肠癌发生风险的 OR 值（95%CI）分别为 1.6（1.1～2.5）、1.7（1.1～2.6）、2.0（1.2～3.4）。Habel LA 等在一项前瞻性队列研究中，比较了不同种类的胰岛素治疗对结直肠癌风险的影响，结果发现，基线使用中性鱼精蛋白胰岛素（1.4 年）者在转为使用甘精胰岛素（1.2 年）后未发现结直肠癌风险的升高。另外，曾经使用或目前使用甘精胰岛素大于 2 年均不升高结直肠癌风险。

（3）乳腺癌：Habel 等的队列研究发现甘精胰岛素可增加乳腺癌风险，其 HR（95%CI）为 1.3（1.0～1.8），其中使用甘精胰岛素大于 2 年者，在之前使用与未使用过 NPH 组乳腺癌风险分别增加 60% 和 70%。一项国际多中心病例对照研究发现，短期接受胰岛素治疗的糖尿病患者乳腺癌风险在不同类型胰岛素中无显著差别，胰岛素种类、使用剂量、时间及肿瘤分期对此结果无影响，长期使用的结果有待进一步探究。

（4）其他恶性肿瘤：一项来自江苏南京的随机对照临床试验证实，胰岛素强化降糖治疗降低了糖尿病胃癌患者的胰岛素抵抗程度，并升高了手术前单核细胞 HLA-DR 的表达，显著降低患者的短期死亡率，提示胰岛素治疗可能具有降低胃癌风险的作用。欧洲的一项纳入 363 426 名志愿者的队列研究发现胰岛素治疗与胆管癌和肝细胞癌风险升高相关，OR（95%CI）分别为 1.77（1.00～3.13）和 2.17（1.36～3.47）。

尚未解决的问题：在糖尿病治疗和恶性肿瘤风险的人体研究中，有几个重要的关键问题需要仔细考虑。首先，大多数研究评估关联的能力有限，特别是针对特定位点的恶性肿瘤。对所有联合位点进行研究，可能会减弱甚至掩盖与特定恶性肿瘤位点的重要关联。观察性研究的另一个局限性问题是大多数糖尿病患者接受一种或多种降糖药物治疗。事实上，随着时间的推移及 2 型糖尿病的进展，需要调整药物治疗方案，这增加了研究恶性肿瘤发病率等长期结果的复杂性。因此，很难评估特定药物与无药物相关的恶性肿瘤风险之间的独立关联。例如，如果某些药物增加了风险，而另一些药物减少或对风险没有影响，则不同的对照药物可能会导致不同的关联，并且可能解释了所有研究中观察到的一些不一致的情况。

由于特定的降糖药物与恶性肿瘤风险增加有关，未测量或未完全测量的混杂因素，至少可以部分解释以前报道的药物与恶性肿瘤之间的关联。药物使用的剂量、持续时间或药物使用的新近程度对研究结果的影响是不容忽视的，这可能会影响观察到的关联的生物学合理性。许多影响癌变的因子具有较长的潜伏期或仅需要极低的暴露水平，并且在暴露终止一段时间后，与某些因子相关的风险可能会回到基线。一些糖尿病药物上市时间尚短（如 SGLT2 抑制剂、胰岛素类似物和基于肠促胰素的药物），因此对这些药物的研究尚不能评估其与恶性肿瘤风险的长期关联。

由于成本和随访时间的限制，糖尿病治疗对恶性肿瘤风险和恶性肿瘤进展的影响（特别是在特定的恶性肿瘤部位）将不可能完全由随机对照临床试验来解决。这些试验也会因高血糖治疗过程中药物剂量滴定所需的自然交叉和治疗方案升级而受到干扰。鉴于这些局限性，需要进行精心设计的前瞻性观察研究来解决上述问题。体外和临床前研究的结果应当为观察性研究的设计提供相关考虑因素的参考，但这类研究本身不能认定为是结论性的。

结论：流行病学证据提示 2 型糖尿病增加胰腺癌、肝癌、乳腺癌、结直肠癌、子宫内膜癌等的发生风险，降低前列腺癌的发生风险；高胰岛素血症、高血糖、炎症因子可能是其潜在的机制；在糖尿病患者治疗中二甲双胍可能降低恶性肿瘤发生风险，胰岛素尤其是甘精胰岛素可能与恶性肿瘤风险增加有关。然而，总体上 2 型糖尿病与恶性肿瘤的因果关系尚未明确；降糖药物与恶性肿瘤发生风险的流行病学证据受到研究时长和方法的限制也没有明确定论。最近美国和欧洲糖尿病协会与肿瘤协会达成共识，按目前研究进展，恶性肿瘤发生风险不作为当前降糖治疗考虑的一个主要因素。未来需要展开长期大规模的前瞻性研究和降糖药物随机对照试验，以明确 2 型糖尿病及降糖药物与恶性肿瘤的因果关系。

参考文献

[1] Xu Y, Wang L, He J, et al. Prevalence and control of diabetes in Chinese adults[J]. JAMA, 2013, 310(9): 948-959.

[2] Herdan G. The frequency of cancer in diabetes mellitus[J]. Br J Cancer, 1960, 14: 449-456.

[3] Vigneri P, Frasca F, Sciacca L, et al. Diabetes and cancer[J]. Endocr Relat Cancer, 2009, 16(4): 1103-1123.

[4] Steenland K, Nowlin S, Palu S. Cancer incidence in the National Health and Nutrition Survey I. Follow-up data: diabetes, cholesterol, pulse and physical activity[J]. Cancer Epidemiol Biomarkers Prev, 1995, 4(8): 807-811.

[5] Lu Y, García Rodríguez LA, Malgerud L, et al. New-onset type 2 diabetes, elevated HbA_{1C}, anti-diabetic medications, and risk of pancreatic cancer[J]. Br J Cancer, 2015, 113(11): 1607-1614.

[6] Bosetti C, Rosato V, Li D, et al. Diabetes, antidiabetic medications, and pancreatic cancer risk: an analysis from the International Pancreatic Cancer Case-Control Consortium[J]. Ann Oncol, 2014, 25(10): 2065-2072.

[7] Gupta S, Vittinghoff E, Bertenthal D, et al. New-onset diabetes and pancreatic cancer[J]. Clin Gastroenterol Hepatol, 2006, 4(11): 1366-1372, quiz 1301.

[8] Ben Q, Xu M, Ning X, et al. Diabetes mellitus and risk of pancreatic cancer: A meta-analysis of cohort studies[J]. Eur J Cancer, 2011, 47(13): 1928-1937.

[9] Pannala R, Leirness JB, Bamlet WR, et al. Prevalence and clinical profile of pancreatic cancer-associated diabetes mellitus[J]. Gastroenterology, 2008, 134(4): 981-987.

[10] Campbell PT, Newton CC, Patel AV, et al. Diabetes and cause-specific mortality in a prospective cohort of one million U.S. adults[J]. Diabetes Care, 2012, 35(9): 1835-1844.

[11] Wang C, Wang X, Gong G, et al. Increased risk of hepatocellular carcinoma in patients with diabetes mellitus: a systematic review and meta-analysis of cohort studies [J]. Int J Cancer, 2012, 130(7): 1639-1648.

[12] El-Serag HB, Tran T, Everhart JE. Diabetes increases the risk of chronic liver disease and hepatocellular carcinoma[J]. Gastroenterology, 2004, 126(2): 460-468.

[13] Chen CL, Yang HI, Yang WS, et al. Metabolic factors and risk of hepatocellular carcinoma by chronic hepatitis B/C infection: a follow-up study in Taiwan[J]. Gastroenterology, 2008, 135(1): 111-121.

[14] Jiang Y, Ben Q, Shen H, et al. Diabetes mellitus and incidence and mortality of colorectal cancer: a systematic review and meta-analysis of cohort studies[J]. Eur J Epidemiol, 2011, 26(11): 863-876.

[15] He J, Stram DO, Kolonel LN, et al. The association of diabetes with colorectal cancer risk: the Multiethnic Cohort[J]. Br J Cancer, 2010, 103(1): 120-126.

[16] Boyle P, Boniol M, Koechlin A, et al. Diabetes and breast cancer risk: a meta-analysis[J]. Br J Cancer, 2012, 107(9): 1608-1617.

[17] Michels KB, Solomon CG, Hu FB, et al. Type 2 diabetes and subsequent incidence of breast cancer in the Nurses' Health Study[J]. Diabetes Care, 2003, 26(6): 1752-1758.

[18] Friberg E, Orsini N, Mantzoros CS, et al. Diabetes mellitus and risk of endometrial cancer: a meta-analysis [J]. Diabetologia, 2007, 50(7): 1365-1374.

[19] Bansal D, Bhansali A, Kapil G, et al. Type 2 diabetes and risk of prostate cancer: a meta-analysis of observational studies [J]. Prostate Cancer Prostatic Dis, 2013, 16(2): 151-158, S1.

[20] Bi Y, Lu J, Wang W, et al. Cohort profile: risk evaluation of cancers in Chinese diabetic individuals: a longitudinal (REACTION) study[J]. J Diabetes, 2014, 6(2): 147-157.

[21] Yang WS, Shu XO, Gao J, et al. Prospective evaluation of type 2 diabetes mellitus on the risk of primary liver cancer in Chinese men and women[J]. Ann Oncol, 2013, 24(6): 1679-1685.

[22] Xu HL, Tan YT, Epplein M, et al. Population-based cohort studies of type 2 diabetes and stomach cancer risk in Chinese men and women[J]. Cancer Sci, 2015, 106(3): 294-298.

[23] Yang WS, Yang Y, Yang G, et al. Pre-existing type 2 diabetes and risk of lung cancer: a report from two prospective cohort studies of 133 024 Chinese adults in urban Shanghai[J]. BMJ Open, 2014, 4(7): e004875.

[24] Garcia MJA, Ward EM. Global cancer facts & figures 2007[J]. Atlanta GA: American Cancer Society, 2007.

[25] Prevention, CDC. National Diabetes Fact Sheet: General Information and National Estimates on Diabetes in the United States[R]. Atlanta GA: Centers for Disease Control and Prevention, 2010.

[26] Jemal A, Siegel R, Ward E, et al. Cancer statistics, 2009[J]. CA Cancer J Clin, 2009, 59(4): 225-249.

[27] Calle EE, Rodriguez C, Walker-Thurmond K, et al. Overweight, obesity, and mortality from cancer in a prospectively studied cohort of U.S. adults[J]. N Engl J Med, 2003, 348(17): 1625-1638.

[28] Ma J, Li H, Giovannucci E, et al. Prediagnostic body-mass index, plasma C-peptide concentration, and prostate cancer-specific mortality in men with prostate cancer: a long-term survival analysis[J]. Lancet Oncol, 2008, 9(11): 1039-1047.

[29] Knowler WC, Barrett-Connor E, Fowler SE, et al. Reduction in the incidence of type 2 diabetes with lifestyle intervention or metformin[J]. N Engl J Med, 2002, 346(6): 393-403.

[30] Eliassen AH, Colditz GA, Rosner B, et al. Adult weight change and risk of postmenopausal breast cancer[J]. JAMA, 2006, 296(2): 193-201.

[31] Mackay J, Jemal A, Lee NC, et al. The Cancer Atlas[R]. Atlanta GA: American Cancer Society, 2006.

[32] Howard AA, Arnsten JH, Gourevitch MN. Effect of alcohol consumption on diabetes mellitus: a systematic review[J]. Ann Intern Med, 2004, 140(3): 211-219.

[33] Denley A, Carroll JM, Brierley GV, et al. Differential activation of insulin receptor substrates 1 and 2 by insulin-like growth factor-activated insulin receptors[J]. Mol Cell Biol, 2007, 27(10): 3569-3577.

[34] Zhang H, Pelzer AM, Kiang DT, et al. Down-regulation of type I insulin-

like growth factor receptor increases sensitivity of breast cancer cells to insulin[J]. Cancer Res, 2007, 67(1): 391 - 397.

[35] Clemmons DR, Maile LA, Ling Y, et al. Role of the integrin alphaVbeta 3 in mediating increased smooth muscle cell responsiveness to IGF - I in response to hyperglycemic stress[J]. Growth Horm IGF Res, 2007, 17 (4): 265 - 270.

[36] Giovannucci E. Insulin, insulin-like growth factors and colon cancer: a review of the evidence[J]. J Nutr, 2001, 131(11 Suppl): 3109S - 3120S.

[37] Calle EE, Kaaks R. Overweight, obesity and cancer: epidemiological evidence and proposed mechanisms[J]. Nat Rev Cancer, 2004, 4(8): 579 - 591.

[38] Vander HMG, Cantley LC, Thompson CB. Understanding the Warburg effect: the metabolic requirements of cell proliferation[J]. Science, 2009, 324(5930): 1029 - 1033.

[39] Yun J, Rago C, Cheong I, et al. Glucose deprivation contributes to the development of KRAS pathway mutations in tumor cells[J]. Science, 2009, 325(5947): 1555 - 1559.

[40] van Kruijsdijk RC, van der Wall E, Visseren FL. Obesity and cancer: the role of dysfunctional adipose tissue[J]. Cancer Epidemiol Biomarkers Prev, 2009, 18(10): 2569 - 2578.

[41] Ulisse S, Baldini E, Sorrenti S, et al. The urokinase plasminogen activator system: a target for anti-cancer therapy[J]. Curr Cancer Drug Targets, 2009, 9(1): 32 - 71.

[42] Yu H, Pardoll D, Jove R. STATs in cancer inflammation and immunity: a leading role for STAT3[J]. Nat Rev Cancer, 2009, 9(11): 798 - 809.

[43] Yin M, Zhou J, Gorak EJ, et al. Metformin is associated with survival benefit in cancer patients with concurrent type 2 diabetes: a systematic review and meta-analysis[J]. Oncologist, 2013, 18(12): 1248 - 1255.

[44] Ruiter R, Visser LE, van Herk-Sukel MP, et al. Lower risk of cancer in patients on metformin in comparison with those on sulfonylurea derivatives: results from a large population-based follow-up study[J]. Diabetes Care, 2012, 35(1): 119 - 124.

[45] DeCensi A, Puntoni M, Gandini S, et al. Differential effects of metformin on breast cancer proliferation according to markers of insulin resistance and tumor subtype in a randomized presurgical trial[J]. Breast Cancer Res Treat, 2014, 148(1): 81 - 90.

[46] Orecchioni S, Reggiani F, Talarico G, et al. The biguanides metformin and phenformin inhibit angiogenesis, local and metastatic growth of breast cancer by targeting both neoplastic and microenvironment cells[J]. Int J Cancer, 2015, 136(6): E534 - E544.

[47] Preston MA, Riis AH, Ehrenstein V, et al. Metformin use and prostate cancer risk[J]. Eur Urol, 2014, 66(6): 1012 - 1020.

[48] Lee SY, Song CH, Xie YB, et al. SMILE upregulated by metformin inhibits the function of androgen receptor in prostate cancer cells[J]. Cancer Lett, 2014, 354(2): 390 - 397.

[49] Tsai MJ, Yang CJ, Kung YT, et al. Metformin decreases lung cancer risk in diabetic patients in a dose-dependent manner[J]. Lung Cancer, 2014, 86(2): 137 - 143.

[50] Xiao, Z, Sperl B, Ullrich A, et al. Metformin and salinomycin as the best combination for the eradication of NSCLC monolayer cells and their alveospheres (cancer stem cells) irrespective of EGFR, KRAS, EML4/ALK and LKB1 status[J]. Oncotarget, 2014, 5(24): 12877 - 12890.

[51] Li D, Yeung SC, Hassan MM, et al. Antidiabetic therapies affect risk of pancreatic cancer[J]. Gastroenterology, 2009, 137(2): 482 - 488.

[52] Singh S, Singh PP, Singh AG, et al. Anti-diabetic medications and risk of pancreatic cancer in patients with diabetes mellitus: a systematic review and meta-analysis[J]. Am J Gastroenterol, 2013, 108(4): 510 - 519; quiz 520.

[53] Lai SW, Chen PC, Liao KF, et al. Risk of hepatocellular carcinoma in diabetic patients and risk reduction associated with anti-diabetic therapy: a population-based cohort study[J]. Am J Gastroenterol, 2012, 107(1): 46 - 52.

[54] Chang CH, Lin JW, Wu LC, et al. Association of thiazolidinediones with liver cancer and colorectal cancer in type 2 diabetes mellitus [J]. Hepatology, 2012, 55(5): 1462 - 1472.

[55] Kao CH, Sun LM, Chen PC, et al. A population-based cohort study in Taiwan — use of insulin sensitizers can decrease cancer risk in diabetic patients? [J]. Ann Oncol, 2013, 24(2): 523 - 530.

[56] Wang F, Zhao SZ, Zhang MY, et al. Decreased risk of liver cancer with thiazolidinediones therapy in patients with type 2 diabetes: results from a

meta-analysis[J]. Hepatology, 2013, 58(2): 835 - 836.

[57] Lewis JD, Capra AM, Achacoso NS, et al. Thiazolidinedione therapy is not associated with increased colonic neoplasia risk in patients with diabetes mellitus[J]. Gastroenterology, 2008, 135(6): 1914 - 1923.

[58] Dormandy JA, Charbonnel B, Eckland DJ, et al. Secondary prevention of macrovascular events in patients with type 2 diabetes in the PROactive Study (PROspective pioglitAzone Clinical Trial In macroVascular Events): a randomised controlled trial[J]. Lancet, 2005, 366(9493): 1279 - 1289.

[59] Home PD, Pocock SJ, Beck-Nielsen H, et al. Rosiglitazone evaluated for cardiovascular outcomes in oral agent combination therapy for type 2 diabetes (RECORD): a multicentre, randomised, open-label trial[J]. Lancet, 2009, 373(9681): 2125 - 2135.

[60] Yee LD, Williams N, Wen P, et al. Pilot study of rosiglitazone therapy in women with breast cancer: effects of short-term therapy on tumor tissue and serum markers[J]. Clin Cancer Res, 2007, 13(1): 246 - 252.

[61] He X, Esteva FJ, Ensor J, et al. Metformin and thiazolidinediones are associated with improved breast cancer-specific survival of diabetic women with HER2+ breast cancer[J]. Ann Oncol, 2012, 23(7): 1771 - 1780.

[62] Lewis JD, Ferrara A, Peng T, et al. Risk of bladder cancer among diabetic patients treated with pioglitazone: interim report of a longitudinal cohort study[J]. Diabetes Care, 2011, 34(4): 916 - 922.

[63] Piccinni C, Motola D, Marchesini G, et al. Assessing the association of pioglitazone use and bladder cancer through drug adverse event reporting [J]. Diabetes Care, 2011, 34(6): 1369 - 1371.

[64] Neumann A, Weill A, Ricordeau P, et al. Pioglitazone and risk of bladder cancer among diabetic patients in France: a population-based cohort study [J]. Diabetologia, 2012, 55(7): 1953 - 1962.

[65] Mamtani R, Haynes K, Bilker WB, et al. Association between longer therapy with thiazolidinediones and risk of bladder cancer: a cohort study [J]. J Natl Cancer Inst, 2012, 104(18): 1411 - 1421.

[66] Bosetti C, Rosato V, Buniato D, et al. Cancer risk for patients using thiazolidinediones for type 2 diabetes: a meta-analysis[J]. Oncologist, 2013, 18(2): 148 - 156.

[67] Levin D, Bell S, Sund R, et al. Pioglitazone and bladder cancer risk: a multipopulation pooled, cumulative exposure analysis[J]. Diabetologia, 2015, 58(3): 493 - 504.

[68] Erdmann E, Song E, Spanheimer R, et al. Observational follow-up of the PROactive study: a 6-year update[J]. Diabetes Obes Metab, 2014, 16 (1): 63 - 74.

[69] Chang CH, Lin JW, Wu LC, et al. Oral insulin secretagogues, insulin, and cancer risk in type 2 diabetes mellitus[J]. J Clin Endocrinol Metab, 2012, 97(7): E1170 - E1175.

[70] Gier B, Butler PC, Lai CK, et al. Glucagon like peptide - 1 receptor expression in the human thyroid gland[J]. J Clin Endocrinol Metab, 2012, 97(1): 121 - 131.

[71] Alves C, Batel-Marques F, Macedo AF. A meta-analysis of serious adverse events reported with exenatide and liraglutide: acute pancreatitis and cancer[J]. Diabetes Res Clin Pract, 2012, 98(2): 271 - 284.

[72] Cure P, Pileggi A, Alejandro R. Exenatide and rare adverse events[J]. N Engl J Med, 2008, 358(18): 1969 - 1970.

[73] Currie CJ, Poole CD, Evans M, et al. Mortality and other important diabetes-related outcomes with insulin vs other antihyperglycemic therapies in type 2 diabetes[J]. J Clin Endocrinol Metab, 2013, 98(2): 668 - 677.

[74] Stürmer T, Marquis MA, Zhou H, et al. Cancer incidence among those initiating insulin therapy with glargine versus human NPH insulin[J]. Diabetes Care, 2013, 36(11): 3517 - 3525.

[75] Gerstein HC. Does insulin therapy promote, reduce, or have a neutral effect on cancers? [J]. JAMA, 2010, 303(5): 446 - 447.

[76] Gerstein HC, Bosch J, Dagenais GR, et al. Basal insulin and cardiovascular and other outcomes in dysglycemia[J]. N Engl J Med, 2012, 367(4): 319 - 328.

[77] Currie CJ, Poole CD, Gale EA. The influence of glucose-lowering therapies on cancer risk in type 2 diabetes[J]. Diabetologia, 2009, 52(9): 1766 - 1777.

[78] Wong P, Weiner MG, Hwang WT, et al. Insulin therapy and colorectal adenomas in patients with diabetes mellitus [J]. Cancer Epidemiol Biomarkers Prev, 2012, 21(10): 1833 - 1840.

[79] Habel LA, Danforth KN, Quesenberry CP, et al. Cohort study of insulin

glargine and risk of breast, prostate, and colorectal cancer among patients with diabetes[J]. Diabetes Care, 2013, 36(12): 3953 - 3960.

[80] Grimaldi-Bensouda L, Cameron D, Marty M, et al. Risk of breast cancer by individual insulin use: an international multicenter study[J]. Diabetes Care, 2014, 37(1): 134 - 143.

[81] Cao SG, Ren JA, Shen B, et al. Intensive versus conventional insulin therapy

in type 2 diabetes patients undergoing D2 gastrectomy for gastric cancer: a randomized controlled trial[J]. World J Surg, 2011, 35(1): 85 - 92.

[82] Schlesinger S, Aleksandrova K, Pischon T, et al. Diabetes mellitus, insulin treatment, diabetes duration, and risk of biliary tract cancer and hepatocellular carcinoma in a European cohort[J]. Ann Oncol, 2013, 24 (9): 2449 - 2455.

第三十七章 · 低血糖症

第一节 · 概 述

超楚生 超 晨

在禁食状态下,血糖稳定于 3.6～6.2 mmol/L 很窄的范围,提示体内糖的供给和利用处于平衡状态。低血糖是指血糖低于正常值的下限,低血糖症是指血糖低到足以引起交感神经兴奋和中枢神经、精神异常为主要表现临床症状及体征。关于低血糖症时的血糖水平尚有不同意见。由 Whipple 提出的低血糖症三联征中的标准为 2.8 mmol/L(50 mg/dl),已沿用至今,是目前公认的标准,也有学者定为 2.2 mmol/L (40 mg/dl)或 3 mmol/L(54 mg/dl)。新生儿禁食血糖低于成人,故低血糖症时的血糖水平定为 2.2 mmol/L(40 mg/dl)。而糖尿病低血糖的标准为 3.9 mmol/L,这是由于 3.9 mmol/L 及以下血糖调节机制缺陷。前述所定低血糖症的血糖标准都不能代表所有低血糖症时的血糖水平,且低血糖症时的临床表现与血糖水平并不平行。

一、正常血糖的平衡

正常时由于糖的供给和利用保持平衡,故血糖在日常生活中都保持稳定,但在不同状态下,保持血糖稳定的生理机制是不同的。

(一) 新生儿时期

主要是指从分娩后到开始母乳喂养这一短暂时期。胎儿在母体内,其营养物全部由母体通过胎盘供给,只要母体营养充足,胎儿体内不发生糖异生和酮体生成,肝内有糖原储存,以妊娠最后 3 个月储存最多。分娩前胎儿已具备糖异生过程中所需的所有酶,故胎儿在分娩脱离母体后,仍能保持血糖在正常范围。这是因为分娩时胎儿体内胰高血糖素急剧增高,激活糖异生酶系进行肝糖异生,同时使肝糖原分解,将葡萄糖释放入血循环中。尽管新生儿消耗糖比儿童和成人高[(3～5)比(2～3) mg/(kg·min)],但通过前述作用血糖仍可在短期内保持稳定。如果喂食延迟到 24 h 以上,特别是早产儿或体重低于妊娠期预计值的新生儿,则可能发生低血糖。

(二) 进食状态

通常指开始进餐至进餐后碳水化合物被消化吸收的一段时间,即通常所说的餐后状态,一般为 5～6 h。进食混合餐后,碳水化合物经消化、吸收,以葡萄糖分子进入血循环中,使血糖升高。但血糖水平最高也不会超过 9.4 mmol/L

(170 mg/dl),这是因为进食后血糖升高刺激胰岛素释放量较基础水平升高 4 倍。研究表明,进食后胰岛素释放增多,其总量中的 50% 以进食后肠道 L 细胞分泌的 GLP - 1 为介导。刺激分泌的胰岛素导致:① 肝脏摄取葡萄糖增多并合成肝糖原储存,肝糖输出和肝糖异生作用被抑制;② 增加葡萄糖的周围利用,从而使进食后血糖不会超过 9.4 mmol/L。葡萄糖由肠道吸收后,经门静脉系统首先到达肝脏,约 30% 的葡萄糖被肝脏截留而不进入体循环;另一方面,进食后对抗胰岛素作用的激素分泌减少,其中作为主要对抗激素的胰高血糖素减少约 50%,这是餐后血糖不增高的另一因素。从进食到重建吸收后状态需时 5～6 h。在重建吸收后状态过程中,血糖逐渐下降到禁食水平,与此平行,胰岛素分泌减少,胰高血糖素分泌增多,肝糖释放增多,糖异生作用加强,与进餐后情况恰恰相反。

(三) 禁食状态

禁食状态又称空腹状态,是指无食物消化吸收的一段时间,即进餐后 5～6 h 至下次进食前的一段时间,禁食状态的长短依进餐频率而定,一般指晚餐的餐后状态至次日早餐前的一段时间(12 h)。此时无外源性糖供给,血糖保持稳定状态完全依赖于内源性糖释放。肝脏有一定量的糖原储备,其总量为 80～100 g。如果糖异生被完全抑制,禁食 3 日后肝储存的糖原即可被全部耗尽。肌肉虽也有糖原储存,但对进食状态下糖的平衡不起调节作用。禁食状态下,胰岛素分泌减少,胰高血糖素和其他对抗胰岛素作用的调节激素分泌增加,糖利用减少,从而保持禁食状态下的血糖稳定。

内源性葡萄糖的来源有两种途径:① 肝糖原分解并释放,肝脏是唯一能够储存糖原又能在禁食状态下释放葡萄糖入体循环而调节血糖的器官。禁食状态下,释放入血循环中的糖 50% 来源于肝糖原分解,其余的来源于糖异生。② 糖异生,肝肾都能利用乳酸和甘油作为基质进行糖异生,利用氨基酸进行糖异生肝肾则有所不同。肝脏糖异生的氨基酸基质为丙氨酸,肾脏为谷氨酸。肝脏糖异生使肝脏释放入血循环中的葡萄糖不断得到补充;肾脏在禁食状态下虽也释放很少量的葡萄糖,但对禁食时保持血糖稳定中所作贡献甚微,只在低血糖症纠正过程中发挥重要作用,故肝脏是禁食状态下调节血糖的主要器官。

在禁食状态下,机体仍然需要消耗能量,特别是脑组织,大约肝输出的葡萄糖的 50%～60% 是供给脑。脑组织除了神经胶质细胞有少量糖原储存外，神经元无糖原储存。在正常生理情况下，脑的能量供给 90% 依赖于葡萄糖，只有在病理情况下脑才会利用酮体和乳酸作为能量来源。脑利用葡萄糖不依赖于胰岛素，主要依赖于葡萄糖转运蛋白 1 和 3（GLUT1 和 GLUT3）。GLUT1 将血浆中的葡萄糖，GLUT3 将间质液中的葡萄糖转运到神经元细胞，前者需跨过血脑屏障。在慢性低血糖状态，脑对葡萄糖的需求将发生适应性改变，即利用葡萄糖作为能量来源减少，利用其他基质则增加，GLUT1 和 GLUT3 的表达也增加。

二、血糖平衡的调节

血糖平衡受激素、神经、基质和细胞的调节。

（一）激素调节

调节血糖的激素分为两类：降糖激素和升糖激素。在生理情况下，降糖激素主要是胰岛素；升糖激素有胰高血糖素、儿茶酚胺（包括肾上腺素和去甲肾上腺素）、生长激素和皮质醇。

胰岛素通过以下机制使血糖降低：① 抑制肝糖输出；② 抑制肝、肾糖异生；③ 增加肝对糖的摄取并合成肝糖原储存。肠吸收的葡萄糖经门静脉到达肝脏时，肝对糖的摄取量取决于门静脉中胰岛素的浓度；④ 增加周围胰岛素敏感组织对糖的摄取和利用；⑤ 增加葡萄糖转运蛋白的表达，如低血糖时，脑组织中 GLUT1 和 GLUT3 表达增加。当血糖降低到 4.0 mmol/L（72 mg/dl）时，胰岛素分泌即减少；降至 1.6 mmol/L（30 mg/dl）时，胰岛素基本不分泌。

升糖激素分急性和慢性作用两类：前者有胰高血糖素和儿茶酚胺；后者有生长激素和皮质醇。当血糖降至 3.8 mmol/L（68.4 mg/dl）时，对抗调节激素即开始启动，以防止血糖进一步下降，并使血糖恢复正常水平。在急性低血糖反应中，以胰高血糖素最为重要，其次为儿茶酚胺，后者不能取代前者。在升高血糖方面，胰高血糖素起主导作用，单独胰高血糖素缺乏即可引发低血糖症。急性作用的两种激素在低血糖症发生后几分钟内即起作用，但升高血糖的机制稍有不同。胰高血糖素的作用完全限于肝脏，使肝糖原分解，增加肝糖输出，但这一作用是短暂的，大约持续 90 min，因为升高了的血糖可刺激胰岛素分泌，胰岛素和高血糖反过来又抑制胰高血糖素分泌，血糖倾向于下降。此后增加的肝糖输出主要依赖于肝糖异生。另外，在胰岛内胰高血糖素通过旁分泌作用而抑制胰岛素分泌。儿茶酚胺包括肾上腺素和去甲肾上腺素。两种激素升高血糖的机制相同，但以肾上腺素为主。升糖机制为：① 促进肝糖原分解；② 抑制肝糖异生；③ 减少肌肉对糖的摄取；④ 刺激脂肪分解，为糖异生提供底物（甘油）。去甲肾上腺素作为神经递质还可抑制胰岛素释放。生长激素和皮质醇在急性低血糖反应中作用较慢，最初生长激素具有类胰岛素作用，降低血糖；几小时以后才表现出升高血糖的作用。皮质醇升高 2～3 h 后，血糖才开始升高。其主要作用为：① 对抗胰岛素作用；② 刺激糖异生；③ 减少糖在周围组织中的利用。其中生长激素具有升高和降低血糖的双向作用。

上述升糖激素的反应主要取决于血糖水平，而与血糖下降速度无关。

（二）神经调节

血糖平衡受神经系统调节。下丘脑腹内侧区、肝和胰岛中均有血糖感受器，下丘脑中的自主神经中枢也参加血糖平衡的调节。当血糖下降到 3.8 mmol/L（68.4 mg/dl）时，腺垂体促肾上腺皮质激素即释放，刺激皮质醇分泌增加，同时兴奋肾上腺髓质和交感神经的节后纤维释放去甲肾上腺素，从而使血糖升高。电刺激人和动物肝脏交感神经，肝糖原分解，肝糖释放增多，血糖升高。副交感神经的作用与此相反。在急性低血糖反应中，但胰岛素分泌减少和胰高血糖素分泌增多均不受神经调节。

（三）基质调节

血糖高时刺激肝糖原生成，抑制肝糖输出；血糖低时则相反，葡萄糖的这种自身调节不依赖于神经和激素，称为肝的自身调节。

（四）细胞调节

细胞对血糖的利用是调节血糖浓度的重要环节。细胞对葡萄糖的摄取（利用）可分为胰岛素介导性葡萄糖摄取和非胰岛素介导性葡萄糖摄取。空腹状态，不论血糖高低，血糖清除均以非胰岛素介导性葡萄糖摄取途径为主。如葡萄糖的生成少于清除，尽管胰岛素介导性葡萄糖摄取不增加（胰岛素水平和作用正常），仍可发生低血糖症（如肝、肾衰竭和糖异生障碍等）。餐后的葡萄糖利用主要发生于骨骼肌和肝脏，如胰岛素或组织对糖的利用增加（剧烈运动）亦可引起低血糖。

三、低血糖病因与病理生理

引起低血糖症的病因有很多，包括疾病和药物，前者包括先天性和后天性疾病；后者包括药物和毒物，见表 11-37-1。

表 11-37-1 低血糖的病因

先天性疾病
　早产和出生时窒息的新生儿
　体重低于妊娠期预计值的足月新生儿
　血糖未控制好的糖尿病母亲所生的新生儿
　胎儿红母细胞增多症
　半乳糖血症
　果糖不耐受
　糖原累积病
　酮性低血糖症
　Beckwith-Wiedemann 综合征
　内源性高胰岛素血症
　　常染色体隐性遗传性高胰岛素血症
　　常染色体显性遗传性高胰岛素血症
　　高胰岛素血症伴高氨血症综合征
　　胰岛母细胞增殖症（nesidoblastosis）
　氨基酸代谢性疾病
　　甲基丙二酰辅酶 A 缺乏症
　　3-羟基-3-甲基戊二酸血症
　　乙基丙二酸脂肪尿和戊二酸尿 2 型
　　枫糖尿病
　　遗传性酪氨酸血症
　　脂肪酸氧化缺陷症
　糖异生关键酶缺乏病
　　果糖-1,6-二磷酸酶缺乏
　　丙酮酸羧化酶缺乏
　　磷酸烯醇式羧激酶缺乏

（续表）

后天性疾病

 对抗调节激素缺乏病

  胰高血糖素缺乏

  生长激素缺乏

  皮质醇缺乏

  腺垂体功能减退症

  嗜铬细胞瘤切除术后

  黏液性水肿昏迷

 器官疾病

  胰岛疾病：胰岛素瘤、胰岛母细胞增殖症、非胰岛素瘤胰源性低血糖综合征

  肝脏疾病：肝功能衰竭、肝癌晚期

  肾脏疾病：慢性肾衰竭、慢性肾衰竭透析患者

  心脏疾病：慢性充血性心力衰竭

  全身性病：严重营养不良、败血症、饥饿

 胰腺外肿瘤

  间叶细胞肿瘤、淋巴瘤、霍奇金病、骨髓瘤、肾癌、文氏瘤、宫颈癌、乳腺癌、类癌、神经纤维瘤等

 自身免疫抗体

  抗胰岛素自身抗体

  抗胰岛素受体抗体

药物和毒物

 降糖药物：胰岛素、磺脲类、非法降糖复方制剂

 抗菌药：氟喹诺酮类、磺胺嘧啶、磺胺甲噁唑、甲氧苄啶、土霉素、对氨基水杨酸、异烟肼、乙硫异烟胺、氯霉素

 抗寄生虫药：奎宁、戊烷脒、氯喹、甲氯喹

 抗心律失常药：奎尼丁、双异丙吡胺、利多卡因、β受体阻滞剂

 非甾类抗炎止痛药：水杨酸盐、保泰松、对乙酰氨基酚、吲哚美辛

 麻醉药：甲苄咪唑、恩氟烷、氟烷

 抗精神病药：多塞平、氟西汀、氟哌啶醇、丙咪嗪、马普替林、硝西泮

 抗哮喘药：非诺特罗（fenaterol）、特有他林

 抗凝药：华法林、双香豆素

 其他：司米吉兰（单胺氧化酶抑制剂）、福美司坦（雌激素合成抑制剂）、利托君（抗早产药）、呋塞米、乙酰唑胺、锂盐、干扰素α、雷尼替丁、西咪替丁、非法壮阳制剂、未成熟果实（Ackee）、酒精中毒、秋水仙碱、酮康唑、达那唑、毒鼠药

其他：过激运动（马拉松跑）、人为低血糖

 接受全胃肠外营养的新生儿

 碳水化合物缺乏性糖蛋白综合征

反应性低血糖症

 胃切除加空肠吻合或胃全切除术、幽门形成术、胃迷走神经切断术后

 2型糖尿病早期

 特发性低血糖

 人为低血糖

 功能性低血糖（无低血糖）

以上诸多病因虽然最终临床表现都是低血糖症，但发病机制各不相同，分述于下。

（一）先天性疾病

先天性疾病包括分娩前的和遗传性疾病，主要见于新生儿、婴儿和儿童。

1. 早产、体重低于妊娠期和出生时窒息·这一类新生儿发生低血糖症的前提是喂食延迟。因为这类新生儿肝糖原和脂肪储备少，而糖和脂肪代谢所需的关键酶未成熟，加之新生儿糖的消耗量比儿童和成人大。如出生后早期喂食，即可避免低血糖症的发生。

2. 内源性高胰岛素血症·包括两类：一类为暂时性，另一类为持久性高胰岛素血症。暂时性高胰岛素血症包括未控制好糖尿病的母亲所生婴儿、胎儿红母细胞增多症和Beckwith-Wiedemann综合征。糖尿病未控制好的母亲血糖高，使胎儿血糖也高，从而使胎儿胰岛素分泌增多，导致胰高血糖素分泌减少和胰岛素受体下调，故出生后可发生暂时性低血糖症，出生后1～2日可自行缓解。后两种疾病患者的高胰岛素血症是由于β细胞增生，原因尚不明了。Beckwith-Wiedemann综合征患者为局部胰岛细胞增生者，发现有母系等位基因11p15缺失。

持久性高胰岛素血症中的隐性遗传者的缺陷是由于定位在11号染色体的磺脲类药物受体基因突变。β细胞膜上的钾通道（K$_{ATP}$）由磺脲类药物受体（Sur）和Kir6.2两个亚单位组成，两个亚单位均可发生突变，但以Sur最常见。突变引起钾通道失活，从而引起胰岛素持久释放。常染色体显性遗传者多为家族性，其遗传缺陷迄今未明。另一种持久性高胰岛素血症伴高氨血症，是由于线粒体中谷氨酸脱氢酶有显性表达突变，基因定位于10号染色体上的GluD1。突变为激活突变，使谷氨酸脱氢酶过分活跃，谷氨酸氧化增加，一方面导致ATP/ADP增加，引起胰岛素释放增加；另一方面使N-乙酰谷氨酸减少，使磷酸氨基甲酰基（carbamoyl phosphate）不能激活，导致肝对氨的降解减少而使血氨增高。

3. 先天性代谢性疾病

（1）糖原累积病：糖原累积病是由于先天性酶缺乏使肝糖原不能分解，肝糖输出减少而引起低血糖症。可引起低血糖症者有4型。0型，即糖原合成酶缺乏，肝中无糖原储存，也不能利用葡萄糖合成糖原。Ⅱ型，葡萄糖-6-磷酸酶缺乏，因此糖原合成、无氧糖酵解和糖异生均发生障碍。Ⅲ型，淀粉-1,6-糖苷酶缺乏；Ⅵ型，肝糖原磷酸化酶缺乏，Ⅲ型和Ⅵ型则主要影响肝糖原分解，肝糖输出减少而引起低血糖症。

（2）果糖不耐受：果糖不耐受是由于1-磷酸果糖缩醛酶B基因突变导致缩醛酶B缺陷，果糖不能磷酸化转变为1,6-二磷酸果糖而进入无氧糖酵解，1-磷酸果糖在肝、肾、肠中堆积，使肝糖原分解和糖异生都发生障碍而引起低血糖症。此病只在进食含果糖食品后发病。去除饮食中的果糖则可避免。

（3）半乳糖血症：由于缺乏半乳糖1-磷酸尿苷转移酶，使半乳糖不能转化为葡萄糖而被利用，使半乳糖-1-磷酸在肝脏中堆积，抑制肝糖原分解，并影响器官、组织和细胞的功能，临床上以肝功能衰竭、中枢神经系统退行性变、白内障和女性高促性腺激素性卵巢早期衰竭为特征。

（4）枫糖尿症：由于线粒体基质内支链α酮酸脱氢酶多酶复合体的亚基基因突变而导致酶活性减低，使人体不能合成而依赖于饮食供给的必需氨基酸亮氨酸、异亮氨酸和缬氨酸的降解产物，α-酮异己酸、α-酮-3-甲基戊酸和α-酮异戊酸不能被代谢而在体内堆积，导致喂食困难、呕吐和中枢神经系统损害，低血糖症的发生可能与此有关。

（5）糖、氨基酸和脂肪先天性代谢缺陷：引起低血糖症的机制均为糖异生底物供给减少所致。

（6）碳水化合物缺乏性糖蛋白综合征：可表现为严重的低血糖症。有1a和1b两种亚型，前者是由于磷酸甘露糖互

换酶缺乏；后者是由于磷酸甘露糖异聚酶缺乏。

（二）对抗调节激素缺乏

胰高血糖素、儿茶酚胺、生长激素、皮质醇和甲状腺素缺乏都可引发低血糖症，除儿童外，成人单独由于其中某一种激素缺乏而引起低血糖症者极为罕见。这些激素均为升糖激素，对抗胰岛素作用，其缺乏则对低血糖症无血糖升高反应而使低血糖症继续存在或加重。胰腺全切除、病程长的1型糖尿病和慢性胰腺炎而发生糖尿病者，这些患者都需要用胰岛素治疗，而且都有胰高血糖素缺乏，在治疗糖尿病过程中易发生低血糖症。文献中尚无成人单独由于儿茶酚胺缺乏所致低血糖症的病例报道，只有1例酮症性低血糖症的新生儿，根据其尿中肾上腺素排出少可能是由于肾上腺素缺乏所致。单独促肾上腺皮质激素缺乏，垂体前叶功能减退如席汉综合征，自身免疫性艾迪生病和生长激素缺乏患者长期禁食，应用使血糖降低的药物，或并存有糖尿病而需用胰岛素治疗者均可引发低血糖症。

（三）器官疾病

1. 肝脏疾病·有肝实质广泛性破坏，如晚期肝硬化、肝癌、重症肝炎均可发生低血糖症，如合并有肾衰竭则更易发生。肝脏是调节血糖的主要器官。肝脏疾病引起低血糖的机制有：① 肝实质破坏，肝糖原储存减少。② 肝糖异生功能受损（包括对底物摄取减少）。③ 肝脏清除胰岛素能力减低。肝硬化时通过侧支循环胰岛素进入体循环增多，使血浆胰岛素水平偏高（C肽水平偏低）。④ 如同时有肾衰竭，则肾脏不能代偿肝糖异生。

2. 肾脏疾病·肾脏是糖异生的重要器官，在急性和慢性肾衰竭时可发生低血糖症。其机制是多因素的，包括：① 糖异生受抑（酸中毒和毒物作用）。② 患者常有营养不良，使糖异生基质供应减少。③ 胰岛素降解减少和对胰岛素作用的敏感性增加，感染和某些药物可作为诱发因素。透析的慢性尿毒症患者也可发生低血糖症，特别是透析液中葡萄糖量较多时可刺激胰岛素分泌，而肾功能不全者对胰岛素降解减少，对胰岛素作用敏感性增加。

3. 心脏疾病·慢性充血性心力衰竭在婴儿和儿童中引起低血糖症比成人多见。低血糖症发生的原因与后述因素有关：① 慢性缺氧，使烟酰胺腺嘌呤二核苷酸（NAD）减少，而NAD是糖异生过程中所需酶的辅因子，故可导致糖异生障碍。② 心输出量低，分流到肾脏的糖异生底物受限。③ 患者常有呼吸困难，用力呼吸使糖消耗增加。

4. 胰腺疾病·胰岛素瘤多发生于成人，少数为胰岛细胞增生。Mayo诊所报道300例临床诊断为胰岛素瘤的病例中只有9例成人为增生，因此命名为非胰岛素瘤胰源性低血糖综合征。此综合征的特点为：① 低血糖症发生于餐后。② 禁食72 h试验为阴性。③ 插管并注射钙剂试验为阳性。④ 分段切除胰腺（从胰尾开始），80％病例低血糖症得到缓解。⑤ 切除下来的胰腺组织病理检查为弥漫性胰岛β细胞增生，其病因不明。

5. 全身性疾病·败血症、饥饿等发生低血糖症的机制前者是多因素的，细胞因子包括肿瘤坏死因子和白细胞介素等分泌增加，增加糖的利用，肝脏对对抗调节激素的反应减低，使肝糖输出减少；后者则由于外源性糖供给断绝，继而内源性

糖供给也减少所致。

（四）胰腺外肿瘤

以间叶细胞肿瘤较多见。这类肿瘤瘤体都比较巨大。其他可引起低血糖症的胰腺外肿瘤有肝癌、肾上腺皮质肿瘤、胃肠和泌尿生殖系上皮细胞癌、淋巴瘤、乳腺癌、类癌、白血病、神经母细胞瘤、神经纤维瘤、霍奇金病、肾癌、文氏瘤、前列腺癌等。这些胰外肿瘤引起低血糖症的机制有两种解释：① 肿瘤巨大，消耗糖增多，但与胰岛素分泌过多无关，因为这类肿瘤发生低血糖症时血浆胰岛素和C肽水平均低。② 肿瘤细胞有胰岛素样生长因子2（IGF-2）的过度表达，有些瘤细胞还可产生巨IGF-2。巨IGF-2与IGF结合蛋白2结合成复合物，可抑制生长激素、胰岛素和正常的IGF-2和IGF-1的分泌，增加肌肉对糖的摄取和利用，并阻碍对抗调节激素的分泌，从而使肝糖输出减少而引起低血糖症。多发性骨髓瘤瘤细胞能产生与胰岛素结合的免疫球蛋白G，使餐后分泌的胰岛素与其结合，以后再离解出来，使胰岛素在血中存在时间延长，因此低血糖的发生多在下一餐之前。

（五）自身免疫性低血糖症

自身免疫性低血糖症又称为胰岛素自身免疫综合征，分为胰岛素抗体（IAA）导致的自身免疫性低血糖症和胰岛素受体抗体（IR-A）导致的自身免疫性低血糖症两种类型。其病因与抗胰岛素自身抗体或抗胰岛素受体自身抗体有关。

无论是用动物或人胰岛素治疗的患者都可产生IAA，甚至从未接触过胰岛素的人也可在血清中检出IAA（如多内分泌腺自身免疫综合征、某些药物和浆细胞恶病质）。关于IAA引起低血糖症的机制有多种假说：① IAA直接刺激胰岛素分泌。② IAA与胰岛素结合后，再从胰岛素受体中离解出来。③ IAA引起胰岛素与其受体交叉连锁，使胰岛素作用加强和半衰期延长。④ 抗IAA特异性抗体产生可直接激活胰岛素受体。在前述假说中以第二种假说得到多数人认可。产生IAA患者相关性因素包括年龄、HLA类型、内源性胰岛素、胰岛素使用途径、免疫反应性及其他因素，而胰岛素相关因素包括纯度、分子结构、储存条件、制剂组分、辅料/PH/锌离子、聚合物（如鱼精蛋白）及二聚体与氧化产物。

IR-A较IAA引起的自身免疫性低血糖症更常见，B型胰岛素抵抗综合征的特点是严重高血糖症伴黑棘皮病，血清存在IR-A，但同时亦导致低血糖症。IR-A引起低血糖症与IR-A滴度相关，当IR-A滴度高时，大多数胰岛素受体被IR-A占据，使胰岛素不能与其受体结合，胰岛素受体下调而发生胰岛素抵抗与高血糖；IR-A滴度低时，此时胰岛素能发挥最大作用而引起低血糖症。

（六）药物引起低血糖

药物引起低血糖症是临床上最为常见的病因，其中以胰岛素和磺脲类药物治疗糖尿病患者时最为常见，特别是在强化治疗过程中发生率最高。糖尿病控制和并发症治疗试验（DCCT）和英国前瞻性糖尿病研究（UKPDS）分别对大系列1型和2型糖尿病患者进行强化治疗。在观察过程中，低血糖症的发生率分别为62次/（100患者·年）和每年1.0％～1.8％，均明显高于常规治疗组。在口服降糖药中，最常引起

低血糖症的药物为格列本脲,因其作用最强。双胍类、α糖苷酶抑制剂和胰岛素增敏剂(噻唑烷二酮)、DPP-4抑制剂及SGLT2抑制剂常规剂量极少发生低血糖症。

酒精是引起低血糖症的有害物质。酒精引起低血糖症的机制是:① 抑制糖异生。酒精被氧化为乙醛和乙酸时使还原型烟酰胺腺嘌呤二核苷酸(NADH)增加,分别使肝和肾氧化乳酸和谷氨酸氧化为丙酮酸和α-酮戊二酸的能力降低。② 使对抗调节激素的反应降低。③ 对糖异生底物的摄取减少。④ 酒精还可引起酒精性肝病和肝硬化。⑤ 嗜酒者往往有营养不良。在前述诸多因素中,抑制糖异生是酒精引起低血糖症主要因素。

水杨酸盐剂量大时(4～6 g/d)可引起低血糖症,多见于儿童,其降糖作用尚不确定,可能与其能增加胰岛素分泌,增强其他降糖药物的作用,抑制肝糖异生和脂肪分解有关。大剂量对乙酰氨基酚可引起肝坏死而致低血糖症。

肾上腺素能β受体阻滞剂中非选择性者比选择性者易引起低血糖症,糖尿病患者和发绀性先天性心脏病病儿用此类药物时易于发生。此药可阻止胰高血糖素所引起肝糖原分解,营养不良和肝肾疾病是此类药物引发低血糖症的危险因素。

奎宁和戊烷脒(pentamide)可增加胰岛素释放。血管紧张素转换酶抑制剂和单胺氧化酶抑制剂可增强胰岛素的敏感性或作用而引起低血糖症。未成熟的加勒比水果ackee引起低血糖症是由于其中含有降糖素A(hypoglucin A),此物质可抑制肝糖异生。

许多药物引起低血糖症的机制尚不清楚。胰岛素或口服降糖药与表11-37-1中所列其他药物伍用引起低血糖症的概率增加。

(七)反应性低血糖

反应性低血糖症是指一组发生于进餐后4 h内的低血糖,可分为:消化道手术、2型糖尿病早期、特发性、人为因素和功能性5类。

胃大部切除和胃空肠吻合术、幽门形成术、胃迷走神经切除术等,这些患者进食后,食物迅速进入肠道,一方面使餐后血糖升高;另一方面引起GLP-1分泌增多,两者刺激胰岛素分泌增加。胰岛素抑制内源性肝糖输出,同时刺激糖的利用,导致餐后胰岛素相对过多而引起低血糖症。

2型糖尿病早期有胰岛素释放延迟,导致餐后胰岛素水平与血糖水平不平行而致低血糖。人为低血糖见于肠外营养和用含葡萄糖透析液作透析的患者。肠外营养(静脉营养)可引起反应性低血糖症,主要与营养素及其比例非生理性,诱发胰岛素的过度分泌有关;透析患者低血糖症的发生与透析液中的葡萄糖刺激胰岛素释放有关。

特发性反应性低血糖症极为罕见,其病因不明。胰岛素神经内分泌调节异常、肠道分泌GLP-1过多、胰岛素敏感性增高和胰高血糖素反应削弱等解释都待进一步研究证实。

功能性低血糖是指在进餐后出现一些低血糖症状,其时血糖水平并未低于2.8 mmol/L。其低血糖症状实际上是精神性的,而非低血糖所致,属于躯体形态疾病范畴。

以上诸多低血糖症的病因引起低血糖的机制不尽相同,但最终病理生理改变可归结为两点:① 糖供给不足;② 糖消耗(或利用)过多,有些情况则两者兼而有之。只要糖供给和利用之间失去平衡,如糖供给不足或糖消耗过多即可引起低血糖症。

参考文献

[1] Marks V, Teale JD. Hypoglycemic disorders[J]. Clin Lab Med, 2001, 21(1):79-97.

[2] Lteif AN, Schwenk WF. Hypoglycemia in infants and children[J]. EMCN Am, 1999, 28(3):619-646, vii.

[3] Eidelman AI. Hypoglycemia and the breastfed neonate[J]. Pediatr Clin North Am, 2001, 48(2):377-387.

[4] Perfetti R, Merkel P. Glucagon-like peptide-1: a major regulator of pancreatic beta-cell function[J]. Eur J Endocrinol, 2000, 143(6):717-725.

[5] Herbel G, Boyle PJ. Hypoglycemia. Pathophysiology and treatment[J]. Endocrinol Metab Clin North Am, 2000, 29(4):725-743.

[6] Sprague JE, Arbeláez AM. Glucose counterregulatory responses to hypoglycemia[J]. Pediatr Endocrinol Rev, 2011, 9(1):463-473

[7] Buraczewska B, Kopacz K, Myśliwiec M. Hyperinsulinism as a common cause of hypoglycemia in children-pathogenesis, diagnosis and treatment[J]. Pediatr Endocrinol Diabetes Metab, 2013, 19(1):24-28.

[8] Grant CS. Surgical aspects of hyperinsulinemic hypoglycemia[J]. Endocrinol Metab Clin North Am, 1999, 28(3):533-554.

[9] Service GJ, Thompson GB, Service FJ, et al. Hyperinsulinemic hypoglycemia with nesidioblastosis after gastric-bypass surgery[J]. N Engl J Med, 2005, 353(3):249-254.

[10] Renard E, Langbour-Remy C, Klein M, et al. Severe hypoglycemia with "Big"- IGF-2 oversecretion by a giant phyllode tumor of the breast: a rare case of non-islet cell tumor-induced hypoglycemia (NICTH)[J]. Ann Endocrinol (Paris), 2012, 73(5):488-491.

[11] Lupsa BC, Chong AY, Cochran EK, et al. Autoimmune forms of hypoglycemia[J]. Medicine (Baltimore), 2009, 88(3):141-153.

[12] Murad MH, Coto-Yglesias F, Wang AT, et al. Clinical review: drug-induced hypoglycemia: a systematic review[J]. J Clin Endocrinol Metab, 2009, 94(3):741-745.

[13] Seltzer HS. Drug-induced hypoglycemia. A review of 1418 cases[J]. Endocrinol Metab Clin North Am, 1989, 18(1):163-183.

[14] The Diabetes Control and Complications Trial Research Group. Hypoglycemia in the diabetes control and complications trial[J]. Diabetes, 1997, 46(2):271-286.

[15] UK Prospective Diabetes Study (UKPDS) Group. Intensive blood-glucose control with sulphonylureas or insulin compared with conventional treatment and risk of complications in patients with type 2 diabetes (UKPDS 33)[J]. Lancet, 1998, 352(9131):837-853.

第二节·儿童和婴幼儿低血糖症

章淼滢 罗飞宏

一、概述

低血糖(hypoglycemia)是新生儿期和儿童期最常见的代谢紊乱,由于某些病理和生理原因使血糖浓度低于同年龄小儿血糖正常值以下。临床低血糖是血糖降低到导致出现脑功能损伤症状和(或)体征。低血糖的确切切割阈值存在广泛的争议,由于大脑对低血糖症反应的阈值不同个体血糖浓度的范围较大,阈值可受葡萄糖替代燃料如酮体的存在或之前发生低血糖的影响而改变,目前儿科国际领域的最新共识认为低血糖无法定义为一个特定的血浆葡萄糖浓度;血糖3.0～3.6 mmol/L(55～65 mg/dl)时脑葡萄糖利用受限,血糖<3.0 mmol/L(<55 mg/dl)出现神经源性症状,血糖<2.8 mmol/L(<50 mg/dl)出现认知功能受损(低血糖并有神

经系统糖缺乏），因此血糖存在一个干预的阈值。

激素分类如下（表 11-37-2）。

二、病　因

低血糖症的病因众多，但主要为维持血糖稳态的某个系统失活或者某种激素异常引起，根据禁食调节反应及涉及的

三、诊　断

低血糖疾病众多，不同的疾病需要不同的生化、影像诊断方法，因此诊断措施必须结合临床表现，采取相应的策略。

表 11-37-2　儿童低血糖症的病因分类

高胰岛素血症性低血糖		碳水化合物代谢障碍	
暂时性	糖尿病母亲婴儿	糖原贮积症	Ⅰa 型
	围生期窒息		Ⅰb 型
	宫内发育迟缓		Ⅲ 型
先天性	ABCC8/KCNJ11/GCK/GDH/		Ⅵ 型
	HADH/HNF4A/SLC16A1		Ⅸ 型
Beckwith-Wiedemann 综合征			0 型
先天性糖基化功能异常			Ⅺ型（范科尼-比克尔综合征）
胰岛素瘤		半乳糖血症	
倾倒综合征		果糖不耐受	
胰岛素受体突变和抗体		糖异生缺陷	丙酮酸羧化酶缺乏症
病态性肥胖胃旁路手术			磷酸烯醇丙酮酸羧激酶缺乏症
外源性胰岛素			果糖-1,6-二磷酸酶缺乏症
磺脲类药物		脂肪酸氧化和酮体合成障碍	
激素缺乏/抵抗		肉碱运输和代谢	原发性肉碱缺乏症
生长激素缺乏			肉碱棕榈酰转移酶 1 缺乏症
皮质激素缺乏			肉碱酰基转移位酶缺乏症
垂体功能减退症			肉碱脂酰转移酶 2 缺乏症
β 受体功能异常		脂肪酸氧化	中链脂酰辅酶 A 脱氢酶缺乏症
Laron 综合征（生长激素抵抗）			超长链脂酰辅酶 A 脱氢酶缺乏症
其他			短链脂酰辅酶 A 脱氢酶缺乏症
非胰腺肿瘤性低血糖症（IGF-2）			长/短链 L-3-羟酰辅酶 A 脱氢酶缺乏症
酒精中毒			戊二酸血症 2 型
水杨酸中毒		酮体合成	羟甲基戊二酰辅酶 A 合成酶缺乏症
疟疾			羟甲基戊二酰辅酶 A 裂解酶缺乏
瑞氏综合征		氨基酸代谢障碍	
腹泻		枫糖尿病	
营养不良		甲基丙二酸血症	
牙买加呕吐病		酪氨酸血症	
呼吸链缺陷			

1. 血生化检查·基本生化检查包括肝肾功能、电解质、肌酶、血氨、血尿酮体、血脂、游离脂肪酸、血酮，必要时查血极长链脂肪酸、血串联质谱、尿气象色谱质谱排除代谢性疾病。

2. 内分泌激素检查·ACTH、皮质醇、胰岛素、C 肽、甲状腺功能、胰高血糖素、生长激素。

3. 动态血糖监测·可直观反映 24 h 机体血糖波动情况，低血糖间歇发作、怀疑低血糖者或作为低血糖治疗疗效评估较适宜。

4. 影像学检测·肝脾胰等内脏超声、MRI/CT 检查，^{18}F-DOPA-PET-CT 是一种安全、无创性且首选的术前区分高胰岛素血症局灶型和弥漫型病灶的检查和定位手段。

5. 酶学和基因诊断·部分疾病如糖原累积症、遗传型果糖不耐受等遗传代谢病可行酶学诊断，但随着基因突变数据库的累积，直接基因突变诊断反而更方便、快捷，基因诊断的缺点是目前一般只分析外显子，而不分析内含子突变，因此可能有漏诊。

6. 其他·怀疑继发癫痫者行脑电图检查，怀疑内分泌肿瘤测定血 IGF-2 等。

四、鉴别诊断

1. 糖原分解异常·糖原累积症（GSD）是由于糖原合成或分解障碍，糖原在肝脏等器官组织中堆积引起临床疾病，伴随低血糖的 GSD 主要如下。

（1）GSD Ⅰ 型：GSD Ⅰa 型为葡萄糖-6-磷酸酶基因突变所致，导致糖异生及糖原分解的最后一步均有缺陷，一般禁食 2～4 h 后就会出现低血糖，甘油三酯及酮体增高，乳酸性酸中毒，精神运动发育迟缓、尿酸升高、肝酶升高、血小板功能异常及贫血，患儿患进展性肾病、肝腺瘤的风险增加。Ⅰb 型 GSD 为葡萄糖-6-磷酸转移酶基因突变所致，临床特点与 Ⅰa 型相似，但还可引起中性粒细胞减少及功能障碍和炎性肠病。Ⅰa 及 Ⅰb 型 GSD 通过对 G6PC 及 G6PT1 基因的检测可确诊。

（2）GSD Ⅲ 型：由糖原脱支酶基因突变所致，表现肝大、

低血糖、生长迟缓、血脂异常,部分患者还有轻度精神发育迟滞。肌无力是Ⅲ型糖原累积病成年患者最明显的体征,表现为缓慢进展性肌无力和远端肌肉萎缩,绝大部分Ⅲa型患者有不同程度心肌损害,肌肉症状可以和肝病同时起病或者在肝病起病后很久,甚至肝病症状消失时才出现。少部分成年患者成年后就没有任何肝功能损害病史,仅有肌肉症状。可有异常面容如塌鼻梁上翘的鼻尖、弯弯的嘴唇边缘淡朱红色、眼睛深凹。儿童可有反复中耳炎或鼻窦炎。确诊需肝脏和肌肉脱支酶活性测定或基因检测。

(3) GSDⅥ型和Ⅸ型:GSDⅥ型为糖原磷酸化酶基因突变引所致。Ⅸ型为磷酸化酶激酶基因突变引起,临床表现均较轻(具体见相关章节)。

(4) GSD 0型:糖原合成酶基因突变所致,临床表现多样,低血糖引起疲劳、面色苍白、恶心、呕吐和早餐前惊厥;多数患儿认知发育正常;一些患者可无症状存活或者仅有轻度症状;临床表现为身材矮小和骨质疏松,但无肝大和其他型糖原累积病常见并发症;少数患者可表现为高血糖和糖尿从而引起诊断困难。GYS2基因突变分析可确诊。

(5) GSDⅪ型:又称范科尼-比克尔综合征,葡萄糖转运体2突变所致,患者通常在3～10个月龄就出现症状,表现为空腹低血糖、餐后高血糖、高半乳糖血症、近端肾小管功能障碍、佝偻病和明显生长发育迟滞。年长患者明显的表现是侏儒症,青春期严重滞后。一些患者无肝大。高胆固醇血症和高血脂可能引起胰腺炎。患者早期可因骨质疏松导致骨折。低磷性佝偻病和骨质疏松是日后不变的特征,肾脏损害的主要特征是糖尿和轻度高磷酸盐尿、持续低磷酸血症、高尿酸血症、高氨基酸尿症和间歇性蛋白尿,但一般不会进展为肾衰竭。患者可因肾脏丢失碳酸氢盐而出现轻度代谢性酸中毒。少数患者因高半乳糖血症出现白内障。SLC2A2基因突变可有助于确诊。

2. 糖异生异常·遗传性果糖不耐受综合征患者在摄入果糖后很快出现呕吐、面色苍白、休克、肝衰竭、低血糖、乳酸性酸中毒、肝大、肾衰竭、癫痫、昏迷及死亡;实验室检查提示凝血功能异常、氨基酸尿、低钾血症、低磷酸盐血症、高尿酸血症、贫血及血小板减少;确诊采用肝脏或小肠活检组织果糖-1,6-二磷酸酶活性测定、基因突变诊断。丙酮酸羧化酶及磷酸烯醇丙酮酸激酶异常也可引起糖异生障碍,进而引发低血糖血症,确诊有赖于肝相应的酶活性测定及基因突变分析。

3. 脂肪酸氧化及酮体生成障碍·最常见为中链脂酰辅酶A脱氢酶(MCAD)缺乏症,患儿在禁食12～18 h后会出现低酮性低血糖,在低血糖出现之前,患儿通常会出现嗜睡、呕吐、惊厥或昏迷等症状;症状常因睡眠时间延长、摄入食物减少而在婴儿期后期出现;急性代谢障碍的死亡率可高达25%。其他与低血糖症发生有关的脂肪酸氧化障碍包括:长链脂酰辅酶A脱氢酶缺乏症、超长链脂酰辅酶A脱氢酶缺乏症、长链L-3-羟酰辅酶A脱氢酶缺乏症、中、短链L-3-羟酰辅酶A脱氢酶缺乏症及短链脂酰辅酶A脱氢酶缺乏症等。诊断主要依赖串联质谱检查发现异常的酰基肉碱谱,基因突变诊断可确诊。原发性肉碱缺乏症、肉碱棕榈酰转移酶1(CPT1)缺乏症、肉碱酰基移位酶(CACT)缺乏症、肉碱脂酰转移酶2(CPT-2)缺乏症均会抑制肉碱循环导致低酮性低血糖,均可

引起肝大、肝功能异常、轻度高氨血症及肌酸浓度升高;血酰基肉碱谱均有异常,确诊依赖皮肤成纤维细胞中相关酶活性及基因突变分析。戊二酸血症2型由辅酶Q还原酶的基因突变引起脂肪酸氧化障碍及低血糖症。HMG-CoA合成酶及HMG-CoA裂解酶的缺乏会导致酮体生成障碍,引起低酮型低血糖。

4. 牙买加呕吐病·摄入未成熟的西非荔枝果抑制脂肪酸的有氧氧化引发低血糖,其他临床表现包括:肝脏脂肪变性、呕吐、肌力低下、癫痫、脑病、昏迷及死亡。诊断主要依据病史和临床表现。

5. 升血糖激素异常·单纯性生长激素或皮质醇缺乏症,或伴垂体功能异常的新生儿及婴幼儿通常会表现出低血糖,生长激素缺乏症的病因很多(具体见相关章节)。原发性肾上腺功能低下及继发性肾上腺功能低下,具有共同的临床表现,乏力、倦怠、食欲减退、恶心、体重减轻、头晕和体位性低血压、低血糖等,非中枢性者皮肤色素加深,低钠、高钾血症等。诊断主要依据相关激素测定,必要时进行垂体、下丘脑和肾上腺、胰腺MRI、B超等检查。

6. 高胰岛素血症·60%在生后1个月内发病,30%在1岁之内发病并一直存在,临床表现为低酮症、低脂肪酸血症、高胰岛素血症性低血糖症,出现喂养困难、易激惹、嗜睡、木僵、呼吸暂停、发绀、体温低、肌张力过低、抖动、惊厥、心动过速、气促、昏迷。部分伴血氨增高,称高氨高胰岛素血症。胰岛素瘤在儿童中很罕见(临床表现Whipple三联征:经典的低血糖临床表现、血糖低于2.8 mmol/L、葡萄糖治疗有效)。诊断参考葡萄糖清除率(糖速),新生儿期常超过10 mg/(kg·min),血β羟丁酸<0.05 mmol/L(酮体),支链氨基酸减低、酰基-肉碱正常,典型者血糖<2.6 mmol/L时血胰岛素增高≥10 μIU/ml(近年认为血糖减低的程度与胰岛素分泌不恰当即可诊断,但缺乏具体切割值),血糖(空腹或餐后<2.5～3 mmol/L),胰高血糖素激发试验(30～100 μg/kg,皮下注射,最大1 mg)血糖升幅>1.6 mmol/L可协助诊断,基因检测如ABCC8、KCNJ11、GCK、HADH、GLUD1、SLC16A1、HNF1A、HNF4A和UCP2等基因检测有助于诊断。

7. 特发性酮症性低血糖·好发于1～6岁的儿童,发生的时间通常是早晨(一夜未进食后),或作为其他疾病的伴随症状出现,低血糖的同时伴有血尿酮体的增高,在6～9岁时可自愈,特发性酮型低血糖是一种排除诊断,诊断该病时必须先排除其他可能引起的低血糖。

8. 水杨酸中毒与Reye综合征·Reye综合征是一种罕见的疾病,其特点是肝衰竭和肝性脑病,部分患者Reye综合征与阿司匹林的使用有关。

9. 餐后低血糖·倾倒综合征、高胰岛素高氨血症及遗传性果糖不耐受综合征易引起餐后低血糖,尤其在喂食、摄入蛋白质及果糖后。倾倒综合征是胃底折叠术后的一种并发症,发生率为25%～30%。患儿在进食后胃蠕动及排空加快引起喂养困难、腹胀、恶心、腹泻、烦躁、嗜睡、无力、出汗、心动过速和面色苍白等症状。

10. 新生儿及其他病因低血糖·未成熟儿或小于胎龄儿、新生儿败血症、新生儿红细胞增多症、肝病、枫糖尿症、半乳糖血症、甲基丙二酸血症、严重腹泻、严重营养不良、严重的疟

疾、分泌 IGF-2 的肿瘤等，均可出现不同程度低血糖。

五、治 疗

1. 治疗原则·低血糖是严重危害人体健康的危急重症，必须及早发现，及时处理，将血糖迅速升至正常浓度范围之内，对于葡萄糖清除率极高的高胰岛素血症需及时放置静脉 PICC 管，以方便高糖输入；同时积极检查病因，及早对因处理。

2. 紧急处理·儿童患者，如患儿处于清醒的状态，应通过口服的方式给予葡萄糖；如患儿意识不清楚，则应先予 10% 葡萄糖 2~4 ml/kg 静脉推注，此后通过鼻饲或静脉滴注持续提供葡萄糖维持血糖高于 3.3 mmol/L，以避免血糖进一步降低产生神经发育后遗症。

3. 新生儿无低血糖症状者生后 4 h 内的处理·生后 1 h 内给予第一次喂养，喂养后 30 min 测定血糖，如血糖低于 <1.4 mmol/L（<25 mg/dl），予静脉输注葡萄糖，血糖介于 1.4~2.2 mmol/L 再次喂养或视情况给予静脉输注葡萄糖。生后 4~24 h 的处理：q2~3 h 喂养并监测血糖，每 1 h 测定血

糖，低于 1.9 mmol/L（<35 mg/dl）静脉输注葡萄糖，1.9~2.5 mmol/L 再次喂养或视情况给予静脉输注葡萄糖。如低血糖伴惊厥发生，则静脉输注 10% 葡萄糖 4 ml/kg，随后按葡萄糖每分钟 6~8 mg/kg 速度维持，调整血糖在正常范围内。对于顽固性低血糖则需要分析病因，做相应处理。

4. 低血糖的其他处理·在明确病因后，采用相应的处理。GSD 尽早确诊后给予夜间胃管连续喂食，或日夜均为 3~4 h 进食一次，日间提供足够的碳水化合物，夜间喂养生玉米淀粉（2 g/kg），肝移植可治愈本病；患者建议配备血糖仪加强平时血糖监测，合理调整饮食时间。糖异生异常治疗方法为避免食用含果糖、蔗糖和山梨糖醇的食物。高胰岛素血症采用胰高血糖素 [1~20 μg/(kg·h)] 主要作短期紧急治疗，长期治疗主要依赖二氮嗪和生长抑素类似物奥曲肽。二氮嗪一般有效剂量为 5~15 mg/(kg·d)，最大剂量为 25 mg/(kg·d)，分每日 2 次或每日 3 次口服；其不良反应包括液体潴留及可逆的多毛症等。奥曲肽开始剂量为每日 2~5 μg/kg，用法为每6~8 h 皮下注射或静脉滴注 1 次，随后依据疗效调整剂量，常规最大剂量为每日 25 μg/kg，也有报道最大剂量可达每日

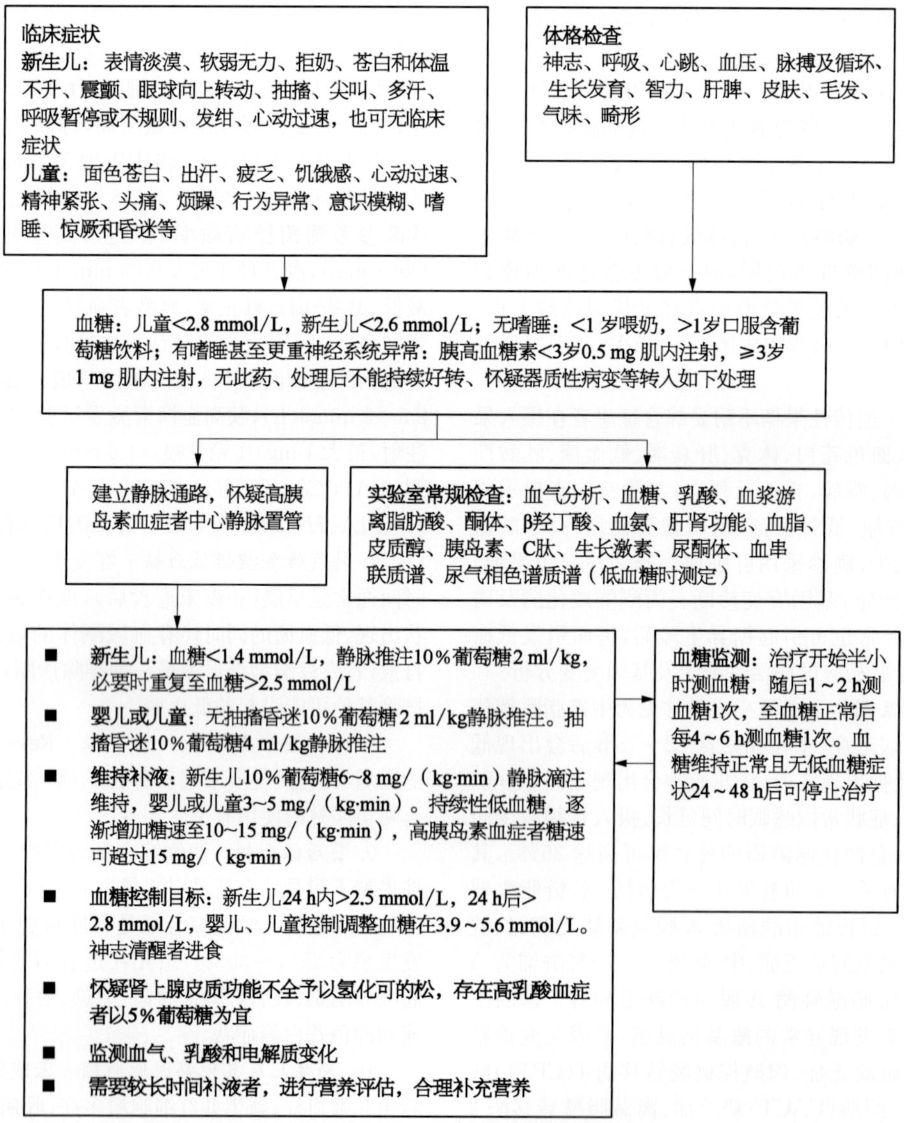

临床症状

新生儿： 表情淡漠、软弱无力、拒奶、苍白和体温不升、震颤、眼球向上转动、抽搐、尖叫、多汗、呼吸暂停或不规则、发绀、心动过速，也可无临床症状

儿童： 面色苍白、出汗、疲乏、饥饿感、心动过速、精神紧张、头痛、烦躁、行为异常、意识模糊、嗜睡、惊厥和昏迷等

体格检查

神志、呼吸、心跳、血压、脉搏及循环、生长发育、智力、肝脾、皮肤、毛发、气味、畸形

血糖：儿童<2.8 mmol/L，新生儿<2.6 mmol/L；无嗜睡：<1 岁喂奶、>1岁口服含葡萄糖饮料；有嗜睡甚至更重神经系统异常：胰高血糖素<3岁0.5 mg 肌内注射，≥3岁 1 mg 肌内注射，无此药、处理后不能持续好转、怀疑器质性病变等转入如下处理

建立静脉通路，怀疑高胰岛素血症者中心静脉置管

实验室常规检查： 血气分析、血糖、乳酸、血浆游离脂肪酸、酮体、β羟丁酸、血氨、肝肾功能、血脂、皮质醇、胰岛素、C肽、生长激素、尿酮体、血串联质谱、尿气相色谱质谱（低血糖时测定）

- 新生儿：血糖<1.4 mmol/L，静脉推注10%葡萄糖2 ml/kg，必要时重复至血糖>2.5 mmol/L

- 婴儿或儿童：无抽搐昏迷10%葡萄糖2 ml/kg静脉推注。抽搐昏迷10%葡萄糖4 ml/kg静脉推注

- 维持补液：新生儿10%葡萄糖6~8 mg/（kg·min）静脉滴注维持，婴儿或儿童3~5 mg/（kg·min）。持续性低血糖，逐渐增加糖速至10~15 mg/（kg·min），高胰岛素血症者糖速可超过15 mg/（kg·min）

- 血糖控制目标：新生儿24 h内>2.5 mmol/L，24 h后>2.8 mmol/L，婴儿、儿童控制调整血糖在3.9~5.6 mmol/L。神志清醒者进食

- 怀疑肾上腺皮质功能不全予以氢化可的松，存在高乳酸血症者以5%葡萄糖为宜

- 监测血气、乳酸和电解质变化

- 需要较长时间补液者，进行营养评估，合理补充营养

血糖监测： 治疗开始半小时测血糖，随后1~2 h测血糖1次，至血糖正常后每4~6 h测血糖1次。血糖维持正常且无低血糖症状24~48 h后可停止治疗

图 11-37-1 儿童和婴幼儿低血糖的诊断和治疗流程图

50 μg/kg,但奥曲肽用后可能产生快速耐药反应及腹胀,腹胀发生时可能出现坏死性小肠炎需要警惕,另外长期使用费用较为昂贵。对于药物治疗失败或不能耐受药物副作用者,多需要采用手术次全切除 95%～98% 的胰腺组织以控制低血糖。胰腺次全切除后存在发生较高比例的低血糖和继发糖尿病、胰腺外分泌功能不全的可能。为避免胰腺手术的并发症如胆管损伤及糖尿病,有人提出一种更保守的治疗方法即先切除 50%～75% 的胰腺组织(开腹或腹腔镜),后联合药物治疗,观察是否能控制患儿的低血糖,这种方法最大的弊端在于患儿可能要进行二次手术,再次切除适当的胰腺组织以控制低血糖。慢性肾上腺皮质功能不全治疗主要为糖皮质激素替代治疗[氢化可的松 6～12 mg/(m² · d),分一日 2 次或 3 次口服],在患发热性疾病等应激疾病时增加剂量[氢化可的松 30～60 mg/(m² · d),一日 3 次或 4 次]以避免肾上腺危象。当患者处于严重的应激状态下,如大手术或脓毒症,可能需要高达 100 mg/(m² · d)的剂量(每 6 h 静脉滴注 1 次)。肉碱缺乏及其他脂肪酸代谢病治疗参见相关章节。

六、小 结

(1) 低血糖可以发生于新生儿期、婴儿期和儿童期,重度、持续低血糖可遗留神经系统不同程度的损害。

(2) 低血糖病因复杂,凡涉及底物的动员、转换和利用,糖原合成、糖异生及其他底物动员利用相关酶功能和数量上的完整性,底物供应不足等环节的缺陷均可发生低血糖。

(3) 低血糖的诊断主要依据临床表现,血生化、激素水平检测和 B 超、MRI、^{18}F - DOPA - PET - CT 等影像学评估,必要时行酶活性和基因突变检测。

(4) 低血糖急性发作时采用口服和静脉快速输注葡萄糖方法迅速恢复血糖至 3.3 mmol/L 以上防止神经系统损害发生,慢性期则需要根据不同病因采取相应处理。儿童和婴幼儿低血糖的诊断和治疗流程见图 11 - 37 - 1。

参考文献

[1] Fanaroff AA,Martin RJ. Neonatal-perinatal medicine[M]. 6th ed. St Louis:Mosby,1997:1439 - 1463.

[2] Hospital Care for Children:Guidelines for the Management of Common Illnesses with Limited Resources[R]. WHO,Geneva,2005.

[3] Tam EW,Haeusslein LA,Bonifacio SL,et al. Hypoglycemia is associated with increased risk for brain injury and adverse neurodevelopmental outcome in neonates at risk for encephalopathy[J]. J Pediatr,2012,161:88 - 93.

[4] Committee on Fetus and Newborn,Adamkin DH. Postnatal glucose homeostasis in late-preterm and term infants[J]. Pediatrics,2011,127:575 - 579.

[5] Treglia G,Mirk P,Giordano A,et al. Diagnostic performance of fluorine - 18 -dihydroxyphenylalanine positron emission tomography in diagnosing andlocalizing the focal form of congenital hyperinsulinism:a meta-analysis[J]. Pediatr Radiol,2012,42:1372 - 1379.

[6] Schrör K. Aspirin and Reye syndrome:a review of the evidence[J]. Paediatr Drugs,2007,9:195 - 204.

[7] Thornton PS,Stanley CA,De Leon DD,et al. Pediatric Endocrine Society. Recommendations from the Pediatric Endocrine Society for Evaluation and Management of Persistent Hypoglycemia in Neonates,Infants,and Children[J]. J Pediatr,2015,167(2):238 - 245.

[8] Stanley CA. Hypoglycemia in the neonate. Pediatr Endocrinol Rev,2006,4(Suppl 1):76 - 81.

[9] Nessa A,Rahman SA,Hussain K. Hyperinsulinemic hypoglycemia the molecular mechanisms[J]. Front Endocrinol (Lausanne),2016,7:29.

[10] 章淼滢,葛璟洁,裴舟,等.国产^{18}F-多巴正电子发射断层扫描/CT 诊断高胰岛素血症性低血糖患儿胰腺不同病灶类型的可行性分析[J].中华儿科杂志,2017,55(10):785 - 789.

第三十八章·胰岛素瘤

杨 刚 张太平 赵玉沛

胰岛素瘤是胰腺内分泌肿瘤中发病率最高的一种肿瘤。该肿瘤主要由胰岛 β 细胞组成,以维持胰岛素高分泌水平、导致阵发性低血糖为特点。

一、一般情况

胰岛素瘤占功能性胰腺内分泌肿瘤的 70%～80%,好发年龄在 40～45 岁,其中女性患者约占 60%,90% 以上为良性。肿瘤发生于头、体、尾的比例大致相近,胰外易位不到 1%,90% 为单发,82% 直径在 2 cm 以下,临床症状与肿瘤大小不成正比。

二、病 理

胰岛素瘤主要由 β 细胞构成,间质一般很少,间质中常有淀粉样变,术中肉眼和显微镜下肿瘤可以呈有包膜或无包膜,无包膜不是恶性的表现。免疫组化 2/3 的肿瘤为多激素性,电镜检查可见典型的分泌颗粒。恶性的主要根据为有转移

灶。胰岛素瘤可以肉眼不能发现,而显微镜下可见多发微腺瘤,数量很多,另一种情况为胰岛广泛的增生病变,胰岛增生不是胰岛素瘤。

三、临床表现

胰岛素瘤临床症状复杂多样,可能与低血糖程度有关。第一组是低血糖造成的脑部症状,由于中枢神经系统几乎全部靠糖代谢,因此脑部几乎最易累及,且累及最重的器官,表现为头痛、复视、焦虑、饥饿、行为异常、神志不清、昏睡甚至昏迷,或一过性惊厥,癫痫发作,导致永久性中枢神经系统障碍,部分可表现为脑瘤症状。另一组为继发于低血糖之后,儿茶酚胺大量释放进入血流的表现,如出汗、心慌、震颤、面色苍白、脉速等。这种低血糖发作的症状可自行缓解或摄取葡萄糖后迅速缓解,但对发作的情况不能记忆,长期低血糖发作可造成中枢神经系统永久性损害。低血糖症状发作如未确诊和没得到及时合理治疗,发作的次数常愈来愈频,症状愈来愈

重，有的患者在家属帮助下，认识到进食可以缓解，夜间加餐可以预防发作。

四、诊　断

胰岛素瘤的诊断包括定性诊断和定位诊断。

（一）定性诊断

1. Whipple 三联征·首先要确定症状是否由低血糖引起，经典的 Whipple 三联征（Whipple's triad）对诊断仍具有重要意义：① 空腹时低血糖症状发作；② 空腹或发作时血糖低于 2.8 mmol/L；③ 进食或静脉推注葡萄糖可以迅速缓解症状。90% 患者根据 Whipple 三联征可以得到正确的诊断。但由于影响血糖的因素较多，且有少部分患者血糖可在正常范围内。因此，有人提出新的更为严格的四项标准：① 发作时血糖<2.2 mmol/L；② 同时胰岛素水平≥6 μIU/ml；③ C 肽水平≥200 pmol/L；④ 血中不含磺脲类药物。符合以上四项标准很少产生误诊。

2. 血清胰岛素及胰岛素原水平·正常情况下空腹免疫反应性胰岛素（IRI）水平很低，几乎测不到，而 90% 的胰岛素瘤患者 IRI 水平大于 15～20 μIU/ml。测定 IRI 水平较血糖更为直接，特别是同时测定空腹或症状发作时 IRI 和血糖（G），并计算其比值，如 IRI/G>0.3 则具有较大诊断价值；如在 0.3 左右，需进一步检查明确诊断。随着近年来检测手段的进步，我们可以测定循环中 C 肽反映胰岛素水平（胰岛素原可分裂为胰岛素和 C 肽，储存在 β 细胞颗粒中，并以等分子浓度释放），而不用直接测定胰岛素，避免外源性胰岛素的干扰。因此，胰岛素/血糖有所降低，导致部分患者该比值变化不如以前明显。所以相对胰岛素/血糖而言，低血糖症时测定胰岛素的绝对值更具有临床意义。

胰岛素原测定对诊断胰岛素瘤有帮助。胰岛素瘤患者几乎都有胰岛素原水平升高而且胰岛素原与胰岛素比例也升高，正常胰岛素与胰岛素原比例为（6～10）:1，胰岛素瘤患者可达 1:1。恶性胰岛素瘤患者胰岛素原水平及比例升高明显。

3. 72 h 饥饿试验·饥饿试验是最简单可靠的诊断试验，绝大多数胰岛素瘤患者在 72 h 内出现低血糖发作，当症状出现时应立刻采血同时测定血糖和胰岛素，并立即注射葡萄糖后终止试验。其他方法还有胰岛素抑制试验、血清 C 肽测定及抑制试验、甲苯磺丁脲试验和钙激发试验等，可根据情况加以选用。

（二）定位诊断

在明确胰岛素瘤诊断之后，获得定位诊断是手术成败的关键。胰岛素瘤定位诊断方法颇多，可大致分为三大类：术前非侵入性检查、术前侵入性检查和术中定位诊断检查。可根据术者的经验和所在医院的条件合理加以选用。

1. 术前非侵入性检查·文献报道 B 超、CT 和 MRI 术前定位胰岛素瘤结果差异较大，多数认为在 50% 以下。这主要与胰岛素瘤大小、位置等因素有关。这些检查对发现直径<1 cm 的肿瘤阳性率很低，肿瘤直径在 2 cm 以上时阳性率较高，但是 80% 的胰岛素瘤直径<2 cm。近年来随着多排螺旋 CT 的应用，胰腺增强薄层扫描、三维重建及早期灌注技术使胰岛素瘤的定位诊断率进一步提高。由于组织对比效果更明显，MRI 结合弥散加权（diffusion weighted imaging，DWI）较 CT 更易发现肿瘤直径较小的胰岛素瘤。超声内镜（EUS）由于其分辨率高且更加接近靶组织和器官，因此可对胰腺进行更为精准的观察，定位胰腺神经内分泌肿瘤的准确率为 80%～100%，且胰头部明显高于胰体尾。

利用放射性核素（^{99m}Tc、^{125}I 和 ^{111}In 等）标记的生长抑素受体显像常用于神经内分泌肿瘤的定位诊断，但由于较小胰岛素瘤和良性胰岛素瘤生长抑素受体表达水平较低等原因，其检出率不如其他神经内分泌肿瘤明显，仅约 60%。近年研究显示，绝大多数胰岛素瘤明显高表达 GLP-1 受体，且利用 GLP-1 受体显像技术检测胰岛素瘤具有超高灵敏度，有望成为胰岛素瘤定位诊断的新方法。另外，近几年来，PET 影像技术也逐渐开始应用于胰岛素瘤的定位诊断。

2. 术前侵入性检查·主要适用于以下情况：有类似低血糖的症状发作，IRI/G 值在 0.3 左右；虽有典型的临床症状和阳性实验室检查，但影像学诊断不能提供证据；胰岛素瘤手术后，而临床症状未缓解；可能多发或恶性胰岛素瘤者。由于这些有创检查费用高、创伤大、技术复杂，仅在大的医疗中心选择性开展。

（1）选择性动脉造影：由于胰岛素瘤为多血运肿瘤，分别行胃十二指肠动脉、肠系膜上动脉、脾动脉和胰背部动脉插管造影，阳性表现为肿瘤充盈染色，血管扭曲增多，阳性率为 60%～80%，对已经手术探查过或者多发肿瘤的患者极易出现假阳性或者漏诊，应特别注意。

（2）经皮经肝门静脉置管分段采血测定胰岛素（PTPC）：穿刺进入门静脉后，将导管送至脾静脉近脾门处，然后逐渐后退，每退 1 cm 抽血一次，退至肠系膜上静脉汇合处，再改变导管方向进入肠系膜上静脉分段取血。最后取门静脉主干血，测定各标本中胰岛素含量，作曲线，观察是否有峰值。峰值部位可能是肿瘤所在部位，如是多发肿瘤，可显示出两个高峰，增生或恶性胰岛素瘤表现为持续的高胰岛素，阳性率可达 80%。

（3）动脉刺激静脉取血试验（ASVS）：通过选择性动脉造影依序插管到脾动脉、胃十二指肠动脉、肠系膜上动脉等部位，分别注射葡萄糖酸钙（1 mg Ca^{2+}/kg）后立即从肝静脉采血测定胰岛素含量，根据其峰值进行定位诊断，其正确率可达 90%。

3. 术中定位诊断检查·主要方法有术中触诊及术中超声。有经验的外科医师术中触诊准确率在 90% 以上。术中超声能有效地发现术中不能触及的肿瘤，如胰头部及钩突部肿瘤病变，同时还可探查肿瘤与血管，特别是与主胰管的关系，提供恶性信息等，有助于手术切除方式的选择，减少术后并发症。对于术前未能定位的胰岛素瘤，术中触诊＋术中超声 95% 可以定位；术中超声可以发现直径 2～3 mm 的肿瘤。部分学者认为术中触诊＋术中超声可以发现绝大多数的胰岛素瘤，可以省去术前定位检查。但术前定位检查对于手术方式的选择、缩短手术时间及减少术中触诊带来的创伤均有意义，多数医疗中心仍常规行术前定位诊断。

五、鉴别诊断

结合定性定位方法，胰岛素瘤的诊断应无困难，下述几种情况偶尔遇到,鉴别要点如下:① 胰岛增生患者也伴有低血糖和高胰岛素血症,但术前术中无法定位,可行胰尾部小块胰腺切除,冰冻切片可以诊断。② 有的慢性肝病,肝糖储备能力很差者可出现低血糖症状,但 IRI 正常。③ 个别恶性肿瘤如小细胞肺癌,一些肝肿瘤、肾上腺癌可刺激胰岛素分泌或肿瘤本身产生胰岛素样物质引起低血糖综合征,全面检查易发现原发病。

六、治 疗

(一) 手术治疗

胰岛素瘤诊断确定后应尽早手术。

1. 术前准备及麻醉·患者入院后,应详细了解其为避免发病所形成的加餐规律,并嘱护士提醒和督促患者按时加餐,避免低血糖发作,减少对脑组织的损害。手术当日早上不加餐,以免麻醉中误吸和影响术中血糖监测。如无低血糖发作,术前及术中不输糖及含糖的药物。手术当日晨抽血测定空腹血糖及胰岛素,作为术中血糖及胰岛素检测的基础。通常采用气管内插管麻醉。

2. 手术程序·充分暴露胰腺后,观察其表面有无隆起或变色处,由于肿瘤血运丰富,呈暗红色,寻找并不困难。其次是用手探查胰腺表面,由头至尾仔细触摸,肿瘤质地较硬,边界清楚。容易被忽略的常是位于胰腺实质内或背侧的肿瘤,尤其是在实质较厚的头部或钩突部。因此,不管在胰腺前面是否发现肿瘤,都应常规切开胰腺下缘的后腹膜,钝性分离胰腺。将整个胰腺放在拇指与示指和中指之间,仔细检查。对可疑病变可用细针穿刺,即刻做涂片细胞学检查,需要有经验的病理医师配合做出诊断。

3. 切除肿瘤方法·常用方法有:肿瘤摘除术,包括肿瘤周围一部分正常胰腺组织的局部切除;同时切脾的胰体尾切除术;位于胰头钩突部的巨大肿瘤、多发肿瘤和恶性胰岛素瘤可采用胰十二指肠切除术。手术方法的选择主要取决于肿瘤部位、大小及与周围组织毗邻关系等因素。

肿瘤摘除术采用蚊式钳钝性分离肿瘤与周围胰腺组织,并逐步钳夹、切断和缝扎。肿瘤部分剥离后,以丝线贯穿瘤体向上牵引,既有利于肿瘤深部的显露和剥离,又不致过多损伤肿瘤本身和周围胰腺组织。此种剥离方法止血较好,视野清晰,切断小的胰管亦可以结扎,可减少出血和胰瘘的发生。直径在 2 cm 以下的胰岛素瘤,如边界清楚,可行单纯剥离摘除。恶性胰岛素瘤术中应尽量切除原发病灶和转移淋巴结,以及肝表面易摘除的转移灶。

多发性内分泌腺瘤病 1 型(MEN1)合并胰岛素瘤的手术方式存在争议。与散发胰岛素瘤患者相比,此类患者多发及恶性胰岛素瘤比例更高。部分学者建议以门静脉为界行远端胰腺次全切除+胰头部肿瘤摘除,这样可避免术中遗漏不易被发现的胰体尾多发的胰岛素瘤及术后复发的问题。但也有学者认为如果肿瘤复发,可以选择再次手术,选择以肿瘤摘除为主的手术方式,尤其是对于年轻的 MEN1 合并胰岛素瘤的患者,可以尽可能多地保留正常的胰腺组织。对于胰岛增生的病例,切除 85%~90% 的胰腺可解除症状。对于确实找不到肿瘤的病例,不宜行盲目胰体尾切除,应终止手术,关腹前最好做门静脉、脾静脉的分段取血以备术后测定胰岛素作为将来定位诊断和再手术的参考。

近年来包括达芬奇机器人在内的腹腔镜微创技术开始越来越多地用于胰岛素瘤切除手术。1996 年文献首次报道了腹腔镜胰岛素瘤切除术。腹腔镜手术主要适用于既往无胰腺手术史、肿瘤位于胰体尾部或胰头浅表部位的患者。术中腹腔镜探查及腹腔镜超声定位肿瘤是手术成功的关键。文献报道腹腔镜手术成功率为 60%~100%,术中不能定位及肿瘤与胆道、门静脉相邻紧密是中转开腹手术的最常见原因。腹腔镜手术可以减轻腹部创伤,减轻术后疼痛,缩短术后住院时间,更早恢复术前日常活动。与开腹相比,腹腔镜术后并发症发生率相似或更低。但腹腔镜技术因为对术者技术要求高、费用贵等原因,难以普遍推广,国内仅在北京协和医院等大的医学中心开展较为成熟。与传统腹腔镜比,机器人手术扩大了微创手术适应证,明显缩短手术耗时,降低临床胰漏率,据文献统计,目前北京协和医院在国内外开展机器人胰岛素瘤切除术病例数最多。

4. 术中血糖监测·胰岛素瘤约 10% 为多发性,故在切除一个肿瘤后必须查明有无肿瘤残留。血糖监测是一种简便有效的判断方法。一般在手术当日早上先测空腹血糖,待手术探查找到肿瘤后再测血糖,以此二值为基础值,然后再切除肿瘤。肿瘤切除后分别在 30、45、60 min 等不同时间内测定血糖值,如血糖升高达术前基础值的 1 倍或上升到 5.6 mmol/L(100 mg/dl),则可认为切除完全。约有 5% 的病例血糖监测结果不满意,即肿瘤虽已完全切除,但血糖上升缓慢,需要等待更长的时间。

5. 术后"反跳性高血糖"的处理·胰岛素瘤患者由于胰岛素瘤细胞不断分泌大量胰岛素,造成患者体内肿瘤以外的正常 β 细胞长期处于被抑制状态;一旦切除肿瘤,由于正常胰岛的分泌尚未及时恢复,加上手术创伤刺激,势必出现术后"反跳性高血糖"。90% 以上术后出现高血糖反应,持续在 2 周以内。应常规使用胰岛素,将血糖维持在正常范围。

(二) 药物治疗

对于手术中不能摘除干净、有转移的恶性胰岛素瘤,以及无法手术治疗的病例,可用链脲佐菌素、5 - FU、阿霉素、干扰素等药物治疗,联合化疗优于单一化疗。对不能手术切除的肝转移灶,经动脉灌注化疗或栓塞治疗效果良好。生长抑素类药物短期缓解症状作用较明显,但长期疗效差。近年来分子生物学及基因遗传通路的研究发展,一些分子标志物作为恶性胰岛素瘤预测指标相继被提出,生物治疗及靶向治疗作为一种新的治疗思路,但临床应用价值有待进一步探索。

七、预后与随访

胰岛素瘤的患者总体生存率与一般人群的预期并无不同。然而恶性胰岛素瘤患者、老年患者的生存率显著降低,不过仍比胰腺导管腺癌患者要好。行根治术患者,建议每 6~12 个月随访,连续 10 年,若出现症状随时复查。对于未行手术的低危患者,第 1 年应每 3 个月随访 1 次,以后每半年随访 1 次,至少 3 年后改每年 1 次。有远处转移者,应每 3~6 个月随访 1 次,接受治疗的患者随访时间应当相应缩短。胰腺神经内分泌癌按照导管腺癌的要求进行随访。随访内容主要推荐胰腺 CT 或 MRI 等检查。

参考文献

[1] 赵玉沛,丛林,张太平,等.胰岛素瘤：404 例诊治分析[J].中国实用外科杂志,2008,28(5)：357 - 359.

[2] Jensen RT, Cadiot G, Brandi ML, et al. ENETS Consensus Guidelines for the management of patients with digestive neuroendocrine neoplasms：functional pancreatic endocrine tumor syndromes[J]. Neuroendocrinology, 2012, 95(2)：98 - 119.

[3] Zhao YP, Zhan HX, Zhang TP, et al. Surgical management of patients with insulinomas：Result of 292 cases in a single institution[J]. J Surg Oncol, 2011, 103(2)：169 - 174.

[4] Falconi M, Eriksson B, Kaltsas G, et al. ENETS consensus guidelines update for the management of patients with functional pancreatic neuroendocrine tumors and non-functional pancreatic neuroendocrine tumors[J]. Neuroendocrinology, 2016, 103(2)：153 - 171.

[5] Mehrabi A, Fischer L, Hafezi M, et al. A systematic review of localization, surgical treatment options, and outcome of insulinoma[J]. Pancreas, 2014, 43(5)：675 - 686.

[6] van Essen M, Sundin A, Krenning EP, et al. Neuroendocrine tumours：the role of imaging for diagnosis and therapy[J]. Nat Rev Endocrinol, 2014, 10(2)：102 - 114.

[7] Zhu L, Xue H, Sun Z, et al. Prospective comparison of biphasic contrast-enhanced CT, volume perfusion CT, and 3 Tesla MRI with diffusion-weighted imaging for insulinoma detection[J]. J Magn Reson Imaging, 2017, 46(6)：1648 - 1655.

[8] Tellez-Avila FI, Acosta-Villavicencio GY, Chan C, et al. Diagnostic yield of endoscopic ultrasound in patients with hypoglicemia and insulinoma suspected[J]. Endosc Ultrasound, 2015, 4(1)：52 - 55.

[9] 罗亚平,潘青青,李方,等.^{68}Ga-exendin - 4PET/CT 显像定位诊断胰岛素瘤[J].中华核医学与分子影像杂志,2017,37(3)：137 - 141.

[10] 吴孟超,吴在德.黄家驷外科学[M].7 版.北京：人民卫生出版社,2008.

[11] 赵玉沛.胰腺病学[M].北京：人民卫生出版社,2007.

[12] Bartsch DK, Albers M, Knoop R, et al. Enucleation and limited pancreatic resection provide long-term cure for insulinoma in multiple endocrine neoplasia type 1[J]. Neuroendocrinology, 2013, 98 (4)：290 - 298.

[13] 韩显林,吴文铭,赵玉沛,等.达芬奇机器人手术系统联合术中超声定位对胰岛素瘤精准切除 50 例经验总结[J].中华外科杂志,2016,54(1)：30 - 33.

[14] Su AP, Ke NW, Zhang Y, et al. Is laparoscopic approach for pancreatic insulinomas safe? Results of a systematic review and meta-analysis[J]. J Surg Res, 2014, 186(1)：126 - 134.

[15] Tian F, Hong XF, Zhao YP, et al. Propensity score-matched analysis of robotic versus open surgical enucleation for small pancreatic neuroendocrine tumours[J]. Br J Surg, 2016, 103(10)：1358 - 1364.

[16] Garcia-Carbonero R, Rinke A, Valle JW, et al. ENETS consensus guidelines for the standards of care in neuroendocrine neoplasms. Systemic Therapy 2：chemotherapy[J]. Neuroendocrinology, 2017, 105 (3)：281 - 294.

第十二篇
脂肪组织生物学与相关疾病

第一章 · 脂肪生物学

陈名道　汪启迪

人的脂肪组织可分为白色脂肪组织（white adipose tissue，WAT）、棕色脂肪组织（brown adipose tissue，BAT）及米色脂肪组织（beige adipocyte）。WAT 两大主要的库（depots）为内脏脂肪组织（主要在腹腔内）和皮下脂肪组织，还有一些小库，位于心脏、心外膜、心包、大血管、主要的淋巴结及脑的蝶鞍周围区。传统意义上一般认为，白色脂肪组织是储能脂肪组织，而与之相对应的是产热脂肪组织，包括经典的棕色脂肪组织及近几年发现的非经典的米色脂肪组织。BAT 主要在肾脏、肾上腺、主动脉周围、纵隔及颈部组织内，而豌豆状的米色脂肪则广泛分布于骨骼肌、皮下和腹膜后白色脂肪组织中。白色脂肪与棕色脂肪也并非完全泾渭分明，白色脂肪的"棕色变"已成为近年来受到特别关注的研究热点，将储能的脂肪转变为耗能的脂肪，很有可能将成为治疗肥胖的一种比较理想的新方案。

脂肪生物学（adipobiology）正是研究正常和疾病状态下各类脂肪组织和细胞的生物学，由于其与肥胖及肥胖相关疾病如2型糖尿病、代谢综合征及心血管疾病等的发病机制密切相关，此领域已经成为内分泌学家、心血管学家及药理学家关注的前沿之地。实际上脂肪生物学的意义已远远超出肥胖相关疾病的范畴，现已知道还与骨质形成、血凝、血细胞生成、炎症、补体活性、血液流变学、生殖功能、血管形成，以及进食行为等功能或状态有关，故阐明脂肪因子相关疾病的分子机制从而寻找可能的治疗途径已是研究脂肪生物学的重要使命。

一、对脂肪组织功能认识的深化

长期以来，传统的观点一直认为脂肪组织最重要的功能是作为机体内被动的能量贮存库，在摄入能量多余时能以甘油三酯的形式储存于脂肪细胞之中，以敷能量不足时应用之需。脂肪细胞中有全套的脂溶酶和脂肪合成酶系，承担脂肪合成与动员的全过程。如一个健康成年男性，可有 15 kg 体脂，可储存能量 10 万 kcal 以上，约可供机体生存所需基础能量 2 个月。同时脂肪还是器官组织间充垫、缓冲的组织，阻挡外界寒冷、炎热的影响以保持机体恒温的组织。

对脂肪组织传统的观念在近 30 年来在不断地被修正。1987 年发现脂肪组织是类固醇的一个主要代谢场所。同年发现脂肪释放脂素（adipsin，补体因子 D），在肥胖的啮齿类动物中减少，但并未引起特别关注。直至 1994 年瘦素（leptin）基因的定位克隆及瘦素的生理作用和作用方式被揭示后，方确立了脂肪组织作为内分泌器官的地位。

现已知道脂肪组织表达和分泌许多种生物活性多肽。这些多肽被称为脂肪因子或脂肪细胞因子，其作用方式可为局部（旁分泌或自分泌）、不同距离的器官（内分泌），甚或为同一细胞分子间的调节（胞内分泌）。表 12-1-1 列举脂肪释放具不同功能的内分泌蛋白。表 12-1-2 显示通过这些蛋白执行相应对话（cross talk）的器官及介导因子。

表 12-1-1　脂肪组织分泌的具有内分泌功能的蛋白

分　类	举　　例
细胞因子和细胞因子相关蛋白	瘦素、TNF-α、IL-6
其他免疫相关蛋白	巨噬细胞和单核细胞化学趋化蛋白 1（MCP-1）
参与纤溶系统的蛋白	纤溶酶原激活抑制物 1（PAI-1）、组织因子
补体和补体相关蛋白	脂素（adipsin，补体因子 D）、补体因子 B、酰化刺激蛋白（ASP）、脂联素
脂代谢或转运脂质及蛋白	脂蛋白脂酶（LPL）、胆固醇酯转移蛋白（CETP）、载脂蛋白 E、非酯化脂肪酸（NEFA）
参与类固醇代谢的酶	细胞色素 P450 依赖性芳香化酶、17β-羟类固醇脱氢酶（17β-HSD）、11β-羟类固醇脱氢酶（11β-HSD）

（续表）

分　类	举　例
肾素血管紧张素系统（RAS）蛋白	血管紧张素（AGT）
其他蛋白	抵抗素

表 12－1－2　脂肪组织与其他系统器官对话及介导因子举例

对话器官	介导因子举例
脂肪-下丘脑	瘦素
脂肪-胰岛	TNF-α、瘦素
脂肪-骨骼肌	TNF-α
脂肪-肝脏	AQPap［转运游离脂肪酸（FFA）］
脂肪-肾上腺	17β-羟类固醇脱氢酶（17β-HSD）
脂肪-免疫系统	IL-6
脂肪-凝血系统	纤溶酶原激活抑制物 1（PAI-1）
脂肪-性腺	瘦素、雌激素
脂肪-血管	脂联素
脂肪-皮肤	Agouti 蛋白
脂肪-肾脏、血管	血管紧张素（AGT）

除上述的传出信号分子外，脂肪组织中还有多种受体（表 12-1-3）使其能对传统的内分泌激素系统及中枢神经系统（CNS）起应答反应。所以目前对脂肪组织功能的认识已大大地前进了一步：脂肪组织除能储存并释放能量外，还具备能与远处器官包括中枢神经系统沟通的必要的物质基础和精密的运行规律，并完全融合入一系列基本的生物学过程，包括能量代谢、神经内分泌功能及免疫功能的协调中去。在最新的一项研究中，Thomas 等证实脂肪组织除了能够分泌蛋白信号，还能够释放出携带信息的 miRNA，通过外泌体与远距离的器官进行应答，参与机体内新陈代谢的调控。其临床意义在于基于脂肪细胞的基因治疗将开辟出新的途径，未来可能对肥胖、糖尿病、代谢综合征等疾病的治疗提供新的方案。

表 12－1－3　脂肪组织中表达的受体举例

受体类型	举　例
传统的内分泌激素受体	胰岛素受体、胰高血糖素受体 GH 受体、TSH 受体 促胃液素/胆囊收缩素-B 受体、胰高血糖素样肽 1 受体 血管紧张素Ⅱ的 1 型和 2 型受体
激素的核受体	类固醇受体、维生素 D 受体 甲状腺激素受体、雄激素受体 雌激素受体、孕激素受体 过氧化物酶体增殖物激活受体 γ
细胞因子受体	瘦素受体、脂联素受体 IL-6 受体、肿瘤坏死因子 α 受体 趋化素受体 1
儿茶酚胺受体	β_1、β_2、β_3 受体 α_1、α_2 受体

脂肪组织超量和不足均引起不良的代谢后果。脂肪组织超量或肥胖，尤其是内脏脂肪增加与胰岛素抵抗、高血糖、脂质异常、高血压、易于形成血栓及炎症状态有关。肥胖与这些伴随情况，统称为代谢综合征，其全球发病率增高。然而，令人费解的是脂肪萎缩的患者（如用抗 HIV 反转录病毒者易发生）和脂肪萎缩的啮齿类动物也发生代谢综合征。Strickland 等曾报道过一组在 2 型糖尿病患者中发现的新的脂肪萎缩的临床亚型，其特点表现为四肢远端对称性脂肪萎缩、高甘油三酯血症、明显的胰岛素抵抗、肝转氨酶升高，合并有黑棘皮病。另外，由遗传突变导致脂肪萎缩伴有代谢综合征也并不少见，如 LMNA 基因的某些突变已被证实参与了家族性部分性脂肪萎缩（Dunnigan syndrome）的发生，其特征为颈部脂肪堆积而肢体和臀部皮下脂肪消失，以致有些患者被误诊为库欣综合征，而有一部分患者因有高甘油三酯血症、糖尿病、严重的胰岛素抵抗而被延误诊治。因而有观点认为脂肪萎缩和肥胖可同时发生，其代谢后果相似；也可能相互协同，提示脂肪组织对代谢稳态有其独特的作用。

除脂肪细胞外，脂肪组织中还含结缔组织基质、神经组织、基质血管细胞和免疫细胞。现已知多种主要的内分泌激素，如瘦素与脂联素等由脂肪细胞中非脂肪细胞成分所表达，两者合在一起，使脂肪组织成为真正的内分泌器官，下面按两大类分别叙述：一大类是对远处细胞和组织有代谢作用的分泌蛋白，另一大类则为局部起作用的与类固醇激素代谢有关的酶。

二、脂肪组织分泌的蛋白

（一）瘦素（leptin）

瘦素的发现无疑是脂肪组织分泌功能及肥胖研究的里程碑。瘦素作为典型的脂肪组织分泌的内分泌激素，自发现以来便受到广泛的重视及深入的研究。

1. 瘦素发现的背景·肥胖是机体脂肪细胞数量增加或体积增大且超过一定允许程度的病理状态，其发生与机体自身调节能量失衡有关。Kennedy 早于 20 世纪 50 年代就提出人的体脂在正常情况下能保持相对恒定，最简捷的方法就是脂肪组织释放一种化学物质，作为下丘脑的能量代谢反馈的信号。

20 世纪 60—70 年代 Coleman 的小鼠联体共生实验预言自发肥胖的 ob/ob 小鼠可能缺乏一种物质，这种物质在与 ob/ob 小鼠具有同样表型而基因型不同的 db/db 小鼠中却大量存在。继而 Friedman 等提出几种单基因突变引起啮齿类肥胖的动物模型，这些突变基因分别为 ob（肥胖，obese）、db（糖尿病，diabetes）、fa（脂肪，fat）、tub（矮胖，tubby）及 Ay（肥胖黄，obese yellow）等，其中 ob/ob 小鼠为 ob 基因缺陷，而 db/db 小鼠则为 db 基因突变。1994 年 Friedman 实验室首次定位克隆了小鼠第 6 对染色体上的 ob 基因，并由其 DNA 序列很快合成了 ob 蛋白，后者被该实验室命名为 leptin（瘦素），ob 基因也被称为瘦素基因。

1995—1996 年相应的瘦素及瘦素受体突变的动物模型相继被发现，如 db/db 小鼠及 fa/fa 大鼠均发现有瘦素受体基因的突变。

2. 瘦素基因与瘦素受体基因及其突变·瘦素基因位于小

鼠第 6 号（人 7q31）染色体 ob 位点上，占据 15 kb 基因组 DNA，由 3 条外显子及 2 条内含子构成，外显子 2 和 3 为密码区，被一 2 kb 的内含子所分割，仅 5′区 217 bp 对瘦素在脂肪细胞上特异的表达是必需的，除瘦素基因突变引起肥胖外，瘦素基因还与侧翼区某些标记有连锁关系，这种连锁可能与过度肥胖有一定关系。

由于瘦素对 ob/ob 肥胖小鼠及饮食引起的肥胖小鼠有显著减肥效应，学者们对病态肥胖者病因学可能会有所突破寄予了热切的期望，瘦素在生物进化过程中其化学结构和功能的高度保守性更推动了肥胖研究工作者在人类中寻找类似 ob/ob 小鼠的瘦素基因突变的病例。1997 年 Montague 等发现 2 名英国籍巴基斯坦裔表兄妹瘦素基因中第 133 号密码子丢失 1 个鸟苷（G），两患儿病态肥胖，血清瘦素水平极低，其中 1 例用瘦素治疗后，体重减轻，并开始性发育。1998 年 Strobel 等在一个土耳其家系中发现 3 例第 105 号密码子胞苷（C）→脱氧胸苷（T）突变（编码蛋白中 Arg→Trp）的纯合子（2 女，1 男），表现为低瘦素血症、多食、病态肥胖及下丘脑性性腺功能低下。1999 年 Ozata 等继续扩大该家系的研究，又发现了 1 例女性瘦素基因突变的纯合子，并观察到这 4 例患者父母均为近亲婚配的杂合子。2004 年报道 1 例巴基斯坦裔的加拿大儿童，与前述的巴基斯坦家庭无血缘关系，但突变部位相同，经过 4 年的重组瘦素治疗，所有症状持续改善。与 ob/ob 小鼠类同，瘦素基因突变的纯合子，均伴有性腺发育的障碍，失去生殖能力。经过研究者的不断努力，又有多例人类瘦素基因突变的病例被相继报道。2014 年在中国也发现 1 例体重指数（BMI）46.0 kg/m² 的严重肥胖患者在 3 号外显子发生非同义突变 H118L。但很显然，在人类中，大多数肥胖者并非因瘦素基因缺陷，瘦素水平低下所引起。事实上，肥胖患者血瘦素水平大多是升高的，只有约 5% 的肥胖者血清瘦素水平低，提示这一现象可能与多数肥胖患者体内存在瘦素抵抗有关。

小鼠瘦素受体（LeP-R）基因位于第 4 号（人 1p31）染色体 db 位点上。人的 LeP-R 基因长为 70 kb，编码 1165 个氨基酸，由 20 个外显子和 19 个内含子组成，第 3 和第 4 号外显子编码信号序列，18 号外显子编码跨膜结构，19 和 20 号外显子编码胞内结构区。LeP-R 属细胞因子受体家族，JAK-STAT 为其主要的信号转导途径，当胞外瘦素与细胞膜上 LeP-R 结合之后 LeP-R 被激活，再与胞内 JAK 激酶作用发生磷酸化，从而暴露出 STAT 因子的结合位点。STAT 与受体结合同时发生磷酸化，磷酸化的 STAT 形成二聚体并转移到核内，与靶基因特异性识别元件结合，从而激活靶基因的转录。该信号转导途径在中枢和外周均发挥重要作用，并参与一系列生理功能的调节。目前已知的瘦素受体有 LeP-Ra、LeP-Rb、LeP-Rc、LeP-Rd、LeP-Re、LeP-Rf 6 种亚型，LeP-Ra、LeP-Rb、LeP-Rc、LeP-Rd 均为单一跨膜受体。而根据其胞内结构域的氨基酸序列和长度，又可将瘦素受体分为长型受体和短型受体。长型受体主要分布于下丘脑，而短型受体则分布于外周组织，如心脏、肝脏、肾脏、胰腺、小肠、睾丸、卵巢、脂肪组织等。LeP-Rb 属长型受体，胞内区最长，为介导瘦素信号的主要效应受体。而 a、c、d、e、f 则属短型受体。LeP-Ra 作为瘦素结合转运蛋白使瘦素通过血脑屏障，

将瘦素从外周运输至中枢神经。Lep-Re 是一类可溶性受体，其在血浆中以游离方式存在，为瘦素的结合蛋白。各受体亚型结构和功能各不相同，与瘦素结合后发挥的生物学作用也不同。近年来对瘦素及其受体之间作用的研究也不断深入，涉及肿瘤细胞的增殖、血管生成等多个方面。

Lep-R 基因突变在肥胖动物模型中已经证实，如 db/db 小鼠存在 G→T 的点突变，引入新的剪切位点，fa/fa 大鼠在 880 位核苷酸处出现点突变（使 269 位氨基酸 Gln→Pro）。而在人类研究中也发现 Lep-R 基因的突变失活会导致瘦素分泌模式紊乱，导致人类食欲激增从而罹患肥胖症。在早前曾有报道过有关人类中 Lep-R 基因突变的家系，为一法国家庭，父母都为杂合子，他们的 9 个子女中发现 3 姐妹有 Lep-R 基因突变，系在 16 号外显子上有 G→A 的突变，导致 Lep-R 跨膜区和胞内结构区缺失。先证者 1 岁起就多食，发现时为 19 岁，BMI 高达 65.5 kg/m²，表现为病态肥胖伴垂体性性腺功能减退，瘦素浓度异常增高，其杂合子父母瘦素浓度也增高，而基因型正常的纯合子同胞瘦素浓度则正常。而近年也新发现 2 例巴基斯坦 Lep-R 纯合突变的肥胖患者，其中 1 例在关键剪切位点 15 号外显子有 G→T 的突变，另一例在 10 号外显子发生 G→A 的无义突变，两个先证者体内瘦素水平均增高，而其表型却难以与同年龄段瘦素缺乏患者区分。由此也可见，与瘦素基因突变相比，瘦素受体基因突变更为少见，所以瘦素受体基因突变可能只是早发型肥胖的罕见原因。

3. 瘦素的中枢作用与外周作用·瘦素的中枢作用通过其对下丘脑神经肽通路的影响而实现。体重（脂肪组织）增加使脂肪组织表达其自身容积的信号——瘦素的分泌增加，作用于下丘脑使阿黑皮素原（proopiomelanocortin, POMC）系统合成增加，促黑素细胞激素（MSH）为其一种成分，作用于黑素皮质素受体 4（MC4R），引起一系列对肥胖做出的生理反应，即摄食减少，耗能增加及交感神经功能加强，以消耗脂肪的容量。而当机体处于饥饿状态、脂肪组织容量下降时，瘦素作用于下丘脑，使神经肽 Y（NPY）合成分泌增加，通过 Y5 受体，机体产生一系列对饥饿的反应，即摄食增加，副交感功能增强，耗能减少，体温下降，生殖功能降低，从而恢复脂肪的容量（图 12-1-1）。此外，也有研究人员新发现表达一氧化氮合酶 1（NOS1）的含瘦素受体神经元参与了瘦素在下丘脑调控能量平衡的过程，小鼠实验证实敲除 NOS1 神经元的瘦素受体将会引起肥胖、高糖血症等表型。瘦素的中枢作用近年来已被一系列精心设计的实验反复证实，这使近半个世纪以前 Kennedy 提出的假设找到了具体的物质基础——瘦素。脂肪组织通过分泌瘦素使其自身的容量能相对保持恒定，也使 Coleman 的曾一度令人费解的 ob/ob 和 db/db 小鼠联体共生系列实验结果得到了满意的解释。

在瘦素发现最初，认为瘦素仅通过其下丘脑的受体而产生生理效应。瘦素受体的广泛分布（包括在脂肪组织的本身在内）使人们推测其可能有外周生理作用。瘦素的外周受体与中枢受体一样可作为 STAT 的通路。而瘦素对能量代谢的作用可能是中枢作用与外周作用的结合。

在胰腺中瘦素可直接抑制基础与葡萄糖刺激的胰岛素释放，可能通过 ATP 敏感的钾通道和 Ca²⁺ 依赖的蛋白激酶 C，而 GLP-1 可取消瘦素的这种抑制作用。此外，瘦素还能抑

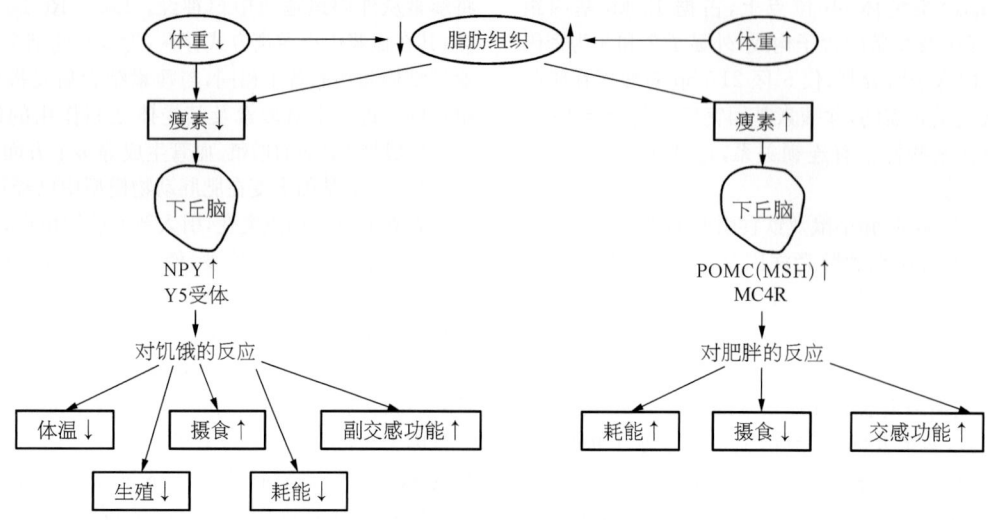

图 12-1-1 饥饿与肥胖时经瘦素及其神经肽通路的反应

制前胰岛素原基因的表达及纠正 *ob/ob* 小鼠胰岛供血量增多的现象。在肝脏中瘦素直接影响肝脏的糖代谢，对糖原分解的作用类同胰岛素，对糖异生的作用类同胰高血糖素，使在肝脏氧化的基质从碳水化合物转为脂质。许多短型的瘦素受体还在胃肠道发现。主要在空肠，其次在回肠，抑制肠对糖的吸收，减少载脂蛋白 AIV，从而减少乳糜微粒中的甘油三酯。同时还发现胃的主细胞中有瘦素的表达。瘦素可直接调节骨骼肌糖代谢，增加对葡萄糖的摄取，增加丙酮酸脱氢酶的活性，激活线粒体中 UCP 的表达。瘦素对脂肪组织有直接的脂解作用，尤其是内脏脂肪对瘦素有很高的脂解敏感性。

瘦素对内分泌系统的作用以对下丘脑-垂体-性腺轴的影响最为引人注目。因瘦素基因或瘦素受体基因突变的肥胖动物或肥胖患者，都有生殖功能的障碍。单纯限制食物可使上述肥胖动物体重下降，但生殖能力未能恢复，若注射瘦素，在体重下降的同时生殖能力可奇迹般地恢复。同时，瘦素也可促进正常大鼠早熟。在妊娠时，瘦素浓度升高，这种升高是独立于 BMI 的。青春发育期男孩与女孩瘦素变化是不同的：女孩是持续增高，一直到成年期；男孩则在青春发育早期增高，随着发育的进展而下降。提示瘦素对维持女性正常的生殖状态是必需的，而在男性，瘦素则可能主要是激发青春发育。瘦素对下丘脑、垂体及性腺都有独立的作用，似可理解为瘦素是脂肪组织发出的，给生殖系统一种特殊的代谢信号。

瘦素对下丘脑-垂体-肾上腺轴的作用主要是通过对室旁核 CRH 神经元的影响而实现的，这种影响是双重的：既可兴奋突向其他部位的 CRH 神经元节前中心，使活动增加，摄食减少；又可抑制突向正中隆突的 CRH，包括在脑干中的自主神经元，从而抑制垂体-肾上腺轴的兴奋性。

虽然瘦素与甲状腺激素之间的关系尚无定论，然在饥饿时瘦素可刺激 TRH 基因的表达，瘦素高峰可与 TSH 的高峰同时出现，而 24%～31% TSH 细胞中有瘦素基因的表达。鉴于瘦素与甲状腺激素均是影响代谢的重要激素，其间的内在关系更值得探索。

瘦素在生理状态下可刺激正常髓细胞系和红细胞系的发育，骨髓中大量的脂肪细胞可分泌瘦素，起旁分泌的作用。在急性粒细胞白血病、急性淋巴细胞白血病、慢性淋巴细胞白血病时，白细胞都有瘦素受体的表达，慢性粒细胞白血病急性发作时瘦素受体呈高表达状态，推测瘦素单独或与其他细胞因子协同刺激白血病细胞的增殖并阻止其凋亡。

4. 正常及疾病状态下的瘦素分泌·瘦素浓度的性别差异是该激素分泌的一大特点，女性血清瘦素浓度约为男性的 3 倍，这种差别在不同种族、健康或疾病状态下都存在。

除性别外，瘦素与脂肪容量呈强正相关，表明其可能是脂肪组织与大脑沟通的一个信号，但相同肥胖度的人，其瘦素浓度仍可有很大差异，故必定有除脂肪细胞大小、数目及脂肪含量以外影响瘦素合成与分泌的因素存在。

饥饿状态对瘦素分泌的影响很大，肥胖成人禁食 52～96 h，体重仅减 4%，而瘦素却下降 54%～72%，用葡萄糖可以使之迅速恢复。其机制可能是瘦素浓度反映了脂肪细胞葡萄糖的摄入及甘油三酯合成的状态。过度进食使瘦素浓度增高，若因过度进食使体重增加 10%，体脂肪百分比从 15.8% 增加 19.4%，而瘦素浓度却增加了 3 倍。食物中脂肪百分比对人瘦素浓度影响不大。啮齿类动物因品系不同，对高脂饮食的敏感性不一。纤维素无明显作用，而限制锌则可使瘦素浓度下降。

瘦素与其他许多激素一样，呈脉冲性分泌且有一定的节律性，首先是昼夜节律，波峰出现在晚 22:00 至凌晨 3:00，波谷则在早上 8:00 至下午 17:00。女性月经周期中瘦素也有变化，黄体期高于卵泡期，约高出 50%。女性 24 h 绝对瘦素浓度高于男性，但昼夜波动小于男性，而肥胖者虽瘦素浓度高，但昼夜波动低钝，脉冲频率也较低。

有些内分泌激素也可影响瘦素的释放，其中最重要的是胰岛素。胰岛素对瘦素的分泌是延迟刺激作用，如白天胰岛素的释放导致夜晚瘦素的高峰，而夜晚低平的胰岛素曲线使白天瘦素处于波谷状态。而瘦素对胰岛素的分泌有直接与间接的抑制作用：直接激活 ATP 敏感的钾通道，使胰岛 β 细胞超极化；间接则抑制副交感、刺激交感神经抑制胰岛素的分泌，这样形成了脂肪-β 细胞轴的反馈调节机制。在病理状态下，由于瘦素受体的敏感性下降，引起 β 细胞去极化，促进胰岛素的分泌，正常的脂肪-β 细胞轴的反馈调节机制被破坏，导致高胰岛素血症，进而发展成糖尿病。

疾病状态下瘦素水平的变化近年来有不少报道。首先肥胖患者中大多数瘦素增高，这与 ob/ob 小鼠等肥胖动物模型的情况大相径庭，可能是由于"瘦素抵抗"或瘦素调节体脂作用的脱逸，但糖尿病患者无论是 1 型或 2 型，瘦素浓度都无明显变化。1 型患者发生酮症酸中毒时瘦素浓度下降，补充胰岛素后恢复正常。英国前瞻性糖尿病研究（UKPDS）测定 1 187 例 2 型糖尿病患者的血浆瘦素水平，发现瘦素浓度变异很大，分不出特别高或特别低的亚群；各种族间无明显差异，仅与性别及 BMI 呈强相关，与胰岛素也呈正相关，而与治疗方法、病程、病情无关。尽管"瘦素抵抗"与胰岛素抵抗常在肥胖人中同时存在，但瘦素升高并非胰岛素抵抗的必备条件，事实上瘦素对胰岛素抵抗可能有双重作用：① 通过抑制 IRS - 1 磷酸化，诱导胰岛素抵抗；② 通过刺激磷脂酰肌醇，改善胰岛素抵抗。故将瘦素抵抗作为胰岛素抵抗甚或代谢综合征的一部分的观点还有待商榷。

消瘦患者是否与瘦素相对增高有关？回答大部分是否定的。典型例子如神经性厌食症患者常极度消瘦，而瘦素水平的降低幅度比 BMI 更甚，BMI 与瘦素的相关关系在 BMI 低的部分是比较弱的，神经性厌食症显然不是由于瘦素的过度分泌而使其食欲下降的结果。HIV 感染及艾滋病患者的瘦素浓度与其 BMI 相对应，故艾滋病患者的消瘦也与瘦素无关。但在慢性阻塞性肺疾病中，瘦素脂肪体积之比较高，且瘦素与可溶性肿瘤坏死因子（sTNF）- R55 呈正相关，提示在这类患者中，瘦素相对的高水平可能与患者进食量减少及炎症有关。晚期肿瘤患者瘦素浓度较高也值得注意。

瘦素引起交感神经兴奋是否会导致高血压？Shou 测定了 92 例原发性高血压（EHP）患者的瘦素与 92 名 BMI 相匹配的正常人比较，发现男性 EHP 患者瘦素升高，而女性则无差异。Adamczak 测定 43 例 EHP 患者的瘦素及血浆肾素活性（PRA），发现女性高血压患者血瘦素浓度的对数与 PRA 及平均动脉压相关。Camilla 等将瘦素作为暴露因素进行了前瞻性研究和 kogistic 回归分析，观察到瘦素水平升高是高血压发生的危险因素。然而不同报道的结果并不一致，王谷亮测定 54 例男性 EHP 及 64 名正常血压者的瘦素并分析显示血压与瘦素浓度并无相关，实际上两者都与肥胖有关。

肥胖者骨质疏松发病较少而瘦素浓度升高，瘦素是否可以保护机体少发生骨质疏松？一项研究绝经期后妇女瘦素与骨质疏松关系的结果表明，健康组瘦素浓度略高于骨质疏松组，在骨质疏松组中骨密度与瘦素浓度并无相关，但在健康组中瘦素与骨密度呈显著正相关。另一项研究人胎儿脐血瘦素与骨吸收指标 I 型胶原交联羧基端肽（ICTP）关系的结果表明瘦素的对数与 ICTP 呈负相关，提示瘦素有利于促进胎儿骨的形成。

5. 用瘦素治疗肥胖的临床试验·有效但不理想。1997 年 4 月至 1998 年 10 月由美国 4 所大学的营养与肥胖诊所及 2 个临床研究诊所进行临床试验，经筛选进入随机临床试验的共 127 人，其中肥胖者（BMI 27.6～36.0 kg/m²）73 人，非肥胖者（BMI 20.0～27.5 kg/m²）54 人，两组人在饮食控制的情况下（正常人维持能量平衡，肥胖者－500 kcal/d），先按安慰剂，瘦素 0.01 mg/kg、0.03 mg/kg、0.10 mg/kg 及 0.30 mg/kg 随机分配，每日早上皮下注射瘦素或安慰剂 1 次，共 4 周。以后

肥胖者继续治疗 20 周。测定血瘦素浓度、体脂百分比及体重。结果血瘦素浓度随注射后瘦素剂量增加而增加。低剂量组（0.01 mg/kg，0.03 mg/kg）体重下降与安慰剂组相比无显著差异，高剂量组体重下降有统计学意义（24 周 0.30 mg/kg 组平均下降 7.1 kg，对照组下降 1.3 kg），减轻的体重中 95% 为脂肪。常见不良反应为局部注射部位轻度至中度的皮肤反应。然而近年的研究显示，对 2 型糖尿病肥胖患者若给予 20 mg/d 的人重组瘦素并不会改变其体重。

作为一种需较长期的用药，应寻求更简便的用药途径，更符合生理规律的给药方法，或用瘦素增敏剂似更合理。根据一篇最近的报道，Lee 等新发现一种能降低小鼠体重的天然产物 Withaferin，这种化合物可能通过调控下丘脑功能从而使内质网应激减轻，并提高瘦素敏感性。其在 3 周内能够降低瘦素水平较高的高脂诱导的肥胖型 DIO 小鼠 20%～25% 体重，而对瘦素水平较低的正常小鼠和其他肥胖模型如 ob/ob、db/db 小鼠体重作用并不明显，研究还发现这种化合物还具有改善血糖代谢，增加能量消耗的功能，可能具有作为瘦素增敏剂的应用前景。然而由于其分子靶点未知，要想进行药物开发仍需进一步研究。

相较于使用瘦素蛋白治疗，应用瘦素基因治疗则显现出更广阔的前景。其原因可能主要在于瘦素蛋白在体内半衰期较短，无法维持稳定的血药浓度，而通过基因治疗可使体内持续稳定分泌瘦素，进而产生有效的生理学效应。已有研究证实对非瘦素基因缺乏肥胖动物使用瘦素基因治疗具有良好的减肥效应。该实验用含瘦素 cDNA 的重组腺病毒给大鼠尾静脉注射，造成持续的中度高瘦素血症，共 7 日，使普通及肥胖大鼠体重下降 2.8%～8.2%，而内脏脂肪却减少了 40%～44%。而在最近一项研究中，研究人员为 7 只成年雌鼠的大脑中注入编码有小鼠瘦素基因的重组腺病毒相关病毒（rAAV -Leptin），并设立了 2 组对照，一组为没有注入这种病毒的小鼠而另一组注入不含小鼠瘦素基因的重组腺病毒相关病毒（rAAV - GFP）的小鼠。对实验组和对照组的小鼠在研究初始和 18 周后测量体重和每周食物摄入量。结果表明，接受 rAAV - GFP 的小鼠体重增加，注入 rAAV - Leptin 即采用瘦素基因疗法治疗的小鼠进食较少，体重减轻，能够在 18 周内维持这一合适体重且骨密度并不降低。虽然其效果令人振奋，但这一方法是否能适用于人类仍有待临床试验的验证，其道路仍很漫长。

6. 对瘦素生物学意义的重新思考

（1）瘦素与胰岛素都是调节能量代谢的主要激素，在中枢调节食欲和能量代谢上两者具有同等重要的地位。两者都存在于血液循环中，两者的浓度都与体脂容量相当，与能量平衡密切相关。进食时产生的神经激素饱足信号传至中枢，与瘦素/胰岛素效应通路相互作用，调节进食与能量平衡。体重增加时，瘦素与胰岛素同时增高，经中枢效应通路作用于下丘脑，抑制合成代谢，刺激分解代谢，总的效应是抑制进食，增加能量消耗。体重下降时作用正好相反。

（2）"瘦素不足作为饥饿的信号"似乎比"瘦素作为肥胖的信号"更为重要。如果瘦素主要是作为肥胖的信号，使机体增加消耗，减少进食，使体重下降，那么为何肥胖者瘦素增加，而体重并未能得到应有的调整。如从"节俭基因"的学说出

发，"瘦素不足作为饥饿的信号"似乎更能解释。人类在进化过程中，经常遇到饥饿状态，此时需要觅食，储存能量。瘦素的减少与胰岛素的增加引起的有利于同化的效应，使机体肥胖，以供食物不足时的需要，具备这种基因型的个体似乎更能生存下来，否则易被淘汰。胰岛素的增多引起的肥胖会导致胰岛素的抵抗，引起糖耐量减退、高血糖，其正面作用是可防止低血糖的发生。同样，瘦素增多引起的能量消耗、觅食减少的作用，在进化过程中并无多大意义，故诱导了对瘦素的抵抗和其作用的脱逸，因而导致肥胖。

（3）瘦素与肥胖的关系不能与胰岛素和糖尿病的关系相提并论，"瘦素抵抗"的概念与胰岛素抵抗在概念上虽有许多相似之处（表 12-1-4），但其差别也十分明显（表 12-1-5），最主要的是胰岛素抵抗引起糖尿病，但瘦素的升高是由肥胖所引起，而不是瘦素升高引起肥胖。所以"瘦素抵抗"的真正含义是其他因素（遗传及教育、生活习惯等环境因素）引起肥胖，而瘦素的作用未能克服其他引起肥胖因素的总和作用。如瘦素抑制食欲的能力未能超越（override）美味佳肴的诱惑，而因饥饿伴瘦素减少的情况则不然，此时饥饿可完全超越通常对无味食品的排斥意向。人体产生瘦素抵抗的机制现在尚不明确，原因可能有以下几点：① 患者体内瘦素无法通过血循环向脑脊液运输，致使其难以与体内相应受体结合产生生物学效应；② 瘦素相关的信号通路障碍；③ 在肥胖患者体内存在拮抗瘦素的物质，使其生物学活性降低。而近几年对瘦素抵抗在肥胖发生中的作用又得到了进一步阐述。研究者认为瘦素在肥胖个体内的作用仍是正常的，其信号通路并未受损即瘦素抵抗不是肥胖的直接原因。为了测定肥胖个体的内源性瘦素活性，研究者通过使用瘦素受体拮抗剂阻断消瘦小鼠及肥胖小鼠体内瘦素的作用，对照两者摄入均增多，且体重增加无差异，而不是设想中瘦素作用正常的消瘦小鼠应会受瘦素拮抗的影响更大。进一步验证表明，尽管存在高瘦素血症，肥胖个体的内源性瘦素活性仍与消瘦个体相似，这与肥胖个体"瘦素抵抗"的理论不甚一致，瘦素的作用并未受损。提示了瘦素或许仍能被重新视为未来治疗肥胖的一个潜在靶点。

表 12-1-4 "瘦素抵抗"与胰岛素抵抗的相似点

胰岛素抵抗	"瘦素抵抗"
高血糖伴高胰岛素血症	肥胖者伴高瘦素血症
胰岛素的作用未能实现	瘦素的作用未能实现
胰岛素缺乏→1 型糖尿病	瘦素缺乏（基因突变）→肥胖
胰岛素抵抗→2 型糖尿病重要因素	"瘦素抵抗"→肥胖？

表 12-1-5 "瘦素抵抗"与胰岛素抵抗概念上的差别

胰岛素抵抗	"瘦素抵抗"
在高血糖出现前先有胰岛素抵抗	肥胖出现前并无瘦素的升高
表现为胰岛素受体功能不足	绝大部分未能证明是由瘦素受体缺陷所致
胰岛素缺乏肯定引起高血糖	瘦素不足不一定引起肥胖（如神经性厌食患者）

（续表）

胰岛素抵抗	"瘦素抵抗"
胰岛素水平的快速变化必定反映至血糖变化上来	瘦素浓度的快速变化并不反映到体重变化上来
因果关系：胰岛素抵抗引起糖尿病	因果关系：肥胖引起瘦素浓度的升高（"瘦素抵抗"）

（4）瘦素以一种食欲及能量代谢调节的激素面目问世，现已知道其作用并非如此"专一"，除了中枢作用外，还有外周作用，并参与了多系统、多方面的效应，非常值得深入研究。而瘦素作为在人体中自然存在的一种激素在用于减轻体重上依然具有独特的地位，探讨瘦素与其他神经肽的相互作用及其受体后的效应依然是研究肥胖机制的重要手段，肯定有助于解决许多目前临床上依然困惑的难题。

（二）脂联素

除瘦素外，目前最引人注目及大量研究的脂肪内分泌激素是脂联素（adiponectin）。脂联素是迄今脂肪释放的激素中唯一有抗糖尿病、抗炎症及抗动脉粥样硬化作用的激素。

1. 脂联素的发现及化学结构·脂联素于 1995—1996 年由 4 个研究组各自用不同的方法独立发现的，故具有几个不同的名称，如 apM1（脂肪最丰基因转录物 1，adipose most abundant gene transcript1）、Acrp30（30 kDa 脂肪细胞补体相关蛋白，adipoyte complement-related protein of 30 kDa）、adipo Q 及 GBP 28（28 kDa 胶原相关蛋白，gelatin binding protein of 28 kDa）。因为起先考虑其为一基质蛋白，连接不同的细胞，故命名为脂联素。

脂联素高度并特异性表达于已分化的脂肪细胞，在血液循环中浓度很高，达瘦素的 1 000 倍。脂联素在皮下脂肪组织中的表达高于内脏脂肪组织，为分子质量约为 30 000 的多肽，包括 N 端为信号序列，变异区、类胶原域及 C 端的球状域，其中球状域为其关键活性部位。其与 Ⅷ 型及 Ⅹ 型胶原及补体成分 $C1_g$ 有高度相似的结构。球状域的三级结构与 TNF-α 高度相似，尽管此两多肽的一级序列很少有共同之处。除全长脂联素外，脂联素蛋白裂解后含球状域的产物也在循环中存在，并具生物学活性。脂联素经过翻译后的修饰——羟化、糖化，可产生多种异形体，在血浆循环中主要以 3 种形式存在：包括低分子量三聚体、中分子量六聚体和高分子量多聚体。不同聚合形式对特定靶组织产生不同生物学作用。而高分子量多聚体为其主要的生物活性形式，对改善胰岛素敏感性和抗炎发挥重要作用。

2. 脂联素受体·目前已发现的脂联素受体有 3 种：经典的 AdipoR1、AdipoR2 和近年来发现的 T-钙黏蛋白（T-cadherin），其中 AdipoR1 和 AdipoR2 均含有七穿膜域，但其结构和功能与 G 蛋白偶联受体不同。根据日本科学家的最新报道，他们使用结构生物学方法对 AdipoR1 和 AdipoR2 进行结构解析，发现了两者不同于 G 蛋白偶联受体的 7 次跨膜螺旋结构，其主要由 3 个保守组氨酸残基协同一个锌离子组成了一个大的腔体，而这种锌结合结构可能在脂联素刺激的 AMPK 磷酸化和 UCP2 表达上调方面具有一定作用。AdipoR1 主要在肌肉中表达，与球状的脂联素有高度亲和力而与全长的脂联素亲和力低。AdipoR2 主要在肝脏中表达，与球状脂联素及全长脂联素均有中度亲和力。而 T‑钙黏蛋白由 *CDH13* 基因编码,是结合脂联素六聚体和高分子量多聚体的受体,主要在内皮和平滑肌细胞中表达。相较于 AdipoR1 和 AdipoR2,T‑钙黏蛋白缺少胞内结构域,其对脂联素亲和力较低。故脂联素的生物效应既取决于血循环中脂联素的类型和浓度,也与组织特异性的脂联素受体种类有关。AdipoR1/R2 于饥饿状态表达增加,进食后减少。*ob/ob* 小鼠骨骼肌和脂肪中 AdipoR1/R2 表达均减少,胰岛素也使脂联素受体表达减少,故胰岛素抵抗的动物模型也表现为脂联素抵抗。上海瑞金医院的研究已证实在离体的大鼠胰岛细胞中有 AdipoR1 和 AdipoR2 表达,并经直接和克隆测序及免疫细胞化学证实。

3. 脂联素与代谢指标的关系·脂联素最引人注目之处是有许多重要的、一致的证据提示脂联素与胰岛素和炎性状态具有完全相反的变化。一方面于非人类的灵长目中,在肥胖和胰岛素抵抗出现以前,先发现有脂联素浓度的下降。无论是由肥胖(脂肪容量增加)或脂肪萎缩都可引起胰岛素抵抗,且均伴有脂联素浓度的下降,如此时用脂联素治疗则可改善相关的代谢指标。而在人类研究上,Jiang 等对父母有 2 型糖尿病的 151 名健康白种人和 182 名健康黑种人进行了一项评估基线脂联素水平与前期糖尿病发生率关系的研究,发现基线脂联素水平与前期糖尿病呈负相关,因此提出可将脂联素水平作为前期糖尿病强有力的风险标志物,由此也可见脂联素的变化先于糖尿病的发生,因此对胰岛素抵抗的出现具有预测意义。另一方面,当用减重或胰岛素增敏剂使胰岛素抵抗减轻时脂联素水平也同时上升。脂联素基因流行病学研究证实有几种脂联素基因多态性与肥胖和胰岛素抵抗相关。上述人类的研究结果与动物研究的结果一致:脂联素缺乏的小鼠会提早发生由饮食引起的对葡萄糖不耐受、胰岛素抵抗、血清非酯化的脂肪酸(NEFA)增加及对损伤反应的血管新生内膜平滑肌的增生。而这些因脂联素缺乏引起的代谢指标的改变并非由体重及进食所引起。与此相验证的是用转基因方法使脂联素过度表达的小鼠会导致胰岛素敏感性和糖耐量的改善,血清 NEFA 的下降。

4. 脂联素与血管功能·对人及动物模型的研究都证实循环中脂联素的浓度与血管功能有密切关系。根据近期的报道,受试者采用减重饮食后体内脂联素浓度均有提高,其水平与高密度脂蛋白胆固醇呈正相关,而与低密度脂蛋白胆固醇的关联性较弱,而与之相应的是受试者心血管代谢风险降低。脂联素对血管结构和功能的影响见表 12‑1‑6,可以看出脂联素通过抗炎作用、NO 的产生及促进血管形成等功能,预防动物粥样硬化。

表 12‑1‑6 脂联素对血管的细胞效应

增强依赖内皮的血管扩张
增强不依赖内皮的血管扩张
抑制动脉粥样硬化
抑制血管黏附分子清道夫受体的表达
降低 TNF‑α 浓度,抑制 TNF‑α 对血管内皮功能的炎性效应
减轻生长因子对平滑肌细胞的效应

(续表)

抑制氧化的 LDL 对血管内皮的作用,包括抑制其增殖
抑制超氧化物和丝裂原激活蛋白激酶(MAPK)的激活
增加 NO 的产生
刺激小血管新生
在机械损伤时减轻内膜增厚及平滑肌细胞的增生
抑制内皮细胞的增殖和迁移

在人前臂反应性充血时,血流变慢,此时血流速度与脂联素呈高度负相关,提示脂联素与内皮依赖的血管扩张高度相关。硝酸甘油也可使动脉扩张,这种扩张与血管内皮功能无关,而脂联素与这种反应也呈正相关。

载脂蛋白 E 缺乏的小鼠易发生动脉粥样硬化,若以重组腺病毒方法增加循环脂联素水平,可使粥样化病变减少30%,转基因过表达脂联素的小鼠动脉粥样硬化病变减轻,与 TNF‑α 及清道夫受体 A 的表达下降有关。生理浓度的脂联素在主动脉内皮中特异表达,与内皮细胞的结合呈饱和状态,一旦引入导管损伤了血管壁,则脂联素与损伤部位的结合要高于正常血管内膜。

脂联素有抗炎作用,在不阻断 TNF‑α 结合的条件下,可逆转 TNF‑α 对内皮功能的某些有害影响。可抑制 TNF‑α诱导的一些黏附分子的表达,这些分子包括血管细胞黏附因子 1(VCAM‑1)、E 选择素和细胞间黏附分子 1,并阻止THP‑1 单核细胞黏附于内皮细胞。David 等发现一种 Toll样受体(TLR)信号负调控因子 A20 的表达对于脂联素发挥抗炎效应具有调控作用,而且与胰岛素敏感性有明显相关性,而在经手术治疗肥胖症的患者体内,该因子的表达与血清脂联素呈正相关,同时对代谢和炎症状态具有改善作用。

血管内皮细胞一个主要功能是产生 NO,可以使血管平滑肌松弛并舒张血管,抗血小板聚集,防止血管内皮损伤。生理浓度的脂联素可增加培养的主动脉内皮细胞 NO 的表达,其作用主要通过激活内皮型一氧化氮合酶(endothelial nitric oxide synthetase, eNOS)介导。脂联素可激活 eNOS 促进NO 产生,并可解除氧化 LDL 对 eNOS 的抑制,从而发挥对血管内皮的修复作用。

有报道脂联素促进小血管的再生,可表现为化学趋化因子的特性,刺激体外脐静脉内皮细胞的分化,促进角膜新生血管的形成。也有报道脂联素抑制生长因子刺激内皮细胞增殖和迁移的作用。尽管这些发现尚有争论,但有一点比较肯定,即脂联素对各种疾病状态时血管的生长、重塑及功能均有影响,这在脂肪细胞分泌的各种因子中占有特殊的地位。不少实验提示上述这些对血管的效应可能是通过激活 AMP 活化的蛋白激酶(AMPK)并调节核因子 κB(NF‑κB)的通路而实现的。

5. 调节因素·过氧化物酶体增殖物激活受体 γ(PPARγ)激动剂增加脂联素的表达及其在血浆中的浓度。噻唑烷二酮类药 TZD(其诱导效应可合成 PPARγ 配基)可能通过对脂联素启动子的直接效应和拮抗 TNF‑α 对启动子的效应诱导脂联素的产生,从而可能防止胰岛素抵抗患者动脉粥样硬化性血管病变的发生。用 PPARγ 激动剂罗格列酮对 64 例 2 型糖尿病患者进行了为期 6 个月的随机、双盲、安慰剂的对照研究,结果发现,罗格列酮组血清脂联素水平增加 2 倍多,而安慰剂对照组保持不变。这也说明 PPARγ 激动剂在 2 型糖尿病中的抗高血糖、抗动脉硬化作用。钙离子载体增加脂联素的分泌。血管紧张素转换酶抑制剂可通过提高 NO 浓度,改善 2 型糖尿病患者的内皮功能。体内研究显示喹那普利治疗可提高血管组织中 eNOS 基因表达,并且发现体内脂联素基因表达也增加,说明血管紧张素转换酶抑制剂可提高脂联素水平。未水解的双丁酰环磷腺苷和 TNF-α 都降低脂联素的表达和分泌。β 受体激动剂对脂联素分泌的转录前、转录后有负性效应。β 受体激动剂抑制人类、小鼠的内脏脂肪组织和皮下脂肪中脂联素的基因表达,降低其血清浓度。这可能在能量稳态失调、胰岛素抵抗及应激诱导的动脉粥样硬化中起不利作用。

饮食诱导的胰岛素抵抗小鼠脂联素的表达显著下降,若用胰岛素、TNF-α 和地塞米松处理 3T3-L1 脂肪细胞,可以抑制 50%～85% 的脂联素表达。

(三) 抵抗素

抵抗素(resistin)于 2001 年由 Steppan 等发现,命名为 resistin(resistance to insulin,意译为胰岛素抵抗因子)。

1. 基因、来源、结构特征及抵抗素样分子(RELM)家族 · resistin 是脂肪细胞分泌的多肽类激素,相对分子质量为 12 500,由 94 个氨基酸组成,富含半胱氨酸和丝氨酸,其中半胱氨酸残基为 11 个,占 12%。resistin 中半胱氨酸的排列有独特的重复基序 CX(12)CX(8)CXCX(3)CX(10)CXCXCX(9)CC。在各种鼠的白色脂肪组织,包括腹股沟和附睾的脂肪组织,以及棕色脂肪组织中,发现编码此蛋白的 0.8 kb 的 mRNA 序列,但在其他的组织中并没发现。近年来,在啮齿类动物和人类发现了 RELM 及 FIZZ(found in inflammatory zone)家族。RELM 与 resistin 共享半胱氨酸组成和其他的信号特征。但 RELMα 单体特性有所不同,表明抵抗素与其家族成员之间结构和功能的差异。

2. 与肥胖、2 型糖尿病与胰岛素抵抗的相关性 · 肥胖症患者发展为 2 型糖尿病的潜在危险因素包括:血浆游离脂肪酸浓度增加、细胞因子产生增加、瘦素水平增加及抵抗素的增加。Steppan 等的研究提示抵抗素将肥胖和糖尿病联系起来。但是,瑞典学者 Nagaev 等的研究却认为胰岛素抵抗和 2 型糖尿病与抵抗素在人类脂肪细胞和骨骼肌细胞的表达是无关的。故抵抗素与肥胖以及糖尿病之间的关系仍待进一步研究明确。

3. 表达的调控 · 在 3T3-L1 前脂肪细胞分化成脂肪细胞的过程中,抵抗素 mRNA 水平显著增加。其在脂肪组织中的表达严格受营养和激素的调控,禁食时 mRNA 水平非常低,给禁食的小鼠喂高糖饮食后,其 mRNA 水平增加 25 倍,表明该因子作为动物营养状态的脂肪感受器和脂肪分化的抑制因子在脂肪形成中发挥反馈调控作用。异丙肾上腺素在 3T3-L1 脂肪细胞通过 G 蛋白偶联通路抑制抵抗素的基因表达。

令人意想不到的是,有人发现肥胖者脂肪组织抵抗素的表达明显降低,PPARγ 激动剂则刺激其表达。与其相对应的非肥胖鼠对照,几种不同动物模型鼠包括 ob/ob、db/db、tub/tub 和 KKA(γ) 的抵抗素表达明显降低。而且,PPARγ 激动

剂使 ob/ob 小鼠和 Zucker 糖尿病肥胖大鼠脂肪组织中抵抗素的表达增加,提示啮齿类的实验性肥胖鼠反而与严重的抵抗素表达缺陷有关,与 Steppan 原先的假设有矛盾之处。

简言之,目前认为抵抗素是脂肪细胞分泌的多肽类激素,基因特异表达于白色脂肪组织,可能是联系肥胖和 2 型糖尿病的一个重要因子,但对此仍存在争议。多种因素影响抵抗素的基因表达,抵抗素是否可用来指导 2 型糖尿病的诊断和治疗仍有待进一步的研究观察。

(四) 纤溶酶原激活抑制物 1(PAI-1)

PAI-1 与肥胖、2 型糖尿病及其心血管病变中的作用日益受到重视,尤其是其致血栓形成的作用。

1. 基因、来源及结构特征 · PAI-1 是血浆中的重要纤溶酶原激活抑制物,是一种单链糖蛋白,由 379 个氨基酸残基组成,其基因定位于人类 7 号染色体。主要由血管的内皮细胞产生,部分由血管平滑肌细胞产生。近几年的研究发现,脂肪组织也可生成 PAI-1,尤其是内脏脂肪组织,可能是中心性肥胖中 PAI-1 升高的主要因素,与多种调节因子的相互作用及脂肪组织自身均有关。

2. 与肥胖、糖尿病及其心血管病变的关系 · 肥胖症患者中脂肪组织分泌 PAI-1 明显增高,这可能是肥胖症患者更容易形成血栓的重要原因。通过对高血糖诱导的脂肪组织中急性反应物产生的研究,发现 PAI-1 呈高水平表达,与脂肪组织分泌的其他因子协同作用,PAI-1 在糖尿病尤其是与糖尿病有关的心血管病变的发生与发展中起了非常重要的作用。其作用的主要环节在于抑制纤溶从而促进血栓的形成。

3. 影响分泌的因素 · 胰岛素诱导 PAI-1 的分泌。Samad 等用定量 RT-PCR 测定了 PAI-1 的 mRNA 水平,用免疫组化、原位杂交等方法进行细胞内定位,用 Western 印迹法测定 PAI-1 的活性,对肥胖鼠及非肥胖鼠进行对照研究发现:肥胖鼠的各项指标均高于非肥胖鼠,并且明显受胰岛素的诱导。其他的研究也证实了在胰岛素抵抗中,胰岛素诱导 PAI-1 的基因表达。但是,也有研究发现,胰岛素抵抗患者中前脂肪细胞及脂肪细胞分泌 PAI-1 并不依赖胰岛素及 IGF-1 的作用,这说明还有其他的调节因素存在。

在脂肪细胞培养中,β 受体和其他升高 cAMP 的因素均可抑制人类脂肪细胞产生 PAI-1。用特殊的受体阻断剂研究发现:几乎所有血管紧张素都可以通过其受体诱导 PAI-1 的表达,进一步证实了脂肪组织产生的 PAI-1 对肥胖中血栓形成的作用。TNF-α 处理也可导致 PAI-1 的 mRNA 表达水平升高。

在肥胖状态下,PAI-1 和 RAS 的所有组成物都过度表达。通过应用特殊的受体阻断剂,发现所有血管紧张素原肽可能都通过血管紧张素 1 型受体诱导 PAI-1 的表达。

(五) Agouti 和 Agouti 相关蛋白(AgRP)

1. 基因、来源、结构及其特征 · agouti 是第一个被克隆的与肥胖有关的基因,主要表达于毛囊,编码由 131 个氨基酸组成的旁分泌因子。正常情况下其蛋白主要参与毛色的调节。异位表达 Aʸ 和 Aᵛʸ 突变的 agouti 基因将导致线性生长、高胰岛素血症和 2 型糖尿病。转基因研究显示,agouti 基因过表达可出现肥胖表型。人类 agouti 基因的同源类似物又称为

Agouti 信号蛋白(agouti signal protein, ASIP),主要表达于脂肪组织。AgRP 由 132 个氨基酸组成,与 Agouti 的同源性为25%,正常情况下主要表达于下丘脑和肾上腺。

2. 与肥胖、糖尿病及胰岛素抵抗等的关系·Agouti 以旁分泌或自分泌的方式增加脂类的合成,通过 Ca^{2+} 依赖的机制抑制脂肪分解。黄鼠肥胖综合征是以毛发变黄、肥胖、高胰岛素血症、胰岛素抵抗、高糖血症、高瘦素血症等为特征的综合征。Moussa 等通过对黄鼠肥胖综合征及 Agouti 致肥胖的机制研究发现:中枢和外周作用均对黄鼠肥胖综合征的发病有作用,这种作用至少部分是由对促黑素受体的拮抗作用以及细胞内 Ca^{2+} 的调节有关。也有研究发现 Agouti 可通过 PPARγ 对脂肪细胞起直接作用,从而增加肥胖症的发生。

Agouti 通过增加瘦素的 mRNA 水平,促进瘦素的合成和分泌。在对转基因鼠的研究中发现:Agouti 既增加瘦素的合成又增加其分泌,但胰岛素仅增加瘦素的分泌,并且 Agouti 对瘦素的刺激作用并不依赖于促黑素受体 4 的拮抗作用,这表明 Agouti 引起瘦素增加的效应可能对 Agouti 所致的肥胖起一定的自限作用。

Agouti 在人类高胰岛素血症中,刺激胰腺 β 细胞的 Ca^{2+} 信号,从而刺激胰岛素的释放。另外,Agouti 还可以刺激胰岛 β 细胞,使之分泌胰岛淀粉样多肽,从而发挥对血糖的调节作用。

总之,Agouti 对脂质代谢、胰岛素抵抗、肥胖等都起着重要的作用,但这些作用的发挥尚需要其他因子的参与。

(六) 肾素-血管紧张素系统(RAS)

RAS 包括经典和非经典两大类。经典的 RAS 是指血管紧张素原(AGT)在肾脏产生的肾素作用下转换为血管紧张素 I,后者在肺脏产生的血管紧张素转换酶(ACE)作用下生成血管紧张素 II(Ang II),主要由血管紧张素 II 发挥缩血管等生物学效应。近期研究发现在多种外周组织,包括脂肪组织中存在局部的 RAS,即非经典的 RAS。

1. 脂肪组织局部的 RAS·研究表明脂肪组织能产生AGT,并能将其转换为活性 AG 及其相关肽,脂肪组织拥有全部 RAS。血管紧张素原、肾素、肾素结合蛋白、ACE 及血管紧张素 II 的 1 型受体在人类前脂肪细胞中均有基因表达,血管紧张素 II 在未分化的前脂肪细胞及不成熟的脂肪细胞中均可以分泌,但在成熟的脂肪细胞中分泌量明显增高。并且,血管脂肪组织中 AGT 的产生量远远高于皮下脂肪组织的产生量。此外,在人脂肪组织中尚发现了组织蛋白酶 D 和 G,具有ACE 样活性但不依赖 ACE 的作用生成 AT-II。

2. 作用环节·AT-II 主要通过两种受体——血管紧张素 I 型受体(AT1)和血管紧张素 II 型受体(AT2)发挥效应。现已证实哺乳动物的脂肪细胞中,AT1 和 AT2 均有表达。血管紧张素 II 激活 AT2 受体后,增加前列腺素内过氧化物合成酶 1(PGHS-1)和 2(PGHS-2)的表达,刺激前列环素的生成,从而促进前脂肪细胞的生长及向成熟脂肪细胞的分化。

3. 与脂肪细胞分化、肥胖、高血压及心血管病变等的关系·在脂肪组织的形成过程中 AGT 通过血管紧张素 II 发挥作用:① 体外研究发现血管紧张素 II 刺激前列环素从脂肪细胞中合成和释放,前列环素反过来再刺激前脂肪细胞分化为脂肪细胞。② 体内体外都证实前列环素和血管紧张素 II 刺激脂肪细胞的形成。③ $AGT^{-/-}$ 鼠与野生型鼠相比,脂肪组织形成减慢。所有这些均表明 AGT、血管紧张素 II 及前列环素在脂肪组织形成中的作用。

血管紧张素 II 能通过 AT2 介导的机制促进脂质的生成,增加 3T3-L1 和人脂肪细胞中 ob 基因的转录,表明脂肪组织源性的血管紧张素 II 能促进瘦素的分泌。也有研究表明在原发性高血压中,瘦素和血清肾素水平呈明显相关性,但是否与脂肪组织局部的 RAS 有关尚缺乏足够的证据。

有研究表明,在 Ob1771 细胞,血管紧张素 II 能促进脂肪细胞的分化和脂质的沉积。在 3T3-L1 细胞,血管紧张素 II能增加甘油三酯的沉积和脂肪合成相关酶的活性。AT2 受体拮抗剂能降低小鼠的肥胖程度及血浆瘦素水平。通过对肥胖症患者的血管紧张素原基因表达的研究发现:血管紧张素原在肥胖症患者血管脂肪组织中的表达比在皮下脂肪组织中的表达高得多,并且在血管脂肪组织中的表达与体重指数呈显著正相关。这表明血管紧张素原可能是脂肪分布的决定因素。总之,脂肪组织源性的血管紧张素可能影响脂肪的形成,对肥胖的发生发展起重要作用。

Skurk 等研究发现:血管紧张素 II 能够通过脂肪组织中AT1 型受体增加 PAI-1 的表达和释放,并且其代谢物血管紧张素 III 和 IV 同样具有对 PAI-1 的刺激作用,且该刺激作用是时间、剂量依赖性的,都是通过 AT1 型受体发挥作用的。这表明脂肪组织源性的血管紧张素可以通过 PAI-1 的作用,从而影响血栓的形成,对血压及其他心血管病变均有一定的作用。

另有研究提示:血管紧张素 II 对脂肪细胞具有胰岛素样效应,能上调脂肪代谢有关的多种分子,如瘦素和脂肪酸合成酶的基因表达。血管紧张素 II 可能具有与胰岛素类似的调控脂肪细胞基因转录的作用。脂肪细胞中血管紧张素 II 与胰岛素间的具体作用尚待进一步研究。

4. 分泌的调节因素·脂肪组织中 AGT 的表达受激素和营养状况等多种因素的调控,且呈脂肪细胞分化的依赖性。异丁基甲基黄嘌呤能显著上调脂肪组织中 AGT mRNA 的表达。在地塞米松、乙炔雌二醇和三碘甲腺原氨酸作用下,分化的脂肪细胞 AGT mRNA 表达显著增加。血管紧张素 II 能直接诱导前脂肪细胞向脂肪细胞的分化,也增加了脂肪细胞中AGT 的水平。

肾上腺素受体激动剂能下调脂肪细胞中 AGT 的表达。胰岛素能增加 3T3-L1 脂肪细胞中 AGT 的表达,但也有研究发现,低浓度胰岛素能降低 3T3-F442A 和 Ob1771 脂肪细胞中 AGT 的表达。饥饿时脂肪组织中 AGT 表达降低,高糖饮食后 AGT 表达增加,高脂肪饮食能刺激 AGT 的表达。

(七) 肿瘤坏死因子 α(TNF-α)

1. 来源、结构及特征·TNF-α 是分子量为 25 000 的穿膜蛋白,被剪切成分子量为 17 000 后进入血循环,属于非糖化蛋白。TNF-α 最早是从巨噬细胞中分离出来的,后来发现多种细胞如单核细胞、中性粒细胞、自然杀伤细胞、肥大细胞及脂肪细胞等均可以合成、分泌 TNF-α。

2. 对代谢、肥胖、胰岛素抵抗及心血管病变等的影响·通过对肥胖鼠的研究发现：存在 TNF-α/TNF-α 受体基因缺陷的肥胖鼠，脂肪细胞中的 TNF-α 作用异常可干扰代谢内环境的多个方面。可以明显提高胰岛素的信号能力，从而相应增加胰岛素的敏感性；预防棕色脂肪的萎缩，提高热适应的反应；减少 PAI-1 和 TNF-β 的产生；减轻高脂血症和高瘦素血症。

肥胖症患者中 TNF-α 的基因表达增高，TNF-α 抑制脂蛋白脂酶的活性，刺激激素敏感性脂酶的活性，通过葡萄糖转运蛋白（GLUT4）下调胰岛素刺激的葡萄糖的摄入，使胰岛素受体自身磷酸化。降低肥胖症患者中胰岛素受体的酪氨酸激酶的活性。TNF-α 下调 PPAR-γ 的 mRNA 表达。TNF-α 通过调节胰岛素反应性的 GLUT4 的合成及胰岛素的信号系统，增加胰岛素抵抗，并且可以被胰岛素增敏剂曲格列酮所对抗。减肥也可以降低 TNF-α 的基因表达及血清瘦素水平，增加胰岛素敏感性及脂质代谢。

TNF-α 抑制 resistin 的基因表达，并且这种抑制作用呈时间、剂量依赖性。去除 TNF-α 24 h 后，该抑制作用被逆转，这在肥胖、胰岛素抵抗中可能会有重要的应用。TNF-α 还可以下调脂联素的表达。

肥胖中珠蛋白在白色脂肪组织中的表达增加，TNF-α 是该调节的重要信号。抑制 TNF-α 可能对 2 型糖尿病起到治疗作用。TNF-α 加重肥胖症患者中的胰岛素抵抗，使血清 PAI-1 水平增加、脂联素水平降低，加重肥胖患者中血管病变。对垂体功能低下患者的研究发现：与对照组比较，患者的组织中 TNF-α、瘦素水平明显增高，而且 TNF-α 血清浓度也明显增高，而瘦素的血清浓度增高并不显著。这表明 TNF-α 可能是垂体功能低下患者心血管病变的主要影响因素。此外，在脓毒血症患者中，瘦素水平与 TNF-α 显著相关。在肥胖的 2 型糖尿病患者中，TNF-α 对止血基因的表达起重要作用。TNF-α 的效应可以被一种选择性的 PKC 抑制剂所阻断。

（八）IL-6

1. 来源·IL-6 是具有多种功能的细胞因子，主要参与免疫炎症反应、糖脂代谢及造血等的调节。体内、体外研究均表明：肥胖症患者外周脂肪组织 IL-6 释放增加，而不是巨噬细胞释放增加是血清中 IL-6 浓度增高的主要原因。

2. 对肥胖、糖尿病、胰岛素抵抗及造血的影响·脂肪细胞可以合成数种 IL，以 IL-1α 和 IL-6 为主。肥胖症患者中 IL-6 明显增高。IL-6 可以抑制脂蛋白脂酶的活性，引起脂肪组织中脂质沉积。但在人类乳腺脂肪组织中，IL-6 却可以降低 GPDH 活性，刺激脂肪的分解。当 3T3-L1 脂肪细胞与 IL-6 孵育时，ob 基因的转录降低，进一步说明 IL-6 对肥胖的影响。还有研究发现 IL-6 在啮齿类动物中的中枢性抗肥胖作用。曲格列酮对抗 IL-6 对 3T3-L1 脂肪细胞分化过程的抑制作用，对肥胖的糖尿病动物具有抗糖尿病的作用。

IL-6 通过使 GLUT1 的活性增高，增加葡萄糖的摄取。IL-6 在胰岛素抵抗及动脉粥样硬化的形成中均起重要作用。

IL-6 还可能是 Graves 眼病患者球后脂肪组织中自身抗原表达增高的一个因素。

人类骨髓脂肪细胞仅能分泌微量的 IL-1、TNF-α，但可

以分泌大量的 IL-6，这可能与骨髓的造血作用有关。并且，IL-6 可抑制瘦素的基因表达及分泌，从而控制造血祖细胞的增殖、分化及造血基质细胞的成熟。

3. 分泌的调节·PPARγ 激动剂抑制 IL-6 的基因活性，IL-6 降低 PPARγ mRNA 表达。IL-6 被肾上腺能激活剂刺激，被糖皮质激素轻微抑制。非诺贝特降低高脂血症患者中的 IL-6 水平。

（九）脂素（adipsin）与酰化刺激蛋白（ASP）

脂素是第一个被认识到的脂肪分泌的蛋白，于 1987 年由 Flier 实验室发现。ASP 是一种补体蛋白，经酶反应产生，在其形成过程中需要一种补体成分——脂素。

最初发现啮齿类肥胖时脂素下降，但其后对人类的研究却证实脂素及 ASP 均与肥胖、胰岛素抵抗、脂质异常症及心血管疾病呈正相关。ASP 影响脂与糖代谢，其可能机制为：① 增加脂蛋白脂酶活性，促进脂肪酸的摄取；② 增加二酰甘油酰基转移酶活性，使甘油三酯合成增加，并减少 NEFA 自脂肪细胞中释放。

（十）趋化素

趋化素（chemerin）又称为视黄酸受体反应蛋白 2（RARES2）或他扎罗汀诱导基因 2（TIG2），是一种近年来新发现的脂肪细胞因子，已被证明参与脂肪细胞分化，调节能量代谢及炎症反应而受到关注。其主要表达于白色脂肪细胞和肝脏，另外在白细胞、巨噬细胞、树突状细胞、内皮细胞、成纤维细胞和破骨细胞中均有少量表达。chemerin 是一个分子量为 16 000 的趋化蛋白，为孤儿 G 蛋白偶联受体（chemerin R）的内源性配体。

chemerin 通过自分泌作用参与脂肪细胞分化及葡萄糖转运，亦可通过旁分泌与内分泌作用介导炎症反应。在人体研究中发现 chemerin 水平在肥胖和糖尿病患者中显著增加，尤其是合并有中心性肥胖、代谢综合征的患者，并与甘油三酯水平呈正相关性，而与脂联素和 HDL-C 水平呈负相关性。chemerin 参与糖代谢及脂代谢的机制与对其中一些关键基因如 GLUT4、二酰甘油酰基转移酶 2 等在脂肪细胞中表达的调控有关。

目前认为过高的血清 chemerin 水平会加重胰岛素抵抗，有研究显示 chemerin 可降低 3T3-L1 脂肪细胞胰岛素刺激的葡萄糖摄入，但也有研究结果与之相悖，Takahashi 等证明在 3T3-L1 脂肪细胞 chemerin 可通过与其受体结合，促进胰岛素样受体及其底物酪氨酸的磷酸化水平，加强胰岛素刺激信号释放，从而改善脂肪组织对胰岛素的敏感性。因此，尚难推断 chemerin 在糖尿病治疗中的前景，其机制还需深入研究。

（十一）其他脂肪细胞因子

1. 基质金属蛋白酶（MMP）·在皮下脂肪组织和前脂肪细胞中产生和分泌 MMP-2、MMP-9。用 MMP 抑制剂如巴马司他和卡托普利处理前脂肪细胞，则脂肪细胞分化明显减慢，且分化过程中脂质沉积明显加速。这说明脂肪源性的 MMP 可能是脂肪组织生长抑制的一种物质。

2. 肿瘤坏死因子诱导的基因 6（TSG-6）·TSG-6（TNF-stimulated gene 6）编码一具有抗炎活性的分子量为 35 000 的分泌性糖蛋白，可能是炎症反应中对 TNF-α 和

IL-1等进行负反馈调节的调节因子。已有研究证实,TSG-6基因在脂肪组织和3T3-L1细胞中表达,但其功能尚待进一步研究。

3. 金属硫蛋白 · 金属硫蛋白是禁食诱导的脂肪组织因子,是分化的白色脂肪组织的分泌产物,其产量通过cAMP依赖的通路受糖皮质激素调节。它是一种金属结合蛋白、应激反应蛋白,可能具有抗氧化作用。其基因断裂可诱导中度肥胖。

4. 亮氨酸氨基肽酶(ALAP) · 脂肪组织源的ALAP使肾脏组织中的血管紧张素原Ⅱ失活,有研究证实,ALAP可能具有血压调节作用。

5. 脂肪型脂肪酸结合蛋白(A-FABP) · A-FABP是一种由132个氨基酸组成的脂质载体,其中成熟的脂肪细胞、树突细胞和巨噬细胞产生。在脂肪生成过程中,其表达和分泌增加。研究还发现在成年肥胖患者中,血循环中的A-FABP水平显著升高。小鼠实验也证明A-FABP具有促进胰岛素抵抗,增加甘油三酯水平及促炎基因表达和泡沫细胞形成的作用,这提示其在脂肪沉积中起到一定作用。

6. 内脂素(visfatin) · 内脂素是2005年新发现在人和鼠内脏脂肪组织高表达的一种脂肪细胞因子,后经过证实其cDNA片段编码与前B细胞集落增强因子相符合。内脂素具有烟酰胺磷酸核糖转移酶的活性,能够刺激胰岛β细胞并激活胰岛素受体,产生类胰岛素样效应,而且可以拮抗胰岛素抵抗。研究也发现其对脂肪合成、集聚或分化过程进行调控,因此对糖代谢及脂代谢均有重要意义。许多研究发现内脂素水平与肥胖、2型糖尿病、脂代谢紊乱、代谢综合征、心血管疾病等多种疾病的发生密切相关。

三、类固醇激素代谢的酶

肾上腺与性腺是循环类固醇激素的主要来源,而脂肪组织中具备全套必需的酶以转换和灭活类固醇激素。传统的观点是类固醇激素的作用决定于循环中游离类固醇激素的浓度及组织特异性的类固醇激素受体的表达,但除此以外,受体前的组织特异性的类固醇激素的代谢也相当重要。

(一) 性类固醇代谢有关的酶

在脂肪组织中有几种类固醇生成酶的表达,包括细胞色素P450依赖的芳香化酶、3β-羟类固醇脱氢酶(HSD)、3α-HSD、11β-HSD1、17β-HSD、7α-羟化酶、17α-羟化酶、5α-还原酶及UDP-葡萄糖苷酸转移酶2B15等。由于脂肪体积大,故对全身类固醇代谢的相对贡献很有意义。

于绝经后妇女,100%循环中的雌二醇是由脂肪组织代谢而来,于绝经前妇女50%循环中的睾酮也由脂肪组织转换产生。人类两性脂肪组织分布的差别提示性激素类固醇在脂肪量和体脂分布上起一定作用。绝经期前妇女下半身脂肪或皮下脂肪堆积,而男性和绝经后妇女倾向于上身或内脏脂肪的增多。这种脂肪分布的两性差别固然与循环性类固醇和类固醇受体的差异表达有关,脂肪组织中性类固醇的代谢可能也起一定作用。细胞色素P450依赖的芳香化酶和17β-HSD在脂肪组织基质细胞和前脂肪细胞中高度表达。其中芳香化酶介导雄激素向雌激素的转化,即将雄烯二酮转化为雌酮,睾酮转化为雌二醇。而17β-HSD介导弱的性激素向强的性激

素转化,即将雄烯二酮转化为睾酮,雌酮转化为雌二醇。在皮下脂肪组织中17β-HSD活性与芳香化酶相对较低,但在内脏脂肪组织中情况却相反,17β-HSD活性与芳香化酶相比,活性较高。17β-HSD/芳香化酶的比值与中心性肥胖相关。在内脏脂肪组织中该比值的升高意味着局部性激素的产生增加。如定向消除芳香化酶与人芳香化酶突变的个体均表现为内脏型肥胖、胰岛素抵抗、脂质异常及脂肪肝。上述现象提示脂肪组织既是性类固醇重要的代谢场所,又是释放性类固醇的组织。

(二) 参与糖皮质类固醇代谢的酶

糖皮质类固醇代谢中有一起决定作用的酶,即11β-HSD1。11β-HSD1可将无激素活性的11β-酮糖类固醇的代谢产物(在人类为皮质素,在小鼠中为11-脱氢皮质酮)转化为有激素活性的11-β羟代谢物(在人类为皮质醇,在小鼠中则为皮质酮)。11β-HSD1在脂肪组织中高度表达,尤其是内脏脂肪组织。虽11β-HSD1使脂肪组织局部糖皮质类固醇浓度增高,但对全身糖类固醇浓度的贡献极为有限。

组织中11β-HSD1对皮质类固醇调节异常在许多疾病状态时存在,包括肥胖、糖尿病、高血压、血脂异常症、心血管疾病及多囊卵巢综合征等。在瘦素抵抗的fa/fa大鼠和瘦素缺乏的ob/ob小鼠中,11β-HSD1在肝脏中活性下降,但在内脏脂肪组织中增强。这种情况也见于人类特发性肥胖症患者,并与总脂量及局部脂肪分布密切相关。若用药物抑制人的11β-HSD1可增加胰岛素敏感性,可作为肥胖及胰岛素抵抗治疗一种可试探的途径。

一些增加或减少11β-HSD1表达的动物模型证实11β-HSD1在脂肪组织调节糖皮质类固醇代谢的重要性。在脂肪细胞中11β-HSD1高度表达的小鼠模型,血清糖皮质类固醇浓度及HPA轴功能正常,但于脂肪组织中局部糖皮质类固醇浓度增加。这些小鼠表现为内脏型肥胖及代谢综合征的特征,如胰岛素抵抗、脂质异常症、高血压及脂肪肝等。与此相反的模型是将11β-HSD1表达在所有组织中去除,似起有益作用。表现为在高脂饮食饲养下体重增加减少,脂肪倾向于储存于皮下脂肪组织,糖耐量与胰岛素敏感性改善,血脂紊乱改善。11β-HSD1抑制剂的治疗作用正在进一步研究之中。

四、脂肪组织与炎症

肥胖状态下脂肪因子分泌紊乱,促进多种炎症因子合成释放入血,由此引起炎症反应的发生。肥胖者伴有脂肪组织产生炎症因子TNF-α的增加,TNF-α是最早在脂肪细胞中识别确认的炎症相关因子,其在局部脂肪组织的表达和肥胖水平具有一定程度的正相关性。局部TNF-α增加可使胰岛素受体及胰岛素受体底物1(IRS-1)的关键的丝氨酸残基磷酸化,从而干扰了胰岛素信号的正常传递。最新的研究进一步阐明了TNF-α与胰岛素抵抗的关系。TNF-α通过刺激内皮细胞自噬并与NF-κB信号相互交叉作用,引起脂肪酸转运蛋白4(FATP4)在内皮细胞中的表达增加,并介导跨越微血管内皮细胞的软脂酸胞吞增加。而这一过程可使心肌细胞中胰岛素刺激的葡萄糖摄取降低,胰岛素抵抗增强。肥胖状态下全身炎症标记C反应蛋白(CRP)增高,CRP是一种非

特异性的急性相的反应物，其表达受多种炎症因子调控，反映全身性炎症状态。胰岛素抵抗时不仅是 CRP 升高，其他急性相的反应物包括 IL-6、α_1 酸糖化蛋白、血清淀粉样蛋白 A（SAA）在脂肪组织中表达也增加，后三种蛋白在胰岛素抵抗状态时均上调，IL-6 增高可预见今后发生心血管事件，且有研究者认为脂肪细胞主要是通过合成并分泌 IL-6 进而刺激肝脏产生 CRP 并释放入血，而 SAA 可与高密度脂蛋白（HDL）的载脂蛋白竞争结合，使 HDL 对胆固醇的转运功能下降。

其他在脂肪细胞中的急性相反应物包括 pentraxin 家族中的 PTX-3，作为一种离子结合蛋白，可能与先天性免疫反应有关。此外，脂肪细胞还分泌血浆铜蓝蛋白和巨噬细胞迁移抑制因子。IL-1 受体拮抗物也在脂肪组织中表达，于肥胖时上调，且与全身 IL-1 受体拮抗物水平的上升相一致。

脂肪组织中除了脂肪细胞，巨噬细胞也会参与炎症反应，虽然现尚难推算脂肪分泌的这些炎症因子对其在血液浓度上贡献有多大，但若与巨噬细胞相比，脂肪对各种炎症标记的相对影响较大，再加上脂肪组织体积之大，肥胖者尤甚，而脂肪组织又是表达 TNF-α 唯一的组织。

从生物进化的过程中也可看出脂肪组织在炎症-免疫反应中的重要性，如在蝇类中，脂肪体不仅作为能量储存处，同时担负初级肝脏的功能和原始协调先天免疫反应的角色，故可推测脂肪细胞与其附近基质中的巨噬细胞有紧密联系，有人将 3T3-L1 前脂肪细胞株注入裸鼠腹腔，可诱导巨噬细胞表面高度特异性的表面标记，提示这些前脂肪细胞可经交叉转化为巨噬细胞。

五、脂肪细胞产物与代谢综合征和动脉粥样硬化

从脂肪组织尤其是内脏脂肪组织中释放出的代谢产物游离脂肪酸（FFA）自脂肪组织外流至心脏、肝脏、胰岛、肌肉及血管等处并积聚是造成肥胖相关并发症的重要原因。FFA 外流至其他脏器有部分是源于脂肪细胞内因子的旁分泌作用、影响脂肪细胞脂肪合成酶和溶脂酶平衡的结果所致，然而近年来有越来越多的证据证实一些脂肪因子如 TNF-α、PAI-1、IL-6 等也从不同途径直接参与了与肥胖相关并发症的发病。如实验研究已证实，TNF-α 直接影响胰岛素信号转导的级联反应，PAI-1 作用于纤溶系统造成血栓形成倾向，IL-6 促进内皮细胞间的黏附等。同时临床观察也发现这些脂肪细胞因子在血液中的浓度与机体的脂肪分布、胰岛素敏感性和内皮细胞功能密切相关。肥胖及脂肪细胞产物引起代谢综合征的分子基础及病理效应见图 12-1-2，其中血管紧张素、TNF-α 及脂联素既可直接也可通过 NF-κB 产生效应，NF-κB 是与机体炎症反应及先天免疫反应密切相关的一种转录因子。

目前人们越来越清楚地认识到，在肥胖（尤其是腹型肥胖）的基础上，一系列代谢异常如低 HDL 胆固醇血症、高甘油三酯血症、糖耐量改变、高胰岛素血症等最终可导致冠心病的发生，所以动脉粥样硬化的前期从性质上讲也是一种代谢性疾病。前瞻性的队列研究已证实高胰岛素血症无论用单变量分析或多变量分析，均为发生心血管疾病的一个主要的基本原因。通过检测胰岛素抵抗的指标，明确地证实胰岛素抵抗与动脉粥样硬化有直接的联系。

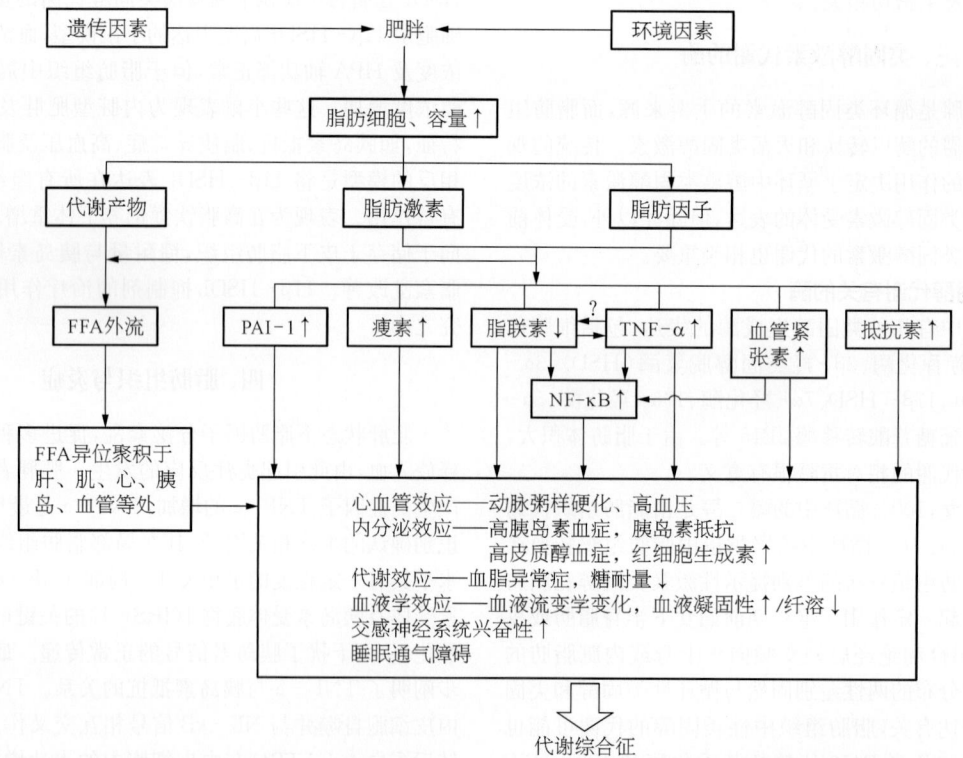

图 12-1-2 肥胖状态下通过脂肪细胞代谢产物、脂肪激素、脂肪因子引起代谢综合征的分子基础及其病理效应的示意图

　　FFA：游离脂肪酸；PAI-1：纤溶酶原激活抑制因子 1；TNF-α：肿瘤坏死因子 α；NF-κB：核因子 κB；血管紧张素和 TNF-α 可通过 NF-κB 或直接引起代谢异常，肥胖时脂联素的下降也可能是 NF-κB 升高的原因，也可直接促成代谢综合征的形成。肥胖时脂联素反而下降，机制不明，有可能是 TNF-α 的反馈抑制

过往大量证据证实动脉粥样硬化的过程由一系列炎性机制所调节，而胰岛素抵抗则在炎性致病道路上扮演重要角色。已观察到的是活动性、慢性炎症可引起外周性胰岛素抵抗，当炎症消退后糖代谢及胰岛素敏感性可恢复正常。早在1993年，就发现在心绞痛患者中，白细胞数升高与CRP升高有关。近年来，流行病学的证据也表明炎性因子可预示糖尿病的发生。在胰岛素抵抗和动脉粥样硬化时，急性相的炎性反应（表现为CRP的增高）也得到加强。对表型正常人群调节急性相反应因子的研究，已非常一致地表明一些细胞因子及生长因子在胰岛素抵抗和在其后发生动脉粥样硬化中的作用。

此一急性相反应的机制是什么？有两种观点：一种观点是急性相反应是由已存在的动脉内炎症所激发。在此情况下，动脉壁中存在的巨噬细胞对各种刺激的反应是分泌炎性细胞因子。而持第二种观点者则认为血管外的刺激如黏膜感染（支气管炎、胃炎或牙周炎等，有的表现十分隐匿，不被发现）诱导慢性的、低度激活的急性相的反应。在遗传易感性的基础上，激活此两种炎性反应的因素包括：吸烟、老年及肥胖等。而其后所引起的一系列炎症改变，最终导致胰岛素抵抗和动脉粥样硬化的过程，两派的观点基本一致，如图12-1-3所示。

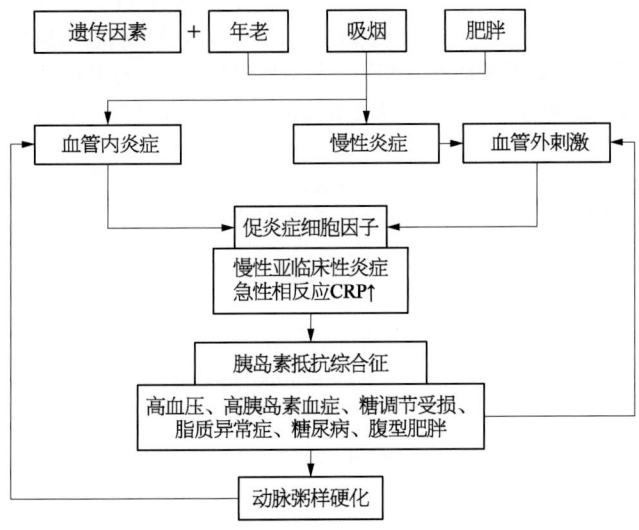

图12-1-3　慢性炎症致胰岛素抵抗和动脉粥样硬化的两种观点
在遗传易感性的背景下，在老年、肥胖、吸烟等基础上，一种认为血管内炎症为首发，另一种认为血管外慢性炎症（如支气管炎、胃炎、牙周炎等）为首发，一旦激活急性相反应，其后的过程是一致的。CRP既作为慢性亚临床性炎症的标志，也有可能参与这一过程

六、脂肪因子与癌症

近年来，脂肪因子与癌症发生的关系得到越来越多的重视，而脂肪细胞对邻近肿瘤的作用也受到了关注，研究者发现在肿瘤微环境中脂肪细胞能够依靠自身的病理学扩张对肿瘤组织的发生及进展产生影响，其功能障碍会使多种因子水平变化，总体而言脂肪细胞位置决定着内分泌因子的释放种类。并且流行病学研究也发现肥胖是癌症的一个主要危险因子，美国有一项对90万成人的前瞻性研究表明，在16年的观察期中，BMI的增加与各种癌症总死亡率相关。一般认为是由于癌细胞与其周围基质细胞的相互影响决定癌症的死亡率，这种情况于富含脂肪细胞的环境如乳腺和骨髓中尤为突出。

同样，于绝经后妇女，肥胖作为乳腺癌发生的一个危险因子，雌激素由于间质脂肪细胞高度表达芳香化酶而大量产生，因此会直接促进雌激素依赖型乳腺癌的进展。而早期源于乳腺管上皮细胞的乳腺癌的生存及生长则完全依赖于富含脂肪细胞的环境。将一种小鼠乳腺癌细胞株SP1注入富含脂肪的环境则迅速生长，但若将SP1细胞注入皮下并不形成癌性病灶，含脂肪细胞的培养液促进肿瘤形成，其基质为增加细胞增殖，有利于癌细胞生存，加强细胞侵蚀能力，加速新生血管的形成，且对依赖雌激素与不依赖雌激素的癌细胞株的作用都一样。推断某些脂肪分泌的蛋白质可能是有些乳腺癌的发生所必需。如Ⅵ型胶原是在脂肪细胞中高度表达的一种可溶性细胞外基质蛋白，在肿瘤发生进程中表达上调，且对肿瘤的进展也是必需的。最近的研究显示，脂联素和瘦素的改变可能是肥胖乳腺癌患者中导致更高的死亡风险及对治疗产生消极反馈的原因。另外，某些脂肪因子的水平可能与癌症患者生存质量有关。根据报道，研究人员评估了结直肠癌存活者血清趋化素（chemerin）水平与患者生活质量之间的关系，其生活质量指标以癌症治疗的功能评估（FACT）评分为准，发现患者血清趋化素水平与患者生活质量之间存在着微弱但不可忽略的负相关性，由此推断趋化素可能可作为一种预测结直肠癌患者预后的标志物，然而其因果关系仍有待进一步研究。

七、脂肪因子作为药物研发的靶点

已经发现与某些常见疾病有关的脂肪因子见表12-1-7，下面重点就脂联素、血管紧张素Ⅱ、雌激素、神经生长因子（NGF）及TNF-α作为靶点的一些药物进行叙述。

表12-1-7　与脂肪因子有关疾病举例		
	疾　病	**相关脂肪因子**
脂肪因子内分泌相关疾病	肥胖	瘦素、TNF-α、PAI-1、TF、TGF-β、IL-6、脂联素、抵抗素
	2型糖尿病	脂联素、瘦素、TNF-α、PAI-1、TF、TGF-β
	代谢综合征	脂联素、TNF-α、PAI-1、TF、IL-6、瘦素、NGF
	心血管病	脂联素、PAI-1、TF、TNF-α、TGF-β、瘦素、金属硫蛋白、肝结合的EGF、骨联素（SPARC）
	高血压	瘦素
	高血压性视网膜病变	瘦素
	心肌梗死	瘦素、脂联素
	出血性脑卒中	瘦素
脂肪因子旁分泌相关疾病	冠状动脉粥样硬化	NGF
	乳腺癌	雌激素、IL-1、IL-6、TNF-α、NGF、FIZZ1、脂联素
	克罗恩病	TNF-α
	皮肤创伤	NGF
	甲状腺相关疾病	IL-1、TNF-α
	骨质疏松症	LPL、雌激素、脂联素

注：TNF，肿瘤坏死因子；PAI，纤溶酶原激活抑制物；TF，组织因子；EGF，上皮生长因子；IL，白细胞介素；NGF，神经生长因子；NGT，神经生长因子；FIZZ，炎症区域分子；SPARC，富含半胱氨酸的酸性分泌蛋白；LPL，脂蛋白脂酶。

（一）脂联素相关药物

1. 脂联素基因及重组蛋白治疗·脂联素在血浆中的浓度很高，在健康人中约占总血浆蛋白的 0.01%，在肥胖、2 型糖尿病、心血管疾病及代谢综合征时下降，在 1 型糖尿病时升高。脂联素除增加胰岛素敏感性外，还有多种抗动脉粥样硬化的作用。包括：① 抑制 TNF-α 诱导的内皮黏附分子的表达；② 抑制巨噬细胞的功能和泡沫细胞的形成；③ 抑制平滑肌细胞的生长和迁移；④ 促进血管损伤后新生内膜的形成。故正在研究脂联素基因和重组蛋白的治疗研究，在动物实验中效果比较肯定。

2. 上调脂联素的药物·PPARγ 激动剂可使脂联素表达增加。已知噻唑烷二酮类药物罗格列酮或吡格列酮可通过对脂联素启动子的直接效应和拮抗 TNF-α 对脂联素启动子的抑制效应而诱导脂联素的产生，从而可能防止胰岛素抵抗患者动脉粥样硬化的发生。内源性的前列腺素 D₂ 代谢物——15 脱氧 δ 前列腺素 J₂，也是 PPARγ 的配基。选择性血管紧张素 Ⅱ 1 型受体阻断剂替米沙坦具有部分激动 PPARγ 的作用，有研究表明替米沙坦通过上调脂肪组织中的脂联素表达，以此改善自发型 2 型糖尿病 OLETF 大鼠与人前脂肪细胞胰岛素敏感性，缓解大鼠的内脏性肥胖和纠正大鼠糖脂代谢功能紊乱。还有报道对二甲双胍和西格列汀治疗糖尿病小鼠的作用机制进行研究，发现两者均能提高血清脂联素水平，并降低血清瘦素水平，且胰岛素抵抗也明显改善，血脂水平得到纠正。由此推测二甲双胍和西格列汀可能是通过对脂联素及瘦素的调节从而发挥改善胰岛素抵抗及保护心血管系统的作用。此外，β 受体激动剂可下调脂联素及其第二信使 cAMP 的产生，故在临床广泛应用的 β 受体阻滞剂可能与 PPARγ 激动剂一样，上调脂联素的表达和作用。其他潜在的药理学靶点是：脂联素单聚化（oligomerization）、翻译后羟化及糖化，脂联素与糖皮质类固醇、TNF-α、血小板源性生长因子、睾酮及环氧化酶 2 依赖的前列腺素的合成。

（二）血管紧张素 Ⅱ 相关药物

血管紧张素 Ⅱ 形成的限速步骤是由肾素作为酶将血管紧张素原裂解为血管紧张素 Ⅰ 这一步。脂肪组织产生的血管紧张素 Ⅱ 有多种局部和全身的功能，包括从调节脂肪的生成到在肥胖相关的高血压病中影响心血管系统。抑制血浆中血管紧张素 Ⅰ 转换酶（ACE）的治疗初始十分有效，但在以后持续治疗中血管紧张素 Ⅱ 又恢复到原先状态。故要寻找对 ACE 抑制产生抵抗而形成血管紧张素 Ⅱ 的酶。现已发现几种非 RAS 系统的蛋白酶，如脂肪组织中的组织蛋白酶（cathepsin）D 和 G 及心脏中的食糜酶（chymase），可能会对 ACE 抑制产生抵抗。

另一种可能有用的是脂肪组织中肥大细胞释放的物质，在损伤的脂肪组织中，肥大细胞数目增加，肥大细胞分泌的组织蛋白酶或食糜酶可能有利于血管紧张素 Ⅱ 的形成，如能找到选择性地抑制此两类酶的抑制剂，可能会有利于血管紧张素 Ⅱ 介导疾病（如肥胖及相关血管疾病）的治疗。

（三）雌激素与神经生长因子相关药物

脂肪组织的成纤维细胞可能是性腺以外雌激素的主要释放细胞，在这些细胞中雌激素的合成是通过细胞色素 P450 芳香化酶而实现的，该酶的基因是 CYP19。

在乳腺癌时，肿瘤中乳腺成纤维细胞的增殖伴细胞中 P450 芳香化酶的增加，最后导致乳腺上皮细胞的增殖。因此，防治乳腺癌，应寻找两种药物：一种是抑制成纤维细胞增殖的药物，另一类是抑制乳腺脂肪细胞芳香化酶表达和活性的药物，后者已经有不少研究，但前者尚无报道。因为脂联素可抑制 PDGF 驱动的平滑肌细胞的增殖，似也可作为抑制乳腺癌中脂肪成纤维细胞增殖的药物。己酮可可碱（pentoxifylline）也有抑制成纤维细胞增殖的作用。

脂肪组织的肥大细胞在乳腺癌发生中起主要作用：① 乳腺癌伴有关炎症反应，肥大细胞是重要的炎症细胞；② 肥大细胞和脂肪细胞产生一些细胞因子，促进芳香化酶的表达；③ 人类肥大细胞一种主要的分泌物类胰蛋白酶是强的致成纤维细胞基因突变的因子；④ 肥大细胞与脂肪细胞都产生 NGF，NGF 与雌激素协同促进乳腺癌的发生。

现发现他莫昔芬（tamoxifen）可抑制 NGF 受体，而大麻素（cannabinoides）是抑制 NGF 促乳腺癌细胞增殖强有效的制剂。

（四）拮抗 TNF-α 的药物

TNF-α 通过不同的机制引起不同的疾病，内脏脂肪产生的 TNF-α 导致胰岛素抵抗，血凝加强（通过 TF），纤溶下降（经 PAI-1 介导），眶内脂肪的 TNF-α 导致甲状腺疾病相关眼病，肠系膜脂肪 TNF-α 与克罗恩病有关。故凡能抑制全身或局部的 TNF-α 均是有益的。内源性抗 TNF-α 的物质有脂联素和瘦素，药物有己酮可可碱（一种甲基黄嘌呤）和 genistein（一种酪氨酸激酶抑制剂），两者对人活检的脂肪组织均有剂量依赖性抑制 PAI-1 和 TNF-α 的作用。

参考文献

[1] Kershaw EE, Flier JS. Adipose tissue as an Endocrine Organ[J]. J Clin Endocrinol Metab, 2004, 80：2548 - 2556.

[2] Rajala MW, Scherer PE. Minireview: the adipocyte — at the crossroads of energy homeostasis, inflammatim, and atherosclerosis [J]. Endocrinology, 2003, 144：3765 - 3773.

[3] Fernandez-Real JM, Ricart W. Insulin resistance and chronic cardiovascular inflammatory syndrome [J]. Endocr Rev, 2003, 24：278 - 301.

[4] 陈名道.从瘦素到增食欲素—肥胖研究的新热点[J].中华内科杂志,1999, 38：61 - 64.

[5] 陈名道.对瘦素临床意义的重新认识[J].中华内科杂志,2002,41：219 - 220.

[6] 陈名道.脂肪细胞产物与肥胖和代谢综合征[J].中华内分泌代谢杂志, 2003,19：161 - 163.

[7] 陈名道.心血管内分泌学：内分泌医师面临的挑战[J].中华内分泌代谢杂志,2005, 21：1 - 4.

[8] Flier JS. Obesity wars: molecular progress confronts an expanding epidemic[J]. Cell, 2004, 116：337 - 350.

[9] Chaldakov GN, Stankulov IS, Hristova M, et al. Adipobiology of disease: adipokines and adkipokines-targeted pharmacology [J]. Curr Pharm Des, 2003, 9：1023 - 1031.

[10] Gldstein BJ, Scalia R. Adiponectin: a novel adipokine linking adipocytes and vascular function[J]. J Clin Endocrinol Metab, 2004, 89：2563 - 2568.

[11] Gibson WT, Farooqi IS, Moreau M, et al. Congenital leptin deficiency due to homozygosity for the Δ133G mutation: report of another case and evaluation of response to four years of leptin therapy[J]. J Clin Endocrinol Metab, 2004, 89：4821 - 4826.

[12] Friedman JM. A war on obesity, not the obese[J]. Science, 2003, 299：856 - 858.

[13] Cinti S. The adipose organ at a glance[J]. Dis Model Mech, 2012, 5：

588 - 594.

[14] Wada S, Neinast M, Jang C, et al. The tumor suppressor FLCN mediates an alternate mTOR pathway to regulate browning of adipose tissue[J]. Genes Dev, 2016, 30: 2551 - 2564.

[15] Thomou T, Mori MA, Dreyfuss JM, et al. Adipose-derived circulating miRNAs regulate gene expression in other tissues[J]. Nature, 2017, 542: 450 - 455.

[16] Strickland LR, Guo F, Lok K, et al. Type 2 diabetes with partial lipodystrophy of the limbs: A new lipodystrophy phenotype[J]. Diabetes Care, 2013, 36: 2247 - 2253.

[17] Rother KI, Brown RJ. Novel forms of lipodystrophy: why should we care? [J]. Diabetes Care, 2013, 36: 2142 - 2145.

[18] Wasim M, Awan FR, Najam SS, et al. Role of leptin deficiency, inefficiency, and leptin receptors in obesity[J]. Biochem Genet, 2016, 54: 1 - 8.

[19] Zhao Y, Hong N, Liu X, et al. A novel mutation in leptin gene is associated with severe obesity in Chinese individuals[J]. Biomed Res Int, 2014: 912052.

[20] Sinha MK. Human leptin: the hormone of adipose tissue [J]. Eur J Endocrinol, 1997, 136: 461 - 464.

[21] Tartaglia LA, Dembski M, Weng X, et al. Identification and expression cloning of a leptin receptor, OB-R[J]. Cell, 1995, 83: 1263 - 1271.

[22] Sahu A. Leptin signaling in the hypothalamus: emphasis on energy homeostasis and leptin resistance[J]. Front Neuroendocrinol, 2003, 24: 225 - 253.

[23] de Luis D A, Perez Castrillón JL, Dueñas A. Leptin and obesity[J]. Minerva Med, 2009, 100: 229 - 236.

[24] Saeed S, Bonnefond A, Manzoor J, et al. Novel LEPR mutations in obese Pakistani children identified by PCR-based enrichment and next generation sequencing[J]. Obesity, 2014, 22: 1112 - 1117.

[25] Leshan RL, Greenwald M. Leptin action through hypothalamic nitric oxide synthase - 1 - expressing neurons controls energy balance[J]. Nat Med, 2012, 18: 820 - 823.

[26] Asferg C, Møgelvang R, Flyvbjerg A, et al. Leptin, not adiponectin, predicts hypertension in the Copenhagen City Heart Study [J]. Am J Hypertens, 2010, 23: 327 - 333.

[27] Hyun-Seuk M, Giuseppe M, Brennan AM, et al. Efficacy of metreleptin in obese patients with type 2 diabetes: cellular and molecular pathways underlying leptin tolerance[J]. Diabetes, 2011, 60: 1647 - 1656.

[28] Lee J, Liu J, Feng X, et al. Withaferin A is a leptin sensitizer with strong antidiabetic properties in mice[J]. Nat Med, 2016, 22: 1023 - 1032.

[29] Turner R T, Dube M, Branscum A J, et al. Hypothalamic leptin gene therapy reduces body weight without accelerating age-related bone loss [J]. J Endocrinol, 2015, 227: 129 - 141.

[30] Ottaway N, Mahbod P, Rivero B, et al. Diet-induced obese mice retain endogenous leptin action[J]. Cell Metab, 2015, 21: 877 - 882.

[31] Gatselis NK, Ntaios G, Makaritsis K, et al. Adiponectin: a key playmaker adipocytokine in non-alcoholic fatty liver disease[J]. Clin Exp Med, 2014, 14: 121 - 131.

[32] Denzel MS, Scimia MC, Zumstein PM, et al. T-cadherin is critical for adiponectin-mediated cardioprotection in mice[J]. J Clin Invest, 2010, 120: 4342 - 4352.

[33] Tanabe H, Fujii Y, Okadaiwabu M, et al. Crystal structures of the human adiponectin receptors[J]. Nature, 2015, 520: 312 - 316.

[34] Hug C, Wang J, Ahmad NS, et al. T-cadherin is a receptor for hexameric and high-molecular-weight forms of Acrp30/adiponectin [J]. Pro Natl Acad Sci USA, 2004, 101: 10308 - 10313.

[35] Parker-Duffen JL, Nakamura K, Silver M, et al. T-cadherin is essential for adiponectin-mediated revascularization[J]. J Biol Chem, 2013, 288: 24886 - 24897.

[36] Jiang Y, Ibiye O, Wan J, et al. Adiponectin levels predict prediabetes risk: the Pathobiology of Prediabetes in A Biracial Cohort (POP-ABC) study[J]. BMJ Open Diabetes Res Care, 2016, 4: e000194.

[37] Ma W, Huang T, Zheng Y, et al. Weight-loss diets, adiponectin, and changes in cardiometabolic risk in the 2 - year POUNDS lost trial[J]. J Clin Endocrinol Metab, 2016, 101: 2415 - 2422.

[38] Hand LE, Usan P, Cooper GJ, et al. Adiponectin induces A20 expression in adipose tissue to confer metabolic benefit[J]. Diabetes, 2015, 64: 128 - 136.

[39] Hermann TS, Li W, Dominguez H, et al. Quinapril treatment increases insulin-stimulated endothelial function and adiponectin gene expression in patients with type 2 diabetes[J]. J Clin Endocrinol Metab, 2006, 91: 1001 - 1008.

[40] Özcan E, Saygun NI, Ilıkçı R, et al. Evaluation of chemerin and its receptors, ChemR23 and CCRL2, in gingival tissues with healthy and periodontitis[J]. Odontology, 2017: 1 - 8.

[41] Goralski K, Mccarthy T, Hanniman E, et al. Chemerin, a novel adipokine that regulates adipogenesis and adipocyte metabolism[J]. J Biol Chem, 2007, 282: 28175 - 28188.

[42] Wittamer V, Franssen JD, Vulcano M, et al. Specific recruitment of antigen-presenting cells by chemerin, a novel processed ligand from human inflammatory fluids[J]. J Exp Med, 2003, 198: 977 - 985.

[43] Shin HY, Lee DC, Chu SH, et al. Chemerin levels are positively correlated with abdominal visceral fat accumulation[J]. Clin Endocrinol, 2012, 77: 47 - 50.

[44] Chu SH, Kyung LM, Yong AK, et al. Chemerin and adiponectin contribute reciprocally to metabolic syndrome[J]. PLoS One, 2012, 7: e34710.

[45] Barraco GM, Luciano R, Semeraro M, et al. Recently discovered adipokines and cardio-metabolic comorbidities in childhood obesity[J]. Int J Mol Sci, 2014, 15: 19760 - 19776.

[46] Kralisch S, Weise S, Sommer G, et al. Interleukin - 1β induces the novel adipokine chemerin in adipocytes in vitro[J]. Regul Pept, 2009, 154: 102 - 106.

[47] Takahashi M, Takahashi Y, Takahashi K, et al. Chemerin enhances insulin signaling and potentiates insulin-stimulated glucose uptake in 3T3 - L1 adipocytes[J]. FEBS Letters, 2008, 582: 573 - 578.

[48] Furuhashi M, Fucho R, Görgün CZ, et al. Adipocyte/macrophage fatty acid-binding proteins contribute to metabolic deterioration through actions in both macrophages and adipocytes in mice[J]. J Clin Invest, 2008, 118: 2640 - 2650.

[49] Xu A, Wang Y, Xu JY, et al. Adipocyte fatty acid-binding protein is a plasma biomarker closely associated with obesity and metabolic syndrome [J]. Clin Chemistry, 2006, 52: 405 - 413.

[50] Kralisch S, Fasshauer M. Adipocyte fatty acid binding protein: a novel adipokine involved in the pathogenesis of metabolic and vascular disease? [J]. Diabetologia, 2013, 56: 10 - 21.

[51] Fukuhara A, Matsuda M, Nishizawa M, et al. Visfatin: a protein secreted by visceral fat that mimics the effects of insulin[J]. Science, 2005, 307: 426 - 430.

[52] Sethi JK, Vidalpuig A. Visfatin: the missing link between intra-abdominal obesity and diabetes? [J]. Trends Mol Med, 2005, 11: 344 - 347.

[53] Fantuzzi G. Adipose tissue, adipokines, and inflammation[J]. J Allergy Clin Immunol, 2005, 115: 911 - 919.

[54] Li W, Yang X, Zheng T, et al. TNF - α stimulates endothelial palmitic acid transcytosis and promotes insulin resistance[J]. Sci Rep, 2017, 7: 44659.

[55] Winer JC, Zern TL, Taksali S E, et al. Adiponectin in childhood and adolescent obesity and its association with inflammatory markers and components of the metabolic syndrome [J]. J Clin Endocrinol Metab, 2006, 91: 4415 - 4423.

[56] Ibrahim MM. Subcutaneous and visceral adipose tissue: structural and functional differences[J]. Obesity Rev, 2010, 11: 11 - 18.

[57] Simpson ER, Mahendroo MS, Means GD, et al. Aromatase cytochrome P450, the enzyme responsible for estrogen biosynthesis[J]. Endocr Rev, 1994, 15: 342 - 355.

[58] Theriau CF, Shpilberg Y, Riddell MC, et al. Voluntary physical activity abolishes the proliferative tumor growth microenvironment created by adipose tissue in animals fed a high fat diet[J]. J Appl Physiol, 2016, 121 (1): 139 - 153.

[59] Lee JY, Lee MK, Kim NK, et al. Serum chemerin levels are independently associated with quality of life in colorectal cancer survivors: A pilot study[J]. PLoS One, 2017, 12: e0176929.

[60] 雒瑢,赵紫琴,田凤石,等.替米沙坦上调内脏脂肪组织的脂联素表达并改善胰岛素抵抗[J].中国糖尿病杂志,2013,5:418 - 424.

[61] Saad MI, Kamel MA, Hanafi MY. Modulation of adipocytokines production and serum NEFA level by metformin, glimepiride, and sitagliptin in HFD/STZ diabetic rat[J]. Biochem Res Int, 2015, 2015: 138134.

第二章 · 食欲和能量代谢的神经内分泌调节

宋怀东

肥胖是一种严重威胁人类生命健康的常见代谢性疾病，同时由于社会的审美观，肥胖给患者的生活及就业带来一定的影响。在美国大约30%的人为肥胖者，60%的成人体重超重，并且肥胖的患病率在迅速增加。对食欲和能量平衡调节机制的认识，将加深人们对肥胖生理病理机制的理解，因为肥胖最终是由于能量的摄入超过能量的消耗所致。

对绝大多数人来说，每餐的食物结构与数量会有差异。虽然，有研究认为，进食活动受到相对严格的调控，但这种观点却常常与我们的认识相矛盾。首先，食物的色泽、气味能影响人们的食欲。其次，情绪、社会因素、时间、便利、费用、受教育程度等不受生物调控的可变因素影响我们的每一餐，因此无论是个体自身还是个体之间，每日摄入的能量可相差很大，与每日的能耗并无必然的联系。虽然短期的能量处于非平衡状态，但大多数人长期的能量摄入与能量消耗还是相匹配的。大量研究表明，体内存在严格的调控体重和体脂含量的机制。虽然成年动物和人每日进食量有很大的浮动，但体重一般维持在一个相对狭窄的范围。限制能量的摄入或摄食过多可引起体内脂肪的改变，但当恢复到正常的随意饮食后，体内脂肪又回落或接近于基准水平。这种现象说明体内存在着一个严格的体重调节过程，称为能量稳态，其目的在于保证以脂肪形式储存的能量的稳定性。

参与进食活动与体重调节的外周信号可分为两大类，一类是短期信号，另一类为长期信号，这两种外周调节信号存在诸多差异，但又互相影响。短期信号主要调节机体的进食次数和每餐进食的量，如来源于胃肠道的内源性信号和来源于外界的食物诱惑等。高级中枢还可以受对食物的感情和认识来调节进食的量。来源于营养物质和胃肠道激素的短期信号是引起饱腹感的决定性因素，从而限制了每餐的摄入量。但是短期信号并不是体脂含量的决定因素，因为它的作用可被长期信号所纠正。长期信号，可以作用于脑部，以保证食物的摄取和能量的消耗与机体长期的能量储存水平相适应，这些信号主要来源于脂肪细胞分泌的激素，如瘦素（leptin）等。能量稳态的短期与长期调节信号的一个显著差别在于：长期信号的激活与体脂储存、较长时间的能耗有关。瘦素和胰岛素属于长期调节信号，它们通过调节进食和能量消耗来维持能量稳态，从而使体重相对稳定。然而，长短期信号必须共同作用才能保证能量的摄入和消耗处于平衡状态。

一、能量稳态的模型

一段时间的禁食会引起摄食增加，这样减轻的体重又恢复到原有水平，同时能量摄入也回到正常水平，这是进食调节的一个简单又令人信服的例子，说明机体具有强大且精确的进食调节能力。1953年Kennedy提出，抑制进食的信号与体脂储存

成比例，它作用于大脑使进食减少。当能量摄入受限、体重减轻时，这些抑制信号就会减弱直至能量储存不足被纠正。然而该模型并未解释每餐的能量摄入是如何调控的。20年后Gibbs和Smith提出，进食过程产生的信号（又称饱食因素），包括胃肠道分泌的肽类，作用于大脑从而抑制进食，导致进食的终止。这两个假设其实就是短期和长期的进食调节的模型。

把复杂的进食活动分解为分子之间的相互作用，可能显得过于简单，但过去几年的发现已经证实了影响进食和能量稳态的信号分子。在这方面对小鼠分子遗传学的研究相当重要。比如，通过找寻引起小鼠肥胖，且与人类同源的突变，现已证实了几种人类肥胖的单基因突变。虽然这些单基因突变导致肥胖综合征并不多见，但通过小鼠模型来研究人类的肥胖，表明在哺乳动物不同种系间，体重调节机制有很多相似之处。这些与进食有关的分子的发现为肥胖及相关疾病的治疗提供了新的药靶。图12-2-1显示了参与能量调节的各种因子的相互作用。

二、调节进食行为的外周信号

摄食行为的调节与能量稳态的维持依赖于大量的外周信号。进食后不久胃肠道中的机械性和化学性受体即传输食物摄入的能量信号，引起饱腹感。血糖浓度的改变可使下丘脑中对葡萄糖敏感的神经元的活动发生相应的变化，从而启动或终止进食活动。其他营养成分如氨基酸、脂肪酸和胃肠道肽类激素[主要为胆囊收缩素、胃促生长素（ghrelin，又称食欲刺激素）等]也参与进食活动的短期调节。但是食物的能量与短期的激素信号并不足以调节长时间的能量平衡和身体肥胖程度，这些信号和长期调节因素（如瘦素、胰岛素及可能的胃促生长素）相互作用，共同维持能量的稳态。瘦素和胰岛素被输送至大脑后，能调节下丘脑中与进食、体重调节有关的神经肽的表达。血中瘦素和胰岛素的浓度与体脂含量成正比，但它们的分泌及血中的浓度也受到近期摄入的能量和大分子营养物质的影响。当禁食或能量摄入受限，瘦素和胰岛素浓度下降，但这种下降独立于体内脂肪的改变，这就保证了在体内能量被耗尽前机体能够再次进食。饮食中的脂肪和果糖并不能刺激胰岛素的分泌和瘦素的产生，因此在长期的高脂和（或）高果糖饮食中，瘦素和胰岛素浓度下降，使能量摄入增加进而引起体重增加和肥胖。瘦素表达及分泌受到胰岛素介导的葡萄糖利用的影响，并且可能需要除丙酮酸外的葡萄糖的有氧代谢。其他调节脂肪细胞代谢的脂源性激素和蛋白质包括乙酰化刺激蛋白（acylation stimulating protein）、脂联素、甘油二酯乙酰转移酶和周脂素（perilipin）对能量稳态的维持也起重要作用。下面就参与食欲和能量平衡调控的一些主要的长期和短期信号进行简单的介绍。

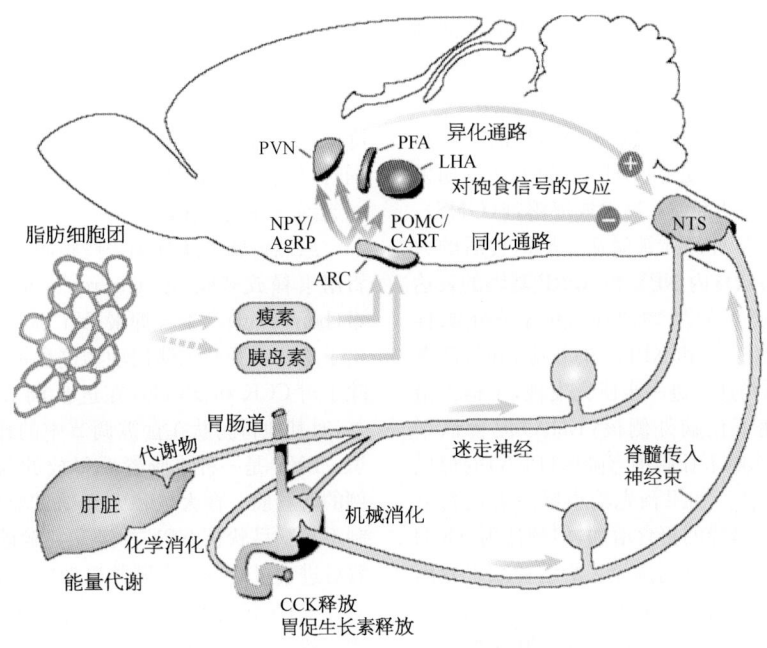

图 12-2-1　参与能量平衡调节的生理性途径

作为体脂信号的瘦素以及胰岛素到达下丘脑后,作用于弓状核的一级神经元,可以增加 POMC/CART 的表达以及抑制 NPY/AgRP 的表达;这些一级神经元又进一步将信号投射到 PVN、PFA、LHA 二级神经元聚集区,然后通过增强异化通路,抑制同化通路,再将饱食信号投射到孤束核。另一方面,饱食后,来源于肝脏、胃肠道的代谢物,以及多肽如 CCK、胃促生长素(ghrelin)等信号可以通过迷走神经和交感神经到达孤束核,在此与来自下丘脑的饱食信号进行整合,然后通过传出神经网络引起进食终止。图中缩写 ARC 为弓状核;PVN 为室旁核,LHA 为下丘脑外侧部,PFA 为下丘脑围穹隆部,NTS 为脑干孤束核,POMC 为阿黑皮素原,CART 为可卡因-苯丙胺调节转录肽,NPY 为神经肽 Y,AgRP 为 Agouti 相关肽,CCK 为胆囊收缩素。引自 Schwartz MW et al. Nature, 2000,404: 661 - 671

(一) 调节进食行为的短期信号

短期信号包括营养物质(葡萄糖、蛋白质、脂肪、营养代谢产物)、胃肠道来源的信号(机械受体和化学受体、激素)及其他的一些内分泌调节因子。其中,胃肠道来源的信号是最重要的调节进食行为的短期信号。

1. 胃肠道来源的信号

(1) 机械性受体与化学性受体:消化后的营养物质,如葡萄糖、脂肪酸、氨基酸、多肽等能作用于胃肠道的化学感受器;同时,食物进入胃和近端小肠能引起胃肠道的容受性扩张,刺激其机械性感受器。这些信号,通过迷走神经传至后脑进行整合,进而调节每餐的进食量。另外,该信号途径还能影响其后能量的摄入。例如,容量大但营养成分少或低能量的饮食能在一段时间(通常为 1 日)内减少食物的摄入。但是长期饮食中加入一些非营养成分使能量减低,同时又保持常量营养元素的比例不变,结果会发现饮食模式调整为少食多餐型,但总能量的摄入仍相对恒定。由此,食物的体积在长期的能量平衡和体脂含量的调节中并不起主要作用。

(2) 胃肠道激素:除近期发现的激素 ghrelin,一些其他胃肠道激素也能抑制进食。负责调节进食行为的中枢神经系统的特定区域也存在很多胃肠道肽类物质及其受体。绝大多数经外周给予后能抑制进食的肽类,直接注入脑室也能抑制进食,只是所需的剂量要小得多。因此,目前尚不清楚这些肽类物质的主要作用靶点是在外周还是在中枢,抑或两者都是,它们可能通过外周和中枢两条并行的途径起作用。

ghrelin 是 1999 年由 Kojima 发现的一种胃肠道分泌的参与食欲调节的重要激素。其成熟蛋白质由 28 个氨基酸残基组成,该基因表达广泛,但 ghrelin 主要在胃的内分泌细胞内合成分泌,切除动物的胃,可使血中 ghrelin 的浓度下降65%。禁食状态血中 ghrelin 浓度上升;当胃内存在营养物质时,其浓度即下降;肥胖患者血中 ghrelin 水平比消瘦者低。与其他胃肠道肽类激素使食欲减退不同,中枢或外周给予 ghrelin 能使大鼠和小鼠的进食增加,若给予 ghrelin 抗体则抑制进食,这也是目前发现的唯一一个使食欲增加的胃肠道激素。有意义的是,ghrelin 的受体基因在迷走神经传入细胞元内表达,静脉内给予 ghrelin 能够减少迷走神经传入冲动的发生。用化学物质辣椒素(capsaicin)阻断迷走神经的传入或手术切除胃迷走神经,均能阻止下丘脑弓状核神经元 c-Fos 基因表达的升高,而 c-Fos 基因在神经元表达增加,是神经元激活的指标之一。在迷走神经阻断时,外周注射 ghrelin 引起的摄食活动也被阻断。这表明,迷走神经在将胃肠道的 ghrelin 信号传入食欲调节中枢的过程中起重要的作用。最近的研究发现,在每餐进食前,血中 ghrelin 的浓度明显增加(2 倍左右),进食后 1 h 内恢复正常。因此,人们认为 ghrelin 可能是胃肠道分泌的一种启动进食的短期信号分子(图 12-2-1)。

但最近的研究发现,连续外周给予 ghrelin 1 周后,可使大鼠的体重增加,体脂含量增多;同时,在肥胖患者外周血中 ghrelin 的浓度比消瘦者低,这些结果提示 ghrelin 可能在能量平衡的长期调控中也发挥重要的作用。由于阻断 NPY 受体或用抗血清中和 AgRP 后,ghrelin 诱导的摄食增加将被减弱,同时,用化学物质如单价谷氨酸盐(monosodium glutamate,

MSG），选择性地破坏下丘脑弓状核的神经元，也明显抑制 ghrelin 诱导的 GH 分泌及食欲的增加。因此认为 ghrelin 增加食欲的作用是由下丘脑弓状核感受体脂信号的 NPY/AgRP 神经元途径来介导的。同时也发现在弓状核的大多数 NPY 神经元细胞膜上有 ghrelin 受体（GHSR）的表达。如果给予外源性的 ghrelin 受体激动剂：生长激素促泌剂（GHS），大约可使 50% 的弓状核 NPY 神经元被激活。给饱食后的大鼠外周注射 ghrelin，可使弓状核内 NPY 和 AgRP 基因的表达增加。外周给予 ghrelin 产生的生物效应，和给予外源性 ghrelin 受体激动剂如 GHRP-6 和 KP102 的效应相同，两者均使大鼠的摄食增多，体重增加。进一步研究发现，中枢内给予生长激素促泌剂可以使下丘脑外侧核（LHA）促食欲素（orexin）的表达增加，但不影响下丘脑围穹隆区（PFA）的促黑色素浓集激素（MCH）的表达。如果预先给小鼠注射促食欲素的抗血清，可阻断 ghrelin 诱导的摄食增加，但预注射 MCH 的抗血清，则不影响 ghrelin 对食欲的调控。给增食欲素基因剔除的小鼠，外周注射 ghrelin，小鼠的摄食也不增加。这些结果表明 ghrelin 可选择性激活下丘脑食欲调节中枢的神经元环路（下面将专门介绍），如通过 NPY/AgRP 神经元进而激活促食欲素来调节机体的进食活动（图 12-2-1）。

ghrelin 增加大鼠和小鼠的体重部分是由于改变动物体内的代谢和能量的消耗。ghrelin 能减少鼠类动物的脂肪利用，减少动物氧的消耗和降低大鼠的体温。中枢控制能量的消耗主要通过交感神经来支配机体的产热器官如大鼠的棕色脂肪和肌肉等，来调节能量储存和消耗的比例（下面将仔细阐述）。另外，ghrelin 还可能通过 NPY/AgRP 途径来减少机体的能量消耗，但目前对这条合成代谢途径的详细的分子机制尚不完全清楚。此外，ghrelin 还可以通过抑制 TSH 的分泌和刺激下丘脑-垂体-肾上腺轴的功能，来使能量代谢处于正平衡状态，从而使机体的体重增加。

胆囊收缩素（CCK）由近端小肠黏膜层的内分泌细胞分泌，饮食中摄入的脂肪和消化产生的氨基酸、小肽等可刺激其分泌。外源性的 CCK 能降低大鼠、灵长类动物的每餐进食量。CCK 通过激活 CCK A 受体亚型抑制进食活动，CCK A 受体的拮抗剂则使猴子的进食量增加。OL-ET（Otsuka Long-Evans Tokushima）肥胖大鼠由于 CCK A 受体缺陷，使其进食量大大增加。但是在该动物模型中，可能还有其他基因的改变共同参与引起大鼠肥胖、糖尿病的病理生理过程；另外，在这些大鼠体内存在 CCK 介导的胰岛素分泌障碍，这也是引起肥胖的原因之一。CCK 还可能通过作用于幽门和肝脏的受体，经迷走神经把信号传入后脑。由于 CCK 是胃排空的强烈抑制剂，它抑制进食的部分原因可能是间接地使食物在胃中保留的时间延长。

中枢神经系统产生的 CCK 主要位于参与进食调节的大脑区域，在进食中由下丘脑神经元释放。脑室内注入 CCK 可抑制灵长类动物的进食，但此 CCK 剂量若经外周注入并不能产生有效的抑制作用。CCK A 受体特异的激动剂能减少摄食量，这提示 CCK A 受体也参与 CCK 的中枢效应。

CCK 能降低每餐的进食量，但长期外周给予 CCK 并不降低摄入的总能量，也不引起体重的持续下降。West 和 Woods 等的研究发现，大鼠开始进食后反复给予 CCK，虽然每餐的进食量减少了，但进餐数随之增加。经过一段时间的适应，摄入的总能量并未受到影响，体重的下降也很轻微。由此提示 CCK 只是一种短期的调节信号，它通过引起饱腹感和降低每餐的进食量而抑制摄食，但 CCK 引起能量摄入减少的同时，长期的调节因子（如瘦素和胰岛素）也会相应地减少，从而起到一种代偿作用。

虽然胃肠道还分泌一些脑肠肽，如胰高血糖素、GLP-1、胃泌素释放多肽（gastrin-releasing polypeptide，GRP）/蛙皮素（bombesin）及生长抑素、YY 肽（PYY）等，并且中枢或外周给予这些胃肠肽均能使动物进食量减少，使人饱腹感增加；但除了对 CCK 和 ghrelin 在进食调节的生理作用了解比较多外，对其他胃肠肽在食欲调节中的作用和地位尚无明确的认识。PYY 是一种小肠餐后释放的与每餐进食量的多少成比例的胃肠肽。在大鼠和人类的试验中发现 PYY 可以通过抑制下丘脑弓状核 NPY 神经元突触前 NPYY2 受体，使生物体餐后进食量减少。在肥胖患者餐后 PYY 的水平较低，给予外源性 PYY 进行替代后，肥胖患者的食欲下降；而且这种治疗的疗效是比较肯定的。蛙皮素是 1970 年从青蛙的皮肤中分离出的一种多肽类物质，随后人们在哺乳类动物的组织中分离了两种蛙皮素类似物：GRP 和神经介素 B（neouromedin B）。蛙皮素及其类似物通过与其受体结合来发挥其生物学效应。目前发现，有三种亚型的蛙皮素或蛙皮素类似物受体，均为 G 蛋白偶联受体，分别是 GRP 受体（蛙皮素受体 2）、神经介素受体（蛙皮素受体 1）及蛙皮素受体 3。其中蛙皮素受体 3 的内源性特异的配体尚不清楚。中枢和外周给予蛙皮素或其类似物，在不同的动物体内，均可使每餐的进食量减少；其中蛙皮素的作用最强，而神经介素 B 的作用在三者中最弱。给野生小鼠腹腔注射 GRP 可引起动物对葡萄糖溶液的摄入量减少，但对 GRP 受体（蛙皮素受体 2）基因剔除的小鼠无影响。而腹腔注射神经介素 B 给神经介素 B 受体（蛙皮素受体 1）基因剔除的小鼠和野生型的小鼠，均不影响动物对葡萄糖溶液的摄取。这提示蛙皮素及其类似物引起进食量减少可能主要是通过 GRP 受体起作用，而神经介素 B 受体可能在食欲的调节中仅发挥次要的作用。单独剔除蛙皮素或其类似物的受体，如 GRP 受体或神经介素 B 受体，均不影响动物每日的日常进食，甚至是在这两种受体同时剔除的小鼠中，观察 1 年，小鼠的体重也正常。这提示，注射外源性的蛙皮素或其类似物并不能反映内源性蛙皮素及其类似物在食欲调节中的作用。但令人兴奋的是，蛙皮素受体 3 基因剔除的小鼠，则表现为每日的食物摄入量增加。这表明蛙皮素及其类似物对食欲的调控可能主要是通过蛙皮素受体 3 信号途径来实现的，而不是通过 GRP 受体和神经介素 B 受体途径。也许蛙皮素受体 3 及其内源性配体可能在进食量的调节中起重要的作用，而我们目前尚未识别和鉴定出这种蛙皮素样胃肠肽。对这种胃肠肽的识别和鉴定将促进人们对饱食调控的机制的认识。enterostatin 是胰岛分泌的一种共脂肪酶原（procolipase），在十二指肠经胰酶作用后产生的一个由 5 个氨基酸组成的短肽。共脂肪酶原在胰酶的作用下，形成有活性的共脂肪酶（colipase），在此过程中水解下的共脂肪酶原氨基端的 5 个氨基酸的小肽即为 enterostatin。Colipase 在胰脂肪酶对食物中脂肪酸的消化吸收中是一个必不可少的共因子（cofactor），因此称之为共脂肪酶。大量的证据表明,机体摄入高脂肪饮食,可刺激胰腺内共脂肪酶原基因的表达及蛋白质的分泌,继而在十二指肠内 enterostatin 的产生增加。外周给予 enterostatin,可抑制动物对高脂肪饮食的摄入量;长期给予 enterostatin 可使动物的体重下降。enterostatin 抑制脂肪摄入的信号是通过迷走神经传入中枢神经系统,然后,通过血清素和阿片类神经途径调节食物的摄入。小肠上段分泌的胃动素(motlin)也可以使食欲增加,胃排空加快,并能促进胆囊的收缩和胃、胰中消化酶的分泌;胃动素是 ghrelin 家族蛋白质,但外周注射胃动素则对动物的进食无明显影响,因此胃动素在食欲的调节中可能不起重要的作用。

2. 营养物质·很早就认为食物中的营养物质参与食欲的调控,但随着近年来大量食欲调节肽,尤其是脂肪和胃肠道分泌的激素瘦素和 ghrelin 在食欲和能量调节中的作用地位被逐渐明确,使人们认识到营养物质在食欲调节中可能不是最重要的因素。这里仅简单介绍营养物质在食欲调节中的可能作用。

(1)葡萄糖:早在 50 年前 Mayer 就提出一个假设:机体为维持血糖的稳定而调节进食行为,即在低血糖或用葡萄糖类似物 2-脱氧-D-葡萄糖抑制葡萄糖代谢的情况下,动物进食量增加,在人则感到饥饿继而摄食增加。该效应被称为"葡萄糖缺乏性进食"。1969 年,Oomura 等研究发现,葡萄糖氧化利用,可刺激下丘脑腹内侧核、下丘脑外侧部的神经元的活动。这些神经元很可能与葡萄糖缺乏引起的进食增加有关。虽然有研究者认为,葡萄糖缺乏性进食还可能通过后脑或肝脏的受体来起作用。但如果用硫代葡萄糖金破坏小鼠下丘脑特异的神经元后,小鼠出现贪食、肥胖等典型的下丘脑综合征的表现;同时,葡萄糖对摄食的抑制作用也被阻断。这表明下丘脑葡萄糖敏感的神经元在调节进食的过程中可能起关键作用。有趣的是,代谢诱导的下丘脑中葡萄糖敏感的神经元的激活过程,与葡萄糖代谢诱导的胰岛 β 细胞分泌胰岛素、脂肪细胞瘦素的合成过程似乎是相似的。

虽然,血糖浓度快速、显著的降低会引起饥饿感,而输入葡萄糖则减少动物的进食量,引起机体的饱腹感,但要进一步认识在调节进食活动中,葡萄糖发生细微变化的作用还有一定难度。有研究表明,营养物质利用/氧化的变化可能参与葡萄糖引起饱腹感的形成。事实上,Mayer 曾建议动静脉的血糖浓度梯度可能比血糖浓度的绝对值,在食欲的调节中更重要,因为动静脉葡萄糖浓度差值能反映葡萄糖的利用情况。一些研究发现,动静脉间血糖差值小时,机体饥饿感增强,而差值大时则出现饱腹感。

除了限制食物的摄取量外,血糖本身或血糖利用的变化可能参与进食活动的启动。Campfield 和 Smith 的一系列实验表明,大鼠自由进食前血糖浓度有瞬时、幅度较小(0.56～0.84 mmol/L)的下降;如果阻断血糖的下降可抑制进食行为的启动。相反,如果给动物注射果糖并不能阻断进食行为的启动。血糖下降前血浆胰岛素浓度有一脉冲峰。加用小剂量胰岛素模拟自然发生的血糖下降,可引起进食活动。虽然,血糖和血糖代谢的改变在调节进食方面有重要作用,但单用血糖稳态或血糖动力学模型并不足以解释复杂的进食行为的调控。

(2)蛋白质(氨基酸):饮食中摄入的蛋白质或血中氨基酸增加在进食调节中起一定的作用。饮食中的蛋白质在短时间内即可引起饱腹感,而缺乏蛋白质的饮食只会使人更想进食富含蛋白质的食物。虽然其中的机制尚不清楚,但加用苯丙氨酸、色氨酸这些单胺类神经递质的前体物质能抑制人类对食物的摄取。血中色氨酸与其他氨基酸的比值可能影响脑中血清素的水平,而后者又被认为对进食有抑制作用。此外,大鼠饮食中若缺乏某些氨基酸,通过脑内特定的途径可导致摄食量的迅速下降。目前认为氨基酸可能通过直接作用于中枢神经系统或通过位于肝或门静脉的受体影响摄食活动。

(3)脂肪(甘油三酯、脂肪酸、载脂蛋白):脂肪的摄入能抑制食欲。狒狒的静脉内输入脂类物质如脂肪中间产物,同时输入肝磷脂以释放脂蛋白脂酶,使甘油三酯水解为脂肪酸和甘油,发现狒狒进食量下降。这说明在胃肠道不吸收脂类物质的情况下,循环中脂肪含量的增加可调节进食。然而随着循环中脂肪酸含量增加,在肝脏由脂肪酸产生的酮体也随之升高。而中枢神经系统可以利用酮体作为能量物质,酮体的升高能抑制食欲。因此,目前尚不清楚酮体在脂肪升高引起的进食调节中所占的比重。脂肪氧化抑制剂 mecaptoacetate 或 methylpalmoxirate 由于能减少脂肪酸的利用,可刺激动物进食;该现象被称为"脂肪缺乏性进食"。与抑制葡萄糖代谢的效应相似,抑制脂肪代谢能使位于下丘脑侧部的增食欲肽——MCH 的表达增加。但是与葡萄糖缺乏不同,脂肪缺乏并不增加促进食欲的神经肽 Y(NPY)或 Agouti 相关肽(agouti-related peptide)在弓状核的表达。

另一个可能参与摄食调节的脂肪相关产物为载脂蛋白 A4(ApoA4)。小肠吸收脂肪后可产生 ApoA4,它能抑制进食;下丘脑产生的 ApoA4 也可能参与进食的调节。虽然脂肪本身和脂肪代谢产物能抑制进食,但大量的证据显示,高脂饮食反而会导致最终摄入的能量增加,人和动物体重上升。

(4)代谢产物:除了葡萄糖、氨基酸、脂肪酸,其他代谢产物也对进食活动产生一定影响。乳酸盐、丙酮酸盐和酮体能抑制动物进食。餐后血中乳酸浓度的升高与摄入的碳水化合物成正比,因此在碳水化合物消化期间,乳酸能对进食产生短期的抑制作用。中短期的能量摄入受限可导致血循环中酮体增加,但酮体增加的同时食欲也大大增加,因此增加的酮体似乎对食欲或进食活动并无影响。但是,如果长期限制能量的摄入,将引起严重的酮酸血症,进而抑制这种极端情况下的饥饿感。与此相似,明显的酮酸血症若伴有高脂低糖饮食也能减少能量的摄入,导致体重下降;在一些流行的减肥饮食中常出现这种情况。

(二)调节进食行为的长期信号

食欲和能量平衡调节的长期信号主要指瘦素与胰岛素。瘦素与胰岛素均符合体脂信号的标准:首先,两者的循环浓度与体内的脂肪含量成比例,中枢神经系统内浓度与血浆浓度成比例;其次,脑内参与调节能量摄入的神经元表达瘦素与胰岛素的受体,脑内直接注入两者之一均可减少食物的摄入,反之亦然。瘦素与胰岛素是目前已知符合标准的两个重要的长期信号分子(图 12-2-1)。

1. 瘦素·1994 年,脂肪源性激素——瘦素的发现,成为食欲调控及肥胖研究的一个新的里程碑。人们终于找到一种令人信服的能将外周组织的脂肪含量信号传入食欲和能量平衡调控中枢的分子。

（1）瘦素及其受体：1953年Kennedy提出，脂肪细胞可根据体脂含量而分泌一种体液因子，在机体体重长期的调节中起作用。随后，Coleman等进行的动物联体实验表明，遗传性肥胖的 ob/ob 小鼠体内不产生这种抑制进食的因子；但另一种肥胖程度相似的 db/db 小鼠可产生这种抑制进食的因子。随后，Zhang等在1994年利用定位克隆技术成功地克隆了引起遗传性肥胖的 ob/ob 小鼠的肥胖（ob）基因及人类的同源序列。ob 基因编码一种由167个氨基酸残基组成的分泌蛋白质，去除21氨基酸残基组成的信号肽，形成有活性的瘦素分子。瘦素主要由白色脂肪组织产生，以单体形式存在于血浆中，在血中运输时需与载体蛋白结合。以前认为，ob 基因仅表达于成熟的白色脂肪组织，但近年的研究发现，大脑、胃肠道等组织也表达 ob 基因，但表达量较低。1995年，小鼠的瘦素受体基因及人类的同源序列也相继被克隆，并发现 db/db 和 fa/fa 遗传性肥胖鼠是由于瘦素受体基因的突变所致。小鼠的 leptin 受体存在5种异型体，分别称为OB-Ra、OB-Rb、OB-Rc、OB-Rd和OB-Re，除OB-Re为可溶性受体外，其余4种异型体均为单跨膜受体，其中OB-Rb胞内区最长，为瘦素发挥生理作用的效应分子。OB-Re在人类并不存在，故人类瘦素受体只有4种异型体。瘦素与其长型受体（OB-Rb）结合后，可激活JAK-STAT信号转导途径，从而发挥其生物学功能。瘦素在中枢神经系统对食欲的抑制作用必须有该信号途径的参与。

（2）瘦素在人体能量平衡中的作用：瘦素能抑制下丘脑的食欲中枢，减少进食。给予啮齿类动物瘦素后，动物的进食量迅速减少，且能量消耗增加，使体重下降。瘦素主要通过兴奋交感神经系统来增加机体的能量能耗，恒河猴第三脑室内注入瘦素，30 min后，可使循环中交感神经递质（去甲肾上腺素）的浓度增加，随后使动物的进食减少，并且这种作用可持续24 h以上。最近的研究发现，外周注射瘦素，可激活下丘脑神经元内磷酸肌醇3激酶（PI3K），脑室内注射PI3K特异的酶抑制剂，可阻断瘦素对食欲的抑制作用。这表明，瘦素在下丘脑对食欲的抑制，可能是通过PI3K信号途径来实现的。有趣的是，PI3K也是胰岛素信号转导途径之一。因此，胰岛素和瘦素均可以将外周体脂信号传到下丘脑食欲和能量平衡的调节中枢，然后通过共同的PI3K信号途径，调节机体的食欲和能量平衡。近年来，瘦素作用机制研究的另一重要进展是发现瘦素可能通过抑制肝脏的硬脂酰CoA去饱和酶，来发挥其对某些代谢的作用，尤其肝脏内脂质代谢的影响。

长期能量平衡调节因子瘦素和短期饱食信号CCK之间存在着明显的相互作用。外周输入一定量的CCK使进食大鼠的短期进食量减少50%以上；若预先使大鼠禁食48 h，使血中瘦素水平下降后，再注入同样剂量的CCK则对大鼠的进食量无明显影响。然而，若禁食大鼠在输入外源性的瘦素，校正外周血中瘦素浓度的下降，且速度类似于自由进食引起的机体内瘦素浓度变化，相同剂量的CCK又恢复其减少食物的摄入能力。大量的研究表明瘦素和CCK在进食的调节中有协同作用，提示长期和短期的能量平衡调节信号可以相互协调，参与食欲的调节。

（3）瘦素抵抗与肥胖：近年的研究表明，瘦素在能量平衡的作用中，最重要的功能是在能量负平衡及能量储存减少时

合成和分泌减少，作为一种体脂信号，使动物的食欲增加，体重恢复；而不是在能量正平衡及能量储存增加时，作为一种体脂信号，来阻止体重的增加。因此，瘦素浓度降低的生理功能比瘦素浓度在生理浓度范围外升高的生理功能要强得多。与啮齿类动物一样，瘦素及其受体基因突变在人类也可引起明显的贪食、肥胖。用重组的瘦素治疗因瘦素缺乏引起的贪食、肥胖可明显抑制患者的食欲，使体重下降。同时，也可使因瘦素缺乏引起的神经内分泌、生殖、免疫等系统的功能缺陷得到纠正。但无瘦素缺乏的患者在加用瘦素后，体重下降的程度和幅度并不确定。脂肪萎缩的啮齿类动物模型，因瘦素缺乏可引起明显的胰岛素抵抗和高脂血症，给予生理剂量的瘦素替代，可使胰岛素抵抗及高脂血症恢复正常。给予小剂量的瘦素，同样可以使先天性和获得性脂肪营养不良患者因瘦素降低引起的胰岛素抵抗和高脂血症得到明显的改善。目前的研究认为，在因禁食引起的瘦素水平下降到动物再进食引起的血中瘦素水平升高这样的瘦素浓度范围内，机体对瘦素浓度的变化最敏感，瘦素的生物学功能最强。机体对在此浓度范围外的瘦素浓度变化的敏感性明显下降。如在大多数肥胖患者体内，瘦素的表达增加，血中瘦素浓度升高，肥胖患者外周血中瘦素的浓度比正常人高2倍，比消瘦者高3倍以上。如果用药理剂量的瘦素治疗肥胖患者，则无明显的疗效。提示肥胖患者体内可能存在瘦素抵抗。目前认为产生瘦素抵抗的原因主要有以下三个。① 瘦素转运入中枢神经系统的量下降。瘦素为大分子物质，不能自由地通过血脑屏障。Banks等用 ^{125}I 标记的瘦素进行研究，发现瘦素向脑脊液的转运有饱和性，当血清瘦素浓度约25 μg/L时，瘦素向脑脊液的转运达到最大饱和量，继续增加瘦素的浓度时，脑脊液中瘦素浓度不再随血瘦素浓度增加而呈比例地增加。肥胖者平均血清瘦素浓度较正常体重者高300%，但脑脊液中瘦素浓度仅比正常人增加30%。瘦素向脑脊液转运的饱和性可能是极度肥胖者发生瘦素抵抗的原因之一，但并非肥胖的原发因素，因为通常在血清瘦素浓度达到25 μg/L之前就已有肥胖的发生。血脑屏障的微血管表达不能激活JAK-STAT信号途径的短型瘦素受体，在瘦素通过血脑屏障中起重要的作用，同时，这也是瘦素通过血脑屏障有明显饱和性的原因，因为受体的转运能力是有限度的。肥胖患者中，该转运系统的能力可能是下降的，但这种能力的下降是先天抑或后天环境因素的影响尚不清楚。但是，瘦素通过血脑屏障的能力下降，是否是食欲调节中枢对瘦素反应能力下降的原因尚不清楚。因为，参与食欲调节的下丘脑弓状核神经元是位于血脑屏障的外面，直接受外周循环中的因子调控。② 瘦素受体的下游信号转导途径受损可能是瘦素抵抗的另一原因。已经发现，在高脂饮食诱导的肥胖小鼠，瘦素引起的JAK-STAT信号途径的激活明显减弱。与其他细胞因子受体类似，受体激活的同时诱导了一种抑制瘦素信号进一步转导的转录因子的表达，这种细胞因子被称为细胞因子信号抑制物3（suppressor of cytokine signaling 3，SOCS3）。在高脂饮食和老年导致的肥胖大鼠的某些组织内SOCS3的表达增加，且用基因剔除产生的SOCS3基因杂合缺失的小鼠，对瘦素的敏感性增加，用高脂饮食喂食这种杂合缺失的小鼠，出现肥胖和因高脂导致的代谢性并发症的可能减少。另一个调节瘦素敏感性的候选分子可能是

PTP1B。剔除这种酪氨酸磷酸酶的小鼠,对胰岛素和瘦素的敏感性均增强,且不易出现肥胖。虽然如此,我们尚不清楚SOCS3和PTP1b在肥胖发生的病理过程中的意义。③脑内的瘦素受体激活后,进食和能量平衡需要一系列的神经元信号的整合才能发挥作用。若环路中有一个或多个神经元系统不能对瘦素的信号产生反应也会导致瘦素抵抗,但目前对这方面的研究尚不深入。

瘦素抵抗说明低瘦素水平比高瘦素水平所发挥的生物作用明显。参加减肥的女性长期中度限制能量摄入后,可发现她们对饥饿的敏感性增高,并伴有瘦素水平下降。这些结果进一步表明低瘦素水平在调节人体食欲中所起的作用更重要。

(4)瘦素合成和分泌的调节:血中瘦素浓度与体脂含量的变化密切相关。血清瘦素浓度女性比男性高3~4倍,即使校正了女性体内含有更多的脂肪这个生理特点,该差别仍然存在,而且这种差异不能用女性激素的差异(如雌激素、孕激素等)来解释。血浆瘦素水平在绝经前后的妇女间无显著差别,激素替代治疗也不能改变瘦素与体脂之间的关系。因此,这种差异可能来源于雄激素的抑制和(或)男女体脂分布的差异。

虽然血中瘦素浓度与体脂含量存在联系,但如果短期限制摄能或禁食使体内脂肪含量发生中等程度的变化,血浆瘦素水平的下降不依赖体脂的变化;如果再次进食或过度进食后,血瘦素的升高也不依赖于体脂的变化。这种由于"能量负平衡"而出现的快速、不依赖于脂肪含量的瘦素下降,保证了在体内脂肪明显消耗前,促进能量的摄入和储存。很多研究发现胰岛素和葡萄糖能调节瘦素的分泌。胰岛素能增加瘦素基因的表达和瘦素的分泌。给恒河猴输入葡萄糖后,血中瘦素水平上升;若人体外源输入胰岛素,使体内的胰岛素浓度接近或超出生理水平,几小时后血中瘦素浓度上升。人体禁食后如果输入葡萄糖的速度足以阻止血中葡萄糖和胰岛素的下降,那么血中瘦素水平并不降低。一些研究表明,限制能量摄入引起的血中瘦素浓度的下降和血糖的下降存在良好的相关性。啮齿类动物加用链脲佐菌素(STZ)诱导成胰岛素缺陷型的糖尿病模型,在出现高血糖后血中的瘦素水平迅速地下降;当用胰岛素治疗使血糖浓度恢复至正常水平后,瘦素水平也恢复正常。有趣的是,在糖尿病大鼠的体内长期埋入渗透性微型泵,以较慢的速度输入外源性的瘦素以补偿体内瘦素的下降,可使胰岛素缺乏引起的糖尿病性多食症状消失。这表明瘦素水平降低可能在糖尿病性多食的发生中起重要作用。

胰岛素和葡萄糖对脂肪组织产生瘦素的调节机制是目前研究的热点之一。脂肪细胞的离体实验表明,当阻断葡萄糖转运或糖酵解通路,由胰岛素刺激引起的瘦素基因的表达和瘦素的分泌也相应地受到抑制,且抑制程度与葡萄糖利用的受损程度成正相关。即使培养基中的胰岛素浓度处于生理水平的上限,这种抑制现象仍然存在,这表明胰岛素介导的葡萄糖代谢而非胰岛素本身刺激瘦素合成和分泌的主要原因。进一步的研究发现,葡萄糖经厌氧途径代谢为乳酸并不刺激瘦素的分泌,葡萄糖必须在线粒体内经有氧途径代谢为二氧化碳才能使脂肪组织分泌更多的瘦素。

血中瘦素浓度有昼夜节律性变化,在夜间出现明显的峰值,但禁食后这种节律将消失。夜间瘦素峰值的出现时间取决于进食的时间。因此,瘦素的分泌节律有别于可的松和生长激素的分泌节律,它并非真正的生理节律。虽然大剂量外源性糖皮质激素能引起血中瘦素升高,但内源性的糖皮质激素可能不是瘦素的正调节因子。在能量受限和未予治疗的糖尿病中,血中瘦素水平明显降低,而糖皮质激素水平上升。另外在肾上腺功能不足的个体中,虽然缺少可的松昼夜分泌节律,但瘦素分泌的昼夜节律仍然存在;即使通过输入外源性的可的松,模拟或逆转可的松分泌的正常生理节律,瘦素的分泌节律也不受影响。然而,可的松和生长激素可能通过改变胰岛素的敏感性而调整瘦素的昼夜节律。但人体内无论是瘦素的昼夜节律变化,还是能量摄入对血中瘦素浓度的影响,可能都是通过胰岛素刺激脂肪组织中葡萄糖代谢的效应来实现的。

2. 胰岛素在人体能量平衡中的作用·Woods及其同事早在1970年就提出胰岛素是摄食、能量平衡和体内脂肪储存的长期调节因子。此后很多证据均支持这一观点。进食活动可刺激胰岛β细胞分泌胰岛素。空腹及餐后血浆胰岛素浓度均与体内脂肪含量相关联。相应地,24 h内胰岛素的总分泌量和循环系统中胰岛素的浓度与机体脂肪含量、近期碳水化合物和蛋白质的摄入呈正相关。虽然某些脂肪酸对血糖引起的胰岛素的全量分泌是必需的,但膳食中脂肪并不能刺激胰岛素的分泌。

胰岛素受体存在于很多与进食有关的大脑区域,包括下丘脑的弓状核。虽然中枢神经系统的神经元并不产生胰岛素,但胰岛素可经受体介导的途径被转运入脑内,而且在高浓度才会达到饱和状态。胰岛素转运入中枢神经系统内的速度并不快,一般在血中胰岛素浓度升高几个小时后,才转运入中枢内,这说明胰岛素是体脂的长期调节因素而非短期的饱食信号。1979年,Woods和Porte等发现,自由进食的狒狒脑室内持续输入胰岛素,可引起长达20日的进食抑制,并伴有进行性的体重下降。

胰岛素抑制进食的作用可能通过它与下丘脑几种神经肽的相互作用来实现,如NPY、黑色素浓集配体及其受体等,而这几种神经肽也参与瘦素对食欲和能量的调节。为了进一步研究胰岛素在脑内的作用,给胰岛素缺乏的糖尿病大鼠脑室内输入胰岛素,但输入的胰岛素速度又保证血中胰岛素或血糖浓度不变,可使糖尿病性多食减少50%左右。这表明中枢性胰岛素缺乏是引起糖尿病大鼠多食症状原因之一。最近,特异性剔除中枢神经元细胞膜上的胰岛素受体基因,可使小鼠的进食量和脂肪的储存明显增加。这进一步说明中枢胰岛素信号途径在食欲和能量代谢的调节中可能发挥重要的作用。另外,中枢胰岛素还能提高交感神经的兴奋性,增加能量的消耗。另外,作为能量调节长期信号的胰岛素和作为短期饱食信号的CCK之间存在着相互作用。如果在狒狒中枢神经系统内注入一定剂量的胰岛素,该剂量本身并不能明显抑制进食活动,但此时若再经脑室或静脉注入小剂量且单独注射不足以抑制进食活动的CCK,将使狒狒的进食量减少50%以上。这说明胰岛素能提高脑组织对CCK引起的饱食感的敏感性。

由上可知,大量的研究表明脑中的胰岛素信号能抑制进食，胰岛素的分泌是近期能量摄入和体内脂肪储存的一种负反馈信号。然而，由于胰岛素在外周能增加脂肪的合成与储存，人们往往错误地认为胰岛素会增加体重引起肥胖，这也导致了一些错误的减肥观点：要减轻体重应避免摄入刺激胰岛素分泌的食物。究其原因是未能区分胰岛素对进食的反应和长期高胰岛素血症这两者的区别。进食后血胰岛素浓度迅速上升，但在短时间内又回落到基础水平；而长期高胰岛素血症主要是由于胰岛素抵抗引起β细胞的代偿而分泌大量胰岛素。事实上，葡萄糖引起的胰岛素分泌增加只会使体重轻微增加，不会引起肥胖。另外，与其他大脑区域相比，进食后胰岛素被优先输送到下丘脑。下丘脑胰岛素浓度升高主要是在高糖饮食而非高脂饮食后，这可能是因为高脂饮食时，血胰岛素浓度变化较小的原因。狗若长期给予高脂饮食，脑内胰岛素转运系统受损，而且根据受损程度可预测体重的增长幅度。高脂饮食可引起人和动物摄能增加，胰岛素的总分泌量以及转运入中枢神经系统的量减少可能是原因之一。

一些研究表明，在中枢神经系统对能量稳态的控制中，瘦素的作用可能比胰岛素更重要。例如，瘦素缺乏能引起严重的肥胖和贪食，而此时胰岛素仍处于高水平；胰岛素缺乏并不会引起肥胖。事实上在未受控制的糖尿病中（由胰岛素缺乏引起），人和大鼠尽管摄食量大大增加，但体重却是下降的。给这些糖尿病大鼠输入外源性的瘦素使其体内瘦素浓度达到非糖尿病的水平，发现可以缓解糖尿病性贪食症的发展。因此推测，瘦素缺乏而非胰岛素缺乏在糖尿病引起的贪食中起重要的作用。

（三）其他参与能量平衡和胰岛素作用调节的脂肪细胞因子

以前的观点认为，脂肪组织的主要功能是在机体能量过剩时，将过剩的能量以脂肪的形式储存在脂肪组织内，而当机体能量缺乏时，以甘油三酯和游离脂肪酸的形式释放入血。随着脂肪源性激素瘦素缺乏可引起明显的贪食、肥胖发现后，人们意识到脂肪组织也可能是一个重要的内分泌器官。近年的研究拓展了脂肪作为内分泌器官的认识。乙酰化刺激蛋白（acylation stimulating protein，ASP）是近年来发现的脂肪源性激素之一。它是通过与必需因子B和脂素（adipsin）的相互作用，由补体因子C3产生一种新的衍生物。外周血中ASP和补体因子C3的浓度在正常及肾病综合征的患者中均明显相关，只是肾脏综合征患者体内ASP明显高于正常人。ASP的受体在3T3-L1细胞、成纤维细胞及人的脂肪组织内表达，该受体是一种与Gi蛋白偶联的受体。ASP的主要功能是参与脂肪组织内脂代谢的调节。然而正是这种作用明显影响了机体整体能量平衡及机体对胰岛素的敏感性。ASP在脂肪组织局部可刺激葡萄糖的利用，激活脂肪合成过程中的关键酶二酯酰甘油酰基转移酶（DGAT），抑制激素敏感脂肪酶；从而使甘油三酯的合成增加，脂肪的储存增多。补体因子C3基因剔除的小鼠，体内不能产生ASP，小鼠对餐后脂肪的清除延迟。给这种基因剔除的小鼠腹腔内注射ASP，可加快高脂饮食后体内游离脂肪酸和甘油三酯的清除速度。给C3基因剔除的小鼠喂食高脂饮食，虽然摄入的能量比野生型小鼠多30%，但小鼠的体内的脂肪含量反而较少，对高脂饮食诱导的体重增加有一定的抵抗作用。通过测定氧的消耗量发现，C3

和ASP缺乏的小鼠，静息和运动时的能量消耗均明显增加。在ASP和瘦素双剔除的ob/ob小鼠，进食量减少，能量的消耗增加，体重较ob/ob小鼠轻。说明ASP对食欲和体重的影响不是通过瘦素信号途径来实现的。ASP/C3基因剔除的小鼠，空腹胰岛素水平降低，但对腹腔注射的葡萄糖清除加快。另外，ASP能使体外培养的INS-1细胞和小鼠胰岛细胞胰岛素的分泌增加，这种效应可能依赖葡萄糖的磷酸化、钙离子内流及蛋白激酶C途径。给予ASP可使小鼠体内葡萄糖诱导的胰岛素分泌的第一时相快速增加，从而增加机体对葡萄糖的处理能力。体脂含量是调节ASP的主要因素，肥胖患者血清中ASP的浓度升高，且升高的程度与体脂含量成比例。在禁食和体重下降，包括因胃旁路手术使体重明显下降时，血中ASP的浓度降低。在体外，胰岛素可增加脂肪细胞ASP的分泌。这提示胰岛素可能介导了限制能量摄入对ASP合成和分泌的抑制，及禁食后使ASP的分泌增加的作用。在人类，脂肪的摄入并不影响ASP的分泌，但体外的研究却发现乳糜微粒能明显增加培养的人脂肪细胞ASP的分泌，这种矛盾的结果尚无合理的解释。虽然，要理解ASP对营养物质代谢的影响尚需进行更多的研究，但是目前的研究发现ASP可以增加甘油三酯的储存，缺乏ASP时，机体的脂肪减少，并且能减轻高脂饮食诱导的胰岛素抵抗及肥胖；这些结果提示，降低ASP的浓度或其受体拮抗剂有可能用于肥胖和2型糖尿病的治疗。

有意义的是，ASP调控的基因，DGAT基因剔除的小鼠，出现的症状与ASP/C3基因剔除的小鼠相似，两者均表现为对胰岛素的敏感性增加，减少高脂等饮食诱导的肥胖，同时表现为对瘦素抑制食物摄入效应的敏感性增加。小鼠敲除perilipin基因后，激素敏感的脂酶活性增强，出现明显的贪食症状，但由于脂肪细胞形态变小，小鼠显得较为消瘦。即使在瘦素受体缺乏的db/db小鼠中，perilipin的缺乏也可逆转原有的肥胖。

脂联素（adiponectin）和抵抗素（resistin）是近年来发现的两种重要的脂肪源性新激素。它们均特异表达在脂肪组织，其合成、分泌量与体脂的含量密切相关，只是脂联素和体脂含量呈负相关，而抵抗素则与体脂含量呈正相关。由于两者的主要功能均与胰岛素抵抗相关，在食欲和能量平衡的调节中，可能不起主要的作用，因此，关于这两种脂肪组织的激素的功能将在相关章节阐述。

脂肪组织除分泌一些激素外，还能合成分泌许多细胞因子。有些细胞因子如TNF-α、IL-6等，若经外周或中枢给予，均能抑制动物的进食活动。但由于它们引起的食欲减退常伴有感染和癌症因素，这就妨碍了在生理状态（如除外肿瘤或炎症的存在）下对其调节进食功能的了解。这些细胞因子可能通过影响胰岛素的敏感性或瘦素的产量而间接地调节进食活动。

除了脂肪组织合成和分泌的一些激素或细胞因子参与机体食欲和能量平衡的调节外，下丘脑-垂体-肾上腺及甲状腺轴，在食欲和能量稳态的调控中也发挥一定的作用。在外周，糖皮质激素主要起分解作用；但在中枢神经系统则可增加进食。胰岛素和瘦素通过影响下丘脑神经肽的分泌，继而抑制进食，这种变化在很大程度上可被糖皮质激素在中枢促进食欲增加的效应所抵消。糖皮质激素缺乏(Addisons病)的一个症状即为厌食。虽然外源给予糖皮质激素或内源性糖皮质激素过多(库欣综合征)均有贪食的症状,但患者体内同时出现的高胰岛素血症和高瘦素血症,以及糖皮质激素的外周分解作用,可能使大多数库欣综合征患者不出现明显的肥胖。在长期的能量摄入和体脂含量的调节中,很可能由糖皮质激素与胰岛素、瘦素之间的相互作用来实现的。例如,肾上腺切除,可使人体对中枢给予的胰岛素抑制禁食效应的敏感性增强;但长期给予糖皮质激素,可能会损伤胰岛素向中枢神经系统内的转运。此外,肾上腺切除,还能使因瘦素缺乏或瘦素受体缺陷引起动物的贪食症状减轻,这提示瘦素缺乏/抵抗引起的生物学效应与下丘脑-垂体-肾上腺轴功能之间存在着明显的相互影响。近年来,脂肪组织表达的11β-羟类固醇脱氢酶1型(11β-HSD1)引起了人们的关注。因为该酶可以在血中糖皮质激素浓度不变的情况下,增加细胞内活性糖皮质激素的浓度。11β-HSD1可以使无活性的糖皮质激素可的松或11-去氧皮质酮(11-dehydrocorticosterone)变为有活性的氢化可的松,从而在组织局部增强糖皮质激素的生物学效应。最近人们发现在肥胖患者的脂肪组织内11β-HSD1的活性是增加的。用转基因技术,使11β-HSD1基因在小鼠脂肪内特异性高表达,且表达增强的水平类似于肥胖患者脂肪组织增加程度,脂肪组织高表达11β-HSD1的小鼠,脂肪组织内的肾上腺皮质酮浓度增加,促进高脂饮食诱导的腹型肥胖的出现。同时,这种小鼠还出现高血脂、胰岛素抵抗、糖尿病等表现。令人奇怪的是,这种小鼠即使出现明显的高血脂,其食欲也是增加的。因此推测脂肪组织11β-HSD1表达增加,可能在腹型肥胖及代谢综合征的发生中起重要的作用。

目前对甲状腺激素影响进食活动的机制了解尚不深入。外源性或内源性甲状腺素过多引起的甲状腺功能亢进,可使机体摄食增加。这种增加可能是由于甲状腺激素使基础代谢率增加,造成能量的负平衡,使体内脂肪含量下降,循环中的胰岛素和瘦素分泌减少的缘故。相反,甲状腺功能减退时基础代谢率下降,摄入量减少,体重虽上升但无明显的肥胖,这可能是因为胰岛素和瘦素的增加限制了体重的增加。

下丘脑的生长激素(GH)-胰岛素样生长因子(IGF)轴在能量的平衡和营养物质的分配中起重要作用。给予GH可引起摄食增加。中枢给予IGF-1(非IGF-1)则抑制进食。GH和IGF均能通过下丘脑产生的生长激素释放激素(GHRH)对生长激素轴产生负反馈抑制作用。把GHRH激动剂注入脑室或把GHRH注入下丘脑腹内侧核,均能引起大鼠摄食增加。由此推测,外周的GH和IGF可能通过GHRH来调节进食行为。

总之,短期调节信号主要来源于胃肠道(如胆囊收缩素、胃促生长素及胃肠道容受性受体等),它通过降低饱腹感的阈值来终止进食,但这些信号本身并不足以调节能量平衡和体脂的含量。胰岛素、瘦素等长期信号与近期摄入的能量、体脂含量呈正相关。大鼠对胃肠道引起的饱腹感的敏感性受到胰岛素和瘦素的影响,因此,目前认为,长期和短期调节信号相互作用,共同参与能量平衡的调节。除了瘦素有调节摄食和能量消耗的重要作用外,脂肪细胞分泌的其他激素和蛋白质

也参与了能量平衡及机体对胰岛素效应敏感性的调节(图12-2-1)。

三、食欲和能量平衡的中枢调控系统

(一)体脂信号的神经肽感受器

很早就知道,电刺激下丘脑的腹内侧核(VMN)可抑制食欲,破坏该区域可引起贪食肥胖。相反,刺激下丘脑外侧核(LHN)则使食欲增加,破坏该区域可引起动物厌食和消瘦。因此人们认为VMN为饱食中枢,而LHN为饥饿中枢。但在破坏下丘脑的饱食和饥饿中枢后,尚不能阻止禁食后的代偿性进食反应,这提示除这两个区域外,脑组织中尚有其他的部位可能参与食欲的调控。近年来,随着下丘脑中食欲调节肽的陆续发现,下丘脑在能量平衡调节中的地位更加巩固。表12-2-1中列出了已经发现的主要参与食欲调节的因子。这些神经肽分为两大类,一类为促进食欲、减少能量消耗的神经肽如神经肽Y(NPY)、黑色素浓集激素(MCH)、Agouti相关肽(AgRP)、促食欲素(orexin)等;另一类则抑制食欲、促进能量消耗的神经肽如α-促黑细胞激素(α-MSH)、促肾上腺皮质激素(CRH)、促甲状腺素释放激素(TRH)、可卡因-苯丙胺调节转录肽(CART)及IL-1β等。在这些参与食欲调节的神经肽中,有些如NPY、AgRP、MSH、CART等可以接受外周脂肪组织传来的体内信号。

表 12-2-1　参与食欲调节的因子	
减少食物摄入的因子	增加食物摄入的因子
神经递质	中枢介质
去甲肾上腺素β受体	去甲肾上腺素α受体
多巴胺	NPY
血清素	MCH
下丘脑神经肽	甘丙肽
CRH	GHRH
尿皮质素	AgRP
GLP-1	外周因子
胆囊收缩素	胃促生长素-长期和短期信号
CART	低血糖
MSH	
外周因子	
瘦素-长期调节信号	
胆囊收缩素-进食相关的信号	
胰岛素-中枢注射有明显的作用	

1. 下丘脑表达感受体脂信号增加食欲(合成代谢)的神经肽·NPY是参与能量平衡及神经内分泌调节的主要介质,主要在弓状核中合成。把NPY注入大鼠的脑室或直接注入下丘脑能强有力地刺激进食,减少能量的消耗,同时诱导肝脏和白色脂肪组织中脂肪酸生成相关酶的表达。持续或反复中枢内注入NPY可引起肥胖。当体内的脂肪急速减少和(或)胰岛素、瘦素传入脑内的信号减少时,下丘脑NPY基因表达和蛋白质分泌均增加。在ob/ob鼠中NPY表达升高,给予瘦素

后,可以抑制弓状核中 NPY 的表达。敲除 *NPY* 基因能降低 *ob/ob* 小鼠的贪食和肥胖程度。同时,在胰岛素缺乏的糖尿病中,贪食症状伴有下丘脑 NPY 合成和释放的增加,但外周或中枢注入胰岛素可阻止贪食症的发生。这些研究表明 NPY 是瘦素的中枢作用介质,事实上,在弓状核的 NPY 神经元上有瘦素受体的表达。

体内至少存在 5 种 NPY 的受体。NPY 与其受体结合后,可使下丘脑 PVN 及背内侧核(DMN)中 *c - Fos* 基因的表达增加,若预先给予 NPY1 受体拮抗剂 1229U91 或瘦素,则 NPY 诱导的进食减少,在小鼠 PVN 中 *c - Fos* 表达的升高减弱;说明 NPY 发挥增加摄食作用时,神经元活动主要位于 DMN 和 PVN 区域。

但在 NPY 基因剔除的小鼠,对摄食的反应是完整的,因此人们怀疑当胰岛素或瘦素水平正常时,NPY 在食欲调控中是否发挥重要的作用。另一种可能的原因是,如果体内先天性缺乏 NPY 这种重要的食欲调节因子时,机体可能出现一些代偿机制,来代偿 NPY 的生理功能。

AgRP 与 Agouti 蛋白同源,是一种 MC3R 和 MC4R 受体拮抗剂,具有增加食欲的作用。与 NPY 和 POMC 相似,AgRP 也位于弓状核,且禁食和瘦素缺乏均能够使其表达增加。脑室内注射或经转基因技术使 AgRP 表达增加后,可引起动物食欲增加,而且脑室内注入一次 AgRP 引起的进食增加会持续 1 周。若以进食后几个小时的反应来衡量,NPY 是最强的促食欲因子,但 NPY 相对 AgRP 来说是短效的,因此若以单次脑室内注射引起能量摄入的累积增加来衡量,AgRP 才是最强的促食欲因子。除此之外,下丘脑还分泌一些促进食欲的神经肽如黑色素浓集激素(MCH)、促食欲素、甘丙肽(galanin)等。

2. 下丘脑表达感受体脂信号抑制食欲(分解代谢)的神经肽·α-MSH 由前阿黑皮素原(POMC)剪接而来,在食欲调节中尤其重要;它在下丘脑通过 MC3R 和 MC4R 来抑制食欲,是 MC4R 的内源性生理激动剂。MC3R 和 MC4R 途径是体内能量稳态调节中最重要的信号转导途径之一,其主要表达在脑内。给予合成的这些受体激动剂能抑制动物的进食活动,而合成的拮抗剂则有相反的作用。*MC4R* 基因剔除的小鼠,表现为明显的贪食和肥胖,表明 MC4R 信号途径能抑制进食和体内脂肪的储存。*MC4R* 基因杂合缺失的小鼠模型也出现肥胖的表型,但肥胖程度无该基因纯合缺失小鼠明显。人类中若有 *MC4R* 基因的突变也可见到类似的表现。有趣的是,下丘脑表达的能够增加食欲的神经肽 AgRP 也是通过 MC3R 和 MC4R 受体途径来发挥其生理功能,AgRP 是该受体的拮抗剂,从而抑制该信号途径,使食欲增加。

CART 是一种在下丘脑多种核团表达的内源性抑制食欲的神经肽。下丘脑弓状核的 CART 神经元上有瘦素受体的表达,提示该 CART 神经元可能接受外周体脂信号——瘦素的调节。当 CART 注入下丘脑后,可抑制正常及饥饿大鼠的进食,并能完全阻断 NPY 诱导的进食。CART 与瘦素的关系密切,*ob/ob* 鼠或 *db/db* 鼠弓状核中 CART 表达降低甚至完全缺乏,当给 *ob/ob* 鼠腹膜内注射重组的瘦素时,弓状核中 CART 水平可恢复正常,下丘脑外侧部的 CART 也有所升

高。这提示增加 CART 的表达可能是瘦素发挥抑制摄食的机制之一。

(二)下丘脑对体脂信号的整合

下丘脑合成分泌大量的神经肽参与食欲和能量的调控。那么,下丘脑是如何接受体脂信号如瘦素、胰岛素,将它们整合后,通过调节食欲调节肽的分泌来完成食欲和能量调节的呢? 近年来的研究,使人们对该过程有了一定的了解。随着大量新的参与食欲调节的神经肽不断发现,原位杂交,尤其是双色原位杂交技术的应用,人们发现下丘脑一些特异的神经元亚群参与能量稳态的调节。以前的观点认为下丘脑内存在特异的调控进食和体重的中枢,但现在则发现:脑尤其下丘脑内不同的神经元通路在感受体脂变化信号变化,整合这些信息,调控食欲和能量的平衡中起非常重要的作用。

下丘脑的弓状核(ARC)邻近第三脑室,是神经细胞体集中的区域,约占下丘脑长度的一半。该部位的神经元主要有两大类,一类是同时表达增强食欲的神经肽 NPY 和 AgRP 的神经元,另一类是同时表达和分泌抑制食欲的神经肽 POMC 和 CART 的神经元(图 12-2-2)。有趣的是,这两类神经元的细胞膜上均有瘦素受体的表达,因此,人们认为下丘脑的弓状核可能是参与食欲调控的一级神经元群集处,可直接感知外周传来的体脂信号。

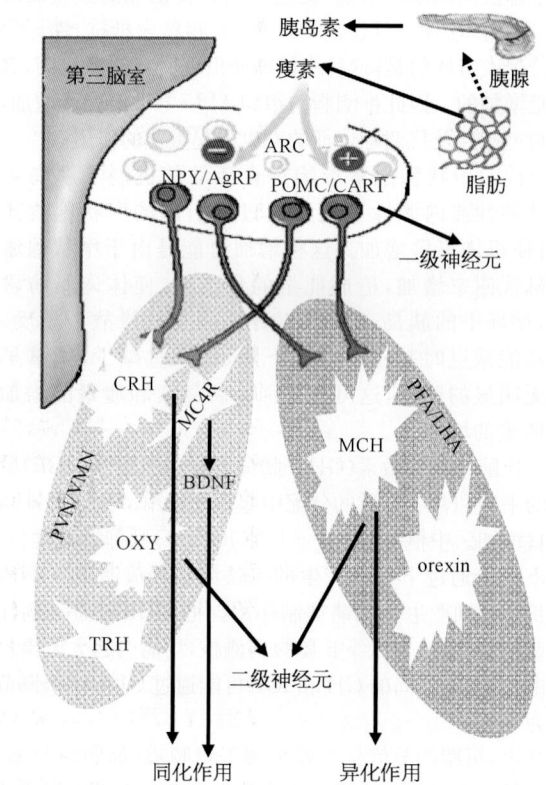

图 12-2-2 下丘脑对循环中体脂信号(瘦素、胰岛素)反应的神经元定位 下丘脑的弓状核(ARC)是一级神经元 NPY/AgRP 及 POMC/ATCR 的聚集处。这些神经元的表达和分泌受到瘦素及胰岛素的调节,进一步作用位于下丘脑室旁核(PVN)、腹内侧核(VMN)二级神经元如促皮质激素释放激素(CRH)、促甲状腺激素释放激素(TRH)、催产素(OXY),以及位于下丘脑外侧区(LHA)、穹隆旁区(PFA)的二级神经元,如促食欲素(orexin)、黑色素浓集激素(MCH),然后通过同化作用或异化作用来调节能量代谢。引自 Schwartz MW et al. Nature,2000,404：661-671,并作修改

据此,人们提出如下的假设:弓状核能把与瘦素相关的信号信息转换成神经元的反应。若把瘦素通过微注射的方法注入弓状核,可引起食欲降低;而在捣毁弓状核后,脑室内注入瘦素就无此效应。弓状核内 NPY/AgRP 和 POMC/CART 的绝大多数神经元细胞膜上均表达瘦素受体,而且这两种神经元合成的 NPY/AgRP 和 POMC/CART 神经肽均受瘦素的调控,但对它们的调控方向相反。瘦素抑制 NPY/AgRP 神经元内 NPY 和 AgRP 的合成,当瘦素浓度降低时,NPY 和 AgRP 的合成则增加;但瘦素对 POMC/CART 神经元内 POMC 和 CART 的表达的调控则与此相反。虽然对胰岛素的研究不如瘦素的深入,但弓状核中的确存在大量胰岛素受

体的表达,而且胰岛素缺乏也可能激活 NPY/AgRP 神经元,同时,胰岛素或瘦素减少可抑制弓状核中 POMC 和 CART 的表达。输入胰岛素或瘦素则引起相反的变化(图 12-2-3)。其次,如果强制性过度喂食,使大鼠的体重增加超过 5% 时,将明显抑制大鼠的自发性摄食,同时发现弓状核中 POMC 基因的 mRNA 水平增加 3 倍。中枢注入促黑素受体的拮抗剂,可逆转由于瘦素或强制性过度进食引起的畏食(该剂量并不影响对照组的进食活动)。这说明在体脂增加的信号传入脑内引起畏食反应的过程中,MC 受体途径起着重要的作用。总之,弓状核是把血中瘦素和胰岛素的信号转化为神经元反应的主要部位。

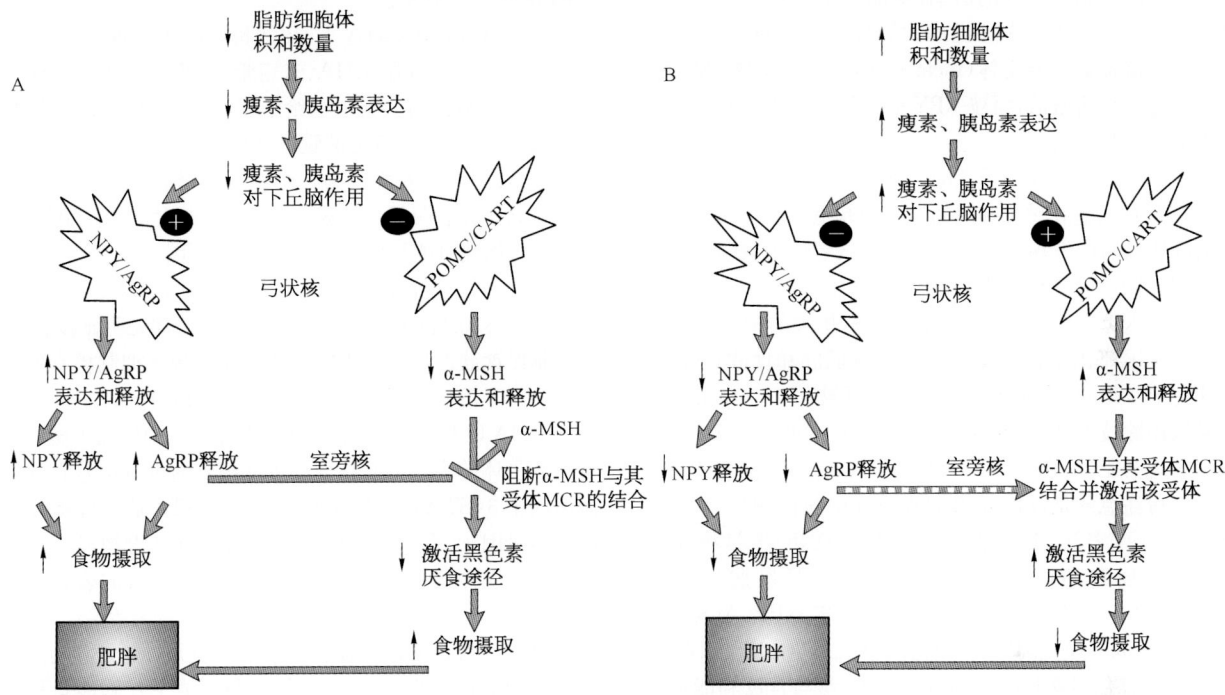

图 12-2-3 弓状核神经元在体脂信号传导中的作用

A. 当脂肪体积及数量下降时,瘦素与胰岛素表达下降,到达下丘脑弓状核的瘦素及胰岛素减少,刺激弓状核增加食欲肽 NPY 及 AgRP 的表达和释放,同时抑制降低食欲肽 POMC/CART 的表达和释放。NPY 和 AgRP 的表达和释放增加,可以使食物摄取增加,导致肥胖的形成;另一方面,抑制食欲肽 POMC 的表达,使得抑制食欲肽 α-MSH 表达下降,抑制黑色素厌食途径,使食物的摄取增加,从而与 NPY 途径协同导致肥胖的形成。B. 当脂肪体积及数量增加时,瘦素与胰岛素表达增高,到达下丘脑弓状核的瘦素及胰岛素相应增多,可以降低弓状核增加食欲肽 NPY 及 AgRP 的表达和释放,同时增加抑制食欲的 POMC/CART 的表达和释放。NPY 和 AgRP 的表达和释放降低,可以使食物摄取减少,另一方面,抑制食欲的 POMC 表达增加,使得 α-MSH 表达升高,它可以通过激活黑色素厌食途径,减少摄食,从而引起消瘦

上述假说也提示弓状核神经元支配的脑组织也是参与能量稳态回路的次级神经元所在的区域。但有关这种下游神经元的研究还刚刚起步,能量稳态的调控可能包括很多整合的、多个神经传导途径,而不是一些离散的神经元依次相连组成的单一途径所能完成的。虽然如此,对弓状核神经元最终如何影响进食的模型的理解无疑会为今后的研究提供一个有用的框架体系。

次级神经元的信号通路模型:用双色免疫组化分析发现,在下丘脑的室旁核催产素(OXY)神经元的周围分布着含有 NPY 蛋白的神经轴突;而在下丘脑围穹隆部(perifornical area,PFA)的促食欲素(orexin)神经元周围,分布着大量 NPY 蛋白阳性的神经元轴突;同时,在下丘脑外侧核(LHA)MCH 神经元周围,同样分布着大量 NPY 蛋白阳性的神经元轴突。事实上,下丘脑区域,包括室旁核(paraventricular nucleus,

PVN)、VMN、未定带(zona incerta)、PFA 和 LHA,分布着大量来自弓状核 NPY/AgRP 和 POMC/CART 神经元的轴突,这些位于下丘脑弓状核的神经元能够接受外周血中体脂信号变化的信息。因此,下丘脑的室旁核(PVN)、腹内侧核(VMN)、未定带、PFA 和 LHA 区域可能是下丘脑参与食欲调节的二级神经元所在位置(图 12-2-2)。这与早期的刺激和损伤研究的结果相吻合。例如,电刺激 PVN 可抑制食欲,而刺激 PFA 和 LHA 则促进食欲。同时,破坏双侧 PVN,可引起过食肥胖综合征,相反,破坏双侧 LHA 则引起厌食、体重下降。这提示抑制食欲和促进食欲的信号分子可能是在下丘脑的 PVN 和 LHA 部位合成的。

和上述结论一致,中枢给予一些在 PVN 合成的神经肽,可降低进食量,减轻体重。这些神经肽包括:CRH、TRH、oxytocin。CRH 是下丘脑-垂体-肾上腺轴的主要调节因子,

同时，它也是一种抑制食欲的神经肽。CRH 能引起厌食，激活交感神经系统。CRH 通过 CRH 受体 1 和 CRH 受体 2 起作用，其减少摄食作用位点主要位于 PVN。原位杂交显示，单次腹膜内给予瘦素（1.0 mg/kg）后，PVN 中的 CRH mRNA 和 VMN 中的 CRH 受体 2 的 mRNA 表达均升高，长期给予瘦素（微量泵皮下注射 5 日），VMN 中的 CRH 受体 2 mRNA 升高而 PVN 中的 CRH mRNA 却无明显变化。无论是单次还是长期给予瘦素均有减轻体重、抑制摄食的效应，这表明瘦素调节能量平衡的作用至少部分是通过增加 CRH 或 CRH 受体 2 的表达，从而增加 CRH 抑制摄食作用来实现的。TRH 不仅能调节甲状腺轴的功能，而且还能减少食物的摄入。催产素除了调节子宫的活动，也能抑制进食。如果这些 PVN 神经元是位于弓状核下游的次级分解代谢的效应器，那么它们应该能被促黑素受体（melanocortin，MC 受体）和（或）CART 信号途径所激活，而被 NPY 的信号途径所抑制。这些设想尚需进一步证实。

脑来源的神经营养因子（brain derived neurotrophic factor, BDNF）最早认为它在感觉神经的发育中起重要的作用。但在初期的临床试验中发现 BDNF 可以使受试者体重减轻，因此，认为该神经肽可能参与食欲的调控。随后的研究发现，BDNF 及其受体 TrkB 均表达在下丘脑饱食中枢相关的神经元细胞中。在 BDNF 基因杂合缺失的小鼠，出现肥胖和食欲亢进，中枢内注射 BDNF 后，小鼠的过食和肥胖可被纠正。如果用条件性基因剔除技术，特异性剔除小鼠脑组织内的 BDNF 后，小鼠仍然表现为肥胖，提示 BDNF 在中枢可能参与能量平衡的调控。值得注意的是，BDNF 基因在下丘脑腹内侧核（VMN）的神经元内高表达，且该部位表达的 BDNF 营养物质和 MC4R 信号通路的调控。因此，这提示下丘脑腹内侧核（VMN）BDNF 神经元可能是受弓状核 NPY/AgRP 和 POMC/CART 神经元调控的抑制食欲的二级神经元。BDNF 可能是 MC4R 信号途径的下游信号分子，参与食欲和能量平衡的调控。

促黑色素浓集激素（MCH）的神经元主要分布于下丘脑外侧部（LHA）及未定带（zona incerta）；而其神经纤维及末梢则广泛分布于大脑。MCH 具有增加摄食的作用。重要的是，位于 LHA 部位的 MCH 神经元细胞膜周围有大量的 NPY/AgRP 和 POMC/CART 神经元轴突的分布。因此，人们认为下丘脑的 LHA/PFA 区域可能是机体内合成代谢信号的次级神经元所在的部位。能量摄入受限或瘦素缺乏可增加 MCH 的合成；MCH 基因敲除的小鼠进食减少，异常消瘦，用转基因技术，使小鼠在下丘脑正常的部位高表达 MCH，则引起小鼠肥胖；同时，给予 MCH 转基因小鼠高脂饮食，更容易使小鼠体重增加。与 NPY 受体相似，MCH 受体与 MCH 结合后，使其与位于胞膜上的 G 蛋白复合物的 Gi 亚单位结合，通过激活 Gi，进而抑制 cAMP 的形成，从而抑制蛋白激酶 A（PKA）信号途径，发挥其促进食欲的作用。引起食欲减退的神经肽，如 MC4 或 CRH 与其受体结合后，则激活 Gs 蛋白，从而增加细胞内 cAMP 的含量，激活细胞内 PKA 信号转导途径，发挥其抑制食欲的生物学功能。在 MCH 受体 1 剔除的小鼠，表现为消瘦，这主要是因为小鼠的产热增加，而不是因为食欲的下降所致。给予 MCH 受体 1 拮抗剂，则使小鼠的食欲下降，

同时减轻因美味食物引起的肥胖的程度。MCH 受体 2 目前仅在人类的脑组织中发现，而在大鼠的脑组织中尚未发现，对其功能目前尚不了解。值得注意的是，位于下丘脑外侧部的 MCH 神经元上有瘦素受体的表达，这提示下丘脑 LHA 部位的 MCH 神经元除了通过其一级神经元 NPY/AgRP 和 POMC/CART 传来信息，感受外周血中体脂信号的变化外，尚可通过 MCH 神经元细胞膜上瘦素的受体，直接感受外周血中体脂含量变化导致的瘦素分泌异常的信息。进一步明确这两条信号途径在调节促进食欲的神经肽 MCH 的合成和分泌中的地位，是非常有意义的。同时，到目前为止，MCH 神经元细胞膜上，是否有 MC 受体的分布尚不清楚。

促食欲素（orexin）A、B，又称超矮因子（hypocretin）1、2，特异性表达在下丘脑 LHA、未定带和 PFA，但与 MCH 表达的神经元是不同的。当中枢给予促食欲素时，它们能增加食物的摄入，引起动物行为的觉醒。剔除促食欲素基因的小鼠，可引起嗜睡症，主要表现为一种在非正常情况下突然发作的入睡。该研究表明促食欲素除了具有控制食欲的作用外，促食欲素信号途径可能是启动、维持睡眠的原因之一。已有研究发现，瘦素可抑制禁食诱发的前促食欲素原 mRNA 及促食欲素受体 1 mRNA 的表达，而对促食欲素受体 2 却无明显影响，这表明抑制促食欲素及其受体的表达可能是瘦素抑制摄食的机制之一。与下丘脑室旁核 MCH 神经元相似，Hakansson 等发现位于 LHA 以及 PFA 的绝大部分促食欲素神经元细胞膜上也有瘦素受体的表达，同时，促食欲素细胞内也有信号转导转录激活因子 3（STAT3）蛋白的存在。STAT3 是一种被瘦素激活的转录因子，提示瘦素可能直接与促食欲素神经元细胞膜上的瘦素受体结合，通过抑制下丘脑促食欲素的表达或释放而抑制摄食。

目前认为，MCH 和促食欲素的神经元可能是参与能量稳态调控的下丘脑的二级神经元，参与组成下丘脑能量稳态调控的神经通路，这表明从弓状核神经元来的 POMC 或 CART 信号能够抑制 MCH 和促食欲素神经元的功能，而 NPY 或 AgRP 信号则增加这些神经元的功能。这有待进一步的实验来证实。

要证实能量稳态环路中存在一级和次级神经元这个假设还有很多的工作要做。首先必须要证实下丘脑 PVN 和 LHA 中的确存在一类特异性表达 NPY 和 α-黑素细胞刺激激素受体的神经元，因为只有这类神经元才可以作为食欲调节的二级神经元，接受下丘脑 NPY/AgRP 和 POMC/CART 一级神经元的体脂信号的调节。同时，目前的研究发现，有很多 PVN、PFA 和 LHA 的神经元均投射到弓状核，因此，两者之间存在双向神经传导通路，提示这些次级神经元并非只是被动地接受弓状核的信息，它们还能主动参与调整到达的信息。此外，大量的证据表明 PVN 和 LHA 神经元细胞膜上有瘦素受体的表达，提示 PVN 和 LHA 神经元也可以是体脂信号直接的调节目标。不过，瘦素受体在弓状核中的表达远高于这些二级神经元所在的下丘脑区域。

（三）机体的饱食信号控制每餐的进食量

要达到能量的稳态，显然每餐摄入的食物量、进食的频率或两者都应受到调控。每餐进食量的主要决定因素是饱腹感

的启动,即在食物摄入过程中,神经体液因素的刺激导致摄食的终止。为了解释摄食终止受能量稳态的调控,有学者提出,参与能量稳态的下丘脑通路与一系列对饱腹感发生反应的信号通路相互作用。进食的开始时间受很多内在和外在的因素影响,如情绪因素、一天中的某些时间、食物获得的可能性及其美味程度、周围环境的压力。但进食的终止相对而言受到更多的生理调控。一些实验表明,体脂变化引起的进食反应中,其中的一项即是控制每餐的进食量。中枢给予 NPY 引起的贪食症状主要表现为摄入大量的食物;相反,给予瘦素后,动物进食的次数与对照组一样,但每顿进食量明显减少。这些观察提示,参与能量稳态的信号可能主要通过控制每餐的进食量来调节食物的摄入。调节脑部参与整合饱食信号的区域(或核团)对机体饱食信号的反应,可能是机体维持能量稳态的重要途径之一。

下丘脑主要是对体脂信号产生反应,但很可能不是处理饱食信号的部位。进食过程产生的饱食信号绝大多数通过迷走神经的传入纤维,以及从胃肠道上部而来进入脊髓的传入纤维传至后脑。这些信息在孤束核(nucleus tractus solitarius, NTS)进行整合。NTS 位于脑干的尾部,能整合从胃肠道、腹腔内脏传入的感觉信息,以及从口腔传入的味觉信息。在食物摄入过程,或肝脏中有能量代谢相关的神经信号传入时,或营养成分刺激位于小肠肠腔的神经内分泌细胞分泌体液因子如 CCK 时,胃和小肠的机械和化学刺激引发的饱食信号可传到 NTS。如果切断动物前脑和后脑的所有神经联系,这些饱食信号仍然可以使进食终止。这说明即使没有下丘脑的影响,参与调节进食终止基本过程的大脑区域仍能发挥作用。

那么前脑对体脂信号的反应是如何与每餐摄食量的变化联系在一起的呢?胰岛素和瘦素均能提高 CCK 引起的饱腹感的事实表明,前脑对体脂信号的反应与后脑整合饱食信号的区域存在着相互作用。下丘脑中枢能量平衡调节的效应器途径(如 MC 受体信号途径),能影响 NTS 神经元对迷走神经传入的饱食相关刺激的反应,也说明前脑对体脂信号的反应与后脑对饱食信号的反应存在着相互的影响。近来发现瘦素能加强 CCK 激活 NTS 神经元的效应,这也清楚地说明参与能量稳态的信号能够调整 NTS 神经元对传入的饱食相关信号的反应。

有学者认为,NTS 神经元本身负责对外周传入的饱食信号和从前脑神经元输入的能量稳态信号的整合。首先,NTS 神经元和前脑区域如 PVN 有交互的神经联系,因此饱食信号和能量稳态信号的整合可能涉及这些大脑区域。另外,参与能量稳态调节的中枢效应神经元的神经递质除作用于下丘脑外,还作用于后脑的 NTS 神经元,如 NTS 神经元细胞膜上表达 MC4R 基因等。在邻近 NTS 的第四脑室和在侧脑室突出的部位(rostral lateral ventricle)注射 MC4R 的激动剂或拮抗剂,两处所引起的进食反应无任何差别。同时,在 NTS 有 POMC 阳性的神经元存在,这也是脑组织中除弓状核外,唯一表达 POMC 基因的区域;而且 NTS 神经元细胞膜上也有瘦素受体的表达。所有这些均提示后脑和前脑可能都参与了对能量稳态信息的处理。因此,后脑的 NTS 或脑干的其他区域,也像弓状核一样,存在对瘦素发生反应

的神经元,并通过向上投射到前脑某些关键部位的神经纤维,参与体脂改变引起的进食反应的调节(图 12-2-1)。进一步澄清前脑和后脑参与这一过程的神经环路整合的机制无疑是非常重要的。

(四)单胺类神经递质与摄食活动

去甲肾上腺素在脑干诸如迷走神经背核、蓝斑合成。这些神经元向后投射到脊柱,向前投射到下丘脑、丘脑和大脑皮质。在某些神经元,包括投射到 PVN 的神经元,去甲肾上腺素和 NPY 位于同一区域。与 NPY 相似,PVN 内注入去甲肾上腺素,进食量明显增加;反复注入可引起体重激增。在 ob/ob 小鼠,可观察到 PVN 内去甲肾上腺素水平增加,这表明瘦素可能抑制这些大脑区域释放去甲肾上腺素,大鼠下丘脑的体外研究也支持这一观点。因此,PVN 或其他下丘脑区域的去甲肾上腺素信号的增加可能是瘦素缺乏引起贪食的原因之一。

血清素系统由位于脑干尾部的细胞体组成,包括广泛投射到背脊核的细胞体,是目前几种中枢减肥药的主要靶点(如西布曲明、右芬氟拉明)。这些药能增加血清素受体的信号而抑制进食,它们的拮抗剂则有相反的作用。实验发现,敲除 5HT2c 血清素受体亚型后摄食和体重均增加,因此正常能量稳态的维持可能需要完整的血清素信号。但基因敲除模型仅导致中等程度肥胖,特别是与缺乏 MC4R 或瘦素受体的肥胖小鼠相比。近来发现瘦素增加可改变血清素水平,这使学者提出:瘦素减少体重的效应可能部分由增加的血清素信号来介导。然而,在缺乏 5HT2c 血清素受体的小鼠中,瘦素引起的厌食并不受影响,这提示瘦素减少进食过程不需要该受体亚型的参与。

由以上可知,单胺类神经递质系统对进食有明确的作用,而且为肥胖治疗提供了重要的药靶。然而它们在能量稳态中的作用是复杂的,它们是否是体脂信号作用的主要靶点尚缺乏有力的证据。

四、机体对能量消耗的调控途径及机制

虽然已经明确,外周体脂信号瘦素作用于下丘脑,通过促黑色素信号途径来调节机体食物的摄入及能量的平衡;这将外周信号与中枢神经系统的食欲及能量平衡的环路有机地联系在一起。但是,目前对黑色素刺激素(MC)信号途径究竟通过什么样的下游信号分子或途径来调节机体的食欲、能量消耗及神经内分泌功能尚不清楚。通过近几年的研究,一些可能的机制逐渐被发现。如前所述,一种可能的机制是,弓状核内受瘦素调控的神经元投射到下丘脑的室旁核(PVN),而以前的研究发现 PVN 是下丘脑能够对体内营养状态和瘦素水平改变发生反应的部位。PVN 被认为是下丘脑发挥功能的启动区域,就像下丘脑的"发动机的臂"一样。下丘脑 PVN 可以通过投射到中间隆突神经元,释放一些特异的神经肽来调节垂体激素的分泌;同时,它还通过投射到自主神经的神经节前神经元来激活自主神经。事实上,交感神经的激活,可通过棕色脂肪及肌肉组织,使机体的能量消耗增加。另外,下丘脑 PVN 内的 TRH 神经元还能够调节垂体-甲状腺轴的功能,从而调节机体的食欲和能量消耗。下丘脑弓状核的黑色素刺激素,通过黑色素刺激素受体信号途径来调节 PVN 内的 TRH

的表达；同时，瘦素也能够作用于 PVN 内的 TRH 神经元细胞膜上的瘦素受体，直接调节 TRH 神经元内 TRH 的表达。与此相似，瘦素还可以通过调节 PVN 内的其他神经元如 CRH 等的活性，来调节机体的食欲、自主神经及内分泌功能。与这种机制并行的是，下丘脑弓状核的神经元也可以投射到下丘脑外侧部（LHA），通过对该区域的 MCH 和促食欲素合成分泌的调节来发挥其对食欲、内分泌功能及自主神经活性的调节。这两种模式均认为弓状核神经元通过黑色素刺激素信号途径直接作用于食欲调节的 TRH 或 MCH 神经元。事实上，电生理的研究发现，黑色素刺激素能神经元可以投射到下丘脑室旁核 GABA 能中间神经元，这提示有可能存在这样的机制，即下丘脑室旁核 GABA 能神经元将接受的各种传入信号进行整合后，传出信息，来调节机体的食欲和能量的平衡。很可能这些作用机制在下丘脑相互作用，共同参与食欲和能量消耗的调节。

食欲的调节在上面已经进行了详细的讨论，在这儿主要对能量消耗的调节机制进行阐述。机体长期的能量摄入超过能量的消耗，是肥胖发生的根本原因。机体能量消耗由三部分组成：第一类是维持细胞生存和生理功能所必需的能量，是机体的基本的能量消耗，占机体能量消耗的60% 左右。该部分能量消耗在每一个体一般变化很小，可通过测定基础代谢率来反映这部分能量消耗的多少。第二类是机体的运动所需要的能量。第三类被称为适应性产热，也称热效应；环境温度及食物的摄入量可影响适应性产热的量，如寒冷、食物摄入量的增加，均可使适应性产热增加，能量的消耗增加。

能量消耗量的组成，尤其是体力活动及适应性产热的量很容易改变。这种现象非常有意义，因为我们可以通过调节机体的产热量，控制肥胖。由于体力活动受心理和生活习惯的影响更大，因此，本章主要讨论适应性产热调控的分子机制。该领域的研究主要集中在两个方面，一个是促进机体适应性产热的中枢神经环路有哪些，另一个是机体如何调控外周组织能量氧化产热的过程。虽然有人认为控制食物摄入和控制能量消耗的中枢神经环路可能完全不同，但是自然发生或采用基因操纵技术，使小鼠某些控制食欲的关键基因缺失的动物实验结果，表明调节食物摄入和能量消耗的中枢神经环路可能是密切相关的。如瘦素及其受体、MC4R 和 MCH 基因突变的小鼠，均同时影响食物的摄入和能量的消耗，两者共同作用引起动物的脂肪储存增加。给瘦素缺乏的小鼠，注射外源性瘦素后，不仅使小鼠的食物摄入减少，而且还使小鼠的能量消耗明显增加。目前已经明确，这种中枢驱动的产热效应主要是通过交感神经将信息传出到外周产热组织的；中枢的交感神经可以通过棕色脂肪组织上的 β3 受体，使细胞内 cAMP 的产生增加，进而激活棕色脂肪组织介导的产热效应。已经明确，将儿茶酚胺类神经递质输注到骨骼肌内，在不改变肌肉运动的情况下，可以使骨骼肌的产热量增加；但这个过程是否是通过调节骨骼肌内参与能量消耗过程中的关键分子来完成尚不清楚。但是，用基因操纵技术，阻断体内儿茶酚胺激素产生的小鼠对寒冷刺激的敏感性比 UCP-1 基因剔除的小鼠明显增加，这个现象表明产热的

其他途径，而非棕色脂肪组织途径可能是非常重要的。

线粒体是细胞内能量加工厂，各种营养物质在线粒体内部被氧化，产生的能量以高能磷酸键的形式储存在 ATP 分子内，或以热量的形式释放，来维持机体的体温恒定。图12-2-4显示的是线粒体内电子传递及氧化磷酸化过程。通过电子传递链，线粒体内膜基质内的质子（H 离子）被逆浓度梯度转运到线粒体内膜外，形成跨线粒体内膜的电化学梯度。线粒体内膜外的质子有两种去向，一种是像 Mitchell 描述的那样，通过 ATP 合成酶重新进入线粒体内膜基质，同时产生大量的 ATP。这条途径与氧的消耗和 ATP 合成过程的磷酸化联系在一起，因此也称氧化磷酸化偶联途径。另一种途径是线粒体内膜外的质子直接通过内膜，渗漏到线粒体基质内，这种过程不与 ATP 的产生偶联在一起，因此称为氧化磷酸化解偶联途径。虽然，质子通过线粒体内膜渗漏的量在一定程度上是由机体内一些生物膜固有的特性决定的，但是，线粒体膜上的解偶联蛋白（UCP）能够增强质子的这种迁移。UCP 是体内一种特殊的质子泵，但不与 ATP 的产生相偶联。不管是 UCP 介导，或非 UCP 介导的氧化磷酸化解偶联途径，营养物质氧化产生的能量均不能产生 ATP，只能以热能的形式释放。

已经明确，在小的啮齿类动物，棕色脂肪组织是调节机体适应性热量产生的主要器官，它可以通过调节线粒体内氧化磷酸化解偶联及热量的产生，来应对环境温度下降或进食增加诱导的适应性热量产生。寒冷和饮食变化引起的适应性热量产生增加的机制可能是通过瘦素和黑色素刺激素途径，进而激活棕色脂肪组织上的 β3 受体，使线粒体内膜上 UCP-1 基因表达增加所致。而且，UCP-1 基因剔除的小鼠，在寒冷状态下不能维持体温的恒定，用化学物质使棕色脂肪组织缺乏，则小鼠发展为肥胖。这些均说明 UCP-1 基因在适应性产热过程中发挥重要的作用。在人类棕色脂肪组织明显退化，在体内是很少的，因此在人类这种适应性产热调节很难用 UCP-1 基因表达改变来解释。最近几年，人们发现了2个 UCP-1 基因的同源物，一种是在多种组织广泛表达的 UCP-2，另一种是主要在棕色脂肪和肌肉组织表达的 UCP-3。这两种基因在人和啮齿类动物体内的产热组织均有表达，因此推测在人类和啮齿类动物，可能通过这两种共同的分子来调节适应性热量产生。虽然这些 UCP-1 同源物可以促进线粒体内膜外的质子渗漏到线粒体基质内，使热量的产生增加，而且过表达这些基因，可使动物的能量消耗增加，体脂含量下降，但是这两种基因在机体能量消耗的调节中可能不起关键的作用，因为剔除这两个基因的任何一种小鼠，均没有明显的低体温、肥胖及能量消耗下降的倾向，而且令人意外的是，主要使机体能量消耗减少的因素：饥饿却反而使组织内的 UCP-2 和 UCP-3 基因的表达增加。

控制线粒体及参与呼吸链组成蛋白质生成的基因，在机体能量消耗的调节中，可能起重要的作用。目前已经发现大量的细胞核基因组编码的线粒体基因多有核呼吸因子1（nuclear respiratory factor-1，NRF-1）和 NRF-2 的功能性结合位点；同时，NRF 蛋白还能够直接调节线粒体转录因子（mitochondrial transcription factor A，mtTFA）的表达，而 mtTFA 基因是调节线粒体基因组转录和复制的关键转录因

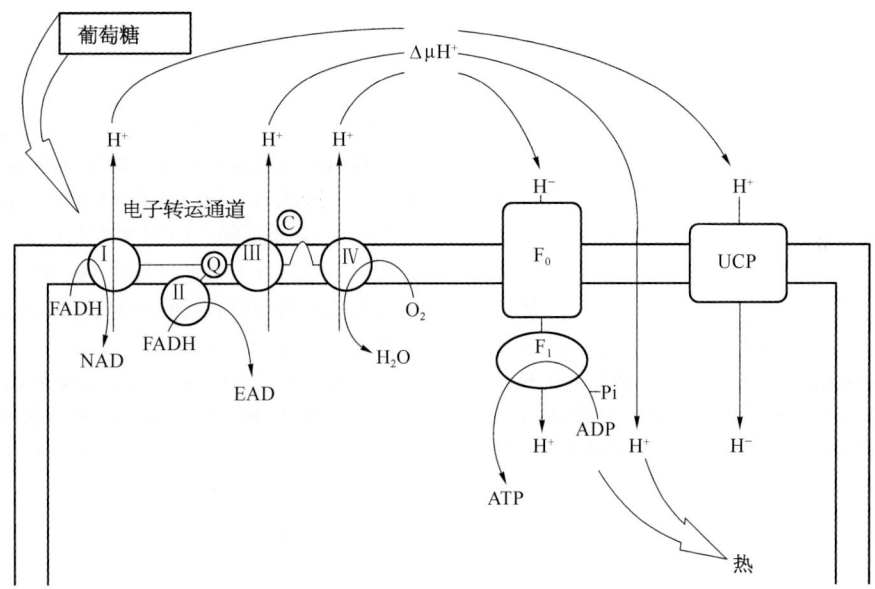

图 12-2-4 线粒体氧化磷酸化偶联及解偶联示意图

脂肪酸和葡萄糖氧化产生的 NADH 和 FADH2 是线粒体电子传递链的电子供体。泛醌(Q)电子穿梭使电子从复合物Ⅰ和复合物Ⅱ传递到复合物Ⅲ;细胞色素 C(C)电子穿梭使电子从复合物Ⅲ传递到复合物Ⅳ;氧分子(O₂)是电子的最终受体。在电子传递的过程中,质子通过复合物Ⅰ、Ⅲ和Ⅳ被逆化学梯度主动转运到线粒体内膜外,产生质子的跨膜电化学梯度($\Delta\mu H^+$)。当质子通过 F_0/F_1 - ATP 合成酶进入线粒体基质时,储存的电化学能将通过 ADP 和 Pi 合成 ATP,储存在机体内,这个过程被称为氧化磷酸化过程。若质子通过解偶联蛋白(UCP)或线粒体内膜进入线粒体基质时,储存的电化学能将转化为热能散发,这个过程称氧化磷酸化解偶联。图中复合物Ⅰ是 NADH-泛醌氧化还原酶,复合物Ⅱ是琥珀酸-泛醌氧化还原酶;复合物Ⅲ是泛醌细胞色素 C 氧化还原酶;复合物Ⅳ是细胞色素 C 氧化酶。引自 Spiegelman BM et al. Cell, 2001, 104:531-543

子。因此,NRF 家族蛋白质在线粒体的生成及维持呼吸功能上可能起重要的作用。虽然如此,目前尚不清楚,外界刺激,如寒冷、进食如何影响 NRF 基因的表达及活性。

另外一个可能参与能量消耗调节的基因是 PPARγ 共激活因子 1(PPARγ coactivator-1,PGC-1),介导寒冷刺激诱导的热量的产生。PGC-1 基因在人和啮齿类动物多种组织中均有表达,但只有棕色脂肪和肌肉组织的 PGC-1 基因表达受寒冷刺激的调控。这种寒冷刺激诱导的 PGC-1 基因的表达,是通过交感神经系统,作用在 β₃ 受体,进而激活 cAMP 信号途径来实现的。表达在白色脂肪和肌肉组织的 PGC-1 基因,可以通过促进线粒体的生成、增加细胞内 UCP 基因的表达(在脂肪组织主要是 UCP-1,肌肉组织主要是 UCP-2 基因)以及促进整个细胞的呼吸功能,从而使机体的产热增加。从细胞的类型来看,脂肪组织内 PGC-1 基因的表达,使得白色脂肪细胞的功能与棕色脂肪细胞的功能更类似。

PGC-1 基因除了和 PPARγ 基因相互作用外,它还能与体内许多转录因子相互作用。PGC-1 促进线粒体生成的作用可能是通过促进 NRF-1 和 NRF-2 的表达,并直接激活 NRF-1 蛋白来完成的。使 NRF-1 基因功能丧失后,PGC-1 基因促进线粒体生成的功能将大部分或全部被阻断。而 PGC-1 基因通过激活 UCP-1 基因增强子,从而使 UCP-1 基因的表达增加。这种作用与似乎 PGC-1 和 PPARγ 基因的共激活有关,因为如果将 PPARγ 与 PGC-1 基因结合部位的碱基突变后,将使 PGC-1 对 UCP-1 基因增强子的激

活能力降低。有趣的是,最近的研究发现,PGC-1 依赖的转录激活途径在 2 型糖尿病的发病机制中可能起重要的作用。核转录因子 PPARδ 的激活可促进脂肪的氧化和能量的消耗,这种作用可能是通过 PPARδ 与 PGC-1 的相互作用来完成。剔除 PPARδ 基因的小鼠,在高脂饮食下容易出现肥胖,而用转基因或药物激活 PPARδ 基因后,小鼠的脂肪氧化增加,高脂饮食也不易使小鼠发生肥胖。

在许多啮齿类动物模型中,剔除某些基因可使动物发生原因不明的能量消耗增加,从而使动物不易出现肥胖。在这些基因剔除的动物模型中,有几个是涉及脂肪合成过程中的一些关键基因的。如硬脂酸辅酶 A 去饱和酶基因剔除,可使 ob/ob 小鼠的体脂含量及体重明显降低,但并不影响硬脂酸辅酶 A 去饱和酶基因剔除的 ob/ob 小鼠的食物摄入,它主要通过增加机体的能量消耗来使小鼠的体脂含量和体重下降;但目前为止,尚不清楚硬脂酸辅酶 A 去饱和酶基因剔除是通过何种途径使机体能量的产生增加。参与脂肪酸合成最后一步的关键酶 DGAT-1 基因剔除的小鼠,也通过增加机体的能量消耗来抵抗肥胖的发生。对于 DGAT-1 基因剔除使机体能量消耗增加的机制目前还不清楚。另外,脂滴周围的一种蛋白质,perilipin 基因剔除引起小鼠产热增加的机制也不清楚。这些结果表明,除了通过上述的途径增加机体的能量消耗外,可能还有一些新的未被发现的途径,来调节机体的产热过程。黑色素浓集激素受体 1(MCHR1)基因剔除的小鼠,除了通过减少摄食外,也通过增加机体的能量消耗来阻止肥胖的发生。这种增加能量消耗的原因至少部分是由于机体物

理运动量的增加所致。

五、治疗肥胖新药开发的可能分子靶点

近10年，对食欲和能量调控的分子机制研究有了巨大的进展，人们已经勾画出食欲和能量调控中的一些重要的信号途径的概况。对这些信号途径的理解，无疑为开发治疗肥胖的新药提供了更多的分子靶点。目前经批准上市的用于食欲调控的药物，其种类很少，且疗效有限。它们多仅能使体重下降10%左右，这很少能使患者感到满意，同时，也很难达到预防因肥胖引起的各种慢性并发症的发生。因为，一个肥胖的患者，其体重即使下降10%，他的体重依然超过标准体重20%以上，依然是肥胖或超重的患者，体内的胰岛素抵抗依然存在。临床上常用的西布曲明（sibutramine）主要通过抑制突触前膜对神经递质去甲肾上腺素和血清素的再摄取，从而加强这些神经递质抑制食欲的效应。但该药的长期副作用尚不清楚，美国FDA尚未批准其作为肥胖长期治疗的药物，仅作为肥胖短期治疗的药物用于临床。奥利司他（orlistat）商品名为赛尼可（xenical），它主要通过抑制小肠内脂肪酶，从而减少食物中脂肪的吸收，这是目前虽未经FDA批准，但大多数的临床医生将其认为可以作为长期治疗肥胖的唯一的一个药物。因此，临床上需要新的治疗肥胖的高效、安全的药物。许多中枢神经系统参与食欲和能量调控的信号通路中的关键蛋白质均可以作为开发治疗肥胖新药靶点。目前，有些分子已经作为重点的新药开发的靶点，如MC4R的激动剂、MCHR1受体及ghrelin受体拮抗剂，都可能是有效的治疗肥胖的药物。此外，一些分子如11β-HSD1、PTP1b及SOCS3等的抑制剂，均是可能的治疗肥胖的药物；这些分子将是开发治疗肥胖新药的潜在的分子靶点。

虽然由于存在瘦素的抵抗，使瘦素用来治疗肥胖的临床价值非常有限。但是，最近人们对纤毛状神经营养因子（CNTF）在肥胖治疗的价值抱有很大的兴趣。CNTF的受体与瘦素的受体有一定的同源性，CNTF与其受体结合后，在几种肥胖的动物模型中，可产生类似瘦素样的生理功能，有趣的是，即使在瘦素受体缺陷的小鼠体内，给予CNTF仍然可使高脂饮食诱导的肥胖减轻。在啮齿类动物，外周注射CNTF可使下丘脑弓状核神经元内的JAK-STAT途径激活，而且这种功能和瘦素的作用是相互重叠的。基因工程修饰的CNTF，也称Axokine，在治疗肥胖的Ⅱ期临床试验的结果令人兴奋，但由于抗体的产生，CNTF治疗肥胖的Ⅲ期临床试验的结果并不满意。

促进机体的产热，增加能量的消耗，是治疗肥胖的策略之一。最早在100多年前，人们即已用甲状腺提取物来治疗肥胖。虽然甲状腺激素可以增加能量的消耗，使体脂减少；但它同时可使消瘦的体重也下降，同时还可使骨钙丢失。如果这些副作用能够避免，甲状腺激素促进能量消耗及体脂含量下降的作用是有益的。有人用氧化磷酸化解偶联剂二硝基酚使机体的产热增加，来治疗肥胖，虽然它可使体重减轻，但却出现白内障及神经病变等副作用。在几个大的制药公司，β_3受体激动剂正在进入临床评估阶段，这类药物均能明显增加机体热量的产生，促进能量的消耗。以前的β_3受体激动剂在临床应用中未能取得成功，主要是因为早期的β_3受体激动剂的选择性和特异性不强，或者对人的β_3受体的激动能力不强；同时又引起心动过速，手指震颤等副作用。今后几年针对这些副作用，改进β_3受体激动剂的结构，将可能产生新的有效、安全的治疗肥胖的新药。UCP家族蛋白质可以使线粒体内的氧化磷酸解偶联，因此，增加这些蛋白质，尤其在成年人体内广泛表达的UCP-2和UCP-3蛋白，将可能使机体的产热增加，体重下降。UCP家族蛋白质是潜在的开发用于治疗肥胖新药的分子靶点。另外，参与脂肪代谢的一些关键酶，有可能成为治疗肥胖新的分子靶点。如脂肪合成过程中最后一步的关键酶DGAT等。

虽然，目前临床上可用于治疗肥胖的药物非常有限，而且疗效不明显，但相信随着对食欲和能量平衡调节机制的理解加深，大量参与此过程的关键基因将不断识别，这将为开发治疗肥胖的新药提供更多的分子靶点。同时，近几年许多新的筛药技术不断涌现，因此，在不久的将来，大量高效、安全的治疗肥胖的新药将会问世。

参考文献

[1] Schwartz MW, Woods SC, Porte D Jr, et al. Central nervous system control of food intake[J]. Nature, 2000, 404: 661-671.

[2] Flier JS. Obesity wars: molecular progress confronts an expanding epidemic[J]. Cell, 2004, 116: 337-350.

[3] Spiegelman BM, Flier JS. Obesity and the regulation of energy balance [J]. Cell, 2001, 104: 531-543.

[4] Havel PJ. Peripheral signals conveying metabolic information to the brain: short-term and long-term regulation of food intake and energy homeostasis[J]. Exp Biol Med (Maywood), 2001, 226: 963-977.

[5] Inui A, Asakawa A, Bowers CY, et al. Ghrelin, appetite, and gastric motility: the emerging role of the stomach as an endocrine organ[J]. FASEB J, 2004, 18: 439-456.

[6] Tschop M, Smiley DL, Heiman ML. Ghrelin induces adiposity in rodents [J]. Nature, 2000, 407: 908-913.

[7] Cummings DE, Purnell JQ, Frayo RS, et al. A preprandial rise in plasma ghrelin levels suggests a role in meal initiation in humans[J]. Diabetes, 2001, 50: 1714-1719.

[8] Yamada K, Wada E, Santo-Yamada Y, et al. Bombesin and its family of peptides: prospects for the treatment of obesity[J]. Eur J Pharmacol, 2002, 440: 281-290.

[9] Yang YS, Song HD, Li RY, et al. The gene expression profiling of human normal adipose tissue and its secretory functions[J]. Biochemical Biophys Res Commun, 2003, 300: 839-846.

[10] Li RY, Song HD, Shi WJ, et al. Galanin inhibits leptin expression and secretion in rat adipose tissue and 3T3-L1 adipocytes[J]. J Mol Endocrinol, 2004, 33: 11-19.

[11] Masuzaki H, Paterson J, Shinyama H, et al. A transgenic model of visceral obesity and the metabolic syndrome[J]. Science, 2001, 294: 2166-2170.

[12] Xia Z, Sniderman AD, Cianflone K. Acylation-stimulating protein (ASP) deficiency induces obesity resistance and increased energy expenditure in ob/ob mice[J]. J Biol Chem, 2002, 277: 45874-45879.

[13] D'Agostino D, Cordle RA, Kullman J, et al. Decreased postnatal survival and altered body weight regulation in procolipase-deficient mice[J]. J Biol Chem, 2002, 277: 7170-7177.

[14] Thim L, Kristensen P, Larsen PJ, et al. CART, a new anorectic peptide [J]. Int J Biochem Cell Biol, 1998, 30: 1281-1284.

[15] Lowell BB, Spiegelman BM. Towards a molecular understanding of adaptive thermogenesis[J]. Nature, 2000, 404: 652-660.

[16] Bachman ES, Dhillon H, Zhang CY, et al. betaAR signaling required for diet-induced thermogenesis and obesity resistance[J]. Science, 2002, 297: 843-845.

[17] Bray GA, Tartaglia LA. Medicinal strategies in the treatment of obesity [J]. Nature, 2000, 404: 672-677.

第三章·肥胖的流行病学、病因及发病机制

第一节·**肥胖的流行病学**

贾伟平 包玉倩

肥胖(obesity)是指体内脂肪细胞的体积增大和(或)脂肪细胞数量的增多所导致的体重增加,或是体脂占体重的百分比异常增高,或是身体局部有过多的脂肪沉积。肥胖是一种能量摄入与能量消耗不平衡的病理状态。随着社会经济的快速发展,人们的饮食结构发生很大改变,同时体力活动显著减少,肥胖在全球的流行趋势有增无减。据 2015 年世界肥胖联盟报道,到 2025 年预计全球将有 46%(约 27 亿)的成人超重和肥胖,其中 17%(约 10 亿)是肥胖。肥胖对健康产生严重危害,是导致疾病负担的重要因素。肥胖患者常合并多种疾病,如代谢性疾病、心血管疾病、骨关节病、胆囊疾病、睡眠呼吸暂停综合征、肿瘤、多囊卵巢综合征、不孕症等。

一、肥胖症的分类及诊断标准

生理状态下,脂肪主要分布于人体的皮下、大网膜、肠系膜和肾脏周围等处,起到储存与供给能量、调节体温、保护内脏器官的作用。在正常成人中,男性的脂肪重量占体重的 10%～20%,女性占 15%～25%。根据病因可以将肥胖症分为原发性肥胖(即单纯性肥胖)和继发性肥胖。前者是指无明显病因可寻的肥胖,后者是指具有明确病因者。绝大多数肥胖属于原发性肥胖,继发性肥胖约占肥胖的 1%,如下丘脑、垂体的炎症、肿瘤及创伤,库欣综合征,甲状腺功能减退症,性腺功能减退症,多囊卵巢综合征等所导致的肥胖。肥胖是遗传和环境因素共同作用的结果。按脂肪的分布部位不同,可以将肥胖分为全身性(均匀性)肥胖和向心性(中心性、内脏型、腹型)肥胖。全身性肥胖者的脂肪呈匀称性分布,臀部脂肪堆积明显多于腹部,体型呈梨形。中心性肥胖以脂肪积聚于腹腔内为特征,表现为腰围增大,四肢则相对较细瘦,体型呈苹果型。

评估肥胖程度可以采用简易体脂参数和由仪器测量的精确体脂参数,前者包括体重、体重指数、前后径、周径、皮肤皱褶厚度等,后者包括双能 X 线吸收法、生物电阻抗法、计算机断层扫描、磁共振显像等测量的参数。其中反映全身体脂的参数主要有体重、体重指数、体脂率等,反映局部体脂的参数主要有腰围、腰臀比、腰高比(腰围/身高)、颈围、腹内脂肪面积等。在临床及流行病学调查中常用的指标如下。

(一)全身性肥胖

1. 体重指数(BMI)·是国际通用且文献中最为常见的衡量肥胖的简易指标。计算方法为 $BMI=体重(kg)/[身高(m)]^2$。世界卫生组织(WHO)诊断的标准是:肥胖:$BMI\geqslant$ 30 kg/m²;超重:25 kg/m² $\leqslant BMI<$ 30 kg/m²;正常:18.5 kg/m²$\leqslant BMI<$25 kg/m²。上述切点是基于欧美人群的调查结果制定的,鉴于我国人群的肥胖特点与欧美人不同,2001 年中国肥胖问题工作组(WGOC)根据 20 世纪 90 年代以后国内人群的大规模流行病学调查结果,提出了中国成人的 BMI 分类标准,即 18.5 kg/m² $\leqslant BMI<$ 24 kg/m² 为正常,24 kg/m²$\leqslant BMI<$28 kg/m² 为超重,$BMI\geqslant$28 kg/m² 为肥胖。该标准被 2013 年《中华人民共和国卫生行业标准—成人体重判定》所沿用。儿童、青少年其处于生长发育阶段,无法使用固定的 BMI 切点来衡量肥胖程度,WGOC 对 7～18 岁中小学生约 24 万余人进行了调查,制定了不同年龄的 BMI 分布曲线,将每个年龄组 BMI 在第 95 个百分位以上者定义为肥胖,在第 85 个百分位以上、第 95 个百分位以下者定义为超重。

2. 体脂率·由于个体的脂肪肌肉所占比例不同,BMI 无法客观地反映个体的脂肪含量。体脂率则是一个精确的评估全身性肥胖的指标。目前较常用的方法是生物电阻抗法及双能 X 线吸收法。生物电阻抗法的原理是人体的脂肪和非脂肪组织具有不同的导电性,人体内含脂肪百分比越大,其电阻抗就越大,导电能力越差,故可从身体导电性和电阻程度间接计算人体脂肪组织百分比。其优点是快速、简便、重复性好,适用于流行病学调查。双能 X 线吸收法是用两束能量不同的微弱 X 线穿过人体,通过 X 线衰减程度的差异间接计算出体内非脂肪组织、脂肪组织和骨矿物质的含量。这种方法的优点是安全、快捷、精确度高,是目前测量体脂率的金标准。由于男女性的肌肉及脂肪比例存在差异,故判断标准不同,当男性的体脂比例达到或超过 25%、女性达到或超过 30%可诊断为肥胖。

(二)向心性肥胖

1. 腰围·指腰部周径的长度,是衡量向心性肥胖简易的指标。测量方法是被测者取直立位,双足分开 25～30 cm,在平静呼气状态下测量腋中线肋弓下缘与髂嵴连线中点的周径。采用腰围判断向心性肥胖有种族及性别差异。WHO 判断欧美地区人群的肥胖标准为腰围男性$\geqslant$94 cm,女性$\geqslant$80 cm;判断亚太地区人群的肥胖标准为腰围男性$\geqslant$90 cm,女性$\geqslant$80 cm。以往 WGOC 推荐判定中国成人向心性肥胖的标准是男性腰围$\geqslant$85 cm,女性腰围$\geqslant$80 cm。上海市糖尿病临床医学中心在国内首次采用磁共振技术精确测定腹内脂肪含量,通过大样本人群研究得出中国人腹内脂肪面积$\geqslant$80 cm² 时判定代谢综合征(MS)的敏感性和特异性最佳,其对应的腰围切点为男性 90 cm,女性 85 cm。在一项长达 7.8 年的随访研究中证实向心性肥胖是独立于糖调节异常以外的致糖尿病的风险因素,为此《中国成人血脂异常防治指南》(2007 版)制

定联合委员会采用该标准制定了新的 MS 工作定义（JCDCG）。此后应用 JCDCG 在上海社区人群开展了 5.5 年心血管发病风险的研究亦发现，在调整年龄、吸烟和低密度脂蛋白胆固醇（LDL-C）后，JCDCG 定义诊断的 MS 较用国际糖尿病联盟（IDF 2005）和美国国家胆固醇教育计划成人治疗专家组第三次报告（NCEP-ATPⅢ 2001）定义对心血管事件发生风险具有更好的预测价值，风险比（HR）分别为 1.55（1.17～2.04）、1.21（0.90～1.61）和 1.23（0.93～1.62）。此外，尚见到上述腰围切点可以识别亚临床动脉粥样硬化。腰围男性≥90 cm，女性≥85 cm 被写入 2013 版《中华人民共和国卫生行业标准—成人体重判定》，同时被 2016 版《中国成人血脂异常防治指南》《中国 2 型糖尿病防治指南》（2013 版、2017版、2020 版）等引用，作为判断向心性肥胖的简易诊断标准。

2. 腰臀比·指腰围和臀围的比值（WHR），能直接反映脂肪分布的不同区域，因此也能评估向心性肥胖。计算方法为 WHR＝腰围（cm）/臀围（cm）。臀围的测量方法为臀部的最宽大处所在的水平面的周径。WHR 值越大，意味着个体的体型更接近苹果型，腰、腹部脂肪的堆积要多于臀、腿部脂肪的堆积。1999 年 WHO 提出的 MS 定义中将 WHR 男性≥0.9，女性≥0.85 作为向心性肥胖的诊断标准，若高于此界值则患 MS 的风险将显著增加。WGOC 根据我国人群大规模的调查数据和相关的临床研究结果，继续沿用了这一标准。

3. 颈围·指喉结节点水平的周径，是另一个评估向心性肥胖的简易指标。测量方法是被测者保持直立，头部以眼耳平面定位，皮尺的上缘定位于喉部突起结节点平面的正下方，用软尺贴皮肤（避免压迫皮肤）与颈的长轴成直角测量周径。近年来多项研究发现颈围与各项肥胖测量参数如腰围等密切相关，可以反映腹内脂肪聚积的状况。与常用的简易测量学指标相比，颈围有明确体表标志，不易受饮食及呼吸等因素影响，对测定环境没有特殊要求，易于在大样本流行病学调查中开展。此外，其在识别向心性肥胖及代谢异常方面与腰围相比也有同等价值。在大样本中国人群中发现男性颈围 38.5 cm，女性颈围 34.5 cm 是识别代谢异常的最佳切点，并且该切点与判断向心性肥胖的腰围切点在识别代谢异常风险上有同等价值。

4. 腹内脂肪面积（VFA）·腹内脂肪增多是发生代谢性疾病与心血管疾病的高风险因素。VFA 可直接反映腹内脂肪组织聚集的程度，测量方法包括计算机断层扫描和磁共振（MRI），是 IDF 推荐的评估腹部脂肪含量的白金标准。上海市糖尿病临床医学中心率先在国内建立了 MRI 精确测定腹部脂肪的新技术，被测者仰卧于检查床上，以脐孔为中心进行横断面扫描。其原理为将受试者置于强磁场中，根据人体各种组织含水量不同来区分脂肪组织，利用特殊软件计算出腹腔内脂肪面积。该学科首次在国内开展多中心研究，研究对象覆盖了南部、东部、北部及中西部不同地区的汉族人群共 4 098 例，以 MRI 技术精确测定腹内脂肪含量，进一步证实了精确的体脂参数——VFA 在 80 cm² 是判定代谢综合征的最佳切点。此外，发现无论总体脂是否增多，VFA≥80 cm² 可以反映亚临床动脉粥样硬化增加的风险，基于上述研究，提出 VFA≥80 cm² 是判定中国人向心性肥胖的精确标准。

二、肥胖症的流行现状

肥胖在世界范围内的流行迅速增长。2016 年《柳叶刀》杂志发布了一项有关肥胖的报道，为查阅了 1950—2014 年共 186 个国家的研究数据。结果发现，以 BMI≥30 kg/m² 作为肥胖标准，全球肥胖人群从 1975 年的 1.05 亿人增加到 2014 年的 6.41 亿。肥胖率男性从 1975 年的 3.2% 增加到 2014 年的 10.8%，女性则从 6.4% 增加到 14.9%。就人数而言，男性肥胖增加了 2.66 亿，女性增加了 3.75 亿。同时，肥胖的流行呈现低龄化趋势，儿童肥胖的患病率逐年升高。至 2016 年，全球共有 4 100 万名学龄前儿童超重。全球年龄标化的男孩肥胖患病率从 0.9% 增加到 7.8%，女孩肥胖患病率从 1975 年的 0.7% 增加到 2016 年的 5.6%。尤其是在东亚地区，男孩及女孩的 BMI 上升速度显著增快。

中国是目前肥胖人数最多的国家。据 2016 年《柳叶刀》杂志的报道，男女性肥胖排位分别从 1975 年的第 13 位和第 10 位至第 1 位。2015 年我国国家卫生和计划生育委员会发布了《中国居民营养与慢性病状况报告（2015 版）》，按照 WHO 标准（25 kg/m²≤BMI＜30 kg/m² 为超重，BMI≥30 kg/m² 为肥胖），2012 年中国 18 岁及以上居民的超重率和肥胖率分别为 27.1% 和 5.2%。如采用中国成人体重判定（24 kg/m²≤BMI＜28 kg/m² 为超重，BMI≥28 kg/m² 为肥胖），2012 年全国 18 岁及以上成人超重率为 30.1%，肥胖率为 11.9%。与 2002 年相比，分别上升了 7.3 和 4.8 个百分点。中国居民的超重率和肥胖率均为男性高于女性，城市高于农村，中年阶段（45～59 岁）较青壮年（18～44 岁）及老年（≥60 岁）的超重和肥胖率更高。而在城市中，老年人（≥60 岁）也是超重和肥胖患病率较高的群体。中国超重和肥胖亦呈现低龄化的流行趋势。2012 年中国 6～17 岁儿童青少年超重率和肥胖率分别为 9.6% 和 6.4%，其中男性分别为 10.9% 和 7.8%，女性分别为 8.2% 和 4.8%，城市高于农村。与 2002 年相比，中国 7～17 岁儿童青少年超重率和肥胖率分别上升 5.1 和 4.1 个百分点，其中城市超重率和肥胖率分别上升 2.4 和 3.1 个百分点，农村超重率和肥胖率分别上升 5.1 和 3.6 个百分点。2013 年中国 6 岁以下儿童超重率和肥胖率分别为 8.4% 和 3.1%，其中男童分别为 9.4% 和 3.6%，女童分别为 7.2% 和 2.5%。超重率城市与农村相当，肥胖率城市略高于农村。与 2002 年相比，中国 6 岁以下儿童超重率和肥胖率分别增加了 1.9 和 0.4 个百分点，其中城市超重率和肥胖率分别上升 0.7 和 0.6 个百分比，农村超重率和肥胖率分别上升 2.9 和 0.2 个百分点。

中国人的体脂分布具有一定的特殊性，表现为肥胖程度较轻，而体脂分布趋于向腹腔内积聚，即易形成中心型肥胖。2007—2008 年中国糖尿病和代谢紊乱研究显示，基于男性腰围≥90 cm、女性腰围≥85 cm 的标准，20 岁及以上成人中约 27.1%（约 2.58 亿）的中国成人患有向心性肥胖，其中男性向心性肥胖的患病率为 29.0%，女性为 25.2%。上海是全国经济最为发达的地区之一，通过对比 1998—2001 年和 2007—2008 年在上海社区开展的两个横断面研究显示，10 年间人群超重肥胖的患病率从 39.0% 增加到 43.4%，向心性肥胖率从 17.3% 增加到 22.4%，向心性肥胖率的增长（约 29%）超过超重/肥胖率的增长(约 11%)。

三、肥胖与代谢性疾病

研究表明超重/肥胖者罹患糖尿病及代谢综合征的风险显著增加。WGOC 对全国 31 万人的资料分析显示,BMI≥24 kg/m² 者患糖尿病及代谢综合征的风险显著增加,如能将 BMI 控制到 24 kg/m² 以下,发病危险性可以降低 45%~50%。体脂增加对代谢性疾病患病风险的影响亦十分显著。上海市糖尿病临床医学中心的代谢性疾病流行病学调查显示,在上海社区人群中:① 上海 20 岁以上人群中有 33.8%患超重/肥胖、20.6%存在血糖异常(其中 9.8%为糖尿病)、58.4%患高血压、50.3%患血脂异常,代谢综合征的发生率达 10.2%;② BMI 在 25~30 kg/m² 时,糖尿病、糖调节受损、代谢综合征发生率分别为 13.8%、14.8% 和 16.7%;③ BMI≥25 kg/m² 的个体其代谢综合征的发病风险较 BMI 在 18.5~23 kg/m² 的个体增加 4 倍,即使 BMI 在 23~24.9 kg/m²,其患病风险亦增加 2 倍多。

值得注意的是,BMI 仅反映总体脂,而分布于不同部位的脂肪参与机体的代谢作用有所差异。腹内脂肪在受体的分布、脂肪细胞分泌性因子、脂肪细胞内酶的活性等方面与皮下脂肪组织有显著的差异。腹内脂肪面积的增加往往伴随着血浆中腹内脂肪源性炎症因子水平如肿瘤坏死因子 α、白细胞介素 6 及瘦素水平的上升,脂联素水平的下降,从不同层面影响胰岛素的效应。此外,腹内脂肪位于腹腔内,脂解后的游离脂肪酸(FFA)可直接进入肝门静脉系统,一旦 FFA 的大量释放超出吸收上限后,甘油三酯在肝脏、肌肉、胰腺等非脂肪组织的异位沉积将会抑制胰岛素在上述部位的作用,引起胰岛素抵抗。严重的脂毒性还能损害胰岛 β 细胞的功能。

1. 与代谢综合征的关系・近年来,国内对向心性肥胖与代谢综合征的关系有了较为深入的认识,研究提示腹内脂肪积聚不仅是糖尿病、代谢综合征的体脂分布特征,亦是多种代谢异常发生的始动因素之一。上海市糖尿病临床医学中心通过 MRI 测定中国人体脂分布与糖、脂代谢的系列研究发现:① 代谢综合征的发生风险随腹内脂肪积聚程度的增加而增高。VFA 达到 80 cm² 时,代谢综合征的患病率已经达到 62%。VFA 达到 90 cm² 时,发生糖尿病的相对危险度在男性和女性分别是 3.35 和 4.57。② 应用高胰岛素正葡萄糖钳夹技术进一步证实,体脂含量、腹腔内脂肪面积、腹部皮下脂肪面积及股部皮下脂肪面积中以腹腔内脂肪面积增加对胰岛素敏感性的影响最大(达 62%)。③ 糖尿病患者具有特征性的体脂分布,表现为腹腔内脂肪增加及股部(大腿)皮下脂肪减少,即体脂呈向心(躯干)性分布,且这种体脂异常程度随糖尿病合并其他代谢病(高血压、血脂异常)数目的增加而明显,在代谢综合征的个体更为显著。④ 即使腹内脂肪积聚者在尚未出现糖代谢异常前已存在明显的胰岛素抵抗、代偿性高胰岛素血症及高游离脂肪酸状态,这些代谢的异常变化是向心性肥胖者易患糖尿病的病理生理基础。

2. 与动脉粥样硬化的关系・腹内脂肪积聚人群同样也是动脉粥样硬化多风险因素集聚的群体,研究发现:① BMI≥25 kg/m² 人群的致动脉粥样硬化血脂成分,即 LDL - C 及载脂蛋白 B(ApoB)均显著升高,且 LDL - C 及 ApoB 随着腹内脂肪聚积的增多而升高。即使在 BMI＜25 kg/m² 状态下,VFA≥80 cm² 者的致动脉粥样硬化血脂成分如 LDL - C、ApoB 也显著升高。② 与总体脂相比,向心性肥胖与颈动脉内膜中层厚度的关系更为密切,且无论 BMI≥25 kg/m² 还是BMI＜25 kg/m²,VFA≥80 cm² 均可以反映颈动脉内膜中层厚度增加的风险,进一步证实了向心性肥胖与心血管病变的密切关联。③ 颈动脉内膜中层厚度随着腰围增大而增加,男性腰围 90 cm 对预测亚临床动脉粥样硬化具有临床价值。女性腰围达到或超过 85 cm 是判断亚临床动脉粥样硬化的简易指标。

总之,肥胖已经成为我国重要的公共卫生问题,高度认识肥胖的危害,了解中国人群的肥胖特点和判断标准,重视健康教育、早期识别和筛查肥胖及其合并症,对减少代谢性疾病及心血管疾病的发生,提高民众的健康素质具有重要意义。

参考文献

[1] World Obesity Federation. New figures indicate 2.7 billion adults worldwide will be overweight by 2025. 2018.

[2] World Health Organization. Obesity: preventing and managing the global epidemic. Report of a WHO consultation[J]. World Health Organ Tech Rep Ser, 2000, 894: i-xii, 1 - 253.

[3] 中华医学会糖尿病分会代谢综合征研究协作组.中华医学会糖尿病分会关于代谢综合征的建议[J].中华糖尿病杂志,2004,12: 156 - 161.

[4] 中国肥胖问题工作组.中国成人超重与肥胖症预防与控制指南[M].北京:人民卫生出版社,2006.

[5] 中华人民共和国国家质量监督检验检疫总局,中国国家标准化管理委员会.WS/T428 - 2013 成人体重判定[J].北京:中国标准出版社,2013.

[6] Lukaski HC, Johnson PE, Bolonchuk WW, et al. Assessment of fat-free mass using bioelectrical impedance measurements of the human body[J]. Am J Clin Nutr, 1985, 41(4): 810 - 817.

[7] Bao Y, Lu J, Wang C, et al. Optimal waist circumference cutoffs for abdominal obesity in Chinese[J]. Atherosclerosis, 2008, 201(2): 378 - 384.

[8] Ye Y, Bao Y, Hou X, et al. Identification of waist circumference cutoffs for abdominal obesity in the Chinese population: a 7.8 - year follow-up study in the Shanghai urban area[J]. Int J Obes (Lond), 2009, 33(9): 1058 - 1062.

[9] Wang C, Hou X, Bao Y, et al. The metabolic syndrome increased risk of cardiovascular events in Chinese — a community based study[J]. Int J Cardiol, 2010, 139(2): 159 - 165.

[10] Luo Y, Ma X, Shen Y, et al. Neck circumference as an effective measure for identifying cardio-metabolic syndrome: a comparison with waist circumference[J]. Endocrine, 2016, 55(3): 822 - 830.

[11] World Health Organization. 10 facts on obesity. 2018, http://www.who.int/features/factfiles/obesity/en/.

[12] NCD Risk Factor Collaboration (NCD - RisC). Trends in adult body-mass index in 200 countries from 1975 to 2014: a pooled analysis of 1698 population-based measurement studies with 19.2 million participants[J]. Lancet, 2016, 387(10026): 1377 - 1396.

[13] NCD Risk Factor Collaboration (NCD - RisC). Worldwide trends in body-mass index, underweight, overweight, and obesity from 1975 to 2016: a pooled analysis of 2416 population-based measurement studies in 128.9 million children, adolescents, and adults[J]. Lancet, 2017, 390(10113): 2627 - 2642.

[14] WHO Expert Consultation. Appropriate body-mass index for Asian populations and its implications for policy and intervention strategies[J]. Lancet, 2004, 363(9403): 157 - 163.

[15] 国家卫生和计划生育委员会.中国居民营养与慢性病状况报告(2015 版).2018, http://www.nhfpc.gov.cn/jkj/s5879/201506/4505528e65f3460fb88685081ff158a2.shtml.

[16] Hou X, Liu Y, Lu H, et al. Ten-year changes in the prevalence of overweight, obesity and central obesity among the Chinese adults in urban Shanghai, 1998 - 2007 - comparison of two cross-sectional surveys[J]. BMC Public Health, 2013, 13: 1064.

[17] 贾伟平.糖尿病与肥胖[J].中华医学杂志,2004,84：1761-1762.

[18] Jia WP, Xiang KS, Chen L, et al. Epidemiological study on obesity and its comorbidities in urban Chinese older than 20 years of age in Shanghai, China[J]. Obes Rev, 2002, 3(3)：157-165.

[19] 邵新宇,贾伟平,陆俊茜,等.正常糖调节人群中腹内脂肪积聚与糖脂代谢的早期变化[J].上海医学,2004,27：906-908.

[20] 项坤三,贾伟平,陆俊茜,等.中国上海地区40岁以上成人中肥胖与代谢综合征的关系[J].中华内科杂志,2000,39：224-228.

[21] Jia WP, Lu JX, Xiang KS, et al. Prediction of abdominal visceral obesity from body mass index, waist circumference and waist-hip ratio in Chinese adults：receiver operating characteristic curves analysis [J]. Biomed Environ Sci, 2003, 16(3)：206-211.

[22] Luo Y, Ma X, Shen Y, et al. Positive relationship between serum low-density lipoprotein cholesterol levels and visceral fat in a Chinese nondiabetic population[J]. PLoS One, 2014, 9(11)：e112715.

[23] Wang Y, Ma X, Zhou M, et al. Contribution of visceral fat accumulation to carotid intima-media thickness in a Chinese population[J]. Int J Obes (Lond), 2012, 36(9)：1203-1208.

[24] Zhang L, Shen Y, Zhou J, et al. Relationship between Waist Circumference and Elevation of Carotid Intima-media Thickness in Newly-diagnosed Diabetic Patients[J]. Biomed Environ Sci, 2014, 27(5)：335-342.

[25] Shen Y, Zhang L, Zong WH, et al. Correlation between waist circumference and carotid intima-media thickness in women from Shanghai, China[J]. Biomed Environ Sci, 2013, 26(7)：531-538.

第二节·肥胖症的病因及发病机制

贾伟平　胡　承

肥胖症属于复杂病范畴,是遗传和环境因素共同参与且相互作用的结果。引起肥胖的中心环节是能量代谢的不平衡。人体能精确地动态平衡能量以维持体重的相对稳定,在整个成人期体内能量储备总体上保持稳定,当各种因素导致能量摄入超过能量消耗,过多的能量即以脂肪的形式储存起来,引起身体脂肪堆积,从而导致肥胖。

自1994年瘦素基因被克隆定位后,对"体脂恒定调控网络"的框架结构及调节有了较深刻的认识。"体脂恒定调控网络"是一个反馈环,包括传入信号、中枢处理、传出信号3个部分。其传出途径是神经及体液,即交感-肾上腺素系统及下丘脑-垂体-甲状腺轴。目前已知的体脂信号是体液内的瘦素及胰岛素,外周脂肪组织产生的瘦素进入中枢神经系统后与瘦素受体结合,刺激阿黑皮素原(POMC)生成,并抑制神经肽Y(NPY)和Agouti相关肽(AgRP)的生成,POMC在羧肽酶/激素原转换酶1(PC-1)的作用下生成α-促黑激素(α-MSH),后者与黑皮素受体4(MC4R)结合起抑制食欲的作用。而NPY和AgRP与相应受体结合,促进摄食增加、减少能量消耗。当能量摄入超过能量消耗,过剩的能量以脂肪的形式逐渐积存于体内,从而导致肥胖(图12-3-1)。

体内脂肪累积过程及肥胖症的发生、发展涉及许多因素(如遗传、内分泌、脂肪细胞因子、环境等)。由于不同病因所致的肥胖症中各种因素参与程度有很大差异,主要由一种因素引起的肥胖症较少见,多数情况下为各种因素不同程度地共同参与致病。目前认为,遗传因素即一个或多个基因的突变和变异是肥胖症的基础,而环境因素是其发病的条件。

一、遗传因素

(一) 流行病学证据

遗传因素对肥胖的影响主要是通过增加机体对肥胖的易

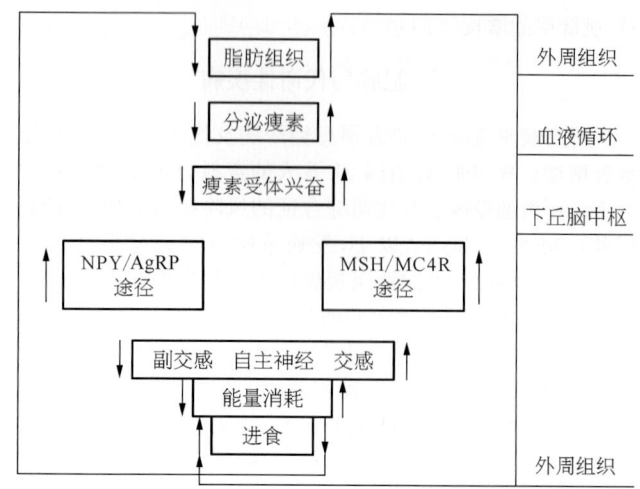

图12-3-1　体脂恒定调控网络示意图

感性起作用。遗传因素可以影响机体的脂肪量及脂肪分布、能量摄入的反应性、基础代谢率、营养素的吸收与利用以及体力活动习惯等方面。肥胖者往往有较明确的家族史,父母亲均为肥胖,其子女肥胖的机会可达到70%~80%,父亲或母亲肥胖则其子女40%~50%肥胖。20世纪80年代末至90年代初,欧美一些国家所进行的一系列以家庭为单位的大规模流行病学调查,如伯明翰人群研究、Quebec家庭研究、加拿大家庭关联研究及挪威家庭调查等,均提示了这种家族聚集性特征并发现了以下规律：① 与非肥胖父母相比,肥胖父母所生的子女中肥胖症患者的人数明显增多;② 同一家庭中每个成员有着极为相近的体重指数(BMI);③ 父母与子女之间的BMI也有着非常密切的相关联系。这些观察结果虽然不能排除共同家庭环境所致的可能影响,但另一方面也提示了遗传基因在肥胖发生中的重要作用。

在此基础上,人们进一步开展各种形式的双生子研究,结果发现单卵双生子之间BMI的相关程度明显高于双卵双生子,体内脂肪总量与各部位皮褶厚度在单卵双生子之间也有着极强的相似性。随后研究者们又开展养子研究来评估基因与家庭环境因素在BMI中的作用。研究结果表明,养子BMI与养父、养母之间仅儿童时期有着微弱的相关联系,成人后则完全消失,但无论在儿童期还是成人后与生父、生母BMI之间却有着非常显著的相关联系。这些发现提示,决定家庭成员BMI相似性的主导原因是遗传因素。近期有研究分别比较了同父同母的同胞间以及同母(父)异父(母)的同胞间BMI的联系,得出：① 同父同母的同胞间,其BMI极其相近,即使出生后进入不同的家庭环境其BMI值也基本相同;② 上述BMI的相关性在肥胖同胞间更加明显;③ 同母(父)异父(母)的同胞间BMI水平几乎没有相关联系等研究结论,从而在真正含义上证实了遗传因素是肥胖重要病因之一的观点。

(二) 单基因突变导致的肥胖

单基因突变导致的肥胖在人类肥胖中仅占极少数,其遗传符合孟德尔定律,发病仅受遗传基因的影响。目前已确认的导致人类肥胖的主要单基因突变有：黑皮素受体(MCR)基因突变、POMC突变、瘦素(LEP)基因突变、瘦素受体(LPR)基因突变、羧肽酶/激素原转换酶1(PC-1)基因突变、转录因子SIMI基因突变和编码过氧化物酶体增殖物激活受体γ2

(PPARγ2)基因等。前 6 个基因编码的蛋白质直接或间接地调控/参与中枢黑皮素旁路,影响着能量代谢的平衡,而 PPARγ2 是脂肪细胞分化相关基因。此外,在动物模型中尚有羧基肽酶 E 基因(CPE)、胰岛素信号蛋白(TUB)、agouti 基因突变导致的肥胖。目前研究较多的是 MCR 和 POMC 基因突变所致的肥胖。

1. MCR 基因 · MCR 是一种含 7 个跨膜区的 G 蛋白偶联受体,已知体内有 5 种 MCR(MC1R～MC5R),它们在不同的组织中发挥着不同的生理功能。MC1R 在黑素细胞中表达并参与调节皮肤颜色。MC2R 在肾上腺皮质表达,它与 ACTH 结合,介导 ACTH 的效应。MC3R 和 MC4R 主要在脑内表达,与能量代谢调节相关,其中以 MC4R 与体脂恒定调节关系最为密切。MC5R 在多种外分泌组织中高度表达。MCR 基因缺陷而导致的肥胖已日益引起人们的重视。

(1) MC4R:人 MC4R 基因位于染色体 18q22,编码 332 个氨基酸的蛋白质,是中枢黑皮素旁路的重要组成部分。MC4R 在脑内广泛表达,尤其在下丘脑室旁核和下丘脑侧区高度表达,而这两个区域在能量平衡的调节中起着重要的作用。MC4R 通过与其内源性激动剂 α-MSH 及 AgRP 的相互作用起着调节食欲和能量代谢的作用。1998 年,Yeo 及 Vaisse 等首次在 2 例重度早发性肥胖患者中发现了 MC4R 基因移码突变,自此 MC4R 在人类能量和体重调节中的重要性逐渐被揭示。MC4R 基因突变是人类单基因突变所致肥胖最常见的病因,在早发性极度肥胖者中,有 3%～4% 的患者存在 MC4R 致病性突变,大部分呈显性遗传。

MC4R 突变的临床特征为肥胖多起于幼年,有过多进食史,成年后身材较高大,血浆瘦素水平与肥胖程度一致。除了肥胖以外,缺乏其他临床表型(如肾上腺皮质功能不全、性发育和生育功能受损、糖尿病或糖耐量受损等),甲状腺、肾上腺和生殖功能轴正常,这一点不同于其他类型的单基因突变肥胖。MC4R 突变率及其表型有种族差异,在欧美等国的重度肥胖患者中,MC4R 基因突变率高达 3%～6.3%。目前已报道 MC4R 突变位点有数十种,其第 6 跨膜区已报道有 4 种错义突变,但真正在功能上证实其突变型受体蛋白与其配体结合及信号转导能力有改变的错义突变还不多。同时 MC4R 基因多态性也可能与体脂分布及脂代谢相关。对瑞典人群的研究表明,MC4R 基因 Val103 Ⅱ e 多态性与腹内脂肪、胰岛素水平、血糖水平及脂代谢水平相关。

上海市糖尿病研究所也开展了 MC4R 基因突变的研究,在 256 例 BMI≥30 kg/m² 的无亲缘关系的中国肥胖人群中进行 MC4R 基因全长(包括编码区和侧翼区)筛查,结果发现了一种新的 MC4R 错义突变,在 MC4R 第 6 个跨膜结构域,第 261 位氨基酸由苯丙氨酸变为丝氨酸的突变(F261S)。F261S 为全新的突变,在国内外均是首次报道。

先证者为突变纯合子,男性,38 岁,BMI 36.8 kg/m²。该患者出生体重正常(3.5 kg),1 岁后开始肥胖,10 岁时体重达 50 kg,年幼时有进食较多史。血压 165/95 mmHg,糖耐量正常,空腹胰岛素水平 25.43 μU/ml(正常值:5～15 μU/ml),除睾酮水平稍低外,其余激素水平都正常。先证者的父母是姨表亲,皆为突变杂合子(图 12-3-2)。先证者父亲 74 岁,35 岁后开始肥胖,现 BMI 为 31.8 kg/m²,血压 165/90 mmHg,

有高血压史 36 年,糖耐量正常。先证者母亲 76 岁,亦 35 岁左右开始肥胖,现 BMI 为 27.3 kg/m²,血压 220/80 mmHg,高血压史 13 年,为糖尿病患者,病程 4 年。先证者的一个胞姐为该突变杂合子,BMI 为 25.0 kg/m²,血压 165/85 mmHg,糖耐量正常,另两个胞姐不携带该突变,BMI 分别为 22.3 kg/m² 和 25.8 kg/m²,后者妊娠后开始肥胖,血压均正常。先证者的儿子 9 岁,BMI 为 26.9 kg/m²。家系成员各激素水平均正常。进一步通过转基因表达和蛋白质功能验证证实,MC4R 基因的 F261S 突变使 MC4R 与 α-MSH 结合产生 cAMP 的能力有缺陷,明显弱于携带正常 MC4R 基因的细胞。提示位于 MC4R 第 6 跨膜区的错义突变 F261S 导致了 MC4R 介导的信号转导功能缺陷,MC4R 基因突变可能是中国人肥胖病发生的一个原因。

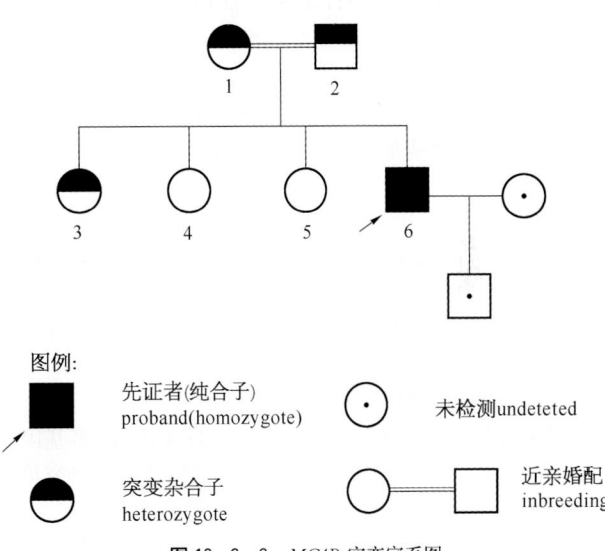

图例:

■ 先证者(纯合子)proband(homozygote)

⊙ 未检测undeteted

◑ 突变杂合子 heterozygote

○—□ 近亲婚配 inbreeding

图 12-3-2 MC4R 突变家系图

(2) MC3R:MC3R 基因位于染色体 20q13.2,在下丘脑中高度表达,由 361 个氨基酸组成。MC3R 主要影响喂养效率并参与能量储存于脂肪的调节,与激动剂作用可使喂养效率降低。有研究发现在极端肥胖女性和正常体重者中数个 MC3R 变异位点与肥胖表型并不相关。因此,目前仅动物模型提示 MC3R 参与能量代谢的调节,尚无 MC3R 基因突变引起人类肥胖的报道。

(3) MC5R:人类 MC5R 基因定位于染色体 18p11.2,MC5R 在多种外分泌组织(包括副泪腺、泪腺、皮脂腺等)中高度表达,对哺乳动物的正常体温调节十分重要。对 Quebec 家系的研究发现 MC5R 存在 Pst 和 PvuⅡ多态性位点,与 BMI、6 处皮褶厚度之和、FM、静息代谢率相关。但 MC5R 参与体脂调节的分子机制尚不清楚,其与肥胖的关系有待于进一步研究。

2. POMC 基因突变 · POMC 基因定位于染色体 2p23.3,人 POMC 为含有 267 个氨基酸残基的蛋白质,在垂体、下丘脑弓状核及一些周围组织中合成。近年来的研究表明,下丘脑 POMC 神经元是瘦素的重要靶器官,POMC 基因周围的单核苷酸多态性与肥胖患者的血清瘦素水平相关,从而将周围组织的能量储存同中枢联系起来。同时越来越多的证据表明 POMC 翻译后加工产物 α-MSH 及其脑内相应受体 MCR 是瘦素介导能量代谢途径下游的重要中介物,提示 POMC 基因很可能在肥胖症的发生中起重要作用。

1998 年 Krude 等率先并相继报道了 4 例肥胖儿童与 POMC 基因突变有关,其临床特点为:幼年发病,以肥胖、多食、红发及促肾上腺皮质激素（ACTH）缺乏综合征为主要临床表现,呈隐性遗传。其中 2 名儿童 POMC 基因型是纯合子,外显子 2 第 3 804 处发生 C→A 改变,导致 POMC 表达异常。一名 3 岁女童其 POMC 基因型是杂合子,外显子 3 处存在复合突变。还有一个 4 岁男童的基因型是新的 POMC 复合突变杂合子,患者表现为红发及肥胖,ACTH 缺乏导致第二性征不足。2001 年在意大利肥胖的儿童及青少年中又发现 3 个新的 POMC 基因杂合子突变,但是患者除了肥胖,却无其他的临床表型。

POMC 生成的 α-MSH 翻译后加工过程需 PC-1 的参与,而此过程的异常也与肥胖发病相关。有研究发现一名由于 PC-1 基因突变所致肥胖的病例,该患者为一妇女,临床表现为早发性肥胖、糖耐量异常、性腺功能减退、低血浆皮质醇水平、胰岛素原增加,POMC 含量增加,血胰岛素水平很低。患者 POMC 基因型是一个复合突变的杂合子,由于 PC-1 的功能异常,黑皮素的产物减少导致肥胖。其他症状可能与 PC-1 的功能异常导致的胰岛素原、促性腺激素释放激素、POMC 加工过程障碍有关。另外,该患者的 4 个子女都是杂合子,临床表型正常,提示 POMC 基因突变为隐性遗传方式。

(三) 肥胖的易感基因

除少数单基因突变引起早发型极重度肥胖外,多基因肥胖在人类肥胖中占绝大多数。多基因肥胖的遗传学研究策略包括家系连锁分析、候选基因分析和全基因组关联研究。

1. 家系连锁分析·通过收集肥胖家系的临床资料和基因信息,分析是否存在基因和表型共分离来判断易感基因。PCSK1 是唯一一个通过家系连锁分析发现且验证广泛的基因。PCSK1 编码激素原转化酶 1/3,可参与胰岛素、胰高血糖素及阿黑皮质原等多种激素原的剪切和成熟过程,在摄食、产热及维持血糖稳态中发挥一定的作用。1997 年,Jackson 等首次在 1 例重度早发型肥胖患者中发现 PCSK1 基因突变,随后经多项研究验证。该基因先天性功能缺失后可导致极重度肥胖,有些临床特点还包括食欲亢进、血糖紊乱、代谢性酸中毒、腹泻等。

2. 候选基因研究·通过选取在能量代谢通路中具有生物学意义的关键分子的基因,采用病例对照设计或横断面设计,分析等位基因或基因型与疾病的关系而确定易感基因。迄今文献报道的肥胖候选基因从功能上大体可分为三类:① 主要影响能量消耗的基因;② 主要影响能量摄入的基因;③ 主要影响脂肪细胞储存脂肪的基因。

(1) 主要影响能量消耗的基因

1) 静息能量消耗（REE）:机体总能量消耗分为三部分,即 REE、体力活动做功耗能和适应性产热耗能。其中 REE 指在基础状态下（清晨、清醒、空腹、安静、平卧、室温在 20～25℃、精神不紧张）的能量消耗。REE 是维持一个人清醒状态的最低能量消耗,占总能量消耗的 60%～70%,其微小变化即可对人体总能量平衡产生影响,因而成为研究肥胖发病

机制的重要途径之一。REE 与多种因素有关,如年龄、性别、能量调节相关激素水平及交感神经系统活性、体脂参数等,另外尚受遗传因素影响,存在种族及个体差异。已有研究证实易发生肥胖的种族 REE 低于与之比较的其他种族,在同种族中肥胖者较正常体重者低。上海市糖尿病研究所的相关研究表明:① REE 的变化与性别及年龄有关,且独立于其体脂成分的变化而存在,女性及中老年人的 REE 明显降低,故更易发生肥胖。② REE 减少尚与肥胖类型有关,腹内型肥胖的 REE 降低尤为显著,故对此类型肥胖的治疗要以增加能量消耗的减重方式为宜。

2) 解偶联蛋白（UCP）系列基因:UCP 是分布于线粒体内膜的质子转运载体,具有调节机体产热、维持体温、调节能量平衡及底物氧化、调节 ATP 的产生速度、控制反应性氧自由基产生等一系列生理作用,而这些作用的产生有赖于 UCP 基因的调控。目前在哺乳动物中共发现 5 种 UCP 基因,其中与人类产热能量消耗及肥胖关系密切的是主要分布于肌肉和脂肪组织的 UCP2 和 UCP3 基因。Bouchard 等运用 3 个涵盖 UCP2 基因区域的微卫星多态标志对 Quebec 家系进行连锁研究,结果发现该基因与静息代谢率及脂肪百分含量有连锁关系。近年来的研究进一步表明,UCP 基因的变异可能通过影响 UCP 产热功能使机体能量消耗产生差异,从而影响体脂的含量及分布。

国内的一系列研究亦见到:① UCP 基因中"G"等位基因与 2 型糖尿病患者腹内脂肪的绝对（表现于男性）或相对（表现于女性）的增加有关。UCP 基因或与 UCP 基因 A→G (3826)变异处于连锁不平衡的邻近基因的突变可能参与人类体脂分布的调节。② UCP2 基因 Ala55Val 变异、UCP3 基因 55C→T 变异与中国人体脂含量、代谢及分布相关,参与了肥胖症的发生,其作用存在性别差异（主要表现于女性）,且该基因变异与女性股部的脂肪含量相关联。UCP2 基因变异对正常人可能起着脂肪沉积的作用,对有代谢紊乱的肥胖患者可能主要是增加其遗传基因的易感性。③ UCP2 外显子 8 插入/缺失变异位点与女性、超重/肥胖者的 REE/kg 相关,其参与超重/肥胖程度不同。此从遗传角度为肥胖的早期预防及治疗提供了依据。

3) β₃ 受体（beta-3-adrenergic receptor, ADRB3）基因:ADRB3 是近年来发现的第三个肾上腺素能 β 受体,是由一条多肽链组成的跨膜 7 次的 G 蛋白偶联的膜表面受体,主要分布于脂肪组织,特别是人体内脏脂肪和啮齿类动物棕色脂肪,能促进脂肪分解和能量消耗,对于维持能量利用和储存起重要作用。Sakane 等研究发现 ADRB3 基因变异造成活性下降,可降低内脏脂肪分解和能量产生,引起脂肪堆积（尤其是内脏脂肪）,是腹内型肥胖的遗传标志,因此认为该基因的突变可能影响体重及与肥胖有关的胰岛素抵抗及脂代谢紊乱。在皮马印第安人、芬兰人、法国高加索人、日本人、丹麦人和中国人等均有资料证实 ADRB3 基因突变与其研究人群中肥胖及 2 型糖尿病有关。

1995 年 Walston 等首次报道 ADRB3 基因编码区存在 Trp64Arg 突变。此后的研究表明 Trp64Arg 突变与中心性肥胖相关,可致机体内脂肪分解下降、产热作用减弱。国内研究亦发现 Trp64Arg 突变参与中国人体脂含量变化,突变率

随 BMI 增高而升高,无论男女、纯合子及杂合子基因突变者的平均 BMI 与正常基因型相比均显著增加,而且在正常人中携带基因变异者有较高的 BMI 和血糖水平。还有研究发现 Trp64Arg 突变者 15 岁以前发生肥胖人数比无突变者更多,提示该基因变异不仅参与了肥胖症的发生,可能还与早发肥胖有关。

(2) 主要影响能量摄入的基因

1) 瘦素(leptin, LEP)基因:人类瘦素基因位于染色体 7q31.3,于 1994 年被成功定位克隆,是最早发现的肥胖相关基因,在脂肪组织内广泛表达,且在不同部位脂肪组织中的表达量各不相同。近年研究发现该基因区域与人类重度肥胖相关。肥胖者脂肪细胞瘦素基因 mRNA 水平增高,血清瘦素水平亦明显增高,且瘦素基因表达总量及血清瘦素水平与 BMI 和体脂含量呈正相关。1998 年 Hager 等发现了瘦素基因外显子 1 非翻译区 nt+19A→G 变异,并且报道该基因变异与白种人肥胖者的血清瘦素水平相关。国内亦有类似发现,即瘦素基因 nt+19A→G 变异与中国人 2 型糖尿病患者局部体脂分布相关,且主要影响腹部皮下脂肪的分布,而瘦素基因 G2548A 的变异则与肥胖人群的腹部脂肪分布相关,两者对肥胖的临床影响没有明显的协同效应,这亦与该基因主要在皮下脂肪中表达相吻合。

2) 瘦素受体(leptin receptor)基因:瘦素受体基因属细胞因子受体超家族,编码基因位于 1p31,由 20 个外显子和 19 个内含子组成,于 1995 年被定位克隆。瘦素是肥胖基因编码的一种脂源性激素,它与位于下丘脑和脂肪组织的瘦素受体结合后,通过信号转导途径调节机体能量代谢和体脂平衡。已成功建立了瘦素受体基因变异而导致肥胖的动物模型,但对人类瘦素受体的研究目前尚未发现类似动物的基因突变,而仅发现肥胖患者中瘦素受体基因存在多态性。

3) 肠型脂肪酸结合蛋白(intestinal fatty acid binding protein, FABP2)基因:FABP2 是脂肪酸代谢的重要调节因子,该基因定位于第 4 号染色体 q28～q31 区,在小肠上皮细胞内表达,是促进食物中 16～20 碳长链脂肪酸经肠道转运的重要物质,尤其对游离脂肪酸在小肠的吸收有重要作用。1995 年首次发现该基因第 54 位密码子存在变异,呈 GCT 或 ACT,致 FABP2 在人类中存在两种异型,即丙氨酸(Ala54)、苏氨酸(Thr54)两种多态。其变异基因频率与皮马印第安人的脂肪酸氧化率及胰岛素敏感性相关,与加拿大人的 BMI、体脂含量、空腹血浆甘油三酯水平增高亦相关。项坤三等研究发现 FABP2 与中国人体脂分布相关,而且糖尿病股部脂肪含量减少与 FABP2 Thr54(+)基因型相关,提示 FABP2 可能参与糖尿病的病理生理过程。体脂含量及分布变化与周围组织胰岛素敏感性有密切关系,因为脂肪酸代谢常与胰岛素抵抗相关,故 FABP2 基因被认为是与肥胖、胰岛素抵抗相关的基因。目前还有研究发现 FABP2 基因与 ADRB3 基因有协同作用。

4) 神经肽 Y(NPY)基因:NPY 是胰多肽家族成员之一,是能量平衡调节的重要因子,其基因定位于第 7 号染色体上,在中枢神经系统高表达,可刺激食物摄入、增加能量消耗。动物实验证明脑内给予 NPY 可使食欲亢进,导致多食、体重增加、血甘油三酯增高。NPY 的受体分为 Y1～Y6,其中与进食密切相关的是 Y1、Y5,对以上两种受体拮抗剂的研究将有助于贪食和肥胖症的治疗。但目前国际上对 NPY 及其受体亚型的基因变异与人类肥胖的关系仍有争议。

5) GAD2 基因:GAD2 基因是最新研究发现的肥胖候选基因,编码谷氨酸脱羧酶(GAD65),有 7 个内含子。GAD65 可催化 γ-氨基丁酸(GABA)的合成,GABA 可同时作用于 NPY 和 POMC 神经元而刺激食物摄入,GAD2 基因的发现有助于预防和治疗肥胖症。

(3) 主要影响细胞储存脂肪的基因:过氧化物酶体增殖物激活受体 γ(PPARγ)基因是一类主要影响细胞储存脂肪的基因,位于染色体 3p25,主要在脂肪及免疫系统表达,参与脂肪细胞分化及基因表达的调节,影响糖、脂代谢及细胞对胰岛素的敏感性。噻唑烷二酮类药物即作为 PPARγ 的配体而发挥降低血糖、血脂及增加胰岛素敏感性的作用。因此,PPARγ 基因在研究肥胖及胰岛素抵抗的发病机制中具有十分重要的意义。

PPARγ 有两种异构体 PPARγ1 和 PPARγ2,其中 PPARγ2 高度表达于脂肪组织,与肥胖关系密切。上海市糖尿病研究所运用 PPARγ2 Pro12Ala 变异作为遗传标记,结果表明该变异参与成人常见代谢病的发病,其作用部位在体脂,尤其对腹部皮下脂肪含量有影响。此外通过对 10 个墨西哥裔的美国家系 ADRB3 基因与 PPARγ2 基因 Pro12Ala 突变关联的研究,发现 PPARγ2 突变与空腹胰岛素、瘦素的升高有显著关联,而在同时存在两个突变基因的个体,有更高的 BMI、空腹胰岛素、瘦素水平,故认为两者在肥胖、胰岛素抵抗方面具有叠加作用。

3. 全基因组关联研究(genome-wide association study, GWAS):针对肥胖不同的量化指标(如 BMI、腰围、腰臀比等),目前利用 GWAS 研究策略在欧洲裔人群中定位了 50 余个肥胖有关性状的遗传位点,部分位点在亚洲裔人群中得到验证,其中以 FTO 和 MC4R 基因为其中的典型代表。

(1) FTO 基因:是 2007 年通过 GWAS 报道的首个欧洲裔人群肥胖易感基因。该基因多集中在下丘脑表达,参与摄食和调节能量平衡。① 与 BMI 的相关性:Frayling 等最初发现欧洲裔人群 rs9939609 位点与 2 型糖尿病显著相关,但该相关性在校正 BMI 后消失,进一步分析得出携带该位点风险等位基因增加肥胖的发生,推测 FTO 基因通过影响 BMI 介导 2 型糖尿病的发生。随后,该结论在多项欧洲裔人群的研究中得到验证。但在亚洲裔人群中却不尽然,大多数研究显示 FTO 基因与 2 型糖尿病相关,但两者之间的相关性独立于 BMI 或依赖于 BMI 作用,提示 FTO 基因与 2 型糖尿病或肥胖的相关性在欧洲裔人群和亚洲裔人群中具有种族异质性。关于中国人、日本人及亚洲裔其他人群的多项遗传学研究显示,FTO 基因与亚洲裔人群 BMI 相关。其中,Li 等有关东亚和南亚人群的 GWAS 荟萃分析结果显示,携带 FTO 基因 rs9939609 位点风险等位基因使 BMI 增高 0.26 kg/m²,这与欧洲裔人群研究结果相近(0.26～0.39 kg/m²),但亚洲裔人群 FTO 基因对 BMI 影响的可解释变异度(东亚 0.16%、南亚 0.20%)低于欧洲裔人群(0.34%),再次强调了 FTO 基因与肥胖的关联具有明显的种族差异。② 与腰围或腰臀比的相关性:大部分研究显示 FTO 基因与亚洲裔人群腰围或腰臀比相关。Li 等的 GWAS 荟萃分析结果显示 *FTO* 基因 rs9939609 位点与腰围或腰臀比相关，风险等位基因可增加腰围 0.51 cm，增加臀围 0.36 cm，腰臀比增加 0.003。Frayling 等关于欧洲裔人群的 GWAS 研究发现携带 *FTO* 基因风险等位基因使腰围增加约 1 cm，两项研究结果的差异性，提示不同人种具有遗传异质性，强调了 *FTO* 基因与腰围或腰臀比的相关性需要不同人群验证数据的支持。③ 与脂肪分布的相关性：腰围或腰臀比仅能作为简易指标来衡量中心性肥胖，而利用 CT 和 MRI 精确测量皮下脂肪面积（SFA）和腹内脂肪面积（VFA）则可准确量化中心性肥胖。Hotta 运用 CT 精确测得 1 228 例日本人 SFA 和 VFA，结果显示 *FTO* 基因 rs1558902 和 rs1421085 均与 SFA 和 VFA 有关，携带 rs1558902 位点风险等位基因 A 使 VFA 增加 5.8 cm²，SFA 增加 14.4 cm²，携带 rs1421085 风险等位基因 C 使 VFA 增加 5.9 cm²，SFA 增加 14.6 cm²。但关于亚洲裔其他人群 *FTO* 基因与脂肪分布的关系研究较局限，仍需在不同人群中加以验证。

（2）*MC4R* 基因：如前所述，*MC4R* 基因是瘦素介导的食欲调节途径最末端的基因，单基因突变会导致重度早发型肥胖，该基因的多态性也发现与多基因肥胖相关。① 与 BMI 相关性：2008 年 Loos 等应用 GWAS 方法首次在近 90 000 名欧裔人群中发现 MC4R 基因 rs17782313 与 BMI 和肥胖相关。而 Chambers 等在约 15 000 名印度人的 GWAS 研究中发现该基因 rs12970134 位点与腰围相关，但该位点与印度人 BMI 中度关联。Hong 等的研究表明 *MC4R* 基因 rs571312 位点与韩国人 BMI 有关，携带风险等位基因使 BMI 增高 0.22 kg/m²。随后，MC4R 基因与 BMI 的关联分别在中国人、日本人、印度人及其他人群得到验证，该基因对 BMI 的影响效应次于 FTO。② 与腰围或腰臀比的相关性：Moore 等的研究显示亚洲裔印度人腰围增长变化更明显，此种变化可比欧洲裔白种人早 10 年出现。针对此问题，Chambers 等应用 GWAS 方法在印度人中开展了 *MC4R* 基因与腰围或腰臀比的相关性研究，发现 *MC4R* 基因 rs12970134 位点与腰围相关，携带风险等位基因的纯合子个体较野生型个体腰围增加约 2 cm。随后 Been 和 Dwivedi 的两项印度人的病例对照研究均验证该基因与腰围相关。但南印度的出生队列研究不支持上述结论，提示研究设计差异和遗传与环境的交互作用可能造成结果的不一致，需进一步研究明确遗传和环境的交互影响。

除了上述这些在欧洲裔人群中首次定位且经过亚洲裔人群中得到验证遗传位点以外，在亚洲裔人群中开展的肥胖及其有关性状的 GWAS 研究也报道了重要的研究成果。① 与 BMI 的相关性：GWAS 在亚洲裔人群肥胖多基因遗传研究发现 4 个与 BMI 相关的新位点，包括 CDKAL1、KLF9、GP2 和 PCSK1。2012 年，Okada 等在 26 620 名日本人群中筛选出 36 个提示与 BMI 有关联的 SNP 位点，在包含 35 625 名东亚人的 3 个独立样本进行验证，首次发现 CDKAL1 和 KLF9 与东亚人群 BMI 显著相关，每增加一个风险等位基因，BMI 分别增加 0.039 kg/m² 和 0.04 kg/m²。随后 Wen 等纳入约 83 000 名东亚人的 GWAS 荟萃分析亦新发现 PSCK1 基因 rs261967 和 GP2 基因 rs12597579 与东亚人 BMI 存在关联，每增加一个风险等位基因，BMI 分别增加 0.037 kg/m² 和 0.049 kg/m²，

同时验证 CDKAL1 基因与 BMI 的关联性。两项研究均利用 GIANT 项目数据在欧洲裔人群中验证这 4 个新位点，Okada 得出 CDKAL1 是欧洲裔人群 BMI 相关的有意义位点（P = 0.004 9），Wen 得出 CDKAL1、PCSK1 和 GP2 与欧洲裔人群 BMI 相关。同时证实这 4 个位点在亚洲裔人群中的可解释变异度高于欧洲裔人群，GIANT 项目报道的欧洲裔人群遗传位点在亚洲裔人群中的可解释变异度低于欧洲裔人群，提示不同人种间既存在共同的遗传位点，也具有遗传异质性。② 与腰围相关性：2009 年，Cho 等有关约 15 000 名亚洲裔人群数量性状的 GWAS 研究，发现位于 12 号染色体 rs2074356 位点与腰臀比相关，携带该位点风险等位基因使腰臀比增加 0.007。该位点所处位置在 *C12orf51* 转录因子第 24 个内含子区，与 *ALDH2* 基因处于中度连锁不平衡（r² = 0.58），功能预测尚未阐明，需深入研究。

（四）基因联合作用

虽然单一基因变异对肥胖的影响较弱，但当数个基因同时变异时则明显增加了疾病发生的危险性，即基因间存在协同作用。基因组上数个易感等位基因的组合构成肥胖的遗传易感性，不同的微效基因变异累加起来可以对肥胖形成明显的表型效应。其中以 *ADRB3* 基因与 *UCP1* 基因的协同作用研究最多，研究发现此协同作用与人群有关，在肥胖表型突出的人群中，两者的协同作用较为明显。从 1994—1999 年，上海市糖尿病研究所对"体脂恒定调控网络"的 10 个候选基因（包括瘦素、瘦素受体、*MC4R*、*ADRB3*、*UCP1*、*UCP2*、*UCP3*、*FABP2*、*TNF - α* 及 *PPARγ* 基因）与中国人体脂含量及分布的关系的系列研究发现：① 中国人部分基因变异的基因型和（或）等位基因频率分布与白种人有显著不同，提示遗传对于肥胖的影响存在种族差异；② 多基因变异可能与总体脂或局部体脂增加有关，瘦素基因、*UCP1* 基因、*UCP2* 基因及 *PPARγ* 基因与中国人局部体脂（腹内脂肪、股部皮下脂肪）有关；③ *ADRB3 + TNF - α* 与总体脂（BMI）相关，*ADRB3 +* 瘦素、*ADRB3 + UCP2* 及 *ADRB3 + FABP2* 与局部体脂相关；④ 应用多种变异基因结合联合分析的方法符合复杂病致病模式的研究。

基因间的协同作用在不同的民族与地区有不同的结果，可能与下列因素有关：① 肥胖与多种环境和多种基因遗传因素有关，某一种基因在其发病中只能起很小的作用，其作用可能被上述多因素所修饰和削弱，如生活方式即运动和饮食因素的影响而增强或减弱。② 基因突变的具体类型（如纯合或杂合）差异所引起的受体功能不一，可能影响各自的结果。③ 所观察例数及不同研究对象、控制因素等影响结果的一致性，种族和种属间的差异也对结果有影响。

二、内分泌因素

腹内型肥胖的形成与激素的促脂肪聚积和分解作用失衡有关。下丘脑促肾上腺皮质激素释放激素（CRH）- ACTH - 皮质醇轴活动异常是腹内脂肪积聚及性激素改变的起源。精神应激尤其是挫折、沮丧引起的应激可激发 CRH 的过度释放，通过 ACTH 使皮质醇分泌亢进而抑制促性腺激素释放激素，后者造成低促性腺激素和低雄激素状态。高皮质醇增加内脏脂肪积累，低雄激素则下调 β 受体数目，使腹内脂肪脂解

减少,形成腹内型肥胖。

无论性别,腹内型肥胖常伴有皮质醇分泌增加,即使不增加者,也有皮质醇受体敏感性增加。但雄激素改变却有性别差异,男性以原发性低睾酮多见,女性则常见继发性高睾酮,其发生机制尚未完全明了。有学者认为,因高胰岛素可增强促黄体生成素对靶器官的刺激作用,致卵巢分泌过多雄激素,故女性腹内型肥胖的高胰岛素血症可导致其雄激素水平增加。肥胖者生长激素水平低于消瘦者,胰岛素样生长因子1水平与腹内脂肪含量及腰臀比值呈负相关。这些变化可能继发于CRH对生长激素释放激素的抑制作用。因此,皮质醇及胰岛素分泌增加,而生长激素及睾酮分泌减少,成为脂肪聚积的原因之一。腹内型肥胖形成后,由于腹内肥大的脂肪细胞脂解增强,大量脂解产物游离脂肪酸和甘油进入肝脏,多方面影响机体物质代谢,并增加了2型糖尿病、高血压、冠心病的风险。

三、脂肪细胞因子

脂肪细胞内分泌功能的发现是近年来内分泌学领域的重大进展之一。目前认为不同部位的脂肪组织对机体的代谢作用各异,腹内型肥胖患者更易患糖尿病、心血管病的发病机制与脂肪细胞因子密切相关。目前研究较多的脂肪细胞因子是脂联素、抵抗素、瘦素及TNF-α等,它们均参与了胰岛素抵抗、脂代谢紊乱、糖代谢异常及血管内皮功能损伤的发生机制,其中大部分细胞因子主要由腹内脂肪组织分泌。

(一)脂联素

在众多脂肪细胞因子中,脂联素是对人体有保护作用的脂源性激素,对它的研究较为透彻。1995年Scherer等首次报道了脂联素,它是一种主要由腹腔内脂肪细胞特异性表达和分泌的血浆蛋白质,具有244个氨基酸多肽,血浆浓度为5～30 μg/ml,约占总血浆蛋白质的0.01%。其分泌无昼夜节律变化,亦不受进餐的影响。它在血浆中有较高的浓度,可以透过血脑屏障,脑脊液中亦有较高浓度,具有降低血脂、降低血糖、改善胰岛素敏感性的作用,同时可拮抗动脉粥样硬化的形成,且不会增加体重。临床上见到的低脂联素血症与腹内型肥胖、胰岛素抵抗、代谢综合征及动脉粥样硬化伴发,并且低脂联素血症的程度与胰岛素抵抗及高胰岛素血症具显著相关性,提示脂联素在调节葡萄糖代谢及胰岛素敏感性方面具有重要作用。

前瞻性研究表明在肥胖症发病早期,血浆脂联素浓度即开始下降,2型糖尿病发病后仍持续下降,但是血浆脂联素浓度与其在脂肪组织中的mRNA水平无明显相关性。宁光等研究亦发现:① 血清脂联素水平存在性别差异,女性显著高于男性。② 超重/肥胖者血清脂联素水平较正常体重者显著下降,血清脂联素浓度不仅与总体脂呈负相关,更与腹内型肥胖、胰岛素抵抗指数呈显著负相关。还有研究发现给予生理剂量的脂联素能促进肝及肌细胞脂肪酸的氧化与能耗,改善肥胖鼠及2型糖尿病患者的高脂血症及胰岛素抵抗。而且无论是伴或不伴糖尿病的肥胖者,经锻炼及饮食控制降低体重后血清脂联素水平均升高。到目前为止,在肥胖及2型糖尿病患者中均未发现对脂联素的抵抗。

(二)抵抗素

抵抗素是2001年Steppan等在研究噻唑烷二酮类药物作用机制时在小鼠体内发现的一种脂肪细胞所分泌的多肽类激素,其基因特异表达于白色脂肪组织,有拮抗胰岛素及抑制脂肪生成的作用。但是目前对抵抗素的研究局限于动物实验和离体实验,其临床研究刚刚起步。随着研究的深入,对于抵抗素是否是联系肥胖和糖尿病的主要因素尚有许多争议,在肥胖所致心血管并发症、脑卒中等方面的作用机制也有待阐明。

(三)瘦素

瘦素是瘦素基因编码产物,由167个氨基酸组成。瘦素可以通过血脑屏障,与下丘脑的瘦素受体结合,通过双向激活途径影响NPY等多种神经内分泌激素的分泌,从而抑制食欲及增加能量消耗,促进脂肪分解,抑制脂肪合成,刺激糖异生。此外,瘦素可通过影响下丘脑垂体肾上腺轴,调节生长激素、催乳素及其他垂体前叶激素的生成。瘦素还可使胰岛素受体底物酪氨酸磷酸化减弱,影响胰岛素信号转导。除了对胰岛素效应的影响外,瘦素还可通过多种机制削弱胰岛细胞分泌胰岛素的功能,从而将肥胖与细胞功能缺陷联系起来。

瘦素血浓度与BMI,尤其与体脂百分含量呈正相关,提示如果瘦素效应机制缺陷则可引起肥胖产生。瘦素与皮下脂肪的关系密切,超重或肥胖人群的瘦素水平显著升高,女性高于男性。瘦素的mRNA表达及分泌率在皮下脂肪细胞较大网膜脂肪细胞高2～3倍,无论肥胖者与非肥胖者均如此,但肥胖者又高于非肥胖者。上海市内分泌代谢病研究所发现:① 瘦素与肥胖关系密切,并与糖尿病和胰岛素抵抗有某种联系,肥胖患者血中瘦素浓度明显升高(女性显著高于男性),为正常人的2倍,是消瘦者的3倍以上,肥胖而瘦素缺乏者仅占5%,并且体脂对瘦素的影响有性别差异,在男性瘦素与腹部皮下脂肪显著相关,在女性瘦素与BMI有关。② 与成人相似,儿童和青少年的血清瘦素水平与BMI密切相关。

(四)肿瘤坏死因子α

TNF-α是由脂肪细胞分泌的一种蛋白质,尽管早在20世纪70年代中期就认识到TNF-α与肿瘤的关系,但直到1993年人们才真正认识到其对脂代谢也有重要作用。TNF-α通过自身表达水平的变化将脂肪细胞的能量储存情况反馈给下丘脑,下丘脑再根据其信息,分别通过交感神经活性和胰腺胰岛素的分泌来控制产热和食物吸收,并协同脂肪组织分泌的其他蛋白质或激素参与反馈调控。TNF-α可通过降低胰岛素受体自身磷酸化水平,促进脂肪分解,抑制脂肪合成,抑制前体脂肪细胞的增殖和分化,诱导脂肪细胞凋亡来调节脂肪组织的重量和控制脂肪细胞的大小。另外,TNF-α还可调节多种激素如胰高血糖素、胰岛素和糖皮质激素的浓度,这些激素都能影响食物吸收,对脂肪重量和体重起重要调节作用。肥胖者的脂肪组织及细胞TNF-α蛋白和mRNA表达水平均显著高于对照组,与BMI、胰岛素水平呈显著正相关,TNF-α表达增高可加重其胰岛素抵抗及血管病变,当体重下降时,其表达水平亦逐渐下降。

(五)Apelin

Apelin是1998年Tatemoto等发现的一种新的脂肪细胞因子,是孤儿G蛋白偶联受体APJ的天然配体,与血管紧张素Ⅱ有同源性,属于肾素血管紧张素系统(RAS)的新组分。Apelin在白色脂肪组织的mRNA水平与其他组织如肾和心脏相似，但略高于棕色脂肪组织，其表达量随着脂肪细胞分化成熟而不断增加。目前许多研究已证实 Apelin 参与摄食调节，影响能量平衡，肥胖和高胰岛素能上调脂肪细胞 Apelin 的表达，即伴高胰岛素血症的肥胖者有较高的血浆 Apelin 水平，且肥胖者血浆 Apelin 水平与 BMI 呈显著正相关。然而，目前 Apelin 与人群肥胖和胰岛功能之间关系的研究资料尚少，亟待进一步研究。

（六）内脂素（Visfatin/PBEF）

2004 年末 Fukuhara 等在人脂肪组织中发现了一种新的脂肪细胞因子，由于它在腹内脂肪组织中表达丰富，故名 Visfatin，它与能量平衡有着潜在的关联。有研究发现人血浆中 Visfatin 浓度与腹内脂肪面积呈高度正相关，与皮下脂肪面积相关性较弱，提示它与肥胖尤其是与腹内型肥胖相关。近来德国学者发现 Visfatin 能产生胰岛素样作用，在人体中的水平与肥胖、胰岛素抵抗和代谢综合征有着密切关联，并随着胰岛素抵抗程度的加重发生相应下降，并且 Visfatin 的降血糖作用并不依赖于胰岛素的作用，从而突破了胰岛素是体内唯一降糖激素这一传统理论。尽管 Visfatin 能模拟胰岛素样作用，但在生理状态下它在人体内的水平仅为胰岛素的 $3\%\sim10\%$，在体内胰岛素相对优势的浓度下，Visfatin 发挥的生物学作用可能较为微弱。况且目前尚缺少证据来阐明腹内型肥胖者高 Visfatin 水平在体内的生理或病理意义。然而，Visfatin 的发现推动了肥胖、胰岛素抵抗病理生理机制、脂肪细胞因子与代谢综合征之间关系的研究，并有可能为降糖药物的开发提供一个新的热点。

（七）纤溶酶原激活物抑制剂 1

PAI-1 可对抗组织纤溶酶原激活物（t-PA），降低纤溶促进血栓形成，是心血管疾病的重要危险因素。正常人和肥胖者大网膜脂肪细胞产生的 PAI-1 mRNA 水平高于皮下脂肪，如腹内脂肪量增加，PAI-1 就相应升高。PAI-1 的升高与 TNF-α 的分泌增加也显著正相关，这也是它参与腹型肥胖增加心血管疾病易患性的原因。

（八）白细胞介素

白细胞介素 6（IL-6）表达于多种不同的细胞。在严重肥胖的非糖尿病患者，腹内脂肪组织释放的 IL-6 是皮下脂肪组织的 2～3 倍。现已知 IL-6 能促进内皮细胞间的黏附，增加肝脏分泌甘油三酯并降低脂肪组织脂蛋白脂酶活性。可见腹型肥胖患者增多的腹内脂肪组织分泌的过多 IL-6 可以改变游离脂肪酸水平，影响脂代谢，从而影响胰岛素敏感性。

IL-18 又称干扰素 γ 诱生因子（IGIF），其基因在多种器官、组织和细胞如胸腺、脾脏、胰腺等细胞中均有表达。上海市内分泌代谢病研究所通过大量研究发现，IL-18 对于成熟脂肪细胞的基础葡萄糖转运无影响，但在加入胰岛素时 IL-18 则刺激葡萄糖转运，提示 IL-18 可增强胰岛素敏感性，从而改善胰岛素抵抗程度。IL-18 还可导致胰岛 β 细胞的损伤和死亡，进而参与 1 型糖尿病的发生。

（九）胆固醇酯转移蛋白（CETP）

CETP 在脂肪组织中含量丰富，并被分泌到血液。CETP 将胆固醇酯从高密度脂蛋白向极低密度脂蛋白转运，促进后者转化为低密度脂蛋白并被清除。肥胖患者 CETP 的量和活性增加。CETP 与空腹血糖和空腹胰岛素水平呈正相关，提

示与胰岛素抵抗的加重有关。有研究表明 CETP 活性在大网膜脂肪组织远较皮下脂肪组织为高。

四、环境因素

单纯遗传因素不能解释在过去 20 年中全球大规模的肥胖流行趋势。毫无疑问，环境发挥了重要的作用。人类大多数肥胖都反映出了多个基因与环境之间的复杂的相互作用。

（一）生活方式

1. 进食过量 · 人类的食欲是防止体重降低的精巧机构，是人类生存的强大动力。食欲除由机体能量平衡动态变化进行调节外，也受生活方式、情绪、饮食习惯等因素影响。食欲与能量需求间的细微差别就可以导致体重变化，如两者差别致 1％ 的能量正平衡时，在 1 年内就可累积 10 000 kcal 的热量，使体重增加 1～2 kg。研究表明含脂肪多而其他营养素密度低的膳食，引起肥胖的可能性最大，膳食中脂肪含量及比例与体重呈正相关。随着我国经济发展和食物供应的丰富，膳食结构发生了很大变化，人们摄入动物性脂肪和蛋白质增多，而谷类食物减少，能量的总摄入往往超过能量消耗。特别是快餐食品往往富含高脂肪和高能量，而其构成却比较单调，经常食用会导致肥胖，并有引起某些营养素缺乏的可能。因此，限制总能量和脂肪摄入量是控制体重的基本措施。

2. 进食行为 · 进食行为也是影响肥胖症发生的重要因素。合理的三餐食物能量分配及间隔时间能减少肥胖患病率。进食次数也能影响糖、脂肪代谢，正常体重者少量多餐时血胆固醇水平及平均血糖水平较相同总能量但少餐时低。而就进食速度而言，肥胖者速度一般较快，而缓慢进食时传入大脑摄食中枢的信号可使大脑做出相应调节，较早出现饱足感而减少进食。此外，进食行为不良如经常性暴饮暴食、夜间加餐、喜欢零食等均是导致肥胖的重要原因。进食行为异常如纵食症、夜食综合征等也常导致肥胖。纵食症是一种发作性心因性疾病，表现为不能自制地放纵饮食，每周至少有 2 次，夜间多见。夜食综合征指夜餐至次晨之间能量摄入占总摄入量 20％ 以上，常可达 50％，可能与睡眠障碍有关。

3. 体力活动过少 · 体力活动过少则能量消耗减少，可导致体重增加。随着交通工具的日益完善，职业性体力劳动和家务劳动量减轻，人们处于静态生活的时间增加，都成为发生肥胖的主要原因之一。此外，某些人因肢体伤残或患某些疾病而使体力活动减少，一些运动员在停止经常性锻炼后未能及时相应地减少其能量摄入，都可能导致多余的能量以脂肪的形式储存起来。

经常性体力活动或运动不仅可增加能量消耗，有利于机体能量平衡的维持，还可以增强心血管系统和呼吸系统功能。高强度剧烈运动不易坚持长时间，且运动期间主要以消耗体内碳水化合物为主，而不是首先消耗脂肪。而进行中、低强度体力活动能更多动员体内脂肪分解以提供能量。另外，经常参加锻炼者比不经常锻炼者的静息代谢率高，在进行同等能量消耗的运动时，经常锻炼能更多地动员和利用体内储存的脂肪，更有利于预防肥胖。

4. 饮酒及戒烟 · 饮酒后乙醇在体内只能完全氧化，而不能转化为其他物质。因此习惯性非大量饮酒者常伴体脂累积，可能与饮酒时进食的能量物质能较多地储存在体内有关。

而习惯性大量饮酒者体重多正常或消瘦,原因可能是其总能量摄入的大部分来源于乙醇,而其他食物摄入减少。戒烟者普遍体重增加,与尼古丁撤停有关,尼古丁通过兴奋交感神经而抑制食欲及促进脂肪分解。戒烟后最初几周内体重一般增加1～2 kg,随后4～6个月内可增加2～3 kg。男性在戒烟后发生肥胖的风险较非吸烟者高2.4倍,女性高2.0倍。

(二) 社会因素

肥胖的发生亦有社会因素的影响,社会经济发展及城市化是肥胖社会的特征,发达国家或经济迅速增长的发展中国家肥胖患病率均明显增高。目前人们可选择的食物品种日益丰富,快餐食品的增多,经常性肉食过多及暴饮暴食,常常造成进食过量及脂肪过剩。新闻媒体、文化传统及科教宣传等对膳食选择和体力活动都会产生很大影响。新闻媒体对消费者有举足轻重的作用,电视广告对儿童饮食模式的影响更是占据第一位的作用。广告中所宣传的很多高脂肪、高能量和高盐的方便食品和快餐食品,对消费者的误导不容忽视。

五、其他因素

肥胖尚与年龄、性别等因素有关。人群中肥胖患病率随年龄的增加而增加。与男性相比,女性有较高的肥胖患病率,特别是在年龄大于50岁的人群中。

六、关于肥胖病因的几个假说

1. 节俭基因假说・1962年Neel等最先提出这个假说,最初用于解释糖尿病,以后也用于解释肥胖的发生。此学说认为,在人类进化的长期过程中,食物的获取具有不确定性而且不能保存,只有那些在食物供应丰富的时候能够将摄入的能量在体内储存起来的个体才能在食物供应不充足时生存下来,经过自然选择携带有"节俭基因"的人就被保存了下来。因此,理论上讲人类都携带有这种"节俭基因"。由于现代社会是一个物资供应丰富的社会,"节俭基因"的存在致使摄入的能量以脂肪的形式保存了起来。因此,理论上讲人人都有可能肥胖。

2. 病毒感染学说・有研究发现感染了人腺病毒Ad 36半年后的绒猴,其体重是未感染这种病毒的绒猴的3倍,Ad 36可使脂肪细胞的数量明显增加,储脂能力增强。而肥胖患者血清Ad 36抗体阳性者占32%,正常体重者只占4.5%。因此,病毒感染在肥胖症发病中可能起到一定的作用。

3. 胎儿与儿童早期营养不良・流行病学研究表明,胎儿期和儿童早期营养不良增加了青少年期和成年期肥胖症和糖尿病的发生机会,荷兰的一项研究表明妊娠期6个月处于饥饿状态的母亲所生的孩子在其18岁时肥胖症的患病率极高,低出生体重导致成年期肥胖及高血压、糖尿病和冠心病患病率增加。因此,控制胎儿及儿童早期营养不良有利于肥胖症的预防。

4. 脂肪细胞凋亡不足・肥胖不仅是脂肪细胞体积的增大,也包括脂肪细胞数目的增加。脂肪细胞数目的改变包括前脂肪细胞增殖、分化过度,脂肪细胞凋亡指数明显低下等。腹部皮下脂肪细胞凋亡与BMI、体脂百分比、腰围呈负相关,说明脂肪细胞凋亡不足在肥胖症发病中起着一定作用。

参考文献

[1] Jackson RS, Creemers JW, Ohagi S, et al. Obesity and impaired prohormone processing associated with mutations in the human prohormone convertase 1 gene[J]. Nat Genet, 1997, 16(3): 303-306.

[2] Farooqi IS, Volders K, Stanhope R, et al. Hyperphagia and early-onset obesity due to a novel homozygous missense mutation in prohormone convertase 1/3[J]. J Clin Endocrinol Metab, 2007, 92(9): 3369-3373.

[3] Martín MG, Lindberg I, Solorzano-Vargas RS, et al. Congenital proprotein convertase 1/3 deficiency causes malabsorptive diarrhea and other endocrinopathies in a pediatric cohort[J]. Gastroenterology, 2013, 145(1): 138-148.

[4] Frayling TM, Timpson NJ, Weedon MN, et al. A common variant in the FTO gene is associated with body mass index and predisposes to childhood and adult obesity[J]. Science, 2007, 316(5826): 889-894.

[5] Scuteri A, Sanna S, Chen WM, et al. Genome-wide association scan shows genetic variants in the FTO gene are associated with obesity-related traits[J]. PLoS Genet, 2007, 3(7): e115.

[6] Sanghera DK, Ortega L, Han S, et al. Impact of nine common type 2 diabetes risk polymorphisms in Asian Indian Sikhs: PPARG2 (Pro12Ala), IGF2BP2, TCF7L2 and FTO variants confer a significant risk[J]. BMC Med Genet, 2008, 9: 59.

[7] Yajnik CS, Janipalli CS, Bhaskar S, et al. FTO gene variants are strongly associated with type 2 diabetes in South Asian Indians[J]. Diabetologia, 2009, 52(2): 247-252.

[8] Tan JT, Dorajoo R, Seielstad M, et al. FTO variants are associated with obesity in the Chinese and Malay populations in Singapore[J]. Diabetes, 2008, 57(10): 2851-2857.

[9] Li H, Kilpeläinen TO, Liu C, et al. Association of genetic variation in FTO with risk of obesity and type 2 diabetes with data from 96, 551 East and South Asians[J]. Diabetologia, 2012, 55(4): 981-995.

[10] Chang YC, Liu PH, Lee WJ, et al. Common variation in the fat mass and obesity-associated (FTO) gene confers risk of obesity and modulates BMI in the Chinese population[J]. Diabetes, 2008, 57(8): 2245-2252.

[11] Ng MC, Tam CH, So WY, et al. Implication of genetic variants near NEGR1, SEC16B, TMEM18, ETV5/DGKG, GNPDA2, LIN7C/BDNF, MTCH2, BCDIN3D/FAIM2, SH2B1, FTO, MC4R, and KCTD15 with obesity and type 2 diabetes in 7705 Chinese[J]. J Clin Endocrinol Metab, 2010, 95(5): 2418-2425.

[12] Takeuchi F, Yamamoto K, Katsuya T, et al. Association of genetic variants for susceptibility to obesity with type 2 diabetes in Japanese individuals. Diabetologia, 2011, 54(6): 1350-1359.

[13] Loos RJ, Lindgren CM, Li S, et al. Common variants near MC4R are associated with fat mass, weight and risk of obesity[J]. Nat Genet, 2008, 40(6): 768-775.

[14] Thorleifsson G, Walters GB, Gudbjartsson DF, et al. Genome-wide association yields new sequence variants at seven loci that associate with measures of obesity[J]. Nat Genet, 2009, 41(1): 18-24.

[15] Li S, Zhao JH, Luan J, et al. Cumulative effects and predictive value of common obesity-susceptibility variants identified by genome-wide association studies[J]. Am J Clin Nutr, 2010, 91(1): 184-190.

[16] Hotta K, Nakamura M, Nakamura T, et al. Polymorphisms in NRXN3, TFAP2B, MSRA, LYPLAL1, FTO and MC4R and their effect on visceral fat area in the Japanese population[J]. J Hum Genet, 2010. 55(11): 738-742.

[17] Chambers JC, Elliott P, Zabaneh D, et al. Common genetic variation near MC4R is associated with waist circumference and insulin resistance[J]. Nat Genet, 2008, 40(6): 716-718.

[18] Hong KW, Oh B. Recapitulation of genome-wide association studies on body mass index in the Korean population[J]. Int J Obes (Lond), 2012, 36(8): 1127-1130.

[19] Shi J, Long J, Gao YT, et al. Evaluation of genetic susceptibility loci for obesity in Chinese women[J]. Am J Epidemiol, 2010, 172(3): 244-254.

[20] Huang W, Sun Y, Sun J. Combined effects of FTO rs9939609 and MC4R rs17782313 on obesity and BMI in Chinese Han populations[J]. Endocrine, 2011, 39(1): 69-74.

[21] Been LF, Nath SK, Ralhan SK, et al. Replication of association between a common variant near melanocortin-4 receptor gene and obesity-related traits in Asian Sikhs[J]. Obesity (Silver Spring), 2010, 18(2):

p.425 - 429.

[22] Croteau-Chonka DC, Marvelle AF, Lange EM, et al. Genome-wide association study of anthropometric traits and evidence of interactions with age and study year in Filipino women[J]. Obesity (Silver Spring), 2011, 19(5): 1019 - 1027.

[23] Dwivedi OP, Tabassum R, Chauhan G, et al. Strong influence of variants near MC4R on adiposity in children and adults: a cross-sectional study in Indian population[J]. J Hum Genet, 2013, 58(1): 27 - 32.

[24] Vasan SK, Fall T, Neville MJ, et al. Associations of variants in FTO and near MC4R with obesity traits in South Asian Indians[J]. Obesity (Silver

Spring), 2012. 20(11): 2268 - 2277.

[25] Okada Y, Kubo M, Ohmiya H, et al. Common variants at CDKAL1 and KLF9 are associated with body mass index in east Asian populations[J]. Nat Genet, 2012, 44(3): 302 - 306.

[26] Wen W, Cho YS, Zheng W, et al. Meta-analysis identifies common variants associated with body mass index in east Asians[J]. Nat Genet, 2012, 44(3): 307 - 311.

[27] Cho YS, Go MJ, Kim YJ, et al. A large-scale genome-wide association study of Asian populations uncovers genetic factors influencing eight quantitative traits[J]. Nat Genet, 2009, 41(5): 527 - 534.

第四章·肥胖的并发症及单纯性肥胖的治疗

贾伟平　韩峻峰　于浩泳

第一节·肥胖的并发症

目前的研究表明肥胖对人的心理、行为和生理均有不良影响。首先，心理上的不良反应来自患者对社会、环境及自身状态的反应，当社会上普遍将肥胖与丑陋、疾病联系在一起时，肥胖人群尤其是肥胖女性倾向于开始对自我价值的贬低，往往有自我厌弃的想法。严重者往往伴有焦虑、抑郁、愧疚、甚至自虐倾向。其次肥胖者行为上往往有自虐倾向，肥胖者为了避免人们的嘲笑，往往表现出退缩、自闭、自残等。虽然，我们呼吁社会对肥胖人群应一视同仁，但实际生活中，肥胖者在学习、生活、工作中都不可避免会遭受种种歧视。最后尤为重要的是，肥胖对生理上的影响是更严重的。轻度超重者在日常生活中没有肥胖所引起的相关症状，但重度肥胖者可有相关症状，其心血管疾病、高血压、糖尿病、肺部疾病、胆石症的发生率逐年上升。分析结果表明，体重指数（BMI）为 $22.5\sim25 \text{ kg/m}^2$（理想体重）的参与者，过早死亡的风险最低，过早死亡定义为死亡年龄在 $35\sim69$ 岁。经校正教育水平、年龄和性别后，超重或肥胖更为显著地增加过早死亡风险：BMI 为 $25\sim27.5 \text{ kg/m}^2$ 者 HR 为 1.07；BMI 为 $27.5\sim30 \text{ kg/m}^2$ 者 HR 为 1.20；1 级肥胖者 HR 为 1.45，2 级肥胖者 HR 为 1.94，3 级肥胖者 HR 为 2.76。

代谢综合征的发生在本质上由肥胖本身引起，如肥胖对承重关节造成的损害、肥胖引起的代谢紊乱、肥胖引起游离脂肪酸（FFA）水平增高，导致胰岛素抵抗；高胰岛素血症加重肥胖和心血管等并发症的发生。减重可部分逆转肥胖相关的并发症。肥胖与其并发症相关的独立易感因素之间必然存在着内在联系，非肥胖人群中，由于排除了肥胖因素，某些并发症并不发生。

一、胰岛素抵抗和糖尿病

胰岛素抵抗与高胰岛素血症是人类肥胖的标志。虽然存在着胰岛素抵抗，但大部分肥胖个体并没有患糖尿病。肥胖是糖尿病的主要危险因素，没有患糖尿病的肥胖者能够分泌和合成足够的胰岛素以对抗机体存在的胰岛素抵抗，而携带

糖尿病易感基因的肥胖者胰岛素合成和释放受损，不足以提供充足的胰岛素以满足机体的需要，则导致糖尿病的发生。

2 型糖尿病的病因尚不完全清楚，但胰岛素抵抗作为最基本的发病因素参与了 2 型糖尿病的发生。肥胖更是明显增加了胰岛素抵抗的严重性。超过理想体重的 1.2 倍即可加速胰岛素抵抗的发展，对人体健康造成威胁。非糖尿病患者，当体脂含量达到接近 30% 时，已经出现了糖调节受损。肥胖者胰岛素抵抗见于参与影响糖调节稳态的主要组织，包括肝脏、肌肉、脂肪。研究证实，胰岛素信号转导障碍与细胞葡萄糖代谢及胰岛素抵抗的发展密切相关。肥胖状态下，由于 FFA 增加、脂肪因子异常分泌、脂质异位沉积、炎症通路的激活、内质网应激及线粒体功能障碍等原因，都会使胰岛素的效应通路受到影响。

二、心血管系统

肥胖是导致心源性死亡和全因死亡的主要因素之一，此外还会直接引起心脏重构和心力衰竭，机制与血流动力学因素和代谢因素有关。研究显示，BMI 每增加 1 个百分点，心力衰竭的风险在男性增加 5%，在女性增加 7%。只有在非缺血性心力衰竭患者中肥胖对预后有保护作用。

（一）血脂代谢紊乱

肥胖者血脂异常通常有致动脉粥样硬化作用。通常表现为低密度脂蛋白（LDL）水平、极低密度脂蛋白（VLDL）和甘油三酯水平升高、高密度脂蛋白胆固醇（HDL - C）下降。过多的 VLDL 产生很可能是引起血脂紊乱的关键因素。VLDL 转变为中间密度脂蛋白，再转变为 LDL。VLDL 的产生与胰岛素水平和体脂含量直接相关，但胰岛素影响 VLDL 产生的途径目前尚存在争议，因为短期内胰岛素水平的升高可抑制载脂蛋白 B（ApoB）和 VLDL 的分泌，VLDL 水平增高，可使肥胖者肝脏中酶作用底物（如 FFA）增多。除血脂异常可以引起动脉粥样硬化、心肌梗死以外，其他因素也容易诱发血管病变，如肥胖者组织纤溶酶原激活抑制物水平增高，促进血栓形成。

（二）心脏改变

肥胖可影响心脏的结构和功能，包括心脏左心室、右心

室,特别是左心房,对心脏舒张和收缩功能产生不利影响。肥胖可增加心脏负荷,引发左心室肥厚,损伤心脏的舒张和收缩功能。肥胖患者组织灌注的需要量增大,机体为了满足这一需要,代偿性加速循环,引起血流动力学改变。肺血流量及全身血容量增加,每搏排血量和心排血量增加。长期高强度的心肌负荷,尤其是肥胖合并高血压患者,后负荷增大,必然导致心肌肥大和扩张型心肌病。与此同时,肥胖使心肌耗氧量大大增加,易发生充血性心力衰竭。如果患者已经存在冠状动脉粥样硬化,由于肥胖使心肌需氧量明显增加,可导致心肌梗死甚至死亡。减重后可减少心室容积,减轻心肌负荷,降低心肌耗氧量。

(三) 高血压

肥胖与高血压密切相关,肥胖可使血压升高,减重可以降低血压。具体机制目前尚未阐明。有学者认为可能与肥胖人群分泌更多的瘦素有关。瘦素通过改变肾钠通道、刺激肾素-血管紧张素和交感神经系统、与胰岛素及促炎因子相互作用等途径导致高血压的发生。肥胖导致血容量增加及外周血管阻力增高,从而引起心排血量增加。肥胖者血浆基础及应激状态下释放的去甲肾上腺素水平均明显高于正常人,对于增加外周血管阻力发挥了重要的作用。体重减轻后,血浆去甲肾上腺素水平、肾素、醛固酮水平明显下降。交感神经系统的激活受饮食调控,其中碳水化合物是兴奋交感神经的主要成分,对于肥胖合并高血压患者,对盐的敏感性也可能成为影响交感兴奋的因素之一。

三、呼吸系统

肥胖者肺功能异常包括无临床表现而肺功能检测异常者及有临床症状检查异常者。重度肥胖者尤其是仰卧位时,常常表现出肺功能障碍。皮下脂肪沉积,呼吸频率增高,导致胸壁顺应性下降,呼吸肌功能受损。肥胖者呼吸浅快,肺功能残气量和补呼气量较低。肥胖男性,即使不吸烟,其最大呼气流速仍然偏低。气体交换主要发生在肺上叶,而血流灌注主要在肺下叶完成,由此造成了通气灌注不匹配,造成低氧血症。重度超重者发生通气不足风险较高,临床上血气分析提示二氧化碳分压升高。单纯肥胖者伴有低氧血症常见,但若同时伴有二氧化碳潴留,可诊断为"肥胖通气不足综合征"。通气不足主要是因为呼吸中枢对低氧血症和高碳酸血症失敏,同时肺顺应性下降、呼吸肌疲劳也促进了通气不足的发生。肺泡通气不足的肥胖患者常常伴有睡眠呼吸暂停,阻塞性睡眠呼吸暂停低通气综合征(obstructive sleep apnea hypopnea syndrome,OSAHS)是睡眠障碍中最常见的,我国的OSAHS的发病率在4%左右。体重超过标准体重的20%或BMI≥28 kg/m² 是OSAHS最重要的危险因素。拟行减重手术的肥胖患者,OSAHS的发病率高达60%,而在确诊为OSAHS的人群中肥胖者约占70%。

肥胖通气不足综合征患者发生呼吸暂停可能是中枢性呼吸暂停(即没有呼吸运动)或由于呼吸道梗阻引起的(虽然有呼吸运动,但由于梗阻没有气流通过),也可能是两者混合交替发生。其中,肥胖者以梗阻性呼吸暂停更为常见,急救时常常需要施行气管造口术。临床诊治过程中要注意区分中枢性呼吸暂停和梗阻呼吸暂停。对于梗阻性睡眠呼吸暂停的肥胖患者,一线治疗方案就是减轻体重。患者应当采取侧卧位

睡眠,避免使用镇静药和饮酒。中枢性睡眠呼吸暂停需用甲羟孕酮治疗,即使合并梗阻性睡眠呼吸暂停,甲羟孕酮仍然有效。持续气道正压通气治疗通常是有效的,手术治疗包括气管切开术、腭垂、腭咽成形术及袖状胃成形、胃旁路术。呼吸功能障碍可导致肺动脉高压、红细胞增多症、肺源性心脏病。重度肥胖合并呼吸功能障碍者,手术麻醉时或术后短期内很容易发生猝死(可能的死因是心律失常)。

四、内分泌系统

内分泌改变常常与肥胖相伴随发生,但大部分的内分泌改变是继发的。正常体重受试者给予过度营养饮食后可诱发内分泌紊乱,而减重后各种激素水平能够得到逆转。肥胖相关的内分泌功能紊乱总结如下。

(一) 胰腺

通过自体胰腺移植以去除迷走神经对胰岛细胞的支配,从而可以逆转高胰岛素血症,减少食物的摄入,并使体重增加得到有效控制。

胰岛素浓度的升高在单纯肥胖症主要由胰岛β细胞分泌过多引起。胰岛素自身反馈调节异常在高胰岛素血症中发挥重要的作用。但这种自身反馈调节异常理论仅仅适用于肥胖早期高胰岛素血症,随着内源性胰岛素分泌的标志物C肽水平的下降,胰岛素的输注在人群中无显著差异。总之,高胰岛素血症常见于肥胖者。当体重增加时,胰岛素抵抗是其特征性标志。肥胖可以导致胰岛素抵抗。其他因素也共同参与胰岛素抵抗的产生。

有研究报道肥胖者血清中胰高血糖素水平可正常,也可升高或降低。但至少在一部分人群中,胰腺内的胰高血糖素水平是升高的。这一现象是否与胰岛素抵抗相关,或存在其他作用机制,目前尚未明确。在肥胖动物模型中,胰高血糖素抵抗已有报道。在肥胖人群中,基础胰多肽水平较低,对蛋白质饮食反应迟钝。啮齿类动物中,胰多肽是一种饱食因子,低浓度的胰多肽水平对肥胖的发生有着潜在的重要性。尽管饥饿状态下,生长抑素水平升高与肥胖程度无相关,但在氨基酸刺激下,Zuker肥胖大鼠胰腺细胞释放生长抑素增多。在对肥胖的印第安人研究中已发现,基础状态下和葡萄糖刺激后,血浆生长抑素水平基本正常。

(二) 甲状腺

尽管少部分人可能因为高糖饮食使三碘甲状腺原氨酸(T₃)水平升高,但一般情况下,肥胖者甲状腺激素水平在正常范围内。美国一项健康与营养调查研究显示,BMI与血清FT₃呈正相关,而与FT₄无明显关系。当控制肥胖和正常体重人群的热量摄入后,均表现为T₃水平下降,反T₃(rT₃)水平上升。对体重稳定下降的肥胖人群,其FT₃水平和静息代谢率显著低于体重稳定不变的肥胖人群。肥胖者促甲状腺激素(TSH)对促甲状腺激素释放激素(TRH)的反应性是正常的。少数一部分肥胖者摄碘率较低,可能是由于甲状腺炎引起,而非肥胖所致。

已确定肥胖者血清中瘦素与TSH水平呈正相关,也有学者报道在一些个体中TSH与BMI呈正相关,这两者所反映的可能是同一种生理变化。在校正BMI后,瘦素仍与TSH相关,提示在严重肥胖中TSH和瘦素水平的增高可能是脂

肪含量增加的结果。

（三）肾上腺

过量的糖皮质激素促进脂肪堆积,肾上腺激素对肥胖的发生可能发挥了一定的作用。另外,肥胖动物体内糖皮质激素水平普遍升高,这类动物模型进行肾上腺切除术后可以阻止肥胖的发生与发展。糖皮质激素的致肥胖效应考虑是其直接作用于外周组织的结果,但也可通过与下丘脑释放的促肾上腺皮质激素释放激素(CRH)相互作用调节能量平衡。CRH 可促进分解代谢及神经肽 Y(NPY)的表达。在鉴别诊断上所需解决的问题是如何鉴别库欣(Cushing)综合征和单纯性肥胖,因为两者在临床上都可伴有糖耐量受损和高血压。单纯性肥胖者脂肪常呈中心性分布,并伴有皮肤的脂肪细纹。这种细纹通常为白色,偶尔为紫色。因此,也常常与肾上腺皮质功能亢进的皮肤改变相类似。肥胖者皮质醇(可的松)的生成和 24 h 尿 17-羟类固醇的水平均升高,但血浆基础皮质醇水平和尿游离皮质醇水平均为正常。5% 的肥胖症患者尿游离皮质醇水平升高,一部分早期库欣综合征的患者尿游离皮质醇水平却正常。抑制试验是两者有效的鉴别手段,90% 的肥胖症患者皮质醇水平能够被过量的地塞米松抑制,而库欣综合征患者仅有 2% 能够被地塞米松抑制。因此,仅仅 10% 的肥胖患者在与库欣综合征鉴别时需要进行标准地塞米松抑制试验。虽然大部分的肥胖症患者并不伴有库欣综合征,但许多研究者仍然试图探讨皮质醇水平与单纯性肥胖尤其是腹型肥胖的病理生理过程的相关性。

目前认为,肾上腺类固醇脱氢表雄酮在动物体内具有抗肥胖作用,而肥胖症者体重与脱氢表雄酮的产生之间呈负相关。儿茶酚胺是产热激素,降低交感神经活性可以减少能量消耗。在部分动物肥胖模型中,去甲肾上腺素水平下降,因此受交感神经支配的棕色脂肪减少,其活性降低。肥胖者基础去甲肾上腺素水平正常。当热量摄入减少时,去甲肾上腺素水平减低,当保持站立姿势时,去甲肾上腺素水平升高。肥胖女性的肾上腺素对等长运动的反应性缺失,而在男性肥胖者,这种反应性正常。肥胖者,输入去甲肾上腺素后,其产热反应迟钝。这可能是由于肥胖者进餐后对氧的摄取较正常体重者为少。而胰岛素无论是对肥胖者还是体型偏瘦者,其升高去甲肾上腺素作用是相同的。

（四）性腺

男性肥胖经常合并低血清睾酮和较低的黄体生成素(LH)、促性腺激素释放激素(GnRH)脉冲频率,重度肥胖的男性血浆睾酮水平低,性激素结合球蛋白水平降低,游离睾酮比例相对升高,所以大部分患者血中游离睾酮水平正常。血睾酮结合球蛋白水平偏低,可能与高胰岛素血症引起的肝脏表达减少有关。部分重度肥胖男性患者游离睾酮水平低下,血浆雄烯二酮和双氢睾酮水平正常,下丘脑垂体睾丸轴完全正常。肥胖男性雌二醇和雌酮水平升高。雌激素水平的升高主要是由于腺体外的雄激素前体转变为雌激素,同时睾丸也可使雌二醇分泌增加。肥胖男性雌激素水平升高通常无临床表现,男性乳房发育、阳痿、男性女性化等罕见。对于男性患者,体重减轻可降低体内睾酮向雌二醇的转化速率,增高睾酮和性激素结合球蛋白水平,降低雌二醇水平,有利于睾丸功能的恢复和体内睾酮合成的进一步增加。

月经不调和女性多毛症在肥胖女性的发生率要显著高于正常体重女性。对于以上身肥胖为主的女性和以下身肥胖为主的女性,其内分泌改变有所不同。以上身肥胖为主者常常伴有高睾酮、低性激素结合球蛋白、高游离睾酮水平。以上内分泌改变在病态肥胖的妇女常常导致闭经,同时也可能是多囊卵巢性疾病的临床表现。以上身肥胖为主者,多存在胰岛素抵抗和高胰岛素血症。研究发现,对于存在胰岛素抵抗的多囊卵巢性疾病的女性肥胖者,其卵巢雄激素过多症的发生可能与胰岛素相关。伴有高雄激素血症的肥胖妇女中,有相当一部分患有黑棘皮病,这在一定程度上加重了胰岛素抵抗。伴高雄激素血症的肥胖女性,由于雄激素的异常增多,更加重了上身的肥胖程度。总雌二醇和雌酮水平在正常范围或升高。而游离激素的比例是增高的。总雌二醇和游离雌二醇水平在上身肥胖者中是升高的,而在以下身肥胖为主的表型中并不升高。在这两种类型的肥胖者中,尽管以下身肥胖为主者雌酮生产率较高,但血浆雌二醇水平并无差异。大部分雌酮是由外周脂肪内雄激素芳香化产生的,然而绝经前妇女卵巢产生的雌二醇水平明显升高。以下身肥胖为主的肥胖者,体内雄烯二酮不成比例地转化为雌二醇。外周组织持续过量产生雌激素,对于绝经前妇女是非常重要的。对女性而言,体重下降后脂肪组织分泌的细胞因子减少,使卵泡膜细胞不易受 LH 影响,进而雄激素分泌下降,循环中的睾酮水平降低,同时脂肪组织中酪氨酸激酶活性增加,促进了细胞内胰岛素介导的葡萄糖利用,增加胰岛素敏感性,改善月经稀发、排卵障碍等性腺功能紊乱。

肥胖时脂肪组织增加导致分泌到循环中的炎性因子增多和脂肪因子(瘦素和脂联素)水平变化,这些促炎性脂肪因子激活炎症的急性反应,并逐渐发展为广泛的慢性炎症反应。主要的促炎细胞因子是 TNF-α 和 IL-6。TNF-α 干扰细胞内胰岛素信号加重胰岛素抵抗;IL-6 具有致动脉粥样化作用,并且可直接作用于其他主要的内分泌轴,如刺激皮质醇分泌、抑制促甲状腺素(TSH)和睾酮分泌影响葡萄糖和脂质代谢,具有促炎性质的瘦素分泌的增加和抗炎性质的脂联素分泌减少进一步增强了肥胖引起的炎症负荷。循环中高水平的促炎因子和脂肪因子作为下丘脑-垂体-肾上腺轴(hypothalamic-pituitary-adrenal axis, HPA)的持续激活剂,通过皮质醇对 HPG 轴、生长激素轴产生抑制作用,并促进脂肪组织的增生,由此形成一个恶性循环。另一个重要原因是,肥胖时脂肪组织的增加可以改变循环中性激素水平和生物可用雌激素与雄激素之间的平衡,血浆水平性激素和性激素结合球蛋白(sex hormone-binding globulin, SHBG)的改变可能导致 HPG 功能受损。因此,肥胖时由于激素、脂肪因子和促炎细胞因子在中枢和外周作用,引起 HPG 轴各个水平活动的异常,最终导致性腺功能受损。

不论采取何种治疗方式,治疗后脂肪减少、体重减轻均会对性腺功能产生有益影响。减重治疗后患者各种代谢组分得到改善,使得神经、血管损伤得到有效修复,进而从不同程度上缓解性腺功能障碍,改善患者的生活质量。除此之外,治疗方式本身也可能通过特定的作用机制影响性腺功能。

（五）下丘脑垂体

下丘脑垂体前叶产生生长激素。在年轻肥胖者中,生长激素对多种刺激的反应性受损。尽管生长激素水平减低,但总胰岛素样生长因子1(IGF-1)水平通常是正常的,偶尔升高或降低。由于高胰岛素血症,使胰岛素样生长因子结合蛋白1水平升高,因此 IGF-1 水平也相应升高。IGF-1 升高对降低的生长激素水平呈负反馈调节。研究发现,肥胖似乎与下丘脑功能障碍相关,导致 LH 分泌钝化和继发性或营养不良性性腺功能减退。因此,体重减轻可缓解下丘脑抑制,通过增加 LH 刺激升高睾丸雄激素。

第二节 · 单纯性肥胖的治疗

众所周知,体重减少 5%～10% 可以显著降低肥胖相关疾病的发病风险,这是肥胖治疗的重要目标。在确诊肥胖、确定减重目标之后,首先应进行饮食、运动治疗,如果达到减重目标,则继续此治疗方案;如果未达到目标,则在充分考虑药物副作用、患者意愿等情况后选择适合的药物治疗,但目前所有的减肥药物均缺乏长期安全性的资料。

虽然大多数肥胖患者经过饮食、运动和药物等综合治疗可以在短期内减轻体重,但是多数人的体重都不能得到很好的维持。一旦停止相应治疗,体重会很快不同程度地反弹。临床试验证实仅有不到 20% 的肥胖患者在最初减肥治疗后5～15 年维持良好的体重。可见肥胖的治疗效果非常容易反复,更易加重机体代谢紊乱,进而引起肥胖相关的死亡率升高。因而想得到持久的减肥效果,就必须在饮食习惯和运动等方面形成良好的习惯。肥胖治疗措施的选择,更应关注肥胖相关的各种代谢紊乱及并发症,如 2 型糖尿病、高脂血症、心血管疾病、高血压等。

一、饮食治疗

饮食中营养成分组成的改变对减轻体重效果报道不一,目前认为关键在于控制每日摄入的总热量。饮食治疗只要使摄入热量少于消耗热量,就可以使体重减轻。现行的治疗方案主要有低热量饮食、极低热量饮食等。美国糖尿病协会2012 年的诊疗标准中指出低糖饮食能够有效地降低体重。其原理在于减少饮食中碳水化合物供给能够限制机体可利用的能量和葡萄糖,进而增加脂肪氧化利用满足能量需要,最终导致体重减轻。

轻度肥胖患者可通过限制脂肪和含糖食品,使摄入总热量低于消耗量,每月体量下降 0.5～1.0 kg,逐渐接近理想体重。

中度肥胖者应限制总热量在每日 5 020.8 kJ 以下,或按每日每千克理想体量＝[22×身高^2]×63.84 kJ 计算,使每月体重减轻 1～2 kg。蛋白质含量不低于每日每千克标准体重1 g,或占总热量的 20%,可适当增加蔬菜量以满足饱食感,应减少吃甜食、油煎食物、巧克力等食品。饮食中应含有足够维生素和其他营养素。饮食治疗数周后应根据体量下降情况调整计划。

如经以上饮食控制数周体重仍不能降低者,可采用极低热量膳食,将每日总热量限制于 3 347 kJ 以下,但热量过低可引起衰弱、脱发、抑郁,甚至心律失常,故这种饮食只适用于重度肥胖,而且不能超过 12 周,并定期进行血、尿常规与血生化及心电图检查,否则会给患者带来危险。极低热量饮食必须在医师监控下进行,每周可有效减轻体重 1.5～2.5 kg。有研究显示应用极低热量饮食治疗 16～26 周,可有效减轻体重10～21 kg;但是在停止治疗后 2～5 年内患者体重均达到治疗前的水平。

具体饮食治疗方案应根据肥胖的程度、患者年龄、性别、活动量及一般健康状况而定;减肥速度不宜过快,应控制在每周减轻 0.5～1 kg。如果患者有其他严重的并发症或合并症,应根据具体病情适当放宽对饮食的限制。饮食治疗体重下降后可使血压、血糖、甘油三酯、胆固醇下降,并改善心肺功能。一般情况下,饮食治疗的副作用极少,仅有脱发、皮肤变薄等。

但是饮食治疗目前面临的问题是一旦停止低热量饮食,即便是在继续运动治疗的条件下,体重仍有反弹现象。因而目前低热量饮食治疗只能短期应用以减轻体重,如果恢复治疗前的饮食,体重则有上升的趋势。因此,必须从改变肥胖患者的饮食行为习惯入手,在医师指导下建立起新的健康饮食模式,目前将这种治疗方法称为行为疗法。这一疗法包括坚持每日的饮食自我调节,明确什么时间、什么地点进食多少;改正一些不良的饮食习惯,如边看电视边吃东西,同时建立一些新的健康饮食习惯,如延长咀嚼食物的时间、减少进食热量过高的食物等。但行为疗法的长期效果仍然是有限的,大多患者不能坚持贯彻行为疗法;如果行为疗法针对全家人进行则比仅对肥胖患者实施更为有效。

二、运动治疗

规律运动是减轻体重最佳的非药物手段。规律运动对保护心血管有显著作用。国内外多项研究表明有氧运动是肥胖患者首选运动方式。有氧运动能够降低单纯性肥胖人群心脏交感神经和交感缩血管神经调制,上调迷走张力并改善压力反射敏感性,因此安静血压和心率均下降。另外,近些年很受欢迎的抗阻训练可增加肌肉力量、减少体脂百分比并改善胰岛素的敏感性。抗阻训练虽然减弱了交感缩血管调节,但对迷走调制及压力反射功能无明显影响,故安静状态血压下降,而安静心率无显著性变化。国外有研究表明抗阻训练还能增加运动后的能量消耗,因此建议作为有氧运动的有益补充。不同运动方式对单纯性肥胖患者自主神经功能均可产生积极影响,但机制不同,有氧运动对于肥胖患者心血管自主神经功能的改善作用可能优于抗阻训练。

此外,运动治疗应与饮食治疗同时进行,并长期坚持,否则体量不易下降,或下降后又复上升。肥胖患者不宜突然进行剧烈运动或运动量过大,这样做反而是有害健康的。运动治疗应该循序渐进,进行有氧运动,如走路、游泳、骑自行车等,运动方式应适合患者的具体情况,至少每周 3 次坚持运动才能取得良好效果。一般建议从步行 10 min、每周 3 日开始,逐渐增加运动量至步行 45 min、每周至少 5 日。如果不能测定氧耗量,可根据心率调节运动强度及运动量等。达到理想体重后,可依据患者身体素质等情况适当增加运动量。运动治疗使体重减轻后可使血压明显下降,但单一运动治疗的长期减肥效果也是有限的。

三、药物治疗

2015 年美国内分泌学会协同欧洲内分泌协会和肥胖协会发布了《肥胖的药物管理：美国内分泌学会临床实践指南》。指南强调生活方式干预的重要性，所有 BMI≥25 kg/m² 的患者，应控制饮食、增加运动、改善生活方式。BMI≥30 kg/m² 的患者或 BMI≥27.5 kg/m² 伴有高血压、高血脂、2 型糖尿病和阻塞性睡眠呼吸暂停的患者，可应用减肥药。

（一）西医用药治疗

美国 FDA 批准的可长期使用的减肥药物主要有氯卡色林、盐酸纳曲酮/安非拉酮缓释剂、奥利司他、利拉鲁肽、复方苯丁胺/托吡酯缓释剂。

为保证药物的安全性，应用减肥药物的前 3 个月至少每个月评估 1 次药物的有效性和安全性，之后至少每 3 个月评估 1 次。如果 3 个月内体重下降≥5%，建议继续服药；如果 3 个月内体重减轻<5% 或服药期间出现安全性和耐受性问题，则建议停药或换药。

1. 5-HT 受体激动剂 · 氯卡色林是中枢神经系统选择性激活 5-HT2C 受体，从而增加饱腹感并控制食欲，不激活 5-HT2A 和 2B 受体，从而减少神经系统症状和心脏瓣膜病的发生。氯卡色林可长期应用，主要不良反应为头痛、恶心、口干、眩晕、疲劳、便秘，妊娠及哺乳期妇女禁用。

2. 影响儿茶酚胺的食欲抑制剂 · 此类药物可增加中枢系统突触间隙儿茶酚胺类递质的含量进而抑制食欲。此类药物主要有安非拉酮，其不良反应主要是血压升高、失眠、神经质等。但因其对中枢神经系统有刺激作用，只推荐短期（12 周）用药。安非拉酮 25 mg，每日 2～3 次，餐前 0.5～1 h 服用，疗程 1.5～2.5 个月。

3. 胰腺及胃的脂肪酶抑制剂 · 主要有奥利司他，可长期应用，主要不良反应包括脂溶性维生素吸收降低和排便相关异常，比如次数增多、排油、腹泻、胃肠胀气、大便失禁等。奥利司他 10～40 mg、每日 3 次可有效减轻体重。近年来，也有文献报道少数患者服用奥利司他后出现严重肝损伤、急性肾衰竭和急性胰腺炎等严重不良事件。

4. GLP-1 受体激动剂 · 利拉鲁肽是人胰高血糖素样肽（GLP-1）类似物，具有促进胰岛素分泌的作用，可延迟餐后胃排空，并作用于脑部摄食中枢抑制食欲从而减少体重。利拉鲁肽治疗糖尿病的剂量为一日 1.2 mg 或 1.8 mg，皮下注射，用于减重治疗的剂量为一日 3 mg。在为期 56 周的研究中，肥胖患者接受一日 3 mg 利拉鲁肽注射治疗，结果显示，患者减重幅度达 9.2%。利拉鲁肽不仅减少体重，还可防止出现糖尿病前期病变，主要不良反应为恶心、胰腺炎及低血糖等。曾有报道利拉鲁肽与啮齿类动物甲状腺髓样癌相关，但目前尚未在临床研究中得到验证。该药尚不适用于存在甲状腺髓样癌和多发性内分泌腺瘤 2 型病史及家族史的患者。

5. 拟交感神经胺食欲抑制剂 · 苯丁胺为目前常用拟交感神经胺食欲抑制剂，可抑制患者食欲和促进能量消耗，其作用可能通过上调多巴胺、去甲肾上腺素和 5-HT 活性产生食欲抑制；托吡酯是 γ-氨基丁酸（GABA）受体调节剂，其减重的作用机制尚不明确，两种药物的复方制剂疗效较任一单药更佳。复方苯丁胺/托吡酯缓释剂是一种长期治疗仍有效的减肥药物，减重效果优于奥利司他、氯卡色林，建议血脂异常患者使用高剂量制剂，但该药会引起焦虑和抑郁，对患有焦虑症和抑郁症的患者需谨慎用药。另外，该药长期使用过程中可使血清中乙炔雌二醇水平降低，影响避孕效果。

（二）中草药治疗

传统中药主要为植物药中具有减肥作用的药物，如麻黄、山楂、大黄等，茶叶、可可等也具有减肥作用。植物减肥药的作用机制各不相同：麻黄和茶叶等可通过兴奋中枢、增加饱食感或增加能量消耗达到减肥目的；山楂可降低血脂、减少脂肪利用；大黄可使摄食减少、减少脂肪吸收、降低血脂和血压。有效成分为红曲的脂必妥可减少脂肪吸收，升高 HDL，降低 TG 和 LDL。另外，运用针刺脾胃两经为主的穴位，并配合推拿、耳压治疗对减肥也有一定的疗效。

第三节·肥胖、糖尿病的代谢手术治疗

糖尿病是世界卫生组织（WHO）提出的四大非传染性疾病之一，和心血管疾病、肿瘤、慢性呼吸系统疾病并列。目前，糖尿病及其并发症已成为 21 世纪全球重大的公共卫生问题。根据国际糖尿病联盟统计，2011 年全球范围内有 3.66 亿人患有糖尿病，2.8 亿人属于高危人群。随着我国城市化进程的加快及人们生活方式的改变，糖尿病的患病率持续升高，呈现流行的趋势。据中华医学会糖尿病学分会（CDS）2008 年 5 月完成的中国糖尿病和代谢疾病研究（China National Diabetes and Metabolic Disorders Study）报告：我国 20 岁以上人群糖尿病患病率为 9.7%，其中男性 10.6%，女性 8.8%，据此推算我国糖尿病患病总人数达 9 240 万，位居世界第一。同时，糖尿病前期的发病率高达 15.5%，估算人数为 1.48 亿。在糖尿病的成因中，肥胖是重要的风险因素，根据最新的全国肥胖和代谢综合征调查结果显示，我国成人男性超重和肥胖的发病率分别为 33.7% 和 13.7%，女性超重和肥胖的发病率分别为 29.2% 和 10.7%。我国超重、肥胖人群中糖尿病的发病率分别为 12.8% 和 18.5%。

一、代谢手术的出现与历史沿革

内科综合管理是糖尿病的传统治疗模式，包括营养治疗、运动、降糖药物（口服降糖药物、胰岛素）及血糖监测等。然而，尽管五驾马车并驾齐驱，也难以长期持久地使糖尿病得到理想的控制，进而阻止慢性并发症的发生。大部分糖尿病患者需长期乃至终身服药或注射胰岛素，用药依从性难以保证。

代谢手术是从减重手术逐渐演变而来，减重手术的历史可以被追溯到 20 世纪 50 年代，第一个尝试减重手术的外科医师是 Linner JH 和 Kremen AJ，他们在 1954 年进行第一例减重手术，其手术原理是减少食物在小肠的消化和吸收，所以旷置了大部分的小肠；同一时期，另一位瑞典医师 Henriksson 也进行了尝试，所不同的是，他将旷置部分的小肠切除了。尽管空回肠短路手术减重效果良好，但出现了一些并发症如腹泻、夜盲症、骨质疏松、蛋白营养不良及肾结石等；1963 年，Payne 和 DeWind 医师改良了手术，将十二指肠与大肠连接，术后患者仍有顽固性腹泻；1970 年，Scott 等为减少并发症而

尝试缩短了旷置的小肠长度；1978 年，Scopinaro 等首次施行了胆胰转流术，保留了上半部分的胃，使患者能进食较多的食物以增加饱感，食物进入胃囊后通过吻合口进入小肠，再进入胆胰支，距离结肠仅 50～100 cm，此术式与胃转流术有相近之处，只是小肠末端距离结肠更近，因而营养吸收更少，长期随访发现它可以减少多余体重的 72%；1982 年，Mason 发明了一种垂直胃绑带术，他在贲门下方塑造一个小胃囊，在小胃囊的出口处套上一个硅胶或聚丙烯的套环以此限制食物的流量，尽管这个方法术后早期并发症少，但后期会出现胃囊扩大，因此会出现复胖，需要定期手术调整胃囊大小及套环位置；1988 年，Hess 等改良了胆胰转流术，创造了十二指肠转位术，从解剖上来说，十二指肠转位术与胆胰转流术的不同在于垂直切除部分胃，形成管状胃，该术式增加了胃限制，还可减少胃溃疡和倾倒综合征的发生。

之后，Mason 和 Ito 又发明了 Roux-en-Y 胃转流手术（RYGB），在胃的上部先做成一个小胃囊，出口处与小肠相连，小胃囊的作用是减少摄食和消化，这个术式虽然操作比较复杂，但远期减重疗效较好，营养相关的并发症也比较少。早先，人们对胃小囊该留多大容积并不知道，全凭个人经验，直到后来外科医师逐渐摸索发现留 20 ml 比较理想，形成了目前的标准手术参数。经手术治疗改善和缓解糖尿病，起源于 Pories 等的发现，Pories 在实施 RYGB 治疗病态肥胖症患者时，偶然发现其中合并 2 型糖尿病的患者在术后体重明显减轻的同时，血糖也迅速恢复了正常，甚至有些患者能长期摆脱原有的降糖药物。减重手术对 2 型糖尿病的长期疗效已经过多项长期随访观察得以证实。Schauer PR 等通过随机对照研究比较了内科强化治疗与腹腔镜袖状胃切除术（SG）及 RYGB 手术的疗效，150 例肥胖的 2 型糖尿病患者随机分为内科强化治疗组、SG 组及 RYGB 组，经过为期 1 年的随访发现，三组的体重分别下降了 5.4±8.0 kg、25.1±8.5 kg 及 29.4±9.0 kg，糖化血红蛋白（HbA$_{1c}$）分别下降至 7.5%±1.8%、6.6%±1.0% 及 6.4%±0.9%，手术组的疗效明显优于内科强化治疗组；Geltrude M 等将 60 例肥胖 2 型糖尿病患者随机分为三组，分别接受内科强化、RYGB 和胆胰转流术组（BPD）治疗，经过 2 年随访，三组糖尿病完全缓解率分别为 0、75% 和 95%，HbA$_{1c}$ 分别为 7.69%±0.57%、6.35%±1.42% 及 4.95%±0.49%，手术组疗效明显优于内科治疗组，BPD 效果优于 RYGB。Rubino 认为 RYGB 和 BPD 对 2 型糖尿病治疗意义已经超越了对肥胖症的治疗意义，其对多种代谢指标的改善均有治疗意义且治疗机制涉及内分泌激素的调整，因而称其为"代谢手术"似乎更为合适。卫生经济学研究发现，代谢手术能够降低远期治疗花费、提高患者生存质量，从而减轻肥胖伴糖尿病患者的家庭和社会经济负担。

基于手术可以为肥胖糖尿病患者带来诸多改善代谢的益处，代谢手术在糖尿病治疗中的地位逐渐为业界所认同。2009 年美国糖尿病学会（ADA）在 2 型糖尿病治疗指南中正式将代谢手术列为治疗肥胖伴 2 型糖尿病的措施之一；2011 年，IDF 正式承认代谢手术可作为治疗肥胖伴有 2 型糖尿病的方法；同年，中华医学会糖尿病分会和中华医学会外科学分会也就代谢手术治疗 2 型糖尿病达成共识，随后制订和通过了 2 型糖尿病外科治疗的多学科合作标准化临床路径，并于

2012 年 8 月成立了中国医师协会外科医师分会肥胖和糖尿病外科医师专业委员会。这几项举措对于规范本领域的医疗行为、促进业界的健康发展起到了巨大的指导和引领作用。2016 年 5 月 24 日，全球 45 个国际学术组织的 48 位外科、内分泌、营养、心理等学科的专家在英国伦敦召开大会，表决通过了《国际糖尿病组织联合声明——代谢手术是治疗 2 型糖尿病新选择》这一纲领性文件，正式确立了代谢手术在糖尿病治疗领域的临床地位。

二、代谢手术的适应证和禁忌证

关于代谢手术的适应证和禁忌证，目前主要参考 2017 年版《中国 2 型糖尿病防治指南》相关内容。其中适应证为：年龄在 18～60 岁，一般状况较好，手术风险较低，经生活方式干预和各种药物治疗难以控制的 2 型糖尿病（HbA$_{1c}$>7.0%）或伴发疾病并符合以下条件的 2 型糖尿病患者，可考虑代谢手术治疗。

（1）可选适应证：BMI≥32.5 kg/m²，有或合并症的 2 型糖尿病。

（2）慎选适应证：27.5 kg/m²≤BMI<32.5 kg/m² 且有 2 型糖尿病，尤其存在其他心血管风险因素时，可慎重选择代谢手术。

（3）暂不推荐：25.0 kg/m²≤BMI<27.5 kg/m²，如果合并 2 型糖尿病，并有中心型肥胖（腰围男性≥90 cm，女性≥85 cm）且至少有额外的下述 2 个代谢综合征组分：高 TG、低 HDL-C、高血压。手术应在患者知情同意情况下，严格按研究方案进行。这些手术的性质应被视为纯粹的临床研究，且事先应有医学伦理委员会批准；目前证据不足，暂不推荐为临床常规治疗方法。

而在《国际糖尿病组织联合声明——代谢手术是治疗 2 型糖尿病新选择》中，主要依据 BMI 水平和内科治疗效果划分手术推荐的强度（图 12-4-1）。考虑到亚洲裔人种在较低 BMI 的情况下即可发生与高 BMI 欧美人种相近程度的代谢紊乱，故将亚洲裔人种的 BMI 切点人为下调 2.5 kg/m²。

代谢手术的禁忌证包括：① 滥用药物、酒精成瘾、患有难以控制的精神疾病患者，以及对代谢手术的风险、益处、预期后果缺乏理解能力的患者。② 1 型糖尿病患者。③ 胰岛 β 细胞功能已明显衰竭的 2 型糖尿病患者。④ 外科手术禁忌者。⑤ BMI<25 kg/m²。⑥ 妊娠糖尿病（GDM）及其他特殊类型糖尿病。

三、代谢手术的主要术式

代谢手术的术式较多，主要包括袖状胃切除术、RYGB、胆胰转流术等（图 12-4-2）。目前临床上开展较多的是袖状胃切除术，其手术比例仍有进一步增加的趋势，胆胰转流术主要适用于 BMI 超大（>50 kg/m²）的肥胖患者，但手术难度大、术后营养并发症较多，迄今在我国尚未有报道；以往开展的胃束带术由于疗效较差、术后复发率高等原因目前已处于被淘汰地位。

1. 袖状胃切除术·需切除约 80% 的胃，留下"袖管"样的长管状胃通道，限制食物摄取。由于手术不改变人体消化道结构，较少产生营养物质缺乏，手术操作相对简单，术后并发

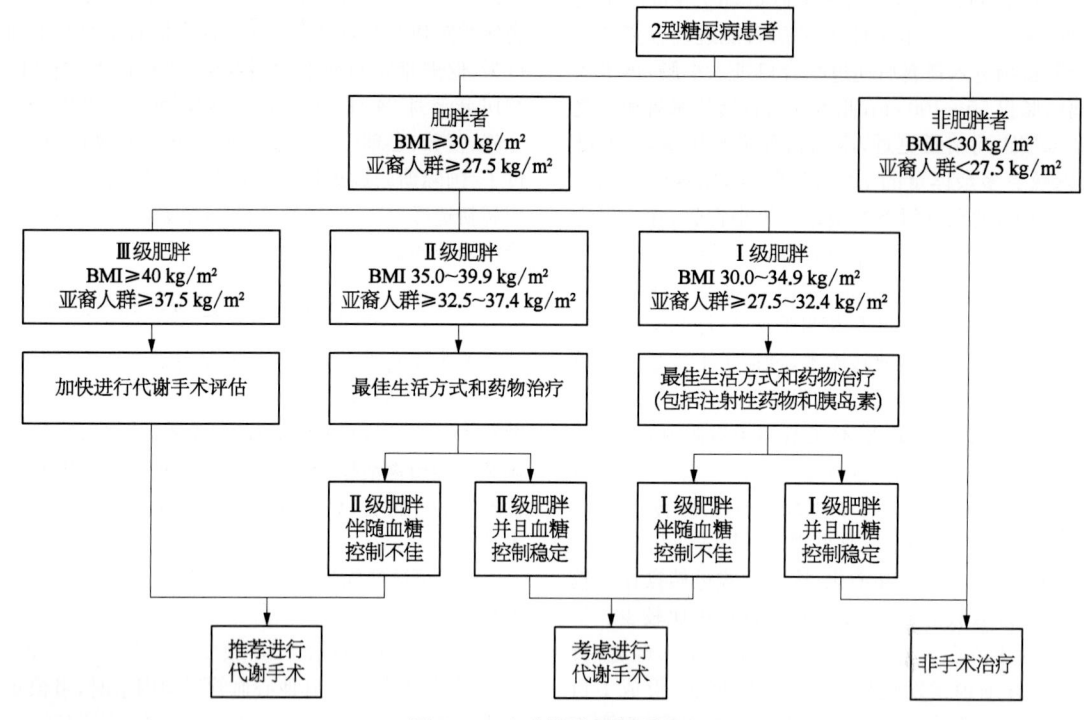

图 12-4-1 代谢手术手术指征

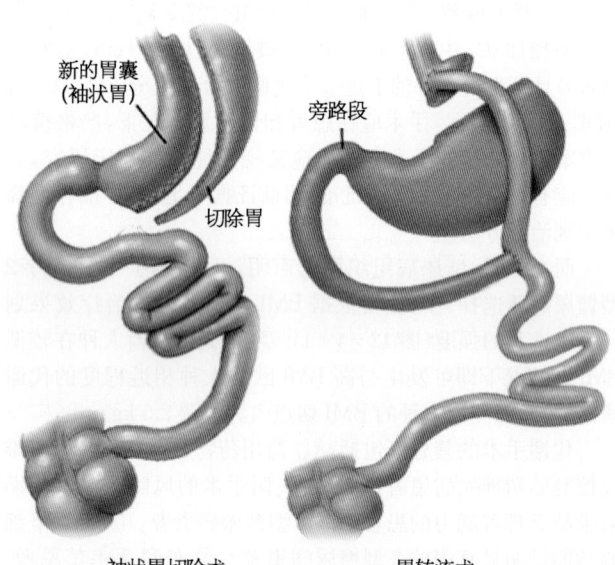

袖状胃切除术   胃转流术

图 12-4-2 袖状胃切除术和胃转流术

症较少。目前认为此手术是中重度肥胖伴或不伴有 2 型糖尿病的首选术式。袖状胃切除术后，如效果不佳还可根据效果转化为 2 期胃转流术。

2. 胃转流术 · 这一手术旷置了远端胃大部、十二指肠和部分空肠，既限制了胃容量又减少营养物质吸收。操作较为复杂，创伤大，并发症发生率高，术后需要营养物质监测与补充。该术式用于 2 型糖尿病病程相对较长、BMI 相对小的患者。但术后倾倒反应相对明显，易造成血糖波动。

四、代谢手术治疗糖尿病的疗效判定标准

代谢手术对 2 型糖尿病治疗效果的判定主要依据是空腹血糖和 HbA$_{1C}$，具体标准见表 12-4-1。

表 12-4-1 国际及国内对代谢手术治疗糖尿病的缓解标准

缓解标准	HbA$_{1C}$	FPG	维持时间	降糖药使用
国内标准	≤6.5%	≤5.6 mmol/L	1 年以上	否
国际标准	<6.0%	<5.6 mmol/L		

维持以上标准 1 年为短期缓解，1～3 年为中期缓解，3～5 年为中长期缓解，5 年以上则为长期缓解。

五、代谢手术治疗糖尿病的疗效预测

代谢手术后 1～5 年的 2 型糖尿病缓解率可达 30%～63%。Lee 等研究了年龄、BMI 等常见的临床指标对术后 2 型糖尿病缓解的预测价值，提出了"ABCD Score"预测系统，该预测系统包括年龄、BMI、空腹 C 肽水平、糖尿病病程这四个因素，即年龄较轻、BMI 较大、空腹 C 肽水平较高及糖尿病病程较短的 2 型糖尿病患者更易达到糖尿病完全缓解。Still CD 等还发现术前已采用胰岛素治疗的 2 型糖尿病患者缓解率低于口服降糖药患者。经多个研究比较验证，"ABCD Score"预测系统有较高的预测价值（表 12-4-2）。另外，Yu 等还发现腹内脂肪面积也有一定的预测价值，即术前腹内脂肪面积大的患者更易达到完全缓解。

表 12-4-2 代谢手术治疗糖尿病 ABCD 疗效预测评分系统

临床变量	0	1	2	3
年龄（岁）	≥40	<40		
BMI（kg/m²）	<30	30～39	40～49	>50
C 肽（ng/ml）	0.9～1.9	2～3.9	4～6	>6
DM 病程（年）	>10	5～10	2～4.9	<2

六、代谢手术治疗的作用机制

代谢手术在改善肥胖及糖尿病方面效果显著,多在术后半年至 1 年达到最佳减重或降糖幅度,其降糖及减重机制是多方面的,主要包括以下几个方面。

1. 饱腹感增强,摄食减少·坚持合理的生活方式干预、减少摄食对于减重及其疗效的长期保持至关重要。然而,这一点在临床实际中很难做到,70%～80%的肥胖患者很难做到长期坚持。代谢手术术后由于胃肠道容量的减少,更易产生饱腹感,故摄入较术前明显减少。另外,患者的饮食结构在营养师的指导下亦会发生变化,从而减少高升糖指数食物的摄入,转而增加蛋白质、蔬菜、低升糖指数食物的摄入,这对于术后血糖的改善非常重要。

2. 胃肠道激素的改变·代谢手术由于改变了胃肠道和解剖结构的序列,很多胃肠道激素的分泌模式会发生显著变化,目前比较关注的是胰高血糖素样肽 1(GLP-1)、神经肽 Y(PYY)、ghrelin 等。GLP-1 具有增加饱感、延缓食物排空、增加胰岛素分泌、抑制胰高血糖素分泌等作用。PYY 也可抑制食欲,延缓胃肠排空,注射内源性 PYY 抗体的小鼠摄食明显增加。很多研究发现 RYGB 术后 GLP-1 及 PYY 在进餐后明显升高。ghrelin 的作用是增加饥饿感,有研究发现 RYGB 术后血清 ghrelin 水平下降,这可以解释术后食欲的下降。但这方面的研究结果并不一致,也有研究发现 ghrelin 水平并无改变,甚至上升。

3. 自主神经信号传递的改变·胃和近端小肠黏膜中的迷走神经传入纤维对机械牵拉刺激敏感,可以感知摄入的食物的体积和数量。内脏的感觉信息可通过传入迷走神经集中传递至孤束核。RYGB 术后迷走神经信号传入被削弱,降低了进食的愉悦感,从而起到减少食欲的作用。

4. 胆汁酸代谢的改变·胆汁酸(BAs)在肝脏合成分泌,储存在胆囊,进餐后排泌到肠道帮助脂类物质的消化吸收。现在发现 BAs 有类似于激素的作用,可与其受体结合,如 TGR5 和 FXR,进一步刺激 GLP-1 和 PYY 的释放,从而发挥抑制食欲、调节糖脂代谢的作用。RYGB 术后,进餐后 BAs 从胆胰支流至远端小肠,由于未与食物混合,故浓度较高,对小肠 L 细胞上 TGR5 受体的刺激作用增强。FXR 的激活还可通过回肠细胞分泌成纤维细胞生长因子 19(FGF-19)来提高基础代谢率并减少脂肪积聚。有学者提出代谢手术后 BAs 分泌的增加可能与肠道细胞肥大、抑制食欲激素分泌增多及肠道菌群改变有关。

5. 肠道菌群的改变·肥胖是一种低度炎症状态,与厚壁菌门增多和拟杆菌门减少有关。肠道菌群可利用宿主进食所获得的能量并进一步提高宿主的能量消耗。RYGB 术后 γ-变形菌增加,霍氏肠杆菌亦增加,术后菌群多样性的增加与减重、慢性炎症改善及代谢状态改变有关。RYGB 术后,由于肠道 pH 环境的变化,拟杆菌门增加。将接受 RYGB 手术治疗小鼠的肠道菌群移植给未手术的裸鼠,可导致受者小鼠体重的下降及脂肪的减少。菌群代谢产物短链脂肪酸的增加也可能参与了减重。

七、代谢手术内科并发症

手术本身存在一定的短期和长期风险,有发生外科并发症及内科并发症的可能。外科并发症包括出血、感染、麻醉意外、吻合口瘘、内疝、深静脉血栓形成和肺栓塞等,严重者可致死亡。本章节重点讨论内科相关并发症。

1. 脱发·脱发是代谢手术术后最常见的并发症,见于各种手术方式。绝大多数手术患者均可出现不同程度的脱发,女性更为多见,多在术后 1～3 个月出现,至 6～9 个月达到高峰。其原因可能与锌、铁、硒等微量元素缺乏有关;同时,术后蛋白质摄入相对减少也可引起发质干枯变脆易脱落。适当补充维生素及微量元素多可纠正。另外,"休止期脱发"也可能是其中一个原因,休止期脱发指的是情绪或生理原因导致的正常头发生长周期的改变而引起的前一周期的头发提前脱了,其潜在原因包括饮食紊乱、发热、分娩、大手术、贫血、严重的情绪紊乱或体重迅速下降。

2. 贫血·贫血也是代谢手术后常见的营养并发症之一。国外资料显示代谢手术后 2 年内贫血发病率可达 33%～49%。其中 RYGB 术后贫血发病率为 45%～50%,明显高于袖状胃切除术后(17%),贫血主要类型为缺铁性贫血,其次为维生素 B$_{12}$、叶酸缺乏引起的巨幼细胞贫血。国内数据显示肥胖的 2 型糖尿病患者术前贫血发病率约为 6%,术后绝经前女性、绝经后女性、男性的贫血发病率分别为 62.5%、34% 和 17%。缺铁性贫血的主要原因为:① 摄食减少,尤其是富含铁剂的红肉摄入不足;② 胃酸减少,铁剂酸化不充分;③ 肠道旷置后铁吸收减少。口服补充铁剂多可纠正,如效果不佳可采用静脉补充铁剂。维生素 B$_{12}$、叶酸缺乏除了引起贫血外,还可导致神经炎,包括感觉异常、麻木、协调障碍,严重者可有记忆力下降、认知功能障碍,积极补充可很快纠正。

3. 骨密度下降·骨密度下降在代谢手术后几乎都会出现,严重者发展为骨量减少或骨质疏松,后者是代谢手术后较常见的远期并发症之一,发生率达 8%～13%,髋部及股骨颈较腰椎下降严重,且 RYGB 术后较袖状胃切除术更常见,当然这还与种族、年龄、性别、绝经与否等因素有关。其主要原因为:① 体重下降后骨骼所受到的机械牵拉应力减低;② 钙剂及维生素 D 的摄入及吸收减少;③ 某些脂肪因子及肠道激素改变,如 ghrelin、GIP 等水平下降、PYY 水平升高可能会引起骨密度下降。国外指南推荐 RYGB 术后每日需至少补充维生素 D 5 000 U、钙 1 200～2 000 mg,使血维生素 D 维持在 25～30 ng/ml 以上以避免骨质疏松及骨折;国内指南推荐每日需补充维生素 D 3 000 U、钙 1 200～1 500 mg。

4. 倾倒综合征·倾倒综合征在胃部手术后非常常见,临床表现为进餐后出现腹痛、腹泻、恶心、呕吐、心悸、出汗、心动过速、低血压、晕厥等一系列症状,主要原因与食物过快进入小肠引起迷走神经反射及胰岛素快速分泌等有关。RYGB 手术由于旷置了幽门,倾倒综合征发生率较高,约占 40%。对于糖尿病患者来说,倾倒综合征还主要表现为血糖的大幅波动。Yu 等发现 RYGB 尽管能降低糖尿病患者的 HbA$_{1C}$,但对于改善血糖波动并不理想。对于 RYGB 术后血糖波动的干预,目前主要应该从饮食及药物方面采取措施加以干预和纠正。在主食选择方面,应尽量减少碳水化合物的比例;在碳水化合物的选择方面应尽量选择升糖指数(GI)低的粮食作物,如麦片、谷物等,尽量避免高 GI 的食物如白面包、果汁、果糖、巧克力、糯米食物等。阿卡波糖对于纠正餐后低血糖、改善 RYGB 术后血糖波动也有一定作用。另外,由于 RYGB 所致的餐后血糖升高时间的前移,在进行手指快速血糖监测方面,应特别注意监测餐后 0.5～1 h 血糖而不仅仅是传统的餐后 2 h 血糖。

5. 胆结石·首先,肥胖本身就是胆结石高发的危险因素之一,其发病风险是非肥胖者的 7 倍。而在术后减重过程中,胆结石发病风险会更高,当体重降低 25% 时,胆结石发病风险会高 48%。其形成机制包括:① 术后进食较少,对胆囊刺激减少,胆汁排泌障碍;② 术后胆酸排泌及其肠肝循环改变,影响胆酸池各组分的比例。多项研究发现术后早期服用熊脱氧胆酸(UDCA)能有效预防胆结石形成,有研究建议在术后每日服用 UDCA500～600 mg,连续 6 个月;也有学者建议在进行代谢手术的同时预防性切除胆囊,尤其是对于术前超声已确诊的胆结石患者,这也不失为一个安全有效的措施。

6. 慢性腹泻·慢性腹泻主要出现在 RYGB 或胆胰转流术等此类吸收不良型手术后,可严重影响生活质量并造成体内宏量及微量元素缺乏。这主要与此类手术改变了胃肠道的解剖序列,从而引起肠道 pH、菌群等内环境紊乱有关。其治疗包括敛泄、补充消化酶、调节菌群等措施,必要时可结合中医中药等方法。

7. 其他·其他比较少见的并发症包括厌食、夜盲症、韦尼克脑病、低颅压综合征等。其机制与维生素、微量元素缺乏、肠道激素、肠道菌群改变、脑脊液循环变化等有关,应在术后密切随访观察以早期识别并干预。

八、代谢手术术前评估及术后管理

1. 术前评估·术前的评估应包括精神心理方面及的及身体机能方面两部分。术前评估应由多学科团队进行,一般应以内分泌科医师、外科医师和营养师为核心成员,同时根据患者具体情况邀请麻醉科、呼吸内科、心内科等专科医师联合会诊,目的在于明确是否符合手术指征、有无手术禁忌证、手术风险评估及如何降低手术风险等。检查项目主要包括一般生化、胰岛功能、营养状态、骨代谢等指标及心肺功能、消化内镜等检查及糖尿病慢性并发症筛查等,目的是排除 1 型糖尿病、严重心肺疾病、肿瘤、消化道溃疡等手术禁忌证;明确术前已存在哪些与肥胖及糖尿病有关的慢性合并症及并发症。特别要注意的是,应仔细进行肥胖的鉴别诊断,排除库欣综合征、甲状腺功能减退等引起的继发性肥胖。精神心理方面应由心理医师进行评估,排除抑郁症、暴食症等精神疾患。

在术前还应在饮食及生活习惯上给予患者指导和建议,可在术前 2 周开始逐渐减少饮食总量,适应流质、半流质饮食。有的患者通过短时间的饮食调整,可以较好地降低体重及改善血糖;对于长期吸烟、饮酒的患者应强调戒烟、戒酒;对于育龄期的女性患者应在术前排除妊娠,告知术后 12 个月内避免怀孕。

关于血糖管理措施方面与其他外科手术术前准备区别不大。对血糖控制不佳的患者应及早采用胰岛素强化治疗,尽快控制血糖;对于术后未达到血糖目标的门诊患者应首选与体重降低有协同作用或不影响体重下降的降糖药,如二甲双胍、GLP-1 类似物、DPP-4 抑制剂,国外也有人尝试糖苷酶抑制剂。胰岛素、促泌剂、噻唑烷二酮类药物对体重降低有负面影响,可作为二线考虑;如术后 2 型糖尿病缓解应及时停止降糖药物;术后血糖控制不良的高血糖患者应由内分泌科医生根据情况个体化进行指导。

2. 术后饮食指导及随访监测·术后的饮食指导及健康生活习惯的重塑至关重要,是手术疗效得以长久保持的重要条件。内科医师应和营养师一起为患者制定饮食进度计划,在饮食的原则和方法上国际及国内多种指南意见相近。总原则是细嚼慢咽、缓慢进食,避免吞咽坚硬、大块或难以咀嚼的食物,每日保证足够的液体摄入,避免碳酸及高热量饮料。一般采用渐进式的阶段饮食——清流质约 1 周,流质、半流质约 1 个月;避免食用浓缩的甜食、油炸和不易消化的食物;避免在进餐时喝汤和水;避免在 3 个月内饮用冰水、咖啡、茶类、酒精等刺激性饮料;保证足量蛋白质摄入,每日至少 60～120 g,尤其应摄入优质的动物蛋白;适当补充维生素、钙剂及微量元素,预防营养相关性并发症。需要注意的是不必因饮食限制的原因而缺席任何个人社交活动。

术后的随访监测从手术当天即启动,术后早期观察重点是出血、感染、吻合口漏等手术相关性并发症;出院后观察重点应转移到血糖、体重的改变、糖尿病慢性并发症的改善、各种营养相关性并发症的出现、心理情绪的变化、饮食用药的依从性及生活质量的提高。随访的频率建议设置为术后 1、3、6 和 12 个月,满 1 年后可每年随访 1 次。随访可以在门诊进行,在有条件的地方或单位可安排住院随访,以获得充分的检查评估和督导。目前,"移动医疗"的概念正逐渐形成,成为传统医疗模式的有益补充。研究表明在糖尿病慢病管理中引入移动医疗能明显提高患者依从性,节约医疗开支,现有的网络即时通信工具也给我们联系及管理患者提供了新的途径。

参考文献

[1] Makki K, Froguel P, Wolowczuk I. Adipose tissue in obesity-related inflammation and insulin resistance: cells, cytokines, and chemokines[J]. ISRN Inflamm, 2013, 2013: 139239.

[2] Rubino F, Nathan DM, Eckel RH, et al. Metabolic surgery in the treatment algorithm for type 2 diabetes: a Joint Statement by International Diabetes Organizations[J]. Obes Surg, 2017, 27(1): 2-21.

[3] GBD 2015 Obesity Collaborators, Afshin A, Forouzanfar MH, et al. Health effects of overweight and obesity in 195countries over 25 years[J]. N Engl J Med, 2017, 377(1): 13-27.

[4] Roth GA, Johnson C, Abajobir A, et al. Global, regional, and national burden of cardiovascular diseases for 10 causes, 1990 to 2015[J]. J Am Coil Cardiol, 2017, 70(1): 1-25.

[5] Ghoorah K, Campbell P, Kent J, et al. Obesity and cardiovascular outcomes: a review[J]. Eur Heart J Acute Cardiovasc Care, 2016, 5(1): 77-85.

[6] 李国平,唐蔚青,黎健,等.小鼠肝脏胰岛素受体的特异性敲除降低极低密度脂蛋白中三酰甘油分泌的研究[J].心肺血管病杂志,2012,5(31): 320-344.

[7] Nguyen T, Lau DCW. The obesity epidemic and its impact on

hypertension[J]. Can J Cardiol, 2012, 28(3): 326-333.

[8] 何权瀛,王莞尔.阻塞性睡眠呼吸暂停低通气综合征诊治指南(基层版)[J]. 中国呼吸与危重监护杂志,2015,14(4):398-405.

[9] Joosten SA, Khoo JK, Edwards BA, et al. Improvement in obstructive sleep apnea with weight loss is dependent body position during sleep[J]. Sleep, 2017, 40(5): 332-338.

[10] Ashrafian H, le Roux CW, Rowland SP, et al. Metabolicsurgery and obstructive sleep apnoea: the protective effects of bariatric procedures[J]. Thorax, 2012, 67(5): 442-449.

[11] Kitahara CM, Platz EA, Ladenson PW, et al. Body fatness and markers of thyroid function among U.S. men and women[J]. PLoS One, 2012, 7(4): e34979.

[12] Erdogan M, Canataroglu A, Ganidagli S, et al. Metabolic syndrome prevalence in subclinic and overt hypothyroid patients and the relation among metabolic syndrome parameters[J]. J Endocrinol Invest, 2011, 34(7): 488-492.

[13] Costanzo PR, Suárez SM, Scaglia HE, et al. Evaluation of the hypothalamic pituitary-gonadal axis in eugonadal men with type 2 diabetes mellitus[J]. Andrology, 2014, 2(1): 117-124.

[14] George JT, Veldhuis JD, Tena-Sempere M, et al. Exploring the pathophysiology of hypogonadism in men with type 2 diabetes: kisspeptin-10 stimulates serum testosterone and LH secretion in men with type 2 diabetes and mild biochemical hypogonadism[J]. Clin Endocrinol (Oxf), 2013, 79(1): 100-104.

[15] Akingbemi BT. Estrogen regulation of testicular function[J]. Reprod Biol Endocrinol, 2005, 3: 51.

[16] Trayhurn P, Wood IS. Adipokines: inflammation and the pleiotropic role of white adipose tissue[J]. Br J Nutr, 2004, 92(3): 347-355.

[17] Hotamisligil GS, Spiegelman BM. Tumor necrosis factor alpha: a key component of the obesity-diabetes link [J]. Diabetes, 1994, 43(11): 1271-1278.

[18] Kyrou I, Tsigos C. Chronic stress, visceral obesity and gonadal dysfunction[J]. Hormones (Athens), 2008, 7(4): 287-293.

[19] Balen AH, Anderson RA, Policy & Practice Committee of the BFS. Impact of obesity on female reproductive health: British Fertility Society, Policy and Practice Guidelines[J]. Hum Fertil (Camb), 2007, 10(4): 195-206.

[20] Camacho EM, Huhtaniemi IT, O'Neill TW, et al. Age-associated changes in hypothalamic-pituitary-testicular function in middle-aged and older men are modified by weight change and lifestyle factors: longitudinal results from the European Male Ageing Study[J]. Eur J Endocrinol, 2013, 168(3): 445-455.

[21] American Diabetes Association. Standards of medical care in diabetes-2012[J]. Diabetes Care, 2012, 35(1): S11-S63.

[22] Roque FR, Hernanz R, Salaices M, et al. Exercise training and cardiometabolic diseases: focus on the vascular system [J]. Curr Hypertens Rep, 2013, 15(3): 204-214.

[23] Daly RM, O'Connell SL, Mundell NL, et al. Protein-enriched diet with the use of lean red meat, Combined with progressive resistance training enhances lean tissue mass and muscle strength and reduces circulating IL-6 concentrations in elderly women: A cluster randomized controlled trial [J]. Am J Clin Nutratre, 2014.99(4): 899-910.

[24] 古强.不同运动方式对单纯性肥胖患者自主神经功能影响的对比研究[J]. 中国矿业大学,2015,9(4):89-91.

[25] Apovian CM, Aronne LJ, Bessesen DH, et al. Pharmacological management of obesity: an endocrine society clinical practice guideline[J]. J Clin Endocrinol Metab, 2015, 100(2): 342-362.

[26] Berglund ED, Liu C, Sohn JW, et al. Serotonin 2C receptors in pro-opiomelanocortin neurons regulate energy and glucose homeostasis[J]. J Clin Invest, 2013, 123(12): 5061-5070.

[27] Xu Y, Jones JE, Kohno D, et al. 5-HT2CRs expressed by proopiomelanocortin neurons regulate energy homeostasis[J]. Neuron, 2008, 60(4): 582-589.

[28] Fidler MC, Sanchez M, Raether B, et al. A one-year randomized trial of lorcaserin for weight loss in obese and overweight adults: the BLOSSOM trial[J]. J Clin Endocrinol Metab, 2011, 96(10): 3067-3077.

[29] Chaudhari D, Crisostomo C, Ganote C, et al. Acute oxalate nephropathy associated with orlistat: a case report with a review of the literature[J]. Case Rep Nephrol, 2013, 2013: 124604.

[30] Deluis DA, Diaz SG, Izaola O, et al. Evaluation of weightloss and metabolic changes in diabetic patients treated with liraglutide, effect of RS 6923761 gene variant of glucagon-like peptide 1 receptor[J]. J Diabetes Complications, 2015, 29(4): 595-598.

[31] Daneschvar HL, Aronson MD, Smetana GW. FDA-approved anti-obesity drugs in the United States[J]. Am J Med, 2016, 129(8): 879.

[32] Pisunyer X, Astrup A, Fujioka K, et al. A randomized, controlled trial of 3.0 mg of liraglutide in weightmanagement[J]. N Engl J Med, 2015, 373(1): 11-22

[33] Bjerre KL, Madsen LW, Andersen S, et al. Glucagon-like peptide-1 receptor agonists activate rodent thyroid C cells causing calcitonin release and C-cell proliferation[J]. Endocrinology, 2010, 151(4): 1473-1485.

[34] 秦健,邹寿涛.减肥新药-复方苯丁胺/托吡酯缓释剂[J].中国药房,2015,26(35):5033-5035.

[35] Gadde KM, Allison DB, Ryan DH, et al. Effects of low-dose, controlled-release, phentermine plus topiramate combination on weight and associated comorbidities in overweight and obese adults (CONQUER): a randomised, placebo-controlled, phase 3 trial[J]. Lancet, 2011, 377(9774): 1341-1352.

[36] Garvey WT, Ryan DH, LOOK M, et al. Two-year sustained weight loss and metabolic benefits with controlled-release phentermine/topiramate in obese and overweight adults (SEQUEL): a randomized, placebo-controlled, phase 3 extension study[J]. Am J Clin Nutr, 2012, 95(2): 297-308.

[37] Yang W, Lu J, Weng J, et al. Prevalence of diabetes among men and women in China[J]. N Engl J Med, 2010, 362: 1090-1101.

[38] Hou X, Lu J, Weng J, et al. Impact of waist circumference and body mass index on risk of cardiometabolic disorder and cardiovascular disease in Chinese adults: a national diabetes and metabolic disorders survey[J]. PLoS One, 2013, 8: e57319.

[39] 郑成竹,张鼎宇.2型糖尿病的外科治疗[J].中华胃肠外科杂志,2009,12:545-548.

[40] Pories WJ, Swanson MS, MacDonald KG, et al. Who would have thought it? An operation proves to be the most effective therapy for adult-onset diabetes mellitus[J]. Ann Surg, 1995, 222: 339-50; discussion 50-2.

[41] Schauer PR, Kashyap SR, Wolski K, et al. Bariatric surgery versus intensive medical therapy in obese patients with diabetes[J]. N Engl J Med, 2012, 366: 1567-1576.

[42] Mingrone G, Panunzi S, De Gaetano A, et al. Bariatric surgery versus conventional medical therapy for type 2 diabetes[J]. N Engl J Med, 2012, 366: 1577-1585.

[43] Rubino F. Is type 2 diabetes an operable intestinal disease? A provocative yet reasonable hypothesis[J]. Diabetes Care, 2008, 31 Suppl 2: S290-296.

[44] Hoerger TJ, Zhang P, Segel JE et al. Cost-effectiveness of bariatric surgery for severely obese adults with diabetes[J]. Diabetes Care, 2010, 33: 1933-1939.

[45] Zimmet P, Alberti KG, Rubino F, et al. IDF's view of bariatric surgery in type 2 diabetes[J]. Lancet, 2011, 378: 108-110.

[46] 中华医学会糖尿病学分会,中华医学会外科学分会.手术治疗糖尿病专家共识[J].中华糖尿病杂志,2011,3:205-208.

[47] 郑成竹.2型糖尿病外科治疗标准化临床路径——2型糖尿病内外科诊疗流程[J].中国实用外科杂志,2013,33:17-18.

[48] Rubino F, Nathan DM, Eckel RH, et al. Metabolic surgery in the treatment algorithm for type 2 diabetes: A joint statement by International Diabetes Organizations[J]. Diabetes Care, 2016, 39: 861-877.

[49] 中华医学会糖尿病学分会.中国2型糖尿病防治指南(2017年版)[J].中华糖尿病杂志,2018,10:4-67.

[50] Yu H, Zhou J, Bao Y, et al. "Dual-remission" after Roux-en-Y gastric bypass surgery: Glycemic variability cannot always be improved in Chinese obese patients with type 2 diabetes[J]. Surg Obes Relat Dis, 2016, 12: 1312-1319.

[51] Brethauer SA, Kim J, el Chaar M, et al. Standardized outcomes reporting in metabolic and bariatric surgery[J]. Surg Obes Relat Dis, 2015, 11: 489-506.

[52] Lee WJ, Almulaifi A, Tsou JJ, et al. Laparoscopic sleeve gastrectomy for type 2 diabetes mellitus: predicting the success by ABCD score[J]. Surg Obes Relat Dis, 2015, 11: 991-996.

[53] Still CD, Wood GC, Benotti P, et al. Preoperative prediction of type 2 diabetes remission after Roux-en-Y gastric bypass surgery: a retrospective cohort study[J]. Lancet Diabetes Endocrinol, 2014, 2: 38-45.

［54］ Lee WJ, Chong K, Chen SC, et al. Preoperative prediction of type 2 diabetes remission after gastric bypass surgery: a Comparison of DiaRem Scores and ABCD Scores[J]. Obes Surg, 2016, 26: 2418－2424.

［55］ Chen JC, Hsu NY, Lee WJ, et al. Prediction of type 2 diabetes remission after metabolic surgery: a comparison of the individualized metabolic surgery score and the ABCD score[J]. Surg Obes Relat Dis, 2018, 14: 640－645.

［56］ Yu H, Di J, Bao Y, et al. Visceral fat area as a new predictor of short-term diabetes remission after Roux-en-Y gastric bypass surgery in Chinese patients with a body mass index less than 35 kg/m² [J]. Surg Obes Relat Dis, 2015, 11: 6－11.

［57］ Maclean PS, Bergouignan A, Cornier MA, et al. Biology's response to dieting: the impetus for weight regain[J]. Am J Physiol Regul Integr Comp Physiol, 2011, 301: R581－600.

［58］ Gero D, Steinert RE, le Roux CW, et al. Do food preferences change after bariatric surgery? [J]. Curr Atheroscler Rep, 2017, 19: 38.

［59］ le Roux CW, Aylwin SJ, Batterham RL, et al. Gut hormone profiles following bariatric surgery favor an anorectic state, facilitate weight loss, and improve metabolic parameters[J]. Ann Surg, 2006, 243: 108－114.

［60］ le Roux CW, Welbourn R, Werling M, et al. Gut hormones as mediators of appetite and weight loss after Roux-en-Y gastric bypass[J]. Ann Surg, 2007, 246: 780－785.

［61］ Dar MS, Chapman WH 3rd, Pender JR, et al. GLP－1 response to a mixed meal: what happens 10 years after Roux-en-Y gastric bypass (RYGB)? [J]. Obes Surg, 2012, 22: 1077－1083.

［62］ Cummings DE, Weigle DS, Frayo RS, et al. Plasma ghrelin levels after diet-induced weight loss or gastric bypass surgery[J]. N Engl J Med, 2002, 346: 1623－1630.

［63］ Stoeckli R, Chanda R, Langer I, et al. Changes of body weight and plasma ghrelin levels after gastric banding and gastric bypass[J]. Obes Res, 2004, 12: 346－350.

［64］ Garcia-Fuentes E, Garrido-Sanchez L, Garcia-Almeida JM, et al. Different effect of laparoscopic Roux-en-Y gastric bypass and open biliopancreatic diversion of Scopinaro on serum PYY and ghrelin levels [J]. Obes Surg, 2008, 18: 1424－1429.

［65］ Ybarra J, Bobbioni-Harsch E, Chassot G, et al. Persistent correlation of ghrelin plasma levels with body mass index both in stable weight conditions and during gastric-bypass-induced weight loss[J]. Obes Surg, 2009, 19: 327－331.

［66］ Berthoud HR. Vagal and hormonal gut-brain communication: from satiation to satisfaction[J]. Neurogastroenterol Motil, 2008, 20 Suppl 1: 64－72.

［67］ Ochner CN, Kwok Y, Conceicao E, et al. Selective reduction in neural responses to high calorie foods following gastric bypass surgery[J]. Ann Surg, 2011, 253: 502－507.

［68］ Kreymann B, Williams G, Ghatei MA, et al. Glucagon-like peptide－1 7－36: a physiological incretin in man[J]. Lancet, 1987, 2: 1300－1304.

［69］ Katsuma S, Hirasawa A, Tsujimoto G. Bile acids promote glucagon-like peptide－1 secretion through TGR5 in a murine enteroendocrine cell line STC－1[J]. Biochem Biophys Res Commun, 2005, 329: 386－390.

［70］ Inagaki T, Choi M, Moschetta A, et al. Fibroblast growth factor 15 functions as an enterohepatic signal to regulate bile acid homeostasis[J]. Cell Metab, 2005, 2: 217－225.

［71］ Furet JP, Kong LC, Tap J, et al. Differential adaptation of human gut microbiota to bariatric surgery-induced weight loss: links with metabolic and low-grade inflammation markers[J]. Diabetes, 2010, 59: 3049－3057.

［72］ Clarke SF, Murphy EF, Nilaweera K, et al. The gut microbiota and its relationship to diet and obesity: new insights[J]. Gut Microbes, 2012, 3: 186－202.

［73］ Zhang H, DiBaise JK, Zuccolo A, et al. Human gut microbiota in obesity and after gastric bypass[J]. Proc Natl Acad Sci USA, 2009, 106: 2365－2370.

［74］ Liou AP, Paziuk M, Luevano JM, Jr., et al. Conserved shifts in the gut microbiota due to gastric bypass reduce host weight and adiposity[J]. Sci Transl Med, 2013, 5: 178ra41.

［75］ Rojas P, Gosch M, Basfi-fer K, et al. Alopecia in women with severe and morbid obesity who undergo bariatric surgery[J]. Nutr Hosp, 2011, 26: 856－862.

［76］ Halawi A, Abiad F, Abbas O. Bariatric surgery and its effects on the skin and skin diseases[J]. Obes Surg, 2013, 23: 408－413.

［77］ Weng TC, Chang CH, Dong YH, et al. Anaemia and related nutrient deficiencies after Roux-en-Y gastric bypass surgery: a systematic review and meta-analysis[J]. BMJ open, 2015, 5: e006964.

［78］ Yu H, Du R, Zhang N, et al. Iron-deficiency anemia after laparoscopic Roux-en-Y gastric bypass in Chinese obese patients with type 2 diabetes: a 2－year follow-up study[J]. Obes Surg, 2016, 26: 2705－2711.

［79］ Mechanick JI, Youdim A, Jones DB, et al. Clinical practice guidelines for the perioperative nutritional, metabolic, and nonsurgical support of the bariatric surgery patient － 2013 update: cosponsored by American Association of Clinical Endocrinologists, The Obesity Society, and American Society for Metabolic & Bariatric Surgery[J]. Obesity (Silver Spring, Md), 2013, 21 Suppl 1: S1－S27.

［80］ Ko BJ, Myung SK, Cho KH, et al. Relationship between bariatric surgery and bone mineral density: a meta-analysis[J]. Obes Surg, 2016, 26: 1414－1421.

［81］ Bredella MA, Greenblatt LB, Eajazi A, et al. Effects of Roux-en-Y gastric bypass and sleeve gastrectomy on bone mineral density and marrow adipose tissue[J]. Bone, 2017, 95: 85－90.

［82］ Shah M, Sharma A, Wermers RA, et al. Hypocalcemia after bariatric surgery: prevalence and associated risk factors[J]. Obes Surg, 2017, 27: 2905－2911.

［83］ Tack J, Deloose E. Complications of bariatric surgery: dumping syndrome, reflux and vitamin deficiencies [J]. Best Pract Res Clin Gastroenterol, 2014, 28: 741－749.

［84］ Banerjee A, Ding Y, Mikami DJ, et al. The role of dumping syndrome in weight loss after gastric bypass surgery[J]. Surg Endosc, 2013, 27: 1573－1578.

［85］ Stampfer MJ, Maclure KM, Colditz GA, et al. Risk of symptomatic gallstones in women with severe obesity[J]. Am J Clin Nutr, 1992, 55: 652－658.

［86］ Li VK, Pulido N, Fajnwaks P, et al. Predictors of gallstone formation after bariatric surgery: a multivariate analysis of risk factors comparing gastric bypass, gastric banding, and sleeve gastrectomy[J]. Surg Endosc, 2009, 23: 1640.

［87］ Coupaye M, Calabrese D, Sami O, et al. Evaluation of incidence of cholelithiasis after bariatric surgery in subjects treated or not treated with ursodeoxycholic acid[J]. Surg Obes Relat Dis, 2017, 13: 681－685.

［88］ Tucker ON, Fajnwaks P, Szomstein S, et al. Is concomitant cholecystectomy necessary in obese patients undergoing laparoscopic gastric bypass surgery? [J]. Surg Endosc, 2008, 22: 2450－2454.

［89］ Borbely YM, Osterwalder A, Kroll D, et al. Diarrhea after bariatric procedures: Diagnosis and therapy[J]. World J Gastroenterol, 2017, 23: 4689－4700.

［90］ Pucci A, Cheung WH, Jones J, et al. A case of severe anorexia, excessive weight loss and high peptide YY levels after sleeve gastrectomy [J]. Endocrinol Diabetes Metab Case Rep, 2015, 2015: 150020.

［91］ da Cruz SP, Matos A, Pereira S, et al. Roux-en-Y gastric bypass aggravates vitamin A deficiency in the mother-child group[J]. Obes Surg, 2018, 28: 114－121.

［92］ Oudman E, Wijnia JW, van Dam M, et al. Preventing Wernicke encephalopathy after bariatric surgery [J]. Obes Surg, 2018, 28(7): 2060－2068.

［93］ Schievink WI, Goseland A, Cunneen S. Bariatric surgery as a possible risk factor for spontaneous intracranial hypotension[J]. Neurology, 2014, 83: 1819－1822.

［94］ Ritz P, Vaurs C, Bertrand M, et al. Usefulness of acarbose and dietary modifications to limit glycemic variability following Roux-en-Y gastric bypass as assessed by continuous glucose monitoring[J]. Diabetes Technol Ther, 2012, 14: 736－740.

［95］ Hirst JE, Mackillop L, Loerup L, et al. Acceptability and user satisfaction of a smartphone-based, interactive blood glucose management system in women with gestational diabetes mellitus[J]. J Diabetes Sci Technol, 2015, 9: 111－115.

第一节·寡基因、多基因肥胖病

一、寡基因肥胖病

寡基因遗传从广义上讲属于多基因遗传，个体同时携带2个（bigenic）或3个（triallelic）等位基因发生（功能性）突变，或在一个致病基因联合几个修饰基因（modifier gene）共同作用下，出现相应的生理或临床特征。寡基因遗传是连接单基因病和多基因病的桥梁，其不同于多基因遗传，其效应是多个微效基因（多非功能性改变）的累加以及与环境的综合作用；也不同于孟德尔遗传（单基因遗传）突变，只是由一对等位基因控制，呈非常高的外显率。

Bardet-Biedl综合征（BBS）是一个具有遗传异质性的临床综合征，患者有肥胖、多指（趾）、视网膜萎缩、性腺发育不全、肾脏畸形及学习困难等多种症状，传统上该疾病被认为是单基因肥胖综合征，遗传模式是常染色体隐性遗传，目前已找到21个与致病相关的BBS基因（具体参见本章第二节单基因肥胖综合征）。随着研究的深入，近来发现少部分BBS综合征的遗传模式存在较为复杂的三等位基因遗传（triallelic inheritance）。

Lupski等在2001年发表一项研究，对163个BBS患者及家庭进行了致病基因的分析，研究发现在7个家系中BBS患者只携带一个BBS6基因突变，进一步研究发现，在一个家系中，BBS患者和非患者都携带BBS6基因p.A242S杂合突变，但同时患者还携带BBS2基因p.Y24X纯合突变（图12-5-1A）。同时在另外3个家系中，发现2个携带BBS2基因突变的个体并未患病，也未发现其他BBS突变基因，但是同家系的肥胖患者除了携带BBS2基因复合杂合突变，还携带一个BBS6基因杂合突变（图12-5-1B）。由此提出，BBS的遗传模式并非只是传统上的孟德尔隐性遗传，可能存在更复杂的三等位基因遗传，即在某个BBS等位基因产生两个突变外，还需要再加上另一个BBS基因的突变（第3个单等位基因突变）才会造成异常改变或临床表型。类似的遗传模式可见于1型糖尿病，其中HLA基因的一个显性突变是必要的，但不足以致病，还需存在一对等位基因的隐性突变。考虑到这种遗传模式分析比较复杂，目前报道案例比较罕见，但是对于肥胖这种多病因的复杂疾病，以及其他有复杂特征的疾病（比如哮喘、糖尿病、精神分裂症等）来说，提供了一个遗传病因学研究的新视野，同时也在一定程度上解释了该类疾病的遗传异质性，即一个常见变异加上不同的其他位点的变异，从而产生了复杂多变的临床表型。这一领域的突破有赖于更多明确肥胖致病基因的解析，可能是构成"缺失遗传度（missing heritability）"的一部分。

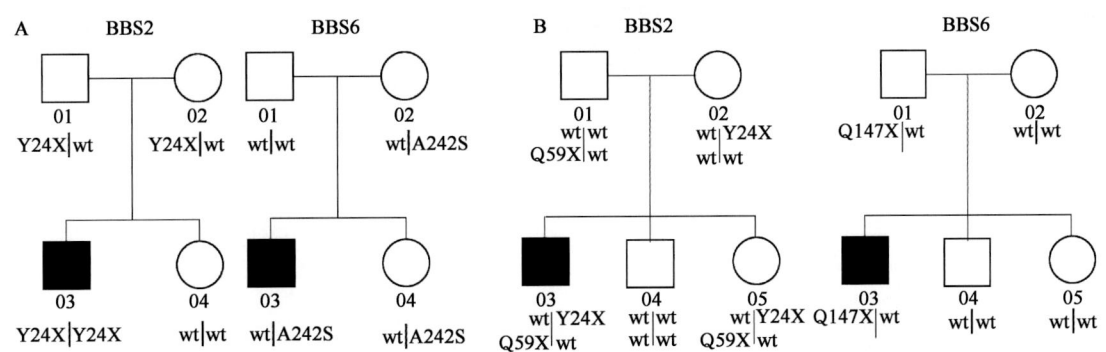

图12-5-1 携带3个BBS突变基因的家系图

注：A：Y24X，Tyr²⁴→X，BBS2无义突变；A242S，Ala²⁴²→Ser，BBS6错义突变。B：Q59X，Gln⁵⁹→X，BBS2无义突变；Q147X，Gln²⁴→X，BBS6无义突变

多个等位基因突变可以发挥同向作用，协同导致疾病发生，当然不同等位基因之间可能存在拮抗作用。近期有研究发现，在一例肥胖患者中，同时携带DGAT2基因失活突变和FAAH基因失活突变，DGAT2是参与甘油三酯合成的关键酶，基因突变小鼠全身脂肪缺失；FAAH抑制脂肪合成，基因失活突变促发肥胖。然而，当两个基因突变同时存在时，两者之间发生了拮抗效应，最终表现为肥胖特征。

这些研究提示，寡基因肥胖症由2个或3个基因突变引起，同时突变基因之间可能存在交互作用。相互之间可能是协同作用，即多个基因突变的同向积累最终导致肥胖表型；可能是拮抗作用（或异向作用），从而产生与单独一个基因突变不同甚至相反的表型；也可能一个基因突变发挥主导作用，在其他突变共同参与下才会导致肥胖发生，类似模式也见于其他疾病。

二、多基因肥胖病

单基因突变导致的肥胖在人类肥胖中仅占少数。大多数肥胖症是由多种肥胖易感基因及环境因素共同作用引起的，且基因间存在协同作用，即单个基因变异对肥胖的效应较弱（微效基因变异），但当数个基因变异同时发生时肥胖遗传易感性则明显增加。通常情况下，单个基因变异的致病作用很弱，但在人群中的变异率高；由此存在一种假设，即常见累计的单核苷酸多态性（SNP）可以解释人群中相当大一部分肥胖遗传度。近的遗传研究发现，常见 SNP 累计可以解释约 20% 的 BMI 的遗传变异，当然这一结果还需要更大规模人群的验证。

多基因肥胖的研究方法有多种，比如候选基因法和连锁关联分析法，但是进展一直较为缓慢，直到 2005 年全基因组关联研究（GWAS）的出现，大幅提升肥胖遗传位点的发现速度。利用 GWAS 发现的第一个与多基因肥胖相关的基因是 *FTO*，目前 *FTO* 已经在不同的 GWAS 研究，包括不同年龄、种族中反复被证实与肥胖风险相关（当然，也存在部分未能验证的情况），*FTO* 基因修饰小鼠也验证了 *FTO* 与肥胖的生物学关联，*FTO* 基因敲除小鼠体型比同龄对照鼠瘦小。需要指出，此基因敲除小鼠存在严重发育缺陷，人类 *FTO* 基因失活突变患儿同样会发生多器官发育缺陷，导致婴幼儿死亡。*FTO* 过表达小鼠则出现了肥胖表型。脂肪组织条件性敲除 *FTO* 基因却出现了脂肪堆积、体重增加的表型。当然，最近的两项研究认为，该风险位点并不影响 *FTO* 基因表达，而是影响了 IRX3 的表达进而调节体重。但这些结果仍然需要进一步验证。无论如何，自 *FTO* 风险位点被发现以来，利用 GWAS 手段研究人员已经发现了许多与 BMI、成人肥胖、儿童肥胖和腰臀比明显相关的基因变异位点。

2015 年的一项研究进行了 BMI 的 GWAS 荟萃分析。该研究分析了 125 项研究，纳入共 339 224 名个体（322 154 个欧洲裔及 17 072 个非欧洲裔），进行 BMI 相关的全基因组关联研究和 Metabochip 元分析。结果发现了 97 个与 BMI 相关的基因位点（$P < 5 \times 10^{-8}$），其中 56 个是新发现的。与之前已知的位点相比，新发现的位点通常具有较低的等位基

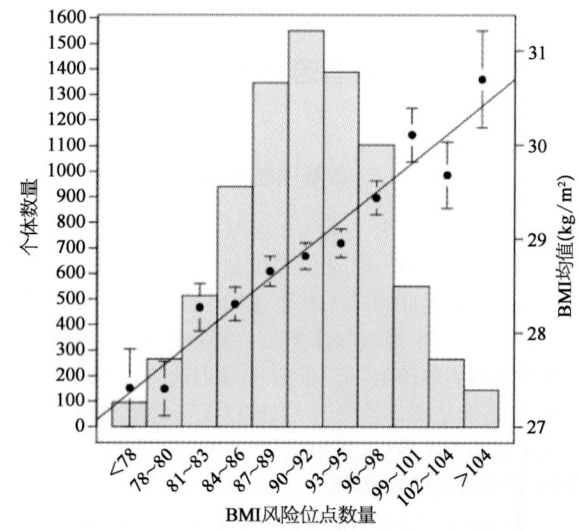

图 12-5-2 BMI 风险位点对 BMI 变异的累计效应

修改自 Locke AE, Kahali B, Berndt S, et al. Nature, 2015, 518(7538)：197-206

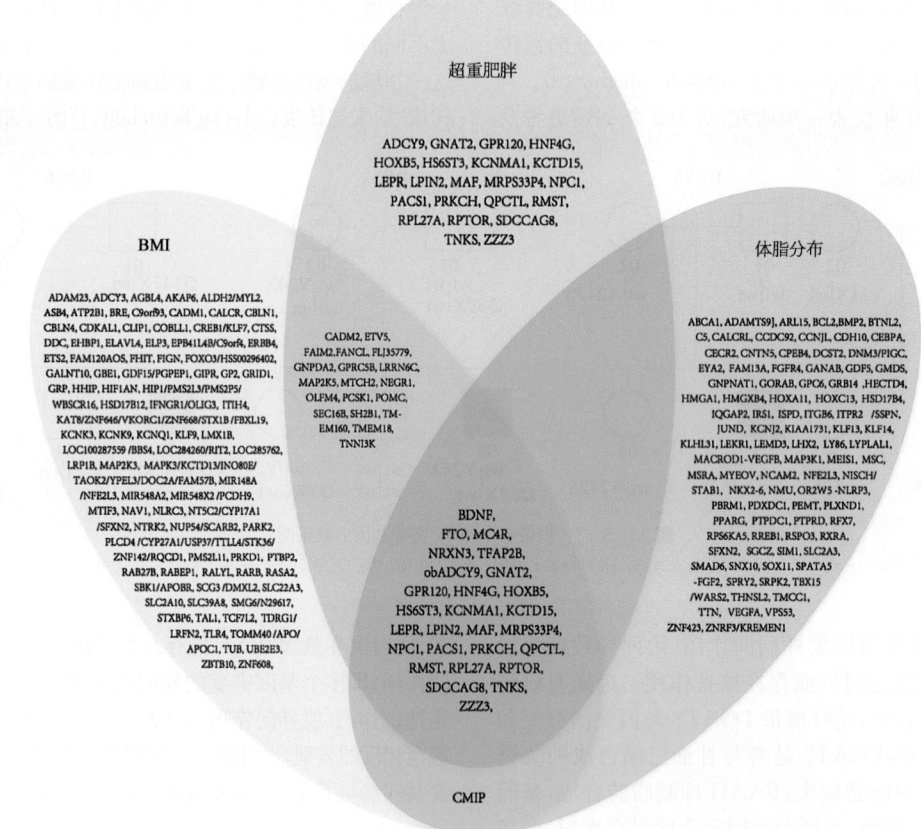

图 12-5-3 根据不同的肥胖特征、BMI、肥胖临床切点和体脂分布发现的相应风险位点

修改自 Pigeyre M, Yazdi FT, Kaur Y, et al. Clin Sci(lond), 2016, 130(12)：943-986

因频率和(或)较小的效应。此研究还提供了部分位点存在性别异质性或种族异质性的证据(*SEC16B* 和 *ZFP64* 基因变异结果提示男女性间肥胖异质性;*NEGR1* 和 *PRKD1* 基因变异结果则提供了欧洲裔和非洲裔人群间存在异质性的显著证据,*GBE1* 基因变异结果则提供了欧洲裔和东亚人间存在异质性的证据)。这 97 位点仅解释 2.7% 的 BMI 遗传度,同时全基因组评估显示常见 SNP 占 BMI 变异的 20% 以上。每增加一个 BMI 相关的等位基因,BMI 平均增加 0.1 kg/m²,相当于一个身高 160~180 cm 的人体重增加 260~320 g。根据 BMI 相关基因携带数量分为低(<78 个)、中(78~104)、高(>104)三组,

与中组相比,低组的 BMI 均值下降 1.5 kg/m²,而高组的 BMI 均值升高 1.8 kg/m²(图 12-5-2)。在预测肥胖发生风险时,如果在传统的基于年龄、年龄平方、性别和 4 种基因型的模型中添加遗传风险评分,可小幅增加预测曲线下面积,从 0.58 增加到 0.60。而最近更大一项涉及 70 万欧洲人群的 GWAS 荟萃分析则总共解释了 900 余个 BMI 相关风险位点,进一步可以解释 6% 左右的 BMI 变异(图 12-5-3、图 12-5-4)。

由此可以看出,在多基因肥胖个体中存在多个基因变异风险累加的现象。一方面,在不同性别或种族中存在突

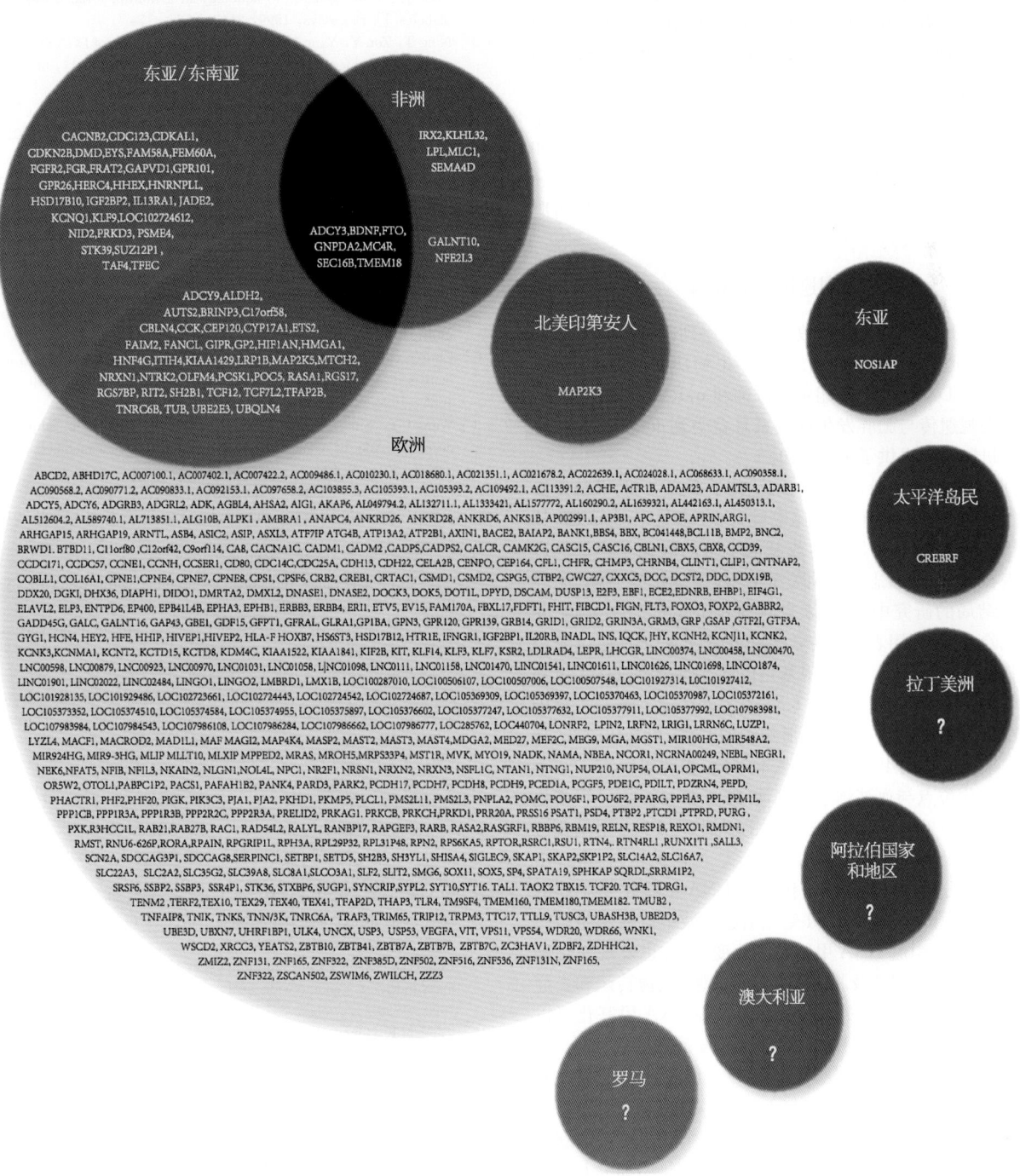

图 12-5-4　不同地区和族裔肥胖相关风险位点的汇总

修改自 Tam V, Turcottell, Meyre D. Obes Rev, 2019, 20(2): 212-240

变基因的差异，从而出现肥胖的遗传异质性。另一方面，肥胖相关基因或者肥胖相关常见 SNP 的累加，可以逐步增加 BMI 或者肥胖发生风险，由此呈现出多基因遗传的风险累加效应。

脂肪分布（body distribution）异常是肥胖并发症的核心原因。脂肪分布不仅是可遗传的表征，且是独立于总体脂肪含量成为代谢疾病的预测指标，目前评估脂肪分布最简便的指标是腰臀比。另外一项研究进一步对脂肪分布进行了 GWAS 分析，共纳入 224 459 名个体，识别了 49 个基因位点（33 个为新的位点）与 BMI 调整后的腰臀比（WHRadjBMI）相关，以及 19 个新的位点与腰围和臀围相关。49 个 WHRadjBMI 位点中的 20 个位点表现出显著的性别差异，其中 19 个位点在女性中具有更强的效应，推测可能与性激素相关。

总之，GWAS 研究为认识肥胖的多基因遗传机制提供了新的思路，可以发现新的肥胖相关基因或常见 SNP。尽管如此，目前所知的常见变异只能解释肥胖遗传因素中的 2%～6%，更多的常见或罕见的变异需要被发现，多基因变异对肥胖的作用机制也需进一步探索。

三、表观遗传与肥胖病

表观遗传学指的是在不改变 DNA 序列的情况下发生基因转录和表达的变化，并导致细胞和生物功能的长期变化。表观遗传有 DNA 甲基化、组蛋白修饰和 miRNA 调控等多种形式。表观遗传与肥胖发生的关系日益受到重视，并为肥胖的发病机制研究提供了新的方向。

DNA 甲基化是最常见的表观遗传学形式，一般甲基化修饰多发生在 CpG 二核苷酸的胞嘧啶，CpG 多见于 CpG 岛，其多位于基因第一个外显子内或基因上游的启动子区。2017 年发表在 Nature 杂志的一项关于 DNA 甲基化与 BMI、肥胖的不良结局的研究中，纳入来自欧洲和印度的 5 387 例肥胖或高风险人群，利用表观遗传学关联分析（EWAS），通过分析血细胞基因组筛选出 187 个甲基化位点，血液中的 DNA 甲基化每增加一个单位，BMI 增加 $6.3\sim40.2\ \mathrm{kg/m^2}$。进一步分析不同白细胞亚型、脂肪组织、肝脏组织的 DNA 甲基化改变，与不同白细胞亚型的甲基化情况基本一致，脂肪组织有 120 个 CpG 甲基化位点与血液结果一致，肝脏有 114 个 CpG 甲基化位点与血液结果一致，由此说明利用血液检测 DNA 甲基化可以反映出 DNA 甲基化与 BMI 的关系。遗憾的是，在进一步的因果关系分析中发现，BMI 相关的 DNA 甲基化是肥胖的结果而不是原因，可能是 BMI 变化引起血液中血糖和脂质代谢等变化，从而引起 DNA 甲基化的改变，研究也发现血细胞 DNA 甲基化的基因涉及脂质和脂蛋白代谢、底物转运和炎症通路，参与肥胖引起的下游通路，提示这种 DNA 甲基化可以作为独立危险因素，识别出 2 型糖尿病发病风险高的人群。另一项 2014 年研究通过分析 479 名欧洲裔受试者的血细胞和脂肪组织基因组，发现 3 个与 BMI 相关的 CpG 甲基化位点，这 3 个位点均位于 HIF3A 的 1 号内含子，并且血细胞甲基化水平与 BMI 存在线性关系，甲基化 β 值每增加 0.1，BMI 升高 3.6%。当然，这项研究也未能证明甲基化与 BMI 的因果关系。

虽然上述研究表明了 DNA 甲基化与 BMI 之间存在相关性，但未证实 DNA 甲基化是肥胖的致病因素，表观遗传与肥胖的关系还有待进一步探索。有研究还表明组蛋白修饰参与肥胖的发生，这些研究均提示了表观遗传与肥胖的关联，为肥胖发病机制研究提供了方向，也有助于寻找肥胖治疗新的靶点和生物学标志物。

参考文献

[1] Katsanis N, Ansley SJ, Badano JL, et al. Triallelic inheritance in Bardet-Biedl syndrome, a Mendelian recessive disorder[J]. Science, 2001, 293 (5538): 2256 - 2259.

[2] Todd JA. From genome to aetiology in a multifactorial disease, type 1 diabetes[J]. Bioessays, 1999, 21(2): 164 - 174.

[3] Ning T, Zou Y, Yang M, et al. Genetic interaction of DGAT2 and FAAH in the development of human obesity[J]. Endocrine, 2017, 56(2): 366 - 378.

[4] Wu N, Ming X, Xiao J, et al. TBX6 null variants and a common hypomorphic allele in congenital scoliosis[J]. N Engl J Med, 2015, 372 (4): 341 - 350.

[5] Pigeyre M, Yazdi FT, Kaur Y, et al. Recent progress in genetics, epigenetics and metagenomics unveils the pathophysiology of human obesity[J]. Clin Sci (Lond), 2016, 130(12): 943 - 986.

[6] Fischer J, Koch L, Emmerling C, et al. Inactivation of the Fto gene protects from obesity[J]. Nature, 2009, 458(7240): 894 - 898.

[7] Boissel S, Reish O, Proulx K, et al. Loss-of-function mutation in the dioxygenase-encoding FTO gene causes severe growth retardation and multiple malformations[J]. Am J Hum Genet, 2009, 85(1): 106 - 111.

[8] Church C, Moir L, McMurray F, et al. Overexpression of Fto leads to increased food intake and results in obesity[J]. Nat Genet, 2010, 42(12): 1086 - 1092.

[9] Wang CY, Shie SS, Wen MS, et al. Loss of FTO in adipose tissue decreases Angptl4 translation and alters triglyceride metabolism[J]. Sci Signal, 2015, 8(407): ra127.

[10] Claussnitzer M, Dankel SN, Kim KH, et al. FTO Obesity Variant circuitry and adipocyte browning in humans[J]. N Engl J Med, 2015, 373 (10): 895 - 907.

[11] Smemo S, Tena JJ, Kim KH, et al. Obesity-associated variants within FTO form long-range functional connections with IRX3[J]. Nature, 2014, 507(7492): 371 - 375.

[12] Locke AE, Kahali B, Berndt S, et al. Genetic studies of body mass index yield new insights for obesity biology[J]. Nature, 2015, 518(7538): 197 - 206.

[13] Yengo L, Sidorenko J, Kemper KE, et al. Meta-analysis of genome-wide association studies for height and body mass index in approximately 700 000 individuals of European ancestry[J]. Hum Mol Genet, 2018, 27 (20): 3641 - 3649.

[14] Shungin D, Winkler TW, Croteau-Chonka DC, et al. New genetic loci link adipose and insulin biology to body fat distribution[J]. Nature, 2015, 518(7538): 187 - 196.

[15] Tam V, Turcotte M, Meyre D. Established and emerging strategies to crack the genetic code of obesity[J]. Obes Rev, 2019, 20(2): 212 - 240.

[16] Wahl S, Drong A, Lehne B, et al. Epigenome-wide association study of body mass index, and the adverse outcomes of adiposity[J]. Nature, 2017, 541(7635): 81 - 86.

[17] Dick KJ, Nelson CP, Tsaprouni L, et al. DNA methylation and body-mass index: a genome-wide analysis[J]. Lancet, 2014, 383(9933): 1990 - 1998.

[18] Tateishi K, Okada Y, Kallin EM, et al. Role of Jhdm2a in regulating metabolic gene expression and obesity resistance[J]. Nature, 2009, 458 (7239): 757 - 761.

第二节·单基因肥胖综合征

单基因肥胖综合征通常遵循孟德尔遗传规律，肥胖为临床表现之一,且常常伴随神经发育迟滞、器官畸形或特异性异常等特征。为了提高对单基因肥胖综合征临床表现和致病基因特点的认识,下文将对已报道单基因肥胖综合征进行一一阐述。

一、Bardet-Biedl 综合征

Bardet-Biedl 综合征(Bardet-Biedl syndrome,BBS)是一种罕见的常染色体隐性遗传疾病,最早由 George Bardet 和 Artur Biedl 分别于 1920 年和 1922 年独立报道,临床表现可累及全身多个系统,包括视网膜变性、肥胖症、多指(趾)畸形、性腺发育异常、智力发育迟缓及肾脏异常等。BBS 的发病率有明显地域差异,国外报道的发病率在 1/175 000～1/13 500,而我国患病率尚不明确。BBS 具有高度的基因异质性,迄今已发现 21 个相关基因异常可以导致 BBS 表型,不同 BBS 基因导致的疾病发病率不同,且临床表现也有所差异,但其基因均与细胞纤毛的结构以及功能相关,具体模式见图 12-5-5。国内目前有多个汉族家系报道了 BBS 基因突变,分别定位于 BBS4、BBS5、BBS6、BBS7、BBS12、FBN3。

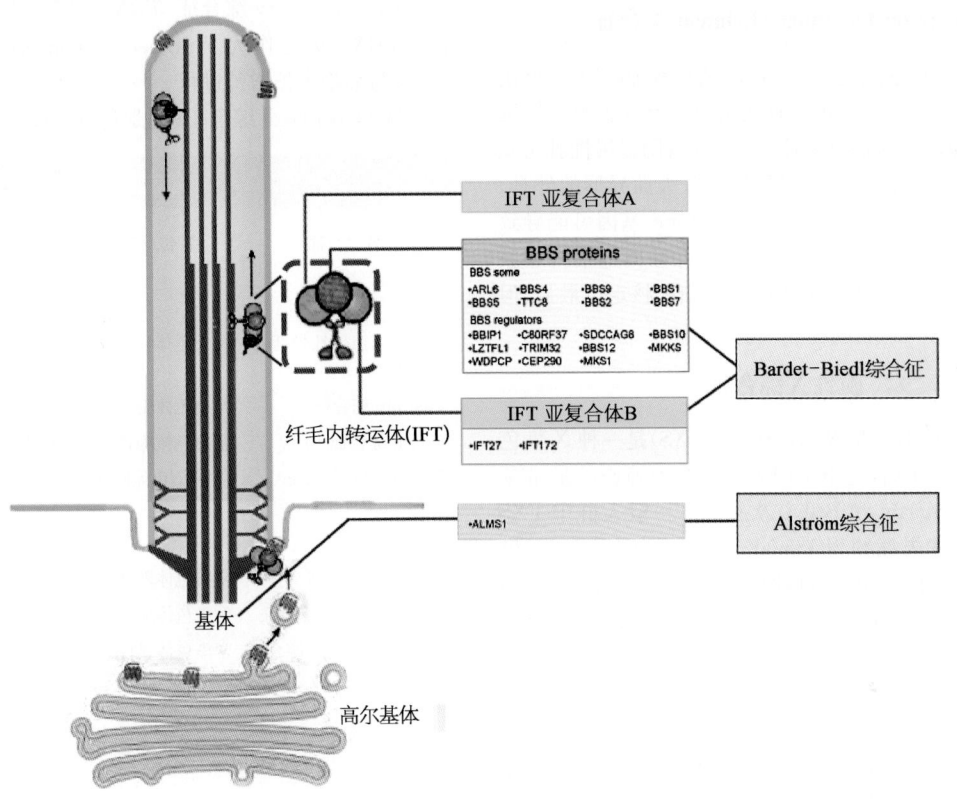

图 12-5-5 细胞纤毛相关基因突变与单基因肥胖综合征
注:引自参考文献[3]

二、Albright 遗传性骨营养不良症

Albright 遗传性骨营养不良症(Albright hereditary osteodystrophy,AHO)是一种由 GNAS1 基因胚系突变引起 Gsα 蛋白表达减少的常染色体显性遗传疾病,于 1942 年由 Fuller Albright 首次报道。AHO 患者体格发育异常,主要包括:身材矮小、肥胖、脸圆、掌(跖)骨短、异位骨化及智力发育障碍,除此之外还存在 PTH、TSH、GHRH、GnRH 等多种激素的抵抗,也即假性甲状旁腺功能减退症(PHP)1a 型。国内有研究机构纳入 77 例假性甲状旁腺功能减退症(PHP)患者,探讨中国人群该病的临床表现及遗传特点。GNAS 基因突变一般遗传自母亲,如果突变来源于父亲,则患者仅具有 AHO 表型,而不存在 PTH 等激素的抵抗。事实上,大多数组织中来源于父母的等位基因均表达,而在某些内分泌组织中如垂体、甲状腺、近端肾小管等则主要表达来自母亲的拷贝,因此 Gsα 是处于一种组织特异性的印记状态。

三、Alström 综合征

这是一种罕见的以多器官功能障碍为特征的常染色体隐性遗传病,于 1959 年由 Carl-Henry Alström 首次描述,患病率低于 1/100 万。主要特点是儿童期肥胖、先天性视网膜营养不良所致失明及感觉神经性耳聋,且常常伴随代谢异常,包括高胰岛素血症、早发性 2 型糖尿病和高甘油三酯血症。ALMS1 基因突变被认为是其病因。ALMS1 蛋白在体外定位于中心体及纤毛基体,小鼠模型表现为精子鞭毛缺失、纤毛结构改变、视紫红质转运障碍,具体致病机制仍有待进一步阐明。通过一对汉族兄弟的全外显子测序,发现了首例 ALMS1 病例,且突变类型不同于国外报道的罕见突变。

四、Cohen 综合征

这是一种罕见的常染色体隐性遗传疾病,1973 年由 Cohen 等首次报道,主要见于芬兰人群,国内仅 1 例报道。患者的表型高度同质,包括非进展性轻度至重度精神运动迟缓、

运动笨拙、小头畸形、特征性面部特征、儿童性肌张力减退和关节松弛、进行性视网膜脉络膜营养不良、近视、间歇性孤立中性粒细胞减少症和易兴奋的性格、肥胖。特征性的面部特征包括高拱形或波浪形的眼睑、短人中、浓密的头发和低发际线。研究表明染色体 8q22 上的 COH1 基因突变可能导致该综合征。COH1 基因编码具有 4 022 个氨基酸的跨膜蛋白，具有复杂的结构域结构。与酿酒酵母 VPS13 蛋白的同源性表明 COH1 在囊泡介导的细胞内蛋白质分选和转运中的作用。其导致肥胖的具体机制还有待进一步研究。

五、Borjeson-Forsmman-Lehman 综合征

这是一种 X 染色体连锁的隐性遗传疾病，1962 年由 Borjeson、Forsmman 及 Lehman 首次报道。患者表现为轻度（IQ60）到重度（IQ20）的智力障碍、癫痫、伴有明显男性乳房发育的肥胖、面部皮下组织肿胀、狭窄的睑裂、大而异形的外耳。家系基因组筛查发现位于 Xp26～27 的 PHF6 基因可能导致该综合征。在发育中的神经系统、垂体前叶和面部结构和肢体的原基中，PHF6 基因表达和 PHF6 蛋白的核定位最强，但对其功能仍有待进一步探讨。

六、脆性 X 综合征

脆性 X 综合征（fragile X syndrome, FXS）是一种 X 染色体连锁的显性遗传疾病，是单基因先天性智力障碍的最常见病因，1943 年由 Martin 和 Bell 首次报道。一般人群中 FXS 完全突变的患病率男性约为 1/5 000，女性约为 1/8 000。患者可出现肥胖、自闭、癫痫、严重的行为改变，包括多动、冲动和焦虑及面容的改变。FXS 是一种三核苷酸重复序列疾病，FMR1 基因中的 CGG 序列扩增突变，导致基因沉默和 FMR 蛋白的缺失。FMR 蛋白在基因表达中起重要作用，并调节潜在数百种 mRNA 的翻译，其中多种 mRNA 参与神经元突触连接的发育和维持。目前有多种潜在的治疗策略，如糖原合成酶激酶 3 应用、靶向 CGG 扩增去甲基化，对未来 FXS 患者的精准治疗或可带来希望。

七、Carpenter 综合征

Carpenter 综合征也称为 acrocephalopolysyndactyly Ⅱ型，是一种罕见的常染色体隐性遗传疾病，首次由 Carpenter 于 1901 年报道，其特征为颅缝早闭、肥胖、多指畸形、软组织并指畸形、先天性心脏病、神经发育迟滞，生育能力低下和脐疝。在 15 个独立家系中，鉴定出染色体 6p12.1～q12 位置的 RAB23 基因存在突变。RAB23 基因编码囊泡转运蛋白 RAB 鸟苷三磷酸酶（GTPase）家族的成员，并作为负调节因子调节 hedgehog 信号通路，或为肥胖研究提供一个新的分子靶点。

八、Smith-Magenis 综合征

Smith-Magenis 综合征（SMS）是一种复杂的神经行为障碍疾病，除肥胖外，其特征还包括神经发育迟滞、睡眠障碍、颅面和骨骼异常、自我伤害、寻求关注行为及言语和运动迟缓。1982 年，Smith 首次报道该疾病，而 Huang 等确诊了国内第一例患者。虽然 SMS 的发病率估计为 1/25 000～1/15 000，但往往被漏诊或误诊。大多数 SMS 临床特征归因于 RAI1

单倍体不足，而该病症的变异性和严重性被染色体 17p11.2 区域中的其他基因修饰。RAI1 的功能作用尚未完全明确，但它可能参与转录过程。

九、Ulnar-mammary 综合征

这是由常染色体显性多效性基因 TBX3 突变引起的疾病，首次由 Schinzel 于 1973 年报道，其表现为尺骨侧/腓侧指（趾）缺如、乳腺发育不全、生殖器和青春期发育异常、肥胖。TBX 基因编码参与 T-Box 结构域的转录因子，TBX3 突变引起 Ulnar-mammary 综合征，TBX5 突变引起 Holt-Oram 综合征。TBX3 可能作为 Wnt/beta-catenin 信号通路的下游靶点，参与细胞生长增殖过程。

除 Bardet-Biedl 综合征其他肥胖综合征总结见表 12-5-1。

表 12-5-1　单基因肥胖综合征汇总

名　称	遗传模式	致病基因	国内报道
经典			
Albright 遗传性骨营养不良症	常染色体显性	GNAS1	有
Alström 综合征	常染色体隐性	ALMS1	有
Cohen 综合征	常染色体隐性	VSP13B/COH1	有
Borjeson-Forsmman-Lehman 综合征	伴 X 染色体隐性	PHF6	无
脆性 X 综合征	伴 X 染色体隐性	FMR1	有
Carpenter 综合征	常染色体隐性	RAB23	有
Smith-Magenis 综合征	常染色体显性	RAI1	有
Ulnar-mammary 综合征	常染色体显性	TBX3	有
其他			
Kabuki 综合征	常染色体显性	KMT2D/MLL2/ALR/KABUK1	有
	伴 X 染色体显性	KDM6A/UTX/KABUK2	
Kallmann 综合征	常染色体显性	FGFR1	有
	伴 X 染色体	KAL1	
	常染色体隐性	PROK2/PROKR2/SOX10	
Cornelia de Lange 综合征	常染色体显性	NIPBL/RAD21	有
	伴 X 染色体	SMC1A/HDAC8	
	未知	SMC3	
CHOPS 综合征	常染色体显性	AFF4	有
Chudley-Lowry 综合征	伴 X 染色体隐性	XNP/ATR-X	无
Coffin-Lowry 综合征	伴 X 染色体	RSK2/RPS6KA3	有
Kleefstra syndrome 综合征	常染色体显性	EHMT1	有
Laron 综合征	常染色体隐性	GHR	有
MORM 综合征	常染色体隐性	INPP5E	有
16p11.2 近端缺失综合征	常染色体显性	KCTD13	无
Rubinstein-Taybi 综合征	常染色体显性	CREBBP/EP300	有
未命名	伴 X 染色体	CUL4B	无
未命名	伴 X 染色体	UBE2A/HR6A	无
未命名	常染色体显性	CHD2/RGMA	无

参考文献

[1] Beales PL, Elcioglu N, Woolf AS, et al. New criteria for improved diagnosis of Bardet-Biedl syndrome: results of a population survey[J]. J Med Genet, 1999, 36(6): 437 - 446.

[2] White DRA, Ganesh A, Nishimura D, et al. Autozygosity mapping of Bardet-Biedl syndrome to 12q21.2 and confirmation of FLJ23560 as BBS10 [J]. European J Human Genet, 2006, 15: 173 - 178.

[3] Ece Solmaz A, Onay H, Atik T, et al. Targeted multi-gene panel testing for the diagnosis of Bardet Biedl syndrome: Identification of nine novel mutations across BBS1, BBS2, BBS4, BBS7, BBS9, BBS10 genes[J]. Eur J Med Genet, 2015, 58(12): 689 - 694.

[4] Li Q, Zhang Y, Jia L, et al. A novel nonsense mutation in BBS4 gene identified in a Chinese family with Bardet-Biedl syndrome[J]. Chin Med J (Engl), 2014, 127(24): 4190 - 4196.

[5] 刘兵,杨洋,林婴,等.一个中国 Bardet-Biedle 综合症家系与 BBS5 位点连锁[J]. 现代预防医学,2008,35(9):1738 - 1740.

[6] Qi Z, Shen Y, Fu Q, et al. Whole-exome sequencing identified compound heterozygous variants in MMKS in a Chinese pedigree with Bardet-Biedl syndrome[J]. Sci China Life Sci, 2017, 60(7): 739 - 745.

[7] Wang Y, Garraoui A, Zeng L, et al. FBN3 gene involved in pathogenesis of a Chinese family with Bardet-Biedl syndrome[J]. Oncotarget, 2017, 8 (49): 86718 - 86725.

[8] Weinstein LS, Chen M, Liu J. Gs(alpha) mutations and imprinting defects in human disease[J]. Ann N Y Acad Sci, 2002, 968: 173 - 197.

[9] Marshall JD, Beck S, Maffei P, et al. Alstrom syndrome[J]. Eur J Hum Genet, 2007, 15(12): 1193 - 1202.

[10] Hearn T, Spalluto C, Phillips VJ, et al. Subcellular localization of ALMS1 supports involvement of centrosome and basal body dysfunction in the pathogenesis of obesity, insulin resistance, and type 2 diabetes[J]. Diabetes, 2005, 54(5): 1581 - 1587.

[11] Arsov T, Silva DG, O'Bryan MK, et al. Fat aussie — a new Alstrom syndrome mouse showing a critical role for ALMS1 in obesity, diabetes, and spermatogenesis[J]. Mol Endocrinol, 2006, 20(7): 1610 - 1622.

[12] Yang L, Li Z, Mei M, et al. Whole genome sequencing identifies a novel ALMS1 gene mutation in two Chinese siblings with Alstrom syndrome [J]. BMC Med Genet, 2017, 18(1): 75.

[13] Cohen MM Jr, Hall BD, Smith DW, et al. A new syndrome with hypotonia, obesity, mental deficiency, and facial, oral, ocular, and limb anomalies[J]. J Pediatr, 1973, 83(2): 280 - 284.

[14] 尹连海,程芒芒,王苑晓.Cohen 综合征 1 例报告并文献复习[J].中华实用儿科临床杂志,2016,31(19):1498 - 1499.

[15] Chandler KE, Kidd A, Al-Gazali L, et al. Diagnostic criteria, clinical characteristics, and natural history of Cohen syndrome[J]. J Med Genet, 2003, 40(4): 233 - 241.

[16] Tahvanainen E, Norio R, Karila E, et al. Cohen syndrome gene assigned to the long arm of chromosome 8 by linkage analysis[J]. Nat Genet, 1994. 7(2): 201 - 204.

[17] Kolehmainen J, Black GC, Saarinen A, et al. Cohen syndrome is caused by mutations in a novel gene, COH1, encoding a transmembrane protein with a presumed role in vesicle-mediated sorting and intracellular protein transport[J]. Am J Hum Genet, 2003, 72(6): 1359 - 1369.

[18] Borjeson M, Forssman H, Lehmann O. An X-linked, recessively inherited syndrome characterized by grave mental deficiency, epilepsy, and endocrine disorder[J]. Acta Med Scand, 1962, 171: 13 - 21.

[19] Turner G, Gedeon A, Mulley J, et al. Borjeson-Forssman-Lehmann syndrome: clinical manifestations and gene localization to Xq26 - 27[J]. Am J Med Genet, 1989, 34(4): 463 - 469.

[20] Voss AK, Gamble R, Collin C, et al. Protein and gene expression analysis of Phf6, the gene mutated in the Borjeson-Forssman-Lehmann Syndrome of intellectual disability and obesity[J]. Gene Expr Patterns, 2007, 7(8): 858 - 871.

[21] Pieretti M, Zhang FP, Fu YH, et al. Absence of expression of the FMR - 1 gene in fragile X syndrome[J]. Cell, 1991, 66(4): 817 - 822.

[22] Coffee B, Keith K, Albizua I, et al. Incidence of fragile X syndrome by newborn screening for methylated FMR1 DNA[J]. Am J Hum Genet, 2009, 85(4): 503 - 514.

[23] Hagerman RJ, Berry-Kravis E, Hazlett HC, et al. Fragile X syndrome [J]. Nat Rev Dis Primers, 2017, 3: 17065.

[24] Liu XS, Wu H, Krzisch M, et al. Rescue of Fragile X Syndrome Neurons by DNA Methylation Editing of the FMR1 Gene[J]. Cell, 2018, 172(5): 979 - 992.e6.

[25] Cohen DM, Green JG, Miller J, et al. Acrocephalopolysyndactyly type Ⅱ — Carpenter syndrome: clinical spectrum and an attempt at unification with Goodman and Summit syndromes[J]. Am J Med Genet, 1987, 28(2): 311 - 324.

[26] Jenkins D, Seelow D, Jehee FS, et al. RAB23 mutations in Carpenter syndrome imply an unexpected role for hedgehog signaling in cranial-suture development and obesity[J]. Am J Hum Genet, 2007, 80(6): 1162 - 1170.

[27] Elsea SH, Girirajan S. Smith-Magenis syndrome[J]. Eur J Hum Genet, 2008, 16(4): 412 - 421.

[28] Huang C, Yang YF, Zhang H, et al. Microdeletion on 17p11.2 in a Smith-Magenis syndrome patient with mental retardation and congenital heart defect: first report from China[J]. Genet Mol Res, 2012, 11(3): 2321 - 2327.

[29] Slager RE, Newton TL, Vlangos CN, et al. Mutations in RAI1 associated with Smith-Magenis syndrome[J]. Nat Genet, 2003, 33(4): 466 - 468.

[30] Bamshad M, Lin RC, Law DJ, et al. Mutations in human TBX3 alter limb, apocrine and genital development in ulnar-mammary syndrome[J]. Nat Genet, 1997, 16(3): 311 - 315.

[31] Renard CA, Labalette C, Armengol C, et al. Tbx3 is a downstream target of the Wnt/beta-catenin pathway and a critical mediator of beta-catenin survival functions in liver cancer[J]. Cancer Res, 2007, 67(3): 901 - 910.

第三节·非综合征型单基因肥胖症

非综合征型单基因肥胖症,是单一基因异常导致的以肥胖为主要症状的疾病;与肥胖综合征相比,其他症状相对而言并不明显。目前已鉴定的非综合征型单基因肥胖基因大部分存在于调节人体食物摄取和能量平衡的"瘦素-黑皮质素"通路上。本章节将对"瘦素-黑皮质素"通路基因及其他单基因型肥胖基因进行详细论述。

成人体重通常维持在一个正常范围,以最为常用的肥胖指标体重指数(BMI)来界定,根据世界卫生组织标准,$18.5 \text{ kg/m}^2 < \text{BMI} < 25.0 \text{ kg/m}^2$ 属于正常体重范围。参与体重调节的因素有很多,但是体重调定点(body weight setpoint)的主要通路较为明确。如果能量过多摄入,导致脂肪过度堆积,肥大的脂肪细胞将分泌一种负向调控激素,瘦素(leptin)。

瘦素由脂肪组织分泌,主要作用于下丘脑弓状核中的一级神经元阿片促黑皮素原和可卡因-苯丙胺调节转录肽(POMC/CART)神经元与神经肽 Y 和刺鼠相关肽(NPY/AgRP)神经元,增加 POMC/CART 神经元的表达和抑制 AgRP/NPY 神经元的表达;这些一级神经元进一步将信号投射到下丘脑室旁核(包含抑制食欲神经元)、下丘脑外侧区和下丘脑穹隆周围区(包含促进食欲神经元)等二级神经元聚集区,增强异化通路,抑制同化通路,最终将饱食信号投射到孤束核,孤束核对饱食信号进行整合,然后通过传出神经纤维终止进食(图 12 - 5 - 6A)。

瘦素对于 POMC/CART 神经元的激活和 AgRP/NPY 神经元的抑制主要通过 Janus 激酶-信号转导子和转录激活子(JAK - STAT)和胰岛素受体底物(IRS)-磷脂酰肌醇 3 激酶(PI3K)两条信号通路来实现。瘦素与瘦素受体结合后,JAK2 激活,STAT3 磷酸化,磷酸化的 STAT3 在类固醇受体共激活因子 1(SRC - 1)的作用下向核内转位,抑制 AgRP 基

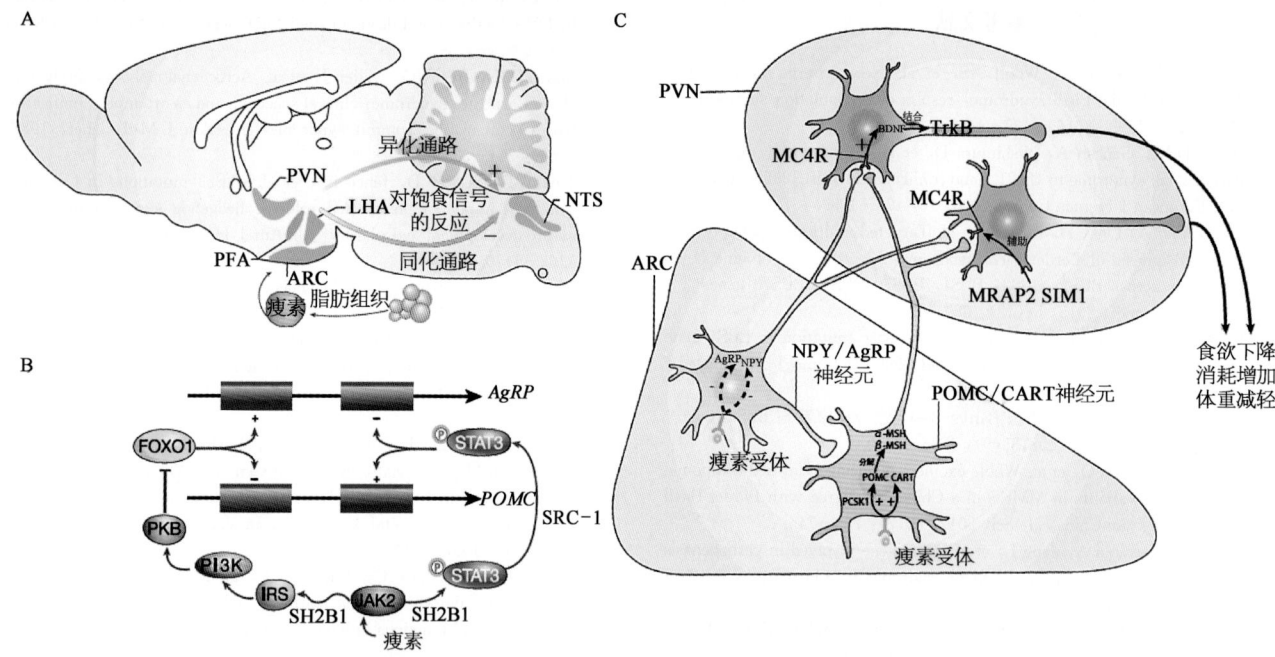

图 12-5-6 "瘦素-黑皮质素"通路在摄食和能量调节中的作用

PVN：下丘脑室旁核；PFA：下丘脑穹隆周围区域；LHA：下丘脑外侧区域；ARC：下丘脑弓状核；NTS：束状核；AgRP：刺鼠相关肽；POMC：阿黑皮素原；STAT3：信号转导子及转录激活子3；SRC-1：类固醇受体共激活因子1；SH2B1：SH2B衔接因子蛋白1；JAK2：Janus 激酶2；IRS：胰岛素受体底物；PI3K：磷脂酰肌醇3激酶；PKB：蛋白激酶B；MC4R：黑皮质素4受体；BDNF：脑源性神经营养因子；TrkB：神经营养受体；MRAP2：黑皮质素2受体辅助蛋白2；NPY：神经肽Y；PCSK1：前蛋白转化酶枯草溶菌素1；CART：可卡因-苯丙胺调节转录肽；α-MSH：α-促黑细胞激素；β-MSH：β-促黑细胞激素。图片引自 Schwartz MW et al. Nature，2000，404：661-71；Xu B et al. Nat Rev Neurosci，2016，17：282-292；Morton GJ，et al. Nature，2006，443：289-295；Grayson BE，et al. Nat Rev Neurosci，2013，14：24-37

因的转录，促进前阿片黑皮素原（POMC）基因的转录（图 12-5-6B）。

IRS-PI3K 信号通路是瘦素和胰岛素的共同路径。瘦素与瘦素受体结合后，IRS 的酪氨酸残基发生磷酸化，激活 PI3K，使磷脂酰肌醇-3，4-二磷酸（PIP$_2$）转化为磷脂酰肌醇-3，4，5-三磷酸（PIP$_3$），PIP$_3$ 激活 PDK1 后产生一系列酶联反应，其中包括蛋白激酶 B（Akt）的激活，最终抑制转录因子 FOXO1 的表达。FOXO1 能够促进 *AGRP* 基因的转录，抑制 *POMC* 基因的转录（图 12-5-6B）。

POMC/CART 神经元能够同时表达 *POMC* 和 *CART*，POMC 在转化蛋白 1（PC1/3，又名 PCSK1）的作用下分解成 α-MSH 和 β-MSH 等多肽类激素，α-MSH 和 β-MSH 与 MC3R 和 MC4R 结合，激活黑色素厌食途径，使能量消耗增加，摄食减少。CART 对于食欲有显著的抑制作用，同时能够完全阻断 NPY 的促进食欲作用，其具体的厌食机制尚有待研究（图 12-5-6C）。

NPY/AgRP 神经元能够同时表达 *NPY* 和 *AgRP*。*AgRP* 通过抑制 MC3R 和 MC4R，进而抑制厌食神经元，从而增加进食；*NPY* 既能够通过直接路径（与 Y 受体结合），又能通过间接路径（抑制 POMC 神经元的功能）两种路径增强食欲。瘦素正是通过对于 NPY/AgRP 神经元分泌 AgRP 的抑制实现对体重的负向调控。通常认为，这条通路的稳态是维持体重调定点（set point）的关键（图 12-5-6C）。

MC4R 受体不仅能够在 POMC 的作用下激活下游厌食通路，又同时受到 AgRP 的抑制，因此 MC4R 在瘦素-黑皮质素通路中占有核心地位。除直接激活厌食通路外，MC4R 还

能够促进脑源性神经营养因子（BDNF）合成，BDNF 通过与神经营养受体（TRKB，又名 NTRK2）的结合，增加能量消耗并减少摄食，从而调节能量平衡。黑皮质素 2 受体辅助蛋白 2（MRAP2）、单亲同源物 1（SIM1）对于 MC4R 激活具有辅助效用。*MC4R* 和新近发现的肥胖基因 *ADCY3* 共同定位于下丘脑某些神经元的初级纤毛，也提示了 *MC4R* 和 *ADCY3* 的密切关联（图 12-5-6C）。

1. 瘦素基因和瘦素受体基因·瘦素基因位于人类第 7 号染色体长臂（7q31.3），包含 3 个外显子、2 个内含子，首次由 Friedman 教授克隆报道。随后在 1997 年，Montague、Farooqi 等人首次发现了人类瘦素基因的纯合移码突变。在一个巴基斯坦家系中，两个表兄弟食欲亢进且极度肥胖，血清瘦素水平极低，通过测定其瘦素基因编码序列，发现第 133 位密码子缺失了一个鸟嘌呤核苷酸，该突变导致了瘦素编码区域的阅读框移码和瘦素合成的过早终止。1998 年，在一个土耳其家系的 3 个极度肥胖者发现了第二种瘦素基因突变。患者的瘦素基因在第 105 位发生了错义突变，继而导致了肽链中精氨酸被色氨酸替换，最终导致了血清瘦素水平低下。随后，在巴基斯坦、土耳其和埃及等地区陆续有瘦素基因突变的肥胖患者被报道，他们均表现为极低的血清瘦素水平。2015 年，一种全新的瘦素基因突变被发现于一个极度肥胖的土耳其男孩，患者的瘦素基因在 298 位发生了 G→T 的错义突变，但并不影响血清瘦素水平，提示该突变导致蛋白功能失活而非影响蛋白表达。在正常人群中瘦素基因杂合突变携带率非常之低，无亲缘关系的婚配极少出现双等位基因失活突变子代，恰因如此，目前发现的瘦素突变病例主要见于存在近亲婚配传

统的中东及南亚地区。

瘦素受体(leptin receptors，LEPR)基因位于人类第 1 号染色体短臂(1p31)。1998 年，Clément 等首次在 3 个极度肥胖姐妹家系中发现了先天性瘦素受体基因突变，该突变位于瘦素受体基因的第 16 号外显子，导致了瘦素受体蛋白跨膜与膜内区域的缩短，患者的血清瘦素水平代偿性异常升高。除早发型肥胖外，患者还表现为青春期发育缺陷、生长激素和甲状腺刺激激素水平低下。2007 年，Farooqi 等对 300 例出现摄食亢进和严重早发性肥胖患者进行瘦素受体基因进行测序，发现有 8 例患者出现瘦素基因受体突变，其中 7 例为纯合突变，1 例为复合杂合突变。检测还发现这些患者的血清瘦素水平与瘦素受体基因正常的对照组水平相似，提示血清瘦素水平并不能作为瘦素受体缺陷的标志物。

瘦素基因和瘦素受体基因突变的其他临床表现主要包括：出生体重正常、严重饱腹感受损和食欲亢进、青春期发育缺陷(低促性腺激素性性腺功能减退症)、无发育迟缓或发育异常。2012 年，发现 1 例瘦素受体基因纯合突变的妇女自然怀孕，对瘦素的生殖发育功能提出了新观点。此外，瘦素受体基因突变的儿童发生感染概率明显升高，提示瘦素和瘦素受体参与免疫功能调节。另外，瘦素与瘦素受体缺陷的肥胖患者血压偏低，而瘦素治疗能够升高瘦素受体突变(ob/ob)小鼠的收缩压，提示瘦素参与自主神经系统调节。虽然瘦素、瘦素受体基因突变的绝大多数表型(尤其是肥胖)都高度相似，但是两者在血糖调控上表现出较大的差异：前者血糖轻度升高，后者血糖严重升高。这提示存在两个可能：单纯性重度肥胖并不引发严重血糖升高(至少在相对较短的时间内，对于瘦素突变患者而言)；而瘦素受体除了调控肥胖发生外，还可能参与胰岛素分泌或胰岛素敏感性调节。

瘦素基因突变诊断主要依靠血清瘦素水平的检测和基因检测，补充重组人瘦素可有效缓解症状。1999 年，Farooqi 等使用重组人瘦素治疗一位瘦素缺失的 9 岁肥胖女孩。在为期 12 个月的治疗中，这个女孩的体重以每月 1～2 kg 的速率下降，最终减重 16.4 kg。治疗过程中未见系统或局部不良反应，以及血压和基础体温的变化，患者食物摄入量明显减少、活动量增加，甲状腺、肾上腺、生长激素功能恢复正常；同时，其青春期发育缺陷也得以缓解，卵泡刺激素和黄体生成素水平升高，夜间促性腺激素水平呈现出青春发育早期的脉冲式分泌。在另一个研究中，Farooqi 等探索了瘦素治疗对于脑部伏隔核-尾状核活动和人类摄食行为的影响，他们通过视觉模拟评分来测试患者对于不同食物的喜爱程度，绘制出食物喜爱系数与看到相应评分食物后的纹状体区域(脑部伏隔核-尾状核、壳核-苍白球)活动的相关曲线。在瘦素缺失的状态下，无论是空腹还是餐后，伏隔核-尾状核活动与食物喜爱系数均呈正相关；但在瘦素治疗后，仅在空腹状态下，伏隔核-尾状核活动与食物喜爱系数呈正相关。这些结果提示，作为高级中枢，纹状体区域可能整合机体信息，并不影响食物喜好而是决定摄食动机或想法。瘦素受体基因缺陷此前一直缺乏有效治疗途径，外科治疗效果不佳。最新的研究表明，Setmelanotide 对于瘦素受体突变的肥胖患者有效，为瘦素受体基因缺陷的治疗开辟了新路径。该药物已于 2020 年获美国 FDA 批准用于特定基因突变肥胖症的治疗。

瘦素和瘦素受体基因变异与肥胖的关联在中国人群中也陆续被报道。陈刚等选择肥胖患者 50 例和正常人 50 例抽提基因组 DNA，首次发现瘦素受体基因外显子 18 碱基改变，该改变导致其 968 位氨基酸由丙氨酸→天冬氨酸，但是仅为杂合子突变，其致病性待明确。2019 年，叶静雅等人报道了 2 例瘦素受体(LEPR)突变的中国女性患者，并发现了 3 个新的 LEPR 基因致病突变位点，进一步丰富了瘦素受体突变在中国人群中的突变形式。

2. SH2B 衔接因子蛋白 1(SH2B1)基因和类固醇受体共激因子 1(SRC-1)·瘦素与瘦素受体结合后，JAK2 被活化，使瘦素受体多个酪氨酸残基被磷酸化，并募集 IRS1、IRS2 等瘦素信号通路下游分子参与能量平衡的调节。1997 年，芮良友等发现 SH2B 衔接因子蛋白 1(SH2B1)通过 SH2 区域与 JAK2 结合，增强 JAK2/STAT3 和 JAK2/IRS1/2 通路信号，参与瘦素敏感性和能量平衡的调节。

SH2B1 基因位于 16 号染色体短臂(16p11.2)。SH2B1 基因功能丧失性突变的临床表现主要包括严重的早发型肥胖、摄食过量、胰岛素抵抗，成年后的最终身高降低，以及社会隔离、具有侵略性行为等行为异常。另外，16 号染色体短臂部分片段缺失(SH2B1 基因所在染色体区域)也与行为异常、胰岛素抵抗和肥胖有关。

近年来中国人群的研究也支持 SH2B1 基因变异与能量平衡的关联。赵明伟等基于陕西省 2 920 例人群队列，发现 SH2B1 基因单核苷酸多态性位点(rs7359397)和男性超重及肥胖有相关性，与女性高密度脂蛋白胆固醇相关。但仍然缺乏基因突变病例报道。

在 JAK/STAT 3 信号通路中，转录因子 SRC-1 能够辅助 STAT 3 入核，从而激活调节瘦素厌食效应的靶基因。SRC-1 蛋白由 NCOA1 基因编码，定位于人类 2 号染色体短臂(2p23.3)。2019 年 Farooqi 与徐勇团队合作报道了 15 例早发肥胖患者携带功能失活型 SRC-1 突变。绝大部分突变导致了 SRC-1 与磷酸化 STAT₃ 的结合减弱，从而造成瘦素刺激的 POMC 表达受损，这可能是此类患者发生肥胖的原因。

3. 阿黑皮素原(POMC)基因·瘦素和瘦素受体结合，激活下丘脑神经元分泌 POMC，这是一种前激素原，该蛋白质在前蛋白转化酶 1(PC1/3)的作用下分解成促肾上腺皮质激素(ACTH)、α-MSH、β-MSH 等多种肽类激素，在瘦素对于食欲和体重调控中有重要作用，它的编码基因为 POMC 基因。

POMC 基因定位于人类 2 号染色体短臂(2p23.3)。POMC 基因突变最早由 Krude 等报道，先证者为 2 名肥胖儿童，其中一名儿童 2 条等位基因的 3 号外显子上分别出现两种不同突变，一种突变为父系等位基因的 7013 位鸟嘌呤被胸腺嘧啶替代，这种突变会导致密码子 79 的提前终止，从而导致 POMC 无法裂解为 ACTH、α-MSH 和 β-内啡肽；另一种突变为母系等位基因的 7 133 位碱基(胞嘧啶)缺失导致的移码突变，这种突变会影响 ACTH 和 α-MSH 受体结合域的结构；另一名儿童为第 2 外显子上的纯合突变体(C3804A)，这种突变会阻断 POMC 的翻译过程。患者主要表现为早发型肥胖、肾上腺功能减退、红发、色素沉着，其中发生肥胖的原因为 POMC 缺乏(α-MSH、β-MSH 缺乏)致使 MC4R 激活信号减弱,红发与色素沉着症状的主要原因考虑为 α-MSH 缺乏。虽然红发作为 POMC 基因突变的典型临床表现,但并不一定会在所有患者中出现。因此,当患者未表现出红发或皮肤色素沉着等典型症状时,早发型肥胖和肾上腺功能减退也可以提示可能发生 POMC 突变。另外,其他可能出现的临床症状还包括食欲亢进、低血糖、胆汁淤积、严重的运动神经发育迟缓、共济失调等。

目前,针对 POMC 缺乏的有效药物是 Setmelanotide,这是一种 MC4R 激动剂,目前已获美国 FDA 批准,用于特定基因(MC4R)(瘦素或瘦素受体)突变肥胖患者的减肥治疗。Kühnen 等对 2 名 POMC 突变患者进行 setmelanotide 治疗,发现患者食欲显著下降、体重减轻。在治疗期间,给药剂量从每日 0.25 mg、0.5 mg/d 逐渐递增至 1.5 mg/d,当剂量<1 mg/d,体重减轻适中、食欲下降不明显;在剂量为 1 mg/d 时,饥饿分数明显改善;当剂量为 1.5 mg/d 时,患者食欲几乎完全被抑制。

4. 前蛋白转化酶枯草溶菌素 1(PCSK1)基因·激素原转化酶 1(PC1/3,又名 PCSK1)能够水解激素原从而生成中间产物,它在胰岛素原、POMC、促性腺激素释放激素原等激素原的转化过程中发挥作用。

PCSK1 基因定位于人类 5 号染色体长臂(5q15)。1995 年,Jackson 等首次报道 PCSK1 基因突变,他们发现一名 43 岁妇女携带复合杂合 PCSK1 突变,患者曾有严重儿童期肥胖病史。该患者表现出反应性低血糖、低血清皮质醇水平,以及性腺激素分泌不足造成的性腺发育不全等,并于妊娠期间出现妊娠期糖尿病。患者胰岛素原水平和 POMC 水平明显升高,但血清胰岛素浓度极低,这与 PC1/3 酶切胰岛素原生成胰岛素及酶切 POMC 生成 α-MSH 的功能缺陷有关。胰岛素原和 POMC 的转化受限也是导致患者糖耐量受损、食欲亢进、肥胖发生的主要原因。而患者的性腺功能减退考虑与 PC1/3 酶切促性腺激素释放激素原的作用异常有关。2003 年,Jackson 等发现一名 PCSK1 基因复合杂合突变患者出现严重的腹泻、吸收型障碍,这提示了 PC1/3 对于人类小肠吸收功能发挥有关键性作用。随着更多病例的报道,发现 PCSK1 基因功能缺失性突变的患者还可能出现尿崩症,尽管抗利尿激素原并不是已知的 PC1/3 作用底物,但该病例提示 PC1/3 可能参与渗透压调节。2015 年,首个 PCSK1 基因的显性突变病例被报道,这种突变会造成 PC1/3 部分性单倍剂量不足,提示 PCSK1 基因突变遗传模式可能与突变为部分性失活还是完全性失活有关。

由于胰岛素原转化为胰岛素完全依赖于人类胰岛中的 PC1/3,测定循环中胰岛素原-胰岛素比是评估 PC1/3 功能缺陷程度的敏感指标。之前有些实验室能够对 PCSK1 基因外显子和内外显子边界区域进行靶向测序,但随着全外显子测序和全基因组测序价格的降低可能能够使包括 PCSK1 基因在内的肥胖遗传诊断变得更加普及。

由于 PCSK1 基因突变属于一种累及全身多种内分泌细胞的遗传性疾病,PCSK1 基因异常目前并没有特异的靶向治疗。幼年时期需要注意补充足够的营养来缓解严重腹泻造成的机体损害,通常需要完全性肠外营养。PC1/3 在小肠中定位于分泌肠道激素 CCK、胰高血糖素、P 物质等激素或短肽的

内分泌细胞,而 teduglutide 被批准为短肠综合征造成的腹泻治疗用药,其潜在对于 PCSK1 基因缺陷造成的胰高血糖素原等物质转化受阻的逆转作用,可能为 PCSK1 基因突变的腹泻患者治疗提供更多思路。针对肥胖症状,作用于中枢食欲的激动剂,如罗卡西林、芬他明、纳曲酮、利拉鲁肽等,可能可使患者受益,但需要注意不良反应。目前已知部分 PCSK1 基因突变患者接受 Roux-en-Y 胃旁路手术,患者体重可减轻 25%,糖尿病显著改善,在不需要药物情况下血糖正常维持 10 年以上;初步提示减重手术可能对此类基因突变患者治疗有效。基因治疗等具有前景的技术开发也同样值得探索。另外,对于下丘脑-垂体-肾上腺轴、性腺轴等激素轴的早期评估非常重要,同时需要对尿崩症、反应性低血糖的发生保持高度警惕。对于性腺功能减退患者,必要时可辅以性激素治疗来维持青春期发育。

为了探索 PCSK1 基因变异与汉族人群肥胖的关系,张以承等对来自"斯坦福亚太高血压与胰岛素抵抗研究(SAPPHIRe)"的 1 000 多名华裔进行了 PCSK1 基因的单核苷酸多态性检测,发现 rs155971 可能与 SAPPHIRe 队列人群中的肥胖风险增加相关。这些数据提示常见 PCSK1 基因多态性可能与华裔人群肥胖有关。

5. MC4R·在目前所知的所有单基因肥胖病因中居于核心地位,不仅因为其突变频率在单基因肥胖中比例最高,临床异质性较高,与基因突变类型(激活突变、失活突变,功能激活或失活的程度)密切相关,而且作为一个膜受体,在"瘦素-黑皮质素"食欲调控通路中也居于中心位置,是较为理想的药物开发靶点。

MC4R 是由单个外显子编码的 332 个氨基酸组成的 G 蛋白偶联受体,介导神经内分泌信号,使能量消耗增加、食物摄入减少。它对于食欲的正向或负向调节取决于与 AgRP 还是 α-MSH 的结合,与 AgRP 结合后食欲增加,与 α-MSH 结合后能够使食欲减退。

MC4R 基因定位于 18 号染色体长臂(18q22),MC4R 基因突变造成的肥胖是最常见的单基因型肥胖。在 O'Rahilly 主导创建的"早发肥胖遗传研究(GOOS)"中,Sarooqi 首次报道 MC4R 突变在严重的早发型肥胖患者中约占 5.8%。1998 年,由 Vaisse 等和 Yeo 等首次报道了肥胖人群中 MC4R 杂合型突变。MC4R 基因突变型肥胖一度被认为是一种常染色体显性遗传性疾病;由于纯合突变体表现为 100% 的早发型肥胖,而并非所有杂合突变携带者均表现出早发型肥胖(外显率约为 68%)。因此,MC4R 基因突变可以显性遗传和隐性方式遗传(或称为共显性方式遗传)。这与其他显性遗传疾病的剂量依赖效应类似。

MC4R 突变携带者表现出食欲亢进、严重的早发型肥胖、肌肉量和脂肪量增加、线性生长加速(身高偏高)、高胰岛素血症和骨量增长;纯合突变患者十分罕见,其症状也比杂合突变患者更为严重。另外,MC4R 能够影响人类对于营养元素的偏好,MC4R 缺陷个体对于高脂食物更加偏好,而对于高蔗糖食物偏好性降低,这可能与 MC4R 对于脂肪动员的作用有关,但确切机制仍待明确。

MC4R 基因是一个单外显子基因,能够通过快速一代测序检测是否存在突变,适合临床基因诊断。但是需要注意,最

新的研究表明，*MC4R* 突变存在激活突变，失活突变和类野生型突变，而且不同突变对于 MC4R 下游信号通路 Gαs-cAMP、β-arrestin 募集等信号通路的影响也不相同，于是促发肥胖或抵抗肥胖的作用各异（genotype-to-phenotype）。因此，在基因诊断后进一步进行突变体的功能评估和下游信号通路的变化评估对于病因诊断和药物的靶向治疗有重要意义。

目前，*MC4R* 缺失尚无根治手段。节食与运动能够帮助缓解肥胖，但改变生活方式对于患者肥胖的缓解作用有限。另外，Iepsen 等发现 GLP-1 受体激动剂利拉鲁肽能够部分缓解 *MC4R* 突变引起的肥胖症状；这从另一个角度提示利拉鲁肽抑制食欲不依赖于 MC4R 通路，也为单基因肥胖的治疗提供了次选方案。对于杂合突变的成年患者，Roux-en-Y 胃旁路手术可以减轻与非 *MC4R* 突变肥胖患者类似的超重体重百分比（ecxess body weight loss%），相对于非突变患者，手术减重效果并未弱化），是目前较为有效的治疗手段。

由于大多数患者是杂合突变，即存在一个正常拷贝的 *MC4R* 基因和理论上至少半量的野生型 MC4R 蛋白，因此，MC4R 激动剂也许能够有效减轻患者体重。setmelanotide 是一种强有力的 MC4R 受体激动剂，其激动强度远超于内源性 MC4R 激动剂 α-MSH，它能够有效激活 MC4R 下游包括 Gαs、Gαq、Gi/o 等多条信号通路，其中对于 Gαq-PLC 信号通路的激活强度是 α-MSH 和一代 MC4R 激动剂（LY2112688，减重效果较差且易出现血压升高/心率增快等副作用）的 100 多倍，该信号通路可能是 MC4R 激动剂药物研究的重要靶点。该药目前已应用于治疗 MC4R 上游 *POMC* 突变的肥胖患者达 2 年余，其应用于杂合 *MC4R* 缺陷和瘦素受体缺陷导致的肥胖治疗也陆续被报道。MC4R 是瘦素-黑皮质素中的核心受体，除瘦素受体和 POMC 外，其功能还受到通路中瘦素、PCSK1、CPE、AgRP 等多种因子的影响，setmelanotide 于这些基因突变造成的肥胖均可能具有疗效。总之，对 MC4R 激动剂和增敏剂的药物开发极具前景。

中国陆续有 *MC4R* 基因突变的相关报道。2004 年，蔡姝冰等首次报道了中国人群中的 *MC4R* 突变，第 261 位氨基酸发生 Phe261Ser 改变，即 F261S。2006 年，陶亚雄等和王春林等分别对于中国人群的 *MCR4* 突变情况进行了筛查，分别发现了 Y35C、C40R、M218T、V166I、R310K、CL77Stop 等 6 种新的 *MC4R* 突变形式，但是前三者并不造成 *MC4R* 功能缺陷，而后三者的杂合突变者的临床特征与生化功能和非突变者并无差异，提示导致中国人群肥胖的 *MC4R* 突变形式仍有待研究。2010 年，吴丽君等对 3 503 个中国儿童进行了基因检测，发现 *MC4R* 基因相关的单核苷酸多肽性 rs17782313 与中国儿童肥胖有关联，同时还能够影响中国儿童的腰围、腰围身高比和脂肪含量。

MC4R 基因在中国肥胖人群中的整体突变情况一直未见报道，主要原因在于缺乏理想的研究队列。值得欣喜的是，瑞金医院按照"年龄＜30 岁、BMI＞30 kg/m²"的"双 30"标准创建了国内最大的青少年肥胖遗传研究队列（GOCY）。通过对全基因组分析，在约 2 000 例青少年肥胖患者中，*MC4R* 的突变比例约为 2%。提示 *MC4R* 突变可能存在祖先效应或种族差异、肥胖发病特征（起病年龄）、与其他遗传背景交互的差

异，因此针对中国人特征的 MC4R 激动剂或增敏剂药物开发仍然需要长期关注。

6. 脑源性神经营养因子（*BDNF*）基因和神经酪氨酸激酶受体 2（*NTRK2*）基因·MC4R 激活后可促进 BDNF 表达，BDNF 可进一步与神经营养受体（TrkB）结合，调节摄食和能量消耗。

BDNF 定位于 11 号染色体短臂（11p14.1）。2007 年，Gray 等首次报道 1 例 *BDNF* 杂合突变患者，女孩表现出食欲亢进、重度肥胖、认知障碍、多动等症状，提示 *BDNF* 参与人类能量平衡、认知功能、记忆、行为的调控过程。2008 年，Han 等在一批食欲亢进伴精神发育迟滞综合征患者中发现约 58% 的个体携带 *BDNF* 杂合突变，进一步验证了 *BDNF* 对于人类能量代谢的重要作用。

TrkB 由神经酪氨酸激酶受体 2（*NTRK2*）基因编码。*NTRK2* 定位于 9 号染色体长臂（9q21.33）。2004 年，Yeo 等首次发现 *NTRK2* 基因突变患者，该男孩表型出食欲亢进、早发型肥胖等特征；在记忆、学习、伤害感受性上也出现受损表现。该突变是一种错义突变（Y722C），严重破坏受体自磷酸化和下游信号转导。

7. *SIM1* 基因·SIM1 蛋白是一个具有"螺旋-环-螺旋（basic helix-loop-helix，HLH）"结构转录因子，参与下丘脑室旁核发育和功能调控。研究发现，在 *MC4R* 全敲小鼠中的 SIM1 神经元特异性敲入 *MC4R*，能够缓解该小鼠的肥胖症状，而 SIM1 蛋白过表达能够补偿 MC4R 信号受损。这些研究提示，SIM1 可影响 MC4R 活性，参与"瘦素-黑皮质素"通路下游信号的调控，从而调节能量平衡。

SIM1 基因定位于 6 号染色体长臂（6q16.3），这是一个 Prader-Willi 类似综合征（PWS，小胖威利综合征）的临界区域。完全性 *SIM1* 缺失可导致小鼠死亡，*SIM1* 单倍剂量不足能够抑制"瘦素-黑皮质素-催产素"通路，导致食欲过盛、肥胖和室旁核神经元减少。2000 年，Holder 等首次报道 *SIM1* 单倍剂量不足病例，发现一个肥胖女孩的染色体 1p22.1 和 6q16.2 平衡易位，女孩表现出增长过快、早发型肥胖，但没有类似于 PWS 的症状。在随后的研究中，Bonnefond 等发现携带 *SIM1* 基因杂合功能丧失性突变的肥胖儿童表现出类似于 PWS 的精神行为异常。最近，陈虎等对 131 例的减重手术后患者进行了测序，发现肥胖相关单基因突变对于减重效果有不良的影响，其中 *SIM1* 突变对于减重手术治疗效果影响尤其严重，提示该基因可能是改善减重手术效果的重要靶基因。

8. 黑皮质素 2 受体辅助蛋白 2（*MRAP2*）基因·MRAP2 基因定位于 6 号染色体长臂（6q14.2）。2013 年，Asai 等发现 *MRAP2* 基因敲除小鼠出现严重的早发型肥胖，*MRAP2* 能够直接与 MC4R 相互作用，增强 MC4R 介导的第二信使 cAMP 生成。同时，研究人员在早发型肥胖个体中发现了 4 个罕见的 *MRAP2* 基因杂合突变，推测可能为患者的致病基因，这些结果提示 *MRAP2* 基因突变可能是人类肥胖的致病原因之一。在同年的报道中，Sebag 等探讨了 *MRAP2* 在斑马鱼中的生物学作用，发现 *MRAP2a*（表达于斑马鱼幼年期）能够阻断 MC4R 效应从而刺激斑马鱼的生长；该蛋白能够减弱 MC4R 与 α-MSH 的结合能力；而 *MRAP2b*（表达于斑马鱼

后期发育）可与 MC4R 结合，能够加强 MC4R 与 α-MSH 的结合能力。在后续的研究中发现，MRAP2 还能够通过 ghrelin 受体参与能量平衡调节。MRAP2 与人类肥胖的关系尚待更多证据支持。

9. 腺苷酸环化酶 3 基因（ADCY3）·目前，已鉴定的非综合征型单基因肥胖症基因大部分存在于"瘦素-黑皮质素"通路上，但是这些基因只能解释＜5%的肥胖案例。ADCY3 基因是不存在于经典瘦素-黑皮质素通路的非综合征型单基因肥胖症基因。

2018 年，Philippe Froguel 等发现，同胞巴基斯坦家族的严重肥胖儿童中存在 ADCY3 基因纯合突变，欧美裔严重肥胖儿童中存在 ADCY3 复合杂合突变；同年，Niels Grarup 等发现在格陵兰岛上的因纽特人群中，ADCY3 变异能够显著增加肥胖和 2 型糖尿病的发病率；在基于小鼠的研究中，纯合和杂合的 ADCY3 敲除小鼠对于肥胖、胰岛素抵抗和血脂异常的易感性增加。这些研究均提示了 ADCY3 对于能量平衡具有调节作用，是治疗肥胖的潜在药物靶点。

ADCY3 能催化 cAMP 的合成，它存在于神经元的初级纤毛。纤毛在信号传递过程中起关键作用，破坏初级纤毛功能的突变会导致纤毛病，多种纤毛病均会导致肥胖。2018 年，Christian Vaisse 等发现 ADCY3 和 MC4R 共同定位于下丘脑某些神经元的初级纤毛，MC4R 基因的肥胖相关突变会影响 MC4R 在纤毛上的定位，而特异性阻断含有 MC4R 神经元纤毛上的 ADCY3 能够引起小鼠肥胖，这些研究提示纤毛病导致的肥胖和"瘦素-黑皮质素"通路导致的肥胖可能具有共同的路径。

ADCY3 可能是治疗肥胖的药物新靶点，但需要注意的是 ADCY3 过表达会导致癌症细胞的迁移、增殖和侵袭，这对于其制药的安全性提出了挑战。

10. Ras 激酶抑制剂 2（KSR2）·KSR2 基因定位于 12 号染色体长臂（12q24.22～q24.23）。KSR2 是一种支架蛋白，存在于许多与摄食、体脂含量及能量平衡相关的细胞通路中。2013 年，Pearce 等首次发现 KSR2 基因突变与人类严重早发型肥胖有关。KSR2 失活突变患者的临床表现包括早发型肥胖、摄食过量、心跳减慢、基础代谢率降低和严重的胰岛素抵抗。在治疗方面，有报道发现二甲双胍能够有效减少部分 KSR2 突变携带者的体重，缓解 KSR2 突变导致的脂肪酸氧化能力的下降。

11. DYRK1B 基因·2014 年，Ali 等调查了同时患有早发性冠状动脉病、中心性肥胖、高血压和糖尿病的 3 个家系，发现 DYRK1B 突变和这 3 个家系的临床综合征密切相关。DYRK1B 能够抑制 Sonic hedgehog 和 Wnt 信号通路，从而增强脂肪合成，同时增强了糖异生关键酶葡萄糖-6-磷酸酶的表达。DYRK1B 基因突变后，高度保守的激酶样结构域 102 位的半胱氨酸由精氨酸替代，使得上述两种功能得到增强。这些研究提示了 DYRK1B 基因在脂肪合成和糖代谢中的作用，以及与代谢综合征的关联。

12. 其他尚待明确的单基因肥胖候选基因

（1）可卡因苯丙胺调节转录前原肽基因（CARTPT）：CARTPT 编码可卡因苯丙胺调节转录肽（CART）。CART 是一种能够调节能量平衡的神经内分泌信号分子，其表达主要集中下丘脑弓状核中，和 POMC 共同表达于 POMC/CART 神经元，能够与包含瘦素在内的多条食欲相关通路相互作用。瘦素与下丘脑弓状核中的瘦素受体相结合，CART 神经元激活产生成熟的 CART，后者对于食欲有显著的抑制作用，同时能够完全阻断 NPY 的促进食欲作用。

（2）羧肽酶 E（CPE）：CPE 能够切割内分泌细胞多肽中间体和神经肽细胞中神经肽的 C 末端延伸的碱性残基对，是一种内分泌和神经系统中必不可少的多功能蛋白，对于肥胖、糖代谢、骨重建、生育、神经保护、压力等均有影响。Cpe 基因突变的 Cpe^{fat/fat} 小鼠和 CPE 基因敲除小鼠均出现肥胖，伴随瘦素水平的升高，提示着瘦素抵抗的发生。另外，下丘脑 POMC 神经元中的 CPE 还受到 FOXO1 的负性调节作用，在下丘脑 POMC 神经元特异性敲除 FOXO1 能够增加 CPE 和 α-MSH 的表达，从而减少进食。除进食外，CPE 对于脂肪组织也有影响，CPE mRNA 在皮下脂肪和肠系膜脂肪大量表达，但内脏脂肪的 CPE 含量是皮下脂肪的 15 倍。

（3）MC3R：哺乳动物的肥胖程度在上下边界之间浮动，MC4R 主要负责维持体重调定点的稳定。正常情况下，MC3R 缺失并不会导致可测定的进食增加和代谢紊乱，但在外界环境变化过程中（热量受限或热量过剩），MC3R 对于维持代谢稳态发挥着双向调节的作用；另外，妊娠期间能量调定点偏移情况下的稳态维持也需要 MC3R 的参与。MC3R 能够调节黑皮质素信号，后者在神经突触前作用于刺鼠色蛋白相关蛋白神经元，从而控制 γ-氨基丁酸的释放，γ-氨基丁酸作用于 MC4R 神经元，对于 MC4R 神经元的活动施加边界控制，从而发挥控制能量稳态边界的作用。

（4）刺鼠相关肽（AgRP）：AgRP 是一种强有力的促进食欲的神经肽，和 NPY 共同表达于下丘脑弓状核的内侧，在进食调节和能量平衡中有重要作用。AgRP 能够抑制 α-MSH，从而抑制 MC3R 和 MC4R，进而抑制厌食神经元，增强食欲。AgRP 的表达受到瘦素的抑制，在空腹状态下 AgRP 表达增加。

（5）神经肽 Y（NPY）：NPY 是由 36 个残基组成的多肽，是最常见的脑神经肽，也是最强有力的促食欲因子，90%的 NPY 神经元同时表达 AGRP。NPY 神经元多存在于下丘脑弓状核，也同时存在于下丘脑其他区域，以及海马、杏仁核和大脑皮质等。它既能够通过直接路径（与 Y 受体结合），又能通过间接路径（促进 GABA 的表达从而抑制 POMC 神经元的功能）增强食欲。大鼠中枢注射 NPY 能够增强食欲和诱导肥胖；另外，即使是在匹配进食的情况下，大鼠的脂肪堆积也明显增加，提示了 NPY 增加脂肪的功能。除促进进食和增加脂肪外，NPY 对于能量平衡、昼夜节律和认知也有至关重要的作用。

（6）NPY 受体：主要包含 Y1、Y2 和 Y5 受体等。NPY 受体 Y1 和 Y2 在中枢系统和外周组织均有表达。为 Y1 受体缺失的小鼠中枢注射 NPY 并不会引起食欲增加，阻断瘦素缺失小鼠中的 Y1 受体能够有效改善食欲亢进引起的肥胖症状，这些研究提示着中枢的 Y1 受体是 NPY 增强食欲的关键因子。减低外周组织 Y1 受体的表达能够增加能量消耗和脂肪氧化，从而缓解饮食诱导的肥胖。下丘脑特异性敲除 Y2 受体会引起食欲亢进从而增加体重。过去一直认为 Y2 受体表达于 NPY 神经元,它能够抑制自身 NPY 神经元分泌 NPY,从而产生厌食效应。但后续研究表明,特异性敲除 NPY 神经元的 Y2 受体,虽然能够增加 NPY 的表达和减少 POMC,但是并不能复制下丘脑敲除 Y2 受体小鼠的体重增加表型;另外,下丘脑弓状核中只有少部分的 Y2 受体表达于 NPY 神经元,这些研究提示非 NPY 神经元上的 Y2 受体通过何种方式引起厌食效应尚待研究。外周的 Y2 受体能够刺激脂肪组织增生,从而使脂肪增加。Y5 受体在下丘脑中与 Y1 受体共表达于同一种神经元,它同 Y1 受体均为 NPY 促进食欲效应的必需受体,两者具有协同作用。和 Y1 受体不同,Y5 受体敲除的小鼠会引起轻微的迟发型肥胖,Y5 受体敲除也不能改善瘦素缺失小鼠的肥胖症状。但是,当大剂量中枢注射 NPY 时,Y5 受体敲除的小鼠进食相比对照组明显减少。这些研究表明,Y5 受体能够促进食欲,但该效应在 Y5 受体敲除小鼠会被其他 Y 受体的补偿效应所掩盖。

参考文献

[1] Morton GJ, Cummings DE, Baskin DG, et al. Central nervous system control of food intake and body weight[J]. Nature, 2006, 443(7109): 289-295.

[2] Bjorbaek C, Uotani S, da Silva B, et al. Divergent signaling capacities of the long and short isoforms of the leptin receptor[J]. J Biol Chem, 1997, 272(51): 32686-32695.

[3] Taniguchi CM, Emanuelli B, Kahn CR. Critical nodes in signalling pathways: insights into insulin action[J]. Nat Rev Mol Cell Biol, 2006, 7(2): 85-96.

[4] Niswender KD, Morton GJ, Stearns WH, et al. Intracellular signalling. Key enzyme in leptin-induced anorexia[J]. Nature, 2001, 413(6858): 794-795.

[5] Murphy KG. Dissecting the role of cocaine - and amphetamine-regulated transcript (CART) in the control of appetite[J]. Brief Funct Genomic Proteomic, 2005, 4(2): 95-111.

[6] Pigeyre M, Yazdi FT, Kaur Y, et al. Recent progress in genetics, epigenetics and metagenomics unveils the pathophysiology of human obesity[J]. Clin Sci (Lond), 2016, 130(12): 943-986.

[7] Asai M, Ramachandrappa S, Joachim M, et al. Loss of function of the melanocortin 2 receptor accessory protein 2 is associated with mammalian obesity[J]. Science, 2013, 341(6143): 275-278.

[8] Kublaoui BM, Holder JL Jr, Tolson KP, et al. SIM1 overexpression partially rescues agouti yellow and diet-induced obesity by normalizing food intake[J]. Endocrinology, 2006, 147(10): 4542-4549.

[9] Siljee JE, Wang Y, Bernard AA, et al. Subcellular localization of MC4R with ADCY3 at neuronal primary cilia underlies a common pathway for genetic predisposition to obesity[J]. Nat Genet, 2018, 50(2): 180-185.

[10] Zhang Y, Proenca R, Maffei M, et al. Positional cloning of the mouse obese gene and its human homologue[J]. Nature, 1994, 372(6505): 425-432.

[11] Montague CT, Farooqi IS, Whitehead JP, et al. Congenital leptin deficiency is associated with severe early-onset obesity in humans[J]. Nature, 1997, 387(6636): 903-908.

[12] Strobel A, Issad T, Camoin L, et al. A leptin missense mutation associated with hypogonadism and morbid obesity[J]. Nat Genet, 1998, 18(3): 213-215.

[13] Gibson WT, Farooqi IS, Moreau M, et al. Congenital leptin deficiency due to homozygosity for the Delta133G mutation: report of another case and evaluation of response to four years of leptin therapy[J]. J Clin Endocrinol Metab, 2004, 89(10): 4821-4826.

[14] Wabitsch M, Funcke JB, Lennerz B, et al. Biologically inactive leptin and early-onset extreme obesity[J]. N Engl J Med, 2015, 372(1): 48-54.

[15] Clément K, Vaisse C, Lahlou N, et al. A mutation in the human leptin receptor gene causes obesity and pituitary dysfunction[J]. Nature, 1998, 392(6674): 398-401.

[16] Farooqi IS, Wangensteen T, Collins S, et al. Clinical and molecular genetic spectrum of congenital deficiency of the leptin receptor[J]. N Engl J Med, 2007, 356(3): 237-247.

[17] Nizard J, Dommergues M, Clément K. Pregnancy in a woman with a leptin-receptor mutation[J]. N Engl J Med, 2012, 366(11): 1064-1065.

[18] Simonds SE, Pryor JT, Ravussin E, et al. Leptin mediates the increase in blood pressure associated with obesity[J]. Cell, 2014, 159(6): 1404-1416.

[19] Farooqi IS, Jebb SA, Langmack G, et al. Effects of recombinant leptin therapy in a child with congenital leptin deficiency[J]. N Engl J Med, 1999, 341(12): 879-884.

[20] Farooqi IS, Bullmore E, Keogh J, et al. Leptin regulates striatal regions and human eating behavior[J]. Science, 2007, 317(5843): 1355.

[21] Clement K, Biebermann H, Farooqi IS, et al. MC4R agonism promotes durable weight loss in patients with leptin receptor deficiency[J]. Nat Med, 2018, 24(5): 551-555.

[22] 陈刚,罗敏,丁伟,等.瘦素受体基因变异与中国人肥胖的关系[J].中华内分泌代谢杂志,2001,17(5): 298-300.

[23] 叶静雅,付真真,管蔚,等.两例瘦素受体突变型极端肥胖家系研究[J].中华内分泌代谢杂志,2019,35: 32-36.

[24] Duan C, Li M, Rui L. SH2 - B promotes insulin receptor substrate 1 (IRS1)-and IRS2 - mediated activation of the phosphatidylinositol 3 - kinase pathway in response to leptin[J]. J Biol Chem, 2004, 279(42): 43684-43691.

[25] Rui L, Mathews LS, Hotta K, et al. Identification of SH2 - Bbeta as a substrate of the tyrosine kinase JAK2 involved in growth hormone signaling[J]. Mol Cell Biol, 1997, 17(11): 6633-6644.

[26] Doche ME, Bochukova EG, Su HW, et al. Human SH2B1 mutations are associated with maladaptive behaviors and obesity[J]. J Clin Invest, 2012, 122(12): 4732-4736.

[27] Walters RG, Jacquemont S, Valsesia A, et al. A new highly penetrant form of obesity due to deletions on chromosome 16p11.2[J]. Nature, 2010, 463(7281): 671-675.

[28] 赵明伟,高彬,蔡婧,等.SH2 B1 基因多态性与超重、肥胖的相关性分析[J].中华内分泌代谢杂志,2017,33(12): 1038-1042.

[29] Borman AD, Pearce LR, Mackay DS, et al. A homozygous mutation in the TUB gene associated with retinal dystrophy and obesity[J]. Hum Mutat, 2014, 35(3): 289-293.

[30] Krude H, Biebermann H, Luck W, et al. Severe early-onset obesity, adrenal insufficiency and red hair pigmentation caused by POMC mutations in humans[J]. Nat Genet, 1998, 19(2): 155-157.

[31] Farooqi IS, Drop S, Clements A, et al. Heterozygosity for a POMC-null mutation and increased obesity risk in humans[J]. Diabetes, 2006, 55(9): 2549-2553.

[32] Kuhnen P, Clément K, Wiegand S, et al. Proopiomelanocortin deficiency treated with a melanocortin - 4 receptor agonist[J]. N Engl J Med, 2016, 375(3): 240-246.

[33] Jansen E, Ayoubi TA, Meulemans SM, et al. Neuroendocrine-specific expression of the human prohormone convertase 1 gene. Hormonal regulation of transcription through distinct cAMP response elements[J]. J Biol Chem, 1995, 270(25): 15391-15397.

[34] Jackson RS, Creemers JW, Ohagi S, et al. Obesity and impaired prohormone processing associated with mutations in the human prohormone convertase 1 gene[J]. Nat Genet, 1997, 16(3): 303-306.

[35] Farooqi IS, Volders K, Stanhope R, et al. Hyperphagia and early-onset obesity due to a novel homozygous missense mutation in prohormone convertase 1/3[J]. J Clin Endocrinol Metab, 2007, 92(9): 3369-3373.

[36] Frank GR, Fox J, Candela N, et al. Severe obesity and diabetes insipidus in a patient with PCSK1 deficiency[J]. Mol Genet Metab, 2013, 110(1-2): 191-194.

[37] Stijnen P, Ramos-Molina B, O'Rahilly S, et al. PCSK1 mutations and human endocrinopathies: from obesity to gastrointestinal disorders[J]. Endocr Rev, 2016, 37(4): 347-371.

[38] Jeppesen PB, Sanguinetti EL, Buchman A, et al. Teduglutide (ALX - 0600), a dipeptidyl peptidase Ⅳ resistant glucagon-like peptide 2 analogue, improves intestinal function in short bowel syndrome patients [J]. Gut, 2005, 54(9): 1224-1231.

[39] Apovian CM, Aronne LJ, Bessesen DH, et al. Pharmacological management of obesity: an endocrine Society clinical practice guideline [J]. J Clin Endocrinol Metab, 2015, 100(2): 342-362.

[40] O'Rahilly S, Gray H, Humphreys PJ, et al. Brief report: impaired processing of prohormones associated with abnormalities of glucose

homeostasis and adrenal function[J]. N Engl J Med, 1995, 333(21): 1386-1390.

[41] Farooqi IS, Keogh JM, Yeo GS, et al. Clinical spectrum of obesity and mutations in the melanocortin 4 receptor gene[J]. N Engl J Med, 2003, 348(12): 1085-1095.

[42] Vaisse C, Clement K, Guy-Grand B, et al. A frameshift mutation in human MC4R is associated with a dominant form of obesity[J]. Nat Genet, 1998, 20(2): 113-114.

[43] Yeo GS, Farooqi IS, Aminian S, et al. A frameshift mutation in MC4R associated with dominantly inherited human obesity[J]. Nat Genet, 1998, 20(2): 111-112.

[44] Klein S, Romijn JA. Obesity[M]//Melmed S, Polonsky KS, Larsen PR, et al. Williams textbook of endocrinology. 13th ed. Philadelphia: Saunders, 2016: 1633-1659.

[45] Farooqi IS, Yeo GS, Keogh JM, et al. Dominant and recessive inheritance of morbid obesity associated with melanocortin 4 receptor deficiency[J]. J Clin Invest, 2000, 106(2): 271-279.

[46] Dubern B, Bisbis S, Talbaoui H, et al. Homozygous null mutation of the melanocortin-4 receptor and severe early-onset obesity[J]. J Pediatr, 2007, 150(6): 613-617.

[47] van der Klaauw AA, Keogh JM, Henning E, et al. Divergent effects of central melanocortin signalling on fat and sucrose preference in humans[J]. Nat Commun, 2016, 7: 13055.

[48] Lotta LA, Mokrosiński J, Mendes de Oliveira E, et al. Human gain-of-function MC4R variants show signaling bias and protect against obesity[J]. Cell, 2019, 177(3): 597-607.e9.

[49] Iepsen EW, Zhang J, Thomsen HS, et al. Patients with obesity caused by melanocortin-4 receptor mutations can be treated with a glucagon-like peptide-1 receptor agonist[J]. Cell metab, 2018. 28(1): 23-32.e3.

[50] Hatoum IJ, Stylopoulos N, Vanhoose AM, et al. Melanocortin-4 receptor signaling is required for weight loss after gastric bypass surgery[J]. J Clin Endocrinol Metab, 2012, 97(6): E1023-E1031.

[51] Collet TH, Dubern B, Mokrosinski J, et al. Evaluation of a melanocortin-4 receptor (MC4R) agonist (Setmelanotide) in MC4R deficiency[J]. Mol Metab, 2017, 6(10): 1321-1329.

[52] Ghamari-Langroudi, M, Digby GJ, Sebag JA, et al. G-protein-independent coupling of MC4R to Kir7.1 in hypothalamic neurons[J]. Nature, 2015, 520(7545): 94-98.

[53] 蔡姝冰,贾伟平,方启晨,等.F261S——肥胖患者中黑皮素4受体基因的新突变[J].中华内分泌代谢杂志,2004,20(4): 372-375.

[54] Rong R, Tao YX, Cheung BM, et al. Identification and functional characterization of three novel human melanocortin-4 receptor gene variants in an obese Chinese population[J]. Clin Endocrinol (Oxf), 2006, 65(2): 198-205.

[55] Wu L, Xi B, Zhang M, et al. Associations of six single nucleotide polymorphisms in obesity-related genes with bmi and risk of obesity in Chinese children[J]. Diabetes, 2010, 59(12): 3085-3089.

[56] Gray J, Yeo GS, Cox JJ, et al. Hyperphagia, severe obesity, impaired cognitive function, and hyperactivity associated with functional loss of one copy of the brain-derived neurotrophic factor (BDNF) gene[J]. Diabetes, 2006, 55(12): 3366-3371.

[57] Han JC, Liu QR, Jones M, et al. Brain-derived neurotrophic factor and obesity in the WAGR syndrome[J]. N Engl J Med, 2008, 359(9): 918-927.

[58] Xu Y, Wu Z, Sun H, et al. Glutamate mediates the function of melanocortin receptor 4 on Sim1 neurons in body weight regulation[J]. Cell Metab, 2013, 18(6): 860-870.

[59] Izumi K, Housam R, Kapadia C, et al. Endocrine phenotype of 6q16.1-q21 deletion involving SIM1 and Prader-Willi syndrome-like features[J]. Am J Med Genet Part A, 2013, 161(12): 3137-3143.

[60] Tolson KP, Gemelli T, Gautron L, et al. Postnatal Sim1 deficiency causes hyperphagic obesity and reduced Mc4r and oxytocin expression[J]. J Neurosci, 2010. 30(10): 3803-3812.

[61] Michaud JL, Boucher F, Melnyk A, et al. Sim1 haploinsufficiency causes hyperphagia, obesity and reduction of the paraventricular nucleus of the hypothalamus[J]. Hum Mol Genet, 2001, 10(14): 1465-1473.

[62] Holder JL, Butte NF Jr. Zinn AR. Profound obesity associated with a balanced translocation that disrupts the SIM1 gene[J]. Hum Mol Genet, 2000, 9(1): 101-108.

[63] Bonnefond A, Raimondo A, Stutzmann F, et al. Loss of function mutations in SIM1 contribute to obesity and Prader-Willi-like features[J]. J Clin Invest, 2013 123(7): 3037-3041.

[64] Li Y, Zhang H, Tu Y, et al. Monogenic obesity mutations lead to less weight loss after bariatric surgery: a 6-year follow-up study[J]. Obes Surg, 2019, 29(4): 1169-1173.

[65] Sebag JA, Zhang C, Hinkle PM, et al. Developmental Control of the Melanocortin-4 Receptor by MRAP2 Proteins in Zebrafish[J]. Science, 2013, 341(6143): 278-281.

[66] Srisai D, Yin TC, Lee AA, et al. MRAP2 regulates ghrelin receptor signaling and hunger sensing[J]. Nat Commun, 2017, 8: 713.

[67] Saeed S, Bonnefond A, Tamanini F, et al. Loss-of-function mutations in ADCY3 cause monogenic severe obesity[J]. Nat Genet, 2018, 50(2): 175-179.

[68] Grarup N, Moltke I, Andersen MK, et al. Loss-of-function variants in ADCY3 increase risk of obesity and type 2 diabetes[J]. Nat Genet, 2018, 50(2): 172-174.

[69] Wang Z, Li V, Chan GC, et al. Adult type 3 adenylyl cyclase-deficient mice are obese[J]. PLoS One, 2009, 4(9): e6979.

[70] Pearce LR, Atanassova N, Banton MC, et al. KSR2 mutations are associated with obesity, insulin resistance, and impaired cellular fuel oxidation[J]. Cell, 2013, 155(4): 765-777.

[71] Keramati AR, Fathzadeh M, Go GW, et al. A form of the metabolic syndrome associated with mutations in DYRK1B[J]. N Engl J Med, 2014, 370(20): 1909-1919.

[72] Kristensen P, Judge ME, Thim L, et al. Hypothalamic CART is a new anorectic peptide regulated by leptin[J]. Nature, 1998, 393(6680): 72-76.

[73] Cawley NX, Wetsel WC, Murthy SR, et al. New roles of carboxypeptidase E in endocrine and neural function and cancer[J]. Endocr Rev, 2012, 33(2): 216-253.

[74] Cawley NX, Zhou J, Hill JM, et al. The carboxypeptidase E knockout mouse exhibits endocrinological and behavioral deficits[J]. Endocrinology, 2004, 145(12): 5807-5819.

[75] Plum L, Lin HV, Dutia R, et al. The obesity susceptibility gene Cpe links FoxO1 signaling in hypothalamic pro-opiomelanocortin neurons with regulation of food intake[J]. Nat Med, 2009, 15(10): 1195-1201.

[76] Ramis JM, Franssen-van Hal NL, Kramer E, et al. Carboxypeptidase E and thrombospondin-1 are differently expressed in subcutaneous and visceral fat of obese subjects[J]. Cell Mol Life Sci, 2002, 59(11): 1960-1971.

[77] Ollmann MM, Wilson BD, Yang YK, et al. Antagonism of central melanocortin receptors in vitro and in vivo by agouti-related protein[J]. Science, 1997, 278(5335): 135-138.

[78] Hillebrand JJ, de Wied D, Adan RA. Neuropeptides, food intake and body weight regulation: a hypothalamic focus[J]. Peptides, 2002, 23(12): 2283-2306.

[79] Meneguetti BT, Cardoso MH, Ribeiro CFA, et al. Neuropeptide receptors as potential pharmacological targets for obesity[J]. Pharmacol Ther, 2019, 196: 59-78.

[80] Loh K, Herzog H, Shi YC. Regulation of energy homeostasis by the NPY system[J]. Trends Endocrinol Metab, 2015, 26(3): 125-135.

[81] Sainsbury A, Cusin I, Rohner-Jeanrenaud F, et al. Adrenalectomy prevents the obesity syndrome produced by chronic central neuropeptide Y infusion in normal rats[J]. Diabetes, 1997, 46(2): 209-214.

[82] Kanatani A, Mashiko S, Murai N, et al. Role of the Y1 receptor in the regulation of neuropeptide Y-mediated feeding: comparison of wild-type, Y1 receptor-deficient, and Y5 receptor-deficient mice[J]. Endocrinology, 2000, 141(3): 1011-1016.

[83] Pralong FP, Gonzales C, Voirol MJ, et al. The neuropeptide Y Y1 receptor regulates leptin-mediated control of energy homeostasis and reproductive functions[J]. FASEB J, 2002, 16(7): 712-714.

[84] Hahn TM, Breininger JF, Baskin DG, et al. Coexpression of Agrp and NPY in fasting-activated hypothalamic neurons[J]. Nat Neurosci, 1998, 1(4): 271-272.

[85] Kuo LE, Kitlinska JB, Tilan JU, et al. Neuropeptide Y acts directly in the periphery on fat tissue and mediates stress-induced obesity and metabolic syndrome[J]. Nat Med, 2007, 13(7): 803-811.

[86] Marsh DJ, Hollopeter G, Kafer KE, et al. Role of the Y5 neuropeptide Y receptor in feeding and obesity[J]. Nat Med, 1998, 4(6): 718-721.

第六章·神经性厌食症与神经性贪食症

陈名道

神经性厌食症（anorexia nervosa）与神经性贪食症（bulimia nervosa）同属于进食行为紊乱（eating disorder）的疾病范畴,该类疾病还包括非典型性饮食失调（atypical eating disorder）。临床症状与体征表现十分明显,虽属精神疾病的范畴,但患者往往首诊于内科医师或内分泌医师而不是神经精神科医师。

一、历史与流行病学

神经性厌食症首先于 1689 年由英国内科医师 Monton 报道,称为神经性消耗状态（a discourse upon prodigious abstinence）。1874 年 William Gull 在他正式发表的论文中将此症改为"神经性厌食",沿用至今。多食行为曾在早年被认为是神经性厌食症的偶发表现,直至 1979 年 Rusell 提出另一独立的综合征,即"神经性贪食症"。神经性贪食症患者体重往往略低于正常人,外观较神经性厌食症者为佳;女性一般不会像神经性厌食症那样发生闭经,性活动可如同常人。然而,神经性贪食症患者与神经性厌食症患者一样常同时伴有严重的精神抑郁症状,甚至自杀倾向。

流行病学调查结果表明,进食行为紊乱在人群中的总患病率约为 5%,神经性厌食症的发病率为每年每 10 万人 0.5～15 例,差异如此之大归因于所用的诊断标准和调查的人群不同,估计发病率在女性中为 0.5%～1.0%,男性发病率约为女性的 1/10。总死亡率（因各种原因而死亡）为 5.9%,约 20% 的死亡患者有自杀史。神经性厌食可发生于各个年龄段,15～19 岁女性为该病高危人群,但青少年患者较成年患者有更高的治愈率和更低的死亡率。神经性贪食症的发病率在 2%～4%。在同性双胞胎中,女性神经性厌食的发病率较男性高,但是异性双胞胎中的男性发病率与女性同性双胞胎一样高,这一观察结果提示宫腔内的性激素水平有可能影响发病。此两种疾病及其临床亚型患者在部分职业人群中有较高的患病率,如一些职业运动员及舞蹈演员,与职业要求体型不能肥胖有关。另外,随着生活条件的改善,肥胖症的患病率呈上升趋势。对减肥措施不恰当的引导,促使神经性厌食症和神经性贪食症的发病有增多的趋势。

二、发病机制

20 世纪 80 年代起的大规模双胞胎和家系研究表明,此两种疾病具有家族聚集性。两病又可互相转换,因此推测两者有共同的致病基础。目前的研究认为遗传、社会文化以及精神心理状态所扮演的均为危险因素的角色,并不能决定是否发病。

（一）遗传因素

据估计,神经性厌食和神经性贪食的遗传率在 33%～84%,并且有显著的家族聚集性。结合近年来的研究发现,从青少年早期向中期转变是一个关键时期,影响进食习惯的遗传因素往往在这一时段开始发挥作用。但是迄今关于神经性厌食症相关基因的研究只观察到极少数可重复的结果。这些研究涵盖了神经递质系统、脑源性神经营养因子、摄食及代谢相关基因等,大多数研究的结果都不一致,很多假说都需要更多的循证医学证据来支持。例如,一项研究观察到一个有意思的现象,许多神经性厌食的患者临床上表现为消瘦,但伴有高胆固醇血症。环氧化物水解酶 2（epoxide hydrolase 2,EPHX2）基因编码一种可以调节胆固醇代谢的酶,所以这种基因的变体有可能与神经性厌食相关,胆固醇代谢的改变或许可以增加罹患神经性厌食的风险。另一项研究观察到,神经性厌食与体重指数（BMI）在基因上有很强的负相关性,但是和精神分裂症呈正相关。

（二）神经/精神生物学因素

神经性厌食症在神经认知方面的表现主要为转换困难（如在不同的任务之间变换）及中枢集合能力减弱（如更加关注细节而不是全局）。有时在患者的健康同胞姐妹中也可观察到。神经性厌食患者还会出现社会情绪处理及情感认知障碍、明显的偏见、过分自我表达、缺乏理性思维等。前述症状可以在发病时及康复后期持续存在。在有高风险家族史的人群观察中发现,一些神经及社会认知的缺陷在幼年时期就已经出现。在儿童时期出现的焦虑、抑郁、完美主义及和自闭症谱系相关的特征已被确定为神经性厌食症的危险因素。青春期是生理和心理都有很大变化的一段敏感时期,此时青年面临向成人转变,情感脆弱,是神经性厌食症首次发病的最常见时期。

有学者使用味觉刺激的方式研究神经系统对食物的反应,发现神经性厌食的治愈患者对可预知的食物反应减弱,对不可预知的食物刺激反应上升。神经性厌食患者的岛叶、纹状体和眶额叶皮质对于甜味刺激的反应与健康人不同。甜味刺激可以更强地激活神经性厌食症患者腹侧纹状体、岛叶及额叶皮质,神经性贪食症及肥胖症患者该部位的激活较弱,表明神经性厌食症患者对于不可确定的刺激高度敏感。神经影像学研究表明,神经性厌食症患者的身体意向障碍是一个多维的概念,后顶叶网络与感性成分有关,前额叶皮质岛叶杏仁核网络与情感成分有关,共同参与了神经性厌食的病理状态。总体来说,这些症状激发模式在很大程度上表明皮质下区的功能异常将会促进所谓自下而上的反应、奖励相关的区域（如纹状体）和参与执行控制的自上而下的前额叶区域。在中枢内存在着血清素能（厌恶或抑制）系统和多巴胺能（奖励）系统,基于 PET 和 SPECT 等神经影像学研究和脑脊液代谢物研究,一些学者提出限制饮食的行为可能是因为体内奖惩系统失衡，大脑为了减少其负面影响而采取的手段。

三、神经内分泌学表现

所有激素的异常及对负荷的反应均与厌食症和贪食症患者的"饥饿"状态有关。在正常体重贪食症的妇女中，激素异常即使存在也极轻微。厌食症者体重减轻，可明确看到"饥饿状态"的表现，但在体重正常的贪食症者中可能并不被发觉。虽然多食妇女体重常保持正常，在非暴食-清除期间，她们常严格限制进食，进食单调的不平衡饮食，饥饿引起的肝糖原储存的减少使游离脂肪酸和酮体代替葡萄糖作为主要的能量来源。从糖原分解转为脂肪分解和酮体形成，使游离脂肪酸及其代谢产物增加。无论在厌食症和贪食症患者中，β羟丁酸浓度均升高。

（一）主要内分泌激素的变化

表12-6-1中所列出的是厌食症和贪食症的主要内分泌紊乱。

表12-6-1 神经性厌食症与神经性贪食症者的神经内分泌变化		
	厌食症	贪食症
垂体-性腺轴		
血浆 LH 和 FSH	↓	←→或↓
血浆 E_2	↓↓	←→或↓
血浆 T		?
LHRH 刺激的 LH 释放	↓	↓
LHRH 刺激的 FSH 释放	←→	
垂体-肾上腺皮质轴		
血浆及脑脊液皮质醇	↑	←→
血浆 ACTH	←→	←→
脑脊液 ACTH	↓	←→禁食时↓
脑脊液 CRH	↑	?
脑脊液抗利尿激素	↑	?
CRH 刺激的 ACTH 释放	↓	?
ACTH 刺激的皮质醇释放	↑	?
地塞米松抑制试验	50%～90%不被抑制	20%～60%不被抑制
垂体-甲状腺轴		
血浆总 T_4	↓	←→，禁食时↓
血浆 T_3	↓↓	↓
血浆反 T_3	↑	←→禁食时↓
血浆 TSH	↓	↓（禁食时↑）
脑脊液 TRH	↓	?
TRH 刺激的 TSH	↓	↓
其他神经内分泌改变		
GH	↑	↑
IGF-1	↓	←→
催乳素	←→	←→或↓
血清素刺激后催乳素的分泌	↓	?
褪黑素	←→或↑	?
胰岛素敏感性	↑	?

注：↑增加，↓减少，←→无变化，? 资料不足。

1. 下丘脑-垂体-性腺轴·饥饿及进食紊乱与神经内分泌的关系在垂体性腺轴中表现最为明显。闭经在神经性厌食症

患者中十分常见，神经性贪食症患者约有 50% 发生闭经。继发性闭经是促性腺激素分泌变化的直接结果，LHRH 刺激后 LH 的反应变低，但 FSH 的反应常正常，血清性激素结合球蛋白可能增加，雌激素及睾酮均下降。患者体征也提示雌激素的严重缺乏。神经性厌食症患者体内雌激素缺乏的另一个原因是过低的体脂率会抑制卵巢将多余雄激素转换为雌激素。

神经性贪食症的患者如果体重降低 15% 以上，也会出现促性腺激素分泌减少的现象，但是体循环内促性腺激素水平及月经周期尚可保持稳定。

2. 下丘脑-垂体-肾上腺轴·神经性厌食症及伴体重降低的神经性贪食症患者中，30%～50% 的患者会出现严重抑郁。神经性厌食症患者血清皮质醇水平和其焦虑-抑郁评分呈正相关，这也与前述发现相一致。患者皮质醇分泌水平整体升高，但是昼夜节律的时长和振幅仍然正常。和严重抑郁患者类似，神经性厌食症患者循环中 ACTH 水平正常，但 ACTH1-39 水平降低。患者脑脊液中 ACTH 水平降低，CRH 及抗利尿激素水平升高。

在神经性厌食发生时，ACTH 对 CRH 的反应性下降，归因于循环中升高的皮质醇水平对垂体促肾上腺皮质激素负反馈的增强，同时皮质醇对 ACTH 的反应能力上升，增强了肾上腺的分泌功能。50%～90% 的神经性厌食症患者和 20% 的神经性贪食症患者小剂量地塞米松抑制试验结果异常，主要取决于体重降低的程度。

总体来说，在神经性厌食/贪食症患者体内，垂体-肾上腺轴处于轻度至中度的激活状态。

3. 下丘脑-垂体-甲状腺轴·饥饿状态可以显著降低血浆游离 T_3 和 T_4 水平，使结合 T_3 水平上升，TSH 水平下降，形成类似甲亢的激素表现。游离 T_3 水平的降低可以减少能量的消耗，最大限度地减少肌肉蛋白质分解。神经性贪食症患者处于暴食阶段时，甲状腺功能多正常，T_3 和 TSH 可有轻微下降，如果停止暴食，其体内的垂体-甲状腺轴的变化将与神经性厌食症患者类似。

神经性厌食症患者的静息能量消耗（REE）水平降低，可能是身体应对慢性饥饿的机制，这一过程伴随着 T_3 的降低。在患者恢复的过程中，T_3 水平也会恢复，提示 T_3 可能与调节能量平衡相关。

4. 生长激素轴·神经性厌食/贪食症患者体内胰岛素样生长因子1（IGF-1）水平降低，与节食期间肝脏 IGF-1 分泌减少有关。IGF-1 对生长激素（GH）的负反馈减少和原发性下丘脑功能减退导致循环中 GH 水平升高。长时间的饥饿状态会抑制生长激素的活性，导致体内处于 GH 抵抗状态。在青春期女性神经性厌食症患者中，GH 的基线和脉冲释放水平都有上升，血清 IGF-1 降低。GH 水平和营养状态（BMI、体脂含量、血清瘦素水平）成反比，提示在神经性厌食症患者体内，下丘脑的 GH 释放能力可能受到营养状态的调节。此外，神经性厌食症患者血清中生长激素类似物的水平也较高。有学者利用介入手段将超生理量的重组人 GH 注入营养不良的厌食症患者体内，发现仍然不能刺激 IGF-1 分泌，其可能的机制有肌肉萎缩、生长停滞和骨量丢失。但是恢复饮食后，血清 IGF-1 的水平和活性都有所恢复。

神经性厌食症患者体内的 GH 抵抗机制可能是由成纤维细胞生长因子 21（FGF-21）调节的。禁食可诱导 FGF-21 合成，其功能是调节能量平衡和胰岛素敏感性。在动物实验中，FGF-21 在肝脏中通过激活 STAT5 信号通路导致 GH 抵抗，神经性厌食症患者体内已经被证实存在血浆 FGF-21 水平升高。此外，FGF-21 与 GH 水平呈正相关，与 IGF-1 水平呈负相关，同样支持其在神经性厌食症中调控 GH 抵抗的角色。神经性厌食症患者循环中催乳素水平多在正常水平，神经性贪食症患者可以有部分降低。

5. 胰岛素敏感性·神经性厌食症的一个突出特点就是脂肪组织的显著丢失。脂肪组织是体内重要的内分泌器官，其分泌的生物活性物质参与调节代谢、胰岛素敏感性和能量消耗。脂肪组织在胰岛素抵抗的机制中扮演重要角色，脂肪营养不良综合征的患者因为丢失大量脂肪而伴随极端的胰岛素抵抗。

（二）中枢神经相关神经肽、脂肪细胞因子及胃肠激素

摄食行为的控制涉及一系列复杂机制，包括外周的味觉、脑肠肽、迷走输入神经和中枢神经系统中神经递质与神经调质的相互作用，后者包括产生饥饿和饱足感的单胺和神经肽。在动物中，已发现去甲肾上腺素、血清素、阿片类物质、神经肽 Y（NPY）、YY 肽（PYY）、瘦素、CRH、抗利尿激素及甘丙肽等与进食量、速度、持续时间及机体对碳水化合物、蛋白质和脂肪的选择有关。

1. NPY 及 PYY·此两肽均为 36 个氨基酸的多肽，在种系发育和结构上有相似之处，且与同一超家族的受体结合，可有效激活动物的进食行为。

动物脑室内注射 NPY 会产生许多与神经性厌食相似的改变，包括性激素及 LH 分泌减少，性活动抑制，下丘脑中 CRH 增加及低血压。同时神经性厌食症患者脑脊液中 NPY 增加。这些结果与 NPY 在下丘脑中的生理作用正好相反，其可能的解释是：脑室内（ICV）注射的 NPY 或神经性厌食症的 NPY 的改变作用于 CNS 中下丘脑以外的部位，从而导致认知和行为的改变，后者引起厌食的表现。与此不同的是神经性厌食症患者 CSF 中 PYY 浓度正常。

2. 瘦素·营养不良、低体重的厌食症患者血浆及 CSF 的瘦素浓度均比体重正常者为低，提示他们具备对饥饿正常的生理学反应，血浆/CSF 瘦素下降，血浆瘦素浓度显然与体重及脂肪容量相关。在再进食情况下，厌食症患者在体重恢复正常前，CSF 瘦素浓度先恢复正常。这一现象似可解释厌食症患者难以达到并保持正常体重。在贪食症患者，瘦素浓度与相应体重的正常人相似。以上提示无论在厌食症或贪食症患者中，瘦素与病因学无直接关系。

3. 促皮质激素释放激素·厌食症和贪食症都表现为皮质醇分泌增加，可能由于 CRH 释放增加，后者是对体重减轻的一种反应。而 CRH 的作用不仅在 HPA 轴上，若 ICV 给动物 CRH 可产生与厌食症相关的生理性和行为性改变，包括下丘脑性的性功能减退，性活动减少，进食减少及活动度增加。

4. 阿片类肽·中枢神经系统给予阿片样激动剂增加进食，而阿片样拮抗剂减少进食，提示这些物质可能介导厌食症的某些方面。低体重的厌食症患者 CSF 中 β-内啡肽浓度下降，在体重恢复后短期内 β-内啡肽浓度依然偏低，较长时期后方可恢复。贪食症女性患者 CSF 中 β-内啡肽也下降。无论是厌食症或贪食症患者 CSF 中强啡肽均为正常。

在开放性试验中，阿片拮抗剂 naltrexone 可使贪食症暴食次数减少，但另一用双盲及安慰剂对照较大剂量临床试验中未见此效果，可见主观因素可能起一定作用。

中枢神经系统阿片类仍可能与厌食症和贪食症患者神经内分泌紊乱有关，如 HPA 及下丘脑-垂体-性腺（HPG）轴功能的紊乱，阿片类通路可抑制人类 ACTH 及皮质醇的释放及性发育，抑制大鼠促性腺激素脉冲性释放。低体重的厌食症患者对阿片拮抗剂的 LH 反应较低，一旦体重恢复正常则 LH 对阿片拮抗剂的反应也恢复正常。

5. 抗利尿激素和催产素·在厌食症患者 CSF 中抗利尿激素浓度增高，血浆抗利尿激素渗透压调节功能受损；CSF 中催产素浓度下降，对刺激的反应迟钝，上述异常在体重恢复正常后消失。厌食症患者，抗利尿激素浓度的升高和催产素浓度的下降可能加重错误认知的滞留，从而导致对进食后不良后果的异乎寻常的担心，且久久不能消除。

正常体重的贪食症住院患者在入院时及 1 个月的营养平衡避免暴食和导吐后，中枢神经系统升高的抗利尿激素可能与患者对体重增加强制性的忧虑有关。

6. 脂联素·尽管神经性厌食症患者体内大量丢失脂肪，脂联素的水平仍然较高，与 BMI 成反比，营养状况越差的患者，这种脂联素水平的上升越显著。一种可能的原因是脂联素是身体在能量短缺状态下维持能量平衡的重要因素。体重恢复期的女性神经性厌食症体内脂联素的水平和健康较瘦的青春期女性类似，也从侧面印证了这个观点。但是血浆中脂联素水平与体重降低的因果关系还不明确。

7. 胆囊收缩素·目前的研究观察到神经性厌食症患者体内的胆囊收缩素（CCK）水平可正常或升高，在体重上升 2 kg 之前仍然保持较高水平，当体重继续回升后出现下降。这一现象可以部分解释神经性厌食症患者缓解早期增加饮食较困难的原因，被称为"饥饿陷阱"。CCK 的上升导致神经性厌食症患者即使在体重很低，食量很少的时候也有饱腹感，只有体重进一步上升的时候，CCK 的水平才会降至正常值。神经性贪食症患者的情况恰恰相反，其血浆、脑脊液和淋巴中的 CCK 水平都降低，神经性贪食症患者可能因此不知道何时该结束进餐，因为大脑中缺乏抑制食欲的信号。研究表明，进食后 CCK 水平的变化受到食物种类的影响，蛋白质是 CCK 最强的刺激信号。一项针对神经性贪食症和暴食症患者的临床观察发现，高蛋白饮食可以减少暴食发生的次数，因而 CCK 可能参与调节蛋白质产生饱腹感的过程，增加饮食中蛋白质的比例可能成为减少暴食发作的治疗手段。

四、体征和实验室检查

神经性厌食症和神经性贪食症患者体检的阳性发现和实验室指标的改变分别见表 12-6-2 和表 12-6-3。神经性厌食症主要表现为饥饿引起的后果，而贪食症饥饿的影响较小，但导吐、导泻行为留下的体征及生化改变有时比较突出。

表 12-6-2 神经性厌食症的体征和实验室发现

体格检查
　恶病质、消瘦、脱水、休克或休克倾向
　隐性感染、免疫缺陷
　皮肤干燥、脱屑、手掌及足底发黄
　腋毛和阴毛脱落、毛细、체毛颜色加深
　低体温、代谢率下降、心动过缓、低血压
　手足发绀（循环改变造成的手足冰冷、青紫及出汗）
　呼吸过缓（对碱中毒的呼吸代偿）
　下肢水肿、心脏杂音（不常见）
　雌激素缺乏症状（皮肤干燥、骨质疏松、小子宫及宫颈、阴道黏膜干燥）
　及雄激素缺乏症状（无粉刺及油性皮肤）

生化检查
　早期生化检查正常
　尿素氮升高，继发于脱水
　血清胡萝卜素升高
　血清胆固醇早期增高，后期下降
　血浆转铁蛋白、补体、纤维素原、前白蛋白降低，通常蛋白及白/球蛋白正常
　血清乳酸脱氢酶及碱性磷酸酶升高
　血清镁、钙、磷降低
　血浆锌、尿锌及铜可能下降
　血液学
　　全白细胞减少、淋巴细胞相对增加
　　血小板减少
　　红细胞沉降率低
　　晚期出现贫血，尤其在补水之后

表 12-6-3 神经性贪食症的体格检查及实验室指标

体格检查
　常整洁、注意修饰
　　常体重正常或轻度-中度肥胖
　下肢整体或局部水肿
　腮腺或其他唾液腺肿胀
　由于导吐可见咽后部青紫或溃疡，手指及手背侧损伤
　齿珐琅质脱色或变形（导吐时胃酸的作用）
　齿龈溢脓或其他齿龈病
　反射迟钝、肌力减弱、麻痹，偶出现周围神经病变
　肌痉挛（引起的缺氧可表现为 Trousseau 征阳性）
　低钾体征（低血压、脉搏过速、心律失常、心输出量下降、心音低、气短、肠梗阻、腹膨胀、急性胃扩张、抑郁、朦胧状态）
　若有限制进食的行为则可能同时有神经性厌食症的物理体征

实验室检查
　无合并症的贪食症：无特殊变化可能有糖代谢异常
　贪食症伴导吐者：
　　代谢性碱中毒（低氯血症、血清次碳酸盐升高）
　　低钾血症（继发于代谢性碱中毒）
　　血容量降低伴继发性醛固酮增多症（也引起低血钾）
　　假性 Bartter 综合征

贪食症伴呕吐及清除（泻药或利尿剂）者
　所有上述表现并有：
　　体钾降低由于腹泻和肾脏丢失
　　代谢性酸中毒伴假性的血钾正常
　　低钾性肾病（尿浓缩障碍）
　　低钾性肌病（包括心肌病）
　　低钙或高钙血症、低镁血症、低磷血症

五、诊断方法

　　神经性厌食症与神经性贪食症均是精神及进食行为紊乱的疾病，其躯体的表现与精神思维的紊乱同时存在，故应用特殊的方法特别是观察语言的引导并与常规的实验室检查相结合，发现症状，进行诊断。

（一）诊断标准

　　根据《精神疾病诊断和统计手册》第 5 版（DSM-5），两病的诊断标准分别见表 12-6-4 和表 12-6-5。

表 12-6-4 神经性厌食症的诊断标准

临床表现
　严格限制热量摄入，拒绝维持体重在同一年龄和身高正常人的最低限（体重不足正常成人的 85%，或在生长发育阶段，不足同龄人的 85%）
　即使在体重偏低的情况下，仍惧怕体重增加而成肥胖
　对体重和体形的认知障碍，过度强调体重和形体对自我评价的重要性，以瘦为美，以轻为荣，否认低体重的严重危害
　在月经初潮后的妇女发生闭经，即连续 3 个周期无月经（服用激素诱导的月经除外）

类型：
　限制型：仅限制进食，在近期无暴食-清除的行为
　暴食-清除型：在近期有规律的暴食-清除的行为（后者为自我诱发的呕吐或滥用通便剂、利尿剂或以灌肠冲洗）

分级：
　分级的最基本标准为 BMI（青少年及儿童为 BMI 百分数），可以根据临床症状及功能损伤的严重程度做相应调整
　轻度：BMI≥17 kg/m²
　中度：BMI 16～16.99 kg/m²
　重度：BMI 15～15.99 kg/m²
　极重度：BMI<15 kg/m²

表 12-6-5 神经性贪食症的诊断标准

临床表现
　反复短时暴食，其特征为：
　　进食行为：在一段时间内（如 2 h）进食大多数人在同样条件下无法进食的食品量
　　暴食时失去自我控制：即不能停止进食，也不能控制进食量
　反复发生的不当的代偿行为，去防止体重增加如自我诱导的呕吐、滥用泻药，利尿剂、灌肠或其他药物，自我超时饥饿或超量运动
　短时暴食及不适当的代偿行为两者同时发生，平均每周至少 2 次，持续至少 3 个月
　自我对体形及体重评价障碍，以瘦为美
　不与神经性厌食症同时存在

分级：
　最基本的标准为每周发生不当代偿行为的次数，亦可根据临床症状及脏器损伤严重程度进行调整
　轻度：平均每周 1～3 次不当代偿行为
　中度：平均每周 4～7 次不当代偿行为
　重度：平均每周 8～13 次不当代偿行为
　极重度：平均每周 14 次及以上不当代偿行为

（二）问诊方法

　　表 12-6-4 和表 12-6-5 列出的患者由精神方面的问题而导致的一些独特的行为可在就诊时对患者和其家属询问中得到，较易得出诊断，从而不需要做一些特别的价格昂贵的检查。

　　对神经性厌食症患者来说，其特征为患者拒绝维持体重，顽固地抵制增加热量摄入，从而使体重下降。这种情况可能十分严重，至恶病质，甚至导致死亡。若该病发生于儿童或少年期，可使患者在成长期中体重并不增加。这种奇特的拒绝体重增长的行为源于其精神上对体重和体型的一种错误的判断标准，在患者体重已经十分低下时依然惧怕肥胖，这是对躯体形象的一种主观的扭曲。尽管已极度消瘦，患者反而觉得

这是一种可以接受的形象,甚至认为即使如此依然"肥胖",故在问诊时可提出以下一些问题:

你现在体重多少? 身高多少?

你每天吃些什么? 为什么你仅限制吃这些食品?

你觉得你现在胖吗?

你担心你吃多一些会肥胖吗?

其他人是否觉得你不应该这么瘦?

你是否觉得只有自己很瘦方感觉良好?

你用什么方法来阻止你增加体重?

你是否用自我诱导的方法使自己呕吐或用泻药、利尿剂及灌肠等方法? 多少时间1次?

你运动量有多大?

在此之前,有无月经? 周期是否正常? 什么时候开始闭经?

对神经性贪食症,其特征是不能控制地暴食,进食量较正常进食为多(第一标准),且经常发生(第三标准),自我感觉受体重及体形过度影响(第四标准),其结果的行为是自我导吐,两次暴食间的饥饿状态或运动以防止体重增加(第二标准),暴食的频度及行为的长期性,特别是食后的代偿行为是区别神经性贪食症和一般性多食的主要依据。因暴食及清除可作为神经性厌食症的症状的一部分,故第五个标准应为暴食必须不在神经性厌食发作时同时存在。

在问诊时可提出以下问题:

你是否有时进食难以控制,你与我说一下好吗?

在哪些时候,你可以在2 h内进食比正常人多得多的食品?

请你举出每次暴食的例子,什么食物? 多少量?

暴食情况多少时间发生一次?

暴食后你是否用一些方法来抵消? 如导吐、服泻药、灌肠、利尿,在两次暴食之间严格饥饿或大量运动?

你的体型和胖瘦是否十分重要? 你的自我感觉如何?

这些问题提出时不能用一固定模式,要灵活掌握,应使医师与患者都感到自然。要问到是否首次发生或发生过多次,如是后者应仔细询问每次情况,如严重程度、持续时间,这可以为现在的诊断作参考,并指导哪些治疗方法可用,哪些治疗方法不应该用。

上述问题还可以引出同时存在的心理状态甚至是厌食症和贪食症的原发情况。

在营养不良的患者中常可发现抑郁与焦虑,随着营养状态的改善,这些症状可减轻。

六、并发症

如饮食行为改变十分严重,且长期得不到纠正,则会产生严重并发症。

(一) 骨质疏松

厌食症的骨质疏松症可涉及脊柱和周围骨,尤其在骨峰期到达之前就节食的患者或闭经为原发性或早发症状,骨质的丢失很快进展,其原发机制可能是雌激素缺乏,其他有关因素可能为进食钙和维生素 D 减少及高皮质醇血症。

(二) 中枢神经系统改变

一组厌食症和贪食症患者经 CT 检查都可发现脑萎缩和脑室的扩大。因为该组贪食症患者体重并不低,故他们脑萎缩尚难以解释。血浆 T_3 浓度与脑室大小呈反比。脑电图可发现某些异常改变,主要见于暴食者,可能为非特异的变化。

(三) 心脏并发症

它是厌食症患者潜在的致命并发症,可引起突然死亡。室性心动过速是主要的原因,这种死亡也见于用液体蛋白质控制饮食能量者。患者应以心电图监视,如发现 QT 间期延长,则为危险的信号。严重的低体重会引起收缩期及舒张期心室功能紊乱甚或心力衰竭,尤其是在恢复性进食时,心律及血压对运动的反应常迟钝,在厌食症妇女体重恢复时二尖瓣脱垂常见,其机制可能是:心瓣膜与心室不相配,即饥饿使心室容量下降,而使原来正常的二尖瓣相对显得过长。在体重正常的贪食症患者中,心脏并发症较少见,但频繁导吐引起的低钾血症也会引起心肌病变。

(四) 消化道并发症

贪食症患者暴食及以后的导吐会引起严重的消化道并发症,如食管的撕裂或破裂会引起肺纵隔积气或气腹。贪食者在暴食时及厌食者恢复饮食时可发生自发性的胃破裂。

(五) 其他

如呕吐严重,则可能产生容量下降及代谢性酸中毒引起的低血压。极度暴食后会引发肺吸入并窒息而死。厌食症者骨矿密度下降使骨折危险增加。

七、治 疗

(一) 治疗目标和方法

神经性厌食症和神经性贪食症是一类就诊率较低的身心疾病,但是在接受治疗患者中,约有40%的青少年可以达到临床治愈。该两种疾病的治疗目标是重新建立正常的进食习惯,并恢复到正常体重。治疗方法包括精神行为治疗、饮食治疗及药物治疗,但大多数的疗效评价尚缺少确切的循证医学证据。对症状严重的患者要特别注意防止并发症的发生,必要时可住院治疗。

(二) 精神行为治疗

患者进食行为的歪曲与障碍,实际上是对事物认知的障碍,然后导致顽固的、不可抗拒的错误行为,但患者并未认识到,有时反而视治疗为威胁,不予配合。

需与患者耐心交谈,了解发病的背景,首先要对患者的看法表示感兴趣,然而以科学的方法来加以解释,对患者的顽固偏见不要试图在一次就诊时就予以纠正,不要试图强行进食,并对患者的想法予以保密,不要让患者造成心理上的压力或羞于见人。

最好,患者能住院治疗一段时期,使患者能和其他无饮食障碍行为的人一起进食,制定治疗计划,帮助建立执行正常的进食制度。

(三) 饮食治疗

1. 厌食症 · 对厌食症患者应想一切办法使其进食,并让患者相信进食是安全的,主要是恢复正常体重,病情较轻(体重在正常值80%以上)者,在患者自愿并求得家庭人员的合作,可在门诊治疗,以增加体重作为治疗效果判断的标准。如每周能增加250~1 000 g,可持续门诊随访。若患者极度消瘦(体重低于正常值的70%),并有电解质紊乱,宜迅速住院治疗，尤其是磷酸盐下降，会引起心肺功能衰竭，具危险性。入院后给予营养支持，纠正水、电解质紊乱，并给予静脉高能营养，摄入能量可为 3 000 kcal/d，也可用鼻饲进行被动进食。在纠正水电解质紊乱后可继续用液体食物，目的是使患者摄入更多的热量，体重逐步增加，以避免骨脱钙并有助于月经的恢复。

当体重在逐渐恢复时，应提高患者及其家属治疗疾病的信心，轻者在体重尚未恢复时，月经可先恢复。增量不要过快，并同时进行解释，以便消除患者惧怕肥胖的顾虑。医师可以用比较肯定的语气告诉患者，如"决不会使你肥胖，如果体重有所增长，那是治疗所必需的"等。

2. 神经性贪食症·一般可在门诊治疗，食品要多样化，进热食，碳水化合物及脂肪含量要适当，并配以多种蔬菜水果，尽量延长进食的时间及胃排空时间。对频繁暴食、导吐、用泻药者，或抑郁、性格异常，且有自杀倾向者需入院观察，需由内科医师与精神科医师共同配合治疗。

（四）药物治疗

能对此两病起治疗作用的药物很少，首先可根据患者的症状作对症处理包括对抗呕吐，保护胃黏膜，增进食欲的制剂，抗抑郁药物如丙米嗪（imipramine）、帕罗西汀（paroxetine）、氟西汀（fluoxetine）对神经性贪食症可试用。对神经性厌食症可用抗5-羟色胺制剂赛庚啶（cyproheptadine）以增强食欲（抑制下丘脑的饱食中枢）增加体重。

（五）实验性疗法

由于对神经性厌食症和贪食症，目前临床缺乏行之有效的治法，尤其是对于成年患者的治疗。目前国内外临床医师和研究者们针对病因探索了一些新的治疗方案，总结如下。

1. 精神生物学疗法·认知重建疗法（cognitive remediation therapy，CRT）主要针对神经性厌食症患者神经心理学方面的缺陷，包括执行力、任务转换能力和中枢集合能力。应对恐惧情绪能力的降低也被认为和神经性厌食症密切相关，根据这一思路，暴露疗法（对食物或者肢体刺激）也被应用于治疗，甚至在一些对照试验中，暴露治疗对于体重增加的疗效超过了 CRT。针对神经性厌食患者认知扭曲（如记忆等）的现象，还有人设计了认知偏差矫正治疗，但是其疗效还有待证实。

2. 神经生物学疗法·对神经性厌食症所涉及的神经环路了解的深入，让医师可以使用神经调节疗法，如脑部深度刺激、重复经颅电流刺激和直接经颅电流刺激等，尤其是针对重度或持久性神经性厌食症患者。

作为内分泌科医师，应对这两种病的患者时，最好与精神科医师（心理学专家）共同商讨，不仅有利于诊断和鉴别诊断，更可从一开始就对治疗方案做出规划，以求取得最好的效果。经内科医师、营养师及心理专家共同努力，40%～50%的厌食症及贪食症患者可以痊愈。

参考文献

[1] Rubin RT，Kaye WH. Anorexia nervosa and other eating disorders[M]//De Groot LT，Jameson JL. Endocrinology. 7th ed. Philadelphia：WB Saunders，2015：498-514.

[2] Flier JS，Foster DW. Anoxexia nervosa-Bulimia nervosa//Wilson JD，Foster DW，Kronanberg HM，et al. Willians textbook of endocrinology[M]. 9th ed. Philadelphia：WB Saunders，1998：1083-1097.

[3] 陆洁莉，赵咏桔，唐金凤，等.神经性厌食的临床分析[J].中华内分泌代谢杂志，2004，20：39-42.

[4] 陈名道.对瘦素意义的重新认识[J].中华内科杂志，2002，41：219-220.

[5] 史轶蘩，刘志敏.神经性厌食患者的临床表现及内分泌功能改变[J].中国医学科学院学报，1989，11：159-164.

[6] Joy EA，Wilson C，Varechok S. The multidisciplinary team approach to the outpatient treatment of disordered eating[J]. Curr Sports Med Rep，2003，2：331-336.

[7] Lowe B，Zipfel S，Buchholz C，et al. Long-term outcome of anorexia nervosa in a prospective 21-year follow-up study[J]. Psychol Med，2001 31：881-890.

[8] Stamatakis EA，Hetherington MM. Neuroimaging in eating disorders[J]. Nutr Neurosci，2003，6：325-334.

[9] Hoek HW，van Hoeken D. Review of the prevalence and incidence of eating disorders[J]. Int J Eat Disord，2003，34：383-396.

[10] Treasure J，Claudino AM，Zucker N. Eating disorders[J]. Lancet，2010，375(9714)：583-593.

[11] Zipfel S，Giel KE，Bulik CM，et al. Anorexia nervosa：aetiology，assessment，and treatment[J]. Lancet Psychiatry，2015，2(12)：1099-1111.

[12] American Psychiatric Association. Diagnostic and statistical manual of mental disorders：DSM-5[M]. Washington DC：American Psychiatric Association，2013.

[13] Yilmaz Z，Hardaway A，Bulik C. Genetics and epigenetics of eating disorders[J]. Adv Genomics Genet，2015，5：131-150.

[14] Lang K，Lopez C，Stahl D，et al. Central coherence in eating disorders：an updated systematic review and meta-analysis[J]. World J Biol Psychiatry，2014，15：586-598.

第七章·非酒精性脂肪性肝病

高 鑫

非酒精性脂肪肝（non-alcoholic fatty liver disease，NAFLD）是一种进行性代谢性疾病，其疾病谱非常广泛，从单纯性脂肪肝（NAFL）到非酒精性脂肪性肝炎（steatohepatitis，NASH）、肝硬化、肝细胞癌（HCC）、肝移植和死亡。有研究表明 NAFLD 的临床负担不仅局限于肝相关的发病率和死亡率，而且越来越多的证据表明 NAFLD 是一种多系统疾病，影响多个肝外器官和调节通路。目前以人群为基础的 NAFLD 发病率在男性中为 30%～40%，在女性中为 15%～20%，在 2 型糖尿病患者中甚至更高，在这组患者中高达 70%。一项荟萃分析显示，NAFLD 总体死亡率增加了 57%，主要原因是肝脏相关和心血管疾病（CVD），NAFLD 患者中 2 型糖尿病的发病风险增加了约 2 倍，NAFLD 患者慢性肾脏疾病（CKD）的风险增加约 2 倍。NAFLD 与其他慢性疾病代谢疾病有关，如睡眠呼吸暂停、结直肠癌、骨质疏松症、银屑病和多囊卵巢综合征(PCOS)等。随着生活水平的提高和生活方式及饮食习惯的改变,NAFLD的流行在亚洲迅速增长,成为一个重要的公共卫生问题。由于亚洲是一个大而异质性的地区,其社会经济地位和肥胖发病率存在潜在的差异,NAFLD的总体发病率差异很大,从15%~40%不等。我国最近数据显示NAFLD的发病率约为30%,NAFLD的流行趋势与西方世界报道的相似,这表明NAFLD是一种值得初级保健医师、专家和医师注意的全球性疾病。

一、定 义

首先要明确脂肪肝的定义:脂肪肝是指肝脏脂肪(主要是甘油三酯)的过量沉积。在肝组织切片上观察到肝脂肪变性细胞>5%即为脂肪肝。如果根据质子磁共振波谱法(^{1}H-MRS)评估肝脏脂肪含量>5.6%定义为脂肪肝。然后明确非酒精性脂肪肝的定义:NAFLD是指除外过量饮酒和其他明确的损肝因素所致的肝细胞内脂肪过量堆积。其特点是肝脏脂肪含量过多沉积,并与胰岛素抵抗(IR)有关。NAFLD的诊断需要排除继发性原因和饮酒量(乙醇量)。男性>30 g/d,女性>20 g/d。超过上述饮酒量限制发生的脂肪肝即为酒精性脂肪肝病。

NAFLD包括具有不良预后的2种病理情况:单纯性非酒精性脂肪肝(NAFL)和非酒精性脂肪性肝炎(NASH);后者包含了一系列不同严重程度的肝脏疾病:包括肝纤维化、肝硬化和肝细胞癌(HCC)(表12-7-1)。

表12-7-1 非酒精性脂肪肝的分级

NAFL
　单纯脂肪变性
　轻度脂肪变性,小叶炎症
NASH
　早期NASH:无或轻度纤维化(F0~F1)
　纤维化的NASH:显著(≥F2)或者进展性(≥F3,纤维桥形成)肝纤维化
　肝硬化(F4)
　肝细胞肝癌

二、流行病学

NAFLD是全球最常见的慢性肝病,普通成人NAFLD的发病率介于6.3%~45%(中位数25.2%,95% CI 22.1%~28.7%),其中10%~30%为NASH。中东和南美洲NAFLD的发病率最高,非洲最低,包括中国在内的亚洲多数国家NAFLD的发病率处于中上水平(>25%)。来自上海、北京等地区的流行病学调查显示,普通成人B超诊断的NAFLD的发病率在10年期间从15%增加到31%以上,50~55岁以前男性的发病率高于女性,其后女性的发病率增长迅速甚至高于男性。1996—2002年期间上海某企业职工健康查体血清丙氨酸氨基转移酶(ALT)增高者NAFLD检出率从26%增至50%以上,NAFLD目前已成为健康查体血清ALT和γ-谷氨酰转肽酶(GGT)增高的主要原因。香港成人在3~5年内NAFLD累计发生率为13.5%,但是重度脂肪变和进展性纤维化相对少见。浙江省宁波市非肥胖成人NAFLD的发病

率和年发病率分别为7.3%和1.8%。在152例肝活检证实的NAFLD患者中NASH占41.4%,肝硬化占2%;另一项101例肝活检证实的NAFLD患者中,NASH和肝硬化分别占54%和3%。合并代谢综合征(MS)、2型糖尿病的NAFLD患者通常肝组织学损害严重,NASH和进展性肝纤维化检出率高。

中国NAFLD的发病率变化与肥胖症、2型糖尿病和MS流行趋势相平行。目前我国成人总体肥胖、腹型肥胖、2型糖尿病的发病率分别高达7.5%、12.3%和11.6%。一方面,肥胖症、高脂血症、2型糖尿病患者NAFLD的发病率分别高达60%~90%、27%~92%和28%~70%;另一方面,NAFLD患者通常合并肥胖症(51.3%,95% CI 41.4%~61.2%)、高脂血症(69.2%,95% CI 49.9%~83.5%)、高血压(39.3%,95% CI 33.2%~45.9%)、2型糖尿病(22.5%,95% CI 17.9%~27.9%)及MS(42.5%,95% CI 30.1%~56.1%)。

与肥胖症密切相关的富含饱和脂肪和果糖的高热量膳食结构,以及久坐少动的生活方式同样也是NAFLD的危险因素。腰围增粗与胰岛素抵抗(IR)和NAFLD的关联高于皮下脂肪增多及BMI增加。即使应用2000年世界卫生组织西太平洋地区标准诊断超重和肥胖症,BMI正常成人(瘦人)NAFLD的发病率亦高达10%以上。瘦人NAFLD通常有近期体重和腰围增加的病史,高达33.3%的BMI正常的NAFLD患者存在MS,NAFLD比BMI所反映的总体肥胖和腰围所提示的腹型肥胖更能预测MS。肌肉衰减综合征(肌少症)与瘦人和肥胖症患者脂肪肝的发生都独立相关。我国汉族居民NAFLD的遗传易感基因与国外报道基本相似,PNPLA3 I148M和TM6SF2E167K变异与NAFLD及其严重程度相关,这类患者IR的特征不明显。此外,高尿酸血症、红细胞增多症、甲状腺功能减退、垂体功能减退、睡眠呼吸暂停综合征、多囊卵巢综合征也是NAFLD发生和发展的独立危险因素。

三、发病机制

一般认为NAFLD的发生依赖于脂肪组织和肝脏水平存在IR。当外周脂肪组织存在IR的情况下,脂肪分解为甘油和游离脂肪酸(FFA)。大量FFA流向肝脏,在肝脏再生成脂肪。当过量的脂肪沉积于肝脏不能充分氧化分解或转运的情况下,脂肪毒性中间体如二酰基甘油(DAG)的积累导致肝脏IR的发生。肝脏中FFA流量的增加反过来使肝细胞处于代谢超负荷状态,促进肝细胞脂毒性和内质网(ER)应激,并释放多种细胞因子,如Kupffer细胞释放的内毒素toll样受体4(TLR4)诱导的细胞因子和免疫介导的肝细胞损伤共同诱导细胞损伤并激活细胞死亡通路,标志着向单纯性脂肪肝向脂肪性肝炎(NASH)的进展。当这些过程持续和反复存在时,肝脏星形细胞活化、胶原沉积,最终导致肝纤维化发生。

1. 肝脏脂质稳态。外周脂肪酸(FA)输送到肝脏,通过酯化或氧化利用以及循环之间的精细调控来维持平衡。胰岛素信号转导对糖脂代谢的整合至关重要,它通过激活甾体调节元件结合蛋白-1C(SREBP-1c)和蛋白激酶B(Akt)调节极低密度脂蛋白(VLDL)的产生来控制脂质的从头合成(DNL)。过氧化物酶体增殖物激活受体(PPAR)促进脂质氧化和脂肪

酸转运蛋白（FATP）的表达。膳食脂肪首先被肠道吸收。肠上皮细胞通过胆汁酸（BA）水解脂质并吸收。脂质一旦被吸收，则在肠上皮细胞中被酯化并包装成初级乳糜微粒，并通过淋巴系统释放到循环系统中。初级乳糜微粒进入循环后，通过载脂蛋白 E（ApoE）和载脂蛋白 C2（ApoC2）而成熟。成熟的载脂蛋白 2 可以激活脂蛋白脂肪酶，将甘油三酯水解成甘油和脂肪酸（FA）。FA 部分被脂肪组织吸收，剩余部分掺入进乳糜残粒，与载脂蛋白 E 受体结合后被肝脏摄取。

2. 肝脏脂肪生成·肝脏 FA 来源于肝细胞摄取的外周脂肪分解、肝细胞内脂肪从头合成（DNL）和饮食来源的脂肪酸。FA 一旦进入肝细胞，则根据机体不同的代谢需求被进一步加工形成甘油三酯储存于肝细胞，或被线粒体氧化产生能量和酮体，或者与脂蛋白结合以 VLDL 的形式转运到肝细胞外，或用于合成磷脂。乙酰辅酶 A（acetyl-CoA）和丙二酰辅酶 A（malonyl-CoA）是肝脏内 DNL 重要代谢中间体。乙酰辅酶 A 羧化酶（ACC）和脂肪酸合酶（FAS）是催化肝 FA 合成的两种主要酶。DNL 分别通过 SREBP-1c 和碳水化合物反应元件结合蛋白（ChREBP）在转录水平上受胰岛素和葡萄糖的调控。SREBP-1c 和 ChREBP 的活性均受肝脏 X 受体（LXR）的控制。LXR 与 CYP7A1 等靶基因启动子的反应元件结合。LXRα 亚基缺失小鼠显示 SREBP-1c 降低及脂肪生成减少。LXR 直接诱导 DNL 酶 ACC 和 FAS 表达，并通过胰岛素和葡萄糖间接激活。FA 以甘油三酯的形式存于肝细胞，或装配成 VLDL。SREBP-1c 通过降低微粒体转移蛋白的表达抑制 VLDL 向肝细胞外的转运。在胰岛素抵抗状态下，由于脂肪细胞脂解增加，非酯化的游离脂肪酸（NEFA）池增大，FA 不仅被肝细胞被动地接受，而且在脂肪酸转运蛋白 2 和 5（FATP2，FATP5）作用下主动进入肝脏。脂肪酸转位酶（CD36/FAT）表达于巨噬细胞、脂肪细胞、肌细胞、肠上皮细胞和肝细胞，促进细胞内 FFA 和 TG 的摄取和转运。在肝脂肪变性啮齿动物中 CD36/FAT 表达增加，而且是 LXR、孕烷 X 受体、PPARγ 的共同靶点，其在人类脂肪性肝病中的作用尚不清楚，然而在病态肥胖的 NAFLD 患者中，NASH 患者肝脏 CD36/FAT mRNA 水平与肝脂肪含量及肝细胞凋亡呈正相关。

3. 肝脂肪酸氧化·FA 在线粒体、过氧化物酶体或微粒体氧化，是机体最有效的能量来源。FA 在线粒体 β 氧化是禁食状态的主要能源。FA 首先分解成乙酰辅酶 A，然后进入柠檬酸循环。FA 需要从细胞质转移到线粒体才能进行 β 氧化。短链和中链脂肪酸可以直接扩散到线粒体膜上，但长链脂肪酸（LCFA）被胞质中酰基辅酶 A 合成酶激活生成酰基辅酶 A。LCFA 由肉碱棕榈酰转移酶 1（CPT-1）穿梭并在线粒体外膜上催化。丙二酰-CoA 是 DNL 的关键中间体，也是 CPT-1 的抑制剂。这一步骤由 PPARα 促进并上调 FA 转运蛋白质和载脂蛋白 B 代谢相关酶。在正常情况下，短链、中链和长链脂肪酸在线粒体进行 β 氧化，而超长链脂肪酸则在过氧化酶体中氧化。当 FA 过量时，则启动内质网 CYP4A 依赖的 ω 氧化。同样，过量的 FA、乙酰辅酶 A 可以转化为酮体而不是进入柠檬酸循环。

4. 肝脏葡萄糖代谢·碳水化合物的摄入也可以影响 FA 在肝脏中的代谢。过量的葡萄糖通常在胰岛素的作用下以糖原的形式储存于肝脏。过量的葡萄糖不能通过三羧酸循环彻底氧化的情况下，产生大量中间代谢产物，包括甘油、磷酸丙糖和乙酰辅酶 A，进一步转化成甘油三酯或 VLDL。进食后葡萄糖通过门静脉输送到肝脏，以胰岛素非依赖方式由葡萄糖转运体 2 转运至肝细胞。一旦进入肝细胞，葡萄糖被肝脏葡萄糖激酶（L-GCK）磷酸化为葡萄糖-6-磷酸，进入糖酵解或三羧酸循环。

5. 糖酵解和糖原合成与分解·胰岛素通过 10 个步骤步调节糖酵解过程。葡萄糖代谢为丙酮酸的过程中，每分子葡萄糖生成 2 分子 ATP 和 2 分子 NADH。参与调控的酶包括葡萄糖激酶（GCK）、磷酸果糖激酶和丙酮酸激酶。丙酮酸激酶由磷酸烯醇丙酮酸激活，并且受 ATP 浓度的限制。ChREBP 通过葡萄糖诱导丙酮酸激酶的转录；胰岛素、肾上腺素和胰高血糖素通过磷酸肌醇 3 激酶（PI3K）途径调节丙酮酸激酶。丙酮酸脱羧生成乙酰辅酶 A，然后或进入柠檬酸循环进行分解途径或进入脂肪酸从头合成途径。胰岛素还通过抑制蛋白激酶 A（PKA）激活糖原合成，PKA 是糖原合成酶的抑制剂，是催化尿嘧啶-二磷酸葡萄糖生成糖原的关键酶。

6. 胰岛素抵抗和脂肪肝·当胰岛素信号转导障碍时，肝细胞发生脂肪变性。随着脂肪组织和肝脏 IR 的发展，FA 持续过量转运至肝脏。同位素示踪研究发现，在 NAFLD 患者中，大部分肝脂肪来自 NEEF 池（59%），其余的来自 DNL（26%）和饮食（15%）。在 IR 状态下，胰岛素介导的抑制脂肪细胞的脂解作用减弱，并在脂肪组织中招募巨噬细胞，引起促炎细胞因子分泌增加（如 TNF-α），引起脂肪分解，导致过多 NEFA 流向肝细胞形成脂肪肝。同样，过多的 NEFA 流向骨骼肌，发生骨骼肌的胰岛素抵抗，骨骼肌葡萄糖摄取受损。结果导致外周 IR 的发展和代偿性高胰岛素血症，引起 FA 向肝脏的输送进一步增加。高胰岛素血症导致转录因子 SREBP1c 和 ChREBP 过度刺激，使肝细胞脂肪合成增加。在肝脏胰岛素抵抗状态下，尽管有高胰岛素血症，但是糖异生并没有被抑制，这为 DNL 提供了更多的底物。在 NAFLD 患者肝脏 β 氧化和 VLDL 装配过程均受到抑制，导致脂肪在肝脏进一步累积。

7. 胆汁酸与脂肪肝·胆汁酸（bile acids，BA）从肠道吸收，是葡萄糖和脂质平衡的重要调节因子，并与肝脏法尼酯 X 受体（FXR）结合。在肝脏，FXR 是 BA 合成的关键负性调控因子，通过上调小异二聚体伴侣（SHP）蛋白干扰 CYP7A1 启动的胆固醇向初级胆酸的转化。FXR 通过直接抑制 ChREBP 和 SHP-SREBP1c 轴抑制糖酵解和脂肪合成。激活肝脏 FXR 可以使肝脏脂肪酸和甘油三酯合成减少，诱导 PPARα 增加 FFA 的 β 氧化。FXR 基因缺失的小鼠发生中度肝脂肪变性。

8. 非酒精性脂肪性肝炎（NASH）·单纯肝细胞脂肪变性认为是 NAFLD/NASH 发病机制中的"第一个打击"，但现在许多人认为这是反映肝细胞 FFA 含量和细胞应激反应变化的一种附带现象。因此，肝脂肪变性可以被认为是对肝细胞应激的早期适应性反应。甘油三酯是一个相对稳定的分子储存于肝细胞，但是过多的 FFA 对肝脏造成损伤。研究表明，在蛋氨酸缺乏饮食（MCD）饲养的瘦素受体缺乏小鼠（db/db

小鼠)沉默表达二酰基甘油酰基转移酶2(催化 FFA 合成甘油三酯的关键酶),增加小鼠肝脏氧化应激、肝脏炎症、纤维化和肝细胞凋亡。因此,讨论 NAFLD/NASH 的发病机制和进展时应该考虑基本生化和免疫过程的共同影响,而不是遵循"二次打击"学说。当肝脏清除 FA 的有害作用的适应性机制被破坏,则启动 ROS、ER 应激和细胞功能损伤,即脂质毒性。肝细胞损伤引发免疫介导的肝细胞损伤、坏死、凋亡、修复通路等复杂机制作用下,肝脏星状细胞被活化,导致纤维形成,最终形成肝纤维化和肝硬化。

9. 天然免疫与 NASH 发病机制 · 内毒素脂多糖(LPS)是革兰阴性菌外壁的关键成分之一,在天然免疫应答中起着重要作用,是促进 NASH 形成的研究热点之一。LPS 通过门静脉直接转运到肝脏,被位于库普弗细胞(Kupffer 细胞、肝脏巨噬细胞)上的 TLR4 识别。LPS 激活 TLR4 需要核心受体 CD14 和 MD-2 参与,激活骨髓分化因子 88(MyD88)依赖的 Toll/IL-1 受体区域适配诱导干扰素 β(TRIF)信号通路,最终导致 NF-κB 通路和 JNK 通路上调。小鼠模型显示,在 MCD 饲养的野生型小鼠中,*TLR4* 表达增强,门静脉内毒素水平升高。*TLR4* 突变小鼠肝脏脂质沉积减少,肝纤维化标志物 mRNA 水平降低。高脂饮食饲养小鼠 4 周改变了肠道菌群的含量,增加 LPS 水平。给小鼠皮下注射 LPS 引起的内毒素血症可以诱导 NASH 表型。在瘦素缺乏或瘦素抵抗小鼠中,用益生菌抑制革兰阴性菌使肠道内毒素减少,可防止 NASH 和 IR 的发生。目前还不清楚导致 NASH 发病的 *TLR-4* 的确切下游通路,但可能包括伴侣蛋白、转录因子和 ROS。TLR 是一系列识别受体家族,它们在天然免疫系统中发挥关键作用,可以识别病原体上的特定区域,包括 LPS(TLR4)、肽聚糖(TLR2)和非甲基化 CpG 序列(TLR9)。目前对 NASH 的研究一般集中于 TLR4,最近 TLR9 和 TLR2 的作用正在研究中。

10. NAFLD/NASH 的遗传因素 · 肥胖、心血管疾病(CVD)、2 型糖尿病和 NAFLD 具有共同的共患遗传风险,其相对风险占 30%~50%。孟德尔遗传模式的特征是导致疾病的特定基因发生单一、罕见、高度外显的突变,与此相反,NAFLD 等复杂性状是环境暴露和敏感的多基因背景相互作用的结果,包括多个独立的修饰因子。双胞胎研究、家族聚集、不同种族易感性及预后的明显变异性的证据表明,NAFLD 是一种可遗传的组分。通过全基因组关联研究(GWAS)或候选基因分析与 NAFLD 相关的基因得到了独立验证。包括 patatin 样磷脂酶域蛋白 3(PNPLA3)、葡萄糖激酶调节蛋白(glucokinase regulatory protein, GCKR)和最近发现的跨膜 6 超家族 2(TM6SF2)。这些基因不仅与肝 TG 含量的变化有关,还与肝纤维化的发生有关。

11. 肠道微生物组与 NASH · 胃肠道中大约有 100 万亿个共生生物,含有 7 000 多种不同的细菌。细菌的数量因肠道的位置而异,从胃到结肠都在增加。细菌的组成也取决于年龄和饮食。肠道与肝脏之间的相互作用称为内脏-肝脏轴,在 NAFLD 的发展和演变中发挥着重要作用。来自肠道的肝脏血液的很大一部分暴露在肠道微生物群产生的亚曲产物中,包括苯酚、乙醛和氨及促炎细菌成分,如肽聚糖和 LPS。肝脏有多种多样的免疫细胞(如淋巴细胞、巨噬细胞、树突状细胞和自然杀伤细胞)。先天免疫系统通过细胞内或肝细胞表面表达的模式识别受体(PRR)对细胞损伤或病原体做出反应。损伤细胞释放的损伤相关分子模式(DAMP)或细菌产生的病原体相关分子模式(PAMP)被 PRR 识别。Toll 样受体(TLR)的功能是诱导先天免疫系统相关反应的分子基因转录,TLR 在星状细胞、库普弗细胞和肝细胞中表达,能够识别多种能诱导促炎反应的 PAMP。因此,它们的激活对 NAFLD 的发生发展中起着重要作用。

12. 乙醇和非酒精性脂肪肝 · 乙醇是人体代谢的正常副产品。肝脏通过乙醇脱氢酶、过氧化氢酶和微粒体氧化系统清除乙醇。酒精假说提出内源性酒精水平的增加与氧化应激的增加有关,直接导致炎症级联的激活,最终导致脂肪肝和肝硬化。有研究显示没有摄入任何含乙醇饮料的 NASH 患者的血清酒精水平高于非 NASH 患者和非 NASH 的肥胖及正常体重者。有趣的是,通常注意到 NASH 患者的肝脏活检与酒精性肝病患者的肝脏活检组织学相似,这可能表明了一个共同的启动因素是导致肝脏变化的原因。此外,乙醇含量的增加也表明肠道通透性的增加导致 LPS 水平增高。NAFLD 个体中乙醇水平升高的机制尚未完全了解。一些研究表明,肠道菌群是内源性酒精的主要来源。

四、NAFLD 的临床特点

越来越多的证据表明,NAFLD 是一种全身性代谢性疾病。其临床特点主要包括肝病进展相关的特征和全身代谢紊乱相关的特征。

1. 肝病相关特征 · NAFLD 患者起病隐匿且肝病进展缓慢,NASH 患者肝纤维化平均 7~10 年进展一个等级,间隔纤维化和肝硬化是 NAFLD 患者肝病不良结局的独立预测因素。在包括 1 495 例 NAFLD 随访 17 452 人年的系统综述和 meta 分析中,全因死亡特别是肝病死亡风险随着肝纤维化的出现及程度加重而显著增加。非酒精性肝脂肪变患者随访 10~20 年肝硬化发生率仅为 0.6%~3%,而 NASH 患者 10~15 年内肝硬化发生率高达 15%~25%。合并 MS 和(或)血清 ALT 持续增高的 NAFLD 患者肝组织学分型更有可能是 NASH,大约为 40.8%(95% *CI* 34.7%~47.1%)的 NASH 患者发生肝纤维化进展,平均每年进展 0.09 等级(95% *CI* 0.06~0.12)。NAFLD 相关肝硬化和 HCC 通常发生于年长患者。年龄>50 岁、BMI>30 kg/m²、高血压、2 型糖尿病、MS 是 NASH 患者肝纤维化和肝硬化的危险因素。与肥胖的 NAFLD 患者相比,BMI<25 kg/m² 的 NAFLD 患者的肝脏炎症损伤和纤维化程度相对较轻。合并高血压病的 NASH 伴肝纤维化患者也是疾病进展的高危人群。NAFLD 相关肝硬化患者代偿期病程可以很长,一旦肝脏功能失代偿或出现 HCC 等并发症则病死率高。NAFLD 与 HCC 之间有因果关系,NAFLD 患者 HCC 发病率为 0.29‰~0.66‰,其危险因素包括隐源性肝硬化、MS 和 2 型糖尿病,PNPLA3 rs738409 C>G 患者更易发生 HCC。NASH 肝硬化患者发生 HCC 的风险显著增加。

2. 全身代谢紊乱相关的特征 · 近 10 年来,有研究表明 NAFLD 的临床负担不仅局限于肝相关的发病率和死亡率,而且越来越多的证据表明 NAFLD 是一种多系统疾病,影响多个肝外器官和调节通路。由于 NAFLD 已成为世界许多地区慢性肝病的主要病因，NAFLD 也可能成为肝外慢性并发症的一个重要负担。

3. NAFLD 与糖尿病·一项意大利的人群研究发现，糖尿病患者死于慢性肝病的风险大约是正常人的 3 倍。一些研究已经验证了 NAFLD 和 2 型糖尿病之间的关系。大量的临床研究表明 NAFLD 显著增加 2 型糖尿病的发生风险，从64%到 5.5 倍不等。随着 NAFLD 严重程度的增加，糖尿病风险显著增加。在普通人群中，无论是血清 ALT 和 GGT 增高还是 B 超诊断的 NAFLD 都显著增加 MS 和 2 型糖尿病的发病率。NAFLD 患者随访 5～10 年 2 型糖尿病风险增加 1.86倍（95% CI 1.76～1.95），MS 发病风险增加 3.22 倍（95% CI3.05～3.41）。显然，NAFLD 人群即为 2 型糖尿病的高危人群。

4. NAFLD 与 CVD 和其他心脏疾病·NAFLD 患者通常具有 MS 的特征，同时也有大量其他新的 CVD 危险因素。一项包含 27 项横断面研究的荟萃分析表明，NAFLD 患者颈动脉内膜中层厚度增加、冠状动脉钙化增加、血流介导的血管舒张功能受损和动脉硬化。几项大型横断面人群和基于医院的研究（包括非糖尿病患者和糖尿病患者）一致表明，NAFLD患者的临床 CVD 患病率增加，冠状动脉、脑血管和外周血管疾病的患病率高于非 NAFLD 患者，冠状动脉造影的患者中，NAFLD 患者的冠状动脉疾病严重程度高于非 NAFLD 患者。所有这些关联均独立于传统的 CVD 危险因素。

5. NAFLD 与心肌代谢、心功能及结构异常·NAFLD 与心肌代谢异常有关。Perseghin 等首先利用心脏磁共振成像（MRI）报道了非肥胖、非糖尿病、血压正常的年轻 NAFLD 患者心肌能量代谢受损。与无 NAFLD 的对照组相比，^{31}P 标记的磁共振波谱分析（MRS）显示，心外膜区磷酸肌酸/ATP 值降低，且脂肪积聚增加。有趣的是，尽管左心室（LV）形态特征正常，收缩和舒张功能正常，但仍能检测到这些心肌代谢改变。肝脏内脂肪含量较高的人群心肌脂肪含量增高（心肌脂肪变性）、胰岛素抵抗也更为严重。肝内脂肪含量增加的 2 型糖尿病患者相应地增加心肌胰岛素抵抗，降低心肌灌注。心脏脂肪变性是左心室舒张功能障碍很强的预测因子。在儿童NAFLD 中也证实了类似的发现。与非 NAFLD 患儿相比，超重或肥胖的 NAFLD 患儿具有早期左心室功能障碍的超声心动图特征，这些心肌功能异常与多种 CVD 传统危险因素无关。总之，NAFLD 患者心肌底物代谢异常发生在心血管疾病的早期（心肌能量代谢障碍、心肌胰岛素抵抗），对以后发生的心功能和结构异常的结局（如左心室功能障碍和肥厚）起着重要作用，这可能与 NAFLD 患者发生充血性心力衰竭（HF）风险增加有关。

6. NAFLD 与心律失常·在弗雷明汉心脏研究队列中发现轻度肝转氨酶升高已被证明与心房颤动发生率的增加独立相关。意大利一个研究小组最近报道了更多与 NAFLD 相关的心房颤动风险增加的直接证据，他们在一项病例对照研究中发现，超声诊断的 NAFLD 与 2 型糖尿病住院患者心房颤动的发生率增加有关，且这种相关性以往传统的心房颤动危险因素无关。对 2 型糖尿 NAFLD 患者平均随访 10 年的前瞻性研究表明，伴有 NAFLD 的 2 型糖尿病患者发生心房

颤动的风险是非 NAFLD 患者的 5 倍。有趣的是，最新的数据表明 NAFLD 与 QTc 间期延长也有独立的联系，是室性心律失常和心脏猝死的有力预测因子。这一关联可能与心肌能量代谢障碍有关。

7. NAFLD 与慢性肾脏疾病（CKD）·NAFLD 和 CKD 之间可能的联系最近引起了相当大的关注。几项大型横断面人群和基于医院的研究（包括无糖尿病的成人和糖尿病患者）表明慢性肾病［定义为估计的肾小球滤过率（eGFR）降低和（或）明显蛋白尿］的患病率在 NAFLD 患者中增加。有报道慢性肾病在 NAFLD 患者中的发病率为 20%～55%，而非 NAFLD患者的发病率为 5%～35%。尤其是用肝脏活检病理诊断NAFLD 的研究中，均报道了 NAFLD 的存在和严重程度与CKD 分期相关，且独立于传统的肾病危险因素。值得注意的是，在所有这些研究中，NAFLD 都是通过超声诊断的，研究者使用基于肌酐的 GFR 估计方程而不是直接的 GFR 测量来定义 CKD。应该鼓励直接测量 GFR，因为基于肌酐的方程在估计 GFR 时并不准确，尤其是对于严重肥胖或肝硬化患者。有些发表的研究都没有明确评估随访期状态的变化（新脂肪肝的发展、肝硬化的进展或现有脂肪肝的消退）是否改变了发生 CKD 的风险；同样，缺乏 NAFLD 相关的特定肾脏病理/形态学的详细信息。因此，需要对更多经活检证实的 NAFLD患者进行更长期的前瞻性研究，以确定 NAFLD 的改善（对某种 NAFLD 的治疗反应）最终是否会预防或延迟 CKD 的发展和进展。

五、NAFLD 的病理特征

肝脏活检对诊断非酒精性脂肪肝炎（NASH）是必需的，也是唯一可以区分非酒精性单纯性脂肪肝（NAFL）及NASH 的方法，尽管存在抽样变异的局限性。NAFL 包括：① 单纯性肝脂肪变性；② 肝细胞脂肪变性及小叶或汇管区炎症，无气球样变；③ 肝脂肪变性伴气球样变，但无炎症。诊断 NASH 需要同时存在肝脂肪变性、气球样变和小叶炎症。NASH 也可能有其他组织学特征，但不是诊断NASH 所必需的，如汇管区炎症、多形核白细胞浸润、Mallory-Denk 小体、凋亡小体、明显的空泡核、小泡性脂肪变性核及巨线粒体。

1. 单纯性脂肪肝·肝脂肪变性是指肝细胞内脂滴的积聚，当肝脂肪变性细胞>5%时定义为单纯肝脂肪变性。在成人，通常首先影响肝小叶 3 区（小叶中央区）的肝细胞，在儿童患者中影响小叶 1 区（门静脉周围）或全小叶更为常见。单纯性肝细胞脂肪变性分为大泡性脂肪变性、微泡性变性和混合性脂肪变性。混合脂肪变性在 NAFLD 中很常见，大泡性脂肪变性和小泡性脂肪变性并存。单纯的肝脂肪变性可能不会随着 NAFLD 的进展而持续，而且在肝硬化患者减少或消失，而被纤维化所替代。脂肪变性程度的组织学评估基于肝细胞受累的百分比，通常是半定量的。最常见的是，按照脂肪变性的范围分为三度：轻度（5%～33%）、中度（33%～66%）和重度（>66%）。

2. 肝脂肪变性与炎症·单纯肝脂肪变性在 NAFLD 中很少孤立存在，常常伴有小叶内慢性单核细胞炎症性浸润。由淋巴细胞（主要是 T 细胞）、罕见浆细胞和单核细胞

组成,中性粒细胞混合炎症较少见。Kupffer 细胞被认为在 NAFLD 的发病和发展过程中发挥着重要的作用,通过调节肝脏甘油三酯的储存,介导炎症,与促进肝细胞损伤,启动纤维化有关。先天免疫信号异常可引起 NAFLD 的炎症反应,而氧化应激可通过刺激体液和细胞免疫反应促进疾病进展。

3. NASH · 临床上明确区分单纯肝细胞脂肪变性、轻度炎症和脂肪性肝炎是非常重要的。大多数专家认为,对 NASH 形态学改变的最低要求包括肝细胞气球样变性、脂肪变性和炎症。这些主要的病变在肝小叶第 3 区。肝细胞气球样变性的特点是肝细胞呈圆形、体积增大(通常细胞直径 > 30 μm),胞质轻染。气球样变性是目前所有评估 NAFLD 活性分级系统的重要组成部分。

4. NASH 相关纤维化与肝硬化 · NASH 是一种动态状态,在一定条件下,可以恢复到单纯性脂肪肝,也可以在有害因素持续刺激下向肝纤维化进展,或导致进展性纤维化(advanced fibrosis),最终导致肝硬化。肝纤维化分为 0~4 期(F0~F4):无纤维化(F0);门静脉周围纤维化、无纤维隔形成(F1);门静脉周围纤维化、很少量纤维隔(F2);中央静脉和门静脉之间纤维隔形成(F3);肝硬化(F4)。进展性肝纤维化定义为:肝脏病理可见 2 期或 2 期以上纤维化(F2)。

六、诊断和鉴别诊断

(一) NAFLD 的诊断

1. 临床特征和实验室检查

(1) 临床特征:可无症状。部分可出现乏力、消化不良、肝区隐痛、肝脾大等症状及体征,常伴有超重/肥胖,可以伴有内分泌代谢疾病和 MS 其他组分表现。

(2) 饮酒量:男性饮酒折合乙醇量 < 30 g/d(< 210 g/周),女性 < 20 g/d(< 140 g/周),计算方法:乙醇的摄入量(g)= 体积(ml)× 酒精度数(%)× 0.8。

(3) 排除引起 NAFLD 或肝酶升高的其他肝病:病毒性肝炎、自身免疫性肝炎、乳糜泻、肝豆状核变性、$α_1$ 抗胰蛋白酶缺乏等慢性肝病,及肝脏恶性肿瘤、感染和胆道疾病。对于肝酶异常的 HBsAg 阳性患者,若其血清 HBV DNA 滴度 < 检测下限,且存在代谢危险因素时,其肝酶异常更有可能是 NAFLD。

(4) 除外服用可能导致脂肪肝的药物:糖皮质激素、合成雌激素、三苯氧胺、氨碘酮、丙戊酸钠、奥氮平等。

(5) 伴随全身疾病的继发性脂肪性肝病:全胃肠外营养、炎症性肠病、垂体前叶功能减退、甲状腺功能减退、脂肪萎缩症、性腺功能减退等。此时疾病的命名应该包括病因和相应的病理改变,如肠外营养诱导性脂肪性肝病(或脂肪性肝炎),而不是笼统地诊断为"继发性脂肪性肝病"。

(6) 肝酶学检查:丙氨酸氨基转移酶(ALT)和天冬氨酸氨基转移酶(AST)可轻度升高,通常在正常值上限 1.5~2 倍。没有其他原因可以解释的肝酶轻度异常可以考虑 NAFLD 的诊断。肝酶升高至正常值上限 2~3 倍,强烈提示 NASH。但仅靠 ALT 和 AST 诊断可能会低估 NASH 的诊断,因为很多情况下 NASH 患者肝酶仍在正常范围。另外,在疾病的发展过程中肝酶可能出现波动,甚至在肝硬化阶段

可以正常。因此,肝酶轻度升高作为疾病活动的诊断和监测存在一定的局限性。

2. 影像学检查

(1) 定性诊断

1) 腹部超声检查:根据亚太地区 NAFLD 诊疗指南,经腹部超声检查具备以下异常表现两项以上者可诊断为脂肪肝:① 肝脏近场回声增强,远场回声减弱;② 肝脏实质回声致密,强于肾脏实质;③ 肝内血管和胆道结构显示不清。

2) 磁共振影像检查:通过对比磁共振肝脏正相位影像(增强水和脂肪信号)和反相位影像(抑制水和脂肪信号),可特异显示肝脏内脂肪沉积,做出脂肪肝的诊断。该方法仍属于定性诊断,且价格昂贵,并不优于超声波定性诊断,因此不作为常规诊断脂肪肝的方法。

(2) 定量诊断

1) ^{1}H 磁共振波谱分析(^{1}H magnetic resonance spectroscopy, ^{1}HMRS):利用水和脂质分子上的质子磁共振波谱频率的差别,通过测定特定肝区脂、水分子总量的比例,从而获得精确的肝脏脂肪含量信息(以脂肪含量百分比表示)。目前, ^{1}HMRS 已成为无创定量肝脏脂肪含量的"金标准"应用于临床研究。

2) 标准化超声定量肝脏脂肪含量方法:利用脂肪肝病变在超声影像学上表现为肝脏回声衰减和肝肾回声比值降低的特点,借助计算机图像分析软件对脂肪肝影像学参数进行量化分析,可测定肝脏脂肪含量(以肝脏脂肪含量百分比表示)。其准确性良好(可解释变异量 79.8%),成本低廉,操作简便,更适合于无条件购置 Fibroscan 仪器的基层单位进行肝脏脂肪含量的筛查,在临床具有很好的实用性和可推广性。

3) FibroScan 或 FibroTouch 检查:受控衰减参数(controlled attenuation parameter, CAP)是一项基于 FibroScan 或 FibroTouch 的肝脏瞬时弹性成像平台定量诊断脂肪肝的新技术。CAP 能够检出 5% 以上的肝脂肪变,可以区分轻度肝脂肪变与中重度肝脂肪变。虽然 CAP 区分不同程度肝脂肪变的诊断阈值及其动态变化的临床意义尚待明确,但客观的测定值能够增加医师对治疗方法的选择和患者对治疗的依从性。基于 FibroScan 或 FibroTouch 的振动控制瞬时弹性成像(VCTE)检测的肝脏弹性值(liver stiffness measurement, LSM)对 NAFLD 患者肝纤维化的诊断效率优于血清学预测模型,有助于区分无/轻度肝纤维化(F0、F1)与进展期肝纤维化(F3、F4),同样至今仍无公认的阈值用于确诊肝硬化。重度肝脂肪变(CAP 值显著增高)、明显的肝脏炎症(血清氨基酸转移酶 > 正常值上限 5 倍)、肝脏淤血和胆汁淤积等都可高估 LSM 值判断肝纤维化的程度。

4) MRI 实时弹性成像(MRE):MRE 是利用磁共振技术检测肝脏组织弹性信息,从而对肝脏纤维化进行无创评估,单位以 kPa 表示,对 NAFLD 患者肝硬化的阴性预测值较 VCTE 高。

3. 肝活检病理诊断 · 具体病理诊断依据见 NAFLD 病理特征。这里主要介绍两个病理诊断的评分系统。

国内外大多数指南推荐按照美国国立卫生研究院 NASH 临床研究网病理工作组指南常规进行 NAFLD 活动度积分

（NAS）和肝纤维化评分，用于 NASH 严重程度分级。NAS 评分系统由 3 个部分组成：① 脂肪变性（S0～3 分）；② 肝小叶炎症（LI0～3 分）；③ 气球样变性（B0～2 分），总分 0～8 分。NAS＜3 分定义为非 NASH，NAS＞4 分定义为 NASH，NAS 介于 3～4 定义为 NASH 可能。美国一项用吡格列酮或维生素 E 与安慰剂随机对照研究（PIVENS 研究）中进一步优化了对 NASH 的诊断，当 NAS＝4 时，并且组织学表现同时存在脂肪样变性、小叶内炎症、气球样变性时，可归为 NASH。肝纤维化评分单独分为 5 级（F0～F4），对应评分 0～4 分。NAS 评分系统多用于临床研究中疗效评价的终点。

欧洲肝病学会（EASL）、欧洲糖尿病研究学会（EASD）、欧洲肥胖研究学会（EASO）联合发布的 NAFLD 临床实践指南推荐将肝脂肪变性、活动度、纤维化评分系统（steatosis, activity, and fibrosis, SAF）用于 NASH 严重程度分级。SAF 评分系统包括：① 脂肪变性（S0～3 分）；② 活动度（A0～4 分），肝小叶炎症 0～2 分和气球样变性 0～2 分的算术和；③ 纤维化（F0～4 分），总分 0～11 分。SAF 评分系统中只要组织学表现同时存在脂肪变性、肝小叶炎症、气球样变性，即可归为 NASH。SAF 评分系统多用于临床诊断与评估。

NAFLD 的临床诊断通常无需肝活检证实。建议在以下几种情况可以进行肝活检：① NASH 和进展性纤维化的高危 NAFLD 人群［NASH 和进展性纤维化的高危险因素包括：合并 MS 及 NAFLD 纤维化评分（NFS＞0.676）］；② 临床疑诊 NAFLD 但需要排除合并其他慢性肝病和明确脂肪肝病因的患者；③ 临床研究的疗效评价终点。NFS＝－1.675＋0.037×年龄（岁）＋0.094 ×BMI（kg/m²）＋1.13×是否空腹血糖受损或糖尿病（是＝1，否＝0）＋0.99×AST/ALT 值－0.013×血小板（10⁹/L）－0.66×血白蛋白（g/dl）。

鉴于肝组织学诊断难以获得，NAFLD 工作定义为：肝脏影像学表现符合弥漫性脂肪肝的诊断标准且无其他原因可以解释；和（或）有 MS 相关组分的患者出现不明原因的血清 ALT 和（或）AST、谷氨酰转移酶（GGT）持续增高半年以上。减重和改善 IR 后，异常肝酶谱和脂肪肝影像学改善或恢复正常者可以明确 NAFLD 的诊断。

4. 生物标志物·血浆细胞角蛋白 18（CK‐18）片段与 NASH 有很好的相关性，可以较好地预测 NAFLD 患者中 NASH 患病情况，但目前缺乏商品化的检测，尚未建立诊断阈值。其他生物标志物如脂联素（adiponectin）、瘦素（leptin）、抵抗素（resistin）、胃促生长素（ghrelin）、FGF‐21 和视黄醇结合蛋白 4，在一定程度上可以反映存在 NASH，但尚不能作为诊断指标。

5. 基因分型·PNPLA3 I148M，TM6SF2E167K 突变个体肝脏脂肪含量更高、NASH 发病风险增加。在我国人群中发现，PNPLA3I148M 突变与肝脏脂肪沉积具有相关性，rs738409G 等位基因携带者更易发生肝脂肪变性。此外，TM6SF2 rs58542926 与 NAFLD 也具有相关性。目前基因分型主要用于临床研究。

（二）NAFLD 相关代谢紊乱的诊断与评估

NAFLD 诊断一旦确定，应该对患者的代谢紊乱状况和心血管风险进行评估。

代谢紊乱的评估对 NAFLD 患者应该常规测定 BMI、腰围、血压、血糖、血脂谱等以评估 MS 和各个组分。

1. MS 评估·根据 2005 年国际糖尿病联盟（IDF）提出的 MS 定义进行诊断 MS。

2. 糖代谢异常的评估·① 对无糖尿病病史的 NAFLD 患者应筛查糖尿病及糖代谢异常，进行口服 75 g 葡萄糖耐量试验（OGTT）以利于糖尿病和糖尿病前期的早期诊断。同步测定胰岛素水平，评估 IR 状态。② 对已经诊断的糖尿病患者应常规进行 NAFLD 筛查与评估。

3. 2 型糖尿病患者脂肪肝/NASH 评估·NAFLD 的发病率在 2 型糖尿病人群中显著升高，此外 2 型糖尿病患者更易发展为 NASH 和进展性纤维化。2 型糖尿病合并 NAFLD 患者应该同时评估代谢控制状况和无创肝脏病变严重程度。对符合肝活检指征的患者进行肝活检病理诊断。

4. 评估是否伴随其他内分泌疾病·多囊卵巢综合征、皮质醇增多症、肾上腺皮质功能减退、甲状腺功能减退、垂体前叶功能减退等。

5. 对 NAFLD 患者 CVD 和 CKD 风险评估·大量证据表明，NAFLD 与 CVD 和 CKD 风险具有相关性，且独立于传统危险因素。因此，应对 NAFLD 患者进行 CVD 和 CKD 相关危险因素进行评估，如 ECG 和（或）颈动脉内中膜厚度（IMT）、尿白蛋白及 eGFR。有条件可以测定 C 反应蛋白和其他相关脂肪因子。结合年龄、吸烟史、动脉粥样硬化和高血压、心脑血管病变家族史及 MS 各组分情况，对 NAFLD 患者的 CVD 和 CKD 风险进行全面评估。

七、治 疗

（一）生活方式治疗

NAFLD 的生活方式治疗包括饮食控制、运动、减重。对超重或肥胖（尤其是腹型肥胖）的 NAFLD 患者，应将以减轻体重为目的的生活方式治疗作为首选。减重是组织单纯性脂肪肝向 NASH 进展的关键。应该鼓励和教育所有 NAFLD 患者控制饮食和增加运动，通过改变不良生活方式，减轻体重和改善胰岛素抵抗。研究表明体重降低 5%，可以改善单纯性脂肪肝，体重降低≥7%，可以部分改善 NASH，体重降低≥10%，可以改善 NASH 所有病理特征。

1. 运动·建议 NAFLD 患者进行中等程度运动锻炼。中等程度的运动能获得与高强度的运动相同的降低肝脏脂肪含量的效果。推荐快步走运动方式。运动时间每周不少于 150 min。研究表明，中等强度运动干预中止 1 年后仍能继续降低肝脏脂肪含量、腹型肥胖和血压。

2. 控制饮食·限制热量饮食［建议 25 kcal/（kg·d）或将目前饮食减少 500 kcal/d］。减少含果糖食物和饮料摄入，目前尚不推荐生酮饮食用于 NAFLD 患者。

3. 减轻体重目标·对于超重和肥胖患者，最初 6 个月以内减轻目前体重的 5%～10%。

（二）避免引起肝损或引起脂肪肝的药物

避免使用或者慎用对肝脏具有潜在毒性作用的药物。这些药物包括醋氨酚、氨碘酮、丙戊酸、三苯氧胺等。

（三）药物治疗

1. 保肝抗炎药物·对伴肝酶增高、MS、2 型糖尿病合并 NAFLD 患者、肝活检病理证实为 NASH 和病程呈慢性进展者,可合理选用多烯磷脂酰胆碱、双环醇、甘草酸制剂、水飞蓟素(宾)、S-腺苷蛋氨酸和还原型谷胱甘肽等1～2种药物作为辅助治疗。保肝抗炎药物的疗程有明显的个体差异,一般的原则是:连续3个月检测肝酶在正常范围后,再巩固治疗3～6个月,然后逐渐减量停药。

2. 胰岛素增敏剂类·鉴于胰岛素抵抗在NAFLD发病机制中的重要作用,胰岛素增敏剂可能是治疗NAFLD最有前景的药物。目前已经陆续报道应用噻唑烷二酮(TZD)类药物治疗NAFLD的随机对照研究。吡格列酮可以降低肝脏脂肪含量和肝酶水平,改善糖脂代谢紊乱,改善NAFLD组织学特征,延缓肝纤维化进展。二甲双胍作为胰岛素增敏剂是2型糖尿病基础用药,但是对NASH的组织学改变呈中性结果。

3. 其他降糖药物·GLP-1受体激动剂可以改善NAFLD患者肝脏脂肪含量及炎症,但样本量太小,值得进一步研究。钠-葡萄糖转运蛋白2(SGLT2)抑制剂治疗NAFLD/NASH尚处于临床试验阶段。

八、随访与长期管理

NAFLD一旦诊断,根据病情程度,制订相应的治疗方案,实施之后应该进行定期评估。建议在无糖尿病病史的NAFLD患者中筛查2型糖尿病,定期评估体重、腰围、BMI、血糖、血脂、血压、肝功能及肝脏超声检查;对合并糖尿病的NAFLD患者,除代谢及肝脏脂肪含量评估外,应同时评估糖尿病并发症、CVD风险及肝脏炎症和纤维化程度。对于达到NAFLD肝活检适应证的患者推荐进行肝活检病理学检查,并与肝病、消化系统疾病、营养学、运动医学专业的医师共同讨论制订诊疗方案。建立多学科团队,实现对NAFLD患者的长期有效管理。

参考文献

[1] Chalasani N, Younossi Z, Lavine JE, et al. The diagnosis and management of nonalcoholic fatty liver disease: Practice guidance from the American Association for the Study of Liver Diseases[J]. Hepatology, 2018, 67(1): 328-357.

[2] Diehl AM, Day C. Nonalcoholic steatohepatitis[J]. N Engl J Med, 2018, 378(8): 781.

[3] Burt AD, Lackner C, Tiniakos DG. Diagnosis and assessment of NAFLD: definitions and histopathological classification[J]. Semin Liver Dis, 2015, 35(3): 207-220.

[4] Kleiner DE. Histopathology, grading and staging of nonalcoholic fatty liver disease[J]. Minerva Gastroenterol Dietol, 2018, 64(1): 28-38.

[5] Hardy T, Oakley F, Anstee QM, et al. Nonalcoholic fatty liver disease: pathogenesis and disease spectrum[J]. Annu Rev Pathol, 2016, 11: 451-496.

[6] 中华医学会内分泌学分会肝病与代谢学组.中华医学会内分泌学分会"非酒精性脂肪性肝病与相关代谢紊乱诊疗共识"[J].中华内分泌代谢杂志, 2018, 34(7): 549-554.

[7] 中华医学会肝脏病学分会脂肪肝和酒精性肝病学组.中国医师协会脂肪性肝病专家委员会"非酒精性脂肪性肝病防治指南(2018年更新版)"[J].实用肝脏病杂志, 2018, 21(3): 10-20.

第八章·脂质和脂蛋白代谢基础

王 川 严 励

脂类是人体内一大类重要的有机化合物,包括脂肪和类脂。脂肪是三脂肪酸甘油酯(即甘油三酯,又称三酰甘油),类脂(包括固醇及其酯)、磷脂及糖脂等。血浆脂类简称血脂,是血浆中的中性脂肪(胆固醇和甘油三酯)和类脂的总称,包括游离胆固醇(free cholesterol, FC)、胆固醇酯(cholesterolester, CE)、磷脂(phospholipid, PL)、甘油三酯(triglyceride, TG)、糖脂、游离脂肪酸(free fatty acid, FFA)等。

血脂含量与全身脂类相比只占小部分,但其代谢非常活跃。肠道吸收的外源性食物脂类、肝合成的内源性脂类及脂肪组织储存的脂肪动员都必须先经血液再到其他组织。因此,血脂水平可反映全身脂类代谢状态。生理状态下,血脂降解和重新合成保持动态平衡,血脂含量稳定在一定范围内。因此,测定血脂水平可反映体内脂类代谢状况。

脂类不溶于或微溶于水。血液中的脂类必须与特殊的蛋白质即载脂蛋白结合形成脂蛋白才能被运输至组织进行代谢。所以血脂代谢也就是血浆脂蛋白代谢。目前普遍采用"血脂异常"这一名词,实质也就是"异常血浆脂蛋白血症"。

血浆脂质和脂蛋白代谢十分复杂,充分了解其正常代谢过程,才能正确理解脂质和脂蛋白代谢紊乱的生化、遗传及分子机制,这也是选择合适调脂药物和诠释疗效的关键。本章重点介绍正常和异常脂蛋白代谢的理论基础,以及这些知识在实践中的意义。

第一节·血浆脂蛋白

脂蛋白因结构及组成差异,有多种形式,但均具有球状结构,球状颗粒表面是极性分子,如蛋白质和磷脂,具有亲水性;内部是非极性分子,如甘油三酯、胆固醇酯等。亲水基团暴露在表面可突入周围水相,从而使脂蛋白颗粒能稳定分散在水相血浆中转运。

脂蛋白的水化密度与化学成分、脂质及脂蛋白的相对含量有关。使用超速离心法可将血浆脂蛋白分为乳糜微粒(chylomicron, CM)、极低密度脂蛋白(very low density lipoprotein, VLDL)、低密度脂蛋白(low density lipoprotein, LDL)和高密度脂蛋白(high density lipoprotein, HDL)等。此外,还有后来发现的脂蛋白(a)[Lp(a)]。

各类脂蛋白的组成、理化特性、来源、代谢途径和生理功能各异(表12-8-1)。

表 12-8-1　脂蛋白的主要特性和功能

分　类	水合密度（g/ml）	颗粒直径（nm）	主要脂质成分	主要载脂蛋白	来　源	功　能
CM	<0.950	80～500	TG	B_{48}、A I、A II	小肠合成	转运外源性 TG 到外周组织
VLDL	0.950～1.006	30～80	TG	B_{100}、E、Cs	肝脏合成	转运内源性 TG 到外周组织
LDL	1.019～1.063	20～27	TC	B_{100}	VLDL 和 IDL 分解代谢	转运 TC 到外周组织，经 LDL 受体介导其摄取和利用，与动脉硬化性心血管疾病直接相关
HDL	1.063～1.210	8～10	TC、PL	A I、A II、Cs	肝脏和小肠合成	逆向转运 TC，HDL-C 与动脉硬化性心血管病负相关
Lp(a)	1.055～1.085	26	TC	B_{100}、(a)	Apo(a) 和 LDL 形成的复合物	可能与动脉硬化性心血管疾病相关

1. 乳糜微粒（CM）·颗粒最大，密度最小，其 TG 含量约占 90%。CM 主要功能是把外源性 TG 运送到肝外组织。正常人空腹 12 h 后血清中无 CM。餐后或某些病理状态下血液中含有大量 CM 时，血液外观呈白色混浊。CM 不能进入动脉壁内，一般不引起动脉粥样硬化，但易诱发急性胰腺炎。CM 残粒可被巨噬细胞表面受体识别而摄取，与动脉粥样硬化有关。

2. 极低密度脂蛋白（VLDL）·由肝脏合成，其 TG 含量约占 55%，与 CM 一起统称为富含 TG 的脂蛋白。VLDL 的主要功能是把内源性 TG 运送到肝外组织，同时向外周组织间接或直接运送胆固醇。在没有 CM 存在的血清中，TG 浓度能反映 VLDL 的水平。VLDL 水平升高是冠心病的危险因素。

3. 低密度脂蛋白（LDL）·由 VLDL 和 IDL 中 TG 水解形成。LDL 颗粒中胆固醇约占 50%，是胆固醇含量最多的脂蛋白，故称为富含胆固醇的脂蛋白，其载脂蛋白 95% 以上为 $ApoB_{100}$。LDL 的主要功能是将胆固醇转运到肝外组织，与 LDL 受体结合，介导胆固醇的摄取和利用。单纯性高胆固醇血症时，胆固醇浓度的升高与血清 LDL-C 水平呈平行关系。LDL 分为 LDL2 和 LDL3；其中 LDL3 为小而致密的 LDL（sLDL），容易进入动脉壁内。sLDL 和氧化修饰的 LDL 具有很强的致动脉粥样硬化作用。LDL 是导致动脉粥样硬化的主要危险因素：LDL 直接参与动脉硬化性心血管疾病（ASCVD）的起始和进展，实验诱导血浆 LDL 升高可导致所有哺乳动物产生动脉粥样硬化；单基因和多基因介导的终身 LDL 升高导致生存期 ASCVD 的风险明显升高；单基因脂代谢异常研究、前瞻性队列研究、孟德尔随机化研究及随机干预试验一致表明，LDL 的绝对暴露量与 ASCVD 风险之间存在剂量依赖的对数-线性关系；单基因脂代谢异常疾病研究和孟德尔随机化研究表明，暴露于升高的 LDL 出现于 ASCVD 发病之前；孟德尔随机化研究和随机干预试验提供的随机性证据表明，LDL 不依赖于其他危险因素与 ASCVD 存在相关性；前瞻性队列研究也一致表明 LDL 绝对暴露量和 ASCVD 的风险之间存在剂量依赖的对数线性关系；超过 30 项、超过 20 万参与者和 3 万例 ASCVD 事件，专门设计用于降低 LDL 的药物随机性试验一致表明，降低 LDL-C 可降低 ASCVD 事件风险，且降低幅度与 LDL-C 降低的绝对值成比例。

4. 高密度脂蛋白（HDL）·主要由肝脏和小肠合成。其蛋白质和脂质含量约各占一半，载脂蛋白以 ApoA I 和 ApoA II 为主。HDL 的主要功能是将胆固醇从周围组织转运到肝脏进行再循环或以胆酸的形式排泄，此过程称为胆固醇逆转运。HDL 是一类异质性脂蛋白，HDL 颗粒中所含的脂质、载脂蛋白、酶和脂质转运蛋白的量和质均不相同，因而有许多亚类。这些 HDL 亚类或称亚组分在形状、密度、颗粒大小、电荷和抗动脉粥样硬化特性等方面均不相同。

5. Lp(a)·其脂质成分类似 LDL，载脂蛋白除含有 $ApoB_{100}$ 外，还含有一独特的 Apo(a)。Apo(a) 是一高度糖基化的蛋白质（糖基化程度高达 28.1%），具有相当大的异质性。肝脏是 Apo(a) 合成的主要场所。血清 Lp(a) 水平主要由遗传因素决定，与 Apo(a) 的大小呈负相关。Lp(a) 是 ASCVD 的独立危险因素。Lp(a) 高于 300 mg/L 时，冠心病的风险显著升高。

第二节·载脂蛋白

脂蛋白中的蛋白部分称为载脂蛋白（apolipoprotein，Apo），具有多个脂水双亲的螺旋结构，这些螺旋结构允许非极性氨基酸残基与脂蛋白的脂质成分相互作用，极性氨基酸残基这与血浆中的水性环境相互作用。Apo 除了是脂质转运的载体外，还具有许多其他功能，如构成并稳定脂蛋白的结构；修饰并影响与脂蛋白代谢有关酶活性；作为脂蛋白受体的配体，参与脂蛋白与细胞表面脂蛋白受体结合及其代谢过程。

几类主要的脂蛋白均含有多种与之相关的 Apo，其中每一种 Apo 均具有一种或多种功能。其命名依照英文字母 A～E 顺序编码，一般分为 5～7 类，每一类还有亚类。

1. 载脂蛋白 A 族（ApoA）·ApoA 可分为 ApoA I、ApoA II、ApoA IV。ApoA I 和 ApoA II 大部分分布在 HDL 中，是 HDL 的主要载脂蛋白。

（1）ApoA I 是 ApoA 族中最多的一种，由肝和小肠合成。它主要存在 HDL 中，在 HDL_2 中 ApoA I 占载脂蛋白的 62%，在 HDL_3 中占载脂蛋白的 65%，在 CM、VLDL 和 LDL 中也少量存在。生理功能：组成载脂蛋白并维持其结构稳定性与完整性；激活卵磷脂胆固醇酰基转移酶（LCAT）活性；作为 HDL 受体的配体，含 ApoA I 脂蛋白可以和转铁蛋白及铜蓝蛋白形成大分子复合物以运输铁和铜离子。

（2）ApoA II 由肝和小肠合成。它主要存在于 HDL 中，在 HDL₂ 中占载脂蛋白的 15%，HDL₃ 中占 25%，CM 中占 7%～10%，VLDL 中也存在少量。生理功能：维持 HDL 结构；激活肝脂酶；水解 CM 和 VLDL 中的 TG 和 PL；可抑制 LCAT 活性。

（3）ApoA Ⅳ 最先在大鼠 HDL 和 CM 中发现，以后证实人血浆中也有 ApoA Ⅳ 存在。生理功能尚不完全明确，可能在胆固醇逆向转运过程中起着重要作用。

2. ApoB 族·ApoB 族可分为 ApoB₄₈ 和 ApoB₁₀₀ 两个亚类。主要成分是 B₁₀₀，其次为 B₄₈，其他形式如 ApoB₇₅、ApoB₄₁、ApoB₃₆ 等均为 ApoB₁₀₀ 的不同降解产物。

（1）ApoB₁₀₀ 主要在肝合成，少数在小肠合成。生理功能：合成装配和分泌富含 TG 的 VLDL；LDL 的结构蛋白；LDL 受体的配体，可调节 LDL 从血浆中的清除速率。

（2）ApoB₄₈ 在小肠合成。它是组装 CM 所必需的。血浆生物半衰期仅 5～10 min，分解速度很快，血浆中浓度很低，约相当于 ApoB₁₀₀ 的 0.1%。

3. ApoC 族·ApoC 是目前已知 Apo 中分子量最小的一类。主要由肝合成，小肠也合成少量。它有 3 种亚型，即 ApoC Ⅰ、ApoC Ⅱ、ApoC Ⅲ。生理功能：同磷脂相互作用，维持脂蛋白结构；对酯酶有激活作用，促进卵磷脂胆固醇脂酰转移酶（lecithin-cholesterolacyl transferase，LCAT）的催化作用；激活 LPL，催化水解 TG。

4. ApoE·ApoE 是一种富含精氨酸的碱性蛋白，主要由肝脏合成。生理功能：LDL 受体的配体，也是肝细胞 CM 残粒受体的配体，与脂蛋白代谢密切相关；ApoE 具有多态性，多态性与个体血脂水平及动脉粥样硬化的发生与发展密切相关。

5. Apo(a)·Apo(a) 的分子结构与纤溶酶原极为相似，两者表现有交叉反应。Apo(a) 可能结合到像 PG 受体或纤维蛋白那样的大分子上，再加上 Apo(a) 是构成 LP(a) 的重要蛋白质，LP(a) 颗粒携带的胆固醇结合到血管损伤部位，因此它不仅促进动脉粥样硬化形成，也阻碍血管内凝血块的溶解。

第三节·脂代谢关键酶和脂质转运蛋白

对脂蛋白代谢的调节起着关键作用的酶和脂质转运蛋白，包括脂蛋白脂酶（lipoprotein lipase，LPL）、肝脂酶（hepatic lipase，HL）、LCAT、HMG-CoA 还原酶（HMG-CoA reductase）、胆固醇酯转移蛋白（cholesterol ester transfer protein，CETP）和磷脂转移蛋白（PTP）。

1. 脂蛋白脂酶（LPL）·LPL 是脂肪、心肌、骨骼肌、乳腺及巨噬细胞等实质细胞合成和分泌的一种糖蛋白。催化 CM 和 VLDL 核心的 TG 分解为脂肪酸和单甘油酯，以供组织氧化供能和储存；参与 VLDL 和 HDL 之间的载脂蛋白和磷脂的转换。

2. 肝脂酶（HL）·HL 是血液循环中内源性 TG 代谢有关的酶之一，主要作用于 VLDL 中的 TG，在 HDL₃ 转化为 HDL₂ 的过程中可防止肝外组织过量胆固醇积累。

3. 卵磷脂胆固醇脂酰转移酶（LCAT）·由肝合成，将 HDL 的卵磷脂的 C₂ 位不饱和脂肪酸转移给游离胆固醇，生成

溶血卵磷脂和胆固醇酯。血浆胆固醇中几乎 70%～80% 是胆固醇酯，均由 LCAT 催化生成。LCAT 常与 HDL 结合在一起，在 HDL 颗粒表面活性很高并起催化作用，对 VLDL 和 LDL 的颗粒几乎不起作用。LCAT 在磷脂代谢中有重要的作用。

4. HMG-CoA 还原酶（HMG-CoA reductase）·是合成胆固醇的限速酶，催化合成甲基二羟戊酸，并生成体内多种代谢产物，称为甲基二羟戊酸途径。细胞内胆固醇水平调节主要依赖于内因性胆固醇合成途径和 LDL 受体摄取细胞外胆固醇的外因途径两条。

5. 胆固醇酯转移蛋白（CETP）和磷脂转移蛋白（PTP）·与血浆脂蛋白代谢的关系非常密切。其中 CETP 为一疏水糖蛋白。CETP 在肝脏、小肠及一些周围组织如脂肪中合成，介导脂蛋白中各种中性脂质的转移和交换。CETP 在完成和促进胆固醇逆转过程中充当着重要的角色。CETP 与血浆胆固醇浓度的高低具有相关性。

第四节·脂蛋白代谢

脂蛋白是血液中脂质的运输形式，并与细胞膜受体结合被摄入细胞内进行代谢。脂代谢过程复杂，涉及多个器官、细胞和组织，如肝脏、肠、血浆、巨噬细胞和血管内皮等。

脂蛋白的代谢途径有：外源性代谢途径，即饮食摄入的胆固醇和 TG 在小肠中合成 CM 及其代谢过程；内源性代谢途径，即由肝脏合成的 VLDL 转变为 IDL 和 LDL，及 LDL 被肝脏或其他器官代谢的过程；此外，还存在胆固醇逆转运途径，即 HDL 将胆固醇从周围组织转运到肝脏进行代谢再循环。

1. 乳糜微粒·CM 是进食高脂食物后，由肠壁细胞合成的富含 TG 的巨大脂蛋白。血中半衰期为 10～15 min，进食后 12 h，正常人血中几乎无 CM。它在肠上皮细胞合成，分泌入淋巴管。CM 含有 ApoA Ⅰ、ApoA Ⅱ、ApoA Ⅳ 和 ApoB₄₈。ApoB₄₈ 含量多少与摄取食物的 TG 含量有关。ApoB₄₈ 是合成 CM 所必需的蛋白质，CM 从胸导管移行入血液过程中，其载脂蛋白的组分迅速改变。CM 获得 ApoC 和 ApoE 后，将 ApoA Ⅰ 移行到 HDL，脱去 ApoA Ⅳ，使进入血中的 CM 被末梢血管内皮细胞表面的 LPL 经 ApoA Ⅱ 激活，并作用于其内的 TG，分解变成脂肪酸和单甘油脂肪酸，再进入肌肉、脂肪组织及心肌组织储存或利用。CM 表面的磷脂和 Apo 往 HDL₃ 移行，颗粒变小，结果转变成 CM 残粒，分别被肝脏 LDL 受体和清道夫受体识别并摄取。CM 的生理功能是转运外源性脂类，主要是 TG。TG 在毛细血管中被水解成游离脂肪酸后进入各组织储存或利用，而外源性胆固醇则全部进入肝。

2. 极低密度脂蛋白·VLDL 含有甘油三酯、胆固醇、胆固醇酯和磷脂，TG 占 50% 左右，蛋白质部分为 ApoA Ⅰ、ApoA Ⅳ、ApoB₁₀₀、ApoC、ApoE 等。VLDL 在肝脏合成，利用来自脂库的脂肪酸作为合成材料，其中胆固醇来自 CM 残粒及肝自身合成的部分。ApoB₁₀₀ 全部由肝合成，肝合成的 VLDL 分泌后经静脉进入血液，再由 VLDL 内 ApoC Ⅱ 激活 LPL，并水解其内的 TG。由 HDL 的 LCAT 作用生成的胆固醇酯经

CETP 转送给 VLDL 进行交换，而 VLDL 中余下的磷脂、ApoE、ApoC 转移给 HDL，VLDL 转变成 VLDL 残粒，而后大部分通过 VLDL 受体摄入肝，小部分则转变成 LDL 继续进行代谢。

3. 低密度脂蛋白·LDL 是富含胆固醇的脂蛋白，其胆固醇主要来自从 CE 转运的高密度脂蛋白中的胆固醇。血浆中 LDL 的来源有两条途径：① 主要途径，是由 VLDL 异化代谢转变而来；② 次要途径，是肝合成后直接分泌到血液中。

LDL 的降解是经 LDL 受体途径进行代谢，细胞膜表面的被覆陷窝是 LDL 受体存在部位，即 LDL 中的 $ApoB_{100}$ 被受体识别，将 LDL 结合到受体上陷窝内，其后再与膜分离形成内吞泡，在内吞泡内经膜 $H^+-ATPase$ 作用，pH 降低变酸，LDL 与受体分离并与溶酶体融合后，再经酶水解产生胆固醇进入运输小泡体，或者又经 LCAT 作用再酯化而蓄积。血浆中 65%～70% 的 LDL 是依赖 LDL 受体清除，少部分（约 1/3）被周围组织（包括血管壁）摄取异化。一旦 LDL 受体缺陷，VLDL 残粒由正常时大部分经肝 LDL 受体识别，而改为大部分转变成 LDL，使血浆中 LDL 浓度增加。

4. 高密度脂蛋白·HDL 主要由肝和小肠合成。肝合成的新生 HDL 以磷脂和 ApoA I 为主。在 LCAT 作用下，游离胆固醇变成胆固醇酯，脂蛋白则变成成熟球形 HDL_3，再经 LPL 作用转变成 HDL_2。

HDL 可将蓄积于末梢组织的游离胆固醇与血液循环中脂蛋白或与某些大分子结合而运送到各组织细胞，主要是肝脏。实际上是胆固醇逆转，促进组织细胞内胆固醇的清除，维持细胞内胆固醇量的相对恒定，从而限制动脉粥样硬化的发生与发展，起到抗动脉粥样硬化作用。

由此可见，脂蛋白代谢是血中脂质、脂蛋白、载脂蛋白及其受体和酶相互作用并密切相关的代谢过程。在脂蛋白代谢过程中任何环节出现障碍，都可能导致脂蛋白代谢紊乱。

第五节·脂蛋白代谢紊乱

鉴于脂蛋白代谢主要通路的复杂性，众多基因和蛋白质参与其中，以及饮食、体重、性别和年龄等多种因素影响，血浆中脂质、载脂蛋白和脂蛋白水平变异很大。血脂异常不仅涵盖了与疾病相关的脂蛋白浓度升高和降低，通过测定胆固醇含量的方法显示脂蛋白浓度正常，但有其他深层次的异常存在，如小而密的 LDL 颗粒数量增多，或 LP(a) 升高等。

血脂异常（dyslipidemia）通常指血清中胆固醇、甘油三酯（TG）、低密度脂蛋白胆固醇（LDL-C）水平升高，高密度脂蛋白胆固醇（HDL-C）水平降低。血脂不溶于水，必须与特殊的蛋白质即载脂蛋白（Apo）结合形成脂蛋白才能溶于血液，被运输至组织进行代谢。故血脂异常表现为脂蛋白异常血症（dyslipoproteinemia）。

从脂蛋白代谢紊乱的原因分类可分为原发性和继发性两大类。原发性是遗传缺陷所致，如家族性高胆固醇血症。继发性是继发于许多疾病所致，如糖尿病、肾病等疾病可继发引起血脂异常。下面着重介绍原发性脂蛋白异常血症。

从遗传基因角度考虑，原发性脂蛋白异常血症一定由遗传基因突变引起。从生化角度考虑是基因突变所致的基因表达的产物蛋白质水平上的缺陷，如 Apo、酶和受体蛋白的异常。Apo 异常多见于 ApoE 变异，典型例子是Ⅲ型高脂蛋白血症，ApoB 变异可引起无 β 脂蛋白血症，表现为脂肪吸收障碍；ApoA I 异常，则有 Tangier 病出现，导致血清 HDL 和 ApoA I 水平降低；LCAT 和 LPL 缺陷及受体缺陷同样导致脂蛋白代谢异常，如家族性高胆固醇血症。

某些原发性疾病在发病过程中导致脂质代谢紊乱，进而出现脂蛋白异常血症，引起继发性脂异常血症的病因是多方面的，如糖尿病、肾病及某些内分泌紊乱等疾病。

第六节·脂蛋白代谢紊乱与动脉粥样硬化

正常的动脉壁内有内、中和外三层结构，内膜由单层内皮细胞及内皮下层构成。内皮下层含胶原纤维、弹性纤维和基质等成分，幼年时期，内皮下层内几乎无平滑肌细胞，随年龄增长，平滑肌细胞以缓慢恒定的速度在内膜下堆积；中膜主要是平滑肌细胞；外膜由纤维母细胞和平滑肌细胞组成。

动脉粥样硬化（atherosclerosis，AS）主要损伤动脉内壁膜，严重累及中膜是动脉管壁胆固醇酯大量堆积成粥样硬化斑块，使血管壁纤维化增厚和狭窄的一种病理改变。主要侵犯大动脉和中等动脉，如主动脉、冠状动脉和脑动脉，导致某些脏器的局部组织供血不足，常出现心脑血管疾病，甚至发生心脑血管事件而危及患者生命。凡能增加动脉壁内胆固醇内流和沉积的脂蛋白如 LDL、β-VLDL、OX-LDL 等都是致动脉粥样硬化的因素；凡能促进胆固醇从血管壁外运的脂蛋白如 HDL、X-HDL，则具有抗动脉粥样硬化性作用，称为抗动脉粥样硬化性因素。

有关动脉粥样硬化的发病机制，虽已从细胞水平深入分子水平，取得一定的进展，尚还有许多问题没能解决。因为动脉粥样硬化是一种多因素导致的疾病，其发病机制极为复杂。诸如血管内皮细胞的功能变化、损害、剥离、血浆成分浸润、巨噬细胞浸润、内膜层平滑肌细胞增殖过程等，这一系列的血管内皮细胞的损害与功能障碍均与动脉粥样硬化症的发生与发展有密切关系。基本过程包括：多种原因使血管内皮细胞损害，单核细胞黏附其上侵入内膜，并分化成巨噬细胞，与此同时，血小板也黏附其上并分泌多种因子，使血管壁中膜平滑肌细胞游走进入内膜，巨噬细胞泡沫化，进一步使其游走进入内膜的平滑肌细胞增殖，形成粥样硬化斑块。

动脉粥样硬化的动脉壁细胞内和细胞之间有大量的胆固醇酯堆积，即粥样硬化斑块中堆积有大量胆固醇。斑块中胆固醇主要来自血浆脂蛋白，探讨 AS 的发病机制中主要就是要探讨脂蛋白如何将胆固醇送入动脉壁的细胞内，何种类型细胞与胆固醇在动脉壁内堆积有关。目前已知，动脉粥样硬化形成过程中有诸多因素参与，主要有三方面：第一是细胞因素，有血管内皮细胞、血管平滑肌细胞、血液中单核细胞、巨噬细胞和淋巴细胞等；第二是代谢物因素，有作用于平滑肌的增殖因子、游走因子、脂蛋白受体、凝血纤溶因子、血小板因子等；第三是物理学因素，如剪切应力等，与 AS 有关的脂蛋白因素有 HDL、VLDL、CM、LDL、OXLDL、LDLR、LPL、LP(a)等。

第七节 · 血脂异常的管理

血脂异常可导致冠心病等动脉粥样硬化性心血管疾病（ASCVD）。血脂异常通常伴发的高血压、糖尿病、肥胖、吸烟等危险因素进一步加速了 ASCVD 的发生与发展。有效控制血脂异常对 ASCVD 防控具有重要意义。近年来我国成人血脂异常患者的知晓率和治疗率虽有提高，但仍处于较低水平，血脂异常的防治工作亟待加强。

我国血脂异常知晓率、治疗率和控制率仍不尽人意。2012 年 5 月杨文英教授等在 Circulation 上发表的文章，为我国成人血脂和脂蛋白水平提供了最新数据。该研究采用中国人群糖尿病和代谢紊乱研究的资料，对 46 239 例成人（≥20岁）的血脂水平进行了分析，结果显示，我国人平均 TC、LDL－C 和 TG 水平显著高于既往调查数据。在我国≥20 岁成人中，31.5%（3.08 亿）TC＞5.18 mmol/L，20.4%（1.96 亿）LDL－C＞3.37 mmol/L，22.3%（2.15 亿）HDL－C＜1.04 mmol/L。与既往调查结果相比，仅 5～6 年时间，我国人平均 TC 和 TG 水平分别增加了 23.9% 和 42.7%。而更值得关注的是，血脂异常人群的知晓率、治疗率和控制率仅分别达11.0%、5.1% 和 2.8%，显著低于西方国家。与国内情况相反，在过去几十年间，世界范围很多国家胆固醇水平呈下降趋势。调查显示，澳大利亚、北美和欧洲 TC 水平每 10 年降低约0.2 mmol/L；美国 1960—1962 年至 1999—2002 年，TC 水平由 5.75 mmol/L 降至 5.26 mmol/L。

纪立农教授报道了中国 2 型糖尿病患者心血管疾病危险因素-血压、血脂、血糖的评估（CCMR－3B 研究），该研究是一项非干预性、观察性的横断面研究，共纳入全国华东、中南、西南、东北、华北和西北六大地区 100 多家医院的 25 450 例门诊2 型糖尿病患者，以了解其血压、血脂及血糖三个指数的达标率。结果表明，42% 的 2 型糖尿病患者伴有血脂紊乱，糖尿病人群血糖、血压和血脂三项指标共同达标者不足 12%，而在LDL－C 不达标人群，不到 20% 的患者服用他汀类药物。

我们曾对中国中心城市 20 家三甲医院内分泌专科门诊的 2 型糖尿病患者进行血脂控制情况的调查，结果显示我国血脂管理临床实践与指南要求之间存在很大差距：在被调查的 4 872 例 2 型糖尿病患者中，合并血脂异常者达 78.14%；其中血脂异常知晓率仅为 55.5%；血脂异常治疗率仅为44.73%；在已治疗的患者中，满足总体达标的仅占治疗总人群的 9.45%；LDL－C 达标率也仅 39.11%。充分显示我国 2型糖尿病患者血脂管理存在严重不足，形势严峻。

我国人血脂异常患病率如同糖尿病患病率呈迅猛增长，如不进行有效干预，在不久的将来，中国的动脉粥样硬化性心血管疾病将剧增。这是一个重要且严峻的公共卫生问题，必须引起全国范围对血脂异常的重视。

一、血脂异常分类

分类较繁杂，最简单的有病因分类和临床分类两种，最实用的是临床分类。

（一）病因分类

1. 原发性血脂异常·占血脂异常的绝大多数，由遗传缺陷与环境因素相互作用引起。由基因缺陷所致的血脂异常多具有家族聚集性，通常称为家族性高脂血症。原因不明的称为散发性或多基因性脂蛋白异常血症。

2. 继发性血脂异常·由其他疾病如甲状腺功能减退症、库欣综合征、肾病综合征等所致，或某些药物如利尿剂、糖皮质激素等所引起的血脂异常。

（二）临床分类

临床上将血脂异常分为高胆固醇血症、高 TG 血症、混合性高脂血症和低 HDL－C 血症（表 12－8－2）。

表 12 － 8 － 2 血脂异常的临床分类			
类　型	TC	TG	HDL－C
高胆固醇血症	↑↑	→	
高 TG 血症	→	↑↑	
混合型高脂血症	↑↑	↑↑	
低 HDL－C 血症	→	→	↓

注：↑ 水平升高；→ 水平正常；↓ 水平降低。

二、病因和发病机制

脂质来源、脂蛋白合成、代谢过程关键酶异常或降解过程受体通路障碍等均可导致血脂异常。

（一）原发性血脂异常

原发性血脂异常是遗传与环境因素相互作用的结果。大部分原发性血脂异常存在单一或多个基因突变，环境因素包括不良饮食习惯、运动不足、肥胖、增龄、吸烟及酗酒等。血脂异常多与肥胖症、高血压、冠心病、糖耐量异常或糖尿病等相伴发生。

家族性脂蛋白异常血症由基因缺陷所致。家族性脂蛋白脂酶（LPL）缺乏症和家族性 ApoC2 缺乏症可造成 CM、VLDL降解障碍。家族性高胆固醇血症的基因突变包括编码 LDL受体基因的功能缺失型突变、编码与 LDL 受体结合的 ApoB基因突变、分解 LDL 受体的前蛋白转化酶枯草溶菌素 9（PCSK9）基因的功能获得型突变、转运 LDL 受体到细胞膜表面的 LDL 受体调整蛋白基因突变等。80% 以上家族性高胆固血症是单一基因突变所致。LDL 受体基因的功能缺失型突变是家族性高胆固血症的最常见病因。家族性高 TG 血症通常是参与 TG 代谢的 LPL、ApoC2 或 ApoA5 基因突变导致，表现为重度高 TG 血症（TG＞10 mmol/L）。

（二）继发性血脂异常

甲状腺功能减退症、库欣综合征、肝肾疾病、系统性红斑狼疮、骨髓瘤、多囊卵巢综合征、过量饮酒等通过不同机制影响脂质或脂蛋白的合成、转运或代谢等环节而导致血脂异常。

某些药物长期应用可引起继发性血脂异常，如噻嗪类利尿剂、非选择性 β 受体阻滞剂、长期大量使用糖皮质激素等。

三、临床表现

血脂异常可见于不同年龄、性别的人群。血脂水平随年龄而升高,至 50～60 岁达到高峰,其后趋于稳定或有所下降。中青年女性血脂水平低于男性,但绝经期后显著升高,常高于同龄男性。明显血脂异常患者常有家族史。血脂异常通常无明显症状和体征。

（一）黄色瘤、早发性角膜环和眼底改变

黄色瘤是一种异常的局限性皮肤隆起,由脂质局部沉积引起,颜色可为黄色、橘黄色或棕红色,多呈结节、斑块或丘疹形状,质地柔软,最常见于眼睑周围。血脂异常患者可出现角膜环,位于角膜外缘呈灰白色或白色,由角膜脂质沉积所致,常发生于 40 岁以下。严重的高 TG 血症可出现脂血症眼底改变。

（二）动脉粥样硬化

脂质在血管内皮下沉积引起动脉粥样硬化,导致心脑血管和周围血管病变。某些家族性血脂异常可于青春期前发生冠心病,甚至心肌梗死。严重的高 TC 血症可出现游走性多关节炎。当 TG＞5.6 mmol/L 时,除导致 ASCVD 外,发生急性胰腺炎的风险也增高。

四、实验室检查

血脂异常通过实验室检查进行诊断及分型。基本检测项目为血浆或血清胆固醇、TG、LDL‐C 和 HDL‐C,ApoA、ApoB 对预测冠心病有一定意义。

多种因素可对血脂指标产生影响,因此在检验血脂前需注意以下事项:① 采血前 2 周内保持相对稳定的饮食与运动习惯,采血前数日不宜大量饮酒。② 采血前 24 h 内不宜剧烈运动。③ 采血前 12 h 内不进食任何食物。采血前晚可少量饮水(一般不超过 500 ml),但当日晨起不宜大量饮水(服药时可少量饮水)。④ 采血前一般无需停用日常服用的治疗药物,但应告知医师所用药物的种类与剂量。⑤ 采血前至少静坐休息 5 min,采血时一般取坐位。⑥ 若需自行送检血标本,应在采血后尽快送往化验室。送标本途中避免剧烈摇动试管,避免暴露于过冷或过热的环境中。

早期检出血脂异常并对其血脂进行动态监测,是防治 ASCVD 的关键措施。建议 20～40 岁成人至少每 5 年 1 次,40 岁以上男性和绝经期后女性至少每年 1 次检测血脂;ASCVD 及其高危人群,应每 3～6 个月检测 1 次。首次发现血脂异常时应在 2～4 周内复查,若仍异常,即可确立诊断。

血脂筛查的重点人群:① 有血脂异常、冠心病或动脉粥样硬化家族史,尤其是直系亲属中有早发冠心病或其他动脉粥样硬化病史;② 有 ASCVD 病史;③ 有多项 ASCVD 危险因素(高血压、糖尿病、肥胖、过量饮酒及吸烟史);④ 有皮肤或肌腱黄色瘤。

五、诊断和鉴别诊断

（一）诊断

详细询问病史,包括饮食和生活习惯、引起继发性血脂异常的相关病史、引起血脂异常的用药史及家族史。体格检查需注意有无黄色瘤、角膜环和脂血症眼底改变等。

血脂异常的诊断采用《中国成人血脂异常防治指南(2016 年修订版)》关于我国血脂合适水平及异常分层标准(表 12‐8‐3)。

表 12‐8‐3 血脂异常诊断及分层标准（mmol/L）

分　层	TC	LDL‐C	HDL‐C	非 HDL‐C	TG
理想水平		<2.6		<3.4	
合适水平	<5.2	<3.4		<4.1	<1.7
边缘升高	5.2～6.19	3.4～4.09		4.1～4.89	1.7～2.29
升高	≥6.2	≥4.1		≥4.9	≥2.3
降低			<1.0		

（二）正确看待化验单中血脂的正常参考值

多数医院化验单均会注明各项血脂指标的正常值范围,其实所谓的正常参考值并无太大意义。各项血脂参数都在正常值范围内就是正常的概念是错误的,因为具有不同心血管风险时的合适血脂范围是不同的。要正确看待检验单上的正常值,建议各家医院标出不同心血管风险时的合适血脂范围,便于医师及时发现和治疗血脂异常。不同个体相对安全的胆固醇水平是不同的,举例来说,如果较年轻、不吸烟、不肥胖、父母没有心血管病、没有高血压和糖尿病,其 LDL‐C 只要不超过 4.1 mmol/L 即可(当然低一些会更好);若患者已经发生冠心病,并且合并糖尿病,其 LDL‐C 最好降到 1.8 mmol/L 以下。因此,不应认为血脂化验单上各项指标均在正常范围内就不需要治疗,需要根据是否有心血管风险来判断。

区分"理想 LDL‐C 值"与"目标 LDL‐C 值"的观念。血脂管理上区分"理想 LDL‐C 值"与"目标 LDL‐C 值"很重要。"理想 LDL‐C 值"是指为了将个人发生心血管病的风险降到最低所需要维持的 LDL‐C 值,强调的是个人终其一生持续维持的管理策略。依照现有流行病学及基因学证据推论出的"理想 LDL‐C 值"应该是<2.59 mmol/L,尤其是高危人群;至于 LDL‐C 值在 2.59～3.37 mmol/L 则是低危人群或没有心血管病危险因素者可接受的"理想 LDL‐C 值"。"目标 LDL‐C 值"则是指个人已经有一定的心血管病发病风险时,为降低风险而需达到的 LDL‐C 值。"目标 LDL‐C 值"推论自临床随机对照研究,现行的血脂管理指南都有相关的建议。举例来说:对已经罹患心血管病,需要做二级预防的人群而言,指南建议的"目标 LDL‐C 值"可能低于"理想 LDL‐C 值",如有 ASCVD 的患者 LDL‐C 要降到<1.8 mmol/L。

（三）鉴别诊断

鉴别原发性血脂异常和继发性血脂异常。继发性血脂异常多存在原发病的临床表现和病理特征。对家族性脂蛋白异常血症可进行基因诊断。

六、治　疗

血脂异常治疗的主要目的是防治 ASCVD。临床上应根据个体 ASCVD 总体风险的分层来决定治疗措施及血脂的目标水平。

LDL‐C 为调脂治疗的首要干预靶点。非 HDL‐C 可作为次要干预靶点。由于缺乏足够的心血管终点研究证据,HDL‐C 水平升高仅仅可以用于心血管危险评估,不建议作为治疗和管理的靶标。

治疗性生活方式改变是血脂异常治疗的基础措施。他汀类药物是目前调脂治疗的首选药物。

(一) 加强医护人员和患者的教育

首先,医师应转变观念,控制血脂异常可有效减少心血管事件。加强医师对指南的认识和理解,提高实际运用能力;再者,加强患者的教育,让患者了解血脂异常的危害、调脂的时机及治疗目标和获益等问题,让患者了解血脂异常的管理是一件长期的事情,不能期望短期内治愈。

(二) 根据 ASCVD 的危险程度决定干预策略

依据 ASCVD 的发病风险采取不同强度干预措施是防治血脂异常的核心策略。ASCVD 总体风险是多种危险因素复杂交互作用的结果。全面评估 ASCVD 总体风险是制订血脂异常个体化干预策略的基础。

进行危险评估时,已诊断 ASCVD 者为极高危人群;符合以下条件之一者为高危人群:① LDL-C≥4.9 mmol/L;② 1.8 mmol/L≤LDL-C<4.9 mmol/L 且年龄≥40 岁的糖尿病患者。不具有上述情况的个体,在决定是否需要调脂治疗前,应根据 LDL-C 或 TC 水平、有无高血压及其他 ASCVD 危险因素进行未来 10 年间 ASCVD 总体发病危险的评估,并按照 ASCVD10 年总体发病危险进行危险分层,将<5%、5%～9%及≥10%分别定义为低危、中危及高危。

2017AACE/ACE 血脂异常管理与 ASCVD 预防指南中甚至分出了超高危人群(extreme risk):极高危人指除有明确的 ASCVD,还伴有以下任何一种情况:① 在 LDL-C<1.8 mmol/L 时,仍有不稳定型心绞痛在内的进展性疾病;② 伴有 2 型糖尿病、慢性肾病 3 期或 4 期,或杂合子家族性高胆固醇血症;③ 伴有早发心脑血管疾病(男性<55 岁,女性<65 岁)。当然不是所有专家都接受这种分类,但足可见大家对血脂异常管理的重视。

此外,对 ASCVD 10 年发病危险为中危且年龄低于 55 岁的人群,建议进行 ASCVD 余生危险评估,以便对高危个体早期干预。上述人群中,如存在以下危险因素≥2 项,其 ASCVD 余生危险为高危:① 收缩压≥160 mmHg 或舒张压≥100 mmHg;② 非 HDL-C≥5.2 mmol/L;③ HDL-C<1.0 mmol/L;④ BMI≥28 kg/m²;⑤ 吸烟。

(三) LDL-C 作为首要干预靶点

LDL-C 升高是导致 ASCVD 发病的关键因素。降低 LDL-C 水平,是改善动脉粥样硬化、减少 ASCVD 发病率、致残率及致死率的有效措施。系统评价的结果证实,随着 LDL-C 降低,CVD 风险呈剂量依赖性地降低;LDL-C 降低越多,心血管风险下降越明显。荟萃分析显示 LDL-C 每降低 1.0 mmol/L,可使每年平均心血管事件风险减少 1/5,冠心病的死亡风险降低 20%,其他心脏性死亡风险降低 11%,全因死亡风险降低 10%。与标准治疗相比,强化降低 LDL-C 水平(1 年时 LDL-C 差值为 0.51 mmol/L)使冠状动脉死亡和非致死性心肌梗死的风险降低 13%,冠状动脉血管重建风险降低 19%,缺血性卒中的风险降低 16%。且不论基线 LDL-C 水平如何,LDL-C 每降低 1 mmol/L 减少心血管事件风险相似。与 LDL-C 降低相关的获益,并非他汀治疗所特有。孟德尔随机化研究证实,降低 LDL-C 的获益与降低方式无关;药物干预研究显示:LDL-C 降幅决定 CVD 风险下降程度,与方式无关,且 CVD 下降与 LDL-C 降低持续时间相关;降低 LDL-C 1 mmol/L 获益与 LDL-C 基线无关;

早期降低 LDL-C 获益是后期降低 LDL-C 获益的 3 倍。ASCVD 预期风险的下降由治疗前 LDL-C 水平、LDL-C 绝对下降及降低持续时间决定。绝对临床获益与患者基线风险有关。短期绝对风险下降取决于:基线绝对风险与基线 LDL-C 水平及 LDL-C 绝对降低程度。LDL-C 低于何种水平获益便终止或发生危害,尚未明确。因此,降低 LDL-C 水平是防控 ASCVD 的首要干预靶点。

由于高 TG 血症时残粒脂蛋白水平升高,增高动脉粥样硬化的风险,非 HDL-C 应作为次要干预靶点。

非高密度脂蛋白胆固醇(非 HDL-C)是指除 HDL 以外其他脂蛋白中含有的胆固醇总和,计算公式如下:非 HDL-C=TC-HDL-C。非 HDL-C 作为 ASCVD 及其高危人群防治时调脂治疗的次要目标,适用于 TG 水平在 2.3～5.6 mmol/L 时,LDL-C 不高或已达治疗目标的个体。

根据 ASCVD 总体危险分层,设定调脂治疗干预靶点的达标值(表 12-8-4)。针对 LDL-C 基线值较高不能达标者,LDL-C 至少应降低 50%。极高危人群即使 LDL-C 基线水平在达标值以内,仍应将 LDL-C 进一步降低 30%。

表 12-8-4 不同 ASCVD 危险人群降 LDL-C/非 HDL-C 治疗达标值

危险等级	LDL-C(mmol/L)	非 HDL-C(mmol/L)
低危、中危	<3.4	<4.1
高危	<2.6	<3.4
极高危	<1.8	<2.6

(四) 治疗性生活方式干预

生活方式的调整是基石,如何强调都不为过。血脂异常明显受饮食和生活方式影响。控制饮食和改善生活方式是治疗血脂异常的基础措施。无论是否选择药物治疗,都必须坚持生活方式干预。

1. 饮食控制·改善饮食结构,根据患者血脂异常的程度、分型及性别、年龄和劳动强度等制订食谱。减少总能量摄入(每日减少 300～500 kcal)。在满足每日必需营养和总能量基础上,限制胆固醇摄入量(<300 mg/d),补充植物固醇(2～3 g/d)。限制饱和脂肪酸摄入量(占总能量比例一般人群<10%,高 TC 血症<7%),脂肪摄入优先选择富含 n-3(ω-3)多不饱和脂肪酸的食物。摄入碳水化合物占总能量 50%～60%,补充可溶性膳食纤维(10～25 g/d)。

2. 控制体重·肥胖是血脂代谢异常的重要危险因素。血脂代谢紊乱的超重或肥胖者的能量摄入应低于身体能量消耗,以控制体重增长,并争取逐渐减少体重至理想状态。减少每日食物总能量(每日减少 300～500 kcal),改善饮食结构,增加身体活动,可使超重和肥胖者体重减少 10%以上。维持健康体重(BMI 20.0～23.9 kg/m²),有利于血脂控制。

3. 增加运动·每日 30 min 中等强度代谢运动,每周 5～7 日。对于 ASCVD 患者应通过运动负荷试验充分评估运动的安全性。

4. 其他·戒烟,限盐,限制饮酒,禁烈性酒。

（五）药物治疗

在生活方式调整的基础上，如有必要应及时加用调脂药物，特别是他汀类药物，并根据血脂目标和副作用适时调整药物剂量和种类。非他汀类药物如依折麦布与 PCSK9 抑制剂，可作为他汀类药物的重要补充。

1. 他汀类·他汀类药物竞争性抑制体内胆固醇合成限速酶（HMG-CoA 还原酶）活性，减少胆固醇合成，同时上调细胞表面 LDL 受体，加速 LDL 分解代谢，还可抑制 VLDL 合成。可显著降低血清胆固醇、LDL-C 和 ApoB，也在一定程度上降低 TG，并轻度升高 HDL-C。

他汀类药物在人类 ASCVD 防治史上具有里程碑式的意义。他汀类降低冠心病死亡率和患者总死亡率。他汀治疗后，LDL-C 每降低 1 mmol/L，心血管事件相对危险降低 20%。他汀治疗也能使基线胆固醇不高的高危人群受益。58 项他汀临床试验（治疗组 76 359 例，安慰剂组 71 962 例）结果显示，LDL-C 降低幅度越大，时间越长，心脏事件减少越多，即他汀需要长期应用。他汀类药物适用于高胆固醇血症、混合性高脂血症和 ASCVD。目前国内临床常用的他汀及其每日剂量范围如下：洛伐他汀（lovastatin），10～80 mg；辛伐他汀（simvastatin），5～40 mg；普伐他汀（pravastatin），10～40 mg；氟伐他汀（fluvastatin），10～40 mg；阿托伐他汀（atorvastatin），10～80 mg；瑞舒伐他汀（rosuvastatin），10～20 mg。不同种类与剂量的他汀降 TC 幅度存在较大差别。

高强度他汀（LDL-C 降幅≥50%）：阿托伐他汀 40(80) mg 或瑞舒伐他汀 20(40) mg；中等强度他汀（LDL-C 降幅 30%～50%）：阿托伐他汀 10(20) mg，氟伐他汀 80 mg，洛伐他汀 40 mg，匹伐他汀 2～4 mg，普伐他汀 40(80) mg，瑞舒伐他汀 (5)10 mg，辛伐他汀 20(40) mg。他汀建议每日服用 1 次，可在任何时间段，但晚上服用时 LDL-C 降幅稍有增加。取得预期疗效后应坚持长期服用。如应用他汀后出现不良反应，可更换他汀种类、减少剂量、隔日服用或更换非他汀类药物。

关于他汀剂量的问题。临床研究和真实世界研究都证明：中等强度他汀可使我国大多数患者血脂达标。2016 年 DYSIS-CHINA 研究显示在中国患者中，大剂量他汀治疗并不能提高 LDL-C 达标率；同时，大剂量他汀治疗显著增加不良事件。目前尚无中国人群高强度他汀治疗的安全性数据，基于以上原因国内外权威血脂指南/共识均不推荐亚洲裔患者使用大剂量他汀。

由于他汀的广泛使用，应关注其安全性问题。常见问题如下。

（1）他汀强化降脂可能导致肌酶升高：他汀剂量增加，肌病风险增加。SEARCH 试验中辛伐他汀用药剂量为 80 mg 的患者中有 52 例发生肌病，而剂量为 20 mg 的患者中仅 1 例发生肌病。此外，大剂量组中有 22 例出现横纹肌溶解，20 mg 剂量组则均未出现。患者在服药第 1 年内发生肌病和横纹肌溶解风险最高，上述风险在老年和女性患者中更高。2011 年美国 FDA 建议：限制使用大剂量辛伐他汀。在新诊断患者中不应启动辛伐他汀 80 mg 治疗，包括已服用小剂量辛伐他汀的患者；辛伐他汀 80 mg 应限于已服用该药 12 个月，且无肌病证据患者。同时，FDA 建议：在服用胺碘酮、维拉帕米和地尔硫䓬的患者中，辛伐他汀剂量不应超过 10 mg；在服用氨氯地平的患者中，辛伐他汀剂量不应超过 20 mg。

（2）大剂量他汀增加新发糖尿病风险：2011 年 6 月 26 日 ADA 年会上 Preiss 以"他汀相关性糖尿病：发生率、病因及临床意义"为题进行大会报道，使更多学者关注他汀与新发糖尿病的关系。其实，早在 2001 年发表的西苏格兰冠心病预防研究（WOSCOPS）中研究者就注意到了他汀与新发糖尿病有一定的关系。该研究中普伐他汀可减少 30% 的糖尿病风险。但后续多个他汀研究却得出了相反的结论。2003 年 HPS（辛伐他汀）、2004 年 ASCOT-LIA（阿托伐他汀）、2007 年 CORONA（瑞舒伐他汀）和 2008 年发表的 JUPTTER（瑞舒伐他汀）研究发现，他汀治疗分别将糖尿病风险增加了 14%、15%、14% 和 25%。2006 年 Takano 等在 2 型糖尿病患者中观察到，阿托伐他汀有使血糖升高的趋势。2010 年 Koh 等一个小样本的随机双盲研究表明，在高胆固醇血症的患者中阿托伐他汀 10 mg、20 mg、40 mg 和 80 mg 治疗 2 个月后，HbA1c 分别较基线升高 2%、5%、5% 和 5%，空腹胰岛素同时升高了 25%、42%、31% 和 45%。同年，Bays 等在代谢综合征的患者中也观察到他汀类药物可使血糖轻度上升。

2008 年 Coleman 等荟萃分析显示普伐他汀倾向于减少糖尿病风险而其他他汀却增加糖尿病风险。2009 年 Swapnil 等荟萃分析显示在纳入的 5 个他汀研究中，糖尿病风险增加 13%。2010 年 Sattar 和 Preiss 等在 *Lancet* 发表的荟萃分析显示在 13 个他汀研究中（共 91 140 名受试者），平均随访 4 年，与安慰剂和标准治疗比较，大剂量他汀治疗增加了 9% 的新发糖尿病风险，特别是老年患者。2011 年 Preiss 等在 *JAMA* 上发表的一项荟萃分析显示与中等剂量的他汀相比，大剂量他汀增加新发糖尿病风险（比值比为 1.12），但同时显著减少新发心血管疾病的风险。

目前缺乏确切的理论来解释大剂量他汀与糖尿病风险增大之间的关系。在大剂量他汀治疗中，应注意到心血管风险的不断减小可能伴随糖尿病风险的增大。另一方面，这些结果的公布不应使冠心病患者或存在冠心病高危因素的人群远离他汀类药物。心脏病患者、有既往卒中史或存在心脏病高危因素的人群仍然可以从他汀类药物中获益。

（3）他汀的肝脏毒性：FDA 总结，自 20 世纪 90 年代以来，他汀类药物应用不断增加，但并未发现与他汀类应用可能相关的死亡或严重肝脏损害病例增长。美国 FDA 于 2000—2009 年通过检索不良事件报告系统（AERS）的数据显示，他汀类药物相关的严重肝脏损害发生率极低（每年每 100 万患者中≤2 例）。根据药物所致肝损害网络（DILIN）肝脏损害程度量表，在评分为 4 分（严重肝损害）或 5 分（死亡或肝移植）的 75 例（其中 27 例评分为 4 分，48 例评分为 5 分）严重肝损害病例中评估其因果关系，其中 30 例（14 例死亡，7 例肝脏移植，9 例严重肝功损害）认为可能与他汀类药物治疗相关，但未发现有病例与他汀类药物治疗存在高度相关。

FDA 也回顾了来自 DILIN 和急性肝功能衰竭研究小组（ALFSG）的病例，这些研究小组在其肝损害结果研究中，负责向 FDA 提交药物相关的肝损害病例报道。如 2011 年 1 月 1 日，DILIN 向 FDA 递交了 25 例他汀类药物相关的肝损害，其中 12 例患者最终接受住院治疗；一份来自 2010 年 ALFSG 的报告包含了 133 例特异性的药物所致肝脏损害导致急性肝衰竭的病例,其中 15 例正在服用他汀类药物,经鉴定,只有 6 例患者的肝损害是因服用他汀类药物所致。

基于所有已获得的数据,FDA 认为,现售的所有他汀类药物,与严重肝损害的相关性极低,定期监测血清丙氨酸氨基转移酶(ALT)并不能发现或预防严重的他汀类药物相关的肝损害。2012 年 2 月 28 日美国 FDA 批准他汀类降胆固醇药的安全性标签更改。移除了服用他汀类药物的患者需要定期监测肝酶的必要性。新标签推荐应在开始他汀类药物治疗前进行肝酶检查,此后有临床指征再行监测。FDA 总结道:他汀类药物的严重肝脏损害较少见,且在个体患者中无法预测。因此,定期肝酶监测在发现或预防严重肝脏损害方面的意义不大。

但是,鉴于中国病毒性肝病患者的数量远高于欧美国家,我们对 FDA 的推荐还应采取谨慎的态度。

(4)他汀对认知的影响:为评估他汀类药物对认知功能的作用,FDA 回顾了 AERS 数据库、已公布的医学文献(病例报道和观察研究)和临床随机试验。上市后不良事件报道描述了 >50 岁的个体,但不明确的记忆丧失或障碍,在停用他汀类药物治疗后是可逆性的,这种影响与年龄显著相关。发生这一损害的时间高度可变,从开始使用他汀类药物 1 日到几年不等。这些病例看起来与进行性痴呆如阿尔兹海默病无相关性。在审查中,此类不良事件和某一特定他汀类药物、个体的年龄、他汀类药物的剂量或同时服用的药物之间并未发现存在相关性。来自观察性研究和临床试验的数据表明,认知改变或临床显著的认知下降和他汀类药物应用之间不存在相关性。

在他汀类说明书中添加了有关他汀类药物潜在的非严重性和可逆性认知方面的副作用,如记忆丧失、意识模糊等。

总的来说,大多数患者对他汀类耐受性良好。少数接受大剂量治疗患者可出现转氨酶升高、肌痛、肌炎、血清肌酸激酶升高,极少数可发生横纹肌溶解而致急性肾衰竭。长期应用他汀类药物有增加新发糖尿病的风险。他汀不宜与环孢素、雷公藤、环磷酰胺、大环内酯类抗生素及吡咯类抗真菌药(如酮康唑)等合用。儿童、孕妇、哺乳期妇女和准备生育的妇女不宜服用。

同时,在临床工作中,LDL-C 降幅大小并非绝对,个体化降脂治疗可能更为重要,在他汀类药物治疗时,特别是强化降脂时,药物的效益-风险比亦值得考虑。

2. 肠道胆固醇吸收抑制剂 · 依折麦布(ezetimibe)口服后被迅速吸收,结合成依折麦布-葡萄醛甘酸,作用于小肠细胞刷状缘,抑制胆固醇和植物固醇吸收。依折麦布单药治疗可使高胆固醇血症患者的 LDL-C 降低 15%~22%。与他汀类联合治疗可使 LDL-C 降幅增加 15%~20%。适用于高胆固醇血症和以胆固醇升高为主的混合性高脂血症,单药或与他汀类联合使用。IMPROVE-IT 研究与 SHARP 研究显示,与单用他汀相比,联合应用依折麦布和他汀所产生的心血管获益幅度相同,亦即在 LDL-C 降幅相同的情况下,联合应用他汀和依折麦布或单用他汀具有等效性。依折麦布与他汀联合使用可进一步降低急性冠状动脉综合征(ACS)患者的心血管事件风险。推荐剂量为 10 mg,每日 1 次。依折麦布可与任何种类、剂量的他汀类药物同时使用。该药耐受性良好,没有报道重大的不良反应,最常见的不良反应是肝酶中度升高

和肌痛,停药后恢复。妊娠期和哺乳期禁用。

3. 普罗布考 · 普罗布考(probucol)渗入 LDL 颗粒核心中影响脂蛋白代谢,促进 LDL 通过非受体途径清除,降低胆固醇和 LDL-C,明显降低 HDL-C。它适用于高胆固醇血症。常用剂量为 0.5 g,每日 2 次口服。常见不良反应为恶心,偶见 QT 间期延长。室性心律失常、QT 间期延长、低血钾者禁用。

4. 胆酸螯合剂 · 属碱性阴离子交换树脂,在肠道内与胆汁酸不可逆结合,阻断胆酸的肠肝循环,促使胆汁酸随粪便排出,减少胆固醇的重吸收。它适用于高胆固醇血症和以胆固醇升高为主的混合性高脂血症。主要制剂及每日剂量范围:考来烯胺(colestyramine),4~16 g;考来替哌(colestipol),5~20 g;考来维仑(colesevelam),1.875~4.375 g。与他汀类联用可明显提高调脂效果。常见不良反应为恶心、呕吐、腹胀、腹痛、便秘。它可干扰其他药物的吸收,如叶酸、地高辛、贝特类、他汀类、抗生素、甲状腺素、脂溶性维生素等。此外,在某些患者此类药可升高循环 TG 水平。异常 β 脂蛋白血症和血清 TG>4.5 mmol/L 为绝对禁忌证。

5. 贝特类 · 激活过氧化物酶体增殖物激活受体 α(PPARα)和 LPL,降低血清 TG、升高 HDL-C 水平,促进 VLDL 和 TG 分解,以及胆固醇的逆向转运。它适用于高 TG 血症和以 TG 升高为主的混合性高脂血症。临床常用主要制剂:非诺贝特(fenofibrate),0.1 g 每日 3 次,或微粒型 0.2 g 每日 1 次;苯扎贝特(bezafibrate),0.2 g 每日 3 次,或缓释型 0.4 g 每晚 1 次。常见不良反应与他汀类药物类似。贝特类能增强抗凝药物作用,联合使用时需调整抗凝药物剂量。禁用于肝肾功能不良者,以及儿童、孕妇和哺乳期妇女。

6. 烟酸类 · 烟酸(nicotinic acid)也称维生素 B_3,其调脂作用可能与抑制脂肪组织中酯酶活性,减少游离脂肪酸进入肝脏,减少 VLDL 分泌有关。大剂量使用时可降低胆固醇、LDL-C 和 TG,升高 HDL-C。它适用于高 TG 血症和以 TG 升高为主的混合性高脂血症。烟酸有普通和缓释 2 种剂型,以缓释型较常用。推荐剂量为 1~2 g 每日睡前 1 次,建议从小剂量(0.375~0.5 g/d)开始,4 周后增至推荐剂量。烟酸类衍生物阿昔莫司(acipimox)0.25 g,每日 1~3 次餐后口服。烟酸常见不良反应包括面部潮红、瘙痒和胃肠道症状,偶见肝功能损害、高尿酸血症等。慢性活动性肝病、活动性消化性溃疡和痛风者禁用,糖尿病患者一般不宜使用。

7. 高纯度鱼油制剂 · 鱼油主要成分为 ω-3 长链多不饱和脂肪酸,包括二十碳五烯酸(EPA)和二十二碳六烯酸(DHA)等,其调脂机制尚不清楚,降低 TG 和轻度升高 HDL-C,对胆固醇和 LDL-C 无影响。它适用于高 TG 血症和以 TG 升高为主的混合性高脂血症。常用剂量为 0.5~1 g,每日 3 次口服。不良反应少见。有出血倾向者禁用。

8. 新型调脂药物

(1)ApoB$_{100}$ 合成抑制剂:米泊美生(mipomersen)是针对 ApoB mRNA 的反义寡核苷酸,通过抑制 ApoB 转录减少 VLDL 合成和分泌,可使 LDL 降低 25%。2013 年美国 FDA 批准其单独或与其他调脂药物联合用于治疗纯合子型家族性高胆固醇血症(HoFH)。常见不良反应为注射局部肿痛、瘙痒。

(2)前蛋白转化酶枯草溶菌素 9(PCSK9)抑制剂:通过

抑制 PCSK9 阻止 LDL 受体降解，从而促进 LDL-C 的清除。PCSK9 单抗单独或与他汀联合使用均明显降低血清 LDL-C（40%～70%），同时改善 HDL-C、LP(a) 等指标。FOURIER 研究显示，应用 PCSK-9 抑制剂降低 1 mmol/L 的 LDL-C 所产生的心血管获益幅度与他汀相同。在 LDL-C 降幅相同的情况下，PCSK-9 抑制剂或他汀降低心血管事件的疗效具有生物学等效性。此外，PCSK-9 抑制剂与他汀联用可进一步降低 LDL-C 和 ASCVD 风险。此类药物价格昂贵，需经皮下注射给药，通常隔 1 周注射 1 次。因为其不干扰口服药物的药代动力学或药效动力学，所以不会与口服吸收的药物相互反应。最常报道的副作用是注射部位的瘙痒和流感样症状。

（3）微粒体 TG 转移蛋白抑制剂：主要用于治疗 HoFH，可使 LDL-C 降低达 40%。不良反应发生率较高，主要包括转氨酶升高和脂肪肝。

9. 中药·中医认为高脂血症的主要病机是脾、肾、肝等脏腑功能紊乱，导致气机郁滞、痰浊化生、瘀阻脉络。治疗基本原则是化痰、活血、理气。具有调脂作用的中药有山楂、苦丁、绞股蓝、菖蒲等，可选用具有降脂作用的中成药有血脂康、脂必妥、蒲参胶囊等。中药可与其他调脂药物联用。

（六）如何选择调脂药物

先评估患者总体心血管风险，识别风险水平的 LDL-C 目标值（TG≥5.6 mmol/L 时，需立即启动非诺贝特治疗，预防急性胰腺炎），计算达到目标值需要降低 LDL-C 的百分率，选择一种能达到降低幅度的他汀类药物和平均剂量，个体对他汀类药物治疗的反应不同。因此，可能需要调整剂量，如果最大可耐受剂量的他汀类药物不能达到目标值，则考虑药物联用。当然，选择药物有通用的标准，诸如患者的临床情况、并用的药物、药物耐受性、当地用药传统和药品价格等因素，在决定药物和剂量的最后选择时可能起主要的作用。

首选他汀类药物降低 LDL-C，并且坚持长期使用。需要注意的是，尽管我们强调 LDL-C 达标的重要性，但并不是他汀类剂量越大越好。他汀药物剂量加倍，而疗效（如 LDL-C 的降低）并没有等比例增加（仅增加 6%～7%）。目前单用强化他汀降脂所能达到的水平是 LDL-C<1.81 mmol/L，但 80 mg/d 阿托伐他汀已使患者发生不良反应的危险性增加；且强化降脂不能带来更高的临床获益（发生主要冠心病事件风险的降低），故要达到更低的 LDL-C 水平，势必进一步加大他汀剂量，或联合用药，不良反应风险肯定明显增加，可能会抵消心血管事件方面的获益。此外，在临床应用中，剂量加大，费用必然增加，可能有很多患者不能长期坚持。

他汀是血脂异常干预中的基石药物。然而，患者个体间对他汀的反应有很大差异，使用同等剂量的他汀，有些患者的 LDL-C 变化很小。对他汀反应不良的因素包括外在因素和内在因素，前者如依从性不好、饮食、治疗时间、同时使用的其他药物等，后者则主要由患者的基因型决定。在临床实践中，医务人员或许需要基于个体化患者对药物的应答（如副作用、耐受性、LDL-C 水平）调整他汀治疗的强度。由于遗传学背景的差异，我国人群对于大剂量、高强度他汀治疗的耐受性和安全性较差，发生肝毒性、肌肉毒性的风险明显高于欧美国家患者。中等强度他汀治疗已可使大多数患者 LDL-C 达标，

故不推荐我国患者常规选择大剂量高强度他汀治疗。同时，在使用他汀过程中，还要关注他汀对血糖和认知的影响。

此外，血脂异常患者很多为高龄，在高龄人群中使用他汀类时要注意：① 在虚弱人群中，应密切监测他汀类的肌肉副作用，并且他汀类不应与贝特类药物联用，调脂目标和血脂测定频率均可降低要求；② 在痴呆人群中，调脂目标和血脂测定频率均可降低要求，应考虑对非动脉粥样硬化痴呆的个体进行适宜的他汀类药物治疗，在没能得到充分照顾的晚期痴呆老年患者中，应审慎选用药物治疗；③ 在临终关怀患者中，通常不需要调脂治疗，并且可考虑撤除原治疗。

总体上，他汀类药物总体安全性好。部分患者和医务人员对他汀类药物所致轻度肝酶可能过于关注和反应过度；他汀类药物增加新发糖尿病的风险远远小于它们减少 ASCVD 事件的效果。应当重视他汀类药物对横纹肌的不良反应，但横纹肌溶解症极少见；他汀类药物引起老年痴呆的证据不足；他汀类药物不增加癌症风险。

不能耐受他汀类药物或不能耐受实现 LDL-C 治疗目标所需他汀剂量的用药方案：① 更换他汀品种；② 减低他汀剂量；③ 隔日服药；④ 联合或更换其他调脂药物（依折麦布、贝特类、烟酸、PCSK9 等）；⑤ 强化生活方式治疗。

（七）何时联合

他汀类药物存在"6"定律，即他汀类剂量加倍，LDL-C 降幅仅增加 6%，同时随着剂量的加大，药物的副作用和费用随之增加；同时，即使他汀使 LDL-C 水平达标，仍存在发生严重大血管事件的残留风险。高 TG 和低 HDL-C 水平均为独立于 LDL-C 的心血管事件预测因子。在他汀治疗基础上加用其他种类的调脂药，可进一步降低 LDL-C 水平，纠正高 TG 和低 HDL-C 水平也是毋庸置疑的。

虽然很多患者用单药治疗可达到 LDL-C 目标值，但很大一部分高危患者或 LDL-C 水平极高的患者需要额外的治疗。还有一些患者不耐受他汀或不能耐受较大剂量他汀。在这些情况下，应当考虑联合治疗。

1. 他汀类与依折麦布·高胆固醇血症患者如对中等强度他汀治疗血脂不达标或不耐受，可考虑联合应用依折麦布，在他汀治疗基础上可使 LDL-C 进一步下降 18%，且不增加他汀的不良反应。ASCVD 极高危患者采用本方案可降低心血管事件风险。

2. 他汀类与贝特类·他汀与贝特类联用能更有效降低 LDL-C 和 TG 水平，同时升高 HDL-C，尤其适用于高危心血管病患者他汀治疗后仍存在 TG 或 HDL-C 控制不佳者。他汀与非诺贝特联用可使高 TG 伴低 HDL-C 血症患者心血管获益。由于他汀和贝特类药物代谢途径相似，联用时发生不良反应概率增加。应从小剂量开始，可采用晨服贝特类药物、晚服他汀类药物的方式，并严密监测肌酶和肝酶。

3. 他汀与 ω-3 脂肪酸·可用于治疗混合型高脂血症，不增加各自的不良反应。由于大剂量 ω-3 不饱和脂肪酸可增加出血风险，不宜长期应用。

4. 他汀与 PCSK9 抑制剂联合·他汀与 PCSK9 抑制剂联合应用已成为治疗严重血脂异常尤其是家族性高胆固醇血症（FH）的联合方式，可较任何单一的药物治疗带来更大程度的 LDL-C 水平下降，提高达标率。FH 尤其是 HoFH 患者，经

生活方式加最大剂量调脂药物（如他汀＋依折麦布）治疗，LDL-C 水平仍＞2.6 mmol/L 的 ASCVD 患者，加用 PCSK9 抑制剂，组成不同作用机制调脂药物的三联合用。

2018 年美国心脏协会（AHA）与美国心脏病学会（ACC）共同制定的降胆固醇治疗临床实践指南：极高危 ASCVD 患者，可在他汀类基础上加用非他汀类药物将 LDL-C 降低至 1.8 mmol/L 以下。极高危患者包括既往多次发生严重 ASCVD 事件史者，或发生过一次严重心血管事件且并存多种高危因素者。极高危患者经过最大耐受剂量他汀治疗后LDL-C 仍不能降至 1.8 mmol/L 以下，加用依折麦布是合理的。极高危患者经过最大耐受量他汀与依折麦布联合治疗后LDL-C 仍高于 1.8 mmol/L 者，加用 PCSK9 抑制剂是合理的。

（八）其他治疗措施

1. 脂蛋白血浆置换·是 FH（尤其是 HoFH）的重要辅助治疗措施，可使 LDL-C 降低 55%～70%。最佳治疗频率为每周 1 次。也用于极个别对他汀类药物过敏或不能耐受的严重难治性高胆固醇血症者。该治疗价格昂贵，有创且存在感染风险。

2. 手术治疗·对极严重的高胆固醇血症，如 HoFH 或对药物无法耐受的严重高胆固醇血症患者，可考虑手术治疗，包括部分回肠末段切除术、门腔静脉分流术和肝脏移植术等。

（九）治疗过程的监测

调脂治疗一般是长期的，甚至是终身的。不同个体对同一治疗措施或药物的疗效和副作用差异很大，应严密监测血脂水平及其他相关指标。非药物治疗者，开始 3～6 个月应复查血脂，如达标则继续非药物治疗，但仍需每 6～12 个月复查 1 次。首次服用调脂药物者，应于用药 6 周内复查血脂、转氨酶和肌酸激酶；如血脂达标且无不良反应，逐步减为每 6～12 个月复查 1 次；如血脂未达标且无不良反应，每 3 个月复查 1 次。如治疗 3～6 个月血脂仍未达标，应调整药物剂量或种类，或联合应用不同作用机制的调脂药物。每次调整药物种类或剂量均需在 6 周内复查血脂、转氨酶和肌酸激酶。

（十）特殊人群血脂异常的管理

1. 糖尿病·糖尿病合并血脂异常主要表现为 TG 升高、HDL-C 降低、LDL-C 升高或正常。调脂治疗可以显著降低糖尿病患者发生心血管事件的危险。糖尿病患者血脂异常应按照 ASCVD 危险评估流程进行危险分层干预管理，并根据心血管疾病危险程度确定 LDL-C 达标值。40 岁及以上糖尿病患者血清 LDL-C 水平应控制在 2.6 mmol/L 以下。用药首选他汀类药物，如合并高 TG 伴或不伴低 HDL-C 者，可采用他汀类与贝特类药物联合应用。

2. 高血压·调脂治疗能够使多数高血压患者获益，特别是在减少冠心病事件方面。他汀与降压药联合应用，使心血管危险下降更为显著。中等危险的高血压患者均应启动他汀治疗，根据不同危险程度确定调脂达标值。

3. 代谢综合征·代谢综合征是一组以肥胖、高血糖、高血压及血脂异常[高 TG 血症和（或）低 HDL-C 血症]集结发病的临床综合征。代谢综合征患者是发生心血管疾病的高危人群。代谢综合征的主要防治目标是预防 ASCVD 及 2 型糖尿病，对已有 ASCVD 者要预防心血管事件再发。原则上应先启动生活方式治疗，如果不能达标，则应针对各个组分采取相应药物治疗。代谢综合征血脂代谢紊乱的治疗目标是 LDL-C＜2.6 mmol/L、TG＜1.7 mmol/L、HDL-C≥1.0 mmol/L。

4. 慢性肾脏疾病（CKD）·CKD 常伴随血脂代谢异常并促进 ASCVD 的发生。在可耐受的前提下，推荐 CKD 患者接受他汀类治疗。治疗目标：轻、中度 CKD 者 LDL-C＜2.6 mmol/L，非 HDL-C＜3.4 mmol/L；重度 CKD、CKD 合并高血压或糖尿病者 LDL-C＜1.8 mmol/L，非 HDL-C＜2.6 mmol/L。推荐中等强度他汀类治疗，必要时联合胆固醇吸收抑制剂。

CKD 患者是他汀类引起肌病的高危人群，发病风险与他汀剂量密切相关，故应避免大剂量应用。中等强度他汀治疗 LDL-C 不能达标时，推荐联合应用依折麦布。贝特类可升高肌酐水平，在中重度 CKD 患者中与他汀联用时，可能增加肌病风险。

七、预防和预后

血脂异常的预防措施主要包括普及健康教育，提倡均衡饮食，增加体力活动及体育运动，预防肥胖，避免不良生活习惯，并与肥胖症、糖尿病、心血管疾病等慢性病防治工作的宣教相结合。经积极的综合治疗，本病预后良好。

参考文献

［1］ Anderson TJ, Gregoire J, Hegele RA, et al. 2012 update of the Canadian cardiovascular society guidelines for the diagnosis and treatment of dyslipidemia for the prevention of cardiovascular disease in the adult[J]. Can J Cardiol, 2013, 29(2)：151-167.

［2］ Stone NJ, Robinson JG, Lichtenstein AH, et al. 2013 ACC/AHA guideline on the treatment of blood cholesterol to reduce atherosclerotic cardiovascular risk in aduts; a report of the American College of Cardiology/American Heart Association Task Force on Practice Guidelines[J]. J Am Coll Cardiol, 2014, 63 (25 Pt B)：2889-2934.

［3］ Expert dyslipidemia panel of the international atherosclerosis society panel members. An international atherosclerosis society position paper: global recommendations for the management of dyslipidemia-full report[J]. J Clin Lipidol, 2014, 8(1)：29-60.

［4］ Catapano AL, Graham I, De Backer G, et al. 2016 ESC/EAS guidelines for the management of dyslipidaemias[J]. Eur Heart J, 2016, 37(39)：2999-3058.

［5］ Jellinger PS, Handelsman Y, Rosenblit PD, et al. American Association of Clinical Endocrinologists and American College of Endocrinology guidelines for management of dyslipidemia and prevention of atherosclerosis[J]. Endocr Pract, 2017, 23(Suppl 2)：1-87.

［6］ Cholesterol Treatment Trialists'(CTT) Collaboration, Fulcher J, Rachel O, et al. Efficacy and safety of LDL-C lowering therapy among men and women: meta-analysis of individual data from 174, 000 participants in 27 randomised trials[J]. Lancet, 2015, 385(9976)：1397-1405.

［7］ European Atherosclerosis Society (EAS) and the European Federation of Clinical Chemistry and Laboratory Medicine (EFLM) Joint Consensus Initiative, Nordestgaard BG, Anne L, et al. Fasting is not routinely required for determination of a lipid profile: clinical and laboratory implications including flagging at desirable concentration Cutpoints-A joint consensus statement from the European atherosclerosis society and European federat[J]. Clin Chem, 2016, 62(7)：930-946.

［8］ 诸骏仁, 高润霖, 赵水平, 等. 中国成人血脂异常防治指南(2016 年修订版)[J]. 中国循环杂志, 2016, 31(10)：937-953.

［9］ 2014 年中国胆固醇教育计划血脂异常防治建议专家组, 中华心血管病杂志编辑委员会, 血脂与动脉粥样硬化循证工作组, 等. 2014 年中国胆固醇教育计划血脂异常防治专家建议[J]. 中华心血管病杂志, 2014, 42(8)：633-636.

甲状旁腺、调钙激素、骨质疏松与代谢性骨病

第一章 · 甲状旁腺形态学及发育

袁凌青　廖二元

甲状旁腺(parathyroid)自婴儿起逐渐增大,30 岁以后其体积基本稳定。正常成人的甲状旁腺平均体积为 30 mm³ (5 mm×3 mm×2 mm),较长的腺体狭窄而薄,相反则宽而厚。重量 50～60 mg。甲状旁腺分泌的甲状旁腺素(parathyroid hormone,PTH)在钙磷代谢、细胞凋亡、骨骼代谢等方面起重要作用,并对血压和糖代谢有一定调节作用。甲状旁腺的胚胎起源与甲状腺和胸腺关系密切,甲状旁腺疾病不但可以源于甲状旁腺本身,还可源自异位于甲状腺或胸腺内的甲状旁腺组织。

一、解剖特点

1849 年,Sir Richard Owen 首次在犀牛体内认识到甲状旁腺,31 年后,Ivar Sandstrom 首次描述了人的甲状旁腺。约 80% 的正常人有 4 个甲状旁腺,13% 有 3 个,6% 有 5 个,少数人可达 10 个之多。

(一) 甲状旁腺解剖和数目

甲状旁腺为扁椭圆形小体(上皮小体),呈淡黄棕色。多个腺体的临床意义在于:① 如果多个腺体都正常,那么原发性甲旁亢可能源于多发性内分泌腺瘤综合征,特别是 1 型 MEN 或家族性原发性甲旁亢;② 如果多个腺体都肿大且功能亢进,则继发性甲旁亢的可能性大;③ 如果仅一个腺体明显增大,则为甲状旁腺瘤(癌),如果多个甲状旁腺中有两个肿大,则提示为双腺瘤可能性大。甲状旁腺偶可发生异位,异位的甲状旁腺可为单发性或多发性。当这些异位的甲状旁腺发生肿瘤,引起甲旁亢时,往往导致常规手术治疗的失败,所以一般均应在术前进行定位诊断,包括高分辨率 B 超、MRI、选择性静脉采样 PTH 测定和 MIBI 扫描等。

1. 甲状旁腺形态 · 甲状旁腺的颜色取决于脂肪量、嗜酸性细胞数量及血管的多少。在幼儿,甲状旁腺多呈淡红色而较透明,并随年龄增长颜色加深。有时正常甲状旁腺外观与

脂肪相似,但放入生理盐水中,甲状旁腺下沉,而脂肪不下沉。甲状旁腺质软,易被周围组织铸形,需与淋巴结或甲状腺结节鉴别,后两者较坚实而有弹性。正常甲状旁腺具有多形性,当腺体位于甲状腺上及包膜下时,腺体呈扁平状、饼状或叶状。在环状软骨、甲状软骨联合部或胸腺者呈卵圆形、圆形或为泪滴状、豆荚状或香肠形,包膜下腺体常有锐利的边缘。甲状旁腺包膜光滑,有小血管,可与淋巴结或脂肪组织区别。

甲状旁腺一般位于甲状腺侧叶的后面和甲状腺囊之间。根据其位置分别称为上甲状旁腺和下甲状旁腺。甲状腺侧叶后缘、甲状腺上、下动脉的吻合支与甲状旁腺的位置关系密切,因此吻合支可作为寻找甲状旁腺的标志。

2. 上甲状旁腺 · 较为恒定,一般位于甲状腺上叶的后面,较少发生异位。当上甲状旁腺"受重力作用而下降"时,可以降至下甲状旁腺的下方;但如果是胚胎发育的原因,可以降至纵隔的后部或中部,并多位于肺主动脉窗处;上甲状旁腺还可位于甲状腺中、上 1/3 处的后面,即靠近喉返神经环甲膜入口和甲状腺上动脉的头侧,或位于甲状腺上方的咽外侧壁内或其附近,并有独立的血液供应。

3. 下甲状旁腺 · 变异较大,主要与胚胎咽囊下降程度的变化大有关。下甲状旁腺一般在甲状腺后外侧的表面,即颈部胸腺残余的上方、齐平或其内。但也可见于:① 甲状腺筋膜鞘内,位于甲状腺下动脉之下,靠近甲状腺下极;② 甲状腺筋膜鞘的后方和外部,居于甲状腺下动脉的上方;③ 甲状腺实质内,靠近腺叶后缘近下端处;④ 气管食管陷窝和食管后部(下甲状旁腺可不下降);⑤ 保留在下颌骨角附近;⑥ 随胸腺一起进入前纵隔;⑦ 约 1/10 的下甲状旁腺异位到胸骨后胸腺附近;⑧ 颈动脉鞘内;⑨ 主动脉的大血管根部,或位于下颈部(39%),且包裹于胸腺组织中。如肿瘤发生于甲状腺下动脉以下,可沿甲状腺下静脉向下转移至上纵隔的气管前面;如肿瘤发生在甲状腺下动脉以上,可向下和向后转移到后纵

隔内或食管的后面。大约 10％ 的原发性甲旁亢的下甲状旁腺病变可异位于胸腺胚胎移行途径的任何部位，异位于胸腺者需要开胸手术探查。

（二）甲状旁腺与甲状腺动脉

因喉返神经的位置比较恒定，上甲状旁腺位于甲状腺下动脉的头侧、喉返神经的背侧；下甲状旁腺位于甲状腺下动脉的尾侧及喉返神经的腹侧。上甲状旁腺倾向于向背侧移位，迷走于后纵隔；而下甲状旁腺倾向于向腹侧移位，迷走于前纵隔。尽管有这些胚胎学差异，但是甲状旁腺分布仍有规律可循。通常位于环状、甲状软骨联合部的上甲状旁腺可降至后纵隔上部，下甲状旁腺可位于胸腺中降至前纵隔上部，移位的腺体常难以发现，唯一线索是可见异常扩张的静脉和动脉。移位的机制还不清楚，可能因腺体大及重量增加，病变腺体可进入对其无阻力的间隙。甲状腺上极后面、下极侧方及后面的腺体很少移位，这些腺体常位于甲状腺包膜内，由一个或多个短而粗的"蒂"固定。

二、胚胎组织特点

（一）甲状旁腺组织

以前认为，两栖动物才开始形成甲状旁腺。近年发现，鱼类已经有完整的甲状旁腺腺体。人类的甲状旁腺发育受许多基因（如 *Gcm2/GCMB*、*Pax1*、*Pax9*、*Hox3a*、*Tbx1*、*GATA3*、*TBCE*、*Sox3*、*Eya1*、*Six1/4* 等）的调节。在胚胎第 7 周，甲状旁腺的原基即逐渐与咽囊分离，并向尾侧移动；第 8 周，原基细胞团渐次分化，形成腺体；人胚第 15 周时，第 3 对咽囊的背翼上皮分化成下甲状旁腺组织，而其腹翼形成胸腺。

1. 上甲状旁腺 · 从第四对咽囊的背翼上皮分化而来，但在发育过程中，由于胸腺向尾侧移动，带动了下甲状旁腺，使来源于第四对咽囊的甲状旁腺反而居于上方而成为上甲状旁腺。这是因为第四对咽囊形成的这对甲状旁腺即上甲状旁腺，其向下移动较近，多停留于甲状腺后缘的中部，有时亦可埋入甲状腺内，一般位于或接近甲状腺下动脉入口 1 cm 处。

2. 下甲状旁腺 · 自第三对咽囊形成的一对甲状旁腺向下移动较远，在形成下甲状旁腺的过程中与胸腺的发生有密切联系，即来源于咽囊腹翼的胸腺，在下降时常将下甲状旁腺牵拉至甲状腺后缘。在下甲状旁腺和胸腺向尾端下降过程中，甲状旁腺一般与胸腺分离，而位于甲状腺下极后方附近，即位于颈胸腺残余组织（甲状胸腺韧带）的上方、齐平或其中。两对甲状旁腺的细胞排列成索状，索间有毛细血管伸入并逐渐演化成内分泌腺体。

甲状旁腺外层包以结缔组织被膜，并伸入实质，将其分成若干分界不明显的小叶，血管、淋巴管和神经随结缔组织而出入腺体。随年龄增长，结缔组织逐渐增多。

（二）甲状旁腺功能细胞

甲状旁腺实质主要由排列成索、团的腺上皮和丰富的穿孔型毛细血管及网状纤维组成，上皮细胞可排列成滤泡状，腔内含少量胶质。早期，甲状旁腺细胞分化为主细胞，10 岁以后才出现嗜酸性细胞。

1. 主细胞 · 幼年时期的甲状旁腺主要由主细胞（chief cell）组成。主细胞是合成及分泌 PTH 的细胞（在 10 岁前只有主细胞）。由于胞质的染色深浅不同，可分为透明细胞和暗细胞两种；两者比例为（3～5）∶1。

2. 透明细胞 · 透明细胞胞质颗粒内含 PTH，以胞吐方式排放。根据 Cattleman 和 Roth 的观察，正常人有 70％～80％ 的主细胞处于休止期，20％～30％ 的主细胞处于活动期。血清钙似乎控制主细胞的休止期，血清钙增高时休止期延长，反之休止期缩短，而合成期的长短与血清钙无关。甲旁亢患者的主细胞内脂肪小滴明显减少或无脂肪小滴，未受累腺体的主细胞脂肪小滴明显增加。在病变腺体中，间质脂肪细胞减少或完全缺如，而在未受累或正常腺体中增加。脂肪细胞或细胞内脂肪小滴在腺体内的分布不均匀，因此不能单凭这一特点诊断为甲旁亢。深色细胞或暗细胞是休止期的非活性细胞，胞质内含少量分泌颗粒，高尔基复合体不发达，但有大量糖原和脂滴，胞质着色深。从分泌期到休止期，中间有数个过渡期，着色深浅差别不大，一般难以鉴别。

3. 嗜酸性细胞 · 嗜酸性细胞由主细胞转化而来，同时可见两者间的过渡型细胞（transitional cell）。7～10 岁时才开始出现少量嗜酸性细胞，且随着年龄增长而增多。胞质中有嗜酸性颗粒，电镜下为许多小圆形线粒体。高尔基复合体不发达，含有少量糖原、脂滴和酶类（如脱氢酶、氧化酶和 5′-核苷酸酶）。在正常甲状旁腺中，嗜酸性细胞既不合成也不分泌 PTH。但是，在甲状旁腺腺瘤患者的嗜酸性细胞中含丰富的粗面内质网、分泌颗粒及巨大高尔基复合体，能合成及分泌过量 PTH。

4. 甲状旁腺增生与细胞凋亡 · 长期的甲状旁腺增生与 PTH 分泌增多并存，提示细胞的增殖与凋亡存在平衡失调。光镜下，继发性甲旁亢有典型的核凋亡改变。Bcl-2 在正常组织的着色明显高于原发性和继发性甲旁亢，尤其以结节处为甚。Bax 在正常组织分布均匀而在甲旁亢的甲状旁腺组织分布不均匀，表明甲旁亢时有代偿性细胞凋亡增强。Ki-67 阳性细胞数在继发性甲旁亢中明显增高，但凋亡细胞数明显减少，并伴有 Bcl-2 明显升高。因此，认为原发性与继发性甲旁亢的细胞增殖特点是不同的，由于 Bcl-2 升高，减弱了凋亡过程，发生继发性甲旁亢。

（三）甲状旁腺紧密连接

甲状旁腺组织的主质细胞间有紧密连接，具有小分子物质的通透功能，其物质基础是一些结构蛋白，如 claudin 和 occludin。甲状旁腺的细胞紧密连接与细胞骨架（cell cytoskeleton）蛋白相互作用，促进分子转运。claudin 16（paracellin-1）在低镁血症-高尿钙综合征的发病中可能起重要作用。

三、血液供应和淋巴回流与神经支配

（一）甲状旁腺动脉

正常甲状旁腺的血管很细，其来源不易识别。甲状旁腺主要从甲状腺下动脉分支，但也可从甲状腺上、下动脉之间的吻合支或甲状腺最下动脉获得血液供应。动脉支主要由腺体门区进入腺体内。位于甲状腺上极背面的病变腺体常接受甲状腺上动脉的血液供应。上位甲状旁腺的血液供应通常有三种来源：① 甲状腺上动脉后支，为最主要的动脉血供来源；② 甲状腺上、下动脉的吻合支；③ 甲状腺最下动脉及喉部、气管、食管等处动脉。环状、甲状软骨联合部的腺体血液供应常来自甲状腺下动脉，位于甲状腺下极的甲状旁腺多数由甲状腺下动脉降支血液供应。纵隔内甲状旁腺的血液供应来自胸廓内动脉胸腺支。偶尔甲状旁腺的血液供应可来自对侧颈部。腺体动脉供应情况可用于确定甲状旁腺的位置。

甲状旁腺的静脉汇入甲状腺静脉，纵隔甲状旁腺的静脉血汇入胸腺静脉或胸廓内静脉。由甲状腺下动脉供应的血液一般汇入甲状腺下静脉，甲状腺下静脉和胸腺静脉间常有吻合支。静脉多与动脉平行。在手术中应重视上述血管分布。偶尔，甲状旁腺可埋入甲状腺实质内，扫描时表现为甲状腺冷结节，并可因此造成甲状旁腺探查失败。

（二）淋巴回流和神经支配

甲状旁腺的淋巴管丰富，并且与甲状腺和胸腺的淋巴管连通。甲状旁腺的神经源自交感神经，其直接从颈上或颈中交感神经节，或间接通过位于甲状腺侧叶后面筋膜内的神经丛进入甲状旁腺。

参考文献

[1] Bilezikian JP, Bandeira L, Khan A, et al. Hyperparathyroidism [J]. Lancet, 2018, 391(10116): 168-178.
[2] Thompson NW. History of hyperparathyroidism [J]. Acta Chir Scand, 1990, 156: 5-21.
[3] Peissig K, Condie BG, Manley NR. Embryology of the parathyroid glands [J]. Endocrinol Metab Clin North Am, 2018, 47(4): 733-742.
[4] Roy M, Mazeh H, Chen H, et al. Incidence and localization of ectopic parathyroid adenomas in previously unexplored patients [J]. World J Surg, 2013, 37(1): 102-106.
[5] Abbaci M, De Leeuw F, Breuskin I, et al. Parathyroid gland management using optical technologies during thyroidectomy or parathyroidectomy: a systematic review [J]. Oral Oncol, 2018, 87: 186-196.
[6] Grigorieva IV, Thakker RV. Transcription factors in parathyroid development: lessons from hypoparathyroid disorders [J]. Ann N Y Acad Sci, 2011, 1237: 24-38.
[7] Brandao K, Deason-Towne F, Perraud AL, et al. The role of Mg²⁺ in immune cells [J]. Immunol Res, 2013, 55(1-3): 261-269.

第二章·甲状旁腺素与甲状旁腺素相关蛋白

张镜宇　刘建民

第一节·甲状旁腺素

甲状旁腺（parathyroid gland）及甲状旁腺素（parathyroid hormone, PTH），是在脊椎动物进化的晚期才出现的新内分泌腺和新激素，是与当初从水界登上陆地的先祖动物相伴而生的。

一、PTH 的化学本质是 84 肽

PTH 是甲状旁腺主细胞合成和加工后，分泌到体液中的一种由 84 个氨基酸残基组成的内分泌激素，即 PTH$_{1-84}$，又称完整（intact）PTH。它是唯一或罕有的不含糖的多肽激素，也无其他共价连接物。人 PTH$_{1-84}$分子量为 9 425，有非常独特的三肽 Arg-Lys-Lys 结构单元或基序（RKK motif），而且分布于第 25 和 52 位两处，这是人的其他蛋白质中所没有的基序。

完整 PTH 的中间部分较具疏水性；N 端部分为生物活性所必需，且氨基酸序列高度保守，种间只在 13～22 位有少许不同；C 端肽段较"不重要"，其氨基酸序列可一直切到只剩下 1～27 肽而仍有部分活性。人工合成的 PTH$_{1-34}$按摩尔比计算，具有与完整 PTH$_{1-84}$相当的活性。因此，许多研究以 PTH$_{1-34}$代替 PTH$_{1-84}$为材料进行实验。

通过 PTH 受体（PTHR）系统的研究，PTH$_{1-34}$中的 14～34 区段为受体结合所必需，进而精缩到 18～34 序列，最后只需 25～34 小段。对受体的腺苷酸环化酶的激活作用，N 端 1～6 序列则是必需的。去掉第一个氨基酸，活性显著下降，再去掉第二个氨基酸则失活，反而成为拮抗剂。合成的 PTH$_{7-34}$可以结合受体，但不能有效地激活受体；于是成为合成的 PTH$_{1-34}$的竞争性拮抗物。

PTH$_{1-34}$的在立体结构上两端为 α 螺旋，中间为铰链/转折（hinge/turn）的连接部。这是 MRI 的研究结果，但由于所用介质不同，各结构域分布的测定结果稍有差异。大体可描述为第 1～11 位为第一个 α 螺旋区（其中 1～4 位较松散）；第 12～19 序列为中间部，其中第 11～13 位为柔性铰链，第 14～17 部位为转折；第 17～28 区为另一 α 螺旋。类似典型的螺旋/转折/螺旋（H/T/H）基序（motif）。因中间铰链将两头的 α 螺旋折向接近，使其三级结构成为"U"形。于是中间连接的铰链对整个立体结构的易变性起着重要作用。围绕第 12 位将 α-氨基酸改变成 β-氨基酸，则活性会因结构改变而有变化，如 11 位或 11、12 位换成 β-丙氨酸，则失活。若 12、13 位皆替换，与受体结合容量下降，却仍有活性。只 13 位换为 β-丙氨酸则仍保持完全活性。

完整 PTH 的 C 端的一半，似乎也是 H/T/H 的类似结构，自 55 位前后至 64 位左右为一 α 螺旋区，第 70 位前后至 84 位含另一 α 螺旋区（图 13-2-1）。

二、PTH 的合成、分泌和代谢

（一）PTH 的生物合成

以不含加工酶类（processing enzymes）的无细胞蛋白合成系统（cell-free protein-synthesizing systems）研究显示，PTH mRNA 的翻译产物是一个含 115 氨基酸残基的前甲状旁腺素原（pre-pro-PTH），相当于在完整 PTH 的 N 端前边伸出一个疏水性的 31 个残基的引导肽或信号序列（图 13-2-2）。此信号序列引导新生 PTH 前体能够自糙面内质网，边延长边向内

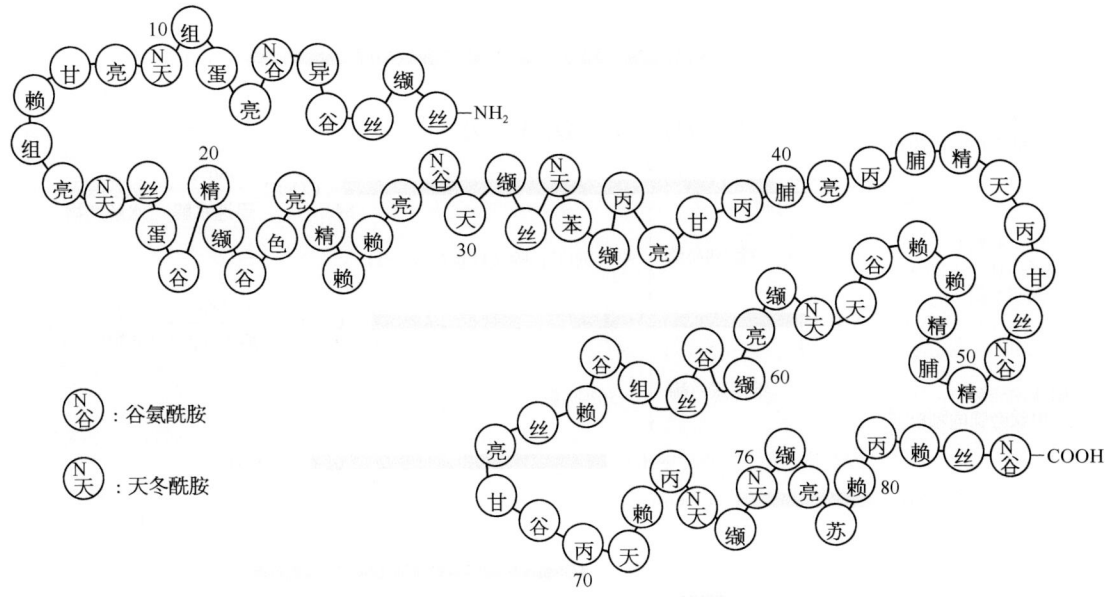

图 13-2-1 人甲状旁腺素(PTH₁₋₈₄)结构

质网的泡腔(cisternal space)转移。在此处于 1 min 内由信号肽酶(signal peptidase)将前 25 个氨基酸残基的"pre"序列(-7～-31)水解除去,成为 90 个氨基酸残基的甲状旁腺素原(proPTH)。因此,在主细胞内只有极为有限的全长前体。proPTH 借助能量依赖机制通过内质网的膜通道,转运到高尔基器,在这里经蛋白原转化酶-7(proprotein convertase-7,PC-7)和(或)弗林蛋白酶(Furin)将 6 个残基的"pro"序列(-6～-1)去除,成为 PTH₁₋₈₄即完整甲状旁腺素,此过程需 15～20 min。但是并非所有 proPTH 都能转化成 PTH,80%～90%的 proPTH 迅速完全降解,且降解速度受 Ca²⁺浓度调节。最后含 84 残基的完整 PTH 进入贮池颗粒,储存和待分泌。proPTH 的 C 端没有其他附加序列。proPTH 也无甚内在活性,从不分泌,即使在甲旁亢时血中也从未检出过。最后,成熟的 PTH₁₋₈₄无需糖基化即有活性,这在肽类激素中可能是唯一的。

(二) PTH 在腺体内的降解

新合成的完整 PTH 一旦进入储存区,50%～90%即在腺体内那些形态异型的同时含有 PTH 与蛋白酶的颗粒中被降解,产生非常特异的片段(图 13-2-3),是以腺体内几无储存激素。参与的蛋白水解酶为组织蛋白酶(Cathepsin)B 和 D,水解部位在 36～37 位和 33～34 位之间的肽键,故产生 PTH₁₋₃₆(少量 1～33)和 37～84(少量 34～84)两种片段。其中 PTH₁₋₃₆和 PTH₁₋₃₃迅速分解成二肽及三肽,实际上这是一种灭活过程。C 端片段 PTH₃₄₋₈₄和 PTH₃₇₋₈₄不再分解,而随 PTH₁₋₈₄以 2∶1(C 端片段∶完整 PTH 之摩尔比)一起分泌入血。血中没有 PTH₁₋₃₆和 PTH₁₋₃₃,绝无 PTH₁₋₃₄。

上文述及 proPTH 大部未经加工即在原地完全降解,这里成熟 PTH 又有 50%以上降解成对钙平衡无活性的 C 端片段和迅速水解的 N 片段。大自然及其"抚育"下的高等陆生动物和人为何如此浪费?由于完整 PTH 降解的量及分泌的

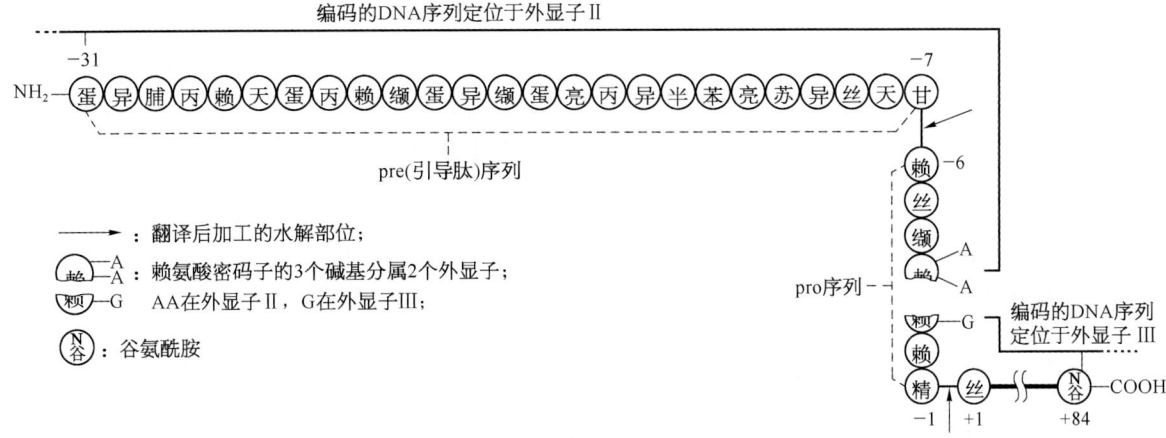

图 13-2-2 前甲状旁腺素原的一级结构

△pre-(前-)包括氨基酸序列-7～-31 和 pro-(原-)为氨基酸序列-6～-1,均详细列出,PTH₁₋₈₄序列从略(详见图 13-2-1)

△前-原-PTH 肽的编码 DNA 序列在基因结构中对应位置是:自-31 位至-3 位赖氨酸密码子的前二碱基 A·A 属基因结构中的外显子Ⅱ;自-3 位赖氨酸密码子的第三个碱基 G 起至 PTH 其余的编码序列属基因结构中的外显子Ⅲ

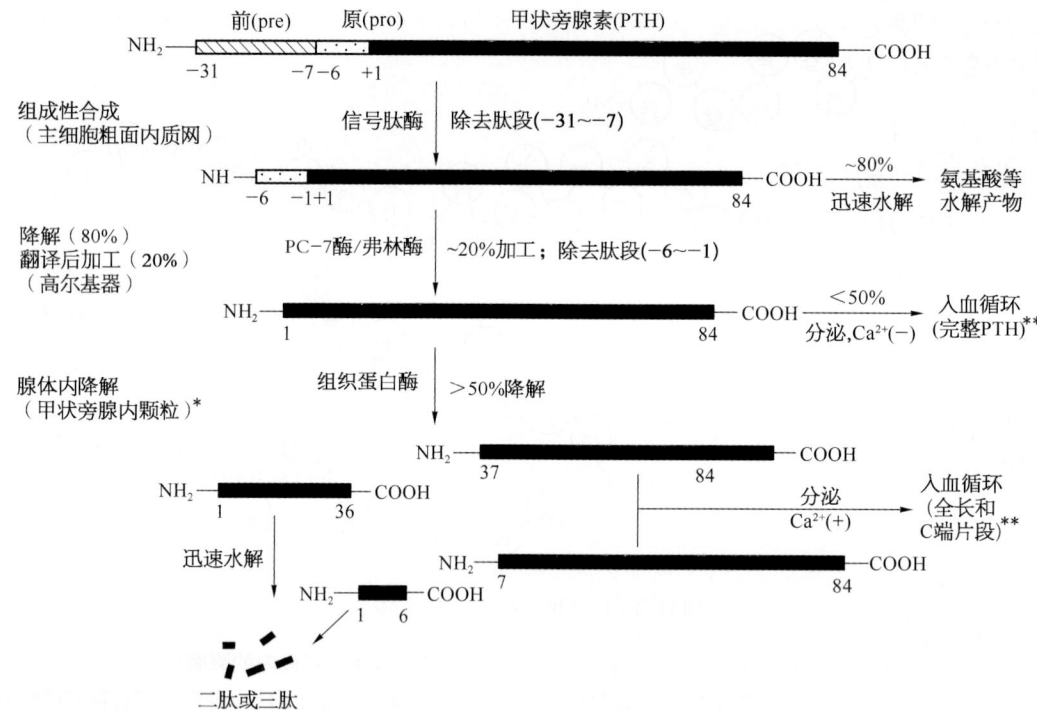

图 13-2-3 甲状旁腺素的翻译后加工和腺体内降解

*外周降解与此类似，在肝 Kupffer 细胞内进行，其中 1～36 片段也不再入血，只 C 端片段重入血循环。**血循环中只有完整 PTH$_{1-84}$ 和 C 端片段（37～84，以及少量 34～84 和长一点的 7～84）两种分子形式。Ca^{2+}（—）指钙浓度对分泌负调控，Ca^{2+}（+）指正调控

多少受体液中游离 Ca^{2+} 影响。例如：在甲状旁腺静脉血中 PTH$_{1-84}$/C 端片段受血浆中钙浓度的影响，所以这种新合成的 PTH 在细胞内的降解作用，实际上是对血中活性的 PTH$_{1-84}$ 水平的一种占主要地位的、特殊的调节机制。这也许是进化上晚近出现的激素才有的极其独特的调节机制。

（三）PTH 在外周组织中的代谢

分泌入血的 PTH 主要在肝和肾中代谢和清除。血中完整 PTH 的清除有 40%～75% 在肝中进行。除少数 PTH$_{1-84}$ 被肝细胞摄取外，大部被肝中的库普弗（Kupffer）细胞（同甲状旁腺主细胞一样）将 PTH$_{1-84}$ 在 36～37 位和 33～34 位残基之间裂解。水解酶也是组织蛋白酶 B，可分解 36～37 之间的肽键，产生 N 端片段 PTH$_{1-36}$ 和 C 端片段 PTH$_{37-84}$，其中 N 端片段继续降解，只有 C 端片段重入血中。循环中的 PTH$_{1-84}$ 20%～30% 由肾清除，但仍有 PTH 的片段自肾产生，同样也是由肾中组织蛋白酶裂解，产生 N 端片段和 C 端片段，像在肝中一样，只 C 端片段重新入血循环；N 端片段则不再入血，而被迅速进一步降解。即使肾衰竭者也无 N 端片段入血。

前已述及 PTH 的降解是重要的调节机制，如果腺体释放 N 端片段，以及肝肾产生的 PTH$_{1-36}$ 又重入血中，等于完全没有灭活而失去调节或代谢的作用。自然选择是不能容许这样无生物学意义的事实存在的。

（四）N 端截短（truncated）的 PTH 片段（去头 PTH）的发现

在循环血中发现了一种与上述所有片段的性质和组成都不同的 PTH 片段。由于在肾病晚期患者观察到：用双位（夹心）免疫测定法测定完整 PTH 时常得到惊人的意外高值，遂产生疑问而进行深入研究得以发现去头 PTH。以 HPLC 分析尿毒症型和其他型的甲旁亢血样，用不同商品试剂盒均可检测到两个洗脱峰，其一符合 PTH$_{1-84}$，另一与合成的 PTH$_{7-84}$ 相符。由于全长和截短 PTH 均可检出，提示所用抗体的识别表位不需要 PTH N 端头 6 个或更多的氨基酸存在。此解释可与如下观点相符，即原先高值中被检出的分子实体除 PTH$_{1-84}$ 外，还有 PTH$_{1-84}$ 的 N 截短型，与 PTH$_{7-84}$ 如果不是全同也是极为相近的。进一步层析研究发现截短/完整两型的比值正常肾功能者比肾衰竭者低，在高钙血症中去头者的百分数上升。

新的免疫测定法采用识别 PTH 分子中 1～6 氨基酸序列的抗体，对肾病晚期患者做血样测定。将结果与用市售试剂盒所得结果相比，用合成的不同 PTH 片段试验，证明新法不能识别 PTH$_{7-84}$，只能检出含有第一位氨基酸 PTH$_{1-84}$ 的分子。曾广泛使用的其他试剂盒，皆对 PTH 的第一位氨基酸不敏感，均可检出 PTH$_{7-84}$ 而连同 PTH$_{1-84}$ 给出假高值。新法证明，肾病患者，无论基础状态，还是以急性升降血钙进行甲状旁腺兴奋试验，其血中 PTH$_{1-84}$ 浓度显然很低，即肾衰竭者血中代表功能状态的完整 PTH 浓度低而不高，更不是过高。用原市售试剂盒所得高值的"高"是去头 PTH 造成的假象。医师对化验报告数值应注意明辨。

以上发现，可提请医护人员在管理甲状旁腺功能障碍患者，尤其是伴有肾衰竭时要特别注意。晚期肾病患者，常常合并非骨转换性骨病，给予大量维生素 D 和（或）钙是有害的，特别对生长中的儿童尤甚。在高钙血症，去头 PTH 成为有突出意义的分子类型，虽然不是主要类型。先前的所谓专测"Intact"PTH 的测定法，可给出过高的活性 PTH 的估量，以致对尿毒症者用维生素 D 和（或）钙的过度治疗。结果引起甲

状旁腺遏制，并伴有可能是由于 PTH/PTHrP 受体表达下降引起的 PTH 抵抗；但不引起对 PTH_{7-84} 样片段的抑制，加上其他未知机制，一起来使依赖于 PTH 的骨转换过程过度地降低。

N 端去头的 PTH（有时叫非 PTH_{1-84}）不但在肾衰竭者体内存在，正常人也有；既可来源于腺体，也可产生于外周。

三、PTH 基因的结构与表达

(一) PTH 基因的结构

人类 PTH（实为 pre-pro-PTH）的基因位于第 11 号染色体短臂上，含 3 个外显子。外显子Ⅰ长度为 85 碱基对(bp)，是 5′非编码区。外显子Ⅱ为 90 bp，编码部分是 pre-pro 序列。外显子Ⅲ，612 bp，编码其余序列，即含成熟肽的所有氨基酸编码序列和下接一段 3′非编码区（图 13-2-4）。

如图 13-2-4B 所示，（-1～-6）pro 序列中第"-3"位赖氨酸的三联体密码子的前 2 个碱基 AA 在外显子Ⅱ，第 3 个 G 却在外显子Ⅲ中，经剪接才将分属 2 个外显子的碱基拼成编码赖氨酸的完整密码子 AAG。另外，在外显子Ⅰ上游 5′端旁侧似有一调控区（图 13-2-4A），含有可能的增强子元件(enhancer elements)。

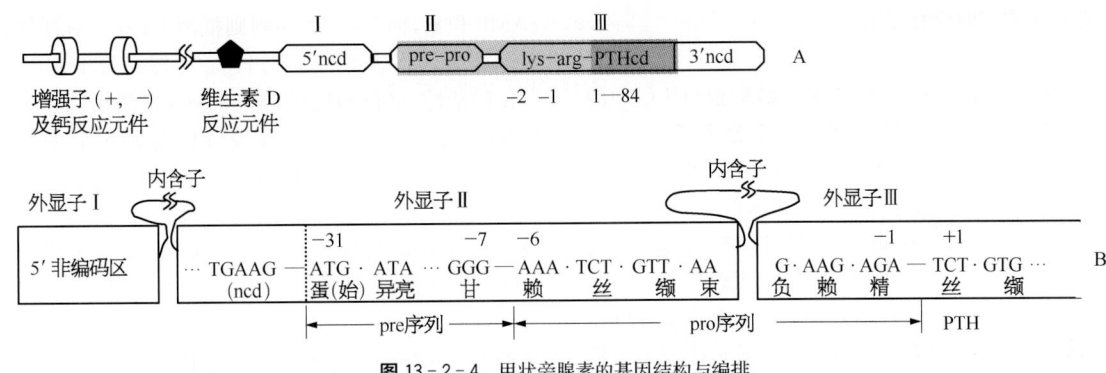

图 13-2-4 甲状旁腺素的基因结构与编排

A. pre-pro-PTH 的基因结构，其编排为由内含子隔开的 3 个外显子，5′端旁侧序列含可能的调节元件(ncd：非编码序列或区)；B. 3 个外显子剪接处及赖氨酸密码的拼接，并示内含子脱套(lariat)

PTH 基因的上述组织编排(organization)与 PTHrp 有些共同的特点，其表达产物的 N-端肽段序列也有很大相似性，表明两者在进化上可能来自同一个先祖基因。

(二) PTH 基因的表达

从外周循环中检测 PTH，虽有某种昼夜节律，但水平起伏不大。事实上其持续表达的产物包括持续合成的 proPTH 和完整 PTH，大部分在腺体内边合成边降解，通过降解的多少来调节释放和分泌的活性 PTH 水平，即受调控的不是基因表达水平，而主要是表达后降解多少来决定分泌的高低。在一些甲状旁腺肿瘤中发现，PTH 基因序列发生重排，移位到了位于 11 号染色体长臂上的 PRAD I 基因即后来鉴定为细胞周期蛋白 D1 基因(Cyclin D1)的上游，这样一来使 Cyclin D1 基因也激活，持续表达过量的 Cyclin D1 蛋白，而促成肿瘤的发展。这是 PTH 基因表达不受控的天然佐证。将 PTH 基因的调控区与 Cyclin D1 基因连接成 PTH-Cyclin D1，作为待转基因(transgene)转给小鼠，此转基因小鼠的甲状旁腺中也因 Cyclin 跟随不受控的 PTH 持续过度表达而诱发肿瘤，是为实验佐证。

近来根据 mRNA 的检测，表明 PTH 基因的转录也确受钙的一定程度的影响。虽然高钙使 PTH mRNA 无其改变，急性降低血钙却可使大鼠的 PTH mRNA 上升，但也可能是由于钙提高 mRNA 的稳定性而少降解所致。也许 PTH 的合成调节发生在转录后水平上。PTH 的合成也可能由于甲状旁腺内产生 PTH 的细胞的数量和大小的提高而增加，这在长期低血钙或 $1,25-(OH)_2-D_3$ 缺乏时常常发生。

$1,25-(OH)_2-D_3$ 即骨化三醇，可能在甲状旁腺功能长时限的调控过程中起重要作用。$1,25-(OH)_2-D_3$ 的作用途径有二，除了非基因组途径(nongenomic pathways)外，还有重要的基因组途径(genomic pathways)。它既可反馈性地影响 PTH 分泌或其基因表达，也可通过调节编码钙敏感受体(Ca^{2+}-sensing receptor)和维生素 D 受体(VDR)的基因表达而调节 PTH 的作用，还可影响甲状旁腺细胞增殖而调节 PTH 合成。例如，$1,25-(OH)_2-D_3$ 通过 VDR 作用于 PTH 基因上游的 DNA 序列上（图 13-2-4A），强力抑制 PTH 合成和分泌。$1,25-(OH)_2-D_3$ 还可通过上调钙敏感受体表达而间接调节 PTH 合成和分泌。合成的骨化三醇的类似物 22-(氧杂)骨化三醇和卡泊三醇(Calcipotriol)能抑制 PTH 分泌，却不刺激肠钙吸收和骨吸收而不致造成严重高血钙，有望开发成甲状旁腺功能亢进的治疗药物。

(三) 关于 PTH 的异位合成

甲状旁腺以外的组织即使在伴有高血钙症的肿瘤中也罕有合成 PTH 者。然而，许多肿瘤却可合成和分泌 PTHrP。高特异性免疫测定和 mRNA 分析结合使用，确实发现少数真正异位 PTH 产生的病例。例如在 1 例卵巢癌中，本来在非甲状旁腺组织中 PTH 基因 5′端调节区正常地处于静止状态，通过非常仔细的研究发现此例却有一外来序列代替其调节区，致使不正常的转录过程发生而产生 PTH。同年报道，用大鼠 PTH 的 mRNA 作探针，在大鼠下丘脑中检出了 PTH mRNA，RT-PCR 也显示下丘脑有 PTH mRNA 表达。事实上，哺乳动物的 PTH 几乎全部地、唯一地由甲状旁腺产生。虽在下丘脑检出很少量的 mRNA，但迄今未见用特异性抗体在蛋白质水平上从下丘脑检测出 PTH 肽的报道，很可能其在翻译水平上受到严格控制。事实上，只有由于决定甲状旁腺发育的 Gcm2 基因缺陷而无甲状旁腺的小鼠，才由胸腺异位合成 PTH 以维持生存。

四、甲状旁腺素的生理作用

PTH 的主要靶器官是骨和肾，还有肠。

(一) 骨

PTH 对骨既有同化作用又有异化作用。在调节骨代谢和骨重建的作用上，PTH 在高浓度时，与其 II 型受体（PTHR-2）结合，并通过 Gq-PLC 系统促进骨吸收，产生溶骨效应；而低浓度时，PTH 与其 I 型受体（PTHR-1）结合，并通过 Gs-cAMP 系统而促进骨形成，产生成骨效应。如果是外源给予 PTH，高剂量和持续给药引起破骨作用，而低剂量和间歇给药，则表现骨同化效应即成骨作用。

(二) 肾

PTH 影响（调节）肾小管对钙、磷和重碳酸根（HCO_3^-）的重吸收。钙的重吸收大部通过被动的旁细胞途径（passive paracellular route）在近曲小管吸收，似不受 PTH 影响。但 PTH 显著增加钙在远曲小管和集合管的重吸收，在髓袢升支内钙吸收，也有一半受 PTH 影响。受 PTH 调控的这部分钙的重吸收是跨细胞的主动转运过程。即需克服跨过上皮细胞电位梯度而逆行吸收，PTH 通过调节与陡峭的电化学梯度相逆的主动转运过程促进钙重吸收。这种逆向转运涉及 2 个转运体，一是 ATP-驱动的胞膜上钙泵，一是 Na^+-Ca^{2+} 交换体（exchanger）。PTH 就是调节钙泵和 Na^+-Ca^{2+} 交换体的活性而促进钙重吸收的。另外，PTH 还影响钙通道的转位（translocation）而增加钙摄取。值得注意，完整的 PTH_{1-84} 与 PTH_{1-34} 对肾小管钙转运的作用是不相同的。

对于磷酸根（PO_4^{3-}），PTH 抑制其在近曲和远曲小管的重吸收。磷从小球滤液中被回吸到细胞内同样是逆电化学梯度的转运过程，由钠-磷共转运体（Na-Pi cotransporter，NPT）介导。PTH 不但降低钠-磷共转运体的活性而且减少质膜中的转运体蛋白（NPT-2 transporter protein）数量。对于后者，不仅是抑制其基因 mRNA 的表达，而且对转运体蛋白嵌入膜中的过程似也抑制。此外，PTH 可直接减少肾小球滤过率。PTH 还可抑制钠、水及 HCO_3^- 的重吸收。综上所述，可知测量尿中矿质排出量对判断包括代谢性骨病和肾结石等在内的矿质代谢失常的病情非常有用。

PTH 作用于肾脏还促进 1,25-$(OH)_2$-D_3 的合成，并通过对肾中 1α 羟化酶激活和对 24-羟化酶抑制，调节 1,25-$(OH)_2$-D_3/24,25-$(OH)_2$-D_3 的值，从而间接影响钙在肠道的吸收。另外，PTH 还刺激肾中的糖异生过程。

(三) 肠及其他靶组织

体内试验中给予 PTH 能提高肠对钙的吸收，一般认为是通过 1,25-$(OH)_2$-D_3 生成增加所致的间接作用。有证据表明 PTH 对肠确有直接作用，而且在肠内发现有 PTH 受体存在。另外也有报道 PTH 影响血管紧张度，增加乳腺和唾液腺中的钙浓度，促进肝内糖异生，提高分离培养的脂肪细胞的脂肪分解，以及刺激或抑制不同细胞的有丝分裂等，不一而足。当然，也有认为这些"非血钙"的调节作用是由其另一个基因广泛表达的 PTHrP 以自分泌或旁分泌形式所产生的作用。

五、PTH C 端肽段的功能

长期以来对 PTH 的结构与功能相互关系的研究，是通过检测对腺苷酸环化酶的激活作用而衡量和确定的。并据此确定其活性区最短在 N 端 1~34 肽段；历史上更据此认为 PTH C 端部分是无活性的，何况 PTH_{53-84} 确实不升高血钙。但事实并非如此简单。如果以其对磷酸肌醇代谢和细胞内钙水平的调节效应作为 PTH 的活性指标，则发现 PTH 的 N 端残基并非必需，却是 23~34 区段介导这一效应。PTH_{1-34} 通过腺苷酸环化酶-cAMP 系统促进骨细胞增殖，但体外实验证明 PTH 的 25~47 区段能促进骨细胞有丝分裂且不依赖 cAMP 积累，而 53~84 序列则抵消 PTH_{1-34} 对踝软骨细胞的有丝分裂的促进效应。PTH_{53-84} 可提高骨细胞碱性磷酸酶（ALP）活性；更精确地说，是 53~68 段激活，而 69~84 段及 PTH_{1-34} 抑制 ALP 活性。N 端与 C 端对 ALP 的作用刚好相反。还发现 PTH_{53-84} 能调节人的骨肉瘤细胞系 SaOS-2 细胞的 ALP、骨钙素和维生素 D 受体等基因的表达。另外，中区 28~48 序列虽与腺苷酸环化酶无关，却可提高蛋白激酶 C（PKC）的活性，而依赖 PKC 的信号调节过程恰是 PTH 促进骨细胞增殖的作用机制。还有报道认为，PTH 的 C 端对激素的加工和分泌是必需的。C 端 PTH 片段还可上调 I 型前胶原和 IGF 结合蛋白-5 的 mRNA 表达。在对软骨细胞中胶原基因表达上，不同片段的影响也是各异的。鉴于 PTH_{1-84} 的 N、中和 C 肽段在功能上分区地各司其能和各行其是，故 PTH（还有 PTHrP）被称为多功能激素（polyhormones）。

去头 PTH（PTH_{7-84}）的发现更激起对 C 端 PTH 肽段的兴趣。不断累积的资料证明，确有不同于 PTHR1/PTHrPR1 受体和 PTHR2 受体的、并专一地与 PTH C 段结合的新受体存在。在 *PTHR1* 基因剔除的骨性细胞中，此 C 段受体则大量表达。合成的 C 端片段可降低大鼠的游离钙浓度，并阻遏 PTH_{1-34} 的高血钙作用，以及抑制 PTH 引起的新生鼠颅骨骨吸收上升等作用，均为通过此不同于 PTHR1 的另一受体实现的。有趣的是，激活这个 C 端肽段的受体可增加成骨细胞或骨细胞的凋亡。这与 N 端片段 PTH_{1-34} 抑制成骨或骨细胞凋亡恰好相反。teriparatide（PTH_{1-34} 制剂）的抗凋亡功能被认为是其发挥同化作用（促进成骨细胞增殖及成骨作用）的主要机制。这使人联想到在啮齿类受 teriparatide 处理与产生骨肉瘤之间的连带关系，而设想 teriparatide 对骨细胞的抗凋亡效应可能在成骨细胞转化成肿瘤的过程中起重要作用。理由很简单：甲旁亢患者从未见骨肉瘤发生，因为有足够的 C 端 PTH 肽段的促凋亡效应，能使骨细胞保持其正常细胞周期或细胞转换率。teriparatide 可减少内源性 PTH 分泌，遂也造成 C 端 PTH 肽段生成减少，从而促凋亡效应降低，肿瘤发生的危险性增加。在人体，C 端片段含量比完整 PTH 高出 10~20 倍之多，且半衰期也长 5~10 倍。这对维持骨细胞正常转换率和减少生长失控可能起着重要作用。

这种在一个肽类激素分子的氨基酸序列之内，对 ALP 和细胞程序性死亡上具有两种相反的活性的现象十分有趣。但 PTH 不是唯一的，其他肽激素也有这种现象。

第二节·甲状旁腺素相关蛋白

除原发性甲状旁腺功能亢进症(primary hyperparathyroidism)外,恶性肿瘤相关性高钙血症(malignancy associated hypercalcemia, MAH)是临床上引起高钙血症的另一主要原因。由于最初诊断的 MAH 均是由多发性骨髓瘤或其他伴有明显骨转移的恶性肿瘤所致,因此曾一度认为转移至骨的恶性肿瘤所产生的溶骨性细胞因子造成的直接骨吸收是引起 MAH 的主要原因。后来发现无骨转移的恶性肿瘤患者亦可伴有高钙血症,且切除原发瘤可使高钙血症得以纠正。据此推论,恶性肿瘤组织能分泌某种起全身性作用的降钙因子导致"恶性肿瘤体液性高钙血症"(humoral hypercalcemia of malignancy, HHM),MAH 是转移瘤所致的直接骨破坏与 HHM 两种因素作用的结果。1987 年 Burtis 等先后从乳腺癌、肺癌和肾癌等肿瘤组织中提取出了这种能够诱发全身性作用的体液因子,并因其 N 端结构与 PTH 相似,且具有 PTH 样生物学功能而将其定名为甲状旁腺素相关蛋白(parathyroid hormone related protein,PTHrP)。

一、PTHrP 的结构及生物学特性

(一) PTHrP 的结构

人 PTHrP 基因位于 12 号染色体,至少由 8 个外显子组成(图 13-2-5),结构远比 PTH 基因复杂。其编码区的上游存在 3 个启动子和 4 个选择性剪接的外显子,可调控该基因在不同组织中的表达。PTHrP 的前导肽主要由外显子 5 编码,外显子 6 编码 PTHrP$_{1-139}$,外显子 7、8 为另两个选择性外显子,分别与外显子 6 相剪接。PTHrP 基因可编码产生 3 种大小不同的成熟肽分子,分别含有 139、141 或 173 个氨基酸残基,其中 N 端的 139 个氨基酸残基为它们所共有。PTHrP 与 PTH 的同源性主要表现在氨基端,N 端的前 13 个氨基酸残基中有 8 个在两者间是一致的,此同源片段可以刺激第二信使 cAMP 的产生,这也决定了这两个肽类物质在生物活性上具有一定的相似性。

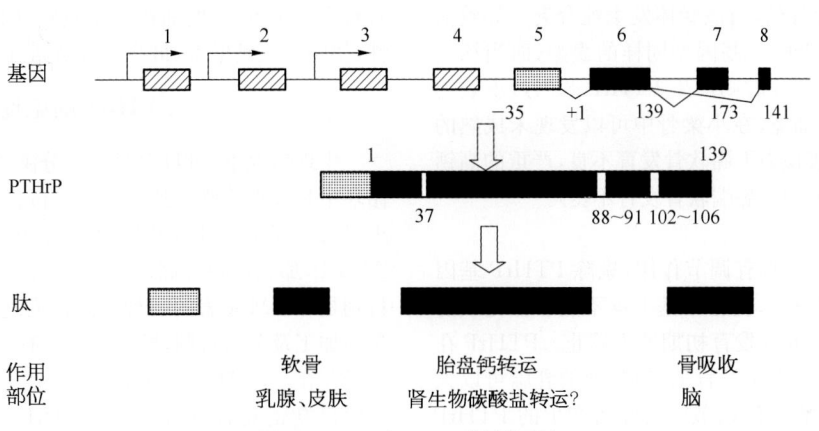

图 13-2-5 人 PTHrP 基因的表达

箭头部分所示为编码区上游 3 个不同的启动子区,▨为编码区上游选择性剪接的外显子,▨为信号肽编码区,■为成熟肽编码区,□为水解发生的部位

(二) PTHrP 的分泌形式

PTHrP 前体需经加工后才能分泌出细胞,此过程包括前导肽的去除以及成熟肽的胞内水解。PTHrP 的水解可发生在两个区域,一是第 37 位的精氨酸残基,另一位点是位于 PTHrP$_{88-106}$ 的碱性氨基酸残基富集区。水解后的 PTHrP 形成长度不同的肽段,在不同的调控机制下分泌出细胞,行使各自的生理功能。① 氨基端片段:由 PTHrP$_{1-36}$ 组成,与 PTH$_{1-34}$ 具有较大的同源性,在骨或肾组织中两者结合的为同一受体,产生相同的生物学效应,目前已有以重组人 PTHrP$_{1-36}$ 治疗骨质疏松症的临床研究。② 中段:由于水解的部位可以发生在 PTHrP$_{88-106}$ 所构成的碱性氨基酸残基富集区中 94、95 或 101 位氨基酸残基上,因此可产生不同长度的中间片段,其生理功能主要是调节经胎盘的钙转运。③ 羧基端片段:PTHrP 降解产生的 C 端片段也可分泌入血,并会在慢性肾衰竭患者的血液中聚集。PTHrP 羧基端片段中也存在着一高度保守序列,位于 PTHrP$_{107-111}$ 中,有研究发现此肽段对破骨细胞所造成的骨吸收有潜在的抑制作用,因此被命名为"骨抑素(osteostatin)"。PTHrP 的水解及分泌调控机制目前尚未完全清楚,对于一个 PTHrP 分子而言,水解作用可以发生在两个位点,也可能只在一个部位发生,因此会有不同长度的 PTHrP 在各自的调控机制下被分泌出细胞。

(三) PTHrP 受体

恶性肿瘤体液性高钙血症(HHM)在生化上与原发性甲状旁腺功能亢进症有很多共性,这是因为在肾与骨中 PTH 与 PTHrP(即 PTHR-1)结合的为同一受体。此受体为一种 G 蛋白偶联的受体,被称为 PTH/PTHrP 受体。PTHrP 通过其氨基端的 PTH 同源区与该受体相结合进而刺激细胞内腺苷酸环化酶活性增加。在脑、皮肤、胰腺瘤等组织中,氨基段 PTHrP 不与 PTH 共用一个受体,而是通过其特异的受体起作用。中段 PTHrP 可以调节经胎盘的钙转运,羧基段 PTHrP 可抑制破骨细胞性骨吸收,它们所作用的受体均是各自的特异性受体。由此可见 PTHrP 的受体系统具有明显的肽段特异性和组织特异性,不同片段的 PTHrP 具有各自的受体,即使同一 PTHrP 肽段在不同组织中也可能具有不同的受体。

二、PTHrP 的生理作用

PTHrP 在胎儿及成人的许多组织中均有表达,这些组织

包括软骨、骨、乳腺、皮肤、心脏、平滑肌、子宫及胎盘。另外，在许多内分泌器官（如胎儿及成人的甲状旁腺、胎儿的甲状腺及胰岛）也存在着PTHrP的表达。PTHrP的生理作用涉及许多方面，包括钙磷代谢、骨的矿化、平滑肌舒张、细胞的生长与分化，以及胚胎的发育。虽然PTHrP具有多组织表达的特点，可是循环中PTHrP的水平显著低于PTH，这是因为PTHrP往往以自分泌或旁分泌的方式在局部发挥作用，其生物功能具有严格的组织特异性。

（一）软骨

PTHrP是一种软骨细胞增殖、分化调控因子，可影响软骨内成骨的过程。PTHrP通过刺激软骨细胞增殖并抑制其成熟而延长软骨内成骨的过程，有利于骨骼在生长发育阶段形成复杂的性状和结构。以靶向突变的方法敲除PTHrP基因的表达会导致严重的软骨发育不良，表现为因缺少了PTHrP对软骨细胞的增殖刺激作用所导致的生长板狭窄以及缺少了成熟抑制作用而造成的软骨细胞成熟加速和骨基质的提前矿化。PTHrP对软骨细胞的作用是由位于细胞膜上的PTH/PTHrP受体介导的，当该受体发生纯合突变导致活性降低时会产生与$PTHrP^{-/-}$基因型同样的表型；而当该受体发生杂合突变而持续活化时则产生PTHrP基因过度表达的表现——生长板明显加宽，在小梁骨中可以发现未成熟的软骨细胞，临床症状上表现为干骺软骨发育不良，严重的高钙血症和低磷血症（Jansen型干骺端软骨发育不良）。

（二）乳腺

PTHrP对乳腺的发育具有调节作用，剔除PTHrP基因则小鼠的乳腺无法正常发育，乳腺始基上皮不能够分化成为发育所必需的间充质，因此在发育初期即告停止。PTHrP在乳腺中的作用并不仅仅局限于发育期，哺乳期的乳腺可以大量分泌PTHrP，并受催乳素的调节。乳腺所产生的PTHrP具有维持哺乳期正常血钙浓度的作用，即使甲状旁腺功能低下或严重维生素D缺乏的产妇，仍可在PTHrP的作用下以牺牲部分骨质来维持血钙正常。另一方面，乳汁中含有高浓度的PTHrP（为血浓度的1 000～10 000倍）新生儿可通过吸吮乳汁而使消化道获得与胎儿吞咽羊水一样的高PTHrP浓度环境。被摄入的PTHrP可能具有调节胃肠道发育的生理作用，也可能是被吸收后行使其他的功能。

（三）子宫和胎盘

PTHrP在子宫肌层及羊膜中高度表达并可分泌入羊水，这使得胎儿的皮肤和消化道在整个妊娠期（至少是妊娠后期）均暴露于高浓度的PTHrP，在这些组织中PTHrP可发挥发育调节作用。另外，PTHrP可以使母体侧的钙离子经胎盘转移至胎儿侧，使胎儿血钙浓度远高于母体血钙，对于维持胎儿血中钙离子浓度具有重要的作用。胎儿的甲状旁腺也可以表达PTHrP，将此腺体切除后胎盘对钙离子主动运输能力明显降低，给予外源性PTH或$PTHrP_{1-34}$胎儿血钙浓度无变化，给予$PTHrP_{67-86}$后胎儿血中钙离子浓度却得以恢复。由此可见，中段PTHrP是维持胎盘钙转运的主要物质。

（四）其他组织

1. 皮肤·表皮是产生PTHrP的主要部位之一，PTHrP可以控制基底层角质细胞增生区的大小，在此增生区角质细胞发生终末期的分化、角质化及程序化死亡。当PTHrP在皮肤中过度表达时此增生区加大，而在PTHrP基因剔除小鼠中则明显减小。此外，PTHrP基因在表皮角质细胞中的活化与否还与鳞癌诱发高钙血症发生的频率密切相关。

2. 平滑肌·PTHrP对血管、消化道、十二指肠、膀胱及子宫等多种组织的平滑肌均具有扩张作用。机械牵拉以及血管收缩剂（如血管紧张素Ⅱ）可以刺激平滑肌细胞中PTHrP的表达，平滑肌张力的增加还可刺激PTHrP的释放并在局部产生舒张平滑肌的作用。通过转基因技术使PTHrP在平滑肌细胞中过度表达可以导致小鼠血压下降。

（五）体液性高钙血症患者

生理状况下，PTHrP以自分泌或旁分泌的方式发挥作用，只有在病理条件下（恶性肿瘤组织大量分泌PTHrP）才可能作为一种体液因子以内分泌的方式起效。这时起作用的分子主要是氨基端PTHrP，作用的靶器官则为肾和骨。在这两种组织中PTHrP与PTH/PTHrP受体结合，增加细胞中腺苷酸环化酶的活性，使cAMP合成增多。在骨组织中PTHrP可以刺激骨基质再吸收而释放出钙盐；在肾脏则抑制近曲小管对磷的重吸收，增加钙的重吸收，同时刺激1α羟化酶的活性，使肠吸收钙增多，最终导致高钙血症的形成。

三、PTHrP的免疫测定

生理情况下PTHrP是以自分泌或旁分泌的方式起效，在循环中是几乎检测不到的（<2.5 pmol/L）。只有当恶性肿瘤组织大量分泌PTHrP时才易于在血液中检测到升高的PTHrP，那么这种升高的PTHrP也被认为是恶性肿瘤患者特别是HHM患者的一种标志性表现。由于PTHrP具有复杂的加工及分泌机制，导致循环中有多种不同大小的PTHrP分子存在。PTHrP的氨基端是引起HHM的主要活性成分，因此最初的检测多是针对PTHrP的氨基末端（1～34或1～40）。经放射免疫测定发现，60%～80%恶性肿瘤相关性高钙血症患者体内此段PTHrP升高。此后又出现了针对其他PTHrP片段的免疫测定方法，中段PTHrP在80%HHM患者中有升高，羧基段PTHrP不但在HHM患者中有升高，也会在慢性肾衰竭患者体内蓄积。为了避免PTH_{1-34}对氨基端PTHrP测定的影响并保证检测的特异性，一种以PTHrP（1～74或1～86）作为标准，针对大片段PTHrP（包括氨基端及中段PTHrP）的双位点放射免疫分析方法应运而生。至少有80%的HHM患者血浆中此段PTHrP明显升高（均值为21 pmol/L，正常值为<5 pmol/L），此方法也是目前首选的血浆PTHrP测定法。

四、PTH/PTHrP的新功能

最近几年，人们发现PTHrP和PTH对能量代谢有着独特的作用。小鼠恶性肿瘤分泌的PTHrP能通过促进白色脂肪组织棕色化而导致肿瘤恶病质，给予肺癌小鼠注射PTHrP的特异性抗体可明显逆转小鼠的恶病质；与动物实验类似，在恶性肿瘤患者中，血PTHrP浓度越高，其瘦体重越轻、能量消耗越多。随后的研究进一步发现：5/6肾切除后的肾衰竭小鼠在PTH升高的同时，出现了白色脂肪组织棕色化和恶病质；而脂肪细胞特异性敲除PTH受体则抵抗了肾衰竭和恶性肿瘤小鼠的棕色化和恶病质表型。这些结果提示PTH

和 PTHrP 可以通过其受体,造成癌症和肾衰竭时的脂肪组织和肌肉组织丢失。最近的一项实验研究证明 PTH 具有刺激人白色脂肪前体细胞棕色化的作用。来自上海瑞金医院内分泌学科通过建立高 PTH 高血钙小鼠模型,经过一系列体内外试验,发现高表达 PTH 的小鼠,出现脂肪组织棕色化改变,能量消耗增加,脂肪减少,体重下降。对原发性甲旁亢患者的进一步研究显示患者的棕色指标/米色脂肪量和棕色化活性超过配对的对照者。这些研究结果为深入了解 PTH/PTHrP 对能量代谢的作用提供了新依据。

参考文献

[1] Gunther T, Chen ZF, Kim J, et al. Genetic ablation of parathyroid glands reveals another source of parathyroid hormone[J]. Nature, 2000, 406(6792): 199-203.

[2] Kim J, Jones BW, Zock C, et al. Isolation and characterization of mammalian homologs of the Drosophila gene glial cells missing[J]. Proc Natl Acad Sci USA, 1998, 95(21): 12364-12369.

[3] Pellegrini M, Royo M. Rosenblatt M, et al. Addressing the tertiary structure of human parathyroid hormone (1-34)[J]. J Biol Chem, 1998, 273: 10420-10427.

[4] John MR, Goodman W, Gao P, et al. A novel immunoradiometric assay detect full-length human PTH but not amino — terminally truncated fragments Implications for PTH measurements in renal failure[J]. J Clin Endocrinol Metab, 1999, 84: 4287-4290.

[5] Gao P, Scheibel S, D'Amour P, et al. Development of a novel immunoradiometric assay exclusively for biologically active whole parathyroid hormone 1-84: implications for improvement of accurate assessment of parathyroid function[J]. J Bone Miner Res, 2001, 16: 605-614.

[6] Hsi E, Zukerberg CR, Yang WI, et al. CyclinD1/PRAD1 expression in parathyroid a denoma: an immunohistochemical study [J]. J Clin Endocrinol metab, 1996, 81(5): 1736-1739.

[7] Imanishi Y, Hosokawa Y, Yoshimoto K, et al. Primary hyperparathyroidism caused by parathyroid — targeted over expression of cyclin D1 in transgenic mice[J]. J Clin Invest, 2001, 107(9): 1093-1102.

[8] Naveh-Many T, Bell O, Silver J, et al. Cis and trans acting factors in the regulation of parathyroid hormone (PTH) mRNA stability by calcium and phosphate[J]. FEBS Lett, 2002, 529(1): 60-64.

[9] Kostenuik PJ, Capparelli C, Morony S, et al. OPG and PTH1-34 have additive effects on bone density and mechanical strength in osteopenic ovariectomized rats[J]. Endocrinology, 2001, 142(10): 4295-4304.

[10] Lee SK, Lorenzo JA. Parathyroid hormone stimulates TRANCE and inhibits osteoprotegrin messenger ribonucleic acid expression in murine bone marrow cultures: correlation with osteoclast — like cell formation [J]. Endocrinology, 1999, 140: 3552-3561.

[11] Locklin RM, Khosla S, Riggs BL, et al. Mechanism of biphasic anabolic and catabolic effects of Parathyroid hormone (PTH) on bone cell[J]. Bone, 2001, 28(suppl): S80.

[12] Nakashima K, Zhou X, Kimkel G, et al. The novel zinc finger-containing transcription factor osterix is required for osteoblast differentiation and bone formation[J]. Cell, 2002, 108(1): 17-29.

[13] Stewart AF, Cain RL, Burr DB, et al. Six-month daily admmistration of parathyroid hormone and parathyroid hormone-related protein peptides to adult ovariectomized rats markedly enhances bone mass and biomechanical properties: A comparision of human parathyroid hormone1-34, parathyroid hormone-related protein1-36 and SDZ-parathyroid hormone 893[J]. J Bone Minar Res, 2000, 15(8): 1517-1525.

[14] Lotinun S, Sibonga JD, Turner RT. Differential effects of intermittent and continuous administration of parathyroid hormone on bone histomorphometry and gene expression[J]. Endocrine, 2002, 17(1): 29-36.

[15] Necr RM, Arnaud CD, Zanchetta JR, et al. Effect of parathyroid hormone (1-34) on fracture and bone mineral density in postmenopausal women with osteoporosis[J]. N Engl J Med, 2001, 344(19): 1434-1441.

[16] Cosman F, Shen V, Herrington B, et al. Response of the parathyroid gland to infusion of human parathyroid hormone-(1-34) [PTH1-34]: demonstration of suppression of endogenous secretion using immunoradiometric intact PTH—(1-84) assay[J]. J Clin Endocrinol Metab, 1991, 73: 1345-1351.

[17] Coen G, Bonucci E, Ballanti P, et al. PTH1-84 and PTH "7-84" in noninvasive diagnosis of renal bone disease[J]. Am J Kidney Dis, 2002, 40(2): 348-354.

[18] Nakanishi S, Kazama JJ, Shigematsu T, et al. Comparison of intact PTH assay and whole PTH assay in long term dialysis patients[J]. Am J Kidney Dis, 2001, 38(4suppl 1): S172-S174.

[19] Usdin TB, Gruber C, Bonner TI. Identification and functional expression of a receptor selectively recognizing parathyroid hormone, the PTH2 receptor[J]. J Biol Chem, 1995, 270: 15455-15458.

[20] Mather KJ, Chik CL, Corenblum B. Maintenance of serum calcium by parathyroid hormone- related peptide during lactation in a hypoparathyroid patient[J]. J Clin Endocrino Metab, 1999, 84: 424-427.

[21] Stewart AF, Horst R, Deftos LJ, et al. Biochemical evaluation of patients with cancer-associated hypercalcemia: evidence for humoral and non-humoral groups[J]. N Engl J Med, 1980, 303: 1377-1383.

[22] Kir S, White JP, Kleiner S, et al. Tumor-derived PTH-related protein triggers adipose tissue browning and cancer cachexia[J]. Nature, 2014, 513(7516): 100-104.

[23] Kir S, Komaba H, Garcia AP, et al. PTH/PTHrP receptor mediates cachexia in models of kidney failure and cancer[J]. Cell Metab, 2016, 23(2): 315-323.

[24] Hedesan OC, Fenzl A, Digruber A, et al. Parathyroid hormone induces a browning program in human white adipocytes[J]. Int J Obes (Lond), 2019, 43(6): 1319-1324.

[25] He Y, Liu RX, Zhu MT, et al. The browning of white adipose tissue and body weight loss in primary hyperparathyroidism [J]. EBioMedicine, 2019, 40: 56-66.

第三章·维生素 D 的生理、生化

周学瀛　邢小平

20 世纪初,发现了维生素 D 具有抗佝偻病作用,接着又相继阐明了维生素 D₂ 和维生素 D₃ 的化学结构,温道斯(Windows)因此获得 1928 年的诺贝尔化学奖。其后的 30 余年,维生素 D 的研究主要集中在临床应用上。当时,当人们对维生素 D 在体内的转变途径一无所知时,我国刘士豪教授和朱宪彝教授首先将维生素 D 代谢与肾脏联系起来,这一思想对维生素 D 代谢的深入研究具有重要的启迪作用。在 60—70 年代维生素 D₃ 在体内的完整代谢通路得到了阐明,即经过三个器官:皮肤、肝和肾;通过三步反应:一步光化学反应和两步酶促的羟化反应,最后转变成激素形式的 $1,25$ -二羟维生素 D₃ $[1,25-(OH)_2-D_3]$ 才能发挥生物效应。由此,人们对维生素 D 的生物学概念产生了质的转变,即维生素 D 不是维生素而是激素。之后，维生素 D 的生理作用、作用机制以及类似物的合成等基础和临床研究成果不断出现。

近年来发现，维生素 D 除了对钙、磷代谢的经典作用外，与免疫系统、细胞增殖和分化以及其他内分泌器官之间等都有重要关系。而其受体在体内器官中的广泛分布，说明维生素 D 对机体基本生命活动有广泛影响。维生素 D 除了基因组的作用机制，还有尚未完全阐明的快速非基因组作用，其临床应用和类似物的研究也有显著扩展。维生素 D 作为 B 环开放的类固醇激素，在基础研究和临床应用上都越来越引起人们的重视。

第一节·维生素 D 的代谢及调节

一、维生素 D 的代谢

（一）维生素 D_3 在皮肤内的生成

维生素 D_3 又叫胆骨化醇（cholecalciferol），人类和动物的皮肤是合成维生素 D_3 的场所。紫外线（290～315 nm）的照射对这种合成起决定作用，即皮肤内的 7 - 脱氢胆固醇（7 - dehydrcholesterol，provitamin D_3，维生素 D_3 原）在紫外线作用下将分子中的 B 环打开，首先转变成不稳定的前维生素 D_3（previtamin D_3），之后在体温能量作用下发生构型改变，经 2～3 h 转变成维生素 D_3（图 13-3-1）。到目前为止，人们并未发现有任何酶参与上述维生素 D_3 的生成反应。故可认为，维生素 D_3 在皮肤中的生物合成是一种在体温环境下非酶促的光化学反应，又称为维生素 D_3 的光生物合成，7 - 脱氢胆固醇也是胆固醇合成的直接前体。

（二）维生素 D_3 在肝、肾的转变

由皮肤合成的维生素 D_3 进入血循环后，便与血浆中的维生素 D 结合蛋白（vitamin D binding protein，DBP）结合并被转运至肝脏，在肝微粒体 25 -羟化酶作用下，转变为 25 -羟维生素 D_3（25 - OH - D_3）。该代谢物既是维生素 D 在体内代谢的主要中间物，又是其在体内的主要循环形式，在生理条件下不具生物活性，但高浓度时，有刺激肠钙吸收作用，如维生素 D 中毒时所致高血钙。由口服补充的维生素 D_3 或 D_2，首先进入乳糜微粒中，其中大部分通过淋巴系统进入体循环而入肝，转变成 25 - OH - D。健康老人和青年对口服维生素 D 的吸收能力没有明显差异。1 次口服维生素 D_2 50 000 U，血中 25 - OH - D 水平在 8～16 h 达峰值（155～340 nmol/L），72 h 后降至峰值的 10%～20%（图 13-3-2）。健康成人，在血 25 - OH - D 基础水平为 20 nmol/L 时，每摄入 1 μg 维生素 D_3，约增加 0.7 nmol/L 25 - OH - D_3。25 - OH - D_3 在血中浓度的高低代表维生素 D 的营养状况，这是临床对其测定的重要意义。

25 - OH - D_3 由肝脏生成后再进入血循环，又被 DBP 转运至肾，经近曲小管上皮细胞线粒体 25 -羟维生素 D - 1α -羟化酶（1α-OHase）作用，一部分转变成维生素 D 的活性（激素）形式 1,25 -二羟维生素 D_3[1,25 -$(OH)_2$-D_3]，另外相当大的部分经 24 -羟化酶（24-OHase）作用转变成 24,25 -$(OH)_2$ D_3[24,25 -$(OH)_2$-D_3]。目前，在血中已发现有 30 余种维生素

D_3 代谢物，它们大多是在维生素 D_3 分子上，尤其是侧链上的不同位置羟化而成，如 1,25,26 -$(OH)_3$ - D_3 及 24,25,26 -$(OH)_3$ - D_3 等。但这些代谢物的含量都甚微，其生理意义尚待研究。

负责转运维生素 D 及其代谢物的人 DBP 是由 458 个氨基酸残基组成的糖蛋白，分子量为 51 300。其分子中有一能结合所有维生素 D 及其代谢物的特异结合位点。但该结合位点对不同的代谢物的亲和力不一样，其顺序为 25 - OH - D = 24,25 -$(OH)_2$- D ≫ 1,25 -$(OH)_2$- D ≫ 维生素 D ≫ 前维生素 D_3，D_3 > D_2。25 - OH - D 和 1,25 -$(OH)_2$- D 在循环中的半衰期分别为 2～3 周和 4～6 h，相差如此悬殊，主要是与 DBP 之间亲和力的差异所致。相对其他激素血浆运载蛋白质，DBP 血浆浓度比较高（～5 μmol/L）。在人类尚未见有 DBP 缺乏的报道。

肾是合成 1,25 -$(OH)_2$-D_3 的最主要器官，但不是唯一场所。研究证明，肾外的一些组织，如皮肤毛囊细胞、骨细胞、淋巴细胞及人的子宫蜕膜等，都存在 1α-OHase。双侧肾去除的大鼠血中仍可检测到很低水平的 1,25 -$(OH)_2$-D_3。目前对这种肾外合成的微量 1,25 -$(OH)_2$-D_3 的生理意义尚不清楚，可能通过旁分泌或自分泌途径起到局部作用。如临床上用 1α-羟维生素 D_3（1α- OH - D_3）治疗骨质疏松，其中部分 1α-OH - D_3 就是直接进入骨组织在局部转变成 1,25 -羟维生素 D_3[1,25 -$(OH)_2$-D_3]而发挥作用。这也说明肝是产生 25 - OH - D 的最主要器官，但也不是 25 -羟化作用的唯一场所。

（三）关于维生素 D_2

与维生素 D_3 不同，维生素 D_2 又称麦角骨化醇（ergocalciferol），是由植物体内麦角甾醇（ergosterol）经紫外线照射而产生。维生素 D_2 的分子结构（图 13-3-1）与维生素 D_3 比较有两点不同：① 在 C - 22 和 C - 23 之间是双键；② C - 24 位有一甲基（—CH_3）。维生素 D_2 进入体内后的转变途径和维生素 D_3 一样，先后在肝、肾转变为 25 - OH - D_2 和 1,25 -$(OH)_2$-D_2。有资料显示，尽管维生素 D_2 和维生素 D_3 在体内的清除率一样，但 25 - OH - D_2 和 1,25 -$(OH)_2$-D_2 的清除率都分别明显快于 25 - OH - D_3 和 1,25 -$(OH)_2$-D_3。若给予动物大剂量维生素 D_2，伴随血中 25 - OH - D_2 水平升高的同时，出现约同样水平的 24 - OH - D_2。体外研究发现维生素 D_3 转变成 25 - OH - D_3 的速度比维生素 D_2 转变成 25 - OH - D_2 快 2～5 倍。整体实验显示，在低剂量时，维生素 D_2 和维生素 D_3 对骨钙代谢的调节未见任何区别，但高剂量时维生素 D_3 较易引起中毒症状。这种在维生素 D_2 和维生素 D_3 之间出现的代谢差异，可能源于其分子结构上的差异，但是鉴于这两种维生素 D 活性形式的作用目前尚未发现其明显的不同，本文所述维生素 D 及其代谢物除特别指出外，其意包括两者。

（四）维生素 D 代谢物的清除

维生素 D 的主要代谢物在体内清除机制并不完全清楚。代谢物原型经胆汁排出是主要途径，少量形成无活性的硫酸盐，由尿排出。在其分子侧链上（C - 23、C - 24、C - 26、C - 27）的氧化作用可能是主要的降解方式。如 1,25 -$(OH)_2$-D_3 经氧化作用后生成 1α-OH - 24,25,26,27-tetranor - 23-COOH-

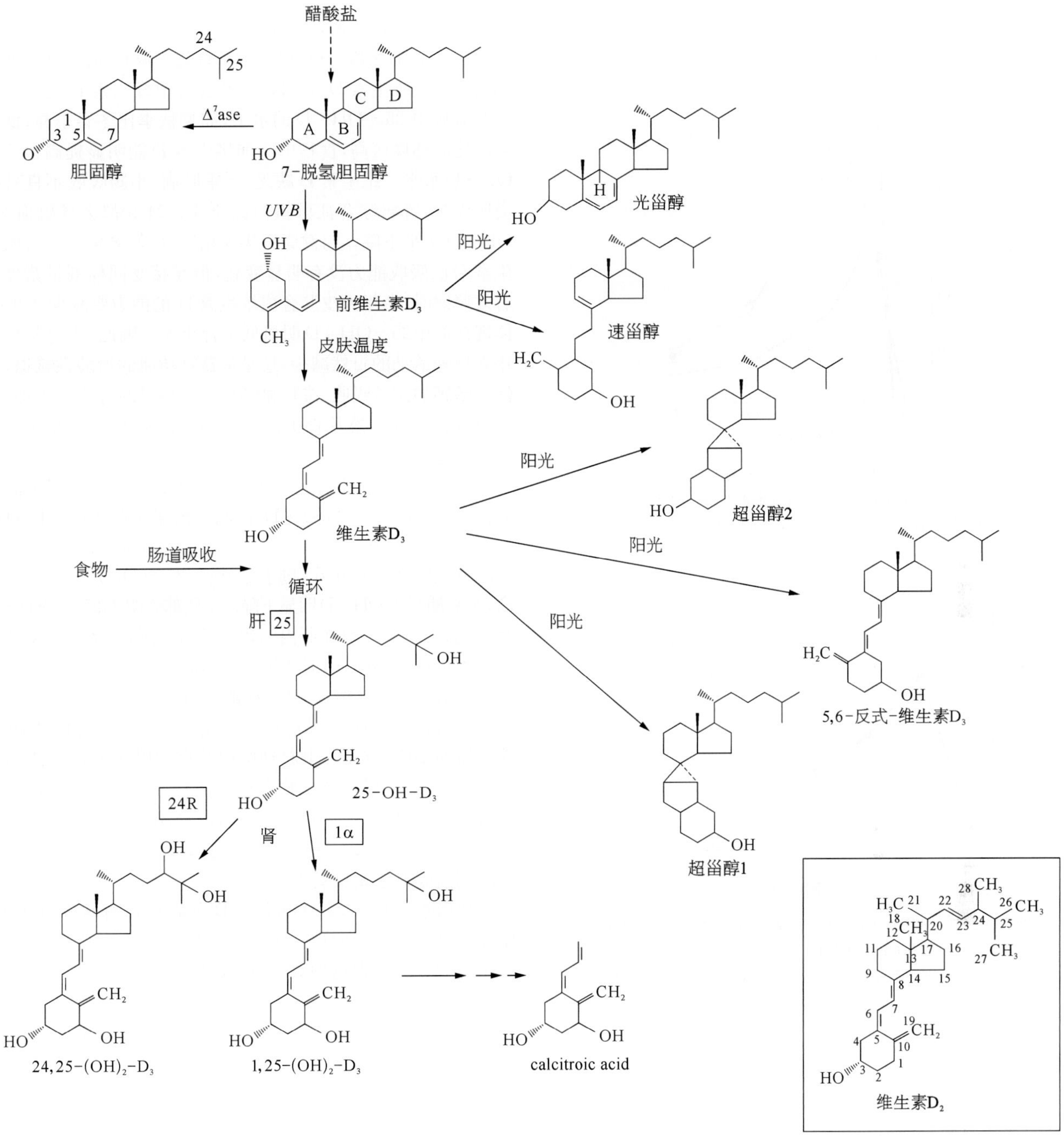

图 13-3-1 维生素 D 的光合成、光化学及代谢通路

Δ⁷ase：7-脱氢胆固醇还原酶；25：维生素 D-25-羟化酶；1α：25-OH-D-1α-羟化酶；24R：25-OH-D-24R-羟化酶；UVB：阳光紫外线（290～315 nm）部分

D_3（calcitroic acid），成为水溶性而降解。

二、维生素 D 代谢的调节

（一）维生素 D 在皮肤内合成的调节

阳光中紫外线 B 部分（UVB）290～315 nm 照射皮肤，是维生素 D_3 在皮肤内产生的先决条件。因此，在不同季节、不同纬度地区、皮肤色素的深浅、着装对体表的覆盖程度、户外活动的多少、防晒霜的使用以及空气污染程度等，都会不同程度地影响阳光中紫外线对皮肤的照射，从而影响维生素 D_3 在皮肤内合成。如在北纬 42°地区，每年 10 月至次年 2 月，由于阳光倾斜，透过长距离的大气层时，阳光中的紫外线大部分被

吸收，即使皮肤暴露于阳光下，也不能有效刺激 7-脱氢胆固醇转化成前维生素 D_3。皮肤色素深者，欲得到相同量的维生素 D_3，接受阳光照射时间要比色素浅者长。研究发现，60 岁以上的老人其皮肤合成维生素 D_3 的能力仅及年轻者 1/3（图 13-3-3），说明随着皮肤细胞的老化，合成维生素 D_3 的能力也明显下降（图 13-3-3）。

紫外线照射皮肤 10～15 min，约 15%的 7-脱氢胆固醇转变成前维生素 D_3，若延长照射时间至 1 h，7-脱氢胆固醇被光解的量增加到约 40%。但前维生素 D_3 的产量并没有明显升高，所增加的是不具生物活性的光甾醇（lumisterol）和速甾醇（tachysterol）。随着皮肤色素的加深，欲得到相同产量的前维

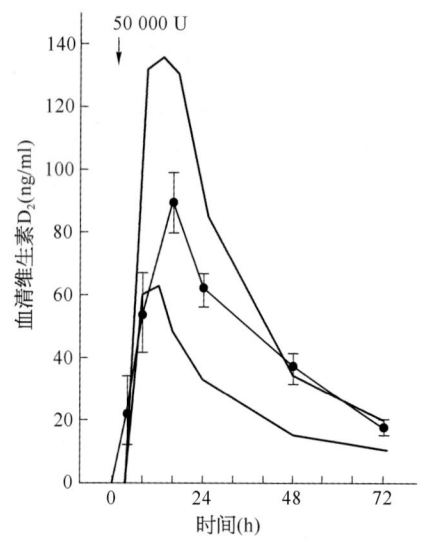

图 13-3-2　7 名健康老年受试者一次性口服 50 000 U 维生素 D_2 前、后血维生素 D_2 平均水平

上、下曲线区间代表 8 名健康青年接受同样剂量维生素 D_2 血清维生素 D_2 的浓度范围

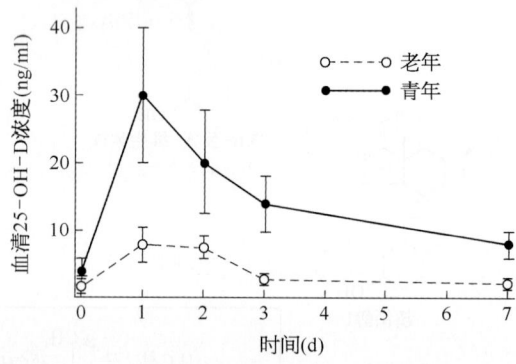

图 13-3-3　健康青年和老年志愿者经紫外线照射后循环中 25-OH-D 水平

源自 Holick MF, Matsuoka LY, Wortsman J. Age, vitamin D, and solar ultraviolet. Lancet 1989, 2: 1104

生素 D_3，紫外线照射时间就要相应延长，但前维生素 D_3 的最大产量不因皮肤色素深浅而变化，都只相当于被照射的皮肤内贮存的 7-脱氢胆固醇的 10%～15%。上述调节机制使皮肤在接受过量阳光照射时仍能将维生素 D_3 的生成控制在生理范围内，另一重要原因是阳光能把皮肤浅层中的 D_3 降解。为什么从未见过因接受过量阳光（紫外线）照射而引起维生素 D 中毒的报道，原因可能在此。

在有充足有效阳光照射时，若每周手、面部受照 2 h，即每日约 20 min，则可维持正常维生素 D 水平。但若各种原因影响，使皮肤不能合成足够的维生素 D_3，为防止其在体内缺乏，应由外源补充。由于人类日常之天然食物中所含维生素 $D(D_2$ 或 $D_3)$ 甚少，不能满足需要，应专门补充，或在食物如牛奶中强化，或由专用的维生素 D 制剂提供。其摄入量视不同人群而定。在补充维生素 D 时，既要有效，又要防止过量而引起中毒。

（二）25-OH-D 合成的调节

肝内 25-OH-D 的生成，主要由肝细胞内细胞色素 P_{450}-

维生素 D-25-羟化酶的诱导作用。但迄今未发现该酶活性或合成受到严格的调控。而 25-OH-D 的生成量主要取决于维生素 D 的供应量（皮肤合成和食物来源），因此，凡是能影响皮肤合成维生素 D_3 的因素以及食物中维生素 D 的含量会影响血中 25-OH-D 的水平，如夏秋季比冬春季高，低纬度区比高纬度区高，食物中添加维生素 D 能明显提高血 25-OH-D 水平。维生素 D 缺乏，严重肝病，小肠吸收不良且接受阳光少，肾病综合征尿蛋白高于 4 g/24 h 都会导致血 25-OH-D 水平下降。与健康青年人相比，虽然老年人对口服维生素 D 的吸收能力没有明显变化，但在接受同样剂量紫外线有效照射时，老年人皮肤合成维生素 D_3 的能力要减少 2/3，这体现在血中 25-OH-D 明显低于青年人。因此，无论是从老年人户外活动的自然减少，还是从器官功能的增龄性减退，为保证肠钙的正常吸收、维持血钙稳定及相对的骨代谢平衡，减少或减轻骨质疏松及骨折的发生，在补钙的同时，补充维生素 D 是毫无疑问的。

临床上原发性甲旁亢患者血中 25-OH-D 的半衰期缩短，而在手术后，1,25-(OH)$_2$-D 浓度下降，半衰期 25-OH-D 则恢复。用 1,25-(OH)$_2$-D(1 μg/d) 治疗绝经后骨质疏松、甲旁减或低磷性骨软化症，随着血中 1,25-(OH)$_2$-D_3 水平升高，半衰期 25-OH-D 明显下降。这些都说明 1,25-(OH)$_2$-D 有促进 25-OH-D 在肝内的代谢灭活作用，其生理意义可能是一种负反馈调控，但灭活机制尚不清楚。

（三）1,25-(OH)$_2$-D 合成的调节

当血钙降低时，甲状旁腺细胞膜上的钙敏感受体（CaSR）能敏锐地感应，首先是引起细胞内贮存的甲状旁腺素（PTH）分泌增加，继而促进其生物合成。实验证实，PTH 是直接刺激肾近曲小管的 25-OH-D-1α-羟化酶活性，促进 25-OH-D 转变成 1,25-(OH)$_2$-D 的主要激素。反之，在血钙升高时则引起上述相反变化。

血磷水平对 1,25-(OH)$_2$-D 合成具有明显调节作用。临床和动物实验都证实，低磷饮能明显升高血 1,25-(OH)$_2$-D 水平，但这种效应与 PTH 无关。

去垂体大鼠，血 1,25-(OH)$_2$-D 水平下降，给予生长激素（GH）后可恢复正常。GH 可促进培养的肾皮质细胞将 25-OH-D 转变成 1,25-(OH)$_2$-D。临床上肢端肥大症患者血中 1,25-(OH)$_2$-D 水平常高于正常人，经治疗后随血 GH 水平下降，血 1,25-(OH)$_2$-D 和胰岛素样生长因子 1（IGF-1）水平也明显降低。这些都说明 GH 在体内对 1,25-(OH)$_2$-D 的合成具有调节作用，这种作用很可能由 IGF-1 介导。

在妊娠、授乳期间，母体对钙的需要量增加，同时血中 1,25-(OH)$_2$-D 明显升高，说明雌激素和催乳素对 1,25-(OH)$_2$-D 的合成也具有一定的调节作用。

许多研究证明，1,25-(OH)$_2$-D 对 1α-羟化酶具有抑制作用，对 24-羟化酶则呈促进作用。这种负反馈调节机制，保证了 1,25-(OH)$_2$-D 的正常生理水平。

第二节·维生素 D 的生理作用

1,25-(OH)$_2$-D 通过刺激肠钙吸收、动员骨钙和促进肾

脏对钙的回吸收,与 PTH 及降钙素一起,组成了钙的激素调节系统,维持血钙在正常水平,以保证生理活动的正常运行。此外,维生素 D 尚有其他许多重要生理作用。

一、维生素 D 与肠钙吸收

维生素 D 促进肠钙吸收早为人知。从十二指肠到结肠的肠黏膜细胞中都有 $1,25 \text{-}(OH)_2\text{-}D$ 受体,但分布并不均一,在十二指肠最高,以下肠段逐渐减少。在基础状态,正常成人空肠的净钙吸收是回肠的 3 倍。若给予 $1,25\text{-}(OH)_2\text{-}D$ 1 周后,空肠和回肠的钙吸收都显著增加,而且回肠的钙吸收率可达空肠水平。再有,结肠在维生素 D 作用下,钙吸收率也会明显升高,这对于保证小肠切除患者的钙吸收有重要意义。

对维生素 D 促进肠钙吸收的机制并不完全清楚,一般认为包括两部分,一是刺激肠黏膜细胞膜增加钙由肠腔向细胞内的扩散,这是一快速作用;另一是通过调控肠黏膜细胞内钙结合蛋白的基因表达,增加钙由胞质向循环内的转运,如肠黏膜细胞中的钙结合蛋白-9K(Calbinding 9K, CaBP9K),就是维生素 D 促进肠钙吸收的主要钙转运蛋白。其基因除主要受维生素 D 调控,雌激素也可能经直接或间接的方式促进 CaBP9K 的合成。

此外,最近动物整体研究发现,小肠黏膜细胞中的钙转运子 1(calcicum transporter 1, CaT1)在 $1,25\text{-}(OH)_2\text{-}D_3$ 促进小肠钙吸收过程发挥重要作用。在钙由肠黏膜细胞质向外转运至循环中时,细胞膜上的钙泵及钠-钙交换器发挥重要作用,其间依赖于 $1,25\text{-}(OH)_2\text{-}D$ 的 $Ca^{2+}\text{-}ATP$ 酶,为上述耗能过程提供所需能量。

二、维生素 D 对骨重建的作用

维生素 D 促进肠钙吸收,提高血钙浓度,为骨矿化提供了原料,这体现维生素 D 对骨形成的重要间接作用。成骨细胞上存在 $1,25\text{-}(OH)_2\text{-}D$ 受体,是维生素 D 的靶细胞。由成骨细胞合成与分泌的骨钙素(osteocalcin,BGP)其生理作用虽不完全清楚,但已知至少与骨矿化速率有关。而 BGP 的合成,主要受 $1,25\text{-}(OH)_2\text{-}D$ 的正性调控。另外,$1,25\text{-}(OH)_2\text{-}D$ 还能促进成骨细胞中骨桥蛋白(osteopontin)和碱性磷酸酶合成增加,以及抑制成骨细胞凋亡而有利于骨形成。同时,在长骨干骺端的软骨细胞质中,有丰富的依赖维生素 D 的钙结合蛋白 CaBP28K,与软骨细胞的生长、成熟和钙化有关。这是维生素 D 对骨形成的直接作用。

骨吸收是由破骨细胞完成。但仅破骨细胞前体细胞上才有 $1,25\text{-}(OH)_2\text{-}D$ 受体,而成熟的破骨细胞上则无。所以维生素 D 仅直接作用于该前体细胞,促进其向成熟破骨细胞分化,从而增加破骨细胞数目有利骨吸收。这是维生素 D 对骨吸收的直接作用。但维生素 D 受体(VDR)基因敲除小鼠并未见破骨细胞数量有何异常,这说明没有维生素 D,破骨细胞在小鼠体内同样能正常形成。人体内如何尚不清楚。

实际上,维生素 D 促进骨吸收,主要是通过对成骨细胞的作用,以间接方式影响前破骨细胞的分化和成熟破骨细胞的活性。其中,近年发现的 RANK/RANKL/OPG 系统(图 13-3-4),为阐明上述维生素 D 的作用提供了理论依据。

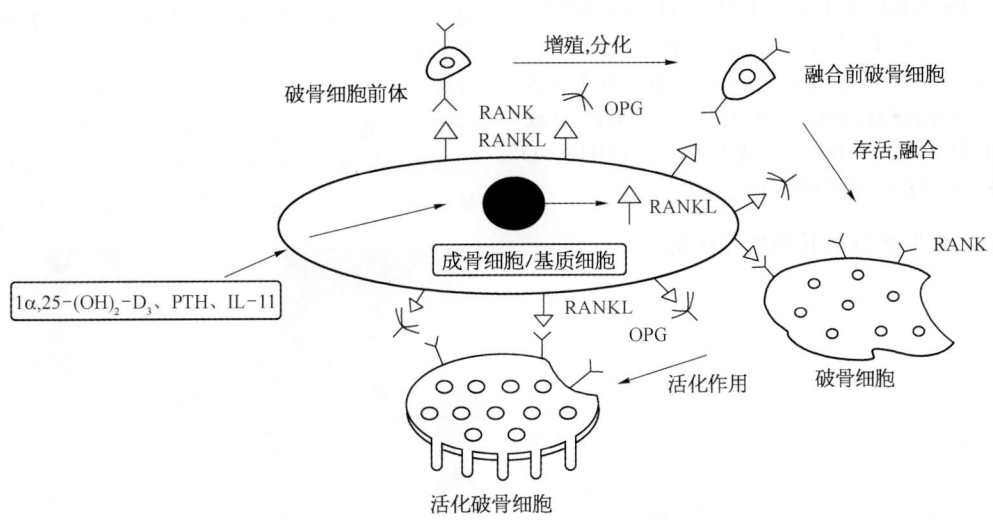

图 13-3-4 OPG/RANK/RANKL 系统
维生素 D 通过成骨细胞下调 OPG,上调 RANKL,促进破骨细胞形成和活化

核因子 κB 受体活化因子(receptor activator of NF-κB, RANK),是 Ⅱ 型跨膜受体蛋白,该 RANK 主要在破骨细胞发育成熟的各个阶段以及免疫系统表达。核因子 κB 受体活化因子配基(receptor activator of NF-κB ligand, RANKL)属 Ⅰ型跨膜蛋白,RANKL 主要表达于成骨/基质细胞及 T、B 淋巴细胞等。护骨素(osteoprotegerin, OPG)是一分泌型蛋白质,成骨细胞是 OPG 表达最多部位之一。

RANK 作为 RANKL 的天然受体,与 RANKL 结合后,既能促进前破骨细胞向多核破骨细胞的分化,又能刺激成熟破骨细胞活性增加,从而增加骨吸收。作为 RANKL 的诱饵受体(decoy receptor),OPG 与 RANKL 结合,便阻止了 RANKL 与 RANK 的结合,从而抑制骨吸收。体外研究发现,$1,25\text{-}(OH)_2\text{-}D$ 的作用是对 RANKL 升调节,对 OPG 则是降调节,其结果是促进破骨细胞形成。

动物骨折实验发现,股骨骨折后,血中 $1,25\text{-}(OH)_2\text{-}D$ 明显向骨折处聚集。这一现象说明维生素 D 不仅在维持血钙浓度恒定和骨重建(remodeling)时发挥重要作用,而且在骨折愈合过程也可能发挥重要局部作用。

老年人由于户外活动少,接触阳光也少,易致体内维生素D不足;老年人肾功能减退,使$1,25-(OH)_2-D$合成相对减少;由于增龄性老年肠黏膜细胞中的VDR下降,可引起$1,25-(OH)_2-D$的相对抵抗。这些因素整合后,造成PTH↑→骨吸收↑→骨量丢失→骨质疏松→易骨折。再者,$1,25-(OH)_2-D$有增强肌力作用,老年人血中$1,25-(OH)_2-D$下降→肌力↓→身体平衡力↓→易摔跤→易骨折。因此,维生素D的减少与骨质疏松及骨折的发生有密切关系。

骨密度(Bone mineral density, BMD)是决定骨强度的主要因素。骨骼的发育生长有明显的遗传倾向,尤其是青年时期的峰值骨量,受遗传因素的影响更明显。在研究BMD的遗传因素中,维生素D受体基因(VDRG)首先受到关注。许多研究证实VDR基因多态性与BMD有一定关联,我们和国内的一些研究证实了这一点,但也有不少研究未发现其有相关性。特别是对绝经后妇女的研究结果表现明显不一致性。骨代谢受多种基因调控,在影响BMD这一骨代谢的表型上,VDR基因的作用有多大尚需深入工作。

三、维生素D对肾的作用

维生素D具有促进肾对钙、磷重吸收作用。但这种作用对于生理情况下肾钙、磷重吸收的贡献有多大并无肯定结论,因为,即使在$1,25-(OH)_2-D$不存在时,肾仍能将滤过的钙、磷99%重吸收。而维生素D对肾的主要作用则是体现在分别对1α-羟化酶和24-羟化酶的降调节和升调节上。即$1,25-(OH)_2-D$能通过刺激24-羟化酶促进$25-OH-D$向$24,25-(OH)_2-D$转变而防止$1,25-(OH)_2-D$的过多产生。这是$1,25-(OH)_2-D$自身合成的短环[相对于$1,25-(OH)_2-D$抑制PTH的合成和分泌]负反馈调节。对于过多$1,25-(OH)_2-D$能导致高钙血症来讲,促使$25-OH-D$或$1,25-(OH)_2-D$向$24,25-(OH)_2-D$或$1,24,25-(OH)_3-D$的转变,无疑是一种对机体的保护性灭活方式。

四、维生素D的其他生理作用

(一) 维生素D与免疫

人们对维生素D与免疫系统关系的认识源于20年前的两个发现:一是活化的巨噬细胞可以产生$1,25-(OH)_2-D_3$;二是在免疫细胞内存在维生素D受体。此后的实验研究和临床观察证实维生素D确与免疫系统有关。表现在维生素D与感染、自身免疫病以及器官移植的关系。已知维生素D缺乏性软骨病患者,经常有呼吸道感染;患遗传性维生素D抵抗性软骨病患者也经常受感染困扰;血清$25-OH-D_3$水平降低者易受分枝杆菌感染,这说明维生素D对分枝杆菌的感染能起到免疫防御的支持作用。

1型糖尿病动物模型NOD小鼠,其体内巨噬细胞合成$1,25-(OH)_2-D_3$能力下降,若预先给予$1,25-(OH)_2-D_3$能防止胰岛炎,并减少1型糖尿病的发病。约70%多发性硬化症(MS)患者血清$25-OH-D_3$水平明显减低,其骨量显著减少,骨丢失率上升,骨折率增加。有资料显示MS和儿童1型糖尿病的患病率与所在地纬度高低有关。如居住在南纬42°的澳大利亚爱尔兰移民中MS的患病率比同样爱尔兰移民但居住在南纬21°者高5倍。其血清$25-OH-D_3$水平与MS患

病呈负相关。中国的一项9年前瞻性研究发现,南方地区儿童1型糖尿病的患病率明显低于北方。因此,气候地理上的差别,造成血中$25-OH-D$水平的明显不同,可能是上述自身免疫病的一个重要原因。

动物实验发现,给器官移植受体动物补充$1,25-(OH)_2-D_3$,能明显延长移植器官心、肝及胰腺的功能。临床上也观察到,给接受肾移植患者补充$1,25-(OH)_2-D_3$,能显著延长移植肾的功能。

维生素D与免疫系统的关系是一新的研究领域,许多问题还有待深入探讨。如活化的巨噬细胞产生$1,25-(OH)_2-D_3$的确切作用的靶细胞是什么?是通过何种方式,旁分泌和(或)自分泌?$1,25-(OH)_2-D_3$对免疫系统影响的详细机制是什么?如果说流行病学的结果确证维生素D缺乏,会增加儿童1型糖尿病的患病率,那么在幼年期补充维生素D,是否将会对此起重要作用?

(二) 维生素D对其他器官的作用

甲状旁腺富含维生素D受体(VDR),$1,25-(OH)_2-D_3$能直接作用于甲状旁腺细胞,抑制PTH的合成及分泌,这是典型的$1,25-(OH)_2-D_3$对PTH的负反馈调控。相反,$1,25-(OH)_2-D_3$促进胰岛素分泌,作用点直接在胰岛β细胞。头发毛囊周围细胞含大量VDR,维生素D缺乏的儿童头发生长发育受损。皮肤和肌肉是维生素D的重要靶器官,老年骨质疏松症时维生素D治疗可以增强肌力。

我们较早发现雄性大鼠睾丸曲细精管富含VDR,但其意义不详(图13-3-5)。近年发现VDR基因敲除的雌、雄小鼠,其生殖系统都不同程度受损,生化改变表现在:雌激素合成的关键酶——细胞色素P450芳香化酶基因CYP19表达受抑制,酶活性降低,血雌激素水平明显下降,卵泡刺激素(FSH)和黄体生成素(LH)显著升高,但雌激素受体ERα和ERβ未现异常。说明维生素D的作用点是在CYP19基因上。显示维生素D是雌激素生物合成中的重要因素。

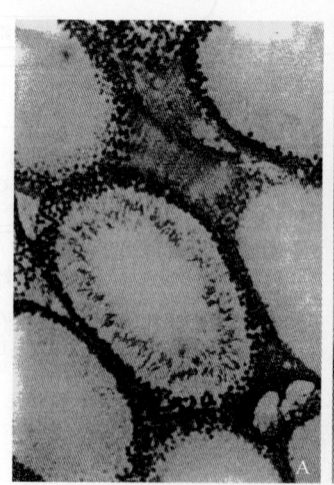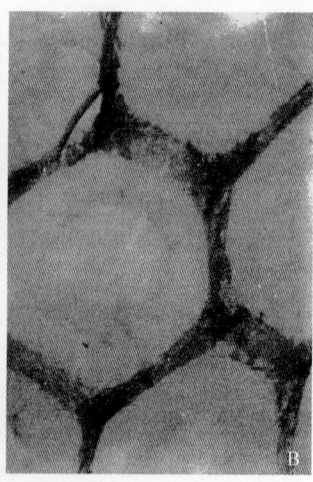

图13-3-5 大鼠睾丸曲细精管细胞富含VDR

A. 大鼠睾丸$1,25-(OH)_2-D_3$受体的免疫细胞化学定位:阳性染色,切片用VDR单克隆抗体9A7(3 μg/ml)处理,显示曲细精管基底部众多细胞及精子染色;B. 对照试验:切片与非免疫大鼠IgG(3 μg/ml)温育,呈阴性反应

研究发现VDR几乎存在于所有的器官中,说明维生素D可能广泛参与机体的基本生理活动。除了广为人知的

1,25-(OH)$_2$-D$_3$、25-OH-D$_3$ 和 24,25-(OH)$_2$-D$_3$ 外,目前已发现体内有 30 余种维生素 D 代谢物,但它们的生理作用不详,值得深入探讨。

(三) 维生素 D 与细胞的增殖和分化

维生素 D 对许多正常和肿瘤细胞都有促进分化和抑制增殖的作用,1,25-(OH)$_2$-D$_3$ 能促进破骨细胞的前体细胞向成熟的破骨细胞分化就是典型的例子。还可促进人胚成骨细胞的分化,抑制其增殖。对细胞增殖的抑制作用,最明显的例子是 1,25-(OH)$_2$-D$_3$ 外用治疗牛皮癣,能明显抑制表皮细胞的快速增殖,但分子机制尚不清楚。根据 1,25-(OH)$_2$-D$_3$ 对细胞增殖的抑制作用,人们正探讨其治疗肿瘤问题,有的已取得一定结果,如对白血病及乳腺肿瘤。

(四) 维生素 D 类似物

活性维生素 D 若长期大量应用有产生高钙血症及肾和软组织钙化的副作用,特别是用于治疗牛皮癣及有关肿瘤时,其用量往往明显高于生理剂量。为此,人们设计对其分子结构进行改造,以期达到保持甚或增加对细胞分化的作用,减少增高血钙的能力。维生素 D 结构特点之一是较其他类固醇激素有较长的侧链,为人工修饰提供了结构上的便利条件。到目前为止,以 1,25-(OH)$_2$-D 为母体,在实验室中人工合成的结构改变约达上千种,其中绝大部分是在侧链上进行改造。

人工合成的 1,25-(OH)$_2$-D 类似物,不同程度地改变其生物学功能。已经用于临床治疗牛皮癣的 1α,24(S)-(OH)$_2$-22ene-26,27-cyclopropyl-D$_3$,其促细胞分化的能力与 1,25-(OH)$_2$-D 相当,但促肠钙吸收及动员骨钙的作用仅为 1,25-(OH)$_2$-D 的 1%。又如相同剂量的 1,25-(OH)$_2$-D-

16ene-23yne-D$_3$ 的诱导细胞分化的能力是 1,25-(OH)$_2$-D 的 10 倍,但促钙效果仅为 1,25-(OH)$_2$-D 的 6%,还有的类似物促细胞分化功能可以增加几百倍。

(五) 关于 24,25-(OH)$_2$-D$_3$

如上所述,24,25-(OH)$_2$-D$_3$ 是维生素 D$_3$ 在肾内的正常代谢产物,其血浓度(ng 水平)约为 25-OH-D$_3$ 的 1/10,但远高于 1,25-(OH)$_2$-D$_3$(pg 水平)。可是对其生理意义至今仍有争议:一是认为,24,25-(OH)$_2$-D$_3$ 是 25-OH-D$_3$ 向 1,25-(OH)$_2$-D$_3$ 转变时的代谢灭活产物,因为 25-OH-D$_3$ 分子上C-24位的羟化作用,易致分子侧链的裂解;另一观点认为 24,25-(OH)$_2$-D$_3$ 有一定生理作用,如能促进生长板软骨细胞的生长、分化和矿化等。

第三节·维生素 D 的作用机制

一、维生素 D 受体(VDR)

所有器官都有 VDR 存在。无论是否与 1,25-(OH)$_2$-D 结合,VDR 都主要存在于靶细胞核内。

人 VDR 基因位于第 12 号染色体(12q12~q14),有 9 个外显子和 8 个内含子,VDR mRNA 编码基因由 1 281 bp 组成,VDR 蛋白分子有 427 个氨基酸残基,是类固醇激素核受体超家族中最小的一员。VDR 分子的功能单位主要由 3 部分组成:氨基端 DNA 结合部位、中部铰链(hinge)结构、羧基端配基(ligand)结合域(图 13-3-6)。

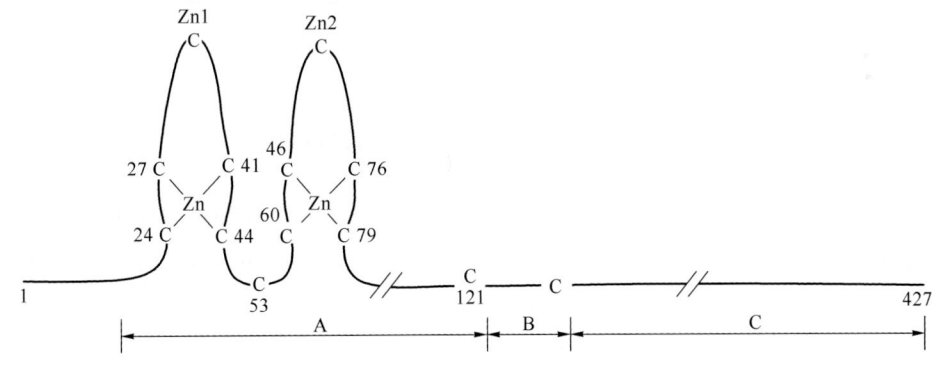

图 13-3-6 VDR 结构示意图

A:DNA 结合域,包括:① 两个锌指(Zinc finger)结构;② 锌指 1C 端(41~53 位氨基酸)对 VDRE 上 6 聚体半位(hexameric half-zits)识别区;③ 两个锌指间的核定位信号区;④ 锌指 2C 端(97~121 位氨基酸)延长部的影响 DNA 结合及转录活化区。B:铰链(hinge)区。C:配基结合域、VDR 与 RXR 形成二聚体的界面区,以及配基依赖型共激活因子结合区等

DNA 结合域主要由两个相近的锌指(Zinc finger)结构组成,主要与靶基因启动子上的维生素 D 反应元件(VDRE)结合,其中在近第 1 个锌指的羧基端的氨基酸序列,对识别 VDRE 非常重要。铰链结构为 VDR 分子功能性构型变化提供了柔韧性,羧基端是 1,25-(OH)$_2$-D 激素结合部位,并有与维 A 酸 X 受体(retinoid X receptor,RXR)形成异源二聚体复合物(VDR-RXR)的界面。因此,VDR 分子的上述亚结构,对其与激素结合、二聚体的形成,基因的转录活化都具有重要意义。VDR-RXR 复合物调节基因表达是通过靶基因启动子(promoter)上的 VDRE 实现的,VDRE 含 2 个相同或不同的 6

碱基特有序列,中间被 3 个随机碱基隔开。如骨桥蛋白(osteopontin)的 VDRE 构成为 GGTTCACGAGGTTCA,而人骨钙素的 VDRE 是 GGGTGA 3 GGGGCA。

维生素 D 受体明显受 1,25-(OH)$_2$-D$_3$ 的正性调控,这一点与其他类固醇激素受体明显不同。

近年发现了一种异型(isoform)VDR(VDRB$_1$),其分子量(54 000)明显大于经典 VDR(VDRA)分子量(48 000)。这是因为 VDRB$_1$ 分子 N 端比 VDRA 多 50 个氨基酸残基。VDRB$_1$ 在细胞内分布与 VDRA 一样主要在细胞核内,但其含量仅及 VDRA 的 1/3。VDRB$_1$ 诱导 24-羟化酶基因转录的活

性明显较 VDRA 低。在人肾、肠及若干细胞珠内发现有 VDRB$_1$，但其生理意义尚不清楚。

二、维生素 D 的基因组作用

维生素 D 的基因组作用，表示其发挥生物效应时必须通过影响靶细胞内的基因表达而实现，有直接和间接之分。

（一）直接基因组作用

配基 1,25-(OH)$_2$-D 进入靶细胞内，首先与 VDR 结合，形成激素-受体复合物，再与同源或异源受体形成二聚体（dimer）；而这种受体二聚化也是所有类固醇激素在发挥基因组作用时的共有特点。该二聚体在细胞核内具备了两种功能：其

一是 VDR 上的 DNA 结合域，即锌指结构部分，与靶基因上 VDRE 结合；其二是由于受体的二聚化，使其构型（configuration）发生变化，因而能进一步募集共激活因子（co-activator）或共抑制因子（co-repressor）以及核糖核酸聚合酶Ⅱ（polyRNAase Ⅱ）等转录蛋白质，从而形成一套转录机器而影响靶基因的转录（图 13-3-7）。很清楚，这一过程的特点是激素-受体复合物直接与靶基因上的特定反应元件相互作用而使基因活化或抑制。这也是类固醇激素受体超家族基因组作用的共同模式。对维生素 D 来说，在受体二聚化时，VDR 主要是与维 A 酸 X 受体（RXR）形成异二聚体 VDR-RXR。和其他类固醇激素一样，维生素 D 直接基因组作用的研究较为广泛和深入。

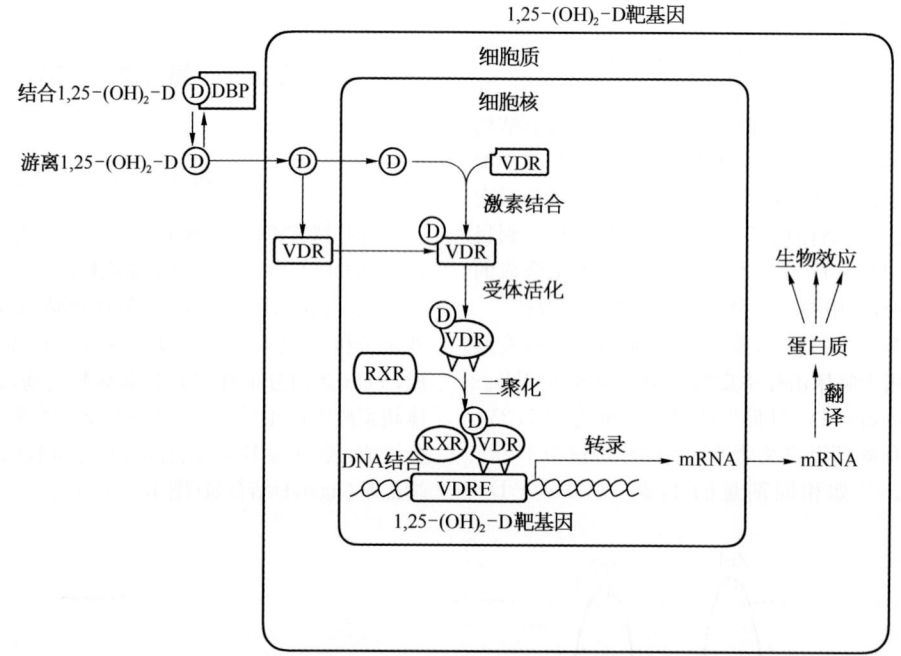

图 13-3-7　1,25-(OH)$_2$-D 作用的细胞机制

（二）间接基因组作用

间接基因组的作用，其实质是指 VDR 与核内其他有关转录因子之间经相互作用（蛋白质-蛋白质）后进而影响靶基因的转录。有关的转录因子，既包括其他核受体与 VDR 共同竞争与 RXR 的结合，从而影响 VDR-RXR 二聚体的形成，还有核内其他转录因子的作用，如活化蛋白 1（activating protein 1，AP-1）、NF-κB 等与 VDR 的相互作用而影响靶基因的转录。如转录因子 YY1 能干扰 VDR 与 VDRE 的结合，从而抑制 1,25-(OH)$_2$-D 对骨钙素基因的活化作用，VDR 可以通过影响 NF-κB 与 DNA 结合而抑制由 NF-κB 驱动的 IL-8 的基因表达。胞质内 VDR 本身，可以在有或无配基结合时发生自身磷酸化，该磷酸化的 VDR 进一步通过影响酪蛋白激酶（casein kinase）、蛋白激酶 C（PKC）或蛋白激酶 A（PKA）对靶基因进行正性或负性调控。

上述 VDR 与其他转录因子之间的所谓转录对话（transcription crosstalk），反映了维生素 D 及其他类固醇激素作用机制中存在着复杂信号转导网络。所表现出来的生物效应，则是代表相互信号交串作用后信息整合作用的结果，但其中的细节目前仍知之甚少。

三、维生素 D 的非基因组作用

维生素 D 的非基因组作用又叫快速作用，因为这种作用不涉及影响基因表达事件，生物效应在短时间（以分或秒计）显现。在许多组织及细胞系发现了维生素 D 的快速作用，如 1,25-(OH)$_2$-D 刺激小肠黏膜细胞的钙吸收，促进胰岛细胞分泌胰岛素，调节心肌、骨骼肌等细胞内钙浓度，蛋白质磷酸化，以及肝细胞内的磷脂代谢等。这种快速作用的细胞机制各异，一般由膜受体和细胞膜上的离子通道介导，但有的仍需经典 VDR 参与。如 1,25-(OH)$_2$-D$_3$ 对生长板的软骨细胞调节，机制之一就是通过细胞膜介导激活 PKC，改变磷脂代谢实现的。1,25-(OH)$_2$-D$_3$ 对成骨细胞的快速作用之一，则是通过多种机制对细胞膜上的多种离子通道的调节完成的。而对人成纤维细胞中 24-羟化酶活性的快速影响还需细胞内 VDR 介导。应当指出的是，维生素 D 的快速作用研究，无论是从其生理意义还是作用机制方面都远不及对其基因组研究的深入；到目前为止人们尚未克隆出 1,25-(OH)$_2$-D 膜受体的 cDNA；有些非基因组和基因组作用之间可能还存在着密切关系。如对患严重维生素 D 抵抗性佝偻病患儿皮肤成纤维细

胞的研究发现,1,25 -$(OH)_2$ -D_3 使该细胞内 Ca^{2+} 浓度升高的快速(15 s 达峰值)作用,需依赖正常经典的 VDR,而这种快速细胞内 Ca^{2+} 浓度升高作用又影响随后的1,25 -$(OH)_2$ -D_3 对 24 -羟化酶活性及其 mRNA 表达的基因组作用。

第四节 · 维生素 D 的测定及其临床意义

一、维生素 D 的测定

临床上对血中维生素 D 代谢物的测定主要关注的是 25 -OH -D 和 1,25 -$(OH)_2$ -D,测定方法有:放射免疫测定(RIA)、竞争性蛋白结合测定(CPBA)及放射受体测定(RRA)。限于维生素 D 代谢物,尤其是 1,25 -$(OH)_2$ -D 的血中浓度极低(pg 水平),需将样本预先用有机溶剂(甲醇、氯仿等)提取,再用微型柱(LH - 20,Sep-pak)进一步纯化,这些方法虽能达到很高的灵敏度,但因过程繁杂,费时费力,成本较高,推广受限。而近年发展的不需提取的 1,25 -$(OH)_2$ -D RIA,以及不用核素的酶联免疫吸附法(ELISA)问世,为深入维生素 D 的基础研究和广泛应用于临床提供了可能。值得注意的是,25 - OH -D 的结果,反映的是个体的维生素 D 营养状况,如前所述,该测定值受所在地的纬度、季节及摄入维生素 D 的量等多因素影响,临床应予以考虑。而 1,25 -$(OH)_2$ -D 的结果测定的是真正的维生素 D -激素水平,与甲状旁腺功能、肾功能以及体内是否存在维生素 D 抵抗密切相关。

国内外对血 25 - OH -D 正常值并无统一标准,这是由于血 25 - OH -D 测定值明显受内生和外源维生素 D 以及测定方法不同的影响。国外有资料建议正常成人血 25 - OH -D 水平在 20~40 ng/ml,但并未被广泛采用。而根据临床表现,界定其低限参考值似更为实用,如患软骨病时,25 - OH -D 往往<5 ng/ml,为严重维生素 D 缺乏;若在 5~10 ng/ml,出现骨转换加快、继发性甲旁亢,属维生素 D 中度缺乏;若在 10~20 ng/ml,则视为轻度维生素 D 缺乏。我们的一组(北京地区)同批正常成人,冬季和夏季血 25 - OH -D 水平分别为 13.2 和 18.9 ng/ml,而南京一组健康中青年和老年的夏季值分别为 52.5 和 18.0 ng/ml。若将该 2 组合并算其均值,明显高于北京夏季值,而两地所用测定方法相同,可见地域之间的差异。

1,25 -$(OH)_2$ -D_3 在体内生成,受负反馈机制的严格调控,正常值水平较恒定,范围在 20~60 pg/ml。

二、维生素 D 水平测定的临床意义

临床上对血清 1,25 -$(OH)_2$ -D 及 25 - OH -D 水平的测定,可以用于评估正常人及小肠吸收不良患者的钙吸收、低钙血症的鉴别、高钙血症/高尿钙的鉴别、骨质疏松的鉴别等。

(一)骨软化症和佝偻病

骨软化症和佝偻病是新形成的骨基质不能以正常的方式进行矿化的一种代谢性骨病,骨软化症是指发生在骨骺生长板已经闭合的成人骨基质矿化障碍;佝偻病是指发生在婴幼儿童,即长骨骨骺尚未闭合的骨骺软骨及骨的矿化都有缺陷。根据其发病原因可分为维生素 D 作用缺乏及肾小管疾病两大类。

1. 维生素 D 作用缺乏

(1)维生素 D 缺乏或吸收不良:血 25 - OH -D 水平降低,1,25 -$(OH)_2$ -D 水平可正常,或降低。

(2)维生素 D 代谢障碍

1)严重肝脏疾病:25 - OH -D 主要在肝脏生成,门脉性或胆汁性肝硬化、慢性活动性肝炎、慢性酒精性肝炎等患者的血 25 - OH -D 降低,1,25 -$(OH)_2$ -D 水平可正常或降低。

2)抗癫痫药:如巴比妥钠和苯妥英钠等均属强有力的肝微粒酶诱导物,促进肝微粒酶活性,加速维生素 D 和 25 - OH -D 在肝内的代谢,因此血 25 - OH -D 水平降低,1,25 -$(OH)_2$ -D 水平可正常或降低。

3)维生素 D 依赖性佝偻病 I 型(vitamin D dependency rickets):由于缺乏 1α-羟化酶,造成血 1,25 -$(OH)_2$ -D 水平降低,25 - OH -D 水平正常或升高。

4)维生素 D 依赖性佝偻病 II 型:主要病变在靶组织细胞内 1,25 -双羟维生素 D 的受体有缺陷,靶组织对维生素 D 的反应异常,血 1,25 -$(OH)_2$ -D 水平显著升高,25 - OH -D 水平正常或升高。

5)慢性肾功能不全:1,25 -$(OH)_2$ -D 生成受阻导致骨软化,血 1,25 -$(OH)_2$ -D 水平降低,25 - OH -D 水平正常。

2. 肾小管疾病

(1)低血磷抗维生素 D 性骨软化症或佝偻病:由于肾小管回吸收磷障碍所致,分为遗传性 X 伴性抗维生素 D 低血磷性佝偻病和获得性低血磷性骨软化症或佝偻病;前者同时伴肾小管上皮细胞线粒体内 1α-羟化酶缺陷,使1,25 -$(OH)_2$ -D 合成不足,血 25 - OH -D 水平正常。

(2)肾小管酸中毒:血 25 - OH -D 水平正常。

(二)甲状旁腺功能减退症和假性甲状旁腺功能减退症

甲状旁腺功能减退症(简称甲旁减)是因甲状旁腺病变造成甲状旁腺素(PTH)产生减少而引起的钙、磷代谢异常,假性甲状旁腺功能减退症是由于 PTH 靶细胞对 PTH 反应完全或不完全丧失引起。血 25 - OH -D 水平正常,1,25 -$(OH)_2$ -D 水平可正常或降低。

(三)原发性甲状旁腺功能亢进症与其他原因引起的高钙血症

原发性甲状旁腺功能亢进症(简称甲旁亢)是由于甲状旁腺分泌过多的 PTH 引起的钙、磷和骨代谢紊乱的一种全身性疾病,血 25 - OH -D 水平一般正常,1,25 -$(OH)_2$ -D 水平可正常或升高。但对于甲旁亢合并骨软化患者,根据孟迅吾等总结北京协和医院病例资料,其血清 25 - OH -D 水平显著低于无骨软化组。

在其他原因引起的高钙血症中:维生素 D 或 25 - OH -D 中毒时血 25 - OH -D 水平升高;1,25 -$(OH)_2$ -D 中毒时血 1,25 -$(OH)_2$ -D 水平升高;结节病或淋巴瘤时血 1,25 -$(OH)_2$ -D 水平可升高,25 - OH -D 水平正常。

(四)骨质疏松症

骨质疏松症是最常见的代谢性骨病,可分为原发性、继发性和特发性。其中原发性骨质疏松症包括绝经后骨质疏松和老年性骨质疏松症,研究表明绝经后和老年性骨质疏松症患者的 1,25 -$(OH)_2$ -D_3 水平均较同年龄和同性别的对照组为

低，降低 18%～80%，小肠钙吸收也较对照组降低
20%～30%。

参考文献

[1] Liu SH, Chu HI. Studies of calcium and phosphorus metabolism with special reference to pathogenesis and effect of dihydrotachsterol (A. T. 10) and iron[J]. Medicine, 1943, 22：103-161.

[2] Parfitt AM. H－I Chu, pioneer clinical investigator of vitamin D deficiency and osteomalacia in China. A scientific and personal tribute[J]. Calcifi Tissue Int, 1985, 37：335-339.

[3] 周学瀛.维生素 D 研究进展[J]. 基础医学与临床,1998,18：415-418.

[4] Holick MF. Vitamin D：Photobiology, metabolism, and clinical applications[M]//Degroot LJ. Endocrinology. vol 2. 3rd ed. Philadelphia：WB Saunders, 1995：990-995.

[5] Bouillon R. Vitamin D：From photosynthesis, metabolism, and Action to Clinical applications [M]//Degroot LJ. Endocrinology. vol 3. 4th ed. Philadelphia：WB Saunders. 2001：1010-1012.

[6] Clemens TL, Zhou XY, Myles M, et al. Serum vitamin D_2 and vitamin D_3 metabolite concentrations and absorption of vieamin D_2 in elderly[J]. J Clin Endocrinol Metab, 1986, 63：656-660.

[7] Heaney RP, Davis KM, Chen TC, et al. Human serum 25 - hydroxycholecalciferol response to extended oral dosing with cholecalciferol[J]. Am J Clin Nutr, 2003, 77：204-210.

[8] Gray TK, Lester GE, Lorenc RS. Evidence for extrarenal 1α - hydroxylation of 25 - hydroxyvitamin D_3 in pregnancy[J]. Science 1979, 204：1311-1313.

[9] Holmberg I, Berlin T, Börkhen I. Differences in the rate of metabolism of vitamin D_2 and vitamin D_3 in mammals[M]//Norman AW. Vitamin D. A Chemical, Biochemical and Clinical Update. Berlin, New York：Walter de Grugter & Co, 1985：67-68.

[10] Holick MF, Matsuoka ZY, Wortsman J. Age, vitamin D, and solar ultraviolet[J]. Lancet, 1989, 2：1104-1105.

[11] Webb AR, Kline L, Holick MF. Influnce of season and latitude on the cutaneous synthesis of vitamin D_3：exposure to winter sunlight in Boston and Edmonton will not promote vitamin D_3 synthesis in human skin[J]. J Clin Endocrinol Metab, 1988, 67：373-378.

[12] 孟迅吾,刘勤,周学瀛,等.正常人血 25 -羟维生素 D 和甲状旁腺激素的季节变化[J].中华内分泌代谢杂志,1986,2,77-80.

[13] 周学瀛,孟迅吾,刘书勤,等.拉萨地区正常成人血中 25 -羟维生素 D 水平研究[J].中华医学杂志,1995,75：261.

[14] Clements MR, Davies M, Lumb GA, et al. Clinical studes on the mechanism of aquired vitamin D deficiency[M]//Norman AW. Vitamin D：molecclar, cellubr and clinical endocrinology. Berlin：Walter de Grugter & Co, 1988：660-661.

[15] Portale AA, Halloran BP, Murphy MM, et al. Oral intake of phosphorus can determine the serum concentraions of 1,25-dihydroxyvitamin D by determining its production rate in humans[J]. J Clin Invest, 1986, 77：7-12.

[16] 邓洁瑛,周学瀛,吴勤勇,等.1,25(OH)$_2D_3$对人垂体 GH 瘤细胞 GH 分泌的影响[J]. 中国医学科学院学报,1992,14：210-214.

[17] 周学瀛,史轶蘩,朱显峰,等.经治疗的肢端巨大症患者血生长激素与活性维生素 D 水平变化[J].中华医学杂志,1992,72：21-23.

[18] 周学瀛,孟迅吾,刘怀成,等.甲状旁腺功能减退症、垂体生长素瘤及垂体泌乳素瘤患者血1,25(OH)$_2D_3$ 水平[J].中华内分泌代谢杂志,1991,7：111-112.

[19] 孔彦平,孟迅吾,周学瀛,等.17－β雌二醇对去卵巢大鼠小肠黏膜钙结合蛋白基因表达的影响[J]. 生殖医学杂志,1997,6：199-202.

[20] Song Y, Peng X, Porta A, et al. Calcium transporter 1 and epithelial calcium channel messenger ribonucleic acid defferentially regulated by 1,25-dihydroxyvitamin D_3 in the intestine and kidney of mice [J]. Endocrinology, 2003, 144：3885-3894.

[21] Pannabecker FL, Chandler JS, Wasserman KH, et al. Vitamin D dependent transcriptional regulation of the intestinal plasma membrane calcium pump[J]. Biochem Biophys Res Commun, 1995, 213：499-505.

[22] Morales O, Samuelsson MKR, Lindgren U, et al. Effect of 1, 25-dihydroxyvitvamin D_3 and growth hormone on apoptosis and proliferation in UMR106 osteoblast-like cells[J]. Endocrinology, 2004, 145：87-94.

[23] Zhou XY, Dempster DW, Marion SL, et al. Bone vitamin Ddependent calcium-binding protein is localized in chondrocytes of growth plato cartilege[J]. Calcifi Tissue Int, 1986, 38：244-247.

[24] Suda T, Takahashi N, Udagawa N, et al. Modulation of osteoclast differentiation and function by the new members of the tumor necrosis factor receptor and ligand families[J]. Endocr Rev, 1999, 20：345-357.

[25] Bergy JJ, Xu YA, Farach-carson MC. Osteoprotegerin expression and secretion are regulated by calcium Influx therough the L-type voltage-sensitive calcium channel[J]. Endocrinology, 2004, 145：426-436.

[26] Kondo T, Kitazawa R, Maeda S, et al. 1,25-dihydroxyvitamin D_3 rapidly regulates the mouse orteoprotegerin gene through dual pathways[J]. J Bone Mine Res. 2004, 19：1411-1419.

[27] Jingushi S, Iwaki A, Higuchi O, et al. Serum 1,25-dihybroxyvitamin D_3 aculmulates into the fracture callus during rat femoral fracture healing[J]. Endocrinology, 1998, 139：1467-1473.

[28] Morrison NA, Qi JC, Tokita A, et al. Prediction of bone density from vitamin D receptor alleles[J]. Nature, 1994, 367：284-287.

[29] Zhao JX, Zhou XY, Meng XW, et al. Polymorphisms of vitamin D receptor gene and its association with bone mineral density and osteocalcin in Chinese[J]. Chin Med J(Engl), 1997, 110：366-371.

[30] 章振林,孟迅吾,周学瀛,等.维生素 D 受体基因和降钙素受体基因多态性与北京地区绝经后妇女骨密度关系[J].中华内分泌代谢杂志,2002,18：90-94.

[31] 章振林,赵金秀,孟迅吾,等.维生素 D 受体基因起始密码和 3′-端多态性与绝经后妇女骨密度的关系[J].中华遗传学杂志,2003,20：5-8.

[32] Hayes CE, Nashold PE, Spach KM, et al. The immunological functions of the vitamin D endocrine system[J]. Cell Mol Biol, 2003, 49：277-300.

[33] Li XH, Li TL, Yan Z, et al. A nine-year prospective study on the incidence of childhood type - 1 diabetes mellitus in China[J]. Biomed Envirom Sci, 2000, 13：263-270.

[34] 周学瀛,Clemens TL, Pike JW.大鼠睾丸中 1,25 -双羟维生素 D_3 受体免疫组织化学定位[J]. 生殖医学杂志,1995,4：36-38.

[35] Kinuta K, Tanaka H, Moriwake T, et al. Vitamin D is an important factor in estrogen biosynthesis of both femal and male gonads [J]. Endocrinology, 2000, 141：1317-1324.

[36] 裴玉,周学瀛,孟迅吾,等.1,25-双羟维生素 D_3 及转化生长因子 β1 对人成骨细胞增殖和分化的影响[J].中华医学杂志,2003,83：1084-1088.

[37] Holick MF, Smith FL, Pincus S. 1,25-dihydroxyvitamin D_3 is an effective therapeutic agent for the treatment of psoriasis vulgaris and erythroderma psoriasis[M]//Norman AW. Vitamin D：molecular, cellular and clinical endocrinology. Berlin：Walter de Gruyter Co, 1988：1007-1008.

[38] Clemens TL, Zhou XY, Pike JW, et al. 1,25-dihydroxyvitamin D receptor and vitamin D-dependent calcium binding protein in rat brain：comparative immunocytochemical localization [M]//Norman AW. Vitamin D：a chemial, Biochemical and Clinical Updat. Berlin, New York：Walter de Grugter & Co, 1985：95-96.

[39] Clemens TL, Garrett KP, Zhou XY, et al. Immunocytochemical localization of the 1,25-drhydroxyvitamin D_3 receptor in target cells[J]. Endocrinology, 1988, 122：1224-1230.

[40] Noda M, Vogel RL, Craig AM, et al. Identification of a DNA sequence responsible for binding of the 1,25-dihydroxyvitamin D_3 receptor and 1,25-dihydroxyvitamin D_3 enhancement of mouse secreted phosphoprotein l (spp - 1 or osteopontin) gene expression[J]. Proc Natl Acad Sci USA, 1990, 87：9995-9999.

[41] Sunn KL, Cock TA, Crofts LA, et al. Novel N-Terminal variant of human VDR molecular[J]. Endocrinology, 2001, 15：1599-1609.

[42] Nguyen TM, Lieberherr M, Fritch J, et al. The rapid effects of 1,25 - dihydroxyvitamin D_3 require the vitanmin D receptor and influence 24 - hydroxylase activity[J]. J Biol Chem, 2004, 279：7591-7597.

[43] 孟迅吾,刘书勤,姚央,等.竞争蛋白结合法测定血 25 -羟维生素 D_3 浓度的临床意义[J].中华内科杂志,1989,28：95-98.

[44] 周学瀛,刘怀成,孟迅吾,等.不需高效液相层析的 1,25 -双羟维生素 D 的放射受体测定法[J].中华内分泌代谢杂志,1989,5：103-106.

[45] 张克勤,孟迅吾,王竹兰,等.血清 25 -羟维生素 D 测定在代谢性骨病研究中的初步应用[J]. 天津医药,1991,9：550-551.

[46] Hollis BW, Clemens TL, Adams JS. Vitamin D metabolites[M]//Favus MJ. Primer on the metabolic bone diseases and disorders of mineral metabolism. 4th ed. philadelphia：Lippincott Williams & Wilkins, 1999：124-128.

[47] 孟迅吾.骨软化症和佝偻病[M]//史轶蘩.协和内分泌代谢学.北京：科学出版社,1999：1529-1541.

[48] 孟迅吾,姚央,刘书勤,等.原发性甲状旁腺机能亢进症合并骨质软化症[J].中华医学杂志,1990,70：636-638.

第四章·降钙素的生理、生化

李　梅　孟迅吾

降钙素(calcitonin，CT)首先于 1962 年由加拿大的 Copp 正式报道，因其具有直接抑制破骨细胞活性、减少骨吸收、降低血清钙浓度的作用而得名。降钙素是哺乳动物的甲状腺滤泡旁 C 细胞及脊椎动物后腮腺分泌的由 32 个氨基酸残基构成的多肽类激素，分子量为 3 419。近年来，降钙素的结构、生物合成、生理及药理作用的研究取得了长足进展，被广泛用于防治以骨吸收增加和骨量丢失为特点的代谢性骨病和高钙血症。

一、降钙素的特性

目前所获得的降钙素主要有猪降钙素（porcine calcitonin，PCT）、人降钙素（human calcitonin，HCT）、鲑鱼降钙素（salmon calcitonin，SCT）及鳗鱼降钙素（eel calcitonin，ECT)4 种，不同种属降钙素的生物活性差别很大。多种降钙素的氨基酸序列已被阐明，结果显示其结构具有高度保守性，氨基端和羧基端结构稳定，不同种属降钙素的结构变异主要存在于肽链的中段氨基酸。降钙素氨基端 1～7 位氨基酸由二硫键连接，形成环状结构，8～22 位形成 α 螺旋结构，羧基末端具有亲水性，降钙素分子结构的完整性保证了降钙素生物活性的完整性(图 13-4-1)。一般来说，侧链氨基酸少的降钙素在与受体结合时的变形能力强，生物活性也较大。鳗鱼降钙素类似物为人工合成的鳗鱼降钙素，将天然鳗鱼降钙素化学结构中的二硫键变换为乙烯键的多肽降钙素衍生物，使分子结构更稳定并提高了效能。

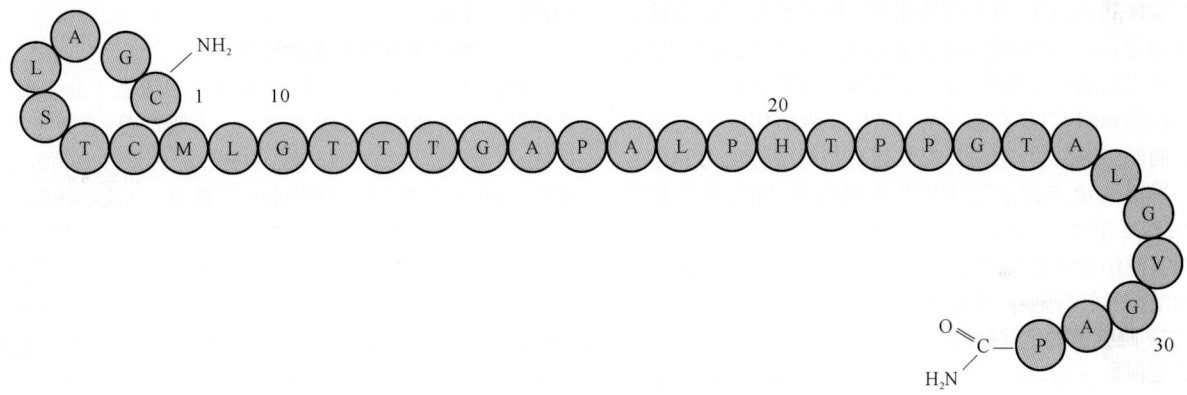

图 13-4-1　人降钙素氨基酸序列结构图

降钙素编码基因定位于 11p15.2～15.1，为降钙素、降钙素相关肽及钙抑肽(katacalcin)所共用，基因长度约为 6.5 kb，包括 6 个外显子和 5 个内含子。第 1～3 外显子为 3 种激素共用，第 4 外显子为降钙素专有(图 13-4-2)。降钙素基因经转录产生信使 RNA，信使 RNA 经翻译产生前降钙素，经过剪接，成为由 32 个氨基酸残基构成的降钙素，降钙素在甲状腺滤泡旁 C 细胞的高尔基体内被包装成分泌颗粒，经胞吐分泌入血循环。

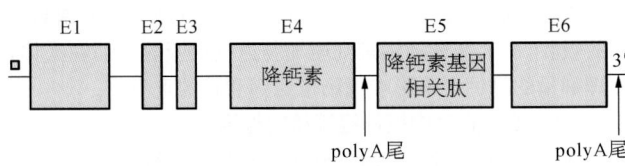

图 13-4-2　降钙素、降钙素基因相关肽共用基因结构图
E1 和 E6 分别为 5'端和 3'端非编码外显子，E2、E3 和 E4 共同构成降钙素编码基因，E2、E3 和 E5 构成降钙素基因相关肽的编码基因

降钙素分泌主要受血浆钙离子浓度的调节。一般情况下降钙素呈持续性分泌，当血钙浓度升高时，降钙素分泌水平几分钟内即见升高。降钙素可直接抑制破骨细胞活性，减少骨钙释放，并减少肾脏钙离子的重吸收，使血钙下降到比正常稍低的程度，降钙素分泌随后受到抑制，使得血钙水平恢复正常。对急性高钙血症，降钙素分泌呈比例快速增加，使血钙水平迅速下降。而在慢性高钙血症时，降钙素分泌也增加。如果高钙血症严重而持续时间较长，甲状腺 C 细胞分泌降钙素功能将耗竭，血钙水平难以恢复正常。低钙血症是否抑制降钙素的分泌尚不明确，有研究表明低钙血症时降钙素贮备增多。人降钙素通常对血钙的影响较弱，在甲状腺髓样癌（降钙素分泌过多）及甲状腺全切（降钙素缺乏）患者，未观察到明显的钙、磷代谢异常。有报道甲状腺滤泡旁细胞具有 1,25-$(OH)_2$-D_3 受体，可能 1,25-$(OH)_2$-D_3 也调节降钙素分泌。还有研究显示糖皮质激素、胰高血糖素、高镁血症、胃泌素、β 受体激动剂也刺激降钙素分泌，其中胃泌素的作用最强。

血循环中降钙素的半衰期较短，不到 15 min，人降钙素主要在肝脏和肾脏灭活、排泄，也在骨骼和甲状腺等器官降解，猪降钙素主要在肝脏灭活，鲑鱼和鳗鱼降钙素的半衰期长于人和猪降钙素。

二、降钙素受体

采用直接结合法的研究发现，哺乳动物的多种组织和细胞中存在降钙素受体（calcitonin receptor，CTR），诸如人胎盘、脑组织、肾脏、淋巴细胞、破骨细胞、肺和乳腺肿瘤细胞系、大鼠肾脏、脑组织等，但是降钙素受体主要存在于骨骼和肾脏中。目前人、大小鼠和兔等动物的降钙素受体基因的 cDNA 已经被克隆，CTR 的分子结构和空间构象也已阐明。

（一）CTR 的特性

CTR 属于具有 7 次跨膜结构域的 G 蛋白偶联受体超家族，克隆的 CTR 核苷酸序列分析表明，人 CTR 基因位于 7q21.3，长度约 4.2 kb，开放的读码区产生约 500 个氨基酸残基构成的多肽，氨基端存在一段信号肽，人和鼠 CTR 氨基端序列中具有较多的糖基化位点和保守的半胱氨酸残基，经翻译、修饰后的 CTR 分子量为 50 000。按照 CTR 与配体亲和力的差异，CTR 可以分为 C1、C2 和 C3 三种类型，C1 与降钙素高亲和力结合，C2 与降钙素基因相关肽高亲和力结合，C3 与降钙素和降钙素基因相关肽可以高亲和力结合。由于 CTR 的 mRNA 剪切过程的差异，C1 型受体具有两种异构体，即 C1a 和 C1b，其结构差异在于 C1b 第二个细胞外襻含有 37 个氨基酸序列，而 C1a 没有此段序列。降钙素与 C1a 受体呈不可逆的结合，与 C1b 受体结合是快速且完全可逆的。破骨细胞表达大量的 C1a 受体，而 C1b 受体表达量较低。

不同物种间 CTR 存在差异，CTR 一级结构的不同可能导致不同的三级结构，从而影响其与配基的结合能力和信号转导。采用两位点激素受体相互作用模型，研究降钙素与 CTR 的相互作用，结果显示 CTR 细胞外延伸的氨基端和细胞外襻共同结合降钙素，降钙素通过与 CTR 细胞外襻的相互作用激活信号转导通路，从而发挥生理和药理作用。

（二）降钙素的信号转导

大量研究表明，降钙素与细胞表面的 CTR 结合后，通过 Gs 蛋白亚单位激活腺苷酸环化酶，从而增加细胞内 cAMP 的产生、激活蛋白激酶 A（PKA）依赖的信号通路，PKA 信号转导通路是降钙素发挥作用的主要受体后途径。此外，降钙素还通过 Gq 蛋白亚单位活化磷脂酶 C，产生三磷酸肌醇（IP₃），激活蛋白激酶 C（PKC）信号通路。两条信号途径，都能够促进钙离子从细胞外进入细胞内，改变钙离子的浓度，从而发挥降钙素的生理和药理作用。

（三）CTR 调节：受体脱逸现象

降钙素受体的表达存在同源和异源性调节，前者主要涉及降钙素诱导的受体降调节，异源性调节涉及糖皮质激素、蛋白激酶 C 激活剂、转化生长因子等。降钙素抑制骨吸收作用存在"脱逸"现象，即降钙素抑制骨吸收作用达一定程度后，药物剂量再增加或作用时间再延长时，其骨吸收抑制作用不再增加。研究表明，降钙素脱逸现象不是由于激素本身活性的改变，而是机体对激素的反应性改变所致，降钙素对受体的降调节作用是引起降钙素脱逸现象的主要机制。一些研究显示，降钙素主要通过激活 cAMP 依赖的 PKA 信号途径，降低破骨细胞表面 CTR 的表达水平。也有观点认为，由于鲑鱼和鳗鱼降钙素结构不同于人降钙素，长期应用可能使人体产生抗体，降低降钙素效果，这也可能是 CTR 脱逸的机制之一。

三、降钙素的生理作用

（一）降钙素对骨转换的影响

1. 降钙素对骨吸收的影响·体外实验表明降钙素直接作用于破骨细胞，抑制其生成及活性。破骨细胞具有丰富的 CTR，放射自显影技术显示碘标记的具有生物活性的降钙素能够直接与其受体结合，呈剂量依赖性刺激 cAMP 产生，激活 PKA，通过 PKA 信号转导途径，调节钙离子通道活性，增加细胞内钙离子浓度，改变破骨细胞的形态、快速减少破骨细胞表面皱褶缘，降低其附着和增殖能力，迅速抑制破骨细胞活性，长期作用还抑制破骨细胞增殖，减少其数量，从而抑制骨吸收。有研究观察到注射降钙素 15 min 后，破骨细胞活性即被抑制，随后细胞数量减少，骨钙释出减少。

2. 降钙素对骨形成的影响·降钙素对骨形成是否具有直接影响，目前尚无确凿证据，一些早期研究显示，较长时间降钙素治疗的大鼠，观察到骨组织中成骨细胞数目增多。然而，接受降钙素治疗的骨质疏松症和 Paget 病患者，骨吸收抑制的同时，伴有骨形成生化指标下降，因此目前认为降钙素对于骨骼合成代谢没有直接影响。由于存在骨吸收和骨形成之间的偶联，因而，降钙素抑制骨吸收的同时，可能对骨形成具有间接抑制作用。

（二）降钙素对钙平衡的影响

保持钙平衡对于保证机体正常生理活动十分重要，降钙素是调节钙平衡的重要激素之一。有趣的是，在正常成年个体中，由于骨转换率相对较慢，内源性降钙素对血钙浓度的影响较小，在甲状腺全切（降钙素水平降低）以及甲状腺髓样癌（降钙素水平显著升高）患者，钙平衡未见明显变化。但当血钙浓度升高和骨转换增高时，降钙素分泌明显增加，有研究显示血浆钙值升高 10%，可使降钙素分泌量增加 2 倍，降钙素直接抑制破骨细胞活性，从而减少骨钙释放入血液和细胞外液，而血钙仍继续进入骨骼，使血钙降低。鱼类降钙素对于钙平衡的作用明显高于人降钙素，因此大剂量鲑鱼或鳗鱼降钙素可用于治疗多种原因所致的高钙血症。

（三）降钙素对肾脏及肠道的作用

研究表明肾脏是降钙素的靶器官之一，肾单位的升支粗段和远曲小管的起始部具有 CTR。降钙素能够快速抑制成年人或动物近端肾小管对钙、磷的重吸收，使尿钙、磷排泄增加，血钙、磷值下降，鱼降钙素增加尿钙、磷及钠排泄的作用较人降钙素强。降钙素还可增加肾脏钠、镁和氯的排泄。在啮齿类动物已证实降钙素可以刺激 1α-羟化酶，增加 1,25-(OH)₂-D 生成。G 蛋白敏感性腺苷酸环化酶以及 cAMP 是降钙素在肾脏发挥作用的重要介质。小剂量降钙素抑制肠道钙的吸收，而大剂量降钙素则增加肠道钙的吸收。而在人体，生理剂量的降钙素不影响胃肠道对钙和磷的重吸收。

（四）降钙素对中枢神经系统的作用

在人、大鼠和其他种属的脑组织和神经系统中，都存在免疫活性的降钙素和 CTR。动物实验表明注射降钙素至中枢能够引起镇痛、食欲下降和胃酸分泌下降。

放射自显影扫描技术研究显示，大鼠降钙素的高密度结合部位存在于大脑导水管旁灰质、中缝核、下丘脑背外侧核以及独立神经束的神经核。导水管旁灰质对于疼痛的中枢性调节十分重要,降钙素与其结合可能涉及中枢性止痛作用。这个非常有意义的发现使得降钙素可以用于治疗疼痛,尤其是对于与骨骼相关的疼痛,如肿瘤骨骼转移、佩吉特病(Paget病)及骨质疏松症骨折的疼痛等。降钙素止痛的机制目前尚不清楚,有较多的假说。有学者认为降钙素改变神经元的钙离子流,作用于特殊的中枢神经受体,直接调节中枢神经系统的伤害感受作用。降钙素还影响内源性阿片系统,增加垂体β-内啡肽的产生,同时增加促肾上腺激素的共分泌,因此降钙素具有中枢性止痛作用。有报道降钙素可抑制血栓素的产生,给动物注射降钙素可以提高痛阈,降钙素还可调节前列腺素代谢,因而具有外周止痛作用。此外,降钙素长期作用,可抑制破骨细胞活性,减少骨吸收,也有助于减轻疼痛。降钙素止痛的效果,SCT 能持续6～8 h,HCT 作用弱于 SCT,鼻喷制剂好于注射制剂。降钙素还可以对下丘脑起作用,调节激素分泌,因而影响食欲、胃酸分泌和肠道运动。

四、临床药理学

(一) 不同种属降钙素的特点比较

大鼠与人降钙素有 23 个氨基酸序列相同,鲑鱼与鳗鱼降钙素有 29 个氨基酸残基相同。以静脉注射降钙素 1 h 使 1 只年轻、空腹、150 g 大鼠血清钙下降 10% 所需降钙素量的 1/100 定义为 1 个国际单位的降钙素。SCT 和 ECT 的生物活性是 HCT 及 PCT 的 20～40 倍,SCT 的代谢清除率为 HCT 和 PCT 的 1/3～1/2。SCT 的生物活性高可能与其抵抗酶的分解能力和与受体的亲和力高有关。有研究显示降钙素与大鼠肾脏及骨骼肌 CTR 的亲和力,依次为 SCT>PCT>HCT,而降低血钙及增加 cAMP 的能力,SCT>HCT>ECT,75 IU 的人降钙素相当于 50 IU 的鲑鱼降钙素。对于抑制破骨细胞的骨吸收活性,SCT 较 HCT 至少高 40～50 倍。对于面色潮红的症状,HCT>SCT=ECT。

(二) 临床常用剂型和给药方法

由于降钙素具有直接抑制骨吸收,减少肾脏和肠道对钙离子回吸收的能力,同时还有镇痛作用,目前被广泛应用防治以骨吸收增加和骨量丢失为特点的代谢性骨病(如骨质疏松症、畸形性骨炎等)和高钙血症。

临床应用的降钙素有 SCT(商品名为密盖息,由瑞士诺华制药有限公司生产),注射制剂为 50 IU 或 100 IU/瓶,供皮下和肌内注射。鼻喷制剂为 2 800 IU/瓶,每喷 200 IU,共 14 喷,经鼻黏膜吸收,在美国和欧洲广泛应用。ECT(商品名为益盖宁,由日本旭化成株式会社生产),每支 10 IU、20 IU 或 40 IU,供皮下、肌内注射。

由于降钙素经胃肠道摄入会被降解或失活,目前临床应用的降钙素制剂有注射及鼻喷两种,注射剂有鲑鱼、鳗鱼及人降钙素三种。对于长期用药,皮下注射制剂的依从性差,而鼻喷制剂越来越易于为患者接受。有研究表明,200 IU 的鼻喷降钙素达到的效果相当于 30～80 IU 的注射降钙素制剂。

近来,经直肠摄取的降钙素制剂正在研制中。直肠给予 SCT 可使血中降钙素浓度迅速上升,峰浓度高于等量的鼻喷制剂,但药物的清除也较快。一项为期 2 年的研究表明,每日经直肠给予降钙素 100 IU,老年骨质疏松症妇女的骨转换下降,骨密度降低得以逆转,此疗效以椎体最明显,前臂不明显。

(三) 药代动力学

SCT 皮下注射制剂的生物利用度约 70%,鼻喷剂的生物利用度相当于肌内注射给药的 30%～50%。经鼻喷给药,降钙素在鼻黏膜中吸收时间较长,血药浓度峰值为 31～39 min 达到。肌内和皮下注射给药,血药浓度峰值在 16～25 min 达到。降钙素 30%～40% 与血浆蛋白结合,在肾脏和外围组织转化为小片段。皮下注射给药的清除率大约 200 ml/min,半寿期 70～90 min,鼻喷给药的血浆半寿期为 43 min。经皮下注射给药后,有少量未转换的降钙素原形、非活性代谢产物及降解产物由尿排出。肾功能不全时,其清除率只及正常人的 1/5～1/3,使用时应注意调节剂量,连续用药不会出现药物蓄积现象。降钙素不通过胎盘,乳汁中的浓度相当于血浆的 10～40 倍。

(四) 降钙素的临床应用

降钙素用于治疗骨质疏松症已有 40 余年的历史,应用依据主要是降钙素能够抑制破骨细胞活性,减慢骨转换的骨吸收相,增加骨量。对于骨转换增高的骨质疏松症患者,降钙素治疗效果较好。有研究表明骨质疏松症妇女降钙素储备能力明显下降,也支持降钙素治疗骨质疏松症。降钙素还具有止痛作用,可减轻骨质疏松症患者的腰背疼痛及骨折性疼痛。

最早表明降钙素治疗骨质疏松症的研究是 20 世纪 70 年代初采用放射性钙动力学方法完成的。Caniggia 等对 4 例 X 线检查诊断的骨量减少患者,皮下注射 25 IU PCT,观察到骨吸收率下降,肠道钙吸收增加。Gruber 等采用皮下注射 100 IU SCT 治疗骨质疏松症患者,用钙剂及维生素 400 IU/d 作对照,观察 2 年的治疗效果,部分患者进行骨活检。结果表明治疗组骨量明显增加,骨吸收显著下降,对照组无明显改变。此研究结果被美国 FDA 肯定,注射用降钙素于 1984 年被 FDA 批准用于治疗骨质疏松症。鼻喷 SCT 200 IU/d 也取得了类似效果,经鼻黏膜给药途径近年也已由美国 FDA 批准用于治疗骨质疏松症。

研究表明降钙素治疗能够增加骨密度、降低骨折危险性、明显改善骨痛症状,近期研究表明降钙素能够改善骨质量,是治疗原发性和继发性骨质疏松症的有效药物。降钙素还可以有效治疗畸形性骨炎等疾患,大剂量应用时能够短期有效减轻高钙血症。

参考文献

[1] Ettinger MP. Aging bone and osteoporosis: strategies for preventing fractures in the elderly[J]. Arch Intern Med, 2003,163: 2237 - 2246.

[2] Silverman SL. Calcitonin[J]. Endocrinol Metab Clin North Am, 2003,32: 273 - 284.

[3] Zaidi M, Blair HC, Moonga BS, et al. Osteoclastogenesis, bone resorption, and osteoclast-based therapeutics[J]. J Bone Miner Res, 2003,18: 599 - 609.

[4] Blau LA, Hoehns JD. Analgesic efficacy of calcitonin for vertebral fracture pain[J]. Ann Pharmacother, 2003,37: 564 - 570.

[5] Purdue BW, Tilakaratne N, Sexton PM. Molecular pharmacology of the calcitonin receptor[J]. Receptors Channels, 2002,8: 243 - 255.

[6] Koh LK. The diagnosis and management of hypercalcaemia[J]. Ann Acad Med Singapore, 2003,32: 129 - 139.

[7] Inzerillo AM, Zaidi M, Huang CL. Calcitonin: the other thyroid hormone [J]. Thyroid, 2002,12: 791 - 798.

[8] Azria M. Possible mechanisms of the analgesic action of calcitonin[J]. Bone, 2002,30: 80S - 83S.

［9］Cranney A, Tugwell P, Zytaruk N, et al. Meta-analyses of therapies for postmenopausal osteoporosis. VI. Meta-analysis of calcitonin for the treatment of postmenopausal osteoporosis[J]. Endocr Rev, 2002, 23: 540-551.

［10］Silverman SL, Azria M. The analgesic role of calcitonin following osteoporotic fracture[J]. Osteoporos Int, 2002, 13: 858-867.

［11］Body JJ. Calcitonin for the long-term prevention and treatment of postmenopausal osteoporosis[J]. Bone, 2002, 30: 75S-79S.

［12］Marcus R, Wong M. Antiresorptive treatment of postmenopausal osteoporosis: comparison of study designs and outcomes in large clinical trials with fracture as an endpoint[J]. Endocr Rev, 2002, 23: 16-37.

［13］Zaidi M, Inzerillo AM, Moonga BS, et al. Forty years of calcitonin — where are we now? [J]. A tribute to the work of Iain Macintyre, FRS. Bone, 2002, 30: 655-663.

第五章·钙磷代谢及其调节

周学瀛　孟迅吾

钙和磷是构成人体骨骼的主要成分，赋予了骨骼坚硬的特性。骨骼是钙、磷的储备库。细胞外液和细胞内液的可溶性钙、磷含量，虽然不及身体总含量的1%，但却担负各种极重要的生理功能。人体内钙、磷代谢的平衡和钙、磷在细胞内、外液中浓度的稳定性，是维护机体正常生理功能的重要因素之一，一旦体液中钙、磷浓度出现较大波动，必将对机体产生很大影响，故调节体液中钙、磷浓度有重大生理意义。目前对钙、磷及骨代谢调节方面的认识已取得了长足的进步，并已广泛应用于临床。

第一节·钙平衡及其调节

一、钙的分布及其生理作用

（一）体内的钙分布

正常成人体内的钙含量为700～1500 g，占体重的1.5%～2.2%，男性多于女性。其中99%存在于骨骼和牙齿的骨矿盐结晶中，仅有1%存在于体液中。骨矿盐结晶中的主要成分为羟基磷灰石[$Ca_{10}(PO_4)_6(OH)_2$]，其中的磷和钙的比例为6∶10（毫克单位的比例大约为1∶2）。根据放射性钙动力学分析，骨骼中约1%的钙可以与细胞外液自由交换。细胞内、外液和骨骼表面可交换钙一起称为钙的"混合池"。血液中的钙有结合钙（占46%）和离子钙（占48%）两部分；复合钙（3%）和其他形式（3%）；在蛋白结合钙中70%与白蛋白结合，其余和球蛋白结合。因此血钙的组成：血钙＝离子钙＋蛋白结合钙＋螯合钙等（100%＝48%＋46%＋6%）。正常成人血清总钙浓度为8.8～10.5 mg/dl，离子钙浓度为1.17～1.33 mmol/L。儿童和青少年期血钙较成人高些（表13-5-1）。妊娠妇女因血浆白蛋白降低，导致总血钙值下降，而对离子钙影响轻微。哺乳期妇女每日从乳汁中会丢失钙200～300 mg，但可以通过增加1,25-二羟维生素 D[$1,25-(OH)_2-D_3$]的生成刺激肠钙的吸收，仍保持血离子钙在稳定的范围。

钙离子可以通过电化学梯度进入细胞内，细胞内胞质液的离子钙浓度仅约100 nmol/L，仅为细胞外液的1/10 000。在细胞内的微环境中，钙的分布也不均匀，其中99%是与磷酸盐结合形成不溶性的（但可以交换）复合物分布在线粒体内

表 13-5-1　不同年龄性别的血钙正常参考值

项　目	年龄（岁）	游离钙（mg/dl）	总钙（mg/dl）
婴儿	0～0.25	4.9～5.6	8.8～11.3
	1～5	4.9～5.3	9.4～10.8
儿童	6～12	4.6～5.3	9.4～10.3
成人			
男性	20	4.5～5.2	9.1～10.2
	50	4.5～5.2	8.9～10.0
	70	4.5～5.2	8.8～9.9
女性	20	4.5～5.2	8.8～10.0
	50	4.5～5.2	8.8～10.0
	70	4.5～5.2	8.8～10.0

基质上，这部分钙库中的钙浓度约10 mmol/L，而胞质液中钙的浓度仅为0.1～1 pmol/L。胞质内其余的钙则结合在细胞膜内侧面以及内质网表面。这部分钙在激素作用时的信息传递和细胞代谢活动中起非常重要的作用，当细胞表面的受体被激活后会迅速释放入细胞液中。细胞内钙的低浓度是通过激活钙转入胞内池和出胞两种途径来维持的。依赖于以下两种钙转运系统，一种由跨膜钠梯度驱动的 Na^+-Ca^{2+} 交换，另一种是通过 Ca^{2+}-H^+-ATP 酶 在细胞内线粒体等细胞器和胞质间的交换。

（二）钙的生理作用

1. 细胞外作用·钙作为细胞外的配体，可以通过细胞表面的 G 蛋白偶联的钙敏感受体发挥其对细胞的调节作用。在甲状旁腺和肾小管上皮细胞上存在此类受体。其主要作用包括① 抑制甲状旁腺素（PTH）的分泌和在肾小管髓襻升支粗段抑制钙、镁和氯化钠等的重吸收；② 促使骨基质和软骨的矿化；③ 激活循环中和细胞外液中的多种酶和蛋白酶，在血液凝固、细胞间的黏附以及细胞增殖中发挥作用。

2. 细胞内作用·细胞内 Ca^{2+} 作为细胞内信息传递者，与钙调素（calmodulin）等钙结合蛋白结合，引发下游激酶等效应分子活化，从而影响细胞多种功能，如肌肉收缩，激素、神经递质的释放，细胞增殖或凋亡，以及质膜的转运功能等。细胞内钙离子对细胞功能的影响包括两个途径，一是基因组途径，如影响蛋白质合成；一是非基因组途径，如通过影响有关酶活性而改变业已存在的代谢反应速度。

细胞内外之间、细胞内的细胞器（线粒体、内质网）和胞质之间 Ca^{2+} 的巨大浓度差，为细胞内 Ca^{2+} 行使对细胞功能的多种重要作用提供了基础。如在细胞被激活时胞质 Ca^{2+} 浓度可上升 100 倍（$1\sim100~\mu mol/L$），这就需要细胞外和细胞内"钙库"中的 Ca^{2+} 进入胞质。无论是细胞内还是细胞外 Ca^{2+}，对细胞膜的稳定都具有重要作用。如果这两部分 Ca^{2+} 浓度变动超出一定范围，便会导致细胞膜电位的改变，造成膜的不稳定性发生变化。血钙的浓度要求维持在一个很窄的范围内，才利于机体正常的生命活动，一旦超出（升高或降低）则将导致临床疾患，如高钙血症会导致肌肉软弱、反射减低、纳差、便秘、恶心、抑郁和意识障碍；低钙血症会引起神经肌肉的兴奋性增加，出现焦虑、抽搐和痉挛等。

二、钙吸收及其调节

人体每日从食物中摄入的钙在 $300\sim1\,500$ mg，而人体肠道对钙的吸收效率差异很大，在 $20\%\sim70\%$，随着年龄增大，钙吸收率会降低。一般说来，肠道钙吸收率受机体钙摄入量、营养状态、妊娠、哺乳和维生素 D 的补充等多种因素影响。未被吸收的钙会经粪便中排出，粪便中排出的钙还包括经胆汁和其他消化液分泌入肠道中的钙。后一部分钙被称为内源性的粪钙，正常人每日有 $100\sim200$ mg，一般不受血钙和食物的影响。

肠道钙吸收率受钙摄入量的影响，当钙摄入量低于 $200\sim400$ mg 时，尽管钙吸收率达到 70%，也难以维持体内的钙平衡。但当钙摄入量过大，超过了肠道的钙吸收能力时，即使再增加钙摄入，其吸收率也会降低，钙吸收量达到平台，不再增加。生理状态下到达平台期时肠道净钙吸收量大约为 400 mg/d。如表 13-5-2 所示正常人在不同钙摄入量时的钙吸收率。

表 13-5-2　正常成人对不同钙摄入量的反应

饮食钙摄入(mg/d)	220 mg(低)	850 mg(中)	2 100 mg(高)
钙吸收(mg/d)	150	340	490
吸收率(%)	68	40	23
肾钙排泄(mg/d)	150	210	260
总钙平衡(mg/d)	−110	0	+70
骨钙摄取(mg/d)	420	420	420
骨钙释放(mg/d)	530	420	350

（一）钙吸收的部位和机制

人体所需要的钙必须通过外源性供给，食物中的钙主要通过小肠吸收，主要的吸收部位为十二指肠和空肠上段。因为该部位存在丰富的维生素 D 依赖性的钙结合蛋白，同时在此局部肠腔中的 pH 较低（$5\sim6$），利于食物中的复合钙和结合钙解离为离子钙。此部位的钙吸收方式主要是主动吸收。摄入的钙在空肠远端和回肠中存留的时间较长，还可以通过被动吸收方式吸收。当钙摄入不足或肠腔内容物在空肠近段存留时间过短时，下段小肠对钙的被动吸收会增加。

十二指肠钙吸收的动力学公式为：

$$Jms = (Jmax[Ca])/(Kt+[Ca])+D[Ca]$$

Jms 代表黏膜到浆膜的吸收流量，Jmax 是可饱和机制的最大吸收率，[Ca] 是肠腔内钙的浓度，Kt 是一定 [Ca] 时最大主动转运率的一半，D 是非饱和机制的扩散常数。对人和动物的准确测定发现，十二指肠和空肠的 Kt 范围在 $2\sim3$ mmol。当肠腔钙低于 3 mmol 时，Jms 代表的主要是由维生素 D 调节的主动吸收过程，若膳食钙摄入量高时，主动转运达到饱和，则钙的吸收主要是被动扩散过程。

肠道内的钙离子吸收主要通过两种途径：主动（饱和）吸收和被动（非饱和）吸收。主动吸收是指由 $1,25-(OH)_2-D_3$ 诱导的主动耗能过程，$1,25-(OH)_2-D_3$ 和肠细胞内特异的维生素 D 受体结合后进入细胞核内，诱导钙结合蛋白（CaBP）合成而产生促进 Ca^{2+} 转运的效应。成年动物十二指肠 CaBP 含量是反映体内维生素 D 状态的指标。被动（非饱和）吸收指 Ca^{2+} 入胞可能通过被动扩散顺电化学梯度差穿过刷状缘膜。Ca^{2+} 的被动吸收与腔内 Ca^{2+} 浓度线性相关。大部分与浓度相关的非饱和吸收的 Ca^{2+} 是经细胞旁途径吸收的，Ca^{2+} 的被动转运除顺电化学梯度差的运动外，还存在溶剂牵引现象（solvent drag）。水的吸收牵引 Ca^{2+} 通过肠上皮细胞间的紧密连接而增加 Ca^{2+} 的吸收。

在细胞质中 Ca^{2+} 经细胞内 Ca^{2+} 缓冲系统，即 CaBP 和各种亚细胞结构的作用再分布、封存，使细胞内游离 Ca^{2+} 浓度在每升微摩尔（$\mu mol/L$）水平，以调节细胞本身的功能，维持细胞内环境稳定。同时，由于 CaBP 的"渡船样"作用，使细胞两极间的 Ca^{2+} 梯度扩大成为 Ca^{2+} 在细胞内扩散的驱动力。Ca^{2+} 出胞需逆电化学梯度，肠上皮基侧膜 Ca^{2+}，$Mg^{2+}-ATP$ 酶水解 ATP 提供了 Ca^{2+} 出胞所需的能量。Na^+-Ca^{2+} 交换机制也与 Ca^{2+} 出胞有关。$1,25-(OH)_2-D_3$ 不仅参与了 Ca^{2+} 的出胞也涉及 Ca^{2+} 的入胞。

（二）钙吸收的调节

影响钙吸收的因素众多，分别叙述如下。

1. 生物利用度·小肠上皮完成的钙吸收主要是其中的离子钙，所以食物成分中的任何能够影响复合钙解离为离子钙的因素，都会影响钙吸收。胃酸对离子钙的解出起重要的作用，有助于维持十二指肠和小肠上端处于酸性环境。因此在服用碳酸钙等难以溶解的钙剂时，通常建议在餐中或餐后服用，以保证有足够的胃酸将其溶解吸收。胆盐也有助于钙的溶解和重吸收，一些胃肠疾病、回肠切除和摄入过多高纤维食物时也会引起钙吸收不良。

食物中的植酸、草酸和尿酸等成分增加（如进食过多的菠菜、芹菜、茭白和竹笋等）时，可与钙结合合成不溶性盐，会降低钙的溶解度从而影响钙吸收。而奶和婴儿制品中的乳酸则可通过增加细胞旁扩散增加钙的重吸收。

2. 维生素 D·$1,25-(OH)_2-D_3$ 是小肠上皮钙转运的主要调节激素。其在钙稳态调节环中起重要的作用，即根据食物中钙摄入的多少，通过调节 PTH 的分泌，影响肾脏 1α-羟化酶的活性和 $1,25-(OH)_2-D_3$ 的生成，改变小肠钙吸收的效率。$1,25-(OH)_2-D_3$ 可以影响整个小肠段的钙吸收，但主要的调节部位是十二指肠。在十二指肠中 $1,25-(OH)_2-D_3$ 增加主动（饱和）的跨细胞吸收 Jmax，主要通过增加经黏膜刷状缘的钙离子流，CaBP-D9k 的 mRNA 和蛋白质水平，以及肠上皮基侧膜 $Ca^{2+}-Mg^+-ATP$ 酶活性来实现。$1,25-(OH)_2-$

D_3 对肠钙吸收的调节是通过影响受体复合物表达的基因途径和非基因途径两种方式完成的。后者更为快速，主要作用于膜磷脂代谢，影响胞质离子钙和质膜的生物力学特性。但是其中起主要作用的还是 CaBP-D9k，因为胞内的 CaBP-D9k 水平与钙吸收效率直接密切相关，是钙转运入胞的主要限速单位。

在肠腔中钙浓度增高时，1,25-$(OH)_2$-D_3 还会增加空肠、回肠和十二指肠细胞旁被动电压依赖性钙吸收。在饮食中钙摄入过多或补充钙剂时，当主动吸收达到饱和后，此种被动吸收会发挥作用。此外，1,25-$(OH)_2$-D_3 增加十二指肠钙吸收还存在一种快速的调节机制，主要是 1,25-$(OH)_2$-D_3 对十二指肠上皮基侧膜的直接作用，是对 1,25-$(OH)_2$-D_3 缓慢基因调节途径作用的一种补充。

人体内维生素 D 来自外源性和内源性两个途径。蔬菜、蕈类食物中含有维生素 D_2（麦角钙化醇，ergocalciferol），鱼肝油、蛋黄和乳类中含有有限量的维生素 D_3（胆钙化醇，cholecalciferol）。维生素 D_2 和维生素 D_3 均在小肠上端被吸收。人体主要靠内源性的维生素 D_3，皮肤中的 7-脱氢胆固醇接受阳光照射，经紫外线 280～310 nm 作用生成前维生素 D_3，依靠皮肤温度转为维生素 D_3。后者吸收入血液，再经肝内线粒体的 25-羟化酶作用，在还原型辅酶Ⅰ和氧参与下转变成 25-羟维生素 D_3，它与血液中一种特异的球蛋白相结合转运至肾，在肾近端小管上皮细胞的线粒体内，经 25-(OH)-D_3-1α-羟化酶作用而形成活性最强的 1,25-$(OH)_2$-D_3，1,25-$(OH)_2$-D_3 对 1α-羟化酶有负反馈抑制作用，这对防止维生素 D 中毒有重要意义。1,25-$(OH)_2$-D_3 生成后进入血液循环，作用于远处的靶组织，因此被认为是分子结构中 B 环开放的一种类固醇，又称 D 激素。

3. 其他因素·随着年龄的增加，肠钙吸收会减低，主要是因为增龄后肾脏对 PTH 反应减弱，1,25-$(OH)_2$-D_3 的生成不足，1,25-$(OH)_2$-D_3 在十二指肠黏膜中的作用不足。在低钙摄入时，年轻人小肠黏膜会出现适应性钙吸收率增加，但在增龄后此种调节能力会减低。

绝经后妇女给予雌激素可直接或间接经 PTH 介导的 1,25-$(OH)_2$-D_3 生成等途径刺激增加肠钙吸收。在哺乳和妊娠时雌激素也会增加血清中 1,25-$(OH)_2$-D_3 的水平及肠钙的吸收。此外，哺乳和妊娠时雌激素还会通过非 1,25-$(OH)_2$-D_3 途径使小肠绒毛肥厚，进而增加对钙磷的吸收。

药理剂量的糖皮质激素会抑制肠钙吸收，但不减少血液和肠道局部 1,25-$(OH)_2$-D_3 的浓度。甲状腺素毒症和代谢性酸中毒时肠钙的吸收减低，而甲状腺功能减退时肠钙的吸收增加。乙醇、地西泮和苯妥英钠可能通过对钙入胞的直接毒性作用减少肠钙吸收。

三、钙排泄及其调节

体内钙排泄主要有三个方面，即粪钙排泄、尿钙排泄和钙从汗液排泄。粪钙排泄已如前述，而通常汗中丢失的钙可以忽略不计。这里主要讨论尿钙排泄及其调节。

（一）肾脏钙的排泄和重吸收

肾脏对钙的排泄是调节血液离子钙稳定的主要机制，随小肠钙吸收和骨钙净吸收所致的滤过负荷的变化而不同。游离钙和复合钙可以通过肾小球滤过。正常人每日约有

10 000 mg 钙从肾小球滤过，只有 2% 的滤出钙被排出体外，大约 200 mg/d。中国成人的尿钙一般 < 5.6 mmol/d（<225 mg/d）；儿童正常尿钙<0.1 mmol/(kg·d)[<4 mg/(kg·d)]，也有人认为 < 0.15 mmol/(kg·d) [< 6 mg/(kg·d)]，如血浆蛋白质浓度正常，当血钙低于 1.88 mmol/L（7.5 mg/d1）时，尿钙排出明显减少或等于零。

肾脏对滤过钙重吸收是在多部位通过不同的机制进行的。和小肠上皮类似的是，肾小管上皮细胞也需要对钙有足够大的转运率，才能保证不至于使细胞内的钙浓度过度升高。多数的部位是通过细胞旁的弥散机制，部分重吸收段是通过主动的跨细胞转运机制进行，后者主要受激素的调节。

大约 60% 滤过钙的重吸收发生在近端肾小管，主要是通过细胞旁路的被动扩散机制，与钠的重吸收密切相关。钙离子的重吸收是顺着电化学梯度进行的，此部位的重吸收不表现出饱和现象。另有 25% 滤过钙的重吸收出现在髓襻，主要依靠髓襻升支粗段的被动扩散，主动的跨细胞转运机制在该部位可能也具有一定的作用。该部位的钙吸收可被细胞外的钙和镁抑制，是因为这些离子激活基侧膜上的钙敏感受体，进而抑制 Na^+-K^+-Cl^- 的重吸收，降低了跨上皮的电压梯度。

远端肾小管重吸收滤过钙的 8%，该部位对钙的重吸收主要是依赖主动转运机制，同时也是激素调节钙重吸收的主要部位。其中涉及了基侧膜上的 Na^+-Ca^{2+} 交换和 1,25-$(OH)_2$-D_3 依赖的钙结合蛋白钙调素-D28k（仅限于远端肾小管）。在该部位不同激素和利尿剂对钙重吸收都会产生影响，提示涉及了不同的钙吸收机制。

（二）肾脏钙重吸收的调节

肾脏的钙排泄受多种激素、营养素和药物的影响。其中 PTH 发挥了主要的生理调节作用，其主要作用是影响除近段肾小管以外的很多部位对钙的重吸收。PTH 对远端肾小管和集合管内钙重吸收的调节机制如下：PTH 能增加基侧膜的 Na^+-Ca^{2+} 交换，增加基侧膜 Ca^{2+}-ATP 酶对钙的亲和力，导致顶膜插入二氢吡啶敏感的膜钙通道，增加胞质中的自由钙。以上机制共同作用的结果使肾小管上皮跨细胞的主动重吸收增加。在集合管 PTH 可增加基侧膜的 Na^+-Ca^{2+} 交换。

降钙素在大剂量时会快速降低近段肾小管对钙的重吸收，此种作用不依赖于 PTH。维生素 D 可能具有减少尿钙重吸收的作用。雌激素治疗能使绝经后妇女的肾小管重吸收钙增加，尿钙排泄减少。胰岛素、胰高血糖素和抗利尿激素对肾小管钙的重吸收也会有影响，但不具显著的生理和临床意义。

高钠摄入和细胞外容量扩张时尿钙排出增加，反之，脱水时尿钙减少。钠负荷会抑制近段肾小管对钠和钙的重吸收。高磷饮食会减少尿钙的排泄，主要因为高磷会增加 PTH 的分泌，减少 1,25-$(OH)_2$-D_3 和直接对肾小管的作用。反之，低磷时会增加尿钙的排泄。饮食中钙含量的变化也会导致尿钙的相应变化，但是由于肠钙吸收的调节作用，使尿钙的变化并不显著。

高镁血症会通过激活髓襻升支粗段的钙敏感受体和抑制内源性 PTH 及其介导的肾小管钙重吸收，从而抑制钙的重吸收。代谢性酸中毒时会抑制肾小管重吸收钙，增加骨钙动员和滤过钙负荷，增加尿钙的排泄。

渗透性利尿会增加尿钙排出，与尿钠成比例增加。呋塞

米和依他尼酸抑制髓襻重吸收氯,进而减少钙的转运。因此可被用于治疗高钙血症。与此相反,噻嗪类利尿药和阿米洛利等可增加远端肾小管对钙的重吸收。因为噻嗪类利尿剂直接抑制顶端氯的进入,使远端肾小管上皮超极化,使顶端电压依赖性的钙通道开放,刺激钙进入细胞,增加肾小管对钙的重吸收。由于此类药物减少尿钙,所以被用于治疗高尿钙性的肾结石类疾病和甲状旁腺功能减退症。

其他药物如环孢素和 Tacrolimus 可能是通过降低肾小管钙调素-D28K 的水平来减少对钙的重吸收。洋地黄也可减少肾小管对钙的重吸收。

第二节 · 磷平衡及其调节

一、磷的分布及其生理作用

磷在细胞生理和骨质矿化中起重要的作用,是核酸和羟基磷灰石的主要成分,是高能的磷酸盐三磷酸腺苷的主要成分,是细胞膜磷脂的必需成分,可以影响多种酶和蛋白质的功能。实际上磷是所有组织的主要成分之一,磷代谢紊乱几乎会影响所有器官系统的功能。

体内的磷 85% 以结晶形式存在于骨骼中(600～700 mg),其余约 15% 存在于细胞体液和软组织中(100～200 mg)。而软组织中则主要以磷酸酯形式存在。细胞内的磷是许多重要生物大分子的组成部分,如磷脂、核酸、磷蛋白以及糖原等。仅有不到 1% 的磷存在于细胞外液中。血浆中的磷含量大约12 mg/dl,其中的 8 mg/dl 为有机磷和磷脂,微量的阴离子焦磷酸盐。其余的部分为无机磷(Pi),循环中的无机磷是二价的磷酸氢盐和单价磷酸二氢盐。在正常 pH 时,循环中的磷酸氢盐和磷酸二氢盐的比例为 4:1。

正常成人空腹血清磷为 0.84～1.45 mmol/L(2.6～4.5 mg/dl),儿童较高为 1.29～2.26 mmol/L(4～7 mg/dl),更年期后妇女也较高。血磷的正常值如表 13-5-3 所示。血清磷由游离、与蛋白质结合及复合磷三部分组成,分别占 43%、12% 和 45%。碱中毒时由于磷酸盐从细胞外液转移致使血中磷酸盐减低,因此发现低血磷时,应同时测血 pH 和 CO_2 结合力。

表 13-5-3 血磷的正常参考值		
项 目	年 龄(岁)	血磷(mg/dl)
婴儿	0～0.25	4.8～7.4
	1～5	4.5～6.2
儿童	6～12	3.5～5.8
成人		
男性	20	2.5～4.5
	50	2.3～4.1
	70	2.2～4.0
女性	20	2.5～4.5
	50	2.7～4.4
	70	2.9～4.8

正常血中钙和磷维持一恒定的溶解乘积常数:36～40,此时钙和无机磷酸盐等矿物质沉积到骨基质使类骨质矿化。当此乘积常数<20 时常反映骨矿化缺陷,类骨质不能钙化,导致佝偻病或软骨病。而当其>70 时易发生软组织异位钙化或骨化。

二、磷的生理功能

磷酸盐是体内一些基础生物大分子的重要组成部分,如磷脂、磷蛋白、核酸、辅酶以及糖酵解的一些中间物等。因此,在细胞结构、能量代谢、离子转运等基本生理过程中,磷都发挥极其重要的作用。近年发现的有关细胞信号转导资料更突显了磷在生命活动中不可替代的作用。无机磷作为细胞内酶的底物,在糖酵解及细胞呼吸时合成高能磷酸键,以化学能形式储存于有机磷化合物中,如 ATP、磷酸肌酐等,这是磷的一个特殊重要作用。

磷对神经肌肉具有重要作用,在机体生长过程中,若缺乏磷,则会导致肌无力。严重低血磷可引起细胞能量代谢的广泛紊乱,造成细胞内能量危机(intracellular energy crisis),从而严重影响神经传导、肌肉收缩。磷的缺乏也会对心血管系统产生类似对神经、肌肉的影响。磷对维持正常肾小管转运功能是必需的,低血磷动物实验模型显示,肾小管在钠、钙及葡萄糖的重吸收上发生障碍,且这种作用不受 PTH 影响。低磷能直接刺激 25-OH-D₃ 在肾脏的 1α-羟化作用,可能与低磷能增加肝组织内胰岛素样生长因子 1(IGF-1)表达有关。红细胞中的 ATP 直接受血磷水平变化的影响。低血磷影响糖酵解,引起红细胞内 ATP 下降,导致红细胞脆性增加以及血红蛋白氧合曲线左移。磷对维持正常白细胞和血小板功能也很重要,严重低血磷会降低白细胞中 ATP 含量,使吞噬细菌功能下降;而血小板中 ATP 含量减少则引起存活率降低,血小板量下降,影响血凝块的回缩。

细胞外液有足够的磷是骨组织和软骨矿化所必需的,慢性的低磷血症会引起骨软化症或佝偻病。

三、磷吸收及其调节

成人每日磷的摄入量为 800～1 600 mg,磷很易被肠道吸收,肠磷吸收率约 70%,如摄入量少[<2 mg/(kg·d)],吸收率可达 90% 左右。磷缺乏在临床上罕见。磷在小肠吸收,以空肠吸收最快,其次为回肠,十二指肠较少,大肠中几乎不吸收。摄入磷量的 20%～30% 从粪排出,由肠道分泌的内源性磷酸盐平均为 3 mg/(kg·d)。

正常人磷的净吸收量与饮食中磷的摄入呈线性正相关。肠道磷吸收主要通过主动转运和弥散两种途径,后者以细胞旁路为主。磷主动转运需要磷进入小肠细胞的腔膜,是需要维生素 D 和 Na⁺ 依赖的过程。弥散是主要的吸收方式,当肠腔中的磷浓度超过 1.8 mmol/L 时就足以维持弥散吸收,进食时肠腔中的磷浓度可超过 5 mmol/L。只有当饮食中的磷极度缺乏或肠腔中存在与磷结合的物质时,才会出现主动吸收,该过程需要活化的钠依赖性磷转运蛋白(PiUS)和Ⅲ型 Na/P 共转运蛋白的参与。由于饮食中的磷通常足够提供人体的需要,磷在小肠中主要是通过被动扩散吸收,所以在通常的情况下极少出现磷缺乏。主动转运过程是维生素 D 依赖性的过程，但是维生素 D 在正常血磷稳态中的作用微乎其微，这是因为在维生素 D 缺乏时小肠磷的吸收率仅减少 15％左右，而且可能是因为此时主要影响了肠钙的吸收，与钙结合的磷增加，致使肠磷的吸收量减少。

长期服氢氧化铝凝胶，可与肠腔中磷酸盐结合，继之影响磷吸收，导致低磷血症。在碱性溶液中可形成非溶性磷酸盐，如磷酸钙发生沉淀的趋向。膳食中过量钙形成不溶性磷酸盐，镁离子摄入过多也可使磷的吸收减少。脂肪痢、维生素 D 缺乏、长期应用糖皮质激素和库欣综合征，均可减少磷的吸收。酸有利于无机磷酸盐的吸收，低钙膳食时可促进磷酸盐的吸收。肠磷吸收过多，常见于维生素 D 过量、甲状腺功能亢进和特发性尿钙增多症等。

四、磷排泄及其调节

摄入磷的 60％～80％从尿排出。经肾小球滤过的磷大部分被肾小管（主要在近端肾小管）重吸收。当血磷降低时，肾小管对磷重吸收的能力增加，尿磷排量减少，正常肾磷阈约 0.65 mmol/L（2 mg/dl），当血磷 ≤0.65 mmol/L（2 mg/dl）时，尿磷等于或接近零。

肾脏磷排泄对血清磷水平和饮食中摄入磷会发生迅速的反应。肾磷排泄取决于肾小球滤过率和肾小管重吸收之间的平衡。

肾小球超滤液中磷的浓度大约是血浆中的 90％左右，这是因为血浆中的部分磷如蛋白结合磷和存在于浆膜中的与钙、镁等结合的磷盐不能被滤过。当血浆钙水平增高时，钙-磷-蛋白质复合部分的磷会增加，超滤液中的磷浓度会降低，仅为血浆中的 75％左右。因为血清磷水平和肾小球滤过率（GFR）共同决定了肾脏的磷负荷，所以 GFR 变化而又缺少肾小管磷重吸收的相应代偿性的变化时会影响磷稳态。

（一）磷的重吸收部位

肾小球滤过磷的 80％～90％在近曲小管中被重吸收。吸收率最高的部位在近段和深部肾单位。磷跨肾小管细胞的转运是由转运体介导的饱和过程，受到最大转运量（T_{max}）的限制。当饮食中磷含量变化时 T_{max} 随之而变。可以通过静脉输磷后计算每肾小球滤过单位磷的最大重吸收量。或如 Bijvoet 法，根据血磷水平及磷和肌酐的排泄率计算 T_{max}。

肾磷的重吸收主要发生在近曲小管，占 60％～70％，近直小管中有 15％～20％磷的重吸收。在近曲小管中各部位磷的吸收方式也不同，在超近端部分 S1 段磷的重吸收超过钠和水的重吸收，但是在远端磷的重吸收与钠和水的重吸收平行。髓襻升支的粗段和细段、远端肾小管是否存在对磷的重吸收还有待于确实。目前尚不知道肾小管中是否分泌磷。

三个主要的磷重吸收部位近曲小管、近直小管和远端肾小管上皮细胞中均存在 PTH 敏感的腺苷酸环化酶。PTH 在这些部位降低磷的重吸收可以通过 cAMP 依赖的途径和非 cAMP 依赖的两种途径。相反，降钙素依赖的腺苷酸环化酶主要存在于髓质和皮质的髓襻升支的粗段及远端肾小管。尽管其中存在大量降钙素敏感的腺苷酸环化酶，但远端小管中降钙素对磷重吸收的作用还不清楚。降钙素抑制近曲和近直

小管磷的重吸收是通过非 cAMP 依赖的机制完成的，主要与细胞内的钙浓度增加有关。

（二）磷转运的机制

近曲肾小管对磷的重吸收主要是可饱和的钠依赖性的主动转运过程（与小肠中的主动钠、磷共转运极为相似）。每重吸收一个 P 需要两个 Na^+ 同时进入肾小管细胞中，其转运的速率依赖于钠转运形成的跨管腔膜的电位梯度，靠侧基膜的 Na^+ - ATP 酶或钠泵来维持。

磷进入小管细胞中需要马上转运到细胞间以维持细胞中的磷稳定，否则会严重影响肾小管细胞的功能。肾小管细胞的侧基膜中存在着阳离子交换机制所产生的电位梯度，驱使磷被动地自细胞中转运到细胞间。推测此处可能存在以下几种磷转运机制，包括 Na^+ - Pi 共转运、非特异性的磷漏出以及阳离子交换。因此侧基膜主要的功能为：① 当管腔中进入的磷超过了细胞所需时完成跨细胞磷重吸收。② 当顶膜的磷摄入不足细胞所需时，保证侧基膜上的磷内流。分子学研究证实近端小管 P 的重吸收存在三种 Na^+ - Pi 共转运蛋白（NPT），包括 Na^+ - Pi 共转运蛋白 I 型、II（II a）型和 III 型，其中在刷状缘起关键作用的是 II a 型。

（三）磷转运的调节

调节磷重吸收的物质大致可以分为两类，其中抑制肾小管磷重吸收的因素有：PTH、PTHrP、降钙素、转化生长因子 α、成纤维细胞生长因子 23、糖皮质激素和肾磷负荷过多。刺激磷重吸收的因素包括：IGF - 1、胰岛素、甲状腺激素、1,25 - $(OH)_2$ - D_3、表皮生长因子和磷摄入不足等。对于磷转运调节的分子机制认识最多的是 PTH 的调节，其中涉及对近端肾小管 cAMP/蛋白激酶 A 和磷脂酶 C/蛋白激酶 C 信号转导的调节。在 PTH 浓度较低（10^{-8}～10^{-1} mol/L）时主要通过影响蛋白激酶 C 系统发挥作用，当 PTH 浓度较高时主要通过蛋白激酶系统发挥作用。PTH 对肾小管磷重吸收的调节是通过这些第二信使系统影响磷转运蛋白的降解和刷状缘膜上的 NPT - 2 的表达发挥作用的。

尽管 PTH 在磷的重吸收调节中发挥着极大的作用，但是肾小管上皮对磷的重吸收存在自调节能力，其重吸收率会依赖于饮食中的磷摄入、磷的需要和体内磷的生成能力而发生变化。在机体对磷的需要量大时，如生长加速、妊娠、哺乳、摄入不足时，磷的重吸收会增加。反之当机体磷的需要量较少时，如生长缓慢、慢性肾功能不全和磷的摄入过多时，磷的重吸收会减少。近年来发现成纤维细胞生长因子 23 是一个重要的调节因子，尤其是在低磷性骨软化症的发病中起重要作用。

参考文献

[1] Bowers GN, Brassard C, Sena SF. Measurement of ionized calcium in serum with ion-selective electrodes: a mature technology that can meet the daily service needs[J]. Clin Chem, 1986,32: 1437 - 1447.

[2] Portale AA. Blood, calcium, phosphorus and magnesium [M]//An Official Publication of the American Society for Bone and Mineral Research. Primer on the Metabolic Bone Disease and Disorders of Mineral Metabolism. 3rd ed. Philadelphia: Lippincott-Raven, 1996: 93 - 96.

[3] Barritt GJ. Receptor-activated Ca^{2+} inflow in animal cells: a variety of pathways tailored to meet different intracellular Ca^{2+} signalling requirements[J]. Biochcm J, 1999,337(pt 2): 153 - 169.

[4] Brown E, Pollack A, Hebert S. The extracellular calcium-sensing

receptor: its role in health and disease[J]. Annu Rev Med, 1998, 49: 15-29.

[5] Rasmussen H. The calcium messenger system[J]. N EngI J Med, 1986, 314: 1094-1101.

[6] Carafoli E. Intracellular calcium homeoslasis[J]. Annu Rev Biochem, 1987, 56: 395-433.

[7] Heancy RP, Gallagher JC, Johnston CC, et al. Calcium nutrition and bone health in the elderly[J]. Am J Clin Nutr, 1982, 36: 986-1013.

[8] Phang J, Berman M, Finerman G. Dietary perturbation of calcium metabolism in normal man: Compartmental analysis[J]. J Clin Invest, 1969, 48: 67-77.

[9] Jung A, Bartholdi P, Mcnnillod B. Critical analysis of methods of analyzing human calcium kinetics[J]. J Thcor Biol, 1978, 73: 131-157.

[10] Pansu D, Bcllaton C, Bronner F. Effect of Ca intake on saturable and nonsaturable components of duodenal Ca transport[J]. Am J Physiol, 1981, 240: G32-G37.

[11] Nemcrc I, Leathers V, Norman AW. 1, 25 - Dihydroxyvitamin D3 - mcdiated intestinal calcium transport. Biochemical identification of lysosomes containing calcium and calcium-binding protein (calbindin - D28K)[J]. J Biol Chem, 1986, 261: 16106-16114.

[12] Feher JJ, Fullmer CS, Wassennan RH. Role of facilitated diffusion of calcium by calbindin in intestinal calcium absorption[J]. Am J Physiol, 1992, 262: C517-C526.

[13] Murer II, Hildmann B. Transcellular transport of calcium and inorganic phosphate in the small intestinal epithelium[J]. Am J Physiol, 1981, 240: G409-G416.

[14] Bringhurst FR. Regulation of calcium and phosphate homeostasis[M]// Degroot LJ. Endocrinology. 4th ed. Philadelphia: WB Saunders, 2001: 1029-1052.

[15] Omdahl JL, DeLuca HF. Regulation of vitamin D metabolism and function[J]. Physiol Rev, 1973, 53: 327-372.

[16] Farach-Carson MC, Sergeev I, Norman AW. Non-genomic actions of 1, 25(OH)₂D₃ in rat osteosarcoma cells: structure-function studies using ligand agonist analogs[J]. Endocrinology, 1991, 129: 1876-1884.

[17] 孟迅吾.钙磷和骨代谢[M]//方圻.现代内科学.北京:人民军医出版社, 1995: 2466-248.

[18] Borke JL, Caride A, Verma AK, et al. Plasma membrane calcium pump and 28 - kDa calcium binding protein in cells of rat kidney distal tubules[J]. Am J Physiol, 1989, 257: F842-F849.

[19] Shimizu T, Nakamura M, Yoshitomi K, et al. Interaction of trichlormethiazide or amiloride with PTH in stimulating Ca²⁺ absorption in rabbit CNT[J]. Am J Physiol, 1991, 261: F36-F43.

[20] Yanagawa N, Nakhoul R, Kurokawa K, et al. Physiology of phosphorus metabolism[M]//Narins R G. Clinical disorders of fluid and electrolyte metabolism. 5th ed. New York: McGraw Hill, 1994.

[21] Dossctor JB, German HM, Beck JC. The diurnal rhythm of urinary electrolyte excretion. I. Observations in normal subjects[J]. Metabolism, 1963, 12: 1083.

[22] Erecinska M, Stubbs M, Miyata Y, et al. Regulation of cellular metabolism by intracellular phosphate[J]. Biochim Biophys Acta, 1977, 462: 20-35.

[23] Lichtman MA, Miller DR, Freeman RB. Erythrocyte adenosine triphosphate depletion during hypophosphatemia in a uremic subject[J]. N Engi J Med, 1969, 280: 240-244.

[24] Wilz DR, Gray RW, Dominguez JH, et al. Plasma 1,25-(OH)₂-vitamin D concentrations and net intestinal calcium, phosphate, and magnesium absorption in humans[J]. Am J Clin Nutr, 1979, 32: 2052-2060.

[25] Feild JA, Zhang L, Brun KA, et al. Cloning and functional characterization of a sodium-dependent phosphate transporter expressed in human lung and small intestine[J]. Biochem Biophys Res Commun, 1999, 258: 578-582.

[26] Mizgala CL and Quamme GA. Renal handling of phosphate[J]. Physiol Rev, 1985, 65: 431-466.

[27] Walton RJ, Bijvoet OL. Nomogram for the derivation of renal threshold phosphate concentration[J]. Lancet, 1975, 2: 309-310.

[28] Brunette MG, Chan M, Maag U, et al. Phosphate uptake by superficial and deep nephron brush border membranes: effect of dietary phosphate and parathyroid hormone[J]. Pfluegers Arch 1984, 400: 356-362.

[29] Hoag HM, Martel I, Gauthier C, et al. Effects of Npt2 gene ablation and low-phosphate diet on renal Na(t)/phosphate cotransport and cotransporter gene expression[J]. J Clin Invest, 1999, 104: 679-686.

[30] Kempson SA, Lotscher M, Kaissling B, et al. Parathyroid hormone action on phosphate transporter mRNA and protein in rat renal proximal tubules[J]. Am J Physiol 1995, 268: F784-F791.

[31] Levi M, Lotscher M, Sorribas V, et al. Cellularmechanisms of acute and chronic adaptation of rat renal Pi transporter to alterations in dietary P(i)[J]. Am J Physiol, 1994, 267: F900-F908.

[32] The ADHR Consortium. Autosomal dominant hypophos-phataemic rickets is associated with mutations in FGF23[J]. Nat Genet, 2000, 26: 345-348.

第六章 · 骨转换的调控

王洪复　朱国英　丁桂芝

第一节 · 骨转换

骨组织代谢活跃,对钙磷代谢、骨组织更新、稳定内环境和良好的骨生物力学功能至关重要。与骨组织生理功能相适应,在提供人体组织器官生理活动所需要的一定浓度钙离子时,并保证骨组织中足够钙量的储存和良好的骨结构,骨组织需不断地进行新旧骨质的交替更新,这一过程称为骨代谢(bone metabolism)。骨代谢是一个十分复杂的生理、生化过程,在组织学上是由破骨细胞(osteoclast, OC)主导的骨吸收活动和成骨细胞(osteoblast, OB)主导的骨形成活动通过"偶联"(coupling)机制有序地进行,并受全身激素系统和局部细胞因子调控,使骨代谢保持平衡状态。

骨转换(bone turnover)是指骨代谢进行中骨组织的陈旧骨质被破骨细胞吸收和随后由成骨细胞形成新骨质的更新转换过程,其全过程为骨转换周期或骨重建(bone remodeling)周期,包括破骨细胞群和成骨细胞群的激活(activation)、骨吸收(resorption)和骨形成(formation)等主要阶段,称为A-R-F骨转换或骨重建顺序。在破骨细胞出现凋亡,骨吸收停止,成骨细胞前体被募集到吸收陷窝,受一些生长因子调控促进其增殖、分化,开始成骨细胞骨形成前的间隔为逆转期(reversal)(图13-6-1)。

骨转换效应发生在小梁骨和皮质骨与骨髓接触的骨内膜表面,先由骨表面的衬里细胞(lining cell)和成骨系细胞分泌的信息激活破骨细胞前体和成骨细胞前体分化、增殖和成熟。破骨细胞由单核或巨噬家族的单核祖细胞分化而来,前破骨细胞通过前体与成骨细胞膜接触机制进一步分化发育为成熟的多核破骨细胞。成骨细胞由骨髓和骨内膜间充质细胞分化而来,

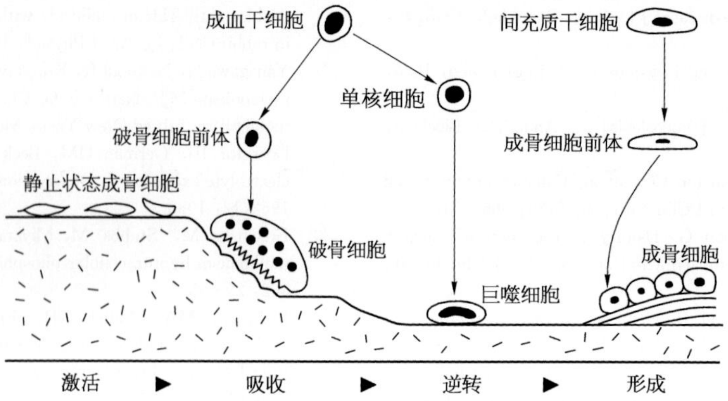

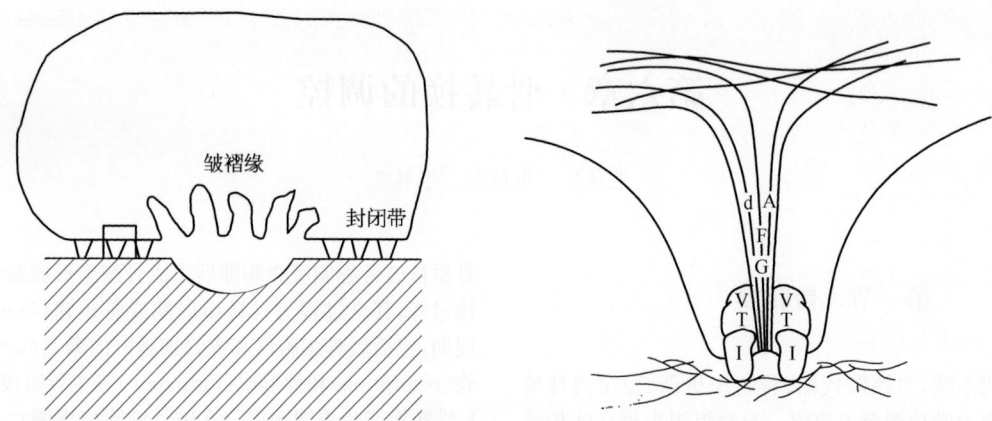

图 13-6-1　骨转换顺序示意图

祖始成骨细胞有丝分裂增殖、分化为前成骨细胞。破骨细胞前体激活过程中移行到基底多细胞单位（basic multicellular unit，BMU），如皮质骨哈佛系统（L Haversian system），成熟破骨细胞进行骨吸收。破骨细胞骨吸收活动包括移行、聚集和黏附于矿化骨基质表面，随后破骨细胞质膜回折形成贴于矿化骨基质的刷状缘（ruffle border）结构，环绕刷状缘形成一环状亮区（clear zone），使破骨细胞与骨表面之间构建一个封闭的骨吸收微环境。骨基质中含有的骨桥蛋白（osteopontin）、纤维连接蛋白（fibronectin）、玻璃连接蛋白（vintronectin）、骨唾液蛋白（bone sialoprotein）和骨钙素（osteocalcin）等对破骨细胞的聚集和黏附有诱导作用。基质与细胞的相互作用主要通过整合素（integrin）介导。整合素是一类 α 和 β 两种亚基组成的异二聚体，α、β 亚基胞外段与细胞外基质结合，β 亚基胞内段与细胞内骨架及信号传递分子结合（α 亚基胞内段起调节结合作用），形成细胞外基质-整合素-细胞骨架及信号传递分子复合物，经一系列信号传递，将细胞外信号传递到细胞核内，进而影响细胞基因表达及功能改变。哺乳类动物细胞表达

3 种整合素，$\alpha v \beta_3$、$\alpha v \beta_1$ 和 $\alpha_2 \beta_1$。骨桥蛋白通过 GRGDS（甘氨酸-精氨酸-天冬氨酸）顺序和其富含天冬氨酸的区域与破骨细胞 $\alpha v \beta_3$ 骨羟基磷灰石成分结合，纤维连接蛋白和玻璃连接蛋白与破骨细胞 $\alpha v \beta_3$ 和 $\alpha v \beta_1$ 结合，骨钙素与破骨细胞 $\alpha v \beta_3$ 结合，对破骨细胞有很强的化学趋性。骨基质蛋白与破骨细胞的结合部位是在亮区，亮区是由许多圆锥形足突小体（podosome）组成，足突小体的中心轴由肌动蛋白微丝（α-actinin）、凝溶胶蛋白（gelsolin）和伞蛋白（fimbrin）组成一个更小的圆锥形小轴，圆锥小轴顶端由纽蛋白（vinculin）、骨架蛋白（talin）和整合素环绕（图 13-6-2）。骨架蛋白和肌动蛋白微丝直接与整合素 β 亚基结合，结合后通过改变细胞形态、细胞骨架重建和细胞张力，引起胞质内信号传递分子转移，并通过细胞骨架-信号分子传递复合物的级联传递作用，调控基因表达，行使骨吸收功能。骨表面覆盖的一层扁平衬里细胞可与许多骨吸收因子结合，使矿化基质表面的一层类骨质分解吸收，因而暴露其下的骨盐，以便破骨细胞贴附。

图 13-6-2　破骨细胞足突小体（podosome）断面示意图
左图为破骨细胞亮区由许多足突小体组成；右图为 A 图方框中足突小体放大，足突小体中心轴由微丝、肌动蛋白微丝（d、A）、伞蛋白（F）和凝溶胶蛋白（G）组成，并通过纽蛋白（V）和骨架蛋白（T）与整合素结合

破骨细胞通过 H^+- ATP 酶、Ⅱ 型碳酸酐酶质子泵和能量依赖性 Cl^-/HCO_3^- 交换泵机制泌酸及分泌溶酶体蛋白酶、组织蛋白酶 K 等，使亮区形成一个酸性（pH 4.5 左右）的富含蛋白水解酶的吸收微环境区域。氢离子不仅使羟磷灰石分解 $[Ca_{10}(PO_4)_6(OH)_2 + 8H^+ \rightarrow 6HPO_4^{2-} + 10Ca^{2+} + 2H_2O]$，且激活溶酶促使 Ⅰ 型胶原崩解，降解产物由破骨细胞内吞形成

小泡，转运到非吸收端胞膜释放出细胞。破骨细胞骨吸收部位形成骨吸收陷窝（lacuna）（图 13-6-3）。破骨细胞终止骨吸收可能是由于胞膜钙敏感受体对局部高浓度钙离子引起反应，抑制活性破骨细胞，撤离骨吸收表面，或与破骨细胞凋亡有关。

骨吸收终止后，骨转换进入逆转期。前成骨细胞移行到

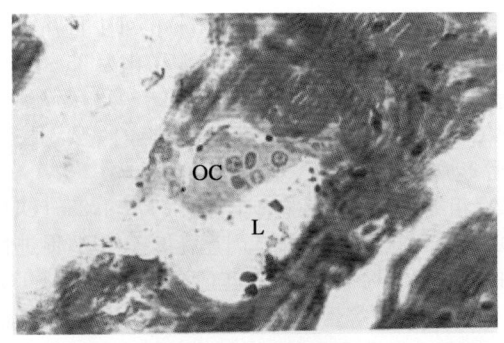

图 13-6-3　骨吸收陷窝

CS[137]-γ射线局部照射卵巢的大鼠股骨组织切片（×100），甲苯胺蓝染色显示，活跃的破骨细胞（OC）骨吸收形成的小梁骨较大陷窝（L），几乎造成骨小梁断裂

骨形成部位，在骨吸收陷窝底部形成一层单核细胞。逆转期持续1～2周，随后进入骨形成期。骨形成是成骨细胞形成新骨质的过程，包括类骨质的合成、分泌和矿化，填补、修复骨吸收陷窝。类骨质由两个含α₁链和一个α₂链分子紧密卷绕形成的Ⅰ型胶原构成，胶原分子以共价键在分子内和分子间交叉连接增加稳定性。成骨细胞合成分泌的碱性磷酸酶作用于有机磷酸盐，增加局部磷酸盐浓度引发矿化。非胶原蛋白和钙、磷、维生素D等成分对提高矿化基质强度均有重要作用。例如：纤维连接蛋白是一种结合胶原和钙的磷蛋白，骨桥蛋白和骨唾液蛋白对钙高度亲和，维生素D提高成骨细胞合成分泌碱性磷酸酶的活性。成骨细胞终止类骨质合成和矿化后，可转变为居于骨基质中的骨细胞，或转变为非活性的衬里细胞存留在骨表面，有些则凋亡，也有认为回复到前体细胞。

骨转换是破骨细胞骨吸收和随后的成骨细胞骨形成偶联进行的骨重建过程，周而复始贯穿于生命一生。皮质骨骨转换发生在哈佛系统，以切割圆锥方式进行，与骨长轴方向平行，移行速度为20～40 μm/d，垂直于长轴方向的移行5～10 μm/d。"切割圆锥体"直径约300 μm。破骨细胞骨吸收形成一个直径约200 μm的圆柱体形空洞（陷窝），空洞一旦形成，填充过程即发生。间充质细胞分化而来的成骨细胞产生新骨质，形成圆柱状结构新骨板，环绕中央的哈佛管。松质骨骨转换发生在骨小梁表面，形成约600 μm长、60 μm宽的盘状结构陷窝。骨转换的吸收期约10日，骨形成期约3个月，完成一个骨转换周期需3～4个月。一般来说，松质骨的骨转换周期较长，骨吸收期持续约10日，骨形成期持续约130日，达到完全矿化需3～6月。破骨细胞受一些病理因子激活的骨吸收因子刺激时，骨吸收活性易被激活，在短时间内即可使骨质较多被吸收，而成骨细胞骨形成修复功能则较缓慢，需较长时间，且不能完全修复填满被破骨细胞骨吸收形成的陷窝，会有少量骨丢失，留有微小空隙，据估计所丢失的骨量约为0.05 mm³的腔隙。因而，在骨重建过程中，骨转换率越高，骨丢失量也越多，如骨转换率提高5倍，可使松质骨体积减小10%～20%，皮质骨体积减小1%～2%。骨转换过程中出现骨吸收期延长、骨吸收率增高、成骨细胞激活缺陷致逆转期延长和骨形成率降低等，可引起骨量丢失和骨结构紊乱，造成骨质疏松症（osteoporosis）。骨质疏松症骨量丢失的程度与骨质中骨吸收陷窝的数量和陷窝的深度、面积及陷窝的填充修复程度等有关。老年人的骨转换具有骨转换部位多、骨吸收陷

窝数量多、体积大和填充少等特点，出现多孔骨病理、骨量丢失较多和骨结构改变明显，其病理机制除与成骨细胞骨形成功能衰老退行性改变外，还与高龄期破骨细胞骨吸收活性仍相对活跃有关。笔者对不同年龄人成骨细胞体外培养的研究结果表明，70岁以上老人成骨细胞OPG mRNA表达量较年轻人明显降低，而破骨细胞分化因子核因子κB受体活化因子配体（RANKL）mRNA表达量未见降低，老年人RANKL仍处于相对较高水平，使破骨细胞骨吸收功能也相对较高。

第二节·调　控

骨转换过程中，始祖细胞的分化发育和分裂增殖，增加细胞数量和功能激活，受全身内分泌激素和局部许多细胞因子的调控，使破骨细胞主导的骨吸收和成骨细胞主导的骨形成有序和紧密偶联地进行。对骨转换调控的全身内分泌激素主要有甲状旁腺素（parathyroid hormone，PTH）、降钙素（calcitonin，CT）和1,25-(OH)₂-D₃；细胞因子（cytokine）是由骨组织中的成骨细胞、破骨细胞和骨髓组织中的造血干细胞、基质细胞、淋巴细胞、巨噬细胞、血管内皮细胞等合成分泌的多肽及糖蛋白分子，以自分泌和旁分泌形式作用于局部细胞，发挥调控作用。一些细胞因子对破骨细胞和成骨细胞的功能实现"偶联"调控，也是骨转换功能的重要调控机制。

一、内分泌激素调控

（一）PTH

PTH是由84个氨基酸构成的多肽激素，由甲状旁腺主细胞合成，1～27位氨基酸残基与PTH的生物活性相关。PTH与其受体（PTH1R，PTH2R）结合，通过磷脂酶C-钙蛋白激酶C（PLC/PKC）和腺苷酸环化酶-cAMP-蛋白激酶A（AC/PKA）两种G蛋白信号转导途径发挥调控生物学作用，对骨合成代谢和骨分解代谢进行调控。

低浓度或生理浓度PTH与其PTH1R结合，通过Gs-cAMP途径促进骨形成功能。促进间充质细胞向成骨细胞方向分化，促进成骨细胞前体增殖，增加骨形成细胞数量，并促进成骨细胞合成Ⅰ型胶原和IGF-1、BMP、BGP及ALP等骨形成因子，调节离子和氨基酸转运，刺激cAMP形成，调节胶原合成和与特异受体结合，促进类骨质矿化，提高骨量和骨质量。PTH的骨形成作用早在1932年Selye的实验就已得到证明。1989年Silverberg应用双能X线骨密度仪对无症状甲状旁腺功能亢进患者的骨密度检测发现，这些患者的松质骨量保持较好，并证明甲状旁腺功能亢进的绝经后妇女骨密度较高，说明PTH可预防由于雌激素不足所致的松质骨丢失。近年来，许多动物实验和临床研究表明，与高剂量PTH不同，低剂量PTH₁₋₃₄间隙皮下注射对成骨细胞RANKL分泌无上调作用，对骨转换调控以合成作用为主，因而具有增加骨量，并提高骨生物力学性能，降低骨折发生率的作用。

PTH对破骨细胞的调控作用经成骨细胞介导。高浓度或病理性浓度PTH与PTH2R结合，通过Gp-PLC途径促进骨吸收功能。刺激成骨细胞合成分泌M-CSF和RANKL，促进GM-CFU向破骨细胞前体分化发育为多核破骨细胞，激活

骨吸收功能；促进破骨细胞糖原无氧酵解和抑制异枸橼酸氧化及脱羧，引起乳酸和枸橼酸聚集增多，使骨吸收微环境 pH 降低；激活破骨细胞溶酶体释出多种水解酶，使骨基质崩解。上述因素促进破骨细胞骨吸收活性增高，同时也相应促进成骨细胞骨形成功能活跃，使骨转换加快，加剧骨量流失和骨结构改变。

（二）降钙素（CT）

CT 是 32 个氨基酸组成的多肽，由甲状腺 C 细胞合成，其氨基端 1~7 位氨基酸二硫键环状结构、8~22 位 α 螺旋结构的完整性与生物活性相关。CT 与 PTH、$1,25-(OH)_2-D_3$ 协同，调节钙磷代谢，对控制血钙稳定在正常水平起关键作用。在骨转换调控中促进骨合成代谢和抑制骨分解代谢。

CT 有明显增加骨形成细胞数量和提高骨形成功能的作用。笔者应用成骨细胞体外培养实验方法，对鲑鱼降钙素（SCT）对新生（<24 h）大鼠头盖骨前成骨细胞增殖能力、ATP 活性和矿化结节形成率作用的研究结果表明，SCT 对体外培养前成骨细胞有明显促进增殖、分化和矿化等作用，这对骨转换降低的老年骨质疏松症可起到明显促进骨重建的功效。此外，CT 还可抑制成骨细胞和骨细胞凋亡，延长骨形成细胞的生存能力。Chesnut 应用 SCT 鼻喷剂对绝经后骨质疏松症妇女进行 2 年的前瞻性研究（QUEST 试验，2000），以二维和 μCT 三维技术检测骨结构，结果显示桡骨远端和股骨颈近端骨小梁微结构显著改善，而对照组显著恶化，两组在 BV/TV、骨小梁数量和小梁间隙等有显著差异，表明 SCT 的骨形成作用有益于骨小梁微结构维护，改善骨结构。临床研究还表明，绝经后骨质疏松症妇女和老年人的内源性降钙素分泌不足是其骨质疏松症的病理之一，降钙素药物是绝经后和老年人骨质疏松症有效防治的一类药物。

破骨细胞富含 CTR。1986 年，Nicholson 等利用电镜放射自显影技术和放射性配基结合分析法研究表明，每个 OC 表面的 CTR 数量超过 10^6 个。CTR 位于 OC 细胞膜，CT 与 OC 的 CTR 结合后，激活腺苷酸环化酶，在 mg^{2+} 存在条件下催化 ATP 生成 cAMP，激活蛋白激酶 A，启动级联反应，产生效应。另一作用机制为磷脂肌醇系统 Ca^{2+} 介导机制，一系列激系反应产生三磷酸肌醇（IP_3）和甘油二酯（DG）。IP_3 与胞质膜（内质网膜、线粒体膜）的受体结合，激活钙泵，促进胞内钙释放，致胞质游离钙升高；同时，DG 激活蛋白激酶 C，促进细胞膜钙通道通透性增高，导致钙离子内流，使胞质游离钙持续升高，促发级联反应，引起微丝、微管等细胞骨架重新排列，刷状缘皱缩，因而 OC 与骨的接触面减少，形态迅速发生改变，脱离骨面，骨吸收活性降低。此外，研究表明，CT 对破骨细胞前体增殖和分化及对单核 OC 融合和发育为功能性多核 OC 有明显抑制作用，并抑制 OC 酸性磷酸酶、Ⅱ 型碳酸酐酶活性，酸性降低，使矿物质的溶解作用减弱，抑制骨吸收。

（三）$1,25-(OH)_2-D_3$

$1,25-(OH)_2-D_3$ 是维生素 D_2、D_3（VD）的活性代谢产物。VD 主要来自皮肤中所含的 7-脱氢胆固醇经日光紫外线（270~300 nm）照射形成前维生素 D_3，再经皮肤热效应转化形成的维生素 D_3（胆钙三醇，cholecalciferol），由动物肝、乳汁、蛋黄、鱼肝油、青鱼等食来源的维生素 D_3 和植物来源的

维生素 D_2（麦角骨化醇，ergocalciferol）也可少量补充人体的 VD（约占 10%）。VD 经肝 25-羟化酶羟化为 $25-OH-D_3$，再经肾 1α-羟化酶羟化形成 $1,25-(OH)_2-D_3$。VD 通过与其受体（VDR）结合发挥生理作用，是骨转换的重要调控激素之一，对骨形成有明显促进作用，并促进骨吸收。

成骨祖细胞和成骨细胞有丰富的 VDR，$1,25-(OH)_2-D_3$ 与 VDR 结合，通过基因和非基因途径发挥作用，促进骨髓间充质细胞（bMSC）向成骨细胞方向诱导分化和合成 TGF-β、IGF-1、BGP、ALP 等骨形成因子及 Ⅰ 型胶原、骨基质蛋白的合成分泌，促进类骨质矿化。因此，VD 具有明显的骨形成促进作用，不仅增加骨形成细胞的数量和功能，还包含提高骨基质矿化的作用和修复骨基质中的微损伤，由此提高老年人的骨质量和抗骨折能力。$1,25-(OH)_2-D_3$ 可促进骨髓基质细胞和成骨细胞合成 RANKL 和 OPG，前者促进单核-巨噬细胞分化发育为前破骨细胞，并促进融合形成多核成熟破骨细胞，激活骨吸收功能；后者则抑制破骨细胞骨吸收功能，以调控骨重建生理平衡。高浓度时以促进破骨细胞骨吸收活性为优势，造成骨量丢失。$1,25-(OH)_2-D_3$ 和 PTH 还促进骨髓基质细胞和成骨细胞产生 IL-11，诱导前破骨细胞分化发育为成熟破骨细胞，增高骨吸收功能。此外，$1,25-(OH)_2-D_3$ 可直接和间接抑制 PTH 的合成和分泌，下调骨吸收。因而，一定浓度的活性 VD 对骨转换调控的综合效应为一定程度上调骨重建功能。

对骨转换起调控作用的内分泌激素还有：生长激素（GH）通过成骨细胞 GH 受体产生 IGF-1，促进前成骨细胞增殖、胶原合成和基质矿化，并抑制内生胶原酶产生，防止胶原降解，保护骨基质。胰岛素有类似 IGF-1 的作用，促进成骨细胞胶原合成和促进骨骼生长。性激素对骨的生长发育和维持骨量也有重要作用，成骨细胞含雄激素和雌激素受体，雄激素增加骨形成，雌激素是骨转换抑制剂，抑制 IL-6 生成，刺激前成骨细胞增殖和成骨细胞骨形成因子合成，并促进破骨细胞凋亡，减少骨吸收；雌激素对骨髓基质细胞表达 M-CSF 有抑制作用，雌激素缺乏可致骨髓微环境中的 M-CSF 含量增多，促进破骨细胞前体分化发育，使破骨细胞数增多，是绝经后骨质疏松症的病理特征。甲状腺素对骨转换有明显增加作用，甲状腺功能亢进患者和长期服用较大剂量甲状腺素的患者可致骨重建加速，骨量丢失。

二、细胞因子

细胞因子对成骨细胞前体和破骨细胞前体的分化发育进行调控，增加细胞数量，是骨转换功能的重要机制。

（一）对成骨细胞前体分化发育的调控

成骨细胞由间充质细胞分化发育而来，在分化早期，核心结合因子（core-binding factor alpha-1, Cbfα-1）是促进间充质细胞向成骨细胞系分化的特异性转录基因，参与成骨系细胞分化的各个环节，并上调 Ⅰ 型胶原、骨桥素、骨钙素等骨形成因子的表达，因而对增加骨形成细胞数量、骨形成功能和骨的发育起关键调控作用。骨形态蛋白（BMP）能诱导 Cbfα-1 表达，并诱导 ALP、OCN、OPN 等成骨分化标志物表达增加，促进成骨分化和骨形成。IGF、TGF-β、FGF 对成骨细胞系的分化、增殖均有促进作用。一些信号通路，如 Wnt/β-catenin 信号通路、NELL-1、Hedgehog 信号通路、Notch 信号通路参与成骨分化调控,促进间充质细胞分化为成骨细胞。BMP 和 Wnt 能够相互促进,协同调控 MSC 成骨分化过程。

研究表明,BMP 和 Wnt 不仅自身具有较强的促进成骨分化作用,还能参与 FGF、Hedgehog、Notch、IGF 等其他信号分子介导的成骨分化过程,从而形成一个可能以 BMP、Wnt 通路为核心的调控网络。上述各个信号通路有各自的配体、受体、下游信号分子,形成特异的信号转导通路,激活相应的靶基因转录,促进 MSC 成骨分化。同时,这些信号分子及其通路之间还能够相互影响,从而形成一个复杂而庞大的信号通路网。

(二)对破骨细胞前体分化发育的调控

破骨细胞前体分化发育主要受造血细胞集落刺激因子(colony stimulating fator, M-CSF)、RANKL 和 OPG 调控。CSF 和 RANKL 上调明显促进破骨细胞分化、发育和成熟,增加破骨细胞数量。PTH、IL-1、TNF 可刺激骨髓基质细胞表达 M-CSF,促进破骨细胞前体分化。糖皮质激素、1,25-(OH)$_2$-D$_3$、PTH、PGE$_2$、IL-1、IL-11 等上调成骨细胞和骨髓基质细胞合成 RANKL 和下调 OPG 表达,促进破骨细胞分化和成熟,促进骨吸收。雌激素缺乏时骨髓微环境中 M-CSF 含量增高,促进破骨细胞生成;还可使骨髓基质细胞和成骨细胞生成 IL-6 增多,并引起 B 细胞前体增殖促进生成 IL-6。IL-6 促进破骨细胞生成和骨吸收活性,是绝经后妇女早期骨吸收亢进,诱发骨质疏松症的重要病理机制。T 细胞受激活(如风湿性关节炎)可使 RANKL 分泌增多,促进破骨细胞分化。PTH 上调 RANKL 和下调 OPG 通过成骨细胞介导,促进破骨细胞分化、成熟和骨吸收活性。

三、偶联调控

破骨细胞和成骨细胞在骨转换过程中通过一些细胞因子进行互相调控,使骨转换步骤紧密有序进行,对生理状态的骨重建平衡至关重要。破骨细胞与成骨细胞之间存在直接接触(图 13-6-4)(由骨髓基质细胞和成骨细胞分泌的 M-CSF 刺激 GM-CFU 向破骨细胞前体分化)。

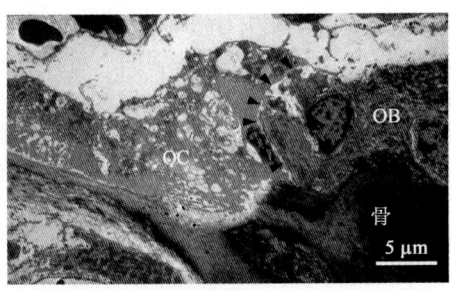

图 13-6-4　透射电镜显示骨髓中破骨细胞(OC)与成骨细胞(OB)之间直接接触
箭头所示。引自 Koichi and Naoko, 2008

成骨细胞还可以分泌一种 MCP-1(又称 CCL2)蛋白,促进破骨细胞前体向修复部位的募集。破骨细胞前体可以表达 MCP-1 受体。

骨细胞及其前体细胞都可表达 ephs 和 ephrins。Zhao 等

在动物模型中证实在成骨细胞和破骨细胞中存在其他双向调控。这种双向调控是由破骨细胞表面的跨膜 ephrin2 配体和成骨细胞表面的酪氨酸激酶受体 EphB4 介导的。成骨细胞可以通过 EphB4 与破骨细胞前体的 ephrin2 作用,抑制破骨细胞的形成分化。破骨细胞可以通过 ephrin2 与成骨细胞 EphB4 的作用,刺激成骨细胞的分化。成骨细胞过表达 EphB4,骨形成增加而骨吸收降低。ephrin-eph 的正向作用(OC-OB)可以启动新骨形成,负向作用(OB-OC)可以抑制破骨细胞骨吸收。

骨细胞骨吸收时可以促进 TGF-β 从骨基质释放。TGF-β 可以促进骨形成和抑制成骨细胞 RANKL 表达,而增加成骨细胞 OPG 的分泌。TGF-β1 可以诱导破骨细胞分泌趋化因子 CXCL16 及通过直接作用促进成骨细胞迁移,而 TGF-β1 又通过增加破骨细胞 LIF 的表达,而抑制通过直接作用的促成骨细胞迁移。此外,破骨细胞还可以产生和分泌骨形态发生蛋白-2(bone morphogenetic protein-2, BMP-2)。而 BMP-2 可以促进成骨细胞分化。此外,骨形态发生蛋白还存在于骨基质中,溶骨过程中可以从骨基质释放,进而可以调节成骨细胞功能。

Semaphorins 是最近新发现的一个蛋白质分子,由于其对成骨细胞和破骨细胞独特的双向调节作用而吸引众多研究者的注意。日本学者的研究表明成骨细胞分泌的 Sema3A 可以抑制破骨细胞前体向破骨细胞分化,当加入 Nrp1(Sema3A 的诱受体)时,这种抑制作用消失。Sema3A 可与 Nrp1 和 plexins A(PlxnA1-A4)组成的受体复合物结合。当通过 shRNA 抑制 Nrp1 表达以后,Sema3A 对破骨细胞分化的抑制也消失。敲除 Nrp1 上的 Sema3A 结合位点以后,小鼠骨组织中破骨细胞数量显著增加。这些都表明 Sema3A 通过 Nrp1 调控破骨细胞分化。

TNF-α 可诱导破骨细胞 RANK 的表达,进而增加 RANKL 的活性。TNF-α 与其受体 TNFR1 结合可以模拟类似 RANK-RANKL 之间的作用。TNF 可以促进 TRAF 与 TNFR1 的结合,进而活化 NF-κB 信号通路及 MAPK 通路。还有研究表明 TNF-α 敲除的小鼠并不出现明显的骨硬化,提示 TNF-α 可能只参与部分调控。

有研究显示雌激素缺乏的小鼠破骨细胞数量增加,同时伴有 IL-1 活性的增加。相反雌激素增加时,其可以通过抑制 IL-1 而抑制破骨细胞形成。推测雌激素可能通过影响 IL-1 受体而间接影响 IL-1。体外研究表明 IL-1 可以通过其特定 gp130 结构域诱导破骨细胞分化。

FAS 配体(factor associated suicide ligland, FASL)是一种跨膜蛋白,属于 TNF 家族成员。它与 FAS 受体结合后可以启动细胞凋亡途径。研究表明雌激素等可以上调成骨细胞 FASL 表达,启动成骨细胞介导的破骨细胞前体凋亡。成骨细胞也可分泌可溶性 FASL 诱导破骨细胞凋亡。

一些破骨细胞合成因子可以刺激成骨细胞分化,包括 ephrin2、胶原蛋白三股螺旋重复蛋白 1(collagen triple helix repeat containing 1, Cthrc 1)及 1-磷酸鞘氨醇(sphingosin-1-phosphate, S1P)。研究还表明破骨细胞的 ephrin2 可以通过细胞与细胞直接作用于成骨细胞表面的 EphB4 受体结合。Ephrin-EphB4 具有双向的调节作用。Cthrc 1 是一种在破骨

细胞活化及骨吸收过程中的分泌蛋白，Cthrc 1 基因敲除的小鼠会出现低骨量及低骨形成。Cthrc 1 可以促进成骨细胞的募集和分化、基质矿化及成骨特异基因的表达，如碱性磷酸酶（alkaline phosphates，ALP）、Ⅰ型胶原 1a1 及骨钙素。破骨细胞形成中鞘氨醇激酶 1 表达上调，其可以促进 S1P 的生成，而 S1P 可以促进成骨细胞募集、分化及矿化。

质子泵的一个组成蛋白 Atp6v0d2 可以抑制成骨细胞生长。Atp6v0d2 在骨吸收过程中由破骨细胞大量表达，可促进破骨细胞融合和活性。将 Atp6v0d2 基因敲除后破骨细胞前体的融合过程被破坏，导致破骨细胞数量减少，骨吸收能力减弱；同时，成骨细胞数量增加，骨生成能力增强。Atp6v0d2 不仅参与调控破骨细胞的融合，而且调控破骨细胞或其前体细胞释放至少一种细胞因子，从而抑制成骨细胞前体分化为骨细胞的过程。

最近的研究发现破骨细胞来源的补体 3a（complement component 3a，C3a）可以刺激成骨细胞分化。破骨细胞形成过程中 C3 的表达增加，其中 C3a 是活性分子，可以诱导局部和整体的炎性反应。成骨细胞表面可以表达 C3a 受体。

最近 Ota 等的研究发现老龄鼠（18 或 24 月龄）10 倍浓缩的破骨细胞培养液可以明显抑制骨基质矿化，而相对幼龄鼠（6 周龄或 12 月龄）浓缩的破骨细胞培养液却能促进矿化，提示老龄鼠破骨细胞或许分泌某种因子抑制成骨细胞矿化功能。进一步研究发现老龄鼠破骨细胞硬化蛋白基因表达及蛋白质表达明显高于幼龄鼠（6 周龄），当加入骨蛋白抗体后，成骨细胞骨矿化能力恢复。该研究提示老龄鼠破骨细胞可通过骨硬化蛋白影响成骨细胞矿化。

破骨细胞还可以分泌 Mim - 1 及肝细胞生长因子（hepatocyte growth factor，HGF），其可以促进成骨细胞前体的迁移和分化。破骨细胞还可以分泌血小板源性生长因子 BB 同型二聚体，其可以抑制成骨细胞分化。还有研究表明过表达组织蛋白酶 K（Cathpsin K）的转基因小鼠，其骨形成能力显著增加，提示破骨细胞也可通过组织蛋白酶 K 影响成骨细胞的形成和分化。进一步的研究发现，组织蛋白酶 K 敲除后，破骨细胞鞘氨醇激酶（sphingosine kinase 1）表达增加，进而引起 S1P 表达增高，促进成骨细胞分化及矿化。破骨细胞还可以通过抗酒石酸酸性磷酸酶 5（tartrate resistant acid phosphatase，TRAcP）、BMP - 6、Wnt10b 及硬化蛋白（sclerostin）等因子影响骨形成。TRAcP 过表达的转基因小鼠中骨形成增加，体外研究也证实 TRAcP 可以提高成骨细胞碱性磷酸酶活性。前文提到骨吸收过程中从骨组织释放的 TGF - β 可以促进骨形成，除了直接的作用外，通过刺激破骨细胞分泌 Wnt10b 也是重要途径。Wnt 信号通路及其抑制剂可能在破骨细胞-成骨细胞交互作用中有重要作用。

经 M - CSF 作用的破骨细胞前体通过与成骨细胞或骨髓基质细胞膜接触机制（图 13 - 6 - 5），受成骨细胞或骨髓基质细胞分泌的 RANKL 调控。RANKL 与其受体 RANK 结合，通过核因子 κB（nuclear factor kappa B，NF - κB）和 JNK（Janus kinase）途径，促进前破骨细胞增殖分化。RANKL 是破骨细胞前体分化发育的必需因子，基因敲除造成的 RANKL 缺如小鼠则成熟的破骨细胞缺乏，可导致骨硬化症。

笔者实验室研究表明，≥70 岁老年人的成骨细胞 RANKL/OPG 较年轻人有一定升高，显示前者的骨吸收促进作用较为优势。一定的破骨细胞骨吸收功能升高对激活成骨细胞骨形成以提高骨重建能力是需要的，这对处于低转换状态的老年骨质疏松症是一种提高骨重建功能的代偿机制，有益于改善老年人的骨结构和预防骨折发生。地塞米松、1,25 -(OH)₂- D₃、PTH、PGE₂、IL-1、IL-11 等对成骨细胞或骨髓基质细胞合成 RANKL 有上调作用，因而促进前破骨细胞增殖分化。转化生长因子 β(TGF - β)、雌激素对成骨细胞或骨髓基质细胞合成 RANKL 起下调作用，抑制骨吸收。PTH、IL-1 和 TNF 可刺激骨髓基质细胞表达 M - CSF，促进破骨细胞前体分化，这一作用也可被雌激素抑制。激活的 T 细胞可大量表达 RANKL，因而激活破骨细胞的分化发育，可能是风湿性关节炎骨关节损害的病理机制之一。

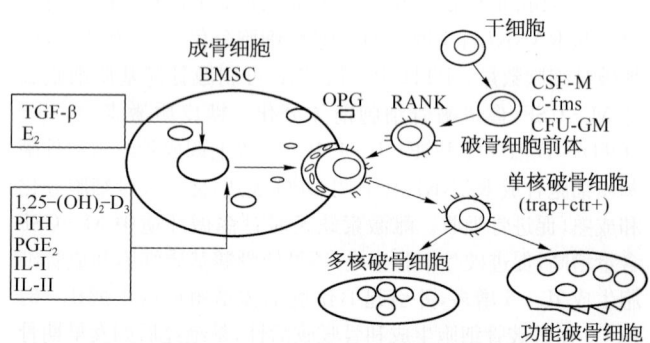

图 13 - 6 - 5 破骨细胞前体分化调控示意图

成骨细胞或骨髓基质细胞合成分泌的骨 OPG 是 RANKL 的可溶性受体，与 RANK 竞争结合 RANKL，封闭 RANKL - RANK 信息传递，抑制破骨细胞前体的分化和成熟破骨细胞的功能，1,25 -(OH)₂- D₃、PTH、PGE₂、IL-1 等可下调 OPG 的表达。转基因小鼠 OPG 过度表达，抑制破骨细胞前体的分化和成熟破骨细胞的骨吸收功能，可引起骨硬化；而 OPG 基因敲除小鼠则 RANKL 分泌过多，促进破骨细胞前体的分化和成熟破骨细胞的骨吸收功能，可引起严重骨质疏松。

在生理状态下，破骨细胞是骨重建的一种启动因子，并受成骨细胞的调控，在骨重建中对维持生理需要的骨量和良好的骨结构发挥重要作用。骨内膜表面的一层扁平衬里细胞（一种静止的成骨细胞）在骨转换开始时，受一些骨吸收因子刺激可引起衬里细胞收缩反应，并释放可溶性信号激活破骨细胞，随后破骨细胞突起伸入收缩间隙，质膜回折形成骨吸收器官刷状缘，并由于类骨质被分解吸收暴露其下的骨盐，以便破骨细胞贴附和行使骨吸收功能。成骨细胞存在多种骨吸收刺激因子的受体，如 PTH、维生素 D、PG、IL 和 TGF - β 等，受这些因子刺激可分泌调节破骨细胞活性的因子；成骨细胞还可接收全身骨吸收信号和合成分泌骨吸收因子，刺激破骨细胞活性。因而，对破骨细胞骨吸收促进的调控在骨转换功能中起重要作用。同时，破骨细胞由吸收的骨基质中释放一些生长因子，如 TGF - β、IGF - 1、IGF - 2、BMP、PDGF 和 FGF 等偶联信号因子，趋化成骨细胞前体募集和促进增殖、分化，增加骨形成细胞数量，提高骨形成功能。

参考文献

[1] Raisz LG. Physiology of Bone[M]//Becker KL.Principles and practice of endocrinology and metabolism. 2nd ed. Philadelphia：JB Lippincott，1995：565.

[2] Rodan SB, Rodan GA. Integein function in osteoclast[J]. J Endocrinol，1997，154(suppl)：S47 - S56.

[3] Teti A, Marchisio PC, Zallone AZ. Clear zone in osteoclast function：role of podosomes in regulation of bone-resorbing activity[J]. Am J Physiol，1991，261(1 Pt 1)：C1 - 7.

[4] Takahashi N, Udagawa N, Suda T. A new member of tumor necrosis factor ligand family，ODF/OPGL/TRANCE/RANKL，regulates osteoclast differentiation and function [J]. Biochem Biophys Res Commun，1997，256：449 - 455.

[5] 黎小坚,Frost HM,朱绍舜,等.基础骨生物学新观[J]. 中国骨质疏松志,2001,7：152 - 174.

[6] Roodman GD. Cell biology of the osteoclast[J]. Exp Hematol，1999，27：1229 - 1241.

[7] Teitelbaum SL. Bone resorption by osteoclast[J]. Science，2000，289：1504 - 1507.

[8] Wilson JD, Foster DW, Kronenberg HM, et al. Williams textbook of endocrinology[M]. 9th ed. Philadelphia：WB Saunders，1998.

[9] 廖二元,超楚生.内分泌学[M]. 北京：人民卫生出版社,2001：1750 - 1757.

[10] 邱明才,戴晨琳. 代谢性骨病学[M]. 北京：人民卫生出版社,2012：313 - 327.

[11] 王洪复.骨细胞图谱与骨细胞体外培养技术[M]. 上海：上海科学技术出版社,2001：19 - 43.

[12] 于明香,王洪复,金慰芳,等.体外培养人成骨细胞 OPG、ODF 基因表达与增龄相关[J].中华内分泌代谢杂志,2004,20(3)：270 - 271.

[13] Hakeda Y, Kodayashi Y, Yamaguchi K, et al. Osteoclastogenesis inhibitory factor (OCIF) directly inhibits bone — resorbing activity of isolated mature osteoclasts[J]. Biochem Biophys Res Commun，1998，251：796 - 801.

[14] Takai H, Kanematsu M, Yano K, et al. Transforming growth factor-beta stimulates the production of osteoprotegerin/osteoclastogenesis inhibitory factor by bone marrow stromal cells[J]. J Biol Chem，1998，273(42)：27091 - 27096.

[15] Silverberg SJ, Shane E, de la Cruz L, et al. Skeletal disease in primary hyperparathyroidism[J]. J Bone Miner Res，1998，4：281 - 291.

[16] Parisien M, Cosman F, Mellish RW, et al. Bone structuer in postmenopausal hyperparathyroidism, osteoporotic and normal women [J]. J Bone Miner Res，1995，10：1393 - 1399.

[17] Selye H. On the stimulation of new bone-formation with parathyroid extrat and irradiated ergosterol[J]. Endocrinology，1932，16：547 - 558.

[18] Rubin MR, Cosman F, Lindsay R, et al. The anabolic effect of parathyroid hormone[J]. Osteoporosis Inter National，2002，13：267 - 277.

[19] Javed A, Afzal F, Bae JS, et al. Specific residues of RUNX2 are obligatory for formation of BMP2 - induced RUNX2 - SMAD complex to promote osteoblast differentiation [J]. Cells Tissues Organs，2009，189(1 - 4)：133 - 137.

[20] Beederman M, Lamplot JD, Nan G, et al. BMP signaling in mesenchymal stem cell differentiation and bone formation[J]. J Biomed Sci Eng，2013，6(8A)：32 - 52.

[21] Visser R, Arrabal PM, Santos-Ruiz L, et al. Basic fibroblast growth factor enhances the osteogenic differentiation induced by bone morphogenetic protein - 6 in vitro and in vivo[J]. Cytokine，2012，58(1)：27 - 33.

[22] Cawthorn WP, Bree AJ, Yao Y, et al. Wnt6, Wnt10a and Wnt10b inhibit adipogenesis and stimulate osteoblastogenesis through a beta-catenin-dependent mechanism[J]. Bone，2012, 50(2)：477 - 489.

[23] Biver E, Soubrier AS, Thouverey C, et al. Fibroblast growth factor 2 inhibits up-regulation of bone morphogenic proteins and their receptors during osteoblastic differentiation of human mesenchymal stem cells[J]. Biochem Biophys Res Commun，2012，427(4)：737 - 742.

[24] Katsuyama T, Otsuka F, Terasaka T, et al. Regulatory effects of fibroblast growth factor - 8 and tumor necrosis factor-α on osteoblast marker expression induced by bone morphogenetic protein - 2 [J]. Peptides，2015，73：88 - 94.

[25] Yang J, Andre P, Ye L, et al. The Hedgehog signalling pathway in bone formation[J]. Int J Oral Sci，2015，7(2)：73 - 79.

[26] Lin GL, Hankenson KD. Integration of BMP, Wnt, and notch signaling pathways in osteoblast differentiation[J]. J Cell Biochem，2011，112(12)：3491 - 501.

[27] Chen L, Zou X, Zhang RX, et al. IGF1 potentiates BMP9 - induced osteogenic differentiation in mesenchymal stem cells through the enhancement of BMP/Smad signaling[J]. BMB Rep，2016，49(2)：122 - 127.

[28] Kim JH, Kim N. Signaling pathways in osteoclast differentiation[J]. Chonnam Med J，2016，52(1)：12 - 17.

[29] Wang L, Liu S, Zhao Y, et al. Osteoblast-induced osteoclast apoptosis by fas ligand/FAS pathway is required for maintenance of bone mass[J]. Cell Death Differ，2015，22(10)：1654 - 1664.

[30] Ota K, Quint P, Ruan M, et al. Sclerostin is expressed in osteoclasts from aged mice and reduces osteoclast-mediated stimulation of mineralization[J]. J Cell Biochem，2013，114(8)：1901 - 1907.

[31] Teti A. Mechanisms of osteoclast-dependent bone formation[J]. Bonekey Rep，2013，2：449 - 449.

[32] Pelled G, Sheyn D, Tawackoli W, et al. BMP6 - Engineered MSCs induce vertebral bone repair in a pig model：a pilot study[J]. Stem Cells Int，2016，2016：6530624.

[33] Wang M, Jin H, Tang D, et al. Smad1 plays an essential role in bone development and postnatal bone formation[J]. Osteoarthritis Cartilage，2011，19(6)：751 - 762.

[34] Shu B, Zhang M, Xie R, et al. BMP2, but not BMP4, is crucial for chondrocyte proliferation and maturation during endochondral bone development[J]. J Cell Sci，2011，124(Pt 20)：3428 - 3440.

[35] Hankenson KD, Gagne K, Shaughnessy M. Extracellular signaling molecules to promote fracture healing and bone regeneration[J]. Adv Drug Deliv Rev，2015，94：3 - 12.

[36] Kamiya N. The role of BMPs in bone anabolism and their potential targets SOST and DKK1[J]. Curr Mol Pharmacol，2012，5(2)：153 - 163.

[37] Carragee EJ, Hurwitz EL, Weiner BK. A critical review of recombinant human bone morphogenetic protein - 2 trials in spinal surgery：emerging safety concerns and lessons learned[J]. Spine J，2011，11(6)：471 - 491.

[38] Fu R, Selph S, McDonagh M, et al. Effectiveness and harms of recombinant human bone morphogenetic protein - 2 in spine fusion：a systematic review and meta-analysis [J]. Ann Intern Med，2013，158(12)：890 - 902.

[39] Kang Q, Sun MH, Cheng H, et al. Characterization of the distinct orthotopic bone-forming activity of 14 BMPs using recombinant adenovirus-mediated gene delivery[J]. Gene Ther，2004，11(17)：1312 - 1320.

[40] Fujioka-Kobayashi M, Sawada K, Kobayashi E, et al. Recombinant human bone morphogenetic protein 9 (rhBMP9) induced osteoblastic behaviour on a collagen membrane compared with rhBMP2 [J]. J Periodontol，2016，87(6)：e101 - e107.

[41] Cawthorn WP, Bree AJ, Yao Y, et al. Wnt6, Wnt10a and Wnt10b inhibit adipogenesis and stimulate osteoblastogenesis through a beta-catenin-dependent mechanism[J]. Bone，2012，50(2)：477 - 489.

[42] Baron R, Kneissel M. WNT signaling in bone homeostasis and disease：from human mutations to treatments[J]. Nat Med，2013，19(2)：179 - 192.

[43] Gong Y, Slee RB, Fukai N. LDL receptor-related protein 5 (LRP5) affects bone accrual and eye development[J]. Cell，2001，107(4)：513 - 523.

[44] Hill TP, Später D, Taketo MM, et al. Canonical Wnt/beta-catenin signaling prevents osteoblasts from differentiating into chondrocytes[J]. Dev Cell，2005，8(5)：727 - 738.

[45] Kobayashi Y, Uehara S, Udagawa N, et al. Regulation of bone metabolism by Wnt signals[J]. J Biochem，2016，159(4)：387 - 392.

[46] Maeda K, Kobayashi Y, Udagawa N, et al. Wnt5a-Ror2 signaling between osteoblast-lineage cells and osteoclast precursors enhances osteoclastogenesis[J]. Nat Med，2012，18(3)：405 - 412.

[47] Okamoto M, Udagawa N, Uehara S, et al. Noncanonical Wnt5a enhances Wnt/beta-catenin signaling during osteoblastogenesis[J]. Sci Rep，2014，4：4493.

[48] Kizhner T, Ben-David D, Rom E, et al. Effects of FGF2 and FGF9 on osteogenic differentiation of bone marrow-derived progenitors[J]. In Vitro Cell Dev Biol Anim，2011，47(4)：294 - 301.

[49] Ornitz DM, Marie PJ. Fibroblast growth factor signaling in skeletal development and disease[J]. Genes Dev，2015，29(14)：1463 - 1486.

[50] Jeon E, Yun YR, Kang W, et al. Investigating the role of FGF18 in the cultivation and osteogenic differentiation of mesenchymal stem cells[J]. PLoS One, 2012, 7(8): e43982.

[51] Xiao L, Sobue T, Esliger A, et al. Disruption of the Fgf2 gene activates the adipogenic and suppresses the osteogenic program in mesenchymal marrow mesenchymal stem cells[J]. Bone, 2010, 47(2): 360-370.

[52] Yoon WJ, Cho YD, Kim WJ, et al. Prolyl isomerase Pin1-mediated conformational change and subnuclear focal accumulation of Runx2 are crucial for fibroblast growth factor 2 (FGF2)-induced osteoblast differentiation[J]. J Biol Chem, 2014, 289(13): 8828-8838.

[53] Hamidouche Z, Fromigué O, Nuber U, et al. Autocrine fibroblast growth factor 18 mediates dexamethasone-induced osteogenic differentiation of murine mesenchymal stem cells[J]. J Cell Physiol, 2010, 224(2): 509-515.

[54] Niger C, Luciotti MA, Buo AM, et al. The regulation of runt-related transcription factor 2 by fibroblast growth factor-2 and connexin43 requires the inositol polyphosphate/protein kinase Cdelta cascade[J]. J Bone Miner Res, 2013, 28(6): 1468-1477.

[55] Katsuyama T, Otsuka F, Terasaka T, et al. Regulatory effects of fibroblast growth factor-8 and tumor necrosis factor-alpha on osteoblast marker expression induced by bone morphogenetic protein-2[J]. Peptides, 2015. 73: 88-94.

[56] Ambrosetti D, Holmes G, Mansukhani A, et al. Fibroblast growth factor signaling uses multiple mechanisms to inhibit Wnt-induced transcription in osteoblasts[J]. Mol Cell Biol, 2008, 28(15): 4759-4771.

[57] Alman BA. The role of hedgehog signalling in skeletal health and disease[J]. Nat Rev Rheumatol, 2015, 11(9): 552-560.

[58] Kim WK, Meliton V, Amantea CM, et al. 20(S)-Hydroxycholesterol inhibits PPAR gamma expression and adipogenic differentiation of bone marrow stromal cells through a hedgehog-dependent mechanism[J]. J Bone Miner Res, 2007, 22(11): 1711-1719.

[59] Dwyer JR, Sever N, Carlson M, et al. Oxysterols pathway in are novel activators of the hedgehog pluripotent mesenchymal cells[J]. J Bioll Chem, 2007, 282(12): 8959-8968.

[60] Hokugo A, Sorice S, Parhami F, et al. A novel oxysterol promotes bone regeneration in rabbit cranial bone defects[J]. J Tissue Eng Regen Med, 2016, 10(7): 591-599.

[61] Montgomery SR, Nargizyan T, Meliton V, et al. A novel osteogenic oxysterol compound for therapeutic development to promote bone growth: activation of hedgehog signaling and osteogenesis through smoothened binding[J]. J Bone Miner Res, 2014. 29(8): 1872-1885.

[62] Hokugo A, Sorice S, Yalom A, et al. In vitro study of a novel oxysterol for osteogenic differentiation on rabbit bone marrow stromal cells[J]. Plast Reconstr Surg, 2013, 132(1): 70E-80E.

[63] Engin F, Yao Z, Yang T, et al. Dimorphic effects of Notch signaling in bone homeostasis[J]. Nat Med, 2008, 14(3): 299-305.

[64] James AW, Pang S, Askarinam A, et al. Additive effects of Sonic Hedgehog and Nell-1 signaling in osteogenic versus adipogenic differentiation of human adipose-derived stromal cells[J]. Stem Cells Dev, 2012, 21(12): 2170-2178.

[65] Cho SW, Yang JY, Sun HJ, et al. Wnt inhibitory factor (WIF)-1 inhibits osteoblastic differentiation in mouse embryonic mesenchymal cells[J]. Bone, 2009, 44(6): 1069-1077.

[66] Fukuda T, Kokabu S, Ohte S, et al. Canonical Wnts and BMPs cooperatively induce osteoblastic differentiation through a GSK3beta-dependent and beta-catenin-independent mechanism[J]. Differentiation, 2010, 80(1): 46-52.

第七章·甲状旁腺功能检测

廖二元　袁凌青

第一节·甲状旁腺素测定

一、PTH 组分

PTH 由甲状旁腺主细胞合成，完整的 PTH 是含有 84 个氨基酸的单个直链多肽，其 N 端第 1～27 个氨基酸残基决定其生物学活性。血液中 PTH 在血液循环中主要有 4 种存在形式：① PTH_{1-84} 在血液循环中的半衰期短（2～4 min），很快在肝肾组织中裂解、代谢，具有生物学活性。免疫反应性 PTH（immunoreactive PTH, iPTH）的放射免疫数值中，只有 5%～25% 是 PTH_{1-84}。② 有生物活性的 $PTH-N$（PTH_{1-34}）能迅速与靶细胞结合和分解，其半衰期更短，更不易测量。③ C 端片段包括 PTH_{36-84}、PTH_{44-84}、PTH_{49-84}、PTH_{53-84}，没有生物活性，其特点是半衰期较长（1～2 h），并且是血液循环中 PTH 的主要成分，其免疫活性占放射免疫测定数值的 80% 左右。④ 中段 PTH（即 $PTH-M$）。此外，还有少量的 PTH 原、前 PTH 原等。

二、血 PTH 测定技术与影响因素

PTH 的测量方法从 20 世纪 50 年代末至今已发展出三代方法，第一代 PTH 测定（1959—1987 年），采用单一抗体的放射免疫法（radioimmunoassay, RIA）检测 PTH_{1-84} 的氨基端片段、中间段和羧基端片段等多个片段，由于其敏感性、准确性等限制已经淘汰。第二代检测法采用免疫放射分析法（immunoradiometric assay, IRMA）或免疫化学发光法（immunochemiluminometric assay, ICMA），检测的 PTH 包括 PTH_{1-84} 和 PTH_{7-84} 片段，即临床上所指 PTH 检测或 iPHT 检测。第三代检测方法检测的是生物活性 PTH_{1-84}，是临床上特指的 PTH_{1-84} 检测。目前临床 PTH 检测主要用第二代或第三代检测法，第二代 PTH 检测方法能够满足大部分临床需求。

事实上，血中大部分 PTH 是无生物活性的中间片段和 C 端片段。由于这些片段经肾清除，肾脏的损害可使它们蓄积产生高浓度。针对中间区和 C 端的特异性抗体所测定的主要是无生物活性的片段。这种测定可用于区别正常人与甲旁亢。但肾病时，这种测定的结果在甲旁亢导致的高钙血症和其他非 PTH 介导的高钙血症中有重叠。其原因部分是非甲状旁腺引起高钙血症时，甲状旁腺所释放的主要是无生物活性的片段。

1. PTH 测定技术·目前常用方法是以牛或猪的 PTH 为抗原，给豚鼠或兔多次注射，制成抗 PTH 血清。有人用山羊可取得较大量的抗血清。用 ^{131}I 或 ^{125}I 标记牛或猪 PTH，得到高比活的标记抗原，用人、牛或猪 PTH 作标准物，按照放射免疫分析法原理测定人血浆；PTH 含量。测定方法的要求是：

① 可测出正常人血清中 95％的 iPTH 含量;② 经手术切除甲状旁腺或特发性甲状旁腺功能减退症患者的 iPTH 值降低或测不出;③ 90％甲旁亢者的 iPTH 值高于正常范围。正常人与甲旁亢患者的 iPTH 测值有很多重叠。原因是:① PTH 在血液循环中呈不均一性(多相性),不同实验室所用天然 PTH 制备的抗体效价及种类有所不同,故测得数值有差异;② 不能得到足量的人 PTH 作为抗原或标准物,以动物的免疫抗体测人的 PTH 利用其交叉免疫反应,其亲和力和敏感性都不够理想,不能反映甲状旁腺功能的实际情况。目前诊断甲状旁腺疾病尚需依靠其他临床特征及普通生化改变的数据。双位点免疫放射分析法避免了这些问题。这种分析使用两种不同的抗体,一个是针对 N 端区,另一个针对 C 端区域。一种抗体起固定激素的作用,又称捕捉抗体;另一种为标记抗体,用于检测被结合的激素,标记方法可用碘(免疫放射法)或荧光物质(免疫化学荧光法)。由于循环片段中同时具备 N 端、C 端抗原决定簇的只有 PTH_{1-84},实际上只有完整的具有生物活性的 PTH 才能被其测定。因此,PTH_{1-84} 测定除了具有 PTH_{1-34} 测定优点外,还可以排除 PTHrP 的干扰。该方法可对绝大多数正常人循环激素进行测定,很少受肾功能减退的影响,能够非常有效地区分 PTH 与非 PTH 介导的高钙血症。

2. 目前市场上有数种类型的 PTH 成品盒供临床检测 · ① 完整 PTH_{1-84}(intact PTH)包括双位点免疫放射法(IRMA)和双位点免疫化学发光法(ICIMA)。② N 端 PTH_{1-34}($PTH-N$)。测此片段对评估急慢性肾衰竭患者的甲状旁腺功能有一定帮助。③ C 端 PTH_{54-84}($PTH-C$)的半衰期长,但无生物活性,在区别甲状旁腺功能正常与异常方面比 $PTH-N$ 更灵敏。④ 中段 PTH,即 $PTH-M$,氨基酸片段有 44～68、39～48 和 28～54,与 $PTH-C$ 一样占 PTH 量多,半衰期长,无生物活性,但准确性高,可达 95％～100％。在区别原发性甲旁亢、继发性甲旁亢、原发性甲旁减和继发性甲旁减方面有一定意义。以上 4 种形式的 PTH 均可用放射免疫法测定,但任何一种片段都与 PTH_{1-84} 有交叉反应,不过前两种形式的 PTH 由于制备抗血清和标记抗原比较困难,开展较少,后两种形式的 PTH 对代谢性骨病的意义不大。

同时测定多种 PTH 组分更具诊断意义。由于测定片段不同和季节对 PTH 也有影响,各单位报道的正常值差异较大,如 $PTH-C$ 值比 $PTH-N$ 值大数倍。但是在诊断原发性甲旁亢时,无论是 $PTH-C$、$PTH-N$ 还是 $PTH-M$,其测定值都升高,在发病早期增高的幅度已很明显,可达正常值的 10 倍,准确性为 95％～100％。在不同的年龄、性别及季节,PTH 的浓度也不完全一样,在临床应用中要注意避免它们对测定值的影响。ICMA 采用两个单克隆抗体分别针对人 PTH 的 N 末端和 C 末端,该方法检测 $hPTH_{1-34}$ 与 $hPTH_{1-84}$ 有交叉反应,但与 $hPTH_{4-6}$、$hPTH_{28-48}$、$hPTH_{39-84}$、$hPTH_{44-68}$、$hPTH_{53-84}$ 及 $hPTHrP_{1-86}$ 没有交叉反应。最低检测下限可达 0.4 或 0.2 pmol/L。该方法可对绝大多数正常人循环 PTH 进行测定,很少受肾功能减退的影响,能够有效区分 PTH 与非 PTH 介导的高钙血症。

3. 肾功能对 PTH 的影响 · 在肾功能正常情况下,可以反映甲状旁腺的分泌情况,诊断原发性甲旁亢也很敏感;缺点是当肾病时,这 $PTH-C$ 和 $PTH-M$ 片段会在体内蓄积,故不能真实反映甲状旁腺分泌状态。另外,也不能反映激素的生物活性。20 世纪 80 年代建立的 PTH_{1-34} 测定克服了上述缺陷,但由于恶性肿瘤分泌的 PTHrP 的 N 端与 PTH-N 端有高度同源性,故针对 PTH_{1-34} 的抗体很难将 PTH_{1-34} 与 PTHrP 区别开来。由于肾脏 PTH 受体与腺苷环化酶偶联,近曲小管产生的 PTH 反应性 cAMP 有一部分分泌入尿,因此尿 cAMP 含量可反映 PTH 活性。更精确的方法是测定肾源性 cAMP,其方法为:尿中 cAMP 总排泄量-肾小球滤过的 cAMP(即血浆 cAMP 浓度×肾小球滤过率)。诊断甲旁亢一般不用这种方法,目前仅用于甲状旁腺功能减退症的分类诊断,尿 cAMP 刺激无反应者为假性甲状旁腺功能减退症。

三、PTH 测定的质量控制

免疫分析测定的 PTH 误差成为甲状旁腺疾病和慢性肾病治疗中病情管理的重要障碍,因此做好 PTH 测定的质控工作是提高这些疾病诊疗质量的关键。

1. 影响 PTH 测定变异的因素 · 主要包括测定前因素和测定因素两个方面。PTH 是一种化学性质极不稳定的激素,采样后极易分解,测定前因素有标本性质(血清或血浆,EDTA 或肝素抗凝)、标本新鲜程度,因此需要统一操作方法,强调采用新鲜血浆标本立即进行测定。同时血浆 PTH 易被玻璃面吸附,在 20℃以上时极不稳定,故测定过程中操作应严格,避免误差。测定因素包括测定的具体组分(如 PTH_{1-84} 或 PTH_{7-84})。20 世纪 80 年代使用的第二代 PTH 免疫放射分析法(完整 PTH 分析,intact PTH assay)其实并不代表测得的数值均是完整 PTH(PTH_{1-84}),而是包含了 PTH 的其他片段,其中一些片段无生物活性,而 PTH_{7-84} 则具有抑制性活性。回收试验表明,加入样本中的高纯度 PTH_{1-84} 的回收率波动极大(63.1％～215.6％),可相差 4 倍,最short高回收率(95.9％～191.0％)也有 2 倍之差。因此,标本应根据国际标准(International Standard for PTH,WHO IS95/646)进行校正。同一实验室测定的 PTH 变异系数为 5％～9％,而采用不同方法测得的数值可能相差 2.7～4.0 倍,成为诊断和治疗错误的主要来源。一些生理因素及药物对 PTH 水平有影响。肾上腺素、胰泌素、乙醇、前列腺素 E_2、维生素 A、降钙素及皮质醇均能增加 PTH 分泌。普萘洛尔、低镁血症、$1,25-(OH)_2-D_3$ 则降低血 PTH。

2. 质量控制共识 · 为了提高 PTH 研究资料的可靠性,2010 年就 PTH 测定达成的共识是:① 充分认识 PTH 测定的可变性,避免单纯依靠实验室结果判断病情或指导治疗;② 做好分析前和分析中的各种质量控制,设立阴性和阳性对照,统一测定流程;③ 标本应根据国际标准进行校正。

四、甲状旁腺疾病病因诊断

鉴别原发性和继发性甲旁亢时,可结合血钙、PTH、血磷和维生素 D 水平一起分析,前者血钙浓度增高或达正常值高限,后者血钙降低或达正常值低限,再结合尿钙和肾功能及骨骼的特征性改变等临床情况,一般对两者不难做出鉴别。原发性甲旁亢患者 PTH 可高于正常人 5～10 倍,腺瘤比增生升高更明显,无昼夜变化节律。血 PTH 升高的程度与血钙浓度、肿瘤大小和病情严重程度相平行。但有 10％左右可正常。继发性甲旁亢是由于体内存在刺激甲状旁腺的因素，特别是低血钙、低血镁和高血磷，使甲状旁腺肥大、增生，分泌过多的 PTH，较常见的有以下几种情况：① 维生素 D 缺乏所致低钙和继发性 PTH 升高；② 肾脏疾病刺激甲状旁腺分泌 PTH，如肾小球滤过率降至 40 ml/min 时，PTH 升高更明显；③ 长期磷酸盐缺乏和低磷血症、维生素 D 活化障碍和血磷过低造成骨软化症、低血钙而刺激 PTH 分泌，血钙降低或正常，而 25-OH-D$_3$ 降低；④ 胃、肠、肝、胆和胰疾病常伴有轻度的继发性甲旁亢，而慢性肾病的继发性甲旁亢多较严重；⑤ 假性甲旁减患者的 PTH 升高，但没有继发性甲旁亢的临床表现。约 70% 的甲旁减患者血浆 PTH 明显降低，伴有血磷升高。甲减患者血浆 PTH 亦可降低，而甲亢者在正常范围内。

第二节·甲状旁腺功能试验及钙代谢检查

甲状旁腺功能动态试验（如肾小管磷重吸收试验、磷廓清试验等），随着诊断技术的进步，尤其是相关激素或生长因子、细胞因子水平测定方法的建立已被淘汰或较少应用。但在许多特殊情况下，仍不失为诊断与鉴别各种代谢性骨病的重要方法。

一、肾小管磷重吸收试验（tubular reabsorption of phosphate, TRP）

1. 方法·受试者进固定钙（175 mmol/d，即 700 mg/d）、磷（38.4 mmol/d，即 1 200 mg/d）饮食 5 日。接受试验膳食第 5 日晨起空腹时饮蒸馏水 1 000 ml，以保证试验中有足够的尿量。

饮水后立即排空膀胱，弃去尿并记录时间。排空膀胱后，取静脉血标本待测血清磷及血肌酐用，收集排空膀胱后 24 h 全部尿标本，测定尿磷及尿肌酐含量。

2. 原理·尿中无机磷含量几乎完全决定于饮食中的磷摄入量。磷主要在肾近曲小管被重吸收，肾小管上皮细胞无排泄无机磷的功能，所以肾小管存在一个理论上的最大重吸收磷率（TmP）。在正常情况下，TmP 随肾小球滤过率（GFR）而变化。因此，TmP/GFR 是衡量磷重吸收的较好指标。如给受试者输入一定量的磷酸盐，同时测定血清磷、尿磷、血清肌酐和尿肌酐，可计算出 TmP/GFR。Bijvoet 等简化 TRP 的计算方法如下。

$$TRP(\%) = \left(1 - \frac{Up \times Sc}{Uc \times Sp}\right) \times 100\%$$

上式中 Sp 和 Up 分别为血无机磷（单位：mg/dl）和尿无机磷（单位：mg/dl），Sc 及 Uc 分别为血肌酐（单位：mg/dl）和尿肌酐（单位：mg/dl）。

3. 适应证·甲旁亢。

4. 结果·TmP 正常值为 84%～96%，平均为 90.7%±3.4%；TmP 减低见于甲旁亢、维生素 D 缺乏症、范科尼综合征、X 性连肾小管氯通道突变（Arg 648 stop）、肿瘤所致的溶骨性病变和镰状红细胞性贫血等；TmP 升高见于正常儿童、

甲旁减、甲亢、假性甲旁减、无生长激素性生长综合征（growth without GH syndrome）和生长激素瘤等患者。

5. 临床意义·TmP 计算法得到的结果仅供临床参考，此试验现已少用，多被 PTH、1α, 25-(OH)$_2$-D$_3$ 和其他特殊检查所代替；本试验对甲旁减的诊断价值有限。除误差较大，步骤繁杂外，还存在试验本身固有的缺陷，磷的肾小球滤过负荷明显受饮食磷含量的影响，而且还受肾功能的干扰。

二、磷廓清试验（phosphate clearance test, Cp）

1. 方法·受试者进固定钙（175 mmol/d，即 700 mg/d）、磷（38.4 mmol/d，即 1 200 mg/d）饮食 5 日，第 5 日清晨 6:00 排空尿液，饮水 250～500 ml，并嘱不再排尿，7:00 采血测血磷，8:00 排尿测尿量和尿磷。

2. 原理·PTH 抑制肾小管对磷的重吸收，促进尿磷排泄。如 PTH 缺乏，尿磷排量减少，血磷升高。根据血清无机磷、尿磷和单位时间内磷的廓清值来评估 PTH 水平和甲状旁腺功能状态。计算方法为：

$$尿磷排泄率(mg/min) = \frac{尿磷(mg/dl) \times 尿量(ml)}{时间(120\ min)}$$

$$磷廓清率(ml/min) = \frac{尿磷排泄率(mg/min)}{血磷(mg/ml)}$$

3. 适应证·甲旁减和甲旁亢。

4. 结果·正常人 Cp 为 6.3～15.5 ml/min；甲旁减患者 Cp 下降。

5. 临床意义·同 TRP；原发性甲旁亢患者血磷降低，干扰甲旁亢的诊断，其敏感性小于 TRP。

三、磷酸盐排泄指数（phosphate excretion index, PEI）

1. 方法·同 Cp，加测血肌酐及尿肌酐。

2. 原理·同 TRP，将血磷计算在内的目的是考虑肾小球滤过时的磷酸盐负荷量。计算方法为：

$$PEI = Cp/Ccr - 0.055 \times 血磷(mg/dl) + 0.07$$

式中 Cp 为磷廓清率，Ccr 为肌酐清除率。

3. 适应证·甲旁亢。

4. 结果·正常人 PEI 为 -0.09～+0.09；原发性甲旁亢者 >0.09，但轻症患者与正常值常有重叠；对甲旁减的诊断意义不大。

5. 临床意义·对甲旁亢的诊断，此试验优于 Cp 或 TRP。

四、尿磷排泄指数（index of phosphate excretion, IPE）

本试验的方法和原理同 TRP。

$$IPE = \frac{尿磷(mg/dl) \times 血肌酐(mg/dl)}{尿肌酐(mg/dl)} - \frac{血磷(mg/dl) - 2.5}{2}$$

本试验主要用于甲旁亢的诊断，正常值范围为 -0.5～+0.5，甲旁亢者 >0.5。IPE 是 PEI 的改良，对甲旁亢的诊断价值优于 PEI。

五、最大肾小管磷重吸收率(maximal tubular reabsorption of phosphate, TmP/GFR)

1. 方法·同 TRP。

2. 原理·同 TRP,先计算 TRP 或 Cp/Ccr,如 TRP<0.80,则 TRP/GFR=TRP×血磷(mg/dl);如 TRP>0.80,则借线列图(图 13-7-1)查出 TmP/GFR×1/血磷(mg/dl),此数值乘以血磷浓度。

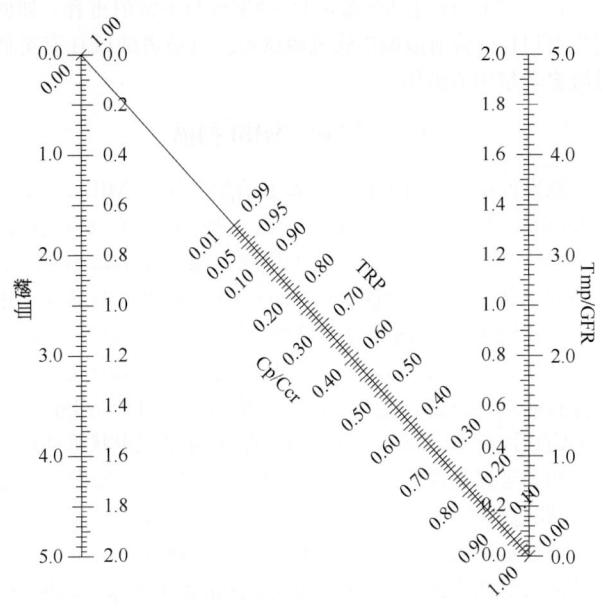

图 13-7-1 线列图

3. 适应证·甲旁亢。

4. 结果·正常人 TmP/TRP 为 22~42 mg/L;原发性甲旁亢患者或 Jansen 病(PTH/PTHrP 受体活化性突变所致)降低,甲旁减或低镁血症患者升高。

5. 临床意义·与前述 TRP、Cp、PEI 及 IPE 比较,TmP/TRP 能较早发现甲旁亢患者,亦可用于范科尼综合征的诊断及尿磷增多的病因鉴别。

六、钙耐量试验(calcium tolerance test, CTT)

1. 方法·受试者在固定钙(<45 mmol/d,即<250 mg/d)、磷(<6.4 mmol/d,即<200 mg/d)饮食 3 日后,第 4 日晨 7:00 前饮水 500 ml,晨 8:00 排空膀胱,弃去尿。以后,每小时饮水 250 ml,共 4 次,随后每小时分别收集全部尿液,共 4 次。测定每次尿磷和尿肌酐。第 5 日步骤同前,9:00 开始静注 180 mg(45 mmol)钙(相当于 100 g/L,即 10%葡萄糖酸钙液 20 ml)。

2. 原理·人为地使血钙骤然升高,抑制 PTH 分泌,导致血 PTH 降低,肾小管重吸收磷率增加,尿磷减少,血磷升高。原发性甲旁亢由于存在 PTH 的自主性分泌,故高血钙对尿磷排泄无抑制作用。

3. 适应证·原发性甲旁亢。

4. 结果·正常健康者磷排泄量[以尿磷(mg)/尿肌酐(mg)表示]以晨 8:00 最低,以后逐渐升高,输钙后磷排泄量降低;甲旁亢患者输钙后,磷排泄量下降不明显或逐渐上升。

此试验繁杂,受肾功能状况的影响较大。心肾疾病、高钙血症、低钾血症和酸中毒患者不宜接受此试验。

七、低钙试验

1. 方法·受试者接受低钙(<37.5 mmol/d,即<150 mg/d),正常磷(19.2~25.6 mmol/d,即 600~800 mg/d)饮食,共 4~6 日,收集最后 2 日的每 24 h 尿测定尿钙。

2. 原理·正常健康者当摄入钙减少时尿钙下降。原发性甲旁亢患者高尿钙不受钙摄入量的影响。在低钙饮食下,尿钙排泄仍增多。

3. 适应证·甲旁亢。

4. 结果·正常人尿钙为 31.3±12.5 mmol/d(125±50 mg/d)。如尿钙>37.5 mmol/d(>150 mg/d),提示有原发性甲旁亢的可能;尿钙>50 mmol/d(>200 mg/d)应高度怀疑为甲旁亢。

5. 临床意义·助诊甲旁亢同时可以降低血钙(诊断治疗试验)。本试验难以发现轻型甲旁亢,肾功能损害时其结果有较大误差。

八、磷剥夺试验(phosphate deprivation test)

1. 方法·受试者接受固定的低磷(<16 mmol/d,即<50 mg/d)、低钙(<50 mmol/d,即<200 mg/d)饮食 6~10 日,第 3 日每餐前和入睡前口服氢氧化铝凝胶 40~60 ml,每日 4 次,共 4~8 日。

试验期间和试验后的第 1、2 日,每日收集 24 h 尿测定尿磷、尿肌酐和尿钙,共 7~10 日。于试验的第 3、6、9 日和试验后的第 1、2 日晨采血测定血钙和血磷共 5 日。

2. 原理·正常情况下,血磷受饮食中磷含量的影响较大。磷摄入减少时,血磷下降,而肠磷吸收增加,从而抑制 PTH 分泌,尿磷随之下降。原发性甲旁亢患者因 PTH 分泌不受血磷影响,故磷的摄入被限制后,尿磷不减少。

3. 结果·正常人在磷剥夺期间,尿磷/尿肌酐显著下降,尿钙<50 mmol/d(<200 mg/d),血磷无变化或降低,血钙可稍升高。

原发性甲旁亢患者于磷剥夺期间尿磷/尿肌酐无明显变化,尿排泄磷仍高,尿钙仍>62.5 mmol/d(>250 mmol/d),并可出现显著的高钙血症和低磷血症。因此,重症高钙血症者,尤其是已确诊的原发性甲旁亢患者不宜做此试验。本试验对甲旁减无诊断意义。

九、钙负荷试验/快速滴注钙 PTH 抑制试验

1. 方法·受试者接受固定钙(400 mg/d)、磷(1 000 mg/d)饮食 4 日。于试验的第 3 日,收集 9:00—21:00 12 h 内全部尿液标本,测定尿磷排出量作为对照,于第 3 日 21:00 静脉滴注钙剂,用量按患者每千克体重 15 mg 钙离子计算(1 g 葡萄糖酸钙含钙离子 93 mg;1 g 氯化钙含钙离子 272.6 mg),加入 500 ml 生理盐水中,静脉滴注 4 h,收集第 4 日 9:00—21:00 12 h 尿标本,测定尿磷排出量。

2. 原理·给正常人静脉滴注一定量的钙制剂后,血钙浓度升高,使 PTH 的分泌受抑制,因而尿磷排泄减少。甲旁亢患者,由于 PTH 的分泌不受血钙浓度的抑制,静滴钙制剂后,

尿磷的排泄不减少或减少小于滴注前的 25%。

3. 适应证·仅用于血钙≤3.5 mmol/L 又疑为甲旁亢患者的辅助诊断。

4. 结果·正常人 PTH 分泌受抑制，使尿磷排出减少，血磷上升；而甲旁减患者反应迟钝，尿磷无明显减少或反而上升。助诊甲旁亢（血钙≤3.5 mmol/L）。有心、肾疾病患者及血钙＞3.5 mmol/L 者不宜做此试验。

十、糖皮质激素抑制试验

1. 方法·受试者口服氢化可的松 100～150 mg/d，分次服用 10 日，服药前 1 日和服药后第 1、3、5、7、10 日分别采血测定血钙。

2. 原理·糖皮质激素通过影响维生素 D 的代谢而减少肠钙吸收，抑制破骨细胞活化因子（OAF），故非甲旁亢所致的高钙血症可被糖皮质激素抑制而使血钙下降，但原发性甲旁亢者不受影响。

3. 适应证·本试验主要用于库欣综合征的病因鉴别，一般用地塞米松作为内源性皮质醇分泌的抑制剂，但用于高钙血症的病因鉴别时应选用皮质醇等天然制剂。高钙血症的鉴别诊断和边缘病例通过上述检查手段不能确诊时，可进行本试验。

4. 结果·原发性甲旁亢所致的高血钙无明显变化；异位 PTH 分泌综合征所致的血钙升高下降，但不一定都能恢复正常；恶性肿瘤（非 PTH 或 PTHrP 分泌性肿瘤）、多发性骨髓瘤、维生素 D 中毒、乳碱综合征、结节病和甲亢等所致的高血钙多对糖皮质激素有良好反应，血钙可恢复正常。

5. 临床意义·原发性甲旁亢和恶性肿瘤所致的高钙血症有时鉴别不易。原发性甲旁亢患者血 PTH 升高，但由于各种原因，与恶性肿瘤患者和正常人往往有重叠现象。可的松可抑制恶性肿瘤性高钙血症，而原发性甲旁亢所致高钙血症不被抑制。泼尼松龙一般不抑制恶性肿瘤性高钙血症。

可的松抑制试验的阳性诊断符合率为 80%，阴性诊断符合率为 66.7%。Watson 等用氢化可的松抑制试验来鉴别两类高钙血症的准确率似乎高一些，但假阳性和假阴性率都不可忽视，不能单凭糖皮质类固醇抑制试验结果做出诊断。人工合成的糖皮质类固醇（泼尼松）对钙吸收的抑制作用差或缺乏，为提高试验的可信度，应该服用氢化可的松。

十一、PTH 兴奋试验（PTH infusion test, Ellsworht-Howard test）

1. 方法·受试者于试验日晨 6:00 排空膀胱，弃尿。晨 7:00、8:00、9:00 时分别收集每小时尿测尿磷、尿肌酐和尿 cAMP。9:00 静滴 PTH 200～400 U，持续 1 h，10:00 时开始收集每小时尿共 5 次。

2. 原理·输入外源性 PTH 后，尿磷/尿肌酐和尿 cAMP 量可以用来估计肾脏对 PTH 的反应性。甲旁减因缺乏 PTH，肾脏对 PTH 的反应敏感。假性甲旁减患者由于外周组织对 PTH 有抵抗，肾脏对 PTH 无反应或反应明显减弱。

3. 适应证·甲旁减和假性甲旁减。

4. 结果·正常人于静滴 PTH 后，尿磷/尿肌酐和尿 cAMP 较滴注 PTH 前增加 1～2 倍；甲旁减者在滴注 PTH

后，尿磷/尿肌酐和尿 cAMP 增加 5 倍以上（由于基础值低）；假性甲旁减患者无增加或增值小于 1 倍，假性甲旁减 I 型尿中 cAMP 不增高，提示肾对 PTH 作用不敏感，II 型尿中 cAMP 增高，但尿磷不见增加，提示患者肾脏中 cAMP 不能引起尿磷排泄增加的效应，属于一种受体后的缺陷。

5. 临床意义·甲旁减鉴别诊断，目前已普遍应用血 PTH 及其组分、维生素 D 及其血组分、碱性磷酸酶同工酶及其他骨代谢的生化标志物，故上述动态试验已逐渐少用。

肾脏对 PTH 有部分抵抗时，结果可与正常值重叠。如使用牛 PTH，试验前需做皮肤过敏试验。过敏者或既往有类似过敏史者禁用或慎用。

十二、^{99m}Tc‐MIBI 扫描

原发性甲旁亢（PHPT）患者术前做 ^{99m}Tc‐MIBI（^{99m}Tc‐sestamibi，^{99}锝‐甲氧基异丁基异氰化物）扫描有多重意义。① ^{99m}Tc‐MIBI 是应用最广泛的甲状旁腺显像示踪剂。功能亢进的甲状旁腺肿瘤组织对 ^{99m}Tc‐MIBI 的摄取明显高于正常甲状腺组织，而洗脱速度明显慢于周围的甲状腺组织，因而采用延迟显像并与早期影像进行比较能够诊断功能亢进的甲状旁腺病灶。静脉注射 ^{99m}Tc‐MIBI 740～1 110 MBq（20～30 mCi）后，于 10～30 min 和 1.5～2.5 h 分别在甲状腺部位采集早期和延迟显像。当怀疑异位甲状旁腺时，应加做胸部抬高位，即包括颈部和上胸部，必要时行断层显像。早期相及延迟相均显示甲状腺、甲状腺外的颈部或纵隔区可见单个或多个异常放射性浓聚区，且放射性浓聚区消退不明显，是典型的功能亢进的甲状旁腺组织显影的图像。② 骨骼病灶显影清晰，对骨肿瘤有特殊诊断价值，可早期发现骨肿瘤和代谢性骨病所引起的局限性骨损害。此外，对骨关节病、骨质疏松症、变形性骨炎的诊断和疗效评定等也有一定价值。缺点是对病灶不能定性，各种代谢性骨病除纤维囊性骨炎外，在扫描图上均缺乏特异性表现。当扫描证实只有 1 个腺体时，其准确率几乎为 100%，该法检测腺瘤的敏感性为 85%～100%，准确率约为 94%，检测的最小腺体重 400 mg。本法对增生的检查价值不如腺瘤；此外，^{99m}Tc‐MIBI 扫描的另一优点是可对腺瘤的功能做出判断，以嗜酸性细胞为主的腺瘤扫描的阳性率高。再者，与该项技术结合而成的微创甲状旁腺切除术还缩短了患者的手术时间。

但这种检查方法也存在局限性：① 应用 ^{99m}Tc‐MIBI 为显像剂的所有技术均取决于甲状旁腺组织对显像剂的摄取，并与线粒体含量、细胞周期及功能的亢进程度有关；② 双时相技术可能会因为示踪剂滞留、P‐糖蛋白（P‐gp）等因素导致示踪剂快速排出而敏感性减低；③ 单纯平行孔成像的分辨率较低，较小的甲状旁腺组织可能被漏诊；④ 继发性甲旁亢患者首次手术前甲状旁腺显像的敏感性不高，为 35%～83%，平均 56.2%。一般应用 ^{99m}Tc‐MIBI 双核素同时显像时，不应使用 ^{99m}TcO$_4^-$，因为二次成像容易导致移动伪影，采用 ^{99m}Tc‐MIBI 双时相减影法联合 SPECT‐CT 断层融合成像，并结合血清 PTH 水平来判断甲状腺结节是否来源于甲状旁腺。

^{99m}Tc‐替曲膦（Tetrofosmin，^{99m}Tc‐TF）和 ^{99m}Tc‐MIBI 是脑肿瘤 SPECT 扫描的两种示踪剂。肿瘤多药抵抗是因肿

瘤表达多药抵抗相关蛋白所致的扫描阴性现象。同样,在应用^{99m}Tc-TF和^{99m}Tc-MIBI检查甲状旁腺时,也存在干扰两种示踪剂摄取的许多生物学因素与技术因素。检查时应尽量排除这些因素的干扰,分析结果时应根据临床表现做出判断。

十三、PET-CT

目前应用PET进行甲状旁腺显像的研究不多,而且并不提倡使用^{18}FDG PET/PET-CT进行甲状旁腺显像。^{18}F-FCH(^{18}F-fluorocholine)PET-CT定位甲状旁腺功能亢进组织的敏感性为92%,特异性为100%,高于^{99m}Tc-MIBI SPECT-CT(49%和100%)、^{99m}Tc-MIBI/^{99m}TcO$_4^-$减影法(46%和100%)、^{99m}Tc-MIBI"双时相"法(44%和100%),是准确定位功能亢进的甲状旁腺组织的有效方法,尤其在显示甲状旁腺多发病灶或者增生病灶中具有显著优势。

十四、选择性动脉造影

在选择性动脉造影图上,甲状旁腺肿瘤的表现是甲状腺动脉及其分支移位、变形和肿瘤染色,其中肿瘤染色定位的符合率为50%～70%。但应注意,选择性动脉造影可引起短暂性脊髓缺血。如配合测定甲状腺下静脉和(或)上静脉血PTH,对肿瘤定位、腺瘤、腺癌与增生的鉴别有重要价值。此外,手术前1h静脉滴注亚甲蓝5 mg/kg,使甲状旁腺染色深于其他组织,有助于术前定位,方便手术探查。

十五、经典的矿物质代谢平衡试验

1. 方法

(1) 实验膳食:调查受试者的饮食习惯,根据研究目的制定食谱,试进食实验膳食1日,调整食谱。进食实验膳食1～2日(过渡期),每餐同时服用聚乙烯二醇(polyethylenglycol,PEG)1 g。在实验期第1日及实验结束后第1日的早餐前服用卡红0.3 g(装于胶囊内),或服活性炭0.5 g。实验期每餐亦同时服用PEG 1 g。

(2) 尿样本的收集:实验期第1日上午7:00令受试者排空膀胱,将尿液弃去,然后收集每日24 h尿液,用浓盐酸防腐(每100 ml尿液加0.5 ml浓盐酸)。容器上需注明受试者姓名、实验日期等,以防混淆。测定每日尿液总量,留取部分尿液,置-20℃保存待测。

(3) 粪标本的收集和处理:从第1次服用卡红后粪便变为红色起,至第2次服用卡红后大便出现红色前,收集所有的粪便。每日可用浓盐酸或20%硫酸20 ml防腐。粪便标本需储放阴凉处。将全部粪便标本移入捣碎机中,加适量蒸馏水,将粪便捣成糊状。如标本较多,可分成数次进行,然后混匀所有标本。将糊状粪便标本倒入一带塞且有刻度的大号容器内,视标本量的多少稀释到1 000～3 000 ml,用力摇匀。记录粪便总量,留取部分样品。

(4) 粪标本灰化或消化:主要有两种方法。① 干灰化法:首先将粪便溶液5 ml冷冻干燥(-18℃,72 h),然后放入瓷坩埚内或白金杯内,置于高温炉中(600℃,48 h)。用浓盐酸10 ml溶解剩余物,将溶液滤入100 ml带塞量瓶中,浓盐酸冲洗滤纸5次,蒸馏水稀释至100 ml后待测。② 湿消化法:

取粪便溶液5 ml注入凯氏烧瓶,加入适量的消化液,将瓶倾斜呈45°,用电炉加热瓶底,直至消化完全为止。由于有大量消化酸雾和消化分解产物逸出,故需在通风橱内进行。也可将样品和消化液放入硬质锥形瓶中,瓶口放一小漏斗,置于电垫板上进行加热消化。在消化过程中需要补加酸或氧化剂时,首先要停止加热,待消化液稍冷后沿瓶内壁缓缓加入,以免发生剧烈反应,引起喷溅,造成对操作者的危害和样品的损失。消化完全的样本应为无色液体,冷却后移入100 ml容量瓶内,稀释至100 ml待测。

(5) 食品取样和处理:膳食成分的测定,有两种方法:一种方法是按照食物成分表计算;另一种方法是直接分析食物的样品。按照食物成分表计算的结果,只能供营养师配制膳食时参考之用。因不同时间和不同来源的食物成分,可能有相当大的差异,计算结果与实际分析的结果往往有较大的差别,所以不能作为分析研究资料的数据。准确的代谢研究必须采用直接分析法。食物的样品可于配制实验膳食时另外配制完全相同的一份作为分析用,但全份食物浪费较大,一般可用全份食物的1/3或1/5。标本处理方法同前。

2. 原理 · 在机体相对稳定的条件下,测定一定时间内某物质的摄入量和各种排泄物的排出量,以了解该物质的摄入和排出的关系。如测定结果为摄入小于排出,则该物质有丢失,为负平衡;如摄入大于排出,表明该物质在体内积存,属正平衡;摄入等于排出,为平衡状态。但在实际工作中,由于实验方法、测定误差和个体差异等的固有影响及伪差,不能单凭实验结果的数值做出结论。一般来说,测定方法越粗糙,实验误差也越大。个体差异因人而定,群体研究时,可用统计概率公式确定。但由于代谢平衡试验的方法选择的对象有限,一般要同时有非相关群体的对照观察。如自身对照试验前后配对研究,则个体差异较小。

3. 适应证 · 各种生理情况及疾病条件下钙、磷等矿物质的代谢平衡研究。

4. 结果 · 要考虑实验本身可能发生的误差。个体实验的正或负平衡值小于摄入总量的10%时,有可能由机体调节或实验误差所致,不一定具有重要的实际意义。

5. 临床意义 · 该方法是一种传统的了解物质代谢平衡的方法,曾被广泛应用到各种生理条件下各物质的需求量和病理条件下某一物质代谢的研究中去。但它仅能反映整体的正负平衡变化,不能显示体内的代谢途径和详细变化,也无法计算内生性物质。此外,从皮肤、汗液和头发等部位丢失的部分无法计算,存在一定的局限性。

该法耗时,不经济,烦琐,误差来源多,限制了它的推广使用。多汗、发热、腹泻、呕吐或伴有慢性消耗性疾病者都不宜接受本试验。

十六、放射性核素示踪代谢试验

1. 方法 · 有单标和双标两种方法。核素经口服或静脉注射,然后留取血、尿或粪标本,测定标本中的核素量,通过计算,了解物质的代谢状况。常用的放射性核素有^{15}O、^{13}N、^{14}C、^{45}Ca、^{47}Ca、^{28}Mg、^{65}Zn、^{59}Fe和^{55}Fe。现列举测定钙吸收的几种方法,^{45}Ca可释放β射线(半衰期165日),^{47}Ca可释放β

和 γ 射线（半衰期 4.7 日）。

（1）单标法：受试者隔夜空腹，口服一种放射性核素 $5\,\mu Ci\ ^{45}Ca(20\ mg\ ^{45}CaCl_2$ 溶于 250 ml 蒸馏水），1 h 后抽血，离心，采用液闪仪测定血浆中的核素活性（Fx/L），乘以体重的 15%，求得在血浆和细胞外液中 1 h 的理想量（FC）；或用 Nordin 提出的公式：$FC = Fx/10L - [15.4 \times (1/体重 - 0.015\ 4)]$，然后套入经验公式：每小时吸收率 $=1.17FC + 2.54FC$，该法简便、快速、价格低廉。

（2）双标法：较单标法更精确并可得到更多的资料。受试者隔夜空腹，在早餐结束时服用一种核素，之后静脉注射另一种核素，3～5 min 内注完。在 6、12、30、45、60、120、240、480 min 抽血，留 6、12 或 24 h 尿，通过测量血或尿中的二核素比确定吸收率。用 ^{47}Ca 和 ^{45}Ca 需要花费的时间较长，6～8 周，这是由于 ^{47}Ca 和其产物 ^{47}Sc 可干扰 ^{45}Ca 活性的测定，因此必须待 ^{47}Ca 和 ^{47}Sc 自动减少后才可确定 ^{45}Ca 活性。为缩短时间，DeGrazia 等提出同时在标准和样本中沉淀 Ca，保持 Sc 的比例相同，这样可只测 β/γ 率，得出钙吸收率。有学者则用 ^{85}Sr 替代 ^{45}Ca 作为静注示踪物，而用 ^{47}Ca 口服，因为 Sr 的血流动力学在 3～10 h 与 Ca 相同。Griessen 等提出先在 Sc 通道测量 ^{47}Ca 的 γ 活性，比上用 Ca 通道所测的 γ 活性，计算 ^{47}Sc 和 ^{47}Ca 的比率，得出纯 ^{47}Ca 量，然后求得 ^{47}Ca 与 ^{45}Ca 之比。

（3）核素稀释法：是根据化学物质在被稀释前、后其质量不变的原理建立起来的。如已知放射性活度为 S_1、质量为 M_1 的标志物和未知质量为 M_x 的同一种化学形式的非标志物充分混匀后，标志物被非标志物所稀释，测得混合物的放射性比活度 S_2 必然比 S_1 低，但是稀释前后的放射性总活度相等，即 $S_1 \times M_1 = S_2 \times (M_1 + M_x)$。因为混匀后放射性比活度 S_2 保持恒定，不随取量的多少而变化，测定时只要取出部分样品做分离定量，测定其比活度，代入公式中即求得待测物质的质量。该方法可从总的粪便排泄中区分出来自内源性的排泄，计算出物质的真实吸收量（率），已应用于动物中钙、锌、锰、铁、钴等元素生物利用度的研究。该技术测定钙生物利用度的方法是：① 动物进行饲喂方式和时间的适应；② 肌内注射适量的 ^{45}Ca（注射液用生理盐水稀释 $^{45}CaCl_2$ 配制而成），用于标记机体内源性钙库，此后出现在粪便中的放射性钙均为内源性钙；③ 待机体达到平衡后，选择适当的参比组织（如血液），测定比活性（^{45}Ca 活性/组织中的钙量），同时测定粪中 ^{45}Ca 的活性；④ 粪便、饲料、血浆、尿液经干灰化法处理后，可用原子吸收光谱法测钙含量；⑤ 计算内源性粪钙，内源性粪钙（mg/d）＝粪中 ^{45}Ca 的活性（Bq/d）/参比组织的比活性；⑥ 计算钙的真实吸收量（率），真实吸收率（%）＝[总钙摄入量－（总粪钙排泄量－内源性粪钙）]×100%/总钙摄入量。

2. 原理·放射性核素示踪法是利用放射性核素或其标志物作为示踪剂，采用口服或静脉注射的方法引入体内，从体外获取标本观察示踪物的去向，以了解机体在生理、病理过程中物质的吸收、分布、代谢和排泄。放射性核素或其标志物的化学性质及生物性质与相应非标志物的性质完全相同，即它们在生物体内所发生的化学变化、免疫学反应和生物学过程都是完全相同的，但有不同的物理性质，即放射性核素可发射出射线，通过核测量仪器可对射线进行测量和定量，观察被放射

性核素所标记的物质。

3. 适应证·钙等元素生物利用度（内源性粪钙测定，钙吸收率）的研究。

4. 结果·Nordin 等应用该技术发现甲旁亢和肾结石病患者的钙吸收增加；骨软化和肾衰竭患者的钙吸收下降；正常人和骨质疏松症患者的钙吸收与血中降钙素水平相关；髋部骨折的妇女钙吸收低下；用 $1\alpha - OH - D_3$ 治疗骨质疏松后，钙吸收增加。

5. 临床意义·放射性核素示踪法灵敏度高，通常可精确测出 $10^{-18}\sim 10^{-14}g$ 的放射性物质，因而对研究微量生物活性物质具有特别价值；放射性核素及其标志物的用量很少，引入后几乎不会改变体内的正常生理平衡，实验结果接近正常生理状态；测量方法简便，不受其他非放射性物质的干扰及其他物理和化学因素的影响，不必对样品进行复杂的分离和提纯。

该法实验过程中可能存在放射生物效应，影响实验结果的准确性；实验操作时，对环境有放射性污染，因此此法正逐步为稳定核素所替代。

十七、稳定核素示踪代谢试验

1. 方法·近 10 年来多采用稳定核素标记进行代谢研究，其方法和步骤与放射性核素相似。通过给予一种（口服）或两种（口服和静注）稳定核素标记的物质，测量该物质所携带的核素量，了解该物质的排泄和体内存留量。这一方法提高了实验的精确性，可了解体内代谢过程。常用的稳定核素有：^{13}C、^{18}O、^{15}N、^{42}Ca、^{44}Ca、^{46}Ca、^{48}Ca、^{25}Mg、^{26}Mg、^{67}Zn、^{70}Zn、^{58}Fe、^{57}Fe。下面简述两种常用方法。

（1）24 h 测定钙吸收率法（24 h 尿口服标记钙/静脉标记钙）：① 试验前一日将 ^{44}Ca（0.5 mg/kg）混入第 2 日早餐需饮用的牛奶中，以便均衡；② 试验日上午予 ^{42}Ca 静注（0.5～1.2 mg/kg），10 min 注完，随后立即予含 ^{44}Ca 的牛奶口服；③ 留取 24 h 尿液；④ 测量尿中 ^{44}Ca 和 ^{42}Ca 的含量；⑤ 计算钙吸收率，钙吸收率＝尿中 ^{44}Ca 含量/尿中 ^{42}Ca 含量。

（2）内源性粪钙测定：① 试验日上午予以 ^{42}Ca 静注（0.5～1.2 mg/kg 体重），10 min 注完；② 收集注药后 5 日的尿标本（8 h 1 份）及 10～14 日的粪便；③ 用原子吸收光谱法测定尿、粪中钙含量；④ 尿、粪中稳定核素钙含量采用热离子质谱仪测量；⑤ 计算内源性粪钙（V_f），即 $V_f[mg/(kg \cdot d)] = V_u[mg/(kg \cdot d)] \times (\int$ 静脉注射的核素在粪中的量/$\int$ 静脉注射的核素在尿中的量），V_u 为实验期每日尿钙的平均值，t 为示踪剂累计达渐近线值的时间。

2. 原理·稳定核素是同一元素的核素，具有相同的化学性质，它们在有机体内所发生的化学变化和生物学过程完全相同，但与同一种天然元素具有不同的质量，故具有可测量性。稳定核素标记的示踪剂可以应用气相质谱联用法（GC-MS）、高效液相色谱质谱联用法（HPLC-MS）、热离子质谱仪（thermal ionization mass spectrometry）、电感耦合质谱仪（inductively coupled plasma mass spectrometry，ICP-MS）、高速原子轰击继发离子质谱仪（fast atom bombardment secondary ion mass spectrometry，FAB-SIMS）、磁共振光谱分析法（nuclear magnetic resonance spectroscopy，NMRS）、

红外分光光度法(infrared spectroscopy)和发射光谱分析法(emission spectrometric analysis)等测定方法,计算稳定核素丰度,对标志物进行定性、定量及定位研究。

3. 适应证·钙等元素生物利用度(如内源性粪钙、钙吸收率)的研究。

4. 结果·Yergey 等比较了 4 种测定钙吸收的方法:a_{24h} 法(24 h 尿口服标记钙/静脉标记钙)、a_{spot} 法(一次尿标本口服标记钙/静脉标记钙)、a_{Lag} 法(给药后 4 h 口服标记钙/给药后 2 h 静脉标记钙)和 a_{Dec} 法(去回旋法,deconvolution method)。结果显示 $a_{24h}=0.273\pm0.124$,$a_{Dec}=0.300\pm0.101$,$a_{spot}=0.359\pm0.179$,$a_{Lag}=0.271\pm0.103$,笔者认为 a_{24h} 法和 a_{Dec} 法较为理想。

5. 临床意义·稳定核素示踪技术在 20 世纪 20 年代已被应用于生命科学的研究,10 余年来,随着稳定核素生产技术的发展及探测技术的改进,稳定核素示踪技术被广泛应用。由于它不具有放射性,没有放射生物效应,因此在临床应用方便,适用于儿童、妊娠及哺乳的妇女。其标记的化合物不会衰变、不会辐射和自动裂解,实验不需要采取防护措施,亦不受时间限制。

所需的试验条件较高。目前某些物质(如锰)还不能找到相应的稳定核素。

参考文献

[1] Nakanishi S, Kazama JJ, Shigematsu T, et al. Comparison of intact PTH assay and whole PTH assay in long-term dialysis patients[J]. Am J Kidney Dis, 2001, 38(4 Suppl 1): S172 - S174.

[2] Evenepoel P, Bover J, Ureña Torres P. Parathyroid hormone metabolism and signaling in health and chronic kidney disease[J]. Kidney Int, 2016, 90(6): 1184 - 1190.

[3] Cavalier E, Plebani M, Delanaye P, et al. Considerations in parathyroid hormone testing[J]. Clin Chem Lab Med, 2015, 53(12): 1913 - 1919.

[4] Soliman M, Hassan W, Yaseen M, et al. PTH assays in dialysis patients: Practical considerations[J]. Semin Dial, 2019, 32(1): 9 - 14.

[5] Alexander EK, Pearce EN, Brent GA, et al. 2017 Guidelines of the American Thyroid Association for the Diagnosis and Management of Thyroid Disease During Pregnancy and the Postpartum[J]. Thyroid, 2017, 27(3): 315 - 389.

[6] 中华医学会骨质疏松和骨矿盐疾病分会,中华医学会内分泌分会代谢性骨病学组.原发性甲状旁腺功能亢进症诊疗指南[J].中华骨质疏松和骨矿盐疾病杂志,2014,7(3): 187 - 198.

[7] DeGrazia JA, Ivanovich P, Fellows H, et al. A double isotope method for measurement of intestinal absorption of calcium in man[J]. J Lab Clin Med, 1965, 66(5): 822 - 829.

[8] Griessen M, Jung A, Cochet B, et al. A simple method for measurement of intestinal calcium absorption in humans by double-isotope technique[J]. J Lab Clin Med, 1985, 105(5): 641 - 646.

[9] Yergey AL1, Abrams SA, Vieira NE, et al. Determination of fractional absorption of dietary calcium in humans[J]. J Nutr, 1994, 124(5): 674 - 682.

第八章 · 甲状旁腺影像学检查

第一节 · 甲状旁腺的影像学解剖和检查方法

陈克敏　方文强

一、甲状旁腺的影像学解剖

(一) 甲状旁腺解剖

甲状旁腺有两对,位于甲状腺的后内缘与食管的交角内,包含于甲状腺鞘囊中。上对甲状旁腺位于甲状腺侧叶后面上、中 1/3 交界处,下对位于侧叶后侧面的下端。数目常不定,具有 4 个的约占 80%,少数人只有 3 个甲状旁腺(13%,一侧的 2 个腺体合并为一)或多至 5 个甲状旁腺(6%,多余的一个腺体常在纵隔内)。腺体呈圆形或卵圆形,较扁平,长 5～6 mm,宽 3～4 mm,厚约 2 mm,重 30～45 mg。两上甲状旁腺发生于第四鳃囊,最后与甲状腺侧叶上份紧密相连,位置相对固定,异位较少。两下甲状旁腺与胸腺一起发生于第三鳃囊,并与之一起下降,位置相对较不固定,通常位于甲状腺下极附近,但也可出现在甲状腺上极至前纵隔间的任意部位。异位甲状旁腺可位于甲状腺内、纵侧,气管和食管后,上、下颈部和纵隔内,对诊断造成一定程度的困难。上、下甲状旁腺都有其固定动脉,分别源自甲状腺上、下动脉。纵隔内异位的甲状旁腺则由甲状腺下动脉的分支或纵隔内动脉如内乳动脉、胸腺动脉的分支供血。甲状旁腺静脉通常回流至甲状腺下静脉,然后引流至头臂静脉干或颈内静脉。异位甲状旁腺的静脉则引流至甲状腺下静脉、胸腺静脉或内乳静脉。甲状旁腺分泌甲状旁腺素参与调节体内钙的代谢,维持钙、磷平衡。甲状旁腺分泌甲状旁腺素不受脑垂体控制,而与血液钙离子浓度间存在着反馈关系。

(二) 影像学正常表现

由于正常甲状旁腺体积太小,平均重量仅为 40 mg,因此以目前的成像技术来说,无论是超声、CT、MRI 均无法识别出正常的甲状旁腺组织。而对于甲状旁腺功能性核素成像来说,甲状旁腺功能正常时,一般也不能被显示,减影处理后或延迟的影像中甲状旁腺区无局限性的放射性浓聚影,或仅见较淡的且大致均匀的甲状腺影像。

异位甲状旁腺:约有 10% 的人群有甲状旁腺异位,大多位于纵隔。在甲状旁腺异位的患者,甲状腺核素显像时,甲状腺部位不见甲状旁腺显影,而在纵隔区或异位处出现局限性放射性浓聚区。由于 ^{201}Tl 或 $^{99m}Tc - MIBI$ 可以被多种恶性肿瘤组织选择性摄取,分析结果时,应注意排除胸部疾病,尤其是肺部恶性肿瘤及其转移病灶所引起的局部放射性聚集。

二、影像学检查方法

(一) X 线检查

X 线检查由于其软组织密度分辨率差,故对甲状旁腺疾病病变本身的定位诊断的诊断作用有限。X线摄片的主要目的在于显示由于病变所致腺体分泌功能异常造成的骨质疏松、尿路结石或纤维囊性骨炎改变。原发性甲亢中，患者首诊的症状往往是由于骨质脱钙和尿路结石所致，X线平片能显示一些特征性的骨质改变，为临床进一步检查提供线索。因此，X线平片检查常常是甲状旁腺患者确诊的关键因素。

原发性或继发性甲亢 X 线平片检查应包括以下部位：头颅、颌骨、双手、锁骨、脊椎、骨盆、长骨的骨端和双肾区。

（二）超声检查

常规检查时需用高分辨率 5～10 MHz 的线阵探头。其中 7.5 MHz 探头具有良好的分辨率和穿透力而适于多数患者；当有甲状腺病变时，宜采用 5 MHz 或 5 MHz 以下的探头。超声（US）检查纵隔效果不佳，仅能显示胸廓入口部分结构，此时需改用 5 MHz 的凸阵探头。检查前患者无需特殊准备。检查时患者取仰卧位，肩下置垫，以使颈部过伸，一方面可以使颈部充分暴露便于检查；另一方面，使近胸廓入口处的上纵隔结构轻度上移，而获得类似吞咽动作的效果。疑为气管后或食管旁甲状旁腺病变时，需患者坐位检查并使上身前倾，从而使颈前间隙增宽，便于冠状位检查。检查范围自舌骨水平向下至胸骨切迹。高频彩超对于位于正常解剖位置的甲状旁腺肿瘤的定位诊断具有较高的价值，运用彩色血流图可清晰地分辨正常甲状腺组织与肿块的分界。频谱多普勒可测及其周边和内部的动静脉血流，尤其是具有一定特征性的"花环征"的彩色血流图对甲状旁腺肿瘤的定位诊断更有帮助。

（三）CT 检查

扫描前去除患者颈部、胸部饰物及其他金属物品。嘱咐患者扫描时不做吞咽动作，可平静呼吸或憋住气，两肩放松并尽量下放以减少肩部骨骼对下颈部结构扫描的影响。对增强扫描者，按含碘对比剂使用要求准备。检查前 4 h 禁食。

检查方法和扫描参数：① 平扫，仰卧位。身体置于床面中间，头稍后仰使下颌支与床台面垂直。采用横断面连续扫描。扫描范围：上界为舌骨下缘，下界至气管分叉水平，扫描野（FOV）为 16～20 cm，扫描参数根据不同 CT 机型做相应选择。层厚层间隔 2～3 mm，对微小病变可行 1 mm 薄层扫描，可通过后处理软件对原始图像进行多平面重建。② 增强扫描，对比剂采用非离子型含碘对比剂 80～100 ml，儿童剂量按体重 2 ml/kg 计，静脉团注速度 2～3 ml/s，注射 50 ml 后开始快速连续扫描。

（四）MRI 检查

甲状旁腺 MRI 检查宜采用高场强的 MR 扫描仪，扫描部位应从下角至气管分叉，以免遗漏异位甲状旁腺病灶。平扫时至少包括 SE 序列横断位 T_1WI 和 T_2WI，SE 或 FSE 序列矢状位 T_2WI，必要时加做冠状面扫描。宜采用表面线圈和薄层扫描、预饱和和脂肪抑制等技术。也可在颈部采用颈前线圈，在上纵隔采用心电门控的体部相控阵线圈。通常选择较小的显示野和适当的层厚层距以尽可能提高信噪比。颈部FOV 宜在 12～16 cm，而纵隔 FOV 在 24～30 cm 间，层厚 3～5 mm，层间隔 0.5～1 mm，两次激励，矩阵为 256×160 或256×256。常规采用预饱和技术以减少血液流动所产生的伪影，采用周围门控、心电门控和呼吸补偿以减轻吞咽动作和呼吸运动所产生的伪影。当平扫检查疑有甲状旁腺病变时，需

行增强检查，于静脉内注射顺磁性对比剂 Gd-DTPA，剂量为0.1～0.2 mmol/kg。注射完毕后，对平扫所怀疑的病变区行多方位 SE T_1WI 检查。多数学者认为在增强后 T_1WI 扫描时应采用脂肪抑制技术以最大限度地显示病灶。但实际操作中，由于颈胸交界区人体形态和体积变化明显，容易造成磁敏感性伪影，影响到病灶的显示。

（五）其他检查

1. 选择性甲状腺静脉取血测甲状旁腺素（iPTH）·经甲状腺下静脉导管检查并测定甲状腺下静脉内 iPTH 的含量，通过血 iPTH 的峰值可以反映病变的甲状旁腺位置。此项检查为创伤性，初次手术患者无需做此检查。

2. 选择性甲状腺动脉造影·由于该检查可致严重的并发症，应慎重对待。

第二节·甲状旁腺病变的 X 线、CT 及 MRI 表现

一、甲状旁腺肿瘤与增生

1. 甲状旁腺腺瘤·甲状旁腺腺瘤（parathyroid adenoma）是原发性甲旁亢最常见的原因，通常为孤立性。诊断时，腺瘤多已较大，80% 腺瘤的重量超过 500 mg，大小可为 1 至数厘米。病理组织学的依据是：肿瘤有完整的包膜，瘤内极少有脂肪组织，无分叶表现，病变与周围残存的甲状旁腺有明确的分界。本病所致的原发性甲旁亢的发生率在欧美地区发病率较高，为 0.1%～0.2%，发病峰值年龄较高，女性明显高于男性，国内本病的发生率、发病峰值年龄均较低。

本病所致的原发性甲旁亢的早期轻型者可无任何症状与体征，仅表现为高血钙和甲状旁腺素（PTH）水平升高，病变明显时出现三种主要症状：高血钙症状、骨骼系统症状、泌尿系统症状。实验室检查主要表现为高血钙、低血磷、血清碱性磷酸酶和 PTH 水平升高及 24 h 尿钙、尿磷排出量的增加。

US 检查常能发现增大的甲状旁腺肿块，但很难鉴别其组织学性质。80% 的甲状旁腺腺瘤位于颈长肌前方与甲状腺腺叶中部后方之间，或在甲状腺叶下极附近，表现为低回声实性肿块，边缘光整。当肿瘤内发生出血、囊变或坏死时，可见其内有液性无回声区。文献报道当甲状旁腺腺瘤与甲状腺病变共存时，会影响 US 对甲状旁腺腺瘤的显示和定位，其发现甲状旁腺腺瘤敏感性由 81%～90% 下降至 53%～64%。彩色多普勒检查并不能提高 US 检查发现甲状旁腺腺瘤敏感性，但有助于鉴别甲状旁腺腺瘤与增大的淋巴结。即在腺瘤时，可见一血管呈弓状围绕腺瘤的部分边缘，该血管弓来自甲状腺下动脉。对异位甲状旁腺腺瘤，常规 US 检查价值不大。

核素显像检查甲状旁腺腺瘤不同于其他影像学检查技术的形态学显示，应用减影技术或双时相技术，属于功能代谢性成像，因而具有较高的敏感性和特异性，能发现功能性甲状旁腺病变，但不能确定其组织学性质。核素显像对异位甲状旁腺腺瘤诊断的敏感性较高。文献报道核素显像检查甲状旁腺腺瘤的敏感性为 81%～97%。

颈部的甲状旁腺腺瘤 CT 表现为肿瘤位于甲状腺叶后方的气管食管旁沟或甲状腺叶下极附近，呈椭圆形、类圆形或类

三角形的软组织密度肿块，直径常为 1～3 cm，边界清楚，肿块密度多均一（图 13-8-1）。平扫类似颈部大血管密度。动态增强 CT 检查示对比剂注入后的早期，甲状旁腺腺瘤明显强化，CT 值增高至 89～105 HU，而颈部大血管强化更明显，CT 值上升更高，两者间密度差异较易分辨；随时间的延续，腺瘤与颈部大血管强化程度逐渐下降，但大血管强化程度的下降更为明显，与腺瘤间密度差异逐渐减少（图 13-8-2、图 13-8-3）。当腺瘤合并陈旧性出血或坏死时，表现为中央低密度灶，动态增强后无强化，而腺瘤实体部分和囊壁的强化程度及强化的时间密度曲线均类似均一强化的腺瘤。CT 能发现异位甲状旁腺腺瘤（图 13-8-4），但需仔细分析结节的强化特点，其准确率较低，需结合临床资料，并参考其他影像学技术检查结果，方可提高诊断的准确性。CT 发现和定位甲状旁腺腺瘤有较高的准确率（73%～87%），其术前定位有较高的价值，但对异位者的诊断仍有一定的困难。

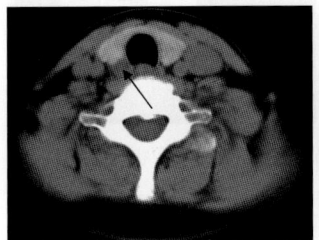

图 13-8-1
右侧甲状旁腺腺瘤，CT 平扫

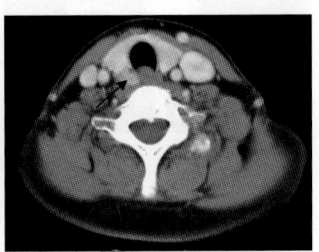

图 13-8-2
右侧甲状旁腺腺瘤，CT 增强

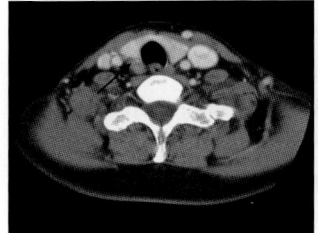

图 13-8-3
右侧甲状旁腺腺瘤，CT 增强

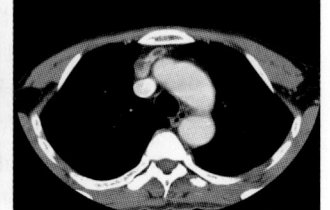

图 13-8-4
异位甲状旁腺腺瘤，CT 增强示病灶囊腔

平扫 MRI 检查，在矢状位上易于观察腺的上、下径，结合横断面成像，显示多数甲状旁腺腺瘤呈椭圆形肿块，其纵轴（最大径线）平行于身体长轴，腺瘤的信号强度在 T_1WI 和 T_2WI 上有不同的表现类型，最常见类型是：T_1WI 上呈低信号，其信号强度类似肌肉或甲状腺，T_2WI 上信号较高，近似或高于脂肪信号。无论在 T_1WI 或 T_2WI 上，腺瘤的周围常有薄层不同信号的脂肪组织包绕，因而易于识别（图 13-8-5）。当腺瘤内发生出血、坏死或纤维化时，其内信号强度也随之发生改变增强 MRI 检查，与增强 CT 检查相似，甲状旁腺腺瘤常发生显著强化，而其内坏死或陈旧性出血灶不发生强化。MRI 检查由于软组织分辨率高，可多方位和多参数成像，特别

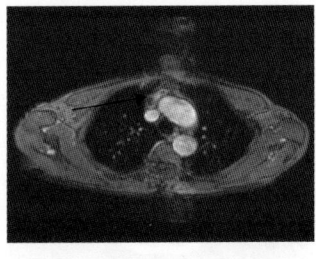

图 13-8-5
异位甲状旁腺腺瘤，MRI 增强

时具有流空效应，即不用对比剂就可分辨出低信号的血管影，因此对发现异位腺瘤尤其是纵隔内者的敏感性要明显高于 CT 检查。对于甲状腺内的异位甲状旁腺腺瘤，MRI 与 CT 相同，即虽然能发现病变，但难与常见的甲状腺内的其他局灶性病变鉴别。

2. 甲状旁腺癌·在原发性甲旁亢中，甲状旁腺癌少见，仅占 0.4%～3.2%。临床上，患者首诊时血钙和 PTH 水平测定即有显著增高，并有明显的高血钙症状，约 1/3 患者可触及肿块，质地较硬。病理学检查通常比腺瘤大，镜下肿瘤细胞排列成小梁状，并为厚的纤维束所分隔，细胞核大而深染，可见有丝分裂，易发生出血和纤维化，约 1/4 肿瘤内有显著钙化，肿瘤常侵犯被膜和血管。本病最确切的诊断依据是发生转移，这通常发生在病变的较晚期，包括侵犯局部淋巴结或发生远隔脏器的转移，后者以肺转移多见。

（1）超声检查：甲状旁腺癌通常表现为颈部甲状旁腺区较大肿块，呈实性不均一低回声，轮廓多呈分叶状，肿块的深度与宽度的比值常大于 1。

（2）核素显像：应用减影技术或是双时相技术，与甲状旁腺腺瘤相似，甲状旁腺癌也表现为颈部或纵隔内的局限性摄取或浓聚灶，所不同的是甲状旁腺癌的病灶常较大，当甲状旁腺癌发生转移时，核素显像能发现这些转移性病变。

（3）CT 和 MRI 检查：甲状旁腺癌通常表现为颈部甲状旁腺区较大的分叶状肿块，由于瘤内易发生坏死和出血，肿块的密度和信号多不均匀，有时 CT 检查还可发现肿块内有不规则钙化影。较大的肿块还造成相邻结构如甲状腺、气管、食管和颈动脉静脉的受压移位，甚至侵犯这些结构，肿块向下生长可经胸腔入口侵入中纵隔内。增强检查肿块强化不均，其中实体部分发生明显强化（图 13-8-6、图 13-8-7），CT 和 MRI 检查同样能发现局部淋巴结转移和肺、肝、骨、脑等部位的远隔性转移。

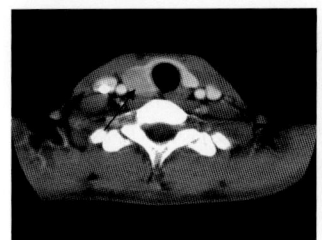

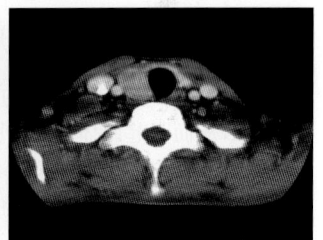

图 13-8-6
右侧甲状旁腺癌，CT 增强

图 13-8-7
右侧甲状旁腺癌，CT 增强

3. 甲状旁腺增生·在原发性甲旁亢中，甲状旁腺增生占 10%～30%。本病所致的原发性甲旁亢的早期轻型者可无任何症状与体征，仅表现为高血钙和 PTH 水平升高，病变明显时出现三种主要症状：高血钙症状、骨骼系统症状、泌尿系统症状。通常为多个腺体增生肥大，但增生肥大的程度可以不一致，常以一个或两个腺体为明显，病理表现分两型，即主细胞型和亮细胞型。

对于甲状旁腺增生，各种影像学检查技术发现病变的敏感性要明显低于甲状旁腺腺瘤。这是因为与腺瘤相比，增生的甲状旁腺腺体常常很小，因而难由影像学检查发现。仅当增生的甲状旁腺腺体明显增大时，方能为影像学检查所识别。

文献报道37个甲状旁腺增生，术前核素显像的敏感性和特异性分别为78%和75%，US检查为78%和43%，MRI检查为73%和60%。对于不明显增大腺体，各种影像学技术发现病变的敏感性明显下降，低于5%。

对于原发性甲旁亢的多腺体增生，各种影像学技术所能发现的增生显著的腺体表现均与甲状旁腺腺瘤所见相同，两者难以分辨。

4. 棕色瘤·棕色瘤是原发性甲旁亢较有特征性的表现。它反映了局限性集聚的纤维组织及巨细胞取代了骨组织，并使之膨胀，随之病灶发生出血、坏死、液化而形成囊肿。棕色瘤可发生于躯干或末梢骨，单发或多发，常是边界清楚偏心性的骨内病灶，偶发于脊椎且造成脊髓受压，甲状旁腺手术后，棕色瘤密度增高是治疗好转的表现。

其X线表现：可出现于骨骼的任何部位，大小不一，常为圆形、椭圆或多房状，边缘清楚常伴硬化缘（图13-8-8）。

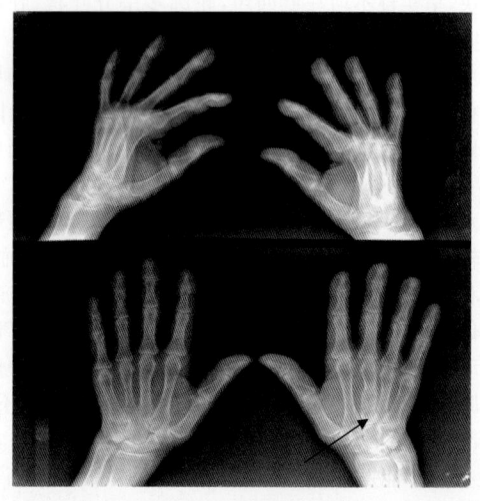

图13-8-8　左手第三掌骨棕色瘤

二、继发性甲状旁腺功能亢进

各种原因产生的低血钙均刺激甲状旁腺，使其分泌过多的PTH，从而引起腺体的增生肥大。继发性甲状旁腺功能亢进的原因很多，包括慢性肾衰竭、维生素D缺乏、肠道吸收障碍等。慢性肾衰竭是最主要的原因，其引起继发性甲状旁腺功能亢进时发生肾性骨营养不良，包括纤维性骨炎、骨软化、骨质疏松、骨硬化等骨质改变。肾性骨营养不良是由两个主要的病理过程所致：① 由于过量的甲状旁腺激素所引起的甲状旁腺功能亢进；② 缺乏 $1,25-(OH)_2-D_3$ 而引起的骨软化。其病理生理特征是高血磷与低血钙并存。

X线表现：① 破骨性骨吸收，周身骨骼普遍性骨质疏松、皮质型条纹征、纤维囊性骨炎即棕色瘤和骨膜下骨吸收；② 骨质疏松；③ 骨软化；④ 骨硬化；⑤ 软骨钙化；⑥ 软组织和血管钙化。

慢性肾衰竭引起继发性甲状旁腺功能亢进时，影像学的目的和价值有以下几方面：① X线平片检查，了解肾性骨营养不良的骨质改变（图13-8-9）；② 甲状旁腺区影像学检查，可以发现增生肥大的甲状旁腺腺体（图13-8-10）；③ 肾区影像学检查，则能显示肾脏大小、形态等方面的改变。

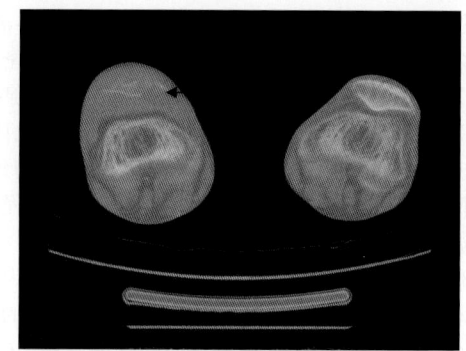

图13-8-9　双侧髋骨普遍性骨质疏松，可见皮质条纹征、右侧髋骨骨折及关节囊积液

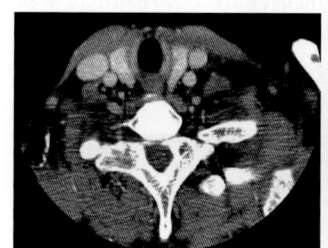 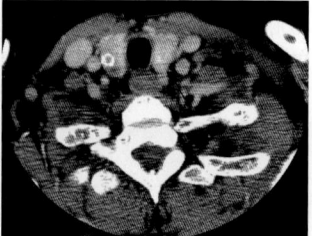

图13-8-10　CT增强示肾衰竭患者，双侧继发性甲状旁腺腺瘤

三、甲状旁腺功能减退

甲状旁腺功能减退是由于甲状旁腺激素产生减少，从而引起钙、磷代谢的异常。常见原因有：① 甲状腺癌的根治术或甲旁亢手术；② 颈部放射治疗；③ 某些代谢性疾病、炎症、肿瘤或类肿瘤样病变；④ 先天性甲状旁腺发育不全。本病临床表现为低血钙而引起神经肌肉应激性增加，出现外胚层组织和器官的营养性损伤，出现异位钙化，胃肠道功能紊乱和心血管异常。实验室检查，通常血钙<2.6 mmol/L，血磷>1.78 mmol/L，血PTH多低于正常。

X线检查：颅骨内、外板均可增厚，基底节和小脑齿状核处出现对称性钙化，呈大小不等的结节状或不规则斑片状致密影。牙硬板显示增厚，牙齿发育不良。长管状骨皮质增厚，骨骺线提早闭合。全身骨密度表现正常或增高，增高时以指骨爪粗隆处为著。于皮下、关节周围和脊柱韧带等处，可见多发钙化。

CT检查：更易发现甲状旁腺功能减退的脑内钙化，并能显示其特征（图13-8-11）。脑内钙化好发于基底节区，常呈对称性致密影，其次为额叶、顶叶、丘脑及小脑齿状核。小脑齿状核的钙化，呈倒"八"字形或括号状，丘脑钙化为双侧圆形

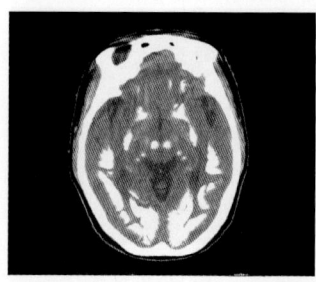 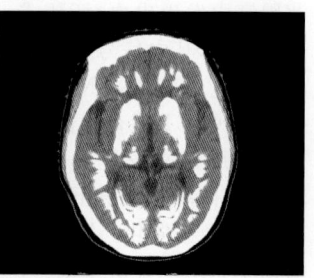

图13-8-11　甲旁减头颅CT平扫多发颅内钙化

致密影,位于第三脑室外侧。脑内钙化程度和范围与病程的长短及疗效有关。在甲状旁腺功能减退,头颅CT检查时,若脑内钙化明显且范围广泛,根据典型表现,结合患者的症状及实验室检查,可做出诊断。然而,有许多病变均可发生双侧基底节钙化,均需与本病鉴别。

近年来随着CT和MRI的进展,特别是PET-CT和PET-MRI等新技术的出现,使影像学检查在甲状旁腺疾病的检出中发挥了越来越重要的作用。CT和MRI由于大体解剖显示好,空间分辨率高,特别是可以进行相关的功能成像,可以精确地显示双侧或异位的甲状旁腺病变,减少了不必要的手术探查,对异常和异位的甲状旁腺病变精准切除的预估提供重要帮助。在甲状旁腺疾病术前评估和治疗方案的制定方面,CT和MRI已经成为必不可少的影像检查技术。

近来有学者将4D-CT应用于甲状旁腺病变的检测,并取得了很好的效果。其利用薄层CT进行多期相扫描,类似CT血管成像,包括平扫和增强动脉期、延迟期等影像图像,观察其对比剂进入和退出的动态变化,并进行多平面重建显示。为不遗漏异位甲状旁腺病变,扫描范围应以下颌骨层面扫至气管隆突层面。由于其检测效果好,一些学者推荐其可作为甲状旁腺功能亢进患者首选的影像学检查方法。特别是对于需再次手术干预的甲状旁腺功能亢进患者,4D-CT敏感性高、显示病灶直观。但在儿童和青少年中应用应谨慎,主要考虑到其对甲状腺等的辐射。MRI对于超声和核素检测未能显示的甲状旁腺病变具有其优势,特别是那些位于纵隔和气管食管沟附近的病变。有学者报道,MRI检测敏感性可达82%,阳性预测值为89%,尤其是检测异位甲状旁腺腺瘤,其准确性可达94%。对于那些已经做过甲状腺和甲状旁腺手术患者的评估,MRI在解剖结构显示方面具有更多优势。

参考文献

[1] 龚新环,蔡伟耀.B超对原发性甲旁亢的诊断作用[J].中国实用外科杂志,1998,18:135-136.

[2] 白人驹.原发性甲旁亢的CT和MRI检查[J].中国实用外科杂志,1998,18:136-138.

[3] 周萌保.甲旁亢的核素影像学诊断[J].中国实用外科杂志,1998,18:138-139.

[4] 白人驹,张云亭,吴恩惠.CT和MRI对甲状旁腺腺瘤的诊断价值[J].中华放射学杂志,1999,33:526-529.

[5] Auffermann W, GuiS M, Tavares NJ, et al. MR signal intestity of parathyroid adenomas: correlation with histopathy[J]. Am J Roentgenol, 1989, 153: 873-876.

[6] Weber AL, Randolph G, Aksoy FG. The thyroid and parathyroid glands. CT and MR imaging and correlation with pathology and clinical findings [J]. Radiol Clin Am, 2000, 38: 1105-1129.

[7] Hara H, Igarashi A, Yano Y. Ultrasonographic features of parathyroid carcinoma[J]. Endocr J, 2001, 48: 213-217.

[8] Baert AL. Radiological Imaging of Endocrine Diseases [J]. Berlin: Springer, 1999, 181-197.

[9] Stark DD. Magnetic Resonance Imaging[J]. 3rd ed. St. Louis: Mosby, 1999, 1807-1819.

[10] 蔡伟耀.甲状旁腺瘤的影像学定位[J].中华外科杂志,1995,33:307-309.

[11] Warren Frunzac R. Computed tomography and magnetic resonance imaging of the thyroid and parathyroid glands[J]. Front Horm Res, 2016, 45: 16-23.

[12] Hoang JK, Sung WK, Bahl M, et al. How to perform parathyroid 4d Ct: tips and traps for technique and interpretation[J]. Radiology, 2014, 270: 15-24.

[13] Kang T, Kim DW, Lee YJ, et al. Magnetic resonance imaging features of normal thyroid parenchyma and incidental diffuse thyroid disease: a single-center study[J]. Front Endocrinol (Lausanne). 2018, 9: 746.

[14] Bahl M, Sepahdari AR, Sosa JA, et al. Parathyroid adenomas and hyperplasia on four-dimensional CT scans: three patterns of enhancement relative to the thyroid gland justify a three-phase protocol[J]. Radiology, 2015, 277: 454-462.

[15] Nachiappan AC, Metwalli ZA, Hailey BS, et al. The thyroid- review of imaging features and biopsy techniques with radiologic-pathologic correlation[J]. Radiographics, 2014, 34: 276-293.

第三节·放射性核素显像

徐竞英 陈黎波

甲状旁腺的放射性核素显像主要用于定位诊断甲状旁腺功能亢进(简称甲旁亢)。78%～90%的原发性甲旁亢由甲状旁腺腺瘤引起,继发性甲旁亢由于各种原因引起低钙血症后,刺激甲状旁腺腺体增生,甚至形成腺瘤。治疗的方法是手术切除功能亢进的甲状旁腺。核素显像是功能显像,只要有功能亢进的甲状旁腺组织存在,而且大小达到γ相机的分辨率,那么不论是正常位置、异位及手术后复发者,均可清晰显示,为术前定位诊断提供重要依据。

一、原 理

铊(^{201}Tl)-氯化亚铊(^{201}TlCl)、锝(^{99m}Tc)-甲氧基异丁基异腈(^{99m}Tc-MIBI)都是亲肿瘤显像剂,能被甲状腺及功能亢进的甲状旁腺摄取,利用其在正常甲状腺组织和功能亢进的甲状旁腺组织中摄取程度及清除速度的差异,使功能亢进的甲状旁腺显示出来,以达到定位诊断的目的。

二、显像方法

(一)显像剂

甲状旁腺的显像剂早在1962年已有研究,但都因所用显像剂均非甲状旁腺特异显像剂,而且甲状旁腺体积小(约5 mm×3 mm×1 mm),又紧邻甲状腺,难以分辨,所以未获满意效果。直至20世纪80年代Ferlin等报道了用^{201}Tl和^{99m}Tc-高锝酸盐(^{99m}TcO$_4^-$)双核素减影法后,改进了甲状旁腺的图像质量,极大提高了甲状旁腺定位诊断的准确率。由于^{201}Tl系加速器生产,不能随时得到,而^{99m}Tc供应是充分的,因此,目前已将^{99m}Tc-MIBI替代^{201}Tl,广泛应用于临床。近年来也有报道用氟(^{18}F)-脱氧葡萄糖(^{18}F-FDG)及碳(^{11}C)-蛋氨酸(^{11}C-M)作甲状旁腺显像剂。

(二)方法

1. 双减影法·包括双核素减影法、双显像剂减影法。

(1) ^{201}Tl/^{99m}TcO$_4^-$双核素减影法:静脉注射^{99m}TcO$_4^-$ 185 MBq(5 mCi)15 min后行甲状腺显像,可清晰显示甲状腺大小、形态、位置及放射性分布,而正常的甲状旁腺组织不摄取^{99m}TcO$_4^-$,故不显影。然后令受检者保持原显像体位不变,再静脉注射^{201}TlCl 740 MBq(20 mCi)后行甲状腺显像,因^{201}TlCl能被甲状腺及功能亢进的甲状旁腺摄取,将两次采集的图像相减,即在^{201}TlCl的显像图中,减去^{99m}TcO$_4^-$的甲状腺显像图,得到功能亢进的甲状旁腺图。

(2) ^{99m}Tc-MIBI/^{99m}TcO$_4^-$双显像剂减影法:方法与双核素法相同,只是用^{99m}Tc-MIBI代替^{201}TlCl。

2. 双时相法·静脉注射^{99m}Tc-MIBI后被甲状腺及功能亢

进的甲状旁腺摄取，15～20 min 后行颈部及上胸部相。颈部相主要观察甲状腺大小、形态、位置及有无异常的放射性浓聚区。2 h 再行颈部及上胸部的延迟相，此时甲状腺内放射性已基本消退，观察相当于甲状旁腺部位有无异常的 MIBI 浓聚区。上胸部相主要了解有无异位于胸骨后及纵隔部位的甲状旁腺。

三、临床应用

（一）原发性甲状旁腺功能亢进

原发性甲旁亢中，80％由于甲状旁腺腺瘤引起，且为单发，20％为腺体增生，不足 1％是癌，它们在放射性核素显像图上，病灶区均表现为放射性浓聚区（图 13-8-12～图 13-8-15）。

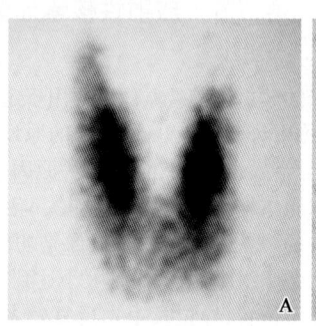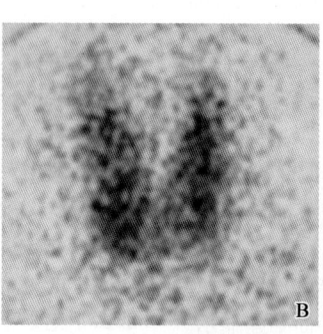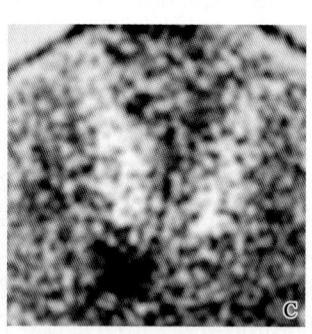

图 13-8-12 双核素显像法

女，25 岁，进行性骨痛 1 年，PTH 225 pg/ml。A. $^{99m}TcO_4^-$ 甲状腺显像示甲状腺稍大，位置形态正常，放射性分布尚均匀；B. $^{201}TlCl$ 显像示甲状腺大小、形态与 $^{99m}TcO_4^-$ 基本一致，于甲状腺右叶下极可见一圆形放射性增高区；C. $^{201}TlCl$/$^{99m}TcO_4^-$ 减影像，示右叶下极一圆形放射性浓聚区，正常甲状腺部位呈放射性缺损区。手术见右叶下极肿物，病理示甲状旁腺腺瘤

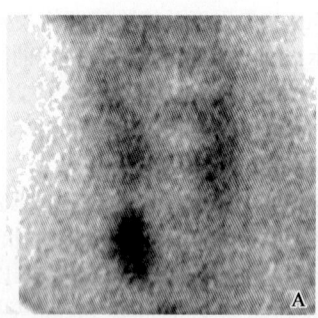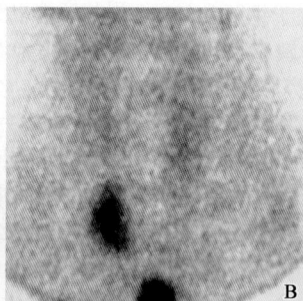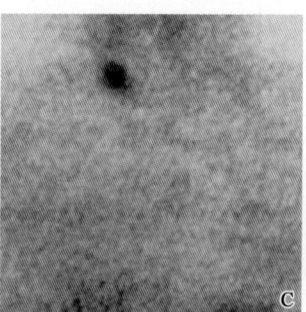

图 13-8-13 $^{99m}Tc-MIBI$ 双时相显像

女，37 岁，骨痛 1 年，左肱骨巨细胞瘤。A. 颈部（前位，15 min）甲状腺显影较淡，相当于右叶下极可见一类圆形放射性增高区；B. 颈部（前位，120 min）甲状腺内放射性基本消退，右叶下极放射性浓聚区，仍清晰可见；C. 上胸相（120 min）除甲状腺右叶下极放射性浓聚灶外，上胸部未见异常放射性浓聚区。手术见右叶下极 1 cm×1 cm×2 cm 肿物，病理示甲状旁腺增生

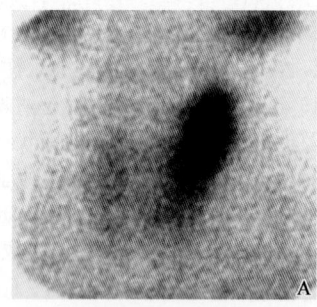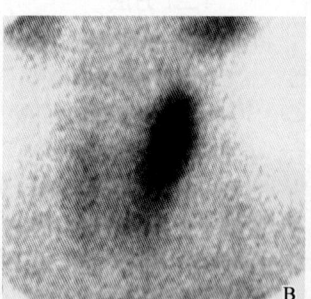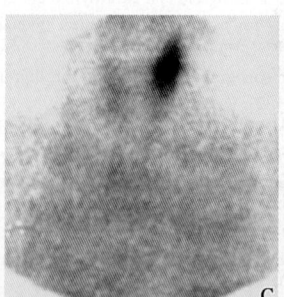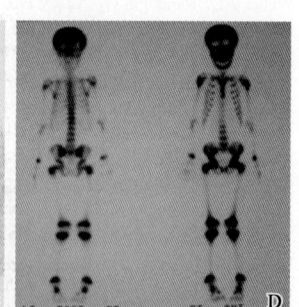

图 13-8-14 $^{99m}Tc-MIBI$ 双时相法

女，9 岁，双下肢外翻走路呈"鸭步"4.5 年，PTH 129.1 ng/dl。A. 颈部，15 min，前位相，甲状腺显影，左叶上极可见一类圆形放射性浓聚区；B. 颈部，120 min，前位相，甲状腺影已基本消退，左叶上极浓聚区，清晰显示；C. 120 min，上胸像，上胸部未见异常放射性浓聚区；D. 全身骨显像，呈典型甲旁亢征象（头盔征、领结征）。手术病理为左叶上极后方 3 cm×2 cm×1 cm 甲状旁腺腺瘤

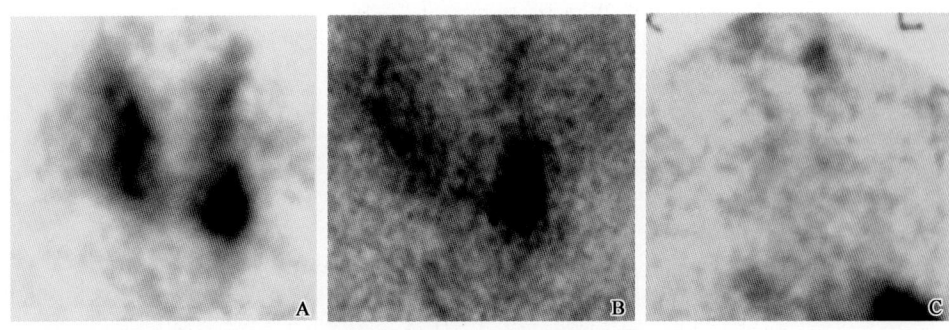

图 13-8-15 ⁹⁹ᵐTc-MIBI 双时相法

女,65 岁,双肾结石,血尿 4 年,PTH 52 pg/ml。A. 颈部,15 min 前位相,甲状腺显影清晰,相当于左叶下极可见一圆形放射性浓聚区;B. 颈部,120 min,前位相,甲状腺内放射性已基本消退,右叶下极放射性浓聚影仍可见;C. 上胸相,120 min,上胸部未见异常放射性浓聚区。手术见左叶下极下方 1.5 cm 肿物,病理示甲状旁腺癌,肿瘤侵犯骨骼肌

正常的甲状旁腺位于左、右叶甲状腺上、下极背侧,共 2 对,4 个。胚胎发育过程中,甲状旁腺的位置、数目变异很大,异位发生率可达 20% 左右。它可上至颈动脉分叉处,后至咽或食管后,下至纵隔及胸骨后。异位甲状旁腺以下甲状腺为多见,多数异位是和胸腺一起下降到前上纵隔,有的位于胸腺内,甚至达中纵隔(图 13-8-16)。

(二)继发性甲状旁腺功能亢进

各种原因所致的低钙血症刺激甲状旁腺使组织增生,分泌过多的甲状旁腺素(PTH),见于肾功能不全、骨质软化症和小肠吸收不良等,三发性甲旁亢,是在继发性甲旁亢基础上,由增生组织转变为腺瘤,分泌过多的 PTH 所致。图像均表现为病灶区的放射性浓聚区(图 13-8-17、图 13-8-18)。

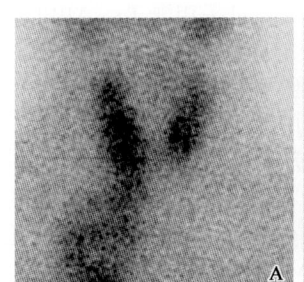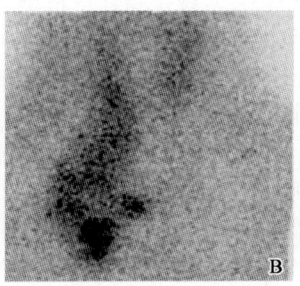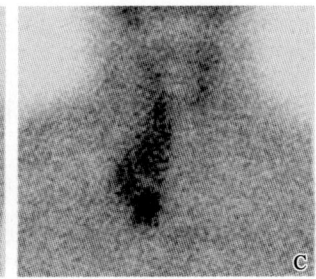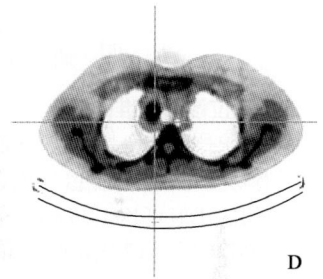

图 13-8-16 ⁹⁹ᵐTc-MIBI 双时相法

女,34 岁,双肾结石,腰痛,PTH 974 pg/ml。A. 颈部,15 min,前位相,甲状腺显影清晰,右叶下极可见一巨大的形态不规则的放射性增高区,其内放射性分布不均匀,下极向下延伸至胸骨切迹下;B. 颈部,120 min,前位相,甲状腺影已不清,右叶下极巨大放射性浓聚影清晰显示;C. 上胸相,120 min,示右叶下极巨大放射性浓聚影向下延伸至胸骨柄下方;D. XCT-ECT 融合显像,示浓聚病灶,位于胸骨后。手术示胸骨后巨大甲状旁腺瘤(8 cm×3 cm)伴囊性变

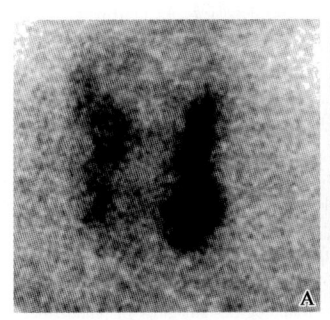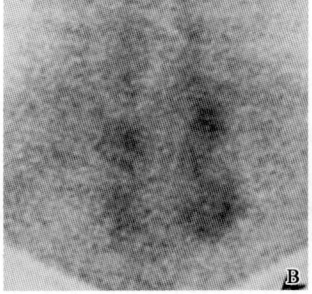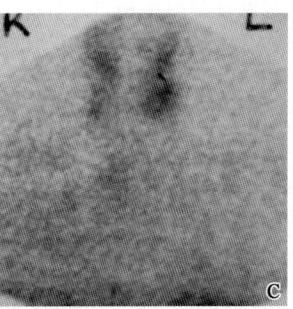

图 13-8-17 ⁹⁹ᵐTc-MIBI 双时相法

男,48 岁,尿毒症透析 10 年,骨痛明显。PTH 1 948 pg/ml。A. 颈部,15 min,前位相,甲状腺显影清晰,于甲状腺左、右叶上、下极各见一个类圆形放射性增高区,以左叶下极较明显;B. 颈部,120 min,前位相,甲状腺内放射性已基本消退,左、右叶内四个放射性浓聚区依然存在;C. 上胸相,120 min,未见异常放射性增高区。手术见增大的左下甲状旁腺 1.2 cm,左上 0.9 cm,右上 0.8 cm,右下 0.9 cm,切除后病理为甲状旁腺增生组织(继发性甲状旁腺功能亢进)

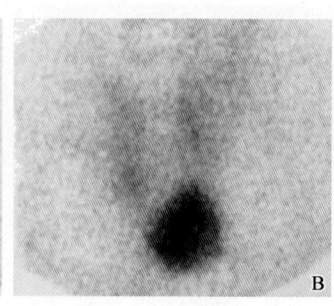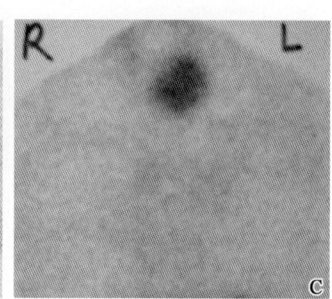

图 13 - 8 - 18 ^{99m}Tc - MIBI 双时相法

男,37 岁,肾衰竭 7 年,PTH 1 392 pg/ml。A. 颈部,15 min,前位相,甲状腺显影清晰,相当于左叶下极可见一较大圆形放射性浓聚区;B. 颈部,120 min,前位相,甲状腺内放射性已基本消退,右叶下极放射性浓聚区,显影更清晰;C. 上胸相,120 min,上胸部未见异常放射性增高区。手术示左叶下极下方甲状旁腺瘤(三发性甲状旁腺功能亢进)

（三）棕色瘤

甲旁亢不论是原发或继发,由于长期血中 PTH 升高的刺激引起骨骼代谢改变,病程长的引起棕色瘤,又称破骨细胞瘤。X 线片上表现为纤维囊性骨炎,甲旁亢是否伴有棕色瘤存在时,可行^{99m}Tc - MIBI 全身显像,由于^{99m}Tc - MIBI 能被棕色瘤摄取,在病灶区呈现放射性浓聚区。它与^{99m}Tc - MDP 的全身显像所示病灶性质不同,^{99m}Tc - MIBI 显像是反映肿瘤细胞活性,而^{99m}Tc - MDP 显像是反映病灶区的成骨活性。

四、临床评价

（一）定位诊断的准确率

甲状旁腺核素显像是功能显像,甲状旁腺功能正常时不显像,只有功能亢进时才显像,功能亢进时病灶区放射性与周围正常组织的比值可达 1.76±0.18;显像灵敏度与腺体大小有关,正常甲状旁腺体积小,约 5 mm×3 mm×1 mm,重量在 0.35～0.40 g。国外文献报道,病灶大于 0.5 g,显像阳性率应达 90% 以上。因此,不论是正常位置、异位及术后复发者,只要有甲旁亢,而且病灶大小达到 γ 相机的分辨能力,则均可清晰显示病灶的大小及部位。^{99m}Tc - MIBI 定位诊断的准确率可达 97.5%;B 超对正常位置的甲旁亢可准确显示甲状旁腺的大小、形态及位置,但对异位者(如胸骨后、纵隔内及颈动脉鞘下)不易发现,定位诊断准确率在 81.3% 左右,CT 对正常位置的甲旁亢价值不大,对位于胸骨后及纵隔部位的甲状旁腺瘤,准确率可达 91%。

（二）显像方法的互补作用

甲旁亢的放射性核素定位诊断方法目前常规应用^{99m}Tc - MIBI 双时相法,当病灶小,定位诊断有困难或病灶过大,伴囊性变诊断不易确定时,为了避免出现假阳性及假阴性,应采用其他方法协助诊断。

1. 假阳性。^{201}TlCl、^{99m}Tc - MIBI 是亲肿瘤显像剂,因此甲状腺的良恶性肿瘤也可摄取上述显像剂,呈放射性浓聚区,此时,要密切结合临床病史,体征(颈部有无结节),生化检查(T_3、T_4、P、Ca^{2+}、PTH),并做^{99m}TcO$_4^-$甲状腺显像,观察 MIBI 所示浓聚区,在甲状腺显像图上的相应部位,是放射性减低区或正常,并结合 B 超等项检查进行鉴别诊断。

2. 假阴性。常由于甲状旁腺腺体显著增大,部分产生囊性变,使病灶区放射性浓聚区不明显,或浓聚仅限于囊肿边缘而不易诊断。

近年来,有文献报道,有的甲旁亢腺体内^{99m}Tc - MIBI 清除速度与甲状腺是平行的,他提出可能与甲状旁腺内所含的嗜酸细胞成分有关,若含量在 0～25%,往往使功能亢进的甲状旁腺也呈阴性。因此,当临床高度考虑甲旁亢,双时相法阴性时,应再做双减影法,进一步明确真阴性或假阴性。对于术后复发及较小病灶定位困难时,可采用^{99m}Tc - MIBI 断层显像。

为了提高定位诊断准确性,还可采用与 SPECT - CT 图像融合显像,进一步明确病灶的解剖位置。

总之,放射性核素甲状旁腺显像,方法简便,无创,灵敏度高于其他影像学诊断。在术前定位诊断上,异位的更具临床价值。不足之处是定位的解剖位置不够精确,尤其在纵隔深部病灶,需用 CT、MRI 补充,使术前定位更精确,减少创伤。

参考文献

[1] 龚新环,蔡伟耀.B 超对原发性甲旁亢的诊断作用[J]. 中国实用外科杂志,1998,18：135 - 136.

[2] 白人驹.原发性甲旁亢的 CT 和 MRI 检查[J]. 中国实用外科杂志,1998,18：136 - 138.

[3] 周萌保.甲旁亢的核素影像学诊断[J]. 中国实用外科杂志,1998,18：138 - 139.

[4] 白人驹,张云亭,吴恩惠.CT 和 MRI 对甲状旁腺腺瘤的诊断价值[J].中华放射学杂志,1999,33：526 - 529.

[5] Auffermann W, Gui SM, Tavares NJ, et al. MR signal intestity of parathyroid adenomas：correlation with histopathy[J]. Am J Roentgenol, 1989,153：873 - 876.

[6] Weber AL, Randolph G, Aksoy FG. The thyroid and parathyroid glands. CT and MR imaging and correlation with pathology and clinical findings [J]. Radiol Clin Am, 2000, 38：1105 - 1129.

[7] Hara H, Igarashi A, Yano Y. Ultrasonographic features of parathyroid carcinoma[J]. Endocr J, 2001, 48：213 - 217.

[8] Baert AL. Radiological Imaging of endocrine diseases [M]. Berlin：Springer, 1999：181 - 197.

[9] Stark DD, Magnetic Resonance Imaging. 3 rd. St Louis：Mosby, 1999：1807 - 1819.

[10] 蔡伟耀.甲状旁腺瘤的影像学定位[J].中华外科杂志,1995,33：307 - 309.

[11] 孟迅吾.甲状旁腺疾病[M]//方圻.现代内科学.北京：人民军医出版社, 1995：2751 - 2754.

[12] 周前.甲状旁腺显像[M]//周前.中华影像医学核医学卷.北京：人民卫生出版社,2002：202 - 205.

[13] Rauth JD, Session RB, Shupe SC, et al. Comparison of ^{99m}Tc – MIBI and ^{201}Tl/^{99m}Tc – pertechnetate for diagnosis of primary hyperparthyroidism [J]. Clin Nucl Med, 1996,21：602 – 608.

[14] Neumann DR, Esselstyn CB, Maclntgre WJ, et al. Comparison of FDG-PET and sestamibi-SPECT in primary hyperparathyroidism [J]. J Nucl Med, 1996,37：1809 – 1815.

[15] 周前,刘世贞,李方.甲状旁腺显像定位诊断原发甲状旁腺机能亢进[J].中华核医学杂志,1994,14：5 – 8

[16] 高硕,谭建,徐家骅,等.原发性甲状旁腺机能亢进影像诊断的评价[J].中华核医学杂志,1998,18：38 – 39.

[17] Carpention A, Jeannotte S, Verreault J, et al. Preoperative localizition of parathyroid lesions in hyperparathyroidism：relationship between ^{99m}Tc – MIBI uptake and Oxyphil cell content[J]. J Nucl Med, 1998,39：1441 – 1444.

第九章 · 骨转换生化标志物

周学瀛　夏维波

　　人体骨组织的代谢活动一生不断。这种代谢活动的主要标志,就是在全身骨组织的不同部位,时刻进行的骨吸收和骨形成的代谢偶联,此即骨转换。在骨转换过程产生的一些代谢物,称为骨转换生化标志物或骨转换标志物(biochemical markers of bone turnover 或 bone-turnover markers)。骨转换标志物分为骨形成标志物和骨吸收标志物,前者代表成骨细胞活动及骨形成时的代谢产物,后者代表破骨细胞活动及骨吸收时的代谢产物,特别是骨基质降解产物。在正常人不同年龄段,以及各种代谢性骨病时,骨转换标志物在血循环或尿液中的水平会发生不同程度的变化,代表了全身骨骼的动态状况。有效检测和科学评价这种变化,对骨骼的生长发育及有关代谢性骨病的诊断、治疗的评价及骨折危险性的预测提供有用信息。本章将概述骨转换标志物的生化、测定及主要应用。详细的临床应用请参看代谢性骨病有关章节。

第一节 · 骨形成标志物

一、碱性磷酸酶(alkaline phosphatase，ALP)

　　体内 ALP 可分两组：一是组织特异性碱性磷酸酶(tissue specific alkaline phosphatase，TSALP),另一是组织非特异碱性磷酸酶(tissue non-specific alkaline phosphatase，TNALP)。TSALP 有 3 个异构体,由位于 2 号染色体上紧密相连的 3 个基因编码,主要在胎盘、精细胞及小肠上表达,3 个异构体间核苷酸序列 90% 相同,蛋白质组成有 518～535 个氨基酸残基,它们的特点是较严格地限制在组织内表达。

　　TNALP 位于 1 号染色体的基因编码,主要在骨、肝以及肾内表达,临床所关心的就是该类 ALP。TNALP 分子由 524 个氨基酸残基组成。血清中约 50% 的 TNALP 来自骨,其余主要来自肝。骨碱性磷酸酶(bALP)由成骨细胞合成分泌,循环中 ALP 是以二聚体形式存在,在分泌入血之前,则以 4 聚体形式在成骨细胞的质膜外缘与细胞膜相连。

　　临床上评估成骨细胞活动状况及骨形成,测定 bALP 更具特异性。为此,人们建立了多种方法将 bALP 从总碱性磷酸酶(TALP)中分开测定,如热灭活法、电泳法、麦胚凝集素

凝集法、HPLC 法等。近年采用单克隆抗体建立的 bALP 免疫测定法,明显提高了对 bALP 测定的特异性,但即使如此,bALP 和肝 ALP 仍有 10%～20% 的交叉反应,说明肝和骨中的 ALP 同源性很高。因此,在多数临床情况测 TALP 仍能提供足够的信息协助临床诊断。如佩吉特病(Paget 病),患者血中 TALP 非常明显地升高,这时没有必要再测 bALP。而对于患有肝病或骨转换仅有轻度增加者测 bALP 则更特异。临床上骨软化症、骨质疏松症、原发性甲旁亢、Paget 病、骨转移病可见 bALP 升高。

二、血清骨钙素(osteocalcin)

　　骨钙素是体内骨骼中最丰富的非胶原蛋白质,由骨和牙齿中的成熟成骨细胞合成。人类骨钙素基因位于 1 号染色体。骨钙素基因编码蛋白质首先翻译成骨钙素原(proosteocalcin),由 88 个氨基酸残基组成,骨钙素原向成熟骨钙素转变时需经历下述变化：首先移去信号肽,之后,前肽中的 γ-羧基化识别位点与维生素 K 依赖的羧基化酶结合而催化第 17、21 和 24 位的谷氨酸残基 γ-羧基化,即在谷氨酸残基的 γ 位增加一个羧基,变成 γ-羧基化谷氨酸(gamma-carboxyglutamic acid，Gla),此后前肽移走。经羧基化而成熟的骨钙素泌出成骨细胞,其大部分沉积在骨基质中,小部分进入血循环。当骨基质降解时其中的骨钙素便进入循环中。因此测定血中骨钙素,一方面能反映成骨细胞的活性,但在更大程度上反映的是骨转换。

　　骨钙素分子中形成 Gla 的特点是依赖维生素 K。骨钙素生理作用尚不完全清楚,但已知与骨的矿化速度有关。若骨钙素分子中所含 Gla 未达正常,则会不同程度影响骨的矿化。而实际上正常成熟的骨钙素分子中上述位点上的谷氨酸残基并非都被 γ-羧基化。有资料报道,第 17 位的谷氨酸残基仅有 51%～89% γ-羧基化,其余 2 个位置的 γ-羧基化可达 90% 以上。

　　羧基化不全骨钙素(undercarboxylation osteocalcin)的含量随增龄而上升。在老年妇女中,羧基化不全骨钙素的增加可预测骨折危险性,但总骨钙素水平却无此关系。这说明,在老年人群中检测血中羧基化不全的骨钙素水平有其临床意义。

　　正常时,儿童骨钙素水平高于成人,青春期达高峰。妇女月经周期中间骨钙素明显升高。绝经后骨质疏松症妇女血中

骨钙素水平显示正常、降低或升高。这些不同情况反映了骨形成速度的差别。骨钙素是评价骨质疏松妇女骨转换率的一个有用指标,也是检测骨质疏松症药物疗效反应的一个指标。高骨转换时骨钙素升高。妇女绝经后,特别是绝经后的最初几年,源于雌激素降低引起骨转换率升高而致血骨钙素水平增加。

在临床应用中,检测骨钙素时最主要的有两点应用注意:① 血中骨钙素分子的非均一性。利用单克隆抗体对健康成人血中骨钙素分子的不均一性研究结果是:完整分子(1~49氨基酸)占总骨钙素的36%;N端~中段大片段(1~43氨基酸)占30%;其他由N端、中段及C端的小片段组成。这些片段的生成机制目前尚不完全清楚。为使测定结果更好地反映临床实际,近年发展了专门测全分子以及能同时测定完整分子和N端~中段的方法。② 骨钙素完整分子在血清中的不稳定性:如在室温、标本放置超过几小时,免疫活性明显下降,反复冻融2~3次可使其测定结果明显减低,溶血标本可使骨钙素浓度下降90%,不同的抗凝剂也会造成测定结果的变异。③ 骨钙素半衰期5 min,有明显昼夜和季节节律,夜间高峰,午后低谷,冬春高于夏秋季,无性别差异。临床上骨质疏松症、原发性甲旁亢、Paget病、肾性骨营养不良,及骨转移瘤可见骨钙素升高,库欣综合征和甲状旁腺功能减退症血骨钙素水平明显低于正常人(表13-9-1)。因为1,25-$(OH)_2$-D_3促进骨钙素的产生,在骨软化症和软骨病中骨钙素水平可能下降。

三、Ⅰ型前胶原前肽(propeptide of type Ⅰ procollagen)

Ⅰ型胶原在成骨细胞合成时,首先合成的是前胶原(procollagen)。在前胶原的N端和C端各有一延长肽,称为前肽(propeptide)。当合成的前胶原以整分子从成骨细胞分泌到胞外介质时,分子两端的前肽分别被N端蛋白酶(N-terminal protienase)和C端蛋白酶(C-terminal proteinase)酶切移去。被酶切下的前肽,除少量沉积在骨基质中,大部分进入血循环。成骨细胞的活性增强,前胶原合成增多,上述的前肽产物在血循环中的浓度升高,在骨基质蛋白质中,Ⅰ型胶原占90%,因此,前胶原的两种前肽在血中浓度的测定,自然是评价骨形成的有用指标。

Ⅰ型前胶原分子N端前肽(amino-terminal procollagen of type Ⅰ collagen, PⅠNP)和C端前肽(carboxy terminal procollagen of type Ⅰ collagen, PⅠCP),前者分子量为35 000,分子呈长柱形(150A×20A),后者为100 000,分子呈球形(100 A×100 A)(图13-11-1)。它们在血中的半衰期较短,PⅠNP是1 min,PⅠCP为6~9 min。都由肝脏代谢清除。由于分子量大,它们都不能由肾脏过滤清除。因此,肝脏疾病会影响PⅠNP和PⅠCP在血中浓度,但不受肾功能影响。而尿中有些大的带有羟脯氨酸的肽段由PⅠNP裂解而来,这也是作为骨吸收标志物的尿羟脯氨酸的测定特异性不高的原因之一。

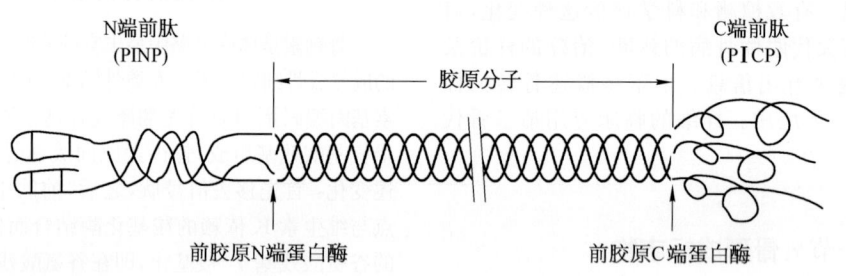

N端前肽
(PINP)

C端前肽
(PICP)

胶原分子

前胶原N端蛋白酶

前胶原C端蛋白酶

图13-9-1 前胶原蛋白质分子示意图

箭头所示为酶切部位

前胶原前肽除骨组织来源外,其他能合成Ⅰ型胶原的软组织,如皮肤、血管、肌腱等也能产生。但由于骨组织中Ⅰ型胶原含量在体内最多,且其转换率较软组织为高,所以测定循环中PⅠNP和PⅠCP的含量理应反映骨的形成。对于影响胶原形成的代谢性骨病,如成骨不全症更具直接意义。

理论上,从Ⅰ型前胶原产生的PⅠNP和PⅠCP的克分子数相等,在体液中分布的克分子浓度亦应相同,但实际不然,在健康成人血中,PⅠCP∶PⅠNP≈2∶1~3∶1。另外,在不同的生理和病理情况下,上述比例也会有变化,如青春前期PⅠNP较PⅠCP浓度稍高。在活动性Paget病和乳腺癌骨转移时,PⅠNP可以高出6倍。上述特点的一个重要原因是它们在循环中的清除率不同。PⅠNP和PⅠCP测定,哪一种更好地反映骨形成,并无定论。目前的测定技术为RIA和ELISA,临床上原发性甲旁亢、Paget病、骨软化症、肾性骨营养不良症可见PⅠNP和PⅠCP升高,一种不明原因的遗传性高PⅠCP者,血中PⅠCP浓度比其家族中正常者高10倍以上。库欣(Cushing)综合征时血PⅠCP水平下降。

第二节・骨吸收标志物

一、尿 钙

骨吸收时,骨钙首先释放进入血循环,使血钙增加,进而使尿钙上升,所以测定尿钙水平应能反映骨吸收状况。但影响尿钙水平的因素较多,如饮食中的钙含量,肠吸收钙的状态,肾功能状况等。因此尿钙作为骨吸收标志物缺乏特异性。但在某些情况下,特别是高骨转换时,尿钙水平仍具有其临床意义,加之测定方法简易,现仍被广泛采用。

二、尿羟脯氨酸

尿羟脯氨酸(hydroxyproline, OHP)是最早被广泛应用的骨吸收标志物。OHP占胶原分子中总氨基酸量的13%~14%。OHP是在胶原合成中,由脯氨酸经脯氨酰羟化酶修饰羟化而来。

由于各种类型胶原中都含羟脯氨酸,所以尿中OHP

的水平反映的是全身胶原转换状况,而且由胶原降解生成的游离型 OHP 绝大部分被肾小管回吸收至肝脏代谢,其产物不能用测 OHP 的方法检测之。另外,尿 OHP 的总量中,约 10% 是源自原胶原前肽,如 PINP 的降解。因此,尿 OHP 作为骨吸收标志物也缺乏特异性。虽然已经和正在发展一些更特异的骨吸收标志物的测定,使 OHP 的测定有渐被淘汰之势。但这一传统的测定方法仍不时见于国内外有关文献。尿 OHP 检测一般用生化法,尿标本经水解后比色测定。曾有报道用 HPLC 测尿 OHP,但因费时、价格昂贵很难在临床推广。

三、羟赖氨酸糖苷(或糖基化羟赖氨酸)

和羟脯氨酸类似,羟赖氨酸糖苷是在胶原合成中由赖氨酸被羟化而成。其中与 OHP 不同的是羟赖氨酸还要进一步被糖基化转变成两种羟赖氨酸糖苷,即单糖基化的羟赖氨酸半乳糖苷(galactosyl hydroxylysine, GHL)和双糖基化的羟赖氨酸葡萄糖半乳糖苷(glycosylglactosyl hydroxylysine, GGHL)。

虽然羟赖氨酸存在于所有胶原中,但 GHL 在骨Ⅰ型胶原中比在皮肤中多 5～7 倍,而 GGHL 则主要在皮肤胶原中,因此,测定 GHL 可较好地反映骨胶原吸收状况。同时,GHL 在循环中不被代谢而直接排泌入尿液,也不受饮食影响,这两点显然与 OHP 不同。正常情况下,检测尿 GHL 能代表 80% 的尿总 GHL,而测定尿 OHP 仅能代表尿总 OHP 的 10%～25%,说明作为骨吸收标志物测尿 GHL 较 OHP 有特异性。

尿 GHL 的测定始于 30 年前,但其测定需用离子交换层析技术,这对临床应用非常不便,后经改进用 HPLC,同样费时、价昂不能用于常规。近年用单克隆抗体建立的 GHL 免疫测定法为其临床应用提供了可能。

四、骨Ⅰ型胶原的重要降解产物——吡啶交联物和末端肽(pyridium cross-links and telopeptide of type Ⅰ collagen)

(一)吡啶交联物的形成

成熟的胶原分子,在其氨基端(N 端)和羧基端(C 端)呈非螺旋的 3 条较短的肽链结构,叫端肽(telopeptide)。在胶原分子形成胶原纤维时,在赖氨酰氧化酶(lysyl oxidase)作用下和分子重排过程,毗邻的 2 个胶原分子的 N 末端肽或 C 末端肽其中的 1 条肽链上的羟赖氨酸残基与另一毗邻的胶原分子的螺旋部位上(930 位或 87 位)的羧赖氨酸残基或赖氨酸残基共价相连,形成 2 价交联物,该交联物再与另一毗邻胶原分子末端肽形成 3 价交联结构,称为胶原 3-羟基吡啶交联物(3-hydroxy-pyridium cross-links of collagen)。该交联物视螺旋部分交联位点上的氨基酸是羟赖氨酸残基还是赖氨酸残基,若是前者就叫吡啶啉(pyridinoline, PYD),而后者则称脱氧吡啶啉(deoxypyridinoline, DPD)(图 13-9-2)。这种交联物的形成,增强了胶原纤维的稳定性。

在骨Ⅰ型胶原中的上述吡啶交联物,并非全部是 3 价交联,还有所谓未成熟的 2 价交联物,且其数量远多于 3 价交联。另外,尚有相当数量的吡咯交联物(pyrollic cross-links)以及尚未确定的交联物。

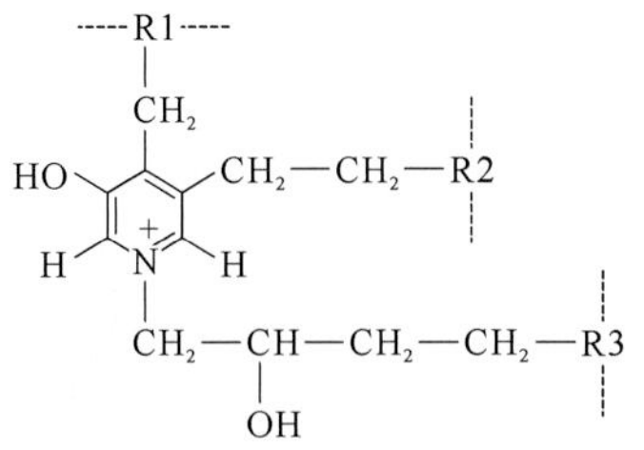

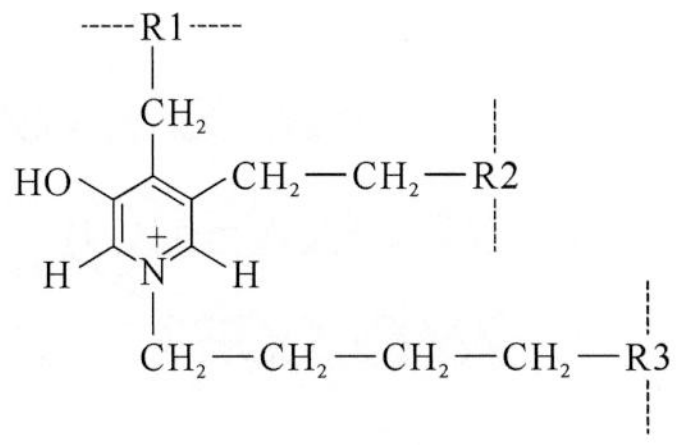

图 13-9-2 吡啶交联物的分子结构
R1 和 R2 代表端肽序列,R3 代表一个螺旋序列,若是游离型交联物,R1、R2 和 R3=—CH(COOH)NH$_2$

骨Ⅰ型胶原中,DPD:PYD 为 1:3.5,在软骨中该比例为 1:10,皮肤中虽然不存在 DPD 和 PYD,但在其他软组织中 PYD 的含量也较多。而 DPD 只存在于骨和牙齿中,比较牙齿和骨中 DPD 含量,自然是绝大部分在骨内。所以作为骨吸收标志物,DPD 较 PYD 应有更高特异性。

(二)Ⅰ型胶原交联末端肽

1. Ⅰ型胶原交联 N 末端肽(cross-linked N-telopeptide of type Ⅰ collagen, NTX)。通过 3-羟吡啶交联物将相邻的 2 个胶原分子各自 N 末端的 1 条肽链与毗邻的另一胶原分子螺旋处相连而成,简称 NTX(图 13-9-3)。

2. Ⅰ型胶原交联 C 末端肽(cross linked C-telopeptide of type Ⅰ collagen, CTX)。与 NTX 类似,通过 3-羟吡啶交联物将相邻的 2 个胶原分子各自 C 末端 1 条肽链与毗邻的另一胶原分子螺旋处相连而成。简称 CTX(图 13-9-3)。NTX 和 CTX 的组成框架相似,其主要区别:NTX 的 2 条肽链中分别为 α_1(1)和 α_2(1),而 CTX 的都是 α_1(1);另外,NTX 的螺旋交联部位在分子的 C 端 930 氨基酸处,而 CTX 的螺旋交联部位则在分子 N 端的 97 氨基酸处。

吡啶交联物作为骨吸收指标有如下优点:吡啶交联物只来源于细胞外的胶原纤维,并非新合成的胶原分子,所以只能是胶原降解而来;交联物在血中不被降解,由肾脏排出,能直接反映骨基质胶原降解情况;骨胶原含量远高于其他组织,转换也较主要的结缔组织快,所以更具代表性;有的食物中虽含吡啶交联物,但不被肠道吸收,不干扰测定。

尿中 DPD 和 PYD 以游离和结合(与端肽)两种形式存在,游离型约占总吡啶交联物的 40%,结合型约占 60%。结合型的分子量一般都小于 2 000,和游离型一起,都易于被肾脏清除。尿中 DPD 和 PYD 的测定早期用 HPLC 法,但不能适应临床需求,已被免疫测定取代,近年发展的化学免疫发光法测尿 DPD,显著提高了检测效率。

用 ELISA 法测定尿 NTX,其中含 α_2(1)的 N 端肽序列 QYDGKGVG(K 代表 3 价的吡啶交联物),这是破骨细胞降

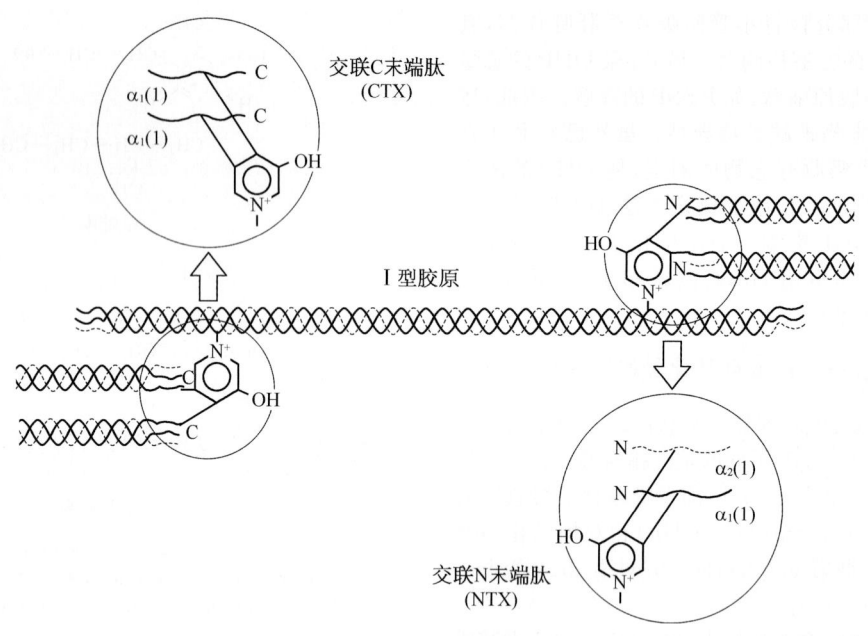

交联C末端肽
(CTX)

α₁(1)
α₁(1)

C
C
OH
N⁺

Ⅰ型胶原

HO
N
N⁺
OH
C

N
N
HO
N⁺

α₂(1)
α₁(1)

交联N末端肽
(NTX)

图 13-9-3　胶原交联物
交联物内两个胶原分子的 C 端和 N 端的非螺旋部分与另一毗邻的胶原分子的螺旋部位交联而成

解骨Ⅰ型胶原的直接产物。由于 $\alpha_2(1)$ 链主要在骨胶原中，所以该法特异性较高；而 CTX 的肽链结构均为 $\alpha_1(1)$ 型，为所有组织中的Ⅰ型胶原所共有，与 NTX 比，CTX 作为骨吸收标志物的特异性似稍差些，但临床实践中并未证实该结论。近年发展了一种用 RIA 测血中 CTX(ICTP)，已用于临床。

免疫法测定的吡啶交联物和末端肽应用的抗体(多克隆或单克隆)所对应的抗原表位不同，前者需要 3-羟吡啶环的完整构型，后者的抗原表位在末端肽上。NTX 的抗原表位在末端肽 $\alpha_2(1)$ 链的 8 肽序列，其测定的产物是 $\alpha_2(1)$ 和 $\alpha_1(1)$ 连接的 3 价吡啶交联物。CTX 测定随建立方法时采用的抗原不同而各异，有下列 3 种：① 末端肽的 6 肽直链产物；② 2 个 $\alpha_1(1)$ 链末端肽中的 8 肽序列；③ 2 个 $\alpha_1(1)$ 链末端肽中富含苯丙氨酸的肽链及其连接的 3 价吡啶交联物。临床上骨质疏松症、原发性甲旁亢、Paget 病以及甲亢等多种代谢性骨病可见 DPD、PYD、NTX 和 CTX 的升高。

五、抗酒石酸酸性磷酸酶(tartrate-resistant acid phosphatase，TRACP)

血中的酸性磷酸酶来源于多种组织，如骨、前列腺、红细胞以及血小板等，共有 6 种同工酶，在电泳时显示 6 条泳带，骨源性(还包括肺泡细胞、巨噬细胞、脾细胞等来源)酸性磷酸酶在第 5 泳带，所以又称 5 型酸性磷酸酶(TRACP5)，能抵抗酒石酸的抑制，因而称之为抗酒石酸酸性磷酸酶。

人 TRACP 基因位于 19 号染色体，已知所有 TRACP cDNA 约长 1.4 kb，其编码多肽长 306～329 个氨基酸。在活化的破骨细胞内，可见 TRACP 的表达明显增加，在破骨细胞进行骨吸收过程中，TRACP 起重要作用，但其机制尚不很清楚。

5 型 TRACP 又分成 5a 和 5b 2 个亚型。现已证实，人破骨细胞分泌的是 TRACP5b，而 TRACP5a 的来源尚未确定。

先前普遍采用生化法测血清 TRACP，而近来采用针对纯化的破骨细胞源性 TRACP5b 的两种单抗建立的双位点法免疫分析测定，明显提高了骨源性 TRACP 测定的特异性。骨质疏松症、原发性甲旁亢、Paget 病、肾性骨营养不良、骨转移瘤以及甲亢等可见 bALP 升高。

第三节·骨转换生化标志物测定的临床应用及测定的变异

一、预测骨量丢失率

无论是妇女还是男性，在其峰值骨量维持期过后，即进入骨量丢失期，表现在相对或绝对骨吸收大于骨形成。尤其是妇女，在绝经后由于体内雌激素的明显降低，致使骨转换加快，骨吸收和骨形成标志物，特别是前者显著升高。但对于雌激素缺乏的反应，个体间存在差异，这可以反映在骨转换标志物在血、尿中的水平差别。据此，若在绝经早期将骨吸收和骨形成指标结合测定，可确定个体是快速骨量丢失者还是慢速丢失者。理论上讲，如果一个妇女被确定为正常骨量但伴快速骨量丢失，其发生骨质疏松的危险性可能要大于一个同年龄低骨量但属骨量慢速丢失者。这样可为临床采取适当干预措施提供有用信息。

二、预测骨折危险性

研究证实骨转换指标，尤其是骨吸收指标的测定，是预测绝经后骨折危险性的有用手段。一般讲，绝经开始 3 年内是快速骨量丢失期，此时常伴有高骨转换率。一项 12 年长期纵向研究发现，通过检测血骨钙素水平，那些高骨转换者，其椎体骨折发生率明显升高。一组大样本的研究显示，基础值

CTX 和 DPD 较对照组明显升高者,其髋部骨折率亦明显增加。如 CTX 值高于绝经前正常范围上限,其髋部骨折的危险性高 2 倍,且独立于股骨骨密度(BMD)。这些预测结果与骨密度的预测作用类似。用测定骨转换标志物预测骨折危险性,应对不同部位的骨区别对待,因为不同部位的骨在骨质疏松时的病理表现是有区别的。

一般讲,用测定骨吸收标志物预测骨折危险性要好于测定骨形成标志物。若将骨密度测定和骨转换标志物测定结合分析,则较单独用 BMD 明显提高对骨折危险性的预测力度(predictive power)。如对一组具有低 BMD 和高 CTX 的骨质疏松妇女的研究显示,该组妇女的髋部骨折危险性较仅具低 BMD 或高 CTX 者高 5 倍。

三、为药物疗效及个体药物治疗策略提供早期重要参考

骨转换生化标志物的测定用于评价药物疗效,这是目前最广泛的临床用途。其特点是能在用药的早期 1～3 个月,通过测定骨吸收和骨形成标志物在血、尿中水平的变化,以判断该药物是否有效,从而为继续治疗采取的策略提供早期指导性信息,尤其是对抗骨吸收药的疗效评价,能在更短时间内作出判断,这是通过测定骨密度所不能达到的。而骨密度的变化,一般至少在半年以上。

不同的抗骨吸收药对有关的骨转换标志物会产生不同的影响。如绝经后妇女用雌激素替代治疗,能同时降低游离的与结合的吡啶交联物,但用二膦酸盐治疗 Paget 患者时,只降低结合型的,并不影响游离型的。用二膦酸盐治疗骨质疏松时 CTX 的变化较其他骨吸收标志物更显著。用二膦酸盐和激素替代治疗法(HRT)治疗老年(65～80 岁)妇女骨质疏松症时,前者使 PINP 和 NTX 的下降幅度都明显大于 HRT 组。这说明,用测定骨转换标志物评价药物疗效时需正确选择合适的待测标志物。

四、测定的变异

骨转换标志物测定标本的来源为血、尿。其中骨形成标志物全部为血样,骨吸收标志物则大部分为尿样。由于诸多因素引起的固有生物学变异和分析过程产生的误差,在实际应用中应予足够的重视。

属于生物学变异者,包括昼夜节律、逐日变异、月经周期的影响、季节影响、生长和年龄影响等。多数骨转换标志物的排泌都有明显的昼夜节律,峰值出现在早晨,低谷在下午至夜间,变动幅度达 15%～30%。在排除人为测定误差时,发现某些骨转换标志物的水平确有逐日变异,不同的标志物变异幅度不一,如 TRACP 为 10%～12%,而 CTX 或 NTX 可达 13%～35%。月经周期的影响可使变异达 10%～20%,这对绝经后骨质疏松症的妇女没有意义,但对绝经前妇女代谢性骨病时的标本留取时间的选择应有所考虑。在对男、女 bALP 的测定中,发现在冬季都明显升高,这种季节影响可使 bALP 产生 12%的变异。儿童直到青春期 bALP 与身高生长和体重增加相关,明显升高。男性 PICP 随增龄下降,但在女性直到 60 岁前并无明显改变,这种与生长、年龄、性别相关的变异提示在分析结果时应加以注意。

肝、肾功能状态,是众多生化指标测定必须考虑的,骨转换生化标志物也不例外,如 PINP 和 PICP 由肝脏清除,肝疾患可致其明显升高,与其他大部分骨转换标志物不同的是,肾功能损伤并不影响其血浓度。

在实际操作中,待测骨转换标志物样本的收集、贮存是否规范化会明显影响测定结果。由于昼夜节律的存在,除收集 24 h 尿样外,都应将收集样本时间标准化;不同的标志物对温度的敏感性不一样,如 TRACP 在室温,甚至－20℃时其活性都会迅速下降。相反,PYD 和 DPD 在室温中可稳定几个月,在－20℃可稳定几年。虽然有的资料显示 DPD 和 PYD 样本反复冻融 10 次未见浓度有任何明显变化,但总的原则是尽量减少对标本的反复冻融,并在一定的低温下保存(表 13-9-1)。

表 13-9-1　骨转换生化标志物的若干技术特点

标志物	稳定性和推荐贮存温度	影响浓度因素	昼夜节律
骨形成标志物			
TAP	稳定<－20℃	肝功能	不明显
BAP	稳定<－20℃	肝功能	不明显
OC	不稳定<－80℃	肾功能	明显
PICP	稳定<－20℃	肝功能	明显
PINP	稳定<－20℃	肝功能	明显
骨吸收标志物			
OHP	稳定<－20℃	肝功能、饮食	明显
PYD	稳定<－20℃	肝功能、活动性关节炎	明显
CTX	稳定<－20℃	肝功能、肾功能	明显
NTX	稳定<－20℃	肝功能	明显
ICTP	稳定<－20℃	肾功能、肝功能	明显
GHL	稳定<－20℃	肝功能	明显
TRACP	不稳定<－20℃	溶血、血凝	不明显

骨转换生化标志物测定结果的恰当合理解释,应考虑到各种来源的变异,包括所测标志物本身的生物学变异、分析方法的特点以及分析检测前的影响因素。如观察抗骨质疏松药物的疗效反应时,用最小显著改变(least significant change,LSC)界定临床特异度(安慰剂组无反应的相对人数)和临床敏感度(治疗组有反应的相对人数),就是考虑到所测标志物的生物学和分析过程的变异,定出对某一标志物的两次成功测定之间的变化,能反映真实生物学改变的最小差别值,使结果更具科学性。

$$\text{LSC} = 1.96 \times \sqrt{2} \times \sqrt{\text{CV}_1^2 + \text{CV}_2^2}$$

CV_1 和 CV_2 分别代表两次测定的变异系数。

本章所述的骨转换标志物,可能没有任何一种是绝对来自骨。而一些并非骨骼疾病,如炎症、肿瘤,以及肝、肾疾病等,也能引起骨转换标志物的异常变化。因此,这些标志物水平变化也很难说是哪一种病所特有的改变。所以,在对这些标志物测定结果进行判断时,一定要密切结合患者的临床表现进行解释。尽管像 NTX、CTX、DPD 及 PYD 等骨吸收标志物的水平,在绝经后妇女中与骨密度有相反关系,但到目前为止,任何单独一项或多项结合的标志物测定,都不足以用来诊断骨质疏松症或其他代谢性骨病。而这又促使人们不断地探索

新的骨转换标志物。如近年发现的护骨素（osteoprotegerin, OPG）是由成骨细胞合成分泌的可溶性蛋白质，对骨转换的调节居中心地位。其血浓度虽然在绝经后妇女骨质疏松时变化不大，但在前列腺癌骨转移、原发性甲旁亢以及肾功能衰竭时明显升高，有望成为新的标志物。

参考文献

[1] Harris H. The human alkaline phosphatases：what we know and what we don't know[J]. Clin Chem Acta, 1990,186：133 - 150.

[2] Smith M, Weiss MJ, Griffin CA, et al. Regional assignment of the gene for human liver/bone/kidney alkaline phosphatase to chromosone 1p36. 1 - p34[J]. Genomics, 1998, 2：139 - 143.

[3] 刘波,周学瀛,孟迅吾.血清骨型碱性磷酸酶的简易测定法及初步临床应用[J]. 北京医学,1993,15：337 - 339.

[4] Woitge HW, Seibel MJ, Ziegler R. Comparison of tolal and bone sepecific alkaline phosphatase in skeletal and non skeletal diseases[J]. Clin Chem, 1996,42：1796 - 1804.

[5] Chairns JR, Price PA. Direct demonstration that the vitamin K-dependent bone Gla protein in incompletely gamma-carboxylated in humans[J]. J Bone Mine Res, 1994,9：1989 - 1997.

[6] Deftos LJ, Wolfert RL, Hill CS, et al. Two-site assays of bone Gla protein (Osteocalcin) demonstrate immunochemical heterogeneity of the intake molecule[J]. Clin Chem, 1992,38：2318 - 2321.

[7] Kauonen SM, Hellman J. Karp M, et al. Development and evaluation of three immuno-fluometric assays that measure different forms of osteocalcin in serum[J]. Clin Chem, 2000,46：332 - 337.

[8] 孔彦平,孟迅吾,周学瀛,等.牛骨钙素的分离、纯化和放射免疫分析法的建立[J]. 中国医学科学院学报,1997,19：257 - 262.

[9] Lian JB, Gundberg CM. Osteocalcin, biochemical consideration and clinical application[J]. Clin Orthop Rel Res, 1988,226：267 - 291.

[10] Sorva A, Tähtelä R, Risteli J, et al. Familial high serum concentrations of the carboxyl-terminal propeptide of type 1 procollagen[J]. Clin Chem, 1994,40：1591 - 1593.

[11] Beffica P, Taylor AK, Talbot J, et al. Clinical performances of galatosyl hydroxylysine, pyridinoline and deoxypyridinoline in postmenopasal osteoporosis[J]. J Clin Endocinol Metab, 1996,81：542 - 546.

[12] Risteli J, Eriksen H, Risteli L, et al. Pyrolic cross-links as a abundant in human type 1 collagen as pyridinolines[J]. J Bone Miner Res, 1994, 9(suppl 1)：S186.

[13] Uebelhart D, Schlemmer A, Johansen JS, et al. Effect of menopause and hormone replacement therapy on the urinary excretion of pyridinium cross-links[J]. J Clin Endocrinol Metab, 1991, 72：367 - 373.

[14] Robins SP, Woitge H, Hesley R, et al. Direct enzyme-linked immunoassay for urinary deoxypyridinoline as a specific marker for measuring bone resorption[J]. J Bone Miner Res, 1994,9：1643 - 1649.

[15] 孟迅吾,邢小平,陈莉,等.血清抗酒石酸酸性磷酸酶浓度测定的初步临床

应用[J].中华内分泌代谢杂志, 1995,11：9 - 11.

[16] Garnero P, Malmann D, Munoz F, et al. Long-term variability of bone markers of bone turnover in postmenopausal women and implicalions for their clinical utility[J]. J Bone Miner Res, 2002,17(suppl 1)：S299.

[17] 王闻博,廖二元,邓小戈,等.绝经早期女性激素、骨密度及骨代谢指标[J].中华内科杂志, 2000,39：263 - 264.

[18] Garnero P, Hausherr E, Chapuy MC, et al. Markers of bone resorption predict hip fracture in elderly women：the EPIDOS Prospective Study[J]. J Bone Miner Res, 1996,11：1531 - 1538.

[19] Hansen MA, Overgaard K, Riis BJ, et al. Role of peak bone mass and bone loss in postmenopausal osteoporosis：12 years study[J]. Br Med J, 1991,303：1548 - 1549.

[20] Melton LJ, Khosla S, Atkinson EJ, et al. Relationship of bone turnover to bone density and fractures[J]. J Bone Miner Res, 1997,12：1083 - 1091.

[21] Delmas PH, Hardy P, Garners P, et al. Monitoring individual response to hormone replacement therapy with bone markers[J]. Bone, 2000, 26：553 - 560.

[22] Greenspar SL, Rosen HN, Parker RA. Early changes in serum N-telopeptide and C-telopeptide cross-linked collagen type 1 predict long-term response to alondronate therapy in elderly women[J]. J Clin Endocrinol Metab, 2000,85：3537 - 3540.

[23] 刘建立,朱汉民,黄琪仁,等.盐酸雷诺昔芬对绝经后骨质疏松妇女骨密度、骨代谢生化指标和血脂的影响[J].中华医学杂志,2004,84：269 - 273.

[24] 孟迅吾,詹志伟,夏维波,等.益钙宁治疗绝经后骨质疏松的骨密度和骨转换指标的改变[J].中华内分泌代谢杂志,1998,14：29 - 33.

[25] Garnero P, Gineyts P, Arbautt P, et al. Different effects of bisphosphonate and estrogen therapy on free and peptide bound bone cross-links excretion[J]. J Bone Miner Res, 1995,10：641 - 649.

[26] Rosen HN, Moses AC, Garber J, et al. Serum CTX：a new marker of bone resorption that shows treatment effect more often than other markers because of low coefficient of variability and larger changes with bisphosphonate therapy[J]. Calcif Tissue Int, 2000,66：100 - 103.

[27] Eviö S, Tiitinen A, Laitinen K, et al. Effects of alendronate and hormone replacement therapy, alone and in combination on bone mass and markers of bone turover in elderly women with osteoporosic[J]. J Clin Endocrinol Metab, 2004,89：626 - 631.

[28] Pantighin M, Pagni F. Biological variation in bone-derived biochemical markers in serum[J]. Scan J Clin Lab Invest, 1995,55：609 - 616.

[29] Hannan FM, Fairney A, Kyd P, et al. Serum osteoprotegerin as a novel marker of metabolic bone disease[J]. J Bone Mine Res, 2003,18(suppl 2)：S129.

[30] Kraenzlin ME and Seibel MJ. Dynamics of Bone and Cartilage Metabolism[M]. San Diego, Academic press, 1999, 414.

[31] Raisz LG, Kream BE and Lorenzo JA. Williams textbook of endocrinology[M]. 10th ed, New York：WB Saunders, 2003：1384.

[32] Seibel MJ, Robins SP and Bilezikin JP. Priciples and practice of endocrinology and metabolism[M]. 3rd ed. Philadelphia：Lippincott Williams & Wilkins, 2001：548.

第十章 · 原发性甲状旁腺功能亢进症

孟迅吾　王　鸥　邢小平

甲状旁腺功能亢进症（hyperparathyroidism）简称甲旁亢，可分为原发性、继发性、三发性和假性4种。原发性甲状旁腺功能亢进症（primary hyperparathyroidism, PHPT）是由于甲状旁腺本身病变引起的甲状旁腺素（parathyroid hormone, PTH）自主合成、分泌过多。继发性甲状旁腺功能亢进症是由于各种原因刺激甲状旁腺，使之增生肥大，分泌过多的PTH，血清钙浓度的降低是PTH分泌最主要的刺激因素，常见于肾功能不全、维生素D缺乏和小肠吸收不良等。三发性甲状旁

腺功能亢进症是在继发性甲状旁腺功能亢进症的基础上，由于腺体受到持久和强烈的刺激，部分增生转变为腺瘤，自主地分泌过多的PTH，可见于慢性肾功能不全、肾脏移植后和长期服磷的患者。假性甲状旁腺功能亢进症是由于某些非甲状旁腺组织，如肺、肝、肾和卵巢等的恶性肿瘤，分泌甲状旁腺素相关肽及刺激破骨细胞活性的细胞因子，致血钙水平升高。

PHPT是甲状旁腺分泌过多PTH引起的钙、磷和骨代谢紊乱的一种全身性疾病，表现为以骨吸收增加为特征的骨骼

病变、肾脏钙化或泌尿系结石、高钙血症和低磷血症等。

一、发病率

PHPT 在欧美多见,20 世纪 70 年代以来随着血清钙水平筛查的广泛进行,PHPT 的发现率明显提高,目前在内分泌疾病中仅次于糖尿病和甲状腺功能亢进症,患病率可达 1/(500～1 000)。1983—1992 年美国的一项流行病学调查资料显示 PHPT 的年发病率为 20.8/10 万,北美地区每 1 000 例门诊患者中即有 1 例 PHPT 患者,Wermers RA 等在 2006 年根据 Rochester 的数据估计总体 PHPT 的发病率为 21.6/(10 万人·年)。意大利 Adami 等 2002 年报道在 55～75 岁的妇女中 PHPT 患病率为 21/1 000,整个人群患病率为 3/1 000。我国自然发病率无确切数据,北京协和医院、上海瑞金医院的数据显示因 PHPT 就诊的患者数每年均有显著增加。北京协和医院自 1958 年诊断第一例 PHPT 后,确诊 PHPT 的例数由开始的每 10 年不足 10 例迅速增至近几年的每年近百例患者;上海瑞金医院的数据也显示每年在该院诊断的 PHPT 病例数由 2000 年的 4 例增至 2010 年的 70 余例。国内闫双通等 2005 年对进行健康体检的中老年人群进行流行病学调查,显示北京地区中老年(50 岁以上)高干人群中 PHPT 的患病率为 0.204%,考虑到该调查中男性比例(82.9%)显著高于一般人群,而 PHPT 以女性受累居多,整体人群及女性患病率实际更高,提示本病在中国人中实际也并不少见。

PHPT 的发病率随年龄增加而增加,多见于中年,儿童及青少年少见。成年患者中以女性居多,男女之比为 1∶(2～4)。

二、病　因

大部分 PHPT 为散发性(sporadic PHPT),少数(国外文献报道<10%)病例为家族性(familial PHPT)或综合征性(syndromic PHPT),即有家族史或作为某种遗传性肿瘤综合征的一部分。其中,家族性/综合征性 PHPT 多为单基因病变,大部分已找到明确的致病基因,目前研究较为明确的致病基因有三种。

1. MEN1 · 为肿瘤抑制基因,编码 menin 核蛋白,在转录调节、基因组稳定性、细胞分化及增殖中发挥作用。近期研究显示,menin 与转化生长因子 β(TGF-β)/Smad 信号通路相互作用,为 TGF-β 抑制甲状旁腺细胞增殖及 PTH 分泌所必需。menin 还可与组蛋白 H3 甲基转移酶相互作用,影响特定类型细胞的基因表达模式,调节细胞增殖。

2. CCND1 · 位于染色体 11q13,编码分子量为 35 000 的细胞周期蛋白 D1,为首先证实参与甲状旁腺肿瘤发生的原癌基因,是细胞周期从 G₁ 期(位于有丝分裂期之后)向 S 期(与 DNA 合成有关)转化的重要调节因子。在部分甲状旁腺瘤中,在 11 号染色体着丝粒附近发生插入,使得 PTH 基因 5′ 调节区重排至 CCND1 基因编码区上游,导致后者的基因表达受到 PTH 启动子/增强子的控制。

3. HRPT2/CDC73 · 为肿瘤抑制基因,编码蛋白 parafibromin 为 Paf1 复合物组分,后者为 RNA 聚合酶Ⅱ复合物的一部分,在基因表达通路的多个环节具有关键作用,在多种调节细胞周期、蛋白质合成、脂质及核酸代谢相关基因的表达中均需该复合物的参与。研究证实 parafibromin 的过表达可抑制癌细胞的生长,使其中止在 G₁ 期,并可阻断细胞周期蛋白 D1 的表达;而应用 RNAi 技术或转染失活性突变的质粒可促进细胞进入 S 期,均证实了该蛋白抑制肿瘤生长的作用。研究证实该抑癌基因的失活参与了散发性甲状旁腺癌的发病机制,文献报道 67%～100% 的散发性甲状旁腺癌组织中存在该基因突变;免疫组化研究结果显示 parafibromin 表达的减少在确诊的甲状旁腺癌组织中诊断敏感性及特异性分别为 96% 和 99%。北京协和医院收治的 15 例甲状旁腺癌患者进行的 HRPT2/CDC73 基因检测及 parafibromin 免疫组化研究,也提示其基因及蛋白质产物水平的检测可能有助于良恶性甲状旁腺肿瘤的鉴别。

韩桂艳等对 1983—2009 年北京协和医院 164 例 PHPT 患者及 230 名健康对照进行了 CaSR 基因三个多态性位点基因型检测,并分析其与临床表型的相关性,结果显示 R990G 多态性在中国人群及 PHPT 患者中更为常见;携带 RR 或 RG 基因型者血钙水平较低,ALP 水平较高。GG 基因型者腰椎骨密度 T 值显著低于 RR 或 RG 基因型者。携带 R 等位基因的患者甲状旁腺增生或腺癌比例显著高于 GG 基因型者,发生骨质疏松的比例也显著升高。

三、病理生理

甲状旁腺功能亢进症的主要病理生理改变是甲状旁腺分泌 PTH 过多,PTH 与骨和肾脏的细胞表面受体结合,骨钙溶解释放入血,肾小管回吸收钙的能力增强,并增加肾脏 1,25-(OH)₂-D₃——活性维生素 D 的合成,后者作用于肠道增加饮食钙的吸收,导致血钙水平升高。当血钙值上升超过正常水平时,从肾小球滤过的钙增多,致使尿钙排量增多。PTH 可抑制磷在近端和远端小管的重吸收,对近端小管的抑制作用更为明显。尿磷排出增多,血磷水平随之降低。临床上表现为高钙血症、高尿钙症、低磷血症和高尿磷症。

PTH 过多加速骨的吸收和破坏,长期进展可发生纤维性囊性骨炎的病理改变(图 13-10-1 和图 13-10-2),伴随破骨细胞的活动增加,成骨细胞活性也增加,故血碱性磷酸酶水平增高。骨骼病变以骨吸收、骨溶解增加为主,也可呈现骨质疏松或同时并有骨软化/佝偻病,后者的发生可能与钙和维生素 D 摄入不足有关。由于尿钙和尿磷排出增加,磷酸钙和草酸钙盐沉积而形成肾结石、肾钙化,易有尿路感染、肾功能损害,晚期发展为尿毒症,此时血磷水平升高。血钙过高导致迁移性钙化,钙在软组织沉积,引起关节痛等症状。高浓度钙离子可刺激胃泌素分泌,胃壁细胞分泌胃酸增加,形成高胃酸性多发性胃十二指肠溃疡;激活胰腺管内胰蛋白酶原,引起自身消化,导致急性胰腺炎。

PTH 还可抑制肾小管重吸收碳酸氢盐,使尿呈碱性,不仅可促进肾结石的形成,部分患者还可引起高氯性酸中毒,后者可增加骨盐的溶解,加重骨吸收。

四、病　理

正常甲状旁腺分上下各一对,共 4 个腺体。在胚胎发育期由第三和第四对鳃囊与咽部分离下降而成。第三对鳃囊随胸腺下降为下甲状旁腺,第四对鳃囊发育为上甲状旁腺。腺体的数量、重量和部位可有不同。Wang 等报道 160 例尸检材料：4 个甲状旁腺者 156 例，5 个者 3 例，6 个者 1 例。腺体为 5 mm×3 mm×1 mm（最大 12 mm×2 mm×1 mm，最小 2 mm×2 mm×1 mm）。每个腺体的重量平均为 35～40 mg（10～78 mg），呈黄色、红色或棕红色。其位置多数在甲状旁腺背侧，2%～20% 异位，可见于纵隔，少数包埋在甲状腺内，偶见于心包。朱预等总结 1974—2009 年于北京协和医院手术的 368 例 PHPT 患者，病变位于原位者 318 例，异常位置者 50 例（13.6%），其中位于胸锁关节后方 18 例（36%）、前纵隔 13 例（26%）、中纵隔 9 例（18%）、颈总动脉周围 6 例（12%），另有 1～2 例位于右前斜角肌后方、胸锁乳突肌后方及胸骨上凹气管前方。随后管珩等总结了北京协和医院在 1982—2010 年收治的 66 例异位甲旁亢病例，占同期 PHPT 手术病例的 11.5%（66/575），异位于纵隔的发生率为 71.2%（47/66），其中前上纵隔最多 65.2%（43/66）；异位于颈部的为 28.8%（19/66）。

PHPT 的甲状旁腺病理类型有腺瘤、增生和腺癌三种。① 腺瘤：近期国内文献报告占 78%～92%，大多单个腺体受累，少数有 2 个或 2 个以上腺瘤。瘤体一般较小，肿瘤重量 0.06～300 g 不等，大多数在 0.2～1 g。甲状旁腺腺瘤是包膜完整的良性肿瘤，但部分腺瘤缺少完整的结缔组织包膜，大多数腺瘤以主细胞为主，也可见嗜酸细胞和过渡型嗜酸细胞的混合，后者可弥漫性散在于主细胞之间，也可集中形成巢状。② 增生：一般 4 个腺体都增生肥大，也有以一个增大为主，主细胞或水样清细胞增生，有间质脂肪、细胞内基质的量增多，与正常甲状旁腺组织移行，常保存小叶结构，但尚没有公认的区分腺瘤和增生形态的标准。③ 腺癌：少见，国外文献中多数西方国家报道不足 1%，印度、意大利及日本的报告中该比例为 5%～7%；统计 1958—2005 年北京协和医院 280 例散发性 PHPT 患者中腺癌的比例为 7.1%，上海瑞金医院报告在 2000—2010 年诊断的 249 例 PHPT 中腺癌比例为 5.96%，这一结果明显高于欧美国家，与印度、意大利及日本的报道相仿。一般腺癌瘤体较腺瘤大，颈部检查时常可以触及，易术后复发，早期与腺瘤鉴别困难，确诊的组织学证据包括血管侵犯、周围神经侵犯、穿透包膜并在邻近组织中生长和（或）转移，细胞类型以主细胞为主，也有嗜酸细胞或混合型及含透明细胞的肿瘤。在腺癌中核分裂活性极不相同，与腺瘤和增生有很大的重叠。远处转移以肺部最常见，其次为肝脏和骨骼。

五、临床表现

自 20 世纪 70 年代以来国外随着血清钙筛查的普遍应用，PHPT 的临床谱发生很大变化，无症状性 PHPT 占 80% 以上，而我国 PHPT 患者症状较重，骨骼、泌尿系统受累更为常见，有典型临床症状者可达 70%～90% 及以上，生化改变也更为典型。经典的 PHPT 临床表现主要包括高钙血症相关症状、骨骼病变及泌尿系统病变等三组症状。国内文献报道以骨骼病变受累为主者占 52%～61%，以泌尿系统受累为主者占 2%～12%，骨骼系统与泌尿系统均受累者占 28%～36%。

1. 高钙血症相关症状·血钙水平增高引起的症状可影响多个系统。神经肌肉系统的表现包括淡漠、嗜睡、性格改变、智力迟钝、记忆力减退、肌张力减低、易疲劳、四肢肌肉（尤其是近端肌肉）软弱等。消化系统方面，高血钙使神经肌肉激惹性降低，胃肠道平滑肌张力减低，胃肠蠕动减慢，表现为食欲不振、恶心、呕吐、腹胀腹痛、便秘、反酸等；高血钙刺激胃泌素分泌，胃酸分泌增多，可引起消化性溃疡；高血钙可激活胰蛋白酶，引起急慢性胰腺炎。

2. 骨骼病变·临床上主要表现为广泛的骨关节疼痛及压痛，多从下肢和腰部开始，逐渐发展至全身，可出现活动受限、卧床不起。骨密度减低，严重者可有骨畸形，如肩关节下垂、驼背、身高变矮、肋骨和骨盆塌陷伴"鸡胸"及骨盆三叶草畸形。

3. 泌尿系统症状·长期高钙血症可影响肾小管的浓缩功能，尿钙和尿磷排出增多，患者常可出现多饮、多尿。发生反复的泌尿系统结石或肾脏钙化（钙磷复合物在肾间质的沉积），表现为肾绞痛、血尿、尿有砂石等，易合并泌尿系统感染。患者可出现肌酐清除率的下降甚至肾功能不全。

4. 其他·软组织钙化影响肌腱、软骨等处，可引起非特异性关节痛，累及手指关节，有时主要在近端指间关节。皮肤钙盐沉积可引起皮肤瘙痒。重症患者可出现贫血，由骨髓组织为纤维组织充填所致。心血管系统可表现为心肌、瓣膜及血管钙化，心血管死亡率增加，轻症者可仅有血管硬化程度加重。重症患者还可出现牙齿松动等。

5. 体征·部分患者颈部可触及肿物。可有骨骼压痛、畸形、局部隆起和身材缩短等。心电图示心动过速，QT 间期缩短，有时伴心律失常。高血压发病率增高。

六、实验室检查

1. 血清钙·正常人血清总钙值为 2.2～2.7 mmol/L（8.8～10.9 mg/dl），血游离钙值为 1.18±0.05 mmol/L（北京协和医院内分泌科）。甲旁亢时血清总钙值持续性或波动性增高，少数人可正常，需要多测几次。

血游离钙水平测定更为敏感和准确。1990 年北京协和医院孟迅吾等报道的 64 例 PHPT 患者中，8 例患者血清总钙水平正常或基本正常，其中 6 例血浆游离钙水平升高。1993 年应用选择性电极法检测了 222 名正常志愿者及 329 例包括甲旁亢在内的 7 种疾病患者的血浆游离钙浓度，结果显示，对于高钙血症患者，血浆游离钙和血清总钙持续及≥50% 测定次的值增高者分别为 94.5 和 76.3%，两者呈正相关，且血浆游离钙水平不受血白蛋白水平的影响。血游离钙测定较总钙更为敏感。

2. 血甲状旁腺素（PTH）·测定血 PTH 水平并结合血钙水平可直接评估甲状旁腺功能。PTH 分泌前后在蛋白酶的作用下可产生不同的片段，血中主要以完整（iPTH）、中段、氨基端及羧基端片段存在，其中氨基端具有生物活性，羧基端无生物活性。随年代不同，PTH 水平测定方法不同。第一代测定方法为应用放免法（RIA）测定氨基端（PTH_{1-34}）、中段（PTH_{44-68}）和羧基端（PTH_{69-84}）PTH 水平。第二代也是目前应用最为广泛的测定方法，第二代检测方法采用两种纯化抗体，分别针对人 PTH_{39-84} 和 PTH_{13-34}，是测定完整 iPTH 的免疫放射法（IRMA）或免疫化学发光法（ICMA），该方法除了能检测 PTH_{1-84} 外，还会检测到大的羧基端片段（如 PTH_{7-84}）。第三代测定方法（whole PTH）的两种抗体分别针对 PTH_{39-84}

和 PTH_{1-4}，因此只检测血中 PTH_{1-84} 的水平。目前对于 PHPT 诊断，第二代检测方法已能满足临床需要。PHPT 患者典型的改变为高钙血症同时 PTH 水平升高。当存在高钙血症时血 PTH 水平位于正常范围内中值或偏高水平者也支持 PHPT 的诊断。

3. 血清磷・甲旁亢时血磷水平降低，肾功能不全时血清磷水平可正常或增高。

4. 24 h 尿钙排量・PHPT 患者尿钙排出增加，儿童患者 24 h 尿钙>0.1～0.15 mmol/kg 体重（4～6 mg/kg 体重）。北京协和医院 33 例 PHPT 合并骨软化症患者，与不合并骨软化症者相比，后者 100% 尿钙>4.8 mmol/24 h，前者仅有 61% 尿钙排量>4.8 mmol/24 h，但仍显著高于维生素 D 缺乏所致骨软化症患者的尿钙排量。

5. 24 h 尿磷排量・增高，但受饮食因素影响较大。

6. 骨转换指标・反映骨形成的指标包括血清碱性磷酸酶或骨特异性碱性磷酸酶、Ⅰ 型前胶原 N 端肽（P Ⅰ NP）等；反映骨吸收的指标包括血清 Ⅰ 型胶原羧基末端肽、抗酒石酸酸性磷酸酶、尿 Ⅰ 型胶原氨基末端肽、吡啶啉、脱氧吡啶啉和羟脯氨酸排泄量等。由于 PTH 促进骨的吸收，骨转换增加，上述骨转换指标水平可增高。其中，各医院均可检测的血清碱性磷酸酶主要来源于肝胆系统和骨骼，成人正常值为 34～107 U/L（不同医院采用不同生化分析仪，可略有差异），儿童骨骼生长活跃，其正常值较成人高 2～3 倍。原发性甲旁亢时，排除肝胆系统病变后，血碱性磷酸酶增高反映骨骼病变的存在，骨骼病变愈严重，血清碱性磷酸酶水平愈高。

7. X 线检查・骨骼表现反映了显著、广泛的破骨细胞骨吸收的增加，髓腔被纤维血管组织取代，成骨细胞活性增加。X 线平片特征包括：骨骼的广泛脱钙、骨质稀疏，常为全身性，以胸腰椎、扁骨、掌骨和肋骨最常见，显示密度减低，小梁变粗糙（由于破骨细胞对骨小梁的吸收）；特征性的骨膜下吸收，以指骨最为常见，外侧骨膜下皮质呈不规则锯齿样，可进展为广泛的皮质吸收；骨囊性变或纤维囊性骨炎，常为多发，内含棕色浆液或黏液，易发生在掌骨、肋骨骨干的中央髓腔部分或骨盆，可进展并破坏表面的皮质；"棕色瘤"，由大量多核破骨细胞（"巨细胞"）混杂基质细胞、基质组成，常发生在颌骨、长骨、肋骨的小梁部分；以及病理性骨折。颅骨在影像上可表现为有细小斑点的、"沙砾样"改变，内外板界限消失。典型的齿槽相表现为牙槽板由于骨膜下吸收而受侵蚀或消失，经常发展至邻近的下颌骨。皮质骨的侵蚀及脱矿盐可导致某些骨在影像上的消失，最为显著的是远端指骨的末端、锁骨外 1/3 的下方皮质、尺骨远端、股骨颈和耻骨下缘，以及胫骨近端内侧。骨吸收的 X 线改变和骨扫描详见图 13 - 10 - 1～图 13 - 10 - 5。

8. 骨密度（BMD）测定・PHPT 是引起继发性骨质疏松的重要原因之一。PTH 对皮质骨有较强的促进骨吸收的作用，如桡骨远端 1/3 处；对于小梁骨为主的部位还有一定的促进合成的作用，如腰椎。因此，在原发性甲旁亢患者中桡骨远端 1/3 部位的骨密度降低较腰椎部位更为明显，而在皮质骨和小梁骨含量相当的髋部骨密度减低则介于两者之间。缺乏典型的 X 线表现并不能排除骨骼系统的受累，部分甲旁亢患者可仅有骨密度的减低。北京协和医院分析 1994—2005 年术前

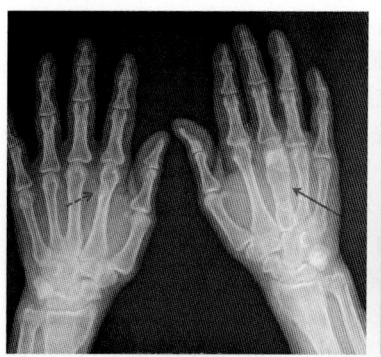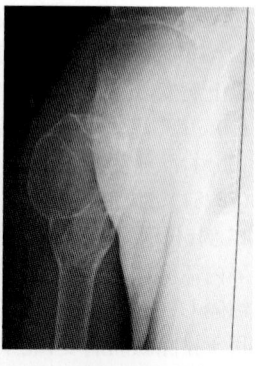

图 13 - 10 - 1 掌骨骨膜下吸收（左）和掌骨纤维性囊性骨炎（右）　　图 13 - 10 - 2 肱骨纤维性囊性骨炎

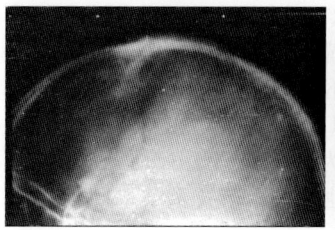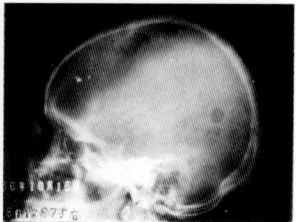

图 13 - 10 - 3 颅骨沙砾样改变　　图 13 - 10 - 4 颅骨沙砾样改变和透亮区

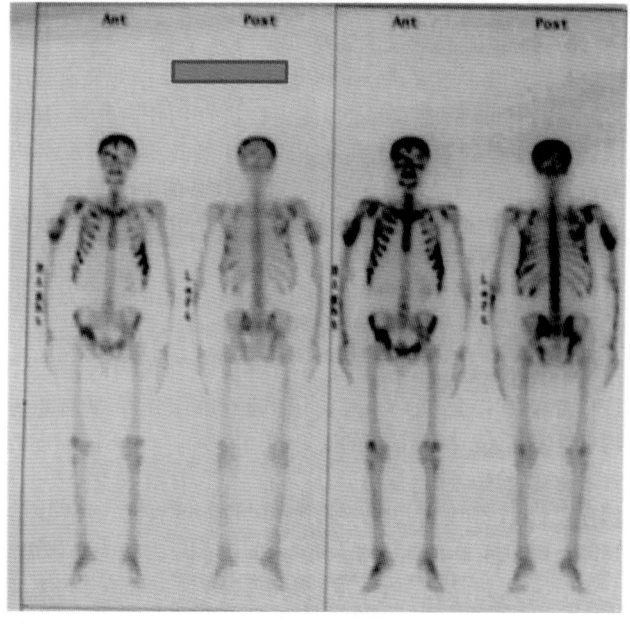

图 13 - 10 - 5 骨扫描

行双能 X 线吸收法（DXA）测定中轴骨 BMD 和（或）超声测定胫骨超声速率（SOS）的 PHPT 患者，结果显示以皮质骨为主的胫骨部位 SOS 的 T 分数、Z 分数数值显著低于腰椎、髋部 BMD，也证实在 PHPT 时，皮质骨量丢失在前，且受累更为明显，联合测定胫骨 SOS 值可能有利于更早、更灵敏地发现 PHPT 患者骨骼系统的病变。

9. 定位检查・① 颈部超声检查：简便快速，无创伤，但对异常位置病变的敏感性低于正常部位。北京协和医院不同时期总结报道敏感性为 68.6%～85.1%，阳性预测值为 89.1%，特异性为 93.79%；天津大学总医院报道敏感性为 45.4%，特异性为 95.6%，准确性为 92.2%；上海瑞金医院报道符合率为

79.4％（100/126）。② 放射性核素检查：采用^{99m}Tc-MIBI（^{99m}Tc甲氧基异丁基异腈）甲状旁腺扫描，可检出直径1 cm以上病变，北京协和医院报道敏感性为94％，阳性预测值为100％；天津大学总医院报道敏感性为91.3％，特异性为100％，准确性为97.6％；上海瑞金医院报道阳性率为93.8％（76/81）。周前等进一步分析异常位置甲状旁腺病变的病例16例，分别为颈动脉鞘内3例，下颈部延伸至胸骨后6例，纵隔内7例，^{99m}Tc-MIBI显像可全部检出（100％）。③ 颈部和纵隔CT扫描：各中心报道阳性率不同，对手术失败的病例可用于排除纵隔病变，北京协和医院134例PHPT中，检查10例位于纵隔的病变，符合率为60％；上海瑞金医院报道阳性率为89.4％（101/113）。④ 选择性甲状腺静脉取血测PTH：分别于两侧甲状腺上、中静脉在颈内静脉开口处，左右甲状腺下静脉开口处以及左右无名静脉和上腔静脉取血。血PTH峰值点反映病变甲状旁腺的位置，增生和位于纵隔的病变则双侧甲状腺上中下静脉的PTH值常无明显差异。北京协和医院应用该方法定位正确率为83.3％，但此方法有创伤、费用高，仅在临床高度怀疑、其他定位诊断技术结果阴性才被采用。

七、国内 PHPT 临床表现的演变及中西方 PHPT 的比较

（一）国内临床表现的演变

在西方欧美国家，随着20世纪70年代早期常规血清生化筛查的引入，发现了大量原先无症状的PHPT患者，其临床谱有了明显的改变，无症状PHPT患者比例达到80％以上。例如，居住在Minnesota的Olmsted县的PHPT患者中只有2％、纽约一个医学中心中121例患者中只有17％有经典的临床症状。国内文献报道中大部分PHPT患者仍有骨骼和（或）泌尿系统的受累，但随着对疾病认识的提高及体检的普及，轻症及无症状患者比例开始逐渐增高。

北京协和医院史轶蘩等1980年首先在国内对1958—1977年经手术证实的23例PHPT进行临床分析，所有患者均有骨骼和（或）泌尿系统的受累，其中22例存在不同程度的骨骼病变（包括骨痛、骨畸形、病理性骨折、骨吸收改变等），9例存在肾结石或肾脏钙化。1994年孟迅吾等总结我院1958—1993年手术证实的134例PHPT中，表现为骨吸收、骨病合并尿路结石、单纯尿路结石者分别占56％、35％及6％，有3％的患者仅表现为单纯的高钙血症。邢小平等分析的1958—2005年我院18例无症状PHPT病例中，4例为2002年以前诊断，占同期病例的1.9％（4/214），14例为2003年以后诊断，占同期病例的21.9％（14/64），由于仅选择了手术证实的病例，实际无症状PHPT的患病率可能更高。

上海瑞金医院总结2000—2010年PHPT病例的临床资料，显示有症状的患者占60％，其临床表现和生化异常比欧美患者更为明显，但无症状原发性甲旁亢的比例已经从过去的20％（2006年前）升高到了50％（2007—2010年）。而在香港地区，无症状甲旁亢的比例也从1973—1982年的5％逐步升高至1983—1992年的39％和1993—2002年的59％。刘建民等将北京协和医院1958—1993年、上海瑞金医院2001—2010年的PHPT临床数据进行了比较，结果显示这两个不同

时期的PHPT患者的临床谱具有明显的变化，无症状患者比例由3％增至40％，血钙水平由12.4±1.1 mg/dl降至11.72±1.4 mg/dl，平均PTH水平由1 391 pg/ml降至402 pg/ml；即使是有症状的PHPT患者，临床表现也趋向更轻。

（二）中西方 PHPT 临床表现的比较

与同时期西方国家相比，我国PHPT临床表现及严重程度具有较大的不同。Bilezikian JP及孟迅吾等在2000年对北京协和医院1958—1993年的134例PHPT患者和美国纽约1984—1999年的143例PHPT进行了比较，临床指标具有显著差异，年龄分别为37±13岁和55±1岁，病理类型中腺癌比例为3％和0.3％，有骨骼、泌尿系受累患者的比例97％和18.4％，其中北京协和医院患者中60.2％具有PHPT典型的X线表现，病理性骨折也较为常见（36％），而纽约患者上述比例仅为1.4％和0。生化指标也有显著不同，血钙水平更高（12.4±1.1 mg/dl比10.7±0.1 mg/dl），低磷血症（60％比25％）、碱性磷酸酶（80％比40％）升高的患者比例更高，PTH水平更高（正常值上限的21.4倍比1.86倍），血清25-OH-D$_3$水平更低（8.8±7.2 ng/ml比21±1 ng/ml）。中国PHPT患者的临床表现更接近于20世纪30年代和40年代美国的情况。2006年，邢小平等对1958—2005年北京协和医院诊断的280例PHPT患者进行分析，与美国纽约的数据进行比较，得到的结论相似，所在医院报道PHPT临床表型与纽约报道的患者有显著差异，患者发病年龄较小，临床症状更为突出，生化改变更为明显，腺癌比例较高，病变甲状旁腺的体积也较大。

尽管随着时间推进国内PHPT的临床谱也有一定变化，刘建民等近期的分析显示我国PHPT的临床特征仍然显著不同于美国，与美国纽约报道的2010—2013年的数据（n=77）比较，上海瑞金医院2001—2010年的数据（n=249）显示，中国人发病年龄仍然早于美国（分别为51.3±15.6岁和66.4±12.4岁），女性比例低于美国（女性/男性分别为2.01∶1和4.5∶1），病程较短（中位数分别为1年和6年），血钙、PTH、肌酐水平更高（中国分别为11.72±1.4 mg/dl、402.1 pg/ml和1.03 mg/dl，美国分别为10.6±0.6 mg/dl、67.5 pg/ml和0.79 mg/dl），腰椎BMD更低（分别为−1.905±1.711和−1.118±1.684），肾结石比例更高（分别为48.2％和14.3％），腺癌比例更高（分别为6％和0）；该组中国患者中无正常血钙型PHPT（normocalcemic primary hyperparathyroidism），而美国患者中近10％的患者为正常血钙型PHPT。上述结果显示，随着血钙筛查的普及，中国人PHPT的临床表现虽然有更轻的趋势，但与西方国家相比，依然具有症状更为突出、生化改变更为明显、病情更为严重的特点。

八、特殊类型的 PHPT 的临床特点

（一）正常血钙型 PHPT

在PHPT患者中，少部分患者血钙水平呈间歇性的升高，部分患者虽然血总钙水平正常，但游离钙水平升高，还有不足10％的患者血钙值持续在正常范围，对于此类患者一方面需要多次测定血钙及游离钙，还需考虑有无以下情况：① 血清白蛋白降低可致血钙水平下降；② 肾功能不全时，血磷值增高，可影响血钙值；③ 病程长，骨病变严重，骨库耗竭者，血钙水平可正常；④ 严重的维生素D缺乏或软骨病合并

存在时;⑤复发性胰腺炎患者;⑥甲状旁腺腺瘤栓塞,组织坏死,相当于未实施手术的切除。

近10年来,正常血钙型PHPT(normocalcemic PHPT, NPHPT)作为PHPT的一个亚型,逐渐得到关注,在2008年多个西方国家组织的关于无症状性甲旁亢处理指南的第三次国际专家研讨会上,正式对正常血钙型PHPT进行了定义,与前述具有典型PHPT临床表现但由于诸多因素导致血钙正常的情况不同,正常血钙型PHPT更倾向于是症状性PHPT较早时期的表现,目前有较为严格的定义:血钙(包括游离钙)水平持续正常,同时PTH水平持续性高于正常,需要进行严格的检查继发性甲状旁腺功能亢进症,包括:①维生素D缺乏,要求NPHPT患者血清25-OH-D水平≥30 ng/ml(75 nmol/L);②肾功能不全,要求正常血钙型PHPT患者eGFR≥60 ml/min;③药物,包括二膦酸盐、呋塞米类利尿剂、抗癫痫药物、磷制剂等;④肾性高尿钙症;⑤影响钙吸收的吸收不良综合征,如乳糜泻、囊性纤维化等;⑥假性甲状旁腺功能减退症Ⅰb型。大部分此类患者因评估低骨量或泌尿系结石原因而被发现,因此部分患者具有PHPT相关症状或临床表现,西方国家中报道正常血钙型PHPT在PHPT中比例不足10%,人群患病率不详。

(二)无症状型PHPT

自从牛奶经维生素D强化后10年左右,美国于20世纪50年代开始,本病的临床表现有了明显的变迁,骨骼病变由原来的50%～60%减少至10%,严重的特异性的骨病变纤维囊性骨炎由25%～50%减少为<2%,病理性骨折由常见转为少见,泌尿系结石由50%～80%减少至<25%,肾钙化由5%～10%减少至几乎看不到,骨和肾病变混合型更由20世纪30年代的60%～80%变得非常罕见,同时甲状旁腺瘤体也见明显缩小。当今西方国家80%以上的患者无特异性PHPT的症状,仅有血钙和血PTH水平的轻度升高,称为无症状型PHPT。为此美国国立卫生研究院(NIH)于1990年、2002年、2008年和2013年分别举办了无症状甲旁亢处理的专家共识会和展望21世纪无症状甲旁亢的专家讨论会,讨论针对无症状甲旁亢的相应策略。专家们认为有以下情况者推荐手术:①血钙值超过正常值上限1.0 mg/dl;②骨骼方面,腰椎、股骨颈、全髋或桡骨远端1/3的DXA测量骨密度T值<－2.5SD;X线、CT、MRI或VFA(椎体骨折评估,vertebral fracture assessment)证实的椎体骨折;③肾脏方面:肌酐清除率<60 ml/min;24 h尿钙>400 mg/d(10 mmol/d),结石危险因素分析提示结石风险增高;X线、超声或CT证实的肾结石或肾脏钙化;④年龄<50岁。如不能施行手术,应加以跟踪随访,每年测定血钙及血肌酐,每1～2年测定BMD;如有临床提示(如身高缩短、背痛)应行椎体X线或VFA检查;如怀疑肾结石,应行尿液生化分析及CT、超声等影像学评估。

(三)维生素D缺乏、骨软化或佝偻病

早在1980年和1986年史轶蘩等和尹滩等相继报道,在北京和天津的经手术证实的PHPT患者中,合并骨软化和佝偻病者分别占47.8%和25.6%。孟迅吾等对PHPT合并和不合并骨软化或佝偻病者进行了比较,两组的血25-OH-D₃水平分别为17.5±14.3 nmol/L(7±5.72 ng/ml,$n=18$)和32.0±22.8 nmol/L(12.8±9.12 ng/ml,$n=13$),合并骨软化或

佝偻病组显著低于不合并组($P<0.05$),其中低于正常均值－2SD即<17.5 nmol/L者分别有11/18例和4/13例,表明PHPT患者存在维生素D的缺少,伴有骨软化或佝偻病者更为显著。临床表现方面,前者身高变矮更为明显,血钙正常或基本正常,泌尿系结石发生率较低。1992年和2002年我国进行的全国营养调查中,钙的摄入量分别为388 mg/d和366 mg/d,远远低于我国营养学会推荐量800 mg/d,农村来的PHPT患者钙的摄入量往往更低。钙和维生素D的营养缺少促使血PTH水平进一步增高,导致骨吸收病变加重,同时不少患者并有骨软化,有矿化障碍,致骨库耗竭,故血钙水平增高和尿钙排量增多常不存在或不明显。甲旁亢合并骨软化患者的骨改变详见图13-10-6～图13-10-8。

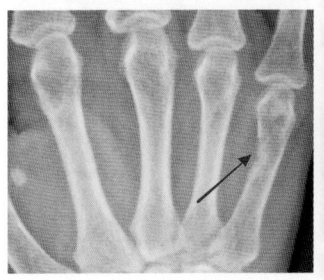 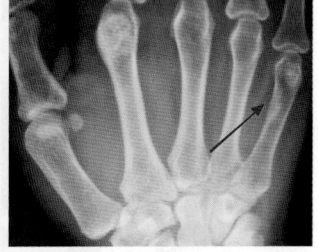

图13-10-6 甲旁亢合并骨软化、掌骨骨吸收改变术前 **图13-10-7 术后6个月**

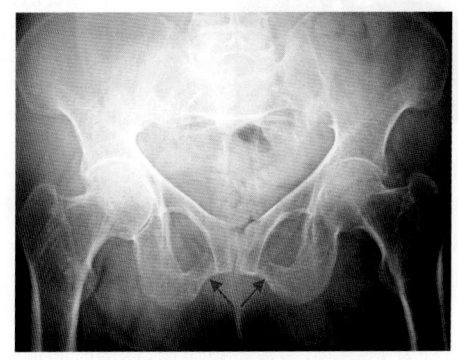

图13-10-8 甲旁亢合并骨软化
74岁女性,骨盆呈三角形,双侧耻骨下支有假骨折

(四)甲旁亢危象

甲旁亢危象常发病急骤,病程凶险,不同文献和书籍中定义不同,血钙水平≥3.50～3.75 mmol/L(≥14～15 mg/dl),有明显的消化系统和精神神经系统症状、食欲不振、频频恶心、呕吐、衰弱、意识模糊,甚至昏迷,多饮、多尿和脱水,甚至心律失常,死亡率约为60%。

应按急诊病危处理,一方面急查病因,测血钙和PTH,如PTH值升高则支持甲旁亢。高血钙和高PTH血症者,立即行病变的定位检查。另一方面予补液纠正脱水、呋塞米、降钙素和二膦酸盐以降低血钙水平,同时注意电解质和酸碱平衡,做好术前准备,为手术争取时机。甲旁亢危象者应高度警惕甲状旁腺癌的可能。

病案举例:53岁女性,发作性恶心、呕吐伴乏力5个月,血钙3.5 mmol/L,磷0.5 mmol/L,iPTH 317 pg/ml(正常参考值15～65 pg/ml),甲状旁腺⁹⁹ᵐTc-MIBI扫描阴性,CT和MRI

显示前上纵隔有 4.5 cm×2.0 cm×1.6 cm 囊性病变,超声引导下细针穿刺吸出深黄色清亮液体 15 ml,PTH 2 500 pg/ml,手术病理证实为前上纵隔甲状旁腺囊性腺瘤(图 13-10-9),术后 1 周血钙 2.6 mmol/L,PTH 50 pg/ml。

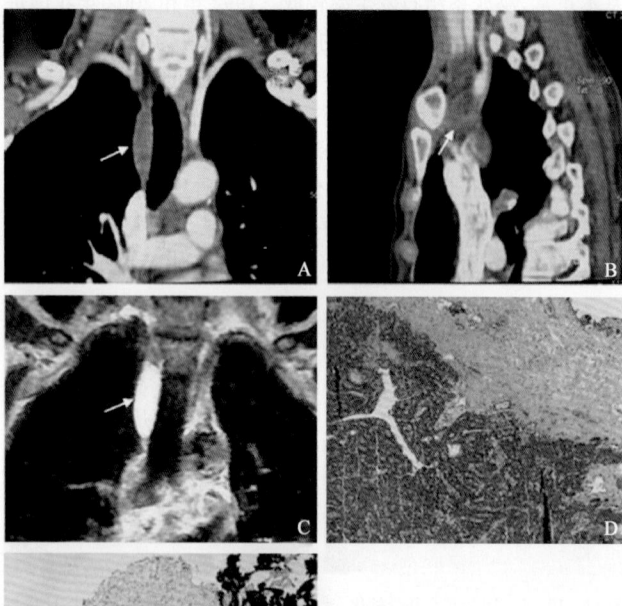

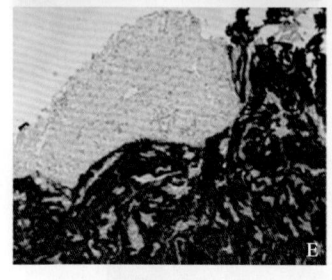

图 13-10-9 甲状旁腺囊性腺瘤
A. CT 显示前上纵隔气管旁有 4.5 cm×2.0 cm×1.6 cm 囊性病变,冠状面;B. 矢状面;C. MRI T2;D. 病理 HE 染色;E. 免疫组化 PTH 染色阳性

(五) 儿童 PHPT

儿童 PHPT 在国内外均少见,国外文献报道发病率为(2～5)/10 万,大多数为个例或小样本报道。1968—1993 年北京协和医院经手术证实的 13 例儿童 PHPT(男性 5 例,女性 8 例),发病年龄为 10～14 岁,占同期 PHPT 患者的 10.3%,病程为 1～9 年,多数曾被误诊,诊治时间偏晚。临床表现方面,所有患者均有骨吸收改变,同时多数(11/13 例)伴佝偻病的体征(腕部增大似手镯样,串珠肋,膝外翻或膝内翻等)和骨 X 线的特征性改变[长骨干骺端膨大,呈杯口状,边缘模糊,毛刷样(图 13-10-10),有生长障碍线和假骨折等]。可能是因为儿童处于生长发育活跃期,对钙和维生素 D 的需求量高,所以骨吸收改变和骨矿化障碍两者同时存在;其中 3/13 例出现泌尿系结石或肾脏钙化;生化改变方面均表现为高钙血症(平均血钙 2.90±0.08 mmol/L)和高 PTH 血症(为正常值上限的 20.60±6.49 倍),血磷水平(0.90±0.06 mmol/L)的降低不如成人明显,但血 ALP 水平(1451±249 U/L)升高更为显著。本病需要与佝偻病引起的继发性甲旁亢鉴别,前者 X 线呈现骨吸收和骨矿化障碍,有时伴泌尿系结石,血钙、PTH 水平均增高,尿钙排量也增多;后者 X 线摄片有佝偻病矿化障碍表现,缺少骨吸收改变,血钙水平正常或低,尿钙排量明显减少。13 例病理均为腺瘤,多发腺瘤 2 例;术后低钙血症发生频率较高(9/13),补充钙剂及维生素 D 制剂后病情恢复较成人迅速。对重庆医科大学儿童医院 2001—2011 年手

术确诊的 12 例儿童 PHPT 患者(男性 5 例,女性 7 例)进行的一项回顾性分析显示,同样存在诊断较晚的情况,骨骼受累较为突出(92%),75% 存在泌尿系结石或肾脏钙化;与我院早期结果不同,血钙水平(3.82±0.16 mmol/L)升高更为明显,其他生化指标改变类似。所有患者病理均为腺瘤,其中 1 例为双腺瘤,术后低钙血症亦较为普遍(83%)。

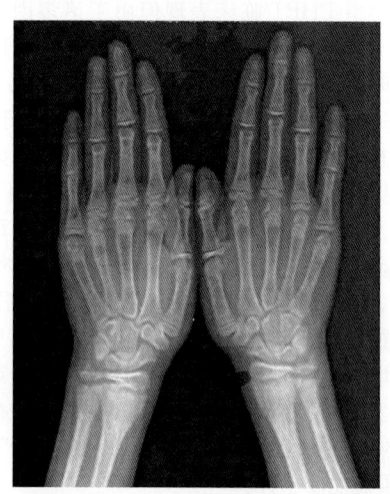

图 13-10-10 双手相
指骨骨膜下吸收,尺桡骨远端干骺端膨大,杯口样,边缘模糊,毛刷状

国外文献中儿童甲旁亢也较少见,Belcher R 等检索 PubMed、Cochrane、OVID 等多个数据库中 1986—2012 年英文文献报道的儿童甲旁亢病例系列报道(3 例以上),仅有 13 篇回顾性分析或病例系列报道符合要求(分别纳入 4～52 例,共 230 例),其中约 10% 为 MEN 或其他家族性甲旁亢。所有患者中病理类型仍以单发腺瘤最多(80%),多腺体增生和双腺瘤分别为 16.5% 和 <1%,无腺癌报道;多腺体受累患者中家族性甲旁亢占 50%。由于诊断的延误,与西方国家成人 PHPT 不同,儿童 PHPT 临床表现更为严重,有症状患者比例较高(85%),肾脏受累和骨骼受累的比例分别为 38% 和 33%。

上述结果显示儿童甲旁亢较成人发病率低,并且经常存在漏诊和误诊的情况,临床表现更为严重,骨骼受累和肾脏受累可能更为常见,前者可能影响儿童生长,病理类型仍以腺瘤居多,腺癌极为罕见,仅有个例报道或与 CDC73 基因突变有关。应注意排查家族性或综合征性甲旁亢。

病案举例:患者男性,12 岁,因腰背痛、双下肢关节痛 3 年入院,腰背、下肢关节痛进行性加重,双下肢畸形,2 次骨折,身高增长减慢,血钙 2.90～2.96 mmol/L,磷 0.84～0.95 mmol/L,ALP 2 868～3 126 U/L,游离钙 1.47 mmol/L,PTH>2 500 pg/ml;24 h 尿钙 12.415 mmol,磷 17.55 mmol。手术病理证实为甲状旁腺腺瘤。

九、诊断和鉴别诊断

原发性甲状旁腺功能亢进症诊断分定性诊断和定位诊断两个步骤。具有骨骼病变、泌尿系统结石、高血钙的临床表现,血钙、PTH 及碱性磷酸酶水平升高,血磷水平降低,尿钙和尿磷排出增多,X 线片提示骨吸收增加等均支持甲状旁腺

功能亢进的诊断。典型的甲旁亢临床诊断不难,轻型早期病例需测定多次血总钙及游离钙,必要时行钙负荷甲状旁腺功能抑制试验等检查。定性诊断明确后,可通过超声、放射性核素扫描、CT 等定位检查了解病变甲状旁腺的部位。

1. 高 PTH 血症的鉴别诊断

(1)家族性低尿钙性高钙血症:多数为钙敏感受体 *CaSR* 基因杂合性失活突变导致,表现为轻中度升高的高钙血症、正常范围或轻度升高的 PTH 水平及尿钙相对偏低,可通过测定 24 h 尿钙清除率/肌酐清除率比值(renal calcium clearance to creatinine clearance ratio, Ca_{Cl}/Cr_{Cl}=[尿 Ca×尿量/血钙]/[尿肌酐×尿量/血钙]=[尿 Ca×血肌酐]/[尿肌酐×血钙])鉴别,本病通常<0.01,PHPT 通常>0.01。基因筛查有利于明确诊断。

(2)继发性甲状旁腺功能亢进症:甲状旁腺受各种原因刺激而增生肥大,分泌过多的 PTH,血清钙浓度的降低是 PTH 分泌最主要的刺激因素,常见于肾功能不全、维生素 D 缺乏和小肠吸收不良等,生化特点为血钙正常或降低,PTH 水平升高。

(3)三发性甲状旁腺功能亢进症:在继发性甲旁亢的基础上,由于腺体受到持久和强烈的刺激,自主分泌过多 PTH,可见于慢性肾功能不全、肾脏移植后和长期服中性磷后等,生化特点与 PHPT 相似,均为高钙血症伴高 PTH 血症,主要通过病史鉴别。

(4)非甲状旁腺肿瘤异位分泌 PTH:罕见,仅有不足 30 例报道,肿瘤类型包括肺癌(小细胞肺癌、鳞癌、未确定病理类型)、卵巢癌、神经外胚叶肿瘤、胸腺瘤、甲状腺乳头状癌及髓样癌、肝癌、胆囊腺癌、胃癌、胰腺癌、鼻咽部横纹肌肉瘤、颈部神经内分泌肿瘤、颈部副神经节瘤等。

(5)锂中毒:锂剂治疗双向性情感障碍时可导致血钙轻度、持续性的增高,长期治疗可出现血 PTH 水平的中度增高,超声探查可发现甲状旁腺体积增大。通常在停止锂治疗数月后,血钙与 PTH 水平会恢复正常;少数情况下发生真正的甲状旁腺功能亢进,病理多为甲状旁腺增生,偶有腺瘤。

2. 高钙血症的鉴别诊断。除前述 PTH 水平升高的高钙血症外,对以高钙血症为主要表现者需与其他非 PTH 依赖性高钙血症鉴别,包括恶性肿瘤、结节病、甲状腺功能亢进症、维生素 A 或维生素 D 过量等,通常有原发病相关表现或用药史,血钙升高时 PTH 分泌受抑制。

3. 骨病的鉴别诊断。以骨痛、骨折、骨畸形为主要表现者需要与骨软化症/佝偻病、肾性骨营养不良、骨纤维异常增殖症、原发性骨质疏松症、多发性骨髓瘤、骨肿瘤或肿瘤骨转移等鉴别,可根据临床表现、实验室检查等鉴别。

(1)骨软化症/佝偻病:可有血碱性磷酸酶升高,PTH 水平升高或正常,血钙水平正常或偏低,可通过血磷、血气分析、肾小管功能、维生素 D 及其代谢物水平等多种检查了解其病因。

(2)肾性骨营养不良患者骨骼病变可有纤维性囊性骨炎、骨硬化、骨软化和骨质疏松 4 种表现,血钙水平降低或正常,血磷水平增高,尿钙排量减少或正常,有肾功能损害。

(3)骨纤维异常增殖症:有特征性 X 线表现,血钙、磷、PTH 水平通常正常,疾病活动时可有血碱性磷酸酶等骨转换指标的升高。

(4)原发性骨质疏松症:通常为绝经后女性或老年人群,血清钙、磷及碱性磷酸酶水平正常,X 线无甲旁亢特征性骨吸收增加的改变。

(5)多发性骨髓瘤:可有局部和全身骨痛、骨质破坏、高钙血症,有红细胞沉降率增快、血尿轻链增高、尿本周蛋白阳性,血尿免疫固定电泳有单克隆升高的免疫球蛋白,骨髓象可找到瘤细胞,血碱性磷酸酶水平通常正常,血 PTH 水平正常或降低。

4. 泌尿系结石的鉴别诊断。泌尿系结石可见于多种疾病,包括本病及胃肠道疾病或手术、泌尿系畸形或感染、肾小管酸中毒、痛风、结节病、制动、特发性高尿钙症等,一些药物也可增加结石风险,可通过特征性的生化检验、影像学检查等鉴别。

十、治 疗

(一)手术治疗

手术为 PHPT 的首选也是唯一能够治愈的治疗。对于血钙水平明显升高或曾有危及生命的高钙血症病史、有症状或并发症的患者均应考虑手术治疗。对于无症状患者,国外指南推荐年龄在 50 岁以下、血钙水平高于上限 1 mg/dl、肌酐清除率<60 ml/min 或任何部位骨密度 T 值<−2.5 或脆性骨折史者也进行手术。对于有经验的甲状旁腺外科医师,手术成功率在 90%～95% 及以上,可通过切除病变甲状旁腺而有效地缓解患者症状,降低血钙及 PTH 水平。由于手术遗漏、病变甲状旁腺不在正常生理位置、甲状旁腺增生切除不足或甲状旁腺癌而复发或不缓解者约 10%,需要再次手术。病变甲状旁腺病理大部分为腺瘤,多数为单个,少数为 2 个或 2 个以上,少数患者为增生,可累及 4 个甲状旁腺。因此,长期以来 4 个腺体的探查手术被认为是标准术式,对于无术前定位手段或常累及多个腺体的遗传性 PHPT、锂剂导致的甲状旁腺病变,该手术方法仍然适用。随着术前定位手段的进步及术中监测 PTH 水平的开展,微创手术或单侧探查手术目前已成为单发病变的首选术式。

随着术前定位手段的进步,自 2001 年起,北京协和医院外科开展了同侧小切口的微创手术方法切除甲状旁腺腺瘤,主要用于术前定位明确为单个病变者。1974—2009 年 1 月的 368 例 PHPT 病例中,总体一次手术成功率为 94%。

对于异常解剖位置的 PHPT 病例,一次手术成功率往往低于非异位病灶,并可能因多次手术而术野粘连重,导致手术探查时间延长、副损伤增多,甚至手术再次失败。管珩等总结北京协和医院 66 例经验,均行手术治疗并取得成功,其中首次手术成功者 43 例,二次手术 17 例,三次手术 4 例,四次手术 2 例,平均手术次数为 1.47 次。其中外院手术失败转入北京协和医院手术的有 19 例,另有 1 例 1983 年在我院行胸骨上窝异位甲状旁腺切除术,19 年后因同一部位复发再次于我院行手术切除。共 7 例行甲状旁腺移植,其中 1 例术前已行 3 次颈部探查,第四次术中行甲状旁腺组织前臂移植,术后 11 年因前臂移植甲状旁腺功能亢进而再行手术切除。手术方式依据术前定位检查结果的解剖定位不同而不同,病灶异位至纵隔且位置较深者,需要开胸对纵隔进行探查或行胸腔镜手术；病灶定位于胸廓出口附近者，可先行颈根部横切口，在颈根部探查，若未发现病灶，可牵引甲状胸腺韧带将胸腺轻轻提到颈部，直视下寻找病灶，必要时需要开胸探查；对于颈部的异位病灶，若术前 MIBI 显像及 B 超结果相符合，可试行单侧探查，若两者不相符合，则应行横切口进行双侧探查。对于已有多次颈部手术探查史且切除甲状旁腺的病例，手术需特别谨慎，必要时行前臂甲状旁腺自体移植术以避免术后永久性甲旁减。

术后可出现低钙血症，表现为口周和肢体麻木、手足搐搦等，多为一过性，引起低钙血症的原因包括：① 骨饥饿和骨修复；② 剩余的甲状旁腺组织由于长期高血钙抑制而功能减退，多为暂时性；③ 部分骨骼或肾脏对 PTH 作用抵抗，见于合并肾衰竭、维生素 D 缺乏、肠吸收不良或严重的低镁血症。低钙血症的症状可开始于术后 24 h 内，血钙最低值出现在手术后 4～20 日。对于低钙血症的治疗，需要给予补充钙剂和维生素 D 或活性维生素 D。一般可在出现症状时口服钙剂，如手足搐搦明显也可静脉缓慢推注 10% 葡萄糖酸钙 10～20 ml 或葡萄糖酸钙溶于 5% 葡萄糖液内缓慢静脉滴注。

（二）药物治疗

对于血钙水平升高程度较轻的无症状患者或不能耐受手术的患者需要进行随访，至少半年 1 次，随访过程中应监测症状和体征、血压、血钙水平、血肌酐水平及肌酐清除率等。对于无症状性或轻型 PHPT，国外学者多数建议每年监测 1 次血清钙和肌酐水平，每 1～2 年行骨密度检查。不能或不愿手术治疗的患者必须注意保持足够的水化，避免制动，尽量避免使用噻嗪类利尿剂及锂剂，伴随明显呕吐或腹泻时需要进行积极的处理。饮食钙摄入量以中等度合适，应避免高钙饮食（元素钙 > 1 g/d），尤其在血清 $1,25-(OH)_2-D$ 水平增高的患者，可出现血清钙及尿钙水平的升高；而低钙饮食可能进一步刺激甲状旁腺素的分泌。药物治疗手段有限，对大多数患者仍缺乏跟手术效果相当的有效、安全的治疗药物。

1. 口服磷酸盐·可将血钙水平降低 0.5～1 mg/dl，作用机制包括：影响饮食钙的吸收，抑制骨吸收，抑制肾脏 $1,25-(OH)_2-D_3$ 的合成。但由于其胃肠道反应、刺激 PTH 分泌的作用及长期应用可能引起异位钙化等副作用，目前已不再推荐用于 PHPT 患者。

2. 雌激素·雌激素可拮抗对 PTH 介导的骨吸收，西方国家 PHPT 患者以绝经后女性多见，小样本的研究显示患甲旁亢的绝经后妇女应用雌激素可将血总钙水平降低约 0.5 mg/dl 或使部分轻度高钙血症患者的血总钙水平降至正常，随后一项为期 2 年的研究（n=42）显示结合雌激素轻度降低血总钙水平，但不影响血游离钙及 PTH 水平，骨吸收指标可降低 50%。对正常血钙的 PHPT 患者，雌激素替代治疗 2 年可使腰椎、股骨近段、前臂及全身 BMD 分别增加 6.6%、3.4%、5.4% 和 3.6%，与手术对 BMD 的效果相当。副作用包括增加乳腺癌、血栓栓塞性疾病的危险，应用过程中需考虑风险/益处。

3. 选择性雌激素受体调节剂·对骨骼的作用与雌激素类似，对于乳腺和子宫有拮抗雌激素的作用，在 PHPT 中的应用非常有限。对 3 例绝经后无症状性 PHPT 女性为期 12 个月的观察显示雷洛昔芬 60 mg 或 120 mg/d 可使腰椎、股骨颈

BMD 分别增加 3.4% 和 2.5%，血总钙降低约 1 mg/dl，但游离钙、PTH 水平无显著差异；另一项研究报告 18 例绝经后甲旁亢妇女应用雷洛昔芬 60 mg/d 或安慰剂治疗 8 周，雷洛昔芬组血总钙自 10.8 mg/dl 降至 10.4 mg/dl，骨转换指标显著降低，PTH 水平无变化。其致乳腺癌的风险显著少于雌激素，血栓栓塞的危险性与之类似。

4. 二膦酸盐·含氨基的二膦酸盐较不含氮的二膦酸盐作用更强。静脉二膦酸盐（包括帕米膦酸盐、伊班膦酸盐及唑来膦酸）已被成功用于 PHPT 相关高钙血症的急诊处理。临床研究观察了口服二膦酸盐在 PHPT 中长期治疗的效果。目前报道的随机安慰剂对照或开放临床试验中，纳入 PHPT 26～44 例，多为绝经后女性，均为无症状性 PHPT，给予阿仑膦酸钠每日或隔日 10 mg，治疗 1～2 年，可显著增加腰椎（+3.79%～+8.6%）、股骨颈或髋部（+4.01%～+4.8%）骨密度，显著降低骨转换指标水平，对血清钙水平无显著影响或轻度一过性降低，PTH 水平可有一过性升高或无显著变化，对尿钙排泄量无显著影响，对于骨折风险的影响尚需进一步评估。

5. 拟钙剂（calcimimetics）·通过模拟细胞外钙离子作用激活钙敏感受体，增强细胞内磷脂酶 C、A 活性，抑制腺苷酸环化酶活性，增强 MAPK 信号通路，从而抑制 PTH 分泌、PTH 基因转录及甲状旁腺细胞增殖，发挥降低 PTH 水平进而降低血钙水平的作用。第一代钙类似物 NPR-568 被证实可呈时间、浓度依赖性地抑制 PHPT 患者的 PTH 分泌。对作用更强的另一个类似化合物西那卡塞（cinacalcet）目前进行了较多的临床研究，观察其在 PHPT 中的治疗效果。Peacock M 等在 78 例 PHPT 患者中（基线血钙 2.58～3.13 mmol/l）进行了为期 52 周的随机双盲安慰剂对照研究，每日 2 次西那卡塞可使血钙降低 0.52 mg/dl 或更多，使 73% 的患者血钙水平恢复正常，52 周时空腹 PTH 水平降低 13%，血磷水平显著升高，在该研究中未观察到尿钙水平、骨密度的显著变化；在其后的延长 4 年的开放研究中，80% 的患者血钙水平可维持正常水平。Keutgen XM 等回顾性比较了 17 例西那卡塞治疗 1 年与 17 例甲状旁腺手术患者的生化指标和骨密度，药物组和手术组血钙恢复正常者分别占 70.6% 和 100%（P=0.026），PTH 恢复正常者分别占 35% 和 76%（P=0.036），股骨 BMD 改善率分别为 18.8% 和 58.8%（P=0.032），脊柱 BMD 改善率在两组相近（70.6% 和 82.4，P=0.69）。上述研究纳入的均为无症状或轻型患者，此外还有散在个案报道西那卡塞对甲状旁腺癌所致顽固性高钙血症有效。药物相关不良反应主要包括恶心、头痛及低钙血症等。此类药物的主要适应证为慢性肾衰竭继发性甲状旁腺功能亢进症，对于 PHPT，目前在欧洲西那卡塞已被批准用于不能或不适合手术的 PHPT 患者，在美国被批准用于甲状旁腺癌及无法接受手术的重症 PHPT 患者。

十一、预 后

手术切除病变的甲状旁腺后高钙血症及高 PTH 血症即被纠正。骨吸收指标的水平在手术后迅速下降，而骨形成指标的水平下降较为缓慢，如血碱性磷酸酶水平恢复至正常需 6～12 个月，表明在甲旁亢手术后骨吸收和骨形成之间的偶联向

成骨方向偏移。术后1~2周骨痛开始减轻,6~12个月明显改善。术前活动受限者大都于术后1~2年可以正常活动并恢复工作。骨密度在术后显著增加,以在术后第一年内增加最为明显。文献报道成功的甲旁亢手术后泌尿系统结石的发生率可减少90%,而剩余5%~10%的结石复发的患者可能存在甲旁亢以外的引起结石的因素。已形成的结石不会消失,已造成的肾功能损害和高血压也不易恢复。

参考文献

[1] Melton LJ. The epidemiology of primary hyperparathyroidism in North America[J]. J Bone Miner Res, 2002, 17: N12 - N17.

[2] Wermers RA, Khosla S, Atkinson EJ, et al. Incidence of primary hyperparathyroidism in Rochester, Minnesota, 1993 - 2001: an update on the changing epidemiology of the disease[J]. J Bone Miner Res, 2006, 21(1): 171 - 177.

[3] Adami S, Marcocci C, Gatti D. Epidemiology of primary hyperparathyroidism in Europe[J]. J Bone Miner Res, 2002, 17: N18 - N23.

[4] Zhao L, Liu JM, He XY, et al. The changing clinical patterns of primary hyperparathyroidism in Chinese patients: data from 2000 to 2010 in a single clinical center[J]. J Clin Endocrinol Metab, 2013, 98(2): 721 - 728.

[5] 闫双通,田慧,李春霖,等.中老年人群原发性甲状旁腺功能亢进症患病率初步调查[J].中华内科杂志,2007,46(8): 651 - 653.

[6] Wu X, Hua X. Menin, histone h3 methyltransferases, and regulation of cell proliferation: current knowledge and perspective[J]. Curr Mol Med, 2008, 8(8): 805 - 815.

[7] Lemos MC, Thakker RV. Multiple endocrine neoplasia type 1 (MEN1): analysis of 1336 mutations reported in the first decade following identification of the gene[J]. Hum Mutat, 2008, 29(1): 22 - 32.

[8] Newey PJ, Nesbit MA, Rimmer AJ, et al. Whole-exome sequencing studies of nonhereditary (sporadic) parathyroid adenomas[J]. J Clin Endocrinol Metab, 2012, 97(10): E1995 - E2005.

[9] Cromer MK, Starker LF, Choi M, et al. Identification of somatic mutations in parathyroid tumors using whole-exome sequencing[J]. J Clin Endocrinol Metab, 2012, 97(9): E1774 - E1781.

[10] Wang O, Wang C, Nie M, et al. Novel HRPT2/CDC73 gene mutations and loss of expression of parafibromin in Chinese patients with clinically sporadic parathyroid carcinomas[J]. PLoS One, 2012, 7(9): e45567.

[11] 王春艳,王鸥,聂敏,等.散发性甲状旁腺癌一例分子遗传学分析[J].中华医学杂志,2010,90(24): 1694 - 1697.

[12] Han G, Wang O, Nie M, et al. Clinical phenotypes of Chinese primary hyperparathyroidism patients are associated with the calcium-sensing receptor gene R990G polymorphism[J]. Eur J Endocrinol, 2013, 169(5): 629 - 638.

[13] 董建宇,管珩,朱预.368例甲状旁腺功能亢进症的外科治疗[J].中华普通外科杂志,2011,26(4): 289 - 291.

[14] 管珩,李沛,朱预,等.异位甲状旁腺功能亢进症的外科治疗——66例报告[J].中华普通外科杂志,2014,29(6): 455 - 459.

[15] 孟迅吾,邢小平,刘书勤,等.原发性甲状旁腺功能亢进症的诊断(附134例分析)[J].中国医学科学院学报,1994,16(1): 14 - 19.

[16] 韩恩昆,刘自宽,朱理玮,等.原发性甲状旁腺机能亢进症101例分析[J].中国实用外科杂志,1998,18(3): 147 - 149.

[17] 郁忠勤,田晓年,孙晓祥,等.56例原发性甲状旁腺功能亢进症临床和病理分析[J].上海医学,2000,23(5): 302 - 303.

[18] 王鸥,邢小平,孟迅吾,等.不同病理类型原发性甲状旁腺功能亢进症临床表现的比较分析[J].中国实用内科杂志,2006,26: 1798 - 1801.

[19] Silverberg SJ. Primary hyperparathyroidism[M]//Rosen CJ. Primer on the metabolic bone diseases and disorders of mineral metabolism. 8th ed. Manhattan: John Wiley & Sons, Inc., 2013: 543 - 552.

[20] 孟迅吾,姚央,刘书勤,等.原发性甲状旁腺机能亢进症合并骨质软化症[J].中华医学杂志,1990,70(11): 636 - 638.

[21] 孟迅吾,邢小平,覃舒文,等.血游离钙浓度测定的初步临床应用[J].中华内科杂志,1993,32(10): 664 - 667.

[22] Tee MC, Holmes DT, Wiseman SM. Ionized vs serum calcium in the diagnosis and management of primary hyperparathyroidism: which is superior? [J]. Am J Surg, 2013, 205(5): 591 - 596.

[23] Bilezikian JP, Khan AA, Potts JT Jr. Third International Workshop on the management of asymptomatic primary hyperthyroidism[J]. J Clin Endocrinol Metab, 2009, 94(2): 335 - 339.

[24] Wallace LB, Parikh RT, Ross LV, et al. The phenotype of primary hyperparathyroidism with normal parathyroid hormone levels: how low can parathyroid hormone go? [J]. Surgery, 2011, 150(6): 1102 - 1112.

[25] Arnold A, Marx SJ. Familial primary hyperparathyroidism[M]//Rosen CJ. Primer on the metabolic bone diseases and disorders of mineral metabolism. 8th ed. Manhattan: John Wiley & Sons, Inc., 2013: 553 - 561.

[26] 王鸥,邢小平,孟迅吾,等.原发性甲状旁腺功能亢进症患者骨密度及胫骨超声速率的改变[J].诊断学理论与实践,2006,5: 499 - 502.

[27] 刘赫,姜玉新,张缙熙.超声对甲状旁腺功能亢进症的诊断价值[J].中华超声影像学杂志,2004,13(8): 581 - 584.

[28] 宁志伟,王鸥,徐竞英,等.原发性甲状旁腺功能亢进症患者术前病变甲状旁腺定位方法的评估[J].中国医学科学院学报,2003,25(3): 280 - 284.

[29] 方文强,贺晓燕,陈曦,等.原发性甲状旁腺功能亢进症的影像学诊断[J].诊断学理论与实践,2006,5(6): 487 - 491.

[30] 周前,徐竞英,刘世贞.99mTc - MIBI显像定位诊断功能亢进性异位甲状旁腺[J].中华核医学杂志,2003,23(1): 24 - 26.

[31] 孟迅吾,刘书勤,杨宁,等.选择性颈内静脉插管取血测iPTH对病变甲状旁腺定位诊断的价值[J].中华内分泌代谢杂志,1989,5(1): 11 - 13.

[32] 史轶蘩,于国宁,张雪哲.原发性甲状旁腺机能亢进症23例临床分析[J].中华内科杂志,1980,19(3): 196 - 201.

[33] 王鸥,邢小平,孟迅吾,等.无症状型原发性甲状旁腺功能亢进症临床特点分析[J].中华骨质疏松和骨矿盐疾病杂志,2010,3(1): 18 - 22.

[34] Liu JM, Cusano NE, Silva BC, et al. Primary hyperparathyroidism: a tale of two cities revisited - New York and Shanghai[J]. Bone Res, 2013, 1(2): 162 - 169.

[35] Bilezikian JP, Meng X, Shi Y, et al. Primary hyperparathyroidism in women: a tale of two cities — New York and Beijing[J]. Int J Fertil Womens Med, 2000, 45: 158 - 165.

[36] 邢小平,王鸥,孟迅吾,等.北京与纽约原发性甲状旁腺功能亢进症临床表现的比较[J].诊断学理论与实践,2006,5(6): 483 - 486.

[37] 尹潍,刘自宽,廉宗澄,等.伴有骨软化的原发性甲状旁腺功能亢进性腺瘤——血钙正常或基本正常的10例分析[J].中华内科杂志,1986,25(2): 69 - 72.

[38] Eastell R, Arnold A, Brandi ML, et al. Diagnosis of asymptomatic primary hyperparathyroidism: proceedings of the third international workshop[J]. J Clin Endocrinol Metab, 2009, 94(2): 340 - 350.

[39] Silverberg SJ, Lewiecki EM, Mosekilde L, et al. Presentation of asymptomatic primary hyperparathyroidism: proceedings of the third international workshop[J]. J Clin Endocrinol Metab, 2009, 94(2): 351 - 365.

[40] Bilezikian JP, Brandi ML, Eastell R, et al. Guidelines for the management of asymptomatic primary hyperparathyroidism: summary statement from the Fourth International Workshop[J]. J Clin Endocrinol Metab, 2014, 99(10): 3561 - 3569.

[41] Zhu Y, Li N, Lu L, et al. Hypercalcemic crisis due to a mediastinal parathyroid cyst diagnosed by ultrasound-guided fine needle aspiration[J]. Chin Med J(Engl), 2010, 123(24): 3731 - 3733.

[42] Li CC, Yang C, Wang S, et al. A 10 - year retrospective study of primary hyperparathyroidism in children[J]. Exp Clin Endocrinol Diabetes, 2012, 120(4): 229 - 233.

[43] Belcher R, Metrailer AM, Bodenner DL, et al. Characterization of hyperparathyroidism in youth and adolescents: a literature review[J]. Int J Pediatr Otorhinolaryngol, 2013, 77(3): 318 - 322.

[44] Kandil E, Noureldine S, Khalek MA, et al. Ectopic secretion of parathyroid hormone in a neuroendocrine tumor: a case report and review of the literature[J]. Int J Clin Exp Med, 2011, 4(3): 234 - 240.

[45] Nakajima K, Tamai M, Okaniwa S, et al. Humoral hypercalcemia associated with gastric carcinoma secreting parathyroid hormone: a case report and review of the literature[J]. Endocr J, 2013, 60(5): 557 - 562.

[46] Worcester EM, Coe FL. Clinical practice. Calcium kidney stones[J]. N Engl J Med, 2010, 363(10): 954 - 963.

[47] 朱预,张振寰,管珩,等.原发性甲状旁腺机能亢进症的外科治疗[J].中华外科杂志,1987,25(3): 142 - 145.

[48] 朱预,管珩,张振寰,等.原发性甲状旁腺机能亢进再次手术的经验[J].实用外科杂志,1987,7(2): 78 - 81.

[49] Bollerslev J, Marcocci C, Sosa M, et al. Current evidence for recommendation of surgery, medical treatment and vitamin D repletion in mild primary hyperparathyroidism[J]. Eur J Endocrinol, 2011, 165(6):

851-864.

[50] Grey AB, Stapleton JP, Evans MC, et al. Effect of hormone replacement therapy on bone mineral density in postmenopausal women with mild primary hyperparathyroidism[J]. A randomized, controlled trial. Ann Intern Med, 1996, 125：360-368.

[51] Rubin MR, Lee KH, McMahon DJ, et al. Raloxifene lowers serum calcium and markers of bone turnover in postmenopausal women with primary hyperparathyroidism[J]. J Clin Endocrinol Metab, 2003, 88(3)：1174-1178.

[52] Khan AA, Bilezikian JP, Kung AW, et al. Alendronate in primary hyperparathyroidism: a double blind, randomized, placebo controlled trial

[J]. J Clin Endocrinol Metab, 2004, 89：3319-3325.

[53] Peacock M, Scumpia S, Bolognese MA, et al. Long-term control of primary hyperparathyroidism with cinacalcet HCl[J]. J Bone Miner Res, 2006, 21(Suppl 1)：S38.

[54] Keutgen XM, Buitrago D, Filicori F, et al. Calcimimetics versus parathyroidectomy for treatment of primary hyperparathyroidism: retrospective chart analysis of a prospective database[J]. Ann Surg, 2012, 255(5)：981-985.

[55] Luque-Fernández I, García-Martín A, Luque-Pazos A. Experience with cinacalcet in primary hyperparathyroidism: results after 1 year of treatment[J]. Ther Adv Endocrinol Metab, 2013, 4(3)：77-81.

第十一章·甲状旁腺功能减退症

何 庆 尹 潍

甲状旁腺功能减退症（hypoparathyroidism）简称甲旁减，是甲状旁腺激素（parathyroid hormone, PTH）合成、分泌减少和（或）效应不足而引起的一组临床综合征，以低钙血症、高磷血症和由此引起的神经肌肉兴奋性增高为特点。

一、病 因

从 PTH 的合成、释放入血，与靶细胞受体结合，到产生生理效应的过程中，任何一个环节的障碍都可引起甲旁减。病因分类如下。

（一）先天性或遗传性甲旁减

1. 编码 PTH 的基因突变·PTH 出现分子结构异常或 PTH 基因突变导致其合成、分泌异常。

2. 钙敏感受体（calcium-sensing receptor, CaSR）基因突变·PTH 的分泌主要受血清钙离子浓度的调节，CaSR 为介导血钙浓度调节 PTH 分泌的关键环节，其激活性突变可以引起常染色体显性遗传性低钙血症（autosomal dominant hypocalcemia, ADH）。

3. 与甲状旁腺发育相关的基因·人类甲状旁腺来源于第 3、4 对咽囊的内胚层细胞，参与甲状旁腺器官发生的分子信号转导通路中的异常可以导致孤立性甲旁减和并发甲旁减的综合征，如 DiGeorge 综合征、HDR 综合征等。

4. 其他·甲旁减可以作为多内分泌腺体自身免疫性综合征的一部分，与 AIRE 基因突变有关，低龄起病、家族史、念珠菌病、多发性内分泌腺体功能减退等均应提示此病，需要遗传咨询和致病基因检测；另外，线粒体基因的改变可以导致 Kearns-Sayre 综合征、MELAS 综合征等。

（二）获得性甲旁减

甲状旁腺被破坏 50% 以上的病变才会有临床症状。有的病因解除后甲状旁腺功能可以恢复，为一过性甲旁减。

1. 颈部手术·颈部甲状腺和甲状旁腺手术是 HP 最常见的病因。由于甲状腺出血，局部水肿，在术后 1～2 日出现低血钙症状，治疗后可渐渐恢复，术后低钙血症者中 3%～30% 的患者发展为慢性甲旁减。甲状旁腺切除或其血供被阻断是造成永久性甲状旁腺功能损伤的原因。

2. [131]I 治疗甲亢或前颈部放射线治疗·偶有发生。

3. 浸润破坏性疾病·如属于代谢性疾病的肝豆状核变性所致铜沉积、血色病所致含铁血黄素沉积，以及淋巴肉瘤、转移癌、结节病、粟粒性结核等浸润破坏甲状旁腺。

4. 药物损害·光辉霉素、降钙素、氨磷汀（amifostine，是放疗或化疗时的一种细胞保护剂），均可抑制 PTH 分泌。氨基糖苷类抗生素偶可引起甲旁减。

5. 高血钙·甲状旁腺功能亢进症的患者，由于正常甲状旁腺受高血钙抑制或者手术影响血供；高血钙孕母胎儿的甲状旁腺发育被高血钙抑制；长期血透析的肾病患者，透析液钙浓度过高，超过 3 mmol/L，会抑制 PTH 分泌。以上这些情况可以出现一过性甲旁减，诱因解除后可以恢复。

6. 低血磷·近年发现长期低血磷也会抑制 PTH 分泌，发生甲旁减。

7. 高镁血症和严重的低镁血症·高镁血症可抑制 PTH 释放，造成低钙血症。镁离子是 PTH 分泌及激活靶细胞腺苷酸环化酶、产生 cAMP 发挥 PTH 生理效应所必需的，所以低镁也可引致甲旁减；甲旁减 PTH 缺乏时，肾小管回吸收镁也减少，从而加重镁缺乏；低血镁还影响靶器官对 PTH 的反应性。在体内，低镁与甲旁减形成恶性循环。

（三）特发性甲旁减

病因尚未确定的甲旁减。随着分子生物学进展，会发现很多这类患者属于基因变异。另外，自身免疫损伤，如甲状旁腺细胞抗体可能也是病因。

（四）假性甲旁减

甲状旁腺功能正常，PTH 正常分泌，但体内产生 PTH 抗体，或靶细胞甲状旁腺激素受体不反应，或受体后细胞内作用障碍。

二、病 理

患者甲状旁腺位置区域可见手术后残存、萎缩或纤维化的甲状旁腺；或找不到甲状旁腺；或淋巴细胞等免疫细胞浸润的甲状旁腺。异位磷酸钙可沉积在关节周围的皮下、血管、颅内基底节，以及小脑、额、顶叶。眼晶状体可出现低钙性白内障。骨组织中成骨细胞、破骨细胞数减少，骨基质中溶骨和骨形成的组织学指标提示骨基质新旧转换的速度减慢。先天性甲旁减者可伴多种畸形。

三、病理生理

1. 低血钙、高血磷及低尿钙、低尿磷

(1) 低血钙与低尿钙:PTH 作用不足通过以下途径导致低钙血症:① 破骨细胞作用减弱,骨钙动员和释放减少;② 肾远曲小管对钙的重吸收减少;③ 1α-羟化酶水平下降,有生理活性的 $1,25\text{-}(OH)_2\text{-}D$ 生成减少,从而肠钙吸收减少;④ 肾近曲小管排泄 HCO_3^-、钠减少,潴留体液中,血 pH 升高而偏碱性,Ca^{2+} 不易形成。尿钙低是血钙水平低的结果。

(2) 高血磷与低尿磷:高血磷是由于肾近曲小管对磷的重吸收增加,故尿磷排泄减少,血磷升高。高血磷更降低血钙。高血磷携带钙离子向软组织及骨沉积,造成异位钙化、骨化。

2. 骨矿化障碍·PTH 不足导致骨转换水平减低,部分病程长的患者骨密度增加。幼年长期甲旁减者可呈佝偻病样骨矿化障碍。

3. 低血钙使神经肌肉兴奋性增高·横纹肌和平滑肌细胞容易痉挛。症状发作与血钙下降速度的关系比低血钙水平更密切,部分长期低钙血症患者,可以不发生手足搐搦。

4. 细胞内钙离子不足而多种器官的生理功能减退。

5. 碱中毒及水、钠潴留·可因肾小管重吸收碳酸氢盐过多,血 pH 升高而引起碱中毒。肾排钠减少而致血中钠、水潴留,加上低血钙所致的血管渗透性增加,可发生水肿,可有颅压高、视乳头水肿。

四、临床表现

(一) 肌肉、神经及精神症状

1. 手足搐搦(tetany)·神经肌肉兴奋性增高,常感口周、肢端麻木,皮肤蚁行感或不定位的疼痛,肌肉发紧,膝腱反射亢进;有时心悸或口角抽动,腓肠肌痉挛。显性手足搐搦可被很多微小刺激诱发,如寒冷、劳累、饥饿、深呼吸、心情不好等。月经期、妊娠期或合并症时易发作。手足搐搦发作时的典型表现是手足肌肉强直性收缩,拇指内收,其他手指并紧,指间关节伸直,掌指关节屈曲,所谓助产士手式。进一步发展是腕及肘关节屈曲、上臂内收、紧靠前胸。由肢体远心段向近心段发展,双侧对称;下肢较少发生,发作时双下肢伸直,足内翻,足背跖屈成拱形。面肌收缩,不能咧嘴。全身疼痛、恐惧感。病重者内脏的平滑肌痉挛,出现喉鸣、哮喘、胆绞痛、腹痛、尿急感;动脉痉挛时有偏头痛、心绞痛或肢端雷诺现象,称内脏型或血管型搐搦。发作持续数分钟到数小时,自发缓解或需注射钙剂。持续发作患者可因呼吸窒息或心脑缺血缺氧死亡。成人在手足搐搦发作期,神志清楚是特点,可与癫痫鉴别。手足搐搦不发作期间,潜隐的低血钙使神经肌肉兴奋性增高,可以用以下两种试验帮助诊断低血钙。

(1) Chvostek 征(面神经叩击征)阳性:叩击患者耳垂前方 2 cm 处的面神经干分支处,可引发同侧口轮匝肌、鼻翼肌和眼轮匝肌三处中 2 处以上肌肉抽动。单纯口轮匝肌抽动意义不大,可见于 25% 的正常人,小儿更多见。

(2) Trousseau 征(束臂加压试验)阳性:是用血压带束臂,加压到收缩压与舒张压之间,保持 3 min,可诱发测试肢体手足搐搦发作。

少数慢性患者血钙水平低而没有低血钙症状体征,可能是长期适应之故。

2. 神经精神症状·幼儿常没有手足搐搦发作,而是角弓反张、躁动或癫痫。

颈前手术所致甲旁减急性低血钙的成人,精神症状可很突出,而手足搐搦不明显,出现不安、躁狂,或幻听、幻视似重度精神病症状。

慢性低钙血症者头痛,全身发紧,举步困难,口吃,记忆力下降,智力减退;性格改变:焦虑或抑郁,易激动;可有颅内压增高、视神经乳头水肿,易被误诊为脑瘤,低血钙纠正后视神经乳头水肿也逐渐消失。

基底节钙化可引起帕金森综合征、痴呆及其他运动障碍,如肌张力障碍、偏侧投掷症、舞蹈手足徐动症、动眼神经危象等。

(二) 外胚层器官营养障碍性病变

与微血管痉挛供血不足有关。皮肤粗糙、脱屑、表皮皲裂、色素沉着、湿疹或牛皮癣,甚至发生剥脱性皮炎。爪甲薄脆易裂,有横沟。头发干,易脱落,偶见斑秃或全秃。小儿的牙萌出晚,牙根短钝,牙釉质剥脱,脱牙。眼部可出现白内障及角结膜炎,角膜钙化。这些异常表现与低钙血症的严重程度及病程长短有关,待血钙恢复正常可逆转。

(三) 心脏病变

长期严重的甲旁减可导致充血性心力衰竭、胸痛、心律失常,心电图出现心脏传导阻滞、长 QT 间期和 ST-T 改变。

(四) 消化道表现

可有长期便秘,发作性腹部绞痛或伴有脂肪泻。

(五) 骨骼

甲旁减患者存在不同程度的骨骼异常。与正常对照相比,特发性或术后甲旁减患者骨密度可能增加。先天性甲状旁腺功能减退综合征患者可能有骨质硬化、骨皮质增厚和颅面骨畸形等改变。儿童期发病者可伴发佝偻病。关节周围组织可有异位的钙化、骨化;赘生骨可引起腰背、肢体关节痛及骨痛。

(六) 先天性甲旁减伴先天或遗传性缺陷的特殊表现

见表 13-11-1。

五、实验室检查

血钙:血总钙水平≤2.13 mmol/L;有症状者,血总钙值多≤1.88 mmol/L,血游离钙≤0.95 mmol/L。由于 40%~45% 的血钙为蛋白结合钙,因此在诊断时应注意血白蛋白对血钙的影响。常用计算公式为:血白蛋白每下降 10 g/L(1 g/dl),血总钙下降 0.2 mmol/L(0.8 mg/dl)。

血磷:多数患者血磷增高,成人>1.5 mmol/L,儿童>1.8 mmol/L,部分患者正常。

尿钙和磷:一般情况下,尿钙减少,尿磷排量也减少,肾小管对磷的回吸收率>90%。但常染色体显性遗传性低钙血症(ADH)患者尿钙排出增加,表现为高尿钙性低钙血症。接受钙和维生素 D 制剂治疗的甲旁减患者,随着血钙水平的纠正,易出现高钙尿症。

可有血清镁低,尿镁排出多。

表 13-11-1　先天或遗传性甲旁减的特殊表现

病　　因	遗传模式	基因缺陷	染色体定位	其　他　表　现
含有甲旁减的综合征				
APS-1 型	AR	AIRE	21q22.3	艾迪生病、念珠菌病
DiGeorge 综合征	AD	TBX1	22q11.2	圆锥动脉畸形，面部异常，胸腺发育不全，腭裂，免疫功能低下，先天性心脏病，耳、鼻、口畸形
HDR 综合征	AD	GATA3	10p14	耳聋和肾发育不良
甲旁减-发育迟缓-畸形综合征	AR	TBCE	1q42.3	宫内及产后发育迟缓、婴儿起病、面部畸形、发育迟缓
Kenny-Caffey 综合征 1 型	AR	TBCE	1q42.3	身材矮小、骨硬化、长骨皮质增厚、前囟门关闭延迟、基底节钙化和远视
Kenny-Caffey 综合征 2 型	AD	FAM111A	11q12.1	身材矮小、骨硬化、长骨皮质增厚、前囟门关闭延迟、基底节钙化和远视
CHARGE 综合征	AD	CHD7	8q12.1~q12.2	眼缺损、心脏畸形、后鼻孔闭锁、生长发育迟缓、生殖器和耳畸形、促性腺激素缺乏症、嗅觉减退
Dubowitz 综合征	AR	不明	不明	小头畸形、身材矮小、面部异常和轻度至重度精神障碍
Bartter 综合征 V 型	AD	CaSR	3q13.3~21	低钾血症、代谢性碱中毒、肾脏失盐、继发性醛固酮增多、高钙尿症、肾脏钙化
MTPD 综合征	AR	HADHA、HADHB	2p23.3	线粒体长链脂肪酸 β 氧化障碍、肌病、横纹肌溶解、周围神经病变、心肌病变（心律失常）、肝病、低血糖症
孤立性甲旁减				
常染色体隐性/显性遗传性甲旁减	AR/AD	GCMB	6p24.2	—
ADH 1 型	AD	CaSR	3q13.3~21	低钙血症、高钙尿症、正常或低甲状旁腺激素、低镁血症
ADH 2 型	AD	GNA11	19p13	低镁血症、高钙尿症、正常或低甲状旁腺激素、低镁血症
X 连锁遗传性甲旁减	X 连锁	SOX3	Xq27	
线粒体疾病				
Kearns-Sayre 综合征	母系	线粒体基因	—	进行性眼外肌麻痹、色素性视网膜病变、心肌病、心脏传导阻滞与感音神经性耳聋
MELAS	母系	线粒体基因	—	线粒体疾病、脑病、乳酸酸中毒、卒中样发作、糖尿病
自身免疫性				
APS-1 型、APS-3 型、APS-4 型	AR/散发	AIRE/HLA?	—	并发其他自身免疫性疾病或自身免疫性疾病家族史
孤立性	—	HLA/CaSRAb?		
镁代谢异常				
高镁血症	—			
低镁血症	AR	CLDN16/CLDN19	3q28/1p34.2	家族性低血镁伴高钙尿症及肾钙质沉着症
		TRPM6	9q21.13	低镁血症、低钙血症、智力发育迟滞、骨质疏松、心律失常、双侧基底节钙化，甚至胚胎停育

骨转换指标：血碱性磷酸酶（ALP）水平正常，血 β-Ⅰ型胶原羧基末端肽（β-CTX）水平可正常或偏低。

血 PTH：甲旁减患者血 iPTH 水平一般情况下低于正常，也可以在正常范围。因低钙血症对甲状旁腺是一种强烈刺激，当血清总钙值≤1.88 mmol/L（7.5 mg/dl）时，血 PTH 值应有 5~10 倍的增加，所以低钙血症时，如血 PTH 在正常范围，仍属甲旁减，测血 PTH 时，应同时取血测血钙，两者综合分析。另外，如果有条件检测，可以发现 PTH 对肾小管作用产物的尿 cAMP 排出减少；血 $1,25-(OH)_2-D_3$ 低。

Ellsworth Howard 试验：结果有助于鉴别甲旁减的病因

是 PTH 缺乏、所生成的 PTH 无活性或 PTH 靶细胞不敏感。

六、影像学检查

骨密度正常或稍高；青少年发病的患者，可因血钙低和维生素 D 的 1α-羟化缺陷，出现新骨形成慢、类骨质钙化不良的佝偻病或骨软化症 X 线特征。病程长、血磷较高的患者常有颅内钙化斑，先侵犯脑基底节，两侧对称，钙化斑还可见于额叶、枕叶、小脑齿状核，CT 扫描较 X 线平片容易发现。对颅内这些部位钙化患者的病因，应多考虑甲旁减。关节滑膜、周围皮下可异位钙化或骨化。腰、膝关节骨赘生成。应用裂隙灯检查评估是否并发低钙性白内障。应用腹部超声，必要时做泌尿系统 CT 评估肾脏钙化/泌尿系统结石。骨密度可通过双能 X 线吸收测定法（DXA）进行检测。

低，结合特有的手足搐搦症状和体征，可做出诊断。假性甲旁减 iPTH 高。Ellsworth Howard 试验可鉴别不同病因的甲旁减。

七、诊　断

甲旁减的典型生化特征是低钙血症、高磷血症、PTH 水平降

八、鉴别诊断

（一）几型甲状旁腺功能减退的鉴别诊断

几型甲旁减的鉴别诊断见表 13 - 11 - 2。

表 13 - 11 - 2　各类甲状旁腺功能减退症的特征

甲旁减类型	血　清			注射 PTH 反应			靶细胞对激素的反应	先天性畸形骨，其他器官	Gsα 基因缺陷
	钙	磷	PTH	血钙	尿 cAMP	尿磷			
正常人	正常	正常	正常	升高	升高	升高	有反应	无	无
甲旁减	低	高	低或无	升高	升高	升高	有反应	有，多数无	有，无
PIHP	低	高	正常，高，测不出	升高	升高	升高	有反应	无	无
PHP									
Ⅰa 型	低	高	高	不变	不变	不变	多种器官	有或无	有
Ⅰb 型	低	高	高	不变	不变	不变	PTH 靶器官	无	无
Ⅰc 型	低	高	高	不变	不变	不变	多种器官	有	AD 缺陷，无
Ⅱ 型	低	高	高	不变	升高	不变	PTH 靶器官	无	cAMP 后缺陷，无
PPHP	正常	正常	正常	升高	升高	升高	有反应	无	AD 缺陷

注：AD，腺苷酸环化酶。

（二）其他病因的低血清钙手足搐搦

1. 维生素 D 相关疾病·维生素 D 缺乏、无活性或受体不反应所致的佝偻病、骨软化病患者，血钙低、血磷正常或低、iPTH 高，骨 X 线特征有助于鉴别。

2. 肾功能衰竭·血清钙低、磷高，但常伴酸中毒，故少有手足搐搦，多有肾病的其他特征。

3. 钙在骨骼过度沉积·成骨性恶性肿瘤、骨饥饿综合征等。

4. 螯合作用·磷酸盐、含柠檬酸盐的血液制品等。

（三）血钙正常的手足搐搦

腹泻、呕吐、失钾性肾小管病等造成低钾碱中毒，癫痫发作后、癔症患者过度通气造成呼吸性碱中毒，血 pH 升高，血总钙正常，离子钙降低。

九、治　疗

目的是纠正低血钙，缓解临床症状，预防长期低血钙的慢性并发症，同时避免治疗后继发的高钙血症和高钙尿症。

（一）补钙

1. 增加食物钙和维生素 D 的含量·做到每日摄入钙元素 1 000～2 000 mg，不足数量用药物钙补足，长期坚持。

2. 钙剂·碳酸钙最为常用，含元素钙 40%，需胃酸才能解离为可吸收的钙离子。枸橼酸钙解离不需要胃酸，适用于胃酸较少者。

其他种类钙剂包括葡乳醛酸钙、葡萄糖酸钙、乳酸钙含钙量较低。市售钙尔奇，每片含钙元素 600 mg。

3. 定期监测血、尿钙水平·调整剂量，以保持血清钙 2.0 mmol/L 左右，钙磷乘积在 4.4 mmol/L 以下，避免或减少高尿钙的发生，防止肾脏等软组织的异位钙化。重症患者需积极采取静脉补钙治疗，可用葡萄糖酸钙静脉推注或滴注（滴注速度每小时不超过元素钙 4 mg/kg 为宜）。

（二）维生素 D

1. 活性维生素 D 或其类似物·由于缺少 PTH 的作用，摄入的维生素 D_2 或 D_3 不能被活化以促进肠钙的吸收，因此活性维生素 D 或其类似物是治疗甲旁减的重要手段。1, 25 - $(OH)_2$ - D_3（骨化三醇）常用剂量为 0.25～2.0 μg/d；1α - OH - D_3（阿法骨化醇）为活性维生素 D 类似物，常用剂量为 0.5～3.0 μg/d，服药 1～3 日后可见血钙上升。

2. 普通维生素 D·包括维生素 D_2 和维生素 D_3，在肝脏羟化后转变为 25 - OH - D_3，能使血钙更趋稳定，且为 PTH 非依赖性肾外组织合成 1, 25 -$(OH)_2$ - D_3 提供足够底物，以充分利用肾外组织产生 1, 25 -$(OH)_2$ - D_3 的能力。

（三）补镁

钙和维生素 D 治疗，疗效不佳时，应测血清镁，需要时补镁。一般可以 10% 硫酸镁 10～20 ml 缓慢静脉注射，还可口服氯化镁 3 g/d 或静脉滴注 10～14 mmol/L，肾排泄镁功能正常的患者尿镁可作为体内镁补充适量的指标。

（四）减少尿钙排出

治疗中，常见尿钙已超过正常范围，但血钙仍很低。噻嗪类利尿剂能增加肾远曲小管对钙的重吸收，减少尿钙排泄。氢氯噻嗪常用剂量 25～100 mg/d，需分两次服用，应注意可能引起的低钾血症、低镁血症和低钠血症。

（五）癫痫

癫痫发作时可予以常规抗癫痫治疗，同时针对甲旁减治疗，在血钙水平达标后逐渐减少或停用抗癫痫药物。

（六）PTH 替代治疗

美国内分泌学会推荐 rhPTH$_{1-84}$ 作为钙剂和维生素 D 制剂的补充治疗，用于单纯传统治疗效果不佳的患者，起始剂量 50 μg，皮下注射，1 次/日，同时将原有活性维生素 D 及钙剂剂量减量。纠正低钙血症的同时显著降低了尿钙水平，不会

发生高尿钙、肾结石和肾钙质沉着症，并且能纠正常规治疗不能纠正的骨代谢异常。

参考文献

[1] Clarke BL, Brown EM, Collins MT, et al. Epidemiology and diagnosis of hypoparathyroidism[J]. J Clin Endocrinol Metab, 2016, 101：2284 - 2299.

[2] Shoback DM, Bilezikian JP, Costa AG, et al. Presentation of hypoparathyroidism：Etiologies and clinical features[J]. J Clin Endocrinol Metab, 2016, 101：2300 - 2312.

[3] Schlingmann KP, Weber S, Peters M, et al. Hypomagnesemia with secondary hypocalcemia is caused by mutations in TRPM6, a new member of the TRPM gene family[J]. Nat Genet, 2002, 31：166 - 170.

[4] Tambyah PA, Ong BK, Lee KO. Reversible parkinsonism and asymptomatic hypocalcemia with basal ganglia calcification from hypoparathyroidism 26 years after thyroid surgery[J]. Am J Med, 1993, 94：444 - 445.

[5] Chu X, Zhu Y, Wang O, et al. Clinical and genetic characteristics of pseudohypoparathyroidism in the Chinese population[J]. Clin Endocrinol (Oxf), 2018, 88：285 - 294.

[6] Laway BA, Goswami R, Singh N, et al. Pattern of bone mineral density in patients with sporadic idiopathic hypoparathyroidism [J]. Clin Endocrinol (Oxf), 2006, 64：405 - 409.

[7] 张凤丽，邢小平，王鸥，等.特发性甲状旁腺功能减退症骨密度改变及甲状旁腺激素缺乏对骨量的影响研究[J].中国实用内科杂志,2010,5：429 - 431.

[8] Goltzman D, Cole DEC. Hypoparathyroidism[M]//Rosen CJ. Primer on the metabolic bone diseases and disorders of mineral metabolism. 6th ed. Washington DC：Lippincott Williams & Wilkins, 2006：216.

[9] Bilezikian JP, Khan A, Potts JT Jr, et al. Hypoparathyroidism in the adult：epidemiology, diagnosis, pathophysiology, target-organ involvement, treatment, and challenges for future research[J]. J Bone Miner Res, 2011, 26：2317 - 2337.

[10] Schafer AL, Shoback D. Hypocalcemia：Definition, etiology, pathogenesis, diagnosis, and management[M]//Rosen CJ. Primer on the metabolic bone diseases and disorders of mineral metabolism. 8th ed. Ames IA：Lippincott Williams & Wilkins, 2013：572 - 578.

[11] Bollerslev J, Rejnmark L, Marcocci C, et al. European Society of Endocrinology Clinical Guideline：Treatment of chronic hypoparathyroidism in adults[J]. Eur J Endocrinol, 2015, 173：G1 - G20.

[12] Underbjerg L, Sikjaer T, Mosekilde L, et al. Cardiovascular and renal complications to postsurgical hypoparathyroidism：a Danish nationwide controlled historic follow-up study[J]. J Bone Miner Res, 2013, 28：2277 - 2285.

[13] Shoback D. Clinical practice. Hypoparathyroidism[J]. N Engl J Med, 2008, 359：391 - 403.

[14] Bilezikian JP, Brandi ML, Cusano NE, et al. Management of hypoparathyroidism：present and future[J]. J Clin Endocrinol Metab, 2016, 101：2313 - 2324.

[15] 夏维波，金小岚，朱梅，等.甲状旁腺功能减退症临床诊疗指南[J].中华骨质疏松和骨矿盐疾病杂志,2018,11(4)：323 - 338.

第十二章·假性甲状旁腺功能减退症和假-假性甲状旁腺功能减退症

袁凌青　廖二元

假性甲状旁腺功能减退症（pseudohypoparathyroidism，PHP，简称假性甲旁减）和假-假性甲状旁腺功能减退症（pseudo-pseudohypoparathyroidism，PPHP，简称假-假性甲旁减）是一种常染色体显性遗传性疾病，于1942年由Albright等首次报道，是由于PTH受体缺陷导致PTH对靶组织作用受阻所致，属于PTH不敏感综合征（PTH insensitivity syndrome）的范畴。PHP患者出现类似甲旁减的临床表现，如手足搐搦和血、尿钙磷的异常。由于低钙血症刺激甲状旁腺增生，PTH分泌正常或高于正常，患者常伴有先天发育异常。假-假性甲旁减仅有上述体态异常，但无甲旁减的生化改变。"假性"是指甲旁减不是由于PTH合成分泌减少，而是由于PTH的生物学作用下降；"假-假性"是指存在PHP的特殊体征，但缺乏相应的生化与代谢异常。此外，尚有部分患者既具有甲旁减的临床表现和发育异常，同时又因低血钙引起继发性甲旁亢，出现纤维囊性骨炎等改变，称为假性甲状旁腺功能减退性甲状旁腺功能亢进症（pseudohypohyperparathyroidism）。

PHP分为Ⅰ型及Ⅱ型两种临床类型。Ⅰ型PHP是指在外源性PTH注射后，尿cAMP和尿磷排出量均不增加；而在Ⅱ型PHP中，PTH注射后尿cAMP升高，但尿磷不增加。Ⅰ型PHP又再分为Ⅰa、Ⅰb和Ⅰc型。PHPⅠa、Ⅰc和PPHP有特殊体态，如脸圆、短身材、短指（趾）畸形（掌骨和跖骨短小）、肥胖、异位钙化及神经发育迟缓等，但PPHP患者的甲状旁腺功能正常。

一、发病机制

本病主要缺陷为靶组织对PTH无反应，从激素与受体结合开始到PTH功能表达的一系列过程中的任何一个环节有缺陷都会造成激素抵抗综合征。Chase和Aurbuch首先提出了PHP患者PTH抵抗的分子学说，认为PTH对靶器官、骨和肾脏的作用是由cAMP调节的。PHP的特点是cAMP对外源性PTH的反应迟钝，而PPHP患者则显示正常反应。PHP又分为Ⅰ型及Ⅱ型。PHPⅠ型是指外源性PTH刺激后，肾源性cAMP和磷酸盐尿反应迟钝；而在PHPⅡ型中，肾源性cAMP对PTH反应正常，但对磷酸盐尿的反应减低。显然，PPHP是遗传性PHP的一种不完全表现形式。

（一）靶细胞对PTH无反应

它可发生在cAMP生成之前，或其生成后的细胞内酶系不正常。据此可将PHP分为Ⅰa型、Ⅰb型、Ⅰc型和Ⅱ型。

1. PHPⅠa型·呈常染色体显性遗传，与 GNAS1 的母源等位基因突变有关，GNAS1 的突变包括错义突变、无义突变、片段缺失或重复、剪切位点突变。GNAS1 基因编码Gsα和另外3个转录子（XLαs、NESP55和反义转录子AS，图13-12-1）。

Gsα为cAMP/蛋白激酶A信号转导通路的重要成分，PTH主要通过PTH受体与Gsα偶联形成复合物后激活腺苷酸环化酶，促进cAMP的生成而发挥作用。Gsα蛋白缺乏可限制PTH作用并影响甲状腺刺激素之类的激素反应后cAMP的生成。cAMP是许多肽类激素的第二信使，由于

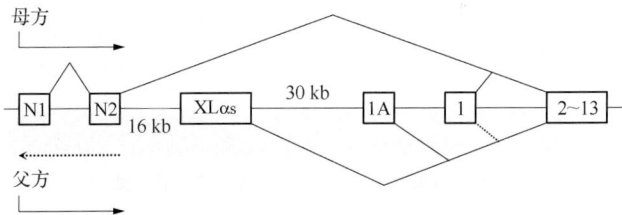

图 13-12-1 *GNAS1* 基因复合体

GNAS1 基因编码 Gsα 蛋白。该基因含 2～13 号外显子及编码 1A、XLαs、NESP55 3 个转录子的核苷酸序列,这 3 个转录子的序列存在于外显子 1 的上游。此 3 个转录子在转录过程中,通过剪接后与第 2～13 号外显子拼接,从而翻译出 Gsα。在 NESP55、XLαs 和 1A 的附近存在不同的甲基化位点,通过基因组印记(genomic imprinting)调节相应序列的表达,NESP55 只由母方的等位基因转录,而 XLαs 和 1A 仅由父方的等位基因转录,所以编码 Gsα 的转录物模板来源于两个等位基因。但在肾小管中,编码 Gsα 的转录模板仅由母方的等位基因提供(印记组织)

cAMP 不能形成,故某些肽类激素作用亦欠佳,其中包括 TSH 不敏感(表现为甲状腺功能减退)、ACTH 不敏感(常无临床表现)及 GnRH 不敏感(闭经)、ADH 不敏感(尿浓缩功能不佳或尿崩症)等。

由于突变的类型和影响 G 蛋白偶联激素受体功能的范围与程度不同,其临床表现极具多样性。据 Weinstein 等报道,即使在同一家族中,*GNSA1* 基因的突变类型相同,但患者的表型可有很大差异。靶细胞膜上的受体不能与 PTH 结合,或虽结合也不能激活腺苷酸环化酶系统,结果不能生成 cAMP,以发挥其对 PTH 的生理效应,即 PTH 不能提高血钙,不增加尿羟脯氨酸排出,不引起尿磷排出,不增加肾源性 cAMP,亦不促进 1α,25-(OH)$_2$-D$_3$ 之形成。给患者注射外源性 PTH 后,尿 cAMP 及尿磷排出量不增加,也不能纠正低血钙和高血磷。但如果注射可自行透入细胞内的二丁酰 cAMP,则可诱导正常人注射 PTH 所引起的生理效应。

2. PHP Ib 型·是一种罕见的基因组印记病,多呈散发,少数呈常染色体显性遗传。病因为 *GNAS* 基因上游 3 个甲基化差异表达区域(DMR)的甲基化异常,Gs 蛋白对 PTH 反应后产生 cAMP 正常,但细胞内磷酸化反应有缺陷,造成 PTH 不能进一步产生生理效应。因此,Ia 型患者静脉滴注 200 U PTH 后,尿 cAMP 与尿磷均不增加(仍低),而 Ib 型患者尿 cAMP 增加,但尿磷不增加。

患者的血浆 1,25-(OH)$_2$-D$_3$ 含量低于正常,肠钙吸收不良。补充生理剂量的 1,25-(OH)$_2$-D$_3$ 可以纠正低血钙,可使 iPTH 降到正常。已有证据表明,肾小管 cAMP 增加可以增加 1α-羟化酶活性。因此,靶组织对 PTH 的正常反应为 1,25-(OH)$_2$-D$_3$ 生成所必需。因此,所有甲状旁腺功能减退症者体内 1,25-(OH)$_2$-D$_3$ 的水平低于正常。

3. PHP Ic 型·目前认为是 *GNAS* 基因第 13 外显子突变导致,是 PHP Ia 的变异型,患者有 AHO 体型和对多种激素抵抗现象,但 G 蛋白的结构正常。

4. PHP II 型·II 型 PHP 的病因尚不明确,在该病中 cAMP 反应部分正常,表现为注射 PTH 后尿 cAMP 有反应而尿磷没有反应。由于维生素 D 缺乏本身就可使外源性 PTH 引起的尿磷和尿 cAMP 反应这两种效应分离,故在诊断 II 型 PHP 前,必须先排除维生素 D 缺乏症或合并存在维生素 D 缺乏症的可能。在 II 型 PHP 中,血 PTH 值升高,以此可将该病与一般的 PHP 区分开。可是这并不能鉴别是由于 PTH 分泌异常还是由于 cAMP 产生异常所致。某些 II 型 PHP 患者的表型可能实际上就是因为分泌了异常的无生物活性 PTH 所引起的继发性甲旁减,一般说来,若患者有慢性低钙血症及手足搐搦,但无特异体型,应更多地考虑特发性(或手术后)甲旁减、PHP Ib 型和 PHP II 型可能。特发性甲旁减和手术后甲旁减对外源性 PTH 注射有反应;手术后甲旁减有颈部手术史;PHP Ib 型对 PTH 注射无反应;PHP II 型在注射 PTH 后尿 cAMP 增加,但排磷不增加。

5. 伴有纤维囊性骨炎的假性甲旁减·伴有纤维囊性骨炎的假性甲旁减(PHP with osteitis fibrosa cystica)是 PHP 中的一种特殊类型,较少见。患者的肾脏对 PTH 无反应,排磷减少,因而有高磷血症。PTH 亦不能使肾脏产生 1α,25-(OH)$_2$-D$_3$,因而肠道吸收钙减少,导致低钙血症。低钙血症引起 PTH 分泌增加。PTH 对骨骼能发生作用,因此过多的 PTH 引起纤维囊性骨炎,故称为假性甲状旁腺功能减退-功能亢进症(pseudohypohyperparathyroidism)。

6. PPHP·是一种遗传性疾病,为 X 连锁显性遗传性疾病,家族史可供参考。一个家族可同时出现 PHP 与 PPHP,因此认为 PHP 与 PPHP 有相同的发病机制,在一个广谱的症状群中有不同的表现。Davids 等报道,位于 2q37 位点的 *STK25* 基因(编码 ste20/PAK 丝氨酸/苏氨酸激酶)缺失也与 PPHP 有关,其机制未明,可能是干扰 G 蛋白的 ste20/PAK 激酶表达所致。

(二)遗传印记

根据孟德尔遗传定律,当一个性状从亲本传给子代,无论携带这个性状的基因或染色体来自父方或母方,所产生的表型效应是相同的。但是同一种染色体(或基因)改变由不同性别的亲本传给子女时,可以引起不同的表型,此一现象称为基因印记。基因印记分为起源于精子的父源基因印记和起源于卵细胞的母源基因印记。这种在生物进化中形成的、有规律而又受控的基因失活是机体中基因表达调节的一种重要方式。调控基因表达的这类修饰会经体细胞分裂而传至下一代细胞。源于生殖细胞的基因印记只有在个体性成熟后的生殖细胞的形成过程中才会消除或重新改变印记方式。目前推测,DNA 的甲基化可能是遗传印记的分子机制之一。在精子和卵子中一些基因甲基化程度不同,高度甲基化(被印记)基因不表达或表达程度降低,当胚胎发育过程中发生去甲基化时,这些基因即开始表达。研究认为,*GNAS1* 为一种印记基因,定位于 20q13.1,Gsα 由其 13 个外显子编码。*GNAS1* 失活性突变导致 PHP 和 PPHP。

GNAS1 具有细胞特异性接纳父传基因的特征。人的 PHP/PPHP 家系遗传学分析证明,母传的是 PHP 而父传的是 PPHP。Gsα 的 1 个等位基因突变如来源于母亲即可发病,来源于父亲却不发病。父传 Gsα 基因表达可因基因印记而受抑制。因此,Gsα 异常在母传时,Gs 活性为 0,产生假性甲旁减,父传时,Gs 活性正常,成为假-假性甲旁减。此外,与 PHP、PPHP 症状相同的 AHO 无 Gsα 基因印记,Gs 活性降低 50%,但可无临床表现。研究认为,凡涉及 PHP 和 PPHP 的疾病均可称为 AHO。

PHP 的分类与鉴别特点见表 13-12-1,但各型之间有一定重叠。假性甲旁减激素缺乏与抵抗见表 13 - 12 - 2。PHPⅠc 似乎是 PHPⅠa 的变异型，其 GNAS 突变阻滞了受

体介导的相似环化酶活化，但不影响非受体依赖性的酶活化，因此 PHP 1c 的特点是常规体外分析不能发现 Gαs 的活性降低。

表 13 - 12 - 1　PHP 的病因分类

项目	病因	GNAS 基因来源	临床表现
PHPⅠa（OMIM 103580）	杂合子 GNAS 基因突变(Gαs 表达或功能降低)	母系	AHO/早发性肥胖/认知障碍
PPHP	杂合子 GNAS 基因突变	父系	AHO
PHPⅠc	杂合子 GNAS 基因突变(受体与环化酶偶联障碍)	母系	AHO/早发性肥胖/认知障碍
家族性Ⅰb 型 PHP（OMIM 603233）	杂合子 STX16 缺失[NESP55 和(或)AS 外显子]外显子 A/B 无甲基化	母系	轻度短指畸形(部分患者)
散发性Ⅰb 型 PHP（OMIM 603233）	父系 UPD(部分患者)3 个 DMR 均缺乏甲基化	母系	轻度短指畸形(部分患者)
进行性骨骼异位增殖症	杂合子 GNAS 基因突变 Gαs 表达或功能降低	父系	进行性异位骨化，扩展至深部结缔组织
皮肤骨瘤	杂合子 GNAS 基因突变 Gαs 表达降低	父系	进行性异位骨化，局限于皮肤和皮下
Ⅱ型 PHP	不明 维生素 D 缺乏	N/A	严重低钙血症

注：DMR，甲基化差别区；UPD，单亲。

表 13 - 12 - 2　假性甲旁减的激素缺乏与抵抗

项目	AHO	激素抵抗	GNAS1 缺陷
PHPⅠa	√	多种激素	√
PHPⅠb	×	PTH	√
PHPⅠc	√	多种激素	×
PHPⅡ	×	PTH	
PPHP	√	无	√

二、病理生理与临床表现

（一）典型 PHP 的临床表现

该病的症状与体征包括：① 与低钙血症有关的表现，手足搐搦、癫痫样发作、白内障、牙齿异常、基底节钙化等。② 特征体型（AHO 体征），身材矮、肥胖、圆脸、掌趾骨短粗、指（趾）短宽和牙发育不良；身材矮小在幼童时常不被觉察，到十几岁时方知比同龄少年矮小。掌（趾）骨 X 线检查见第 4 与第 5 掌（趾）骨较短是典型表现。将手握拳，观察掌关节远端。由于第 4 与第 5 掌骨较短，可见该两掌骨远端处不呈关节结节而呈凹陷。另一检查方法是将掌指关节屈曲，第 4 与第 5 掌骨远端连线延长应超过第 3 掌骨远端，即与中指相交。如第 4 与第 5 掌骨较短则上述连线与第 3 掌骨相交，称为"掌骨征阳性"。但掌骨征阳性并非 PHPⅠa 所特有，亦见于 10％正常人或具有短指、弯曲桡骨或其他骨畸形的患者。PHPⅠa 型患者的低钙血症和高磷血症往往较特发性甲旁减要轻，这可能是由于周围组织对 PTH 仍保留部分反应的缘故。③ 其他，如异位骨化和智能较差等。PHP 患者常伴有肥胖，有的患者贪食，自幼体重增加较快。下丘脑的 Gs 蛋白偶联 MC4R，介导瘦素的食欲抑制作用，而先天性瘦素缺乏或

MC₄R 突变患者伴有身材过高和肥胖。因此，Ong 等指出，GNAS1 突变亦可引起肥胖，并认为这种肥胖属于 GNAS1 基因相关性肥胖综合征。④ 当 PTH 患者的低钙血症持续较长时间后可导致继发性甲旁亢。

（二）PHPⅠa 的其他特点

PHPⅠa 型患者常伴有嗅觉功能减退，由于 Kallmann 综合征是 GnRH 缺乏（或 GnRH 受体缺陷）所致，而 PHPⅠa 型可出现 PTH、TSH 和 LH、FSH 等的抵抗，因而一般认为嗅觉障碍与 Gsα 基因突变或嗅觉信号的转导障碍有关。Doty 等对 1 例 PHPⅠa 型、8 例 PHPⅠb 型、7 例 PPHP 和 3 组对照者进行了嗅觉功能测定。结果发现，PHPⅠa 型患者全部存在嗅觉障碍，但 PHPⅠb 型（无 AHO，无多种激素不敏感，Gsα 活性正常）也存在嗅觉障碍，而 PPHP 患者（无多种激素不敏感，Gsα 活性下降）保存了相对正常的嗅觉功能。因此，不能认为 PHP 患者的嗅觉功能障碍与 Gsα 的功能缺陷有关，而可能与 PTH/PTHrP 不敏感有某种病因联系。在临床上，嗅觉障碍还可见于急慢性肝病、肾功能不全（肾移植后可有部分改善）、AIDS、甲减、肾上腺皮质功能不全、库欣综合征、糖尿病及其他全身性慢性疾病（如 Horton 关节炎与 Sjögren 综合征等）。

由于 Gsα 基因突变影响其他 G 蛋白偶联受体的活性，故常伴有多器官的体细胞功能缺陷，其中最常见者为性腺功能减退。据报道，在 17 例 AHO 女性患者（17～43 岁）中，14 例（76％）有月经稀少或闭经，半数以上的性发育不全，血清雌激素水平轻度下降，LH 和 FSH 正常或轻度升高，但对人工合成的 GnRH 有良好反应。因而，AHO 患者的性腺功能障碍十分常见，此与促性腺激素的部分性不敏感有关。另一方面，个别患者又可伴有真性性早熟，据 Rossodivita 等的观察，PHPⅠa 型男性的性早熟为 GnRH 依赖性，其病因有待进一步研究。

偶尔,PHPⅠa型可合并 Graves 病或以 ACTH、MSH 不敏感为突出表现,而 PTH 抵抗相对轻微,易被漏诊或误诊(见后述)。母传性 Gsα 基因突变患者可表现对多种激素(如 PTH、TSH、LH、FSH 等)的抵抗,其中 TSH 抵抗综合征也不少见,这是由于甲状腺组织中的 Gsα 发生不完全性印记所致。

和特发性甲旁减一样,PHP 患者亦可发生异位钙化症。巩膜脉络膜钙化(sclerochoroidal calcification)是指巩膜和脉络膜的钙盐沉着,其病因未明。以前认为是高钙血症和 PHP 所致,但许多患者并无钙、磷代谢的异常(称为"特发性"),近年发现,Gitelman 综合征和 Bartter 综合征也可伴有巩膜脉络膜钙化症。看来其发生还与低钾性碱中毒及低镁血症有关。

(三) PHPⅠb 型的其他特点

引起 PHPⅠb 型的 GNAS1 基因突变类型有：A/B 外显子无甲基化或外显子 1A 缺陷等。

PHPⅠb 型患者的特点是靶组织对 PTH 抵抗,但无 PTH/PTHrP 受体基因的突变,用连锁分析(linkage analysis)PTH 受体基因位点的及其邻近基因的编码区发现,在 PTH/PTHrP 受体基因的第 3 号或第 13 号外显子存在多态性。在一些 PHPⅠb 型家族中,发现 PTHⅡ型受体基因的(2q33)存在序列多态性,但这些均不是引起 PHPⅠb 型的遗传学的最根本病因。P₃ 启动子为肾脏 PTHⅠ型受体基因的主要启动子,但在 PHPⅠb 型患者中,未发现 P₃ 启动子的异常。另一方面,在正常人群中,似乎常见的 CaR A986S 多态性对血浆 Ca^{2+} 浓度有一定的影响。PTH 作用于肾脏细胞可形成 cAMP,但 cAMP 未能引起肾脏排磷的效应,因而有高磷血症和低钙血症。患者尿中 cAMP 常高于正常,注射外源性 PTH 后,血尿中 cAMP 进一步升高,但尿磷不增多,低血钙和高血磷不能得到纠正。部分患者于注射足量钙盐使血清钙升至正常水平后,再注射外源性有活性的 PTH 后,不仅尿 cAMP 升高,而且同时尿磷增多,使低血钙和高血磷得到纠正,故认为靶细胞质内钙离子浓度的显著增高是造成细胞内 cAMP 发挥作用的条件。

患者无特殊体型,但有低血钙症所导致的手足搐搦和其他症状体征,故与特发性甲旁减很相似。偶尔,PHPⅠb 亦可伴有心力衰竭(严重低钙血症致扩张型心肌病),患者还可出现 QT 间期延长及晕厥。

(四) PHPⅡ型

PHPⅡ型患者有低钙血症、高磷血症、碱性磷酸酶活性正常、血 PTH 正常或升高,血 cAMP 正常。注射外源性 PTH 后尿 cAMP 增加,但尿磷的增加低于正常值。若先滴注钙剂使血钙恢复正常后再注射 PTH,则尿磷排出增加。但无 AHO 体型。

(五) 伴有纤维囊性骨炎的 PHP

多数病例无 AHO 的特异体型,但有低钙血症所引起的手足搐搦。伴高磷血症、血碱性磷酸酶和 PTH 增高,外源性 PTH 对肾脏不增加 cAMP 或磷的排出。X 线检查骨骼见纤维囊性骨炎,骨骼可有变形,易骨折。

如有慢性低钙血症的症状和体征,血钙低、血磷高,但骨骼呈甲旁亢的表现时,诊断可基本成立,但必须与特发性甲旁减和 PHP 鉴别,PHP 伴纤维囊性骨炎者有甲旁亢的骨骼表现,而单纯 PHP 患者的血钙降低、血磷升高。

大多数患者可用维生素 D 或其衍生物使血钙恢复正常,随 PTH 的下降而恢复正常,骨骼病变愈合。

(六) PPHP

Albright 于 1952 年报道第一例 PPHP,故又称 Albright 遗传性骨营养不良症(AHO)。患者身材矮胖,圆面,短指(趾)畸形,皮下钙化斑与 PHP 相同。但是甲状旁腺功能检查均属正常,血尿钙磷正常,对注射外源性 PTH 的反应与正常人反应亦相同。在此类患者的家族中可有相同的患者或有典型假性甲旁减患者；有的患者在随诊观察中或身体需要钙量增加时,血尿生化可转变成为真正的假性甲旁减表现。因此,有人认为此型是轻型的肾无反应-骨反应型 PHP。近年研究表明,患者有 Gsα 活性降低,呈常染色体显性遗传。杂合子患者有 GNAS1 基因突变。

患者无甲旁减的症状与体征,实验室有关检查均属正常,但患者有 PHP 的 AHO 特殊体态。本症亦由 Albright 首先提出。当时有一患者具有 AHO 的特征,但在代谢方面无异常。典型的 AHO 体型已见前述。患者无慢性低血钙性手足搐搦。本病患者最终也可出现低钙血症及其相应的临床表现。临床上 PPHP 可有三种不同程度的表现：① 甲状旁腺功能正常的 Albright 骨营养不良症。② 正常血钙性假性甲旁减,PTH 无反应程度轻,内源性 PTH 增加可代偿非显性假性甲状旁腺功能低下症。③ 假性甲状旁腺功能低下症的轻型：有低钙血症但程度轻,临床无症状,与Ⅱ型的不同点在于对 PTH 反应更差一些。

三、实验室检查和特殊检查

(一) 一般检查

实验室检查可发现低钙血症、高磷血症、最大肾小管磷重吸收率/肾小球滤过率(TmP/GFR)升高,Ellsworth-Howard 试验反应欠佳或无反应。由于患者的甲状腺 C 细胞功能紊乱,血清降钙素升高 95.3 ± 112.7 pg/ml(正常人为 3.7 ± 2.4 pg/ml),如做 5 肽胃泌素试验,PHPⅠa 型患者的血浆 cAMP 无升高反应。PPHP 患者实验室检查可见血钙、血磷、碱性磷酸酶、PTH 均正常。注射外源性 PTH 后尿排磷及 cAMP 均增高,即反应正常。

(二) Gsα 活性

AHO 患者的红细胞膜 Gsα 蛋白活性下降(平均为正常人的 59%),但 Gsα 功能障碍并不一定意味着有 Gsα 基因的突变。Margnert 等对来源于多中心的 71 例 PHP 综合征儿童和 77 例患者亲属的红细胞 Gsα 进行了测定(正常值 85%～110%),结果显示,PHPⅠa 为 58%±9%(下降),PHPⅠb 为 96%±9%(正常),PHPⅠc 为 97%±13%(正常),假-假性甲旁减比例(PPHP)正常或下降。因此,Gsα 活性是 PHP 的一种标志物,可根据 Gsα 活性来对 PHP 进行分类。

(三) 肾小管溶酶体酶

正常情况下,PTH 可增加肾近曲小管溶酶体酶 N-乙酰-β-D-葡萄糖胺酶(N-acety-β-D-glucosaminidase)的排泄,PHPⅠ型患者的这一反应减弱(由于肾脏对 PTH 不敏感所致)。此外,正常人在滴注 PTH 后,尿中组织蛋白酶 D(cathepsin D)的排泄增多,而 PHPⅠ型患者的反应性下降(提示肾小管对 PTH 有抵抗),故可用这些指标来协助 HPHⅠ型的诊断。

（四）Ellsworth-Howard 试验

空腹状态下，成人使用 PTH_{1-34} 100 U，儿童使用 PTH_{1-34} 100 U/m^2，正常人尿排磷增加 $2\sim4$ 倍，血磷上升 $0.16\sim0.31$ mmol/L（$0.5\sim1.0$ mg/dl）；PHP Ⅰ型和Ⅱ型患者血磷、尿磷均无明显增加。PHP Ⅰ型尿 cAMP 无明显增高，Ⅱ型尿 cAMP 升高 $4\sim8$ 倍。

（五）骨代谢指标

PHP 患者的骨组织对升高的 PTH 仍有反应，PHP Ⅰb 型患者的骨代谢生化指标（如骨钙素、抗酒石酸酸性磷酸酶、尿吡啶酚和脱氧吡啶酚）都高于正常人，特发性甲旁减和手术后甲旁减患者。股骨骨密度"Z"值明显下降（骨质疏松），血清 PTH 与骨代谢标志物呈正相关，与脊柱骨密度呈负相关。升高的血清 PTH 是导致骨质疏松的主要原因。

四、诊断和鉴别诊断

（一）诊断

本病诊断的主要依据是：① PHP Ⅰa 型患者有特殊体型（圆脸、胖、矮、短指、短趾）。② 低钙血症、高磷血症，碱性磷酸酶正常。③ 注射外源性 PTH 后肾源性 cAMP 不增多、尿排磷不增加。④ 从外源性 PTH 引起的尿 cAMP 升高反应看，PHP Ⅰa 和Ⅰb 的表现相似，正常人在使用外源性 PTH 后，尿 cAMP 迅速升高，于 30 min 左右升高到基础值的 $50\sim100$ 倍，而 PHP Ⅰa 和Ⅰb 患者仅升高 $2\sim5$ 倍，血甲状旁腺素升高或正常。⑤ X 线骨骼照片见第 4 和第 5 掌（趾）骨较短粗、锁骨增宽、前臂骨弯曲、外生骨疣，这些骨的异常和畸形借助 X 线检查可协助诊断。⑥ 有发育缺陷的家族史和甲旁减的症状。⑦ Ⅰ型 PHP 患者偶尔出现高降钙素血症。注射五肽胃泌素后，血清降钙素水平进一步升高，呈过度反应，其原因可能与慢性低钙血症有关。

PPHP 诊断的主要依据是：① 典型的 AHO 体型、皮下钙化及短指（趾）畸形，血尿钙磷正常，免疫反应性 PTH（iPTH）不高；② 家族中有 PHP 患者，一级亲属中有 PHP 或 PPHP；③ 注射 PTH 后尿排 cAMP 和磷增高。

（二）鉴别诊断

PHP 的几种亚型与 PPHP 的鉴别见表 13-12-3。

表 13-12-3 PHP 与 PPHP 的鉴别

	Ⅰ型 PHP			Ⅱ型 PHP	PPHP
	Ⅰa	Ⅰb	Ⅰc		
同义名	典型 AHO	非典型 AHO	典型 AHO	—	—
分子病因	GNAS1 突变（杂合子、种系细胞）	GNAS1 印记缺陷，可能为 AHO 的一种亚型	不明，GNAS1 正常	不明，可能为 AHO 的一种亚型，部分患者有 PTH 受体多态性	Gsα 活性下降或 GNAS1 突变，2q37（STK25 基因）缺失
主要临床特征	低血钙表现，AHO 体征、肥胖、继发性甲旁亢、性腺功能减退	无 AHO 体征，无其他畸形	有 AHO 体征及其他特殊体征	无 AHO 体征，有低血钙表现	除特殊体征外，无其他异常表现
实验室检查					
血钙	↓	↓	N	↓	N
血磷	↑	↑	N	↑	N
尿钙、磷					N
血 PTH	↑	↑ 或 N	↑	↑ 或 N	N
血 CT	↑	N	N	N	N
血 ALP	N	N	N	N	N
PTH 兴奋试验					
尿 cAMP	无反应	无反应	无反应	有部分反应	正常
尿磷	↓,N	↓	↓	↓	↓
Gsα 活性	下降	正常	正常	正常	下降

注：AHO，主要表现为低钙血症、高磷血症和高 PTH 血症，伴骨生长发育缺陷、圆脸、身材矮、短指（趾）畸形等；PTH，甲状旁腺素；CT，降钙素；ALP，碱性磷酸酶。↓：表示下降；↑：表示上升；N：表示正常。

1. PHP Ⅰa 型与 PHP Ⅰb 型的鉴别要点·PHP Ⅰb 型介于 PHP Ⅰa 与 PHP Ⅱ型之间，患者无Ⅰa 型的特征性体型，特别是指（趾）不宽短。Ⅰb 型 PHP 或Ⅱ型 PHP 患者没有表型异常，因而 AHO 体型特点可以帮助与Ⅰa 型、Ⅰc 型鉴别。而且Ⅰb 型、Ⅰc 型一般无 GNAS1 突变。Ⅰb 型患者亦有低钙血症、高磷血症、正常碱性磷酸酶而 PTH 升高或正常，注射外源性 PTH 后尿排磷不增加，肾源性 cAMP 亦不增加，但其激素抵抗仅限于 PTH 的靶器官，而Ⅰa 型则表现为对全部激素均有抵抗。Ⅰb 型红细胞内 Gs 数量正常，而Ⅰa 型活性降低。Ⅰb 型发病机制尚不甚清楚，有几种假设：① PTH 成分中某一部分有缺陷。② 激素反应的某一未知环节有缺陷。③ 仍然是 G 蛋白的缺陷，但现用鉴定方法尚不能完全察知。

2. PHP Ⅰa 型与Ⅰc 型的鉴别要点·Ⅰc 型 PHP 患者也有掌骨、趾骨变短及 AHO 和Ⅰa 型的其他临床表现，并且同样除了对 PTH 有抵抗性外，也对其他激素有抵抗性，但是Ⅰc 型 Gs 活性正常。

3. PHP Ⅰa 型与特发性甲旁减的鉴别要点是·PHP Ⅰa 型患者有特异体型和 X 线检查骨骼表现，对外源性 PTH 无反应。特发性甲旁减者血钙、PTH、尿 cAMP 下降，血磷升高，使用 PTH 兴奋后，可纠正生化异常。

4. PHPⅠ型与PHPⅡ型的鉴别见后述及表14-13-3。PHPⅠa的诊断较易,但当PTH不敏感的程度很轻,而其他激素抵抗又相对较明显时,可导致误诊。Coutant等报道1例10岁男孩因生长发育障碍而就诊,患者手掌粗短,伴舟状头畸形(saphocephaly),血清TSH升高(8.8 mIU/ml)、血清T₃、T₄、血钙和血磷正常,血PTH升高(358 pg/ml,正常10～60 pg/ml),该患者排除了原发性甲减和肾衰竭等疾病可能,进一步检查发现Gsα活性下降50%,该患者还伴有脊髓管狭小等畸形。因此,PHPⅠa有时以甲减和其他激素(ACTH、MSH)不敏感为突出表现,应注意鉴别,GNAS1检测有助于鉴别,PHPⅠa常有GNAS1突变而PHPⅡ型则无。

血清基础PTH/低钙兴奋后的PTH峰值比值可用于PHP的鉴别,PTH缺乏性甲旁减患者的比值下降,经维生素D₃治疗后上升,该比值与血清钙水平呈反S型变化曲线。PHP患者的比值升高,经1α,25-(OH)₂-D₃治疗后下降,升高的程度反映了PTH的分泌量(甲状旁腺腺瘤患者比值亦可升高)。

5. 与新生儿暂时性PHP的鉴别·新生儿暂时性PHP(neonatal transient pseudohypoparathyroidism)的临床表现酷似一般性PHP,如低钙血症、高磷血症和血清PTH升高等,但无PHP的其他表现。Manzar等报道,补钙治疗难以纠正低钙血症,但对维生素D的反应良好,追踪8个月后,上述异常全部缓解。

6. 肢端骨发育障碍(acrodysostosis)·主要指鼻骨发育障碍、中面部缺陷和短指(趾)畸形,可伴有听力减退与智力障碍,故应与PHP鉴别。

7. 维生素D缺乏性佝偻病(骨软化症)·不典型PHPⅡ型与维生素D缺乏症的临床表现类似,应注意鉴别。

五、治 疗

PHP的治疗类似于特发性甲旁减,只是维生素D和钙的剂量通常比特发性甲旁减中需要的量要低。由于个体反应的差异性,必须确定每个患者的最佳治疗方案,以维持正常的血钙值和尿钙排泄量。对于低钙血症需终身治疗。

如血磷升高,可考虑用磷酸二酯酶抑制剂(如氨茶碱)治疗,可使尿磷排出增加,尿cAMP升高,二丁酰cAMP也使尿排磷增多,改善部分症状和生化异常。

PHPⅠa型患者的血浆肾素活性(PRA)升高,可伴有高血压,经用1α,25-(OH)₂-D₃治疗后,PRA和血压下降,血钙恢复正常。患者夜尿增多可能与夜间AVP缺乏有关,去氨基-8-D-精氨酸加压素(desmopressin, DDAVP)有时能减少夜尿尿量。

PPHP无需特殊治疗,只需随访血钙变化。因无低钙血症,故无需用维生素D或其衍生物及钙剂治疗。

参考文献

[1] Clarke BL, Brown EM, Collins MT, et al. Epidemiology and diagnosis of hypoparathyroidism[J]. J Clin Endocrinol Metab, 2016, 101: 2284-2299.
[2] Salehian B, Lachman R, Power W, et al. Pseudohypohyperparathyroidism: a case study of differential resistance to parathyroid hormone[J]. Endocr Pract, 1997, 3: 85-91.
[3] Chase LR, Melson GL, Aurbach GD. Pseudohypoparathyroidism: defective excretion of 3′, 5′-AMP in response to parathyroid hormone[J]. J Clin Invest, 1969, 48: 1832-1844.
[4] Mantovani G, Bastepe M, Monk D, et al. Diagnosis and management of pseudohypoparathyroidism and related disorders: first international Consensus Statement[J]. Nat Rev Endocrinol, 2018, 14: 476-500.
[5] Weinstein LS, Liu J, Sakamoto A, et al. Minireview: GNAS: normal and abnormal functions[J]. Endocrinology, 2004, 145: 5459-5464.
[6] Linglart A, Levine MA, Juppner H. Pseudohypoparathyroidism[J]. Endocrinol Metab Clin North Am, 2018, 47: 865-888.
[7] Ong KK, Amin R, Dunger DB. Pseudohypoparathyroidism — another monogenic obesity syndrome[J]. Clin Endocrinol, 2000, 52: 389-391.
[8] Frame B, Hanson CA, Frost HM, et al. Renal resistance to parathyroid hormone with osteitis fibrosa: "pseudohypohyperparathyroidism"[J]. Am J Med, 1972, 52: 311-321.
[9] Juppner H. Genetic and epigenetic defects at the GNAS locus cause different forms of pseudohypoparathyroidism[J]. Ann Endocrinol (Paris), 2015, 76: 92-97.
[10] Cho MJ, Ban KH, Park JA, et al. Congestive heart failure: an unusual presentation of pseudohypoparathyroidism[J]. Pediatr Emerg Care, 2013, 29: 826-828.
[11] Wilson LC, Hall CM. Albright's hereditary osteodystrophy and pseudohypoparathyroidism[J]. Semin Musculoskelet Radiol, 2002, 6: 273-283.

第十三章 · 甲状旁腺疾病的外科处理

朱 预

第一节 · 原发性甲状旁腺功能亢进症

原发性甲状旁腺功能亢进症(primary hyperparathyroidism)简称为原发性甲旁亢,本病可因甲状旁腺增生、甲状旁腺腺瘤以及甲状旁腺癌分泌过多的甲状旁腺素(parathyroid hormone, PTH),引起临床出现一系列症状,如神经精神肌肉系统、消化道、关节及软组织症状,泌尿系结石,骨骼系统的纤维囊性变、畸形,甚至病理骨折、棕色瘤(brown tumor),还有

高血压等。本病的发病率有人种差异,白色人种发病率较高,为较常见病,欧美的文献报道为1‰,斯德哥尔摩居民高血钙发病率达3.9%;而在黄种人为少见病,多届亚洲内分泌外科会议均有报告证实。性别差异亦很明显,国际文献报告男女之比为1:4,据北京协和医院统计国内资料337例,男女之比为1:3。

原发性甲状旁腺功能亢进可以由4种甲状旁腺疾病引起,即甲状旁腺增生、甲状旁腺腺瘤、甲状旁腺腺癌、多发性内分泌腺瘤病(multiple endocrine neoplasm, MEN),MEN可以

有三型,三型都可以有甲状旁腺增生,其中Ⅰ型90%以上有增生或腺瘤样增生,也有少数为腺瘤。以上4种疾病均需外科手术处理。

一、原发性甲状旁腺增生

约占原发性甲状旁腺功能亢进症的12%左右。

（一）手术适应证

1. 诊断肯定·定性诊断,临床症状典型(见本书有关章节),血钙水平高于10.8 mg/dl,即2.5 mmol/L,或血清游离钙水平1.28 mmol/L。血清PTH测定高于79 pg/ml(北京协和医院内分泌科用氨基端iPTH放射免疫法测定),可确诊为甲状旁腺功能亢进(简称甲旁亢)。

2. 定位诊断·增生累及4个腺体,亦可仅累及3个,也有异位的,如1个位于前上纵隔,笔者有1例经验,^{99m}TcMIBI阳性。在大多数病例,B超和^{99m}TcMIBI均不能发现,故只要定性诊断肯定,即有手术指征,应行双侧甲状旁腺探查术。

（二）手术

1. 麻醉·可采用颈部硬脊膜外或一侧颈丛阻滞,一侧局麻,不应作双侧颈丛,因易发生双侧喉返神经麻痹而致双侧声带麻痹,引起窒息。麻醉剂可一侧颈丛用1%～2%利多卡因,另一侧用0.5%～1%利多卡因局麻。

2. 手术原则·颈部低横弧形切口,逐层切开直到双侧甲状腺显露。游离甲状腺外侧,缝线牵引甲状腺显露一侧上、下甲状旁腺。增生病变可见甲状旁腺增大,但大小可以不一,再显露对侧甲状旁腺。4个腺体都找到后,左、右上甲状旁腺全摘除,左下甲状旁腺全摘除,右下甲状旁腺保留60 mg。可将已摘下的甲状旁腺切一小块在手术台下称重,要求至少为60 mg,保留部分与之相比一样大小即可。也可做双侧下甲状旁腺大部切除,双侧各保留40 mg,保留腺体大小的估计方法同上。

3. 术后处理·术后血钙水平可降到8～9 mg/dl(1.8～1.9 mmol/L),临床表现为患者自觉口唇、手指发麻,手指发僵,甚者可出现抽搐,一般于术后16～24 h出现。可口服乳酸钙或碳酸钙一日3～4次,每次4 g。此时骨缺钙,骨对钙的大量吸收称"骨饥饿",为了补充全身骨质的较重或严重脱钙,一般术后要补钙半年甚至更久。术后如血钙降到8 mg/dl以下,频频抽搐者,应经静脉输葡萄糖酸钙补钙,可给10%葡萄糖酸钙10～20 ml,一日2次,视严重情况予以增减。低血钙严重者,静脉点滴葡萄糖酸钙可长达1个月之久,此多因切除过多,余留的甲状旁腺组织不足60 mg之故,和术者手术经验有关。低血钙口服维生素D$_2$效果不确定,每日可口服5 000～10 000 U。严重低血钙者,有文献推荐口服1,25-(OH)$_2$-D$_3$,1～2 g/d,效果比补充维生素D$_2$要好些。多发性内分泌肿瘤和家族性甲状旁腺增生的甲状旁腺外科处理同原发性甲状旁腺增生。

二、甲状旁腺腺瘤

约占原发性甲状旁腺功能亢进85%。

甲状旁腺腺瘤需要外科手术摘除,才能治愈。甲状旁腺瘤约97%为单发,2%～3%为双侧各有1个腺瘤。目前国际国内多数专家赞成经B超和^{99m}Tc-MIBI定位后作单侧探查摘除腺瘤,但也有不同意见。我国因此病少见,发病后确诊平均时间为3年以上,腺瘤均较大,即使有双侧腺瘤,上述定位检查不致遗漏;而在欧美等发达国家,发现早,有可能一侧腺瘤定位阳性,另一侧腺瘤小,定位阴性而手术遗漏。故有的专家主张双侧均要探查。现在国外有术中PTH测定仅需30 min,甚至15 min即可出结果。如腺瘤已摘除完全,则PTH值会下降50%,可以指导是否再探查对侧。我国尚未建立此法,就国内患者情况看,尚不需要。

（一）手术适应证

① 定性诊断同甲状旁腺增生如前述。② 定位诊断常规应用B超和^{99m}Tc-MIBI,据北京协和医院普外科的经验B超的阳性率为70%～80%,有个别假阳性,不足1%。MIBI定位,国外文献的阳性率不超过70%,因发现早,腺瘤小,如前述。笔者所在医院的阳性率为95%,有个别假阳性,也见于文献报道。我院有1例MIBI定位为左上,手术探查阴性,全面探查,发现腺瘤位于右下。

（二）手术

1. 麻醉·同甲状旁腺增生,因采用颈部下弧形切口,要切过中线,故单侧探查仍需用0.5%～1%利多卡因作局部浸润,包括腺瘤对侧的皮肤皮下、颈阔肌、中线等。

2. 手术探查·为单侧探查,除非甲状腺有结节性肿大而有时需要切断患侧颈前肌以利显露,一般均不需切断肌肉。甲状腺显露后,缝甲状腺作牵引,离断甲状腺中和下静脉,显露甲状旁腺,据术前定位阳性部位找到腺瘤。喉返神经视情况而定,可以游离出或不游离,主要是避免损伤。沿腺瘤进行剥离,结扎供应腺瘤的动脉和回流静脉,完整将腺瘤摘出。再探查一下同侧另一个甲状旁腺的部位,因已萎缩应为阴性,手术主要部分结束。有的下甲状旁腺下移到甲状腺下极以下,上述甲状腺静脉就不需处理,直视下将腺瘤摘除即可。在经验不足的医师,摘下的肿瘤如可疑应做冰冻切片证实。笔者的经验为腺瘤常扁形、椭圆形、紫红色,有专门供给的动脉,和颈部该处的淋巴结截然不同,容易辨认,不需做冰冻切片,只有极个别的例外。另外,甲状旁腺腺瘤可以异位在甲状腺内,文献报道为1%～3%,我院只遇到1例,术前B超和MIBI检查均为阳性,但术中甲状腺外未找到病变,细摸甲状腺内下侧有一结节,切开甲状腺即易剔出获得成功。

3. 术后处理·同甲状旁腺增生,服钙时期,根据骨脱钙严重情况不同而确定服药剂量和时间。

三、甲状旁腺腺癌

甲状旁腺腺癌的发生率约占甲状旁腺功能亢进的3%～4%。甲状旁腺腺癌的临床特点为发病年龄多在中年以后,因系恶性肿瘤,常有同侧淋巴结转移,触诊时有的可触及,如侵犯同侧喉返神经,可以有一侧声带麻痹而声音嘶哑,少数患者下甲状旁腺癌可以出现甲状腺下可触及肿物。癌的发展快,上述临床特点进展也快。此外甲状旁腺癌易发生高血钙危象,血钙高过16 mg/dl,如不及时处理,可发展而导致昏迷死亡。

（一）手术适应证

无论术前是否能肯定为甲状旁腺癌,只要诊断甲旁亢,手术治疗是绝对适应证,和甲状腺乳头状癌相似,即使有多个同侧淋巴结转移,亦宜手术,且可获得良好效果。

(二) 手术

1. 麻醉·同甲状旁腺腺瘤手术。

2. 手术原则·较大切口,准备颈部淋巴结清扫术,一般不需切断胸锁乳突肌,北京协和医院有 7 例手术经验。切开颈部各层组织直达癌的部位。有的病例局部所见和腺瘤一样,肉眼不能分辨,且无淋巴结转移,只做了肿瘤摘除,术后病理报告为腺癌,这种情况可以等待并紧密随访包括定期测血钙和 PTH,如显著升高,则再行定位检查和手术探查。笔者有 1 例术后 9 年内因局部淋巴结转移共做了两次手术,一次缓解 5 年,第二次缓解 4 年,以后失访,估计有远处转移,亦可能未复发,文献亦有相似报道。一般甲状旁腺癌术中所见,腺癌不呈腺瘤的紫红色而呈现灰白色,不均匀,有微结节状,包膜不光滑,可侵犯周围组织,包括喉返神经。手术切除应包括肿瘤和周围组织,和喉返神经相粘连,视情况如有声哑,应切除部分喉返神经,行同侧甲状腺部分或次全切除术,同侧颈淋巴结清除,视情况而定。可疑的肿瘤应做术中冰冻切片。

至于个别病例甲状旁腺癌有单个肺转移者,亦可考虑作转移灶摘除手术,但要全面考虑得失。北京协和医院有 1 例患者经过颈部 3 次手术,包括颈淋巴结清扫后又出现肺转移,左、右各一,直径各 2 cm,位于边缘,因出现甲旁亢高血钙危象,为抢救生命,分别两次手术,全麻下开胸摘除了癌灶,手术后患者术后生存 11 个月。本例如改为透视下乙醇注射,使转移灶坏死,因创伤小,或许可延长生命。3 个月内两次开胸手术,创伤大,严重地损害了患者的免疫功能。

3. 手术后处理·补钙同甲状旁腺腺瘤,癌症患者术后要定期随诊,发现转移灶早处理可改善预后。如为外地患者,只要定期复查血钙水平,便可了解,是否就地处理或回原手术医院,视具体情况决定。

甲状旁腺癌化疗,一般药物化疗无效果;对甲状旁腺癌有远处转移者,有报道可试用普卡霉素(mithramycin),对破骨细胞有抑制作用,可以减轻骨痛症状及有利于抑制高钙血症,我们无此经验,亦缺乏权威性的文献报道。放疗对远处转移如骨转移,尤其如椎体骨转移,亦可试用,可以减轻疼痛。

第二节·继发性甲状旁腺功能亢进症

目前肾衰竭的患者有增加的现象,由于透析的普遍应用,肾衰竭患者的生命显著延长,因肾衰竭所致继发性甲状旁腺功能亢进的患者愈来愈多。患慢性肾衰竭、尿毒症患者,肾小管吸收钙能力下降,血钙下降,血磷上升,合成维生素 D_3 减少,这种持续性低钙和维生素 D_3 不足,可以反馈性激发甲状旁腺功能亢进,导致甲状旁腺增生或腺瘤样增生,为继发性甲状旁腺功能亢进(secondary hyperparathyroidism)。继发性甲旁亢患者绝大多数不需外科手术干预,不过 5%～10%需行甲状旁腺次全摘除或颈部甲状旁腺全摘除,小部分甲状旁腺自体前臂肌内移植,随着技术的进步,安全性大,这种手术的适应证已逐步放宽。

一、继发性甲状旁腺增生

多为 4 个腺体增生,4 个腺体增生多数大小不一,个别的为腺瘤样增生。肾透析的疗程愈长,增生的腺体愈大,继发性

甲旁亢的症状愈明显。

1. 手术适应证·包括下述 6 点:① 有严重的骨痛,骨质疏松;② 皮肤瘙痒和皮下坏疽;③ 广泛的软组织钙化;④ 血钙×血磷值大于 70;⑤ 需大量服用骨化三醇,经济负担大,不能支持者;⑥ 中度继发性甲旁亢,患者愿手术治疗,医师有经验者,可适当放宽适应证。

2. 术前准备·术前一日应停用肝素,手术当日出、凝血时间正常。因患者抵抗力差,术前赴手术室时应用抗生素预防感染,一般用第三代头孢菌素,常规剂量 1 次,肌内或经输液管道静滴注入。

3. 麻醉·同原发性甲旁亢,一侧颈丛麻醉,一侧 0.5%～1%利多卡因局部浸润,加肌内或静脉注射镇静止痛药,如哌替啶 50 mg。

4. 手术原则·通常两种术式,根据医师经验及条件选择使用。

(1) 甲状旁腺全部摘除,甲状旁腺组织自身前臂肌内移植:手术时即准备好颈和前臂手术野,通常用左前臂。先行颈部手术显露 4 个甲状旁腺后全部摘除,个别人只有 3 个增大的旁腺,全部摘下。术者和助手分两组,一组缝合颈部各层,一组行前臂肌内移植。分开前臂肌层后,将约重 100 mg 的甲状旁腺组织(重量评估同前述)用手术刀切成 10～12 片薄片,分开移植于前臂肌内,肌长范围一般不超过 6 cm,用钛夹 2 枚分开固定于肌内作标志。多余的甲状旁腺组织放在无菌密闭的试管内,贮存于－180～－160℃的液氮冷冻器内,一旦发生移植后甲状旁腺坏死,功能严重不足时,可供再移植用。钛夹标志为移植腺体增生,又出现甲旁亢,再手术切除部分时作导向。

(2) 甲状旁腺次全切除术:同原发性甲状旁腺增生的处理,可参看文献。

5. 术后处理·肾透析:一般应 48 h 后继续,过早有可能引起切口下组织的渗血。如临床情况急需肾透析,可以用巴特罗酶(Botroase)1 kU 皮下注射,或加大剂量用到 3 kU,好在这种情况极少发生。术后补钙可较原发性甲旁亢术后为少,视临床症状而定。

二、三发性甲状旁腺功能亢进

本病又称肾移植后甲状旁腺功能亢进,或自律性甲状旁腺功能亢进症,是肾衰竭行肾移植后,原来的继发性甲状旁腺功能亢进继续存在。按理多数情况下,肾移植后甲状旁腺功能会自然经反馈机制作用后减退,逐渐恢复正常;但在少数情况下,肾移植半年甚至半年以后,甲状旁腺功能仍然高于正常,个别甚至在移植肾输尿管产生结石,尤其肾移植后长期应用类固醇激素预防排异作用时,可能加重患者的骨骼系统症状,如关节疼痛,易骨折,脊椎压缩性骨折等。如病程长,临床症状重,有手术指征,对颈部原行次全切除者要再手术;前臂肌内移植片者予以部分摘除。不过,这些情况很少发生,国内也未报道过。

第三节·甲状旁腺肿瘤再手术问题和异位甲状旁腺肿瘤的外科手术

正常甲状旁腺为左右上下各 1 个共 4 个,据 Gilmour 428

具尸体解剖检查结果发现，87％具有 4 个甲状旁腺，6.3％少于 4 个，6％有 5 个，0.5％有 6 个。少于正常和多于正常，对于甲状旁腺增生所致的甲状旁腺功能亢进的手术治疗，在具体的患者身上，至关重要。异位甲状旁腺增生、腺瘤在手术探查时亦不少见，对经验不多的医生来说是个问题。我院有 10％的病例为异位甲状旁腺病变，其中大部分是经外院探查不能发现而转来我院再手术，故再手术和甲状旁腺病灶异位密切相关。

一、甲状旁腺肿瘤再手术问题

甲状旁腺肿瘤再手术目前来看已经很少见，这要归功于术前定位方法的进步，因我国的病例多数确诊较晚，病程长，甲状旁腺肿瘤长得较大，B超和 ^{99m}Tc－MIBI 阳性率分别可达 80％和 95％。

（一）增生再手术

增生可以因第一次手术保留的过多些，也可以因增生病因不明，保留部分继续增生，以致临床及实验室诊断证明为甲状旁腺功能亢进复发，这种情况很少，但确有此种情况，需要再次手术。手术方法同前，因再次手术，局部瘢痕粘连，解剖层次不清，易于损伤喉返神经，术者要轻柔仔细操作，必要时解剖出喉返神经，加以保护。经验不足应转有经验的医院，以免发生严重的手术并发症，如损伤食管，术后发生食管漏等。

（二）腺瘤再手术

根据笔者的经验和文献报道腺瘤再手术原因有三：① 第一次手术时因经验不足，未能找到，患者转院到有经验单位再手术。② 第一次手术即有双腺瘤，左右各一，一个大，B超和 ^{99m}Tc－MIBI 定位阳性，而另一个小于 1 cm 直径，术前定位未发现，手术做了单侧探查，遗漏了小的一个。③ 第一次手术成功，若干年后又新长了一个腺瘤，笔者所在医院有第一次手术隔 10 多年又长一个腺瘤的经验。

腺瘤再手术，麻醉、切口同前。术前定位后，切除腺瘤时要注意的问题是尽量沿腺瘤包膜细心解剖，分开粘连，避免切破腺瘤，以防瘤细胞在切口各层可达之处种植，致以后局部复发。一旦不慎切破或不可避免地切破，在腺瘤摘下后，手术区可用蒸馏水浸泡冲洗数次，使瘤细胞水肿及冲出切口，此法简便易行有效。再手术加粘连，解剖不清，最好仔细解剖出喉返神经予以保护。

（三）甲状旁腺癌再手术

如前所述，有的甲状旁腺癌术中外观如良性腺瘤，术者按腺瘤摘除，术后病理报告为生长活跃的腺瘤，术后不定时间可以出现切瘤侧颈淋巴结肿大，血清钙和血中 PTH 值上升，诊断为甲状旁腺功能亢进，此种情况下，不应用淋巴结活检或单个淋巴结切取活检，应作颈淋巴结清扫手术，要充分显露，仔细探查，清除淋巴结，尤其要注意胸锁关节后、胸腺上中部的淋巴结，颈阔肌则一般不需切除，个别为显露可切断，术终前予以缝合。

一种情况是第一次手术肉眼所见即可确定是癌，冰冻切片证实，做了同侧甲状腺部分切除，甲状旁腺癌切除及同侧颈淋巴结清扫，术后不定时间又出现颈淋巴结肿大及血清钙、PTH 升高，应予再手术，有显著效果，见前述。

（四）多发性内分泌腺瘤甲状旁腺增生的再手术

多发性内分泌腺瘤病（MEN 1、MEN 2）及混合型都可以有甲状旁腺功能亢进，有的患者不是 4 个腺体都增大，可以有 2 个腺体增大，也可以是 1 个腺瘤样增生，第一次手术摘除了增大的甲状旁腺，过一定时间又出现甲状旁腺功能亢进，需要再手术处理。个别病例采用无水乙醇，于 B 超定位指示下，注射到病灶，是有效的方法，详见下述甲状旁腺的微创手术一节，但首选还应是再手术摘除。

二、异位甲状旁腺病变的再手术问题

异位甲状旁腺病变可以是甲状旁腺增生，也可以是腺瘤。北京协和医院过去 35 年内收治的原发性甲旁亢病例 230 例，包括 20 多例多发性内分泌肿瘤的甲亢、异位甲状旁腺腺瘤 20 例，最常见的是下甲状旁腺腺瘤，下降到前上纵隔，个别的甚至位于胸锁关节后无名静脉和颈内静脉交界处。我院曾有一例第一次手术未能发现，再次 MIBI 定位后，在全麻下再次手术切开了胸锁关节，提起锁骨，才充分显露了腺瘤，成功摘除。我们也有一例异位腺瘤，位于后上纵隔，全麻下剖开了胸骨未能发现，需再次手术开胸，在胸外科医师协助下探查食管上部后侧才摘除。在有经验单位，术前定位准确，第一次手术大多数应成功，可避免再手术。

（一）上甲状旁腺异位腺瘤的摘除

主要关键在于手术前定位，上甲状旁腺异位发病的机会很低，多位于颈动脉鞘内，颈动脉、颈内静脉之间，迷走神经之前。手术时切开颈动脉鞘，显露腺瘤，予以剥出即可。极个别的可位于甲状软骨外侧等，都可经颈部切口摘除。

（二）下甲状旁腺异位腺瘤的摘除

下甲状旁腺异位腺瘤的摘除，位于前上纵隔，包括胸腺内的病变，在颈丛加前述局麻下可以经颈部下横弧形切口进入予以摘除，手术时可以将胸腺上端向上牵拉，有助于病灶显露摘除。

如位于前上中纵隔，个别的更下，甚至在上腔静脉进入心包处，则需行气管内插管，全麻下剖开全部胸骨，显露全部前纵隔，找到病灶予以摘除。这种病灶的发现以往是用经股静脉插管直到左右颈内静脉，分别取血，再把导管下撤，于锁骨下静脉、无名静脉以及上腔静脉分段取血测 iPTH，可以定位。现已广泛应用 ^{99m}Tc－MIBI 定位，可免去上述有创的检查。我们还有甲状旁腺增生位于前中纵隔的摘除经验，需全麻下剖开胸骨摘除病变。

第四节 · 某些较特殊情况下的原发性甲状旁腺功能亢进的处理

有些情况如无症状的原发性甲状旁腺功能亢进症是否在客观检查证据肯定后应行手术，尚无定论。又如老年性原发性甲旁亢是否手术？尤其如很高龄，有心、脑、血管病，手术有危险性，应如何处理为妥？孕妇有原发性甲旁亢如何处理？高血钙有危象如何有准备地行急诊手术？随着科技进步，也体现在这些情况下治疗上的进步，分述如下。

一、无症状原发性甲旁亢的处理

这一问题在我们国内很少发现,因为我国包括著名医学院校的常规血液检查中,不做血清钙的测定,不发现高血钙就不会发现无症状的原发性甲状旁腺功能亢进。另外,人种差异,发病率低也是不做常规检查的理由。但对有泌尿系结石患者不做血清钙测定,则欠妥,对这种患者应常规测血清钙,可能会发现一些早期无症状甲状旁腺功能亢进患者,当然要进一步测 iPTH 以及定位检查等。本病在欧美属常见病,据 Landgren 等对一组 5 202 例年龄为 55～75 岁的妇女做普查,主要查血钙,发现血清钙高者 109 例,占 2.1%,血钙平均水平为 10.40 ± 0.56 mg/dl,血清 PTH 平均为 58 ± 33 pq/ml。有些患者有易感疲乏、易激动、性欲缺乏、情绪兴趣低下等症状。骨密度普遍下降,为全身性,以脊柱、髋骨显著,有的血压升高。这种患者在欧美多数进一步定位检查,并长期随诊,如出现临床症状,血钙、PTH 升高及定位病变有增大,则及时手术。据美国 Mayo Clinic 的意见主张对明显高血钙者,若无禁忌证,只要诊断肯定均应手术探查。因为难以预料哪个高血钙患者以后会发生靶器官损害,在老年妇女会导致骨质改变加速,26% 的患者在 10 年内可发生并发症,手术安全,成功率在 95% 以上。美国麻省总医院对无症状的甲旁亢患者的手术指征是:血清钙在随诊时升高,血清 PTH 高于正常,尿钙排出超过 250 mg/24 h,有骨病变或有肾功能损害等,1992 年美国 NIH 研讨会提出处理意见与上相同。我国的患者多为晚期或偏晚,手术指征更强,偶尔发现无症状的甲旁亢患者,亦宜尽早手术,尤其来自一般城市的,复诊随访不易者。

二、老年人甲状旁腺功能亢进症

老年人甲状旁腺功能亢进症,据国外文献报道发病不低,51～60 岁发病最高,61 岁以上亦有 16.6%。老年人患甲旁亢的特点为临床骨质疏松特别显著,骨质脱钙、骨质增生和骨刺常同时存在,易误诊为老年性骨关节炎。老年患者肾功能不全者颇多,由于肾动脉硬化,钙再吸收不好,尿中丢失钙往往更多,是骨质显著脱钙的原因之一。实验室检查老年患者的血钙要比年轻人低,PTH 水平虽高于正常,也要比年轻患者偏低些。老年女性患者由于雌激素分泌少,拮抗 PTH 对骨作用的能力减弱,故 PTH 即使相对不算很高,骨质改变可以很显著。老年患者一旦确诊应及时手术,以免骨骼产生不可逆的改变,即使后来摘除了腺瘤,骨骼也不能复原,后遗疼痛等症状很难解决。如老年患者因心脏供血问题等不能耐受麻醉及手术创伤等干扰,可用无水乙醇于 B 超定位引导下对腺瘤行注射,使之坏死,方法详见后述。

三、孕妇甲旁亢的处理

孕妇甲旁亢都是原发性甲旁亢,大多数是由腺瘤引起,是临床罕见病。孕妇即使是小的腺瘤,血钙稍高,由于胎儿生长需钙,母血中的钙离子易于通过胎盘进入儿体,使孕妇脱钙更严重,而 PTH 也易通过胎盘进入胎儿体内,结果胎儿本身甲状旁腺发育受抑制,胎儿高血钙也抑制甲状旁腺发育,这些因素严重时可导致胎儿死亡。如果怀孕 3 个月以内孕妇患此病,最好立即行外科手术摘除腺瘤,或者人工流产,中止怀孕,

加手术摘除孕妇甲状旁腺腺瘤。怀孕后期患甲状旁腺腺瘤,应立即手术,好在现可行微创手术,患者经受得起。但胎儿降生可以有甲旁减,严重影响健康,甚至死亡。如孕妇为甲状旁腺增生者处理同上。另外可行 X 线或 CT 摄片包括骨盆腔、子宫及胎儿,如胎儿发育小于应有月份和骨骼影像学检查示钙质严重不足,以停止妊娠为宜。尤其我国实行一个子女政策,应生一个健康儿童,处理要从这点着想。

四、多发性内分泌腺瘤病

多发性内分泌腺瘤病 1 型(MEN 1),90% 以上病例有甲状旁腺功能亢进,主要为主细胞增生,少数为只有一个腺瘤样增生或腺瘤,2A 型有 60% 的患者有甲状旁腺功能亢进,此外还有 1 型和 2 型的混合型,甲状旁腺累及者不低于 60%。这些患者都需要外科手术处理,按增生或腺瘤予以不同处理如上。根据我们的经验,可以一期手术,先做甲状旁腺手术,接着开腹,行胰腺内分泌肿瘤、胰岛素瘤或胃泌素瘤摘除,两次手术减为一次手术,既减轻患者的再次手术心理紧张,又减轻痛苦,节省手术费用。现在已开展微创手术,可选择合适病例,上下手术均用腹腔镜外科技术解决,实为理想的手术方法。

五、关于高血钙危象的处理

由于科技的进步,知识的推广,原发性甲旁亢高血钙危象的患者现已少见,笔者所在医院 1998 年前曾有 8 例。甲状旁腺高血钙危象多发生在甲状旁腺肿瘤患者,尤其是甲状旁腺癌,当血钙高达 16 mg/dl(3.8 mmol/L)时,临床可出现危象。患者的临床症状可以多样,常先有泌尿系症状,如多尿、夜尿等,紧接着出现食欲不佳、恶心、呕吐、少尿,导致尿钙排出减少,血钙更为升高,形成恶性循环。终至高烧、昏迷、抽搐,可导致死亡。因此在高血钙患者出现恶心、呕吐应视为发生危象的警报。高血钙危象的治疗要点可分以下 5 点。

1. **大量输液纠正脱水·** 输 5% 葡萄糖生理盐水,由于血钠的廓清和血钙的廓清是平行的,故大量输液后(每日输液量 4～6 L,静滴)可引起渗透性利尿,排出钙而使高钙水平下降到危险点 3.8 mmol/L 以下。由于大量利尿,钾、镁离子亦可大量排出,应予补充。第 1 日大量输液时,应每 4～6 h 测血钙、钠、钾 1 次。

2. **给予利尿药物·** 如呋塞米(速尿),每 2～4 h 静脉输液管道中快速注入 40 mg。呋塞米尚有抑制肾小管回吸收钙的作用,待血钙下降到 3 mmol/L(13 mg/dl)后,可减少呋塞米剂量,为 40～60 mg/24 h,即可行急诊手术摘除甲状旁腺肿瘤。如用利尿酸钠,开始每 2～4 h 50 mg 静脉注入,血钙下降后可减到 50～200 mg/24 h,输入液量可减为 3 L/d,此时电解质测定可减为每日 1 次。根据我们的经验,上述两种方法一般只用呋塞米即可。

3. **中心静脉压监测·** 由于高血钙危象时需大量输液,24 h 内有的需达 4～6 L,故对有的患者,尤其心、肾功能有障碍者,应作中心静脉插管,经锁骨上或锁骨下途径,亦可经肘弯静脉置细导管(硅管即可)送到上腔静脉输液并可测压,注意勿输液过快,以免引起右心衰竭和肺水肿,也要使尿量增加,最好在 24 h 内使血钙下降 0.5～1.4 mmol/L(2～6 mg/dl),使患者血钙降到安全水平时行急诊手术。如患者有心脏病而应用

洋地黄者，应停用，因高血钙可使患者对洋地黄毒性敏感，心脏问题应请心脏科医师会诊处理。

4. 磷酸盐的补充·磷酸盐理论上可对抗高血钙，用中性磷酸盐或磷酸钾，每日 2～4 g，分 2～4 次服用，每次 1 g。现在多数学者认为可以不用此药，因用前述措施降钙，最多 2～3 日可以解除高血钙危象。服药期间定时测血清钙、肌酐、24 h 尿磷。甲状旁腺癌高钙危象时补磷酸盐有一定好处。

5. 降钙素（calcitonin）的应用·降钙素理论上可对抗高血钙，在危象时可应用，笔者所在医院只有数例经验，肯定有益处，可加快血钙下降，在血钙位于高血钙危象边缘时，应加紧准备手术，不一定必须用降钙素，所幸近 5～6 年以来高血钙危象笔者只遇到 1 例。

第五节·甲状旁腺腺瘤的微创外科手术处理

21 世纪是外科的微创手术世纪，以腔镜手术为主流的微创外科已普及脑、脊髓外科，血管外科，腹、胸、肾、内分泌外科等，且发展很快。甲状旁腺腺瘤在国外已经较多开展微创手术，国内北京协和医院已开展下甲状旁腺腺瘤的微创摘除。现分述下列三种甲状旁腺腺瘤的微创外科处理方法。

一、腺瘤内乙醇注射使肿瘤坏死以达到治疗目的

Herman 等（美国 Mayo Clinic）于 1987—1998 年对 36 例甲状旁腺腺瘤患者进行了无水乙醇注射疗法。其适应证为：① 老年患者不能耐受手术者，如严重冠心病患者；② 甲状旁腺双侧腺瘤；③ 诊断肯定，B 超下定位确定；④ 患者自愿选择此法。具体方法为 B 超定位，局麻下用 25 号细针头将无水乙醇直接注入腺瘤，乙醇量不超过 1 ml。

本法的缺点为：① 可产生暂时性喉返神经麻痹，系乙醇溢出损伤神经所致，但可恢复。② 肿瘤坏死不完全，需再次注射。笔者所在医院有 1 例多发性内分泌腺瘤病（MEN）2型，恶性嗜铬细胞瘤，有单个甲状旁腺肿大，给予乙醇注射治疗，取得了大部分坏死效果。对原发性甲状旁腺腺瘤，笔者不主张行乙醇注射，除非患者坚决要求，但患者多不知有此方法，在此也不予介绍。Karstrup 等曾报道过，B 超引导下化学性甲状旁腺切除。

二、同侧小切口微创手术摘除甲状旁腺腺瘤

本法是美国 John's Hopkins 大学 Udesman 等 2000 年首先报道的 100 例经验，笔者学习了此经验并取得了成功。手术可说无难度，平均手术时间不超过 45 min，有 3 例切口仅3 cm 长，出血平均不超过 20 ml，在美国此术式已成为日间病室手术，患者不需日夜住院，患者以女性为多，术后戴项链可掩盖瘢痕，深受患者欢迎。总结本法的优点为：① 创伤小，出血少；② 手术时间短；③ 瘢痕小，美观；④ 医疗费用省。

三、腹腔镜技术摘除甲状旁腺腺瘤

1998 年意大利 Miccoli 等首先报道 39 例甲状旁腺腺瘤患者应用腹腔镜下腺瘤摘除。手术指征为：① 术前 B 超或

^{99m}Tc - MIBI 定位为单个腺瘤；② 没有结节性甲状腺肿，颈部以前未做过手术；③ 手术区不充 CO_2 以避免皮下气肿和气栓，可用水囊扩张手术通道，39 例手术全部成功。最近文献报道进镜口在胸部乳头以上，颈部不留瘢痕。本法为前上纵隔异位甲状旁腺腺瘤，不用全麻及剖开胸骨显露。另外，亦有报道用胸腔镜手术者，我国尚未开展，在技术上应无困难。

四、结　语

甲状旁腺疾病需外科方法处理者主要为原发性甲状旁腺功能亢进，主要为增生、腺瘤和腺癌，均需手术治疗。外科治疗效果显著，即使是甲状旁腺腺癌，除非个别太晚出现远处转移，如肺和脊柱骨的转移，均可手术治疗，清扫颈部淋巴结，获得很好的疗效。本病不多见，一旦发现积极手术，较一般消化道、呼吸道恶性肿瘤预后为佳。散发性甲状旁腺腺瘤术后血钙正常，但 PTH 仍高的患者易有心血管病，原因不明，有待进一步研究。继发性甲状旁腺功能亢进的外科治疗，效果也肯定很好，预后关键在于肾衰竭本身。甲状旁腺病变摘除后，术后有高血压者，Sancho 等认为与肾损害和泌尿系结石有关，需长期服药。

至于甲状旁腺功能低下，无论是原发性或继发于手术时误切等，严重者用补钙以及服用 $1,25-(OH)_2-D_3$ 治疗仍不够满意，经常有手指硬直感和抽搐者，甲状旁腺移植文献报道资料少，结果也多为短期有效，未见有长达 1 年半以上者，亲者（父母）为供体的病例极少，这方面的研究尚待今后开展。

参考文献

[1] 李建贤.副甲状腺外科学[M].台北：台湾明文书局,1993：23,97 - 106.
[2] 朱预.甲状旁腺机能亢进[M]//朱预.临床内分泌外科学.重庆：重庆出版社,2000：96.
[3] 孟迅吾.氨基端端放射免疫法测定血中甲状腺激素的临床意义[J].中华内科杂志, 1986,25：65 - 70.
[4] 张缙熙,李建初,蔡胜.B 超和彩色多普勒超声诊断原发性甲状腺机能亢进[J].中华医学杂志, 1994,77：598 - 602.
[5] 周前,刘世贞,李方.甲状腺显像定位诊断原发性甲状腺机能亢进[J].中华核医学杂志, 1994,14：5 - 8.
[6] Cumbur A, Cheah WK, Phillip HG, et al. Can localization studies be used to direct focused parathyroid operation[J]. Surgery, 2001, 129：720 - 729.
[7] Shen W, Sabanci U, Morifa ET, et al. Sestamibi scanning is inadequate for directing unilateral neck exploration for first time parathroidectomy [J]. Arch Surg, 1997,132：969 - 974.
[8] Irvin GL, Dembrow VD, Prudhomme DL. Clinical usefulness of an intraoperative "quick parathyroid hormone" assays[J]. Surgery, 1993, 114：1019 - 1022.
[9] Norman JG, Jaffray CE, Chheda H. The fake positive parathyroid sestimibi. A real or perceived problem and a case for radioguided parathyroidectomy[J]. Ann Surg, 2000, 231：31 - 37.
[10] Cohn K, Silverman M, Carrado J, et al. Parathyroid carcinoma：the lahey clinic experience[J]. Surgery, 1985, 98：1095 - 1100.
[11] Fraker DL, Tavis WD, Merendino JJ, et al. Locally recurrent parathyroid neoplasms as a cause for recurrent and persistant primary hyperparathyroidism[J]. Ann Surg, 1991, 213：58 - 65.
[12] Rothmund M, Wagner PK, ScharK C. Subtatal parathyroidectomy verses total parathyroidectomy and autotransplantation in secondary hyperparathyroidism：a randomized trial[J]. World J Surg, 1991, 15：745 - 750.
[13] Johnson WJ, Ma Carthy TT, van Heerden JA, et al. Results of subtotal parathyroidectomy in hemodialysis patients[J]. Am J Med, 1988,84：23 - 32.
[14] Moley JF, Lairmore TC, Doberty GM, et al. Preservation of recurrent laryngeal nerve in thyroid and parathyroid reoperation[J]. Surgery, 1999, 126：673 - 679.

[15] Shen W, Duren M, Morita E, et al. Reoperation for persistent recurrent primary hyperparathyroidism[J]. Arch Surg, 1996, 131: 861-869.

[16] Lundgren E, Ljunghall S, Akerstron G, et al. Case control study on symptoms and sign of "asymptomatic" primary hyperparathyroidism[J]. Surgery, 1998, 124: 480-486.

[17] Bilezikian J P. Management of acute hypercalcemia[J]. New Engl J Med, 1992, 326: 1196-1203.

[18] 朱预, 管珩, 孟迅吾, 等. 原发性甲状旁腺机能亢进症高血钙危象的急诊手术治疗[J]. 中华外科杂志, 1993, 31: 644-647.

[19] 朱预, 刘昌伟, 管珩. 甲状旁腺腺瘤微创外科的初步经验[J]. 中国微创外科杂志, 2002, 8(增刊): 6-7.

[20] Karstrup S, Hegedus L, Halm NH. Ultrasonically guided chemical parathyroidectomy in patients with primary hyperparathyroidism, a follow up study[J]. Clin Endocrinol, 1993, 38: 523-530.

[21] Udelsman P, Donovan P I, Sckoll LT. One hundred consecutive minimally invasive parathyroid explorations[J]. Ann Surg, 2000, 232: 331-339.

[22] Miccoli P, Bendinelli C, Vignali E, et al. Endoscopic parathyroidectomy: report of an initial experience[J]. Surgery, 1998, 124: 1077-1080.

[23] Sancho JJ, Rouco J, Rieravidal R, et al. Long term effect of parathyroidectomy of primary hyperparathyroidism on arterial hypertension[J]. World J Surg, 1992, 16: 732-736.

第十四章 · 高钙血症

邢小平

高钙血症(hypercalcemia)是内分泌临床较常见的代谢紊乱之一, 按血钙升高水平可将高钙血症分为轻度、中度和重度, 轻度高血钙为血总钙值 < 3 mmol/L; 中度为 3～3.5 mmol/L; 重度时 > 3.5 mmol/L, 同时可导致一系列严重的临床征象, 称为高钙危象。轻者无症状, 仅在常规筛查中发现血钙升高, 重者可危及生命。近几十年来, 欧美国家由于检测技术的提高, 可广泛地进行血钙筛查, 因而无症状患者的数量成倍上升; 随着我国医疗水平的提高, 目前我国无症状高钙血症患者的数量也有增高趋势, 但尚无确切数据。高钙血症最常见的原因为原发性甲状旁腺功能亢进症(原发性甲旁亢)和恶性肿瘤, 占总致病因素的90%以上。临床上筛查出的无症状高血钙原因多为原发性甲旁亢, 而病情较重的住院患者的高血钙往往由肿瘤所致; 也可根据同时检测的血甲状旁腺激素(PTH)水平分为PTH相关性高钙血症和非PTH相关的高钙血症。

一、病 因

导致高钙血症的原因很多, 可归纳表 13-14-1。

表 13-14-1 高钙血症的病因

PTH相关性高钙血症
  原发性甲旁亢
    散发性原发性甲旁亢: 包括甲状旁腺腺瘤、增生或腺癌
    家族性原发性甲旁亢: 多发性内分泌腺瘤病 MEN 1 型、MEN 2A 型、家族性孤立性甲旁亢等
  家族性低尿钙性高钙血症

非PTH相关的高钙血症
  恶性肿瘤相关
    局部溶骨性高钙血症(LOH)
    恶性肿瘤体液性高钙血症(HHM)
    异位甲状旁腺激素分泌(PTH介导)
    HHM 不常见的原因
  内分泌疾病
    甲状腺功能亢进症
    嗜铬细胞瘤
    肾上腺皮质功能减退症
    肢端肥大症
    血管活性肠肽瘤(VIP瘤)

(续表)

肉芽肿疾病
  结节病
  组织胞浆菌病
  球孢子菌病
  结核病
  Wegener 肉芽肿
  放线菌病
  念珠菌病
  嗜酸细胞肉芽肿
  硅植入人, 石蜡注射
药物诱导
  维生素 D 中毒
  维生素 A 中毒
  噻嗪类利尿药
  碳酸锂
  雌激素和抗雌激素制剂
  雄激素和他莫昔芬(tamoxifen, 乳腺癌治疗药)
  茶碱
  生长激素
  铝中毒(慢性肾衰竭时)
其他
  制动(尤其在生长期儿童或 Paget 病患者)
  急性和慢性肾衰竭
  乳-碱综合征
  全胃肠外营养
  婴儿特发性高钙血症
  慢性活动性肝病

二、发病机制

生理情况下血钙水平的维持主要靠骨骼、胃肠道、肾脏和血浆蛋白尤其是白蛋白四个方面调节, 任何一个部分发生功能紊乱均可导致高钙血症: ① 骨吸收破坏导致骨吸收性高钙血症; ② 某些淋巴瘤或肉芽肿可合成分泌 $1,25-(OH)_2-D_3$, 导致胃肠道钙吸收能力过强造成肠吸收性高钙血症; ③ 氢氯噻嗪、过量 PTH 及 PTH 相关肽(PTHrP)可促进肾小管钙重吸收, 而肾功能不全、血容量不足可导致尿钙排泄减少, 均引发肾性高钙血症; ④ 血浆蛋白不正常可导致血的总钙升高而游离钙正常称为假性高钙血症, 如某些多发性骨髓瘤, 钙与不正常的免疫球蛋白结合使血总钙增高。在多数疾病中, 高钙血症往往是上述几种原因综合作用的结果。

高钙血症一旦形成，便持续存在，并且可通过恶性循环不断加重。此恶性循环为：高血钙影响了抗利尿激素在肾远曲小管的作用，导致了肾性尿崩症，且尿钙排量的相应增多引起溶质性利尿，加之高血钙常伴恶心、呕吐，不能及时足量补充水分而导致脱水，细胞外液容量减少，使尿钙排泄下降，进一步加重了高钙血症。明确高钙血症的机制有助于高钙血症个体的诊断和治疗。

不同病因导致高钙血症的机制简述如下。

（一）原发性甲状旁腺功能亢进症（PHPT）

甲状旁腺病变引起自主性持续过量的 PTH 分泌可导致：① 破骨细胞数量和活性增加，促进骨吸收，使骨钙释放入血；② 促使肾小管对钙重吸收增加；③ 刺激肾脏合成 $1,25$-$(OH)_2$-D_3，从而增加肠道钙的吸收。

大约 85% 的原发性甲旁亢是由孤立的甲状旁腺腺瘤引起的，1% 是由甲状旁腺癌引起的，其余多是由多个腺瘤或腺体增生引起的。当原发性甲旁亢定性诊断明确，而定位检查在甲状腺后方未能找到甲状旁腺腺瘤时，需考虑异位甲状旁腺的可能。有文献报道，在 231 例经手术证实为甲状旁腺功能亢进症的患者，有 37 例（16%）为异位甲状旁腺腺瘤。它们分别位于胸腺内（7 例）、气管食管沟（6 例）、甲状腺内（6 例）、前上纵隔（5 例）、甲状腺-胸腺韧带（4 例）、食管后（3例）、后上纵隔（2 例）、颌下部位（2 例）、颈动脉鞘内（1）例和食管旁（1 例）。

据估计，在 45 岁以下的 PHPT 病例中，多达 10% 是由种系突变引起的。而目前，基因检测逐渐成为高钙血症的常规检查部分，尤其是原发性甲旁亢被怀疑是遗传性内分泌病综合征的一部分或当临床诊断为家族性低尿钙性高钙血症时。目前已知的致病基因如表 13-14-2 所示。若基因检测有阳性发现，提示筛查其他潜在的内分泌腺病，以及在一级亲属中检测血钙水平的必要性。

表 13-14-2　遗传性甲旁亢相关的基因及临床表现

综合征	OMIM	基因	临床表现
MEN1	131100	MEN1	PHPT、PNET、垂体腺瘤
MEN2A	171400	RET	PHPT、MTC、PHEO
MEN4	610755	CDKN1B	PHPT、垂体腺瘤、PNET 及性腺、甲状腺、肾上腺、肾脏肿瘤
HPT-JT	145001	CDC73	甲状旁腺腺瘤或腺癌、颌骨骨化纤维瘤、肾脏畸胎瘤、肾囊肿、Wilms 瘤或多囊肾
FHH1	145980	CASR	持续终身的无症状的轻度高钙血症，伴轻度高镁血症，尿钙排量较低
FHH2	145981	GNA11	
FHH3	600740	AP2S1	
NSPHPT	239200	CASR	出生半年内出现的严重的、危及生命的高钙血症

（续表）

综合征	OMIM	基因	临床表现
FIHPT	145000	MEN1、CDC73、CASR、GCM2、CDKN1A、CDKN2B、CDKN2C	单个或多发甲状旁腺功能亢进，不伴有其他内分泌腺体病变

注：OMIM，在线人类孟德尔遗传数据库（Online Mendelian Inheritance in Man）；MEN1，多发性内分泌腺瘤病 1 型；PHPT，原发性甲状旁腺功能亢进症；PNET，胰腺神经内分泌肿瘤；MTC，甲状腺髓样癌；PHEO，嗜铬细胞瘤；HPT-JT，甲旁亢-颌骨肿瘤综合征；FHH，家族性低尿钙性高钙血症；NSPHPT，新生儿严重原发性甲旁亢；FIHPT，家族性孤立性甲旁亢。

其中家族性低尿钙性高钙血症（FHH），也称家族性良性高钙血症，属常染色体显性遗传。常于 10 岁以前发病，尿钙排量与高血钙水平不相适应，尿钙通常少于 0.1 mg/mg 肌酐（而甲旁亢尿钙大于 0.2 mg/mg 肌酐）。血中 PTH、磷和 $1,25$-$(OH)_2$-D_3 水平正常，血镁升高，肾功能正常，无肾结石，肾对钙的重吸收能力高于原发性甲旁亢，甲状旁腺切除后高钙血症不缓解。

（二）恶性肿瘤相关的高钙血症

恶性肿瘤是高钙血症的最常见原因，其首例报道是在 20 世纪 20 年代。1936 年 Gutman 等做了一系列的肿瘤相关高钙血症的报道，这组患者原发病为多发性骨髓瘤和乳腺癌，有肿瘤广泛骨侵犯，笔者认为这些患者高钙血症是由恶性肿瘤骨侵犯所致的。

1941 年当 Albright 报道了一例肾癌的高钙血症患者仅有一处骨转移时，恶性肿瘤相关高钙血症（MAHC）的机制才被假定。Albright 认为单一的骨转移灶不可能导致高钙血症，且他注意到此患者有低磷血症，而不是预期的骨羟磷灰石迅速溶解释放钙磷入血，且高钙血症抑制甲状旁腺从而出现高磷血症，Albright 认为这例患者的高钙血症病因有别于以往描述的乳腺癌和多发性骨髓瘤患者，提示高钙血症可能由于肾癌分泌 PTH 或其他类似于 PTH 的体液因子所致。支持 Albright 体液理论的文章发表于 1956 年，两组未出现骨骼侵犯的恶性肿瘤经手术或其他根治方法治疗后高钙血症被逆转。此后更多报道支持"体液因子理论"。Lafferty 在 1966 年报道了 50 例体液介导的高钙血症，这些患者在 X 线摄片上没有发现骨骼转移，随着肿瘤的切除高钙血症可缓解，组织学上被证实主要为肺鳞癌和肾、膀胱、妇科的恶性肿瘤。20 世纪 60 年代末，MAHC 的两种机制被证实：一种机制是由于肿瘤侵犯骨骼，定义为局部溶骨性高钙血症（local osteolytic hypercalcemia，LOH）；另一种机制是由于体液介导所致，定义为恶性肿瘤体液性高钙血症（humoral hypercalcemia of malignancy，HHM）。研究证实，无论 LOH 还是 HHM，其导致高钙血症的最终共同途径均是诱导破骨细胞骨吸收。

癌症患者如果出现高钙血症提示其预后极差。有研究发现，高钙血症出现后 30 日内生存率仅为 50%。据报道 20%～30% 的恶性肿瘤患者在病程中会发生高钙血症，目前随着二膦酸盐的广泛使用，多发性骨髓瘤和乳腺癌的高钙血症发生率有所下降。

没有研究明确肿瘤大小与高钙血症发生的相关性，但小的、隐匿的肿瘤罕有高钙血症发生。当患者有肿瘤相关的高钙血症时,仔细寻找即可发现肿瘤的存在。但有些肿瘤寻找比较困难,如腹膜后部位的肿瘤:肾癌、淋巴瘤、胰腺肿瘤等。

高钙血症的发生与肿瘤的组织来源关系很大,但事实上,所有类型的肿瘤都有引起高钙血症的报道,只是某些肿瘤是导致高钙血症的常见类型,而某些肿瘤类型如结肠腺癌、胃腺癌、甲状腺癌和中枢神经系恶性肿瘤等罕有高钙血症发生。

目前将恶性肿瘤相关的高钙血症分为四种类型:① LOH;② HHM;③ 异位 PTH 分泌;④ HHM 不常见的原因。

1.局部溶骨性高钙血症(LOH) · 指由原发于血液系统肿瘤或非血液系统肿瘤骨转移所致直接骨侵犯引起的高钙血症。此类患者占恶性肿瘤相关的高钙血症约20%。最常见为多发性骨髓瘤、白血病、淋巴瘤和乳腺癌骨转移。

骨侵犯和骨转移部位的溶骨机制:① 瘤细胞产生蛋白分解酶导致骨基质溶解破坏,某些肿瘤类型如燕麦细胞癌、前列腺癌引发的高钙血症与广泛破坏性骨转移有关,但这只是局部溶骨性高钙血症很罕见的原因;② 骨侵犯和骨转移灶部位的瘤细胞或被瘤细胞激活的宿主免疫细胞,在骨的微环境下释放某些破骨细胞刺激因子,导致局部破骨细胞增殖,继而促进溶骨,这是溶骨的主要机制。局部释放的破骨细胞激活因子包括 PTHrP、IL-1、IL-6、TNF-β 即淋巴毒素、TNF-α、TGF-α、TGF-β 和前列腺素 E(PGE)等。与 HHM 不同的是 LOH 患者血中 PTHrP 不高。

多发性骨髓瘤是一种引起广泛骨损害的恶性肿瘤,约1/3合并肾小球滤过率受损的患者在病程中发生高钙血症。溶骨性损害多散发出现在骨髓瘤细胞沉着、聚集部位,常见于脊柱、颅骨、肋骨及长骨近端。特点为破骨细胞聚集在骨髓瘤细胞周围,有原因不明的骨形成损害,溶骨区域没有新的骨形成表现,血碱性磷酸酶不增加。研究表明骨髓瘤的骨损害是由瘤细胞在骨的微环境中释放局部作用的细胞因子,刺激破骨细胞骨吸收所致,这些骨髓瘤细胞产生的细胞因子包括 TNF-β、IL-1、IL-6。目前认为,在骨髓微环境中骨髓瘤细胞和破骨细胞骨吸收之间存在着一个恶性循环,即骨髓瘤细胞越具有侵犯性,破骨细胞骨吸收越明显,而被刺激的破骨细胞本身也可产生细胞因子如 IL-6,使某些细胞因子产生过剩,促进局部骨髓瘤细胞生长,导致骨髓瘤细胞更具有侵犯性。用破骨细胞骨吸收抑制药物如二膦酸盐可阻断此恶性循环,减少骨吸收,从而延缓骨髓微循环中骨髓瘤细胞生长。1%~2%的淋巴瘤和白血病患者可出现高钙血症,据报道与人类 T 细胞淋巴瘤/白血病病毒 I(HTLV-1)有关的淋巴瘤可以产生 PTHrP;儿童急性淋巴细胞白血病也可产生 PTHrP。

实验表明,在骨微环境中的某些转移瘤细胞具有不同于原发灶部位的瘤细胞的特性,如有些骨转移灶的瘤细胞可产生 PTHrP,溶骨部位骨髓腔内血中 PTHrP 浓度明显升高,但原发灶瘤细胞并不产生 PTHrP,因此周围血中 PTHrP 测定不到。Southby 等的免疫组化分析结果表明,12/13(92%)乳腺癌骨转移灶中有 PTHrP,而仅 3/18(17%)乳腺癌非骨转移灶含 PTHrP。这些发现已被乳腺癌转移至骨或软组织病灶的 PTHrP mRNA 水平原位杂交证实。另外,有研究结果提示作为局部骨吸收因子,乳腺癌患者的 PTHrP 可能以某种方

式加速骨转移和转移瘤生长。Guise 等发现在人乳腺癌细胞系表达 PTHrP 水平有高有低,那些大量产生 PTHrP 的细胞比产生量低的细胞更易发生骨转移,而且在骨转移发生后,PTHrP 诱导的局部恶性循环将会出现,即 PTHrP 诱导破骨细胞骨吸收,吸收的骨组织释放 TGF-β,局部释放的 TGF-β 进一步促进肿瘤产生 PTHrP,继而加速骨吸收。用鼠抗PTHrP_{1-34} 的单克隆抗体治疗出现了肿瘤骨转移的小鼠,发现该抗体能防止骨转移继续发展,减少骨溶解范围。

一个世纪以前,Paget 认为肿瘤细胞特别易于在某些部位生长,Paget 将这些有利于肿瘤转移的环境称为“适宜的土壤”。骨基质可能就是这样一种环境,因为骨基质含有丰富的生长调节因子,当骨吸收时它们释放出来,可能会改变骨局部微环境中瘤细胞的特性,并且局部骨转换率的增加对肿瘤细胞的生长非常有利。为了证实这些假设,有研究曾用破骨细胞骨吸收活性抑制物利塞膦酸钠治疗经人乳腺癌细胞接种后有骨损害的裸鼠,发现瘤细胞的局部溶骨能力和在骨的微环境中的生长能力均被完全抑制。进一步的研究是将能够增加骨吸收的 IL-1 注射在小鼠骨转移发生的罕见颅盖骨局部,然后将人乳腺癌细胞系 MDA-231 细胞接种于小鼠左心室,发现在颅盖骨的转移瘤细胞明显增加,提示局部骨转换率的增高为瘤细胞的转移和生长提供了非常有利的条件。

2.恶性肿瘤体液性高钙血症(HHM) · 指由于未发生广泛骨转移的实性肿瘤或对肿瘤有反应的其他细胞分泌体液因子至血循环,刺激破骨细胞骨吸收及肾小管钙的重吸收,导致高钙血症。HHM 约占恶性肿瘤相关高钙血症的80%。其特征是:少有或无恶性肿瘤骨侵犯或骨转移;肿瘤切除或治愈后高钙血症和其他生化异常可以逆转。最常见于肺、食管、宫颈、阴道及头颈部的鳞状上皮细胞癌,其他还有肾癌、膀胱癌、卵巢癌及胰腺癌,而乳腺癌除了有 HHM,也可有 LOH 的机制参与。

自 Albright 在 20 世纪 40 年代提出恶性肿瘤体液性高钙血症的理论以来,已有多种物质被认为是相关的体液介质。目前明确绝大多数 HHM 是由肿瘤分泌 PTHrP 所致。目前有学者将 HHM 特别定义为由 PTHrP 引起的一类特异的临床征象。支持此理论的证据有:① 与 HHM 相关的肿瘤分泌的 PTHrP 已从相应肿瘤中纯化;② 给实验动物输注 PTHrP 能再现 HHM 的主要临床特征;③ 循环中 PTHrP 浓度在 HHM 患者升高,但在其他类型的高钙血症或无高钙血症的肿瘤患者体内不高;④ 给实验动物输注 PTHrP 的抗血清能逆转 HHM。

PTHrP 是在氨基端与 PTH 具有类似氨基酸序列的一组蛋白质,分子量常大于 PTH,能激活 PTH 受体,产生类似于 PTH 对骨和肾小管的作用。PTHrP 基因在正常人体组织广泛表达,在以下方面起重要作用:① 软骨组织分化和软骨内成骨;② 皮肤、乳腺、胰岛的生长和分化;③ 肾远曲小管、乳腺上皮细胞和胎盘的钙转运;④ 舒张子宫、膀胱、动脉、胃及小肠平滑肌;⑤ 调节免疫功能等。恶性肿瘤发生时 PTHrP 基因表达可明显增加。PTHrP 介导的 HHM 与原发性甲旁亢相同之处为:均由循环的体液因子导致高钙血症;均使肾磷阈降低,尿磷排泄增多,出现低磷血症;能增加尿 cAMP 排泄;

促进破骨细胞骨吸收。不同之处在于：① PTH 能有效刺激肾远曲小管钙的重吸收，因此原发性甲旁亢患者仅为轻、中度高尿钙，而大多数 HHM 患者尿钙排泄显著增加，可能提示 PTHrP 对肾远曲小管钙重吸收作用较弱。② PTH 能显著促进肾脏产生 $1,25-(OH)_2-D_3$，因此原发性甲旁亢患者血中 $1,25-(OH)_2-D_3$ 明显增加，肠钙吸收也增加，而 HHM 患者血中 $1,25-(OH)_2-D_3$ 及肠钙吸收均减少，原因仍不明确。③ 原发性甲旁亢患者血氯增高、肾小管重吸收 HCO_3^- 减少致代谢性酸中毒，而 HHM 患者血氯降低、肾小管重吸收 HCO_3^- 增加致代谢性碱中毒。④ 原发性甲旁亢患者的骨吸收增加，同时骨形成也增加，两者相互偶联；HHM 患者骨活检显示破骨细胞骨吸收显著增强，成骨细胞骨形成反而减少，骨吸收和骨形成之间失偶联导致大量的钙从骨骼流到细胞外液，决定了 HHM 高钙血症的程度，这一失偶联的原因尚不明确。⑤ 原发性甲旁亢患者血中免疫活性 PTH 浓度增高，而 HHM 患者 PTH 水平正常或受抑制。⑥ 血中免疫活性 PTHrP 水平在原发性甲旁亢患者是正常的，而 HHM 患者 PTHrP 水平升高。有临床研究提示：测定免疫活性 PTHrP 的浓度，可用于观察血中 PTHrP 水平增高的肿瘤对手术、化疗或放疗的反应。

3. 异位甲旁亢·非甲状旁腺肿瘤分泌 PTH 导致的高钙血症，称为异位甲旁亢。它是恶性肿瘤相关的高钙血症的罕见原因。

早在 20 世纪 40—70 年代，由于免疫测定方法不敏感、不特异，将 PTHrP 介导的高钙血症 HHM 都归于异位甲旁亢（曾定义为假性甲旁亢）。至 80 年代，随着测定技术的提高及 PTH 和 PTHrP 的分子探针的使用，发现先前所谓的异位甲旁亢由 PTHrP 引发，由 PTH 介导的异位甲旁亢是非常罕见或不存在的。然而 90 年代后有多例令人信服的报道证实真正的异位甲旁亢是存在的，只是非常罕见；这些异位甲旁亢包括肺小细胞癌、肺鳞癌、卵巢透明细胞腺癌、胸腺瘤、未分化神经内分泌肿瘤、甲状腺乳头状癌、肝癌等。应用现代的双位点 PTH 免疫测定法测得血浆中有免疫活性的 PTH 水平升高，和（或）肿瘤中有 PTH mRNA 表达。对一例卵巢肿瘤患者的观察发现，卵巢肿瘤切除前后 PTH 水平相差 5 倍，且肿瘤切除后 PTH 水平及血钙恢复正常；卵巢手术前的颈部探查发现了 4 个正常的甲状旁腺，切除 3 个半甲状旁腺对血清钙水平没有影响；此例患者 PTH 的 mRNA 在肿瘤中有丰富表达，而未检测到 PTHrP 的 mRNA 表达。分析该肿瘤中 PTH 过量表达有双重基础：首先，卵巢癌中 *PTH* 基因的一个拷贝上游区域存在克隆重排，使得该区域的沉默子失活或者包含了正常卵巢基因的一个启动子区域。其次，*PTH* 基因在肿瘤中被放大。相反，在 Yoshimoto 等的报道中，描述了由小细胞肺癌引起的异位甲旁亢，未发现这样的基因重排或放大。*PTH* 表达的原因还不清楚。

在临床工作中，尚需注意肿瘤同时伴发原发性甲旁亢的可能，发生率约为 1‰。

4. 恶性肿瘤体液性高钙血症（HHM）不常见的原因·广义的 HHM 除 PTHrP 所介导外，还包括少数由 $1,25-(OH)_2-D_3$ 及某些细胞因子介导的高钙血症。

（1）$1,25-(OH)_2-D_3$：许多研究提示淋巴瘤细胞可分泌 $1,25-(OH)_2-D_3$ 促进肠钙吸收；白血病细胞偶可产生 $1,25-(OH)_2-D_3$。研究表明某些恶性淋巴瘤患者血中 $1,25-(OH)_2-D_3$ 水平显著升高，而无 PTH 或 PTHrP 水平升高的证据，淋巴瘤切除或治疗后高钙血症可恢复，$1,25-(OH)_2-D_3$ 水平降至正常。

（2）与恶性肿瘤相关的细胞因子：恶性肿瘤及对肿瘤有反应的宿主细胞能够产生一些刺激破骨细胞骨吸收活性的细胞因子，如 IL-1α、IL-1β、IL-6、TNF-β、TNF-α、TGF-α 等。有研究证实 IL-1α、IL-6、TNF-α 和 TGF-α 可导致啮齿类动物高钙血症发生。某些研究认为有些细胞因子如 IL-1α、TGF-α、TNF 可与 PTHrP 同时产生，并联合作用导致高钙血症，但这些联合作用的重要性尚不明确。HHM 患者的骨形成受抑制可能与上述细胞因子同 PTHrP 联合作用有关。

（3）PGE：前列腺素对人的骨吸收作用尚不清楚。20 世纪 70 年代初，体外培养发现 PGE 是破骨细胞骨吸收刺激因子；随后的研究认为，PGE 是乳腺癌骨转移和 HHM 中与骨破坏有关的重要介导因子，乳腺癌细胞与骨联合培养导致的破骨细胞骨吸收能被前列腺素合成抑制剂如阿司匹林和吲哚美辛所抑制。然而在 80 年代的研究中，用前列腺素合成抑制剂治疗一批乳腺癌骨转移患者，其结果令人失望，因此认为上述体外研究结果极可能是培养条件所致的假象。偶有报道某些肿瘤患者骨吸收的增加能被吲哚美辛抑制；此外，在前列腺素产生增多的动物模型中，其他导致骨吸收的因子也可能增加。目前认为，PGE 是 HHM 的罕见或次要的介导因子。

（三）内分泌疾病

1. 甲状腺功能亢进症（简称甲亢）·甲亢常合并轻度高钙血症，为高浓度的甲状腺激素过度刺激破骨细胞活性所致，血碱性磷酸酶水平增高常见。这些患者 PTH 分泌受抑制，肾小管钙重吸收减少，继而尿钙增多。β 受体阻滞剂能减轻这类患者的高钙血症，随着甲亢的有效性治疗，高钙血症能够缓解。如果甲亢合并严重的高钙血症要考虑同时存在原发性甲旁亢。

2. 嗜铬细胞瘤·嗜铬细胞瘤患者可出现轻度到严重的高钙血症，可能机制包括：① 最多见与合并原发性甲旁亢的 MEN2A 型有关；② 也偶有切除了嗜铬细胞瘤后高钙血症即缓解的报道，近期研究证实嗜铬细胞瘤可产生 PTHrP；③ 儿茶酚胺介导的甲状旁腺分泌 PTH 致甲旁亢；④ 儿茶酚胺介导的骨吸收。

3. 肾上腺皮质功能减退症·有报道在原发性和继发性肾上腺皮质功能减退症患者，尤其在艾迪生危象时出现轻度高钙血症，机制可能为血容量减少，血液浓缩，血浆白蛋白升高致血总钙增多，有些患者游离钙水平也升高。PTH、PTHrP、$1,25-(OH)_2-D_3$ 均受抑制。扩容和糖皮质激素治疗很快就可使血钙恢复正常。

4. 血管活性肠肽分泌肿瘤（VIP 瘤）·为良性或恶性的分泌 VIP 的胰岛细胞肿瘤，其临床特征包括：水泻、低血钾、胃酸缺乏（也称 VIP 瘤综合征、胰霍乱等）。约 50% 的这类患者有高钙血症，偶尔是重度高钙血症。虽然高钙血症可能是 MEN 1 中合并的甲旁亢所致，但事实上有些患者在外科手术切除 VIP 瘤后高钙血症也可逆转，提示高钙血症与 VIP 本身或胰岛细胞分泌的其他物质有关。

5. 其他·肢端肥大症、生长激素治疗也可引发高钙血症，作用机制尚不明确。

（四）结节病和其他肉芽肿病

10%结节病患者经过常规生化检测发现有轻到重度高钙血症。以往认为高血钙和高尿钙的发生可能是结节病患者对维生素 D 过于敏感所致，夏季过多接受日照或少量服用维生素 D 均可引发结节病患者的高钙血症。近期研究发现有高血钙的肉芽肿病患者血中的 1,25-$(OH)_2$-D_3 水平增高，可能是结节病和其他肉芽肿组织中的巨噬细胞或与肉芽肿组织有关的其他细胞产生过量 1,25-$(OH)_2$-D_3 的结果。

（五）药物诱导高钙血症

1. 维生素 D 中毒·维生素 D 的生理需要量为 400～600 U/d，正常人发生高钙血症所需摄入维生素 D 量通常为生理需要量的 100 倍以上。在治疗骨质疏松、甲旁减、骨软化和肾性骨病时，由于维生素 D 使用不当或个体敏感性不同可导致高钙血症。此外维生素 D 中毒可出现在维生素 D 衍生物的治疗中，如 1,25-$(OH)_2$-D_3。维生素 D 中毒使肠钙过量吸收和骨吸收增加形成高钙血症，进而诱导肾小球滤过率减少，肾钙清除减少，从而加重高钙血症。在所有使用药理剂量维生素 D 的患者不管血钙值怎样，血中 1,25-$(OH)_2$-D_3 浓度明显升高。而在维生素 D 中毒的患者血中 1,25-$(OH)_2$-D_3 浓度无明显升高，常常为正常或降低。

一旦维生素 D 中毒的诊断被明确，即需减少维生素 D 及其衍生物的使用剂量或中止治疗，高钙血症不会再发。因 1,25-$(OH)_2$-D_3 生物半衰期短，在停止使用后数日内高钙血症即可缓解；而维生素 D 在停止使用数周后高钙血症才能缓解，这与其在脂肪组织中蓄积及释放延长有关。

2. 维生素 A 中毒·维生素 A 的每日允许推荐剂量为 50 000 U/d。大剂量维生素 A 摄入（50 000 U/d，数周至数月）可导致高血钙，临床罕见。但目前维生素 A 类似物的广泛使用，如用顺维甲酸（顺维 A 酸）治疗痤疮及其他皮肤病，用全反式维甲酸治疗血液系统恶性肿瘤，均可导致维生素 A 中毒性高钙血症的频发。其机制可能为过量维生素 A 刺激破骨细胞骨吸收。诊断基于有过量维生素 A 服用史，停止使用维生素 A 后高钙血症可逆转。测定血中维生素 A 及视黄酯有助于诊断。

3. 噻嗪类利尿药·与轻度高钙血症有关，可限制尿钙排泄，增加远曲小管钙的重吸收；然而肾不仅是噻嗪类利尿药介导高钙血症的唯一脏器，对肾外的作用，如对肠钙吸收及骨转换的影响可能也是重要的。

4. 锂盐治疗·接受碳酸锂治疗的患者，在剂量为 900～1 500 mg/d 时，约有 5%发生高钙血症。其机制尚有争议，一些研究认为锂刺激甲状旁腺释放 PTH 导致高血钙，终止锂盐治疗则血钙恢复正常。

5. 其他药物·如氨茶碱及其衍生物、雌激素和抗雌激素等也有导致高钙血症的报道，发病机制尚不清楚。

（六）其他原因所致高钙血症

1. 制动·失重（宇航员）、长期卧床，尤其是骨佩吉特病等具有高骨转换率的患者长期卧床可出现高钙血症。制动数日到数周后可能增加破骨细胞骨吸收，减少成骨细胞骨形成。研究表明年轻患者在完全制动的头几周至数月有约 30%的骨钙丢失。制动诱导快速骨丢失的机制尚待研究。在制动的动物模型中行甲状旁腺切除能预防骨量的丢失，提示制动时破骨细胞活性增加必须通过 PTH 介导。开始正常负重活动后，骨吸收、高血钙及高尿钙均可迅速逆转，但被动的运动锻炼不起作用。

2. 乳碱综合征·指由于摄入过多的钙剂（每日摄入元素钙 2～8 g）和可吸收的抗酸剂导致的高钙血症、高磷血症、代谢性碱中毒和肾功能不全。最早描述于 1923 年，用西皮饮食（sippy diet）即牛奶、铋、钙、碳酸氢钠混合物治疗消化性溃疡，20 日后患者出现头痛、恶心、呕吐、皮肤瘙痒、带状角膜病，检查发现碱中毒，肾功能不全和血钙值升高。但许多患者即使摄入过多的钙和碱性药物，也不发生乳碱综合征，因此考虑个体敏感性也是一个很重要的因素。自广泛认识此病，同时使用不可吸收的抗酸剂和 H_2 受体拮抗剂治疗消化性溃疡后，此病发生率明显降低。近期，包含有引起乳碱综合征两种因素的碳酸钙频繁用于制酸或作为代谢性骨病如骨质疏松的防治用药，可能会导致此综合征发生率增加。近期就有碳酸钙治疗甲状旁腺功能减退时导致乳碱综合征的报道。

乳碱综合征的发病机制尚未完全明确。可能为抗酸剂的使用导致碱中毒，与摄入过多的钙剂同时引发高钙血症，使 PTH 受抑制、肾小管腔内过多钙浓缩及血容量损耗，均可增加近曲小管碳酸氢盐重吸收，从而加重碱中毒；碱中毒可抑制尿钙的排泄，并且由于呕吐和高钙血症及高尿钙可诱发肾性尿崩症导致脱水，同时高钙血症及高尿钙可发生肾间质钙化引起肾功能不全，使尿钙排泄进一步减少，加重高钙血症，造成恶性循环。

3. 婴儿期特发性高钙血症·是一组罕见的以婴儿高钙血症和先天性生长发育缺陷为特征的综合征，病理机制尚不清楚，可能与胃肠道对维生素 D 敏感性增强、钙转运增多有关，有的高钙血症患儿血中 PTHrP 水平升高。

三、临床表现

高钙血症的临床表现出现与否及轻重程度与血钙升高的速度、程度及患者对高血钙的耐受能力有关。血钙＜3 mmol/L 时，大多数患者可无症状或症状较轻；当血钙中等程度升高时，多数患者有症状，某些老年患者甚至出现高钙危象时的临床表现，而有些慢性中度高血钙患者可无明显不适。患者血钙＞3.5～4 mmol/L 时，几乎都有明显症状，即出现高钙危象。

高钙血症的临床表现涉及多个系统，症状因人而异，变化很多。最常见的是中枢神经系统、胃肠道、心血管及泌尿系统症状。

1. 神经系统·由于神经系统正常功能的维持必须有合适的细胞外液钙浓度，因此高血钙时可出现注意力不集中、共济失调、嗜睡、抑郁、木僵，甚至昏迷。

2. 心血管系统·可表现为高血压、心动过缓、心律失常、QT 间期缩短，对洋地黄过度敏感，心跳骤停。

3. 胃肠道系统·表现为厌食、恶心、呕吐、便秘，原发性甲旁亢有时可出现胰腺炎及消化性溃疡。

4. 泌尿系统·表现为多尿、肾结石、肾钙化、肾小球滤过率下降、高氯性酸中毒。

还可有近端肌病、肌无力、带状角膜病，全身迁徙性钙化及脱水。笔者在 1994 年分析了自 1968 年以来收治的 23 例由原发性甲旁亢（18 例）、恶性肿瘤（4 例）及维生素 D 中毒（1 例）导致的高钙危象，均有不同程度的厌食、恶心、呕吐、便秘、多饮、多尿、头晕、记忆力减退、焦虑、精神萎靡、表情淡漠、昏睡、心律失常及心电图异常改变，其中 1 例甲旁亢患者由于未能及时治疗而昏迷死亡。

四、病因诊断

进行高钙血症鉴别诊断前，首先确定是否真正存在高血钙。需多次重复血钙测定以除外实验室误差及止血带绑扎时间过长等人为因素造成的高血钙；还需注意患者有无脱水及血浆蛋白浓度升高。计算校正钙用以下公式：校正钙＝实测钙＋（40－实测白蛋白）× 0.02，钙浓度单位为 mmol/L，白蛋白单位为 g/L。此外，游离钙的测定有助于假性高钙血症的鉴别。

高钙血症一经确立，便可进行以下鉴别：首先从临床表现观察，由于 90% 以上的原因为原发性甲旁亢和恶性肿瘤，因此临床表现为无症状或慢性过程的很可能为原发性甲旁亢；而高血钙通常是癌症病情恶化的表现，一般高钙血症出现后，患者仅能存活数周或数月，因此如果临床表现重症、急性的，很可能是恶性肿瘤。然后再结合血 PTH 测定来考虑：① 如果 PTH 测定值高，则诊断为原发性甲旁亢，当然要注意除外非常罕见的恶性肿瘤异位分泌 PTH；② 如果 PTH 测定值正常，还要警惕家族性低尿钙性高钙血症（FHH），该病的尿钙与肌酐清除率的比值＜0.01；③ 如果 PTH 测定值低，则需根据病史、体征、各种实验室检查及影像学检查仔细筛查恶性肿瘤，确定是否为结节病或维生素 D 中毒等其他少见原因导致的高钙血症，如果均为阴性，则需筛查可引起高钙血症的内分泌疾病。

在诊治恶性肿瘤相关的高钙血症时，必须注意肿瘤患者合并其他引起高钙血症的疾病，如 Godsall 等报道的 1978—1984 年一项 133 例癌症合并高钙血症病例分析中，有 8 例患者最终被诊出患有原发性甲旁亢。

五、治　疗

对高钙血症的治疗取决于血钙水平和临床症状。通常对轻度高血钙、无临床症状的患者，一般不积极采取控制血钙的措施；对有症状及体征的中度高血钙患者，需立即进行治疗，然而对于无症状的中度高血钙，需根据病因决定是否治疗和采取何种治疗，如为可治愈的原发性甲旁亢，则控制高血钙应比对预后很差的恶性肿瘤更为积极。在血钙＞3.5 mmol/L 时，不管有无临床症状，均需立即采取有效措施降低血钙。

治疗高钙血症最根本的办法是去除病因，如手术、化疗、放疗，控制原发病、立即停止使用导致高血钙的药物，制动患者尽可能增加负重锻炼等。但由于高钙血症造成的各系统功能紊乱会影响病因治疗，严重时高钙危象可危及生命，因此降低血钙缓解症状、延长生命往往成为当务之急。短期治疗通常能有效地缓解急性症状，避免高钙危象造成的死亡，争取时间确定和去除病因。然而，某些高钙血症的病因不能或难以治愈，需要药物长期控制血钙，但由于药物的累加毒性作用或

继发性失效，这种长期治疗通常效果不好或很难进行下去。

（一）扩容、促尿钙排泄

1. 生理盐水·高钙血症时由于恶心、呕吐、多尿引起的脱水非常多见，因此不论何种原因的高血钙，均需首先使用生理盐水补充细胞外液容量。开始 24～48 h 每日持续静点 3 000～4 000 ml，可使血钙降低 1～3 mg/dl。生理盐水的补充一是纠正脱水，二是通过增加肾小球钙的滤过率及降低肾脏近、远曲小管对钠和钙的重吸收，使尿钙排泄增多。但老年患者及心肾功能不全的患者使用时要特别慎重。心功能不全的患者可同时从胃肠道补充盐水。笔者在治疗 23 例高钙危象患者时均首先补充生理盐水，近几年静脉补充量为 2 000～4 500 ml/d，同时口服盐水 1 000～4 000 ml/d，每例盐水入量总计 3 000～6 000 ml/d。但单纯使用盐水往往不能使血钙降至正常，还必须采用其他治疗措施。

2. 利尿·细胞外液容量补足后可使用呋塞米（速尿）。呋塞米和利尿酸钠可作用于肾小管髓袢升支粗段，抑制钠和钙的重吸收，促进尿钙排泄，同时防止细胞外液容量补充过多。呋塞米应用剂量为 20～40 mg 静脉注射；当给予大剂量呋塞米加强治疗[80～120 mg/（2～3 h）]时，需注意水和电解质补充，最好能监测中心静脉压、血及尿电解质，以防发生水、电解质紊乱。目前，利尿方法常与抗骨吸收药物一同使用，一般仅用 1～3 日，在抗骨吸收药物起效后即可停用。由于噻嗪类利尿药可减少肾脏钙的排泄，加重高血钙，因此绝对禁忌。

（二）抑制骨吸收药物的应用

由于破骨细胞骨吸收的增加是绝大多数高钙血症患者最常见和重要的发病机制，因此目前经常使用阻断破骨细胞骨吸收的药物降低血钙。此类药物的早期使用还可避免长期大量使用生理盐水和呋塞米造成的水及电解质紊乱。

1. 二膦酸盐·二膦酸盐具有与钙离子及骨骼的亲和力，是迄今最有效的治疗高钙血症的首选药物。根据高钙血症的严重程度选择使用，二膦酸盐起效需 2～4 日，达到最大效果需 4～7 日，60%～70% 的患者血钙能降至正常水平，效果可持续 1～3 周。二膦酸盐胃肠道吸收率很低，通常使用第 2、3代二膦酸盐的静脉制剂，包括帕米膦酸钠、伊班膦酸盐和唑来膦酸。唑来膦酸的效力优于另外两种二膦酸盐，且使用更为方便，4 mg 可于 15 min 内静脉滴注，而帕米膦酸钠 90 mg 则要求静脉滴注时间不少于 2 h，伊班膦酸钠 6 mg 静脉滴注时间不少于 1 h。临床上，为防止二膦酸盐和钙的复合物沉积造成肾损害，应尽可能水化。国外一项多中心临床研究应用唑来膦酸治疗血钙＞3 mmol/L 的 25 例高钙血症患者，治疗第 10 日平均血钙水平从 3.6 mmol/L 降至 2.4 mmol/L，治疗的平均反应率为 84%。

静脉二膦酸盐使用后流感样症状的发生率为 1%～18%，多出现于首次用药的 24 h 内，持续时间多不超过 48 h。流感样症状包括发热、肌痛，可能与破骨细胞、单核细胞及巨噬细胞释放细胞因子有关；偶有暂时性白细胞降低、C 反应蛋白水平增高、轻度无症状低钙及低磷血症。当再次用药后症状减轻或消失。最严重的不良反应为肾损害，与用药剂量和静脉滴注时间有关，故在应用二膦酸盐之前需评估肾功能，肾小球滤过率在 35 ml/min 以上时方可使用。二膦酸盐其他少见不良事件包括下颌骨坏死、不典型股骨骨折、结膜炎、葡萄

膜炎、巩膜炎、眼睑水肿、眼眶感染和脑神经麻痹,发生率低于0.05%。

2. 降钙素·可作用于破骨细胞上的降钙素受体,抑制破骨细胞骨吸收,同时能减少肾小管钙的重吸收,增加尿钙排泄。起效快,但效果不如二膦酸盐显著。使用降钙素 2～6 h 血钙可平均下降 0.5 mmol/L,但不能使大多数患者的血钙水平降至正常。常用剂量为:鲑鱼降钙素 2～8 U/kg,鳗鱼降钙素 0.4～1.6 U/kg,均为皮下或肌内注射,每 6～12 h 重复注射,停药后 24 h 内血钙回升。重复注射同一剂量的降钙素不能达到首次注射的降血钙效果,即多次注射,作用渐弱,不适于长期用药。这种降钙素逸脱现象可能与破骨细胞上降钙素受体的快速降调节作用有关,据报道可被同时使用糖皮质激素减弱。

我们用鲑鱼降钙素治疗 5 例高钙危象的原发性甲旁亢患者,用量每次 100～200 U,每隔 6～12 h 重复肌内注射一次,血钙均获不同程度降低,缓解了高钙危象症状,有利于急诊手术根治原发病;在治疗过程中也观察到了鲑鱼降钙素的逸脱现象。

降钙素的使用非常安全,少数患者仅有暂时性的轻度恶心、腹痛、肌痛及面色潮红。将降钙素与二膦酸盐联合使用能够更迅速和大幅度地降低血钙水平。

3. 狄诺塞麦(denosumab)·骨转移时,肿瘤细胞可以分泌细胞因子及生长因子促进细胞核因子 κB 受体活化因子配体(RANK - RANKL)通路活化,该通路是破骨细胞分化及激活的中心环节。狄诺塞麦是一种完全人源性 RANKL 配体的单克隆抗体,干扰 RANK - RANKL 通路活化,从而抑制破骨细胞生成和骨吸收。一项国际研究结果发现,狄诺塞麦能有效降低二膦酸盐类药物治疗后仍未缓解的高钙血症。目前该药在 2014 年 12 月被美国 FDA 批准用于二膦酸盐难治性的恶性肿瘤所致的高钙血症。与二膦酸盐不同,使用狄诺塞麦无需关注肾功能。

(三)糖皮质激素

通过多种途径达到降血钙的目的,如抑制肠钙吸收、增加尿钙排泄等;有研究报道还能使产生 $1,25 -(OH)_2 - D_3$ 的肉芽肿病患者血中的 $1,25 -(OH)_2 - D_3$ 水平降至正常。它可用于治疗由于血液系统恶性肿瘤如淋巴瘤和多发性骨髓瘤导致的高血钙,也用于治疗维生素 D 和维生素 A 中毒或肉芽肿病

导致的血钙升高。通常对实性肿瘤或原发性甲旁亢引发的高血钙无效。常用剂量为氢化可的松 200～300 mg 每日静脉滴注,共用 3～5 日。

(四)拟钙剂

西那卡塞是目前应用的一种拟钙剂,能激活甲状旁腺上的钙敏感受体,从而抑制 PTH 分泌,使肾小管对钙的重吸收减少,降低血钙。西那卡塞被美国 FDA 批准用于甲状旁腺癌患者的高钙血症和无法进行甲状旁腺手术切除的 PHPT 患者严重高钙血症的治疗。在国内的适应证为慢性肾病持续透析患者的继发性甲状旁腺功能亢进症。应用后需动态监测血钙水平,在 1 周内可观察到血钙变化。目前仅用于成人,对新生儿、婴幼儿及儿童用药的安全性尚未确定。口服给药,剂量为 30 mg,每日 2 次。

(五)磷制剂

过去曾使用磷快速降低血钙水平,由于风险很大,尤其是静脉用磷,使用后产生的钙磷复合物可沉积在肾、心、肺及周围软组织等处,造成严重的脏器损害,甚至有引起死亡的报道,因此这种治疗方法已逐渐被抑制破骨细胞骨吸收的药物取代。如必须使用则需注意:无论口服或静脉使用磷治疗高钙危象,禁用于合并有肾衰竭及正常或高血磷患者。可用于伴有低磷血症的原发性甲旁亢或 PTHrP 介导的体液性恶性肿瘤高钙血症。口服磷(中性磷 250～500 mg 4 次/日)也可用于轻度及中度高血钙伴低血磷患者的长期治疗。

(六)其他

1. 透析·使用低钙或无钙透析液进行腹膜透析或血液透析,治疗顽固性或肾功能不全的高钙危象,可达到迅速降低血钙的目的。

2. 活动·卧床的患者应尽早活动,以避免和缓解长期卧床造成的高钙血症。

总结上述治疗:在高钙危象发生时,首先必须用生理盐水扩容,在容量补足的基础上使用呋塞米,需注意防止水、电解质紊乱;同时可联合使用降钙素及二膦酸,降钙素起效迅速,但由于作用缓和及逸脱现象,降钙效果和持续时间有限;二膦酸盐虽然起效稍慢,但降钙作用显著且持续长久;经过上述处理可缓解症状,为寻找病因及治疗争取到宝贵的时间。表 13 - 14 - 3 总结了高钙危象治疗的常用药物。

表 13 - 14 - 3　高钙危象治疗所用药物及措施

治　疗	起效时间	作用持续时间	特　点	缺　点
生理盐水扩容	数小时	使用过程中	整个治疗过程需要的辅助治疗	心力衰竭
呋塞米	数小时	治疗过程中	快速作用	水、电解质紊乱
降钙素	数小时	2～3 日	作用迅速、安全,常用于高钙危象早期辅助治疗	面红、恶心 降钙作用弱,且迅速出现逸脱
静脉用二膦酸盐(Ccr>35 ml/min)				
帕米膦酸钠	1～2 日	10～14 日或更长	二代二膦酸盐,高效,作用持续时间长	暂时性感冒样症状:发热、寒战、肌痛,肾衰竭 偶有低钙、低磷血症
唑来膦酸钠	1～2 日	10～14 日或更长	三代二膦酸盐,高效,作用持续时间长	暂时性感冒样症状:发热、寒战、肌痛,肾功能损害 偶有低钙、低磷血症

（续表）

治 疗	起 效 时 间	作用持续时间	特 点	缺 点
口服磷制剂（血磷低于 3 mg/dl 时用）	24 h	使用过程中	血磷低时使用，副作用少	肾衰竭、低钙血症、癫痫发作、心律失常、腹泻
糖皮质激素	4～10 日	数日至数周	对某些血液系统肿瘤、维生素 D、维生素 A 中毒及结节病有效	对原发性甲旁亢及大多数实性肿瘤无效，类库欣综合征
透析	数小时	治疗中及治疗后 24～48 h	用于肾衰竭，迅速起效，挽救生命	操作过程复杂

参考文献

[1] Gutman AB, Tyson TL, Gutman EB. Serum calcium, inorganic phosphorus and phospatase activity in hyperparathyroidism, Paget's disease, multiple myeloma and neoplastic disease of the bones[J]. Arch Intern Med, 1936, 57: 379 - 413.

[2] Southby J, Kissin Mn, Danks JA, et al. Immunohistochemical localization of PTHrP in human breast cancer[J]. Cancer Res, 1990, 50: 7710 - 7716.

[3] Michelle MR, Andrew FS. Primer on the metabolic bone diseases and disorders of mineral metabolism[M]. 4th ed. USA: Lippincott-Raven, 1999: 203 - 207.

[4] Nabhan FA, Sizemore GW, Camacho PM. Milk-alkali syndrome from ingestion of calcium carbonate in a patient with hypoparathyroidism[J]. Endocr Pract, 2004, 10: 372 - 375.

[5] 邢小平，孟迅吾，詹志伟，等.高钙危象的初步诊治经验（附 23 例临床分析）[J]. 中国医学科学院学报，1994,16(2): 116 - 121.

[6] Godsall JW, Burtis WJ, Insogna KL, et al. Nephrogenous cyclic AMP, adenylate cyclase-stimulating activity, and the humoral hypercalcemia of malignancy[J]. Recent Prog Horm Res, 1986, 42: 705 - 750.

[7] Body JJ, Lortholary A, Romieu G, et al. A dose-finding study of zoledronate in hypercalcemic cancer patients[J]. J Bone Miner Res, 1999, 14: 1557 - 1561.

[8] Markowitz GS, Fine PL, Stack JI, et al. Toxic acute tubular necrosis following treatment with zoledronate(Zometa)[J]. Kidney Int, 2003, 64: 281 - 289.

[9] Hillner BE, Ingle JN, Chlebowski RT, et al. American Society of Clinical Oncology 2003 update on the role of bisphosphonates and bone health issue in woman with breast cancer[J]. J Clin Oncol, 2003, 21: 4042 - 4057.

[10] Andrew FS. Hypercalcemia associated with cancer[J]. N Engl J Med, 2005, 352: 373 - 379.

[11] Peacock M, Bilezikian JP, Bolognese MA, et al. Cinacalcet HCl reduces hypercalcemia in primary hyperparathyroidism across a wide spectrum of disease severity[J]. J Clin Endocrinol Metab, 2011, 96(1): E9 - E18.

[12] Hu MI, Glezerman IG, Leboulleux S, et al. Denosumab for treatment of hypercalcemia of malignancy[J]. J Clin Endocrinol Metab, 2014, 99(9): 3144 - 3152.

第十五章·低钙血症

孙立昊

一、定 义

在正常血白蛋白浓度下，总血清钙浓度<2 mmol/L 称为低钙血症。因总血清钙包括离子钙和蛋白结合钙，一般血白蛋白每下降 10 g/L，总血清钙浓度降低 0.2 mmol/L。

二、病 因

甲状旁腺素(PTH)、$1,25-(OH)_2-D_3$ 和降钙素具有维持正常血钙的功能。低钙血症依据血钙下降的速度可分为急性低钙血症和慢性低钙血症。急性低钙血症最常见的原因如横纹肌溶解、细胞内磷侵入细胞外液。慢性低钙血症可因 PTH 分泌障碍、PTH 抵抗、维生素 D 缺乏或作用抵抗等所致（表 13-15-1）。

三、临床表现

低钙血症症状和体征是由血清钙的水平、发病年龄、发病缓急、血清磷的水平及并发的酸碱平衡紊乱程度等所决定的。主要的临床表现由神经肌肉的兴奋性增加（手足搐搦、感觉异常、癫痫发作、器质性脑综合征）和钙在软组织的沉积（白内障、基底节钙化）所致。

表 13-15-1 低钙血症的病因分类

甲状旁腺功能减退
　外科手术
　特发性
　新生儿
　家族性
　金属沉积（铁、铜、铝）
　照射后
　浸润性
　功能性（低镁血症时）

PTH 作用抵抗
　假性甲旁减
　肾功能不全

抑制骨吸收的药物治疗
　光辉霉素
　降钙素
　二膦酸盐

$1,25-(OH)_2-D_3$ 生成障碍
　维生素 D 缺乏
　遗传性维生素 D 依赖性佝偻病 I 型（肾 25-OH-D 1α-羟化酶缺陷）

$1,25-(OH)_2-D_3$ 作用抵抗
　遗传性维生素 D 依赖性佝偻病 II 型（维生素 D 受体缺陷）

（续表）

急性钙的结合或沉积
急性高磷血症 　挤压损伤导致肌坏死 　快速肿瘤分解 　肠内磷酸过量 　口服（含磷酸的抑酸剂） 　含磷酸的灌肠
急性胰腺炎
含枸橼酸盐血的输注
骨矿化加速 　骨饥饿综合征 　成骨性骨转移 　维生素 D 缺乏的维生素 D 治疗

（一）神经肌肉系统表现

临床上，严重低钙血症的标志是搐搦。搐搦是自发性强直性肌肉收缩的一种状态。明显的搐搦常以手指及口周麻木为先兆，但搐搦的最经典肌肉组成是手足痉挛。手足搐搦是低钙血症的典型表现之一。通常首先是拇指内收，接着是掌指关节的屈曲，指间关节的伸展和腕关节的屈曲，形成"助产式"手。这些非随意肌的收缩是伴有疼痛的。搐搦还可发生在其他肌群，包括威胁生命的喉肌痉挛。在肌电图上，搐搦表现为典型的反复性的运动神经元放电。搐搦也可发生在低镁血症和代谢性碱中毒，如通气过度所致的呼吸性碱中毒。

轻度的神经肌肉兴奋产生的隐匿性搐搦，可由面神经叩击征（Chvostek 征）和束臂征试验（Trousseau 征）引出。面神经叩击征通过轻叩耳前 2～3 cm 处，即颧弓下的面神经分支处引出，阳性反应从口角抽搐到半侧面肌痉挛。该试验的特异性低，大约有 25% 的正常人面神经叩击征弱阳性，小儿更为多见。束臂征通过血压计气囊在收缩压上 10 mmHg 处加压在上臂，持续 2～3 min 引出，阳性反应为引发腕部痉挛（助产士手）。束臂征比面神经叩击征特异性高，但仍有 1%～4% 的正常人束臂征阳性。

低钙血症易导致癫痫局灶性或全身发作。其他对中枢神经系统的影响包括视乳头水肿、意识障碍、疲倦和器质性脑综合征等。大约 20% 慢性低血钙儿童发展为智力迟钝。长期甲旁减或假性甲旁减的患者基底节常发生钙化，通常是无症状的，但也可导致一系列的运动失调。

（二）其他表现

1. 对心脏的影响·心室复极化延迟，QT 间期延长。兴奋收缩偶联可能受损，尤其在潜在心脏疾病的患者，有时可见顽固性的充血性心力衰竭。

2. 对眼部的影响·白内障在慢性低钙血症患者中常见，其严重程度和低钙血症的持续时间和血钙水平相关。

3. 对皮肤的影响·皮肤干燥剥脱，指甲脆而易碎。一种被称为疱疹样脓疱病或脓疱性牛皮癣的皮炎为低钙血症所特有。

4. 对牙齿的影响·可引起牙釉质发育不全和恒牙不出。

5. 对血液系统的影响·低钙血症是维生素 B_{12} 与内因子结合欠佳，可发生大细胞性贫血。

（三）不同病因导致的低钙血症

1. 甲旁减·可能是由手术导致、自身免疫性、家族性，具

有慢性低钙血症的症状和体征。从生化角度说，甲旁减的标志是低血钙、高血磷（因为 PTH 对尿排磷的作用丧失），以及 PTH 水平低下甚至测不出。

（1）手术所致甲旁减：最常见的甲旁减的病因是颈部手术中切除或损伤甲状旁腺。最常导致甲旁减的手术有颈部癌肿手术、甲状腺全切除术和甲状旁腺切除术。低钙血症所致的搐搦常发生在术后 1～2 日，其中约一半患者会痊愈而不需要长期的替代治疗。在这些病例中，失活的残存甲状旁腺恢复血供，重新分泌 PTH。也有一些患者可能在术后数年才出现明显的低钙血症。

在术前有严重甲旁亢骨病的患者，成功的甲状旁腺切除后会出现术后低血钙综合征，即"骨饥饿综合征"，其原因是骨骼对钙的大量需求以至于正常的甲状旁腺无法代偿所致。该综合征常见于术前血清碱性磷酸酶升高的患者，可通过血磷和血 PTH 与手术所致甲旁减鉴别。骨饥饿综合征者由于骨骼对磷酸盐的需求导致血磷降低，而甲旁减者血磷升高；骨饥饿综合征者，血 PTH 升高而非降低。

（2）自身免疫性甲旁减：在多发性内分泌腺病中可见。最常见的是和原发性肾上腺功能不全、黏膜皮肤念珠菌病联合发生在多腺体的自身免疫综合征 I 型。甲旁减的发病年龄主要在 5～9 岁。

循环中检测到甲状旁腺抗体在多发性内分泌腺病和单纯甲旁减中都是常见的。1/3 的多腺体综合征患者有可识别甲状旁腺上钙感受器的抗体，这些自身抗体的致病机制还不清楚。

（3）家族性甲旁减：甲旁减发病偶可呈家族性聚集，可能为常染色体显性或隐性遗传。曾有报道过干扰正常 PTH 合成的 *PTH* 基因突变的家系。一些家系还被发现在甲状旁腺钙感受器基因上存在点突变。这一特性使受体在血钙正常及低于正常水平时仍介导抑制 PTH 的分泌。受累者有轻度的甲旁减，可能需要替代治疗。这些患者抑制 PTH 分泌的钙调定点降低。因此，该综合征和家族性低尿钙性高钙血症相对应。

（4）甲旁减的其他病因：新生儿甲旁减是由染色体 22q11.2 位置的微小缺失所导致的 DiGeorge 综合征（畸形、心脏缺陷、免疫缺陷和甲旁减）、由 GATA3 转录因子一个拷贝的丢失所致的 HDR 综合征（甲旁减、神经性耳聋和肾异常）等少见病的一部分。珠蛋白生成障碍性贫血（地中海贫血）或红细胞发育不良的依赖输血者由于铁在腺体的沉积，30 岁后易患甲旁减。豆状核变性患者的铜沉积也会导致甲旁减。透析患者的铝沉积会削弱甲状旁腺的储备，导致甲旁减。转移癌的浸润破坏甲状旁腺是导致甲旁减的少见病因。

严重的镁缺失可暂时性麻痹甲状旁腺，阻止 PTH 分泌。镁缺失还使得 PTH 对低血钙的反馈作用迟钝。这些原因在胃肠道、肾病和酒精中毒引起的镁缺失导致低钙血症中可见。补充镁后可纠正低钙血症。

2. 假性甲旁减·是靶器官对甲状旁腺激素抵抗的可遗传性疾病。从生化角度上说，它模拟了甲旁减的激素缺乏形式，表现为低血钙和高血磷，但 PTH 水平升高，且对外源性 PTH 反应明显低下，故称假性甲旁减。

（1）临床特征：假性甲旁减分为 I 型和 II 型。I 型是指外源性 PTH 刺激后，肾源性 cAMP 和磷酸盐尿反应迟钝，而

在Ⅱ型中，肾源性 cAMP 对 PTH 反应正常。其中Ⅰ型又可分为Ⅰa、Ⅰb 和Ⅰc 型。假性甲旁减Ⅰb 型是单纯的 PTH 抵抗，表现为低血钙、高血磷和继发性甲旁亢的生化特征。假性甲旁减Ⅰa 型是由于编码 Gsα 基因（GNAS1）失活性突变，Gs 活性降低所致。除上述这些生化特征外，还有 AHO 的体征，包括矮小、圆脸、短颈、短指（趾）和异位钙化。由于掌骨短，通常受累是第3、4、5掌骨，受累的手指握拳时指节凹陷而不是突出（图 13-15-1）。另外，同时合并原发性甲减较常见。很多患者存在生殖功能异常，表现为女性的月经过少和男性的不育。Ⅰc 型也有典型的 AHO 表现，其发病与 GNAS1 基因无关，发病机制未明。假性甲旁减家系中的某些个体遗传了 AHO 的体征，但无任何钙代谢紊乱，这种情况被称为假性甲旁减（表 13-15-2）。

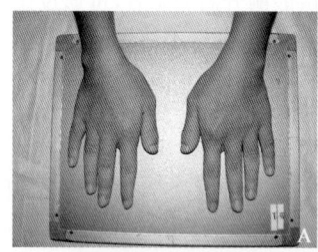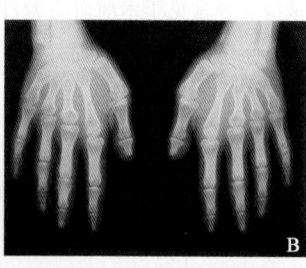

图 13-15-1　假性甲旁减患者的手部
A. 可见第3、4、5手指缩短；B. 影像学示缩短的第3、4、5掌骨

表 13-15-2　假性甲旁减的特征

项　　目	PHPⅠa	PPHP	PHPⅠB
低血钙	是	否	是
对 PTH 的反应	否	是	否
AHO 表现	是	是	否
Gsα 突变	是	是	否
普遍的激素抵抗	是	否	否

（2）遗传：GNAS1 基因为一印记基因，具有细胞特异性接纳父传基因的特征。即 GNAS1 基因的一个等位基因突变如来源于母亲即可发病，来源于父亲却不发病。父传 GNAS1 基因表达可因基因印记而抑制。故父源性的遗传几乎总是存在假-假性甲旁减而无激素抵抗，母源性遗传几乎总是存在假性甲旁减伴激素抵抗。

（3）诊断：对所有具有低血钙、高血磷、高碱性磷酸酶、血 PTH 增高及骨 X 线片表现符合甲状旁腺功能亢进的患者，在认真除外慢性肾功能不全后，无论有无先天性畸形，均应考虑假性甲旁减的可能。通过 PTH 兴奋试验可以鉴别甲旁减和假性甲旁减，正常人静滴外源性 PTH 后，尿磷/尿肌酐和尿 cAMP 较滴注前增加1~2倍，甲旁减患者滴注后，尿磷/尿肌酐和尿 cAMP 可增加5倍以上，假性甲旁减患者无增加或增值小于1倍。假性甲旁减Ⅰ型尿中 cAMP 不增高，提示肾对 PTH 作用不敏感，Ⅱ型尿中 cAMP 增高，而尿磷不见增加，提示患者肾脏中 cAMP 不能引起尿磷排泄增加的效应，属于一种受体后缺陷。

3. 维生素 D 缺乏

（1）发病机制：维生素 D 缺乏是由光照不足、营养不良和吸收不良中的一个或几个因素联合所致。还有一些刺激维生素 D 及其代谢产物分解的药物，如苯妥英钠和苯巴比妥，会使维生素 D 在临界水平者出现维生素 D 缺乏。尽管人的皮肤在充足光照的情况下能合成足量的维生素 D，但有些情况下存在光照不足，仍会导致维生素 D 不足。对皮肤癌的恐惧使很多人避免光照或者使用防护剂阻挡紫外线到达维生素 D 合成所在的表皮深层。肤色深者和老年人在同样的紫外线照射下，维生素 D 的合成较肤色浅者和年轻人相对为少。光照强度受季节（夏季比冬季强）和纬度（纬度越高，强度越弱）的影响，是影响维生素 D 有效合成的重要因素。小肠疾病、部分性胃切除、胰腺疾病和胆道疾病的患者从饮食中吸收维生素 D 的能力降低。

（2）临床特征：对有嗜睡、近端肌无力和骨痛，常规生化检查发现血钙和血磷低于正常或在正常低值，以及尿钙低的患者要怀疑维生素 D 缺乏。此时，血 25-OH-D 水平低有助于诊断。但 1,25-(OH)$_2$-D$_3$ 水平通常是正常的，这是由于这些患者对高 PTH、低血钙和低血磷的反馈使 1α-羟化酶活性增加。

4. 维生素 D 依赖性佝偻病Ⅰ型　又称假性维生素 D 缺乏，是少见的常染色体隐性遗传病，表现为低水平的 1,25-(OH)$_2$-D$_3$，但 25-OH-D 水平正常和佝偻病。该疾病是由于 25-OH-D1α-羟化酶基因的突变使其丧失功能。疾病表现需要两个等位基因都存在缺陷。受累者对在维生素 D 缺乏患者治疗有效的维生素 D 剂量无效，给予超常规剂量的维生素 D 方有疗效。

5. 维生素 D 依赖性佝偻病Ⅱ型　又称遗传性 1,25-(OH)$_2$-D$_3$ 抵抗性佝偻病，是少见的常染色体隐性遗传病，发生在儿童期，表现为和维生素 D 缺乏患者相似的佝偻病。这些患者中很多有脱发。生化改变和报道的维生素 D 缺乏的患者相似，但 1,25-(OH)$_2$-D$_3$ 水平通常很高。该病由维生素 D 受体（VDR）基因失活性突变所致。突变的部位影响疾病的严重程度。这些患者予大剂量骨化三醇和饮食钙治疗，年长后会得到部分或完全缓解。该疾病的动物模型（通过同源重组或基因敲除使 VDR 失活）证实了骨病可由大量的钙磷饮食摄入纠正，尽管脱发仍然存在。该病指出了 VDR 在表皮和毛发生长中的作用，这独立于它在骨骼中的活性。

6. 其他低钙疾病　低白蛋白血症会导致总血清钙浓度降低，此时结合钙减少，但离子钙水平正常。

血清白蛋白含量对血清总钙的影响可用下列公式计算校正值：

校正后血清总钙（mg/dl）＝测得的血清总钙（mg/dl）
－血清白蛋白（g/dl）＋4.0

一些疾病导致急性低钙血症只是因为反馈机制失代偿而自身调节体系正常。横纹肌溶解或肿瘤分解所致的急性高磷血症，常发生在肾功能不全时，会产生严重的症状性低钙血症。输入含枸橼酸盐的血会因为和钙结合成枸橼酸钙而导致急性低血钙。在这种情况下，总钙可能是正常的但离子钙减少。在急性胰腺炎，低血钙是预后不良的征象。低血钙的发生机制是钙和脂肪酸通过皂化发生螯合，脂肪酸在胰脂肪酶的作用下在腹膜后腔生成。骨矿化迅速时也会导致低钙血症,这在前面手术致甲状旁腺功能减退症部分提到的"骨饥饿综合征"中和偶尔的前列腺癌骨转移中可以看到。

四、低钙血症的治疗

(一) 急性低钙血症

发生手足抽搐、喉痉挛、癫痫发作的患者需要静脉补钙,常用制剂有氯化钙(5%,每 10 ml 含元素钙 90 mg)、葡萄糖酸钙(10%,每 10 ml 含元素钙 90 mg)。可先缓慢静注葡萄糖酸钙或氯化钙 10~20 ml,必要时 1~2 h 后重复给药。同时给予口服钙和维生素 D 制剂。若抽搐严重难以缓解,可持续静脉滴注补钙,但速度不宜超过 4 mg 元素钙/(kg·h)。24 h 可静脉输入元素钙 400~1 000 mg,直至口服治疗起效。治疗同时需注意患者有无喘鸣及保持气道通畅,并定期严密监测血清钙水平。静脉补钙对静脉有刺激。使用洋地黄的患者由于钙的输入易使发生中毒,故补充钙时需谨慎。

(二) 慢性低钙血症

在慢性低钙血症所致疾病中,要根本解决低钙血症需治疗原发病。治疗目标是使患者无症状,血钙水平维持在 8.5~9.2 mg/dl。更低的血钙水平使患者不仅会产生低血钙的症状,长期还易导致白内障。但当血钙浓度在正常值上限时,可有明显的高尿钙,这是由于 PTH 降低尿钙的作用丧失所致。这易导致肾结石、肾钙质沉着和慢性肾功能不全。

1. 钙和维生素 D·治疗上以钙和维生素 D 及衍生物为主。静脉使用钙剂已在急性低钙血症叙述。口服可予剂量为每日 1~1.5 g 元素钙,分为 3~4 次口服效果较好。维生素 D 及其衍生物的疗效受很多因素的影响。维生素 D_2 或 D_3 首先在肝脏转化为 $25-OH-D_3$,然后在肾脏经 1α-羟化酶的作用再转变为 $1\alpha,25-(OH)_2-D_3$。因此,如患者有肝肾疾病,维生素 D 的作用减弱。如患者 PTH 完全缺乏,由于 1α-羟化酶作用有赖于 PTH,维生素 D_2 或 D_3 将无法最终转化成 $1\alpha,25-(OH)_2-D_3$。各种维生素 D 衍生物对钙磷代谢的效果强弱,取决于肠的吸收功能、肾的排泄功能和骨的再吸收功能的总和,且每个患者的生理功能各不相同,因此维生素 D 的治疗剂量须在治疗中逐渐调整已达到最终的治疗目的。常用的制剂有:长效制剂如维生素 D_2(麦角骨化醇)或维生素 D_3(胆骨化醇)使用后储存于脂肪组织和肝脏,缓慢释放发生作用。优点是价廉且容易保持血钙稳定,缺点是会缓慢蓄积产生迟发的维生素 D 中毒。双氢速固醇(AT10)治疗较为方便有效,一般每日 0.5~1 mg 口服,2~3 日可见疗效,10 日之内血钙应上升至正常水平,后一般以每日 0.2~1 mg 维持,定期复查血尿钙水平。维生素 D 短效制剂 $1\alpha,25-(OH)_2-D_3$(骨化三醇)、$25-OH-D_3$ 和 $1\alpha-OH-D_3$(阿法骨化醇)均可使用。在治疗低钙血症的同时其他影响钙代谢的药物需慎用。例如,噻嗪类利尿剂有降低尿钙的作用,通过减少尿钙排出会导致严重的高钙血症。在用大剂量维生素 D 维持治疗的患者,可导致严重的高钙血症。短效制剂比长效制剂产生高钙血症的倾向小,但需更频繁的监测血钙水平,且治疗费用要昂贵很多。

治疗期间,需监测血钙(用白蛋白水平校正)、血磷和血肌酐,在药物剂量调整期间每周至每月检测上述指标,药物剂量稳定后每半年检测上述指标及尿钙和尿肌酐;假性甲旁减患者还需监测血 PTH 水平。

甲旁减患者可出现异位钙化和肾结石,但很难区分是由于甲状旁腺功能减退本身所致还是治疗药物引起,一般认为,只有高剂量的钙剂和维生素 D 才有可能引起异位钙化和肾结石。对于甲旁减,治疗前常需行肾脏超声或 CT 检查以确定是否存有肾结石或钙质沉着症,治疗期间可定期复查。

2. PTH 替代治疗·尽管使用大剂量钙剂和活性维生素 D,部分甲旁减患者的血钙仍然不能被提升到目标水平,并且长期使用大剂量钙剂和活性维生素 D 有可能引起高尿钙、肾结石、肾钙质沉着症和异位钙化。此外,用钙剂和维生素 D 治疗并不能解决由于 PTH 缺乏所致的骨转换降低的问题。而使用 PTH 替代治疗的明显优势是 PTH 在纠正低钙血症的同时显著降低了尿钙水平,因此 PTH 替代治疗与常规治疗相比不会发生高尿钙、肾结石和肾钙质沉着症。并且能纠正常规治疗不能纠正的骨代谢异常。

目前在临床研究中,用于甲状旁腺功能减退症治疗的 PTH 及其类似物包括两种:$rhPTH_{1-34}$(teriparatide)和 $rhPTH_{1-84}$(natpara),后者于 2015 年 1 月获得美国 FDA 批准用于治疗甲旁减。

PTH_{1-34}:Winer 等自 1996 年以来进行了多项关于 PTH_{1-34} 治疗甲旁减的临床研究,均能有效维持血钙在目标范围,且与传统治疗药物(活性维生素 D)相比尿钙排泄明显减少;2 次/日可较 1 次/日注射明显减少 PTH_{1-34} 的剂量,且皮下注射泵可进一步减少用量。PTH_{1-34} 治疗 1 年后,骨转换指标水平显著升高,全髋骨密度显著增加而桡骨远端骨密度显著降低,小梁骨数量、矿化表面积及骨形成速率均显著增加。

PTH_{1-84}:与 PTH_{1-34} 治疗方案不同,临床研究中采用在原有传统治疗基础上加用每日或隔日 1 次固定剂量 PTH_{1-84} 的方案。临床研究显示加用 $rhPTH_{1-84}$ 后,元素钙和骨化三醇用量可显著降低甚至停用,血磷水平显著降低,尿钙水平不增加或维持正常范围;骨转换指标水平显著升高;腰椎骨密度升高,全髋骨密度不变或升高,而桡骨远端骨密度显著降低。骨组织计量学研究结果与 PTH_{1-34} 类似,应用 PTH_{1-84} 亦可显著增加骨转换指标水平、皮质骨多孔性及小梁骨数量。

目前 $rhPTH_{1-84}$ 用法为起始剂量 50 μg,皮下注射,1 次/日;同时将原有活性维生素 D 剂量减半。开始用药或调整剂量后每 3~7 日监测血钙水平,每 4 周调整 $rhPTH_{1-84}$ 的剂量,治疗目标为停用活性维生素 D,口服元素钙减为 500 mg/d,维持血钙在正常低值水平。如原用元素钙剂量较大,也可以从减少钙剂剂量起始。剂量稳定后,建议每 3~6 个月检测血钙磷水平,至少每年检测 1 次尿钙水平。如需将 $rhPTH_{1-84}$ 治疗改回传统治疗,建议停药前检测血清 $25-OH-D_3$ 水平,确保 $25-OH-D_3$ 在正常范围。如为单纯应用 $rhPTH_{1-84}$ 的患者,停药前需要与传统治疗药物短期重叠以待后者起效。在 PTH 治疗向传统治疗转换时,有时需要短时期增加传统治疗药物剂量。应用 $rhPTH_{1-84}$ 的不良事件包括高钙血症、低钙血症、肌肉骨骼症状、胃肠道症状等。目前并未观察到应用 $rhPTH_{1-34}$ 或 $rhPTH_{1-84}$ 过程中骨肉瘤风险的增加。对于 $rhPTH_{1-84}$ 治疗甲旁减的疗程,尚不明确。由于 $rhPTH_{1-84}$ 非常昂贵,美国内分泌学会推荐 $rhPTH_{1-84}$ 作为钙剂和维生素 D 制剂的补充治疗,用于单纯传统治疗效果不佳的患者。

参考文献

[1] Bastepe M, Juppner H. GNAS locus and pseudohypoparathyroidism[J]. Horm Res, 2005, 63(2): 65-74.

[2] Bastepe M, Juppner H. Pseudohypoparathyroidism. New insights into an old disease[J]. Endocrinol Metab Clin North Am, 2000, 29(3): 569-589.

[3] Bastida Eizaguirre M, Iturbe Ortiz De Urbina R, Arto Urzainqui M, et al. Albright hereditary osteodystrophy: identification of a novel mutation in a family[J]. An Esp Pediatr, 2001, 54(6): 558-560.

[4] Bringhurst FR, Demay MB, Kronenberg HM. Hormones and Disorders of Mineral Metabolism[M]//Wilson JD, Foster DW, Kronenberg HM, et al. Williams Textbook of Endocrinology. 9th ed. WB Saunders, 1998: 1135.

[5] Schussheim DH, Jacobs TP, Silverberg SJ. Hypocalcemia associated with alendronate[J]. Ann Intern Med, 1999, 130: 329.

[6] Garfield N, Karaplis AC. Genetics and animal models of hypoparathyroidism [J]. Trends Endocrinol Metab, 2001, 12(7): 288-294.

[7] Levine MA. Pseudohypoparathyroidism[M]//Bilezilian JP, Raisa LG, Rodan GA. Principles of bone biology. New York: Academic Press, 1996: 853.

[8] Mantovani G, Romoli R, weber G, et al. Mutational analysis of GNAS1 in patients with pseudohypoparathyroidism: identification of two novel mutions[J]. J Clin Endocrinol Metab, 2000, 85(11): 4243-4248.

[9] Umpaichitra V, Bastian W, Castells S. Hypocalcemia in children: pathogenesis and management[J]. Clinical Pediatrics, 2001, 40: 305-312.

[10] Weinstein LS, Chen M, Liu J. Gs（alpha）mutations and implinting defects in human disease[J]. Ann N Y Acad Sci, 2002, 968: 173-197.

[11] 中华医学会骨质疏松和骨矿盐疾病分会,中华医学会内分泌分会代谢病骨病学组.甲状旁腺功能减退症临床诊疗指南[J].中华骨质疏松和骨矿盐疾病杂志,2018,11: 323-338.

[12] Bollerslev J, Rejnmark L, Marcocci C, et al. European society of endocrinology clinical guideline: treatment of chronic hypoparathyroidism in adults[J]. Eur J Endocrinol, 2015, 173(2): G1-G20.

[13] Bilezikian JP, Brandi ML, Cusano NE, et al. Management of hypoparathyroidism: present and future[J]. J Clin Endocrinol Metab, 2016, 101(6): 2313-2324.

第十六章·磷代谢异常疾病

袁凌青　廖二元

无机磷（inorganic phosphorus, Pi）是人体的重要必需营养素,也是各种组织器官构成和骨骼的重要组成成分。几乎所有重要的活性物质（蛋白质、核酸、类脂、多糖等）均含有磷酸盐（phosphates）,对人体细胞生理功能和骨骼矿化起重要作用。磷酸盐和钙一样,参与机体许多重要的生理功能,如神经传导、能量代谢、物质代谢、核酸代谢、肌肉收缩等重要生理生化过程。磷酸盐还是骨科生物材料和组织工程材料的基本元素。磷酸盐对细胞代谢有稳定作用。同时,磷酸盐与机体发育、生物遗传有关。磷酸盐的内环境失衡几乎影响到人体的所有系统。磷摄取过多或过少、长期代谢正平衡或负平衡、血液磷酸盐水平过高或过低,均会引起多种疾病,甚至危及生命。由于磷是骨骼的重要成分,无机磷代谢异常在临床上表现为多种代谢性骨病。一般来说,在PTH、维生素D、生长激素（GH）和饮食无机磷含量的共同作用下,维持着血清无机磷的恒定状态。

第一节·磷的生理功能

1. 骨生长和发育·骨、牙齿和所有细胞的生长都需要磷酸盐。例如,成人大脑含磷酸盐5 g,肝含磷酸盐4 g,骨骼肌、皮肤、神经组织均含磷酸盐。磷酸盐是各种细胞与组织的成分。

2. 核酸成分·磷是核酸和去氧核糖核酸的成分,磷酸与核苷生成核苷酸。核苷酸生成核酸,这些物质参与蛋白质的表达,在遗传、生育和组织器官结构和功能中起重要作用。

3. 能量代谢·三磷腺苷酸（ATP）、二磷腺苷酸（ADP）、一磷腺苷酸（AMP）储存和传递能量。磷是其中的成分之一,由其供给能量,使各种细胞发挥功能,保证体温的恒定。

4. 生物酶功能·磷酸与碳水化合物、醇类形成的磷酸酯成为磷的主要中间代谢物,如三羧酸循环中形成的丙糖、己糖、庚糖、戊糖的磷酸酯。碳水化合物的合成与运输也需要磷参与,单糖间的相互转化一般是先形成磷酸酯,再转化成另一种磷酸糖酯。糖原分解、辅酶Ⅰ和Ⅱ、焦磷酸硫氨素、磷酸吡哆醛和红细胞2,3-DPG都有磷的参与,调节酶的活性。

5. 细胞组成成分·磷酸盐是辅酶和核酸的主要成分,又是构成细胞膜的必需原料。细胞膜磷脂是骨髓膜结构的基本组分。磷脂分子与蛋白质分子结合成各种生物膜。磷脂还促进脂肪和脂肪酸分解,亦参与神经和精神活动。

6. 维持酸碱平衡·磷酸盐在维持机体酸碱平衡上有缓冲作用。血磷酸盐（磷酸氢二钠/磷酸二氢钠,$Na_2HPO_4^{2-}$/$NaH_2PO_4^-$）是血液缓冲体系中重要缓冲对,协助和缓冲血液酸碱平衡。

7. 调节PTH分泌·血液磷酸盐浓度升高促使PTH分泌,间接调节维生素D的代谢和钙代谢。

第二节·磷代谢的调节

磷的代谢主要通过肠磷吸收和肾磷排泄与重吸收进行调节。

1. 肠磷酸盐吸收·食物中的磷主要以磷酸盐和有机磷酸酯两种形式吸收。肠道主要吸收磷酸盐,有机磷则经水解释放出磷酸盐而被吸收。膳食摄入的磷有60%～65%被吸收,磷的吸收部位遍及全部小肠,但以小肠中段（即空肠和回肠）的吸收量最多,结肠吸收的磷很少。肠磷吸收以细胞介导的主动转运机制和旁细胞途径的弥散方式进行。当肠腔内磷浓度较高,超过肠黏膜细胞内磷酸盐（2 mmol/L）水平时,磷酸盐以被动的弥散方式进入肠黏膜细胞。低磷膳食时,磷吸收率可高达90%。磷主动吸收是一个耗能过程,需要生物酶、蛋白质、维生素D、钙离子和钠离子参与。维生素D缺乏时,膳食磷的吸收率可降至15%,原因是维生素D缺乏导致钙吸收降低,肠道的磷酸钙生成增多,磷酸盐的吸收减少。摄入磷的多少与磷的吸收呈曲线相关关系。在一定范围内,摄入量越多,肠磷吸收也越多。1,25-(OH)$_2$-D$_3$促进钙吸收,主要通过肠道、肾和骨骼调节机体钙与磷的内环境稳定。调节肠磷酸盐吸收可能尚需其他体液因子的参与。肠道的酸碱度、食物成分及血钙和血磷浓度均可影响钙和磷的吸收。

2. **肾磷重吸收** 肾脏对血浆或膳食磷酸盐水平的变化能很快做出反应,肾脏的这种适应性变化是由肾小球的滤过率和肾小管的重吸收率决定的。肾小球滤出80%~90%的磷被肾小管重吸收,少部分磷酸盐通过经细胞途径重吸收。近曲小管是磷重吸收的主要部位,近曲小管的刷状缘膜(BBM)Na/Pi转运体(Na$^+$ dependent Pi transporters;Na/Pi协同转运蛋白,sodium/phosphate cotransporter)分为Ⅰ型、Ⅱ型和Ⅲ型三种,肾小管上皮细胞刷状缘膜的Ⅱ型Na/Pi同转运蛋白是决定肾近曲小管重吸收磷的主要调节因子(主动重吸收限速调节因子)。近曲小管细胞对磷的重吸收见图13-16-1。

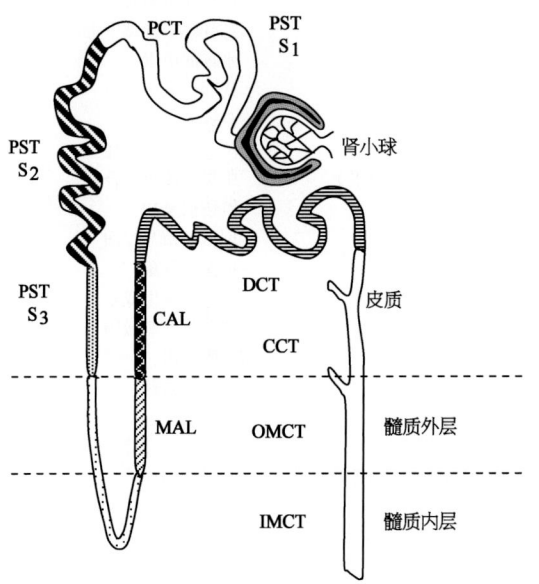

	Pi重吸收量	PTH敏感性腺苷酸环化酶	PTH抑制的Pi重吸收	降钙素敏感的腺苷酸环化酶	降钙素抑制的Pi重吸收
PCT	60%~70%	++	++	—	++
PST	15%~20%	++	++	—	++
DCT	5%~10%	++	++	++	++
CAL	0	++	—	++	++
MAL	0	—	—	++	++

图 13-16-1 肾小管磷重吸收

肾小管重吸收Pi发生在近曲小管(PCT,S1,S2和S3段),近曲小管S3段又称为近曲小管直段(PST)。同时也发生于髓袢、髓质升支(MAL)、皮质升支(CAL)、远曲小管(DCT)、集合管。集合管共分为三部分,即皮质集合管(CCT)、髓质外层集合管(OMCT)和髓质内层集合管(IMCT)。正常情况下,Pi的重吸收主要发生于PST和DCT段。PTH主要影响PTH敏感性腺苷酸环化酶活性较高的部位(PCT、PST、DCT和CAL)的Pi重吸收;而降钙素主要影响降钙素敏感腺苷酸环化酶活性较高部位(DCT、CAL、MAL)Pi的重吸收。++:表示作用明显;—:表示无作用

Ⅱ型Na/Pi转运蛋白(NaPT2)将Pi重吸收入近曲小管细胞内后,依靠Na$^+$浓度梯度向外侧基底膜方向将Pi推向细胞基底膜外,而近曲小管细胞Na$^+$浓度梯度则依靠位于细胞基底膜的Na$^+$-K$^+$-ATP酶的作用。Na/Pi同转运蛋白被活化后,可能是通过PKC-DAG途径加速钠和磷的重吸收。目前对调节磷在肾小管的重吸收机制并未完全阐明。肾磷转运与肾小球滤过和肾小管重吸收有关。磷酸盐在肾小管转运的最高水平(即磷酸盐的最大重吸收率,TmP)是磷酸盐在肾小管重吸收的最高量,肾小管对磷酸盐的运转主要依赖钠的转运,即受到Na$^+$-K$^+$-ATP酶的影响。如Na$^+$-K$^+$-ATP酶受抑制,则磷的吸收率下降。Pi转运过程即Pi重吸收速率随pH增加而加快。磷在肾小管转运的最高水平(TmP)也就是磷在肾小管被重吸收的最高量,此被肾小管重吸收的Pi量又受肾小球滤过率(GFR)的影响,故TmP/GFR代表磷酸盐的肾阈值。测定TmP/GFR应在同一时间测定血浆磷酸根浓度、肌酐浓度、尿磷酸根浓度和尿肌酐浓度,并计算出磷酸根清除率(Cp)与肌酐清除率(Ccr)的比值,即

$$\frac{Cp}{Ccr}=\frac{血浆肌酐 \times 尿磷酸根}{血浆磷酸根 \times 尿肌酐}$$

参考正常值(Cp)=7~11 ml/min,Cp/Ccr=0.05~0.15。再计算肾小管重吸收磷百分数(TRP%),即

$$TRP\%=\left(1-\frac{Cp}{Ccr}\right) \times 100\%$$

TRP%正常参考值:一般饮食为80%~90%,低磷饮食为95%,高磷饮食为75%。然后,根据线列图读出肾小管磷的最大重吸收率(TmP)与肾小球滤过率(GFR)的比值(TmP/GFR)。TmP/GFR是磷酸根的肾阈值,查线列图即得(图13-7-1)。

影响TmP的因素很多(表13-16-1),其中对甲状腺激素的作用有不同报道。轻度甲亢使各种细胞功能活跃,可提高TmP;严重甲亢使各种细胞衰竭,TmP下降。从磷酸盐代谢平衡试验结果看,甲亢治疗前呈磷代谢负平衡,治疗后好转(P<0.05),钙代谢平衡亦如此。

表 13-16-1 影响肾磷重吸收的因素

降低 TmP 的因素	提高 TmP 的因素
激素	激素
PTH	胰岛素
降钙素	生长激素
转化生长因子α(TGF-α)	IGF-1
糖皮质类固醇	甲状腺激素
抗利尿激素	血管紧张素Ⅱ
雌激素	前列腺素
钙三醇	表皮生长因子(EGF)
FGF-23	疾病/代谢异常
疾病/代谢异常	慢性低钙血症
高钙血症、低磷血症、骨软化症	膳食摄入磷减少
代谢性酸中毒、碱中毒	药物
药物	二膦酸盐
苯巴唑胺/乙酰唑胺	抗病毒药
葡萄糖	膦甲酸(foscarnet)

影响肾近曲小管重吸收磷的最重要激素是 PTH。PTH 可使同转运蛋白合成减少，分布密度下降而抑制 TmP，故在甲状旁腺功能亢进时血磷降低，在甲状旁腺功能减退时血磷升高。

目前认为，血磷主要受 FGF-23（排磷素，phosphatonin）的调节。儿童和成年时期，FGF-23 随年龄增长而下降，但有明显的性别差异，即成年男性的血清 FGF-23 随增龄下降，而女性则否（绝经期反而升高）。1947 年，McCance 首先报道肿瘤引起的骨软化症/佝偻病。肿瘤分泌若干种致骨软化症物质，其中 FGF-23 是肿瘤分泌的一类蛋白质，分子量 8 000～25 000。它抑制近曲小管 NaPT2 对于 PO_4^{3-} 的转运，但不增加尿 cAMP，故与 PTH 无关。FGF-23 对肾小管磷的重吸收有抑制作用，但被内肽酶（endopeptidase）降解。内肽酶基因位于 X 染色体，称为 X 染色体内肽酶同源性磷调节基因（phosphate regulating gene with homologies to endopeptidases on the X chromosome，PHEX）。肿瘤若分泌 FGF-23 过多，不能被内肽酶完全破坏，肾排磷过多，引起肿瘤性低磷血症性骨软化症。若 PHEX 基因突变或 FGF-23 基因突变，则发生其他几种不同类型的低血磷骨软化症。

3. 骨对磷代谢的调节·在骨重建循环中当旧骨被移除时钙与磷被释放至血液中，当新骨形成，骨前质被钙化时，钙和磷又沉积在骨骼中。在酸中毒发生时，骨质趋向于骨吸收，骨盐中的磷酸根进入血液成为磷酸根缓冲对，减轻酸中毒的程度。所以骨既是磷的储藏库，也对磷代谢起调节作用。

4. 血 Pi 浓度·血浆中的磷有 12% 为蛋白质结合磷，不能从肾小球滤过，其余都能超滤。53% 是游离的离子，其中 10% 是 $H_2PO_4^-$，43% 是 HPO_4^{2-}。35% 是可滤过性的结合性无机盐（29% 为 Na_2HPO_4 或 NaH_2PO_4，3% 为 $CaHPO_4$，3% 为 $MgHPO_4$）。新生儿血清无机磷酸盐为 1.78 mmol/L（5.5 mg/dl），6 个月婴儿血磷为 2.10 mmol/L（6.5 mg/dl），儿童血磷 1.45 mmol/L（4.5 mg/dl），15 岁为成人量 0.87～1.45 mmol/L（2.7～4.5 mg/dl），＞60 岁男性为 0.74～1.2 mmol/L（2.3～3.7 mg/dl），女性为 0.91～1.3 mmol/L（2.8～4.1 mg/dl）。血磷时刻在变化，磷酸盐在细胞内、外液有移动，肠、肾与骨参与调节细胞外液 PO_4^{3-} 的水平，各种激素、酶、代谢状态和药物对细胞、肠、肾、骨的生理活动施加影响，从而调节血磷水平。以骨为例，骨骼含磷约 85 g，其中大部分相对稳定，其中 1.2 g 为骨的易变磷库，一日内转换 10 次。血磷与骨磷互换既调节了血磷水平，又调节了骨转换率。

第三节·血磷异常

一、低磷血症

由于身体总 Pi 量中只有 1% 出现于细胞外液，故低磷血症不一定表示身体总磷量缺乏。另一方面，身体虽有严重缺磷但血磷却可正常。凡能引起血磷来源减少、组织利用或排泄增多的因素均可导致低磷血症（表 13-16-2）。慢性低磷血症可引起佝偻病（rickets）/骨质软化症（osteomalacia）、红细

胞功能障碍、骨骼肌溶解、代谢性酸中毒和心肌病等。低磷血症的危害见表 13-16-3。

表 13-16-2　低磷血症的病因分类	
肾小管磷重吸收障碍	淀粉样变性
遗传性疾病	多发性骨髓瘤
X 性连锁低磷血症性骨质软化症/佝偻病（XLH）	肾小管病变
	重金属中毒
遗传性低磷血症性佝偻病伴高钙尿症（ADHR）	药物性肾病
	肾移植后
常染色体显性遗传性低磷血症性佝偻病	镁缺乏症
	特发性高钙尿症
常染色体隐性遗传性低磷血症性佝偻病（DMP-1 突变）	糖尿病肾病
	慢性酒精中毒
多骨纤维性发育不良症	醛固酮增多症
低磷血症伴颅面骨发育不良症（FGFR1 突变）	药物（利尿剂/糖皮质激素等）
	轻链性肾病
肾石病伴肾磷消耗症	溶血-尿毒症综合征
McCune-Albright 综合征	细胞外磷进入细胞内
范科尼综合征Ⅰ型（FSⅠ）	细胞外磷急性转移
家族特发性范科尼综合征Ⅰ型	静脉应用葡萄糖/果糖/甘油
胱氨酸尿症	胰岛素治疗糖尿病酮症酸中毒
眼-脑-肾综合征	使用儿茶酚胺
糖原贮积病	急性呼吸性碱中毒
铜累积病	水杨酸中毒
半乳糖血症	代谢性碱中毒
酪氨酸血症	急性痛风
遗传果糖不耐受	革兰阴性败血症
范科尼综合征Ⅱ型（FSⅡ）	中毒性休克综合征
神经纤维瘤病	饥饿恢复期
线性脂腺痣综合征	细胞增殖与浸润
获得性疾病	白血病危象
PTHrP 依赖性低磷血症	促红细胞生成素
原发性甲旁亢	细胞集落刺激因子
继发性甲旁亢	磷吸收障碍
肿瘤性高钙血症	含铝抗酸药
维生素 D 缺乏症	磷缺乏
维生素 D 抵抗综合征	肠吸收不良综合征
无钙饮食/钙吸收不良综合征	骨形成加速
重症低镁血症治疗后	甲状旁腺切除术后
肾移植后早期低磷血症	成骨性骨肿瘤
肿瘤性骨质软化症（TIO）	维生素 D 缺乏症治疗期间
Reye 综合征	

表 13-16-3　低磷血症的危害	
呼吸系统	血液系统
呼吸肌无力	溶血
急性呼吸衰竭	白细胞功能障碍
机械通气失败	内分泌系统
组织氧释放障碍	胰岛素抵抗
心血管系统	肾性尿崩症
心肌收缩力降低	神经肌肉系统
急性心力衰竭	肌无力
等张收缩增强	骨骼肌溶解
心律失常	多发性肌病
室性心动过速	精神异常
室上性心动过速	惊厥
期前收缩	脑病
心脏骤停	脑桥脱髓鞘

二、高磷血症

正常成人的血清磷浓度为 $0.83\sim1.45$ mmol/L（$2.6\sim4.5$ mg/dl），小儿为 $1.29\sim1.94$ mmol/L（$4\sim6$ mg/dl）。成人血清磷浓度 >1.9 mmol/L（6 mg/dl）时，可考虑为高磷血症（hyperphosphatemia）。

（一）急性高磷血症

肾脏在缺血再灌注损伤后 3 h 左右，klotho 表达下调，引起肾损害受损的肾小管表达的 klotho 进一步减少而失去 klotho 保护的肾脏更容易受到进一步损害。急性磷酸盐性肾病（acute phosphate nephropathy，AphN）常见于口服通便药（磷酸钠，sodium phosphate）常用于结肠镜检查前的肠道清洁剂，标准的使用剂量是于检查前 10 h 和 12 h 分别口服 45 ml（一价和二价磷酸钠，共含 5.8 g 元素磷和 5.0 g 元素钠）；口服磷酸钠液属于高渗溶液，在肠道被迅速吸收，引起急性肾损害、暂时性高磷血症、低钙血症、高钠血症、低钾血症和阴离子间隙性酸中毒（anion-gap acidosis）。临床上主要存在早期症状型（early symptomatic）和晚期隐匿型（late insidious）两种肾损害类型。

1. 早期症状型高磷血症·在任何情况下，血清中的阳离子和阴离子所带的电荷均必须相等，因此当大量磷酸盐进入血液后，必然引起其他带负电荷的阴离子（如 Cl^- 与 HCO_3^-）以及钙离子水平迅速下降。早期症状型急性肾损害出现于使用口服磷酸钠后数小时内，表现为精神异常、自发性手足搐搦、低血容量循环衰竭和休克等，如果患者同时使用了非甾体抗炎药、ACEI、ARB、利尿剂，或高龄（尤其是女性）、慢性肾病、失水、结肠炎、糖尿病者，其病情更重，实验室检测见高磷血症和低钙血症，处理不力时可导致死亡，存活者有肾功能损害表现，但多数可逐渐恢复。

2. 晚期隐匿型高磷血症·肾损害出现于使用口服磷酸钠后数日至数月内，临床症状不明显，但肾脏损害多为不可逆性，虽然患者的血磷和血管正常，但肾活检可发现肾钙盐沉着症。由于以上原因，肠道清洁剂已于 2008 年退出美国市场，但在欧洲和许多其他国家仍在继续使用。急性高磷血症常见于外源磷制剂使用者，血磷达到 $19\sim23$ mg/dl，血清阴离子隙 ≥50 mmol/L，高血磷是血清阴离子隙升高的主要原因（约 60%），因此当肾功能正常和缺乏有机酸中毒时，阴离子隙升高时提示高磷血症的重要线索。此外，在使用大剂量磷酸盐治疗低磷血症时，由于体重低者的体液容量较低，更容易引发急性高磷血症。

（二）慢性高磷血症

慢性高磷血症主要见于慢性肾病和少见的遗传性高磷血症（表 13-16-4）。

表 13-16-4	高磷血症的病因
摄取增加	FGF-23 缺乏症
细胞内磷进入细胞外液	肿瘤性钙盐沉积症
骨吸收过度	慢性肾病
肾排泄减少	GH 瘤
特发性甲旁减	人为因素
假性甲旁减	

1. 慢性肾病·在没有肾病的患者和正常人中，通过 PTH 和 $1,25\text{-}(OH)_2\text{-}D_3$ 激活维生素 D 受体和利磷因子调节血清钙水平。klotho 促进 FGF-23 和 PTH 的磷排泄功能；随着肾单位下降，肾小管的磷排泄功能呈进行性衰退，肾脏生成的 klotho 减少，骨骼 FGF-23 和 PTH 增多，但代偿性 FGF-23 和 PTH 增多不能维持磷排泄功能，使血清磷升高。随着肾功能下降，维生素 D 缺乏的程度越来越严重，引起继发性甲旁亢、血管钙化和心脏病变（心肾综合征），因此应用维生素 D 补充治疗具有心-肾-血管保护作用。

2. 遗传性高磷血症·2b 型钠-磷同转运体（sodium-phosphate cotransporter type 2b，Na-Pi2b）是小肠磷吸收的介导物，调节肠的磷吸收和肾磷排泄，而 FGF-23 抑制肾脏和小肠的磷转运，如果这些调节因子突变，可引起遗传性高磷血症。血磷升高时，骨组织分泌的 FGF-23 进入血液，作用于肾脏，降低 Npt2a/Npt2c 和 $1,25\text{-}(OH)_2\text{-}D_3$ 表达，促进排磷；FGF-23 还可能下调 PTH 表达，抑制 PTH 的作用。

促进 FGF-23 表达的因素有：① 血清磷或饮食磷升高；② $1,25\text{-}(OH)_2\text{-}D_3$；③ PTH；④ 输入铁剂；⑤ FGF/Wnt 活性增强。

（三）慢性高磷血症并发症

高磷血症的症状通常很轻，严重高血磷的临床表现主要取决于原发病；伴随的低血钙、其他代谢紊乱和异位钙化可出现感觉异常、手足搐搦、腹痛、恶心、呕吐、肌阵挛、惊厥、意识障碍等症状。慢性高磷血症患者的软组织钙化、动脉钙化和心血管并发症的风险明显升高，高磷血症和 klotho 降低引起心肾代谢综合征。慢性高磷血症诱发脑组织钙化，引起顽固性头痛和脑病综合征。

高磷血症降低细胞内钙水平，升高 PKCβ2，使 eNOS 活性降低，损害血管内皮细胞功能。磷沉积于动脉，引起活性氧簇（ROS）过多，导致高磷血症和钙化性小动脉病。多数高磷血症患者的磷为正平衡，但慢性肾病时因骨吸收增强引起高磷血症，导致骨骼磷的负平衡；相反，高磷血症又作为软组织正磷平衡的原因而形成异位钙化和软组织钙化。慢性肾病时，磷排泄障碍而引起高磷血症；虽然肾小管滤过的磷被重吸收，但不能维持正常血磷，可交换磷减少，骨形成被抑制；另一方面，又通过软组织钙化来代偿高磷血症，可交换磷进入血管和软组织是一种双向过程，因而通过降低血磷外流可减少血管和软组织钙化。活性维生素 D 生成减少引起钙的吸收降低、低钙血症和继发性甲旁亢，后者抑制肾小管磷的重吸收；FGF-23 升高和高磷血症进一步抑制磷的重吸收，使血磷降低，但当肾损害严重时，因代偿失常而发生高磷血症。

长期的慢性肾病伴高磷血症（血磷 $>3.5\sim4.0$ mg/dl）增加心血管事件风险和死亡率。高磷血症的毒性作用见表 13-16-5。

表 13-16-5	高磷血症的毒性作用
促进软组织钙化（升高 $Ca\times P$ 乘积）	
促进软组织钙化（血管平滑肌细胞转分化）	
诱导心肌纤维化	

（续表）

降低血钙（血磷升高通过维持 Ca×P 乘积而降低血钙）
促进 PTH 分泌（通过低钙血症的刺激作用）
促进 FGF-23 释放（损伤心脏和肾脏功能）
强化氧化应激（损伤血管内皮细胞）
损伤肾脏足细胞（诱导 Pit-1 表达）
促进肿瘤形成（诱导 Akt 信号）

第四节·磷代谢异常的临床表现

一、磷缺乏/低磷血症

磷缺乏/低磷血症可导致多种器官功能损害，但多数缺乏特异性。

1. 神经病变·磷缺乏相关性代谢性脑病（phosphate deficiency-related metabolic encephalopathy）是严重磷缺乏和低磷血症患者神经中枢功能障碍的一种特殊表现。常见于非经肠营养支持治疗时，一般发生在治疗的一至数周内，可能主要与营养液中含有大量葡萄糖和氨基酸，而不含或很少无机磷有关。患者伴明显焦虑，肌无力加重，甚至因呼吸功能不全等而死亡。磷缺乏相关性周围神经病变的表现不一，一般有震颤、麻木、感觉异常和肌无力与肌麻痹，少数患者可有 Guillain-Barre 样神经麻痹表现。

2. 肌病·通常表现为近端肌萎缩和肌无力，伴骨质软化和明显骨痛，但慢性磷缺乏和慢性低磷血症一般不导致横纹肌溶解症（rhabdomyolysis），血清肌酸激酶活性正常。相反，急性低磷血症可并发严重的骨骼肌溶解，尤其多见于慢性酒精中毒或不经肠营养支持患者。发生骨骼肌溶解症时，骨痛显著，肌肉肿胀而僵硬，可伴麻痹。膈肌麻痹引起呼吸困难。血清肌酸激酶活性明显增高，而此时血清磷可正常。心肌病变导致心功能不全。

3. 佝偻病/骨质软化症·其发病基础是低磷血症和磷缺乏，但其病因不只是磷缺乏，可能主要与骨的局部代谢异常有关。佝偻病发展迅速，血钙和磷均明显降低，血碱性磷酸酶（ALP）显著升高。年龄较大起病的儿童，骨骼病变以增生为主，病情发展较缓慢；而晚发性佝偻病者的骨量减少。骨质软化导致骨痛和骨畸形，活动后加重，可有骨压痛，但无红肿。行走和活动费力、上楼困难，走路呈"鸭步"或"企鹅步"。伴肌无力、肌萎缩、骨折及假性骨折。经恰当治疗后，佝偻病/骨质软化症可有部分恢复。

4. 软组织钙化与钙化性小动脉病·慢性低磷血症可引起广泛性软组织钙化，基底节钙化的发生较早，肾脏和心肌钙化不易早期发现。动脉中层钙化（medial arterial calcification，MAC）和动脉全层钙化（full arterial calcification，FAC）是引起钙化性小动脉病的主要原因。

5. 其他病变·红细胞因缺磷而变得僵硬，引起溶血性贫血；常见于败血症、尿毒症、酸中毒或慢性酒精中毒患者。红细胞 2,3-GPD 缺乏引起组织慢性缺氧，可致生长发育障碍。白细胞功能异常表现为化学制动性降低，抑菌能力下降，患者

易并发各种感染。血小板减少和功能下降导致消化道出血。低磷血症性佝偻病是生长板肥大性软骨细胞（hypeertrophic chondrocytes）的一种病变，骨质软化症（osteomalacia）是由于骨矿化缺陷所致的骨病。青春期骨骺闭合前，低磷血症导致的佝偻病与骨质软化症并存，但青春期后的成年患者只出现骨质软化症。在磷转运体（phosphorus transporters）的作用下，细胞从细胞外液中获得无机磷。肾脏有三种钠-磷同转运体：① Ⅰ型转运体 Na-Pi-I（SLC17A1）；② Na-Pi-Ⅱc（SLC34A3）；③ Pi-T1（Glvr-I，SLC20A1）/Pi-T2（Ram-1，SLC20A2）。Ⅰ型转运体也转运有机阴离子；Ⅱ型转运体调节肾近曲小管磷的重吸收；Ⅲ型转运体分布广泛，一般作为稳定细胞磷水平的关键分子。根据病因，佝偻病/骨质软化症可分为遗传性与非遗传性两类。根据维生素 D 缺乏的发病年龄，可分为儿童起病的佝偻病和成年起病的骨质软化症。

二、遗传性佝偻病/骨质软化症

1. 遗传性维生素 D 相关性佝偻病/骨质软化症·主要包括维生素 D 依赖Ⅰ型与Ⅱ型佝偻病、肾小管性酸中毒、肾小管磷酸盐重吸收障碍、性-连锁低血磷佝偻病、遗传性低血磷佝偻病伴高钙尿症、常染色体显性遗传低血磷佝偻病或骨质软化症、胱氨酸病、糖原贮积病、Lowe 综合征、Wilson 病、酪氨酸血症、神经纤维瘤病、磷酸酶缺陷症所致的原发性矿化缺陷等。此外，骨基质合成障碍（如骨纤维发生不全症）与中轴性骨质软化症也属于遗传性佝偻病/骨质软化症的范畴。

2. FGF-23 相关性佝偻病/骨质软化症·与 FGF-23 相关的低磷血症性佝偻病/骨质软化症主要包括 X 性连锁低血磷血症（XLH）、常染色体显性遗传性低磷血症性佝偻病（ADHR）、常染色体隐性遗传性低磷血症性佝偻病（ARHR）、遗传性低磷血症性佝偻病伴高钙尿症（HHRH）等，肿瘤性骨质软化症（TIO）与肿瘤分泌 FGF-23 增多有密切联系。

三、非遗传性佝偻病/骨质软化症

1. 膳食缺乏或合成不足·如进食不足、长期肠外营养、慢性镁缺乏、防晒剂、日照少、黑皮肤等。

2. 消化道疾病·导致维生素 D 吸收欠佳，如小肠吸收不良、胃切除、肝胆疾病致维生素 D 吸收与代谢欠佳，慢性胰腺功能不足。

3. 维生素 D 代谢异常·可引起获得性维生素 D 依赖性佝偻病。

4. 慢性肾病-矿物质骨病·如肾病所致的佝偻病/骨质软化症为肾性骨病中的一种类型，或肾小管磷酸盐重吸收障碍；范科尼综合征因广泛性肾小管功能障碍等。

5. 慢性代谢性酸中毒·如获得性肾小管性酸中毒、输尿管-乙状结肠造瘘。

6. 某些代谢性骨病·散发性低血磷骨质软化症（磷酸盐性多尿症）、神经纤维瘤病、骨纤维发育异常、McCune Albright 综合征等。

7. 肿瘤所致佝偻病/骨质软化症·可由多种肿瘤引起，如磷利尿性间质细胞瘤（phosphaturic mesenchymal tumor，

PMT)或混合型结缔组织磷利尿性间质细胞瘤(mixed connective tissue variant PMT, PMTMCT)。与FGF-23代谢异常相关的低磷血症主要有 ADH、ARHR 和 XLH,而血清 FGF-23 测定是鉴别这些疾病的重要方法。

8. 药物·如抗癫痫药、氯化铵、乙酰唑胺、免疫抑制剂所致的佝偻病/骨质软化症,二膦酸盐、氟中毒等所致的获得性矿化缺陷。

四、颜面发育不良伴低磷血症

FGFR1～FGFR3 活化性突变引起的一组骨发育障碍性疾病有三种临床情况。第一种疾病的病因为 1 型 FGF 受体(FGFR1)突变,颜面骨骨质增生伴低密度病灶,血磷降低。第二种颜面发育不良伴低磷血症是 8p11-骨髓增殖综合征(8p11-myeloproliferative syndrome, EMS),其病因为 FGFR1 与其辅助基因发生融合所致,病情轻重不一。第三种类型称为骨-颅骨发育不良症(osteoglophonic dysplasia),FGFR1 和 FGFR2 突变引起颅缝早闭,而多数矮小综合征主要与 FGFR3 突变有关。骨-颅骨发育不良症是 FGFR 突变引起的抑制杂交型骨发育不良症,表现为颅缝早闭、眶上嵴前突(prominent supraorbital ridge)、鼻梁塌陷(depressed nasal bridge)、根肢型矮小症(rhizomelic dwarfism)和非骨化性骨损害。非骨化性骨病变位于长骨,多发或单发,病变区缺乏骨矿化,形成大小和形态不一的低密度灶。患者可伴或不伴低磷血症。

五、骨骼外表现

口腔表现为牙釉质发育不良、牙闭合不全、牙齿排列紊乱、牙周病等。X线片检查或 CT 检查可发现牙髓腔扩大、牙发育不良和牙本质异常等。它包括心力衰竭、心律失常、肾性尿崩症、溶血、白细胞功能障碍、胰岛素抵抗、肌无力、多发性肌病、精神异常、脑病、脑桥脱髓鞘、生长发育障碍等。

六、原发病表现

如消化道疾病、肾小管功能障碍、代谢性酸中毒、肿瘤等。

第五节·血磷异常的治疗

一、去除引起血清磷异常的病因

引起血清磷异常的原因甚多,首先应有正确的诊断,然后采取针对性的治疗。例如肾衰竭用血液透析,甲状旁腺功能亢进用手术治疗,维生素 D 中毒则撤除维生素 D。

二、高磷血症的治疗

乙酰唑胺有助于磷从肾脏排出,氢氧化铝减少肠吸收磷,这些药物只宜短期应用。口服碳酸钙也减少肠吸收磷,且较安全。

慢性高磷血症应用肾透析。

三、低磷血症的治疗

主要是通过补充磷制剂而纠正低磷血症。中性钠-钾-磷酸盐制剂含 11.5 mg 的 Na_2HPO_4(分子量为 142)及 2.58 mg 的 KH_2PO_4(分子量为 136),这样配成的制剂,每毫升中含 0.1 mmol(3.1 mg)元素磷。严重低磷血症患者,首次按 0.08 mmol/kg 补磷,补给量: 0.08×60=4.80 mmol,应采用中性钠、钾磷酸盐制剂 48 ml,稀释后静滴 4～8 h。

1. 急性低磷血症药物的治疗·伴有症状的低磷血症(0.3 mmol/L 以下)需要给予治疗,纠正低磷血症,消除症状。常用方法是口服或静脉注射中性磷制剂,一般每小时静脉给予 2 mmol 是安全的,当血清钾水平高于 4 mmol/L 时,需要选用磷酸钠(而非磷酸钾),但应避免反复大量静脉给予磷酸盐所导致的低镁血症、低钙血症和低血压。

2. 肿瘤所致的低磷血症的治疗·需要手术切除肿瘤才能根治,在术前可用磷制剂纠正低磷血症。

3. 肾性磷消耗的治疗·主要根据病因和病情严重性进行治疗,一般每日需要 1～2 g(32～64 mmol)磷,同时补充骨化三醇(15～30 ng/kg)。严重低磷血症(<2.0 mg/dl)者可静脉给予磷制剂,每小时 1～3 mmol,一般在 6 h 内给予 0.08～0.16 mmol/kg(2.5～5.0 mg/kg)。每毫升磷酸钾或磷酸钠含磷酸盐 3 mmol,相当于每小时给予 0.3～1.0 mmol 的磷酸盐。应注意每 6 h 监测 1 次血磷;当血磷升至 2 mg/dl 时改为口服给药。维生素 D 用量为每日 400～800 U,伴有肾衰竭者宜选用骨化三醇。

四、高磷血症的治疗

与其他慢性疾病的防治不同,慢性肾病引起的高磷血症仅有限制摄入、透析清除和磷酸盐结合剂三种可选方法。降低血磷的治疗途径包括去除外源性含磷药物、低磷饮食、服用磷结合剂或无钙铝的磷吸附剂。降低肠道磷的吸收。严重的高血磷者,可行血液透析治疗,尤其是由肿瘤溶解、肾衰竭等引起的。

(一)非钙非铝的磷结合剂

非钙非铝的磷结合剂(non-aluminum and non-calcium phosphate binder)碳酸司维拉姆(sevelamer carbonate)、盐酸司维拉姆(sevelamer hydrochloride)或碳酸镧(lanthanum carbonate)治疗慢性肾病的高磷血症,能降低血磷,升高血钙和血氯。

(二)病因治疗

针对病因治疗,如患者合并肾衰竭、少尿、大量组织坏死及高钙血症,补磷应慎重。静脉补磷的副作用或危险性有低血钙、迁徙性软组织钙化、低血压、高血钾(由于给磷酸钾盐所致)、失水与高钙血症(由于高渗性利尿所致)等。慢性肾衰竭者还常出现高硫酸盐血症(hypersulfatemia)。

参考文献

[1] Jameson JL, Fauci AS, Kasper D, et al. Harrison's principles of internal medicine[M]. 20th ed. New York: McGraw-Hill, 2018.
[2] Becker KL, Kahn CR, Rebar RW. Principles and practice of endocrinology and metabolism[M]. 3rd ed. Philadelphia: Lippincott Williams & Wilkins, 2001: 673-678.
[3] Melmed S, Polonsky KS, Larsen PM, et al. Williams textbook of endocrinology[M]. 13th ed. Philadelphia: WB Saunders, 2016: 1274-1275.
[4] 廖二元.内分泌学[M]. 3版.北京: 人民卫生出版社,2012.

第十七章·镁代谢异常综合征

袁凌青　廖二元

镁（magnesium）是人体必需元素之一，起重要的生理作用。镁广泛存在于体内各组织中，参与许多生化反应和代谢过程，尤其在酶的活性、能量代谢及神经肌肉传递方面起着重要作用。近年来，镁与循环系统的关系受到重视，认为顽固性心律失常、动脉粥样硬化和冠心病的发生与缺镁有一定关系，发现镁代谢异常与消化、肾脏和内分泌疾病，以及与某些药物的关系密切。自 1960 年以来，镁的测定技术有了很大发展，由能准确测量血清或组织中的小量镁的多通道火焰分光计发展到仅用微量标本就能精确测出镁的原子吸收光谱光度计，从而对镁在人体的正常和异常代谢有了更深入的认识。

第一节·镁的正常代谢

一、镁的分布

（一）镁的总体分布

镁是体内仅次于钙、钠、钾的阳离子，细胞内镁含量仅次于钾。应用放射性镁测定，人体内镁总量为 21～28 g，体重 70 kg 的人平均含有 25 g 镁。其分布以骨骼占比最多（57%），占骨骼湿重量的 0.2%；软组织次之（40%），其中以肌肉组织为主。但各脏器的镁含量也较高（表 13-17-1）。细胞外液镁含量占 0.5%，红细胞占 0.4%，血浆占 0.2%。

表 13-17-1　人体组织和体液镁含量

组织器官	镁(mmol/kg)	体液	镁(mmol/L)
骨骼	108.0	肠液	2.9
脑	129.0	脑脊液	1.2～1.5
骨骼肌	11.5	母乳	1.2～1.8
心脏	11.5	胃液	0.15～3.9
胰脏	11.0	胆汁	0.3～1.1
肝脏	10.0	唾液	0.06～0.39
小肠	10.0	胰液	0.15～0.2
肾脏	9.0	汗液	0.002～0.12

体内可交换镁约占镁总量的 10%，约为 2 mmol/kg，是由整个细胞外液的镁、1% 的骨骼镁和 20% 的软组织镁所组成。用放射性 ^{32}Mg 测定的结果提示体内有 3 个镁池：① 细胞外液中可迅速交换的镁池；② 比前者的交换速度慢 1.5 倍（两者共含 80% 左右）的可交换镁池；③ 交换速度甚缓慢的镁池。

一般临床上测定的血镁虽然不能代表体内总镁的变化，但可大致反映体内镁的代谢状态。

（二）镁在各组织的含量

血镁以游离镁、络合镁和蛋白结合镁 3 种形式存在，消化液含镁量较高，肌肉的镁含量约占有核细胞镁含量的 80%，尿镁排泄量与摄入量密切相关。

1. 血液·正常人血浆镁含量一般为 0.80～1.05 mmol/L。国内外文献血清镁浓度有 3 种表示方法：mg/dl×0.4=mmol/L（例如，3 mg/dl=1.2 mmol/L），mEq/L×0.5=mmol/L（例如，2.4 mEq/L=1.2 mmol/L），mg/dl×0.8=mEq/L（例如，3 mg/dl=2.4 mEq/L）。

一般认为血浆镁低于 0.75 mmol/L 为低镁血症，高于 1.05 mmol/L 为高镁血症。血浆镁的调节主要由肾脏完成，具体取决于肾小球滤过原尿中镁的浓度和肾小管镁的重吸收率，并与骨骼及软组织游离出的镁的多少有关。血浆镁以 3 种形式存在：① 游离镁，是可超滤性镁，这种离子镁含量最多，约占 55% 以上，正常值为 0.52（0.46～0.57）mmol/L。② 络合镁，也是可超滤性镁，为镁与碳酸氢根、磷酸根和枸橼酸根等所形成的复合物，约占 15%，正常值为 0.14 mmol/L。③ 蛋白结合镁，为不可超滤性镁，约占 30%，大部分与清蛋白结合，小部分与球蛋白结合，正常值为 0.2～0.3 mmol/L，其量随离子镁浓度、血浆蛋白浓度和 pH 而变化。血浆中这三种形式的镁处于动态平衡状态，其中游离镁具有生物活性，其余两种形式起缓冲浓度的作用。

2. 其他体液·其他体液中以消化液含镁量较高，如胃液、胆汁、胰液及肠液，含镁量可高达 2.9～3.9 mmol/L。因此，短时间大量丧失或长期小量丢失消化液是发生镁缺乏症的常见原因，如在出血坏死性小肠炎、吸收不良综合征、胃肠和胆道手术及胃肠道抽吸时，若不及时补充镁，则容易引起症状性镁缺乏症。

3. 肌肉·肌肉组织的镁含量约占有核细胞组织镁含量的 80%。骨骼肌的镁浓度与心肌相似，为 10～11.5 mmol/kg。在急性缺镁时，虽然发生显著的低镁血症，但肌肉镁含量的变化不大；然而，在慢性缺镁时血浆镁可以正常，但肌肉镁含量则显著减少。测定肌肉镁浓度对诊断慢性镁缺乏有帮助。

二、镁的功能

（一）镁调节代谢酶的活性和高分子化合物的结构

1. 镁与代谢酶·镁是体内细胞代谢许多酶系（主要是水解酶类和转移磷酸盐的酶类）的激活剂，特别是有关 ATP 代谢的酶，镁与 ATP 结合形成复合物，能激活焦磷酸酶、磷酸化酶、胆碱酯酶、胆碱乙酰化酶、乙酰辅酶 A 羧化酶、己糖激酶、碱性磷酸酶、烯醇化酶、氨基肽酶等，从而参与并调节机体的葡萄糖、脂肪和蛋白质的代谢。凡以焦磷酸硫胺为辅助因子的酶和有关 ATP 活动的酶都需要镁的存在。由于绝大多数生物过程均有 ATP 参与，因而镁与所有重要的生命活动，如营养物质代谢、辅酶合成、核酸复制、肌肉收缩及神经活动等均有关，镁可与酶结合构成有活性的酶，也可以与酶活动中的底物结合形成新的底物而参与酶活动，能使某些酶紧密结合于胞膜而起催化作用。

2. 镁与高分子化合物·镁对高分子结构如细胞内 DNA、RNA 及核糖体等有重要作用，这些高分子的序列结构可因镁的存在而稳定。当镁离子和 DNA 磷酸盐残基的当量达到 1：1 时，DNA 螺旋结构的稳定性最大，对热破坏的耐受性最强。镁对维持核糖体颗粒的结构完整性是必需的，当镁浓度升高时完全分离的核糖体亚基会重新集聚，反之即分离。镁可以促进 mRNA 结合到 70S 核糖体上，因而与蛋白质合成有关。DNA 的合成和降解均需要镁的参与，氨基酸的激活系统中都含有镁，氨酰基 sRNA 的形成有两个步骤需要镁的存在。细胞的代谢活动越高，$[Mg^{2+}]/[Ca^{2+}]$ 和 $[K^+/Na^+]$ 的比值也越大。细胞内、外液镁和钙的浓度差异也和细胞内、外液钾和钠的差异一样，细胞内的镁浓度高，而细胞外的钙浓度较高，并且细胞内 $\log[K^+]/[Na^+]$ 和 $\log[Mg^{2+}]/[Ca^{2+}]$ 的值存在相关关系。

(二) 镁与心脏病、糖尿病、骨代谢病、电解质代谢、哮喘及慢性疲劳综合征的关系

1. 镁与心脏病·镁在心脏生理中有重要作用：① 镁对维持正常心肌细胞结构是必需的。动物实验表明，低镁膳食引起鼠的心肌退行变性、坏死及瘢痕形成。缺镁 5 日，电子显微镜下可见到心肌细胞线粒体肿胀、空泡形成、变形，肌原纤维紊乱、断裂，M 带含有许多扩张的肌质网、脂肪小滴及糖原颗粒，肌膜断裂，最后染色质集聚、核仁消失、空泡变性，甚至细胞死亡。② 心肌收缩需要线粒体内氧化磷酸化供给能量，而镁是这一过程的重要辅酶。它存在于肌凝蛋白中，直接影响 ATP 酶的活性，参与 ATP 水解释放能量；同时，肌质网释放和回收钙的过程也需要镁参加，才能完成肌原纤维的收缩。③ 镁在维持心肌细胞膜对各种离子的选择性通透方面起着一定作用，对心肌细胞动作电位舒张期除极时的钙及钠离子内流具有阻断作用，故可影响心肌动作电位的某些时相。当灌注液缺镁时可使犬的心房、心室肌动作电位延长、窦性心率增快；而用高镁溶液灌注则结果相反，使窦性心率减慢。④ 镁对心电图改变和心律失常的发生具有重要影响。长期严重缺镁的患者即使心脏正常，也可诱发心律失常。血清镁浓度与致命性心律失常的发生呈负相关，而且急性心肌梗死后的第 1 日的血清镁下降最明显，恶性心律失常的发生率也最高。缺镁诱发心律失常可能与其引起细胞内缺钾，减低静息膜电位，使之接近阈电位，而影响心肌细胞的电稳定性，并促进折返现象发生有关；缺镁还可使 QT 间期延长，这些均可诱发心律失常。两个随机、双盲、安慰剂对照的临床试验表明，充血性心力衰竭的患者口服和静脉给予氯化镁均能显著减少频发和复杂的室性心律失常。长期大量嗜酒所致酒精性心肌病常伴有低镁血症、心肌及骨骼肌均缺镁。酒精性心肌病除与缺镁有关外，还与乙醇对心肌直接损害、营养障碍、酒

精的添加物如钴等的作用有关。⑤ 镁与冠心病的关系也受到重视。一些报告指出，软水地区的含镁量较低，冠心病发病率及心脏猝死率较高，患者心肌含镁量显著降低而钾含量不减少。镁对家兔实验性动脉粥样硬化具有保护作用，并有降低血脂作用，研究显示缺镁除可导致脂代谢紊乱外，还促进血小板激活并缩短血小板的寿命，增加Ⅲ因子水平，影响前列腺素的作用。Manthey 等研究了 6 种微量元素，结果表明只有缺镁是严重冠心病的危险因素。

2. 镁与糖尿病·糖尿病患者，尤其是一些出现大量糖尿和酮症酸中毒的患者，有过量的镁从尿和粪丢失，呈镁的代谢负平衡。糖尿病患者的血清镁可明显降低、轻度降低或正常。糖尿病患者治疗前平均每日丢镁 0.6 mg/kg。镁缺乏可导致 2 型糖尿病患者对胰岛素不敏感。有一组研究发现儿童血清镁水平与糖尿病病程呈负相关。糖尿病对组织镁含量的影响不一。在 2 型糖尿病患者，红细胞、白细胞及肌肉镁水平正常，但骨小梁活检可见镁减少 30％。2 型糖尿病患者的骨骼肌镁含量也降低，但与血清镁水平并无明显对应关系。在补充镁 4 周后，胰岛素分泌能力得到改善，而这类患者在受试前并无缺镁的临床或生物证据。缺镁也部分与糖尿病视网膜病变及缺血性心脏病有关，一项前瞻性研究显示血浆镁浓度与视网膜病变的发生和发展呈负相关。不过尚无证据表明，补充镁能改善病情。

临床上对于血糖控制很差的糖尿病患者，以及常用噻嗪类利尿剂者，应注意有缺镁可能。

3. 镁与骨代谢病·镁对骨代谢也有重要影响。研究表明，处于生长发育期的动物缺镁时，骨的生长显著受到抑制，骨和软骨细胞数减少，骨基质黏多糖丢失，骨基质矿化不良，外源性钙掺和到骨组织的量减少。近来有报道称饮食中高钙摄入和较高的骨矿密度有关，但青壮年补镁对骨转换的影响尚有争论。很多钙磷代谢性骨病均存在镁的代谢异常，尿钙、磷、镁常同时增减。镁是骨矿物质的重要组成成分，尿镁还是肾结石形成的抑制物。血镁在调节 PTH、维生素 D 和降钙素的分泌与代谢，维持一些酶和生化过程正常等方面都是至关重要的。因此，低镁血症和镁缺乏可引起一系列骨代谢失常。

4. 镁与钙和钾代谢·镁及钙与神经肌肉兴奋性具有复杂的相互关系。缺镁或缺钙均可导致神经兴奋性增高和神经肌肉传导加快。然而，两者之间也有相互拮抗的一面。大剂量或高浓度的镁对神经肌肉接头有箭毒样作用，使肌肉松弛，这可能是由于镁干扰了运动神经末梢释放乙酰胆碱所致。缺镁常合并缺钾，这是由于缺镁使肾脏保钾能力减低，尿中排钾增加所致；同时，缺镁可使细胞膜 Na^+-K^+-ATP 酶失活，钠泵作用减退，使细胞内钾外流而丢失，引起细胞内缺钾。其次，低血镁常合并低血钙，这是由于钙从骨骼游离入血发生障碍所致。其机制是低血镁可引起：① PTH 释放受抑制；② 骨骼对 PTH 作用的敏感性降低；③ 甲状腺 C 细胞增生，使降钙素的合成与释放增加，并直接增强降钙素的作用，使血钙转移入骨骼；④ 骨骼与细胞外液其他离子的交换减少。

5. 镁与哮喘·药理剂量的镁对平滑肌有松弛作用。有研究显示静脉注射镁剂能使支气管在接受常规支气管扩张剂和

糖皮质激素治疗的基础上产生额外的扩张,尤其在重症哮喘。Rowe 对 7 个临床试验进行荟萃分析后发现,在接受硫酸镁治疗的重症哮喘患者,其峰期呼气流速(PEFR)提高了 52.3 L/min,第一秒用力呼气量(FEV_1)提高了 9.8%,住院率也有下降(OR 值 0.10)。硫酸镁对重症急性哮喘是安全和有益的。此外,在慢性哮喘中,低镁血症也很普遍。

6. 镁与妊娠·镁虽然对妊娠有重要影响,但目前尚无证据表明妊娠会引起孕妇镁的缺乏,因此妊娠时一般并无补充镁的必要。镁在预防和治疗子痫发作上起一定的作用。控制较差的妊娠糖尿病易发生低镁血症,包括新生儿。大部分母婴胎盘镁的转运是通过跨细胞途径进行钠/镁交换的,糖尿病孕妇母婴间镁的转运明显减少,临床上对患糖尿病的孕妇应密切注意有无低镁血症的发生。

7. 镁与慢性疲劳综合征·慢性疲劳综合征倾向于多因素致病,镁的缺乏被认为是致病因素之一。

(三)药理剂量的镁通过对神经肌肉接头的箭毒样作用松弛肌肉,解除痉挛

临床上可用硫酸镁溶液肌内注射或静脉点滴治疗惊厥、抽搐和镇静子宫。治疗高血压脑病性惊厥,特别是治疗妊娠高血压综合征性惊厥具有良好的解痉疗效,沿用至今。

血镁增高可导致低血压,当血浆镁为 1.5～2.5 mmol/L 时,血压即下降,且随血镁增高程度下降更甚,但降压作用持续时间短,故适用于治疗高血压脑病及子痫。镁的降压机制主要与抑制细胞膜兴奋、减少钙进入细胞,阻断平滑肌兴奋-收缩偶联而抑制血管收缩有关。

镁盐口服后在肠内不易吸收,阻止肠内水分吸收,使肠内容增加,刺激肠壁引起肠蠕动增强而有导泻作用。口服镁盐尚能刺激十二指肠黏膜,反射性地引起胆囊排空,并松弛胆总管括约肌而起利胆作用。

三、镁代谢

(一)镁的来源

镁在天然食物中广泛存在,植物性食物及除脂肪以外的动物性食物都含有镁,尤以青菜中的含量高(镁与卟啉复合物相结合存在于叶绿素中)。日常镁摄取量的 2/3 以上来自绿叶蔬菜和粮食,其余来自肉类和乳类。人类每日每千克体重需要摄入镁 0.15～0.18 mmol 才能维持正常平衡。儿童在发育时需要镁结合至新的组织中,因此需镁量增多,每日约需 6.25 mmol。正常人每日一般饮食镁的摄入量为 10～20 mmol。食物中的镁主要与有机物结合,需要经消化解离才能吸收,因此只要肠道吸收功能正常,即使进食不足,短时期内也不易发生镁缺乏症。

(二)镁的吸收和排泄

正常人食物中的镁 30%～40% 被肠道吸收。以往认为镁主要在回肠被吸收,近年来实验表明空肠与回肠对镁的吸收程度相同。结肠也具有部分吸收镁的能力。关于小肠吸收镁的机制有两种观点:其一认为是主动转运过程。在肠道中的转运和吸收可因给予钠盐、尿素、低渗液及双羟维生素 D_3 而增强,并认为其转运和吸收是通过特异的转运系统完成的;另一机制是被动扩散过程,即部分镁是由浓度和电化学梯度决定而扩散吸收的。

根据普通饮食平衡研究,食物中镁的真正吸收量为 2.0～7.5 mg/(kg·d),成人摄入镁 4 mg/(kg·d)时,加上肠道消化液镁 0.5 mg/(kg·d),共计 4.5 mg/(kg·d),其中由肠道吸收 2.0 mg/(kg·d),其余 2.5 mg/kg 镁由粪便排出。吸收入体内的 2.0 mg 镁有 0.5 mg 再分泌至消化液中,实际上每日体内仅吸收剩下的 1.5 mg/kg,并通过肾脏从尿排出,由此而保持人体镁的平衡。

吸收的镁绝大部分由肾脏排出。肾脏每日经由肾小球约滤过 75 mmol 镁,相当于 65%～70% 的非蛋白结合镁被滤出,其中绝大部分又被肾小管重吸收,每日仅有 3%～5% 的镁从尿中排出。通常每日尿镁排泄量为 2～5 mmol,男性约为 4.1 mmol,女性略低,约 3.6 mmol,小儿尿镁排泄相对较多,多系摄入牛奶,其含镁较多之故。

肾小管对镁的重吸收能力很强,其重吸收率为 91%～100%。微穿刺实验表明,大部分(约 60%)由肾小球滤过的镁在髓袢被重吸收。镁在髓袢的重吸收由经细胞电压驱动,在皮质升支粗段(cTAL)被动吸收。近端小管对镁的重吸收仅占 10%～15%。微穿刺实验还显示,外皮质层的远端小管也重吸收大量的镁离子,不同于升支粗段的是,镁在远端小管的重吸收是经细胞主动吸收的。许多激素和非激素因素可不同程度地影响 cTAL 和远端小管对镁的重吸收,非激素因素具有更重要的作用。限制饮食中镁的摄入使肾脏对镁的重吸收增加,血浆镁和钙离子浓度增高则抑制镁的重吸收。其机制是 cTAL 和远端小管周围分布有 Ca^{2+}/Mg^{2+} 敏感的细胞外受体。袢利尿剂,如呋塞米,能消除 cTAL 对无机盐离子的重吸收,而作用于远端肾小管的利尿剂如阿米洛利、氯噻嗪在远曲小管则能刺激镁的重吸收。另外,代谢性酸中毒,排钾或限磷能抑制髓袢和远曲小管对镁的重吸收作用。人肾小球滤出的镁约为重吸收阈值的 2 倍时,则肾小管出现最大重吸收作用。有研究报道,肾小球滤出的镁增加至每千克体重 140 μg/min 时,镁的重吸收量就大致与排泄量相等,如滤出镁量继续增加,则仅有排泄量的增加。

关于肾小管是否分泌镁的问题,不同种属的动物实验研究结果不同。近年来,有人证实,给予大量镁使机体呈镁负荷状态时,可见在近曲小管末端至髓袢底部之间分泌镁,然后由袢的升支重吸收。因此,在高镁血症时可发生肾小管分泌镁的作用,但在一般情况下镁的分泌可能不具有重要生理意义。

根据对低镁血症者用镁剂治疗的观察,当血清镁 > 0.85 mmol/L 时,尿中即有镁排出,故定此值为镁的肾阈值。此外,镁也从汗液排泄。人在高温环境下生活数日,经汗液排泄的镁量可占总排镁量的 10%～15%,最高时可达 25%。

尿液的镁含量随镁摄入量、地区及人种的不同而有变化。正常人每日镁摄入量常超过生理需要,体液中过剩的镁主要由肾脏排出。肾脏排镁的能力很强,每日排泄量可大到 250 mmol(6 000 mg),小到 1 mmol(24 mg)。一般情况下,正常尿排镁量男性为 4.1 mmol/d,女性为 3.6 mmol/d。

在平衡状态下,尿镁排泄量与摄入量密切相关。例如每日摄入 900 mg 的镁,则尿镁排泄量较对照组约增加 2 倍;而摄入 7 mg/d 时,尿排泄量可降至测不出。尿镁排泄量在一日内有所变化,以早晨排泄量最高,以后逐渐减少。此外,随着

年龄增加,尿镁排泄量则逐渐下降,可能是由于老年人肠道镁吸收功能减退所致。

分析和评价肾脏镁排泄功能时,应用镁清除率(Cmg)和肌酐清除率(Ccr)计算出滤过镁排泄分数(fractional excretion of magnesium,FEmg)值,则更为准确和灵敏。正常值为$(30\pm11)\times10^3$,如 Ccr 值在 80 ml/min 以下,而 FEmg 明显增加,则表示肾脏镁的排泄增多。

(三) 各种激素对镁的调节作用

1. 镁池·镁池有调节镁代谢平衡的作用。当机体需要镁时,即将镁从镁池中有选择地动员出来,镁贮池中的可交换部分参与镁的代谢,用放射性^{28}Mg 给人静脉注射后,24 h 中有 16%,90 h 有 1/3 体镁与^{28}Mg 处于平衡状态。这时镁池中迅速可交换部分存在于细胞外液中,缓慢可交换部分为细胞内镁池(占可交换镁 80%),主要存在于皮肤、结缔组织、肝、肠等软组织中。骨骼、肌肉和红细胞中镁交换率甚为缓慢。不可交换部分的镁主要存在于骨骼中,并且随年龄增长而增多。

2. 甲状腺素·能促进肠道吸收镁,但又能直接抑制肾小管重吸收镁,使尿镁排泄量显著增加,同时促进全身代谢而增加镁的需要量。动物实验表明,甲状腺素能使肝细胞摄取镁增加。过多甲状腺素导致负镁平衡,使血浆镁下降。例如,在甲状腺功能亢进时血浆镁降低,尿镁增加;甲状腺功能减退时则相反。

3. PTH·具有增加肠道吸收和促进肾远曲小管重吸收镁的作用,当连续注射 PTH 24 h,可见体内有镁贮存,但血浆镁无明显上升;输注停止后,尿镁迅速而持续升高,直到血浆钙恢复正常 24 h 以后。这表明 PTH 有保镁作用而高钙血症有消耗镁作用。在甲状旁腺功能亢进时,高钙血症能抑制肾小管对镁的重吸收,可抵消 PTH 对肾小管的作用,故血浆镁可正常或降低。甲状旁腺功能减退时,则无明显的镁代谢紊乱。

4. 胰岛素·具有促进镁进入细胞内的作用,可能是通过其复杂的糖代谢作用完成的。胰岛素还可使血浆磷酸盐降低,从而减少骨骼对钙、镁的摄取,其总的结果是使血浆镁升高。

5. 醛固酮·能减少肠道镁吸收和肾近曲小管及髓袢镁的重吸收,并与其保钠作用有关,增加镁从尿和粪中的排泄,降低血浆镁水平,减少镁池贮量,从而引起负镁平衡。

6. 生长激素·促进肠道吸收镁,降低肾小管重吸收镁,并能促进镁进入细胞内,增加镁的贮存量,降低血浆镁浓度。

7. 维生素·缺乏维生素 B_6 时,可使血浆、骨骼肌、心肌、肝、肾的镁含量减低。维生素 D 可增加肠道镁吸收。缺乏维生素 E 时血浆镁浓度可降低。

8. 其他·高蛋白质饮食可增加不溶性镁盐的溶解度而增加肠道镁的吸收;食物中磷酸盐、磷酸纤维素等能与镁结合形成不能吸收的复合物,可减少肠道镁的吸收;钠离子、半乳糖及右旋果糖等在肠道可促进镁的吸收。

第二节 · 低镁血症

血清镁<0.75 mmol/L 时称低镁血症(hypomagnesemia),发生率尚不清楚,有报道在住院患者中为 6.9%～11%,在重症监护病房为 7.7%～20%。

一、病因

(一) 消化系统疾病引起低镁血症

如严重腹泻、脂肪泻、吸收不良综合征、溃疡性结肠炎、克罗恩病、肠道大部切除术后、肝硬化、胆道疾病与急性出血坏死型胰腺炎等。

1. 消化系统疾病·腹泻和呕吐导致镁丢失过多,吸收减少,可使肠道排镁增加达 3 mmol/L。镁的吸收较慢、肠道内镁通过时间与肠道镁的浓度成比例,因此在慢性腹泻、肠道切除和肠道旁路形成术后,食物通过时间缩短,易形成镁缺乏。脂肪泻除腹泻丢失外,主要是肠道内镁与脂肪结合形成碱性复合物而不易吸收,被排出体外。慢性呕吐、不能进食或饮食不佳使镁摄入不足,后者见于老年衰弱及危重患者。

吸收不良乃因肠内胰酶活性减低、胆盐减少及小肠壁病损等,引起消化障碍或吸收缺陷,导致营养物质难以吸收。下消化道液中含镁浓度较高,此处如患慢性疾病可发生镁吸收减少,如溃疡性结肠炎、克罗恩病及长期口服泻剂等。肠瘘、胆瘘和胃肠引流可大量丢失易引起镁缺乏症,见于肠瘘、胆瘘、长期胃肠引流等。营养不良致使氨基酸缺乏,引起镁盐溶解度下降,全肠外营养支持补镁不足。

如肠道选择性镁吸收不良、急性出血坏死性肠炎、溃疡性结肠炎、肝硬化合并肾小管性酸中毒、肝硬化大量利尿及吸收不良综合征等,除低血镁(0.2～0.62 mmol/L)外,多伴有低血钾(2.1～3.0 mmol/L)、低血钙(1.3～2.2 mmol/L)、低血钠(118～135 mmol/L)、低血氯(68～89 mmol/L)、低血磷(0.73～0.83 mmol/L)及代谢性酸中毒。

2. 输液过多·治疗时输液过多,特别是含钠、钙的液体过多可促使排镁增加。

(二) 循环系统疾病常伴有低镁血症

1. 充血性心力衰竭·一般心力衰竭患者肾脏有保镁作用,使体镁保持于正常平衡,但充血性心力衰竭加重时引起消化道充血、水肿和组织缺氧致食欲减退、镁吸收减少,继发性醛固酮增多使肠道镁吸收和肾小管镁重吸收减少,以及用洋地黄治疗促使尿镁增加等因素均可致低镁血症。用利尿剂时使尿排镁显著增加,更使血镁明显减低。

2. 慢性肺心病·患者常伴低镁血症,可能与进食少及右心衰竭致肠吸收镁减少有关。如果加用利尿剂,则缺镁的发生率更高。

3. 酒精性心肌病·常伴有低血镁,可能与患者长期饮酒、营养不良、酒精毒性作用及抑制肾小管对镁的重吸收等有关,同时还可能与增加某些中间代谢产物与镁相结合而排出体外有关。

4. 急性心肌梗死·患者于发病早期可有血镁降低,在急性冠状动脉供血不足时也可发生低血镁,但机制未明,此时尿镁排泄并不增加,可能与血镁暂时性转移至其他组织有关。

5. 体外循环·体外循环下心脏手术患者,于术中、术后血镁均降低,红细胞镁多正常,术后骨骼肌镁升高,可能与体外循环时间长短和手术应激下细胞内钾外流,细胞外镁转入细胞内有关。如在补充液中补镁，可防止本症及有关室性快速心律失常的发生。

（三）内分泌系统疾病患者常伴低血镁和负氮平衡

1. 甲亢·患者常伴低血镁和负氮平衡。与患者代谢增加，可交换镁也增加，多数组织镁含量增高，镁从细胞线粒体内释放减少，尿镁排泄增加有关。

2. 原发性甲旁亢·可引起症状性镁缺乏症。由于本症的高钙血症使肾脏保镁功能降低，尿镁增加，以及因钙的竞争肠道镁吸收减低，从而引起镁缺乏症。甲状旁腺摘除术后尤其是伴纤维囊性骨炎的患者，可发生低镁血症，这是镁沉积于骨组织的结果。有些患者做甲状腺次全切除术后并发甲状旁腺功能不全，发生手足搐搦时，需要补镁才能控制症状。

3. 原发性醛固酮增多症·由于尿排镁增多，镁清除率增高而发生低镁血症。用螺内酯治疗可使血镁恢复正常，作为细胞内镁指标的肌肉镁含量也得以恢复。肾上腺皮质腺瘤摘除术后，尿镁排泄减低可达数周，肾脏镁重吸收增加，缺镁症状即可消失。

4. 糖尿病·糖尿病及在酮症酸中毒期间，尿镁显著增加可引起低镁血症。有研究报道，高纤维饮食可使糖尿病患者低镁血症加重。如积极给予胰岛素及充分补液治疗，随病情的恢复镁向细胞内转移，可使低镁血症加重。胰岛素可促使镁离子向细胞内转移，胰岛 β 细胞内 Ca^{2+} 与 Mg^{2+} 的比例对维持正常胰岛素分泌非常重要，故补液中除加钾外，还需补入充足的镁。Butler 提出，每升液体中以加入氯化镁 0.25 g（镁 2.1 mmol/L）为宜。

（四）肾小管疾病导致的低镁血症

慢性肾盂肾炎、肾小管性酸中毒的某些病例、肾盂积水、急性肾小管坏死、肾衰竭的多尿期等，多伴有肾钾丢失和低钾血症。肾移植术后的低镁血症亦十分常见，主要原因为镁在体内重新分布，胃肠道丢失镁，摄入不足及应用环孢素等使肾脏丢失镁。尿镁与尿钠之间存在正相关，在钠利尿时，镁排泄也增加。另外，几种少见的肾小管遗传性疾病亦可引起低镁血症。

家族性低镁血症伴高尿钙和肾钙质沉着症（familial hypomagnesaemia with hypercalciuria and nephrocalcinosis, FHHNC）是一种以低镁血症、高尿钙、严重的肾钙质沉着、低渗尿及进行性肾衰竭为特征的复合肾小管疾病，镁的原发性重吸收缺陷发生在髓袢的髓质升支粗段（mTAL）。它是一种常染色体隐性遗传性疾病，由 paracellin-1（PCLN-1）基因突变所致。该基因定位于 3q27 上。PCLN-1 是一种主要表达在髓袢升支粗段（TAL）的肾脏紧密结合蛋白，该蛋白的缺陷导致 TAL 对二价阳离子的重吸收障碍。Gitelman 综合征也是一种少见的常染色体隐性遗传病，是由于远端肾小管对镁的重吸收发生缺陷，是编码噻嗪类敏感的 Na-Cl 协同转运体基因或 TSC 基因发生突变所致。临床特点有肌无力发作，常伴腹痛和呕吐，搐搦常于发热时发生。除低镁血症外，还有低钾血症和碱中毒。尿钾和尿镁排泄率升高，尿钙排泄降低。

（五）药物引起的低镁血症

1. 利尿剂·袢利尿剂、噻嗪类及渗透性利尿剂均可使镁排泄增加，长期应用可致低镁低钾血症，而保钾利尿剂则有防止镁丢失作用。心力衰竭患者缺镁时可致难治性心律失常和洋地黄中毒，单纯补钾无效，经补镁后才能纠正，低血镁时更易发生洋地黄中毒。心力衰竭经常规治疗无效而无其他原因者应考虑有缺镁的可能。

2. 抗生素·长期用氨基糖苷类抗生素可引起镁缺乏症，其原因可能与肾小管受损，使镁排泄增加有关。羧苄西林可引起尿镁排泄增加，与庆大霉素联用可使肾脏排镁排钾明显增加，而引起低镁低钾血症。用羧噻吩青霉素（ticarcillin）与免疫抑制剂环孢素治疗骨髓移植患者，可引起肾排镁增加，导致低镁血症。此外，卷曲霉素、紫霉素、两性霉素 B 亦能造成尿镁的丢失，尤其是长期大量使用两性霉素 B，可损伤肾小管功能而引起低镁血症和低钾血症，但及早停药，则可完全恢复。应用茶碱或戊烷脒（抗黑热病药）的治疗，亦可能引起低镁血症。

3. 环孢素·可导致肾移植患者的血清镁降低，其血清镁浓度和环孢素谷浓度呈负相关。其他脏器移植（肝、心脏等）和患有自身免疫性疾病而需接受环孢素治疗者均存在低血镁的问题。

4. 抗肿瘤药·顺铂（cisplatin）能直接损害肾小管导致尿镁丢失和低镁血症，发生率高达 90%，用该药化疗时常需静脉补镁。顺铂治疗停药以后，肾小管损伤可持续数月至数年以上，恢复很慢。

（六）慢性酒精中毒引起的低镁血症

这种作用在戒断饮酒以后，并不能立即恢复正常。此外，慢性酒精中毒患者有时长期摄入镁不足，或因反复呕吐、腹泻和小肠吸收不良而丢失镁较多以及呼吸性碱中毒亦可能促成低镁血症。当患者并发震颤性谵妄时，大多存在严重镁缺乏，输注镁常有良好的疗效，不仅可以纠正镁缺乏，且镁本身还具有镇静作用。

二、临床表现

镁缺乏症的症状和体征不易识别，因为常与原发病的临床表现混杂在一起或为后者所掩盖。部分患者可无症状，同时缺镁患者往往还伴有其他电解质紊乱，症状与血清镁浓度之间无明确相关性。

（一）缺镁的症状

缺镁的早期表现有厌食、恶心、呕吐、衰弱及淡漠，缺镁加重发生神经肌肉失常及行为异常，如纤维震动、震颤、共济失调、眩晕、抽搐、肌肉痉挛和强直、眼球震颤、吞咽障碍，反射亢进，偶有减弱。这些症状可单独或同时存在，易受声、光和机械刺激诱发。偶尔伴发热、大汗、惊厥或昏迷。患者常有明显的痛性腕足痉挛，亦可仅有 Trousseau 征或 Chvostek 征阳性。有时出现奇异动作，如面部皮肤收缩、皱眉、手足徐动，甚至舞蹈样活动，这些征象可在无症状者中突然发生。可有抑郁、妄想、淡漠、不安、焦躁、激动、幻觉、神志混乱及定向力消失。

（二）缺镁引发的心律异常

缺镁引起心律失常已受到重视。镁是激活 Na^+-K^+-ATP 酶的必需物质，缺镁可引起心肌细胞失钾，而导致其静息膜电位、传导性和复极发生改变；镁也是钙的抑制剂，缺镁可增加缓慢钙离子流并因此而促进心律失常的发生,如频发房性或室性期前收缩、多源性房性心动过速、室性心动过速及心室颤动,心脏猝死。低镁血症的心电图可显示 PR 及 QT 间期延长,QRS 波群增宽,ST 段下移,T 波增宽、低平或倒置,偶尔出现 U 波,与低钾血症者混淆,与血钾、血钙改变有关。应当指出,镁缺乏引起的心律失常往往对一般抗心律失常药物有对抗性,而难以控制症状,但在补镁治疗后常消失。

低镁血症时对有心脏病曾发生过心力衰竭的患者,容易诱发心力衰竭或加重洋地黄中毒。缺镁时,即使给予少量洋地黄也易引起心律失常。此外,缺镁引起的室性心律失常也可因同时缺镁而加剧。缺镁可增强洋地黄对细胞内缺钾的作用而导致中毒。应用洋地黄和缺镁均可通过抑制 Na^+-K^+-ATP 酶的作用,而减低细胞内钾离子。同时,低镁血症容易促使洋地黄被心肌纤维摄取,也是诱发洋地黄中毒的原因之一。

三、实验室检查和诊断

(一) 低镁血症最简便的诊断方法是测定血清镁

用 ^{28}Mg 作动态实验,有可交换的 ^{28}Mg 减少,脑脊液中镁浓度降低(正常 $1.2\sim1.5$ mmol/L)、红细胞内镁含量降低。常伴有低钾血症和低血钙。低钙不能用维生素 D 或 PTH 纠正。镁缺乏症可发生代谢性酸中毒。血清无机磷水平一般减低,偶可升高。镁缺乏时有低尿镁(<1 mmol/L)和低尿钙,但在肾失镁过多者则尿镁增多。大鼠试验表明,镁缺乏时 GFR 可下降,有蛋白尿、氨基酸尿、磷酸盐尿,尿钙排泄量正常或减少,尿钾增多以及肾石病,肾浓缩功能可受损。镁缺乏时低血钙的机制尚不明了,可能与 PTH 相对或绝对不足,甲状旁腺释放 PTH 受抑制,骨骼对 PTH 的反应受损,以及骨和细胞外液之间钙平衡失调有关。

当血清镁 <0.75 mmol/L 时即可诊断为低镁血症,但缺镁的诊断有时比较困难。如有时血清镁虽在 0.75 mmol/L 以上,仍不能否定低镁血症。血镁虽是评估镁代谢的重要指标,但因其受酸碱度、蛋白质和其他因素变化的影响,不一定能反映体内镁贮备状态,也不能作为估计体内镁缺乏程度的可靠指标。肾功能不全时,尽管细胞内缺镁,但是血镁反可升高,这是因为肾排镁减少;但是镁大量从尿中丢失所致的镁缺乏,一般都有低血镁。因此,血镁降低,尤其在脱水或肾功能减退的患者,提示有镁缺乏症。故在诊断上必须结合病史综合分析。

根据病史和临床判定有缺镁,而血镁正常,应做尿镁排泄量测定。如 24 h 尿镁排泄量低于 1.5 mmol,则诊断为镁缺乏症。尿镁排泄量在补镁后可见增加。

静脉内镁负荷试验有助于诊断。Thoren 报道,正常人每千克体重给予 0.125 mmol 镁负荷时,则负荷量的 80% 以上在 24 h 以内由尿排泄,48 h 完全排除。在镁缺乏症时,负荷镁的 40% 以上在体内保留。一般是在 12 h 内静脉滴注含有 30 mmol 硫酸镁的葡萄糖液 500 ml,然后收集 24 h 尿液测定尿镁排泄量,若体内有 $>50\%$ 的镁保留则为缺镁,若 $<30\%$ 可排除缺镁。也可在 $1\sim2$ h 内静滴含有 20 mmol 镁的葡萄糖液 400 ml,收集 16 h 尿液测定镁含量,如尿镁为输入量的 20% 左右表示有缺镁;若为输入的 70% 可排除缺镁。本试验在有肾功能不全、心脏传导障碍或呼吸功能不全时忌用。

红细胞镁浓度与血浆镁浓度无明显相关性。在血浆镁降低、正常或升高时,红细胞镁可降低或正常。临床上有缺镁症状而血清、尿及红细胞镁正常,提示有组织内缺镁,可测定肌肉内镁,优于红细胞和血浆镁测定,但检查方法复杂,不适于常规使用。测定可交换镁,但 ^{32}Mg 在体内的半衰期短(21.3 h),故不适于进行长期的放射性核素观察。

(二) 低镁血症的鉴别

低镁血症无特异症状,且常并发低钙血症或低钾血症。首先应鉴别各型手足搐搦(低钙血症、碱中毒等),甚至全身性痉挛或癫痫、自主神经性肌张力障碍(vegetative dystonia)、某些甲状腺功能减退症、某些精神综合征。

四、治 疗

(一) 镁缺乏症应补充镁盐,缺镁量难以判断,一般根据经验估计补镁量

一般每千克体重丢失 $0.5\sim1.0$ mmol 时应予以治疗。肾脏的保镁功能较差,即使在缺镁状态下补充的镁仍有 50% 可以从尿中排泄,因此补充的镁量要高于推测丢失量的 2 倍左右。应当注意,补镁治疗要使体内镁缓慢恢复正常,一般至少需要治疗 $4\sim5$ 日。同时应注意纠正低钙和低钾血症。肾功能有损害,GFR 减低时应慎重,镁用量要小,并监测血镁水平,以防发生镁中毒的危险。

轻度缺镁患者,可由饮食或口服补充镁剂。可给予氧化镁 $250\sim500$ mg($6.25\sim12.5$ mmol),每日 4 次,多数患者能耐受而不引起腹泻。或用氢氧化镁 $200\sim300$ mg,每日 4 次,或 10% 醋酸镁溶剂 10 ml,每日 4 次。为避免发生腹泻,可与氢氧化铝凝胶联用。

如患者对口服不能耐受或不能吸收,可采用肌内注射镁剂。第 1 日肌内注射硫酸镁 2 g(镁 8.15 mmol),每 4 小时 1 次,共 5 次。第 $2\sim5$ 日肌内注射 1 g(4.1 mmol),每 6 小时 1 次,共注射 26 g,含镁 105.5 mmol。如病情需要可增加剂量,第 1 日肌内注射 2 g,每 2 小时 1 次,共 3 次,然后每 4 小时 1 次,共 6 次。第 $3\sim5$ 日肌内注射 1 g,每 6 小时 1 次,共注射 32 g,含镁 130 mmol。肌内注射疗法一般采用 $20\%\sim50\%$ 硫酸镁。

(二) 重度缺镁出现严重手足搐搦、痉挛发作或室性心律失常时应静脉补镁

注射用镁剂都是硫酸镁($MgSO_4 \cdot 7H_2O$),约含有 10% 的镁。硫酸镁 1 g 含镁 4.07 mmol。切不可用 $25\%\sim50\%$ 高浓度的硫酸镁液静脉注射,因可发生致命性危险。静脉注射首次以硫酸镁 3 g(12.2 mmol)加于葡萄糖液 1 000 ml,于 6 h 静脉滴注,溶液中可加入所需其他电解质,继以 3 g 于 2 000 ml 溶液中缓慢滴注。第 $2\sim5$ 日,每日给 4 g(16.3 mmol)于 2 000 ml 溶液中继续静滴。如有惊厥、昏迷或严重室性心律失常,可给硫酸镁 $1\sim1.25$ g 于 5% 葡萄糖液 40 ml 中缓慢(5 min)静脉注射,继以 5 g 于 1 000 ml 溶液中于 10 h 静滴完毕,在以后 5 日内可每日给 5 g 于 2 000 ml 溶液中缓慢静滴。静脉补充镁剂时速度应缓慢,如过快可使皮肤肌肉的血管扩张而引起短暂性低血压。如静脉给予镁剂过量,可引起血压

迅速下降、肌肉麻痹、呼吸衰竭和心脏停搏。若镁剂过量，应立即静脉注射10%氯化钙5～10 ml。

除了补充镁之外，应尽可能找出导致低血镁的原发疾病，并加以治疗。

第三节·高镁血症

血清镁＞2 mmol/L时称高镁血症（hypermagnesemia），较少见，肾功能损害是发生高镁血症最主要的病因，但大多数引起症状的高镁血症均与使用含镁药物有关。

一、病因

（一）医学干预引起的一过性高镁血症

文献罕有在既无肾脏病变，又无肠道疾病的情况下口服镁盐引起高血镁的报道。有报道，在无肾功能不全的成人和新生儿，用镁盐灌肠引起高镁血症。在巨结肠和肠梗阻时，用镁盐灌肠甚至发生致死性高血镁。因子痫而接受硫酸镁治疗的母婴可发生高血镁。治疗子痫镁的最适宜浓度为2.0～3.5 mmol/L，但有时可引起高镁血症。

（二）急慢性肾衰竭及其他疾病引起的高镁血症

1. 慢性肾衰竭·随着慢性肾衰竭的加重，高血镁的程度和发生率亦随之增加。有人认为GFR＜30 ml/min是发生高血镁的阈值。慢性肾衰竭患者口服硫酸镁后迅速出现嗜睡，进而发生昏迷。一组慢性血液透析患者，血清镁在透析前显著增高（1.36±0.14 mmol/L），血清镁与透析液的镁值呈正相关。曾有人报道，含镁过量的透析液可使患者发生症状性高镁血症。慢性肾衰竭时体内总镁量增加，骨内镁含量超过66%，是肾性骨病的原因之一。红细胞内镁升高，且与血镁相关。对慢性肾衰竭时肠道镁吸收的意见不一。

2. 急性肾衰竭·急性肾衰竭少尿期血镁恒定增高，如摄入镁盐或合并酸中毒时血镁可明显升高。横纹肌溶解、氮质血症和酸中毒是促发高镁血症的原因。

3. 其他·在锂盐治疗过程中、大手术后、伴骨骼受累的肿瘤、甲状腺功能减退症、甲状旁腺功能亢进症伴骨损害、垂体性矮小、乳碱综合征及病毒性肝炎等患者，在无肾功能不全时，可有血镁轻度升高。

二、临床表现和诊断

（一）高镁血症的症状和体征

轻度高镁血症易被忽视，通常血镁浓度＞2 mmol/L时，出现镁过量的症状和体征，其主要临床表现是由于镁离子对神经系统和心血管系统的作用。过量的镁可阻断神经传导及在末梢神经终部位阻断乙酰胆碱释放，减低神经肌肉接头的冲动传导，并使触突后膜反应性减低和轴索兴奋阈值增高，从而使神经肌肉功能减低。血浆镁为2 mmol/L时可出现镁中毒的早期表现，如心动过缓、恶心、呕吐、皮肤血管扩张、尿潴留、深腱反射减弱以致消失。血镁2.5～5.0 mmol/L时，可出现嗜睡、木僵、精神错乱；超过5 mmol/L时可出现随意肌麻痹、反射减退、肌无力、呼吸抑制和昏迷。

（二）高镁血症引起心脏兴奋传导障碍

随着血镁浓度升高，可发生心电图改变。血镁浓度2.5～5.0 mmol/L时出现PR间期延长和室内传导阻滞，伴有QRS时限增宽和QT间期延长，P波低平；如超过7.5 mmol/L时可发生完全性传导阻滞，并可抑制心脏收缩而致心脏停搏，或出现木僵、精神错乱、呼吸抑制和昏迷。严重的高镁血症因传导阻滞和心肌收缩无力而致死。

（三）急慢性肾衰竭患者应测定血镁，早期发现和诊断高镁血症

在慢性肾功能不全者亦最好定期检测。当肾功能不全患者出现神经肌肉症状及心电图示传导障碍，而不能用血钾、钙、磷异常解释时，应想到本症。血清镁在1.5 mmol/L左右常无临床症状，而在2 mmol/L以上时，出现症状则诊断为症状性高镁血症。肾功能障碍患者，当血清镁升高以前，体内镁含量即可增加，因而测定红细胞镁有助于早期诊断。有学者认为镁是未测定的阳离子，所以在稳定期患者阴离子间隙减低和严重酸中毒患者阴离子间隙正常时，应疑有高镁血症。

三、治疗

（一）一旦肯定高血镁的诊断，即应停止镁制剂的摄入，并治疗其原发病因

对肾功能正常者可给予利尿剂，以促进尿镁的排泄。如有脱水，应予纠正，但对尿少患者应防止发生水过多的危险。对血清镁＞2.5 mmol/L的有症状患者和＞4 mmol/L的所有患者，应积极进行治疗。钙和镁之间有显著拮抗作用，可缓解或消除症状。

（二）静脉注射10%葡萄糖酸钙或氯化钙可迅速改善镁的毒性作用

于30 s左右可见症状有暂时性改善，但作用时间短暂。如注射后2 min仍未见效，应重复治疗。此种治疗对急性镁中毒有较好效果，对慢性肾衰竭患者疗效有限。因此，对所有效果不佳的严重高血镁，须用腹膜透析或血液透析。镁的除去依赖于透析梯度，据报道一次透析的除去量可高达700 mg。急性镁中毒致死原因多为呼吸衰竭及心脏停搏，故应及时行人工呼吸和心肺复苏术。

参考文献

[1] Quamme GA, de Rouffignac C. Epithelial magnesium transport and regulation by the kidney[J]. Front Biosci, 2000, 1(5): D694-D711.

[2] Sueta CA, Patterson JH, Adams KF Jr. Antiarrhythmic action of pharmacological administration of magnesium in heart failure: a critical review of new data[J]. Magnes Res, 1995, 8(4): 389-401.

[3] Mysiak A. Magnesium: its significance in cardiology[J]. Pol Merkuriusz Lek, 1999, 6(33): 161-163.

[4] 廖二元, 许樟荣, 伍汉文, 等. 糖尿病患者负镁平衡与低镁血症[J]. 中华内分泌代谢杂志, 1986, 2(4): 228-231.

[5] Martini LA. Magnesium supplementation and bone turnover[J]. Nutr Rev, 1999, 57(7): 227-229.

[6] Rowe BH, Bretzlaff JA, Bourdon C, et al. Magnesium sulfate for treating exacerbations of acute asthma in the emergency department[J]. Cochrane Database Syst Rev, 2000, (2): CD 001490.

[7] 何斌, 杨周灼, 李如恒, 等. 肾移植术后低镁血症的意义[J]. 实用医学杂志, 1999, 15(6): 433-434.

[8] Weber S, Hoffmann K, Jeck N, et al. Familial hypomagnesaemia with

hypercalciuria and nephrocalcinosis maps to chromosome 3 q^{27} and is associatecl with mutations in the PCLN-1 gene[J]. Eur J Hum Genet, 2000, 8(6): 414-422.

[9] Simon DB, Lu Y, Choate KA, et al. Paracellin-1, a renal tight junction

protein required for paracellular mg^{2+} resorption[J]. Science, 1999, 285 (5424): 103-106.

[10] Lajer H, Daugaard G. Cisplatin and hypomagnesemia[J]. Cancer Treat Rev, 1999, 25(1): 47-58.

第十八章·骨质疏松症概论

朱汉民　程　群

一、定　义

1. 两种定义·骨质疏松症是以骨量低下、骨组织微结构破坏为特征导致骨脆性增加易致骨折的全身性骨病(WHO, 1994年),也被定义为以骨强度下降、骨折风险度增加的一种骨骼疾病;骨强度主要反映骨密度和骨质量的完整性(NIH, 2000年)。两种定义基本类同,无本质差异。骨量是指解剖意义上骨容量体积单位内骨的数量,目前应用的骨量测定主要是测量矿盐的含量;骨质量是指骨组织结构、骨转换、骨基质成分、损伤积累和矿化程度的综合状态。

2. 骨质疏松综合征和骨质疏松症·骨质疏松症源自对病理形态以希腊文 osteon(骨)和 porous(小孔)的描写,19世纪法国和德国学者临床上首先采用骨质疏松症(osteoporosis)医学术语。早年曾以骨质疏松综合征描述背痛、椎体骨折、X线平片显示矿化程度降低的一组综合征,近30年间,随着骨密度等骨量测定技术的进步、复杂的病理生理机制的不断阐明和新的治疗方法获得进展,骨质疏松症已从衰老不可逆的必然后果转变为一类可防可治的代谢性骨病。

3. 疾病的过程和结局·骨质疏松症分可为非骨折期(骨量低下期)和骨折期(脆性骨折期),脆性骨折是骨质疏松症发展到晚期的表现,骨密度和脆性骨折风险强度之间的关系高于高血压与脑卒中,更强于血清胆固醇与冠心病的相关性。骨量减少导致的骨折风险与舒张期血压与脑卒中的相关程度相当,但彼此性质各异,骨量减少随增龄呈不同速度和程度持续的进展,而血压与增龄无明显相关性。

二、分　类

依据骨组织结构的改变、代谢变化和病理生理机制,目前常用分类为:① 原发性骨质疏松症,是指绝经后骨质疏松症(postmenopausal osteoporosis)、老年女性和男性的老年性骨质疏松症(senile osteoporosis)及特发性骨质疏松症(包括青少年);② 继发性骨质疏松症,是指其他器官疾病(内分泌、胃肠、血液、肾、神经系统及肿瘤等多个系统疾病)或非骨骼因素(药物、失用等)引发骨代谢异常并导致的骨质疏松症。在临床上这些骨质疏松的致病因子或风险因素常彼此重叠。

"原发性"是指因机体衰老或自然绝经后和老年期性激素状态如雌激素和睾酮低落导致的骨丢失,"特发性"是指病因尚待阐明;"继发性"是指骨的丢失并不首先出现在骨骼,而是其原发病本身对骨骼损害的结果,因此临床多采用主要病因

分类法,避免一些模糊的界定,如绝经后骨质疏松症,绝经本身就是机体衰老的生物学标志,妇女直至高龄也属绝经后;男性没有显著的界限性衰老年龄标志,因而常单列出"男性骨质疏松症"的分类。

不论原发性和继发性,根据骨代谢转换特点又分成高转换和低转换型两类。绝经期后的骨质疏松症大多属于高转换型。

三、流行病学

骨质疏松症的流行病学研究涉及两大方面:骨质疏松症和骨质疏松性骨折的流行病学。

(一)骨质疏松症的流行病学

1. 流行病学调查工具·目前主要采用双能X线吸收仪(Dual X-ray absorptiometry, DXA)骨密度(BMD)测定法进行评估,诊断依据以 WHO 骨密度分类法即 WHO 诊断标准。

2. 骨质疏松症的患病率·骨质疏松症是一种年龄相关性疾病,2018年全国11个省市,44个县2万余人的社区人群居民多中心调查结果显示,40~49岁以上人群骨质疏松的患病率:女性4.3%,男性2.2%,总患病率为3.2%;50岁以上人群:女性32.1%,男性6.0%,总患病率为19.2%;65岁以上人群:女性为51.6%,男性为10.7%,总患病率为32.0%。骨量低下(osteopenia)或低骨量(low bone density)是骨质疏松症的高危人群,40~49岁人群低骨量率女性为31.3%,男性为34.4%,总低骨量率为32.9%;50岁以上人群低骨量率在女性为45.9%,男性为46.9%,总低骨量率为46.4%。骨质疏松症的患病率和低骨量率较10年前的全国多地区人群抽样调查又有显著增高,人口老龄化水平越高,患病人数越多。

在欧美50岁以上妇女中,骨质疏松症的患病率在美国为30%,欧洲为21%,按美国第三次国家健康和营养调查(NHANES Ⅲ),总人口近3亿中,在妇女中约有802.1万患骨质疏松症,1543.4万存在骨量低下;男性中约有208.2万患骨质疏松症,312.3万人伴有骨量低下;美国近期报道有骨质疏松症患者1020万和骨量低下4343万;全球估计有2亿人患骨质疏松症,欧洲、北欧和美国地区骨质疏松症的患病率高于亚非拉地区。

骨密度是一种敏感性低而特异性高的诊断骨质疏松指标,也是预测骨折风险的重要因子和实施干预措施的依据,但脆性骨折患者骨密度可不在 WHO 诊断标准骨质疏松范围内,或在正常范围,即还存在骨密度以外的其他骨折风险因素,目前发展的一些风险评估工具,也用于治疗阈值的

选择，但尚无以此为依据的骨质疏松症的流行病学调查资料。

（二）骨质疏松性骨折的流行病学

1. **骨质疏松性骨折的概念** · 也称脆性骨折（fragility fracture）或低创伤性或低能量骨折（low-trauma 或 low-energy fractures），这类骨折是指在无外伤或较轻微外伤情况下引起的骨折。轻微外伤一般是指人体高度内处理日常生活过程中发生的骨折。所谓疲劳性骨折（fatigue fracture）或应力骨折（stress fracture）是指当骨骼出现微细骨折时，外伤继续反复作用于骨，最终导致骨折，此种骨折的过程为渐进性，发展较缓慢，如重度骨质疏松时，椎体甚至髋部可在单纯身体重力作用下发生骨折和变形，即所谓自发性骨折。非轴心骨部位的四肢骨折，尽管存在骨质疏松改变，骨强度显著减弱，但骨折发生绝大多数存在暴力或甚至轻微的创伤因素，极少数患者可出现自发性骨折。

2. **骨质疏松性骨折的患病率** · 最常见的骨折部位为椎体、髋部和腕部。我国幅员辽阔，地区间有差异，我国北方地区城市 2002—2006 年的调查结果显示，50 岁以上髋部骨折男性患病率为 138/10 万，女性为 254/10 万；来自东部地区的调查发现，60 岁以上老年人中，男性患病率为 217.66/10 万，女性为 277.01/10 万。上海地区报道，60 岁以上的老人骨折总患病率城区为 20.10%（男性 15.58%，女性 23.45%），农村地区为 8.83%（男性 2.04%，女性 9.81%）；骨折发生部位亦以前臂远端、髋部和椎体为主，在城区老年前期不论男性和女性以前臂远端为主，至老年期男性髋部骨折略多见，女性以前臂远端、椎体和髋部为主；在农村男性老年人中，老年前期和老年期骨折无固定好发部位，女性与城区情况类似。在美国每年发生与骨质疏松相关的骨折超过 200 万，其中 70% 为妇女，估计在西方白种人女性和男性至少经历一次临床症状的脆性骨折的终身危险，分别约 40% 和 13%。

3. **主要骨质疏松性相关骨折**

（1）髋部骨折：是骨质疏松症最严重的并发症，导致高伤残率和高死亡率，发病率随增龄呈指数增加。美国和北欧研究显示，绝经后妇女髋部骨折估计为每年 500/10 万。50 岁以上女性与男性的发病率比例是 2∶1，98% 的髋部骨折发生在 35 岁以后，80% 见于女性。>90% 髋部骨折从站立或不到站立的高度跌倒后发生，跌倒的危险值随增龄而增加，患病率随增龄可从 5% 增至 30%。不同地区的髋部骨折发生病率差异大，在欧洲国家之间可相差 11 倍，提示除基因因素外，环境因素、生活方式起重要作用。来自美国的髋部骨折发病率资料显示，自 1998—2008 年，髋部骨折发病率女性和男性分别下降 22% 和 28%；2001—2015 年，发病率每年以 13/10 万的速度不断下降，直至 2012 年后下降速度趋缓。澳大利亚亦有类似报道。

（2）椎体骨折：长期以来其流行病学资料较难获得，大多椎体骨折为无症状型，其次难以进行放射摄片法普查，而对胸腰椎放射侧位摄片椎体变形评估缺乏统一标准。我国北京、成都和上海三地应用胸腰椎侧位放射性摄片形态计量法和半定量方法对 50 岁以上的妇女研究结果显示，总患病率为 15%，呈增龄性增高，80 岁以上为 36%～39%，年发病率：50～54 岁组女性为 3.6/（1 000 人·年），男性为 0.9/（1 000 人·年），75～79 岁组女性为 29.3/（1 000 人·年），男性为 13.6/（1 000 人·年）。

欧洲椎体骨质疏松研究（European Vertebral Osteoporosis Study, EVOS）结果显示，在 36 个国家 50～79 岁 15 570 例老年人中，椎体骨折患病率为 12%，年发病率在 50 岁以上女性为 10.7/（1 000 人·年），男性为 5.7/（1 000 人·年）。北美加拿大地区发病率在成人为 64/（10 万人·年），美国 35 岁以上成人为 43.9/（10 万人·年）。

（3）前臂远端骨折和其他类型骨折：最常见类型是 Colles 骨折，在 40～65 岁妇女发病率呈线性上升，此后增龄性增加就不明显。在男性 20～80 岁发病率无明显改变。不影响死亡率，1% 的骨折患者因恶性营养不良、神经病变和外伤后关节炎导致丧失完全生活处理能力；肱骨近端、骨盆、肋骨、锁骨和肩胛骨部位骨折在女性均呈增龄上升，女性较男性更明显；在胫骨、腓骨、踝部、足和颅骨部位骨折的发病率则无增龄性改变，不具有骨质疏松性骨折的特征。

（三）骨质疏松性骨折的社会经济学

1. **增加死亡率** · 骨密度每降低 1SD，死亡率风险增加近 1.5 倍，与之伴随的骨折风险增加相关；髋部骨折的死亡率男性高于女性，年龄愈大，死亡率愈高，约有 10% 的髋部骨折患者在骨折后 6 个月内死亡，>50 岁以上的 8% 男性患者和 3% 女性患者在因骨折住院期间死亡；髋部骨折后 1 年，男性死亡率为 36%，女性为 21%。法国学者的研究显示，骨折后 3 个月内死亡率为 21%，男性为女性的 2 倍。髋部骨折后死亡风险比较，低龄老人（60 岁组）较高龄老人（80 岁组）反而较高；5 年后的死亡率与无骨折的同年龄人群相当。骨折前已并存其他疾病且健康状况原已较差的患者，则死亡率更高。椎体骨折会增加死亡率，并因椎体再发骨折次数增多而增高。

2. **生活质量下降** · 各种类型的骨折后，约 7% 存在不同程度的终身残疾，髋部骨折后 1 年 40% 的患者仍然丧失独立行走能力，60% 日常生活自理需要帮助，80% 无法恢复骨折前的独立生活能力（如使用交通工具、购物等）。患者中约 25% 需要帮助才能完成日常生活自理，50% 需入护理院；多个椎体骨折可导致急慢性背痛、体力活动受限、进行性脊柱后突、身高缩短等，生活质量评分显著下降。不同类型的脆性骨折会增加其他部位骨折的危险性。有椎体骨折史的再次椎体骨折的风险增加 7～10 倍。前臂远端骨折后虽不增加死亡率，但使女性髋部骨折危险性增加 1.4 倍，男性增加 2.7 倍；尤其是轴心骨部位的骨折患者，其他各部位再次骨折的风险性将增加 12.6 倍，而肢体部位的再次骨折风险性则较低，髋部骨折为 2.3 倍，前臂远端骨折后为 1.6 倍。

3. **经济负担** · 骨折是骨质疏松症的严重后果，髋部骨折是最严重的并发症，导致的高伤残率和高死亡率所产生沉重经济负担极其显著。2005 年美国骨质疏松性相关骨折的医疗费用估计 170 亿美元，髋部骨折占其 72%，达 122.4 亿，我国由于单病种成本化管理尚未普遍开展，目前尚无可靠数据反映整个中国髋部骨折的治疗费用，按购买力折算我国的治疗费用与美国当年类似。欧洲地区骨质疏松性相关骨折的医疗费同样高昂。

四、发病机制

骨质疏松症有多种因素参与,在不同性别、不同年龄阶段其病理生理的主要因素不同,主要涉及因素有增龄与衰老、峰值骨量、内分泌激素和体液因子、机械力量因素(体力活动、体重)及危险因素的暴露等。肌肉萎缩、减少,神经调节功能失调,视听器官功能衰退等导致的跌倒风险增加,都是骨质疏松性骨折发生的非骨骼因素。

(一)旧骨吸收和新骨形成比例失衡

在生命过程的不同时期,骨的吸收和形成的比例不断改变,在生长、发育期,骨形成大于骨吸收,骨体积增大,骨量增高;至发育成熟期,骨量达峰值,随后 3～5 年,骨的吸收和形成的比例大致平衡,随后骨的吸收比例大于骨的形成,这种持续进行的新骨替代旧骨代谢活动,维持了骨骼机械力学上的完整性,会伴有一定的骨量丢失,可理解为增龄的生理性丢失,若有其他病理因素参与,导致骨吸收超越骨形成比例过大,则更易至骨质疏松(图 13-18-1)。

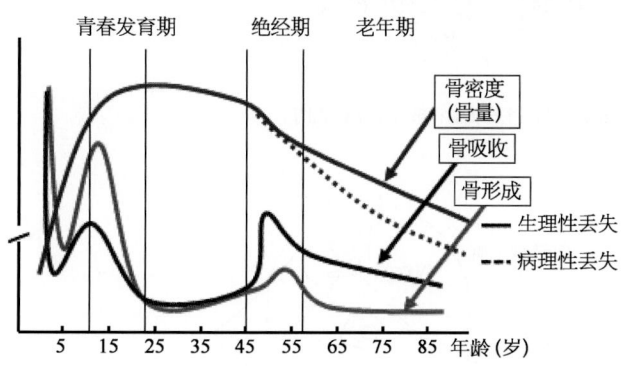

图 13-18-1 生命各阶段骨量、骨吸收和形成变化模式图

(二)峰值骨量因素

1. 峰值骨量·是骨发育成熟获得的最大骨量,一般在 30～35 岁。影响峰值骨量最重要的因素是基因,性别、种族,其他如营养(钙、蛋白质、磷)、运动、内分泌状态和发育期的总体健康等因素也影响峰值骨量。峰值骨量达到后随增龄而逐步丢失,包括自然衰老所致的生理性丢失和各种因素所致的病理性丢失,峰值骨量的充分发育是预防骨质疏松症的早期因素。

2. 生理性骨量丢失·是指骨器官的自然衰老丢失或由于长期的肌肉萎缩和(或)慢性疾病引起的身体长期不活动状态造成的骨量和骨强度减少,而骨代谢[骨塑建和(或)重建]行为仍正常进行,自主活动将不会引起骨折和或骨痛。与其年轻时的骨量相比较,大多数老年人及一些慢性病患者都会发生这种骨量减少。这些患者通常都是在经历创伤后才发生骨折,以四肢骨折最为常见。这种生理性骨量减少可以影响到男性、女性、老人和儿童。一般情况下,生理性骨量减少不伴有骨自身异常。

3. 病理性丢失·是指骨代谢过程[骨塑建和(或)重建]的异常使骨量和骨强度降低。骨重建过程骨质吸收过多,细微损伤不但不能得到修复而且不断地累积。在这种情况下,一般的自主活动就能够引起骨折和(或)骨痛发生,与生理性骨量丢失不同,又被称为真性骨质疏松,更多地影响女性、儿童

则极少发生(骨形成不全除外)。真性骨质疏松引起骨折和(或)骨痛发生的主要受累部位是脊柱(胸椎和腰椎),当然外伤同样会引起四肢骨骨折。真性骨质疏松是由于骨自身的异常而发生的(图 13-18-1)。

4. 绝经与骨丢失·妇女在绝经前 40 岁后骨量已开始减少,一旦绝经,骨丢失速率成倍加快,成为绝经后骨质疏松症的主要发病因素,绝经后 5～10 年骨量丢失逐渐缓慢。在绝经后 25 年的健康妇女中,椎体和前臂远端骨量丢失约为原有的 35%,平均年丢失率为 1%～1.5%;有的绝经后妇女绝经后初 5～10 年,骨的年丢失率在松质骨可达 2%～4%,皮质骨为 1%～2%,即骨总丢失量在皮质骨达 10%～15%,松质骨为 25%～30%,但存在明显的个体差异。骨量大约承担骨强度的 60%～70%,因此促进和维护骨的发育,尽可能获得更高骨量。

(三)细胞动力学失衡因素

成骨和破骨两群细胞活性失衡,导致破骨和成骨比例失常,破骨超过成骨,骨量丢失,骨结构受损。

1. 成骨细胞(osteoblast,OB)·是一类有丝分裂后寿命短暂的细胞,生存期约为 150 日。其功能是产生骨基质蛋白(Ⅰ型胶原蛋白和一些非胶原蛋白),形成骨基质,即类骨质(osteoid),提供了矿化的组织基础并进行矿化,承担新骨形成,产生成熟骨组织。成骨细胞在形成新骨过程中,一部分陷入类骨质中,成为骨细胞(osteocyte),或称陷窝细胞;另一部分则停留在形成的新骨表面,称衬里细胞(lining cell),静待再次启动。活性下降或数量减少,导致成骨功能减退。

2. 破骨细胞(osteoclast,OC)·是唯一具有骨吸收能力的细胞,来源于骨髓造血干细胞系统的含有多个细胞核的一类细胞,也包括来源于脾脏、血循环中单核细胞的前体细胞;破骨细胞是终末分化细胞,具有移动能力,不会再自身复制。存活时间取决于调控破骨细胞分化和发育因子之间的水平,与成骨细胞的功能相比较而言,成骨功能有限制性,而破骨功能则可无限发展,90% 的代谢性骨病为骨吸收增加或相对高于成骨功能的疾病(图 13-18-2)。

3. 骨重建单位·成骨细胞和破骨细胞两大细胞系相互作用进行骨的更新、改建和修复。从组织学观点看,骨组织由这两大细胞系组成骨结构单位(bone structure unit,BSU)或骨多细胞单位(bone multicellular unit,BMU),是骨代谢或重建的基本动力学单位,即骨代谢单位(bone metabolic units,BMU)又称骨重建单位(bone remodeling unit,BRU)。骨重建的骨转换过程在这些骨单位上进行,BRU 或 BMU 每完成一次骨转换就会产生另一新的 BSU,因此也可视为暂时的解剖结构单位。

在皮质骨,BSU 即骨单位(osteon)或哈佛系统(Haversian system),呈圆柱形,直径为 200～250 μm,与骨长轴平行,通过横向的伏克曼管(Volkmann canal)彼此相连。

在松质骨,BMU 结构处在骨的表面呈新月状,长约 600 μm,深 60 μm,总面积 0.5～1 mm²。整个骨组织约有 345 万个 BSU,近 40% 在松质骨,而皮质骨可利用的表面较少,仅在骨内膜面哈佛氏系统。松质骨的面积/容积为皮质骨的 8～10 倍,因而骨质疏松在松质骨较皮质骨发生更早、更明显(图 13-18-3)。

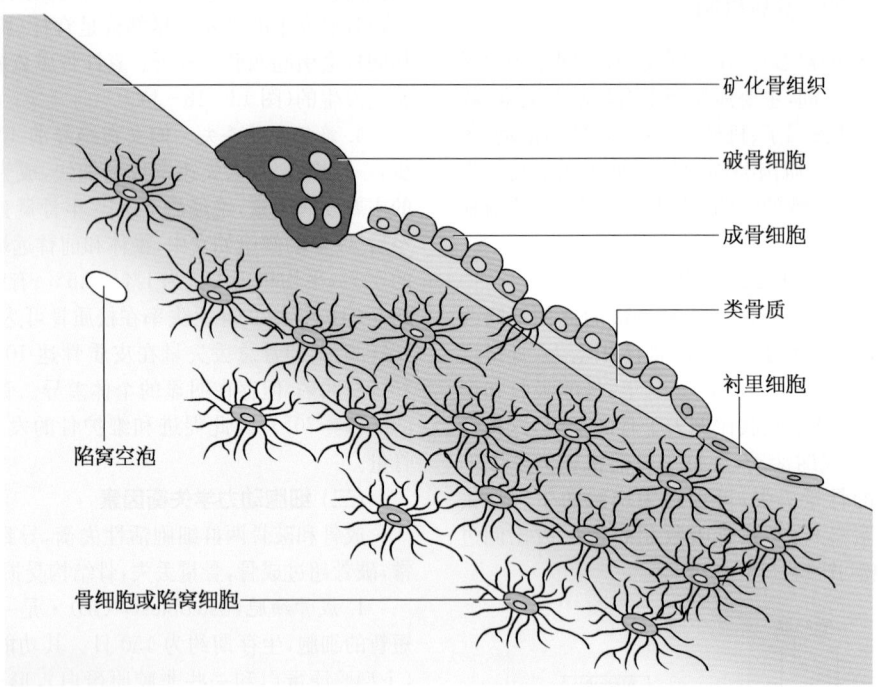

图 13-18-2　骨小梁表面成骨细胞、骨细胞（陷窝细胞）、衬里细胞和破骨细胞模式图

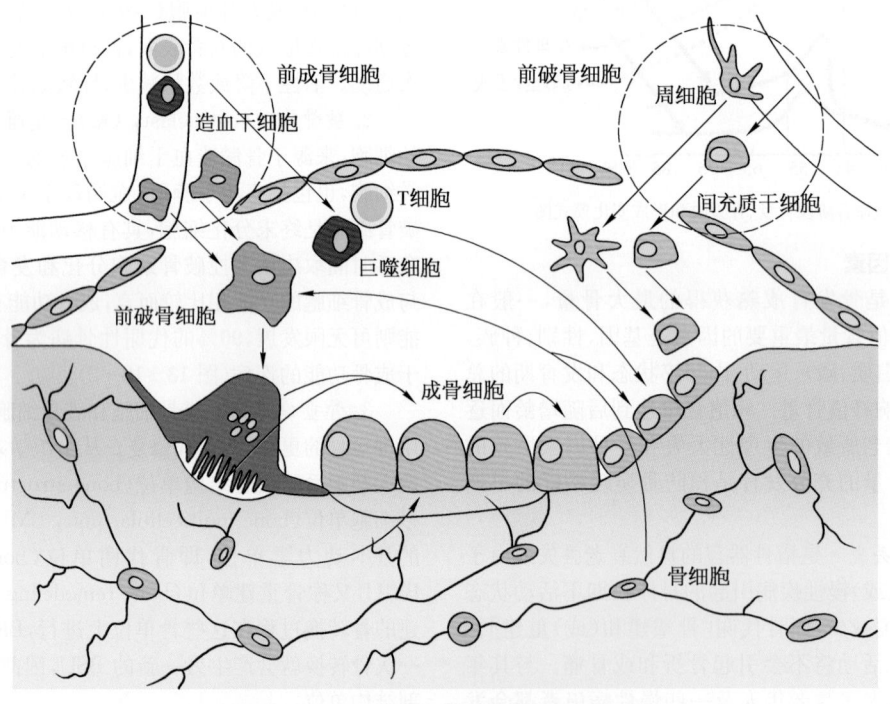

图 13-18-3　骨代谢单位或骨多细胞单位模式图
引自 Vimalraj S et al. Int J Biol Macromol，2015，78：202-208

4. 成骨细胞和破骨细胞的调节因子及其异常

（1）调节因子：全身性体液因子包括内分泌激素，如性激素（雌、雄激素）、钙调激素［甲状旁腺素（PTH）、1,25-$(OH)_2$-D_3、降钙素］、甲状腺激素、糖皮质激素、瘦素、一氧化氮（NO）、氧自由基或反应氧等。

局部性体液因子和细胞因子：对骨转换的作用较全身性体液因子更强。包括胰岛素样生长因子（IGF）、转化生

长因子 β（TGF-β）、成纤维细胞生长因子（FGF）、血小板衍化生长因子（PDGF）、各种白细胞介素、淋巴毒素（lymphotoxin）和肿瘤坏死因子（TNF）、粒细胞集落刺激因子（G-CSF）及巨噬细胞集落刺激因子（M-CSF）、核因子 κB 配体受体活化因子配体（receptor activator of nuclear factor-κB ligand，RANKL）、破骨细胞生成抑制因子护骨素（osteoprotegerin，OPG）等。

这些体液因子因浓度、分泌时效、因子间的比值不同对两群细胞发挥单向或双向作用，也有周围环境的各类刺激包括机械刺激（运动和重力）、电、磁、化学因子参与的调控（图 13-18-4 和图 14-18-5）。

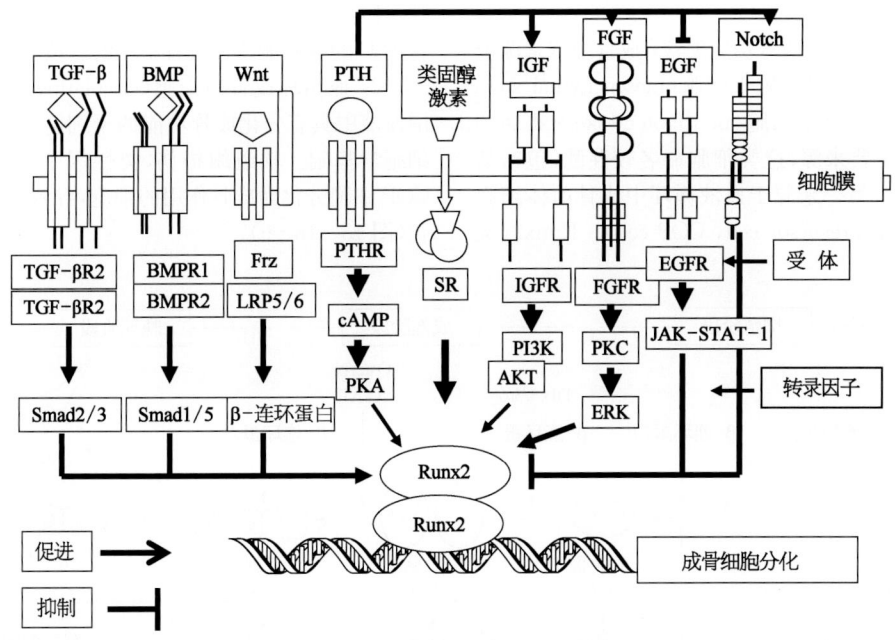

图 13-18-4　成骨细胞-体液因子-信号通路模式图

Runx2：又称 cbfa1（core-binding factor α 1 subunit），是调控成骨细胞分化的关键转录因子，信号需通过 Runx 后才进入转录调控；TGF/TGF-βR2：转化生长因子/受体 2；BMP/BMPR-1/2：骨形态发生蛋白/受体 1/2；Wnt：Wnt 蛋白；PTH/PTHR：甲状旁腺素/受体；Fzd：卷曲蛋白（Fzd，Frizzled）；LRP5/6：低密度脂蛋白受体相关蛋白 5/6；类固醇激素：包括性激素、糖皮质激素、骨化三醇；SR：类固醇激素受体；IGF/IGFR：胰岛素样生长因子/受体；FGF/FGFR：成纤维细胞生长因子/受体；EGF/EGFR：表皮生长因子/受体；Notch：信号因子蛋白，为跨膜受体，其有 3 个配体：Delta、Serrate 和 Lag 2，控制成骨细胞的寿命和抑制其分化；各种转录因子：Smad 2/3、Smad 1/5、β-连环蛋白、cAMP、PKA（蛋白激酶 A）、PKC（蛋白激酶 C）、PI3K（磷脂酰肌醇 3 激酶）、AKT、ERK（细胞外信号调节激酶）、JAK-STAT-1

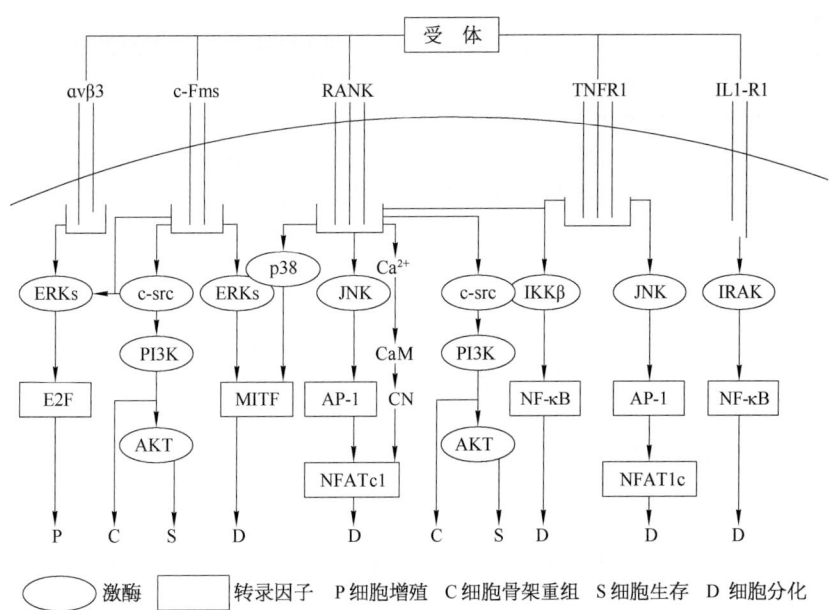

图 13-18-5　破骨细胞-体液因子-信号通路模式图

破骨细胞的信号通路远较成骨细胞复杂，信息通路之间彼此连接密切，破骨细胞的每条信号通路可直达转录调节；αvβ3：整合素；c-Fms：巨细胞集落刺激因子（M-CSF）受体；RANK：核因子 κB 受体激活因子配体的受体；TNFR1：肿瘤坏死因子受体 1；IL1-R1：白细胞介素 1 受体 1 激酶；ERKs：细胞外信号调节激酶；E2F：ERKs 下游转录因子；c-src：酪氨酸激酶；PI3K：磷脂酰肌醇 3 激酶；AKT：丝氨酸/苏氨酸蛋白激酶，也称为蛋白激酶 B（PKB）；p38：p38 丝裂原活化蛋白激酶（p38MAPK）；IKKβ：IκB 激酶；NF-κB：核因子 κB；JNK：c-Jun 氨基末端激酶；IRAK：白细胞介素 1 受体相关蛋白激酶；MITF：小眼畸形诱导转录因子；AP-1：活化蛋白 1；NFATc1：激活 T 细胞核因子 1；Ca²⁺：钙离子；CaM：钙调蛋白；CN：钙调磷酸酶

调节因子异常,通过其相应信号通路,引起破骨和成骨细胞活性和功能的失衡,骨丢失增加,是导致骨质疏松症的主要机制。

（2）成骨细胞调控途径失常

1）早期骨源性细胞分化信号功能失常：成骨细胞来源于具有骨祖细胞分化方向的间充质干细胞(mesenchymal stem cell, MSC),即多潜能骨骼干细胞(multipotent-skeletal stem cells, SSC),骨髓为主要来源,这类细胞命名较混乱,包括基质细胞(stromal cell);另一来源于血液循环中成骨前体细胞(circulating osteogenic precursor cell, COP cell)。Runx2(又

称 cbfa1,core-binding factorαsubunit)和 Osterix 是成骨细胞分化过程中的关键转录因子(runt-related transcription factor 2),*Runx2* 基因敲除小鼠在胚胎期无法形成骨骼,缺乏成骨细胞,且软骨细胞增殖也显示缺陷,应用同种异体骨髓移植或富含 SSC 的移植能改善成骨不全的病孩。

2）血循环成骨原细胞(circulating osteogenetic cell)：周围血液中具有分化成骨功能的干细胞,可能就是异位钙化的细胞学基础。软组织损伤,炎性因子释放,局部缺氧,促进 COP 细胞分化为成骨作用的细胞,导致在软组织的钙化或骨化(图 13-18-6)。

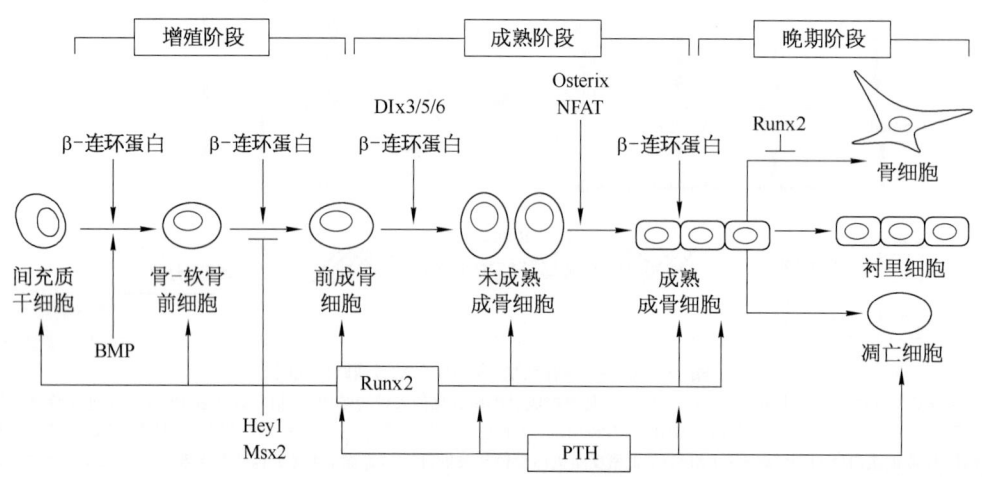

图 13-18-6　间充质干细胞(MSC)向成骨细胞分化过程中转录因子的调节
Osterix 是 Runx2 的直接靶标,具有稳定骨源性细胞向成熟成骨细胞分化的定位和稳定作用,编码基因是 Osx(Sp7);NFAT：活化的 T 淋巴细胞核因子;Msx2、Dlx-3、Dlx-5、Dlx-6 等为同源盒基因;Hey1：抑制 Runx2 转录活性的核因子,阻止 MSC 向成骨细胞分化

3）微小 RNA(miR)：是小分子、16～25 bp 的非编码 RNA 序列,对成骨细胞起重要调控作用,如 miR-204、miR-23a、miR-30c、miR-34c,miR-23a 调控 Runx2 表达,miR-214、miR-145、miR-31 调控 Osterix 表达,miR-135 阻抑转录因子 smad 的表达,miR-335 降低 DKK1 的表达,从而增强成骨功能。

（3）破骨细胞途径失常

1）早期破骨细胞分化信号功能失常：来源于造血干细胞的破骨细胞,PU.1 是早期分化成巨噬细胞、单个核细胞的重要转录因子,若缺乏 PU.1 转录因子或小眼畸形诱导转录因子(micro-ophtalmia associated transcription factor, MITF),造血干细胞就不能转化为破骨细胞,呈典型骨硬化改变;其他如转录因子 Fos、破骨细胞和齿状突细胞特异跨膜蛋白(OC-STAMP、DC-STAMP)等都影响破骨细胞的早期分化。在破骨细胞整个发育、分化过程中,M-CSF 和 RANKL 是最重要的细胞因子。

2）缺氧是破骨细胞分化、发育的另一重要因子。骨微环境缺氧,氧分压低下,细胞内低氧诱导因子 1α 或 2α(hypoxia inducible factor 1α or 2α, HIF)水平稳定或升高,破骨细胞形成增加,在炎症状态、骨折、感染、糖尿病、肿瘤、阻塞性肺疾病、吸烟、糖皮质激素过多等易出现骨组织氧分压降低,也是导致骨丢失的新机制(图 13-18-7)。

(四) 细胞信号转导途径失常

1. Wnt 信号途径与其拮抗因子失常

（1）Wnt 信号途径：是骨骼发育和骨量稳定的重要信号调控通路,生物保守性强,既直接对成骨细胞分化、增殖、活性及凋亡起调控作用,也通过成骨细胞以间接方式调控破骨细胞的形成;Wnt 信号也可直接调控破骨细胞并分泌信号因子促进成骨细胞的分化和功能。因此,Wnt/β-Catenin 信号通路是目前开发骨质疏松防治药物的新靶点。

（2）Wnt 信号蛋白(配体)：是一类富含半胱氨酸的分泌型糖蛋白,在哺乳动物至少有 19 种这类糖蛋白,通过分泌和自分泌机制,与靶细胞上的受体结合,相互作用而发挥作用。Wnt 蛋白如 Wnt2、Wnt2b、Wnt3a、Wnt4b、Wnt5a、Wnt8c 和 Wnt7a 与肢体早期发育有关,Wnt3a、Wnt5a、Wnt10、Wnt16 与成骨、破骨和脂肪细胞的分化有关,有些 GWAS 研究显示 Wnt4、Wnt5b 和 Wnt16 与骨密度/骨折风险相关。

（3）Wnt 蛋白受体：Wnt 蛋白与细胞膜上的两个受体卷曲蛋白(Frizzled, Fzd)和低密度脂蛋白受体相关蛋白(low density lipoprotein receptors-related protein, LRP)结合,在脊椎动物 LRP 有两个相关蛋白 LRP-5 和 LRP-6,还存在两个共受体(Coreceptors),即 Kremen1 和 Kremen2(Krm1 和 Krm2)。

（4）Wnt 蛋白信号通路：有经典和非经典途径。经典途

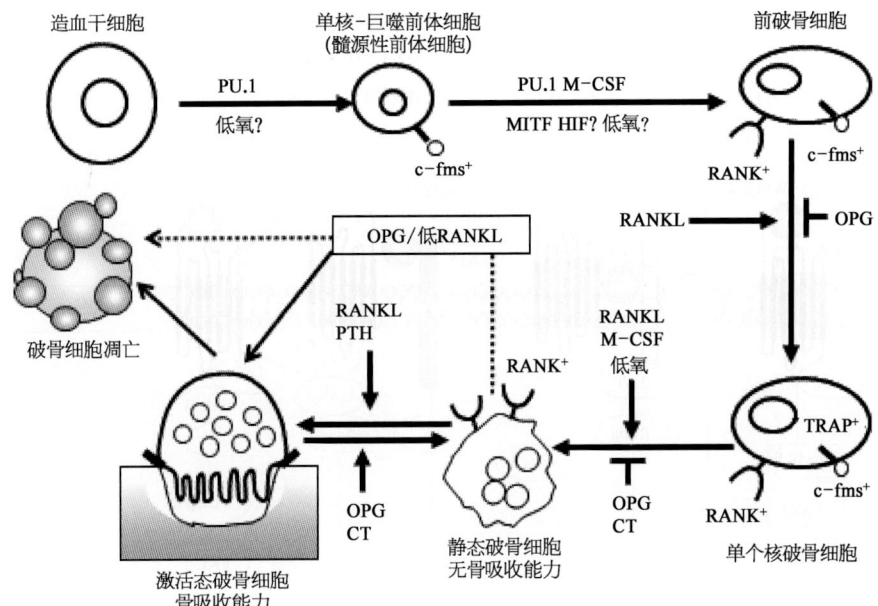

图 13-18-7　造血干细胞和间充质干细胞的分化方向及相关转录因子

c-fms⁺：细胞存在巨细胞集落刺激因子(M-CSF-1)受体；RANK⁺：细胞存在 RANKL；PU.1：转录因子；
MITF：小眼畸形诱导转录因子；OPG：护骨素；CT：降钙素；PTH：甲状旁腺素

径(Canonical Wnt signaling)是 Wnt/Fzd/LRP 复合体的激活依赖 β-连环蛋白(β-Catenin)的信号途径。Wnt 蛋白一旦与 LRP-5/6-Fzd 受体结合成复合体,首先募集和激活胞质信号 Dvl(Dishevelled)与 Fzd 在胞质内尾端相接,随后 Dvl 募集 Axin(fused 基因产物)、糖原合成酶激酶 3(GSK3)、酪氨酸激酶 1(casein kinase 1,CK 1)和 2(CK 2)和结肠腺瘤样息肉蛋白(adenomatous polyposis coli protein,APC)组成复合体,导致 LRP-5/6 尾端磷酸化,稳定细胞质内 β-连环蛋白并不断积聚,转运到细胞核内,再与转录因子 T 细胞因子(T cell fector,TCF)和淋巴增强因子(lymphoid enhancing factor,Lef)形成复合体,与染色体结合引起构象变化,启动基因转录,是影响成骨细胞发育分化的主要途径(图 13-18-8)。

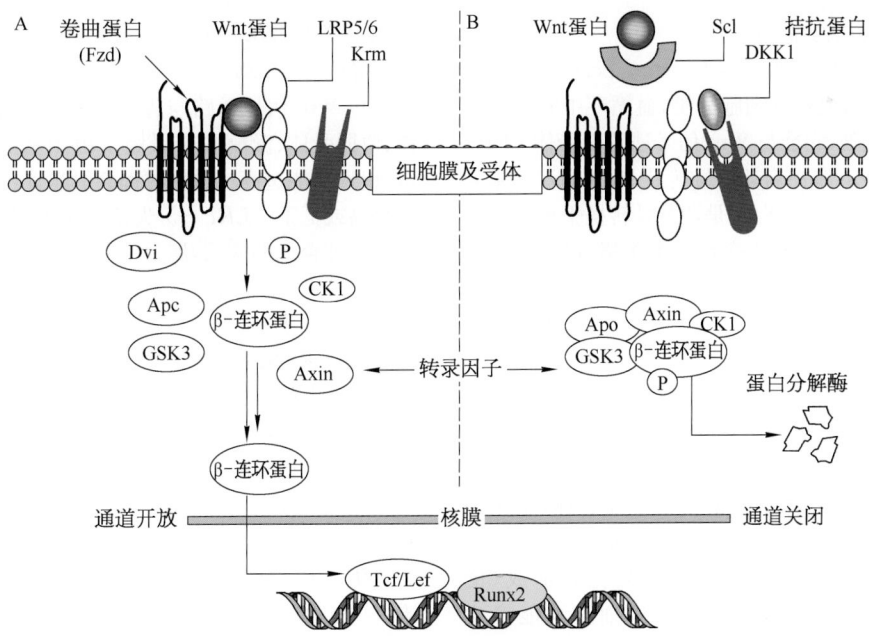

图 13-18-8　Wnt 经典途径信号通路示意图

A：Wnt 蛋白与其受体结合(Wnt/Fzd/LRP 受体复合物),聚集成团状的转录因子复合体解离,通路开放,释放的 β-连环蛋白转运到细胞核内,再与核转录因子 TCF/Lef1 形成复合体,与染色体结合引起构象变化,启动基因转录；B：Wnt 受体被其拮抗蛋白(screlostin/DKK1)结合,信号转导受阻,β-连环蛋白不能从聚集成团的转录因子中解离,通路封闭；TCF：T 细胞因子；Lef：淋巴增强因子；Krm：协拮受体 Krm1 和 Krm2；Vil：细胞质信号蛋白 Dishevelled；CK 1：酪氨酸激酶 1；GSK：糖原合成酶激酶 3β；Axin：fused 基因产物；APC：结肠腺瘤样息肉蛋白；DKKs 拮抗 Wnt 蛋白(dickkopfs 蛋白),与 Krm 有很高亲和力,再与 LRP-5 和 LRP-6 受体结合,从而阻止 Wnt 蛋白与卷曲蛋白(Frizzled,Fzd)及 LRP5/6 受体结合,抑制 Wnt/β-Catenin 信号通路；Scl(sclerostin)：硬骨抑素,直接与 Wnt 蛋白与受体结合,阻止信号转导

非经典途径（noncanonical Wnt signaling）是 Fzd 与其他协同受体组成的 Wnt/Fzd/Ror 或 Wnt/Fzd/RhoA - Rac1 等复合体不依赖 β-连环蛋白的 Wnt 信号途径，包括 Wnt/PCP（planar cell polarity pathway）通路、Wnt/Ca²⁺、Wnt/ROP（Rho - Rac）、Wnt/G 偶合蛋白、Wnt/Ror、Wnt/aPKC、Wnt/RYK 和 Wnt/mTOR 通路。在非经典途径中，Dvl 起关键作用（图 13 - 18 - 9）。

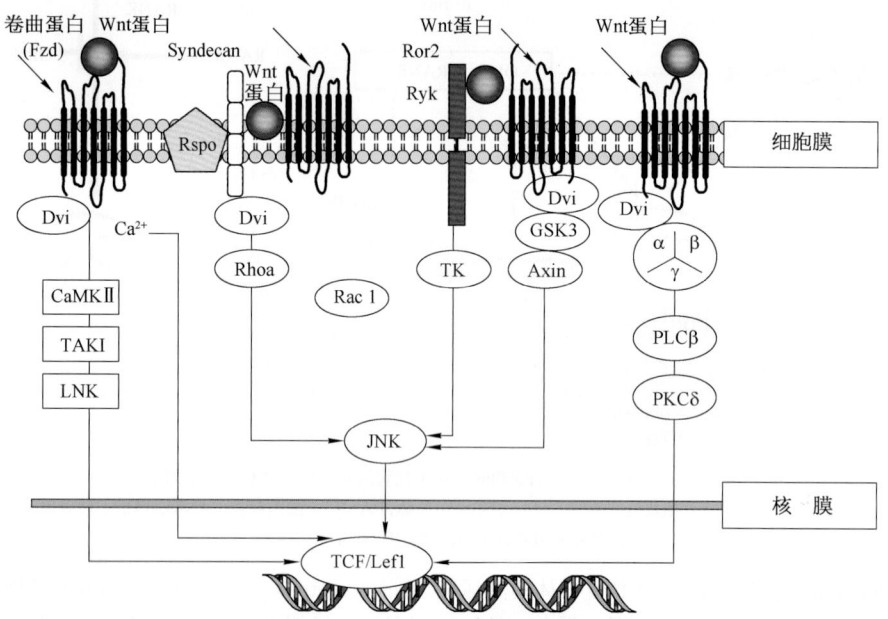

图 13 - 18 - 9　Wnt 非经典途径信号通路示意图

Wnt 蛋白与卷曲蛋白（Frizzled，Fzd）或其他协同受体 Fzd/Ror2、Fzd/Ryk 及 LRP5/6 结合，不依赖 β-连环蛋白而激活下游转录因子转位到细胞核内，与核转录因子 TCF/Lef1 启动基因转录；Syndecan：多配体（蛋白）聚糖，单跨膜蛋白，属协同受体；Ror2 和 Ryk：属协同受体，均为酪氨酸激酶跨膜受体；Rspo（R - spondins）：系分泌型糖蛋白，在多种生物中广泛表达，人类 Pspo 家族包括 4 个成员；Dvl（Disheveled）：系细胞浆信号蛋白转录因子；JNK：c - Jun 氨基末端激酶；TCF：T 细胞因子；Lef：淋巴增强因子

（5）Wnt 通路三类拮抗蛋白

1）通过受体拮抗：硬骨抑素（sclerostin，Scl），其基因为 SOST，在生理条件下由成熟骨细胞分泌，血循环中的硬骨抑素是 Wnt 通路的拮抗剂，它能与 Wnt 信号通路的受体 LRP-5/6 结合，从而阻止 Wnt 蛋白启动信号转导，抑制成骨细胞活性，促进骨细胞和成骨细胞的凋亡，是调节骨转换平衡的重要环节。硬骨抑素减少或缺乏导致高骨量类疾病，过度表达则导致低骨量类疾病。抑制硬骨抑素的活性就可增强 Wnt 信号通路的功能，提高成骨的效应，Romosozumab 是其抗体，已成为治疗严重骨质疏松症的药物。

2）通过协同受体拮抗：Dickkopf 蛋白（DKK）是真核细胞分泌型糖蛋白，存在 4 型：DKK - 1、DKK - 2、DKK - 3、DKK - 4，与 Krm1 和 Krm2 协同受体结合，以 DKK - 1 亲和力最强，再与 LRP - 5/6 受体结合形成三联复合体，阻止与 Wnt 蛋白结合，以胞饮形式快速进入胞内从而抑制 Wnt/β-连环蛋白信号通路转导，阻止成骨细胞分化和形成（图 13 - 18 - 7）。多发性骨髓瘤、肝癌、白血病细胞均能产生 DKK1 而导致快速骨溶解，炎性滑膜细胞也能产生 DKK1，DKK - 1 抗体阻断了 DKK - 1 与 LRP - 5/6 的结合，使 Wnt 信号通路转导的抑制解除，从而促进骨的形成。Wise 蛋白属于（Dan/Cerberus 家族）成员，与 LRP - 4/5/6 结合，有类似硬骨抑素作用，阻止与 Wnt 蛋白结合。

3）通过与配体（Wnt 蛋白）结合拮抗：分泌型卷曲蛋白受体相关蛋白（secreted frizzled-related proteins，sFRP）和 Wif-1 蛋白（类似 Ryk 协同受体）能与 Wnt 蛋白直接结合，阻止信号转导（图 13 - 18 - 8）。

4）Wnt 信号通路与骨质疏松症：信号通路上的任何受体、协同受体、激酶和转录因子由于基因突变或代谢网络异常，出现功能过高或过低时都会引起骨转换失衡，导致骨量异常增高或低下。LRP - 5 失活性突变是骨质疏松-假性神经胶质瘤综合征的病因，属常染色体隐性遗传病，LRP - 5 基因发生 G171V 突变出现高骨量；全基因组关联分析（GWAS）显示，Wnt 信号通路中的许多成员与骨密度和骨折风险相关。

（五）RANKL - RANK - OPG 信号途径异常

RANKL - RANK - OPG 是成骨细胞和破骨细胞相互作用，促进骨细胞发育、分化的重要信号途径，也是骨质疏松症骨转换失衡的重要基础。

1. 破骨细胞吸收功能的发育　来源于造血干细胞的前期和早期破骨细胞发育至具有破骨（溶骨）功能的成熟破骨细胞要经历一系列复杂的多细胞过程，IL-1、IL - 6、IL - 7、粒细胞-巨细胞集落刺激因子（granulocyte-macrophage colony-stimulating factor，GM - CSF）、巨细胞集落刺激因子（macrophage colony-stimulating factor，M - CSF）是影响前破骨细胞发育并增加其数量的重要上游过程因子；TNF 和 RANKL 是调节破骨细胞的成熟、数量、功能和寿命的下游过程最重要因子。

2. RANKL·是调节破骨细胞分化、发育的重要因子，是 TNF 家族一员，又称破骨细胞分化因子（osteoclast differentiation

factor，ODF）或肿瘤坏死因子相关激活细胞因子（TNF-related activation-induced cytokine，TRANCE），其对应受体存在膜联结构和可溶性两种形式，与前破骨细胞和无活性破骨细胞膜上的膜联结构对应受体 RANK（receptor activator of nuclear factor κB）结合，促进分化成具有骨吸收功能的多个核的成熟破骨细胞。

3. 护骨素（osteoporotegrin，OPG）·是成骨细胞自身分泌的一种肿瘤坏死因子受体，为可溶性清除蛋白，能与 RANKL 结合（因此 RANKL 也称护骨素配体 OPGL，osteoprotegerin ligand），三者组成激活破骨细胞的所谓 RANK/RANKL/OPG 信号通路系统，调节 RANK 和 RANKL 的比例，可影响破骨细胞发育和活性（图 13-18-5、图 13-18-7、图 13-18-10）。

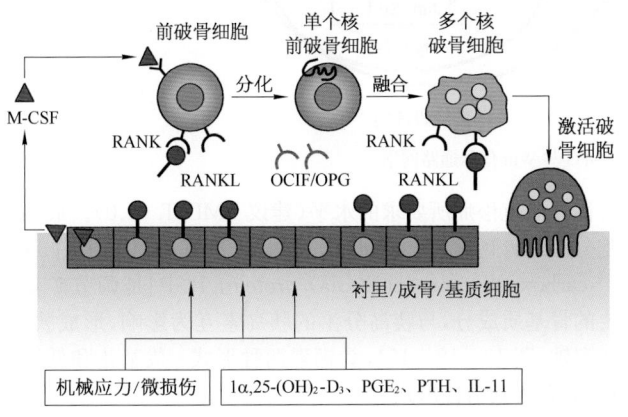

图 13-18-10　RANKL/RANK/OPG 系统：破骨细胞-成骨细胞间的偶联和调节
RANKL（ODF 或 TRANCE）：核因子-κB 受体活化因子配体（破骨细胞分化因子或肿瘤坏死因子相关激活细胞因子）；RANK：核因子-κB 受体活化因子；OPG（OCIF）：骨保护素（破骨细胞生成抑制因子）；M-CSF：巨噬细胞集落刺激因子

4. 影响 RANKL-RANK-OPG 信号途径的重要因子·雌激素低落是绝经后骨质疏松症的主要因素，T 细胞激活，分泌多种炎性因子，RANKL 增加，促进骨丢失（图 13-18-11）；老年性骨质疏松症除激素状态外，在分子、细胞、器官各水平上的

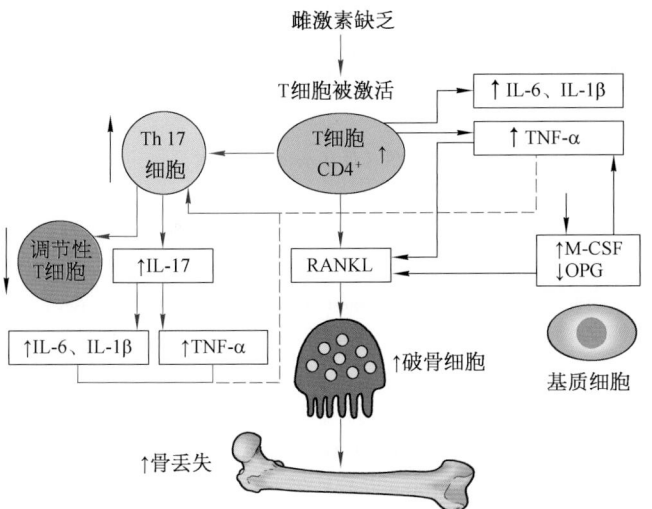

图 13-18-11　绝经后骨质疏松症的发病机制

促衰老机制对骨质疏松的发展都起作用，是多因素机制（图 13-18-12 和图 14-18-13），各种因素在老年期的不同年龄阶段也有不同的重要性，也会相互叠加累积效应，各系统和器官的结构及功能随增龄减退至衰竭是衰老的基本表型，原发性骨质疏松症属骨器官衰老的表型，而各器官的衰老进程也彼此影响，因此年龄越高，非骨骼因素成分越多，更需多学科协作处理。

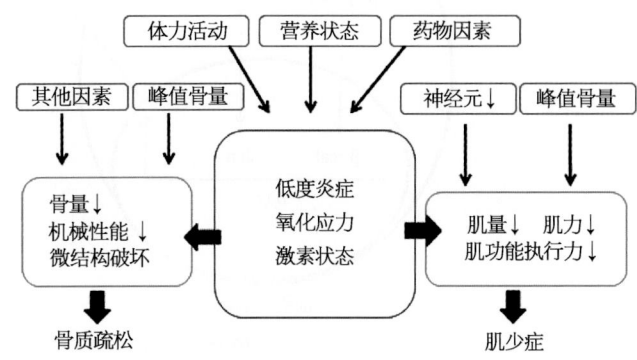

图 13-18-12　老年性骨质疏松症的发病机制

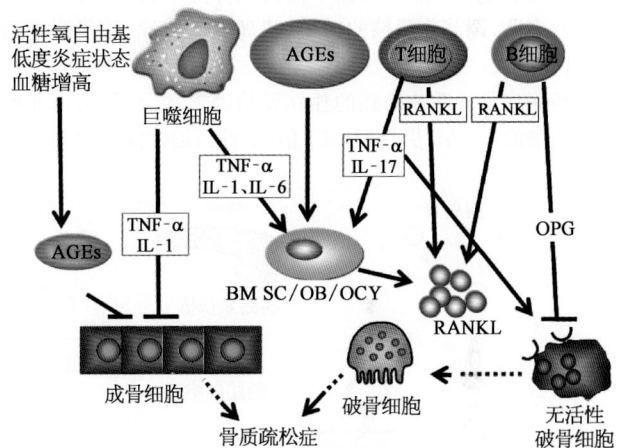

图 13-18-13　老年性骨质疏松症发病机制示意图
AGEs：糖基化终末产物；BMSC：骨髓基质细胞；OB：成骨细胞；OCY：骨细胞（骨陷窝细胞）

5. 其他多种信号途径与 RANKL-RANK-OPG 系统网络的相互作用·Wnt 信号系统通过直接和间接的机制与 RANKL-RANK-OPG 系统对话，Wnt16 通过成骨细胞的经典通路（canonical）和 JNK/c-Jun 信号通路，增加 OPG 表达，抑制破骨细胞形成；由成骨细胞表达的 Wnt4a、Wnt16 和 Wnt3a 抑制前破骨细胞 RANKL-RANK-TRAF6（TNF 受体相关因子 6）信号途径，阻止 NK-κB 和活化 T-细胞核因子（nuclear factor of activated T-cell，cytoplasmic 1，NFATc1）的激活，从而抑制破骨细胞的分化；Wnt5a 与前破骨细胞膜上的酪氨酸激酶样孤儿受体（tyrosine kinase-orphan receptor，Ror）结合，增加 RANK 的表达，促进破骨细胞形成（图 13-18-14）。

（六）骨与其他器官的代谢网络联系
骨代谢的骨转换失衡是骨质疏松病理生理基础，骨代谢与全身重要器官的代谢，彼此对话，互为影响。

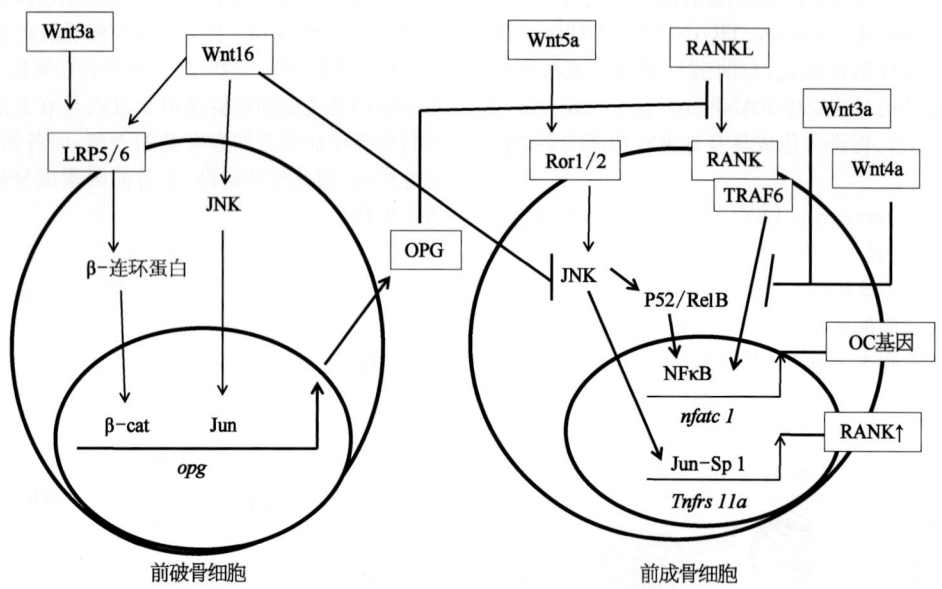

图 13-18-14 RANKL-RANK-OPG 与 Wnt 信号通路网络

1. 骨与糖代谢的联系·骨是调节机体矿盐代谢的主要器官。骨骼还是调节能量代谢平衡的内分泌器官，通过释放骨特异性多肽，调节葡萄糖的转运、胰岛素敏感性、磷代谢平衡和肌肉功能。

糖尿病是骨质疏松症的独立风险因素，髋部骨折为非糖尿病人群的 2.8 倍（男性）和 2.1 倍（女性），治疗阈值也高于原

发性骨质疏松症所要求的水平（建议 BMD T-2.0）。成骨细胞分泌的骨钙素[osteocalcin，也称 γ-羧基谷氨酸蛋白 Bone γ-carboxyglutamic acid（Gla）protein，BGP]是调节矿化重要的骨基质成分，与胰岛分泌的胰岛素互为影响，形成胰-骨代谢轴（图 13-18-15），骨钙素两种形式：羧基化和低羧基化，后者为其活性形式。

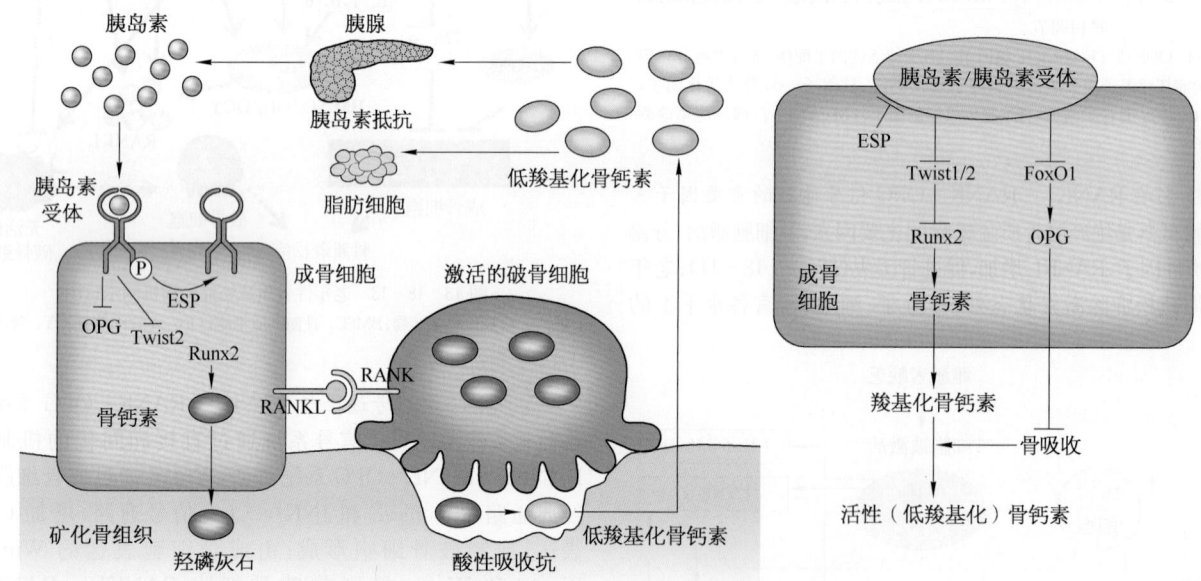

图 13-18-15 RANKL-RANK-OPG 与胰岛素信号通路网络

ESP：存在于成骨细胞的胚胎干细胞磷酸酶（embryonic stem cell phosphatase）基因，可编码蛋白酪氨酸磷酸酶（osteotesticular protein tyrosine phosphatase，OST-PTP），是骨钙素的上游基因，ESP 敲除小鼠出现高胰岛素血症、低血糖，增强成骨细胞的胰岛素信号转导，促进骨钙素合成；Twist1/2：Twist 转录因子基因对促进骨钙素合成的 Runx2 起抑制作用

2. 与神经系统的联系·中枢神经系统直接调节骨代谢的骨转换机制。瘦素（leptin）途径：由脂肪细胞合成的瘦素通过中枢神经系统阿黑皮素原（pro-opiomelanocortin，POMC）途径刺激交感神经，去甲基肾上腺素（NE）与成骨细胞的肾上腺素能 β2 受体（β2AR）结合，促进 RANKL 的分泌，导致骨吸收增

加。应用 β2AR 激动剂如异丙基肾上腺素也促使骨量减少，而 β2AR 拮抗剂则增加骨形成，提高骨量。其他一些神经多肽如神经介素（neuromedin）、神经肽 Y（neuropeptide Y）均能直接调控成骨细胞的功能（图 13-18-16）。

3. 其他·与肌肉、肾脏、消化道代谢均有密切联系。

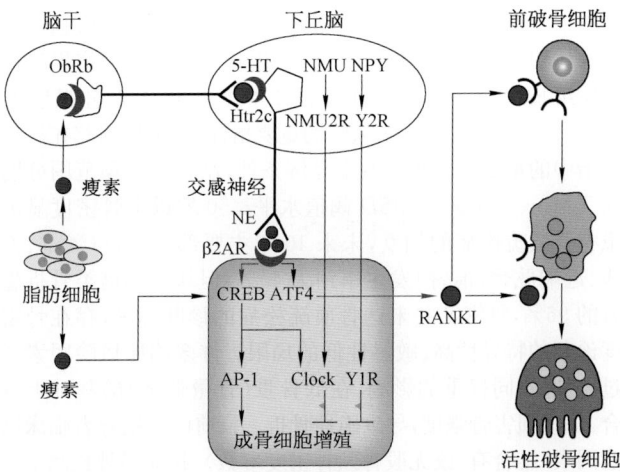

图 13-18-16 中枢神经系统对成骨和破骨细胞的调控

ObRb：瘦素反应神经元；Htr2C：血清素受体 2C；CREB：cAMP 反应元件结合蛋白；NMU：神经介素（neuromedin）；NMU2R：NMU 受体；NPY：神经肽 Y；Y2R、Y1R：NPY 受体；ATF4、AP-1、Clock：均为转录因子

（七）遗传因素

遗传对骨的发育、骨折风险有一定影响力，骨密度具有较显著遗传特征。

孪生子和家系研究：研究显示骨质疏松症遗传度约为35%，家系研究提示母亲有髋部骨折史的妇女骨折风险为对照组的 2 倍，父母均有腕部骨折史的后代，其各种骨折风险增加 3 倍。

候选基因分析：维生素 D 受体、胶原 Iα1 和 Iα2、骨钙素、IL-1RA、骨桥素（osteopontin）、骨连接素（osteonectin）、α2HS 糖蛋白、IL-6、降钙素受体、甲状旁腺素、转化生长因子 α1 等众多骨质疏松症的候选基因多态性均被研究，尚无明显临床价值。

全基因组研究（genome-wide studies，GWS）：① 全基因组连锁分析（genome-wide linkage study）：基因水平 LOD（log-of-the-odds）评分在 2.2～3.6，显示与骨质疏松症存在一定的连锁意义。② 全基因组关联研究（GWAS）：已明确有 60 个以上的基因位点与骨密度关联，15 个基因位点与骨折风险关联。

五、诊　断

骨质疏松症可分为骨量低下期和并发脆性骨折期，在未发生骨折前常无特异性症状而不易感知，被冠以"寂静的疾病"。骨质疏松症诊断可循临床诊断、骨量诊断、风险诊断、骨代谢状态诊断和病因诊断 5 个途径进行，其中骨密度检测是目前骨质疏松诊断的一项重要手段。

（一）临床诊断

成年期发生脆性骨折的患者，不论有无骨密度检测，无其他代谢性骨病证据，可诊断为骨质疏松症。脆性骨折是指在无外伤或轻微外伤的情况下（指在站立高度或低于此高度的跌倒）或无重大损伤（如车祸或多次跌倒史）时发生的骨折，包括绝经后和 50 岁以上男性发生髋部脆性骨折的患者；存在骨量低下（osteopenia）又发生临床型椎体骨折或肱骨近端骨折或骨盆骨折的患者；放射摄片显示有椎体形态型骨折，临床判断可能与骨量低下和骨强度降低有关联的，均可诊断为骨质

疏松症。骨质疏松有可能引起不同类型的骨折，好发部位在胸腰椎骨、桡骨远端和股骨近端。

椎体骨折很多情况下无明显症状，椎体影像摄片或检查（第 4 胸椎至第 5 腰椎）是诊断的唯一有效方法，如 70 岁以上女性、80 岁以上男性或 50～69 岁的绝经后妇女和男性身高有明显缩短（3～4 cm）、圆背等现象，更应检查。具备 DXA 骨密度检测仪的可直接进行椎体侧位扫描（VFA，vertebral fracture assessment），快速，放射剂量低。注意体征变化，骨质疏松时易导致椎体变形、压缩，因后结构如棘突、椎板、椎弓根并未压缩，从而造成整个脊椎前屈和后突驼背畸形，驼背越重，腰背痛的症状也越明显。由于受力的原因，有些患者还伴有侧凸畸形。

椎体骨折预示再次骨折风险增加。存在单个椎体骨折的患者，增加椎体再骨折风险 5 倍，髋部骨折风险增加 2～3 倍，是不具备骨密度检测条件下诊断和治疗骨质疏松症的重要途径，尤其在基层医疗机构，放射摄片简易可行。

（二）骨量诊断

1. 双能 X 线骨吸收仪（dual-energy X-ray absorptiometry，DXA）骨密度测定·计量单位为面积骨密度（Areal BMD，aBMD，g/cm²），是目前对无脆性骨折史患者诊断骨质疏松最基本方法，被称为"金标准"。骨质疏松症的诊断目前各国均采用 1994 年 WHO 843 号技术文件公布的骨密度诊断标准，男性亦参照此标准，均被欧美主要指南采用。

诊断标准的主要依据中轴骨椎体 $L_{1\sim4}$ 或髋部部位所测得的骨密度与相同性别的健康年轻成人平均值（峰值骨量或骨峰值）相比较，称 T-score；与同年龄、同性别、同种属健康成人平均值相比较，称 Z-score。上述部位测定困难，可选择上臂前 1/3 部位。

T-score 应用于绝经后骨质疏松的诊断，50 岁以上的男性可作诊断参考。

正常：骨密度值与青年骨峰值比较，不低于 1SD（T-score＞−1.0）。

低骨量或骨量低下：骨密度值低于青年峰值 1～2.5SD（T-score＜−1.0～−2.5）。

骨质疏松：骨密度值低于青年峰值 2.5SD（T-score≤−2.5）。

严重骨质疏松：骨密度值低于青年峰值 2.5SD（T-score≤−2.5）并伴有一处以上的骨折。

骨密度是预测折风险最重要的工具，前瞻性研究显示脆性骨折风险随骨密度值降低而增加，每减少 1 个标准差（SD），骨折风险增加 1.5～3 倍，预测能力更优于依据血压预测脑卒中或血脂水平预测的心肌梗死。

Z-score −2.0 应用于绝经前骨质疏松症的诊断，如果绝经后妇女存在非常低的 Z-score（≤−2.0），常是继发性骨质疏松症的特征，应进行详尽的检查，明确病因。荟萃分析显示，髋部骨密度减低 1SD（T-score −1.0），骨折风险增加 2.6 倍，如 Z-score −3.0，则较 Z-score 0 的患者骨折风险增加 15 倍以上，如骨密度减低 1SD（T-score −1.0），骨折风险增加约 1.5 倍时，如 Z-score −3.0，则骨折风险增加 3 倍以上。

外周骨 DXA（pDXA）检测骨密度：测定部位前臂、指骨或跟骨，在绝经后妇女可应用于预测骨折风险，不适用于治疗后的随访监测。

骨密度测量的临床指征：① 女性≥65 岁和男性≥70 岁；② 存在骨折临床风险因素的围绝经妇女和 50～59 岁的男性；③ 有脆性骨折史的成人；④ 各种原因所致的性激素水平低下的成人；⑤ 患有影响骨代谢疾病或使用影响骨代谢药物史者；⑥ 风险评估显示有存在骨质疏松和骨折风险者，X 线影像显示已有骨质疏松改变者；⑦ 有条件时，在月经周期正常、35～40 岁做常规骨密度体检，有助峰值骨量的评估。

2. 椎体骨小梁测定（trabecular bone score，TBS）·应用 DXA 测得椎体的骨密度，即通过 2D 投射界面的面积骨密度（aBMD）可获得与三维微米定量 CT（3 - dimensional microcomputed tomography，3D - μCT）类同的骨小梁数量结构参数，与增龄呈线性负相关，脆性骨折患者 TBS 明显低下，能预测骨折风险，TBS 与 BMD 结合更能提高预测效能，并有效监测和评估药物治疗的效果，2012 美国 FDA 批准临床应用。

3. 定量 CT 测定·测定计量单位是容量骨密度（volumetric BMD，VBMD，g/cm^3），表示每立方厘米容量中骨小梁和皮质骨的密度、骨结构和微结构，不能应用 T-scores 作为骨质疏松症的诊断依据，可应用于骨折风险评估和临床研究，如中轴骨椎体和髋部定量 CT（quantitative computed tomography，QCT）及外周骨前臂、胫骨定量 CT（pQCT）和桡骨、胫骨高分辨率定量 CT（HR - pQCT）。在绝经后妇女，椎体 QCT 可预测椎体骨折，前臂 pQCT 可预测髋部但不能预测椎体骨折，在男性尚无预测骨折风险证据。定量 CT 测定较 DXA 或外周双能 X 线骨密度测量仪（pDXA）有较大的射线剂量。髋部的二维投射 QCT 数值也相当于 DXA aBMD，可应用 T-score 作为骨质疏松症诊断。

4. 定量超声骨量测定（quantitative ultrasound densitometry，QUS）·根据超声波在骨组织内传播的速度（SOS）、衰减的程度（BUA）计算骨质量状态，仅能应用于周围肢体骨，测量参数不同于骨密度，不能作为骨质疏松症的诊断依据及药物疗效评估，可作为骨质疏松症风险的筛选工具。

（三）风险诊断

绝经和老龄进程是骨质疏松症的最大风险因素，基因、环境、生活方式、营养状态、影响骨代谢的其他器官疾病或药物等因素都会彼此影响，促发或加速骨质疏松的发生和发展，或转化成为骨质疏松症的主因。详细的病史询问和体格检查结合骨密度和椎体的影像摄片是骨质疏松症和骨折风险诊断的主要内容。

1. 骨质疏松症风险自我评估·目前临床实践中常用两类评估工具，一类以患者简单病史为基础，从中选择是否存在与骨质疏松相关的风险因素，则应进行进一步检查，包括基因相关因素（父母有骨质疏松症和骨折史）、生长发育因素（低体重、自然绝经、早绝经、老龄等）、其他器官系统疾病（类风湿关节炎、内分泌、运动障碍疾病等）、营养不良和低下状态、不良生活习惯（嗜烟、多量喝酒、少运动）等，组成容量不同量表；另一类是根据年龄和体重的亚洲人骨质疏松自我筛查工具（OSTA）指数〔（体重－年龄）×0.2，>－1 低风险，－1～－4 中风险，<－4 高风险〕，均属个人自我评分，借以提高群众对骨质疏松症防治意识，有利于早防早治。

2. 骨质疏松性骨折风险评估

（1）骨密度：是骨质疏松症的诊断依据，也是预测骨折风险的主要指标，但具有特异性高、敏感性低的特点。骨强度由骨的体积、形状、微结构的排列、矿化状态和微小损伤累积程度所组成，其中可定量测定的骨密度大致代表骨强度的 60%～70%，因而是骨折风险的重要指标，各国根据其在疾病防治中的重要性和所处卫生经济条件，制订的干预范围分别在 T-score －1.5～－3SD 阈值水平。50 岁以上骨密度显示患有骨质疏松症的妇女，未来 10 年主要部位骨折（髋部、椎体、近端肱骨、前臂）发生率约为 45%，但从全部这类骨折患者的 96%，骨密度并未达骨质疏松症的诊断标准，存在骨密度诊断的特异性高、敏感性低的局限。许多临床风险因素通过叠加、不同权重的影响，在低骨量（骨量低下）的基础上组合，加重损害骨强度，导致脆性骨折。目前已根据患者临床风险因素（结合有/或无骨颈骨密度参数），建立多种预测骨折风险工具，如 Dubbo/Garvan、QFracture™ 和 FRAX® 等工具，其中 FRAX® 应用最广泛。

（2）FRAX®：是 WHO 推荐的一种骨折绝对风险评估工具，可预测患者未来 10 年间髋部骨折和主要部位骨折（椎体、髋部、前臂或肱骨）可能的发生概率，适用于骨密度未达骨质疏松诊断水平、无脆性骨折史、未接受抗骨质疏松药物治疗的人群。

列入计算模型的主要临床风险因素有：年龄、性别、体重、身高、成年期脆性骨折史、父母髋部骨折史、吸烟、有无类风湿关节炎、有无与骨质疏松症密切相关的疾病、过量饮酒、有或无股骨颈骨密度等 12 项，通过提供的网址输入计算；高风险：髋部骨折预测概率≥3% 或主部要位骨折≥20%；中风险：任何主要骨折部位骨折预测概率为 10%～20%；低风险：任何主要骨折部位骨折预测概率为 <10%，各国对概率划分风险阈值不一致，但对高风险人群大多建议药物治疗。

（3）非骨骼因素预测骨折风险：骨质疏松性骨折大多由跌倒引发，年龄越高，非骨骼因素越大，因此各种评估老年人生活质量量表、虚弱程度评分、活动能力和平衡功能的测评、营养状态、其他伴发或共存慢病的功能评级、精神心理障碍程度（包括药物原因）等，属于功能低下或不良评分均应视为骨折风险增加。

（四）骨代谢状态诊断

1. 骨转换生化标志物定义·又称骨代谢标志物（bone turnover markers，BTM），是指破骨细胞和成骨细胞在承担骨转换代谢过程中细胞所分泌的酶、蛋白质或因子，以及骨基质被降解的产物，是骨组织本身的产物，不包括非骨组织来源的其他各种体液因子和细胞因子，如血 PTH、$1,25 - (OH)_2 - D_3$ 和降钙素等，虽对骨转换有明显调节作用，但其最终的直接效果则受多种因素影响，可能发挥的是破骨或成骨的功能。血循环和尿液中 BTM 分别反映破骨和成骨两群细胞的活性，是骨转换的总体速率，在生长发育的不同阶段，骨骼和非骨骼性疾病都会影响骨转换速率，BTM 代表了全身骨骼的动态状况，呈现骨高转换、正常或低转换状态。

2. 骨转换生化标志物分类·直接反映成骨细胞功能的指标有血清总碱性磷酸酶及骨特异性碱性磷酸酶（BALP）、骨钙素、I 型前胶原 C 端前肽（PICP）和 N 端前肽（PINP），分别是成骨细胞前期、成熟和分泌胶原的功能指标。

直接反映破骨细胞功能指标如血清抗酒石酸酸性磷酸酶

(TRACP)、血清Ⅰ型胶原C端肽(S-CTX)、尿钙排泄率,尿胶原分解产物包括吡啶啉(pyridinoline,PYD)、脱氧吡啶啉(deoxy-pyridinaline,DPD)、胶原交联相关肽如尿Ⅰ型胶原C端肽(urinary C-terminal telopeptide of type Ⅰ collagen,U-CTX)和N端肽(urinary N-terminal telopeptide of type Ⅰ collagen,U-NTX)等。

在众多的标志物中,学术界推荐以血清PINP和S-CTX分别评估骨形成和吸收状态。由于检测的方法不一,精度不同(CV值),判断监测两次间是否有显著性差异的%也各异,因此实验室应对选用的检测项目按相关规则建立正常参考值或参考间区,最小有意义变化值(LSC)。

高转换状态提示骨吸收速率或溶骨速率增加、增快,如绝经后妇女由于雌激素缺乏,骨转换常增高;畸形性骨炎是典型的高转换代谢类型骨病,原发性甲状旁腺功能亢进症、甲状腺功能亢进症和甲状腺素替代、恶性肿瘤骨转移都会呈现高转换代谢类型。低转换状态提示骨吸收和(或)骨形成速率减低,骨代谢低下状态,如应用较强抑制骨吸收作用的药物后、甲状旁腺功能减退症、抑制PTH分泌的疾病、糖尿病、高龄、营养不良、肾衰竭、钙磷结合剂应用不当等患者都有可能呈现低转换状态。高低转换以绝经前健康妇女的均值±2SD进行判断,或参考区间的上分位可示为高转换趋向。

3. 骨转换标志物临床应用·BTM不能作为骨质疏松症的诊断依据,但可应用于骨质疏松症监测骨流失速度、骨折风险程度和药物反应监测。

(1) 骨丢失速度监测:骨转换标志物增高表示骨高转换状态,骨丢失速率加快。高低转换的判断以超出正常值的上、下限,相当于绝经前健康妇女的均值±2SD,日本骨质疏松学会定为±1.96SD。绝经后妇女由于雌激素缺乏,骨转换增高。骨量随年龄增加而减少,骨代谢高转换是主要原因之一,在85%绝经后妇女和老年人,处于高转换状态(≥1SD经期前平均水平),若以1SD作为评估值,在年龄较轻的绝经后妇女不论有无骨质疏松症可达20%～70%。BALP、血清骨钙素(S-BGP)、S-CTX、游离尿DPD和游离尿PYD增加1SD,小梁骨流失速度增加1.8～2.0倍,若标志物增高≥2SD的妇女,75%～80%伴有快速丢失可能性。S-BGP和U-NTX≥1SD绝经期妇女,椎骨丢失速度增加1.6～2.2倍。

(2) 预测骨折风险程度:高转换状态与骨密度在预测骨折风险度具有同等价值,S-CTX或游离尿DPD每增高1SD,髋骨骨折的风险增高1.7倍。BALP可预测椎体和非椎体骨折。S-BGP水平低而胶原交联物水平高则提示骨转换失偶联。BTM显著下降,骨折风险减低。

(3) 治疗药物选择和监测治疗反应:骨质疏松症呈高转换状态选用抗骨吸收药物,低转换时应用促骨形成药物均能获得快速药效反应。骨转换处于高水平就应考虑药物治疗。应用抗吸收药物后,骨量或骨密度的变化较缓慢,而骨转换的指标则可迅速出现改变,从而可判断对药物是否有治疗反应。如果在接受抗骨质疏松药物治疗时,BTM被矫正至绝经前妇女的中间值或以下水平可认定为治疗有效;口服和静脉给予二膦酸盐类药物,BTM可下降30%～50%,迪诺塞麦(denosumab)是一种特异性RANKL的单克隆抗体,可使BTM下降40%～80%;应用促骨形成药物如特立帕肽

(rhPTH 1-34)后,BTM很快会显示药效反应。药物治疗后骨转换指标无明显变化,若早晨空腹S-CTX仍然增高,提示药物吸收不良或无效应,应检查患者服药的依从性,服药剂量,间期是否规范,并鉴别有无继发性骨质疏松病因,否则就是对选用的药物缺乏敏感性。

(五) 病因诊断

1. 病因诊断要求·要详细了解有关骨质疏松的危险因素,并结合相关病因和风险因素鉴别要求(表13-18-1),安排相应实验室检测,生化检查至少应包括血清蛋白电泳、甲状腺素、PTH、维生素D和尿钙水平的测定,对主要病因和合并其他各种病因、风险因素加以鉴别和认定,诊断和治疗应整体规划。

表13-18-1 **继发性骨质疏松症的病因和风险**

生活方式和营养状态	基因和遗传	内分泌
维生素D缺乏	囊性纤维化	性腺功能减退症
活动少或制动	成骨不全	甲状腺功能亢进症
低体重	高胱胺酸尿症	库欣综合征
过多喝酒	Marfan综合征	糖尿病
过多含铝药物	低磷血症	甲状旁腺功能亢进症
过多吸烟	血色病	肢端肥大症
厌食症	骨质疏松家属史	早绝经
	Turner综合征	

胃肠道	药物	其他
乳糜泻,脂泻病	糖皮质激素	多发性骨髓瘤
胃旁路术	芳香化酶抑制剂	类风湿关节炎
吸收不良综合征	抗雄激素治疗	肥大细胞增多症
原发性胆汁肝硬化	质子泵抑制剂	肿瘤诱发骨软化
炎症性肠病	噻唑烷二酮	肾小管酸中毒
胰腺功能不足	选择性血清素	珠蛋白生成障碍性贫血
胃切除后	再吸收抑制剂	器官移植
慢性肝炎	甲羟孕酮	脆性骨折史

骨质疏松症是多因素所致的疾病,病因诊断要重点鉴别原发性(绝经后雌激素缺乏及衰老因素)和继发性(其他病因所致,如营养缺乏、药物、伴有对骨骼损害的疾病)两类骨质疏松症。矿化不良或障碍导致的低骨量类疾病易于混淆,应予以鉴别。实际上这类传统分类界线也不清晰和明确,如在中青年时期导致性激素低下患者的骨质疏松症被称为继发性,而自然绝经的妇女和低性激素水平的老年男性的骨质疏松症则被称为原发性,而且临床上原发性和继发性病因之间常彼此重叠。

2. 原发性骨质疏松症分型鉴别诊断·可分为绝经后(Ⅰ型)和老年性症骨质疏松症(Ⅱ型)两个型。

绝经后骨质疏松症出现在自然绝经后,虽然有年龄相关的骨丢失和低峰值骨量因素,但雌激素不足是骨丢失的主要原因。我国妇女平均绝经年龄为49.5岁,88%在45～54岁,绝经后10年左右时间,卵巢功能由衰竭到几乎停止,60岁左右的卵巢皮质间质细胞已不能合成雌激素,因此也可作为绝经后骨质疏松症转为老年骨质疏松症的年龄界限。

女性骨丢失实际上在绝经前期已开始,以骨小梁丢失为特征,至绝经期后的4～8年,转变为骨快速丢失期(又称快

相)，皮质骨和骨小梁均受影响，椎体部位可丢失达5.6%和7%～9%，股骨近端可丢失近3%；此后进入持续丢失的缓慢期，皮质骨和小梁骨年丢失率平均为0.5%～2%。女性典型发病年龄为50～65岁，椎体和腕部是其骨折好发部位，绝经期后最初10年(快相时期)有较大个体差异，年丢失率可<1%至>5%。

老年性骨质疏松症与老化过程有关，随着年龄增长，骨代谢细胞群功能减退，其他器官的衰老变化也加速老年骨质疏松症的进程，皮质骨和小梁骨同比例丢失，骨折的好发部位是髋部、肱骨近端、骨盆和胫骨，75岁以上老年男性和女性通常是老年骨质疏松症的典型发病段。

3. 男性骨质疏松症·50岁后发生过脆性骨折史或70岁后的男性均需进行骨质疏松的筛查，诊断时要关注雄激素因素。雄激素不论在男性和女性对骨骼的发育、峰值骨量的形成和骨量的维持同雌激素具有同样重要作用。睾丸切除患者椎骨部位骨量快速丢失，年丢失率可达17%，在成人男性应用抗雄激素制剂后也可发生类似改变。缺乏雄激素，骨形成能力降低是导致男性骨质疏松的主要原因。

4. 矿化不良或障碍导致骨软化症·都具有低骨密度特征。骨软化的组织学特点是未矿化的骨基质比例增大，矿化的骨基质比例缩小，临床症状与原发性骨质疏松症两者可共有，也易混淆，但单纯骨软化很少有脊柱压缩骨折，而在椎体骨质疏松症患者，也很少合并有骨软化。骨软化的脊柱可能看来正常，甚至密度增高，如存在椎体双凹形，四肢骨的皮质宽度明显减低，可出现假骨折，血碱性磷酸酶常升高，而在骨质疏松，除非同时有骨折存在，一般很少升高。在骨软化患者，血浆钙、磷水平一般降低，多数患者尿钙很低；在骨质疏松症，尿钙或正常或升高。骨质疏松常伴发的三种骨折除股骨颈骨折外，在骨软化基础上甚少发生。一般骨密度检查不容易鉴别两者，遇有困难时，需借助骨活检。

骨软化症最常见的原因是营养缺乏尤其是维生素D和钙的缺乏所致，应与其他原因所致的低磷血症进行鉴别，如肿瘤诱发的低血磷性骨软化症、基因突变导致的低磷血症[如X连锁低磷血症性佝偻病(XLH, PHEX基因)、常染色体显性低磷血症性佝偻病(ADHR, FGF23基因)、肾性磷丢失性低磷血症性佝偻病，包括遗传性高尿钙低磷血症性佝偻病(HHRH, SLC34A3)、常染色体隐性低磷血症性佝偻病(ARHR1, DMP-1基因；ARHR2, ENPP1基因)]及α-克老素(α-Klotho)基因激活突变等；由肾功能不全、肿瘤、药物等疾病和因素引起。

5. 继发性骨质疏松症的鉴别·继发性骨质疏松症除了有骨质疏松症的表现外，存在原发病的临床表现和实验室检查异常。其可发生于各年龄阶段，不一定只发生于绝经后妇女和老年患者，继发性骨质疏松症，病情轻重往往与原发病的病情相关。继发性骨质疏松症有其自身的一些特点，当原发病缓解或治愈后，骨质疏松症通常也会逐渐好转。

临床上继发性骨质疏松症的疾病众多(表13-18-1)，糖皮质激素诱发的继发性骨质疏松症最常见，其他如甲状旁腺功能亢进、类风湿关节炎(RA)、肿瘤如多发性骨髓瘤都是常见可诱发和并发骨质疏松的疾病，应予以鉴别。

(1) 糖皮质激素诱发的继发性骨质疏松症：临床上可分为内源性(库欣综合征)和外源性(长期皮质激素治疗)两种，库欣综合征合并骨质疏松可达40%～50%，绝经后妇女患库欣综合征更易发生严重骨质疏松。

临床上应用最广泛的糖皮质激素，强的松应用剂量每日超过5mg，连续治疗长达3个月以上就发生骨量丢失，增加骨折风险，对骨骼作用有个体差异，接受糖皮质激素治疗时间越长，骨质疏松越明显，自发性骨折的发生率越高。

糖皮质类固醇激素对骨骼的作用广泛、复杂，包括抑制下丘脑-性腺轴、1,25-(OH)$_2$-D$_3$形成障碍，肠钙吸收减少，促进破骨细胞生成机制，RANKL增加，OPG减少，抑制成骨细胞分化，强烈抑制骨形成，导致骨转换单位失偶联，损害作用大。病变主要累及松质骨，椎体、肋骨松质骨含量多，脊椎压缩性骨折和肋骨相当普遍。有时还可出现股骨头无菌性坏死。生化检查：血钙和磷一般是正常或偏低值，骨质疏松严重者会出现低钙血症。血清碱性磷酸酶(ALP)可升高，大多数患者血清BGP明显降低。24h尿羟脯氨酸(HYP)排量增高，尿钙值一般都是高的。骨X线相改变主要见于胸腰椎、肋骨、骨盆和头颅等松质骨丰富的部位，椎体有楔形变或双凹变形，腰椎骨密度测定常低于正常参考值。肋骨常有无症状的骨折，愈合时有丰富的骨痂形成。骨盆和头颅也可见骨质疏松改变，根据这些特点不难做出诊断。

(2) 甲状旁腺功能亢进：甲状旁腺由于腺瘤、增生或腺癌而发生功能亢进(甲旁亢，PHPT)时，血中过多的PTH就会造成破骨细胞过度活化，骨吸收作用增强，骨钙大量释放入血；同时肠钙吸收及肾钙回吸收增加，而引起高钙血症，并发骨病变。骨密度测量可见PHPT患者全身骨量均有不同程度的减低，如桡骨、尺骨、腰椎、股骨远端、胫骨皮质和跟骨、指骨等，皮质骨较松质骨更明显。

临床上常常还有高钙血症相应的表现(如多饮多尿、便秘、恶心、呕吐，严重时有精神症状等)及肾脏受累的表现(如肉眼或镜下血尿、肾绞痛、反复多发肾结石等)，X线检查可见：骨骼出现一些特异性表现，如指骨骨膜下吸收、软骨下吸收、纤维性囊性骨炎、头颅沙砾样变、牙槽硬吸收等，实验室检查常常有高钙血症、低磷血症、高PTH水平和高碱性磷酸酶，尿钙和磷排量均增多，MIBI显像可以见增大的甲状旁腺。

(3) 甲状腺功能亢进和甲状腺素替代治疗：甲状腺素增多，使成骨细胞和破骨细胞的活性都增加，破骨细胞更为明显，使骨吸收超过骨形成，骨转换率增加，致骨量丢失，因而甲亢患者会有骨量减少和骨质疏松。在妇女更为常见，骨折的危险性增加，发生骨折的年龄早于无甲亢历史者。当甲亢获得有效治疗，病情控制后，其中轴骨和肢体骨的骨密度都可比治疗前增加。甲亢患者常常还有甲状腺素分泌增多所导致的高代谢症状、甲状腺本身改变，有时合并突眼、黏液性水肿等体征，结合甲状腺功能测定，不难做出诊断。

(4) 慢性疾病：一些慢性疾病如慢性肾病、肝脏疾病、类风湿关节炎及胃肠吸收障碍均可发生不同程度的骨质疏松症。

慢性肾脏疾病肾功能异常时，由于磷排泄障碍，多伴有低钙血症，继发性甲状旁腺功能亢进，同时活性维生素D产生减少，因此导致肾性骨营养不良。肾小管酸中毒由于酸中毒妨碍钙和磷沉着于骨，肾脏1α-羟化酶活性降低和肾脏排出钙、磷增多等因素，导致骨质疏松或骨质软化。肾性骨病可以有骨矿化异常、骨质疏松、纤维囊性骨炎和骨硬化等多种表现。通过肾功能检查异常、钙磷水平异常、血 PTH 升高、$1,25-(OH)_2-D_3$ 浓度降低，以及特征性 X 线表现，可以与原发性骨质疏松症鉴别。

慢性肝病性骨质疏松发病机制尚不十分清楚。根据肝功能和肝炎病毒检查、肝胆影像学检查以及有无大量和（或）长期酗酒史等，可以与原发性骨质疏松症鉴别。

类风湿关节炎（RA）可以出现骨质疏松症，发病机制与炎性细胞因子增多，促前破骨细胞分化、活性增高有关，RA 一般都有关节受累、免疫系统检查指标异常，可以帮助鉴别。

（5）恶性肿瘤：恶性肿瘤的骨转移及骨髓病均可引起骨代谢活动增加，肿瘤细胞可以转移至骨骼，直接浸润破坏骨组织，还可以分泌甲状旁腺素相关肽等激素，加快骨溶解。骨质破坏、骨膜受累、骨组织血运异常均可导致骨痛。恶性肿瘤的骨痛部位常常固定于肿瘤浸润或转移部位，疼痛进行性加重，难以控制，有时恶性肿瘤还伴有严重的高钙血症。恶性肿瘤往往有原发病的表现，一般还有其他部位（如肺、肝等）转移的征象，骨扫描检查、血尿肿瘤标志物检查及 CT、MRI 等影像学检查，有助于鉴别。

（6）特发性青少年型骨质疏松症与成骨不全：特发性青少年型骨质疏松（idiopathic juvenile osteoporosis, IJO）是发生在青春期性发育前健康儿童的全身骨量降低的疾病，无佝偻病与骨过度吸收（即纤维囊性骨炎）的存在，组织形态学显示骨塑建和骨重建功能均有障碍，成骨细胞功能障碍，骨基质形成减少，骨形成和吸收偶联异常，起病时多见为下腰部、髋部和足部疼痛，行走困难，以后膝、踝部前加重，甚至伴有骨折，生化检查无异常，X 线和骨量检查呈骨质疏松改变，大多数儿童在青春发育期后自发痊愈，而少数患者则遗留肢残畸形。此病需与发生在儿童期亦以骨量低下为特征的成骨不全（osteogenesis imperfecta, OI）鉴别，后者为一种遗传性疾病，以先天性结缔组织缺陷，骨胶原代谢发生障碍为特征，骨量低下，易发骨折。

六、骨质疏松症防治的基本干预措施

（一）防治目标

1. 骨质疏松症的干预目标·维护和改善骨量，纠正骨骼缺陷和结构异常，防止初发骨折和再发骨折。骨质疏松症的预防应贯彻生命全过程。儿童和青少年期获得的骨峰值量持续影响成年和老年期的骨强度或骨折的危险度。任何年龄阶段实施维护骨骼健康的干预，都是预防骨质疏松的重要组成部分。

2. 综合保健·骨质疏松症是一种多因性疾病，其发病机制不论原发性和继发性都会有多种因素参与，对每一例患者均应全面分析，积极去除病因，应用风险评估工具和骨量检测技术，及早识别，及早干预和治疗。营养、运动、生活方式、其他慢性病合并用药和跌倒倾向等都应结合患者个人特点制定药物或非药物的综合干预措施，其中钙和维生素 D 的适量摄取和补给应视为骨质疏松症的基本干预措施。

（二）钙是维护骨骼健康的重要营养素和骨骼形成所必需的元素

1. 整个生命期的钙需求·钙的适量摄取对骨骼的发育、青年期峰值骨量的形成和成年后骨骼的维护，尤其在绝经后妇女和老年人均至关重要。

钙的适量摄入是所有类型骨质疏松防治的基本措施。体内钙总量的 99% 储存于骨骼内，但骨骼并不是简单的钙储存器。钙的储存仅发生在形成新骨（类骨质）后矿化时沉积在骨基质时，钙的输出依赖于骨的吸收，当外源性钙供给不足，机体则通过骨吸收机制释出钙以维持血清钙水平的稳定，骨的储存功能通过骨的转换来介导。钙向骨的流入和从骨的输出在整个骨转换过程中是不对称、不同步的。骨量丢失就是骨钙的丢失，而骨量的调节并不受营养素可利用度的影响，而由机械反馈机制来维持骨的强度，其间调节机制复杂，至少部分受雌激素的影响，因此在激素稳态的情况下又有适当的机械负荷，持久的正常负荷应力，骨钙的流出和输入将为零平衡，骨量和结构成分才可能得以保持。补钙能轻度增加骨密度，也可能降低骨折总的风险和髋部骨折的风险。钙剂在营养学上属阈值物质，在一定范围内，钙摄入量低时吸收率高，钙摄入量高时吸收率低，摄入量达一定水平，钙吸收量不再增加，称为吸收率的平台期。多项研究结果显示，钙平台期介于 $800\sim1\,200$ mg（有个体差异）。

2. 钙的需要量·是依靠估计和推测得出（均按元素钙计量），从临床评估最为恰当的要求是能使骨折发病率降至最低时的钙摄入量，也包括在生长期能满足按基因程序骨组织所能获得最大骨量时所需的量或在发育成熟期后能维持所获得骨量时所需要的钙量，不论任何年龄阶段的个体，摄入的钙量均应满足这一要求，否则便导致钙的负平衡。

3. 钙的适宜摄入剂量·各国推荐剂量有差异。50 岁以上成人美国提出为 $1\,000$ mg/d，大于 51 岁女性和 71 岁以上男性 $1\,200$ mg/d；英国为 $700\sim1\,200$ mg/d；日本 $50\sim69$ 岁为 700 mg/d，70 岁以上男性 750 mg/d，女性 650 mg/d；我国主要学术团体推荐中国营养学会居民膳食营养素参考摄入量为建议成人 800 mg/d，50 岁以上人群 $1\,000\sim1\,200$ mg/d。饮食结构不同会影响对钙的需要量，蛋白质、盐量多增加钙需求，40 g 动物蛋白可增 40 mg 尿钙的排泄，2.3 g 钠盐亦有同样排钙作用，如果摄入动物蛋白少于 20 g/d 或钠 1.15 g（50 mmol）/d，那么平均钙的需要量 480 mg/d 则可。钙的摄入量超过 $1\,200\sim1\,500$ mg/d 不增加效益，无增强骨强度的证据，但可能会增高肾结石、心血管和脑卒中的风险性。

4. 钙剂的补充方法·首先依靠日常饮食来源，增加食源性钙是主要来源，不足部分可选择适当钙剂补充。50 岁以上欧美成人平均每日可获 $600\sim700$ mg，我国营养调查居民每日膳食约 400 mg。每日额外补钙不宜超过 $500\sim600$ mg。

钙剂种类多，以碳酸钙含元素钙量最多，费用低，依赖胃酸，与食物同时服用吸收更好，有胃部不适、便秘等不良反应时，可选择柠檬酸钙，胃酸依赖度低，胃肠不适反应少，分解释放的柠檬酸有利于肾结石的溶解，适合胃酸缺乏和肾结石风险高的患者，但元素钙含量少于碳酸钙，费用相应增高；氨基酸钙吸收不依赖胃酸，但含量低，费用贵，特殊情况如全胃切除患者可考虑选用。钙片体积大，有时吞咽困难，可选咀嚼或胶姆糖型制品。

5. 钙剂不能作为单独治疗骨质疏松的药物·补钙不能代替其他抗骨质疏松的药物，仅能作为基本辅助药物。单纯补钙疗效有限，在众多的单纯补钙临床试验报告中，在肯定钙剂的有效性时，都认为在提高骨密度时有正性作用，但作用微弱，对降低骨折率仅限于椎体骨折，对非椎体骨折无效，不论临床试验显示有效与否，都不否定在骨质疏松防治时都应补足钙的摄入。单纯补钙不附加补维生素 D 或联合维生素 D 的方法对骨质疏松的防治作用临床观察存在有效和无效的结论差异，可能为各研究的设计方案不同所致。

（三）维生素 D 维护骨骼健康重要营养素

1. 基本干预措施·维生素 D 充足、适宜的提供是骨质疏松症防治的基本干预措施。维生素 D 对促进肠钙的吸收、骨骼健康、保持肌力和改善平衡功能，降低跌倒风险有重要作用。也是应用抗骨质疏松药物时的基础要求，增强对抗骨质疏松药物的药效反应。

维生素 D 的生物活性作用主要是通过其活性代谢产物骨化三醇与靶器官组织细胞核上的维生素 D 受体（Vitamin D receptor，VDR）相互作用的结果，也存在通过膜受体的非基因途径发挥生物活性作用。对骨代谢过程发挥双向作用，即在应用维生素 D 生理剂量（小剂量）时发挥成骨功能，应用其药理剂量（大剂量）时导致破骨作用。meta 分析显示每日补给维生素 D≥700～800 IU 可降低髋部和非椎体骨折风险，提高骨密度。

2. 评估维生素 D 营养状态·目前普遍采用血清 25-OH-D₃ 水平。目前对适宜和理想的维生素 D 水平尚存在不同观点，如美国内分泌学会的定义：充足：≥30 ng/ml（75 nmol/L），不足：20～30 ng/ml（50～75 nmol/L），缺乏：≤20 ng/ml（50 nmol/L）。与中华医学会骨质疏松和骨矿盐疾病分会意见相同，并均推荐维持骨骼健康应达到≥30 ng/ml（75 nmol/L）；美国医学研究所（IOM）定义为：充足，≥20 ng/ml，不足：≤20 ng/ml，缺乏：≤12 ng/ml（30 nmol/L），过多：≥50 ng/ml（125 nmol/L）。英国骨质疏松学会与 IOM 意见一致，并均认为虽≤20 ng/ml 定义为不足，且仅局限在某些人群，维持骨骼健康应达到 12～16 ng/ml（30～40 nmol/L）即可，≥20 ng/ml 不会再增加效益。亦有通过随机对照研究观察到≥30 ng/ml 不会更多获益，≥50 ng/ml 可作为安全上限。不同人群（地域、文化、生活方式差异）可能存在不同需求的适宜的维生素 D 水平，临床实践时可依此为参考，补充维生素 D 要综合分析并监测钙磷代谢的安全性。理想的 25-OH-D₃ 水平对骨骼而言应至少满足以下要求：① 能最大限度地抑制血 PTH 浓度；② 能达到最大的钙吸收；③ 能达到最高的骨密度；④ 能最大限度地降低骨丢失率；⑤ 能最大限度地降低骨折率。

3. 维生素 D 的补充和选用·人体维生素 D 的主要来源为阳光中紫外线成分，照射皮肤内的 7-去羟胆固醇，被转化成胆骨化醇（cholecalciferol）或维生素 D₃，如穿着游泳衣暴露阳光至皮肤微红，达到一个最小红斑剂量（minimal erythemal dose，MED）可获约 20 000 IU；如仅暴露臂、腿部并达 0.5 MED 相当于摄取 3 000 IU 维生素 D₃。食物维生素 D 来源种类有限，如鲨鱼、鳕鱼等的肝脏（提炼的鱼肝油），三文鱼：生鲜的 600～100 IU/100 g，罐装的 300～600 IU/100 g，蘑菇：生鲜的 100 IU/100 g，阳光照射后干燥的 1 600 IU/100 g，禽蛋黄约 20 IU/1 枚。

维生素 D 通常以国际单位（IU）表示，胆骨化醇（维生素 D₃）为 40 IU/μg，麦角骨化醇（维生素 D₂）为 38 IU/μg。骨化醇（calciferol）是指含有维生素 D₂ 的产品或维生素 D₂ 和维生素 D₃ 的总称。羟化类维生素 D 是骨化醇的代谢物，属药物，不列入维生素类营养素，包括 25-OH-D₃、1,25-(OH)₂-D₃、1α-羟维生素 D 即阿尔法骨化醇［1α-OH-D₃，alphacalcidol］，属人工合成的 1,25-(OH)₂-D₃ 的前体药物。

剂量选择：许多协会推荐成人摄入维生素 D 400～800 IU/d（10～20 μg/d），我国营养学会推荐成人维生素 D 摄入量为 400 IU/d，65 岁以上老年人因缺乏日照及摄入和吸收障碍，推荐摄入量为 600 IU/d，防治骨质疏松症的剂量选为 800～1 000 IU/d（25～40 μg/d），但应视个体、地区、季节差异而定。老年人中维生素 D 不足和缺乏很常见，尤其在失去独立生活能力的老年人，每日摄入维生素 D 400～800 IU/d（10～20 μg/d）是安全、简易、花费少的预防措施。肥胖、胃肠道切除后或吸收不良、慢性肾脏病、器官移植史、服用抗癫痫药患者都是维生素 D 不足和缺乏的高危人群，可能需要增加摄入量。个别学者提出口服维生素 D₃ 10～15 μg/d（400～600 IU/d）就可使血清 25-OH-D₃ 达到 50 nmol/L 的理想水平。多数学者认为，能预防骨折的血清 25-OH-D₃ 水平最低值估计在 75～80 nmol/L，大致需口服维生素 D₃ 25～40 μg/d（800～1 000 IU/d）。

补充生理剂量的维生素 D，在 1 000 IU/d 以内一般很安全，安全上限 2 000 IU/d（50 μg/d），也有设置至 4 000 IU/d（100 μg/d），如使用推荐剂量就易出现高血钙，应考虑是否已患有原发性甲状旁腺功能亢进，长期使用要注意可能出现的中毒性高钙血症。由于维生素 D 在体内的半寿期较长，持续时间可达数日，因而要定期随访血钙、尿钙。不主张使用短效的活性维生素 D 如骨化三醇、1α 骨化醇纠正维生素 D 缺乏症。在治疗骨质疏松症时，不使用药理剂量，不主张间隔、单次大剂量如≥100 000 IU 补充维生素 D，反能增加骨折和跌倒风险。

4. 营养干预·骨的成分和组织结构复杂，需要多种营养素，尤其在老年人常发生营养不良，此与自发性的进食减少、吸收不良、伴随其他疾病有关；肌肉增龄性萎缩，伴随活动减少导致的能量需求明显下降，但对营养素的需求并不随增龄而减少。估计有 15% 的 60 岁以上老年人存在营养摄入不足。除常见的钙、维生素 D 外，也涉及其他营养素的摄入不当，影响骨健康的维持。

（1）蛋白质：是骨的重要营养因子，属生长激素-胰岛素样生长因子（GH-IGF）系统，是具有促成骨作用的必备营养素，长期摄入不足可致肌肉软弱，肌肉协调功能障碍，增加跌倒风险，但动物蛋白质摄入过多，会增加尿钙排泄，每克蛋白质将增加尿钙排泄 1 mg，如果摄入量增加 1 倍，尿钙排泄也增加 50%，而植物蛋白如黄豆蛋白则对尿钙排泄影响很小，成人和老年人每天推荐蛋白质摄入量为 0.8～1.0 g/kg。随机对照研究显示，对近期髋部骨折住院患者补充蛋白质，可降低随后的骨丢失，缩短住院时间，且明显降低住院期间压疮、严重贫血、反复肺部和尿路感染等并发症的发生，是一个独立于能量营养素（糖、脂肪）、矿物质和维生素的营养影响因子。

（2）其他营养素：钠盐摄入过多是钙从尿丢失的重要因素，钠和钙由同一转运系统在近曲小管再吸收，每增加

100 mmol(2.3 g)钠的排泄,同时也伴有 0.6～1.5 mmol(24～60 mg)钙的丢失,尿钠排泄与髋部的骨密度呈负相关;其他营养素如镁额外补充对正常消化能力的人并不受益,锌、锰、硅、硼、锶添加后均未获有利证据。维生素 A 是骨生长和发育的基本要素,但长期过量摄入(≥10 000 IU/d)则导致骨损害;维生素 K 参与骨基质蛋白的合成,摄入不足可增加髋部骨折的危险性,大量补充可改善骨密度,但同类研究结论不一致;维生素 C 是骨 I 型胶原合成所需要的,在实验动物维生素 C 缺乏可引起骨基质结构严重损害。

5. 生活方式干预

(1) 运动:不同年龄阶段的成人和老年人都应积极参加适合个人体力、智力的有规律的负重运动锻炼,可增强肌力和平衡能力,降低跌倒风险。制动、长期卧床、脊髓损伤、失重状态都会导致骨量丢失,尤其在原先负重部位的骨骼。骨骼对机械负荷反应在骨生长期最大,尤其在青少年期,骨发育成熟后有增龄性的减少和下降,在老年期,由于骨代谢细胞群的数量和活力、血中生长因子浓度降低,骨组织对机械负荷反应会有减弱。高龄老人制订运动干预时应以保护残存功能和残存功能的充分发挥为目标,切忌安排不适当的运动量和运动方式。

(2) 吸烟:青少年和年轻成人吸烟者常伴低骨量,有吸烟习惯的妇女,在绝经期骨密度低于非吸烟者 5%～10%,在老年妇女髋部骨折率增加,也招来其他不良生活方式,骨丢失速率增快。

(3) 饮酒:长期习惯性饮酒或酗酒可造成对骨骼伤害,抑制了骨的形成,骨密度降低,骨折率增加。青少年时期酒精对骨峰值的影响尚不明确,但在成年男性和绝经前期妇女酗酒对骨量的维护明显不利,酗酒增加意外伤害事件,长期饮酒易致营养不良,钙、维生素 D 和蛋白质摄入不足,均带来不良骨健康风险;高度白酒每日超过 2 个单位(相当于酒精 16～20 g)增加骨折风险,等量酒精的啤酒或葡萄酒的危害略少于白酒,适度饮酒可提高骨密度,可能是其综合健康效益的结果。

(4) 咖啡:能增加尿钙排泄,有轻度减弱肠对钙的吸收。一杯调制咖啡可有 3 mg 负钙平衡,但可被 1～2 匙牛奶(17～34 ml)补偿,每日饮咖啡 2 杯基本不影响尿钙排泄,但当每日摄入>744 mg 时则可加速骨的流失。

6. 预防跌倒·是防止骨折的重要举措,老年人跌倒有多种因素,应询问跌倒既往史,简易的平衡功能检测如起立和坐下动作是否能独立进行、张眼和闭眼站立稳态程度、步态(步行 20 步)观察、自身旋转 360°、起立−3 m 步行试验、直线行走试验等;预防措施包括改善平衡失调,对站立不稳、Romberg 阳性的患者应进行平衡训练、矫正视力、合适防滑鞋、手杖等;下肢无力患者,如从座椅上起立困难、爬梯困难和步态缓慢者可施以抗力性锻炼,增加肌力;排除引起跌倒的不良因素,如快速降压药物的使用导致体位性低血压时,应适时调整剂量,或改变服用药物和进食的间隔时间,注意体育锻炼,增加血液容量的措施(如适当增加钠盐摄入、长筒弹力袜等);避免药物毒性及引起的平衡障碍,如安眠药、抗痉挛药、地高辛、抗胆碱能药,硝酸甘油类药物,都易导致跌倒,可予以减量、替代或停用。

七、骨质疏松症防治的药物应用

(一) 药物干预的对象

1. 推荐治疗人群·绝经后妇女及 50 岁以上男性符合下列条件之一者,可结合患者个体情况,推荐抗骨质疏松药物治疗:① 成年期发生椎体脆性骨折(临床或无症状)或髋部脆性骨折者;② DXA 骨密度(腰椎、股骨颈、全髋或桡骨 1/3)部位其中之一骨密度 T-score≤−2.5SD;③ 低骨量或骨量低下(骨密度 T-score 在 −1.0～≤−2.5SD)而骨折风险评估(FRAX 工具)高风险患者;④ 低骨量或骨量低下(骨密度 T-score 在 −1.0～≤−2.5SD)伴有肱骨上端、骨盆或前臂远端脆性骨折;⑤ 存在其他促进骨量快速丢失的临床风险因素。

2. 治疗阈值的地区差异·骨质疏松症药物治疗可在骨量和骨质量方面获得改善,有效降低骨折风险,由于各国家和地区社会经济条件不一,骨质疏松症在所在国家、地区的卫生保健领域的重要性、健康资源可供性、医疗保险及健康经济的考虑,在风险水平的评估,适应治疗对象或治疗阈值的确定存在差异,如 DXA 骨密度作为治疗阈值的判断,欧洲地区将概念性和执行性定义进行区分,诊断可用 T≤−2.5SD(原用于流调),干预阈值 T≤−3.0SD,以风险水平评估作为药物干预阈值欧美地区亦不相同。

(二) 抗骨质疏松症药物的分类和选择

1. 骨质疏松症药物的分类·可分抑制骨吸收类药物,主要抑制破骨细胞功能,减少骨的吸收,达到增加骨量、维持骨量或降低骨的丢失速率,以二膦酸盐和迪诺塞麦(denosumab)为主,其次有雌激素及雌激素调节剂、降钙素等;促进骨形成药物,以甲状旁腺素活性片段 PTH$_{1-34}$ 为代表,主要促进成骨细胞功能,提高新骨形成的能力。两类药物作用机制均是矫正骨转换失衡,提高骨量,改善骨质量,达到增强骨强度,超越骨折阈值。有些药物具有双向作用,或与剂量有关,不同剂量决定总的效果。

2. 抗骨质疏松症药物选择·抗骨吸收类是目前主要治疗药物,占 90%;促进骨形成药物占 10%,通常首选具有"广谱抗骨折的药物(broad spectrum anti-fracture efficacy)",如二膦酸盐类中的阿仑膦酸钠、利塞膦酸钠、唑来膦酸和 RANKL 抑制剂的迪诺塞麦,均能降低椎体、髋部和非椎体骨折风险的作用。

各种抗骨质疏松药物尚无直接疗效对比的临床试验(no-head-to-head),实际上反映了各种药物疗效判断的信息质量和提供的临床报告水平不一,尽管已按循证医学的原则,但其结论不能互相替代,也不能替代用药的个体化选择。研究大多来自对绝经后妇女的观察,因此对男性和其他老年型的骨质疏松症药效不一定完全相同。

口服和注射剂型选择:首选口服剂型,对不能耐受、禁忌、依从性差的患者可考虑使用注射剂型,如唑来膦酸、特立帕肽和迪诺塞麦;降钙素注射剂在新发骨折伴疼痛时可考虑短期使用。

风险水平对药物的选择:对低、中度骨折风险患者,如年轻绝经后妇女、骨密度水平低又无骨折史,可首选口服制剂;如仅椎体部位骨折高风险,髋部骨折风险不高的患者,可考虑使用雷诺昔芬、伊班膦酸盐;对高度骨折风险患者,如老年妇女已有多发性椎体骨折或髋部骨折或存在极低水平的骨密度时，初始治疗可考虑选用注射剂型，如唑来膦酸、迪诺塞麦、特立帕肽。

（三）二膦酸盐类

二膦酸盐类是一类与含钙结晶体有高度亲和力、与骨骼中羟磷灰石联结、抑制破骨细胞活性、降低骨的吸收、类似无机焦磷酸盐的合成化合物。二膦酸盐类可分为含氮原子和不含氮原子两类，含氮原子的4种二膦酸盐类中的阿仑膦酸钠（alendronate）、伊班膦酸钠（ibandronate）、利塞膦酸钠（risedronate）和唑来膦酸（zoledronic acid）各国均认可应用，是目前临床防治骨质疏松症最普遍应用的药物；不含氮原子中的依替膦酸钠（etidronate）和双氯膦酸钠（clodronate）仅少数国家用于骨质疏松症治疗。其中阿仑膦酸钠、利塞膦酸钠和唑来膦酸因可降低椎体、髋部和非椎体三个部位骨折的风险，属抗骨折广谱药物。

1. 阿仑膦酸钠（alendronate）·片剂是主要口服剂型，也有肠溶片剂、泡腾片剂及溶液口服剂型，是二膦酸盐类中应用最广的药物，商品名福善美（Fosamax®），附加维生素D 2 800 IU或5 600 IU的商品名Binosto™及众多同类仿制品。治疗剂量为每日10 mg/片，或每周一次70 mg/片，也可应用于男性骨质疏松症治疗，加有维生素D的仍遵循阿仑膦酸钠量按需应用；预防剂量为每日5 mg/片，或每周一次70 mg/片；预防糖皮质激素诱发的骨质疏松症剂量为5 mg/d，如不接受雌激素替代治疗的绝经后妇女可增至10 mg/d，我国国家市场监督管理总局批准治疗绝经后骨质疏松症和男性骨质疏松症。临床效果：治疗3年以上，能有效降低椎体和髋部骨折发病率，在有椎体骨折的患者约能降低50%；对无椎体骨折史的患者，约能降低48%。服用方法：清晨起床空腹，250 ml温开水送服，服药后30 min内不应平卧，保持直立体位（站立或坐位），并避免进食包括奶制品、果汁、矿泉水等任何食物和药品包括含钙保健品片。

2. 利塞膦酸钠（risedronate）·口服剂型，商品名Actonel®，绝经后骨质疏松症治疗剂量为每日5 mg/片，或每周一次35 mg/片，若剂型为75 mg/片，每月连续2日（总量150 mg/月）或每月150 mg/片，治疗3年以上，可降低椎体、髋部和非椎体骨折风险，也可应用于治疗男性骨质疏松症和预防糖皮质型质激素诱发的骨质疏松症，降低高龄妇女髋部骨折风险的效果更好，国家市场监督管理总局批准用于治疗绝经后骨质疏松症和糖皮质激素诱发的骨质疏松症。服用方法与阿仑膦酸钠要求相同。利塞膦酸钠延迟药物释放的糖衣片Atelvia™的剂型，可与食物或饭后服用，对上消化道疾病患者可选用。

3. 伊班膦酸钠（ibandronate）·口服剂型每日2.5 mg/片，可明显降低绝经后骨质疏松症妇女的椎体骨折风险，每月一次口服150 mg/片或每3个月一次静脉注射3 mg/支也具有类似效果，但后者以骨密度为评估指标得出结论。事后分析（post hoc analysis）显示伊班膦酸钠能降低非椎体骨折风险，但对髋部骨折无效。国家市场监督管理总局批准2 mg静脉滴注治疗绝经后骨质疏松症。服用方法：口服剂型与阿仑膦酸钠服用要求类同，清晨起床空腹，180～240 ml温开水送服，服后应避免躺卧，保持站立位和坐位并至少60 min后方可进

食或服用其他药物、保健品（包括钙片）；静脉注射和滴注方法不同产品来源有不同说明，Boniva-伊班膦酸钠3 mg注射液，在15～30 s静脉注入，艾本-伊班膦酸钠1～4 mg稀释于不含钙离子的生理盐水或5%葡萄糖溶液500～750 ml中，静脉缓慢滴注，滴注时间不少于2 h。

4. 唑来膦酸（zoledronic acid）·静脉注射剂型，其他应用名称Reclast®、Aclasta、密固达、依固，治疗绝经后骨质疏松症剂量为5 mg/支，每年1次，预防剂量每2年1次；也可应用于治疗男性骨质疏松症、糖皮质激素诱发的骨质疏松症，也有强调接受糖皮质激素应用至少已超过12个月时才使用，国家市场监督管理总局批准治疗绝经后骨质疏松症。治疗3年能分别降低椎体骨折发生率约70%，髋部骨折发生率约为41%，非椎体骨折发生率约为25%。静脉注射方法：至少超过15 min静脉注射；不同产品来源如密固达（Aclasta）-唑来膦酸、依固-唑来膦酸未有应用区别说明，为避免脱水、低血容量、静脉注射速度过快导致血钙快速下降，可将唑来膦酸加250～500 ml生理盐水于120 min静脉滴入。

5. 其他二膦酸盐·多种二膦酸盐都能对骨质疏松症发挥改善作用，推荐应用各国有所差别。如羟乙基膦酸盐每日两餐间服用，连服2周，停服11周，然后再开始第二周期服药，国家市场监督管理总局较早批准治疗绝经后骨质疏松症；1995年美国FDA根据其Ⅲ期临床试验结果，骨密度增加，椎体畸形指数降低，但骨折率增加，最后因合并有骨软化对效果提出质疑未被批准应用于临床，2008年后欧洲多数相关指南已不将其列入推荐。再如双氯膦酸盐（clodronate），400 mg/粒，800 mg/d，我国学术团体指南仍其列为治疗各类型骨质疏松症，2010年后欧美洲多数指南已不将其列入推荐。帕米膦酸盐（pamidronate）、替洛二膦酸盐（tiludronate）也有应用过骨质疏松症的治疗观察，早不被推荐。

6. 二膦酸盐不良反应防范·总体安全，临床应用已超过有10余年的记录，不良反应少，个别研究提出可能存在潜在过度的骨转换抑制，但未有确凿的后续报告，下列各点仍宜加关注。

（1）二膦酸盐禁忌证：① 对二膦酸盐有过敏患者；② 肾功能严重障碍，阿仑膦酸钠、唑来膦酸：肌酐清除率或肾小球滤过率＜35 ml/mim；利塞膦酸钠、伊班膦酸钠：＜30 ml/mim；③ 治疗前存在低钙血症，如系维生素D缺乏或不足所致应予以矫正，并适当补充钙剂；④ 孕妇和哺乳期妇女；⑤ 应用口服剂型患者有食管狭窄、食管失弛缓症、食管排空延迟和障碍、严重反流性食管炎，服药后30～60 min内不能保持直立位的患者，有上消化道疾病者应慎用；⑥ 使用氨基糖苷类抗生素、沙利度胺（thalidomide，反应停）时。

（2）二膦酸盐不良反应防范

1）上消化道和肠道不适症状：多见于口服药物患者，严格按照服用方法要求一般均可避免，有时可改变剂型如阿仑膦酸钠每周一次70 mg改为每日10 mg，或选用同类的其他二膦酸盐就能降低胃肠不适症状。

2）急性相反应：多见于首次静脉注射后数小时，也少见于口服后，出现一过性发热、关节酸痛、肌痛等类流感样症状，多在用药后3日左右自动缓解，症状显著时可应用退热镇痛剂对症治疗。

3) 长期用药的罕见不良反应

A. 下颌骨坏死(osteonecrosis of the jaw, ONJ):治疗骨质疏松症应用二膦酸盐口服或静脉注射时,发生率很低,1/(10万人·年)~1/(万人·年);在恶性癌肿患者,使用唑来膦酸每年剂量常是骨质疏松症用量的10倍,ONJ的发生率可高达1%~2%。口腔病严重程度、创伤性口腔科手术、不良口腔卫生状况、严重慢性营养低下都是ONJ的风险因素,在决定应用二膦酸盐类药物之前,要关注口腔健康状态,如存在严重口腔病,应在适当矫治后再于治疗;对已在应用二膦酸盐类药物的患者,鼓励维护良好口腔卫生,定期常规口腔科检查,及时报告牙齿松动、疼痛或肿胀等不适症状;需接受口腔科手术时,可先停药3~6个月再实施,若创伤性口腔科手术较大,则停用二膦酸盐类药物。

B. 非典型股骨骨折(atypical femur fracture, AFF):是指在低暴力、低损伤力或无外伤情况下,发生在股骨小转子下至股骨髁以上部位的骨折,一般人群中发病率很低(7.1/10万),接受二膦酸盐超过3年以上的AFF风险轻微增加,绝对风险非常低(3.5~50)/(10万人·年),治疗过程中如出现大腿和腹股沟疼痛应予以关注,停用二膦酸盐治疗并安排放射摄片,包括MR、核素骨扫描,明确是否存在AFF。AFF可能存在种属差异。在接受口服二膦酸盐的48 390例妇女、平均随访7.7年的调查显示,亚洲妇女更易发生AFF,为白种人妇女的8倍[64.2/(10万人·年)比7.6/(10万人·年)]。

C. 肾功能损害:经静脉和口服吸收途径进入血液后的二膦酸盐分别70%和1%为骨吸收,30%和1%从肾排泄,口服吸收的90%~99%从肠道排泄。因血流中的二膦酸系带负电荷,仅15%通过肾小球,大部分由肾小管主动排泄清除,各种二膦酸盐与白蛋白的结合力不同,结合愈低,在肾脏的半衰期愈长,储留时间愈长,肾毒性也愈大,如伊班膦酸钠与白蛋白的结合力为87%,而唑来膦酸仅22%,分别为24日和200日。脱水、低血容量、静脉注射速度过快都是增加急性肾衰竭的风险因素,因此应用二膦酸盐治疗前,首先应评估肾功能水平,确定是否适合治疗,其次因静脉注入速度过快,入血的双膦酸与钙、镁能结合成不溶性复合物过快、过多,增加肾损伤;第三注意水分的充足摄入和补充,在使用利尿剂、肾毒性药物及高龄老人应更加注意其增加肾毒性的风险。二膦酸盐的肾损害主要在静脉输入途径,而口服剂型因剂量小,胃肠道吸收缓慢,不太构成肾负担,或称非肾毒性类二膦酸盐。

D. 其他:个案报道还有眼部症状、外耳道骨坏死,静脉用药偶而诱发心房颤动。

(四)迪诺塞麦(denosumab,地诺单抗)

抑制骨吸收类药物,为特异性RANKL的完全人源化IgG2单克隆抗体,是核因子κB受体活化因子配体(RANKL)抑制剂,与RANKL亲和力强,特异性高,能阻止RANKL与其受体RANK结合,减少成熟破骨细胞的形成,降低破骨细胞的功能和存活,从而降低骨吸收,增加骨量,提高骨强度,治疗绝经后骨质疏松症,也适用男性骨质疏松症包括前列腺癌患者实施雄激素剥夺治疗骨折风险增高时,剂量:60 mg/支,皮下注射,每6个月1次;3年临床试验显示降低椎体骨折发病率68%、髋部骨折约40%和非椎体骨折20%发病率,因而与膦酸盐类中的阿仑膦酸钠、利塞膦酸钠和唑来膦酸均属"广

谱抗骨折的药物",不受肾功能限制,欧美地区已普遍应用治疗绝经后骨质疏松症,我国亦已完成临床应用前研究。

药物安全性:连续10年观察有良好安全性,副作用少见,有皮肤感染、蜂窝织炎,亦有类似长期使用二膦酸盐治疗后发生罕见的下颌骨坏死和非典型股骨骨折的报道,以下需重点关注。

(1)禁忌证:对药物及其成分有过敏者、低钙血症、孕妇、≤18岁的未成年人。

(2)识别低钙血症风险:尤为重要,初次治疗前应测血钙、矫正钙、维生素D缺乏,继发性甲状旁腺功能亢进症,避免发生快速低钙血症,以后每次用药前也必须复测,严重肾功能不全患者(肌酐清除率≤30 ml/min)或疑有低钙血症状者,均需在用药后2周再次复测血钙,要教育患者认识和及时报告低钙血症的症状。

(3)口腔卫生和保健:在应用迪诺塞麦前应做口腔科检查,对口腔病做预防性治疗,吸烟和应用糖皮质激素都是风险因素。治疗期间要维护口腔卫生,定期检查,避免创伤性口腔科手术,如要求口腔科手术,应停用迪诺塞麦,停用时间与降低下颌骨坏死风险之间关系尚无可利用资料,仍借临床判断。

(4)治疗过程中如出现大腿和腹股沟疼痛应予以关注,评估AFF的风险,停药观察。

(5)停药后的随访和监测:迪诺塞麦一旦停用,骨量快速丢失,是否会增加骨折风险还待观察,但已有个案报道,在停止治疗后18个月出现多发性椎体骨折,因此应选择后续治疗如二膦酸盐类。

(五)甲状旁腺素类似物(parathyroid hormone analogue, PTHa)

甲状旁腺素(PTH)是目前临床应用促进骨形成治疗骨质疏松症的代表药物。甲状旁腺持续性、长期地高水平分泌PTH(如原发性或继发性甲状旁腺功能亢进症),或连续注射高剂量外源性PTH,则导致骨量丢失,骨结构破坏,尤其在皮质骨部位;若以低剂量间歇注射PTH或其活性片段(如每日皮下注射)则增加成骨细胞的数量和活性,导致松质骨和皮质骨部位骨量增加,骨结构改善。PTH是具有促骨形成和促骨吸收双向作用的肽类,最终效果取决于剂量而不仅是注射方法的间歇性。

治疗骨质疏松症的PTH类似物有两类:① 特立帕肽(teriparatide, TPTD),系甲状旁腺素的活性片段,有重组人甲状旁腺素N氨基端1~34活性片段(recombinant human PTH$_{1-34}$ N - terminal fragment, rhPTH$_{1-34}$),是目前临床普遍使用的剂型;另有生物化学合成的PTH$_{1-34}$(hPTH$_{1-34}$)。② 整分子重组人甲状旁腺素1~84(intact human recombinant human PTH$_{1-84}$, rhPTH$_{1-84}$),仅在欧洲地区批准使用,2008—2013年均被地区指南推荐,2018年后不再提及。

TPTD使用方法:20 μg/d,皮下注射;治疗时间不超过2年。临床试验治疗21个月后(治疗时间中位数19个月)结果显示,骨密度在椎体部位增加9.7%,髋部、全身和前臂部位改变少;椎体骨折率明显降低65%,非椎体骨折率下降45%。国家市场监督管理总局批准用于骨折高风险的绝经后骨质疏松症,欧美等国还批准用于男性骨质疏松症和糖皮质激素性骨质疏松症的治疗。药物安全性和注意事项如下。

（1）禁忌证：畸形性骨炎或有病史患者（Paget 病）、骨骼疾病放射治疗史、原发性或转移性骨癌、骨髓瘤、无法解释的高骨源性碱性磷酸酶血症、未成年人、骨骺未闭合的成人、原发性或未经妥善治疗和处理的任何病因继发性甲状旁腺功能亢进症、高血钙症、严重肾功能障碍。

（2）不良反应：短暂的血钙升高现象，一般在注射后 6 h 出现，16～24 h 恢复至基线水平，但约有 3% 的接受治疗者存在持续血钙增高，因此治疗开始后应定期监测；其他可能与药物相关的不良反应有头晕、头痛、下肢抽筋、恶心、关节和肌痛、软弱等。

（3）停药后的快速骨丢失：PTH_{1-34} 或 PTH_{1-84} 一旦停止治疗，椎体部位所获骨量在 12 个月内几乎完全丢失，因而需要应用抗骨吸收药物，维护所得效果。

PTH 虽已成功地应用于治疗骨质疏松症，但有些问题仍应继续研究，如长期应用的安全性问题、剂型的多样性问题（间隔周期长的制剂，经皮吸收剂型，鼻吸剂），连续注射或周期注射效果的比较问题，与其他药物的联合应用问题，如骨折愈合、下颌骨坏死（ONJ）、非典型股骨骨折（AFF）和椎体融合术的其他临床领域应用拓展等。

（六）其他抗骨质疏松症药物

1. 选择性雌激素受体调节剂（selective estrogen receptor modulator，SERM）·属抑制骨吸收类药。它是一类非类固醇结构的苯噻吩类化合物，与雌激素受体（ER）有极高的亲和力，具有拮抗和激活雌激素的双向作用，也称为组织选择性雌激素（tissue-selctive estrogen），在有的组织中如骨骼，与雌激素受体结合后，激活雌激素通路，发挥雌激素作用，抑制骨吸收；而在其他的组织中如乳房、子宫，与受体结合则发挥拮抗雌激素作用，这类雌激素受体调节剂化合物利用其拮抗雌激素抗作用，临床已应用在乳腺癌治疗（三苯氧胺、托瑞米芬）、降低高风险乳腺癌妇女的危险性（三苯氧胺）；利用其激活雌激素作用，临床应用于防治绝经后骨质疏松症，雷洛昔芬（raloxifene）首先被批准应用于绝经后骨质疏松症的防治，而其他 SERM 药物已基本不列入骨质疏松症防治药物范畴，如阿尔唑昔芬（arzoxifene）因不能预防髋部和非椎体骨折而弃用，拉索弗昔芬（lasofoxifene）和苯卓昔芬（bazedoxifene）仅被欧洲地区批准使用。

雷洛昔芬：是苯噻吩类化合物的一个成员，是雌激素受体调节剂中首个防治绝经后骨质疏松症的药物，MORE 临床试验显示，对绝经后妇女伴有低骨密度或骨质疏松症并有一处或多处椎骨骨折患者，增加骨密度，降低椎体骨折风险 30%～50%，髋部和非椎体骨折风险减低效应不明显。在继续治疗组和安慰剂对照的 8 年随访（CORE 临床试验）和随后又实施对乳腺癌高危绝经后妇女的 STAR 和心血管高危人群的 RUTH 临床试验，均明显和持续降低侵入性乳腺癌风险 60%，亦不影响心血管病的死亡率。

给药剂量及用法：盐酸雷洛昔芬适用于治疗和预防绝经后妇女骨质疏松症，推荐剂量为 60 mg 片剂，每日服 1 次，可以一天中任何时间服用，不受饮食的影响。如果每日饮食摄入钙不足或维生素 D 缺乏，应当予以补充。

禁忌证：绝经前妊娠妇女或可能妊娠妇女，对胎儿可造成损害。也禁用于活动性静脉血栓栓塞性疾病或有深部静脉血栓、肺栓塞和视网膜血栓形成等既往史的女性，以及已知对雷洛昔芬或片剂中其他成分过敏的患者。

应用注意事项：① 预防静脉血栓栓塞，尤见于治疗最初的 4 个月。长期制动前至少 72 h 和制动期间（如外科手术恢复期、长期卧床）应停用雷洛昔芬，旅途中应当避免长时间限制活动。② 其他注意事项：肝功能不全患者慎用，不推荐应用于绝经期前女性，也不推荐与雌激素联合应用，有些药物影响雷洛昔芬吸收，如消胆胺、氨苄西林等。

2. 雌激素

（1）雌激素或激素替代：激素替代治疗（hormone replacement therapy，HRT）或绝经激素疗法（menopause hormone therapy，MHT）或雌激素治疗（estrogen therapy，ET）应用于绝经后骨质疏松症已有长期历史。雌激素低下和缺乏时，骨代谢的主要变化是骨重建（remodeling）激活频率增加，呈高转换状态，骨流失加速，妇女在 40 岁左右卵巢功能开始逐渐减退，至绝经期时，雌激素水平急剧下降。雌激素缺乏骨的丢失在绝经后最初 1～3 年尤为快速，即使非常老的妇女，骨丢失速度也部分依赖于雌激素。由于以骨折为终点的随机对照临床试验的资料相对较少，美国 FDA 批准雌激素仅用于预防骨质疏松症。

（2）绝经后妇女应用雌激素可提高椎体和髋部骨密度，降低骨折率：荟萃分析 57 项 ET 研究显示，与安慰剂比较，ET 可改善各部位的骨密度，使腰椎和股骨颈骨密度分别增高 6.8% 和 4.1%；妇女健康倡议（Women's Health Initiative，WHI）的平均 6 年研究结果显示，与安慰剂对照组相比，服用结合雌激素 0.625 mg/d 组，腰椎和股骨颈骨密度分别增高 7.1% 和 1.9%；在结合雌激素 0.625 mg ＋ 甲孕酮 2.5 mg/d（conjugated estrogen ＋ metroxyprogestrone）组（EPT 组），腰椎和股骨颈骨密度分别增高 4.5% 和 3.7%；在观察骨折率的研究中，英国百万妇女研究（Million Women Study）结果显示，在 138 737 例绝经后妇女中，使用雌激素的妇女骨折风险约降低 38%，虽采用雌激素治疗的方式不尽相同，但使用 ET 人群之间无显著差异，都显示雌激素的经典效应。在骨折率的研究方面，与安慰剂对照组比较，WHI 研究中的结合雌激素组（10 736 例，子宫已切除）和 EPT 组（16 608 例，有子宫）椎体骨折降低 24%，髋部骨折降低约 1/3，非椎体骨折下降 29%。由于 WHI 研究设计的主要终点是心血管事件，并非按 FDA 骨质疏松症诊治要求，入组接受骨密度检测的病例髋部骨密度大多在正常范围，而椎体部位也仅显示为轻微的低骨量状态。

（3）给药剂量及用法：雌激素和孕激素品种较多，以选用天然药物为好。如口服途径的结合雌激素、戊酸雌二醇，经皮途径的雌二醇皮贴、雌二醇凝胶。WHI 研究应用剂量是结合雌激素（倍美力）0.625 mg/d 或结合雌激素＋甲孕酮 2.5 mg/d，连续使用平均 5.2 年，安全性好。2014 年美国 FDA 批准结合雌激素 0.45 mg/d ＋ SERM 类的苯卓昔芬（bazedoxifene）20 mg/d 预防绝经后骨质疏松症。

（4）禁忌证：① 雌激素依赖性肿瘤，乳腺癌、子宫内膜癌、黑色素瘤；② 原因不明的阴道出血；③ 严重的肝、肾疾病；④ 半年内患血栓栓塞性疾病者；⑤ 红斑狼疮、耳硬化症；⑥ 血卟啉症；⑦ 孕激素应用禁忌证，脑膜瘤；⑧ 子宫肌瘤、子宫内膜异位症、乳腺癌家族史、胆囊疾病和垂体催乳素瘤应慎用或相对禁忌证。

（5）应用注意事项

1）应用原则：① 绝经早期应用，绝经早期一般指绝经5年以内；② 应用最小的有效剂量；③ 应用前及应用中全面询问病史及体格检查，发现不适于应用的情况时，及时停止使用；④ 单用雌激素，用于子宫已切除的妇女；雌、孕激素联合应用于子宫未切除的妇女；联合应用的方法很多，根据个体情况选用。

2）注意事项：① 是否选用 HRT，绝经后妇女有骨质疏松高危因素，但无绝经症状者，或绝经≥10 年或年龄≥60 岁以上的年长老年妇女，不必首选应用 HRT，应考虑首选非激素类药物预防骨质疏松症，如二膦酸盐类、SERM 等。② 长期使用雌激素（或雌激素联合孕激素）防治骨质疏松症的妇女，根据临床需要和判断也可以与其他非激素类药物联合应用，如二膦酸盐、地诺单抗或特立帕肽等。③ 一旦出现有禁忌证的风险应立即停用。

3. 降钙素（calcitonin） · 是甲状腺 C 细胞分泌的内源性多肽激素，具有降低血钙作用，来自鱼类（如鲑鱼、鳗鱼）分泌的降钙素的生物活性比哺乳动物（包括人）分泌的生物活性强50 余倍，细胞培养证实降钙素对破骨细胞有直接抑制作用，临床研究显示能增加骨矿含量，1995 年获美国 FDA 批准用于治疗骨质疏松症。2000 年的 5 年观察结果显示，鲑鱼降钙素鼻吸剂 200 IU 组与对照组比较，新发椎体骨折的发生率降低 36%，应用半定量椎体变形 X 线片评估椎体骨折法，则下降 52%。目前临床可应用剂型：鲑鱼降钙素鼻吸剂每日200 IU/次，皮下或肌内注射 50 IU/次，每日或隔日应用视患者情况而定；鳗鱼降钙素每周 20 IU/次，肌内注射，亦可视患者情况制订治疗方案。

降钙素在防治骨质疏松症中的应用目前主要利用其镇痛作用，如骨质疏松性或骨折后疼痛，仅作为不适合应用其他抗骨质疏松症药物如雌激素、二膦酸盐等的备选药物。

降钙素为异性蛋白，有可能发生系统性过敏反应，包括罕见过敏性休克的个例报道。对过敏史、哮喘等患者慎用，鼻吸剂可见流涕、鼻出血不良反应，肌内注射易见恶心、呕吐、面部潮红和头晕，必要时暂时减少药物剂量。多尿和寒战通常会自发性停止，2012 年欧洲药品管理机构通过 meta 分析，虽无法确定长期使用口服或鼻吸剂鲑鱼降钙素与恶性肿瘤之间确切关系，但认为存在轻微增加肿瘤风险可能，可采取连续应用，但以 3 个月为限，间断使用。

4. 锶盐（strontium） · 锶元素广泛存在于土壤、海水中，是一种人体必需的微量元素，人体主要通过食物及饮水摄取锶，经消化道吸收后经尿液排出体外，锶在自然界以化合态存在。雷奈酸锶（strontium ranelate）已被欧洲一些国家批准列为治疗骨质疏松药物，美国未列入推荐使用。体外实验和临床研究显示，雷奈酸锶对成骨和破骨细胞均有作用，可降低椎体和非椎体骨折风险。由于增加心血管风险和发生严重Stevens-Johnson 反应（一种累及皮肤和黏膜的急性水疱病变），2014 年欧洲药品管理局发布雷奈酸锶评估公告，在保持上市许可的情况下限制该药物的使用，雷奈酸锶仅用于无法使用其他获批药物以治疗严重骨质疏松症的患者。

5. 其他药物

（1）活性维生素 D 及其类似物：骨化三醇[$1,25-(OH)_2-D_3$]、阿法骨化醇（alfacalcidol）为有生物活性的维生素 D，具有抑制骨吸收作用，欧洲地区有些国家批准用于治疗绝经后骨质疏松症，但 2018 年出版的指南不再提及。骨化三醇口服0.25 μg，每日 1~2 次；阿法骨化醇 0.5 μg，有些临床观察提示具有降低椎体骨折风险，但未显示有降低非椎体和髋部骨折风险的效用，我国医学会指南列入为防治骨质疏松症的药物；美洲地区 FDA 仅批准应用于肾透析患者的低钙血症和代谢性骨病、手术后和特发性甲状旁腺功能减退症及假性甲状旁腺功能减退症。另一新合成的活性维生素 D 类似物艾迪骨化醇（eldecalcitol，ED-71）更具促成骨作用，高血钙不良事件少。维生素 D 一旦羟化，肠道更易吸收，$25-OH-D_3$ 属于活性维生素 D，口服能较快提高血 $25-OH-D_3$ 水平。

（2）中医中药及其他：已开发多种复方组方，应用于治疗骨质疏松症，大多以改善症状为主，仅少数为随机双盲安慰剂对照研究，但也仅限于对骨密度改善的观察。维生素 K_1（来自植物）、维生素 K_2（来自肉类、奶酪和发酵食品）有减缓骨质疏松症的骨丢失作用，但效果与钙和维生素 D 相当；合成植物雌激素伊普拉封（ipriflavon）在有些国家已作为后绝经妇女预防的二线药物，但不作为推荐治疗药物。

（3）正在研制有抗骨质疏松症潜能的药物

1）阿巴帕肽（abaloparatide，Tymlos®）：是甲状旁腺相关蛋白新合成的类似物 $PTHrP_{1-36}$（analogue of $PTHrP_{1-34}$），与 $hPTH_{1-34}$ 结构相似，40% 同源性，差异为 Leu8、Asp10、Lys11、Ala16、Gln18、Thr33、Ala34，化学稳定性更好，均能与成骨细胞的 PTH-1 受体结合，但 PTHrP 不激活肾 1α-羟化酶而转换为其活性代谢物，故不增加肠道钙吸收和血钙水平，发生高血钙不良反应少，也不导致骨吸收；2017 年美国 FDA批准用于治疗绝经后骨质疏松症，与特立帕肽（$hPTH_{1-34}$）类同，停止使用则骨密度和骨强度下降，尤其是皮质骨的内膜面，若随后使用其他抗骨质疏松药如阿仑膦酸钠则可维持疗效。

2）罗莫塞麦（romosozumab，罗莫单抗）：是特异性Sclerostin 的完全人源化单克隆抗体，阻止 Sclerostin 对 Wnt信号通路抑制而促进成骨，明显提高椎体、总髋和股骨颈部位的骨密度，在接受其皮下注射 210 mg/月与阿仑膦酸钠口服70 mg/周、特立帕肽（teriparatide）皮下注射 20 μg/d 对照的临床观察中，椎体骨密度提升最高，分别为 11.3%、4.1% 和7.1%，而安慰剂组仅增加 0.1%，目前已完成 III 期临床试验，各地区正在审批中。另一特异性 Sclerostin 的完全人源化单克隆抗体勃鲁塞麦（blosozumab，勃鲁单抗）已完成 I 期和 II期临床试验。

（七）序贯和联合治疗

1. 临床要求 · 在抗骨质疏松症药物中，非二膦酸盐类如激素类、肽类通过受体-信号途径发挥疗效的药物，作用短暂，一旦停药，骨密度下降，获益快速消失，唯二膦酸盐类在停止用药后，仍可能保留相当较长时间的抗骨折效应。特立帕肽或迪诺塞麦停用后，骨量快速丢失，若随后使用抗骨吸收药物如二膦酸盐类，可维护所获得的骨量，目前评估序贯和联合用药效果，仅限于 DXA 所测的骨密度及骨代谢（骨转换）标志物，尚无对骨折率的影响，因此序贯和联合治疗仍处探索和研究阶段，也仅考虑用于严重骨质疏松症。

2. 序贯治疗研究

（1）抗骨吸收药后应用促成骨功能药可提高骨密度：雷洛昔芬或阿仑膦酸钠治疗后，随即注射特立帕肽，骨密度能快速提升，但抗骨吸收强度相对低的雷洛昔芬组骨密度反应快于阿仑膦酸钠组，选用不同抗骨吸收强度的二膦酸盐如利塞膦酸钠和阿仑膦酸钠，再应用特立帕肽，亦有类似时间差别的骨密度反应；在对已使用至少 18 个月的雷洛昔芬和阿仑膦酸钠患者，分别加用注射特立帕肽（加药组），以及停用抗骨吸收药物后单用特立帕肽（换药组），结果显示，虽换药组骨转换指标增加大，但加药组骨密度增加更高，说明同化窗（增加骨形成超过骨吸收标志物的间期）加药组大于换药组。

（2）促成骨药物治疗后应用抗骨吸收药可维护和进一步增加骨密度：观察绝经后妇女在应用促成骨药物（PTH$_{1-84}$）12 个月停用后，再分别接受阿仑膦酸钠和安慰剂 12 个月进行对照，阿仑膦酸钠组骨密度进一步增加，而安慰剂组则明显降。

3. 联合治疗研究

（1）非药物的基础干预措施在使用药物治疗期间均应实施。保证钙、维生素 D 的适量摄取，平衡膳食，有规律的运动和平衡锻炼，禁烟限酒等。

（2）不宜同时应用相同机制的药物，如同时应用 2 种二膦酸盐，或同属抗骨吸收药物，若在应用小剂量雌激素治疗绝经症状或雷洛昔芬预防乳腺癌而骨量丢失活跃时，可考虑短期联合应用其他抗骨吸收类药物。

（3）抗骨吸收药和促骨形成药（或 PTH$_{1-84}$）同时应用，效果可优于单一药物治疗，包括阿仑膦酸钠和 PTH$_{1-84}$、雷洛昔芬和特立帕肽，但唑来膦酸和特立帕肽联合应用治疗效果不如单一用药。

（八）药物治疗疗程和监测

1. 药物治疗疗程·建立药物和非药物的生命全过程骨骼健康的干预。原发性骨质疏松症是与衰老进程密切相关的疾病，骨组织与全身所有器官一样，组织的数量（骨量）、结构（骨的构筑和成分）和功能（骨强度）都会出现增龄性减退，而不良生活方式、环境中的不良因素、共存的其他器官疾病更加速骨质疏松症的发展。因此，药物治疗作为干预措施之一，应对患者进行定期评估决定药物的选用、剂量、时间，药物疗程亦以患者评估情况而定。

制订药物疗程的基础是安全性和有效性，目前可参考的观点：① 药物治疗至少不低于 1 年；② 可参考依据各药物不同，一些药物在随机双盲对照 3 年的临床试验后，又进行了 3～10 年不等的延长观察，但一般病例数少，非随机双盲对照，因此可参考证据水平低；③ 目前可供参考的共识：二膦酸盐 3～5 年，特立帕肽不超过 2 年，在风险评估后再制订用药方案；④ 个体状况：老年人常同时存在多种慢性病，骨质疏松防治用药要综合考虑。

2. 药物治疗监测·① 骨密度：治疗开始后每 1 年复测，稳定后可 2 年 1 次；若夹杂其他因素，如接受糖皮质激素或芳香化酶抑制剂，应在用药前和用药后测定骨密度；② 新发骨折；③ 椎体放射摄片或 DXA 椎体形态评估，尤其在高龄老人；④ 应用风险评估工具；⑤ 骨转换生化标志物的变化；

⑥ 肝肾功能和血常规的监测；⑦ 各种严重或罕见药物不良反应的早期症状的监测。

参考文献

［1］ World Health Organization. Assessment of fracture risk and its application to screening for postmenopausal osteoporosis. Report of a WHO Study Group［J］. World Health Organ Tech Rep Ser, 1994, 843：1 - 129.

［2］ NIH Consensus Development panel on osteoporosis prevention, diagnosis, and therapy. Osteoporosis prevention, diagnosis, and therapy ［J］. JAMA, 2001, 85：785 - 795.

［3］ Curtis ME, Moon RJ, Harvey NC, et al. The impact of fragility and approaches to osteoporosis risk assessment worldwide［J］. Bone, 2017, 104：29 - 38.

［4］ Kleerrekoper M. Osteoporosis Overview in Primer on the Metabolic Bone Diseases and Disorders on Mineral Metabolism edited ASBMR［M］. 8th ed. Philadelphia：Wiley-Blackwell, 2013：435 - 437.

［5］ 中国健康促进基金会骨质疏松防治中国白皮书编委会.骨质疏松中国白皮书［J］.中华健康管理学杂志,2009,3：148 - 154.

［6］ Zhu HM, Fang J, Luo X, et al. A survey of bone mineral density of health Han adults in China［J］. Osteoporos Int, 2010, 21：765 - 772.

［7］ Looker AC, Orwoll ES, Johnston CC Jr, et al. Prevalence of low femoral bone density in older U. S. adults from NHANES Ⅲ［J］. J Bone Miner Res, 1997, 12：1761 - 1768.

［8］ 朱汉民,张韵,朱晓颖,等.老年人骨质疏松性骨折及其 8 年间患病率变化［J］. 老年医学与保健,2003,9：89 - 92.

［9］ Kanis JA, on behalf of the World Health Organization Scientific Group. Assessment of osteoporosis at the primary health-care level. Technical Report. University of Sheffield, UK：World Health Organization collaborating centre for metabolic bone diseases ［J］. University of Sheffield, 2007.

［10］ Wright NC, Looker AC, Saag KG, et al. The recent prevalence of osteoporosis and low bone mass in the United States based on bone mineral density at the femoral neck or lumbar spine［J］. J Bone Miner Res, 2014, 29：2520 - 2526.

［11］ Burge R, Dawson-Hughes B, Solomon DH, et al. Incidence and economic burden of osteoporosis-related fractures in the United States, 2005 - 2025 ［J］. J Bone Miner Res, 2007, 22：465 - 475.

［12］ Kanis JA, Oden A, McCloskey EV, et al. A systemic review of hip fracture and probability of fracture worldwide［J］. Osteoporos Int, 2012, 23：2239 - 2256.

［13］ Lewiecki E, Wright N, Cuttis JR, et al. Hip fracture trends in the United States, 2002 to 2015［J］. Osteoporos Int, 2018, 29：717 - 712.

［14］ O'Neill TW, Felsenberg D, Valow J, et al. The prevalence of vertebral deformity in European men and women：The European Vertebral Osteoporosis Study［J］. J Bone Miner Res, 1996, 11：1010 - 1018.

［15］ Harvey N, Denison E, Cooper C. The epidemiology of osteoporosis fractures［M］//Rosen CJ. Primer on the metabolic bone diseases and disorders of mineral metabolism. 8th ed. New Jersey：John Wiley & Sons, 2013：348 - 356.

［16］ Bliuk D, Nguyen ND, Molch VE, et al. Mortality risk associated with low-trauma osteoporotic fracture and subsequent fracture in men and women［J］. JAMA, 2009, 310：513 - 521.

［17］ Cassell E, Clapperton A. A decreasing trend in fall-related hip fracture incidence in Victoria［J］. Australia. Osteoporos Int, 2013, 24：99 - 109.

［18］ Morgan EF, Barnes GL, Einhorn TA. The bone organ：form and function ［M］//Marcus R. Osteoporosis. 4th ed. New York：Academic Press. Elsevier, 2013：12 - 14.

［19］ Seeman E, Martin TJ. Co-administration of antiresorptive and anabolic agents：a missed opportunity［J］. J Bone Miner Res, 2015, 30：753 - 764.

［20］ Sims NA, Martin TJ. Coupling signals between the osteoclast and osteoblast：how are massages transmitted between these temporary visitors to the bone surface? ［J］. Front Endocrinor (Lausanne), 2015, 6：41 - 51.

［21］ DiGirolamo DJ, Clemens TL, Kousteni S. The Skeleton as an endocrine organ［J］. Nat Rev Rheumatol, 2012, 8：674 - 683.

［22］ Sims NA, Matin TJ. Coupling the activities of bone formation and resorption：a multitude of signals within the basic multicellular unit［J］.

Bonekey Rep, 2014, 3: 481.

[23] de Gorter DJJ, Peter ten Dijke. Signal transduction cascades controlling osteoblast differentiation, in Primer on the metabolic bone diseases and Disorders on Mineral Metabolism edited ASBMR. 8th ed. Philadelphia: Wiley-Blackwell, 2013, 15-24.

[24] Vimalraj S, Arumugam B, Miranda OJ, et al. Runx2 structure, function, and phosphorylation in osteoblast differentiation[J]. Int J Biol Macromol, 2015, 78: 202-208.

[25] Canalis E. The fate of circulating osteoblasts[J]. N Eng J Med, 2005, 352: 2014-2016.

[26] Liu N, Zhang XL, Chen L, et al. Epigenetic mechanism of bone regeneration and homeostasis[J]. Prog Biophys Mol Biol, 2016, 122: 85-92.

[27] Arnet TA. Acidosis, hypoxia, and bone[J]. Arch Biochem Biophys, 2010, 503: 103-109.

[28] Imariad P, Dzierzak E. Hypoxia and HIFs in regulating the development of the hematropoitic system[J]. Blood Cell Mol Dis, 2013, 51(4): 256-253.

[29] Wang Y, Li YP, Paulson C, et al. Wnt and the Wnt signaling pathway in bone development and disease[J]. Front Biosci, 2014, 19: 379-407.

[30] Weivoda MM, Ruan M, Pederson L, et al. Osteoclast TGF-beta receptor signaling induces Wnt1 secretion and couples bone resorption to bone formation[J]. J Bone Miner Res, 2016, 31: 76-85.

[31] Delgado-Calle J, Sato AY, Bellido T. Role and mechanism of action of sclerostin in bone[J]. Bone, 2017, 96: 29-37.

[32] McClung MR. Clinical Utility of anti-sclerostin antibodies[J]. Bone, 2017, 96: 3-7.

[33] Semenov MV, Zhang X, He X, et al. DKK1 antagonizes Wnt signaling promotion of LRP6 internalization and degradation[J]. J Bio Chem, 2008, 283: 21427-21432.

[34] Iasaki N, Jones CM, Mercurio S, et al. Wise, a context-dependent activator and inhibitor of Wnt signaling[J]. Development, 2003, 130: 4295-4305.

[35] Estrada K, Styrkarsdottir U, Evangelou E, et al. Genome-wide meta-analysis identifies 56 bone mineral density loci and reveals 14 loci associated with risk of fracture[J]. Nat Genet, 2012, 44: 491-501.

[36] Chen X, Wang Z, Duan N, et al. Osteoblast-osteoclast interactions[J]. Connect Tissue Res, 2018, 59(2): 99-107.

[37] Takayanagi H. Osteoimmunnology and the effects of the immune system on bone[J]. Nat Rev Rheumatol, 2009, 5(12): 667-676.

[38] Sapir-Kore R, Livshits G. Postmenopausal osteoporosis in rheumatoid arthritis: The deficiency-immune mechanisms link[J]. Bone, 2017, 103: 107-115.

[39] Tagliaferri C, Wittrant Y, Davicco MJ, et al. Muscle and, bone, two interconnected tissues[J]. Ageing Res Rev, 2015, 21: 55-70.

[40] Pietschmann P, Mechtcheriakova D, Mechtcheryakova A. Immunnology of osteoporosis: a mini-review[J]. Gerontology, 2016, 62: 128-137.

[41] Maeda K, Kobayashi Y, Udagawa N, et al. Wnt5a-Ror signaling between osteoblast-lineage cells and osteoclast precursors enhances osteoclastogenesis[J]. Nat Med, 2012, 18(3): 405-412.

[42] Ferrari SL, Abrahamsen B, Napoli N, et al. Diagnosis and management of bone fragility in diabetes: an emerging challenge[J]. Osteoporos Int, 2018, 29: 2585-2596.

[43] Lee NK, Sowa H, Hinoi E, et al. Endocrine regulation of energy metabolism by skeleton[J]. Cell, 2007, 130: 456-469.

[44] Hinoi E, Gao N, Jung DY, et al. The sympathetic tone mediates leptin's inhibition of insulin secretion by modulating osteocalcin bioactivity[J]. J Cell Biol, 2008, 183: 1235-1242.

[45] Zoch ML, Clemers TL, Riddle RC. New insights into the biology of osteocalcin[J]. Bone, 2016, 82: 42-49.

[46] Taketa S, Karsenty G. Molecular bases of the sympathetic regulation of bone mass[J]. Bone, 2008, 42: 837-840.

[47] Lee NJ, Nguyen AD, Enriquez RF, et al. Osteoblastspecific Y1 receptor deletion enhances bone mass[J]. Bone, 2010, 48: 461-467.

[48] Knnus P, Palvenen M, Kaprior J, et al. Genetic factors and osteoporotic fractures in elderly people: prospective 25 years follow up of a nationwide cohort of elderly Finnish twins[J]. BMJ, 1999, 319(7221): 152-137.

[49] Cummings SR, Navitt MC, Browner WS, et al. Risk factors for hip fracture in white women. Study of Osteoporosis Fractures Research Group [J]. N Engl J Med, 1995, 332(12): 767-773.

[50] Huang QY, Recker RR, Deng HW. Searching for osteoporosis genes in post-genome era: progress and challenges[J]. Osteoporos Int, 2003, 2(8): 701-715.

[51] Ioannidis JP. Why most published research findings are false[J]. PLoS Med, 2005, 2(8): e124.

[52] Richards JB, Zheng HF, Spector TD. Genetics of osteoporosis from Genome-Wide Association Study: advance and challenges[J]. Nat Rev Genet, 2012, 13(8): 576-588.

[53] Siris ES, Adler R, Bilezikian J, et al. The clinical diagnosis of osteoporosis: a position statement from the National Bone Health Alliance Working Group[J]. Osteoporos Int, 2014, 25: 1439-1443.

[54] International Society for Clinical Densitometry. 2007 Official Positions. www.iscd.org. Updated 2010 of the International Society for Clinical Densitometry. http://www.iscd.org/official-positions/. Accessed November 2012.

[55] Camacho PM, Petak SM, Binkley N, et al. American association of clinical endocrinologists and American College of Endocrinology clinical practice guidelines for the diagnosis and treatment of postmenopausal osteoporosis-2016[J]. Endocr Pract, 2016, 22(Suppl 4): 1-42.

[56] National Osteoporosis Foundation: Clinician's Guideline to Prevention and Treatment of Osteoporosis - 2014. http://www. org/files/nof/public/content/file/950/upload/523.pdf.

[57] Compston J, Cooper A, Cooper C, et al. UK clinical guideline for the prevention and treatment of osteoporosis[J]. Arch Osteoporos, 2017, 12: 43.

[58] World Health Organisation (2007). Assessment of osteoporosis at the primary health care level. Summary Report of a WHO Scientific Group. WHO www.who.int/chp/topics/rhumatic/en/index.html.

[59] Martneau P, Leslie WD. Trabecular bone score (TBS): method and application[J]. Bone, 2017, 104: 66-72.

[60] International Society for Clinical Densitometry (2015). http://www.iscd.org/documents/2015/06/2015-iscd-adult-officialpositions.pdf.

[61] Cann CE, Adams JE, Brown JK, et al. CTXA hip-an extension of classical DXA measurements using quantitative CT[J]. PLoS One, 2014, 9: e9190.

[62] International Osteoporosis Foundation. IOF one-minute osteoporosis risk test. http://www.iofbonehealth.org/iof-one-osteoporosis-risk-test[2017-08-25].

[63] Nayak S, Edwards DL, Saleh AA, et al. Systemic review and meta-analysis of the performents for screening for osteoporosis or low bone density[J]. Osteoporos Int, 2015, 26: 1543-1554.

[64] Kanis JA, McCloskey EV, Johansson H, et al. European guidance for the diagnosis and management of osteoporosis in postmenopausal women[J]. Osteoporos Int, 2013, 24: 23-57.

[65] Kanis JA, Johnell O, Oden A, et al. FRAX® and the assessment of fracture probability in men and women from the UK[J]. Osteoporos Int, 2008, 19: 385-397.

[66] Vasikaran S, Eastell R, Bruyère O, et al. Markers of bone turnover for the prediction of fracture risk and monitoring of osteoporosis treatment: a need for international reference standards[J]. Osteoporos Int, 2011, 22: 391-420.

[67] Nishizawa Y, Ohta H, Miura M, et al. Guideline for the use of bone metabolic markers in the diagnosis and treatment of osteoporosis (2012 edition)[J]. JBMM, 2013, 31: 1-15.

[68] Burch J, Rice S, Yang H, et al. Systematic review of the use of bone turnover markers for monitoring the response to osteoporosis treatment: the secondary prevention of fractures, and primary prevention of fractures in high-risk groups[J]. Health Technol Assess, 2014, 18: 1-180.

[69] 中华医学会骨质疏松和骨矿盐疾病分会.原发性骨质疏松症诊疗指南[J].中华骨质疏松和骨矿盐疾病杂志,2017,10: 413-444.

[70] Cavalier E, Bergmann P, Bruyere O, et al. The role of biochemical of bone turnover markers in osteoporosis and metabolic bone disease: a consensus paper of the Belgian Bone Club[J]. Osteoporos Int, 2016, 27: 2181-2195.

[71] Vlot MC, den Heijer M, de Jongh RT, et al. Clinical utility of bone markers in various disease[J]. Bone, 2018, 114: 215-225.

[72] Sowers MR, Jannausch M, McConnell D, et al. Hormone predictors of bone mineral density change during the menopausal transition[J]. J Clin Endocrinal Metab, 2006, 91: 1261-1267.

[73] Cawthon PM, Ensrud KE, Laughlin GA, et al. Sex hormones and frailty

in older men: the osteoporosis fracture in men (MrOS) study[J]. J Am Geriatr Soc J Clion Metab, 2009, 94: 3806 – 3815.

[74] Taja A, O'Connell MD, Mitniski AB, et al. Frailty in relation to variations in hormone levels of hypothalamic-pituitary-tesaticular axis in older men: results from the European male aging study[J]. J Am Geriatr Soc, 2011, 59: 814 – 821.

[75] van Staa TP, Leufkens HG, Cooper C. The epidemiology of corticosteroid-induced osteoporosis: a mete-analysis[J]. Osteoporos Int, 2002, 13: 777 – 787.

[76] Weaver CM, Alexander DD, Boushey CJ, et al. Calcium plus vitamin D supplementation and risk of fractures: an updated meta-analysis from the National Osteoporosis Foundation[J]. Osteoporos Int, 2016, 27: 367 – 376.

[77] Nakamura T. Japanese guidelines for the prevention and treatment of osteoporosis (2006 Edition) and its significance[J]. Nihon Rinsho, 2007, 65(Suppl 9): 29 – 34.

[78] Harvey NC, Biver E, Kaufman JM, et al. The role of calcium supplementation in healthy musculoskeletal ageing[J]. Osteoporos Int, 2017, 28: 447 – 462.

[79] 朱汉民. 钙剂补充与骨质疏松症防治的确定性和不确定性[J]. 中华内分泌代谢杂志, 2018, 34(3): 207 – 210.

[80] Carmel AS, Shieh A, Bang H, et al. The 25(OH)D level needed to maintain a favorable bisphosphonate response is ≥ 33 ng/ml [J]. Osteoporos Int, 2012, 23: 2479 – 2487.

[81] Bischoff-Ferrari HA, Conzelmann M, Stähelin HB, et al. Is fall prevention by vitamin D mediated by a change in postural or dynamic balance? [J]. Osteoporos Int, 2006, 17: 656 – 663.

[82] Bischoff-Ferrari HA, Dietrich T, Orav EJ, et al. Positive association between 25 – hydroxy vitamin D levels and bone mineral density: a population-based study of younger and older adults[J]. Am J Med, 2004, 116: 634 – 639.

[83] Holick MF, BNinkley NC, Bischoff-Ferrari HA, et al. Evaluation, treatment, and prevention of vitamin D deficiency: an endocrine society clinical practice guideline[J]. J Clin Endocrinol Metab, 2011, 96: 1911 – 1930.

[84] 中华医学会骨质疏松和骨矿盐疾病分会. 维生素 D 及其类似物临床应用共识[J]. 中华骨质疏松和骨矿盐疾病杂志, 2018, 11: 1 – 19.

[85] 中华医学会骨质疏松和骨矿盐疾病分会. 补钙和维生素 D 对骨骼健康的必要性[J]. 中华骨质疏松和骨矿盐疾病杂志, 2018, 11: 20 – 23.

[86] Rosen CJ, Abrams SA, Aloia JF, et al. IOM committee members respond to Endocrine Society Vitamin D Guideline[J]. J Clin Endocrinol Metab, 2012, 97: 1146 – 1152.

[87] Hansen KE, Johnson RE, Chambers KR, et al. Treatment of vitamin D insufficiency in postmenopausal women: a randomized clinical trial[J]. JAMA Int Med, 2015, 175: 1612 – 1621.

[88] Bischoff-Ferrari HA, Conzelmann M, Stähelin HB, et al. Is fall prevention by vitamin D mediated by a change in postural or dynamic balance? [J]. Osteoporos Int, 2006, 17: 656 – 663.

[89] Bischoff-Ferrari HA, Dietrich T, Orav EJ, et al. Positive association between 25 – hydroxy vitamin D levels and bone mineral density: a population-based study of younger and older adults[J]. Am J Med, 2004, 116: 634 – 639.

[90] Holick MF. Vitamin D and health in vitamin D[M]. New York: Humana Press, Springer Science & Business Media LLC, 2010: 3 – 33.

[91] 中国营养学会. 中国居民膳食指南（2016）[M]. 北京: 人民卫生出版社, 2016.

[92] National Research Council. Dietary reference intakes for calcium and vitamin D[M]. Washington DC: Academies Press, 2011.

[93] Garnero P, Hausherr E, Chapuy MC, et al. Markers of bone resorption predict hip fracture in elderly women: the EPIDOS Prospective Study[J]. J Bone Miner Res, 1996, 11: 1531 – 1538.

[94] Garnero P, Sornay-Rendu E, Claustrat B, et al. Biochemical markers of bone turnover, endogenous hormones and the risk of fractures in postmenopausal women: the OFELY study[J]. J Bone Miner Res, 2000, 15: 1526 – 1536.

[95] Rizzoli R, Ammann P, Chevalley T, et al. Protein intake and bone disorders in the elderly[J]. Joint Bone Spine, 2001, 68: 383 – 392.

[96] Kanis JA, McCloskey EV, Johansson H, et al. European guidance for the diagnosis and management of osteoporosis in postmenopausal women[J]. Osteoporos Int, 2019, 30: 3 – 44.

[97] Huang ZB, Wan SL, Lu YJ, et al. Does vitamin K2 play a role in the

prevention and treatment of osteoporosis for postmenopausal women: a meta-analysis of randomized controlled trials[J]. Osteoporos Int, 2015, 26(3): 1175 – 1186.

[98] Chakkalakal DA. Alcohol-induced bone loss and deficient bone repair[J]. Alcohol Clin Exp Res, 2005, 29: 2077 – 2090.

[99] Kanis JA, Anderson C, Johnell O, et al. Alcohol intake as a risk factor for fracture[J]. Osteoporos Int, 2005, 16: 737 – 742.

[100] Barger-Lux MJ, Heaney RP. Caffeine and the calcium economy revisied [J]. Osrteoporos Int, 1995, 5: 97 – 102.

[101] Watts NB, Bilezikian JP, Camacho PM, et al. American association of clinical endocrinologists and American College of Endocrinology clinical practice guidelines for the diagnosis and treatment of postmenopausal osteoporosis – 2010[J]. Endocr Pract, 2010, 16(Suppl 3): 1 – 36.

[102] McClung M, Recker R, Miller P, et al. Intravenous zoledronic acid 5 mg in the treatment of postmenopausal women with low bone density previously treated with alendronate[J]. Bone, 2007, 41: 122 – 128.

[103] Reid DM, Devogelaer JP, Saag K, et al. Zoledronic acid and risedronate in the prevention and treatment of glucocorticoid-induced osteoporosis (HORIZON): a multicentre, double-blind, double-dummy, randomised controlled trial[J]. Lancet, 2009, 373: 1253 – 1263.

[104] Khan AA, Morrison A, Hanley DA, et al. Diagnosis and management of osteonecrosis of the jaw: a systematic review and international consensus [J]. J Bone Miner Res, 2015, 30: 3 – 23.

[105] Khosla S, Burr D, Cauley J, et al. Bisphosphonate-associated osteonecrosis of the jaw: report of a task force of the American Society for Bone and Mineral Research[J]. J Bone Miner Res, 2007, 22: 1479 – 1491.

[106] Adeler RA, Fuleihan GEH, Bauer DC, et al. Managing osteoporosis in patients on long-term bisphosphonate treatment: Report of a Task Force of the American Society for Bone Mineral Research[J]. J Bone Miner Res, 2016, 31: 16 – 35.

[107] Dell RM, Adam AL, Greene DF, et al. Incidence of atypical nontraumatic diaphyseal fractures of the femur[J]. J Bone Miner Res, 2012, 27: 2544 – 2550.

[108] Lo JC, Hu L, Grimsrud CD, et al. The association of race/ethnicity and risk of atypical femur fracture among older women receiving oral bisphosphonate therapy[J]. Bone, 2016, 85: 142 – 147.

[109] Cummings SR, San Martin J, McClung MR, et al. FREEDOM Trial: Denosumab for prevention of fractures in postmenopausal women with osteoporosis[J]. N Engl J Med, 2009, 361: 756 – 765.

[110] Bone HG, Chapurlat R, Brandi ML, et al. The effect of three or six years of denosumab exposure in women with postmenopausal osteoporosis: results from the FREEDOM extension [J]. J Clin Endocrinol Metab, 2013, 98: 4483 – 4492.

[111] Miller PD, Bolognese MA, Lewiecki, et al. Effect of denosumab on bone density and turnover in postmenopausal women with low bone mass after long-term continued, discontinued, and restarting of therapy: a randomized blinded phase 2 clinical trial[J]. Bone, 2008, 43: 222 – 229.

[112] Jamal SA, Ljunggren O, Stechman-Breen C, et al. Effect of denosumab on fracture and mineral density by level of kidney function[J]. J Bone Miner Res, 2011, 26: 1829 – 1935.

[113] Bone HG, Wagman RB, Brandi ML, et al. 10 years of denosumab treatment in postmenopausal women with osteoporosis: results from the phase 3 randomised FREEDOM trial and open-label extension[J]. Lancet Diabetes Endocrinol, 2017, 5(7): 513 – 523.

[114] Popp AW, Zysset PK, Lippuner K. Rebound-associated vertebral fractures after discontinuation of denosumab-from clinic and biomechanics[J]. Osteoporos Int, 2016, 27: 1917 – 1921.

[115] Aubry-Rozier B, Gonzalez-Rodriguez E, Stoll D, et al. Severe spontaneous vertebral fractures after denosumab discontinuation: three case reports[J]. Osteoporos Int, 2016, 27: 1923 – 1925.

[116] Anastasilakis AD, Makras P. Multiple clinical vertebral fractures following denosumab discontinuation[J]. Osteoporos Int, 2016, 27: 1929 – 1930.

[117] Briot K, Cortet B, Thomas T, et al. 2012 update of French guidelines for the pharmacological treatment of postmenopausal osteoporosis[J]. Joint Bone Spine, 2012, 79: 304 – 313.

[118] Neer RM, Arnaud CD, Zanchetta JR, et al. Effect of parathyroid hormone (1 – 34) on fractures and bone mineral density in postmenopausal women with osteoporosis[J]. N Engl J Med, 2001,

344：1434－1441.

［119］Ettinger B，Black DM，Mitlak BH，et al. Reduction of vertebral fracture risk in postmenopausal women with osteoporosis treated with raloxifene：results from a 3－year randomized clinical trial. Multiple outcomes of raloxifene evaluation（MORE）Investigators［J］. JAMA，1999，282：637－645.

［120］Cummings SR，Eckert S，Krueger KA，et al. The effect of raloxifene on risk of breast cancer in postmenopausal women：results from the MORE randomized trial. Multiple Outcomes of Raloxifene Evaluation［J］. JAMA，1999，281：2189－2197.

［121］Siris ES，Harris ST，Eastell R，et al. Skeletal effects of raloxifene after 8 years：results from the continuing outcomes relevant to Evista（CORE）study［J］. J Bone Miner Res，2005，20：1514－1524.

［122］Levin VA，Jiang X，Kagan R. Estrogen therapy for osteoporosis inthe modern era［J］. Osteoporos Int，2018，29：1049－1055.

［123］Wells G，Tugwell P，Sear B，et al. Meta-analysis of therapies for postmenopausal osteoporosis. V. Meta-analysis of the efficacy of hormone replacement therapy in treating and preventing osteoporosis in postmenopausal women［J］. Endocr Rev，2002，23：529－539.

［124］Banks E，Beral E，Reeves G，et al. Fracture incidence in relation to the pattern of use of hormone therapy in postmenopausal women［J］. JAMA，2004，291：2212－2220.

［125］Rossouw JE，Anderson GL，Prentice RL，et al. Writing Group for the Women's Health Initiative Investigators. Risks and benefits of estrogen plus progestin in healthy postmenopausal women［J］. JAMA，2002，288（3）：321－333.

［126］Pinkerton JV，Harvey JA，Lindsay R，et al. Effects of bazedoxifene/conjugated estrogens on the endometrium and bone：a randomized trial［J］. J Clin Endocrinol Metab，2014，99：E189－E198.

［127］Chesnut III CH，Silverman S，Andriano K，et al. A randomized trial of nasal spray salmon calcitonin in women with established osteoporosis：the prevent recurrence of osteoporotic fractures study. PROOF Study Group［J］. Am J Med，2000，109：267－276.

［128］Food and Drug Administration. Questions and answers：Changes to indica ted population for meacalcin（calcitonin-salmon）.（2013－03－11）https://www. fda. gov/drug/drugsafety/postmarketdrugsafetyinformationforpatientsandproviders/ucm399641.him.

［129］朱汉民，廖二元.鲑鱼降钙素专家讨论会记实［J］.中华骨质疏松和骨矿盐杂志，2013，6：370－372.

［130］Meunier PJ，Roux C，Seeman E，et al. The effects of strontium ranelate on the risk of vertebral fracture in women with postmenopausal osteoporosis［J］. New Eng J Med，2004，350：459－468.

［131］European Medicines Agency. EMEA recommends changes in the product information for Protelos/Osseor due to the risk of severe hypersensitivity reactions.（2017－08－25）. http://wwww.ema.europa.eu/docs/en_GB/document_library/Press_lelease/2009/11/WC500015592.pdf.

［132］Richy F，Ethgen O，Bruyere O，et al. Efficacy of alphacalcidol and calcitriol in primary and corticosteroid-induced osteoporosis：a meta-analysis of their effects on bone mineral density and fracture rate［J］. Osteoporos Int，2004，15：301－310.

［133］Richy F，Schacht E，Bruyere O，et al. Vitamin D analogs versus native vitamin D in preventing bone loss and osteoporosis-related fractures：a comparative meta-analysis［J］. Calcif Tissue Int，2005，76：176－186.

［134］Tilyard MW，Spears GF，Thomson J，et al. Treatment of postmenopausal osteoporosis with calcitriol or calcium［J］. N Engl J Med，1992，326：357－362.

［135］Matsumoto T，Ito M，Hayashi Y，et al. A new active vitamin D3 analog，eldecalcitol，prevents the risk of osteoporotic fractures-A randomized，active comparator，double-blind study［J］. Bone，2011，49：605－612.

［136］Quesada-Gomez JM，Bouillon R. Is calcifediol better than cholecalciferol for vitamin D supplementation? ［J］. Osteoporos Int，2018，29：1697－1711.

［137］Zhu HM，Qin L，Garnero P，et al. The first multicenter and randomized clinical trial of herbs Fufang for treatment of postmenopausal osteoporosis［J］. Osteoporos Int，2012，23：1317－1327.

［138］Doyle N，Varela A，Haile S，et al. Abaloparatide，a novel PTH receptor agonist，increased bone mass and strength in ovariectomized cynomolgus monkeys by increasing bone formation without increasing bone resorption［J］. Osteoporos Int，2018，29：685－697.

［139］Miller PD，Hattersley G，Riis BJ，et al. Effect of abaloparatide vs placebo on new vertebral fractures in postmenopausal women with osteoporosis：A randomized clinical trial［J］. JAMA，2016，316 7：722－733.

［140］Miller PD，Hattersley G，Lau E，et al. Bone mineral density response rates are greater in patients treated with abaloparatide compared with those treated with placebo or teriparatide：Results from the ACTIVE phase 3 trial［J］. Bone，2018，120：137－140.

［141］McClung MR，Grauer A，Boonen S，et al. Romosozumab in postmenopausal women With low bone mineral density［J］. N Eng J Med，2014，370：412－420.

［142］Cosman F，Crittenden DB，Ferrari S，et al. Romosozumab FRAME Study：A post hoc analysis of the role of regional background fracture risk on nonvertebral fracture outcome［J］. J Bone Miner Res，2018，33：1407－1418.

［143］Reid IR. Targeting sclerostin in postmenopausal osteoporosis：focus on romosozumab and blosozumab［J］. BioDrugs，2017，31：289－297.

［144］Ettinger ES，Martin G，Crans G，et al. Different effects of teriparatide on BMD after treatment with raloxifene or alendronate［J］. J Bone Miner Res，2004，19：745－751.

［145］Cusano NF. Combination antiresorptive and osteoanabolic therapy for osteoporosis［J］. Curr Med Res Opin，2011，27：1705－1707.

［146］Cosma C，Wermers RA，Recknor C，et al. Effects of teriparatide in postmenopausal women with osteoporosis on prior alendronate or raloxifene：Differences between stopping and continuing the antiresorptive agent［J］. J Clin Endocrinol Metab，2009，94：3722－3780.

［147］Black DM，Bliezikian JP，Ensrud KE，et al. One year of alendronate after one year parathyroid hormone（1－84）for osteoporosis［J］. N Eng J Med，2005，353：555－565.

［148］Lindsay R，Scheele WH，Neer R，et al. sustained vertebral fracture risk reduction after withdrawal of teleparatide in postmenopausal women with osteoporosis［J］. Arch Intern Med，2004，164：2024－2030.

［149］Black DM，Greenspan SL，Ensrud KE，et al. The effects of parathyroid hormone and alendronate alone or in combination in postmenopausal osteoporosis［J］. N Eng J Med，2003，349：1207－1215.

［150］Deal CM，Omizo EN，Schwartz EF，et al. Combination teriparatide and raloxifene therapy for postmenopausal osteoporosis：results from a 6－month double-blind placebo-controlled trial［J］. J Bone Miner Res，2005，20：1905－1911.

第十九章 · 骨质疏松症的遗传因素

郑厚峰

骨质疏松症是由多基因和多种环境因素共同导致的一种常见全身性骨骼疾病，由其所导致的骨折及其他并发症严重影响人类的生活质量和寿命。有关骨质疏松症的遗传学研究已经进行多年，本章阐述了自连锁分析和候选基因关联分析至全基因组关联研究（genome-wide association study，GWAS）和二代测序技术（next generation sequencing，NGS），再到基于大样本库的遗传分析的研究成果，探讨原发性骨质疏松症的遗传学因素，以及遗传因素在原发性骨质疏松症流行病学中的应用。

一、连锁分析

连锁分析通常用于疾病的易感区域定位。连锁分析一般选择至少两代或多代家系作为研究对象，检测与疾病表型相关联的数量性状位点（quantitative trait loci，QTL），从而通过遗传标记的位置对疾病的易感区域进行相对定位。

BMP2 基因是第一个通过连锁分析发现的与骨质疏松症相关联的基因，位于 20p12 区域。随后，Styrkarsdottir 等在高加索人群中进一步验证该基因和骨质疏松症有连锁关联。而 Reneland 等发现 BMP2 基因与腰椎骨密度（bone mineral density，BMD）相关联，但在其他研究中没有验证与 BMD 的关联性。目前，通过连锁分析发现的与 BMD 和骨质疏松症有关联的区域已经有很多，总结先前对多个人群进行的全基因组连锁扫描结果，发现 11 个得到良好重复的骨质疏松症易感区域：1p36、1q21～25、2p22～24、3p14～25、4q25～34、6p21、7p14～21、11q14～25、12q23～24、13q14～34、20p12。

通过骨质疏松症及其相关表型的连锁分析，人们发现了显著性或提示性连锁区域，但是这些区域往往都比较大，包含多个基因，要在这些基因中去定位解释这些可能的基因变异却存在很大的困难。主要原因可能有：① 不同研究发现的显著的 QTL 不完全一致，有些 QTL 缺乏重复性验证；② 所采用的遗传标记并不能解释所有的遗传信息；③ 缺乏足够的统计学把握度；④ 其他，人群异质性、样本量、实验设计等。因此，尽管连锁分析在定位单基因疾病的候选基因上有很大的成绩，但在多基因复杂疾病的应用却受到很大的限制。

二、候选基因关联分析

候选基因关联分析是基于无关人群的病例-对照研究，需要事先假设某一基因是否参与骨代谢的通路机制，通过计算"候选基因"某些多态位点在病例和对照组中的基因型频率或等位基因频率分布，进而分析该基因与疾病间的关系。与连锁分析相比，候选基因关联分析更适于骨质疏松症中微效基因的识别。

自 α2-HS 糖蛋白（α2-HS-glycoprotein，AHSG）被报道为骨质疏松症的第一个候选基因后，越来越多的基因被相继鉴定为骨质疏松症及其相关性状的候选基因。这些基因主要集中在与骨代谢密切相关的内分泌激素（如调节钙磷代谢的激素及其受体基因：维生素 D 受体基因、维生素 D 结合蛋白、降钙素、降钙素受体）、甲状旁腺素及其受体、性激素（雌激素受体等基因）、骨基质蛋白［如骨钙蛋白（BGP）、骨钙素、骨形态发生蛋白2（BMP2）、COLIA 及胶原酶等基因］、细胞因子［如转化生长因子（TGF-β）、IL-6、IGF-1、瘦素及其受体基因、TNF-α 和肿瘤坏死因子受体超族（OPG）等基因］以及其他候选基因［如载脂蛋白 E、组氨酸脱羧酶（HDC）及甲基四氢叶酸还原酶（MTHFR）等基因］。其中维生素 D 受体基因和雌激素受体基因是骨质疏松症经典候选基因。

1. 维生素 D 受体基因（VDR）·VDR 基因定位于染色体 12q13，VDR 的主要生物学功能是调节 1,25-(OH)$_2$-D 的功能，作用于钙离子转运、动态平衡及骨骼代谢等。VDR 基因与骨质疏松症及其相关性状的关联研究在高加索人和东亚人等多个研究中进行，其中 ApaI、BsmI、TaqI、FokI 和 Cdx-2 是研究最多的遗传标记，已有相当多的研究发现这 5 个遗传标记与骨质疏松症存在显著性关联。但还是有些研究尽管进行了精心的设计并且使用了较大的样本量，仍然无法检测这些遗传标记与骨质疏松症的关联性，如 Macdonald 等对 3 100 位英国女性进行关联分析，发现这 5 个遗传标记与骨折、骨流失及骨量都没有关联。Uitterlinden 等联合欧洲 9 个研究小组，对 26 242 名高加索人进行大规模的关联研究，发现 VDR 基因上的 FokI、BsmI、ApaI 和 TaqI 几个遗传标记与骨密度（BMD）和骨折并没有显著性关联，但是 Cdx2 可能与脊柱骨折有关。造成上述各种报道的原因是多方面的，种族、环境、生活方式、尤其是摄钙量、研究样本组成、大小等都是不可忽视的因素。

2. 雌激素受体基因·雌激素受体包括雌激素 I 型和 II 型受体，分别由 ESR1 和 ESR2 基因编码。ESR1 基因位于染色体 6q25.1，研究较多的遗传标记是内含子 1 上的 PvuII（T>C）和 XbaI（A>G），还有启动子区的胸腺嘧啶-腺嘌呤（TA）的二核苷酸重复序列。

Albagha 等进行了有关单体型"PvuII-XbaI"与髋部 BMD 的关联研究，发现在绝经后苏格兰女性中该单倍型能够降低髋部骨密度（P=0.02）并加快股骨颈骨流失的速率（P=0.009）。另外一项整合研究在 4 297 个中国女性中发现 PvuII 与股骨颈 BMD 有弱关联性（P=0.038）。Ioannidis 等对 30 项包含 5 000 多名白种人和亚洲妇女的研究，发现 XbaI 变异与 BMD 和骨折相关。自 Sano 在日本人群中发现二核苷酸重复序列（TA 多态性）与 BMD 的相关性后，在地中海人群、北欧人群及中国人群中也发现这个遗传标记与 BMD 相关联。此外，ESR1 上还有一些新的 SNP 位点被发现。例如，在中国人群中发现 rs3020314 和 rs1884051 与髋部骨折相关。而 Tranah 等发现 rs1801132 与高加索女性骨质疏松性骨折相关。除了 ESR1 外，ESR2 基因也作为骨质疏松症的候选基因进行了相关研究。Shearman 等认为这个基因上的 rs12560059 和 rs1256031 与 BMD 有关联。Kung 等在中国人群中的研究发现，ESR2 的多态性与较低的 BMD 和较高的骨质疏松症发生风险相关。目前对 ESR2 的研究不多，因此还需要在不同的人群中去验证其与骨表型的关系。

除了上述介绍的 2 个候选基因以外，表 13-19-1 按照基因的功能总结了迄今通过候选基因关联研究发现的骨质疏松症及其相关性状的主要易感基因。

三、全基因组关联研究

全基因组关联研究（GWAS）是在基因组范围内进行关联分析，找出影响疾病/性状发生的遗传变异，即筛选出与疾病/性状相关的单核苷酸多态性（single nucleotide polymorphism，SNP）。原理是通过比较 SNP 位点上的最小等位基因频率在病例-对照组之间有无显著性差异，判定 SNP 是否与其有统计学关联。但与之前的研究方法相比，GWAS 不用预先假设有关联的基因和位点，而是通过芯片检测数百万个 SNP，筛选出显著相关的位点。

表 13-19-1　与 BMD 或骨质疏松症相关表型相关联的主要候选基因

	基　因	编 码 蛋 白	位　置
激素类及受体	VDR	维生素 D 受体	12q13.11
	ESR1	雌激素受体 1	6q25.1
	ESR2	雌激素受体 2	14q23.2
	PTH	甲状旁腺素	11p15.3
	PTHR1	甲状旁腺素受体 1	3p22~p21.1
	CYP19A1	细胞色素 P450、家族 19、亚家族 A、肽 1	15q21.1
	DBP	维生素 D 结合蛋白	4q12
骨基质蛋白类	COL1A1	Ⅰ型胶原 α1	17q21.33
	COL1A2	Ⅰ型胶原 α2	7q22.1
	BGP	骨钙蛋白	1q22
	BMP2	骨形态发生蛋白 2	20p12
	MMP2	基质金属肽酶 2	16q12.2
	AHSG	α2-SH 糖蛋白	3q27
细胞因子、生长因子和受体	IL-1	白细胞介素 1	2q14
	IL-6	白细胞介素 6	7p21
	LRP5	低密度脂蛋白受体相关蛋白 5	11q13.4
	IGF-1	胰岛素样生长因子 1	12q22
	ORG/OPG	肿瘤坏死因子受体超族	8q24
	TGF-β1	转化生长因子 β1	19q13.1
	TNF-α	肿瘤坏死因子 α	6p21.3
	GH1	生长激素 1	17q24.2
其他	MTHFR	5,10-亚甲基四氢叶酸还原酶	1p36.3
	ApoE	载脂蛋白 E	19p13.2
	HDC	组氨酸脱羧酶	15q21
	SOST	硬骨抑素	17q11.2

骨质疏松症相关表型 GWAS 主要是以研究 BMD 和骨质疏松性骨折为主。有关 BMD 的 GWAS 研究众多，根据骨骼部位的不同，主要有：腰椎（lumbar spine，LS）、股骨颈（femoral neck，FN）、髋关节、全身等。其中第一个骨质疏松症相关联的 GWAS 研究由 Kiel 等完成，该研究纳入了 1 141 名高加索人，发现了 40 个 SNP 可能与骨表型（bone phenotypes）相关联。但由于样本量及其他因素的限制，使得没有 P 值达到了 GWAS 统计学意义。随后，一系列的有关骨质疏松症和相关表型的 GWAS 研究被报道。关于骨质疏松症的 GWAS 研究，不得不提国际合作组织 GEFOS（Genetic Factors of Osteoporosis）。GEFOS

分别在 2009 年（GEFOS-1）和 2012 年（GEFOS-2）发表了骨质疏松症 GWAS 的 meta 分析。其中，2009 年的 meta 分析通过 19 195 个欧洲样本鉴定出 20 个与 BMD 相关联的位点（$P < 5 \times 10^{-8}$）；GEFOS-2 研究发现了 56 个 BMD 相关位点，其中 32 个是新位点。在这些 GWAS 研究中，验证了一些在候选基因关联研究中被报道的基因，包括 BMP2、CYP19A1、COL1A1、COL1A2、VDR、DBP、LRP5、MMP2、ESR1、SOST、OPG/TNFRSF11B、TNFSF11、TNFRSF11A 及 PTH 等基因。同时也发现了一些新的和骨质疏松或相关表型相关联的基因和位点（表 13-19-2）。

表 13-19-2　骨质疏松相关表型的易感基因

染色体	GWAS 研究发现的基因	基于 UK Biobank 发现的基因
Chr 1	C3orf58、CTNNB1、ERC2、FBXL2、HRH1、IDUA、IQCJ-SCHIP1、KIAA2018、LEKR1、LINC00880、LOC100507661、MECOM、RBM5、SYN2、TRIM71	ACTRT2、ARHGEF11、ARID1A、AURKAIP1、C1orf140、CAPZB、CLIC4、COL11A1、CRB1、CTPS1、DISP1、DPYD、HHAT、HIPK1、HIVEP3、IRF2BP2、KIAA1614、LHX9、LOC100422212、LOC101929224、LPAR3、LRRC8C、MACF1、MIR548F3、NEGR1、NFIA、NOS1AP、OTUD7B、PALMD、PHF13、PLPP3、PRRX1、PSEN2、PTPRVP、RERE、RHCE、RNU5F-1、SERPINC1、SF3A3、SGIP1、SPEN、TBX15、TGFBR3、THBS3、TRABD2B
Chr 2	ACKR3、ACYP2、ANAPC1、ARHGAP25、BCL2L11、C2orf73、C2orf91、COL6A3、COL6A3、CTLA4、CYP26B1、EN1、FBLN7、GALNT3、INSIG2、LINC01812、LINC01877、LOC100506797、LOC101927709、LOC101929723、MERTK、MIR4435-2HG、PKDCC、PLB1、SATB2、SPTBN1、TCF7L1、TGFA、ZFP36L2	ACKR3、ACTR2、ACYP2、ANAPC1、ANC1、ARHGAP15、ARHGAP25、ASXL2、BCL11A、BCL2L11、C2orf73、C2orf91、CALCRL、CDK15、COL6A3、CTLA4、CYBRD1、CYP26B1、DIRC3-AS1、DNMT3A、EN1、EPHA4、FBLN7、FMNL2、FRZB、FZD7、GALNT3、GPBAR1、HDAC4、HECW2、HOXD11、HS6ST1、ICA1L、IKZF2、INSIG2、IRS1、KIAA2012、KLF11、LINC00954、LINC01104、LINC01117、LINC01121、LINC01812、LINC01877、LOC100506797、LOC101927709、LOC101929723、MEIS1、MERTK、MIR4435-2HG、MIR4757、MSH6、NAB1、NGEF、PKDCC、PLB1、PLEKHM3、PPP1CB、PRKCE、PRKD3、PRPF40A、RPRM、SATB2、SERTAD2、SH3RF3、SLC8A1、SPTBN1、T、TCF7L1、TEX41、TGFA、THADA、TMEM18、TRIB2、TXNDC9、UBE2E3、ZFP36L2ZNF638

（续表）

染色体	GWAS 研究发现的基因	基于 UK Biobank 发现的基因
Chr 3	C3orf58、CTNNB1、CTNNB1、ERC2、FBXL2、HRH1、IDUA、IQCJ-SCHIP1、KIAA2018、LEKR1、LINC00880、LOC100507661、MECOM、RBM5、SYN2、TRIM71	ADCY5、ATG7、CCR1、DGKG、ERC2、FAM172BP、IGF2BP2DLG1、ITGA9、ITGB5、ITIH4、LINC01214、LOC101929159、MBNL1、PCOLCE2、PPARG、PRKAR2A、PXK、RAB5A、RARB、RBMS3、SUSD5、TGFBR2、THRB、TMEM43、UROC1、XRN1、ZBTB38
Chr 4	AFF1、BMPR1B、CPLX1、CRIPAK、DMP1、FGFRL1、HHIP、MEPE、OTUD4、PCGF3、REST、RNF212	ADH1B、ANAPC4、ARHGAP24、FAT1、GPAT3、IGFBP7、KDR、LCORL、LINC01091、LINC01258、LNX1、LOC101927087、LOC101928306、LOC101929095、MIR2054、MSMO1、OTUD4、PDGFC、RAB28、RBPJ、SEPT11、SLC4A4、SMARCAD1、SULT1E1、SYNPO2、TACR3、TET2、TRIM2、WWC2、ZNF827
Chr 5	ALDH7A1、APC、LOC101926940、MEF2C、NPR3、SLC38A9	ADAMTS6、ARHGAP26、ARSB、CARMN、CATSPER3、CDH6、CPEB4、CSNK1G3、DAB2、EBF1、FABP6、FAM174A、FBN2、FCHO2、GHR、HSPA4、ISL1、ITGA1、ITK、LINC01331、LINC01335、LOC100287592、LOC101928858、LOC101929710、LOC285593、LOC340090、LOC642366、MIR1303、PELO、PJA2、PLPP1、PRELID1、RASGRF2、SLC1A3、STK10、VTRNA2-1、XRCC4、ZNF366
Chr 6	AIF1、AKAP12、ARHGAP18、CASC15、CCDC170、COL21A1、DST、ESR1、EYA4、LINC00326、LINC00581、LINC01512、LINC01558、LOC101928489、LOC285735、MICA、MIR588、MYLK4、RMND1、RPS12、RSPO3、SLC29A1、SOGA3、SOX4、SUPT3H、SYNE1、TRMT11、VEGFA	ARID1B、BMP5、CCDC162P、CD109、CLIC5、DAAM2、EPB41L2、FAM46A、FOXQ1、GFRAL、GJA1、GMDS-AS1、HIST1H4C、HLA-A、HMGCLL1、KIF25-AS1、L3MBTL3、LIN28B-AS1、LINC01626、LOC100507557、LOC101928820、LOC102724152、LOC441178、LRFN2、LRRC1、PDE7B、PPARD、RREB1、SOBP、TIAM2、TRIM27、TULP4、TXLNB、UBE3D、ZNF318
Chr 7	ABCF2、AGMO、C7orf61、C7orf76、CDK6、CPED1、CYP3A7-CYP3A51P、DGKB、DLX5、DYNC1I1、EPDR1、EVX1、FAM3C、FERD3L、GRB10、HOTTIP、HOXA10-HOXA9、KCND2、PTPRZ1、SDHAF3、SEM1、SEMA3A、SFRP4、SLC25A13、SLC4A2、SMARCD3、STARD3NL、TSPAN12、TWISTNB、TXNDC3、WDR86-AS1、WNT16	ACHE、AMZ1、ANKRD7、AQP1、ATXN7L1、CNOT4、COL1A2、CREB5、FAM133B、FOXK1、GTF2I、HOXA-AS3、HOXA11、JAZF1、KIAA1549、LINC01448、LOC101927668、LOC101927769、LOC389602、MEOX2、MIR148A、SEMA3D、SEMA3E、SNX13、TBXAS1、WIPF3、ZAN、ZNF783、ZNF800
Chr 8	COLEC10、DEPTOR、EYA1、LOC157273、NRG1、PPP1R3B、SAMD12-AS1、TNFRSF11B、XKR9	ANXA13、BIN3、C8orf37-AS1、CCDC26、DLC1、EIF3E、GNRH1、KLHL38、LINC00536、LINC00824、LINC00977、LINC01603、LOC101929128、LOC101929268、LOC105375787、MCPH1、MMP16、MRPS28、PCAT1、PLAG1、RSPO2、RUNX1T1、SPIDR、STK3、TRPS1、VPS13B、ZBTB10、ZFAT、ZFHX4-AS1、ZNF704
Chr 9	ACTL7B、ASTN2、BARX1、CNTLN、FUBP3、IZUMO3、LINC00474、LINC00583、LMX1B、LOC100272217、PTCH1、PTPDC1、RNU6ATAC、ZNF484	ABO、ADAMTSL1、BARX1、BNC2、C9orf64、DENND1A、DOCK8、FAM129B、FBXW5、GAS1、KLF4、KLF9、LINC01505、LOC494127、MIR548H3、MPDZ、MUSK、NEK6、NPR2、PAPPA、PHF2、PTPRD、UBAP2
Chr 10	ARMC4、C10orf126、CPN1、DKK1、DUSP5、ERLIN1、KCNMA1、LINC01517、LOC105376360、MKX、MPP7、NEBL、NRAP、PAPSS2、PKD2L1、RAB18、VTI1A、ZNF438	ADAM12、ADAMTS14、ANK3、ARID5B、ATAD1、ATE1-AS1、BICC1、BTBD16、C10orf11、C10orf67、CCDC6、CYP26A1、FAM175B、FAM213A、FBXW4、FXYD4、HABP2、INPP5A、KLF6、LDB3、LINC00840、LOC105376382、LOC105376480、MGMT、NT5C2、PLXDC2、TCF7L2、TMEM26、ZCCHC24
Chr 11	ARHGAP1、ARL14EP、ASRGL1、BBOX1-AS1、C11orf58、C2CD2L、CCDC34、CLMP、DYNC2H1、IGHMBP2、KAT5、LGR4、LIN7C、LOC100506368、LOC102724957、LOC387810、LRP4、LRP5、LTBP3、MYRF、PDHX、PRSS23、PTPRJ、PTS、SORL1、SOX6、SPON1、TCIRG1、TMEM135、TPCN2	AHNAK、BAD、C11orf63、CADM1、ENDOD1、FADS2、FAM111A、FAM168A、FAT3、FLI1、LOC100507144、LOC101928985、MIR100HG、MIR8068、MS4A6A、NCAM1、PCNX3、PHLDB1、PKNOX2、SLC37A2、ST5、STT3A-AS1、TEAD1、TMX2-CTNND1、YAP1、ZBED5-AS1
Chr 12	AGAP2、APOLD1、ARF3、ATF7、CACNA1C、CCDC91、CD4、DDN、DHH、ERC1、HMGA2、HOXC6、HOXC9、KLHDC5、KMT2D、LINC00942、LOC105369911、LRP6、MED13L、MSRB3、MYO1A、SP7、TMEM263、TSPAN9、WNT1	ADGRD1、B4GALNT3、C12orf66、CCND2-AS1、CDK2AP1、CHD4、CRADD、DCN、EMP1、FAR2、FRS2、GPR182、ITPR2、LINC01619、LOC100507065、LOC100507616、LOC105369891、LOC105369893、LRP6、METTL7A、MGP、NAV3、PPM1H、RAB35、RASSF8、SLCO1B1、SOX5、SSPN、TBX3、TMEM119、TMTC2、TTC41P、ZNF664-FAM101A
Chr 13	AKAP11、CLYBL、DLEU2、EPSTI1、LOC105370177、RANKL、RGCC、TNFSF11	DHRS12、DLEU1、DOCK9、FOXO1、GPC6、IRS2、KLF12、LINC00540、LOC101927437、N4BP2L2、SMAD9、SPATA13、TNFRSF19

（续表）

染色体	GWAS 研究发现的基因	基于 UK Biobank 发现的基因
Chr 14	FBLN5、LOC101927620、MARK3、MIR5580、RIN3、RPS6KA5、SMOC1、SRP54、TBPL2	BAZ1A、BMP4、C14orf39、DICER1、ERO1A、FOXN3、LINC01220、LOC105370605、MAP4K5、MMP14、MTA1、RAD51B、RHOJ、RIPK3、SAV1、TMED10、ZBTB25
Chr 15	CYP19A1、GLDN、IQGAP1、USP8	CRTC3、CYFIP1、DPP8、EHD4、ETFA、FAM169B、HCN4、IGDCC4、LINC01581、MIR6085、PDE8A、PPCDC、RGMA、SEMA6D、SLC28A1、SMAD3、TLE3、USP3
Chr 16	AXIN1、CES3、CYLD、EEF2K、FAM234A、FAM65A、FOXL1、KIAA0895L、LINC01571、LOC101927334、LOC101928614、LOC440390、LUC7L、MMP2、MRPL28、NTAN1、PKD1、PRCAT47、PTX4、RAB11FIP3、RBFOX1、SALL1、SCNN1G、SSTR5 - AS1	ADCY9、CMIP、CORO7 - PAM16、COTL1、CREBBP、CYB5B、EMP2、FTO、GLIS2、IRX5、LITAF、LOC101928880、NFAT5、PIEZO1、PLEKHG4、RSL1D1、SLC5A11、SMG1、SNX29、SPG7、USP31、ZFHX3、ZNF423、ZNF469、ZNF689、ZNF75A
Chr 17	ACSF2、C17orf53、C17orf82、CASC17、COL1A1、CORO6、CRHR1-IT1-CRHR1、DCAKD、FLCN、GAS7、HDAC5、LOC102723505、ROCR、MAPT、MIR193A、MMD、NAA38、NAGLU、NUFIP2、NXN、POLG2、POLR2A、RFNG、SGCA、SHBG、SMG6、SOST、SOX9、SPAG9、STAT5A、TBX4	ABR、ANKFN1、AXIN2、BAHCC1、BCAS3、CASC17、CD68、FOXK2、HS3ST3B1、JUP、LINC01482、LINC01497、LLGL2、MRC2、NAA38、NFE2L1、NTN1、PGS1、PSMB3、RAB11FIP4、RGS9、SEPT9、TLK2、TMEM92、USP36、VTN、ZZEF1
Chr 18	BCL2、FAM210A、LOC284241、SEH1L、TNFRSF11A、VAPA	CABLES1、FHOD3、LINC01254、LINC01478、MC4R、MIR3975、NFATC1、SETBP1、SLC14A2、SMAD7、TCF4、ZBTB7C
Chr 19	AXL、EXOC3L2、GNG7、GPATCH1、RHPN2	ARRDC2、CGB7、DOT1L、FOSB、HNRNPUL1、ISYNA1、KIAA0355、KLF2、LINC01835、MAP2K2、MARCH2、NFIC、NFIX、PLPPR3、PRKD2、RFX2、SBNO2、SLC27A5、ZNF460
Chr 20	AHCY、BMP2、C20orf196、E2F1、HAO1、JAG1、LINC01370、LINC01752、LOC101929413、LOC339593、MMP9、SLX4IP、TRPC4AP、ZHX3	BANF2、BMP2、CASC20、COX4I2、EYA2、ITCH、MIR8062
Chr 21	CLDN14、LINC00310、LINC01547、LOC100506403、LOC400867、MIR802、RUNX1	ERG、ITGB2、KCNE2、LINC00113、LINC01700、PCNT
Chr 22	FAM227A、LIF、MICALL1、OSM、TTC28 - AS1、ZNRF3	AP1B1、ATXN10、CELSR1、FAM118A、KIAA1671、KREMEN1、MYH9、PPP6R2、RANGAP1、SEPT5、SUN2、SYN3、UBE2L3、WNT7B、WNT7B、XBP1、ZBED4
Chr X	FAM9B	FRMD7、LINC00269、NDP、SPIN3

1. 年龄、性别、部位特异性研究·虽然大多数 GWAS 专注于老年人群，但也在青年人中进行，包括儿童（全身 BMD）、青少年和绝经前女性（LS 和 FN BMD）。第一个报道儿童 BMD 的 GWAS 确定 SP7 基因座编码转录因子 osterix 与 BMD 相关，随后在另外 3 个成人群体中得到验证。在另一项研究中，Medina-Gomez 等确定了一个新的基因，WNT16 与儿童和成人的全身和头骨 BMD 变异相关，这表明在骨量增加峰值中可能会影响生命后期骨质疏松症的风险。有趣的是，这个位点也与皮质骨厚度、腕骨 BMD、骨强度和成人前臂骨折风险、绝经前女性骨量峰值及欧洲血统老年人骨密度和骨折有关。Paternoster 等进行了一项 4 年龄阶段的 GWAS-meta 分析（n=999，年龄~15 岁；n=935，年龄~19 岁；n=2 803，儿童；n=1 052，老年男性），发现 SNP rs1021188（近 RNAKL）与皮质 BMD（BMDc）相关。对于年轻人，Koller 等在 1 524 名年龄 20~45 岁的绝经前美国高加索女性和 669 名年龄 20~44 岁的非洲裔美国绝经前女性中进行了 GWAS 研究，发现一种新的基因，即 catper 通道辅助亚单位 β（CATSPERB）被确

定为仅对股骨颈 BMD 有显著意义。尽管该研究的样本包含在 GEFOS-2 中，但在荟萃分析中未发现 CATSPERB 具有重要意义。

大多数已发表的关于骨骼表型的 GWAS 没有足够的效力来检验性别特异性的遗传效应，但 Paternoster 等的研究发现 SNP rs1021188（位于 RANKL 基因附近）对骨密度的遗传效应在男女之间存在显著性差异。Estrada 等也进行了性别特异性关联分析并使用保守的异质性检验测试了性别特异性效应，结果只在 Xp22.31 处（靠近 FAM9B 基因）发现 1 个位点达到 GWAS 显著性，与股骨颈 BMD 强关联。然而，男女样本量的不平衡以及保守的异质性检验限制了本研究识别性别特异性发现的能力。在另一项研究中，Chesi 等在欧洲裔美国儿童（n=1 419）的两个队列的二阶段研究中，确定了两个性别特异性基因座（女性中的 SPTB 和男性中的 IZUMO3）与 4 个不同骨骼部位的 BMD 相关。

特异性骨骼部位 BMD 的 GWAS 研究亦有开展。例如，Styrkarsdottir 等对腰椎和髋部进行的 GWAS 研究，发现了

ZBTB40-WNT4 基因座与这 2 个部位的 BMD 均强关联，而主要组织相容性复合体（MHC）区域仅与腰椎 BMD 相关。在 GEFOS-1 研究中发现 5q14 上的 MEF2C 中的 SNP rs1366594 和 11p15 上的 SOX6 的 rs7117858 仅与股骨颈 BMD 相关，而不与腰椎 BMD 相关；而在 GEFOS-2 中发现 MPP7 中的 SNP rs3905706 和 KCNMA1 中的 SNP rs7071206 仅与腰椎 BMD 相关。据报道，人类 WNT16/FAM3C 区域中的 SNP，特别是 rs3801387，与不同骨骼部位的 BMD 和骨表型相关，包括全身、颅骨和桡骨 BMD，以及腰椎 BMD，通过 pQCT 测量的胫骨皮质厚度和前臂骨折。还有研究发现在儿童队列研究中，WNT16 基因对上肢 BMD 有影响，而 CPED1 基因对 SK-BMD 和 UL-BMD 的效应更大。Chesi 等在欧洲裔美国儿童中也观察到骨骼部位特异性，其中 CPED1 和 SPTB 与桡骨 BMD 强关联，TBPL2 与髋部和股骨颈 BMD 相关联，而 RBFOX1 基因与腰椎 BMD 强关联。

2. 骨代谢通路· 近几年遗传学研究发现了很多骨质疏松症的易感基因和遗传变异。虽然在较短时间内我们还不能完全阐明上述易感基因编码的蛋白质功能，但是其中一部分易感基因可以归属到下面几条信号通路：① OPG/RANK/核因子 κB 受体活化因子配体（RANKL）信号通路，破骨细胞表面表达 RANK，成骨细胞和骨细胞分泌 RANKL 和 OPG，当 RANKL 结合 RANK 后，促进破骨细胞分化成熟，而可溶性 OPG 分子可与 RANKL 结合，阻止其与 RANK 偶联，抑制破骨细胞的成熟过程。想要通过 OPG/RANKL/RANK 骨代谢轴来逆转和治疗骨质疏松，主要是促进 OPG 表达或抑制 RANKL 表达。② Wnt/β-catenin 信号通路，当成骨细胞外 WNT 因子与膜受体卷曲蛋白（Frizzled，Fz）和跨膜蛋白 LRP5/6 结合后，通过一系列胞膜及胞质蛋白的相互作用形成二聚体，使 β-连环蛋白在胞质内累积，然后进入细胞核内，促进成骨细胞分化增殖。除了 LRP5，参与此过程的蛋白质还包括 WNT 因子（WNT4、WNT5B、WNT16、WLS）阻止 WNT 因子与 LRP 结合的蛋白（SOST、DKK1），促进 WNT 因子与 LRP 结合的蛋白（RSPO3），与 β-连环蛋白结合的蛋白 AXIN1。③ BMP/Smads 信号通路：BMP 与苏氨酸/丝氨酸蛋白激酶受体结合，激活细胞核内 Smads 复合物，Smads 蛋白作为转录增强子与蛋白 RUNX2 和 SP7 相互作用，激活成骨细胞。

3. 药物靶点和疾病预测· 遗传学研究发现了骨质疏松症及其相关表型的众多易感基因，但这些基因是否能成为药物靶点并进行下游研发，现在下结论还为时过早，因为一个新药物的开发过程相当漫长，甚至超过 10 年。目前，药物靶点的验证在很大程度上都依赖于使用体外实验和动物模型，可能无法很好地转化为应用。因此，GWAS 数据将对于确定药物重新定位提供新的思路。关于骨质疏松症药物的研发，SOST 基因被 GWAS 研究发现与骨密度关联性强，目前有关 SOST 作为靶基因治疗骨质疏松症的药物 AMG-785/CDP-7851 已经批准上市。

即便能够找到新的药物靶点，也不是能适用于每一例患者。现阶段的诊断远远不够精准，想要实现精准医疗，需要大量数据的积累。对于骨质疏松患者的治疗，可以根据药物代谢、疗效和治疗反应的相关基因的基因型，来指导抗骨质疏松药物的选择。如果能合理地使用个体遗传风险信息、环境和生活习性信息，有针对性地预防或治疗，其效果就可能明显提高。

4. 基于二代测序的关联分析· 骨质疏松症基于二代测序的关联分析目前仅有两个研究。一个来自北欧冰岛人群，在年龄≥20 岁，体重≤130 kg 的 4 931 例低骨密度者和 69 034 例对照组中发现 11p14 区域的富含亮氨酸重复序列 G 蛋白偶联受体 4（leucine-rich repeat containing G protein-coupled receptor 4，LGR4）基因上的一个无义突变（nonsense mutation）c.376C＞T 和骨量减少强相关（OR＝4.30），同时与骨质疏松性骨折（OR＝3.12）及骨质疏松症（OR＝3.27）相关。但是冰岛人群是一个隔离人群，其他欧洲人群并不携带这个罕见变异，因此这一结果很难在其他种族中得到验证。但是，动物实验表明 LGR4 基因敲除小鼠脊柱弯曲，脊柱后凸程度较野生型小鼠明显；LGR4 基因敲除还会导致胚胎骨形成期成骨细胞分化及矿化延迟，出生后骨重建也受到显著抑制，包括骨形成速度、骨密度下降和基质形成减少，因此研究者提出 LGR4 通过 cAMP-PKA-CREB 途径来调节成骨细胞中 Atf4 的表达水平，参与成骨细胞分化，促进骨形成。在破骨细胞中，RANKL-RANK 信号通路是激活破骨细胞活性所必需的信号通路。在最近的一项研究中，发现 LGR4 通过调节经典 RANKL-RANK 通路，负向调节破骨细胞分化和骨重建，这些调节包括：① LGR4 细胞外域与 RANK 竞争性结合 RANKL；② LGR4 降低 RNAK 和下游组件 TRAF6 之间的相互作用；③ LGR4 终止 RANKL 诱导的 NF-κB 的信号。

另一个是来自郑厚峰等应用二代测序技术，通过对 2 882 个有骨密度数据的 UK10K 计划（www.uk10k.org）的样本进行全基因测序，并对 26 534 个欧洲人全基因组关联分析样本进行基因型推演（genotype imputation），来研究 DNA 变异与 BMD 的关系，最后在 20 271 个样本中进行验证。研究发现 En1（engrailed homeobox 1）基因附近数个罕见变异与骨密度有很强的相关性（rs11692564_T），这些罕见变异的效应是常见变异效应的 4 倍；同时还发现其降低骨折风险（骨折病例 98 742 例和 409 511 对照，OR＝0.85），此研究首次发现罕见变异对欧洲普通人群骨密度有很大的影响效应。EN1 基因的发现为骨代谢信号通路提供新方向。En1 是一个含有同源异型框（Homeobox）的基因，在进化上高度保守，其编码的蛋白是含有同源异形结构域（Homeodomian）的转录因子，在小鼠四肢发育过程中起重要作用，并且 En1 基因和 Dkk1 基因的相互作用参与到 Wnt 信号转导，而 Wnt 信号通路是骨代谢的重要通路之一。另一项关于小鼠颅骨发育及长骨骨折愈合过程的研究，发现 En1 基因敲除的围生期小鼠显示骨质减少和颅骨骨吸收增强，而在正常成年小鼠中骨折愈合后 En1 基因表达量是上调的。而郑厚峰等的研究发现 En1 基因不仅表达于发育期，在成熟骨细胞中也有表达，En1 基因敲除小鼠腰椎和股骨的骨小梁体积分数和骨小梁数目都明显减少，股皮质骨厚度明显降低。这些发现均表明 En1 基因在骨生物学中起着至关重要的作用。

5. 基于大样本库的关联分析· 目前国际上最大的生物样本库 UK Biobank（www.ukbiobank.ac.uk）收集了 487 428 人的跟骨超声数据，其中用超声速值（speed of sound，SOS）和宽带超声衰减（bone ultrasound attenuation，BUA）可以估计跟骨骨密度［estimated bone mineral density，eBMD = 0.002 592×（BUA＋SOS）−3.687］。2017 年，Kemp 等使用 UK Biobank 142 487 样本鉴定出 307 个和 eBMD 强相关联的 SNP，能够解释 12％的表型变异。GPC6，位于染色体 13q31 上，是糖基磷脂酰肌醇锚定的膜结合硫酸乙酰肝素蛋白聚糖核心蛋白的磷脂酰肌醇蛋白聚糖家族（GPC1～6）的成员，其参与细胞生长调节和分化。尽管以前 GPC6 基因功能研究未涉及骨质疏松症，但 GPC6 基因突变发生功能缺失会导致 omodysplasia−1，这是一种罕见的常染色体隐性遗传性骨骼发育不良，其特征是短肢侏儒症伴颅面畸形，表明 GPC6 在骨骼生物学中起作用。GPC6 编码的磷脂酰肌醇蛋白聚糖可能作为骨质疏松症护理的新药物靶标，因为它是参与信号转导的细胞表面蛋白，其功能丧失导致骨矿物质含量增加，可能是由于皮质骨增加和导致弹性增加。附着于 GPC6 核心蛋白的硫酸乙酰肝素蛋白多糖调节骨形成和矿化中涉及的骨骼信号转导途径，包括由成纤维细胞生长因子、血管内皮生长因子和骨形态发生蛋白途径介导的途径。此外，在这些研究中，GPC6 敲除小鼠中鉴定的成人高骨量表型和增加的皮质骨厚度与最近发现的 GPC6 在调节 Wnt 信号传导中的直接作用是一致的，并且与人类的 BMD 有关，Wnt 信号转导是成骨细胞骨形成的关键调节因子。总体而言，这些研究结果表明，通过细胞和小鼠实验鉴定出 GPC6 基因在骨密度和骨质疏松症机制研究中很可能有重要作用。

最近的一项源于 UK Biobank 数据库的研究，通过对 426 824 个样本的超声数据分析，鉴定出 518 个位点与 eBMD 有关，同时有 13 个位点也和骨折强关联。对其中一个基因（DAAM2）进行了深入分析。DAAM2（形态发生紊乱关联激活因子 2）位于 6 号染色体，是形成素蛋白家族的成员之一，过去的研究表明 DAAM2 间接调节几个发育过程中的经典 Wnt 信号。而 CRISPR−Cas9 介导的成骨细胞系中 DAAM2 的敲除导致诱导型矿化显著减少。虽然 Daam2$^{tmla/tmla}$ 小鼠的骨形态和矿物质含量的变化很小，但骨强度显著降低，这表明 Daam2$^{tmla/tmla}$ 小鼠的骨组成和结构异常，部分原因可能是皮质孔隙增加。此外，CRISPR−Cas9 介导的成骨细胞系中也发现 DAAM2 的敲除导致诱导型矿化的显著减少。

6. 基于遗传因素的骨质疏松症流行病学分析・由于 GWAS 数据的激增，应用 GWAS 数据的结果，通过孟德尔随机化（Mendelian randomization，MR）分析来推断临床危险因素和骨质疏松症的因果关系的研究也迅速增加。这种方法的基本思想是：不同基因型决定不同的中间表型（如骨密度降低），基因型和最终疾病（如骨折）的关联效应能够模拟暴露因素对最终疾病的作用。这种方法优于传统的观察性研究，即通过使用遗传变异作为暴露因素的工具变量，来使混杂因素最小化。迄今，骨领域研究的 MR 方法主要用于评估与骨质疏松症和相关性状（如 BMD 和骨折）的风险因素之间的因果关系。从 2015 年起始，已有多个与 BMD/骨折相关的 MR 研究，如研究显示血清雌二醇浓度和 FN−BMD、LS−BMD 和 eBMD 之间存在正相关因果关系，而绝经期早和青春期发育越晚则会增加骨折风险。MR 研究也表明尿酸、促甲状腺激素、同型半胱氨酸、饮酒和吸烟状况和 BMD 或骨折之间并不

存在因果关系。在这些因素中，维生素 D 水平、炎症疾病、肥胖和糖尿病等作为暴露因素是研究的重点。

四、小　结

从最初的连锁分析和候选基因关联分析到 GWAS 和 NGS 的快速发展，再到基于大样本库的遗传研究，新的技术和分析方法的出现，将对骨质疏松症及相关表型的遗传学研究提供新的工具。这将为该疾病的早期筛查、早期预防、新的靶向药物治疗的开发，提供有力的科学依据。

参考文献

［1］ Karasik D, Myers RH, Cupples LA, et al. Genome screen for quantitative trait loci contributing to normal variation in bone mineral density: the Framingham Study[J]. J Bone Miner Res, 2002, 17(9): 1718−1727.

［2］ Styrkarsdottir U, Cazier JB, Kong A, et al. Linkage of osteoporosis to chromosome 20p12 and association to BMP2[J]. PLoS Biol, 2003, 1(3): E69.

［3］ Reneland RH, Mah S, Kammerer S, et al. Association between a variation in the phosphodiesterase 4D gene and bone mineral density[J]. BMC Med Genet, 2005, 6: 9.

［4］ Ichikawa S, Johnson ML, Koller DL, et al. Polymorphisms in the bone morphogenetic protein 2 (BMP2) gene do not affect bone mineral density in white men or women[J]. Osteoporos Int, 2006, 17(4): 587−592.

［5］ Huang QY, Kung AW. Genetics of osteoporosis[J]. Mol Genet Metab, 2006, 88(4): 295−306.

［6］ Eichner JE, Friedrich CA, Cauley JA, et al. Alpha 2−HS glycoprotein phenotypes and quantitative hormone and bone measures in postmenopausal women[J]. Calcif Tissue Int, 1990, 47(6): 345−349.

［7］ Zmuda JM, Cauley JA, Ferrell RE. Molecular epidemiology of vitamin D receptor gene variants[J]. Epidemiol Rev, 2000, 22(2): 203−217.

［8］ Palomba S, Orio F, Russo T, et al. BsmI vitamin D receptor genotypes influence the efficacy of antiresorptive treatments in postmenopausal osteoporotic women. A 1−year multicenter, randomized and controlled trial[J]. Osteoporos Int, 2005, 16(8): 943−952.

［9］ Macdonald HM, McGuigan FE, Stewart A, et al. Large-scale population-based study shows no evidence of association between common polymorphism of the VDR gene and BMD in British women[J]. J Bone Miner Res, 2006, 21(1): 151−162.

［10］ Arai H, Miyamoto K, Taketani Y, et al. A vitamin D receptor gene polymorphism in the translation initiation codon: effect on protein activity and relation to bone mineral density in Japanese women[J]. J Bone Miner Res, 1997, 12(6): 915−921.

［11］ He W, Liu M, Huang X, et al. The influence of vitamin D receptor genetic variants on bone mineral density and osteoporosis in Chinese postmenopausal women[J]. Dis Markers, 2015, 2015: 760313.

［12］ Zintzaras E, Rodopoulou P, Koukoulis GN. BsmI, TaqI, ApaI and FokI polymorphisms in the vitamin D receptor (VDR) gene and the risk of osteoporosis: a meta-analysis[J]. Dis Markers, 2006, 22(5−6): 317−326.

［13］ Suh KT, Eun IS, and Lee JS. Polymorphism in vitamin D receptor is associated with bone mineral density in patients with adolescent idiopathic scoliosis[J]. Eur Spine J, 2010, 19(9): 1545−1550.

［14］ Horst-Sikorska W, Dytfeld J, Wawrzyniak A, et al. Vitamin D receptor gene polymorphisms, bone mineral density and fractures in postmenopausal women with osteoporosis[J]. Mol Biol Rep, 2013, 40(1): 383−390.

［15］ Kim SW, Lee JM, Ha JH, et al. Association between vitamin D receptor polymorphisms and osteoporosis in patients with COPD[J]. Int J Chron Obstruct Pulmon Dis, 2015, 10: 1809−1817.

［16］ Uitterlinden AG, Ralston SH, Brandi ML, et al. The association between common vitamin D receptor gene variations and osteoporosis: a participant-level meta-analysis[J]. Ann Intern Med, 2006, 145(4): 255−264.

［17］ Ioannidis JP, Stavrou I, Trikalinos TA, et al. Association of polymorphisms of the estrogen receptor alpha gene with bone mineral density and fracture risk in women: a meta-analysis[J]. J Bone Miner Res, 2002, 17(11): 2048−2060.

［18］ Albagha OM, Pettersson U, Stewart A, et al. Association of oestrogen receptor alpha gene polymorphisms with postmenopausal bone loss, bone mass, and quantitative ultrasound properties of bone[J]. J Med Genet, 2005, 42(3): 240-246.

[19] Wang CL, Tang XY, Chen WQ, et al. Association of estrogen receptor alpha gene polymorphisms with bone mineral density in Chinese women: a meta-analysis[J]. Osteoporos Int, 2007, 18(3): 295-305.

[20] Sano M, Inoue S, Hosoi T, et al. Association of estrogen receptor dinucleotide repeat polymorphism with osteoporosis[J]. Biochem Biophys Res Commun, 1995, 217(1): 378-383.

[21] Becherini L, Gennari L, Masi L, et al. Evidence of a linkage disequilibrium between polymorphisms in the human estrogen receptor alpha gene and their relationship to bone mass variation in postmenopausal Italian women[J]. Hum Mol Genet, 2000, 9(13): 2043-2050.

[22] Langdahl BL, Løkke E, Carstens M, et al. A TA repeat polymorphism in the estrogen receptor gene is associated with osteoporotic fractures but polymorphisms in the first exon and intron are not[J]. J Bone Miner Res, 2000, 15(11): 2222-2230.

[23] Chen HY, Chen WC, Tsai HD, et al. Relation of the estrogen receptor alpha gene microsatellite polymorphism to bone mineral density and the susceptibility to osteoporosis in postmenopausal Chinese women in Taiwan[J]. Maturitas, 2001, 40(2): 143-150.

[24] Wang JT, Guo Y, Yang TL, et al. Polymorphisms in the estrogen receptor genes are associated with hip fractures in Chinese[J]. Bone, 2008, 43(5): 910-914.

[25] Tranah GJ, Taylor BC, Lui LY, et al. Genetic variation in candidate osteoporosis genes, bone mineral density, and fracture risk: the study of osteoporotic fractures[J]. Calcif Tissue Int, 2008, 83(3): 155-166.

[26] Shearman AM, Karasik D, Gruenthal KM, et al. Estrogen receptor beta polymorphisms are associated with bone mass in women and men: the Framingham Study[J]. J Bone Miner Res, 2004, 19(5): 773-781.

[27] Kung AWC, Lai BMH, Ng MYM, et al. T-1213C polymorphism of estrogen receptor beta is associated with low bone mineral density and osteoporotic fractures[J]. Bone, 2006, 39(5): 1097-1106.

[28] Pearson TA, Manolio TA. How to interpret a genome-wide association study[J]. JAMA, 2008, 299(11): 1335-1344.

[29] Reich DE, Lander ES. On the allelic spectrum of human disease[J]. Trends Genet, 2001, 17(9): 502-510.

[30] Todd JA. Statistical false positive or true disease pathway? [J]. Nat Genet, 2006, 38(7): 731-733.

[31] Kiel DP, Demissie S, Dupuis J, et al. Genome-wide association with bone mass and geometry in the Framingham Heart Study[J]. BMC Med Genet, 2007, 8 Suppl 1: S14.

[32] Styrkarsdottir U, Halldorsson BV, Gretarsdottir S, et al. Multiple genetic loci for bone mineral density and fractures[J]. N Engl J Med, 2008, 358(22): 2355-2365.

[33] Koller DL, Ichikawa S, Lai D, et al. Genome-wide association study of bone mineral density in premenopausal European-American women and replication in African-American women[J]. J Clin Endocrinol Metab, 2010, 95(4): 1802-1809.

[34] Duncan EL, Danoy P, Kemp JP, et al. Genome-wide association study using extreme truncate selection identifies novel genes affecting bone mineral density and fracture risk[J]. PLoS Genet, 2011, 7(4): e1001372.

[35] Timpson NJ, Tobias JH, Richards JB, et al. Common variants in the region around Osterix are associated with bone mineral density and growth in childhood[J]. Hum Mol Genet, 2009, 18(8): 1510-1517. DOI: 10.1093/hmg/ddp052.

[36] Medina-Gomez C, Kemp JP, Estrada K, et al. Meta-analysis of genome-wide scans for total body BMD in children and adults reveals allelic heterogeneity and age-specific effects at the WNT16 locus[J]. PLoS Genet, 2012, 8(7): e1002718.

[37] Chesi A, Mitchell JA, Kalkwarf HJ, et al. A trans-ethnic genome-wide association study identifies gender-specific loci influencing pediatric aBMD and BMC at the distal radius[J]. Hum Mol Genet, 2015, 24(17): 5053-5059.

[38] Richards JB, Rivadeneira F, Inouye M, et al. Bone mineral density, osteoporosis, and osteoporotic fractures: a genome-wide association study [J]. Lancet, 2008, 371(9623): 1505-1512.

[39] Rivadeneira F, Styrkársdottir U, Estrada K, et al. Twenty bone-mineral-density loci identified by large-scale meta-analysis of genome-wide association studies[J]. Nat Genet, 2009, 41(11): 1199-1206.

[40] Estrada K, Styrkarsdottir U, Evangelou E, et al. Genome-wide meta-analysis identifies 56 bone mineral density loci and reveals 14 loci associated with risk of fracture[J]. Nat Genet, 2012, 44(5): 491-501.

[41] Zhang L, Choi HJ, Estrada K, et al. Multistage genome-wide association meta-analyses identified two new loci for bone mineral density[J]. Hum Mol Genet, 2014, 23(7): 1923-1933.

[42] Paternoster L, Lorentzon M, Lehtimäki T, et al. Genetic determinants of trabecular and cortical volumetric bone mineral densities and bone microstructure[J]. PLoS Genet, 2013, 9(2): e1003247.

[43] Kemp JP, Medina-Gomez C, Estrada K, et al. Phenotypic dissection of bone mineral density reveals skeletal site specificity and facilitates the identification of novel loci in the genetic regulation of bone mass attainment[J]. PLoS Genet, 2014, 10(6): e1004423.

[44] Guo Y, Zhang LS, Yang TL, et al. IL21R and PTH may underlie variation of femoral neck bone mineral density as revealed by a genome-wide association study[J]. J Bone Miner Res, 2010, 25(5): 1042-1048.

[45] Koller DL, Zheng HF, Karasik D, et al. Meta-analysis of genome-wide studies identifies WNT16 and ESR1 SNPs associated with bone mineral density in premenopausal women[J]. J Bone Miner Res, 2013, 28(3): 547-558.

[46] Paternoster L, Lorentzon M, Vandenput L, et al. Genome-wide association meta-analysis of cortical bone mineral density unravels allelic heterogeneity at the RANKL locus and potential pleiotropic effects on bone[J]. PLoS Genet, 2010, 6(11): e1001217.

[47] Styrkarsdottir U, Halldorsson BV, Gretarsdottir S, et al. New sequence variants associated with bone mineral density[J]. Nat Genet, 2009, 41(1): 15-17.

[48] Zheng HF, Tobias JH, Duncan E, et al. WNT16 influences bone mineral density, cortical bone thickness, bone strength, and osteoporotic fracture risk[J]. PLoS Genet, 2012, 8(7): e1002745.

[49] Chesi A, Mitchell JA, Kalkwarf HJ, et al. A genomewide association study identifies two sex-specific loci, at SPTB and IZUMO3, influencing pediatric bone mineral density at multiple skeletal sites[J]. J Bone Miner Res, 2017, 32(6): 1274-1281.

[50] 朱晓薇，赵翩翩，郑厚峰. 骨质疏松症及相关表型的基因组遗传变异[J]. 中华内分泌代谢杂志，2017, 33(4): 276-284.

[51] 奚正德，胡峻熊. RANKL-RANK 信号传导与破骨细胞生成及骨病[J]. 中国骨质疏松杂志，2008, 14(4): 285-293.

[52] Rodda SJ, McMahon AP. Distinct roles for Hedgehog and canonical Wnt signaling in specification, differentiation and maintenance of osteoblast progenitors[J]. Development, 2006, 133(16): 3231-3244.

[53] Sanseau P, Agarwal P, Barnes MR, et al. Use of genome-wide association studies for drug repositioning[J]. Nat Biotechnol, 2012, 30(4): 317-320.

[54] Styrkarsdottir U, Thorleifsson G, Sulem P, et al. Nonsense mutation in the LGR4 gene is associated with several human diseases and other traits [J]. Nature, 2013, 497(7450): 517-520.

[55] 柯颖颖，王计秋，宁光，等. 富含亮氨酸重复序列的 G 蛋白偶联受体 4 基因缺陷导致寿命缩短和多器官组织衰老[J]. 内科理论与实践，2012, 7(5): 384-387.

[56] Luo J, Zhou W, Zhou X, et al. Regulation of bone formation and remodeling by G-protein-coupled receptor 48[J]. Development, 2009, 136(16): 2747-2756.

[57] Luo J, Zhengfeng Y, Yu M, et al. LGR4 is a receptor for RANKL and negatively regulates osteoclast differentiation and bone resorption[J]. Nat Med, 2016, 22(5): 539-546.

[58] Zheng HF, Forgetta V, Hsu YH, et al. Whole-genome sequencing identifies EN1 as a determinant of bone density and fracture[J]. Nature, 2015, 26(7571): 112-117.

[59] Loomis CA, Harris E, Michaud J, et al. The mouse Engrailed-1 gene and ventral limb patterning[J]. Nature, 1996, 82(6589): 360-363.

[60] Adamska M, MacDonald BT, Sarmast ZH, et al. En1 and Wnt7a interact with Dkk1 during limb development in the mouse[J]. Dev Biol, 2004, 272(1): 134-144.

[61] Deckelbaum RA, Majithia A, Booker T, et al. The homeoprotein engrailed 1 has pleiotropic functions in calvarial intramembranous bone formation and remodeling[J]. Development, 2006, 33(1): 63-74.

[62] Kemp JP, Morris JA, Medina-Gomez C, et al. Identification of 153 new loci associated with heel bone mineral density and functional involvement of GPC6 in osteoporosis[J]. Nat Genet, 2017, 49(10): 1468-1475.

［63］Campos-Xavier AB, Martinet D, Bateman J, et al. Mutations in the heparan-sulfate proteoglycan glypican 6（GPC6）impair endochondral ossification and cause recessive omodysplasia［J］. Am J Hum Genet, 2009, 84(6)：760-770.

［64］Malinauskas T, Jones EY. Extracellular modulators of Wnt signalling［J］. Curr Opin Struct Biol, 2014, 29：77-84.

［65］Malinauskas T, Aricescu AR, Lu W, et al. Modular mechanism of Wnt signaling inhibition by Wnt inhibitory factor 1［J］. Nat Struct Mol Biol, 2011, 18(8)：886-893.

［66］Sakane H, Hideki Yamamoto, Shinji Matsumoto, et al. Localization of glypican-4 in different membrane microdomains is involved in the regulation of Wnt signaling［J］. J Cell Sci, 2012, 125(Pt 2)：449-460.

［67］Morris JA, Kemp JP, Youlten SE, et al. An atlas of genetic influences on osteoporosis in humans and mice［J］. Nat Genet, 2019, 51(2)：258-266.

［68］Lee HK, Deneen B. Daam2 is required for dorsal patterning via modulation of canonical Wnt signaling in the developing spinal cord［J］. Dev Cell, 2012. 22(1)：183-196.

［69］Lee HK, Lesley S Chaboub, Wenyi Zhu, et al. Daam2-PIP5K is a regulatory pathway for Wnt signaling and therapeutic target for remyelination in the CNS［J］. Neuron, 2015, 85(6)：1227-1243.

［70］Larsson SC, Michaëlsson K, Burgess S. Mendelian randomization in the bone field［J］. Bone, 2019, 126：51-58.

［71］VanderWeele TJ, Tchetgen TEJ, Cornelis M, et al. Methodological challenges in mendelian randomization［J］. Epidemiology, 2014, 25(3)：427-435.

［72］Larsson SC, Melhus H, Michaelsson K. Circulating serum 25-hydroxyvitamin D levels and bone mineral density：mendelian randomization study［J］. J Bone Miner Res, 2018, 33(5)：840-844.

［73］Cousminer DL, Mitchell JA, Chesi A, et al. Genetically determined later puberty impacts lowered bone mineral density in childhood and adulthood［J］. J Bone Miner Res, 2018, 33(3)：430-436.

［74］Trajanoska K, Morris JA, Oei L, et al. Assessment of the genetic and clinical determinants of fracture risk：genome wide association and mendelian randomisation study［J］. BMJ, 2018, 362：k3225.

［75］Xiong A, Yao Q, He J, et al. No causal effect of serum urate on bone-related outcomes among a population of postmenopausal women and elderly men of Chinese Han ethnicity — a Mendelian randomization study［J］. Osteoporos Int, 2016, 27(3)：1031-1039.

［76］Dalbeth N, Topless R, Flynn T, et al. Mendelian randomization analysis to examine for a causal effect of urate on bone mineral density［J］. J Bone Miner Res, 2015, 30(6)：985-991.

［77］van Vliet NA, Noordam R, van Klinken JB, et al. Thyroid stimulating hormone and bone mineral density：evidence from a two-sample mendelian randomization study and a candidate gene association study［J］. J Bone Miner Res, 2018, 33(7)：1318-1325.

［78］Guo R, Wu L, Fu Q. Is there causal relationship of smoking and alcohol consumption with bone mineral density? a mendelian randomization study［J］. Calcif Tissue Int, 2018, 103(5)：546-553.

第二十章·继发性骨质疏松

第一节·糖皮质激素性骨质疏松

高洁 赵东宝

糖皮质激素（glucocorticoid, GC）由于其强大的抗炎和免疫抑制作用而被广泛应用于多种疾病，然而糖皮质激素可致多种不良反应，如胰岛素抵抗、高血压、青光眼和骨质疏松症。糖皮质激素性骨质疏松症（glucocorticoid induced osteoporosis, GIOP）是最常见的继发性骨质疏松，其发生率仅次于绝经后、老年性骨质疏松症，占第3位。GIOP重在早期治疗与预防，但目前GIOP尚未受到临床医师的重视，防治往往不积极。

一、流行病学

GIOP被认为是糖皮质激素最严重的不良反应，发生率达30%~50%，可增加椎体和非椎体骨折风险（为正常人的2~5倍），极大地影响患者的生活质量。但目前GIOP尚未受到临床医师的重视，防治往往不积极。国内大型流行病学调查研究结果显示，服用糖皮质激素的风湿病患者骨量减少和骨质疏松的发生率超过80%，而约有1/3的患者从未接受任何规范防治。

据调查口服泼尼松2.5~7.5 mg/d患者的髋部骨折风险增加77%；口服泼尼松10 mg/d以上连续超过90日的患者，髋部和椎体骨折的风险分别增加7倍和17倍，而停用泼尼松后，骨折风险明显下降。即使每日给予800 μg、持续6年的GC吸入治疗，也可导致患者多部位的骨量丢失。除与GC的剂量有关外，骨量丢失还与GC使用疗程有关。服用GC超过5年的类风湿关节炎（RA）患者的骨折发生率为33%。目前多数学者认为，即使使用生理剂量的GC也可引起骨量减少，不存在所谓的"安全剂量"，剂量越大，骨量丢失越多。故在有效控制病情条件下，尽可能降低GC的使用剂量和疗程。

二、发病机制

GIOP的发病机制很复杂，主要包括：① 影响钙稳态，GC通过下调钙离子受体表达，抑制小肠对钙磷的吸收及减少肾小管对尿钙的重吸收，引起继发性甲状旁腺功能亢进。② 抑制骨形成，长期使用GC可通过Wnt通路抑制成骨细胞的增殖分化、诱导骨髓间充质干细胞分化为脂肪细胞而非成骨细胞、激活caspase-3促进成骨细胞和骨细胞的凋亡，通过核因子-κB受体活化因子配体（RANKL）-骨保护素（OPG）通路刺激破骨细胞活化，导致Ⅰ型胶原和非胶原蛋白质减少、骨强度下降。③ 对性激素的影响，GC通过负反馈抑制下丘脑-垂体-肾上腺轴，减少雌激素及睾酮的合成引起骨质疏松。④ 其他，GC通过泛素蛋白酶和溶酶体系统促进肌蛋白质分解，抑制胰岛素样生长因子、刺激肌肉生长抑制素的表达，引起肌萎缩及肌力下降，使跌倒风险显著增加，是导致患者骨折的危险因素。

GIOP的特点包括：① GC对骨密度的影响与使用时间相关，GC使用初期即可发生GIOP，骨量丢失在治疗第1年最明显（骨量丢失率12%~20%），以后每年丢失约3%。② GC对骨密度的影响与使用剂量相关，剂量越大骨量丢失越多，无论每日大剂量还是累积大剂量都可增加骨折风险；同时需注意GC无安全阈值，即使小剂量GC也可导致骨量丢失。

③ GIOP骨折风险增高的部位，GC对松质骨的影响大于皮质骨，因此椎骨更易发生骨折，研究表明GC治疗6个月的患者中，37%至少有一个椎体的压缩性骨折，其椎体、髋关节及非椎体骨折的风险分别是对照组的2.60倍、1.61倍和1.33倍。④ 停用GC后骨量可部分恢复，当GC停用6个月后，骨密度可部分恢复，骨折风险下降，但已发生GIOP相关性骨折则不可逆。⑤ 骨折风险与骨密度不呈线性关系，GC不仅影响骨密度，更导致骨质量下降，所以GIOP患者在DXA检测中并未出现骨质疏松时，就可能发生脆性骨折。

三、临床表现

GIOP患者的临床表现与原发性骨质疏松基本相同，不少患者早期无明显症状，骨折后经X线或骨密度检查才发现已有骨质疏松。

典型症状如下。

1. 疼痛·患者可有腰背痛或周身骨骼痛，负荷增加时疼痛加重或活动受限，严重时翻身、起坐及行走困难。

2. 脊柱变形·骨质疏松严重者可有身高变矮、驼背、脊柱畸形和伸展受限。胸椎压缩性骨折可导致胸廓畸形，影响心肺功能；腰椎骨折可改变腹部解剖结构，导致便秘、腹痛、腹胀、食欲减低和过早饱胀感等。

3. 脆性骨折·患者在低能量或非暴力情况下（如轻微跌倒或因其他日常活动）即可发生骨折，即脆性骨折。骨折常见部位为胸椎、腰椎、髋部、桡尺骨远端和肱骨近端。发生过一次脆性骨折后，再次发生骨折的风险明显增加。

四、诊断和鉴别诊断

GIOP的诊断同原发性骨质疏松症。临床上诊断骨质疏松症的完整内容应包括两方面：确定骨质疏松和排除其他影响骨代谢的疾病。

1. 骨质疏松症的诊断·临床上用于诊断骨质疏松症的通用指标是：发生了脆性骨折和（或）骨密度低下。目前尚缺乏直接测定骨强度的临床手段，因此骨密度或骨矿含量测定是骨质疏松症临床诊断以及评估疾病程度的客观的量化指标。

（1）脆性骨折：指非外伤或轻微外伤发生的骨折，这是骨强度下降的明确体现，故也是骨质疏松症的最终结果及合并症。发生脆性骨折临床上即可诊断骨质疏松症。

（2）诊断标准（基于骨密度测定）：同原发性骨质疏松症。

2. 鉴别诊断·骨质疏松可由多种病因所致。在诊断GIOP之前，一定要重视排除其他影响骨代谢的疾病，以免发生漏诊或误诊。需要鉴别的疾病，如影响骨代谢的内分泌疾病（性腺、肾上腺、甲状旁腺及甲状腺疾病等），类风湿关节炎等免疫性疾病，影响钙和维生素D吸收及调节的消化道和肾脏疾病，多发性骨髓瘤等恶性疾病，以及各种先天和获得性骨代谢异常疾病等。

五、预防和治疗

1. 一般治疗·对于预期使用GC超过3个月的患者，无论使用GC量的多少，建议给予生活方式的干预，包括戒烟、避免过量饮酒、适当接受阳光照射、适量运动和防止跌倒。

2. 药物治疗·目前防治GIOP的主要药物有钙剂、维生素D（或活性维生素D及其类似物）和二膦酸盐。

（1）钙剂和普通或活性维生素D：对于预期使用GC超过3个月的患者，无论使用GC量的多少，建议开始同时给予补充钙剂和普通或活性维生素D。建议长期接受GC治疗的患者，联合使用普通或活性维生素D和钙剂防治GIOP，每日摄入钙元素和维生素D总量（包括食物来源）分别为1 000～1 200 mg和600～800 U。与普通维生素D相比，活性维生素D可能更适于老年人、肾功能不全及1α-羟化酶缺乏者，并还有免疫调节和抗跌倒作用（增加肌力和平衡能力）。活性维生素D包括1,25-$(OH)_2$-D_3（骨化三醇）和1α-OH-D_3（α-骨化醇），前者不需经肝脏和肾脏羟化酶即有活性，推荐剂量为0.25～0.5 μg/d，后者经25-羟化酶羟化为1,25-$(OH)_2$-D后即具生物活性，推荐剂量为0.5～1.0 μg/d。

钙剂的主要不良反应是胃肠道反应和便秘等，当出现这些不良反应时，可改换为其他剂型。长期用活性维生素D及其类似物应定期监测血钙和尿钙水平。

（2）二膦酸盐：使用GC前已有骨量减少、骨质疏松和（或）脆性骨折的患者，在排除继发因素后，建议按原发性骨质疏松的治疗原则进行规范治疗。对于服用GC前无骨质疏松的患者，但具有中高度骨折风险（表13-20-1），应在补钙和维生素D的基础上，首选加用口服二膦酸盐。

表13-20-1 GC治疗患者骨折风险分层

	年龄≥40岁	年龄<40岁
高度骨折风险	既往有骨质疏松性骨折病史 髋或椎体骨密度（BMD）T值≤-2.5（年龄≥50岁男性和绝经后女性） FRAX（根据糖皮质激素调整）10年的主要骨质疏松性骨折风险≥20% FRAX（根据糖皮质激素调整）10年的髋部骨折风险≥3%	既往有骨质疏松性骨折病史
中度骨折风险	FRAX（根据糖皮质激素调整）10年的主要骨质疏松性骨折风险在10%～19% FRAX（根据糖皮质激素调整）10年的髋部骨折风险>1%和<3%	髋或椎体骨密度（BMD）Z值<-3 或快速骨量丢失（1年内髋部或椎体骨量丢失≥10%） 和糖皮质激素用量≥7.5 mg/d，使用≥6个月
低度骨折风险	FRAX（根据糖皮质激素调整）10年的主要骨质疏松性骨折风险<10% FRAX（根据糖皮质激素调整）10年的髋部骨折风险≤1%	除使用糖皮质激素外未有任何以上风险因素

若GC治疗>7.5 mg/d，应将FRAX生成的骨折风险增加到1.15倍以得到常见OP骨折风险，增加到1.2倍以得到髋骨骨折风险

二膦酸盐是目前治疗GIOP的一线用药。关于目前可用的二膦酸盐种类、适应证、疗效及用法详见表13-20-2。二膦酸盐是通过与骨骼中羟磷灰石结晶结合，抑制结晶吸收、聚集和骨形成，同时促进破骨细胞凋亡，从而治疗骨质疏松。多项随机对照试验证实，二膦酸盐可显著提高服用GC患者腰椎及股骨近端骨量，并降低椎体骨折发生率。

表 13 - 20 - 2　可用于治疗 GIOP 的二膦酸盐类药物

二膦酸盐	适 应 证	疗 效	用 法	注 意
阿仑膦酸钠	绝经后骨质疏松症、男性骨质疏松症和 GIOP	显著增加腰椎及髋部骨密度，显著降低椎体及非椎体骨折风险	70 mg，每周 1 次，空腹口服（或 10 mg，每日 1 次，口服）；建议空腹，200～300 ml 白开水送服，服药后 30 min 内不平卧，保持直立位，避免进食任何饮料、食物和药物	胃及十二指肠溃疡、反流性食管炎者慎用，肌酐清除率 <35 ml/min 禁用
依替膦酸钠	原发性骨质疏松症、绝经后骨质疏松症和药物引起的骨质疏松症	增加腰椎和髋部骨密度，降低椎体骨折风险	间歇周期性给药，两餐间口服 0.2 g，每日 2 次，服药 2 周，停药 10 周，每 3 个月为 1 个疗程。服药 2 h 内避免进高钙食物及含矿物质的维生素或抗酸药	肾功能损害、孕妇及哺乳期妇女慎用
伊班膦酸钠	绝经后骨质疏松症	增加腰椎和髋部骨密度，降低椎体及非椎体骨折风险	2 mg+250 mg 0.9% 氯化钠注射液，每 3 个月 1 次静脉滴注（2 h 以上）	肌酐清除率 <35 ml/min 者禁用
利塞膦酸钠	绝经后骨质疏松症和 GIOP	增加腰椎和髋部骨密度，降低椎体及非椎体骨折风险	5 mg，每日 1 次或 35 mg，每周 1 次口服，服用方法同阿仑膦酸钠	胃及十二指肠溃疡、反流性食管炎者慎用
唑来膦酸钠	绝经后骨质疏松症	显著增加腰椎和髋部骨密度，降低椎体及非椎体骨折风险	5 mg，静脉滴注 15 min 以上，每年 1 次	肌酐清除率 <35 ml/min 者禁用

二膦酸盐总体安全性较好，但应监测以下情况：① 胃肠道反应，应严格按药物说明服用，并慎用于活动性胃十二指肠溃疡及反流性食管炎者。② 一过性发热、骨痛和肌痛等类流感样症状，多见于静脉滴注含氮二膦酸盐者，症状明显者可用非甾体抗炎药或解热止痛药对症处理。③ 肾功能，有肾功能异常者应慎用或酌情减少药量，特别是静脉用二膦酸盐者。肌酐清除率 <35 ml/min 禁用。④ 关注颌骨坏死，二膦酸盐相关颌骨坏死主要发生于已有严重牙周病或多次口腔科手术的骨髓瘤、乳腺癌及前列腺癌化疗患者，而在骨质疏松患者的发生率并未因服用二膦酸盐而增高，因此对有严重牙周病或需行多次口腔科手术者不建议新加用二膦酸盐或至少停用二膦酸盐 3 个月。

（3）其他骨质疏松药物：除二膦酸盐类药物（阿仑膦酸钠、利塞磷酸钠、唑来膦酸），指南还推荐特立帕肽、地舒单抗、雷洛昔芬（仅绝经后女性）治疗和预防 GIOP。特立帕肽属于甲状旁腺素类似物（PTHa），是当前促骨形成的代表性药物。间断使用小剂量 PTHa 能刺激成骨细胞活性，促进骨形成，增加骨密度，改善骨质量，降低椎体和非椎体骨折的发生风险。一般认为需治疗 1.5～2 年，停药后应序贯使用抗骨吸收药物以维持或增加骨密度。地舒单抗是核因子-κB 受体活化因子配体（RANKL）的抑制剂，为特异性 RANKL 的完全人源化单克隆抗体，能够抑制 RANKL 与其受体 RANK 的结合，减少破骨细胞形成、功能和存活，从而降低骨吸收，增加骨量，改善皮质骨或松质骨的强度。但是目前尚缺乏使用免疫抑制剂治疗患者使用的安全性数据，因此在这类患者需谨慎使用。雷洛昔芬总体安全性好。一项 RCT 提示雷洛昔芬可使 GIOP 患者椎体骨折发生率下降 4.5%（无统计学意义），雷洛昔芬可使 GIOP 患者椎体骨折发生率下降 4.5%（无统计学意义），但是考虑到雷诺昔芬可能导致既往存在冠心病或主要冠状动脉事件高风险的绝经后女性发生卒中和（或）增加深静脉血栓和肺动脉栓塞，因此绝经后的女性仅在其他药物有禁忌的情况下才考虑雷诺昔芬治疗。

参考文献

[1] NIH consensus development panel on osteoporosis prevention, diagnosis, and therapy. osteoporosis prevention, diagnosis, and therapy[J]. JAMA, 2001, 285(6): 785 - 795.

[2] Compston J. Management of glucocorticoid-induced osteoporosis[J]. Nat Rev Rheumatol, 2010, 6(2): 82 - 88.

[3] 张学武, 姚海红, 梅轶芳, 等. 全国多中心使用糖皮质激素风湿病患者骨质疏松调查[J]. 中华临床免疫和变态反应杂志, 2017, 11(3): 277 - 284.

[4] 中华医学会风湿病学分会. 糖皮质激素诱导的骨质疏松诊治的专家共识[J]. 中华风湿病学杂志, 2013, 17(6): 363 - 368.

[5] 纪宗斐, 张卓君, 鲍春德, 等. 糖皮质激素相关骨质疏松的流行病学调查[J]. 中华风湿病学杂志, 2014, 18(8): 520 - 524.

[6] Figliomeni A, Signorini V, Mazzantini M, One year in review 2018: progress in osteoporosis treatment[J]. Clin Exp Rheumatol, 2018, 36(6): 948 - 958.

[7] 张学武. 2010 年美国风湿病学会最新糖皮质激素诱导的骨质疏松共识备受关注[J]. 中华风湿病学杂志, 2011, 15(3): 145 - 146.

[8] Buckley L, Guyatt G, Fink HA, et al. 2017 American College of Rheumatology Guideline for the prevention and treatment of glucocorticoid-induced osteoporosis[J]. Arthritis Rheumatol, 2017, 69(8): 1521 - 1537.

[9] Wong CA, Walsh LJ, Smith CJ, et al. Inhaled corticosteroid use and bone-mineral density in patients with asthma[J]. Lancet, 2000, 355(9213): 1399 - 1403.

第二节 · **糖尿病性骨质疏松**

赵红燕　刘建民

2 型糖尿病的发病率在世界范围内呈逐渐上升态势，流行病学研究提示中国成人中 2 型糖尿病的患病率高达 11% 左右。2 型糖尿病所致的各类慢性并发症，是导致我国成人全因死亡的主要原因，而 2 型糖尿病患者骨折风险问题及其与全因死亡的关系，也受到越来越多的关注。和非糖尿病患者相比，2 型糖尿病患者在较高骨密度（BMD）的情况下，仍然存在高骨折风险，且各种糖尿病治疗可能对骨骼产生影响，以及糖尿病相关慢性并发症也会增加骨折风险。一项来自中国东北 60 岁以上人群的研究发现 2 型糖尿病患者的骨折发生率为 7.3％，明显高于普通人群的 5.2％。同样，最新来自德国的研究发现青少年起病的 1 型糖尿病患者的骨折率是健康对照者的 2 倍，且与较高的年龄和 HbA$_{1C}$ 相关。多重因素给临床管理糖尿病患者的骨折风险带来了巨大挑战。

一、糖尿病患者骨质量下降，骨折风险升高

1. 1 型糖尿病·1 型糖尿病患者多在 20 岁以前发病，存在胰岛素绝对不足、胰岛素样生长因子 1 缺乏、高血糖、渗透性利尿、自身免疫和炎症反应损害等众多因素造成患者的成骨功能减退，骨强度下降，并可能影响到峰值骨量的获得。荟萃分析发现 1 型糖尿病患者的骨量较年龄匹配的正常人减少，股骨颈 BMD 平均下降 0.055 g/cm^2，腰椎 BMD 下降 0.035 g/cm^2。同时，研究发现青少年和成人 1 型糖尿病患者的髋部骨折风险升高，男性和女性 1 型糖尿病患者的髋部骨折发生率分别是非糖尿病者的 4～6 倍。

2. 2 型糖尿病·2 型糖尿病患者虽然存在高骨量，但同样存在高骨折风险，其骨折部位多见于髋部、足部和近端股骨。一项在绝经后妇女进行了 11 年的随访研究，发现 2 型糖尿病患者新发髋部骨折的风险是非糖尿病患者的 1.7 倍，且骨折的发生随糖尿病病程延长而升高。来自北京的研究发现绝经后 2 型糖尿病患者的非椎体骨折风险是非糖尿病人群的 2 倍。

与普通人群相反的是，2 型糖尿病患者往往在较高 BMD 下发生骨折，提示 2 型糖尿病患者的 BMD 测值会导致医师低估其骨折发生的风险。2 型糖尿病患者中同时存在的高 BMD 和较高骨折风险的矛盾现象，并不说明 BMD 不能预测其发生骨折的风险；同时，骨质量受损是导致 2 型糖尿病患者存在高骨折风险的重要内因，外因则是糖尿病患者更容易跌倒，而低血糖、夜尿增加、视力下降、平衡功能减退、直立性低血压及反应减退等都与糖尿病患者的跌倒及其引起的骨折有关。

3. 糖尿病患者的骨质量评估·骨强度下降、骨质量受损是导致 2 型糖尿病患者高骨折风险的内在因素，但目前常用的双能 X 线骨密度仪（dual-energy X-ray absorptiometry, DXA）无法检测到骨强度的变化。目前可采用骨折风险评估工具（fracture risk assessment tool, FRAX）、骨小梁评分（trabecular bone score, TBS）、高分辨率外周定量计算机断层扫描（high-resolution peripheral quantitative computed tomography, HR-pQCT）评估糖尿病患者骨折风险。

FRAX 是 WHO 推荐的在线（http://www.shef.ac.uk/FRAX/index.htm）骨折风险评估工具，网站有中文界面，通过输入包含性别、年龄、身高、体重、既往脆性骨折史、父母髋部骨折史等 12 项因素，计算未来 10 年髋部骨折和主要骨质疏松骨折的发生概率。2017 版《中国原发性骨质疏松症诊疗指南》推荐未来 10 年髋部骨折概率≥3％或任何主要骨质疏松骨折发生概率≥20％，则需要起始骨质疏松治疗。

TBS 是一个通过评估脊柱 DXA 图像中的灰阶变化，间接评估骨小梁微结构的临床工具。荟萃研究发现 2 型糖尿病和糖尿病前期患者的 TBS 值均明显低于正常人，提示 TBS 可用于糖尿病患者骨折风险评估。来自中国的一项研究表明 TBS 联合 BMD 测值与 2 型糖尿病患者腰椎骨折的相关性优于 BMD。与 2 型糖尿病类似，1 型糖尿病患者的 TBS 也降低。

HR-pQCT 是一种新型无创的影像学检测方法，能够定量评估桡骨和胫骨远端皮质骨和松质骨的骨小梁微结构和骨矿物质密度，比 DXA 能更好地预测骨折风险。当 2 型糖尿病患者合并骨折时，以 HR-pQCT 所测得的胫骨和桡骨远端皮质骨孔隙率较不合并骨折的 2 型糖尿病患者明显增加。来自 Framingham 研究的结果则表明，2 型糖尿病患者的皮质骨体积 BMD 较低，皮质多孔性更多，胫骨的横截面面积更小。

对于临床医师来说，上述三种评估工具中，FRAX 最简便易用，但研究发现 FRAX 会低估 2 型糖尿病患者的骨折风险。近来有研究推荐联合 FRAX 评分和 TBS，或以糖尿病替换 FRAX 中的类风湿关节炎，将有助于提高对 2 型糖尿病患者骨折风险的预测能力。鉴于调整 FRAX 参数后，有助于提高其评估 2 型糖尿病患者骨折风险的能力，且各种调整方案没有明显的优劣性，故建议当在中国人群中采用 FRAX 评估糖尿病患者骨折风险时，可将其中的类风湿关节炎替换为糖尿病，进行未来 10 年骨折风险评估。

二、糖尿病高危骨折风险患者的降糖药物选择

糖尿病患者，尤其是既往有骨折史或同时合并多种糖尿病慢性并发症，如糖尿病周围神经病变和视网膜病变的潜在高危骨折风险患者，在制定降糖方案时，应避免使用噻唑烷二酮（TZD）类药物，这类药物中的罗格列酮可增加糖尿病患者的骨折风险。可选择对骨骼有一定保护作用的二甲双胍、GLP-1 受体激动剂，或其他对骨折呈中性影响的药物如 DPP-4 抑制剂、α-糖苷酶抑制剂。而在磺脲类或胰岛素的应用中，一定注意避免出现严重低血糖，以免导致骨折风险的增加。SGLT2 抑制剂通过促进尿糖排泄、降低体重等多重作用，起到降低血糖的疗效。因其会增加肾小管对磷的重吸收，可能影响到钙磷代谢，使血磷升高，刺激 PTH 分泌，造成骨吸收增强，个别 SGLT2 抑制剂也有骨折风险升高的报道，对此应予以注意。

代谢手术是近年来治疗肥胖糖尿病的一种方法，但代谢手术后出现的体重快速下降、摄食不足和肠道营养吸收不良等，会影响患者的骨骼健康。研究发现，减重手术 1 年、2 年、5 年和 5 年后患者的骨折率分别为 1.6％、2.37％、1.69％ 和 2.06％，而对照的非手术组则分别为 1.51％、1.65％、1.53％ 和 1.42％。因此，对拟进行代谢手术的患者，需在术前仔细评估其骨折风险，并在术后给予必要干预。

三、糖尿病患者骨折风险的综合管理和骨质疏松药物治疗

无论 1 型糖尿病还是 2 型糖尿病患者，在骨折风险的综合管理中控制血糖是关键，同时需平稳降糖。其次，倡导健康生活方式，建议糖尿病患者改变生活方式、适度运动、均衡饮食，补充足够的钙和维生素 D。对于 1 型糖尿病患者，在增加体力活动时，需注意调整进食和胰岛素剂量，避免出现低血糖后的跌倒，导致骨折风险增加。对于 2 型糖尿病患者，同样应注意在胰岛素应用中可能出现的低血糖导致的骨折风险增加，在选用口服降糖药物时，应尽量选用不影响骨代谢，甚或

有骨保护作用的降糖药物。

2018年7月国际骨质疏松基金会(IOF)骨与糖尿病工作组建议采用DXA腰椎或髋部BMD T值-2.0作为糖尿病患者骨折干预的阈值,但同时也指出该切点可能更适合于欧洲人群。该工作组进一步建议应该对糖尿病患者每年评估骨折风险,每2年监测BMD,如果连续2次的BMD检查显示骨量丢失≥5%或T值接近-2.0,也可以考虑开始骨质疏松治疗。

中国糖尿病患者的病理生理特点不同于西方国家患者,但对于哪些糖尿病患者、何时开始抗骨质疏松药物治疗等临床问题,目前国内的专家共识是采用与非糖尿病患者一样的策略。凡具备以下情况之一者,需给予抗骨质疏松药物治疗:①椎体或髋部脆性骨折;②DXA(腰椎、股骨颈、全髋或桡骨远端1/3)BMD的T值≤-2.5;③骨量低下(-2.5<T值<-1.0),伴有脆性骨折(肱骨上段、前臂远端或骨盆);④和(或)FRAX计算出的10年髋部骨折概率≥3%,或任何主要骨质疏松性骨折概率≥20%。

对于糖尿病患者的骨质疏松药物治疗,推荐在通过阳光照射或补充普通维生素D的同时,可以采用抗骨吸收制剂或骨形成促进剂,其基本使用原则、方法和疗程同原发性骨质疏松症。如果拟采取序贯治疗,则先行促骨形成治疗,后行抗骨吸收治疗。

综上,1型糖尿病和2型糖尿病患者的骨质量受损,骨折风险升高。2019年《糖尿病患者骨折风险管理中国专家共识》已经发布,这将有助于广大临床医师在关注糖尿病患者血糖的同时,关注糖尿病患者的骨骼健康,为糖尿病性骨质疏松的临床诊治提供指导。

第三节 · 甲状腺功能亢进症与骨质疏松症

早在一个多世纪以前,von Recklinghausen就最早描述了甲状腺功能亢进症(甲亢)患者会出现骨丢失。甲亢患者的骨形成指标,如碱性磷酸酶(ALP)和骨钙素(BGP),以及骨吸收指标,如吡啶啉(Pyd)等都升高。因此,甲亢引起的骨丢失属高转换型。组织形态学分析发现甲亢患者的破骨细胞数目和骨吸收面积增加,同时松质骨体积减小。如果病情持续存在,将发展到骨质疏松和骨折。

一、甲状腺激素对骨的作用

甲状腺激素对骨有双重作用。生理量的甲状腺激素可促进骨成熟,一旦过量后,就会加快骨转换,减少骨矿含量。体外研究表明高水平的T_3可抑制骨祖细胞向成骨细胞分化,但也能促进成熟成骨细胞的功能活性。

成骨细胞表达甲状腺激素受体。甲状腺激素可刺激大多数成骨细胞产生ALP和BGP。甲状腺激素对骨的作用还与胰岛素样生长因子(IGF)系统有关。IGF-1可增加骨细胞增殖和胶原及非胶原蛋白合成,而IGF结合蛋白(IGFBP),如IGFBP-2和IGFBP-3可抑制IGF-1的作用。研究表明T_3可刺激大鼠成骨细胞产生IGFBP-2和IGFBP-3。

甲状腺激素对破骨细胞具有间接作用,其骨吸收机制涉及的因素很多,同成骨细胞或其他细胞有一定关系。吲哚美辛(消炎痛)可抑制甲状腺激素对新生胎鼠颅骨的骨吸收作用,说明这同前列腺依赖的作用途径有关。甲状腺激素可通过各种细胞因子或生长因子,影响骨吸收。成骨细胞可分泌IL-6,诱导形成破骨细胞,刺激骨吸收。IL-1、PGF-2α、TNF-α和PTH等都可促进IL-6的产生和分泌。对成骨样MC3TC-E1细胞的研究发现,T_3可抑制PGF-2α诱导产生IL-6的能力,但可明显增强IL-1介导的IL-6合成。这些结果提示T_3可通过调节IL-6的产生,影响骨代谢。此外破骨细胞上有IL-8受体,IL-8对破骨细胞的发育和活性也有一定的作用。研究发现甲亢患者的血清IL-6和IL-8升高,并与血清T_3和FT_4呈正相关。随着治疗后甲状腺功能正常,这两种细胞因子的水平也逐渐下降到正常范围内。虽然甲状腺滤泡细胞也表达IL-6和IL-8 mRNA,而且在甲亢患者中表达增加,但甲状腺癌患者切除甲状腺后,血清中仍然含有大量IL-6和IL-8,说明这些细胞因子来自甲状腺外。IL-6是介导雌激素不足引起骨质疏松的重要细胞因子,因此推测T_3过多所造成的破骨活性增强也有可能与IL-6等细胞因子的变化有关。

与PTH不同的是,甲状腺激素对骨的作用发生得较慢,最大反应也较低,只有PTH作用的50%。

二、甲亢患者的骨生化指标、骨密度变化和骨折

甲亢者的骨密度一般会下降12%～20%,而且患者的髋骨骨折率升高,尤其是当基线TSH<0.1 mU/L时,髋骨和椎骨骨折的风险分别增加3.6倍和4.6倍。即使在纠正了血清TSH和骨密度后,曾经患过甲亢仍然是髋骨骨折的一个危险因素,提示甲亢患者的骨质量下降可能起着比骨密度更重要的作用。

甲亢患者的血清ALP、BGP、尿吡啶啉和Ⅰ型胶原交联氨基末端肽(NTx)升高,并且与甲状腺激素,如T_3、FT_3、FT_4有正相关关系。有研究报道40%～80%的甲亢患者会出现骨形成和骨吸收指标的升高。甲亢患者的尿Pyd较正常妇女升高6倍,NTx比正常均值高8倍,而骨特异的碱性磷酸酶(B-ALP)和BGP只上升2倍左右,再次提示甲亢患者的骨代谢特点是骨吸收超过骨形成。

甲亢患者开始治疗后,骨生化指标的变化各有特点。例如,尿吡啶啉和脱氧吡啶啉在抗甲状腺治疗后数周内即恢复正常。然而,有研究发现虽然甲亢者血清FT_3和FT_4在治疗12周后就一直正常,但尿NTx要到1年后才完全正常,其浓度变化的10%仍然决定于正常范围内的T_3水平,提示对某些病例需要采取更积极的抗甲状腺治疗,以使骨吸收指标更快、更明显地下降。血清ALP和BGP在抗甲状腺治疗后先升高,然后逐步下降,尤其是在治疗的最初12周内,T_3与ALP和BGP呈负相关。骨生化指标的这些变化提示在抗甲状腺治疗后骨吸收减弱而骨形成增强。

但是,如果仅以甲状腺激素水平来判断疗效或疾病活动性往往是不够的。有些患者虽经治疗,甲状腺激素水平恢复到正常,但TSH可能仍然偏低,甚至还存在着TSH受体抗体(TRAb),此时患者尚处于高转换状态下,血清B-ALP、尿Pyd和Dpd明显升高,并与血清TRAb呈正相关,而与TSH水平无关。即使在TSH正常的甲亢患者中,TRAb也与骨生化指标呈正相关,提示TRAb可能还是一个反映甲亢患者骨代谢状态的指标,这是否同

成骨细胞上的 TSH 受体有关还有待进一步的研究。但不管怎样，在治疗甲亢患者时，无论是从甲亢本身，还是从骨代谢方面讲，都应以 TSH 和 TRAb 恢复正常为目标。

甲亢患者的骨丢失可部分逆转。经过治疗使甲状腺功能恢复正常后，在 1～5 年的时间里，特别是在治疗后的 9～12 个月，患者的骨密度可有不同程度的提高，但仍然比性别和年龄配对的对照者低 5% 左右。因此，甲亢患者仍然是骨质疏松性骨折的高危人群，这一点已经被流行病研究证实。

三、T₄治疗与骨丢失

目前甲状腺激素的应用非常广泛，可用于甲状腺切除后的替代治疗和自身免疫性甲状腺疾病等。由于甲状腺激素治疗有可能引起亚临床性甲亢，这种治疗是否也会造成骨量丢失一直就是人们所关心的。1987 年，Ross 等首先报道甲状腺激素治疗会使骨量下降，此后有一段时间内，类似的报道很多，但最近对此又提出了不同的看法。因此，了解服用多大剂量的甲状腺激素后就会造成骨丢失是非常有意义的。

研究发现每日 T₄ 300 μg 治疗 3 周后，骨形成和骨吸收生化指标就会升高。对 196 位平均服用甲状腺激素 20.4 年的妇女调查结果发现每天 T₄ 剂量超过 1.6 μg/kg 时，桡骨、髋部和腰椎的骨密度就会下降。对 13 篇文献进行荟萃分析后，发现平均 39.6 岁的绝经前妇女，以 LT₄ 164 μg/d 治疗 8.5 年后，每年的骨丢失比对照组多 0.31%，骨量比对照组低 2.67%。当然，除剂量以外，其他因素，如年龄、停经状态和摄钙量等都会影响骨质疏松的风险。另一荟萃分析也发现当甲状腺激素治疗使 TSH 低于正常或对 TRH 反应减退或当每日的 T₄ 剂量超过 200 μg 时，会造成绝经后妇女骨量轻度，但有意义的下降，其幅度一般不超过 0.5SD；而一般的甲状腺激素替代治疗又会使绝经前妇女的骨量减少。

第四节·甲状旁腺功能亢进症对骨的作用

甲状旁腺素（PTH）是维持机体钙平衡的重要激素之一，它直接作用于骨和肾，促进骨钙动员和肾对钙的重吸收，通过促进 1α-羟化酶使 25-OH-D₃ 转化为活性 1,25-(OH)₂-D₃，间接起到加强肠钙吸收的功能。PTH 对骨的作用比较复杂，既有分解作用，也有合成效应。现在一般认为长期高浓度的血清 PTH 促进骨吸收，而间歇性升高时则会促骨合成作用。原发性和继发性甲状旁腺功能亢进都会在不同程度上对骨产生影响。

一、PTH 及其受体

PTH 最先在甲状旁腺中以前甲状旁腺激素原（prepro PTH）形式合成，这一 115 个氨基酸的多肽经细胞内转运、加工，在高尔基体内装配为成熟 PTH₁₋₈₄。人 PTH 基因位于第 11 号染色体短臂（11p15），有 2 个内含子和 3 个外显子组成。

决定 PTH 生物活性的分子结构主要位于 N 端的 1～34 位氨基酸，其中 1～6 位是活化受体信号传递的关键区域，对激素与受体的亲和力也起一定作用，而 25～34 位则是主要的受体结合区，同时对激素的信号传递也有影响。

PTH 受体是一种与 G 蛋白偶联的细胞膜受体超家族，成员还包括降钙素、血管活性肠肽、促胰液素、胰高血糖素、生长激素释放激素和促糖皮质激素释放激素等受体，这些受体的共同特点是氨基酸组成相似，有 7 个跨膜结构，受体 N 端胞外段与配体结合有关，其中的 8 个半胱氨酸残基可能对维持受体空间构象起重要作用，受体的 3 个胞质环，尤其是第 3 胞内环通过各种 G 蛋白，如 Gs、Gi 和 Gq 分别与腺苷酸环化酶-cAMP-蛋白激酶 A（PKA）和三磷酸肌醇（IP₃）-胞质 Ca²⁺-蛋白激酶 C（PKC）这两条信号传递途径偶联，受体第 2 胞内环上第 319 位的 lys 可能对活化 PKC 途径起关键作用，受体 C 端尾段可能与 Gi 蛋白偶联。

二、PTH 的信号传递途径及对骨的作用

PTH 受体与多种 G 蛋白偶联。Gsα 和 Giα 分别活化和抑制腺苷酸环化酶，影响 cAMP 生成和 PKA 活性，Giα 和 Gqα 激活磷脂酶 C（PLC），生成三磷酸肌醇（IP₃）和 1,2 甘油二酯（DAG），IP₃ 促使内质网膜上的 Ca²⁺ 通道开放，释出 Ca²⁺，DAG 激活 PKC，使蛋白质磷酸化。cAMP/PKA 和 PLC 是介导 PTH 生物效应的主要信号途径。

PTH 通过影响骨代谢而调节血钙，它既有骨吸收作用又有骨形成效应，治疗的反应取决于所用 PTH 的剂量和时间，每日小剂量注射能增加动物和人的骨量，大剂量或持续输注又造成骨丢失。PTH 这一对骨的双重作用活性都存在于其 84 个氨基酸分子组成中的前 34 个。

（一）PTH 的骨吸收作用及其信号途径

PTH 的溶骨作用是最为人们熟悉的，一般认为破骨细胞上没有 PTH 受体，而成骨细胞有，所以 PTH 并不能直接影响破骨细胞，而是首先作用于成骨细胞，调节成骨细胞基因表达，通过后者分泌各种细胞因子，向破骨细胞传递信号。如成骨细胞受 PTH 刺激分泌的 IL-1 和 IL-6 和破骨细胞分化因子（OPG-L）可沟通成骨-破骨细胞之间联系，活化破骨细胞。动物实验中小剂量 PTH 持续刺激可明显升高血清 IL-6，并与骨吸收生化指标的上升有很强的相关性。成骨细胞还能在 PTH 作用下分泌金属蛋白酶，尤其是胶原酶，加强组织型纤溶酶原激活物（t-PA）活性，分解骨基质，PTH 还能通过诱导成骨细胞表达 c-Fos 基因，影响骨吸收。目前也有观点认为 PTH 可直接作用于破骨细胞，发挥骨吸收效应。Tong 等发现破骨细胞表达 PTH 受体 mRNA，也存在 Gs 和 Gi，但具体组成明显不同于成骨细胞。PTH 可以通过 Gs、Gi 等调节破骨细胞产生酸性物质，介导骨吸收。

PTH 促骨吸收活性也是通过 cAMP/PKA 和 PKC 途径而实现的。如 PKA 的拮抗剂 Rp-cAMP 可阻断 PTH 的骨吸收作用。将新生（2～4 日）Sabra 大鼠颅盖骨分别与腺苷酸环化酶抑制剂 SQ-22536 和 PKC 抑制剂 staurosporine 体外共孵育，随后予 PTH 刺激，观察骨钙释放，发现 staurosporine 并不改变 PTH 诱导的 cAMP 生成，却能完全抑制 Ca²⁺ 外流，而 SQ-22536 在抑制了腺苷酸环化酶活性及 cAMP 的产生后，仅部分减少 PTH 诱导的骨钙释放，说明 PKC 途径是 PTH 介导骨吸收，调节钙平衡的主要机制。

（二）PTH 的骨形成作用及其信号途径

PTH 对骨的另一重要作用是促骨合成，能刺激大鼠皮质

骨和松质骨生长,并已开始应用于对人骨质疏松症的治疗。

给骨质疏松雌性大鼠注射 PTH 后,大鼠体内总钙量恢复到正常水平,每日注射人 PTH(1-34)可剂量依赖性地增加去卵巢(OVX)和维生素 D 不足大鼠的松质骨钙量和干重,纠正骨丢失,促进骨形成,其作用优于雌激素、二膦酸盐和氟化物。每日注射 PTH 在发挥成骨作用时是否会同时增加骨吸收?对这一问题尚存不同看法。但至少在大鼠模型中,松质骨骨量的增加不是以丢失皮质骨为代价的,相反,PTH 间断治疗也会促进皮质骨形成,即它对椎体、股骨皮质骨和股骨颈等处都有促合成作用,且对雌性、雄性及不同年龄的大鼠都有效,较大的动物如犬在接受 PTH 间断治疗后,松质骨形成增加,骨小梁连续性改善,而皮质骨厚度及多孔性并不受影响。PTH 促进骨形成的作用可能主要是通过增加现存的骨小梁(Tb. Th)而不是增加骨小梁数目(Tb. N)而实现的。PTH 单独或联合应用雌激素甚至还能部分恢复骨小梁连续性,而且与氟化钠不同的是,受 PTH 刺激形成的骨是正常的。PTH 可提高骨机械活性,增加椎体、股骨颈和股骨干强度,这一特点使之更适合治疗骨质疏松。

PTH 是如何通过信号系统促进骨形成,以及不同 PTH 片段对其成骨效应有何影响,一直是人们研究的重点。PTH N 端的前 1~7 位,尤其是前 2 位氨基酸及 20~34 或 20~31 位受体结合区是刺激腺苷酸环化酶所必需的,而 29~32 或 28~34 位则参与激活 PKC 系统,没有 N 端的 PTH 片段只能选择性地活化 PKC 而不影响 cAMP,给去卵巢(OVX)大鼠分别每日注射 PTH_{1-38} 和 PTH_{3-38},共 4 周,发现 PTH_{1-38} 能恢复骨量,改善骨生物机械特性,而 PTH_{3-38} 无此作用,说明 PTH 的成骨作用是建立在完整的 N 端基础上。从反映骨生化及骨形态的指标看,PTH_{1-38} 能增加大鼠血清骨钙素、成骨细胞表面积,松质骨厚度和骨形成速度等,而 PTH_{2-38} 的成骨活性仅为 PTH_{1-38} 的 10%~25%,$hPTH_{3-38}$ 则无作用。同样,那些只能刺激 PKC,而对腺苷酸环化酶影响小的 PTH 类似物或片段,如 desamino-PTH_{1-34}、PTH_{8-84} 和 PTH_{28-48} 对大鼠松质骨和皮质骨的生长都没有促进作用,对成骨细胞受 PTH 片段刺激后各种基因产物的分析也提示 PTH 发挥成骨效应的主要信号途径是 cAMP/PKA。

三、原发性甲状旁腺功能亢进症的骨表现

(一) 对骨密度和骨折率的影响

原发性甲状旁腺功能亢进的经典临床表现,如严重高钙血症和纤维囊性骨炎等现在越来越少,近 80% 的患者没有特殊症状,对骨密度的研究则提示原发性甲状旁腺功能亢进症较为主要的一个表现是骨量减少,25%~50% 的患者骨密度 Z 值低于 -2,而且主要是皮质骨,如远端桡骨受累,松质骨(椎骨)骨密度可不变或轻度上升。对甲状旁腺功能亢进患者的骨活检结果提示大多数患者都有骨吸收过多的表现,只是在程度上有所不同。

轻度甲状旁腺功能亢进症患者的骨折风险与年龄配对的正常人相近,但在人群对照研究中,患者的骨折风险依然明显升高。常见的骨折部位是前臂、腰椎和股骨颈。原发性甲状旁腺功能亢进症患者在诊断时和手术前的骨折风险升高,术前 5~6 年时的风险最高,患者术后的骨折风险下降,但前臂

骨折风险即使在术后 10 年仍然增加。年龄、女性和术前至少有过一次骨折是骨折风险升高的影响因素。

(二) 手术治疗后骨密度的变化

原发性甲状旁腺功能亢进患者在切除甲状旁腺后,全身、腰椎和股骨颈骨密度在术后 6~12 个月升高 2%~12%,绝经后妇女更可高达 20%,有的可持续 10 年左右,而且骨密度升高幅度最大的往往是术前骨密度最低的部位。患者椎骨骨密度可能还与术前血清 ALP 和 PTH 呈正相关。手术后患者松质骨骨密度持续升高的原因可能与骨矿化增加、PTH 恢复正常脉冲式分泌有关。

虽然皮质骨比松质骨更容易受到 PTH 分解作用的影响,但是即使前臂骨密度在甲状旁腺术后的最初阶段内会有较明显的升高,其最后结果仍然偏低。手术与否对患者前臂骨密度的影响似乎不大。

美国 NIH 建议原发性甲状旁腺功能亢进症的手术指征是:① 血钙 >12 mg/dl;② 每日尿钙 >400 mg;③ 有明显的甲状旁腺功能亢进症状,如结石、纤维囊性骨炎或典型的神经肌肉表现;④ 皮质骨骨密度明显降低(Z 值 < -2.5);⑤ 无其他原因时,肌酐清除率下降;⑥ 年龄不到 50 岁。

对达到和未达到 NIH 标准,但都进行了甲状旁腺手术的患者研究发现,年龄(≥50 岁和 <50 岁)、血钙(≥12 和 <12 mg/dl)或是否有结石并不影响术后腰椎和桡骨骨密度的升高,但术前皮质骨(桡骨)骨密度 Z 值低于 -2 的患者术后腰椎和桡骨骨密度的升高程度超过术前桡骨骨密度 Z 值在 -2 以上的患者。多元回归分析提示术前血清 ALP 和皮质骨骨量的下降程度是预报术后腰椎骨密度变化的最好指标。这一研究结果提示在选择手术病例时,除 NIH 标准外,还可参考其他骨生化和骨密度指标。

(三) 不进行手术治疗对骨密度的影响

对未进行甲状旁腺手术治疗的无症状性患者的 10 年随访发现,这些患者的腰椎和股骨颈骨密度可保持稳定,桡骨骨密度可不变或下降。甲状旁腺功能亢进患者的骨密度未出现与增龄有关的下降,其原因很可能就是 PTH 对松质骨有着促合成作用。虽然对原发性甲状旁腺功能亢进症患者采取保守治疗时,骨生化和骨密度不会有进行性发展,但切除甲状旁腺后,包括绝经后患者的桡骨和腰椎骨密度可升高 10% 左右,因此似有必要对绝经后甲状旁腺功能亢进患者采取手术治疗。

四、继发性和三发性甲状旁腺功能亢进症

继发性甲状旁腺功能亢进症是指由于钙代谢紊乱而引起的甲状旁腺反应性功能亢进。根据病情严重程度可表现为不同程度的钙感受异常、甲状旁腺肥大和增生。长期的钙代谢异常又会使继发性甲状旁腺功能亢进演变为甲状旁腺自主性分泌 PTH,导致高钙血症,即形成三发性甲状旁腺功能亢进。多种疾病可引起继发性和三发性甲状旁腺功能亢进。

(一) 肾功能减退

随着年龄的增加,肾功能逐步下降。人群中的肾小球滤过率从 20 岁时的 125 ml/min 降低到 80 岁时的 60 ml/min,而且血清 PTH 随年龄和血清肌酐而升高。尿毒症患者有多种可刺激甲状旁腺,导致继发性甲旁亢的因素,如高磷血症,

1,25-(OH)$_2$-D$_3$合成不足，甲状旁腺组织中1,25-(OH)$_2$-D$_3$受体（VDR）下调，VDR与维生素D反应元件结合障碍，钙调定点改变及低血钙等。患者的血PTH一般高于185 pg/ml。尿毒症性继发性甲旁亢根据甲状旁腺的增生程度可表现为不同的PTH可抑制程度，大致可分为反应性、不应性和三发性甲状旁腺功能亢进。反应性患者在纠正高血磷、低血钙和1,25-(OH)$_2$-D$_3$不足后可使血PTH降至正常，这类患者的甲状旁腺轻度增生，对低血钙刺激反应过度。约5%的终末期肾衰竭患者会出现三发性甲旁亢，表现为血PTH极度升高，并伴有高转换型代谢性骨病和高钙血症。不应性甲旁亢患者虽经治疗血PTH依然明显升高，与三发性不同的是它没有高钙血症。不应性和三发性甲状旁腺功能亢进患者的血PTH一般超过1 500 pg/ml。

慢性肾功能减退患者的骨病是甲状旁腺功能亢进和其他因素共同作用的后果。有些患者表现为尿毒症性骨病，其特点是成骨细胞和破骨细胞功能活跃，以骨吸收为主。有些患者表现为无动力性骨病或骨软化症，类骨质过量积聚，仅有轻度的甲状旁腺功能亢进。50%～75%的肾性甲状旁腺功能亢进患者的桡骨骨密度明显降低，25%～40%的患者任一部位的骨密度Z值低于－2，有的可出现纤维囊性骨炎。

对肾性甲状旁腺功能亢进症的治疗方法主要是提高血钙，可口服活性维生素D类似物或静脉冲击治疗。严重患者可手术治疗。进行血透的患者在切除甲状旁腺后，骨密度可升高7%～23%，几乎恢复正常。但肾移植的患者即使行甲状旁腺切除术，其骨密度也仅略微升高，这可能与肾移植患者病程更长和使用免疫抑制剂等因素有关。

（二）维生素D缺乏

长期维生素D不足可引起继发性甲旁亢。维生素D不足的患者血清25-OH-D$_3$浓度下降，使1,25-(OH)$_2$-D$_3$和钙吸收轻度减少。较低的血钙促进PTH分泌，以增加1,25-(OH)$_2$-D$_3$合成。因此患者就在这样一种以血清PTH升高为代价的条件下，使1,25-(OH)$_2$-D$_3$基本维持于正常范围内。与维生素D充足的人相比，维生素D不足患者的血清BGP、B-ALP和尿羟脯氨酸和脱氧吡啶啉排泄都明显增加。当血清25-OH-D$_3$低于30 nmol/L时，髋骨骨密度与25-OH-D$_3$浓度有正相关关系，与血清25-OH-D$_3$＞30 nmol/L的人相比，血清25-OH-D$_3$浓度＜25 nmol/L或10 nmol/L时的股骨颈骨密度分别降低5%和10%。轻度维生素D不足，即血清25-OH-D$_3$＜47 nmol/L并不增加髋骨或椎骨骨折率。

补充钙剂和维生素D可抑制甲状旁腺功能、减慢骨转换、升高骨密度、降低髋骨骨折和其他非椎骨骨折的风险。应该特别强调对高危人群采取预防性措施。

第五节·其他原因引起的继发性骨质疏松症

一、性功能减退

雄激素下降是造成性功能减退的原因之一，高催乳素血症、Klinefelter综合征、垂体病变、血色病、糖皮质激素过多等

都会造成雄激素降低。雄激素对骨代谢的作用主要表现在影响成骨细胞增殖、生长因子和细胞因子的产生和骨基质蛋白的合成上。

成骨细胞的细胞核内存在雄激素受体（AR），雄激素和双氢睾酮对AR有相似的亲和力，都能刺激成骨细胞增殖，增加成骨细胞数目，提高1,25-(OH)$_2$-D$_3$水平。雄激素能促进成骨细胞分泌IGF和TGF-β，抑制IL-1分泌，加强骨形成，抑制骨吸收。雄激素还促进GH分泌，因此雄激素是促进身体骨骼生长的重要激素。

动物试验显示雄性大鼠去势后，尿吡啶啉和脱氧吡啶啉升高，提示骨吸收增加。男性随着年龄增加，Leydig细胞减少，睾酮下降，50岁以上的男性中约有48%的人存在不同程度的性功能减退。

曾发现2例男性患者，因雌激素受体基因突变或芳香化酶活性减低导致雌激素抵抗或雄激素向雌激素转化不足，进而造成严重骨质疏松，这提示雌激素对男性骨骼的生长发育同样非常重要。

不论病因是什么，男性性功能减退都会使骨密度下降，骨折风险增加，且以松质骨受影响的程度更大。在青春期，雄激素主要刺激增加皮质骨厚度，也能增加骺端部位的松质骨形成。若性功能减退发生在骨骺融合前，则主要累及皮质骨，补充雄激素后1年，患者的骨密度比不治疗者增加26%。成年男性长期雄激素不足，会造成骨重建周期延长，血清1,25-(OH)$_2$-D$_3$浓度下降，骨形成减慢，但也有骨生化和骨活检结果提示骨重建加快的报道。

女性自然或手术后的停经以及卵巢早衰所造成的雌激素减少，更会导致骨丢失，且以手术后停经的后果更为严重。绝经时间越早，骨质疏松症状越重。高催乳素血症、神经性厌食、Turner综合征所致的闭经、性功能减退也与骨质疏松有关。Klinefelter综合征男性患者的皮质骨面积与血清睾酮呈正相关。血色病患者因雄激素不足，椎骨骨密度下降。GH对骨骼的生长发育有重要作用，因下丘脑-垂体病变而引起的GH不足可造成骨密度下降。

二、移植

移植后骨质疏松症主要累及松质骨，移植后的6～12个月，肾脏、心脏和肝脏移植患者的椎骨骨密度分别下降6%～10%、7%～9%和3.5%～24%。而且有些患者在移植前的骨密度就已经下降。移植第2年后的骨量丢失较少，往往不到1%。患者骨折发生率可达8%～50%。

移植后骨质疏松同使用免疫抑制剂、以前就有代谢性骨病、维生素D不足、制动和性激素不足等有关，其中最主要的因素可能还是免疫抑制治疗。大剂量的皮质激素会在几日或几周内就对骨骼产生不良影响。动物研究中，环孢素可升高血PTH，加快骨转换，刺激骨吸收。一般认为移植后的3个月内，先有骨形成下降，然后破骨细胞活性增强，骨转换加快。

三、神经性厌食

神经性厌食的患者往往有多器官和系统的并发症，患者的内分泌代谢异常主要表现在月经稀少、闭经、青春期延迟、

甲状腺功能减退、皮质醇增多症、IGF－1不足等,其病变基础是下丘脑功能紊乱。

骨量减少是神经性厌食患者常有的一种并发症,约50％的患者在诊断神经性厌食时就已经骨量减少。病程达5.8年的患者,每年的骨折发生率比同年龄正常人高7倍。雌激素不足、营养不良、低体重和IGF－1不足都是造成骨量丢失的重要因素。如果神经性厌食发生于青春期,就会影响到骨量峰值的获得。因此,患者骨量减少的程度还同停经年龄和持续时间有关。

瘦素不仅同食欲有关,还是一个中枢性的骨代谢调节因子,对骨起到一定的保护作用。神经性厌食患者存在低瘦素血症,这可能也会影响骨形成和骨吸收的功能活性。

参考文献

[1] ABU EO, Horner A, Kusec V, et al. The localization of the functional glucocorticoid receptor α in human bone[J]. J Clin Endocrinol Metab, 2000, 85: 883 - 889.

[2] Xu Y, Wang L, He J, et al. Prevalence and control of diabetes in Chinese adults[J]. JAMA, 2013, 310(9): 948 - 959.

[3] Bragg F, Holmes MV, Iona A, et al. Association between diabetes and cause-specific mortality in rural and urban areas of China[J]. JAMA, 2017, 317(3): 280 - 289.

[4] Miyake H, Kanazawa I, Sugimoto T. Association of bone mineral density, bone turnover markers, and vertebral fractures with all-cause mortality in type 2 diabetes mellitus[J]. Calcif Tissue Int, 2018, 102(1): 1 - 13.

[5] Bonds DE, Larson JC, Schwartz AV, et al. Risk of fracture in women with type 2 diabetes: the Women's Health Initiative Observational Study [J]. J Clin Endocrinol Metab, 2006, 91(9): 3404 - 3410.

[6] Gilbert MP, Pratley RE. The impact of diabetes and diabetes medications on bone health[J]. Endocr Rev, 2015, 36(2): 194 - 213.

[7] Guo Y, Wang Y, Cheng F, et al. Assessment of risk factors for fractures in patients with type 2 diabetes over 60 years old: a cross-sectional study from northeast China[J]. J Diabetes Res, 2020, Jan 27.

[8] Stumpf U, Hadji P, van den Boom L, et al. Incidence of fractures in patients with type 1 diabetes mellitus — a retrospective study with 4420 patients[J]. Osteoporos Int, 2020, Feb 23.

[9] Kaur H, Joshee P, Franquemont S, et al. Bone mineral content and bone density is lower in adolescents with type 1 diabetes: A brief report from the RESISTANT and EMERALD studies[J]. J Diabetes Complications, 2018, 32(10): 931 - 933.

[10] Shah VN, Harrall KK, Shah CS, et al. Bone mineral density at femoral neck and lumbar spine in adults with type 1 diabetes: a meta-analysis and review of the literature[J]. Osteoporos Int, 2017, 28(9): 2601 - 2610.

[11] Thong EP, Herath M, Weber DR, et al. Fracture risk in young and middle-aged adults with type 1 diabetes mellitus: A systematic review and meta-analysis[J]. Clin Endocrinol (Oxf), 2018, 89(3): 314 - 323.

[12] Janghorbani M, Van Dam RM, Willett WC, et al. Systematic review of type 1 and type 2 diabetes mellitus and risk of fracture[J]. Am J Epidemiol, 2007, 166(5): 495 - 505.

[13] Nicodemus KK, Folsom AR, Iowa Women's Health S. Type 1 and type 2 diabetes and incident hip fractures in postmenopausal women[J]. Diabetes Care, 2001, 24(7): 1192 - 1197.

[14] Jiajue R, Qi X, Jiang Y, et al. Incident fracture risk in type 2 diabetic postmenopausal women in mainland China: Peking Vertebral Fracture Study[J]. Calcif Tissue Int, 2019, 105(5): 466 - 475.

[15] Schwartz AV, Vittinghoff E, Bauer DC, et al. Association of BMD and FRAX score with risk of fracture in older adults with type 2 diabetes[J]. JAMA, 2011, 305(21): 2184 - 2192.

[16] Yamamoto M, Yamaguchi T, Yamauchi M, et al. Diabetic patients have an increased risk of vertebral fractures independent of BMD or diabetic complications[J]. J Bone Miner Res, 2009, 24(4): 702 - 709.

[17] Jiang N, Xia W. Assessment of bone quality in patients with diabetes mellitus[J]. Osteoporos Int, 2018, 29(8): 1721 - 1736.

[18] 中华医学会骨质疏松和骨矿盐疾病分会. 原发性骨质疏松症诊疗指南

(2017)[J]. 中华骨质疏松和骨矿盐疾病杂志, 2017, 10(5): 413 - 443.

[19] Ho-Pham LT, Nguyen TV. Association between trabecular bone score and type 2 diabetes: a quantitative update of evidence[J]. Osteoporos Int, 2019, 30(10): 2079 - 2085.

[20] Chen FP, Kuo SF, Lin YC, et al. Status of bone strength and factors associated with vertebral fracture in postmenopausal women with type 2 diabetes[J]. Menopause, 2019, 26(2): 182 - 188.

[21] Carvalho AL, Massaro B, Silva L, et al. Emerging aspects of the body composition, bone marrow adipose tissue and skeletal phenotypes in type 1 diabetes mellitus[J]. J Clin Densitom, 2019, 22(3): 420 - 428.

[22] Burghardt AJ, Issever AS, Schwartz AV, et al. High-resolution peripheral quantitative computed tomographic imaging of cortical and trabecular bone microarchitecture in patients with type 2 diabetes mellitus [J]. J Clin Endocrinol Metab, 2010, 95(11): 5045 - 5055.

[23] Samelson EJ, Demissie S, Cupples LA, et al. Diabetes and deficits in cortical bone density, microarchitecture, and bone size: Framingham HR - pQCT Study[J]. J Bone Miner Res, 2018, 33(1): 54 - 62.

[24] Giangregorio LM, Leslie WD, Lix LM, et al. FRAX underestimates fracture risk in patients with diabetes[J]. J Bone Miner Res, 2012, 27(2): 301 - 308.

[25] Iki M, Fujita Y, Tamaki J, et al. Trabecular bone score may improve FRAX(R) prediction accuracy for major osteoporotic fractures in elderly Japanese men: the Fujiwara-kyo Osteoporosis Risk in Men (FORMEN) Cohort Study[J]. Osteoporos Int, 2015, 26(6): 1841 - 1848.

[26] Leslie WD, Johansson H, McCloskey EV, et al. Comparison of methods for improving fracture risk assessment in diabetes: The Manitoba BMD Registry[J]. J Bone Miner Res, 2018, 33(11): 1923 - 1930.

[27] Habib ZA, Havstad SL, Wells K, et al. Thiazolidinedione use and the longitudinal risk of fractures in patients with type 2 diabetes mellitus[J]. J Clin Endocrinol Metab, 2010, 95(2): 592 - 600.

[28] Lin HF, Liao KF, Chang CM, et al. Use of thiazolidinediones and risk of hip fracture in old people in a case-control study in Taiwan[J]. Medicine (Baltimore), 2017, 96(36): e7712.

[29] Erythropoulou-Kaltsidou A, Polychronopoulos G, Tziomalos K. Sodium-glucose co-transporter 2 inhibitors and fracture risk[J]. Diabetes Ther, 2020, 11(1): 7 - 14.

[30] Ben-Porat T, Elazary R, Sherf-Dagan S, et al. Bone health following bariatric surgery: implications for management strategies to attenuate bone loss[J]. Adv Nutr, 2018, 9(2): 114 - 127.

[31] Lu CW, Chang YK, Chang HH, et al. Fracture risk after bariatric surgery: A 12 - Year Nationwide Cohort Study [J]. Medicine (Baltimore), 2015, 94(48): e2087.

[32] Ferrari SL, Abrahamsen B, Napoli N, et al. Diagnosis and management of bone fragility in diabetes: an emerging challenge[J]. Osteoporos Int, 2018, 29(12): 2585 - 2596.

[33] Gudbjornsson B, Juliusson UI, Gudjonsson FV. Prevalence of long germ steroid treatment and the frequency of decision making to prevent steroid induced osteoporosis in daily clinical practice[J]. Ann Rheum Dis, 2002, 61: 32 - 36.

[34] Canalis E, Giustina A. Glucocorticoid induced osteoporosis: Summary of a workshop[J]. J Clin Endocrinol Metab, 2001, 86: 5681 - 5685.

[35] Eberhardt AW, Yeager-Jones A, Blair HC. Regional trabecular bone matrix degeneration and osteocyte death in femora of glucocorticoid treated rabbits[J]. Endocrinology, 2001, 142: 1333 - 1340.

[36] Hirayama T, Sabokbar A, Athanasou NA. Effect of corticosteroids on human osteoclast formation and activity[J]. J Endocrinol, 2002, 175: 155 - 163.

[37] Balint E, Szabo P, Marshall CF, et al. Glucose-induced inhibition of in vitro bone mineralization[J]. Bone, 2001, 28: 21 - 28.

[38] Kemink SA, Hermus AR, Swinkels LM, et al. Osteopenia in insulin-dependent diabetes mellitus: prevalence and aspects of pathophysiology [J]. J Endocrinol Invest, 2000, 23: 295 - 303.

[39] Gunczler P, Lanes R, Paoli M, etal. Decreased bone mineral density and bone formation markers shortly after diagnosis of clinical type 1 diabetes mellitus[J]. J Pediatr Endocrinol Metab, 2001, 14: 525 - 528.

[40] Lopez-Ibarra PJ, Pastor MM, Escobar-Jimenez F, et al. Bone mineral density at time of clinical diagnosis of adult-onset type 1 diabetes mellitus [J]. Endocr Pract, 2001, 7: 346 - 351.

[41] Nicodemus KK, Flosom AR. Type 1 and type 2 diabetes and incident hip fractures in postmenopausal women[J]. Diabetes Care, 2001, 24: 1192 -

1197.

[42] Siddiqi A, Monson JP, Wood DF, et al. Serum cytokines in thyrotoxicosis [J]. J Clin Endocrinol Metab, 1999, 84: 435-439.

[43] Pantazi H and Papapetrou PD, et al. Changes in parameters of bone and mineral metabolism during therapy for hyperthyroidism [J]. J Clin Endocrinol Metab, 2000, 85: 1099-1106.

[44] Kumeda Y, Inaba M, Tahara H, et al. Persistent increase in bone turnover in Graves' patients with subclinical hyperthyroidism[J]. J Clin Endocrinol Metab, 2000, 85: 4157-4161.

[45] Nakaoka D, Sugimoto T, Kobayashi T, et al. Prediction of bone mass change after parathyroidectomy in patients with primary hyperparathyroidism[J]. J

Clin Endocrinol Metab, 2000, 85: 1901-1907.

[46] Vestergaard P, Mollerup CL, Frokaer VG, et al. Cohort study of risk of fracture before and after surgery for primary hyperparathyroidism[J]. BMJ, 2000, 321: 598-601.

[47] Khan A, Bilezikian J. Primary hyperparathyroidism: pathopathysiology and impact on bone[J]. CMAJ, 2000, 163: 184-184.

[48] Munoz MT, Argente J. Anorexia nervosa in female adolescents: endocrine and bone mineral density disturbances[J]. Europ J Endocrinol, 2002, 147: 275-286.

[49] Lakatos L. Thyroid hormones: beneficial or deleterious for bone? [J]. Calcif Tissue Int, 2003, 73: 205-209.

第二十一章 · 佝偻病和骨软化症

夏维波　孟迅吾

佝偻病和骨软化症是以新形成的骨骺及软骨的矿化障碍为特征的一种代谢性骨病。佝偻病发生在儿童时期骨骺生长板闭合以前，由于骨骺软骨的矿化异常会导致生长板软骨细胞成熟延迟，无序排列。骨骺生长板膨大呈"杯口样"变，大量异常排列，矿化和退变的软骨终使骨骼变形，生长迟缓。骨软化症是在成年人骨骺生长板闭合以后，由于骨组织重建部位新形成的有机骨基质的矿化障碍，使骨形成表面的类骨质不能矿化。骨骼的矿化不适当比例减少，致使骨骼易于变形和发生骨折。佝偻病和骨软化症具有相同的发病机制，是同类疾病在不同年龄段的不同临床表现。

目前，已经发现此类疾病包括 30 多种类型。尽管各种不同类型的临床表现相似，但可能具有完全不同的发病机制。因此在临床生化改变和治疗上具有很大的差别。佝偻病/骨软化症一旦确诊，临床上需进一步全面分析，作出病因诊断，并予以恰当的治疗。

一、流行病学

20 世纪之初佝偻病的主要病因为维生素 D 缺乏，我国特别在东北和华北等地区，因冬季长，日照短，人民生活贫困，营养不良，妇女早婚多产，所以骨软化症和佝偻病的发生率高。中华人民共和国成立后随着人们生活水平的提高和卫生保健知识的增加，实行计划生育等，两病的发生率已显著降低。但是，城市高楼林立，发展工业同时带来的空气污染，婴幼儿人工喂养增多，钙磷比例失调，以及膳食中以谷物为主，含多量植酸，而人胃肠道缺乏植酸水解酶，因此影响钙和磷的吸收。我国婴幼儿佝偻病的发病率由于地区和生活条件的不同而差异较大，南方两广地区最低，而东北和内蒙古地区较高。近年来加强了对佝偻病的防治，发病情况有所下降。维生素 D 缺乏所引起的佝偻病和骨软化症已明显减少，而由于维生素 D 和磷代谢障碍、遗传、药物和肿瘤等引起的佝偻病和骨软化症所占的比例却逐渐增加。

二、病因及病理

（一）正常骨矿化的条件

佝偻病和骨软化症的主要特征为新形成的骨基质不能正常矿化。骨和软骨的矿化是一个复杂的过程，需钙-磷无机矿物盐以高度有序的方式沉积在相应的有机基质上，至少需要以下条件才能满足正常骨骼的矿化。① 细胞外液供应足够的钙和无机磷；② 成骨细胞和软骨细胞有充分的代谢和转运功能来调节矿化部位的钙、磷和其他离子的浓度；③ 骨基质胶原类型、数量、交联的分布，糖基化的程度和磷酸盐含量需维持正常，方能使矿物质沉积在合适的位置；④ 矿化部位有合适的 pH（约为 7.6）；⑤ 在骨基质中无过高的矿化抑制剂存在（如焦磷酸盐和蛋白多糖）。上述 5 个方面的异常或其调节系统的异常均会出现矿化障碍，导致佝偻病/骨软化症。但在多种情况下，导致机体骨骼矿化异常的直接原因常为钙、磷的缺乏。比如由于磷稳态异常会导致多种骨软化症或佝偻病。另有一些调节系统的异常，比如维生素 D 代谢的异常，$1,25-(OH)_2-D_3$ 的作用不足时会同时影响胶原的合成及矿化。还有一些情况，钙、磷属于正常范围，但由于 pH 改变，胶原特性异常及存在矿化抑制剂也会引起矿化障碍。此外，尚有部分佝偻病/骨软化症的发病机制尚不清楚（表 13-21-1）。

表 13-21-1　不同疾病引起骨矿化异常的机制

疾 病 名 称	可 能 的 机 制
营养（维生素 D 缺乏）性佝偻病	钙、磷缺乏（维生素 D 本身缺乏）
低磷性佝偻病/骨软化症	矿化部位缺少磷
酸中毒	pH 不适合矿化
甲旁亢术后	骨基质合成率超过矿化率
成纤维不全骨化	胶原基质缺陷
低磷酸酶血症	矿化抑制剂增加（无机焦磷酸盐过多）

（二）病因及分类

引起佝偻病和骨软化症的病因很多，没有统一的分类标准，根据其发病机制大致可分为以下五种类型，如表 13-21-2 所示。

表 13-21-2 佝偻病和骨软化症的主要病因分类

维生素 D 代谢异常
  维生素 D 缺乏
    营养缺乏
    日照减少
    吸收不良综合征
      胃切除术后
      小肠疾病
      胰腺功能不全
    慢性肾病
    老年人
  肝脏维生素 D 25-羟化减弱
    缺失肝 25-羟化酶
    原发胆管硬化
    胆道闭锁
    胆管瘘
  肾脏 25-OH-D OH-1α-羟化缺陷
    甲状旁腺功能减退症
    假性甲旁减
    慢性肾功能不全
    维生素 D 依赖性佝偻病 I 型
    肿瘤诱发的骨软化症
    增龄相关的骨软化症
  外周组织对 1,25-(OH)₂-D 抵抗
    维生素 D 依赖性佝偻病 II 型
    抗癫痫药治疗
  肾脏丢失维生素 D 结合蛋白
    肾病综合征
磷缺失
  摄入减少
    新生儿佝偻病
    氢氧化铝摄入过多
  肾小管磷回吸收减少
    原发性肾小管缺陷
      X 连锁显性低磷性佝偻病
      常染色体显性遗传低磷性佝偻病
      散发性获得性低磷骨软化症
      范科尼综合征
    继发肾小管缺陷
      甲状旁腺功能亢进症
      肾小管酸中毒
      肿瘤诱发的骨软化症
矿化缺陷
  酶缺乏：低磷酸酶血症
  钙化抑制剂
    慢性肾衰竭
    低磷酸酶血症（焦磷酸盐增加）
  胶原异常
    慢性肾衰竭
    成骨不全
    骨化性成纤维不全
  骨形成过快
    伴有纤维囊性骨炎的甲旁亢术后
    骨硬化症
其他

（三）佝偻病时软骨的改变

佝偻病时生长期骺板软骨矿化不足，典型的改变往往出现在软骨的成熟带，而骺板的增殖带和静止带组织学上常无明显异常。成熟带的病理表现为软骨细胞数的高度增加，细胞排列紧密，不规则，同时在增殖区间的矿化缺陷。这种变化使骺板增厚，横径增宽，使干骺端膨大呈杯口样变。

（四）软化症时骨骼的变化

骨组织的矿化异常，导致类骨质大量堆积，典型的病理改变为类骨质的容积和宽度均增加，矿化前沿减少，矿化时间延长，矿盐沉积率减低。

三、临床表现

（一）佝偻病的临床表现

根据病因不同，临床表现和严重程度会有差别。主要表现为骨骼疼痛、畸形、骨折、骨骺增大和生长缓慢。低磷性佝偻病常会表现肌无力和肌张力减低等症状；低钙血症明显时常有手足搐搦；维生素 D 依赖性佝偻病 II 型常有秃发。

Dent 和 Stamp 指出，有佝偻病常会表现为以下临床特征：① 矿化障碍主要影响生长快的骨骼。② 佝偻病对软骨内成骨的影响较膜内成骨更为明显，可能是由于软骨内成骨处骨骼的生长更为迅速。而且在临床上只有当佝偻病极为严重时，才会累及到骨干位置。③ 由于长骨的近端和远端的生长速度不同，所以佝偻病时主要累及生长迅速的长骨远端部位。④ 在不同的时期，各部位骨骼的生长速度不同，因此在不同年龄段佝偻病往往会有不同的临床表现。出生时颅骨的生长最快，因此一些先天性的佝偻病会表现为颅骨软化，前后囟闭合晚，呈现"方颅"。出生后第一年上肢和胸廓的生长迅速，常在出生后 6 个月时胸部前凸，之后两侧内陷，肋缘外翻形成哈里森沟（Harrison sulcus）和串珠肋。手腕呈手镯样改变，在手腕的尺侧较桡侧更为明显，因为远端尺骨较桡骨的生长迅速。⑤ 慢性轻症佝偻病对骺板的影响较骨干更为显著。⑥ 部分佝偻病患者的骨骼会呈现继发性甲旁亢的影像学改变，出现骨膜下的吸收，多发生在干骺端。⑦ 骨骼畸形发生在 4 岁以前，如果恰当治疗骨骼畸形可被纠正，4 岁以后骨骼畸形常会遗留终身（如身材矮小、弓形腿和膝外翻）。⑧ 稍晚在青春期生长加速期发生的佝偻病常表现病情严重导致膝外翻。⑨ 只有病情严重的佝偻病患者，才会出现类似成人骨软化症所表现的假骨折线（Looser zone）和椎体双凹变形。

佝偻病多见于 6 个月至 2 岁的婴幼儿，常有多汗、睡眠不安、易激动、肌张力减低、腹胀、便秘、头发稀少、枕秃等。病儿坐、爬、立和走路年龄均延迟，严重者不能站立。稍大的儿童近端肌肉无力，类似成人的表现。骨骼改变可能不明显，可出现在承重的膝关节处。患儿还可表现出牙迟缓和牙釉质缺陷。

（二）骨软化症的临床表现

早期症状不明显，疼痛开始于负重部位，始于下肢和腰骶部，发展到骨盆、脊柱、胸廓和肋骨等。在几个月到几年内逐渐加重，由间歇性变为持续性。骨膜有较丰富的感觉神经末梢，由于负重或肌肉牵拉可出现骨骼剧痛，卧床休息时疼痛可减轻或缓解。活动常受限，初不能走长距离、蹲下站起和坐位起立感费力，继之走路摇摆、呈鸭步、步行困难，严重时卧床不起，甚至不能自动翻身。大腿的内收肌经常处于痉挛状态，轻微的床边震动即能引起剧痛。轻微损伤如撞击或跌倒可发生病理性骨折，四肢长骨、肋骨、骨盆和脊柱骨均可发生。胸廓两侧内陷，胸腔缩小，加之胸肋疼痛，不敢深呼吸，有呼吸困难。脊柱萎陷，两侧肋缘可及髂峰或其间距明显缩短。骶岬

下倾前凸,两髋臼内陷,耻骨前头作鸟喙状,耻骨弓呈锐角,使骨盆成放射状三叶畸形,造成分娩困难,甚至性交困难。由于脊柱缩短和骨盆畸形,使身高日渐缩短,可达 10 cm 以上。

(三)神经肌肉的临床表现

婴幼儿佝偻病可出现全身惊厥或喉痉挛,严重者窒息死亡;成人表现为隐性或显性手足搐搦,发作时呈现助产士样手。叩击面神经试验(Chvostek sign)和陶瑟征(Trousseau sign)均阳性。一般血清钙≤7.5 mg/dl 或 1.87 mmol/L 时容易出现此两体征阳性。低磷性佝偻病患者肌肉无力症状较为明显,但是 X 连锁的低磷佝偻病患者尽管血磷较低,但肌肉无力的症状并不显著。

四、辅助检查

(一)生化检查

佝偻病和骨软化症的生化异常可能会因病因不同有很大差异,根据病因不同,主要是因为钙代谢和磷代谢异常,可将佝偻病和骨软化症分为钙源性和磷源性。钙源性疾病通常可能主要有以下生化异常:血清钙水平明显降低,同时血磷水平也可能降低,并可继发性甲旁亢,因此血 PTH 水平增高。营养缺乏佝偻病常有血清 25 - OH - D 水平降低,通常会小于 10 ng/ml,偶尔会 10~20 ng/ml。相反,由于存在继发性甲旁亢,血清 1,25 -(OH)$_2$- D$_3$ 水平可能并无明显下降。而维生素 D 代谢异常(1α-羟化酶缺乏)常会出现单纯 1,25 -(OH)$_2$- D$_3$ 水平降低,但维生素 D 抵抗者 1,25 -(OH)$_2$- D$_3$ 的水平升高。

以磷代谢异常为病因者,其血钙水平通常在正常范围,而特征性的改变为血磷水平显著降低,血磷值低于正常,当血磷值≤1.5 mg/dl,即 0.48 mmol/L 为严重低磷血症。血清 25 - OH - D 水平和 PTH 水平可能在正常范围,多数的患者血清 1,25 -(OH)$_2$- D$_3$ 水平可在正常范围,但也有部分患者血清 1,25 -(OH)$_2$- D$_3$ 水平可能会低于正常范围。理论上讲当血磷水平降低时,血清 1,25 -(OH)$_2$- D$_3$ 水平会增高,但此类患者血 1,25 -(OH)$_2$- D$_3$ 水平并无增高,说明其体内 1α-羟化酶的活性可能会降低。

几乎所有的佝偻病/骨软化症患者的血清碱性磷酸酶水平会显著升高。但是部分肾小管病变引起的骨软化症患者,即使病情较为严重,血碱性磷酸酶水平升高也不明显。

(二)骨 X 摄片表现

骨密度普遍减低,骨小梁影像模糊,因有许多未矿化的类骨质,佝偻病的 X 线摄片特征性的表现主要集中在干骺端,骨骺的生长板增厚膨出,关节干骺端增宽似杯状。骨骺端骨小梁紊乱,稀疏粗糙,边缘不齐,呈毛刷样(图 13 - 21 - 1)。骨骼的承重力减弱,长骨弯曲畸形,形成膝内翻或膝外翻。骨软化症的典型 X 线表现为骨质稀疏模糊,呈毛玻璃状。容易出现骨骼畸形,有膝内翻或膝外翻,髋臼内陷,骨盆呈三叶状,椎体上下缘呈双凹变形。成人有诊断意义的骨 X 线表现为假骨折,一种条状透明区,称为 Looser 区,一般呈对称性分布(图 13 - 21 - 2),多发生于耻骨支、坐骨支、肋骨、肩胛骨外侧缘、髂骨翼、股骨上 1/3 骨干,腓骨近 1/3 部位,因这些部位均有供营养的动脉,血管搏动损蚀软骨,日久形成沟槽所致。部分病例可有指骨骨膜下吸收等继发性甲状旁腺功能亢进的征象。

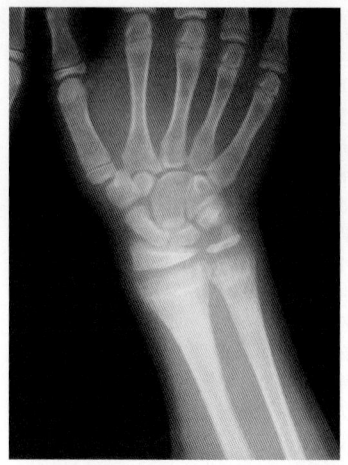

图 13 - 21 - 1 低磷性骨软化症
女性,11 岁。图中可见尺、桡骨远端干骺端增宽似杯口状。密度减低,边缘不齐,呈毛刷样

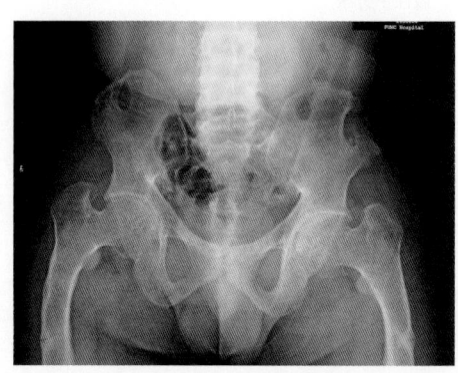

图 13 - 21 - 2 骨软化症
男性,32 岁。可见骨盆变形,骨量少,骨质模糊。股骨及股骨颈变形,并可见双侧股骨干上对称性假骨折线

五、不同类型佝偻病/骨软化症的表现及特点

(一)维生素 D 代谢异常

1. 日照不充分和营养性维生素 D 缺乏。人体维生素 D 的来源有食物摄取和经皮肤合成。因此日照不足和营养性维生素 D 缺乏是维生素 D 缺乏性佝偻病/骨软化症的主要原因。

(1)日照不充分,居住在北半球,多雨多雾地区,日光照射不足,衣着习惯皮肤暴露面较少,长期室内生活缺少户外活动者,均会因皮肤日光照射不足,维生素 D 合成缺乏出现佝偻病和骨软化症。

(2)生活和饮食习惯不同,会导致维生素 D 缺乏,如移民英国的印度人和巴基斯坦人易出现佝偻病/骨软化症。食物中的小麦成分过多,小麦纤维中植酸成分会与胆酸结合,使维生素 D 难以与胆汁酸形成乳糜微粒进而影响脂溶性维生素 D 的吸收。

母乳喂养的新生儿和婴儿,由于乳中的维生素 D 含量不足,易产生维生素 D 缺乏性佝偻病,尤其会出现在母亲的饮食中不添加维生素 D 的患儿。我国北方地区的广大农村由于妇女产后日照偏少,营养不足,婴儿出现佝偻病的发生率较高。

发达国家老年人群由于长期居于室内,日照不足及皮肤合成维生素 D 的能力降低,易出现骨软化症。维生素 D 缺乏性佝偻病/骨软化症的典型的生化异常为血清 25 - OH - D₃ 水平低于正常，它反映维生素 D 的营养状态。

对营养缺乏性佝偻病/骨软化症的有效治疗，可使骨骼病变修复。治疗应包括补充维生素 D 和增加钙、磷摄入两个方面，一般需要每日补充维生素 D₂400～800 IU，病情严重可适当增加剂量，一般不超过每日 4 000 IU。

2. 维生素 D 吸收不良·维生素 D 吸收不良多见于小肠、肝、胆、胃和胰腺疾病的患者。

(1) 胃肠道疾患

1) 胃切除术后：经 X 线或病理证实的骨软化症的发生率为 1%～42%。Billroth Ⅱ 型胃切除术后较 Ⅰ 型更为多见，发生率随着随访时间的延长而增加。可能因钙、磷、维生素 D 和脂肪摄入量减少，胃酸缺乏而干扰钙的吸收，短路快速通过，混合不够和消化不完全等而影响维生素 D 和钙的吸收。也有因手术后腹泻、脂肪泻而致吸收不良。北京协和医院对消化性溃疡施行 Billroth Ⅱ 式胃大部切除术后 10 年以上的 20 例患者随访结果，与 20 例年龄性别体重指数相匹配的健康志愿者对照比较，发现血浆游离钙（分别为 1.10 ± 0.04 mmol/L 和 1.14±0.05 mmol/L，P＜0.01），血清总钙（分别为 2.10±0.35 mmol/L 和 2.23±0.1 mmol/L，P＜0.05），血 25 - OH - D（分别为 10±7 μg/L 和 26±10 μg/L，P＜0.01）和血白蛋白值（分别为 40±7 g/L 和 45±3 g/L，P＜0.001）均有明显差异。其中 2 例患者血游离钙和总钙值均低于正常，9 例（45%）患者血 25 - OH - D₃ 水平＜7 μg/L。

2) 小肠切除术后：30%～60% 的患者有血 25 - OH - D 的降低和继发性甲状旁腺功能亢进，约 30% 术后发生骨软化症，与腹泻、肠腔吸收面积减少等有关。

3) 脂肪泻：小肠疾患如克罗恩病和肠结核等，饮食维生素 D 和肝脏生成的 25 - OH - D 分泌至肠道，以乳糜微粒复合物的形式吸收，脂肪泻者此吸收过程有障碍。同时当有小肠疾患时，小肠段对钙和维生素 D 无足够的吸收面，时间短暂，肠细胞对维生素 D 活性代谢物的反应有缺陷。此种骨软化症的发生，英国和北欧有学者报道通过骨组织学检查证实为 25%～50%。

4) 麸质过敏性肠病（gluten sensitive enteropathy）：并发骨软化症较少，常同时有缺铁性贫血，需大量维生素 D，有报道服 10 mg/d（40 万 IU/d）尚无效，一旦改为服无麸质饮食，对维生素 D 的正常敏感性又恢复，只需 5 mg/d，1～2 个月后可以酌情减量。当骨修复，血钙和碱性磷酸酶恢复正常时，可以停服，但需长期进无麸质饮食。

(2) 胆汁性肝硬化、胆道梗阻：胆汁不能正常到达肠道，胆盐缺乏，脂肪乳化障碍，影响脂肪的吸收。而维生素 D₂ 为脂溶性，故此类疾病影响维生素 D 吸收。有报道 8 例胆汁性肝硬化患者，注射维生素 D₂2.5 mg 后，未见有血 25 - OH - D 水平的增高，说明肝脏 25-羟化的能力降低。

(3) 慢性胰腺功能不全：常有吸收不良，慢性腹泻，脂肪从大便中排出。发生佝偻病和骨软化症较少。

此类疾病的治疗通常需要药理剂量的维生素 D 及其代谢物，多数患者需要补充钙剂 1～1.5 g/d，维生素 D₂ 1 250～5 000 IU/d，严重吸收不良的患者口服维生素 D 可能无效，需肌内注射维生素 D 12 500～25 000 IU，每月 1 次。部分患者可能会伴有镁吸收不良，需补充镁制剂有助于骨软化症的恢复。

3. 维生素 D 代谢异常

(1) 肝脏疾病：维生素 D 需在肝脏中转化为 25-OH-D，此类患者常有隐性的维生素 D 缺乏，部分严重者会表现骨软化症。此种疾病治疗与维生素 D 吸收不良者相似，可能需要的维生素 D 剂量较大。

(2) 药物诱发的疾病：抗癫痫药如巴比妥钠和苯妥英钠等均属强有力的肝微粒酶诱导物，促进肝微粒酶活性，加速维生素 D 和 25 - OH - D 在肝内的代谢，因此血 25 - OH - D 水平降低。此两药皆可促进骨钙动员，苯妥英钠还可抑制肠钙吸收，继之发生血钙、磷降低，继发性甲旁亢，甲状旁腺素升高。骨骼病变常表现为轻度骨软化症和甲旁亢样骨骼病变。治疗骨病和低钙血症常需中等量的维生素 D 150～400 μg/周。其发病和病情严重程度与服抗癫痫药的种类、剂量和疗程有关，服一种以上抗癫痫药，剂量大和疗程长者易发生骨软化症。

(3) 维生素 D 依赖性佝偻病 Ⅰ 型（Vitamin D-dependant rickets type Ⅰ，VDDR Ⅰ，假性维生素 D 缺乏）：是一种常染色体隐性遗传疾病，由于位于染色体 12q13～14 上的 1α-羟化酶基因失活突变或缺失，导致 1,25-(OH)₂-D₃ 合成障碍。25 - OH - D - 1α-羟化酶含有 508 个氨基酸残基，包括一个 N 端线粒体信号区和一个血红素结合区。有一例患者表现为 211 和 231 位密码子的缺失和替换，导致 233 位氨基酸以后的编码终止，导致蛋白质被截断不能与血红素结合和表达 25 - OH - D - 1α-羟化酶的活性。最近发现的新突变点位于第 65、189、212、241、389、409、429、438、453、497、958、1921 和 1984 位氨基酸，后 3 位处于编码区以外（图 13-21-3）。这些突变导致该羟化酶的生物活性减低，该基因于编码 438 和 442 的 7 个碱基对是重复的，部分患者发现了第 3 个 7 bp 的拷贝区，导致下游出现了提前终止密码子。其中第 958 位甘氨酸缺失是最常见的突变类型。患者表现为低钙血症、低磷血症和血碱性磷酸酶水平升高。PTH 继发性升高会导致尿中氨基酸和磷排泄增加。除以上生化异常外，患者在 1 岁以内会表现为肌肉无力和肌张力低下，运动迟缓和生长迟滞；进一步发展可表现为类似维生素 D 缺乏样的典型的佝偻病的征象；更为典型的生化异常是血清 1,25-(OH)₂-D₃ 水平降低。针对其病因治疗需选用生理剂量的 1,25-(OH)₂-D₃（罗盖全）1.0 μg/d，可使骨骼病变完全恢复。使用较大药理剂量的维生素 D₂ 20 000～100 000 IU/d 和 25 - OH - D（0.1～1.0 mg/d）方可取得类似的效果。多数患者需终身用药以防疾病复发，但有极少数的维生素 D 依赖性佝偻病 Ⅰ 型患者中断治疗后，亦不出现病情反复。

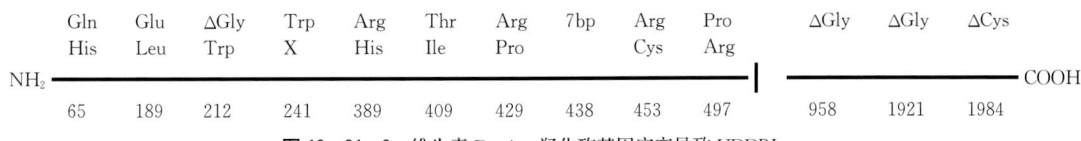

	Gln	Glu	ΔGly	Trp	Arg	Thr	Arg	7bp	Arg	Pro		ΔGly	ΔGly	ΔCys
	His	Leu	Trp	X	His	Ile	Pro		Cys	Arg				
NH₂	65	189	212	241	389	409	429	438	453	497		958	1921	1984 COOH

图 13 - 21 - 3 维生素 D - 1α-羟化酶基因突变导致 VDDR I

7 bp 表示第 3 个 7 bp 的拷贝区，导致下游出现了提前终止密码子 TGA。Δ 为缺失，注意其中的 3 个突变位于编码区以外。X 表示终止密码子

（4）慢性肾功能不全：骨软化症是慢性肾功能不全致肾性骨病的常见类型，多数情况下与其他肾性骨病的表现类型如纤维囊性骨炎、中指指骨骨膜下骨吸收合并存在。多见于年龄较轻的患者。骨骼的矿化障碍呈现低骨转换性骨软化症。慢性肾功能不全致骨软化症的可能原因如下：① 肾脏皮质减少，$1,25-(OH)_2-D_3$生成不足。② 高磷血症抑制 1α-羟化酶的活性，使 $1,25-(OH)_2-D_3$生成减少。③ 矿化抑制物质的储积、酸中毒和胶原基质的形成障碍。④ 由于骨骼中过多铝沉积，影响骨骼的矿化。此种情况使用去铁胺（螯合剂）将有助于将铝盐移出骨骼，利于骨骼矿化。

（5）甲状旁腺功能减退症：极少数甲状旁腺功能减退症的患者会并发骨软化症，患者表现为低钙血症，血 $1,25-(OH)_2-D_3$水平降低。同时会有骨痛，骨软化的诊断通常依赖于骨活检，此种患者经补充钙剂和维生素 D 后病情可缓解。

（6）假性甲旁减：由于骨骼和肾脏对 PTH 抵抗而发生低钙血症，血磷的吸收增加，血清 $1,25-(OH)_2-D_3$水平降低。患者骨骼病变多呈现吸收增加和骨软化症为特点，甚至表现为纤维囊性骨炎。患者骨骼病变通常为寂静型。需组织学和骨活检方能作出诊断。这些患者对药理剂量的维生素 D 或 $1,25-(OH)_2-D_3$ 治疗反应良好。

4. 维生素 D 依赖性佝偻病 II 型

维生素 D 依赖性佝偻病 II 型是由于靶器官对 $1,25-(OH)_2-D_3$的作用抵抗所致，通常存在维生素 D 受体基因的突变。在婴儿至青春期的任何时段均可发病。该病极为少见，可能为散发或者家族性，部分可能系近亲婚配所致，表现为常染色体隐性遗传。60% 的患者会出现脱发，如果家族性疾病的患者中出现秃则是病情严重的征象。患者的血清 $1,25-(OH)_2-D_3$水平可能极高，甚至大于 700 pg/ml。目前发现 VDDR II 的患者细胞内存在 5 种异常：① 激素的结合缺失；② 激素的结合能力减低；③ 激素结合的亲和力降低；④ 激素的核转位减少；⑤ 激素与受体的结合正常或近于正常，但是受体与 DNA 的结合异常。维生素 D 与其靶细胞上的核受体结合后跨核膜，再与视黄酸 X 受体（RXR）结合形成异聚体，结合于激素反应基因启动子区域的 DNA 顺式作用元件上，从而调节这些基因的转录（图 13-21-4）。

目前在 VDDR II 患者中至少发现 VDR 基因存在 19 个突变点，其中的 9 个位于 DNA 结合域，9 个位于激素结合域，1 个位于连接区（图 13-21-5）。此外，需注意个别 VDDR II 患者的 VDR 属于正常，但是可能因钙摄入不足所致。此型佝偻病对钙剂和维生素 D 治疗的反应均欠佳，有的患者需要长期补钙方可使病情缓解。

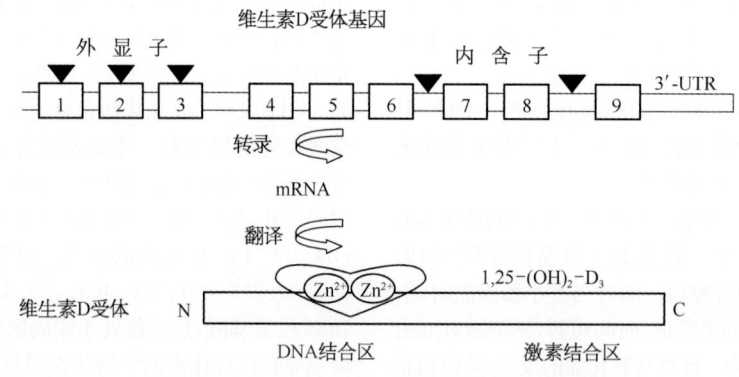

图 13-21-4 维生素 D 受体基因和维生素 D 的结构图

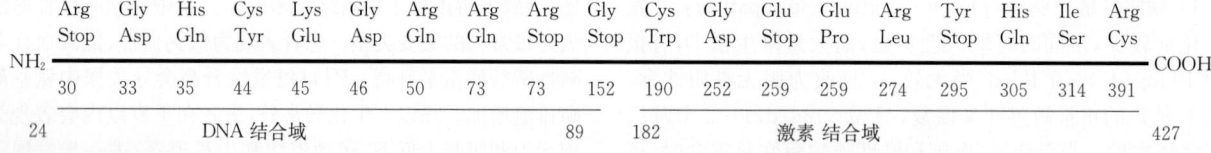

图 13-21-5 已经报道的 VDDR II 患者中 VDR 基因的突变点

（二）磷代谢异常

以磷代谢异常所致的低磷性佝偻病/骨软化症，一般而言可能源于肠道内磷吸收异常或肾小管磷回吸收异常。前者常见的原因为饮食中磷缺乏（如长期素食）、磷吸收不良（如小肠疾病腹泻和肠道接受外科手术）和使用药物（如与磷结合的氢氧化铝凝胶）。因肾小管磷回吸收异常所致的低磷性佝偻病/骨软化症，以往称为低磷维生素 D-抵抗性佝偻病/骨软化症，其特征为低磷血症和活性维生素 D 生成不足造成的以骨骼或软骨矿化不良。该组疾病中具有以下五种类型：X 连锁低磷性佝偻病（X-linked hypophosphatemic rickets，XLH）、常染色体显性遗传低磷性佝偻病（autosomal dominant hypophosphatemic rickets，ADHR）、肿瘤诱发的骨软化症（tumor induced osteomalacia，TIO）、遗传性低磷性佝偻病合并高尿钙症（hereditary hypophosphatemic rickets with hypercalciuria，HHRH）和 X 连锁隐性低磷性佝偻病（X-linked recessive hypophosphatemic rickets，XRHR）。其中前 3 种具有相似的临床特征，即由于肾脏磷回吸收障碍所致的低磷血症。在通常的情况下，低磷血症会刺激肾脏 1α-羟化酶的活性，使体内 $1,25-(OH)_2-D_3$的水平升高，但上述 3 种低磷性佝偻病/骨软化症患者血液中活性维生素 D 的水平降低或正常，说明此 3 种疾病可能存在共同的发病机制。几种低磷性佝偻病/骨软化症和范科尼综合征所致佝偻病/骨软化症的临床特点见表 13-21-3。

表 13-21-3　7 种低磷性佝偻病/骨软化症和范科尼综合征所致佝偻病/骨软化症的临床特点

生 化 指 标	XLH	ADRH	TIO	HHRH	XRHR	FS1	FS2
血钙	N	N	N	N	N	N	N
血磷	↓	↓	↓	↓	↓	↓	↓
血碱性磷酸酶	N/↑	N/↑	N/↑	N/↑	N/↑	N/↑	N/↑
甲状旁腺激素	N	N	N	N	N	N	N
25-OH-D	N	N	N	N	N	N	N
1,25-(OH)$_2$-D	(↓)	(↓)				(↓)	
肾功能							
尿磷	↑	↑	↑	↑	↑	↑	↑
尿钙	↓	↓	↓	↑	↓	↑	↑
胃肠功能							
钙吸收	↓	↓	↓	↑	↓	↑	↑
磷吸收	↓	↓	↓	↑	↓	↑	↑

注：FS,范科尼综合征；XLH,X 连锁显性低磷性佝偻病；TIO,肿瘤诱发的骨软化症；HHRH,遗传性低磷性佝偻病合并高尿钙症；XRHR,X 连锁隐性低磷性佝偻病。↓:降低；↑:增高；N:正常；(↓):相对于血磷水平降低；N/↑:正常或增高。

1. X 连锁低磷性佝偻病（XLH）·患者通常会表现为进行性严重的骨骼畸形和生长迟缓，呈 X 连锁的显性遗传方式。临床表现轻重不一，轻者仅表现为低磷血症而无任何骨骼异常，但多数患者的身材矮小。绝大多数儿童患者会出现腕部、膝关节部位膨大，下肢呈现弓状畸形。某些患儿的早期临床表现为出牙迟缓或牙齿缺失和囟门关闭延迟。XHL 的生化检查异常为血磷水平显著降低，血 25-OH-D 水平可能在正常范围，血 1,25-(OH)$_2$-D$_3$ 水平会降低，这与正常人低磷血症时 1,25-(OH)$_2$-D$_3$ 水平反馈性升高相矛盾。可能是由于 XLH 患者肾脏中 1α-羟化酶的生成受抑制，从而减少了 1,25-(OH)$_2$-D$_3$ 的生成。

1995 年国际合作研究组确定了 XLH 的致病基因为 PHEX（phosphate regulating gene with homologies to endopeptidases on the X chromosome），意为存在于 X 染色体上的与内肽酶同源的磷调节基因。目前文献中报道了至少 150 种 PHEX 基因错义或无义突变与 XLH 有关。PHEX 突变使 PHEX 蛋白内肽酶失活，不能将调磷因子分解，使体内的调磷因子堆积，目前的研究已经证实调磷因子之一成纤维细胞生长因子 23（fibroblast growth factor 23，FGF-23）是 PHEX 作用的底物。XLH 患者血清中 FGF-23 的分解灭活受限，血清水平会显著升高。

由于目前对该病病理生理机制的深入研究，已认识到，XLH 患者体内肾小管磷重吸收减少，同时 1,25-(OH)$_2$-D$_3$ 的生成不足，因此在治疗上强调同时补充磷和活性维生素 D。从小剂量开始逐渐增加直到最大的剂量，钙三醇 30～60 ng/（kg·d），分 2 次服，磷 1～4 g/d，分 5 次服。并补充钙剂，元素钙每日 1～2 g。以往治疗本病，采用大剂量维生素 D$_2$，每日 4 万～20 万 IU，可使骨病变好转，但是使用 1,25-(OH)$_2$-D$_3$ 或 1α-OH-D$_3$ 等活性维生素 D 治疗的效果更好。通常使用中性磷溶液来补磷，其配方是：磷酸氢二钠（Na$_2$HPO$_4$·12H$_2$O）73.1 g 加磷酸二氢钾（KH$_2$PO$_4$）6.4 g 加水至 1 000 ml，pH=7.0，其中每 100 ml 中含磷 779 mg，口服中性

磷溶液只能使血磷短暂升高，服用 1.5 h 后血磷水平达到最高点，4 h 后下降到基础水平。因此磷的补充治疗需每 4 h 服药 1 次，每日至少服药 5 次。为了减少其腹胀、腹泻等副作用，常由小量开始，逐渐缓慢递加，监测血磷水平应在服首次服用磷制剂后 1.5 h 取血测定。经过适当的治疗后，患者的生长速度会加快，下肢畸形好转，骨骼病变可能修复。治疗中应监测血钙和磷，以助药量调整和谨防高钙血症发生，并注意定期随访骨 X 线的改变，警惕维生素 D 过量。监测肾脏 B 超，谨防钙盐沉着发生。

2. 常染色体显性遗传低磷性佝偻病（ADHR）·是低磷性佝偻病中较少见的一种类型，与 XLH 的临床表现相似，也主要表现为低磷血症、下肢畸形和佝偻病及骨软化症的表现。患者的血生化异常也同 XLH 类似，即血 PTH、25-OH-D$_3$ 水平在正常范围，而血 1,25-(OH)$_2$-D$_3$ 水平相对于低的血磷水平会矛盾性降低。有少数的女性患者的临床表现较晚才出现，容易发生骨折，这在 XLH 中较少见到。还有少数患者尽管在儿童时期出现低磷血症，但在青春期以后肾脏漏磷会自行消失。连锁分析已经表明，ADHR 与染色体 12p13 有关，人类 FGF-23 基因定位在染色体 12p13 区。2000 年 ADHR 研究协作组将 ADHR 的基因克隆定位为 FGF-23，才首先将 FGF-23 与低磷性疾病联系起来，并且发现了 4 个 ADHR 家系中存在 3 个 FGF-23 基因突变点，这些突变使 FGF-23 分子在体内的代谢受到影响。已经确认的导致 ADHR 的 FGF-23 3 个基因突变点为 R176Q、R179W 和 R179Q，正是由于该关键部位的 R 被替代（176-RHTR-179），干扰了体内 FGF-23 的降解。ADHR 在治疗上同 XLH 相似。

3. 肿瘤诱发的骨软化症（TIO）·是一种少见的副瘤综合征，患者血磷水平显著降低，一些来源于间叶组织的含有血管的良性肿瘤容易并发。自 McCunce（1947 年）报道第 1 例 15 岁儿童患肿瘤引起的骨软化/佝偻病以来，迄今已经有 110 多例 TIO 的报道，多数的肿瘤是来源于间叶组织的肿瘤。目前认为 TIO 与肿瘤分泌一种激素样的利磷因子有关，因此推

论肿瘤可能释放一种抑制肾小管磷回吸收的调磷因子。调磷因子可能包括细胞外基质磷酸化糖蛋白（matrix extracellular phosphoglycoprotein，MEPE）、卷曲相关蛋白4（frizzle related protein 4）和FGF-23。White等采用Northern印迹法证实TIO患者的肿瘤中存在FGF-23 mRNA的表达，并且经Western印迹也检测到FGF-23蛋白。已有研究证实TIO患者血清FGF-23水平显著升高。北京协和医院对1例奥曲肽显像阳性的肿瘤诱发的低血磷骨软化症患者观察了肿瘤切除前后的血清FGF-23水平的变化，在奥曲肽显像阳性髋部血管瘤切除前的血磷水平为1.6 mg/dl，术后8 h血磷恢复至2.3 mg/dl。血管瘤切除前血清FGF-23水平为84.1 pg/ml（正常值为19.2±6.16 pg/ml），术后2 h血清FGF-23即降至7.8 pg/ml，并保持低水平直到术后5日为10.4 pg/ml。由血液肿瘤诱发的骨软化症与其他肿瘤诱发的骨软化症的发病机制不同，此类患者是由于肾脏病变的轻链蛋白尿导致肾脏磷回吸收障碍出现低磷血症。

TIO患者通常会出现骨骼和肌肉疼痛，肌肉无力，部分患者也会出现反复骨折。血生化异常包括肾小管磷回吸收障碍，肾小管最大磷回收/肾小球滤过率（TMP/GFR）、低磷血症、25-OH-D$_3$水平正常、血清1,25-(OH)$_2$-D$_3$水平降低或相对降低（当低磷血症时）。这些肿瘤中调磷因子的分泌受到生长抑素受体的调节，因此可以通过生长抑素受体（奥曲肽）核素显像发现肿瘤。北京协和医院近期对低磷性骨软化症疑为TIO的患者，采用奥曲肽显像发现了10例显像阳性的肿瘤，经手术摘除瘤体，患者的低磷得以纠正。

TIO患者的首选治疗是将相关肿瘤切除，但是部分肿瘤可能复发或转移。对于手术切除困难，奥曲肽显像阳性的肿瘤通过奥曲肽核素治疗（50～100 μg皮下注射，每日3次），可能使调磷因子的分泌减少，从而缓解患者的生化和骨骼异常。对于肿瘤难以发现或不能切除的患者需要给予骨化三醇和中性磷制剂治疗，常用的剂量为1,25-(OH)$_2$-D$_3$ 0.25～1.5 μg/d或加用中性磷2～4 g/d。通常可以纠正血液的生化异常或使骨骼病变得以缓解。为了保证治疗的安全性，治疗中需要注意观察甲状旁腺功能、血尿钙水平的变化、肾脏功能。

4. 遗传性低磷性佝偻病合并高尿钙症（HHRH）　与其他类型的低磷性佝偻病/骨软化症不同，这是一种极少见的类型。HHRH患者肾脏的1,25-(OH)$_2$-D$_3$生成增加，血清1,25-(OH)$_2$-D$_3$水平升高，肠钙吸收增加，尿钙的排出也增加，而PTH的分泌受抑制。此型低磷性佝偻病/骨软化症的患者临床表现多样，但多数的首发表现为骨骼疼痛或下肢畸形，其他的表现还包括身材矮小、生长迟缓、肌肉无力或经放射学检查发现骨骼存在佝偻病/骨软化或骨量减少。遗传学分析表明该型低磷性佝偻病为常染色体隐性遗传，患者的家系成员可能存在低磷血症和高尿钙症，但是其骨骼表现并不明显。尽管动物研究表明NP$_2$（肾小管刷状缘钠磷共转运蛋白2）失活小鼠会出现严重的低磷血症、高尿钙症和骨骼异常。但是目前尚未证实HHRH患者确实存在NP$_2$的基因突变。HHRH对补磷治疗反应良好，一般通过每日补充磷1～1.5 g（相当于中性磷100～200 ml，分为5次）就足以使患者的低磷血症纠正，并使肌肉无力和骨骼疼痛等症状缓解。

5. X连锁隐性低磷性佝偻病（X-linked recessive hypophosphatemic rickets，XLRH or X linked hypercalciuric nephrolithiasis）　常为家系中的男性患者出现佝偻病或骨软化症、低磷血症、肾磷阈降低。此型患者与XLH的区别在于受累男性患者会出现高尿钙症、血清1,25-(OH)$_2$-D$_3$水平显著升高，尿蛋白质可高达3 g/d。患者在成年后不久会出现肾结石或肾脏钙化导致肾功能不全。女性携带者除表现高尿钙症以外不出现任何其他的生化异常。该病的可能病理机制为电压依赖的氯通道基因（CLCN5）突变。

（三）范科尼综合征

该综合征有先天性和获得性两大类。先天性范科尼综合征是一种常染色体隐性遗传疾病，肾小管近端多种转运系缺陷，可能由于酶缺陷所致。获得性者是由于外来或内生毒性物质损坏肾小管所致，外来的有金属镉、汞、铅、过期变质的四环素等。内生的有多发性骨髓瘤的本周蛋白、肝豆状核变性的铜、胱氨酸病中的胱氨酸、糖原沉着病中的糖原、奶糖血症中的磷奶糖，这些物质都对肾小管有损坏作用，引起广泛的转运系统缺陷。范科尼综合征经常伴有尿磷排出增加、低磷血症、氨基酸尿、尿糖、白蛋白尿及近端肾小管酸中毒等。范科尼综合征的临床表现多样，主要的病理机制为肾脏的近端小管受损，重吸收功能异常，容易引起佝偻病或骨软化症。引起骨骼病变的主要原因为低磷血症和酸中毒。根据是否合并维生素D的代谢异常分为Ⅰ型（异常代谢）和Ⅱ型（正常代谢）两种。不管其病因如何成人获得性范科尼综合征合并骨软化对补充磷和维生素D治疗的反应良好。如存在酸中毒，应加以纠正。

（四）代谢性酸中毒

肾小管酸中毒（renal tubular acidosis，RTA）是一种肾脏保存碳酸氢盐能力下降的疾病，临床特点为血液中碳酸氢盐浓度减低和代谢性酸中毒。其基本的病理生理改变为肾脏碳酸氢盐的重吸收减少和肾小管泌氢障碍，使血液和肾小管腔间的氢离子浓度梯度不能维持。RTA引起骨软化症和佝偻病的可能病理生理机制为：① 酸中毒时骨骼局部pH下降，骨骼的矿化障碍。② 酸中毒时骨骼中矿盐的溶解增加，骨吸收增强。③ 远端RTA时尿液钙排出增加。④ 近端RTA可能是范可尼综合征的一部分，出现骨软化和佝偻病主要与低磷血症有关。⑤ 维生素D缺乏或25-OH-D$_3$向1,25-(OH)$_2$-D$_3$的转化障碍，引起肠钙吸收减少或骨骼的矿化不足。继发于高尿钙所以容易引起肾脏的钙化和肾结石。RTA的治疗需要给机体提供足够的HCO$_3^-$对抗过多的H$^+$，纠正酸中毒。可给予NaHCO$_3$[1.0～1.5 mmol/(kg·d)]，或者Shohl合剂（枸橼酸140 g加枸橼酸钠98 g或枸橼酸钾98 g，加水至1 000 ml，每日30至100 ml分次口服）。枸橼酸在体内经氧化代谢为CO$_2$排出，不会加重酸中毒，此外，使胃肠道的酸度降低，减少钙吸收，尿中排出的枸橼酸盐可溶性大，可以减少肾结石和肾脏钙化的危险性。在肾功能不全时尿中枸橼酸排泄减少，纠正酸中毒宜使用碳酸氢钠。如果病程长肾功能损害严重的患者，需要注意患者可能存在维生素D缺乏和1,25-(OH)$_2$-D$_3$生成不足，需补充钙剂和维生素D制剂。如使用1α-OH-D$_3$或1,25-(OH)$_2$-D$_3$。用药后需要严密监测尿钙，避免肾结石和肾脏钙化加重。

（五）骨基质的异常

骨化性成纤维不全是一种少见、散发、以难治性骨痛为特征的疾病，易累及中年人。主要的临床特点为病理性骨折，使患者卧床不起。尽管患者的血钙磷水平正常，但是血碱性磷酸酶会显著升高。骨骼影像上会出现一种致密、无定形和杂乱的外观。组织学显示骨表面类骨质显著增厚，胶原成不规则的排列，可能正是由于基质胶原的排列异常限制了骨骼的矿化。该病尚无特异的治疗，但是大剂量的维生素 D 可能会部分缓解骨痛。

（六）轴心骨骨软化

轴心骨骨软化是一种仅累及中年男性的少见的散发性疾病。主要表现为椎体结构模糊和慢性脊柱变形。多数严重的病例主要累及颈椎区。放射学检查的特征表现为骨盆和脊柱部位特征性的骨软化的表现，骨小梁变粗，血清碱性磷酸酶的水平可能会增高。组织学研究提示胶原板层排列正常，但成骨细胞形态扁平无活性，说明存在成骨细胞的缺陷，基质的生成减少影响矿化。

（七）酶的异常

低磷酸酶血症一般发病年龄越早，病情越重。此病特征为全身组织内（骨、肝、肾和血球）缺乏碱性磷酸酶，骨骺软骨和骨基质不能完成正常钙化而成为佝偻病样改变。小头颅、牙脱落、骨折，血钙正常或偏高，血磷正常，血碱性磷酸酶低下，血焦磷酸盐和磷酸乙醇胺（phosphorylethanolamine）含量增多，尿钙增多，尿羟脯氨酸减少，尿磷酸乙醇胺阳性，尿焦磷酸盐排出增多。婴幼儿发病者可伴有高钙血症和肾功能衰竭，甚至颅内高压。婴幼儿发病者呈现常染色体隐性遗传的方式，成年起病者则表现为常染色体显性遗传方式。X 线表现为明显的佝偻病样改变，可有肾钙化、脊椎旁韧带钙化。本病无特效治疗，维生素 D 治疗无效。

（八）矿化抑制剂

1. 羟乙膦酸盐·在大量摄入羟乙膦酸钠的患者（每日超过 5 mg/kg），羟乙膦酸钠会在骨表面过度沉积，抑制成骨细胞的功能和抑制钙磷矿化结晶的形成。

2. 氟·尽管有许多研究提示氟制剂会刺激新骨的形成，但是如果摄入大剂量的药物，又无足够的钙剂补充时，会出现骨软化症。

3. 铝·铝中毒主要发生在全胃肠外营养的患者或慢性肾功能不全长期透析的患者。前者采用的水解酪蛋白中含有大量的铝，后者可能系透析液中含铝过多或者使用含铝的抗酸剂。铝在骨骼类骨质表面沉积，抑制了骨骼的矿化。通过使用不含铝的营养液或者透析液可以使骨软化症缓解。使用去

铁铵治疗可能奏效。

参考文献

［1］Glimcher MJ. The nature of the mineral component of bone and the mechanism of calcitonin［M］//Avioli LV, Krane SM. Metabolic bone disease. Philadelphia：WB Saunders，1990：42－68.

［2］Marie PJ, Pettifor JM, Ross FP, et al. Histological osteomalacia due to dietary calcium deficiency in children［J］. N Engl J Med, 1982, 307：584－588.

［3］Dent CE, Stamp TCB. Vitamin D, rickets and osteomalacia［M］//Avioli LV, Krane SM. Metabolic bone disease. New York：Academic Press，1977：42－68.

［4］孟迅吾，Holi MF. 竞争蛋白结合法测定血 25 羟维生素 D_3 浓度的临床意义［J］.中华内科杂志,1989,28：95－98.

［5］Mankin HJ. Osteomalacia and renal osteodystrophy［J］. J Bone Joit Surg, 1974, 56A：101－128，352－386.

［6］Henderson JB, Dunnigan MG, McIntosh WB, et al. Asian osteomalacia is determined by dietary factors when exposure to ultraviolet radiation is restriced：a risk factor model［J］. QJ Med, 1990, 76：923－933.

［7］Eddy Rl. Metabolic bone disease after gastrectomy［J］. Am J Med, 1971, 50：442.

［8］张伯红,孟迅吾,宋力群,等.Billroth Ⅱ式胃大部切除术后远期血钙和 25 羟维生素 D 水平的追随［J］.北京医学，1996,18：137－140.

［9］Compston J E. Hepatic osteodystrophy. vitamin D metabolism in patients with liver disease［J］. Gut, 1986, 27：1073.

［10］Karaaslan Y, Haznedaroglu S, Ozturk M. Osteomalacia associated with camazepine/valproate［J］. Ann Pharmacother, 2000, 34：264.

［11］Wabg JT, Lin CJ, Burridge SM, et al. Genetic of vitamin D 1－α hydroxylase deficiency in 17 families［J］. Am J Hum Genet, 1998, 63：1694.

［12］CoburmN JW, Sherrard DJ, Ott SM, et al. Bone disease in uremia：a repraisal［M］//Norman AW, Schaefer K, Herrath DV, et al. Vitamin D：chemical, biochemic and clinincal endocrionology of calcium metabolism. New York：de gruyter, 1982：835.

［13］Epstein S, Meunier PJ, Lambert PW, et al. 1α,25 hydroxyvitamin D8 corrects osteomalacia in hypoparathyroidism and pseudohypoparathyroidism［J］. Acta Endocrinol (Copenh), 1983, 103：241－247.

［14］Malloy PJ, Hoch berg Z, Tiosano D, et al. The molecular basis of hereditary 1, 25 － dihydroxyvitamin D_3 resistant rickets in seven related families［J］. J Clin Invest, 1990, 86：2071－2079.

［15］Giraldo A, Pino W, Garcia-Ramirez LF, et al. Vitamin D dependaent richets type Ⅱ and normal vitamin D receptor cDNA sequence. A cluster in a raral area of Cauce, Colombia, with more than 200 effected Children［J］. Clin Gen, 1995, 48：57－65.

［16］Holm IA, Nelson AE, Robinson BG, et al. Mutational analysis and genotype-phenotype correlation of the gene in X-linked hypophosphatemic rickets［J］. J Clin Endocrinol Metab, 2001, 86：3889－3899.

［17］The ADHR Consortium. Autosomal dominant hypophosphatemic rickets is associated with mutations in FGF－23［J］. Nat Genet, 2000, 26：345－348.

［18］张孝骞,朱预,刘彤华,等.间叶瘤合并抗维生素 D 的低磷血症软骨病 1 例报告［J］.中华医学杂志 1980,60：150－152.

［19］White KE, Jonsson KB, Carn G, et al. The ADHR gene is a secreted polypeptide over-expressed by tumors that cause phosphate wasting［J］. J Clin Endocrinol Metab, 2001, 86：497－500.

第二十二章·遗传性维生素 D 代谢与效应缺陷

何　庆　樊继援

遗传性维生素 D 代谢和效应缺陷所引起的佝偻病是一种罕见的先天性疾病，其特点是具有一般的营养性维生素 D 缺乏性佝偻病的全部临床、生化、放射学和骨组织学特征，但患者维生素 D 摄入充足，而对生理剂量的维生素 D 治疗无反

应，因此称为遗传性维生素 D 依赖性佝偻病（HVDDR）。HVDDR 包括两种类型，HVDDR-Ⅰ型又称为假性维生素 D 缺乏性佝偻病（PDDR），病因为维生素 D 合成相关酶的缺陷。HVDDR-Ⅱ型又称为遗传性维生素 D 抵抗性佝偻病（HVDRR），病因为维生素 D 受体（VDR）缺陷（表 13-22-1）。

表 13-22-1　HVDDR-Ⅰ型和 HVDDR-Ⅱ型的比较

特　　征	HVDDR-Ⅰ型	HVDDR-Ⅱ型
缺陷	维生素 D 合成相关酶缺陷	维生素 D 受体
遗传类型	常染色体隐性遗传	常染色体隐性遗传
秃发	无	有
血 25-OH-D	正常或降低	正常
血 1,25-(OH)$_2$-D	正常或降低	增高
1,25-(OH)$_2$-D 治疗反应	好	差

第一节 · HVDDR-Ⅰ型

一、临床特征

遗传性维生素 D 依赖性佝偻病Ⅰ型根据其发病机制又可以分为 HVDDR-ⅠA 和 HVDDR-ⅠB 两个亚型。1961 年 Prader 等最先报道了 2 例Ⅰ型的儿童，出生后 6 个月内发病，有典型的佝偻病临床表现，低血钙、低血磷、碱性磷酸酶和甲状旁腺激素（PTH）增高，血 25-OH-D 水平正常，血 1,25-(OH)$_2$-D 水平降低，尿排出多种氨基酸。需用持续大剂量维生素 D 治疗方可使病情缓解。后续报道表明，这种情况是由缺乏 1α-羟化酶引起的，现被定义为 HVDDR-ⅠA 或 1α-羟化酶缺乏症。1994 年 Casella 等在 2 岁和 7 岁的尼日利亚兄弟姐妹中发现了一种罕见的 25-羟化酶缺乏导致的佝偻病。这些兄弟姐妹被发现骨骼畸形伴佝偻病、低钙血症、低磷血症、ALP 和 PTH 明显升高，1,25-(OH)$_2$-D 和低 25-OH-D 水平正常，经大剂量维生素 D 治疗后，临床和实验室均有改善，这种疾病最初被诊断为 25-羟化酶缺乏症，即 HVDDR-ⅠB。家系调查显示 HVDDR-Ⅰ型为常染色体隐性遗传性疾病。

二、发病机制

（一）维生素 D 合成相关酶的特性

活性激素 1,25-(OH)$_2$-D 主要由肝脏中的 25-羟基化和由肾脏中的 1α-羟基化产生。人类肝脏中 25 羟基化反应由多种酶介导，在尼日利亚和沙特患者的研究中证实了 CYP2R1 在人肝脏维生素 D 25-羟化反应中起中心作用。尽管 CYP2R1 是人体维生素 D 25-羟化酶的主要组成部分，但其缺乏并不导致 25-OH-D 水平明显降低，提示其他酶参与体内维生素 D 25-羟化反应，包括 CYP27A1、CYP2J2/3、CYP3A4、CYP2D25 和 CYP2C11 等。

1α-羟基化是 1,25-(OH)$_2$-D 合成的限速步骤，1α-羟化酶 CYP27B1 基因位点定位于 12 号染色体长臂的 13～14 带区域（12q13～14）。最近，通过对鼠肾、人类角化细胞和肾

编码 CYP27B1 cDNA 的克隆，利用体细胞杂交，人类 1α-羟化酶基因已被克隆、测序和定位。1α-羟化酶为一种多功能氧化酶，它能将氧分子还原为水，并把羟基加在类固醇上。1α-羟化酶主要表达部位在肾皮质近端肾小管，肾脏 1α-羟化酶受 PTH、钙、磷及 1,25-(OH)$_2$-D 的调节。肾外组织如骨细胞、角化细胞和淋巴造血细胞等也有 1α-羟化酶的表达，肾外组织 1α-羟化酶产生的 1,25-(OH)$_2$-D 对该组织细胞分化和功能有重要的内分泌或旁分泌作用。人类 1α-羟化酶 cDNA 长度为 2 469 bp，编码含有 508 个氨基酸残基的蛋白质序列（含有 1 个铁氧还原蛋白结合域及一个血红蛋白结合域），其氨基酸序列同线粒体 P450 家族有高度同源性。

（二）分子病因学

Fu 等在 1997 年报道了第一例突变分析，此后在不同种族的几个附加突变也相继报道。这些发现均证实 HVDDR-ⅠA 型的分子遗传学基础与 1α-羟化酶突变所致失活有关。到目前为止，人们已经描述了来自 HVDDR-ⅠA 型患者及其双亲的 20 种不同 1α-羟化酶突变。所有患者在两个等位基因上均有突变，但也观察到了高频率的复合杂合子（每个等位基因上有不同突变），核苷酸缺失、复制及几个错义突变和一个无义突变均已报道。突变分散于 1α-羟化酶全序列并影响除第 5 外显子外的所有外显子。在不同种族人群中突变频率最高的是位于第 8 外显子的 438～442 编码区，编码区由 2 个拷贝的 7 bp 序列 5′-CCCACCCCCCACCC-3′组成，而在 8 个家族中发现此编码区由 3 个而不是 2 个拷贝的 7 bp 序列组成，从而改变了下游的阅读结构。在某些病例血 1,25-(OH)$_2$-D 水平低，但并非测不到，表明 1α-羟化酶尚存一些活性，其缺陷程度不同。这种现象用移码突变（缺失及复制）和无义突变不能解释，因为所有这些突变均消除了蛋白质的血红蛋白结合位点而导致 1α-羟化酶活性完全丧失。这些患者保留的 1α-羟化酶部分活性，可归结于几种错义突变。通过 1α-羟化酶蛋白同线粒体一级细胞色素 P450 序列与细菌一级细胞色素 P450 序列比较，解释了错义突变所致的活性丧失，如 Q65H、T409I、R389H、E189L、R429P、R453C、P497R 等的错义突变，明显影响 1α-羟化酶结构和功能，使酶的活性降低。而 HVDDR-ⅠB 型非常罕见，主要由于 CYP2R1、CYP27A1 等突变导致，但是在小鼠实验中联合敲除 CYP2R1 和 CYP27A1 只使 25-OH-D 水平降低 50%，对循环 1,25-(OH)$_2$-D 无明显影响，无明显表型。

三、治　疗

最早 HVDDR-ⅠA 型的治疗是用大剂量普通维生素 D，用一般剂量的维生素 D 治疗无效，只有用比一般剂量大数十倍的维生素 D 和 25-OH-D 才可使症状减轻。治疗后血 25-OH-D 迅速升高，但血 1,25-(OH)$_2$-D 仍低。疗效可能是 25-OH-D 的作用，因为 25-OH-D 在高浓度时能与 VDR 结合，激活 1,25-(OH)$_2$-D 特异性细胞内受体［亲和力小于 1,25-(OH)$_2$-D］。高浓度的 25-OH-D 在某些组织以旁分泌和自分泌方式局部产生 1,25-(OH)$_2$-D，25-OH-D 也可直接作用于靶组织发挥效应；也可直接用 25-OH-D 治疗，但其作用机制和疗效与普通维生素 D 相似且费用高，因此不主张用于 HVDDR-ⅠA 型的长期治疗。部分患者血 1,25-

$(OH)_2-D$ 水平可达到正常,提示肾脏 1α-羟化酶不完全缺乏。由于长期大剂量维生素 D 治疗可发生维生素 D 在脂肪和肌肉组织内聚集,同时这种治疗剂量很接近中毒剂量,有导致肾钙化和肾功能损害的危险,必须严密随访。HVDDR-Ⅰ型的肝脏 25-羟化酶正常,用 $1\alpha-OH-D$ 或直接用 $1,25-(OH)_2-D$ 仅需小剂量即可使症状缓解。有效剂量为维生素 D 1 000~3 000 $\mu g/d$,25-OH-D 为 200~900 $\mu g/d$,$1\alpha-OH-D$ 为 2~4 $\mu g/d$,$1,25-(OH)_2-D$ 为 0.25~1.0 $\mu g/d$。需终身用药,否则症状可重新出现。对于 HVDDR-ⅠB 型,骨化三醇是治疗该病的唯一选择[10~20 ng/(kg・d)]。

第二节・HVDDR-Ⅱ型

一、临床特征

1978 年 Brook 等描述了第 1 例 HVDDR-Ⅱ型患者,其临床表现为骨痛、骨软化症和明显的低血钙,X 线检查显示广泛骨矿化不良,血 $1,25-(OH)_2-D$ 水平增高。经维生素 D 每日 4 000 IU 治疗 4 周后,血 $1,25-(OH)_2-D$ 水平进一步增高,低血钙好转。此后陆续报道的病例中约半数患者对任何维生素 D 及其代谢物均无反应。提示患者肾脏 1α-羟化酶正常,无 $1,25-(OH)_2-D$ 合成障碍,但靶组织的 VDR 缺陷,$1,25-(OH)_2-D$ 与 VDR 结合异常,$1,25-(OH)_2-D$ 不能发挥生物学效应而发病。

HVDDR-Ⅱ型的临床特征同 HVDDR-Ⅰ型相似,所不同的除了血 $1,25-(OH)_2-D$ 水平增高外,还有以下两点。

1. 秃发・是 HVDDR-Ⅱ型特有的临床表现,约 2/3 HVDDR-Ⅱ型家族的患者罹患程度不同的秃发。轻者头发稀疏,重者头发全秃,甚至包括眉毛和眼睑。在出生后几个月,秃发可能比较明显。对有家族史的患者来说,新生儿秃发可提供 HVDDR-Ⅱ型的最初诊断线索。发生秃发的确切机制尚不清楚,但已知 VDR/RXRα 异源二聚体的形成对表皮角质形成细胞的增殖和分化着重要的作用。秃发的 HVDDR-Ⅱ型患者通常对维生素 D 的抵抗较重。

2. 遗传特异性・HVDDR-Ⅱ型也是常染色体隐性遗传性疾病,但在临床和生化方面有明显的遗传异质性。多数患者佝偻病在 2 岁之前发生,但迟发病例也有报告,可在儿童期后各年龄段起病,最大发病年龄为 45 岁,临床表现为骨软化症。所有的迟发病例血钙均正常,可能代表本病的较轻类型。

通过测定 $[^3H]1,25-(OH)_2-D$ 与完整细胞、细胞核和高盐可溶性提取物的结合能力和亲和力,研究激素-受体的作用,已经证实 HVDDR-Ⅱ型至少有 5 种不同类型的细胞内 $1,25-(OH)_2-D-VDR$ 缺陷。① $1,25-(OH)_2-D$ 不能与 VDR 结合,此缺陷是最常见的类型。② $1,25-(OH)_2-D$ 与 VDR 结合的能力缺陷,结合位点仅为对照的 10%,用大剂量维生素 D 及其代谢物长期治疗,血钙无反应。③ $1,25-(OH)_2-D$ 与 VDR 结合的亲和力缺陷,亲和力仅为正常的 $1/30\sim1/20$。④ $1,25-(OH)_2-D$ 激素结合部位缺乏,与 VDR 结合的能力和亲和力正常或接近正常,但在细胞核或完整细胞不能检出结合部位,用大剂量维生素 D 及其代谢物治疗可完全缓解。⑤ $1,25-(OH)_2-D$ 与可溶性细胞提取物和完整细胞的核的结合正常或接近正常,但激素-受体复合物对异种组织 DNA 的亲和力降低。以上 5 种类型的 VDR 缺陷用大剂量维生素 D 及其代谢物治疗,第 3 和第 4 种类型可完全缓解,其余 3 种类型反应差。

二、发病机制

(一) VDR 的特性

1. VDR 的 DNA 结合域(DBD)・由位于第 24~90 个残基的锌指基序组成。锌指为 C_2C_2 型,它是以 2 个锌原子通过与 4 个半胱氨酸残基四面配位结合。每个残基负责使"指"结构本身稳定。位于每个锌指结构 C 末端的 α 螺旋基序,形成有助于 DNA 完整性的 α 螺旋结构。与其他核受体比较,VDR 的特性在于一个由 5 个基本氨基酸组成的簇状结构,位于第 49~55 个残基,在 2 个锌指之间的插入序列中,是保持 DNA 完整和调节受体的核位点。簇状结构包含了丝氨酸第 51 位残基,这是一个翻译后修饰的位点,这种修饰作用是通过由蛋白激酶介导的磷酸化作用完成的。VDR 锌指基序中的残基有助于联合配体受体和类视黄醛受体(RXR),形成功能异二聚体。α 螺旋 C 末端与第 2 个锌指结构的结合也提供了和配体蛋白质相互作用的机会。

2. VDR 的配基结合域(LBD)・VDR 的 E 区代表了一个复杂多功能区,包括与 $1,25-(OH)_2-D$ 配基结合,与 RXR 的异二聚体化和反激活。LBD 是由 12 个 α 螺旋和几个短 β 链组成的一个"三明治"结构,围绕在一个亲脂性的激素结合位点。LBD 包括 3 个区,与 $1,25-(OH)_2-D$ 配基密切联系。配基结合可作为导致结构改变的因素,结构改变可使 VDR 与相关的配基结合,诱变试验已证明了一些包括这些结合位点在内的关键残基。受体的 2 个区域全部需要转录激活,一个区域位于第 244~263 个残基,一个区域也包含了和 RXR 异二聚体化的区域。但是,赖氨酸第 246 位残基不和 RXR 配体结合,并且它的改变严重影响着反式激活。

(二) 分子病因学

VDR 基因位于 12q13.11,由 11 个外显子组成。随着分子生物学研究的进展,对 VDR 基因突变导致的结构和功能改变有了更深的认识。目前已证实的 VDR 基因突变有以下几种。

1. 无义突变或移码突变・HVDDR-Ⅱ型患者的 VDR 中已描述了接近 20 个点突变。这些基因的突变中有 6 个是无义突变或移码突变(R30X、R73X、E92fs、Q152fs、L233fs、Y295X),这种突变使终止密码子提前翻译而终止编码,导致 VDR 的截短。

2. DBD 突变・Hughes 等报道了第 1 例 VDR 的 DBD 突变,这一突变是在 DBD 第二个锌指结构中的第 73 位点(R73Q),以 1 个不带电的谷氨酰胺取代了 1 个带正电的精氨酸。DBD 的突变在整个类固醇-甲状腺-类视黄醛受体基因超家族中是第一个被证实自然致病的突变。DBD 的 H35Q、K45E、R50Q、R73Q、R80Q 附加错义突变,影响与 DNA 结合的残基。由甘氨酸 46 位残基到天冬氨酸的转换导致大量带电氨基酸的带入,后者和 DNA 螺旋上带负电的磷酸键产生静电反应。苯丙氨酸链结构缺失可破坏 DBD 区的疏水核心并影响以第一锌指结构为基础的 α 螺旋结构。

3. *LBD* 突变·影响 LBD 区的突变有 *Y295X* 突变,使 VDR 的 C 末端第 132 位氨基酸截断,导致 LBD 主要部分缺失。这种突变在一个大的家族中有近亲结婚的 7 个家庭中被发现。*Q259M*、*R274L* 和 *H305Q* 突变分别发生于 H4、H5 和 H6～H7 结构上,影响配基并导致亲和力下降。*I314S* 突变发生于 H7,影响激素结合和受体的异二聚体化。

4. 附加突变·突变位于铰链区,*VDR* 上缺失了 306 个残基。在无血缘关系的患者中发现了 2 个缝接位点突变,一个为核酸的改变,从介于外显子 3 和 4 之间的内含子 5′端消除了供体缝接位点,导致在 *VDR* 转录过程中遗漏外显子 4;而另一个在外显子 6 中隐藏了一个 5′端供体缝接位点,导致第 56 碱基的缺失和外显子 7 移码突变,使外显子 7、8、9 的部分 *VDR* 基因缺失。

5. 辅助蛋白质突变·Hewison 等描述了 1 例英国 HVDDR-Ⅱ型患者,*VDR* 并未发现突变,但患者有包括秃发在内的典型临床特征。发现患者成纤维细胞有野生型 *VDR* 的 mRNA 表达,受体亲和力和配基结合正常,但通过 *VDR* 配基依赖的转录激活缺失,提示 $1,25-(OH)_2-D$ 抵抗是辅助蛋白质突变的结果。

三、治 疗

1. 维生素 D 及其代谢物·包括维生素 D、$25-OH-D$、$1\alpha-OH-D$、$1,25-(OH)_2-D$,其疗效与 HVDDR-Ⅱ型发生的分子学机制相一致。VDR 突变所致受体和配基结合的亲和力轻度减弱者病情较轻,单用大剂量维生素 D 就能有效获得足够的 VDR 结合位点以介导 $1,25-(OH)_2-D$ 的正常反应。病情严重的典型患者应首先用大剂量 $1\alpha-OH-D$ 或 $1,25-(OH)_2-D$,使血 $1,25-(OH)_2-D$ 维持在高水平。一般治疗 3～5 个月即可纠正骨矿化延迟,血钙维持正常。无脱发患者对维生素 D 及其谢物治疗的反应优于有脱发患者。治疗期间应密切随访,观察体征、症状、骨 X 线征象变化,血钙、磷、碱性磷酸酶、肌酐和尿钙、磷、肌酐,血 PTH 和 $1,25-(OH)_2-D$ 水平。治疗后当血 $1,25-(OH)_2-D$ 水平超过正常范围 100 倍而上述指标仍无变化时,可认为治疗无效。一般来说,维生素 D 及其代谢物治疗的有效剂量 HVDDR-Ⅱ型显著大于 HVDDR-Ⅰ型。

2. 钙剂·由于维生素 D 的效应减弱,肠道的钙吸收不良,应补充足够的钙剂。当维生素 D 治疗和口服钙剂无效时,尤其是 *VDR* 突变的患者,可采用长期连续或间断静脉输入钙的方法补充高剂量的钙。经连续静脉输入钙数月后,随着血钙增加和甲状旁腺功能逐渐恢复,骨痛很快消失,佝偻病 X 线征象好转。此时,再继续口服钙治疗,以维持血钙正常。有人报道对 $1,25-(OH)_2-D$ 无反应的患者口服磷有效。有人观察到某些 HVDDR-Ⅱ型患者可自然缓解,在有配基结合和无配基结合的患者均有报道。这些处于青春期的患者不用任何治疗血清钙、磷和碱性磷酸就可逐渐恢复正常。这和青春期结束后,肠道钙的吸收对维生素依赖性降低有关,这些患者尽管佝偻病自然缓解,但秃发依然存在。

参考文献

[1] Porter FD, Herman GE. Malformation syndromes caused by disorders of cholesterol synthesis[J]. J Lipid Res, 2011, 52: 6-34.

[2] Albright F, Butler AM, Bloomberg E. Rickets resistant to vitamin D therapy[J]. Am J Dis Child, 1937, 54: 529-547.

[3] Prader AA, Miller WL. Hereditary rickets revealed (editorial)[J]. Kidney Int, 1998, 54: 1762-1764.

[4] Zhu J, DeLuca HF. Vitamin D 25-hydroxylase — Four decades of searching, are we there yet? [J]. Arch Biochem Biophys, 2012, 523: 30-36.

[5] Bikle DD. Vitamin D metabolism, mechanism of action and clinical applications[J]. Chem Biol, 2014, 221: 319-329.

[6] Casella SJ, Reiner BJ, Chen TC, et al. A possible genetic defect in 25-hydroxylation as a cause of rickets[J]. J Pediatr, 1994, 124: 929-932.

[7] Zhou Y, Zhao LJ, Xu X, et al. DNA methylation levels of CYP2R1 and CYP24A1 predict vitamin D response variation[J]. J Steroid Biochem Mol Biol, 2014, 144: 207-214.

[8] Barry EL, Rees JR, Peacock JL, et al. Genetic variants in CYP2R1, CYP24A1, and VDR modify the efficacy of vitamin D3 supplementation for increasing serum 25-hydroxyvitamin D levels in a randomized controlled trial[J]. J Clin Endocrinol Metab, 2014, 99: E2133-E2137.

[9] Sakaki T, Sawada N, Komai K, et al. Dual metabolic pathway of 25-hydroxyvitamin D3 catalyzed by human CYP24[J]. Eur J Biochem, 2000, 267: 6158-6165.

[10] Ohyama Y, Noshiro M, Okuda K. Cloning and expression of cDNA encoding 25-hydroxyvitamin D3 24-hydroxylase[J]. FEBS Lett, 1991, 278: 195-198.

[11] Thacher TD, Fischer PR, Singh RJ, et al. CYP2R1 mutations impair generation of 25-hydroxyvitamin D and cause an atypical form of vitamin D deficiency[J]. J Clin Endocrinol Metab, 2015, 100: E1005-E1013.

[12] Kato S, Yoshizazawa T, Kitanaka S, et al. Molecular genetics of vitamin D-dependent hereditary rickets[J]. Horm Res, 2002, 57: 73-78.

[13] Alzahrani AS, Zou M, Baitei EY, et al. A novel G102E mutation of CYP27B1 in a large family with vitamin D-dependent rickets type 1[J]. J Clin Endocrinol Metab, 2010, 95: 4176-4183.

[14] Li H, Martin A, David V, et al. Compound deletion of Fgfr3 and Fgfr4 partially rescues the Hyp mouse phenotype[J]. Am J Physiol Endocrinol Metab, 2011, 300: E508-E517.

[15] Hu MC, Shiizaki K, Kuro-o M, et al. Fibroblast growth factor 23 and Klotho: physiology and pathophysiology of an endocrine network of mineral metabolism[J]. Annu Rev Physiol, 2013, 75: 503-533.

[16] Jonsson KB, Zahradnik R, Larsson T, et al. Fibroblast growth factor 23 in oncogenic osteomalacia and X-linked hypophosphatemia[J]. N Engl J Med, 2003, 348: 1656-1663.

[17] Shimada T, Muto T, Urakawa I, et al. Mutant FGF-23 responsible for autosomal dominant hypophosphatemic rickets is resistant to proteolytic cleavage and causes hypophosphatemia in vivo[J]. Endocrinology, 2002, 143: 3179-3182.

[18] Rutsch F, Ruf N, Vaingankar S, et al. Mutations in ENPP1 are associated with "idiopathic" infantile arterial calcification[J]. Nat Genet, 2003, 34: 379-381.

第二十三章·纤维性骨营养不良症

宋怀东　陈家伦

纤维性骨营养不良症即 McCune-Albright 综合征,又名多发性骨纤维结构不良、骨纤维性发育不良-色素沉着性综合征。本综合征是由 McCune 和 Albright 在 1936 年首先描述的,其典型的临床特点是出现多发性骨纤维结构不良,皮肤非隆起性咖啡巧克力色斑和不同内分泌器官的功能紊乱三联征。在 McCune 和 Albright 首次描述该综合征后的 40 年内,仅认识到女孩的性早熟是其主要的内分泌功能紊乱。而在最近的 20 多年内,逐渐认识到该综合征可出现垂体、甲状腺和肾上腺等多种内分泌腺功能的异常。20 世纪 90 年代初,人们发现该综合征是由于编码刺激性鸟苷酸结合蛋白(Gs 蛋白)α亚基基因的错义突变,进而使腺苷酸环化酶持续激活,引起 cAMP 增加,使 G 蛋白偶联受体的活性被持续激活,导致多种内分泌腺体的功能亢进。由于这种突变是体细胞突变而非生殖细胞系突变,因此该病是散发的,没有遗传性;临床表现因突变累及的组织不同而复杂多变。

一、病因和病理生理

在 Albright 首次描述该综合征的时候,曾设想该综合征的内分泌功能紊乱可能是由于下丘脑功能异常所致,但随着激素测定方法的普遍应用,发现骨纤维结构不良症患者的内分泌功能紊乱是由于外周腺自主性分泌大量的激素所致,而没有下丘脑功能的异常。由于临床病例的增加,人们发现该综合征不仅可出现性早熟的内分泌功能紊乱,而且几乎可伴发所有的内分泌腺增生或功能紊乱,如甲状腺多发性结节、甲状腺功能亢进、垂体生长激素瘤、库欣综合征、高催乳素血症、甲状旁腺功能亢进等;除此之外,还可引起肝脏、肾脏、心脏等非内分泌组织的功能异常。而且在不同的患者,这些症状的组合变化多样,临床表现各异。这些不同的临床表现如何形成,它发生的根本原因,临床医师一直困惑不解。1986 年,Happle 通过对 1 例 Albright 综合征患者的皮肤病变的分析,并对文献进行复习,发现该综合征患者的皮肤损害经常是沿着胚胎发育的 Blaschko 线分布,局限于身体的一侧,很少超过正中线。据此,Happle 提出该综合征可能是由于胚胎发育的早期发生体细胞显性突变或配子—半染色体发生突变所致。这两种情况中的任何一种均可引起嵌合体细胞的形成,而这种嵌合体发生在不同的组织,将会引起不同的表型,若发生在卵巢,则可引起卵巢功能的亢进,导致性早熟;发生在垂体分泌生长激素的细胞,则可引起生长激素分泌过度的表现,在儿童引起巨人症,成人引起肢端肥大症等。从胚胎发育的观点看,内胚层内分泌腺(甲状腺、甲状旁腺、胰岛等)和外胚层内分泌腺(垂体、肾上腺)均来自位于前肠黏膜的共同干细胞;当此干细胞在胚胎发育的早期发生基因突变,则可累及多种内分泌腺组织,从而解释了该综合征临床上的内分泌功能异常的多样性。据此推测,这种突变发生在胚胎发育的不同时期,将会累及不同的组织。在胚胎发育中,突变发生得越早,受累的器官越多;发生得越晚,病变累及的组织越少。20 世纪 80 年代末期,人们发现约 40% 的垂体生长激素瘤是由于 $Gs\alpha$ 基因突变所致,而多发性骨纤维结构不良症可并发有垂体生长激素瘤,因此,1991 年,Weinstein 和 Schwindinger 几乎同时发现该综合征是由于骨组织内 $Gs\alpha$ 基因 201 位密码子发生错义突变所致。随后,大量的研究发现,几乎在所有的多发性骨纤维结构不良症患者的病变骨组织内均有 $Gs\alpha$ 基因 201 精氨酸的突变,导致 201 位精氨酸被半胱氨酸或组氨酸替代。最近

有人在少数多发性骨纤维结构不良症患者骨组织内发现 201 位的精氨酸被甘氨酸或亮氨酸替代,从而使该部位的突变类型增加到 4 种,而且 201 位精氨酸被甘氨酸替代可能发生在生殖细胞(germline),具有遗传性。而在垂体生长激素瘤中发现的 $Gs\alpha$ 基因 227 位氨基酸的突变,尚未在该综合征中发现。推测可能因为 227 位密码子的突变比 201 位密码子的突变具有更强的致死性,因此早期发生的 227 位基因突变的胚胎不易存活的缘故。由于 $Gs\alpha$ 基因是一种显性致死性基因,因此在患者的病变部位,$Gs\alpha$ 基因的突变是杂合突变,病变组织内既有含有突变的 $Gs\alpha$ 基因细胞,又有含有野生型的 $Gs\alpha$ 基因的正常细胞,形成细胞的嵌合体。一般说,含有野生型 $Gs\alpha$ 基因的正常细胞的数目比突变的细胞要多。上海瑞金医院对 1 例 McCune-Albright 综合征患者的发病机制进行了初步的研究,发现在患者的病变骨组织和外周血中均有 $Gs\alpha$ 基因 201 位密码子的突变,从精氨酸突变为半胱氨酸(CGT→TGT);有趣的是,在这例患者病变骨组织内,除了 201 位氨基酸的突变外,笔者还发现两个新的突变位点:一种是 209 位和 201 位密码子的联合突变,氨基酸分别由谷氨酸和苏氨酸变为甘氨酸和异亮氨酸(Glu209Gly, GAC→GGG 和 Thr210Ile, ACC→ATC);另一种是第 9 号外显子 235 位氨基酸的突变(Ile235Val, ATC→GTC)。到目前为止,几乎在所有受累的内分泌组织、皮肤及其他非内分泌组织中均发现有 $Gs\alpha$ 基因的突变。

G 蛋白是将信息从受体传递至效应器的重要环节。目前已知有 30 多种 G 蛋白,形成一个超家族。按分子量不同可分为两大类:大分子量 G 蛋白(80 000~90 000),是由 α、β、γ 三个亚基组成的异三聚体,处于靠近细胞膜的部位,与激素信息的传递密切相关;小分子量 G 蛋白(20 000~25 000),只有一条多肽链,相当于大 G 蛋白的 α 亚基,小 G 蛋白有多种,功能多样。G 蛋白 α 亚基含有以下的功能区:G_1 为依赖镁离子的 GTP 结合位点;G_2 为 α 亚基所含的 GTP 酶活性区域,可将结合上来的 GTP 水解成 GDP;G_3、G_4 位于羧基端,主要功能是与受体结合及与效应器相互作用;G_5 位于氨基端,主要与 βγ 亚基相互作用。当受体未与相应的激素结合时,G 蛋白的 α 亚基与 GDP 的亲和力较高,α 亚基的 GTP 酶活性受抑制。当激素与受体结合后,受体被激活,与 G 蛋白的 α 亚基相互作用,使后者结合核苷酸的部位发生构象变化,从而使 GDP 释出,GTP 与 α 亚基结合。GTP 与 α 亚基结合后引起一系列变化:① βγ 亚基分开;② 激素与受体分离;③ α 亚基活化,与效应器发生作用,促使第二信使产生;④ 几秒钟后,α 亚基上的 GTP 酶活化,使 GTP 转化为 GDP;⑤ 结合着 GDP 的 α 亚基失去活性,且与 βγ 亚基二聚体重新形成异三聚体。这一从活化到失活的过程称为 G 蛋白循环(图 13-23-1)。如此周而复始,恰如其分地传递激素的信息。G 蛋白 201 位精氨酸和 227 位谷氨酰胺是维持 $Gs\alpha$ 蛋白内源性 GTP 酶活性的重要基团;$Gs\alpha$ 基因 201 精氨酸突变,将使 $Gs\alpha$ 基因内源性的 GTP 酶活性丧失或下降,从而使与 G 蛋白结合的 GTP 不能及时分离,G 蛋白处于持续的激活状态,进而激活腺苷酸环化酶,使细胞内 cAMP 产生增加,导致病变细胞的增殖和功能异常。如在卵巢细胞可使性激素合成增加,引起性早熟;甲状腺细胞可增殖,T_3、T_4 的合成增加;垂体分泌生长激素的细胞受累,

可使生长激素分泌增加,引起巨人症或肢端肥大症等。近年来的研究证实,Gsα 基因突变不仅在 McCune-Albright 综合征患者各种内分泌功能紊乱及皮肤色素沉着的发生中起重要的作用(引起类似于 G 蛋白偶联受体被激活引起的各种症状),而且在骨病变的发生中具有重要的意义。Bianco 用体外细胞移植技术证实,单独移植突变的骨基质细胞,则无细胞存活;单独移植正常的骨基质细胞,可形成类似于含有骨髓的松质骨;但在联合移植含有突变和野生型 Gsα 基因的混合骨基质的小鼠皮下,可形成具有典型骨纤维结构不良病理变化的异常骨组织;这提示含有 Gsα 基因突变的细胞和含有野生型的细胞共存,是引起 McCune-Albright 综合征骨组织损害的关键。在 McCune-Albright 综合征患者病变骨组织的骨髓基质细胞培养中,发现带有 Gsα 基因突变的成骨样细胞 cAMP 和 IL-6 的水平升高,而 cAMP 和 IL-6 的升高可使局部破骨细胞的活性增强,成骨细胞分化障碍。由于 cAMP 增加,使原始的间质细胞过度生长,导致正常骨组织被不规则排列的、不成熟的纤维-软骨-骨组织代替,引起骨的纤维结构不良。骨病损处的纤维成分实际上是由早期的前成骨细胞,而不是成纤维细胞产生的。cAMP 产生增加,还可使成骨细胞的形态发生改变,并使其与细胞外基质的相互作用发生变化。这种变化干扰正常骨基质结构的组装,并促进胶原基质特殊结构的形成。同时,长期升高的 cAMP 可使成熟的成骨细胞内一些骨基质蛋白质的表达异常,从而使骨基质的化学组成发生变化;而这种结构的改变将进一步使细胞与基质间的相互作用变得松散。这种骨的无效沉积不断增加,继而引起薄的、异常的骨小梁与数量增加的骨源细胞(而不是成纤维细胞)的前体结合。成熟的成骨细胞功能异常,可使前成骨细胞向成熟的成骨细胞的转化受阻,进而使大量的成纤维细胞样细胞和前成骨细胞沉积在异常的骨基质中,引起骨纤维结构不良。另外,cAMP 还可使破骨细胞增多。

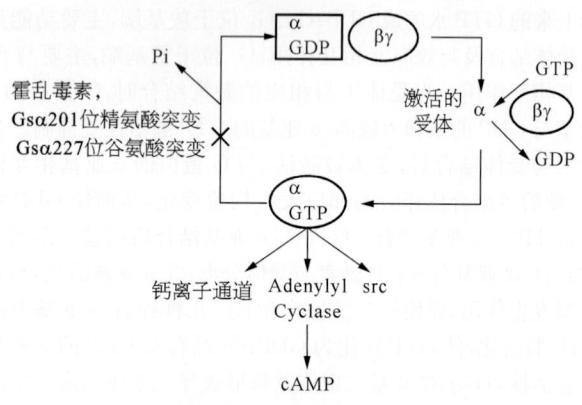

图 13-23-1　G 蛋白循环

Gsα201 位精氨酸和 Gsα227 位谷氨酸突变,将使 Gsα 蛋白内 ATP 酶活性丧失或下降,从而使结合的 GTP 不能及时被水解为 GDP,导致腺苷酸环化酶持续被激活,产生大量的第二信使 cAMP

二、临床表现

本病男女均可患病,国外报道女性多见。但上海瑞金医院收治的病例中,男性为多。多在儿童时期发病至青年时期有明显表现,合并内分泌功能紊乱者 3~4 岁发病,甚至在出生后即有症状。McCune-Albright 综合征患者受累组织的临床表现取决于突变发生早晚和部位。首先,Gsα 基因突变在胚胎发育过程中越早发生,组织内含有的突变细胞数量越多,累及的组织越广泛,其临床表现越重;而发生得越晚,则累及的组织越少,受累组织内含有突变的细胞数目越少,临床表现越轻。决定患者临床表现严重程度的另一个关键因素是突变累及组织细胞内 cAMP 对细胞增殖和功能的影响大小。在那些 cAMP 能够引起细胞明显增殖或激素分泌的细胞,它们的临床症状明显。那些对 cAMP 刺激不敏感的细胞,即使组织内含有 Gsα 基因的突变,也可能不出现明显的临床症状。事实上,在有些细胞,如成纤维细胞内,cAMP 反而能抑制细胞的增殖。此外,即使在那些 cAMP 能够明显促进细胞增殖的器官,由于可能发生的代偿性调节,如 cAMP 磷酸二酯酶活性增加(此酶使 cAMP 转变为无活性的 5'-AMP)等,也可能减轻,甚至逆转因 Gsα 基因突变引起的临床表现。有人推测,在某些组织中,可能需要第二种基因的突变方能形成自主性结节样增生;而在另外一些组织,则可能仅有 cAMP 升高即能改变细胞的行为,引起相应的临床症状。事实上,到目前为止,尚不清楚在 McCune-Albright 综合征患者发生结节样增生或肿瘤的细胞内,是否需要 Gsα 基因以外的第二种基因的突变,才可引起相应的临床表现。该综合征主要的临床表现如下。

(一) 骨骼改变

骨骼病变是 McCune-Albright 综合征最常见的症状,Ringel 总结了 158 例病例,发现 97.5%(154/158)的患者有骨病变,主要表现为骨纤维结构不良(表 13-23-1)。病变可以为单发性,或多发性,以多发性为常见。多发性病变可发生在任何骨骼,常累及多个骨。骨病变多发生在一侧肢体,发病部位以股骨、胫骨、腓骨和骨盆较多,双侧受累者骨病变严重程度多不对称。上肢有病损者往往同时累及颅骨。躯干的病变可波及数根肋骨、椎体和附件。肋骨病变常不限于一侧。肢体的骨骼病变以一侧上、下肢体为主,而对侧仅有个别骨受累。病损症状的轻重与年龄、病程及受累部位有关。发病年龄越轻,症状越重。大多数早期病例可存在多年而无症状。

表 13-23-1　文献报道的 158 例 McCune-Albright 综合征患者的临床表现

临床症状	例数 (n=158)	男 (n=53)	女 (n=105)	诊断时年龄 (岁)
骨纤维结构不良	154	51	103	7.7 (0~52)
皮肤色素沉着	135	49	86	7.7 (0~52)
性早熟	82	8	74	4.9 (0.3~9)
肢端肥大/巨人症	42	20	22	14.8 (0.2~42)
高催乳素血症	23	9	14	16.0 (0.2~42)
甲状腺功能亢进	30		23	14.4 (0.5~37)
肾上腺皮质功能亢进	9	4	5	4.4 (0.2~17)
骨肉瘤	3	1	2	36 (34~37)
佝偻病/骨软化	4	1	3	27.3 (8~52)
心脏异常	17	8	9	(0.1~66)
肝脏异常	16	6	10	1.9 (0.3~4)

继而出现疼痛、功能障碍、弓状畸形或病理性骨折。有报道多达 2/3 的病例发生病理性骨折，近半数患者有多次骨折的病史。有些患者以骨折为首发症状，其特点是常有轻度外伤为诱因。骨折处疼痛、肿胀、功能障碍，但很少发生移位，绝大多数可在制动后愈合。浅表骨骼的病变常出现畸形或肿块，如颜面不对称，上颌突起，有时可引起眼球突出。肋骨和脊柱受累时，表现胸部不对称，局限性突起。四肢长骨受侵犯时，呈膨胀弯曲畸形。掌趾骨受累者，肢端隆起。颅底骨受累，可压迫神经，引起相应的症状，如视力下降或失明，听力下降等。

X 线检查发现，病变处呈膨胀性、溶骨性改变（图 13-23-2），为磨砂玻璃状，有时伴囊状阴影，可见不规则的钙化，皮质变薄，病变周围界限清楚，无骨膜反应。锝标记的亚甲基二磷酸盐骨扫描可见骨骼受累处有放射线异常浓集；该方法有利于发现早期骨损害（图 13-23-3）。病理检查基本的改变为正常的骨组织被增生的纤维组织替代，在纤维结缔组织内有化生的骨组织。骨小梁呈纤维骨或编织骨，其基质内的纤维排列紊乱而无定向。一般的病损外缘无成骨细胞包绕，仅在

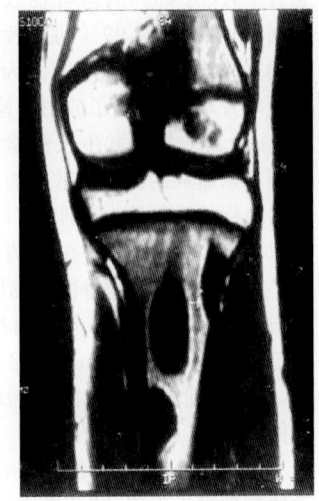

图 13-23-2　McCune-Albright 综合征患者膝关节 CT 结果

发展快的病损内，编织骨周边有排列成行的成骨细胞。有些部位有破骨细胞的活动（图 13-23-4）。

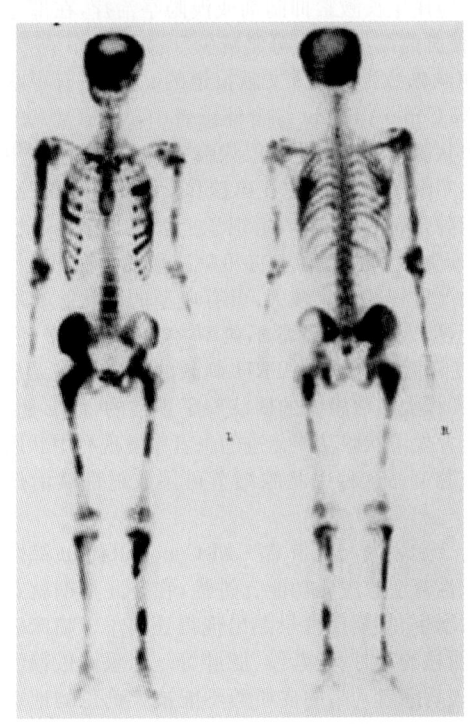

图 13-23-3　锝同位素骨扫描结果

阴影处为骨受累的部位

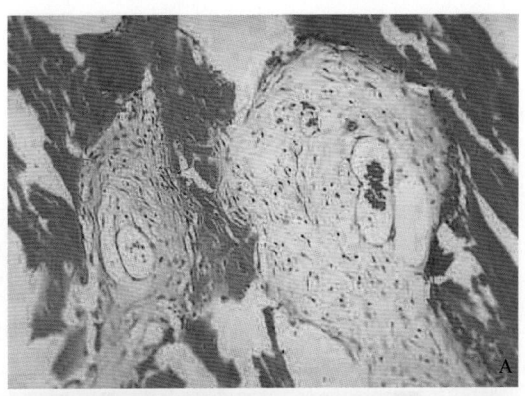

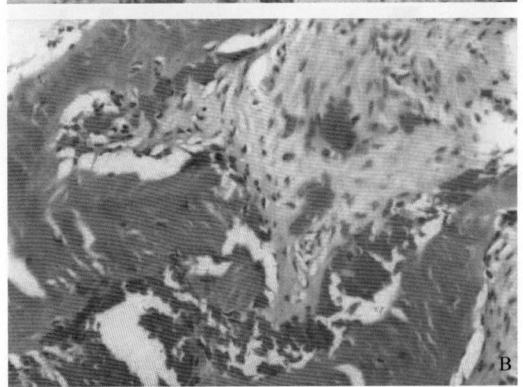

图 13-23-4　McCune-Albright 综合征患者骨活检病理结果

A. 放大倍数×100；B. 放大倍数×200

（二）皮肤损害

骨纤维结构不良综合征另一个典型的表现是皮肤咖啡-巧克力色斑。在 Ringel 总结的 158 例 McCune-Albright 综合征患者中，85%（135/158）的患者出现这种典型的皮肤损害（表 13-23-1）。皮肤的色素沉着可在出生时就有，但多出现在出生后 4 个月至 2 岁内。主要分布在躯干、臀和股部，也可见于口腔、面颈部。咖啡-巧克力色斑的大小和数目在不同患者中变化较大。特征性皮损其边缘多不规则，一般不对称，很少超过中线，位于躯体有骨损害的一侧，但在口腔黏膜的色素沉着多是散在分布于整个口腔，而无明显的不对称性（图 13-23-5）。近年人们发现，在患者皮损处，有 Gsα 基因的激活突变；正是这种突变使与 α-MSH 受体（melanocortin 1 receptor）偶联的 Gsα 蛋白处于持续激活状态，产生大量的 cAMP，进而增加细胞内酪氨酸酶的活性，促进黑素的产生，使受累皮肤部位的色素沉着增加，出现典型的 McCune-Albright 综合征的咖啡-巧克力色斑。事实上，人们在患者色素沉着部位的黑素细胞内已经发现有 cAMP 水平升高，酪氨酸酶活性增加，而且黑素小体也增多。

（三）内分泌功能异常

该综合征是由于 Gsα 基因突变引起的疾病，因此会出现类似于依赖 Gsα 蛋白偶联受体传递信号的激素（如促性腺激素释放激素、GHRH、PRL、TSH、ACTH）分泌过多的临床表现。如性早熟、GH 分泌过多、高催乳素血症、甲状腺功能亢进、肾上腺皮质功能亢进等不同的临床表现。Gsα 基因的突变是一种发生在胚胎早期的体细胞突变，其突变发生在胚胎发育的不同时期，则累及的内分泌腺体不同，发生得越早，累及的部位越多。因此，对不同的患者来说，其伴发的内分泌功

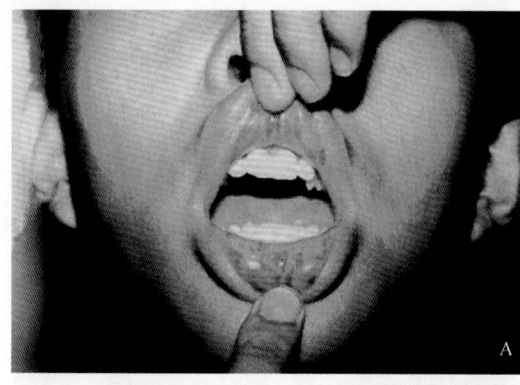

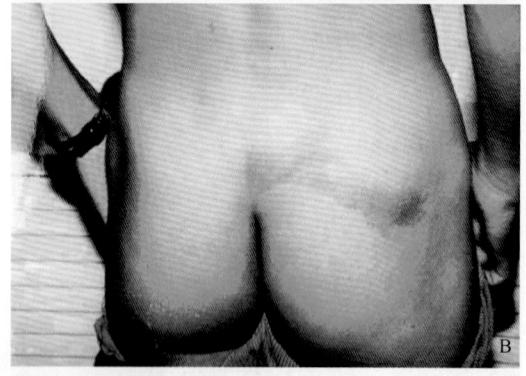

图 13-23-5　McCune-Albright 综合征患者典型的咖啡-巧克力色斑
A. 口腔黏膜处的色斑；B. 臀部皮肤的色斑

能紊乱可多种多样，变化很大。

1. 性腺功能异常·性早熟是 McCune-Albright 综合征最常见的内分泌功能异常。在 Ringel 总结的 158 例患者中，52%（82/158）的患者有性早熟的临床表现（表 13-23-1）。性早熟在女孩中多见，受累女孩的平均年龄约为 3 岁，但也可早至 4 个月即有阴道出血，6 个月时即出现女性第二性征。临床表现与发育顺序改变相似，阴道流血常是性早熟的最先表现，随后出现其他性成熟的特征。性早熟的女孩血中雌二醇的浓度波动于正常和显著升高之间（>900 pg/ml），常呈周期性，并可能与卵巢囊肿的大小有关；其血中 LH 和 FSH 水平降低，对 GnRH 的刺激反应类似于青春前期的变化（无反应），是一种典型的促性腺激素非依赖型即假性性早熟。男孩的性早熟较少见，与女孩卵巢增大不同，男孩睾丸增大是相当对称的，随后出现阴茎增大和阴毛，与正常青春期相同。睾丸的组织学检查发现精曲小管增大，没有或很少有间质细胞的增生；睾丸细胞内有 Gsα 基因的突变。不论男性或女性患者，当骨龄达到青春期年龄时，他们的促性腺激素分泌开始，且对 GnRH 的反应变为青春期的。此时真性性早熟（促性腺激素依赖性）便与先前的假性性早熟（非促性腺激素依赖性）重叠。在女孩中，月经变得更为规则。当性早熟的女性成年时，虽然由于自主性的雌激素的分泌而使月经偶尔不规则，但大多数女性患者有生育能力。应用芳香化酶抑制剂睾内酯（testolactone）治疗 McCune-Albright 综合征者的性早熟，在短期内可取得明显的效果，但长期应用则效果不佳。

2. 垂体功能异常·GH 分泌过多合并高催乳素血症，或两者单发在 McCune-Albright 综合征的患者中是常见的。许多患者有典型的肢端肥大和泌乳的症状。在儿童和青少年则有巨人症的表现。虽然在文献报道的 McCune-Albright 综合

征中，女性患者多见，女男比约为 2:1，但在这些患者中出现 GH 分泌过多的男女患者数是相近的（分别为 20 和 22 人），提示 McCune-Albright 综合征在男性发生 GH 分泌过多较常见。

McCune-Albright 综合征患者合并垂体 GH 的生化改变，与散发的垂体生长激素瘤的生化改变无明显区别。通常 TRH、GHRH 和睡眠均可促进 GH 的分泌，而静脉给予葡萄糖不能或仅部分抑制 GH 的分泌。与垂体散发性肿瘤引起的肢端肥大症不同，McCune-Albright 综合征合并生长激素瘤的患者中，仅有 65% 的患者在放射性检查时，发现有垂体瘤的证据，而前者约有 99% 的患者在放射性检查时，可发现有明确的垂体瘤征象。这可能因为 McCune-Albright 综合征患者的颅底骨增生，影响了放射学检查的结果。另外，在 McCune-Albright 综合征合并生长激素分泌过多的患者中，同时出现高催乳素血症的比例较散发的垂体生长激素瘤患者合并高催乳素血症的比例高（分别为 71% 和 30%~40%）。最近有人用双色免疫组化技术，在 2 例 McCune-Albright 综合征合并 GH 分泌过多患者的垂体瘤细胞中发现，它们 GH 和 PRL 均为阳性，提示它们是可分泌两种或多种激素细胞的肿瘤。但这是否是 McCune-Albright 综合征合并垂体生长激素瘤患者中，并发高催乳素血症的比例增加的原因，尚需积累更多的病例。

McCune-Albright 综合征合并垂体 GH 分泌过多的患者，垂体病理可为腺瘤、结节样增生或 GH/PRL 细胞增生。在这些患者中，如果骨纤维性结构不良累及颅底骨，则可能使垂体肿瘤的手术难度增加。尽管如此，目前已有许多这样的患者成功地进行了经颅或蝶窦的垂体瘤切除术。虽然放射性治疗可增加骨纤维结构不良病变区骨发生骨肉瘤的可能性，但到目前为止，还没有因放射性治疗垂体生长激素瘤引起骨肉瘤的报道。应用生长激素抑制剂或溴隐亭治疗，在部分患者中有效，可使肿瘤缩小，激素分泌减少。

3. 甲状腺功能异常·文献报道的 91 例在有甲状腺功能检查的 McCune-Albright 综合征患者中，33%（30/99）的患者合并有甲状腺结节和自主性甲状腺功能亢进。这种甲状腺功能亢进与 Grave 病不同；它在男孩和女孩中发生的比例相近，其甲状腺肿常有多个结节，组织学上表现为多结节性甲状腺增生，或胶质性甲状腺腺瘤，亦可呈滤泡性。临床上甲状腺功能亢进的严重程度变化较大，可有典型的甲状腺功能亢进的临床表现，但大多数患者常不典型，仅有 T₃ 水平轻度升高，TSH 浓度降低。TSH 对 TRH 刺激的反应低或无反应。在体格检查时，大多数患者的甲状腺是正常的，但 B 超检查，几乎在所有并发甲状腺功能亢进的患者中发现有甲状腺多结节样增生或腺瘤。这种甲状腺结节可用放射性碘治疗或手术切除。

4. 肾上腺皮质功能异常·McCune-Albright 综合征偶可并发自主性肾上腺皮质功能亢进症，在婴儿早期就有双侧肾上腺皮质增生，甚至比性早熟出现得还要早。临床表现常不典型，无明显的满月脸、紫纹、肥胖等。与垂体依赖性的库欣病不同，该病患者升高的皮质醇不能被大剂量的地塞米松抑制，同时血中 ACTH 浓度低于正常或测不到。肾上腺病理学检查可为结节样增生或单一的腺瘤。这些临床表现主要是由

于肾上腺皮质细胞内 *Gsα* 基因突变,导致 cAMP 产生增加,从而引起肾上腺皮质自主性合成分泌肾上腺皮质激素增加所致。

5. 其他内分泌腺体的功能异常·McCune-Albright 综合征患者是否并发甲状旁腺功能亢进尚不肯定。20 世纪 70 年代中叶,曾有人报道在多发性骨纤维结构不良的患者中,有些患者可合并有原发性甲状旁腺功能亢进症;但限于当时的诊断技术,尚不能肯定这些患者就是 McCune-Albright 综合征的患者。在该综合征患者的甲状旁腺组织内是否有 *Gsα* 基因的突变尚无文献报道。由于 PTH 的受体也是 *Gsα* 蛋白偶联受体,因此该综合征有可能并发甲状旁腺功能亢进。在上海瑞金医院诊治的 McCune-Albright 综合征患者中,有 2 例进行了血 PTH 的测定,他们血中 PTH 的浓度均明显升高(升高 2 倍左右),但他们均无典型的原发性甲旁亢的生化改变,也无甲旁亢的骨病变。其中 1 例患者的血钙水平多次在正常高限。McCune-Albright 综合征患者中血 PTH 水平升高的临床意义尚不明确,在这些 PTH 升高的患者甲状旁腺组织内是否有 *Gsα* 基因的突变,值得深入的研究。

(四) 非内分泌组织功能异常

Gsα 基因的突变不仅仅限于内分泌细胞,已经发现在一些非内分泌组织内,如外周血白细胞、肝脏、心脏、胸腺、胃肠道、肾小管等,有激活性 *Gsα* 基因的突变。不同组织的 *Gsα* 基因的突变,可引起不同的临床症状,如肝炎、心律失常、低血磷、肠道息肉等。

在非内分泌组织的功能异常中,低血磷、高尿磷可能是最常见的,严重的可引起佝偻病或软骨病。在文献报道的 4 例诊断明确的伴有佝偻病或软骨病的 McCune-Albright 综合征的患者中,他们的肾小管对磷的最大重吸收能力下降(TmP/GFR),提示这类患者佝偻病或软骨病的发生是由于肾脏磷的丢失增加,从而使血磷低于正常所致。引起肾脏对磷重吸收下降的原因有两种可能的解释。一种假设认为和某些恶性肿瘤引起高尿磷、低血磷相似,McCune-Albright 综合征患者的病变骨组织可能产生一种体液因子,命名为 phosphatonin,从而抑制肾小管对磷的重吸收。另一种假设认为可能是由于肾小管本身的某些缺陷所致。但最近的研究基本上排除了第一种可能性。2001 年,日本 Yamamoto 对 2 例 McCune-Albright 综合征患者的病变骨进行活检,在体外进行细胞培养,发现患者病变骨的细胞培养液既不抑制人肾脏组织对磷的重吸收,也不影响肾小管细胞内钠依赖的磷转运蛋白(NPT₂)基因启动子的活性,但却能抑制肠道磷的转运。提示体液因子在肾小管对磷重吸收的减少中可能不起主要的作用。而近年的研究认为,McCune-Albright 综合征患者的肾脏组织中有 *Gsα* 基因激活性突变,这种突变使近端肾小管细胞内 cAMP 产生增加,进而抑制肾小管对磷的重吸收,使尿磷增加,血磷下降。事实上,在 McCune-Albright 综合征合并有低血磷的患者中,尽管他们的血 PTH 浓度正常,但肾源性 cAMP 的浓度是增加的。而且这些患者经 PTH 刺激后,尿 cAMP 的排泄量增加的最大值或最大值与基础尿 cAMP 排泄量的比值均比正常人升高的幅度小。提示这些患者尿 cAMP 排泄增加具有自主性。这些发现,提示 McCune-Albrigh 综合征患者重吸收磷减少可能是由于肾小管细胞内 *Gsα* 基因突变引起的。McCune-

Albright 综合征很少累及心血管系统和肝脏,但若累及则很可能是致命性的,如新生儿严重的胆汁淤积症、心律失常等。

三、诊 断

有多发性骨纤维结构不良、咖啡-巧克力色斑和性早熟或其他内分泌功能异常三联征的典型 McCune-Albright 综合征的患者,诊断并不困难。这些患者血磷正常或低于正常,血钙通常正常;碱性磷酸酶在骨病变活动期常升高,而在病变稳定期多正常;累及肝脏时出现肝功能异常;内分泌功能变化多样,受累组织多呈分泌过多;骨 X 线片、磁共振、骨密度测定及骨组织活检可确诊多发性骨纤维结构不良。但对于某些不典型的病例,可能仅有多发性骨纤维结构不良,伴有皮肤色素沉着或某种内分泌功能异常中的一种,或仅有某个内分泌组织的结节样增生,如甲状腺多发性结节,而无内分泌功能的改变,甚或无内分泌组织的功能异常,如仅有肝功能异常等,则用常规的检查很难区分这些病变是同一种综合征,抑或是不同的疾病发生在同一个患者身上,此时,从不同病变组织中发现有共同的 *Gsα* 基因的突变,可能是最可靠的诊断方法。

四、治 疗

本病至今尚无有效根治方法。对已明确系由肿瘤引起者,可手术根治或用放射线照射治疗。对各种内分泌紊乱,应给予相应处理。持续分泌雌二醇的女孩,睾丸内酯是抑制雌激素生物合成的最后一步,可减少雌激素的产生,短期疗效明显,但长期应用疗效较差。在性早熟的患者,只有当她们进入青春期,性早熟由非促性腺激素依赖性转变为促性腺激素依赖性为主的性早熟时,才有指征合用 GnRH 长效激动剂,从而抑制雌激素的合成和分泌。库欣综合征需作肾上腺切除术。奥曲肽(octreotide)是长效 GH 抑制剂,已用于治疗 GH 过多症,溴隐亭可使部分 McCune-Albright 综合征者的垂体瘤缩小,激素的分泌减少。

骨纤维结构不良多发性骨病变一般不适于手术治疗,仅在有症状的部位采用手术治疗,如视神经、听神经压迫的部位等。目前有人报道,在骨骼病变活动期(碱性磷酸酶升高、尿羟脯氨酸升高),用静脉注射帕米二膦酸盐(pamidronate)治疗骨纤维结构不良症,对骨病变有明显的疗效。帕米二膦酸盐是一种第二代的二膦酸盐。在骨组织中,它被吸收到羟磷灰石表面上,进而抑制破骨细胞的活性,减少骨的再吸收;它不仅能提高骨密度,而且通过提高 c-fos 的转录减少致癌的风险。有人用帕米二膦酸盐静脉注射,每日 60 mg[小儿 0.5～1.0 mg/(kg·d)],溶解在生理盐水或葡萄糖水中,缓慢静脉滴注,连续 3 日,同时每日补充 500～1 000 mg 钙剂和 800～1 200 U 的维生素 D₂,每6～12 个月重复 1 次,能够明显减轻骨痛,减少骨折发生的危险性;使升高的血碱性磷酸酶下降,尿羟脯氨酸排泄量减少。长期应用,可使骨密度增加,病变部位的骨皮质增厚,溶骨性骨损伤部位有新骨的生成。该药静脉滴注可引起发热,有时可高达 39℃ 以上;还可出现症状性低血钙和短暂弥漫性骨痛等副作用。其次,有些患者可出现胃肠道副作用。以上反应多在第一次给药时发生,再次给药时多无明显的副作用。

本症的预后良好,部分患者 20 岁以后可能缓解或停止发展。累及心脏和肝脏等重要组织时,有致死的可能性。

参考文献

［1］Bareille P, Azcona C, Stanhope R. Multiple neonatal endocrinopathies in McCune-Albright syndrome[J]. J Paediatr Child Health 1999,35：315 - 318.

［2］Coutant R, Lumbroso S, Rey R, et al. Macroorchidism due to autonomous hyperfunction of Sertoli cells and G(s)alpha gene mutation：an unusual expression of McCune-Albright syndrome in a prepubertal boy [J]. J Clin Endocrinol Metab, 2001, 86: 1778 - 1781.

［3］Grishina G, Berlot CH. Identification of common and distinct residues involved in the interaction of alphai2 and alphas with adenylyl cyclase[J]. J Biol Chem, 1997, 272: 20619 - 20626.

［4］Happle R. The McCune-Albright syndrome: a lethal gene surviving by mosaicism[J]. Clin Genet, 1986, 29: 321 - 324.

［5］Happle R. Lethal genes surviving by mosaicism: a possible explanation for sporadic birth defects involving the skin[J]. J Am Acad Dermatol, 1987, 16: 899 - 906.

［6］Ihara C, Shimatsu A, Murabe H, et al. Growth hormone-secreting pituitary adenoma associated with multiple bone cysts, skin pigmentation and aortitis syndrome[J]. J Endocrinol Invest, 1996, 19: 753 - 757.

［7］Song HD, Chen FL, Shi WJ, et al. A novel, complex heterozygous mutation within Gs alpha gene in patient with McCune-Albright syndrome [J]. Endocrine, 2002, 18: 121 - 128.

［8］Kim IS, Kim ER, Nam HJ, et al. Activating mutation of GS alpha in McCune-Albright syndrome causes skin pigmentation by tyrosinase gene activation on affected melanocytes[J]. Horm Res, 1999, 52: 235 - 240.

［9］Levine MA. Clinical implications of genetic defects in G proteins: oncogenic mutations in G alpha s as the molecular basis for the McCune-Albright syndrome[J]. Arch Med Res, 1999, 30: 522 - 531.

［10］Riminucci M, Fisher LW, Majolagbe A, et al. A novel GNAS1 mutation, R201G, in McCune-albright syndrome[J]. J Bone Miner Res, 1999, 14: 1987 - 1989.

［11］Ringel MD, Schwindinger WF, Levine MA. Clinical implications of genetic defects in G proteins. The molecular basis of McCune-Albright syndrome and Albright hereditary osteodystrophy ［J］. Medicine (Baltimore), 1996, 75: 171 - 184.

［12］Schwindinger WF, Francomano CA, Levine MA. Identification of a mutation in the gene encoding the alpha subunit of the stimulatory G protein of adenylyl cyclase in McCune-Albright syndrome[J]. Proc Natl Acad Sci USA, 1992, 89: 5152 - 5156.

［13］Shenker A, Weinstein LS, Moran A, et al. Severe endocrine and nonendocrine manifestations of the McCune-Albright syndrome associated with activating mutations of stimulatory G protein GS[J]. J Pediatr, 1993, 123: 509 - 518.

［14］Silva ES, Lumbroso S, Medina M, et al. Demonstration of McCune-Albright mutations in the liver of children with high gammaGT progressive cholestasis[J]. J Hepatol, 2000, 32: 154 - 158.

［15］Tinschert S, Gerl H, Gewies A, et al. McCune-Albright syndrome: clinical and molecular evidence of mosaicism in an unusual giant patient ［J］. Am J Med Genet, 1999, 83: 100 - 108.

［16］Weinstein LS, Shenker A, Gejman PV, et al. Activating mutations of the stimulatory G protein in the McCune-Albright syndrome[J]. N Engl J Med, 1991, 325: 1688 - 1695.

［17］Liens D, Delmas PD, Meunier PJ. Long-term effects of intravenous pamidronate in fibrous dysplasia of bone[J]. Lancet, 1994, 343: 953 - 954.

［18］Isaia GC, Lala R, Defilippi C, et al. Bone turnover in children and adolescents with McCune-Albright syndrome treated with pamidronate for bone fibrous dysplasia[J]. Calcif Tissue Int, 2002, 71: 121 - 128.

［19］Weinstein LS, Yu S, Warner DR, et al. Endocrine manifestations of stimulatory G protein alpha-subunit mutations and the role of genomic imprinting[J]. Endocr Rev, 2001, 22: 675 - 705.

［20］Chanson P, Dib A, Visot A, et al. McCune-Albright syndrome and acromegaly: clinical studies and responses to treatment in five cases[J]. Eur J Endocrinol, 1994, 131: 229 - 234.

［21］Zung A, Chalew SA, Schwindinger WF, et al. Urinary cyclic adenosine $3', 5'-$ monophosphate response in McCune-Albright syndrome: clinical evidence for altered renal adenylate cyclase activity[J]. J Clin Endocrinol Metab, 1995, 80: 3576 - 3581.

［22］Feuillan PP, Jones J, Cutler GB Jr. Long-term testolactone therapy for precocious puberty in girls with the McCune-Albright syndrome[J]. J Clin Endocrinol Metab, 1993, 77: 647 - 651.

［23］时少山,胥少汀.骨纤维结构不良[M]//陆裕朴,胥少汀,葛宝丰,等.实用骨科学.北京：人民军医出版社,1996：1509 - 1514.

第二十四章·肾性骨营养不良

孟迅吾　邢小平　姜艳

慢性肾脏病(chronic kidney disease, CKD)具有患病率高、知晓率低、预后差和医疗费用高等特点,是继心脑血管疾病、糖尿病和恶性肿瘤之后,又一严重危害人类健康的疾病。其患病率逐年上升,全球一般人群患病率为14.3%；我国横断面流行病学研究显示,18岁以上人群CKD患病率为10.8%。美国肾脏基金会(National Kideny Foundation, NKF)所属"肾脏病预后质量倡议(kidney disease outcomes quality initiative KDOQI)"工作组于2002年制定了CKD定义和分期标准。2005年国际肾脏病组织"改善全球肾脏病预后(kidney disease：improving global outcomes, KDIGO)"修订了CKD定义和分期标准。2009年KDIGO制定了慢性肾脏病-矿盐和骨骼异常(chronic kidney disease-mineral salt and bone disorder, CKD-MBD)指南。2013年KDIGO委员会在西班牙马德里召开CKD-MBD专题讨论会,更新该指南,对存在的相关问题和临床证据进行系统梳理,反复讨论,历时4年,

更新版于2017正式发表。2013年中华医学会肾脏病学分会制定了结合我国国情的《慢性肾脏病矿物质与骨异常诊治指导》(简称中华肾脏病矿盐和骨异常诊治指导)。2019年又进一步制定了《中国慢性肾脏病矿物质和骨异常诊治指南》。

肾性骨营养不良(renal osteodystrophy)是慢性肾衰竭(chronic renal failure, CRF)患者一系列代谢和内分泌异常所致的肾性骨病。于1942年我国的刘士豪和朱宪彝教授首先报道并命名,这是第一个中国人命名的疾病,发表在1942年科学(Science)杂志上,后被广为接受,且一直沿用。本病常有纤维性骨炎、骨软化、骨质疏松和骨硬化等骨病变及血管和脏器的转移性钙化。近年来由于血液透析和肾移植等治疗方法的进展,延长了CRF患者的寿命,肾性骨病的发生率亦随之增加,这是医生们面临的一个严重挑战,已引起医学界的重视。肾脏对维持矿盐的稳定性具有重要的作用：① 维持钙、磷和镁在体内的代谢平衡；② 为甲状旁腺素(parathyroid hormone，PTH)作用的靶组织，也是 PTH 降解和清除的器官；③ 近端肾单位是 $1,25-(OH)_2-D_3$ 和 $24,25-(OH)_2-D_3$ 生成的场所；④ 肾脏是铝和 α_2 微球蛋白等清除的重要途径，这些物质在血中浓度升高时会损害骨和矿盐的代谢。因此，当肾功能进行性减退时会引起活性维生素 D 减少、钙磷代谢紊乱和 PTH 增多的继发性甲状旁腺功能亢进等，从而产生多种骨骼病变，同时有血管和软组织钙化，是 CKD 的常见并发症，不仅严重影响患者的生活质量，还与其死亡率增加密切相关。

第一节·病因和发病机制

幼童或成人患各种先天性肾脏发育不全、慢性肾炎或肾盂肾炎、尿路梗阻和多囊肾等疾病，都可使肾功能长期处于减退状态，发生肾性骨营养不良，主要有高转换性骨病和低转换性骨病。

一、高转换性骨病的发病机制

随着慢性肾病的进展，PTH 的分泌持续增加，最终发展为甲状旁腺增生。对 PTH 分泌的持续刺激导致高转换性骨病（又称高转运型骨病 high bone turnover，继发性甲状旁腺功能亢进症）。

在肾脏疾病早期即可由于肾脏骨化三醇[$1,25-(OH)_2-D_3$]产生减少而导致血清钙水平降低，而高磷血症则继发于小球滤过率下降导致的肾脏磷排泄受损。随着慢性肾病的进展，还出现了其他引起 PTH 产生增加的因素，包括：前 PTH 原基因转录调节、PTH 转录后修饰的改变，钙敏感受体（CaSR）及维生素 D 受体在甲状旁腺表达的减少，腺瘤样甲状旁腺的活性自主，以及骨对 PTH 作用的抵抗。

肾脏生成的 $1,25-(OH)_2-D_3$ 为体内生物活性最强的维生素 D 代谢产物，因此也称活性维生素 D。正常情况下 PTH、低钙血症及饮食磷摄入减少可刺激 $25-OH-D_3$ 向 $1,25-(OH)_2-D_3$ 转化。进展性肾病患者在肾衰竭早期就存在 $1,25-(OH)_2-D_3$ 合成受损。Martinez 及其同事已证实即使是轻度肾功能不全[肾小球滤过率（GFR）80 ml/(1.73 m^2·min)]的患者已经存在 $1,25-(OH)_2-D_3$ 生成能力下降。

$1,25-(OH)_2-D_3$ 合成减少通过以下机制导致低钙血症。在胃肠道，活性维生素 D 与其受体（维生素 D 受体，VDR）结合，通过减少钙结合蛋白（calbindin）合成刺激钙的吸收，calbindin 是一种细胞内蛋白，结合并缓冲游离钙使其通过细胞。骨化三醇还增加一种胞质膜钙泵的数量和活性，后者负责将钙从小肠细胞运送至血流。最终，维生素 D 增加钙离子通过刷状缘的钙离子选择性通道（ECaC 1 和 ECaC 2）从肠腔进入肠细胞的速率。在肾脏，$1,25-(OH)_2-D_3$ 通过增加 calbindin 及顶端钙离子通道活性增加远端小管钙的吸收。低水平的活性维生素 D 或能够调节维生素 D 效应的 VDR 水平降低，导致肾脏和小肠钙吸收的减少，引起低钙血症，继而刺激 PTH 合成，最终导致甲状旁腺增生。可见骨化三醇合成受损启动了一系列反应，导致低钙血症及甲状旁腺激素生成增加。

尽管如此，肌酐清除率 50 ml/min 以上的患者中只有一小部分小肠钙吸收低于正常。据报道轻度到中度肾功能不全的成人中血浆 $1,25-(OH)_2-D_3$ 水平轻度降低或正常。Portale 及其同事发现中度肾衰的儿童血浆 $1,25-(OH)_2-D_3$ 水平低于年龄相匹配的对照组。以后在轻度肾功能不全的成人中也有类似发现。有学者证实在中度肾功能不全的儿童中，单纯限制饮食磷摄入可降低血清 PTH 水平。

多年来磷潴留及高磷血症已被认为是继发性甲旁亢发病机制中的重要因素。在慢性实验性肾衰竭动物中减少饮食磷摄入能够预防继发性甲旁亢的发生。限制饮食磷摄入还能降低中度肾衰竭患者升高的血清 PTH 水平。磷潴留及高磷血症通过以下途径间接促进 PTH 的分泌。首先，由于游离钙与过量的无机磷形成复合物，高磷血症降低血游离钙水平并刺激 PTH 释放。其次，磷降低肾脏 1α-羟化酶活性，减少 $25-OH-D$ 向 $1,25-(OH)_2-D_3$ 的转化。GFR 下降时近端小管高速率的跨上皮磷转运可能导致了这一变化，并因此导致肾脏骨化三醇合成的减少。最后，磷可以通过干扰甲状旁腺细胞正常的 CaSR 信号通路直接促进 PTH 的合成。血清磷水平升高减少胞浆磷脂酶 A_2（正常时 CaSR 活化后增加），导致花生四烯酸产生减少，继而增加 PTH 分泌。而有研究证实控制血清磷水平后高转换型骨病发生率减少，另有研究显示高磷血症时 PTH mRNA 水平增加，该变化独立于钙或骨化三醇的水平。有离体研究显示低磷血症导致 PTH mRNA 转录的稳定性下降。这些研究提示磷可能通过增加 PTH mRNA 转录的稳定性影响血清 PTH 水平。

一旦形成甲状旁腺的增大即难以逆转，因为甲状旁腺细胞的凋亡速率很低，甲状旁腺细胞的半衰期长达约 30 年。对甲状旁腺的慢性刺激导致染色体改变，最终引起自主、不受调节的生长及激素的释放。增生的甲状旁腺组织可出现肿瘤抑制基因多发性内分泌腺瘤病 1 型（MEN1）和视网膜母细胞瘤蛋白的失活，和（或）RET 原癌基因（MEN2A）的激活性突变。导致甲状旁腺启动子驱动的细胞周期蛋白（尤其是 cyclin D1）的染色体转位也存在于甲状旁腺腺瘤。即使无体细胞突变，增大的甲状旁腺的 PTH 分泌可由于大量甲状旁腺细胞释放 PTH 时不被抑制的成分而失去控制。仅此一点即可在终末期肾病患者中产生高钙血症和进展性骨病。

二、低转换性骨病的发病机制

低转换性骨病又称低转运型骨病（low bone turnover）或动力缺失性骨病及骨软化。

在 20 世纪 70 年代和 80 年代，铝中毒是慢性肾衰竭患者发生动力缺失性骨病和骨软化的主要原因。存在两种铝中毒的方式：① 来自用于含铝的透析液；② 摄入大剂量磷结合剂氢氧化铝后小肠铝的吸收增多。主要的临床表现为透析性脑病的神经症状及骨病（表现为骨折、疼痛、持续性高钙血症及骨软化）。

早在 1942 年我国刘士豪和朱宪彝教授就发现慢性肾衰竭患者有骨软化，对一般剂量维生素 D（指维生素 D 缺乏所致的佝偻病或软骨病的维生素 D 治疗剂量）无效，但大剂量维生素 D 和双氢速变固醇能奏效。后证实 $1,25-(OH)_2-D_3$ 在肾脏生成，补充骨化三醇能改善肾性骨营养不良的矿盐代谢异常和骨病变，但有些进行透析的 CRF 患者对骨化三醇治疗反应不佳，进一步发现铝中毒是一个重要原因。

铝是地壳中含量仅次于氧和硅而居第三位的元素，城市用水多应用硫酸铝作为沉淀剂。但正常人摄入的铝很少被胃肠道吸收，且可由肾脏迅速排出，不会引起蓄积和中毒。近30年来对肾衰竭患者铝堆积的生物学后果逐渐加深了认识，在慢性肾衰竭时，随着肾单位的大量破坏，肾脏逐渐丧失了排铝的能力，消化道对铝的吸收量增加，一些医源性因素如透析液中铝含量过高或长期应用氢氧化铝胶作为磷结合剂，以降低血磷水平，这些都造成患者体内铝蓄积和中毒。欧美国家在20世纪60年代已开展透析治疗，大部分透析液均用未处理的普通水，透析过程中一部分可扩散铝即通过透析膜进入体内。70年代后期英国对透析患者的流行病学调查发现，骨软化患病率和神经系综合征——透析性脑病（dialysis encephalopathy）与透析液中铝含量有显著的相关性。随着水的去离子严格纯化，骨软化的发生明显减少。由于认识到透析性脑病实际上是铝中毒所致，从而引起了各国学者的重视，开展了广泛的研究并采取了一系列防治措施。

与铝中毒无关的一些动力缺失性肾性骨营养不良，最近几年在接受规则透析的成人患者中患病率显著增高。为了控制高磷血症而广泛应用的碳酸钙及用于降低血PTH水平的活性维生素D可能是终末期肾病患者中动力缺失性骨病患病率升高的原因。透析液中高浓度的钙离子可能也有一定作用。约40%的血液透析患者和一半以上的腹膜透析的成人患者血PTH水平仅轻度升高或低至正常范围，该数值与骨形成和转换速率正常或降低相关。

由于PTH是肾衰竭时骨形成和骨重建的主要决定因素，对PTH的过度抑制能够导致无动力性骨营养不良。对接受规则透析的患者间断给予大剂量的骨化三醇也可直接抑制成骨细胞活性。

并非由铝中毒引起的其他动力缺失性肾性骨营养不良的长期后果仍需要探索，但已存在对于骨重建速率降低引起的骨折及骨折愈合延迟的风险。经常性的高钙血症更易出现软组织及血管钙化。在接受长期透析的患者中由于长期高钙摄入、高磷血症及低钙血症常见冠状动脉及心脏瓣膜的钙化。在儿童，无动力性肾性骨营养不良与青春前期患者线性生长减少相关。

苯妥英钠治疗可能参与了肾衰竭患者骨软化的发生。长期摄入苯妥英钠和（或）苯巴比妥与非尿毒症患者中骨软化的发病率增高有关，并发现在接受抗癫痫治疗并有骨软化症临床证据的正常肾功能患者中，血清$25-OH-D_3$水平降低，但$1,25-(OH)_2-D_3$水平正常。有研究报道在透析患者中接受苯妥英钠或巴比妥类治疗者有症状的骨病发病率高于未接受此类治疗者。

第二节 · 组织学特点

通过骨活检组织进行的骨组织计量学测量是诊断肾性骨营养不良的金标准，并了解肾性骨病的病理生理以指导治疗。骨活检适用于患者临床症状或生化异常的原因不明时，如不明原因的骨折、顽固性高钙血症、疑有骨质软化症、对PTH值升高的标准治疗有不典型的反应、在标准治疗时骨密度仍有

进行性降低等。骨活检的目的：① 排除不典型或意想不到的骨病理学异常；② 判断CKD患者存在高转换或低转换骨病，对选择药物治疗的种类和剂量有帮助；③ 判断矿化缺陷的情况。双标记的方法可以了解骨形成情况，荧光标志物沉积在活跃的矿化区，双标记的荧光带反映新骨的形成，在二条荧光带间为标记间歇期间矿化组织的沉积量。双标记的方法是给患者服去甲金霉素（demeclocycline）300 mg，每日2次，或盐酸四环素（tetracycline HCl）500 mg，每日4次，共2日或3日，间歇期10～17日，第二次服药方法同上，服完第二次药后3～7日行骨活检。儿童服四环素2日，剂量不超过10 mg/（kg·d）。此外应用特殊染色检查铝和铁在骨的沉积。骨铝含量可用原子吸收分光光度仪测量。髂骨活检对成人和儿童都是安全的，可在门诊操作。

肾性骨病的组织学按其骨重建过程中骨转换状态的特征不同而分为高转换型、低转换型和混合型三种。

一、高转换型骨病

纤维性骨炎是高转换型中最常见的，由于PTH水平持续增高所致。特征是破骨细胞和成骨细胞数量增加，骨的吸收和形成都活跃，矿盐和沿着骨小梁表面的骨基质及皮质骨的哈佛管均有吸收增加，骨小梁出现大小不等的吸收腔隙，骨小梁附近和骨髓腔内有大量纤维组织沉淀，骨转换率增加。骨形成比正常值高限增加3～4倍，类骨质（osteoid）量中等增多，在类骨质缝内胶原纤维排列紊乱。

二、低转换型骨病

在组织学上又分为骨动力缺失性骨病或骨再生不良（adynamic lesion或aplastic bone disease）和骨软化症（osteomalacia）两种，其共同点是破骨细胞和成骨细胞数量都减少，骨矿化率和骨形成率降低，有时四环素荧光标记弥散而无法测量，矿化延迟时间延长。两者不同之处，骨软化是由于矿化障碍，未矿化的骨基质堆积，即类骨质显著增加，类骨质缝（osteoid seams）增宽，类骨质增加的程度与骨铝沉积量呈正相关，铝沉着于骨小梁表面。骨再生不良的患者骨矿化和骨基质均被抑制，骨量减少，无组织纤维化。对骨铝沉着有不同的研究结果，有报道64.2%的患者骨铝阳性，另有报道多数患者没有铝沉着于骨的证据。

三、混合型骨病

在组织学上可呈现各种不同的情况，多数为纤维性骨炎和骨软化并存，但所占比例可有不同。一组452例肾性骨营养不良的研究报道，高转换型占34.5%，低转换型占23.5%，混合型占42.0%。近年来低转换型骨病有增多趋势。

第三节 · 临床表现

一、骨 痛

骨痛为CRF伴严重骨病患者的常见症状，负重部位明显，改变体位时加重，多见于腰背、髋部和下肢，有时四肢均有

疼痛。偶有突发性疼痛,在膝、踝、肘关节或足跟部位而被疑为急性关节炎,按摩和局部热疗均不能缓解。铝相关骨病比纤维性骨炎者疼痛更为常见和明显,但有个体差异。

长期透析患者,有腕管综合征(carpal tunnel syndrome)和慢性关节痛,与 β_2 微球蛋白与硫酸胶原纤维素淀粉蛋白沉积在关节和关节周围有关。关节痛常见为双侧,易出现在肩、膝、腕和手指小关节部位,夜间加重。

二、肌肉无力

常见有近端肢体的肌肉无力,缓慢出现,可蹲位站起无力,上楼梯乏力,梳理头发困难等。血中肌酶水平正常。肌无力的发生机制不明,与继发性甲状旁腺功能亢进、磷缺少、维生素 D 代谢障碍和铝中毒等有关。应用 $1,25-(OH)_2-D_3$ 治疗后,中等度 CRF 患儿的姿势和步态获改善,ESRD 患者的肌无力也会好转。在甲状旁腺次全切除后给予 $1,25-(OH)_2-D_3$,成功的肾移植后,对铝中毒者应用去铁胺螯合剂治疗后,皆可使肌肉张力改善。说明尿毒症患者伴有肌病应用活性维生素 D 有效。

三、骨骼畸形

尿毒症患儿由于骨骼生长、塑建和重建的改变,常有骨畸形;由于重建障碍和复发性骨折,成人亦有骨畸形。随着年龄不同,出现的畸形各异。小于 3~4 岁患儿伴有继发性甲状旁腺功能亢进,其骨骼改变与维生素 D 缺乏佝偻病很类似,有串珠肋,亨利沟和腕部、踝部及膝部增大(由于长骨远端干骺端增大所致)。2 岁之内发生肾衰竭,常有颅骨软化、头颅前方隆起。10 岁前有严重肾衰竭者常有长骨畸形,如胫骨弯曲变形,儿童股骨和腕部的畸形,由于骺部滑脱。还有牙的不正常,牙釉质缺陷,牙形成不良。成人骨骼畸形主要在中轴骨,有腰椎侧凸、脊柱后凸(驼背)和胸部畸形等。

四、生长延缓

患儿几乎都有生长障碍,由于慢性酸中毒,蛋白质和热量不足,营养不良,靶器官对生长激素抵抗、贫血和肾性骨病。线性生长被 CRF 发病年龄和原发肾病所影响。CRF 发生于婴儿期对于生长的影响较年长儿童明显,应用骨化三醇纠正此种不正常,改善生长速率仅出现在少部分患儿,研究病例较少。但对持续透析的患者,应用维生素 D、$1\alpha-OH-D_3$ 或骨化三醇,未观察到有恒定、持续生长速率的增加。

轻度 GFR 减退[50~70 ml/(1.73 m^2·min)]患儿,其身高在健康儿童平均身高的 1.0 标准差(1.0SD)以下;中度 GFR 减退[25~49 ml/(1.73 m^2·min)]患儿,其身高为健康儿童平均身高的 -1.5SD;透析初期为健康儿童平均身高的 -1.8SD。

五、心血管病和骨外钙化

心血管疾病是 CKD 各期中常见的死亡原因,在儿童和成人都常见。20~30 岁透析患者与 80 岁的普通人群有近似的死亡率。

动脉钙化(arterial calcification)指钙盐沉积在动脉壁组织的一种病理改变。钙化发生在动脉的内膜和中膜,内膜钙化多见于非 CKD 的动脉粥样硬化患者,常引起心肌梗死、心绞痛和脑卒中。中膜钙化是矿盐弥漫沉着在动脉壁的中膜,多见于 CKD 患者,导致动脉僵硬、高血压,增加左心室负荷。

心血管系统钙化(血管和心瓣膜钙化)的存在及其严重程度,是心血管事件和死亡率的有效预测因子。在 CKD 患者中冠状动脉和全身血管的钙化较普通人群更加普遍和严重,已发生钙化的血管,钙化进展速度较普通人群更快速。因此,对部分患者必须评估血管钙化。当前电子束计算机断层显像(electron bean computed tomography,EBCT)及多层螺旋计算机断层显像(MSCT)是诊断冠状动脉钙化敏感性和特异性较好的方法。但通常经筛选后,有必要时做此种检测。Bellasi 等比较了几种影像学检测方法和 EBCT 为基础的心血管钙化(CAC)评分,发现腹部侧位 X 线片(腹主动脉钙化等)、超声心动图(瓣膜钙化)和动脉搏波速度等简便经济的方法可作为评估血管钙化的参数。一项纳入 25 项血管和瓣膜钙化发生率研究的荟萃分析,共 4 000 多例不同 CKD 分期的患者,大部分为 CKD 5 期患者。成人透析患者中,51%~93% 存在心血管钙化;CKD 3~5 期患者中 20%~47% 存在瓣膜钙化。国内小样本的研究平均透析龄 2 年的患者心脏冠状动脉钙化达 52.5%,另一组透析龄半年患者腹壁下动脉钙化达 26.1%。腰椎侧位 X 线摄片发现维持性血透患者腹主动脉钙化达 63.6%,严重腹主动脉钙化达 28.4%(钙化累及 3 个节段以上)。关于心血管钙化和 CKD 患者死亡率关系的回顾性研究,绝大多数都认为心血管钙化或钙化进展是心血管疾病和全因死亡的独立危险因素。

关节周围钙化是常见的,可有急性关节炎和关节周围炎征象。内脏钙化也十分常见,除侵犯心肺外,还有肾、骨骼、肌肉和胃,肺钙化可引起限制性肺病。当血磷 ≥2.58~2.90 mmol/L(8~9 mg/dl)或当钙磷乘积>75 时常有软组织钙化发生。

六、透析相关的淀粉样变

透析相关的淀粉样变(amyloidosis)是一组骨骼肌肉综合征,易出现在成人终末期肾病,长期规则透析(超过 5~10 年)或透析开始于 50 岁以后者。其发生在骨和关节周围,由 β_2 微球蛋白构成淀粉样变,β_2 微球蛋白是一种低分子蛋白,分子量为 12 000,来自多种细胞,特别是淋巴细胞和其他高转换细胞,每日产生 β_2 微球蛋白 180~250 mg,均可通过肾小球滤过,被肾小管细胞分解。进行性肾衰竭患者 β_2 微球蛋白在血中堆积,在无尿透析的患者血中浓度比正常人高 50 倍。β_2 微球蛋白淀粉样变沉积于骨关节、关节周围和肌腱,引起骨骼肌肉症状,有骨关节疼痛,关节腔渗出,大小关节均可累及,主要有:① 腕管综合征;② 大、中关节,如髋、肩和膝关节,可有破坏和侵蚀;③ 脊椎部位,以颈椎为多见;④ 软骨下壁的骨囊肿,位于腕骨、桡骨远端和股骨头等,这种软骨下囊肿与继发性甲状旁腺功能亢进的棕色瘤容易混淆,酷似肾性骨营养不良或是淀粉样变和尿毒症性骨病同时存在。组织活检对鉴别有帮助,β_2 微球蛋白支持淀粉样变。治疗是困难的,但成功的肾移植可使症状快速消失,骨 X 线摄片病变未见发展。如患者继续透析治疗,应用高流出透析膜可能减少淀粉样病变的堆积。

第四节·放射学的特征

肾性骨病伴有继发性甲状旁腺功能亢进的 X 线相特点，表现为显著的骨吸收，但囊性变较少见，骨吸收于干骺端部位非常明显。骨活检组织学上纤维性囊性骨炎中等程度时，而放射学上常显示正常，两者不完全平行，放射学的影像改变出现较滞后。骨吸收易发生在锁骨远端、坐骨和耻骨表面、骶髂关节、长骨的干骺端和长骨骨干。骨吸收多见于与铝相关的骨病。头颅相不正常的继发性甲旁亢包括：① 广泛的毛玻璃样表现；② 广泛斑点状阴影或颗粒状改变；③ 局部透亮区；④ 局部硬化。有明显的软组织钙化，特别是动脉管壁钙化，分布相当广泛，也可见关节周围软组织钙化影。

儿童期肾性骨营养不良常发生干骺端骨折，多发和双侧性，表现骨骺板与骨干明显的成角，双侧股骨头骨骺移位是这种骨折的典型表现。腕部见尺桡骨远端干骺端膨大，呈杯口状，边缘不齐，毛刷样改变。成人有假骨折，即骨皮质出现条状空隙带，见于骨盆、肋骨及长骨等。骨淀粉样变有较大的囊性病变和囊腔处的骨折，长骨端多见，股骨头和肱骨近端也常见，肌腱附着部位、腕部和掌骨均可见，常为多发性。骨硬化多见于病程较长的患者，骨小梁变粗或相互融合，进而呈现弥漫性骨密度增高，骨的正常结构消失。骨硬化以脊柱和颅底较明显，椎体的上下 1/3 部位发生骨硬化，骨密度增高而中间骨密度较低，呈浓稀交替排列的三层带影，似夹心的三明治。骨盆和椎体等部位亦有骨小梁粗糙、骨质疏松、骨轮廓模糊不清等改变。

第五节·实验室检查

一、血清钙

CKD 患者血清钙值波动较正常人群大，在进行性肾衰竭患者，血清钙值常降低，透析时血清钙水平的升高和透析液的钙浓度有关，透析后的血液浓缩对血清钙水平也有影响。血清总钙包括了游离钙（45%）、结合钙（45%与血浆蛋白结合）和复合钙（6%），还有小部分尚不明了。CKD 常有低蛋白血症，因此必须校正钙值，校正钙（mg/dl）＝血清总钙（mg/dl）＋0.8×[4－血清白蛋白（g/dl）]。血游离钙浓度与血 pH 酸碱度有关，酸中毒时，游离钙增多；碱中毒时，游离钙减少。

二、血清磷

磷大部分存在于细胞内，血 pH 和血糖会影响磷在细胞内外的转运。高磷血症常见于 GFR 减低至正常 30%以下。在早期肾衰竭时血清磷水平正常，甚至也有的低于正常。高磷血症为持续透析患者死亡的独立危险因素，血清磷水平应控制在慢性肾病分期的年龄校正的正常范围。饮食中磷的控制和应用磷结合剂可控制血清磷水平，透析也可减低血清磷浓度。进行透析治疗的患者 90%～95%需控制饮食中磷的量和应用磷结合剂，肾衰竭时肠磷的吸收正常或轻度减低。

单位的换算：血清钙 mmol/L×4＝mg/dl；血清磷 mmol/L×3.1＝mg/dl；血 PTH pmol/L＝9.5×pg/ml。

三、血清镁

肾衰竭患者血清镁水平正常或轻度降低，进行性肾衰竭患者由于肾脏排镁功能降低，血镁值常升高。当血液透析如透析液镁浓度为 0.88 mmol/L（1.75 mEq/L）时，血清镁水平可升高；镁浓度为 0.25 mmol/L（0.5 mEq/L）时，血清镁水平在正常值高限。肾衰竭患者，当应用轻泻剂和抗酸剂时可立刻升高血镁水平，应予以避免。假如应用含镁的药物，应对血清镁水平进行经常和规律的监测。在严重吸收不良和腹泻时有低镁血症，但这种情况是罕见的。

四、血碱性磷酸酶

在透析患者进行性继发性甲状旁腺功能亢进和有铝相关骨病患者，其血碱性磷酸酶（ALP）水平可进行性升高。这指标的检测对于肾衰竭患儿判定骨病（纤维性骨炎和佝偻病）的进展和指导治疗都十分有用。血清 ALP 水平和组织学的纤维性骨炎表现及对维生素 D 治疗反应都有相关。治疗期间，血 ALP 水平下降，提示组织学的改善。血 ALP 值的升高反映骨形成增加、骨转换增加，与血 PTH 水平呈正相关。测定骨特异性碱性磷酸酶（B‑ALP）更能反映病情。如测血中总ALP 需除外肝胆疾病，并以加热的方法来区分骨源性和肝源性 ALP。

五、血骨钙素

骨钙素（bone Gla-protein, BGP, 或 osteocalcin）也是反映成骨细胞活性的指标，在慢性肾衰竭患者可升高，能帮助区分继发性甲状旁腺功能亢进的高骨转换型和骨动力缺失性或骨再生不良及骨软化的低骨转换型。

六、甲状旁腺素（PTH）

大多数进行性肾衰竭患者血清 PTH 水平升高，甚至在肾功能不全的早期就有升高。血 PTH 浓度的测定以 PTH$_{1-34}$ 氨基端放免法和全分子 PTH$_{1-84}$ 免疫放射法（IRMA）两者为优，因其半衰期短，仅数分钟，在血中 PTH 浓度的潴留较中间段和羧基端放免法测定结果明显减少，基本不受肾功能损害的影响，能较正确地反映甲状旁腺的功能状态。血 PTH 水平与组织学的纤维性骨炎程度呈正相关。血 PTH＞250 pg/ml，骨活检显示有继发性甲状旁腺功能亢进的征象，反映骨转换增加，血 PTH＞450 pg/ml，反映高骨转换。当血 PTH＜65 pg/ml 或＜100 pg/ml 提示骨动力缺失性骨病可能。在随访中作为评估骨病变的一项指标。在与铝相关骨病患者中，血 PTH 水平的升高较一般透析患者为低。

七、血浆铝

原子吸收分光光度仪测血铝是精确性好、正确性高的测定方法。正常值都是＜10 μg/L，通常＜5 μg/L。反之，透析患者不接触铝者，血铝水平 15～30 μg/L，血浆铝水平可能反映最近铝的负荷量，以及来自透析液或应用含铝的磷结合剂，但血浆铝水平并不能正确反映组织沉积储存的铝，铝主要储存于骨、肝脏、脑和甲状旁腺。当停止进含铝的药物后，血浆铝水平下降,而组织铝含量不变。在铝相关性骨病患者输注去铁胺可导致血浆铝水平的增高。方法如下:去铁胺(desferoxamine)5 mg/kg 溶于 5% 葡萄糖液 100 ml 中,在 2 h 期间立刻进行血液透析,血浆铝水平于注射前、注射后 24～48 h 测定,应用去铁胺后血浆铝水平增加。Pei 于多伦多 445 例病人中对 259 例患者进行了去铁胺实验,血 PTH 水平和骨活组织检查。142 例腹膜透析(PD)和 117 例血液透析(HD)患者,以血铝增加≥100 μg/L 为试验阳性,提示铝骨病的阳性预测价值,在 PD 患者中符合率为 75%;在 HD 患者中符合率 88%,但其敏感度分别只有 10% 和 37%。如果血铝增加值≥150 μg/L,同时结合全分子 PTH≤200 pg/ml,则对铝相关骨病的阳性预测价值在 HD 和 PD 患者中分别为 95% 和 100%,敏感性为 53% 和 39%。当患者停服铝胶剂超过 6 个月时,此实验的敏感性和特异性降低,需骨活检证实铝相关骨病的存在,这被认为是诊断铝性骨病(aluminum bone disease)的金标准,铝在骨表面的染色>15%～25%,组织学呈现动力缺失性骨病或骨质软化症。为了预防去铁胺对神经的毒性作用,血铝>200 μg/L 时,禁止应用去铁胺。血铝水平的监测适用于长期透析治疗和长期接受含铝的磷结合剂患者。铝中毒易发生在生长期患者或 CKD 患者 GFR<30 ml/(1.73 m² · min)者。

第六节 · 治 疗

肾性骨营养不良的治疗目的是:① 维持血钙和磷水平在正常范围;② 预防甲状旁腺增生,假如继发性甲状旁腺功能亢进已经存在,需抑制 PTH 的分泌维持血 PTH 值在 CKD 各期相适当的水平;③ 预防和治疗骨外钙化的发生,尤其是血管钙化;④ 预防或逆转中毒物质的堆积,如铝、β_2 微球蛋白和成纤维细胞生长因子 23(FGF - 23)。

一、膳食钙和磷摄入量的调整

膳食钙和磷摄入量的调整,目的是维持血钙在正常范围,降低高磷血症,改善钙磷代谢紊乱。

(一) 钙的摄入量

进行性肾衰竭患者,1,25 -(OH)$_2$- D 生成减少,肠和肾脏吸收钙均减少,常出现低钙血症,低钙血症是导致继发性甲状旁腺功能亢进和肾性骨病的重要因素,并使死亡的风险增加。如纳入 12 个国家的 25 588 例维持性血液透析患者的 DOPPS 研究(Dialysis Outcomes and Practice Patterns Study)经过 10 年随访观察发现,与正常血清钙(2.15～2.50 mmol/L)水平相比,当血清钙≤2.13 mmol/L 时会显著增加长期维持性血液透析患者的全因死亡风险。低钙血症还可能影响 CKD 患者的骨矿化,增加骨质疏松发生的风险。本研究显示血清钙 2.15～2.50 mmol/L 范围时死亡风险最低。故应增加钙的摄入量,补充钙剂,多数终末期患者钙吸收有障碍,并存在钙摄入量低,每日 400～700 mg,如增加到每日 1 500 mg 可能维持钙的正平衡。《慢性肾脏病矿物质和骨异常诊治指导》建议每日元素钙总量不超过 2 000 mg(膳食钙和钙剂),对于没有接受活性维生素 D 及其类似物治疗,或低钙血症,或正在接受拟钙剂治疗的患者,其钙的摄入量可稍高。长期足量补充钙剂可以减少骨的侵蚀性病变和骨折。但口服钙剂在骨组织学上并不能像维生素 D 那样使钙化前沿(calcification front)恢复正常。当血清磷升高>2.42 mmol/L 或 2.58 mmol/L(7.5 mg/dl 或 8.0 mg/dl)时补充钙剂应慎重。CKD 3～5D 期患者,建议血清校正钙维持在正常范围,如一旦发生高钙血症,钙和磷乘积增高易于发生骨外组织钙化,尤其是血管钙化,避免钙磷乘积>55 mg²/dl²。

CKD 5～5D 期患者血清钙适宜水平是多少?日本 Kimata 等的前瞻性队列研究显示血清钙>2.6 mmol/L 会增加心血管事件发生风险。Kalantar-Zadeh 等的 58 058 例维持性血液透析患者的研究发现,血清钙>2.63 mmol/L 会增加死亡的风险。Young 等报道的 307 个透析中心、17 236 例患者的前瞻性队列研究结果显示,血清钙>2.85 mmol/L 增加死亡率和心血管事件发生风险。多数学者认为 CKD 3～5D 期患者,血钙水平维持在正常范围是合适的水平。血清钙 2.15～2.50 mmol/L 是治疗的目标值。

患者接受钙剂和维生素 D 治疗期间,应每 2～3 周进行检测,预防无症状高钙血症的发生,轻度高钙血症 2.75～3.0 mmol/L(11.0～12.0 mg/dl),临床常无症状。重度高钙血症时有食欲不振、恶心、呕吐、皮肤瘙痒、神志障碍和昏睡等。

(二) 限制磷的摄入

磷的主要来源是饮食,控制饮食中磷的摄入,对防治高磷血症十分重要。限制磷摄入的措施:包括限制摄入蛋白质总量,限制含磷的食物添加剂和高磷食物的摄入。

由于有机磷主要是与蛋白质结合,并分布于细胞内,所以富含蛋白的食物往往含磷亦高,1 g 蛋白质含 10～12 mg 的磷。动物来源的食物,如猪肉、家禽和鱼的含磷量都很高。植物来源食物中的磷主要以肌醇六磷酸的形式存在,不易被吸收,因为人类的肠道缺乏肌醇六磷酸酶,导致食物中磷的吸收率低。Moe 等对 9 例 CKD 3 期患者(平均 eGFR 32 ml/min),采用自身交叉对照试验,分别进食植物蛋白和动物蛋白各 1 周,其蛋白质和磷摄入量相近,观察到 CKD 患者进植物类食物时,血磷水平明显降低,尿磷排泄亦降低,FGF - 23 水平也明显降低,所以合理搭配不同来源的食物有助于控制血磷浓度。

过度限磷会使蛋白质摄入量降低,导致营养不良并增加死亡率,蛋白质摄入和磷的摄入之间必须达到平衡,多选择磷含量低而蛋白质含量丰富的食物(如鸡蛋清等)。

限制含磷添加剂摄入,磷是食物制品中防腐剂和添加剂的主要成分之一,通常以磷酸盐形式存在。添加剂中的磷是无机磷,未与蛋白质结合,易被肠道上皮吸收。90% 的无机磷可被肠道吸收,而动物来源的有机磷吸收率为 40%～60%,植物来源的更低。2009 年 Sullivan 报道的一项随机双盲对照研究,279 例高磷血症血液透析患者随访 3 个月,避免摄入含磷添加剂会明显降低血磷水平。磷酸盐存在几乎所有的饮料中,应予以重视。

正常成人膳食中含磷量为 1 500～2 000 mg/d,60%～70% 被吸收。中等度肾功能损害者,单纯限制饮食磷的摄入就可预防高磷血症。在美国和西欧 CKD 患者膳食磷控制在每日 1 000 mg 以下,甚至 600～800 mg。控制磷的摄入比较困难,限磷也会限制了蛋白质的摄入,蛋白质摄入量 CKD 成人推荐 0.8～1 g/(kg · d),患儿为 1～2.5 g/(kg · d),参照年龄而定。我国《慢性肾脏病矿物质和骨异常诊治指导》建议：① CKD 3～5 期非透析患者血磷超过正常范围，建议首先限制饮食磷摄入（800～1 000 mg/d）；② CKD 5D 期患者血磷超过目标值，建议限制饮食磷摄入（800～1 000 mg/d）；③ 建议选择磷吸收率低，磷/蛋白质低的食物，限制摄入含有大量磷酸盐添加剂的食物。控制血磷的目标值：① CKD 3～5 期，建议血清磷维持在正常范围（0.87～1.45 mmol/L）；② CKD 5D 期，建议降低已升高的血磷水平，维持血清磷在 1.13～1.78 mmol/L。

高磷血症和钙磷乘积过高是成人 CKD 透析患者血管钙化和死亡率增多的独立危险因素。磷潴留也是引起继发性甲状旁腺功能亢进的一个重要因素。2011 年 Palmer 等发表的荟萃分析，包含 14 项研究，109 670 例 CKD 患者（主要接受透析治疗），血清磷升高（>1.78 mmol/L），会导致死亡风险显著增加，血清磷每升高 1 mg/dl，CKD 患者全因死亡风险增加 18%，心血管死亡风险增加 10%。

二、磷结合剂

磷结合剂的应用开始于 50 年前，20 世纪 70—80 年代用含铝的磷结合剂，由于铝的毒性作用，长期应用有骨病、脑病和贫血等，80 年代以后被含钙的磷结合剂（碳酸钙、醋酸钙和枸橼酸钙）替代，由于高钙血症的发生，90 年代早期开始应用不含钙的磷结合剂，近期新的非铝、非钙的磷结合剂被应用，有盐酸司维拉姆（sevelamer hydrochloride）和碳酸司维拉姆（sevelamer cabornate）及碳酸镧（lanthanum carbonate）等。

（一）含铝的磷结合剂

由于透析患者控制高磷血症，单独通过饮食磷的限制是不够的，需应用磷结合剂，含铝的胶剂，如氢氧化铝和碳酸铝是对这类患者高磷血症的治疗药物，通过在肠道形成不溶性的复合物，从而减少肠磷的吸收，含 1 000 mg 元素铝的磷结合剂可结合食物中磷 200 mg。但是发现含铝凝胶已成为诱发铝中毒，特别是骨质软化和其他低转换型骨病的重要危险因素。氢氧化铝的安全应用，最大剂量为 30 mg/(kg·d)，疗程 2～4 周，血铝水平应定期监测，仅于严重高磷血症>2.25 mmol/L(7 mg/dl)伴高钙血症或钙磷乘积过高时应用一个疗程，短期使用，以后改用其他磷结合剂。大部分肾衰竭患者应避免用含铝药物，防止引起铝相关的骨病。禁止反复长期使用含铝磷结合剂。

影响肠铝吸收的因素，有枸橼酸盐，当枸橼酸盐和铝同时应用，明显增加铝的吸收（≥20 倍），增加急性铝中毒的风险，在进行性肾功能不全患者同时应用氢氧化铝和 Shohl's solution(含枸橼酸和枸橼酸盐的溶液)，有致死性铝中毒的报道。枸橼酸钙也应避免与铝剂同时服用。

（二）含钙的磷结合剂

目前最常用的含钙的磷结合剂为碳酸钙和醋酸钙。碳酸钙已被证明对 70%～80% 的成人和儿童透析患者，作为磷结合剂降低血磷水平是有效且廉价的，同时应用或不用维生素 D 都要注意谨防高钙血症和血管钙化的发生。含钙的磷结合剂中元素钙量应低于 1.5 g，建议 CKD 5D 期常规血液透析液的钙离子浓度应为 1.25～1.50 mmol/L(2.5～3.0 mEq/L)；建议 CKD 5D 期腹膜透析患者使用钙离子浓度为 1.25 mmol/L

(2.5 mEq/L)的腹透液。碳酸钙应该与饮食同进，可发挥最大的结合磷的效率和减少钙的吸收。补充剂量个体差异大，按血磷水平加以调整，每日剂量 1～5 g 不等，约 1/3 的患者可发生高钙血症。醋酸钙(元素钙 25%)与磷的结合较相同量的碳酸钙(元素钙 40%)约强 1.4 倍(1 500 mg 元素钙分别结合磷 238 mg 和 166 mg)。

使用指征：① CKD 3～5 期非透析患者，如限制饮食磷摄入后，血磷值仍高于目标值，而血钙水平在正常范围或降低，建议使用含钙的磷结合剂。② CKD 5D 期患者，限饮食磷摄入和充分透析仍不能控制血磷水平，而血钙水平在正常范围或降低，建议使用含钙的磷结合剂。不推荐或限制使用：① CKD 3～5D 期患者合并高磷血症，若高钙血症持续存在或反复发生，不推荐使用含钙的磷结合剂；② 若合并动脉硬化和(或)无动力性骨病和(或)血清 iPTH 水平持续过低，建议限制使用含钙的磷结合剂。

含钙磷结合剂的用法：可从小量开始，逐渐加量，元素钙总量一般不超过 1 500 mg/d，分 2～3 次服用，直到血磷水平下降达目标值或出现高钙血症。主张在餐中服，可结合饮食中的磷，如在两餐间服用，主要结合肠道分泌的磷。对于透析患者，因透析液中钙离子浓度是变化的，可能影响含钙磷结合剂的作用。在使用含钙磷结合剂过程中，需密切监测血钙、磷和 iPTH，以便调整药物剂量。

（三）非含钙磷结合剂

目前常用的非含钙的磷结合剂主要有司维拉姆(Sevelamer，盐酸司维拉姆 RenaGel；碳酸司维拉姆，Renvela)及碳酸镧(lanthaum carbonate, Fosrenol)。

司维拉姆不含钙和铝，是一种非吸收性的阳离子多聚体，与磷通过离子键和氢键结合，口服后不被肠道吸收，不进入血液，在消化道中结合食物的磷，从粪便排出，减少磷的吸收，从而降低血磷水平。碳酸司维拉姆，以碳酸作为缓冲剂，使血碳酸氢根浓度明显升高，避免了盐酸司维拉姆可能引起的代谢性酸中毒。碳酸司维拉姆的单片剂量为 800 mg。根据血磷值而选定剂量，一项碳酸司维拉姆的 3 期临床试验，起始剂量为 4.8 g/d，最大剂量为 12 g/d，平均最终剂量为 5.5 g/d。每 2 周调整剂量，每次调整 2.4 g/d(800 mg/次，每日 3 次)。盐酸司维拉姆的使用，当血磷 6.0～7.5 mg/dl，起始量 800 mg/次，每日 3 次；血磷 7.5～9.0 mg/dl，1 200 mg/次，每日 3 次，血磷>9.0 mg/dl，1 600 mg/次，每日 3 次。当血磷水平降低后改为维持量。应用维持量时，控制血磷在 3.5～6.0 mg/dl；如血磷>6.0 mg/dl 宜增加药量；如血磷<3.5 mg/dl，可酌情减少原剂量(每次减少 200～400 mg)。此制剂还可降低总胆固醇和低密度脂蛋白胆固醇，升高高密度脂蛋白胆固醇，这可能对改善终末期肾病患者心血管并发症有益。几项研究显示，可使 FGF - 23 水平降低。治疗中应注意酸中毒的发生。

碳酸镧能降低血磷和 PTH 水平，是一种非含钙的磷结合剂。每 1 000 mg 元素镧可结合磷 130 mg。其单片剂量有 250 mg、500 mg、750 mg 和 1 000 mg 多种规格。已在我国大陆和台湾地区进行了 3 期临床试验，大陆的一项多中心随机双盲研究，起始量为 1 500 mg/d，血液透析患者为每周进行剂量滴定，腹膜透析患者为每 2 周剂量滴定，平均使用剂量为 2 000 mg/d，最大剂量为 3 000 mg/d，以胃肠道不良反应多见。中国台湾地区的研究剂量为 750 mg,每周剂量滴定,滴定期为 4 周,最小剂量 750 mg/d,最大剂量 3 000 mg/d。日本的一项研究,256 例患者分别接受 375 mg/d、750 mg/d、1 500 mg/d、2 250 mg/d 和 3 000 mg/d 与安慰剂对照组,第一周治疗结束时,所有剂量的碳酸镧应用者均可使血磷水平明显降低,其中 2 250 mg/d 组患者血磷水平达标率最高;药物不良事件也呈剂量依赖性,1 500 mg/d、2 250 mg/d 组不良事件与安慰剂相当。而 3 000 mg/d 组明显升高。碳酸镧的初始剂量,血磷 5.5~7.5 mg/dl 时,250 mg/次,每日 3 次;血磷>7.5 mg/dl 时,500 mg/次,每日 3 次。

两项系统回顾和荟萃分析结果均提示,司维拉姆、碳酸镧与含钙磷结合剂均具有相当的降磷效果,但其影响患者临床终点事件效果报道并不一致。上述两项荟萃分析结果显示,与含钙磷结合剂比较,司维拉姆没有显著降低患者全因死亡率。但一项 RCT 研究(466 例新入血液透析患者,观察 24 个月)结果显示,司维拉姆治疗组患者心血管死亡率、全因死亡率均明显低于碳酸钙组。

2013 年报道的荟萃分析,司维拉姆和碳酸镧与含钙磷结合剂相比,明显降低了患者的全因死亡率。

来自欧洲的大型前瞻队列研究(COSMOS 研究,有 6 297 例血液透析患者,随访 3 年)结果显示,与未使用磷结合剂组相比,无论是单独使用含钙磷结合剂、司维拉姆、碳酸镧还是联合使用其中任意的两种磷结合剂,均显著降低患者的全因死亡率。

但是来自法国的 ARNOS 研究(1 347 例患者队列研究,42 个月的前瞻性生存分析)显示,碳酸钙的使用与死亡率降低相关,但使用司维拉姆反而与死亡率增加相关。

磷结合剂对血钙的影响:非含钙磷结合剂司维拉姆和碳酸镧使用后在透析和非透析患者血钙水平较治疗前有所降低,而含钙磷结合剂增高。中华肾脏病学会矿盐骨异常诊治指导建议当患者有高磷血症同时伴高钙血症,不推荐使用含钙磷结合剂,应使用非含钙磷结合剂。

磷结合剂对 PTH 的影响:目前的研究结果不一致。在含钙磷结合剂组较多患者出现血 iPTH 水平低于 150 pg/ml,而在司维拉姆组发生率低。含钙制剂治疗常导致 iPTH 水平的下降,而司维拉姆组较稳定,或反而有上升。碳酸镧治疗 iPTH 水平较治疗前有明显上升。有报告碳酸钙每日接近或大于 3 000 mg,可明显降低 iPTH 水平,而非含钙磷结合剂对 PTH 水平无抑制作用。诊治指导认为由于 iPTH 持续< 150 pg/ml,往往提示患者低转运骨病的存在,如摄入大量含钙的磷结合剂,可能造成 iPTH 的进一步下降,因此建议限制含钙磷结合剂的使用,选用非含钙磷结合剂作为降磷治疗。

磷结合剂对血管钙化的影响:部分比较性研究证实,司维拉姆较含钙制剂能明显延缓血管钙化的进展,碳酸镧可能与减轻动脉钙化有关,然而也有不一致的研究结果。中华肾脏病矿物质与骨异常诊治指导指出,对有持续高血压伴血管钙化的患者,建议限制含钙磷结合剂使用,选用非含钙磷结合剂的降磷治疗。

磷结合剂对骨形态的影响:68 例血液透析患者治疗前后均进行了活检,血钙、磷和 iPTH 都得到很好的控制,司维拉姆组和碳酸钙组分别有 3 例(9%)和 9 例(26%)转为低转运骨病,表明使用碳酸钙组更容易出现低转运性骨病。

Shigematsu 等对 15 例血液透析患者 3 年研究,给碳酸镧治疗 1 年后,2 例无动力性骨病患者的骨形成、骨吸收、骨量及骨矿化指标均得到明显改善,并维持 3 年。另一项 63 例透析患者,降磷治疗 1 年,结束时骨活检显示碳酸镧组 1 例(4%)而碳酸钙组 6 例患者(26%)发展为无动力骨病。诊治指导指出对无动力骨病的患者,建议限制含钙磷结合剂的使用,选用非钙磷结合剂降磷治疗。

中华肾脏病矿盐和骨异常诊治指导建议,当禁忌使用含钙磷结合剂,或要限制含钙磷结合剂的剂量时,非含钙磷结合剂应作为降磷治疗的药物选择:① CKD 5D 期患者伴高磷血症,血清校正钙>2.5 mmol/L 时,建议选择非含钙磷结合剂降磷治疗;② CKD 5D 期患者伴高磷血症,血清校正钙<2.5 mmol/L 时,给予足量含钙磷结合剂后(元素钙含量 1 500 mg),血磷仍高于目标值,建议根据血钙水平加用或换用非含钙磷结合剂;③ CKD 5 期患者伴高磷血症,同时伴血管钙化,和(或)iPTH 水平持续降低(低于正常值上限的 2 倍)和(或)低转运骨病,建议选择非钙磷结合剂进行降磷治疗。但此两类非钙磷结合剂由于价格较贵,限制了其广泛应用。

三、继发性甲状旁腺功能亢进症的治疗

继发性甲状旁腺功能亢进(secondary hyperparathyroidism, SHPT)是 CKD 患者常见的严重并发症之一,增加 CKD 患者的心血管死亡率和全因死亡率。Slinin 等报道一项血透患者的回顾性研究,纳入 14 829 例,随访 3 年,结果显示,血 iPTH 水平和心血管事件和死亡率相关,当 iPTH 水平>480 pg/ml 时,心血管事件和全因死亡风险明显增加。CORES 研究对拉丁美洲 16 173 例血液透析患者的 iPTH 水平和死亡风险进行相关分析,血 iPTH<150 pg/ml 和>500 pg/ml 时全因死亡率和心血管死亡率均增加,尤其是 iPTH<50 pg/ml 和> 800 pg/ml 时更为明显。其中 iPTH>300 pg/ml 时,心血管死亡的风险增加(HR 1.42,95% CI 1.06~1.91,P<0.05)。本研究的各中心采用相同的试验盒,避免检测方法的偏倚。综合多家报道,血 iPTH 水平低于参考值的 2 倍,或高于 9 倍参考值上限时,患者的死亡风险上升。纳入 25 588 例血液透析患者的 DOPPS 研究(dialysis outcomes and practice patterns study)发现,当 iPTH 控制在 101~300 pg/ml 时死亡风险降到最低。继发性甲状旁腺功能亢进症的治疗,首先控制高磷血症和维持血钙水平在正常范围。如血 iPTH 水平仍高,可使用活性维生素 D 和其类似物以及拟钙剂等药物治疗。如 iPTH 水平仍明显增高,上述措施效果不佳者,考虑甲状旁腺手术治疗。

(一) 维生素 D 和活性维生素 D

尽管限制饮食磷量,进磷结合剂,透析液中配制含适量的钙盐,并口服适量的钙剂,仍有相当数量的尿毒症患者由于甲状旁腺功能亢进致严重和进行性的骨纤维性囊性骨炎。应用药理剂量的维生素 D_3 或 D_2 和活性维生素 D,目的是控制血 PTH 水平和高骨转换性骨病。维生素 D 治疗有两个目标:① 肾病时维生素 D 缺乏相当常见,维生素 D 补充可能对逆转甲状旁腺功能亢进症有益;② 活性维生素 D 治疗抑制前 PTH 原(prepro-PTH)合成和激活钙敏感受体(CaSR),进一步降低 PTH 水平。

维生素 D 缺乏在慢性肾病中十分常见,上海瑞金医院肾脏科报道 358 例慢性肾病住院患者中维生素 D 缺乏[25-OH-D<15 ng/ml]的检出率为 39.7%,维生素 D 缺乏和不足[25-OH-D<30 ng/ml]的检出率共为 84.6%,在 CKD 1~5 期中依次是 5.0%、17.5%、37.2%、42.3% 和 57.1%。维生素 D 不足的检出率为 44.9%,在 CKD 1~5 期中依次分别为 72.5%、47.5%、45.3%、33.4% 和 40.6%。

1. 评估和治疗维生素 D 缺乏·肝脏生成的 25-OH-D 不是活性维生素 D,因 25-OH-D 的活性只有活性维生素 D [即 1,25-(OH)$_2$-D$_3$] 的 1/10,其在血中浓度为 1,25-(OH)$_2$-D$_3$ 的 1 000 倍,半衰期 25~30 日。慢性肾脏疾病治疗中重要的一环是测定血 25-OH-D 水平和治疗维生素 D 缺乏。KDOQI 维生素 D 缺乏按 25-OH-D 水平分为三类:① 严重缺乏,25-OH-D<5 ng/ml;② 维生素 D 缺乏,25-OH-D 5~15 ng/ml;③ 维生素 D 不足,25-OH-D 16~30 ng/ml。因此,当慢性肾病患者血 25-OH-D 水平下降至 30 ng/ml 以下时应开始维生素 D 补充。维生素 D 严重缺乏者(<5 ng/ml)给予维生素 D$_2$(麦角骨化醇)或维生素 D$_3$(胆骨化醇)50 000 IU 口服,每周 1 次,共 12 周,然后 50 000 IU 口服,每月 1 次,共 6 个月。另一种方案可给予 500 000 IU 单独一次肌内注射。维生素 D 缺乏者(5~15 ng/ml)给予维生素 D$_2$ 或 D$_3$ 50 000 IU 口服,每周 1 次,共 4 次,随后 50 000 IU 口服,每月 1 次,共 6 个月。维生素 D 不足者(16~30 ng/ml),应给予维生素 D$_2$ 50 000 IU 口服,每月 1 次,共 6 个月。治疗期间监测血钙水平。在完成 6 个月用药后对维生素 D 缺乏的患者,应复查血 25-OH-D 水平。如维生素 D 治疗 6 个月后,血 iPTH 水平仍持续增高,考虑改换小剂量活性维生素 D 或其类似物治疗。

2. 活性维生素 D 治疗·维生素 D 类固醇经过多个途径可降低 PTH 的生成,通过增加肠道和肾脏对钙的吸收,与钙敏感受体结合,增加骨对 PTH 的敏感性,改变前 PTH 原的转录。活性维生素 D 即骨化三醇多年来已被广泛应用于 CKD 成人和儿童以控制继发性甲旁亢。

骨化三醇治疗可减轻骨痛,改善近端肌张力和步态,恢复儿童生长速率。但也有报道虽然血碱性磷酸酶和 PTH 水平有下降,但生长速度改变不明显。骨组织学显示有纤维性囊性骨炎的好转。使用剂量决定于所处肾脏病的分期(严重程度)和 PTH 水平,每日 0.25~1.5 μg,多数从小剂量每日 0.25~0.5 μg 开始,维持血钙在 2.20~2.55 mmol/L(8.8~10.2 mg/dl),此时多数患者 PTH 水平可降低。对透析患者,建议每周 3 次静脉注射骨化三醇或口服冲击治疗,观察到对 PTH 有明显的抑制作用。剂量为 0.5~1.0 μg/次至 3.5~4.0 μg/次,每周 3 次;或 2.0~5.0 μg/次,每周 2 次,一般从小剂量开始,按照血 PTH、钙和磷水平来调整剂量。有学者建议间断使用骨化三醇治疗的最大剂量不要超过 7~8 μg/周。间歇性大量注射或口服冲击骨化三醇均可使骨转换快速下降,当血 PTH 水平减低至正常参考值上限的 4~5 倍时,应减少药物的剂量,必要时停药以减少发生动力缺失型骨病的危险。活性维生素 D 能有效地降低 PTH 水平和预防纤维性囊性骨炎,其主要不良反应是高钙血症,有时出现快速和明显的血钙值升高,也可产生高磷血症,故出现组织器官和血管的钙化在

肾病儿童和成人都应重视。有报道 120 例肾病儿童中,60% 有软组织和血管钙化,36% 有全身多发钙化。骨化三醇的半衰期短,停药数日(一般 3~6 日)高钙血症即消失。过量治疗会导致动力缺失性骨病和生长停滞。

在日本、欧洲和加拿大等应用 1α-OH-D$_3$ 较多,通过肝脏转化为骨化三醇而发挥作用。1α-OH-D$_3$ 和骨化三醇在治疗 CKD 继发性甲状旁腺功能亢进同样有效,其生物利用度分别为 40% 和 70%。如果与含钙的磷结合剂同时应用,会产生高钙血症、高磷血症及软组织钙化。

西班牙的 CKD-MBD 指南发表于 2011 年,对血液透析患者,建议将血 iPTH 水平维持在 150~300 pg/ml,避免低于 100 pg/ml 或高于 500 pg/ml。当血钙和(或)磷水平较高或 PTH<100 pg/ml(<2 倍正常值上限)则应减少维生素 D 剂量或暂停给药。

日本的 CKD-MBD 指南发表于 2013 年,对血液透析患者的 iPTH 目标范围设定为 60~240 pg/ml。如持续高于此限定水平,且血清磷、钙水平正常或较高时,可考虑给予拟钙剂,当血磷或钙水平正常或较低时可考虑给予维生素 D 受体激动剂(VDRA)如骨化三醇、帕里骨化醇等。

韩国 CKD-MBD 指南发表于 2015 年,研究发现韩国患者 iPTH 水平较低,因此将血 iPTH 目标值设定为 100~300 pg/ml。当透析患者 iPTH>200~300 pg/ml 时,即可开始降低 PTH 的药物治疗,如 iPTH<150 pg/ml,则应减少当前药物治疗的剂量;对于血 iPTH<100 pg/ml 的血液透析患者,则应停止抑制 PTH 的治疗手段。VDRA 的应用:推荐 iPTH>200 pg/ml 或口服骨化三醇疗效不佳的血液透析患者,可静脉给予骨化三醇(0.5~1.5 μg/次,1~3 次/周,最高不超过 5 μg/周);如血 PTH>300 pg/ml,考虑给予帕立骨化醇,起始剂量通常为每次透析 2~5 μg,在维持期内,可每次减少剂量 1~2 μg(剂量的 1/3 或 1/4),同时监测血钙和磷的水平。推荐 VDRA 和拟钙剂合用可以作为控制 PTH 的有效手段。对已给予合理治疗而 iPTH 仍持续>500 pg/ml 的患者,则考虑甲状旁腺切除术。

新的维生素 D 衍生物正在研发中,期望既能抑制 PTH,又能减少肠对钙磷的吸收,预防高钙血症、高磷血症和软组织及血管的钙化。

(二)钙敏感受体激动剂

钙敏感受体(CaSR)激动剂又称拟钙剂,是一种可以模拟钙作用于组织的制剂,通过变构激活人类器官组织中的钙敏感受体,从而增加细胞内钙水平,并能减少 PTH 释放,该类药物不会增加肠道对钙、磷的吸收。西那卡塞(cinacalcet)是一种钙敏感受体激动剂。动物实验证明,它不仅能够降低 PTH 水平,而且能改变小鼠纤维性骨炎的组织学形态,能防止和阻抑尿毒症动物甲状旁腺增生,也可刺激降钙素的分泌,使血钙水平下降。CaSR 激动剂对停用维生素 D 后血钙水平仍高的重度甲旁亢患者 PTH 过多分泌亦有效,但可惜的是西那卡塞的生物活性较低,药物代谢不稳定。因此,其他 CaSR 激动剂正在进行临床研究。Block GA 等报道了西那卡塞治疗透析继发性甲旁亢,双盲安慰剂对照研究,剂量从 30 μg/d 增至最大 180 μg/d,治疗 26 周。服药组和安慰剂组各 370 例和 371 例,血 PTH 值下降至<250 pg/ml 的患者数分别占 43% 和

5%（$P<0.001$），血 PTH 值下降幅度 43% 和上升幅度 9%（$P<0.001$），钙和磷乘积分别降低 15% 和无改变（$P<0.001$），低钙血症的发生分别为 5% 和 1%，结果表明西那卡塞可以降低 PTH 水平，降低血钙和钙磷乘积。Block 等发现接受静脉维生素 D 治疗的 19 186 例伴继发性甲状旁腺功能亢进患者中，5 976 例患者加用西那卡塞，随访 26 个月，发现西那卡塞组全因和心血管死亡率较低。

一项荟萃分析纳入 2012 年前 15 项临床研究，共 3 387 例透析患者，与对照组（大多为安慰剂组）比较，西那卡塞可有效降低血 iPTH、血钙和血磷水平，而不增加患者全因死亡率及心血管不良事件，但低钙血症的发生率较高。中华肾脏病矿盐和骨异常诊治指导建议对 CKD 5D 期患者的继发性甲状旁腺功能亢进症，在使用传统治疗方法（纠正低血钙、控制高血磷及使用活性维生素 D 及其类似物治疗）无法将 iPTH 值控制在目标范围时，建议可选择使用拟钙剂。如 iPTH 水平低于正常值上限 2 倍时，拟钙剂减量或停用。

（三）甲状旁腺切除

外科手术指征：① 肾功能衰竭 CKD 3～5 期患者存在甲状旁腺增生和（或）肥大，十分高的 PTH 水平和骨活检或骨 X 线显示存在纤维性囊性骨炎时，药物治疗无效需要手术治疗；② 持续高钙血症，血清钙 ≥2.87 或 3 mmol/L（11.5 或 12.0 mg/dl），特别是有症状时；③ 显著升高的血 PTH 值（≥800 pg/ml），对维生素 D 的治疗无效，伴高钙血症；④ 顽固性的瘙痒，对透析和其他药物治疗无效；⑤ 血清 Ca×P 乘积超过 75～80，有进行性骨外软组织钙化或持续高磷血症；⑥ 严重骨痛或骨折。但需排除活性维生素 D 治疗铝相关骨病和铝中毒。高钙血症的另一些原因也应除外，如结节病、恶性疾病、服钙剂和与铝无关的再生不良性骨病。施行甲状旁腺全切除和前臂组织自体移植，抑或甲状旁腺次全切除尚存在不同意见。如有可能应将切除的甲状旁腺组织做深低温处理（放置液氮罐），以便长期保存，准备日后出现甲状旁腺功能减退或顽固性低钙血症时再次移植。

CKD 患者伴继发性甲状旁腺功能亢进在甲状旁腺切除术后会发生明显的和较持久的低钙血症，比原发性甲状旁腺功能亢进患者更为严重，主要由于骨饥饿。因此，在甲状旁腺手术切除前 2～6 日，透析患者应分别在每日口服 0.5～1.0 μg 或静脉注射骨化三醇，帮助术后促进肠钙的吸收，术后应监测血钙和钾水平，每 8～12 h 一次，每日测血磷和镁浓度。如术后 24～36 h，出现明显的低钙血症，低于 1.75～2.0 mmol/L（7～8 mg/dl），有低钙血症的症状、抽搐、癫痫发作，重者导致骨折和肌腱撕脱，常发生于透析后 1～2 h 或透析后即刻。应补充钙剂（葡萄糖酸钙），每小时 50～100 mg 钙离子输入，可酌情持续 48～72 h，血钙监测每 4～6 h 一次，根据血钙水平调整剂量，必要时可加大剂量，每小时 200 mg 元素钙。输入钙的剂量与术前血碱性磷酸酶的升高程度有关，也和术中发现的甲状旁腺大小有关。碳酸钙口服每日 4～6 次，每次 1 g。骨化三醇每日 1.0～2.0 μg 或更大量，严重时也可以静脉注射骨化三醇以缓解低钙血症。一般患者静脉注射钙剂 2～3 日，但严重病例需时更久。当血钙水平升至正常或接近正常，可停止静脉输钙剂，口服钙剂可酌情减量，为预防高磷血症，骨化三醇可减量或停用。

术后血磷水平可降至正常以下，当血磷值降至 0.64 mmol/L（2.0 mg/dl）以下时应该补磷，血磷维持在 1.13～1.29 mmol/L（3.5～4.0 mg/dl）为宜，否则会加重低钙血症。术后血磷水平增加时，可选用碳酸钙或醋酸钙，避免用氢氧化铝等磷结合剂。

甲状旁腺增生的另一种治疗，局部注射无水乙醇（酒精）或骨化三醇，引起甲状旁腺组织硬化，破坏其功能，这仅在少数医院应用，治疗效果报道不一。

美国国家肾病基金会肾脏病患者生存质量指导（K/DOQI）专家组推荐慢性肾病（CKD）患者血 PTH、钙、磷、钙磷乘积的治疗目标值见表 13-24-1。

表 13-24-1　慢性肾功能不全患者 PTH、钙、磷、钙磷乘积水平的治疗目标值

分期	GFR (ml/min)	PTH (pg/ml)	钙 (mmol/L)	磷 (mmol/L)	钙磷乘积 (mmol²/L²)
3	30~59	35~70	正常	0.87~1.49 (2.7~4.6 mg/dl)	正常
4	15~29	70~110	正常	0.87~1.49 (2.7~4.6 mg/dl)	正常
5 或透析	<15	150~300	2.1~2.4 (8.4~9.5 mg/dl)	1.13~1.78 (3.5~5.5 mg/dl)	<4.51 (<55 mg²/dl²)

四类药物对血钙、磷、钙磷乘积和 PTH 影响的比较见表 13-24-2。

表 13-24-2　四类药物对血钙、磷、钙磷乘积和 PTH 水平的影响

药物	钙	磷	钙磷乘积	PTH
含钙的磷结合剂	↑↑	↓↓	↓	↓↓
无钙的磷结合剂	↔或↑	↓↓	↓	↓↓
维生素 D	↑	↑	↑	↓↓↓
钙敏感受体激动剂	↓	↓	↓	↓↓↓

注：钙剂包括碳酸钙和醋酸钙。

六种药物治疗肾性骨营养不良对骨组织学影响的比较见表 13-24-3。

表 13-24-3　肾性骨营养不良的各种治疗药物对骨组织学的影响

药物	骨转换	骨矿化	骨量
含铝的磷结合剂	↓↓↓	↓↓↓	↓↓
含钙的磷结合剂	↓	↔	↔
盐酸司维拉姆	↗	↔	↑
碳酸镧			
骨化三醇，静脉注射	↓↓	↑	↗
骨化三醇，口服	↓↓	↑	↗
西那卡塞	↔	↔	↔

四、血管钙化的防治

血管钙化的发生和发展与诸多因素有关，其预防和治疗主要有以下内容。

（一）防止高磷血症

血磷过高会增加血管钙化的风险，MESA（multi-ethnic study of atherosclerosis）前瞻性队列研究的亚组分析（CKD 无心血管疾病 439 例纳入），发现血磷每升高 1 mg/dl，冠状动脉血管钙化增加 21%，胸主动脉钙化增加 33%，主动脉瓣钙化增加 25%，二尖瓣钙化增加 62%。对血磷的控制主要有低磷膳食、磷结合剂的使用、透析频率的增加和时间的延长。Russo 等报道一项 RCT 研究，评价持续低磷膳食对 CKD 3～5 期非透析患者冠状动脉钙化（CAC）的影响，随访 2 年，单纯低磷膳食组 CAC 评分升高最明显，其次是低磷膳食＋碳酸钙组，而低磷膳食＋盐酸司维拉姆组钙化未见进展。对合并血管钙化的高磷血症患者，建议使用未含钙磷结合剂，2013 年 Jamal 等的荟萃分析显示含钙磷结合剂与非含钙磷结合剂（司维拉姆及碳酸镧）相比，后者可减轻 CKD 患者冠状动脉钙化的进展，并可能因此降低了患者的全因死亡风险，司维拉姆还可能通过降低血脂，减轻炎症来改善血管钙化。

（二）防治高钙血症

摄入过多钙可以增加血管钙化的风险，防止高钙血症以降低血管钙化措施包括：防止膳食或药物中元素钙的过度摄入，以及使用低钙透析液。对于高钙血症持续存在或反复发生的患者，不推荐使用含钙的磷结合剂，避免增加血管钙化的风险。

（三）防治继发性甲状旁腺功能亢进

控制继发性甲状旁腺功能亢进，维持合理的 PTH 水平有助于防止血管钙化。PTH 水平增高或降低均可导致血管钙化的发生。但维持血 PTH 在何种范围血管钙化的风险最低，目前尚不明了。

活性维生素 D 是目前临床最常用的治疗继发性甲状旁腺功能亢进的药物，预防血管钙化，合理使用骨化三醇非常重要。有研究表明使用骨化三醇可减轻血管钙化的进展。但过度使用骨化三醇可导致血钙、血磷水平的升高，并增加 CKD 患者血管钙化的风险。《中华肾脏病矿盐和骨异常诊治指导》建议治疗继发性甲旁亢时应避免长期大剂量使用活性维生素 D 及其类似物，引起体内维生素 D 水平过高和过度抑制 PTH 水平。应监测血钙、磷和 iPTH 水平，避免高钙血症和高磷血症。

拟钙剂在降低 PTH 水平的同时不升高血钙和血磷，可有效治疗继发性甲状旁腺功能亢进。ADVANCE 研究显示，小剂量骨化三醇联合西那卡塞与单独大剂量的骨化三醇相比，冠状动脉钙化进展较缓，主动脉、主动脉瓣、二尖瓣等钙化也较轻。但并未显示其对中重度继发性甲状旁腺功能亢进血液透析者降低其死亡风险或主要心血管事件，还有待更多的临床研究。

当药物治疗无效时，可考虑甲状旁腺手术切除，有报道术后见血管钙化减轻或发展延缓。

其他改善血管钙化的措施，有降脂治疗、降压治疗，终末期肾病进行肾移植也可逆转或减轻血管钙化。

五、骨质疏松

肾性骨营养不良有矿物质代谢紊乱和骨代谢异常。CKD 3～5 期患者肾脏调节矿盐的能力下降，普遍存在骨代谢异常，表现骨结构、骨生长、骨的塑造和重建，以及骨矿化和骨强度等异常，出现骨质疏松症。

我国 20 世纪的流调显示骨质疏松症患病率女性为 20.7%，男性为 14.4%，60 岁以上人群骨质疏松患病率明显增加，女性尤甚。目前我国还缺乏 CKD 合并骨质疏松症的流行病学调查数据。但美国第 3 次国家健康和营养调查（1988—1994 年）纳入 13 831 例 20 岁以上的成人测定骨密度和血清肌酐的研究，发现 23% CKD 3～4 期的成年女性患者合并有骨密度降低，与肾功能正常的人群相比，CKD 人群中低骨密度者的比例明显增高。一项美国透析患者的研究显示在髋部骨折患者死亡率比未患髋部骨折者增加 2 倍（774.9/1 000 患者比 360.2/1 000 患者）。

目前国际上采用双能 X 线吸收仪（DXA）测量骨密度（bone mineral density，BMD）作为诊断骨质疏松的金标准，它还是预测骨质疏松性骨折风险，监测自然病程以及药物干预疗效的最佳定量指标。日本的一项研究，纳入 485 例血液透析患者，每年测 BMD，平均随访 39.9 个月，记录骨折发生情况，观察 BMD 对骨折的预测价值，发现骨折患者的三部位 BMD 均较未发生骨折患者明显降低，表明股骨颈（$P = 0.001$）、髋部（$P=0.006$）和桡骨远端 1/3 部位（$P<0.005$）三部位的 BMD 能预测骨折风险，其准确度（即曲线下面积，AUC）分别为 0.610（$P<0.05$）、0.659（$P<0.001$）和 0.588（$P<0.05$）。2015 年 West 等报道 CKD 3～5 期非透析患者 131 例，随访 2 年，发现 35 例骨折患者腰椎、髋部、桡骨末端和远端 1/3 的 BMD 均明显低于未发生骨折者（$P<0.001$），预测准确度分别为 0.62、0.68、0.74 和 0.70，表明各部位 BMD 均有骨折预测价值，准确度在 60% 以上。绝经后妇女诊断采用 T 值，老年男性也可参考此标准，其他年龄则采用 Z 值。如给予干预，可在 6～12 个月时复查。骨转换标志物分为骨形成标志物和骨吸收标志物两类，有助于判断骨转换类型和干预措施的疗效监测。国际和我国医学界均认为血清 I 型原胶原 N 端前肽（procollagen type I N peptide，P I NP）和血清 I 型胶原 C 末端肽交联（serum C-terminal telopeptide of type I collegen，SCTX）分别是敏感性相对较好的骨形成和骨吸收标志物，肾功能下降将导致骨钙素和其他通过肾脏排泄和（或）代谢的标志物如吡啶啉和脱氧吡啶啉值增高，当内生肌酐清除率（Ccr）下降至 30 ml/min 以下时，应注意对这些骨生化标志物的解释。

《中华肾脏病矿物质和骨异常诊治指导》推荐，具备以下情况之一者，需考虑药物治疗：① 确诊骨质疏松者（BMD：T≤−2.5）无论是否有过骨折；② 骨量低，（BMD：−2.5＜T≤−1），并存在一项以上骨质疏松危险因素无论是否有过骨折；③ 如无条件测 BMD 时具有以下情况之一者，也需考虑药物治疗：已发生过脆性骨折；OSTA 筛选为高风险；FRAX 计算出髋部骨折发生风险≥3%，或任何重要部位骨质疏松性骨折发生概率≥20%。

治疗：包括基础治疗（同原发性骨质疏松症）和药物治

疗,药物治疗主要有以下类。

(一) 二膦酸盐

CKD患者二膦酸盐应用指征：① 对于CKD 1~2期患者,如果出现骨质疏松和(或)高骨折风险,建议按照普通人群治疗方案,使用二膦酸盐；② 对于CKD 3期患者,如果iPTH水平在正常范围且出现骨质疏松和(或)高骨折风险,建议按照普通人群的治疗方案使用二膦酸盐；③ 对于CKD 3期患者,如果出现CKD-MBD的生化检查异常,以及低BMD和(或)脆性骨折,则建议根据生化指标改变的幅度和可逆性,以及CKD的进展情况使用二膦酸盐,同时考虑进行骨活检；④ 对于CKD 4~5D期患者,如果出现了CKD-MBD特异性生化指标异常、低BMD和(或)脆性骨折,则建议在使用二膦酸盐前最好进行骨活检。

阿仑膦酸钠主要通过肾脏排泄,肾功能已有损害的患者,服阿仑膦酸钠治疗骨质疏松,应重视对肾功能的影响。有一组骨折干预临床RCT的二次分析研究,纳入绝经后妇女6 458例,年龄55~80岁,股骨颈骨密度≤0.68 g/cm²,疗程4年,其中肾功能严重损害(eGFR<45 ml/min)者58例(9.9%),肾功能中度损害(eGFR 45~59 ml/min)者2 409例(37.3%),与安慰剂组相比,阿仑膦酸钠组的肾功能严重损害和中度损害者全髋BMD增加4.9%±8.7%(平均3年),椎体BMD分别增加6.7%和6.6%,椎体BMD的增加和肾功能之间未见明显相关(P=0.75),同样股骨颈BMD的增加和肾功能之间亦未见有相关(P=0.32)。骨质疏松妇女全髋、股骨颈和腰椎BMD每年的改变率在肾功能中度损害和严重损害两组相似。平均随访4年,其间有907例临床骨折,包括髋部骨折76例。与安慰剂组相比,阿仑膦酸钠组临床骨折发生危险降低20%(OR=0.8,95% CI 0.7~0.9),椎体骨折发生危险降低46%(OR=0.54,95% CI 0.37~0.78),椎体形态骨折降低28%(OR=0.72,95% CI 0.31~1.7),服药期间,未见肾功能损害有加重。基线和随访3年血肌酐值分别为1.05±0.16和1.06±0.16 mg/dl,血肌酐值在有肾损害和肾功能正常组间无差异,在安慰剂和阿仑膦酸钠两组间也无差异。不良反应在肾功能正常与异常组间无差异。肾脏的不良反应在安慰剂和阿仑膦酸钠两组间也未见差异,表明阿仑膦酸钠对上述肾功能有损害的骨质疏松患者是有效和安全的。

Miller PD等报道利塞膦酸钠九项临床试验,回顾性分析应用利塞膦酸治疗骨质疏松症患者共9 887例,分为利塞膦酸钠(每日5 mg)和安慰剂两组,平均治疗34个月。基线时轻度肾功能损害[血肌酐0.9 mg/dl,50≤肌酐清除率(CrCl)<80 ml/min]者占48%,中度肾功能损害(血肌酐1.21 mg/dl,30≤CrCl<50 ml/min)者占45%,严重肾功能损害(血肌酐1.3 mg/dl,CrCl<15~30 ml/min)者占7%,在服药组和安慰剂组分布相似。利塞膦酸钠组和安慰剂组BMD的变化(基线比治疗终点)相比较,腰椎部位有严重肾功能损害者分别为+4.23%±1.82%和-1.37%±1.72%(P<0.001),有中度肾功能损害者分布为+4.33%±0.51%和-0.47%±0.50%(P<0.001),有轻度肾功能损害者分布+3.96%±0.18%和-0.14%±0.19%(P<0.001)；利塞膦酸钠组髋部BMD在6、12和24个月也较安慰剂组不同肾功能状态的亚组均有显著升高；新发椎体骨折在利塞膦酸钠组较安慰剂组有显著降低,

在不同的肾功能状态亚组分别下降56%(严重损害)、45%(中度损害)和32%(轻度损害)。57例施行骨活检,轻度肾功能损害有43例,利塞膦酸钠组和安慰剂组分别有21例和22例,中度肾功能损害14例,两组分别有8例和6例,平均年龄分别为65±10.8岁和66±9.1岁,CrCl分别为54.1 ml/min和60.2 ml/min,与基线比较,利塞膦酸钠组治疗后矿化表面(mineraliging surface)下降68%,激活频率(activation frequency)下降54%。不良反应在服利塞膦酸钠组与安慰剂组无明显差异,肾脏的不良反应在两组间也无差别。研究结果表明,利塞膦酸钠治疗骨质疏松患者能维持其BMD,降低椎体骨折发生的风险,对CrCl≥30 ml/min(除外终末期肾病),不必调整药物剂量。

HORIZON试验评估了唑来膦酸盐治疗绝经后骨质疏松妇女的有效性和安全性,结果显示BMD增加和骨折发生的降低在GFR>60 ml/min组(4 222例)和GFR<60 ml/min组(3 514例)相近。

上述三项二膦酸盐的临床研究提示,二膦酸盐在CKD 1~3期人群的安全性和有效性与普通人群无差异,但CKD 4~5期患者存在骨和矿盐的异常,其疗效和安全性方面资料较少,有待深入研究。

CKD患者二膦酸盐使用注意事项：① 低动力性骨病是使用二膦酸盐的禁忌证,因此最好行骨活检,或者临床和生化检查排除低动力型骨病。② 二膦酸盐主要经肾脏排泄,CKD 1~3期患者剂量与普通人群相同,eGFR<30 ml/(1.73 m²·min)时不推荐使用唑来膦酸盐静脉制剂。二膦酸盐口服制剂需适当调整剂量(半量)并短期使用,酌情2~3年,并监测肾功能。

(二) 选择性雌激素受体调节剂

雌激素受体调节剂(SERM)可选择性地作用于雌激素靶器官,与不同的雌激素受体结合后,发生不同的生物学效应。雷洛昔芬在骨与雌激素受体结合后,可以抑制骨吸收,而在乳腺和子宫上,则表现为抗雌激素的活性,故不刺激乳腺和子宫,不增加乳腺癌和子宫内膜癌发生的风险。在北美MORE研究的7 705例受试者中,7 316例根据肌酐清除率分为3组：CrCl<45(20~44.9)ml/(1.73 m²·min),1 480例(20%)；CrCl 45~59 ml/(1.73 m²·min),3 493例(48%)；CrCl≥60 ml/(1.73 m²·min),2 343例(32%)。历时3年,安慰剂组基线CrCl较低,股骨颈BMD每年有较多的丢失,雷洛昔芬组(每日60 mg口服)基线CrCl较低,股骨颈BMD值有较大的增加,CrCl<45 ml/(1.73 m²·min)组每年增加1%,CrCl 45~59 ml/(1.73 m²·min)组每年增加0.7%,CrCl≥60 ml/(1.73 m²·min)组每年增加0.6%(均P<0.001)。腰椎BMD值改变在两组间也是相仿的趋向。椎体骨折的发生,雷洛昔芬组比安慰剂组显著降低,而对非椎体骨折未见获益。雷洛昔芬的不良反应主要是潮热和下肢抽搐,其他不良反应在两组未见显著差别。雷洛昔芬少量经肾脏排泄。

(三) 降钙素

降钙素是由甲状腺C细胞分泌的多肽类激素,其受体主要分布于骨、肾、脑、外周淋巴细胞等,降钙素作用于破骨细胞,抑制破骨细胞的活性,并促进成骨细胞的增殖和分化,它能促进内啡肽分泌,从而减轻骨痛。通常采用注射或鼻喷,肌

内注射或皮下注射后 15 min 起效，最大作用时间 4 h，持续作用时间 8～24 h。95％经肾排泄，肾功能损害患者及透析者（血液透析及腹膜透析），无需调整剂量。

CKD 患者使用降钙素治疗骨质疏松症的研究甚少。国内小样本研究报道，维持性透析患者使用降钙素，可以增加腰椎和股骨颈 BMD，降低血 iPTH 水平。多数研究在老年人群或绝经后妇女中进行，结果显示能增加腰椎和髋部骨密度，降低新的椎体骨折。美国 Chesnut 报道 1 255 例绝经后骨质疏松妇女平均 69 岁，多数有 1～5 个椎体骨折，每日鼻喷 200 IU 鲑鱼降钙素，治疗 5 年，新发椎体骨折比安慰剂组降低 36％，治疗组和安慰剂组均每日服元素钙 1 000 mg 和维生素 D 400 IU。

CKD 1～5D 期患者，如有骨质疏松或伴骨折，尤其明显骨痛，可以使用降钙素。有两种降钙素：① 鲑鱼降钙素，50～100 IU，每周 3～6 次，皮下或肌内注射；② 鳗鱼降钙素 20 IU/次，每周 1 次，皮下或肌内注射。

六、KDIGO 慢性肾脏病-矿物质和骨异常诊断、评估、预防和治疗的临床实践指南简介

2009 年，KDIGO（Kidney Disease：Improving Global Outcomes）组织发表了全球提高肾脏病预后组织对慢性肾脏病-矿物质和骨异常诊断、评估、预防和治疗的临床实践指南。该文首先声明，本临床实践指南根据 2009 年 3 月之前所获取的最佳资源制定而成，最近的文献检索更新到 2008 年 12 月。其目的在于提供信息并辅助临床做出决策。本指南不应作为治疗的标准，也不应成为指定的唯一治疗方案。随后 2017 年 7 月正式发表了本指南的修订版。此处将 2009 年版保留的内容和 2017 版新修改内容一并介绍；附加 2009 版条文及更新理由。有修改的条文加框架表示。

（一）CKD-MBD 诊断：骨

2017 年版（原文 3.2.1）CKD 3a～5D 期患者存在 CKD-MBD 和（或）骨质疏松危险因素，建议检测 BMD 评估骨折的风险，结果将决定治疗策略（2B）。

> 2009 年版（原文 3.2.2）CKD 3a～5D 期患者存在 CKD-MBD，建议 BMD 不必常规检测，因为 BMD 并不能像在普通人群一样在慢性肾病人群中预测骨折的风险，BMD 也不能预测肾性骨营养不良的类型（2B）。
>
> 更新理由：多项新的前瞻性研究证实，在 CKD 3a～5D 期患者中，DXA 测定 BMD 能预测骨折的发生。因为 DXA-BMD 结果可能会影响是否进行行骨活检的决定。

2017 年版（原文 3.2.2）对 CKD 3a～5D 期患者，若判断肾性骨营养不良的类型对决定治疗决策有意义的话，可考虑进行骨活检（未分级）。

> 2009 年版（原文 3.2.1）CKD 3～5D 期患者，存在且不限于以下情况时，可以进行骨活检，包括病因不明骨折、持续骨痛、病因不明的高钙血症、病因不明的低磷血症、铝中毒可能及 CKD-MBD 患者使用二膦酸盐治疗前（未分级）。

> 更新理由：骨质疏松治疗药物已越来越多应用于 CKD、低 BMD、高骨折风险的患者。缺乏骨活检证据，则不能确定高骨折风险患者能否使用抗骨质吸收药物。

CKD 3a～5D 期患者，建议测定血清 PTH 或骨特异性碱性磷酸酶用以评估骨病，因显著高于正常或低于正常预示潜在的骨转换异常（2B）。

CKD 3a～5D 期患者，建议不常规测定骨来源与胶原有关的骨转换指标，如胶原合成指标（如 I 型原胶原 C 端前肽，PICP）、胶原降解指标（如 I 型胶原交联肽、吡啶啉或脱氧吡啶啉）（2C）。

推荐 CKD 2～5D 期的婴儿，至少每 3 个月测 1 次身长，儿童应该测量生长速度，至少每年 1 次（1B）。

（二）CKD-MBD 诊断：血管钙化

1. CKD 3a～5D 建议腹部侧位 X 线摄片，检测是否有血管钙化，超声心动图测量有无瓣膜钙化，这些检查可替代 CT 影像学检查（2C）。

2. 已有血管或瓣膜钙化 CKD 3a～5D 患者心血管危险性极高（2A），完成以上检查明确相关信息有助于指导 CKD-MBD 治疗（未分级）。

指南中 CKD-MBD 治疗部分的主要内容有以下几个。

（一）降低高血磷和维持血钙水平

1. 2017 年版（原文 4.1.1）CKD 3a～5D 期，CKD-MBD 治疗应该基于一系列检测指标的评估，包括钙、磷、PTH 水平，联系起来一并分析（未分级）。

> 2009 年版无此项推荐。
>
> 更新理由：强调 CKD-MBD 实验室检查指标的复杂性及关联性。

2. 2017 年版（原文 4.1.2）CKD 3a～5D 期患者建议降低已升高的血磷水平至正常范围（2C）。

> 2009 年版（原文 4.1.1）CKD 3a～5 期患者建议维持血磷在正常范围（2C），CKD 5D 期患者，建议降低升高的血磷水平至正常范围（2C）。
>
> 更新理由：CKD 3a～4 期患者努力维持血磷在正常范围是否获益，包括安全性尚缺乏数据，治疗应针对明显的高磷血症。

3. 2017 年版（原文 4.1.3）CKD 3a～5D 期成年患者，建议避免高钙血症（2C），CKD 3a～5D 期患儿，建议维持血钙在年龄相当的正常范围（2C）。

> 2009 年版（原文 4.1.2）CKD 3～5D 期患者，建议血钙维持在正常范围（2D）。
>
> 更新理由：为了避免成年人不适当的钙负荷。轻度和无症状的低钙血症（如 calcimimetic 治疗时）是可以耐受的。

4. 2017 年版(原文 4.1.4)对 CKD 5D 期的患者,建议用钙浓度 1.25～1.5 mmol/L(2.5～3.0 mEq/L)的透析液(2C)。

> 2009 年版(原文 4.1.3)对 CKD 5D 患者,建议用钙浓度 1.25～1.5 mmol/L(2.5～3.0 mEq/L)的透析液(2D)。
>
> 更新理由:新出现一些质量较高的临床研究支持,但透析液钙浓度 1.25～1.50 mmol/L 的获益和风险尚不明确,因此文字内容无改变,质量级别由 2D 升为 2C。

5. 2017 年版(原文 4.1.5)CKD 3a～5D 期患者,降磷治疗的决定应基于进行性和持续性升高的血磷水平(未分级)。

> 2009 年版(原文 4.1.4)CKD 3a～5D 期患者(2D)、5D 期患者(2B),建议用磷结合剂治疗高磷血症。合理选择磷结合剂需参考 CKD 分期,是否存在 CKD - MBD 其他异常情况,伴随用药和药物不良反应(未分级)。
>
> 更新理由:使用内容更广泛的"降磷治疗"替代以往所说的磷结合剂,因为膳食限磷摄入、磷结合剂及透析对降低血磷均有效。

6. 2017 年版(原文 4.1.6)CKD 3a～5D 期成年患者接受降血磷治疗,建议限制含钙磷结合剂的剂量(2B)。CKD 3a～5D 患儿应根据血钙水平合理选择降磷治疗(未分级)。

> 2009 年版(原文 4.1.5)伴高磷血症的 CKD 3a～5D 期患者,如存在持续性和复发性高钙血症时(1B),建议应限制含钙的磷结合剂的剂量和(或)骨化三醇或维生素 D 类似物的剂量(2C),存在动脉钙化(2C)和(或)动力缺失性骨病(2C)和(或)血 PTH 水平持续降低者(2C)应限制含钙的磷结合剂的剂量(1B)。
>
> 更新理由:最新 3 个 RCTs 证据支持,各分期 CKD 患者存在高磷血症时,均应限制含钙的磷结合剂的剂量。

7. CKD 3a～5D 期患者,推荐避免长期应用含铝的磷结合剂,对 CKD 5D 期患者避免透析液铝污染,预防铝中毒(1C)。

8. 2017 年版(原文 4.1.8)CKD 3a～5D 期患者,治疗高磷血症时,建议采用限制饮食中磷的摄入或联合其他方法(2D),制定饮食推荐时要考虑磷的来源(如动物、蔬菜和添加剂)未分级。

> 2009 年版(原文 4.1.7),CKD 3～5D 期患者,伴高磷血症时,建议限制饮食中磷的摄入或联合其他治疗(2D)。
>
> 更新理由:磷来源的新数据需增加进入指南。

9. CKD 5D 期治疗持续性高磷血症,建议增加透析磷的排出(2C)。

(二) CKD - MBD 患者不正常 PTH 水平的治疗

1. 2017 年版(原文 4.2.1)CKD 3a～5 非透析患者,理想的 PTH 水平尚不明确,建议血 iPTH 水平进行性上升或持续性高于正常值上限者,应评估是否存在以下可干预因素:高磷血症、低钙血症、高磷饮食、维生素 D 缺乏(2C)。

> 2009 年版(原文 4.2.1)CKD 3～5 期非透析患者理想的 PTH 水平尚不明确,建议血 iPTH 水平超过正常值上限者,先评估是否存在高磷血症、低钙血症和维生素 D 缺乏,合理地纠正这些异常,减少磷的摄入量、使用磷结合剂、钙剂补充和(或)普通维生素 D(未分级)。
>
> 更新理由:工作组认为 PTH 中等度增加是肾功能减退的一种适应性反应,治疗指南修订为进行性 PTH 上升和持续高于正常值上限,治疗不能仅基于单次的化验水平增高。

2. 2017 年版(原文 4.2.1)CKD 3a～5 成年非透析患者,不建议常规应用骨化三醇和维生素 D 类似物(2C),保留在 CKD 4～5 期伴有严重和进行性甲状旁腺功能亢进症时使用(不分级)。在儿童患者,使用骨化三醇和维生素 D 类似物可以维持与年龄相当的血钙正常范围(未分级)。

> 2009 年版(原文 4.2.1)CKD 3a～5 期非透析患者,尽管已纠正了可干预因素,血 PTH 进行性上升和保持持续高于正常值上限,建议使用骨化三醇或维生素 D 类似物(2C)。
>
> 更新理由:最近 RCT 临床试验未能证实维生素 D 类似物改善临床相关结局,并显示可能增加高血钙风险。

3. CKD 5D 期患者建议维持血 iPTH 水平在高于正常值高限的 2～9 倍(2C)。当 PTH 水平在这一范围内出现明显变化时,提示应开始治疗或调整治疗方案,以避免超出该范围(2C)。

4. 2017 年版(原文 4.2.4)CKD 5D 期患者,需要降低 PTH 治疗时,建议钙敏感受体调节剂(Calcimimetics),骨化三醇或维生素 D 类似物,或联合使用钙敏感受体调节剂和骨化三醇或维生素 D 类似物(2C)。

> 2009 年版(原文 4.2.4)CKD 5D 期患者伴升高的高 iPTH 水平,建议给予骨化三醇或维生素 D 类似物或钙敏感受体调节剂,或联合使用钙敏感受体调节剂和骨化三醇或维生素 D 类似物,以降低 PTH 水平(2B)。
>
> 降低 PTH 治疗的最初合理药物选择,应基于血钙、磷水平和 CKD - MBD 的其他因素(未分级)。
>
> 合理调整含钙或无钙的磷结合剂的剂量去控制 PTH 水平,但不应影响血钙和血磷水平(未分级)。
>
> 患者伴有高钙血症时,应减少骨化三醇或维生素 D 制剂的剂量或停用(1B)。
>
> 患者伴有高磷血症时,应减少骨化三醇或维生素 D 制剂的剂量或停用(2D)。
>
> 患者伴有低钙血症,应视其严重程度、伴随用药和临床的症状和体征,钙敏感受体调节剂减量或停用(2D)。
>
> 血 PTH 水平下降至正常值上限的 2 倍以下,建议骨化三醇、维生素 D 类似物和(或)钙敏感受体调节剂应减量或停用(2C)。

更新理由:工作组多数成员并不否定钙敏感受体调节剂对 CKD 5D 期患者的潜在获益。CKD 5D 期患者降 PTH 治疗药物无优先顺序(按字母排序),钙敏感受体调节剂、骨化三醇或维生素 D 类似物均可作为一线用药选择。

5. CKD 3a~5D 期伴严重甲状旁腺功能亢进症,对药物治疗无效时,建议行甲状旁腺切除(2B)。

(三) 应用二膦酸盐、其他骨质疏松治疗药物及生长激素治疗骨病

1. CKD 1~2 期患者存在骨质疏松和(或)骨折高风险者(依据 WHO 诊断标准),推荐其治疗同一般人群(1A)。

2. CKD 3a~3b 期 PTH 在正常范围的患者,并存在骨质疏松和(或)骨折高风险者(依据 WHO 标准),建议其治疗同一般人群(2B)。

3. 2017 年版(原文 4.3.3)CKD 3a~5D 患者伴有 CKD-MBD 生化异常和低 BMD 和(或)脆性骨折,建议选择治疗要考虑生化异常的严重程度和可逆性以及 CKD 的进展,考虑骨活检(2D)。

> 2009 年版(原文 4.3.3)CKD 3 期患者伴有 CKD-MBD 生化异常和低 BMD 和(或)脆性骨折,建议选择治疗要考虑生化异常的严重程度和可逆性以及 CKD 的进展,考虑骨活检(2D)。
>
> 2009 年版(原文 4.3.4)CKD 4~5D 期患者有 CKD-MBD 生化异常和低 BMD 和(或)脆性骨折,建议在抗骨吸收制剂治疗前行骨活检。
>
> 更新理由:治疗对象由 CKD 3 期扩大至 CKD 3a-5D 患者。

4. CKD 2~5D 且存在与其相关的身材矮小的儿童和青少年患者,如希望进一步长高,推荐在评估处理营养不良和 CKD-MBD 生化异常后给予重组人生长激素治疗(1A)。

(四) 肾移植骨病的评估和治疗

1. 患者进行肾移植术后的最初期,推荐至少每周测定血清钙和磷,直至稳定(1B)。

2. 患者在肾移植术后的初期,应根据血清钙、磷和 PTH 是否存在异常及其程度以及 CKD 的进展速度决定监测血清钙、磷和 PTH 的频率(未分级)。适宜的监测间隔为:

(1) CKD 1~3bT 期患者,每 6~12 个月检测血清钙和磷;血 PTH 则根据基线水平和 CKD 进展决定检测间隔。

(2) CKD 4T 期患者,每 3~6 个月检测血清钙和磷;每 6~12 个月检测血 PTH。

(3) CKD 5T 患者,每 1~3 个月检测血清钙和磷;每 3~6 个月检测血 PTH。

(4) CKD 3~5T 期患者,每年检测血碱性磷酸酶,如存在血 PTH 水平升高应增加检测频率。

接受 CKD-MBD 治疗的 CKD 患者或存在生化异常的患者,应增加测定的频率以监测治疗的有效性及副作用(未分级)。应纠正 CKD 3~5 期患者的上述异常(未分级)。

3. CKD 1~5T 期患者,建议测定 25-OH-D 水平,并根据基线值和干预情况决定重复检测(2C)。

4. CKD 1T~5T 存在维生素 D 缺乏和不足的患者,建议采用一般人群的推荐治疗方案(2C)。

5. 2017 年版(原文 5.5)CKD 1T~5T 患者有骨质疏松危险因素,建议测定 BMD 评价骨折的危险性,其结果改变治疗(2C)。

> 2009 年版(原文 5.5)肾移植后使用糖皮质激素或依据普通人群标准存在骨质疏松的风险患者,如 eGFR>30 ml/(1.73 m² · min),建议肾移植后 3 个月内进行 BMD 测定(2D)。
>
> 2009 年版(原文 5.7)CKD 4T~5T 患者不建议常规 BMD 检测,因为与普通人群中情况不同,BMD 不能预测 CKD 3~5D 期患者发生骨折的风险,也不能预测移植相关性骨病的类型(2B)。
>
> 更新理由:2009 年版 5.5 和 5.7 合并一起形成 2017 年版 5.5。有新的研究结果支持。

6. 2017 年版(原文 5.5)肾移植之后开始 12 个月,估计 eGFR>30 ml/(1.73 m² · min),和低 BMD 患者建议用维生素 D、骨化三醇/阿法骨化醇和(或)二膦酸盐制剂(2C)。选择治疗药物时,应考虑是否存在 CKD-MBD,可以通过钙、磷、PTH、碱性磷酸酶和 25-OH-D 水平的异常加以判断(2C)。建议考虑骨活检来指导治疗。尚无足够的证据指导肾移植 12 个月后的治疗。

> 2009 年版(原文 5.6)肾移植后 12 个月 eGFR>30 ml/(1.73 m² · min)和低 BMD 建议治疗考虑用维生素 D、骨化三醇、阿法骨化醇或二膦酸盐(2D)。
>
> 治疗方法的选择会被 CKD-MBD 异常而影响,可通过钙、磷、PTH、碱性磷酸酶和 25-OH-D 水平的异常加以判断(2C)。
>
> 考虑进行骨活检指导治疗,由于动力缺失性骨病发生率较高,尤其在应用二膦酸盐前行骨活检(不分级),尚无足够数据指导肾移植 12 个月后的治疗。

7. CKD 4T~5T 期伴 BMD 降低的患者,治疗建议同 CKD 4~5 期非透析患者(2C)。

注:指南中建议的分级,1 级:强度强;2 级:强度弱。D:透析;T:肾移植。

表 13-24-4 指南中证据的分级和意义

分级	质量	意 义
A	高	确信真实效果与估计的效果相近
B	中	真实效果可能与估计的效果相近,但也存在相当程度不同的可能性
C	低	真实效果与估计的效果可能有很大的不同
D	很低	估计的效果很不确定,且常与真实情况相距甚远

表 13 - 24 - 5 **CKD 分期**

CKD 分期		GFR[ml/(1.73 m² · min)]
1 期	正常	>90
2 期	轻度降低	60~89
3a 期	轻度-中度降低	45~59
3b 期	中度-严重降低	30~44
4 期	严重降低	15~29
5 期	肾衰竭	<15

第七节·肾移植患者的骨和矿盐代谢

虽然成功的肾移植可能恢复肾功能,纠正肾性骨营养不良的多种代谢紊乱,但骨和矿盐代谢的异常仍是遗留的一个重要问题。肾移植后 5 年 80%~90%的患者有组织学上的骨病变,这些改变可在肾移植前或后发生。肾移植后常可见高钙血症,这与透析治疗的疗程和移植时甲状旁腺增生的程度有关,术前有严重的继发性甲状旁腺功能亢进者术后风险性更高。此外移植的肾可产生 $1,25-(OH)_2-D_3$,高磷血症的消失也解除了对活性维生素 D 生成的抑制;再者,甲状旁腺增生和 PTH 生成增多的恢复需时较长,约数月或数年才能恢复正常,PTH 的增多同样促进肾脏生成 $1,25-(OH)_2-D_3$。总之,这些因素均促进肠钙吸收增加,加强骨钙的动员和增加肾小管对钙的重吸收,导致高钙血症。在肾移植后开始几个月内,少数患者高钙血症严重,血钙水平甚至达到 3.75 mmol/L(15 mg/dl),高钙血症可导致广泛的血管钙化而致缺血,使移植肾失去功能。肾移植后多数患者血钙水平 2.63~3.0 mmol/L(10.5~12.0 mg/dl),有时高钙血症为间歇性和短期的,通常在术后 12 个月内恢复正常。4%~10%的患者,高钙血症可以长达 1~5 年。如血钙水平 2.63~3.0 mmol/L(10.5~12.0 mg/dl)通常对移植肾无不良反应。但在肾移植后血钙水平>3.0 mmol/L(12.0 mg/dl)并持续 1 年以上时,应选择性地进行甲状旁腺切除术。

肾移植后早期常见低磷血症(<1 mmol/L 或<3.1 mg/dl),继发性甲状旁腺功能亢进为其主要原因,引起肾小管磷的回吸收减少和尿磷排量增加。有时血 PTH 水平正常,也见尿磷排出增加。肾移植后使用药理剂量的皮质类固醇激素,也使肾磷排出增加,这进一步加重了肾磷的丢失。

低血磷症的临床表现各异,有乏力、易疲劳和近端肌肉无力,虽然可以持续数月,但很少发生骨软化,患儿血磷水平持续<0.64 mmol/L(2.0 mg/dl)时应补充磷制剂,但可能会加重甲状旁腺功能亢进,需用最小剂量,在患儿口服磷制剂时,需规则监测血磷水平。

瑞士的一项大型队列研究评估了 823 例平均术后 7 年的肾移植患者,只有 27%的患者血 PTH 在正常范围(15~65 pg/ml,1.6~6.9 pmol/L),70%有甲状旁腺功能亢进(PTH>65 pg/ml,6.9 pmol/L),2.8%有甲状旁腺功能减退(PTH<15 pg/ml,1.6 pmol/L)。74%的患者血磷水平在正常范围

(0.85~1.45 mmol/L),3.6%的患者血磷水平升高。85.9%的患者血钙水平在正常范围,低钙血症和高钙血症分别为 2.8%和 11.3%。结果表明在肾移植后很多年,矿物质代谢紊乱会持续存在。CKD 患者骨折的风险增加,椎体骨折的患病率为 21%。肾移植术后骨折的风险是普通人群的 4 倍,移植后髋部骨折的风险为每年 3.3 次骨折/1 000 人。器官移植后 3~6 个月就开始有明显的骨量丢失,第一年骨量丢失约 5%,以后每年椎体骨量丢失 1.7%。影响因素包括持续的矿盐代谢紊乱、长期制动和免疫抑制剂的应用。3 年以后 BMD 变化不大或稍有增加。

类固醇激素和免疫抑制剂在器官移植后的应用对骨代谢有不良影响,骨形成减少和骨矿化延迟,提示成骨细胞功能下降,造成骨形成和骨吸收不平衡。2005 年 Palmer 等对肾移植后预防骨病的干预研究进行了系统复习和荟萃分析,结果显示,二膦酸盐、维生素 D 类似物和降钙素与安慰剂比较,对腰椎 BMD 增加都有益。前两者对股骨颈 BMD 增加也有益,但对骨折发生无区别。骨折发生率在未治疗组和治疗组分别为 8.8%~15.0%和 2%~9.2%。治疗时应监测 BMD,预防骨折发生。分析还发现二膦酸盐可减少器官移植的排异反应,二膦酸盐有增强免疫和抗炎的特性,在动物实验中,二膦酸盐通过抑制激活的巨噬细胞和单核细胞释放细胞因子(cytokine)而抑制 T 细胞功能,减少器官排异反应,其具体作用还需要进一步研究。

参考文献

[1] Kidney Disease: Impoving Global Outcomes (KDIGO) CKD - MBD Work Group. KDIGO Clinical practice guideline for the diagnosis evaluation, prevention and treatment of Chronic Kideny Disease-Mineral and Bone Disorder(CKD - MBD)[J]. Kidney Int Suppl, 2009, 118: S1 - S130.

[2] Eknoyan G, Lameire N, Kasis BL. KDIGO 2017 Clinical practice guideline update for the diagnosis, evaluation, prevention, and treatment of chronic kideny disease-mineral and bone disorder(CKD - MBD)[J]. Kidney Int Suppl, 2017, 7: 1 - 59.

[3] 王莉、李贵森、刘志红. 中华医学会肾脏病学分会《慢性肾脏病矿物质和骨异常诊治指导》[J]. 肾脏病与透析肾移植杂志, 2013, 22(6): 654 - 559.

[4] 刘志红、李贵森. 中华医学会肾脏病学分会《慢性肾脏病矿物质和骨异常诊治指南》[M]. 人民卫生出版社, 2019.

[5] Liu SH, Chu HI. Treatment of renal osteodystrophy with dihydrotachysterol (A.T.10) and iron[J]. Science, 1942, 95: 388 - 389.

[6] Martinez I, Saracho R, Montenegro J, et al. The importance of dietary calcium and phosphorous in the secondary hyperparathyroidism of patients with early renal failure[J]. Am J Kidney Dis, 1997, 29(4): 496 - 502.

[7] Portale AA, Booth BE, Tsai HC, et al. Reduced plasma concentration of 1, 25 - dihydroxyvitamin D in children with moderate renal insufficiency [J]. Kidney Int, 1982, 21(4): 627 - 632.

[8] Bellasi A, Ferramosca E, Muntner P, et al. Correlation of simple imaging tests and coronary artery calcium measured by computed tomography in hemodialysis patients[J]. Kidney Int, 2006, 70(9): 1623 - 1628.

[9] Pei Y, Hercz G, Greenwood C. Non-invasive prediction of aluminum bone disease in hemo-and peritoneal dialysis patients[J]. Kidney Int, 1992, 41(5): 1374 - 1382.

[10] Tentori F, Blayney MJ, Albert JM. et al. Mortality risk for dialysis patients with different levels of serum calcium phosphorus and PTH: the Dialysis Outcomes and Practice Patterns Study(DOPPS)[J]. Am J Kidney Dis, 2008, 52: 519 - 530.

[11] Kimata N, Albert JM, Akiba T, et al. Association of mineral metabolism factors with all-cause and cardiovascular mortality in hemodialysis patients the Japan dialysis outcomes and practice patterns study[J]. Hemodial Int, 2007, 11(3): 340 - 348.

[12] Kalantar-Zadeh K, Kuwae N, Regidor DL, et al. Survival predictability of

time-varing indicators of bone disease in maintenance hemodialysis patients[J]. Kidney Int, 2006, 70(4): 771-780.

[13] Young EW, Albert JM, Satayathum S, et al. Predictors and consequences of altered mineral metabolism: the dislysis outcomes and practice patterns study[J]. Kidney Int, 2005, 67(3): 1179-1187.

[14] Moe S M, Zidehsarai MP, Chambers M A, et al. Vegetarian compared with meat dietary protein source and phosphorus homeostasis in chronic kidney diseace[J]. Clin J Am SOC Nephrol, 2011, 6(2): 257-264.

[15] Sullivan C, Sayre SS, Leon JB, et al. Effect of food additives on hyperphosphatemia among patients with end-stage renal disease: a randomized controlled trial[J]. JAMA, 2009, 301(6): 629-635.

[16] Palmer SC, Hayen A, Macaskill P, et al. Serum levels of phosphorus, parathyroid hormone, and calcium and risks of death and cardiovascular diseace in individuals with chronic kidney diseace: a systematic review and meta-analysis[J]. JAMA, 2011, 305(11): 1119-1127.

[17] Navaneetham SD, Palmer SC, Craig JC, et al. Benefits and harms of phosphate binders in CKD: a systematic review of randomized controlled trials[J]. Am J Kidney Dis, 2009, 54(4): 619-637.

[18] Navaneethan SD, Palmer SC, Vecchio M, et al. Phosphate binders for preventing and treating bone disease in chronic kidney disease patients[J]. Cochrane Database Syst Rev, 2011(2): CD006023.

[19] Di Iorio B, Molony D, Bell C, et al. Sevelamer versus calcium carbonare in incident hemodialysis patients: Results of an open-label 24 month randomized clinical trial[J]. Am J Kidney Dis, 2013, 62(4): 771-778.

[20] Jamal SA, Vanderneer B, Raggi P, et al. Effect of calcium-based versus no-calcimu-based phosphate binders on mortality in patients with chronic kidney disease: an updated systematic review and meta-analysis [J]. Lancet, 2013, 382(9900): 1268-1277.

[21] Cannata-Andia JB, Fernandez-Martin JL, Locatelli F, et al. Use of phosphate binding agents is associated with a lower risk of mortality[J]. Kidney Int, 2013, 84(5): 998-1008.

[22] Jean G, Lataillade D, Genet L, et al. Calcium carbonate, but not sevelamer, is associated with better outcomes in hemedialysis patients: results from the French A R N O S Study[J]. Hemmodial Int, 2011, 15(4): 485-492.

[23] Ferreira A, Frazao JM, Monier-Faugere MC, et al. Effects of sevelamer hydrochloride and calcium carbonate on renal osteodystrophy in hemodialysis patients[J]. J AM Soc Nephrol, 2008, 19(2): 405-412.

[24] D'Haese PC, Spasovski GB, Sikole A, et al. A multicenter study on the effects of lanthanun carbonate (Fosrenol) and calcium carbonate on renal

bone disease in dialysis patients[J]. Kidney Int Suppl, 2003(85): S73-S78.

[25] Slinin Y, Foleg RN, Collins AJ, et al. Calcium phosphorus, parathyroid hormone and cardiovascular disease in hemodialysis patients: the USRDS waves 1.3 and 4 study[J]. J AM Soc Nephrol, 2005, 16(6): 1788-1793.

[26] Naves-Diaz M, passlick-Deetjen J, Guinsburg A, et al. Calcium, phosphorus, PTH and death rates in a large sample of dialysis patients from Latin America. The CORES study[J]. Nephrol Dial Transplant, 2011, 26(6): 1938-1947.

[27] 吕轶伦,林颖,史浩,等.慢性肾脏病患者维生素 D 不足与缺乏[J].中华肾脏病杂志,2009,25(9): 668-672.

[28] Block GA, Martin KJ, de Francisco AL, et al. Cinacalcet for secondary hyperparathyroidism in patients receiving hemodialysis[J]. N Engl J Med, 2004, 350(15): 1516-1525.

[29] Malluche HM, Mallad H, Monier-Faugere MC, et al. Effects of treatment of renal osteodystrophy on bone histology[J]. Clin J Am Soc Nephrol, 2008, 3: S157-S163.

[30] Adeney KL, Siscovick DS, IX JH et al. Association of serum phosphate with vascular and valvular calcification in moderate CKD[J]. J AM Soc Nrprhol, 2009, 20(2): 381-387.

[31] Russo D, Miranda L, Ruocco C, et al. The progression of coronary artery calcification in predlalysis patients on calcium carbonate or sevelamen[J]. Kideny Int, 2007, 72(10): 1255-1261.

[32] West SL, Lok CE, Langsetmo L, et al. Bone mineral density predicts fracture in chronic kidney disease[J]. J Bone Miner Res, 2015, 30: 913-919.

[33] Jamal SA, Bauer DC, Ensrud KE, et al. Alendronate treatment in woman with normal to severely impaired renal function: in analysis of the fracture intervention trial[J]. J Bone Miner Res, 2007, 22(4): 503-508.

[34] Miller PD, Roux C, Boonen S, et al. Safety and efficacy of risedronate in patients with aga-related reduced renal function as estimated by the cockeroft and Gaultmethod: a pooled analysis of nine clinical trials[J]. J Bone Miner Res, 2005, 20(12): 2005-2015.

[35] Yakupoglu HY, Corsenca A, Wahl P, et al. Posttransplant acidosis and associated disorders of mineral metabolism in patients with a renal graft [J]. Transplantation, 2007, 84(9): 1151-1157.

[36] Palmer SC, Strippoli GF, McGregor DO. Interventions for preventing bone disease in kidney transplant recipients: a systematic review of randomized controlled trials[J]. Am J Kidney Dis, 2005, 45(4): 638-649.

第二十五章·畸形性骨炎

章振林　王　鸥　孟迅吾

畸形性骨炎（osteitis deformans）又称变形性骨炎,1877年首先由 James Paget 报道了 6 例局限性骨重建异常的病例,也被称为骨佩吉特病（Paget's disease of bone, PDB）。PDB为局灶性骨重建异常的一种疾病,先表现为破骨细胞介导的骨吸收增加,继之以代偿性的新骨形成增加,在受累骨骼部位形成编织骨与板层骨不规则镶嵌的结构,引起骨骼膨大、疏松、血管丰富,较正常骨骼更易出现骨畸形和骨折。大部分患者可无症状,少数患者可出现多种症状和体征。按照有无家族史,可分为家族性和散发性;按照受累骨骼数目,可分为单骨型（仅累及一块骨骼）和多骨型（累及 2 块及以上骨骼）;按照发病年龄,可分为经典型、早发型和青少年型,经典型为成年起病,多在 55 岁以后。一些罕见的遗传性骨病综合征可表现为与 PDB 类似的临床、放射学和组织学特征,也称为 PDB样综合征,包括家族性膨胀性骨溶解（familial expansile

osteolysis, FEO）、膨胀性骨源性高碱性磷酸酶血症（expansile skeletal hyperphosphatasia, ESH）、早发性家族性骨佩吉特病（early onset familial Paget's disease, EoPDB）、青少年骨佩吉特病（juvenile Paget's disease, JPD,也称为特发性高碱性磷酸酶血症）、遗传性包涵体肌病-骨佩吉特病-额颞叶痴呆综合征（inclusion body myopathy, Paget disease of bone, and frontotemporal dementia, IBMPFD1）、包涵体肌病伴早发骨佩吉特病伴或不伴额颞叶痴呆[inclusion body myopathy with early-onset Paget disease with or without frontotemporal dementia 2, IBMPFD2（615422）],以及包涵体肌病伴早发骨佩吉特病不伴额颞叶痴呆[inclusion body myopathy with early-onset Paget disease without frontotemporal dementia 3, IBMPFD3（615424）]。上述这些遗传性畸形性骨炎或综合征中,只有 JPD 是隐性遗传方式,其他均为显性遗传。

一、流行病学

PDB 发病率随年龄增长而增加，并有明显的地域和种族差异。白种人群中，该病为老年人常见的骨骼疾病，55 岁以上人群中患病率为 1%～2%。英国发病率最高，van Staa TP 等报道至 70 余岁，男性和女性患病率分别可达到 8% 和 5%。该病在西欧、南欧及迁移至澳大利亚、新西兰和南非的盎格鲁-撒克逊后裔中也较为常见，近 20 年来英国、一些欧洲国家和新西兰的患病率及疾病严重程度呈下降和减轻的趋势，原因尚不清楚。PDB 在斯堪的纳维亚、印度次大陆、中国、日本及其他远东国家为罕见疾病。在日本 PDB 的患病率为 0.15/10 万，55 岁以上人群该比例为 0.41/10 万。某些地区男性患病率高于女性，男女比例为 (1.5～1.6)∶1。

二、病　因

遗传及环境因素都可能参与了本病的发生。遗传因素方面，经典型 PDB 中常见家族聚集形式的发病，多数病例为常染色体显性遗传，外显率可达到 80%～90%，15%～30% 的病例有家族史。来自美国人群的一项家族聚集研究显示 PDB 患者的一级亲属患病风险可较无家族史者高 7 倍。本病患病率和发病率显著的种族差异也支持遗传因素参与了本病的发生。

破骨细胞来源于单核-巨噬细胞系的单个核前体细胞，在骨重建中具有重要作用，其过度活化或功能过强是 PDB 骨骼病变的始动环节。破骨细胞的分化及功能受到核因子 κB 受体活化因子配体 (receptor activator of NF‐κB ligand, RANKL)/核因子 κB 受体活化因子 (receptor activator of NF‐κB, RANK)/护骨素 (osteoprotegerin, OPG) 系统的调节，目前发现与 PDB 或 PDB 样综合征相关或致病的基因多与该系统或其调节基因相关。

目前报道最多与经典型 PDB 相关的致病基因为 SQSTM1 基因，位于染色体 5q35。早期研究在两个独立人群中通过定位克隆方式在染色体 5p35 区域发现了一个强的易感位点，其后在一个法裔加拿大人群中通过基因突变分析证实了 SQSTM1 基因的 Pro390Leu 突变。随后在 PDB 患者中报道了大量该基因的突变，大部分突变位于泛素相关域 (ubiquitin associated domain, UBA)。SQSTM1 基因编码一个泛素结合蛋白 sequestasome‐1(p62)，是核因子 κB(NF‐κB) 信号通路中的衔接蛋白，在调节 RANK、TNF 和 NGF 受体的下游通路中发挥作用，并通过参与自噬过程在调节其他细胞生理过程中发挥关键作用。其突变导致 NF‐κB 信号通路增强，破骨细胞前体对 RANKL 敏感性增加。动物实验也显示携带 P394L 突变的小鼠可产生类似 PDB 的骨骼病变。目前国外文献报道 30%～40% 的家族性 PDB 以及 10% 的散发性 PDB 中存在该基因突变，我们在 13 例中国人散发性 PDB 中进行了 SQSTM1 基因突变的筛查，发现 1 例存在 M404T 的杂合突变，功能分析显示该突变可导致 NF‐κB 信号通路的激活，RANKL 刺激下破骨细胞样细胞数量及细胞核数量增加。两项全基因组关联研究 (GWAS) 提示 CSF1、OPTN、TNFRSF11A、TM7SF4、NUP205、PML 和 RIN3 等基因的单核苷酸多态性与经典型 PDB 的易感性相关。还

有一些研究提示 PDB 与 CASR、ESR1、TNFRSF11B、VCP 基因多态性可能相关。

2002 年 Whyte 等首先发现 OPG 基因纯合突变导致青少年畸形性骨炎，为 OPG 基因功能丢失突变。关于 PDB 样综合征，目前已知编码 RANK 的 TNFRSF11A (Tumor necrosis factor receptor superfamily member 11A) 基因的激活性突变 (杂合突变) 可导致 FEO、ESH 和 EoPDB。我们于 2009 年报道了一个中国人 EoPDB 家系，由该基因的 78dup27 突变导致。编码 OPG 的 TNFRSF11B 基因的失活性突变 (纯合突变) 可导致 JPD。缬酪肽包含蛋白 (valosin-containing protein, VCP) 介导 RANKL 与 RANK 结合后下游泛素/蛋白酶体降解通路中相关蛋白的降解，影响 NF‐κB 向细胞核内转位，后者与破骨细胞生成密切相关，VCP 基因突变导致 IBMPFD1，我们曾报道一个 IBMPFD1 家系由 VCP 基因 Gly97Glu 突变引起，家族中有多人患病。2013 年 Kim 等报道 hnRNPA2B1 (heterogeneous nuclear ribonucleoprotein A2B1) 基因突变导致 IBMPFD2。2017 年北京协和医院内分泌科报道一个家系 2 例患者由 hnRNPA2B1 基因 P310L 突变导致，但是均只累及骨骼，表现为早发性畸形性骨炎，没有包涵体肌病或额颞叶痴呆。最近，Divisato 等报道了 ZNF687 基因突变导致畸形性骨炎伴骨巨细胞瘤家系，此后有一些畸形性骨病伴或不伴骨巨细胞瘤的病例检测到该基因突变。最近笔者发现 PFN1 是家族性或散发畸形性骨炎伴巨细胞瘤的致病基因。

至于环境因素方面，有研究提示 PDB 发病与慢性副粘病毒感染相关。早期的超微结构研究显示 PDB 患者的破骨细胞的细胞质或细胞核 (相对少见) 中可见到类似副粘病毒核蛋白包膜的包涵体。也有学者报道麻疹病毒核蛋白包膜抗原存在于 PDB 患者破骨细胞中，但未见于其他骨病患者，免疫细胞化学研究显示在 28/29 例 PDB 患者中呼吸道合胞病毒免疫荧光染色阳性，11/22 例患者麻疹病毒免疫荧光染色阳性，11/20 例患者同时存在两种抗原。其他与 PDB 发病可能有关的病毒还有犬瘟热病毒、腮腺炎病毒、副流感病毒等。Kurihara 等通过离体及在体实验证实表达麻疹病毒核蛋白包膜 (measles virus nucleocaspid, MVNP) 基因的破骨细胞或针对破骨细胞系转染 MVNP 基因的转基因小鼠可表现为 PDB 样的骨骼表型，该研究组近期发表的工作提示共表达 MVNP 及突变 p62(P394L) 的小鼠表现出显著的 PDB 样骨骼病变，MVNP 的作用可能通过升高局部 IL‐6 的水平介导，其骨骼病变中破骨细胞对 1,25‐$(OH)_2$‐D 的敏感性增高可能与转录激活因子 7 (ATF7) 与转录起始因子 TFIID 亚基 12 (transcription initiation factor TFIID subunit 12, TAF12) 之间的相互作用有关。但也有学者并未在来自 PDB 患者的长期骨髓培养中发现麻疹病毒和犬瘟热病毒的转录产物。此外，在病毒感染是否导致 PDB 方面仍有许多问题有待解释，如上述病毒感染与 PDB 发病的地域差异、病毒如何进入 PDB 患者的破骨细胞、PDB 病灶为何为局灶性、病毒易感年龄与 PDB 常见发病年龄之间的差异等。

三、病　理

PDB 的初始病变为病变部位破骨细胞异常导致的骨吸收

增加，病变破骨细胞的数量明显增多，所含细胞核数也显著多于正常破骨细胞，可多至每个细胞100个细胞核。很多不正常的破骨细胞位于哈弗管、骨内膜面及骨小梁表面，超微结构显示其内有多数高尔基体、特殊颗粒、线粒体及空泡。随后大量成骨细胞被募集至病变部位，新骨形成加速，通常认为成骨细胞本质上还是正常的。在PDB早期以骨吸收为主时，主要表现为溶骨性改变。随后增强的骨吸收与新骨形成共同存在，由于骨转换加速，新形成的骨并不正常。新形成的胶原排列混乱，产生更为原始的编织骨，最终形成编织骨与不规则形状板层骨的镶嵌结构，通过大量无序的黏合线连接。过量的纤维结缔组织浸润至骨髓，血管数量增多，后者与病变骨骼部位的血供增加相关。骨基质通常可以正常矿化，四环素标记显示钙化速率增加；但偶可见到病变部位类骨质增宽，可能是由于快速的骨转换增加了矿盐的需要量，导致局部钙磷乘积不足。随时间进展，受累部位的细胞数减少，遗留硬化性的镶嵌结构，但骨转换并不活跃，即所谓"burned-out Paget病"。通常，在同一患者的不同部位可同时出现各期的骨骼改变，病变骨骼的混乱状态导致骨结构完整性的丧失。

四、临床表现

大部分患者可无明显症状，在常规检查血清碱性磷酸酶（alkaline phosphatase，ALP）或因其他原因进行X线检查时无意中发现。最常见的骨骼受累部位包括骨盆、股骨、脊柱、颅骨和胫骨，而肱骨、锁骨、肩胛骨、肋骨及面部骨骼较少受累，手足部位罕有累及。临床症状或并发症的出现取决于受累部位、病变骨骼与周围结构的关系、病变活动程度，以及是否存在病变的进展。

最常见的症状为受累骨骼的疼痛，疼痛可由疾病本身导致，新骨形成处骨膜受到牵拉和髓腔充血、刺激感觉神经末梢、受累的负重骨骼或进行性溶骨病变骨皮质的微骨折、骨过度增生压迫神经等；也可由于合并症引起，如关节退行性变、钙化性血管周围炎等。病变骨骼血供丰富，表面皮肤可出现灼热感。一般为钝痛、烧灼样痛，疼痛可在夜间出现或加重，偶为锐痛或放射性痛。负重部位如有溶骨性病变疼痛可加重。

骨畸形及压迫症状：下肢（胫腓骨）受累可出现弯曲畸形、膝内翻、下肢外旋、髋或膝关节活动受限、患肢缩短，导致行走困难、跛行等步态异常，还可引起邻近关节的继发性关节炎、腰椎侧弯等。椎体受累可出现椎体压缩性骨折；可出现腰椎管狭窄伴神经损伤症状，可能产生根性疼痛和运动障碍；可出现脊柱后凸畸形或上背部的前倾。胸椎病变罕有直接压迫脊髓导致运动及感觉障碍，但可由于"窃血"（病变椎体血运丰富，减少了神经组织的供血）出现类似症状。颅骨受累者可出现头颅体积增大伴或不伴前额突出或畸形、头痛，有时患者描述头部束带样紧缩感。病变在额部和枕部多见，颞浅静脉增粗、充盈和迂曲。压迫颅神经还可出现头痛、头晕、耳鸣、孤立性或混合性传导或感音神经性听力下降和平衡失调，视神经孔狭窄导致的视力障碍、视神经乳头水肿和视神经萎缩等。颅骨广泛受累者可出现颅底软化，产生颅底凹陷症，偶尔可直接压迫脑干或出现梗阻性脑积水、颅压升高。面部受累可导致面部畸形（"狮面"）、牙齿异常，偶可导致气道狭窄。

骨折：病变部位可发生骨折，尤其是有活动性溶骨性病变的长骨，最常见部位为股骨干或转子下骨折，椎体可发生压缩性骨折，可自发性或轻微外伤导致。病变部位丰富的血供可导致骨折后失血较多。骨折还可发生于恶性变的部位。更为常见的是在弯曲的下肢骨凸面的小的裂隙性骨折，可无症状，在数年中稳定持续存在，但有时范围更大的横行透光区域可自骨皮质内侧延伸，伴随一些不适的症状，随时间进展可发生为临床骨折，此类痛性病变应给予治疗及认真的放射学随诊。病变部位骨折多可正常愈合，但也有报道可高达10%的不愈合率。但是，根据临床观察，国内经典型畸形性骨病的病例，很少发生骨折，而由OPG或RANK基因突变引起的遗传性畸形性骨病就容易发生股骨等部位骨折。

骨肿瘤：恶性变（肉瘤样变）罕见，多数报道<1%，通常表现为病变部位新发的严重疼痛，预后不佳。大部分为骨肉瘤，也有纤维肉瘤和软骨肉瘤的报道。肉瘤样变的常见部位为骨盆，次为肱骨和股骨。骨肉瘤通常为溶骨性改变。PDB病变部位也可出现良性的巨细胞肿瘤，表现为局灶性的占位，影像学上为溶骨性病变，活检显示成簇的巨大破骨细胞样细胞，肿瘤对大剂量糖皮质激素非常敏感，可在泼尼松或地塞米松治疗后缩小甚至消失，但可在停止治疗后再次出现。

还有一些罕见的合并症。高排出量性充血性心力衰竭见于骨骼病变广泛者，与病变骨骼部位多发的动静脉分流或动静脉瘘有关，Wermers等在美国在236例PDB患者中进行了多种合并症及并发症的患病率分析，其中PDB导致的充血性心力衰竭比例为3.0%。病变广泛、制动的患者可出现高钙血症和高钙尿症，但需要注意除外合并原发性甲状旁腺功能亢进症。少数患者可合并泌尿系统结石和痛风。在Wermers等的研究中，有12例（5.2%）PDB患者出现高钙血症，但其中10例更倾向于合并原发性甲状旁腺功能亢进症，1例考虑为肾功能不全后的三发性甲状旁腺功能亢进症；分别有11.7%和8.2%的患者合并肾结石及痛风。

中国人中畸形性骨炎罕见，国内文献大多为个例报道。1993年孟迅吾等报道北京协和医院收治的9例PDB患者的临床资料，其中男女比例为7：2，平均发病年龄为41岁，平均病程为12±11年，多骨型6例，病变累及部位以股骨最多，其次为椎体、骨盆、颅骨等，与国外文献报道类似。临床均表现为骨痛和骨畸形，7例伴活动受限，6例有皮肤灼热感、皮肤痛觉过敏。1例患者（图13-25-1）表现为颅骨受累，颅骨进行性增大，出现头晕、耳鸣、听力显著减退。1例伴右侧输尿管结石。章振林、王先令等分别报道了上海市第六人民医院及解放军总医院诊治的13例、7例PDB患者的临床资料，也多为多骨型，主要临床症状为骨痛和骨畸形。国内病例发生骨折很少，但解放军总医院报道的病例中有1例出现多发肱骨骨折。

五、实验室检查

PDB患者骨转换率增高，测定骨转换生化标志物（bone turnover marker，BTM）对于临床评估未治疗患者的病变范围、严重程度及治疗过程中监测疗效非常重要。在未治疗的患者中，病变范围广，尤其侵犯头颅者BTM水平升高更为明显，可以较正常参考值上限升高20～30倍；较正常值上限3倍以内的升高提示病变较为局限或活动程度较低；病灶高度

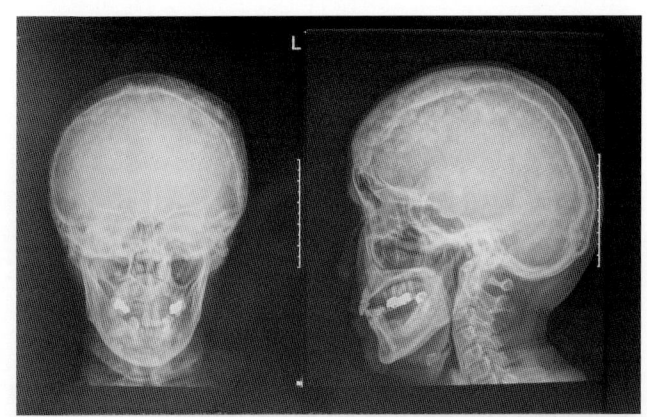

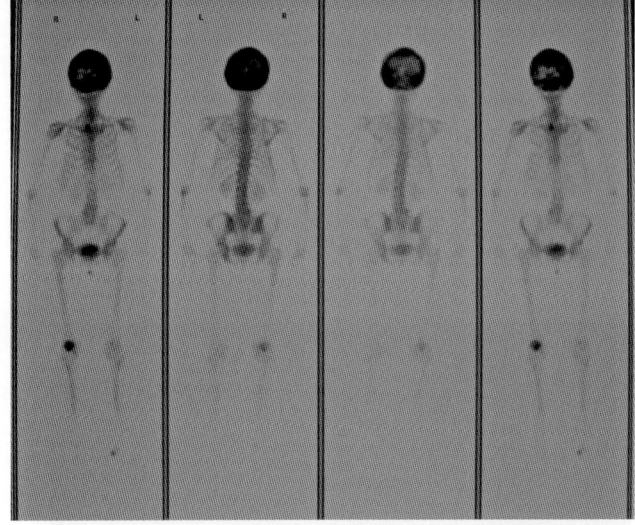

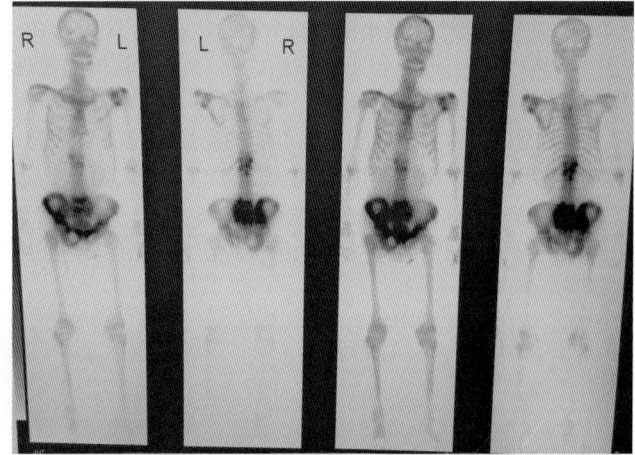

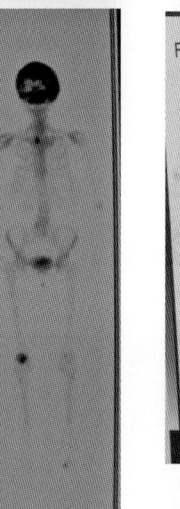

图 13 - 25 - 1　颅骨受累为著的 PDB 患者(女,83 岁)
头颅正侧位 X 线片;骨显像:头颅见明显放射性浓聚,头盔状

局限者(如仅累及胫骨近端)BTM 水平可仅略高于正常值上限或位于正常值高限。

血骨吸收标志物如 Ⅰ 型胶原羧基或氨基末端肽(CTX、NTX)和抗酒石酸酸性磷酸酶(TRAP)等水平的升高反映了破骨细胞活性的增加;与骨吸收相偶联的骨形成也增加,因此反映骨形成的指标如血清总碱性磷酸酶(ALP)、骨源性碱性磷酸酶(BALP)、Ⅰ 型原胶原氨基端或羧基端前肽(P Ⅰ NP、P Ⅰ CP)水平也可明显升高。应用骨吸收抑制剂(如二膦酸盐)后 BTM 水平显著下降甚至正常,提示骨重建异常的缓解,因此也可用于评估药物治疗效果。

治疗前血钙、磷及甲状旁腺激素水平通常正常,少数(15%~20%)患者可有继发性甲状旁腺功能亢进症,见于活跃的新骨形成、对钙需要量增加、钙摄入不足者。应用较强的二膦酸盐治疗后可有一过性低钙血症和甲状旁腺激素水平继发升高,与骨吸收先受到抑制而骨形成尚未被抑制有关,补充足够的钙和维生素 D 可显著减少此类情况。

六、影像学检查

X 线平片对于 PDB 的诊断非常重要。PDB 早期主要表现为骨吸收增加,显示骨质密度减低和小梁结构异常;随后骨形成也增加,形成骨吸收与骨形成加速的混合性改变,表现为受累骨骼的增粗和增厚,既有囊状透光区又有骨质硬化,骨皮

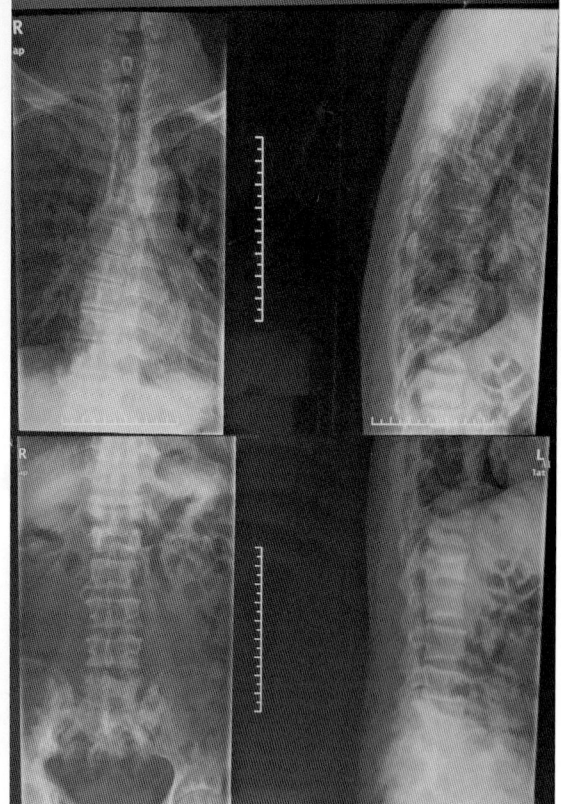

图 13 - 25 - 2　PDB 骨 X 线平片
男,54 岁,右髋部和腰痛 7 年,ALP 1 549 U/L;骨盆正位 X 线见髂骨骨小梁显著增粗;骨扫描见髂骨和椎体放射性核素显著浓聚;腰椎正侧位 X 线见 T₁₂ 和 L₁ 椎体受累,硬化和压缩性骨折

质和骨松质界限消失,骨小梁粗大稀疏,密度不均,排列紊乱,呈条索状高密度影交织,中间夹杂网格状低密度区;后期表现为骨硬化。上述各期可同时存在。累及颅骨者早期可出现大的局灶性(osteoporosis circumscripta)或囊状透光区。混合期时可形成片状的骨硬化区并趋于融合,可形成棉絮样表现,颅骨内外板失去正常分界,颅板增厚,颅骨增大变形,颅骨基底部受累,可出现颅底内陷。累及骨盆者(图13-25-2)可有骨盆上口增厚,髂耻线增厚,坐骨和耻骨增宽,晚期出现髋臼陷入。累及椎体者早期见椎体中央粗糙纵行条纹,呈网状或栅栏状,边缘增厚,随后出现椎体膨大性改变(图13-25-2),可出现压缩性骨折。长骨早期表现为皮质变薄,透光区,常在一端先出现,病变边缘呈V形,逐渐向另一端发展,长骨骨密度不均匀,骨皮质增厚,骨小梁粗乱,骨髓腔硬化,骨干弯曲。CT及MRI检查有助于PDB合并症如骨关节炎、骨折的发现及与肿瘤骨转移或骨肿瘤鉴别。

放射性核素骨扫描对于发现可能的受累部位非常敏感,但特异性不足。^{99m}Tc-亚甲基二膦酸盐(^{99m}Tc-MDP)作为示踪剂,可见病变部位放射性明显浓聚(图13-25-3),常高于正常骨骼的6~10倍,与正常骨边缘分界清楚,可用于判断病变累及范围。

七、诊断和鉴别诊断

对于出现骨痛(尤其是烧灼样疼痛伴病变表面皮温升高者)、骨畸形(膨胀样改变)及不明原因血清ALP水平升高的患者应考虑PDB的可能。怀疑PDB的诊断时,需要采集详细的病史和家族史,进行有针对性的体格检查,查体时应注意颅骨、脊柱、骨盆及四肢等容易受累的部位表面有无皮温升高、触痛和骨畸形,是否有关节活动障碍或下肢长度不等。活动性病变的患者可出现包括血清ALP等骨转换指标水平升高,X线平片有特征性改变,有助于诊断,骨扫描可以判断受累骨骼部位和范围。进行其他生化指标、CT或MRI等影像学检查,必要时活检病理均有助于本病与其他代谢性骨病、肿瘤骨转移、骨肿瘤等的鉴别。

此外,对于家族性发病的病例应进行*SQSTM1*和*VCP*基因突变检测;对于早发性或青少年发病的病例应进行*OPG*或*RANK*基因突变检测,发现突变不但可以确诊病例,而且有助于产前诊断和干预。

八、治 疗

本病特异性的治疗为抑制破骨细胞活性的药物,目前美

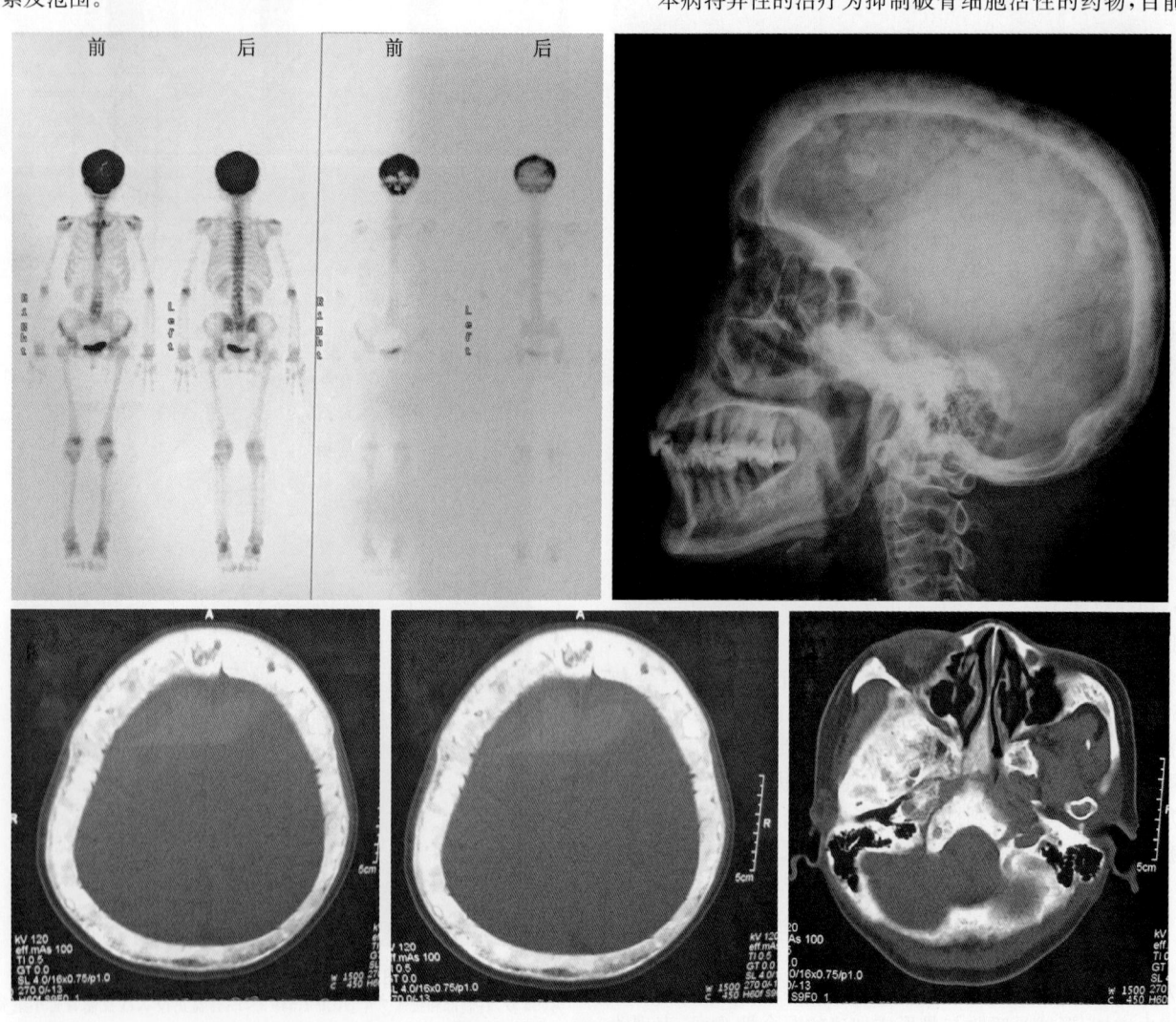

图13-25-3 PDB患者的骨扫描

女,61岁,血钙磷正常,ALP 548 U/L;骨扫描(左上)见颅骨呈异常放射性浓聚;头颅侧位相及CT显示头颅增大,颅骨板障增厚,密度不均,内外板增厚硬化,颅缝模糊

国批准用于 PDB 治疗的药物包括 6 种二膦酸盐(口服依替膦酸盐、替鲁膦酸盐、阿仑膦酸盐、利塞膦酸盐、静脉帕米膦酸盐和唑来膦酸)和鲑鱼降钙素。国内批准用于本病治疗的药物为唑来膦酸和鲑鱼降钙素。

无症状且血清 ALP 水平正常的患者不需要药物治疗。药物治疗适应证包括两方面:① 缓解症状,研究显示应用上述药物治疗可有效缓解大部分患者的某些症状,包括骨痛、病变骨表面灼热感、颅骨受累导致的头痛、椎体病变导致的腰背痛及部分神经压迫症状(如神经根病变及一些进展缓慢的脑干或脊髓受压症状),但是继发于 PDB 的骨性关节炎不一定对上述治疗有效;已经形成的骨畸形和听力减退无效。② 预防并发症的发展,取决于病变累及部位及疾病活动度(骨转换指标水平),骨活检标本显示抑制 PDB 病变的活动后可有正常形态的新骨形成,而高骨转换状态如不给予治疗可持续多年,随时间进展可能导致严重的骨畸形。因此,建议即使没有症状,如果病情活动(血清 ALP 水平高于正常)且病变部位容易出现问题或并发症(如负重骨骼、邻近关节、椎体、颅骨广泛受累),仍应给予药物治疗,尤其是年轻患者。在有活动性病变的骨骼部位进行择期手术之前可考虑应用较强的二膦酸盐,以改善病变部位的高血运状态,减少术中失血。

二膦酸盐:目前为 PDB 一线用药,临床研究证实上述 6 种二膦酸盐均可有效抑制 PDB 局灶性的骨转换异常,改善患者临床症状。治疗前和治疗中需要充分补充钙剂和维生素 D,以避免应用较强的二膦酸盐后出现低钙血症和继发性甲状旁腺功能亢进症。

口服制剂要求空腹单独用 200 ml 左右白开水吞服,服药后半小时内保持直立位,至少 30 min 以后进餐或服用其他药物。依替膦酸盐(400 mg/d×6 个月、间隔 6 个月后再次重复的周期性用药)和替鲁膦酸盐(通常为 400 mg/d×3 个月)由于效果弱于另外 4 种二膦酸盐,仅能将升高的 BTM 水平降低约 50%,已很少应用。阿仑膦酸钠的用法为 40 mg/d×6 个月,经过一定的间歇后可能需要重复用药。利塞膦酸盐的用法为先口服 30 mg/d×2 个月,监测血清 ALP,如尚未正常或接近正常,继续应用至第 3 或 4 个月时大部分指标可降至正常,其相关的临床研究中观察到 80% 的患者用药 2 个月后在第 6 个月时血清 ALP 水平达到正常,对骨转换的抑制可持续至 18 个月。

帕米膦酸盐通常为 30 mg 溶于 500 ml 葡萄糖或生理盐水中,静脉点滴 4 h 以上,每日 1 次,持续 3 日;病情重者也可每次使用 60 mg,每周 1～2 次,总剂量 240～480 mg。每疗程用药后 3 个月监测血清 ALP 水平,再决定是否继续用药。唑来膦酸用法为 5 mg,静脉点滴 15 min 以上,可使大部分患者的血清 ALP 水平恢复正常,与利塞膦酸钠 30 mg/d×2 个月的比较研究结果显示,至用药 6 个月,唑来膦酸组 88.6% 的患者血清 ALP 水平正常,利塞膦酸钠组 57.6% 的患者 ALP 水平正常($P < 0.001$)。近期的延伸研究显示唑来膦酸 5 mg 可使 PDB 患者的骨转换指标水平长期维持正常,在为期 6.5 年的观察中,79% 的患者在 6.5 年时血清 ALP 水平仍处于正常范围。

口服制剂的主要不良反应为上胃肠道症状,少数患者可出现食管刺激症状。过量的依替膦酸盐可导致一过性的矿化

缺陷和骨软化。静脉二膦酸盐的不良反应包括第一次用药后一过性流感样反应,部分患者可有发热、头痛、关节肌肉痛等,应用非甾体类解热镇痛药可缓解。含氮二膦酸盐的罕见不良反应有葡萄膜炎和虹膜炎,此类患者可考虑换用依替膦酸盐或替鲁膦酸盐。至少有 7 例 PDB 患者应用二膦酸盐后出现颌骨坏死的报告,多数为高龄患者(69～84 岁),其中 4 例与拔牙相关,1 例与义齿有关,应用阿仑膦酸钠 4 例,帕米膦酸钠 2 例,阿仑膦酸钠+帕米膦酸钠 1 例,但其中绝大多数使用了超出推荐范围的大剂量(阿仑膦酸钠 20～40 mg/d,帕米膦酸钠 60～90 mg/月)、较长时间(其中 3 例连续用药 1.5～6 年)的二膦酸盐。

降钙素:皮下注射的鲑鱼降钙素也可用于 PDB 的治疗,但效果弱于含氮的二膦酸盐,可用于罕见的不能耐受所有二膦酸盐的患者或者存在二膦酸盐禁忌证的患者。通常的起始用量为 100 U/d,数周内可观察到症状减轻,3～6 个月观察到血清 ALP 水平的显著降低。随后可减至 50 U 或 100 U,隔日 1 次或每周 3 次。有时可见到降钙素作用的逸脱。不良反应包括少数患者出现恶心、面部或耳部皮肤潮热。

中国人 PDB 罕见,相关药物临床研究很少。北京协和医院孟迅吾等曾观察依替膦酸二钠治疗 6 例 PDB 患者的效果,5～10 mg/(kg·d),间歇用药,5 例观察到临床症状的减轻和血清 ALP、尿羟脯氨酸水平下降,其中仅有 1 例血清 ALP 水平恢复正常;5 例患者接受了鲑鱼降钙素注射剂的治疗,剂量范围为 50 U/次、每周 2 次到 100 U/次、每周 6 次(依据病情严重程度),骨痛明显改善至消失,血清 ALP 水平降低,有 1 例恢复正常范围。我们对帕米膦酸盐的前瞻性观察显示,每次静脉滴注帕米膦酸钠 30～60 mg,2～3 周内应用 90～270 mg,可使 5 例患者骨痛评分显著降低,12 周时观察到骨转换指标水平的显著降低,至 1 年随访时 3 例患者的骨转换指标水平仍在正常范围。我们还在 9 例 PDB 患者中观察了唑来膦酸 5 mg 静脉输注的有效性和安全性,治疗有效定义为用药后 6 个月时血清 ALP 水平较基线降低超过 75% 或恢复正常,结果显示有效率达到 100%,用药后 3、6 个月的血清 ALP 水平较基线分别降低 75.6% 和 81.7%。

新的抗骨吸收药物在将来也可能用于 PDB 的治疗,如 RANKL 单克隆抗体狄诺塞麦,目前已有数例狄诺塞麦治疗 PDB 的个例报道,但还缺乏前瞻性的对照研究。

其他对症治疗包括镇痛药物、抗炎药物、矫形器或手杖、选择性的骨科及神经外科干预。疼痛明显时可在抗骨吸收治疗的同时辅以止痛药物的治疗,骨关节炎时可能也需要相应的止痛抗炎药物。发生骨折时有时需要手术干预,选择性的关节置换术有助于缓解顽固性的疼痛。合并脊髓压迫、椎管狭窄或颅底内陷压迫神经时有时需要进行神经外科手术干预。

九、预 后

英国一项回顾性研究显示 2 465 例 PDB 患者的 5 年生存率低于对照人群,分别为 67% 和 72%。但另外两项人群研究并未发现 PDB 患者中死亡率的增加。

参 考 文 献

[1] Paget J. On a form of chronic inflammation of bones(osteitis deformans)

[J]. Med Chir Trans, 1877, 60: 37-64.

[2] 孟迅吾.变形性骨炎[M]//史轶蘩.协和内分泌代谢学.北京：科学出版社,1999: 1570-1576.

[3] Siris ES, Roodman GD. Paget's disease of bone[M]//Rosen CJ. Primer on the metabolic bone diseases and disorders of mineral metabolism. 8th ed. New York: John Wiley & Sons, 2013: 659-668.

[4] van Staa TP, Selby P, Leufkens HG, et al. Incidence and natural history of Paget's disease of bone in England and Wales[J]. J Bone Miner Res, 2002, 17: 465-471.

[5] Ralston SH, Albagha OME. Genetic determinants of Paget's disease of bone[J]. Ann NY Acad Sci, 2011, 1240: 53-60.

[6] Takata S, Hashimoto J, Nakatsuka K, et al. Guidelines for diagnosis and management of Paget's disease of bone in Japan[J]. J Bone Miner Metab, 2006, 24: 186-190.

[7] Melton LJ. The epidemiology of primary hyperparathyroidism in North America[J]. J Bone Miner Res, 2002, 17: N12-N17.

[8] Gu JM, Zhang ZL, Zhang H, et al. Thirteen Chinese patients with sporadic Paget's disease of bone: clinical features, SQSTM1 mutation identification, and functional analysis[J]. J Bone Miner Metab, 2012, 30(5): 525-533.

[9] Albagha OM, Visconti MR, Alonso N, et al. Genome-wide association study identifies variants at CSF1, OPTN and TNFRSF11A as genetic risk factors for Paget's disease of bone[J]. Nat Genet, 2010, 42(6): 520-524.

[10] Albagha OM, Wani SE, Visconti MR, et al. Genetic determinants of Paget's disease (GDPD) consortium. Genome-wide association identifies three new susceptibility loci for Paget's disease of bone[J]. Nat Genet, 2011, 43(7): 685-689.

[11] Whyte MP, Obrecht SE, Finnegan PM, et al. Osteoprotegerin deficiency and juvenile Paget's disease[J]. Engl J Med, 2002, 347(3): 175-184.

[12] Ke YH, Yue H, He JW, et al. Early onset Paget's disease of bone caused by a novel mutation (78dup27) of the TNFRSF11A gene in a Chinese family[J]. Acta Pharmacol Sin, 2009, 30(8): 1204-1210.

[13] Watts GD, Wymer J, Kovach MJ, et al. Inclusion body myopathy associated with Paget disease of bone and frontotemporal dementia is caused by mutant valosin-containing protein[J]. Nat Genet, 2004, 36: 377-381.

[14] Gu JM, Ke YH, Yue H, et al. Novel VCP mutation as the cause of atypical IBMPFD in a Chinese family[J]. Bone, 2013, 52(1): 9-16.

[15] Kim HJ, Kim NC, Wang YD, et al. Mutations in prion-like domains in hnRNPA2B1 and hnRNPA1 cause multisystem proteinopathy and ALS[J]. Nature, 2013, 495(7442): 467-473.

[16] Qi X, Pang Q, Wang J, et al. Familial Early-Onset Paget's Disease of Bone Associated with a Novel hnRNPA2B1 Mutation[J]. Calcif Tissue Int, 2017, 101(2): 159-169.

[17] Divisato G, Formicola D, Esposito T, et al. ZNF687 mutations in severe Paget disease of bone associated with giant cell tumor[J]. Am J Hum Genet, 2016, 98(2): 275-286.

[18] Divisato G, Scotto di Carlo F, Petrillo N, et al. ZNF687 mutations are frequently found in pagetic patients from South Italy: implication in the pathogenesis of Paget's disease of bone[J]. Clin Genet, 2018, 93(6):

1240-1244.

[19] Wei Z, Li S, Tao X, et al. Mutations in profilin 1 cause early-onset Paget's disease of bone with Giant cell tumors[J]. J Bone Miner Res, 2021, 36(6): 1088-1103.

[20] Sabharwal R, Gupta S, Sepolia S, et al. An insight in to Paget's disease of bone[J]. Niger J Surg, 2014, 20(1): 9-15.

[21] Kurihara N, Reddy SV, Menaa C, et al. Osteoclasts expressing the measles virus nucleocapsid gene display a pagetic phenotype[J]. J Clin Invest, 2000, 105(5): 607-614.

[22] Reddy SV, Kurihara N, Menaa C, et al. Osteoclasts formed by measles virus-infected osteoclast precursors from hCD46 transgenic mice express characteristics of pagetic osteoclasts[J]. Endocrinology, 2001, 142(7): 2898-2905.

[23] Kurihara N, Hiruma Y, Yamana K, et al. Contributions of the measles virus nucleocapsid gene and the SQSTM1/p62 (P392L) mutation to Paget's disease[J]. Cell Metab, 2011, 13(1): 23-34.

[24] Teramachi J, Zhou H, Subler MA, et al. Increased IL-6 expression in osteoclasts is necessary but not sufficient for the development of Paget's disease of bone[J]. J Bone Miner Res, 2014, 29(6): 1456-1465.

[25] Sun Q, Sammut B, Wang FM, et al. TBK1 mediates critical effects of measles virus nucleocapsid protein (MVNP) on pagetic osteoclast formation[J]. J Bone Miner Res, 2014, 29(1): 90-102.

[26] Wermers RA, Tiegs RD, Atkinson EJ, et al. Morbidity and mortality associated with Paget's disease of bone: a population-based study[J]. J Bone Miner Res, 2008, 23(6): 819-825.

[27] 孟迅吾,邢小平,周学瀛,等.畸形性骨炎的诊断和治疗[J].中华内分泌代谢杂志,1993,9(1): 27-29.

[28] 鲍春华,章振林.畸形性骨炎八例的临床诊治分析[J]. 上海医学,2012, 35(6): 530-533.

[29] 王先令,杨光,陆菊明,等.Paget's骨病(畸形性骨炎)七例临床分析[J].中华内分泌代谢杂志,2008,24(4): 412-414.

[30] 景秀,刘记存,闫东,等.畸形性骨炎的临床及影像学表现[J].中华骨质疏松和骨矿盐疾病杂志,2008,1(1): 34-38.

[31] Whitehouse RW. Paget's disease of bone[J]. Semin Musculoskelet Radiol, 2002, 6(4): 313-322.

[32] Reid IR, Miller P, Lyles K, et al. Comparison of a single infusion of zoledronic acid with risedronate for Paget's disease[J]. N Engl J Med, 2005, 353(9): 898-908.

[33] Reid IR, Lyles K, Su G, et al. A single infusion of zoledronic acid produces sustained remissions in Paget disease: data to 6.5 years[J]. J Bone Miner Res, 2011, 26(9): 2261-2270.

[34] Khosla S, Burr D, Cauley J, et al. Bisphosphonate-associated osteonecrosis of the jaw: report of a task force of the American Society for Bone and Mineral Research[J]. J Bone Miner Res, 2007, 22(10): 1479-1491.

[35] Cheng A, Mavrokokki A, Carter G, et al. The dental implications of bisphosphonates and bone disease[J]. Aust Dent J, 2005, 50(4 Suppl 2): S4-13.

[36] 章振林,孟迅吾,邢小平,等.帕米膦酸二钠治疗畸形性骨炎的前瞻性观察[J].中华医学杂志,2003,83(19): 1653-1656.

第二十六章·氟骨症

何 庆 樊继援

氟是人类生命活动的必需微量元素之一，每日需要量为1.0~1.5 mg。适量的氟能促进生长发育，保持骨和牙的坚固性，但长期摄入过量的氟可引起慢性氟中毒。慢性氟中毒是一种全身性病变，主要累及骨骼和牙齿，临床表现为氟骨症和氟斑牙。

我国的考古学发现，10万年前生活在山西阳高地区古代

"徐家窑"人的牙齿化石有氟斑牙的迹象。晋代嵇康所著《养生论》中记载的"齿居晋而黄"可能是人类有史以来关于地方性氟中毒最早的文字描述。对氟中毒有较为明确的认识大约是在20世纪初。1901年Eager注意到在美国的意大利移民有一种奇特的牙齿脱色。1909年Black详细地描述了这种牙齿改变，称为"斑釉牙"（mottled teeth）。1916年 Black 和

Mckay 认为其病因可能与饮水有关。1931 年 Smith 和 Lanty 通过给大鼠饮高氟水证实了氟斑牙（dental fluorosis）是由摄入高氟所引起。1932 年 Moller 等报道了水晶石厂工人骨的 X 线异常,1937 年 Roholm 提出这种骨的病变是工业性氟中毒所引起的氟骨症（skeletal fluorosis）。同年,Shortt 报道了印度马德拉斯邦居民饮用高氟水所致的氟斑牙和氟骨症,首次命名地方性氟中毒（endemic fluorosis）。此后,世界各地有关本病的论述日渐增多。我国也是世界上很早报道氟骨症流行的国家之一。早在 1930 年,Anderson 就报道了北京地区居民氟斑牙的发生。1932 年启真道（Kiborn）等发现贵州平坡寨地区有氟斑牙和许多"脊柱炎"患者。1935 年周大成等调查了东北一些温泉地区的氟斑牙流行情况。1946 年 Lyth 报道了贵州威宁地区 13 例氟斑牙和 4 例氟骨症,对其中 1 例氟骨症患者还进行了尸检。新中国成立以后,从 20 世纪 60 年代开始,国内许多地区陆续开展了地方性氟中毒的流行病学调查,到 70 年代后期,对我国氟中毒的流行特点、环境因素、发病情况等方面问题已基本摸清。1979 年地方性氟中毒正式列为国家重点防治的地方病,这一领域的研究更加广泛和深入。近年来,随着科学的不断发展,各种先进技术的应用,各学科间的相互协作和渗透。在氟中毒病因、发病机制、临床诊断和防治等方面的研究已经进入细胞和分子水平,取了大量可喜成果。

一、病 因

（一）氟的特性和自然界分布

氟的分子量为 18.998,位于元素周期表中第 9 号元素,属第 2 周期第Ⅶ类主族卤元素,氧是所有元素中负电性最强的元素,具有很强的氧化能力。氟的化学性质极为活泼,它能够从化合物中置换出其他卤族元素,常温下很容易和许多金属元素化合,在高温下几乎能与所有元素发生作用。因此,自然界中的氟很少为单质,而是以化合物形式存在。氟在地球表层分布很广,在地壳元素构成中氟占第 17 位,含量为 0.04% ~0.08%,各种岩石均含有氟,氟是典型的亲石元素,成矿能力很强,含氟矿物种类达近百种,其中主要有氟磷灰石、萤石、冰晶石、磷灰石、云母、电石等。岩石在漫长的风化、雨淋过程中,氟被释放入土壤,是土壤氟的主要来源。土壤平均含氟量为 0.02%。自然条件下空气中氟的浓度很低,空气氟含量增高主要来自火山活动,工业废气和生活燃煤的污染。水氟含量一般以地下水量最高,降水（雨、雪）最低,地面水（江、河、湖、海）高低不等。地下水的含氟量在同一地区的深、浅层可大不相同,在我国干旱、半干旱富氟盐湖病区,一般浅层地下水含氟量高,而深层地下水含氟量低,但也有少数地区浅层和深层地下水含氟量都高,甚至深层更高。地下水含氟量受气候、季节、土质、地貌等因素的影响。国外曾报道,由于修建拦河大坝,水位提高,导致地下水中氟与其他元素的比例发生改变,氟骨症发病率增加。谷物、蔬菜和水果中含氟量大多不高,但它们可受土壤、空气和水氟的污染,再通过消化而进入体内。

（二）氟骨症的分类

根据高氟摄入来源不同氟骨症可分为工业性氟骨症和地方性氟骨症。

1. 工业性骨症 · 由于长期从事某些工业或工业三废污染直接暴露和接触高氟造成的中毒所致,在电解铝、磷肥、制药、玻璃、陶瓷、水泥、电镀、制冷剂、消毒剂、灭火剂、石油、化工、黑色冶金等生产过程中或产生的废水、废气和废渣中含有大量氟化物,如防护或处理不当而发生氟中毒。

2. 地方性骨症 · 由于长期生活在特定的地理环境中摄入高氟造成的氟中毒所致。

二、流行病学

（一）发病情况

地方性氟中毒属于一种地球化学性疾病,氟的地理地貌特征、理化特性和自然界的分布决定了地方性氟中毒的流行特点。地方性氟中毒病区遍及有人居住的各大洲,流行范围涉及近百个国家,受到高氟威胁的人口达数十亿。我国是一个大国,地域辽阔,人口众多,地理地貌环境极为复杂和多样化,氟中毒流行相当广泛,是世界上氟中毒发病最严重的国家。迄今除上海以外,全国各省、自治区和直辖市都有关于本病流行的报道。据国家卫生部统计,截至 2011 年,我国氟中毒涉及病区 1 309 个,病区人口达 1.2 亿,氟斑牙患者 3 513 万,氟骨症患者达 328 万。

（二）流行特点

地方性氟中毒流行病区有三种类型。

1. 饮水型病区 · 通过饮水摄入高氟,特点是饮用水含氟量高,而其他介质中含氟量正常或偏高,氟中毒患病率与饮水含氟量之间有明显的相关关系。水源多为地下水,包括浅层地下水、深层地下水和泉水。此类型病区主要分布于我国北方大部分干旱和半干旱盐湖化地区,如黑龙江、吉林、辽宁、河北、山西、内蒙古、陕西、宁夏、青海、新疆等,其次分布在富氟岩石和矿床地区,如辽宁、内蒙古、山东、河南等。

2. 燃煤型病区 · 发现于 20 世纪 70 年代,为我国所特有。其成因是病区当地生活用煤含氟量很高,居民除冬季用明火取暖外,由于气候潮湿,还有用燃煤直接烘烤粮食和蔬菜的习惯,致使空气中氟的含量剧增,受到燃煤氟污染的粮食、蔬菜、土壤和饮水中含氟量明显增高而导致氟中毒。目前,我国已有 14 个省、自治区发现有此类型病区。主要分布在南方,以长江流域为主的四川、贵州、云南、广西、湖北、湖南等边远山区。

3. 饮茶型病区 · 孙殿军等人关于饮茶型氟中毒流行病学研究的结果表明,饮茶型氟中毒分布范围占全国近 1/2 省区,以内蒙古、西藏、四川、青海、甘肃、新疆等少数民族聚集区多见。病区居民成人每日摄氟量范围为 8.05~14.77 mg,90% 以上来自砖茶。其中,饮茶型成人氟骨症的病情比饮水型的病区重,X 线影像学特征以骨关节病病变占大多数,伴有不同程度的骨硬化、骨间膜改变,以及韧带连接点钙化等情况。

我国北方以饮水型多见,南方以燃煤型为主,因此有"北水南煤"之说。

（三）影响因素

1. 年龄 · 氟中毒发生氟骨症的病程很长,一般为 10~30 年,因此氟骨症主要见于成人。氟可通过母体胎盘进入胎儿体内,影响胎儿骨和牙的发育,但儿童氟骨症少见,病情也不如成年严重。氟骨症一般在 20 岁后发病，以 30～50 岁年龄段最多，随年龄增长，发病率逐渐增高，病情也逐渐加重。

2. 性别·氟骨症发病有性别的差异，一般来说女性发生率高于男性，女性病情较男性严重，男性主要为硬化型，而女性多表现为疏松型、软化型和混合型。脊柱弯曲、驼背畸形、关节强直和瘫痪等严重病变多发生于妇女。可能与女性妊娠、生育、哺乳和绝经后骨质疏松等因素有关。

3. 职业·除工业性氟中毒外，一般与职业关系不大；但有人提出，同样条件下体力劳动者摄氟量高于脑力劳动者。

4. 氟摄入量·氟斑牙和氟骨症的发病率与氟摄入量呈正相关。水氟含量超过 0.026 mmol/L 偶见氟斑牙发生，超过 0.053 mmol/L 时 20%～30% 为氟斑牙，超过 0.158 mmol/L 时几乎全部发生氟斑牙，水氟含量低于 0.158 mmol/L 时氟骨症可有可无，超过此值可出现氟骨症，发生率随水氟含量上升而增加。根据 1986 年 10 月 1 日颁布实施的《中华人民共和国国家标准生活饮用水卫生标准》，我国现行的饮水氟浓度标准为不超过 0.053 mmol/L(1 mg/L)。

5. 营养状况·营养因素与氟骨症发病的关系，很早就受到人们的注意，早在 20 世纪 40 年代就有人指出氟骨症的严重程度与营养状况有关。动物实验表明，给高氟低钙或低蛋白质食物的猪和豚鼠骨氟浓度明显高于给氟的正常食物对照组，Gnffiths 给猴高氟低钙食物 60 个月后观察到骨软化现象，给高氟富钙食物出现骨硬化，而单纯给低钙食物则发生骨质疏松。在人类，营养不良特别是膳食中钙不足的氟病区，骨质疏松、骨软化和继发性甲旁亢骨病变发生率明显增高。Krishnamachari 报道在印度一些病区饮食含钙量低的人群中，有一种特殊类型的氟骨症"膝外翻症"，放射学检查为骨质疏松，血中甲状旁腺素（PTH）和尿羟脯氨酸（hydroxyproline, Hyp）水平增高，而在每日摄钙量 1 000 mg 的其他病区氟骨症主要表现为骨硬化。国内天津医科大学、河北省保定和张家口地区氟中毒研究协作组在天津市郊县、河北省涞源县和阳原县 4 个高氟病区进行了营养与氟骨症发病关系的调查，发现营养状况好的病区患者病情较轻，以早期和硬化型为主；营养状况差的病区患者病情较重，疏松型、软化型和混合型多见，血、尿钙和血降钙素（CT）降低，血 PTH 和尿环磷酸腺苷（cAMP）增高。结果提示，营养缺乏特别是钙摄入不足，可能对氟骨症的发病机制产生明显影响。膳食中钙、蛋白质和某些维生素等营养素是维持正常骨代谢所必需，当缺乏时氟骨症骨损害可进一步加重（表 13-26-1、表 14-26-2）。

表 13-26-1　不同病区每人每日热量及营养折合成年男性摄入量和达标量

地　区	热　量		蛋白质		钙		维生素	
	(kJ)	达标(%)	(g)	达标(%)	(mg)	达标(%)	(mg)	达标(%)
国家标准*	10.9	100	75	100.0	600	100.0	60	100.0
天津东丽区	11.5	105.7	85	113.0	762	127.0	164	273.0
蓟县	10.1	93.0	63	84.0	409	68.2	135	225.0
阳原	8.4	77.1	65	86.7	211	40.2	43	71.7
涞源	7.7	70.9	52	69.3	327	54.5	65	108.3

注：* 成年男性轻体力劳动者标准（中国营养学会修订标准，1981 年 5 月）。

表 13-26-2　不同营养状况病区氟骨症患者 X 线分型

地　区 (例数)	X 线检查 (例数)	氟骨症 (例数)	X 线相分型　例数(%)		
			早　期	硬化型	疏松、混合型
天津东丽区	73	28	13(46.4)	11(39.3)	4(14.3)
蓟县	100	20	6(30.0)	8(40.0)	6(30.0)
阳原	552	149	41(27.5)	48(32.2)	60(40.3)
涞源	146	54	14(26.0)	18(33.3)	22(40.7)

6. 遗传因素·人们普遍认为氟摄入量是氟中毒的主要危险因素。但有研究表明并不是每个高氟接触者都患有氟中毒，这表明氟中毒的易感性可能存在个体差异。研究表明，胶原 1 型 α2（COL1A2）、降钙素受体基因（CTR）、雌激素受体（ESR）、邻苯二酚-O-甲基转移酶（COMT）、谷胱甘肽硫转移酶 P1（GSTP 1）、基质金属蛋白酶 2（MMP-2）、催乳素（PRL）、维生素 D 受体（VDR）和髓过氧化物酶（MPO）等基因的变异可增加或降低高发区人群氟中毒的风险。

7. 其他·研究表明海拔、超重和肥胖、脂肪和油脂等可能与氟骨症的发生相关。

三、病理生理

（一）氟的代谢

1. 氟的吸收·氟可通过呼吸道、皮肤和消化道三条途径进入体内，多数情况下，氟随着水和食物进入消化道，吸收部位主要在小肠上段。经过肠黏膜的扩散作用，迅速到达血液循环中。

2. 氟的体内分布

（1）骨氟和牙氟：氟与硬组织有很强的亲和力，极易进入骨和牙中，全身总氟 90% 以上存在于骨和牙中。当骨的其他成分如钙、磷、镁等在骨中达到饱和后，氟仍能继续在骨中沉积。骨氟含量依赖于氟摄入量、年龄、骨类型及骨的部位等因素。氟在骨中以氟磷灰石的形式存在，随着骨重建过程可释放入血，但氟与骨的结合非常牢固。因此，氟一旦进入骨中，再溶解出来相当缓慢。

（2）软组织氟：正常人体内软组织仅有少量的氟，其含量多少依次为皮肤、主动脉、甲状腺、肺、肾、心、胰、肝等。当长期高氟摄入时，也可造成软组织中氟的蓄积，常出现异位钙化。

（3）血氟：血中总氟的3/4存在于血浆，其余1/4在细胞内。血浆中75%的氟与白蛋白结合，为结合状态氟，25%为游离氟，以离子形式存在。离子氟是发挥主要生理作用的部分，一般情况下，结合氟和离子氟之间处于动态平衡。

3. 氟的排泄　氟的排泄主要在肾脏，尿的排氟量占总排氟量的75%。一般情况下，每日尿氟排出量基本保持平衡状态。高氟摄入时，尿氟排出增多。有人认为，氟经肾脏排泄和骨中沉积是机体防止血氟急剧升高、保持内环境稳定的两个解毒方式。粪便排氟量占总排氟量的10%～20%，其余汗液、乳汁、唾液、毛发和指甲等也有微量的氟排出。

（二）氟的毒性作用

1. 氟对骨、软骨和牙齿的影响

（1）骨：氟对骨代谢的影响极为复杂，其确切机制尚未完全清楚。① 骨矿物质：骨矿物质主要是钙和磷，但钙和磷并不是简单地堆积在一起，而是以羟磷灰石（aptite）结晶的形式存在。过量的氟进入骨中，很容易和羟磷灰石结晶中与其大小和性质相似的（OH⁻）发生置换，形成氟磷灰石（fluoraptite）结晶，这已得到X线衍摄分析（X-ray diffraction analysis）和骨动力学研究的证实。氟磷灰石晶体比羟磷灰石晶体的体积明显增大，对每单位骨而言，晶体体积越大与细胞外液可交换的表面积越小，因而越不易溶解，骨溶解度的降低，抑制骨钙动员和移出的同时，又对PTH的骨吸收作用产生抵抗，骨细胞系统的活动趋于稳定状态。血钙降低和对钙的需要增加，刺

激PTH分泌，形成继发性甲旁亢。② 骨胶原：胶原是骨基质的主要成分，占90%～95%，最初仅是将氟的损害集中在硬组织上，认为软组织损害是继发于骨损害所产生的，但在20世纪70年代中期，Susheela的研究引起了广泛的注意。她首先提出了胶原蛋白可能是氟作用的主要靶点。氟能影响脯氨酸的正常羟化，产生羟化不完全的胶原，还使胶原单位分子合成、醛基数量和赖氨酸残基减少，导致胶原纤维的交联不足。不但抑制胶原蛋白的合成，而且所合成有缺陷和交联不全的新生胶原容易分解。氟对各型胶原都有损害作用，但程度不同，其中以骨的 I 型胶原受影响最大，因而氟中毒时骨骼的受累最为显著。骨胶原破坏和分解过多，可使骨基质的矿化受到影响，导致骨软化。③ 骨细胞系统：高氟对成骨细胞有很强的刺激作用，Farley观察了氟对体外培养中鸡胚骨细胞的作用，发现给骨组成骨细胞明显增多，培养液和细胞的碱性磷酸酶（ALP）活性均增高，表明氟能够直接作用于成骨细胞。在用人胎成骨细胞培养物作为氟中毒模型发现，低剂量氟对成骨细胞有刺激作用，ALP增高；高剂量氟有抑制作用，ALP下降。高氟可通过降低血钙引起继发性甲旁亢，PTH的分泌促进破骨细胞的骨吸收作用，致使骨脱钙。有人认为这种现象实际上是机体对于氟中毒所致骨损害的一种代偿性保护机制，氟是否对破骨细胞有直接作用还没有确定。

目前的观点主要有：① 氟进入骨中形成不易溶解的氟磷灰石，对抗PTH的骨吸收作用；② 低剂量氟引起骨硬化，高剂量氟导致骨质疏松和软化；③ 氟中毒的初始现象是骨吸收，第二阶段为新骨形成；④ 氟作用于骨后交替发生矿化障碍或延迟和矿化过度；⑤ 氟刺激成骨细胞，骨基质形成增加，加大了钙的需要量，血钙降低或钙摄入不足可导致矿化受损；⑥ 氟对骨基质中胶原的原发性损害，使所形成的新骨不成熟，易被迅速吸收出现骨质疏松；⑦ 氟对不同类型骨的骨重建过程中骨吸收和骨形成作用的影响呈不均一性。综上所述，可以解释氟骨症所表现的各种不同病理改变（图13-26-1）。

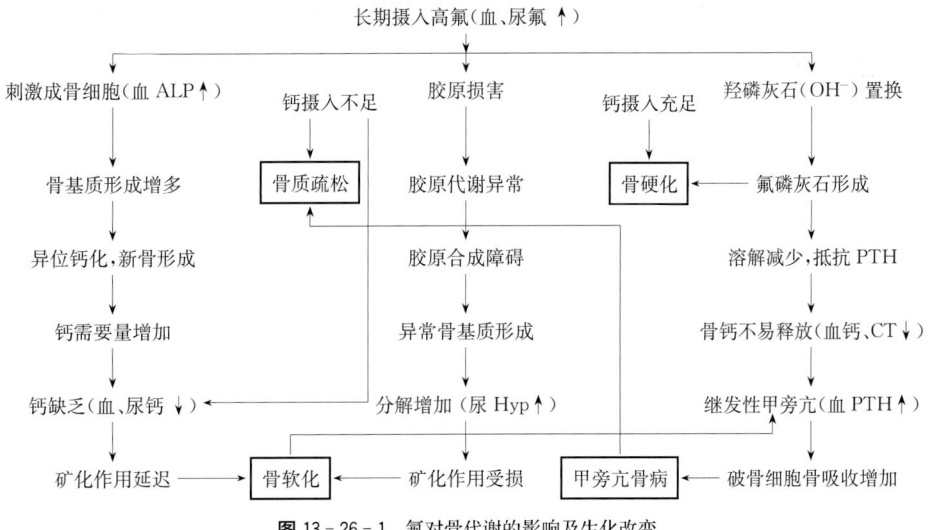

图13-26-1　氟对骨代谢的影响及生化改变

（2）软骨：软骨组织由软骨细胞和软骨基质（主要为蛋白多糖和胶原）构成，软骨基质的结构和功能对于软骨的矿化过程起着重要作用。近年来有关氟对软骨损害的研究已经受到

注意。氟骨症动物模型可见软骨基质代谢异常，表现为软骨基质蛋白多糖³⁵S摄入和糖醛酸含量明显增加，蛋白多糖聚合体减少，不聚合的低分子蛋白多糖明显增多，蛋白多糖单体的

分子量变小,软骨基质 Hyp 含量显著降低,尿 Hyp 增加。电镜观察,软骨细胞肿胀,胞突减少或消失,细胞密度增大,高尔基复合体很少见到,胞膜不清,周边有异常空泡。胞质粗面内质网扩张,核糖体减少,线粒体和溶酶体增多。软骨基质中胶原纤维减少,排列不规则。

(3) 牙齿:氟对牙齿的损害主要发生在牙釉质,直接影响造釉母细胞和成釉细胞的功能,使牙釉质的发育和矿化障碍,导致釉质形成不良。牙表面釉质失去光泽,出现白垩状斑点或斑块。由于牙釉质的完整性丧失,色素性物质很容易渗透和沉积,形成牙齿着色。当病变发展严重时牙釉质结构完全破坏,造成脱落和缺损。牙本质失去釉质的保护作用,变得脆弱,不耐磨损,易折断。

2. 氟对其他系统的影响

(1) 细胞:氟很容易通过细胞膜进入细胞,干扰蛋白质合成和 DNA 合成,直接破坏细胞的结构和功能。氟能引起体内自由基堆积,使脂质过氧化,损伤细胞膜,影响细胞的正常功能,有人报道氟骨症患者血中脂质过氧化物(LPO)增高,而红细胞中超氧化物歧化酶(SOD)活性降低。

(2) 酶:氟对体内许多酶都有明显的影响,可使某些酶的活性受到抑制,也可激活某些酶的活性,导致机体的许多重要代谢过程不能正常进行。如抑制烯醇化酶,引起糖代谢障碍,降低胆碱酯酶的活性,使乙酰胆碱蓄积,产生肌肉紧张、僵直,干扰骨的磷酸化酶,导致钙磷代谢紊乱。破坏脱氢辅酶Ⅰ和Ⅱ系统,使三羧酸循环中止,影响氧化磷酸化过程,降低血糖和能量供给。此外,对其他如细胞色素氧化酶、丁二酸脱氢酶等也都有明显的抑制作用。氟对细胞膜的腺苷酸环化酶有激活作用,致使细胞内环磷酸腺苷增多。

(3) 胶原:体内各型胶原都不同程度受到氟的影响,胶原损害是骨和许多非骨组织氟中毒发生病变的基础。研究证实,氟中毒时多种组织(如皮肤、肺、支气管等)中可溶性和非可溶性胶原含量减少。

(4) 皮肤:Steinegger 和 Waldbott 描述了一种慢性氟中毒的特异性体征,主要发生在妇女和儿童,称为 Chizzola 痣(毛细血管周围炎)。表现为粉红色至蓝棕色皮肤损害,呈圆形或卵圆形,直径为 1～1.5 cm,通常无症状,易与皮肤挫伤鉴别,5～7日后褪色,不像挫伤转为黄色和大小形状不一。基本能肯定这种损害是氟所致,但用实验的方法未能复制出来。由于常见于妇女和儿童,提示可能还受除氟以外的其他因素影响。

(5) 肌肉:氟骨症患者常有肌肉萎缩,多发生在骨骼肌,过去认为是神经根受压迫,神经营养障碍和失用等引起,但肌电图检查显示除神经源性损害之外,还发现有肌肉的原发性肌源性损害,说明氟可直接影响肌肉。氟中毒能影响肌蛋白合成过程,肌纤蛋白和肌质球蛋白合成障碍,肌纤维数量减少。

(6) 消化系统:人体不能耐受氟的主要表现是胃肠道不适。氟中毒时,氟氢酸在胃肠道内形成,可引起恶心、呕吐、腹痛和腹泻。关于氟对胃肠道吸收钙的影响其说不一。从理论上讲,氟与钙同时给予,由于氟比钙盐相对不溶解而沉积,使钙的吸收减少是可能的,但不知氟是否干扰十二指肠和空肠上皮细胞对钙的吸收功能,氟影响主动转运机制还是影响钙结合蛋白仍不清楚。

(7) 肾脏系统:肾脏是排泄氟的主要器官,肾病变是氟中毒早期的一个重要表现。一般认为,氟对肾组织的影响取决于摄氟量,其损害随摄氟量的增加而加重。这种毒性作用可能与某些酶的激活或抑制而发生活性改变有关。肾脏损害加重时,除了氟的廓清减少之外,电解质紊乱、代谢产物和有害物质的清除障碍也能增加氟的毒性作用。肾功能减退表现为血中尿素氮增高、尿蛋白质增加,肌酐清除率和酚红排泄率下降。此外,有人提出氟骨症患者泌尿系统结石的发生率较高。氟中毒度动物实验可见肾脏缩小,表面有斑状出血和凹陷。镜下表现为肾皮质和髓质充血,上皮细胞混浊肿胀,脂肪变性,细胞核空泡和破裂,肾间质萎缩及炎性细胞浸润,肾小管管腔变窄。

(8) 心血管系统:一般认为,动脉比其他软组织能蓄积更多的氟化物。氟骨症患者的动脉钙化(moenckeberg calcification)的发生率明显增高。给大鼠氟化钠 0.026～1.579 mmol/kg 体重后,心电图出现心肌损伤型表现,心脏受损程度与氟摄入量呈一致关系。病理解剖发现心脏组织充血、浊肿、细胞浸润、空泡变性和少量出血。有人提出高氟与冠状动脉硬化性心脏病之间可能有一定关系,国外某市于两次饮水加氟期间,均见该市心脏病患者死亡率上升。

(9) 造血系统:氟化物对血液系统的影响,尚无一致看法,有人认为氟化物使血红蛋白水平降低和红细胞数减少,引起轻度贫血。氟骨症贫血可能是由于骨硬化所致骨髓造血功能损害,也可能与营养失调有关。

(10) 神经系统:实验表明,摄入过量的氟化物引起中枢神经系统的改变与抑制作用有关。脊椎骨硬化、畸形、椎管或椎间孔狭窄,以及骨外膜骨疣或钙化等变化,以致神经根或脊髓被压迫,严重者可致瘫痪。约 10% 氟骨症患者造成精神方面的改变,出现记忆力减退、精神不振、易疲劳、失眠等。

(11) 内分泌系统:① 垂体,可能与下丘脑和垂体局部和周围的异位钙化有关,导致下丘脑-垂体和靶腺体甲状腺、肾上腺的功能障碍。还有人证实,氟对垂体细胞有直接影响,胎儿垂体细胞培养中加氟后,可见细胞增殖数量减少和培养液中 LH、FSH、TSH 的含量降低。此外,氟骨症患者合并尿崩症的病例已有不少报道,原因为抗利尿激素(ADH)分泌不足。② 肾上腺,有学者报道,氟中毒后肾上腺的重量增加,推测可能是由于蛋白质含量增加的结果。Gowm 等报道血浆肾上腺素浓度增加 4～5 倍,并且认为氟引起的高血糖是由于肾上髓质分泌过多的肾上腺素所致,这些现象可能是继发于氟中毒的代谢性改变时,通过交感神经系统所产生的全身应激反应。③ 甲状腺,高浓度的氟可直接或间接地影响甲状腺的功能,但当碘的供给充足时,这种作用很微弱,氟可以干扰滤泡细胞的正常功能,如抑制蛋白酶的甲状腺球蛋白与甲状腺激素裂解作用。下丘脑和垂体调节甲状腺分泌的反馈机制可能也受氟的影响。④ 甲状旁腺,人类和动物研究表明,高浓度的氟可以通过改变血清钙、磷间接地影响甲状旁腺功能。给氟动物和人类发生继发性甲旁亢的证据是甲状旁腺结构或超微结构表现,也根据骨吸收的改变和血中 PTH 浓度增高。Teotia 对 30 例氟骨症患者的甲状旁腺功能作了专门研究,发现 8 例有典型的甲旁亢骨病变放射学表现,包括指骨和长骨干骺端骨膜下吸收,骨硬板消失,骨皮质变薄,骨小梁粗糙和纤维囊性变。5 例患者血浆 PTH 和尿磷增高,肾小管磷重吸收减少。髋骨组织病理学可见骨小梁边缘处有破骨细胞性骨吸收。引人注意的是,其中1例患者血钙高,血磷低,经手术切除了一个重3.8g的甲状旁腺腺瘤,笔者认为可能是在氟中毒引起甲状旁腺增生的基础上发生了三发性甲旁亢的结果。有人曾进行了2例氟骨症尸检并与非氟中毒死亡者对照,发现氟骨症的甲状旁腺重量显著增加,腺体过度增生,主细胞呈腺泡结构,细胞核增大。多数人认为,甲状旁腺活动增强是机体维持细胞外液钙浓度正常的一种代偿功能,而并非氟直接作用于甲状旁腺的结果。

四、临床表现

(一) 氟斑牙

发育形成期间,由于机体摄氟过多导致牙釉质矿化不全而引起的牙体硬组织改变,临床上肉眼可见牙釉质表面失去正常光泽,出现白垩、着色、缺损样改变,也称氟牙症。

根据病变严重程度不同可见三种表现:① 白垩样变,牙表面部分或全部失去光泽,出现不透明的云雾状或粗糙似粉笔样的条纹、斑点、斑块,或整个牙面呈白色粉笔样改变。② 釉质着色,牙表面出现点、片状浅黄褐色、黄褐色、深褐色病变,重者呈黑褐色,着色不能被刮除。③ 釉质缺损,牙釉质破坏、脱落,牙面出现点状甚至地图样凹坑,缺损呈浅蜂窝状,深度仅限于釉质层,严重者釉质大片缺失。氟斑牙的临床分度有多种方法,如Dean法、Horowifz法等,其中Dean法较为常用。Dean法根据牙损害的程度、面积等分成6度。1度(正常):釉质呈半透明乳白色,表面光滑,有光泽。2度(可疑):釉质的透明度与正常釉质比有轻度改变,可从少数白纹到偶有白色斑点,既不能确诊为极轻氟牙症又不能确诊为正常牙。3度(极轻):细小的白色条纹或似纸样的白色不透明区不规则地分布在牙面上,且不超过牙面的1/4。常见于前磨牙和第二磨牙的牙尖顶部,呈1~2mm的白色不透明区。4度(轻度):白垩色不透明区超过患牙牙面的1/4,甚至累及整个牙面,牙无光泽。牙面的某些部位显露磨耗现象,上颌前牙有时可见模糊着色。5度(中度):白垩色不透明区遍及整个牙面,并且在唇颊面有微小的独立的窝状缺损。牙可有明显的磨损,但牙形态无明显改变,常见棕色着色。6度(重度):牙釉质表面严重受累,明显发育不全,釉质缺损出现融合,呈带状或片状,甚至影响牙的正常形态。牙面有广泛着色,其颜色可自棕色至接近黑色不等,牙常呈侵蚀样外观。

(二) 氟骨症

地方性氟骨症是一种慢性全身性疾病,临床表现复杂,其主要症状为腰痛、关节僵直、骨骼变形,以及脊髓神经受压迫的症状和体征,病情严重者常因各种并发症的发生而逐渐衰竭,甚至死亡。

1. 疼痛 · 为最常见的症状,主要是腰、背和四肢等关节疼痛,无红、肿、热等炎症现象。疼痛为非游走性,与季节和气候变化无关。多为持续性,静止时明显加重,晨起常不能立刻活动,但活动后可稍有减轻,疼痛的性质,多为酸痛,重者如刀割样或闪电样痛。患者拒触碰,甚至不敢大声说话、咳嗽和翻身。重者关节、颈椎和脊柱强直,可以出现膝外翻或膝内翻。严重患者生活难以自理,以致饮食、洗脸、穿衣、大小便均感困难;终日呻吟,畏触拒扶,坐卧不安等。

2. 僵硬 · 表现为肌肉僵硬和关节活动障碍,体位固定,行动不便,活动受限,劳动和生活受到不同程度的影响。其发生与神经病变、关节病变和胆碱酯酶活性降低有关。

3. 神经病变 · 由于骨硬化、骨周组织硬化、椎管硬化变窄和椎间孔缩窄等,以致出现脊髓和神经根受压迫症状和体征。脊髓损害主要表现为躯干和四肢的麻木、紧束、蚁走、针刺、肿胀等感觉异常。约10%氟骨症患者有类似脊椎病、脊髓肿瘤、亚急性脊髓联合病变、脊髓空洞症,以及运动神经功能亢进等疾病的临床表现。发生脊髓横贯性改变时,可出现截瘫,患者可有大小便失禁,肌张力增强,腱反射亢进和运动障碍。部分患者可合并不同程度蛛网膜下腔梗阻,表现为脑积液蛋白质和细胞分离现象。

4. 其他 · 不少患者还有头晕、头痛、心悸、乏力、困倦等神经衰弱症状,以及食欲减退、恶心、呕吐、腹胀、便秘或腹泻等胃肠道症状,但这些表现不具有特异性。

根据症状、体征和劳动能力分轻、中、重三度。轻度:仅有颈、腰和四肢大关节持续性休息痛症状(3个以上部位),不受季节、气候变化影响,可伴有肢体抽搐、麻木,关节晨僵,腰部僵硬。中度:除上述骨和关节疼痛症状外,伴有颈、腰、上肢、下肢关节运动功能障碍体征,生活、劳动能力降低。重度:有骨和关节疼痛症状,并有严重的颈、腰、上肢及下肢关节活动障碍,肢体变形,生活和劳动能力显著降低或丧失,瘫痪。

五、检 查

(一) 实验室检查

氟骨症也属于代谢性骨病的范围,过量的氟进入体内在骨中蓄积,首先引起骨代谢紊乱,造成骨的损害,发生氟骨症。这一结果必然导致体内生化方面的某些变化,而通过血、尿中有关生化指标的变化反映出来。因此,观察这些生化指标的变化可间接推测氟对骨代谢的影响和骨损害的程度。有关人类氟骨症血、尿生化方面的研究甚多,但由于氟对骨代谢的影响和机体自身代偿调节过程错综复杂,干扰因素多,所得结论各异。因此,除了血、尿氟具有一定的诊断意义外,其他生化指标尚未肯定有特异性的变化规律,应当结合临床做出正确判断。

1. 血、尿氟 · 用氟离子(F^-)选择性电极测定血和尿中的F^-含量是目前最常用于氟中毒的检测方法。血F^-、尿F^-、骨氟和氟摄入量之间存在一定的关系。当饮水氟轻度增高时,血F^-范围仍能维持相对稳定,而饮水氟上升超过一定程度时,这种平衡被打破,血F^-增高。有人测定了不同饮水氟含量地区居民的血F^-和尿F^-,提出水氟与血F^-或尿F^-之间呈某种函数关系,而血F^-与尿F^-之间无相关。长期摄入超过一定限度的氟,大量的氟在骨中蓄积,使骨晶表面的氟达到一个相应饱和状态,增加的骨氟不断释放到血中,这就使血F^-水平既相关于摄氟量,又相关于骨氟量。已证实高氟摄入时,动物和人血F^-浓度与骨氟含量呈线性正相关。一般情况下,尿F^-与水氟关系密切,尿F^-是衡量摄入的最好指标之一,并且与氟骨症的严重程度相关。这种相关关系受年龄、饮食成分、肾功能、尿pH、妊娠、体内氟的形式和氟化物种类以及既往摄氟状况的影响。

2. 血、尿钙 · 骨库中的钙不能移至细胞外液,因而血钙、尿钙降低。钙的摄入不足也是造成血、尿钙减少的原因之一。

临床观察所见，不少氟骨症患者表现为血、尿钙低于正常，而营养状况差地区的患者更为显著。

3. 血 ALP·多数人认为血清 ALP 的平均水平正常偏高或高于正常，少数报告正常或偏低值。有人提出氟对成骨细胞的刺激作用可能是通过刺激酶的活性产生的，当低剂量氟中毒时可使某些酶激活，成骨细胞活动增强；但如果短期内大剂量或长期低剂量给氟可使某些酶受抑制，成骨细胞活动减弱。

4. 尿 Hyp·骨基质中胶原占 90%～95%，胶原经分解后，其组成成分 Hyp 由尿排出，尿中 Hpy 的 50% 来自骨胶原的分解。因此，测定尿 Hyp 对了解骨胶原代谢情况有重要意义，氟骨症患者由于骨的胶原代异常，常表现为尿 Hyp 增高（图 13-26-1）。

（二）影像学检查

骨和关节 X 线表现可为骨质硬化、骨质疏松、骨质软化、骨转换、骨周软组织骨化和关节退行性改变（图 13-26-2～图 13-26-6）。根据 X 线的不同征象可分为轻度、中度和重度（表 13-26-3）。

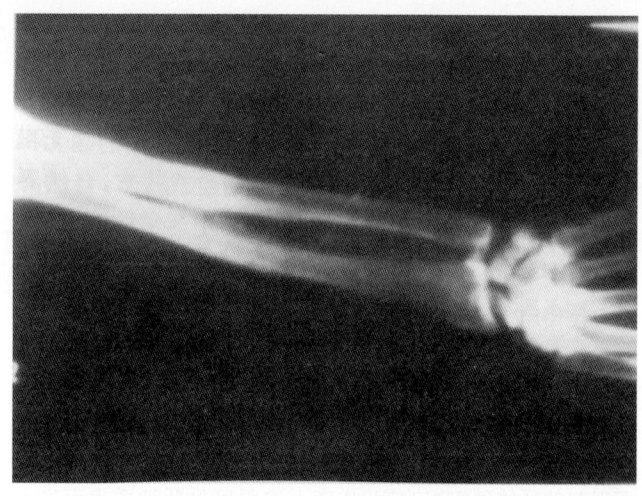

图 13-26-4 氟骨症疏松型（尺桡骨）

尺桡骨远端骨密度降低，骨小梁减少，骨皮质变薄和骺端生长障碍线

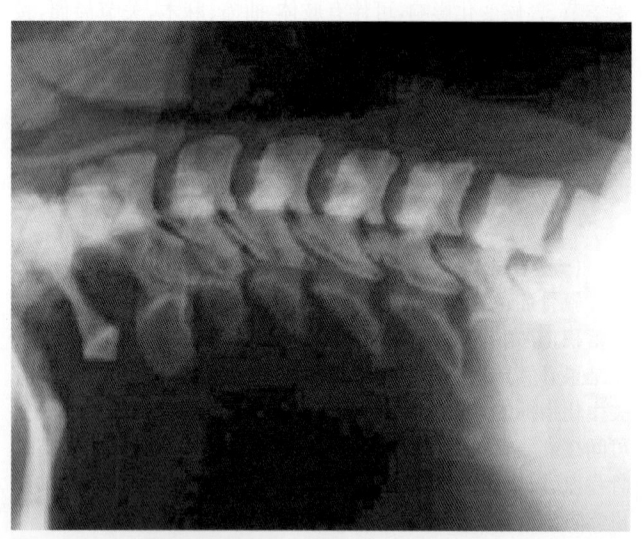

图 13-26-2 氟骨症硬化型（颈椎）

椎体内弥漫性骨硬化，掩盖了正常的小梁形态

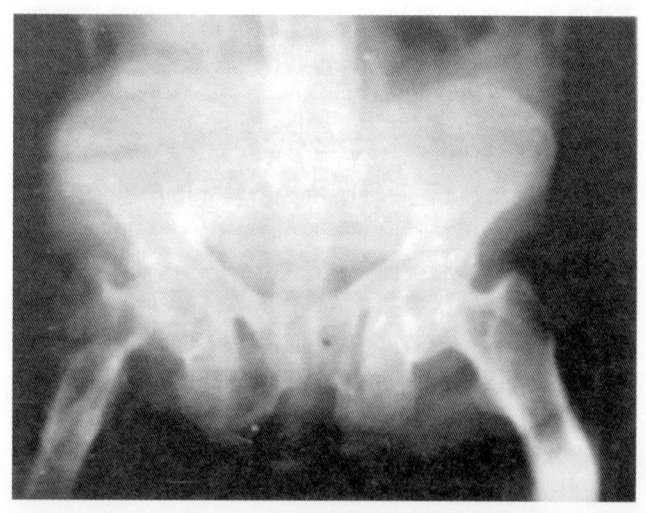

图 13-26-5 氟骨症软化型（骨盆）

骨密度减低，骨皮质变薄，骨盆口呈漏斗形变窄，坐骨结节闭孔加长

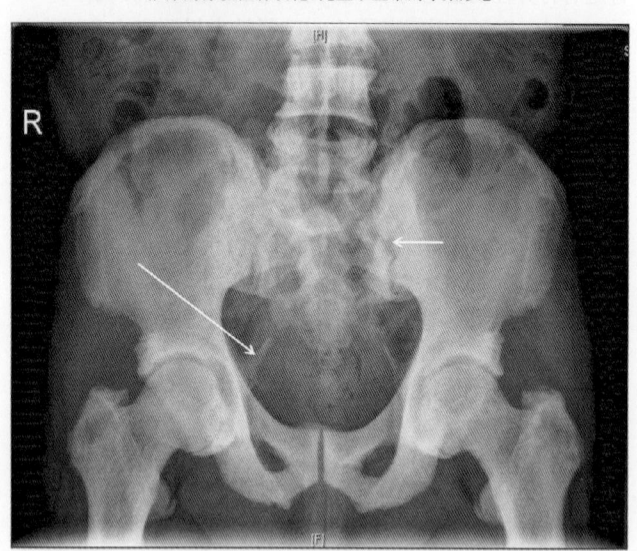

图 13-26-3 氟骨症硬化型（骨盆）

短箭头显示骨盆和脊柱的骨质硬化，长箭头显示骶骨韧带钙化

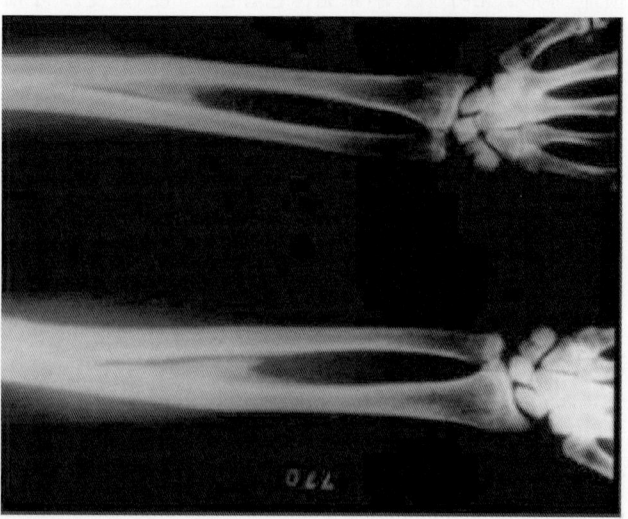

图 13-26-6 氟骨症骨间膜骨化（尺桡骨）

前臂 X 线片显示骨间膜钙化

表 13 - 26 - 3　地方性氟骨症 X 线征象和分度

X 线征象	轻　度	中　度	重　度
骨质硬化	沙砾样骨结构 颗粒样骨结构 骨斑	粗密骨小梁 细密骨小梁 粗布状骨小梁 细密骨小梁部分融合 粗骨征	普遍粗密骨小梁融合 普遍细密骨小梁融合 特别粗大稀少骨小梁 髂骨鱼鳞样骨小梁 粗网状骨小梁 象牙质样骨硬化
骨质疏松骨质软化	骨小梁变细、稀疏或模糊	普遍性骨质疏松,伴有轻度前臂或小腿骨间膜骨化	骶下疏松带 干骺端毛刷状征 椎体双框征 假骨折线(Looser 带) 椎体双凹变形加硬化 骨盆或四肢骨弯曲变形
混合改变(骨转换)	长骨干骺端硬化带	四肢骨干骺端骨小梁结构明显紊乱、模糊 旋前圆肌附着处骨皮质松化	皮质骨松化 松质骨均匀硬化 棉絮样骨结构 破毯样骨小梁 骨盆密度既显增高又显软化变形
骨周、关节改变	桡骨嵴增大、边缘硬化,表面粗糙 前臂或小腿骨间膜骨化呈幼芽破土征	前臂、小腿、骨盆骨周组织骨化 肘屈伸肌腱骨化	前臂、小腿、骨盆骨周软组织明显骨化 肘屈伸肌腱明显骨化 四肢大关节明显退行性改变、畸形

注:骨和关节 X 线检查的要求:① 病情普查可拍前臂正位 X 线片(包括肘关节)。② 病情监测或流行病学调查应拍前臂(包括肘关节)、小腿(包括膝关节)正位 X 线片。③ 治疗和预防效果评价除拍前臂、小腿正位 X 线片外,还应加拍骨盆正位 X 线片。

　　1. 轻度　凡有下列征象之一者,可诊断为轻度:① 骨小梁结构异常,表现为沙砾样或颗粒样骨结构、骨斑。② 骨小梁变细、稀疏、结构紊乱、模糊,或单纯长骨干骺端硬化带并有前臂、小腿骨周软组织轻微骨化。③ 桡骨嵴增大、边缘硬化、表面粗糙。④ 前臂或小腿骨间膜钙化呈幼芽破土征。

　　2. 中度　凡有下列征象之一者,可诊断为中度:① 骨小梁结构明显异常,表现为粗密、细密、粗布状骨小梁或骨小梁部分融合。② 普遍性骨质疏松并有前臂或小腿骨间膜骨化。③ 四肢骨干骺端骨小梁结构明显紊乱、模糊,在旋前圆肌附着处骨皮质松化。④ 前臂、小腿骨间膜或骨盆等肌腱、韧带附着处明显骨化。

　　3. 重度　凡有下列征象之一者,可诊断为重度:① 多数骨小梁融合呈象牙质样骨质硬化。② 明显的骨质疏松或骨质软化并有前臂或小腿骨间膜骨化。③ 破毯样骨小梁或棉絮样骨结构、皮质骨松化、密度增高伴骨变形。④ 多个大关节严重退行性改变、畸形并骨周软组织明显骨化。

　　(三) 病理学检查

　　骨组织学检查可见骨膜和韧带附着处骨化,骨周的形状不规则,骨髓腔变小,骨板的层状排列方向紊乱,骨单位增大,骨小梁粗大,骨小梁间有骨化区,类骨质多,吸收陷窝增加。骨形态计量学检查可见类骨质覆盖面积、类骨质接合最大宽度、吸收陷窝面积和体积等参数均增加,类骨质表面与矿化前沿的比例减少。提示成骨细胞和破骨细胞活动增强和矿化障碍或延迟可并存,骨硬化、骨质疏松、骨软化和继发性甲旁亢骨病变的组织学异常均可出现。

　　(四) 其他

　　疑有神经和肌肉系统病变的患者可进行脑电图和肌电图检查。

六、诊断和鉴别诊断

　　(一) 诊断依据

　　1. 氟骨症

　　(1) 流行病学史:出生并居住在地方性氟中毒病区或出生后迁居病区 1 年以上。

　　(2) 临床表现:① 骨和关节疼痛症状;② 肢体变形和运动功能障碍体征。

　　(3) 骨和关节 X 线表现:可为骨质硬化、骨质疏松、骨质软化、骨转换、骨周软组织骨化和关节退行性改变。各种 X 线征象见上表。

　　(4) 诊断原则:根据流行病学史、临床症状及体征和(或)骨关节 X 线改变进行诊断。当临床诊断与 X 线诊断不一致时,以 X 线检查结果为准。

　　2. 氟斑牙　有明确的牙发育期间摄氟过量病史,结合临床检查,具有白垩样变、釉质着色、釉质缺损中的 1 项,可诊断氟斑牙。检查方法如下。

　　(1) 检查时,需光线充足,清洁牙的唇颊面,使牙面保持洁净、干燥。

　　(2) 检查每个牙唇颊面牙轴质损害状况后,选择 2 颗病损最重的牙,依其釉面损害程度逐个进行氟牙分度诊断。若被选的 2 颗牙受损程度不同,则以受损程度较轻的氟斑牙诊断,代表受检者的氟牙诊断分度。

　　(3) 乳牙、恒牙氟斑牙应分开记录,乳牙、恒牙同时存在时只检查恒牙氟斑牙。

　　(4) 检查部位为牙的唇颊面。

　　(二) 鉴别诊断

　　1. 氟骨症　骨关节炎、风湿性关节炎、强直性脊柱炎和类风湿关节炎的一些临床和 X 线表现与地方性氟骨症相似，应注意鉴别。

2. 氟斑牙·氟斑牙的判定应与牙外源性染色、釉质混浊、釉质发育不全、四环素牙和龋齿进行鉴别。

七、防治

目前，对于地方性氟骨症的治疗尚无特效疗法，尽管有些治疗能够改善症状，但仍无法做到根治。因此，要特别强调以预防为主。临床表明，采取各种方法去除高氟的摄入，是防治氟骨症的关键。只有在此基础上进行治疗，才能获得较为满意的疗效。氟骨症的防治原则为：① 减少氟的摄入和吸收；② 促进氟的排泄；③ 改善症状，对症治疗；④ 有脊髓神经压迫现象，施行手术；⑤ 加强营养，提高机体抗氟中毒能力。

（一）预防

1. 避免高氟摄入

（1）降低水氟：通过改变水源或饮水除氟使水氟含量降低。寻找低氟水源，如将附近低氟的江、河、湖、泉水引入病区以代替高氟饮用水。重新打井，选择低氟地下水源，如我国北方干旱半干旱地区浅层地下水含氟量较高，而深层地下水含氟量低，可采取打深井的办法。在改水中应考虑到水量、水质和水源净化等问题，结合本地区的实际条件实施。无低氟水源的地区，可使用物理或化学方法除氟，如混凝沉淀法、滤层吸附法、药物除氟法等。

（2）减少燃煤污染：在燃煤污染氟病区，污染源是在室内以落后的方式烧高氟煤，造成室内空气氟的污染。采用带排烟装置的新型炉灶将燃煤产生的高浓度的污染物排至室外进行稀释，使空气氟降低。我国长江三峡地区燃煤污染型氟中毒研究协作组设计了 27 种适合病区居民各种用途的炉灶，使室内空气中的氟降低，达到国家卫生标准的要求，改善了环境，阻断了氟污染。

（3）防护：认真执行职业劳动保健制度，对从事高氟作业人员，必须采取有效的防护措施，同时应定期进行体检，包括血、尿氟测定和骨放射学检查。对所有接触氟化物的工厂或产业，都必须进行氟污染的环境监测。

（4）降低砖茶含氟量：饮茶型地氟病的防治主要应降低砖茶氟含量，减少氟的摄入量。可以采取制订茶叶，特别是砖茶含量标准，同时提高居民生活水平，增加蛋白质、钙等食品的摄入等方法进行综合防治。

2. 保持良好的营养状况·在营养状况差的病区提高营养水平，改善膳食结构，增加蛋白质和钙等营养素的摄入，补充足够的钙剂和适量的维生素 D 等，对减轻氟骨症的骨损害程度和更有效地进行防治大有好处。因此，保证各种营养素的摄入，提高机体抗氟中毒的能力，对于氟骨症的防治非常重要。

（二）治疗

1. 药物治疗·目前，国内外有关抗氟中毒的药物研究仍处于观察和摸索阶段，研究者们在摸索中前进，找到了一些行之有效的治疗方法。现将几类主要的抗氟中毒药物做一简介。

（1）金属元素：① 钙剂，氟与钙有较强的亲和力，能够在肠道形成溶解性较差的氟化钙（CaF_2）随粪便排出，氟的吸收减少。此外，由于肠道的排出增加和钙在骨中沉积不易动员，患者多有低血钙和内源性钙排出减少，补充钙可调节体内钙代谢紊乱，稳定内环境系统。不少动物实验证实钙具有抗氟中毒作用，对人类氟中毒的治疗也有效。其中钙剂对疏松型、软化型或伴有钙摄入不足的氟骨症人群有肯定的治疗作用。用钙治疗时应同时合用维生素 D。② 铝剂，铝是氟的强力络合剂，有人提出当水或食物中的铝含量较高时，可阻止氟的肠道吸收。此外，铝剂是目前最常使用的饮水除氟剂。但过多的铝可引起钙、磷代谢紊乱和骨矿化障碍，长期应用铝剂可导致骨软化的发生。此外过多的铝可引起紫质症，抑制某些酶的功能，影响中枢神经系统活动以及致畸、致癌等也已见报道。由此看来，铝剂的抗氟中毒作用还需进一步研究。③ 镁剂，镁是某些酶的激活物，氟与镁结合形成镁氟磷酸盐复合物后，体内 Mg^{2+} 减少，使这些酶不能被激活，增加镁的摄入，可使氟的抑制作用减轻。20 世纪 70 年代初，印度学者发现蛇纹石（serpentine），体外试验证实，蛇纹石能使骨中的氟释放出来。蛇纹石对氟中毒的治疗作用虽然与镁有关，但单纯摄入镁并无排氟作用，只有以蛇纹石的形式才有效，推测这种排氟的过程并不仅是镁的作用，还与蛇纹石的结构有关。值得重视的是，蛇纹石与石棉共生，而石棉是国际公认的人类致癌物质，因此如何安全地利用蛇纹石仍未解决。④ 硼剂，硼对氟中毒解毒作用的确切机制目前尚未完全清楚。Baer 认为硼与氟在胃肠道形成毒性较低的阴离子复合物 BF_4^-，这种牢固的复合物易于从尿中排泄。Elsair 提出 BF_4^- 形成后，其动力学代谢途径与氟相同，代替氟参与体内代谢过程，包括肠道吸收、骨的贮存和肾脏排泄等，但对靶器官的毒性作用比氟小，因而降低了氟的毒性，消除了氟在钙、磷代谢、临床和营养状况等方面对骨的不利影响，达到解毒作用。尽管硼在动物实验中证实有抗氟中毒作用，但目前还未在临床使用。

（2）抗氧化剂：Shivasha 及 Varol 等已很好地证实了慢性氟中毒与氧化应激之间的联系。氟的毒性作用使体内产生氧自由基和过氧化物增加及抗氧化物减少，过量氟攻击膜系统发生过氧化作用。因此，使用抗氧化剂，可以减少过氧化，从而降低氟骨症的发病率。

（3）中医中药：地方性氟骨症是现代医学病名，祖国医学中虽未见提及，但《史记·平原君列传》中所说的"罢癃"，经现代考证，与地方性氟骨症极为相似。关于地方性氟骨症在中医学的归属，许多人提出本病的病变在肾和骨，属于肾痹和骨痹，其临床表现为肢体僵硬，麻木疼痛，弯腰驼背，萎缩失用等与骨萎缩和骨病有类同之处，肾痹和骨痹等均在痹证范畴，因此将本病归属于痹证较为合理。中医辨证认为，本病为外界环境湿（毒）气侵及肌体，伤及肝气肾精，致肝肾亏虚，阴阳两虚，使筋骨受损、经络不通，血行不畅。地方性氟中毒为环境主高氟所致，全身各组织均可受累，而以骨病变最突出，表现为肢体紧痛、麻木、关节僵直、畸形及活动障碍。治则应以益肾补肝，滋阴潜阳，通经活络和除痹止痛之法，以增强脏腑特别是肝、肾和经络功能，恢复骨质。近年来，国内一些地方采用中药和中西药结合的方法对氟骨症的治疗做了尝试，出现了可喜的苗头。由于中医中药治疗地方性氟骨症仍处于探索阶段，取得的经验不多，有关系统报道中医辨证论治的研究资料较少，因此还需要根据祖国医学理论加以完善。从我国的国情实际出发,发挥中国医药学这一得天独厚的优势,走中西医药相结合的道路,必将为氟骨症的药物治疗开辟新的途径。

2. **手术治疗** · 当有明显的神经根压迫或椎管狭窄等症状,特别是有发生截瘫危险的氟骨症患者,应及时尽早施行脊髓或减压手术治疗,以解除神经受压症状,多数患者的手术效果较为满意。

3. **对症治疗** · 对有明显疼痛者可选择物理疗法和止痛药物,常用的理疗有干扰电、超短波、氯离子导入等,止痛药物可用非甾体抗炎药(NSAIDs),但不宜长期使用。

参考文献

[1] 朱宪彝,朱德民.代谢性骨病学[M].天津:天津科学技术出版社,1989:400.

[2] Teotia SP, Teotia M. Endemic fluorosis in India: a challenging national health problem[J]. J Asso Phys India, 1984, 32: 347-352.

[3] 曹守仁.燃煤污染性氟中毒[J].中国地方病学杂志,1991,10:369-373.

[4] 刘昌汉,刘大笑.地方性氟中毒防治指南[M].北京:人民卫生出版社,1988.

[5] 樊继援,王笃至,尹潍,等.营养因素与地方性氟骨症关系的研究[J].天津医药,1994,22:713-716.

[6] Sinclair HM. The research of A.K. Susheela on fluoride changes in bone (editorial)[J]. Fluoride, 1981, 17: 1.

[7] 谭郁彬.氟对机体代谢及各系统的影响[J].中国地方病防治杂志,1994,9:163-164.

[8] 樊继援.慢性氟中毒对甲状旁腺功能的影响[J].国外医学·内分泌学分册,1987,7:1.

[9] 尹潍,樊继援,齐建成,等.地方性氟中毒流行区骨病早期诊断的生化指标[J].中国地方病学杂志,1985,13:652.

[10] 陈绪光,王云钊.我国氟骨症放射诊断研究进展[J].中国地方病学杂志,1995,14:233-235.

[11] 王连方.地方性氟中毒治疗研究10年进展[J].中国地方病防治杂志,1993,8:289-292.

[12] Pramanik S, Saha D. The genetic influence in fluorosis[J]. J Environ Toxicol Pharmacol, 2017, 56: 157-162.

[13] Whitford GM. Determinants and mechanisms of enamel fluorosis[J]. J Ciba Found Symp, 1997, 205: 226-241; discussion 241-225.

[14] Liu G, Ye Q, Chen W, et al. Study of the relationship between the lifestyle of residents residing in fluorosis endemic areas and adult skeletal fluorosis[J]. J Environ Toxicol Pharmacol, 2015, 40(1): 326-332.

[15] Shivashankara AR, Shivarajashankara YM, Bhat PG, et al. Lipid peroxidation and antioxidant defense systems in liver of rats in chronic fluoride toxicity[J]. J Bull Environ Contam Toxicol, 2002, 68(4): 612-616.

[16] Varol E, Icli A, Aksoy F, et al. Evaluation of total oxidative status and total antioxidant capacity in patients with endemic fluorosis[J]. J Toxicol Ind Health, 2013, 29(2): 175-180.

[17] 中华人民共和国卫生部.WS 192-2008 地方性氟骨症诊断标准[S].北京:人民卫生出版社,2008.

[18] 中华人民共和国卫生部.WS/T 108-2011 氟斑牙诊断标准[S].北京:人民卫生出版社,2011.

[19] 中华人民共和国卫生部.GB 17018-2011 地方性氟中毒病区划分[S].北京:人民卫生出版社,2011.

[20] 中华人民共和国卫生部.2012年中国卫生统计年鉴[M].北京:中国协和医科大学出版社,2012.

[21] 于光前,孙殿军.地方性氟中毒的病情与防治[J].中国公共卫生,2000,10(16):938-939.

第二十七章 · 罕见骨病

袁凌青　伍汉文　廖二元

由于遗传及(或)环境因素使骨形成或骨吸收紊乱,常合并代谢异常,这些疾病的骨骼异常表现较为明显。放射影像学常对这些疾病提供重要的初步诊断线索或诊断依据。这类疾病的病因众多,因限于篇幅只对4种类型做简要阐述。这些疾病较为罕见,但对患者的生活质量有较大影响,同时对内分泌医师的临床诊断水平提出较大的挑战,因此内分泌临床医师对这些疾病应有所认识。随着分子生物学的研究进展,其中一部分疾病的发病机制逐渐被阐明,内分泌医师在这类疾病的诊疗上应结合必要的生化检查、影像学资料及基因检测,多数能够明确诊断。

第一节 · 骨硬化病

骨质硬化症是一组罕见的原因不明的先天性骨发育障碍性疾病的总称,是影像学上的一种诊断术语,不涉及骨质硬化的病因和病理生理变化。如果在X线照片、CT或MRI图像上出现皮质骨与骨髓的界限不清,皮质骨增厚和骨髓腔缩小,即可称为骨质硬化症。骨硬化(osteosclerosis)指小梁骨变粗,密度升高;骨肥厚(hyperosteosis)指的是骨皮质增厚。这些情况都属于骨硬化病。

骨质增加是由于骨增生异常,常是由于遗传性疾病,但与膳食、代谢、内分泌、血液病、感染、肿瘤、自身免疫病等有关。骨硬化疾病病因见表13-27-1。

表13-27-1 骨硬化疾病病因分类

骨增生异常

　常染色体显性骨硬化病

　中央骨硬化病伴外胚层增生异常

　颅骨骨干增生异常

　颅骨干骺端增生异常

　骨硬化异常

　骨内膜骨肥厚

　　骨硬化病

　　Van Buchem病

　额骨干骺端增生异常

　婴儿骨皮质骨肥厚(Caffey病)

　Lenz-Majewski综合征

　肢骨条纹状肥厚(melorheostosis)

　干骺端增生异常(Pyle病)

　混合性硬化性骨营养不良

　Melnick与Needles骨增生异常症

　骨膨胀伴有磷酸酶过多(骨皮质肥厚症)

　骨间质致密症(osteomesopyknosis)

　条纹状骨病(osteopathia striata)

（续表）

	骨石化病
	脆弱性骨硬化病（osteopoikilosis）
	厚皮性骨膜病（pachydermoperiostosis）
	进行性干骺端增生异常（Engelmann 病）
	致密骨病（pycnodysostosis）
	管闭塞病（Kenny Caffey 综合征，tubular stenosis）
代谢异常	
	碳酸酐酶Ⅱ缺乏
	慢性氟中毒骨病
	重金属中毒
	丙型肝炎伴有骨硬化
	维生素 A、维生素 D 过量
	甲状旁腺功能亢进、减退或假性减退
	低磷血症性骨软化症
	奶-碱综合征
	肾性骨病
	X 连锁低磷血症
其他	
	轴性骨软化症
	Bromstrand 软骨发育不良症
	弥漫性特发性骨肥厚症（DISH）
	滑膜炎痤疮掌跖脓肿及牛皮癣（SAPHO）
	肥大性骨关节病
	骨纤维发生不全（fibrogenesis imperfecta ossium）
	原发性慢性硬化骨髓炎（Garre 病）
	放射线照射
	花样骨增生异常（Florid osseous dysplasia）
	白血病
	淋巴病
	肥大细胞增多症
	多发性骨瘤
	骨髓纤维变性
	骨髓炎
	骨坏死
	佩吉特病（Paget 病）
	真性红细胞增多症
	类肉芽肿
	硬化性黄色纤维瘤（sclerosing xanthosibroma）
	镰形红细胞贫血
	恶性肿瘤骨转移
	胸骨、肋骨、锁骨肥厚
	结节性硬化病（tuberous sclerosis）

一、骨质硬化症

骨质硬化症（osteopetrosis）又称为 Albers-Schonberg 病或大理石骨病（marble bone disease）、石骨病、硬化性骨质增生性骨病或粉笔样骨病，是一组罕见的原因不明的先天性骨发育障碍性疾病的总称，其病因往往与破骨细胞功能不全、骨吸收减少有关。

（一）临床-病理类型

按临床表现、累及的细胞类型或细胞信号途径可将骨质硬化症分为三种类型：① 富含破骨细胞的骨质硬化症（osteoclast-rich osteopetrosis），主要与破骨细胞功能的相关基因突变有关。② 破骨细胞缺乏的骨质硬化症（osteoclast-poor osteopetrosis），主要与破骨细胞分化相关的信号因子有关。③ 骨形成增强所致的骨质硬化症，有些骨质硬化症是由于骨形成增强所致，Camurati-Engelman 病和全身性脆性骨硬化（osteopoikilosis）与转化生长因子 β（transforming growth factor - β）信号障碍有关；少见的隐性遗传性及显性遗传性骨质硬化症主要包括骨内膜骨质增生症（endosteal hyperostosis）、狭窄

性骨硬化（sclerosteosis）、Van Buchem 病、高骨量综合征（high bone-mass syndrome）和条纹状骨病（osteopathia striata）是调节骨形成的 Wnt 途径基因突变所致。Ghosal 综合征与厚皮性骨膜病（pachydermoperiostosis）是由于类二十烷酸途径（eicosanoid pathway）功能障碍引起的。

骨质硬化症具有高遗传性，分为常染色体隐性和显性遗传性骨质硬化症两类，主要有四种临床类型（表 13 - 27 - 2）：① 恶性骨质硬化（malignant osteopetrosis）；② Ⅱ型碳酸酐酶缺陷症（carbonic anhydrase deficiency type Ⅱ，CA Ⅱ）；③ Ⅰ型常染色体显性遗传性骨质硬化症（autosomal dominant osteopetrosis type Ⅰ，ADO Ⅰ）；④ Ⅱ型常染色体显性遗传性骨质硬化症（autosomal dominant osteopetrosis type Ⅱ，ADO Ⅱ）。从分子病因方面看，可能是由于破骨细胞刷状膜囊泡质子泵通道亚基基因（ATP6i 基因或 TCIRG1）突变所致，其动物模型为 oc/oc 小鼠；致密骨发育不全症（pyknodysostosis）则是编码组织蛋白酶 K（cathepsin K）的基因失活突变所致，而 Camurati-Engelmann 病是因为骨形成增强引起的骨质硬化症，可能与 TGF - β1 基因突变有关。

表 13 - 27 - 2　骨质硬化症的经典分型

分　型	遗传特点
婴幼儿恶性型	常染色体隐性遗传/TCIRG1/CLCN7/GL 基因的突变
成年型良性型	常染色体显性遗传
Ⅰ型	LDL 受体相关蛋白（LRP5）基因的突变
Ⅱ型	CLCN7 基因单个等位点的错义突变
中间型	常染色体隐性遗传/CLCN7 基因双等位点突变
其他类型	
Ⅱ型碳酸酐酶缺陷症	常染色体隐性遗传/Ⅱ型碳酸酐酶基因突变

注：TCIRG1，氢离子泵 H$^+$- ATP 酶；CLCN7，氯通道 7；GL，灰色致死。

（二）临床分型

骨质硬化的遗传特点为：父母发病，遗传上无明显性别差异，其子女发病概率相仿。对于常染色体显性遗传骨质硬化症，常见外显不全现象，确切外显率尚待明确。在第一届国际骨质硬化症研讨会议上，根据临床表现和基因分型，将骨质硬化症分为四型。

1. 婴幼儿恶性型骨质硬化症（infantile malignant osteopetrosis，IMO；OMIM259700）·散发性发病或为常染色体隐性遗传，致病基因多为 TCIRG1。其病情严重，但许多病例的表现不典型，骨质硬化开始出现于新生儿期，有的患者可伴有 Dandy-Walker 综合征（先天性第四脑室中、侧孔闭塞等，是以第四脑室和小脑发育障碍为主的先天畸形）。患者为婴幼儿，一般在 10 岁以前死亡。约 30% 可存活到 5～6 岁，极少数可存活到 20～30 岁，患者的智力正常，骨骼硬化表现呈弥漫性分布。干骺端软骨钙化导致骨髓腔几近封闭，诸骨密度普遍增高，骨皮质与骨松质及骨髓腔隐约可辨，尺骨短小致前臂发育畸形，出现贫血，肝、脾和淋巴结的髓外造血和这些器官的肿大。而脑神经孔的形成亦受到影响，可出现视神经萎缩、眼球震颤、视神经乳头水肿、突眼和眼球运动障碍，常有颜面

麻痹和耳聋,而三叉神经受损和嗅觉丧失则少见。患儿可有巨头、脑水肿和惊厥。骨骼密度增高,但脆性增加,易出现病理性骨折。由于造血系统的破坏,患者可因出血或感染而死亡。

2. 成年良性型·Ⅰ型患者具有高骨量,与骨形成增加有关,并非骨吸收下降所致。主要表现为颅骨、脊椎和骨盆硬化,但骨小梁的重建基本正常,骨的强度正常或增加,骨折少见。脑神经受损多见。

3. 中间型和伴肾小管性酸中毒的骨质硬化症·为常染色体隐性遗传。临床表现介于婴幼儿恶性型和成人良性型之间,是由 CLCN7 基因两个等位点突变引起。

4. 伴肾小管性酸中毒的骨质硬化症·是常染色体隐性遗传。生存期较长,本型有肾小管酸中毒、脑钙化、智力下降、小脑畸形和牙咬合不全等特殊临床表现。骨中包埋有未吸收的钙化软骨岛。骨重建缺乏,骨结构紊乱,表现为骨皮质增厚和干骺端漏斗结构缺如。尽管骨密度升高,但骨的机械性能异常,易发生骨折。此型主要见于中东和地中海地区。它是由碳酸酐酶Ⅱ基因突变引起碳酸酐酶Ⅱ缺陷症,进而导致破骨细胞吸收抑制。

(三) 诊断和鉴别诊断

1. 骨质硬化症·影像学检查(X 线照片、CT、MRI、骨密度测量等)是诊断骨质硬化的首选方法,骨质硬化的共同特征是骨骼密度升高。

骨密度升高和反复骨折伴贫血与软组织钙化及颅骨增厚是骨质硬化的重要诊断线索。在临床上,遇有下列情况者要考虑骨质硬化症的可能,并进一步检查明确诊断:① 骨密度升高;② 反复骨折而骨密度正常或升高;③ 不明原因的贫血、血小板减少或者拔牙后反复感染;④ 软组织钙化或颅骨增厚;⑤ 自发性单神经瘫痪。除了通常的胸片、肢体和脊柱照片外,应包括颅底、牙齿-颌骨等部位。单纯骨皮质增厚,骨干构塑缺陷引起的骨髓腔壁肥厚、股骨颈短、肋骨和腰椎椎弓间距增宽等提示为遗传性病因。

典型病例的诊断依据是:① 贫血、出血、发育不良、抵抗力低和易并发感染;② 查体发现肝、脾大,同时有视力、听力下降;③ X 线表现为普遍的骨皮质增厚、骨小梁消失、骨密度增高及骨髓腔变窄;④ 血清钙、磷、碱性磷酸酶(ALP),尿羟脯氨酸正常,在排除下列以骨质硬化为突出表现的其他骨病后诊断可以成立,但是中间型骨硬化患者可以呈现显著高的ALP;⑤ 少数诊断困难者可做 MRI、CT、骨组织形态计量等检查;⑥ 病因诊断有赖于对候选致病基因进行序列鉴定分析。严重病例的诊断较易,一般凭 X 线照片即可诊断。有困难时可做 CT 或 MRI 检查。其 X 线表现较具特征性(图 13-27-1),虽然不同亚型的 X 线有一定差异性,但大部分表现相同:① 弥漫性骨质硬化可见于所有骨骼。如为均一性,可使长骨呈"棒球棒"样或粉笔样改变;如表现为硬化带与透明带交替排列,在髂骨翼及邻近的长骨近端呈"年轮状",在脊椎表现为"夹心面包样"或"骨中骨"症;在其他骨均表现为"骨中骨"症。② 颅骨增厚,致密,以颅底部较明显,鼻窦小而气化差。③ 可伴骨折和骨髓炎。

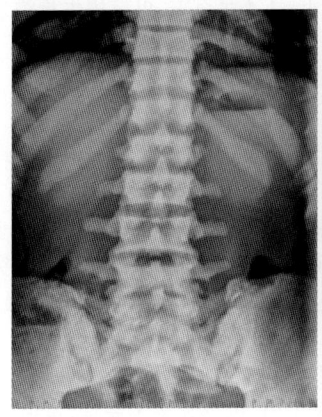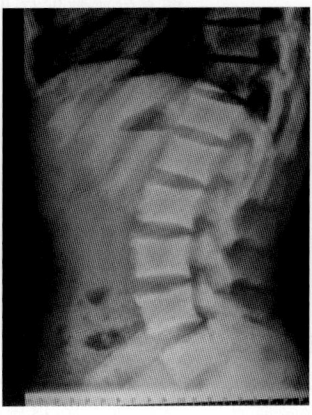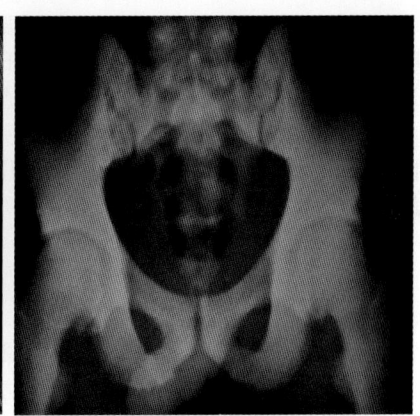

图 13-27-1 骨质硬化症的腰椎与髋部 X 线照片

男性,37 岁,全身骨骼硬化,散发,无家族史

血钠、钾、钙、磷、镁多正常,血清酸性磷酸酶一般升高。儿童中有低磷酸盐血症并偶尔可见中度的低钙血症。成人血钙和碱性磷酸酶值则一般正常。此外,在婴幼儿恶性型骨质硬化症有血清肌酸激酶 BB 升高,血清 OPG 和 RANKL 的比例升高,血清 C 末端肽和尿 N 末端肽的浓度降低。Ⅱ型成年型骨质硬化症患者中可见血清抗酒石酸酸性磷酸酶(TRAP)升高。

轻型病例的 X 线照片和 CT 正常,仅见骨密度升高。重型患者的整个骨骼系统呈硬化表现,这类患者常显示血 ALP显著增高。轻型病例往往在骨密度测量中被发现,遇有不明原因的骨密度升高者都应想到骨质硬化症的可能。骨小梁结构紊乱,软骨钙化,骨髓腔消失或骨髓被纤维组织替代。病理

检查显示结合临床表现,进行致病基因鉴定和突变分析可明确病因诊断。首先用分化的单核细胞鉴定骨质硬化的缺陷类型,用鬼笔环肽(phalloidin)标记法确定细胞的黏附功能;然后用基因突变分析致病基因,确定突变位点。

2. 骨质硬化并发症·骨质硬化病情呈进行性发展。晚期病例多伴有贫血、脑钙化、肝脾大。骨质硬化的主要危险是病理性骨折和顽固性骨髓炎,最常见的是颌骨骨髓炎,治疗相当困难。骨质硬化增生的骨孔可压迫神经,导致瘫痪、耳聋或视力下降。

(四) 治疗与病情追踪

1. 对症治疗·输血可纠正贫血。此外,切除增大的脾脏可治疗脾功能亢进引起的贫血和全血细胞减少,个别患者治疗

后骨髓腔也可增大,从而改善贫血。重组人巨噬细胞集落刺激因子(M-CSF)可使破骨细胞数目明显增多,但到第 15 日时,破骨细胞数下降至 70%;到第 20 日时,下降至 30%,用重组的人 M-CSF 进行长程治疗的疗效有待进一步明确。如果骨质硬化患儿合并有佝偻病(骨质硬化佝偻病,osteopetrorickets),应适当补充钙剂和维生素 D,以防止发生严重的低钙血症和骨折。当佝偻病治愈后,应尽早行骨髓移植治疗,缓解骨质硬化病情。合并骨髓炎的患者,应积极抗感染治疗,但应尽量选用对骨髓无抑制不良反应的抗生素。颌骨骨髓炎应特别注重预防,拔牙需特别注意无菌操作,常规使用抗生素预防感染。

2. 骨髓移植和造血干细胞移植·选择 HLA 抗原相同的供体骨髓细胞移植,可使骨髓造血功能恢复,骨吸收速度加快。移植前的牙病变亦可部分或全部恢复,但易并发肝静脉阻塞病(hepatic veno-occlusive disease),后者可用 defibrotide 预防。对 HLA 不合的婴幼儿型骨质硬化症的患者可移植纯化的生血干细胞治疗。

移植无血缘关系的脐血(VCB)也可使病情得到缓解。如果 HLA 配型良好,疗效可提高到 70%,脐血干细胞移植可能是治愈本病的另一方法,配型良好者的疗效可达 40%以上。

3. CSF-1 或糖皮质激素·骨髓移植无效者用 CSF-1 或糖皮质激素治疗,如泼尼松每日 2 mg/kg,尤其适用于伴有全血细胞减少者,但不宜长期使用。干扰素 γ1b 可以延长患者的生存期,减少骨量,增加骨髓活动。剂量为 1.5 μg/kg,每周 3 次。局部应用苯妥英钠(phenytoin sodium)有助于骨髓炎的治疗。

4. 病情追踪·如果患者的一般状况良好,不需要药物治疗,但应定期追踪,病情追踪的项目主要包括血象、肝脾大和骨质硬化的进展状态。一般应用 X 线照片即可,复查的重点是颅骨(特别是颅底)与颈椎,早期发现因骨质硬化所致的视力障碍、脑神经麻痹及颈椎病。骨质硬化患者接受任何手术时,麻醉并发症明显增多而严重,应注意防治。

二、致密骨病

致密骨病(pycnodysostosis)属于常染色体隐性遗传病,亦有认为属常染色体显性遗传病。本病是由于组织蛋白酶 K(capthepin K)基因突变、活性降低所致。组织蛋白酶 K 能使组织溶解,是破骨细胞使骨吸收所必需,亦为骨胶原降解所必需,CTSK 突变使骨基质蛋白(如 I 型胶原)的降解和骨骼形态异常。常于婴儿或幼童期因不成比例的头颅大而身材矮小就诊,患者身材短小,头大、面小、钩鼻,下颌小,下颌角变钝,牙错位,末节指骨很短和指甲退化,小儿前囟门闭合晚,一般不发生贫血及脑神经受压迫症状。致密性成骨不全有身材矮、发育延迟、视神经萎缩、脑神经麻痹、萌牙晚等表现。脊椎发育不良导致椎体扁平,长骨的干骺端密度低,皮质变薄和骨折。儿童骨密度随年龄而增加,但与骨石化病不同。无造骨缺陷,不呈大理石状,且囟门(尤其是前囟门)开放,无放射状致密条纹,亦无骨中骨(endobone),无严重贫血及髓外造血。法国印象派画家 Toulouse-Lautrec(1864—1901)罹患此病,说明预后良好。

实验室检查示血、尿钙、磷及血 ALP 均正常,一般无贫血。有个别报道因脾功能亢进症引起贫血及髓外造血征象。

影像学检查:双能 X 线吸收法(DXA)检查全身骨骼普遍性骨密度增高。X 线表现为骨硬化(图 13-27-2),常合并锁骨肩峰端发育不良。

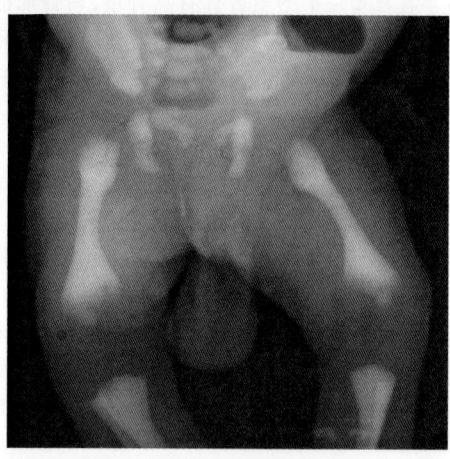

图 13-27-2 致密骨病 X 线影像

本病暂无特殊治疗,并发骨畸形者可行重建矫形。由于颅底骨硬化改变轻微,不至于引起脑神经受累症状;常易发生病理性骨折,骨折难以愈合,亦易发生关节内、外翻畸形;因有下颌骨发育异常,常出现牙齿拥挤、颞颌关节僵硬畸形,对此常行保守治疗,严重者可行重建矫形手术,少数患者可因上呼吸道狭窄或阻塞而引起睡眠呼吸暂停综合征,严重者导致肺心病、肺功能不全,故宜尽早进行气管造口术。身材矮小与生长激素分泌减少及 IGF-1 不足有关,可试用生长激素或 IGF-1 治疗。

三、进行性骨干增生异常症

进行性骨干增生异常症(progressive diaphyseal dysplasia, Camurati Engelmann Disease 病,CED)属于常染色体显性遗传病,是由于转化生长因子 β(TGF-β)基因发生突变。Camopos Xavier 在 21 个家族中发现 5 种突变。其中 TGF-β 的 3 种突变(R218H、R218C、C225R)最常见,尤以 R218C 最常出现。这一研究证明了 TGF-β 突变是发生 CED 的原因。突变类型与疾病严重性无关,在同一家族中临床表现差别显著,这说明 CED 的外显率不完全,也说明 CED 在临床表现有许多变异,而且临床变异与 TGF-β 基因多态无关。

由于 TGF-β 突变,长骨的骨外膜与骨内膜进行性地形成新骨,引起骨痛和步态异常。从儿童时候开始患者觉足痛,常有跛行。四肢的肌肉和脂肪常较瘦小,走路时鸭步摇摆,两足距较远。长骨较粗。严重病例的轴性骨骼(包括头颅)亦呈病变。患者头可较大,前额丰满,眼球突出,脑神经瘫痪。若因下丘脑受累可发生低促性腺激素性性腺功能低下而有青春期发育延迟。骨骼病变于青春期可能缓解。轻型、散发型病例可缓解,此型称为 Ribbing 病。

放射学影像的重要特征为进行性的主要长骨骨干由于骨内膜与骨外膜增生而呈现骨肥大。骨肥大与硬化是对称性的,逐渐罹及干骺端,但骨骺无病变。胫骨与腿骨最常罹患,其次是桡骨、尺骨、肱骨,再其次是短的管状骨。肩胛骨、锁骨、骨盆也可能增厚。其典型的表现是长骨的骨干逐渐增阔变粗,边缘不规则。至于起病年龄,病变发展速度,骨病变的程度均变异甚大。在病情较轻,尤其是年轻患者,可能只有下肢长骨罹患。新骨逐渐成熟就见骨肥厚的程度逐渐增加,但是在儿童受累的骨骼有时又出现骨量减少的区域。

骨扫描于罹患处可见示踪放射核素积聚于患处。临床表现、放射影像和闪烁图像一般是彼此相符的。如果放射影像明显而闪烁图像不明显则说明曾经有病变而当前是静止状态。若有明显的放射核素积聚而放射影像不明显则说明疾病是活跃状态。

血钙、磷一般是正常的。如摄取钙并无缺乏而有一定程度的低钙血症则说明疾病活跃,导致钙代谢正平衡,血ALP正常或稍高。

小量隔日使用泼尼松可减轻骨痛,骨组织学也有改善,帕米膦酸钠亦可能有效。

四、婴儿骨皮质骨肥厚

婴儿骨皮质骨肥厚(infantile cortical hyperostosis),又称Caffey病,是一自限性疾病,属于常染色体显性遗传病。疾病于出生后5个月内发生。症状急起,发热、激惹、食欲不振、苍白,可有胸膜炎。发病骨附近的软组织先发生疼痛、肿胀隆起及压痛,是起病征兆,局部不热。由于软组织反应,引起假性瘫痪,易被误诊为ERb麻痹。初起病时红细胞沉降率(ESR)、ALP和白细胞计数均可增高,亦可有轻度贫血。肿胀的软组织下的骨干皮质发生骨肥厚,形成新骨,这是特征性的。肿胀的软组织与其附近的骨组织的皮质骨之新骨形成而导致的外骨膜隆起构成稠密的块状。据此,放射学影像结合病史体征可诊断Caffey综合征。骨骼病变可以是单一病灶,亦可循序发生呈多个病灶。下颌骨、锁骨、肋骨为常发部位,有时呈对称性。颅骨、肩胛骨或长骨亦可受累。组织学检查可见外骨膜炎症反应及增厚。层状骨形成由不成熟逐渐成熟。骨髓腔有血管纤维组织,可有营养不良性钙化和颅骨破坏。

本病于1岁时消退,愈后良好,糖皮质激素治疗改善迅速。可针对症状予以治疗。

五、骨内膜骨肥厚

骨内膜骨肥厚(endosteal hyperostosis)于1955年由Van Buchem首先描述,当时他所用的病名是弥漫性骨皮质骨肥厚(hyperostosis corticalis generalisata),其特点被认为是骨内膜所致的骨肥厚。目前文献常称为Van Buchem病。

Van Buchem病是一种严重的常染色体隐性遗传的骨内膜骨肥厚病。与此鉴别,有一种常染色体显性遗传的临床症状较轻的Worth型骨内膜骨肥厚病。Van Buchem病的基因定位于17q12~q21。临床上有一种病称为骨硬化病(sclerosteosis),与Van Buchem病有很多相似之处,但骨硬化病患者身材高大且有并指(趾),故又称皮质骨骨肥厚伴并指(Cortical hyperostosis with syndactyly)。Van Buchem病与骨硬化病以前被认为是两种不同的病。后来,Balemans将此两病基因定位于17q12~q21,认为均是由此基因突变所致,又认为此基因编码一种蛋白质(SOST,sclerosteosis的缩写),此蛋白质可能有抑制骨形成的作用。Staehling-Hampton研究了15例Van Buchem病患者,仍将基因定位于17q12~

q21,认为Van Buchem病的基因位于MEOX1与SOST两基因之间。MEOX1对于中轴骨的发育是重要的,SOST确定骨硬化病。故认为Van Buchem病是由于这两个基因之1个或2个基因失控。

Van Buchem病见于儿童或成人,男女发生机会相等。在青春期下颌骨进行性地不对称地肿大。成人下颌骨显著增厚,下颌角宽,但无凸颌,亦无齿错位。患者可无症状,但有些患者自儿童开始一再发生面神经瘫痪、耳聋和视神经萎缩。这是由于脑神经孔变窄所致。长骨可有疼痛,但无脆性骨折。

骨硬化病患者于出生时可能只注意到并指。儿童早期出现长高过速。颅骨硬化而使面容异常,似"巨人症"。脑神经受压则发生耳聋和面神经瘫痪。下颌骨方形。颅内压增高则引起头痛,颅腔过小可使脑干受压。典型的并指是中指与示指之骨或皮肤融合,程度不一。指甲发育不良。并无骨折倾向。智力如常人。寿命可能短一些。另有一种骨硬化病,亦累及头部及颅骨,称为Raine综合征。其特征为:具有致死性骨硬化,出生前就有改变。小头,眼球突出,鼻及面中部发育不良,小下颌,腭裂,牙齿增生肥厚,颅内钙化,广泛性骨硬化。它属于常染色体隐性遗传。

Van Buchem病的放射学检查所见主要为:轴性骨硬化,下颌骨与颅骨增厚变宽大。长骨骨干形状无改变,但由于骨内膜骨肥厚而皮质增厚。脊椎骨椎弓根、肋骨、骨盆亦有一定程度的致密。

六、骨斑点症

骨斑点症(osteopoikilosis)属于常染色体显性遗传病,表现度很高。多数无症状,由于X线检查而偶然发现。放射学影像见无数大小不一的、形状各异的骨硬化病灶。常见的受累部位是短管状骨末端、长骨的干骺端、掌骨、跖骨和骨盆。这些病灶数十年间形状与大小无变化,但为了排除肿瘤要做大量的、花费大的检查。扫描检查未见核素积聚。在有些家族还同时合并弥漫性豆状性皮肤纤维病(dermatofibrosis lenticularis disseminata),是一种结缔组织构成的痣,称为Buschek-Ollendorff综合征。组织学观察:骨硬化病灶是增厚的骨小梁与周围的正常骨结合在一起,或皮质骨呈岛状病灶,包括骨单位。骨重建可能进行缓慢。皮肤痣是由过量的弹性纤维彼此交织而成,表皮是正常的。因无症状,病灶稳定,无需治疗。

七、肢骨条纹状肥厚

肢骨条纹状骨肥厚(melorheostosis)一词来自希腊文,意指肢骨呈流动状的骨硬化,X线片见酷似熔蜡沿着蜡烛旁滴流而下。此病少见,从1922年首例报道至今约有200例。呈散发性。Nevin等报道肢骨条纹状骨肥厚与全身性脆弱性骨硬化发生于一个妇女,构成混合性硬化性骨增生异常症(mixed sclerosing bone dysplasia)。该学者认为此两病均属于常染色体显性遗传,两病可能彼此相关,也可能属于常染色体显性遗传的全身性脆弱性骨硬化病又发生第二次突变而发生肢骨条纹状骨肥厚。

肢骨条纹状肥厚常于儿童期就发生。约17%的患者在骨骼罹患处的皮肤发生线状硬皮病样病变,该处尚有多毛症。

皮肤尚可发生纤维瘤、纤维脂肪瘤、微血管血管瘤、淋巴管扩张和动脉血管瘤。如出现皮肤病，往往皮肤病变先于骨病变发生。主要的症状为疼痛与僵硬，关节挛缩畸形。由于软组织挛缩和骨骺过早闭合，病儿之足不等长。在儿童期骨病变发展较快。成人期病变可不扩展，但由于骨膜下新骨继续形成，疼痛是常见的。

放射学影像：皮质骨外及其邻近的骨髓腔见有不规则的、致密的骨肥厚，单独一骨病变或其附近数骨病变，以上具特征性。任何部位的骨骼均可罹病，但以下肢骨受累最常见。患骨区附近软组织亦可产生骨，尤其是关节附近最常见有此变化。

肢骨条纹状肥厚的骨血流丰富，扫描见核素活跃地积聚。血清钙、磷、ALP均正常。

组织病理学：在婴儿期及儿童期骨病变见骨内膜部位的骨增厚，在成人骨外膜新骨生成。骨硬化呈增厚的不规则的层状骨可使骨单位阻塞，可能发生骨髓纤维化。与真正的硬皮病不同，在本病硬化皮肤的胶原是正常的，故此种皮肤病称为肢骨条纹状肥厚硬皮。

治疗困难，对症治疗。

八、条纹状骨病变

条纹状骨病变（osteopathia striata）的特征是长骨和髂骨在X线片上观察见X线性条纹，如只有骨骼X线片有此变化，可无症状，但作为X线片一种奇异影像，可能引起大量的鉴别诊断的工作。然而条纹状骨病变可以作为一些重要的综合征的表现之一。其中特别重要的是，条纹状骨病变合并颅骨硬化，条纹状骨病变合并局灶性皮肤增生不良。

本病属常染色体显性遗传。若仅有长骨的放射学改变，不影响健康；若有颅骨硬化，脑神经麻痹是常见的，仍属常染色体显性遗传。条纹状骨病变合并局灶性皮肤增生不良称为Goltz综合征，属于性连锁隐性遗传，罹患男孩的皮肤有条纹状增生不良。皮下脂肪于此处呈疝突出，患者尚有其他方面的肢体缺损。

放射学影像：在主要长骨可见松质骨区，尤其是干骺端呈细薄的条纹，髂骨周边区亦见条纹，以上是特征性改变。腕骨、跗骨及手足的管状骨受累较轻。骨骼条纹于许多年不变。

条纹状骨病变无害，亦无特殊治疗。

九、轴性骨软化症

轴性骨软化症（axial osteomalacia）多属散发性，亦有报道属显性遗传。主要表现为放射学检查见脊椎和骨盆呈骨软化症的改变，但无病理性骨折（Looser区）。以颈椎及肋骨最明显，长骨无改变，多见于中年男性。轴性骨痛隐晦，不明确。少数患者血磷略低，多数患者生化无异常。其发病机制是由于成骨细胞缺陷，骨基质虽然丰富但不钙化。用大量维生素D治疗无效，长期观察亦不恶化。此病在鉴别诊断上有意义。

十、骨不完全性纤维发生

骨不完全性纤维发生（fibrogenesis imperfecta ossium）于1950年被提出，至今报道不超过10例。本病发生于中年或更

迟，男女均可罹病。骨骼疼痛逐渐增剧且难于控制，以至于不能活动，卧床不起。亦可自发性骨折。放射影像学除颅骨外全身骨骼均有改变，疾病早期只呈现低骨量，逐渐出现骨软化症，间有骨密度增加呈鱼网状。由于骨皮质变薄而致骨质与骨髓腔分界不清。骨外形是正常的，但可有假性骨折与骨折。血钙、磷正常但ALP增加。组织学检查呈骨软化症。极化光显微镜见胶原纤维异常，缺双折射特征。胶原纤维细薄任意排列成缠结形式，有些地方呈圆环状。组织学用极化光显微镜或电镜较易辨认，用一般显微镜误认为骨质疏松或骨软化症。病因不明，是一种层状骨胶原合成的异常，尚无特效治疗。

十一、厚皮性骨膜病

厚皮性骨膜病（pachydermoperiostosis，PHO）是一种罕见的遗传病，通常以常染色体隐性遗传。降解PGE2的酶HPGD基因突变或转运PGE2的SLCO2A1基因突变导致本病。

本病常于青春期开始发生，逐渐发展。其主要特征为皮肤增厚、杵状指、骨膜显著硬化为特征。进行性手、足变大，需与肢端肥大症鉴别，踝、膝、腕与肘疼痛很常见，小关节也可痛，僵硬。脑神经、脊神经受压亦有报道。皮肤粗糙，变厚，多汗，沟状，凹陷，以头面部常见。放射学影像见管状骨远端骨外膜炎及骨增厚，由于新骨形成而使表面不规则，不光滑。骨骺处亦罹及。可采用选择性的环氧合酶-2（COX-2）抑制剂依托考昔治疗。

十二、丙型肝炎伴有骨硬化

丙型肝炎伴骨硬化（hepatitis C-associated osteosclerosis）发生于丙型肝炎患者。由于病毒性肝炎为世界性流行病，故医者应知悉，多发生于成瘾药物注射者及曾因接受输血而感染丙型肝炎病毒者。由于骨外膜、骨内膜和骨小梁增厚而发生骨硬化及骨肥厚。除颅骨外其他骨骼均可罹患。于疾病活跃阶段前臂及脚疼痛。骨密度检查可增高200%～300%。骨重建速度加快。用帕米膦酸钠或降钙素治疗有效。

十三、慢性骨髓炎

慢性骨髓炎导致骨硬化及骨肥厚是尚待研究的一组病。有些慢性骨髓炎与细菌感染有关，病因与治疗方法明确。有些慢性骨髓炎与感染无关，且有其临床特点，近年来文献常有报道及讨论。

1. 下颌弥漫性硬化骨髓炎（diffuse sclerosing osteomyelitis of the mandible，DSOM）·特点为下颌发作性剧烈疼痛，逐渐变形。有时伴有牙关紧闭，麻木感。学者们认为此病不是由于微生物所致骨髓炎。病因不明，可能是SAPHO（见后文）的一种表现。一般治疗效果欠佳。报道1例用帕米膦酸钠有显著好转。亦有用皮质剥除术（decortication）。

2. 滑膜炎、痤疮、脓疱病、骨肥厚和骨髓炎（SAPHO，synovitis, acne, pustulosis, hyperostosis, osteomyelitis）·这一综合征的数种主要特征并不经常同时发生。DSOM可能是SAPHO的早期表现。所报道的12例DSOM当中5例患者有多灶性骨炎和掌跖脓疮病，其他病例有下颌骨硬化性骨髓

炎。两姐妹之病变处有细菌感染证据，其 HLA 类型有相同的基因座，故认为此综合征与遗传及自身免疫因素有关。

慢性复发性多灶性骨髓炎（chronic recurrent multifocal osteomyelitis，CRMO）是一种非化脓性的慢性骨髓炎，主要罹及长骨骨干，亦可累及骨盆及脊柱，亦属于 SAPHO 之一种表现。

下颌弥漫性硬化性骨髓炎曾试用氯屈膦酸二钠治疗，近期止痛与对照相似，但 6 个月以后症状显著好转。

3. 颅盖硬化性骨髓炎（calvarial sclerosing osteomyelitis）·特征为见于少年，头痛，头逐渐膨大。X 线片见颅骨从额至枕部增厚硬化，其中有不规则透亮区。MRI 与 CT 见颅骨板障间病变，T_1 低信号，T_2 混合信号。手术治疗。

4. 原发性慢性硬化性骨髓炎（primary chronic osteomyelitis）·病变发生于长骨，呈进行性腓骨、股骨骨硬化及骨增生。手术治疗未见脓，且血与组织培养无细菌生长，组织学见骨髓炎及骨硬化，但不影响骨骼生长。

5. 炎症性假肿瘤（inflammatory pseudotumours）·是一种很罕见的疾病，极似肿瘤罹及颅底及颈椎。病初起时诉头痛、失听，逐渐罹及颈椎而出现四肢瘫痪。放射治疗有部分效果。上述几种炎症样的骨硬化症有其重要的临床意义：① 鉴别诊断是否细菌感染，是否肿瘤，从而治疗方法不同。② 这些疾病的病因尚待研究，治疗方法尚待探索。医者与患者应予以理解、谅解及合作。③ 可能与自身免疫有关，仍需探索。④ 少数报道述及二膦酸盐有一定效果，可能此类药物对骨骼钙化有一定的抑制作用，仍在试用阶段。

十四、硬化性黄色纤维瘤

硬化性黄色纤维瘤（sclerosing xanthofibroma）是由于胸部受伤后骨髓内出血引致反应性变化。肋骨与肩胛骨发生病变，手术治疗。

十五、慢性氟中毒

慢性氟中毒发生于长期从消化道或呼吸道摄入超过安全量的氟化物的情况。牙齿发生氟斑，骨痛，手足搐搦，重者骨畸形。X 线片韧带、骨间膜钙化，弥漫性骨硬化，但亦可见骨质疏松和骨软化。病史、体征、X 线片所见，以及血、尿、粪氟增加有助于诊断。用钙剂和镁剂治疗改善症状。

第二节·异位钙化和异位骨化

异位骨化（ectopic ossification）亦称骨外骨化，是骨外软组织（肌肉、肌腱、肾盂、动脉壁、尿道、关节面、医用移植物、脊索神经、眼球、畸胎瘤和其他成骨性肿瘤等）转化形成骨样结构，软组织出现板层骨（lamellar bone）的病理现象，主要见于获得性病变，如中枢神经疾病（脑损伤、脑肿瘤、脑炎、脊髓损伤等）、多发性肌肉创伤、髋部手术和烧伤等情况，但不包括肿瘤转移性钙化或骨化，因为其原因主要与高钙血症或肿瘤的营养不良性钙化（dystrophic calcifications）有关。异位骨化也可以由遗传因素引起，如进行性骨化性纤维增殖不良症（fibrodysplasia ossificans progressiva）、进行性异位骨化

（progressive osseous heteroplasia，POH）和 Albright 遗传性骨营养不良症（Albright hereditary osteodystrophy，AHO）。

异位钙化（heterotopic calcification）是因遗传性因素和获得性因素引起的软组织（如血管、肾实质、脑基底神经节、肺、肝及其他正常或新生物组织）钙盐沉着（calcinosis），但这一术语容易引起误解；当病情进展到一定程度后，异位钙化绝非简单的被动性矿物质沉积，而同样伴有异位骨形成，因而从骨病理生理角度看，异位钙化与异位骨化并无严格区别。

引起异位钙盐沉着症和异位钙化（ectopic calcification）的疾病很多，在临床上以继发性甲旁亢和原发性甲旁减为多见。另有一些病例是由于遗传性疾病所致，其中较常见的是 Fahr 综合征（主要引起脑钙化）、遗传性黄嘌呤尿症（主要引起肾石病）和原发性高草酸尿症（主要引起肾石病和进行性肾衰竭）。

一、遗传性异位钙化与异位骨化疾病

（一）Fahr 综合征

Fahr 综合征亦称 Fahr 病或对称性大脑钙化综合征（symmetrical cerebral calcification syndrome）、基底核钙化症、大脑钙质沉着症、家族性基底核钙化症、家族性特发性基底核钙化症、特发性家族脑血管亚铁钙沉着症、特发性家族性脑血管铁钙质沉着症、特发性非动脉硬化性脑血管钙化症、大脑钙质沉着伴晚发性脑病、特发性两侧对称性大脑基底核钙化症等。家族性 Fahr 综合征患者可伴血卟啉病、顽固性贫血和假性甲旁减（2 型），血清转铁蛋白显著升高，血清铁和铁结合力下降，内脏伴铁沉着症。脑组织钙盐沉着还与铁转运功能障碍和自由基生成过多有关。有智力障碍的本征患者（非 Alzheimer 或 Pick 病所致）的表现不典型，往往有 Alzheimer 病和 Pick 病的混合表现。

本征常在脑 CT 等检查时发现双侧对称性基底核钙化，小脑齿状核和脑沟处亦可见钙化。一般不伴有症状。随着年龄增长到老年前期（45～60 岁）时，可表现不同程度的神经症状，如精神衰退、癫痫发作、小脑性共济失调、情绪迟钝、记忆减退、类精神病样症状、帕金森病、构音障碍等。Billard 等总结具有脑病表现的 14 例患者的临床表现，认为可分为四种临床类型：① 第一型呈常染色体隐性遗传，病理改变以神经脱髓鞘和钙化为特征，表现为脑病、小脑畸形（microcephaly）、矮小、视网膜病变和视交叉萎缩。本型发病较早，进展较快；② 第二型有先天性脑病或脑瘫表现，但无短肢畸形，亦无眼部和脑脊液异常；此型很可能不是遗传性疾病，估计与产前的病毒感染有关；③ 第三型有脑病和小脑畸形，脑脊液中淋巴细胞持续增多；④ 第四型的主要表现为基底神经节钙化，伴或不伴神经功能异常，本型呈常染色体显性遗传，可并发神经性厌食和低血糖症。

MRI 和 CT 是诊断本综合征的最好方法。严重患者脑区见广泛性钙盐沉着甚至钙化和脑萎缩，以基底部钙化为甚，但要排除甲旁减和中枢神经系统线粒体病，并行家族调查有助于明确 Fahr 病的诊断。长期而严重的甲旁减亦可有类似表现，血清 PTH 测定有助于两者的鉴别。不典型病例亦可用 PET 鉴别（^{18}F-脱氧葡萄糖标记），在 PET 上表现为示踪物摄取功能下降，并可对缺陷的脑组织进行功能定位和定量评估。此外，除钙化灶外，脑 CT 还可见大脑轻度萎缩，脑室扩大。

重要的是本征无钙、磷代谢失调（包括血、尿钙磷），无甲状旁腺激素异常，且无假-假性甲状旁腺功能减退症的身材矮小等其他躯体畸形改变。

本征无特殊治疗，对症治疗可缓解病情；严重者偶尔发生猝死。

（二）Crouzon 综合征

Crouzon 综合征的特征性临床表现有颅缝早闭、上颌骨发育不全、眼眶浅、眼球突出和异位钙化，病因与 *FGFR2* 基因突变有关。颅缝早闭伴茎突韧带钙化和颈椎钙化与畸形具有诊断特异性。传导性听力缺陷和外耳道闭锁也较常见，并常伴有鼻中隔偏曲及颈椎融合。

二、获得性表层异位钙化

（一）获得性异位骨化

根据异位钙化和激素抵抗的程度，GNAS 杂合子失活性突变引起的疾病组成疾病谱，PHP1b 和 PHP1a/1c 伴有 PTH 抵抗而无或仅偶尔伴有表浅异位钙化（superficial heterotopic ossification，HO）；而 AHO 和 POH 无激素抵抗，而表浅异位钙化不定；POH 的特点是异位钙化呈进行性发展，但可出现重叠综合征（overlapping syndrome），即 POH/AHO 和 POH/PHP1a/1c。

（二）皮肤钙盐沉着症

一般分为转移性皮肤钙盐沉着症（metastatic cutaneous calcinosis）和营养不良性皮肤钙盐沉着症（dystrophic cutaneous calcinosis）两种，转移性皮肤钙盐沉着症常见于慢性肾病、甲旁亢等疾病，而皮肤钙盐沉着是高磷血症、高钙血症或钙磷乘积升高的结果。营养不良性皮肤钙盐沉着症的病因多与自身免疫性疾病，如硬皮病、皮肌炎、动脉粥样硬化或肿瘤关联；家族性皮肤钙盐沉着症（familial forms of metastatic and dystrophic calcinosis cutis）的病因与 SAMD9、FGF-23 或 GALNT3（编码调节 FGF-23 翻译后修饰的糖基转移酶）突变有关。

（三）大团块状钙质沉着

大团块状钙质沉着（tumoral calcinosis）是一种遗传性疾病，其特征是关节周围出现团块状的钙化。高磷血症是重要原因。英文 tumoral 一词非指肿瘤而是指肿块，钙质沉着形成许多团块状病灶构成大块。

约 1/3 患者有家族史，属常染色体隐性遗传或显性遗传。男女均可发生。它常于儿童期出现，但亦见于婴儿或老人。此种软组织团块状钙化一般不痛，发展速度不一，可发生于关节周围、皮肤、骨髓、牙齿、血管，因而可引起并发症。起病 1～2 年后，块状物可能增大至如葡萄或橙大小，重量达 1 kg 或更多，质硬，分叶状，与深层筋膜相连。偶有浸润至肌肉或肌腱。因多数钙质沉着发生于关节囊以外，故关节活动不受影响，若块状物很大，可影响活动，或压迫神经。病变可引起皮肤溃破而流出粉笔状液体，形成窦道，从而继发感染。可有低热、贫血、淋巴结肿大、脾大、淀粉样变性。齿可呈短球茎状齿根，钙沉积而堵塞牙髓腔，疾病为终身的。

X 线片检查见形态不规则的致密的钙化结节集聚于软组织。结节间的纤维间隔造成放射透亮区及分叶状。在小叶内偶可呈现液体。CT 和 MRI 有助于观察骨干的骨内膜新骨形成和钙化性骨髓炎。骨扫描有助于钙化块的定位。

实验室检查见血钙与 ALP 正常，血磷可能增高，肾磷酸盐最大吸收值（TmP）/GFR 可能增高。肾功能欠佳者血钙可低于正常。粉笔样液体物是羟磷灰石。

组织学见肉芽肿反应，形成多个圆形囊状结构。可能最初有出血和组织细胞聚集，形成许多囊状结缔组织，后来则发生钙化。

治疗：手术清除块状物，减少磷的摄入。服乙酰唑胺及氢氧化铝促进磷从尿和粪排出。

第三节·低磷酸酶症

低磷酸酶症主要与组织非特异性碱性磷酸酶（tissue-nonspecific alkaline phosphatase，TNAP）基因突变有关。

低磷酸酶病（hypophosphatasia）的特征是骨骼牙齿矿化缺陷和血清与骨骼的碱性磷酸酶（alkaline phosphatase；OMIM146300，241500/241510）活性低下，发病率约为 1/10 万。低磷酸酶病的临床表现（表 13-27-3）的变异度极大，严重者出生前死亡，骨骼完全缺乏矿化，轻型患者仅有牙齿脱落而缺乏骨骼病变。临床常分为 6 种类型，即产前致命型（perinatal lethal type）、产前良性型（perinatal benign type）、幼儿型（infantile type）、儿童型（childhood type）、成年型（adult type）和牙型低磷酸酶病型（odontohypophosphatasia type）。

表 13-27-3　低磷酸酶病的临床分类

临床类型	遗传方式	骨骼症状	牙齿表现	临床诊断
产前致命型	AR	矿化低下 骨-软骨刺	无资料	影像学检查 超声检查
产前良性型	AD	长骨弯曲	无资料	超声检查 临床检查
幼儿型	AR	颅缝早闭 矿化低下 佝偻病（肋骨） 高钙尿症	乳牙早脱	临床检查 血清 ALP 活性 PEA/PLP 比值 影像检查
儿童型	AR/AD	矮身材 骨畸形 骨痛与骨折	乳牙早脱	
成年型	AR/AD	应激性骨折/ 骨关节炎	±	
牙型低磷酸酶病	AR/AD	牙槽骨发育不良	表皮剥脱 牙质变薄 牙髓腔扩大 龋齿	临床检查 血清 ALP 活性 PEA/PLP 影像学检查

注：ALP，碱性磷酸酶；PLP，吡多醛-5'-磷酸；PEA，磷酸乙醇胺；AR，常染色体隐性遗传；AD，常染色体显性遗传。

一、临床表现

临床表现：① 婴儿前低磷酸酶症在妊娠期发生。骨骼严重矿化不足，肢体短而畸形，颅骨软薄如膜。出生时呼吸困难，发绀，惊厥，易死亡。② 婴儿型低磷酸酶症于出生后半年内症状已明显。逐渐进食减少，体重不足，肌张力欠佳，囟门宽阔,佝偻病体征。颅缝早闭而发生颅内压增高,前囟膨出,眼球突出。50%的患者夭折,若能存活度过婴儿期预后良好。③ 儿童型低磷酸酶症的骨发育不良,乳齿于 5 岁前过早脱落。牙髓腔和根管扩大,形成牙壳。推迟学会走路,步态蹒跚,身材矮,长头畸形,前额突出。青春期自动好转,成人时病情又加重。④ 成年型低磷酸酶症于中年出现症状。常表现为跖骨复发性应力性骨折,股骨假性骨折致疼痛。约 50%的患者有儿童型低磷酸酶病史。常有软骨钙化,关节周围钙化的情况。

二、诊 断

本症的临床确诊依据是:成人患者如无明显佝偻病后遗症状者,而易反复发生应力性骨折,且骨折难以愈合,X 线表现有骨质软化(如骨小梁和骨皮质模糊不清)和骨畸形,血清 ALP 降低,PTH 正常而血钙高、血磷低、磷酸乙醇胺(phosphoethanolamine,PEA)高亦可确诊。病因诊断有赖于 *TNAP* 基因的 DNA 序列分析和 *TNAP* 基因突变的鉴定。

血清总的 ALP 活性降低,其降低程度与临床表现一致。但是必须排除引起 ALP 活性降低的其他情况,如妊娠(早期)、药物、甲减、贫血、过敏性肠病等。尿 PEA 升高支持本病的诊断,但不能作为诊断的主要依据,因为许多代谢性骨病亦可升高,而一些低磷酸酶病类型的 PEA 水平可正常。

三、治 疗

本病呈部分自限性,有些患者可自愈。病情较重者应采用综合性治疗。

儿童应补充足够的蛋白质、碳水化合物及微量元素和维生素,以满足生长发育的需要。有学者采用静脉滴注几种具活性的碱性磷酸酶治疗,虽有生化学上的改善(如血钙、血磷、ALP 基本正常),但随着酶在体内降解,活性消退,半年观察未见有放射学的改变。降钙素和氯噻嗪可纠正高钙血症,抑制骨钙释放和细胞外液钙转移。氯噻嗪能减轻高钙尿和骨的低矿化,从而间接降低高血钙。常用量为每次 25 mg,25～75 mg/d。非甾体类固醇性抗炎止痛药有助于缓解患者的疼痛(抑制前列腺素 E 的合成和释放)。

成年型患者发生应激性骨折时,特立帕肽(PTH$_{1-34}$)可改善预后,但似乎效果不佳。酶替代治疗和骨髓细胞移植为重症患者提供了 ALP 活性正常的成骨细胞,已经用于本病的治疗。二膦酸盐治疗有一定效果,但长期使用可引起非典型骨折。

第四节 · 成骨不全

成骨不全是一组临床脆性骨折和牙本质发育不全情况的总称,又称脆骨症,以骨脆弱、骨畸形、蓝色巩膜、牙齿发育不良、身材矮小等为临床特征的常染色体显性或隐性遗传性结缔组织病。本病为家族遗传性疾病,可母婴同患,也可发生于孪生儿。新发现的散发病例则因Ⅰ型胶原基因获得性突变所致。

一、病因和分型

1979 年,Sillence 将成骨不全分为Ⅰ、Ⅱ、Ⅲ、Ⅳ四型(表13-27-4),因后来发现了导致成骨不全的新致病基因。

表 13-27-4		Sillence 等提出的成骨不全临床分型
	特 点	遗传类型
Ⅰ(轻型)	蓝色巩膜,失听,皮下出血,青春期前轻度骨脆弱,身材轻度矮小	常染色体显性遗传
Ⅱ(围生期致死型)	死产或出生后 1 岁内死亡,肺心病为常见的死亡原因,结缔组织极脆弱,宫内骨折,颅骨大而软,肢小畸形,管形长骨,串珠状肋骨	常染色体显性遗传
Ⅲ(进行性畸变型)	骨严重脆弱,常有宫内骨折,重度骨质疏松,长骨呈"爆米花"状,干骺端呈杯状,相对性巨头伴三角脸,面中部扁平,浅眼窝,可有扁后脑,脊柱侧弯,胸部畸形,身材极矮小,成人如儿童大小	常染色体显性遗传/个别为常染色体隐性遗传
Ⅳ(中等严重型)	行走前常有骨折,长骨弯曲,中等骨脆弱,扁后脑	常染色体显性遗传

二、Ⅰ型胶原突变

(一)Ⅰ型胶原基因突变

成骨不全是一组以骨Ⅰ型胶原结构和功能异常所致的代谢性骨病,约 90%的成骨不全是由于Ⅰ型胶原 α1 链(*COL1A1*)和 α2 链(*COL1A2*)基因突变所致。目前已发现300 多种突变类型,但基因突变的类型与临床表现和病情无明确关系。同样的基因突变可引起不同的临床类型,而同一临床类型又可由多种基因突变类型所致。

Ⅱ型、Ⅲ型、Ⅳ型成骨不全患者的突变位于Ⅰ型胶原 α1(Ⅰ)或 α2(Ⅰ)链的一级序列中,绝大多数(85%)为点突变,导致肽链上的甘氨酸残基中的一个侧链带电荷,有极性或因侧链异常而形成异常空间构象;另一类突变(约 12%)是单个外显子的拼接异常;其余少数突变是较大的缺失、插入或内含子变异。Ⅰ型(轻型)成骨不全患者能合成结构正常的胶原,但合成量下降(正常量的一半左右)。

(二)其他基因突变

在 *COL1A1* 和 *COL1A2* 基因的遗传多态性和近 300 种胶原蛋白基因突变中,绝大多数无临床表现,亦无骨量或骨强度的个体差异和种族差异;另一方面,有些临床诊断的成骨不全病例又未发现Ⅰ型胶原基因突变。这些事实说明,成骨不全的发病还有其他因素的参与。目前发现 *CRTAP* 和 *LEPRE1* 突变、亲环素(cyclophilin B,PPIB)和 SERPINH1 编码胶原伴侣蛋白 HSP47 突变可导致成骨不全。

三、临床表现

(一)骨畸形与骨折

骨密度降低,脆性增加。虽身材无明显矮小,但多次骨折可致肢体较短而呈不同程度的矮小畸形,可有牙齿异常、关节松弛、多汗和体温异常、皮下出血、瘢痕体质及便秘和呼吸困难等。40 岁后可发生眩晕、耳鸣,甚至耳聋。尚可有中枢神经受累和早发关节退变症状。长骨弯曲（图 13 - 27 - 3）、扁平椎和脊柱后突、三叶形骨盆、扁颅底；约 1/3 患者有脊柱侧弯、胸廓畸形、头大、两侧颞骨外突和三角脸等。

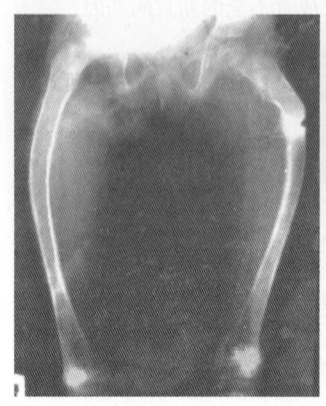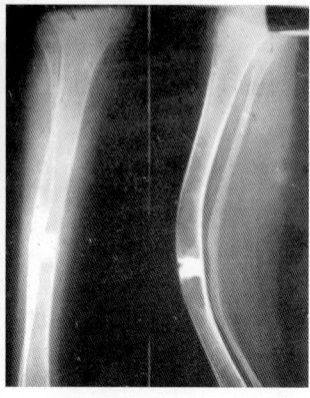

图 13 - 27 - 3　成骨不全（Ⅰ型）

男，18 岁，成骨不全 I A 型股骨及胫腓骨平片。诸骨较广泛骨质疏松，骨皮质变薄，并弯曲变形，左股骨、右胫骨并有骨折

矮小和发育异常伴反复骨折，并导致骨畸形。检查 86 例成骨不全患者的发育指标，全部病例的身高降低（Ⅲ/Ⅳ型更明显），躯干长度也下降，头围增大，以Ⅲ/Ⅳ型为更明显。小部分患者的血 IGF - 1 和 IGFBP - 3 下降，多数在正常范围内。这些发育指标的改变主要与成骨不全类型和胶原缺陷的类型有关。成年成骨不全患者常伴有驼背和胸廓畸形，可影响肺部功能，增加肺部并发症的发生率。其他少见的表现有失听、主动脉功能不全、骨肉瘤和肺发育不全等。智力均正常。患者因惧怕骨折和骨痛而不愿活动，劳动和生活能力低下，生活质量差。现有的各种治疗难以改善骨的强度，预后差。成骨不全的治疗希望在于使用成骨性干细胞和生物材料作矫形修复。重组的人骨形成蛋白 - 2（rhBMP - 2）已试用于治疗成骨不全动物模型。Ⅰ、Ⅳ型成骨不全患者可长期存活。Ⅱ、Ⅲ型成骨不全患者的主要死亡原因是心力衰竭、呼吸道并发症或神经损害、颅内出血及意外创伤等。用正常细胞通过骨髓移植来置换基因突变的细胞尚在探索之中。各型的骨折和骨畸形表现不同，与其他疾病相比，成骨不全所致的骨折特点是：① 骨的脆性增加，骨折反复发生；② 肿瘤样和增生性骨痂形成；③ 常伴牙齿发育不全；④ BMD 正常或降低。

一般有以下四种改变：① 部分患者因骨质软化可引起髋臼和股骨头向骨盆内凹陷；② 骨干的膜内成骨发生障碍可致骨干变细，但由于软骨钙化和软骨内成骨依然正常，而使组成关节的骨端相对粗大；③ 部分患者骨骺内有多数钙化点，可能由于软骨内成骨过程中钙质未吸收所致；④ 假关节形成，由于多发骨折，骨折处形成软骨痂，应与假关节形成鉴别。骨干过细或骨干过粗，骨呈囊状或蜂窝样改变；长骨皮质缺损毛糙；肋骨变细、下缘不规则或弯曲，粗细不一；手指呈花生样改变；牙槽板吸收；脊椎侧凸，椎体变扁或椎体上、下径增高；也可表现为小椎体、椎弓根增长；颅骨菲薄，缝间骨存在，前后凸出，枕部下垂；四肢长骨的干骺端有多数横行致密线；干骺端近骺软骨盘处密度增高而不均匀。

早发型与晚发型成骨不全的骨损害表现有所不同。早发型者多表现为全身长骨的多发性骨折，伴骨痂形成和骨骼变形；晚发型者有明显骨质疏松、多发性骨折、长骨弯曲或股骨短而粗呈"手风琴"样改变。MRI 和 CT 检查可发现晚发型成骨不全（osteogenesis imperfecta tarda）病灶处有增生性骨痂形成，有时酷似骨肿瘤。凡有成骨不全病史者均有儿童期多次、多处骨折和肢骨局部缓慢增大畸形并有触痛，X 线和 CT 均可显示一囊样膨胀性骨块，并经 CT 测定低密度区为脂肪组织（CT 值为 −40 ～ −90 HU）。肿瘤样骨痂是成骨不全少见而较特异的表现，大量骨痂增生可能与骨膜的附着松弛而易剥离，同时伴有脂髓组织大量浸润有关。

（二）牙本质发育不全

牙本质发育不全的特点是牙本质结构异常；牙本质变色，由白色变为灰色或乳白色，胶原结构异常而其含量一般不降低。

（三）其他表现

成骨不全患儿出生时 90% 以上有蓝色巩膜。1 型胶原 α1 链的螺旋区突变或其起始 120 氨基酸突变容易出现蓝色巩膜（75%），α2 链突变的蓝色巩膜发生率较低（57%）。少数患者可有心瓣膜病、结缔组织病、动脉瘤、脊柱侧弯、手足细小、掌指骨短、指甲发育不良、皮肤疏松等表现。

四、辅助检查与诊断

（一）辅助检查

1. 生化指标·血钙磷均正常，Ⅰ 型前胶原 C 端前肽（PICP）排出量明显降低，其他生化指标如 ALP、骨钙素、尿羟脯氨酸等稍升高。这表明，成骨不全患者的主要改变是 Ⅰ 型胶原合成障碍，同时也伴有继发性矿化不良和骨微结构失常。PICP 是了解 Ⅰ 型胶原合成的较好指标。有 2/3 的患者血清 T_4 升高。

2. 影像和骨超声·X 线骨骼照片可提供鉴别诊断的重要依据，影像学提示：普遍的骨量减少；长骨形态不正常，由于屡发骨折而畸形；脊椎亦多骨折；骨皮质薄；婴儿严重病例长骨短粗；颅缝间骨常见；扁颅底，颅底陷入，额窦及乳突过度气化均可能发生；骨盆可呈三角形；骨关节炎在成人常见。胎儿的骨骼系统可早期发现先天性骨发育障碍性疾病。

OI Ⅲ 型患者在生长过程中 X 线影像恶化为一特征，可见骨畸形加重。于长骨的骨骺及干骺端有钙化灶，形成爆开玉米粒，这在Ⅲ型最常见。这可能是由于外伤致软骨生长板碎裂，从而影响长骨生长，致身材矮。在青春发育期由于骨骺钙化而使上述钙化灶消失。OI 患者骨折常呈横向，其愈合速度如正常人。骨痂若形成丰富，可能被误诊为骨恶性肿瘤。

骨闪烁扫描（bone scintigraphy）对微小的骨病变和非典型骨折有较大诊断价值，但对长骨生长板部位（摄取率高）骨折无诊断价值。

（二）临床诊断

骨脆性增加伴反复骨折的儿童或青少年患者应首先想到成骨不全可能。如果肢体变短、骨骼畸形、早发性骨质疏松、蓝巩膜、听力下降、牙质形成不全（dentinogenesis imperfecta）、早发性耳硬化中出现 2 项或更多表现，临床即可诊断为成骨不全，但病因诊断有赖于基因突变分析。

五、治　疗

（一）生长激素治疗

骨生长不足是成骨不全的临床特征之一。一些成骨不全患者的 GH/IGF‑1 轴功能低下。GH 对成骨不全有一定疗效,可加大可交换钙钙池,钙含量增加(男性更显著),有利于骨矿化。此外,GH 可促进胶原合成,治疗 12 个月后,骨的纵向生长速度增加(骨龄无变化)、骨折率下降。

(二) 二膦酸盐治疗

儿童患者使用二膦酸盐可获得多方面的益处,如增加骨密度,降低骨折率,但对骨的强度无直接作用;对于病例的选择、疗程和用量等仍有不同意见。应用的原则是:① 剂量要低;② 应用宜早;③ 首选帕米膦酸钠;④ 疗程不能过长;⑤ 轻型病例不用或慎用。

(三) 热疗和对症处理

背痛常因胸、腰椎多处压缩性骨折或(和)脊柱侧弯所致。治疗包括热疗和对症处理。疼痛明显者可应用药物止痛。例如:① 降钙素对骨折和骨质疏松所引起的疼痛有效。② 非甾体类药物(如布洛芬缓释片、吡罗昔康和吲哚美辛等)及外用霜剂(如吲哚美辛、优迈霜等)。③ 中药如三七、红花加乳香、没药泡酒外揉亦有一定疗效。

(四) 截骨与矫形

许多成骨不全患儿伴有长骨矢状面和(或)冠状面的弯曲,如胫骨矢状面弯曲超过 40°,容易发生骨折,应告知患儿父母,患儿发生骨折的危险性较大。当弯曲超过 40°可能需要手术干预,这种程度的弯曲常伴有顶屈、背屈运动幅度减小。

有些患儿在儿童时期行多处截骨术,以降低骨折发生率和预防下肢弯曲。手术可改善肢体畸形,提高患者生活质量。牙质成骨不全者可做相应处理。

参考文献

[1] Lazner F1, Gowen M, Pavasovic D, et al. Osteopetrosis and osteoporosis: two sides of the same coin[J]. Hum Mol Genet, 1999, 8(10): 1839 - 1846.

[2] Sobacchi C, Schulz A, Coxon FP, et al. Osteopetrosis: genetics, treatment and new insights into osteoclast function [J]. Nat Rev Endocrinol, 2013, 9(9): 522 - 536.

[3] Wu CC, Econs MJ, DiMeglio LA, et al. Diagnosis and Management of Osteopetrosis: Consensus Guidelines From the Osteopetrosis Working Group[J]. J Clin Endocrinol Metab, 2017, 102(9): 3111 - 3123.

[4] Rodrigues C, Gomes FA, Arruda JA, et al. Clinical and radiographic features of pycnodysostosis: A case report[J]. J Clin Exp Dent, 2017, 9(10): e1276 - e1281.

[5] Xue Y, Cai T, Shi S, et al. Clinical and animal research findings in pycnodysostosis and gene mutations of cathepsin K from 1996 to 2011[J]. Orphanet J Rare Dis, 2011, 6: 20.

[6] Bhadada SK, Sridhar S, Steenackers E, et al. Camurati-Engelmann disease (progressive diaphyseal dysplasia): reports of an Indian kindred [J]. Calcif Tissue Int, 2014, 94(2): 240 - 247.

[7] Janssens K, Vanhoenacker F, Bonduelle M, et al. Camurati-Engelmann disease: review of the clinical, radiological, and molecular data of 24 families and implications for diagnosis and treatment[J]. J Med Genet, 2006, 43(1): 1 - 11.

[8] Cianci F, Zoli A, Gremese E, et al. Clinical heterogeneity of SAPHO syndrome: challenging diagnose and treatment [J]. Clin Rheumatol, 2017, 36(9): 2151 - 2158.

[9] Firinu D, Garcia-Larsen V, Manconi PE, et al. SAPHO syndrome: current developments and approaches to clinical treatment [J]. Curr Rheumatol Rep, 2016, 18(6): 35.

[10] Ranganathan K, Loder S, Agarwal S, et al. Heterotopic ossification: basic-science principles and clinical correlates[J]. J Bone Joint Surg Am, 2015, 97(13): 1101 - 1111.

[11] Jaworski K, Styczyńska M, Mandecka M, et al. Fahr syndrome-an important piece of a puzzle in the differential diagnosis of many diseases [J]. Pol J Radiol, 2017, 82: 490 - 493.

[12] Whyte MP. Hypophosphatasia: an overview for 2017[J]. Bone, 2017, 102: 15 - 25.

[13] Linglart A, Biosse-Duplan M. Hypophosphatasia[J]. Curr Osteoporos Rep, 2016, 14(3): 95 - 105.

[14] Marini JC, Forlino A, Bächinger HP, et al. Osteogenesis imperfecta[J]. Nat Rev Dis Primers, 2017, 3: 17052.

[15] Forlino A, Marini JC. Osteogenesis imperfecta [J]. Lancet, 2016, 387(10028): 1657 - 1671.

第二十八章 · 尿石症

刘广华　肖　河　张寅生

尿石症是泌尿系统各部位结石症的总称,是指一些晶体物质(如钙、草酸、尿酸和胱氨酸等)和有机基质在泌尿系统的异常聚集。它是一种慢性、易复发的疾病,严重影响患者的生活质量,给患者、家庭及社会均带来沉重的负担。尿石症对人体的危害主要包括对尿道的局部损伤、引起尿路梗阻及引发炎症,它是一种全球性的常见疾病。

一、流行病学

泌尿系结石是临床常见疾病,欧美国家的流行病学资料显示,5%～10%的人在一生中至少发生一次泌尿系结石,亚洲成人为 1%～5%,较欧洲(5%～9%)和北美洲(加拿大 12%,美国 13%)相对低,多见于 30～60 岁,男女之比为(2～3):1。我国泌尿系结石的发病率为 1%～5%,南方高达 5%～10%,年新发病率为(150～200)/10 万,其中 25%的患者需要住院治疗。近年来,我国泌尿系结石的发病率有增加趋势,是世界三大结石高发区之一。

我国人群中尿石症患病率为 120/10 万～6 020/10 万。流行病学调查表明,我国泌尿系结石的发病部位及患者的年龄构成都已随着我国经济状况的发展而发生了明显变化,具体表现为下尿路结石患者明显减少,而上尿路结石患者明显增多;青壮年泌尿系结石患者增多,小儿原发性膀胱结石患者明显减少;女性患者逐渐增多,发病的性别比率逐渐缩小。

二、发病机制

肾结石的成分复杂,主要为草酸钙结石,占 70%～80%,磷酸钙结石占 5%～10%,尿酸结石占 5%～10%,磷酸铵镁结石占 5%～10%,胱氨酸结石占 1%～5%,临床 3/4 的结石为混合性结石。尿石症的形成机制尚未完全阐明,它的形成受到多种遗传及外部因素的影响,包括自然因素、社会环境条件、饮食结构习惯、泌尿系统局部的疾病及全身代谢紊乱等。

(一)含钙结石的形成机制

钙质结石占肾结石的大多数,主要为草酸钙和磷酸钙结石,含钙结石形成机制可分为高钙尿症、高草酸尿症、高尿酸尿症及低枸橼酸尿症等原因。

1. 高钙尿症·由于受饮食等因素的影响,正常人 24 h 尿钙的排泄量变异较大。一般来说,欧美国家的人群比生活在亚洲国家的人群每日排出更多的尿钙。目前认为,24 h 尿钙的排泄量男性超过 300 mg(7.5 mmol)、女性超过 260 mg(6.5 mmol),即属于高钙尿症。据估计,大约 1/3 的含钙尿路结石患者存在着高钙尿症。其中在相当部分的患者中,高钙尿症是他们体内存在的主要代谢紊乱形式。

(1)伴有高钙血症的高钙尿症:各种原因引起血钙增高后,经肾小球滤过的钙量增多。原尿中的钙含量过高,超出了肾小管重吸收钙的正常能力,最终导致尿液中的钙排泄增加而出现高钙尿症,常见原因有以下几种。

1)原发性甲状旁腺功能亢进症:由原发性甲状旁腺腺瘤或增生过度分泌甲状旁腺素(PTH)所致。甲旁亢的主要临床特点为高血钙、低血磷,血 PTH 水平升高,磷廓清率上升,结石成分通常为磷灰石或草酸钙,常呈双侧性、易复发。引起原发性甲状旁腺功能亢进症的原因很多,约 80% 是由单个甲状旁腺腺瘤引起的,15% 为甲状腺弥漫性增生,1%～3% 属于多发性腺瘤,而 1%～6% 是甲状旁腺癌引发的结果。病理活检可见骨质溶解增加。

2)其他内分泌疾病:10%～20% 的甲状腺功能亢进症患者的血清钙浓度升高,嗜铬细胞瘤患者体内过多的儿茶酚胺刺激骨质吸收增多,或者刺激 PTH 分泌过多,可引起血钙升高;肾上腺功能低下者通常也出现高钙血症,主要是非离子钙增多的缘故;肢端肥大症的患者也可能出现轻度的高钙血症,其发生的机制不清。

3)恶性肿瘤:部分恶性肿瘤伴有高钙血症存在,常见的有肺癌、乳腺癌、多发性骨髓瘤、淋巴肉瘤和肾癌等。未转移的恶性肿瘤出现高钙血症的原因与这些肿瘤细胞分泌甲状旁腺素样物质、前列腺素样物质和破骨细胞样活性物质有关。目前已经证实,许多恶性肿瘤的患者体内 PTH 水平异常增高。有些实体恶性肿瘤患者体内甲状旁腺激素样物质的水平并不高,但是都存在着高钙血症和高前列腺素尿症。

4)长期卧床:由于骨折等原因长期制动、卧床的结果是溶骨增加、骨质脱钙和血钙水平升高。后者常导致尿钙、尿磷和尿尿酸均明显增高,成石危险概率超过正常值上限。其中,尿钙的增加主要是由于钙滤过负荷的轻度增加和 PTH 的分泌抑制所引起的。对于某些患者,钙的重吸收和溶骨的过程超过了尿钙的排泄,从而出现了高钙血症。

5)维生素 D 或 A 中毒:服用过量维生素 D 及其代谢产物后,由于肠道钙吸收增加,同时溶骨过程增强,会产生高钙血症。由于维生素 A 促进骨钙的吸收,大量服用后会出现高钙血症。

(2)血钙正常的高钙尿症——特发性高尿钙症:当饮食摄入钙为 1 000 mg/d,尿钙排出大于 4 mg/kg 体重(约为男性 280 mg/d,女性 240 mg/d)且血钙正常者,并除外其他可引起尿

钙增多的疾病时,即称为特发性高尿钙症(idiopathic hypercalciuria, IH)。IH 为一种常染色体显性遗传性疾病,临床表现为家族性高尿钙伴肾结石(30%～40% 伴有肾结石),部分患者骨矿化密度减低。IH 是含钙肾结石最常见的原因,是多基因常染色体显性遗传病,钙和维生素 D 受体表达增加可能是 IH 导致高钙尿症的机制,近来的观察表明 IH 可能与钙稳态系统紊乱有关。

IH 包括三个不同方面的异常:肠道钙吸收过多,肾小管钙重吸收减少,骨脱钙增强。

1)吸收性高钙尿症:基本异常是空肠黏膜的先天性缺陷致使肠道吸收钙过多、血钙升高,肾脏钙的滤过负荷增加和甲状旁腺功能减退,肾小管对钙的重吸收减少,结果出现高钙尿症。目前认为,虽然许多吸收性高钙尿症患者的血清维生素 D_3 浓度升高,但是患者空肠选择性高钙吸收的现象提示维生素 D_3 并非起着重要的病因学作用。因为患者的回肠对钙的吸收并不增加,而且空肠对镁的吸收也是正常的。因此,这种空肠选择性高钙吸收的现象并非原发性维生素 D_3 增多的结果。

2)肾性高钙尿症:主要异常是肾小管对钙的重吸收障碍(肾钙漏),血清钙经肾脏大量地丢失引起了循环钙的浓度下降,导致了继发性甲状旁腺功能亢进症。血清 PTH 水平升高后,刺激肾脏生成 1,25 二羟维生素 D,随之又出现骨钙的释放和代偿性肠道钙的吸收增加。患者的血钙浓度正常,但是空腹时尿钙的排泄增加,尿的 cAMP 水平也升高。

3)骨吸收性高钙尿症:是继发于甲状旁腺功能亢进症所出现的综合征。PTH 刺激骨钙释放和肠钙吸收增加后,引起高钙尿症。虽然也促进肾小管重吸收钙增加,但是由于钙滤过负荷增加的幅度过大,其结果仍然是钙的排泄增多。

(3)肾小管性酸中毒(renal tubular acidosis):是由于尿的酸化机制障碍所致的高氯性酸中毒,临床特点包括高血氯性酸中毒、尿钙和尿磷排量增加,碱性尿(尿 pH>6.0),尿钙和尿可滴定酸减少,结石成分多为羟磷灰石或草酸钙。分为三型:远端肾小管性酸中毒(Ⅰ型)、近端肾小管性酸中毒(Ⅱ型)和肾上腺盐皮质激素缺乏或者抗醛固酮症(假性低醛固酮症,Ⅳ型)。过去报道的Ⅲ型现在已认为属于Ⅰ型的变异型,如果肾性失碱的程度并未引起代谢性酸中毒者,则称为不完全性肾小管性酸中毒。一般认为,远端肾小管性酸中毒常伴随有肾钙化和复发性肾结石的出现。近年来,也有人发现近端肾小管性酸中毒的患者泌尿系结石的发生率也很高。远端肾小管酸中毒(dRTA)是由于肾小管细胞功能异常,导致酸排泄缺陷。由于无法充分酸化尿液导致代谢性酸中毒、低枸橼酸尿症、低钾血症、高钙尿症、肾结石等。虽然 dRTA 多继发于干燥综合征,但也有一些遗传的原因,有些是常染色体隐性遗传,也有的是常染色体显性遗传。有一种类型 dRTA 针对碳酸酐酶Ⅱ,可以导致骨和脑组织钙化。dRTA 在摄入酸负荷后,尿 pH 不能降低于 5.5,尿液枸橼酸盐水平很低,而血清碳酸氢盐水平轻度低或正常。

(4)其他遗传性高钙尿症:许多单基因疾病引起高钙尿症,从而导致肾结石。由于骨吸收增加导致的高尿钙疾病包括 1 型成骨不全症、伴甲状腺亢进的多发性内分泌腺瘤 1型(MEN1)、McCune-Albright 综合征和婴儿低磷血症。由于

肠吸收过量钙导致的高尿钙疾病包括磷酸钠协同转运蛋白异常引起的遗传性低磷性佝偻病、唐氏综合征、先天性乳酸不足等。

1) X连锁高尿钙性肾结石(Dent病):在世界各地发现有一系列异常病变在家庭中有聚集现象,包括高钙尿、低分子量蛋白尿、肾结石、低磷性佝偻病、肾衰竭。在这些患者中发现有近曲小管重吸收氨基酸、葡萄糖、磷酸盐障碍,以及低PTH、高维生素D_3。在接受肾移植后上述异常完全消失,提示这些异常是肾小管疾病。在这些患者家庭中,遗传模式与X连锁隐性遗传症一致,男性发病率比女性多。后者虽然受影响小,但其一半的男性后代可遗传此疾病。研究表明,这类疾病与X染色体上xp11.22位点的CLCN5基因突变有关。该基因编码一种CIC-5蛋白,是电压门控性氢氯交换器(CLC)家族九个成员之一。这个通道的缺陷如何导致包括高钙尿症、肾结石、肾衰竭等疾病,目前尚不清楚。

2) Bartter综合征:是一常染色体隐性遗传病,由肾小管上皮细胞上的离子转运蛋白基因突变所引起,包括NKCI2基因突变、CICNKB基因突变、SCI12A3基因突变、ROWK基因突变等。钠运输缺陷导致肾小管内外电位差降低,血容量减少,引起醛固酮介导的代谢性碱中毒。另外,由于PTH水平降低,引起钙重吸收减少,导致低血钙、高尿钙。补充维生素D和钙会加重肾结石形成。

3) 家族性低镁血症与高钙尿症:家族性低镁血症与高钙尿症和肾结石(FHHNC)是一种常染色体隐性遗传疾病,导致低镁血症、高钙尿症、肾结石、远端肾小管酸中毒(RTA)等多种异常。随之而来的是多尿、严重钙化症,在童年后期常见进行性肾衰竭。

4) 遗传性低磷性佝偻病与高钙尿症:遗传性低磷性佝偻病与高钙尿症是一种常染色体疾病,临床表现为低磷血症,高磷酸盐尿。低磷血症诱导的高水平维生素D_3,从而导致肠钙吸收增加和高钙尿症。口服磷酸盐可以治疗骨痛、肌无力、肢体畸形、佝偻病。此病是由肾钠磷协同转运子基因突变引起。

2. 高草酸尿症

(1) 原发性高草酸尿症(primary hyperoxaluria):是一种少见的常染色体隐性遗传的草酸代谢障碍性疾病。其临床特点是双侧肾脏草酸钙沉着和尿石症,儿童时期或者成年早期的患者可因肾衰竭而死亡。本病临床上分为三个类型:① 恶性婴儿型,出现肾钙盐沉着,并于早年出现肾衰竭;② 少年型,反复发生泌尿系结石、尿路感染和草酸盐沉积,心肌草酸盐沉积可导致心律失常及传导阻滞;③ 成年良性型,草酸排泄较少,存活时间长。

本病的发病机制是遗传性酶缺陷导致了体内的草酸形成过多,并经尿液排泄。由于草酸钙的溶解度低,容易出现结晶并形成结石。根据不同的酶缺陷特点,可将本病分为两型:① Ⅰ型,较常见,发病是由于线粒体内AGT缺陷,导致了乙醛酸转化成羟乙酸增加,后者进一步转化成草酸,使草酸盐排泄过多。此类患者的尿液中除了草酸盐过多之外,往往还伴有乙醛酸和羟乙酸的排泄过多。正常的情况下,AGT基因定位于第2号染色体的长臂上。近年来,已经成功地破译了人类AGT基因的碱基排列顺序,并将它们成功地克隆出来。② Ⅱ型,较少见,发病是由于D-甘油酸脱氢酶缺乏,使β-羟

丙酮酸不能转变成D-甘油酸而转向生成羟乙酸、色氨酸和L-甘油酸。前两者再进一步代谢形成草酸,结果尿液草酸排泄增加,同时有L-甘油酸排泄过多。在临床上,Ⅱ型的病情比Ⅰ型严重。

(2) 肠源性高草酸尿症:目前已经知道,各种原因的胃肠功能紊乱,如肠炎、腹腔疾病、胰腺疾病等都可以伴有高草酸尿症和泌尿系结石。其中以肠切除尤其是回肠切除术后最为明显。此外,回肠空肠吻合术后患者通常也出现高草酸尿症、低枸橼酸尿症和低镁尿症。肠源性高草酸尿症患者的尿液排泄过多的草酸主要来源是食物而非体内代谢。正常人一般肠道大约吸收食物中10%的草酸,但肠源性高草酸尿症患者吸收食物中的草酸高达60%以上。肠道吸收功能紊乱使肠腔内的脂肪酸与钙结合,导致游离状态的草酸增加,便于吸收。此外,肠腔内没有被吸收的脂肪酸和胆酸会增加结肠黏膜对草酸的通透性,有利于结肠对草酸的被动吸收。因此,肠源性高草酸尿症患者消化道对草酸吸收异常增多的部位主要是结肠。

(3) 特发性高草酸尿症(idiopathic hyperoxaluria):24 h尿液草酸排泄量在500~1 000 mg,伴有肾脏含钙结石形成,此病有一定的家族遗传性,这种高草酸尿明显有别于原发性及肠源性高草酸尿,称为特发性高草酸尿。特发性高草酸尿在特发性草酸钙肾结石中的发生率可高达50%,是特发性草酸钙结石最重要的成石原因,研究发现,细胞膜草酸转运异常是特发性高草酸尿形成的重要原因,特发性高草酸尿的发生机制可能为存在3~4个独立主导基因的变异,但具体主导基因仍未阐明。

(4) 维生素过量或缺乏:抗坏血酸(维生素C)是机体内源性草酸合成的直接前体之一。据报道,口服500 mg维生素C后,尿液的草酸排泄量即明显增多。每口服1 g维生素C,尿液将增加6~13 mg(0.07~0.14 mmol)草酸的排泄量。服用维生素C使尿液草酸排泄增加的原因是进入体内的维生素C直接转化成草酸。此外,肠道内没有被吸收的维生素C在小肠的碱性环境下,经非酶促的过程降解形成草酸,随后又被肠道吸收,最后经尿液排泄。维生素B_6缺乏可以出现高草酸尿症,当体内维生素缺乏时,产生大量的乙醛酸,从而导致内源性草酸合成大量增加。

泌尿系结石的严重性与尿草酸排泄量密切相关。资料表明,特发性高草酸尿症与原因不明的草酸钙结石的发生有关,对于草酸钙结石,特发性高草酸尿症比高钙尿症更重要。因为尿液草酸的浓度与尿液草酸钙结晶的过饱和水平有关,尿液草酸浓度的增加对于改变尿液草酸钙饱和水平的影响比尿钙浓度的增加作用大15倍。实验发现草酸钙结石患者血液中红细胞的草酸转运增加,故有人提出草酸钙肾结石可能是一种分子病,可见高草酸尿症对于草酸钙结石形成危险性更大。

3. 高尿酸尿症 高尿酸性草酸钙肾结石(hyperuricosuria calciuoxalate, HUCN)是独立的、区别于特发性含钙肾结石和尿酸结石的临床综合征。其特征是高尿酸尿症和反复出现的草酸钙结石,结石在尿液的pH高于5.5以及尿钙正常的情况下形成。在临床上,高尿酸尿症患者伴有反复发作的泌尿系草酸钙结石形成,而血钙正常并且没有高草酸尿症及高钙尿

症存在时，即可列入高尿酸性草酸钙结石的范畴。关于尿酸诱发含钙结石形成的机制，目前认为与尿酸诱导晶体的异质成核的过程有关：当尿液的 pH<5.5 时，尿酸在含钠的尿液中形成尿酸钠，后者直接诱导尿酸异质成核，促进结晶形成。另外，尿酸钠与尿液中抑制含钙结石结晶形成、生长和聚集有关因子结合起来，降低了抑制因子对尿液草酸钙结晶的保护活性，从而促进草酸钙结晶的形成。高尿酸尿症患者尿液草酸的排泄量正常或稍少，其原因是患者体内嘌呤代谢途径中的黄嘌呤氧化酶活性亢进，促进了嘌呤的分解和尿酸形成，抑制了草酸合成途径。

4. 低枸橼酸尿症 · 尿液中的枸橼酸具有特殊的生理意义，尿枸橼酸盐的减少使尿液钙盐过饱和，结晶体凝集，结石形成。正常人尿枸橼酸盐排出为 1.6～7 mmol（307～1 344 mg）/d，低枸橼酸尿是指男性<250 mg/d，女性<300 mg/d。枸橼酸是尿液草酸钙结晶生长的强有力的抑制剂，它能抑制尿液草酸钙结晶的生长和聚集。尿液中的枸橼酸与尿液中的钙离子螯合形成螯合物，竞争性地抑制草酸与钙的结合，而枸橼酸钙螯合物的溶解度大大高于草酸钙的溶解度。尿钙与枸橼酸的浓度比值直接反映了枸橼酸钙螯合物形成的速率。在正常情况下，它们两者保持着一定的适当比例，以保证尿液中的游离钙离子大部分与枸橼酸结合。枸橼酸抑制尿液草酸钙结晶形成的作用是肯定的，其作用机制大概与下列因素有关：① 枸橼酸钙螯合物的形成降低了尿液离子钙的浓度，从而使尿液草酸钙的饱和度降低；② 枸橼酸对草酸钙结晶的形成具有直接的抑制作用；③ 枸橼酸能增强某些元素，尤其是正铁离子抑制草酸钙结晶形成的能力；④ 枸橼酸能够增加尿液尿酸的溶解度，因此可以抑制草酸钙结晶形成的异质成核（heteronucleation）作用。

目前已经证实，不少含钙泌尿系结石患者伴随着低枸橼酸尿症，其发生率为 19%～63%。大约 10% 的肾结石患者体内代谢异常仅有低枸橼酸尿症存在，其余的患者可能合并有其他的代谢紊乱。低枸橼酸尿症患者由于尿液中溶解度高的枸橼酸钙螯合物减少，尿液中钙的饱和度增高，促进了尿液中结晶的自然成核和增长过程，容易诱发含钙泌尿系结石。

（二）尿酸结石的形成机制

尿酸是嘌呤碱的氧化分解产物，在人体中无生理功能。人体嘌呤的来源有两条途径：饮食摄入和体内合成与分解。一般情况下，尿酸每日产量 600～800 mg，同时有同样数量的尿酸排出体外。饮食产生的尿酸量，个体间差异很大，多数情况下约占总生成量的 40%，主要来自肉类、鱼类、禽类等富含嘌呤与蛋白质的食物。此外，果糖为一种普遍存在的甜味剂，调查表明果糖与肾结石形成相关。尽管其机制尚不清楚，但果糖是唯一能增加尿酸生成的碳水化合物。

正常人血清尿酸盐的浓度上限男性为 0.42 mmol/L（7.0 mg/dl），女性为 0.36 mmol/L（6.0 mg/dl）。24 h 尿液尿酸排出量在 3.6～4.75 mmol，其中男性尿酸排出的正常值上限高于女性。尿酸的溶解度取决于尿量、尿中尿酸水平和尿液的 pH。尿酸结石形成的主要原因是高尿酸尿症、脱水和 pH 低于 5.5 的酸性尿。虽然尿液中尿酸的分泌增多和慢性脱水的患者尿中尿酸的浓度增高，容易引起尿酸结石。但是，最重要的是各种原因导致持续的尿液酸化状态。当 pH 高于

6.5 时，尿酸主要以离子化尿酸盐的形式存在，几乎不会形成尿酸结石。相反，当 pH 低于 5.5 时，尿酸处于非离解状态。一旦溶液出现过饱和，尿酸结石便形成。另外，尿量减少对尿酸结石形成亦有重要作用。尿酸结石是所有结石中受气温和饮水量影响最大的结石。尿液浓缩一方面使尿酸浓度增加，形成过饱和；另一方面使尿 pH 下降，尿酸溶解度降低，促使结石形成。此外，尿酸还可通过取向附生作用（epitaxy）形成混合性结石，常见的为以尿酸为核心、一水草酸钙（COM）为外层的混合性结石。尿酸结石的形成与含钙结石不同，至今还没有发现尿液中存在着尿酸结石形成的抑制因子。

原发性痛风的发病与高尿酸血症、高尿酸尿症及持续的尿液酸化有关，尿酸生成过多和肾小管泌酸能力下降是本病的基本代谢紊乱。痛风患者由于持续性的高尿酸尿症和尿液酸化状态，更容易患尿酸盐结石。其中，持续性的尿液酸化可能是痛风患者容易形成尿酸盐结石的最重要因素。在正常情况下，进食后胃酸分泌增加，提高了血清重碳酸盐的水平，从而使尿液的 pH 升高（碱潮）。痛风患者由于肾小管分泌氨减少，即使进食后尿液的 pH 也不会高于 6.0。因此，尿液呈持续性的酸化状态，容易形成尿酸结石。

（三）感染性结石的形成机制

尿路感染主要是促使尿路鸟粪石的形成，鸟粪石由磷酸铵镁和磷灰石组成。在正常人的尿液中，形成鸟粪石的主要成分（钙、磷、镁和尿素）已经达到完全饱和的浓度。但是只有在含尿素酶的细菌将尿液中的尿素分解为氨后，碳酸氢盐和碳酸盐才会形成结石。因此，尿液 pH 超过 7.2 的碱性环境和氨的存在是鸟粪石形成的两个必要条件。含尿素酶的细菌大多数属于肠杆菌属。其中最常见的含尿素酶细菌是奇异变形杆菌，其次是克雷伯杆菌、假单胞菌属及某些葡萄球菌。少数大肠埃希菌及某些厌氧细菌或支原体也可以分泌尿素酶。

奇异变形杆菌等细菌通过尿素酶分解尿液中的尿素，产生的氨供细菌自身生长需要。病原体内的尿素酶有质粒编码，并且在它们之间互相转移。目前已经知道，氨能破坏尿路黏膜上皮的氨基酸聚糖层，继而一方面增加细菌在其表面附着和组织炎症反应过程，另一方面也使黏膜表面鸟粪石结晶附着位点增加，促进尿液内有机基质的生成和结晶基质间的相互作用。在细菌感染的情况下，尿液中形成鸟粪石的离子处于过饱和的状态，随着细菌尿素酶分解尿液中的尿素不断增加，尿液中氨的浓度逐渐升高，后者与氢离子结合形成铵（NH_4^+），同时尿中 PO_4^{3-}、CO_3^{2-} 等离子浓度亦增高，与尿中的镁、钙形成磷酸镁铵和碳酸钙结石。尿液 pH 升高达到 7.2 以上，尿液中出现微小的颗粒形成。细菌菌落及其引起的脓块、坏死组织等都可以作为微粒的核心，尿液中不稳定的胶体沉积物也可以作为微粒的核心。微粒逐渐增大，形成结晶体。较小的结晶体聚集形成较大的晶体，肾盂及肾盏黏膜上的炎症病变成为微粒的附着点。结晶体逐渐增大，最终形成了临床上的结石。含有尿素酶的细菌群多数分布在胃肠道，它们之间属于共生菌，一般情况下没有致病性。另外，感染性结石中也存在着一些非产尿素的病原菌。常见的有大肠埃希菌和粪链球菌等。这些细菌的感染不一定直接诱发结石的形成，也可能是在结石的基础上发生的二重感染。

（四）胱氨酸结石的形成机制

正常成人每日经尿液排泄的胱氨酸为 0.332～0.664 mmol，在胱氨酸尿症纯合子患者则高达 2.49～24.9 mmol。胱氨酸的溶解度极小，一般情况下当尿液 pH 为 7.0 时，尿液中胱氨酸的溶解度为 250 mg/L（1 mmol/L）；当尿液 pH 提高至 7.5 时，胱氨酸的溶解度为 500 mg/L（2 mmol/L）。因此，胱氨酸尿症患者尿液中的胱氨酸浓度经常处于过饱和的状态。由于夜间的尿液偏酸性，而且尿量比白天少，因此胱氨酸的溶解度更低。所以胱氨酸结晶主要是在夜间形成的。至于胱氨酸结石是否发生，则主要取决于尿液中胱氨酸的浓度，尿液酸碱度和尿量仅起着次要的影响作用。迄今还没有发现胱氨酸结晶抑制物和促进物的存在。胱氨酸尿症纯合子患者尿液中胱氨酸的浓度长期处于亚稳定的过饱和状态（胱氨酸浓度 660～1 300 mmol/L）或者不稳定的过饱和状态（胱氨酸浓度＞1 300 mmol/L）。因此，患者以尿液出现胱氨酸结晶，并沉淀形成结石为主要的临床特征。在临床上，本病的男女发病率相等，但男性患者的病情较为严重。虽然本病在出生时已经存在，但是不少的病例直至 20～40 岁才逐渐出现明显的临床症状。也有个别病例是早在 1 岁内或者晚至 90 岁以后才发病的。

三、临床表现

肾结石的临床表现多样，从常规影像学发现的无症状结石，到引起疼痛的输尿管排石，以及可明显损害肾功能，甚至导致终末期肾病的鹿角形结石。结石病的严重程度取决于结石类型、大小及位置。

肾绞痛是最经典的症状，如果一侧腰区疼痛或绞痛并血尿，首先应考虑肾输尿管结石的可能性，绞痛发作时身体蜷曲，有时难以配合体检。这种突然发作的不适随着时间的推移而加剧，变成剧烈的腰胁痛，疼痛常沿侧腹部向腹股沟、睾丸、大阴唇处放射，结石排出或去除后疼痛缓解，肾结石也可以导致钝性的、定位不明确的腹痛。其他症状还包括肉眼血尿、尿急和尿频、恶心、呕吐等。部分结石患者可无症状，在常规体检或查找尿路感染原因时进行腹部 X 线平片、B 超和静脉肾盂造影时无意中发现结石。结石自然排出取决于结石的大小，结石小于 2 mm，97% 可以自然排出，4～6 mm 的结石 50% 可自然排出，大于 6 mm 时自然排出率小于 1%。双侧肾输尿管结石引起尿路梗阻时出现尿闭，或一侧结石并梗阻引起对侧反射性尿闭尤应高度重视、急诊处理。当结石梗阻致严重积水，可于腰部或上腹部触及包块。

越来越多的证据表明，肾结石会加重慢性肾病（CKD），肾结石与糖尿病、高血压一样，是 CKD 的独立危险因子，肾结石造成终末期肾病的发生率为 3.1/（100 万人·年），虽然由肾结石引起终末期肾病的比例只有 0.8%，但任何一次结石发作都会造成终末期肾病相关的风险增加。引起肾损害的常见结石状态为鹿角形结石、高结石负荷、感染、输尿管梗阻。

结石引起输尿管梗阻可以导致实质损害，进而造成 CKD。大部分数据来自动物模型，单侧输尿管梗阻引起强烈的肾血管收缩，减少肾血流量和肾小球滤过率（GFR）。磷酸氢钙结石可造成肾皮质纤维化，此类患者 Randall 斑块的形成与导管堵塞、集合管细胞死亡，并发炎症有关。肾活检发现结石伴有广泛的炎症和巨噬细胞浸润。其他结石病变如原发性高草酸尿症、胱氨酸尿症、Dent 病都是在肾实质内晶体形成，引发后续的炎症和肾衰竭。

某些疾病可导致弥漫性肾实质钙化，称为肾钙质沉着，可发生在肾皮质或髓质，通常为磷酸钙和草酸钙。最常见的肾钙化病变是原发性高草酸尿症和肾髓质海绵肾。

大部分肾结石患者，体检结果是正常的。然而在一些患者，体检结果可能提示与结石病有关的全身性疾病。例如，体检发现的肠外瘘预示克罗恩病的可能，这种疾病是肠源性高草酸尿症的常见原因。一个截瘫患者留置导尿管可能会导致频繁的尿路感染，从而形成鸟粪石。高尿酸尿症及尿酸结石多见于痛风患者。

四、实验室检查

虽然从病史和体格检查可以获得有价值的信息，但没有实验室检查，很难确定结石的代谢异常。尿液分析是一种简便、廉价的检查，可以提供大量的信息。例如，尿中不同种类的结晶提示潜在结石类型。尿酸和草酸钙结石在酸性 pH 更有利的形成，而高尿 pH 可能提示磷酸钙或磷酸铵镁结石。尿比重高，应考虑液体摄入不足。

血尿往往是活跃性结石的表现，尿液镜检查多可以发现特征性结晶。菌尿、脓尿与高尿 pH 同时出现是鸟粪石病的特征，这种情况下应行尿液培养。因为即使菌落计数低（＜50 000 菌落形成单位），产生的尿素酶也足够形成鸟粪石，因此即使发现菌落计数低，微生物实验室也要鉴定是否为产尿素酶细菌。

尿液标本应进行胱氨酸定性筛查。尿液中滴入硝普钠，当胱氨酸浓度大于 75 mg/L 时，尿液会变成紫红色。

血液检验包括电解质（钠、钾、氯、碳酸氢盐）、尿酸、钙、磷、血清肌酐。如果血清钙水平升高或正常值上限或者血清磷水平降低或在正常值的下限，都应测定血清 PTH 水平，以排除原发性甲状旁腺功能亢进症。低血清碳酸氢盐水平提示低枸橼酸尿症。

五、影像学检查

影像学检查可以帮助确定结石位置、结石负荷和发现与结石形成有关的泌尿生殖系统异常。对于急性肾绞痛、平扫螺旋 CT 已经取代静脉肾盂造影（IVP）作为肾结石定位的优先检查。螺旋 CT 在泌尿系各种类型结石检测的敏感性、特异性上高于 IVP，此外它的优点还包括不使用静脉造影剂，可以更准确地揭示与结石无关的腰痛和血尿的原因等。辐射是 CT 和 IVP 的不利方面，螺旋 CT 接触到射线量是 IVP 的 3 倍。因此，应谨慎使用，特别是肾绞痛发作频繁的年轻患者。

拍摄腹部 X 线平片（KUB）后即可行 CT 检查，有助于确定结石成分。由含钙结石、胱氨酸结石、鸟粪石可在 KUB 显影，而那些由尿酸和黄嘌呤组成的结石，在 KUB 上不显影，是阴性结石。

IVP 可以发现与肾结石有关的一些疾病，如髓质海绵肾、肾盏畸形等。IVP 还有一个优点，通过注射造影剂所产生的渗透性利尿可以帮助排出引发急性肾绞痛发作的结石。静脉肾盂造影的一个主要缺点是造影剂危害。在造影剂高风险的患者中，如老年人、糖尿病患者、蛋白尿、肾脏疾病患者和血容量明显减少的患者，应避免使用造影剂。

在必须避免暴露于辐射和造影剂的患者，超声检查是一个有益的手段，如妊娠妇女和儿童。与螺旋 CT 相比，超声对肾脏结石特异性好，但敏感性低，而输尿管结石超声很难发现。

一旦确定了结石类型，在随诊时就使用相关的检查，如无症状含钙结石随诊可用 KUB，评估结石的大小或数量变化。由于辐射问题，除非检查结果要用于改变治疗方式，否则不应过多重复这类影像检查。

六、结石评估

对于以下结石患者需要完整的代谢评估：结石在数量或体积上增加（代谢活跃的结石）、儿童患者、非草酸钙结石、平时不易患结石的人群。评估应从以下几个方面进行。

1. 病史·除了获取常规病史外，对肾结石评估包括结石病史和对饮食、液体摄入量和生活方式的回顾。

2. 结石史·结石病史包括一系列结石急性发作事件、第一次发作的年龄、结石大小及数量、结石排出的频率、结石类型、单侧还是双侧。此外，还包括每次发作的病历记录，以及是否需要手术干预和手术效果。这些信息不仅可以判断出结石的严重程度，而且对结石的病因探索有帮助。例如，年轻患者的肾结石，可能是由于遗传性的代谢紊乱，如原发性高草酸尿症、胱氨酸尿症。频繁的外科干预也很难根除并且容易复发的鹿角状结石，更可能是鸟粪石（磷酸铵镁）而非草酸钙结石。胱氨酸结石体外碎石不容易崩解，通常需要手术方式去除。只在单侧肾脏发生结石，就需要注意是否患有先天性肾发育异常，如巨肾盏症或髓质海绵肾。

3. 其他疾病·全身性疾病也可导致肾结石，应注意寻找。例如，任何可导致高钙血症的病变，如结节病、某些恶性肿瘤，也可能导致高钙尿症。各种伴有吸收不良的胃肠道疾病（如口炎性腹泻、克隆病）可引起肠源性高草酸尿性草酸钙结石。痛风或胰岛素抵抗的患者更容易患尿酸结石。

4. 家族史·如前所述，一些结石病是遗传性的，使家族病史成为基本评估的重要组成部分。特发性高钙尿症（IH）似乎是一种家族性疾病。虽然确切的染色体和基因尚未确定，但遗传模式肯定是多基因的。在童年或青年期出现结石可能是常染色体隐性遗传性疾病，如胱氨酸尿症和原发性高草酸尿。世界上某些地区尿酸结石的高患病率预示着遗传因素和环境因素，部分涉及导致过度酸性尿或高尿酸血症的基因。

5. 用药史·药物可以在几个方面形成结石。例如，过度补充钙剂，可以增加钙的吸收量和排泄量。袢利尿剂能直接促进肾小管排泄钙，新生儿使用这些药物可造成肾结石。作为一种弱的利尿剂，乙酰唑胺可引起轻度代谢性酸中毒和碱性尿，有利于磷酸钙结石的形成。其他促进尿酸排泄的药物，如水杨酸、丙磺舒与尿酸结石形成有关。某些尿液结晶或结石可完全由药物造成。这些药物包括静脉注射阿昔洛韦、氨苯蝶啶、茚地那韦和各种磺胺类药物，如磺胺嘧啶。草酸是维生素 C 的代谢终产物，大剂量增加草酸排泄可能诱发结石形成。

6. 生活方式和饮食·职业和生活方式与肾结石形成也有关系。例如，外科医师和旅游销售人员倾向于尽量减少液体摄入量，以避免一天中频繁排尿，这样尿液浓缩，促进结石形成。隐性体液流失（如出汗）也加剧了肾结石形成，可能与职业或爱好（如室外施工作业、园艺）有关。要仔细询问患者的饮食和液体摄入量，并要求回顾食物摄入品种。特别注意摄入高钠的食物（快餐、罐装食品、加盐或酱油）和动物蛋白质的消耗量。还要让患者列出最受欢迎的食物或零食，以评估他们是否食用富含草酸或嘌呤的食物。许多患者被错误地建议避免含高钙的食物，这样做不仅造成结石形成的风险增加，也可能导致骨质疏松，应引起女性结石患者的注意。

7. 结石分析·在新发结石及结石颜色、形状、纹理与既往排出的结石不同的陈旧结石，应行结石分析。大多数情况下，结石应送到专门的实验室检查。射线衍射晶体学和红外光谱是目前最精确的分析方法。

8. 综合评估·儿童患者、非含钙结石、和代谢活跃的结石病患者（指在 1 年内结石大小或数量出现变化），需要进行综合评估。综合评估包括整个基本检查及 24 h 尿液收集，测量尿量及检测钙、草酸、柠檬酸、钠、尿酸、磷、肌酐水平、尿液过饱和度，既往患有胱氨酸结石还应该检测胱氨酸。

七、治　疗

（一）非特异性治疗

不管什么类型的结石，绝大多数患者可以通过改善液体摄入或饮食方式来预防结石的形成。非药物的干预措施包括：增加液体摄入量，限制每日的钠及动物蛋白的摄入来减少结石发生的风险。研究表明，以上预防措施可以减少结石5 年的复发率（40%）。主要的非特异性膳食预防措施包括：增加液体的摄入量使每日尿量达 2～2.5 L；减少钠的摄入量，每日少于 3 g/d；适当减少动物蛋白的摄入，1.0 g/（kg 体重·d）；食用一定量的水果或柠檬酸果汁。不建议限制每日钙的摄入量，因为钙摄入的限制不仅减少了骨矿物质的含量还增加了结石复发的风险，被认为可能是减少了肠道草酸钙的络合作用而增加了尿中草酸的排出。膳食摄入量的回顾性调查发现，随着饮食中每日钙的摄入量的增加，女性及男性中结石的形成在减少。然而补充钙剂在女性患者中会增加结石形成的风险，应该建议患者维持与年龄、性别相适应的每日钙摄入量。

（二）药物排石治疗

1. 止痛及排石治疗·药物排石治疗可以缩短结石排除的时间。有几种药物已经证明可以缩短排石的过程并促进较大的结石的排出。这些药物主要包括钙通道阻滞剂硝苯地平（缓释剂 30 mg，1～2 次/日），α 受体拮抗剂坦索罗辛（0.4 mg，1 次/日），特拉唑嗪、多沙唑嗪等通过缓解输尿管平滑肌的痉挛，以及促进输尿管的蠕动来促进结石的排出。皮质类固醇激素的应用可以减轻结石梗阻部位输尿管壁的炎症反应及水肿。在几个与安慰剂或常规的解痉、非甾体抗炎药的随机对照性临床试验中证明，钙通道阻滞剂和 α 受体拮抗剂能够明显提高结石的排石率和缩短排石时间。在几个 α 受体拮抗剂与钙通道阻滞剂的对照试验中，α 受体拮抗剂坦索罗辛比硝苯地平有更高的排石率和更短的排石时间。尽管在坦索罗辛组中可能有少量的低血压发生,但两种药物都有很好的耐受性。

2. 结石成因治疗 肾结石包括含钙结石、尿酸结石、感染结石、胱氨酸结石,针对这些结石的形成原因进行治疗,可以起到治疗和预防双重作用。

(1)高钙尿症:患者存在持续的高钙尿可应用噻嗪类利尿剂,这类药物价格便宜,对于减少尿钙的排出和结石的形成有明显的效果。目前用于治疗尿石症的噻嗪类利尿剂主要有氢氯噻嗪、三氯甲噻嗪及氯噻酮等。它们能够促进远曲小管对钙的重吸收,从而减少钙的排泄。因此,氢氯噻嗪或氯噻酮(均为 25~50 mg/d)可以作为肾漏性高钙尿症的首选治疗。噻嗪类药物也能够纠正继发性甲状旁腺功能亢进、维生素 D 合成增多,以及肠道钙的吸收过多所引起的高尿钙症。此外,也有报道认为噻嗪类利尿剂可减少尿草酸的排泄,并增加尿中镁/钙的比值,这些作用均有利于抑制结石的形成。噻嗪类利尿药的副作用包括血脂和血糖升高,低钾血症及低枸橼酸尿症,故治疗期间应同时补充枸橼酸钾。

(2)高草酸尿症:草酸主要由内源性乙醛酸盐和少量的维生素 C 代谢生成。部分尿中的草酸来源于每日的饮食,如大黄、可可豆、坚果、茶及某些绿叶蔬菜。被吸收的草酸以原形的形式排入尿提高了尿中草酸的过饱和度进一步形成草酸钙。许多膳食中有益的食物、水果、蔬菜和坚果等是高草酸食物。在一项回顾性分析中,尽管防高血压饮食具有较高的草酸含量,但在防高血压饮食的患者中其结石的发生率低于其他饮食患者。相对于高草酸对结石形成的不利作用,这种饮食具有较高的钾、钙和较低的钠更有利于预防结石的形成。当患者进食高草酸食物时建议摄入含钙食物,比如牛奶,牛奶中的钙与食物中的草酸结合从而抑制草酸的吸收。对于胃肠道吸收功能不良造成的肠源性高草酸尿症,吸收不良的脂肪酸在肠腔内与钙离子结合,使更多的游离草酸在结肠吸收。对于这类疾病,主要针对基础疾病治疗。例如,无麸质饮食,可以明显减少高草酸尿症。对于原发性高草酸尿症,本病尚无特异性的药物治疗,目前主要的内科治疗包括减少草酸盐的排泄和增加其溶解度。大量饮水以保持尿液稀释,补充磷酸盐或氧化镁有助于防止结石的形成,同时补充大剂量的维生素 B_6(300~500 mg/d),降低尿液中草酸盐的排泄。维生素 B_6 是 AGT 的辅助因子,广泛存在于各种食物中,包括动物肝脏、肉类、小麦、谷类及蔬菜水果等。但对于 II 型原发性高草酸尿症,维生素 B_6 治疗无效。

(3)尿酸结石:药物治疗效果较好,包括:① 减少尿酸形成,在增加液体摄入量,尿达 3 L/d 的基础上,减少海产品、动物内脏等高嘌呤食物的摄入和服用别嘌醇,禁止饮酒。此外,低果糖饮食有助于减少尿酸水平和缓解高尿酸尿症。别嘌醇是次黄嘌呤异构体,能抑制黄嘌呤氧化酶,从而减少尿酸生成,还可减少体内从头合成的嘌呤核苷酸,从而间接地减少尿酸的生成量。常用剂量为 300 mg/d,分次或一次性服用。② 碱化尿液,是最有效的溶石方法。用药过程中应每日监测尿 pH 2~3 次,使之维持在 6~6.8,应避免过度碱化。若 pH>7.0,尿中磷酸盐易结晶沉淀,形成磷酸盐结石。石蕊试纸有助于患者在一天的不同时间监测他们的尿 pH,并据此调整枸橼酸钾的摄入量。碱化尿液常用口服法,而静脉输液法

和局部灌注法较少采用,饮用橙汁是一种值得推荐的方法,有研究证明,每日饮用 1 200 ml 橙汁,相当于服用 60 mmol 的枸橼酸钾,能使尿 pH 从 5.7 增至 6.5,同时增加尿中枸橼酸含量,对尿酸结石和含钙结石均有防治作用。其他常用药物有碳酸氢钠、枸橼酸钾和枸橼酸合剂,服药量根据尿 pH 决定。碳酸氢钠能增加体内钠负荷,长期使用对伴有肾功能不全、高血压、充血性心力衰竭、肝硬化腹水等病变的患者有一定风险,而且碳酸氢钠有增加尿钠、尿钙的排泄,提高磷酸钙的饱和度及降低枸橼酸的作用,易导致尿中含钙结石的形成。鉴于此,一般可联合应用碳酸氢钠和乙酰唑胺,既可减轻水钠潴留效应,还能增强碱化效果。枸橼酸钾没有上述碳酸氢钠的缺点,可作为碱化尿液的首选药物,一般用量 30~60 mmol/d 即可将尿 pH 提高并维持在 6~6.5,肾功能不全者应慎用。如果服用大剂量的枸橼酸钾后,尿 pH 仍无法增至理想水平,或枸橼酸钾的使用导致了高钾血症,可加入乙酰唑胺(碳酸酐酶抑制剂)辅助治疗。乙酰唑胺可导致碱性尿和轻度的系统性代谢性酸中毒,与肾小管酸中毒类似。

(4)鸟粪石:也被称为三重磷酸盐结石、磷酸铵镁结石和感染性结石。虽然它们只占所有结石的 10%~15%,但大部分鹿角状结石中含有由鸟粪石成分。这些结石形成的前提是感染产尿素酶的细菌。对比其他类型结石,鸟粪石的女性患病率高于男性,主要是因为女性对泌尿系感染的易感性较高。许多细菌,包括革兰阴性菌和革兰阳性菌,以及支原体和酵母,都与脲酶的产生有关。感染性结石患者建议采用长期的抗生素治疗,以治疗剂量开始,用药 1~2 周后,如果尿液细菌学检查无菌,可以将抗生素的剂量减少到治疗剂量的一半,继续用药 3 个月,其间定期每月进行尿液细菌培养,如果患者出现菌尿或有症状,抗生素剂量恢复至治疗剂量。当尿液无菌维持 3 个月后,停止抗生素,定期进行尿液细菌培养观察,以防止感染复发。

(5)胱氨酸结石:占泌尿系结石的 1%~3%,此种结石几乎均在常染色体隐性遗传型胱氨酸尿症患者体内形成。其中纯合子胱氨酸尿症患者中有 3%~59% 的人会形成胱氨酸结石,而杂合子胱氨酸尿症患者中形成胱氨酸结石较少。大多数胱氨酸结石患者每日尿中排出胱氨酸达 400 mg 以上,患者首发胱氨酸结石的平均年龄是 22.6 岁。这些胱氨酸尿症患者常合并存在鸟氨酸、赖氨酸和精氨酸运转机制异常,但对健康无严重影响。胱氨酸结石的治疗目的是减少尿液中胱氨酸的排泄和增加其溶解度,药物治疗包括限制饮食以减少胱氨酸的产生和排泄;用物理的方法增加胱氨酸的溶解度;将胱氨酸转变为溶解度大的化合物。

(三)手术治疗

肾绞痛急性发作时通常需要对不能自行通过的大块结石进行外科处理。大于 10 mm 的结石,需要手术干预以缓解肾绞痛、输尿管梗阻或其他症状。

随着新的微创泌尿外科治疗的出现,开放手术已经很少使用。目前结石治疗包括体外震波碎石(ESWL)、输尿管镜碎石(URS)、经皮肾经碎石(PCNL)等。这些治疗方式取决于结石大小、成分、位置及各种患者因素和医师手术技术掌握情况。ESWL 是聚焦声波从体外碎石,新一代设备不需要水浴和较少需要镇痛。ESWL 最佳适应证:小于 15 mm 的肾结

石、输尿管上段结石、中上极肾结石、非胱氨酸和非一水草酸钙结石。而透光的尿酸结石会使 ESWL 复杂化，患者有凝血功能障碍和妊娠妇女是 ESWL 的禁忌，而肥胖患者，由于震波到结石的距离较远，碎石成功率也不高。半硬性或软输尿管镜已经成为大多数输尿管结石手术取石的主要手段，尤其是输尿管远端结石及输尿管近端大结石。对于结石负荷较大的肾脏结石，多采用 PCNL，碎石效率高，残留结石机会少。碎石常用的设备包括钬：钇铝石榴石（YAG）激光、气压弹道及超声碎石等。并发症包括尿路感染、脓毒症、出血、输尿管损伤狭窄、石街形成等。

参考文献

[1] 米华，邓耀良.中国尿石症的流行病学特征[J].中华泌尿外科杂志，2003，24(10)：715-716.

[2] Barbey F, Joly D, Rieu P, et al. Medical treatment of cystinuria: critical reappraisal of long-term results[J]. J Urol, 2000, 163: 1419-1423.

[3] Hsu TH, Streem S. Metabolic abnormalities in patients with caliceal diverticular calculi[J]. J Urol, 2000, 160: 1640-1642.

[4] Harper JM, Samuell CT, Hallson PC, et al. Risk factors for calculus formation in patients with renal trasplants[J]. Brit J Urol, 1994, 74: 147-150.

[5] Menon M, Mahle J. Oxalate metabolism and renal calculi[J]. J Urol, 1982, 127: 148-151.

[6] Wandzilak TR, d'andre SD, Davis PA. et al. Effect of high dose vitamin C on urinary oxalate levels[J]. J Urol, 1994, 151: 834-837.

[7] Lee YH, Huang WC, Huang JK, et al. Testosterone enhances whereas estrogen inhibits calcium oxalate stone formation in ethylene glycol treated rats[J]. J Urol, 1996, 156: 502-505.

[8] Theodore RW, Stacy DD, Paul AD, et al. Effect of high dose vitamin C on urinary oxalate levels[J]. J Urol, 1994, 151: 834-847.

[9] Lee YH, Huang WC, Huang JK, et al. Testosterone enhances whereas estrogen inhibits calcium oxalate stone formation in ethylene glycol treated rats[J]. J Urol, 1996, 156: 502-505.

[10] Rodman JS, Mahler R. Kidney stones as a hypercalcemic disorders: hyperparathyroidism and sarcoidosis[J]. Urol Clin North Amer, 2000, 27: 275-285.

[11] Monk RD. Clinical approach to adults[J]. Semin Nephrol, 1996, 16: 375-388.

[12] Consensus Conference. Prevention and treatment of kidney stones[J]. JAMA, 1988, 260: 977-981.

[13] Moe OW. Kidney stones: pathophysiology and medical management[J]. Lancet, 2006, 367: 333-344.

[14] Maalouf NM, Cameron MA, Moe OW, et al. Novel insights into the pathogenesis of uric add nephrolithiasis [J]. Curr Opin Nephml Hypertens, 2004, 13: 181-189.

[15] Coe FL, Evan A, Worcester E. Kidney stone disease[J]. J Clin Invest, 2005, 115: 2598-2608.

[16] Sayer JA, Carr G, Simmons NL. Nephrocalcinosis: molecular insights into calcium precipitation within the kidney[J]. Clin Sci (Lond), 2004, 106: 549-561.

[17] Lemann J Jr, Pleuss JA, Worcester EA, et al. Urinary oxalate excretion increases with body size and decreases with increasing dietary calcium intake among healthy adult[J]. Kidney Int, 1996, 49: 200-208.

[18] Borghi L, Schianchi T, Meschi T, et al. Comparison of two diet for the prevention of recurrent stones in idiopathic hypercalciuria[J]. N Eng J Med, 2002, 346: 77-84.

[19] Curhan GC, Willett WC, Rimm EB, et al. A prospective study of dietary calcium and other nutrient and the risk of symptomatic kidney stones[J]. N Eng J Med, 1993, 328: 833-838.

[20] Jackson RD, LaCroix AZ, Gass M, et al. Calcium plus vitamin D supplementation and the risk of fractures[J]. N Engl J Med, 2006, 3S4: 669-683.

[21] Moe OW, Bonny O. Genetic hypercalciuria[J]. Am Soc Nephrol, 2005, 16: 729-745.

[22] Favus MJ, Karnauskas AJ, Parks JH, et al. Peripheral blood moocyte vitmin D receptor levels are elevated in patients with idiopathic hypercalciuria[J]. J Clin Endocrinol Metab, 2004, 89: 4937-3943.

[23] Scheinman SJ, Guay-Woodford LM, Thakker RV, et al. Genetic disorders of renal electrolyte transport[J]. N Engl J Med, 1999, 340: 1177-1187.

[24] Lloyd SE, Pearce SH, Fisher SE, et al. A common molecular basis for three inherited kidney stone diseases[J]. Nature, 1996, 379: 445-449.

[25] Frick KK, Bushinsky DA. Molecular mechanisms of primary hypercalciuria[J]. J Am Soc Nephrol, 2003, 14: 1082-1095.

[26] Bergwitz C, Roslin NM, Tieder M, et al. SLC34A3 mutations in patients with hereditary hypophosphatemic rickets with hypercalciuria predict a key role for the sodium-phosphate cotransporter NaPi-IIc in maintaining phosphate homeostasis[J]. Am J Hum Genet, 2006, 78: 179-192.

[27] Levi M, Blaine J, Breusegem S, et al. Renal phosphate-wasting disorders [J]. Adv Chronic Kidney Dis, 2006, 13: 155-165.

[28] Hess B, Mauron H, Ackermann D, et al. Effects of a common sense diet on urinary composition and supersaturation in patients with idiopathic calcium urolithiasis[J]. Eur Urol, 1999, 36: 136-143.

[29] Theodore RW, Stacy DD, Paul AD, et al. Effect of high dose vitamin C on urinary oxalate levels[J]. J Urol, 1994, 151: 834-847.

[30] Teichman JMH. Clinical practice. Acute renal colic from ureteral calculus [J]. N Engl J Med, 2004, 350: 684-693.

[31] Borghi L. Meschi T, Schianchi T, et al. Urine volume stone risk factor and preventive measure[J]. Nephron, 1999, 81(supl): 31-37.

[32] Segura JW, Patterson DE, LeRoy AJ, et al. Percutaneous removal of kidney stones: review of 1,000 cases[J]. J Urol, 1985, 134: 1077-1081.

[33] Keddis MT, Rule AD. Nephrolithiasis and loss of kidney function[J]. Curr Opin Nephrol Hyperte, 2013, 22: 390-396.

[34] El-Zoghby ZM, Ueske JC, Foley RN, et al. Urolithiasis and the risk of ESRD[J]. Clin J Am Soc Nephrol, 2012, 7: 1409-1415.

[35] Finkielstein VA, Goldfarb DS. Strategies for preventing calcium oxalate stones[J]. CMAJ, 2006, 174(10): 1407-1409.

[36] Jungers P, Joly D, Barbey F, et al. Nephrolithiasis-induced ESRD: frequency, causes and prevention[J]. Nephrol Ther, 2005, 1(S): 301-310.

[37] Alexander RT, Hemmelgarn BR, Wiebe N, et al. Alberta Kidney Disease Network. Kidney stones and kidney function loss: a cohort study[J]. BMJ, 2012, 345: 52-87.

[38] Worcester E, Parks JH, Josephson MA, et al. Causes and consequences of kidney loss in patients with nephrolithiasis[J]. Kidney Int, 2003, 64: 2204-2213.

[39] Gaudio KM, Siegel NJ, Hayslett JP, et al. Renal perfusion and intratubular pressures during ureteral occlusion in rat[J]. Am J Physiol, 1980, 238(3): F205-F209.

[40] Evan AP, Lingeman JE, Coe FL, et al. Crystal-associated nephropathy in patients with brushite nephrolithiasis[J]. Kidney Int 2005, 67: 576-591.

[41] Evan A, Lingeman J, Coe FL, et al. Randall's plaque: pathogenesis and role in calcium oxalate nephrolithiasis[J]. Kidney Int, 2006, 69: 1313-1318.

[42] Boonla C, Krieglstein K, Bovornpadungkitti S, et al. Fibrosis and evidence for epithelial-mesenchymal transition in the kidneys of patients with staghorn calculi[J]. BJU Int, 2011, 108: 1336-1345.

[43] Evan AP, Coe FL, Lingeman JE, et al. Renal crystal deposits and histopathology in patients with cystine stones[J]. Kidney Int, 2006, 69: 2227-2235.

[44] Borghi L, Schianchi T, Meschi T, et al. Comparison of two diets for the prevention of recurrent stone in diopathic hypercalciuria[J]. N Engl J Med, 2002, 346(2): 77-84.

[45] Milliner DS. The primary hyperoxalurias: an algorithm for diagnosis[J]. Am J Nephrol, 2005, 25: 154-160.

[46] Sakhaee K. Pathogenesis and medical management of cystinuria[J]. Semin Nephrol, 1996, 16: 435-447.

[47] Danpure CJ. Molecular etiology of primary hyperoxaluria type 1: new directions for treatment[J]. Am J Nephrol, 2005, 25: 303-310.

[48] Nehrke K, Arreola J, Nguyen HV, et al. Loss of hyperpolarization-activated Cl(-) current in salivary acinar cells from Clcn2 knockout mice [J]. J Biol Chem, 2002, 277(26): 23604-23611.

[49] Gimpel C, Krause A, Franck P, et al. Exposure to furosemide as the strongest risk factor for nephrocalcinosis in preterm infants[J]. Pediatr Int, 2010, 52: 51-56.

[50] Schell-Feith EA, Kist-van Holthe JE, Conneman N, et al. Etiology of

nephrocalcinosis in preterm neonates: association of nutritional intake and urinary parameters[J]. Kidney Int, 2000, 58: 2102 - 2110.

[51] Keith MP, Gilliland WR. Updates in the management of gout[J]. Am J Med, 2007, 120: 221 - 224.

[52] Daudon M, Jungers P. Drug-induced renal calculi: epidemiology, prevention and management[J]. Drugs, 2004, 64: 245 - 275.

[53] Taylor EN, Curhan GC. Determinants of 24 - hour urinary oxalate excretion[J]. Clin J Am Soc Nephrol, 2008, 3: 1453 - 1460.

[54] Denton ER, Mackenzie A, Greenwell T, et al. Unenhanced helical CT for renal colic: is the radiation dose justifiable? [J]. Clin Radiol, 1999, 54: 444 - 447.

[55] Smith RC, Coll DM. Helical computed tomography in the diagnosis of ureteric colic[J]. BJU Int, 2000, 86(Suppl 1): 33 - 41.

[56] Nakada SY, Hoff DG, Attai S, et al. Determination of stone composition by noncontrast spiral computed tomography in the clinical setting[J]. Urology, 2000, 55: 816 - 819.

第二十九章 · 异位骨化和异位钙化病

庞 静 张克勤

此类疾病包含的病种较多,如进行性骨化性纤维增殖不良症(fibrodysplasia ossificans progressiva, FOP)、骨质增生、动脉钙化及各种结石等。应当注意的是,异位骨化病的病灶含有完整的骨结构,即矿化的骨胶原、成骨细胞、破骨细胞和骨细胞(也称骨陷窝细胞),而异位钙化病灶仅有含钙的物质,无骨组织结构。

限于篇幅,本部分只介绍其中的几种疾病。

一、进行性骨化性纤维增殖不良症

1. 疾病概述 · 进行性骨化性纤维增殖不良症(FOP)是一种罕见的、灾难性、致残性的先天性单碱基基因突变病。多数患者出生时仅有踇趾短缩、外翻畸形,出生后主要表现为自发的或创伤诱发的、累积性的异位软骨内成骨,致关节僵硬及关节活动障碍,多伴脊柱畸形(图13-29-1)。另外,此病还常伴有骨骼肌自发性炎症、耳聋等表现。晚期患者全身几乎所有关节都被异位骨组织所固定,形成所谓"树枝人"或"木头人",最终因胸廓固定而死于限制性通气障碍,该病被公认是最痛苦的骨病。目前对于其发病机制的了解尚不够深入,对此病没有疗效确切的治疗方法,而手术切除异位骨组织可使原位病灶复发或病情加重,甚至肌内注射、组织活检也会导致异位骨化。对该病异位成熟骨组织形成机制的探讨不但有助于对本病的预防和治疗,还有助于对细胞转分化、骨重塑以及其他异位骨化/钙化性疾病的防治研究。

人类最先记载该病是在1692年,以往称该病为进行性骨化性肌炎(myositis ossificans progressiva, MOP),意思是肌肉炎症逐渐发展为异位骨组织。然而,随着对该病认识的不断深入,研究者发现该病不仅累及肌肉组织,也累及关节囊和韧带等部位,故该病于1970年被更名为更为确切的进行性骨化性纤维增殖不良症(FOP)。其在西方的患病率约为1/2 000 000,且无种族、性别及地域的差异,按照此患病率估计我国约有700例患者。FOP为基因突变病,多为散发性突变,且存在表型的异质性,即患者的表型由基因型和环境因素共同决定。同卵双生FOP患者异位骨化病情可以差别很大。FOP虽为常染色体显性遗传,但绝大多数患者未能生育,故仍以散发病例多见。因患者的父母多无靶基因突变,故无法以婚前检查杜绝此病的发生。

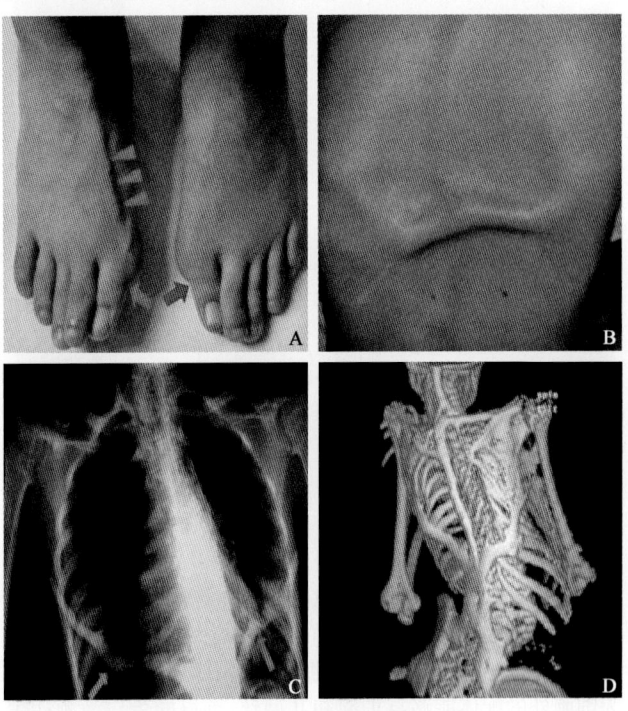

图13-29-1 FOP患者的经典临床特征

2. 病因

(1) 突变位点:FOP的基因异常以往被错误定位,直到2006年Shore等研究者针对FOP家系进行全基因组连锁分析(Genome-wide linkage analysis)后发现,FOP患者均存在2q23~24染色体区域骨形态发生蛋白(BMP,属于TGF-β超家族)I型受体的亚型之一激活素受体1(activin receptor 1, ACVR1),也称activin-like kinase 2(ALK2)基因外显子的单碱基杂合型错义突变c.617G>A,导致ACVR1的第206位精氨酸被组氨酸代替(R206H),且在单核苷酸多态性(SNP)数据库中排除了该位点多态性的可能。此后,在散发病例中测序证实了该位点的突变,且对照组中均无此突变。目前这一研究结论已反复被多项来自不同种族的大样本研究所证实。

此外,Kaplan等利用基因打靶技术,构建了ACVR1^{R206H/+}基因敲入(knock-in)的模型小鼠,其具备与FOP患者相一致的特征,即X线表现为小鼠先天性后肢第一趾畸形,以及异位骨化,该研究从动物模型的角度进一步证实了ACVR1^{R206H}的突变为FOP的致病突变位点。

FOP 突变基因的定位对于该病的研究具有里程碑式的意义,并使之成为治疗学靶点,促进了针对过度激活的 ACVR1/ALK2 及其介导的 BMP 通路抑制剂的研发。继上述经典突变位点被发现以来,国内外又陆续报道了 ACVR1 的非 R206H 突变,它们多存在于 FOP 变异型及超经典型当中(图 13-29-2)。

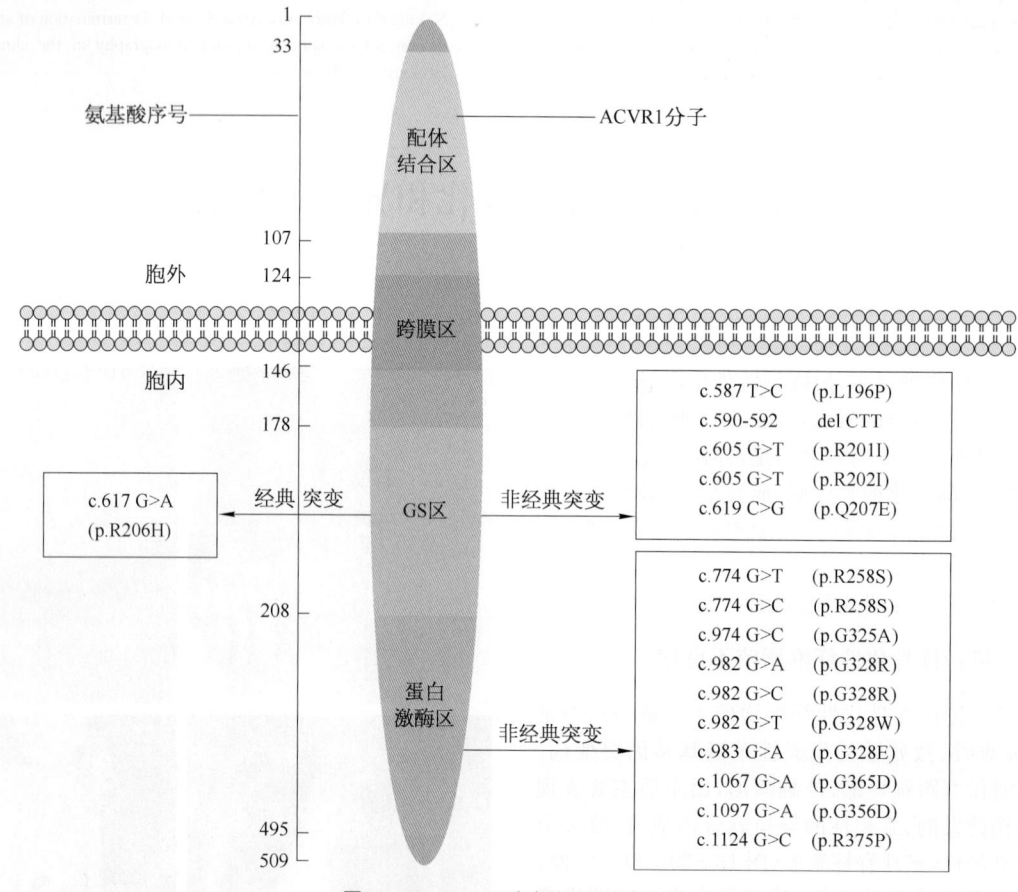

图 13-29-2　FOP 患者的基因突变位点

（2）突变的分子效应：TGF-β超家族包括 TGF-βs、activins 及 BMP,它们在维持组织稳态当中发挥着重要作用。ACVR1 分子在骨、软骨、骨骼肌等组织中均有表达。BMP 作为细胞外的配体能够与Ⅰ型和Ⅱ型丝、苏氨酸蛋白激酶四聚体组成的跨膜受体复合物相结合,目前已知 4 种Ⅰ型受体〔ACVR1（ALK2）、BMPR1A（ALK3）、BMPR1B（ALK6）和 ACVRL1（ALK1）〕和 3 种Ⅱ型受体〔BMPR2（BMPRⅡ）、ACVR2A（ActRⅡ）和 ACVR2B（ActR-ⅡB）〕介导 BMPs 信号的传递。BMP 通过与 2 个Ⅱ型受体及 2 个Ⅰ型受体形成的四聚体复合物相结合,Ⅱ型受体磷酸化Ⅰ型受体的 GS 区域,进而激活下游的信号通路蛋白,包括 BMP 特异性 R-Smads(指 receptor-Smads)(Smad1、Smad5 和 Smad8),并与 Smad4 一同形成复合物,转位入核,被招募至靶基因的启动子处参与调节转录。

现有研究显示,约 97% 的 FOP 患者存在 c.617G＞A（p.R206H）突变,且该基因突变的外显率达 100%。该突变位于膜受体 ACVR1 的 GS 区域（甘氨酸-丝氨酸富集区）,该区域在物种间高度保守。Shore 等完成突变受体蛋白同源模型的生物信息学分析后发现,GS 激活域的突变导致由 ACVR1 的 198～206 氨基酸构成的 α 螺旋部分失稳,形成一个更短的侧链,改变了 ACVR1 分子的静息电位,导致膜受体 ACVR1 的功能发生温和的组成型活性增强（mild constitutively active）。

此外,GS 区域正是 ACVR1 分子与 FKBP12 蛋白(FK506 结合蛋白 1A,也称 FKBP1A 蛋白)的结合位点,而 FKBP12 作为一种抑制性蛋白,其功能已被证实是在无配体存在的情况下,防止 ACVR1 分子的自发激活,抑制受体内化及下游信号通路的激活。在 FOP 疾病状态下,发生了 ACVR1^R206H 突变的分子与 FKBP12 的结合力减弱,受体处于组成型激活的状态,激活下游的 Smad1/5/8 和 p38 MAPK 信号通路。存在 BMP 时,该激活效果则进一步增强,从而造成 FOP 患者的异位骨化(图 13-29-3)。

3. 发病机制·目前该病的确切发生机制尚未完全明确,主要包括以下几方面的假说：即局部软组织损伤造成局部炎症反应及缺氧的组织微环境,血管内皮细胞去分化为间充质干细胞样的细胞（endothelial-to-mesenchymal transition, EndMT）,进而以软骨内成骨的方式分化形成成熟骨组织,以及其他可能存在的致病因素,对于 FOP 发病机制的探讨将有助于靶向治疗药物的研发(图 13-29-4)。

（1）炎症学说：近年来,几种动物模型均证实炎症反应参与了 FOP 的发病。对于 BMPs 诱发异位骨化的转基因小鼠,抑制单核细胞和巨噬细胞的活性后,FOP 小鼠模型的异位骨化程度则有所减轻。BMP4 在神经肌肉接头处过表达的转基因小鼠模型中,局部肌肉炎症诱发该模型小鼠出现异位骨化

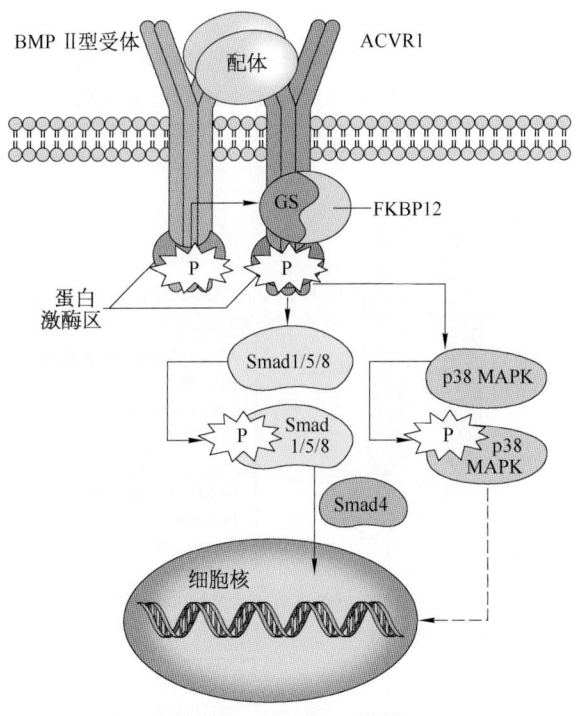

图 13 - 29 - 3　FOP 信号通路

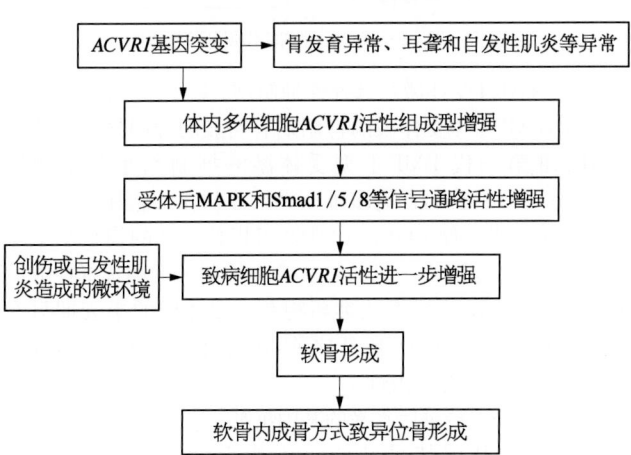

图 13 - 29 - 4　FOP 的发病机制

病灶。在另一种 ACVR1 条件性激活的研究中,仅存在组成性激活的 ACVR1 时,小鼠并未出现异位骨化,而在发生了局部炎症之后则形成了异位骨组织。

此外,FOP 早期病灶处存在巨噬细胞、淋巴细胞及肥大细胞,早期应用糖皮质激素对于部分病例有控制效果。多数 FOP 患者出生时仅有先天性跗趾畸形,生后数年内并未发生异位骨化。而组织损伤、免疫接种、病毒感染等作为该病的诱因,则可诱发患者发病。由此可见,ACVR1 基因突变是 FOP 发病的必要条件,但仅有突变并不足以导致异位骨化病灶的形成,炎症的触发作用也参与了 FOP 的异位骨化病灶的发生和疾病的进展。

(2)缺氧学说:缺氧的组织微环境参与发病。由于炎症反应能够诱发组织缺氧,而组织缺氧也能加重炎症反应。在突变的 ACVR1 的动物模型中,缺氧的组织微环境能够使得 BMP 信号通路非配体依赖地增强。

(3)EndMT 学说:成骨细胞、软骨细胞均由间充质干细

胞分化而来,BMP 信号通路参与调节干细胞分化的方向。近年来 Medici 等的研究发现,FOP 患者及 $ACVR1^{R206H}$ 模型小鼠的病灶处组织中,成骨细胞及软骨细胞均携带干细胞以及血管内皮细胞标志物,而体外表达 $ACVR1^{R206H}$ 的内皮细胞研究也证实,即 $ACVR1^{R206H}$ 突变的内皮细胞发生了向干细胞的转换,获得了干细胞样的表型,并增强了 BMP 信号通路,即 $ACVR1^{R206H}$ 突变触发了血管内皮细胞向间充质干细胞的去分化,即 EndMT,而这些新形成的干细胞以软骨内成骨的方式形成异位的成熟骨组织。

(4)其他学说:最新研究证实,$ACVR1^{R206H}$ 突变导致破骨细胞形成增加。除了上述提到的致病细胞的内皮来源,成纤维细胞样的成骨祖细胞或许也参与了异位骨化的形成。此外,在发生了 $ACVR1^{R206H}$ 突变的情况下,MMP - 10 和 Tmem176b 均可促进 $ACVR1^{R206H}$ 突变型成肌细胞向成骨细胞的分化,但它们在 FOP 的发病中的具体作用尚有待进一步研究。

4. 病理和病理生理· $ACVR1^{R206H/+}$ 基因敲入的小鼠模型的组织学分析显示病灶处存在炎症细胞浸润、骨骼肌凋亡及软骨内异位骨形成,与 FOP 患者的组织学特征一致。且病灶处野生型和突变型细胞共存,血管内皮标志物阳性的干细胞贯穿于整个软骨内成骨阶段。FOP 的组织病理学特征主要分为以下几个阶段。

(1)早期炎症反应阶段:在疾病早期,病灶处可见骨骼肌细胞坏死及血管周围的单核细胞、巨噬细胞、肥大细胞、B 细胞及 T 细胞的浸润,但它们在疾病发生发展中的确切作用及其作用机制尚未明确。如前所述,现有研究表明炎症在该病的触发中起到至关重要的作用。

(2)纤维增殖阶段:在炎症反应之后,则出现血管生成及纤维增殖的组织学表现,而肥大细胞在整个 FOP 组织类型转换的过程中均存在,在该阶段含量最高。病灶处存在血管标志物阳性的干细胞。

(3)异位软骨内成骨:FOP 患者的成骨方式为软骨内成骨,这与胚胎期骨骼发育和出生后骨折愈合的过程类似,而FOP 特有的是发病早期阶段的炎症反应。

5. 临床表现· FOP 患者的经典临床表现主要包括两个方面,即先天性跚趾外翻、短缩畸形和进行性异位软组织内成骨,累及骨骼肌、肌腱、韧带、筋膜和腱膜等组织。此外,还可合并中耳骨化所致的传导性听力障碍、股骨颈短而宽、胫骨近端骨软骨瘤、跚指畸形,以及脊柱僵硬、弯曲等。患者通常于 10 岁以内自发性或在创伤后发病(flare-ups),我们报道的 72 例 FOP 患者中,69% 存在无明显诱因的自发性异位骨化病灶形成的病史,31% 有明确的创伤导致的发病。

自发性者最初多表现为痛性的或无痛的皮下软组织肿块,且易被误诊为肿瘤,少数患者肿块自行消退,绝大多数则经历一个病理性的组织类型转换的过程,即通过软骨内成骨的过程使软组织逐渐发展为成熟的异位骨组织,多首发于背侧、中轴线附近及肢体的近端,可引起关节活动障碍,从软组织肿块出现或软组织受伤到骨组织形成时间一般短于非 FOP 个体骨折后骨骼的愈合时间。FOP 发病虽为间歇性的,但它是一种进展性的疾病,故随着患者年龄增长,有更多的部位受累,即 FOP 的异位骨化是累积性的,严重程度与发病的起始时间并无必然联系,将异位骨组织手术切除的方式通常

会导致原位的新骨形成。而膈肌、舌、眼外肌及心肌等肌肉通常不受累。肌肉内免疫接种、口腔手术前的下颌神经组织阻滞、钝器损伤、摔伤、病毒感染等微小创伤即可造成患者发病。

FOP患者的表型主要分为以下3种：经典型：患者标志性的临床表现为先天性踇趾缩短和外翻畸形、进行性异位骨化，另外，超过一半的经典型FOP患者伴有胫骨近端的骨软骨瘤、颈椎融合、短而宽的股骨颈或传导性听力障碍。非经典型也存在 ACVR1 的杂合错义突变，包括以下两种：超经典型：在上述两种经典特征的基础上加上一个或几个非经典特征。变异型：两个经典特征之一或两个均发生变异。Zhang等的研究中，超经典型和变异型各占4%。R206H突变可以引起所有三种亚型的临床表现，而非R206H突变只能够导致非经典型（包括超经典型和变异型）临床表现。

6. 并发症·FOP患者的并发症因人而异，主要取决于病变累及的部位。患者多于30岁左右被限制在轮椅上，日常起居通常无法自理，部分患者的异位骨化病灶累及颞下颌关节，出现张口进食困难，可引起体重明显下降、营养不良等并发症。FOP患者的中位生存期约为40岁，多数患者在十几岁就已经依赖轮椅来活动，患者往往因异位骨化累及呼吸肌而导致胸廓固定，最终多死于限制性通气障碍。

7. 实验室检查·常规的骨代谢检查通常是正常的，目前尚缺乏疾病特异性的实验室检查标志物。尽管血清ALP活性和ESR可能升高，特别是在发病期间。而在疾病的纤维增殖阶段，尿碱性成纤维细胞生长因子可以升高，但我们发现FOP在活动期ESR也无明显升高。

8. 影像学表现·X线可见异位的成熟骨组织，全身骨ECT可用来追踪疾病进展。CT及MRI均有辅助诊断的价值，而更为简便的还是依赖其经典的临床特征及基因诊断。

9. 诊断·FOP的临床诊断主要依靠其两个临床的经典特征，即先天性踇趾外翻畸形和进行性异位骨化。而基因分析则主要用于疾病的确诊。

10. 鉴别诊断·FOP的误诊率很高，在Kitterman等的报道中达90%，在我们的病例中达84%，36%的患者曾接受过不必要的病灶组织学活检。多数临床医师不能将先天性踇趾外翻畸形与进行性累积性的多部位异位骨化联系在一起，致使多数患者经历了不必要的诊断性组织活检或手术切除病灶组织，而引起原位的异位骨组织形成，这种医源性的损伤也加重了患者的病情。尤其是在颈部、背部及下颌部位的异位骨化可导致患者出现快速进展的颈部固定、脊柱畸形及张口困难等，对患者的影响尤为重大。此外，患者发病时可有下肢局部水肿，可压迫血管、淋巴管及神经，其表现类似下肢深静脉栓塞，应注意排除。

11. 治疗·目前该病尚缺乏疗效确切的治疗方法，临床上主要以早期诊断、预防创伤、抗炎和抑制成骨等对症治疗为主。针对FOP的预防主要是减少疾病的发作，即避免医源性创伤、避免摔倒及病毒感染等。国际FOP学会（IFOPA）建议在疾病发作后的第一个24 h内，可以开始为期4日的短期大剂量糖皮质激素治疗，有助于在发作早期阶段抑制炎症反应，减轻组织水肿。有研究表明非甾体抗炎药（NSAIDs）、二膦酸盐、罗格列酮、放疗等对部分病例的异位骨化有轻度的改善作用。

随着FOP疾病的分子和细胞学发病机制研究的不断推进，抑制过度激活的ALK2受体或信号通路，阻断软组织内异位成骨的发生，已成为该病治疗学干预的重要靶点。各种新的治疗方法近年来不断出现，按其作用环节主要包括以下几种类型（图13-29-5）。

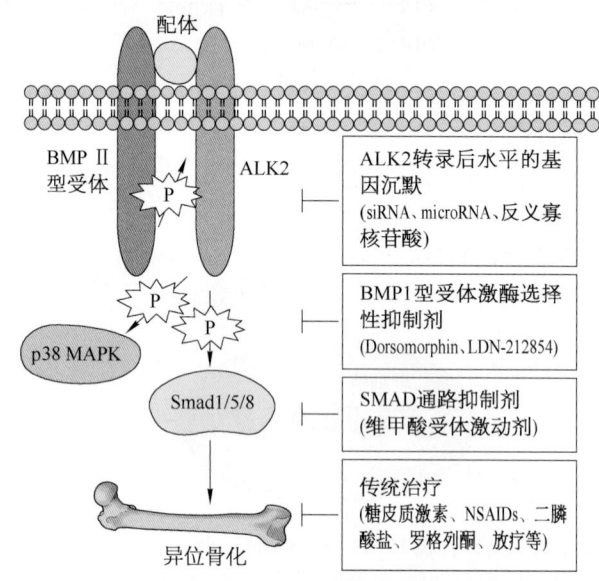

图13-29-5 FOP治疗剂的作用环节示意图

（1）BMPI 受体激酶选择性抑制剂：近年来，已有多项研究证实，BMPⅠ型受体激酶抑制剂有明显的抑制异位骨化的作用。继第一代 BMPⅠ型受体激酶抑制剂小分子物质Dorsomorphin之后，已有多种该类治疗剂在细胞和动物模型上观察到效果。如 LDN-193189 可以使1/3的模型小鼠免于异位骨化，而 LDN-212854 无论在抑制强度和选择性方面均更理想，Cuny 等报道此类药物在小鼠体内的半衰期只有10.4 min，故在其应用于临床之前，还需要进行更多的研究以克服其半衰期短等局限性。

（2）ALK2 转录后水平的基因沉默

1）等位基因特异性的小干扰 RNA（ASP-RNAi）：siRNA 能够在不影响正常等位基因表达的情况下，特异性降解靶基因的 mRNA。Kaplan 等用 BMP 刺激 FOP 患者的乳牙牙髓干细胞（SHED 细胞）导致体外成骨分化，并转染ASP-RNAi 入该模型细胞，结果表明，ASP-RNAi 能够靶向抑制突变型 ALK2 的表达，并抑制 FOP 患者 SHED 细胞的成骨分化能力。但该研究中的 siRNA 未经修饰，稳定性差，容易被核酸酶降解，半衰期短，尽管修饰后的 ASP-RNAi 的稳定性有望增加。

2）MicroRNA（miRNA）：Mura 等通过生物信息学分析，筛选出2种靶向作用于 ALK2 mRNA 的 microRNA，并分别将 mir148b 和 mir365 转染入经 BMP4 刺激的具有成骨分化能力的 HeLa 细胞，结果表明，microRNA 将模型细胞 ALK2的 mRNA 表达水平下调40%。另有研究用上述模型细胞证实 mir148a 使 ALK2 的表达减少50%。但以上这两项研究均是体外研究，经过修饰或改造的 microRNA 在动物体内抑制成骨分化的效果尚未有研究报道。

3）反义寡核苷酸（antisense-oligonucleotides, AON）：反

义寡核苷酸介导的外显子跳读能够靶向去除成熟 mRNA 中的指定外显子,下调靶基因的表达。Song 等用 BMP6 刺激小鼠胚胎内皮细胞(MEEC)并在体外诱导其成骨,将 AON 转染入 MEEC 模型细胞中,结果显示,AON 使 ALK2 的 mRNA 及成骨相关标志物的水平降低。但由于 AON 为亲水性的阴离子聚合物,对生物膜的穿透性及稳定性差,限制了其临床应用。

尽管 siRNA、microRNA 及 AON 介导的转录后调控的研究结果令人鼓舞,但在其应用于临床之前,仍存在稳定性、安全性及作用时间的持久性等问题。

(3)选择性维甲酸受体 γ(RAR-γ)激动剂:由于 RAR-γ 在成软骨细胞和软骨细胞中均有表达,且视黄酸信号通路对于软骨生成起强抑制作用。因此,Shimono 等用 RAR-γ 激动剂作用于经过 rhBMP-2 刺激的 ATDC5 小鼠成软骨细胞,结果显示,细胞的软骨形成被阻断,Smad1/5/8 的磷酸化水平较非用药组下降 80%。接下来研究者在裸鼠模型中观察发现,对照组在术后第 14 日于术区形成大量异位骨组织,而用药组无异位骨化发生,且停药后未见复发。此外,用药组动物的骨转换标志物水平明显下降至测不出。但 RAR-γ 激动剂对于已存在的异位骨化病灶无改善,且存在长骨骨折修复时间延迟的现象。

由此可见,RAR-γ 激动剂能够有效阻断软骨生成并预防异位骨化的发生。但由于 FOP 患者多数未成年,该药可能会影响患者的正常骨骼生长过程。目前,选择性 RAR-γ 激动剂(palovarotene)已完成 Ⅱ 期随机双盲安慰剂对照的 FOP 临床试验,试验组异位骨化明显被抑制。

(4)钙通道阻滞剂——马来酸哌克昔林:Yamamoto 等用携带 ALK2^{R206H} 的质粒转染 C2C12 细胞并诱导成骨,通过筛选 1 040 个 FDA 批准的药物,发现钙通道阻滞剂马来酸哌克昔林(perhexiline maleate)使 Smad1/5/8 的磷酸化水平较对照组下降 62.9%,并能够以剂量依赖的方式抑制模型细胞的成骨分化。此后,研究者将 BMPs 植入 ddY 小鼠的肌肉组织并诱导成骨,治疗组动物的异位骨化量较未服药组减少 38.0%。由此可见,perhexiline 能够有效抑制模型细胞和动物的异位骨化。基于上述研究结果,研究者在 5 例 FOP 患者中开展了为期 2 年的前瞻性非盲单中心临床研究。结果显示,5 例患者的原有异位骨化病灶均未见改善,且治疗期间 2 例患者出现了无创伤等诱因的髋关节炎性包块,关节活动度也逐渐下降。马来酸哌克昔林对 FOP 的治疗作用还不可乐观。

(5)激活素 A 的抗体:FOP 患者的细胞对激活素 A(activin A)的敏感性增加,用激活素 A 的抗体可以减少模型动物的发病率约 80%,已经完成 Ⅰ 期临床试验,在 FOP 患者的效果需要进一步研究。

上述 FOP 治疗学的多项研究为该病的治疗提供了新思路,但多数研究尚局限在细胞或动物模型阶段,其应用于临床的安全性、有效性仍有待进一步研究论证。

二、异位骨化和异位钙化病

1. 进行性骨化性再生异常(POH)·该病是一种罕见的致残性异位骨化性疾病,属常染色体显性遗传,以散发患者多见。病因为 GNAS 基因的失活型突变,且多为父系遗传。

POH 主要经膜内成骨形成异位骨化,婴儿期首先出现皮肤异位骨化,并在儿童期进行性发展,出现皮下脂肪、骨骼肌及深部结缔组织的异位骨化。目前无有效治疗方法,且手术会导致原位异位骨化形成。但该病患者无 FOP 的先天性踇趾畸形,基因分析可鉴别。

2. 创伤导致的异位骨化·多由严重创伤、战伤、神经系统损伤、烧伤、人工关节置换术等引起。患者软组织疼痛、邻近关节活动障碍。但该病患者无 FOP 的先天性踇趾畸形,基因分析可鉴别。

3. 强直性脊柱炎引起的异位钙化·此并发症也证明,炎症可以导致异位钙化,但机制不明,X 线表现为脊柱旁边条形钙化,会加重患者的脊柱活动障碍。目前无有效的治疗方法。

参考文献

[1] Shore EM, Xu M, Feldman GJ, et al. A recurrent mutation in the BMP type I receptor ACVR1 causes inherited and sporadic fibrodysplasia ossificans progressiva[J]. Nat Genet, 2006, 38: 525 - 527.

[2] Zhang W, Zhang K, Song L, et al. The phenotype and genotype of fibrodysplasia ossificans progressiva in China: a report of 72 cases[J]. Bone, 2013, 57: 386 - 391.

[3] Pignolo RJ, Shore EM, Kaplan FS. Fibrodysplasia ossificans progressiva: clinical and genetic aspects[J]. Orphanet J Rare Dis, 2011, 6: 80.

[4] Kaplan FS, Chakkalakal SA, Shore EM. Fibrodysplasia ossificans progressiva: mechanisms and models of skeletal metamorphosis[J]. Dis Model Mech, 2012, 5: 756 - 762.

[5] Kaplan FS, Xu M, Seemann P, et al. Classic and atypical fibrodysplasia ossificans progressiva (FOP) phenotypes are caused by mutations in the bone morphogenetic protein (BMP) type I receptor ACVR1[J]. Hum Mutat, 2009, 30: 379 - 390.

[6] Chakkalakal SA, Zhang D, Culbert AL, et al. An Acvr1 R206H knock-in mouse has fibrodysplasia ossificans progressiva[J]. J Bone Miner Res, 2012, 27: 1746 - 1756.

[7] Miao J, Zhang C, Wu S, et al. Genetic abnormalities in fibrodysplasia ossificans progressiva[J]. Genes Genet Syst, 2012, 87: 213 - 219.

[8] Schmierer B, Hill CS. TGFbeta-SMAD signal transduction: molecular specificity and functional flexibility[J]. Nat Rev Mol Cell Biol, 2007, 8: 970 - 982.

[9] Shi Y, Massague J. Mechanisms of TGF - beta signaling from cell membrane to the nucleus[J]. Cell, 2003, 113: 685 - 700.

[10] Kawabata M, Imamura T, Miyazono K. Signal transduction by bone morphogenetic proteins[J]. Cytokine Growth Factor Rev, 1998, 9: 49 - 61.

[11] Nohe A, Keating E, Knaus P, et al. Signal transduction of bone morphogenetic protein receptors[J]. Cell Signal, 2004, 16: 291 - 299.

[12] Huse M, Muir TW, Xu L, et al. The TGF beta receptor activation process: an inhibitor- to substrate-binding switch[J]. Mol Cell, 2001, 8: 671 - 682.

[13] Chen YG, Liu F, Massague J. Mechanism of TGFbeta receptor inhibition by FKBP12[J]. EMBO J, 1997, 16: 3866 - 3876.

[14] Huse M, Chen YG, Massague J, et al. Crystal structure of the cytoplasmic domain of the type Ⅰ TGF beta receptor in complex with FKBP12[J]. Cell, 1999, 96: 425 - 436.

[15] Yao D, Dore JJ, Jr., Leof EB. FKBP12 is a negative regulator of transforming growth factor-beta receptor internalization[J]. J Biol Chem, 2000, 275: 13149 - 13154.

[16] Shen Q, Little SC, Xu M, et al. The fibrodysplasia ossificans progressiva R206H ACVR1 mutation activates BMP-independent chondrogenesis and zebrafish embryo ventralization[J]. J Clin Invest, 2009, 119: 3462 - 3472.

[17] Wrana JL, Attisano L, Wieser R, et al. Mechanism of activation of the TGF-beta receptor[J]. Nature, 1994, 370: 341 - 347.

[18] Wieser R, Wrana JL, Massague J. GS domain mutations that constitutively activate T beta R-I, the downstream signaling component in the TGF-beta receptor complex[J]. EMBO J, 1995, 14: 2199 - 2208.

[19] Kan L, Liu Y, McGuire TL, et al. Dysregulation of local stem/progenitor cells as a common cellular mechanism for heterotopic ossification[J].

Stem Cells, 2009, 27: 150-156.

[20] Kan L, Hu M, Gomes WA, et al. Transgenic mice overexpressing BMP4 develop a fibrodysplasia ossificans progressiva (FOP)-like phenotype[J]. Am J Pathol, 2004, 165: 1107-1115.

[21] Yu PB, Deng DY, Lai CS, et al. BMP type I receptor inhibition reduces heterotopic ossification[J]. Nat Med, 2008, 14: 1363-1369.

[22] Gannon FH, Glaser D, Caron R, et al. Mast cell involvement in fibrodysplasia ossificans progressiva[J]. Hum Pathol, 2001, 32: 842-848.

[23] Shafritz AB, Shore EM, Gannon FH, et al. Overexpression of an osteogenic morphogen in fibrodysplasia ossificans progressiva[J]. N Engl J Med, 1996, 335: 555-561.

[24] Brantus JF, Meunier PJ. Effects of intravenous etidronate and oral corticosteroids in fibrodysplasia ossificans progressiva[J]. Clin Orthop Relat Res, 1998: 117-120.

[25] Kaplan FS, Groppe J, Pignolo RJ, et al. Morphogen receptor genes and metamorphogenes: skeleton keys to metamorphosis[J]. Ann N Y Acad Sci, 2007, 1116: 113-133.

[26] Lounev VY, Ramachandran R, Woszczyna MN, et al. Identification of progenitor cells that contribute to heterotopic skeletogenesis[J]. J Bone Joint Surg Am, 2009, 91: 652-663.

[27] Medici D, Shore Em Fau-Lounev VY, Lounev Vy Fau-Kaplan FS, et al. Conversion of vascular endothelial cells into multipotent stem-like cells [J]. Nat Med, 2010, 16: 1400-1406.

[28] Yano M, Kawao N, Okumoto K, et al. Fibrodysplasia ossificans progressiva-related activated activin-like kinase signaling enhances osteoclast formation during heterotopic ossification in muscle tissues[J]. J Biol Chem, 2014, 289: 16966-16977.

[29] Suda RK, Billings PC, Egan KP, et al. Circulating osteogenic precursor cells in heterotopic bone formation[J]. Stem Cells, 2009, 27: 2209-2219.

[30] Mao L, Yano M, Kawao N, et al. Role of matrix metalloproteinase-10 in the BMP-2 inducing osteoblastic differentiation[J]. Endocr J, 2013, 60: 1309-1319.

[31] Yano M, Kawao N, Tamura Y, et al. A novel factor, Tmem176b, induced by activin-like kinase 2 signal promotes the differentiation of myoblasts into osteoblasts[J]. Exp Clin Endocrinol Diabetes, 2014, 122: 7-14.

[32] Glaser DL, Economides AN, Wang L, et al. In vivo somatic cell gene transfer of an engineered Noggin mutein prevents BMP4-induced heterotopic ossification[J]. J Bone Joint Surg Am, 2003, 85-A: 2332-2342.

[33] Gannon FH, Valentine BA, Shore EM, et al. Acute lymphocytic infiltration in an extremely early lesion of fibrodysplasia ossificans progressiva[J]. Clin Orthop Relat Res, 1998: 19-25.

[34] Gannon FH, Kaplan FS, Olmsted E, et al. Bone morphogenetic protein 2/4 in early fibromatous lesions of fibrodysplasia ossificans progressiva [J]. Hum Pathol, 1997, 28: 339-343.

[35] Pignolo RJ, Shore EM, Kaplan FS. Fibrodysplasia ossificans progressiva: diagnosis, management, and therapeutic horizons[J]. Pediatr Endocrinol Rev, 2013, 10 Suppl 2: 437-448.

[36] Kaplan F, Sawyer J, Connors S, et al. Urinary basic fibroblast growth factor. A biochemical marker for preosseous fibroproliferative lesions in patients with fibrodysplasia ossificans progressiva[J]. Clin Orthop Relat Res, 1998: 59-65.

[37] Kitterman JA, Kantanie S, Rocke DM, et al. Iatrogenic harm caused by diagnostic errors in fibrodysplasia ossificans progressiva[J]. Pediatrics, 2005, 116: e654-661.

[38] Kaplan FS, Shore EM. Progressive osseous heteroplasia[J]. J Bone Miner Res, 2000, 15: 2084-2094.

[39] Shore EM, Ahn J, Jan de Beur S, et al. Paternally inherited inactivating mutations of the GNAS1 gene in progressive osseous heteroplasia[J]. N Engl J Med, 2002, 346: 99-106.

[40] Ringel MD, Schwindinger WF, Levine MA. Clinical implications of genetic defects in G proteins. The molecular basis of McCune-Albright syndrome and Albright hereditary osteodystrophy [J]. Medicine (Baltimore), 1996, 75: 171-184.

[41] Lakhan SE, Eager RM, Harle L. Aggressive juvenile fibromatosis of the paranasal sinuses: case report and brief review[J]. J Hematol Oncol, 2008, 1: 3.

[42] Garland DE. A clinical perspective on common forms of acquired heterotopic ossification[J]. Clin Orthop Relat Res, 1991: 13-29.

[43] Seok Y, Cho S, Lee E. Surgical treatment combined with NSAIDs in fibrodysplasia ossificans progressiva[J]. Ann Thorac Cardiovasc Surg, 2012, 18: 61-63.

[44] Whyte MP, Wenkert D, Demertzis JL, et al. Fibrodysplasia ossificans progressiva: middle-age onset of heterotopic ossification from a unique missense mutation (c.974G>C, p.G325A) in ACVR1[J]. J Bone Miner Res, 2012, 27: 729-737.

[45] Gatti D, Viapiana O Fau-Rossini M, Rossini M Fau-Silvano A, et al. Rosiglitazone therapy is associated with major clinical improvements in a patient with fibrodysplasia ossificans progressiva[J]. J Bone Miner Res, 2010, 25: 1460-1462.

[46] Soldic Z, Murgic J, Radic J, et al. Radiation therapy in treatment of fibrodysplasia ossificans progressiva: a case report and review of the literature[J]. Coll Antropol, 2011, 35: 611-614.

[47] Mohedas AH, Xing X, Armstrong KA, et al. Development of an ALK2-biased BMP type I receptor kinase inhibitor[J]. ACS Chem Biol, 2013, 8: 1291-1302.

[48] Cuny GD, Yu PB, Laha JK, et al. Structure-activity relationship study of bone morphogenetic protein (BMP) signaling inhibitors[J]. Bioorg Med Chem Lett, 2008, 18: 4388-4392.

[49] Kaplan J, Kaplan FS, Shore EM. Restoration of normal BMP signaling levels and osteogenic differentiation in FOP mesenchymal progenitor cells by mutant allele-specific targeting[J]. Gene Ther, 2012, 19: 786-790.

[50] Mura M, Cappato S, Giacopelli F, et al. The role of the 3'UTR region in the regulation of the ACVR1/Alk-2 gene expression[J]. PLoS One, 2012, 7: e50958.

[51] Song H, Wang Q, Wen J, et al. ACVR1, a Therapeutic Target of Fibrodysplasia Ossificans Progressiva, Is Negatively Regulated by miR-148a[J]. Int J Mol Sci, 2012, 13: 2063-2077.

[52] Shi S, Cai J, de Gorter DJ, et al. Antisense-oligonucleotide mediated exon skipping in activin-receptor-like kinase 2: inhibiting the receptor that is overactive in fibrodysplasia ossificans progressiva[J]. PLoS One, 2013, 8: e69096.

[53] Shimono K, Tung WE, Macolino C, et al. Potent inhibition of heterotopic ossification by nuclear retinoic acid receptor-gamma agonists[J]. Nat Med, 2011, 17: 454-460.

[54] Yamamoto R, Matsushita M, Kitoh H, et al. Clinically applicable antianginal agents suppress osteoblastic transformation of myogenic cells and heterotopic ossifications in mice[J]. J Bone Miner Metab, 2013, 31: 26-33.

第十四篇
内分泌肿瘤综合征和多内分泌腺病综合征

第一章 · 神经内分泌肿瘤

叶 蕾

一、组织起源与命名

神经内分泌肿瘤（neuroendocrine neoplasia，NEN）起源于神经内分泌细胞，后者广泛分布于机体各个器官，有些以单个细胞的形式存在，有些形成内分泌腺体。神经内分泌细胞具有各自特异的肽类激素或胺类神经递质的合成分泌能力，也广泛表达合成素（synaptophysin）与嗜铬蛋白 A（chromogranin A）等标志物。神经内分泌细胞属于上皮或神经外胚层。绝大多数的 NEN 为上皮起源，神经外胚层起源的 NEN 主要包括节细胞瘤与嗜铬细胞瘤。

最早考虑到 NEN 起源于胚胎时期的神经脊（neural crest），所以采用了 neuroendocrine 一词。之后发现神经脊并不是这部分肿瘤的唯一起源，考虑到上皮来源的肿瘤具备内胚层细胞的特征，人们开始使用 endocrine 代替 neuroendocrine。但endocrine 一词不能反映肿瘤兼具神经细胞与上皮细胞的特征，因而 2010 年世界卫生组织（WHO）在消化系统肿瘤分类一书中仍然使用了 neuroendocrine。其实，两者所代表的含义是相同的。另外，虽然 neoplasia（新生物）比 tumor（肿瘤）更加能够代表疾病的性质，但 neuroendocrine tumor（NET）也已被广泛接受。而 Carcinoid 也曾经被用于这部分肿瘤的命名中，但由于不能表达部分肿瘤的恶性潜能，目前只被用于部分器官的 NEN 命名。

二、分类与分期

根据 NEN 的胚胎起源，分为前肠来源（包括支气管、肺、胸腺、胃、第一段十二指肠和胰腺）、中肠来源（阑尾、空肠、回肠、盲肠、近端结肠）和后肠来源（远端结肠、直肠）。根据有无家族发病倾向分为遗传性和散发性 NEN，遗传性 NEN 多为综合征表现，患者有多个内分泌腺体受累，或者作为肿瘤综合征的组成部分之一。根据有无合并激素的异常分泌可分为功

能性肿瘤与无功能瘤。近年来，随着影像学技术的提高与应用的普及，越来越多的无功能瘤被发现。根据致病基因的功能特点，可分为原癌基因、抑癌基因及其他基因突变。

根据 2016 年"美国国立综合癌症网络"（National Comprehensive Cancer Network，NCCN）指南，根据组织学特征 NEN 可分为三级，即高分化、低级别（G_1）肿瘤；高分化、中间级别（G_2）肿瘤和低分化、高级别（G_3）肿瘤。其中对组织学特征的判断是基于核分裂象与 Ki-67 指数。符合核分裂象计数<2 个/10 高倍镜视野（HPF）和（或）Ki-67 增殖指数<3%为 G_1 级肿瘤；符合核分裂象计数为 2～10 个/10HPF 和/或 Ki-67 指数介于 3%～20%为 G_2 级肿瘤；符合核分裂象计数>20 个/10HPF 和（或）Ki-67 指数>20%为 G_3 级肿瘤。一般来说 G_1 级 NEN 的恶性程度最低，而 G_3 级为最高，患者预后最差。此外，对于分化好的 G_1、G_2、G_3 级 NEN，可将其称为神经内分泌瘤（neuroendorcine tumor，NET），对于分化差的 G_3 级 NEN，将其称为神经内分泌癌（neuroendorcine carcinoma，NEC）。肿瘤分期主要采用欧洲 NEN 学会（European Neuroendocrine Tumor Society，ENETS）2006 年版或美国癌症联合委员会（American Joint Committee on Cancer，AJCC）第八版分期标准。

三、发病机制

与其他肿瘤一样，NEN 的发生和发展与生殖细胞和体细胞水平的基因变异密切相关，近年来多组学分析平台的发展使得越来越多 NEN 的发病机制得以全景式展示。

（一）基因变异

1. 癌基因·原癌基因通过转位、突变等激活转变成癌基因。癌基因常常在调节区或编码区发生"功能获得性"突变，癌基因的一个等位基因变异（杂合性变异）便能激活参与细胞生长的信号分子，使细胞无限增殖。与 NEN 相关的原癌基因

包括 *RET*、*GNAS*、*PRKAR1A* 等。

（1）*RET* 基因：*RET* 基因位于染色体 10q11.2，全长 60 kb，含 21 个外显子，编码 1 100 个氨基酸的酪氨酸激酶受体超家族 RET 蛋白。*RET* 基因特异位点的点突变可通过受体自发形成二聚体、底物与催化位点异常结合和膜受体转变为胞内受体等方式激发酪氨酸激酶异常磷酸化，激活下游信号途径。胚系突变引发多发性内分泌腺病病 2 型（MEN2），体细胞突变引发甲状腺髓样癌。几乎所有的 MEN2 患者均发生胚系 *RET* 原癌基因的突变，其中最常见的为错义突变，常累及受体蛋白质胞外富含半胱氨酸的二聚体结构域（8～13 号外显子）和胞内酪氨酸激酶催化位点（15、16 号外显子）。75% 的散发性甲状腺髓样癌存在体细胞 *RET* 基因 M918T 突变。

（2）*GNAS* 基因：*GNAS* 基因位于染色体 20q13.3，全长 71 kb，含有 13～14 个外显子，编码 G 蛋白的 α 亚基（Gsα）。Gsα 在体内广泛表达，调控 cAMP-PKA、Src 和钙离子介导的多种信号通路。*GNAS* 基因的 Arg201 和 Gln227 位点对 GTPase 的催化活性非常重要，发生错义突变（又称 gsp 突变）时，会影响内源性 GTPase 的活性，造成 Gsα 自发性持续激活，引发多种疾病的发生。40% 的生长激素肿瘤和部分甲状腺肿瘤存在 gsp 突变。胚胎发育早期的体细胞 Arg201 突变可导致 McCune-Albright 综合征，且多为 *GNAS* 母源等位基因的活性突变。

（3）*PRKAR1A* 基因：*PRKAR1A* 基因位于染色体 17q23～q24，全长 20 kb，含 11 个外显子，是编码蛋白激酶 A（PKA）的调节亚基之一，RIα 的高度表达会导致肿瘤细胞增殖和恶性转化。在视网膜母细胞瘤、肾癌、乳腺癌、恶性成骨细胞瘤等肿瘤细胞中均可见 RIα 的高度表达。应用反义寡核苷酸下调 RIα 的表达，可使 EGFR、c-erbB-2 及 c-erb 表达下降，细胞生长停滞。胚系 *PRKAR1A* 基因突变可导致 Carney 综合征（Carney complex，CNC）和原发性色素沉着性肾上腺结节样增生（PPNAD）。CNC 是一种常染色体显性遗传累及多个内分泌腺体的多发性 NEN 综合征。*PRKAR1A* 基因有多个突变位点，大多导致其终止密码提前出现，而最常见的为外显子 4B 的 c578delTG 移码突变。*PPKAR1A* 基因突变导致 CNC 肿瘤组织中的 PKA 基础活性降低，cAMP 刺激后活性升高。同时某些 CNC 患者存在 17q22-4 杂合性缺失，提示 *PRKAR1A* 癌基因在某些组织可能表现为抑癌基因的作用。

2. 抑癌基因·与 NEN 相关的抑癌基因包括 *MEN1*、*SDHx*、*VHL* 和 *NF-1* 基因等。这些基因通过"功能丧失性"突变和二次打击，丧失蛋白质的正常抑癌功能，参与肿瘤发生。根据 Kundson 肿瘤"二次打击"学说（Two-Hit Mutation Model），发生在生殖细胞或体细胞的单一等位基因的抑癌基因突变为"第一次打击"，不足以导致肿瘤形成。当体细胞发生第二个等位基因突变即"第二次打击"后，即发生肿瘤。最常见的"第二次打击"为"杂合性缺失（loss of heterozygosity，LOH）"，即对于携带突变的等位基因，其对应的正常等位基因所在染色体发生不同程度的缺失。LOH 发生的机制包括：① 缺失，正常等位基因所在的染色体臂或整条染色体缺失；② 复制，正常等位基因所在的染色体缺失伴有突变等位基因所在的染色体复制；③ 重组，在有丝分裂过程中，突变等位基因偶尔发生交换、重组，使携带有两个突变等位基因的染色体被分配到一个子细胞中。

（1）*MEN1* 基因：*MEN1* 基因位于染色体 11q13，全长 9 kb，包含 10 个外显子，编码 610 个氨基酸的蛋白质称为 menin，menin 蛋白是一类广泛表达的肿瘤抑制因子，其 C 末端有两个核定位信号（NLS），因此主要位于细胞核内。menin 具有多种生物学功能，可参与染色质修饰，DNA 修复、转录、细胞分裂、蛋白质降解、运动和黏附。menin 能够与 Jun D、Pem、NF-κB、Smad-3 及 ASK 等调节细胞增殖的关键转录因子相互作用，对细胞增殖起负调控作用。

MEN1 基因是多发性内分泌腺瘤病 1 型（MEN1）的致病基因。75%～95% 的 MEN1 患者都存在胚系 *MEN1* 基因突变，而 MEN1 肿瘤，包括胰腺 NEN，甲状旁腺腺瘤中都存在 *MEN1* 基因所在染色体区域 11q13 的杂合性缺失。胚系 *MEN1* 基因突变联合体细胞中正常等位基因丢失，使得 menin 蛋白表达缺失，从而去除其对细胞增殖的抑制作用，形成 MEN1 肿瘤。迄今已有 700 种以上的 *MEN1* 突变类型被发现，但尚未发现突变热点，以及基因型与临床表型之间的相关关系。

（2）*SDHx* 基因：琥珀酸脱氢酶（SDH）基因包括 *SDHA*、*SDHB*、*SDHC* 和 *SDHD* 4 个基因，共同编码线粒体复合物Ⅱ，该复合物由 4 个亚基构成，其中亚基 A 和 B（SDHA 和 SDHB 编码）构成了酶的催化核心，而亚基 C 和 D（SDHC 和 SDHD 编码）使该复合物锚定于线粒体内膜，*SDHA* 基因位于染色体 5p15，长约 40 kb，有 15 个外显子，编码黄素蛋白。*SDHB* 基因位于染色体 1p35～36，长约 40 kb，有 8 个外显子，编码 280 个氨基酸的铁硫蛋白亚单位；SDHC 基因位于染色体 1q21，长约 50 kb，有 6 个外显子，编码 169 个氨基酸的细胞色素 b 大亚单位（cybL）；*SDHD* 基因位于 11q23，长约 19 kb，有 4 个外显子，编码 159 个氨基酸的细胞色素 b 小亚单位（cybS）。线粒体复合物Ⅱ参与氧化呼吸链的电子传递及三羧酸循环中琥珀酸脱氢酶的催化过程，SDHx 基因失活可影响其催化活性，导致其底物琥珀酸的积累，竞争性抑制脯氨酸羟化酶（PHD）羟化低氧诱导因子（hypoxia inducible factor，HIF）所致的蛋白降解，导致 HIF 累积，形成"假性缺氧"。

SDHx 基因变异与家族性副神经节瘤（PGL）综合征（1～5 型）发生有关。其中 PGL-1 型与 *SDHD* 突变有关，PGL-2 型与 *SDHAF2* 突变有关，PGL-3 型与 *SDHC* 突变有关。PGL-4 主要表现为交感性副神经节瘤和嗜铬细胞瘤，且恶性程度较高，其致病基因为 *SDHB*。PGL-5 型的致病基因为 *SDHA*。

（3）*VHL* 基因：*VHL* 基因位于染色体 3p25～26，有 3 个外显子，编码 pVHL19 和 pVHL30 两种蛋白质，是泛素连接酶的组分之一，pVHL 在有氧情况下可降解转录因子 HIF，参与细胞外基质的形成和细胞周期的调控，还参与 RNA 聚合酶Ⅱ的聚合作用及 mRNA 的稳定。*VHL* 基因突变导致 pVHL 功能缺陷，HIF 累积，HIF 的靶基因如 VEGF、PDGF 和 TGF 及其受体表达上调，使肿瘤发生。

VHL（Von Hippel-Lindau）综合征是 *VHL* 基因突变引起

的常染色体显性遗传肿瘤综合征,分为 1 型(无嗜铬细胞瘤)、2A 型(伴发嗜铬细胞瘤)、2B 型(伴发嗜铬细胞瘤和肾细胞瘤)和 2C 型(单纯嗜铬细胞瘤)。1 型多见于 VHL 基因的大片段丢失和终止密码提前出现,2 型以 *VHL* 基因错义突变为主。

(4) Neurofibromin(*NF1*)基因:*NF1* 基因位于 17q11.2,全长 290 kb,有 57 个外显子,编码含有 2 818 个氨基酸残基的神经纤维瘤蛋白,主要在神经元、施万细胞和肾上腺髓质表达,具有 Ras GTPase 激活蛋白(GTPase activating proteins,GAPs)结构域,可以水解 GTP,使 Ras 失活,从而抑制 Ras 介导的有丝分裂和细胞增殖。*NF1* 基因突变后其水解 GTP 的作用消失,导致 Ras 持续激活引发细胞恶性增殖。

NF1 基因为神经纤维瘤病 1 型(neurofibromatosis type 1,NF1)的致病基因。NF1 是常染色体显性遗传性疾病,以多发性内分泌病变和神经系统症状为特征。

3. 其他基因·除癌基因、抑癌基因之外,NEN 的致病基因还包括离子通道基因、转录因子、膜受体基因等。以离子通道基因为例,细胞膜的离子通道是调控激素分泌的重要环节,离子通道基因突变不仅会影响激素的分泌,也会影响细胞增殖与凋亡,在 NEN 的发病过程中发挥作用。KCNJ5 位于染色体 11q24.3,含有 5 个外显子。编码钾通道蛋白 J 的一个亚基,此钾通道蛋白属于 G 蛋白敏感的内向整流钾通道蛋白的 7 个亚家族之一。*KCNJ5* 基因突变会使钾离子通道丧失对 K⁺ 的特异选择性,可致肾上腺细胞钠离子内流增加,进一步引发细胞去极化使电压门控钙通道开放,胞内钙离子浓度升高促进醛固酮合成酶的表达,引发醛固酮瘤的发生。30%~65% 的原发性醛固酮增多症患者中存在体细胞 *KCNJ5* 突变,亚洲人群和女性(70%)中突变率更高。原醛瘤中存在两个热点突变,G151R(Gly151 → Arg)和 L168R(Leu168 → Arg)。除 KCNJ5 之外,电压门控氯离子通道蛋白(CLCN2)基因突变可导致家族性醛固酮增多症 Ⅱ 型(FH-Ⅱ)家系和早发性原发性醛固酮增多症。

(二) NEN 中的多组学分析

癌症基因组图谱(The Cancer Genome Altas,TCGA)是美国国立癌症研究所(National Cancer Institute,NCI)在 2005 年提出的一项计划,旨在通过基因组学分析,将人类全部癌症的基因组变异图谱绘制出来,从而更好地了解癌症的发生和发展机制。迄今 TCGA 已经完成了 33 种常见癌症的超过 11 000 个肿瘤样本的测序工作。其中属于 NEN 的肿瘤包括嗜铬细胞瘤与肾上腺皮质癌。通过多组学分析不仅发现了新的驱动基因,并提出新的与临床预后相关的分子分型。例如,嗜铬细胞瘤及副神经节瘤(pheochromocytoma/paragangliomas,PCC/PGL)分为 4 种分子亚型:激酶信号亚型、假缺氧(pseudohypoxia)亚型、Wnt 信号通路变异亚型及皮质混合型,其中 Wnt 信号通路变异亚型肿瘤易转移,患者临床预后较差。肾上腺皮质癌的全基因组倍增(whole-genome doubling,WGD)与肿瘤高侵袭性有关,聚类分析(a Cluster of Cluster analysis,CoC analysis)发现 3 个分子亚型,三者之间具有明显不同的生物学特性和临床转归。

"泛癌症图谱(Pan Cancer Altas)"是 TCGA 的延伸,不仅侧重于对肿瘤基因测序数据的整合,还对包括肿瘤的转录组、蛋白质组、表观遗传组、临床和影像学在内的多组学数据进行综合分析,提出新的分子分型的分类方式,为肿瘤的诊断和靶向治疗提供新的思路和参考依据。上海瑞金医院的研究者对包括肾上腺皮质肿瘤、垂体肿瘤、胰腺 NEN、甲状腺癌和甲状旁腺肿瘤等在内的 21 种 NEN 的体细胞突变类型进行了"泛癌症图谱"的绘制,发现了 86 个候选驱动突变的基因类型,可被分为 20 类细胞过程,为 NEN 提供了潜在的精准治疗靶点。

四、流行病学

根据 NCI 的 SEER(Surveillance, Epidemiology and End Results)数据显示,NEN 的发病率在 1973 年为 1.09/10 万,2012 年为 6.98/10 万,增长了 6.4 倍。且在所有的原发肿瘤位置、肿瘤进展阶段和肿瘤组织学分级中都具有明显的增长趋势。除了发病率的明显增长,NEN 的患病率也在持续增加,20 年患病率从 1993 年的 0.006% 上升到 2012 年的 0.048%。不论是发病率和患病率,组织学分级属于 G₁ 级的 NEN 的增幅均最大。相对于进展期和转移性肿瘤,局限性肿瘤的发病率最为明显,由 1973 年的 0.21/10 万升高到 2012 年的 3.15/10 万,提示检查技术和诊断水平的提升使更多的无症状或无功能 NEN 得到了早期诊断。此外,NEN 患者中类癌综合征的发病率从 2000 年的 11%(50/465)增加到 2011 年的 19%(1 786/9 512),且发病率与 NEN 的原发部位有关,如肺部 NEN 的类癌综合征的发病率为 8%(299/2 773),而小肠 NEN 的类癌综合征的发病率为 32%(717/1 494)。

国内现阶段 NEN 的流行病学特征尚不明晰。现有来自医院数据显示,胰腺 NEN 在 10 年间的病例数持续增加,且以低级别早期肿瘤的增加为主;诊断时局限于胰腺内(70.0%)、G₁/G₂级(57.8%)的患者较多。功能性胰腺 NEN 占 57.1%,出现 Whipple 三联征的患者占 46.8%。

五、临床特征

1. 激素分泌异常·大多数 NEN 会引起激素异常分泌,比如垂体瘤可分泌催乳素、生长激素或 ACTH;甲状旁腺肿瘤可分泌甲状旁腺素;胰岛素瘤分泌胰岛素;肾上腺皮质肿瘤可分泌皮质醇、醛固酮或雄激素。患者可表现为激素分泌过多的症状与体征,如高水平催乳素造成的停经溢乳,生长激素增多造成的巨人症与肢端肥大症,ACTH 与皮质醇增多造成的库欣综合征,甲状旁腺素过多造成的高钙血症、骨折与尿路结石,胰岛素增多造成的低血糖等。同时由于肿瘤的压迫可使正常内分泌腺体功能受损,又有部分患者会出现激素分泌不足的症状与体征,比如垂体瘤压迫正常垂体造成的性腺功能低下与尿崩症等。这些较为典型的症状与体征可使 NEN 患者有机会在肿瘤早期得到诊断,从而使得早期治疗成为可能。

2. 生物学行为·NEN 作为肿瘤的一种,具有肿瘤细胞异常增殖与侵袭的特性。但大部分 NEN 的生物学行为符合良性肿瘤的特点,即以有限的增殖为主,临床表现多为压迫症状和激素异常分泌。少数 NEN 为恶性,生长较为迅速且侵袭性强,在演进过程中获得越来越大的异质性,临床表现与其他恶性肿瘤相似,如引起原发部位和转移灶的肿块、疼痛、溃疡、出血和梗阻,以及全身消耗性症状等。恶性 NEN 有肾上腺皮质癌、甲状腺髓样癌等。特别值得一提的是,嗜铬细胞瘤虽可根据其生物学行为分为良性和恶性两种类型，但实际上所有的嗜铬细胞瘤都具有恶性潜能。

六、诊断要点

NEN 诊断的关键是对激素分泌能力的精确评估与功能性肿瘤的精准定位。然而基础激素呈脉冲式分泌，影响因素多，实验室检测变异大；同时部分 NEN 体积小，单双侧病变治疗迥异，使传统影像学检查无法定位；且遗传性 NEN 具有多灶、多器官受累、难治愈和易复发的特点。因此，要做到激素分泌能力的精确评估往往需要对基础激素水平的规范化、标准化检测，并建立一系列动态试验评估激素分泌能力。同时为了对功能性肿瘤进行精准定位，在依赖传统的影像学手段的基础上，还应尽可能广泛地应用分段采血、功能核素显像等技术。分子诊断有利于遗传肿瘤综合征的临床诊断与遗传咨询，并指导治疗与预后管理。

七、治疗原则

去除激素过多分泌的来源并同时保留或者恢复内分泌腺体的功能是 NEN 治疗的关键。大多数 NEN 以良性为主，因此以手术切除病变组织为首选治疗方案。术前需注意尽可能地恢复紊乱的激素水平，降低围手术期的病死率。术后需注意对内分泌功能的替代。对于复发或未治愈患者，在精准定位功能性肿瘤的前提下，能手术者可再次手术治疗，不能手术者可考虑生长抑素治疗、放疗或抑制靶器官功能。对于不能定位的 NEN 可考虑生长抑素治疗或抑制靶器官功能治疗。

对于无法手术的进展期 NEN，可考虑靶向治疗和化疗等。靶向治疗包括生长抑素、mTOR 通路抑制剂依维莫司和酪氨酸激酶抑制剂舒尼替尼等。近年来出现了一种新型治疗方式，即肽受体放射性核素治疗（peptide receptor radionuclide therapy，PRRT）。这种治疗方式将放射性核素的内照射治疗和生长抑素类似物的生物治疗联合，靶向捕获特异性过表达生长抑素受体的肿瘤细胞并对其产生内照射的杀伤作用，在提高疗效的同时也使毒副作用降低。目前较为常用的为 ^{177}Lu-奥曲肽（^{177}Lu-DOTATE），^{177}Lu 是一种可同时释放中等能量的 β 射线和低能量的 γ 射线的放射性核素，半衰期为 6.7 日。在组织内射程较短，最长仅为 2 mm，但组织穿透性大，适用于治疗体积较小的肿瘤。^{177}Lu-DOTATE 治疗晚期中肠 NEN 的疗效和安全性已经Ⅲ期临床试验证实。免疫疗法对于晚期进展期 NEN 治疗的效果仍待评估。

八、预 后

NEN 的预后与多种因素有关，原发肿瘤部位、肿瘤分期、组织学分级和患者的性别、种族、年龄和诊断时间都可对预后产生影响。

美国 SEER 数据库显示中位生存期（overall survival，OS）为 9.3 年。其中胰腺和肺 NEN 的 OS 最短，分别为 3.6 年和 5.5 年。局限性 NEN 患者的 OS 大于 30 年，明显优于区域性（10.2 年）和已有远处转移的患者（12 个月）。在已知肿瘤分级的人群中，G_1 级的 OS 最长，为 16.2 年，G_2 级为 8.3 年，G_3 级最短，仅为 10 个月。功能性 NEN 患者 OS 短于无功能

性患者，回顾性分析显示中位随访 5.3 年后，60% 功能性 NEN 患者死亡，OS 为 4.7 年，53% 无功能 NEN 患者死亡，OS 为 7.1 年。来自香港的胃肠胰 NEN 患者生存数据与上述相似。

随着治疗方案及多学科联合治疗模式的进步与完善，NEN 患者的生存率逐渐提高。数据显示，与 2000—2004 年接受治疗的 NEN 患者相比，2005—2008 年和 2009—2012 年接受治疗的患者死亡风险分别降低了 17.1% 和 21.3%，其中以转移性的消化道 NEN 患者降低最为明显。

参考文献

［1］Crona J, Skogseid B. GEP-NETS UPDATE: Genetics of neuroendocrine tumors[J]. Eur J Endocrinol, 2016, 174: R275-290.

［2］张翼飞，洪洁，赵咏桔，等.RET 原癌基因点突变所致多发性内分泌腺瘤病 2B 型一例家系研究[J].中华内科杂志，2003,42(1): 20-23.

［3］Zhou Y, Zhao Y, Cui B, et al. RET proto-oncogene mutations are restricted to codons 634 and 918 in mainland Chinese families with MEN2A and MEN2B[J]. Clin Endocrinol (Oxf), 2007, 67: 570-576.

［4］Sun L, Cui B, Zhao H, et al. Identification of a novel GNAS mutation for pseudohypoparathyroidism in a Chinese family[J]. Endocrine, 2009, 36: 25-29.

［5］顾燕云，陈瑛，宋怀东，等.一例家族性 Carney 综合征临床及分子生物学研究[J].中华内科杂志，2004,43(10): 764-768.

［6］姜晓华，陆洁莉，李小英，等.MEN1 基因突变所致多内分泌腺瘤病 1 型二例及其家系研究[J].中华内分泌代谢杂志，2006,22(1): 37-40.

［7］Jiang X, Lu J, Cui B, et al. MEN1 mutation analysis in Chinese patients with multiple endocrine neoplasia type 1[J]. Endocr Relat Cancer, 2007, 14: 1073-1079.

［8］Choi M, Scholl UI, Yue P et al. K$^+$ channel mutations in adrenal aldosterone-producing adenomas and hereditary hypertension[J]. Science, 2011, 331: 768-772.

［9］Scholl UI, Stölting G, Schewe J, et al. CLCN2 chloride channel mutations in familial hyperaldosteronism type Ⅱ[J]. Nat Genet, 2018, 50: 349-354.

［10］Scarpa A, Chang DK, Nones K, et al. Whole-genome landscape of pancreatic neuroendocrine tumours[J]. Nature, 2017, 543: 65-71.

［11］Fishbein L, Leshchiner I, Walter V et al. Comprehensive molecular characterization of pheochromocytoma and paraganglioma[J]. Cancer Cell, 2017, 31: 181-193.

［12］Crona J, Taïeb D, Pacak K. New perspectives on pheochromocytoma and paraganglioma: toward a molecular classification[J]. Endocr Rev, 2017, 38: 489-515.

［13］Zheng S, Cherniack AD, Dewal N, et al. Comprehensive pan-genomic characterization of adrenocortical carcinoma[J]. Cancer Cell, 2016, 29: 723-736.

［14］Cao Y, Zhou Wi, Li L, et al. Pan-cancer analysis of somatic mutations across 21 neuroendocrine tumor types[J]. Cell Res, 2018, 28: 601-604.

［15］Yao JC, Hassan M, Phan A, et al. One hundred years after "carcinoid": epidemiology of and prognostic factors for neuroendocrine tumors in 35,825 cases in the United States[J]. J Clin Oncol, 2008, 26: 3063-3072.

［16］Halperin DM, Shen C, Dasari A, et al. Frequency of carcinoid syndrome at neuroendocrine tumour diagnosis: a population-based study[J]. Lancet Oncol, 2017, 18: 525-534.

［17］Dasari A, Shen C, Halperin D, et al. Trends in the incidence, prevalence, and survival outcomes in patients with neuroendocrine tumors in the United States[J]. JAMA Oncol, 2017, 3: 1335-1342.

［18］张雨晴，马莉，贺宇彤，等.2001～2010 年中国胰腺 NEN 的临床流行病学特征分析[J].中国肿瘤，2016,25(5): 329-333.

［19］Chan DT, Luk AOY, So WY, et al. Natural history and outcome in Chinese patients with gastroenteropancreatic neuroendocrine tumours: a 17-year retrospective analysis[J]. BMC Endocr Disord, 2016, 16: 12.

［20］Jiang Y, Zhang C, Wang W, et al. Diagnostic value of ACTH stimulation test in determining the subtypes of primary aldosteronism[J]. J Clin Endocrinol Metab, 2015, 100: 1837-1844.

［21］Strosberg J, El-Haddad G, Wolin E, et al. Phase 3 Trial of Lu-Dotatate for midgut neuroendocrine tumors[J]. N Engl J Med, 2017, 376: 125-135.

第二章 · 多发性内分泌腺瘤病 1 型

叶 蕾

同一个体发生2个或2个以上内分泌肿瘤,称为多发性内分泌腺瘤病(multiple endocrine neoplasia, MEN)。MEN分为1型(multiple endocrine neoplasia type 1, MEN1)和2型(multiple endocrine neoplasia type 2, MEN2)。MEN1主要表现为甲状旁腺腺瘤、胃肠胰神经内分泌肿瘤和垂体前叶肿瘤。MEN2主要表现为甲状腺髓样癌、嗜铬细胞瘤与黏膜神经瘤。

MEN2是一种常染色体显性遗传肿瘤综合征,最早于1954年由Wermer医师描述,因此又称为Wermer综合征。随机尸检研究统计发病率为0.25%,可累及所有年龄段的人群,文献报道的临床发病年龄为5~81岁,50~60岁前约80%的患者出现相关临床表现,超过98%的患者存在生化异常。

MEN1最常累及甲状旁腺、胃肠胰神经内分泌细胞和垂体前叶,其中甲状旁腺最常受累。其他MEN1相关肿瘤包括肾上腺肿瘤、胸腺神经内分泌肿瘤、脂肪瘤、血管纤维瘤等20余种内分泌和非内分泌肿瘤的组合。

(一) 病因与发病机制

MEN1由*MEN1*基因胚系失活突变所致。该基因位于11号染色体长臂(11q13),含10个外显子,属抑癌基因,编码一个由610个氨基酸组成的menin蛋白,参与转录调控、基因组稳定,以及细胞分裂、增殖等过程。

自从*MEN1*基因被发现以来,已有1 600多个突变的报道,由700多种突变类型所组成,其中约41%为插入或者缺失造成的移码突变,6%为框内插入或缺失,23%为无义突变,20%为错义突变,9%为剪切位点突变,约1%为全部或部分基因缺失。与其他抑癌基因一样,*MEN1*基因突变分布于整个基因,其中最常发生的突变为密码子83~84、516的插入与缺失突变,以及密码子460的无义突变。与MEN2不同,*MEN1*基因型与临床表型之间不存在明显的相关关系。另外值得注意的是,有5%~10%的MEN1患者没有*MEN1*基因编码区的突变,推测可能存在启动子或非翻译区的突变或者全基因缺失。

MEN1相关肿瘤的发生符合Knudson的"两次打击(two hits)"学说,即生殖细胞水平的*MEN1*突变为第一次打击,在体细胞(肿瘤细胞)水平,*MEN1*基因所在的染色体常常发生杂合性缺失(LOH),为第二次打击。两次打击导致*MEN1*基因编码的menin蛋白缺失。Menin是一种核蛋白,可与多种转录因子(如JunD、NF-κB、β-catenin等)、细胞骨架蛋白(如vimentin)及信号转导分子(如FoxO1)结合,参与调控细胞增殖、凋亡及基因组完整性。Menin还是MLL1和MLL2组蛋白甲基转移酶复合体的组成部分,促进靶基因组蛋白H3第4位赖氨酸(H3K4)的三甲基化。在发生MEN1肿瘤的细胞中,menin可将组织特异性的转录因子与染色质修饰相联系,menin缺失引起抗增殖基因表达程序的破坏,使得细胞生长失控,肿瘤发生。

部分发生2个或以上MEN1相关肿瘤的患者不携带*MEN1*基因突变,而有研究发现*MEN1*突变阴性与阳性者具有不同的表型及临床进程,突变阴性者发病年龄更大,中位生存期更长。因此,有学者认为*MEN1*突变阴性者或许只是具有MEN1样综合征表现或仅为2个MEN1相关肿瘤的同时发生,并非真正的MEN1患者。亦有研究认为,*MEN1*突变阴性者可能存在其他基因突变,如*CDC73*基因突变可导致甲状旁腺功能亢进症-颌骨肿瘤综合征(hyperparathyroid-jaw tumor, HPT-JT);*CaSR*基因突变可导致家族性良性低尿钙性高血钙症(familial benign hypocalciuric hypercalcemia, FBHH);*AIP*基因突变与家族性孤立性垂体腺瘤(familial isolated pituitary adenomas, FIPA)相关。另外,1.5%~3.7%*MEN1*突变阴性患者存在*CDKN1B*基因突变,该基因编码细胞周期蛋白激酶抑制因子p27kip1,携带者常发生甲状旁腺及垂体肿瘤,目前将其归为新的一型——MEN4。

(二) 临床表现

1. **甲状旁腺肿瘤** · 原发性甲状旁腺功能亢进症(甲旁亢)是MEN1最常见的临床表现,发生率可高达95%。最早发病年龄只有8岁,40岁前约95%的*MEN1*突变携带者可发生甲旁亢。MEN1相关甲旁亢占所有原发性甲旁亢的1%~3%。患者可表现为无症状甲旁亢或症状性的高钙血症,如多饮、多尿、便秘、乏力、尿路结石、纤维囊性骨炎、骨密度降低、骨折、精神状态改变等。其中,高钙血症通常为轻度,而重度高钙血症(可导致高钙血症危象)或甲状旁腺癌罕见。生化检查存在血钙(离子钙或白蛋白校正血清钙)增高和血清甲状旁腺素(PTH)升高。与散发性甲旁亢相比,MEN1相关甲旁亢发病年龄更早(20~25岁比55岁),骨密度降低程度更严重,男女比例相当(1:1比1:3),多个腺体受累,术后更易复发。

2. **胃肠胰神经内分泌肿瘤**(gastroenteropancreatic neuroendocrine tumors, GEP-NET) · GEP-NET主要包括胰岛素瘤、胃泌素瘤、胰高血糖素瘤等功能性肿瘤及无功能NET。MEN1患者的外显率为30%~80%,是MEN1患者死亡的重要原因。病灶常多发,功能各不相同。

(1) 胃泌素瘤(gastrinoma):占MEN1 GEP-NET的50%以上,肿瘤分泌大量胃泌素(促胃液素),导致高胃酸分泌以及反复发作的消化性溃疡,即卓艾综合征(Zollinger-Ellison syndrome, ZES)。胃泌素瘤多发生于30岁以上的MEN1患者,发病年龄早于散发病例,男性更多见。病灶最常位于十二指肠,为小(<5 mm)而多发的结节样病灶。虽然生长缓慢,

但胰周淋巴结转移常见，转移至肝的胃泌素瘤较为罕见。位于胰腺的胃泌素瘤虽罕见，但肿瘤体积更大，肝转移风险更大，更具侵袭性。超过 80% 的胃泌素瘤同时位于十二指肠与胰腺。

（2）胰岛素瘤（insulinoma）：占 MEN1 GEP-NET 的 20%，肿瘤分泌大量胰岛素，与散发胰岛素瘤相似，患者表现为空腹、劳累或运动后低血糖，进食或服糖后缓解。低血糖时，伴有高胰岛素、高 C 肽、高胰岛素原血症。较之散发患者，MEN1 胰岛素瘤的发病年龄更早，常于 40 岁前发病，20 岁前发病的胰岛素瘤常提示可能存在 MEN1。

（3）其他功能性 GEP-NET：胰高血糖素瘤（glucagonoma）发生率低于 3%，表现为高血糖、食欲减退、舌炎、贫血、腹泻、静脉血栓形成，以及特征性的游走性坏死溶解性红斑（necrolytic migratory erythema）。VIP 瘤（VIPoma）发生率更低，患者表现为水样泻（watery diarrhea）、低血钾（hypokalemia）及胃酸缺乏（achlorhydria），即所谓的水泻-低血钾-无胃酸综合征（WDHA syndrome）或 Verner-Morrison 综合征。VIP 瘤常为恶性，较大，发病时常已发生转移。

（4）无功能 GEP-NET：发生率为 55%，病灶多发，具有恶性潜能。病灶直径与转移呈正比，直径>3 cm 的肿瘤转移风险为 80%。

3. 垂体前叶肿瘤·MEN1 患者垂体前叶肿瘤的发生率约为 1/3，肿瘤为多中心性生长，主要分泌催乳素（60%）、生长激素（15%）、促皮质激素（5%），分泌促甲状腺激素及促性腺激素者罕见，约 25% 为无功能垂体瘤。较之非 MEN1 者，MEN1 患者垂体肿瘤一般体积更大，更具侵袭性。其临床表现与肿瘤大小及其分泌的激素有关，如闭经-溢乳综合征、肢端肥大症和库欣病等。

4. 肾上腺肿瘤·MEN1 患者无症状肾上腺皮质增生或占位的发生率高达 40%，其中约 10% 具备激素分泌功能。原发性醛固酮增多症和 ACTH 非依赖性库欣综合征最为常见。肾上腺皮质癌的发生率约 1%，但是如果肾上腺肿瘤>4 cm，皮质癌的发生率将高达 60%。相较于非 MEN1 患者，MEN1 患者肾上腺皮质癌的发生风险更高。髓质来源的嗜铬细胞瘤在 MEN1 患者中十分罕见。

5. 胸腺神经内分泌肿瘤（thymic neuroendocrine tumors）·胸腺 NET 是 MEN1 致死率最高的肿瘤组分。绝大多数胸腺 NET 没有内分泌功能，少部分可分泌 ACTH 等激素，导致异位 ACTH 综合征等异位激素分泌综合征。上海瑞金医院 2017 年纳入全球 8 个中心，2 711 例 MEN1，99 例胸腺 NET 患者的荟萃分析显示，胸腺 NET 在 MEN1 患者中的发病率为 3.7%，5 年生存率为 66%，10 年生存率为 33.4%，胸腺 NET 是 MEN1 患者死亡的高危因素（HR 16.1）。年龄>43 岁、肿瘤体积>5 cm、肿瘤转移是患者预后不良的三大因素。筛查频率、诊断时机、手术时机与转移肿瘤的治疗方式可影响预后。

6. 非内分泌肿瘤·包括脂肪瘤、面部血管纤维瘤、乳腺癌、胃癌等。国际多中心的 MEN1 队列前瞻性研究显示，女性 MEN1 患者乳腺癌的发生风险增加 2.3~2.8 倍。

（三）诊断

MEN1 诊断包括临床、家系与基因诊断。2 个或 2 个以上 MEN1 相关肿瘤可进行临床诊断；一个 MEN1 相关肿瘤加 MEN1 家族史可进行家系诊断；携带 MEN1 基因突变但无 MEN1 肿瘤的临床或生化特征可进行基因诊断。

MEN1 各肿瘤组分的定性与定位诊断与非 MEN1 患者相同。但应注意的是，MEN1 肿瘤，尤其是 GEP-NET 与垂体前叶肿瘤可能同时存在多种激素分泌异常。另外，甲旁亢与 GEP-NET 常为多灶受累，GEP-NET 转移常见，治疗前应充分评估病变范围，对有分泌功能的肿瘤进行准确定位。

MEN1 肿瘤具有高度的临床异质性，表现在家系间与家系内部，各种内分泌肿瘤的组合不同，外显时间有先有后。因此所有疑诊 MEN1 的患者，均需进行相关肿瘤的筛查与随访。患者本人与一级亲属进行 MEN1 基因突变筛查，携带致病突变的患者进行临床评估。MEN1 基因突变筛查的目标人群包括：2 个以上 MEN1 肿瘤；家族性 MEN1；40 岁之前的多发甲状旁腺腺瘤；复发甲旁亢；胃泌素瘤或多发胰腺神经内分泌肿瘤；不典型 MEN1（如甲状旁腺与肾上腺肿瘤等）。

（四）治疗

1. 甲旁亢·手术切除病变甲状旁腺是治疗首选，但手术术式及手术时机的选择还存在争议。因为少于 3.5 个腺体切除有一半患者未治愈或复发，而全切除患者的治愈率与次全切除（19% 比 17%）相似，而术后永久性甲旁减的发生率明显增加（66% 比 39%），因此目前初始手术方式倾向于甲状旁腺次全切除术，即 3.5 个腺体切除，或者甲状旁腺全切除伴前臂自体移植，同时进行胸腺预防性切除，以预防胸腺类癌的发生。因此，不推荐微创手术。在肿瘤切除过程中可监测血钙和 PTH 的动态变化，术后应经常检测血钙水平，及早发现术后甲状旁腺功能状态是否正常并进行治疗。因为患者多灶受累，术后易复发的特点，目前多主张手术时机为：血钙>3.0 mmol/L；活动性的尿路结石或代谢性骨病。

2. GEP-NET·GEP-NET 具有多灶性及激素分泌多样性的特征，再加上肿瘤的恶性行为难以预测，因而手术治疗的目标是尽量延长患者无症状/无肿瘤生存时间，并保证生活质量。治疗原则包括治愈有症状的肿瘤，如胰岛素瘤，治疗前充分评估肿瘤范围；术后由有经验的病理科医师进行分期；不能手术或 G_2 期以上的肿瘤可以选用生长抑素、依维莫司或者酪氨酸激酶受体抑制剂（如索坦）等。

对于胃泌素瘤，未转移患者可以考虑手术治疗，转移性肿瘤建议内科治疗或者局部手术，不建议行 Whipple 胰十二指肠切除，内科治疗包括离子泵抑制剂及定期内镜监测。质子泵抑制剂可以显著降低胃肠道穿孔和出血的概率，10 年存活率超过 85%。因而很多中心及指南均推荐非手术方式治疗 MEN1 胃泌素瘤，仅对超过 2 cm 的非转移性胃泌素瘤建议手术治疗。

对于无功能 GEP-NET，由于其恶性程度与直径显著相关，直径<1 cm 的转移率只有 4%，而>3 cm 转移率则高达 43%，2 cm 以上的转移率为 18%。对于直径在 1~2 cm 的肿瘤，虽然转移率有 10%，但 3 年随访数据显示未手术患者的死亡率并未下降。因此目前推荐对>2 cm 且无转移的肿瘤进行手术切除。

3. 垂体前叶肿瘤·与非 MEN1 者类似，治疗包括适当的药物治疗（如溴隐亭或卡麦角林治疗催乳素瘤、奥曲肽或兰瑞肽治疗生长抑素瘤）、经蝶垂体瘤手术并且对无法切除的残余肿瘤组织进行放疗。但 MEN1 相关垂体肿瘤对药物及手术治疗的效果较差。以催乳素瘤为例，多巴胺受体激动剂治疗后血浆催乳素水平正常化者仅占 44%。

4. 胸腺 NET · 胸腺 NET 首选治愈性手术。对于晚期患者或无法行治愈性手术者，可选择放疗和化疗。由于预后极差，而筛查频率、诊断时机、手术时机与转移肿瘤的治疗方式可影响预后。建议在 MEN1 患者中尽早常规开展胸腺类癌的筛查，以发现体积较小的未转移的肿瘤并尽快手术。

最后需要强调的是，多腺体受累制订手术治疗方案时，需确定手术次序、指征与治疗目标。治疗顺序取决于每种病变的严重程度、病情的轻重急缓及患者生存时间。以下情况应及早手术：胰腺内分泌肿瘤产生了危及生命的症状；原发性甲旁亢出现高钙危象；垂体瘤所致的进行性视野缺损严重影响视力。MEN1 胃泌素瘤合并甲旁亢时，应先治疗甲旁亢。另外，因为 MEN1 患者各激素紊乱相互制衡，可能掩盖潜在的病变，应在术前预见术后的激素水平变化，及早应对。

参考文献

［1］Marx SJ, Wells SA. Multiple endocrine neoplasia［M］//Kronenberg HM, Melmed S, Polonsky KS, et al. Williams textbook of endocrinology. 13th ed. Philadelphia：Saunders, 2016：1723 - 1761.

［2］Thakker RV. Multiple endocrine neoplasia type 1［M］//DeGroot LJ, Jameson JL, de Kretser DM, et al. Molecular and cellular endocrinology. 7th ed. Philadelphia：Saunders, 2016：2566 - 2593.

［3］Thakker RV, Newey PJ, Walls GV, et al. Clinical practice guidelines for multiple endocrine neoplasia type 1（MEN1）［J］. J Clin Endocrinol Metab, 2012, 97(9)：2990 - 3011.

［4］Marx SJ. Recent topics around multiple endocrine neoplasia type 1［J］. J Clin Endocrinol Metab, 2018, 103(4)：1296 - 1301.

［5］Concolino P, Costella A, Capoluongo E. Multiple endocrine neoplasia type 1（MEN1）：An update of 208 new germline variants reported in the last nine years［J］. Cancer Genetics, 2016, 209(1 - 2)：36 - 41.

［6］de Laat JM, van der Luijt RB, Pieterman CRC, et al. MEN1 redefined, a clinical comparison of mutation-positive and mutation-negative patients［J］. BMC Medicine, 2016, 14(1)：1 - 9.

［7］Lemos MC, Thakker RV. Multiple endocrine neoplasia type 1（MEN1）：analysis of 1336 mutations reported in the first decade following identification of the gene［J］. Hum Mutat, 2008, 29(1)：22 - 32.

［8］Alrezk R, Hannah-Shmouni F, Stratakis CA. MEN4 and CDKN1B mutations：The latest of the MEN syndromes［J］. Endocri Relat Cancer, 2017, 24(10)：T195 - T208.

［9］van Treijen MJC, van Beek, DJ, van Leeuwaarde RS, et al. Diagnosing nonfunctional pancreatic NETs in MEN1：The Evidence Base［J］. J Endocrine Society, 2018, 2(9)：1067 - 1088.

［10］Dreijerink KM, Goudet P, Burgess JR, et al. Breast-cancer predisposition in multiple endocrine neoplasia type 1［J］. New Engl J Med, 2014, 371(6)：583 - 584.

［11］Jiang XH, Lu JL, Cui B, et al. MEN1 mutation analysis in Chinese patients with multiple endocrine neoplasia type 1［J］. Endocri Relat Cancer, 2007, 14(4)：1073 - 1079.

［12］Ye L, Wang W, Ospina NS, et al. Clinical features and prognosis of thymic neuroendocrine tumours associated with multiple endocrine neoplasia type 1：A single-centre study, systematic review and meta-analysis［J］. Clin Endocrinol, 2017, 87(6)：706 - 716.

［13］叶蕾. MEN1 胰腺神经内分泌肿瘤的临床诊治进展及挑战［J］. 中华内分泌代谢杂志, 2016, 32(6)：353 - 355.

第三章 · 多发性内分泌腺瘤病 2 型

叶 蕾

多发性内分泌腺瘤病 2 型（MEN2）是一种常染色体显性遗传性肿瘤综合征，最早于 1961 年由 Sipple JH 描述，因此又称 Sipple 综合征。人群患病率约为 1/25 000，外显率几乎为 100%，但仅有 60%～70% 表现为明显的临床综合征。MEN2 可分为 2A 和 2B 两型，其中 MEN2A 占 95%，主要表现为甲状腺髓样癌（medullary thyroid carcinoma, MTC）、嗜铬细胞瘤（pheochromocytoma, PHEO）和原发性甲状旁腺功能亢进症（hyperparathyroidism, HPTH）等。MEN2B 占 5%，除 MTC 与 PHEO 之外，黏膜神经瘤（常发生于唇、舌和颊黏膜）或马方样体型（Marfanoid habitus）较为常见。

（一）病因和发病机制

MEN2 由胚系 *RET* 基因激活突变所致。*RET*（REarranged during transfection, RET）原癌基因位于 10 号染色体长臂（10q11.2），全长 60 kb，含 21 个外显子，编码的 RET 蛋白为酪氨酸激酶受体。*RET* 原癌基因在神经嵴起源的细胞（如甲状腺 C 细胞、肾上腺髓质细胞和神经细胞，包括交感神经和副交感神经节细胞）、腮弓来源的细胞（甲状旁腺细胞）和泌尿生殖细胞中表达。

RET 蛋白为跨膜受体，包含 3 个结构域：① 胞外区，包含 4 个钙黏蛋白样的重复片段（cadherin-like repeats）、1 个钙

结合区和 1 个富含半胱氨酸的结构区。胞外区为配体结合区，在受体二聚体化过程中起重要作用。② 跨膜区，疏水性单跨膜结构域。③ 胞内区，为酪氨酸激酶的催化位点，其催化核心含两个酪氨酸激酶亚结构域，调控多条细胞内信号转导通路。RET 蛋白介导的信号转导通路参与细胞分化、增殖、迁移及存活等多个生物过程。

RET 蛋白的配体为胶质细胞源性神经营养因子家族配体（glial cell line-derived neurotrophic factor family ligands, GFL），目前已知有 4 种：胶质细胞源性神经营养因子（glial cell line-derived neurotrophic factor, GDNF）、neurturin（NRTN）、artemin（ARTN）和 persephin（PSPN）。GDNF 家族 α 受体（GDNF- family α - receptors, GFRαs）为 RET 蛋白的共受体，是一组糖磷脂酰肌醇锚定（glycosylphosphatidylinositol-anchored）的蛋白质家族，包括 GFRα - 1、GFRα - 2、GFRα - 3 及 GFRα - 4。配体先与共受体结合形成 GFL/GFRα 复合物，然后受体二聚化使两个 RET 分子相互靠近，使胞质内的酪氨酸残基磷酸化，触发细胞内的信号转导。

几乎所有的 MEN2 患者，都携带胚系 *RET* 原癌基因激活突变。迄今报道的 200 余种突变中，最为常见的突变类型为错义突变，常累及受体蛋白胞外富含半胱氨酸的二聚体结

构域（8~13 号外显子）和胞内酪氨酸激酶催化位点（15~16 号外显子）。MEN2A 的 *RET* 突变大多位于 10 号外显子（包括 609、611、618 和 620 密码子）以及 11 号外显子（包括 630 和 634 密码子）。此种突变引起半胱氨酸残基的丢失，导致 RET 受体的非配体依赖性的自发二聚体化，进而导致酪氨酸激酶的组成性激活。约 85% 与 MEN2A 相关的 *RET* 突变累及 634 密码子，其中 50% 为 Cys634Arg 突变。95% 的 MEN2B 患者突变位点于 16 号外显子（密码子 918），5% 位于 15 号外显子（883 密码子），偶有 804 密码子串联突变的报道。其中，M918T 突变引起胞内激酶结构域的自发磷酸化并与细胞内底物结合，从而激活下游通路。

（二）临床表现

MEN2A 患者 MTC 的发病率几乎为 100%，PHEO 约为 50%，PHPT 为 20%~30%。2015 年美国甲状腺协会《甲状腺髓样癌修订版指南》中又将 MEN2A 进一步分为 4 类：经典 MEN2A、伴有皮肤苔藓淀粉样变（cutaneous lichen amyloidosis，CLA）的 MEN2A、伴有先天性巨结肠（Hirschsprung disease，HD）的 MEN2A 和家族性 MTC（familial MTC，FMTC）。其中 FMTC 是指携带 *RET* 胚系突变但仅表现为 MTC 而无 PHEO 和 HPTH 的个体。

1. MTC・与散发 MTC 相似，患者表现为甲状腺结节，血清降钙素升高，伴或不伴癌胚抗原水平升高。部分患者因为肿瘤细胞分泌血管活性物质表现为潮红与腹泻。MTC 是决定 MEN2 患者生存时间的主要因素。多数情况下，MTC 为 MEN2 患者最早的临床表现，MEN2 患者几乎 100% 发生 MTC，且常为多灶性，约 40% 的先证者在诊断时已发生颈部淋巴结转移，较难治愈。MTC 的危险等级与 *RET* 基因型高度相关，其中 M918T 突变属于最高危，携带者可于婴幼儿期发生 MTC，具有高度侵袭性，最小的患者转移年龄为 3 个月；C634 与 A883 突变属于高危，携带者最小的转移年龄分别为 5 岁与 10 岁。较之家系筛查诊断的 MTC 患者，先证者的复发或者病灶残留的概率更高。

2. PHEO・MEN2 患者 PHEO 的发病率约为 50%，常发生于 MTC 之后。与散发 PHEO 类似，患者多有难治性高血压，典型症状为阵发性血压升高，伴有"头痛、心悸、多汗"三联征，血清与尿液儿茶酚胺及其代谢产物水平升高。PHEO 主要位于肾上腺，多为双侧病变，单侧病变患者其对侧常于 10 年内发展为 PHEO。MEN2 的 PHEO 很少发生非嗜铬组织转移。

3. HPTH・可见于约 20% 的 MEN2A 患者，MEN2B 患者几乎不发生甲旁亢。患者的高钙血症通常较轻微、无症状，可表现为甲状旁腺腺瘤或增生，常于 MTC 手术时发现。

4. 其他表现

（1）CLA：MEN2A 的 CLA 是一种皮肤瘙痒苔藓样病损，常发生于背部肩胛区，反复抓挠可导致皮肤粗糙及色素沉着。CLA 几乎仅发生于携带 *RET* 634 位点突变的患者。

（2）HD：由于直肠末端缺乏自主神经节导致结肠膨胀，约 7% 的 MEN2A 患者发生 HD，主要表现为儿童期的严重便秘、腹泻、恶心、呕吐等。

（3）黏膜神经瘤与马方样体型：MEN2B 的特征性表现，

其中黏膜神经瘤几乎发生于所有的 MEN2B 患者，多发生于唇、舌和颊黏膜。65%~75% 可见马方样体型：体型瘦长，皮下脂肪甚少，肌肉发育差，股骨骺发育迟缓，上下肢比例失调及漏斗胸等。

（三）诊断

对于同时或者先后发生 MTC、PHEO 的患者，或者携带胚系 *RET* 基因突变的 MTC 患者，均可诊断为 MEN2。

RET 胚系突变的筛查目标人群如下：所有 MTC 或 C 细胞增生患者；遗传性 MTC 患者的一级亲属；在婴儿或幼年期出现典型 MEN2B 表型的患儿及其父母；皮肤苔藓样变的患者；先天性巨结肠的患者。

（四）治疗

MTC：早期诊断、早期手术干预是提高患者无瘤生存率、减少病死率的根本方法。与散发 MTC 相同，甲状腺全切除加区域淋巴结清扫是标准治疗方案。颈部淋巴结清扫范围至少包括第Ⅵ区颈部淋巴结，以及影像学或细针穿刺提示可疑的颈区。对于未临床发病的 *RET* 基因胚系突变携带者，建议进行预防性甲状腺全切除。根据 2015 年美国甲状腺协会推荐，最高危 *RET* 基因型（M918T）患者出生第 1 年内行甲状腺切除术（越早越好）；高危基因型（C634，A883）患者 5 岁前行甲状腺切除术；其他基因型患者在血清降钙素水平升高之后行甲状腺切除术。

PHEO：伴有嗜铬细胞瘤的患者在甲状腺手术以前首先要处理嗜铬细胞瘤，以避免甲状腺手术时的心脑血管意外。手术方式与围手术期间的管理同非 MEN2 患者。

HPTH：患者若出现高钙血症相关的症状或体征，则需行手术切除。建议在甲状腺手术时同时处理受累的甲状旁腺。手术方式同散发患者。

CLA：MEN2 局部应用类固醇激素、全身性抗组胺药物治疗及光疗可缓解瘙痒的症状。

HD：MEN2A－HD 治疗的首要目的是解除由无神经节肠段引起的功能性肠梗阻，手术治疗包括经肛门 HD 根治术与腹腔镜辅助 HD 根治术。

参考文献

［1］Marx SJ, Wells SA. Multiple endocrine neoplasia［M］//Kronenberg HM, Melmed S, Polonsky KS, et al. Williams textbook of endocrinology. 13th ed. Philadelphia：Saunders，2016：1723－1761.

［2］Wells SA, Pacini F, Robinson, DB, et al. Multiple endocrine neoplasia type 2 and medullary thyroid carcinoma［M］//DeGroot LJ, Jameson JL, de Kretser DM, et al. Molecular and cellular endocrinology. 7th ed. Philadelphia：Saunders，2016：2594－2605.

［3］Wells SA, Asa SL, Dralle H, et al. Revised American Thyroid Association Guidelines for the management of medullary thyroid Carcinoma［J］. Thyroid，2015，25(6)：567－610.

［4］Raue F, Frank-Raue K. Update on multiple endocrine neoplasia type 2：focus on medullary thyroid carcinoma［J］. J Endocrine Society，2018，2(8)：933－943.

［5］Castinetti F, Moley J, Mulligan L, et al. A comprehensive review on MEN2B［J］. Ann Am Thoracic Society，2017，25(2)：T29－T39.

［6］Kouvaraki MA, Shapiro SE, Perrier ND, et al. RET proto-oncogene：a review and update of genotype-phenotype correlations in hereditary medullary thyroid cancer and associated endocrine tumors［J］. Thyroid，2005，15(6)：531－544.

［7］Hamidi O, Young WF, Iniguez-Ariza NM, et al. Malignant pheochromocytoma and paraganglioma：272 patients over 55 years［J］. J Clin Endocrinol Metab，2017，102(9)：3296－3305.

[8] Mathiesen JS, Habra MA, Bassett JHD, et al. Risk profile of the RET A883F germline mutation: An international collaborative study[J]. J Clin Endocrinol Metab, 2017, 102(6): 2069-2074.

[9] Waguespack SG, Rich TA, Perrier ND, et al. Management of medullary thyroid carcinoma and MEN2 syndromes in childhood[J]. Nat Rev Endocrinol, 2011, 7(10): 596-607.

[10] 姜晓华,蔡洁,叶蕾,等.甲状腺髓样癌的临诊应对[J].中华内分泌代谢杂志,2012,28(5): 433-438.

第四章·自身免疫性多内分泌腺病综合征

顾卫琼　陈家伟

自身免疫性多内分泌腺病综合征(autoimmune polyglandular syndrome, APS)指2个或2个以上的内分泌腺体因为自身免疫功能缺陷而同时或先后发生功能减退或亢进;发病时自身免疫的异常激活不仅针对内分泌腺体,同样会累及非内分泌器官。现有的理论认为其发病与体内抑制性T细胞亚群的缺陷使免疫系统的细胞和体液免疫功能活化有关。

关于APS的分型,曾有两种看法。主分派(splitters)主张根据不同症状的组合划分成不同的APS亚型。因此,APS-Ⅰ指的是以甲状旁腺功能减退、肾上腺功能减退(艾迪生病)和慢性皮肤黏膜念珠菌病为临床特征综合征;APS-Ⅱ指的是艾迪生病伴有甲状腺自身免疫性疾病或1型糖尿病。APS-Ⅲ型指甲状腺自身免疫病伴有除艾迪生病和甲状旁腺功能减退外的其他免疫病;APS-Ⅳ型:除Ⅰ型、Ⅱ型或Ⅲ型之外尚有2个或以上非内分泌器官特异性自身免疫病。而主合派(lumpers)则认为除APS-Ⅰ外,其余的临床组合均可归类于APS-Ⅱ。目前国内外主要采用的是主合派的分型方式,将APS分为APS-Ⅰ和APS-Ⅱ两型,本文将按照此分型方式展开讨论。

一、ASP-Ⅰ

1. 流行病学·APS-Ⅰ是一种罕见疾病,发病率在世界不同地区与种族之间差异很大,芬兰为1/14 000,挪威为1/90 000,爱尔兰为1/130 000,伊朗犹太人为1/9 000;男女发病率无明显差异,多于婴幼儿时期起病。目前国内关于APS多是散在小样本病例报道,缺乏大型的流行病学调查研究。

2. 病因及发病机制·APS-Ⅰ是一种单基因常染色体隐性遗传疾病,可为家族性或散发性,15%的患者有阳性家族史。APS-Ⅰ致病基因为自身免疫调节子(autoimmune regulator, AIRE),位于21q22.32,编码一种主要在胸腺髓质上皮细胞表达的转录因子,可调节自身抗原在胸腺的表达,参与T淋巴细胞的阴性选择,清除自身反应性T细胞。此外,AIRE在淋巴结的表达对外周免疫耐受也有类似作用。AIRE基因变异可使T细胞克隆清除受损,自身反应性T细胞"逃逸"到外周攻击各组织器官,产生多种免疫相关疾病。

目前人类基因突变数据库收录有100余种AIRE基因突变类型,不同地区民族的突变类型有所差异。在芬兰首次报道的6号外显子R257X突变被称为经典的芬兰型"热点"突变,占芬兰患者全部突变的82%,其他国家也报道有其高突变率。此外,8号外显子的13bp缺失也较为常见。我国目前报道有R257X和A19T复合杂合突变、IVS11+1 G>A及AIRE基因缺失复合杂合突变,c.622G>T突变、c.1477G>A突变等。APS-Ⅰ型的基因型与表型两者之间的关系仍不清楚,基因与环境因素共同影响临床表现。

3. 临床表现·APS-Ⅰ又称自身免疫性多内分泌病-念珠菌病-外胚层营养不良综合征(APECED综合征),以甲状旁腺功能减退、肾上腺皮质功能减退(艾迪生病)和慢性皮肤黏膜念珠菌病为主要临床特征,称为APS-Ⅰ三联征,其中皮肤黏膜念珠菌病最常见并最早出现,与下一症状出现可间隔数年甚至数十年。此外,一些非内分泌自身免疫功能缺陷如结缔组织病和胃肠道的自身免疫疾病也与APS-Ⅰ有关。

(1) 皮肤黏膜念珠菌病:多为APS-Ⅰ首发症状,感染常发生在出生后1个月内,平均发病年龄为5岁以前,与选择性T淋巴细胞缺乏相关。呈慢性或反复发作,感染部位以口腔肛周黏膜、指甲多见,食管、皮肤、胃肠道、肺部、女性生殖道也可发生。患者虽存在T细胞免疫缺陷,但B细胞反应正常,因此一般不会发展为全身性念珠菌感染。临床上应采集口腔等病变处标本做念珠菌检查,口腔和食管的念珠菌感染必须严格控制,以避免发生鳞状细胞癌。

(2) 内分泌腺体疾病:① 甲状旁腺功能减退,可能为APS-Ⅰ最早出现的内分泌腺疾病,多儿童期起病,女性较常见,有低钙、高磷血症,PTH正常或偏低,肌酐水平正常,常伴镁的缺乏。临床主要表现包括低钙性抽搐、手足痉挛、癫痫、感觉异常,以及钙磷代谢异常导致的颅内基底节区多发钙化等。② 肾上腺皮质功能减退(艾迪生病),为仅次于念珠菌感染和甲状旁腺功能减退的常见症状,多在30岁以前发病。皮质醇水平减低,伴ACTH升高,低醛固酮血症,低血钠,高血钾;低皮质醇血症和低醛固酮血症可间隔几年出现。高肾素活性,ACTH反应性减低。临床常见症状包括乏力、恶心、呕吐、低血糖、低血压、嗜盐、体重减轻及皮肤色素沉着等表现。③ 性腺功能减退,女性卵巢功能衰竭常在青少年至20岁左右出现,FSH和LH水平升高,雌激素水平降低,导致青春期发育延迟或缺失,原发性闭经;男性睾丸功能衰竭多成年以后起病,高FSH和LH血症,低雄激素水平。性腺功能减退的APS-1患者常同时伴有艾迪生病。④ 自身免疫性1型糖尿病,30~50岁发病,病理改变为胰岛炎和淋巴细胞浸润,血中可检测到IA-2抗体和抗胰岛素抗体。⑤ 甲状腺功能减低,青春期甚至中年起病,高TSH和低FT_4,病理改变为慢性淋巴性甲状腺炎或萎缩性甲状腺炎,有甲状腺过氧化物酶抗体(TPOAb)和甲状腺球蛋白抗体(TgAb)滴度升高。⑥ 垂体功能减低，生长激素，促性腺激素或 ACTH 水平减低。起病早，比较少见。

（3）非内分泌腺自身免疫病：① 胃肠道表现，A 型自身免疫胃炎/恶性贫血，与抗内因子抗体和（或）壁细胞抗体有关，常有功能性的维生素 B_{12} 缺乏；自身免疫性肝炎，谷丙转氨酶水平升高，活检可证实自身免疫性肝炎，常在 17 岁前发病；小肠吸收不良综合征，伴有腹泻、便秘和脂肪泻，和抗色氨酸羟化酶（TPH）抗体有关；结肠病，活检证实绒毛萎缩。② 外胚层营养不良表现，角膜炎，在 20 岁前发病，有失明风险，对局部激素和环孢素 A 使用有效，可进行干细胞移植；齿釉萎缩，累及所有恒牙，起病早；白癜风，不同年龄均可发病，从点状到全身皮肤受损；秃发，40 岁前发生。其他外胚层改变可有皮肤干粗、毛发脆弱、指甲裂开、全秃、白癜风、釉质发育不良、牙齿生长延缓等等。③ 其他，肾小管间质性肾炎，活检证实，起病较早，可伴高血压，最终发生肾衰竭；无脾畸形，Howell-Jolly 抗体阳性，需常规注射肺炎球菌疫苗；细支气管炎，可能是致死性的，伴肺动脉高压。

4. 诊断·APS-1 相关抗体：① 干扰素-ω 和干扰素-α 抗体，在已患有一种主要疾病患者中可帮助诊断 APS-1；在仅患有次要疾病或临床表现患者中可强烈提示患有 APS-1 的可能。② 21-羟化酶抗体（或肾上腺皮质细胞抗体），伴有肾上腺皮质功能不全，常见于单独发生的自身免疫性艾迪生综合征患者及 APS-Ⅱ 患者。③ NACHT 富含亮氨酸重复蛋白 5（NALP5）抗体，伴有甲状旁腺功能减低和卵巢功能不全，约 50% 阳性率；敏感度低，特异性强。④ 侧链裂解酶抗体（或类固醇细胞抗体），伴有卵巢功能不全，并可见于 APS-Ⅱ。⑤ 色氨酸羟化酶抗体，伴有小肠吸收不良综合征和自身免疫性肝炎。约 50% 阳性率，高敏感性，中等程度特异性。⑥ GAD65、ICA512/IA-2 和 ZnT8 抗体，常用于免疫性 1 型糖尿病的诊断。⑦ 左旋芳香族氨基酸脱羧酶抗体，常见于自身免疫性肝炎和白癜风，约 50% 阳性率，高度敏感性，低度特异性。此外，外周血中检测到 Howell-Jolly 抗体提示无脾畸形。

下述三种疾病中至少出现两个即可做出诊断：甲状旁腺功能减退、肾上腺功能减退和慢性皮肤黏膜念珠菌病；同胞患有 APS-Ⅰ 中的主要疾病的也需考虑该诊断；自身抗体常出现在激素缺乏导致的明显临床症状之前，筛查这些抗体有助于早期诊治、预防 APS，但并非所有患者体内均能检测到自身抗体，因此抗体阴性不能排除诊断；AIRE 基因检测，大于 95% 的确诊病例伴有该基因突变，阴性结果也不能完全排除 APS-1。

5. 治疗

（1）抗真菌治疗：针对皮肤黏膜念珠菌病主要采用口服抗真菌药物治疗，包括氟康唑和酮康唑，剂量均为 200 mg/d，口腔感染需连续使用 10 日，皮肤感染 1～2 个月及其他深部真菌感染需延长治疗时间，间断使用药物或剂量减少易使感染复发。因酮康唑会抑制肾上腺和性腺合成类固醇激素，并可引起肾上腺皮质功能减退以及暂时性肝酶升高，偶尔可致肝炎，因此在注意使用酮康唑时应注意监测激素及肝酶水平。氟康唑在推荐剂量下较少引发肝炎，并且不会影响类固醇激素合成。

（2）激素补充治疗

1）甲状旁腺功能减退：目前主要采用激素替代治疗内分泌腺体功能不足。一般不使用甲状旁腺素（PTH）治疗甲状旁腺功能减退，可通过补充维生素 D 和钙剂，使血钙维持在正常低值或稍低于正常的水平，尿钙于正常水平；同时建议患者多食用谷物、坚果、蔬菜、新鲜的鱼和肉以补充足够的镁，血镁维持在正常高值。因为正常偏高的血钙也可能损伤肝脏，建议 ASP 患者，尤其是患甲状旁腺功能减退及糖尿病的患者定期检测血钙、血磷、24 h 尿钙及血镁水平。

2）肾上腺功能减退：应采取个体化的替代治疗方案，降低糖皮质激素治疗的副作用。氢化可的松推荐剂量为 10～15 mg/m^2，成人最多每日服用 20 mg。在无氢化可的松的地区可使用醋酸可的松替代治疗，如成人 25 mg/d。如遇应激需增加糖皮质激素剂量。因糖皮质激素影响血钙和血糖，患者的甲状旁腺功能减退和糖尿病的治疗方案需相应调整。自身免疫性 1 型糖尿病必须使用胰岛素治疗。

（3）其他：自身免疫性肝炎建议使用大剂量糖皮质激素等免疫抑制剂，同时给予护肝药物。自身免疫性肾病可用泼尼松、环孢素、硫唑嘌呤治疗。自身免疫性胃炎/恶性贫血患者补充维生素 B_{12}。患者如检测有无脾畸形，建议注射肺炎双球菌疫苗，并监测自身抗体情况；如未能产生足够的免疫应答，则必须预防性使用抗生素。

二、APS-Ⅱ

1. 流行病学·APS-Ⅱ 又称为 Schmidt 综合征，虽罕见，但发病率较 APS-Ⅰ 高，呈家族聚集性。国外研究显示每 100 000 人中有 1.4～4.5 人发病，以成人女性居多，儿童发病者较为少见，平均发病年龄为 35 岁，男女发病比例为 2.7∶1～3.7∶1。

2. 病因及发病机制·APS-Ⅱ 是多基因遗传病，基因遗传背景比 ASP-Ⅰ 更为复杂，为常染色体显性遗传但表现不完全的外显率。人类白细胞抗原（HLA）基因为 ASP-Ⅱ 的遗传标志并决定 APS-Ⅱ 的遗传易感性，HLA 的型别与 ASP-Ⅱ 的临床性状也相关。HLA 基因位于 6 号染色体短臂，该区域有 120 余个表达基因，其中约 40% 与免疫功能相关，其中 HLA Ⅱ 类单倍体 DR3（DQB*0201）及 DR4（DQB1*0302）与疾病各临床组分有较强的相关性。

3. 临床表现与诊断·APS-Ⅱ 通常有艾迪生病合并自身免疫性甲状腺疾病或 1 型糖尿病，多成年起病，女性居多。艾迪生病患者中，52% 的患者同时患有 1 型糖尿病，69% 同时患有自身免疫性甲状腺疾病。患者在无明显临床症状下，也可在血清中检测到器官特异性抗体。

（1）艾迪生病：出现体位性低血压或在糖尿病治疗过程中胰岛素剂量减少时，需要考虑肾上腺皮质功能不全的可能。患者可伴有皮肤色素沉着、白癜风。偶尔发作的低血糖和间歇性的严重乏力症状，可使起病非常隐匿，直至出现低血压发作。糖皮质激素缺乏常见，少数伴有醛固酮缺乏，可用 ACTH 兴奋试验来评估肾上腺功能。21-羟化酶抗体为其特异性抗体。

（2）自身免疫性 1 型糖尿病和自身免疫性甲状腺疾病：均在女性常见，甲状腺疾病包括慢性淋巴性甲状腺炎、产后甲状腺炎和 Graves 病,以慢性淋巴性甲状腺炎最为常见。甲状腺疾病在 1 型糖尿病中常无明显症状,只在血中检测到 TgAb 和 TPOAb。

(3) ASP-Ⅱ中其他疾病组分:还包括性腺功能减退、垂体炎、白癜风、脱发、恶性贫血、自身免疫性肝炎、重症肌无力、干燥综合征及肿瘤等。

在排除其他原因所致的原发性内分泌功能减退后,患者患有艾迪生病及自身免疫性甲状腺病或 1 型糖尿病可初步诊断;结合相应自身抗体检测可确立诊断。

4. 治疗·APS-Ⅱ主要以激素替代治疗、对症治疗为主。艾迪生病患者给予生理剂量的糖皮质激素;甲状腺功能减退疾病以甲状腺激素替代治疗为主,但 Graves 病作为功能亢进疾病,一般采用抗甲状腺药物或¹³¹I 治疗。艾迪生病伴有甲状腺疾病的患者如需要甲状腺激素替代治疗,应先纠正肾上腺皮质功能减退,再给予甲状腺激素,以免发生肾上腺危象。

三、APS 的鉴别诊断

另一种容易与 APS 混淆的疾病为 X 连锁的多内分泌腺病、免疫功能紊乱和腹泻,又名 XPID(X-linked polyendocrinopathy, immune dysfunction, and diarrhea),非常罕见,多在新生儿期发病,呈暴发性发作,累及多内分泌腺体并出现 1 型糖尿病,往往可致死(表 14-4-1)。该病又称为 X 连锁的自身免疫性变态反应异常(XLAAD,X-linked autoimmunity and allergic dysregulation)和 X 连锁的免疫功能紊乱、多内分泌腺病和肠病(IPEX, immune dysfunction, polyendocrinopathy, and enteropathy, X-linked)。骨髓移植可能可以逆转疾病的进展。Scurfin 或 FoxP3 基因突变导致 T 细胞功能紊乱可能是该病的病因。

表 14-4-1　APS 与 XPID 的鉴别诊断

项 目	APS-Ⅰ型	APS-Ⅱ型	XPID、免疫功能紊乱和腹泻
发病率	少见	常见	罕见
起病时间	婴儿期	婴儿期至成人	新生儿期
基因和遗传	AIRE(染色体 21,隐性遗传)	多基因	FOXP3,X 染色体连锁
HLA 基因型	HLA-DQ6(糖尿病风险减低)	DR3(DQB*0201)、DR4(DQB1*0302)	无关联
免疫缺陷	脾功能缺乏,对念珠菌易感	无	自身免疫受抑制,T 调节细胞缺无
和糖尿病关联	是(18%)	是(20%)	是(大部分人群)
临床表现	念珠菌病,甲状旁腺功能减退,艾迪生病	艾迪生病,1 型糖尿病,慢性甲状腺炎	新生儿糖尿病,吸收不良

四、APS 的随访和管理

随访的目的在于保证患者身体健康,能尽早发现新的疾病。患者必须知道哪些症状可能和新发病有关,并寻求帮助。APS 的各疾病组分出现时间可间隔数年甚至数十年,因此诊断可能由单种自身免疫病转为 APS,或者从 APS 的某型转变为另一型。临床上要加强 APS 的筛查与随访,早期发现 APS 并给予恰当的治疗,同时要注意对患者亲属开展相应的检查。

Ⅰ型的综合征和免疫缺陷密切相关,伴有慢性的皮肤真菌感染和频繁进展的多自身免疫功能紊乱。随访很重要,必要时对真菌感染必须强化治疗。脾功能缺如(可检测 Howell-Jolly 抗体)时需预防使用抗生素。早期筛查肝炎(检测肝酶),并用抗体和激素测定来评估多个内分泌器官。

Ⅱ型患者(包括单发的 1 型糖尿病和艾迪生病患者)及其一级亲属推荐定期检测甲状腺功能。TPOAb 阳性患者多会发生甲状腺功能减低,而 TSH 水平是评估甲状腺功能的一项敏感指标,儿童必须每年检测 1 次;而成人,如果抗体阴性,TSH 水平正常,可以每 5 年筛查 1 次,如果抗体阳性,则必须每年筛查。每年需评估患者皮质激素水平,并用 ACTH 兴奋试验来评估肾上腺功能,以避免危象的发生(表 14-4-2)。很多人可能会出现骨质疏松和生长迟缓,营养低下如贫血等。

表 14-4-2　APS 的临床特征及建议随访检查项目

疾 病 组 分	40 岁以前发病概率(%)	随访检测项目
APS-Ⅰ		
艾迪生病	79	钠、钾、ACTH、皮质醇、血浆肾素活性、21-羟化酶自身抗体
腹泻	18	病史
外胚层发育不良	50~75	体格检查
甲状旁腺功能减退	86	血钙、血磷、PTH
肝炎	17	肝功能检查
甲状腺功能减退	18	TSH、TPOAb、TgAb
男性性腺功能减退	26	FSH/LH
皮肤黏膜念珠菌病	100	体格检查
便秘	21	病史
卵巢功能衰竭	72	FSH/LH
恶性贫血	31	全血细胞计数、维生素 B₁₂
脾脏萎缩	15	血 Howell-Jolly 抗体、血小板计数、超声
1 型糖尿病	23	血糖、糖化血红蛋白、糖尿病相关自身抗体(胰岛素抗体、GAD65、IA-2)
APS-Ⅱ		
艾迪生病	0.5	21-羟化酶自身抗体、ACTH 兴奋试验
秃头症		体格检查
自身免疫性甲状腺功能减退	15~30	TSH、TPOAb、TgAb
乳糜泻	5~10	谷氨酰胺转氨酶自身抗体、小肠活检
小脑性共济失调	罕见	症状、体征

（续表）

疾 病 组 分	40 岁以前发病概率（%）	随访检测项目
慢性炎症性脱髓鞘性多发性神经病	罕见	症状、体征
下垂体炎	罕见	症状、体征
自发性心肌梗死	罕见	症状、体征
免疫球蛋白 A 缺乏	0.5	IgA 水平
重症肌无力	罕见	症状、体征
心肌炎	罕见	症状、体征
恶性贫血	0.5～5	壁细胞自身抗体、全血细胞计数、维生素 B_{12}
浆膜炎	罕见	症状、体征
僵人综合征	罕见	症状、体征
白癜风	1～9	体格检查

注：* 发病概率为 1 型糖尿病患者中的数据。

目前关于 APS 进一步的研究将侧重于寻找新的治疗方法，尤其是针对 T 和 B 细胞的免疫调节治疗。

参考文献

[1] Michels AW, Eisenbarth GS. Autoimmune polyendocrine syndrome type 1 (APS - 1) as a model for understanding autoimmune polyendocrine syndrome type 2 (APS-2)[J]. J Intern Med, 2009, 265(5)：530 - 540.
[2] Husebye ES, Perheentupa J, Rautemaa R, et al. Clinical manifestations and management of patients with autoimmune polyendocrine syndrome type I[J]. J Intern Med, 2009, 265(5)：514 - 529.
[3] Shikama N, Nusspaumer G, Holländer GA. Clearing the AIRE: on the pathophysiological basis of the autoimmune polyendocrinopathy syndrome type-1[J]. Endocrinol Metab Clin North Am, 2009, 38(2)：273 - 288, vii.
[4] Barker JM. Clinical review: Type 1 diabetes-associated autoimmunity: natural history, genetic associations, and screening[J]. J Clin Endocrinol Metab, 2006, 91(4)：1210 - 1217.
[5] Eisenbarth. GS, Gottlieb PA. Autoimmune polyendocrine syndromes[J]. N Engl J Med, 2004, 350(20)：2068 - 2079.
[6] Eisenbarth GS. Autoimmune polyendocrine syndromes[J]. Adv Exp Med Biol, 2004, 552：204 - 218.
[7] Betterle C, Zanchetta R. Update on autoimmune polyendocrine syndromes (APS)[J]. Acta Biomed, 2003, 74(1)：9 - 33.
[8] 刘彩虹,石岩,阴怀清,等.中国人自身免疫性多内分泌腺病综合征Ⅰ型 AIRE 基因突变[J].中华医学遗传学杂志,2010,27(1)：18 - 22.
[9] 孙永香,何亚非,栗夏连,等.1 例自身免疫性多内分泌腺病综合征Ⅰ型患者的临床及家系 AIRE 基因突变分析[J].中国当代儿科杂志,2016,(2)：147 - 151.
[10] 皮亚雷,张亚男,韩笑,等.罕见基因突变致Ⅰ型自身免疫性多内分泌腺病综合征 1 例临床及家系分析[J].临床荟萃,2016,31(12)：1318 - 1320.

第五章 · 伴瘤内分泌综合征

陆菊明　郭清华

第一节 · 概　述

20 世纪初人们开始认识到一些恶性肿瘤除了肿瘤本身及转移灶引起的症状外,还可通过产生激素或激素样物质引起多种临床表现。这种由非内分泌肿瘤分泌的激素或激素样物质以及内分泌肿瘤分泌的非自身激素所引起的临床内分泌综合征构成伴瘤内分泌综合征（paraneoplastic syndromes）,又称异位激素综合征（ectopic hormonal syndromes）。随着临床经验的不断积累,基础医学研究的不断深入以及激素检测水平的不断提高,人们对伴瘤内分泌综合征的认识不断加深,现已发现了绝大多数伴瘤内分泌综合征。最常见的有恶性肿瘤相关高钙血症、抗利尿激素不适当分泌综合征（SIADH）和异位 ACTH 综合征。目前已有的伴瘤内分泌综合征简况见表 14 - 5 - 1。对异位内分泌综合征的认识有重要意义：首先,由于异位激素可产生临床症状,有助于为早期发现和诊断肿瘤提供线索；其次,异位激素可产生严重的临床症状,如低钠血症、高钙危象等,及时纠正可挽救患者生命；第三,异位激素表现的临床症状,如异位 ACTH 引起高皮质醇血症、SIADH 引起的低钠血症、恶性肿瘤引起的高钙危象,常易被误诊为感染、颅内转移等,以致发生错误的治疗；第四,异位激素可用于肿瘤定位、疗效观察、监测肿瘤复发的一个重要指

标；第五,异位激素的发现有利于发现新的激素,或将其细胞用于肿瘤病因的体外研究。因此,认识异位内分泌综合征具有重要的临床意义。

表 14 - 5 - 1　伴瘤内分泌综合征简况

异位激素种类	产生异位激素的常见肿瘤	主要临床表现
ACTH、MSH、LPH、内啡肽、CRH	肺癌（小细胞未分化癌、腺癌、鳞癌）、类癌、胸腺癌、胰岛细胞瘤、甲状腺髓样癌、神经节细胞瘤、甲状腺乳头样瘤、前列腺癌、卵巢癌、嗜铬细胞瘤、黑色素瘤、肝癌等	库欣综合征、低钾碱中毒、皮肤色素沉着、水肿等
ADH	肺癌（小细胞未分化癌、腺癌、鳞癌、间皮癌）、胸腺癌、前列腺癌、肾上腺皮质癌、淋巴肉瘤等	低钠血症、肾性失钠、低血渗透压和不适当高尿渗透压、严重者水中毒
GH 和 GHRH	肺癌、卵巢癌、类癌、胰岛细胞瘤、肾上腺皮质腺瘤、神经纤维瘤、子宫内膜癌、嗜铬细胞瘤、皮肤癌等	肢端肥大症表现
LH、FSH、HCG	肺癌（大细胞未分化癌）、肝癌、肝母细胞瘤、肾癌、恶性黑色素瘤、支气管肺癌、绒毛膜上皮癌、绒毛膜腺癌、卵巢癌、畸胎瘤等	成年男性乳腺发育、男性性早熟；女性月经失调、闭经

（续表）

异位激素种类	产生异位激素的常见肿瘤	主要临床表现
TSH	肺癌、绒癌、葡萄胎、睾丸畸胎瘤、胃癌、结肠癌、胰腺癌	甲状腺功能亢进综合征
PRL	肺癌、肾癌、生殖母细胞瘤、舌癌、肾上腺癌、直肠和结肠癌等	女性泌乳、闭经；男性性功能减低
PTHrP、PTH	肺癌（鳞状细胞癌和大细胞癌）、乳腺癌、多发性骨髓瘤、肾癌、子宫颈鳞状细胞癌、卵巢和胰腺肿瘤、膀胱癌、结肠癌、前列腺癌、阴茎癌、睾丸癌、食管癌、腮腺癌、肝母细胞瘤、血管肉瘤	高钙血症的各种表现：恶心、食欲差、溃疡、腹胀、便秘、多饮、多尿等
降钙素	肺癌、类癌、乳腺癌、结肠癌、胰腺癌、胃癌等	多数无临床症状
胰高血糖素	肺癌、肾癌、类癌	一般无明显症状，有时有轻度高血糖
促红细胞生成素	肾癌、小脑血管母细胞瘤、子宫纤维瘤、肾上腺皮质癌、肺癌、嗜铬细胞瘤、卵巢癌	红细胞增多、颜面潮红、头晕、乏力
肾素	肺未分化癌、眼眶血管外皮瘤、肝癌、肾上腺皮质癌、性腺肿瘤、血管瘤等	高血压、低血钾、继发性醛固酮增多症
血管活性肠肽（VIP）	胰岛细胞肿瘤、神经节瘤、成神经节细胞瘤、嗜铬细胞瘤、甲状腺髓样癌和肾癌等	水泻、低血钾、胃酸缺乏等临床综合征
胰岛素样生长因子（IGF）	纤维肉瘤、间皮瘤、神经纤维瘤、原发性肝瘤、肾上腺癌、胃癌、结肠癌、胰腺癌、类癌等	低血糖症状，包括交感神经兴奋症状和中枢神经系统症状

一、一般特点

异位内分泌综合征所分泌的激素种类繁多，临床表现多样，但有其共同特点：① 非内分泌肿瘤的激素分泌一般是不可抑制性的。因这些生成激素的肿瘤细胞常缺乏激素分泌的调控机制，因而激素分泌不受调控，也不能被抑制。但也有少数例外，如肺和胸腺类癌分泌 ACTH 有时受糖皮质激素的抑制。② 非内分泌肿瘤产生的激素量较少，只有当肿瘤发展到一定程度时所产生的激素量才足够多，然后出现相应的临床表现，因此出现伴瘤内分泌表现时肿瘤大多已发展到晚期，从这个角度讲，激素异常不能作为早期肿瘤的标志。③ 肿瘤细胞内基因转录、剪切、加工的功能不完善，往往只合成激素的前体物、片段或亚基，这种分子量较大或加工不完善的分子生物活性较低，有时因缺乏氨基端的信号肽而不能从瘤细胞分泌到体液中。④ 有些恶性肿瘤并不分泌正常机体所具有的激素，而是通过分泌一些激素相关的物质来模拟这些激素的生物学功能。如非胰岛细胞瘤不是通过合成胰岛素引起低血糖的，而合成的是胰岛素样生长因子 2（IGF-2）。与此类似，恶性肿瘤引起高钙血症也不是通过合成甲状旁腺素，而是通过合成甲状旁腺素相关蛋白（PTHrP）。⑤ 垂体糖蛋白激素（FSH、LH、TSH）极少由垂体外肿瘤产生，由于此类激素的合成过程要求两个亚基基因的表达、糖化、形成二聚体。胰岛素也未发现由胰腺外肿瘤产生。

二、发病机制

有关肿瘤合成和分泌异位激素的机制目前尚不十分清楚。曾有多种假设，归纳起来有 3 种。

1. APUD（amino precursor uptake and decaroxylation）细胞假说·分泌异位激素的肿瘤细胞多数起源于分布在体内多处的神经内分泌细胞，即 APUD 细胞，这些细胞多由外胚层神经嵴衍化而来，具有共同的组织化学和结构特征。APUD 细胞具有多潜能分化作用，有潜在分化为分泌肽类激素细胞的能力。正常情况下 APUD 细胞不分泌激素，一旦恶化为肿瘤细胞后可合成和分泌各种激素。肺、前列腺、支气管、胰腺、胸腺和胃肠道等器官肿瘤的起源与上述神经内分泌细胞有关。

但为何上述 APUD 细胞在正常时不分泌激素，而在发生恶变后就可合成和分泌激素？又为何这种肿瘤产生这类激素而那种肿瘤产生另一种激素？这些用 APUD 假说都不能圆满解释。

2. 随机阻抑解除学说·正常情况下人类基因约有 15% 表现出转录活性，剩余 85% 的基因处于受抑制或非活化状态。发生非内分泌肿瘤的细胞在正常状态下有关激素编码的基因不表达，当这些细胞发生恶变后，有可能出现激素编码基因的抑制解除，导致这些基因的异常表达。有人认为所有的肿瘤在基因抑制解除后均有产生激素的能力，只是所产生激素量的多少和活性的高低不等而已。但肿瘤在分泌异位激素时也有一定的规律性，如小细胞肺癌常产生 ACTH，因此又有人提出非随机抑制解除学说，认为 DNA 不仅有活化态和非活化态两种状态，还有较易去抑制和条件去抑制（即在细胞恶变等异常下才出现去抑制）两种状态。

3. 癌基因学说·有些癌基因的功能与内分泌功能密切相关，其产物类似生长因子受体或生长因子受体的功能性亚单位，使某些内分泌激素选择性激活和表达。

上述假说在一定程度上可解释异位内分泌激素的合成和分泌机制，但还有许多不能很好解释的地方，有待进一步对上述假说进行验证并发现其他机制。

三、异位激素的种类和性质

激素分 4 类，即类固醇、氨基酸衍生物、脂肪酸衍生物、肽类和蛋白质激素。上述激素类型均可成为伴瘤内分泌综合征的异位激素，但有些只能由内分泌肿瘤分泌，有些只能由非内分泌肿瘤分泌，而有些均可分泌。大部分肽类激素都可由肿瘤异源性分泌，无论是内分泌还是非内分泌性肿瘤。糖蛋白激素如 LH、FSH、TSH 很少由垂体外的组织分泌，因为这些激素由 α 和 β 两个亚单位组成，合成此类激素要求两个亚单位的编码基因同时转录、剪切、翻译和修饰，才能合成具有生物学活性的激素二聚体，然后在完善的调控机制下分泌出细胞。在这复杂的步骤中需要多种酶类的催化。垂体外肿瘤细胞一般缺乏此类激素合成系统的酶类。但异位垂体组织可分泌这些糖蛋白激素。类固醇和甲状腺激素除了由含相应腺体组织的畸胎瘤产生外，不能由腺体外肿瘤分泌，其原因也是缺乏此两种激素合成的酶系。

四、诊 断

正如肿瘤的发病情况一样,伴瘤内分泌综合征好发于中老年人群。伴瘤内分泌综合征可出现在肿瘤早期,即以内分泌异常为首发症状,也可出现在肿瘤临床表现或肿瘤诊断之后。目前,其诊断依据如下:① 肿瘤和内分泌综合征同时存在,而肿瘤又非发生于正常时分泌该类激素的内分泌腺;② 肿瘤伴血或尿中激素或其代谢产物异常增高;③ 肿瘤分泌激素呈自主性,多数不被正常的反馈机制所抑制;④ 排除其他可引起内分泌综合征的因素,如医源性使用某类激素等;⑤ 肿瘤经手术、化疗或放疗完全缓解后,内分泌综合征消退,血尿激素水平下降;⑥ 肿瘤组织静脉血中激素含量明显高于动脉血或引流肿瘤的静脉血激素浓度明显高于其他部位静脉血;⑦ 通过免疫组织化学、原位杂交或肿瘤提取物放射免疫检测等方法证实肿瘤组织中存在有相应激素及其 mRNA,并且含量高于其他组织;⑧ 取自肿瘤组织的肿瘤细胞做体外培养显示能合成和或分泌激素;⑨ 将肿瘤组织接种到动物体内可证明有激素的分泌。前 5 项为临床诊断所必需,后 4 项为研究性质,为了能进一步确诊。

五、伴瘤内分泌综合征的治疗原则

早期诊断、早期治疗对该病的治疗效果起重要作用。治疗方式有手术、药物等,最有效的方式是手术切除肿瘤病灶。

1. 原发病的治疗·异位内分泌综合征的治疗关键在于手术切除肿瘤病灶,根治性手术切除肿瘤是最有效的治疗方式。如肿瘤的恶性程度较低,术后伴瘤内分泌综合征可获痊愈。对不能进行根治性手术或找不到原发肿瘤的患者,如异位 ACTH 综合征可切除双侧肾上腺,以改善皮质醇增多的表现,术后用生理剂量的皮质醇替代。放射治疗可作为手术的辅助治疗方式,对病变局限或无法手术且对放疗敏感的肿瘤可获一定效果。

2. 药物治疗·无法切除肿瘤病灶时,可采用适当的药物阻止激素的合成和分泌。① 异位 ACTH 综合征时可选用阻滞肾上腺皮质激素合成的药物,如甲吡酮、氨基导眠能氨鲁米特、双氯苯二氯乙烷(O,P'DDD),治疗同时应用小剂量泼尼松口服,预防危象发生;② 使用激素拮抗剂阻止激素的作用;③ 生长激素抑制剂奥曲肽可用于多种异位内分泌肿瘤的治疗,可减少异位激素的分泌。

3. 对症治疗·对于低血钾症时口服或静脉补充钾盐;高钙血症时积极补液,必要时选用二膦酸盐;低血糖时静脉补充葡萄糖,必要时用胰高血糖素;高血糖时积极控制血糖,可选用胰岛素降糖治疗;胰源性腹泻需积极补液,维持水、电解质及酸碱平衡。

第二节·常见伴瘤内分泌综合征

一、异位 ACTH 和异位 CRH 综合征

1928 年 Brown 首次描述 1 例女性支气管癌患者伴有多毛和糖尿病,20 世纪 60 年代,Liddle 等描述了 88 例与癌肿有关的库欣(Cushing)综合征,并在肿瘤的原发部位和转移灶检测出大量有生物活性的 ACTH。此后异位 ACTH 综合征(ectopic ACTH syndrome)的报道逐渐增多,目前统计异位 ACTH 综合征占全部库欣综合征的 10%～20%。该综合征是目前发现最多、认识最为深刻的一种异位激素综合征。

最初有人报道接受手术的 ACTH 依赖性库欣综合征患者有 6%～10%的垂体前叶为 ACTH 增生而不是腺瘤。1971年有人在垂体 ACTH 细胞增生伴库欣综合征者肿瘤组织中发现一种 CRH 样物质能刺激 ACTH 分泌,从而提出可能存在异位 CRH 分泌,此后在伴有库欣综合征患者的胰腺和肺燕麦细胞肿瘤的提取物中找到了这种物质,证实了异位 CRH 综合征(ectopic CRH syndrome)的存在。迄今仅有数例异位 CRH 综合征的报道。

(一)病因

绝大多数异位 ACTH 综合征由恶性肿瘤引起,主要见于小细胞肺癌(约占 50%)、胸腺类癌(约 15%)、支气管类癌(约 10%)、胰岛细胞癌(约 10%)和其他类癌肿瘤(约 5%)。此外,其他肿瘤如甲状腺髓样癌、嗜铬细胞瘤、神经母细胞瘤、黑色素瘤等;非 APUD 瘤,如肺腺癌、鳞状细胞癌、肝癌也可引起本病。

另有,极少数肿瘤能合成和分泌 CRH/CRF,其临床特点与异位 ACTH 综合征相似,只是该综合征患者对 CRH 兴奋试验有反应。

(二)发病机制

垂体前叶 ACTH 细胞产生的 ACTH 源自阿黑皮素原(proopiomelanocortin, POMC)。POMC 的 mRNA 通常为 800 bp 的短转录子,其转录活性由位于 POMC 基因的第 3 个外显子下游的启动子激活。POMC 是一分子量为 31 000 的糖蛋白分子前体,在激素原转化酶 PC1/PC3 作用下主要降解产物有:氨基末端肽、连接肽、ACTH、β-促脂素(β-LPH)、γ-促脂素(γ-LPH)和 β-内啡肽(β-END);在 PC2 作用下,啮齿类动物垂体中还可检测到促肾上腺皮质素样中叶肽(CLIP)和 β-促黑细胞素(β-MSH)。非垂体性肿瘤细胞的 POMC mRNA 可达 1 150 bp,但尚不清楚哪种启动子发动 POMC 的转录。而且在合成 POMC 的过程通常不完整,释放入血的 POMC 片段较大,生物活性也较低。该分子可被放射免疫法测出。异位 ACTH 综合征患者 POMC 常不能有效降解生成 ACTH 分子,POMC/ACTH 值高达58:1,而库欣病仅为 5:1,而且所生成的 ACTH 片段也不完整,生物活性低。在多数小细胞肺癌患者可检测到 ACTH 样物质,但出现库欣综合征临床表现者仅有很少一部分,其主要原因与 ACTH 生物活性低有关。用胰蛋白酶体外温育肿瘤组织的提取物后可转化为有生物活性的 ACTH,考虑这种提取物可能是 POMC 或另一种 ACTH 前体。另外,在多数癌肿组织中能提取多量的免疫反应性 MSH 和促脂素。小细胞肺癌等恶性肿瘤则产生大量 ACTH 前体物质,类癌对 POMC 基因的表达和剪切较正常,可产生正常 ACTH。

CRH 依赖性库欣综合征的肿瘤组织含有 CRH,但不含有 ACTH,但有些病例的垂体 ACTH 细胞呈增生,并有分泌 ACTH 的功能,有些垂体 ACTH 细胞却无增生,且无 ACTH 的分泌,其机制尚不完全明了。肿瘤组织的 CRH 在免疫学、

生物学、生理学和生物化学方面与正常人完全一样。

无论是异位 ACTH 还是 CRH 综合征，均有肾上腺皮质弥漫性增大，皮质几乎完全是直柱状的致密细胞，没有透明细胞，致密细胞常穿透进入球状带到达被膜，这种病理改变与库欣病引起的肾上腺病变有所区别。电镜下可发现肿瘤提取物含有 ACTH 或 CRH 分泌颗粒。垂体磁共振检查一般无明显异常。血 ACTH、皮质醇和尿类固醇排出量增多。异位 ACTH 综合征患者血 ACTH 浓度明显增高，通常超过 44 pmol/L。生长缓慢的肿瘤如支气管类癌的血浆 ACTH 水平可为轻度增高。

（三）临床表现

异位 ACTH 综合征占库欣综合征的 10%～20%，男性多见。有两种临床表现形式。一类为恶性程度高的肿瘤发生异位 ACTH 综合征，由于肿瘤生长快、病情进展迅速、病程短、病情重及 ACTH 分泌量多、血浆皮质醇增高明显，通常无向心性肥胖、紫纹等典型的库欣表现，但过量皮质醇的盐皮质激素样作用所导致低血钾、代谢性碱中毒、高血压、水肿、肌无力、肌萎缩，还可出现糖耐量异常和皮肤色素沉着等症状，一般较严重。此类病因主要是肺小细胞癌。另一类为恶性程度较低的肿瘤发生 ACTH 综合征，如肺、胰腺和肠道的类癌，占 20%左右。此类肿瘤生长较缓慢、病程较长、病情轻，肿瘤体积较小，对机体的直接危害一般不大，常出现库欣的临床表现而未能发现肿瘤的影像学征象。异位 CRH 综合征的库欣表现不十分明显。

此外，原发肿瘤有其相应的临床表现，如局部的压迫症状、侵犯神经后的剧烈疼痛和肿瘤的消耗症状，如贫血、恶病质、低热、消瘦等。

（四）实验室或影像学检查

80%～100%的异位 ACTH 综合征患者有明显的低血钾、血钠偏高、代谢性碱中毒。血浆皮质醇和 ACTH 浓度明显增高且失去昼夜节律，皮质醇浓度范围为 550～5 500 nmol/L，ACTH 浓度通常超过 44 pmol/L，可达 175 pmol/L 以上，但生长缓慢的肿瘤如支气管类癌的血浆 ACTH 水平可为轻度增高，与库欣病有重叠。24 h 尿游离皮质醇、17 - OHCS、17 - KGS 也明显增高。其他源自 POMC 的多肽片段也可升高，如肺癌患者中约 1/3 有血浆 MSH、促脂素水平增高，血液中还可检测出 POMC 氨基末端的 22 000 中间产物、β - MSH、ACTH 样中叶多肽、γ - 促脂素等物质。这些物质无 ACTH 生物活性。异位 CRH 综合征患者血浆皮质醇、ACTH 浓度变化与异位 ACTH 综合征相类似。

大小剂量地塞米松抑制试验显示，异位 ACTH 综合征患者血皮质醇和 ACTH 水平不被大、小剂量地塞米松抑制，但部分类癌患者（5%）也可被大剂量抑制。约一半异位 CRH 综合征患者不被大剂量地塞米松抑制试验所抑制。有些产生 CRH 的肿瘤组织中也含有 ACTH，这些患者的肾上腺也受到异位 ACTH 的兴奋，这种情况下的异位 ACTH 分泌不被地塞米松抑制。

CRH 兴奋试验，CRH 1 μg/kg，库欣病 ACTH 有明显增高，而异位 ACTH 综合征无反应，该实验的敏感性为 93%，特异性为 100%。

分段取血测定岩下窦（IPSS）和外周不同部位 ACTH 血浓度，尤其比较 CRH 刺激前后 ACTH 浓度有助于区别 ACTH 分泌来源，对异位 ACTH 综合征和库欣病的鉴别诊断有益。IPSS 最初由 Corrigan 等于 1977 年首次提出和应用，逐渐积累经验，认为基础比值>2.0 和刺激后比值>3.0 支持库欣病，浓度高侧提示肿瘤侧，其敏感性和特异性达 96%，诊断符合率超过 CT 和 MRI；异位 ACTH 综合征的比值低于此值。同时根据外周不同部位 ACTH 浓度的差别可寻找或确定异位 ACTH 分泌来源所在。选择性静脉分段取血测定组织引流血管 ACTH，根据 ACTH 浓度的差别有利于异位分泌肿瘤的定位，虽然报道有一定价值，但多数检查结果参考价值不大。

111In-奥曲肽受体显像（SRS）：由于垂体 ACTH 瘤和肾上腺皮质腺瘤一般不表达生长抑素受体（SSR），异位 ACTH 瘤常表达 SSR，奥曲肽扫描可对 80%的异位 ACTH 瘤定位，并可发现转移灶。82%～88%类癌存在 SSR，SRS 在类癌中的阳性率为 90%，阳性者对奥曲肽治疗有效。过量皮质醇可抑制 ACTH 肿瘤细胞膜 SSR 表达。SSR 有 5 种亚型：SSR - 1 到 SSR - 5，SS 与 SSTR - 2 亲和力最强。类癌常表达 SSTR - 1 和 SSTR - 3。对于直径>1 cm 的肿物，敏感性可达 80%～90%。

大部分异位 ACTH 综合征原发瘤位于胸腔和腹腔内，许多患者在常规胸部 X 线片检查或 CT 扫描时可发现肿物。支气管类癌体积通常较小，一般检查常难以发现，需借助于高分辨率 CT 或 MRI 扫描。垂体 MRI 和 CT 检查通常无明显异常，双侧肾上腺常呈弥漫性增大。

（五）诊断和鉴别诊断

异位 ACTH 综合征的诊断依据如下：① 皮质醇增多的不典型临床症状和体征；② 基础皮质醇和 ACTH 水平较一般库欣综合征高，节律消失；③ 对糖皮质激素的负反馈调节消失，大剂量地塞米松抑制试验不被抑制，降低血浆皮质醇水平后 ACTH 升高不明显；④ 静脉分段取血，中枢和外周 ACTH 比值无明显浓度差；⑤ 影像学检查发现垂体以外的占位性病变，肺胸部的比例较大；⑥ 占位病变切除后患者临床症状体征缓解，ACTH、皮质醇下降至正常，病理免疫组化检查有 ACTH 分泌细胞。

由于类癌库欣的临床表现一般较典型，其症状和体征很难与库欣病鉴别，尤其在肿瘤较小，影像学未能发现，而且 ACTH 浓度增高不明显时，鉴别的难度较大。未明确诊断的库欣综合征患者出现以下之一者提示有异位 ACTH 综合征的可能：① 低血钾症；② 血浆皮质醇水平很高（>1 000 nmol/L）；③ 血浆 ACTH 浓度很高（>36 pmol/L）；④ 尿 17 -酮类固醇或血浆硫酸脱氢表雄酮明显增高；⑤ 伴有不适当抗利尿激素分泌；⑥ 血浆皮质醇水平增高或下降时，ACTH 下降或上升不明显；⑦ 对 CRH 刺激无反应；⑧ 分段取血显示岩下窦 ACTH 浓度低于外周，无明显浓度差。

异位 CRH 综合征的血皮质醇、ACTH 浓度变化与异位 ACTH 综合征类似，分段取血测定 CRH 浓度和对肿瘤组织中 CRH 的检测有助于最后确诊。

总之，异位 ACTH 综合征的定性诊断有时并不复杂，血 ACTH 在正常值 4 倍以上要高度怀疑此病。但有的患者血 ACTH 水平达不到 4 倍以上，临床上难以和垂体 ACTH 瘤鉴别。疾病的定位诊断较为困难，临床上支气管类癌、小细胞肺癌和胸腺瘤最为常见，一旦怀疑本病应检查胸部 CT。到目前为止，发现病变的其他部位包括胰腺、肾上腺、鼻腔、脑部、甲状腺、肾脏、肝脏和消化道等。定位困难者行奥曲肽扫描及 PET-CT 可协助初步确定肿瘤位置。静脉分段取血测 ACTH 为有创性检查，尽管用于临床异位 ACTH 综合征的定位诊断临床尚有争议，但仍然是比较有效的定位方法之一。

（六）治疗

手术切除异位 ACTH 和 CRH 的肿瘤为治愈该疾病最有效的方式。早期肿瘤手术切除即可痊愈，但这种情况仅不到 10%，大多数（>90%）该类肿瘤的恶性程度较高，肿瘤在确诊时已经发生转移，多已失去手术机会。对于那些尚未发现原发肿瘤病灶而暂时使用皮质醇合成阻滞剂等药物的患者需定期复查 CT 或 MRI 扫描，直到发现肿瘤病灶。由于有些肿瘤生长缓慢，这一过程可能需要几年到数十年。

此类患者放疗和化疗效果均不敏感。抑制皮质醇合成和分泌的药物有：甲吡酮、氨基导眠能等，治疗同时需用小剂量糖皮质激素替代治疗，以预防危象发生。近年也有使用糖皮质激素受体拮抗剂米非司酮和生长抑素类似物奥曲肽治疗有效的报道。

对定位诊断不明的患者，或同时血皮质醇水平超高、大量补钾后依然严重低血钾引起心律失常、心力衰竭和全身状况较差、不能承受麻醉和手术风险者，可使用双氯苯二氯乙烷（O,P'DDD）起到药物性切除肾上腺的作用，也可行姑息性双侧肾上腺次全切除以缓解临床症状，部分患者可以考虑先切除一侧肾上腺，症状缓解后切除原发病灶。

二、抗利尿激素分泌不适当综合征

抗利尿激素分泌不当综合征（inappropriate secretion of antidiuretic hormone, SIADH）是由于抗利尿激素（antidiuretic hormone, ADH）分泌不受抑制而不适当过多分泌所致的一种水排泄受损的疾病，表现为水分在体内潴留、稀释性低钠血症、尿钠和尿渗透压升高等。SIADH 临床较常见，发病仅次于异位 ACTH 综合征。由于首例患者由 Schwartz 等于 1957 年报道，故又称 Schwartz-Bartter 综合征。

SIADH 最多见于肺癌，尤其是肺燕麦细胞癌。有研究显示 40% 的燕麦细胞癌有不适当的 ADH 分泌。在肺癌伴 ADH 分泌不适当综合征患者的肿瘤组织中发现有 ADH 样物质存在，后证实与 ADH 是同一种物质。肺癌细胞能合成与抗利尿激素前体相似的分子，分泌具有免疫活性的抗利尿激素及神经垂体素运载蛋白。其他恶性肿瘤也可引起 ADH 不适当分泌增多，如脑肿瘤、血液系统肿瘤、皮肤肿瘤、妇科肿瘤、前列腺癌、肾上腺皮质癌和各种肉瘤。这些引起 ADH 不适当分泌增多的肿瘤中有些是肿瘤本身可以合成和分泌 ADH，如肺燕麦细胞癌，这部分又称异位抗利尿激素综合征（ectopic ADH syndrome）；有些是使正常位置即下丘脑的 ADH 分泌不适当增加，此部分除了肿瘤外还见于炎症、脑外伤、手术、颅内出血、精神刺激、剧烈疼痛等。

肺部疾病，特别是肺炎（病毒性、细菌性、结核性）可导致 SIADH，但其发生机制尚不清楚。类似的反应可能较少见于哮喘、肺不张、急性呼吸衰竭和气胸等。

某些药物能增强 ADH 释放或 ADH 效应，包括氯磺丙脲、卡马西平、奥卡西平（卡马西平的衍生物）、大剂量静脉用环磷酰胺和选择性 5-羟色胺再摄取抑制剂。卡马西平和奥卡西平至少部分通过增加对 ADH 的敏感性来发挥作用。许多其他药物也与 SIADH 相关。这些药物包括：长春新碱、长春碱、长春瑞滨、顺铂、替沃噻吨、硫利哒嗪、氟哌啶醇、阿米替林、单胺氧化酶抑制剂、美法仑、异环磷酰胺、甲氨蝶呤、阿片类药物、非甾体类抗炎药、重组集成干扰素 α、重组人干扰素 γ、丙戊酸钠、溴隐亭、劳卡尼、胺碘酮、环丙沙星、大剂量伊马替尼，以及"摇头丸"（甲烯二氧甲苯丙胺），一种也可能与过量水摄入有关的滥用药物。

SIADH 时过多的 ADH 作用导致水排泄受损和水潴留，出现稀释性低钠血症，但由于肾素-血管紧张素-醛固酮系统或心房钠尿肽等容量调节机制不存在异常，所以钠处理功能是完整的。其发生顺序为：ADH 诱导的水潴留出现低钠血症；接着容量扩张激活继发的尿钠排泄机制，导致钠水丢失和血容量恢复接近正常。慢性 SIADH 的净效应是钠丢失比水潴留更显著。低钠血症还与钾丢失有关。因为钾与钠一样具有渗透活性，所以钾丢失可促进血浆渗透压和钠浓度下降。因此，血清钠下降是水潴留和继发的溶质（钠和钾）丢失共同作用的结果。

其临床表现除了原发肿瘤的各种表现如咳嗽、咯血等外，多由稀释性低钠血症引起。轻度低钠血症可无明显临床症状，但如予以水负荷时可出现软弱、倦怠等表现。当血钠 < 120 mmol/L 时，即出现嗜睡、头痛、肌力减退、腱反射消失。血钠继续下降，< 110 mmol/L 时，出现严重低钠血症，可有剧烈头痛、喷射性呕吐、惊厥、意识障碍直至昏迷，甚至发生脑疝致呼吸心跳骤停。因体内水分存于细胞间隙，此时患者体重增加但常无水肿。实验室检查常可发现血钠降低、血浆渗透压下降、尿钠增高、尿渗透压升高和尿量减少、尿比重 ≥ 1.015，血浆 ADH 增高。有些患者无明显临床症状时常给临床诊断带来困难。对于有低钠血症的患者如能排除低血容量、全身性水肿、甲状腺功能减退、肾上腺皮质功能减退等原因，均应考虑异源性 ADH 综合征的可能，应进一步行胸部 X 线和 CT 检查，以寻找原发病灶。有人提出 SIADH 的诊断标准：① 血钠 < 130 mmol/L；② 血浆渗透压 < 270 mOsm/L；③ 尿钠 > 20 mmol/L；④ 尿渗透压升高，尿渗透压/血渗透压 > 1；⑤ 严格限制水摄入后症状减轻；⑥ 无水肿，心肝肾功能正常；⑦ 血浆 ADH > 1.5 pg/ml。需除外甲状腺功能减退、肾上腺皮质功能减退等。

病因治疗方面，恶性肿瘤患者应首选手术切除肿瘤，对不能手术或手术不能完全切除及术后复发者可辅以放射治疗；感染者使用抗生素；肺部炎症者需改善通气和换气纠正缺氧；药源性需要及时停用可疑药物。

纠正低钠血症、水中毒和脑水肿。首先应限制水分摄入，液体限制是大多数 SIADH 患者的主要治疗方法，建议的目标摄取值 < 800 ml/d。严重、症状性或顽固性低钠血症常需要给予氯化钠。如果要提高血清钠浓度，那么所给予液体的电解质浓度必须高过尿液中电解质的浓度，而不仅仅高于血浆电解质浓度。静脉使用 3% 的高渗盐水，必要时使用速效强利尿剂，如呋塞米等以排除体内水分，提高血渗透压，控制脑

水肿。

ADH 受体 V2 主要介导抗利尿反应，vasopressin 受体拮抗剂产生选择性排水利尿（排水性利尿）而不影响钠和钾的排泄，升高血清钠，并可能改善血清钠＜130 mmol/L 患者的精神状态。托伐普坦、莫扎伐普坦、沙他伐坦、利希普坦是选择性 V2 受体拮抗剂，而考尼伐坦是阻断 V2 和 V1a 受体的一种静脉使用药物。托伐普坦使用不得超过 30 日，并且不得用于肝病（包括肝硬化）患者。

但注意血渗透压升高不能过快，以防止神经脱髓鞘病变。基线时更严重的低钠血症患者中，过快纠正的风险甚至更高。

三、肿瘤相关性高钙血症

(一) 病因和发病机制

高钙血症与实体瘤相关是最早描述的恶性肿瘤的激素异常表现，常为恶性肿瘤伴发高钙血症，称为肿瘤相关性高钙血症（tumor-related hypercalcemia），发生于 20%～30% 的癌症病例，是住院患者高钙血症最常见的原因。实体肿瘤及恶性血液系统肿瘤患者均可发生。高钙血症最常见于乳腺癌、肺癌和多发性骨髓瘤，占肿瘤相关高钙血症的 50%，肺癌中以鳞状细胞癌和大细胞肺癌为主，小细胞肺癌不引起高钙血症。其他肿瘤还有肾腺癌、子宫颈鳞状细胞癌、卵巢和胰腺肿瘤等。在高钙血症出现时，患者在临床上往往已经有明显肿瘤病灶存在，且恶性肿瘤伴高钙血症患者常预后不良。

肿瘤引起高钙血症至少有以下 3 种机制：① 溶骨性转移伴局部释放细胞因子（包括破骨细胞活化因子），约 20% 恶性肿瘤高钙血症病例是通过溶骨性转移造成的，常见于一些实体瘤，多发性骨髓瘤中也常见，但在淋巴瘤和白血病中较少见。最常通过该机制引起高钙血症的实体肿瘤是乳腺癌。骨破坏主要由破骨细胞介导，肿瘤细胞不直接造成骨破坏，而是产生多种因子刺激破骨细胞的产生及活性。② 肿瘤分泌甲状旁腺激素相关蛋白（parathyroid hormone-related protein，PTHrP），非转移性实体瘤及部分非霍奇金淋巴瘤患者的高钙血症最常见原因为 PTHrP 分泌，这种情况也称为恶性肿瘤体液高钙血症（humoral hypercalcemia of malignancy，HHM），占恶性肿瘤高钙血症患者的比例高达 80%，最常发生于鳞状细胞癌（肺、头和颈部）、肾癌、膀胱癌、乳腺癌或卵巢癌患者。此时，血清完整 PTH 浓度通常为受抑制或非常低。PTHrP 与 PTH 存在同源性，氨基末端 13 个氨基酸几乎相同，均可与 PTH 受体 1 结合，从而活化相似的受体后通路，发挥 PTH 类似生物反应，包括增加骨吸收及远端小管钙重吸收，以及抑制近端小管磷酸盐吸收。但 PTHrP 与 PTH 存在免疫学上的差异。与 PTH 相比，PTHrP 刺激 1,25-二羟维生素 D［1,25-dihydroxyvitamin D，1,25-$(OH)_2$-D，骨化三醇］生成能力弱，故并不增加肠道钙吸收。PTHrP 主要通过两种机制引起高钙血症：① 发挥激素样作用，对靶器官骨骼和肾脏进行调节，引起高钙血症。② 直接激活骨转移灶附近的破骨细胞，引起局部溶骨性高钙血症。③ 肿瘤产生 1,25-二羟维生素 D；几乎所有霍奇金淋巴瘤和 1/3 非霍奇金淋巴瘤的高钙血症是由于骨化三醇生成增多所致。增高的骨化三醇主要通过对肠道和肾脏的作用促进高钙血症的发生。另外，某些细胞因子如破骨细胞活化因子、IL-1α、IL-1β、TGF-α、TGF-β、

TNF-α、TNF-β 等，这些因子可活化破骨细胞、刺激原始破骨细胞增殖和促进前列腺素 E 的合成。

(二) 临床表现与诊断

肿瘤相关性高钙血症除了有肿瘤引起的压迫症状、恶病质、贫血等，高钙血症本身也可引起临床症状。高钙血症是恶性肿瘤晚期的表现，多数在发现高钙血症后 3 个月死亡。高钙血症程度较轻者，常无明显临床表现。重者可出现厌食、恶心、呕吐、便秘、腹胀、口渴、多饮、多尿、乏力、心律失常、嗜睡、抑郁、精神错乱以致昏迷。

实验室检查：① 血钙一般在 3.5 mmol/L 以上，通常高于原发性甲状旁腺功能亢进症；② 血磷正常或降低；③ 肾小管磷重吸收率下降；④ 血氯一般＜100 mmol/L；⑤ 约半数患者血碱性磷酸酶增高；⑥ 血 PTH 增高或正常，静脉插管分段取血肿瘤引流血液中浓度增高支持诊断，使用标准放免法双位点分析法测定完整 PTH 时，PTH 是受抑制的；⑦ PTHrP 增高或正常；⑧ 淋巴瘤患者的 1,25$(OH)_2$D 多升高；⑨ 影像学检查如 X 线片、CT 和 MRI 等检查有助于肿瘤的定位，骨扫描是发现骨吸收最为敏感的方法。

根据临床表现、实验室检查和影像学可做出定性、定位诊断。诊断时应与原发性甲状旁腺功能亢进症进行鉴别。原发性甲状旁腺功能亢进症的发病性别差异不大，病程相对长，可出现典型的多发性纤维性骨炎和肾石病，实验室检查呈酸中毒、正常血氯和低血磷，无明显贫血等消耗性表现。而肿瘤相关性高钙血症男性多见，病程短，很少出现典型的多发性纤维性骨炎和肾石病，实验室检查呈碱中毒、低血氯和正常血磷，常有明显贫血等消耗性表现。

(三) 治疗

治疗主要争取及早切除原发肿瘤，或用放疗、化疗。高钙血症本身的治疗需增加进水量、静滴生理盐水，还可使用吲哚美辛，无效时可改用糖皮质激素，也可用降钙素治疗。二膦酸盐可强有力抑制骨吸收，预防高钙血症的进展。发生高钙危象时应积极进行抢救，治疗的关键是补充大量生理盐水，可同时使用呋塞米或利尿酸盐促进尿钙的排出，避免使用噻嗪类利尿剂。注意补钾治疗。可口服或静脉使用第二代二膦酸盐抑制骨吸收；大剂量静脉使用糖皮质激素对淋巴瘤、血液病或前列腺素增加导致的高钙血症有治疗作用。前列腺素所致的高钙血症还可使用吲哚美辛或阿司匹林治疗。

四、非胰岛素瘤相关性低血糖症

(一) 病因和发病机制

许多胰外肿瘤可伴发低血糖症。常见有两类，一类为恶性程度较低或良性结缔组织肿瘤，约占 45%，如纤维肉瘤、间皮瘤、神经纤维瘤，这些肿瘤体积较大，当出现低血糖时肿瘤常已达 800～10 000 g，平均 2 400 g。其中 2/3 分布在腹腔内或腹膜后，另 1/3 在胸腔内。男女发病率相近。另一类为恶性程度大的肿瘤。原发性肝癌，占 23%。白细胞的恶性病变也可导致低血糖，约占 6%。其他引起低血糖的肿瘤有肾上腺癌（占 10%）、胃癌、结肠癌、胰腺癌、类癌等。

恶性肿瘤引起低血糖的机制仍不十分清楚。有人认为是巨大肿瘤消耗葡萄糖过多引起，但体外实验显示 1.4～6.0 kg 的肿瘤每日消耗葡萄糖不足 400 g，而肝脏每日至少可产生葡

萄糖 800 g，显然单独就肿瘤对葡萄糖的消耗增加并不足以引起低血糖，可能仅是一方面因素。有人在此类患者血液中用胰岛素生物活性检测方法发现有胰岛素样物质，但放射免疫法测定发现此物质并不是胰岛素，有人提出这种胰岛素样物质可能是胰岛素样生长因子（IGF），后被证实在患者血浆中生长介素样物质或 IGF 增高，通常肿瘤中 IGF - 2 mRNA 和血液中大分子 IGF - 2 是增高的，血中 IGF - 1 水平受抑制，而 IGF - 2 增高或正常，即使 IGF - 2 在正常水平，由于其降解产物和生物利用度的改变也可导致低血糖症。IGF 可能通过抑制生长激素和增强胰岛素样作用使葡萄糖利用增加双重机制降低血糖。有研究显示肝脏和肌肉组织胰岛素受体增加，外周组织对葡萄糖的利用增加，以及肝脏葡萄糖生成不足。上述研究表明肿瘤发生低血糖的因素有多种，不同肿瘤发生低血糖的原因可能不尽一致。

（二）临床表现与诊断

低血糖的临床表现与胰岛素瘤所致的低血糖类似，包括两大类症状，一是交感神经兴奋的症状，如饥饿、心慌、手抖、出汗，在血糖下降速度过快时发生，长期低血糖的患者发生交感神经兴奋症状的低血糖阈值下降，表现为对低血糖的耐受；二是中枢神经系统的症状，如思维缓慢、反应迟钝、行为怪异、大小便失禁、抽搐、嗜睡以致昏迷，多在清晨或长时间空腹时发作，为血糖缓慢下降、神经细胞能量缺乏所致。为避免上述症状的发生，患者常被迫大量进食。

原发肿瘤的表现一般并不特异，因间叶肿瘤常位于胸腹腔、腹膜后，体积较大者常有压迫症状。

对于空腹低血糖（血糖<2.8 mmol/L）、低血糖时血胰岛素水平不高、胰岛素（U/ml）/血糖（mg/dl）<0.3 的患者，在排除其他引起低血糖的疾病如慢性肾衰竭、严重营养不良、急性肝坏死、垂体前叶功能低下、肾上腺皮质功能低下、酒精中毒等后，应高度怀疑肿瘤相关性低血糖的存在，进一步检查寻找原发肿瘤，行胸腹部影像学检查。诊断时注意与其他低血糖症的鉴别。排除服用磺脲类降糖药物或外源性胰岛素过量的可能性；如胰岛素（U/ml）/血糖（mg/dl）>0.3 则支持胰岛素瘤的诊断。

（三）治疗

治疗原则与其他异位内分泌综合征类似，一旦确诊为肿瘤，应首选手术切除肿瘤，必要时辅以放疗和化疗。对于不能手术治疗或在手术之前，患者应积极控制低血糖的发作，可口服或静脉使用葡萄糖，必要时使用糖皮质激素和胰高血糖素，但胰高血糖素对肝癌引起的低血糖无效。

五、肿瘤性骨软化症

肿瘤性骨软化症又称为肿瘤源性低磷血症性骨软化症，也可称为肿瘤源性骨软化症（TIO）。肿瘤性骨软化症的报道主要见于成人，但儿童和青少年也可发生该病。肿瘤通常为良性，一般较小，常见于中胚层间质细胞来源的肿瘤，如硬化型血管外皮细胞瘤、血管瘤、肉瘤、血管内皮瘤、间叶肿瘤、骨巨细胞肿瘤等。

临床表现为低血磷、高尿磷、明显的骨质软化或佝偻病。血 PTH 和血钙浓度常正常，但血磷和 $1,25 - (OH)_2 - D_3$ 水平下降。

研究发现，肿瘤提取物可抑制肾脏上皮细胞内的磷酸盐转运，并可诱发低磷血症及骨化三醇生成量减少。与 PTH 不同，肿瘤提取物仅可影响磷酸盐转运，并不会影响钙代谢。近年研究发现，这种提取物的主要成分是一种或多种利尿磷激素，其中比较重要的是成纤维细胞生长因子 23（fibroblast growth factor 23，FGF - 23）、细胞外基质磷酸糖蛋白（matrix extracellular phosphoglycoprotein，MEPE）及分泌型卷曲相关蛋白 4（secreted frizzled related protein - 4，sFRP - 4），通过钠-磷酸盐共转运蛋白减少磷酸盐的重吸收，还可抑制肾脏 1α-羟化酶活性，导致 $1,25 - (OH)_2 - D_3$ 合成不足。文献报道，6 例肿瘤源性骨软化症患者中 5 例血清 FGF - 23 水平升高，术后 FGF - 23 水平均下降。

诊断的主要困难是寻找肿瘤，可能需行全身磁共振成像、铟- 111 标记奥曲肽（因为肿瘤通常表达生长抑素受体）闪烁成像、PET - CT 扫描。但由于肿瘤通常位置隐蔽、体积较小，常常定位诊断困难。发现多个可疑病变时，应行选择性静脉取样来鉴别功能性肿块。

治疗肿瘤性骨软化症的根本是定位明确和手术切除，切除肿瘤会使生化异常迅速逆转，并使骨病得以治愈。无法找到肿瘤时，可考虑进行奥曲肽治疗（一种替代性内科疗法），但并非对所有此类患者都有效。若肿瘤不能切除，则应持续治疗，可选用活性维生素 D 制剂，如罗盖全等，并补充磷溶液。

六、异位生长激素和生长激素释放激素综合征

异位生长激素综合征（ectopic growth hormone syndrome）临床少见，于 1968 年由 Steiner 等首次报道。此后，已有数十例垂体外肿瘤伴肢端肥大症的报道。有些肿瘤分泌生长激素（GH），有些异位产生生长激素释放激素（GHRH），从而提出异位 GHRH 综合征的存在；还有的分泌 IGF - 1。异位 GH 综合征多见于肺癌、原发性或转移性卵巢癌、乳腺癌转移、皮肤癌，其肿瘤组织中 GH 含量很高，>10 ng/g 组织。异位 GHRH 综合征见于支气管类癌、胰腺肿瘤、肺癌等，约占肢端肥大症总病例的 1%。异位 GHRH 综合征的垂体一般为增生，而 GH 瘤患者为垂体腺瘤。

其临床表现与垂体 GH 瘤所致的肢端肥大症相似，常有典型的肢端肥大症表现，可伴有肿瘤压迫症状及其他内分泌异常。诊断时年龄常>40 岁，早期诊断较难，一般在出现骨关节表现后 7~8 年才可确诊。以下特点提示异位 GH 或 GHRH 综合征的存在：40 岁以上患者出现肢端肥大症表现，GH 的正常昼夜节律消失，血 GH、IGF - 1 和 GHRH 水平升高，垂体 CT 或 MRI 扫描无明显异常，有些伴有催乳素升高。此时应进一步行胸部 X 线、腹部 B 超或胸腹部 CT 检查，以寻找原发病灶，必要时行[111]In-奥曲肽闪烁扫描。

一旦确诊，应首选手术切除肿瘤组织，并辅之以放疗和化疗。无法接受手术等治疗者可使用奥曲肽。

七、异位促甲状腺激素综合征

异位 TSH 综合征（ectopic TSH syndrome）临床少见，多见于 50 岁以上患者，男性多见。肿瘤多源自滋养层（如绒毛膜癌、葡萄胎、睾丸肿瘤）和非滋养层细胞肿瘤（如肺表皮细胞癌、间皮癌、胃癌、肠癌、胰腺癌、乳腺癌等）。这些肿瘤可分泌

类促甲状腺激素物质,包括免疫反应性 TSH 样物质(β 链)、α 糖蛋白样亚基。使用放射免疫法测定血中 TSH 并不高,但生物鉴定法测定肿瘤局部血中甲状腺刺激物明显增高。该物质刺激甲状腺分泌过多甲状腺激素,引起甲状腺功能亢进。

临床特点如下:① 肿瘤患者,有肿瘤临床或(和)影像学异常;② 一般无高代谢综合征的临床表现,常以乏力为主要表现,可伴有消瘦和神经质;③ 甲状腺一般不大,无突眼和眼征;④ 血 T_3、T_4 增高或正常;⑤ 血中 TSH 或 TSH 类似物水平增高;⑥ 对 TRH 试验无反应;⑦ 甲状腺 ^{131}I 吸收率增高。

对于 50 岁以上男性患者,有乏力等甲状腺功能亢进表现,高代谢症状不明显、甲状腺不大以及无突眼表现者应考虑是否存在异位 TSH 综合征。可进一步测定 TSH 类似物,行胸腹部 B 超、CT、MRI 等检查。应与常见的淡漠型甲状腺功能亢进鉴别,淡漠型甲状腺功能亢进多见于老年患者,症状常不典型,高代谢综合征、眼征和甲状腺肿大不明显,主要表现为神志淡漠、乏力、反应迟钝、消瘦等,但 TSH 水平下降有助于鉴别。

治疗主要针对原发肿瘤,尽早手术切除肿瘤及转移灶是治疗的关键。不宜切除甲状腺或行 ^{131}I 治疗,可辅以抗甲状腺药物控制甲状腺功能亢进症状。

八、异位促性腺激素综合征

异位促性腺激素综合征(ectopic GnH syndrome)临床比较少见,指垂体和绒毛膜组织以外的各种组织发生肿瘤时分泌促性腺激素引起一系列临床症状的一组综合征。这些肿瘤分泌的异位激素在免疫特性和生物学功能上与 HCG 类似,故也称异位人绒毛膜促性腺激素综合征(ectopic HCG syndrome)。异位分泌促性腺激素的肿瘤以肺癌为最多,多为大细胞未分化癌,其他肿瘤如肝癌、肝母细胞瘤、肾癌、恶性黑色素瘤、支气管肺癌等也可引起。但分泌促性腺激素的原发肿瘤 90% 为妊娠期滋养层母细胞肿瘤,如绒毛膜上皮癌、绒毛膜腺癌、卵巢癌、畸胎瘤等,严格意义上讲,这些部位肿瘤分泌的促性腺激素不能称为异位促性腺激素。利用亚基的特异性,制成特异而敏感的不同抗血清,可将 FSH、LH 和 HCG 鉴别开来。

该综合征多见于男性,患有肝癌和肝母细胞瘤的男性可出现同性性早熟,表现为第二性征过早出现、杵状指、骨骺过早闭合等,在中年以上男性肺癌患者还可出现乳房轻度发育,可有疼痛和溢乳现象。女性患者可出现月经失调,常以闭经或月经过多就诊,女性临床表现一般较轻。实验室检查血尿中促性腺激素水平升高,以 LH、HCG 水平增高为主,血尿雌酮、雌二醇升高,血睾酮水平升高,男童可达成人水平。尿 17-OHCS、17-KS 一般正常。升高的促性腺激素不能被外源性睾酮、雌二醇、皮质醇所抑制,呈自主分泌。对于出现性早熟的男童或乳腺发育的成年男性应考虑本综合征的可能性。血、尿雌激素增加,HCG、LH 升高有助于诊断,确诊有赖于放射免疫法在肿瘤组织中测到 HCG。

治疗的关键是手术切除肿瘤组织,必要时辅以放疗和化疗。如肿瘤得到根治,血中性激素异常可恢复,乳房发育可消失,性功能紊乱可得到纠正。

九、异位催乳素综合征

异位催乳素综合征(ectopic PRL syndrome)由 Turkington 于 1969 年首次报道。目前仅有少数病例报道,如未分化肺癌、肾细胞癌、肾上腺癌、直肠和结肠癌患者中均曾发现血中催乳素增高,切除肿瘤后催乳素下降,体外培养可见癌组织分泌催乳素。临床上遇有非内分泌肿瘤的患者发生溢乳和催乳素增高,应高度怀疑本综合征的可能。治疗应首选切除肿瘤组织。

十、异位红细胞生成素综合征

异位红细胞生成素综合征(ectopic Ep syndrome)临床并不少见。早在 1929 年就有人发现肿瘤患者伴有红细胞增多的现象,1943 年 Carpenter 提出异位 Ep 综合征的概念。目前发现肾癌、肾腺瘤、肾囊肿、小脑血管母细胞癌、子宫纤维瘤、肺癌、胸腺癌、肾上腺癌、嗜铬细胞瘤、肝癌等多种肿瘤均可生成和分泌红细胞生成素。其中肾癌的发病率最高,约占全部病例的 50%,脑血管细胞瘤占 20% 左右。红细胞生成素使患者红细胞数量增多,血红蛋白含量增多,一般无白细胞和血小板增多和脾脏增大。临床表现为多血质面容、口唇暗红、肢端发绀等,一般无自觉症状。治疗方法为尽早手术切除肿瘤,术后红细胞增多症可消退。对无法手术治疗者可考虑放血疗法。

十一、异位肾素综合征

某些源自中胚层的肿瘤,如肺未分化癌、眼眶血管外皮瘤、肝癌、肾上腺皮质癌、性腺肿瘤、血管瘤等可产生大分子型肾素,致使肿瘤组织和血浆肾素活性增高,临床上表现为高血压、低血钾、继发性醛固酮增多症等,称为异位肾素综合征(ectopic renin syndrome)。肿瘤切除后临床症状可缓解或消失,肿瘤不能切除时可考虑使用 β 受体阻滞剂或 ACEI 类药物,低血钾者可进行补钾治疗。

十二、异位降钙素综合征

降钙素(calcitonin)由甲状腺滤泡旁细胞产生,故甲状腺髓样癌时可分泌大量降钙素。Milhaud 于 1970 年首次报道 1 例类癌伴有血清降钙素增高的患者。此后陆续在其他肿瘤中发现此现象,如肺燕麦细胞癌、其他种类肺癌、乳腺癌、白血病等。1979 年有人对 123 例癌肿患者进行总结,发现有多种肿瘤伴有血清降钙素增高,其中包括肺癌、结肠癌、乳腺癌、胰腺癌和胃癌。在乳腺癌组织提取物中可测出高浓度免疫反应性降钙素,而在临床上常无降钙素增高的临床表现,血钙大多正常,仅有少数病例出现腹泻、低钙血症和高磷血症。

十三、异位胰高血糖素综合征

临床十分罕见。异位胰高血糖素综合征(ectopic glucagon syndrome)的原发肿瘤常见于 APUD 系统的肿瘤,如支气管肺癌、胃癌等。一般临床上无明显症状,有时可伴有轻度高血糖,血和肿瘤组织中胰高血糖素水平增高有助于诊断。治疗方式首选手术切除肿瘤。

十四、异位血管活性肠肽综合征

Verner-Morrison 综合征指血管活性肠肽(VIP)分泌增加

导致水泻、低血钾、胃酸缺乏等一组临床综合征。常由胰岛细胞肿瘤引起，但在其他神经内分泌肿瘤中也可出现该综合征，称异位血管活性肠肽综合征（ectopic VIP syndrome）。常见的肿瘤有神经节瘤、神经母细胞瘤、嗜铬细胞瘤、甲状腺髓样癌和肾癌等。肿瘤切除后 VIP 可降至正常并且临床表现消失。

十五、异位内皮素分泌综合征

在肝细胞癌中发现血内皮素-1 和大分子内皮素-1 及其降解产物升高，肿瘤组织的内皮素-1 染色也呈阳性反应。体外培养的癌细胞也见有内皮素-1 的分泌。但内皮素-1 增高的临床表现不明显，可能与内皮素活性较低或降解太快有关，有待进一步研究。

十六、异位多内分泌激素综合征

研究发现一种肿瘤组织有时可同时产生多种内分泌激素，并引起多种内分泌紊乱的临床表现。对 6 例异位 ACTH 综合征的分析发现，肿瘤组织中不仅分泌大量 ACTH，还合成和分泌其他多种多肽类激素，如 1 例胰岛细胞瘤患者肿瘤组织还可产生 ADH、MSH、胰高血糖素、PTH、胃泌素等，临床上除了有库欣综合征的表现外，还可出现低血钠、尿渗透压高于血渗透压、高血钙、低血磷、胰源性消化性溃疡、严重皮肤色素沉着等。肿瘤切除后这些表现均可消失。事实上，临床常有多类肿瘤仅异位分泌同一种激素，以及同一种肿瘤出现多个异位内分泌激素紊乱的现象，给临床诊断带来困难，也说明伴瘤内分泌综合征的发病机制复杂。

参考文献

[1] Wilson JD, Foster DW, Kronenberg HM, et al. Textbook of Endocrinology[M]. 12th ed. Philadelphia: WB Saunders, 2011: 1693 - 1710.
[2] Pierece ST. Paraendocrine syndrome[J]. Curr Opin Oncol, 1993, 5: 639 - 645.
[3] Friesen SR. APUD tumors of the gastrointestinal tract[J]. Curr Probl Cancer, 1976, 1: 1 - 51.
[4] 陈敏章.中华内科学[M].北京：人民卫生出版社,1999: 3158 - 3165.
[5] 陆召麟,史轶蘩,范新民,等.支气管类癌致异位 ACTH 综合征[J].中华内科杂志,1989,28: 642 - 645.
[6] Loli P, Vignati F, Grossrubatscher E, et al. Management of occult adrenocorticotropin-secreting bronchial carcinoids: limits of endocrine testing and imaging techniques[J]. J Clin Endocrinol Metab, 2003, 88: 1029 - 1035.
[7] Stewart PM. Cortisol as a mineralocorticoid in human disease[J]. J Steroid Biochem Mol Biol, 1999, 69: 403 - 408.
[8] Kim DS, Park SK, Choi WH, et al. Pneumocystis carinii pneumonia associated with a rapid reduction of cortisol level in a patient and ketoconazole[J]. Exp Clin Endocrinol Diabetes, 2000, 108: 146 - 150
[9] 刘夕斌,陆菊明,段俊婷.抗利尿激素分泌异常综合征——附 9 例报告[J].中华内分泌代谢杂志,1998,14: 339.
[10] Losa M, von Werder K. Pathophysiology and clinical aspects of the ectopic GH-releasing hormone syndrome[J]. Clin Endocrinol (Oxf), 1997, 47: 123 - 135.
[11] Doga M, Bonadonna S, Burattin A, et al. Ectopic secretion of growth hormone-releasing hormone (GHRH) in neuroendocrine tumors: relevant clinical aspects[J]. Ann Oncol, 2001, 12: S89 - 94.
[12] Benker G, Raida M, Olbricht T, et al. TSH secretion in Cushing's syndrome: relation to glucocorticoid excess, diabetes, goitre, and the "sick euthyroid syndrome"[J]. Clin Endocrinol (Oxf), 1990, 33: 777 - 786.
[13] DeGroot LJ, Jameson JL. Endocrinology[M]. 4th ed. Philadelphia: WB Saunders, 2000: 1093 - 1100.
[14] Asanuma N, Hagiwara K, Matsumoto I, et al. PTHrP-producing tumor: squamous cell carcinoma of the liver accompanied by humoral hypercalcemia of malignancy, increased IL - 6 and leukocytosis[J]. Intern Med, 2002, 41: 371 - 376.
[15] Daughaday WH, Trivedi B. Measurement of derivatives of proinsulin-like growth factor II in serum by a radioimmunoassay directed against the E-domain in normal subjects and patients with nonislet cell tumor hypoglycemia[J]. J Clin Endocrinol Metab, 1992, 75: 110 - 115.
[16] Chung J, Henry RR. Mechanism of tumor-induced hypoglycemia with intraabdominal hemangiopericytoma[J]. J Clin Endocrinol Metab, 1996, 81: 919 - 925.
[17] Snyder RW, Pickens PV, Kukora JS. Breast engorgement, false positive pregnancy tests, and ectopic gonadotrophin production with bronchogenic carcinoma[J]. Am Surg, 1995, 61: 328 - 329.
[18] Turkington RW. Ectopic production of prolactin[J]. N Engl J Med, 1971, 285: 1455 - 1458.
[19] Giovanardi P, Sacchetti C, Cameroni P, et al. Erythrocytosis in patients with hepatocarcinoma in alcoholic cirrhosis: ectopic production of erythropoietin? [J]. Recenti Prog Med, 1998, 89: 250 - 252.
[20] DeNuccio I, Salvati G, Genovesi G, et al. Physiopathology of the renin-angiotensin system in the ovary[J]. Minerva Endocrinol, 1999, 24: 77 - 81.
[21] Amann ST, Myers MA, Cicale MJ. Severe diarrhea and Cushing's syndrome from an atypical bronchial carcinoid[J]. South Med J, 1994, 87: 855 - 857.
[22] Viale G, Dell'Orto P, Moro E, et al. Vasoactive intestinal polypeptide-, somatostatin-, and calcitonin-producing adrenal pheochromocytoma associated with the watery diarrhea (WDHH) syndrome. First case report with immunohistochemical findings[J]. Cancer, 1985, 55: 1099 - 1106.
[23] Gattineni J, Baum M. Regulation of phosphate transport by fibroblast growth factor 23 (FGF23): implications for disorders of phosphate metabolism[J]. Pediatr Nephrol, 2010, 25: 591.
[24] Stewart AF. Clinical practice. Hypercalcemia associated with cancer[J]. N Engl J Med, 2005, 352: 373.
[25] Ellison DH, Berl T. Clinical practice. The syndrome of inappropriate antidiuresis[J]. N Engl J Med, 2007, 356: 2064.

第六章·胃肠胰腺神经内分泌肿瘤

邵加庆 黄 洪 田成功 樊代明

第一节·概 述

消化道内分泌肿瘤又称胃肠胰腺神经内分泌肿瘤（gastroenteropancreatic neuroendocrine neoplasms, GEP - NEN），是一类在临床、生化、病理等方面均颇具相对特异性的肿瘤。按照发生部位划分，它可分为胃肠道神经内分泌肿瘤（gastrointestinal neuroendocrine neoplasms, GI - NEN）和胰腺神经内分泌肿瘤（pancreatic neuroendocrine neoplasms，pNEN）。亚洲人群中，直肠和胰腺是最常见的发病部位，而小肠比较少见，欧美白种人则以胰腺和小肠为最常见部位。

GEP-NEN 具有一些共同的特点：① 起源于神经外胚层，肿瘤由摄取胺前体及脱羧反应细胞（amine precursor uptake and decarboxylaxion，APUD）构成，称为 APUD 肿瘤（APUDoma）；② 含神经内分泌颗粒，如神经元特异性烯醇化酶（NSE）、嗜铬粒蛋白（chromogranins）、突触素（synaptophysins）；③ 能合成胺类、肽类物质等，此类肿瘤约一半以上能产生多种肽类激素，2%～7%的患者在不同时期可发生不同类型的内分泌肿瘤；④ 不少病例属于家族性多发性内分泌腺瘤病（multiple endocrine neoplasia，MEN）；⑤ 半数以上为恶性肿瘤（胰岛素瘤除外）；⑥ 确定恶性的唯一方法是发现转移灶，显微镜所见不能区分肿瘤的良性和恶性；⑦ 分泌的激素具有诊断意义。

GEP-NEN 的发病机制大致分为两类，一类由癌基因突变引起，导致正常蛋白质合成异常或引发异常蛋白质的合成；另一类由抑癌基因突变引起，导致正常的细胞增殖抑制被破坏。在这些肿瘤中已检测到癌基因 HER2/neu、增殖细胞核抗原（proliferative cell nuclear antigen，PCNA）、核仁组成区相关蛋白（nucleolar organizer region-associated protein）、神经菌毛素（neuropilin-2，NP-2）等的高表达；端粒酶活性增高者与肿瘤恶性程度相关，预后多较差。MEN 属于常染色体显性遗传病，在染色体 11q13 处存在一个抑癌基因的突变，与肿瘤的转移密切相关，其遗传外显率很高，在 20 岁以上的家族成员中发病率>50%；其中一个等位基因可能由遗传而来，另一个等位基因因体细胞突变所致。MEN 分为 1 型（MEN1）和 2 型（MEN2），据国外资料报道，MEN1 累及垂体、胰腺和甲状旁腺者分别占 87%、81% 和 65%；在 MEN1 的胰腺肿瘤中，54% 为胃泌素瘤，21% 为胰岛素瘤。国外学者用胃泌素瘤标本进行了包括 MEN1 基因突变分析、MEN1 位点杂合性缺失分析及人雄激素受体位点 X 染色体失活分析，他们认为在多位点发生的散发性胃泌素瘤是单克隆的，在肿瘤转移之前已发生了胃泌素瘤 MEN1 基因的整合。另有学者在对取自 93 例散发性 GEP-NEN 的 109 例标本的检测中发现，这些肿瘤在 11q、3p、6q 等处存在着染色体等位基因的缺失，如从 6q13 到 6q25～q27 处的杂合性缺失率为 62.2%，其中在 6q22.1 为 50.0%，6q23～q24 为 41.2%～56.3%，这一缺失率在直径>2 cm 和恶性肿瘤中的比例更高。此外，新近又发现 GEP-NEN 患者在染色体 22q、X、Y 等均存在等位基因缺失，其中女性患者中染色体 X 的缺失率达 40%，男性患者中染色体 Y 的缺失率为 36%，但没有 X 的缺失；出现上述缺失的病例多伴有肿瘤的转移。

有报道将嗜铬粒蛋白 A、B 和 NSE 及由十二指肠黏膜分泌的 25 肽 Xenin 用于辅助诊断，研究者发现肿瘤的大小与血循环中嗜铬粒蛋白 A（chromogranins A，CgA）的水平具有一定的相关性，高水平的 CgA 多见于已发生转移的肿瘤，胰腺神经内分泌肿瘤患者 CgA 高和低表达者的 5 年生存率分别为 22% 和 63%，是预后的独立预测因子。因此，CgA 已成为 GEP-NEN 中最常用、最有效的肿瘤标志物，可用于协助诊断、指导治疗和评估疗效，还可用于肝转移患者的随访，但影响 CgA 水平的因素还有慢性肾炎、肝肾功能不全、高血压等，以及使用质子泵抑制剂、肾毒性药物、生长抑素类似物治疗等，其还受采血时间、进餐和吸烟等影响，且不同实验室检测的变异度较大。筛查与消化道内分泌肿瘤相关的癌基因或抑癌基因对临床诊断、恶性度评估和预后等有重要意义。一些新型生物标志物与神经内分泌肿瘤相关，包括可在血液与肿瘤组织中检测的蛋白标志物、循环肿瘤细胞（CTC）、循环 miRNA 和一些特定的基因标志物等，其中 NETest 技术通过检测神经内分泌肿瘤患者血液中的数千个基因转录片段，然后逐级筛选出 51 个转录片段，利用数学模型对其集成分析，用于神经内分泌肿瘤患者诊断、预后乃至疗效评估，是神经内分泌肿瘤生物标志物研究领域近几年最重要的突破，但距离广泛临床应用尚有一定的距离。

GEP-NEN 多起源于胰腺，部分源于胰岛外的内分泌细胞。有报道尸检发现此类肿瘤的发病率为 0.5%～1.5%，而临床统计的发病率却低于 1/100 万，由于影像与内镜技术的发展，近年研究发现发病率较前增加到 3.56/10 万。临床检出率不高的重要原因是肿瘤的多激素分泌，使其临床症状和体征缺乏各自特征。北京协和医院对胃泌素瘤进行免疫组化检查的结果提示 83% 的肿瘤分泌 2 种以上的激素；另一个原因是原发肿瘤小，不易被发现，定位诊断难度大。常用的 B 超、CT、MRI 对于直径<3 cm 的 GEP-NEN 的检出率仅为 30%～40%，有相当数量的患者漏诊。

根据所分泌的肽类是否引起临床症状，大致将 GEP-NEN 分为功能性和无功能性两大类。国外报道 64%～85% 为功能性肿瘤，15%～36% 为无功能性肿瘤。功能性常见的有胰岛素瘤和胃泌素瘤，其余的功能性 pNEN 均少见，统称为罕见功能性神经内分泌肿瘤（rare functional neuro-endocrine tumors，RFT），包括血管活性肠肽瘤、生长抑素瘤、胰高血糖素瘤、生长激素瘤等，总体约占 pNEN 的 20%。功能性神经内分泌肿瘤根据其细胞起源的不同可分成胰岛细胞瘤、胃泌素瘤、胰高血糖素瘤、生长抑素瘤、胰多肽瘤和血管活性肠肽瘤、神经降压素瘤、肠高血糖素瘤等。此类肿瘤多生长缓慢，经自分泌、旁分泌、内分泌等方式产生某些特定的肽类物质从而引起具有一定特征的临床症状，如胰高血糖素瘤引起的坏死移行性红斑，胃泌素瘤引起的难治性溃疡，血管活性肠肽瘤引起的水样泻等。通过抑制相应肽的释放或阻断其作用可使临床症状得到缓解，但又往往由于这类肿瘤同时还产生一些其他的肽类物质，造成与其相关的复杂多变的临床征象，并对其治疗和预后造成一定的影响。无功能性肿瘤一般没有与激素相关的临床症状，其主要症状由瘤块本身引起，如胰多肽瘤引起的腹痛、梗阻性黄疸、腹部肿块等；恶性率高，平均为 84%，预后较差。

GEP-NEN 的诊断包括定性诊断和定位诊断。定性诊断主要根据临床表现和各种激素水平的测定（表 14-6-1）。定位诊断主要通过一些影像学手段。目前 CT、B 超和 MRI 对直径<1 cm 肿瘤的检出率为 10%，直径 1～3 cm 的检出率为 30%～40%，直径 3 cm 以上的检出率为 50%～80%；血管造影对直径<1 cm 肿瘤的检出率为 20%～30%；超声内镜的应用使得检出率有所提高，对直径 1 cm 以下的检出率可达 70%，曾有报道在 3 例 CT 检查正常的患者，超声内镜发现肿

瘤的直径 0.7～1.3 cm,术中超声也被用于肿瘤的定位。近年来开展的生长抑素受体核素显像技术(somatostatin receptor scintigraphy, SRS)使得对原发性肿瘤和转移灶的检出敏感性有了进一步提高,据报道,使用核素标记的奥曲肽扫描可发现 75%～100% 的胃泌素瘤和 80%～90% 的非胰岛素瘤的胰腺内分泌肿瘤。北京协和医院核医学科已研制出[111]In 生长抑素五肽,将其用于 15 例神经内分泌肿瘤的临床诊断,阳性率为 86.7%(13/15);6 例无典型临床症状的胃肠道内分泌肿瘤经 SRS 发现肿瘤部位及肝转移灶,其中 5 例经手术证实。但因小细胞肺癌、淋巴瘤等也可显像,诊断的特异性有待

进一步提高。[68]Ga - SSA - PET - CT 和[68]Ga - DOTATATE PET - CT 比[111]In 生长抑素五肽([111]In - pentetreotide)SPECT - CT 更为灵敏可靠(图 14 - 6 - 1),但有限的空间分辨率(6～8 mm)和部分容积效应,限制了对小病变的检出能力。核素标记的血管活性肠肽(VIP)受体 VPAC 和 CCK 受体显像技术也已开始试用于临床,将对诊断和治疗起促进作用。对肝转移患者可在 B 超、CT 引导下行穿刺活检,以明确诊断。正确的术前定位是手术治愈该类疾病的关键,故定位诊断是 GEP - NEN 诊断中不可缺少的、极为重要的部分,其大致流程参见图 14 - 6 - 2。

表 14-6-1 GEP - NEN 临床资料

肿瘤类别	主要激素	发病率(1/100万)	恶性率(%)	部 位 （%）	症状或综合征	定性诊断	随访检测
胰岛素瘤	胰岛素	0.8～0.9	5～15	胰腺	低血糖	血糖、C 肽、IRI/C 升高	血糖、C 肽、IRI/C
胃泌素瘤	胃泌素	0.4～1.0	50～80	胰腺(30～60) 十二指肠(30～40) 其他(10～20)	高胃酸、腹泻、消化性溃疡	胃泌素、BAO/MAO	胃泌素、SRS、CgA
血管活性肠肽瘤	血管活性肠肽	0.04～0.2	40～70	胰腺(90) 肾上腺、神经节	水泻、低钾、低或无胃酸、皮肤潮红	VIP	VIP、SRS、CgA
胰高血糖素瘤	胰高血糖素	0.01～0.1	50～80	胰腺(79)	游走性红斑、疱疹性皮炎、糖尿病、腹泻	胰高血糖素	胰高血糖素、SRS、CgA
生长抑素瘤	生长抑素	罕见	60～80	胰腺(56) 上段小肠(44)	糖尿病、胆石症、腹泻或脂肪泻	生长抑素	生长抑素、SRS、CgA
胰多肽瘤	胰多肽	罕见	>60	胰腺	腹痛,黄疸	胰多肽	PP、NSE、SRS、CgA
GHRH 瘤	GHRH	不详	>30	胰腺(33)肺(53) 小肠(10)其他(7)	肢端肥大、腹痛	GHRH	GHRH
ACTH 瘤	ACTH	不详	100(胰腺)	肺(60)甲状腺(25) 胰腺(<15)	库欣综合征	ACTH	ACTH

注：IRI/C,空腹放免法所测胰岛素与血糖的比值;CgA,嗜铬粒蛋白 A;NSE,神经元特异性烯醇化酶;VIP,血管活性肠肽;PP,蛋白磷酸酶;SRS,生长抑素受体核素显像技术。

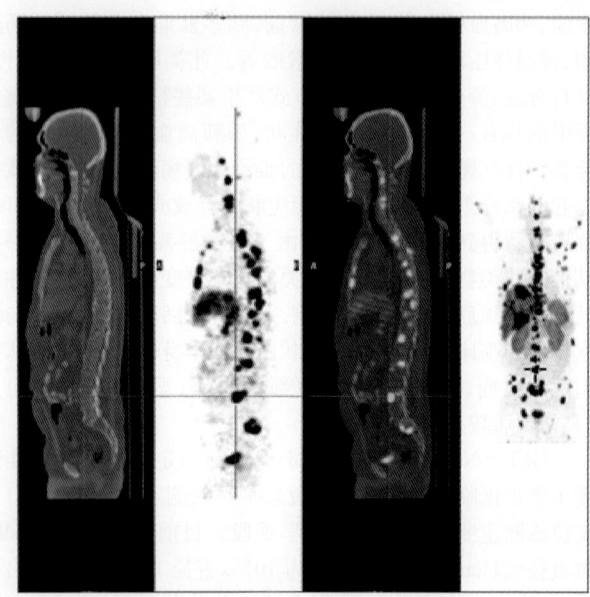

图 14 - 6 - 1 小肠神经内分泌肿瘤多发转移患者的[68]Ga - DOTATATE
PET - CT 显像
显示肝脏、骨骼和淋巴结多发转移灶。引自 Ori I et al. Curr Freat Options
Oncol, 2017, 18(12): 72

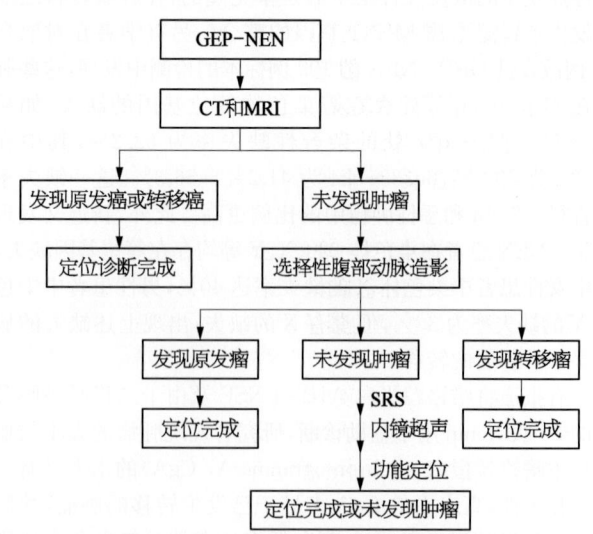

图 14 - 6 - 2 GEP - NEN 定位诊断流程图
引自李小波等.中国医学科学院学报,1998,20：419 - 422

GEP-NEN 根据病理类型(分化程度、增殖活性)分为 3 级,包括 G_1(低级别,核分裂象数 1 个/10 高倍视野或 Ki~67 指数≤2%)、G_2(中级别,核分裂象数 2～20 个/10 高倍视野或 Ki-67 指数 3%～20%)、G_3(高级别,核分裂象数>20 个/10 高倍视野或 Ki-67 指数>20%),对于后续治疗及随访、预后具有一定的价值。NET(neuroendocrine tumors)是指高、中分化的神经内分泌瘤,而 NEC(neuroendocrine carcinoma)则是指低分化的神经内分泌癌。在 2000 年,WHO 以不同的生物学行为作为基础依据,把 GEP-NEN 分成包括高分化的神经内分泌瘤、高分化的神经内分泌癌及低分化的神经内分泌癌在内的 3 种主要类型、混合性外分泌-内分泌肿瘤及瘤样病变。2010 年,WHO 对于 GEP-NEN 展开重新修订命名以及分类,分为具有良好分化的神经内分泌瘤及低分化的神经内分泌癌。同时神经内分泌瘤以细胞增殖活性情况又分为 G_1 和 G_2,并且将神经内分泌癌视为 G_3,涵盖大细胞型、小细胞型两种形式。如果肿瘤的内分泌细胞内存在非内分泌成分,则将其称为混合性腺-神经内分泌癌。2017 年 WHO 再次进行了修订,将高分化的神经内分泌瘤根据增殖活性分为 G_1、G_2 和 G_3-NET,而低分化的神经内分泌癌为 G_3-NEC,根据细胞类型分为大细胞和小细胞型,此外还有混合性神经内分泌-非神经内分泌肿瘤。对于早期 GEP-NEN 的治疗以手术为主。对于晚期 G_1、G_2 的 GEP-NEN 患者,由于其分化程度较高,可以生长抑素类似物、靶向药物治疗为主。部分 G_1、G_2 肿瘤生物学行为较差的患者,也可以考虑行化学治疗,晚期 G_3 患者的治疗以化疗为主。

GEP-NEN 的手术治疗,以将肿瘤完全切除、消除激素来源为原则,尤其对良性肿瘤,手术可治愈。即使出现肝脏转移,也建议尽量切除原发灶,辅以化疗后进行肝叶切除、肝脏移植或肝动脉栓塞治疗。已有人尝试在去除原发灶的同时进行肝移植,但因肿瘤复发的问题使其推广受到限制。近年来得到逐步推广应用的肝动脉栓塞及(或)化疗治疗肝转移性肿瘤,可使 80%～90%伴肝转移患者的症状得到缓解,有效降低病死率。肝转移瘤的血供主要来源于肝动脉,通过选择性栓塞肝动脉的分支,保留其主支的方式比直接栓塞肝动脉主支具有可重复栓塞、副作用小等优点。一般栓塞后 6 个月因肿瘤血管再生,在半数患者中会出现症状复发;如继续使用肝动脉栓塞和(或)化疗,则 64%的患者症状可完全缓解。有报道 22 例患者栓塞治疗的生存期中位数为 34 个月。治疗中要注意栓塞可导致大量血管活性物质从瘤体中释放入血,并由此引发超敏反应,用奥曲肽静脉滴注可有效防止这一现象,必要时应用广谱抗生素以预防感染。术后的并发症包括发热、恶心、呕吐、腹痛和肠麻痹等,发生率低。肝动脉栓塞的禁忌证为:① 肿瘤占肝脏的 50%以上;② 肝功能明显异常;③ 门静脉瘤栓使门静脉血流离肝逆流。对于较小体积及浸润范围较小的胃肠道神经内分泌肿瘤,内镜下黏膜剥离术或内镜下黏膜切除术也是可选的手术方式。

GEP-NEN 的非手术治疗包括抑制激素的过度分泌、抗肿瘤治疗及对症支持治疗,改善患者的一般状况。① 化疗:适用于无法手术、进展期、高分化、肝转移者,链脲佐菌素联合 5-FU 和(或)表阿霉素治疗、链脲佐菌素+多柔比星方案为一线可选化疗方案,但毒性较大。其他常用的化疗方案还有顺铂联合依托泊苷或伊立替康联合顺铂。替莫唑胺、希罗达、卡培他滨近年也用于胰腺神经内分泌肿瘤的化疗。② 阻断激素治疗:根据各种肿瘤分泌激素的不同,使用各种抗激素分泌剂及其阻断剂可暂时缓解症状,稳定病情,如用质子泵抑制剂(PPI)治疗胃泌素瘤,用抗分泌药治疗血管活性肠肽瘤、降钙素瘤等。特罗司他乙酯(telotristat ethyl)是一种新型口服的色氨酸羟化酶(TPH)抑制剂,可有效抑制 5-羟色胺的生物合成,降低 5-羟色胺主要代谢产物 5-羟基吲哚乙酸 5-HIAA 的尿液浓度,显著缓解严重腹泻等类癌综合征症状。③ 生长抑素及其类似物:生长抑素(somatostatin)的应用是近年来 GEP-NEN 在治疗方面的一大进展,已成为 GEP-NEN 抗增殖治疗的一线药物。大多数 GEP-NEN 均表达生长抑素受体,其中又以表达 SSTR2、SSTR5 为主。生长抑素能广泛抑制胃肠道激素的活性,减轻临床症状,如使胃泌素和胰岛素的分泌水平降低 72.5%～79%;长期应用还能增加淋巴细胞杀伤作用,减少肿瘤血供,抑制肿瘤营养摄取,从而发挥抗瘤活性。据报道可使 4%的肿瘤消退,30%的肿瘤不再增长。有报道 1 例同时患胃黏膜相关淋巴瘤和生长抑素瘤的患者,在治疗生长抑素瘤中发现,当体内生长抑素水平升高时胃黏膜相关淋巴瘤可得到有效控制,当生长抑素水平下降时出现胃黏膜相关淋巴瘤复发。天然生长抑素的半衰期<3 min,其八肽衍生物奥曲肽(octreotide)具有半衰期长、作用强的优点,药效可持续 8 h,已广泛应用于内分泌性肿瘤的治疗,并取得了良好的疗效,奥曲肽 LAR 长效制剂仅需每月注射 1 次,较大改善了依从性。据报道,奥曲肽可使 87%的 VIP 瘤、84%的胰高血糖素瘤和 36%的胰岛素瘤的症状缓解或明显减轻。另一种生长抑素衍生物兰瑞肽(lanreotide),活性可持续 10～14 日,方便了临床应用,随机双盲安慰剂对照研究证实兰瑞肽显著改善消化道神经内分泌肿瘤患者的无进展生存率,但国内尚无治疗神经内分泌肿瘤的适应证。帕瑞肽是一种新型生长抑素类似物,对 SSTR1、SSTR2、SSTR3 和 SSTR5 均有较高的结合力,尤其是对 SSTR1 和 SSTR5 的结合力是奥曲肽的 30～40 倍,但高血糖的不良反应较多,国内外已有用于 PNET 的临床经验,尚无大规模临床研究。生长抑素衍生物在应用中要注意其副作用,如腹泻、胃肠痉挛、腹胀和吸收障碍等,长期应用可能会导致无临床症状的胆结石形成。同时还要注意长期使用会出现"减效"现象,即最初治疗时,疗效显著,3 个月后逐渐失去作用,增加剂量方有效。④ 干扰素:干扰素 α 主要用于有分泌功能的 GEP-NEN,在生长抑素的基础上联合应用,也可用于生长抑素类似物难治性的类癌综合征等,但由于治疗的增量效应较低、不良反应重、耐受性差,限制了临床的应用,聚乙二醇化的干扰素 α 有望减轻其不良反应。⑤ 靶向药物:靶向药物近年来逐渐应用于消化道神经内分泌肿瘤的治疗,可提高患者的无进展生存时间(progression-free survival, PFS)。由于 mTOR 通路在胰腺神经内分泌肿瘤中更为活跃,靶向药物对于胰腺神经内分泌肿瘤的疗效普遍优于其他胃肠道神经内分泌肿瘤。依维莫司(everolimus)是雷帕霉素的衍生物,舒尼替尼(sunitinib)是一种小分子多靶点(VEGFR、KIT、RET 等)受体酪氨酸激酶抑制剂(receptor tyrosine kinase inhibitor, rTKI),具有抑制肿瘤血管生成和抗肿瘤细胞生长的多重作用,达到阻断肿瘤生长的目的。依维莫司、舒尼替尼(国际上批准应用于 G_1、G_2 级的 p-NET 治疗)在 p-NET 中已有临床试验证明其可使患者治疗获益,

依维莫司联合长效生长抑素类似物效果更佳。但在 G‑NET 的治疗中，均缺乏高级别循证医学证据。帕唑帕尼（pazopanib）也是一种酪氨酸激酶抑制剂，通过抑制肿瘤血管内皮细胞生长因子受体（VEGFR1、2、3）起治疗作用，临床研究显示对进展型 pNET 有效，未来有望应用于临床。贝伐单抗（bevacizumab）是一种 VEGF 单克隆抗体，临床研究发现在进展型胃肠胰神经内分泌肿瘤中有一定疗效。而新药 netazepide（YF476）是一种高选择性 CCK‑2 受体抑制剂，对Ⅰ型 G‑NET 有效，但尚需临床进一步验证。PD‑1/PD‑L1 单抗免疫治疗（pembrolizumab 和 avelumab）亦已开始临床研究，不久的将来有望用于神经内分泌肿瘤的治疗。⑥ 肽受体放射性核素治疗（peptide receptor radionuclide therapy，PRRT）：已用于生长抑素受体显像阳性患者的二、三线治疗，使用钇‑90（^{90}Y）或镥‑177（^{177}Lu）标记的 DOTA 修饰的生长抑素类似物 SSA，对肝外或全身奥曲肽扫描阳性的病灶进行靶向性放射性核素治疗，目前临床使用较多的为^{177}Lu 标记 DOTA 修饰的奥曲肽（^{177}Lu‑DOTA）治疗（图 14‑6‑3）。临床上仅针对类癌综合征或奥曲肽显像有异常的肝外病灶，且反复使用多种内科、外科治疗方法均无法控制病情的进展期分化良好的 G‑NET 患者。[18]FDG‑PET 或^{68}Ga‑DOTATOC PET‑CT 检查病变区域的摄取能力可以对疗效进行预测。只要对肾脏的保护措施足够，其不良反应小，可改善患者生活质量并延长生存，目前有效率为 20% 左右。

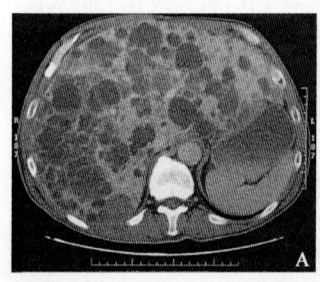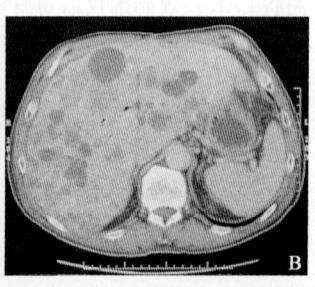

图 14‑6‑3 ^{177}Lu 标记的奥曲肽 Tyr3 octreotate 治疗胰腺神经内分泌肿瘤合并肝转移患者的 CT 图片

左图为治疗前，右图为最后一次治疗后 3 个月。引自文献[45]

胃肠胰腺神经内分泌肿瘤预后的影响因素包括肿瘤大小、发病部位、分级、分期等。大多数胃肠胰神经内分泌肿瘤为缓慢进展的恶性肿瘤，即使已转移亦能有较长的生存期，然而少部分具有高增殖性、进展迅速和较低的生存率，因此所有的神经内分泌肿瘤都应该进行长期随访。手术病理分级低级别/中级别（G_1/G_2）的患者，建议每 3～6 个月复查；高级别（G_3）患者应每 2～3 个月进行复查。随访项目推荐 CT、MRI 或内镜和血清 CgA、NSE 检查，对于表达生长抑素受体 2α 的 pNEN，也可结合 SR 或^{68}Ga 的 PET‑CT 检查进行随访。

第二节·常见胃肠道神经内分泌瘤

一、胃泌素瘤

（一）概述

胃泌素瘤（gastrinoma）是一种具有分泌胃泌素（又称促胃液素）功能的肿瘤，临床表现为胃液、胃酸分泌过多，高胃泌素血症，多发、部位非典型和难治性的消化性溃疡和（或）腹泻等综合征。1955 年 Zolinger 和 Elison 首先报道了 2 例患者，以后发现这种肿瘤能分泌一种促分泌物质，1969 年 Gregory 证明这种强烈的促分泌物质即胃泌素，故被称为卓‑艾综合征（Zolinger Elison syndrome，ZES）或胃泌素瘤（gastrinoma），进一步的临床资料提示由分泌胃泌素的肿瘤（胃泌素瘤）或胃窦 G 细胞增生所致，以后将前者引起的称为 Zolinger Elison 综合征Ⅱ型，而由后者引起的称为Ⅰ型。

胃泌素瘤的年发病率为（1～1.5）/100 万，约占胰腺胃肠道内分泌瘤的 20%，为仅次于胰岛 β 细胞瘤的第二常见功能性胰腺神经内分泌肿瘤，占消化性溃疡的 0.5%～1%，25% 的患者同时合并 MEN1 型。最近发现地理区域不同，其发病率也有所不同，我国学者根据 10 年的追踪观察认为中国人的发病率相对较低。

胃泌素瘤的发病机制目前尚不清楚，有研究报道胃泌素瘤中出现 HER‑2/neu 和透明质酸受体 CD44 的高表达、p16INK4a 基因的甲基化、染色体 1q31～32 及 1q21～23 的高频率等位基因缺失，上述所有改变均与胃泌素瘤的转移特性密切相关。

胃泌素瘤可见于儿童或老年人，但以 35～65 岁为多，平均年龄为 50 岁，男性稍多于女性，比例为（1.5～2）∶1。肿瘤的直径在 0.2～20 cm，多数在 1 cm 以下，50%～60% 属恶性。80%～90% 的肿瘤位于所谓的“胃泌素瘤”三角（gastrinoma triangle）内，这个三角由十二指肠、胰头和肝十二指肠悬韧带组成，其余一小部分见于远端小肠、胃、肝、脾、淋巴结、网膜、肠系膜等部位，卵巢和甲状旁腺较罕见。其中十二指肠胃泌素瘤占 70%，胰腺胃泌素瘤占 25%。因胎儿胰腺中可检测到胃泌素的表达，而在正常成人中消失，故考虑胰腺分泌的胃泌素为癌胚抗原的一种。其中 1/3 的病例可与其他内分泌肿瘤同时存在，特点是多发、伴有胰岛非 β 细胞弥漫性增生和巢样或灶性的微小腺瘤（microadenoma）。

新近报道了一例因非小细胞肺癌引起 ZES 的病例，一位 60 岁非小细胞肺癌（大细胞性）男性患者出现了腹泻、腹痛和十二指肠溃疡，用奥美拉唑可控制所有症状，影像学检查未发现腹腔肿瘤，血浆放射免疫方法表明胃泌素、嗜铬粒蛋白 A 水平升高，胃泌素释放多肽水平和 9 个其他激素水平正常，肺部肿瘤切除后胃泌素水平降至正常水平，免疫组化结果亦提示肺部癌灶中存在分泌胃泌素的细胞。

40% 的胃泌素瘤在确诊时即已发现淋巴结转移，但对总体生存时间无影响。60% 的胰腺胃泌素瘤出现肝脏转移，而十二指肠胃泌素瘤的肝转移发生率为 10%～20%，且发生较晚，肝脏转移是影响预后的最重要因素。6% 的胃泌素瘤同时合并异位 ACTH 分泌导致的库欣综合征，临床预后较差。

（二）临床表现

胃泌素瘤虽多数为恶性，但因瘤体小，发展缓慢，所以肿瘤本身很少引起明显的症状，直到疾病的晚期才出现恶性肿瘤浸润的症状。临床表现主要与大量胃酸分泌有关。

1. 溃疡·90%～95% 的患者在病程中出现消化性溃疡，可有消化性溃疡的家族史，反流性食管炎亦较常见。这是因胃泌素强烈而持续刺激胃黏膜，使胃酸和胃蛋白酶大量分泌所致。与普通消化性溃疡比较,本病溃疡的特征是:顽固、多发、易合并出血穿孔等并发症、对常用剂量抑酸药无效、易复发。75%的溃疡发生于十二指肠球部和胃窦小弯侧,25%发生于非典型部位,如食管下端、十二指肠球后部及空肠等处。溃疡常呈单个,也可多个,直径一般<1 cm,少数可>2 cm。40%~50%的患者可产生消化性溃疡的并发症,如出血、穿孔、幽门梗阻和胃-空肠-结肠瘘等,且不易被常规治疗所控制。患者在胃大部切除术后,溃疡极易迅速复发,常发生于吻合口或吻合口远端。部分患者可能出现严重的胃食管反流甚至食管狭窄。

2. 腹泻 · 1/4~1/3 的患者伴有腹泻,35%可为本病的初发症状。部分病例腹泻可出现在溃疡产生时,5%~10%仅有腹泻而无溃疡存在。腹泻常呈大量的水样或脂肪泻,每日10~30 次不等,其量可达 2 500~10 000 ml,严重者可产生水电解质紊乱,出现脱水、低钾血症和代谢性酸中毒等症状。产生腹泻的主要原因是大量胃酸进入空肠及胰酶对肠黏膜的作用,有人曾检测了近端空肠 pH,发现仅为 1.1,在禁食状态下,每日大约有 15 L 液体进入小肠,使容量增加刺激了肠蠕动。此外,胃泌素可减少肠黏膜对水和电解质的吸收,导致渗透性腹泻。大多数患者的腹泻症状可在由鼻胃管抽取胃液或应用PPI 得到缓解。使用 PPI 后腹泻症状消失这一特征性变化高度提示胃泌素瘤的可能。

3. 多发性内分泌腺瘤综合征(MEN1) · 10%~40%的患者并发其他内分泌肿瘤。累及内分泌腺的分布依次为甲状旁腺、胰腺、垂体、肾上腺、甲状腺等部位,亦可合并支气管和小肠的类癌。嗜铬细胞有,但罕见。甲状旁腺瘤往往为首发表现,但亦可最先出现胃泌素瘤。国内陈元方教授等总结分析了北京协和医院近 30 年收治的 12 例胃泌素瘤病例,结果与国外临床资料基本一致:① 多数病例(7/12)伴有严重腹泻,其中 1 例出现休克;② 多发性肿瘤,3 例患者伴有其他神经内分泌肿瘤;③ 十二指肠多发结节(3/12),活检虽无异常,但有2 例经手术证实为黏膜下胃泌素瘤;④ 多中心发生,9 例胃泌素瘤为多中心性,7 例累及不同器官,以胰腺、胃、十二指肠多见;⑤ 多激素分泌,6 例患者中 5 例分泌 2 种以上激素;⑥ 部分病例对化疗相对敏感。

(三)诊断

1. 临床诊断 · 有下列表现者应高度怀疑本病(表 14 - 6 - 2)。

表 14 - 6 - 2　提示胃泌素瘤的临床表现

顽固、多发、易复发的消化性溃疡
消化性溃疡经正规内科治疗效果不佳
术后迅速复发的消化性溃疡
严重的反流性食管炎
慢性分泌性腹泻,抑酸治疗有效者
不明原因的分泌性腹泻、脂肪泻
消化性溃疡伴原发性甲状旁腺功能亢进
消化性溃疡伴血胃泌素增高、窦部细胞增生
肝转移伴消化性溃疡,无原发性消化系统恶性肿瘤
家族中有胃泌素瘤或 MEN1

2. 定性诊断 · 一旦怀疑胃泌素瘤,应进行定量分析,具体包括以下内容。

(1) 胃液分析:对诊断有一定价值。夜间 12 h 胃液总量>1 000 ml(正常人<100 ml)。基础泌酸量(BAO)>15 mmol/h,胃大部切除术后 BAO>5 mmol/h。五肽胃泌素刺激后,本病患者胃的壁细胞不发生强烈反应,最大泌酸量(MAO)无明显增加,致 BAO/MAO>60%。

(2) 血清胃泌素测定(放射免疫法):对诊断有重要意义。本病常大于 500 ng/L,甚至高达 1 000 ng/L(正常人和消化性溃疡患者中空腹血清胃泌素为 50~150 ng/L)。当空腹血清胃泌素>1 000 ng/L,同时胃酸 pH<2,伴有相应的临床症状者,可确诊本病。恶性贫血患者的空腹血清胃泌素显著增高,平均值为 100 ng/L,甚至高达 10 000 ng/L;其他如胃窦 G 细胞增生、肾衰竭、甲状旁腺功能亢进、萎缩性胃炎、残留胃窦及H₂受体拮抗剂、PPI 治疗后,均可出现血清胃泌素增高,应注意鉴别。必要时应在停用 H₂ 受体拮抗剂 3 日或质子泵抑制剂(PPI)治疗后 14 日以上进行检测。但要注意,停药特别是停用 PPI 可能导致胃酸分泌迅速增加,发生消化道溃疡及其并发症的风险增加。检测胃泌素前体对诊断亦有帮助。幽门螺杆菌感染会导致胃泌素升高,有时导致难以鉴别,建议根除幽门螺杆菌后再行检测。

通过胃液分析和血清胃泌素的测定,约 95%以上的患者可确诊。

(3) 激发试验:适用于怀疑本病而空腹血清胃泌素轻度升高者。

1) 胰泌素(secretin)试验:为激发试验中最有价值者,快速且不良反应少。常用胰泌素 2 U/kg 静脉注射后,每隔 2、5、10 和 20 min 分别测定血清胃泌素的浓度,87%的患者注射后 5~10 min 血清胃泌素值升达 500 ng/L。较空腹基线水平增加>120 ng/L(亦或 200 ng/L)可以确诊。胰泌素能抑制胃酸分泌,故在胃窦 G 细胞增生和十二指肠溃疡病患者胰泌素试验时胃泌素和胃酸水平呈现降低、无变化或仅轻度升高。

2) 钙输注试验:胃泌素瘤可表达钙离子的受体,故用钙离子可刺激瘤体释放胃泌素。常用葡萄糖酸钙 12~15 mg/kg,静脉滴注,持续 3 h,每隔 30 min 分别测定血清胃泌素的浓度。患者血清胃泌素常于滴注后 3 h 达峰值,>400 ng/L。有高钙血症者忌做此试验。十二指肠溃疡患者可轻度升高,胃窦 G 细胞增生者无一定规律。

3) 标准餐试验:常以面包 1 片,牛奶 200 ml,煮鸡蛋 1只,干酪 50 g(含脂肪 20 g,蛋白质 30 g,糖 类 25 g)为标准餐作刺激剂。进餐后每隔 15 min 分别测定血清胃泌素的水平。患者于试餐后血清胃泌素无增加或轻微增加,增加值小于空腹血胃泌素的 50%。而胃窦 G 细胞增生者血清胃泌素可增加 2 倍以上;十二指肠溃疡病患者呈中度增加。

在进行上述定量检测时应注意:① 由于 HP 感染与胃窦G 细胞增生和高胃酸分泌相关,在检测之前应进行 HP 根除性治疗。② 患者在病程中可能表现出 MEN1 的症状,故应同时检测血清钙,PTH 及垂体功能等。

3. 定位诊断

(1) 生长抑素受体核素显像技术(SRS):对确定原发性肿瘤和转移灶最为敏感。有人报道 SRS 对瘤体<1.1 cm 的检出率为 30%,1.1~2.0 cm 为 64%,>2 cm 为 96%。但对位于十二指肠或胰腺外的瘤体定位不可靠。

(2) B超、CT 等:属无创性检查,有助于瘤体的定位和大

小判断。MRI 对发现肝转移瘤的敏感性仅次于 SRS，但对原发灶检出的敏感性相对较差。

（3）纤维内镜和超声内镜检查：可发现上消化道溃疡和黏膜皱襞的变化，并探测出存在于胃、十二指肠和胰腺内的胃泌素瘤，超声内镜对于检出小的胰腺肿瘤具有更高的敏感性，且能够同时进行细针穿刺行组织学检查。

（4）选择性血管造影术：是在上述检查阴性时有效的辅助检查手段。常经腹腔动脉插管行肠系膜上动脉和胰血管造影术，约 50％的病例可有阳性表现。必要时可经动脉注射胰泌素进行血管造影，即经动脉导管选择性动脉（腹腔动脉、脾动脉、胃-十二指肠动脉、肝固有动脉、肠系膜上动脉）各注射胰泌素 30 U，注射后 30 s、60 s、120 s、210 s 自肝静脉取血测定胃泌素，升高＞50％时有定位意义，此试验阳性率为 89％。

（5）经皮经肝门静脉插管抽血样本（PTPVS）：分别收集胰、十二指肠、空肠静脉血测定胃泌素水平，能发现直径0.2 cm 左右的肿瘤，尤其有助于对散发性及非胰腺部位瘤的定位诊断。

（6）手术探查：散发于各处的胃泌素瘤如无禁忌证可行腹腔镜探查，必要时剖腹探查，并进行术中超声探查及术中内镜透照，或术中经门静脉插管分别收集胰及十二指肠静脉血液，测定血清胃泌素的浓度，推测瘤体位置。有报道术中内镜透照对直径＜1 cm 的胃泌素瘤的检出率可达 75％。未发现肿瘤者，可取胰腺组织做冰冻切片病理学检查，以确定有无胰岛细胞增生及微小腺瘤病。

（四）治疗

胃泌素瘤的治疗分为两个方面，分别是控制胃泌素的高分泌和控制肿瘤的生长和转移。治疗方案经历了由手术治疗（全胃切除）→抑酸药物治疗→综合治疗（肿瘤切除＋非手术治疗）的演变过程。由于抑酸药物使患者生存期延长，死亡原因不再是溃疡出血、穿孔，而是晚期肿瘤本身。

1. 内科治疗 目的是控制高胃酸分泌、缓解症状和促进溃疡愈合。常用药物有质子泵抑制剂（PPI）、生长抑素衍生物和 H_2 受体拮抗剂。

（1）质子泵抑制剂（PPI）：虽然长期使用 PPI 类药物可导致 ECL 细胞过度增殖引起 G-NET，但对于已存在由于高胃泌素血症所致的胃巨大溃疡伴有或不伴有溃疡出血者，PPI 仍是减轻临床症状、治疗 G-NET 相关胃溃疡、消化道出血的首选药物，奥美拉唑（omeprazole）、兰索拉唑（lansoprazole）、潘托拉唑（pantoprazole）、雷贝拉唑（rabeprazole）和艾司奥美拉唑（esomeprazole）等是壁细胞质子泵抑制剂，能强烈抑制各种刺激引起的胃酸分泌，是治疗本病的最有效药物。抑酸药物的用量因人而异，一般需要常规剂量的 3～4 倍才能达到理想控制，奥美拉唑起始剂量为 60 mg/d，但有的患者需超过200 mg/d。药物治疗剂量足够的标准是达到 BAO＜10 mmol/h（胃大部切除术后 BAO 应＜5 mmol/h）。对肿瘤不能切除者需长期服用抑酸药物治疗，否则易出现消化性溃疡的并发症。国外学者对 40 例经奥美拉唑治疗的胃泌素瘤患者进行了平均 29 个月的随访（6～51 个月），结果未发现有血液学、生化或胃肠道方面的不良反应；对喷妥拉唑的随访观察亦得出相同结论。但 PPI 的远期疗效如何，长期应用是否会引起胃肠嗜铬细胞增殖和类癌，均有待深入观察，有报道散

发型胃泌素瘤用 PPI 治疗后约有 0.6％发生类癌。美国国立卫生研究院（NIH）的 Jensen 最近发表了一项回顾性对比研究结果显示，PPI 的广泛应用会掩盖胃泌素瘤的症状，增加诊断难度，并可能造成诊断时机的延误。另外，即使手术成功切除，多数患者仍可能存在胃酸的高分泌，仍然需要继续服用PPI，但剂量可以酌情减量。

（2）H_2 受体拮抗剂：常用药物为西咪替丁（cimetidine）、雷尼替丁（ranitidine）和法莫替丁（famotidine），剂量因人因时而异，日用量为治疗普通消化性溃疡的 2～8 倍。西咪替丁每日 2.4 g（0.6～3.0 g，少数可达 5～10 g）；雷尼替丁每日1.2 g（0.45～6.0 g）；法莫替丁每日 240 mg（60～800 mg）。合用抗胆碱能药物具有协同作用，可减少组胺 H_2 受体拮抗剂的用量。虽然此类药物可以明显抑制胃酸分泌，促进溃疡愈合，但需长期或终身大量服用，并会出现快速抗药性导致减效或失效，且有不同程度的不良反应。随着 PPI 的出现，其应用已减少。

（3）生长抑素及其衍生物：胃泌素瘤一般有较高的生长抑素受体表达，生长抑素可降低胃泌素分泌水平、抑制胃酸和胰液分泌、刺激黏膜分泌、降低门静脉压力，有许多研究报道奥曲肽能延缓部分患者原发肿瘤及转移灶的生长及进展，但各家报道有效率不一致。长效制剂奥曲肽 LAR 和兰瑞肽疗效类似，临床使用更为方便。

（4）化疗药物：适用于肿瘤不能切除或已有转移者。链脲佐菌素对肿瘤有治疗作用；必要时联合应用 5-FU、阿霉素，有效率可达 50％～70％。目前多主张从腹腔动脉插管行链脲佐菌素介入化疗，以增加疗效、减少不良反应。卡培他滨/替莫唑胺联合方案部分有效率可达到 70％。

（5）靶向药物：少量研究应用靶向药物取得了一定的疗效，有Ⅲ期临床研究观察到雷帕霉素的衍生物依维莫司和小分子多靶点受体酪氨酸激酶抑制剂舒尼替尼对胃泌素瘤具有一定的治疗作用。胃泌素/CCK-2 受体抑制剂 netazepide（YF476），通过阻断高胃泌素血症对 ECL 细胞的生长刺激作用，从而抑制肿瘤生长，作用快速且持久，用于多发、瘤体负荷大、进展期等难治性胃泌素瘤的治疗。netazepide 服药后耐受性良好，但尚缺乏较大样本量的临床试验证据。

（6）肽受体-放射性核素治疗（peptide receptor-radionuclide therapy，PRRT）：有一些研究应用 ^{90}Y 或 ^{177}Lu 标记 DOTA 修饰的奥曲肽（^{177}Lu-Dotatate）治疗恶性转移性胃泌素瘤，取得了部分缓解。

（7）针对其他内分泌瘤的治疗：如 PTHrP 分泌瘤、MEN1 内分泌瘤的治疗等参考相关章节。评价治疗是否有效可检测空腹胃泌素水平和应用影像学技术，并常规检测其他的胃肠道激素和血钙水平。由于胃泌素瘤可分泌 PTH 相关蛋白，而且并 MEN1 症状的患者会出现甲状旁腺功能亢进，故血钙浓度的检测尤其重要。

2. 外科治疗 随着诊断技术的提高，患者得到早期诊断的机会也大为增加，完全切除产生胃泌素的肿瘤可对本病起到根治作用，术后胃酸分泌和血清胃泌素水平迅速恢复正常，但长期随访仍有较高的复发率。对已发生肝脏转移者行肝动脉栓塞治疗，可有效降低门静脉压力，缓解症状。合并 MEN1 的胃泌素瘤的手术存在争议，有研究发现其治愈率极低。

（1）肿瘤切除术：胃泌素瘤如为单个、无转移，应行根治性切除术。位于胰腺内的肿瘤仅有 10% 能被完全切除，故有人主张行全胰切除术。

（2）全胃切除术：在高效抑酸剂等问世前，全胃切除术曾起了较大作用。现在由于全胃切除术后的病死率高达 5%～27%，并发症多，已渐少采用，仅用于肿瘤的广泛转移及内科治疗无效的患者。

（3）高选择性胃迷走神经切断术：主要用于需大量服用抑酸药物或已经发生广泛转移者。可显著减少胃酸的分泌，有效率平均为 66%。

（4）切除其他内分泌肿瘤：伴有甲状旁腺肿瘤患者，一般主张在腹部手术前先行甲状旁腺肿瘤切除术。术后腹泻、消化性溃疡症状多能减轻，胃酸和血清胃泌素水平下降。

（五）预后

胃泌素瘤一旦切除，本病可治愈。伴发 MEN1 型的胃泌素瘤患者的预后好于散发型患者。胃泌素瘤虽恶变率高，但恶性程度较低，生长比较缓慢。据报道，经根治性手术治疗或探查时未发现肿瘤的患者 5 年生存率＞90%，肿瘤未能完全切除的患者 5 年生存率为 43%，10 年生存率为 25%。根治术后发生肝转移的仅占 3%，未行根治术者肝转移率达 23%；无肝转移的患者 10 年生存率为 96%，发生肝转移的患者 10 年生存率为 16%～78%。仅有淋巴结转移的患者 5 年生存率为 90%，10 年生存率为 64%。死亡的主要原因是恶性肿瘤的转移，其次是消化性溃疡的并发症和严重腹泻所引起的水电解质紊乱。全胃切除术后，应注意补充钙剂和维生素 D，以避免出现骨质疏松和骨软化症；由于内因子缺乏会导致维生素 B_{12} 吸收障碍，故在术后 2 年应开始每月肌内注射维生素 B_{12} 100 μg，以防止产生巨幼细胞贫血。

二、血管活性肠肽瘤

（一）概述

1958 年 Verner 和 Morison 最早报道了 2 例胰岛细胞瘤合并水样腹泻、低血钾、肾衰竭的患者，故称此病为 Verner-Morison 综合征。1960 年 Chears 等报道了 1 例切除胰岛细胞瘤后腹泻症状消失的患者，1961 年 Muray 等发现这类患者还有胃酸缺乏，1967 年 Marks 等将水样腹泻（watery diarrhea）、低血钾（hypokalemia）和胃酸缺乏（achlorhydria）合称为 WDHA 综合征。此外，此病还被称为水泻、低钾、无胃酸综合征，胰源性霍乱等。因水样泻源于小肠液的大量分泌，故由 Matsumoto 等命名的胰源性霍乱似乎较为贴切。迄今国外资料已有 200 余例，国内已报道了 20 余例。

血管活性肠肽瘤（VIP 瘤）年发病率为 1/1 000 万，占内分泌肿瘤的 2%～7%，仅次于胰岛素瘤及胃泌素瘤。主要是由于胰岛非 β 细胞（D1 细胞）分泌大量血管活性肠肽而引起，病理上可分为良性和恶性两种。直径在 1.5～10 cm，多＞3 cm，常呈分叶状。发病年龄在 10 岁以下者占 1%，其余均为中年患者，高峰在 40 岁左右，男女比例相近，较少与 MEN 相关。80%～90% 位于胰腺，可分布于胰腺各部，多见于胰腺体尾部；少数位于肾上腺、腹膜后、空肠、肺、神经节、纵隔等。神经节是胰外较多见的部位，易侵犯儿童，最近 Murphy 等报道了 6 例 8 个月到 1 岁的儿童患者，笔者认为对儿童中出现的不明

原因的腹泻要高度重视 VIP 瘤的可能。甲状腺髓样癌也可异位分泌 VIP 而产生类似症状。60%～80% 的患者在诊断时已出现转移，多为肝脏或淋巴结转移。少数患者（4%）可伴有 MEN1 型，个别患者有家族遗传性。大多数患者血清中 VIP 含量均有升高，当肿瘤切除后用激素或链脲佐菌素治疗而腹泻好转时，血清中 VIP 含量明显下降。在健康志愿者中经静脉输注 VIP 后，可引起小肠中水和离子的吸收、分泌异常；连续输注 10 h 出现类似 VIP 瘤患者的分泌性腹泻和代谢性酸中毒。但在有些患者中血清 VIP 含量并不增高，所以还可能有另外一些致病因素。免疫组化结果提示 VIP 瘤除分泌 VIP 外，还可分泌一些其他的激素，如肽组氨酸蛋氨酸（PHM）、神经降压素、胰多肽、降钙素等，也可能是这些因素导致了分泌性腹泻。其发病机制见表 14-6-3。

表 14-6-3　VIP 的发病机制

症　状	机　制
分泌性腹泻	VIP 通过 cAMP 刺激肠道氯离子的分泌，刺激胰腺和肝胆系统分泌
低钾血症	粪便中被动丢失，继发性醛固酮增多
低镁血症	粪便中丢失
高钙血症	酸中毒，甲状旁腺功能亢进，VIP 直接影响骨对钙的吸收
代谢性酸中毒	粪便中碳酸盐的丢失
低胃酸、无胃酸	VIP 抑制胃酸分泌
高血糖	VIP 对肝脏糖原分解的影响，长期低钾对胰腺 β 细胞的影响，高钙血症
皮疹	VIP 对外周血管的扩张作用

（二）临床表现

早期症状不明显，从出现症状到临床诊断大约要经历 3 年。主要临床特征为大量分泌性水样腹泻，呈霍乱样，早期多为间断性，晚期变为持续性，每日腹泻量可达 3～20 L，少数低于 3 L；51% 病例昼夜排便次数＞10 次，粪液与血浆呈等渗；无脓血和脂滴，黏液量较少，大便常规无异常；禁食或止泻剂无效。70%～100% 的患者出现低钾血症，因大量钾和碳酸氢盐从大便中丢失，24 h 排钾可达 300 mmol 以上，易导致持续性的低血钾、代谢性酸中毒和脱水，出现恶心、呕吐、全身无力、嗜睡等，严重者出现低血钾性肾病及肾衰竭。半数以上的患者血钙升高，有时有颜面潮红和手足抽搐等，可能与低血镁有关。25% 病例由于钾、钙和镁的紊乱，临床上可出现轻瘫、肌无力或疼痛、心脏节律和传导异常及强直性痉挛，严重病例可出现猝死。低胃酸占 50%，因 VIP 可抑制胃酸分泌，肿瘤切除后会出现反跳性高胃酸症。患者多死于肾衰竭或心跳骤停。其他表现见表 14-6-4。

表 14-6-4　VIP 瘤的临床表现

症状与体征	发生率（%）
分泌性腹泻	100
体重减轻	100

（续表）

症 状 与 体 征	发生率（%）
电解质紊乱	100
脱水	100
代谢性酸中毒	100
胃酸减少或无胃酸	75
腹部痉挛	62
低磷血症	60
糖耐量受损	50
高钙血症	41
皮肤潮红	20
高血糖	18
肾结石	4

（三）诊断

当患者出现不明原因的慢性反复发作性大量水泻，禁食72 h仍无效，伴有明显低血钾时，应考虑到本病的可能性。这种患者近80%有胰腺肿瘤存在，而且肿瘤直径常可达2～3 cm以上，B超、CT、SRS、选择性动脉造影、术中超声内镜和术中选择性脾门静脉分级采集血液测定VIP等对肿瘤定位有一定帮助。肾上腺髓质肿瘤、肺癌、腹膜后神经节瘤等也可引起类似症状，检查时应注意除外胰腺外的一些病变。经免疫组化及病理电镜检查亦可定性诊断。确诊有赖于血清VIP值测定，VIP正常值在1.5～20 pmol/L，>60 pmol/L(200 pg/ml)即可诊断。在VIP瘤患者中，多数VIP升高达200 pmol/L；有的患者VIP含量有波动，可连续数日监测，有助于诊断。生长抑素受体核素显像[68]Ga-DOTATATE PET-CT对于VIP瘤的转移病灶的检出具有一定的价值。

（四）鉴别诊断

1. 严重水泻应与其他多种原因引起的腹泻进行鉴别·主要有：① 感染性腹泻，由细菌感染引起的腹泻起病急，大便镜检或培养可发现致病性细菌。② 霍乱或副霍乱，霍乱起病较急，如未经治疗常急剧恶化，粪便培养有霍乱或副霍乱弧菌。③ 渗透性腹泻，这类腹泻可由食物吸收障碍或肠道渗透压负荷过大，如乳糖吸收不良等原因引起，与VIP瘤的鉴别可通过禁食试验来进行。在禁食48～72 h后，渗透性腹泻者症状消失。④ 其他功能性内分泌肿瘤也可有腹泻，但都有各自独特的临床表现可资鉴别，如生长抑素瘤的腹泻主要是脂肪痢。⑤ 大肠绒毛状腺瘤也可引起腹泻和血钾降低，但大便含有大量黏液，内镜检查可帮助鉴别。

2. 与胃泌素瘤的鉴别·胃泌素瘤的患者有时可有类似的大量水泻，但它的特点为胃酸分泌过多，并伴顽固性溃疡，而VIP瘤常有胃酸缺乏，除非曾接受过激素治疗，一般无溃疡病表现。

3. 与类癌的鉴别·类癌患者也有腹泻、皮肤潮红等症状，但其血液中5-羟色胺、缓激肽水平升高，尿中5-羟吲哚乙酸(5-HIAA)含量增加，可加以鉴别。特殊病例需结合病理加以鉴别，如北京协和医科大学陈元方等首次报道了1例同时分泌VIP和CCK的胰腺内分泌肿瘤，表现为水样泻、低钾血症、高胃酸分泌并导致顽固性十二指肠溃疡伴出血，行后行部分肝结节切除，手术标本诊断为"类癌，肝内转移"。

（五）治疗

1. 手术治疗·手术切除肿瘤是治疗本病的首选方法，据统计约50%的患者通过外科手术得到治愈或长期缓解，其中神经节细胞瘤的手术效果较好。上海交通大学医学院附属瑞金医院外科狄忠民等应用放射免疫分析法检测术前、术后患者血VIP浓度，结果提示肿瘤切除后水泻、低血钾和胃酸缺乏三联征消失；术后血VIP浓度呈动态下降。具体原则遵循：① 单发、较小的肿瘤尽量完全切除。② 如果在术前、术中检查中都未发现肿瘤灶，可行盲目性胰次全切除术，因为75%的VIP瘤位于胰腺体、尾部。③ 如为广泛的胰腺非β细胞增生，可先行胰尾部分切除，如果术后症状改善，可再次手术行全胰切除术，有80%的患者可治愈。④ 肝动脉栓塞：适用于肝转移的患者。由于VIP瘤生长缓慢，此法有一定的疗效且对肝功能损伤较轻。⑤ 肝脏移植手术：Hengst等对伴有广泛肝转移的胰腺VIP瘤患者进行肝移植术，证实能改善临床症状。

2. 内科治疗

（1）对症及支持治疗：可予以静脉补充液体，纠正水、电解质紊乱，维持酸碱平衡。术前治疗尤为重要，据文献报告，约10%的患者术前由于严重脱水和低钾血症死于肾衰竭。

（2）生长抑素：能显著控制症状，还可以使肿瘤缩小，适用于术前准备及不能手术的病例，奥曲肽用量一般从50～150 μg开始，2～3次/日，最大量450 μg，3次/日。对长期用药治疗不敏感者加大剂量后同时使用肾上腺皮质激素效果较好。

（3）肾上腺皮质激素：主要作用是增强吸收和抑制分泌。口服泼尼松30～80 mg/d或注射氟美松5～10 mg/d，能抑制VIP释放，使其血浆水平下降或正常，缓解临床症状，但无根治作用。

（4）靶向药物：受体酪氨酸激酶抑制剂舒尼替尼对胰腺VIP瘤疗效明显，能迅速缓解症状，VIP水平显著下降，显示出不依赖于抗肿瘤作用的效应，可能为对VIP分泌的直接抑制，但仍缺乏较大样本的临床研究。少量研究应用依维莫司治疗VIP瘤取得了一定的疗效。

（5）PRRT：少量研究应用[177]Lu或者[111]In标记DOTA修饰的奥曲肽治疗取得了一定的疗效，部分患者病情稳定，生活质量显著改善。

（6）化学治疗：对抑制肿瘤生长和缓解症状有一定的疗效，单用链脲佐菌素的有效率为50%，与5-FU合用有效率达70%。但晚期肿瘤不能切除者，单用化疗难以奏效。用法：链脲佐菌素20～30 mg/kg，静脉注射，每周1次，连续8～10次，总量8～10 g；也可直接注入腹腔动脉，5～10 mg/kg，隔日1次，连续5～10次，此法具有剂量小、疗效强、肾毒性反应轻等多方面优点。

（7）其他：文献中可使本病水样泻缓解的药还有：甲氧氯普胺，能降低VIP释放；碳酸锂，能抑制激素所引起的肠黏膜的cAMP增加；吲哚美辛能抑制前列腺素合成。

（六）预后

良性肿瘤完整切除后可治愈。恶性肿瘤患者既往自然生存期大约1年，随着治疗技术的提高，已有术后存活10余年的报道。

三、胰高血糖素瘤

(一) 概述

胰高血糖素瘤(Glucagonoma)是一种十分罕见的神经内分泌肿瘤,其年发病率为1/2 000万,它是由于胰腺或者胰腺外α细胞过度分泌胰高血糖素所导致的疾病。1942年Becker首次报道了一名45岁的波兰裔妇女红斑性小疱疹与胰体尾部α细胞肿瘤之间的关系。1963年Unger采用放射免疫法测定患者血清中的胰高血糖素来诊断本病。1966年McGavran应用电子显微镜技术发现肿瘤细胞有α细胞颗粒的特征,并用放射免疫方法测定出切除的肿瘤组织中含有大量胰高血糖素,这是本病的首次确定性诊断。1973年Wilkinson将胰高血糖素瘤患者独特的皮疹命名为"坏死溶解性移行性红斑(necrolytic migratory erythema,NME)"。1974年,Mallinson在9名表现为NME、体重下降及胰腺α细胞过度分泌胰高血糖素的患者中描述了"胰高血糖素瘤综合征",并将其分为3种类型:① 有典型NME的胰高血糖素瘤患者;② 无皮肤症状的胰高血糖素瘤患者,仅有轻度血浆胰高血糖素浓度升高与轻度糖代谢异常;③ 有多种综合征的胰高血糖素瘤。同年,Thivolet报道了一名胰高血糖素水平正常的NME患者,也就是后来人们所知的"假性胰高血糖素瘤综合征"。最近有一项研究汇总了1 310例胰腺神经内分泌肿瘤患者,发现胰高血糖素瘤占2%。另外一项研究汇总了340例胰腺神经内分泌肿瘤患者,发现胰高血糖素瘤占7%。

胰高血糖素瘤多数起源于胰腺α细胞,肿瘤细胞不受抑制地合成与分泌胰高血糖及胰高血糖素前体基因的其他产物。胰高血糖素瘤生长速度相对缓慢,转移较晚,出现特征性症状到被确诊的中位数时间为39个月,患者被诊断为胰高血糖素瘤时的中位数年龄为53.5岁,男性与女性的发病率相类似。瘤体较其他功能性内分泌肿瘤大,直径多在3 cm以上,几乎都发生在胰腺,其中87%位于胰腺体尾部,其余在胰头。恶性者占60%~82%。因为诊断较迟,70%以上的患者在临床确诊时已发生转移,最常见的部位是肝脏,其次为局部淋巴结,也有转移至骨或肾上腺者。大部分胰高血糖素瘤都是散发性的,大约3%的患者合并有常染色体显性遗传的MEN1型多发性内分泌肿瘤,更少的部分患者甚至还合并有常染色体显性遗传的von Hippel-Lindau综合征。在散发性的胰腺神经内分泌肿瘤中有44.1%的患者出现了MEN1基因突变。这些突变会导致menin(多发性内分泌腺瘤蛋白)的异常表达,menin是β细胞增殖及α细胞成形的肿瘤抑制与调节因子。胰高血糖素受体失活突变可能导致α细胞增生。Rb与p53突变可能在胰高血糖素瘤的发生与发展中具有重要的作用。当胰腺中的α与β细胞失去转录因子神经元蛋白-3、NK2同源盒及配对盒转录因子-4调节时,会出现分化转移。因此,对患者要注意调查家族史。Boden曾报道一个三代成员的家族,其第三代中4人有不同程度的持续性胰高血糖素血症;第二代有1例患胰高血糖素瘤;第一代的女方生前有轻型糖尿病、巨型甲状腺肿及多年未能确诊的顽固性皮肤病,推测此人很可能患胰高血糖素瘤。本病的遗传特性被认为是伴有不同外显率的常染色体显性遗传。运用放射免疫分析技术

检查发现,胰高血糖素与其他血清蛋白质具有很高的交叉反应率;引起这一异常生化反应的原因是患者血中含有不同亚类的IgG。

(二) 临床表现

见表14-6-5。

表14-6-5　胰高血糖素瘤的临床表现

症 状 与 体 征	发生率(%)
低氨基酸血症	100
贫血	85
糖耐量受损	83
坏死性移行性皮炎	68
体重减轻	66
口炎或舌炎	34
血栓性栓塞	30
腹泻	15
外阴及阴道炎	12

注:引自参考文献[56]。

NME、糖尿病与舌炎被称为胰高血糖素瘤的临床三联征,NME最具有特征性,故本病又称为高血糖皮肤综合征。

皮肤症状:最突出的临床表现是NME,发生率约为70%,常为患者的首发临床症状,多自腹股沟、会阴部开始,逐渐向四肢蔓延;病变形态不定,有疼痛和瘙痒感,先出现红斑,后形成水泡,并附近红斑融合,疱破结痂,愈合后无瘢痕形成,但伴有色素沉着(表14-6-5);容易并发细菌性或真菌性感染,延缓愈合。因黏膜受累,常伴口角炎、唇炎、舌炎、指甲松动、外阴及阴道炎。但是皮肤活检不具有诊断价值。关于NME的发病机制目前有多种理论。首先,高胰高血糖素血症对皮肤似乎有直接作用,因为手术切除胰高血糖素瘤或者用药稳定胰高血糖素水平后可导致皮疹消退。胰高血糖素水平升高会导致肝细胞糖异生与脂肪分解的增加,而这有可能会导致低氨基酸血症。但是NME并不完全都是由于胰高血糖素水平升高所导致的,因为"假性胰高血糖素瘤综合征"也会出现NME,这些假性患者的胰高血糖素水平是正常的并且没有胰腺肿瘤。另一个理论就是营养不良可能会导致NME的发展。缺乏锌、蛋白质、氨基酸及必需脂肪酸可能会导致类似于NME的皮炎。补充这些营养素治疗可使得皮疹好转。肝功能异常可能在NME的发生与发展中也有作用。肝病进一步减少胰高血糖素在肝脏中的降解,导致血清胰高血糖素水平升高。此外,肝功能异常导致作为锌与脂肪酸主要载体的白蛋白减少,从而导致脂肪酸与锌缺乏。最后,胰高血糖素可导致花生四烯酸、前列腺素与白三烯水平升高,使个体易发生诸如NME的炎症反应。体外试验数据表明,用胰高血糖素培育人角质形成细胞会导致花生四烯酸水平升高。胰高血糖素还会导致维生素B营养缺乏从而产生NME。

糖尿病:这也是胰高血糖素瘤最常见的临床表现,其发生率为83%。但一般程度较轻,饮食调整或口服降糖药即可以较好地控制症状,大部分不需要胰岛素治疗,很少出现糖尿病相关并发症。

其他临床症状：包括舌炎、唇炎、口角炎、消瘦、腹泻、深静脉血栓与肺栓塞、正细胞正色素性贫血、视乳头萎缩及神经精神症状等，其他罕见伴随症状还包括可逆性扩张型心肌病、急性心力衰竭及视物出现盲点。胰高血糖素瘤有时也会分泌其他激素，如胰岛素、ACTH、甲状旁腺素、胃泌素、5-羟色胺、血管活性肠肽与促黑细胞激素，从而出现相关症状。

（三）诊断

胰高血糖素瘤在临床上非常罕见，诊断主要根据临床症状、血浆中胰高血糖素水平的检测及影像学定位。早期患者常无显著临床症状或者症状很轻，除非有预见性地针对性检查否则很难得到早期诊断，目前诊断标准为：包括 NME 在内的特征性临床表现、血浆胰高血糖素水平升高、存在分泌胰高血糖素的胰岛细胞肿瘤（表 14-6-6），符合下表任意一条主要诊断标准就需要彻底评估是否存在胰高血糖素瘤。

表 14-6-6　胰高血糖素瘤综合征诊断标准

主要诊断标准	次要诊断标准
影像学证实存在胰腺肿瘤	新发糖尿病
血浆胰高血糖素水平升高（正常值的 5～10 倍）	锌水平下降
坏死溶解性移行性红斑	低氨基酸血症
多发性内分泌腺肿瘤病家族史 1 型	无特殊原因的体重下降
	腹泻
	口角炎或者唇炎
	不能解释来源的肺栓塞
	贫血（正色素性、正细胞性）
	神经精神障碍
	嗜铬粒蛋白 A 或神经元特异性烯醇化酶水平升高

1. 血浆胰高血糖素测定

（1）血浆胰高血糖素水平：正常人空腹血浆胰高血糖素水平为 70～160 ng/L，通常超过 500 ng/L 就可以考虑诊断胰高血糖素瘤，最高的患者可超过 1 000 ng/L；Leichter 报道一组胰高血糖素瘤患者的血浆胰高血糖素水平为 2 110±334 ng/L。其他原因如肝硬化、慢性肾衰竭、败血症、急性或慢性胰腺炎、慢性肝功能衰竭、库欣综合征、急性创伤、糖尿病、糖尿病酮症酸中毒、应激、烧伤、局部分流、其他神经内分泌肿瘤及家族性高血糖症也可以导致高胰高血糖素血症，但均不超过 500 ng/L。另外，血浆胰高血糖素具有异质性。使用色谱仪对血浆胰高血糖素进行分析后可发现有 4 个组分。片段 I（>60 000）为"大"胰高血糖素，片段 IV（3 000）为"小"胰高血糖素。胰高血糖素瘤患者的片段 II（9 000，胰高血糖素原）与片段 III（3 500，"真"胰高血糖素）显著升高。胰高血糖素原是胰腺与肠道分泌的胰高血糖素前体分子，使用几种药物治疗后胰高血糖素原与"真"胰高血糖素水平都会显著下降。在家族性高胰高血糖素血症患者中可以发现"大"胰高血糖素水平显著上升。

（2）胰泌素激发试验：注射胰泌素可激发胰岛 α 细胞的分泌，可以用来辅助诊断。注射后患者的血浆胰高血糖素水

平显著升高，而非胰高血糖素瘤者无此反应。要注意的是这种反应也见于原发性或继发性的胰岛 α 细胞增生，此时应结合临床表现，全面分析鉴别。

（3）对外源性胰高血糖素的反应：正常人在静脉注射 0.25～0.5 mg 胰高血糖素后，血浆胰岛素水平下降，血糖浓度明显升高；而胰高血糖素瘤患者的血糖浓度较注药前仅略有升高或无变化。这是因为本病患者血浆中内源性胰高血糖素长期增高，造成对外源性胰高血糖素的不敏感。

2. 其他实验室检查

可出现低氨基酸血症、血糖升高、正细胞正色素性贫血、红细胞沉降率增快、碱性磷酸酶下降、血清锌水平显著下降等。约 1/5 的患者伴有胃泌素升高，其他激素如胰岛素、胰多肽、VIP 等也有升高的报道。有研究发现血糖水平与肿瘤大小及是否转移相关，随着肿瘤进展血糖越来越高。为了排除维生素缺乏导致的 NME 还需要检查维生素 H 与烟酸水平。另外，还需要筛查全套胃肠激素谱，包括 24 h 尿 5-羟基吲哚乙酸、24 h 尿 5-羟基色氨酸、血浆血清素、空腹胰岛素、空腹胰岛素原、空腹及刺激后的胃泌素、空腹血管活性肠肽及空腹生长抑素。为了诊断与监测肿瘤进展，需要检查某些非特异性的生化标志物。嗜铬粒蛋白 A 是分化良好的神经内分泌肿瘤的标志物，神经特异性烯醇化酶是低分化肿瘤标志物，胰多肽是胰腺非功能性肿瘤的标志物。既往有神经内分泌瘤病史或者家族史、垂体疾病或甲状旁腺肿瘤的患者需要排除 MEN1。

3. 定位诊断

早期患者临床症状不显著，影像学检查常常因为肿瘤体积较小而不能发现，因此早期很难发现。有研究统计发现确诊胰高血糖素瘤时 50%～100% 的患者已发生肿瘤转移。当临床上考虑胰高血糖素瘤诊断的时候患者的肿瘤通常体积都已经较大，呈实质性肿块，故较其他消化道内分泌肿瘤容易做出定位诊断。影像学诊断的金标准是选择性内脏血管造影，特别是腹腔、肠系膜上与胰腺动脉血管造影可以清晰地显示较小的肿瘤。这种方法还能发现肝脏转移灶。但是临床上施行不易。B 超检查经济无创，对胰腺的原发病灶和转移灶都有较高的检出率；超声内镜对胰腺原发灶检测的敏感性高于传统经腹 B 超，行超声引导下穿刺活检有助诊断，活检肿块镜下可见为分化较好的内分泌肿瘤形态，无显著的特征性改变。免疫组织化学染色可见含胰高血糖素颗粒阳性，电子显微镜检查示肿瘤细胞内含有数量不等的分泌性颗粒，通常良性者细胞内充满这种颗粒，而恶性者颗粒数量明显减少。通过胰高血糖素 mRNA 原位杂交技术可以进一步证实胰高血糖素瘤。增强 CT 检查的准确性和敏感性更高，胰高血糖素瘤患者的胰腺 CT 上经常可以见到钙化，并且可以发现淋巴结转移。约 92% 胰高血糖素瘤属于高度血管化的肿瘤，在 B 超和 CT 检查未能发现肿瘤灶时，应行选择性或超选择性腹腔动脉造影检查，其诊断率可达 80%。经皮肝穿门静脉置管取血（PTPS）检查对本病的确诊和定位都有重要意义，但由于胰高血糖素瘤常常是发作性分泌，有时存在取样误差，影响结果的分析和判断。近年来 SRS 技术的应用促使诊断的准确性和敏感性都有了进一步的提高。另外，钡餐及十二指肠造影可对胰头部肿瘤的诊断有帮助，但本病发生在胰头部位极少。此外，磁共振成像（MRI）、正电子发射断层扫描（PET）、奥曲肽闪烁扫描及生长抑素受体闪烁扫描等方法近

来也有不同程度的应用。有研究发现动脉刺激静脉采血试验（ASVS）有助于疾病的诊断。

4. 其他检查 · 取 NME 周围皮肤组织做病理活检，在表皮角质层和生发层之间的棘细胞层可见海绵层水肿、坏死，颗粒层消失，角质形成细胞空泡化，以及角化不全型过度角化症，这是胰高血糖素瘤皮肤损害的特征性表现。但很多活检标本缺乏典型特征，可多次活检提高阳性率。另外，胰高血糖素瘤与多发性内分泌腺瘤病 1 型（MEN1）可能有一定相关性，本病的遗传特性被认为是伴有不同外显率的常染色体显性遗传。故需要对患者及其家庭成员仔细检查，了解是否存在其他内分泌肿瘤。研究表明，约 80% 与 MEN1 相关的胰高血糖素瘤是恶性的，且大多会经血道转移至肝脏。

总之，通过胰高血糖素瘤较为特异性的临床表现，如 NME、较轻的糖尿病、消瘦、正细胞正色素性贫血、深静脉血栓等应考虑该病存在的可能，需要筛查血胰高血糖素水平，如果影像学检查能够发现胰腺或其他器官内的占位性病变，肿块穿刺活组织检查可以确诊，综合运用上述检查可以提高确诊率。

（四）鉴别诊断

胰高血糖素瘤患者的主要临床特点为 NME 与血浆胰高血糖素水平的增高，由于 NME 在患者有全身症状之前就出现了，因此在肿瘤转移之前早期识别与确诊非常重要，在明确诊断前应与会导致类似表现的一些疾病进行鉴别。如考虑到胰高血糖素瘤可能，通过仔细结合病史、全面的体格检查、实验室和影像学资料、病理活检的结果，鉴别诊断多无困难。需要鉴别疾病如下。

1. 假性胰高血糖素瘤综合征 · 比胰高血糖素综合征更少见。其特征为存在 NME，但是没有胰腺 α 细胞肿瘤，并且胰高血糖素水平通常都是正常的。常见病因为营养吸收不良或者缺乏、神经性厌食症、胰腺炎、非热带性口炎性腹泻、腹腔疾病、腹部外科手术病史、其他恶性肿瘤、肝病、酗酒、感染及纤维囊泡症。

2. 其他导致类似 NME 症状的疾病 · 包括肠病性肢端皮炎、锌缺乏症、必需脂肪酸缺乏症、恶性营养不良病、系统性红斑狼疮、长期静脉营养、糙皮病、银屑病、湿疹、脂溢性皮炎、念珠菌病、天疱疮及某些化疗药物的副作用。尤其是肠病性肢端皮炎患者皮肤活检结果与 NME 非常类似，这是一种遗传性疾病，患者有锌缺乏症或者支链氨基酸缺乏症，临床上有皮炎、腹泻与脱发症状。但是这些患者的血浆胰高血糖素水平是正常的，一般不伴有胰高血糖素瘤患者所具有的其他临床表现。

3. 血浆胰高血糖素水平轻度升高患者 · 饥饿、摄入蛋白质、剧烈运动、肾衰竭、肝硬化或肝功能衰竭、糖尿病、库欣综合征、嗜铬细胞瘤、严重感染及接受肾上腺皮质激素治疗者。部分肺部、肾脏或脾脏等可分泌胰高血糖素的内分泌肿瘤也有 NME 症状。有研究发现胰高血糖素瘤并非局限于胰腺组织内，在肝脏也可出现原发性恶性胰高血糖素瘤，并伴肝内转移，且患者也表现出 NME。

（五）治疗

1. 手术治疗 · 大多数胰高血糖素瘤为恶性，对化疗相对不敏感，及早手术切除十分重要，在有可能的情况下首选外科

手术治疗，如果肿瘤还局限于胰腺未转移，手术是能够治愈此病的唯一方法。如果瘤体较小且孤立，可行肿瘤剜出术；对于瘤体较大、多个瘤体或考虑恶性的患者需行胰腺切除术，由于大多数胰高血糖素瘤位于胰尾、胰体，故通常采用远侧半胰切除术，必要时可行胰腺次全切除，若未累及胰头，全胰切除效果并不优于胰腺次全切除。对于已经发生肝转移的患者，除了行肝叶或肝段切除外，对于部分难以切除的患者，因肝转移灶主要由肝动脉供血，行肝动脉栓塞可获得较好效果。研究发现在栓塞时经动脉注射化疗药物，可增强栓塞的效果。据文献报道，无论是否配合化疗，栓塞均能改善患者症状，减小肿瘤大小。对于广泛肝转移的患者可以考虑全胰切除术联合肝移植。对于瘤体很大，或者恶性有转移的患者，也不应放弃根治性手术，要尽可能切除原发灶。因为胰高血糖素瘤增长很慢，有报道肿瘤已经转移，行手术切除后仍生存 10 年。对于已经发生肝转移的患者，除了行肝叶或肝段切除外，部分难以切除的患者，也可以行肝动脉栓塞，据报道栓塞后瘤体缩小可达 50%。也有的学者在栓塞时经动脉注射化疗药物链脲佐菌素，以增强栓塞的效果。总的来说，肿瘤切除后病情可迅速得到改善，血浆胰高血糖素下降，皮肤损害消失或者明显减轻，术后 2～3 周可恢复正常，血浆氨基酸水平升高，糖代谢也能够得以完全改善。

2. 药物治疗

（1）生长抑素类似物：既往已经发现患者使用生长抑素类似物（特别是奥曲肽）治疗后对 NME 的效果特别好，尤其是那些使用皮质类固醇与抗生素治疗后皮肤症状只有轻度改善的患者。另外，这类药物可使得肿瘤缩小，降低血清胰高血糖素的浓度，对于肿瘤表达生长抑素受体的那些患者来说更加有效，但存在一系列不良反应并且停药后易复发。PROMID 研究结果表明，患者使用长效释放型奥曲肽治疗与使用安慰剂相比较，前者可以显著延缓肿瘤的进展。新型生长抑素类似物包括帕西瑞肽与兰乐肽。

（2）围手术期治疗：术前应给予充分的营养，以改善患者的代谢状态。奥曲肽 150 μg，皮下注射，每日 3 次，可显著降低外周血的胰高血糖素水平，并使全胃肠外营养的效能更好。围手术期适当使用一定剂量的肝素可防止血栓形成。

（3）全身化疗：研究显示胰高血糖素瘤对化疗抵抗，客观地说全身化疗的效果较差，还未有通过化疗得到治愈的报道，对于胰腺癌的治疗方法中，胰腺区域灌注化疗有一定的效果，因此对于胰高血糖素瘤也可以尝试此种治疗。全身化疗可以选择使用阿霉素、链脲佐菌素、氟尿嘧啶、氯脲菌素、达卡巴嗪、替莫唑胺、伊立替康、铂化合物、依托泊苷或者紫杉烷类化合物来摧毁有手术禁忌证患者的胰岛细胞。通常联合使用这些药物以提高疗效。分化较好的肿瘤通常生长缓慢，但是它们对化疗很少有反应。对于这类患者，单用链脲佐菌素的效果最好，有效率为 33%，其次为单用阿霉素，其有效率为 20%，两种药物联合应用可提高疗效，降低血中胰高血糖素水平，缓解患者症状，显著改善对皮肤的损害。国外联合化疗的常用方案为链脲佐菌素加 5-氟尿嘧啶或者阿霉素，其有效率为 40%～70%。国内较多提到氮烯咪胺（DTIC），其也适合用于术后复发的治疗。包括肝动脉介入、化疗及内分泌治疗的综合治疗方案也越来越受到重视。有研究表明，无论是否联

用奥曲肽,单独使用舒尼替尼(一种酪氨酸激酶抑制剂)治疗都有良好的疗效。在一项研究中,患者使用舒尼替尼治疗与使用安慰剂相比较,无进展生存期分别为 11.4 个月与 5.5 个月。使用依维莫司(一种 mTOR 抑制剂)治疗可以延长患者的无进展生存期。在 RADIANT-3 试验中证实了依维莫司治疗组与安慰剂治疗组的无进展生存期分别为 11.0 个月与 4.6 个月。在 RADIANT-2 试验中发现联用依维莫司与长效释放型奥曲肽治疗后患者的无进展生存期甚至可以达到更长的时间(16.4 个月)。有研究发现使用干扰素治疗可以改善症状并且减少肿瘤细胞的增殖。然而,包括流感样症状、抑郁症、疲劳、甲状腺功能减退、肝毒性及骨髓抑制在内的副作用严重限制了干扰素的使用。有研究发现联用干扰素与生长抑素治疗后的毒副作用更大。因此,这种治疗药物只用于肿瘤对生长抑素类似物抵抗的患者。

(4) 肽受体放射性核素治疗:最近临床上开始使用肽受体放射性核素治疗(PRRT)肿瘤复发的患者,如 [177]Lu(镥)DOTATATE 与 [90]Y(钇)DOTATOC,结果发现患者治疗成功后的缓解期长达 23 个月。虽然这种治疗方法对于胰高血糖素瘤来说效果还不是十分明确,但是既往已经有研究证实,其他胃肠胰神经内分泌肿瘤患者使用这种方法治疗后的有效应答率为 75%～80%。这种治疗方法通过将生长抑素关联到一个载体上从而可以特异性地靶向针对肿瘤细胞。与生长抑素类似物相类似,这种治疗方法也只有肿瘤细胞生长抑素受体阳性的患者才能采用。副作用包括肌酐清除率下降、肾毒性、肝毒性、血小板减少与白细胞减少。联合使用这类化合物比每种单用更加有效。另外,同时在动脉内注射放射增敏药,如 5-氟尿嘧啶与顺铂,可以增强 PRRT 的疗效。

(5) 对症治疗:口服锌剂、双碘喹啉、补充氨基酸与必需脂肪酸对皮疹的治疗亦有益处。有报道提出使用类固醇激素可以使瘙痒迅速缓解,且几乎可以完全消除皮损,但这种作用仅仅是暂时的,当激素治疗停止后即复发。胰高血糖素瘤可导致致命性的深静脉血栓与肺栓塞,为预防血栓形成,常规使用阿司匹林或者氯吡格雷进行预防性治疗,有血管栓塞可能的必须使用肝素抗凝治疗;由本病引起的糖尿病程度都很轻,大部分患者使用口服药物控制高血糖即可,很少需要用胰岛素治疗,一般不会发生与糖尿病相关的并发症;对合并抑郁症患者可进行心理治疗,对出现恶病质的患者应予以高蛋白饮食等以改善一般状况。

(六) 预后

若手术完全切除,本病可治愈;本病平均存活时间为 66 个月,5 年总体存活率 66%,其中经手术治疗后的存活率为 83%,未手术者的存活率为 50%。因该病病程长,瘤体增长缓慢,经过有效治疗可长期存活,有存活 20 年以上的病例报告,即使肿瘤已经转移行手术切除后仍可生存 21 年。患者最常见的死亡原因为深静脉血栓、肺栓塞、感染或者胃肠道出血。

四、生长抑素瘤

(一) 概述

早在 1931 年就已经证实了胰岛中存在 δ 细胞,但是当时尚未明确其功能,1971 年 Brazeau 等从绵羊下丘脑中提取黄

体生成素释放激素时首次发现了一种能够抑制生长激素分泌的环状 14 肽,并将之命名为生长激素释放抑制激素(GH-IRH,somatostatin,简称生长抑素),应用免疫组织化学方法显示胰岛 δ 细胞同样含有生长抑素样免疫反应,1975 年证实了 δ 细胞的主要功能是分泌生长抑素,目前已知 δ 细胞在脑肠轴(brain-gut axis)中都有广泛的分布。生长抑素瘤(somatostatinoma)是一种起源于内胚层、主要发生于胰腺或小肠、可释放大量生长抑素的神经内分泌肿瘤。1977 年 Ganda 和 Larsson 首先在各自的报道中独立描述了生长抑素瘤。1979 年 Krejs 全面描述了本病的临床特征。

本病是十分罕见的功能性内分泌肿瘤,大部分都是散发的,小部分为家族遗传性,年发病率为 1/4 000 万,在胃肠道神经内分泌肿瘤中占 4%,在十二指肠神经内分泌肿瘤中占 23%。临床上将生长抑素瘤按照发生部位常规分为胰腺、肠道(68% 位于 Vater 十二指肠壶腹)与胰腺外部位起源这三部分。在胰腺与十二指肠起源的生长抑素瘤中,平均发病年龄分别为 51 岁与 54 岁,男性分别占 58% 与 40%。生长抑素瘤大约 68% 起源于胰腺 δ 细胞,其余的 32% 源于胰腺外的器官。源于胰腺的生长抑素瘤中位于胰头部者占 36%,位于胰体占 14%,位于胰尾部者占 32%,其余可广泛分布于整个胰腺实质或者位置不明确;源于胰腺外的肿瘤中主要位于十二指肠,很少见于空肠、胃、胆囊或者胆道。90% 的肿瘤呈单个孤立性分布,有分界,呈圆形,源于十二指肠的生长抑素瘤平均直径在 15～20 mm,源于胰腺的平均直径为 42.5 mm。由于很少可以见到高生长抑素血症相关的症状与体征,所以其中 3/4 的患者在确诊时已有转移,常见的转移部位有肝脏、胰腺周围淋巴结和骨髓等。

(二) 临床表现

生长抑素瘤主要分泌的激素是生长抑素,过量生长抑素释放可以抑制人体的许多内分泌与外分泌功能(包括胰岛素、胰多肽、胰高血糖素、胃泌素、GIP 与胃动素、基础与前列腺素刺激的胃酸分泌、食物胃肠通过时间、肠道运动、小肠营养尤其是脂肪与钙的吸收),大部分患者都是间歇性分泌生长抑素,只有不到 10% 的患者会出现高生长抑素血症相关的临床表现,亦即生长抑素瘤综合征,包括糖尿病、腹泻/脂肪泻、胆囊疾病(特别是胆石症)、胃酸过少及消瘦。

生长抑素瘤的临床表现与其发生部位有关,最常见的临床症状为腹痛(50%),十二指肠生长抑素瘤在早期就可以出现梗阻性黄疸(23%)与胃肠道出血(22%)症状,半数以上伴发 I 型神经纤维瘤和嗜铬细胞瘤。胰腺生长抑素瘤症状出现得较晚,多伴有肝脏转移。临床上常表现为糖尿病、腹泻与胆石症,故有人称为生长抑素瘤的三联征。

糖尿病:来源于胰腺的生长抑素瘤患者有 75% 会出现糖尿病,但是来源于十二指肠的生长抑素瘤只有 11% 的患者会出现糖尿病,血浆生长抑素水平升高会不同程度地同时抑制胰岛素及升糖激素的分泌,并且来源于胰腺的肿瘤细胞会使得正常胰岛 β 细胞的数量出现不同程度减少,因此产生了程度不等的糖尿病,但是所有的糖尿病患者血糖相对都不是很高,大部分都能通过饮食控制、口服降糖药物或小剂量胰岛素得到控制并且很少出现酮症。

低血糖:可能是由于消化吸收问题加上肿瘤分泌的大分

子生长抑素明显抑制胰高血糖素分泌所导致。

腹泻:与生长抑素抑制胰液分泌及肿瘤导致外分泌梗阻有关。来源于肠道的生长抑素瘤患者很少出现腹泻与脂肪泻。

胆道疾病:可能与生长抑素抑制胆囊收缩引起胆汁淤积有关,来源于胰腺与肠道的生长抑素瘤患者分别有59%与27%会出现胆道疾病。

消瘦:患者在几个月之内就会出现显著的消瘦。来源于胰腺与肠道的生长抑素瘤患者分别有1/3与1/5会出现消瘦。消瘦可能与吸收不良及腹泻相关,但是来源于小肠的肿瘤还会使得患者因为厌食、腹痛及无法解释原因而消瘦。

生长抑素瘤还可分泌ACTH,导致库欣综合征。

胃肠道之外可以分泌生长抑素的肿瘤:在胃肠道之外的许多组织中也能够发现生长抑素,起源于下丘脑、下丘脑外区、周围神经系统(包括交感神经肾上腺素能神经节)及甲状腺C细胞的肿瘤也能分泌高浓度的生长抑素。Sano Saito等报道了7例甲状腺髓样癌(MTC)患者,发现他们的基础血浆生长抑素浓度及肿瘤组织中的生长抑素浓度都很高。在Roos等报道的7例MTC患者中有3例患者的血浆生长抑素浓度是升高的,并且5份肿瘤组织中有3份组织具有生长抑素样的免疫反应性。但是这些患者中只有部分人在临床上具有生长抑素瘤综合征。在小细胞肺癌患者中也有血浆生长抑素浓度升高的报道。Ghose报道了1例转移性支气管燕麦细胞癌患者,该患者具有库欣综合征、糖尿病、腹泻、脂肪泻、贫血与消瘦的临床症状,血浆生长抑素浓度比正常值高20倍。Jackson报道了1例出现了糖尿病酮症酸中毒并且血浆生长抑素浓度也升高(>5 000 pg/ml)的支气管癌患者。在神经内分泌肿瘤中嗜铬细胞瘤与副神经节瘤也可以分泌生长抑素以及其他激素活性物质。最近又报道了一种新的综合征,包括多发性副神经节瘤、十二指肠生长抑素瘤(仅见于Vater壶腹部位)及高促红细胞生成素导致的红细胞增多症。

(三) 诊断

临床上如果发现患者出现如前所述的症状,如无法解释的腹痛、恶心、呕吐、黑便、呕血、持续腹泻、消瘦、疲劳、贫血、严重空腹低血糖、不能解释的糖尿病、嗜铬细胞瘤或副神经节瘤、甲状腺髓样癌,此时应该想到合并生长抑素瘤的可能。一旦发现一个肿瘤,要使用免疫组织化学鉴定肿瘤组织中生长抑素浓度是否升高,以及测定血浆中生长抑素浓度是否升高。需要再次强调的是,具有典型生长抑素综合征临床表现的患者极其罕见。为了诊断生长抑素瘤,密歇根大学于1982—1986年共筛查了1 199例患者,发现只有8例患者的血浆生长抑素水平达到诊断标准,相反,发现合并副神经节瘤、生长抑素瘤及红细胞增多症的综合征患者血浆生长抑素水平都是升高的。在诊断为这种综合征的患者中,发现副神经节瘤的中位数年龄为17岁(范围为8~38岁),生长抑素瘤的中位数年龄为29岁(范围为22~38岁)。

随着时间的推移,临床医师对生长抑素综合征越来越熟悉,用来检验血浆生长抑素水平的放射免疫分析法也越来越普及并且越来越可靠,为了诊断本病,任何被怀疑有生长抑素瘤的患者都应测定血浆生长抑素水平。来源于胰腺的生长抑素瘤患者平均血浆生长抑素浓度与正常人相比较可以升高

50倍(1~250倍),但是来源于肠道的患者平均血浆生长抑素浓度却往往是正常的或者略有升高。清晨空腹状态下,正常人的生长抑素水平低于100 pg/ml,生长抑素瘤患者为0.16~107 ng/ml,平均15.5 ng/ml;对于临床上怀疑但血浆生长抑素水平正常或者略有升高的患者,可通过激发试验进一步明确诊断。① 甲苯磺酰丁脲(D860)激发试验:甲苯磺酰丁脲具有刺激生长抑素释放的作用。静脉注射1 g后,患者血浆生长抑素水平明显升高,无肿瘤者不升高。② 钙五肽胃泌素试验(calcium pentagastrine test):本病患者在静脉注射葡萄糖酸钙和五肽胃泌素后3 min,血浆中生长抑素水平可增加2倍,10 min后逐渐恢复正常;正常人或胰腺癌患者血浆中生长抑素浓度无此变化。

对于餐后消化不良、胆囊疾病、不能解释的糖尿病与脂肪泻患者,应测定血中生长抑素、胰岛素和胰高血糖素的水平,如有生长抑素升高或胰岛素、胰高血糖素降低,应该积极地使用不同的影像学方法(CT/MRI、超声、上消化道放射造影、放射性核素扫描)、消化道内镜甚至剖腹探查术来评估病情。本病往往就诊较晚,手术时常已发生转移,CT、B超和MRI可用以诊断位于胰腺的病变,超声内镜对位于十二指肠瘤体的检出更为合适;选择性腹腔动脉造影能显示胰腺多血供性肿瘤及其肝脏转移灶,诊断率高于85%。小的十二指肠生长抑素瘤,可使用动脉内注射亚甲蓝的方法辅助术中探查。

在大部分神经内分泌肿瘤细胞上都可以高度表达生长抑素受体。生长抑素瘤细胞主要表达生长抑素2与5受体。^{68}Ga-DOTATATE是一种新型的放射性药品,用它标记后扫描成像优于奥曲肽标记的核素扫描成像。目前^{68}Ga-DOTATATE标记的核素扫描成像是定位神经内分泌肿瘤的金标准。^{18}F-氟多巴是另外一种放射性药品,也可以用它标记后扫描成像定位神经内分泌肿瘤。目前只有Darr报道了HIF2A相关的生长抑素瘤患者做PET-CT扫描时使用^{18}F-氟多巴标记优于使用^{68}Ga-DOTATATE标记。

(四) 治疗

治疗以手术切除为主,首次诊断时若未转移,应该积极切除所有能够发现的肿瘤组织,若肿瘤>2 cm,即使术前没有发现淋巴结转移,也应该采用Whipple术加上局部淋巴清除术,手术是唯一能够治愈的方法。若术前已经发现肝脏转移,也应该积极清除肝脏转移灶(肝脏部分切除、原位肝移植、射频消融、冷冻消融、肝动脉栓塞及使用阿霉素、顺铂与丝裂霉素C化疗栓塞、选择性动脉中钇标记微球内照射)及涉及的淋巴结,这样不但能够改善临床症状而且能够延长生存期。

已经转移或者不能手术的患者可以选择使用生长抑素类似物来治疗,治疗原则与其他神经内分泌肿瘤相同,可以改善患者的临床症状与体征,尤其是腹泻症状,抑制肿瘤生长甚至有治愈的可能。在一项研究中,3例生长抑素瘤患者每日皮下注射奥曲肽500 μg治疗后有2例可有效改善腹泻、糖尿病及消瘦症状至少6个月,并且1年之内的血浆生长抑素水平下降了40%~80%;据Caplin报道,每4周注射120 mg兰乐肽可显著延长患者的无进展性生存期,第24个月时在兰乐肽治疗组中肿瘤无进展生存的患者比例为65.1%,而安慰剂组为33%。最近有一些研究报道,即使奥曲肽显像或^{68}Ga-DOTA-肽标记的PET-CT扫描结果为阴性,已经转移或者

不能手术的患者使用生长抑素类似物治疗的效果也很好。

对于已经转移或者不能手术的患者，如果对奥曲肽耐药，还可以选择生长抑素类似物偶联的^{177}Lu（^{177}Lu-奥曲肽）放射治疗、^{177}Lu-奥曲肽与化疗药物（卡培他滨）联合治疗、^{177}Lu-奥曲肽与奥曲肽缓释剂型联合治疗、单用干扰素α或联用奥曲肽治疗及使用酪氨酸激酶抑制剂治疗。

（五）预后

本病预后与诊断时间有关，是否转移与肿瘤发生部位无关，但是与诊断过迟有关，发现肿瘤时若直径大于2～3 cm大部分都已经转移，80%胰腺来源及50%肠道来源的生长抑素瘤在发现时就已经转移了（平均70%的病例在诊断时都已转移了），最常转移到肝脏，局部淋巴结与骨转移的较少。但是即使转移，与其他神经内分泌肿瘤相比较长期生存率仍然较高，这可能部分与肿瘤分泌生长抑素自我抑制生长有关。胰腺生长抑素瘤患者的10年生存率为72%，十二指肠生长抑素瘤的生存率更高。在Pacak-Zhuang综合征中大约60%的患者合并有转移性生长抑素瘤，他们的生存率可达100%。

五、胰多肽瘤

（一）概述

1972年首次在两个独立的实验室中同时分离出了胰多肽（PP）分泌细胞，它分泌的PP由36个氨基酸构成，分子量大约为4 200 Da。PP是一种胆囊收缩素拮抗剂，它可以抑制胰腺外分泌、刺激胃液分泌并且减少生长抑素的释放。进食蛋白餐、空腹、运动或低血糖时可以刺激PP分泌，而生长抑素与静脉注射葡萄糖可以减少PP分泌。目前认为PP可以影响肝糖原水平，刺激胃与肠酶分泌，抑制肠道蠕动。

PP细胞在胰岛内分泌细胞中的占比<2%，在胰头中的密度最大，90%的PP细胞聚集在这里。在胰腺的外分泌部分也广泛存在。PP细胞组织增生形成肿瘤性结构时称为胰多肽瘤（pancreatic polypeptide secreting tumor，PPoma），来自APUD系统的肿瘤细胞能够合成与分泌具有内分泌激素活性的PP，但是PP的生物活性较弱，因此被认为是一种无功能性的神经内分泌肿瘤，PP细胞主要分布在胰头，所以PPoma也最好发于此，偶见于体尾部，肿瘤有完整的包膜。显微镜下可见3种病理组织形式：单一PP细胞的肿瘤、混合细胞的PP瘤（其中一小部分为PP细胞）及PP细胞增生。有证据表明神经内分泌肿瘤患者容易合并MEN1。但是目前还没有发现PPoma相关的基因突变位点。极少一部分PPoma患者会合并von Hippel-Lindau综合征，这种疾病是由于编码长链蛋白的VHL基因（3p25）失活突变所导致的。

PPoma是一种罕见疾病，在无功能性神经内分泌肿瘤中所占比例<1%。男女发病比例相当，恶性率为62%～92%不等，大部分PPoma患者是因为非特异性的腹痛或胰腺与胆管梗阻症状而被诊断的。发现的时候肿瘤直径平均有5.9 cm，转移率高达90%。

（二）临床表现

PPoma是一种无功能性的神经内分泌肿瘤，分泌的PP生物学活性很弱，早期患者除了血浆中的PP水平显著升高以外，临床上常无明显的特征性症状，明显增多的PP对胰腺外分泌与内分泌都有一些影响，但是并不会因此产生特征性的

激素过多综合征。因此，肿瘤在不断地缓慢生长，大部分患者直到肿瘤增大产生局部压迫症状才被诊断。PPoma临床症状主要是局部压迫所导致的，如腹部可触及肿块、腹痛、黄疸、糖尿病、消瘦，少数患者面部、胸部、腹部、会阴部和手部皮肤产生一种红斑状、有鳞屑并伴瘙痒感的皮疹。主要转移部位为肝脏，患者常因肝脏增大为主要症状而得到诊断。一些患者还会出现胃肠道出血和水样腹泻。后者与非常高的PP水平有关，大部分（90%）PPoma患者在诊断的时候就发现是恶性的。黄疸患者有时候反而容易早期得到诊断。PPoma还可以导致糖尿病，切除肿瘤可以使得患者的糖尿病缓解甚至痊愈。

（三）诊断

因为PPoma患者早期在临床上无特征性的症状，若临床上出现上腹部不适症状、腹泻、黄疸这些症状就已经较晚期了，目前还没有特别敏感有效的方法来早期筛查PPoma，因此要早期诊断完全依赖于危险因素的评估，以及针对性的辅助检查。

目前认为与PPoma相关的特异性危险因素如下：① 摄入过多饱和脂肪；② 恶性肿瘤与糖代谢相关的损害；③ 甲状腺功能减低；④ 饮酒；⑤ 吸烟；⑥ 慢性疾病，如糖尿病；⑦ 环境因素如辐射。

实验室检查：在大多数情况下，除了激素有可能导致的临床综合征之外，升高的PP水平对于PPoma患者的诊断与随访来说都是一个很好的标志物。实验室诊断主要根据血中PP水平的测定结果（升高25%～70%，使用放射免疫分析法测定的正常值<300 pg/ml），利用蛋白质餐或胰泌素激发试验也有助于部分病例的确诊。手术前后连续监测血PP水平的变化及对术后标本进行病理检查也是确诊的手段之一。由于半数以上的神经内分泌肿瘤也可以分泌PP，所以PP常作为此类肿瘤诊断和观察疗效的标志物，但特异性较差，因为它的升高还可见于某些炎性病变、胰岛细胞增殖症、PP细胞增生、肾功能受损、滥用泻药等情况。静脉输注阿托品可降低非肿瘤病变引起的胰多肽升高，以资鉴别。经皮肝门静脉采血确定PP产生的部位可有助于肿瘤定位。其他实验室指标还包括血清中不同程度升高的非特异性神经内分泌标志物如嗜铬粒蛋白A（升高60%～100%，正常范围为10～50 ng/ml）与胰抑素的水平。大约80%的患者嗜铬粒蛋白A有不同程度的升高，无论肿瘤是否有功能。这项指标与肿瘤激素分泌能力相关，与肿瘤大小无关。它的升高意味着肿瘤生长需要行影像学检查以证实。胰抑素是一种胰腺分泌的源于嗜铬粒蛋白A的多肽，它对胰岛素的作用具有反向调节作用，对于PPoma患者的治疗效果及疾病进展的监测来说也是一种有用的指标。另外，在诊断的时候至少要筛查一次血清钙、磷、甲状旁腺素及尿钙水平以明确是否合并甲状旁腺功能亢进症（MEN1患者90%以上会出现）。

影像学检查：临床上常规成像方法如B超、CT、MRI和血管造影等可对诊断提供帮助，上消化道超声内镜有助于发现较小的病灶，并且可以在超声引导下细针穿刺病理检查以明确诊断。但是对于超早期病灶、小淋巴结是否受侵袭或者治疗后要筛查肿瘤残留情况，以上方法均缺乏敏感性。为了鉴定一个内分泌器官是否具有功能以及明确解剖位置，最好

的方法就是使用放射性药物(放射性物质偶联生长抑素类似物)进行标记后再进行 SPECT 成像(octreoscan: ^{111}Tn - DTPA - 奥曲肽)。既往已经分离、克隆与测序了 5 个 SSTR 亚型,在 PPoma 中发现的是第 2 种亚型。奥曲肽显像对几种神经外胚层来源的肿瘤(如 PPoma)所表达的生长抑素受体(主要是亚型 2 与亚型 5)具有高亲和力,这是一种非侵袭性检查方法,可以明确内分泌器官的功能与代谢情况,对于原发病灶的检测、疾病分期及观察治疗反应来说都极有价值,但是检测的敏感性依赖于肿瘤细胞生长抑素受体表达情况。对于疑似 MEN1 患者必须使用超声来评估甲状旁腺,90%~97%的 MEN1 患者合并原发性甲状旁腺功能亢进。怀疑骨转移的患者必须行骨闪烁显像检查。

由于 PPoma 是一种高度恶性肿瘤,因此需要早期诊断才有希望行根治性手术。临床上怀疑 PPoma 诊断时,需要综合特异性危险因素的评估、实验室检查、常规影像学检查、SPECT 成像才能够提高原发病灶与转移病灶的检出率,并依此筛选出可以行根治性手术及适合做放射性治疗的患者。

(四)治疗

1. 外科手术·无论是否有临床症状,都需要评估肿瘤的可治愈性。PPoma 通常都被归类为易转移但是可治愈型肿瘤(根据肿瘤大小分为可切除或者不可切除型)。为了延长患者的生存期以及缓解临床症状首选外科手术。既往已有一些病例报告,切除单个 PPoma 肿瘤后再行组织学检查发现是良性的,这些患者术后都可以长期生存。未转移或者已经肝转移但是转移灶较小的 PPoma 若能够完全切除原发病灶与肝脏转移灶则有可能治愈,5 年生存期可达 70%,值得注意的是,虽然全胰切除术有可能导致痊愈,但是并不提倡,因为会带来糖尿病与胰腺外分泌缺乏问题。只有那些家族中高发转移性肿瘤的患者才考虑全胰切除术以防过早死亡。

PPoma 患者容易远处转移,因为缺乏早期症状,PPoma 患者在诊断的时候平均肿瘤大小要比功能性胰腺内分泌肿瘤大得多,大多已经进入晚期并且已经转移(肝转移最多见),大部分患者已无根治性手术机会,适合行根治性手术的比例要低于 10%。这意味着通常都不能够被治愈,此时外科手术的目的是切除大部分肿瘤组织并且尽可能保留胰腺功能。另外,切除大部分肿瘤组织还有助于改善肿瘤负荷所导致的糖尿病。PPoma 患者肝脏转移很常见,若没有肝外广泛转移,在保持肝功能的情况下可以考虑切除肝脏转移灶,这样有助于长期缓解症状与提高生存率。但是有些研究表明,合并 MEN1 的无功能性肿瘤患者若肿瘤直径<2 cm,外科手术无益。肝脏广泛转移的患者若不适合手术可以行选择性肝动脉栓塞术,短期有疗效的患者超过 50%。

不能行根治性手术的患者还可以考虑行姑息性手术。将肿瘤缩小以后(必须切除 90% 以上的肿瘤组织)可以减少激素的分泌,控制临床症状,减少肿瘤导致的压迫症状,并且可以减少全身化疗药物的使用剂量。因为姑息性手术之后患者的临床症状可以缓解,因此淋巴结与肝脏转移灶并不一定是手术禁忌证。肝转移患者姑息性减瘤手术后可以显著改善临床症状,并且中位数生存率也提高了 3~4 倍。孤立的肝脏病灶还可以行射频消融或冷冻消融术,但是只能用于小病灶。<5 cm 的肿瘤射频消融术后有 70%~80% 的患者可以改善

临床症状时间长达 1 年。

2. 药物治疗

(1)生长抑素类似物:若没有外科手术指征或手术后仍然有激素高分泌症状的患者需要药物治疗。药物治疗首选生长抑素类似物,包括奥曲肽与兰乐肽,生长抑素作用在生长抑素受体 2 与受体 5 上,对许多激素(包括胰腺激素)的分泌与释放都有抑制作用。使用生长抑素治疗可以阻断胰腺内分泌、类癌及 GH 腺瘤释放激素。这是一种特异性较强的治疗方法,它有助于控制进展期患者的临床症状,既往有几项研究表明短期使用(<3 个月)生长抑素类似物治疗后可以改善临床症状,80% 的患者可以显著改善生活质量,70% 的患者生化指标明显好转,20% 的患者肿瘤稳定不再生长。奥曲肽需要每 8 h 用药一次,目前已经被每月一次的善龙所取代,起始剂量为每月一次肌内注射 20 mg,经过一段致敏作用时间后如果仍然不能够控制症状可以逐渐加量。患者通常都能够很好地耐受治疗,副作用主要为恶心、腹部不适、腹泻与脂肪吸收不良,但是大部分副作用都是自限性的。在一项随机试验中,每月一次注射 10 mg、20 mg 或 30 mg 的善龙与每日皮下注射 0.3~0.9 mg 的奥曲肽相比较,对于控制腹泻发作次数来说所有的治疗组疗效都类似,对于控制潮热症状来说每月一次 20 mg 善龙治疗组的效果最好。在每月一次 20 mg 善龙治疗组中,如果患者的症状不能够改善,增加药物剂量似乎对这部分最初耐药的患者有效。若患者无临床症状,使用生长抑素类似物治疗是否能够缓解病情进展目前仍有争议。一些研究表明有可能使得肿瘤缩小,但是目前相关证据较少。但是有临床症状又不能手术者必须使用生长抑素类似物治疗。

(2)化疗:对已有转移病灶而手术又不能清除转移灶的患者可予以化疗,同时化疗还可以减少手术后复发的风险。单纯化疗完全有效的患者极其罕见,大部分患者化疗后都会复发。鉴于此,加上 PPoma 通常都是无痛性的,因此只有当周期性监测证实了病情显著进展时才考虑启动化疗。处于进展期的转移性 PPoma 患者可以选择全身化疗,这些患者对全身化疗较未转移患者敏感。可以使用的化疗药物包括链脲佐菌素、阿霉素、5 - 氟尿嘧啶、氮烯唑胺与环磷酰胺,但是效果都欠佳。目前认为可以联合使用链脲佐菌素与阿霉素治疗。与单用链脲佐菌素相比较,联合治疗可使得有效治疗率从 36% 提高到 65%,平均有效时间可提高到 20 个月,并且生存率也提高了。按照计划联合使用阿霉素与链脲佐菌素治疗 4~6 个周期,无论加用还是不加用 5 - 氟尿嘧啶,有效治疗率为 6%~45%。其他药物如紫杉烷类化合物与吉西他滨对于神经内分泌肿瘤来说效果相对不佳。氮烯咪胺似乎是单药治疗最有效的药物,对于虚弱的患者来说是一个很好的选择,有效率可达 33%。替莫唑胺是一种毒性较小的口服烷化剂,与氮烯咪胺联用后影像学上的有效率可达 45%,氮烯咪胺与链脲佐菌素联用后的效果与此相类似。化疗的效果最长可以维持 4 个月。

有几项研究评估了使用细胞毒素药物进行局部栓塞化疗的效果。大部分患者的症状都能够改善,在局部栓塞化疗之前已经处于晚期的患者化疗之后大约有一半的人肿瘤缩小了。这种方法可导致肿瘤组织局部缺血与坏死,对于激素高分泌综合征患者来说特别有效,90% 的患者栓塞形成之后可

以改善临床症状,控制肿瘤生长,5 年生存率可高达 40%,中位数生存期为 32 周。

（3）放射治疗：为了缓解症状延长生存期,还可以选择放射治疗。然而,传统的放射治疗只能使得不到 10% 的患者肿瘤缩小。目前正在研究新的"靶向放疗"方法。患者使用同位素标记的奥曲肽进行核素扫描后若发现肿瘤高度显影,尤其是那些肿瘤显影强于肝脏实质显影的患者使用放射性药物偶联一种生长抑素类似物治疗是一种非常有前途的治疗方法。目前已经有 3 种具有不同特性的放射性化合物：^{111}In-奥曲肽、^{90}Y-奥曲肽与 ^{177}Lu-奥曲肽。^{111}In-奥曲肽的组织穿透力较低,有研究表明 70% 的患者使用后都有临床获益,最后一次给药后至少可以维持 6 个月的疗效。30% 的患者临床获益可以维持 18 个月,并且没有显著毒副作用。^{90}Y-奥曲肽能量较高因此组织穿透力也较高,有研究报道 8%～29% 的患者部分有效。最有前景的药物是 ^{177}Lu-奥曲肽,有一项研究表明这种生长抑素类似物对 2 型生长抑素受体的亲和力比奥曲肽要高 9 倍。131 例神经内分泌肿瘤患者使用 ^{177}Lu-奥曲肽治疗后特别有效,中位数有效期超过了 36 个月,另外一项研究表明 ^{177}Lu-奥曲肽治疗后超过 19% 的患者肿瘤缩小了 25%～50%。

（4）其他治疗：最近还有一些研究使用血管生成与酪氨酸激酶抑制剂(如舒尼替尼与吉非替尼)治疗。发现每隔 6 周连续 4 周每日口服 50 mg 舒尼替尼治疗(有时候还会联合使用靶向药物治疗)可以延长晚期患者的生存期。

（五）预后

由于 PPoma 位于腹膜后腔并且早期没有特征性的临床症状,因此要早期诊断非常困难。很难早期诊断加上侵袭性生长的特性,因此预后都不佳。只有一小部分(9%)患者在诊断的时候还没有转移,他们的 5 年生存期为 29%。大部分患者在诊断的时候分期已晚,已经发生了转移,并且病灶通常都不能够被完全切除,没有机会行根治性外科手术,只能进行肿瘤体积缩小手术以缓解压迫症状与减少侵袭性可能,并且辅助疗法的效果通常都不佳,大部分患者的平均 5 年生存率为 3%～8%。

六、其他消化道内分泌瘤

（一）降钙素瘤

降钙素瘤(calcitoninoma)在临床上主要表现为腹泻。许多神经内分泌瘤如 VIP 瘤、生长抑素瘤、胰多肽瘤中都可检测到降钙素的表达,故可作为胰腺神经内分泌瘤诊断的一个标志物。正常人静脉输注降钙素可促进小肠水和电解质的分泌,缩短通过时间。

（二）神经降压素瘤

神经降压素是一种由小肠 N 细胞分泌的含 13 个氨基酸的多肽,免疫组化证实存在于肠神经元细胞中;部分神经内分泌瘤也可分泌此种激素。神经降压素输注人体后可导致小肠水分分泌增多,严重者可出现脱水,推测可能与 VIP 瘤的水泻有关。神经降压素还可见于胃肠道非内分泌瘤细胞中,提示可能对结肠和胰腺具有生长调节作用。单纯神经降压素升高并不引起特征性的临床症状,是否存在特异性神经降压素综合征仍不清楚。曾有一例胰腺肿瘤的患者,其 80% 的瘤细胞

可分泌神经降压素,此例患者同时合并有严重的反流性食管炎。神经降压素瘤(neurotensinoma)治疗上无特殊方法,以手术切除为主,通过化疗改善症状。

（三）肠胰高血糖素瘤

胰高血糖素原衍生肽由末端回肠和结肠的 L 细胞分泌,经胰腺和小肠组织特异性的翻译后修饰而形成。在小肠中其产物为胰高血糖素样肽 1、2(GLP-1、GLP-2)和胰高血糖素(亦称百肽)。1971 年 Gleeson 等描述了一例伴肠淤滞和小肠绒毛过度增生的肠胰高血糖素瘤(enteroglucagonoma/glicentinoma),在肿瘤切除后,此种现象即行消失,血浆肠高血糖素水平下降。

（四）PTHrP-分泌性肿瘤

胰腺神经内分泌瘤常伴发高钙血症,究其原因,一部分是由于 MEN1 患者的甲状旁腺功能亢进,另一部分是由于胰腺肿瘤分泌一种甲状旁腺激素相关蛋白(PTHrP)所致。据文献报道,在 11 例胰岛细胞瘤伴高钙血症中有 9 例的 PTHrP 免疫组化染色为阳性,推测是因患者的血清中 PTHrP 的水平显著升高,使甲状旁腺激素的水平受到抑制而出现高钙血症。曾有人报道,在切除了胰腺体尾部巨大瘤体后血钙和 PTHrP 的水平恢复正常。在 1 例失去手术机会的患者,经链脲佐菌素和 5-FU 化疗后血钙和 PTHrP 的水平亦有明显下降。分泌 PTHrP 的胰腺肿瘤体积多较大,血供丰富,恶性程度高,预后较差。可用手术、PTHrP 分泌性肿瘤(PTHrP secreting tumor)肝动脉栓塞、规律输注二膦酸盐及化疗等综合模式进行治疗。

（五）促肾上腺皮质激素瘤

胰腺促肾上腺皮质激素瘤(corticotropinoma)可分泌促肾上腺皮质激素从而引起库欣综合征。此类肿瘤还可同时分泌促黑细胞激素和促肾上腺皮质激素释放激素。在散发型胃泌素瘤中具有此征的占 5%。此种异位 ACTH 所致的症状一般较为严重,对化疗不敏感,侵袭性强,易发生转移,在切除了原发的胰腺内分泌瘤后数年仍可因转移灶继续分泌促肾上腺皮质激素而再次引起库欣综合征。手术切除原发灶及转移灶的疗效尚有待于进一步评价,双侧肾上腺切除术可改善库欣综合征的症状。

（六）胰生长激素释放激素瘤

胰生长激素释放激素瘤(pancreatic GHRHoma)是一种由胰腺或胃肠道肿瘤大量分泌生长激素释放激素(GHRH)、引起以肢端肥大症为主要临床表现的内分泌肿瘤。患者的蝶鞍和头部 CT、MRI 检查均正常。GHRH 瘤 60% 位于肺,30% 位于胰腺,10% 位于小肠。临床症状主要为肢端肥大及瘤块本身引起的局部症状。发病年龄从 15～65 岁不等,平均年龄为 38 岁;肠道 GHRH 瘤发病年龄较轻,约 2/3 患者小于 20 岁。胰 GHRH 瘤 33% 归属于 MEN1 型内分泌瘤;常并存有胃泌素瘤 (40%)、胰腺 ACTH 瘤和胰岛素瘤,可同时有高胃酸、库欣综合征和低血糖症状。诊断主要依靠血浆 GHRH 和生长激素水平的测定,以及肢端肥大症的临床表现。特别是有上述症状并存时,应考虑本病的可能。对于无转移灶的患者手术是唯一的治愈方法。内科治疗中溴隐亭等多巴胺激动剂对肢端肥大症有效。此类瘤多数在细胞表面有生长抑素受体表达,故生长抑素衍生物奥曲肽可降低血浆 GHRH 水平,改善临床症状。

（七）胆囊收缩素腹泻综合征

主要临床表现为慢性腹泻、腹痛、胃酸分泌增加,实验室

检查血清胆囊收缩素较正常水平升高 3～4 倍,血清胃泌素水平正常。手术切除远端胰腺可使症状缓解,病理提示胰岛细胞增生。这种病例提示有可能存在胆囊收缩素分泌性胰岛细胞瘤。

(八) 胃动素分泌性神经内分泌瘤

胃动素分泌性神经内分泌瘤(motilin secreting neuroendocrine tumour)极为少见,因胃动素的主要作用是刺激胃肠道和胆道的运动,故患者的主要临床表现是腹泻和腹痛。既往曾在一部分胃泌素瘤、VIP 瘤、小细胞肺癌及类癌中发现存在高胃动素血症,但在这些肿瘤中均未发现胃动素细胞。比利时学者报道了 1 例伴有肝脏和骨骼转移的 62 岁男性患者,病程中没有出现胃肠道运动障碍,胃排空和胃十二指肠运动均在正常范围内;在进行了肝右叶切除术后患者血浆胃泌素水平下降;免疫组化结果提示肿瘤组织中大部分细胞表达胃动素,一小部分细胞表达生长抑素和胰多肽,肿瘤标志物中仅神经元特异性烯醇化酶阳性;术后肝脏肿瘤组织中提取出的人胃动素与猪的胃动素类似。

参考文献

[1] Becker S, Kahn D, Rothman S. Cutaneous manifestations of internal malignant tumors[J]. Arch Dermatol Syphilol, 1942, 45: 1069 - 1080.

[2] McGavran MH, Unger RH, Recant L, et al. A glucagon-secreting alpha-cell carcinoma of the pancreas[J]. N Engl J Med, 1966, 274: 1408 - 1413.

[3] Kimmel JR, Pollock HG, Hazelwood RL. Isolation and characterization of chicken insulin[J]. Endocrinology, 1968, 83: 1323 - 1330.

[4] Wilkinson DS. Necrolytic migratory erythema with carcinoma of the pancreas[J]. Trans St Johns Hosp Dermatol Soc, 1973, 59: 244 - 250.

[5] Mallinson CN, Bloom SR, Warin AP, et al. A glucagonoma syndrome[J]. Lancet, 1974, 2: 1 - 5.

[6] Thivolet J, Perrot H, Hermier C, et al. Migrating cutaneous erythema with superficial epidermal necrosis in the course of chronic pancreatitis[J]. Ann Dermatol Syphiligr, 1974, 101: 415 - 417.

[7] Danforth DN Jr, Triche T, Doppman JL, et al. Elevated plasma proglucagon-like component with a glucagon-secreting tumor. Effect of streptozotocin[J]. New Engl J Med, 1976, 295: 242 - 245.

[8] Boden G, Owen OE. Familial hyperglucagonemia-an autosomal dominant disorder[J]. New Engl J Med, 1977, 296: 534 - 538.

[9] Lundberg JM, Hamberger B, Schultzberg M, et al. Enkephalin-and somatostatin-like immunoreactivities in human adrenal medulla and pheochromocytoma[J]. Proc Natl Acad Sci U S A, 1979, 76(8): 4079 - 4083.

[10] Stacpoole PW. The glucagonoma syndrome: clinical features, diagnosis, and treatment[J]. Endocr Rev, 1981, 2(3): 347 - 361.

[11] Prinz RA, Badrinath K, Banerji M, et al. Operative and chemotherapeutic management of malignant glucagon-producing tumors[J]. Surgery, 1981, 90(4): 713 - 719.

[12] Saito S, Saito H, Matsumura M, et al. Molecular heterogeneity and biological activity of immunoreactive somatostatin in medullary carcinoma of the thyroid[J]. J Clin Endocrinol Metab, 1981, 53(6): 1117 - 1122.

[13] Roos BA, Lindall AW, Ells J, et al. Increased plasma and tumor somatostatin-like immunoreactivity in medullary thyroid carcinoma and small cell lung cancer[J]. J Clin Endocrinol Metab, 1981, 52(2): 187 - 194.

[14] Ghose RR, Gupta SK. Oat cell carcinoma of bronchus presenting with somatostatinoma syndrome[J]. Thorax, 1981, 36(7): 550 - 551.

[15] Saito H, Saito S, Sano T, et al. Immunoreactive somatostatin in catecholamine-producing extra-adrenal paraganglioma[J]. Cancer, 1982, 50(3): 560 - 565.

[16] Bauer W, Briner U, Doepfner W, et al. SMS 201 - 995: A very potent and selective octapeptide analogue of somatostatin with prolonged action[J]. Life Sci, 1982, 31: 1133 - 1140.

[17] Berelowitz M, Szabo M, Barowsky HW, et al. Somatostatin-like immunoactivity and biological activity is present in a human pheochromocytoma[J]. J Clin Endocrinol Metab, 1983, 56(1): 134 - 138.

[18] Peterson LL, Shaw JC, Acott KM, et al. Glucagonoma syndrome: in vitro evidence that glucagon increases epidermal arachidonic acid[J]. J Am Acad Dermatol, 1984, 11: 468 - 473.

[19] Hendriks T, Jansen JB, van Tongeren JH. The glucagonoma syndrome: stimulus-induced plasma responses of circulating glucagon components IRG9000 and IRG3500[J]. Acta Endocrinol, 1984, 105: 226 - 232.

[20] Torre L, Vazquez JA, Blazquez E. Secretory response and immunochemical heterogeneity of glucagon in plasma and tumor extracts of a patient with glucagonoma[J]. Horm Res, 1986, 23: 159 - 166.

[21] Vinik AI, Shapiro B, Thompson NW. Plasma gut hormone levels in 37 patients with pheochromocytomas[J]. World J Surg, 1986, 10(4): 593 - 604.

[22] Jackson JA, Raju BU, Fachnie JD, et al. Malignant somatostatinoma presenting with diabetic ketoacidosis[J]. Clin Endocrinol (Oxf), 1987, 26: 609 - 621.

[23] Makowka L, Tzakis AG, Mazzaferro V, et al. Transplantation of the liver for metastatic endocrine tumors of the intestine and pancreas[J]. Surg Gynecol Obstet, 1989, 168(2): 107 - 111.

[24] O'Dorisio TM, Redfern JS. Somatostatin and somatostatin-like peptides: Clinical research and clinical applications[J]. Adv Endocrinol Metab, 1990, 1: 175 - 230.

[25] Moertel CG, Lefkopoulo M, Lipsitz S, et al. Streptozocindoxorubicin, streptozocin-fluorouracil or chlorozotocin in the treatment of advanced islet-cell carcinoma[J]. New Engl J Med, 1992, 326: 519 - 523.

[26] Sandstrom B, Cederblad A, Lindblad BS, et al. Acrodermatitis enteropathica, zinc metabolism, copper status, and immune function[J]. Arch Pediatr Adolesc Med, 1994, 148: 980 - 985.

[27] Jockenhovel F, Lederbogen S, Olbricht T, et al. The long-acting somatostatin analogue octreotide alleviates symptoms by reducing posttranslational conversion of prepro-glucagon to glucagons in a patient with malignant glucagonoma, but does not prevent tumor growth[J]. Clin Investig, 1994, 72(2): 127 - 133.

[28] Delcore R, Friesen SR. Gastrointestinal neuroendocrine tumors[J]. J Am Coll Surg, 1994, 178: 187 - 211.

[29] Marinkovich MP, Botella R, Datloff J, et al. Necrolytic migratory erythema without glucagonoma in patients with liver disease[J]. J Am Acad Dermatol, 1995, 32: 604 - 609.

[30] Wermers RA, Fatourechi V, Wynne AG, et al. The glucagonoma syndrome. Clinical and pathologic features in 21 patients[J]. Medicine (Baltimore), 1996, 75(2): 53 - 63.

[31] Sinclair SA, Reynolds NJ. Necrolytic migratory erythema and zinc deficiency[J]. Br J Dermatol, 1997, 136: 783 - 785.

[32] Chandrasekharappa SC, Guru SC, Manickam P, et al. Positional cloning of the gene for multiple endocrine neoplasia-type 1[J]. Science, 1997, 276(5311): 404 - 407.

[33] Lemmens I, Van de Ven WJ, Kas K, et al. Identification of the multiple endocrine neoplasia type 1 (MEN1) gene. The European Consortium on MEN1[J]. Hum Mol Genet, 1997, 6(7): 1177 - 1183.

[34] Schwartz RA. Glucagonoma and pseudoglucagonoma syndromes[J]. Int J Dermatol, 1997, 36: 81 - 89.

[35] Lillemoe KD, Yeo CJ, Cameron JL. Pancreatic cancer: State-of-the-art care[J]. CA Cancer J Clin, 2000, 50: 241 - 268.

[36] 刘新民. 实用内分泌学[M]. 2 版. 北京: 人民军医出版社, 1997: 571 - 572.

[37] El Rassi Z, Partensky C, Valette PJ, et al. Necrolytic migratory erythema, first symptom of a malignant glucagonoma: treatment by long-acting somatostatin and surgical resection. Report of three cases[J]. Eur J Surg Oncol, 1998, 24(6): 562 - 567.

[38] Angeletti S, Corleto VD, Schillaci O, et al. Use of the somatostatin analogue octreotide to localise and manage somatostatin-producing tumours[J]. Gut, 1998, 42(6): 792 - 794.

[39] Wilson JD, Foster DW, Kronenberg HM, et al, Wiliams text book of endocrinology[M]. 9th ed. Philadelphia: WB Saunders, 1998: 1663 - 1670.

[40] Lamberts S, Hofland LJ, Nobels F. Neuroendocrinetumor markers[J]. Front Neuroendocrinol, 2001, 22: 309 - 339.

[41] 李小波, 钱家鸣, 陈元方. 胃泌素瘤临床病例分析[J]. 中国医学科学院学报, 1998, 20: 419 - 422.

［42］ Rubin J, Ajani J, Schirmer W, et al. Octreotide acetate long-acting formulation versus open-label subcutaneous octreotide acetate in malignant carcinoid syndrome[J]. J Clin Oncol, 1999, 17: 600-606.

［43］ Uri I, Avniel-Polak S, Gross DJ. Update in the therapy of advanced neuroendocrine tumors[J]. Curr Treat Options Oncol, 2017, 18(12): 72.

［44］ Nightingale KJ, Davies MG, Kingsnorth AN. Glucagonoma syndrome: survival 24 years following diagnosis[J]. Dig Surg, 1999, 16(1): 68-71.

［45］ Kwekkeboom DJ, Teunissen JJ, Bakker WH, et al. Radiolabeled somatostatin analog[177]Lu-DOTA0, Tyr3 octreotate in patients with endocrine gastroenteropancreatic tumors[J]. J Clin Oncol, 2005, 23: 2754-2762.

［46］ Gibril F, Reynolds JC, Chen CC, et al. Specificity of somatostatin receptor scintigraphy: a prospective study and effects of false positive localizations on management in patients with gastrinomas[J]. J Nucl Med, 1999, 40: 553-554.

［47］ 钱家鸣.胃肠肽类激素的临床应用与基础研究进展[J].中华内科杂志, 1999,39: 583-584.

［48］ Jensen RT. Overview of chronic diarrhea caused by functional neuroendocrine neoplasms[J]. Semin Gastrointest Dis, 1999, 10: 156-172.

［49］ 刘晓红,陈元方,赵平,等.分泌 VIP 和 CCK 的胰腺内分泌肿瘤一例[J].中华消化杂志,1999,19: 215-216.

［50］ Jensen RT. Pancreatic endocrinetumors: recentadvances[J]. Ann Oncol, 1999, 10(Suppl4): 170-176.

［51］ Murphy MS, Sibal A, Mann JR. Persistent diarhoea and ocult vipomas in children[J]. BMJ, 2000, 320: 1524-1526.

［52］ 郑芝田.胃肠病学[M]. 3 版.北京: 人民卫生出版社,2000: 1465-1478.

［53］ 陈元方.胃肠胰腺内分泌肿瘤[J].临床误诊误治,2000,13: 241-244.

［54］ Samady JA, Schwartz RA, Shih LY, et al. Acrodermatitis enteropathica-like eruption in an infant with nonketotic hyperglycinemia[J]. J Dermatol, 2000, 27: 604-608.

［55］ Schott M, Scherbaum WA, Feldkamp J. Drug therapy of endocrine neoplasms. Part II: Malignant gastrinomas, insulinomas, glucagonomas, carcinoids and other tumors[J]. Med Klin (Munich), 2000, 95(2): 81-84.

［56］ Leichter SB. Clinical and metabolic aspects of glucagonoma[J]. Medicine, 1980, 59: 100-113.

［57］ Goebel SU, Vortmeyer AO, Zhuang Z. Identical clonality of sporadic gastrinomas at multiple sites[J]. Cancer Res, 2000, 60: 60-63.

［58］ Anderson MA, Carpenter S, Thompson NW, et al. Endoscopic ultrasound is highly accurate and directs management in patients with neuroendocrine tumors of the pancreas[J]. Am J Gastroenterol, 2000, 95: 2271-2277.

［59］ Abou-SaifA, LeiJ, McDonald TJ, et al. A new cause of Zolinger-Elisonsyndrome: non small cell lung cancer[J]. Gastroenterology, 2001, 120: 1271-1278.

［60］ Barghorn A, Spel EJM, Farspour B, et al. Putative Tumor Suppresor Loci at 6q22 and 6q23-q24 are involved in the malignant progression of sporadic endocrine pancreatic tumors[J]. Am J Pathol, 2001, 158: 1903-1911.

［61］ Becker KL. Principles and practice of endocrinology and metabolism[M]. 3rd ed. Philadelphia: JB Lippincot, 2001: 2015-2020.

［62］ Tomaseti P, Migliori M, Lali S, et al. Epidemiology, clinical features and diagnosis of gastroenteropancreatic endocrine tumours[J]. Ann Oncol, 2001, 12 Suppl2: S95-S99.

［63］ Chu QD, Al kaspoles MF, Smith JL, et al. Is glucagonoma of the pancreas acurable disease? [J]. Int J Pancreatol, 2001, 29: 15-162.

［64］ Hamy A, Heymann MF, Bodic J, et al. Duodenal somatostatinoma anatomo clinical study of 12 operated cases[J]. Ann Chir, 2001, 126: 221-226.

［65］ Fiase R, Deprez P, Weynand B, et al. An unusual metastatic with a 20 year survival. Pathological, biochemical and motility features [J]. Digestion, 2001, 64: 255-260.

［66］ DeGroot LJ, Jameson JL. Endocrinology[M]. 4th ed. Philadelphia: WB Saunders, 2001, 2554-2558.

［67］ Debray MP, Geofroy O, Laisy JP, et al. Imaging appearances of metastases from neuroendocrine tumours of the pancreas[J]. Br J Radiol, 2001, 74: 1065-1070.

［68］ Mullan MH, Gauger PG, Thompson NW. Endocrine tumors of the pancreas: Review and recent advances[J]. ANZ J Surg, 2001, 71: 475-482.

［69］ Boyd CA. Amine uptake and peptide hormone secretion: APUD cells in a new landscape[J]. J Physiol, 2001, 531: 581.

［70］ Sanchez-Margalet V, Gonzalez-Yanes C, Najib S. Pancreastatin, a chromogranin A-derived peptide, inhibits DNA and protein synthesis by producing nitric oxide in HTC rat hepatoma cells[J]. J Hepatol, 2001, 35: 80-85.

［71］ Brandi ML, Gagel RF, Angeli A, et al. Consensus: Guidelines for diagnosis and therapy of MEN type 1 and type 2[J]. J Clin Endocrinol Metab, 2001, 86: 5658-5671.

［72］ Ramanathan RK, Cnaan A, Hahn RG, et al. Phase II trial of dacarbazine (DTIC) in advanced pancreatic islet cell carcinoma. Study of the Eastern Cooperative Oncology Group-E6282[J]. Ann Oncol, 2001, 12: 1139-1143.

［73］ Bordi C, Azoni C, Adda T, et al. Pancreatic polypeptide-related tumors [J]. Peptides, 2002, 23: 339-348.

［74］ Cohen T, Herzog Y, Brodzky A, et al. Neuropilin2 is a novel marker expressed in pancreatic islet cells and endocrine pancreatic tumours[J]. J Pathol, 2002, 198: 77-82.

［75］ Tang SJ, Dumot JA, Wang L, et al. Telomerase activity in pancreatic endocrine tumors[J]. Am J Gastroenterol, 2002, 97: 1022-1030.

［76］ Misiaglia E, Moore PS, Wiliamson J, et al. Sex chromosome abnomaliesin pancreatic endocrine tumors[J]. Int J Cancer, 2002, 98: 532-538.

［77］ Gerhard EF, Martin A, Rudolf A, et al. Xenin immunoreactive cells and extractable xenin in neuroendocrine tumors of duodenal origin [J]. Gastroenterology, 2002, 123: 1616-1626.

［78］ Mathews BD, Smith TI, Kercher KW, et al. Surgical experience with functioning pancreatic neuroendocrine tumors[J]. Am Surg, 2002, 68: 660-665.

［79］ 狄忠民,杨卫平,蔡伟耀,等.胰血管活性肠肽瘤的诊断和治疗[J]. 中国实用外科杂志,2002,22: 55-57.

［80］ 宋道远,方儒修.特征性皮损对胰高糖素瘤的诊断意义[J]. 临床误诊误治,2002,15: 183.

［81］ Alexander EK, Robinson M, Staniec M, et al. Peripheral amino acid and fatty acid infusion for the treatment of necrolytic migrating erythema in the glucagonoma syndrome[J]. Clin Endocrincol, 2002, 57: 827-831.

［82］ Costa OL, Zago MP, Santos MCS, et al. Apudomas pancreáticos: Um desafio para clinicos e cirurgiões[J]. Rev Col Bras Cir, 2002, 29: 19-24.

［83］ Gonzalez MA, Biswas S, Clifton L, et al. Treatment of neuroendocrine tumors with infusional 5-fluorouracil, folinic acid and streptozocin[J]. Br J Cancer, 2003, 89: 455-456.

［84］ Faiss S, Pape UF, Bohmig M, et al. Prospective, randomized, multicenter trial on the antiproliferative effect of lanreotide, interferon alfa, and their combination for therapy of metastatic neuroendocrine gastroenteropancreatic tumors — the International Lanreotide and Interferon Alfa Study Group[J]. J Clin Oncol, 2003, 21: 2689-2696.

［85］ Reubi JC, Waser B. Concomitant expression of several peptide receptors in neuroendocrine tumours: molecular basis for in vivo multireceptor tumour targeting[J]. Eur J Nucl Med Mol Imaging, 2003, 30: 781-793.

［86］ DeJong M, Kwekkeboom D, Valkema R, et al. Radiolabeled peptides for tumour therapy: current status and future directions. Plenary lecture at the EANM2002[J]. Eur J Nucl Med Mol Imaging, 2003, 30: 463-469.

［87］ Chen YJ, Vortmeyer A, Jensen RT, et al. Loss of heterozygosity of chromosome 1q in gastrinomas: occurrence and prognostic significance [J]. Cancer Res, 2003, 63: 817-823.

［88］ Metz DC, Sofer E, Forsmark CE, et al. Maintenance oral pantoprazole therapy is effective for patients with Zolinger-Elison syndrome and idiopathic hypersecretion[J]. Am J Gastroenterol, 2003, 98: 301-307.

［89］ Tierney EP, Badger J. Etiology and pathogenesis of necrolytic migratory erythema: review of the literature[J]. MedGenMed, 2004, 6: 4.

［90］ Oberg K. Management of neuroendocrine tumours[J]. Ann Oncol, 2004, 15 (suppl4): iv293-298.

［91］ Zhang M, Xu X, Shen Y, et al. Clinical experience in diagnosis and treatment of glucagonoma syndrome[J]. Hepatobiliary Pancreat Dis Int, 2004, 3(3): 473-475.

［92］ Thakker RV. Genetics of endocrine and metabolic disorders: Parathyroid [J]. Rev Endocr Metab Disord, 2004, 5: 37-51.

［93］ Mansour JC, Chen H. Pancreatic endocrine tumors[J]. J Surg Res, 2004, 120: 139-161.

［94］ Ratner BD, Hoffman AS, Schoen FJ. Biomaterials Science —

Introduction to Materials in Medicine[M]. London: Elsevier, 2004.

[95] Barakat MT, Meeran K, Bloom SR. Neuroendocrine tumors[J]. Endocr Relat Cancer, 2004, 11: 1 - 18.

[96] Oberg K, Kvols L, Caplin M, et al. Consensus report on the use of somatostatin analogs for the management of neuroendocrine tumors of the gastroenteropancreatic system[J]. Ann Oncol, 2004, 15: 966 - 973.

[97] Ferreira CG, Rocha JCC. Oncologia Molecular[M]. São Paulo, Brazil: Editora Atheneu, 2004.

[98] Marko PB, Miljkovic J, Zemljic TG. Necrolytic migratory erythema associated with hyperglucagonemia and neuroendocrine hepatic tumors[J]. Acta Dermatovenerol Alp Panonica Adriat, 2005, 14(4): 161 - 164, 166.

[99] Atwell TD, Charboneau JW, Que FG, et al. Treatment of neuroendocrine cancer metastatic to the liver: the role of ablative techniques [J]. Cardiovasc Intervent Radiol, 2005, 28(4): 409 - 421.

[100] Valkema R, Pauwels SA, Kvols LK, et al. Long-term follow-up of renal function after peptide receptor radiation therapy with (90) Y - DOTA (0), Tyr(3)-octreotide and (177)Lu-DOTA(0), Tyr(3)-octreotate[J]. J Nucl Med, 2005, 46(Suppl 1): 83s - 91s.

[101] Vezzosi D, Bennet A, Rochaix P, et al. Octreotide in insulinoma patients: efficacy on hypoglycemia, relationships with Octreoscan scintigraphy and immunostaining with anti-sst2A and anti-sst5 antibodies [J]. Eur J Endocrinol, 2005, 152(5): 757 - 767.

[102] Hoff AO, Hauache OM. Multiple endocrine neoplasia type 1 (MEN 1): clinical, biochemical and molecular diagnosis and treatment of the associated disturbances[J]. Arq Bras Endocrinol Metab, 2005, 49: 735 - 746.

[103] Ramage JK, Davies AH, Ardill J, et al. Guidelines for the management of gastroenteropancreatic neuroendocrine (including carcinoid) tumors [J]. Gut, 2005, 54: iv1 - iv16.

[104] Oberg K, Eriksson B. Endocrine tumors of the pancreas[J]. Best Pract Res Clin Gastroenterol, 2005, 19: 753 - 781.

[105] Madoff DC, Gupta S, Ahrar K, et al. Update on the management of neuroendocrine hepatic metastases [J]. J Vasc Interv Radiol, 2006, 17(8): 1235 - 1249.

[106] Pavel ME, Baum U, Hahn EG, et al. Efficacy and tolerability of pegylated IFN-alpha in patients with neuroendocrine gastroenteropancreatic carcinomas[J]. J Interferon Cytokine Res, 2006, 26: 8 - 13.

[107] Yao JC, Eisner MP, Leary C, et al. Population-based study of islet cell carcinoma[J]. Ann Surg Oncol, 2007, 14: 3492 - 3500.

[108] Yalcin S, Oyan B, Bayraktar Y. Current medical treatment of pancreatic neuroendocrine tumors[J]. Hepatogastroenterology, 2007, 54: 278 - 284.

[109] Dourakis SP, Alexopoulou A, Georgousi KK, et al. Glucagonoma syndrome: survival 21 years with concurrent liver metastases[J]. Am J Med Sci, 2007, 334(3): 225 - 227.

[110] O'Grady HL, Conlon KC. Pancreatic neuroendocrine tumors[J]. Eur J Surg Oncol, 2008, 34: 324 - 332.

[111] Kindmark H, Sundin A, Granberg D, et al. Endocrine pancreatic tumors with glucagon hypersecretion: a retrospective study of 23 cases during 20 years[J]. Med Oncol, 2007, 24: 330 - 337.

[112] Alexakis N, Neoptolemos JP. Pancreatic neuroendocrine tumors [J]. Best Pract Res Clin Gastroenterol, 2008, 22: 183 - 205.

[113] Teixeira RC, Nico MM, Ghideti AC. Necrolytic migratory erythema associated with glucagonoma: a report of 2 cases [J]. Clinics (Sao Paulo), 2008, 63(2): 267 - 270.

[114] Kwekkeboom DJ, de Herder WW, Kam BL, et al. Treatment with the radiolabeled somatostatin analog[177 Lu-DOTA 0, Tyr3] octreotate: toxicity, efficacy, and survival[J]. J Clin Oncol, 2008, 26: 2124 - 2130.

[115] Bodei L, Cremonesi M, Ferrari M, et al. Long-term evaluation of renal toxicity after peptide receptor radionuclide therapy with 90Y - DOTATOC and 177Lu-DOTATATE: the role of associated risk factors [J]. Eur J Nucl Med Mol Imaging, 2008, 35: 1847 - 1856.

[116] Kuo SC, Gananadha S, Scarlett CJ, et al. Sporadic pancreatic polypeptide secreting tumors (PPomas) of the pancreas[J]. World J Surg, 2008, 32: 1815 - 1822.

[117] Jensen RT. Endocrine tumors of the gastrointestinal tract and pancreas// Kasper D, Fauci A, Hauser S, et al. Harrison's Principles of Internal Medicine[M]. 17th ed. New York: McGraw-Hill Medical Publishing Division, 2008: 2347 - 2358.

[118] Sapienza MT, Buchpieguel C, Hironaka FH. Medicina Nuclear em Oncologia[M]. São Paulo, Brazil: Editora Atheneu, 2008.

[119] Metz DC, Jensen RT. Gastrointestinal neuroendocrine tumors: Pancreatic

endocrine tumors[J]. Gastroenterology, 2008, 135: 1469 - 1492.

[120] Zhou C, Dhall D, Nissen NN, et al. Homozygous P86S mutation of the human glucagon receptor is associated with hyperglucagonemia, alpha cell hyperplasia, and islet cell tumor[J]. Pancreas, 2009, 38: 941 - 946.

[121] Okauchi Y, Nammo T, Iwahashi H, et al. Glucagonoma diagnosed by arterial stimulation and venous sampling (ASVS) [J]. Intern Med, 2009, 48(12): 1025 - 1030.

[122] Obi N, Katabami T, Obi R, et al. Primary malignant hepatic glucagonoma: an autopsy case[J]. Endocr J, 2009, 56(5): 715 - 719.

[123] Rinke A, Muller HH, Schade-Brittinger C, et al. Placebo-controlled, double-blind, prospective, randomized study on the effect of octreotide LAR in the control of tumor growth in patients with metastatic neuroendocrine midgut tumors: a report from the PROMID Study Group [J]. J Clin Oncol, 2009, 27: 4656 - 4663.

[124] Davies K, Conlon KC. Neuroendocrine tumors of the pancreas[J]. Curr Gastroenterol Rep, 2009, 11: 119 - 127.

[125] Seregni E, Maccauro M, Coliva A, et al. Treatment with tandem [(90)Y] DOTA - TATE and [(177) Lu] DOTA - TATE of neuroendocrine tumors refractory to conventional therapy: preliminary results[J]. Q J Nucl Med Mol Imaging, 2010, 54: 84 - 91.

[126] Castro PG, de Leon AM, Trancon JG, et al. Glucagonoma syndrome: a case report[J]. J Med Case Rep, 2011, 5: 402.

[127] Eldor R, Glaser B, Fraenkel M, et al. Glucagonoma and the glucagonoma syndrome-cumulative experience with an elusive endocrine tumour[J]. Clin Endocrinol, 2011, 74: 593 - 598.

[128] Jiao Y, Shi C, Edil BH, et al. DAXX/ATRX, MEN1, and mTOR pathway genes are frequently altered in pancreatic neuroendocrine tumors [J]. Science, 2011, 331: 1199 - 1203.

[129] Raymond E, Dahan L, Raoul JL, et al. Sunitinib malate for the treatment of pancreatic neuroendocrine tumors[J]. New Engl J Med, 2011, 364: 501 - 513.

[130] Yao JC, Shah MH, Ito T, et al. Everolimus for advanced pancreatic neuroendocrine tumors[J]. New Engl J Med, 2011, 364: 514 - 523.

[131] Pavel ME, Hainsworth JD, Baudin E, et al. Everolimus plus octreotide long-acting repeatable for the treatment of advanced neuroendocrine tumours associated with carcinoid syndrome (RADIANT - 2): a randomised, placebo-controlled, phase 3 study[J]. Lancet, 2011, 378: 2005 - 2012.

[132] Rosai J. The origin of neuroendocrine tumors and the neural crest saga [J]. Modern Pathol, 2011, 24: S53 - S57.

[133] Santos AP. Tumores Neuroendócrinos: Requesitos Mínimos para o Diagnóstico Clínico. Revista Portuguesa de Cirurgia, 2011, 16: 28 - 34.

[134] Yao JC, Hoff PM, Hoff AO. Neuroendocrine Tumors. New York: Humana Press, 2011.

[135] Poultsides GA, Huang LC, Chen Y, et al. Pancreatic neuroendocrine tumors: radiographic calcifications correlate with grade and metastasis [J]. Ann Surg Oncol, 2012, 19: 2295 - 2303.

[136] Kanakis G, Kaltsas G. Biochemical markers for gastroenteropancreatic neuroendocrine tumours (GEP - NETs) [J]. Best Pract Res Clin Gastroenterol, 2012, 26: 791 - 802.

[137] Bergsma H, van Vliet EI, Teunissen JJ, et al. Peptide receptor radionuclide therapy (PRRT) for GEP - NETs[J]. Best Pract Res Clin Gastroenterol, 2012, 26: 867 - 881.

[138] Zhuang Z, Yang C, Lorenzo F, et al. Somatic HIF2A gain-of-function mutations in paraganglioma with polycythemia[J]. N Engl J Med, 2012, 367(10): 922 - 930.

[139] Adkisson CD, Stauffer JA, Bowers SP, et al. What extent of pancreatic resection do patients with MEN - 1 require? [J]. JOP J Pancreas, 2012, 13: 402 - 408.

[140] Oberg K, Knigge U, Kwekkeboom D, et al. ESMO Guidelines Working Group. Neuroendocrine gastro-entero-pancreatic tumors: ESMO Clinical Practice Guidelines for diagnosis, treatment and follow-up[J]. Ann Oncol, 2012, 23: vii124 - vii130.

[141] Xiang G, Liu X, Tan C, et al. Diagnosis and treatment of VIPoma: a case report and literature review in China[J]. Pancreas, 2012, 41(5): 806 - 807.

[142] Lam S, Liew H, Khor HT, et al. VIPoma in a 37 - year-old man[J]. Lancet, 2013, 382(9894): 832.

[143] Poitras P, Gingras MH. Secretin stimulation test for gastrin release in Zollinger-Ellison syndrome: to do or not to do? [J]. Pancreas, 2013,

42(6)：903 - 904.

[144] Zaknun JJ, Bodei L, Mueller-Brand J, et al. The joint IAEA, EANM, and SNMMI practical guidance on peptide receptor radionuclide therapy (PRRNT) in neuroendocrine tumors[J]. Eur J Nuclear Med Mol Imaging, 2013, 40：800 - 816.

[145] Diez M, Teule A, Salazar R. Gastroenteropancreatic neuroendocrine tumors：Diagnosis and treatment[J]. Ann Gastroenterol, 2013, 26：29 - 36.

[146] Lakdawala N, Babalola O 3rd, Fedeles F, et al. The role of nutrition in dermatologic diseases：facts and controversies[J]. Clin Dermatol, 2013, 31：677 - 700.

[147] Compton NL, Chien AJ. A rare but revealing sign：necrolytic migratory erythema[J]. Am J Med, 2013, 126：387 - 389.

[148] Pacak K, Jochmanova I, Prodanov T, et al. New syndrome of paraganglioma and somatostatinoma associated with polycythemia[J]. J Clin Oncol, 2013, 31(13)：1690 - 1698.

[149] Epelboym I. Zollinger-Ellison syndrome：classical considerations and current controversies. Oncologist, 2014, 19(1)：44 - 50.

[150] Haug AR, Cindea-Drimus R, Auernhammer CJ, et al. Neuroendocrine tumor recurrence：diagnosis with 68Ga-DOTATATE PET/CT[J]. Radiology, 2014, 270(2)：517 - 525.

[151] Wu SL, Bai JG, Xu J, et al. Necrolytic migratory erythema as the first manifestation of pancreatic neuroendocrine tumor[J]. World J Surg Oncol, 2014, 12：220.

[152] Glenn ST, Jones CA, Sexton S, et al. Conditional deletion of p53 and Rb in the renin-expressing compartment of the pancreas leads to a highly penetrant metastatic pancreatic neuroendocrine carcinoma[J]. Oncogene, 2014, 33：5706 - 5715.

[153] Kimbara S, Fujiwara Y, Toyoda M, et al. Rapid improvement of glucagonoma-related necrolytic migratory erythema with octreotide[J]. Clin J Gastroenterol, 2014, 7：255 - 259.

[154] Fang S, Li S, Cai T. Glucagonoma syndrome：a case report with focus on skin disorders[J]. Onco Targets Ther, 2014, 7：1449 - 1453.

[155] Caplin ME, Pavel M, Cwikla JB, et al. Lanreotide in metastatic enteropancreatic neuroendocrine tumors[J]. N Engl J Med, 2014, 371(3)：224 - 233.

[156] Maxwell JE, O'Dorisio TM, Bellizzi AM, et al. Elevated pancreatic polypeptide levels in pancreatic neuroendocrine tumors and diabetes mellitus：Causation or association?[J]. Pancreas, 2014, 43：651 - 656.

[157] Ovalles MA, Vera L, Olivieri MB. Diagnóstico y tratamiento de tumores neuroendocrinos productores de acth[J]. Rev Venez Endocrinol Metab, 2014, 12：2.

[158] Li F, Su Y, Cheng Y, et al. Conditional deletion of Men1 in the pancreatic beta-cell leads to glucagon-expressing tumor development[J]. Endocrinology, 2015, 156：48 - 57.

[159] Cardoso Filho Fde A, Feitosa RG, Fechine CO, et al. Glucagonoma syndrome associated with necrolytic migratory erythema[J]. Rev Assoc Med Bras, 2015, 61：203 - 206.

[160] Yang C, Hong CS, Prchal JT, et al. Somatic mosaicism of EPAS1 mutations in the syndrome of paraganglioma and somatostatinoma associated with polycythemia[J]. Hum Genome Var, 2015, 2：15053.

[161] Ceranowicz P, Warzecha Z, Dembinski A. Peptidyl hormones of endocrine cells origin in the gut — Their discovery and physiological relevance[J]. J Physiol Pharmacol, 2015, 66：11 - 27.

[162] Brereton MF, Vergari E, Zhang Q, et al. Alpha-, Delta- and PP-cells：

Are They the Architectural Cornerstones of Islet Structure and Coordination?[J]. J Histochem Cytochem, 2015, 63：575 - 591.

[163] Ziessman HA, O'Malley JP, Thrall JH, et al. Medicina Nuclear[M]. 4th ed. Rio de Janeiro, Brazil：Elsevier, 2015.

[164] de Mestier L, Walter T, Brixi H, et al. Sunitinib achieved fast and sustained control of VIPoma symptoms[J]. EurJ Endocrinol, 2015, 172(1)：K1 - 3.

[165] Saif MW. Lanreotide for the treatment of gastroenteropancreatic neuroendocrine tumors[J]. Expert Opin Pharmacother, 2016, 17(3)：443 - 456.

[166] Deroose CM, Hindié E, Kebebew E, et al. Molecular imaging of gastroenteropancreatic neuroendocrine tumors：Current status and future directions[J]. J Nucl Med, 2016, 57(12)：1949 - 1956.

[167] Makis W, McCann K, Riauka TA, et al. Glucagonoma pancreatic neuroendocrine tumor treated with 177Lu DOTATATE induction and maintenance peptide receptor radionuclide therapy[J]. Clin Nucl Med, 2016, 41：50 - 52.

[168] Darr R, Nambuba J, Del RJ, et al. Novel insights into the polycythemia-paraganglioma-somatostatinoma syndrome[J]. Endocr Relat Cancer, 2016, 23(12)：899 - 908.

[169] Maxwell JE, O'Dorisio TM, Howe JR. Biochemical diagnosis and preoperative imaging of gastroenteropancreatic neuroendocrine tumors[J]. Surg Oncol Clin N Am, 2016, 25：171 - 194.

[170] Vinik A, Feliberti E, Perry RR. Pancreatic Polypeptide (PPoma)//De Groot LJ, Chrousos G, Dungan K, et al. South Dartmouth, MA, USA：Source Endotext.MDText.com, Inc., 2017.

[171] Crabtree JS. Clinical and preclinical advances in gastroenteropancreatic neuroendocrine tumor therapy[J]. Front Endocrinol (Lausanne), 2017, 8：341.

[172] Dasari A, Shen C, Halperin D, et al. Trends in the incidence, prevalence, and survival outcomes in patients with neuroendocrine tumors in the United States[J]. JAMA Oncology, 2017, 3(10)：1335 - 1342.

[173] Yoo C, Cho H, Song MJ, et al. Efficacy and safety of everolimus and sunitinib in patients with gastroenteropancreatic neuroendocrine tumor[J]. Cancer Chemother Pharmacol, 2017, 79(1)：139 - 146.

[174] Carmona-Bayonas A, Jiménez-Fonseca P, Custodio A, et al. Optimizing somatostatin analog use in well or moderately differentiated gastroenteropancreatic neuroendocrine tumors[J]. Curr Oncol Rep, 2017, 19(11)：72.

[175] Pasricha G, Padhi P, Daboul N. Management of Well-differentiated Gastroenteropancreatic Neuroendocrine Tumors (GEPNETs)：A Review[J]. Clin Ther, 2017, 39(11)：2146 - 2157.

[176] Alexandraki KI, Karapanagioti A, Karoumpalis I, et al. Advances and current concepts in the medical management of gastroenteropancreatic neuroendocrine neoplasms[J]. BioMed research international, 2017, 9856140.

[177] De Angelis C, Cortegoso Valdivia P, Venezia L, et al. Diagnosis and management of Zollinger-Ellison syndrome in 2018[J]. Minerva Endocrinol, 2018, 43(2)：212 - 220.

[178] Guarnotta V, Martini C, Davì MV, et al. The Zollinger-Ellison syndrome：is there a role for somatostatin analogues in the treatment of the gastrinoma?[J]. Endocrine, 2018, 60：15 - 27.

第七章 • 恶性肿瘤治疗后的内分泌变化

曹军宁 沈维娜

一、肿瘤治疗相关的下丘脑-垂体功能变化

下丘脑和垂体在结构上和功能上关系密切，可视为一个下丘脑-垂体功能单位。它包括下丘脑-腺垂体系统和下丘脑-神经垂体系统。下丘脑促垂体区的小细胞肽能神经元分泌的丘脑调节肽调节腺垂体激素的合成和释放。下丘脑视上核和室旁核的大细胞肽能神经元合成的血管升压素和缩宫素储存于神经垂体，构成下丘脑-神经垂体系统。放疗、化疗、免

疫治疗导致的下丘脑-垂体功能不全可引起多种内分泌轴的功能不全。

下丘脑-垂体功能不全最常见于头颈部肿瘤的颅脑放疗、造血干细胞移植时的全身放疗。在儿童期,下丘脑对射线比垂体更敏感,剂量＜40 Gy即可引起下丘脑的损伤。这可能与下丘脑血流明显减少有关。高放剂量时儿童和成人的下丘脑和垂体都会受影响。由于下丘脑-腺垂体-靶腺轴在甲状腺激素、肾上腺皮质激素和性激素分泌的调节中起重要作用,构成三级水平的功能调节轴,当照射剂量达到 70 Gy 时,几乎所有患者在放疗后 5 年时都可检出有一种或多种垂体激素的低下。

(一) 放疗

1. 生长激素变化· 颅脑照射后,最先和最常发生的是生长激素的不足,是垂体激素中对射线最为敏感的一项指标。在儿童,生长激素的不足与放射剂量相关。传统分割照射下丘脑-垂体,≥18 Gy 或全身照射单次剂量 9～10 Gy 时,就会发生生长激素减少和性早熟。放射剂量≥24 Gy 时,生长激素减少的危险性明显增高。不同的放射剂量导致的内分泌异常的类型不同,小剂量放疗时生长激素减少,使外周组织摄取利用葡萄糖抑制作用减少,胰岛素使葡萄糖消耗的作用增加,引起低血糖。中大剂量时,影响蛋白质合成,生长弛缓。此外,照射时的年龄越小,影响身高越明显,同时也使青春期提前。成人对放射的耐受高于儿童。同样的照射剂量,成人生长激素减少的发生率明显低于儿童。生长激素不足导致肌肉萎缩,组织特别是肢体的脂肪量增加。产生乏力,负氮平衡,并增加心脏病和骨质疏松症的发生。调强放疗患者丘脑-垂体功能受损后临床症状和体征出现较晚,最早一般为 12 个月,多数患者为 24 个月。也有专家指出,患者放疗结束后亚临床期时间较长,该时期患者体内垂体激素水平已经发生变化,提示垂体功能受损,但并不会表现出明显的临床症状或体征。

2. 高催乳素血症· 催乳素的分泌受下丘脑调节肽催乳素释放因子和催乳素释放抑制因子双重控制,主要以后者为主。高催乳素血症是垂体放射损伤后的第二常见表现,大多数属于亚临床型的,升高的催乳素会随着时间逐渐降低,部分可以回归正常。

下丘脑-垂体受放射线损伤后,催乳素释放抑制因子分泌降低,使正常抑制作用丧失而产生高催乳素血症。当下丘脑-垂体受到 50～70 Gy 照射后,高催乳素血症发生率达 20%～50%,约一半在 2 年内发生。高催乳素血症抑制促性腺激素,减少垂体对促性腺激素释放激素的反应,引起继发性性腺功能低下。典型表现使育龄女性溢乳闭经。男性和女性的性功能和生殖功能障碍。高催乳素也使骨密度进行性减少,引起痛性骨质疏松。

3. 促性腺激素异常· 颅脑照射后 60% 以上的患者会发生促性腺激素的不足。儿童表现为发育弛缓,无第二性征。成人性激素降低,除不育外,同时也影响骨代谢和脂类的代谢。

(二) 化疗

对下丘脑-垂体的直接损伤报道较少。在 37 例鼻咽癌化放疗综合治疗后随访至 2 年,3 例患者发生高催乳素血症,5

例发生甲状腺功能低下。这提示化疗可加重放疗对下丘脑-垂体及甲状腺的损伤。

(三) 免疫治疗

免疫检查点阻断治疗是当今备受瞩目的新兴肿瘤治疗方式。不同于以往其他治疗方式,免疫检查点抑制剂靶向机体免疫系统而非肿瘤细胞,目的为恢复并促进效应 T 细胞特异性识别和杀伤肿瘤细胞的功能,系统性增强全身的抗肿瘤免疫反应,代表了当前肿瘤治疗模式的转变。迄今多个临床试验已证实免疫检查点抑制剂在晚期黑色素瘤、非小细胞肺癌、膀胱癌、肾细胞癌、霍奇金淋巴瘤、卵巢癌等恶性肿瘤中治疗中起到相当重要的临床作用。

垂体炎是免疫治疗相关不良反应中最为常见的内分泌疾病。这是一种影响垂体的炎症,患者表现为全垂体功能减退或仅垂体前叶激素缺乏。症状包括疲劳、头痛、眩晕、记忆障碍和视觉障碍。一般在治疗开始 8～10 周后出现。MRI 检查可发现垂体中等大小增大。垂体炎更常见于抗 CTLA-4 治疗,发生率在 11% 左右(范围 1.5%～25%)。但是目前的 meta 分析显示抗 CTLA 治疗使用剂量大小和不良反应发生率之间没有显著的相关性。使用抗 CTLA 治疗出现垂体炎大多为＞60 岁的男性。抗 PD-1/PD-L1 药物也会发生垂体炎,但是其发生率相对较低,一般＜1%。

(四) 预防和治疗

多数学者认为垂体功能障碍发生较晚,一般在治疗后 2.5 年才明显发生。也有研究认为患者发现明显激素紊乱和临床症状之前就已经经历了一段较长时间的亚临床期,在放疗过程中及放疗后 3 个月左右便开始出现在此期间,虽然没有明显临床症状和血液学异常,但垂体相关的激素浓度已经出现较大变化,提示垂体功能已经受到损害。但 Lau KY 等对 NPC 放疗后出现高催乳素血症的患者进行 MRI 的分析,并未发现任何与下丘脑垂体功能损伤相关的形态学变化。但 SPECT 可以观察到放疗后鼻咽癌患者的下丘脑血供减少,为中枢性放射损伤提供了解剖学的证据。由于垂体功能的放射损伤是进行性且不可逆的,且垂体功能紊乱将严重影响患者的生活质量,因此需要对其急性变化进行研究,尽早发现腺体的亚临床损伤,对于亚临床症状应及早诊断和处理。肿瘤区尽量达到高剂量,而下丘脑-垂体受量尽量降低。照射量≤18 Gy 时相对安全。造血干细胞移植时应注意剂量分割。

白血病儿童治疗后有一阶段生长较快,随后生长迟缓。因此对这些患者应随访到达到最终身高。在证实由下丘脑-垂体放射后导致了生长激素减少和生长迟缓时应予以生长激素补充治疗。可在原发病控制后 1 年开始直到达最终身高。同时采用抑制发育,使青春期延迟的治疗,可使身高达标准范围。成人应定期检测下丘脑和垂体激素、生长激素和性腺功能指标。较简单的方法是除了测 IGF-1 外,男性患者测血睾酮,女性患者观察月经周期。对生长激素低下者经补充后,可改善一般状况,减少心脏病和骨质疏松的发生,使糖、脂肪、蛋白质代谢恢复正常。

怀疑免疫相关内分泌病时,需进行完整检查以确定垂体、甲状腺、肾上腺和性腺的功能状态,包括促肾上腺皮质激素(ACTH)、皮质醇、催乳素、促甲状腺素(TSH)、游离 T_4、卵泡刺激素(FSH)、黄体生成素(LH)和雌二醇/睾酮等。怀疑垂体炎,尤其伴有头痛或视觉症状时,考虑大脑和垂体的磁共振成像和视觉区域检测。一旦发生垂体炎,立即开始激素替代治疗(hormone replacement therapy,HRT),无需等待确诊以免症状加重。一般无需使用免疫抑制剂糖皮质激素,仅伴有大量症状患者,需静脉用甲泼尼龙 1~2 mg/kg,症状改善后改为口服泼尼松 1~2 mg/kg,逐渐减量持续时间至少 1 个月,同时应用 HRT。尽管在应用 HRT 后内分泌相关症状能缓解,情况稳定患者的检查点抑制剂治疗也可恢复,但免疫治疗相关内分泌病有较高的不可逆风险,因而早期激素水平的监测很有必要。建议所有患者在治疗初检测 TSH、ACTH 和皮质醇的基线水平,发生任何可疑症状时都应再次检测。在治疗的前 3 个月每个月进行一次系统性激素水平检查,随后每 2 个月检查一次。

二、肿瘤治疗相关的甲状腺功能变化

甲状腺是人体最大的内分泌腺体。甲状腺激素对促进细胞分化、维持代谢平衡起重要作用。甲状腺功能主要由下丘脑-垂体-甲状腺轴以及甲状腺自身两种形式调节。其他一些生长因子包括胰岛素样生长因子 1(IGF-1)、表皮生长因子(EGF)、转化生长因子 β(TGF-β)、内皮素及细胞因子也参与调节甲状腺激素的合成。由恶性肿瘤治疗后引起的甲状腺功能变化表现多样性。细胞毒化疗药物可影响下丘脑、垂体、甲状腺功能,干扰素 γ 在治疗恶性肿瘤时可增加甲状腺自身免疫反应诱发毒性弥漫性甲状腺肿的风险。

(一)甲状腺功能亢进

1. 放疗・放疗的早期和晚期的反应包括导致甲状腺功能减退、毒性弥漫性甲状腺肿及增加甲状腺癌的发病率。霍奇金淋巴瘤放疗后发病率为 3%~7%,发生在照射后 3 周到 18 年。乳腺癌、喉癌、食管癌放疗后也有发病的报道。可能的机制是放射损伤了甲状腺,诱发具有能与甲状腺 TSH 受体集合的抗体起刺激或阻断两种不同作用,导致甲状腺功能亢进或特发性黏液性水肿。

2. 免疫治疗・免疫治疗导致甲亢的中位年龄为 64 岁,主要为男性。TSH 出现改变的中位时间为 18 日。抗 CTLA-4 治疗导致的甲状腺功能亢进发生率相对较低,一般<2.5%。而抗 PD-1/PD-L1 治疗导致甲亢相对更多见,发生率分别为 1%~6.5%,多数为低级别,3~级别甲亢发生率<1%。

3. 酪氨酸激酶抑制剂・酪氨酸激酶抑制剂是指小分子激酶抑制剂(tyrosine kinase inhibitors,TKI)。某些靶点为 VEGFR 的 TKI 药物通过阻断与 ATP 的结合抑制激酶的活性,用于多种肿瘤的靶向治疗。常用药物包括索拉非尼(sorafenib)、舒尼替尼(sunitinib)、阿西替尼(axitinib)、伊马替尼(imatinib)、尼罗替尼(nilotinib)和达沙替尼(dasatinib)。多种酪氨酸激酶抑制剂可引起甲状腺功能异常,甚至引发药源性甲状腺疾病。可表现为一过性甲状腺毒症和持续性甲状腺功能亢进症。荟萃分析显示,一过性甲状腺毒症为 24%,持续性甲状腺功能亢进达 5%。

(二)甲状腺功能减退

1. 放疗・仅有 TSH 升高而 FT_4 正常是由于下丘脑-垂体功能的损伤而导致的中枢型甲状腺功能减退,甲状腺本身直接收到射线损伤造成的原发性甲状腺功能减退表现为 FT_4 减

低伴有或不伴有 TSH 的异常。

颈部受到照射是原发性甲状腺功能低下的主要原因。恶性淋巴瘤、头颈部癌、乳腺癌、造血干细胞移植放疗后,甲状腺功能减退的发生率为 15%~20%。当剂量≥30 Gy,照射后 4~5 年有 25%~50%发生原发性甲状腺功能减退症。造血干细胞移植行全身照射 13.75~15 Gy,在移植后 11~80 个月(中位 49 个月)有 15%发病。放疗诱导的甲状腺功能减退呈现剂量依赖性。颈部照射量≥30 Gy 发生率明显增加。当剂量≥50 Gy 时促甲状腺激素释放激素的量显著减少。

Siala W 等随访了接受常规放疗的 157 例 NPC 患者,在治疗后 3、5 和 10 年甲状腺功能减退的发生率分别是 18.1%、24.3%和 35%,其中 92%是原发性甲状腺功能减退(亚临床期 73%,临床期 19%),8%是继发性甲状腺功能减退。Wu H 等对接受常规放疗的 NPC 患者随访发现临床型甲状腺功能减退的发生率在治疗后 3 年、5 年和 10 年分别为 5.3%、9.0%和 19.1%。而 Alterio D 等统计的头颈部肿瘤常规放疗中甲状腺功能减退的发生率为 26%,其中 1 年、3 年、5 年的甲状腺功能异常累积发生率为 8%、21%和 48%。

从发生的时间来看,在最初的 5 年中发生率较快增加但放射的作用可以持续到 20 年。未发现照射时的年龄对发生率的影响。此外,不同的恶性肿瘤甲状腺功能减退临床表现的症状轻重不同。霍奇金淋巴瘤发生在接受颈部放疗后,50%~66%有 TSH 升高,其中 50%有明显甲状腺功能减退。而在头颈部癌亚临床甲状腺功能减退(TSH 升高,血清甲状腺素和三碘甲腺原氨酸正常)占 20%~26%,比有症状的甲状腺功能减退(10%~13%)高 2 倍,而且通常头颈部肿瘤往往有颈部手术史,部分甲状腺切除术,放射剂量明显高于霍奇金病的治疗。目前霍奇金淋巴瘤的放疗更多使用累及野的照射,甲状腺功能减退的发生率有所下降。

常规放疗过程中采用颈前档铅保护脊髓同时将大部分甲状腺遮挡,从而减少甲状腺受到的照射。IMRT 能够提高靶区剂量,但与此同时低剂量区域也增大,当颈前淋巴结较大或位置较低时,如果不对甲状腺进行限量控制,其受量可能反而比常规放疗更高,导致甲状腺激素的异常率更高。

2. 化疗・恶性淋巴瘤单纯化疗后,44%有 TSH 升高。左旋门冬酰胺酶影响血清甲状腺激素水平。抑制白蛋白和甲状腺球蛋白(Tg)的合成。与肾上腺皮质激素合并使用,进一步抑制 T_4,并影响下丘脑-垂体,引起甲状腺功能减退症。使用 5-氟尿嘧啶(5-FU)时,发现总 T_3、T_4 升高。在用顺铂、博来霉素、长春花碱、鬼臼乙叉苷、更生霉素治疗睾丸肿瘤,观察远期毒性时发现有 15%发生原发性甲状腺功能减退症。霍奇金淋巴瘤患者经 6 个疗程 MVPP 方案后有 44%的患者 TSH 升高,6%的患者 T_4 下降。治疗霍奇金淋巴瘤的多因素分析,放化疗联合相比单纯高剂量放疗对甲状腺功能的影响更大。脑瘤患者经颅脑放疗加含亚硝脲类的联合化疗,35%发生甲状腺功能减退症,比单纯颅脑放疗后(10%)明显升高。

IL-2 影响甲状腺功能,20%~35%有急性发作性无痛性甲状腺炎,以后发生甲状腺功能减退症。在一个前瞻性试验中,原甲状腺功能正常者单用 IL-2 有 41%发生甲状腺功能不全,35%甲状腺功能减退,大部分属轻度,以后可逆。仅 9%的患者需甲状腺素替代疗法。大剂量 IL-2 治疗后 7%发

生甲状腺功能亢进,抗甲状腺球蛋白抗体和抗微粒体抗体水平升高,证明有自身免疫过程。

干扰素α、干扰素γ可使10%～15%的患者发生原发性甲状腺功能减退。50%可测出甲状腺抗体。干扰素诱发的甲状腺功能减退大多数能在停药后可逆转。肿瘤坏死因子(TNF)通过自身免疫影响甲状腺功能,可加重IL-2引起的甲状腺功能减退症。

3. 酪氨酸激酶抑制剂·多种酪氨酸激酶抑制剂可引起甲状腺功能异常,其表现为新发甲状腺功能减退症或原有甲状腺功能减退症状加重。荟萃分析显示,临床性甲状腺功能减退的发生率为32%～85%,亚临床甲状腺功能减退达100%。不同药物之间诱导甲状腺功能减退的发生率差异不大,如索拉非尼诱导甲状腺功能减退症的发生率为18%,舒尼替尼为20%～85%,阿西替尼(axitinib)为19%,伊马替尼(imatinib)、尼罗替尼(nilotinib)和达沙替尼(dasatinib)为25%～75%。酪氨酸激酶抑制剂引起甲状腺功能异常原因有几个方面:① 药物引发损伤性甲状腺炎;② 药物对甲状腺细胞的直接毒性作用;③ 抑制甲状腺对碘主动摄取;④ 抑制甲状腺过氧化物酶的活性;⑤ 抑制甲状腺内血管生成,通过与血管表皮生长因子受体1～3、血小板源性生长因子受体结合,引发甲状腺血管床退缩,毛细血管改变,导致甲状腺内血流量减少,出现缺血性甲状腺炎,在甲状腺多普勒超声检查上能发现甲状腺血流减少和甲状腺体积缩小;⑥ 影响垂体细胞MCT8介导的碘化甲状腺素转导,抑制了垂体或下丘脑对甲状腺素的反馈调节。

4. 免疫治疗·免疫治疗引起的甲状腺炎主要发生在女性,在使用免疫治疗5～9个月后发生,主要临床表现为虚弱、无力。抗CTLA-4治疗导致的甲状腺功能减退更少见,发生率仅为0.4%～2.3%。抗PD-1/PD-L1治疗导致甲状腺功能减退相对多见,发生率为4%～10%,多数为低级别,3～4级甲状腺功能减退发生率<1%。

(三) 治疗

减少下丘脑-垂体、甲状腺的照射是预防甲状腺功能紊乱的最有效的预防措施。近年来放疗的理论和技术的进展,使之有实现的可能。随着放疗的新技术如适形放疗包括三维适形、束流调强适形、生物适形;立体定型放射治疗包括立体定向放射手术(伽玛刀,X刀)、立体定向放射治疗及影像引导下的肿瘤放射治疗,提高放射治疗的精确性,最大限度地杀灭肿瘤细胞,同时最大限度地保护肿瘤周边组织和器官。

有头颅、颈部放疗史的患者应加强随访。每半年检查1次甲状腺功能,5年后每年检查1次。有临床症状或仅实验室检查异常的甲状腺功能减退症均应补充甲状腺素。甲状腺素的使用,不仅可直接减少恶性或良性甲状腺肿瘤的发生,也可减少TSH的升高,后者在动物实验中已证实有致癌作用。B超、CT、MRI和体格检查联合应用可提高早期微小病变的检出率。

有关酪氨酸激酶引起甲状腺疾病的防治目前尚无统一的方案。因为甲状腺功能异常多发生在最初的几个治疗周期中,故建议分别在头4个治疗周期的第1日和第28日监测甲状腺功能,当出现甲状腺功能减退时,需要补充甲状腺素替代治疗,当出现Graves病时,给予甲状腺功能亢进的治疗。

免疫治疗相关的甲状腺炎一般无痛也没有明显症状。发生甲亢,可予以β受体阻滞剂和抗焦虑药对症治疗,除非发生Graves病,否则无需使用抗甲状腺药物。若甲亢自行消退并发展为甲状腺功能减退,需采用HRT。尽管在应用HRT后内分泌相关症状能缓解,建议所有患者在治疗初检测TSH基线水平,发生任何可疑症状时都应再次检测。在治疗的前3个月每个月进行一次系统性激素水平检查,随后每2个月检查1次。

三、肿瘤治疗相关的甲状旁腺功能变化

甲状旁腺是调节人体血钙、磷和维持骨骼代谢正常的重要腺体,是生命所必需的。

1. 放疗·放射治疗诱导的甲状旁腺功能异常有甲状旁腺功能亢进症和甲状旁腺功能减退症,外照射和放射性核素内照射都可致病。甲状旁腺功能亢进与低剂量照射有关。2～7.5 Gy颈部放疗后,发病率增加2.5～3倍。在原发甲状旁腺功能亢进患者中高达30%有头颈部放疗史。自照射到发病的间隔为29～47年。放疗相关的甲状旁腺功能亢进的临床表现与其他原因引起的相同。高剂量放疗常常导致甲状旁腺功能的减退。

2. 化疗·药物引起甲状旁腺功能异常的报道不多。长春花碱、左旋门冬酰胺酶等可降低甲状旁腺素的分泌。

3. 治疗·对有颈部放疗的患者应加强对甲状旁腺功能的检测。对无症状的甲状旁腺功能亢进患者,若血钙<3 mmol/L(12 mg/dl),肾功能正常,年龄>50岁,可定期随访,内科对症治疗。甲状旁腺功能减退者可予以维持血钙,降低血磷的处理。

四、肿瘤治疗相关的肾上腺功能变化

恶性肿瘤治疗相关的肾上腺功能异常主要由药物引起,最常见于糖皮质激素的长期应用,表现为皮质醇增多症。而长期大剂量肾上腺皮质激素治疗中,垂体、肾上腺皮质功能已受到重度抑制,此时撤停或减量过速则可引起肾上腺危象。用于治疗激素受体阳性的乳腺癌的第一代芳香化酶抑制剂氨鲁米特起药物性肾上腺切除作用,特异性不强,同时抑制肾上腺皮质。引起肾上腺皮质功能不全。米托坦是治疗肾上腺皮质癌的细胞毒药物。在抑制肿瘤细胞时对正常肾上腺皮质细胞也有杀伤作用,故可导致原发性肾上腺皮质功能不全。约至停药后1年,肾上腺皮质功能可以恢复。白消安和巯基嘌呤可引起继发性肾上腺功能低下。

约1/5肾上腺皮质保持完整时,皮质醇的分泌不受影响,而如果双侧肾上腺皮质破坏超过90%时,会出现肾上腺皮质功能减退的临床表现。由于人体有双侧肾上腺,因此由需要同时照射双侧肾上腺直接引起的肾上腺功能异常较少发生。继发性于下丘脑-垂体照射后,下丘脑分泌的促肾上腺皮质激素释放激素(CRH)和垂体分泌的促肾上腺皮质激素(ACTH)不足的慢性肾上腺皮质功能减退症更为多见。在脑肿瘤、头颈部肿瘤、造血干细胞移植时颅脑部位经过照射的患者中,继发性肾上腺功能不全的发生率为19%～42%,中位发生时间是照射后5年。最早在照射后2年出现。

由恶性肿瘤治疗相关的肾上腺功能异常的预防和治疗是

重要的。对放射线诱发的继发性肾上腺皮质功能减退症，应通过放射技术的改进，减少对下丘脑-垂体的照射量而达到预防作用。

作为乳腺癌内分泌治疗的芳香化酶抑制剂已开发了第二代、第三代药物，抑制作用更强并且具有高度选择性，临床上已取代了氨鲁米特。此外，由于肾上腺有丰富血窦及高浓度的肾上腺皮质激素，多种肿瘤有肾上腺浸润转移的倾向。当双侧肾上腺大多为肿瘤侵犯，使用大剂量激素时应警惕，如果骤停激素会诱发肾上腺危象。有时双侧肾上腺大部分已遭破坏，仍可无明显症状，仅在应激状态下才出现功能减退征象，对此类患者应注重随访，及时行肾上腺皮质功能检测。

抗CTLA-4治疗出现肾上腺功能不全的概率为0.4%～1.5%。免疫治疗中肾上腺危象是免疫相关不良反应中内分泌相关最紧急的症状，患者常伴有严重脱水、低血压或休克，需立即住院治疗，静脉用糖皮质激素和盐皮质激素，暂时或永久停止免疫治疗，同时警惕败血症或感染的发生。建议所有患者在治疗初检测ACTH和皮质醇的基线水平，发生任何可疑症状时都应再次检测。在治疗的前3个月每个月进行一次系统性激素水平检查，随后每2个月检查1次。

五、肿瘤治疗相关的性腺功能变化

与恶性肿瘤治疗相关的性腺功能不全主要见于由下丘脑-垂体受损引起的促性腺激素包括促性腺激素释放激素（GnRH）、卵泡刺激素（FSH）、黄体生成素（LH）不足和（或）睾丸、卵巢直接照射和（或）化疗药物的损害。在治疗恶性肿瘤后性腺功能低下的患者中应测定FSH、LH等激素水平，对了解是继发于下丘脑-垂体功能不全，还是原发的睾丸或卵巢功能不全有重要价值。对前者女性患者，还要排除恶性肿瘤患者经常会遭遇的精神紧张、恐惧、忧虑、环境改变、慢性消耗、消瘦等情况引起的功能性下丘脑性闭经。

（一）性腺影响

1. 男性（睾丸）

（1）放疗：睾丸对放射性高度敏感，较低剂量即引起性腺功能不全。用单剂量X线对正常志愿者进行照射睾丸的结果发现，精原细胞的恢复是呈剂量依赖的。剂量≤15 cGy时，精子的生成一过性减少，50 cGy时暂时性精子减少。而剂量越大，恢复正常需要的时间就越长。照射剂量达200～300 cGy需要3年完全恢复，400～600 cGy约需5年恢复，而>600 cGy可导致终身精子缺乏。照射的方式也是睾丸损伤的重要因素，采用分割照射，同样剂量造成的损伤较单次照射更明显。霍奇金淋巴瘤用倒Y野照射，传统的分割剂量，睾丸受到50 cGy照射剂量时就有性腺功能不全，累积剂量达200 cGy时睾丸功能不全至少持续3年。原因可能是分割照射对干细胞的损伤更严重。放疗后精子量的减少通常在7周后能检出。

（2）化疗：化疗对男性性腺的影响已有较多研究。经化疗后约45%的患者有不同程度性腺功能不全。烷化剂有高度毒性，毒性与剂量相关，较肯定的药物包括瘤可宁、环磷酰胺、氮芥、白消安、甲基苄肼、亚硝脲。当瘤可宁总量<400 mg，环磷酰胺总量<6～10 g，有望逆转恢复功能。其他

可能影响精子生成的药物包括阿霉素、长春花碱、阿糖胞苷、鬼臼乙叉苷、顺铂、丝裂霉素、更生霉素等。而甲氨蝶呤、氟尿嘧啶、巯基嘌呤、博来霉素的作用目前还不很肯定。联合化疗对性腺功能的影响最多的研究见于治疗霍奇金淋巴瘤的MOPP方案（氮芥、长春花碱、甲基苄肼、泼尼松）和ABVD方案（阿霉素、博来霉素、长春花碱、氮烯咪胺）。治疗期间由两种方案引起的睾丸萎缩的发生率分别为80%和35%。停止治疗后行睾丸活检，标本中仍有形态学的异常。同样的情况如剂量相关，较长时间影响而最终能恢复的睾丸毒性也可见于生物反应调节剂白细胞介素2的治疗。

骨髓抑制时单纯化疗或加上放疗对性腺功能有影响。单用化疗白消安加环磷酰胺作为预处理，在移植时以及移植后3、6、12个月检测性腺功能，发现在移植前和移植后12个月时有精原细胞受损，精子缺乏。而睾丸间质细胞正常。血清FSH量和精原细胞的受损无相关。在用TBI/环磷酰胺预处理的异基因移植时和BEAM（卡氮芥、鬼臼乙叉苷、阿糖胞苷、美法仑）方案自体移植时发现睾丸间质细胞受损，男性乳房发育，血睾酮水平低下，高催乳素血症。5例中有2例在6个月后男性乳房发育自发痊愈。

在动物实验中观察到有些对内分泌和生殖的影响，如长春瑞滨每周2次，每次2.1 mg/m²，和7.2 mg/m²（约为人剂量的15倍和4倍）共13周或26周，在大鼠中产生了生育力降低和胎鼠畸形。培美曲塞（Pemtrexed）≥0.1 mg/(kg·d)静脉注射引起生育力下降，精子减少和睾丸萎缩。格列卫（甲磺酸伊马替尼）的动物实验发现格列卫及代谢产物大量从乳汁中排出，有男性乳房女性化、乳房肿大、阴囊水肿等。

2. 女性（卵巢）

（1）放疗：放射线对卵巢功能的影响主要取决于放射的剂量、放射剂量的分割及照射时的年龄。卵巢照射剂量达150 cGy时可使月经紊乱甚至停经。500～600 cGy可使卵巢功能完全丧失。多次分割小剂量照射对卵巢的影响较单次大剂量更明显。此外，年龄是重要因素。在全淋巴结照射后，≤20岁的患者中70%能恢复规则的月经，而30岁的患者恢复的可能性为20%。≥40岁的患者卵巢照射达600 cGy时可绝经，而年轻人照射量达2 000 cGy时一半可恢复卵巢功能。

（2）化疗：化疗对卵巢的细胞毒作用也与年龄有关，一般在35～40岁后用化疗，卵巢的功能不再恢复。目前已知有明确损害卵巢功能的药物有烷化剂，包括氮芥、环磷酰胺、白消安、甲基苄肼等。甲氨蝶呤、氟尿嘧啶、巯基嘌呤、阿霉素、博来霉素、长春碱类、顺铂、亚硝脲类、阿糖胞苷、鬼臼乙叉苷、长春瑞滨、泰素、干扰素等的作用尚不肯定。联合化疗对女性患者的影响与男性相仿，治疗霍奇金淋巴瘤时MOPP方案可使40%～50%的女性患者卵巢功能不全。≤25岁患者有可能恢复正常月经周期。ABVD的毒性较MOPP小。绝经期前乳腺癌经CMF方案（环磷酰胺、甲氨蝶呤、氟尿嘧啶）作为辅助治疗至少3个月，68%发生了相关的闭经。其他毒性较大的方案有COPP（环磷酰胺、长春新碱、甲基苄肼、泼尼松）、BEAM（卡氮芥、鬼臼乙叉苷、阿糖胞苷、美法仑）等（表14-7-1）。应用骨髓移植技术中用环磷酰胺和白消安作为预处理方案进行骨髓移植的12例成年女性中有4例发生了原发性性腺功能低下。

风险	单一药物	辅助方案
表 14-7-1　单一制剂或联合化疗方案作为早期乳腺癌辅助治疗所导致患者永久性闭经的风险评估		
高风险	环磷酰胺 异环磷酰胺	≥40 岁 环磷酰胺/甲氨蝶呤/氟尿嘧啶(CMF) 6 个周期 氟尿嘧啶/表柔比星/环磷酰胺(FEC) 6 个周期 氟尿嘧啶/多柔比星/环磷酰胺(FAC) 6 个周期
	苯丁酸氮芥 美法仑 白消安 氮芥 丙卡巴肼 塞替派	
中风险	顺铂 卡铂	30~39 岁 环磷酰胺/甲氨蝶呤/氟尿嘧啶(CMF) 6 个周期 氟尿嘧啶/表柔比星/环磷酰胺(FEC) 6 个周期 氟尿嘧啶/多柔比星/环磷酰胺(FAC) 6 个周期 >40 岁 多柔比星/环磷酰胺(AC)4 个周期 表柔比星/环磷酰胺(EC)4 个周期
	多柔比星 紫杉烷	
低风险	博来霉素 放线菌素 D	<30 岁 环磷酰胺/甲氨蝶呤/氟尿嘧啶(CMF) 6 个周期 氟尿嘧啶/表柔比星/环磷酰胺(FEC) 6 个周期 氟尿嘧啶/多柔比星/环磷酰胺(FAC) 6 个周期 >40 岁 多柔比星/环磷酰胺(AC)4 个周期 表柔比星/环磷酰胺(EC)4 个周期
	长春新碱 长春碱 甲氨蝶呤 巯基嘌呤 5-氟尿嘧啶	
不确定风险	曲妥珠单抗 贝伐单抗 拉帕替尼	

(3)综合治疗:化疗加放疗的综合治疗增加卵巢功能损伤危险性。两种治疗方法都可使卵巢有间质纤维玻璃样变、坏死性血管炎、出血。综合治疗加重卵巢功能衰竭。经多药联合化疗加照射行造血干细胞移植的白血病,恶性淋巴瘤患者卵巢功能的恢复与治疗时的年龄密切相关。治疗后 10 年检测发现发病在月经初潮前的 100% 能恢复,而发生时已来月经者仅 36%,在后组,发病时<18 岁,100% 恢复;≥18 岁患者中仅 15% 恢复月经。

(4)内分泌:由于他莫昔芬(TAM)具有类雌激素样作用,所以长期服用可能会导致潮热、阴道出血、子宫内膜增厚、子宫肌瘤、卵巢囊肿等不良反应。严重者可能出现子宫内膜癌,但发生率较低,约为 0.3%。因此,长期应用 TAM 的无月经患者,应定期超声检查子宫内膜厚度,必要时对增厚的子宫内膜进行处理。芳香化酶抑制剂与 TAM 相反,上述妇科问题发生率较低,通常伴随的是阴道干燥、性欲减退。

一项针对 35~65 岁行 TAM 治疗乳腺癌患者的问卷调查显示,患者治疗出现不依从的主要原因是药物不良反应,如潮热、盗汗等。对此建议针灸治疗或调整生活方式。如果症状严重,可采用药物治疗,给予选择性 5-羟色胺再摄取抑制剂,如文拉法辛,减轻潮热症状。也可选择植物类药物,如黑升麻异丙醇萃取物,通过调节神经递质起到减轻绝经期症状的作用。

3. 对儿童的影响·青春期前男孩睾丸精原细胞对化疗药物耐受好,环磷酰胺累积剂量达 20 g 时睾丸仅有轻度的组织学改变。而>20 g 后才有精原细胞发育不良。此外阿糖胞苷、氮芥也有类似的损伤情况。应用联合化疗巯基嘌呤、甲氨蝶呤、长春新碱、泼尼松治疗白血病患者,在青春期前男孩中未见明显异常。但在青春期儿童用 MOPP 治疗霍奇金淋巴瘤时,有男性乳房发育,血清 FSH 和 LH 升高,睾丸活检有精原细胞发育不良,表明化疗可损伤青春期男孩的精原细胞和内分泌功能。

青春期前的卵巢对化疗相对不敏感。在用巯基嘌呤、甲氨蝶呤、长春新碱、泼尼松治疗的急性淋巴细胞性白血病的女孩中,80% 的卵巢功能正常。但远期的毒性还有待长期的观察。

(二)性腺保护

1. 男性·对于男性肿瘤患者而言,生育能力保存相对比较简单,精子冷冻已是十分成熟的技术。此外,睾丸组织冷冻、精原干细胞冷冻,也是目前正在研究中的技术。

2. 女性

(1)促性腺激素释放激素类似物(gonadotropin releasing hormone analogues,GnRHa):20 世纪 80 年代,GnRHa 在化疗期间对卵巢的保护作用在啮齿类动物身上首次得到证实。接下来的几十年间,针对 GnRHa 对化疗期间卵巢功能保护的相关研究日益发展起来。GnRHa 主要通过降调节垂体促性腺激素,阻止原始卵泡发育为成熟卵泡,避开化疗敏感期,防止过多的成熟卵泡受到化疗药物的破坏;另一方面,GnRHa 的应用使卵巢处于相对静止状态,减少卵巢局部的血液供应,从而减少化疗药物在卵巢局部累积。化疗对卵巢功能的影响程度与年龄有关,40 岁以上患者的卵母细胞储备能力较低,化疗后卵巢功能恢复能力相对较差,因此年龄因素可能对 GnRHa 治疗结果产生偏倚。此外,不同研究采用的化疗方案、疗程、化疗剂量等不尽相同,导致对性腺的毒性程度也不同,这也对结果产生影响。目前针对 GnRHa 对化疗损伤性腺的防治疗效仍需要高质量的大样本随机临床对照试验去证实。

(2)胚胎冻存和卵母细胞冻存、卵巢组织的冷冻保存:目前胚胎冷冻保存作为一种成熟的辅助生殖技术广泛应用于临床,用于保存患者的生育能力。胚胎冷冻是最成熟的方法,对于那些有稳定性伴侣和愿意使用捐赠者精子的单身女性，提供这个选项作为第一选择；对于没有性伴侣且不愿意使用捐赠精子的单身女性，建议采用卵母细胞冷冻保存，目前已经有数以百计的活产例子出现，只对那些没有足够时间或没有性发育成熟到接受卵巢刺激的患者才建议卵巢组织冷冻。

对女性患者已产生更年期综合征症状者可予以对症处理，例如，雌激素或类似物补充，但应加强随访，警惕第二原发肿瘤特别是与雌激素相关的乳腺癌、子宫内膜癌的发生。对于功能性下丘脑闭经的肿瘤患者还需进行精神治疗，消除紧张恐惧心理。

六、肿瘤治疗相关的骨质变化

1. 化疗·目前研究显示化疗会显著降低乳腺癌患者腰椎骨密度（BMD），其原因可能是：① 化疗药物对骨细胞活性的影响，化疗药物的毒副作用引起破骨细胞介导的骨吸收和成骨细胞介导的骨形成失衡，身体骨形成的速度跟不上骨质流失的速率，骨质长期流失，造成骨密度下降；② 化疗药物会促使卵巢衰竭，对于绝经前患者，化疗抑制卵巢功能或使过早停经，是引起骨量丢失最主要的原因；③ 胃肠道反应，绝大多数抗肿瘤药会引起纳差、恶心、呕吐、腹泻等不良反应，影响钙、磷、镁和蛋白质的吸收；④ 化疗药物对细胞的毒副作用，已有报道证实环磷酰胺、多柔比星、紫杉醇会抑制骨细胞增殖、分化，影响骨基质的矿化；⑤ 肝肾功能受损，长期使用化疗药物，使肝肾功能下降，活性维生素 D 缺乏，致使骨质快速流失。综上所述，化疗会引起乳腺癌患者的 BMD 下降，提示接受化疗的乳腺癌患者引起继发性骨代谢异常，骨质疏松及其并发症的风险将会增高。

2. 内分泌治疗·由于雌激素水平降低与骨折风险增高显著相关，正常绝经后女性自发骨折发生风险是男性的 2 倍。乳腺癌患者在治疗过程中存在许多导致骨丢失的危险因素，包括绝经后状态、芳香化酶抑制剂治疗、化疗、卵巢切除或应用药物抑制卵巢功能人工诱导至绝经后状态等。与无肿瘤女性相比，乳腺癌生存者骨折风险增加 31%。TAM 具有类雌激素样作用，所以对骨骼具有保护作用，而阿那曲唑、来曲唑、依西美坦等第三代芳香化酶抑制剂则可导致骨丢失、骨质疏松及骨折发生率升高。

3. 预防和治疗·如何减少骨丢失，是目前非常受重视的研究领域。为降低骨质疏松、骨丢失的发生，接受第三代芳香化酶抑制剂治疗的乳腺癌患者应常规摄入钙剂和维生素 D，增加体育锻炼，预防跌倒，减少烟草、咖啡因摄入，以预防或减缓骨质疏松和骨丢失的发生，并且应定期接受骨密度检测。对于出现严重骨质疏松的患者，目前常用的药物是二膦酸盐。多项随机、多中心、大型临床研究 Z-FAST（Zometa Femara Adjuvant Synergy Trial）和 ZO-FAST 系列研究探讨了长期使用芳香化酶抑制剂患者同时应用二膦酸盐制剂唑来膦酸对骨密度的影响，结果显示应用唑来膦酸组患者骨密度明显高于不用唑来膦酸组，且骨折发生率低。最近几年，针对新的骨代谢通路研发出新的药物地诺单抗（denosumab），该药是核因子 κB 受体活化因子配体（receptor activator for nuclear factor-κB ligand，RANKL）抑制剂，能够抑制破骨细胞活性。与安慰剂比较，地诺单抗能够明显改善患者的骨密度。

美国临床肿瘤学会癌患者骨健康评估及治疗指南中指出，骨质疏松高危因素包括：① ＞65 岁的女性；② 60～64 岁女性，有家族史，体重＜70 kg，既往有非外伤性骨折或其他危险因素；③ 接受芳香化酶抑制剂治疗的绝经后女性；④ 接受治疗如化疗导致过早绝经的女性。对于高危患者建议行髋和（或）脊柱双能 X 线骨密度仪扫描，筛查骨密度。2011 年中国抗癌协会也推荐使用芳香化酶抑制剂的患者每 6 个月进行 1 次骨密度检测，如果 T 评分＜－2.5 分，推荐使用二膦酸盐类药物；如果 T 评分为－1.0～－2.5 分，则可考虑使用二膦酸盐类药物；如果 T 评分＞－1.0 分，不推荐使用二膦酸盐类药物。T 评分≤－1.0 分时常规予以维生素 D 和钙剂治疗。

七、肿瘤治疗相关的血糖变化

免疫治疗可导致 1 型糖尿病的发生，在使用 PD-1 抗体 1 周～12 个月后发生，也有报道在使用后 4 年发生。也有使用 PD-1 抗体后出现酮症酸中毒。Ansari 等研究发现，将抗 PD-1 和抗 PD-L1 单克隆抗体（单抗）注入 10 周龄的雌性非肥胖糖尿病（NOD）小鼠，25% 的 NOD 小鼠初次注入后即发展为糖尿病，82.4% 在注入 6 日后发展为糖尿病。进一步研究表明，注入抗 PD-1 和 PD-L1 单抗阻断 PD-1/PD-L1 抑制途径可导致胰岛损伤和浸润性 CD8$^+$ T 细胞数量的增加，促进 IFN-1、肿瘤坏死因子（TNF）和 IL-2 等细胞因子的分泌，从而对胰岛 β 细胞产生免疫损伤，胰岛素产生和释放受损，最终导致胰岛炎、自身反应性糖尿病及其并发症的出现。

参考文献

[1] Twu CW, Wang WY, Liang WM, et al. Comparison the of prognostic impact of serum anti-EBV antibody and plasma EBV DNA assays in nasopharyngeal Carcinoma [J]. Int J Radiat Oncol Biol Phys, 2007, 67(1): 130-137.

[2] Mutirangura A, Pornthanakasem W, Theamboonlers A, et al. Epstein-barr viral DNA in serum of patients with nasopharyngeal carcinoma[J]. Clin Cancer Res, 1998, 4(3): 665-669.

[3] Lin JC, Wang WY, Chen KY, et al. Quantification of plasma epstein—barr virusDNA in patients with advanced nasopharyngeal carcinoma[J]. N Engl J Med, 2004, 350(24): 2461-2470.

[4] 石锦平, 谢秋英, 张利文, 等. 鼻咽癌调强放疗摆位误差对剂量分布影响的研究[J]. 实用癌症杂志, 2010, 25(4): 394-396.

[5] 甘勇, 陈林兴, 张金池, 等. 放疗对鼻咽癌患者垂体功能的短期影响[J]. 肿瘤学杂志, 2007, 13(5): 377-378.

[6] Petru E. Fertility preservation and infertility treatment in breast cancer patients[J]. Wien Med Wochenschr, 2010, 160(19-20): 487-492.

[7] Matthews ML, Humt BS, Marshbum PB, et al. Cancer, fertility preservation, and future pregnancy: a comprehensive review[J]. Obstet Gynecol Int, 2012, 2012: 953937.

[8] Jemal A, Murray T, Ward E, et al. Cancer statistics, 2005 [J]. CA Cancer J Clin, 2005, 55(1): 10-30.

[9] Berek Is, Hacker NF. Practical gynecologic oneology [M]. 14th ed. Philadelphia: Lippincott Williams & Wilkins, 2004: 119-162.

[10] Walshe Ji, Denduluri N, Swain SM. Amenorrhea in premenopausal women after adjuvant chemotherapy for breast cancer[J]. J Clin Oncol, 2006, 24(36): 5769-5779.

[11] Mellman I, Coukos G, Dranoff G. Cancer immunotherapy comes of age [J]. Nature, 2011, 480(7378): 480-489.

[12] Hodi FS, O'Day SJ, McDermott DF, et al. Improved survival with ipilimumab in patients with metastatic melanoma[J]. N Engl J Med, 2010, 363(8): 711-723.

[13] Robert C, Long GV, Brady B, et al. Nivolumab in previously untreated melanoma without BRAF mutation[J]. N Engl J Med, 2015, 372(4):

320-30.

[14] Robert C, Schachter J, Long GV, et al. Pembrolizumab versus ipilimumab in advanced melanoma[J]. N Engl J Med, 2015, 372(26): 2521-2532.

[15] Okazakl T, Honjo T. The PD-1-PD-L pathway in immunological tolerance[J]. Trends lmmun, 20016, 27: 195-201.

[16] Schreiner B, Bailey SL, Chen L, et al. PD-1 ligands expressed on Myeloid-derived APC in the CNS regulate T cell responses in EAE[J]. Eur J Iroman, 2008, 38: 2706-2717.

[17] Ueda H, Howson JMM, Esposito L, et al. Association of the T-cell regulatory gene CTLA4 with susceptibility to autoimmune disease[J]. Nature, 2003, 423(6939): 506-511.

[18] Ansari MJ, Salama AD, Chitnis T, et al. The programmed death-1 (PD-1) pathway regulates autoimmune diabetes in non diabetic(NOD) mice[J]. J Exp Med, 2003, 198: 63-69.

[19] Martin-Orozco N, Wang YH, Yagita H, et al. Programed death (PD) ligand-1/PD-1 interaction is required for CD8[+] T cell tolerance to tissue antigens[J]. J Immunol, 2006, 177: 8291-8295.

第八章·获得性免疫缺陷综合征合并内分泌疾病

肖 江 张福杰

获得性免疫缺陷综合征(acquired immune deficiency syndrome, AIDS)是由人类免疫缺陷病毒(HIV)感染后引起的最严重的免疫抑制性临床综合征, HIV 主要破坏 CD4[+] T 细胞, 当 CD4[+] T 细胞降低到 200 个/μl 以下因免疫功能缺陷而发生各种机会性感染。高效抗反转录病毒治疗(highly active antiretroviral therapy, HAART)抑制 HIV 病毒复制, 提高机体免疫力, 延长患者的寿命, 改善了患者的生活质量。随着 HAART 治疗在 AIDS 患者中广泛应用, 虽患者的寿命延长, 但 AIDS 非指征性疾病逐渐显现, 其中包括合并内分泌疾病。本章就 HIV 合并内分泌疾病做一综述。

一、HIV 致病的机制

HIV 为反转录病毒, 人体在暴露后通过血液、同性或异性、母婴传播。HIV 选择性地侵犯带有 CD4 分子的细胞, 主要包括 CD4[+] T 淋巴细胞、单核巨噬细胞、树突状细胞等。细胞表面 CD4 分子是 HIV 受体, 通过 HIV 糖蛋白 gp120 与细胞膜上 CD4 分子结合后由 gp41 介导使 HIV 穿入易感细胞内, 造成细胞破坏。其机制可能包括: ① 受染细胞内 CD4-gp120 复合物与细胞器(如高尔基体等)的膜融合, 使之溶解, 导致感染细胞迅速死亡。② HIV 感染细胞表达的 gp120 可与未感染细胞膜上的 CD4 结合, 在 gp41 作用下融合形成多核巨细胞而溶解死亡。③ HIV 感染细胞膜病毒抗原与特异性抗体结合, 通过激活补体或介导 ADCC 效应将细胞裂解。④ HIV 的 gp120 与 CD4 受体结合, 直接激活受感染的细胞凋亡。甚至感染 HIV 的 CD4[+] T 细胞表达的囊膜抗原也可启动正常 T 细胞, 通过细胞表面 CD4 分子交联间接地引起凋亡, 导致 CD4[+] 细胞的大量破坏, 结果造成以 CD4[+] T 细胞缺损为中心的严重免疫缺陷。当 CD4[+] T 细胞逐渐减少, HIV 感染者对各种机会性感染易感性增加。当 CD4 细胞绝对计数低于 200 个/μl, 表明患者发生严重免疫抑制, 进入 HIV 感染的终末期——AIDS 期。在此期常合并各种 AIDS 指征性疾病, 如结核、隐球菌感染、肺孢子菌肺炎等。同时, HIV 病毒蛋白的持续免疫刺激导致全身性炎症, 后者和 HIV 感染的疾病进展有关。

二、HIV 感染合并内分泌疾病的发病机制

HIV 感染者常合并内分泌疾病, 其发病机制包括: ① 尽管 CD4[+] T 细胞是 HIV 感染的靶细胞, 但内分泌器官的直接感染是导致内分泌疾病的重要原因。② 在 AIDS 期, 各种机会性感染病原导致内分泌器官功能异常; AIDS 期各种恶性肿瘤转移浸润内分泌器官导致功能异常。③ 宿主对病毒的免疫反应、随着 CD4 细胞的耗竭, 肠黏膜完整性的损伤、体内潜伏病毒, 如巨细胞病毒的再激活, 诱发全身炎症反应, 直接或间接导致内分泌器官功能改变。④ 即使在使用 HAART 后 HIV 完全抑制, 全身炎症反应仍是导致内分泌疾病或代谢性疾病的重要原因。

三、HIV 感染和甲状腺功能障碍

甲状腺激素调节细胞的新陈代谢, 甲状腺功能异常导致显性和亚临床的甲状腺疾病, 如处理不当, 可能导致严重的后果甚至死亡。在 HIV 感染者中, HIV 病毒感染和机会性感染伴随着全身炎症反应影响内分泌功能异常, 包括甲状腺激素的异常分泌。高效抗反转录病毒治疗极大地提高了 HIV 感染患者的预后, 但也导致了药物相互作用和长期慢性炎症, 后者是引起内分泌疾病的重要原因。

(一) HIV 感染中的甲状腺功能亢进

1. 显性甲状腺功能亢进·显性甲状腺功能亢进是指甲状腺在 TSH 水平(<0.01 mU/L)低下异常高效合成和分泌甲状腺激素(FT$_4$ 和 T$_3$), 其临床症状和体征并不总是与血清甲状腺激素水平有很强的相关性。Graves 病是常见的甲状腺功能亢进性疾病, 它是一种自身免疫性疾病, 机体产生激活 TSH 受体的抗体, 刺激甲状腺合成和分泌 T$_4$ 和 T$_3$ 激素。HIV 感染者中 Graves 病被认为是 HAART 治疗后出现的晚期并发症, 并被看作是 HAART 治疗后发生于甲状腺的免疫重建炎症综合征(IRIS)。在 HAART 治疗前, HIV 病毒引起 CD4[+] T 细胞减少, 活化的 T 细胞增加和胸腺功能障碍。HAART 治疗后开始刺激 CD4[+] T 细胞增殖, CD4[+] T 细胞恢复的初始阶段在 HAART 治疗的前 6 个月, 并以 CD4[+] T 记忆细胞的增加为主。HAART 治疗 6 个月后进入第二阶段, 主要以纯真 CD4[+] T 细胞(naive T cells)的增加为主, 同时伴随着辅助 T 细胞的细胞因子产生。Graves 病通常发生于 HAART 治疗开始后 12~36 个月, 这种 Graves 病相关的自身免疫功能异常可能与 HAART 治疗后纯真 CD4[+] T 细胞的再增殖有关。

确定甲状腺功能亢进的病因可以决定治疗的方案。如果患者有明确的迹象表明 Graves 病（如 Graves 眼病、弥漫性甲状腺肿），则不需要使用放射性碘摄取和扫描确定诊断。对于 Graves 病，有 3 种选项可供选择：抑制甲状腺激素产生的抗甲状腺药物（甲巯咪唑或丙硫氧尿嘧啶）；放射性碘同位素治疗，其副作用为甲状腺功能减退症，随后需要终身使用左甲状腺素替代治疗；或手术切除治疗，可以部分或完全切除术，后者通常需要终身替代治疗。

2. 亚临床甲状腺功能亢进·亚临床甲状腺功能亢进的定义是，FT_4 和 T_3 水平保持在正常参考范围同时 TSH 水平降低（<0.01 mU/L）。亚临床甲状腺功能亢进在普通人群中比例为 1%，可能先于显性甲状腺功能亢进发生，也可能保持稳定或恢复至正常甲状腺功能。患者通常无症状或有轻微甲状腺功能亢进症状。亚临床甲状腺功能亢进的临床意义在于 60～65 岁以上的患者中，这些患者心房颤动风险为正常人群的 2.8 倍，因此建议对这些患者进行治疗。使用甲巯咪唑或丙基硫氧嘧啶的长期治疗可用作放射性碘治疗的替代方法，特别是在年轻患者中治疗效果更佳。

（二）HIV 感染中的甲状腺功能减退

1. 显性甲状腺功能减退·显性甲状腺功能减退的定义是，尽管存在 TSH 的刺激，但是甲状腺合成和分泌入血液循环的 T_4 水平仍然不足。甲状腺功能减退的共同症状包括：皮肤干燥、冷漠、易疲劳、声音改变和便秘。少量研究报道称，在感染 HIV 的患者中显性甲状腺功能减退的发病率高达 2.6%，并且与自身免疫性病因无关。在儿童患者中 27.5%～31% 存在 TSH 水平异常增高。甲状腺激素失衡对诊断儿童甲状腺功能减退尤为重要，因为前者在儿童生长发育过程中有非常重要的作用。应当用左旋甲状腺激素（LT_4）治疗甲状腺功能减退，目标是将 TSH 控制在正常参考范围。HAART 治疗时必须注意患者的药物相互作用，治疗开始后 6～8 周应监测 TSH 水平，以观察是否达到目标。

2. 亚临床甲状腺功能减退·亚临床甲状腺功能减退的定义是具有正常参考血清 T_4 水平和高 TSH 水平的无症状患者。认为 TSH 的临界值高于规定的正常值上限，该上限通常为 4.5 mU/L。HIV 患者中的亚临床甲状腺功能减退发病率为 8%～10%，其中男性比例较高。在 HAART 治疗患者中发病率达 12.6%。Bongiovanni 等指出，与进行 HAART 治疗至少 1 年的患者相比，HAART 治疗初治患者的亚临床甲状腺功能减退罹患率更高，这表明 HAART 治疗对甲状腺功能的影响可能与免疫或药物相关。在 HAART 治疗药物中，司他夫定与亚临床甲状腺功能减退发生相关。抗甲状腺抗体与亚临床甲状腺功能减退无关。在普通人群中，具有亚临床甲状腺功能减退的患者在诊断 1 年内未经治疗而 TSH 水平自行恢复正常的比例达到 30% 以上；HIV 感染人群中亚临床甲状腺功能减退不能自行恢复，但可以在无症状的患者中进行治疗，重复检测 TSH。目前的指南显示，用左甲状腺素治疗对 TSH 值>10 mU/L 的患者有益，而对 TSH 值在 4.5～10 mU/L 的患者治疗是否有益的证据尚不足，并且应基于治疗的风险和益处（即妊娠）进行个体化治疗。

（三）AIDS 的机会性感染或肿瘤会导致甲状腺功能障碍

随着 HIV 病毒在体内复制可导致严重免疫功能抑制，许多机会性感染病原对甲状腺有特异性的危害。文献报道与甲状腺功能障碍相关的机会性感染包括：肺孢子菌病、球孢子菌、结核菌和隐球菌。这些感染的入侵可导致甲状腺功能和组织结构异常，表现为甲状腺增大、疼痛、T_4 水平升高。自从 HAART 治疗出现以来，这些情况变得非常罕见。卡波西肉瘤和淋巴瘤也可以侵入甲状腺并引起功能障碍，因此在临床上如患者表现为 AIDS 和甲状腺肿大，应进行细针穿刺活检以确定感染或浸润性疾病。

四、HIV 和肾上腺功能障碍

下丘脑-垂体-肾上腺轴（hypothalamic-pituitary-adrenal axis，HPA 或 HTPA 轴），也被称为边缘系统-下丘脑-垂体-肾上腺轴（LHPA 轴），是一个直接作用和反馈互动的复杂集合，包括下丘脑、脑垂体和肾上腺。这三者之间的互动构成了 HPA 轴。HPA 轴是神经内分泌系统的重要部分，参与控制应激的反应，并调节许多身体活动，如消化、免疫系统、心情和情绪、性行为，以及能量储存和消耗。它是一个协调腺体、激素和部分中脑相互作用的机制。

应激反应的主要介质是下丘脑促肾上腺皮质激素释放激素（corticotropin releasing hormone，CRH），通过结合其受体，刺激垂体前叶分泌促肾上腺皮质激素（ACTH）；ACTH 的主要功能是刺激肾上腺皮质，与特异性受体皮质素 2 型受体结合，刺激肾上腺皮质束状带及网状带糖皮质激素和肾上腺雄激素的分泌，ACTH 也参与调节球状带醛固酮的分泌。

（一）HIV 感染患者的 HPA 轴活动

研究显示，细胞介导的 Th1 免疫反应是阻止 AIDS 进展的关键因素。根据最近的研究，HIV 感染导致细胞因子网络平衡的破坏，包括病毒抑制性细胞因子如 1 型 IFN 与病毒诱导因子如 TNF-α、IL-1b、IL-6 和 IL-15 之间平衡的破坏。HIV 感染的进展与 Th1 细胞因子产生减少和 Th2 细胞因子产生增加有关。HIV 病毒感染也改变 TH17-调节 T 细胞（Treg）平衡。HIV 感染患者发生快速 TH17 细胞耗竭和 Treg 细胞的增殖，这些与肠道黏膜免疫受损有关。因为糖皮质激素具有免疫调节作用，可将 Th1 免疫转换为 Th2 型免疫，同时也能改变 TH17-Treg 之间的平衡，因此 HIV 感染者 HPA 轴激活水平在病情进展中起重要作用。

（二）HIV 感染中的高皮质醇血症

研究显示，当患者未进入 AIDS 期，有症状或无症状的 HIV 患者中 ACTH/皮质醇水平异常增高，即高皮质醇血症；但在 AIDS 期，ACTH 和皮质醇对应激的反应下降。其机制包括类固醇生成，包括从脱氢表雄酮（DHEA）和醛固酮转化为皮质醇；细胞因子刺激下丘脑、脑垂体和肾上腺皮质，在高糖皮质激素和高 ACTH 水平的患者中，HPA 轴的刺激可能是由细胞因子和病毒蛋白的刺激作用引起的，如 HIV 包膜蛋白 gp120 和结构蛋白病毒蛋白 VPr。已经表明蛋白质 gp120 可以通过刺激 CRH 释放来增加 ACTH 的血清水平，而且 Vpr 可以增强糖皮质激素受体信号转导，通过作为 GR 的共受体导致糖皮质激素的超敏反应。糖皮质激素超敏反应主要涉及免疫系统，表现为减少 Th1 免疫反应，同时增加细胞因子 IL-4 水平。皮质醇的免疫抑制作用是否有害仍不清楚，有研究显示糖皮质激素可以抑制 HIV-1 启动子，从而对宿主有保护作用。

在 AIDS 感染者中可诱发高皮质醇血症的另一个原因是使用高效抗反转录病毒治疗方案。抗反转录病毒治疗可导致免疫功能异常和代谢改变等严重副作用。这些药物治疗虽可清除 HIV 病毒，但不能完全治愈 HIV 感染，可将急性 HIV 感染转化为慢性 HIV 感染，后者与慢性炎症细胞因子水平升高有关，包括 TNF-α、IL-1 和 IFN-γ。这些细胞因子刺激皮质醇的产生，从而刺激细胞因子谱分布的变化(包括 Th1 型细胞因子转化为 Th2 型细胞因子)和代谢并发症发生(如胰岛素抵抗、血脂异常等)。此外，IL-1 和 TNF-α可引起 1 型羟类固醇脱氢酶(11β-HSD1)的过表达。这个酶存在于许多组织，包括肝脏和脂肪组织，并作为一种还原酶，将无活性可的松转化为有活性皮质醇，导致高皮质醇血症。

另外，研究显示 HIV 感染者表现出高皮质醇血症和低 DHEAS 水平，这种改变与 HIV 感染进展相关。研究显示，DHEAS 水平随着病情进展及 CD4 细胞计数减少而下降，具有高皮质醇/低 DHEAS 水平的 HIV 患者免疫功能恶化与抑制 Th1 细胞因子及 Th2 细胞因子过量生成有关。

(三) 糖皮质激素抵抗

一部分 AIDS 患者发生肾上腺功能不全，表现为高皮质醇血症和血浆 ACTH 水平轻度升高。在这些患者中，糖皮质激素受体的数量增加，糖皮质激素对其配体的亲和力减少，提示发生糖皮质激素抵抗。糖皮质激素抵抗可能与 HIV 病毒、HIV-1 Vpr 基因和(或)同时存在 Th1(IL-2)和 Th2(IL-4)细胞因子的刺激有关。

(四) HIV 感染中的肾上腺功能不全

1. 病因·HIV 感染者的肾上腺功能不全由垂体或肾上腺素的感染、恶性肿瘤、出血和坏死及药物治疗引起的。在 HIV 感染者接受 HAART 治疗之前，在 40%～90%患者检测到肾上腺受累，30%的病例影响到垂体。然而，随着 HAART 治疗在 HIV 感染者中推广后，垂体受累也较少发生。研究显示，在 HAART 治疗推广前，肾上腺功能不全的发病率为 5%～10%。在 AIDS 期，肾上腺是机会性感染发生的重要器官，包括巨细胞病毒(CMV)、鸟分枝杆菌、结核分枝杆菌、隐球菌、新型隐球菌、弓形虫、肺孢子菌和组织胞浆菌。尸体解剖病理提示 CMV 肾上腺炎是最常见的机会性感染，发生于 93%的未接受 HAART 治疗的 AIDS 患者中。CMV 肾上腺炎的特征在于肿大的肾上腺中存在胞质内和核内包涵体，当超过 80%的肾上腺组织被破坏时导致肾上腺功能不全。另一方面，HAART 药物可导致肾上腺功能不全，如蛋白酶抑制剂如利托那韦，可通过抑制肝细胞色素 P450 CYP3A4 同工酶活性与皮质类固醇相互作用。利托那韦与皮质类固醇的相互作用增加糖皮质激素水平，导致 HPA 活性的抑制。

AIDS 患者常用药物如酮康唑、利福平能影响肾上腺功能。酮康唑直接抑制激素的产生，利福平增加激素在体内的清除，减少肾上腺激素的储备，导致肾上腺功能不全。在临床治疗过程中，激素突然停用导致急性肾上腺功能不全。

2. 症状·HIV/AIDS 患者常不表现经典的肾上腺功能不全的临床症状，当 HIV 感染患者出现无法解释的疲劳、低血压、厌食、体重减轻和(或)发热，同时出现生化异常，如低钠血症、高钾血症和低血糖，应明确诊断。然而，由于并发腹泻或呕吐，高钾血症可能无法体现。据报道，发生肾上腺功能不全的危险因素包括 CD4 细胞计数(<50 个细胞/mm^3)、疾病慢性和机会性感染病史。

3. 诊断·肾上腺功能不全的诊断在 HIV 感染者相对较为困难。因为 HIV 患者可能会出现体重减轻、恶心和呕吐等症状类似于肾上腺功能不全的症状。适当糖皮质激素治疗在 HIV 感染者中是必不可少的，但不必要的糖皮质激素治疗可能加速疾病的进展，并导致潜在的机会性感染的发生。因此，肾上腺功能检测是必不可少的。HIV 患者中基线皮质醇水平增加，因此正常值不能排除肾上腺功能不全。用于诊断肾上腺功能不全的最常用的检查是 ACTH 刺激试验。在静注或肌内注射 250 μg 合成的 ACTH(cosyntropin)后 30 min 或 60 min 后，异常反应诊断为肾上腺功能不全，而正常反应(血清皮质醇>20 mg/ml)不排除轻度继发性肾上腺功能不全。传统上，用于诊断肾上腺功能不全的金标准试验是胰岛素耐受试验。胰岛素诱导的低血糖(血糖<40 mg/dl)刺激 HPA 轴增加皮质醇的产生。在静注胰岛素后 15、30、45、60、75 和 90 min 测量血糖和皮质醇，胰岛素耐量试验比肾上腺功能检测更敏感，因为它测试了整个 HPA 轴的完整性。前者因低血糖而具有危险性，需在医师监督下完成。另一个常见的用于肾上腺功能评估的测试是隔夜甲吡酮测试。甲吡酮抑制酶 11β-羟化酶，因此抑制皮质醇的生成，导致 ACTH 和 11-脱氧皮质醇的代偿性升高。正常结果是 11-脱氧皮质醇升高至 7 μg/dl 以上，同时皮质醇受到抑制，低于 5 μg/dl。

4. 影像学研究·肾上腺不全影像学结果可以显示正常、体积增大或缩小的肾上腺。增大的肾上腺在结核病的早期可见，但随着病情发展逐渐变小、纤维化。钙化提示肾上腺结核，增大的肾上腺也可能与真菌病有关。

5. 治疗·肾上腺功能不全的患者应接受氢化可的松治疗。在原发性肾上腺功能不全的患者中，可能需要加入盐皮质激素(醋酸氟洛松 0.05～0.2 mg/d)。像其他形式的肾上腺不全，氢化可的松的剂量范围为 15～25 mg/d，在严重应激反应如大手术中，氢化可的松的剂量应增加高达 300 mg/d，持续 2 日或 3 日。

五、HIV 感染和骨病

(一) 儿童和青少年 HIV 病毒感染骨质改变

由于 HIV 病毒感染和抗反转录病毒治疗对骨代谢具有直接和间接的负面影响，在幼年即发现 HIV 病毒感染并进行 HAART 治疗者对骨质代谢的负面影响具有明显的累积效应，他们成年后的骨折风险可能会增加，即使与中老年时期感染 HIV 的成人相比亦是如此。因为这些儿童和青少年可能无法达到最佳的"最大骨峰值"，即在成年早期获得的最大骨骼质量，这是老年后决定骨质疏松和骨折的风险因素。一项研究发现，与未感染的对照者相比，20～25 岁的 HIV 病毒感染者(无论是否为围生期或青春期感染)骨密度(BMD)均较低，并且桡骨和胫骨的骨小梁和皮层微结构显著异常，表明感染 HIV 的年轻患者具有较低的骨峰值和骨强度。大多数研究发现感染 HIV 病毒的儿童和青少年的最大骨峰值是减少的。

（二）抗反转录病毒治疗（ART）对儿童和青少年骨骼的影响

尽管替诺福韦（TDF）用于 2 岁大的儿童已经被认可，但仍然许多人担忧 TDF 对儿童骨骼发育的潜在影响。在两个意大利儿童的小型纵向研究中［它们是基于蛋白酶抑制剂（PI）对病毒进行抑制的方案］，在转换成 TDF 与非核苷反转录酶抑制剂（NNRTI）结合治疗后，并没有明显的 BMC 或 BMD 损失。然而，在美国的儿童抗病毒治疗的纵向研究中，第 24 周和 48 周脊柱和髋关节的 BMD－Z 评分下降与转换成含有 TDF 的抢救方案有关，而在第 96 周却保持稳定，且证明年龄较小的儿童在使用含有 TDF 的方案后 BMD 损失较大。在抗病毒治疗失败的青少年（12～17 岁）中，使用包含有 TDF 的 ART 治疗方案和安慰剂对照试验比较，TDF 组与安慰剂组之间在 48 周 BMD 损失上没有显著差异，但 TDF 组脊柱 BMD 损伤趋势更大，BMD 损失量＞4%（18% 比 3%，$P＝0.1$）。因此，某些抗反转录病毒药物的组合，特别是包括 TDF 和（或）利托那韦的蛋白酶抑制剂在内的组合，可能对儿童的骨骼成长有更负面的影响。

（三）最大限度地减少 ART 对骨骼的影响治疗策略

可以采取多种策略，尽量减少 ART 对 HIV 感染者 BMD 的影响。由于 TDF 和 PI 对骨骼健康有明显的负面影响，因此在骨折风险增加的 HIV 感染患者中推荐使用这些药物和辅助方法的替代方案。

1. 更换 TDF 的使用，以改善骨骼健康·在接受 TDF 治疗的 HIV 感染者中，有几种可以减轻对骨骼影响的替代方案，包括 TDF 的替代药物阿巴卡韦或 TAF 的使用。阿巴卡韦替代 TDF 是另一个潜在的重要治疗策略。然而，支持这一建议的临床试验数据相对有限。在骨-TDF 研究中，54 名接受 TDF 治疗的 HIV 感染者被随机分配到 2 个组，即继续 TDF 治疗组和转至阿巴卡韦（ABC）治疗组。在基线和第 48 周时测量 BMD，在研究间隔期间，继续 TDF 治疗组的患者腰椎 BMD 下降 1.2%，而转至 ABC 治疗组的患者 BMD 下降 0.7%。在髋关节，使用 ABC 的治疗组 BMD 增加（2.1%），但继续 TDF 治疗组的 BMD 仍然保持稳定。这两个 DXA 位点之间的组间比较差异无统计学意义。虽然转至 ABC 治疗的骨骼效应略逊于预期，但转到 ABC 治疗仍然是目前使用 TDF 的患者希望使其骨骼健康最优化的重要选择。这一策略的一个实际问题是许多患者处于骨折的最高风险期（由于其年龄），也处在心血管疾病发生的最高风险期。ABC 对心血管疾病（CVD）的影响是有争议的，如果有其他选择可用，避免高危 CVD 患者服用 ABC 也是明智的。另外，有研究显示，和 TDF 比较，TAF 是对骨密度影响最小的替诺福韦前体药物，为服用 TDF 的患者骨骼健康状况的优化提供了额外的选择。

2. 更多使用骨毒性小的 ART 治疗·有证据表明，避免使用具有特定骨毒性的 ART 药物（包括 TDF）可以最大限度地减少 ART 的起始治疗对 BMD 的影响。多项 ART 治疗研究显示，与 TDF 相比，含有 ABC、TAF 治疗方案的骨质丢失均较少。同样，与 PI 相比，在 ART 的起始治疗方案中整合酶抑制剂使用后骨质丢失明显减少。在 ACTG A5260s 研究中，HIV 感染的 ART 初始治疗个体被随机分配到阿扎那韦/利托那韦（ATV/r）、达鲁那韦/利托那韦（DRV/r）或拉替拉韦

（RAL），与 TDF/FTC 联合治疗。随机分配到 RAL 的患者与随机分配到 ATV/r 或 DRV/r 的患者相比，骨质丢失明显减少，而 2 个使用 PI 治疗的组之间无明显差异。因此，建议开始抗反转录病毒治疗的存在骨折危险的个体，避免使用 TDF 和 PI/r。

3. 钙剂和维生素 D 的补充·避免 ART 治疗引起骨质流失的另外一种辅助策略是补充钙和维生素 D。在 ACTG A5280 研究中，将 165 例使用 TDF/FTC/EFV 方案的 ART 初治患者随机分为两组，一组给予维生素 D_3 4 000 U/d，加钙 1 000 mg，另一组给予安慰剂，随访超过 48 周。尽管 2 组的 BMD 均下降，但随机分配到钙/维生素 D 组的 BMD 下降值减少约 50%（髋关节，减少 1.46% 比安慰剂组 3.19%，$P＜0.001$；腰椎，减少 1.41% 比安慰剂 2.91%，$P＝0.08$），这是由钙/维生素 D 治疗组的骨转换率下降所致的。目前尚不清楚补充钙和维生素 D 的最佳持续时间及停用后的疗效。然而，考虑到干预成本低，推荐 ART 初始治疗的患者（特别是那些处于骨折风险的患者）补充维生素 D 至少 800 U/d，并且钙摄入量每日约为 1 000 mg（理想是通过饮食摄入）。更高的剂量（直到每日 4 000 U 的最大推荐剂量）也可以考虑。

4. 二膦酸盐的预防疗法·治疗患有骨质疏松症的普通人群一般用二膦酸盐作为一线治疗，它可以把骨折风险降低约 40%。具有低 BMD 值的 HIV 感染者中，已显示出阿仑膦酸或唑来膦酸具有提高骨矿物质密度的效果。最近的随机临床试验结果表明单剂量的唑来膦酸可能是避免 ART 相关骨质流失的有效预防措施，特别是在骨折高危患者中（由于年龄、骨密度、骨折史或其他危险因素）。

总之，有证据表明，HIV 病毒感染的儿童和青少年可能无法达到其骨量的峰值，这可能导致其晚年存在潜在的骨折风险。含 TDF 的 HAART 方案对 BMD 具有一定的影响，但是停药后其影响是可逆的；同样，当 HIV 感染者接受 HAART 治疗时，将含有 TDF 和 PI 的方案转换为不含 TDF 和 PI 的方案时，BMD 也会得到改善。这一策略，即避免服用 TDF 或蛋白酶抑制剂从而尽量减少 ART 治疗对骨骼的影响，伴随着钙和维生素 D 的补充，以及预防性使用二膦酸盐，是 HIV 感染者骨骼健康得到长期改善的重要工具。

六、HIV 感染中的胰岛素抵抗和脂肪营养不良综合征

在 HIV 感染者中，HAART 治疗导致 HIV 相关死亡率急剧下降，但 HAART 治疗导致代谢功能异常，如胰岛素抵抗和脂肪营养不良综合征。

胰岛素抵抗是指各种原因使胰岛素促进葡萄糖摄取和利用的效率下降，机体代偿性地分泌过多胰岛素产生高胰岛素血症，以维持血糖的稳定。胰岛素抵抗易导致代谢综合征和 2 型糖尿病。

HIV 患者脂代谢障碍的最突出特征是脂肪组织重新分布，患者四肢和面部脂肪萎缩，在背部和内脏脂肪增多。因为 HIV 感染者脂肪营养不良的表型与慢性糖皮质激素的表型，如库欣综合征，非常相似，也称为假库欣综合征（pseudo-Cushing syndrome）。

在成人 HIV 感染者中，胰岛素抵抗的发生率高达 25%，

其中部分胰岛素抵抗患者(5%～10%)进展到糖尿病期。有研究显示 HIV 感染的儿童胰岛素抵抗的发生率为 1.5%～2%,在接受 HAART 治疗的儿童发生显著而持续的体型改变和血脂异常,但没有明显的葡萄糖代谢异常。

甘油三酯血症和游离脂肪酸含量增加通常发生于 HAART 治疗前的 AIDS 患者中,这与内脏脂肪组织部分增加和炎症反应有关。HIV 感染本身可引起脂质异常,包括高甘油三酯和低高密度脂蛋白。AIDS 相关性的胰岛素抵抗与脂肪营养不良综合征及正常人群的代谢综合征相似,在 HIV 感染者中,胰岛素抵抗与脂肪营养不良综合征的发生均与体内慢性炎症和免疫激活有关。有报道显示,代谢综合征的风险随着 CD4 水平的增高而降低;在 HIV 感染进入 AIDS 期后,CD4 水平降低,高水平炎症因子导致代谢综合征的发生。

参考文献

[1] Hruz PW. HIV and endocrine disorders[J]. Endocrinol Metab Clin North Am, 2014, 43(3): xvii-xviii.

[2] Zhang Q, Frange P, Blanche S, et al. Pathogenesis of infections in HIV-infected individuals: insights from primary immunodeficiencies[J]. Curr Opin Immunol, 2017, 48: 122－133.

[3] Brown TT. The effects of HIV－1 infection on endocrine organs[J]. Best Pract Res Clin Endocrinol Metab, 2011, 25(3): 403－413.

[4] Ji S, Jin C, Höxtermann S, et al. Prevalence and influencing factors of thyroid dysfunction in HIV－infected patients[J]. Biomed Res Int, 2016, 2016: 3874257.

[5] Chrousos GP, Zapanti ED. Hypothalamic-pituitary-adrenal axis in HIV infection and disease[J]. Endocrinol Metab Clin North Am, 2014, 43(3): 791－806.

[6] Panagiotakopoulos L, Kelly S, Neigh GN. HIV－1 proteins accelerate HPA axis habituation in female rats[J]. Physiol Behav, 2015, 150: 8－15.

[7] Sokalski KM, Chu J, Mai AY, et al. CIHR team grant on HIV therapy and aging: CARMA. Endocrine abnormalities in HIV-infected women are associated with peak viral load-the Children and Women: AntiRetrovirals and Markers of Aging (CARMA) Cohort[J]. Clin Endocrinol (Oxf), 2016, 84(3): 452－462.

[8] Havens PL, Stephensen CB, Van Loan MD, et al. Vitamin D3 supplementation increases spine bone mineral density in adolescents and young adults with HIV infection being treated with tenofovir disoproxil fumarate: a randomized, placebo-controlled trial[J]. Clin Infect Dis, 2018, 66(2): 220－228.

[9] Glidden DV, Mulligan K, McMahan V, et al. Brief report: recovery of bone mineral density after discontinuation of Tenofovir-based HIV pre-exposure prophylaxis[J]. J Acquir Immune Defic Syndr, 2017, 76(2): 177－182.

[10] Unsal AB, Mattingly AS, Jones SE, et al. Effect of antiretroviral therapy on bone and renal health in young adults infected with HIV in early life [J]. J Clin Endocrinol Metab, 2017, 102(8): 2896－2904.

[11] Noumegni SRN, Nansseu JR, Ama VJM, et al. Insulin resistance and associated factors among HIV-infected patients in sub-Saharan Africa: a cross sectional study from Cameroon[J]. Lipids Health Dis, 2017, 16(1): 148.

[12] Sacilotto LB, Pereira PCM, Manechini JPV, et al. body composition and metabolic syndrome components on lipodystrophy different subtypes associated with HIV[J]. J Nutr Metab, 2017, 2017: 8260867.

常用术语缩略词英汉对照

缩略词	英 文 全 称	中 文 全 称
1,5 - AG	1,5 - anhydroglucitol	1,5 -脱水葡萄糖醇
11β - HSD	11β - hydroxysteroid dehydrogenase	11β -羟化类固醇脱氢酶
¹HMRS	¹H magnetic resonance spectroscopy	¹H 磁共振波谱分析
1 mg - DST	overnight 1 mg dexamethasone suppression test	午夜 1 mg 地塞米松抑制试验
3β - HSD2	3β - hydroxysteroid dehydrogenase type 2	3β -类固醇脱氢酶 2 型
βCGS	β - cell glucose sensitivity	β 细胞的葡萄糖敏感性
β - EP	β - endorphin	β -内啡肽
β - LPH	β - lipotropic pituitary hormone	β -促脂解素

A

AAP	adrenal androgenic precursors	肾上腺雄激素前体
AAS	anabolic androgenic steroids	同化雄激素性类固醇
ABR	auditory brainstem response	听觉脑干反应
ACA	adrenocortical adenomas	肾上腺皮质腺瘤
ACC	adrenocortical carcinoma	肾上腺皮质癌
ACE	angiotensin converting enzyme	血管紧张素转换酶
ACEI	angiotensin converting enzyme inhibitors	血管紧张素转换酶抑制剂
ACH	achondroplasia	软骨发育不全
ACTH	adrenocorticotropic hormone	促肾上腺皮质激素
AD	androstenedione	雄烯二酮
ADCDI	autosomal dominant central diabetes insipidus	常染色体显性遗传中枢性尿崩症
ADH	antidiuretic hormone	抗利尿激素
ADH	atypical ductal hyperplasia	非典型导管上皮增生
ADH	autosomal dominant hypocalcemia	常染色体显性遗传性低钙血症
ADHR	autosomal dominant hypophosphatemic rickets	常染色体显性遗传低磷性佝偻病
ADM	acelluar dermal allograft	脱细胞异体真皮
ADO I	autosomal dominant osteopetrosis type I	I 型常染色体显性遗传性骨质硬化症
ADO II	autosomal dominant osteopetrosis type II	II 型常染色体显性遗传性骨质硬化症
AEXS	aromatase excess syndrome	芳香化酶增多综合征
AF	activation function	激活功能
AFF	atypical femur fracture	非典型股骨骨折
AG	aminioglutethimide	氨鲁米特
AGE	advanced glycation end products	晚期糖基化终末产物
AGT	angiotensinogen	血管紧张素原

AH	atypical hyperplasia	不典型增生
AHO	Albright hereditary osteodystrophy	Albright 遗传性骨营养不良症
AHSG	α2 – HS – glycoprotein	α2 – HS 糖蛋白
AHST	autologous nonmyeloablative hematopoietic stem cell transplantation	自体非清髓造血干细胞移植
AI	adrenal incidentaloma	肾上腺意外瘤
AI	artificial insemination	人工授精
AID	artificial insemination by donor	供精者精液人工授精
AIH	artificial insemination with husband sperm	使用丈夫精液人工授精
AIMAH	ACTH-independent macronodular adrenal hyperplasia	ACTH 非依赖性大结节样肾上腺增生症
AIP	acute intermittent porphyria	急性间歇性卟啉病
AIRE	autoimmune regulator	自身免疫调节子
AIS	androgen insensitivity syndrome	雄激素不敏感综合征
AIT	apical iodide transporter	顶端碘转运蛋白
AIT	autoimmune thyroiditis	自身免疫甲状腺炎
AITD	autoimmue thyroid disease	自身免疫性甲状腺疾病
AJCC	American Joint Committee on Cancer	美国肿瘤联合委员会
ALD	adrenoleukodystrophy	肾上腺脑白质营养不良症
ALP	alkaline phosphatase	碱性磷酸酶
AME	apparent mineralocorticoid excess	表象性盐皮质激素过多症
AMH	anti-Müllerian hormone	抗米勒管激素
AMN	adrenomyeloneuropathy	肾上腺髓质神经病
AMS	aging male symptoms	欧洲老年男性症状量表
AN	anorexia nervosa	神经性厌食症
Ang Ⅰ	angiotensin Ⅰ	血管紧张素 Ⅰ
Ang Ⅱ	angiotensin Ⅱ	血管紧张素 Ⅱ
ANP	atrial natriuretic peptide	心房利钠肽
AO	acridin orange	吖啶橙
AON	antisense-oligonucleotides	反义寡核苷酸
AP-1	activating protein 1	活化蛋白 1
APB	aminopeptidase B	氨基肽酶 B
APC	adipocyte progenitor cells	脂肪祖细胞
APECED	autoimmune polyendocrinopathy-candidiasis-ectodermal dystrophy	自身免疫性多内分泌病变-念珠菌病-外胚层发育不良
AphN	acute phosphate nephropathy	急性磷酸盐性肾病
APN	aminopeptidase N	氨基肽酶 N
Apo	apolipoprotein	载脂蛋白
APRA	aldosterone-producing renin-responsive adenoma	肾素反应型醛固酮分泌腺瘤
APS	autoimmune polyendocrine syndrome	自身免疫性多内分泌腺病综合征
AQP	aquaporins	水通道蛋白
AR	aldose reductase	醛糖还原酶
AR	androgen receptor	雄激素受体
ARA	androgen receptor associated proteins	雄激素受体结合蛋白
ARB	angiotensin receptor blocker	血管紧张素受体阻断剂
ARS	androgen resistance syndrome	雄激素抵抗综合征
AS	atherosclerosis	动脉粥样硬化
ASBT	apical sodium-dependent bile acid transporter	顶端钠依赖性胆汁酸转运蛋白
ASC	adult stem cell	成体干细胞
ASC2	activating signal cointegrator 2	激活的信号共整合因子 2
ASCOM	activating signal cointegrator-2-containing complex	含有 ASC2 的复合物

ASP	acylation stimulating protein	乙酰化刺激蛋白
AST	acute suppurative thyroiditis	急性化脓性甲状腺炎
AT	atrophic thyroiditis	萎缩性甲状腺炎
ATAC‑seq	assay for transposase-accessible chromatin using sequencing	转座酶可接近性染色质测序
ATC	anaplastic thyroid carcinoma	甲状腺未分化癌
A‑THF	allotetrahydrocortisol	别四氢皮质醇
ATRA	all-trans-retinoic acid	全反式视黄酸
AUB	abnormal uterine bleeding	异常子宫出血
AVP	arginine vasopressin	精氨酸血管加压素
AZF	azoospermia factor	无精子因子

B

BA	bone age	骨龄
BAR	bile acid receptor	胆汁酸受体
BAT	brown adipose tissue	棕色脂肪组织
BCAA	branched-chain amino acids	支链氨基酸
BDNF	brain derived neurotrophic factor	脑源性神经营养因子
bFGF	basic fibroblast growth factor	碱性成纤维细胞生长因子
BGP	bone Gla-protein	骨钙素
BHA	butylated hydroxyanisole	丁基化羟基茴香醚
BLP	bombesin-like peptides	蛙皮素样肽
BMD	bone mineral density	骨密度
BMP	bone morphogenetic protein	骨形态发生蛋白
BMU	bacsic multicellular unit	基底多细胞单位
BMU	bone metabolic units	骨代谢单位
BMU	bone multicellular unit	骨多细胞单位
BNP	brain natriuretic peptide	脑钠肽
BRU	bone remodeling unit	骨重建单位
BSU	bone structure unit	骨结构单位
BTB	breakthrough bleeding	突破性出血
BTM	basal transcriptional machinery	基础转录机器
BTM	bone turnover marker	骨转换标志物
BUA	bone ultrasound attenuation	宽带超声衰减

C

CA	chronological age	生活年龄
CAII	carbonic anhydrase deficiency type II	II型碳酸酐酶缺陷症
CAH	congenital adrenal hyperplasia	先天性肾上腺皮质增生
CAIS	complete androgen insensitivity syndrome	完全雄激素不敏感综合征
CAN	cardiac autonomic neuropathy	心血管自主神经病变
CAP	controlled attenuation parameter	受控衰减参数
CAR	constitutive androstane receptor	组成型雄甾烷受体
CARM1	coactivator-associated arginine methyltransferase 1	共激活因子相关的精氨酸甲基转移酶1
CART	cocaine-and-amphetamine-regulated transcript	可卡因苯丙胺调节转录肽
CAS	clinical activity score	临床活动性评分
CASE	computer-assisted sensory evaluation	计算机辅助评估
CASTLE	carcinoma showing thymic-like elements	胸腺样分化甲状腺癌
CaSR	calcium-sensing receptor	钙敏感受体
CaT1	calcicum transporter 1	钙转运子1
CBG	cortisol binding globulin	皮质醇结合球蛋白
CBP	CREB binding protein	CREB结合蛋白

CC	clomifene citrate	枸橼酸氯米芬
CCK	cholecystokinin	胆囊收缩素
CDGP	constitutional delay of growth and puberty	体质性青春发育延迟
CDI	central diabetes insipidus	中枢性尿崩症
CE	cholesterolester	胆固醇酯
CEA	carcinoembryonic antigen	癌胚抗原
CED	progressive diaphyseal dysplasia，Camurati Engelmann Disease	进行性骨干增生异常症
CEE	conjugated equine estrogens	结合型马雌激素
CEE	quinestrol	炔雌醚
CETP	cholesterolester transferprotein	胆固醇酯转移蛋白
CG	chorionic gonadotropin	绒毛膜促性腺激素
CgA	chromogranin A	嗜铬粒蛋白 A
CGD	constitutional growth delay	体质性生长延迟
CGM	continuous glucose monitoring	连续血糖监测
CGRP	calcitonin gene-related peptide	降钙素基因相关多肽
CHH	congenital hypogonadotropic hypogonadism	先天性低促性腺激素性性腺功能减退
ChIP	chromatin immunoprecipitation	染色质免疫沉淀
CHTD	congenital hypothyroidism from thyroid dysgenesis	甲状腺发育异常导致的先天性甲减
CIS	carcinoma in situ	原位癌
CK20	cytokeratin 20	细胞角蛋白 20
CKD	chronic kidney disease	慢性肾脏病
CKD-MBD	chronic kidney disease-mineral salt and bone disorder	慢性肾脏病-矿盐和骨骼异常
CLA	cutaneous lichen amyloidosis	皮肤苔藓淀粉样变
CLAH	congenital lipoid adrenal hyperplasia	先天性类脂质性肾上腺增生症
ClinRO	clinician-reported outcomes	临床医师报告的结局
CM	chylomicron	乳糜微粒
CMA	chlormadinone acetate	醋酸氯地孕酮
CO	carbon monoxide	一氧化碳
CoA	coactivator	共激活因子
COC	combined oral contraceptive	复方口服避孕药
COMT	catechol-O-methyltransferase	儿茶酚-氧-甲基转移酶
CoR	corepressor	共抑制因子
COS	controlled ovarian stimulation	控制性卵巢刺激
Cp	phosphate clearance test	磷廓清试验
CPA	cyproterone acetate	醋酸环丙孕酮
CPE	carboxypeptidase E	羧肽酶 E
CPHD	combined pituitary hormone deficiency	多种垂体激素缺乏症
CPM	central pontine myelinolysis	中枢性脑桥脱髓鞘症
CRF	chronic renal failure	慢性肾衰竭
CRF	corticotropin releasing factor	促肾上腺皮质激素释放因子
CRH	corticotropin releasing hormone	促肾上腺皮质激素释放激素
CRMO	chronic recurrent multifocal osteomyelitis	慢性复发性多灶性骨髓炎
CRT	cognitive remediation therapy	认知重建疗法
CRT	cranial radiotherapy	头颅放疗
CSH	chorionic somatomammotropin hormone	绒毛膜生长激素
CSII	continuous subcutaneous insulin infusion	持续皮下胰岛素输注
CSME	clinically significant macular edema	伴有临床有意义的黄斑水肿
CSR	craniospinal radiotherapy	脑脊髓放射治疗
CSW	cerebral salt wasting	脑性耗盐征
CTE	carboxy-terminal extension	羧基端延伸区
CTGF	connective tissue growth factor	结缔组织生长因子

Cthrc 1	collagen triple helix repeat containing 1	胶原蛋白三股螺旋重复蛋白 1
CTLA‑4	cytotoxic T‑lymphocyte‑associated protein 4	细胞毒性 T 淋巴细胞相关抗原 4
CTR	calcitonin receptor	降钙素受体
CTT	calcium tolerance test	钙耐量试验
CTX	cross linked C‑telopeptide of type Ⅰ collagen	Ⅰ型胶原交联 C 末端肽
CTX	cyclophosphamide	环磷酰胺
CVD	cardiovascular disease	心血管疾病
CX	connexin	连接蛋白
CYP11B1	cytochrome P450 family 11 subfamily B member 1	11β‑羟化酶

D

DA	dopamine	多巴胺
DAI	diffuse axonal injury	弥散性轴突损伤
DBD	DNA binding domain	DNA 结合结构域
DBP	vitamin D binding protein	维生素 D 结合蛋白
DCC	dextran coated charconal	葡聚糖包裹活性炭
DCCT	diabetes control and complications trial	糖尿病控制与并发症试验
DCIS	ductal carcinoma in situ	导管原位癌
DCM	diabetic cardiomyopathy	糖尿病性心肌病变
DDI	dipsogenic diabetes insipidus	致渴性尿崩症
DDT	dichlorodiphenyltrichloroethane	二氯二苯三氯乙烷
DES	diethylstilbestrol	己烯雌酚
DFI	DNA fragmentation index	精子 DNA 断裂指数
DHEA	dehydroepiandrosterone	脱氢表雄酮
DHEAS	dehydroepiandrosterone sulfate	硫酸脱氢表雄酮
DHMA	dihydroxymandelic acid	二羟扁桃酸
DHPG	dihydroxyphenylglycol	二羟苯甘醇
DHT	dihydrotestosterone	双氢睾酮
DIP	diabetes in pregnancy	糖尿病合并妊娠
DIT	3,5‑diiodotyrosine	3,5‑二碘酪氨酸
DITPA	3,5‑diiodothyropropionic acid	二碘甲状腺丙酸
DKA	diabetes ketoacidosis	糖尿病酮症酸中毒
DMD	Duchenne's muscular dystrophy	Duchenne 肌营养不良
DMPA	depot medroxyprogesterone acetate	长效醋酸甲羟孕酮
dMTase	DNA demethylase	DNA 去甲基化酶
DN	diabetic nephropathy	糖尿病肾病
DNG	dienogest	地诺孕素
DOC	degree of pineal calcification	松果体钙化程度
DOC	deoxycorticosterone	去氧皮质酮
DP	diabetic papillopathy	糖尿病性视乳头病变
DPD	deoxypyridinoline	脱氧吡啶啉
DPD	deoxypyridinoline crosslinks	脱氧吡啶啉交联
DPE	downstream core promoter element	下游核心启动子元件
DPP	Diabetes Prevention Program	糖尿病预防计划
DPP‑4	dipeptidyl peptidase 4	二肽基肽酶‑4
DR	diabetic retinopathy	糖尿病视网膜病变
DR	direct repeat	同向重复
DRIP	VDR interacting protein	VDR 相互作用蛋白
DRS	diabetic retinopathy study	糖尿病视网膜病变研究
DRSP	drospirenone	屈螺酮
DSD	disorders of sex development	性发育异常

DSME/S	diabetes self management education and support	糖尿病自我管理教育与支持
DSOM	diffuse sclerosing osteomyelitis of the mandible	下颌弥漫性硬化骨髓炎
DSP	dual specificity phosphatases	双重特异性磷酸酶
DTC	differentiated thyroid cancer	分化型甲状腺癌
DTC	dithiocarbamates	二硫代氨基甲酸盐类
DTZ	dithizone	双硫腙
DWI	diffusion weighted imaging	弥散加权像
DXA	dual-energy X-ray absorptiometry	双能 X 线骨吸收仪
DYN	dynorphin	强啡肽

E

E	estrogen	雌激素
E_2	estradiol	雌二醇
EAH	exercise associated hyponatremia	运动相关低钠血症
EAS	ectopic ACTH syndrome	异位 ACTH 综合征
EBRT	external beam radiotherapy	外照射治疗
ECM	extracellular matrix	细胞外基质
ECT	eel calcitonin	鳗鱼降钙素
EDC	endocrine-disrupting chemicals	内分泌干扰物质
EDIC	epidemiology of diabetes interventions and complications	糖尿病干预治疗及并发症的流行病学
EE	ethinyl estradiol	乙炔雌二醇
EED	environmental endocrine disruptors	环境内分泌干扰物
EGFR	epidermal growth factor receptor	表皮生长因子
EH	endometrial hyperplasia without atypia	子宫内膜增生不伴不典型增生
EIA	enzyme immunoassay	免疫酶标法
EIN	endometrioid intraepithelial neoplasia	子宫内膜上皮内瘤变
ELISA	enzyme linked immunosorbent assay	酶联免疫吸附分析法
EMS	8p11 - myeloproliferative syndrome	8p11 -骨髓增殖综合征
EMS	external masculinization score	外生殖器男性化得分
ENaC	epithelial sodium channel	上皮钠通道
EndMT	endothelial-to-mesenchymal transition	上皮细胞向间充质细胞转化
eNOS	endothelial nitricoxide synthetase	内皮型一氧化氮合酶
EoPDB	early onset familial Paget's disease	早发性家族性骨佩吉特病
EPHX2	epoxide hydrolase 2	环氧化物水解酶 2
EPO	eosinophil peroxidase	嗜酸细胞过氧化物酶
ER	endoplasmic reticulum	内质网
eRNA	enhancer RNA	增强子 RNA
ESC	embryonic stem cell	胚胎干细胞
ESH	expansile skeletal hyperphosphatasia	膨胀性骨源性高碱性磷酸酶血症
ESKD	end stage of kidney diseases	终末期肾脏疾病
ESS	euthyroid sick syndrome	甲状腺功能正常的病态综合征
EST	expressed sequence tag	表达序列标签
ET	endothelin	内皮素
ET	estrogen therapy	雌激素治疗
ETDRS	early treatment diabetic retinopathy study	早期治疗糖尿病视网膜病变的研究
Etv5	Ets variant gene 5	转录因子 *Ets* 变异基因 5

F

FABP2	intestinal fatty acid binding protein	肠型脂肪酸结合蛋白
FAH	functional adrenal hyperandrogenism	功能性肾上腺高雄激素症
FAI	free androgen index	游离雄激素指数

FBM	fat body mass	体脂量
FBN-1	Fibrillin-1	原纤蛋白1
FC	free cholesterol	游离胆固醇
FDG	^{18}F-fluorodeoxyglucose	^{18}F-氟脱氧葡萄糖
FEmg	fractional excretion of magnesium	镁排泄分数
FEO	familial expansile osteolysis	家族性膨胀性骨溶解
FFA	free fatty acid	游离脂肪酸
FGF	fibroblast growth factor	成纤维细胞生长因子
FGFR	fibroblast growth factor receptor	成纤维细胞生长因子受体
FGnA	functioning gonadotroph adenomas	功能性促性腺激素细胞瘤
FGR	fetal growth restriction	胎儿生长受限
FH	familial hyperaldosteronism	家族性醛固酮增多症
FHA	functional hypothalamic amenorrhea	功能性下丘脑性闭经
FHHNC	familial hypomagnesaemia with hypercalciuria and nephrocalcinosis	家族性低镁血症伴高尿钙和肾钙质沉着症
FMLPP	familial male-limited precocious puberty	家族性男性局限性性早熟
FMP	final menstrual period	最后一次月经
FMTC	familial MTC	家族性髓样癌
FMT	fecal microbiome transplantation	粪菌移植
FN	femoral neck	股骨颈
FN	fibronectin	纤维连接蛋白
FNA	fine-needle aspiration	细针穿刺活检
FNAC	fine-needle aspiration cytology	细针穿刺细胞学检查
FOP	fibrodysplasia ossifans progressiva	进行性骨化性纤维增殖不良症
Foxp3	Forkhead box P3	叉头转录因子3
FRAX	fracture risk assessment tool	骨折风险评估工具
FRP-4	frizzle related protein 4	卷曲相关蛋白4
FSH	follicle stimulating hormone	卵泡刺激素
FSS	familial short statune	家族性身材矮小
FT	free testosterone	游离睾酮
FT1D	fulminant type 1 diabetes	暴发性1型糖尿病
FXR	farnesoid X receptor	法尼酯X受体
FXS	fragile X syndrome	脆性X综合征

G

GA	glycated albumin	糖化血清白蛋白
GABA	γ-aminobutyric acid	γ-氨基丁酸
GAD	glutamic acid decarboxylase	谷氨酸脱羧酶
GADA	glutamic acid decarboxylase antibody	谷氨酸脱羧酶抗体
GALF	glycyrrhetinic acid-like factors	类甘草次酸样因子
GAP	GnRH associated peptide	GnRH相关肽
GBY	gonadoblastoma on the Y chromosome	性腺母细胞瘤区域
GC	glucocorticoid	糖皮质激素
GC	guanylyl cyclase	鸟苷酸环化酶
Gcg	preproglucagon gene	胰高血糖素原基因
GCKR	glucokinase regulatory protein	葡萄糖激酶调节蛋白
GCNIS	germ cell neoplasia in situ	原位生殖细胞瘤变
GCP	Good Clinical Practice	药品临床试验管理规范
GD	Graves disease	格雷夫斯病
GDI	gestational diabetes insipidus	妊娠尿崩症
GDM	gestational diabetes mellitus	妊娠期糖尿病

GDNF	glial cell line derived neurotrophic factor	胶质细胞源性神经营养因子
GDPP	GnRH dependent precocious puberty	促性腺激素释放激素依赖性性早熟
GEI	gene and environment interaction	基因和环境因素交互作用
GEP‐NEN	gastroenteropancreatic neuroendocrine neoplasms	胃肠胰腺神经内分泌肿瘤
GEP‐NET	gastroenteropancreatic neuroendocrine tumors	胃肠胰神经内分泌肿瘤
GFL	glial cell line-derived neurotrophic factor family ligands	胶质细胞源性神经营养因子家族配体
GGHL	glycosylglactosyl hydroxylysine	羟赖氨酸葡萄糖半乳糖苷
GH	growth hormone	生长激素
GHIS	GH insensitivity syndrome	生长激素不敏感综合征
GHL	galactosyl hydroxylysine	羟赖氨酸半乳糖苷
GHND	growth hormone neurosecretory dysfunction	生长激素神经分泌功能障碍
GHR	growth hormone receptor	生长激素受体
GHRH	growth hormone releasing hormone	生长激素释放激素
GHRP‐6	growth hormone releasing peptide‐6	生长激素释放肽‐6
GHS	GH secretagogues	生长激素促泌素
GI	glycemic index	血糖生成指数
GI‐NEN	gastrointestinal neuroendocrine neoplasms	胃肠道神经内分泌肿瘤
GIOP	glucocorticoid induced osteoporosis	糖皮质激素性骨质疏松症
GIP	gastric inhibitory peptide	抑胃肽
GIP	glucose-dependent insulinotropic peptide	葡萄糖依赖性胰岛素释放肽
GIPP	GnRH independent precocious puberty	非促性腺激素释放激素依赖性性早熟
GK	glucokinase	葡萄糖激酶
Gla	gamma-carboxyglutamic acid	γ‐羧基化谷氨酸
GLI	glucagon-like-immunoreactivity	高血糖素样免疫活性物质
GLP‐1	glucagon-like peptide 1	胰高血糖素样肽 1
GM‐CSF	granulocyte-macrophage colony-stimulating factor	粒细胞-巨噬细胞集落刺激因子
Gn	gonadotropin	促性腺激素
GnA	gonadotroph adenomas	促性腺激素细胞腺瘤
GnRH	gonadotropin releasing hormone	促性腺激素释放激素
GnRHa	gonadotropin releasing hormone analogues	促性腺激素释放激素类似物
GO	Graves ophthalmopathy	Graves 眼病
GRA	glucocorticoid-remediable aldosteronism	糖皮质激素可治性醛固酮增多症
GRE	glucocorticoid response element	糖皮质激素反应元件
GSIS	glucose-stimulated insulin secretion	葡萄糖刺激的胰岛素分泌
GSK3	glycogen synthase kinase 3	糖原合成酶激酶‐3
GSS	genetic short stature	遗传性身材矮小
GTF	general transcription factor	基本转录因子
GTM	general transcription machinery	基本转录机器
GVHD	graft-versus-host disease	移植物抗宿主病
GWAS	genome-wide association study	全基因组关联研究

H

HA	heterophilic antibody	嗜异性抗体
HAART	highly active antiretroviral therapy	高效抗反转录病毒治疗
HAT	histone acetyltransferase	组蛋白乙酰转移酶
HCG	human chorionic gonadotropin	人绒毛膜促性腺激素
HCS	human chorionic somatomammotropin	人绒毛膜促生长泌乳素
HCT	human calcitonin	人降钙素
HDAC	histone deacetylase	组蛋白去乙酰化酶
HD	Hirschsprung disease	先天性巨结肠
HDL	high density lipoprotein	高密度脂蛋白

HDM	histone demethylase	组蛋白去甲基化酶
HE	Hashimoto encephalopathy	桥本脑病
HERS	heart and estrogen/progestin replacement study	心脏与雌激素/孕激素替代疗法研究
HGF	hepatocyte growth factor	肝细胞生长因子
HGH	human growth hormone	人生长激素
HGH－V	human growth hormone-variant	变异的人生长激素
HGM	hyperglycemic memory	高血糖记忆
HGP	human genome project	人类基因组计划
HH	hypogonadotropic hypogonadism	低促性腺素性功能减退症
HHM	humoral hepercalcaemia of malignancy	恶性肿瘤体液性高钙血症
HHRH	hereditary hypophosphatemic rickets with hypercalciuria	遗传性低磷性佝偻病合并高尿钙症
HHS	hyperosmolar hyperglycemic state	高血糖高渗性综合征
HL	hepatic lipase	肝脂酶
HLH	basic helix-loop-helix	螺旋-环-螺旋
HMB	heavy menstrual bleeding	经期失血量多
HMG	human menopausal gonadotropin	人绝经期促性腺激素
HMT	histone methyltransferase	组蛋白甲基转移酶
HNF－4	hepatocyte nuclear factor 4	肝细胞核因子 4
Hoxa13	homeobox A13	同源盒基因 A13
HPA	hypothalamic-pituitary-adrenal axis	下丘脑-垂体-肾上腺轴
HPL	human placental lactogen	人胎盘催乳素
HPLC	liquid chromatography	高效液相色谱法
HPRL	human prolactin	人类催乳素
HRE	hormone response element	激素反应元件
HR－pQCT	high-resolution peripheral quantitative computed tomography	高分辨率外周定量计算机断层扫描
HRT－E	hormone replacement therapy with estrogen	雌激素替代治疗
HRT－EP	hormone replacement therapy with estrogen/progestogen	雌孕激素替代疗法
HRT	hormone replacement therapy	激素替代治疗
HSPG	heparan sulfate proteoglycan	硫酸乙酰肝素黏蛋白
HT	Hashimoto thyroiditis	桥本甲状腺炎
Hyp	hydroxyproline	尿羟脯氨酸

I

IAP	inhibitor-of-apoptosis	凋亡抑制蛋白
IBMPFD1	inclusion body myopathy，Paget disease of bone，and frontotemporal dementia	包涵体肌病-骨佩吉特病-额颞叶痴呆综合征
ICA	islet cell antibody	胰岛细胞抗体
ICAM－1	intercellular cell adhesion molecule－1	细胞间黏附分子1
ICP－MS	inductively coupled plasma mass spectrometer	电感耦合等离子质谱法
ICSI	intracytoplasmic sperm injection	卵细胞质内单精子注射技术
IDD	iodine deficiency disorders	碘缺乏病
IFG	impaired fasting glucose	空腹血糖受损
IFTA	interstitial fibrosis and tubular atrophy	肾小管萎缩与间质纤维化
IGF	insulin-like growth factor	胰岛素样生长因子
IGF－1	insulin-like growth factor 1	胰岛素样生长因子1
IGF－1R	insulin-like growth factor receptor 1	胰岛素样生长因子1受体
IGF－2	insulin-like growth factor 2	胰岛素样生长因子2
IGFBP	IGF binding protein	IGF 结合蛋白
IGHD	isolated growth hormone deficiency	孤立性 GH 缺乏症
IGT	impaired glucose tolerance	糖耐量受损
IH	idiopathic hypercalciuria	特发性高尿钙症

IHA	idiopathic hyperaldosteronism	特发性醛固酮增多症
IHC	immunohistochemical	免疫组织化学法
IHH	idiopathic hypogonadotropic hypogonadism	特发性低促性腺激素性性腺功能减退症
IIH	iodine induced hyperthyroidism	碘致甲状腺功能亢进症
IJO	idiopathic juvenile osteoporosis	特发性青少年型骨质疏松
IL-6	interleukin-6	白细胞介素6
IMA	immunometric assays	免疫分析法
IMB	intermenstrual bleeding	经间期出血
IMCL	intramyocellular lipids	骨骼肌内脂质含量
IMMC	interdigestive migrating motor complex	消化间期移行运动复合体
IMO	infantile malignant osteopetrosis	婴幼儿恶性型骨质硬化症
IMRT	3D intensity modulated radiotherapy	三维调强适形放疗
INSL3	insulin-like hormone 3	胰岛素样激素3
IPC	insulin producing cell	胰岛素产生细胞
IPE	index of phosphate excretion	磷排泄指数
iPSC	induced pluripotent stem cell	诱导多能干细胞
IPSS	inferior petrosal sinus sampling	岩下静脉窦采血
IP-TNT	interpericyte tunnelling nanotubes	毛细血管周细胞间通道纳米管
IQ	intelligence quotient	智商
IR	insulin receptor	胰岛素受体
IR	insulin resistance	胰岛素抵抗
IRAP	insulin-regulated aminopeptidase	胰岛素调节的氨基肽酶
IRMA	immunoradiometric assay	免疫放射分析法
ISS	idiopathic short stature	特发性身材矮小
ITT	insulin tolerance test	胰岛素耐量试验
IUGR	intrauterine growth restriction	宫内发育迟缓
IVA	In vitro activation	体外激活
IVF-ET	in vitro fertilization and embryo transfer	体外受精与胚胎移植
IYD	iodotyrosine deiodinase	碘化酪氨酸脱碘酶

J

| JGC | juxtaglomerular cells | 肾脏球旁细胞 |
| JPD | juvenile Paget's disease | 青少年骨佩吉特病 |

K

KDIGO	kidney disease: improving global outcomes	改善全球肾脏病预后
Keap1	Kelch-like ECH-associated protein 1	Kelch样环氧氯丙烷相关蛋白
KS	Kallmann syndrome	卡尔曼综合征
KS	Klinefelter syndrome	克兰费尔特综合征

L

LADA	latent autoimmune diabetes of adult	成人隐匿性自身免疫性糖尿病
LADY	latent autoimmune diabetes in the young	青年人隐匿性自身免疫糖尿病
LAR	long-acting octreotide	长效奥曲肽
LAT	L-type amino acid transporter	L-型氨基酸转运子
LATS	long-acting thyroid stimulator	长效甲状腺刺激物
LBD	ligand binding domain	配体结合域
LBM	lean body mass	瘦体量
LCAT	lecithin-cholesterolacyl transfease	卵磷脂胆固醇脂酰转移酶
LCCSCT	large-cell calcifying Sertoli cell tumors	大细胞钙化性型支持细胞瘤
LCH	Langerhans cell histiocytosis	朗格汉斯细胞组织细胞增生症

LCIS	lobular carcinoma in situ	小叶原位癌
LCoR	ligand dependent corepressor	配体依赖性的共抑制因子
LCR	locus control region	基因座控制区
LDDST－CRH test	combined low-dose dexamethasone suppression corticotrophin-releasing hormone test	小剂量地塞米松抑制试验联合 CRH 兴奋试验
LDDST	low-dose dexamethasone suppression test	小剂量地塞米松抑制试验
LDL	low density lipoprotein	低密度脂蛋白
LDP Ⅰ	lysosomal dipeptidase Ⅰ	溶酶体二肽酶Ⅰ
LDP Ⅱ	lysosomal dipeptidase Ⅱ	溶酶体二肽酶Ⅱ
LDT	laboratory developed test	实验室自建方法
LEP	leptin	瘦素
LGR4	leucine-rich repeat containing G protein-coupled receptor 4	富含亮氨酸重复序列 G 蛋白偶联受体 4
LH	interstitial cell-stimulating hormone	间质细胞刺激素
LH	luteinizing hormone	黄体生成素
LIF	leukemia inhibitory factor	白血病抑制因子
LINH	lymphocytic infundibuloneurohypophysitis	淋巴细胞性漏斗神经垂体炎
LN	laminin	层粘连蛋白
lncRNA	long noncoding RNA	长链非编码 RNA
LNG＋TE	levonorgestrel	左炔诺孕酮
LOH	late-onset hypogonadism in males	男性迟发性性腺功能减退症
LOH	local osteolytic hypercalcemia	局部溶骨性高钙血症
LOH	loss of heterozygosity	杂合丢失
LPD	luteal phase deficiency	黄体功能不足
LPL	lipoprotein lipase	脂蛋白脂酶
LPO	lactoperoxidase	乳过氧化物酶
LPS	lipopolysaccharide	脂多糖
LRH－1	liver receptor homologue－1	肝受体类似物 1
LRP1	lipoprotein receptor-related protein 1	脂蛋白受体相关蛋白 1
LS	lumbar spine	腰椎
LSM	liver stiffness measurement	肝脏弹性值
LUF	luteinized unruptured follicle	黄素化囊肿
LXR	liver X receptor	肝 X 受体

M

MA	megestrol acetate	醋酸甲地孕酮
MAGPI	meatal advancement and glanuloplasty incorporated procedure	尿道口前移龟头成形术
MAH	malignancy associated hypercalceimia	恶性肿瘤相关性高钙血症
MAIS	mild androgen insensitivity syndrome	轻型雄激素不敏感综合征
MAO	monoamine oxidase	单胺氧化酶
MAP－2	microtube-associated protein－2	微管相关蛋白 2
MAPK	mitogen-activated protein kinase	丝裂原活化蛋白激酶
MCP－1	monocyte chemoattractant protein－1	单核细胞趋化蛋白 1
M－CSF	macrophage colony-stimulating factor	巨噬细胞集落刺激因子
MCT	monocarboxylate transporter	单羧酸转运子
MDI	monogenic diabetes of infancy	婴儿单基因糖尿病
MeCP	methyl-CpG-binding protein	甲基化 CpG－结合蛋白
MED	minimal erythemal dose	最小红斑剂量
MELAS 综合征	mitochondrial encephalomyopathy with lactic acidosis and stroke-like episodes	线粒体脑病伴乳酸性酸中毒及卒中样发作
MEN	multiple endocrine neoplasia	多发性内分泌腺瘤病
MEN2	multiple endocrine neoplasia type 2	多发性内分泌瘤 2 型

MEN2A	multiple endocrine neoplasia type 2A	多发性内分泌瘤 2A 型
MEPE	matrix extracellular phosphoglycoprotein	细胞外基质磷酸化糖蛋白
MHT	menopause hormone therapy	绝经激素疗法
MIBG	metaiodobenzylguanidine	间碘苄胍
MIDD	maternally inherited diabetes and deafness	母系遗传的糖尿病伴耳聋
MIF	macrophage migration inhibitory factor	巨噬细胞移动抑制因子
MI	myocardial infarction	心肌梗死
MIP	major intrinsic protein	主要内在蛋白
miRNA	microRNA	微小 RNA
MIS	Müllerian inhibiting substance	米勒管抑制物质
MIT	3 - monoiodotyrosine	3-单碘酪氨酸
MLC	multi-leaf collimator	多叶准直器
MLT	melatonin	褪黑素
MMF	mycophenolate	霉酚酸酯
MMP	matrix metalloproteinase	基质金属蛋白酶
MN	metanephrine	甲氧基肾上腺素
MODY	maturity-onset diabetes of the young	青少年的成年发病型糖尿病
MOP	myositis ossificans progressiva	进行性骨化性肌炎
MPA	medroxyprogesterone acetate	醋酸甲羟孕酮
MPO	myeloperoxidase	髓过氧化物酶
MR	mineralocorticoid receptor	盐皮质激素受体
MRA	magnetic resonance angiography	MRI 血管成像
MRI	magnetic resonance imaging	磁共振成像
mRNA	messenger RNA	信使 RNA
MRS	mineralocorticoid resistance syndrome	盐皮质激素抵抗综合征
MRT	mitochondrial replacement therapy	线粒体代替疗法
MSC	mesenchymal stem cell	间充质干细胞
MSC	midnight serum cortisol	午夜血清皮质醇
MSH	melanocyte stimulating hormone	促黑细胞激素
MTC	medullary thyroid carcinoma	甲状腺髓样癌
MTO	^{11}C-metomidate	^{11}C-美托咪酯
mTOR	mammalian target of rapamycin	哺乳动物的雷帕霉素靶蛋白
mtTFA	mitochondrial transcription factor A	线粒体转录因子 A
MTV	metabolic tumor volume	代谢肿瘤体积
MTX	methotrexate	甲氨蝶呤
M I	metaphase I	第一次减数分裂中期
M II	metaphase II	第二次减数分裂中期

N

NAFLD	non-alcoholic fatty liver disease	非酒精性脂肪肝
Na - Pi2b	sodium-phosphate cotransporter type 2b	2b 型钠-磷共转运体
NASH	non-alcoholic steatohepatitis	非酒精性脂肪性肝炎
NC	non-classic	非经典型
NCoA	nuclear receptor coactivator	核受体共激活因子
NCoR	nuclear receptor corepressor	核受体共抑制因子
NDI	nephrogenic diabetes insipidus	肾性尿崩症
NEC	neuroendorcine carcinoma	神经内分泌癌
NEFA	non-esterified fatty acids	非酯化脂肪酸
NEN	neuroendocrine neoplasia	神经内分泌肿瘤
NET	neuroendocrine tumours	神经内分泌肿瘤
NF1	neurofibromatosis type 1	神经纤维瘤病 1 型

NFGnA	nonfunctioning gonadotroph adenomas	无功能促性腺细胞瘤
NFPA	nonfunctioning pituitary adenomas	无功能垂体腺瘤
NF-κB	nuclear factor-κB	核因子κB
NGS	next generation sequencing	二代测序
NHANES	National Health and Nutrition Examination Survey	美国国家健康与营养调查
nIHH	normosmic idiopathic hypogonadotropic hypogonadism	嗅觉正常的特发性低促性腺激素性性腺功能低减
NIH	National Institutes of Health	美国国立卫生研究院
NKB	neurokinin B	神经激肽 B
NKF	National Kideny Foundation	美国肾脏基金会
NLS	nuclear localization signal	核定位信号
NMN	normetanephrine	甲氧基去甲肾上腺素
NMS	neuroleptic malignant syndrome	恶性精神抑制药综合征
NO_x	nitric oxides	氮氧化物
NP-2	neuropilin-2	神经菌毛素
NPI	neurophysin Ⅰ	神经垂体素 Ⅰ
NPⅡ	neurophysin Ⅱ	神经垂体素 Ⅱ
Nrf2	erythroid 2-related factor 2	核因子 E2 相关因子 2
NRT	nicotine replacement therapy	尼古丁替代疗法
NSD	non-seasonal depression	非季节性抑郁症
NSIAD	nephrogenic syndrome of inappropriate antidiuresis	肾脏不适当抗利尿综合征
NTCP	Na^+/taurocholate cotransporting polypeptide	钠离子/牛磺胆酸盐共转运多肽
NTIS	nonthyroid illness syndrome	非甲状腺性病态综合征
NTS	nucleus tractus solitarius	孤束核
NTX	cross-linked N-telopeptide of type Ⅰ collagen	Ⅰ型胶原交联 N 末端肽

O

O_3	ozone	臭氧
OAT	oligo-astheno-teratozoospermia	少弱畸形精子症
OATP	organic anion transporting polypeptide	有机阴离子转运多肽
OB	osteoblast	成骨细胞
ObsRO	observer-reported outcomes	他人观察测量报告的临床结局
OC	osteocalcin	骨钙素
OC	osteoclast	破骨细胞
OCT	optical coherence tomography	光学相干断层成像
ODF	osteoclast differentiation factor	破骨细胞分化因子
ODS	osmotic demyelination syndrome	渗透性脱髓鞘综合征
OGTT	oral glucose tolerance test	口服葡萄糖耐量试验
OHP	hydroxyproline	尿羟脯氨酸
OHSS	ovarian hyperstimulation syndrome	卵巢过度刺激综合征
OI	osteogenesis imperfecta	成骨不全
OI	ovulation induced	诱导排卵
OMIM	Online Mendelian Inheritance in Man	人类孟德尔遗传病数据库
ONJ	osteonecrosis of the jaw	下颌骨坏死
OPG	osteoprotegerin	护骨素
ORF.	open reading frame	开放阅读框
OXM	oxyntomodulin	胃泌酸调节素
OXY	oxytocin	催产素

P

P	progesterone	孕激素
PACAP	pituitary adenylate cyclase activating peptide	垂体腺苷环化酶激活肽

PAI-1	plasminogen activator inhibitor-1	纤溶酶原激活物抑制物 1
PAIS	partial androgen insensitivity syndrome	部分雄激素不敏感综合征
PAP	phosphatidic acid phosphohydrolase	磷脂酸磷酸水解酶
PARP-1	poly ADP-ribosepolymerase-1	聚腺苷二磷酸核糖聚合酶
PBMAH	primary bilateral macronodular adrenal hyperplasia	原发性双侧大结节样肾上腺增生症
PC	pyruvate carboxylase	丙酮酸羧化酶
PC1	prohormone convertase 1	激素原转化酶 1
PC2	prohormone convertase 2	激素原转化酶 2
PCC	pheochromocytoma	嗜铬细胞瘤
PCNA	proliferative cell nuclear antigen	增殖细胞核抗原
PCOS	polycystic ovary syndrome	多囊卵巢综合征
PCS	proinsulin convertases	胰岛素原转化酶
PCT	porcine calcitonin	猪降钙素
PCT	porphyria cutanea tarda	迟发型皮肤卟啉病
PDB	Paget's disease of bone	骨佩吉特病
PDGF	platelet derived growth factor	血小板源性生长因子
PDN	painful diabetic neuropathy	痛性糖尿病神经病变
PDR	proliferative diabetic retinopathy	增殖期糖尿病视网膜病变
PEA	phosphoethanolamine	磷酸乙醇胺
PEI	phosphate excretion index	磷酸盐排泄指数
PEPCK	phosphoenolpyruvate carboxykinase	磷酸烯醇丙酮酸羧化激酶
PET	positron emission tomography	正电子发射断层扫描
PeVH	periventricular nucleus	室周核
PGC	primordial germ cells	原始生殖细胞
PGDM	pregestational diabetes mellitus	妊娠前糖尿病
PGD	preimplantation genetic diagnosis	植入前胚胎遗传学诊断
PGL	paraganglioma	副神经节瘤
PGS	preimplantation genetic screening	胚胎植入前遗传学筛查
PHA1	pseudohypoaldosteronism	假性低醛固酮血症 1 型
PHEO	pheochromocytoma	嗜铬细胞瘤
PHO	pachydermoperiostosis	厚皮性骨膜病
PHP	pseudohypoparathyroidism	假性甲状旁腺功能减退症
PHPT	primary hyperparathyroidism	原发性甲状旁腺功能亢进症
Pi	inorganic phosphorus	无机磷
PI	phosphatidylinositol	磷脂酰肌醇
PI	propidium iodine	碘丙啶
PI3K	phosphoinositide 3-kinase	磷脂酰肌醇 3 激酶
PIC	preinitiation complex	预起始复合物
PIF	prolactin inhibition factor	催乳素抑制因子
PINP	procollagen type I N peptide	I 型原胶原 N 端前肽
PIO	pioglitazone	吡格列酮
P-ITG	primary intrathoracic goiter	原发性胸腺内甲状腺肿
PJS	Peutz-Jeghers syndrome	Peutz-Jeghers 综合征
PKA	protein kinase A	蛋白激酶 A
PKMT	protein lysine methyltransferases	蛋白赖氨酸甲基转移酶
PL	phospholipid	磷脂
PL	placental lactogen	胎盘催乳素
PM	particulate matter	颗粒物
PMD	premenstrual disorders	经前期疾病
PMS	premenstrual syndrome	经前期综合征
PMTMCT	mixed connective tissue variant PMT	混合型结缔组织磷利尿性间质细胞瘤

PMT	phosphaturic mesenchymal tumor	磷利尿性间质细胞瘤
PMT	protein methyltransferases	蛋白甲基化酶
PNDM	permanent neonatal diabetes mellitus	永久性新生儿糖尿病
pNEN	pancreatic neuroendocrine neoplasms	胰腺神经内分泌肿瘤
PNT	pronuclear transfer	原核移植
POCT	point of care testing	床边血糖检测
POF	premature ovarian failure	卵巢早衰
POI	premature ovarian insufficiency	早发卵巢功能不足
POI	primary ovarian insufficiency	原发性卵巢功能不全
POMC	proopiomelanocortin	阿黑皮素原
PORD	P450 – oxidoreductase deficiency	P450 氧化还原酶缺陷症
PP	primary polydipsia	原发性烦渴症
PP	protein phosphatases	蛋白磷酸酶
PPAR	peroxisome proliferator-activated receptor	过氧化物酶体增殖物激活受体
PPGL	pheochromocytomas and paragangliomas	嗜铬细胞瘤/副神经节细胞瘤
PPHP	pseudo-pseudohypoparathyroidism	假-假性甲状旁腺功能减退症
PPI	phosphoinositide	磷酸肌醇
PPIB	cyclophilin B	亲环素
PPNAD	primary pigmented nodular adrenocortical disease	原发性色素沉着结节性肾上腺皮质病
PPoma	pancreatic polypeptide secreting tumor	胰多肽瘤
PPT	postpartum thyroiditis	产后甲状腺炎
PRA	plasma rennin activity	血浆肾素活性
PRF	prolactin releasing factor	催乳素释放因子
PRL	prolactin	催乳素
PRL – RH	prolactin releasing hormone	促催乳素释放激素
PRMT	protein arginine methyltransferase	蛋白精氨酸甲基转移酶
ProG	proglucagon	胰高血糖素原
PRO	patient reported outcome	患者汇报/判断的临床结局
PrRP	prolactin-releasing peptide	催乳素释放肽
PRRT	peptide receptor radionuclide therapy	肽受体放射性核素治疗
PRTH	pituitary resistance to thyroid hormone	垂体甲状腺素抵抗
PS	pituitary stalk	垂体柄
PSIS	pituitary stalk interruption syndrome	垂体柄阻断综合征
PSS	psychosocial short stature	社会心理性身材矮小
PTC	papillary thyroid cancer	甲状腺乳头状癌
PTH	parathyroid hormone	甲状旁腺素
PTHa	parathyroid hormone analogue	甲状旁腺素类似物
PTHLH	parathyroid hormone-like hormone	甲状旁腺素样激素
PTH – rP	parathyroid hormone-related protein	甲状旁腺激素相关蛋白
PTP	protein tyrosine phosphatases	蛋白酪氨酸磷酸酶
PTU	propylthiouracil	丙基硫氧嘧啶
PVN	paraventricular nucleus	室旁核
PXR	pregnane X receptor	孕甾烷 X 受体
PYD	pyridinoline	吡啶啉

Q

QTL	quantitative trait loci	数量性状位点
QUS	quantitative ultrasound densitometry	定量超声骨量测定

R

RAAS	renin-angiotensin-aldosterone system	肾素-血管紧张素-醛固酮系统
RANKL	receptor activator of nuclear factor – κB ligand	核因子-κB 配体受体活化因子配体

RBP	retinol-binding protein	视黄醇结合蛋白
RCT	randomized controlled trial	随机对照试验
RDS	respiratory distress syndrome	呼吸窘迫综合征
RF	releasing factors	释放因子
RFLP	restriction fragment length polymorphism	限制性片段长度多态性
RFT	rare functional neuro-endocrine tumors	罕见功能性神经内分泌肿瘤
rhGH	recombinant human growth hormone	重组人生长激素
RHI	regular human insulin	常规人胰岛素
$rhPTH_{1-34}$	recombinant human PTH_{1-34} N - terminal fragment	重组人甲状旁腺素 N 氨基端 1～34 活性片段
RIA	radioimmunoassay	放射免疫分析法
RNVU	retinal neurovascular unit	视网膜神经血管单元
Ror	tyrosine kinase-orphan receptor	酪氨酸激酶样孤儿受体
ROS	reactive oxygen species	活性氧簇
rRNA	ribosomal RNA	核糖体 RNA
RSG	rosiglitazone	罗格列酮
RTA	renal tubular acidosis	肾小管酸中毒
RTH	resistance to thyroid hormone	甲状腺激素抵抗
rTKI	receptor tyrosine kinase inhibitor	受体酪氨酸激酶抑制剂
RTX	rituximab	利妥昔单抗
RU486	mifepristone	米非司酮
RyRs	ryanodine receptors	钙通道蛋白

S

S1P	sphingosin - 1 - phosphate	1 -磷酸鞘氨醇
SAD	seasonal affective disorder	季节性情感障碍
SAF	steatosis, activity, and fibrosis	纤维化评分系统
SAPHO	synovitis, acne, pustulosis, hyperostosis, osteomyelitis	滑膜炎、痤疮、脓疱病、骨肥厚和骨髓炎
SBMA	spinal and bulbar muscular atrophy	延髓脊髓性肌萎缩
SC	salivary cortisol	唾液皮质醇
SCFA	short-chain fatty acid	短链脂肪酸
Scl	sclerostin	硬骨抑素
SCNT	somatic cell nuclear transfer	体细胞核移植
SCT	salmon calcitonin	鲑鱼降钙素
SCTATS	sex cord tumor with annular tubules	伴环状小管性索瘤
SCTX	serum C-terminal telopeptide of type Ⅰ collegen	Ⅰ 型胶原 C 末端肽交联
SDH	sorbitol dehydrogenase	山梨醇脱氢酶
Sec	selenocysteine	硒半胱氨酸
SERD	selective estrogen receptor downregulator	选择性雌激素受体下调剂
SERM	selective estrogen receptor modulator	选择性雌激素受体调节剂
SF - 1	steroidogenic factor 1	类固醇生成因子 1
SGA	small for gestational age	小于胎龄儿
SGH	syndrome of gestational hyperthyroidism	妊娠甲亢综合征
Shh	sonic hedgehog	音猬因子
SH	subclinical hyperthyroidism	亚临床甲亢
SHBG	sex hormone binding globulin	性激素结合球蛋白
SHOX	short stature homeobox-containing gene	矮小同源盒基因
SHPT	secondary hyperparathyroidism	继发性甲状旁腺功能亢进
SHR	spontaneously hypertensive rats	自发性高血压大鼠
SIAD	syndrome of inappropriate antidiuresis	不适当抗利尿综合征

SIADH	syndrome of inappropriate antidiuretic hormone secretion	抗利尿激素不适当分泌综合征
SM	somatomedin	生长介素
SMBG	self-monitoring of blood glucose	自我血糖监测
SMRT	silencing mediator for retinoid and thyroid hormone receptors	维甲酸受体和甲状腺素受体的沉默介导子
SNP	single nucleotide polymorphisms	单核苷酸多态性
snRNA	small nuclear RNA	小核内 RNA
snRNP	small nuclear ribonucleoprotein particle	小核内核糖核蛋白颗粒
SOAT	sodium-dependent organic anion transporter	钠依赖性有机阴离子转运蛋白
SOCS3	suppressor of cytokine signaling 3	细胞因子信号抑制物 3
SOD	septo-optic dysplasia	透明隔-视神经发育不全
SON	supraoptic nucleus	视上核
SOS	Sertoli cell only syndrome	唯支持细胞综合征
SOS	Speed of sound	超声速值
SO$_x$	sulfur oxides	硫氧化物
SPIDDM	slowly progressive IDDM	缓慢进展性胰岛素依赖性糖尿病
SR	sarcoplasmic reticulum	肌细胞肌质网
SRC	steroid receptor coactivator	类固醇激素受体共激活因子
SRD5A	steroid-5-alpha-reductase	类固醇 5α-还原酶
SREAT	steroid-responsive encephalopathy associated with autoimmune thyroiditis	糖皮质激素反应-自身免疫甲状腺炎相关性脑病
SRP	signal recognition particle	信号识别颗粒
SRS	stereotactic radiosurgery	立体定向放射外科治疗
SRY	the sex-determining region Y gene	性别决定区 Y 基因
SS	somatostatin	生长激素释放抑制激素
SSA	somatostatin analogues	生长抑素类似物
SSC	multipotent-skeletal stem cells	多潜能骨骼干细胞
SSC	spermatogonia stem cells	精原干细胞
SSEA	stage specific embryonic antigen	阶段特异性胚胎抗原
SSEP	somatosensory evoked potentials	体感诱发电位
SSRI	selective serotonin re-uptake inhibitors	选择性 5-羟色胺再摄取抑制剂
SST	short synacthen test	短 24 肽促皮质素试验
SST	somatostatin	生长抑素
StAR	steroidogenic acute regulatory protein	类固醇激素合成急性调节蛋白
STAT	signal transducers and activators of transcription	信号转导和转录激活因子
ST	spindle-chromosome transfer	纺锤体-染色体移植
SU	sulfonylureas	磺脲类
SV	simple virilizing	单纯男性化型
SW	salt wasting	失盐型
SXR	sterol and xenobiotic receptor	固醇和异生素受体

T

T	testosterone	睾酮
TA	toxic adenoma	毒性甲状腺腺瘤
TAD	transactivation domains	反式激活区
TAF	TATA-binding protein-associated factors	TATA 盒结合蛋白相关因子
TAF	transcriptional activation factors	转录激活因子
TAM	thyronamine	甲腺胺
TAO	thyroid-associated ophthalmopathy	甲状腺相关眼病
TART	testicular adrenal rest tumors	睾丸残留肾上腺肿瘤
TBAb	thyroid stimulation blocking antibodies	甲状腺刺激阻断抗体

TBG	thyroxine-binding globulin	甲状腺素结合球蛋白
TBI	total body irradiation	全身放疗
TBI	traumatic brain injury	创伤性脑损伤
TBS	trabecular bone score	骨小梁评分
TCA	tricyclic drugs	三环类抗抑郁药
TCC	testosterone cyclohexylcarboxylate	环己羧酸睾酮
TcPO$_2$	transcutaneous oxygen tension	跨皮氧分压
TCP	testosterone cypionate	环戊丙酸睾酮
TCRE	transcervical resection of the endometrium	经宫颈子宫内膜切除术
TCZ	tocilizumab	白细胞介素6受体(IL-6R)单克隆抗体
TDS	testicular dysgenesis syndrome	睾丸发育不良综合征
TE	testosterone enanthate	庚酸睾酮
TED	thyroid eye disease	甲状腺眼病
TERT	telomerase reverse transcriptase	端粒酶逆转录酶
TESE	testicular sperm extraction	提取睾丸精子
TFS	testicular feminization syndrome	睾丸女性化综合征
Tg	thyroglobulin	甲状腺球蛋白
TG	triglyceride	甘油三酯
TgAb	thyroglobulin antibody	甲状腺球蛋白抗体
TGF-β1	transforming growth factor β1	转化生长因子β1
TGI	thyroid growth immunoglobulins	甲状腺生长免疫球蛋白
TGN	trans Golgi network	反面高尔基网
TGR	total goiter rate	总甲状腺肿率
THAD	thyroid hormone action defect	甲状腺激素作用缺陷
THE	tetrahydrocortisone	四氢皮质素
THF	tetrahydrocortisol	四氢皮质醇
TIO	tumor induced osteomalacia	肿瘤诱发的骨软化症
TKI	tyrosine kinase inhibitor	酪氨酸激酶抑制剂
TLG	total lesion glycolysis	糖酵解总量
TLR	Toll-like receptors	Toll样受体
TmP/GFR	maximal tubular reabsorption of phosphate	最大肾小管磷重吸收率
TNALP	tissue non-specific alkaline phosphatase	组织非特异性碱性磷酸酶
TNDM	temporary neonatal diabetes mellitus	暂时性新生儿糖尿病
TP	testosterone propionate	丙酸睾酮
TP	transition protein	过渡蛋白
TPIT	T-box pituitary-restricted transcription factor	T盒垂体限制性转录因子
TPOAb	thyroid peroxidase antibody	甲状腺过氧化物酶抗体
TPO	thyroperoxidase	甲状腺过氧化物酶
TPP	thyrotoxic periodic paralysis	甲亢周期性麻痹
TPTD	teriparatide	特立帕肽
TR	thyroid hormone receptor	甲状腺激素受体
TRα	thyroid hormone receptor α	甲状腺激素受体α
TRAb	thyrotropin receptor antibodies	促甲状腺素受体抗体
TRANCE	TNF-related activation-induced cytokine	肿瘤坏死因子相关激活细胞因子
TRAP	thyroid hormone receptor-associated protein	甲状腺激素受体相关蛋白
TRAP	TR associated protein	TR相关蛋白
TRG	troglitazone	曲格列酮
TRH	thyrotropin-releasing hormone	促甲状腺激素释放激素
Triac	triiodothyroacetic acid	三碘甲状腺乙酸
TRMA	thiamine-responsive megaloblastic anemia	硫胺素反应性巨幼细胞贫血
tRNA	transfer RNA	转运RNA

TRO	thyroid-related orbitopathy	甲状腺相关眼眶病
TRP	tubular reabsorption of phosphate	肾小管磷重吸收试验
TS	Turner syndrome	特纳综合征
TSAb	TSHR stimulation antibody	TSH 受体刺激性抗体
TSALP	tissue specific alkaline phosphatase	组织特异性碱性磷酸酶
TSBAb	TSHR stimulation-blocking antibody	TSH 受体刺激阻断性抗体
TSH	thyroid stimulating hormone	促甲状腺素
TSS	total symptom score	症状综合积分
TST	testosterone supplementation therapy	睾酮补充治疗
TT	total testosterone	总睾酮
TTA	total thyroid ablation	甲状腺消除
TTF-1	thyroid transcription factor-1	甲状腺转录因子 1
TTR	transthyretin	甲状腺运载蛋白
TU	testosterone undecanoate	十一酸睾酮
TUDCA	tauroursodeoxycholic acid	牛磺熊去氧胆酸
TZD	thiozolidinediones	噻唑烷二酮

U

UAE	urinary albumin excretion	尿白蛋白排出率
UCP1	uncoupling protein 1	解偶联蛋白 1
UDH	usual ductal hyperplasia	普通型导管上皮增生
UFC	urinary free cortisol	尿游离皮质醇
UPR	unfolded protein response	未折叠蛋白反应
USI	universal salt iodization	普遍食盐碘化

V

VBMD	volumetric BMD	容量骨密度
VCAM-1	vascular cell adhesion molecule-1	血管细胞黏附分子 1
VCP	valosin-containing protein	缬酪肽包含蛋白
VDR	vitamin D receptor	维生素 D 受体
VEGFR	vascular endothelial growth factor receptors	血管内皮生长因子受体
VLDL	very low density lipoprotein	极低密度脂蛋白

W

WAT	white adipose tissue	白色脂肪组织
WGD	whole-genome doubling	全基因组倍增
WHI	Women's Health Initiative	妇女健康倡议
WHO	World Health Organization	世界卫生组织
Wnt5a	wingless-type MMTV integration site family member 5A	无翼型小鼠乳房肿瘤病毒综合位点家族成员 5A

X

XLH	X-linked hypophosphatemic rickets	X 连锁低磷性佝偻病
XRHR	X-linked recessive hypophosphatemic rickets	X 连锁隐性低磷性佝偻病

Z

ZP	zona pellucid	透明带